"十三五"国家重点出版物出版规划项目

国家出版基金项目
NATIONAL PUBLICATION FOUNDATION

本草纲目研究集成

总主编 张志斌 郑金生

本草纲目药物古今图鉴

二 草部 上

郑金生 张志斌 编著

科学出版社
龍門書局
北京

内 容 简 介

《本草纲目药物古今图鉴》是“本草纲目研究集成”丛书的子书之一。书中以《本草纲目》中的药物（古代有药图者）为单元，图文结合，以鉴定诸药来源为主旨。全书52章。“总论”4章，介绍古代本草药图发展史及相关书籍的概况与特色。“各论”48章，论药1 459种，汇集古代药图近20 000幅。药物分类及各章药物排列与《本草纲目》48卷各论相对应。每药下分4项：【品图】大致按时代先后出示相关药图，再经比较品评，遴选原创药图供鉴药之用。【文录】摘取古本草中论述药物来源的主要条文。【鉴药】运用古本草资料与原创药图，结合现代研究成果，鉴定药物基原。【小结】出示鉴药结论，附以现代药物彩照辅助认药。全书有现代药物彩照1 200余幅。本书有益于了解古代药物来源及主要运用历史，也有助于阅读使用《本草纲目》。

本书适合中医药研究与爱好者，以及动物、植物、矿物研究人员参阅。

图书在版编目（CIP）数据

本草纲目药物古今图鉴. 二，草部（全2册） ／ 郑金生，张志斌编著. —北京：龙门书局，2020.4

（本草纲目研究集成）

国家出版基金项目 “十三五”国家重点出版物出版规划项目

ISBN 978-7-5088-5562-2

Ⅰ.①本… Ⅱ.①郑… ②张… Ⅲ.①《本草纲目》－图集

Ⅳ.①R281.3-64

中国版本图书馆CIP数据核字（2019）第090458号

责任编辑：鲍 燕 曹丽英 ／ 责任校对：王晓茜

责任印制：肖 兴 ／ 封面设计：黄华斌

科学出版社
龙门书局 出版

北京东黄城根北街16号

邮政编码：100717

http://www.sciencep.com

北京汇瑞嘉合文化发展有限公司 印刷

科学出版社发行 各地新华书店经销

*

2020年4月第 一 版 开本：787×1092 1/16

2020年4月第一次印刷 印张：138 1/4

字数：3278 000

定价：1350.00元（全2册）

（如有印装质量问题，我社负责调换）

本草纲目研究集成

本草纲目研究集成

本草纲目药物古今图鉴

编撰工作组

编　　著　郑金生　张志斌

主　　审　邬家林

协　　编　汪惟刚　侯酉娟

古代药图修整者　张志斌　叶　子

药物照片拍摄者　邬家林　陈虎彪　骆　斌
吴　双　屠鹏飞　林余霖
杨根锚　区靖彤　黄红平
张雯洁　梁之桃　陈　飞
甄　艳　于大猛　李春玲
李　强

总序

进入21世纪，面向高概念时代，科学、人文互补互动，整体论、还原论朝向融通共进。中医学人更应重视传承，并在传承基础上创新。对享誉全球的重大古医籍做认真系统的梳理、完善、发掘、升华而正本清源，以提高学术影响力。晚近，虽有运用多基因网络开展证候、方剂组学研究，其成果用现代科技语言表述，对医疗保健具有一定意义。然而积学以启真，述学以为道，系统化、规范化，多方位、高层次的文献研究，当是一切中医药研究项目的本底，确是基础的基础，必须有清醒的认识，至关重要。

中医千年古籍，贵为今用。然古籍之所以能为今用，端赖世代传承，多方诠释，始能沟通古今，励行继承创新。深思中医学的发展史，实乃历代医家与时俱进，结合实践，对前辈贤哲大家之医籍、理论、概念、学说进行诠释的历史。诠释的任务在于传达、翻译、解释、阐明与创新。诠释就是要在客体（即被诠释的文本）框架上，赋予时代的精神，增添时代的价值。无疑，诠释也是创新。

明代李时珍好学敏思，勤于实践，治学沉潜敦厚。博求百家而不倦，确系闻名古今之伟大医药科学家，备受中外各界人士景仰。明代著名学者王世贞称其为“真北斗以南一人”，莫斯科大学将其敬列为世界史上最伟大的六十名科学家之一（其中仅有两位中国科学家）。其巨著《本草纲目》博而不繁，详而知要，求性理之精微，乃格物之通典。英国著名生物学家达尔文称之为“中国古代百科全书”。2011年《本草纲目》被联合国教科文组织列入“世界记忆名录”（同时被列入的仅两部中医药古籍），实为中国传统文化之优秀代表。欲使这样一部不朽的宝典惠泽医林，流传后世，广播世界，更当努力诠释，整理发扬。此乃“本草纲目研究集成”丛书之所由作也。

中国中医科学院成立60年以来，前辈学者名医于坎坷中筚路蓝缕，负重前行，启迪后学，笃志薪火传承。志斌张教授、金生郑教授，出自前辈经纬李教授、继兴马教授之门下，致力医史文献研究数十年，勤勉精进，研究成果累累。2008年岁末，志斌、金生二位学长，联袂应邀赴德国洪堡大学，参与《本草纲目》研究国际合作课题。历时三年余，所获甚丰。2012年两位教授归国后，向我提出开展《本草纲目》系列研究的建议，令我敬佩。这是具有现实意义的大事，旋即与二位共议筹谋，欲编纂成就一部大型丛书，命其名曰“本草纲目研究集成”。课题开始之初，得到中医临床基础医学研究所领导的支持，立项开展前期准备工作。2015年“本草纲目研究集成”项目获得国家出版基金资助，是课题顺利开展的良好机遇与条件。

中医药学是将科学技术与人文精神融合得最好的学科，而《本草纲目》则是最能体现科学百科精神的古代本草学著作，除了丰富的医药学知识之外，也饱含语言文字学、古代哲学、儒释道学、地理学、历史学等社会科学内容与生物学、矿物学、博物学等自然科学内容，真可谓是“博大精深”。要做好、做深、做精《本草纲目》的诠释研究，实非易事。在志斌、金生二位教授具体组织下，联合国内中医、中药、植物、历史地理、语言文字、出版规范等方面专家，组成研究团队。该团队成员曾完成《中华大典》下属之《药学分典》《卫生学分典》《医学分典·妇科总部》，以及《海外中医珍善本古籍丛刊》《温病大成》《中医养生大成》等多项大型课题与巨著编纂。如此多学科整合之团队，不惟多领域知识兼备，且组织及编纂经验丰富，已然积累众多海内外珍稀古医籍资料，是为“本草纲目研究集成”编纂之坚实基础。

李时珍生于明正德十三年（1518）。他穷毕生之智慧财力，殚精竭虑，呕心沥血，经三次大修，终于明万历六年（1578）编成《本草纲目》。至公元2018年，乃时珍诞辰500周年，亦恰逢《本草纲目》成书440周年。志斌、金生两位教授及其团队各位学者能团结一心，与科学出版社精诚合作，潜心数年，将我国古代名著《本草纲目》研究推向一个高峰！此志当勉，此诚可嘉，此举堪赞！我国中医事业有这样一批不受浮躁世风之影响，矢志不渝于“自由之思想，独立之精神”的学者，令我备受鼓舞。冀望书成之时培育一辈新知，壮大团队。感慨之余，聊撰数语，乐观厥成。

中央文史研究馆馆员
中国工程院院士　王永炎
丙申年元月初六

总前言

“本草纲目研究集成”是本着重视传承，并在传承基础上创新之目的，围绕明代李时珍《本草纲目》(此下简称《纲目》)进行系统化、规范化，多方位、高层次整理研究而撰著的一套学术丛书。

《纲目》不仅是中华民族传统文化的宝典，也是进入“世界记忆名录”、符合世界意义的文献遗产。欲使这样一部宝典惠泽当代，流芳后世，广播世界，更当努力诠注阐释，整理发扬。本丛书针对《纲目》之形制与内涵，以“存真、便用、完善、提高、发扬”为宗旨，多方位进行系统深入研究，撰成多种专著，总称为“本草纲目研究集成”。

我国伟大的医药学家李时珍，深明天地品物生灭无穷，古今用药隐显有异；亦熟谙本草不可轻言，名不核则误取，性不核则误施，动关人命。故其奋编摩之志，穷毕生精力，撰成《纲目》巨著。至公元2018年，乃李时珍诞辰500周年，亦恰逢《纲目》成书440周年。当此之际，我们选择《纲目》系列研究作为一项重点研究课题，希望能通过这样一项纯学术性的研究，来纪念伟大的医药学家李时珍。

为集思广益，本课题成员曾反复讨论应从何处着手进行具有创新意义的研究。《纲目》问世400余年间，以其为资料渊薮，经节编、类纂、增删、续补、阐释之后续本草多至数百。中、外基于《纲目》而形成的研究专著、简体标点、注释语译、外文译注等书，亦不下数百。至于相关研究文章则数以千计。尽管如此，至今《纲目》研究仍存在巨大的空间。诸如《纲目》文本之失真，严格意义现代标点本之缺如，系统追溯《纲目》所引原始文献之空白，《纲目》药物及药图全面研究之未备，书中涉及各种术语源流含义研究之贫乏，乃至《纲目》未收及后出本草资料尚未得到拾遗汇编等，都有待完善与弥补。

在明确了《纲目》研究尚存在的差距与空间之后，我们决定以“存真、便用、完善、提高、发扬”为宗旨，编撰下列各种学术研究著作。

1.《本草纲目导读》：此为整个丛书之“序曲”。该书重点任务是引导读者进入《纲目》这座宏伟的“金谷园”。

2.《本草纲目影校对照》：将珍贵的《纲目》金陵本原刻影印，并结合校点文字及校记脚注，采用单双页对照形式，以繁体字竖排的版式配以现代标点，并首次标注书名线、专名线。这样的影印与校点相结合方式，在《纲目》研究中尚属首创。此举旨在最大程度地保存《本草纲目》原刻及文本之真，且又便于现代读者阅读。

3.《本草纲目详注》：全面注释书中疑难词汇术语，尤注重药、病、书、人、地等名称。此书名为“详注”，力求选词全面，切忌避难就易。注释简明有据，体现中外现代相关研究成果与中医特色，以求便于现代运用，兼补《纲目》语焉不详之憾。

4.《本草纲目引文溯源》：《纲目》“引文溯源”方式亦为该丛书首创。《纲目》引文宏富，且经李时珍删繁汰芜，萃取精华，故文多精简，更切实用。然明人好改前人书，李时珍亦未能免俗，其删改之引文利弊兼存。此外，《纲目》虽能标注引文出处，却多有引而不确、注而不明之弊。本书追溯时珍引文之原文，旨在既显现李时珍锤炼引文之功力，又保存《纲目》引文之真、落实文献出处，提高该书的可信度，以便读者更为准确地理解《纲目》文义。

5.《本草纲目图考》：此书研究角度乃前所未有。该书将金陵本、江西本、钱（蔚起）本、张（绍棠）本四大版本药图（各千余幅）逐一进行比较，考释《纲目》药图异同之原委，及其与前后本草药图之承继关系，有助于考证药物品种之本真，弥补《纲目》原附药图简陋之不足。

6.《本草纲目药物古今图鉴》：以《纲目》所载药物为单元，汇聚古代传统本草遗存之近两万幅药图（含刻本墨线图及手绘彩图），配以现代药物基原精良摄影，并结合现代研究成果，逐一考察诸图所示药物基原。该书药物虽基于《纲目》，然所鉴之图涉及古今，其便用、提高之益，又非局促于《纲目》一书。

7.《本草纲目辞典》：此书之名虽非首创，然编纂三原则却系独有：不避难藏拙、不抄袭敷衍、立足时珍本意。坚持此三原则，旨在体现专书辞典特色，以别于此前之同名书。所收词目涉及药、病、书、人、地、方剂、炮制等术语，以及冷僻字词典故。每一词条将遵循史源学原则，追溯词源，展示词证，保证释义之原创性。此书不惟有益于阅读《纲目》，亦可有裨于阅读其他中医古籍。

8.《本草纲目续编》：该书虽非诠释《纲目》，却属继承时珍遗志，发扬《纲目》传统之新书。该书从时珍未见之本草古籍及时珍身后涌现之古代传统医药书（截止于1911年）中遴选资料，撷粹删重，释疑辨误，仿《纲目》体例，编纂成书。该书是继《纲目》之后，对传统本草知识又一次汇编总结。

9.《本草纲目研究札记》：这是一部体裁灵活、文风多样、内容广泛的著作。目的在于展示上述诸书在校勘、注释、溯源、考释图文等研究中之思路与依据。《纲目》被誉为“中国古代的百科全书”，凡属上述诸书尚未能穷尽之《纲目》相关研究，例如《纲目》相关的文化思考与文字研究等，都可以“研究札记”形式进入该书。因此，该书既可为本丛书上述子书研究之总“后台”，亦可为《纲目》其他研究之新“舞台”，庶几可免遗珠之憾。

10.《全标原版本草纲目》：属《本草纲目》校点本，此分册是应读者需求、经编委会讨论增加的，目的是为适应读者购阅需求。将《本草纲目影校对照》的影印页予以删除，再次重订全部校勘内容，保留“全标”（即全式标点，在现代标点符号之外，标注书名线、专名线）、“原版”（以多种金陵本原刻为校勘底本、繁体竖排）的特色，而成此书。故在《本草纲目》书名前冠以“全标原版”以明此本特点。

最后需要说明的是，由于项目设计的高度、难度及广度，需要更多的研究时间。而且，在研究过程中，我们为了适应广大读者的强烈要求，在原计划8种书的基础上又增加了2种。为了保证按时结项，我们对研究计划进行再次调整，决定还是按完成8种书来结项，而将《本草纲目辞典》《本草纲目详注》两书移到稍后期再行完成。

本丛书学术指导委员会主任王永炎院士对诠释学有一个引人入胜的理解，他认为，诠释学的任务在于传达、解释、阐明和创新，需要独立之精神、自由之思想。本书的设计，正是基于这样的一种精神。我们希望通过这样可以单独存在的各种子书，相互紧密关联形成一个有机的整体，以期更好地存《纲目》之真，使诠释更为合理，阐明更为清晰，寓创新于其中。通过这样的研究，使《纲目》这一不朽之作在我们这一代的手中，注入时代的血肉，体现学术的灵魂，插上创新的翅膀。

当然，我们也深知，《纲目》研究的诸多空白与短板，并非本丛书能一次全部解决。在《纲目》整理研究方面，我们不敢说能做到完美，但希望我们的努力，能使《纲目》研究朝着更为完美的方向迈进一大步。

张志斌　郑金生

2018年12月12日

前言

《本草纲目药物古今图鉴》（以下简称《图鉴》）是“本草纲目研究集成”所含子书之一。本书以《本草纲目》（以下简称《纲目》）的药物（有古代药图者）为单元，图文结合，以鉴定药物基原为主，从实用角度品鉴历代药图为辅，配以现代药物基原照片，使之展示相关药物的来源及历代运用。简言之，本书名为“图鉴”，旨在“以图鉴药”，兼及“以实鉴图”。

“以图鉴药”兴起于魏晋隋唐，留存至今的宋元明清药图尚有2万余幅。唐《新修本草》分《本草》正文、《图经》、《药图》三部分，其形式如孔志约序所云：“铅翰昭章，定群言之得失；丹青绮焕，备庶物之形容。”宋·苏颂对这种“图以载其形色，经以释其同异”的编纂方法十分赞赏。唐《天宝单方药图》进一步合药物图、文于一书。受此启发，苏颂编纂了《本草图经》（第一部墨线版刻图谱）。该书遂成为后世本草药图的实际源头。

绘制或仿绘药图，需要经过专门的绘画训练。要绘出高质量的药图，更必须具备药物鉴别知识。然而精通药物兼能绘画的人才毕竟不多。因此，即便是官修的《本草图经》，其药图来源不一，故质量参差不齐。质量高的写生图，可以借以判断植物科属，质量低的药图，不过示意而已，无法作为鉴定药物来源的依据。有鉴于此，自古对药图价值就有不同的意见。

南宋·陈衍《宝庆本草折衷》有“撤图像例”，声明删撤药图。理由主要是医家“悉用见成之药”，且药材多经加工炮制，难见药物原形，“虽具诸图，何以比验”？还有一类示意图，“若食盐画其人以运水土，若阿胶画其亭以盖井泉；若蜚虻乃画其木，或斑猫乃画其豆，此等之画，尤泛滥焉”。所以陈衍认为有精切的文字记载就够了，不必用药图。明代李时珍撰《纲目》，类例谨严，但独不言利用药图。他在评价《本草图经》时，称赞该书“考证详明，颇有发挥”，但却批评此书“图与说异，两不相应。或有图无说，或有物失图，或说是图非”。《纲目》正文通篇不言药图，其中原因还值得进一步研究。

从古本草药图对鉴定药物来源的实际作用来看，其作用是毋庸置疑的。《本草图经》中从药物产区进献上来的某些写生药图，出色地解决了许多药物基原问题。例如该书的4幅人参图中，独有“潞州人参”的根、叶形态与历代所用的五加科植物人参*Panax ginseng* C. A. Mey.相符，是为当时上党产人参的铁证。南宋画家王介，将其住地附近的植物药编绘而成《履巉岩本草》，初衷是“或恐园丁野妇，皮肤小疾，无昏暮叩门入市之劳，随手可用，此置图之本意也”。该书绘制的虎耳草、凌霄花、小金星凤尾草等图均栩栩如生，确实有助于就地采药。至于医家难见药物原形的问题，明代药家李中立《本草原始》别开生面，绘制了数百幅药材写生图，部分解决了医家辨药的问题。因此，历史事实证明药图有益于辨药识药，不能因为部分药图或图谱存在某些问题而斥为无用。

药图质量的高低，固然与画技有密切关系，但更重要的是取决于绘图者对药物基原特点的深入观察与把握。热衷草药的画家王介，擅长写生绘图的药家李中立，是本草绘图的佼佼者。明代宫廷或民间画家参与的本草绘图，只要是依据实物写生的药用动植物，就能有裨药物鉴定。如《本草品汇精要》中的麋鹿、鲎、薏苡草（实为玉米）等图，最能反映药物基原的特征。明代藩王朱橚，留意于搜求救荒食品，“于是购田夫野老，得甲坼勾萌者四百余种，植于一圃，躬自阅视，候其滋长成熟，乃召画工绘之为图，仍疏其花实根干皮叶之可食者，汇次为书一帙，名曰《救荒本草》”。这又是另一种编撰本草图谱的方式。由于有画家参与写生绘图，故其药图具有很高的学术价值。清代大臣、嘉庆间状元吴其濬，具有很高的文化修养，酷好钻研植物。他宦游各地，广采博览，亲自观察并绘图。他手绘的药图非常接近当今的科学绘图，故而他编纂的《植物名实图考》成为连接古本草学与现代植物学的桥梁。此外，某些地方本草的插图，虽然绘图者的画技拙劣，但他们却是熟知草药的专家，因此极为简练的笔画往往表现的是最突出的植物鉴别特征。这类药图的价值也不可小觑。

毋庸讳言的是，现存古本草配有药图者，并非皆如上述诸书的质量那么高。最为多见的是书商采用“绣像”的形式以促销药书。这些书商配制的插图多仿前人所绘，但常随意删改。仿绘者画技一般不太高，其图往往愈仿愈劣。明代宫廷画师绘制的几种彩色本草药图，在将前人墨线图改为彩绘的过程中，为求美观，局部变更药图，或将药材（如根部、果实等）写生图与前人药图“嫁接”在一起，或根据文字描述想象绘图（如《食物本草》的“落花生”“枳椇”图等）。至于因追求药图的美观，随意更换药图的现象也经常发生，例如明末钱蔚起、清末张绍棠都曾大量改换《纲目》的药图。此类药图数量很大，流传最广，且常在普及性医药书中出现，因此影响甚大。以上现象的存在，使现存的本草药图鱼龙混杂，确实给本草绘图带来了一定的负面影响。

近现代以来，中药与动植物学者在考证古本草药物时，都非常注意利用古药图。

但因古本草收藏过于分散，新中国成立初期对本草的调研与发掘还不够，因此在改革开放以前，古本草药图并没有得到充分的利用。随着近几十年本草研究的快速进展，诸如《履巉岩本草》《本草品汇精要》《食物本草》《补遗雷公炮制便览》《草木便方》等本草图谱陆续得到发掘整理，为本草考证增添了不少新的史料。经过20多年的努力，由我们团队编纂的《中华大典·药学分典》于2013年全部出版。该书除10册古本草文字类编之外（计2 175万字），还有《图录总部》5册（墨线图3册，彩图2册）。该总部收录现存34种本草中的墨线图16 634幅，彩色药图4 425幅，共计21 059幅药图。《图录总部》的出版，基本结束了本草考证药图难搜寻、难复制的局面。这批药图就是我们敢于设计《本草纲目药物古今图鉴》的资料基础。

在"本草纲目研究集成"课题设计中,《纲目》药物考证是重中之重。考证《纲目》药物，自然必须充分发挥历代本草的文字记载与药图的作用。因此，我们决定以《纲目》药物有古本草药图者为对象，这样一来，则每一药的考证都能体现图文结合,同时又能借此机会,系统梳理评鉴一下古本草药图。所谓"有古本草药图者"，其中"古本草"指1911年以前成书的传统本草书。所选"药图",以该图的"名"（图名）或"实"（表现的实物）与《纲目》某药的名或实相同为标准。在古本草中没有相应绘图的《纲目》药物，大多属于"有名未用"及"附录"药，或难以绘成图形者。此类药物数量甚少,暂不考虑收入《图鉴》。确定此原则后,有古本草药图的《纲目》药物共1 459种，收录的古本草药图多达近20 000幅。

这些有图的《纲目》药，各自有图数量不一。多则一药数十幅，少则一两幅。面对数以万计的药图，如何完成"以图鉴药"与"以实鉴图"两大任务？为此我们两位编著者与主审邬家林先生反复磋商，确定基本路线是：品图—文录—鉴药—小结（配现代药物基原照片）。

【品图】为各论诸药论述的第一步，旨在遴选原创图。其内容有二：先将某药相关古本草药图大致按时代为序排列，标以序号。然后逐图比较，缕清该药各图之间的承继关系，从中遴选出具有原创意义的药图，作为鉴定药物基原之用。这一过程将指出哪些药图属于仿绘承袭图。有些仿绘图会采用删改、截图、美化、拼图等方式，使其图看似与原图不同，但实际上没有改变原创图的主要特点，无法提供任何新的鉴药依据。所以鉴药之前先品图，让具有原创意义的药图进入到下一步鉴药。在"品图"一项中，将介绍与该药相关的药图总数、缕出有承继关系的药图系列，遴选出体现时代用药特点、真实反映绘图者意愿的原创或新增创意的药图。

【文录】是第二步，即选取历代本草中涉及药物产地生境、形态习性、气味质地、别名种类等具有鉴别药物来源意义的文字，标注原始出处。这些文字同样必须具有原创性。设置这一环节，是试图提供给读者更多、更全面的原始信息，供读者检验下一步"鉴药"环节所引文献是否得当。有了"文录"，"鉴药"时就无须再大段引录原文，而将论述集中于药物的主要鉴别特征。在“鉴药”过程中，凡引用“文录”中的文字，不再注明详细出处。只有涉及“文录”所无的其他资料中的研究，才用脚注形式注明参考文献。

【鉴药】是第三步，也是最重要的一步。该项行文一般先文后图。“先文”即综合分析古本草有关该药的出典、释名、古今运用情况，以及药物形态习性、生境产地等记载，寻找药物的鉴别特征。然后将历史文献考证和现实品种使用情况结合起来进行考察，推断最有可能的药物基原。“后图”即罗列“品图”项下遴选出来的原创图，逐一分析其图特点，与前文字记载互相印证，借以评鉴原创药图的药物基原与表现方法。

【小结】是完成了以上三项工作之后，所出示的最后结论。结论展示考证所得药物基原,以及重要药图所发挥的作用。基原明确者均列出现代分类的学名。“小结”之后，某些药物配以由专家提供的能反映药物基原特征的现代摄影彩照（全书收药物彩照1 200余幅，其中绝大部分是由邬家林教授提供）。

整理考证千余种药物基原，利用近2万幅图片，需要本书采用简洁明了、近乎程式化的统一论述体例。以上就是我们为本书设计的编纂路线与行文体例。

“鉴药”是本书的重心，故本书主体是单味药考原的集合。现代药物本草考证的文章很多，有时一味药就需要花费很多笔墨。本书论述各药则力求简明，紧密结合古本草论述与插图，抓住原创的、具有鉴定意义的图文，运用现代分类知识，突出基原鉴定的要点。与此同时，充分汲取现代最新研究成果，在有限的篇幅内完成基原考订和药图评鉴。

古本草药物基原的考证,涉及药物命名（音、形、义,方言、译音等）、外部形态（根茎叶花果等特征）、内部性质（气味质地、断面纹理等）、习性（动植物生长过程显现的某些特异性）、产地（地域分布与道地）、生境（适合生长的环境）、出现与传入时代、传世品种的现状，以及该药的特殊性质与功效等。

以上基原考订的各种角度，最常用的是药物基原的名称、外形、产地等，尤其是动植物学专家，对原动植物的外形鉴定更是轻车熟路、游刃有余。现代本草学家谢宗万先生更注重将历史文献考证和传世现实使用品种相结合。这是因为民间传承力量非常强大，许多古老的地区传统用药习惯与经验可以沿袭至今。谢宗万《本草品种论述》在调查各地用药品种方面做了大量的工作，为古代药物基原考证提供了有力的依据，开拓了本草考证颇有特色的新途径。谢老用此方法解决了许多古代悬而未决的药物来源问题（如白前与白薇等）。其弟子邬家林也汲取这种方法考证了猪牙皂、辟虺雷等药物的基原。

另一个值得注意的药物基原考证方法，就是尊重中医用药的疗效与经验。这一方法古代本草学家早就已经采用。例如“白头翁”一药。汉末张仲景《伤寒论》以其治热痢。其名因此药有白茸毛、似老人头而得。但此白毛生在哪里？梁·陶弘景说："近根处有白茸，状似人白头。"《唐本草》说："实大者如鸡子，白毛寸余，皆披下似纛头，正似白头老翁，故名焉。"这"根头白茸"与"果实披毛"两种说法，自古争议不休。但是《唐本草》还出示了一条最过硬的证据："其白头翁根，甚疗毒痢。"谢宗万考察当今多用的毛茛科植物白头翁*Pulsatilla chinensis*（Bunge）Regel，其瘦果宿存长花柱上有长柔毛，聚合果集成头状，密生长柔毛，正符合"实大者如鸡子，白毛寸余，皆披下似纛头"。同时本品根头顶端绒毛特多成丛，也符合"近根处有白茸，状似人白头"。更有力的证据是，此种白头翁无论现代试验还是临床研究，都具有治疗痢疾的功效。因此可以一锤定音：古代白头翁的基原就是毛茛科植物白头翁（*P. chinensis*）。

李时珍在《纲目》中，经常运用药物实效来辅助判断药物来源。例如李时珍认为防葵无毒，凭此可以与有毒的狼毒相区别。又如李时珍说："古方吐药往往用杜衡者，非杜衡也，乃及己也。及己似细辛而有毒，吐人……杜衡则无毒，不吐人，功虽不及细辛，而亦能散风寒，下气消痰，行水破血也。"从中药的功效来判别混淆药物的例子，在古代并不罕见。例如人参，自古以来就是补益良药，需求量很大，因此很早就出现了不同种类的伪品。梁·陶弘景介绍的人参，实际上是真伪并存。一种伪品"形长而黄，状如防风，多润实而甘。俗用不入服，乃重百济者"。同时他又引了高丽人作的《人参赞》，曰："三椏五叶，背阳向阴。"《唐本草》讥讽陶氏："陶说人参苗乃是荠苨、桔梗，不悟《高丽赞》也。"只有具备"三椏五叶，背阳向阴"特征的人参才是正品。宋代《本草图经》介绍的"新罗人参"，就完全符合上述特征。但在民间，还是有很多以根形如人的植物来伪充人参的现象。为此，苏颂记载了一种验证人参的方法："相传欲试上党人参者，当使二人同走，一与人参含之，一不与，度走三五里许，其不含人参者必大喘，含者气息自如者，其人参乃真也。"此法即以人参补气效果来确定真伪。此故事未必是真，其试验结果也未必可靠。但可以肯定的是，宋代所用正品人参皆属野山参，只要临床运用，就能知道其补气功效非任何伪品所能及。明代李时珍提到："近又有薄夫以人参完浸取汁自啜，乃晒干复售，谓之汤参，全不任用，不可不察。"可见临床是否"任用"、产生人参所应有的强大补气效果，是验证人参的终极手段。

现代科技手段要验证"汤参"这类伪品并不困难。但在古代殊为不易。但这不等于说古人就不重视药物内部成分的鉴别。古人特别重视依靠口尝鼻嗅，来辨别由药物所含不同成分所产生的特异性的气息与味道。古代的甘草尽管有很多不同种的甘草属植物，但其共同的特点是具有甘草特有的甜味。又如徐长卿，其根细瘦，陶弘景说"其根正如细辛，小短扁扁尔，气亦相似"。说"气亦相似"，证明陶弘景并不知道细辛气味与徐长卿气味的不同。《唐本草》不仅正确地描述了徐长卿的形态，且特别指出其根“黄色而有臊气”。这种“臊气”就是它所含丹皮酚发出的特殊气味，是为重要的鉴别依据。它如鱼腥草、败酱草、白鲜皮等，皆以特殊气味命名，也是最明显的鉴别特征。

本书鉴药，在注意选择具有原创意义的图合文的同时，充分注意汲取历代传统鉴药经验与现代学者的考证成果，特别注意参考传世的现实使用的中药种类，然后运用现代分类方法，尽可能确定其分类位置。

在使用古代药图方面，也有很多值得注意的环节。古本草中的插图并非现代意义的科学绘图，若拘泥于用现代科学绘图的标准去衡量古代药图，则势必格格不入。关于药图的考察，王家葵等《本草纲目图考》在“总论”中已经有比较深入的探讨。尤其是“写实图像中的文化因素”“图绘者对其实物种的认知与表现”，以及与绘图学相关的“图像中的细节”均已加论述。因此，本书“总论”则侧重从文献学的角度，介绍历代含有药图的本草书籍的形成、绘图者及其图形的特点。

《本草纲目图考》(以下简称《图考》)与本书同为“本草纲目研究集成”的子书，同样都要涉及药图、药物。《图考》重在“考图”，即考《纲目》四大版本之药图，辨其异同及与其前后其他本草药图之继承关系，分析其原委，兼考相关药物之本真。本书重在“鉴药”，即利用历代古本草插图，考求《纲目》药物的基原。在以图鉴药的同时，兼及品评相关药图之是非。《图考》《图鉴》二书殊途而同归，都是为了深入整理与发掘《纲目》与药物、药图相关的内容。由于此二书在《纲目》研究领域皆属首创，无前例可循。是耶非耶，有待读者批评指正。

郑金生　张志斌

2019年2月10日

凡例

一、本书以明·李时珍《本草纲目》（以下简称《纲目》）药物有古本草药图者为主体，集取1911年以前成书的传统本草书中的药物相关插图及文字资料，分析各药诸图之间的承继关系、确定具有原创意义的药图，进而考求药物的来源。所选“药图”以该图的“名”（图名）或“实”（表现的实物）与《纲目》某药的名或实相同为标准。

二、本书正文分“总论”“各论”两部分。

1. “总论”叙述中国1911年前历代本草中的药物图绘发展概况，品鉴历代配图本草书的旨趣与得失。

2. “各论”按《纲目》原书药物分类为序，以药名为单元，下分4项：

【品图】罗列该药相关本草插图。诸图排列大致按该图所在本草书成书先后为序，少数例外（如《纲目》钱本、张本列于金陵本之后）。各图下注序号、书名、图名。诸图之后比较分析各图之间的传承关系，鉴别原创药图。

【文录】摘取古本草中与药物基原考证主要相关条文。

【鉴药】概述该药的出典、释名、古今运用情况，以及药物主要来源及特征描述。进而引据现代研究成果或出示本书考证所得，并逐一评鉴原创药图的药物基原与表现方法。

【小结】概括评鉴药物来源及原创药图主要特点。必要时附以现代植物或药材照片。

3. 正文之后有“药物正名索引”“拉丁学名索引”“主要引用书目”。

三、诸药图下的出处多用简称。正文中若引用古本草书名反复出现，亦用简称。诸书名简称与全称对照见下“插图本草书排列及简称对照表”。

四、各论“文录”所载原文，如同条之内无大小字区别，统一使用5号字。若需要区别大小字，则将原小字用圆括号“( )”括住，字号不作区别。

五、某些古籍中的阴文（黑底白字）若用于表示《神农本草经》文，本书亦照旧使用阴文。若仅表示文献出处，则将原字体加粗。

六、各论除“文录”所引书名不注文献出处外，其余所引文献均当页见注。

七、现代药物基原或药材照片旨在辅助辨认药物。凡药物属日常多见物品、古代药图已有较好的写生图者，或罕用难见之物，概不配现代照片。

八、此下“插图本草书排列及简称对照表”大致按成书年代为序排列。但为方便比较，《本草纲目》三个系统的版本图排列在一起。若某本草书绘图时代与成书之时不一致，则在其书全名后予以说明。

插图本草书排列及简称对照表

简称	全名及有关说明
图经（大）	《本草图经》（存《大观经史证类备急本草》中）
图经（政）	《本草图经》（存《新修政和经史证类备用本草》中）
图经（绍）	《本草图经》（存《绍兴校定经史证类备急本草》中）
履巉岩	《履巉岩本草》
歌括	《本草歌括》（明成化元年（1465）插图）
饮膳	《饮膳正要》
救荒	《救荒本草》
滇南图	《滇南本草图说》（清乾隆三十八年（1773）抄本）
滇南（务）	《滇南本草》（务本堂本，清光绪十三年（1887）刻本）
品汇	《本草品汇精要》（18 世纪初安乐堂本）
野菜谱	《野菜谱》（《救荒野谱》）
蒙筌	《本草蒙筌》（明崇祯初刻本）
食物	《食物本草》（明嘉靖宫廷画师绘）
太乙	《太乙仙制本草药性大全》
茹草	《茹草编》
雷公	《补遗雷公炮制便览》
纲目（金）	《本草纲目》（金陵本）
纲目（钱）	《本草纲目》（钱蔚起本，1640 年改绘药图）
纲目（张）	《本草纲目》（张绍棠本，1885 年改绘药图）
三才	《三才图会》
原始	《本草原始》
金石	《金石昆虫草木状》（原为彩图，本书多用早期复制的黑白片）
汇言	《本草汇言》
博录	《野菜博录》
图谱	《本草图谱》
野谱补	《救荒野谱补遗》
本草汇	《本草汇》
类纂	《本草纲目类纂必读》
备要	《本草备要》（清乾隆刻本所附图）
会纂	《食物本草会纂》
求真	《本草求真》（清乾隆刻本所附图）
质问	《质问本草》
草木典	《古今图书集成·草木典》
禽虫典	《古今图书集成·禽虫典》
精绘	《精绘本草图》（清嘉庆以后节选抄绘）
草药	《草药图经》
图考	《植物名实图考》
便方	《草木便方》
图说	《本草简明图说》

总目录

本草纲目药物古今图鉴

一　总论与水火土金石部

总　论

第一章　药图起源与早期手绘药图
第二章　宋元版刻与手绘本草图
第三章　明代本草图
第四章　清代本草图

各　论

第五章　水部
第六章　火部
第七章　土部
第八章　金石部
第九章　石部
第十章　石部
第十一章　石部

二　草部　上

第十二章　草部
第十三章　草部
第十四章　草部
第十五章　草部

草部　下

第十六章　草部
第十七章　草部

第十八章　草部
第十九章　草部
第二十章　草部
第二十一章　草部

三　谷菜果木服器部　上

第二十二章　谷部
第二十三章　谷部
第二十四章　谷部
第二十五章　谷部
第二十六章　菜部
第二十七章　菜部
第二十八章　菜部
第二十九章　果部
第三十章　果部

谷菜果木服器部　下

第三十一章　果部
第三十二章　果部
第三十三章　果部
第三十四章　木部
第三十五章　木部
第三十六章　木部
第三十七章　木部
第三十八章　服器部

四　虫鳞介禽兽人部

第三十九章　虫部
第四十章　虫部
第四十一章　虫部
第四十二章　虫部
第四十三章　鳞部
第四十四章　鳞部
第四十五章　介部
第四十六章　介部
第四十七章　禽部
第四十八章　禽部
第四丨九章　禽部
第五十章　兽部
第五十一章　兽部
第五十二章　人部

主要引用书目

药物正名索引

拉丁学名索引

二　草部

草部　上

第十二章　草部

草之一　山草类上 …… 566

12-1　甘草 …… 566
12-2　黄耆 …… 573
12-3　人参 …… 580
12-4　沙参 …… 590
12-5　荠苨 …… 598
12-6　桔梗 …… 606
12-7　长松 …… 613
12-8　黄精 …… 615
12-9　萎蕤 …… 630
12-10　鹿药 …… 637
12-11　知母 …… 638
12-12　肉苁蓉 …… 645
12-13　列当 …… 651
12-14　锁阳 …… 654
12-15　赤箭　天麻 …… 657
12-16　术 …… 666
12-17　狗脊 …… 680
12-18　贯众 …… 686
12-19　巴戟天 …… 692
12-20　远志 …… 699
12-21　百脉根 …… 708
12-22　淫羊藿 …… 710
12-23　仙茅 …… 716
12-24　玄参 …… 722
12-25　地榆 …… 729
12-26　丹参 …… 734
12-27　紫参 …… 739
12-28　王孙 …… 746
12-29　紫草 …… 751
12-30　白头翁 …… 757
12-31　白及 …… 765
12-32　三七 …… 770

第十三章　草部

草之二　山草类下 …… 775

13-1　黄连 …… 775

13-2 胡黄连 …………………………… 783
13-3 黄芩 ……………………………… 787
13-4 秦艽 ……………………………… 793
13-5 茈胡 ……………………………… 799
13-6 前胡 ……………………………… 812
13-7 防风 ……………………………… 822
13-8 独活 ……………………………… 830
13-9 土当归 …………………………… 841
13-10 都管草 …………………………… 845
13-11 升麻 ……………………………… 847
13-12 苦参 ……………………………… 856
13-13 白鲜 ……………………………… 862
13-14 延胡索 …………………………… 867
13-15 贝母 ……………………………… 874
13-16 山慈姑 …………………………… 882
13-17 石蒜 ……………………………… 889
13-18 水仙 ……………………………… 895
13-19 白茅 ……………………………… 897
13-20 地筋 ……………………………… 903
13-21 芒 ………………………………… 906
13-22 龙胆 ……………………………… 908
13-23 细辛 ……………………………… 916
13-24 杜衡 ……………………………… 924
13-25 及己 ……………………………… 928
13-26 鬼督邮 …………………………… 932
13-27 徐长卿 …………………………… 936
13-28 白微 ……………………………… 943
13-29 白前 ……………………………… 948
13-30 钗子股 …………………………… 953
13-31 辟虺雷 …………………………… 954
13-32 锦地罗 …………………………… 957
13-33 紫金牛 …………………………… 959
13-34 拳参 ……………………………… 962
13-35 铁线草 …………………………… 965

第十四章 草部

草之三 芳草类…………………………… 968

14-1 当归 ……………………………… 968
14-2 芎䓖 ……………………………… 975
14-3 蛇床 ……………………………… 983
14-4 藁本 ……………………………… 989
14-5 蜘蛛香 …………………………… 995
14-6 白芷 ……………………………… 997
14-7 芍药 ……………………………… 1003
14-8 牡丹 ……………………………… 1010
14-9 木香 ……………………………… 1017
14-10 甘松香 …………………………… 1025
14-11 山柰 ……………………………… 1029
14-12 廉姜 ……………………………… 1033
14-13 杜若 ……………………………… 1035
14-14 山姜 ……………………………… 1040
14-15 高良姜 …………………………… 1045
14-16 豆蔻 ……………………………… 1052
14-17 白豆蔻 …………………………… 1059
14-18 缩砂蔤 …………………………… 1064
14-19 益智子 …………………………… 1071
14-20 荜茇 ……………………………… 1077
14-21 蒟酱 ……………………………… 1082
14-22 肉豆蔻 …………………………… 1088
14-23 补骨脂 …………………………… 1094
14-24 姜黄 ……………………………… 1099
14-25 郁金 ……………………………… 1107
14-26 蓬莪茂 …………………………… 1114
14-27 荆三棱 …………………………… 1121
14-28 莎草 香附子 …………………… 1134
14-29 瑞香 ……………………………… 1142
14-30 茉莉 ……………………………… 1144
14-31 素馨 ……………………………… 1147
14-32 郁金香 …………………………… 1148

14-33 茅香 …………………… 1152
14-34 白茅香 …………………… 1159
14-35 排草香 …………………… 1161
14-36 迷迭香 …………………… 1163
14-37 藿香 …………………… 1165
14-38 薰草　零陵香 …………………… 1172
14-39 兰草 …………………… 1179
14-40 泽兰 …………………… 1188
14-41 马兰 …………………… 1198
14-42 香薷 …………………… 1204
14-43 石香葇 …………………… 1209
14-44 爵床 …………………… 1214
14-45 赤车使者 …………………… 1217
14-46 假苏 …………………… 1220
14-47 薄荷 …………………… 1227
14-48 积雪草 …………………… 1233
14-49 苏 …………………… 1239
14-50 荏 …………………… 1246
14-51 水苏 …………………… 1250
14-52 荠苧 …………………… 1255
14-53 石荠苧 …………………… 1257

第十五章　草部

草之四　隰草类上…………………… 1259

15-1 菊 …………………… 1259
15-2 野菊 …………………… 1269
15-3 庵蕳子 …………………… 1272
15-4 蓍 …………………… 1277
15-5 艾 …………………… 1282
15-6 千年艾 …………………… 1288
15-7 茵蔯蒿 …………………… 1290
15-8 青蒿 …………………… 1298
15-9 黄花蒿 …………………… 1308
15-10 白蒿 …………………… 1310
15-11 角蒿 …………………… 1319
15-12 䕡蒿 …………………… 1323
15-13 马先蒿 …………………… 1326
15-14 阴地厥 …………………… 1330
15-15 牡蒿 …………………… 1333
15-16 九牛草 …………………… 1336
15-17 茺蔚 …………………… 1339
15-18 鏨菜 …………………… 1348
15-19 薇衔 …………………… 1350
15-20 无心草 …………………… 1354
15-21 夏枯草 …………………… 1357
15-22 刘寄奴草 …………………… 1362
15-23 曲节草 …………………… 1370
15-24 丽春草 …………………… 1373
15-25 旋覆花 …………………… 1376
15-26 青葙 …………………… 1381
15-27 雁来红 …………………… 1387
15-28 鸡冠 …………………… 1388
15-29 红蓝花 …………………… 1392
15-30 番红花 …………………… 1398
15-31 大蓟　小蓟 …………………… 1401
15-32 续断 …………………… 1410
15-33 苦芙 …………………… 1419
15-34 漏卢 …………………… 1422
15-35 飞廉 …………………… 1435
15-36 苎麻 …………………… 1439
15-37 苘麻 …………………… 1444
15-38 大青 …………………… 1448
15-39 小青 …………………… 1453
15-40 胡卢巴 …………………… 1456
15-41 蠡实 …………………… 1460
15-42 恶实 …………………… 1466
15-43 葈耳 …………………… 1472
15-44 天名精 …………………… 1477
15-45 豨莶 …………………… 1485
15-46 箬 …………………… 1492

15-47 芦 …………………………… 1494
15-48 甘蕉 …………………………… 1499
15-49 蘘荷 …………………………… 1505
15-50 麻黄 …………………………… 1510
15-51 木贼 …………………………… 1516
15-52 石龙刍 …………………………… 1520
15-53 龙常草 …………………………… 1523
15-54 灯心草 …………………………… 1524

草部 下

第十六章 草部

草之五 隰草类下…………………… 1531

16-1 地黄 …………………………… 1531
16-2 牛膝 …………………………… 1539
16-3 紫菀 …………………………… 1547
16-4 女菀 …………………………… 1553
16-5 麦门冬 …………………………… 1556
16-6 萱草 …………………………… 1563
16-7 捶胡根 …………………………… 1568
16-8 淡竹叶 …………………………… 1570
16-9 鸭跖草 …………………………… 1573
16-10 葵 …………………………… 1576
16-11 蜀葵 …………………………… 1582
16-12 菟葵 …………………………… 1586
16-13 黄蜀葵 …………………………… 1590
16-14 龙葵 …………………………… 1594
16-15 酸浆 …………………………… 1599
16-16 蜀羊泉 …………………………… 1605
16-17 鹿蹄草 …………………………… 1608
16-18 败酱 …………………………… 1611
16-19 迎春花 …………………………… 1616
16-20 款冬花 …………………………… 1618
16-21 鼠曲草 …………………………… 1625
16-22 决明 …………………………… 1630
16-23 茳芒 …………………………… 1637
16-24 合明草 …………………………… 1640
16-25 地肤 …………………………… 1642
16-26 瞿麦 …………………………… 1648
16-27 王不留行 …………………………… 1653
16-28 剪春罗 …………………………… 1661
16-29 金盏草 …………………………… 1664
16-30 葶苈 …………………………… 1668
16-31 车前 …………………………… 1676
16-32 狗舌草 …………………………… 1681
16-33 马鞭草 …………………………… 1684
16-34 蛇含 …………………………… 1689
16-35 女青 …………………………… 1694
16-36 鼠尾草 …………………………… 1696
16-37 狼把草 …………………………… 1700
16-38 狗尾草 …………………………… 1703
16-39 鳢肠 …………………………… 1706
16-40 连翘 …………………………… 1712
16-41 陆英 …………………………… 1722
16-42 蒴藋 …………………………… 1726
16-43 水英 …………………………… 1728
16-44 蓝 …………………………… 1731
16-45 青黛 …………………………… 1742
16-46 甘蓝 …………………………… 1744
16-47 蓼 …………………………… 1746
16-48 水蓼 …………………………… 1751
16-49 马蓼 …………………………… 1753
16-50 荭草 …………………………… 1755

16-51 毛蓼 …………………… 1760
16-52 火炭母草 …………………… 1762
16-53 三白草 …………………… 1764
16-54 虎杖 …………………… 1768
16-55 莸 …………………… 1774
16-56 萹蓄 …………………… 1778
16-57 荩草 …………………… 1782
16-58 蒺藜 …………………… 1785
16-59 谷精草 …………………… 1792
16-60 海金沙 …………………… 1797
16-61 地杨梅 …………………… 1802
16-62 地蜈蚣草 …………………… 1804
16-63 半边莲 …………………… 1807
16-64 紫花地丁 …………………… 1809
16-65 鬼针草 …………………… 1813
16-66 见肿消 …………………… 1814
16-67 攀倒甑 …………………… 1818
16-68 水甘草 …………………… 1820

第十七章　草部

草之六　毒草类…………………… 1823

17-1 大黄 …………………… 1823
17-2 商陆 …………………… 1830
17-3 狼毒 …………………… 1837
17-4 防葵 …………………… 1842
17-5 狼牙 …………………… 1847
17-6 蔺茹 …………………… 1852
17-7 大戟 …………………… 1857
17-8 泽漆 …………………… 1865
17-9 甘遂 …………………… 1870
17-10 续随子 …………………… 1875
17-11 莨菪 …………………… 1880
17-12 云实 …………………… 1884
17-13 蓖麻 …………………… 1888
17-14 博落回 …………………… 1893
17-15 常山　蜀漆 …………………… 1896
17-16 杜茎山 …………………… 1905
17-17 土红山 …………………… 1906
17-18 藜芦 …………………… 1908
17-19 马肠根 …………………… 1914
17-20 附子 …………………… 1915
17-21 天雄 …………………… 1928
17-22 侧子 …………………… 1930
17-23 乌头 …………………… 1933
17-24 白附子 …………………… 1946
17-25 虎掌　天南星 …………………… 1951
17-26 由跋 …………………… 1963
17-27 蒟蒻 …………………… 1966
17-28 菩萨草 …………………… 1970
17-29 半夏 …………………… 1972
17-30 蚤休 …………………… 1978
17-31 鬼臼 …………………… 1983
17-32 射干 …………………… 1991
17-33 鸢尾 …………………… 1998
17-34 玉簪 …………………… 2001
17-35 凤仙 …………………… 2004
17-36 坐拏草 …………………… 2007
17-37 曼陀罗花 …………………… 2011
17-38 羊踯躅 …………………… 2014
17-39 山踯躅 …………………… 2018
17-40 芫花 …………………… 2021
17-41 荛花 …………………… 2027
17-42 醉鱼草 …………………… 2031
17-43 莽草 …………………… 2033
17-44 茵芋 …………………… 2038
17-45 石龙芮 …………………… 2042
17-46 毛茛 …………………… 2047
17-47 牛扁 …………………… 2050
17-48 荨麻 …………………… 2053
17-49 格注草 …………………… 2056

17-50　海芋 ……………………… 2058
17-51　钩吻 ……………………… 2060

第十八章　草部

草之七　蔓草类 ……………………… 2069

18-1　菟丝子 ……………………… 2069
18-2　五味子 ……………………… 2077
18-3　蓬虆 ……………………… 2084
18-4　覆盆子 ……………………… 2089
18-5　悬钩子 ……………………… 2095
18-6　蛇莓 ……………………… 2097
18-7　使君子 ……………………… 2101
18-8　木鳖子 ……………………… 2107
18-9　番木鳖 ……………………… 2112
18-10　马兜铃 ……………………… 2114
18-11　榼藤子 ……………………… 2122
18-12　预知子 ……………………… 2126
18-13　牵牛子 ……………………… 2130
18-14　旋花 ……………………… 2138
18-15　紫葳 ……………………… 2144
18-16　营实　墙蘼 ……………………… 2149
18-17　月季花 ……………………… 2154
18-18　栝楼 ……………………… 2156
18-19　王瓜 ……………………… 2164
18-20　葛 ……………………… 2171
18-21　黄环　狼跋子 ……………………… 2179
18-22　天门冬 ……………………… 2184
18-23　百部 ……………………… 2194
18-24　何首乌 ……………………… 2201
18-25　萆薢 ……………………… 2211
18-26　菝葜 ……………………… 2219
18-27　土茯苓 ……………………… 2225
18-28　白敛 ……………………… 2231
18-29　女萎 ……………………… 2236
18-30　赭魁 ……………………… 2239
18-31　鹅抱 ……………………… 2243
18-32　伏鸡子根 ……………………… 2245
18-33　千金藤 ……………………… 2246
18-34　九仙子 ……………………… 2249
18-35　山豆根 ……………………… 2250
18-36　黄药子 ……………………… 2257
18-37　解毒子 ……………………… 2266
18-38　药实根 ……………………… 2269
18-39　白药子 ……………………… 2271
18-40　突厥白 ……………………… 2277
18-41　威灵仙 ……………………… 2279
18-42　茜草 ……………………… 2288
18-43　血藤 ……………………… 2295
18-44　剪草 ……………………… 2297
18-45　防己 ……………………… 2302
18-46　通草 ……………………… 2310
18-47　通脱木 ……………………… 2318
18-48　天寿根 ……………………… 2323
18-49　钓藤 ……………………… 2324
18-50　倒挂藤 ……………………… 2329
18-51　白兔藿 ……………………… 2330
18-52　白花藤 ……………………… 2333
18-53　白英 ……………………… 2336
18-54　萝摩 ……………………… 2340
18-55　赤地利 ……………………… 2345
18-56　紫葛 ……………………… 2350
18-57　乌蔹莓 ……………………… 2354
18-58　葎草 ……………………… 2358
18-59　羊桃 ……………………… 2362
18-60　络石 ……………………… 2367
18-61　木莲 ……………………… 2372
18-62　地锦 ……………………… 2375
18-63　常春藤 ……………………… 2377
18-64　千岁虆 ……………………… 2379
18-65　忍冬 ……………………… 2384

18-66 甘藤 ······ 2390
18-67 甘露藤 ······ 2391
18-68 含水藤 ······ 2392
18-69 鼠藤 ······ 2394
18-70 天仙藤 ······ 2395
18-71 紫金藤 ······ 2398
18-72 南藤 ······ 2400
18-73 烈节 ······ 2405
18-74 清风藤 ······ 2407
18-75 百棱藤 ······ 2410
18-76 紫藤 ······ 2412
18-77 落雁木 ······ 2414
18-78 折伤木 ······ 2416
18-79 每始王木 ······ 2417
18-80 千里及 ······ 2418
18-81 藤黄 ······ 2422
18-82 地龙藤 ······ 2425
18-83 龙手藤 ······ 2425
18-84 瓜藤 ······ 2426
18-85 金棱藤 ······ 2428
18-86 含春藤 ······ 2430
18-87 独用藤 ······ 2432
18-88 祁婆藤 ······ 2434
18-89 野猪尾 ······ 2436
18-90 石合草 ······ 2438

第十九章　草部

草之八　水草类 ······ 2440

19-1 泽泻 ······ 2440
19-2 蔛草 ······ 2447
19-3 羊蹄 ······ 2450
19-4 酸模 ······ 2455
19-5 龙舌草 ······ 2458
19-6 菖蒲 ······ 2460
19-7 白昌 ······ 2467
19-8 香蒲　蒲黄 ······ 2473
19-9 菰 ······ 2480
19-10 水萍 ······ 2487
19-11 蘋 ······ 2493
19-12 萍蓬草 ······ 2497
19-13 荇菜 ······ 2499
19-14 莼 ······ 2504
19-15 水藻 ······ 2508
19-16 海藻 ······ 2510
19-17 海蕴 ······ 2516
19-18 海带 ······ 2518
19-19 昆布 ······ 2522
19-20 越王馀算 ······ 2527

第二十章　草部

草之九　石草类 ······ 2532

20-1 石斛 ······ 2532
20-2 骨碎补 ······ 2541
20-3 石韦 ······ 2549
20-4 金星草 ······ 2554
20-5 石长生 ······ 2559
20-6 红茂草 ······ 2562
20-7 石苋 ······ 2564
20-8 石垂 ······ 2566
20-9 景天 ······ 2568
20-10 佛甲草 ······ 2572
20-11 虎耳草 ······ 2576
20-12 石胡荽 ······ 2579
20-13 螺厣草 ······ 2583
20-14 酢浆草 ······ 2585
20-15 地锦 ······ 2591
20-16 金疮小草 ······ 2597
20-17 离鬲草 ······ 2598

20-18　仙人草 …………………… 2600
20-19　仙人掌草 ………………… 2601
20-20　崖棕 ……………………… 2605
20-21　鸡翁藤 …………………… 2607
20-22　半天回 …………………… 2608
20-23　野兰根 …………………… 2610
20-24　紫背金盘草 ……………… 2612

第二十一章　草部

草之十　苔类…………………… 2616

21-1　陟厘 ……………………… 2616
21-2　干苔 ……………………… 2621
21-3　井中苔及萍蓝 …………… 2623
21-4　船底苔 …………………… 2624
21-5　石蕊 ……………………… 2625
21-6　地衣草 …………………… 2628
21-7　垣衣 ……………………… 2631
21-8　屋游 ……………………… 2634
21-9　昨叶何草 ………………… 2635
21-10　乌韭 …………………… 2639
21-11　百蕊草 ………………… 2642
21-12　土马鬃 ………………… 2644
21-13　卷柏 …………………… 2647
21-14　地柏 …………………… 2654
21-15　玉柏 …………………… 2656
21-16　石松 …………………… 2658
21-17　桑花 …………………… 2660
21-18　艾纳 …………………… 2661
21-19　马勃 …………………… 2663

草之十一　杂草　有名未用……… 2667

21-20　燕蓐草 ………………… 2667
21-21　鸡窠草 ………………… 2668
21-22　鸩鸟浆 ………………… 2669
21-23　吉祥草 ………………… 2671
21-24　筋子根 ………………… 2672
21-25　宜南草 ………………… 2674
21-26　陀得花 ………………… 2676
21-27　建水草 ………………… 2677
21-28　百药祖 ………………… 2679
21-29　催风使 ………………… 2681
21-30　刺虎 …………………… 2682
21-31　石逍遥草 ……………… 2686
21-32　黄寮郎 ………………… 2687
21-33　黄花了 ………………… 2690
21-34　百两金 ………………… 2692
21-35　地茄子 ………………… 2694
21-36　田母草 ………………… 2696
21-37　田麻 …………………… 2697
21-38　芥心草 ………………… 2699
21-39　苦芥子 ………………… 2701
21-40　布里草 ………………… 2703
21-41　茆质汗 ………………… 2705
21-42　胡堇草 ………………… 2706
21-43　小儿群 ………………… 2709
21-44　独脚仙 ………………… 2711
21-45　撮石合草 ……………… 2713
21-46　露筋草 ………………… 2714
21-47　蛇眼草 ………………… 2716
21-48　天仙莲 ………………… 2717
21-49　双头莲 ………………… 2718
21-50　天芥菜 ………………… 2719
21-51　羊屎柴 ………………… 2720
21-52　满江红 ………………… 2722
21-53　隔山消 ………………… 2723
21-54　石见穿 ………………… 2725
21-55　墓头回 ………………… 2726

二

草部 上

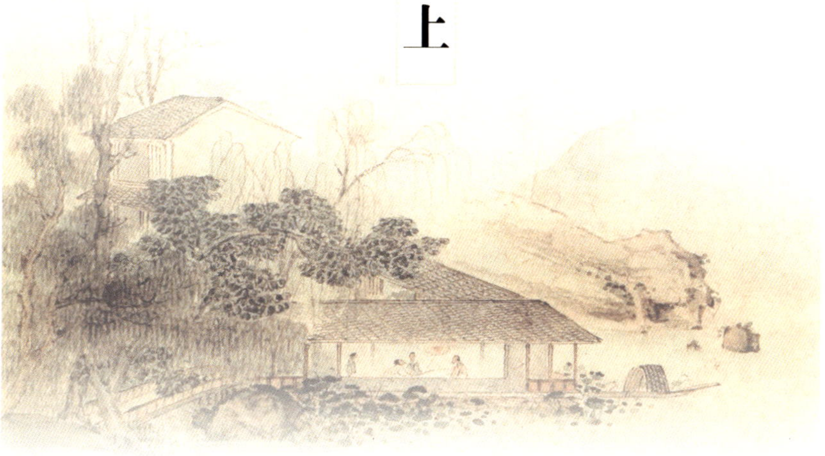

第十二章　草部

按："草部"是《本草纲目》记载草本药用植物（除外谷、菜类）为主的一个最大的类群（其中芳草类也有少数木本植物），也是中药的主要来源。李时珍云："天造地化而草木生焉。"草和木有时很难分。根荄柔中有刚，枝干刚中有柔，所以草中有木，木中有草。在古人看来，"得气之粹者为良，得气之戾者为毒"。因此不同的植物,其所属五行（金木水火土）、五气（香臭臊腥膻）、五色（青赤黄白黑）、五味（酸苦甘辛咸）、五性（寒热温凉平）、五用（升降浮沉中）都是不一样的。对此，黄帝和岐伯等先圣辨识草木、记录经验。经过汉、魏、唐、宋高明贤良医家方增益，著为本草。但早期的《神农本草经》，使用的是初级的三品分类法，经常出现药物混淆、条文重出，是非不分的现象。这种局面不利于药物的运用。于是李时珍"剪繁去复，绳谬补遗，析族区类，振纲分目"，经过甄别遴选、区分部类，从草属中（除外谷、菜）收集可供医药者610种，分为十类（山草、芳草、隰草、毒草、蔓草、水草、石草、苔草、杂草、有名未用）。此10类划分的标准不一。山草、隰草、水草、石草是按生长环境分类。芳草是按其气味特性分类。毒草是按其有毒特性分类。蔓草是指茎枝柔长蔓延的草本。苔草是附着于潮湿瓦石等表面的、如胎如衣的一类小型绿色植物。杂草是无法隶属于以上诸类的草类。"有名未用"是在《纲目》之前有记载，但后世不知来源、难以运用的草类药。本章从"草部"选取有古代本草图的药物482种（含附录药），仍按《纲目》草部的原排列顺序，逐一予以品鉴，寻求其各自的植物基原。

草本植物体性柔软，无木质或极少木质，一般不很高大，易于采集，可提供写生标本。故此类植物的绘图最多，且多数能绘出全体。作为药用植物图，多数会突出其药用部位（主要为根或根茎），因此也不免会导致所绘植物各部分的比例失调。草本植物种类繁多，形态相似者亦多，加之古人对植物的辨析尚不够精细，尤其是对花的描述过简，故本部植物药的混淆品种亦甚多。草本植物的绘图相对于矿物、动物来说更为复杂，表现不易，故古本草图中草类图有很多属于仿绘，原创图相对较少。但某些仿绘图往往将观察易得药材的所见补绘到仿绘图中，由此出现了一类仿中有新增创意的插图。

草之一　山草类上

12-1　甘草

【品图】

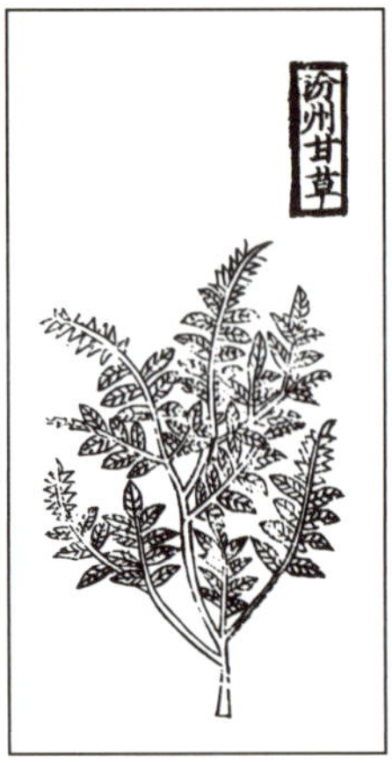

图 1　图经（大）·汾州甘草

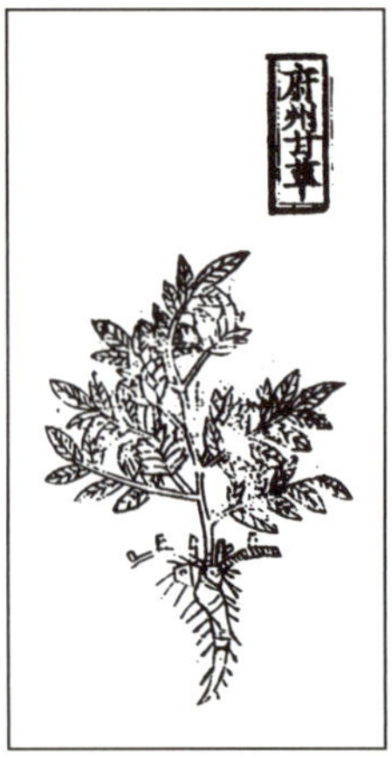

图 2　图经（大）·府州甘草

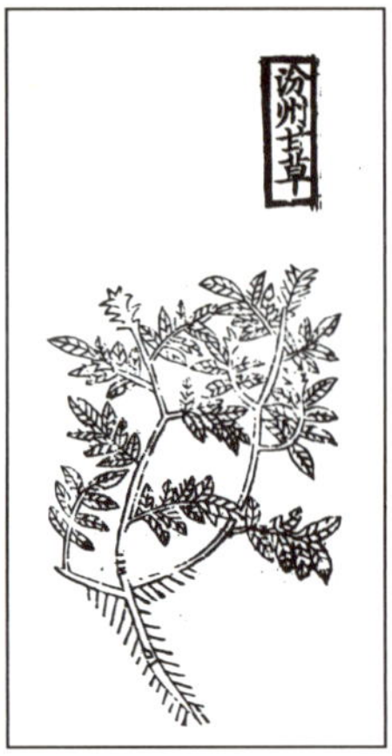

图 3　图经（大）·汾州甘草

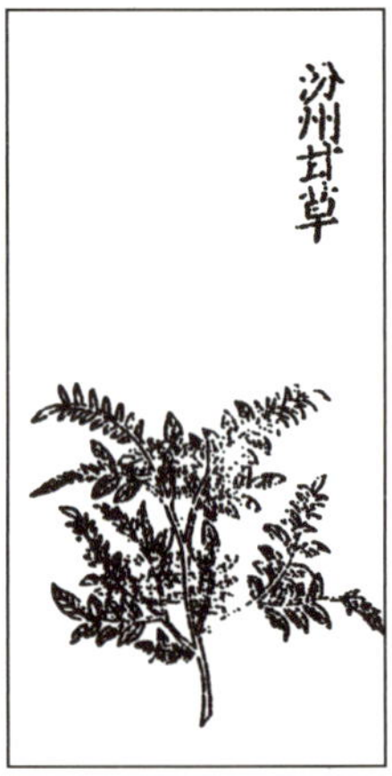

图 4　图经（政）·汾州甘草

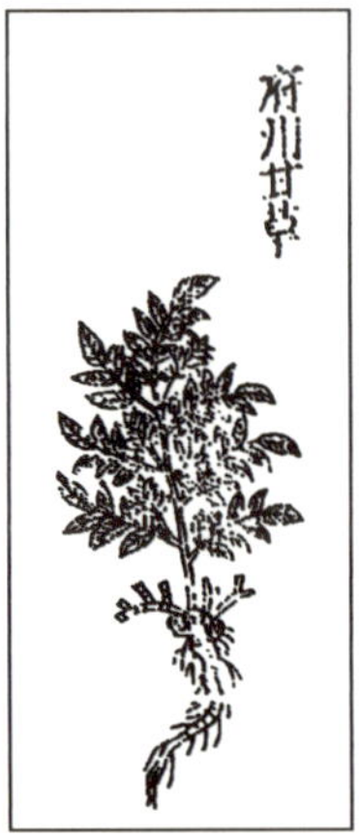

图 5　图经（政）·府州甘草

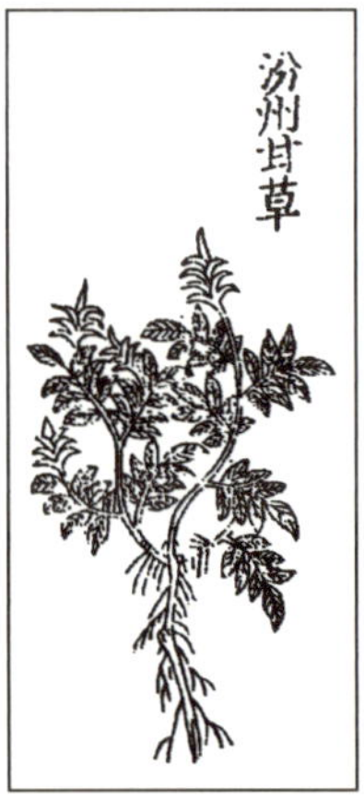

图 6　图经（政）·汾州甘草

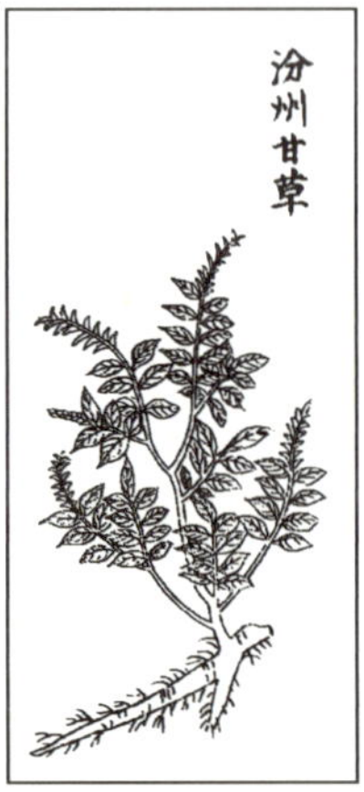

图 7　图经（绍）·汾州甘草

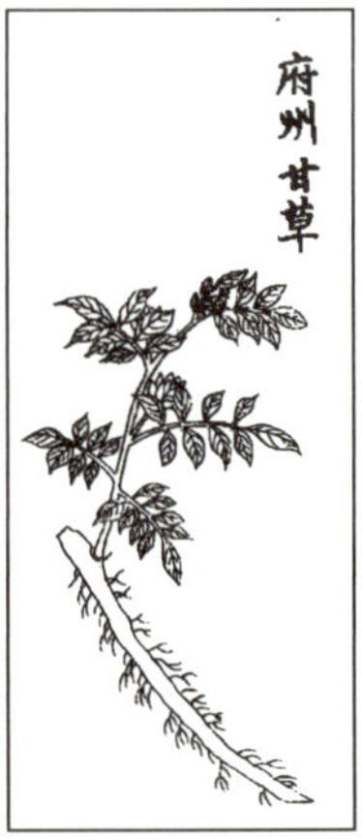

图 8　图经（绍）·府州甘草

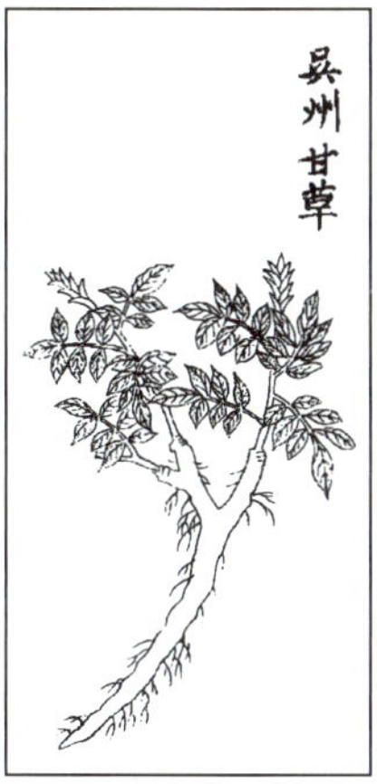

图 9　图经（绍）· 吴州甘草

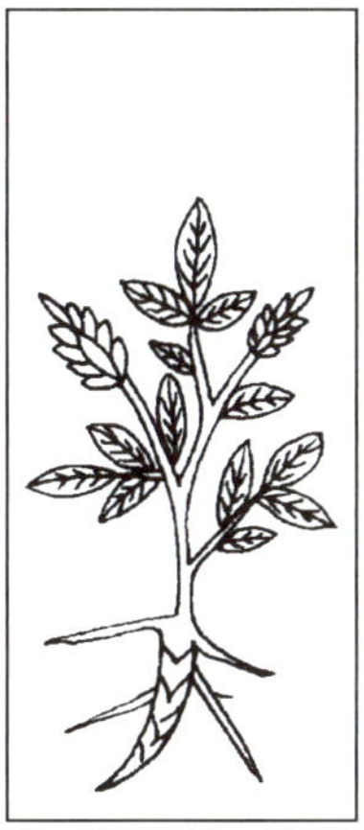

图 10　歌括 · 甘草

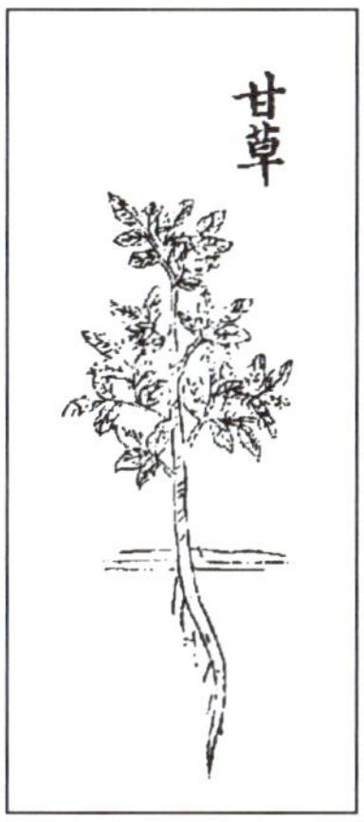

图 11　饮膳 · 甘草

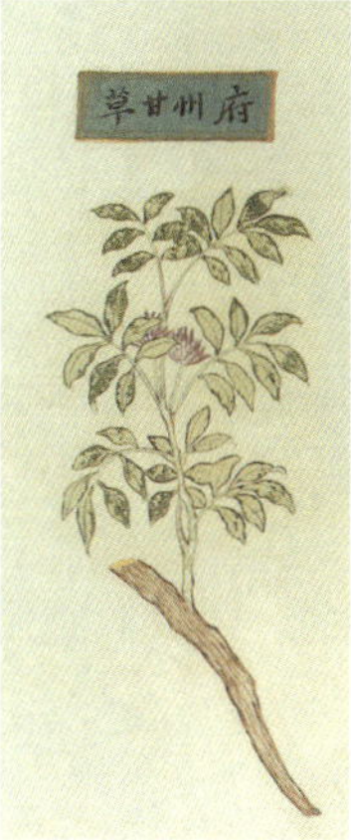

图 12　品汇 · 府州甘草

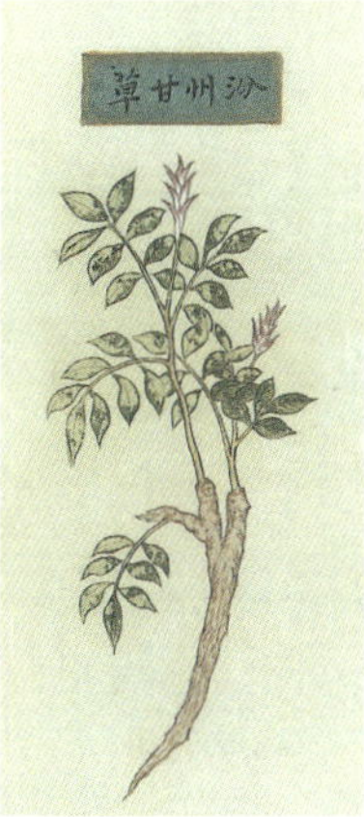

图 13　品汇 · 汾州甘草

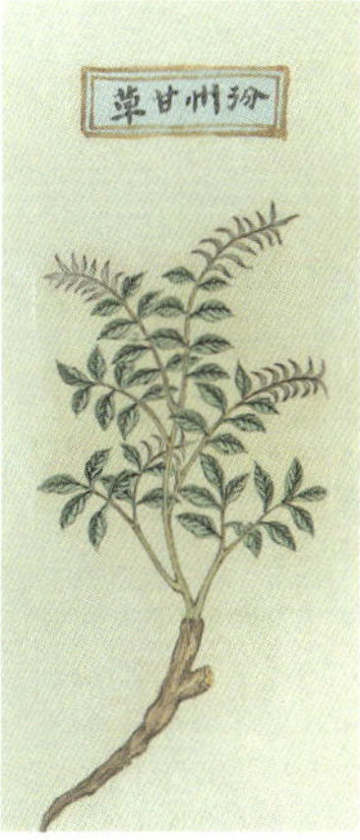

图 14　品汇 · 汾州甘草

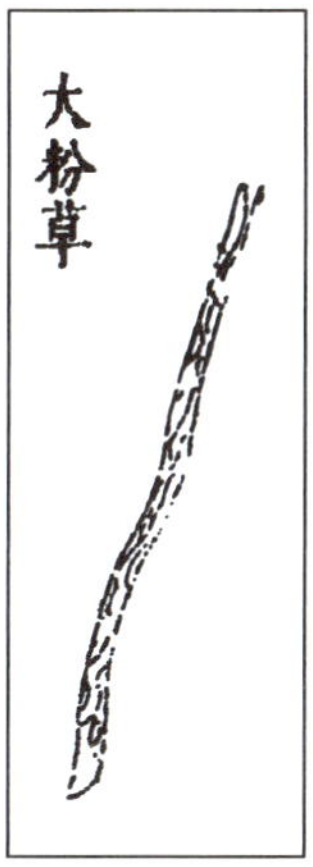

图 15　蒙筌 · 大粉草

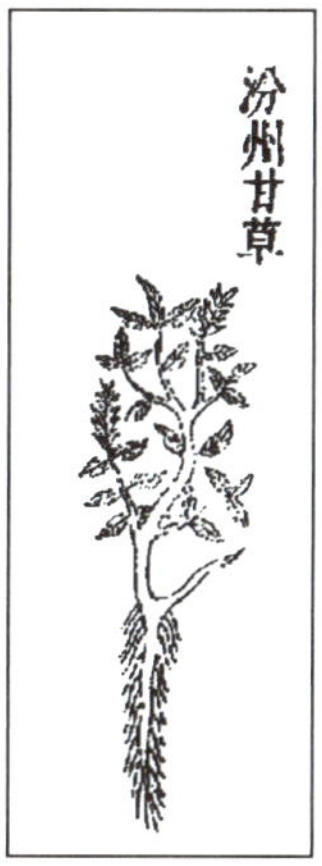

图 16　蒙筌 · 汾州甘草

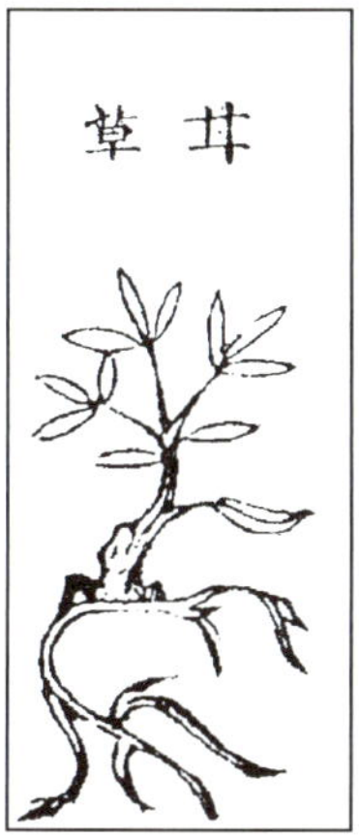

图 17　太乙 · 甘草

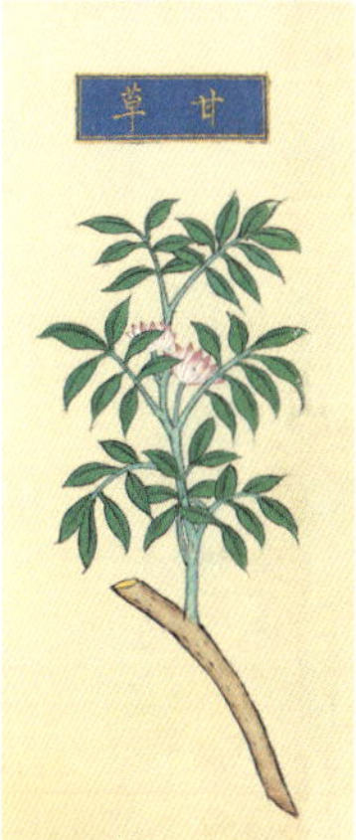

图 18　雷公 · 甘草

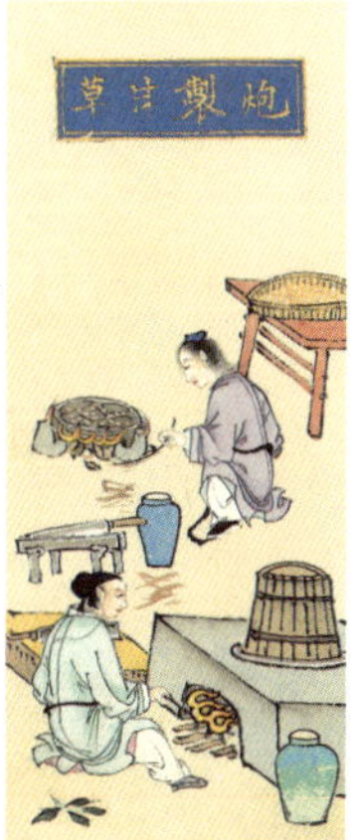

图 19　雷公 · 炮制甘草

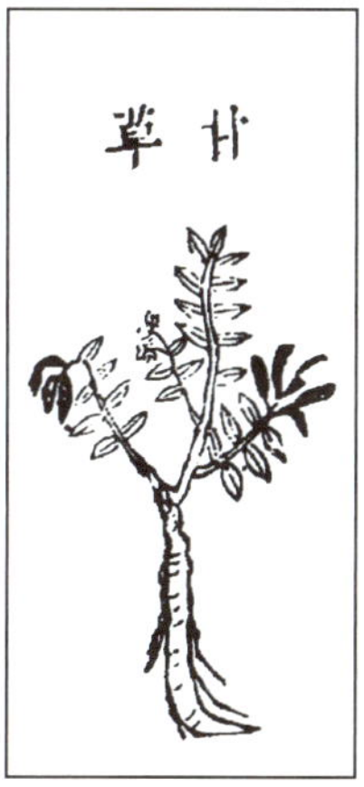

图 20　纲目（金）· 甘草

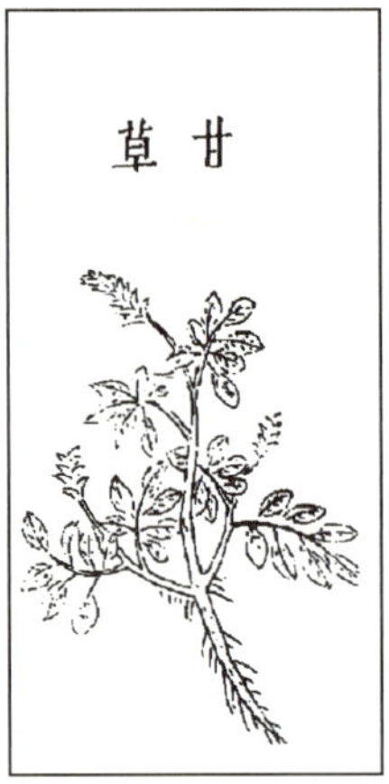

图 21 纲目（钱）· 甘草

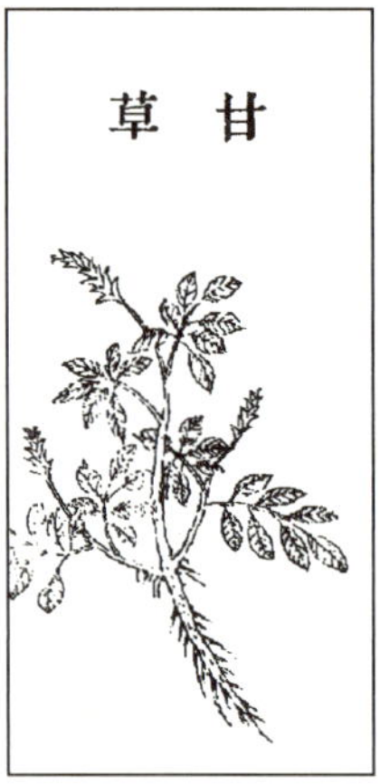

图 22 纲目（张）· 甘草

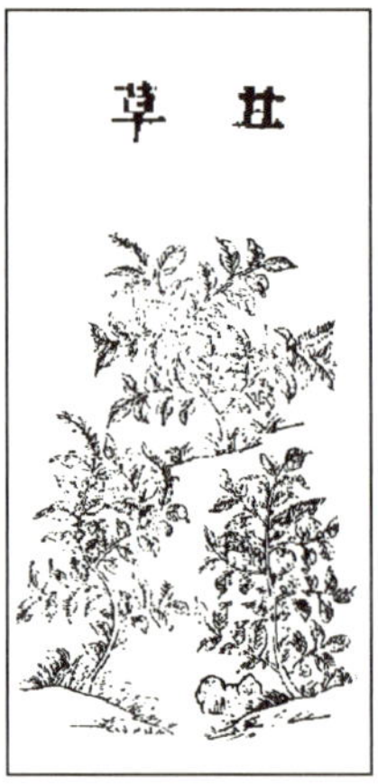

图 23 三才 · 甘草

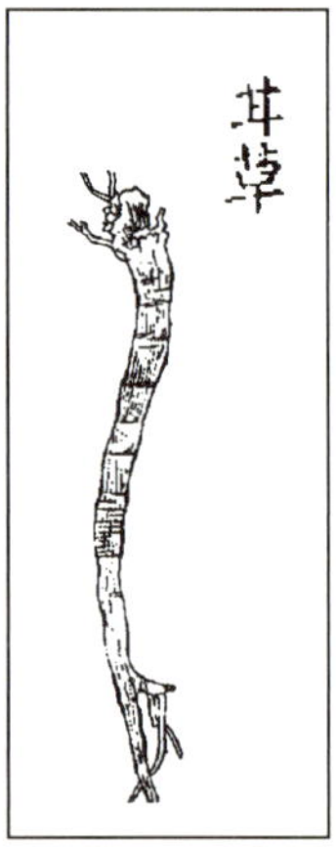

图 24 原始 · 甘草

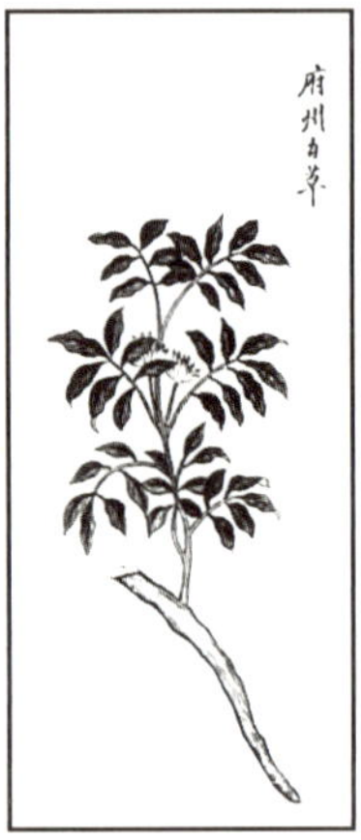

图 25 金石 · 府州甘草

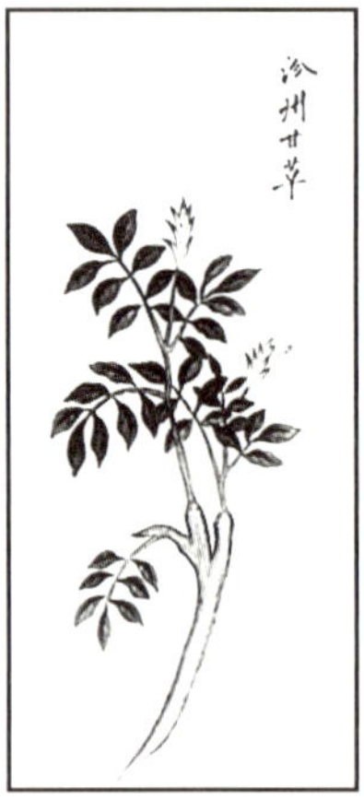

图 26 金石 · 汾州甘草

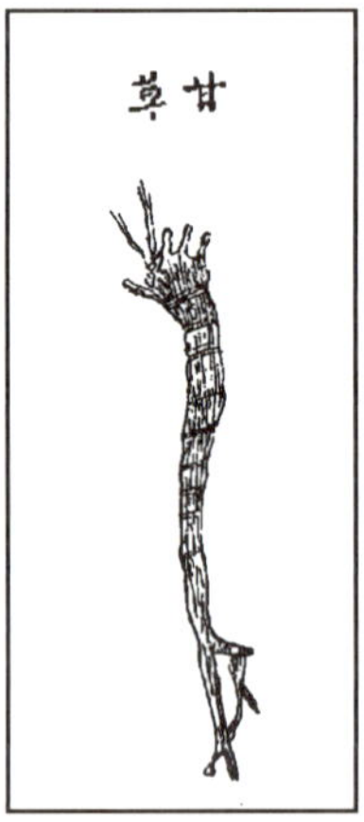

图 27 汇言 · 甘草

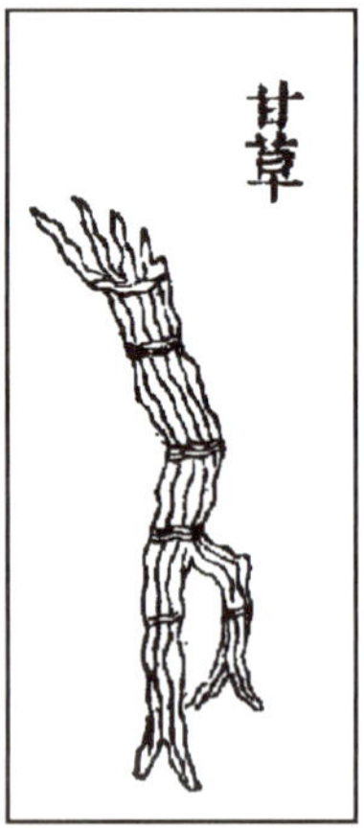

图 28 本草汇 · 甘草

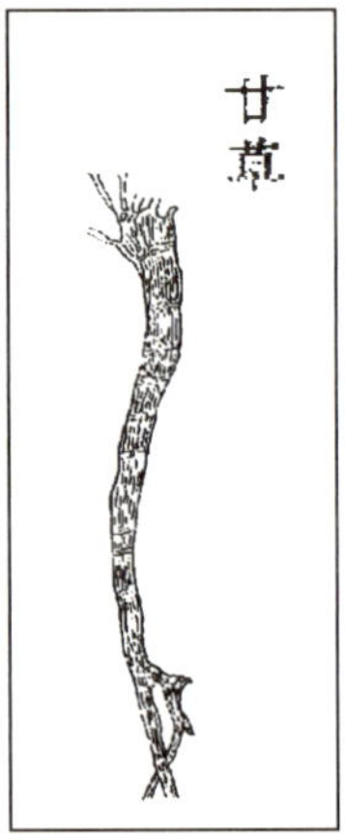

图 29 类纂 · 甘草

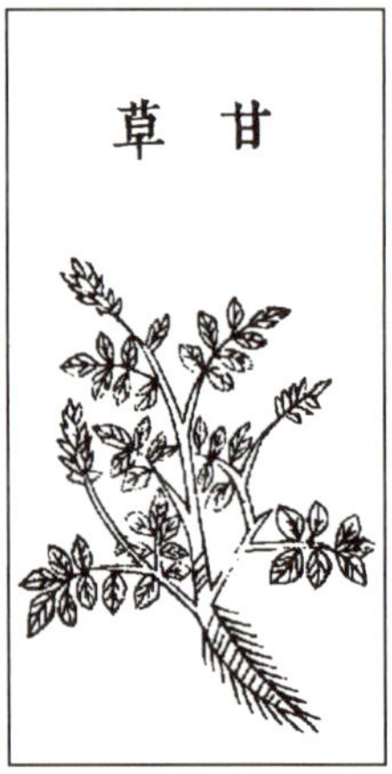

图 30 备要 · 甘草

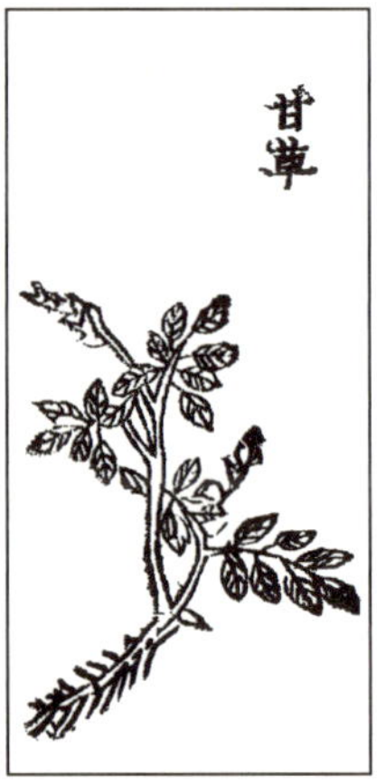

图 31 求真 · 甘草

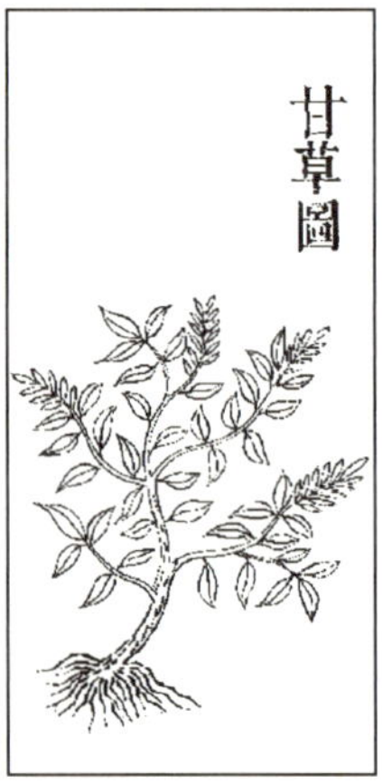

图 32 草木典 · 甘草图

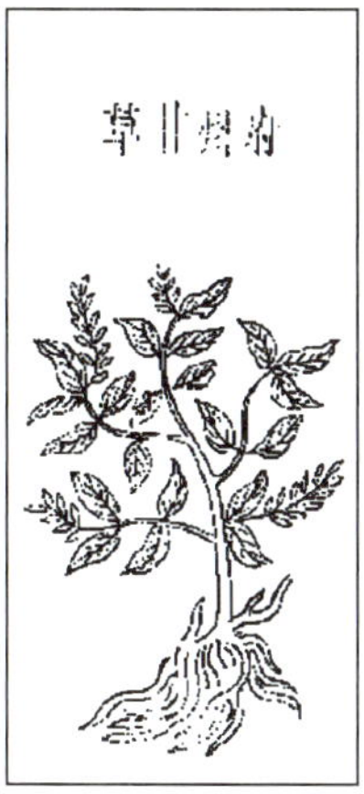

图 33　草木典·府州甘草

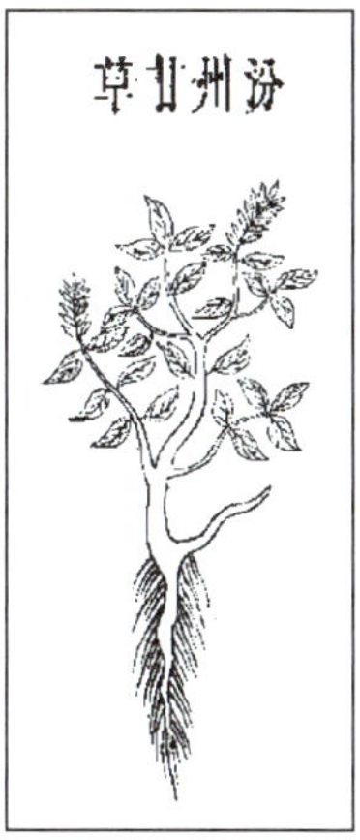

图 34　草木典·汾州甘草

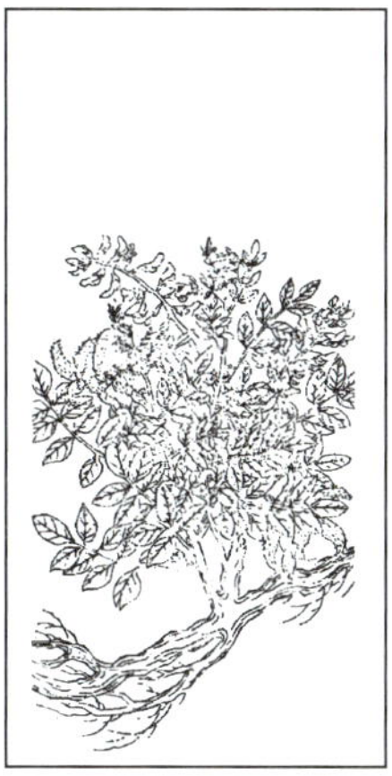

图 35　图考·甘草

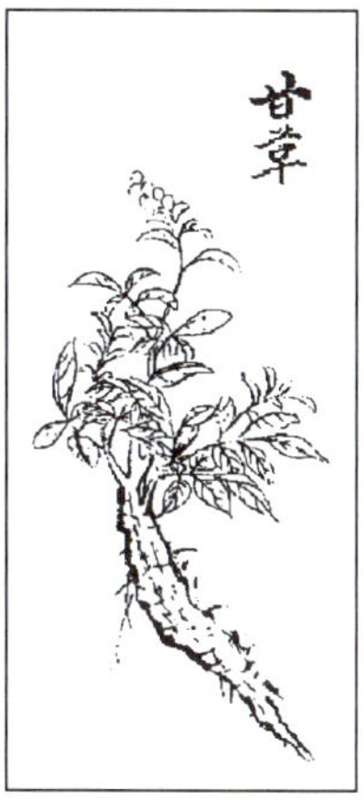

图 36　图说·甘草

本品36图，取自23书，其中7幅彩图。有承继关系及仿绘图可分以下2个书类。

《本草图经》：该书的“汾州甘草”（2幅）、“府州甘草”图分别存于《大观本草》（图1、2、3）、《政和本草》（图4、5、6）、《绍兴本草》（图7、8、9）中。其中《大观》《政和》的3幅图基本相同，《绍兴》3图则有重要改动，且图9误题名为“吴州甘草”（详见下“鉴药”项）。今将《图经》图又分两类，以《大观》《政和》图为一类，取《政和》为代表。另一类为《绍兴》图类。

《政和》图类：仿绘《政和》3幅甘草图者，有明《三才图会》的“甘草”（图23）。该图将《政和》3图集中绘在一幅图中，并分别增加土地背景，掩盖根部。《古今图书集成·草木典》的“甘草图”（图32）仿绘自《政和》图4，“府州甘草”（图33）仿绘《政和》图5，“汾州甘草”（图34）仿绘《政和》图6。此3图均有润饰。单独仿绘《政和》“汾州甘草”（图4）者，有《纲目》钱本“甘草”（图21，该图增绘主根）。此后《纲目》张本同名图（图22）、《本草备要》图30、《本草求真》图31（根部改变方向，且少绘部分枝叶）均仿绘《纲目》钱本图21。单独仿绘《政和》“府州甘草”（图5）者，有《本草歌括》“甘草”（图10）。单独仿绘《政和》“汾州甘草”（图6）者，有《本草蒙筌》“汾州甘草”（图16）。

《绍兴》图类：《绍兴本草》在中国古籍中，除《永乐大典》引其佚文外，未见有直接引用者。但《本草品汇精要》三幅甘草彩图（图12、13、14）乃以《绍兴》3图（图7、8、9）为底本，敷色重绘。此后《补遗雷公炮制便览》“甘草”（图18）、《金石昆虫草木状》的“府州甘草”（图25）又仿绘《品汇》“府州甘草”（图12）。《金石昆虫草木状》的“汾州甘草”（图26）则仿绘《品汇》“汾州甘草”（图13）。

《本草原始》：该书的“甘草”（图24）为药材图。仿绘的同名图有《本草汇言》图27、《本草汇》图28、《本草纲目类纂必读》图29。

以上36图中，除22幅属仿绘图外，还有14幅原创图（图4、5、6、7、8、9、11、15、17、19、20、24、35、36），详见下“鉴药”项。

【文录】

《别录》（见《证类》卷6“甘草”） 甘草（国老）……一名蜜甘，一名美草，一名蜜草，一名蕗草。生河西川谷积沙山及上郡。

梁《本草经集注》（同上） 陶隐居云：河西、上郡不复通市，今出蜀汉中，悉从汶山诸夷中来。赤皮断理，看之坚实者，是枹罕草，最佳。枹罕，羌地名。亦有火炙干者，理多虚疏。又有如鲤鱼肠者，被刀破，不复好。青州间亦有，不如。又有紫甘草，细而实，乏时可用。此草最为众药之主，经方少不用者，犹如香中有沉香也。国老，即帝师之称，虽非君，为君所宗，是以能安和草石而解诸毒也。

唐《药性论》（同上） 《药性论》云：诸药众中为君。治七十二种乳石毒，解一千二百般草木毒，调和使诸药有功，故号国老之名矣。

宋《本草图经》（同上） 《图经》曰：甘草今陕西、河东州郡皆有之。春生青苗，高一二尺，叶如槐叶，七月开紫花似奈，冬结实作角子如毕豆。根长者三四尺，粗细不定，皮赤，上有横梁，梁下皆细根也。二月、八月除日采根，暴干十日成，去芦头及赤皮，今云阴干用。今甘草有数种，以坚实断理者为佳。其轻虚纵理及细韧者不堪，惟货汤家用之。谨按：《尔雅》云：蘦，大苦。释曰：蘦，一名大苦。郭璞云：甘草也，蔓延生，叶似荷，青黄，茎赤有节，节有枝相当。或云：蘦似地黄。《诗·唐风》云：采苓采苓，首阳之巅是也。蘦与苓通用。首阳之山，在河东蒲板县，乃今甘草所生处相近，而先儒所说苗、叶与今全别，岂种类有不同者乎？

《梦溪笔谈》卷26“药议” 《本草》注引《尔雅》云：蘦，大苦。注：甘草也。蔓延，生叶似荷，茎青赤。此乃黄药也，其味极苦，谓之大苦，非甘草也。甘草枝叶悉如槐，高五六尺，但叶端微尖而糙涩，似有白毛，实作角生，如相思角，作一本生。熟则角折，子如小匾豆，极坚，齿啮不破。

明《本草纲目》卷12“甘草” 【释名】灵通（《记事珠》）。【集解】【李时珍曰】……今人惟以大径寸而结紧断纹者为佳，谓之粉草。其轻虚细小者，皆不及之。

【鉴药】

“甘草”首载《本经》，以根味甜而得名。本品为古今常用中药。陶弘景云：“此草最为众药之主，经方少不用者，犹如香中有沉香也。国老，即帝师之称，虽非君，为君所宗，是以能安和草石而解诸毒也。”《药性论》亦云：“调和使诸药有功，故号国老之名矣。”

甘草之根有特异甜味，药材鉴别特征明显。《别录》载其产河西上郡（汉代辖今陕西北部及内蒙古乌审旗等地）。南北朝时主要产于蜀汉汶山（今四川岷山）、枹罕（今甘肃临夏）一带。“枹罕草”以产地得名，即“赤皮断理，看之坚实”的最佳甘草。宋代主产陕西、河东（今山西省西南地区）州郡。宋《图经》对本品的形态有详细描述：“春生青苗，高一二尺，叶如槐叶，七月开紫花似奈，冬结实作角子如毕豆。根长者三四尺，粗细不定，皮赤，上有横梁，梁下皆细根也。”沈括《梦溪笔谈》也有准确的描述：“甘草枝叶悉如槐，高五六尺，但叶端微尖而糙涩，似有白毛，实作角生，如相思角，作一本生。熟则角折，子如小匾豆，极坚，齿啮不破。”李时珍则云：“今人惟以大径寸而结紧断纹者为佳，谓之粉草。”日本正仓院留存的唐药甘草经鉴定为豆科植物光果甘草 *Glycyrrhiza glabra* L. var. *glandulifera* Regel et Herder，且被推断是当时最佳的枹罕草。[1]根据古本草所载甘草的产地、形态、习性、药材根部的描述，可知本品还包括主产华北、西北的豆科植物甘草*G. uralensis* Fisch.或其他同属近缘植物。以下分析古本草插图所示来源。

1.《图经本草》：本条前已述及，该书存于《大观》《政和》的三幅甘草图基本相似，今以《政和》3图为代表。其中“汾州甘草”（图4）仅示地上直立茎枝。其叶为奇数羽状复叶（小叶7—9片），但花序绘于小枝顶端，又未表现根部，是其不足。后世仿绘此图者或为此图添加根部。“汾州”即今山西汾阳，属宋代甘草著名产地。“府州甘草”（图5）绘甘草全株。根部芦头甚大，根粗大而长。可能因为图面限制，其根被绘成扭曲状。该图的叶片亦同图4，值得称道的是该图绘出了甘草总状花序腋生的特征。其花序的形状等均接近甘草*G. uralensis* Fisch.。“府州”即今陕西府谷县，亦为宋代著名甘草产地。“汾州甘草”（图6）形态与前同名图（图4）非常接近，且出示了细长多须的根。该图与图4一样，将花序绘于小枝之端。为什么甘草条下出现两幅同名且基本同形的插图？尚不得其解。以上3图，均为豆科植物甘草原创图，亦当是《图经》的原始图。

《绍兴本草》有3图：“汾州甘草”（图7）、“府州甘草”（图8）、“吴州甘草”（图9）。其中“吴州”古代确有此地名，但其治所分别为今江苏苏州、扬州、泰州，或浙江绍兴，且存在时间很短，均不产甘草。故“吴”字当为“汾”字之误。此三图的植株地上部分均因袭《大观》《政和》之图，不同的是《绍兴》图或增加、或改绘了根部，其根粗而长。为了不受画面限制，或特意将根绘成斜生，或压缩地上茎叶，以突出药用部分，此为这3图共同之点。明清传世诸本草均未直接引用过《绍兴》，然而《品汇》（明清均未流传）此三图却仿绘了《绍兴》图。其中《品汇》“府州甘草”（图12）因袭了《绍兴》图8非总状花序的弊病，但将腋生花序的花涂成紫

1 ［日］朝比奈泰彦：《正仓院药物》，大阪：植物文献刊行会，1955：287.

色。《品汇》“汾州甘草”（图13）系仿《绍兴》图9，将图名仍改为“汾州”，并将原小枝顶端的花序降低位置，且涂成紫色（花色紫皆据《图经》的文字叙述）。《品汇》“汾州甘草”（图14）系仿《绍兴》图8，将花序绘在小叶顶端，亦为紫色。《品汇》曾参考《绍兴》之图，此为铁证。《绍兴》添加的根部并非依据原植物写生，而是将药材甘草“嫁接”到《图经》原图之上，故图形很不自然。《品汇》属单纯敷色，并未有新的创新。

2.《饮膳正要》：该书“甘草”（图11）根茎叶俱全，并未仿绘《图经》图。该图也是茎直立，分枝较多，奇数羽状复叶，但小叶只有3—5叶。因此该图所示的甘草，似更接近胀果甘草*G. inflata* Batal.。

3.《本草蒙筌》：该书的“大粉草”（图15）仅绘一甘草药材图，似为写生绘制，但不如《本草原始》精致，亦无法凭此鉴定基原。

4.《太乙仙制本草药性大全》：该书的“甘草”（图17）将茎绘成乔木状，三小叶，根细长而多分枝。因此凭此图很难鉴定其基原。

5.《补遗雷公炮制便览》：该书“甘草”（图18）系仿绘《品汇》图。但“炮制甘草”（图19）则系新绘。该图依据《雷公炮炙论》的文字绘成。按雷公法，首先要将甘草切成粗片，加酒浸蒸。图下方一人坐在灶前烧火，灶上蒸的就是酒浸甘草。蒸两个时辰之后，又要暴干细剉，涂酥再炙。图上方紫衣人在锅里拌炒甘草，令内外赤黄，即此工序。图中还绘有铡刀（北方式铡刀）、筐箩等，都是切药、晒药的工具。此法医家少用。

6.《本草纲目》（金陵本）：该书的“甘草”（图20）绘一完整植株。根粗而长，根皮有横纹。其茎枝的着生位置并不恰当，且似茎又似叶柄。奇数羽状复叶也被绘成了单叶对生。小花被绘在叶片顶端。还有数个豆荚状的果实亦长在枝（或叶）的顶端。此图除根部尚与甘草有几分相似外，其枝叶实际是在《图经》图的基础上，再加窜改，面目全非。

7.《本草原始》：该书的“甘草”（图24）绘一甘草根的药材，其芦头残茎，根皮的皱纹等均与实物相同，当为甘草的写生图。

8.《植物名实图考》：该书的“甘草”（图35）为甘草写生图。其根及根茎、茎枝、奇数羽状复叶（小叶7—9枚），总状花序，蝶形花、荚果等，无不精确绘出。据此可定此图所绘乃甘草*G. uralensis* Fisch.。

9.《本草简明图说》：该书的“甘草”（图36）绘一完整植株。根粗大近似纺锤形。其枝叶的表现法多同《图经》，花序绘制亦欠精细真实。故此图或依据《图经》，再加想象而成。

【小结】

甘草是古今常用中药。唐代遗留的甘草为豆科植物光果甘草*Glycyrrhiza glabra* L.。古本草文字及插图表明还可能包括甘草*G. uralensis* Fisch.、胀果甘草*G. inflata* Batal.。宋《本草图经》《饮膳正要》《植物名实图考》等插图有较高的学术价值。

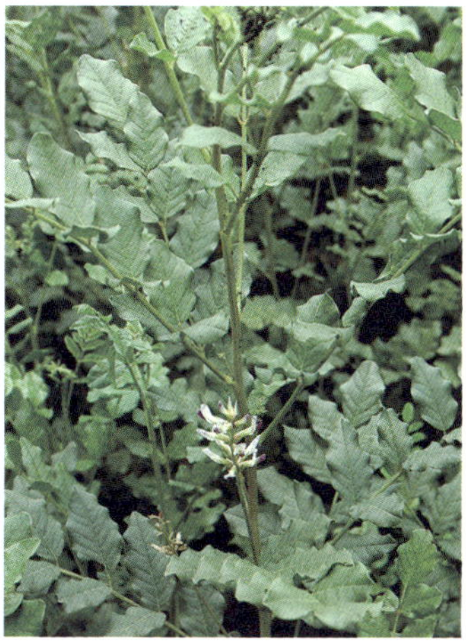

图 37 甘草 *Glycyrrhiza uralensis*. 花枝

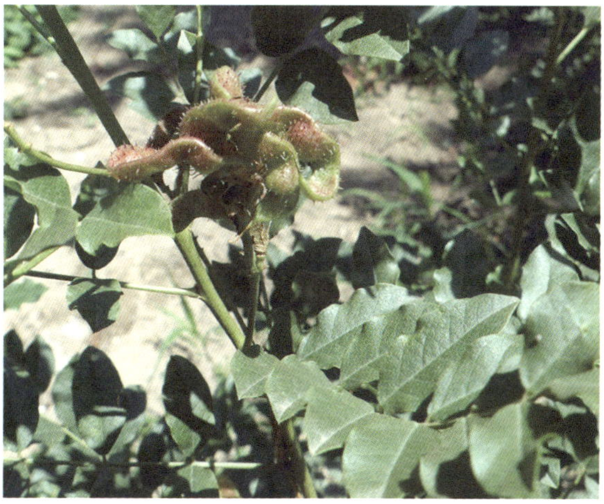

图 38 甘草 *Glycyrrhiza uralensis*. 果枝

12-2 黄耆

【品图】

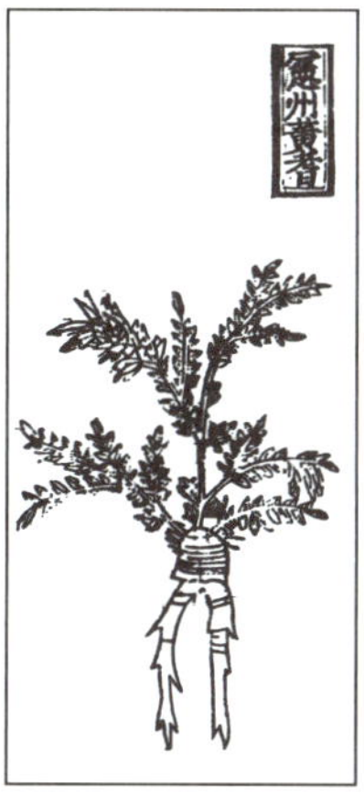

图 1 图经（大）宪州黄耆

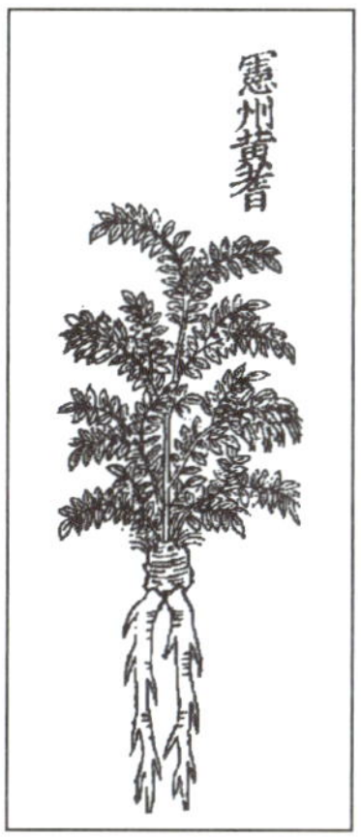

图 2 图经（政）·宪州黄耆

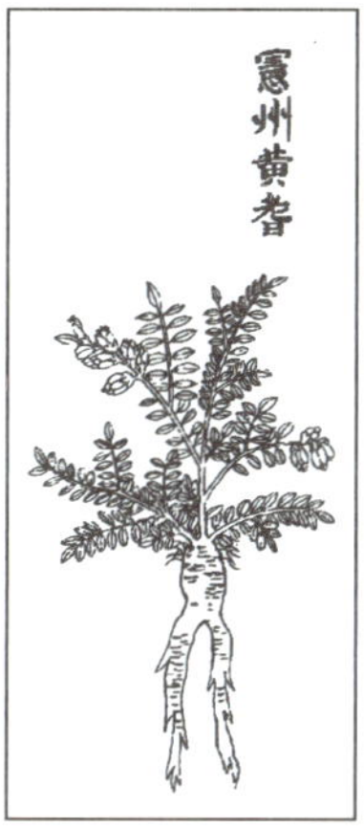

图 3 图经（绍）·宪州黄耆

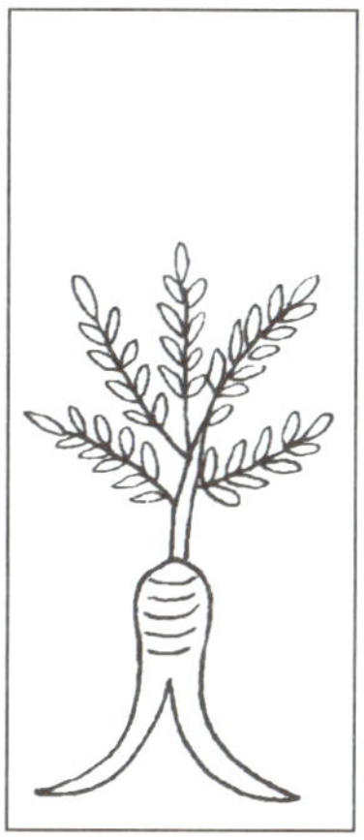

图 4 歌括·黄耆

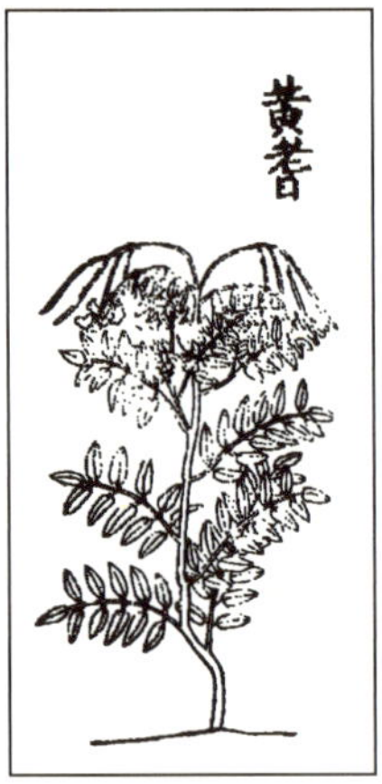
图 5 救荒·黄耆

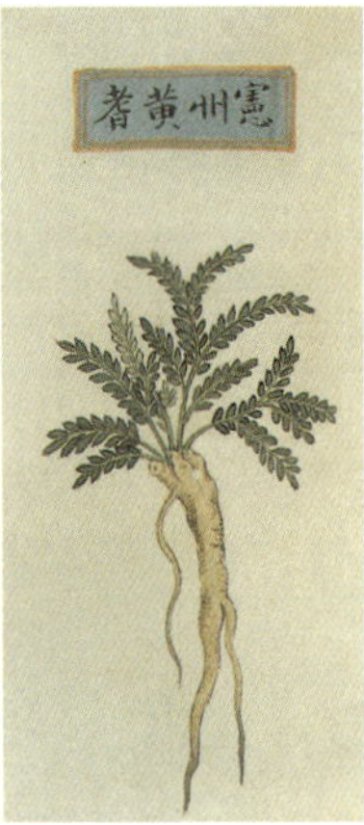
图 6 品汇·宪州黄耆

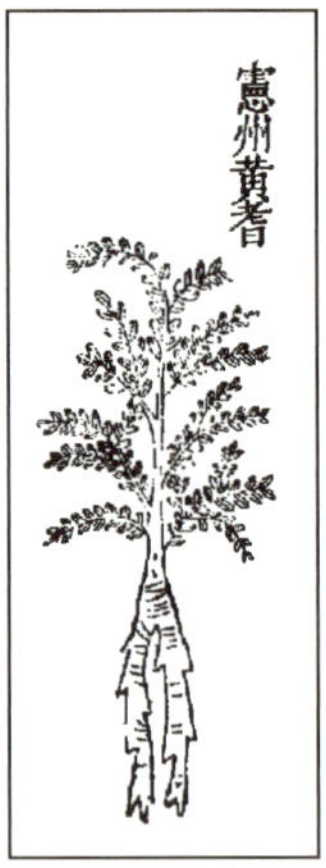
图 7 蒙筌·宪州黄耆

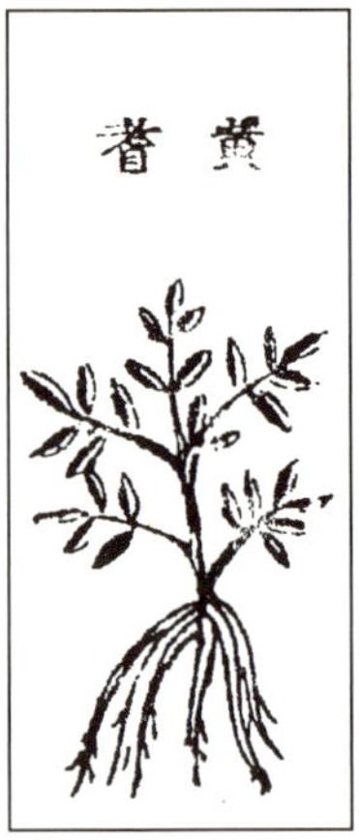
图 8 太乙·黄耆

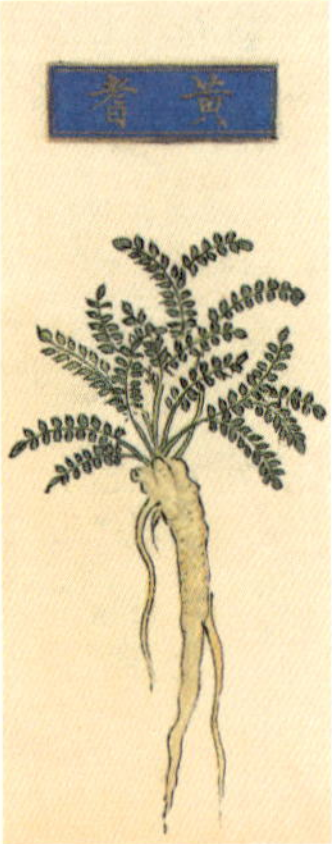
图 9 雷公·黄耆

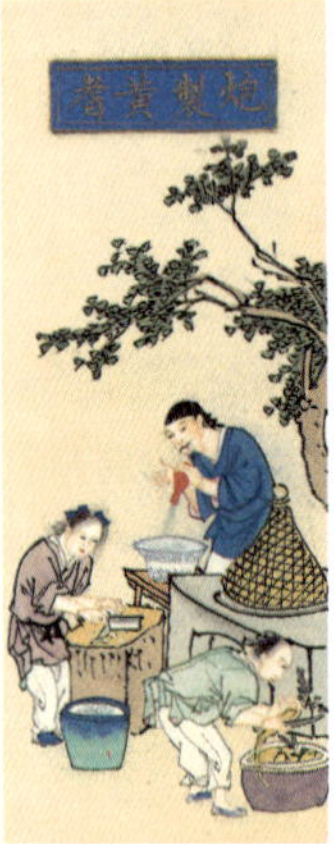
图 10 雷公·炮制黄耆

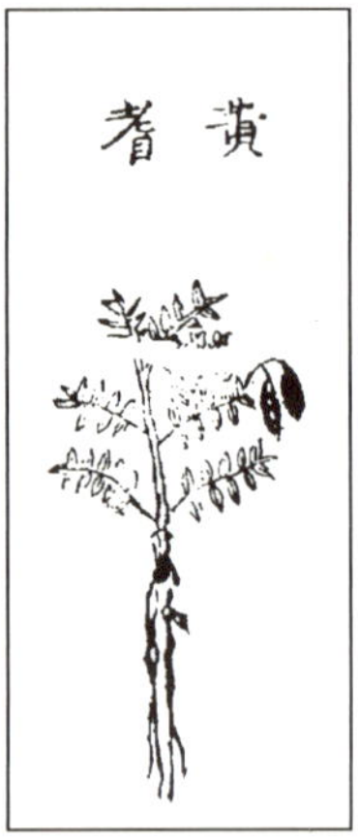
图 11 纲目(金)·黄耆

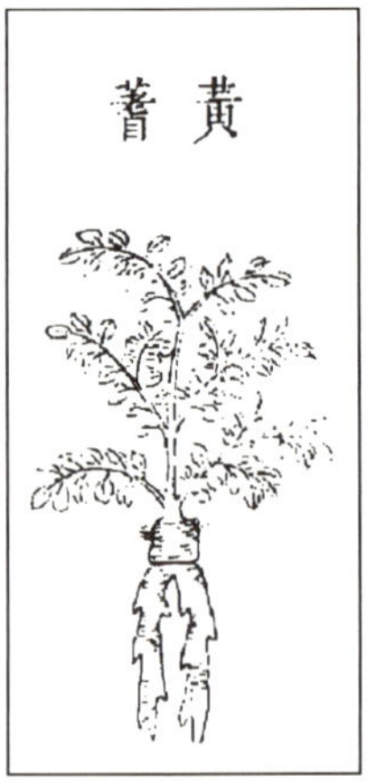
图 12 纲目(钱)·黄耆

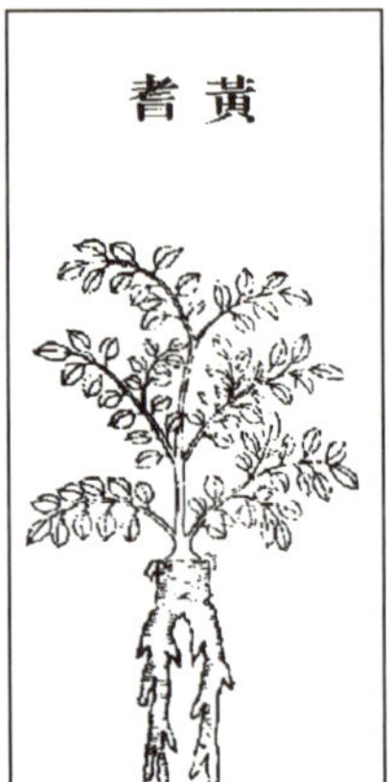
图 13 纲目(张)·黄耆

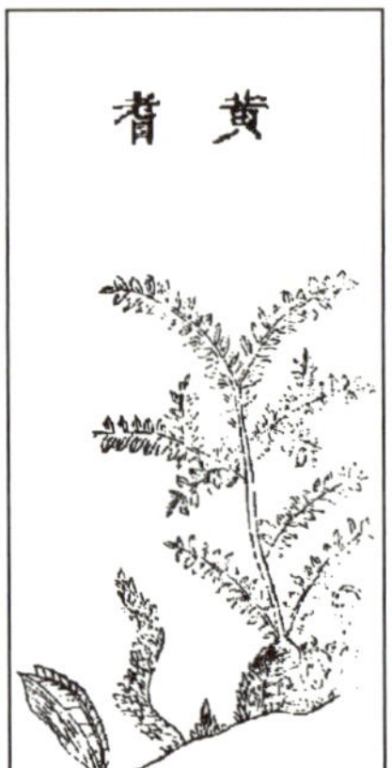
图 14 三才·黄耆

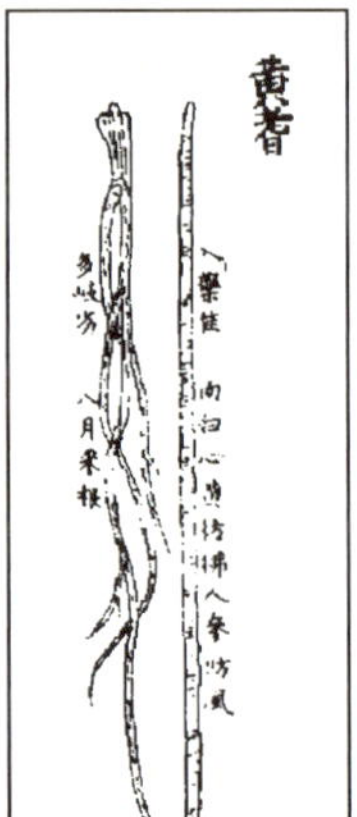
图 15 原始·黄耆

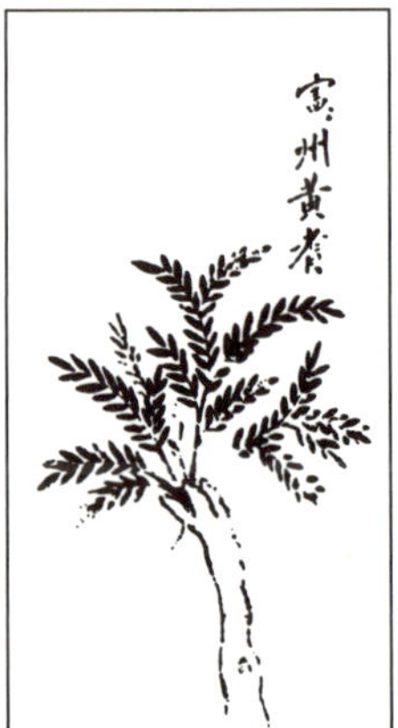
图 16 金石·宪州黄耆

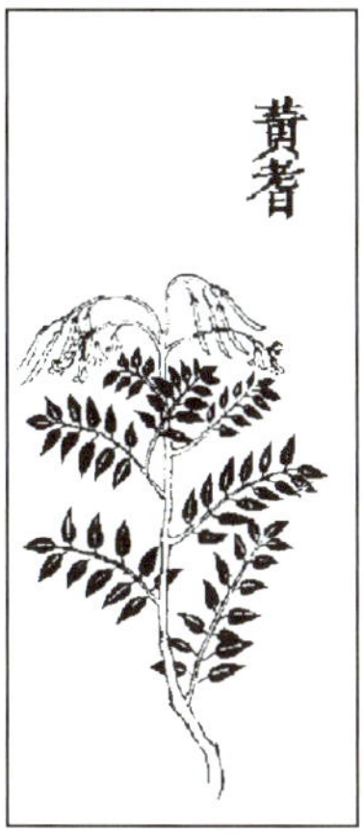

图 17　博录·黄耆

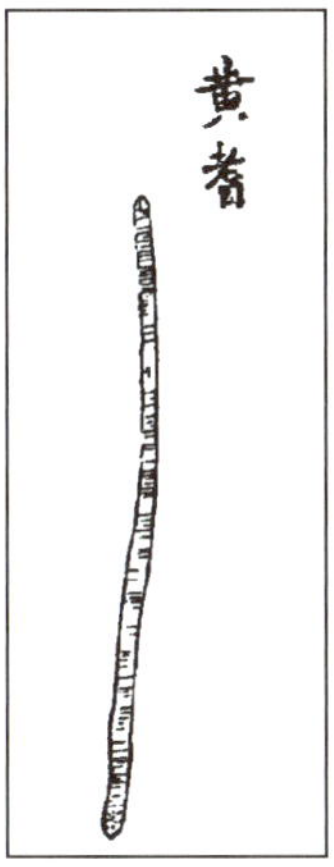

图 18　汇言·黄耆

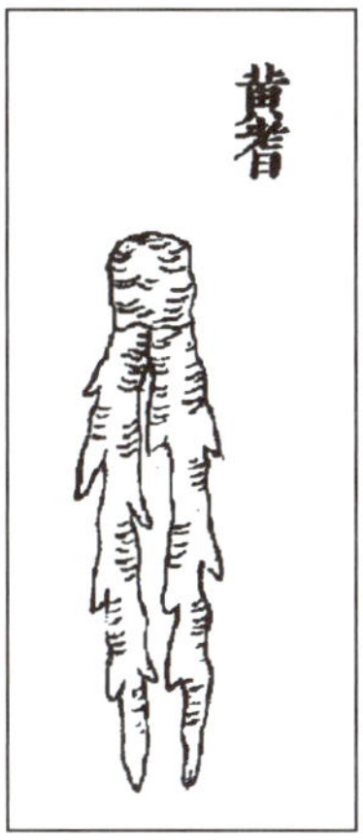

图 19　本草汇·黄耆

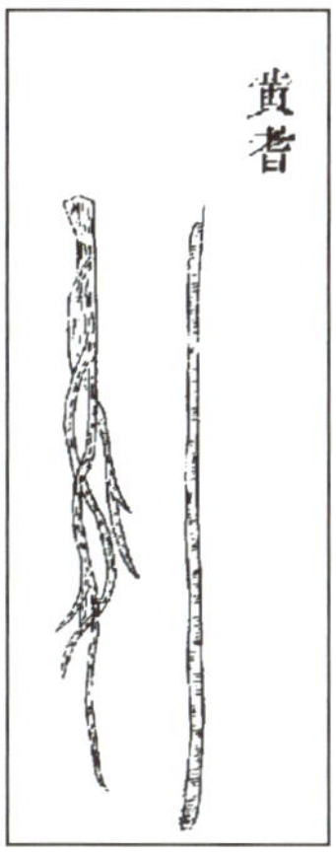

图 20　类纂·黄耆

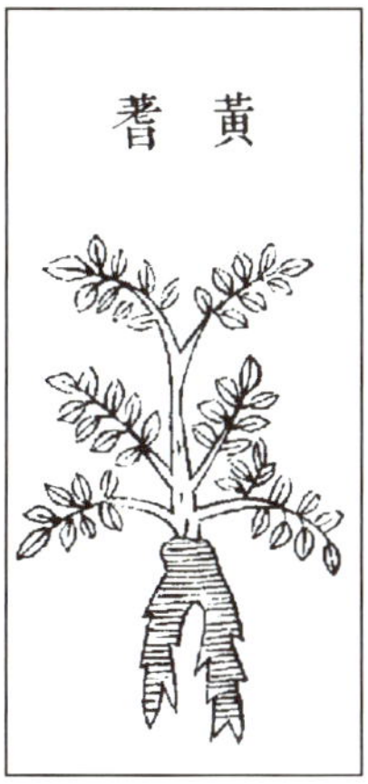

图 21　备要·黄耆

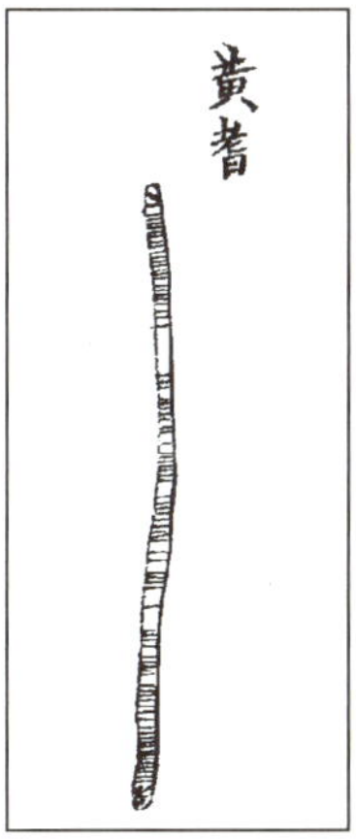

图 22　求真·黄耆

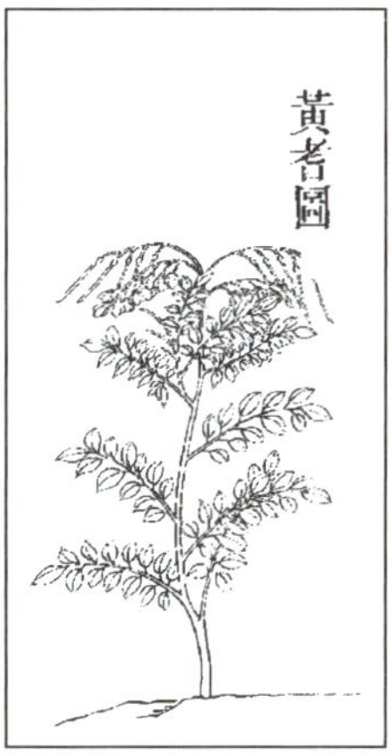

图 23　草木典·黄耆图

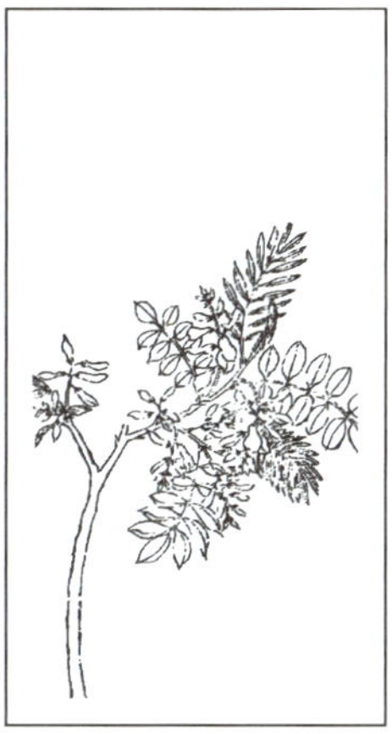
图 24　图考·黄耆

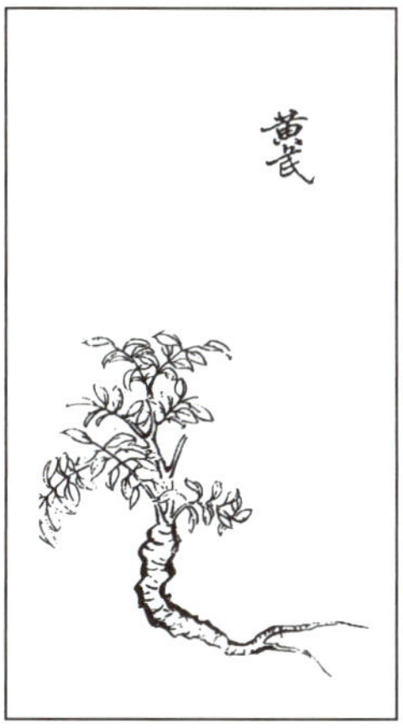
图 25　图说·黄芪

本品25图，取自24书，其中4幅彩图。有承继关系及仿绘图可分以下4个书类。

《本草图经》：该书的“宪州黄耆”图分别存于《大观本草》图1、《政和本草》图2、《绍兴本草》图3中。此三传本药图基本一致。今以《政和》图2为《图经》图的代表。

仿绘《图经》图者，有《本草歌括》“黄耆”（图4，虽加简化、特点尚存）、《本草蒙筌》“宪州黄耆”（图7）、《纲目》钱本“黄耆”（图12）、《纲目》张本“黄耆”（图13）、《三才图会》“黄耆”（图14，该图增加土地背景，其旁尚绘有类似肉苁蓉的植物及一荚果类物，其意不明）、《本草备要》“黄耆”（图21）。另《本草汇》“黄耆”（图19）仅仿绘《图经》图2

的根部，不绘地上植株。

《救荒本草》：该书“黄耆”（图5）仿绘者有《野菜博录》同名图17。该图仅将其叶阴刻（叶片黑色，叶脉白色）而已，余皆因袭《救荒》图。《古今图书集成·草木典》“黄耆”（图23）亦系图5的仿绘图。

《本草品汇精要》：该书“宪州黄耆”（图6）的仿绘者有《补遗雷公炮制便览》“黄耆”（图9）《金石昆虫草木状》“宪州黄耆”（图16）。

《本草原始》：该书“黄耆”（图15）的仿绘者有《本草汇言》“黄耆”（图18，仅绘右边一支）、《本草纲目类纂必读》“黄耆”（图20）、《本草求真》“黄耆”（图22，仿《汇言》图18）。

以上25图中，除16幅属仿绘图外，还有9幅原创或有重大修改的图（图2、5、6、8、10、11、15、24、25），详见下“鉴药”项。

【文录】

《本经》《别录》（见《证类》卷7“黄耆”） **一名戴糁**，一名戴椹，一名独椹，一名芰草，一名蜀脂，一名百本。生蜀郡山谷、白水、汉中。

梁《本草经集注》（同上） 陶隐居云：第一出陇西洮阳，色黄白，甜美，今亦难得。次用黑水宕昌者，色白，肌肤粗，新者亦甘，温补。又有蚕陵、白水者，色理胜蜀中者而冷补。又有赤色者，可作膏贴用，消痈肿，俗方多用，道家不须。

唐《唐本草》（同上） 《唐本》注：此物叶似羊齿，或如蒺藜。独茎，或作丛生。今出原州及华原者最良，蜀汉不复采用之。

后蜀《蜀本草》（同上） 《蜀本》:《图经》云叶似羊齿草，独茎，枝扶疏，紫花，根如甘草，皮黄肉白，长二三尺许。今原州者好，宜州、宁州亦佳。

宋《本草图经》（同上） 《图经》曰：今河东、陕西州郡多有之。根长二三尺已来。独茎，作丛生，枝竿去地二三寸。其叶扶疏作羊齿状，又如蒺藜苗。七月中开黄紫花，其实作荚子，长寸许。八月中采根用。其皮折之如绵，谓之绵黄耆。然有数种：有白水耆、有赤水耆、有木耆，功用并同，而力不及白水耆。木耆短而理横。今人多以苜蓿根假作黄耆，折皮亦似绵，颇能乱真。但苜蓿根坚而脆，黄耆至柔韧，皮微黄褐色，肉中白色，此为异耳。

宋《重广补注神农本草并图经》（同上） 别说云：谨按，黄耆本出绵上为良，故名绵黄耆。今《图经》所绘宪水者即绵上，地相邻尔。若以谓柔韧如绵，即谓之绵黄耆，然黄耆本皆柔韧，若伪者，但以干脆为别尔。

元《汤液本草》卷3“黄芪” ……其坚脆而味苦者，乃苜蓿根也……世人以苜蓿根代之，呼为土黄芪，但味苦，能令人瘦，特味甘者能令人肥也。颇能乱真，用者宜审……/今《本草》、《图经》只言河东者，沁州绵上是也，故谓之绵芪。味甘如蜜，兼体骨如绵……

明《本草蒙筌》卷1“黄耆” 水耆生白水、赤水二乡（俱属陇西）……绵耆出山西沁州绵上（乡名，有巡检司）……

明《本草纲目》卷12“黄耆” 【释名】黄芪（《纲目》）、王孙（《药性论》）。○【时珍曰】耆，长也。黄耆色黄，为补药之长，故名。今俗通作黄芪。或作“蓍”者，非矣。“蓍”乃“蓍龟”之“蓍”，音尸。王孙，与牡蒙同名异物。【集解】【时珍曰】黄耆叶似槐叶而微尖小，又似蒺藜叶而微阔大，青白色。开黄紫花，大如槐花。结小尖角，长寸许。根长二三尺，以紧实如箭竿者为良。嫩苗亦可煠淘茹食。其子收之，十月下种，如种菜法亦可。

清《植物名实图考》卷7“黄耆” 有数种，山西、蒙古产者佳，滇产性泻，不入用。雩娄农曰：黄耆西产也。

【鉴药】

“黄耆”首载《本经》。时珍释其名曰：“耆，长也。黄耆色黄，为补药之长，故名。今俗通作黄芪。或作蓍者，非矣。”或据古方书所载及音韵学考证，李时珍以“蓍”为非，恐未必正确。[1]《纲目》卷15“蓍”条，李时珍引《白虎通》“孔子云‘蓍之为言耆’也”，可见“蓍”与“耆”在意义上亦有相通之处。然历代本草用“黄耆”者居多，时珍释名以此名为正，故后世多从其说。今通行用“芪”。本品为古今常用补气固表、内托排脓圣药。关于本品产地来源的资料甚为丰富。

《别录》载本品产蜀郡、白水[2]、汉中（今属陕西）。梁·陶弘景记载第一出陇西洮阳[3]（今甘肃临潭），次用黑水[4]、宕昌[5]者，又有蚕陵（今四川茂县）、白水者。《唐本草》载出原州（今宁夏固原）、华原（今陕西耀县）。唐《图经》提到宜州[6]、宁州（今甘肃宁县）所产甚佳。宋《图经》则谓主产河东（今山西）、陕西州郡。且宪州（今山西静乐）进上了黄耆图。陈承云绵黄耆以出绵上（今山西介休）得名，绵上与宪州地相邻。元代王好古云绵耆是产于沁州（今山西沁源）绵上得名。沁源与介休地亦相邻。《蒙筌》提到水耆即产白水、赤水二乡，“俱属陇西”，即今甘肃陇西县。清代吴其濬云“山西、蒙古产者佳”。以上黄耆产区的不同，固然与本品质量有关（如由蜀郡向西北甘肃、陕西等地转移），同时也与各时代所辖地区的大小有关。例如唐以前黄耆产地包括了甘肃、陕西，到宋代因西夏王朝建立，故黄耆产地就只有

1 王家葵、蒋淼、胡颖翀：《本草纲目图考》，北京：科学出版社，2017：343.

2 白水：一为今甘肃文县白水江，一为今陕西白水白水河，源出铜川市东，东经白水县城，又东入洛河。

3 洮阳：《政和》作“叨阳”，古无此地名。《集注》《大观》等均作“洮阳”，《纲目》亦改作“洮阳”。

4 黑水：今黄河上游支流洮河，发源于青海河南县，东北流经甘肃西南部，于永靖县注入刘家峡。因颜色较深得名。

5 宕昌：今甘肃南部西汉水与白龙江流域。

6 宜州：宜州以广西宜州延续最久，但此地不产黄耆。考《唐本草》撰修时之宜州，治今陕西耀县，此则与《唐本草》正文所载“华原”相合。

山西与部分陕西州郡。到明代黄耆产区又见甘肃地名,至清代则扩大到“蒙古产者”。总之古代黄耆产区在今四川、甘肃、陕西、山西、内蒙古一带,故其种类亦当以这些地区分布的黄耆为主。

关于黄耆的形态习性,古本草记载较详。陶弘景记载了最佳药材根的特征为“色黄白,甜美”。《唐本草》描述其茎叶为“叶似羊齿,或如蒺藜。独茎,或作丛生”。《唐本草》为本品绘图,其图虽佚,但唐《图经》佚文尚在,且描述更细:“似羊齿草,独茎,枝扶疏,紫花,根如甘草,皮黄肉白,长二三尺许。”这就显示了黄耆一茎直立,单数羽状复叶,小叶细小密集且数量多(如羊齿、蒺藜)、根长如甘草等特点。宋《图经》除复述上述特点外,还补充黄耆根的特点:“其皮折之如绵,谓之绵黄耆。”以及不同产地的黄耆种类及鉴别点、伪品的情况(如“今人多以苜蓿根作假黄耆”)。根据以上黄耆分布及形态记载,可以判定古代黄耆主要来源于豆科黄芪属植物黄芪*Astragalus penduliflorus* Lam. subsp. *mongholicus*(Bunge)X. Y. Zhu var. *dahuricus*(Fisch. ex DC.)X. Y. Zhu及蒙古黄芪*Astragalus penduliflorus* Lam. subsp. *mongholicus*(Bunge)X. Y. Zhu。

1.《本草图经》:该书的“宪州黄耆”(图2)绘植物全株,根头膨大,根分两大枝。一茎直立,多分枝,单数羽状复叶(小叶多数),互生,此均符合豆科黄耆属(*Astragalus*)植物的特征。

2.《救荒本草》:该书的“黄耆”(图5)绘植株地上部分。其茎枝、复叶特点均与《图经》同。其文字解说云:“独茎,丛生枝干,其叶扶疏,作羊齿状,似槐叶微尖小,又似蒺藜叶,阔大而青白色。开黄紫花,如槐花大,结小尖角,长寸许。”与此图对照,基本一致。枝顶端绘有荚果数枚,类似绿豆荚,此虽与黄耆实物尚有差距,但整体仍可认为此图所绘乃豆科黄芪属(*Astragalus*)植物。

3.《本草品汇精要》:该书的“宪州黄耆”(图6)乃彩图。其主根粗大,叶片形状与《图经》图2相似,但此图将图2的复叶叶柄绘成从根部抽出,这就将复叶变为单叶了。宫廷画师多不明原植物形态,故虽仿《图经》黄耆图的茎叶,却不明其茎叶着生方式,径将药材黄耆根部添绘其下,故绘成此走形之图。

4.《太乙仙制本草药性大全》:该书的“黄耆”(图8)绘一植物全株,茎叶稀疏,根细长多数,一茎直立,未见枝端,全是单数羽状复叶,小叶5—7枚。虽然图名“黄耆”,但单凭此图很难判定为豆科植物。

5.《补遗雷公炮制便览》:该书的“炮制黄耆”(图10)为新绘图,其依据是《雷公炮炙论》所载炮制法。炮制须先去黄耆根头的皱皮,图右下一人在躬身用刀刮削根头。然后上甑蒸半日(右侧炉灶上一斗笠状甑盖,示意蒸黄耆)。蒸好后,要在槐砧上切碎。图中紫衣人正在做这一工序。此图唯右上蓝衣人向一个大碗中倾红瓶中之物,不解何意。《雷公炮炙论》无此法。疑为炙黄耆所准备的蜂蜜。

6.《本草纲目》(金陵本):该本“黄耆”(图11)绘完整植株,主根较粗,独茎直立，单数羽状复叶，小叶9—11枚。此图可能是简化《图经》“黄耆”（图2）而成，但在右边枝端增绘了两个荚果，颇类黄耆的荚果，此与李时珍记载“结小尖角，长寸许”相符。

7.《本草原始》：该本“黄耆”（图15）为药材图。图中绘两条黄耆根，其一细长笔直，其旁有小字注：“入药佳。肉白心黄仿佛人参、防风”。此即李时珍所说：“以紧实如箭竿者为良。”另一根根头粗大，根有分歧数支，旁亦有小字注：“多歧。劣。八月采根。”此乃根据当时所用黄耆药材写生绘成。

8.《植物名实图考》：该本“黄耆”（图24）仅绘其一条茎枝，单数羽状复叶，小叶9—17枚。腋生总状花序。该书描绘虽精细，但毕竟与现代科学绘图还有差距，难以定种。据其小叶与花序，更近似黄芪（即膜荚黄芪）*Astragalus penduliflorus* Lam. subsp. *mongholicus*（Bunge）X. Y. Zhu var. *dahuricus*（Fisch. ex DC.）X. Y. Zhu。

9.《本草简明图说》：该本“黄芪”（图25）线条流畅，图形也很生动。但无论根形，还是茎、叶着生位置，都不似写生得来，而是根据前人黄耆图，师心自用，随意润饰，无法作为考察黄耆基原之用。

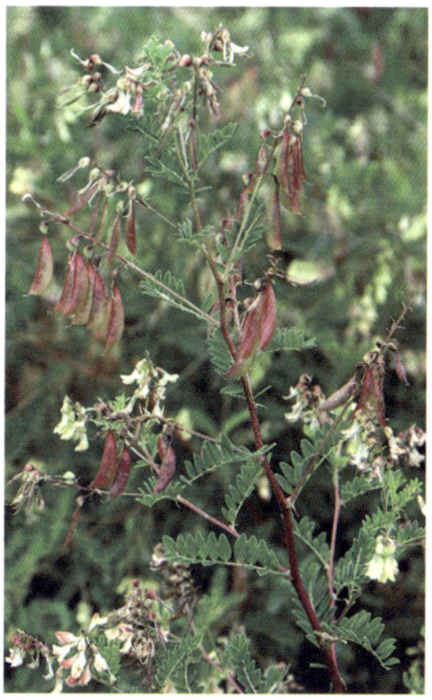

图 26　黄耆（膜荚黄芪）

【小结】

黄耆（或黄芪）是古今常用补气药。据历代本草所载的产区、形态特征，可知本品主要来源于豆科植物黄芪（膜荚黄芪）*Astragalus penduliflorus* Lam. subsp. *mongholicus*（Bunge）X. Y. Zhu var. *dahuricus*（Fisch. ex DC.）X. Y. Zhu）及蒙古黄芪 *Astragalus penduliflorus* Lam. subsp. *mongholicus*（Bunge）X. Y. Zhu。《本草图经》《本草原始》《植物名实图考》等书插图所示植物均与文字记载相符。

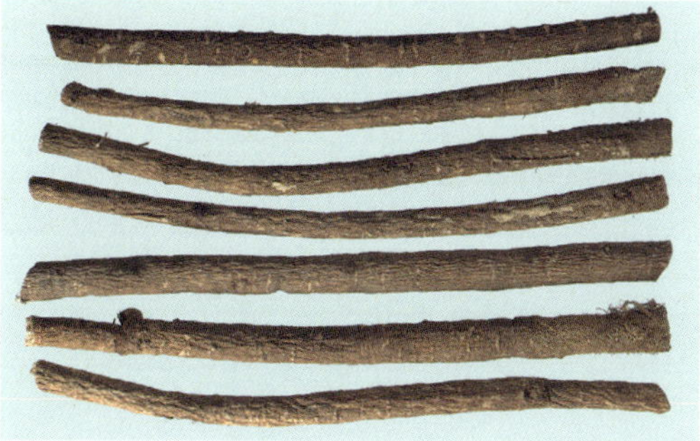

图 27　黄芪药材

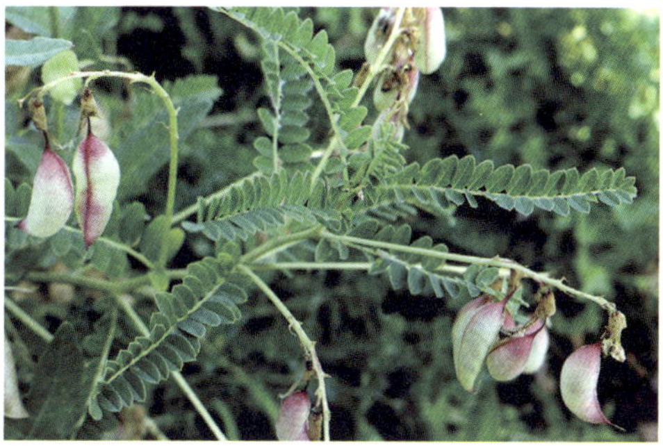

图 28　蒙古黄芪

12-3 人参

【品图】

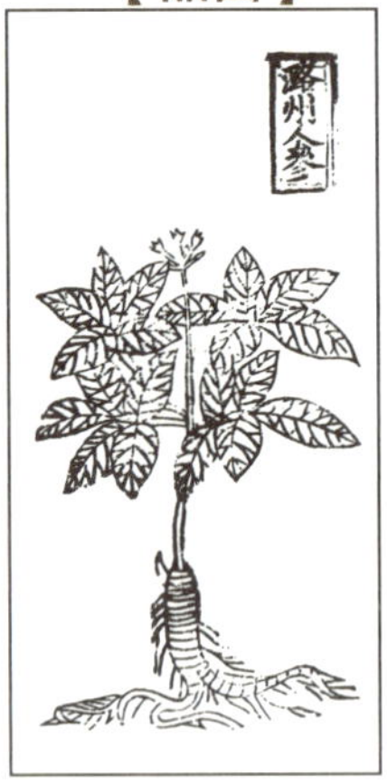

图1 图经（大）·潞州人参

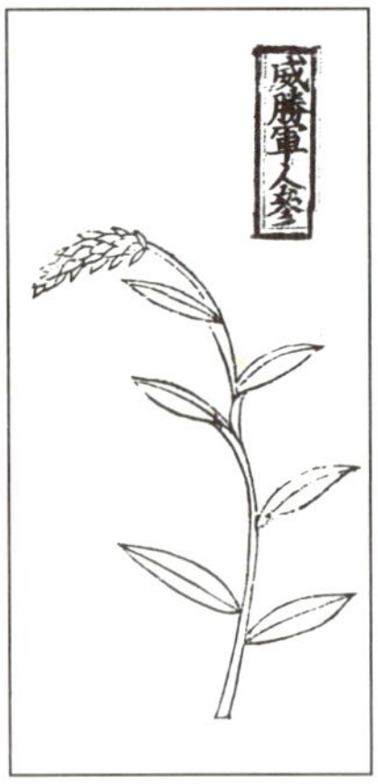

图2 图经（大）·威胜军人参

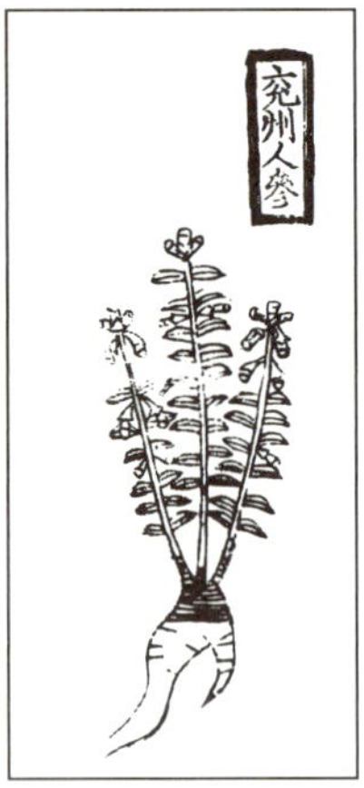

图3 图经（大）·兖州人参

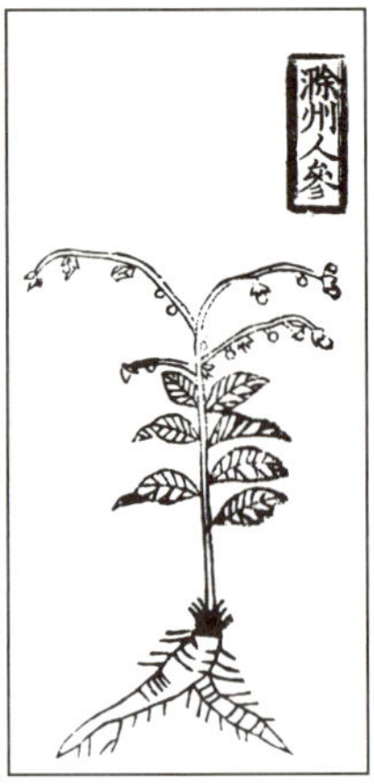

图4 图经（大）·滁州人参

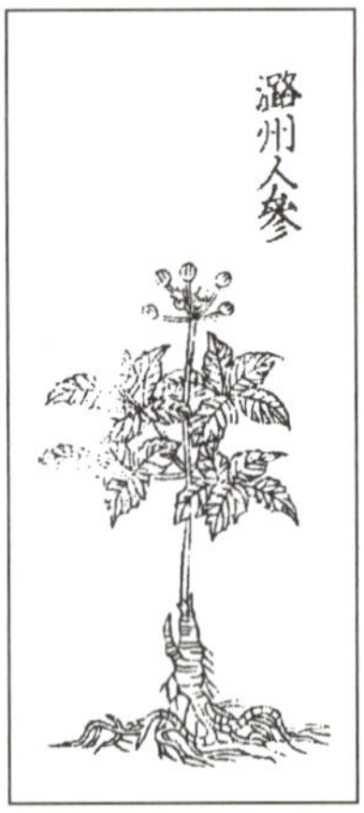

图5 图经（政）·潞州人参

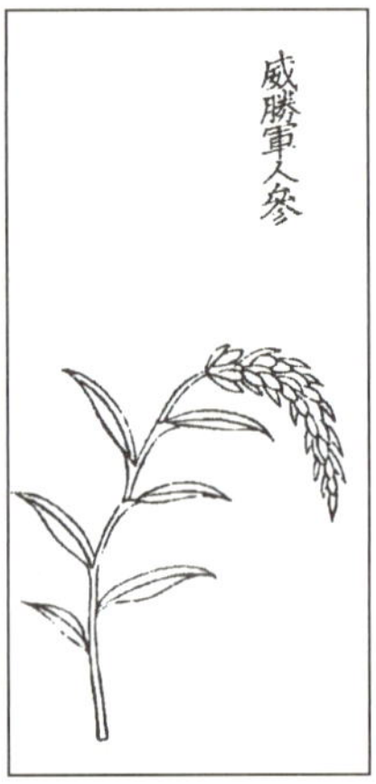

图6 图经（政）·威胜军人参

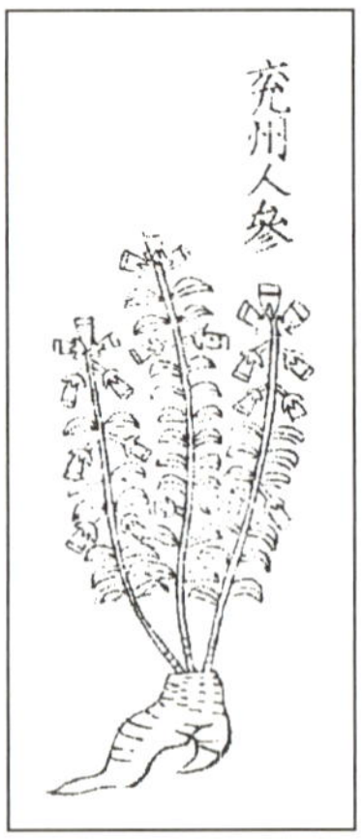

图7 图经（政）·兖州人参

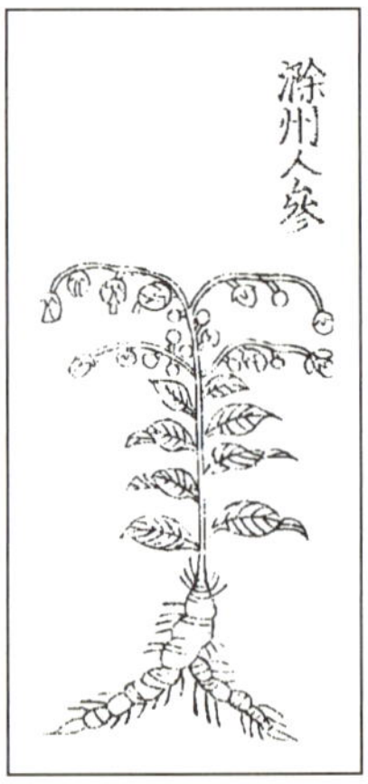

图8 图经(政)·滁州人参

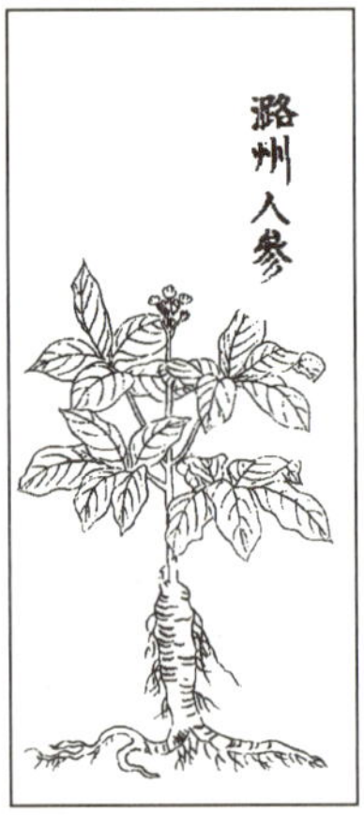

图9 图经（绍）·潞州人参

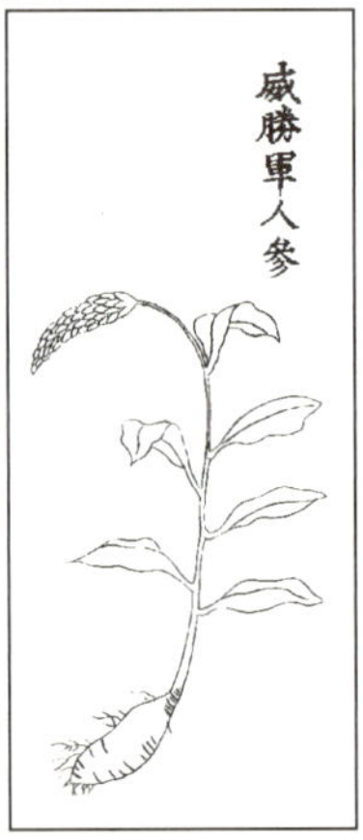

图10 图经（绍）·威胜军人参

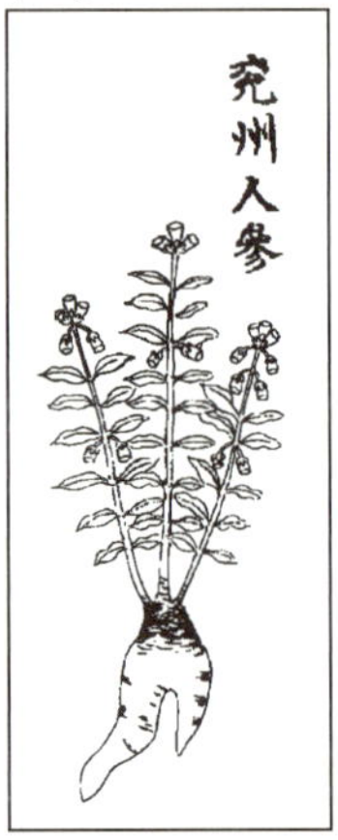

图11 图经（绍）·兖州人参

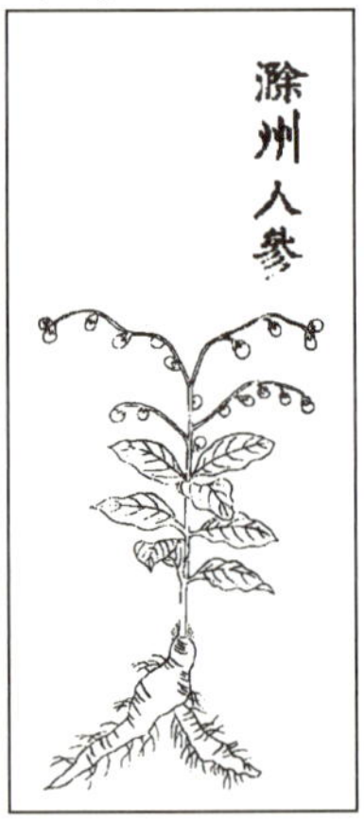

图12 图经（绍）·滁州人参

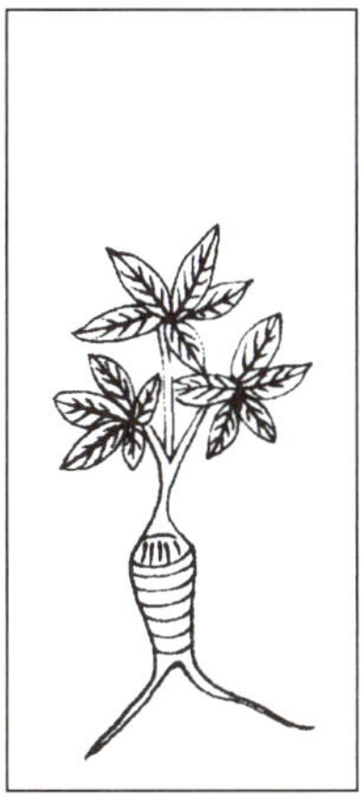

图 13　歌括·人参

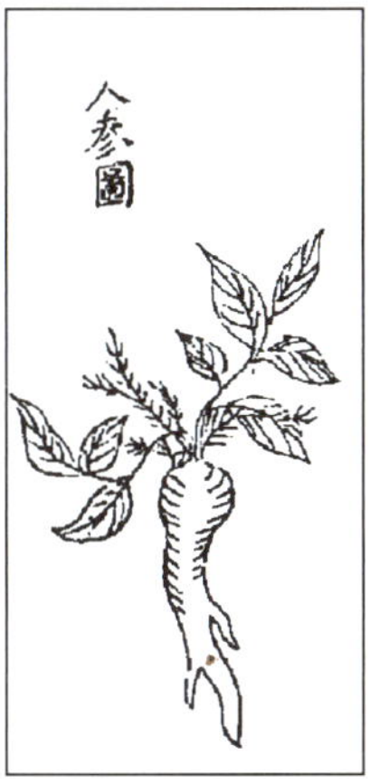

图 14　滇南(务)·人参图

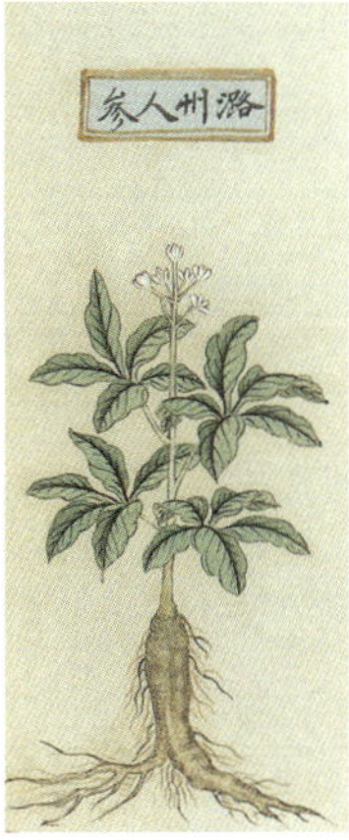

图 15　品汇·潞州人参

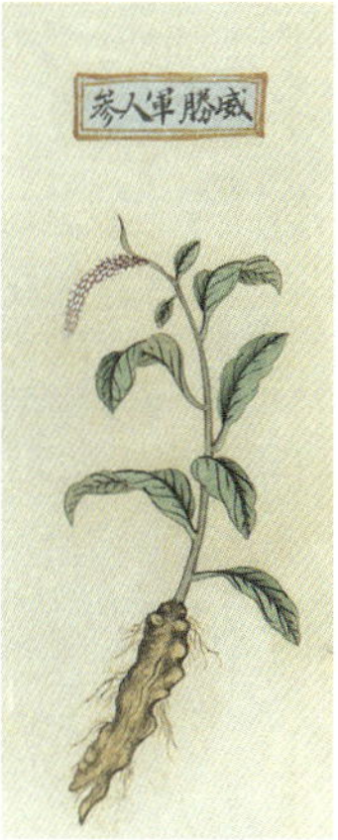

图 16　品汇·威胜军人参

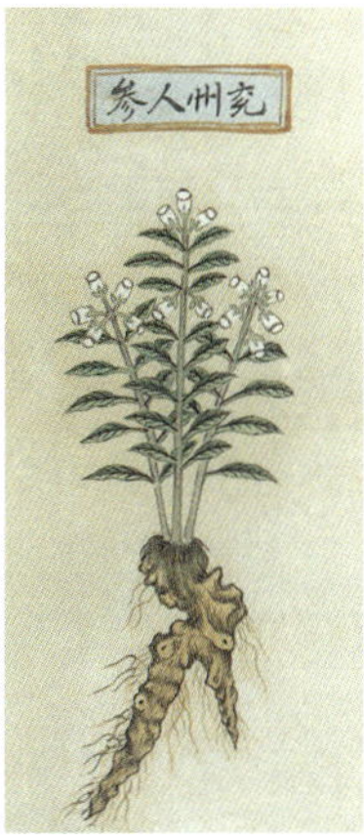

图 17　品汇·兖州人参

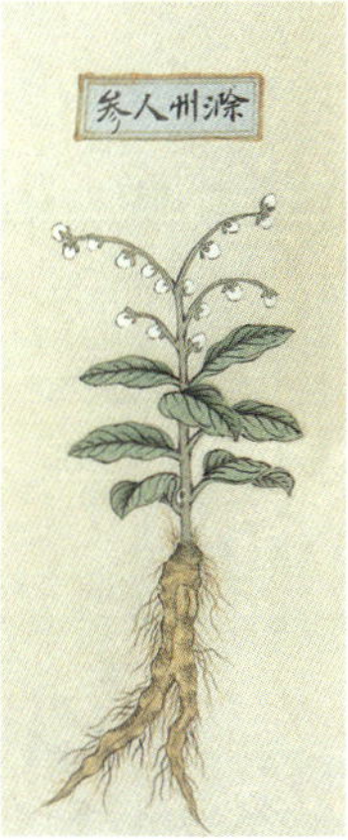

图 18　品汇·滁州人参

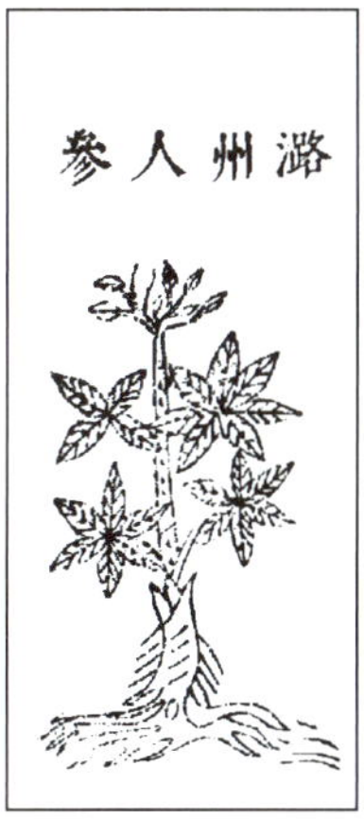

图 19　蒙筌·潞州人参

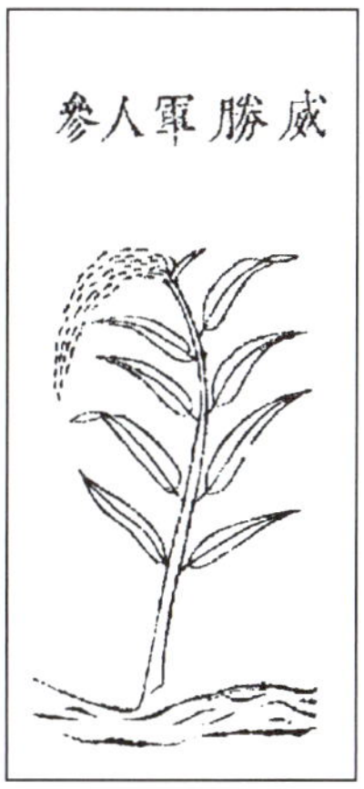

图 20　蒙筌·威胜军人参

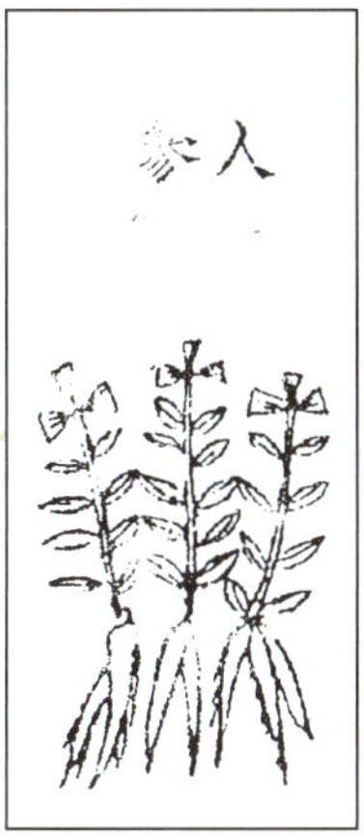

图 21　太乙·人参

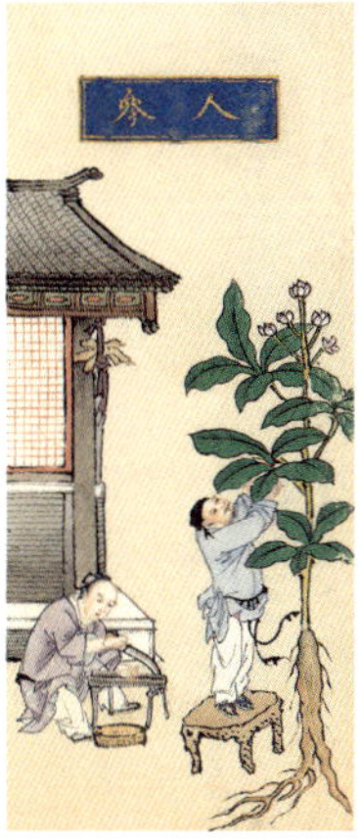

图 22　雷公·人参

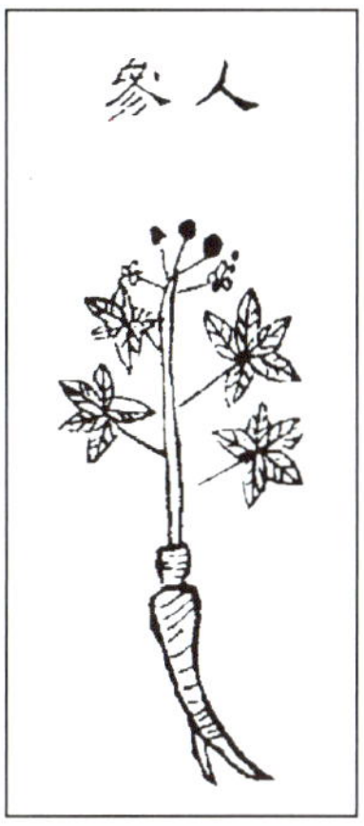

图 23　纲目(金)·人参

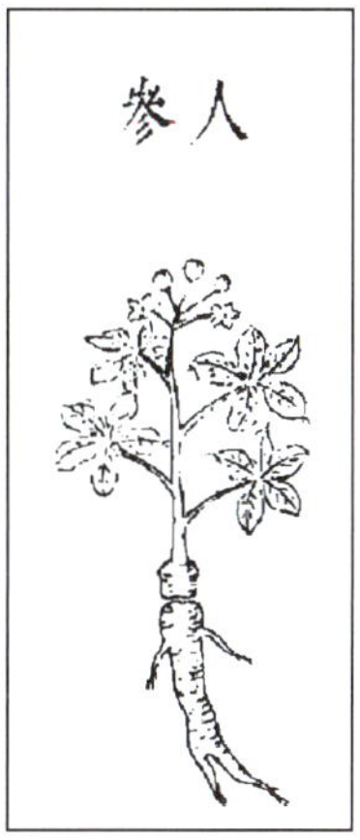

图 24　纲目(钱)·人参

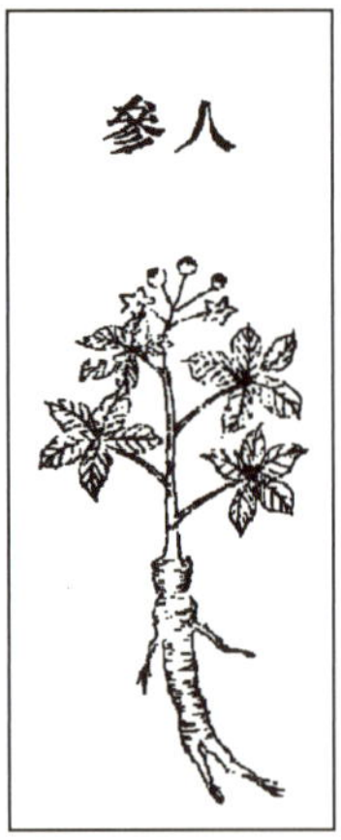

图 25 纲目(张)·人参

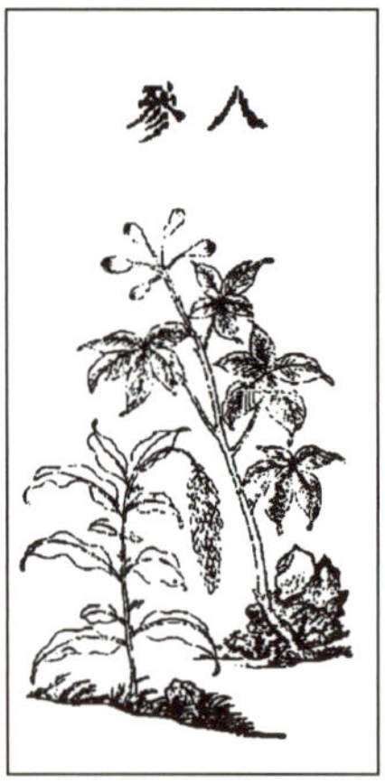

图 26 三才·人参

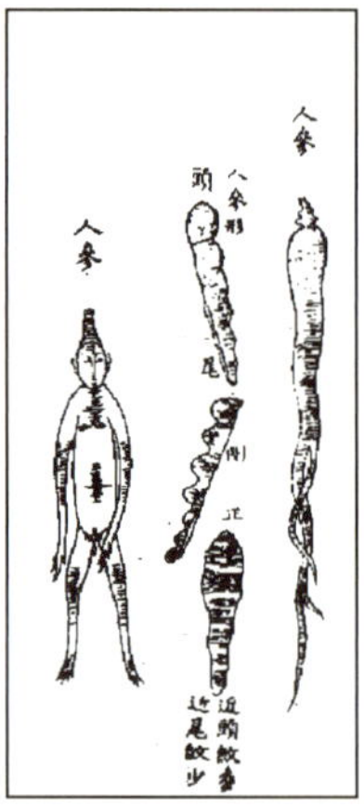

图 27 原始·人参

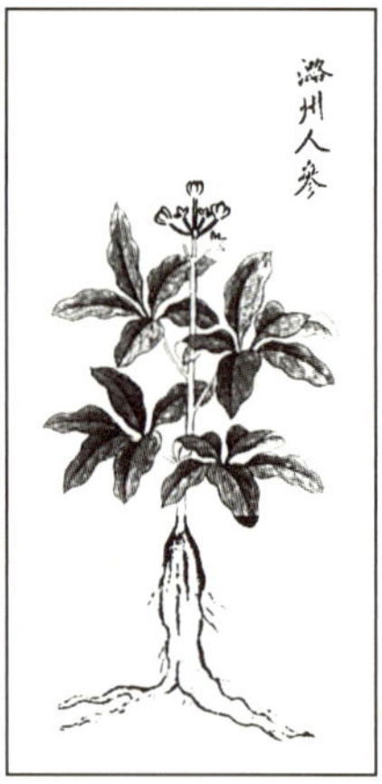

图 28 金石·潞州人参

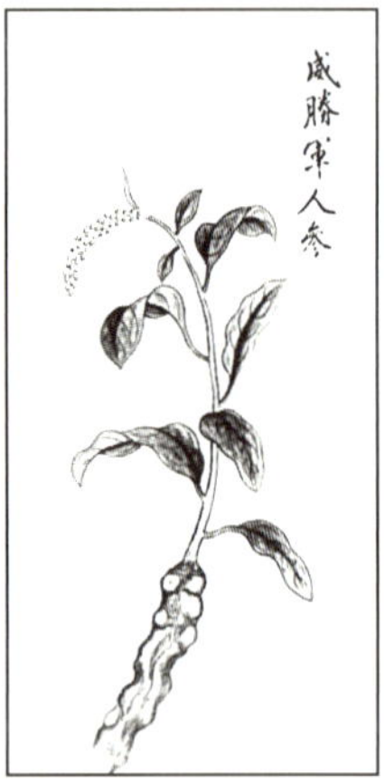

图 29 金石·威胜军人参

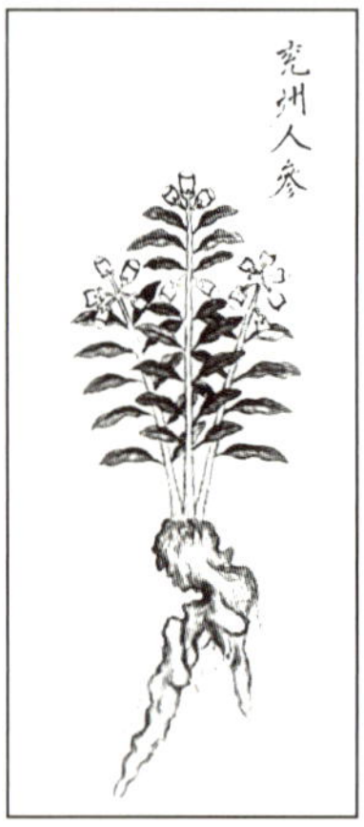

图 30 金石·兖州人参

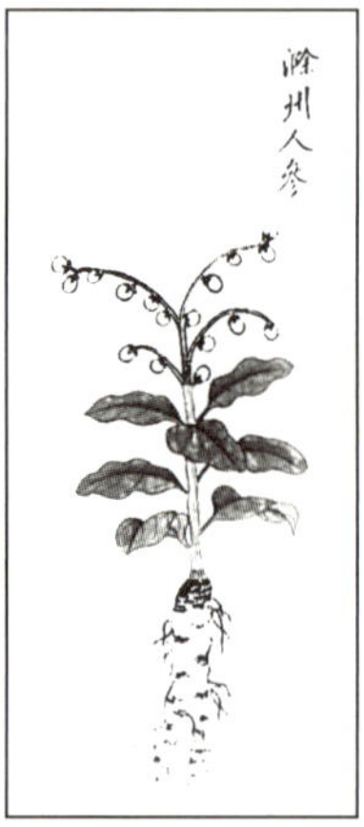

图 31 金石·滁州人参

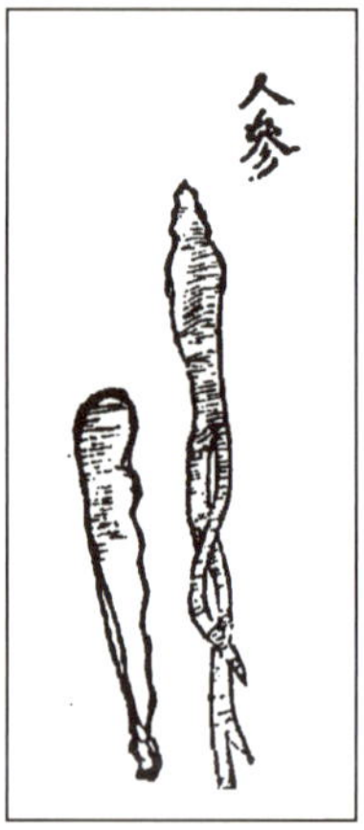

图 32 汇言·人参

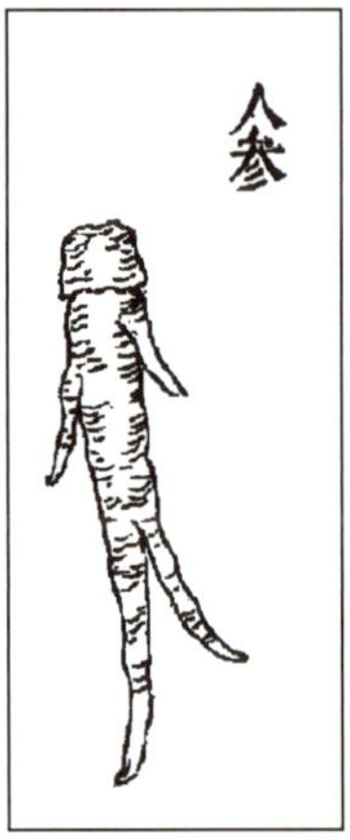

图 33 本草汇·人参

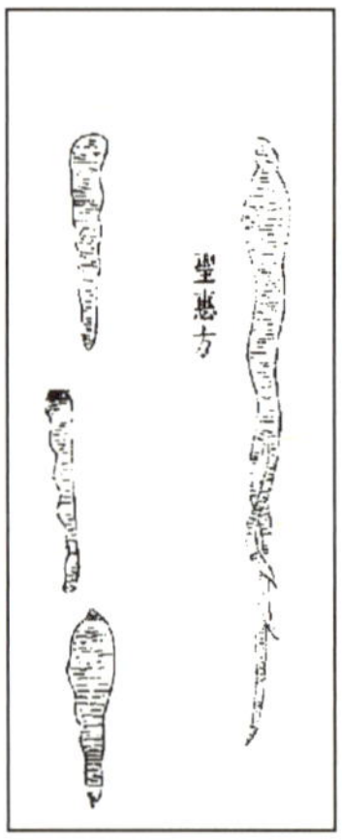
图 34 类纂·人参

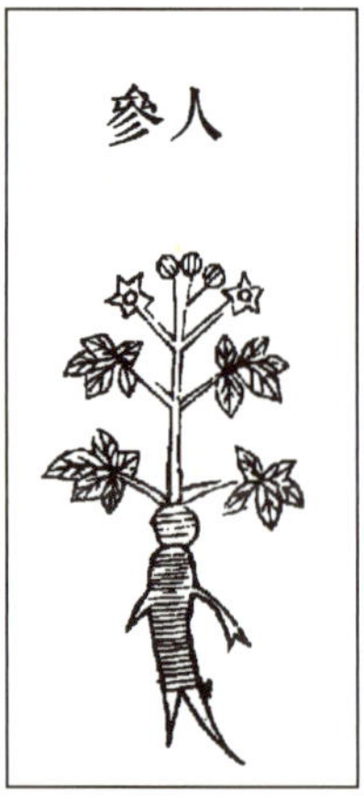

图 35 备要·人参

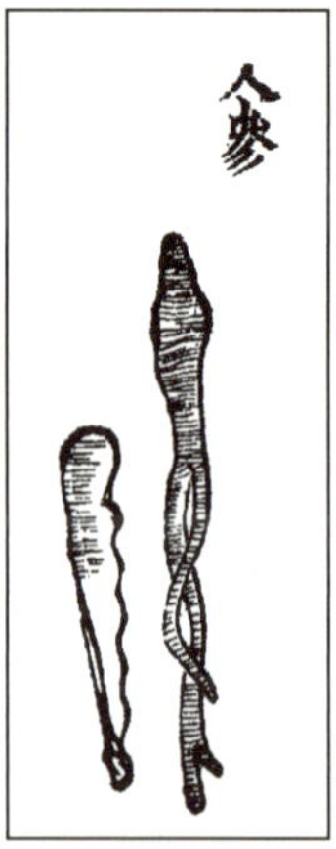

图 36 求真·人参

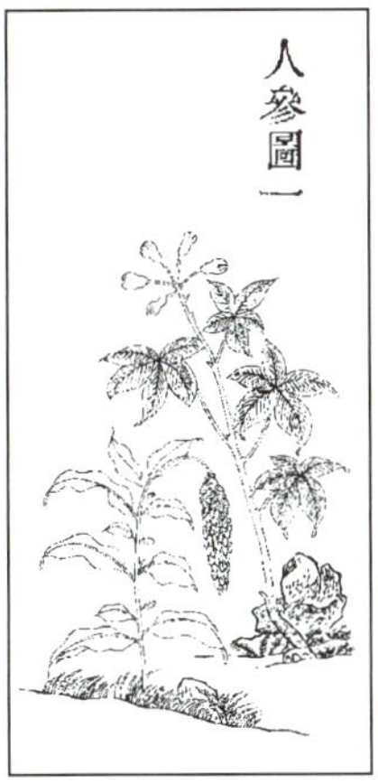

图 37　草木典·人参图一

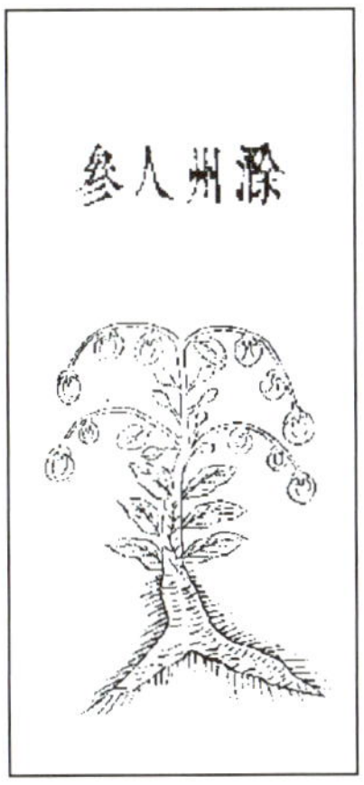

图 38　草木典·滁州人参

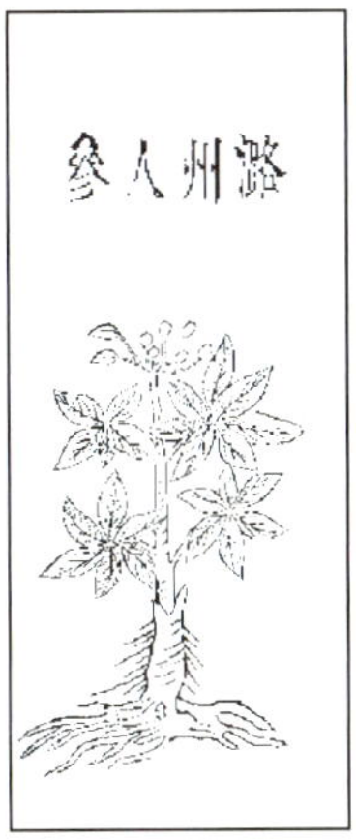

图 39　草木典·潞州人参

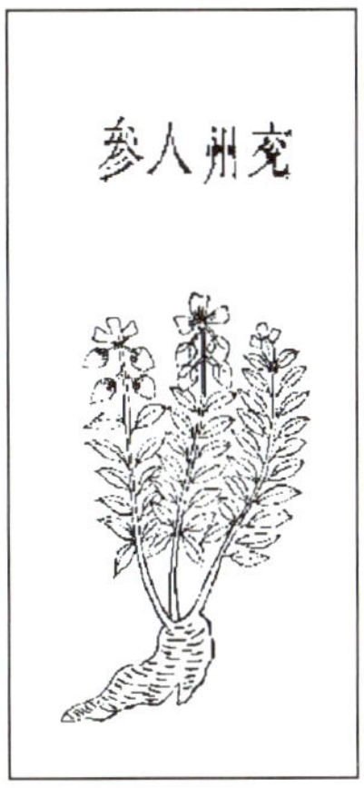

图 40　草木典·兖州人参

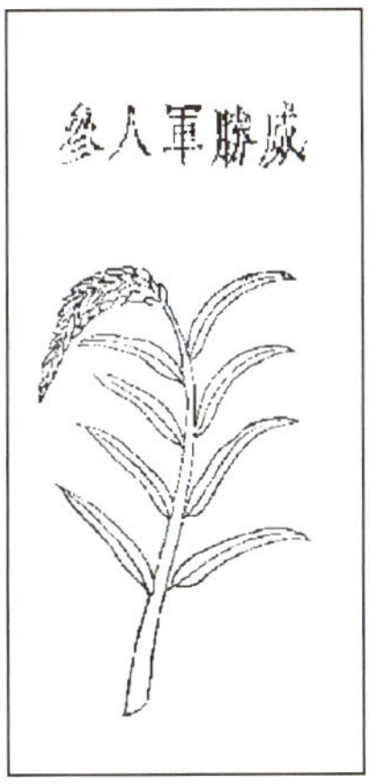

图 41　草木典·威胜军人参

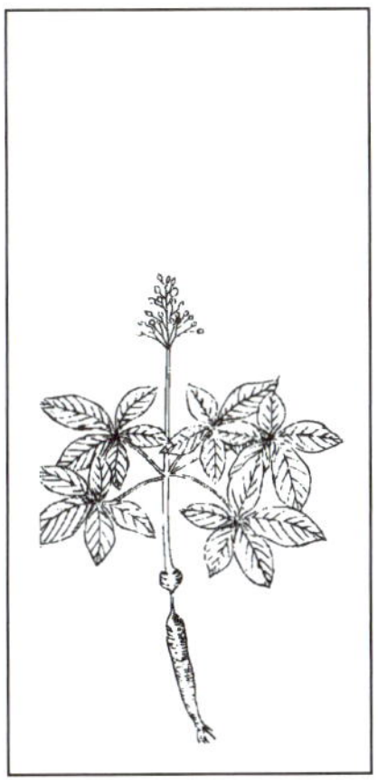

图 42　图考·人参

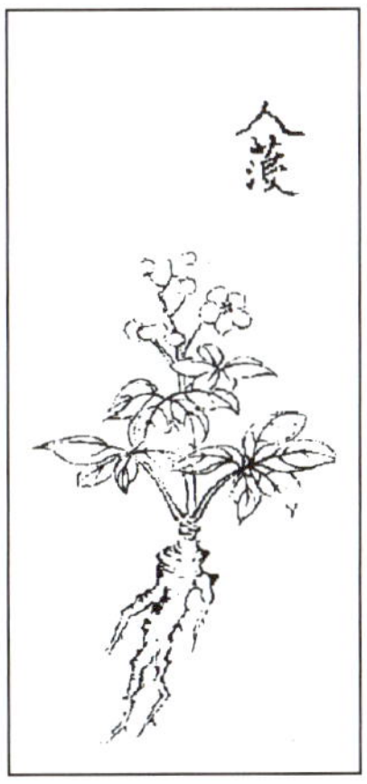

图 43　图说·人蓡

本品43图，取自23书，其中9幅彩图。有承继关系及仿绘图可分以下2个书类。

《本草图经》：该书有图4幅："潞州人参""威胜军人参""兖州人参""滁州人参"。此4图依次分别存于《大观本草》（图1、2、3、4）、《政和本草》（图5、6、7、8）、《绍兴本草》（图9、10、11、12）中。此三传本药图基本一致，唯《绍兴》图10"威胜军人参"增补根部、图像左右相反呈水平镜像，详见下"鉴药"项。今以《政和》4幅图为《图经》图的代表，探讨该书类人参插图的承继关系。

完整地仿绘《图经》4图的有《本草品汇精要》，即图15、16、17、18，均系彩色，但仿绘过程中有若干改变。例如图15"潞州人参"花敷色为白色，将原轮生叶改为互生叶，严重失真。图16"威胜军人参"增补根部，似据《绍兴》同名图（图10）增绘。图17"兖州人参"将花敷色为白色。改绘后的根部有多个根茎残迹，表面块垒甚多，与人参根相差甚大。图18"滁州人参"亦绘出白色花，根部整体须根甚多，与《图经》原图之根呈念珠状结节不同。然而这些差异并不足以说明此4彩图另有所本，其中的改变多因画师理解不同而加润饰。与《品汇》4图基本一样的是《金石昆虫草木状》临摹的4图（图28、29、30、31）。

此外，《古今图书集成·草木典》有5幅人参墨线图，其中“人参图一”（图37）仿绘的是《三才图会》“人参”（图26），内含仿绘自《图经》的“潞州人参”“威胜军人参”2图。“滁州人参”（图38）仿绘《图经》的“滁州人参”图8，“潞州人参”（图39）仿绘《图经》的“潞州人参”图5。“兖州人参”（图40）仿绘《图经》“兖州人参”图7。“威胜军人参”（图41）仿绘《图经》“威胜军人参”图6。

有选择性仿绘《图经》图的本草书占多数。仿绘“潞州人参”图的本草书最多。例如《本草歌括》“人参”（图13），仿绘时大加简略，未绘花序，叶片亦少一枚；《本草蒙筌》“潞州人参”（图19），仿绘时将轮生叶绘成上下对生叶。《补遗雷公炮制便览》“人参”（图22）将《图经》“潞州人参”转绘为一树状，根形虽类人参，但叶片及花序着生状况都大大失真。该书还将人参炮制的内容加入此图。《本草纲目》系列的“人参”图（图23、24、25）均沿袭《图经》“潞州人参”（图5），但叶片呈互生，可见地上部分并没有参照原植物。其根部特意绘出了芦头，是该系列图的特点。这种改变的依据，可能是以人参药材实物为参照予以写生，与仿绘的地上部分嫁接在一起。由金陵本（图23）肇始，此后钱本（图24）、张本（图25）虽略有润饰，无大变化。《本草备要》“人参”（图35）又仿绘自《纲目》钱本（图24）。《本草汇》“人参”（图33）则仅仿绘钱本图24的人参根部。《本草简明图说》“人蓡”（图43）的叶形、根形仍参照了《图经》“潞州人参”，但将长柄掌状叶绘成基生，花序不成伞形，大花五瓣等，则属师心自用。

在“潞州人参”图之外的3幅人参图，转绘率稍高的只有“威胜军人参”图。《本草蒙筌》选用此图（图20），《三才图会》“人参”（图26）亦将此图与“潞州人参”图合绘于一图中。

《本草原始》：该书“人参”（图27）为药材形状，共有人参5支。《本草汇言》“人参”（图32）转绘自图27右上两支人参。《本草求真》“人参”（图36）又仿绘自图32。《本草纲目类纂必读》图“人参”（图34）则从图27中选取4支予以转绘。

以上43图中，除34幅属仿绘图外，还有9幅原创图（图5、6、7、8、14、21、22、27、42），详见下“鉴药”项。

【文录】

《吴普本草》（见《御览》卷991“人参”）《吴氏本草》曰：人参一名土精，一名神草，一名黄参，一名血参，一名久微，一名玉精。或生邯郸，三月生叶小兑，核黑，茎有毛，三月九月采根，根有头、足、手，面目如人。

《本经》《别录》（见《证类》卷6“人参”） **一名人衔，一名鬼盖，**一名神草，一名人微，一名土精，一名血参。如人形者有神。生上党山谷及辽东。二月、四月、八月上旬采根，竹刀刮，暴干，无令见风。

梁《本草经集注》（同上） 陶隐居云：上党郡在冀州西南。今魏国所献即是，形长而黄，状如防风，多润实而甘。俗用不入服，乃重百济者。形细而坚白，气味薄于上党。次用高丽，高丽即是辽东。形大而虚软，不及百济。百济今臣属高丽，高丽所献，兼有两种，止应择取之尔。实用并不及上党者，其为药切要，亦与甘草同功而易蛀蚛。唯内器中密封头，可经年不坏。人参生一茎直上，四五叶相对生，花紫色。高丽人作《人参赞》曰："三桠五叶，背阳向阴。欲来求我，椵（音贾）树相寻。椵树叶似桐甚大，阴广则多生阴地，采作甚有法。今近山亦有，但作之不好。

题·刘宋《雷公炮炙论》（同上） 雷公云：凡使，要肥大，块如鸡腿，并似人形者，采得阴干，去四边芦头并黑者，剉入药用。

唐《唐本草》（同上）《唐本》注云：陶说人参苗乃是荠苨、桔梗，不悟《高丽赞》也。今潞州、平州、泽州、易州、檀州、箕州、幽州、妫州并出。盖以其山连亘相接，故皆有之也。

唐末《海药本草》（同上）《海药》云：出新罗国所贡。又有手脚状如人形，长尺余，以杉木夹定，红线缠饰之……又有沙州参，短小不堪。

宋《本草图经》（同上）《图经》曰……今河东诸州及泰山皆有之。又有河北榷场及闽中来者，名新罗人参，然俱不及上党者佳。其根形状如防风而润实，春生苗，多于深山中背阴近椵（音贾）漆下湿润处，初生小者三四寸许，一桠五叶；四五年后生两桠五叶，末有花茎；至十年后生三桠；年深者生四桠，各五叶，中心生一茎，俗名百尺杆。三月、四月有花，细小如粟，蕊如丝，紫白色，秋后结子，或七八枚，如大豆，生青熟红，自落。根如人形者神。二月、四月、八月上旬采根，竹刮去土，暴干，无令见风。泰山出者，叶竿青，根白，殊别。江淮出一种土人参，叶如匙而小，与桔梗相似，苗长一二尺，叶相对生，生五、七节，根亦如桔梗而柔，味极甘美，秋生紫花，又带青色，春秋采根，不入药，本处人或用之。相传欲试上党人参者，当使二人同走，一与人参含之，一不与，度走三五里许，其不含人参者必大喘，含者气息自如者，其人参乃真也……

宋《本草衍义》卷7"人参" 今之用者，皆河北榷场博易到，尽是高丽所出，率虚软味薄，不若潞州上党者味厚体实，用之有据。土人得一窠，则置于版上，以色茸缠系，根颇纤长，不与擢场者相类。根下垂有及一尺余者，或十歧者，其价与银等，稍为难得。

明《本草蒙筌》卷1"人参" 紫团参，紫大稍扁，出潞州紫团山（属山西）。白条参（俗呼羊角参），白坚且圆，出边外百济国（今臣属高丽。）黄参生辽东（边戍地名）、上党（古郡名，在冀州西南），黄润有须梢纤长。高丽参（俗呼鞑参），近紫体虚，新罗（国名）参亚黄味薄……肖人形神具，（如人形双手足者，神力具全，最为难得。而人参之名，亦因相类着也。）类鸡腿力洪……

明《本草纲目》卷12“人参”【释名】人蓡（音参，或省作蓡）……地精（《广雅》）、海腴、皱面还丹（《广雅》）。【时珍曰】人蓡年深，浸渐长成者，根如人形，有神，故谓之人蓡、神草。蓡字从𣵀，亦浸渐之义。𣵀即浸字，后世因字文繁，遂以参星之字代之，从简便尔。然承误日久，亦不能变矣，惟张仲景《伤寒论》尚作“蓡”字。《别录》一名人微，“微”乃蓡字之讹也。其成有阶级，故曰人衔。其草背阳向阴，故曰鬼盖。其在五参，色黄属土，而补脾胃，生阴血，故有黄参、血参之名。得地之精灵，故有土精、地精之名。《广五行记》云：隋文帝时，上党有人宅后每夜闻人呼声，求之不得。去宅一里许，见人参枝叶异常，掘之入地五尺，得人蓡，一如人体，四肢毕备，呼声遂绝。观此，则土精之名尤可证也……【集解】【时珍曰】上党，今潞州也。民以人参为地方害，不复采取。今所用者皆是辽参。其高丽、百济、新罗三国，今皆属于朝鲜矣。其参犹来中国互市。亦可收子，于十月下种，如种菜法。秋冬采者坚实，春夏采者虚软，非地产有虚实也。辽参连皮者黄润，色如防风，去皮者坚白如粉。伪者皆以沙参、荠苨、桔梗采根造作乱之。沙参体虚无心而味淡，荠苨体虚无心，桔梗体坚有心而味苦。人参体实有心而味甘，微带苦，自有余味，俗名金井玉阑也。其似人形者，谓之孩儿参，尤多赝伪。宋苏颂《图经本草》所绘潞州者，三桠五叶，真人参也。其滁州者，乃沙参之苗叶。心州、兖州者，皆荠苨之苗叶。其所云江淮土人参者，亦荠苨也。并失之详审。今潞州者尚不可得，则他处者尤不足信矣。近又有薄夫以人参完浸取汁自啜，乃晒干复售，谓之汤参，全不任用，不可不察。

【鉴药】

“人参”首载《本经》。《说文·草部》：“蓡，人蓡，药艸，出上党。”李时珍认为蓡亡“𣵀即浸字，后世因字文繁，遂以参星之字代之，从简便尔”。另据《别录》载“如人形者有神”，《吴普本草》谓“根有头、足、手，面目如人”，以及《广五行记》所载人参枝苗“一如人体状”，则药名中的“人”字当表示其根形近似人形。此是人参药材鉴别特点之一。

人参自古以来以“补五脏，安精神，定魂魄”的功效著称，为大补元气名药。宋《本草图经》转载了一个故事，说口含真人参步行三五里，“不含人参者必大喘，含者气息自如”。此故事虽未必真实，但在人参尚无栽培品的时代，野生人参显著的补气良效确实是任何伪品所达不到的。

梁·陶弘景首次记载了多种不同的人参原植物的形态，其中有“形长而黄，状如防风，多润实而甘”者，“形细而坚白，气味薄”者，“形大而虚软”者，此皆为人参的根形。其原植物有“生一茎直上，四五叶相对生，花紫色”者，并引高丽人所作《人参赞》:"三椏五叶，背阳向阴。"陶弘景乃江南人，无法确认何为真正的人参。《唐本草》的作者指出："陶说人参苗乃是荠苨、桔梗，不悟《高丽赞》也。"也就是说，"三椏五叶"才是真人参特异性的鉴别点。

从《别录》肇始，人参最著名的产地就是上党（今山西长治），唐代改作"潞州"。北宋《本草图经》"潞州人参"仍是"三椏五叶"的五加科人参，这表明当时仍尊上党人参为地道药。《图经》又增记了真人参"三椏五叶"的含义："初生小者三四寸许，一椏五叶；四五年后生两椏五叶，末有花茎；至十年后生三椏；年深者生四椏，各五叶，中心生一茎，俗名百尺杆。三月、四月有花，细小如粟，蕊如丝，紫白色，秋后结子，或七八枚，如大豆，生青熟红，自落。根如人形者神。"其中所谓"五叶"，是指人参的掌状复叶，其小叶多为5枚。复叶有长柄，被称作"椏"。人参幼株叶数较少，长至"三椏"已经有年头了。果实则"生青熟红"。综合这些特点，已经可以认定人参即五加科人参属植物人参*Panax ginseng* C. A. Mey。

但是到北宋末，占据市场的主要是高丽人参，如寇宗奭云："今之用者，皆河北榷场博易到，尽是高丽所出，率虚软味薄，不若潞州上党者味厚体实，用之有据。"南宋时南北隔绝，正品人参更加难得，所以《履巉岩本草》里的"人参苗"实际上是当地的土人参。[1]至明代，李时珍介绍说："上党，今潞州也。民以人参为地方害，不复采取。今所用者皆是辽参。"也就是说上党人参成为当地特产土贡之后，滥采滥挖，终至灭绝。

上党产人参，并非孤立的产地。《唐本草》分析，"今潞州、平州、泽州、易州、檀州、箕州、幽州、妫州并出。盖以其山连亘相接，故皆有之也"。也就是说，唐代从潞州往东北方向，沿着太行山脉、燕山山脉，直到大兴安岭，"其山连亘相接"，皆产人参。潞州在这条线西南的最末端。上党人参最早灭绝，是符合野生人参逐渐消失规律的。越早出名、人烟越密集，其可利用的资源则越早匮乏。现代在山西新绛中条山引种人参获得成功，证明山西的气候环境仍然适应人参生长。[2]

人参是中药里的特色药物，故自古至今其正品地位从未改变。正品人参中，又可因产地出现很多不同品牌的药材种类（见《本草蒙筌》所载）。但在野生资源匮乏之时，则各地的伪品不时出现。梁代陶弘景时，就有用荠苨、桔梗冒充人参苗者。陶氏所说"四五叶相对生，花紫色"的植物，谢宗万指出乃桔梗科植物轮叶沙参*Adenophora tetraphylla*（Thunb.）Fisch.。《海药本草》记载："又有沙州参，短小不堪。"苏颂《图经》中提到"江淮出一种土人参，叶如匙而小，与桔梗相似"，也是一种桔梗科植物。历代本草中的人参插图，可为考察人参及其伪品提供证据。

1.《图经本草》：其中4幅插图，绘4种不同的植物。

---

1 郑金生：《南宋珍稀本草三种》，北京：人民卫生出版社，2007：9.

2 谢宗万：《中药材品种论述》上册，上海：上海科学技术出版社，1980：56.（另《中国植物志》第54卷 180页亦提到"山西、河北有引种"。）

"潞州人参"（图5）根部粗壮膨大，根尾部须根甚多。一茎直立，4片掌状复叶轮生于茎顶，小叶5枚。茎顶抽出单个花序，花仅7个，略呈伞形花序。根据这些特征，按《人参赞》的描述，属于四椏五叶。故此图是宋代潞州分布有五加科植物*P. ginseng* C. A. Mey. 的明证。

"威胜军人参"（图6）未示根部。但《绍兴本草》所载（图10）为之补绘了一个圆锥形的根。其叶呈细披针形，互生。花序顶生，为穗状的总状花序。孙启明《苏图研究》认为此种当属蓼科蓼属拳参组Sect. Bistorta（Adans.）D. Don植物 *Polygonum* spp.。王家葵等指出"威胜军人参"图形所绘，其实是紫参条"晋州紫参"图例的地上部分，所反映的是一种蓼科植物。拳参组植物根状茎粗壮，似更贴合。[1]

"兖州人参"（图7）绘一株根形膨大的植物，根有分叉，表面有横纹。根头抽出直立茎三枝，叶小对生，枝顶有小花，花冠筒状。"滁州人参"（图8）所绘植物根膨大有分叉，横纹清晰且缩缢，近似念珠状，有多数短须根。茎直立，叶长椭圆形，对生。花序顶生，呈二叉状分枝。花萼明显，花为圆球形。李时珍认为 :《图经》所示"滁州者，乃沙参之苗叶。心州、兖州者，皆荠苨之苗叶。其所云江淮土人参者，亦荠苨也。"谢宗万认为此二图所示皆为桔梗科沙参属（*Adenophora* Fisch.）植物。[2]沙参、荠苨皆为此属植物。

孙启明《苏图研究》谓"滁州人参"（图8）为马齿苋科植物栌兰，即土人参*Talinum paniculatum*（Jacq.）Gaertn.。栌兰与沙参属植物都有粗壮的主根，但花序与花形大不一样。"滁州人参"图的二叉状分枝花序十分明显（应是果呈圆形），此都与栌兰相似。栌兰的叶稍肉质，但古代绘图很难表现这一特征。现代很多省份均发现有以栌兰根伪充人参者。[3]《中国植物志》载本品原产热带美洲，我国中部、南部均有栽植。[4]此植物何时传入我国尚未见报道。故宋・苏轼在广东罗浮作"小圃五咏人参诗"有"灵苗此孕毓，肩股或具体。移根到罗浮，越水灌清泚。地殊风雨隔，臭味终祖祢。青椏缀紫萼，圆实堕红米"之句。此诗中的"紫萼"，陶弘景已说过"花紫色";"圆实堕红"，《本草图经》也说过"生青熟红"。故苏轼未必是据所见实物而撰此诗。罗浮毕竟处于亚热带地区，移栽人参难以成功。故或谓苏轼误将马齿苋科的土人参（栌兰）*Talinum paniculatum*（其花萼紫，花瓣红，果小圆似红米）充当人参。清・赵学敏云 :"罗浮所产人参，殊与本草人参不类，状如仙茅，叶细茎圆，有紫花。三叶一花者为仙茅，一叶一花者为人参。根如人字，色如珂玉，煮汁食之，味与参无别，但微有胶浆耳。"王家葵据此认为这种很可能是兰科绶草*Spiranthes sinensis*一类，有纺锤状块根，俗称"盘龙参"者。[5]

1　王家葵、蒋淼、胡颖翀 :《本草纲目图考》，北京 : 科学出版社，2018 : 13.
2　谢宗万 :《中药材品种论述》上册，上海 : 上海科学技术出版社，1980 : 61.
3　谢宗万 :《中药材品种论述》上册，上海 : 上海科学技术出版社，1980 : 63.
4　中国科学院《中国植物志》编辑委员会 :《中国植物志》，北京 : 科学出版社，1996，第26卷，42.
5　此据王家葵 :《本草博物学》书稿。

2.《滇南本草》（务本堂本）：此为《滇南本草》的光绪间传本，其药图（图14）绘成亦约在此时、该图所绘植物根粗大，无芦头，根有横纹及分支。根头有两种叶形，无主茎。据此图形，无法考证其来源。

3.《太乙仙制药性本草大全》：该书“人参”（图21）绘3株形态相同的小草本植物。每株均有数条圆锥形或纺锤形的根。茎直立，叶小而狭，对生。顶端有3朵轮廓呈三角状的花。考有此根形、对生叶，且以“参”为名的植物，以孩儿参*Pseudostellaria heterophylla*（Miq.）Pax或其近缘植物的可能性最大。

4.《补遗雷公炮制便览》：该书“人参”（图22）的右边，仿《图经》“潞州人参”（图5）绘制了一株荒谬的树状人参，其中一人需要踮脚站在凳子上才能触及其叶片。此图人参叶片的处理也大大失真。该图左边增绘了加工人参图，其中左边屋檐下悬挂着布条束缚住的几支人参，示意风干。屋前一人坐在一铡药刀前正在切制人参。此铡药刀乃北京多用的形制。铡药刀下有筐箩盛装切下的人参片。

5.《本草原始》：该书绘制的“人参”药材图（图27）多据写生，图中从右到左分别注有文字。最右一支为从芦头到细根的完整“人参”，其芦头依稀可见有“芦碗”（残茎凹陷）。参身有细密横纹，下有细根分支。此可肯定是五加科植物人参*P. ginseng* C. A. Meyd的根。图中间有三支参：上一支注明“人参形”“头”“尾”，显示的是去了芦头及分支细根之后的人参药材形；中一支注明“侧”，显示人参根的侧表面呈起伏状。下一支注明“正”，说明这是人参根的正面图。其下文字注有“近头纹多”“近尾纹少”，都是指示人参药材鉴别点。左边一支为示意图，将人参绘成规整的人形，分头（芦头）、身（参身）、两臂（艼）、腿脚（参尾）几个部分。这是古代一幅出色的人参药材写生图，足以供鉴别用。

6 .《植物名实图考》：该书的“人参”（图42）虽然构图与《图经》“潞州人参”图相似，但其细节表明此图乃据实物写生绘成。该植物一茎直立，掌状复叶五枚，五叶轮生较“潞州人参”图更为突出。顶生伞形花序，花23朵，明显多于“潞州人参”图。根部芦头与根之间缢缩明显。此特异之点表明此株人参可能是年久的野山参，具有细长的“雁脖芦”。综合以上特点，该图应该是依据写生所绘的原创图。其原植物亦当是五加科的人参*P. ginseng* C. A. Meyd。

【小结】

人参为中国最古老的药物之一，以大补元气著称。从其根形如人形、补气良效、“三桠五叶”的形态及果实“生青熟红”等特征，可知历史上正品人参来源于五加科植物人参*Panax ginseng* C. A. Mey。《本草图经》“潞州人参”图、《本草纲目》（金陵本）人参图的根部、《本草原始》人参药材图，以及《植物名实图考》的人参写生图，均证实人参为五加科植物。历史上人参的伪充品甚多。文字及插图证实有用荠苨、桔梗、轮叶沙参、拳参、太子参等伪充人参者。

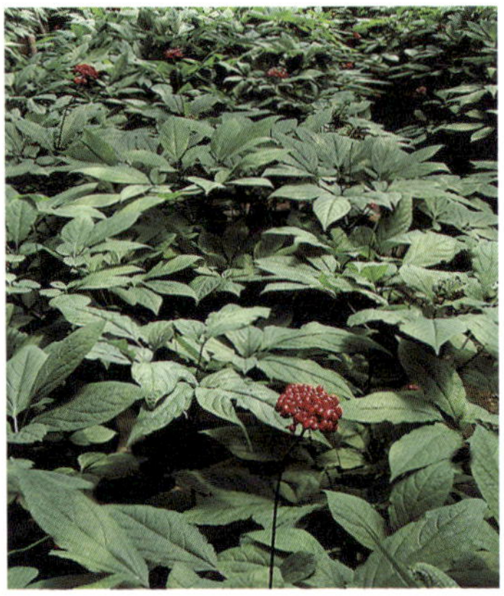

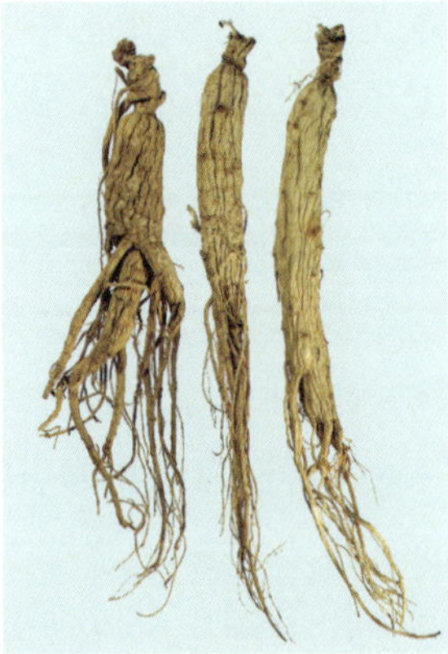

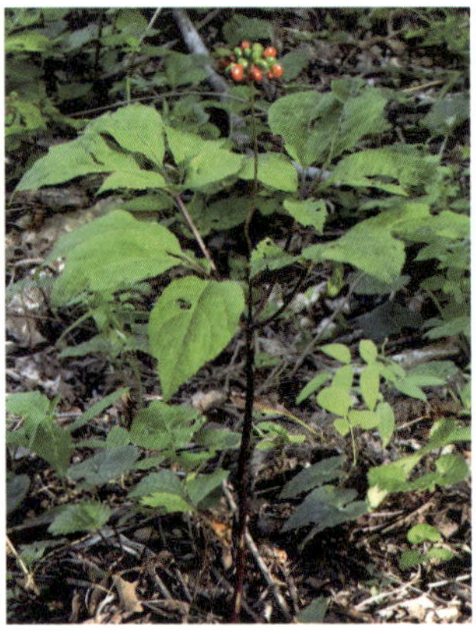

图 44　人参 *Panax ginseng*（园参）　图 45　人参药材（生晒参）　图 46　人参 *Panax ginseng*（林下野参）

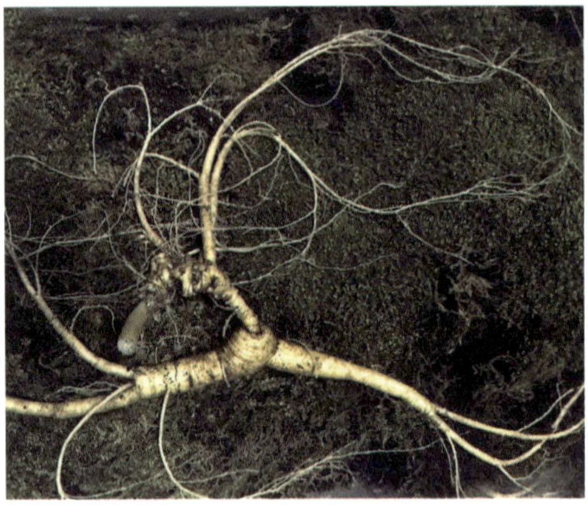

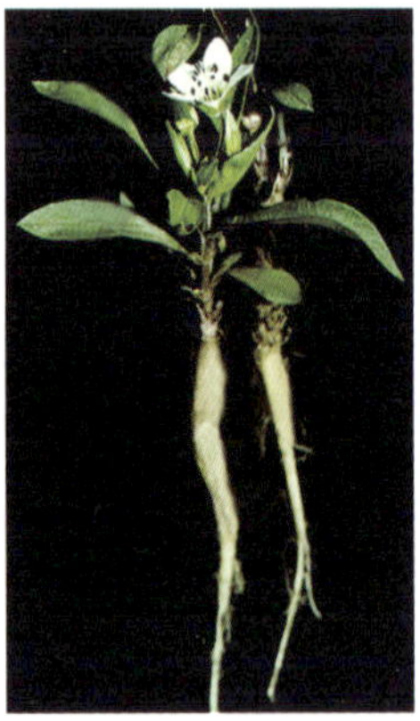

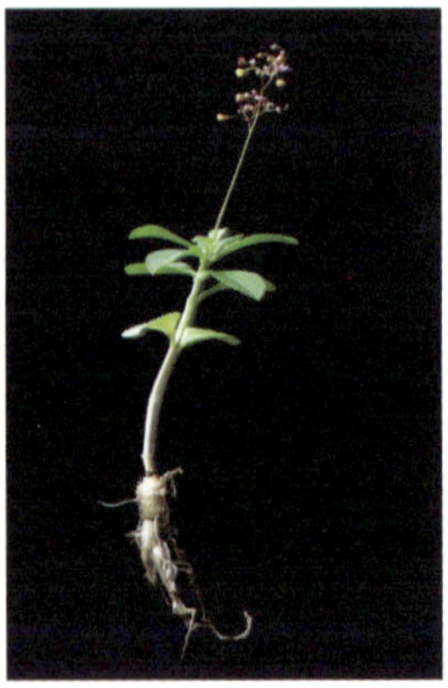

图 47　人参（林下鲜参）　图 48　孩儿参 *Pseudostellaria heterophylla*　图 49　栌兰 *Talinum paniculatum*

12-4　沙参

【品图】

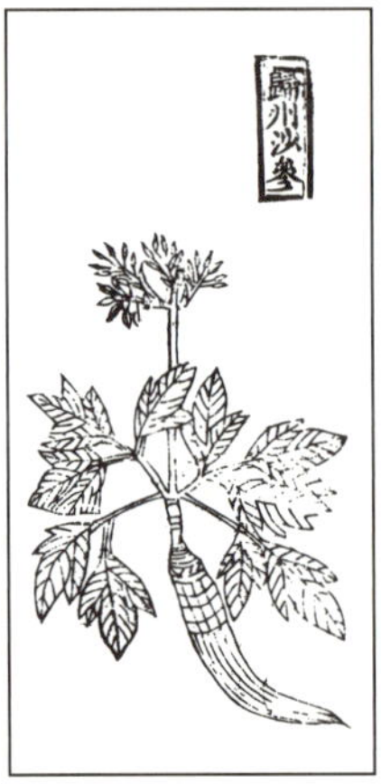

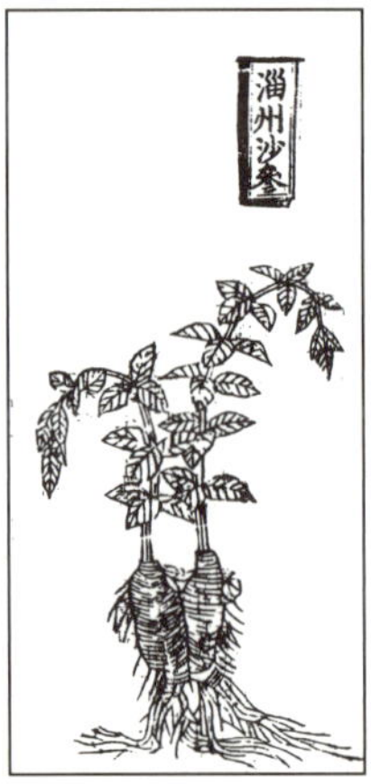

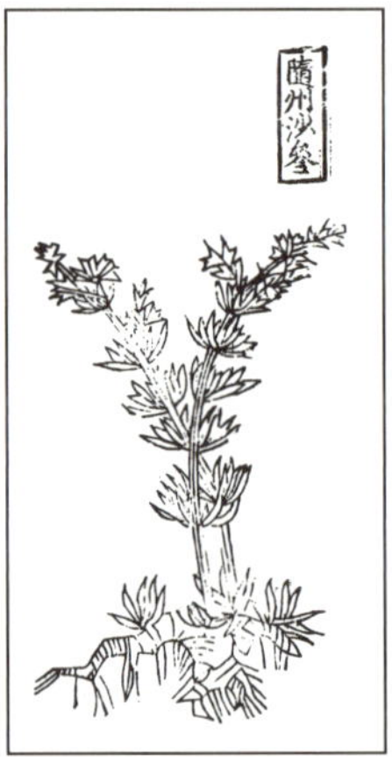

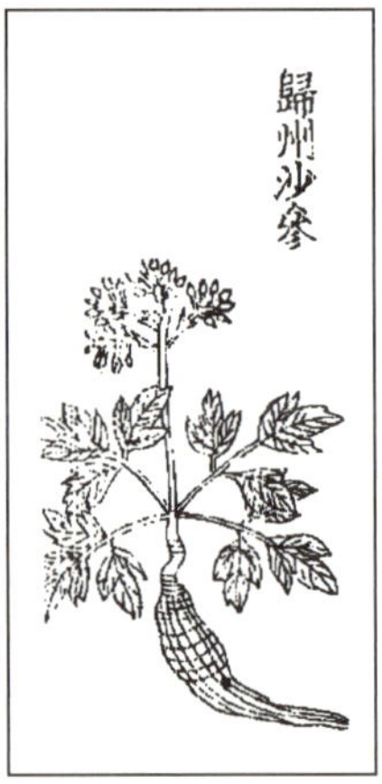

图 1　图经（大）·归州沙参　图 2　图经（大）·淄州沙参　图 3　图经（大）·随州沙参　图 4　图经（政）·归州沙参

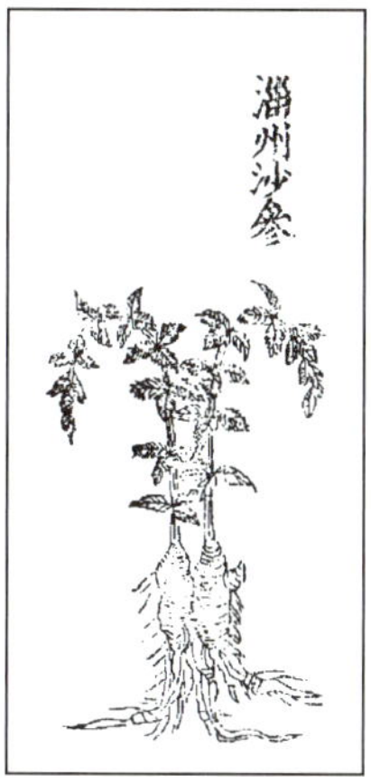

图5 图经（政）·淄州沙参

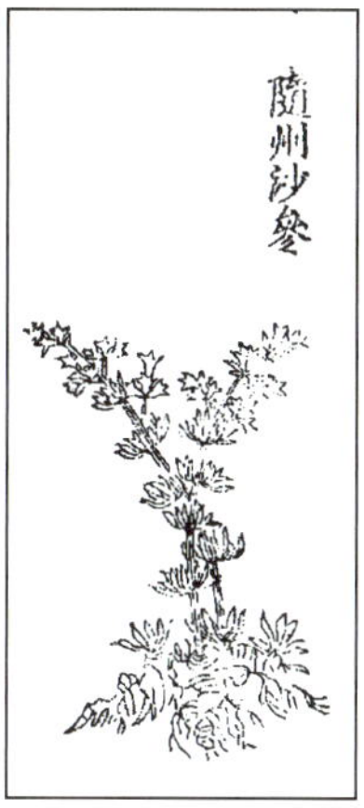

图6 图经（政）·随州沙参

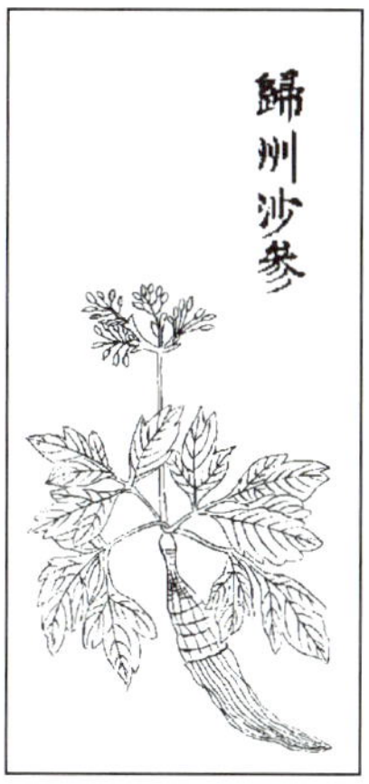

图7 图经（绍）·归州沙参

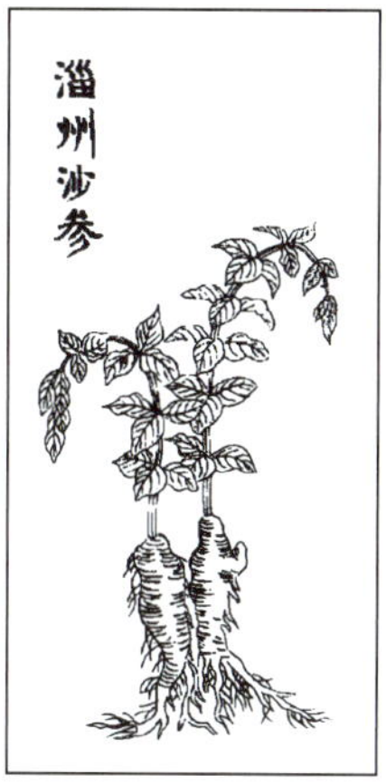

图8 图经（绍）·淄州沙参

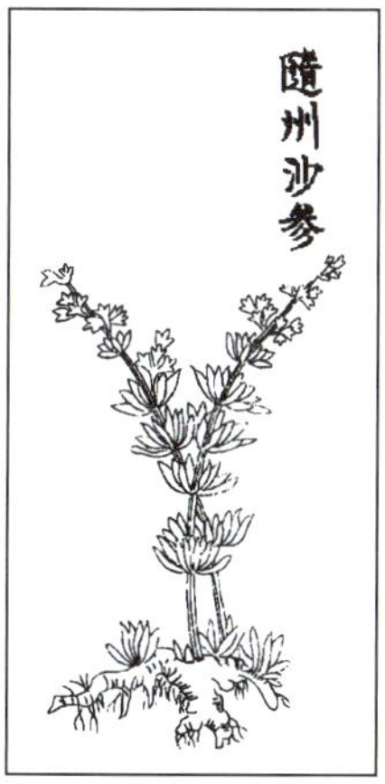

图9 图经（绍）·随州沙参

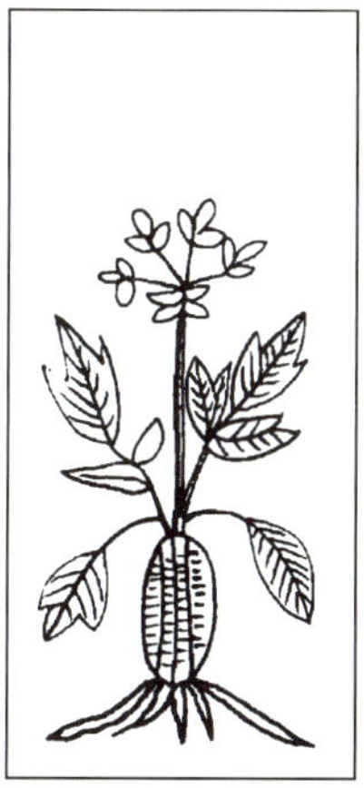

图10 歌括·沙参

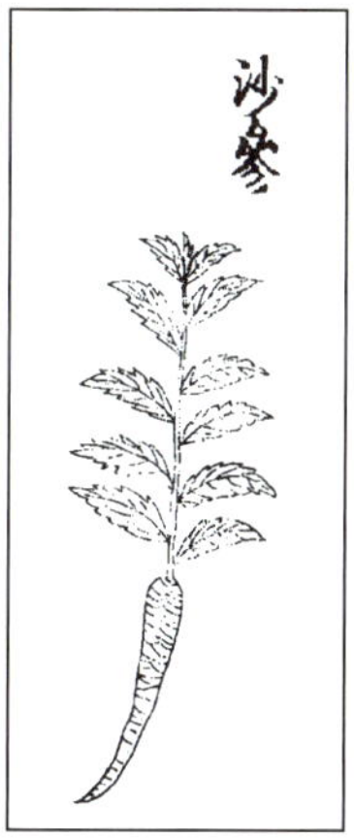

图11 救荒·沙参

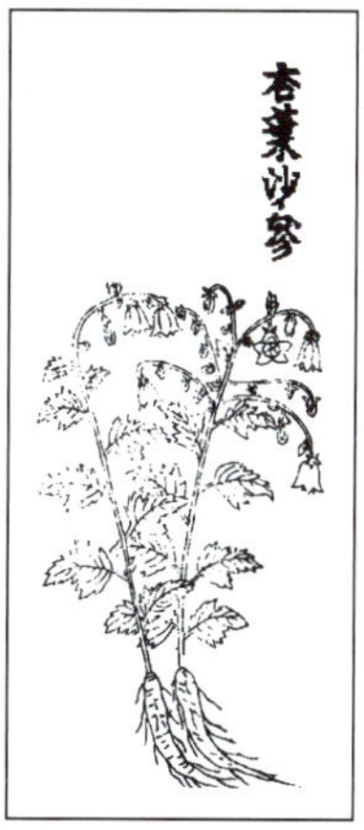

图12 救荒·杏叶沙参

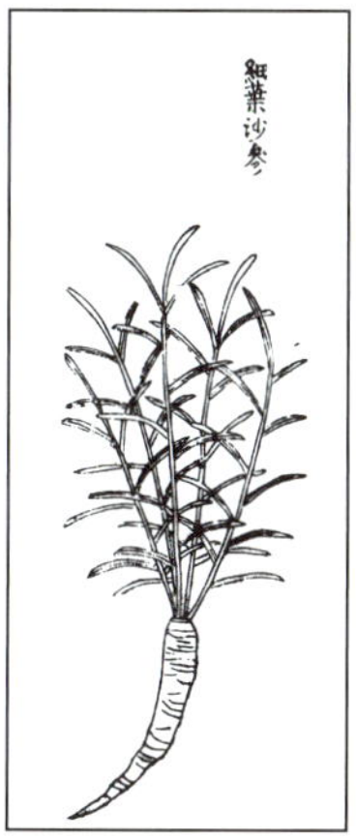

图13 救荒·细叶沙参

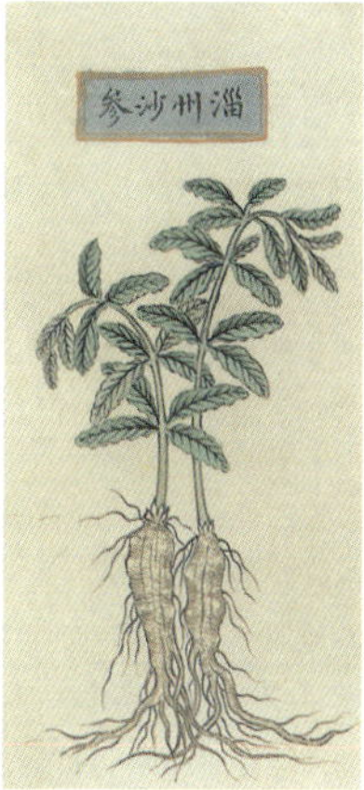

图14 品汇·淄州沙参

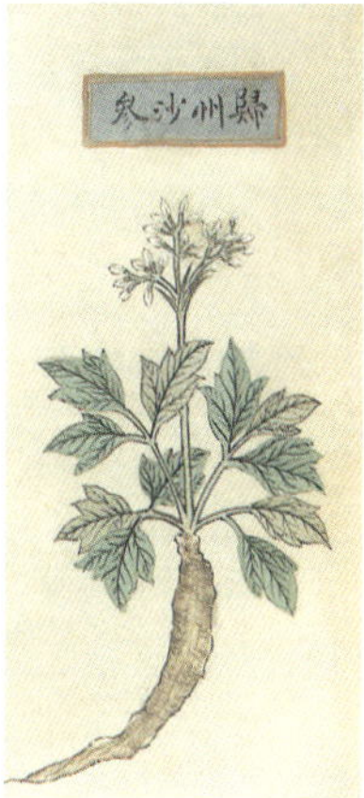

图15 品汇·归州沙参

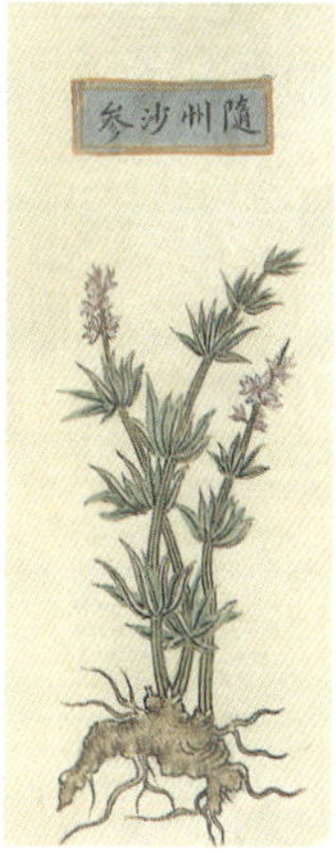

图16 品汇·随州沙参

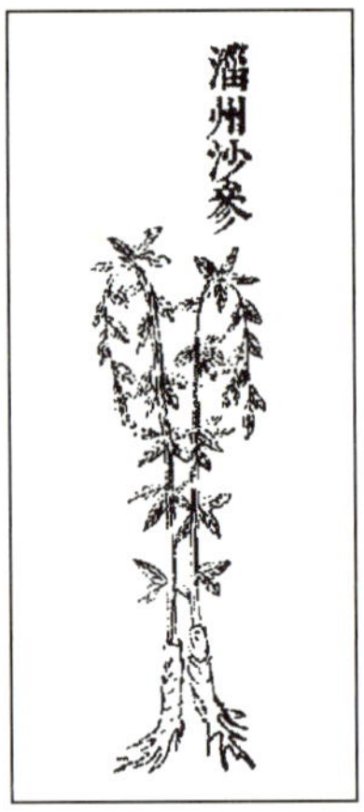

图 17　蒙筌·淄州沙参

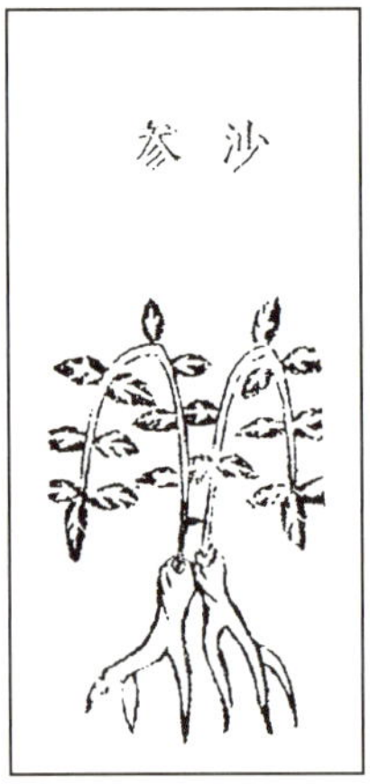

图 18　太乙·沙参

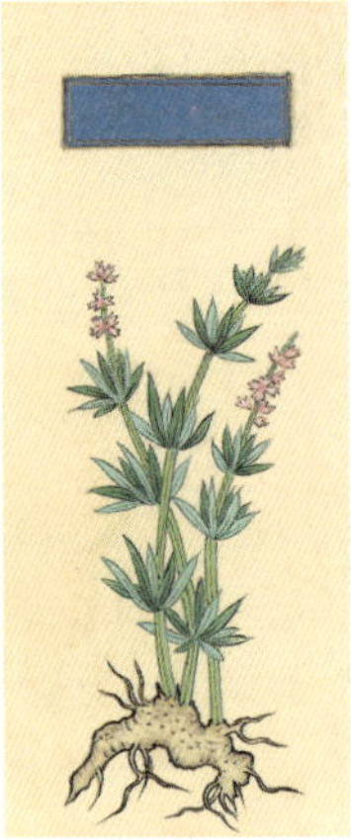

图 19　雷公·沙参

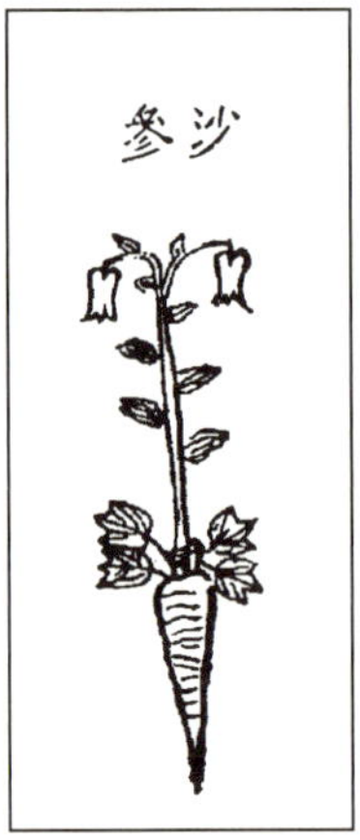

图 20　纲目(金)·沙参

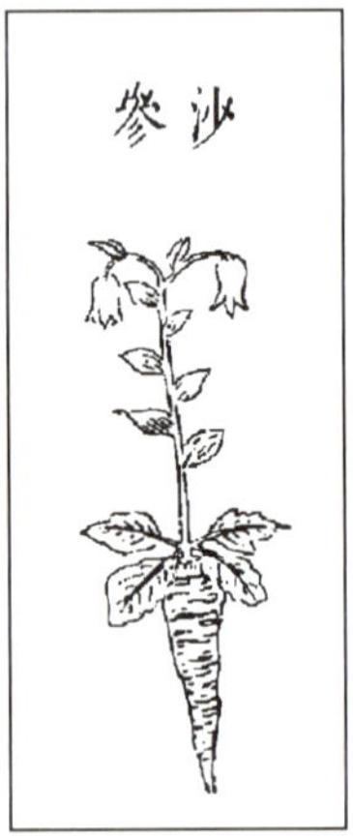

图 21　纲目(钱)·沙参

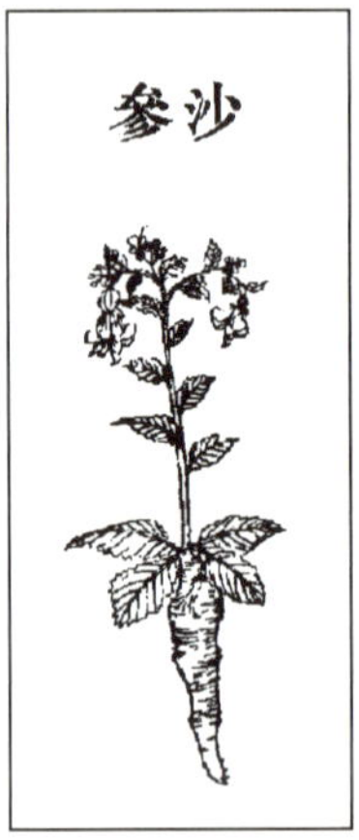

图 22　纲目(张)·沙参

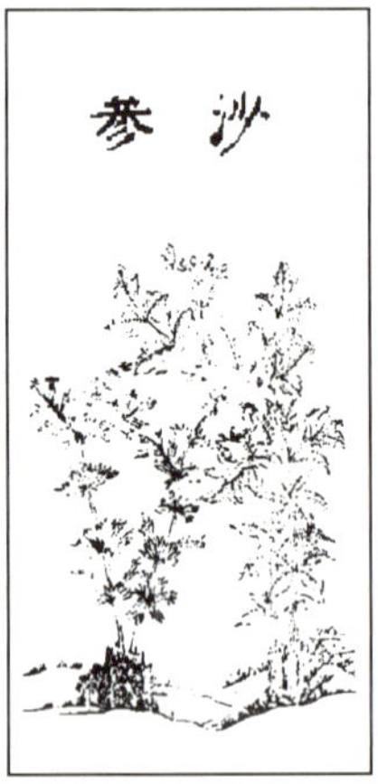

图 23　三才·沙参

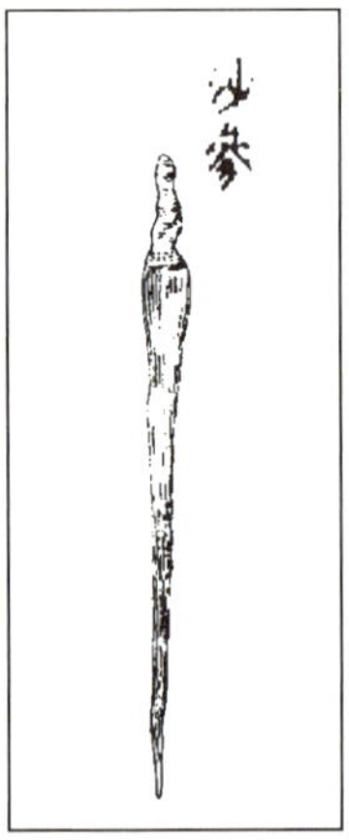

图 24　原始·沙参

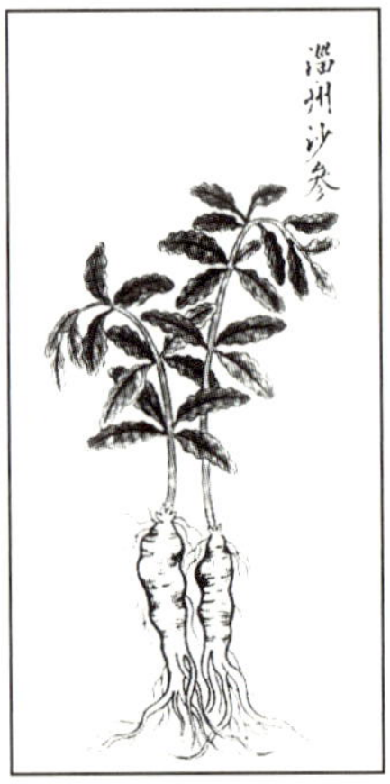

图 25　金石·淄州沙参

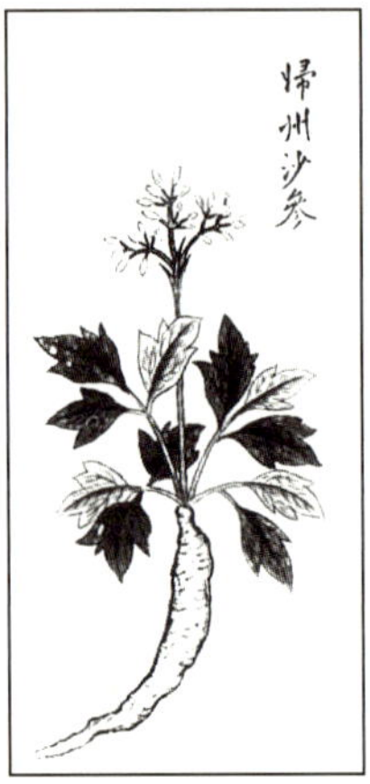

图 26　金石·归州沙参

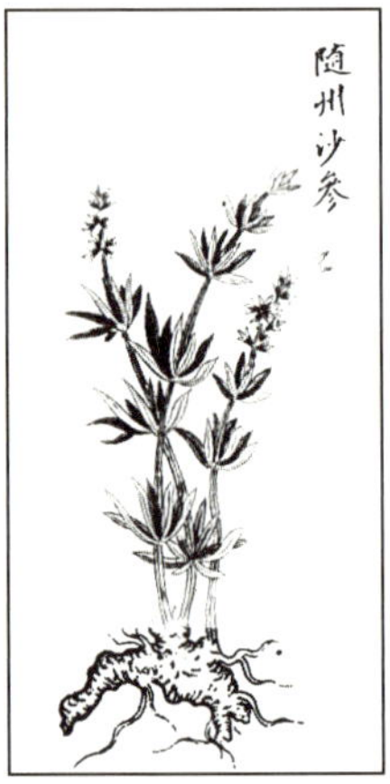

图 27　金石·随州沙参

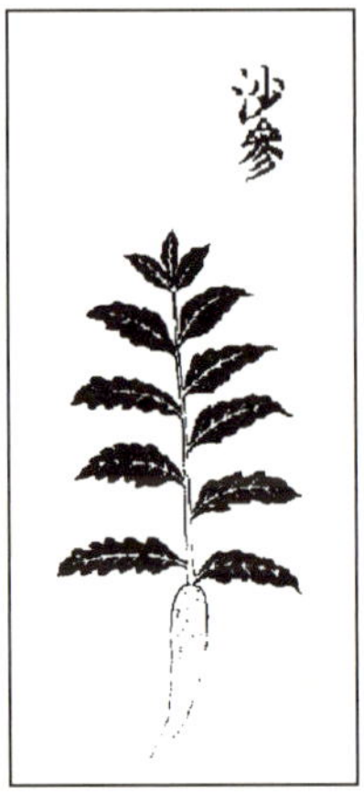

图 28　博录·沙参

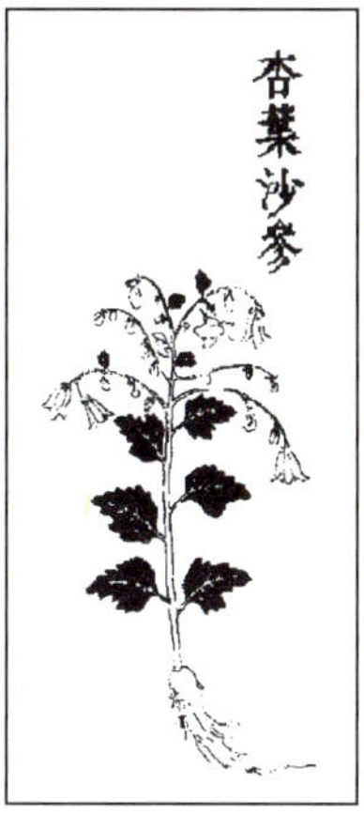

图 29　博录·杏叶沙参

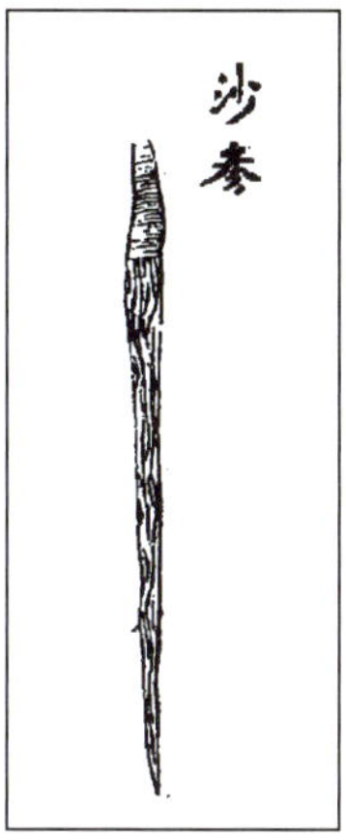

图 30　汇言·沙参

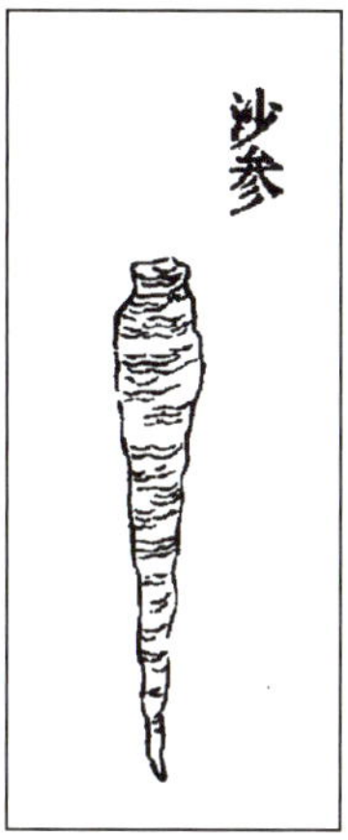

图 31　本草汇·沙参

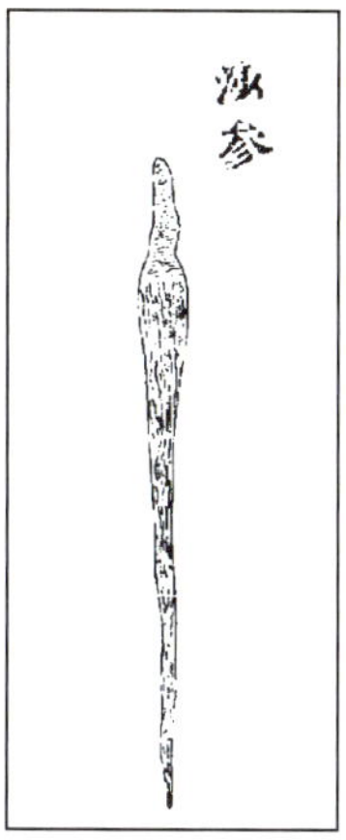

图 32　类纂·沙参

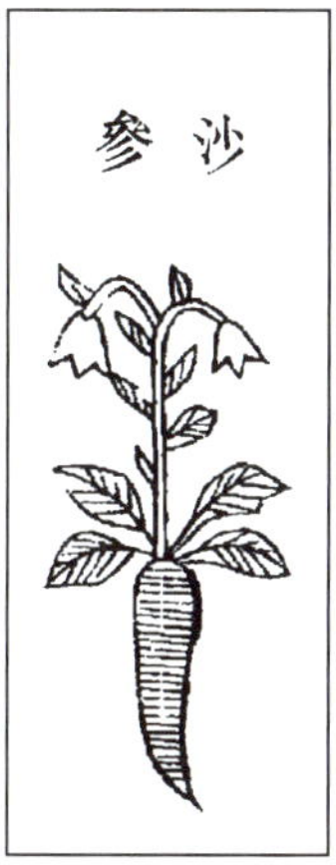

图 33　备要·沙参

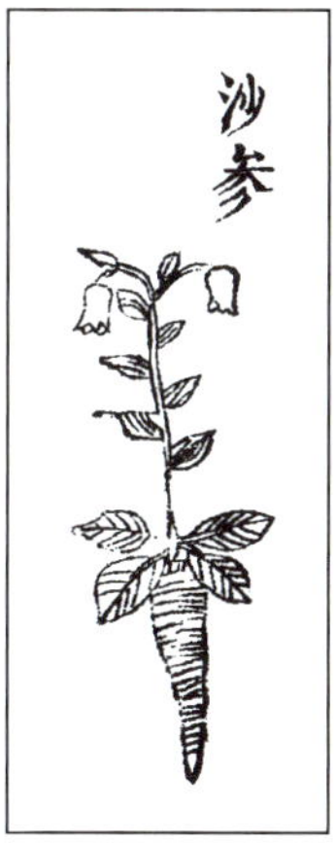

图 34　求真·沙参

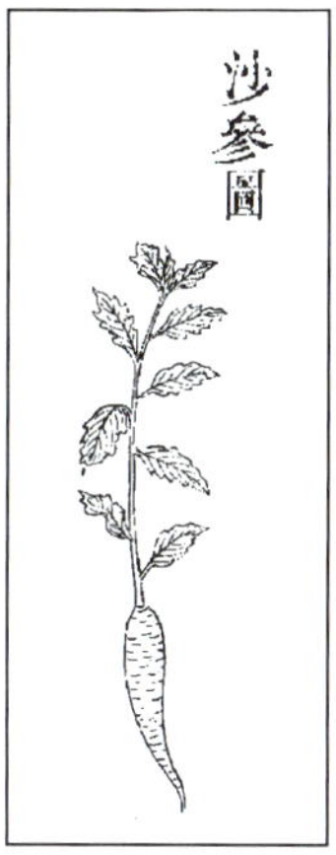

图 35　草木典·沙参图

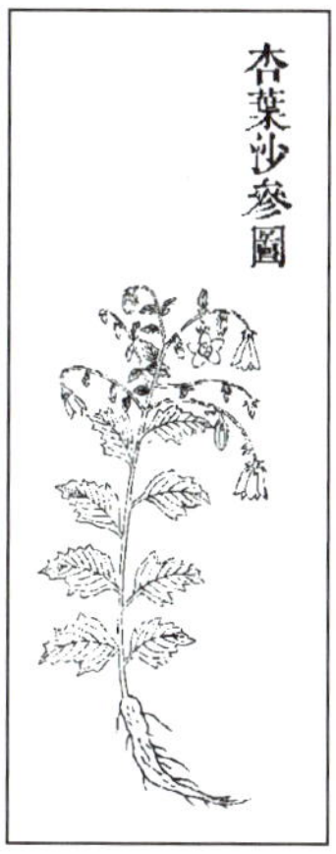

图 36　草木典·杏叶沙参图

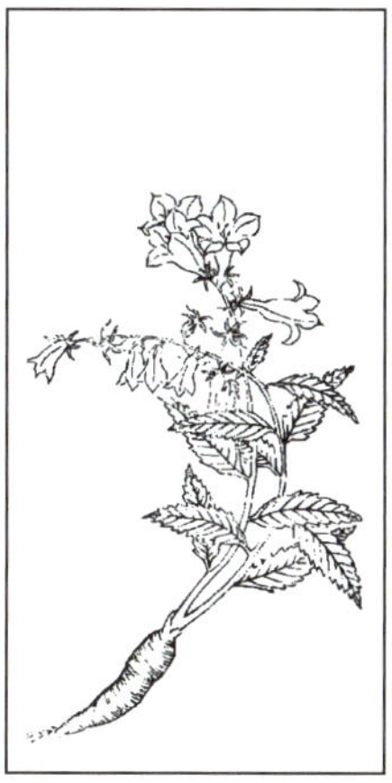

图 37　图考·沙参

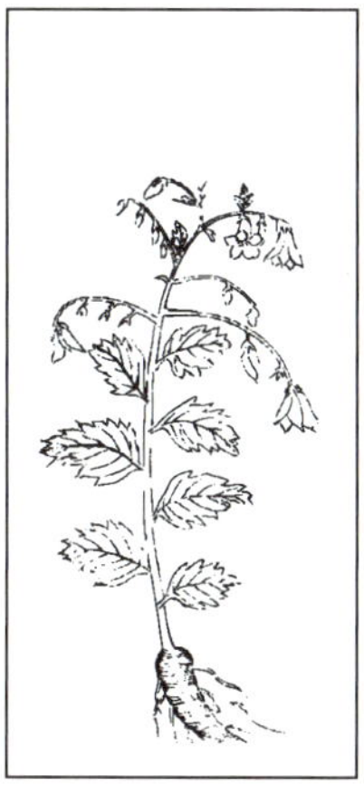

图 38　图考·杏叶沙参

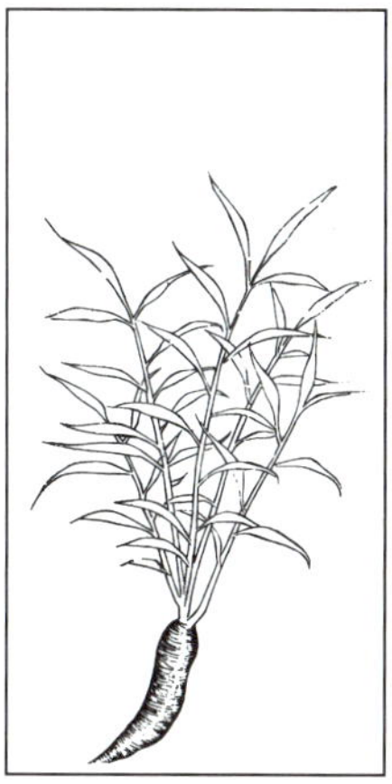

图 39　图考·细叶沙参

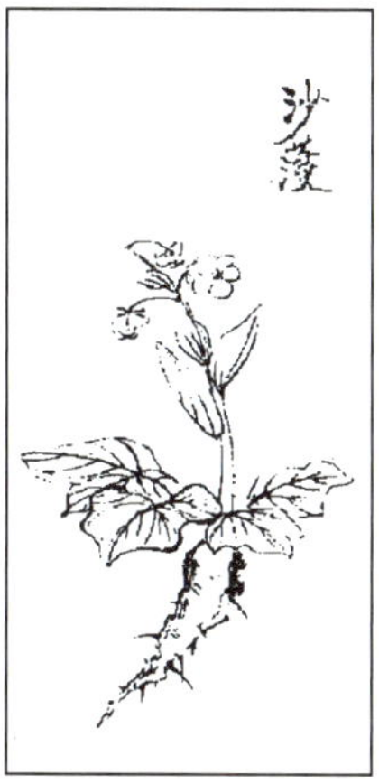

图 40　图说·沙薓

本品40图，取自24书，其中7幅彩图。有承继关系及仿绘图可分以下4个书类。

《本草图经》：该书的“归州沙参”“淄州沙参”“随州沙参”图分别存于《大观本草》(图1、2、3)、《政和本草》(图4、5、6)、《绍兴本草》(图7、8、9)中。其此三传本药图基本一致。今以《政和》图4、图5、图6为《图经》图的代表。《本草歌括》的“沙参”(图10)虽然简陋,可看出仿自《本草图经》“归州沙参”(图4)。《本草品汇精要》三幅彩图(图14、15、16)不过是将前述《本草图经》三图敷色而已，其细致的程度反而不如《本草图经》墨线图。《补遗雷公炮制便览》从《品汇》中选“随州沙参图”予以仿制(图19)。《金石昆虫草木状》三幅彩图(图25、26、27)亦仿绘自《品汇》三图。《本草蒙筌》“淄州沙参”(图17)是仿绘《图经》的同名图。《太乙仙制本草药性大全》图(图18)极为粗劣，但其构架还是仿《图经》“淄州沙参”图5。《三才图会》“沙参”(图23)将《图经》3图绘在一块土地上，别无新意。

《救荒本草》：该书有沙参之名的图3幅，均为原创写生图。其中“沙参”(图11)为正条，“杏叶沙参”(图12)、“细叶沙参”(图13)另立条。其后《野菜博录》“沙参”(图28)、“杏叶沙参”(图29)除改为阴刻外，均仿绘《救荒》图。《古今图书集成·草木典》里的“沙参”(图35)、“杏叶沙参图”(图36)亦仿自《救荒》同名图。《植物名实图考》作为正品的“沙参”(图37)系写生原创图。但“杏叶沙参”(图38)仿绘《草木典》图36、“细叶沙参”(图39)仿制《救荒》图13。

《本草纲目》金陵本：清代本草的沙参图，一般不采用《图经》的图。因为此时已有较多简单实用的沙参图。《纲目》金陵本“沙参”(图20)虽然简陋，却系原创，特征突出。此后《纲目》钱蔚起本同名图(图21)、张本同名图(图22)均在仿绘基础上加以润饰(参下“鉴药”项)。《本草备要》“沙参”(图33)、黄宫绣《本草求真》同名图(图34)均仿《本草纲目》金陵本图。《本草简明图说》“沙蓡”(图40)看似潇洒飘逸,但细揣其构图形态,也似修饰《纲目》金陵本之“沙参”图20。《本草汇》“沙参”(图31)乃截取《纲目》钱本图21的根部绘成。

《本草原始》：该书沙参仅绘了药材图(图24)。此后《本草汇言》“沙参”(图30)与前图完全一致。《本草纲目类纂必读》“沙参”(图32)则全仿《原始》图。

以上40图中，除31幅属仿绘图外，还有9幅原创图(图4、5、6、11、12、13、20、24、37)，详见下“鉴药”项。

【文录】

《本经》《别录》(见《证类》卷7“沙参”) **一名知母**，一名苦心，一名志取，一名虎须，一名白参，一名识美，一名文希。生河内川谷及冤句、般阳续山。

三国《吴氏本草》（见《御览》卷99“沙参”） 白沙参：一名苦心，一名识美，一名虎须，一名白参，一名志取，一名文虎……生河内川谷，或般阳续山。三月生，如葵叶青，实白如芥，根大如芜菁。

《别录》（见《证类》卷30“有名未用·羊乳”） ……一名地黄。三月采，立夏后母死。

梁《本草经集注》（见《证类》卷7“沙参”） 陶隐居云：今出近道。丛生，叶似枸杞，根白实者佳……

唐《唐本草》（同上） 紫参、牡蒙，各是一物，非异名也。今沙参出华州为善。

后蜀《蜀本草》（同上）《蜀本》:《图经》云：花白色，根若葵根。

宋《本草图经》（同上）《图经》曰：沙参，生河内川谷及冤句、般阳续山，今出淄、齐、潞、随州，而江、淮、荆、湖州郡或有之。苗长一二尺以来，丛生崖壁间，叶似枸杞而有叉牙。七月间紫花，根如葵根，筋许大，赤黄色，中正白实者佳，二月、八月采根，暴干。南土生者，叶有细有大，花白，瓣上仍有白黏胶，此为小异。

明《救荒本草》卷上之后“沙参” ……今辉县太行山边亦有之。苗长一二尺，丛生崖坡间，叶似枸杞叶，微长而有叉牙锯齿，开紫花，根如葵根，赤黄色，中正白实者佳……又有杏叶沙参及细叶沙参，气味与此相类，但《图经》内不曾该载此二种叶苗形容，未敢并入本条，今皆另条开载。/ **“杏叶沙参”** 一名白面根。生密县山野中。苗高一二尺，茎色青白，叶似杏叶而小，边有叉牙，又似山小菜叶，微尖而背白，梢间开五瓣白碗子花。根形如野胡萝卜，颇肥，皮色灰黪，中间白色。味甜，性微寒。《本草》有沙参，苗叶根茎其说与此形状皆不同，未敢并入条下，乃另开于此。其杏叶沙参，又有开碧色花者……治病：与本草草部下沙参同用。**/“细叶沙参”** 生辉县太行山山冲间。苗高一二尺，茎似箭竿，叶似石竹子叶而细长，又似水蓑衣叶，亦细长。梢间开紫花，根似葵根而粗，如拇指大，皮色灰，中间白色。味甜，性微寒。本草有沙参，苗叶茎状，所说与此不同，未敢并入条下。今另为一条，开载于此。

明《本草纲目》卷12“沙参” 【释名】铃儿草（《别录》）[1]、羊婆奶（《纲目》）。【时珍曰】沙参白色，宜于沙地，故名。其根多白汁，俚人呼为羊婆奶，《别录·有名未用·羊乳》，即此也。此物无心味淡，而《别录》一名苦心，又与知母同名，不知所谓也。铃儿草，像花形也。【集解】【时珍曰】沙参处处山原有之。二月生苗，叶如初生小葵叶而团扁不光。八九月抽茎，高一二尺。茎上之叶则尖长如枸杞叶而小，有细齿。秋月叶间开小紫花，长二三分，状如铃铎，五出，白蕊，亦有白

1 别录：《别录》无此名，当出《纲目》。

花者。并结实，大如冬青实，中有细子。霜后苗枯。其根生沙地者长尺余，大一虎口，黄土地者则短而小。根茎皆有白汁。八九月采者白而实，春月采者微黄而虚。小人亦往往扎蒸压实以乱人参，但体轻松，味淡而短耳。

清·吴其浚《植物名实图考》卷7“沙参” 处处皆有。以北产及太行山为上，其类亦有数种。详《救荒本草》。花与荠苨相同，惟叶小而根有心为别。

【鉴药】

“沙参”首见《本经》，是古今常用的清肺养肺良药。时珍释名云：“沙参白色，宜于沙地，故名。”《吴普本草》已简略描述沙参的形态：“如葵叶青，实白如芥，根大如芜菁。”此后历代本草补充记载其“花紫”“葵根”等特征，同时也出现了一些沙参的混淆品图文。《本草纲目》将《证类》中有名未用类的“羊乳”并入沙参。李时珍对本品的归纳与记载最为准确，指出了本品基生叶（“如初生小葵叶而团扁不光”）与茎生叶（“茎上之叶则尖长如枸杞叶而小有细齿”）的差别与细微特征。又突出了沙参属植物的花“状如铃铎”（花冠钟状），花或紫或白的特点。“根茎皆有白汁”则是桔梗科许多植物共有的特征。也因此沙参有“铃儿草”“羊婆奶”等别名。至于具体种类，则需要参考诸本草中的原创药图。

1.《本草图经》：不同产地沙参图三幅（图4、5、6）。

图4“归州沙参”显示一粗大纺锤形的根，叶为二回三出复叶，花密集聚于枝顶，成伞形。此显然是伞形科植物。“归州”即今湖北秭归。此图似为后世伞形科的北沙参*Glehnia littoralis* Fr. Schmidt ex Miq.。

图5“淄州沙参”绘出两棵直立草本，根膨大多须，叶轮生。近代植物学家一致认为此即桔梗科植物轮叶沙参*Adenophora tetraphylla*（Thunb）Fisch，谢宗万认为也可能包括形态与之略为相似的展枝沙参*A. divaricata* Franch et Savat 在内。[1]

图6“随州沙参”有数枝根横生膨大的根，几类姜形。叶小且密集轮生，茎有棱，花小聚于枝顶，钟状。其花、叶虽近似桔梗科植物轮叶沙参*A. tetraphylla*，但药用部分差异甚大，难以确定。

从以上三图可知，宋代各地沙参并不完全一致，且非后世沙参来源的主流。

2.《救荒本草》：该书在沙参正条出示的图（图11）为直立草本，不分枝，叶互生，无柄，椭圆形，边缘有锯齿，未绘出基生叶。根狭圆锥形，无花。结合该书文字描述（“叶似枸杞叶，微长而有叉牙锯齿，开紫花，根如葵根”），可认为是桔梗科植物沙参*Adenophora stricta* Miq.。

图12“杏叶沙参”出示两株直立草本植物，叶卵圆形，有缺刻，叶柄明显，但未绘基生叶。钟状花清晰。其形态描述云：“叶似杏叶而小，边有叉牙，又似山小菜叶，

1 谢宗万：《中药材品种论述》上册，上海：上海科学技术出版社，1980：108.

微尖而背白，梢间开五瓣白碗子花，根形如野胡萝卜，颇肥……又有开碧色花者。”谢宗万赞同此种即桔梗科植物杏叶沙参*Adenophora hunanensis* Nannf ,[1]《中国植物志》亦取此说。[2]

图13“细叶沙参”所示根形与上两种同。有数茎，不分枝，叶片条形，互生。其文字提及“叶似石竹子叶而细长”，“梢间开紫花，根似葵根而粗，如拇指大，皮色灰，中间白色。”今鉴定为细叶沙参*Adenophora paniculata* Nannf 。[3]

以上图12、图13,《救荒》谓“《图经》内不曾该载此二种叶苗形容，未敢并入本条”。

3.《本草纲目》金陵本：该本沙参（图20）十分简洁，没有沿袭前人本草旧图，有可能是写生绘制。图示一直立草本，不分枝，根膨大，基生叶大而有柄，茎生叶椭圆形。花冠钟状。此图形与《纲目》文字描述一致，可鉴定为桔梗科植物沙参*Adenophora stricta* Miq.。《纲目》钱本图21在金陵本基础上略加润色。《纲目》张本图22花序以下均仿绘金陵本图，但钱本、张本所绘基生叶都改变了金陵本的如小葵叶之基生叶，且抹去了叶柄，不如金陵本真实。张本还改绘了花序及花形，反不如金陵本准确。

4.《本草原始》：此书绘制沙参药材图1幅（图24），展示长条近圆柱体的沙参，上部略膨大。此与今所用沙参同。因未绘原植物，难以确定种类。

5.《植物名实图考》：正品沙参（图37）描绘生动细致。茎生叶无柄，互生，未绘出基生叶。花与花序表现得最为真确。当为今桔梗科植物沙参*Adenophora stricta* Miq.。[4]

【小结】

沙参入药历史悠久，但早期来源不止一种，包括后世传承多用的桔梗科沙参属植物轮叶沙参*Adenophora tetraphylla*（Thunb）Fisch。《本草纲目》中的沙参形态描述及附图均表明此药为同科属植物沙参*A. stricta* Miq.。《救荒本草》《植物名实图考》正品沙参图亦为此种。但《救荒本草》还绘制了同科属植物杏叶沙参*A. hunanensis* Nannf及细叶沙参*A. paniculata* Nannf。考察沙参原创药图中，以《本草图经》《救荒本草》《本草纲目》（金陵本）《植物名实图考》数书写生图最有鉴定价值。

1　谢宗万：《中药材品种论述》上册，上海：上海科学技术出版社，1980：100.

2　中国科学院《中国植物志》编辑委员会：《中国植物志》，北京：科学出版社，1983，第73（2）卷，104.

3　中国科学院《中国植物志》编辑委员会：《中国植物志》，北京：科学出版社，1983，第73（2）卷，136.（其中引《中国高等植物图鉴》作“紫沙参”）

4　中国科学院《中国植物志》编辑委员会：《中国植物志》，北京：科学出版社，1983，第73（2）卷，104.

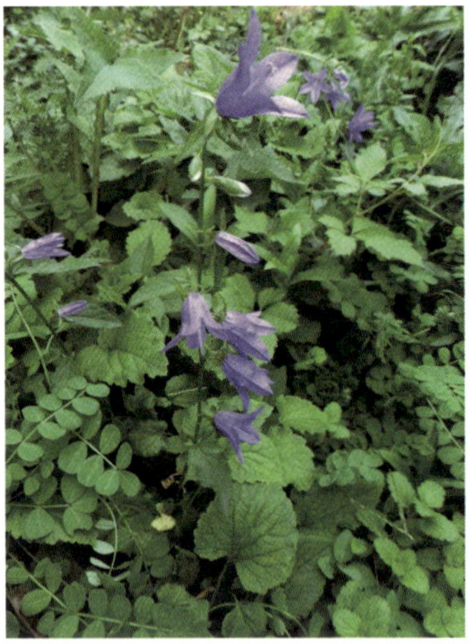

图 41　沙参 *A. stricta*

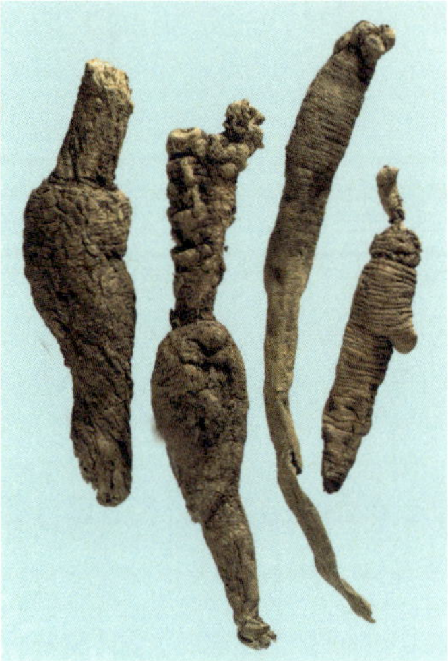

图 42　沙参药材

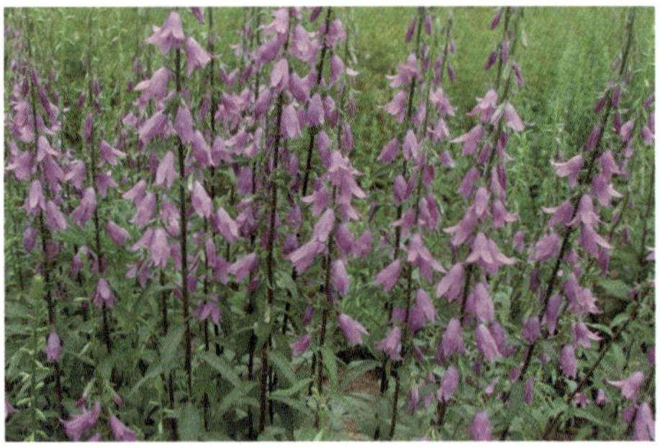

图 43　杏叶沙参 *A. hunanensis*

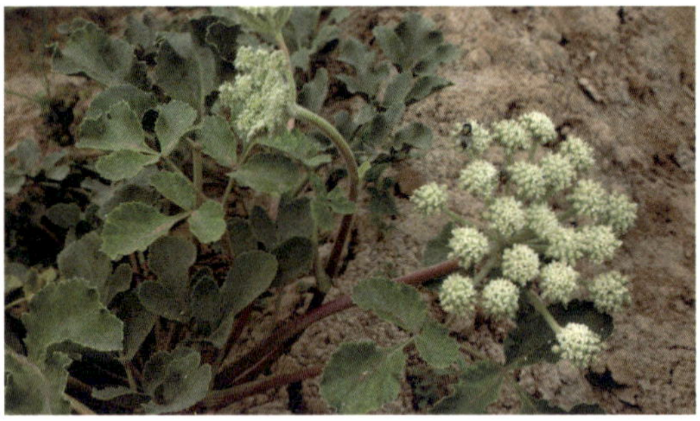

图 44　北沙参 *Glehnia littoralis*

12-5　荠苨

【品图】

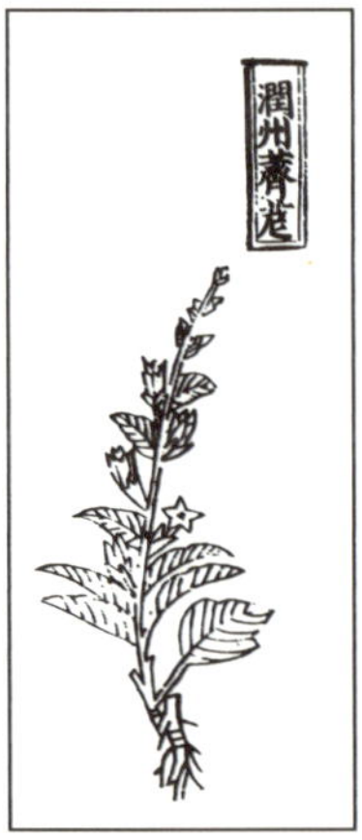

图 1　图经（大）· 润州荠苨

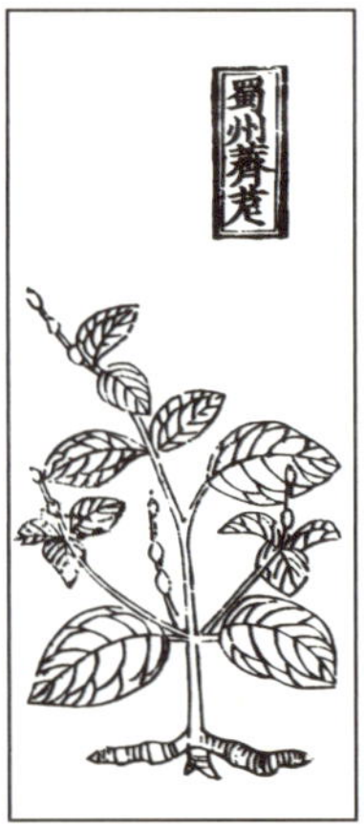

图 2　图经（大）· 蜀州荠苨

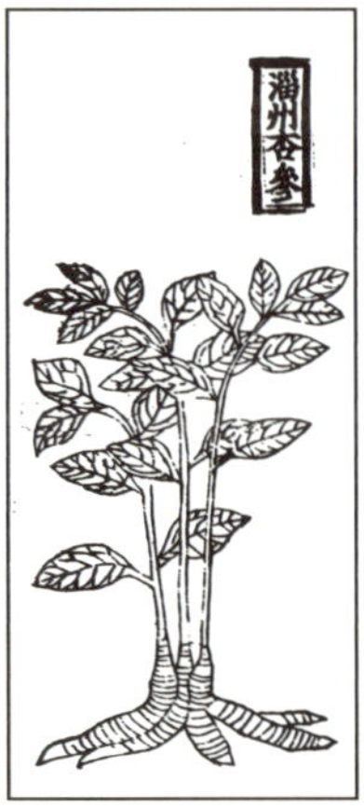

图 3　图经（大）· 淄州杏参

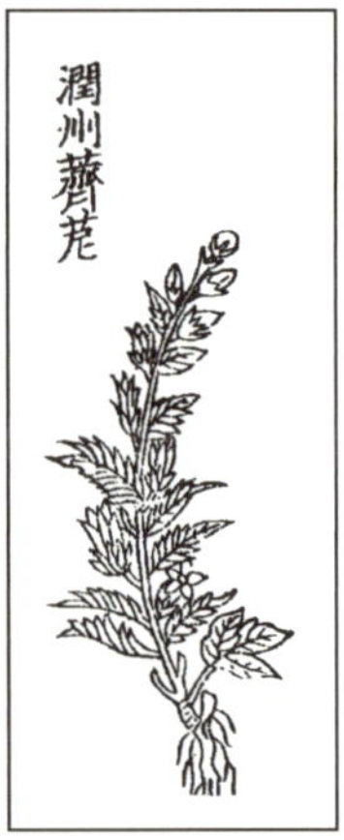

图 4　图经（政）· 润州荠苨

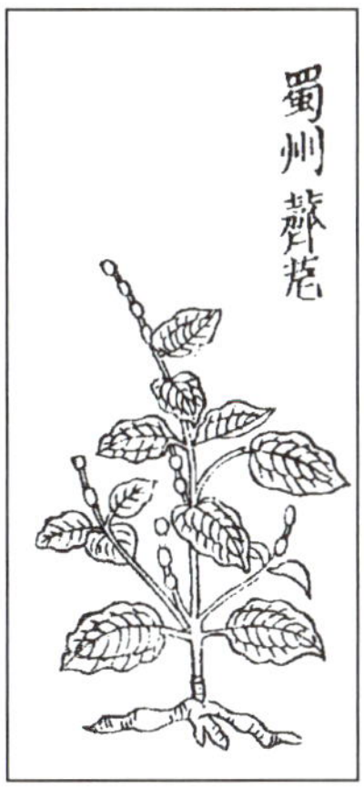

图 5　图经（政）·蜀州荠苨

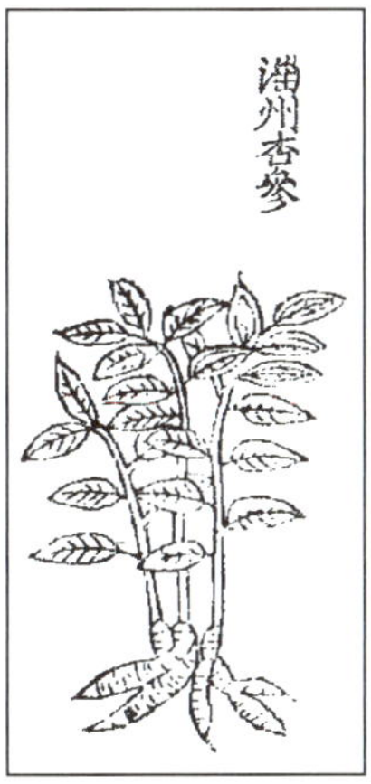

图 6　图经（政）·淄州杏参

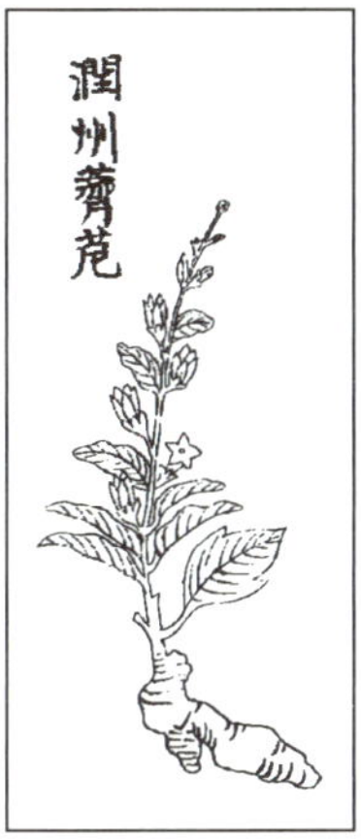

图 7　图经（绍）·润州荠苨

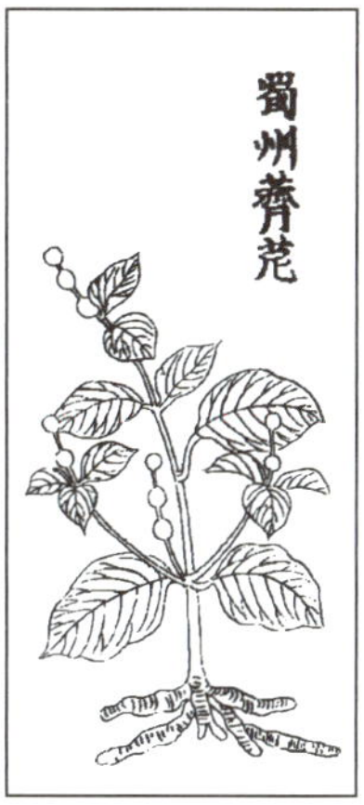

图 8　图经（绍）·蜀州荠苨

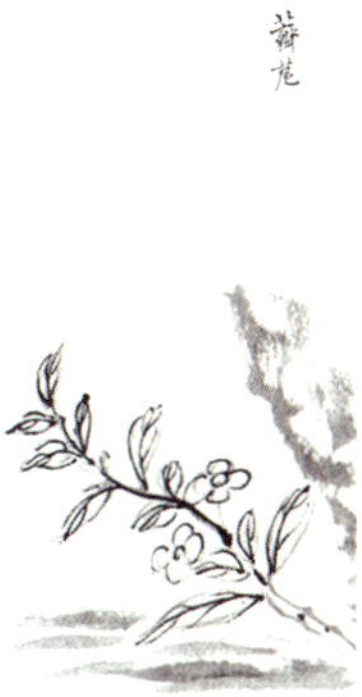

图 9　滇南图·荠苨

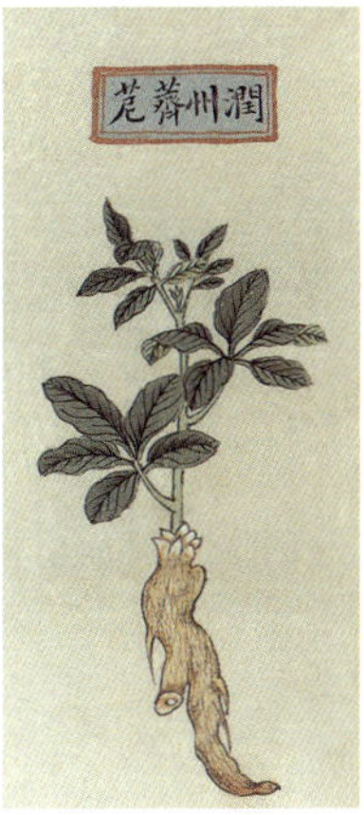

图 10　品汇·润州荠苨

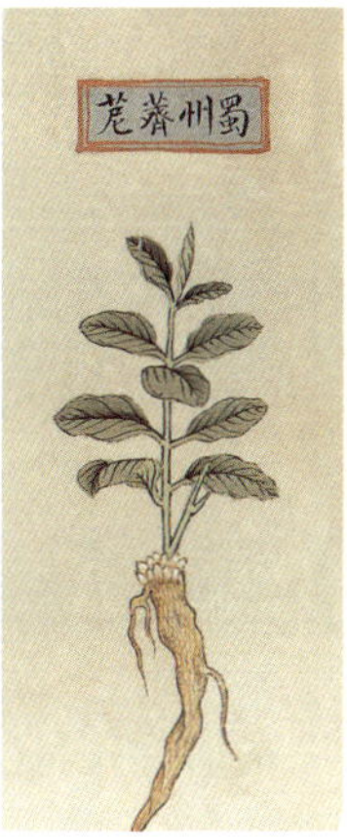

图 11　品汇·蜀州荠苨

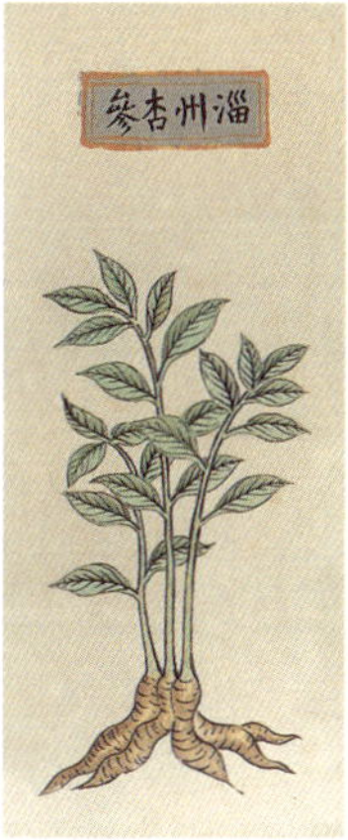

图 12　品汇·淄州杏参

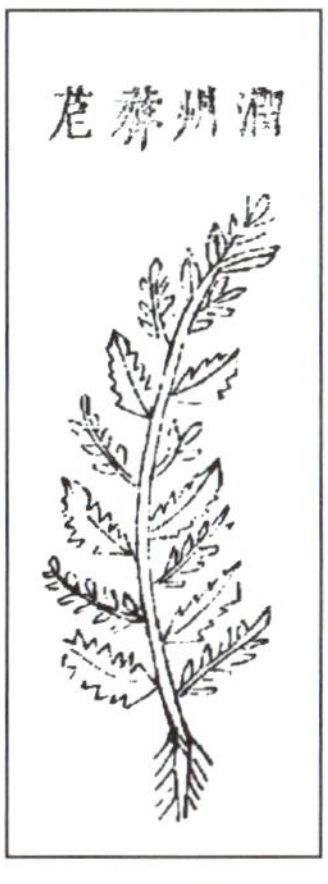

图 13　蒙筌·润州荠苨

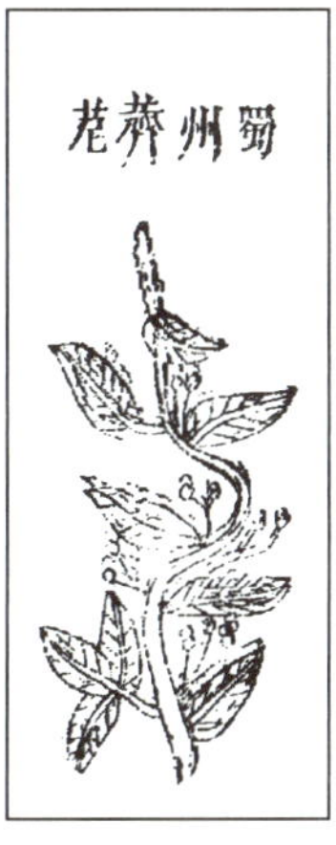

图 14　蒙筌·蜀州荠苨

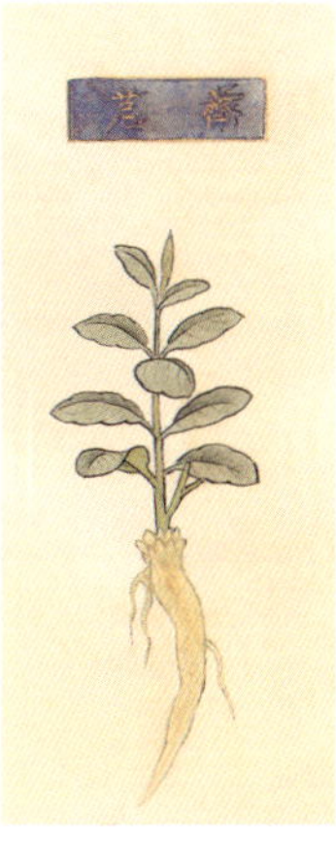

图 15　雷公·荠苨

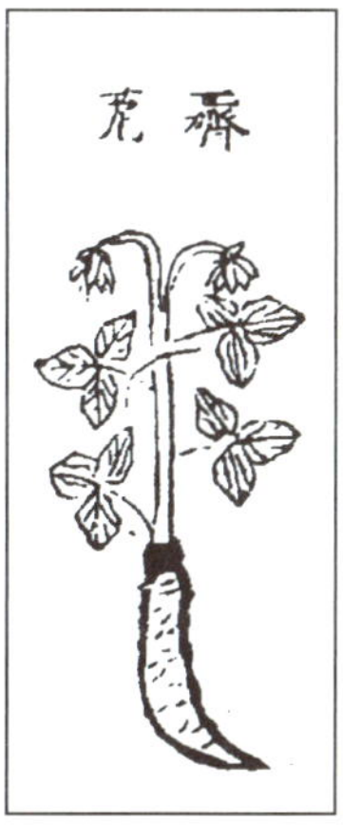

图 16　纲目（金）·荠苨

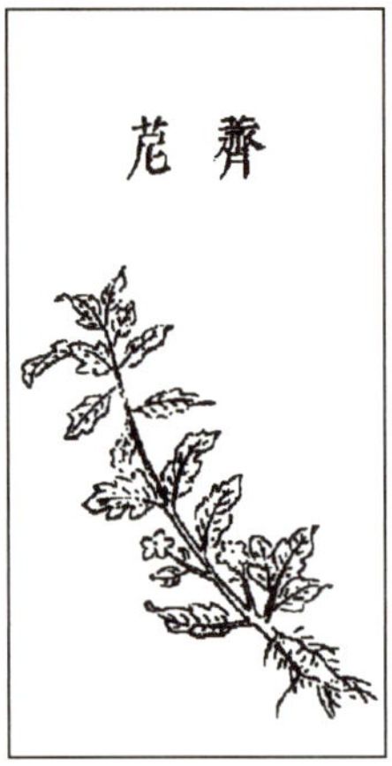

图 17 纲目（钱）·荠苨

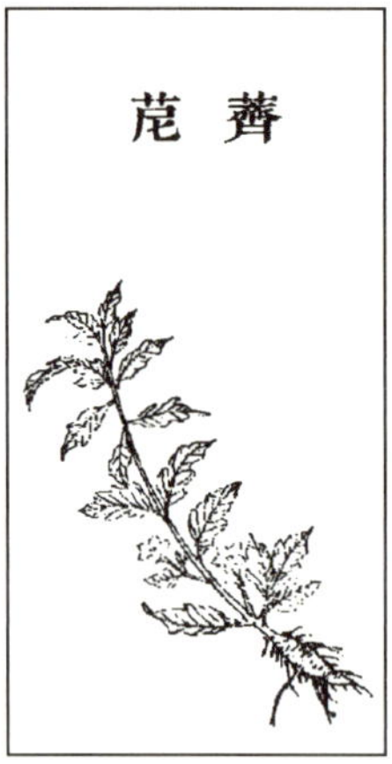

图 18 纲目（张）·荠苨

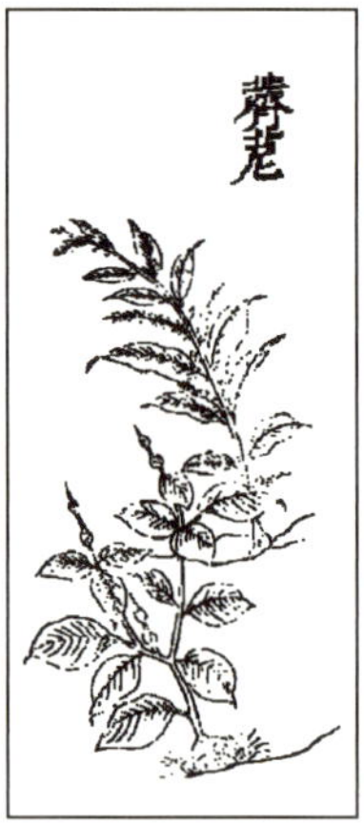

图 19 三才·荠苨

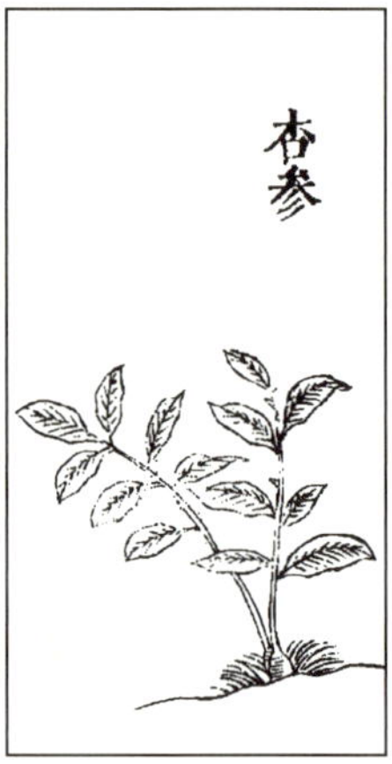

图 20 三才·杏参

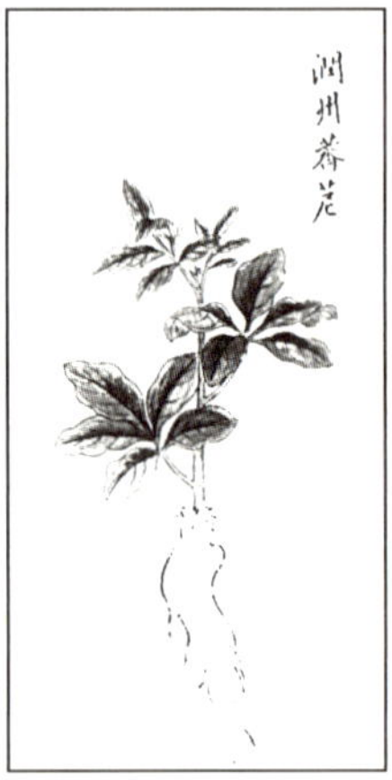

图 21 金石·润州荠苨

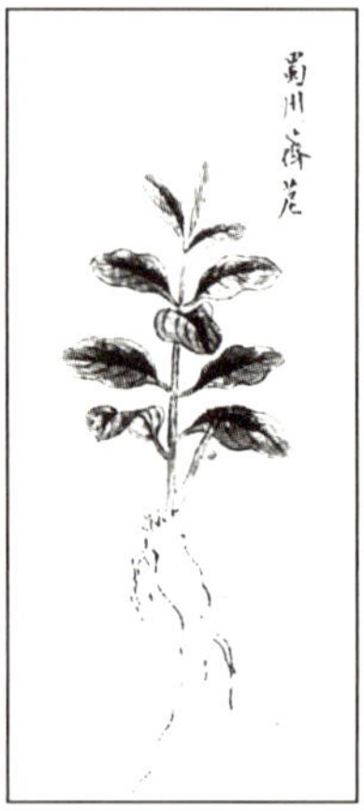

图 22 金石·蜀州荠苨

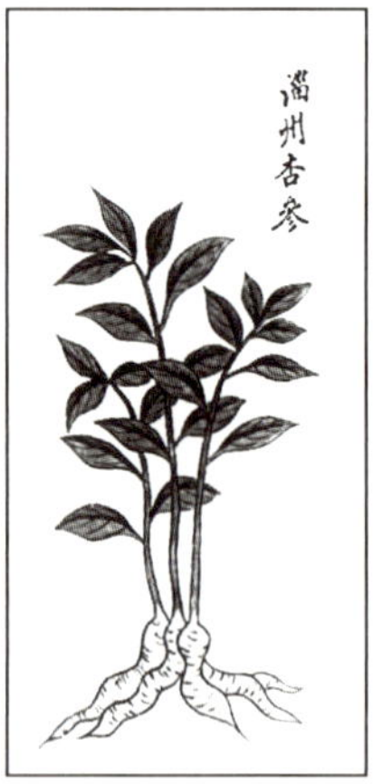

图 23 金石·淄州杏参

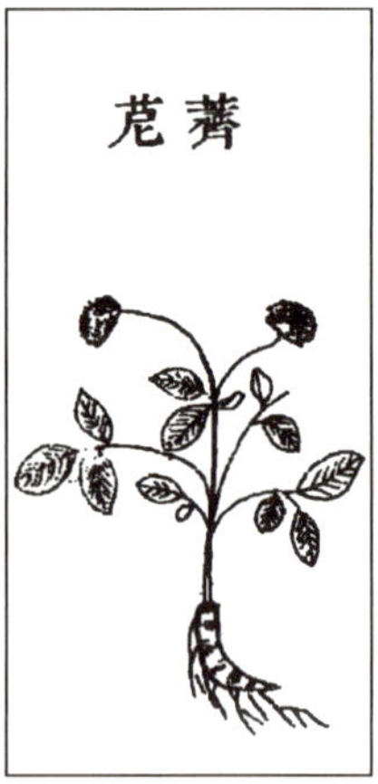

图 24 野谱补·荠苨

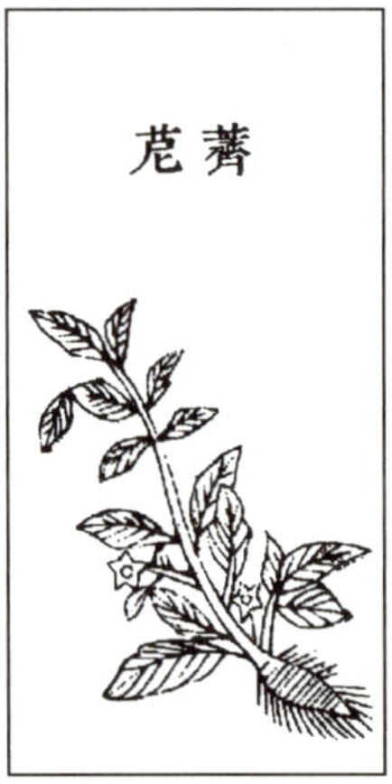

图 25 备要·荠苨

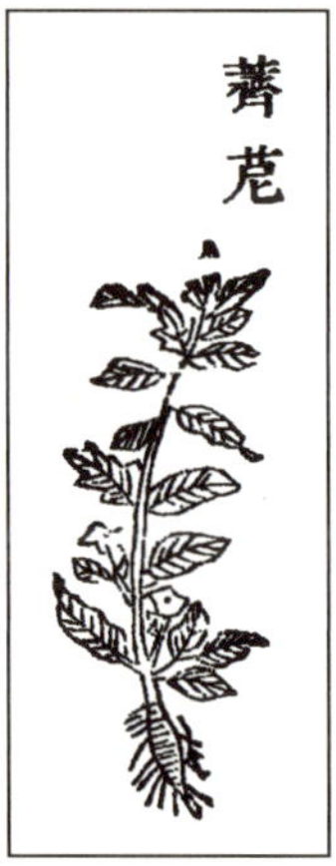

图 26 求真·荠苨

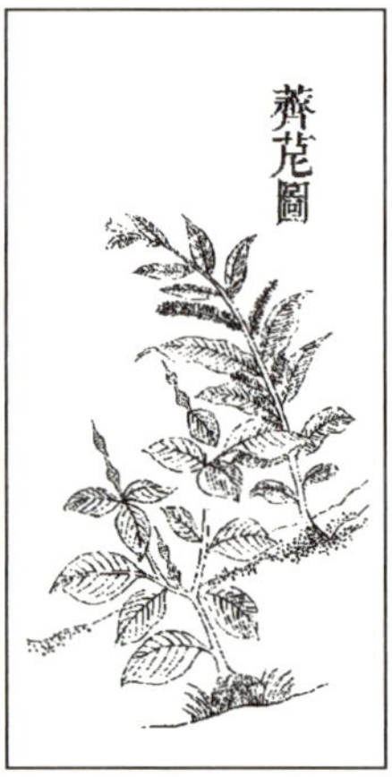

图 27 草木典·荠苨图

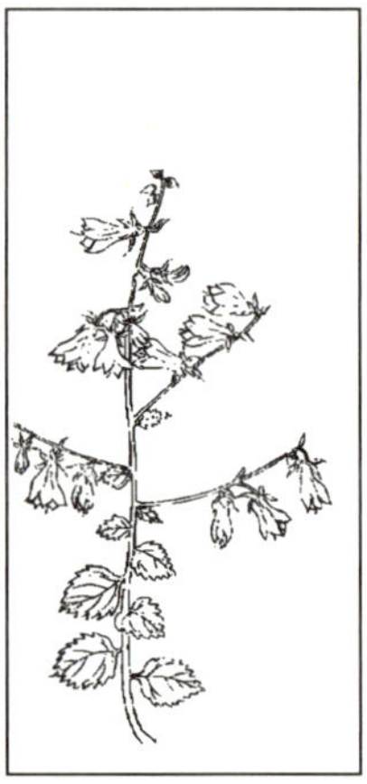

图 28 图考·荠苨

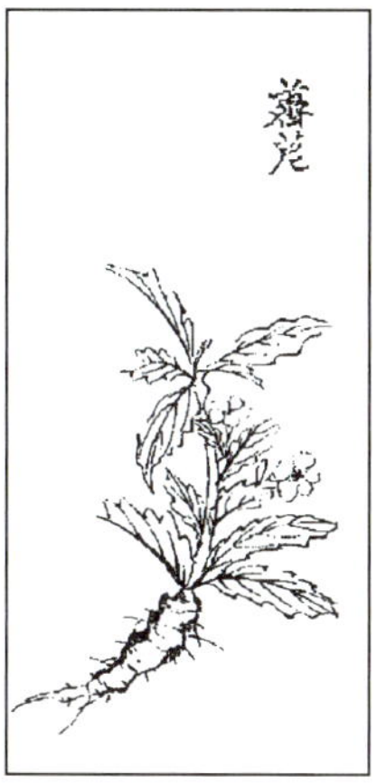
图29　图说·荠苨

本品29图，取自18书，其中7幅彩图。有承继关系及仿绘图可分以下3个书类。

《本草图经》：该书荠苨有“润州荠苨”“蜀州荠苨”两图，分别存于《大观本草》（图1、2）、《政和本草》（图4、5）、《绍兴本草》（图7、8）中。另因《本草纲目》将《图经》外草类的“淄州杏参”合并到“荠苨”条，故本条亦将并入《大观本草》“淄州杏参”（图3）、《政和本草》同名图（图6）。《绍兴本草》无此图。以上3图，在《大观》《政和》《绍兴》中的图形基本相同。今以《政和》图4、图5、图6为《图经》此3图的代表。

仿绘《图经》“润州荠苨”图者有：《本草蒙筌》图13（该图整体形似，但花、叶等细节多失真）。《本草纲目》钱本“荠苨”（图17）仿绘得较好，但叶片外形及根部仍有些许差异。《纲目》张本“荠苨”（图18）亦属仿绘，但较钱本更接近《图经》原图。《本草备要》“荠苨”（图25）仿绘自《纲目》钱本，但画技拙劣，叶片由多缺刻变为全缘。《本草求真》“荠苨”（图26）亦仿绘自《纲目》钱本。

仿绘《图经》“蜀州荠苨”图者较少，其中《本草蒙筌》图14虽然名为“蜀州荠苨”，但图形与《图经》图5相差太大。只有《三才图会》“荠苨”（图19）仿《图经》“润州荠苨”“蜀州荠苨”图，将此二图合绘于一图，并增加土地背景。《古今图书集成·草木典》的“荠苨图”（图27）则仿绘自《三才图会》同名图，将《图经》2种荠苨图合绘于一图。

仿绘《图经》“淄州杏参”图者有《本草品汇精要》同名图（图12）。该图为彩绘，形体大致如《图经》该图。《金石昆虫草木状》同名图（图23）又临摹自《品汇》。此外《三才图会》“杏参”（图20）亦仿绘《图经》，但增加土地背景，仅露出根头部。

《本草品汇精要》：一般说来，对《图经》原有的药物图，《品汇》只是重绘润色。但荠苨图不然。《品汇》虽然沿袭了《图经》的图名，但其“润州荠苨”（图10）、“蜀州荠苨”（图11）无论根、叶，其形状均无与《图经》相似者。《金石昆虫草木状》同名图（图21、22）临摹了《品汇》2图。《补遗雷公炮制便览》的“荠苨”（图15）则系转绘《品汇》的“蜀州荠苨”（图11）。

《本草纲目》：该书的“荠苨”（图16）明显不同于前人之图。故《纲目》钱本、张本都弃之不顾，转向仿绘《图经》图。但《救荒野谱补遗》“荠苨”（图24）居然也是长柄三小叶，顶端花枝二分叉，可见有渊源关系。

以上29图，除19幅属仿绘图外，还有10幅原创或不同于前人之图（图4、5、6、9、10、11、14、16、28、29），详见下“鉴药”项。

【文录】

梁《本草经集注》（见《证类》卷9“荠苨”） 陶隐居云：根、茎都似人参，而叶小异，根味甜绝，能杀毒。以其与毒药共处，而毒皆自然歇，不正入方家用也。**/卷10“桔梗”** 陶隐居云……今别有荠苨，能解药毒，所谓乱人参[1]者便是。非此桔梗而叶甚相似。但荠苨叶下光明滑泽、无毛为异，叶生又不如人参相对者尔。

唐《唐本草》（见《证类》卷10“桔梗”） 唐本注云……陶引荠苨乱人参，谬矣。且荠苨、桔梗，又有叶差互者，亦有叶三四对者，皆一茎直上，叶既相乱，惟以根有心、无心为别尔。

宋《本草图经》（见《证类》卷9“荠苨”）《图经》曰：荠苨……今川蜀、江浙皆有之。春生苗茎，都似人参，而叶小异，根似桔梗根，但无心为异。润州尤多，人家收以为果菜或作脯啖，味甚甘美。二月、八月采根暴干……**/（见《证类》卷30“外草类·杏参”）** 杏参：生淄州田野。主腹藏风壅，上气咳嗽。根似小菜根。五月内采苗、叶。彼土人多用之。

宋《重广补注神农本草并图经》（见《证类》卷9“荠苨”）《别说》云：今多以蒸压扁乱人参，但味淡尔。

宋《本草衍义》卷11“桔梗”《唐本》注云：陶引荠苨乱人参，谬矣。今详之，非也。陶隐居所言，其意止以根言之，所以言乱人参。《唐本》注却以苗难之，乃本注误矣。

明《救荒本草》卷上“杏叶沙参” 一名白面根。生密县山野中。苗高一二尺，茎色青白，叶似杏叶而小，边有叉牙，又似山小菜叶，微尖而背白，梢间开五瓣白碗子花，根形如野胡萝卜，颇肥，皮色灰黲，中间白色。味甜，性微寒。本草有沙参，苗叶根茎，其说与此形状皆不同，未敢并入条下，乃另开于此。其杏叶沙参又有开碧色花者。

明《本草纲目》卷12“荠苨”【释名】莀苨（莀音底，《尔雅》）、甜桔梗（《纲目》）。苗名隐忍。【时珍曰】荠苨多汁，有济泲之状，故以名之。济泲，浓露也。其根如沙参而叶如杏，故河南人呼为杏叶沙参。苏颂《图经》杏参即此也。俗谓之甜桔梗。《尔雅》云：苨，莀苨也。郭璞云：即荠苨也。隐忍，说见下文。【集解】【机曰】荠苨苗茎与桔梗相似，其根与人参相乱。今言苗茎都似人参，近于误也。当以人参、荠苨、桔梗三注参看自明矣。【时珍曰】荠苨苗似桔梗，根似沙参，故奸商往往以沙参、荠苨通乱人参。苏颂《图经》所谓杏参，周定王《救荒本草》所谓杏叶沙参，皆此荠苨也。《图经》云：杏参生淄州田野，根如小菜根。土人五月采苗叶，治咳嗽上气。《救荒本草》云：杏叶沙参，一名白面根，苗高一二尺，茎色青白。叶似杏叶而小，微尖而背白，边有叉牙。杪间开五瓣白碗子花。根形如野胡萝卜，颇肥，皮色灰黪，中间白色。味

1 乱人参：《本草纲目》卷12“荠苨”引作“魏文帝言”，原出晋·张华《博物志》卷4“诸类”，非陶弘景之言。

甜微寒。亦有开碧花者。嫩苗煠熟水淘，油盐拌食。根换水煮，亦可食，人以蜜煎充果。又陶弘景注桔梗，言其叶名隐忍，可煮食之，治蛊毒。谨按《尔雅》云：蒡，隐荵也。郭璞注云：似苏，有毛。江东人藏以为菹，亦可瀹食。葛洪《肘后方》云："隐忍草，苗似桔梗，人皆食之。捣汁饮，治蛊毒。"据此则隐忍非桔梗，乃荠苨苗也。荠苨苗甘可食，桔梗苗苦不可食，尤为可证。《神农本经》无荠苨，止有桔梗，一名荠苨。至《别录》始出荠苨。盖荠苨、桔梗乃一类，有甜、苦二种，则其苗亦可呼为隐忍也。【发明】【时珍曰】荠苨寒而利肺，甘而解毒，乃良品也，而世不知用，惜哉。

明《本草原始》卷1"沙参" 沙参形如桔梗，无桔梗肉实，亦无桔梗金井玉栏之状。又似荠苨，无荠苨色白，亦无荠苨芦头数股之多。然而有心者为桔梗，多芦者为荠苨。市者彼此代充，深为可恨！

【鉴药】

"荠苨"首载于《别录》，主要功效解药毒。李时珍释其名，云"荠苨多汁，有济泥（浓露）之状"，故名。其说颇为牵强。此药在宋代及其以前医药书记载较多，除解毒外，还偶见主治强中、丁肿、消渴、霍乱等疾。陶弘景说此药"不正入方家用"，意即解毒之外，不是方家治疗常用的主药。其根味甜，"人家收以为果菜或作脯啖"（《图经》）。"陕州采为脯，别有法，甚甘美，兼可寄远"（寇宗奭）。到明代此物运用甚稀，所以李时珍感叹："甘而解毒，乃良品也，而世不知用，惜哉！"至今市面上已经没有荠苨药材供应。其根源不是因为缺货及无效，而是该药与沙参、桔梗的外形相似，难以区分。

本品所用为根部，其根膨大味甘。至晚在魏晋时其根就被用来伪充人参。明代荠苨与沙参、桔梗因形似又常混淆，故明李中立《本草原始》云："市者彼此代充，深为可恨！"荠苨与桔梗的混淆始于《别录》，桔梗有一别名就是荠苨。《唐本草》认为："荠苨、桔梗，又有叶差互者，亦有叶三四对者，皆一茎直上。叶既相乱，惟以根有心、无心为别尔。"也就是说荠苨、桔梗的叶形变化太大，要鉴别只有依靠其根。桔梗根有心（内有一条木质的硬心）、荠苨根无心（其维管束的木质部不会形成一条硬木心）。桔梗鲜时辛苦，荠苨味甜，亦好区别。但地上部分的鉴别却不那么容易。

谢宗万在"荠苨与杏叶沙参"一篇中，认为《证类本草》的"润州荠苨"图似为沙参*Adenophora stricta* Miq.。但"蜀州荠苨"附图粗糙，很难断定它是哪一种。《本草纲目》金陵本绘图有误，难辨其种。只有《植物名实图考》的荠苨绘图精美，可考为心叶沙参*Adenophora trachelioides* Maxim.，所以《高等植物图鉴》《中国植物志》等均将此种视为荠苨的正品。在此以前的中日诸植物名著多将疏花沙参*Adenophora remotiflora* Miq.及其他同属植物订为荠苨。[1]可见荠苨与沙参乃同属植物，前辈学

1　谢宗万：《中药材品种论述》上册，上海：上海科学技术出版社，1980：104.

者在考其来源时倍感困难。《中国植物志》指出，桔梗科沙参属起源较晚，变异大，不稳定，故属下分类十分困难，缺乏稳定而可赖以分类的特征，很难据单个性状定种。[1]由此推知，古人就更难以区分荠苨与沙参了。

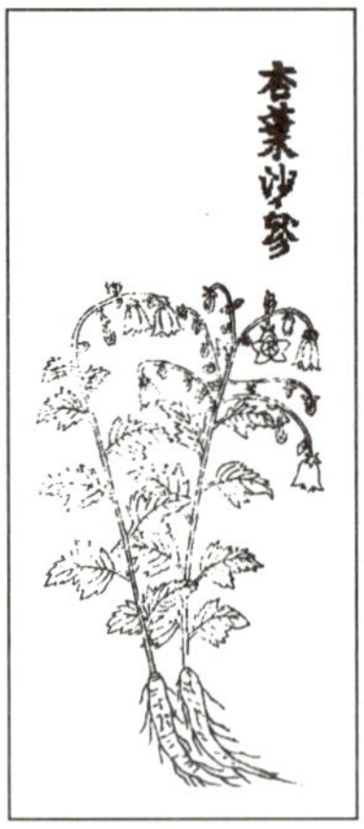

图 30　救荒•杏叶沙参

李时珍在“荠苨”条并入了《证类本草》所载《图经》外草类的“淄州杏参”，并指出：“荠苨苗似桔梗，根似沙参……苏颂《图经》所谓杏参，周定王《救荒本草》所谓杏叶沙参，皆此荠苨也。”（图30）。“杏叶沙参”在“沙参”条下定为杏叶沙参 *Adenophora hunanensis* Nannf.。《图经》“淄州杏参”图与《救荒本草》“杏叶沙参”图显然不是同一种植物。李时珍仅据名称“杏参”“杏叶沙参”，就将二药确定为“皆此荠苨”，理由并不充分。又李时珍考证诸书，谓“隐忍非桔梗，乃荠苨苗也。荠苨苗甘可食，桔梗苗苦不可食”，遂认定“盖荠苨、桔梗乃一类，有甜、苦二种”，此说更增添混乱。既言杏叶沙参即荠苨，又言荠苨即桔梗，岂非杏叶沙参亦是桔梗？可见古代沙参、荠苨、桔梗何等混乱。《本草原始》主张从根部来区分三者：“沙参形如桔梗，无桔梗肉实，亦无桔梗金井玉栏之状。又似荠苨，无荠苨色白，亦无荠苨芦头数股之多。然而有心者为桔梗，多芦者为荠苨。”此说可备采用。

但古今皆无异议的是，荠苨与沙参属于近缘植物。鉴于沙参属植物定种甚难，因此要想依据古代插图去区分荠苨、沙参自然更加困难。以下分述各类植物图所代表的植物。

1.《本草图经》：该书有图3幅，今分而述之。“润州荠苨”（图4）绘一完整的草本植物，根头稍粗，须根较多。一茎直立，茎生叶具长柄，心形，茎生叶互生或对生，长椭圆形，叶缘为单锯齿。花与叶相间而生，花萼明显，花冠筒状，有五裂。此图花形确如沙参属植物，但花序则不支持此说。前已述及，谢宗万认为此图似为沙参 *A.stricta* Miq.。

“蜀州荠苨”（图5）无直立根，其根横走。叶大，有短柄，叶脉形状特殊，非一般画家可以想象绘出。花序腋生或顶生，成念珠状。此图不具备桔梗科植物的特征。其图并不粗糙，但却难以确定其科属。

“淄州杏参”（图6）根部描绘似为根多分枝、多芦头的植株，其叶长椭圆形，互生，短柄；无花。此图与《救荒本草》“杏叶沙参”图（图30）相差甚大。孙启明《苏图研究》谓是桔梗科杏叶沙参*Adenophora axilliflora* Borb.。此种即今昆明沙参*Adenophora stricta* Miq. subsp. *confusa*（Nannf.）Hong。由于图6只绘有叶片与根部，似无法凭此鉴定为

1　中国科学院《中国植物志》编辑委员会：《中国植物志》，北京：科学出版社，1983，第73（2）卷，115.

昆明沙参。但该图根部的多芦头，倒是与《原始》所载“多芦者为荠苨”相吻合。

2.《滇南本草图说》：该书“荠苨”（图9）绘一山石间生长的植物，根被土地遮蔽，叶为长椭圆形、互生。叶腋间出花两朵，花瓣4。此花显然不是桔梗科植物所应有。此图不具备可供鉴定的特征，无可考。

3.《本草品汇精要》：该书的“润州荠苨”（图10）根部粗大，下部有分支，左支截断，断面有木质心。根头部有黄白色的残茎，茎直立，中下部叶为掌状复叶，上部为单叶，全缘，互生。此图与《图经》同名图无任何相似之处。根截面木质心亦不是沙参属植物所应有。不明其所绘植物来源。“蜀州荠苨”（图11）与《图经》同名图相比，根形、叶脉均不相同，且无花序。此图所示虽然有可能是沙参属的植物，但无特异性证据。以上两图的绘图者何以要重新绘图，所据为何，均不明。

4.《本草蒙筌》：该书的“蜀州荠苨”（图14）虽沿袭《图经》的图名，但所绘之图迥然不同。其图未示根部，缺乏认定为荠苨的首要证据。所示一茎较粗大，成S形弯曲。单叶互生，叶长椭圆形，叶中脉突出叶腋间生小花序，有花蕾二三朵。不明所示之植物来源。

5.《本草纲目》（金陵本）：该书“荠苨”（图16）绘有粗大呈胡萝卜状的根，且用黑色示意有芦头。一茎直立，左右各有两片三出复叶，叶有长柄。茎顶花枝左右分叉，各有下垂的花一朵。花瓣数个。《纲目》虽然将杏参并入“荠苨”条，且云《救荒本草》“杏叶沙参”亦是荠苨。但该书图形与杏叶沙参相差太大，难以作为考订品种之用。

6.《植物名实图考》：该书的“荠苨”（图28）截取地上部分，茎单生。单叶互生，叶片近心形，叶缘为单锯齿。花序分枝长，近平展；花冠钟状。此图描述精细，与《中国植物志》等所载的荠苨*Adenophora trachelioides* Maxim.正品相合。《中国植物志》且指出，此种过去常与疏花沙参*A. remotiflora*相混。但荠苨的萼筒倒三角状圆锥形，疏花沙参的萼筒则为倒卵状或倒卵状圆锥形，[1]可资区别。

7.《本草简明图说》：该书的“荠苨”（图29）绘一根形似胡萝卜的植物，茎粗壮，基生叶三枚，长椭圆形，锯齿粗大。叶腋生花，花五瓣。此图所示非桔梗科植物，来源不明。

【小结】

荠苨为首见于《别录》的古老解毒药，宋以后渐次稀用，今市面无此药供应。荠苨根膨大似桔梗、沙参。明代此三味药常“彼此代充”。鉴于沙参属的特殊性，本草文字描述很难确定植物来源。古本草图中，《植物名实图考》“荠苨”当为桔梗科沙参属荠苨*Adenophora trachelioides* Maxim.。《图经》“润州荠苨”似为沙参*A. stricta* Miq.。

1 中国科学院《中国植物志》编辑委员会：《中国植物志》，北京：科学出版社，1983，第73（2）卷，115.

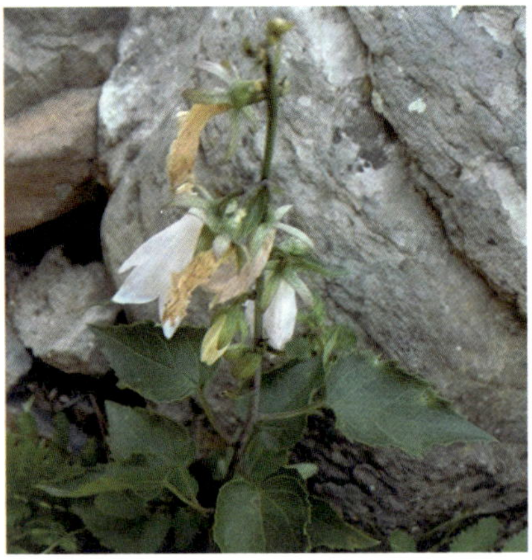

图 31　荠苨 *Adenophora trachelioides*

12–6　桔梗

【品图】

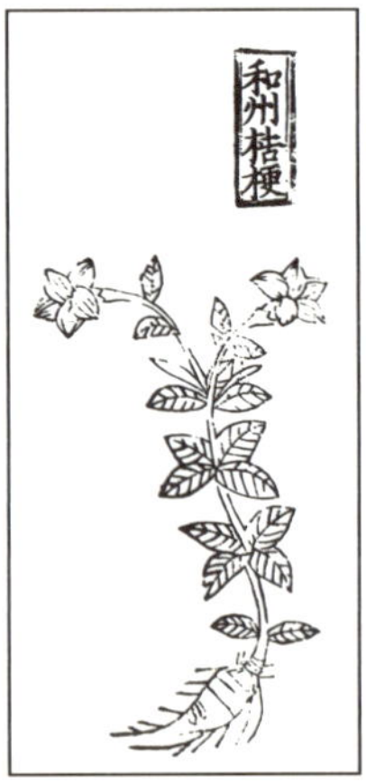

图 1　图经（大）· 和州桔梗

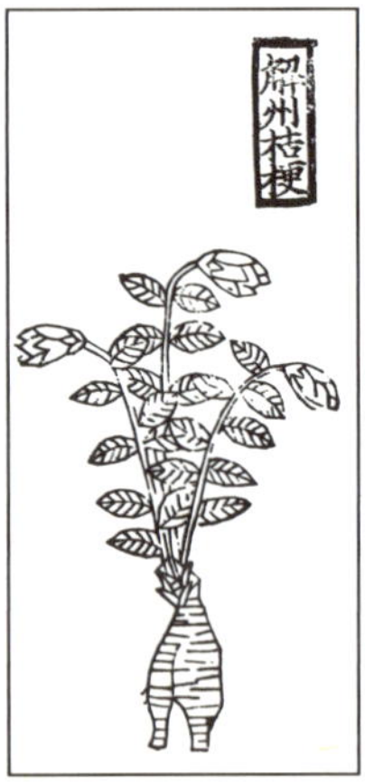

图 2　图经（大）· 解州桔梗

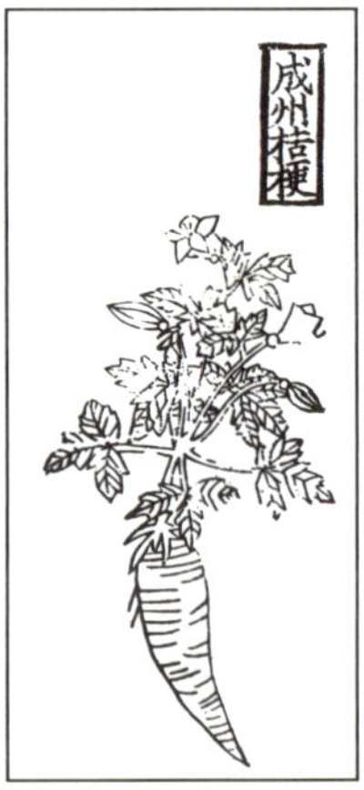

图 3　图经（大）· 成州桔梗

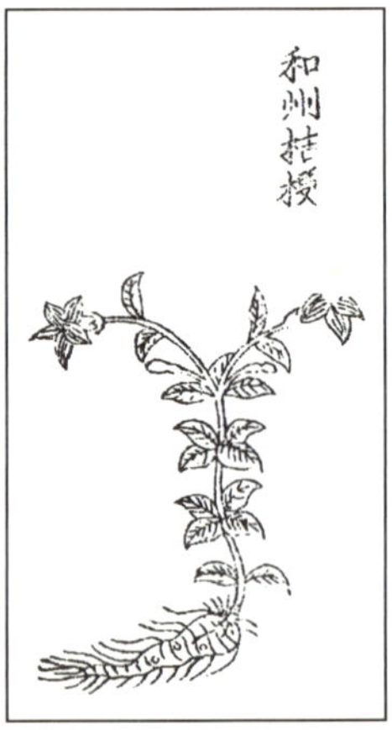

图 4　图经（政）· 和州桔梗

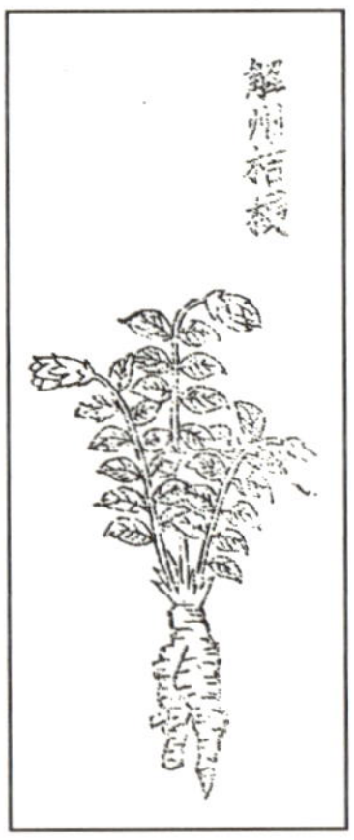

图 5　图经（政）· 解州桔梗

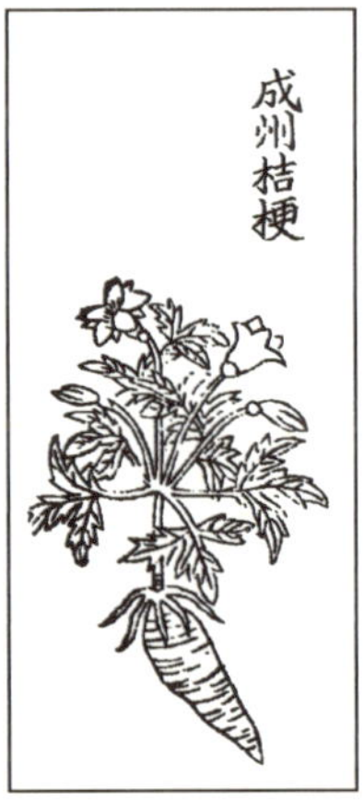

图 6　图经（政）· 成州桔梗

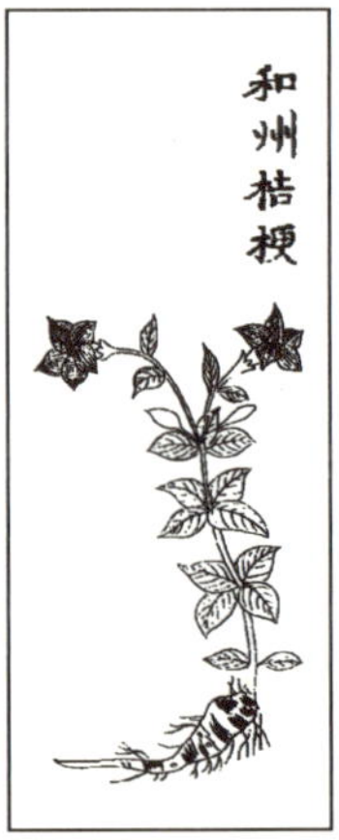

图 7　图经（绍）· 和州桔梗

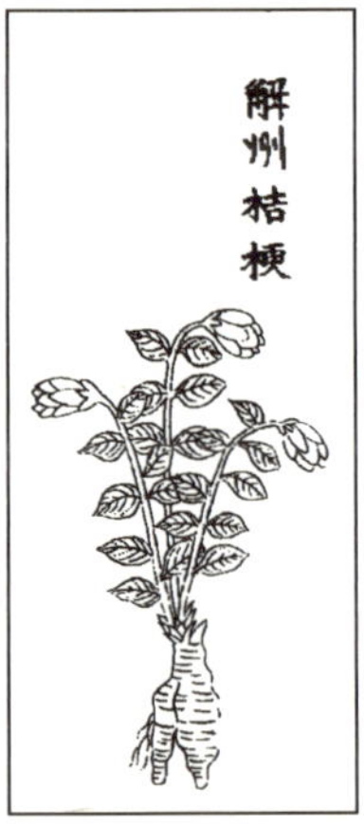

图 8　图经（绍）· 解州桔梗

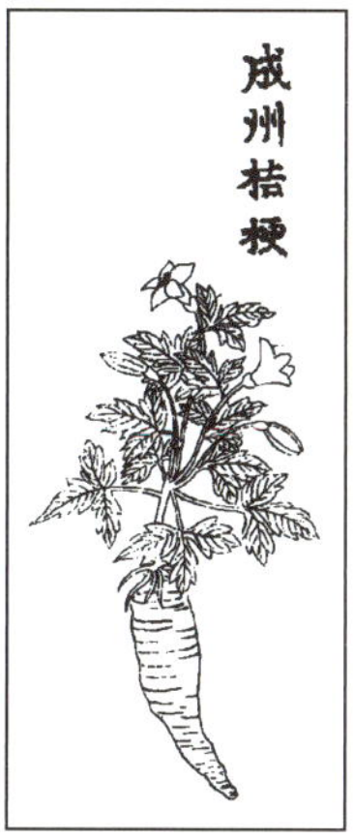

图 9　图经(绍)·成州桔梗

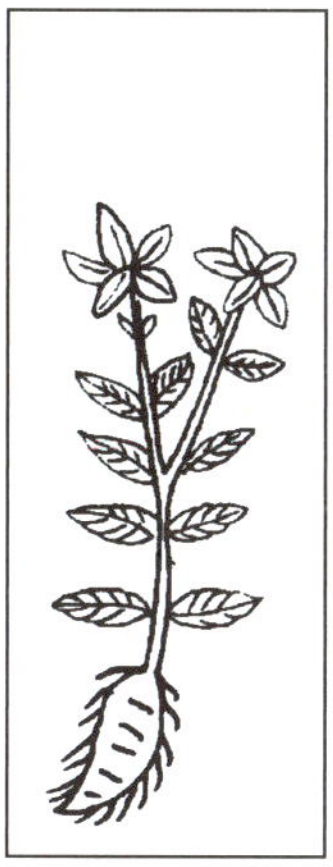

图 10　歌括·桔梗

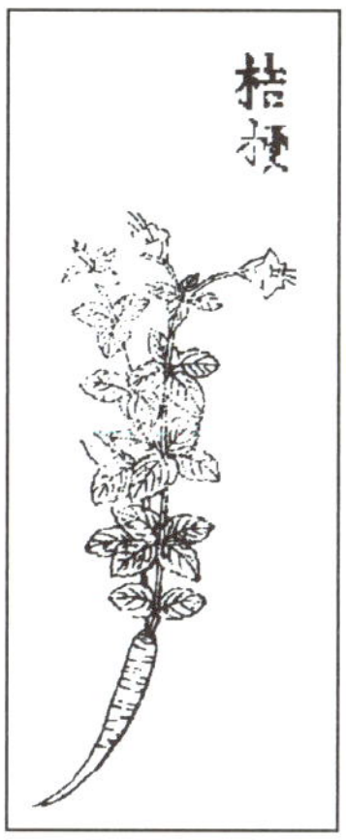

图 11　救荒·桔梗

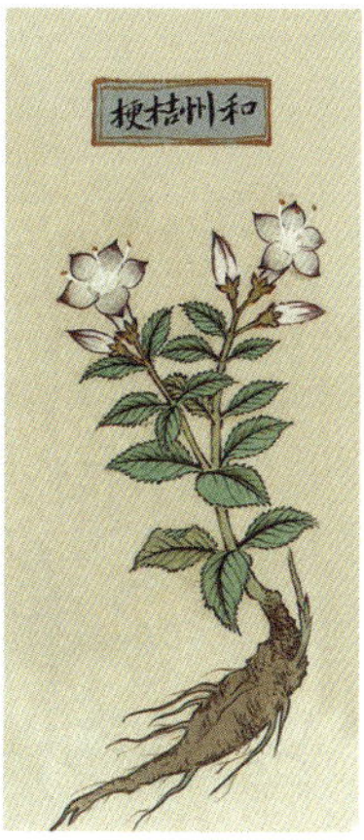

图 12　品汇·和州桔梗

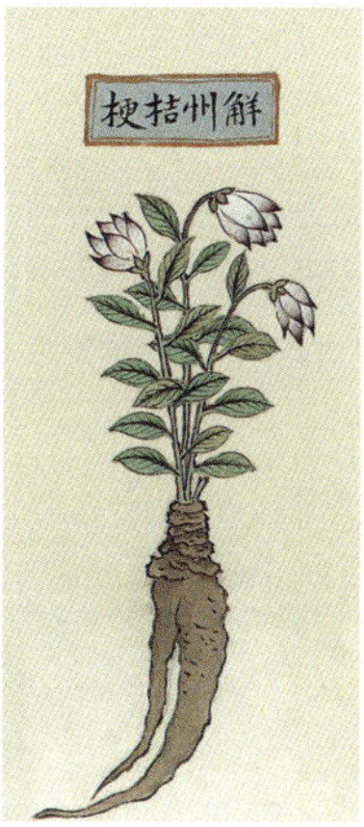

图 13　品汇·解州桔梗

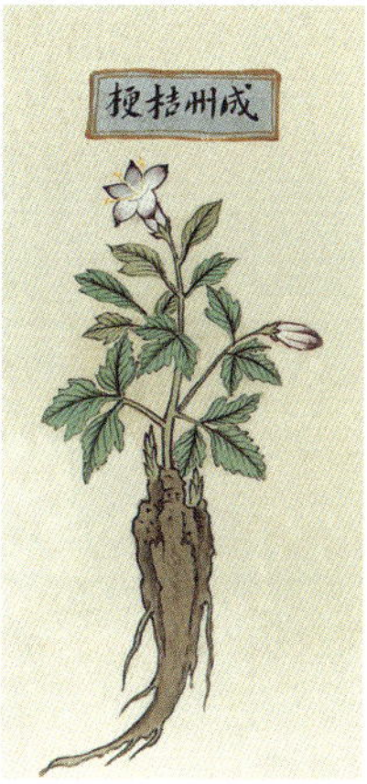

图 14　品汇·成州桔梗

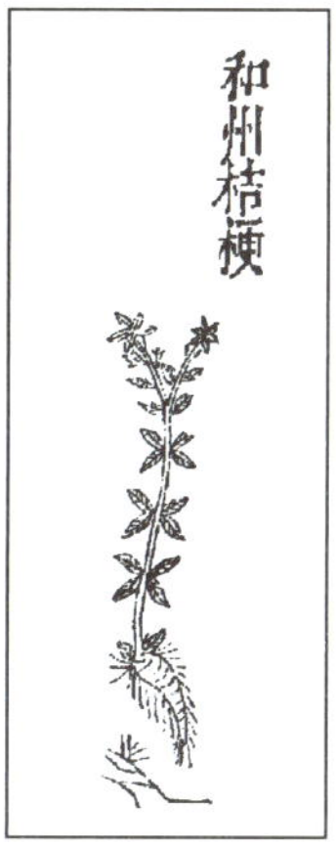

图 15　蒙筌·和州桔梗

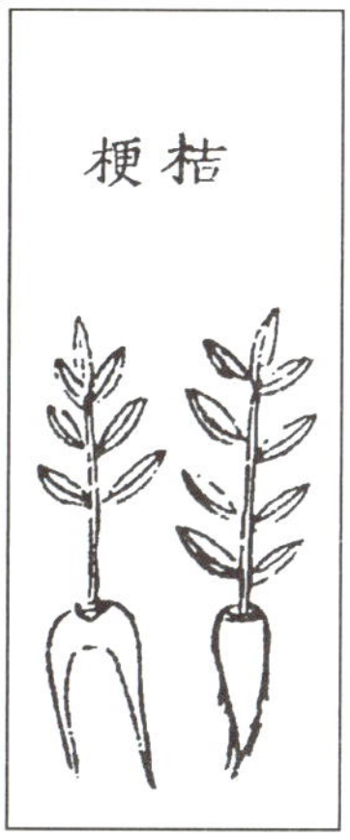

图 16　太乙·桔梗

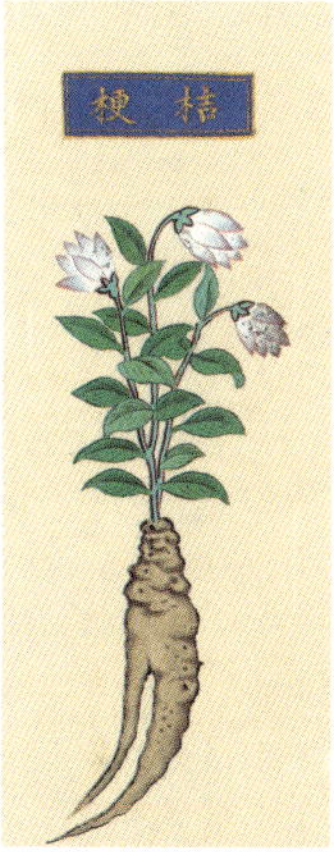

图 17　雷公·桔梗

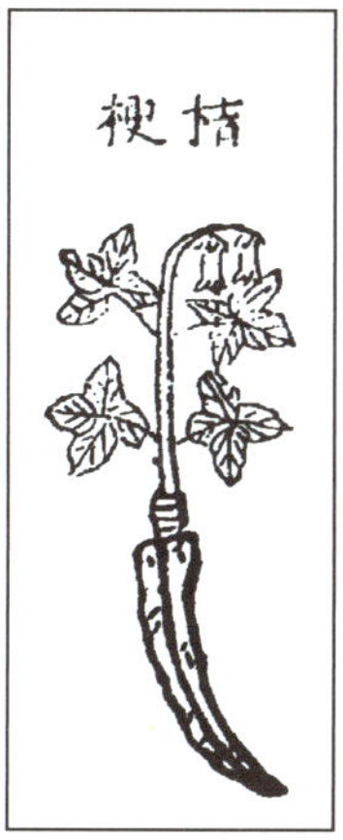

图 18　纲目(金)·桔梗

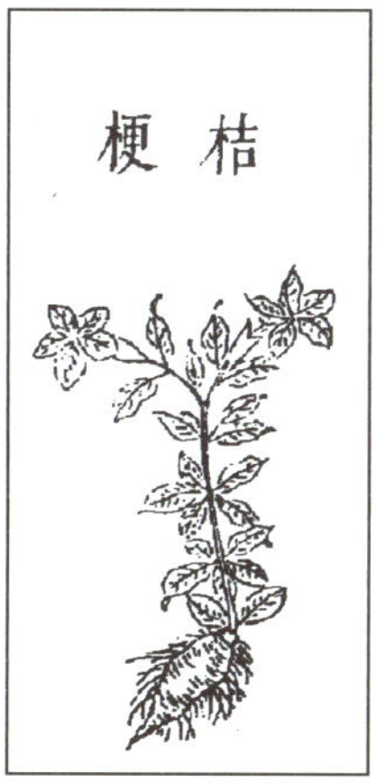

图 19　纲目(钱)·桔梗

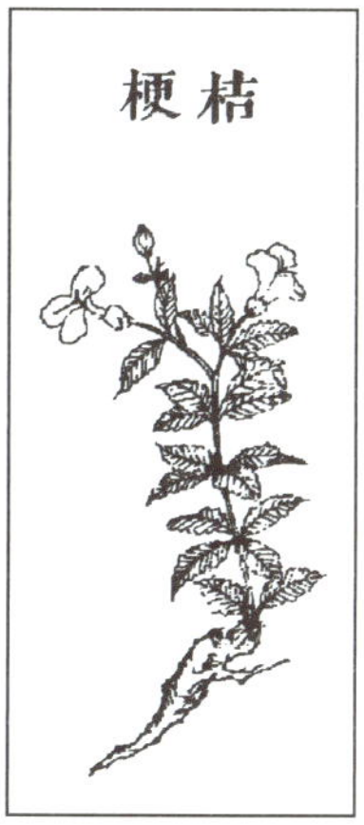

图 20　纲目(张)·桔梗

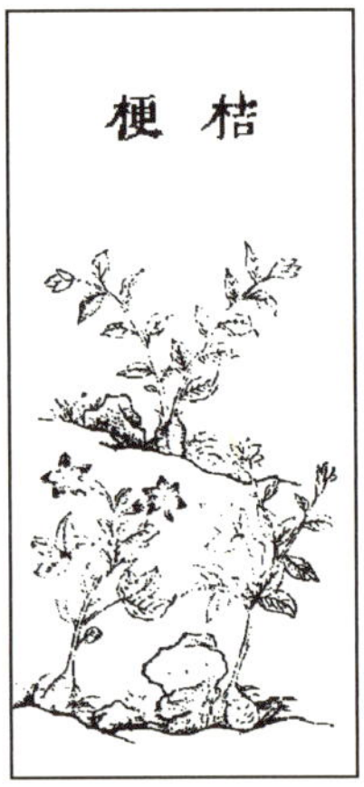

图 21 三才·桔梗

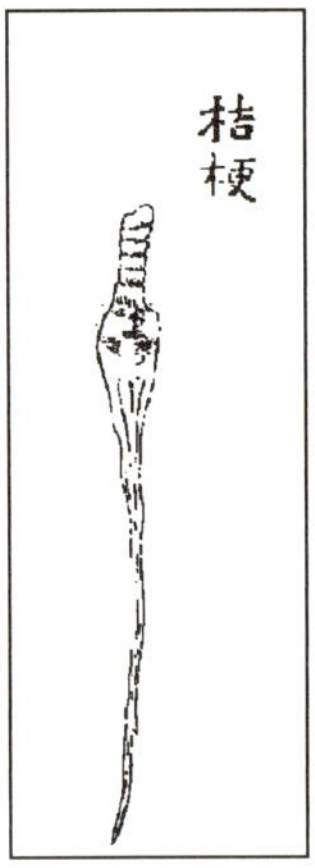

图 22 原始·桔梗

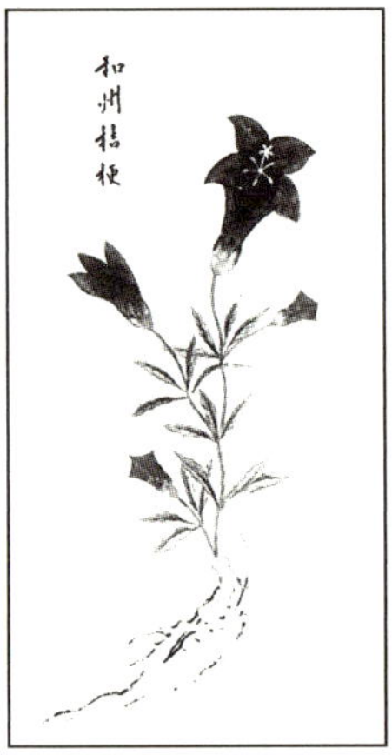

图 23 金石·和州桔梗

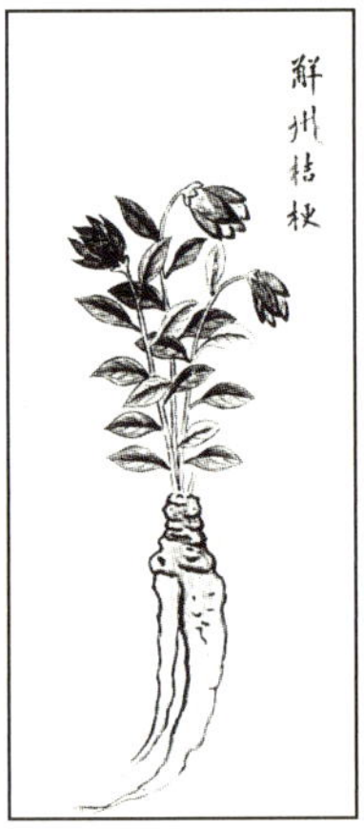

图 24 金石·解州桔梗

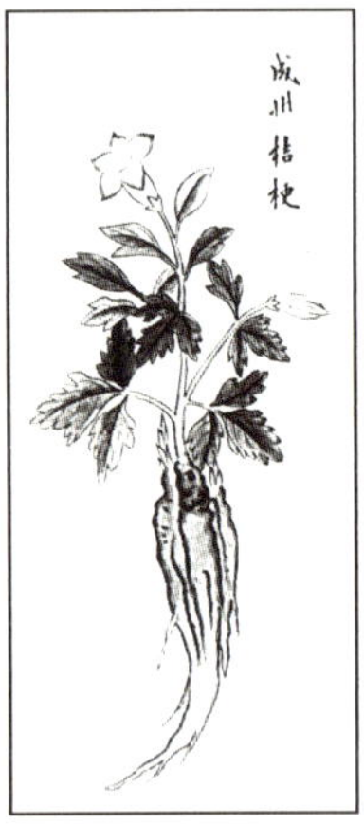

图 25 金石·成州桔梗

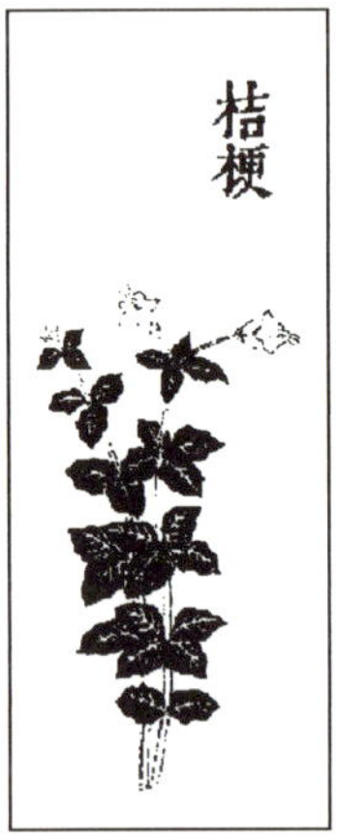

图 26 博录·桔梗

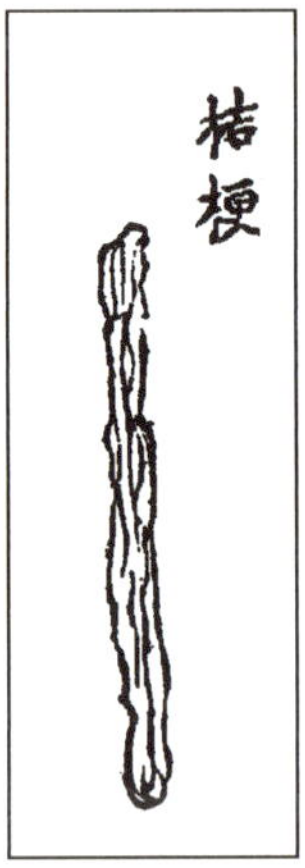

图 27 汇言·桔梗

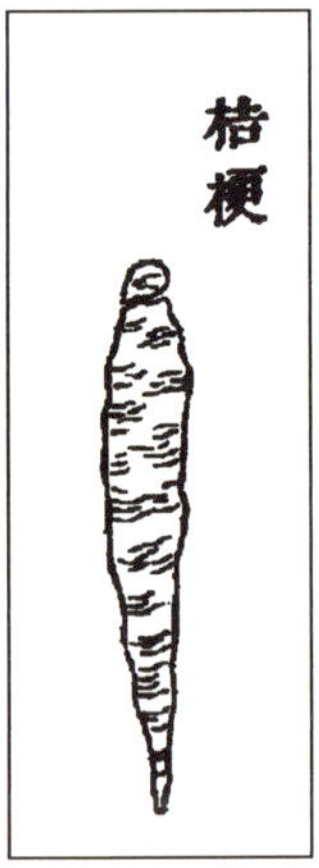

图 28 本草汇·桔梗

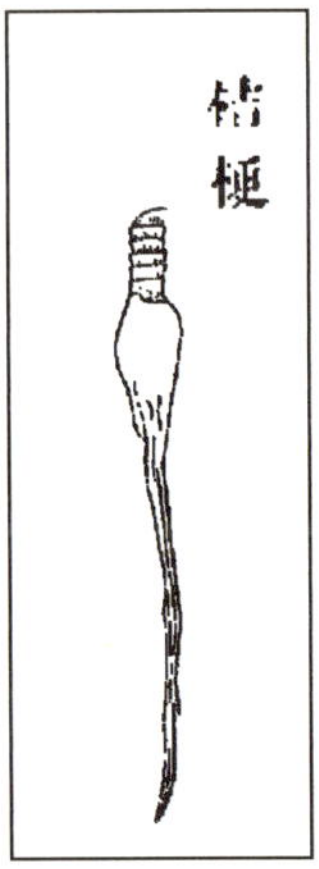

图 29 类纂·桔梗

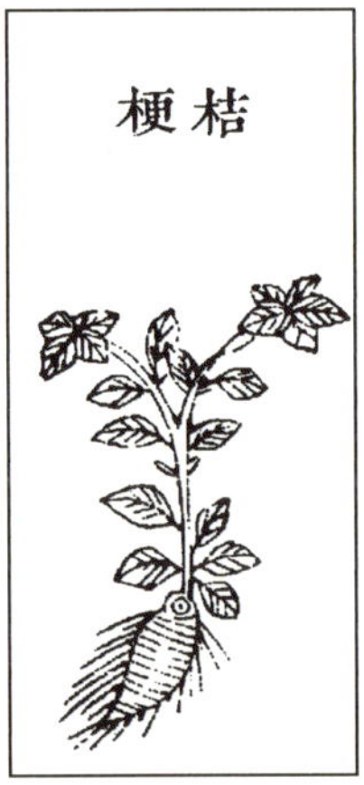

图 30 备要·桔梗

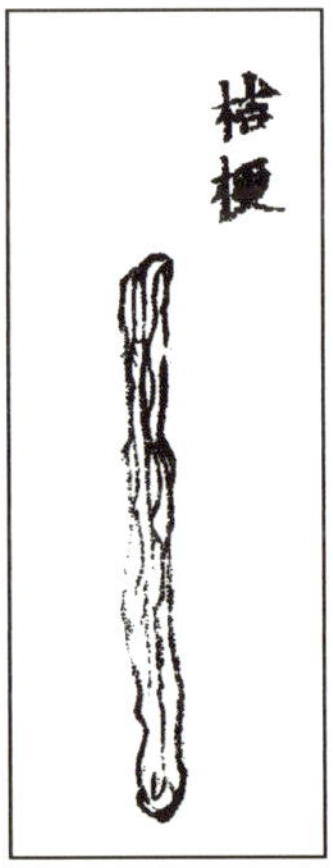

图 31 求真·桔梗

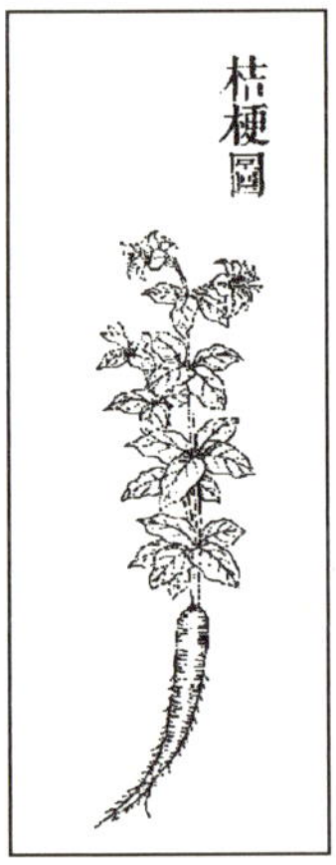

图 32 草木典·桔梗图

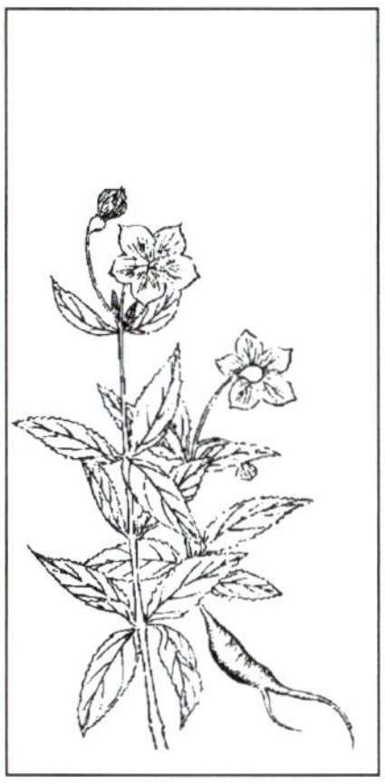

图 33　图考·桔梗

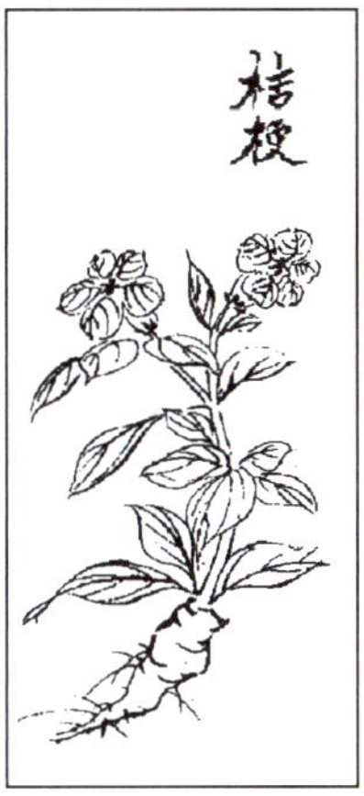

图 34　图说·桔梗

本品34图，取自24书，其中7幅彩图。有承继关系及仿绘图可分以下4个书类。

《本草图经》：该书桔梗有“和州桔梗”“解州桔梗”“成州桔梗”3图，分别存于《大观本草》（图1、2、3）、《政和本草》（图4、5、6）、《绍兴本草》（图7、8、9）中。此3图在《大观》《政和》《绍兴》中的图形基本相同，但今存《绍兴》图更为精细（参下文“鉴药”）。今以《政和》图4、5、6为《图经》此3图的代表。

仿绘《图经》此3图的书有《三才图会》图21。该书将三图绘于一图之中，增添背景，但形态基本相同。另《本草品汇精要》亦取《图经》3图改绘成彩色图。但其中“和州桔梗”（图12）系据写生重新绘图。其余“解州桔梗”（图13）、“成州桔梗”（图14）皆系仿绘。《金石昆虫草木状》在临摹《品汇》图时，其“和州桔梗”（图23）另行写生重绘。但“解州桔梗”（图24）、“成州桔梗”（图25）皆仿自《品汇》同名图。《补遗雷公炮制便览》“桔梗”（图17）转绘自《品汇》“解州桔梗”（图13）。

仅仿绘《图经》“和州桔梗”图者有：《本草歌括》“桔梗”（图10）的根、花及构图皆似“和州桔梗”图，但将轮生叶改成对生叶，是绘图者随意的精简。桔梗叶可以不限于轮生，但却没有对生。《本草蒙筌》图15仿绘时拉长图形。《本草纲目》钱本不取金陵本的误图，其“桔梗”（图19）仿绘《图经》“和州桔梗”图，但误把花冠绘成叶形。《纲目》张本（图20）亦同钱本（图19），其构图与《图经》“和州桔梗”图多同，但细节描述（如花形、叶缘有锯齿等）更为精确，恐参考了标本予以润饰。《本草备要》“桔梗”（图30）仿绘自《纲目》钱本（图19），除沿袭钱本之误外，亦将原图轮生叶随意处理。另《本草简明图说》“桔梗”（图34）的线条图形似更飘逸，但其构图、主要特征都还是仿绘自《图经》“和州桔梗”。

《救荒本草》：该书“桔梗”（图11）的仿绘者有《野菜博录》同名图（图26）。后者改用阴刻。另《古今图书集成·草木典》“桔梗图”（图32）一反常态不取《图经》图，而仿绘《救荒》图11。

《本草原始》：该书“桔梗”（图22）的承继者有《本草纲目类纂必读》同名图（图29）。

《本草汇言》：该书“桔梗”（图27）的承继者有《本草求真》同名图（图31）。

以上34图，除22幅属仿绘图外，还有12幅原创或不同于前人之图（图4、5、6、11、12、16、18、22、23、27、28、33），详见下“鉴药”项。

【文录】

《别录》(见《证类》卷10“桔梗”) 一名利如，一名房图，一名白药，一名梗草，一名荠苨。生嵩高山谷及冤句。二、八月采根，暴干。

三国《吴普本草》(见《御览》卷993“桔梗”) 《吴氏本草经》曰……叶如荠苨，茎如笔管，紫赤，二月生。

梁《本草经集注》(见《证类》卷10“桔梗”) 陶隐居云：近道处处有，叶名隐忍。二三月生，可煮食之。桔梗疗蛊毒甚验，俗方用此，乃名荠苨。今别有荠苨，能解药毒，所谓乱人参者便是。非此桔梗，而叶甚相似。但荠苨叶下光明、滑泽、无毛为异，叶生又不如人参相对者尔。

唐《唐本草》(同上) 《唐本》注……且荠苨、桔梗，又有叶差互者，亦有叶三四对者，皆一茎直上，叶既相乱，惟以根有心、无心为别尔。

宋《本草图经》(同上) 桔梗……今在处有之。根如小指大，黄白色。春生苗，茎高尺余。叶似杏叶而长椭，四叶相对而生，嫩时亦可煮食之。夏开花紫碧色，颇似牵牛子花，秋后结子。八月采根，细剉暴干用。叶名隐忍。其根有心，无心者乃荠苨也……关中桔梗，根苗颇似蜀葵，根、茎细，青色。叶小，青色，似菊花叶……

明《本草纲目》卷12“桔梗” 【时珍曰】此草之根结实而梗直，故名。《吴普本草》一名利如，一名符扈，一名房图。方书并无见，盖亦廋词尔。桔梗、荠苨乃一类，有甜、苦二种，故《本经》桔梗一名荠苨，而今俗呼荠苨为甜桔梗也。至《别录》始出“荠苨”条，分为二物，然其性味功用皆不同，当以《别录》为是。

清《植物名实图考》卷8“桔梗” 三四叶攒生一处，花未开时如僧帽，开时有尖瓣，不纯似牵牛花。

【鉴药】

“桔梗”首载于《本经》，为古今常用的通肺利膈，下气祛痰良药，多治咽喉口舌诸疾。李时珍尝释其名曰：“此草之根结实而梗直，故名。”此药分布甚广，食药两用，根可腌制为菜，叶可煮食。其形态亦有特点。《吴普本草》载其“叶如荠苨，茎如笔管，紫赤，二月生。”其叶形变化较大，《唐本草》云：“又有叶差互者，亦有叶三四对者，皆一茎直上”，其根“有心”(木质心)。《本草图经》描述更详，云“春生苗，茎高尺余。叶似杏叶而长椭，四叶相对而生，嫩时亦可煮食之。夏开花紫碧色，颇似牵牛子花”。《植物名实图考》谓“三四叶攒生一处，花未开时如僧帽，开时有尖瓣，不纯似牵牛花。”综合以上描述，可知本品即桔梗科植物桔梗 *Platycodon grandiflorus* (Jacq.) A. DC.。古本草中虽常有桔梗与荠苨相混的记载，但桔梗根偏苦，荠苨根甜，不难区分。民间常腌制桔梗为菜，熟知其形。古本草插图对本品的描绘也大多正确。

1.《本草图经》：该书3幅桔梗图，今分述之。“和州桔梗”（图4）根膨大，部分四叶轮生，无叶柄，叶全缘。顶生单花，花冠阔钟形，五裂。虽然不知花色等，但总体形态可确定即今桔梗科植物桔梗*P. grandiflorus* 。和州即今安徽和县。

“解州桔梗”（图5）所绘植物根粗大，有二分支，根头有残茎，并抽出3条直立茎，单叶，阔椭圆形，对生或互生。顶生大花，似为重瓣。其总体形状仍可确定为上述桔梗科植物桔梗*P. grandiflorus* 。解州即今山西运城一带。

“成州桔梗”（图6）所绘植物具胡萝卜状的根，独茎，茎端数叶轮生，叶具长柄，三深裂，裂片呈羽状分裂。顶生花数朵，花大，花冠阔钟状，5裂。此图根、花皆似桔梗科植物，但其叶形差异太大，无法确定其来源。

2.《救荒本草》：该书（图11）所绘根形如细长胡萝卜，一根抽出两直立茎，四叶或三叶 轮生，花生枝端，花冠钟状，五裂。此与“和州桔梗”一样，均为桔梗科植物桔梗*P. grandiflorus* 。成州即今甘肃成县。

3.《本草品汇精要》：该书3图，唯“和州桔梗”（图12）为新绘。其根粗大，独茎，上分两枝。三叶轮生。花生枝顶，花钟形，花冠5裂，蓝紫色。其叶有细锯齿，此为《图经》“和州桔梗”图所无。花色、花萼等也非想象所能绘成。故此图当据实物改绘，其植物来源同《图经》“和州桔梗”。

4.《太乙仙制本草药性大全》：该书“桔梗”（图16）绘两株植物，右株具胡萝卜样的根，左株根膨大，有两分支。一茎直立，对生叶，无花果。此图除根部外，其余均无判断为桔梗科植物的特征，无法确定来源。

5.《本草纲目》（金陵本）：该书所绘“桔梗”（图18）根呈长圆锥形，根头部有明显的芦头，根侧有一粗直线，大概是示意有木质心。花顶生，花冠筒状，有分裂。一茎直立，有对生的两组复叶（或单叶四深分裂）。该图的根、花都似为桔梗，但该图叶形很奇特，表现方法同前“荠苨”条下该书的“荠苨”图。也许如《本草纲目图考》所云图绘者将《图经》说“四叶相对而生”理解为复叶四小叶，对生。[1]但如此常见易得之药，绘图者为李时珍的子孙，出此大错，难以理解。

6.《本草原始》：该书所绘“桔梗”（图22）为根部药材图，上为带节的芦头（根茎），根头及身膨大，下部根细长。凭此图固然难以确定植物种，但此图确为桔梗的根。

7.《金石昆虫草木状》：该书“和州桔梗”（图23）既不同于《图经》，也不同于《品汇》。其根膨大，根头抽出两茎，其中一支上有分支。其叶为三叶或四叶轮生，叶片狭披针形。枝顶生单花，花钟形，花冠紫蓝色，5裂。桔梗叶片变形甚大，故此狭披针形叶恐系依据实物改绘。其花尤其精美，更证实此图非临仿之作。此图植物来源，亦当同《图经》“和州桔梗”。

1 王家葵、蒋淼、胡颖翀：《本草纲目图考》，北京：科学出版社，2017：353.

8.《本草汇言》：该书的“桔梗”（图27）也是药材图。该图仅示桔梗根的一段，细长圆柱体，无头无尾。此桔梗段只显示了表面纵皱抽缩，缺乏鉴别特征。

9.《本草汇》：该书的“桔梗”（图28）同样是药材写生，但与《原始》《汇言》所用标本都不相同。此桔梗条直饱满，表面除了皱纹，表皮已刮得比较干净，唯留有小芦头。

10.《植物名实图考》：该书的“桔梗”（图33）将一棵桔梗折断，写生绘图。其根呈胡萝卜状，一茎直立，四叶轮式，叶椭圆形至披针形，有细锯齿。枝顶有花。花萼筒部半圆球状，花冠阔钟状，5裂。此为精细的写生图，可确定其来源为桔梗科植物桔梗*P. grandiflorus*。

【小结】

桔梗是最古老的常用中药之一。历代本草对本品的形态描述，以及古本草中的插图，均表明此为桔梗科植物桔梗*Platycodon grandiflorus*（Jacq.）A. DC.。其中《植物名实图考》写生图最为精细。《本草图经》《救荒本草》《本草品汇精要》《金石昆虫草木状》等书亦有较好的桔梗原植物图。

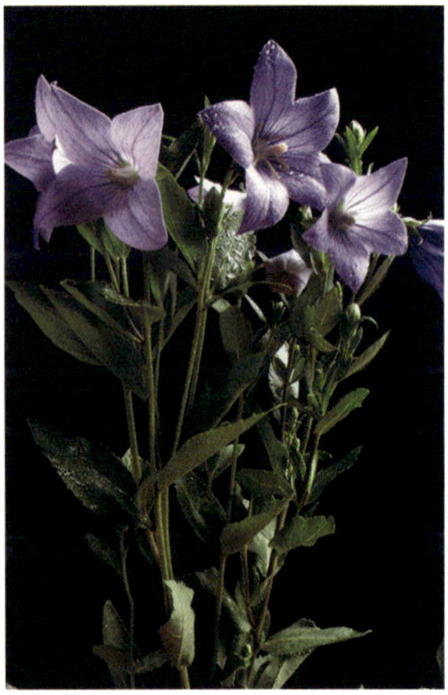

图35　桔梗 *Platycodon grandiflorus*

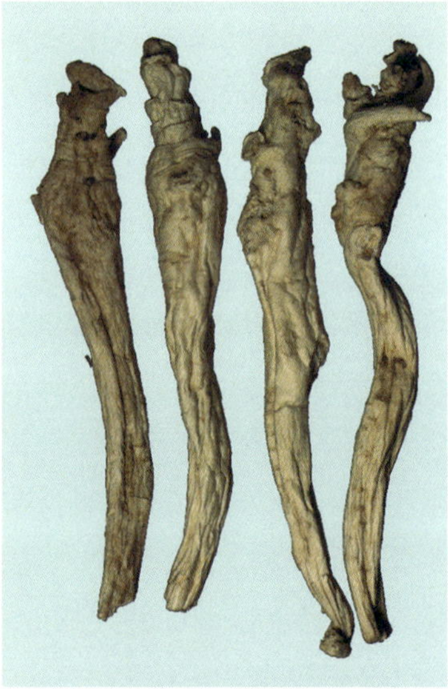

图36　桔梗药材

12–7　长松

【品图】

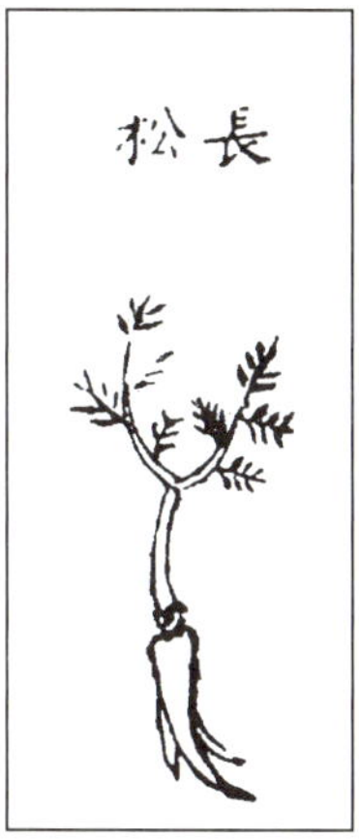

图 1　纲目（金）·长松

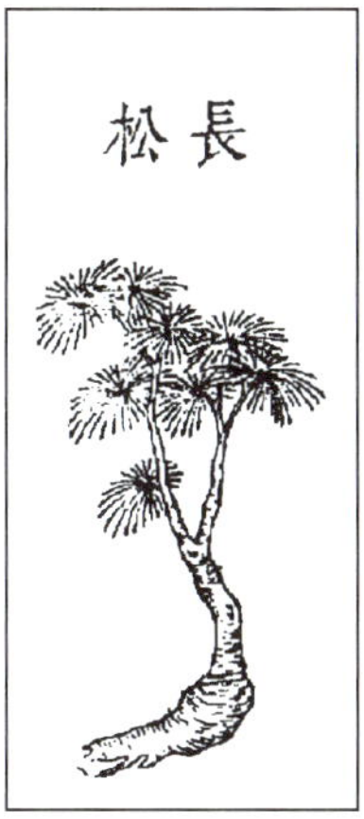

图 2　纲目（钱）·长松

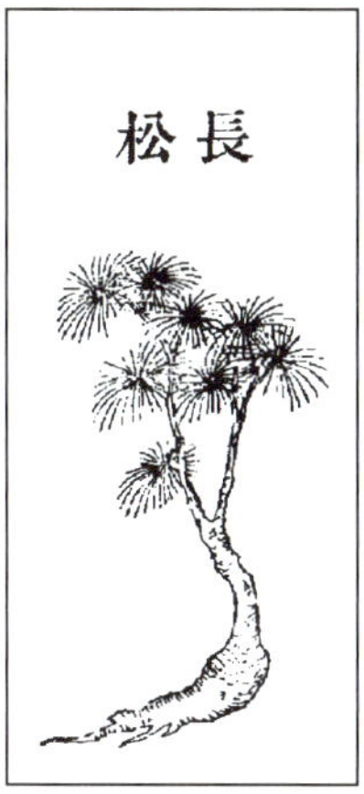

图 3　纲目（张）·长松

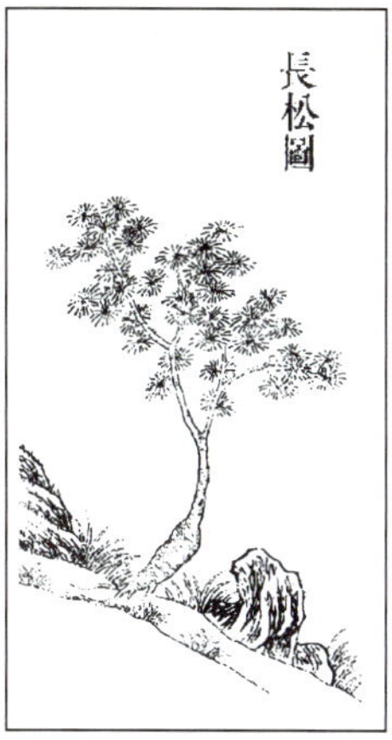

图 4　草木典·长松图

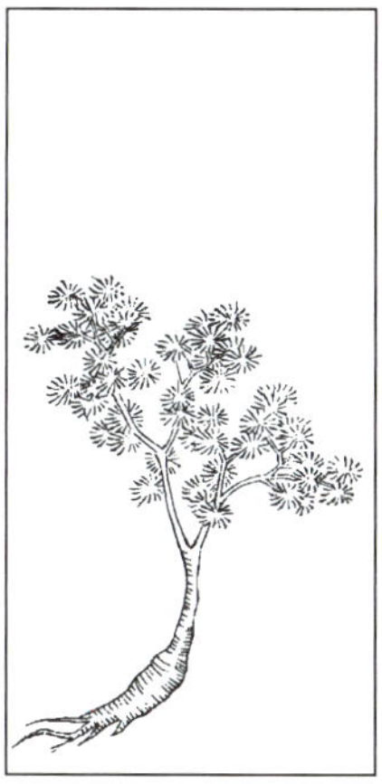

图 5　图考·长松

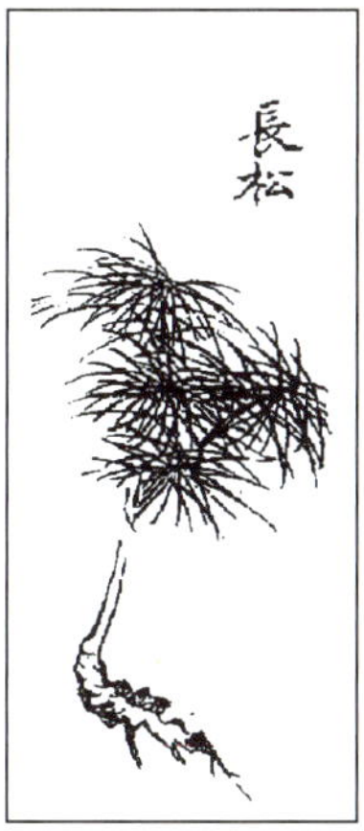

图 6　图说·长松

本品6图，取自6书，有承继关系的图仅1个书类。

《本草纲目》（钱本）：该书“长松”（图2）的仿绘图有：《纲目》张本图3、《古今图书集成·草木典》图4（另添了土地、山石为背景）。《植物名实图考》图5仿图4，去背景。

以上6图中，除3幅属仿绘图外，还有3幅不见于前人书（图1、3、6），详见下“鉴药”项。

【文录】

唐《本草拾遗》（见《证类》卷7“长松”）　草似松，叶上有脂。山人服之。生关内山谷中。

宋《渑水燕谈》卷8　释普明，齐州人，久止灵岩。晚游五台，得风疾，眉发俱堕，百骸腐溃，哀号苦楚，人不忍闻。忽有异人教服长松。明不知识，复告之云：长松长古松下，取根饵之。皮色如荠苨，长三五寸，味微苦，类人参，清香可爱，无毒，服之益人，兼解诸虫毒。明采服，不旬日，毛发俱生，颜貌如故。今并、代间士人以长松参甘草、山药为汤殊佳。然本草及诸方书并不载，独释慧祥作《清凉传》始叙之，然失于怪诞。

明《韩氏医通》卷下“方诀无隐章第八” 长松酒方（此方庐山休休子传）：长松（此酒中之圣药，产太行西北坡诸山，似独活而香……）

明《本草纲目》卷12“长松”【释名】仙茆。【时珍曰】其叶如松，服之长年，功如松脂及仙茆，故有二名。【集解】【时珍曰】长松生古松下，根色如荠苨，长三五寸，味甘微苦，类人参，清香可爱。按《张天觉文集》云：僧普明居五台山，患大风，眉发俱堕，哀苦不堪。忽遇异人，教服长松，示其形状。明采服之，旬余毛发俱生，颜色如故。今并代间土人，多以长松杂甘草、山药为汤煎，甚佳。然本草及方书皆不载，独释慧祥《清凉传》始叙其详如此。

【鉴药】

“长松”始见于《本草拾遗》。因“草似松”得名。此药乃陈藏器拾前人遗佚之品，可见运用极少。李时珍补充的资料有二，一是唐·释慧祥《古清凉传》所载长松治风疾（麻风）的传说，二是明《韩氏医通》长松酒方提到的此药。《古清凉传》今亦存，其文冗长怪诞，难以置信。今从《渑水燕谈》摘引长松治风疾的故事，见前“文录”项。

以上三书中，陈藏器云长松“草似松，叶上有脂”，主风血冷气宿疾。《渑水燕谈》转载《古清凉传》文，云其“长古松下”、“皮色如荠苨，长三五寸，味微苦，类人参”，治风疾（麻风）。《韩氏医通》云“产太行西北坡诸山，似独活而香”，用于滋补。比较诸说，连三书所载长松是否为同一种植物都很难认定，更遑论去确定其植物来源了。谢宗万据“似独活而香”，推测“可能为伞形科植物，生华北地区而叶似松针者，有可能指丝叶藁本而言，但难以肯定。”[1]丝叶藁本即伞形科植物*Ligusticum filisectum* (Nakai et Kitag.) Hiroe。即便此说属实，也只说明《韩氏医通》之长松为此种，无法推知陈藏器及释慧祥所云长松是否为此种。今存古本草所附长松插图，恐多据文字记载臆造。

1.《本草纲目》（金陵本）：该书“长松”（图1）根部呈倒圆锥形，上有芦头，下有分支。根头一茎，分两枝，各有针状羽状复叶数片。该图简陋，明显据“草似松”、根“皮色如荠苨……类人参”拼凑而成。无法作考证植物来源用。

2.《本草纲目》（钱本）：该书“长松”（图2）更加离奇，整个植物似一大树，根略膨大，枝干及叶似松非松。此图乃不满金陵本图的简陋而加润饰。然将草绘成树，更下一等。

3.《本草简明图说》：该书“长松”（图6）大概又不满于《纲目》钱本将草绘成树，故重绘一草本，根膨大，茎端有众多松针样物。以上均凭想象绘图，无足深论。

1 谢宗万：《中药材品种论述》上册，上海：上海科学技术出版社，1980：108.

【小结】

长松是唐代或唐以前罕见使用的一味药。李时珍补充的2条同名药资料，其中之一事涉传奇。有关资料记载的长松形态极为简略，且未必是同一物。《本草纲目》及其以后的本草插图皆依据简略文字臆造插图，难以为凭。其原植物不明。

12-8 黄精

【品图】

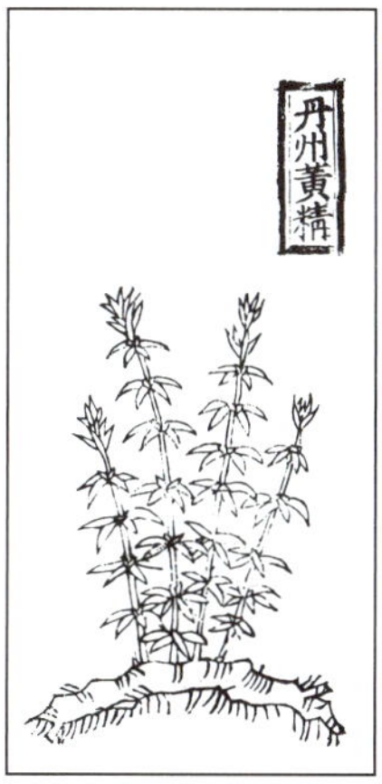

图1 图经（大）·丹州黄精

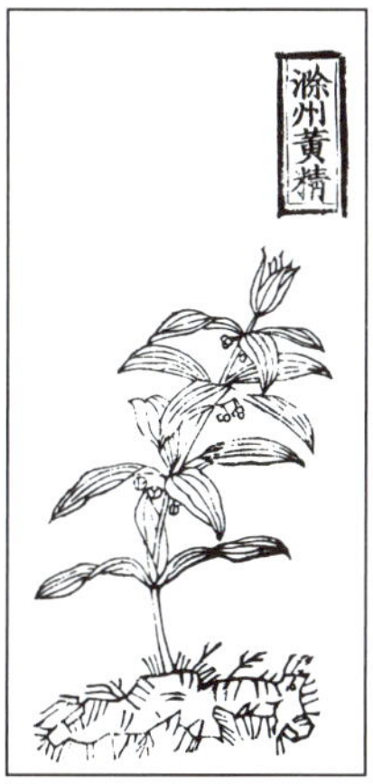

图2 图经（大）·滁州黄精

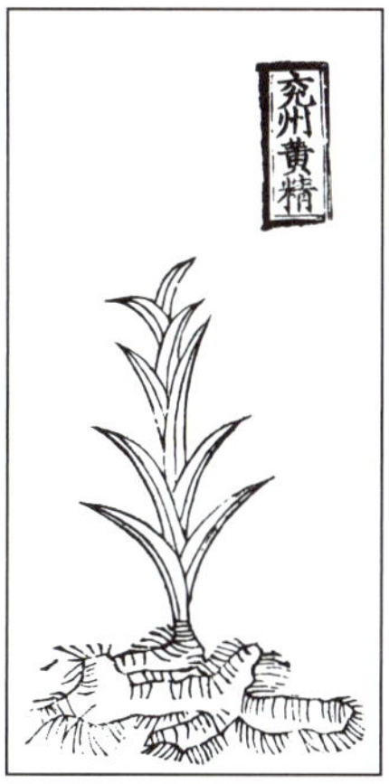

图3 图经（大）·兖州黄精

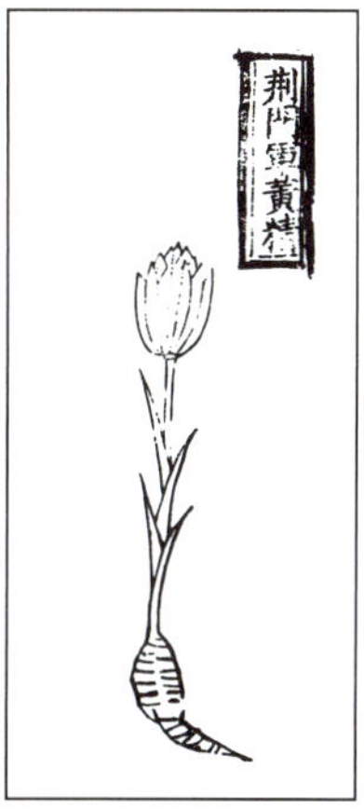

图4 图经（大）·荆门军黄精

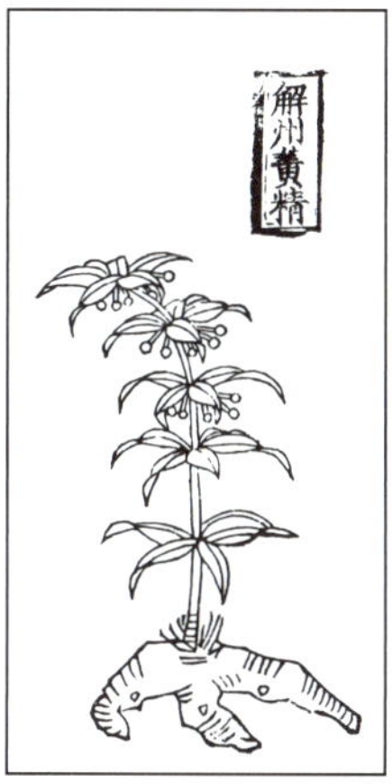

图5 图经（大）·解州黄精

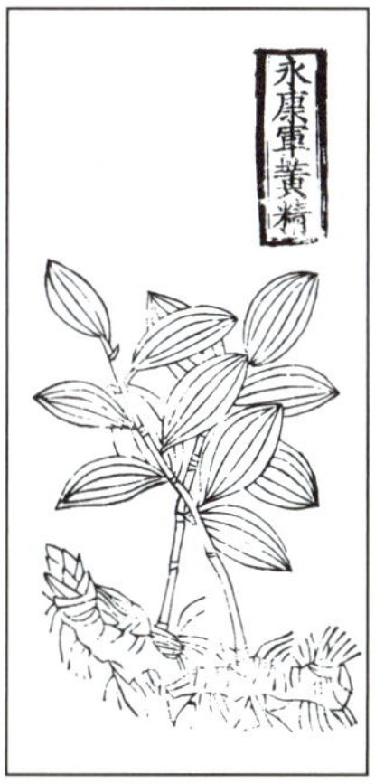

图6 图经（大）·永康军黄精

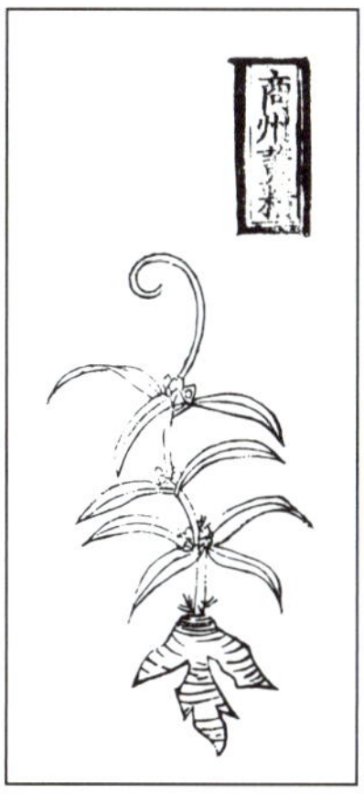

图7 图经（大）·商州黄精

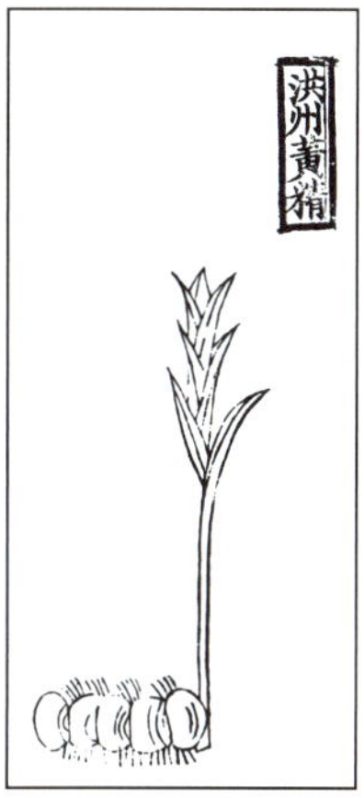

图8 图经（大）·洪州黄精

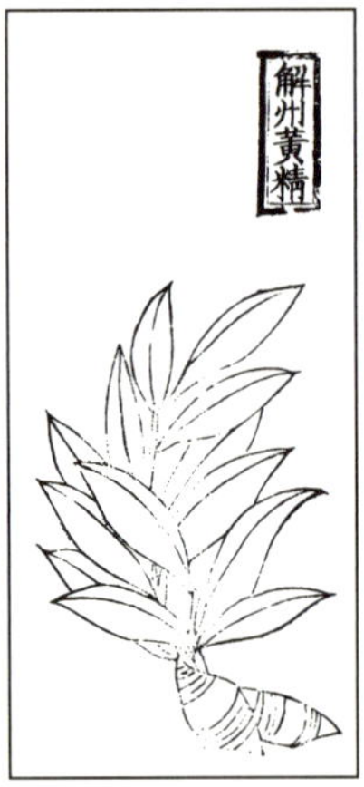

图 9　图经（大）·解州黄精

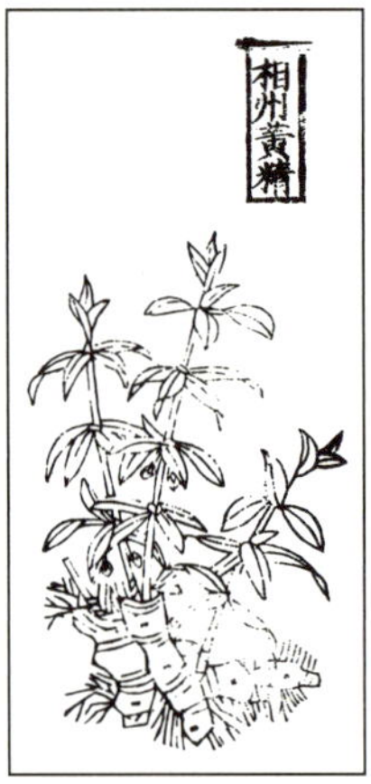

图 10　图经（大）·相州黄精

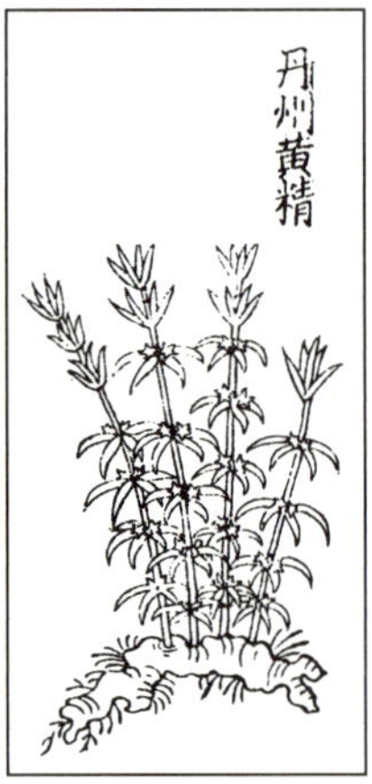

图 11　图经（政）·丹州黄精

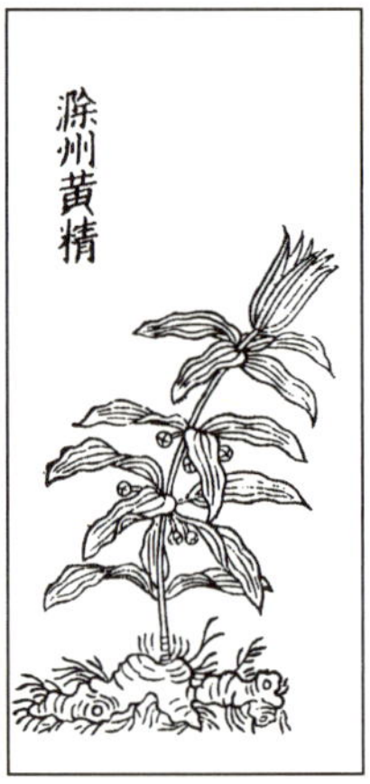

图 12　图经（政）·滁州黄精

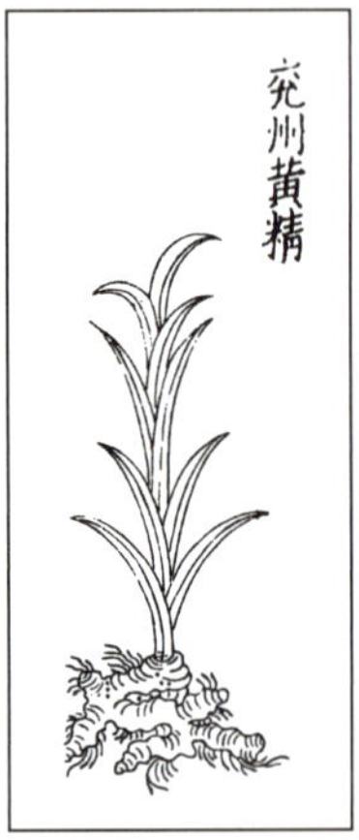

图 13　图经（政）·兖州黄精

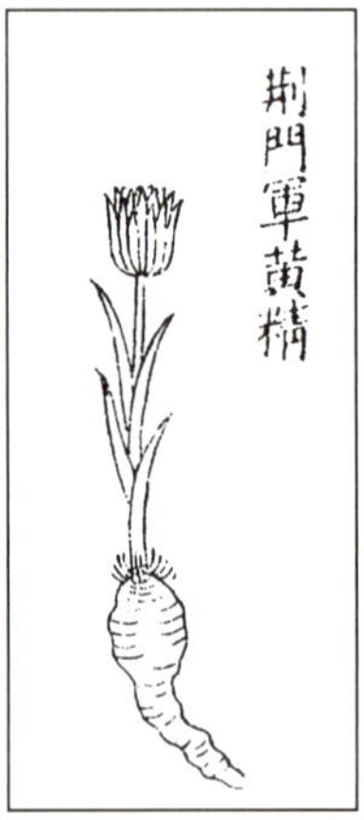

图 14　图经（政）·荆门军黄精

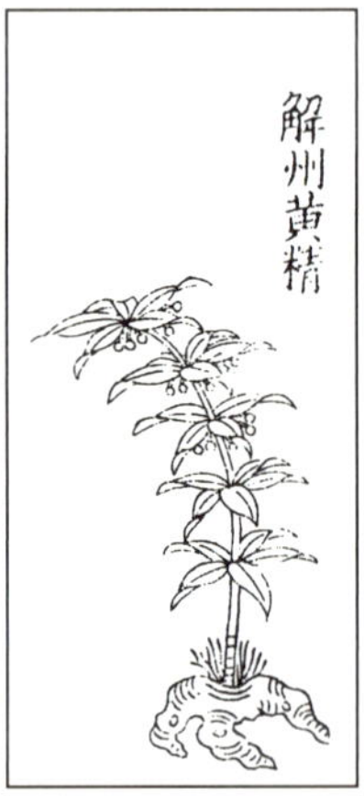

图 15　图经（政）·解州黄精

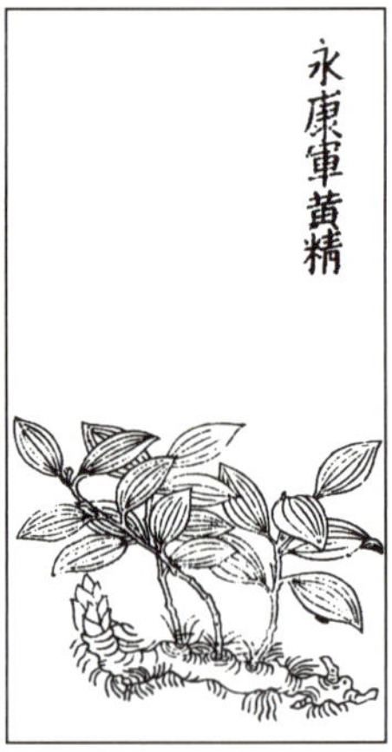

图 16　图经（政）·永康军黄精

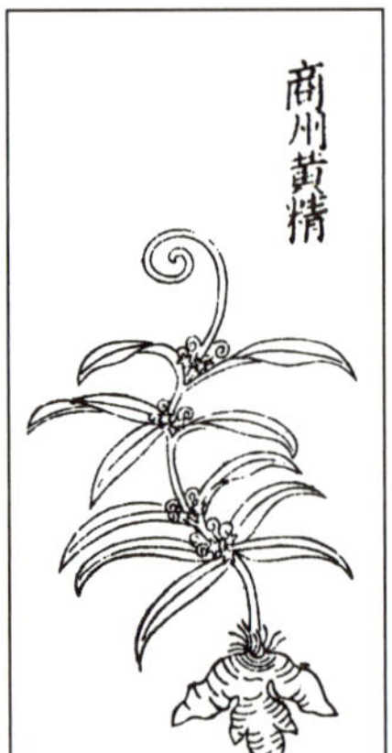

图 17　图经（政）·商州黄精

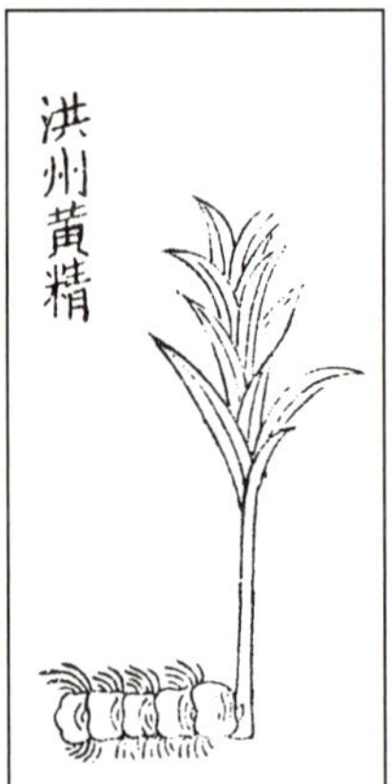

图 18　图经（政）·洪州黄精

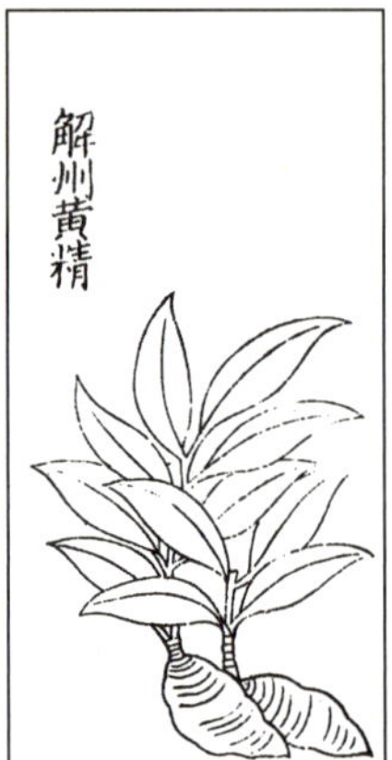

图 19　图经（政）·解州黄精

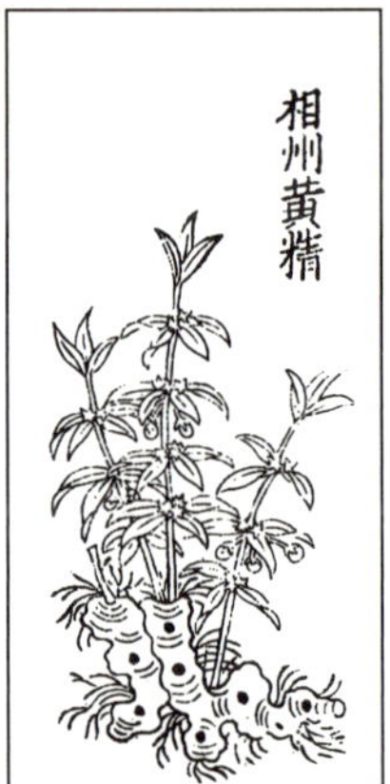

图 20　图经（政）·相州黄精

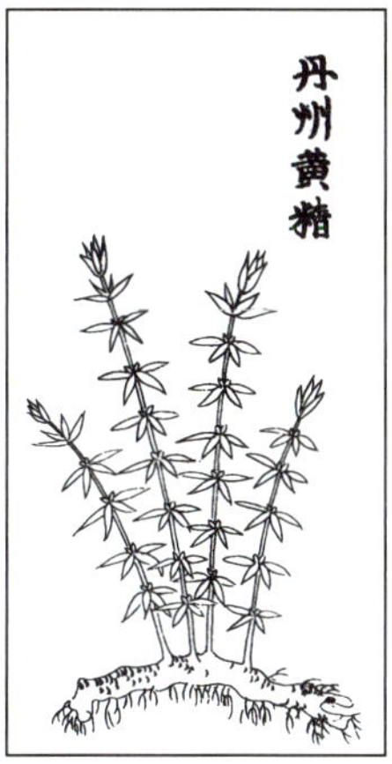

图 21　图经（绍）·丹州黄精

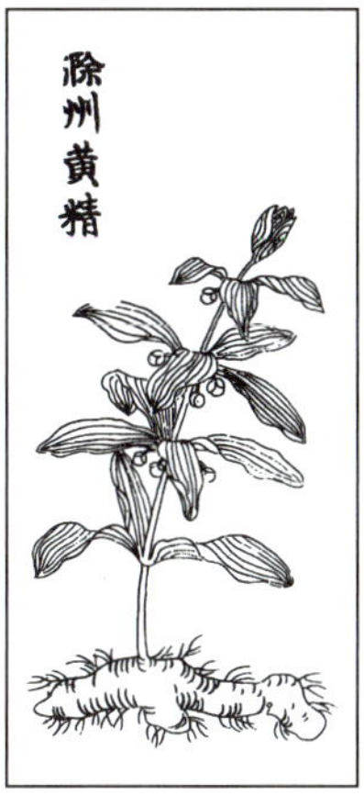

图 22　图经（绍）·滁州黄精

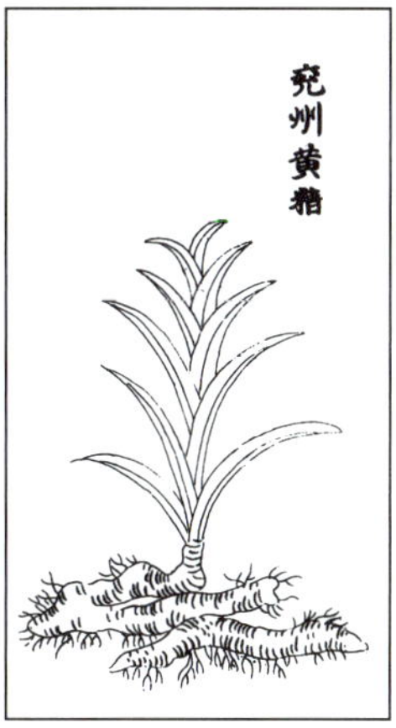

图 23　图经（绍）·兖州黄精

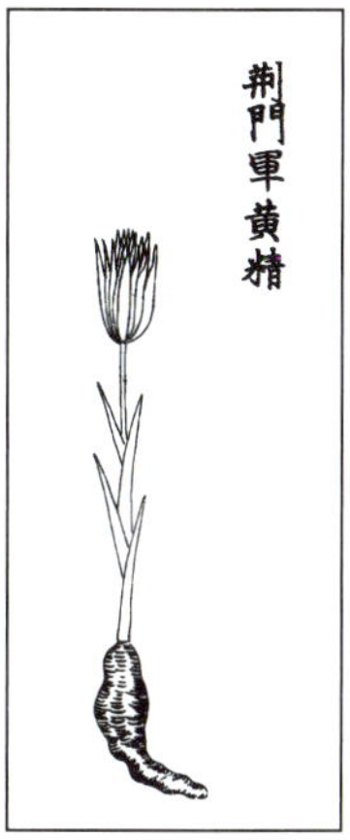

图 24　图经（绍）·荆门军黄精

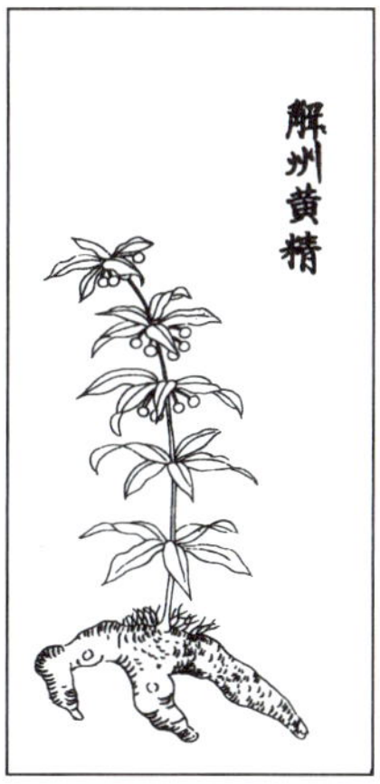

图 25　图经（绍）·解州黄精

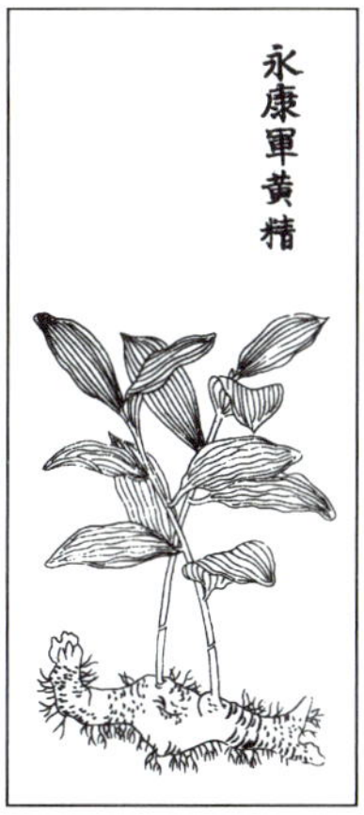

图 26　图经（绍）·永康军黄精

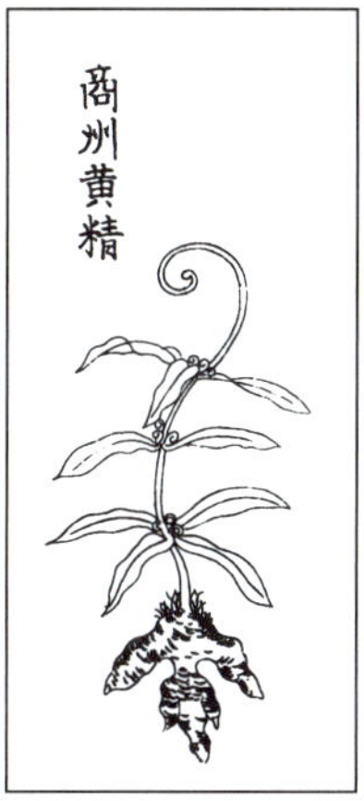

图 27　图经（绍）·商州黄精

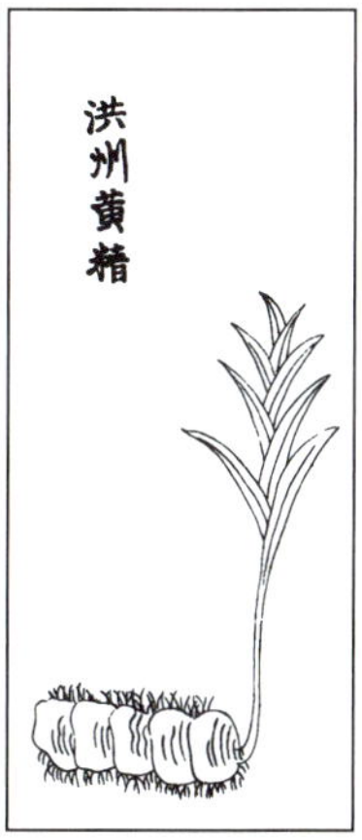

图 28　图经（绍）·洪州黄精

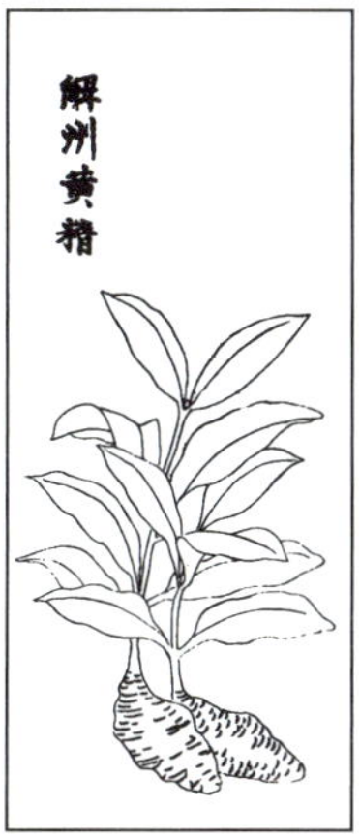

图 29　图经（绍）·解州黄精

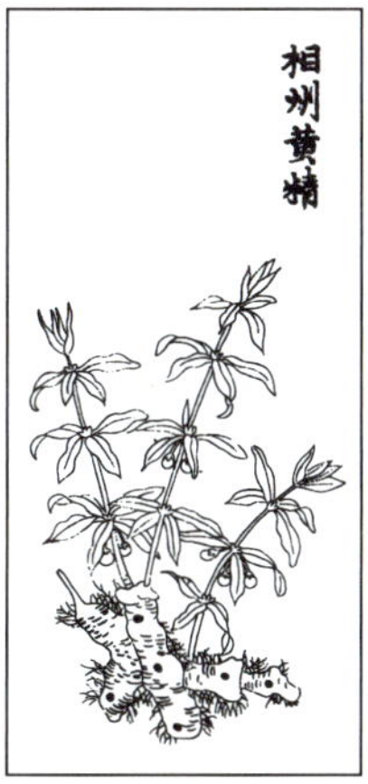

图 30　图经（绍）·相州黄精

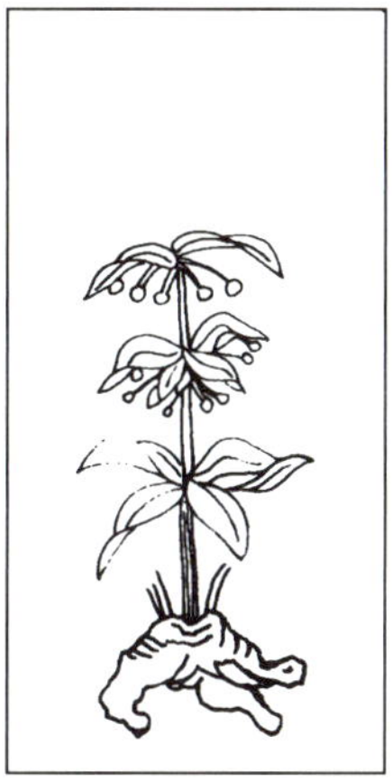
图 31　歌括·黄精

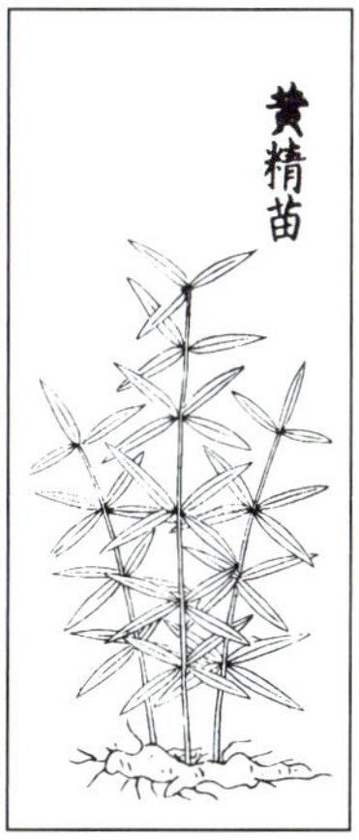

图 32　救荒·黄精苗

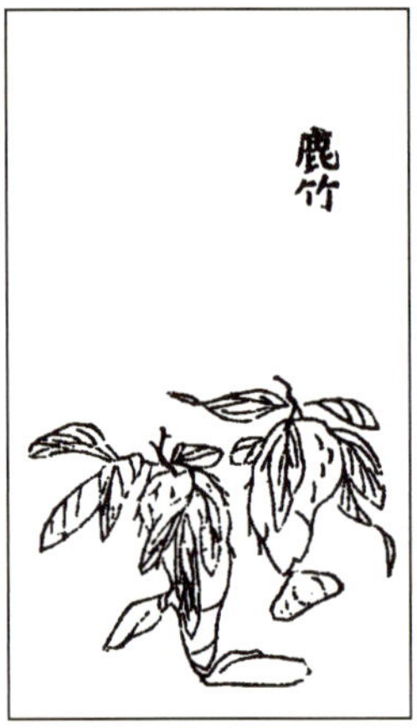

图 33 滇南(务)·鹿竹

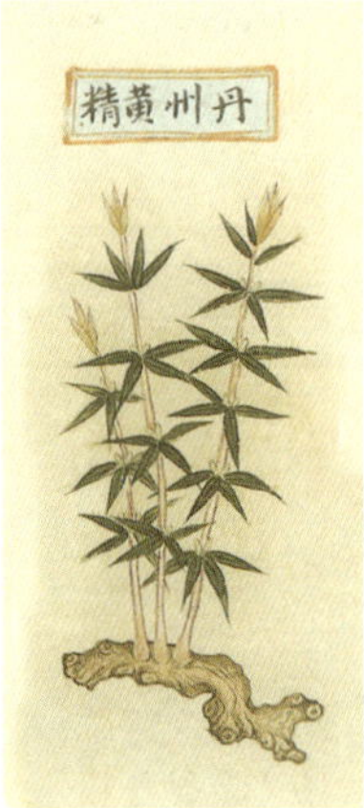

图 34 品汇·丹州黄精

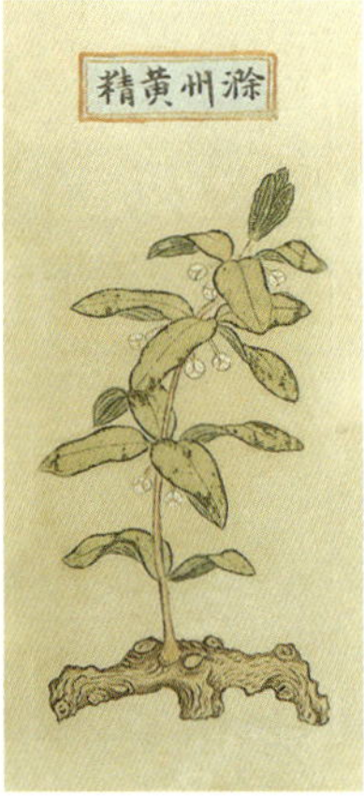

图 35 品汇·滁州黄精

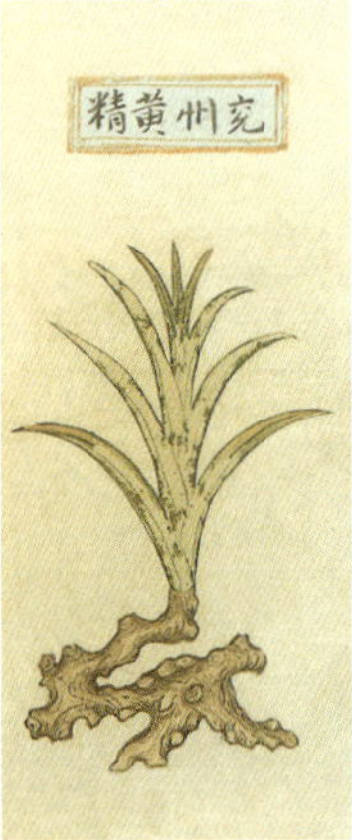

图 36 品汇·兖州黄精

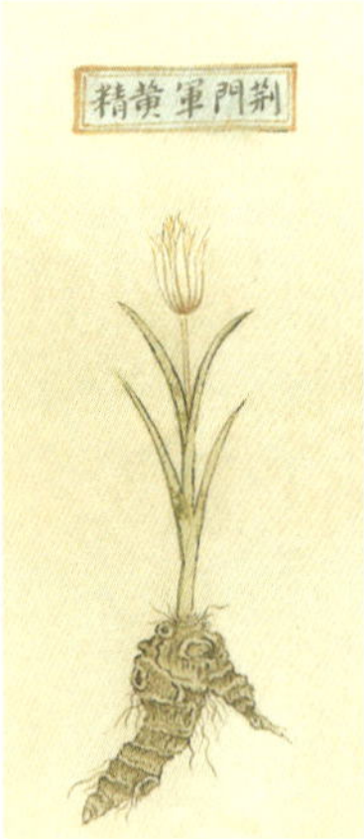

图 37 品汇·荆门军黄精

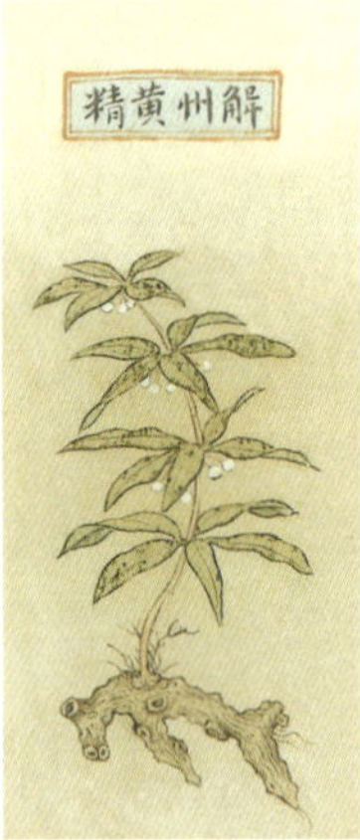

图 38 品汇·解州黄精

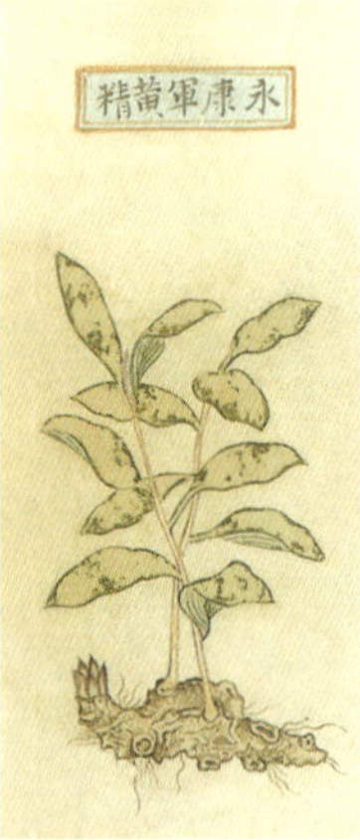

图 39 品汇·永康军黄精

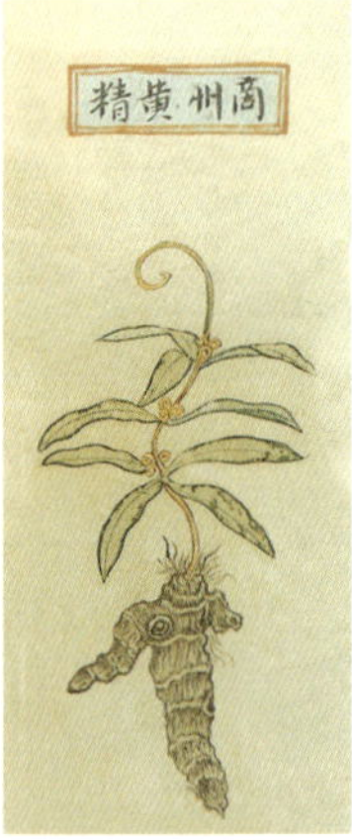

图 40 品汇·商州黄精

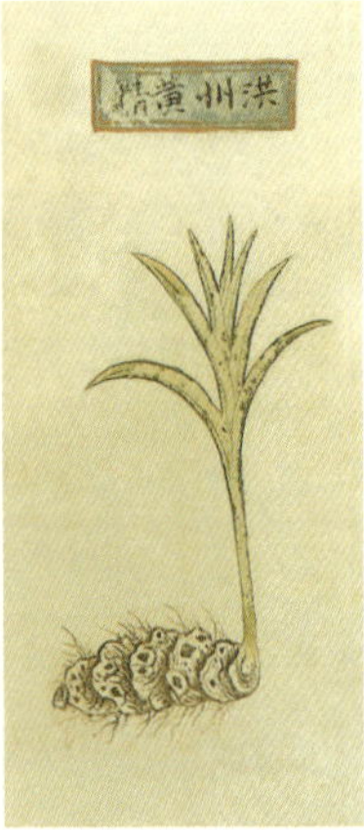

图 41 品汇·洪州黄精

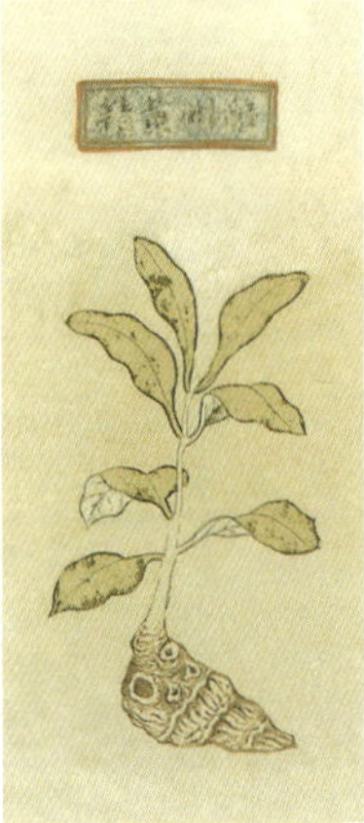

图 42 品汇·解州黄精

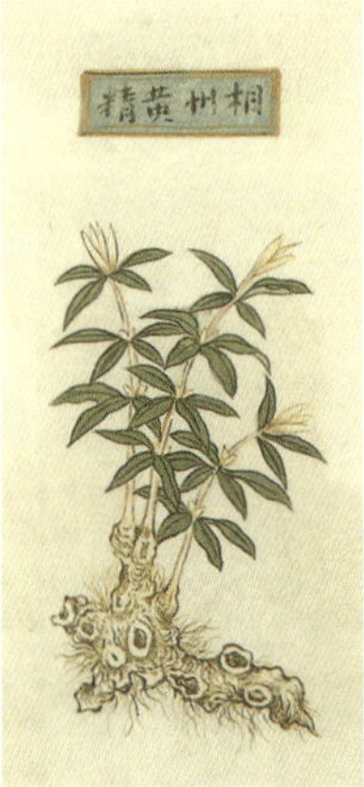

图 43 品汇·相州黄精

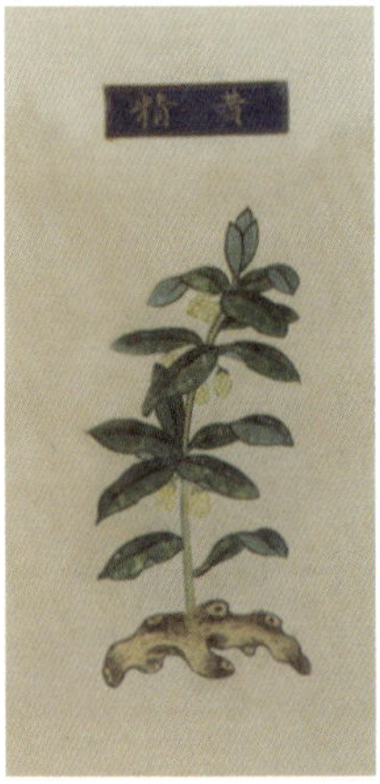

图 44 食物·黄精

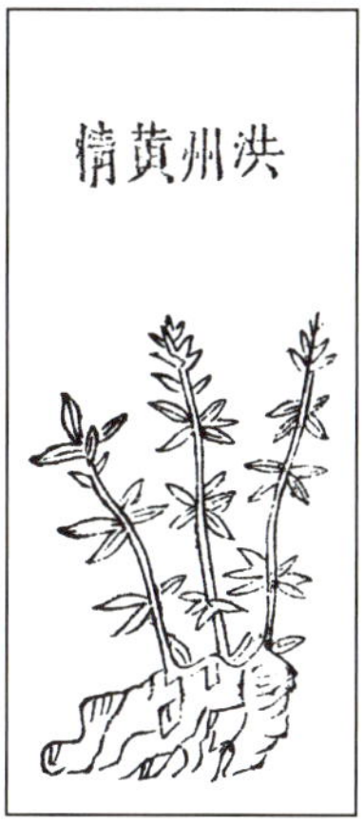

图 45　蒙筌·洪州黄精

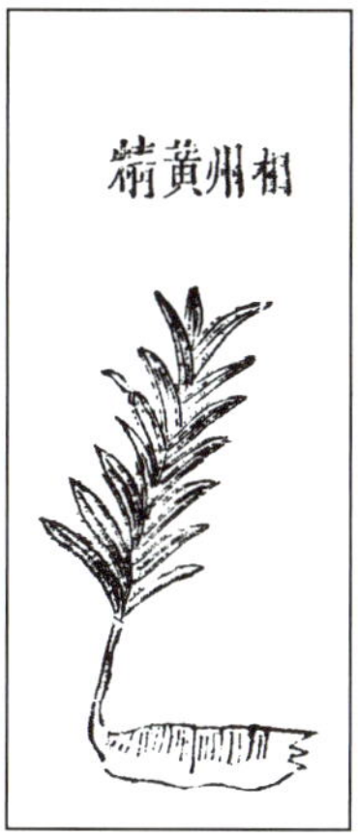

图 46　蒙筌·相州黄精

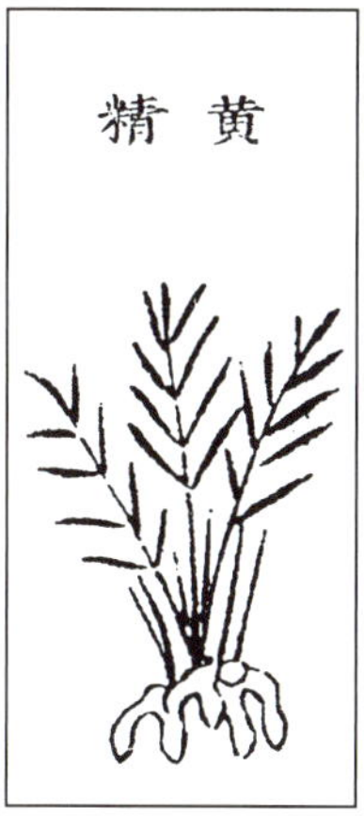

图 47　太乙·黄精

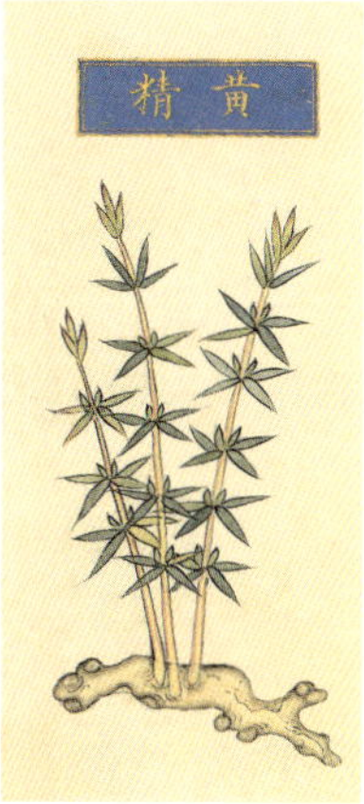

图 48　雷公·黄精

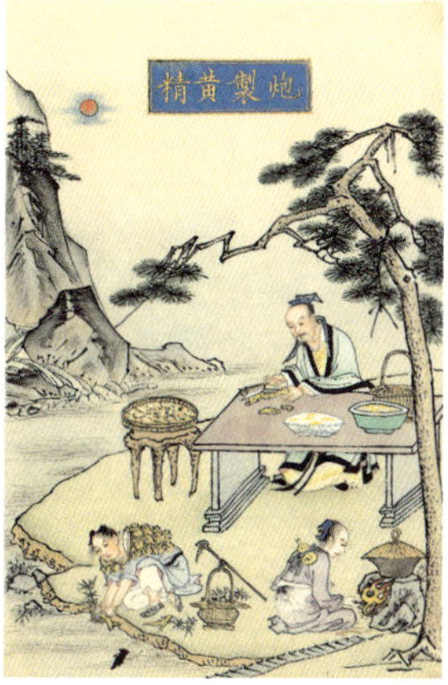

图 49　雷公·炮制黄精

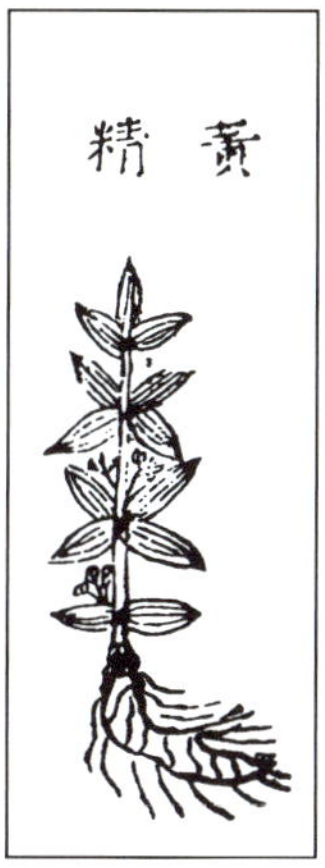

图 50　纲目(金)·黄精

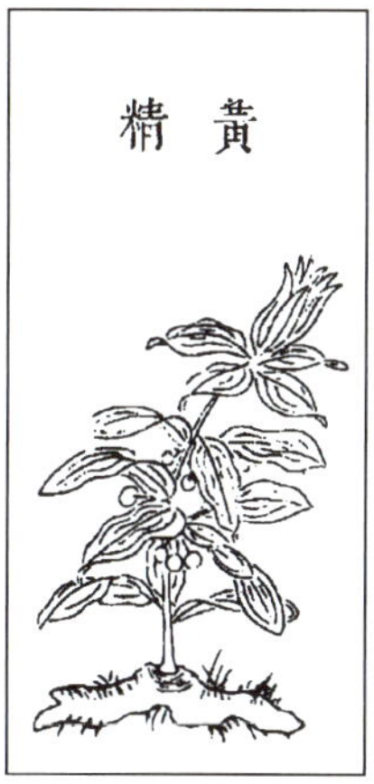

图 51　纲目(钱)·黄精

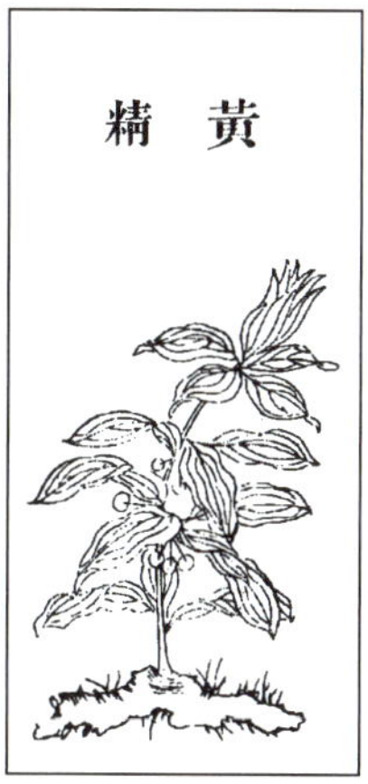

图 52　纲目(张)·黄精

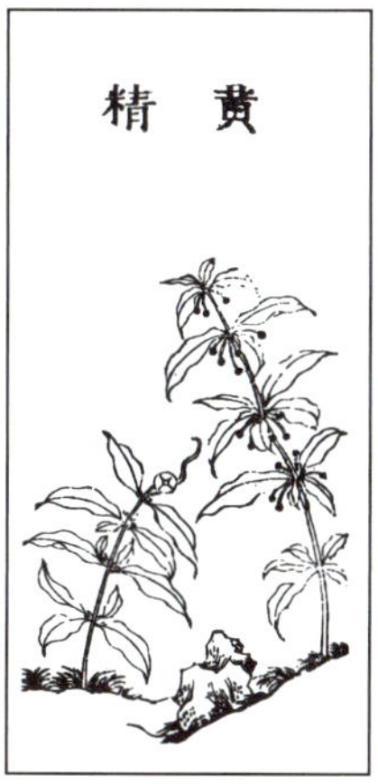

图 53　三才·黄精

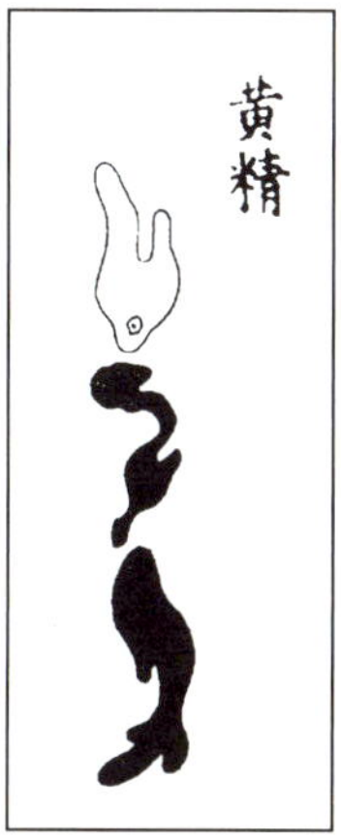

图 54　原始·黄精

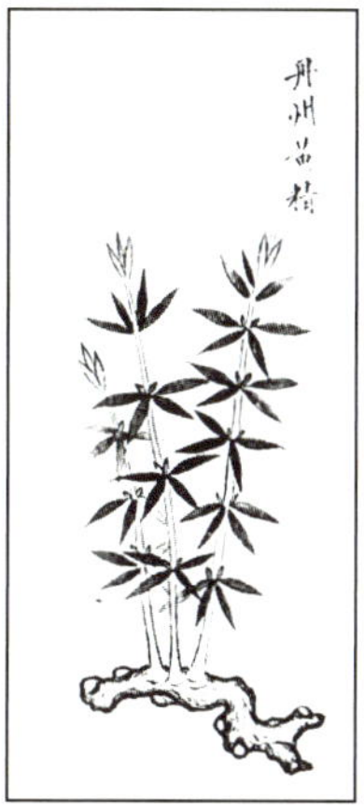

图 55　金石·丹州黄精

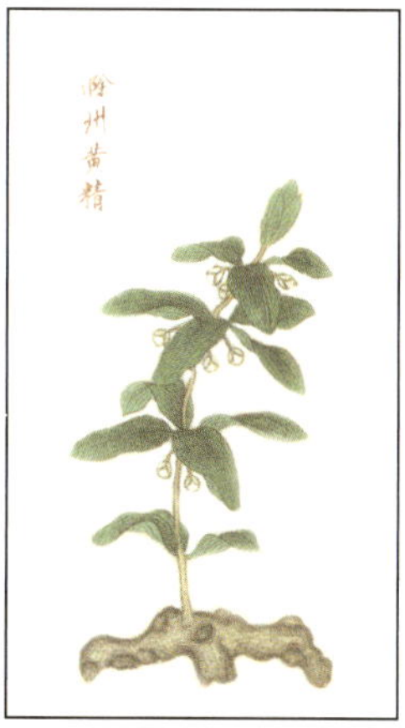

图 56　金石·滁州黄精

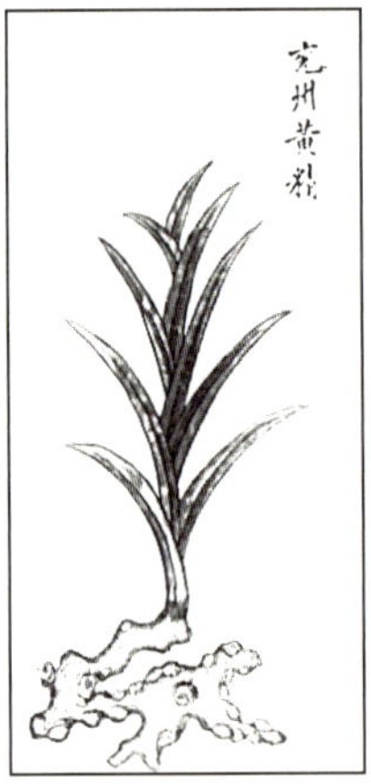

图 57　金石·兖州黄精

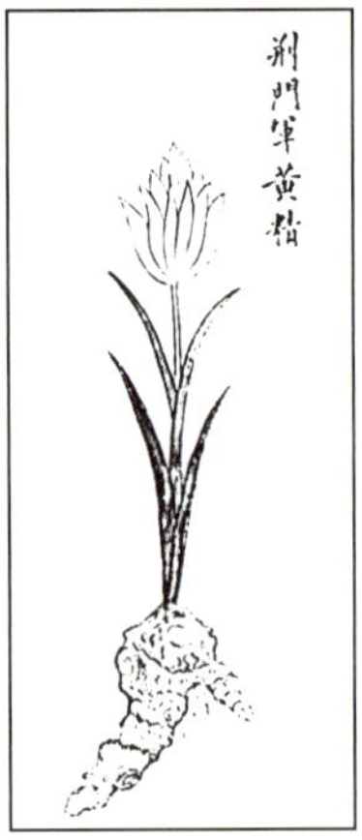

图 58　金石·荆门军黄精

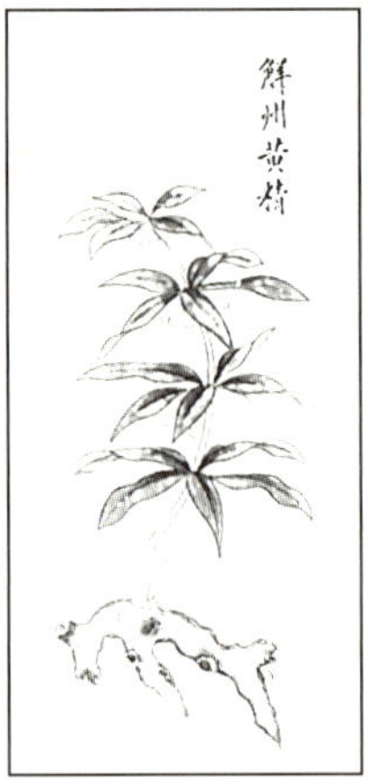

图 59　金石·解州黄精

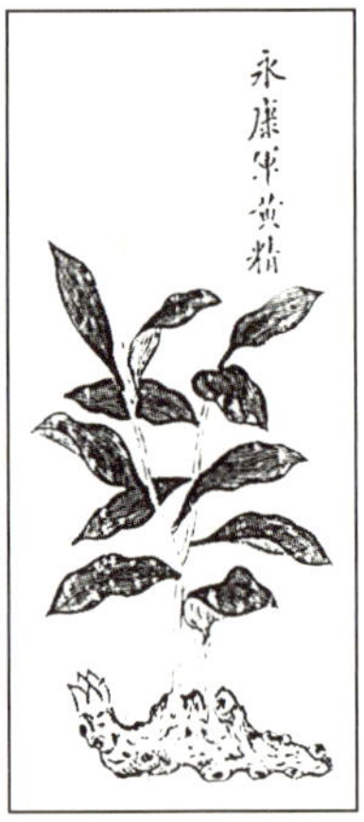

图 60　金石·永康军黄精

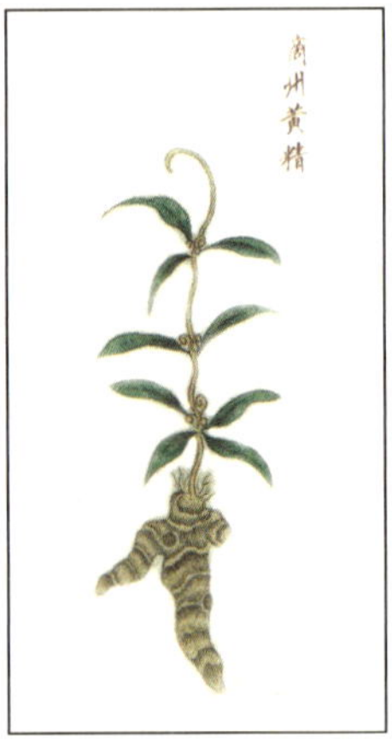

图 61　金石·商州黄精

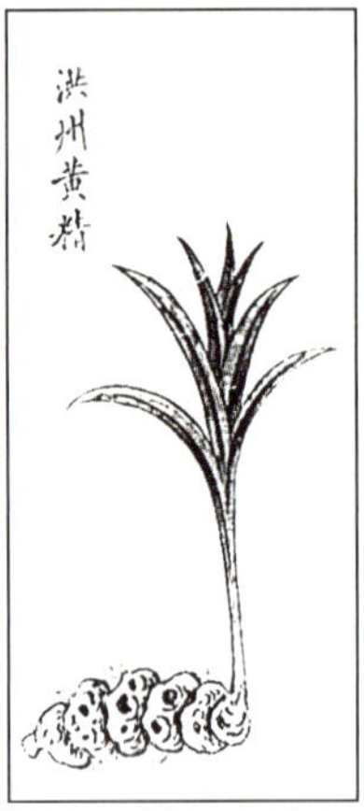

图 62　金石·洪州黄精

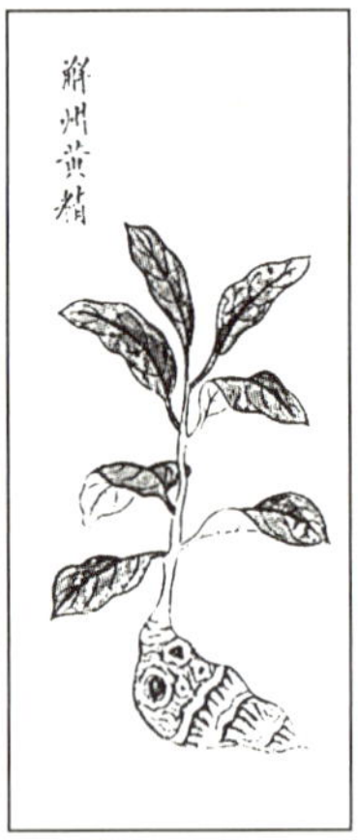

图 63　金石·解州黄精

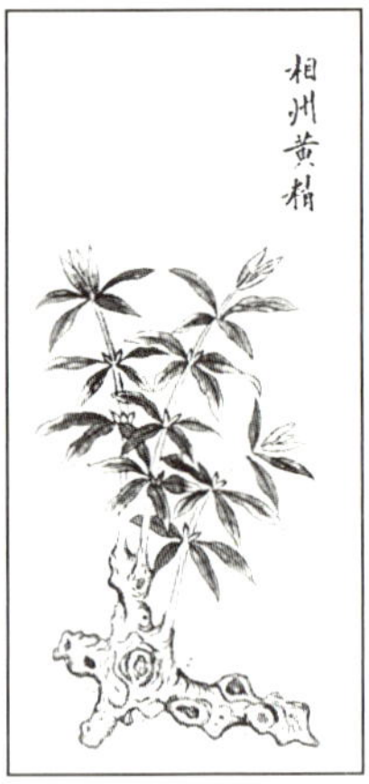

图 64　金石·相州黄精

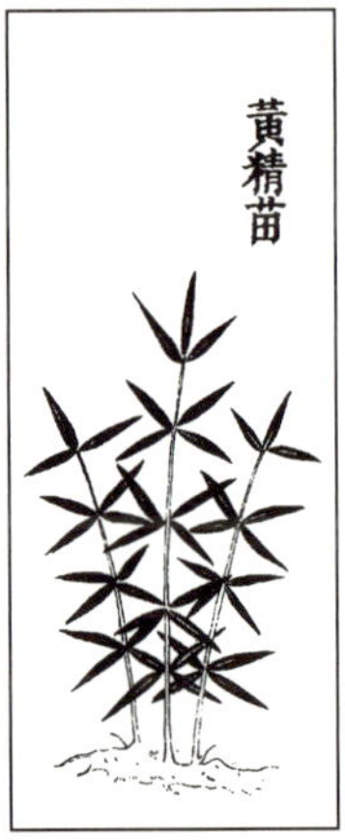

图 65　博录·黄精苗

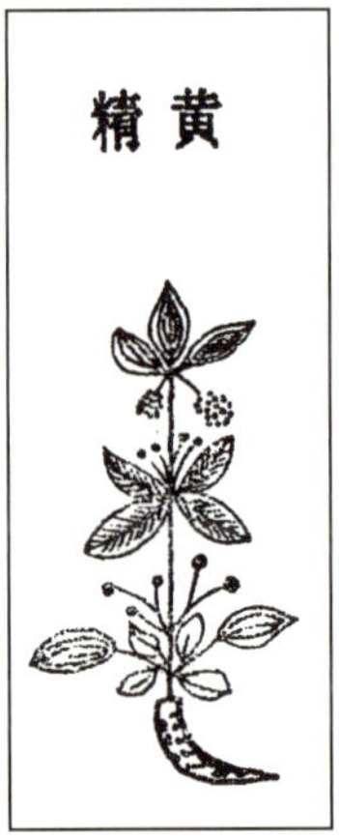

图 66　野谱补·黄精

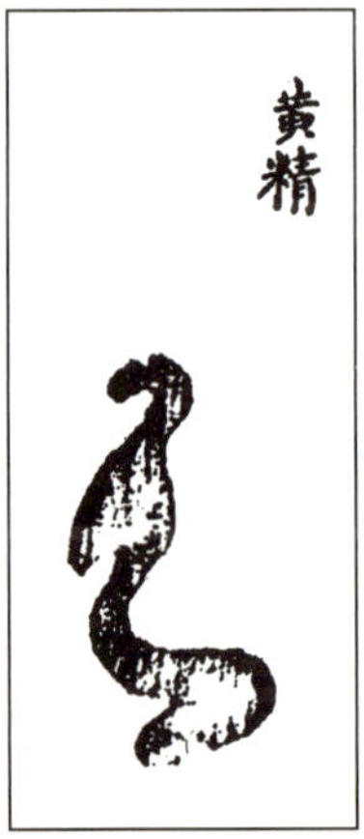

图 67　汇言·黄精

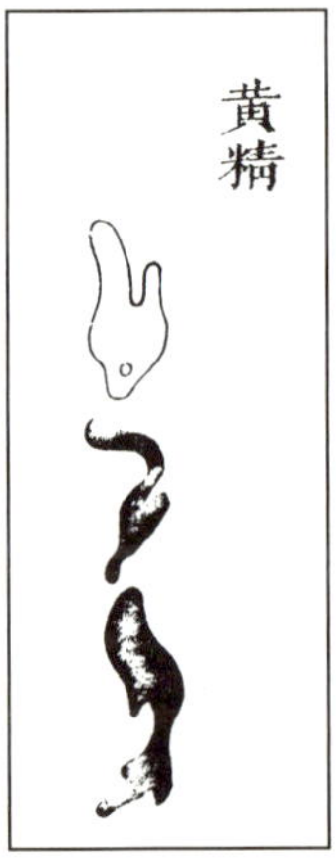

图 68　类纂·黄精

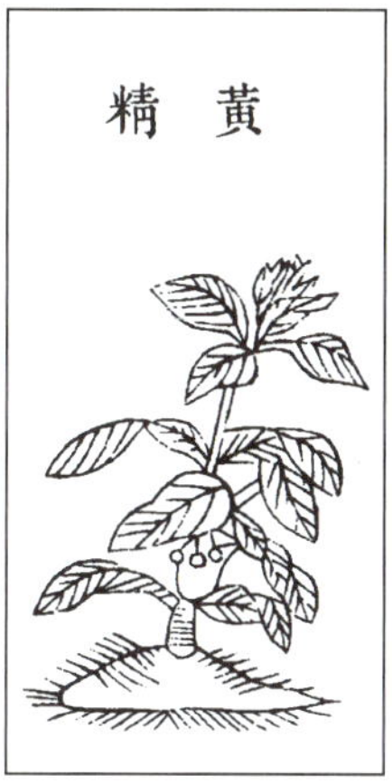

图 69　备要·黄精

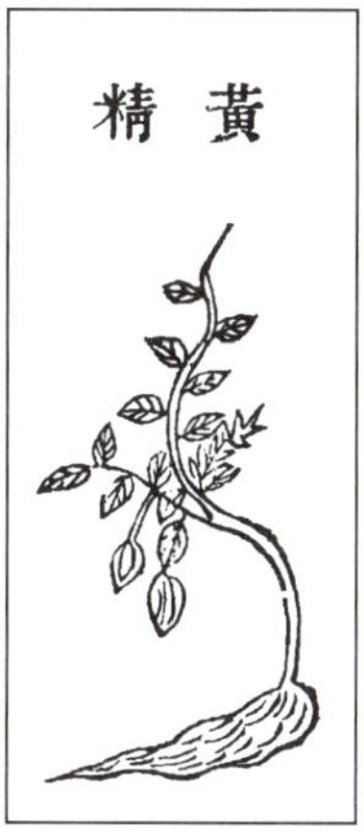

图 70　会纂·黄精

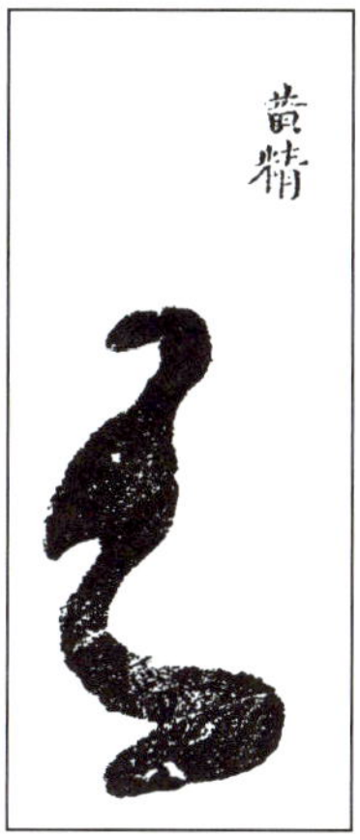

图 71　求真·黄精

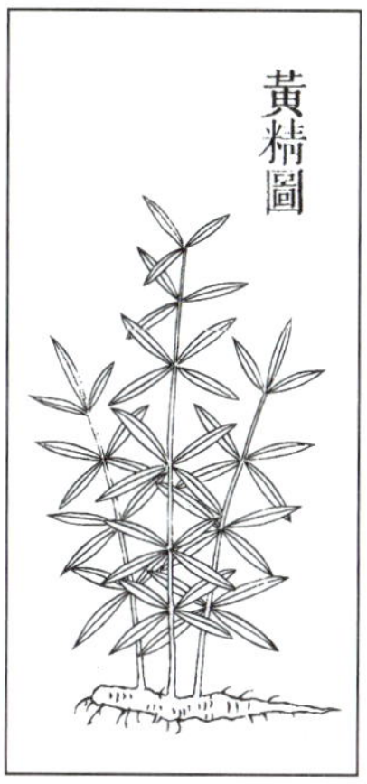

图 72　草木典·黄精图

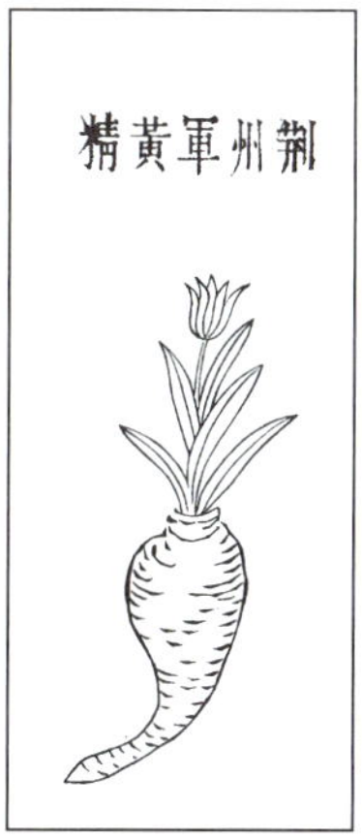

图 73　草木典·荆州军黄精

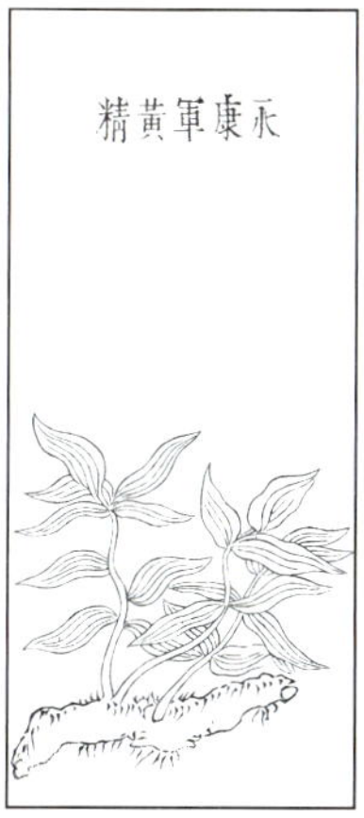

图 74　草木典·永康军黄精

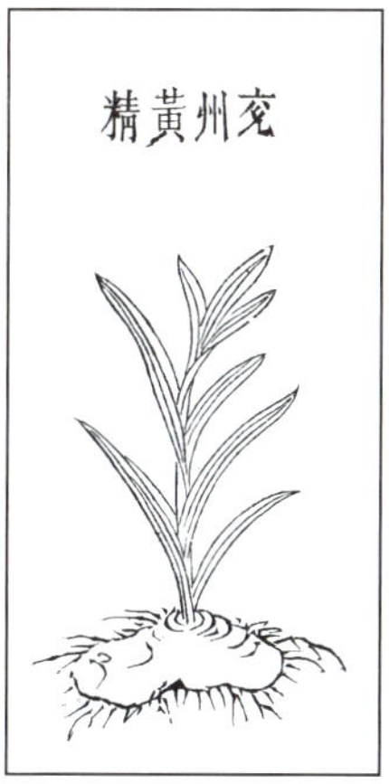

图 75　草木典·兖州黄精

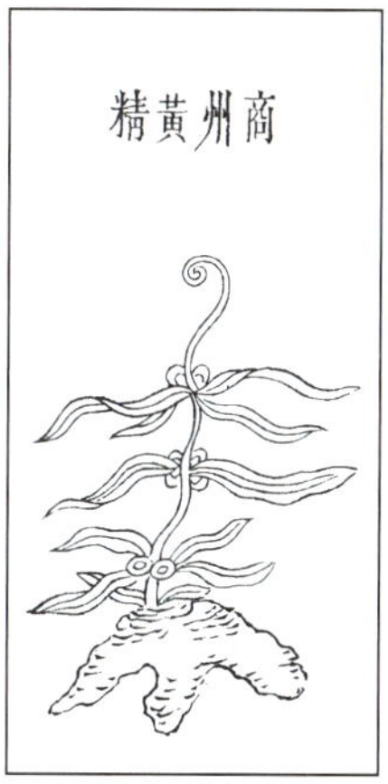

图 76　草木典·商州黄精

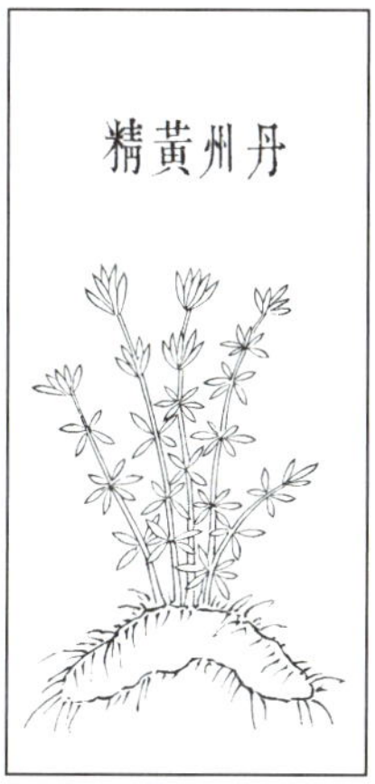

图 77　草木典·丹州黄精

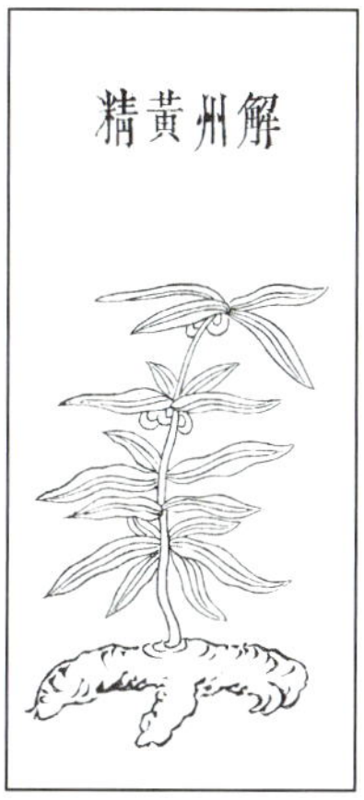

图 78　草木典·解州黄精

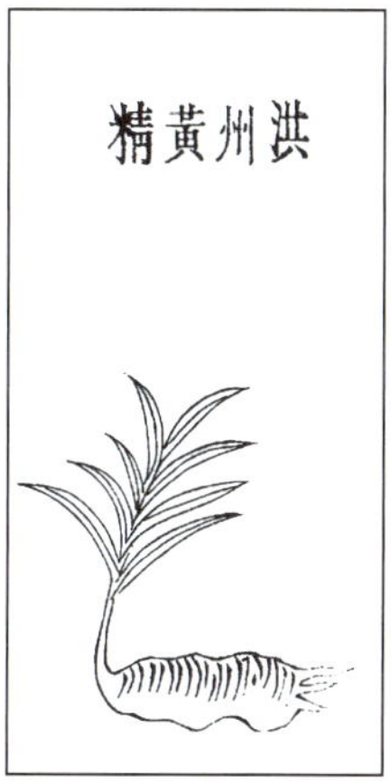

图 79　草木典·洪州黄精

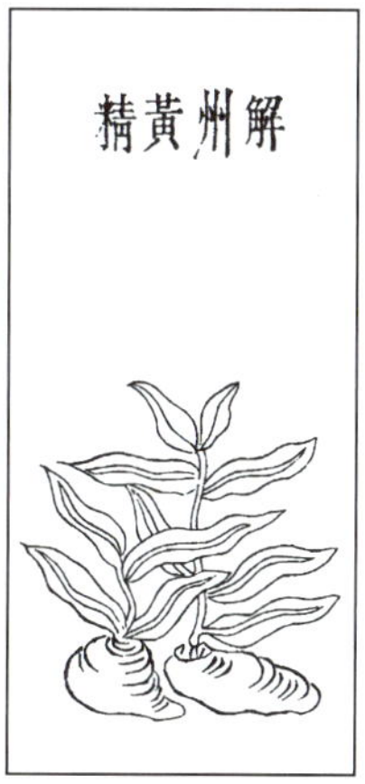

图 80　草木典·解州黄精

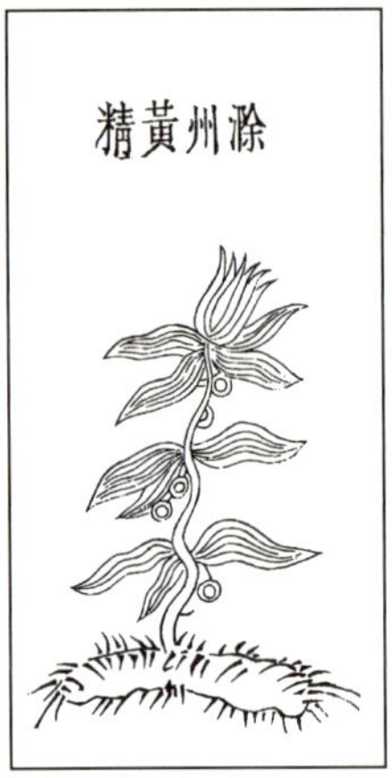

图 81　草木典·滁州黄精

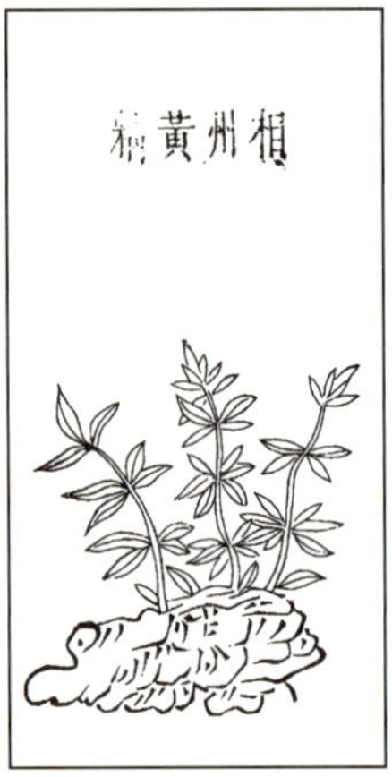

图 82　草木典·相州黄精

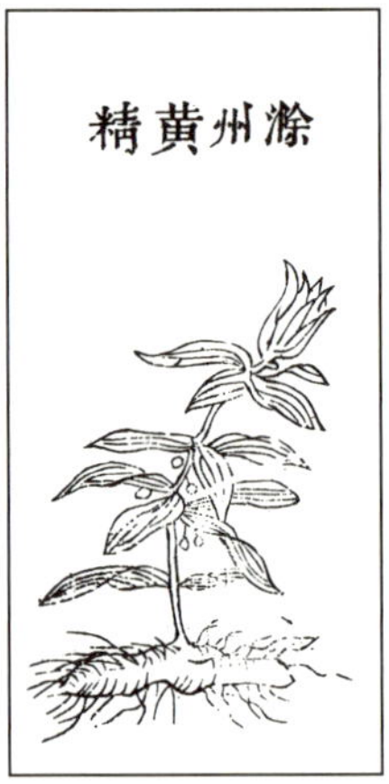

图 83　图考·滁州黄精

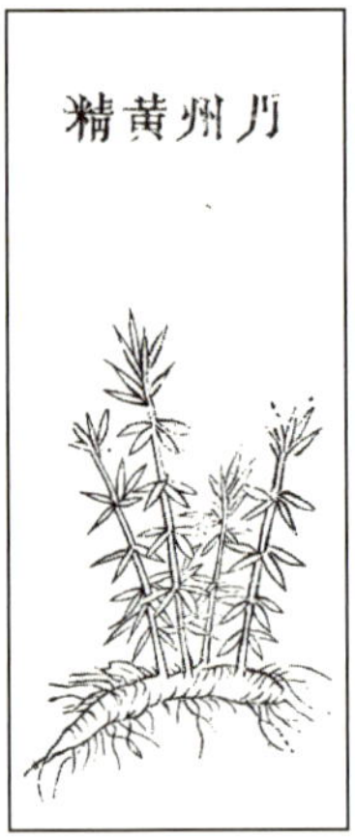

图 84　图考·丹州黄精

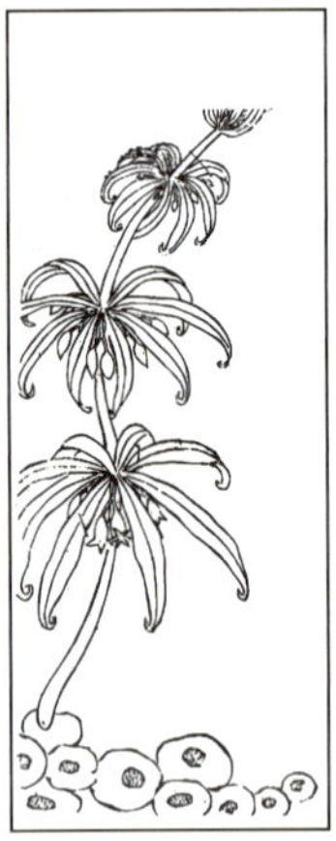

图 85　图考·滇黄精

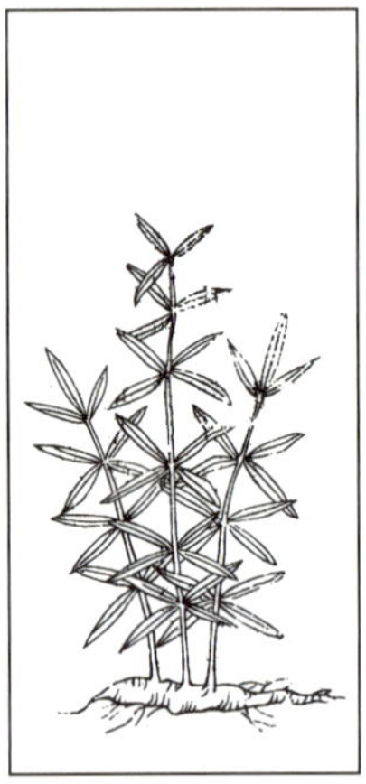

图 86　图考·黄精苗

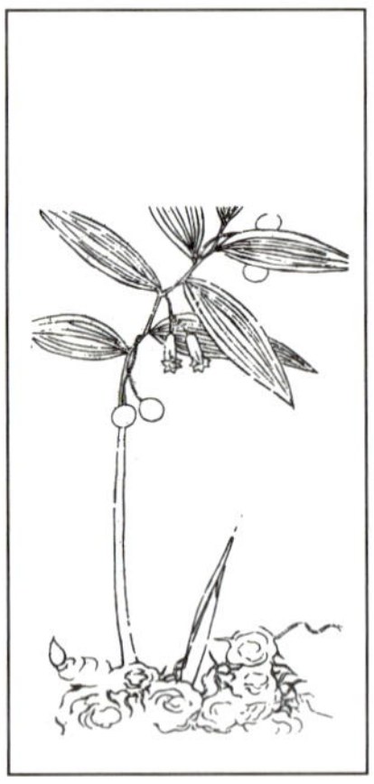

图 87　图考·黄精

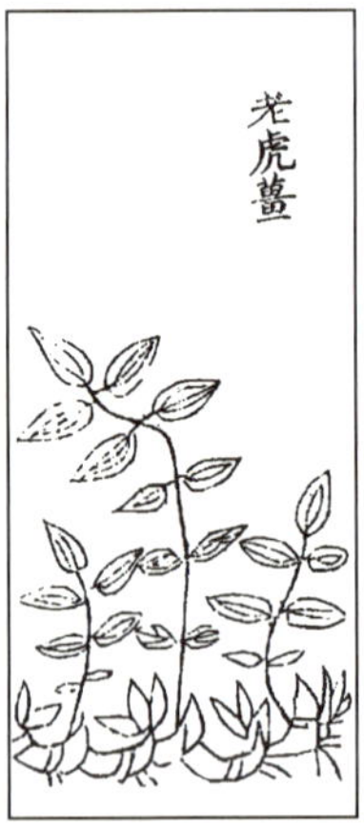

图 88　便方·老虎姜

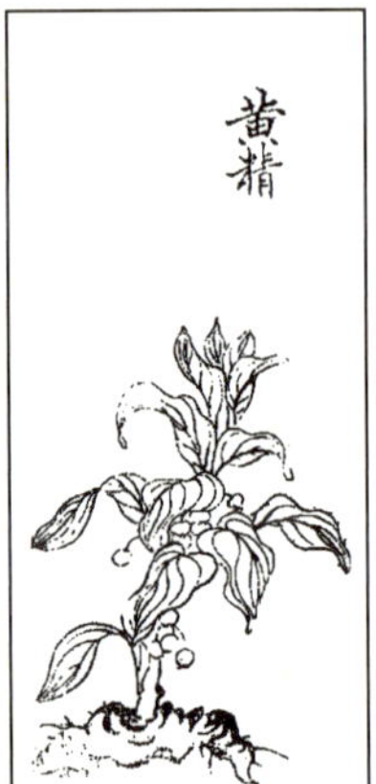

图 89　图说·黄精

本品89图，取自29书，其中23幅彩图。有承继关系及仿绘图可分以下3个书类。

《本草图经》：该书“黄精”有10幅插图。这10幅图分别存于《大观本草》（图1—10）、《政和本草》（图11—20）、《绍兴本草》（图21—30）中。此三传本药图基本一致，唯因各书药图所占篇幅的不同，会有图形宽窄等少量异同，无大变化。今以《政和》（图11—20）为《图经》图的代表。

全部仿绘《图经》10个黄精图的书有三部书。其一是《本草品汇精要》（彩绘，图34—43），该书仿绘并保留了《图经》10幅原图的名称以及图的构架与特征，其根状茎部分的描绘普遍采用深棕褐色，成老干姜模样。这可能是画师参照黄精干燥药材补绘的，真实的鲜黄精根状茎形色似嫩姜。某些黄精图地上部分的叶片仿绘时也失去原植物的柔嫩，如“丹州黄精”（图34）将原柔弱的线性轮生叶绘成坚硬的竹叶状。其二是《金石昆虫草木状》，该书10幅黄精彩图（图55—64）则全部临摹自《品汇》,别无创新。其三为《古今图书集成·草木典》。该书有黄精图11幅,除“黄精图”仿自《救荒》图32，其余10幅（图73—82）无论图名还是图形，皆沿袭《图经》同名图。仿绘时偶尔也会有若干润饰或改动,图形也有左右互反（水平镜像）者，但均无实质改变。

选择性仿绘《图经》及其衍生图（如《品汇》、《纲目》钱本）者，可分墨线与彩图两类。墨线图有：《本草歌括》“黄精”（图31）仿绘自《图经》“解州黄精”（图15）。《本草蒙筌》“洪州黄精”（图45）仿绘自《图经》“相州黄精”（图20），误题图名为“洪州”；“相州黄精”（图46）仿绘自《图经》“洪州黄精”（图18），误题图名为“相州”。《本草纲目》钱本“黄精”（图51）仿绘《图经》“滁州黄精”（图22）。《纲目》张本“黄精”（图52）、《本草备要》“黄精”（图69）、《植物名实图考》“滁州黄精”（图83）均仿绘《纲目》钱本图51。《本草简明图说》“黄精”（图89）虽然看似笔法熟练、图形生动，但仔细分析，仍属仿绘钱本图51。此外,《植物名实图考》“丹州黄精”（图84）仿绘自《图经》同名图（图11）。《三才图会》“黄精”（图53）仿绘《图经》“解州黄精”（图15）、“商州黄精”（图17），并将此2图合并，增加土地背景，合成一图。

彩色图中,《食物本草》“黄精”（图44）仿绘自《品汇》“滁州黄精”（图35）。《补遗雷公炮制便览》“黄精”（图48）仿绘自《品汇》“丹州黄精”（图34）。

《救荒本草》：该书的“黄精”（图32）仿绘者有《野菜博录》“黄精苗”（图65），该书仅将原白叶片反为黑色。《古今图书集成·草木典》“黄精图”（图72）、《植物名实图考》“黄精苗”（图86）亦属仿绘自《救荒》。

《本草原始》：该书的“黄精”（图54）为经过炮制的黄精。《本草汇言》“黄精”（图67）取其中大块黑色的制黄精予以仿绘。《本草求真》“黄精”（图71）又仿绘《汇言》之图。《本草纲目类纂必读》“黄精”（图68）则全仿《原始》图54的制黄精图。

以上89图中，除68幅属仿绘图外，还有21幅原创图（图11、12、13、14、15、16、17、18、19、20、32、33、47、49、50、54、66、70、85、87、88），详见下“鉴药”项。

【文录】

《别录》（见《证类》卷6“黄精”） 一名重楼，一名菟竹，一名鸡格，一名救穷，一名鹿竹。生山谷。二月采根，阴干。

梁《本草经集注》（同上） 陶隐居云：今处处有。二月始生，一枝多叶，叶状似竹而短，根似萎蕤。萎蕤根如荻根及昌蒲，概（音既）节而平直；黄精根如鬼臼、黄连，大节而不平。虽燥，并柔软有脂润。俗方无用此，而为仙经所贵。根、叶、华、实皆可饵服，酒散随宜，具在断谷方中。黄精叶乃与钩吻相似，惟茎不紫、花不黄为异，而人多惑之。其类乃殊，遂致死生之反，亦为奇事。

题·刘宋《雷公炮炙论》（同上） 雷公云：凡使，勿用钩吻，真似黄精，只是叶有毛钩子二个，是别认处，若误服害人。黄精叶似竹叶……

唐《唐本草》（同上）《唐本》注：黄精肥地生者，即大如拳；薄地生者，犹如拇指。萎蕤肥根颇类其小者，肌理形色都大相似。今以鬼臼、黄连为比，殊无髣髴。又黄精叶似柳及龙胆、徐长卿辈而坚。其钩吻蔓生，殊非比类。

唐《本草拾遗》（同上） 陈藏器云……钩吻即野葛之别名。若将野葛比黄精，则二物殊不相似，不知陶公凭何此说。其叶偏生，不对者为偏精，功用不如正精。

后蜀《蜀本草》（见《证类》卷10“钩吻”）《蜀本》秦钩吻……据陶注云：钩吻叶似黄精而茎紫，当心抽花，黄色者是。苏云：野葛出桂州，叶似柿叶，人食之即死者，当别是一物尔。

宋《本草图经》（见《证类》卷6“黄精”）《图经》曰……今南北皆有之，以嵩山、茅山者为佳。三月生，苗高一二尺以来，叶如竹叶而短，两两相对。茎梗柔脆，颇似桃枝，本黄末赤。四月开细青白花，如小豆花状。子白如黍，亦有无子者。根如嫩生姜，黄色。二月采根。蒸过，暴干用。今通八月采，山中人九蒸九暴，作果卖，甚甘美而黄黑色。江南人说黄精苗叶稍类钩吻，但钩吻叶头极尖而根细。苏恭注云：钩吻蔓生。殊非比类，恐南北所产之异耳。初生苗时，人多采为菜茹，谓之笔菜，味极美，采取尤宜辨之……

明《救荒本草》卷上之后“黄精” 苗俗名笔管菜……叶似竹叶，或两叶，或三叶，或四五叶，俱皆对节而生。

明《本草蒙筌》卷1“黄精” ……冬月挖根，嫩姜仿佛。仙家称名黄精，俗呼为野生姜也。洗净，九蒸九曝，代粮可过凶年。因味甘甜，又名米餔。

明《本草纲目》卷12“黄精”【释名】仙人余粮（弘景[1]）、黄芝（《瑞草经》）、戊己芝（《五符经》）、龙衔（《广雅》）、垂珠。【时珍曰】黄精为服食要药，故《别录》列于草部之首，仙家以为芝草之类，以其得坤土之精粹，故谓之黄精。《五符经》云“黄精获天地之淳精”，故名为戊己芝，是此义也。余粮、救穷，以功名也。鹿竹、菟竹，因叶似竹，而鹿、兔食之也。垂珠，以子形也。陈氏《拾遗》救荒草即此也，今并为一。【集解】【时珍曰】黄精野生山中，亦可劈根长二寸，稀种之，一年后极稠，子亦可种。其叶似竹而不尖，或两叶、三叶、四五叶，俱对节而生。其根横行，

1 弘景：此别名未见出陶弘景之书，可见于苏颂《图经》引隋羊公服黄精法。

状如葳蕤。俗采其苗煠熟，淘去苦味食之，名笔管菜。《陈藏器本草》言青黏是萎蕤，见“萎蕤·发明”下。又黄精、钩吻之说，陶弘景、雷敩、韩保昇皆言二物相似。苏恭、陈藏器皆言不相似。苏颂复设两可之辞。今考《神农本草》、《吴普本草》，并言钩吻是野葛，蔓生，其茎如箭，与苏恭之说相合。张华《博物志》云：昔黄帝问天老曰：天地所生，有食之令人不死者乎？天老曰：太阳之草名黄精，食之可以长生。太阴之草名钩吻，不可食之，入口立死。人信钩吻杀人，不信黄精之益寿，不亦惑乎。按此，但以黄精、钩吻相对待而言，不言其相似也。陶氏因此遂谓二物相对，与神农所说钩吻不合，恐当以苏恭所说为是。而陶、雷所说别一毒物，非钩吻也。

清《植物名实图考》卷8“黄精” ……山西产与《救荒》图同。雩娄农曰……滇南山中尤多黄精、萎葳，春初即开花，黄精高至五六尺，四面垂叶，花实层缀，根肥嫩可烹肉，大至数斤重，其偏精及钩吻，皆以夏末秋初开花，偏精矮小，钩吻有反钩，根皆不肥，土人颇能辨之。/又按：黄精，原有对叶及数叶同作一层者，《图经》虽列十种，大体不过两端，今江湘皆对叶，滇南数叶一层，其根肥大无异。/按：与黄精相似者，除钩吻、偏精外，湘中代以山姜。其根色极相类。又有一种观音竹，滇中谓之淡竹，其茎紫叶柔，都不分别。惟梢端发杈生枝间，花微紫为异，此十图内或不免有形似者耶……黄精苗《救荒本草》:【略】按：图即《尔雅》委萎，滇南所产黄精颇似之，此正钩吻相似者。/**卷10“滇黄精”** 根与湖南所产同而大，重数斤，俗以煨肉，味如山蓣；茎肥色紫，六七叶攒生作层，初生皆上抱；花生叶际，四面下垂如璎珞，色青白，老则赭黄。此种与钩吻极相类。滇人以其叶不反卷、芽不斜出为辨。

【鉴药】

“黄精”首见于《别录》。它在医药发展早期以服食养生著称，常被“仙家”视为芝草。李时珍认为“以其得坤土之精粹，故谓之黄精”。2000多年来，本品是道家、医家均很重视的一味良药，有补中益气，益脾胃，润心肺，填精髓之功。

本品分布广泛、种类甚多，药、果两用。因此在《本草图经》中收集到的相关药图多达10幅。本品药用根状茎，“根如鬼臼、黄连，大节而不平。虽燥，并柔软有脂润”（陶弘景）；“如嫩生姜，黄色”（苏颂）。“俗呼为野生姜也。洗净，九蒸九曝，代粮可过凶年。因味甘甜，又名米餔”（陈嘉谟）。其地上部分的形态也颇有特色。陶弘景云：“二月始生，一枝多叶，叶状似竹而短”，故其有菟竹、鹿竹等别名。其叶“两两相对。茎梗柔脆，颇似桃枝，本黄末赤。四月开细青白花，如小豆花状。”（苏颂）；“其叶似竹而不尖，或两叶、三叶、四五叶，俱对节而生”（李时珍）。其别名“垂珠”，是形容其下垂的果实。综上所述，此即百合科黄精属（*Polygonatum*）植物。

古本草中曾花费较多的篇幅辨析黄精与剧毒药钩吻形似的问题。明·李时珍考《神农本草》《吴普本草》，谓钩吻蔓生、其茎如箭，并非形似。清·吴其濬则认为"(滇)钩吻有反钩，根皆不肥，土人颇能辨之"。吴氏还分析不同性质的植物生境不同，故黄精与钩吻，"误者绝少"。本草中的钩吻品种复杂，漆树科的野葛(冶葛)、马钱科的胡蔓藤，与百合科的黄精形态相差太大，不可能混淆。唯有百合科的滇钩吻与黄精形似。但谢宗万经实地考察，认为同科属的滇钩吻的毒性未必有其他科的钩吻那么大。此滇钩吻与今之苦黄精(一类根状茎不甜味苦的黄精属)相当。[1]从当今药品混淆实际状况来看，并未见剧毒的钩吻能与黄精混淆。可见上述几位古今药学家的考证是可信的。

由于黄精属的植物种类很多，故各地所用的黄精有不同的种。《本草图经》有黄精图10幅。吴其濬分析说："黄精原有对叶及数叶同作一层者。《图经》虽列十种，大体不过两端，今江湘皆对叶，滇南数叶一层，其根肥大无异。"然"此十图内或不免有形似者"。可见吴其濬将黄精按单叶对生、数叶轮生分成两大类，但其共同的特点是"根肥大"如姜。今逐一考察具有原创意义的本草诸图。

1.《本草图经》：以下按《图经》黄精10图原顺序逐一考察。

"丹州黄精"(图11)根状茎横生粗大，上抽4直立茎。叶轮生，每轮叶4枚，条状披针形。花生叶腋。据此似为百合科黄精属植物黄精*Polygonatum sibiricum* Delar. ex Redoute。

"滁州黄精"(图12)根状茎横生，粗大有结，抽茎处更显得膨大。茎直立。三叶或四叶轮生，叶披针形。花生叶腋，花梗下垂。据此，该图所示亦似为黄精*P. sibiricum*。[2]

"兖州黄精"(图13)根状茎横走，膨大有结节，此类黄精。但此植物无茎枝。叶基生，扁平剑形，相互套迭，宛如二列式排列。疑为黄精属植物幼期顶部幼叶包卷而误为花苞所致。无法确定其来源。

"荆门军黄精"(图14)根直立膨大，有横纹。叶基生，扁平剑形，相互套迭，中抽一花茎，单花甚大。其根及花均非百合科植物所有，花形亦非鸢尾科植物。疑为黄精属植物幼期顶部幼叶包卷而误为花苞的进一步渲染，无法确定其来源。

"解州黄精"(图15)根状茎肥大有分支。茎直立，五叶轮生，叶披针形。花生叶腋，花梗下垂。据此该图所示亦似为黄精*P. sibiricum*。

"永康军黄精"(图16)根状茎横走粗大，有结节。茎偏柔弱，单叶互生。叶椭

1 谢宗万：《中药材品种论述》上册，上海：上海科学技术出版社，1980：425.

2 谢宗万：《中药材品种论述》上册，上海：上海科学技术出版社，1980：421.(谢氏指出"滁州黄精""解州黄精""相州黄精"均似为本品。)

圆形。此图所示似为多花黄精*Polygonatum cyrtonema* Hua。[1]

"商州黄精"（图17）根状茎膨大，有分支。茎柔而曲。三叶或四叶轮生，亦有对生叶。叶片条状披针形，下端多下垂。花生叶腋。初步认为此似为卷叶黄精*Polygonatum cirrhifolium*（Wall.）Royle。

"洪州黄精"（图18）根状茎横走，有明显结节如蚕形，节间有须根。一茎直立，有扁平剑形叶，相互套迭，呈二列式排列。考《植物名实图考》卷25"山姜"提到："江西、湖南山中多有之。与阳藿、茈姜无别，惟根如嫩姜而味不甚辛，颇似黄精。衡山所售黄精，多以此伪为之。"此山姜与"洪州黄精"颇相似，或考为姜属（*Zingiber*）植物。[2]

"解州黄精"（图19）根膨大呈长椭圆形。独茎甚短，单叶对生或互生，长椭圆形。无花。其根形非百合科植物。来源不明。

"相州黄精"（图20）根状茎肥大，有粗大结节及残茎痕。数茎直立，三叶或四叶轮生，叶披针形。花生叶腋，花梗下垂。此亦似为黄精*P. sibiricum*。

2.《救荒本草》：该书的"黄精苗"（图32）有横生的根状茎，上抽三直立茎，四叶或三叶轮生，叶片似竹叶，条状披针形。此图与《图经》"丹州黄精""相州黄精"相似，故似为百合科植物黄精*P. sibiricum*。或认为除上种之外，还包括黄精属的其他几种植物，如轮叶黄精*Polygonatum verticillatum*（L.）All.、卷叶黄精*P. cirrhifolium*、多花黄精*P. cyrtonema*等。[3]

3.《滇南本草》（务）：该书的"鹿竹"（图33）十分难以理解，有披针形的叶，叶脉羽状，不呈平行脉或弧形脉。叶下之块状物甚至难以猜测是果实抑或块根。故无法得知其示意为何种植物。"鹿竹"为黄精的别名，《滇南本草》（务本堂本）以此为正名，提及其"根如嫩生姜色，俗呼生姜，药名黄精"，故将其图置于"黄精"条下。

4.《太乙仙制本草药性大全》：该书的"黄精"（图47）根状茎似为黄精，但其上所抽出来的茎，其叶或对生或互生，难以鉴定大致的属种。

5.《补遗雷公炮制便览》：该书"炮制黄精"（图49），按《雷公炮炙论》炮制黄精法绘制。左下穿蓑衣的童子用溪水冲洗黄精，旁有采药锄及药篮，示意将采来新鲜药洗净。右下背着药葫芦的童子在一简易炉灶旁久煮黄精。图上方一成年人将煮熟的黄精用小刀切成粗大片状。其前的高脚凳上放置竹笸箩，摊晒黄精。红日为背景，示意晒干。

6.《本草纲目》（金陵本）：该书的"黄精"（图50）绘粗大多须的主根，但根上

1 谢宗万：《中药材品种论述》上册，上海：上海科学技术出版社，1980：421.

2 国家中医药管理局《中华本草》编委会：《中华本草》（8），上海：上海科学技术出版社，1999：594.

3 ［明］朱橚撰，倪根金校注，张翠君参注：《救荒本草校注》，北京：中国农业出版社，2008：194.

有数道横线，又似乎示意根状茎有茎节。地上植株一茎直立，叶轮生或对生，花生叶腋。对照《图经》诸图的表现法，此似为百合科植物黄精*P. sibiricum*。

7.《本草原始》：该书的“黄精”（图54）为药材图，绘一个生黄精，类似今所谓鸡头黄精（一头粗、一头细）。其原植物一般是黄精*P. sibiricum*。另有2块经久蒸煮变黑色的制黄精。

8.《救荒野谱补遗》：该书的“黄精”（图66）构图与《纲目》金陵本近似，但其叶有轮生，有对生，最下部还有不同形状的叶片对生与轮生于一处；叶片有弧形脉、有羽状脉；每层都有不同的花样。花腋生，花梗有向上生长的，也有下垂如桑葚果状。其形态大致可认为是百合科黄精属植物，但其图过于离奇。

9.《食物本草会纂》：该书的“黄精”（图70）根部不似根状茎，全株类似蔓生草本，有分枝，单叶互生，且有不明何物的小羽状复叶样物。据根形、叶形，此非百合科黄精属类植物。来源不明。

10.《植物名实图考》：该书的“滇黄精”（图85）“茎肥色紫，六七叶攒生作层，初生皆上抱；花生叶际，四面下垂如璎珞”。即六七叶轮生，叶片条形,花下垂若璎珞（佛像颈间的一种装饰）。今考为百合科植物滇黄精*Polygonatum kingianum* Coll. et Hemsl.。[1]

另该书“黄精”条下3图，除2图仿绘《图经》“滁州黄精”“丹州黄精”外，还有一黄精图（图87）为写生图。该图有根状茎甚似姜，一茎直上，单叶互生，两列状，无柄，叶长椭圆形，平行脉。花腋生，下垂。此似为百合科多花黄精*P. cyrtonema*。

11.《草木便方》：该书的“老虎姜”（图88）根状茎结节明显如姜。茎直立，单叶对生，叶椭圆形，弧形叶脉。未示花。整体形状仍似百合科黄精属植物。无法考其具体种类。

【小结】

黄精曾是魏晋南北朝及其以前服食养生名品，亦是中医补益脾肺的良药。其根状茎似姜，叶似竹，特征明显。主要来源为百合科黄精属（*Polygonatum*）植物的根状茎。古本草图所绘各地的黄精，多数似为百合科黄精属植物黄精*Polygonatum sibiricum* Delar. ex Redoute。此外也有多花黄精*Polygonatum cyrtonema* Hua、卷叶黄精*P. cirrhifolium*（Wall.）Royle、轮叶黄精*P. verticillatum*、滇黄精*P. kingianum*等种。《本草图经》《救荒本草》《植物名实图考》等书写生绘图对品鉴各地黄精具有较高学术价值。

1　谢宗万：《中药材品种论述》上册，上海：上海科学技术出版社，1980：422.

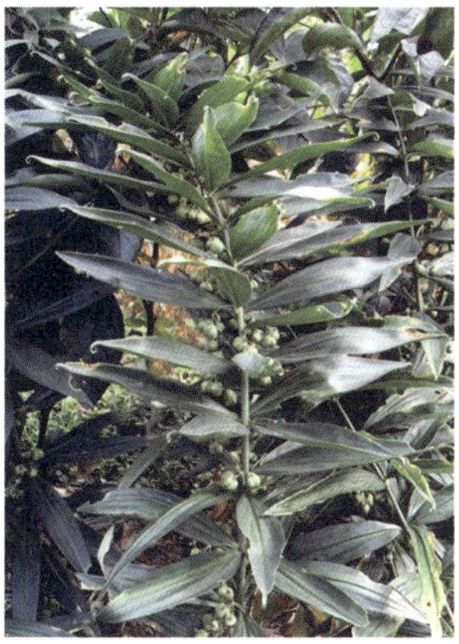

图 90　黄精 *Polygonatum sibiricum*

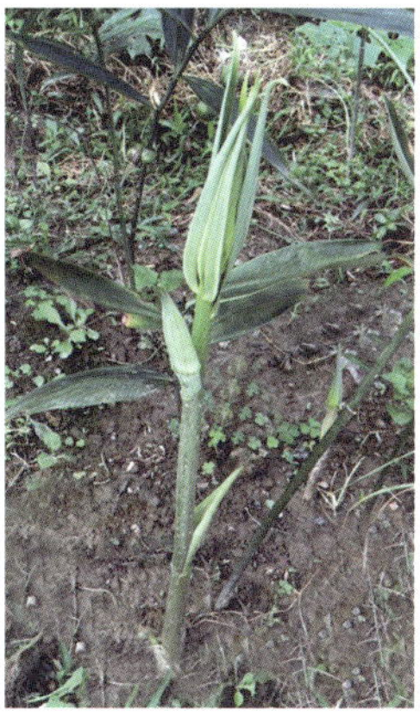

图 91　黄精幼苗

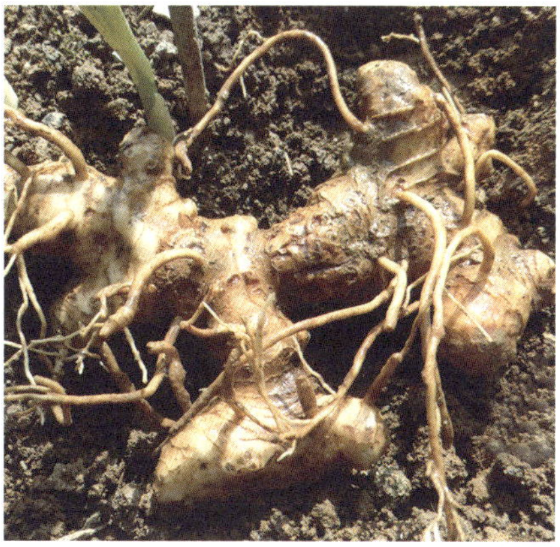

图 92　黄精根茎

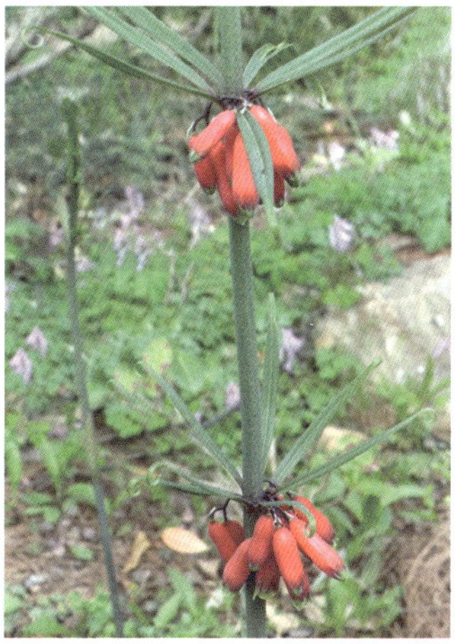

图 93　滇黄精 *Polygonatum kingianum*

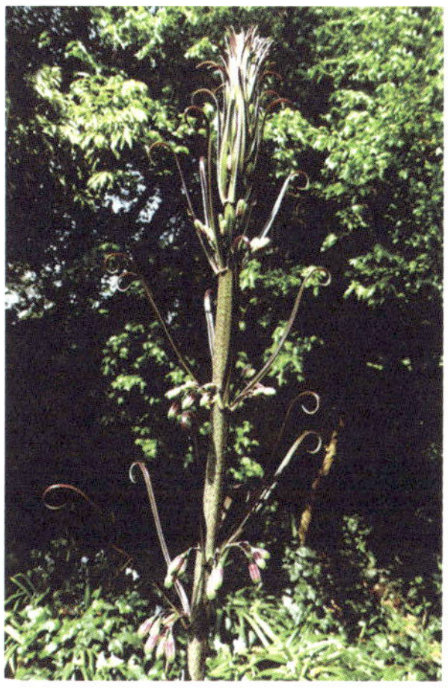

图 94　滇黄精幼苗

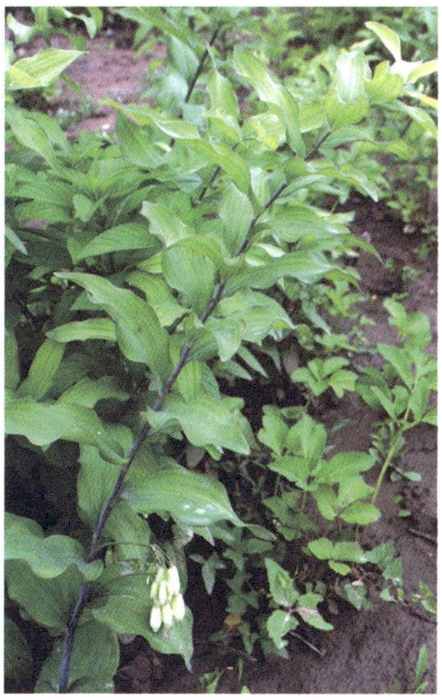

图 95　多花黄精 *Polygonatum cyrtonema*

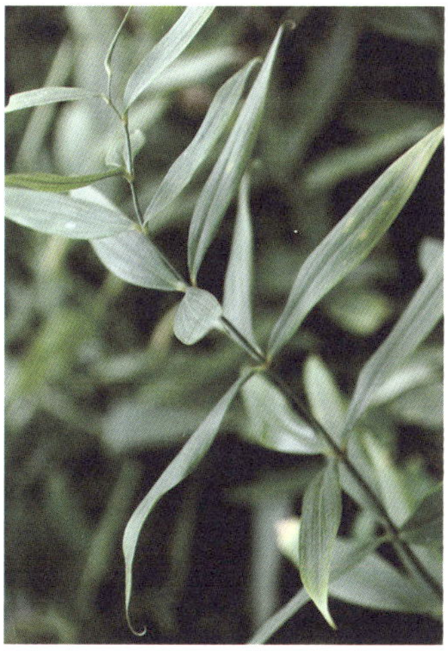

图 96　轮叶黄精 *Polygonatum verticillatum*

12-9 萎蕤

【品图】

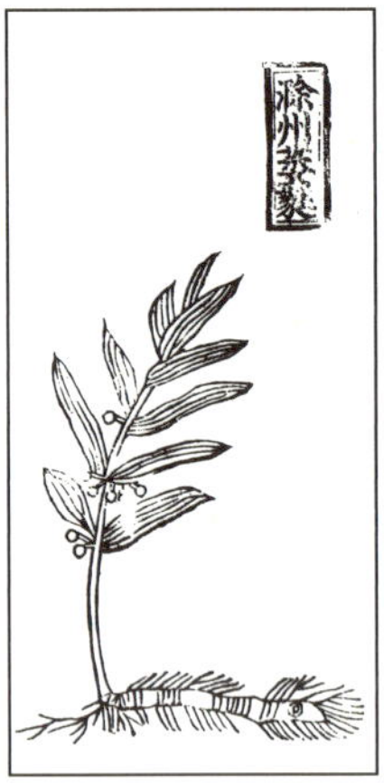

图1 图经（大）·滁州萎蕤

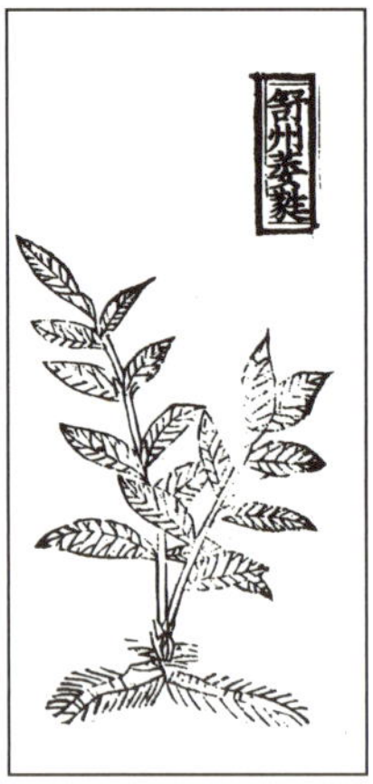

图2 图经（大）·舒州萎蕤

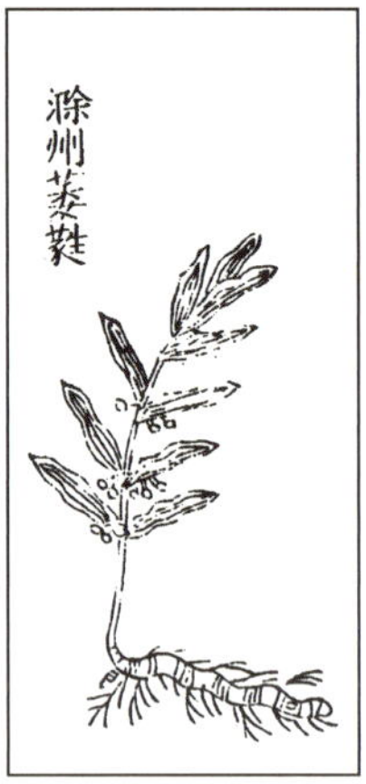

图3 图经（政）·滁州萎蕤

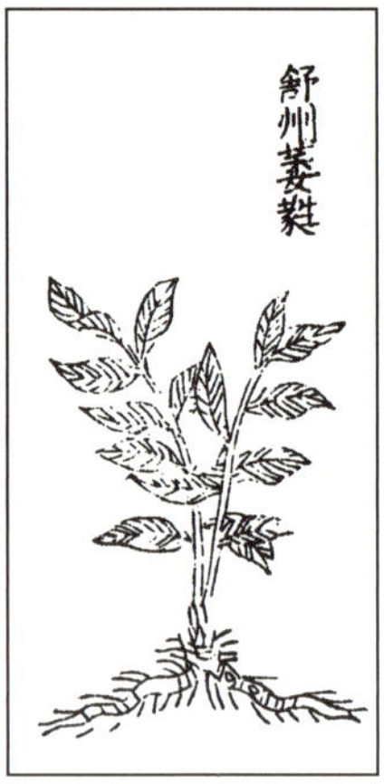

图4 图经（政）·舒州萎蕤

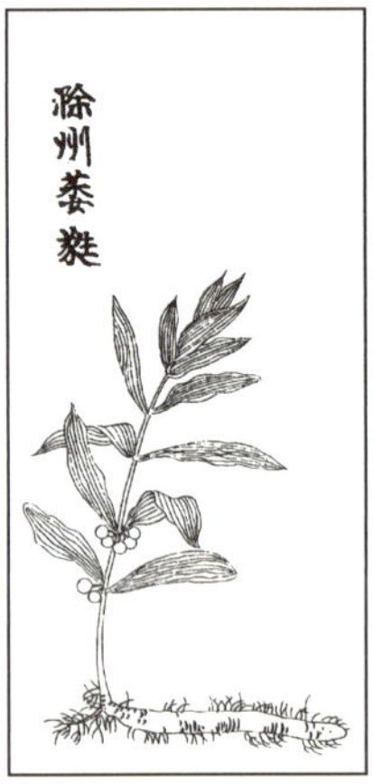

图5 图经（绍）·滁州萎蕤

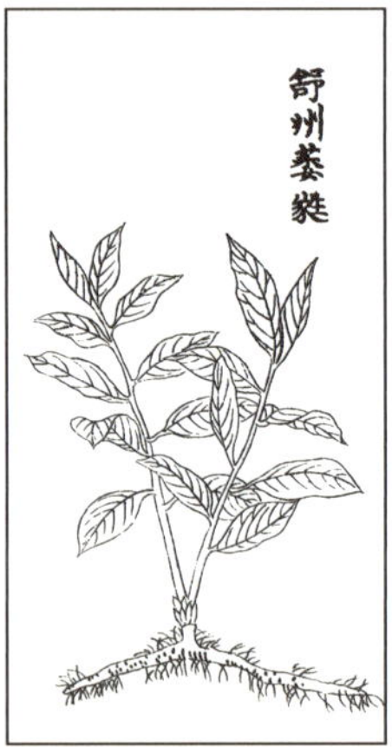

图6 图经（绍）·舒州萎蕤

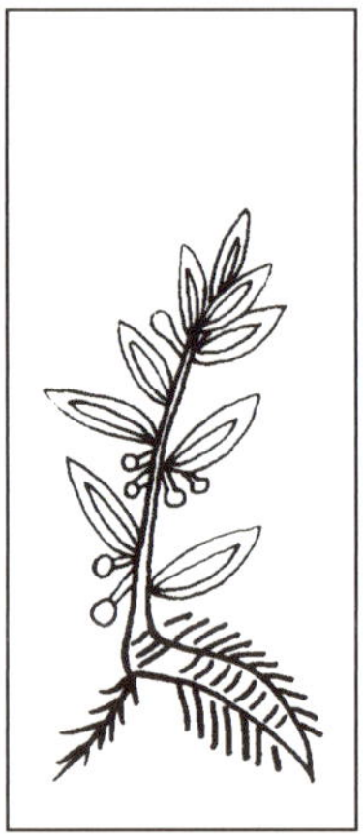

图7 歌括·萎蕤

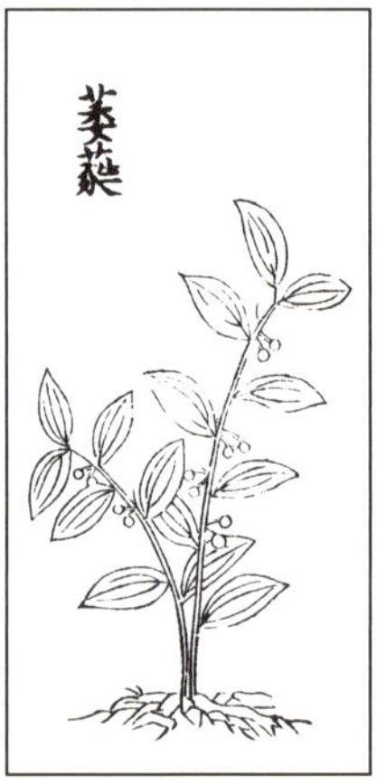

图8 救荒·萎蕤

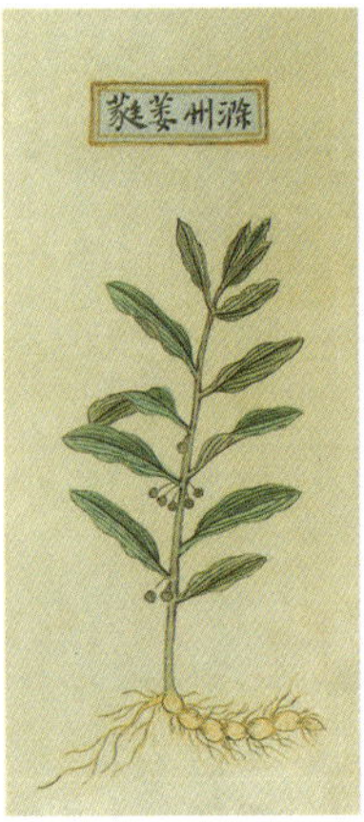

图9 品汇·滁州萎蕤

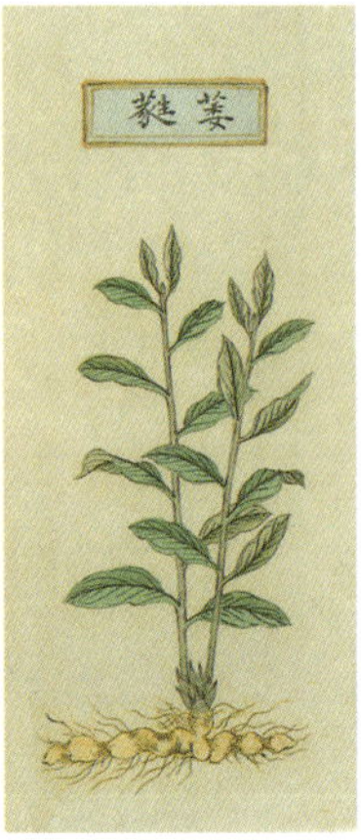

图10 品汇·萎蕤

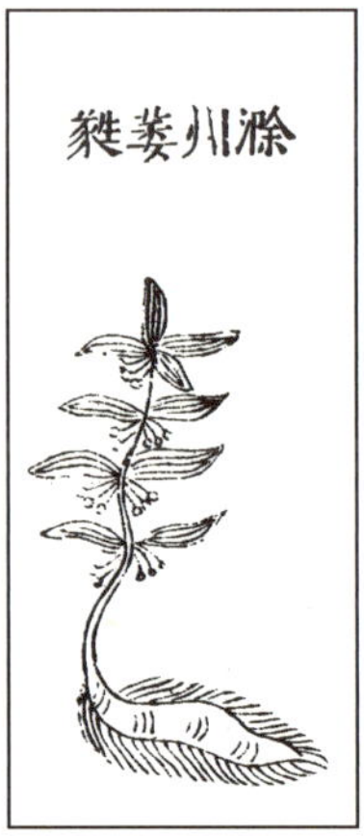

图11 蒙筌·滁州萎蕤

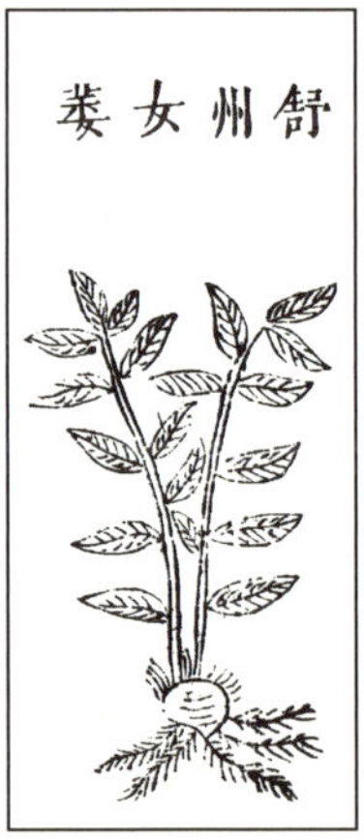

图12 蒙筌·舒州女萎

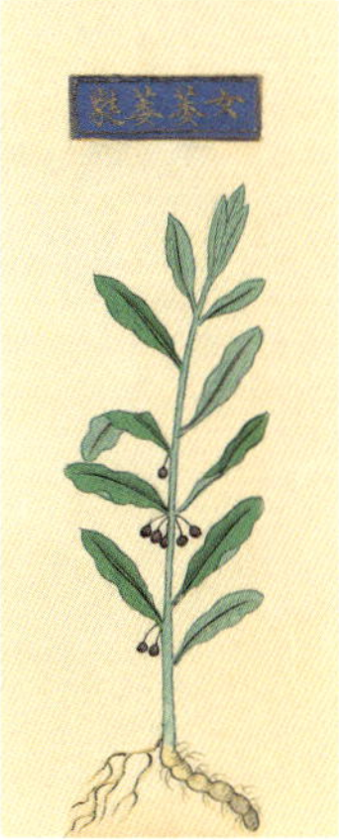

图 13 雷公·女萎萎蕤

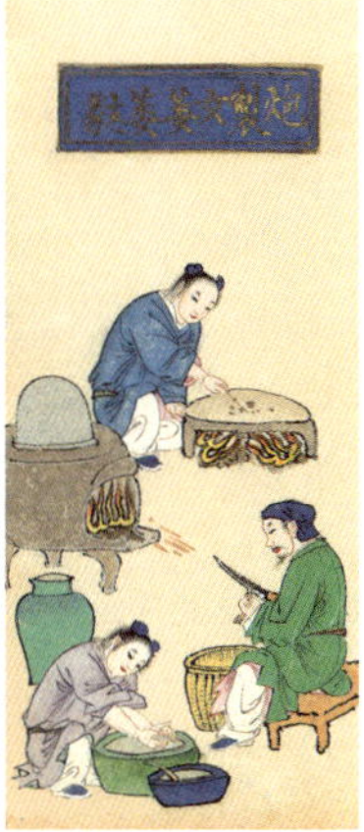

图 14 雷公·炮制女萎萎蕤

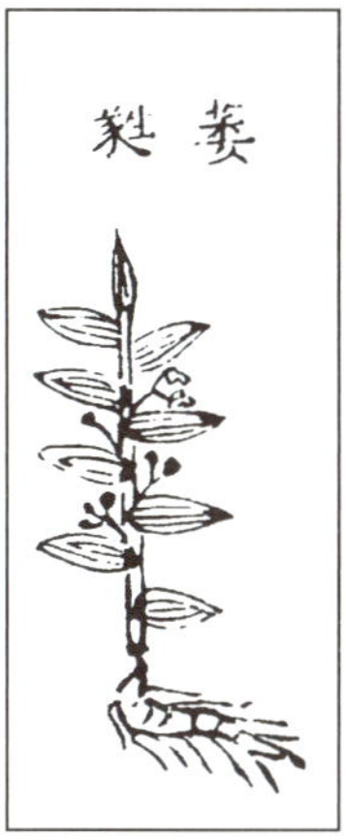

图 15 纲目(金)·萎蕤

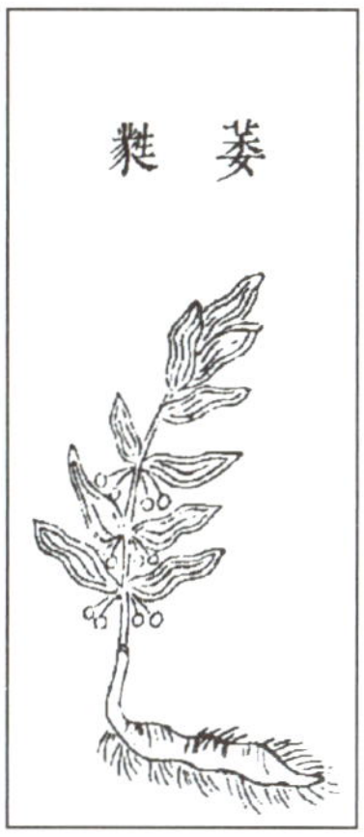

图 16 纲目(钱)·萎蕤

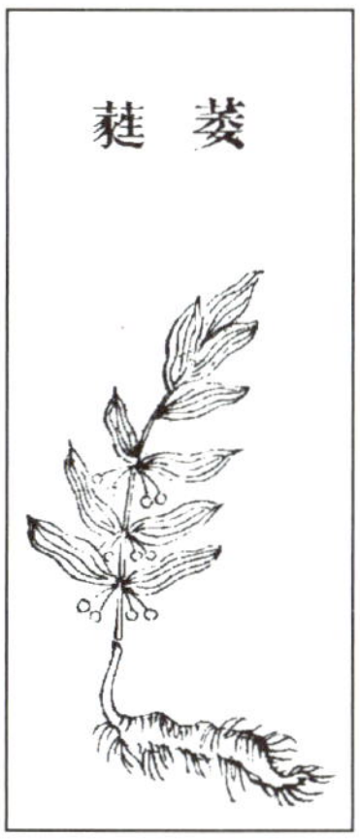

图 17 纲目(张)·萎蕤

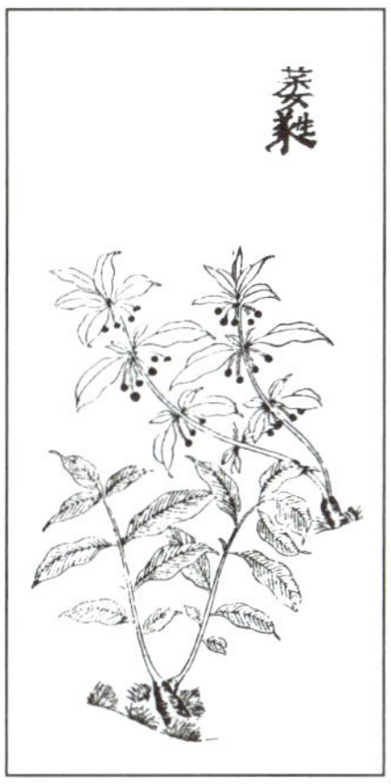

图 18 三才·萎蕤

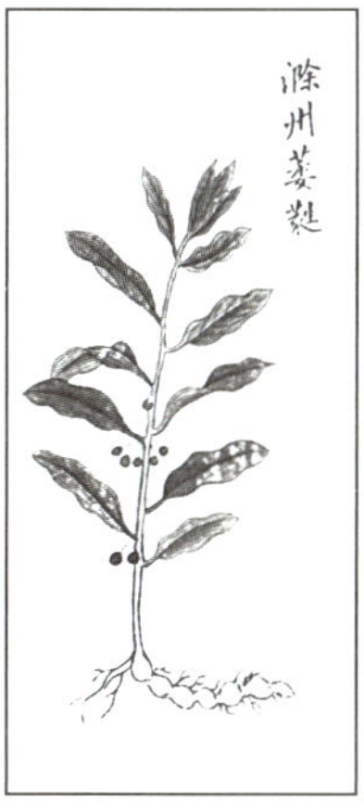

图 19 金石·滁州萎蕤

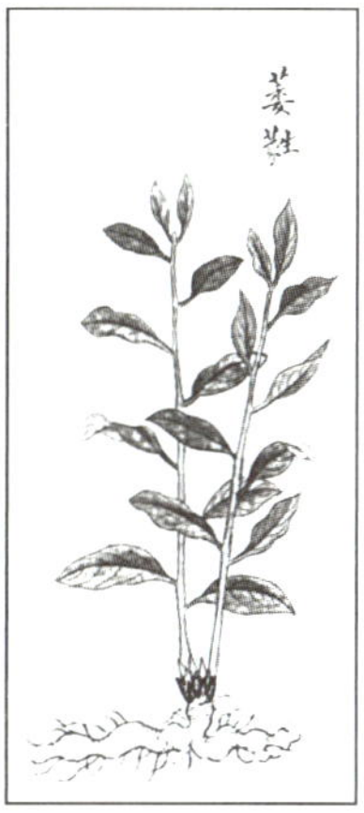

图 20 金石·萎蕤

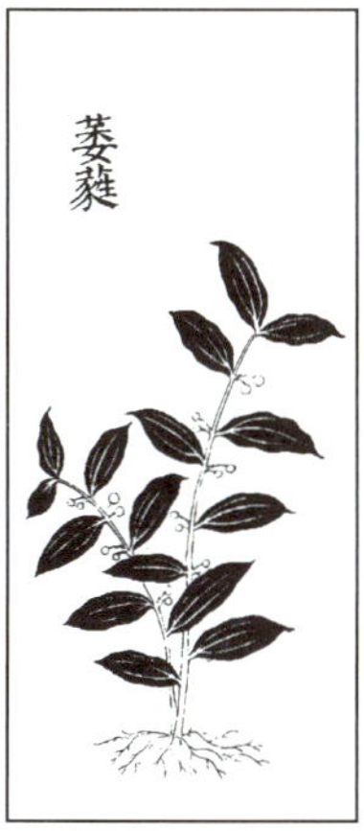

图 21 博录·萎蕤

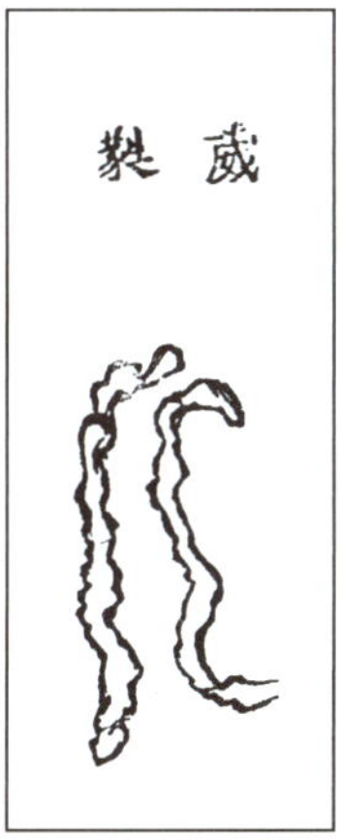

图 22 汇言·葳蕤

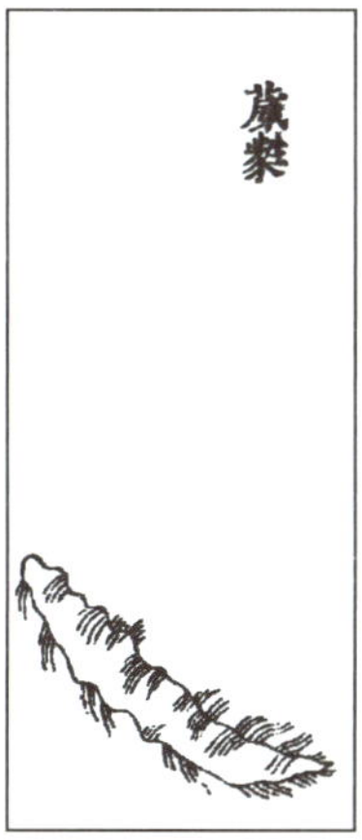

图 23 本草汇·葳蕤

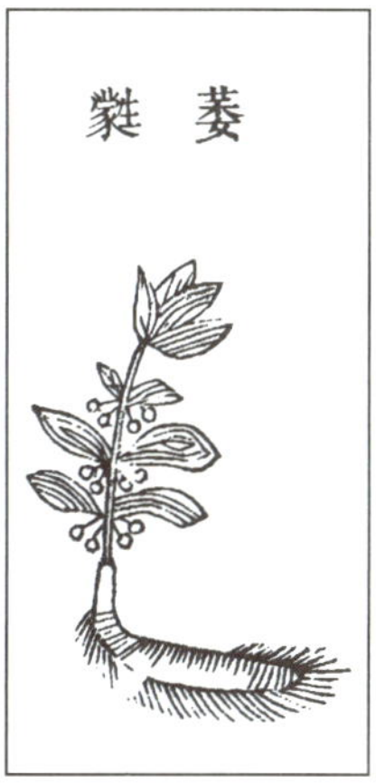

图 24 备要·萎蕤

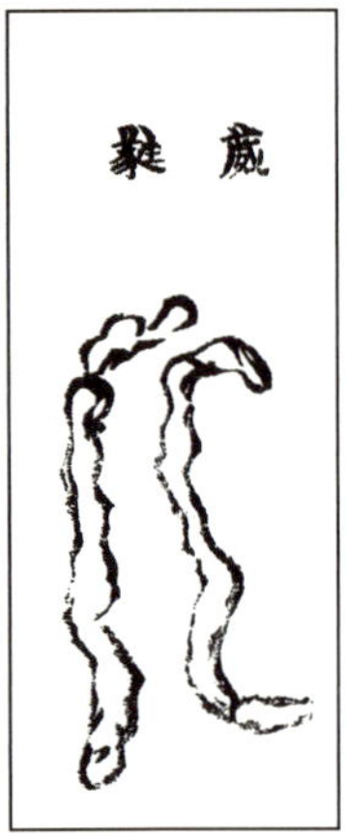

图 25　求真·葳蕤

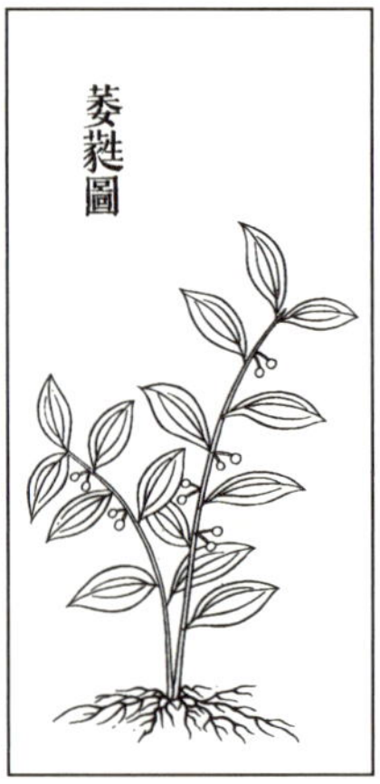

图 26　草木典·萎蕤图

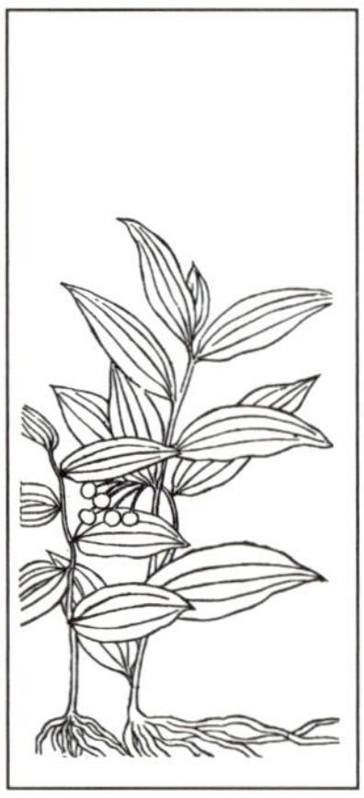
图 27　图考·萎蕤

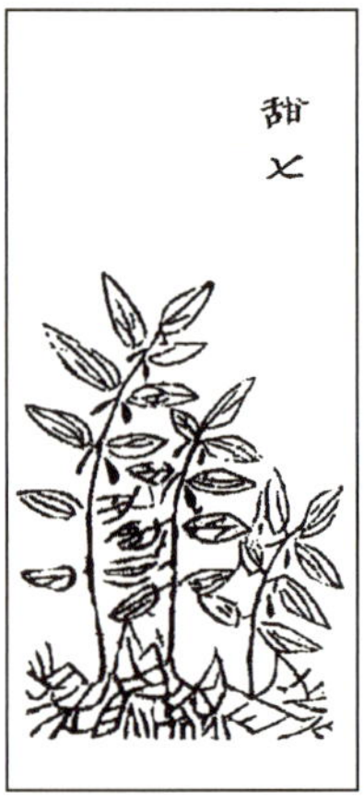
图 28　便方·甜七

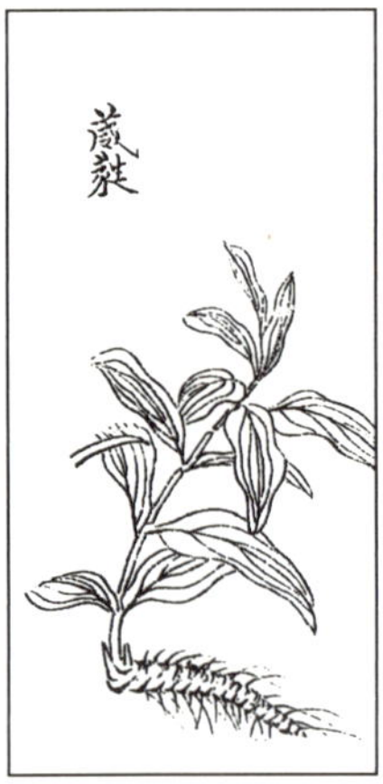

图 29　图说·葳蕤

本品29图，取自22书，其中6幅彩图。有承继关系及仿绘图可分以下3个书类。

《本草图经》：该书的“滁州萎蕤”“舒州萎蕤”图分别存于《大观本草》（图1、2）、《政和本草》（图3、4）、《绍兴本草》（图5、6）中。此三种本草所存两种萎蕤图基本相同，唯《绍兴》所绘笔画较清晰细致。今以《政和》“滁州萎蕤”（图3）、“舒州萎蕤”（图4）为《图经》二图的代表。

仿绘《图经》二图的主要是明代《本草品汇精要》的彩图系列。其中有《品汇》“滁州萎蕤”（图9）、“舒州萎蕤”（图10），以及临摹自《品汇》的《金石昆虫草木状》“滁州萎蕤”（图19）、“萎蕤”（图20）。《补遗雷公炮制便览》的“女萎萎蕤”（图13）则仿绘《品汇》的“滁州萎蕤”（图9）。此外，墨线图中，《本草蒙筌》“滁州萎蕤”（图11）、“舒州萎蕤”（图12）亦系仿绘《图经》2图。《三才图会》的“萎蕤”（图18）将《图经》二图合绘在一图中，添加土地背景，仿绘时将原根状茎绘成直根形。

只仿绘《图经》“滁州萎蕤”者，有《本草歌括》“萎蕤”（图7）。《本草纲目》金陵本“萎蕤”（图15）的整体明显仿绘自《图经》“滁州萎蕤”。但该图也有少许改动，如将叶片对生全改为互生，更合原植物之形。但将原图下垂的腋生花改为上挺，则与原植物不合。《纲目》钱本“萎蕤”（图16）未仿绘金陵本，而是直接仿绘《图经》，改动较少。《纲目》张本“萎蕤”（图17）则仿绘自钱本。仿绘钱本的还有《本草备要》“萎蕤”（图24）及《本草简明图说》“葳蕤”（图29）。后者构图同钱本，但根状茎的结节绘得非常紧密，未绘花序。《本草汇》的“葳蕤”（图23）仅绘萎蕤的根状茎。此图看似新绘，实际此图乃截取《纲目》钱本的根茎予以转绘而已。

《救荒本草》：仿绘该书“萎蕤”（图8）者，有《野菜博录》“萎蕤”（图21），将《救荒》图的叶片阴刻，其余皆同。此外《古今图书集成·草木典》的“萎蕤图”（图26）亦全仿《救荒》图。

《本草汇言》：该书的“葳蕤”（图22）为药材图，仿绘其图者为《本草求真》“葳蕤”（图25）。

以上29图中，除22幅属仿绘图外，还有7幅原创图（图3、4、8、14、22、27、28），详见下“鉴药”项。

【文录】

《本经》《别录》（见《证类》卷6“女萎萎蕤”） 一名荧，一名地节，一名玉竹，一名马熏。生太山山谷及丘陵。立春后采，阴干。

《尔雅》卷下“委萎” 荧，委萎。（药草也。叶似竹，大者如箭竿，有节，叶狭而长，表白里青，根大如指，长可三尺，可啖。）

三国《吴普本草》（见《御览》991“委萎”）《吴氏本草经》曰：委萎一名葳蕤，一名王马，一名节地，一名虫蝉，一名乌萎，一名荧，一名玉竹……叶青黄，相值如姜，二月七月采。

梁《本草经集注》（见《证类》卷6“女萎萎蕤”） 陶隐居云：按《本经》有女萎，无萎蕤，《别录》无女萎，有萎蕤，而为用正同，疑女萎即萎蕤也，惟名异尔。今处处有，其根似黄精而小异，服食家亦用之。

题·刘宋《雷公炮炙论》（同上） 雷公云……萎蕤节上有毛，茎斑叶尖处有小黄点。

唐《唐本草》（同上）《唐本》注：女萎功用及苗、蔓与萎蕤全别，列在中品。今《本经》朱书是女萎能效，墨字乃萎蕤之效。今以朱书为白字。

唐《本草拾遗》（同上） 陈藏器云：女委、萎蕤，二物同传。陶云同是一物，但名异耳。下痢方多用女萎，而此都无止泄之说，疑必非也。按女萎，苏又于中品之中出之。云主霍乱，泄痢，肠鸣，正与陶注上品女萎相会，如此即二萎功用同矣，更非二物……

宋《本草图经》（同上） 萎蕤……今滁州、舒州及汉中皆有之。叶狭而长，表白里青，亦类黄精。茎竿强直，似竹箭竿有节。根黄多须，大如指，长一二尺。或云可啖。三月开青花，结圆实……观古方书所用，则似差别。胡洽治时气洞下蠒下有女萎丸，治伤寒冷下结肠丸中用女萎，治虚劳小黄耆酒云：下痢者加女萎。详此数方所用，乃似中品女萎，缘其性温，主霍乱泄痢故也。又主贼风，手足枯痹，四肢拘挛，茵芋酒中用女萎。及《古今录验》治身体疬疡斑剥女萎膏，乃似朱字女萎，缘其主中风不能动摇及去皯好色故也。又治伤寒七八日不解续命鳖甲汤，治脚弱鳖甲汤，并用萎蕤；及延年方：主风热项急痛，四肢骨肉烦热，萎蕤饮；又主虚风热，发即头热萎蕤丸。乃似此黑字女萎，缘其主虚热湿毒，腰痛故也。三者主治既别，则非一物明矣。然陈藏器以为更非二物，是不然矣。此女萎性平，味甘；中品女萎味辛，性温。性味既殊，安得为一物?

明《本草纲目》卷12“萎蕤”【释名】萎香(《纲目》)。【时珍曰】按黄公绍《古今韵会》云：葳蕤，草木叶垂之貌。此草根长多须，如冠缨下垂之緌而有威仪，故以名之。凡羽盖旌旗之缨緌，皆象葳蕤是矣。孙氏《瑞应图》云：王者礼备，则葳蕤生于殿前，一名萎香。则威仪之义，于此可见。《别录》作萎蕤，省文也。《说文》作萎移，音相近也。《尔雅》作委萎，字相近也。其叶光莹而象竹，其根多节，故有荧及玉竹、地节诸名。《吴普本草》又有乌萎、虫蝉之名。宋本一名马熏，即乌萎之讹者也。【正误】【时珍曰】《本经》女萎，乃《尔雅》委萎二字，即《别录》萎蕤也，上古钞写讹为女萎尔。古方治伤寒风虚用女萎者，即萎蕤也，皆承本草之讹而称之。诸家不察，因中品有女萎名字相同，遂致费辩如此。今正其误，只依《别录》书萎蕤为纲，以便寻检。其治泄痢女萎，乃蔓草也，见本条。【集解】【时珍曰】处处山中有之。其根横生似黄精，差小，黄白色，性柔多须，最难燥。其叶如竹，两两相值。亦可采根种之，极易繁也。嫩叶及根，并可煮淘食茹。

【鉴药】

“萎蕤”之名，首出《别录》。但此名紧接在《本经》药名“女萎”之后，似乎为“女萎”的别名，也可能是被并入“女萎”的另一种药。至《唐本草》时，又增收“女萎”一药。因此诸家本草围绕着《本经》女萎、《别录》萎蕤、《唐本草》女萎三者之间的关系争论不休。

陶弘景疑“女萎”就是“萎蕤”，功用正同，惟名异尔。《唐本草》认为“女萎”与“萎蕤”形态全别，当是二物。陈藏器认为《本经》“女萎”与《唐本草》“女萎”的“功用同矣，更非二物”。苏颂则依据三药功效，分析古方所用，提出“三者主治既别，则非一物明矣”。

李时珍认为：“《本经》女萎，乃《尔雅》委萎二字，即《别录》萎蕤也，上古钞写讹为女萎尔。”换言之，《本经》女萎是抄写的讹误。所以时珍说：“诸家不察，因中品有女萎名字相同，遂致费辩如此。”也就是说，《本经》女萎与《别录》萎蕤就是同一物。《唐本草》列为中品的“女萎”属于蔓草，形态完全不同于萎蕤。自李时珍之后，这场女萎、萎蕤之争渐稀。一般本草书都从《纲目》，用“萎蕤”作为正名（或用其别名“玉竹”），以免名称继续混淆。该药后世作为润心肺，解烦渴的平补良药，运用甚广。

“萎蕤”的形态，《吴普本草》云“叶青黄，相值，如姜”，似指叶与根茎之形色。晋·郭璞注《尔雅》“荧，委萎”云：“药草也。叶似竹，大者如箭竿，有节，叶狭而长，表白里青，根大如指，长可三尺，可啖。”陶弘景则云“其根似黄精而小异”，可见与黄精近似。雷敩说“萎蕤节上有毛，茎斑，叶尖处有小黄点”，更进一步观察到其茎有斑点、根茎结节处有多数须根，以及叶的特点。苏颂在郭璞注的基础上又补充：“亦类黄精。茎竿强直，似竹箭竿有节。根黄多须……三月开青花，结圆实。”李时珍归纳本品的特征有：“此草根长多须，如冠缨下垂之緌”；“其叶光莹而象竹，其根多节”；“其根横生似黄精，差小，黄白色，性柔多须，最难燥。其叶如竹，两两相值。”根据以上根茎似黄精、有节、色黄、多须、大如指，叶狭而长似竹叶，结圆实等特点，结合传承用药种类，一般都将本品定为百合科黄精属玉竹*Polygonatum odoratum*（Mill.）Druce。古本草插图可为考察本品来源提供旁证。

1.《本草图经》：该书两图。其中“滁州葳蕤”（图3）圆柱形的根状茎横走，有明显的茎节，须根较多。茎直立，叶长椭圆形，对生，三出叶脉。花或果生叶腋，花梗下垂，有短柄。此图除叶对生之外，其余都符合玉竹*P. odoratum* 的原植物特征。

“舒州萎蕤”（图4）则不然。其地下部分亦类根茎，有茎节及茎痕、须根也较多，茎直立，叶互生或对生。但该图与萎蕤最大不符是叶脉呈羽状。《图经》文字叙述提到“今滁州、舒州及汉中皆有之”，可见此图确为舒州进上。《本草纲目图考》注意到此图与《证类》卷8“女萎”的插图完全一样，故猜测“舒州萎蕤”应是《图经》原图。[1]《唐本草》“女萎”的形态描述，与插图完全不同，因此可以认定“舒州萎蕤”图是“萎蕤”而非《唐本草》“女萎”。此图若叶脉为弧形脉或平行脉，就符合百合科植物玉竹的基本特征了。这种差异可能是当地绘图者的疏忽。

2.《救荒本草》：该书的“萎蕤”（图8）乍看似仿绘《图经》“舒州萎蕤”图，均为两茎直立，根茎向两侧横走。但该书的叶脉均为弧形脉，且绘有腋生下垂果实，这就可以坐实本图描绘的是百合科玉竹*P. odoratum*或其近缘植物。

3.《补遗雷公炮制便览》：该书的“炮制女萎萎蕤”（图14）是按照《雷公炮炙论》炮制萎蕤之法绘制的。雷公法为：“采得，先用竹刀刮上节皮了，洗净，却以蜜水浸一宿，蒸了焙干用。”据此，该图右下一人在用刀刮萎蕤的根节。左下一人在盆里洗净药物。左上炉灶蒸锅示意“蒸了”，右上一人在平底铛上焙干药物。

4.《本草汇言》：该书的“葳蕤”（图22）为药材图，示意本品为细长有节、不规则屈曲状。此图符合今玉竹的干燥药材形。

5.《植物名实图考》：该书的“萎蕤”（图27）地上部分描绘非常精确，单叶互生，长椭圆形，先端稍尖，弧形叶脉。果生叶腋，果梗下垂。此皆符合百合科玉竹*P. odoratum*的形态。唯其根不是根状茎，而是散生较粗大的细根，是其不足。图26“萎

1 王家葵、蒋淼、胡颖翀：《本草纲目图考》，北京：科学出版社，2017：358.

蕤”亦然。此与万寿竹*Disporum cantoniense*（Lour.）Merr.相似。

6.**《本草便方》**：该书的“甜七”（图28）虽然粗糙，但特点明确。其根部为有茎节的根状茎，须根较多。茎叶都似玉竹，花（或果）1—2枚，生叶腋，下垂。如果不考虑地区的话，可以认为此即玉竹*P. odoratum*。但《草木便方》是四川草药书，据调查，西南地区有将百合科植物竹根七属（*Disporopsis*）植物的根茎充作“大玉竹”者。[1]此药名为“甜七”，主要作用为散血、活血、破血，类似“三七”。故此图虽然同为百合科植物，但未必作为玉竹使用。

【小结】

萎蕤为中医早期用药种类之一，其根茎形似黄精而小如指。据文字记载本品当为百合科黄精属植物玉竹*Polygonatum odoratum*（Mill.）Druce。《本草图经》《救荒本草》《植物名实图考》等书中的萎蕤图更证实了考证文字记载的结论。

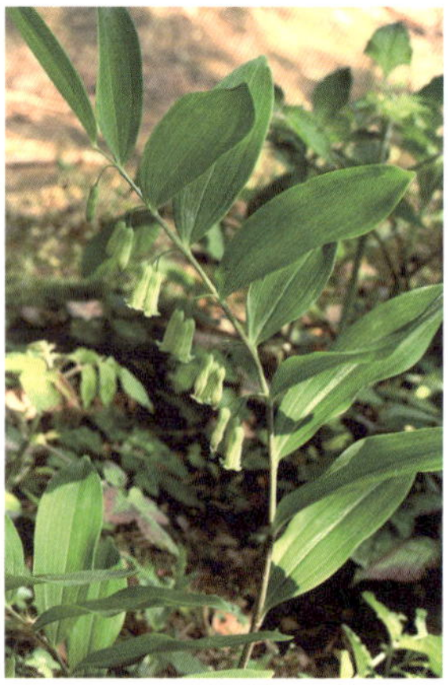

图 30　玉竹 *Polygonatum odoratum*

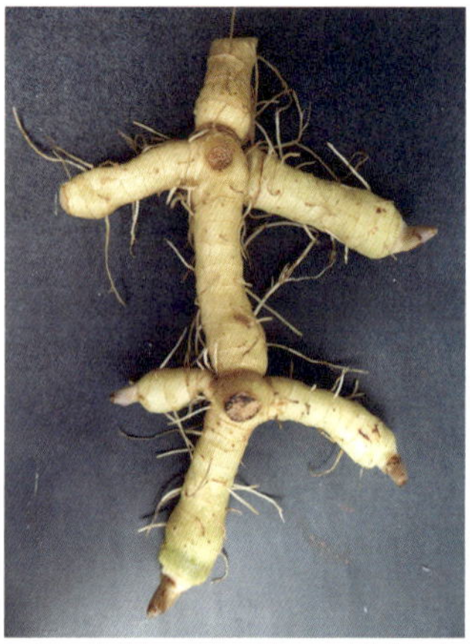

图 31　玉竹根茎

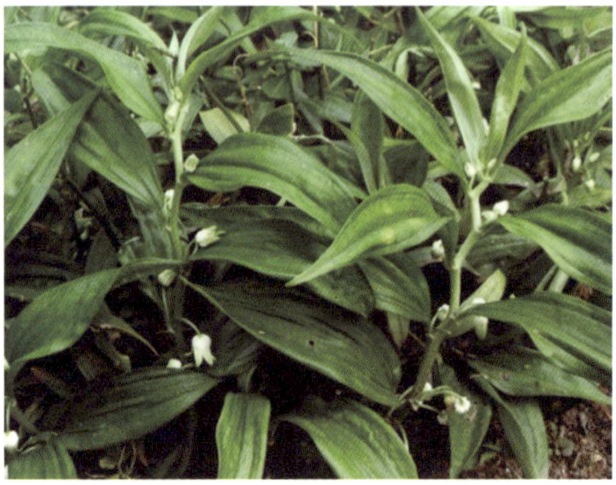

图 32　竹根七 *Disporopsis fuscopicta*

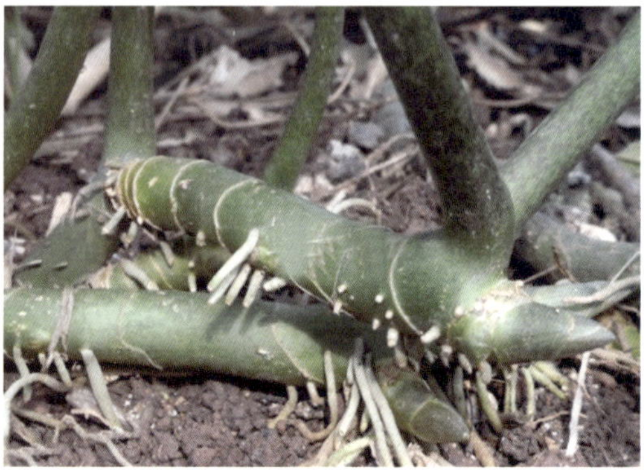

图 33　竹根七根茎

1　谢宗万：《中药材品种论述》上册，上海：上海科学技术出版社，1980：428.

12-10　鹿药

【品图】

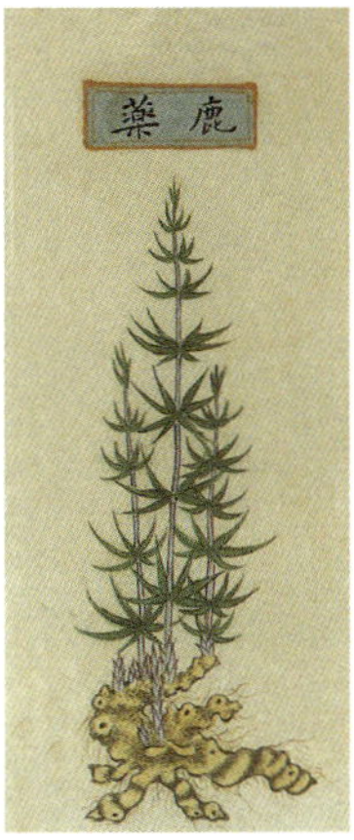

图 1　品汇·鹿药

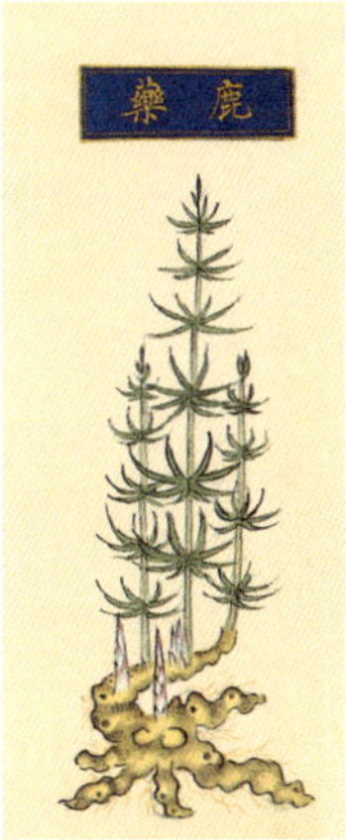

图 2　雷公·鹿药

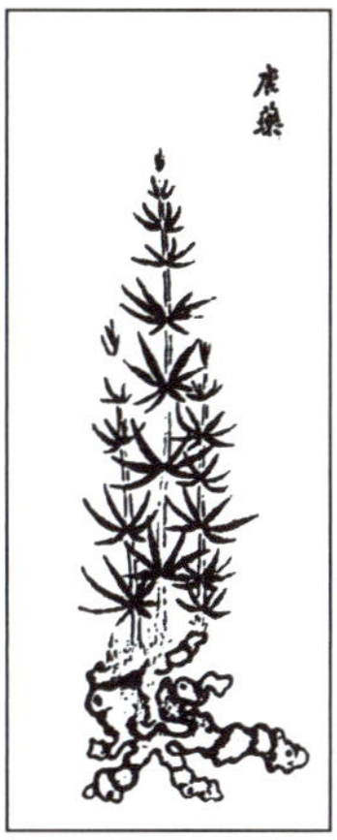

图 3　金石·鹿药

本品3图，取自3书，均为彩图。后出的《补遗雷公炮制便览》“鹿药”（图2）、《金石昆虫草木状》“鹿药”（图3）均承继了《本草品汇精要》图1。故原创图仅《品汇》1图。

【文录】

宋《开宝本草》（见《证类》卷11“鹿药”） 味甘，温，无毒。主风血，去诸冷，益老起阳。浸酒服之。生姑臧已西。苗、根并似黄精。根，鹿好食。

明《本草纲目》卷12“鹿药” 【附录】【时珍曰】胡洽居士言鹿食九种解毒之草，此其一也。或云即是萎蕤，理亦近之。姑附以俟。

【鉴药】

“鹿药”首出《开宝本草》。李时珍不识其形，故根据《开宝》载本品“苗、根并似黄精”，将其置于《纲目》“萎蕤”条之后，“姑附以俟”。该药以“鹿好食”得名。其形态仅知“似黄精”。据此很多百合科黄精属植物都有可能是鹿药，无法凭此确定其种。明《本草品汇精要》的画师们好事，为之想象绘图。

《本草品汇精要》：该书“鹿药”（图1）的根茎大概是据黄精药材绘成。其地上部分绘成一茎直立，数叶轮生，此可能参照了《图经》“丹州黄精”（见12-8黄精图11）。单凭此图，可认为是百合科黄精属的植物，但却无法认定该图所示就是《开宝》的鹿药。画师兴来之笔，本无足深论。近代植物学用“鹿药”来命名百合科黄精族（*Polygonateae*）下的一个属（*Smilacina*），约定俗成，亦无不可。但从本草考证角度来说，古代鹿药未必就是现代的鹿药*Smilacina japonica* A. Gray。《开宝本草》载本品“生姑臧已西”。“姑臧”始置于西汉初，治所即今甘肃武威市。按《中国植物志》的记载，鹿药属植物约有25种，我国有14种和2变种，“除新疆、内蒙古、青海和宁夏外，全国都有分布”。[1]《开宝》的鹿药恰恰就分布在没有*Smilacina*属分布的区域。因此，据古代药物产地记载，《开宝》鹿药偏偏不是*Smilacina*属的植物。因此，将古代鹿药资料归于现代*Smilacina*属植物之下是缺乏本草考证依据的。

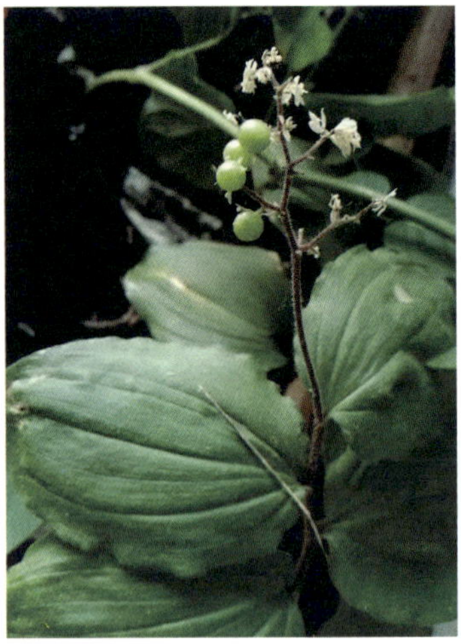
图4　鹿药 *Smilacina japonica*

【小结】

鹿药虽见于宋代，但宋以后无后续发展。《本草纲目》将其附在“萎蕤”之后，来源不明。《本草品汇精要》据记载想象绘制一彩图，难以为凭。现代植物学以鹿药命名百合科*Smilacina*属，但《开宝》载鹿药产姑臧，与该属植物的分布不相符合。本草鹿药的轮生叶也与百合科*Smilacina*属均为互生叶的特征不相符合。

12–11　知母

【品图】

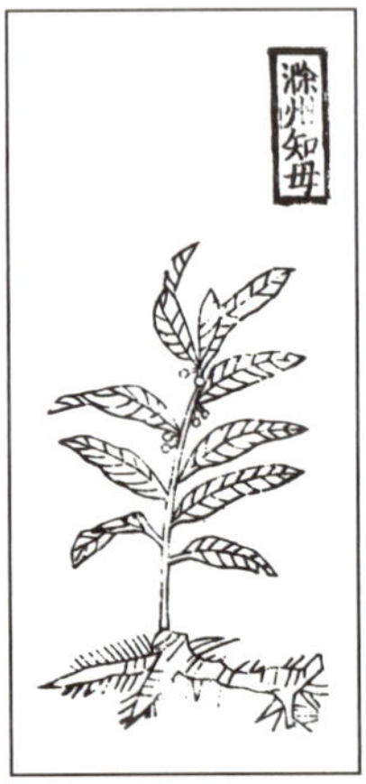

图1　图经（大）·滁州知母

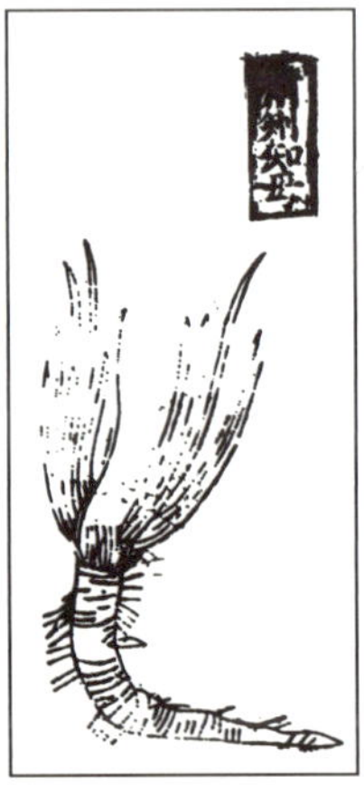
图2　图经（大）·卫州知母

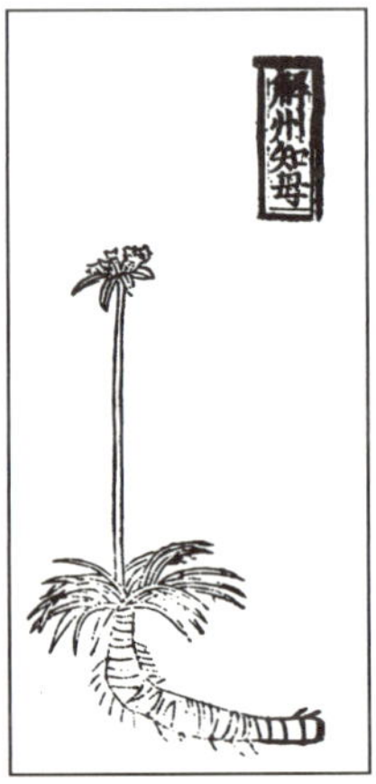

图3　图经（大）·解州知母

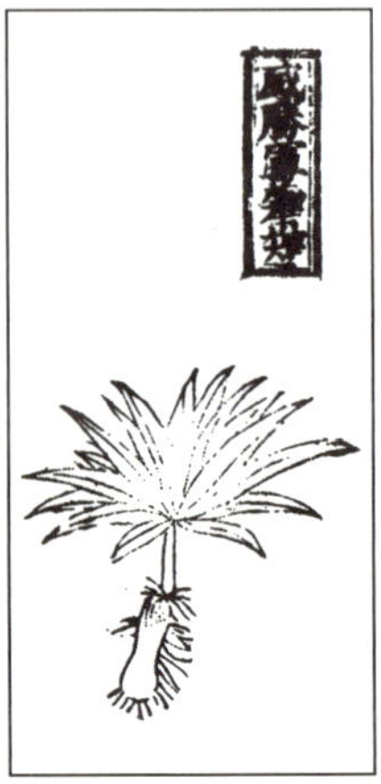
图4　图经（大）·威胜军知母

1　中国科学院《中国植物志》编辑委员会：《中国植物志》，北京：科学出版社，1978，第15卷，26.

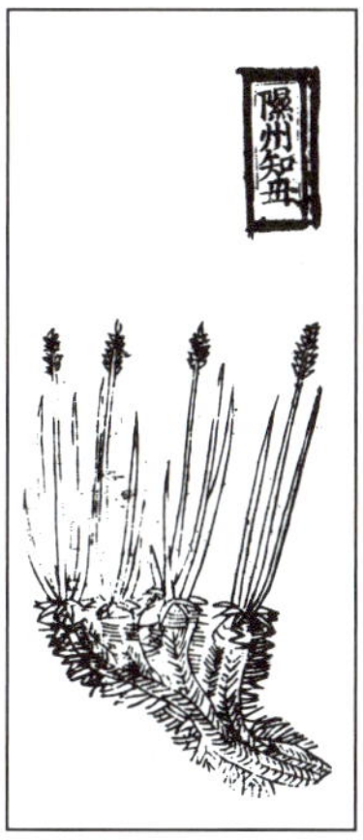

图5 图经（大）·隰州知母

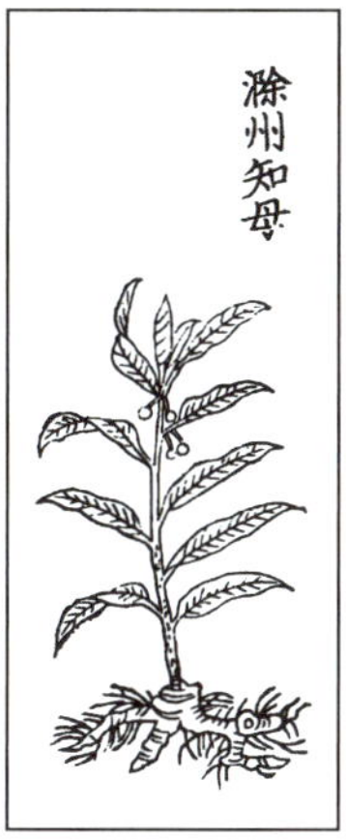

图6 图经（政）·滁州知母

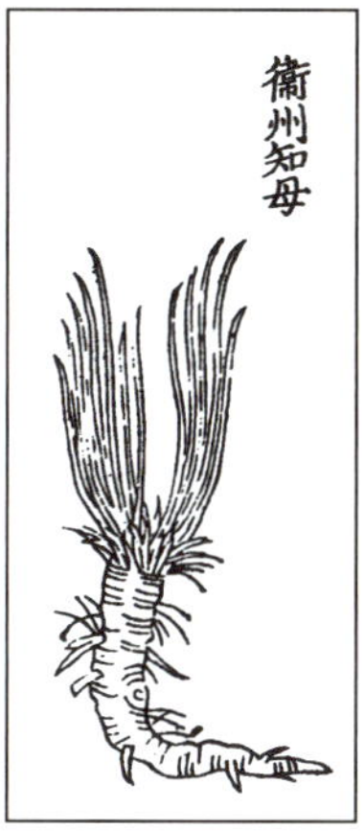

图7 图经（政）·卫州知母

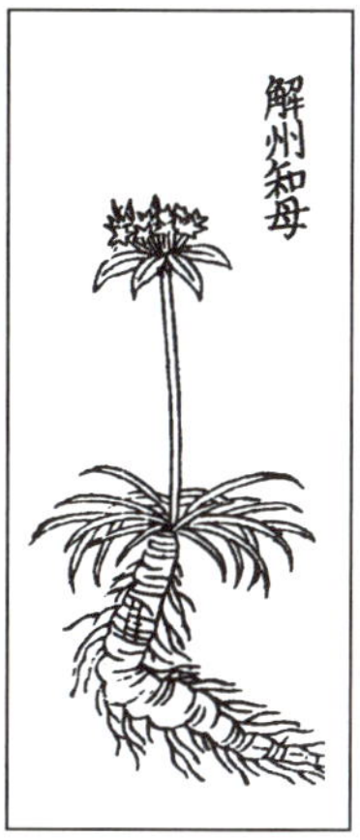

图8 图经（政）·解州知母

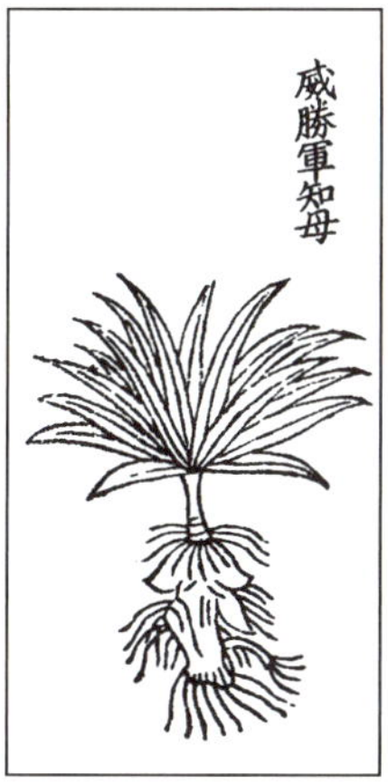

图9 图经（政）·威胜军知母

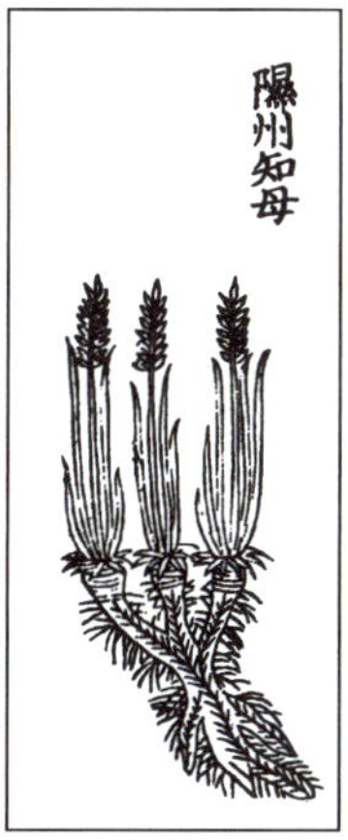

图10 图经（政）·隰州知母

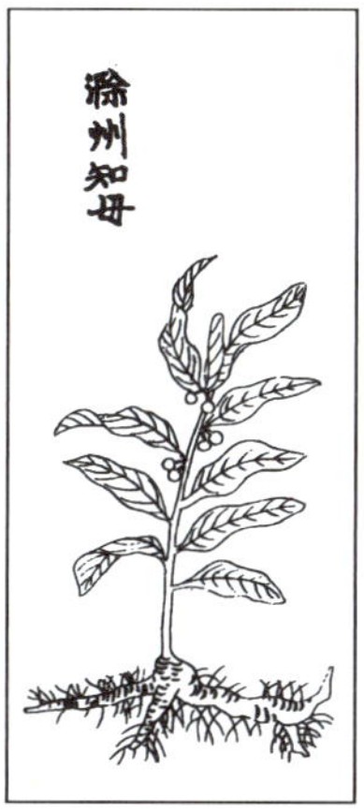

图11 图经（绍）·滁州知母

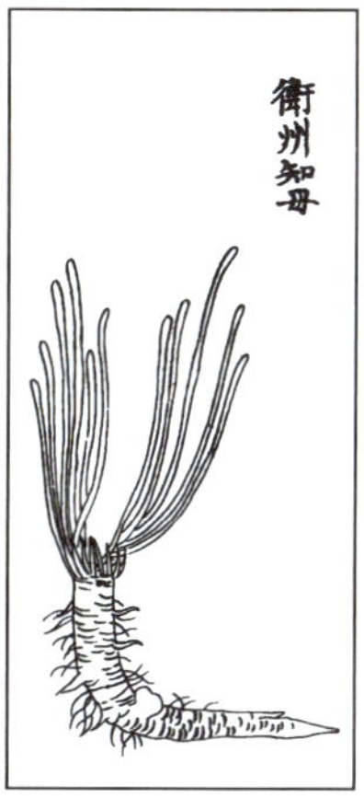

图12 图经（绍）·卫州知母

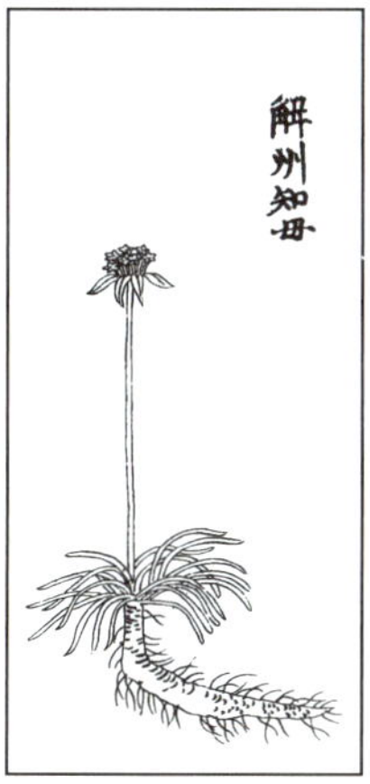

图13 图经（绍）·解州知母

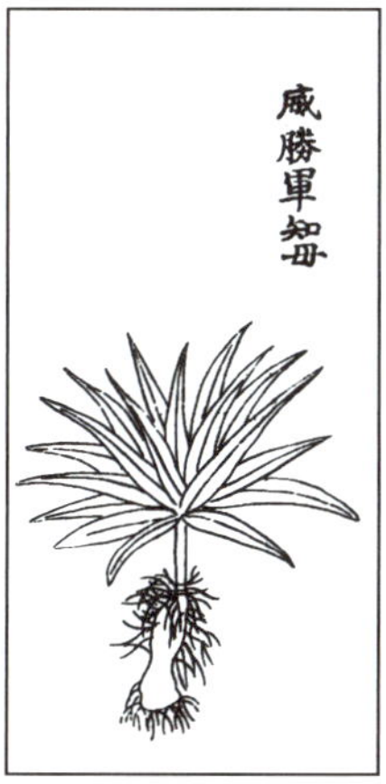

图14 图经（绍）·威胜军知母

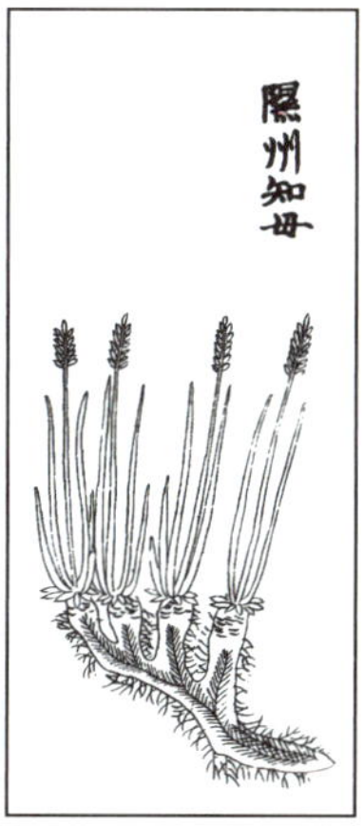

图15 图经（绍）·隰州知母

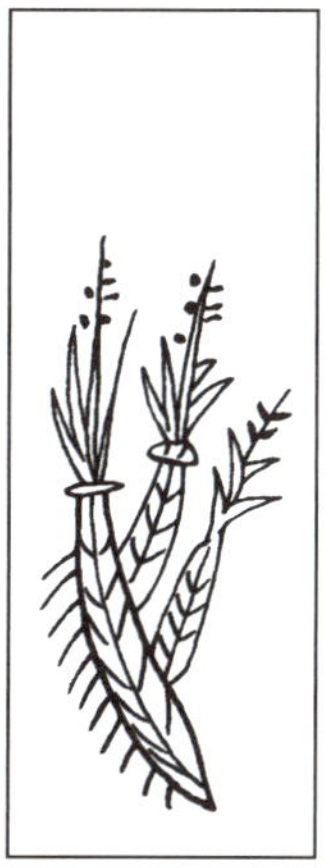
图16 歌括·知母

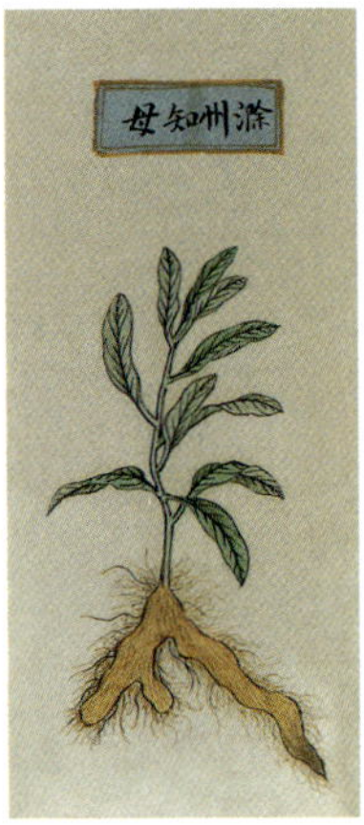

图 17 品汇·滁州知母

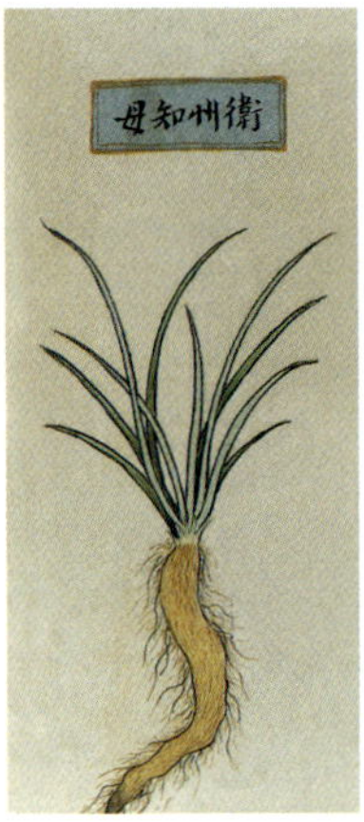

图 18 品汇·卫州知母

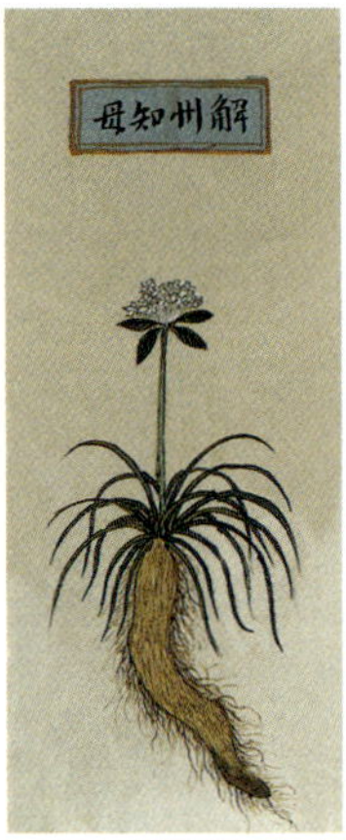

图 19 品汇·解州知母

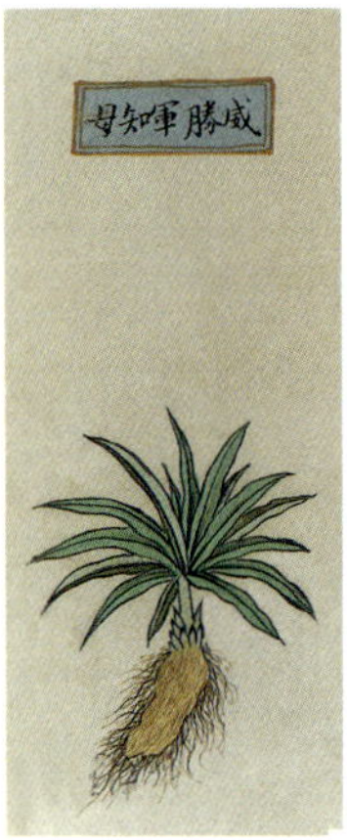

图 20 品汇·威胜军知母

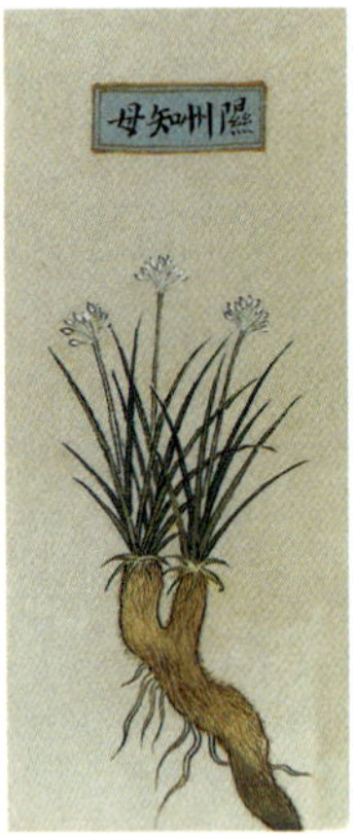

图 21 品汇·隰州知母

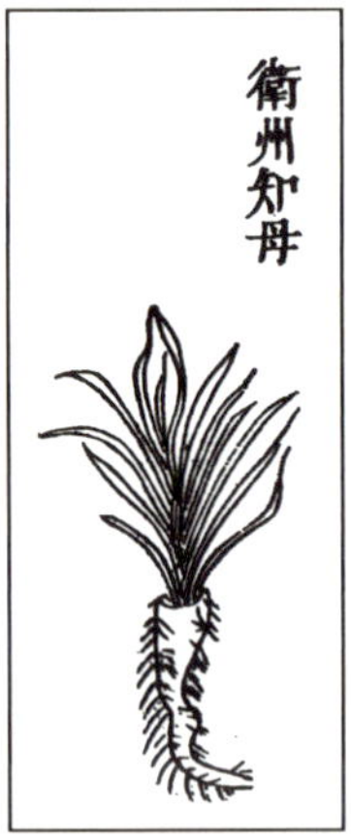

图 22 蒙筌·卫州知母

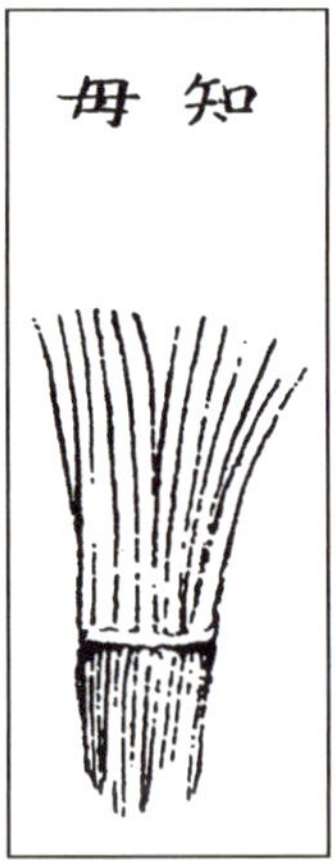

图 23 太乙·知母

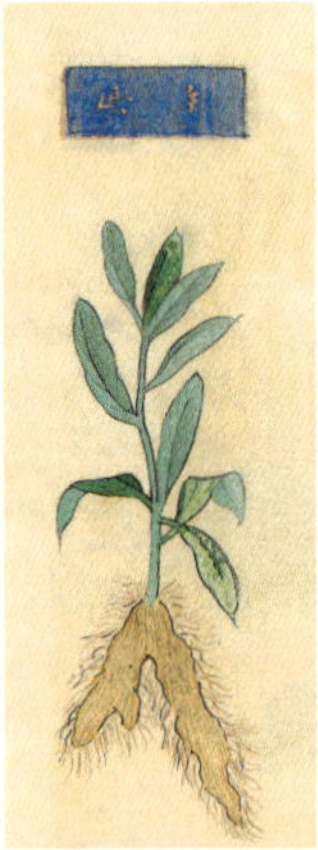

图 24 雷公·知母

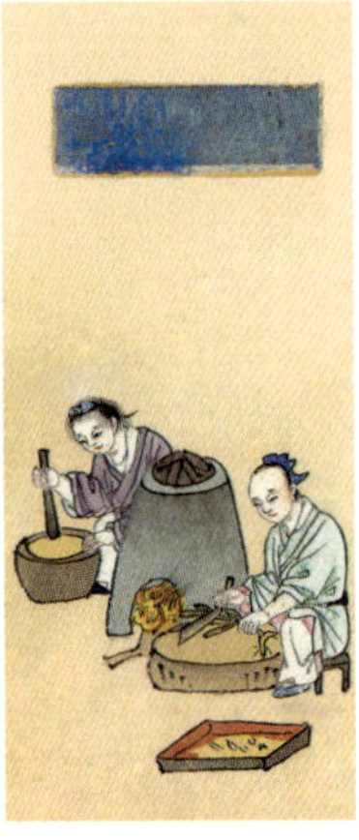

图 25 雷公·炮制知母

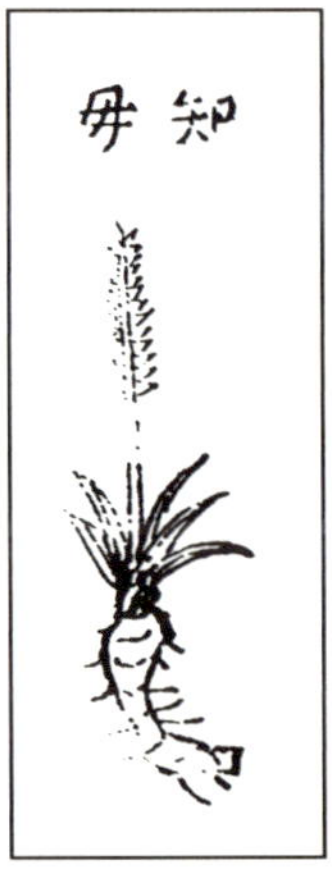

图 26 纲目（金）·知母

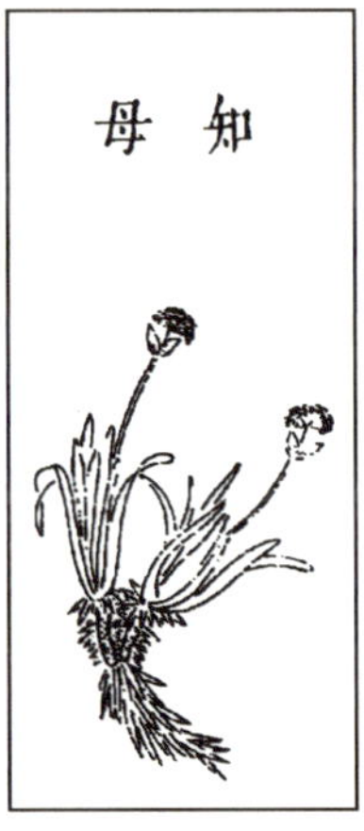

图 27 纲目（钱）·知母

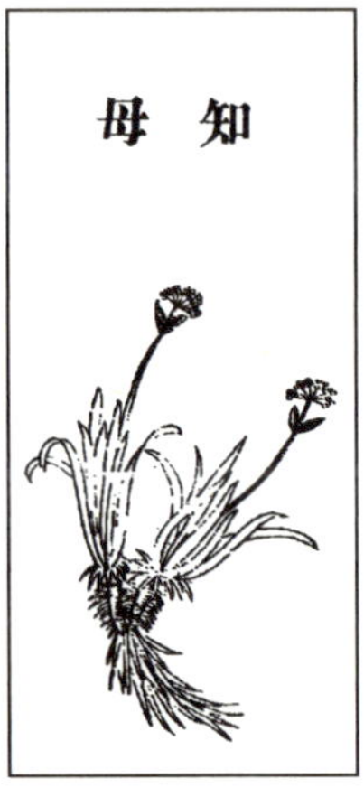

图 28 纲目（张）·知母

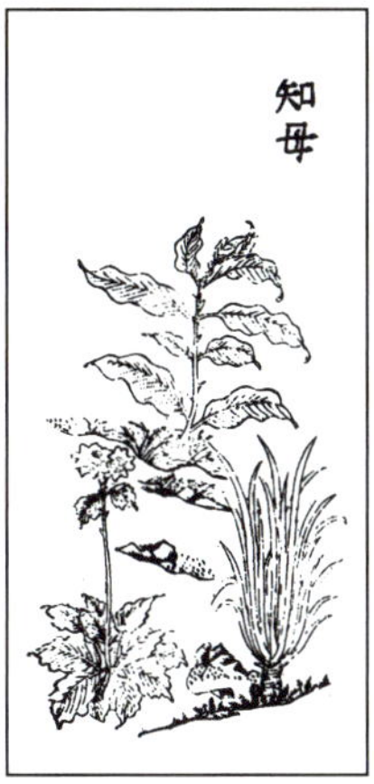

图29　三才·知母

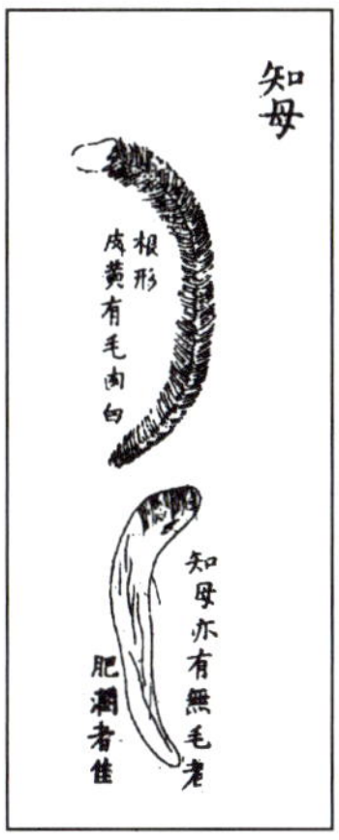

图30　原始·知母

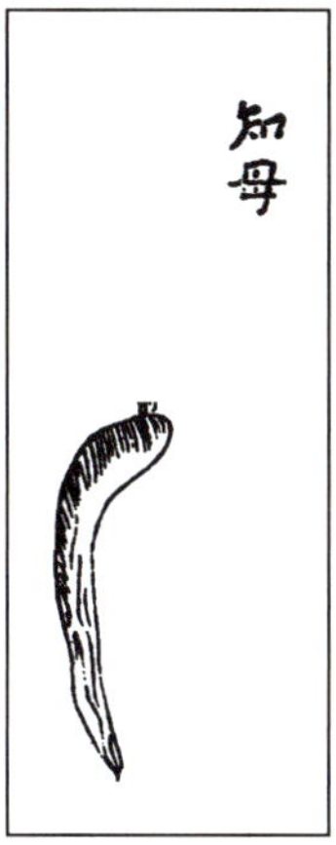

图31　汇言·知母

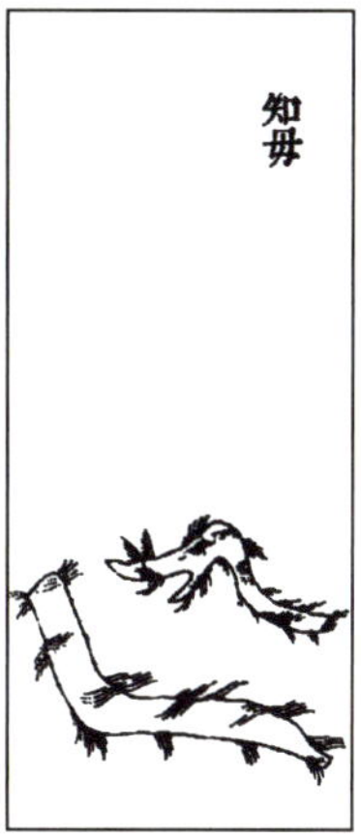

图32　本草汇·知母

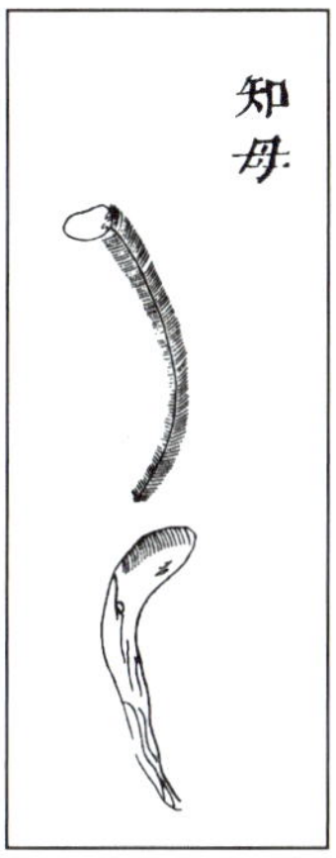

图33　类纂·知母

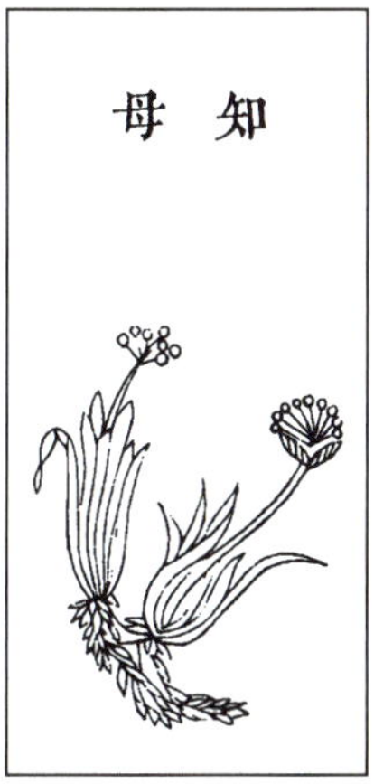

图34　备要·知母

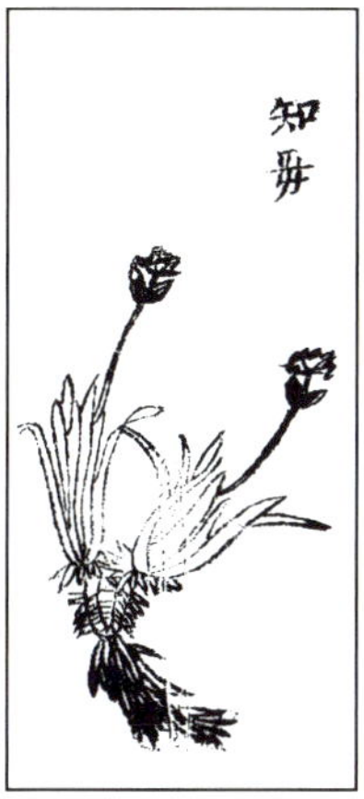

图35　求真·知母

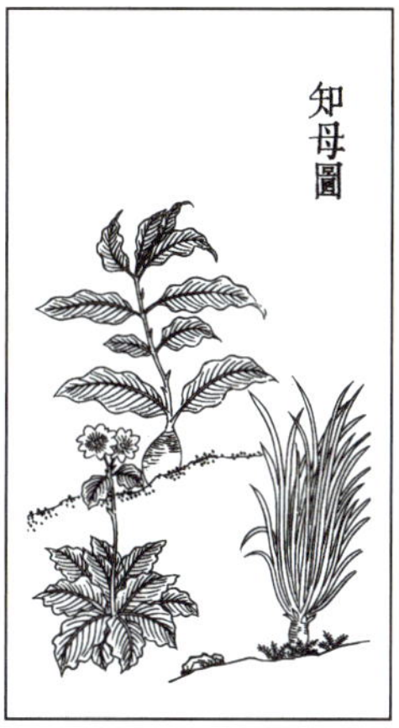

图36　草木典·知母图

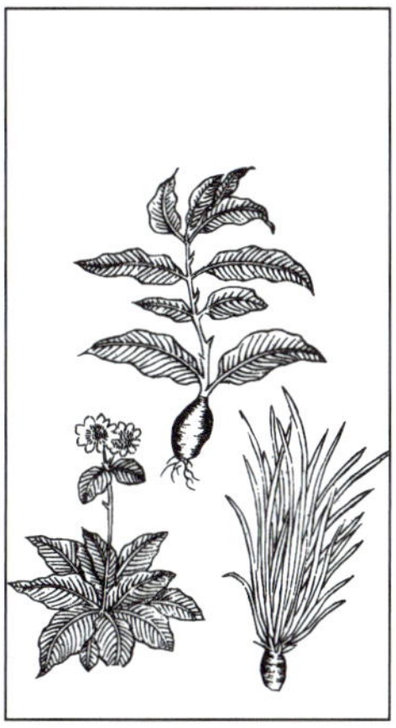

图37　图考·知母

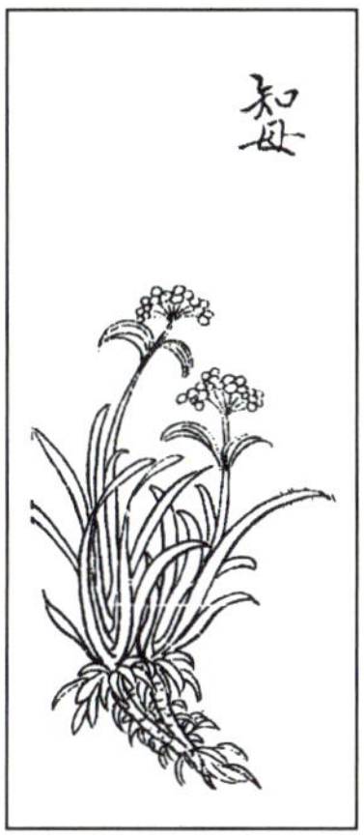

图38　图说·知母

本品38图，取自21书，其中7幅彩图。有承继关系及仿绘图可分以下4个书类。

《本草图经》：该书“知母”有5幅插图。这5幅图分别存于《大观本草》（图1—5）、《政和本草》（图6—10）、《绍兴本草》（图11—15）中。此三传本药图药物形态基本一致，今以《政和》（图6—10）为《图经》5个图的代表。

全部仿绘《图经》5个知母图的书只有两部书。其中最重要的是彩绘《本草品汇精要》（图17—21）。该书保留了《图经》5幅知母图的名称以及各图的主要构架。在彩绘根部时，虽然保留了多须根的特征，却无一例外地将原根茎绘成了粗大主根（或有分支），颇类山药，这就改变了知母药用根茎的最大特点。此外,《品汇》“隰州知母”（图21）将《图经》原图（图10）的穗状花序改变为伞形花序，这就引起了植物种的改变，属于错误图。明末《金石昆虫草木状》机械地转绘了《品汇》这5个图，[1]别无改变。《补遗雷公炮制便览》“知母”（24）乃仿绘《品汇》“滁州知母”图。从本草考证学术价值来说，《品汇》系列的知母5图的价值不大。其图在古代本草界没有流传，因此其误也没有沿袭下去。

选择性仿绘《图经》知母图有《本草歌括》“知母”（图16），该图非常粗糙，但保留了《图经》“隰州知母”（图10）的主要特征。《本草蒙筌》“知母”（图22）则仿绘了《图经》“卫州知母”（图7），叶及根头有所简化，且增加了山地的背景。《本草纲目》金陵本“知母”（图26）仿绘的是《图经》“隰州知母”（图10），但只从中取用一支，保留了根茎、叶基部丛生、线形叶。花葶直立、穗状花序的特点。《三才图会》“知母”（图29）里有3种“知母”，其中有《图经》“滁州知母”（图6）、“卫州知母”（图7），但加绘了一双子叶植物图。因此该书今作为有原创图的书类。《本草汇》“知母”（图32）截取《图经》图6、图7的根茎作为药材图。

《本草纲目》（钱本）：该书“知母”图（图27）与金陵本有重大不同，也和《图经》5图中的任何一图都有差异，故单列此书类。仿绘此图的有《纲目》张本“知母”（图28）、《本草备要》“知母”（图34）、《本草求真》“知母”（图35）、《本草简明图说》“知母”（图38）。

《三才图会》：该书“知母”（图29）中左下一株植物属新绘。仿绘该图的有《古今图书集成·草木典》“知母”（图36）、《植物名实图考》“知母”（图37）。

《本草原始》：该书“知母”（图30）属药材图。仿绘其图的有《本草汇言》“知母”（图31），仅择取《原始》图30的下面一支予以仿绘。《本草纲目类纂必读》“知母”（图33）则全仿《原始》图，但未能传神逼真。

以上38图中，除28幅属仿绘图外，还有10幅原创（或局部原创）图（图6、7、8、9、10、23、25、27、29、30），详见下“鉴药”项。

【文录】

《尔雅·释草》 荨，莸藩。（生山上，叶如韭，一曰提母。）

《本经》《别录》（见《证类》卷8“知母”） 一名蚳（音歧）母，一名连母，一名野蓼，一名地参，一名水参，一名水浚，一名货母，一名蝭（音匙，又音提）母，一名女雷，一名女理，一名儿草，一名鹿列，一名韭逢，一名儿踵草，一名东根，

1 ［明］文俶绘：《金石昆虫草木状》一，台北：世界书局，2013：232-233.

一名水须，一名沉燔，一名蕁（杜含切）。生河内川谷。二月、八月采根，曝干。

梁《本草经集注》（同上） 陶隐居云：今出彭城。形似菖蒲而柔润，叶至难死，掘出随生，须枯燥乃止。

宋《嘉祐本草》（同上） 范子云：提母出三辅，黄白者善。/《唐本》：一名昌支。

宋《本草图经》（同上） 今濒河诸郡及解州、滁州亦有之……四月开青花如韭花，八月结实。

明《本草纲目》卷12“知母”【释名】【时珍曰】宿根之旁，初生子根，状如蚳蝱之状，故谓之蚳母。讹为知母、蝭母也。余多未详。

【鉴药】

“知母”首见于《本经》，在《本经》《别录》里别名甚多。李时珍释名谓：“宿根之旁，初生子根，状如蚳蝱之状，故谓之蚳母。讹为知母、蝭母也。”此药清热泻火，润燥滋肾，古今常用。

关于本品来源，《别录》云“生河内川谷”。汉代河内郡，治所在今河南武陟县西南，辖境相当于今河南省黄河以北、铁路京广线以西地区。《尔雅》郭璞注云其“叶如韭”。陶弘景云“形似菖蒲而柔润，叶至难死，掘出随生，须枯燥乃止”。这是描述其根茎的特性。据以上地区及形态描述，本品当为百合科知母属植物知母 *Anemarrhena asphodeloides* Bunge。

此后宋《本草图经》指出“今濒河诸郡及解州、滁州亦有之”，则指明本品分布的区域在黄河流域及解州（今山西运城）、滁州（今属安徽）。《图经》知母图进上之地除解州、滁州外，还有卫州（今河南卫辉）、威胜军（今山西沁县）、隰州（今山西隰县）。

1.《本草图经》：该书“知母”5幅。今逐图评说。

“滁州知母”（图6）根茎粗大横走，有茎节及须根。一茎直立，下部有斑点，披针形叶互生。花生叶腋，下垂。此图所示明显不是知母属（*Anemarrhena*）植物。其叶脉为羽状脉，故也不是百合科植物玉竹之类。孙启明《苏图研究》谓此图似蓼科植物，但花序不似蓼科植物。待考。

“卫州知母”（图7）其根粗大，有须根。叶片线形似韭，与郭璞注《尔雅》所述形态相合，似为知母 *A. asphodeloides*。[1]

“解州知母”（图8）根粗大多须，基生叶线形，平铺；花葶直上，聚伞花序。此图与知母不合。孙启明《苏图研究》谓此图似莎草科（*Cyperaceae*），待考。

1 国家中医药管理局《中华本草》编委会：中华本草（8），上海：上海科学技术出版社，1999：57.

“威胜军知母”（图9）所绘植物根头与根尾多须根，独茎，茎顶丛生披针形叶。不明其植物来源。

“隰州知母”（图10）绘多毛根茎，上抽3茎（《绍兴》图15为4茎）。根茎部特意绘出表面的凹沟，沿凹沟密布环节及须毛，此为知母药材的特点。线形叶基生、丛出，花葶直立不分枝，顶端总状花序。此图最能反映百合科植物知母*A. asphodeloides* 的特征。《本草纲目》金陵本“知母”（图26）大致仿绘自该图。

2.《太乙仙制本草药性大全》：该书“知母”（图23）十分拙劣，宛如毛刷。地上部分为毛须状丛生叶，地下部分为密集整齐的须根。不明其示意为何物。

3.《补遗雷公炮制便览》：该书“知母”（图24）仿绘《品汇》“滁州知母”（图17），识陋可知。其“炮制知母”（图25）为新绘，乃据《雷公炮炙论》之法绘成图。其法为“先于槐砧上细剉，焙干，木臼杵捣”。故其图右下一人在木墩上切“知母”苗，中间炉灶上有铁盖，可能是示意“焙干”。左上一人在用木杵捣药。知母用根茎，图中切苗叶，说明画师们其实对知母炮制法知之甚少。

4.《本草纲目》（钱本）：该书“知母”（图27）与金陵本不同，也和《图经》5图中的任何一图都不尽同，倒像是将《图经》的知母图拼凑而成。其图根部多须，分叉的两根茎上长有基生线形叶，此类似《图经》“隰州知母”（图10）。但其花葶之上的伞形花序，确又类似“解州知母”（图8）。也有可能是画师根据《图经》云“开青花如韭花”，将原“隰州知母”（图10）的总状花序改为伞形花序。但这样一改就改变了植物种类，无法考其植物来源。钱本此图仿绘者较多，谬种流传。

5.《三才图会》：该书“知母”（图29）里三株植物，两株是仿绘《图经》图。只有左下那株，俯视此植物，未显示根部。叶基生，叶片卵圆形，羽状叶脉明显，叶缘波状，花葶直上，上有大花两朵。原植物不明。

6.《本草原始》：该书“知母”（图30）为药材图，绘两支根茎。上支有文字注：“根形，皮黄有毛肉白”。此根茎中有一凹沟，密布残存叶基如毛状。此即后世所谓“毛知母”。下支亦有文字注：“知母亦有无毛者，肥润者佳。”根茎头部有横纹，其余部分光滑。今称为“知母肉”。据此可判断为知母*A. asphodeloides* 的根茎。

【小结】

知母是首见于《本经》的一味古老药物，至今常用。古代本草的文字描述已经可以判断其为百合科知母属植物知母 *Anemarrhena asphodeloides* Bunge。《本草图经》中的“隰州知母”图即此种。但古本草图中有多种不同来源的知母，其原植物多难考其来源。

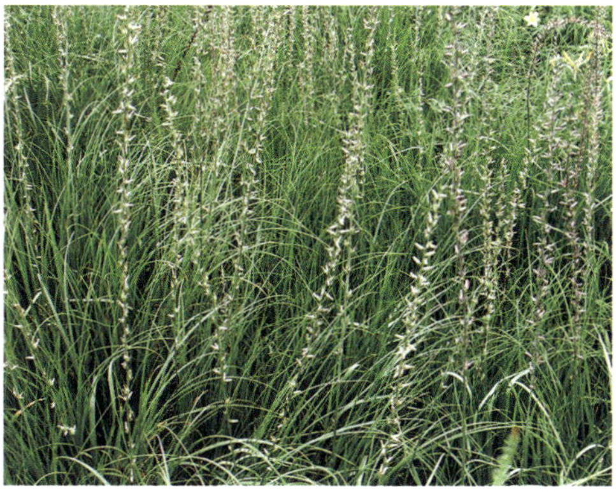

图 39　知母 *Anemarrhena asphodeloides*

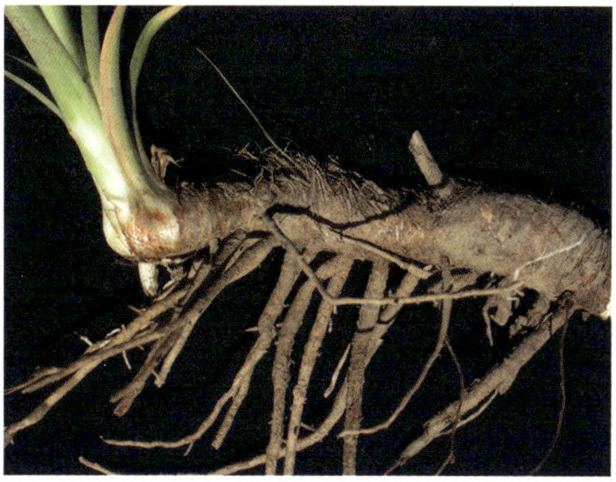

图 40　知母根茎

12–12　肉苁蓉

【品图】

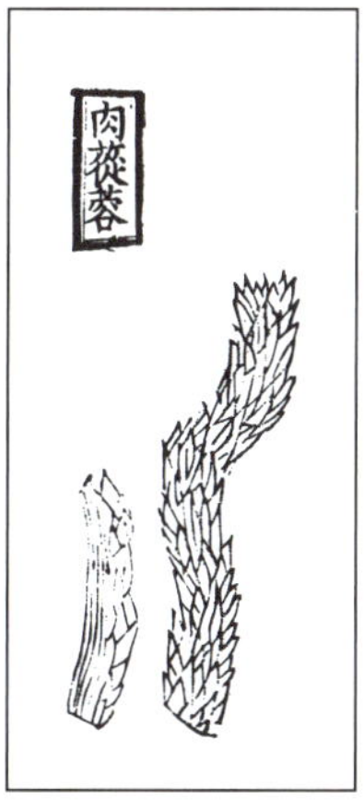

图 1　图经（大）·肉苁蓉

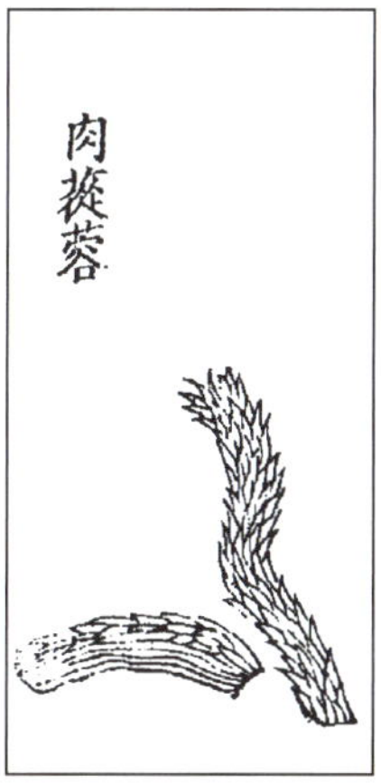

图 2　图经（政）·肉苁蓉

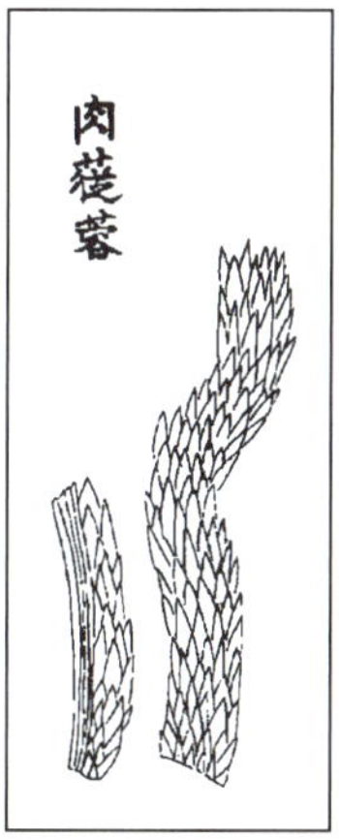

图 3　图经（绍）·肉苁蓉

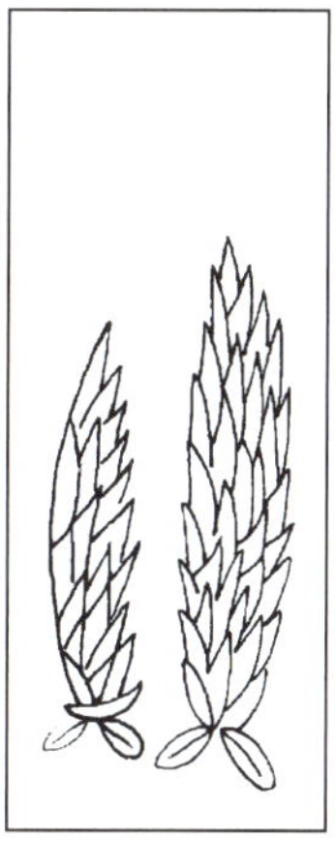

图 4　歌括·肉苁蓉

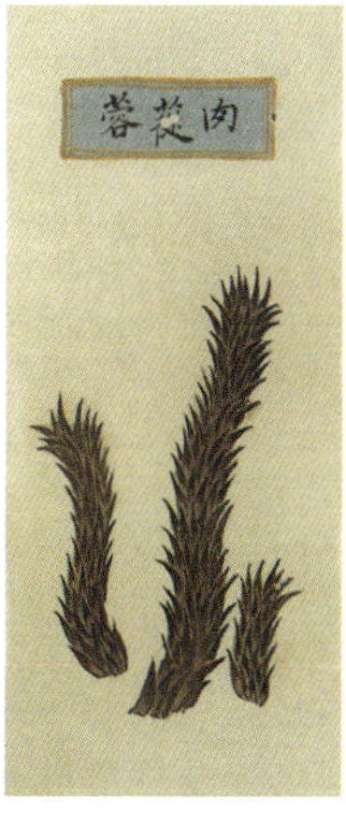

图 5　品汇·肉苁蓉

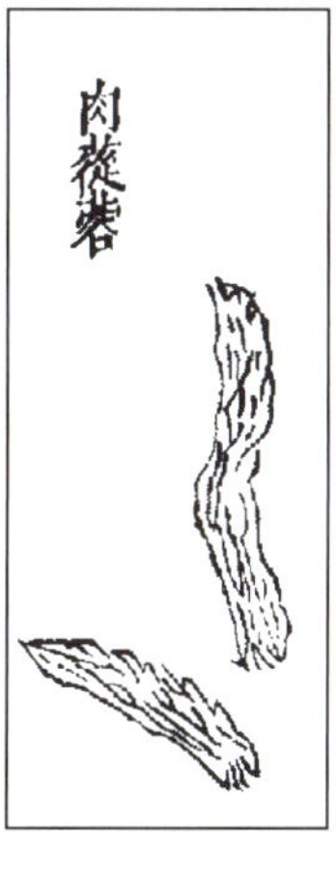

图 6　蒙筌·肉苁蓉

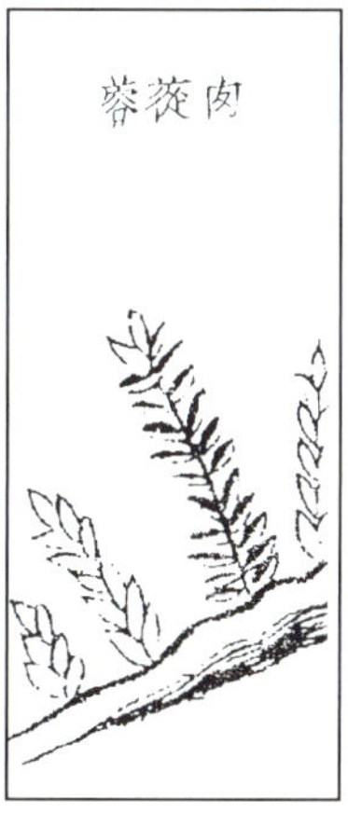

图 7　太乙·肉苁蓉

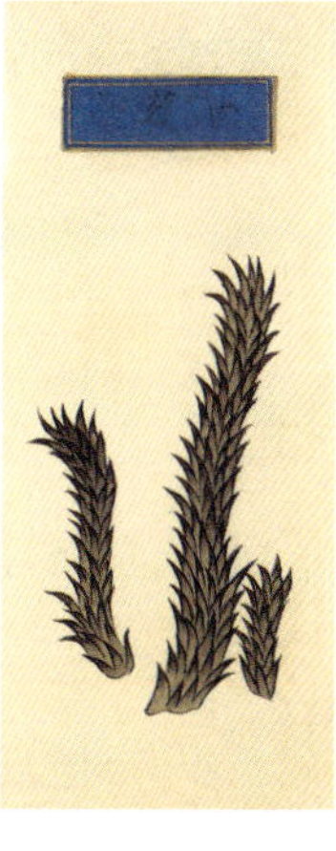

图 8　雷公·肉苁蓉

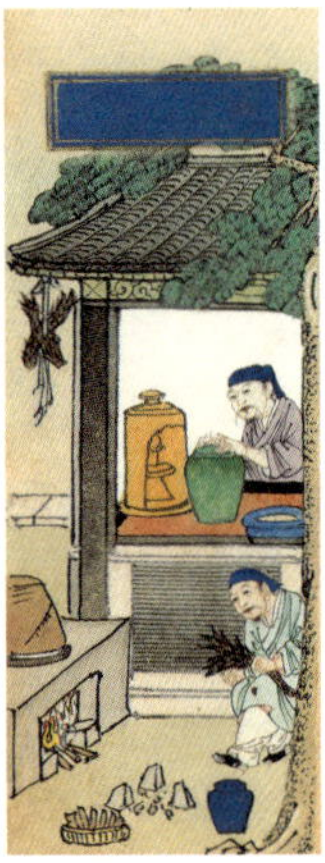

图 9　雷公·炮制肉苁蓉

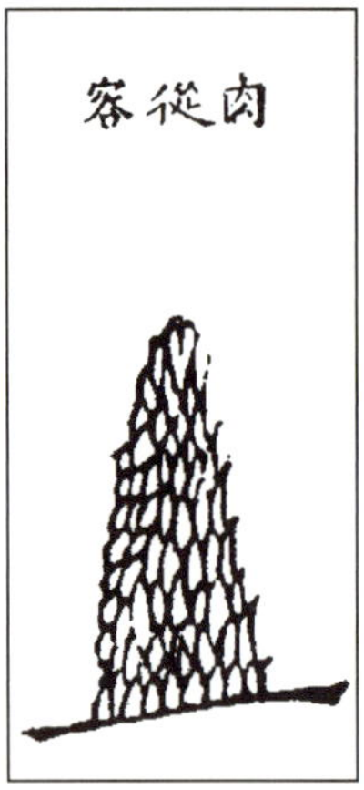

图 10　纲目（金）·肉苁蓉

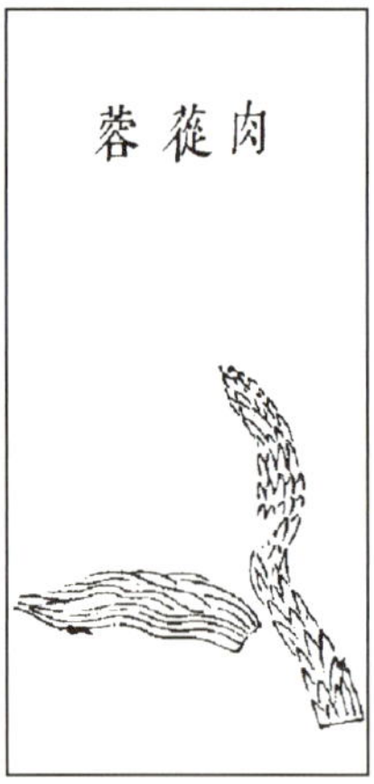

图 11　纲目（钱）·肉苁蓉

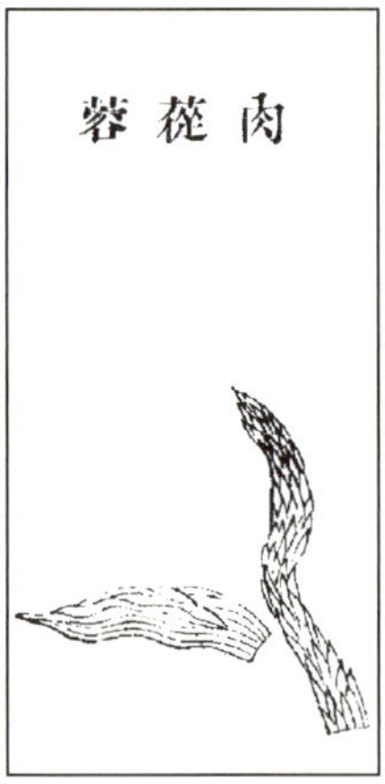

图 12　纲目（张）·肉苁蓉

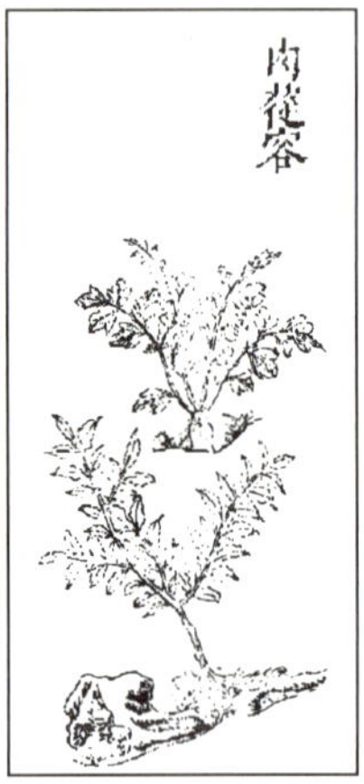

图 13　三才·肉苁容

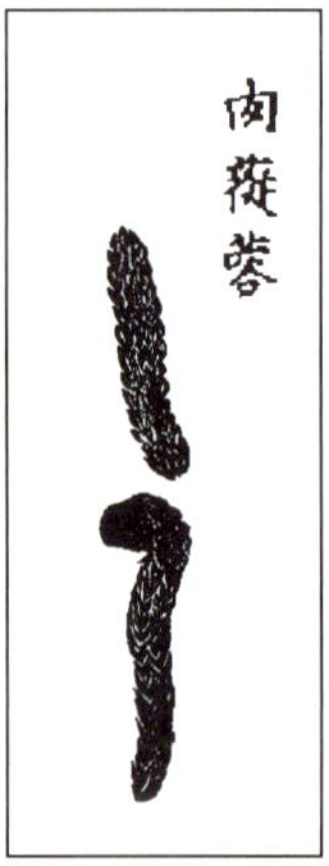

图 14　原始·肉苁蓉

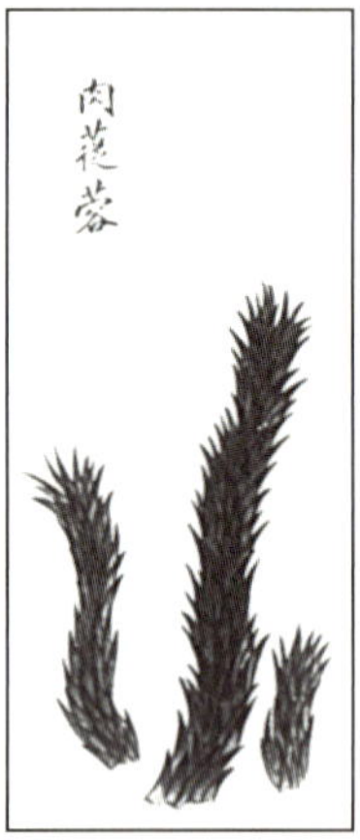

图 15　金石·肉苁蓉

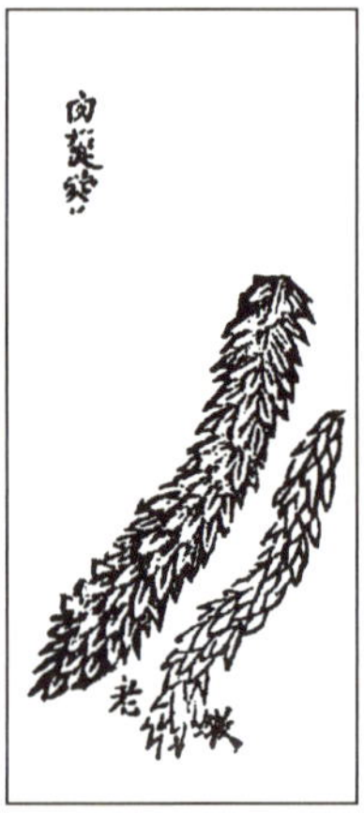

图 16　汇言·肉苁蓉

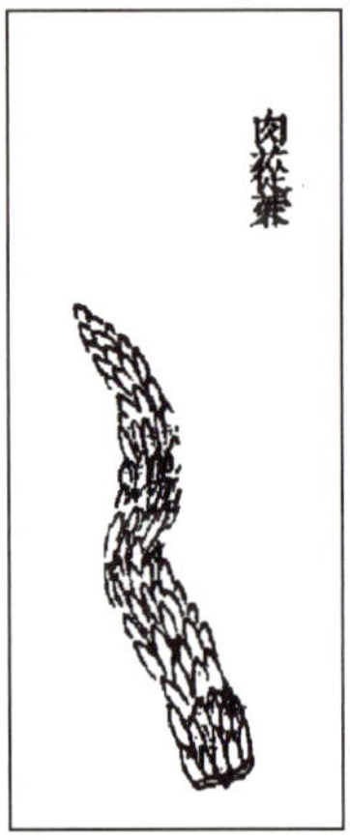

图 17　本草汇·肉苁蓉

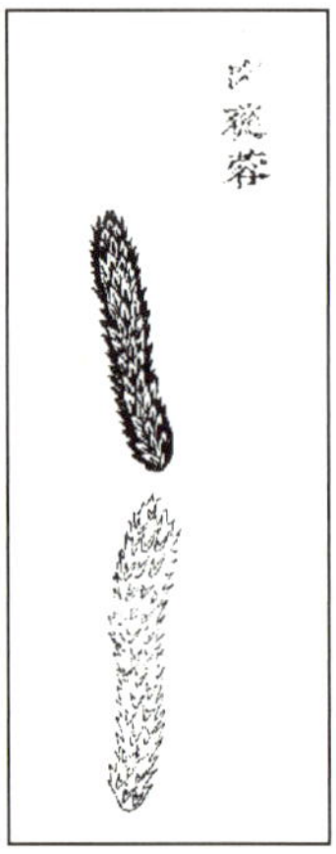

图 18　类纂·肉苁蓉

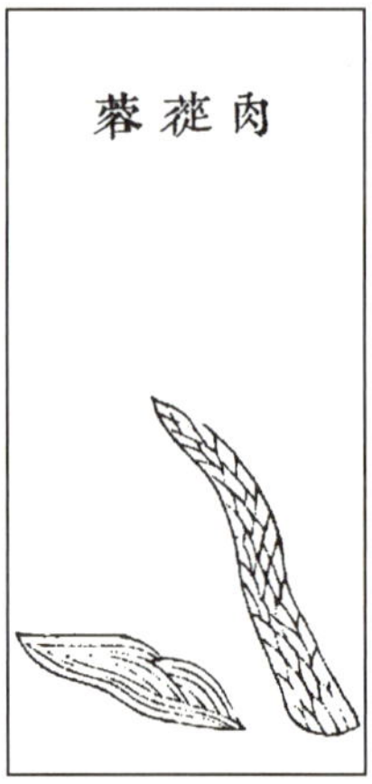

图 19　备要·肉苁蓉

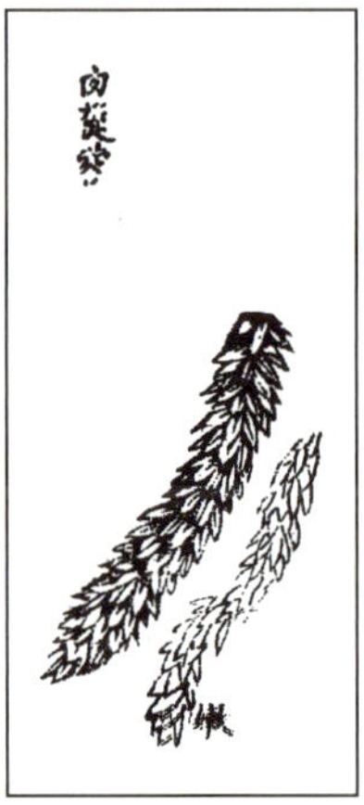

图 20　求真·肉苁蓉

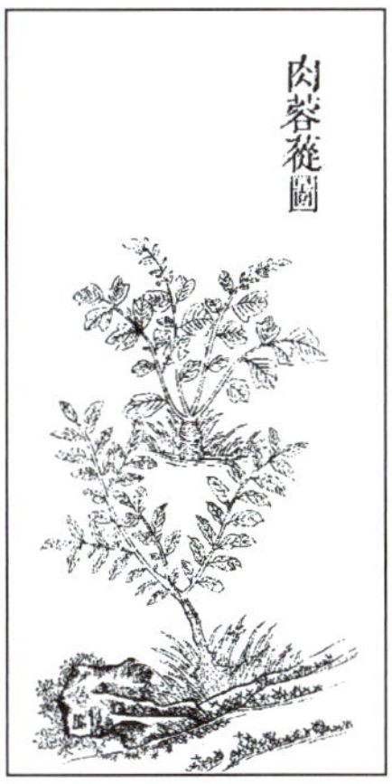

图21 草木典·肉苁蓉图

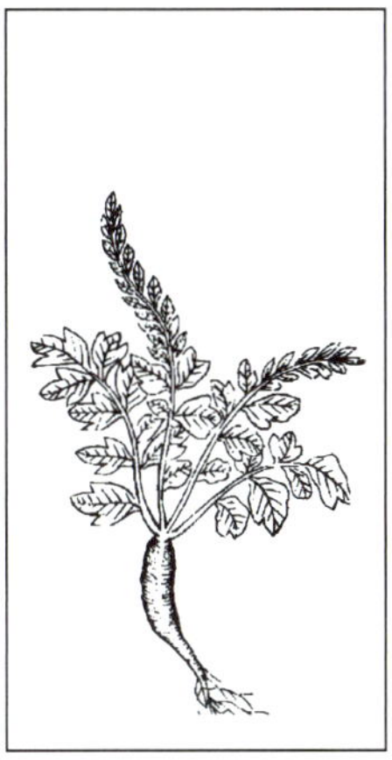

图22 图考·肉苁蓉

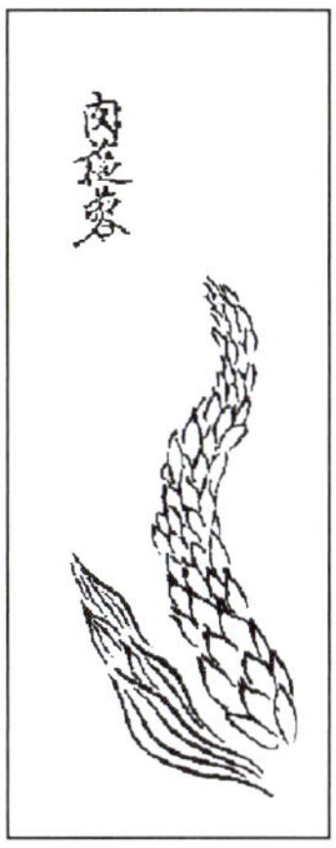

图23 图说·肉苁蓉

本品23图，取自22书，其中4幅彩图。有承继关系及仿绘图可分以下4个书类。

《本草图经》：该书的“肉苁蓉”图分别存于《大观本草》（图1）、《政和本草》（图2）、《绍兴本草》（图3）中。此三传本药图形状基本一致，仅两支肉苁蓉摆放的方式略有差别（《政和》图2左支平放）。今一般以《政和》图2为《图经》图的代表，若能明确仿自何书时亦予说明。

仿绘《图经》“肉苁蓉”图的彩图有《本草品汇精要》“肉苁蓉”（图5），该图敷色大概是根据肉苁蓉的药材而非新鲜植株，所以呈深褐色。另增绘了右边一短支（共3支）。《补遗雷公炮制便览》图8、《金石昆虫草木状》图15均再仿绘《品汇》。

仿绘《图经》“肉苁蓉”图的墨线图有：《本草歌括》“肉苁蓉”（图4）仿《大观》图1，绘两支肉苁蓉，但给基部补充了两片往下扒拉的鳞片叶。《本草蒙筌》“肉苁蓉”（图6）没有细致地描绘鳞片状叶，使图形看起来像普通的植物根。《本草纲目》金陵本“肉苁蓉”（图10）仿绘《图经》肉苁蓉表面的鳞片状叶，但却只绘小半截，其余用土地掩盖。这可能据“锁阳”条记载，肉苁蓉类植物“发起如笋……绝类男阳”而改绘成出土尖笋状物。《纲目》钱本“肉苁蓉”（图11）直接仿绘《政和》图2。此后《纲目》张本（图12）、《本草备要》图19、《简明本草图说》图23均仿绘自钱本。《本草汇》“肉苁蓉”（图17）则仅仿绘钱本图11右边长支。

《三才图会》：该书的“肉苁蓉”（图13）的仿绘者有《古今图书集成·草木典》“肉苁蓉”（图21）。《植物名实图考》“肉苁蓉”（图22）仿绘右上一株植物。

《本草原始》：该书的“肉苁蓉”（图14）仿绘者为《本草纲目类纂必读》图18。

《本草汇言》：该书的“肉苁蓉”（图16）仿绘者为《本草求真》图20。

以上23图中，除17幅属仿绘图外，还有6幅原创图（图2、7、9、13、14、16），详见下“鉴药”项。

【文录】

《别录》（见《证类》卷7“肉苁蓉”） 生河西山谷及代郡雁门。五月五日采。

三国《吴普本草》（同上）《吴氏》云：肉苁蓉，一名肉松蓉……生河西山阴地，长三四寸，丛生。或代郡，二月至八月采。

梁《本草经集注》（同上） 陶隐居云：代郡雁门属并州，多马处便有，言是野马精落地所生。生时似肉，以作羊肉羹，补虚乏极佳，亦可生啖。芮芮河南间至多。今第一出陇西，形扁广，柔润，多花而味甘。次出北国者，形短而少花。巴东建平间亦有而不如也。

题·刘宋《雷公炮炙论》（同上） 雷公云：凡使，先须用清酒浸一宿，至明，以棕刷刷去沙土浮甲尽，劈破中心，去白膜一重，如竹丝草样。

唐《唐本草》（同上）《唐本》注：此注论草苁蓉，陶未见肉者。今人所用亦草苁蓉，刮去花用代肉尔。《本经》有肉苁蓉，功力殊胜。比来医人，时有用者。

后蜀《蜀本草》（同上）《蜀本》:《图经》云出肃州禄福县沙中，三月、四月掘根，切取中央好者三四寸，绳穿阴干。八月始好，皮如松子鳞甲，根长尺余。其草苁蓉，四月中旬采，长五六寸至一尺已来，茎圆紫色，采取压令扁，日干。原州、秦州、灵州皆有之。

吴越《日华子》（同上） 据《本草》云即是野马精余沥结成。采访人方知教落树下并土堑上，此即非马交之处，陶说误耳。又有花苁蓉，即是春抽苗者，力较微耳。

宋《本草图经》（同上） 今陕西州郡多有之，然不及西羌界中来者，肉厚而力紧。旧说是野马遗沥落地所生。今西人云大木间及土堑垣中多生此，非游牝之所而乃有，则知自有种类耳。或疑其初生于马沥，后乃滋殖，如茜根生于人血之类是也……本经云五月五日采。五月恐已老不堪，故多三月采。

宋《宝庆本草折衷》卷9“肉苁蓉” 真者状如鲮鲤甲，尾鳞细薄而肉肥柔，味甘咸而气芬郁，切之则煤而有纹，咀之则化而无滓……薄俗亦以芭蕉根、鸡冠花梗等伪之。

明《本草蒙筌》“总论·贸易辨真假” 嫩松梢盐润为肉苁蓉。（金莲草根盐润亦能假充）。**/卷1“肉苁蓉”** 草苁蓉（……肉苁蓉罕得真者，市多以此压扁假充。又以金莲草根盐润充卖，误服之反有损也。）

明《本草纲目》卷12“肉苁蓉”【释名】黑司命（《吴普》）[1]。【时珍曰】此物补而不峻，故有从容之号。从容，和缓之貌。

1 吴普：未见有书引《吴普本草》“黑司命”一名。

【鉴药】

“肉苁蓉”首见《本经》，是古今沿用不替的补中益精药。李时珍释名曰：“此物补而不峻，故有从容之号。”此说虽属附会，却也突出了本品的补益特点。《吴普》载“肉松蓉”别名。唐本《图经》云“皮如松子鳞甲”，寇宗奭云“子当为壳”。《别录》记载本品出河西（指今甘肃、青海两省黄河以西）、代郡（今山西阳高县西南）、雁门（今山西代县西南）。南北朝时以陇西（今属甘肃）所产为第一。

本品产于西北，南方医家难以见到原植物，因此对其习性有种种传闻（如“野马精落地所生”等）。梁·陶弘景形容其形，谓“生时似肉，以作羊肉羹，补虚乏极佳，亦可生啖。芮芮河南间至多。今第一出陇西，形扁广，柔润，多花而味甘。次出北国者，形短而少花。”但《唐本草》指出陶氏所说的是“草苁蓉”，乃代用品。唐本《图经》认为，肉苁蓉“出肃州福禄县沙中，三月、四月掘根，切取中央好者三四寸，绳穿阴干。八月始好，皮如松子鳞甲，根长尺余。”此记载比较可靠。其中“皮如松子鳞甲”（即鳞片状的叶）是本品最重要的鉴别特征。北宋时“陕西州郡多有之，然不及西羌界中来者，肉厚而力紧”。南宋《宝庆本草》载“真者状如鲮鲤甲，尾鳞细薄而肥柔……薄俗亦以芭蕉根、鸡冠花梗等伪之”。明代“肉苁蓉罕得真者”，经常用草苁蓉、金莲草根来代替。据宋代及宋以前本草所载产地、形态，本品当为列当科肉苁蓉属植物肉苁蓉（荒漠苁蓉）*Cistanche deserticola* Ma、管花肉苁蓉 *C. tubulosa*（Schenk）Wight等同属近缘植物。

本品为寄生肉质草本，保存不易，古代常用盐浸、干燥后方转输各地，故其味多咸。吴其濬云“今药肆所售皆咸制”。故入药须“用酒浸去浮甲，净出盐味”（《药品化义》）。《本草蒙筌》谓“嫩松梢盐润为肉苁蓉。（金莲草根盐润亦能假充）”。伪品仿制时亦盐制。受山西一带方言影响，“苁蓉”或谐音简化为“寸云”。苁蓉以大为佳，又称“大云”。盐腌后的苁蓉入药需漂淡，故称“淡大云”。非经盐腌漂淡者又或称“甜大云”。

1.《本草图经》：该书的“肉苁蓉”（图2）所绘只是其茎的一部分，故两支肉苁蓉皆截头去尾。其茎披满了鳞片状的叶，茎体粗壮紧实，与今肉苁蓉*C. deserticola*相符。

2.《太乙仙制本草药性大全》：该书的“肉苁蓉”（图7）绘斜山坡上长着几株植物。此属想象绘图，毫无考证价值。

3.《补遗雷公炮制便览》：该书的“炮制肉苁蓉”（图9）大致按《雷公炮炙论》法绘制。其中包括“酒浸”“蒸”等环节。该图右上一人手抚绿色坛子，大概是示意酒浸，左下炉灶蒸锅，当示意蒸煮。然右下一人手持一把尖叶植物，就暴露了画师其实未见过肉苁蓉，单凭想象绘图而已。

4.《三才图会》：该书的“肉苁蓉”（图13）绘了两株不同样的植物。右上一株根部膨大，根头部抽出4根茎枝，叶三分裂，互生，茎顶端小叶椭圆形，对生。左下一株为木本，单叶互生，叶椭圆形。未绘花果。以上两种植物来源不明，与肉苁蓉毫无关系，疑画师们错将“肉苁蓉”之名贴在此图上。后世《草木典》《植物名实图考》二书居然不考《证类》，仿绘此错误图，其粗疏令人咋舌。

5.《本草原始》：该书的“肉苁蓉”（图14）乃药材图。旧时肉苁蓉盐腌之后呈深棕褐至黑色，必须漂去盐味才能使用。此图所示，可能未经漂淡，故绘成黑底白纹。然此图还可以看出其鳞片状叶层层叠叠，当是据肉苁蓉*C. deserticola*药材写生绘成。

6.《本草汇言》：该书的“肉苁蓉”（图16）虽然大体上与《图经》图相似，但头尾颠倒，不作两头平截状。其鳞片状叶整齐排列，描绘精细。图中且注明“老”“嫩”，似乎亲见植物原形。不排除是写生得来之图。

【小结】

“肉苁蓉”产于中国西北。唐本《图经》载其“皮如松子鳞甲”。结合本品传承用药实际，本品为列当科植物肉苁蓉*Cistanche deserticola* Ma及同属近缘植物。《本草图经》《本草原始》《本草汇言》等描绘了其茎的药材形状。

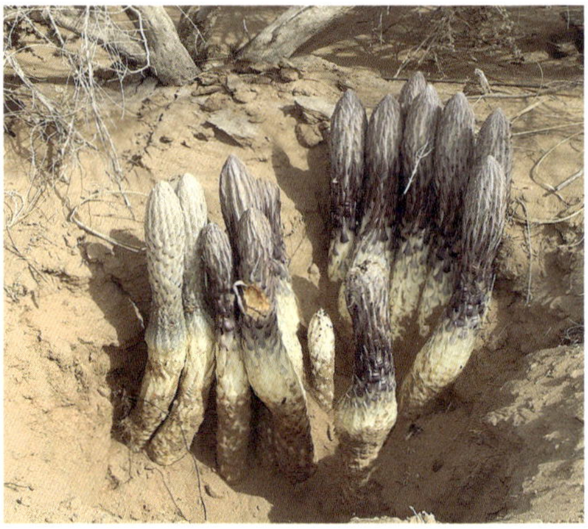

图24　肉苁蓉 *Cistanche deserticola* 花前期

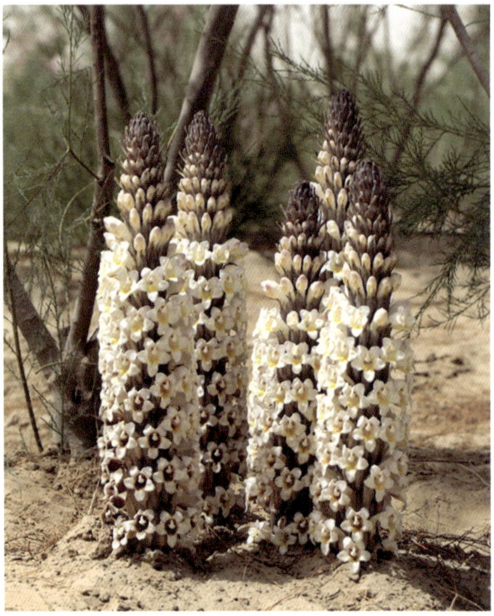

图25　肉苁蓉 *Cistanche deserticola* 盛花期

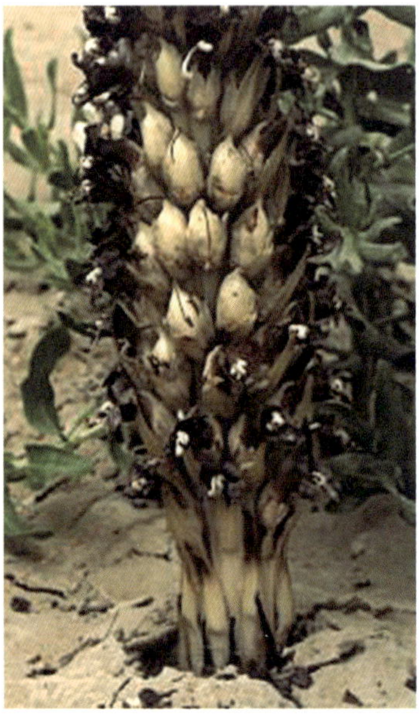

图26　肉苁蓉 *Cistanche deserticola* 结果期

12-13 列当

【品图】

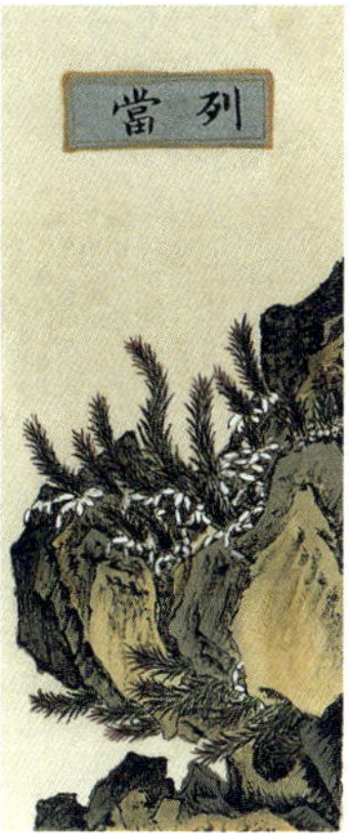

图 1　品汇·列当

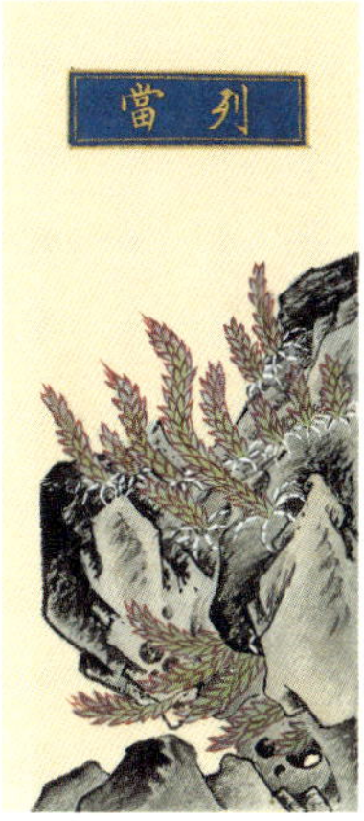

图 2　雷公·列当

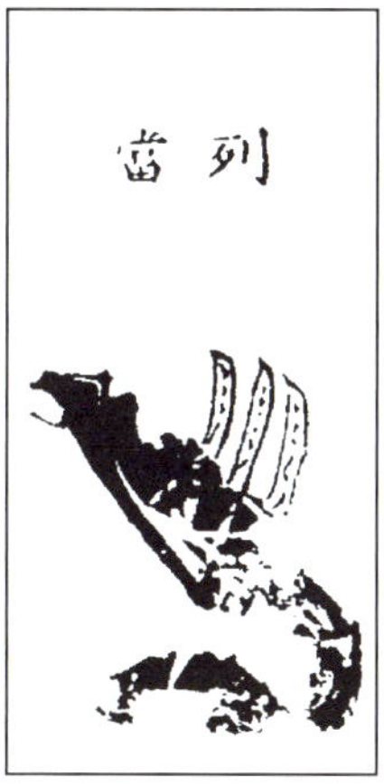

图 3　纲目（金）·列当

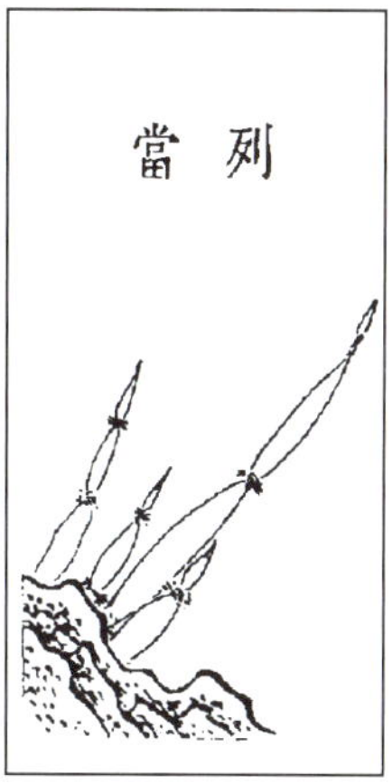

图 4　纲目（钱）·列当

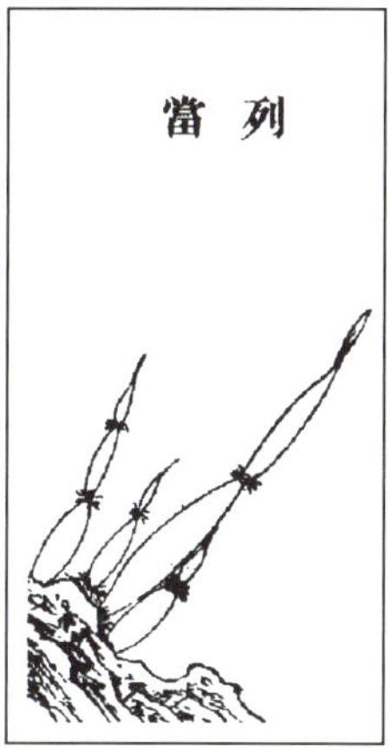

图 5　纲目（张）·列当

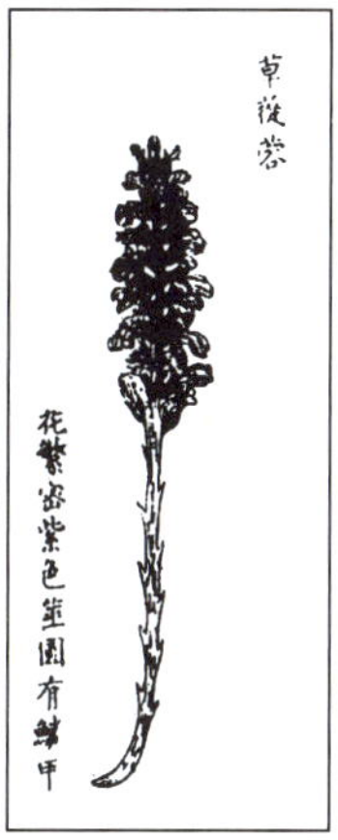

图 6　原始·草苁蓉

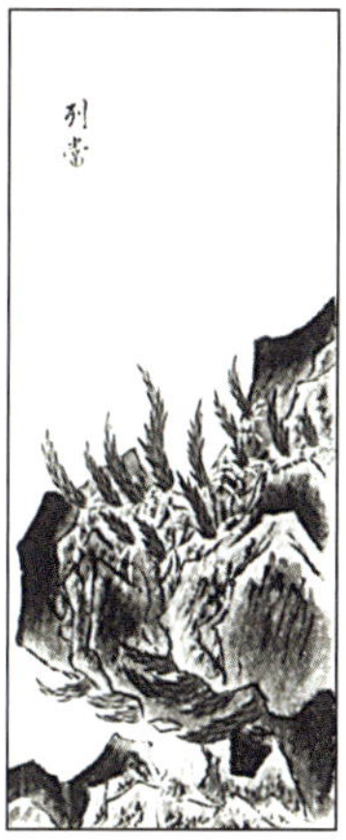

图 7　金石·列当

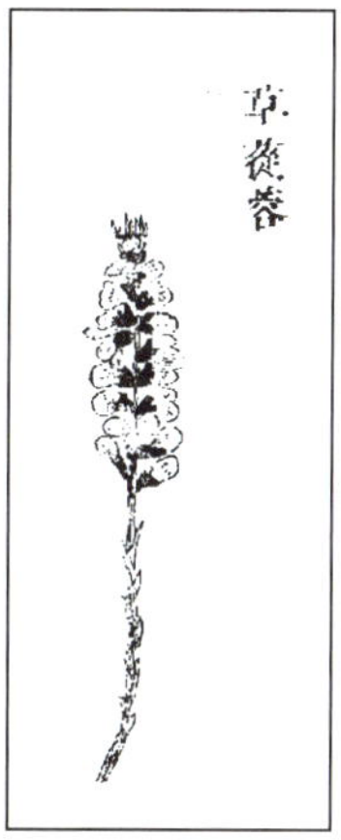

图 8　类纂·草苁蓉

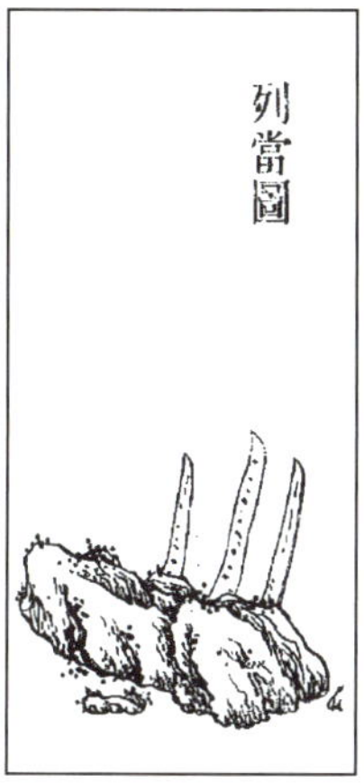

图 9　草木典·列当图

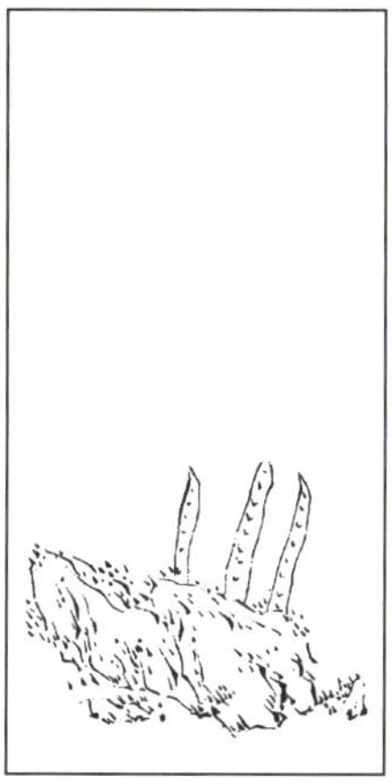

图 10　图考·列当

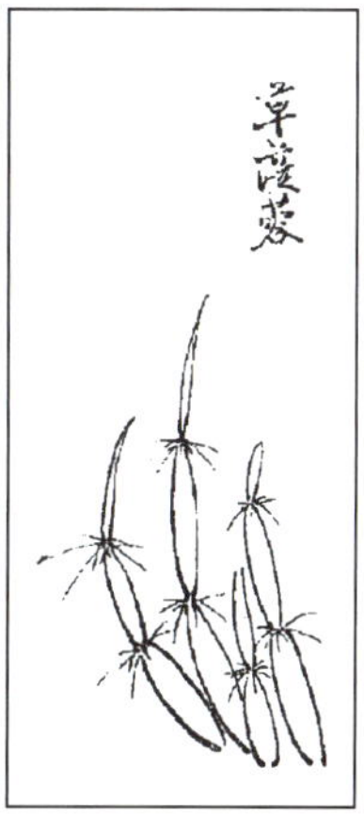

图 11　图说·草苁蓉

本品11图，取自11书，其中3幅彩图。有承继关系及仿绘图可分以下4个书类。

《本草品汇精要》：该书“列当”（图1）的仿绘图有《补遗雷公炮制便览》“列当”（图2）、《金石昆虫草木状》“列当”（图7）。

《本草纲目》（金陵本）：该书“列当”（图3）的仿绘图有《古今图书集成·草木典》“列当”（图9），此图将金陵本粗糙的山石予以润饰，但不改3根笋状物。《植物名实图考》“列当”（图10）又仿绘《草木典》图。

《本草纲目》（钱本）：该书“列当”（图4）仿绘图有《纲目》张本“列当”（图5）。《本草简明图说》“列当”（图11）虽然去了背景山坡，但保留了藕状物，亦属仿绘。

《本草原始》：该书“列当”（图6）的仿绘图有《本草纲目类纂必读》“列当”（图8）。

以上11图中，除7幅属仿绘图外，还有4幅原创图（图1、3、4、6），详见下“鉴药”项。

【文录】

宋《开宝本草》（见《证类》卷11“列当”） 生山南岩石上，如藕根。初生掘取阴干。亦名栗当。一名草苁蓉。

后蜀《蜀本草》（见《证类》卷7“肉苁蓉”） 《蜀本》:《图经》云……其草苁蓉，四月中旬采，长五六寸至一尺已来，茎圆紫色，采取压令扁，日干。原州、秦州、灵州皆有之。

吴越《日华子本草》（同上） 据《本草》云：即是野马精馀沥结成。采访人方知教落树下并土堑上，此即非马交之处，陶说误耳。又有花苁蓉，即是春抽苗者，力较微耳。

宋《本草图经》（同上） 肉苁蓉……又有一种草苁蓉，极相类，但根短，茎圆，紫色，比来人多取，刮去花，压令扁，以代肉者，功力殊劣耳。又下品有列当条云：生山南岩石上，如藕根，初生掘取，阴干，亦名草苁蓉。性温，补男子。疑即是此物。今人鲜用，故少有辨之者，因附见于此。

明《本草原始》卷1“草苁蓉” 生山南岩石上。暮春抽苗，长五六寸至一尺以来。茎花俱紫色，与肉苁蓉极相类，故名草苁蓉。《日华子》名花苁蓉，俗呼紫花地丁。

【鉴药】

“列当”首见于《开宝本草》。本品功用、形态与肉苁蓉类似，能主五劳七伤，补腰肾，故有草苁蓉之别名。肉苁蓉生西北之地，采集贮藏不易，故东南地区多用同类的草苁蓉。

《开宝》载列当（草苁蓉）产地形态为：“生山南岩石上，如藕根。初生掘取阴干。”“山南”可以是山南面，也可以指“山南道”或秦岭以南。后者范围很广，自嘉陵江流域以东，秦岭以南，重庆至湖南岳阳之间的长江以北地区，都属于山南道。这些地区不产肉苁蓉，因此列当（草苁蓉）被充分利用。唐本《图经》“肉苁蓉”条中就有关于“草苁蓉”的介绍：“长五六寸至一尺已来，茎圆紫色，采取压令扁，日干。原州、秦州、灵州皆有之。”唐代原州（今宁夏固原至甘肃平凉市一带）、秦州（今甘肃天水）、灵州（今宁夏中卫市）亦产。这些地区与肉苁蓉产区很近。而陶弘景所说的“巴东、建平”所产，质量较次的苁蓉，就是草苁蓉。巴东郡在今四川奉节一带，巴东县今属湖北。建平郡治所在今重庆巫山县。这些地区大致都属于山南。因此宋代《图经》怀疑“根短，茎圆，紫色”的草苁蓉就是列当，其功力不如肉苁蓉，但在当时用以充代肉苁蓉。根据以上产地、形态的描述，《中华本草》认为本品与列当科列当属（*Orobanche*）植物一致，并列举了列当*Orobanche coerulescens* Steph.、黄花列当*Orobanche pycnostachya* Hance两个种类作为列当来源。

古本草插图是考察列当的另一条途径。

1.《本草品汇精要》：该书“列当”（图1）背景为山崖，光光的崖上生长着10余株植物。每株植物叶呈鳞片状，层叠而上。画师用橙红色线条勾描叶片边缘，有一种肉色、肉质感，颇类肉苁蓉、其根部地面有四散分布的细小白色莲藕状“根”。显然此图是据文字描述“草苁蓉”“如藕根”而设计的想象图。列当为寄生植物，不可能生长在光石崖上。此图无实物为依托，想象绘成，没有学术考证价值。

2.《本草纲目》（金陵本）：该书“列当”（图3）的背景为斜山坡，并列冒出3根光溜溜的竹片状物，每片中间有几个小点点。这样的“植物”实在无法猜其来源。此图或据《开宝》所载“生山南岩石上，如藕根”绘制。藕根非藕，细圆柱状，此3根竹片状物大概就是示意藕根。这种想象图亦无考证价值。

3.《本草纲目》（钱本）：该书“列当”（图4）保留了金陵本的斜山坡，但却将那3根竹片状物改绘成了茎膨大、节间明显的藕（根茎）。此图更荒唐，无须多述。

4.《本草原始》：该书“草苁蓉”（图6）为一株完整的写生图。其茎直立，下半部细长，无分枝，茎上有稀疏细小的叶片。花序成穗状，花密集。此图虽然无法看清每一朵花的细节，但其整个花序的轮廓与植物列当何其相似乃尔！此图还有旁注“花繁密紫色茎圆有鳞甲四月中旬采取压匾日干”。结合花序、花色、植株的外形，可以肯定是列当科植物列当*O. coerulescens*。

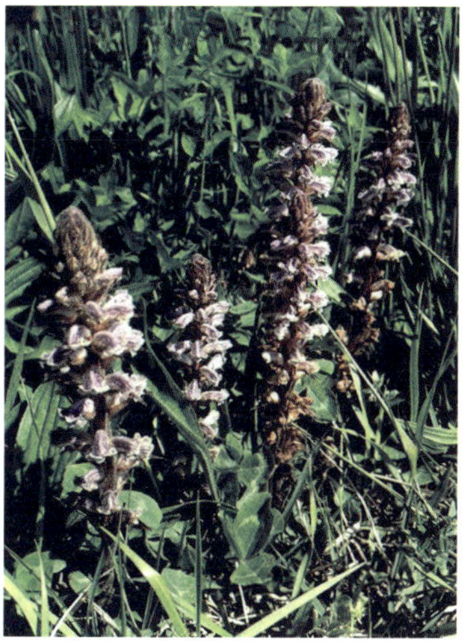

图12　列当 *Orobanche coerulescens*

【小结】

列当别名草苁蓉，宋《开宝本草》始列专条。

在此以前，本品是作为充替肉苁蓉的次品。但其形与肉苁蓉相近，产地更广泛。据其产地及形态，以及《本草原始》精细的写生图，可以认定本品即列当科植物列当 *Orobanche coerulescens* Steph.。本草图在考证其来源中发挥了重要作用。

12–14 锁阳

【品图】

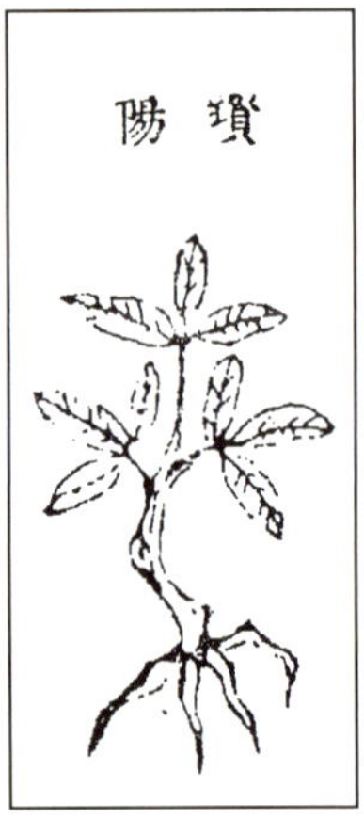

图 1 太乙·琐阳

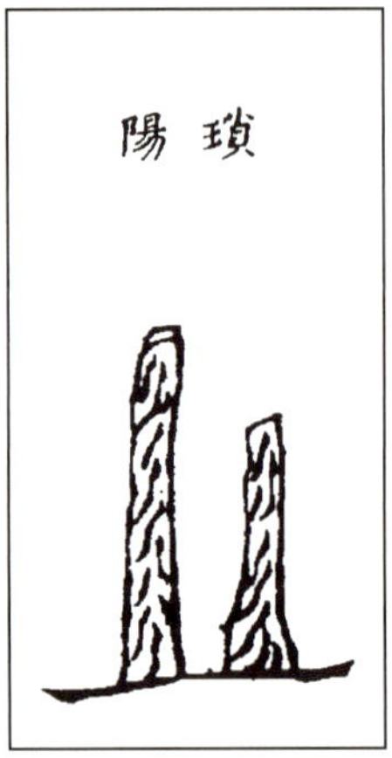

图 2 纲目（金）·琐阳

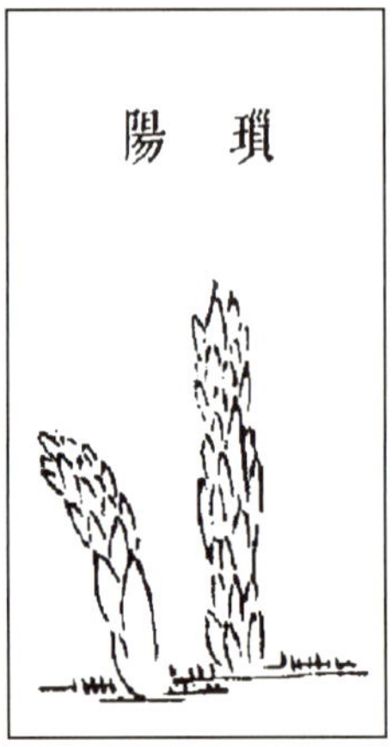

图 3 纲目（钱）·琐阳

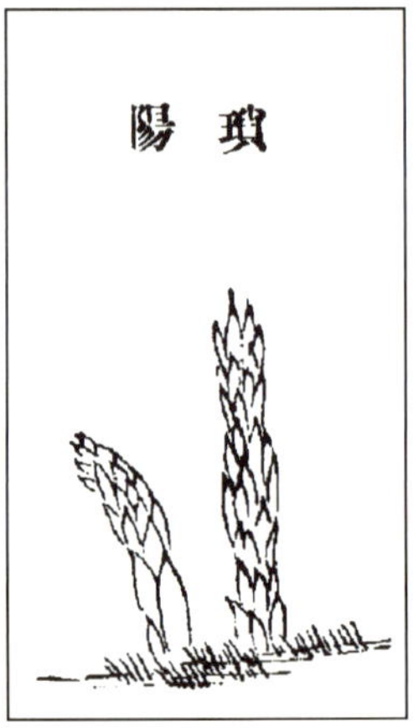

图 4 纲目（张）·琐阳

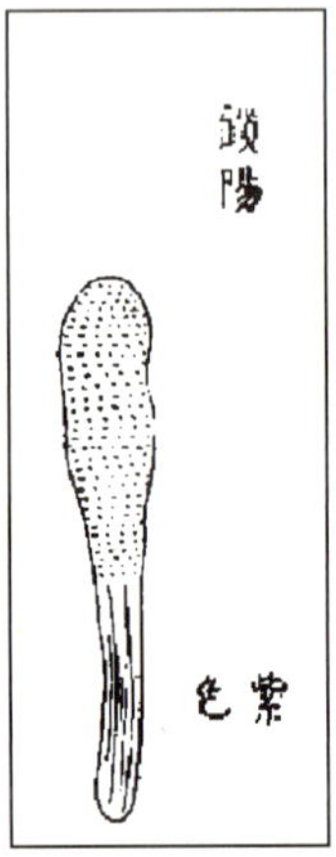

图 5 原始·锁阳

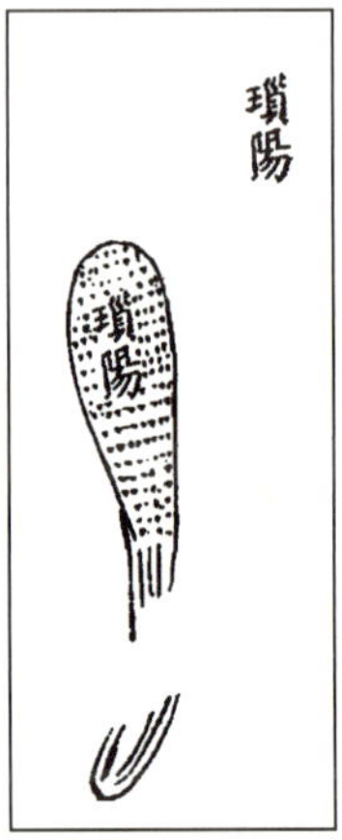

图 6 汇言·琐阳

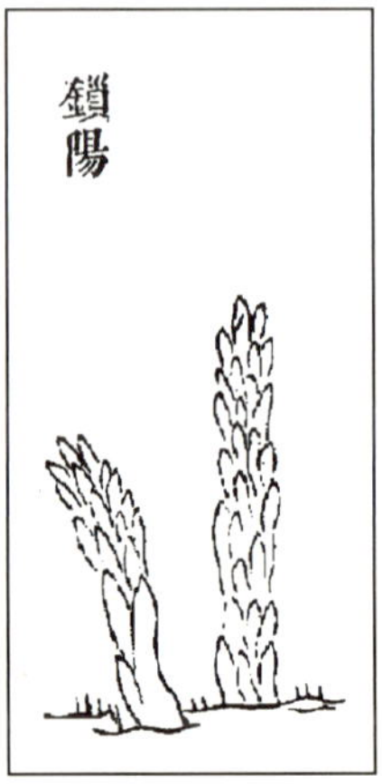

图 7 本草汇·锁阳

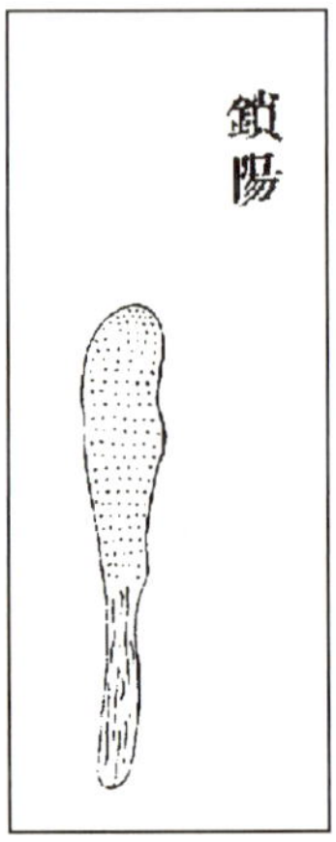

图 8 类纂·锁阳

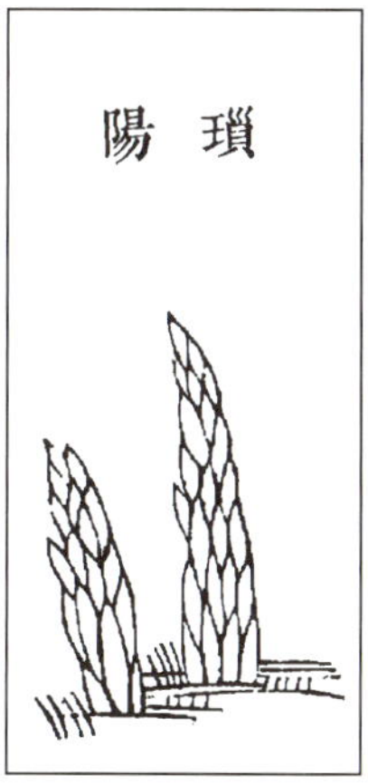

图9　备要·琐阳

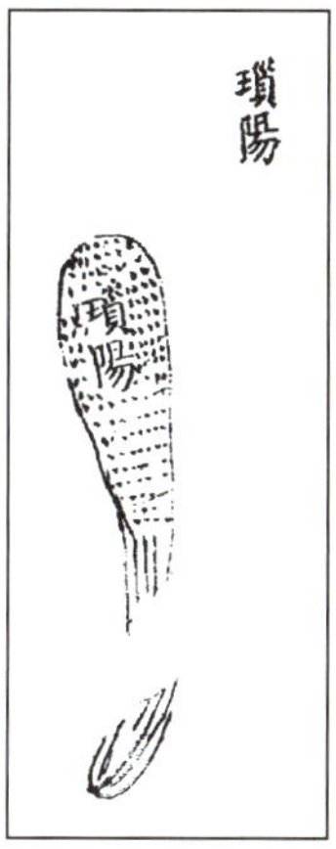

图10　求真·琐阳

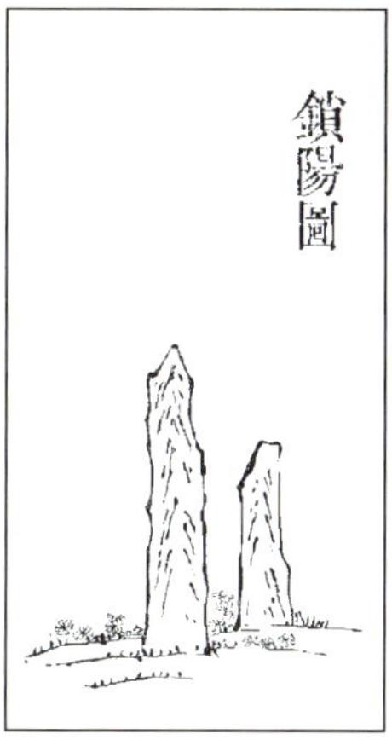

图11　草木典·锁阳图

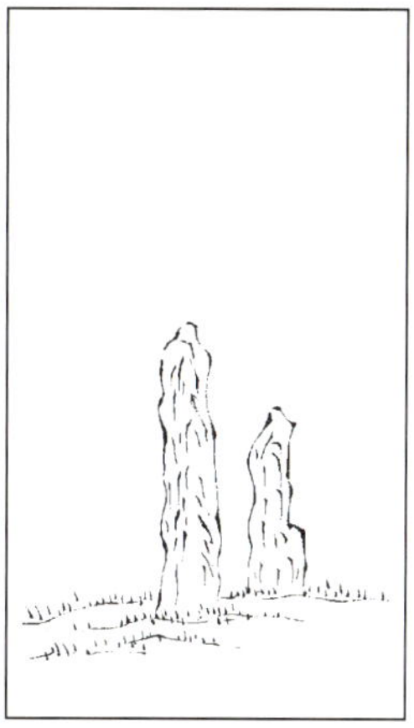

图12　图考·锁阳

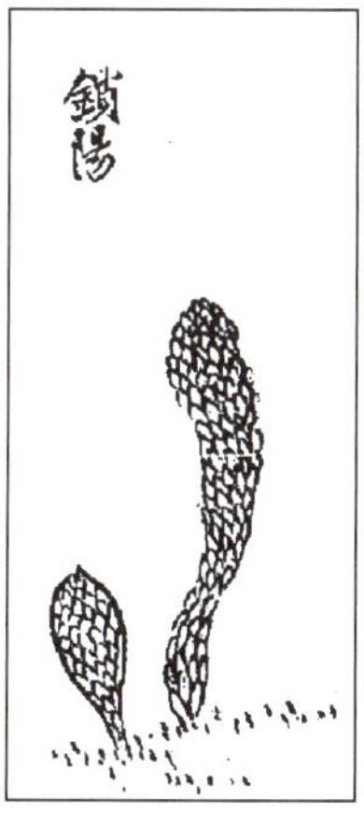

图13　图说·锁阳

本品13图，取自13书，有承继关系及仿绘图可分以下3个书类。

《本草纲目》(金陵本)：该书“琐阳”（图2）的仿绘图有《古今图书集成·草木典》“锁阳图”（图11）。该图将背景地面润饰成小草地，竖立的两根小木桩被修饰成石柱。《植物名实图考》“锁阳”（图12）又仿绘了《草木典》图。

《本草纲目》(钱本)：该书“琐阳”（图3）仿绘图有《纲目》张本“琐阳”（图4）、《本草汇》“锁阳”（图7）、《本草备要》“琐阳”（图9）、《本草简明图说》“锁阳”（图13）的构图同钱本，但其两根“锁阳”密布鳞片，而且特意绘成“上丰下俭”的样子。真实的锁阳植物是没有如此明显的鳞片状叶，此不过是依据文字叙述“即肉苁蓉之类”而想象绘图。

《本草原始》：该书“锁阳”（图5）的仿绘图有《本草汇言》“琐阳”（图6）、《本草纲目类纂必读》“锁阳”（图8）、《本草求真》“琐阳”（图10）。

以上13图中，除9幅属仿绘图外，还有4幅原创或有实质改绘的图（图1、2、3、5），详见下“鉴药”项。

【文录】

元《本草衍义补遗》“锁阳”　味甘，可啖，煮粥弥佳。补阴气，治虚而大便燥结者用，虚而大便不燥结者勿用。亦可代苁蓉也。

元《辍耕录》卷10“锁阳”　鞑靼田地，野马或与蛟龙交，遗精入地，久之发起如笋，上丰下俭，鳞甲栉比，筋脉连络，其形绝类男阴，名曰锁阳。即肉从容之类。或谓里妇之淫者就合之，一得阴气，勃然怒长。土人掘取，洗涤去皮，薄切晒干，以充药货，功力百倍于从容也。

明《本草纲目》卷12“锁阳”【集解】【时珍曰】锁阳出肃州……时珍疑此自有种类，如肉苁蓉、列当，亦未必尽是遗精所生也。

【鉴药】

“锁阳”首见于元·朱丹溪《本草衍义补遗》。该书只提到本品可以“补阴气，治虚而大便燥结……亦可代苁蓉”。但未描述形态、产地。元·陶宗仪《辍耕录》载本品生“鞑靼”（约相当于今内蒙古东部）。其形“发起如笋，上丰下俭，鳞甲栉比，筋脉连络，其形绝类男阴”。李时珍似乎没有见过此种植物，只能怀疑本品是肉苁蓉、列当之类的植物。他说本品出肃州（今甘肃酒泉），与今产地相符，却没有介绍依据。据上述记载，以及今传承用药的实际，本品当为锁阳科锁阳属植物锁阳*Cynomorium songaricum* Rupr.。药用其肉质茎。该植物为多年生寄生肉质草本，多产于新疆、甘肃、青海、内蒙古一带。

古本草有5幅属于原创或改绘的插图，可供进一步考察。

1.《太乙仙制本草药性大全》：该书“琐阳”（图1）绘一木本植物，分3枝，每枝3叶。叶为长椭圆形。此等简单的图形，无法考其原植物，但可以肯定不是锁阳科植物。

2.《本草纲目》（金陵本）：该书“琐阳”（图2）绘一地线，竖立2条表面不平、有深斜纹理的木橛。其顶部皆平截状。此图可能是据“发起如笋……其形绝类男阴”而绘，但毫无植物之形。

3.《本草纲目》（钱本）：该书“琐阳”（图3）亦绘地面，有小草生长。两株肉苁蓉状的植物直立。这可能是据《辍耕录》“即肉从容之类”而绘。但却无“上丰下俭”的特点。

4.《本草原始》：该书“锁阳”（图5）具备“上丰下俭”“绝类男阴”的特点，但无“鳞甲栉比，筋脉连络”之状。图中注明“紫色”。考虑到绘图者李中立经常是以原药材作为写生对象，而药材锁阳常须刮去花序或表面鳞片状叶，因此该图确实应该是描绘紫色肉质茎的锁阳*C. songaricum*。

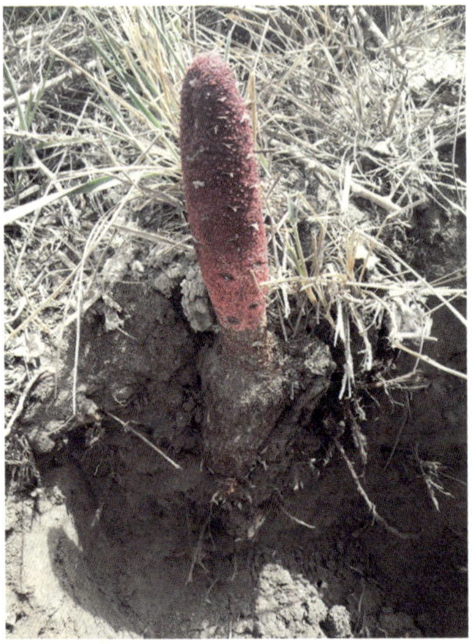

图14　锁阳 *Cynomorium songaricum*

【小结】

锁阳是元代出现的一种与肉苁蓉功效近似的药物。据元代《辍耕录》的记载，以及《本草原始》所绘的药材图，可以确定本品即锁阳科植物锁阳*Cynomorium songaricum* Rupr.。

12-15 赤箭 天麻

【品图】

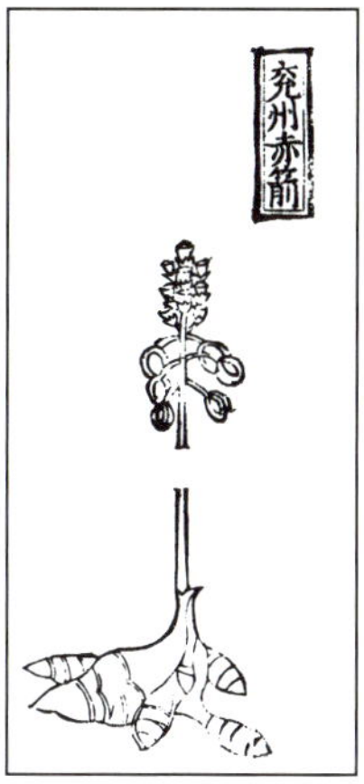

图1 图经（大）·兖州赤箭

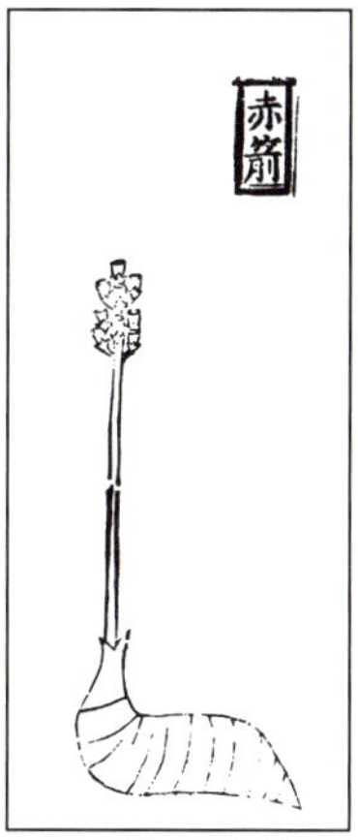

图2 图经（大）·赤箭

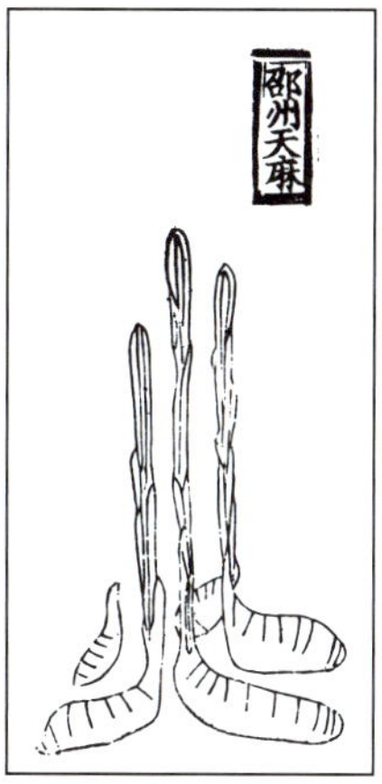

图3 图经（大）·邵州天麻

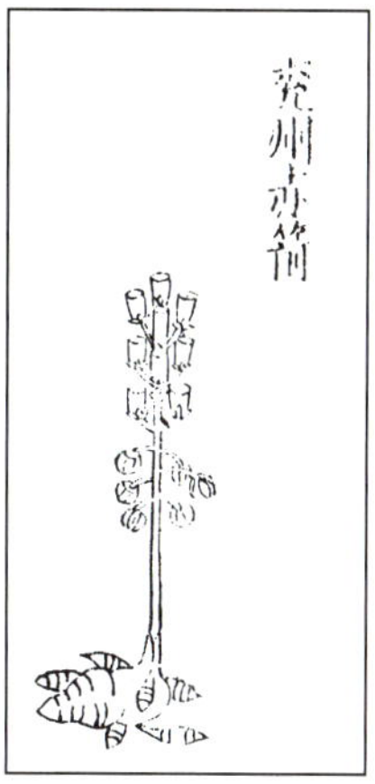

图4 图经(政)·兖州赤箭

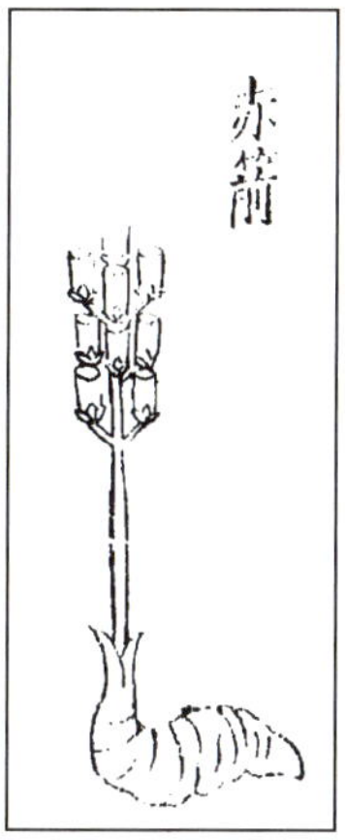

图5 图经（政）·赤箭

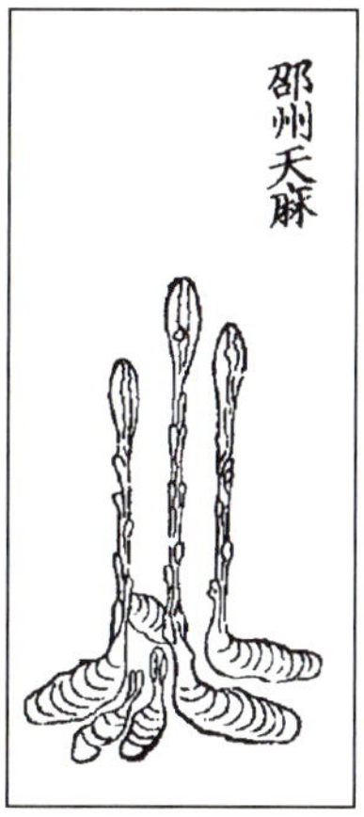

图6 图经（政）·邵州天麻

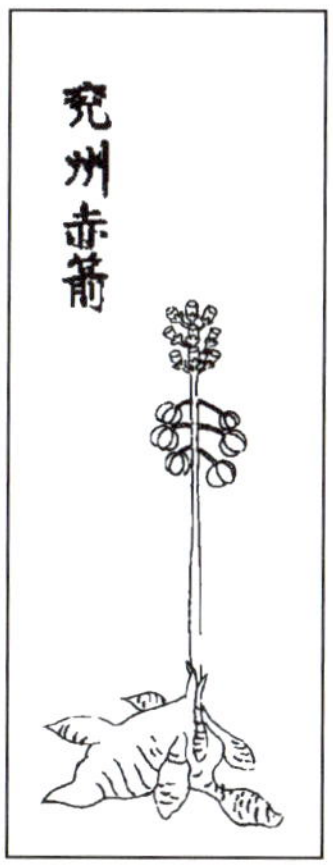

图7 图经（绍）·兖州赤箭

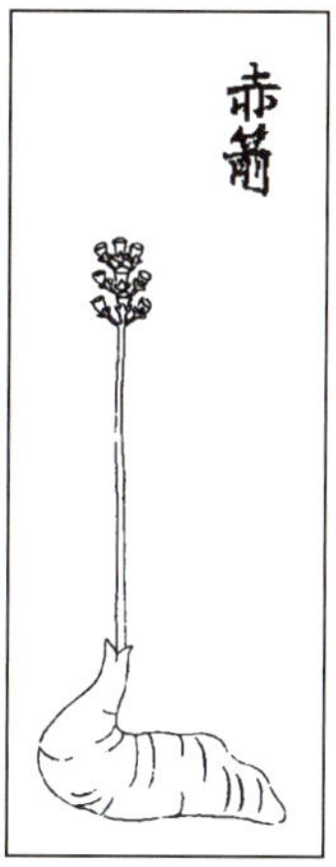

图8 图经（绍）·赤箭

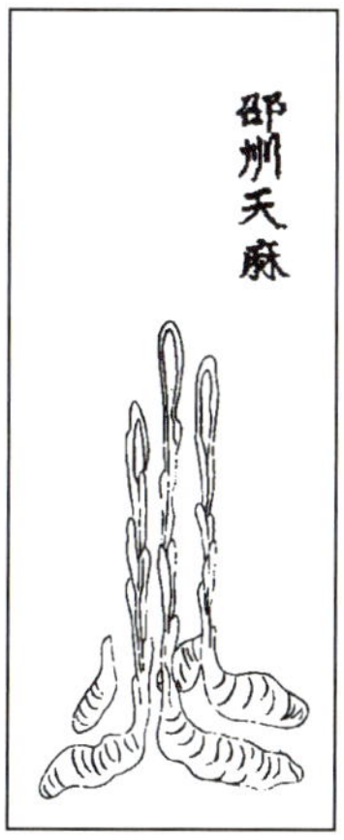

图9 图经(绍)·邵州天麻

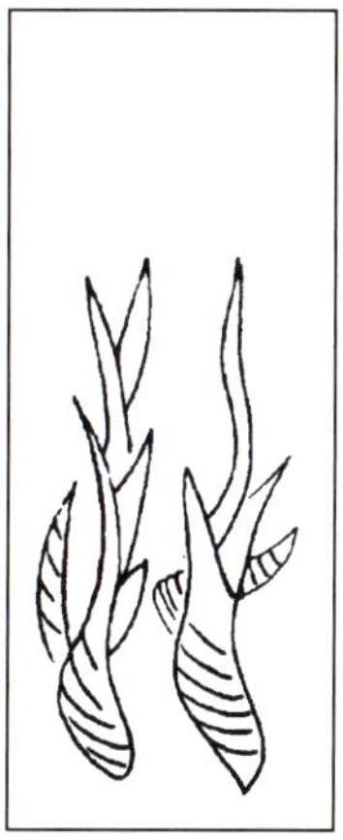

图10 歌括·天麻

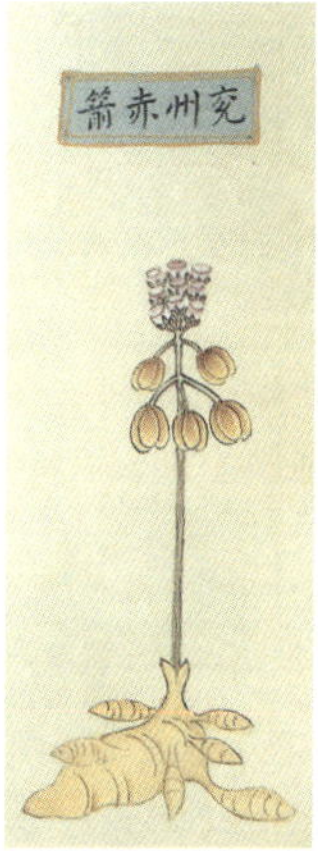

图11 品汇·兖州赤箭

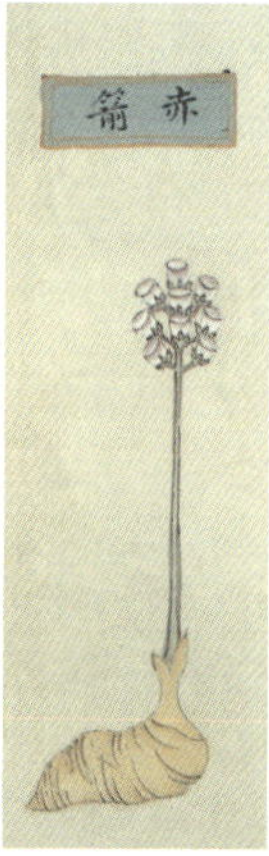

图12 品汇·赤箭

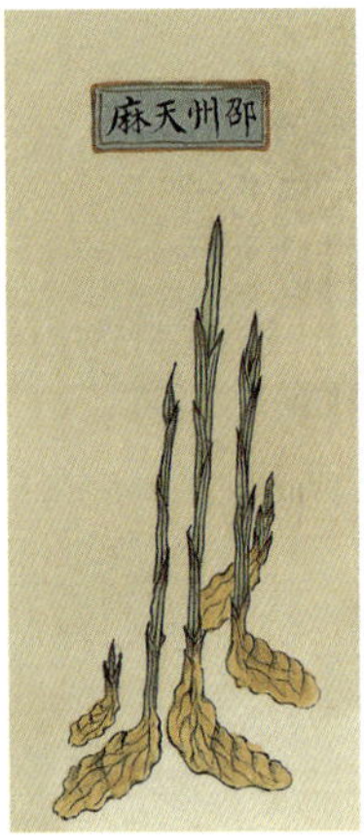

图13 品汇·邵州天麻

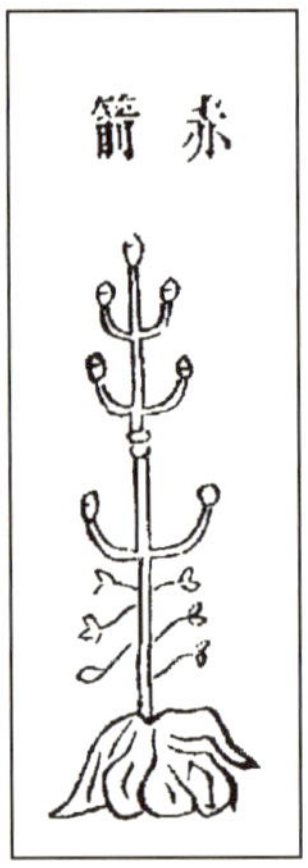

图14 蒙筌·赤箭

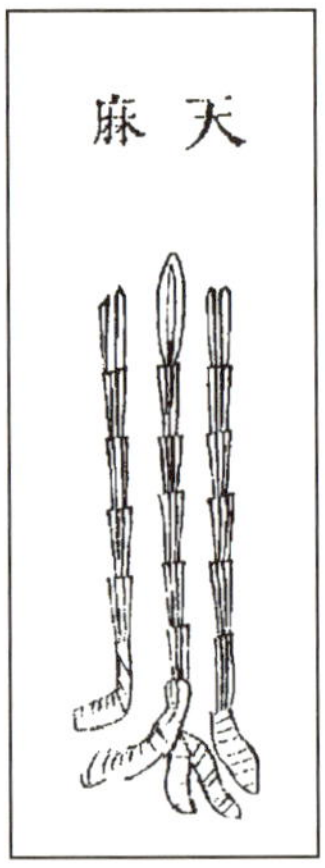

图15 蒙筌·天麻

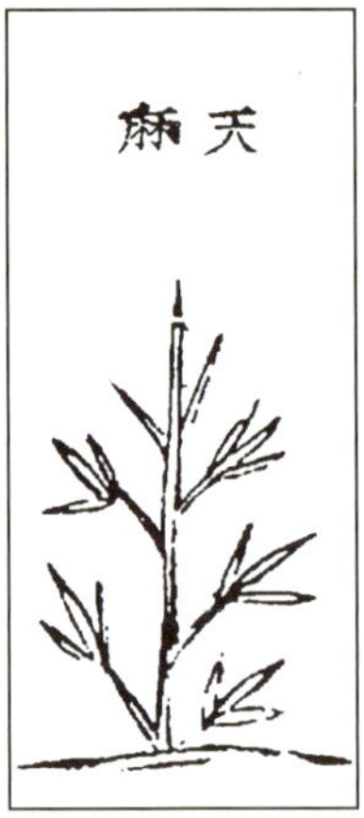

图16 太乙·天麻

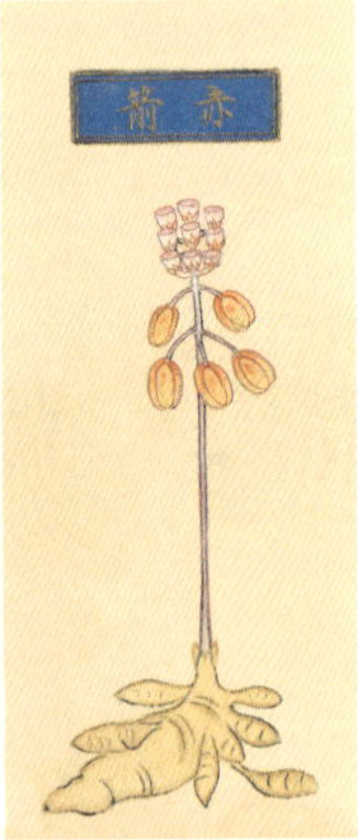

图17 雷公·赤箭

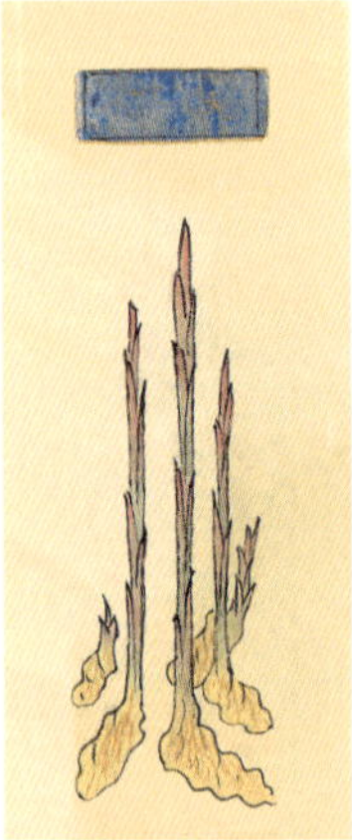
图18 雷公·天麻

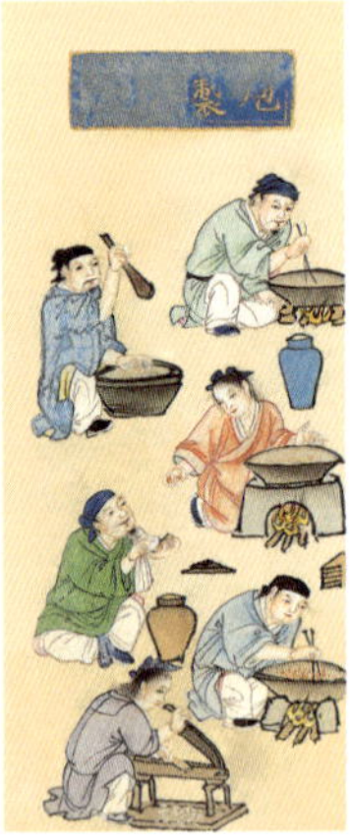

图19 雷公·炮制天麻

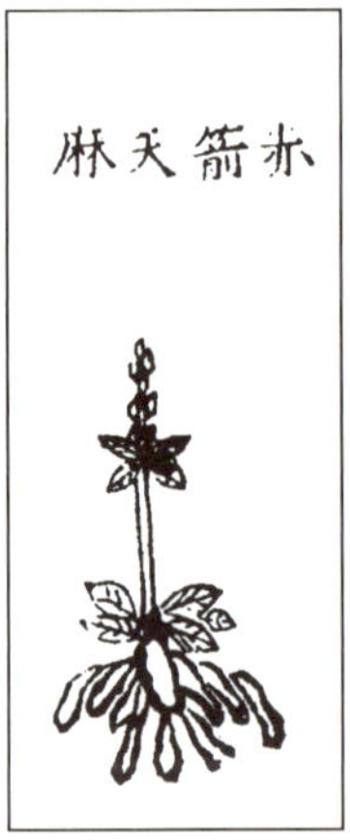

图20 纲目(金)·赤箭天麻

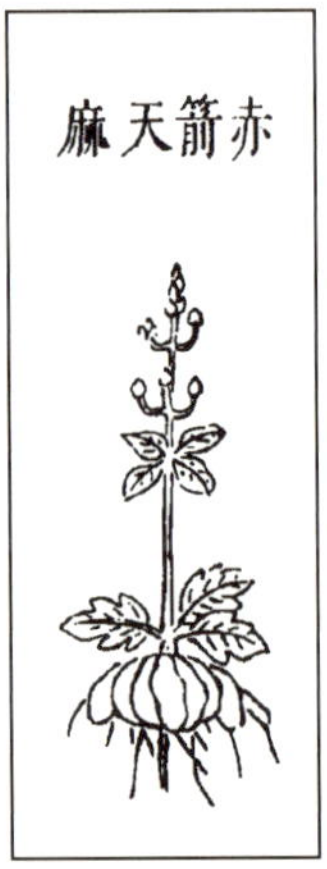

图21 纲目(钱)·赤箭天麻

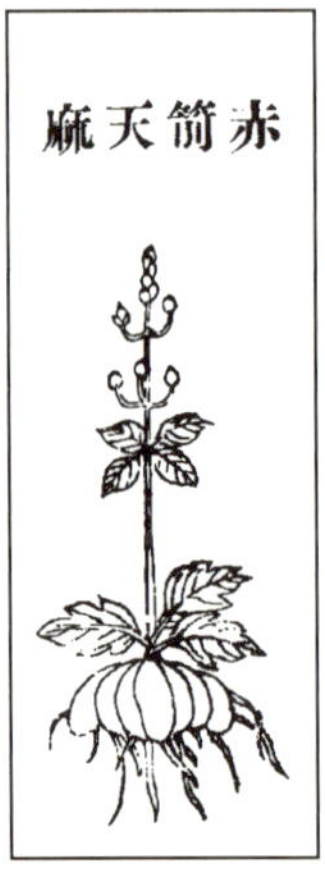

图22 纲目(张)·赤箭天麻

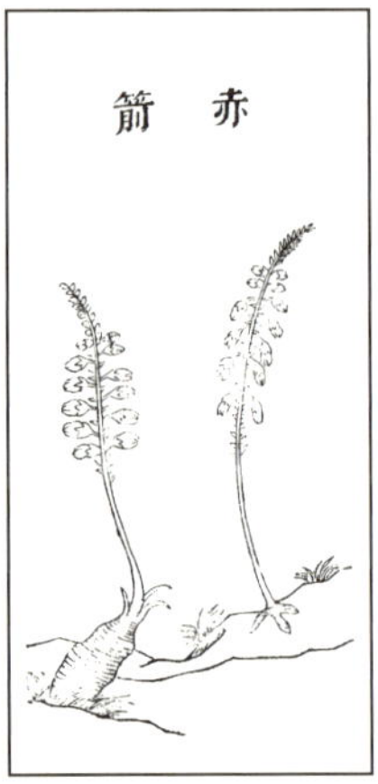

图23 三才·赤箭

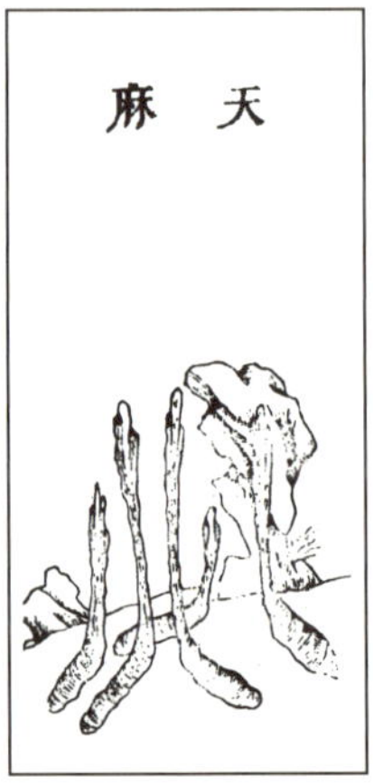

图24 三才·天麻

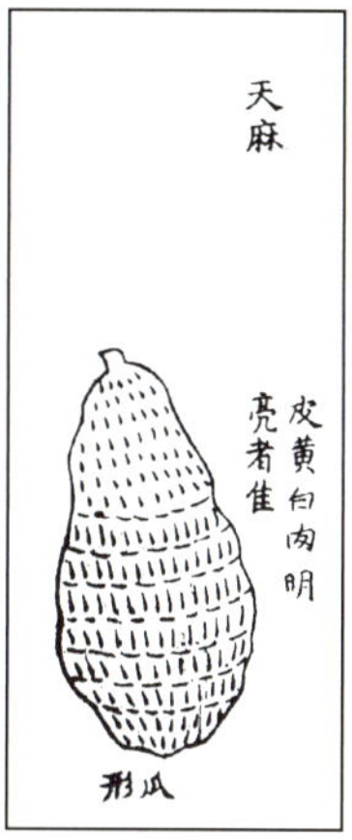

图 25 原始·天麻 -1

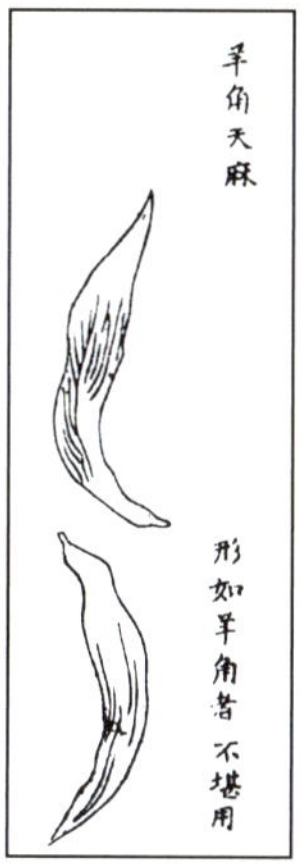

图 25 原始·天麻 -2

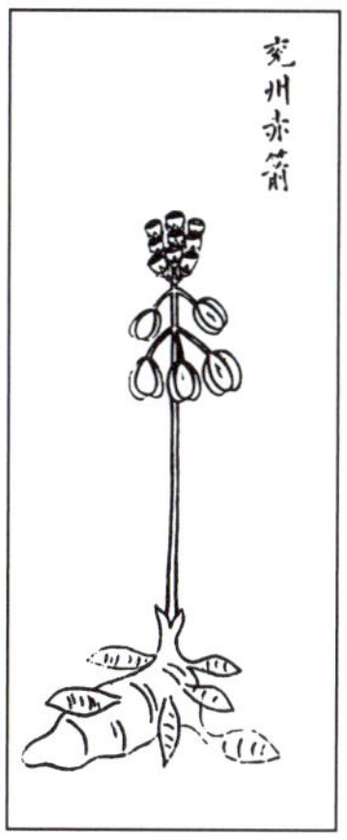

图 26 金石·兖州赤箭

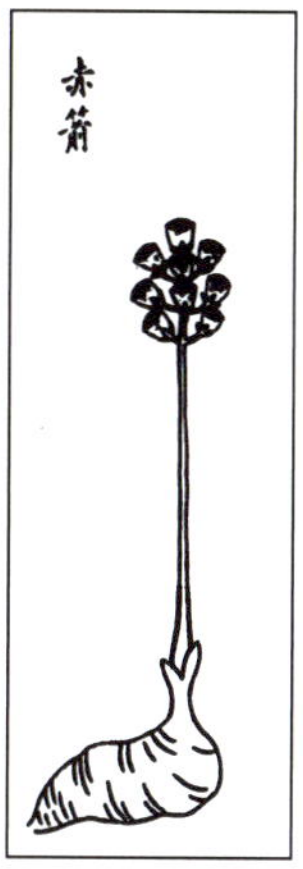

图 27 金石·赤箭

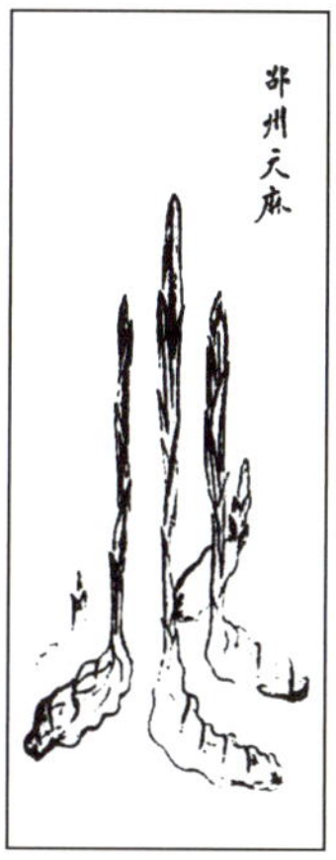

图 28 金石·邵州天麻

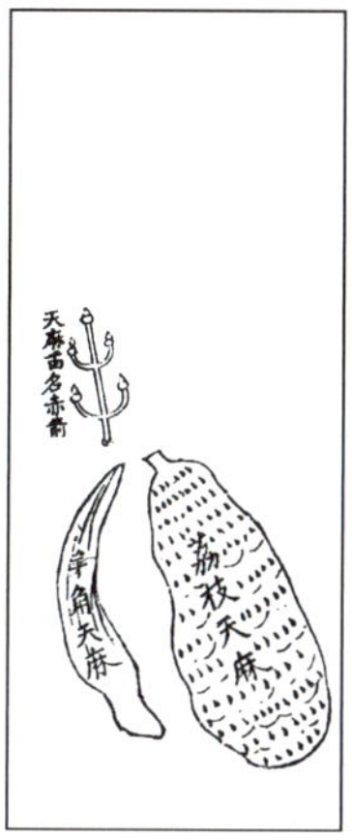

图 29 汇言·天麻

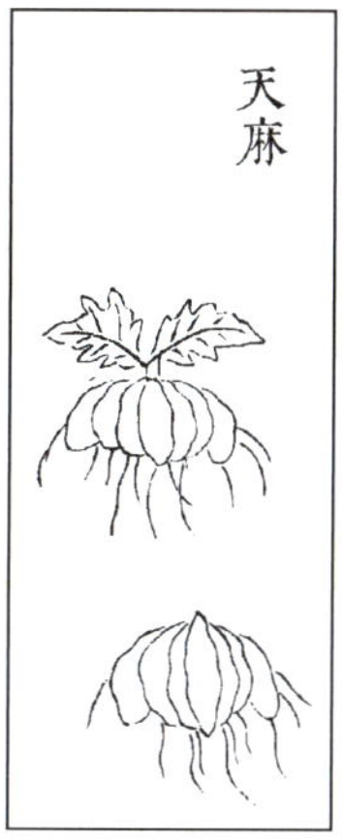

图 30 本草汇·天麻

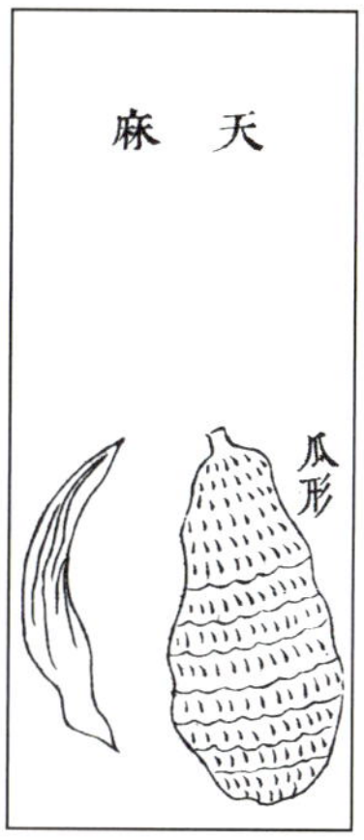

图 31 类纂·天麻

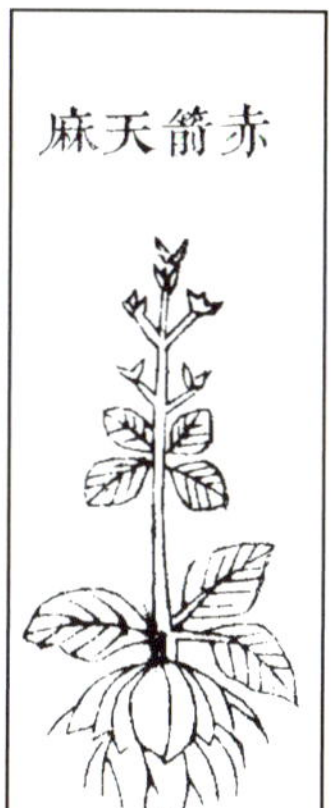

图 32 备要·赤箭天麻

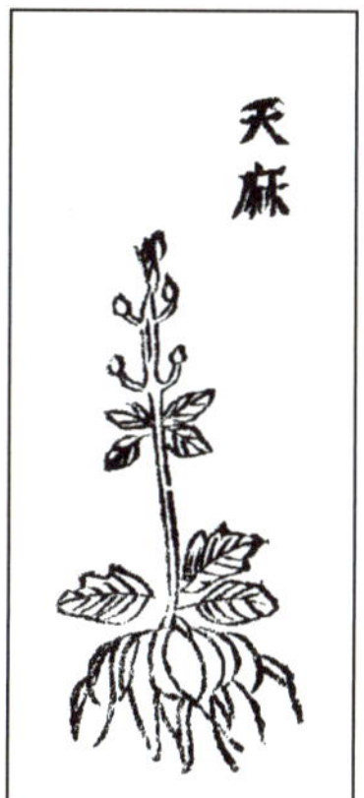

图 33 求真·天麻

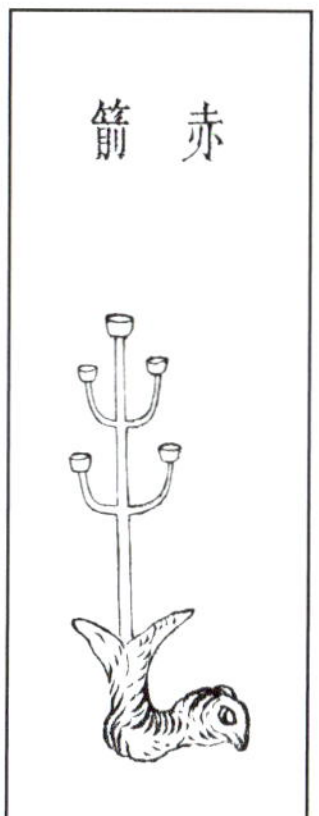

图 34 草木典·赤箭

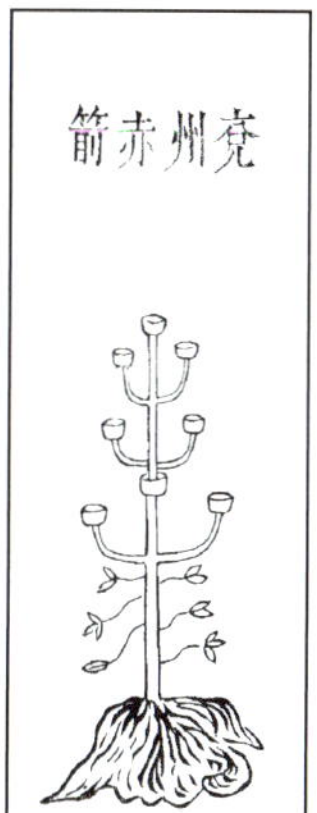

图 35 草木典·兖州赤箭

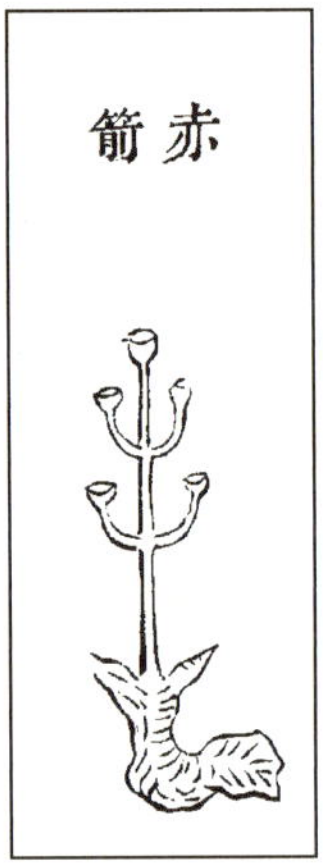

图36 图考·赤箭

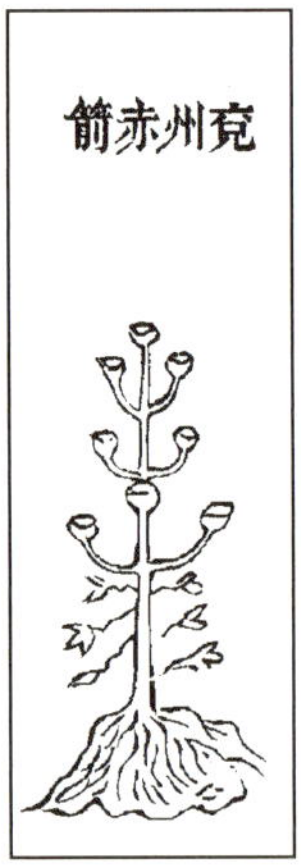

图37 图考·兖州赤箭

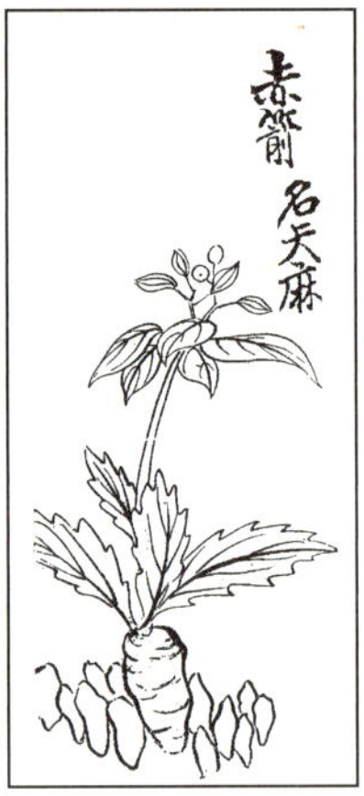

图38 图说·赤箭

本品38图，取自22书，其中9幅彩图。有承继关系及仿绘图可分以下3个书类。

《本草图经》：该书的“兖州赤箭”“赤箭”图分别存于《大观本草》卷6（图1、2）、《政和本草》卷6（图4、5）、《绍兴本草》（图7、8）中；“邵州天麻”图存于《大观》卷9（图3）、《政和》卷9（图6）、《绍兴本草》（图9）中。此三传本的图形大同小异，其间异同见下“鉴药”项。今一般以《政和》3图（图4、5、6）为《图经》图的代表。

仿绘《图经》的彩色本草插图系列，有《本草品汇精要》卷8的“兖州赤箭”（图11）、“赤箭”（图12），卷11的“邵州天麻”（图13），各仿《图经》同名图。其中除“赤箭”（图12）与原图（图5）呈水平镜像（左右互反）外，其余均无重大改绘，唯敷色而已。其色无绿色，多为肉色或淡紫色，符合天麻之色。《金石昆虫草木状》的“兖州赤箭”（图26）、“赤箭”（图27）、“邵州天麻”（图28）分别仿绘《品汇》的同名图。《补遗雷公炮制便览》“赤箭”（图17）、“天麻”（图18）亦分别仿绘自《品汇》“兖州赤箭”（图11），邵州天麻”（图13）。

仿绘《图经》的墨线本草插图：《本草歌括》“天麻”（图10）仿绘《图经》“邵州天麻”（图6）。《本草蒙筌》“赤箭”（图14）仿绘《图经》“兖州赤箭”（图4），但将原密集的花序改成叉状箭头样，又把原下垂的小圆果改成心状的果；又“天麻”（图15）仿绘《图经》“邵州天麻”（图6），但将其茎改绘成木贼茎一样节间明显。《三才图会》有图两幅，其一是“赤箭”（图23），绘有土地背景，地上长两株植物。虽然两株植物的花序都改绘成总状花序，小花成两列生长，顶端渐细，但其“根”明显仿绘自《图经》“兖州赤箭”“赤箭”。故此图仍属仿绘，经改动后失去了考察药物来源的作用。其二是“天麻”（图24），同样绘有山石背景。植物形态一同《图经》“邵州天麻”（图6）。《古今图书集成·草木典》“赤箭”（图34）仿绘《图经》同名图（图5），但花序仿绘自《本草蒙筌》（或《纲目》钱本）“赤箭”（图14）；“兖州赤箭”

（图35）仿绘自《本草蒙筌》“赤箭”（图14）。《植物名实图考》的“赤箭”（图36）;“兖州赤箭”（图37）则仿绘自《草木典》同名图（图34、35）。

《本草纲目》（金陵本）：该书的“赤箭天麻”（图20）仿绘图有：《纲目》钱本同名图（图21）仿绘时将下部众多块根改为密集抱团的块根状，另仿“兖州赤箭”（图4）将花序改为叉状箭头形。《纲目》张本“赤箭天麻”（图22）仿绘钱本图。《本草汇》“天麻”（图30）乃将钱本图20割裂，上图去茎，下图连基生叶一并去掉，只剩下众块根的集合体。《本草备要》“赤箭天麻”（图32）仿绘钱本图，但将叉状箭头似的花序略加改动。《本草求真》“天麻”（图33）则照仿钱本图。

《本草原始》：该书“天麻”（图25）仿绘图有：《本草汇言》“天麻”（图29）仿绘了《原始》的瓜形天麻,注其名为“荔枝天麻”；又仿绘了“羊角天麻”（仅一支）。还增加了叉状箭头状的赤箭花序,且注明“天麻苗名赤箭”。《本草纲目类纂必读》“天麻”（图31）仿绘《原始》瓜形块茎与羊角天麻（1支）。

以上38图中，除30幅属仿绘图外，还有8幅原创或新改绘图（图4、5、6、16、19、20、25、38），详见下“鉴药”项。

【文录】

《抱朴子内篇》卷11“仙药” ……草芝，有独摇芝，无风自动，其茎大如手指，赤如丹素，叶似苋，其根有大魁如斗，有细者如鸡子，十二枚周绕大根之四方，如十二辰也。相去丈许，皆有细根如白发以相连。生高山深谷之上，其所生左右无草。得其大魁，末服之尽，则得千岁……

三国魏《吴普本草》（见《御览》卷991“鬼督邮”）《吴氏本草》曰：鬼督邮，一名神草，一名阎狗……

《本经》《别录》（见《证类》卷6“赤箭”） 一名离母,一名鬼督邮。生陈仓川谷、雍州及太山、少室。三月、四月、八月采根，暴干。

梁《本草经集注》（同上） 陶隐居云：陈仓属雍州扶风郡。按：此草亦是芝类。云茎赤如箭杆，叶生其端。根如人足，又云如芋，有十二子为卫。有风不动，无风自摇。如此亦非俗所见，而徐长卿亦名鬼督邮。又复有鬼箭，茎有羽，其疗并相似，而益人乖异，恐并非此赤箭。

唐《唐本草》（同上）《唐本》注：此芝类，茎似箭杆。赤色，端有花、叶，远看如箭有羽。根、皮、肉汁与天门冬同，惟无心脉。去根五六寸，有十余子卫，似芋。其实似苦楝子，核作五六棱，中肉如面，日暴则枯萎也。得根即生啖（音澹）之，无干服法也。

宋《开宝本草》（同上） 生郓州、利州、太山、崂山诸山。五月采根，暴干。（叶如芍药而小，当中抽一茎，直上如箭竿，茎端结实，状若续随子。至叶枯时，子黄熟。

其根连一二十枚，犹如天门冬之类。形如黄瓜，亦如芦菔，大小不定。彼人多生啖，或蒸煮食之。今多用郓州者佳。）

宋《本草图经》（同上） 赤箭……今江湖间亦有之，然不中药用……今三月、四月采苗，七月、八月、九月采根……《抱朴子》云：按仙方中，有合离草，一名独摇，一名离母，所以谓之合离、离母者，此草为物，下根如芋魁，有游子十二枚周环之，去大魁数尺，虽相须，而实不连，但以气相属耳。如菟丝之草下有伏菟之根，无此菟，则丝不得上，亦不相属也。然则赤箭之异，陶隐居已云，此亦非俗所见。菟丝之下有伏菟，亦不复闻有见者，殆其种类中时有神异者，乃如此耳……今方家乃并用根苗，各有收采时月，与《本经》参差不同，难以兼着，故但从今法。/**（见《证类》卷9“天麻”）** 天麻……今京东、京西、湖南、淮南州郡亦有之。春生苗，初出若芍药，独抽一茎直上，高三二尺，如箭竿状，青赤色，故名赤箭脂。茎中空，依半以上，贴茎微有尖小叶。梢头生成穗，开花，结子如豆粒大。其子至夏不落，却透虚入茎中，潜生土内。其根形如黄瓜，连生一二十枚，大者有重半斤或五六两。其皮黄白色，名白龙皮，肉名天麻。二月、三月、五月、八月内采。初取得，乘润刮去皮，沸汤略煮过，暴干收之。嵩山、衡山人或取生者蜜煎作果食之，甚珍。

题·刘宋《雷公炮炙论》（见《证类》卷9“天麻”） 雷公云：凡使，勿用御风草，缘与天麻相似，只是叶、茎不同。其御风草根、茎斑，叶皆白有青点。使御风草根，勿使天麻。二件若同用，即令人有肠结之患。

唐《药性论》（同上） 赤箭脂，一名天麻，又名定风草。

宋《重广补注神农本草并图经》（见《证类》卷6“赤箭”） 别说云：谨按今医家见用天麻，即是此赤箭根。今《补注》与《图经》所载，乃别是一物，中品之下又出天麻一目，注云出郓州。考今之所出，赤箭根苗，乃自齐郓而来者为上。今翰林沈公括最为博识，尝解此一说云：古方用天麻者不用赤箭，用赤箭者即无天麻，方中诸药皆同，而唯此名或别，即是天麻、赤箭本为一物，并合用根也……然赤箭则言苗，用之有自表入里之功；天麻则言根，用之有自内达外之理。根则抽苗径直而上，苗则结子成熟而落，返从杆中而下，至土而生，似此粗可识其外内主治之理。/**（见《证类》卷9“天麻”）** 谨按……详此《图经》之状，即赤箭苗之未长大者。

宋《本草衍义》卷7“赤箭” 赤箭，天麻苗也。然与天麻治疗不同，故后人分之为二。

明《本草纲目》卷12“赤箭、天麻” 【释名】【时珍曰】赤箭以状而名，独摇、定风以性异而名，离母、合离以根异而名，神草、鬼督邮以功而名。天麻即赤箭之根，《开宝本草》重出一条，详后“集解”下。【集解】【机曰】赤箭、天麻一物也，经分为二，以根与苗主治不同也。产不同地者，各有所宜也。【时珍曰】《本经》止有赤箭，后人称为天麻。甄权《药性论》云“赤箭芝一名天麻”，本自明白。宋人马志重修本草，重出天麻，遂致分辩如此。沈括《笔谈》云：《神农本草》明言赤箭采根。后人谓其茎如箭，疑当用茎，盖不然也。譬如鸢尾、牛膝，皆因茎叶相似，其用则根，何足疑哉？上品五芝之外，补益上药，赤箭为第一。世人惑于天麻之说，遂止用之治风，良可惜哉。沈公此说虽是，但根茎并皆可用。天麻子从茎中落下，俗名还筒子。其根暴干，肉色坚白，如羊角色，呼羊角天麻。蒸过黄皱如干瓜者，俗呼酱瓜天麻，皆可用者。一种形尖而空，薄如玄参状者，不堪用。《抱朴子》云：独摇芝生高山深谷之处，所生左右无草。其茎大如手指，赤如丹素。叶似小苋。根有大魁如斗，细者如鸡子十二枚绕之。人得大者，服之延年。按此乃天麻中一种神异者，如人参中之神参也。

【鉴药】

“赤箭”首见于《本经》。其药用部分为“根”（今植物学称为“块茎”），有别名为“离母”。《本经》记载它的功效似乎内外皆能，既能“杀鬼精物，蛊毒恶气，消痈肿”，久服又能“益气力，长阴，肥健，轻身增年”。其名“赤箭”，是因为“茎赤如箭杆”（陶弘景）。其名“离母”，是因为“此草为物，下根如芋魁，有游子十二枚周环之，去大魁数尺，虽相须而实不连，但以气相属耳”（《抱朴子》）。即此植物的“根”（块茎）周围，有若干看似与其没有联系的“游子”（小块茎），所以叫“离母”或“合离草”。其块茎又有另一个名字“天麻”。宋代《开宝本草》增立了一个药物新条“天麻”，由此引发了“赤箭”与“天麻”关系的争论。李时珍综合前人论说，确认“赤箭”与“天麻”是同一种植物不同部分，故将《本经》“赤箭”与《开宝》“天麻”合并为一条。现代“天麻”一名多用，“赤箭”罕用。天麻今作为益气强阴、祛风止头旋头痛的良药，广为施用。

历代本草学家在本品最早的特征“茎赤如箭竿”“根如芋魁，有游子十二枚周环之”基础上，不断补充新的辨认法。如谓“根如人足，又云如芋”（陶弘景）；“此芝类，茎似箭杆。赤色，端有花、叶，远看如箭有羽。根、皮、肉汁与天门冬同，惟无心脉。去根五六寸，有十余子卫，似芋。其实似苦楝子，核作五六棱，中肉如面，日暴则枯萎也”（《唐本草》）；“其根连一二十枚，犹如天门冬之类。形如黄瓜，亦如芦菔，大小不定”（《开宝·天麻》）。“春生苗，初出若芍药，独抽一茎直上，高三二尺，如箭竿状，青赤色，故名赤箭脂。茎中空，依半以上，贴茎微有尖小叶。梢头生成穗，开花，结子如豆粒大。其子至夏不落，却透虚入茎中，潜生土内。其根形如黄瓜，连生一二十枚，大者有重半斤或五六两。其皮黄白色，名白龙皮，肉名天麻”（《图经·天麻》）。根据以上形态描述，本品即兰科天麻属植物天麻*Gastrodia elata* Bl.，药用根状茎。天麻为多年生的真菌营养型寄生草本，它没有其他植物用以进行光合作用的绿叶及吸收营养的根毛。其特殊而复杂的生活过程导致最终形成较多离母株有一段距离的天麻。由此引起古人许多想象（如“以气相属”、其子“透虚入茎中，潜生土内”等），并影响到古本草插图的描绘。

1.《本草图经》：该书3幅相关的插图中，“兖州赤箭”（图4）的“根”肥厚如姜形，有环节。茎直立，基部有小鳞片状叶。《大观》所存该图（图1）茎秆特意截断，示意茎秆甚长，截断茎秆的画法可用表现长长的花茎。此一技法不见于《政和》《绍兴》同名图中。总状花序顶端为密集的小花，萼片与花冠成圆筒状。花序下部为下垂的果实若干。此图形态与兰科植物天麻*G. elata* 相符。

“赤箭”（图5）与“兖州赤箭”（图4）相似，《大观》本该图（图2）的花梗依然中间截断。“赤箭”图仅有花序，没有显示果实；“根”部只有一个根状茎，环节明显，较“兖州赤箭”图更接近天麻*G. elata* 。《政和》本该图（图5）小花描绘过于死板，宛如几何图形，不如《大观》图2更自然。

“邵州天麻”（图6）表现的是一丛“天麻”。根状茎椭圆形，如“赤箭”（图5）。其茎鳞片状叶较多，紧贴茎秆，无花果。宋·陈承评价此图说：“此《图经》之状，即赤箭苗之未长大者。”故以上三图，都是天麻图的写实图，反映的都是天麻*G. elata* 原植物。

2.《太乙仙制本草药性大全》：该书的“天麻”（图16）背景为地面，地上植株主干挺直，有分支，每枝三叶，如竹叶坚挺。此图绝非天麻，难猜其示意。

3.《补遗雷公炮制便览》：该书的“炮制天麻”（图19）是按《雷公炮炙论》的炮制法绘图的。此法是道家的加工天麻法，十分繁琐，要反复与某些草药在一起熬炒，然后“用布拭上气汗，用刀劈，焙之，细剉，单捣”。故此图有三处炉灶用于熬、炒、焙；6个人物，分别在焙药、捣药、切药、拭去天麻的“气汗”。但这些都不是明代天麻的实际炮制法，据文字想象绘图而已。

4.《本草纲目》（金陵本）：该书的“赤箭天麻”（图20）没有仿绘《图经》的写实图，反而在《图经》图基础上画蛇添足。《图经》图原肥大有节的根状茎被改绘成多根长条形的块根，又增绘了椭圆形、羽状脉的基生叶片，在花序下绘四叶轮生，于是将好好的天麻图改得不伦不类。《纲目》钱本又进一步自以为是地将花序绘成叉状箭头形，将根茎绘成倒鳞茎状，愈改愈错。

5.《本草原始》：该书“天麻”（图25）绘了两组天麻，一组注明“皮黄白肉明亮者佳”“瓜形”。瓜天麻表皮有皱折，有整齐的点状环节。这是质量甚佳的天麻*G. elata* 块茎。另一组注明“形如羊角者，俗呼为羊角天麻”“不堪用”。这种是伪品天麻，两头尖，无点状环节。具体植物不明。

6.《本草简明图说》：该书“天麻”（图38）为错误图。该图将地下部分绘成胡萝卜状的主根，旁有十来个无根相连的块根（大概是据文字记载绘成）。又将《纲目》金陵本的基生小叶绘成类似马兰叶，花序则彻底改绘成不知所云的形状。此图看似笔画流畅、形状生动，实则荒谬之至。

【小结】

赤箭根名天麻，早期曾是道家养生的“芝”类“仙药”，后世多用天麻（块茎）作益气息风止头痛的良药。据诸家本草的文字描述及《本草图经》写实原植物图、《本草原始》写实的药材图，可知本品即兰科植物天麻*Gastrodia elata* Bl.。

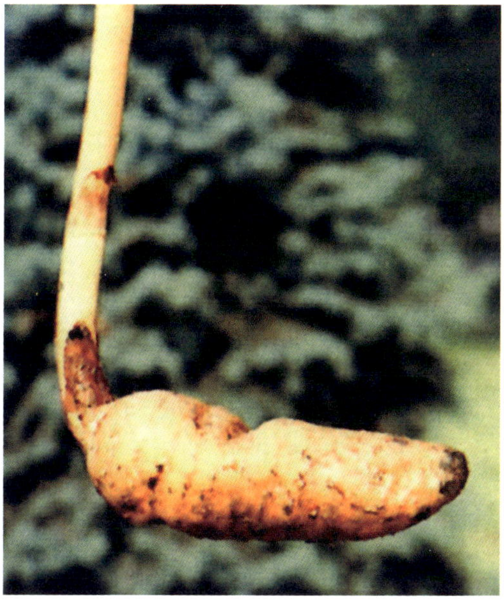

图 39　天麻 *Gastrodia elata* 块茎

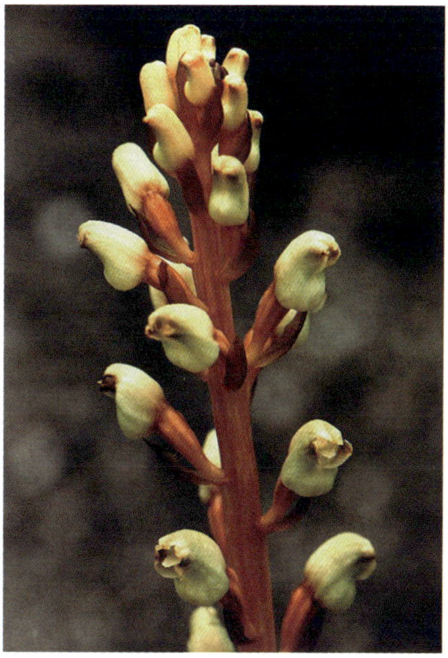

图 40　天麻 *Gastrodia elata* 花葶

12-16 术

【品图】

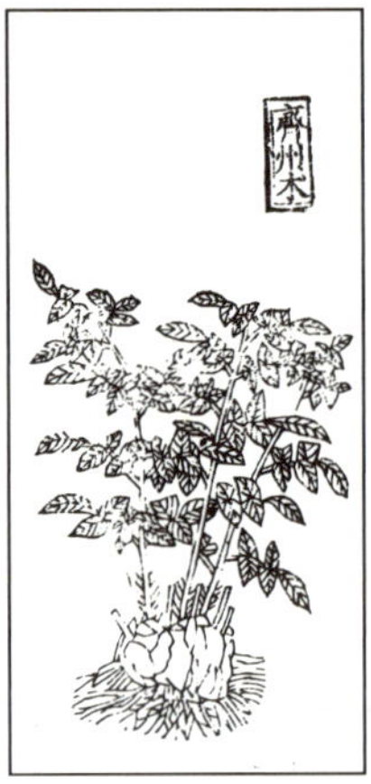

图1 图经（大）·齐州术

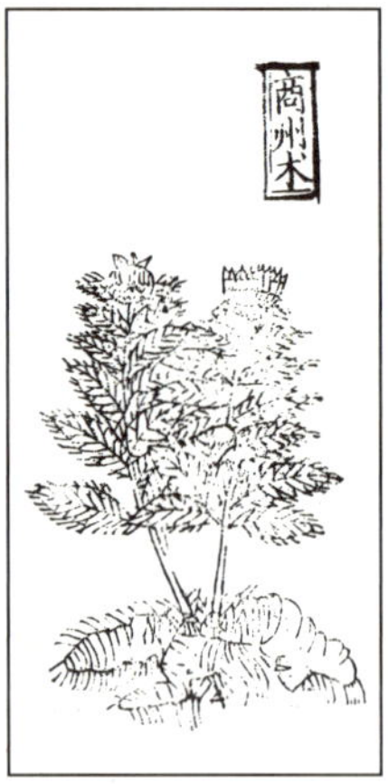

图2 图经（大）·商州术

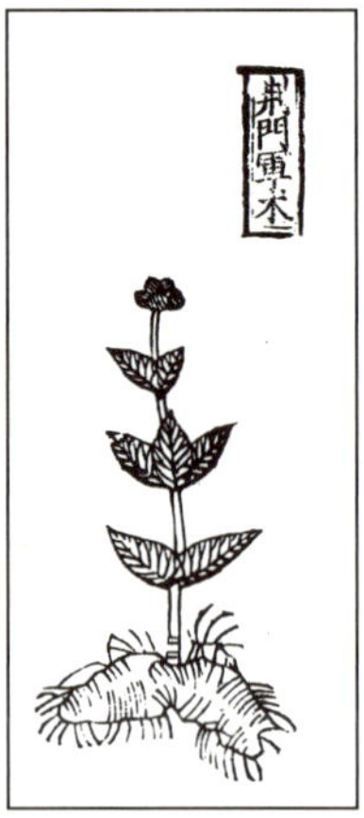

图3 图经（大）·荆门军术

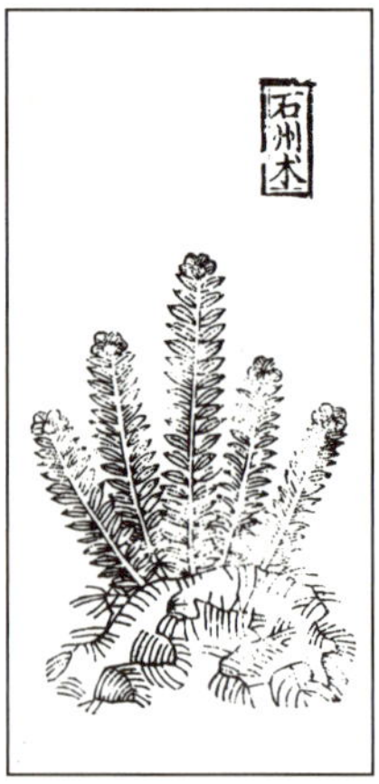

图4 图经（大）·石州术

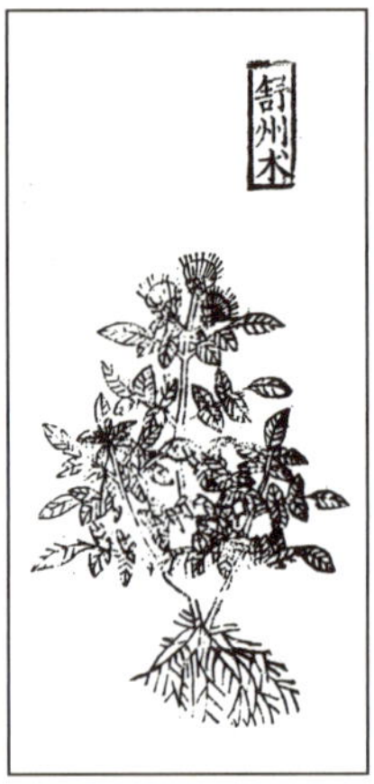

图5 图经（大）·舒州术

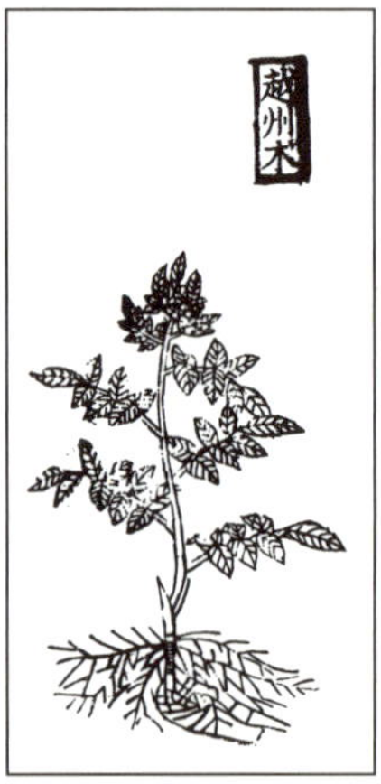

图6 图经（大）·越州术

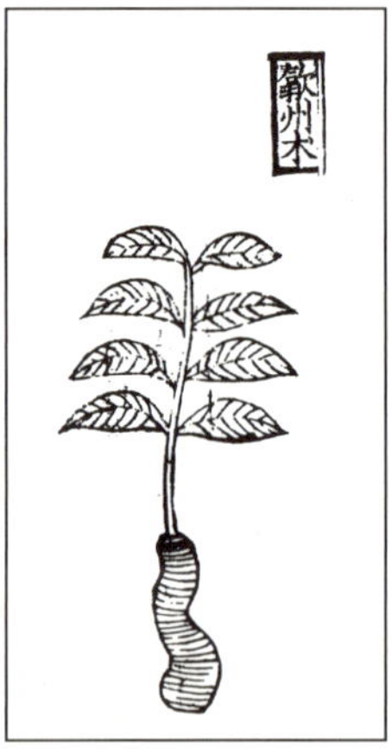

图7 图经（大）·歙州术

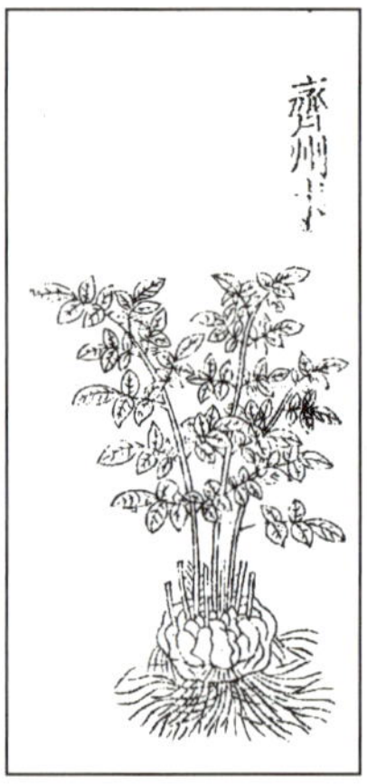

图8 图经（政）·齐州术

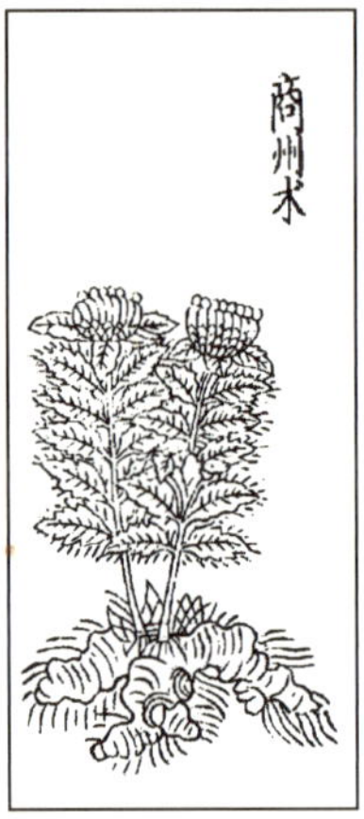

图9 图经（政）·商州术

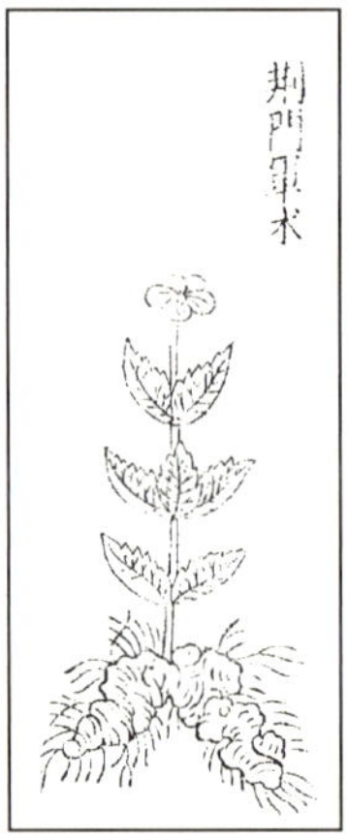

图10 图经（政）·荆门军术

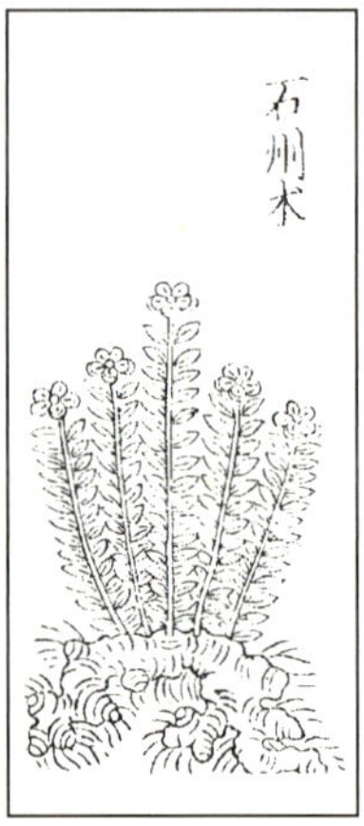

图11 图经（政）·石州术

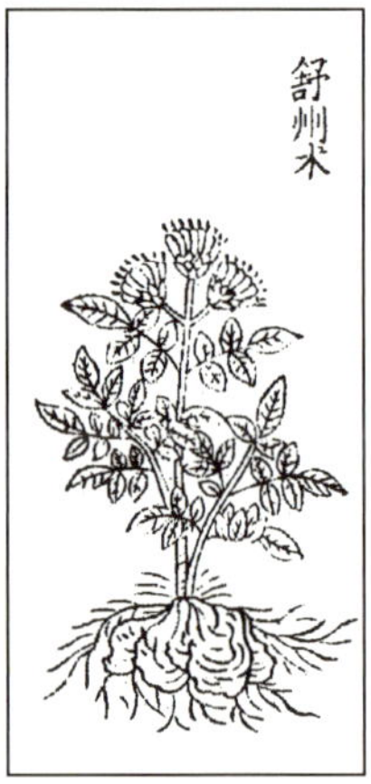

图12 图经（政）·舒州术

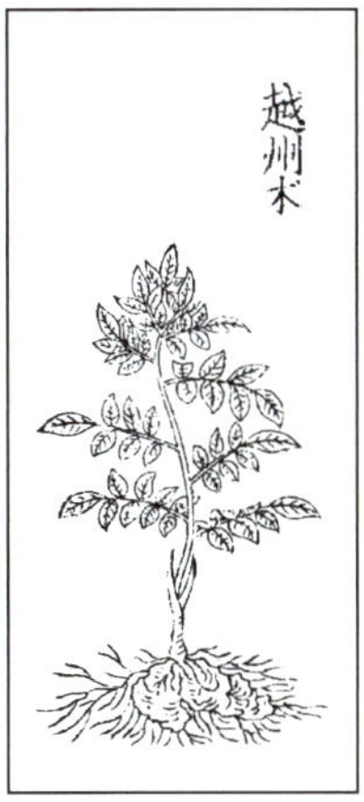

图13　图经(政)·越州术

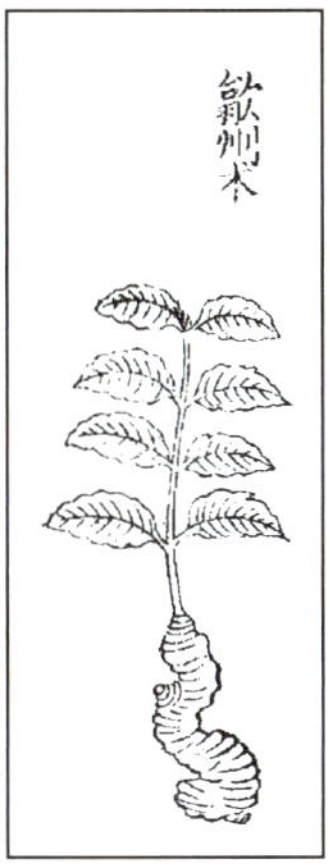

图14　图经(政)·歙州术

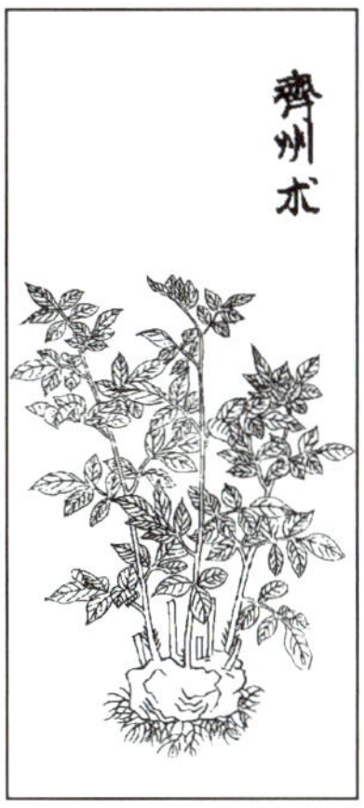

图15　图经(绍)·齐州术

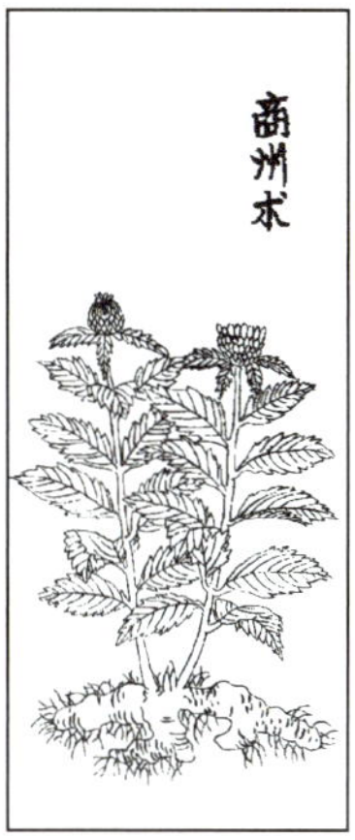

图16　图经(绍)·商州术

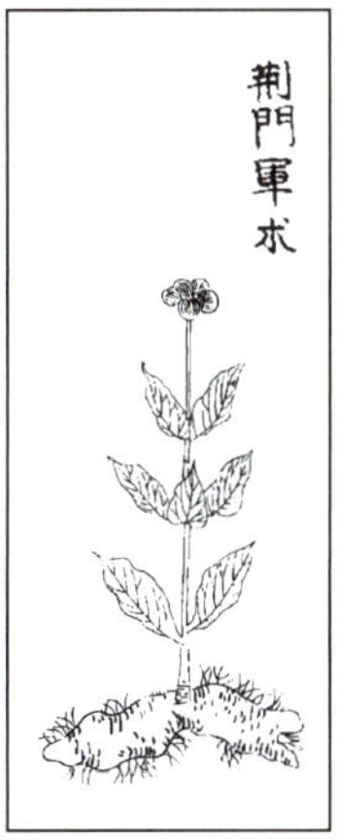

图17　图经(绍)·荆门军术

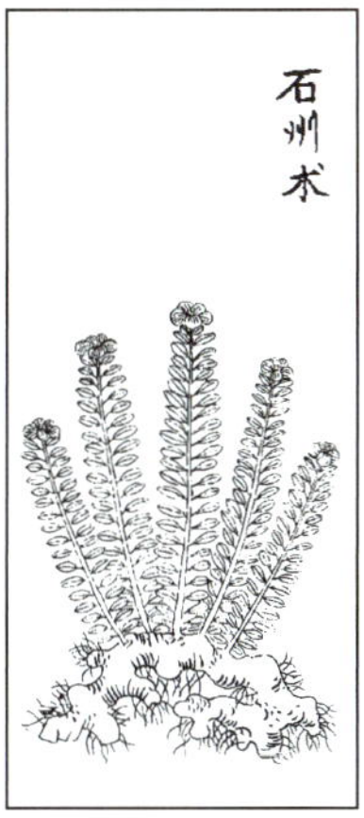

图18　图经(绍)·石州术

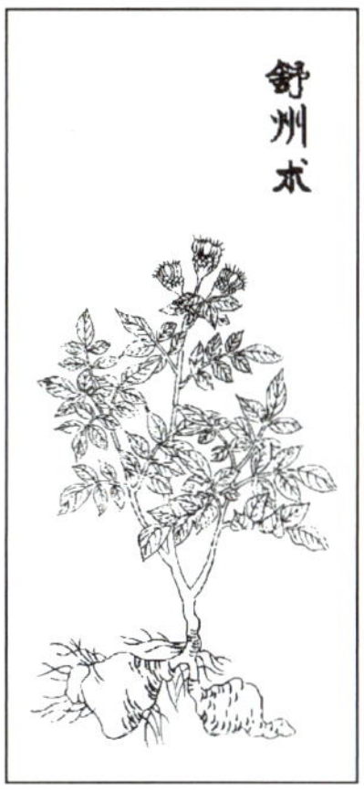

图19　图经(绍)·舒州术

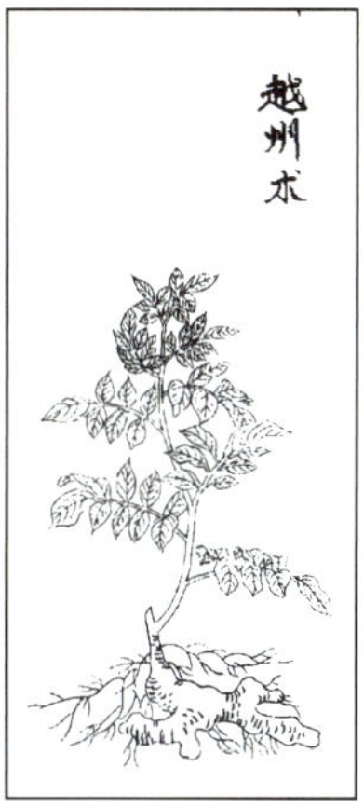

图20　图经(绍)·越州术

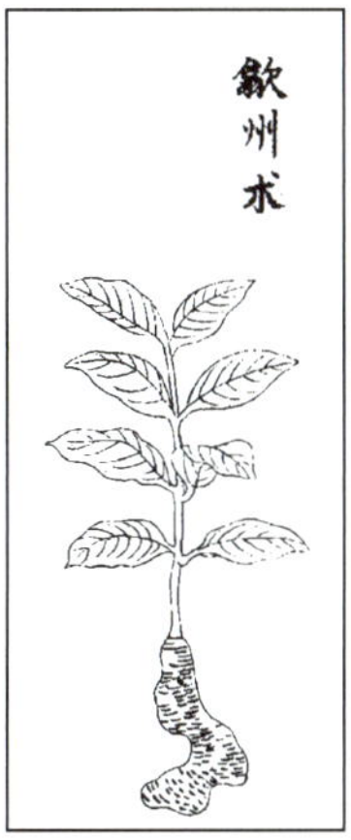

图21　图经(绍)·歙州术

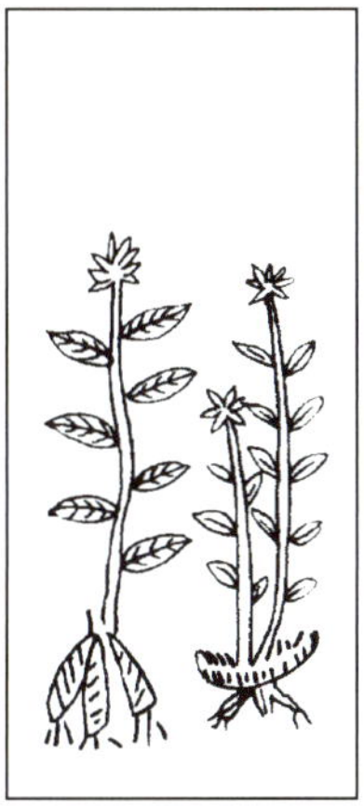

图22　歌括·白术

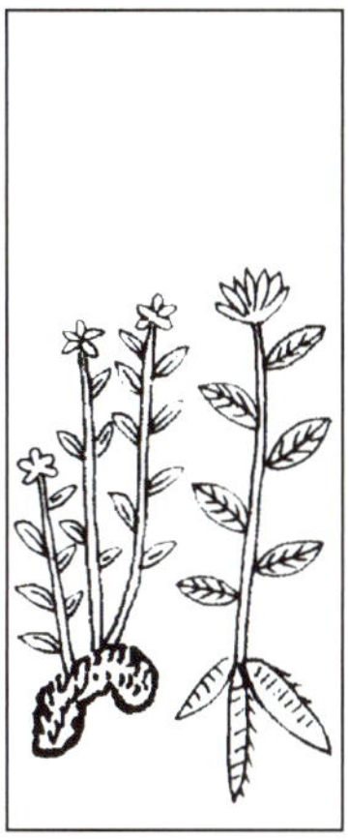

图23　歌括·苍术

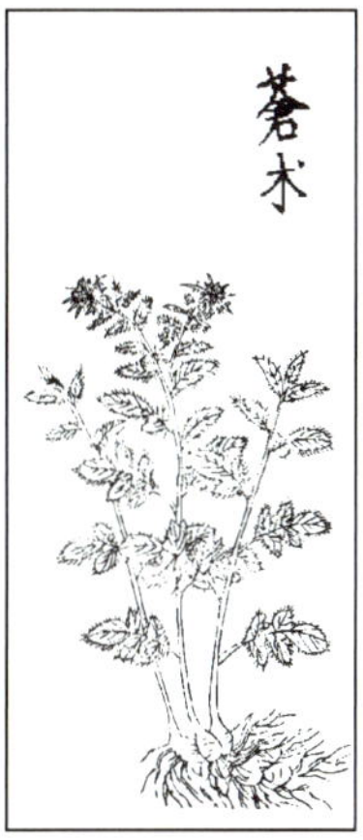

图24　救荒·苍术

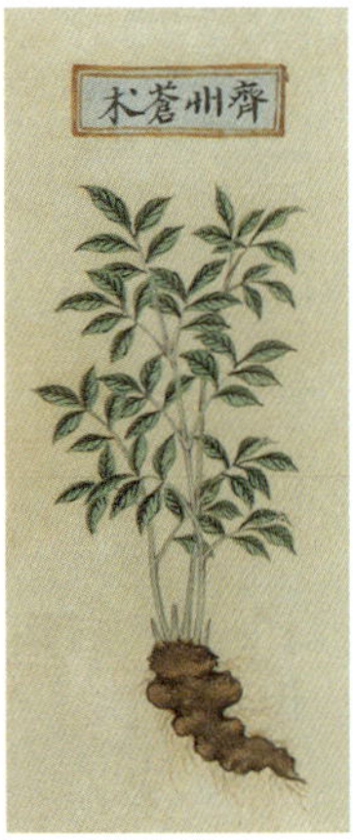

图 25　品汇·齐州苍术

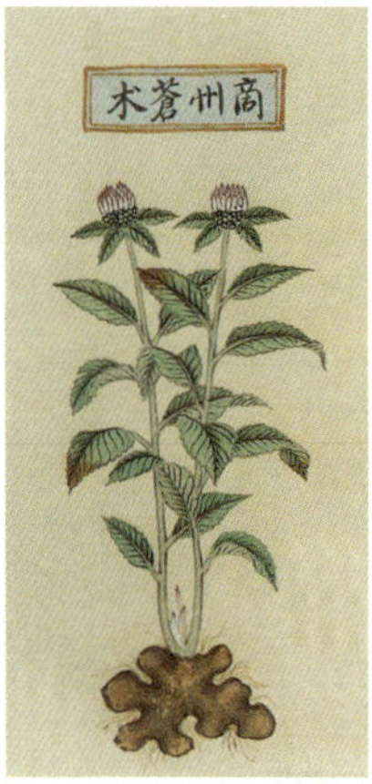

图 26　品汇·商州苍术

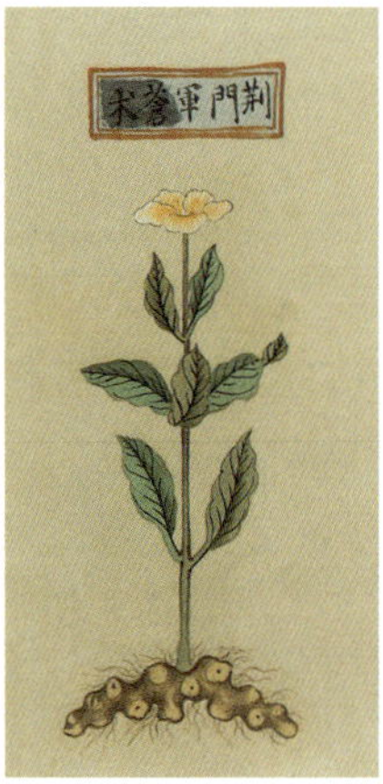

图 27　品汇·荆门军苍术

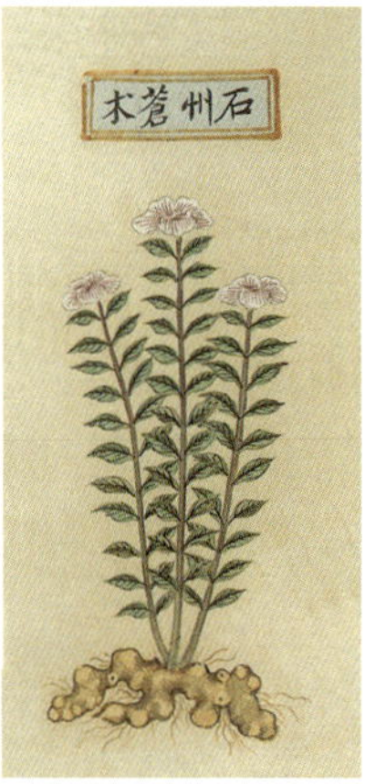

图 28　品汇·石州苍术

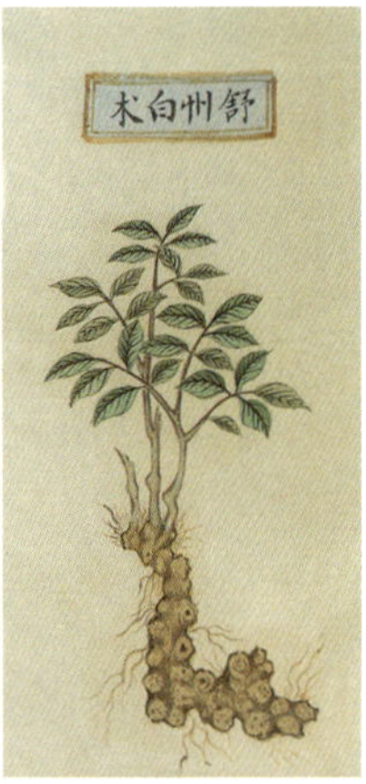

图 29　品汇·舒州白术

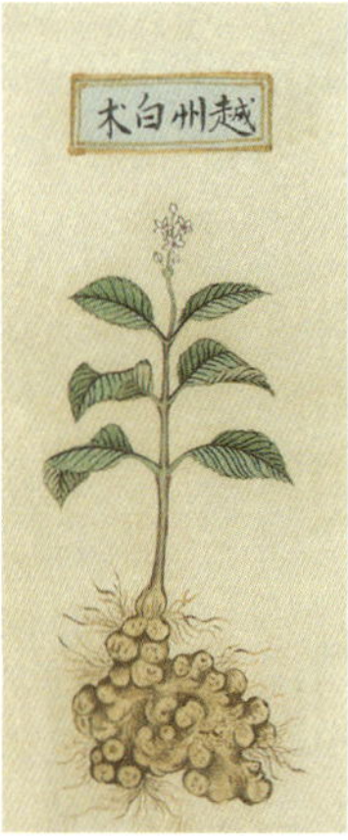

图 30　品汇·越州白术

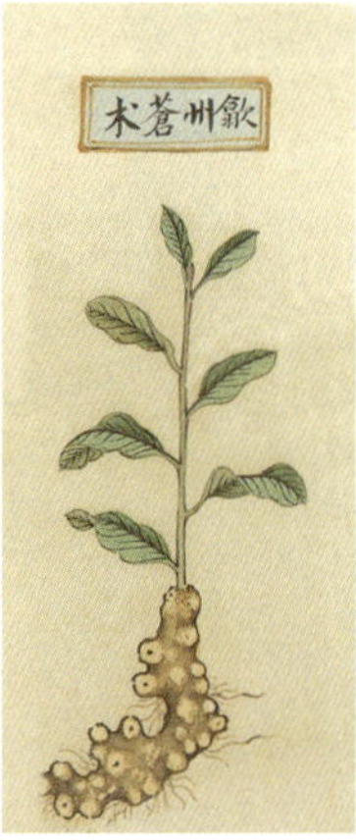

图 31　品汇·歙州苍术

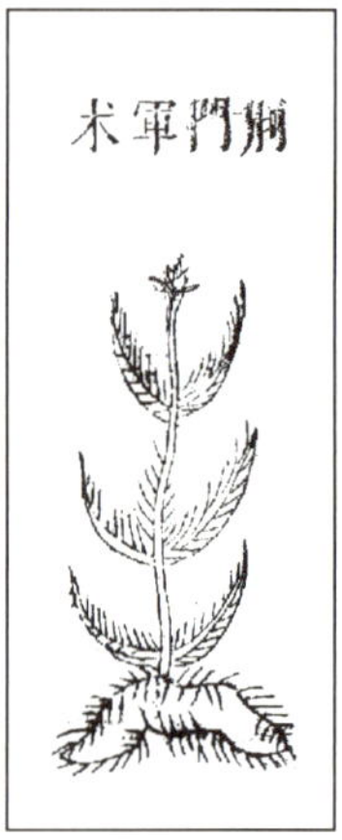

图 32　蒙筌·荆门军术

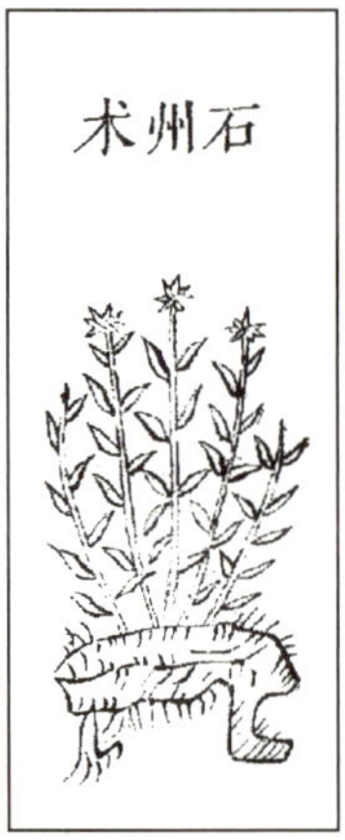

图 33　蒙筌·石州术

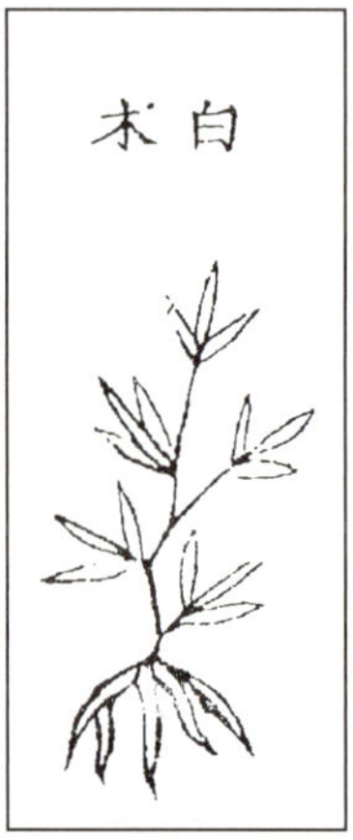

图 34　太乙·白术

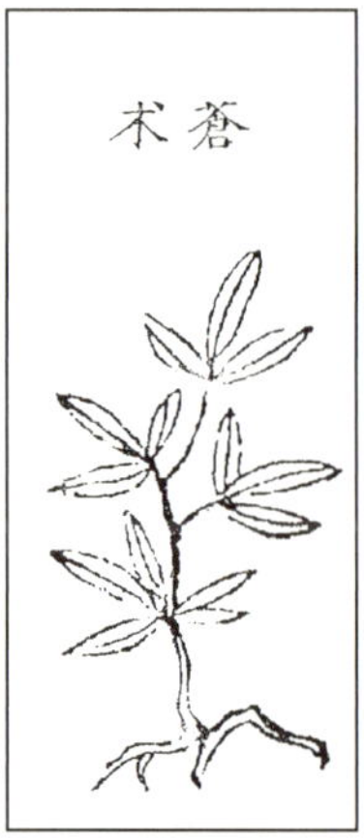

图 35　太乙·苍术

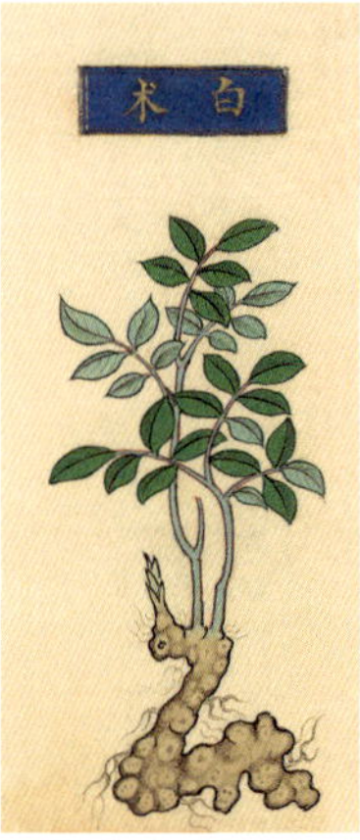

图 36　雷公·白术

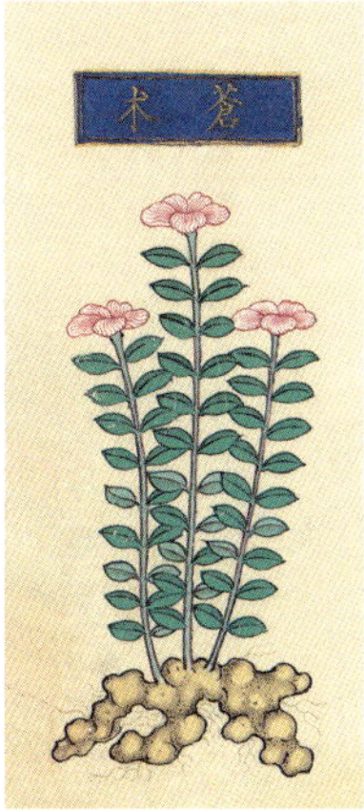

图 37　雷公·苍术

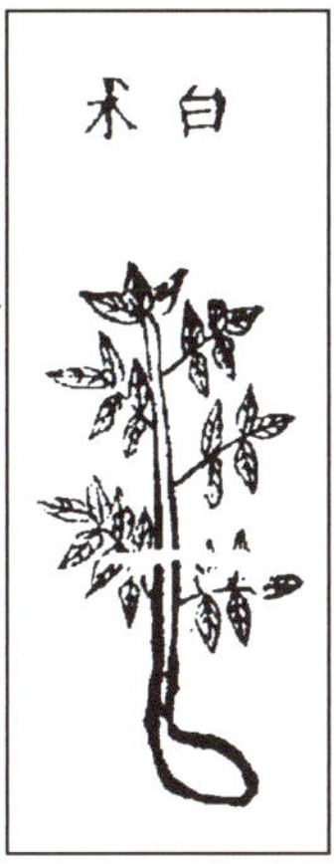

图 38　纲目（金）·白术

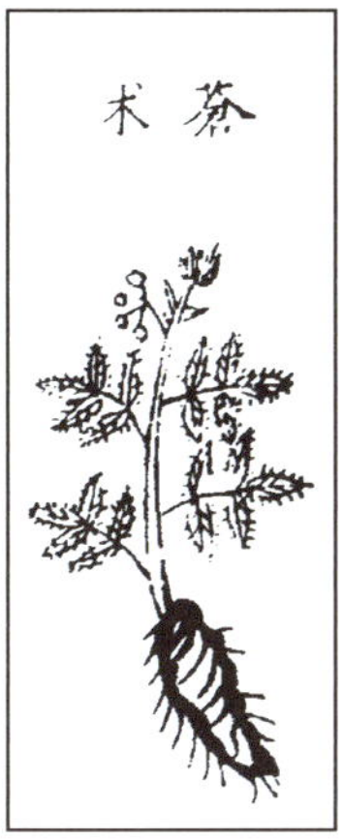

图 39　纲目（金）·苍术

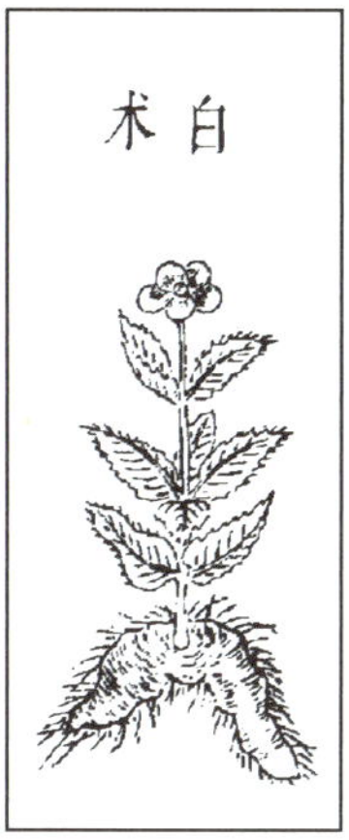

图 40　纲目（钱）·白术

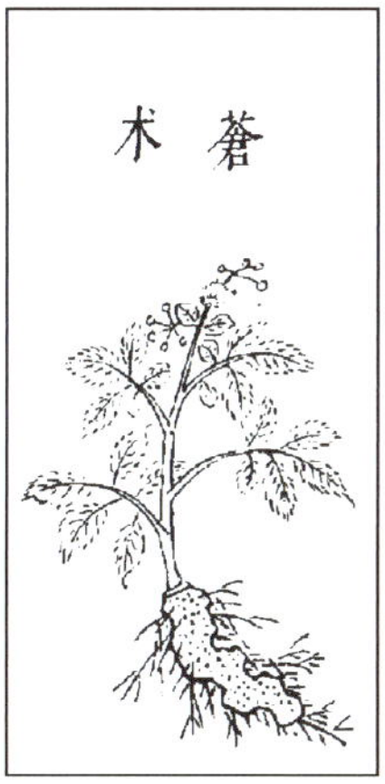

图 41　纲目（钱）·苍术

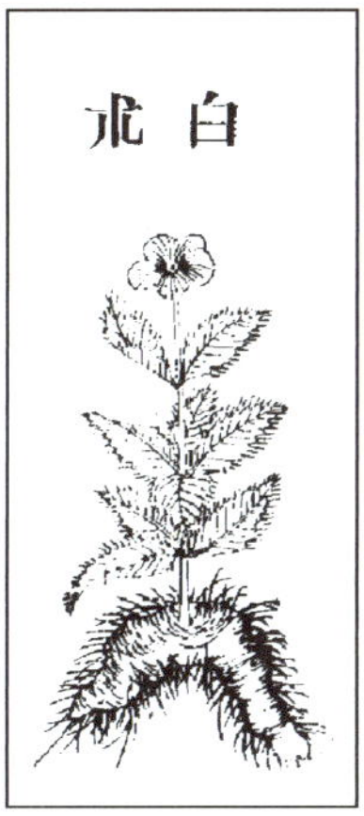

图 42　纲目（张）·白术

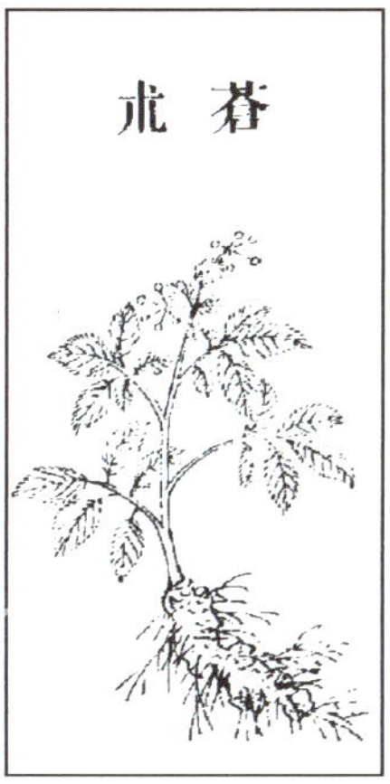

图 43　纲目（张）·苍术

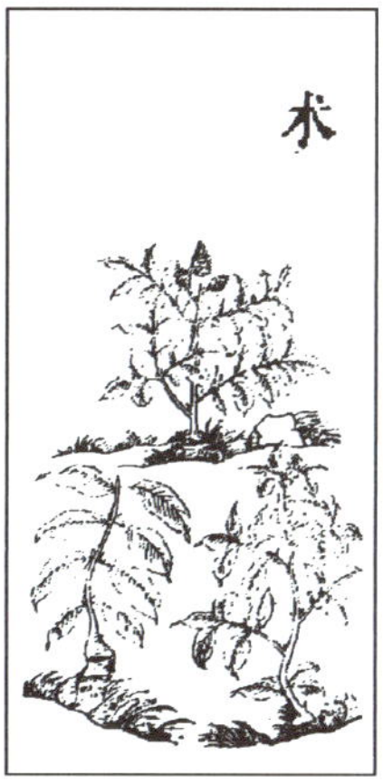

图 44　三才·术

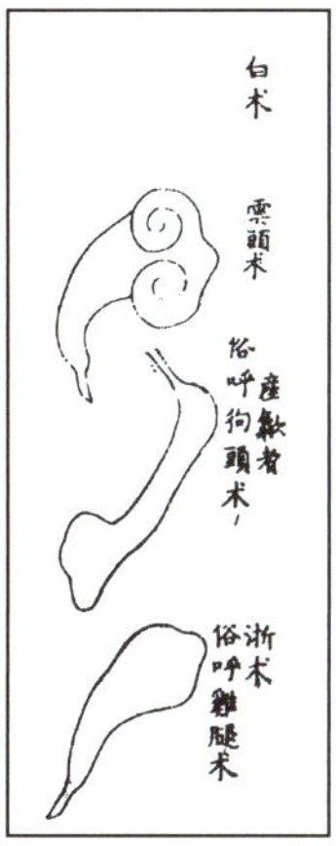

图 45　原始·白术

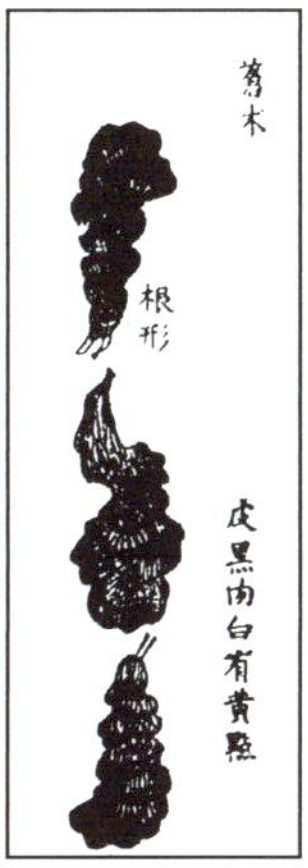

图 46　原始·苍术

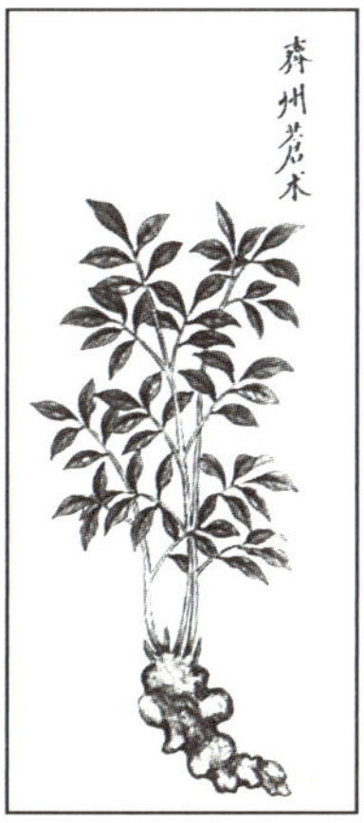

图 47　金石·齐州苍术

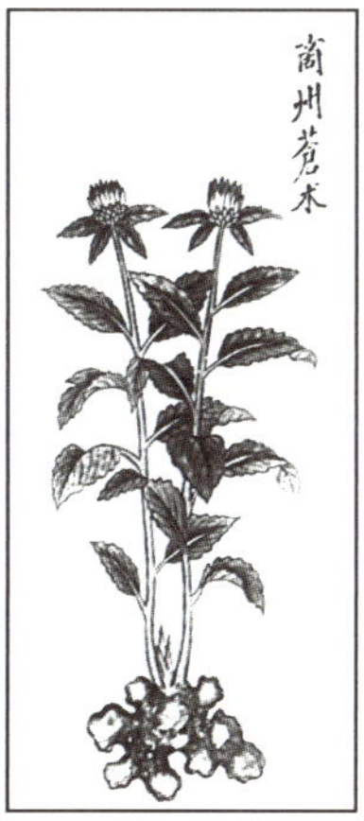

图 48　金石·商州苍术

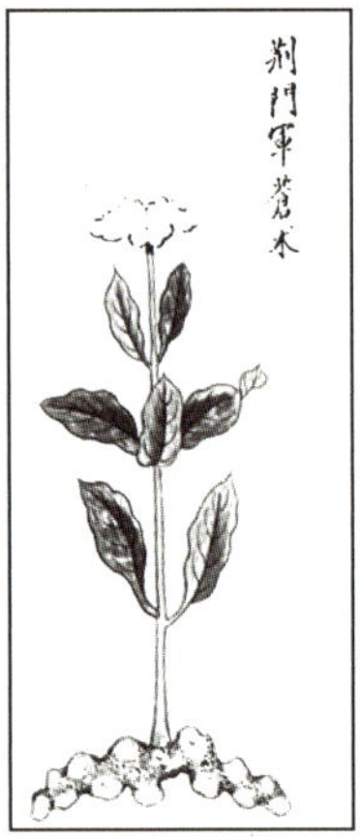

图 49 金石·荆门军苍术

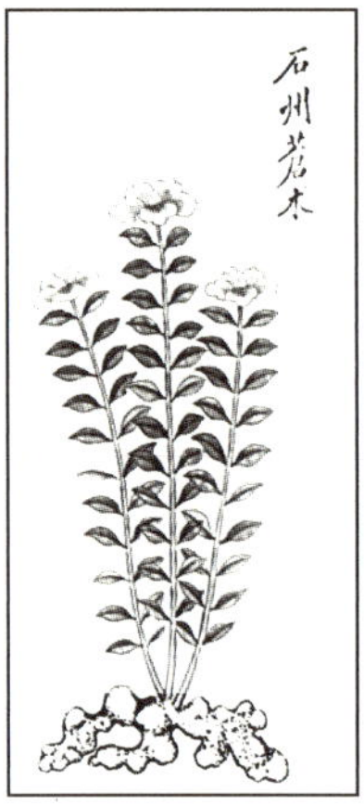

图 50 金石·石州苍术

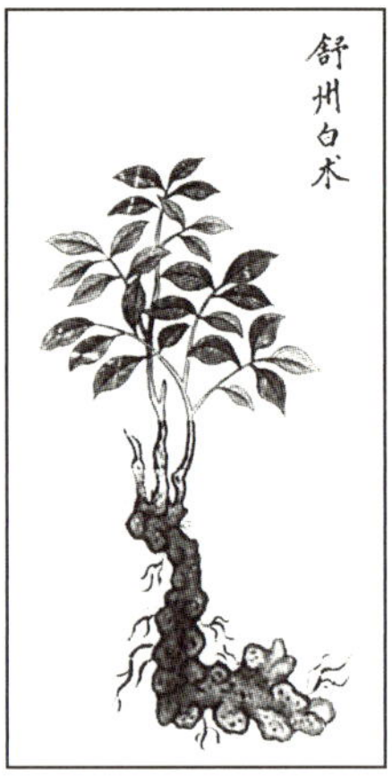

图 51 金石·舒州白术

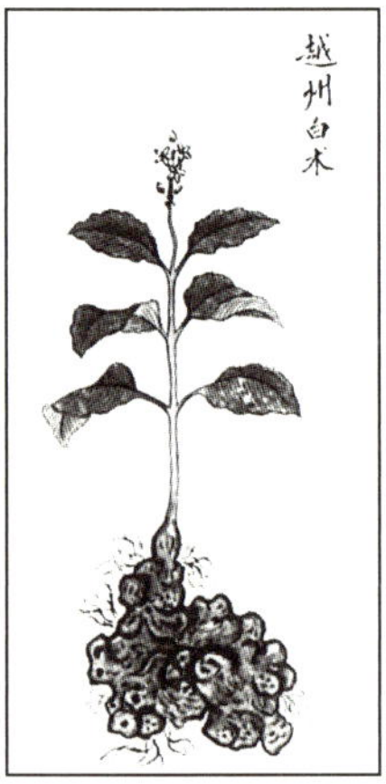

图 52 金石·越州白术

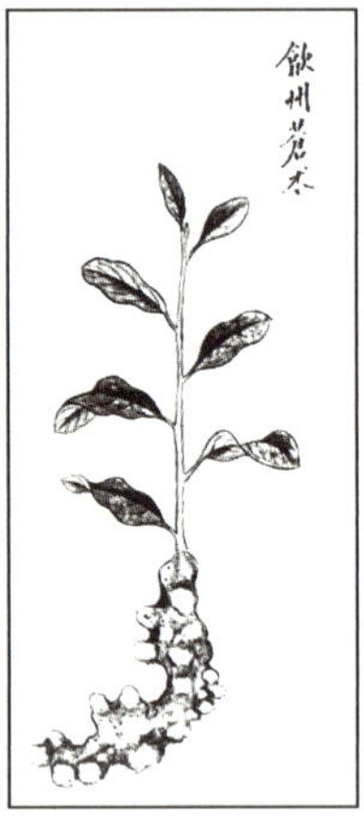

图 53 金石·歙州苍术

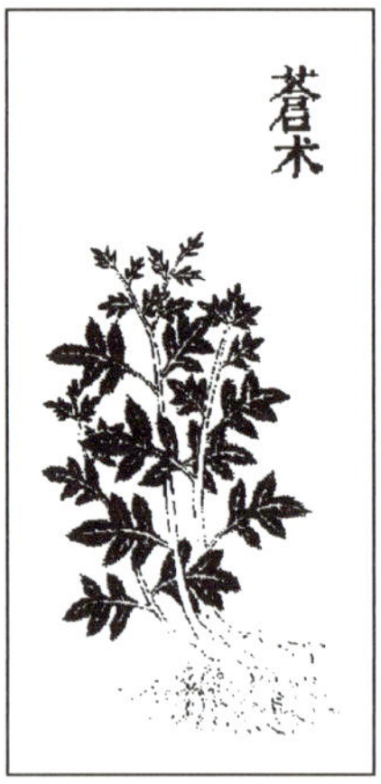

图 54 博录·苍术

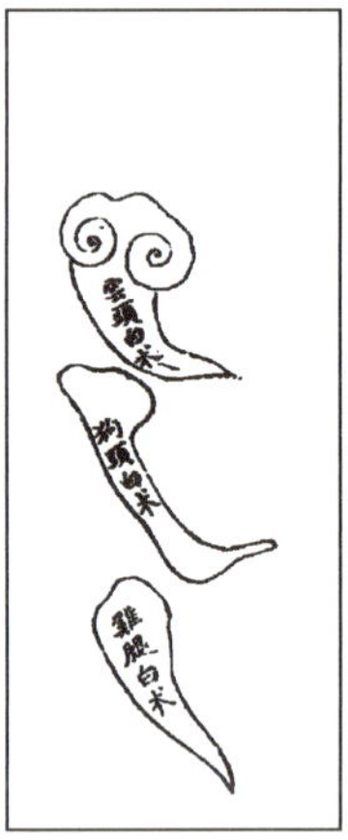

图 55 汇言·白术

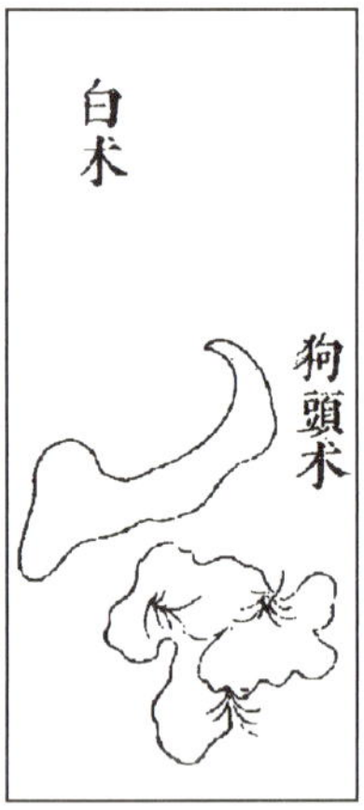

图 56 本草汇·白术

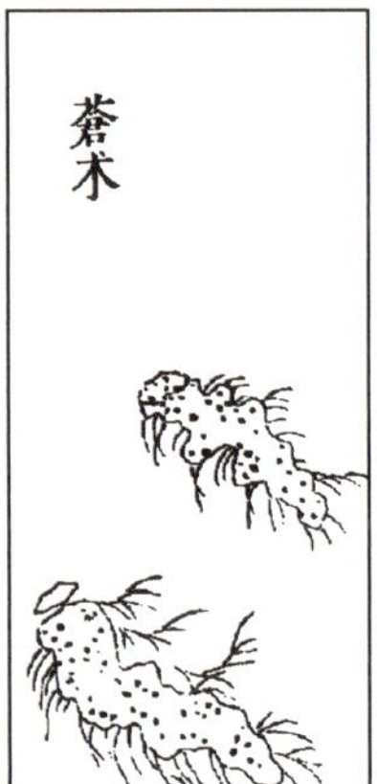

图 57 本草汇·苍术

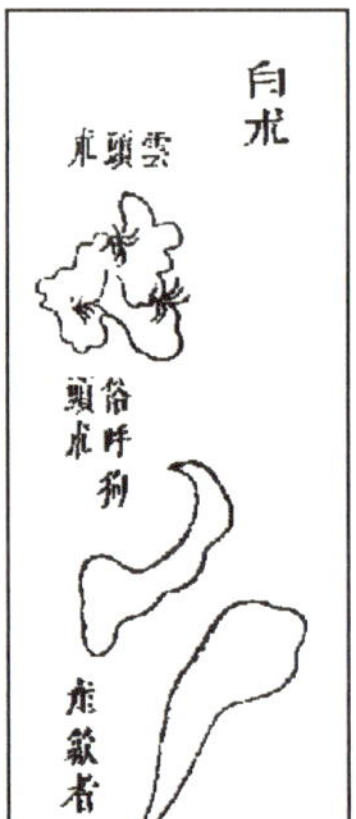

图 58 类纂·白术

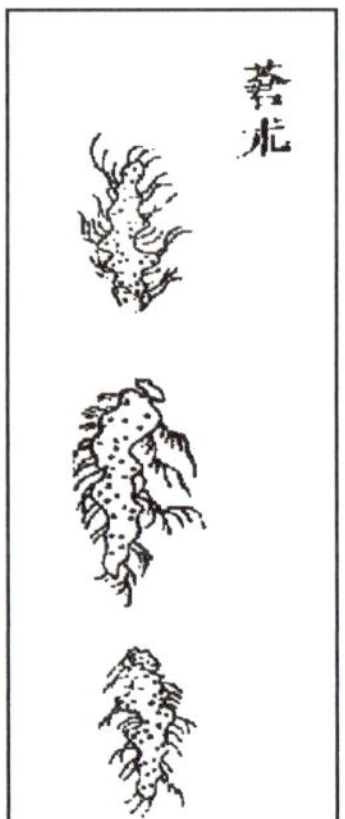

图 59 类纂·苍术

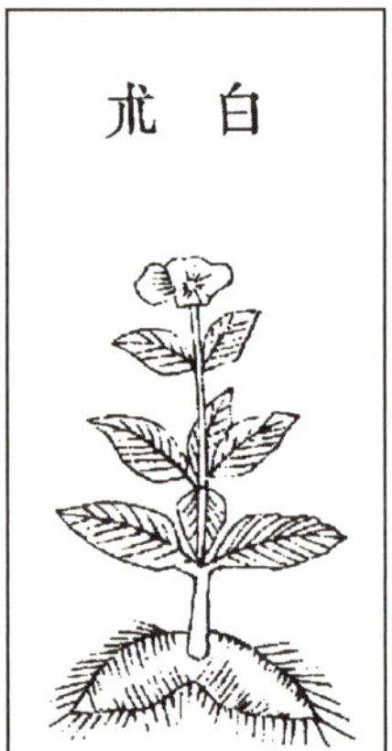

图 60 备要·白术

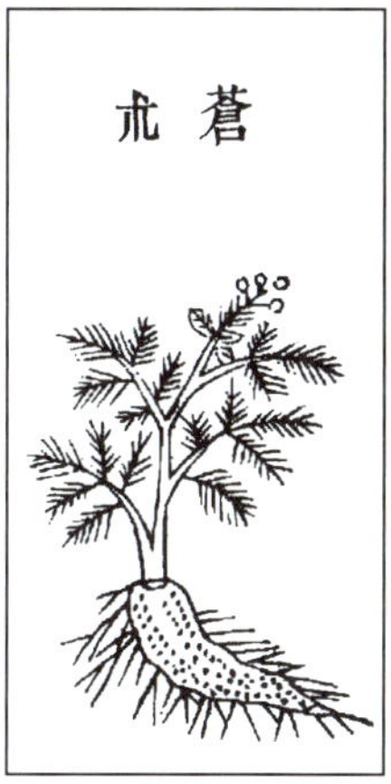

图 61　备要·苍术

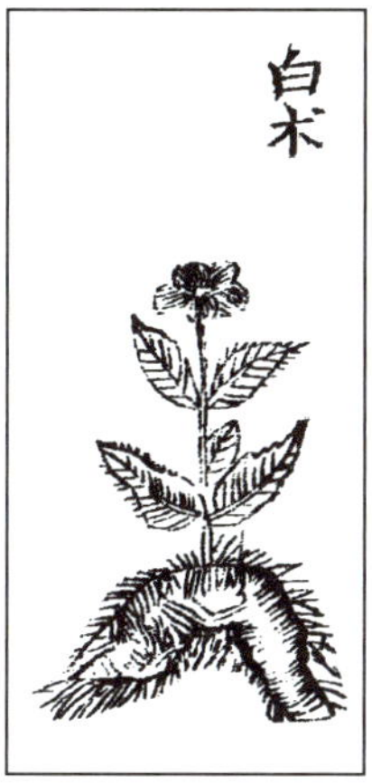

图 62　求真·白术

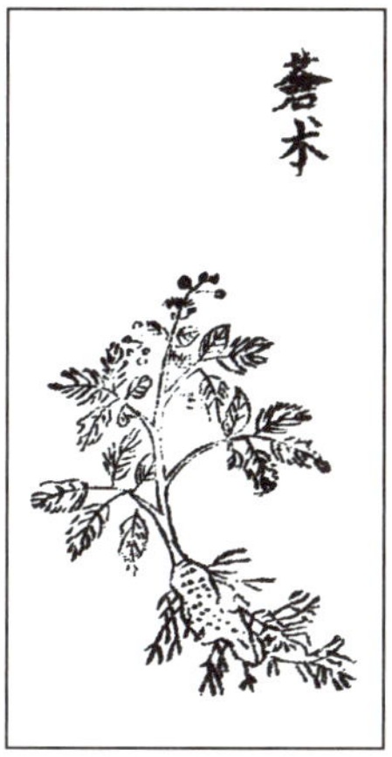

图 63　求真·苍术

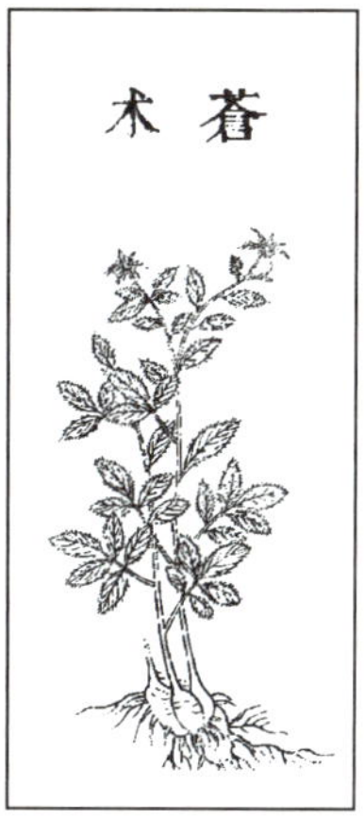

图 64　草木典·苍术

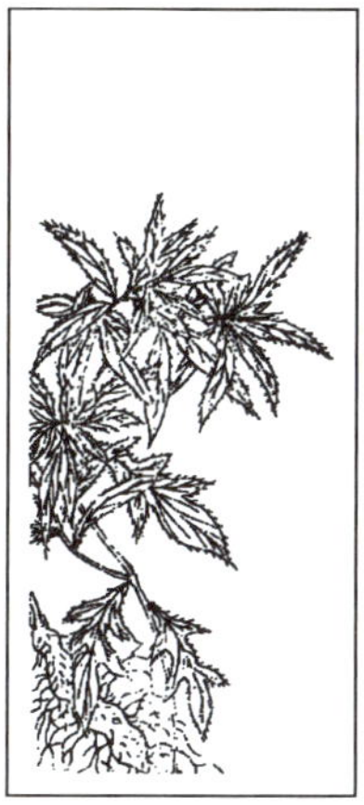

图 65　图考·术

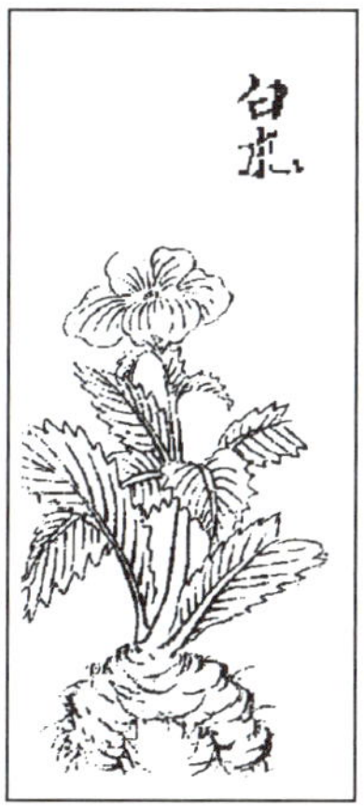

图 66　图说·白术

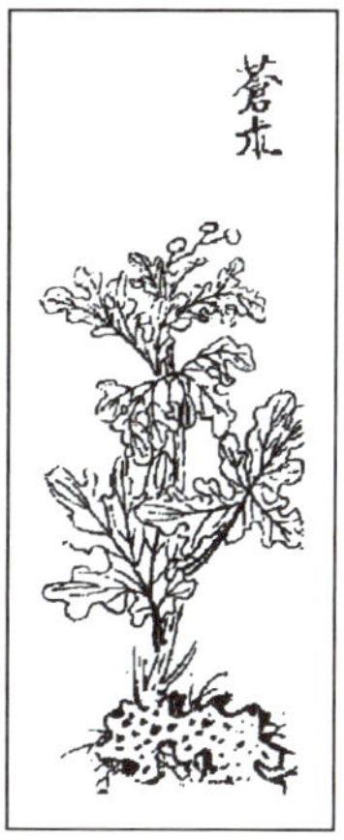

图 67　图说·苍术

本品67图，取自24书，其中16幅彩图。有承继关系及仿绘图可分以下4个书类。

《本草图经》：该书有7幅“术”图，无一名为“苍术”。这7图分别存于《大观本草》（图1—7）、《政和本草》（图8—14）、《绍兴本草》（图15—21）中。此三《证类》传本的图形大同小异，详见下“鉴药”项解说。今以《政和》图8—14为《图经》图的代表。

仿绘《图经》“术”图最多的是彩色本草《本草品汇精要》。该书仿绘了《图经》6幅“术”图（图25—29，31），且将其中的“术”均分别区分“白术”与“苍术”。其中“齐州苍术”（图25）仿绘《图经》“齐州术”（图8），根部形状更换了实际药材写生图，上部植株有所润饰，主体未变；“商州苍术”（图26）仿绘《图经》“商州术”（图9），除将头状花敷以紫红色外，还消除了原图叶缘的毛刺，变根状茎为根形；“荆门军苍术”（图27）基本仿绘的是《图经》“荆门军术”（图10），将其花敷以淡黄色，花瓣有深黄的纵纹理；“石州苍术”（图28）仿绘的是《图经》“石州术”（图11），减少了2支茎枝，将其花敷以淡紫色，花瓣有深紫的纵纹理；“舒州白术”（图29）仿绘的是《图经》“舒州术”（图12），将原图膨大的块根改绘成有念珠样结节的根状茎，又删除了原图的头状花序；“越州白术”（图30）变化甚大，今作原创图。“歙州苍术”（图31）仿绘的是《图经》“歙州术”（图14），将原图对生叶改成互生叶，根部也有润饰。以上《品汇》7图，又被《金石昆虫草木状》予以转绘（图47—53），后者承继了《品汇》上述图的名称与图形。《补遗雷公炮制便览》“白术”（图36）仿绘自《品汇》“舒州白术”（图29），“苍术”（图37）仿绘自《品汇》“石州苍术”（图28）。

选择《图经》“术”图予以仿绘的墨线图有：《本草歌括》“白术”（图22）中有两株植物，看似与《图经》“术”图无相似处，但细看仍可体味到左株类似《图经》“商州术”（图9），右图类似《图经》“石州术”（图11）；“苍术”（图23）正好相反，右株类似《图经》“商州术”（图9），左图类似《图经》“石州术”（图11）。《本草蒙筌》“荆门军术”（图32）中的花不明显，茎及叶片边缘有长刺毛。但整个构图表明仍仿绘自《图经》同名图（图10）；“石州术”（图33）仿绘自《图经》同名图（图11）。《本草纲目》钱本“白术”（图40）明显仿绘自《图经》“荆门军术”（图10）。《纲目》张本“白术”（图42）仿绘自《纲目》钱本同名图，但将叶缘的缺刻绘出很多夸张的刺毛。《本草备要》“白术”（图60）、《本草求真》“白术”（图62）均仿自《纲目》钱本同名图。《本草简明图说》“白术”（图66）的叶形改变甚大，但从其花、根形状，依然可以看出是仿绘《纲目》钱本同名图。《三才图会》“术”（图44）内有3株植物，上一下二，各增土地背景。上一株仿绘自《图经》“舒州术”（图12），下右仿《图经》“齐州术”（图8），下左仿《图经》“歙州术”（图14）。

《救荒本草》：该书“苍术”（图24）的仿绘者有《野菜博录》同名图（图54），后者将其叶片反白（黑底白叶脉），又误把花序绘成小叶。《古今图书集成·草木典》“苍术”（图64）在仿绘《救荒》图时，删去左茎枝，余皆同。

《本草纲目》（金陵本）：该书有图2幅。其中“苍术”（图39）多有仿绘者：《本草纲目》钱本“苍术”（图41）仿绘自金陵本。但此后的张本“苍术”（图43）、《本草备要》“苍术”（图61）、《本草求真》“苍术”（图63）又仿自《纲目》钱本同名图。《本草简明图说》“苍术”（图67）的叶有不规则的深裂，与金陵本、钱本的单数羽状叶不同，但其茎顶小圆球形的花及整株构图，仍可看出是仿绘《纲目》金陵本及钱本同名图，只不过润饰太过而已。

《本草原始》：该书有图2幅。仿绘其“白术”（图45）者有《本草汇言》“白术”（图55），该图将“云头白术”“狗头白术”“鸡腿白术”写入药材图案里。《本草汇》“白术”（图56）中的“狗头术”明显仿绘《原始》。但《本草汇》又另增绘了一个“白术”团块状的根形。《本草纲目类纂必读》“白术”（图58）保留了《原始》“白术”（图

45）的狗头术、歙产者，但将“云头术”换成了《本草汇》增绘的“白术”团块状的根形。《原始》“苍术”（图46）描绘的是“皮黑肉白有黄点”药材图，采用黑底白纹。《本草汇》“苍术”（图57）取《原始》“苍术”图大致形状，但没有使用黑底，而是白底，其上用点点示意斑点。《本草纲目类纂必读》“苍术”（图59）则将《原始》3块“苍术”全部反白，类似《本草汇》的表现法。

以上67图中，除51幅属仿绘图外，还有16幅原创图（图8—14、24、30、34、35、38、39、45、46、65），详见下“鉴药”项。

【文录】

《尔雅·释草》（郭注） 杨桴蓟（似蓟而肥大，今呼之马蓟。）

《本经》《别录》（见《证类》卷6“术”） **一名山蓟**，一名山姜，一名山连。生郑山山谷、汉中、南郑。二月、三月、八月、九月采根，暴干。

三国魏《吴普本草》（同上）《吴氏本草》云：术，一名山芥，一名天苏。/**《艺文类聚》卷81“术”**《吴氏本草》曰：术，一名山连，一名山芥，一名天苏，一名山姜。

梁《本草经集注》（见《证类》卷6“术”） 陶隐居云：郑山即南郑也，今处处有，以蒋山、白山、茅山者为胜。十一月、十二月、正月、二月采好，多脂膏而甘……其苗又可作饮，甚香美，去水。术乃有两种：白术，叶大有毛而作椏，根甜而少膏，可作丸散用；赤术，叶细无椏，根小苦而多膏，可作煎用……东境术大而无气烈，不任用。今市人卖者，皆以米粉涂令白，非自然，用时宜刮去之。

吴越《日华子本草》（同上） ……又名吃力伽。

宋《本草图经》（同上） 术……今处处有之，以嵩山、茅山者为佳。春生苗，青色无椏。一名山蓟，以其叶似蓟也。茎作蒿干状，青赤色，长三二尺以来。夏开花，紫碧色，亦似刺蓟花，或有黄白花者。入伏后结子，至秋而苗枯。根似姜而傍有细根，皮黑，心黄白色，中有膏液紫色……干湿并通用……陶注《本草》云：白术叶大而有毛，甜而少膏，赤术细苦而多膏是也。其生平地而肥大于众者，名杨枹蓟，今呼之马蓟，然则杨枹即白术也。今白术生杭、越、舒、宣州高山岗上，叶叶相对，上有毛，方茎，茎端生花，淡紫碧红数色，根作椏生。二月、三月、八月、九月采根，暴干。以大块紫花者为胜，又名乞力伽。凡古方云术者，乃白术也。非谓今之术矣。

宋《本草衍义》卷7“苍术” 其长如大小指，肥实，皮色褐，气味辛烈，须米泔浸洗，再换泔，浸二日，去上粗皮。白术粗促，色微褐，气味亦微辛苦而不烈。古方及《本经》止言术，未见分其苍、白二种也。只缘陶隐居言术有两种，自此人多贵白者。今人但贵其难得，惟用白者，往往将苍术置而不用。如古方平胃散之类，苍术为最要药，功尤速。殊不详本草元无白术之名，近世多用，亦宜两审。嵇康曰：

闻道人遗言，饵术、黄精，令人久寿，亦无白字。

明《本草蒙筌》卷1“白术” 浙术（俗呼云头术）种平壤，颇肥大，由粪力滋溉。歙术（俗呼狗头术）产深谷，虽瘦小，得土气充盈。（宁国、池州、昌化产者，并与歙类，境界相邻故也。）

明《本草纲目》卷12“术” 【释名】马蓟(《纲目》)。【时珍曰】按《六书本义》，术字篆文，象其根干枝叶之形。《吴普本草》一名山芥，一名天蓟。因其叶似蓟而味似姜、芥也。西域谓之吃力伽，故《外台秘要》有吃力伽散。杨州之域多种白术，其状如枹，故有杨枹及枹蓟之名，今人谓之吴术是也。枹乃鼓槌之名。古方二术通用，后人始有苍、白之分，详见下。【集解】【时珍曰】苍术，山蓟也，处处山中有之。苗高二三尺，其叶抱茎而生，梢间叶似棠梨叶，其脚下叶有三五叉，皆有锯齿小刺。根如老姜之状，苍黑色，肉白有油膏。白术，枹蓟也，吴越有之。人多取根栽莳，一年即稠。嫩苗可茹，叶稍大而有毛。根如指大，状如鼓槌，亦有大如拳者。彼人剖开暴干，谓之削术，亦曰片术。陈自明言白而肥者，是浙术；瘦而黄者，是幕阜山所出，其力劣。昔人用术不分赤白。自宋以来，始言苍术苦辛气烈，白术苦甘气和，各自施用，亦颇有理。并以秋采者佳，春采者虚软易坏。嵇含《南方草木状》云：药有乞力伽，即术也。濒海所产，一根有至数斤者，采饵尤良。/术（白术也）。

苍术 【释名】山精（《抱朴》）、仙术（《纲目》）、山蓟。【时珍曰】《异术》言术者山之精也，服之令人长生辟谷，致神仙，故有山精、仙术之号。术有赤、白二种，主治虽近，而性味止发不同。《本草》不分苍、白，亦未可据。今将《本经》并《别录》、甄权、大明四家所说功用，参考分别，各自附方，庶使用者有所依凭。

【鉴药】

“术”（zhú）首见于《本经》。早期文献多用一字名“术”“茉”，如《山海经》《素问》《尔雅》《说文》等。后世或写作“朮”。本品早期为仙、俗两家常用药。养生术士服“术”以“轻身延年不饥”。张仲景等医家以“术”为补脾燥湿要药。至今为常用药。

《本经》《别录》未载“术”的形态。从其别名“山蓟”“山姜”等推断，其花、叶或如菊科之蓟，其根状茎或如“姜”形。今传承下来的白术、苍术皆为苍术属（*Atractylodes*）植物，其特征与上述记载相符。

梁・陶弘景首次提出“术乃有两种：白术，叶大有毛而作桠，根甜而少膏，可作丸散用；赤术，叶细无桠，根小苦而多膏，可作煎用”，此为“术”分化出两味药的最早记载。徐国钧等谓此说确与今白术（*Atractylodes macrocephala* Koidz.）、苍术（*A. lancca*（Thunb.）DC.）相吻合。[1]

关于"术"的产地与优劣，陶弘景时以蒋山、白山（均在今江苏南京）、茅山（今江苏西南大茅山）者为胜；"东境术大而无气烈，不任用"。这种"东境术"主产何处？陶氏语焉不明。陶氏明确指出，"大而无气烈"的"术"是劣品，"多脂膏而甘"者为佳。可是陶氏说白术"甜而少膏"，赤术"苦而多膏"。这两者各有所长，却无法兼备"多脂膏而甘"之性。故陶氏所说的质量标准欠妥。所谓"甘""苦"亦与"术"的实际尝味不合。

陶氏还提到："今市人卖者，皆以米粉涂令白，非自然，用时宜刮去之。"由此窥知，最晚在南北朝时，药家因时尚以色白之"术"为佳，不惜做假。这种"惟尚形饰""传习造作"的事例在古代屡见不鲜，如"钟乳醋煮令白，细辛水渍使直，黄耆蜜蒸为甜，当归酒洒取润，螵蛸胶着桑枝，蜈蚣朱足令赤"等。[2]以米粉涂术令白亦属此类。因此，"白术"一名，有可能是因为时尚白色的术而得名，并非因区分赤术、白术而设此名。这可以从医方书中白术、赤术（苍术）名称的出现历史得到验证。

在医药发展的早期，医方中处方名有用一字名者（如术、桂、虻等）。到《神农本草经》，这种一字名已非常稀少。考先秦文献均用一字"术"为名。西汉初马王堆出土医书有用"茱""林"一字名者，也有用"林根"二字名者。[3]东汉《武威汉代医简》仅用"茱"。[4]据统计敦煌残卷（多为六朝、隋唐时期的方书）载"白术"23次，"术"5次，皆出现在唐初。"苍术"2次，其中最早的1处记载见于五代时期的医书。[5]这与苍术在本草（如《日华子本草》）中出现的时代相仿佛。未经宋臣校改的日本《医心方》（984年）除引述本草书中"术"以外，处方中均使用"白术"为名，多达65次，但无"赤术""苍术"之名。古代印本医书（如《千金要方》《千金翼方》《外台秘要》《太平圣惠方》等）因经后人校改，考察"术"名的价值远不如出土的、或未经宋臣修改的医书。此外还有当今出土的某些医药文献因未出版，尚未能查证。但上述文献已能可以看出：汉代以前医方书中多为一字"术"，但汉以后至隋唐间逐渐以"白术"为多。苍术晚到五代前后才出现。即便从陶弘景所载"白术"起算，白术一名也早于"苍术""赤术"之名近500年。这一不对称的现象表明，"术"之所以逐渐被"白术"一名取代，并非是因为术分白、赤（苍），而是在陶弘景之前，药家就以白色的"术"为时尚佳品。在医方书中一字药名逐渐被淘汰的大趋势中，"白术"实际上就是汉代或此前的一字"术"。换言之，在唐或唐以前的医方书中，"术"与"白术"同义，

1 徐国钧等：中药苍术白术的生药学鉴定研究，药学通报，1956，4卷4期：313-333.

2 ［宋］唐慎微：《重修经史证类备用本草》卷1，北京：人民卫生出版社，1957：33.

3 马继兴：《五十二病方》，见《中国出土古医书考释与研究》（下卷），上海：上海科学技术出版社，2015：142，994.

4 马继兴：《武威汉代医简》，见《中国出土古医书考释与研究》（中卷），上海：上海科学技术出版社，2015：994.

5 张亦舒、沈澍农：术演变为苍术、白术始末，中国中医基础医学杂志，2017，23卷4期：541.

无法区分所用的植物种类。寇宗奭认为"只缘陶隐居言术有两种,自此人多贵白者",这个说法过于武断。陶氏提出术分两种以后，直到北宋前期，500多年间无人响应或评述其说，陶氏之前，药家早已经将米粉涂白，以次充好。因此说自陶氏言术有两种，世人才贵白贱苍，不合史实。

日本文献学家森立之对白术、苍术的历史有详细而独到的考察。他注意到《日华子》云"术……苍者去皮"，称此"是苍术之滥觞也"。他也注意到在宋代医家关于白术、苍术的讨论。[1]例如苏颂《本草图经》(1061年)记载:"术……春生苗，青色无桠。一名山蓟，以其叶似蓟也。茎作蒿干状，青赤色，长三二尺以来。夏开花，紫碧色，亦似刺蓟花，或有黄白花者。入伏后结子，至秋而苗枯。根似姜而傍有细根，皮黑，心黄白色，中有膏液紫色。"此无桠、叶似蓟、茎作蒿干状、花紫碧色似刺蓟花的"术"，即今菊科苍术*A. Lancea*。但他说白术"生杭、越、舒、宣州高山岗上,叶叶相对,上有毛，方茎，茎端生花，淡紫碧红数色，根作桠生……以大块紫花者为胜"，则此叶对生、方茎的植物根本就不是菊科植物，而可能是某地"白术"的习惯用药品种。所以苏颂云"凡古方云术者，乃白术也。非谓今之术矣"，此结论有误。也许是受苏颂的影响,《千金要方》书前的"新校正备急千金要方例"(1066年)中提出:"又如白术一物，古书只言术，近代医家咸以术为苍术。今择加以白字，庶乎临用无惑矣。"校正《千金要方》的宋臣皆饱学之士，他们说"近代医家咸以术为苍术",并非宋代的事实。寇宗奭《本草衍义》(1116年)"苍术"条云:苍术"长如大小指,肥实,皮色褐,气味辛烈,须米泔浸洗,再换泔，浸二日，去上粗皮。白术粗促，色微褐，气味亦微辛苦而不烈"。这是两种术药材的比较，与当今的白术、苍术完全相符。可见以味甘或苦、色白或赤来区分白术、苍术是不合实际的，形态、气味才是关键。寇氏认为"本草元无白术之名，近世多用"。且因贵白术难得，"惟用白者，往往将苍术置而不用"。而寇氏认为在平胃散中"苍术为最要药,功尤速",这就首次从功效来区分不同的术了。据寇氏之言,北宋白术、苍术当为近缘植物,但苍术气味辛烈,须通过米泔浸洗才能减轻其烈性；白术气味不烈，为当时所重。寇氏亲自调查药物，其说比校正医书局的儒臣更贴合实际。

南宋施发《续易简方论》进一步区分白术与苍术功效的不同:"夫去湿以术为主……殊不知白术肉厚而味甘，甘入脾能缓而养气，凡养气调中则相宜耳。苍术肉薄而味辛烈，辛烈走气而发外，凡于治风去湿则相宜耳。以此观之，则白术治湿不如苍术,明矣!"[2]这种看法影响甚大。日本医家多纪元坚(号茝庭)评曰:"仲景之时,

1 [日]森立之:《本草经考注》,北京:学苑出版社，2002:140-141.

2 [宋]施发:《续易简方》卷2"渗湿汤"，日本天明三年(1783)抄本。

无苍白之分，未知其所用为何。然在今世，则二术随宜为妙，如桂枝加术及甘草附子汤，并用苍术，正见其效。”[1]其言切中肯綮。

经宋元明医家的实践，白术、苍术区分用药始成定局。李时珍总结云：“苍术，山蓟也……其叶抱茎而生，梢间叶似棠梨叶，其脚下叶有三五叉，皆有锯齿小刺。根如老姜之状，苍黑色，肉白有油膏。白术，桴蓟也，吴越有之。人多取根栽莳，一年即稠。嫩苗可茹，叶稍大而有毛。根如指大，状如鼓槌，亦有大如拳者。彼人剖开暴干，谓之削术，亦曰片术。陈自明言白而肥者是浙术，瘦而黄者是幕阜山所出，其力劣。昔人用术不分赤白。自宋以来，始言苍术苦辛气烈，白术苦甘气和，各自施用，亦颇有理。”其中苍术即是今*Atractylodes lancca*（Thunb.）DC.，白术即是*A. macrocephala* Koidz.。自此以后，白术、苍术之争渐息。

从古本草插图，亦可知宋代“术”的来源之混乱，亦可知后世多用的白术、苍术之来源。

1.《本草图经》：该书有图7幅，都是“术”图，不分苍、白。但《本草品汇精要》仿绘时将其中5幅改为“苍术”，这不符合《图经》原图。考《大观》《政和》《绍兴》三个传本中的插图的图名均无“苍术”名。但《政和》在诸图之前多出“苍术”一名，此属误添，非《图经》图之实。为叙述方便，今将此7图略加划分，以类似“术”者置于前。

“齐州术”（图8）根粗大短促，似鳞茎般聚于根部。根部抽出三茎，叶互生，单数羽状复叶，未示花果。其中羽状复叶似为羽状全裂之误（此下诸图似均有此误）。此图近似白术*A. macrocephala*。

“舒州术”（图12）根状茎肥厚而拳缩。茎有分支，叶为单数羽状复叶，茎顶有头状花序。此图较以上特点，较“齐州术”更接近白术*A. macrocephala*。

“越州术”（图13）根状茎肥厚。叶为单数羽状复叶，未示花。此可能是白术*A. macrocephala*。

“商州术”（图9）根茎如姜状。茎不分枝，单叶对生，叶椭圆形，叶缘有较大的缺刻，并有刺毛。花为头状花序。此符合《图经》所说无桠、叶似蓟、花似刺蓟花的苍术，即今苍术*A. Lancea*。以下几种“术”图则非菊科植物。

“荆门军术”（图10）根茎膨大，独茎，单叶对生或轮生，叶缘有深缺刻，花顶生，五瓣。原植物不明。

“石州术”（图11）根茎膨大如姜。茎直立，叶小对生，全缘，花亦为五瓣花。此原植物不明。

“歙州术”（图14）根茎膨大，有横纹。一茎直立，叶大，椭圆形，叶缘浅波状，

1 ［日］森立之：《本草经考注》，北京：学苑出版社，2002：140.

未示花。原植物不明。

以上诸图表明,《图经》所说“生杭、越、舒、宣州高山岗上,叶叶相对,上有毛,方茎”的白术,与插图舒州术、越州术完全不符。《图经》文中的白术是地区用药,而其插图显示的有好几种是菊科的白术。

2.《救荒本草》:该书“苍术”(图24)根茎粗大,3茎簇生,直立,不分枝。下部叶为3—5羽状深裂或半裂,上部叶为单叶,互生,叶缘有针刺状缘毛。头状花序。该图为写生所得,结合其文字描述为“茎作蒿竿,叶抪茎而生,梢叶似棠叶,脚叶有三五叉,皆有锯齿小刺,开花紫碧色,亦似刺蓟花,或有黄白花者。根长如指大而肥实,皮黑茶褐色”。王作宾考为北苍术*Atractylodes chniensis*(Bge)DC.,倪根金谓产于今江苏、河南等地的茅苍术*A. Lancea*似更吻合《救荒》所述。[1]今已将北苍术(*A. chniensis*)作为苍术的变种。

3.《本草品汇精要》:该书“越州白术”(图30)有肥大的根茎,颇多疙瘩。单茎直立,单叶对生,叶缘有小锯齿。顶生总状花序,花小,中心淡紫色,五瓣。此植物叶形似《图经》“歙州术”,与“越州术”完全不同。但花序非菊科植物,来源不明。

4.《太乙仙制本草药性大全》:该书“白术”(图34)绘一植物,有数条较粗的根,茎作“之”字形,3小叶成簇生长,小叶如竹叶。“苍术”(图35)与图34相似,叶如竹叶,唯稍宽大,中脉明显。以上2图均非“术”类,原植物不明。

5.《本草纲目》(金陵本):该书的“白术”(图38)根膨大,长卵形,表面光滑。茎直立,无分枝。叶互生,单数羽状复叶,全缘无毛。顶为3叶,无花。其构图略似《图经》“越州术”。单凭此图无法推测为任何植物。结合李时珍记载的植物形态,此图更偏向于“根如指大,状如鼓槌”的白术。该书的“苍术”(图39)根茎膨大,有深刻横纹理。一茎直立,叶互生,单数羽状复叶,小叶边缘有多数针刺状缘毛。茎顶花序略似头状,但其左侧有长柄4个小圆果。严格地说,此果不应为菊科植物所有。但结合李时珍所述苍术形态。此图似在示意为苍术。

6.《本草原始》:该书所绘为药材图。“白术”(图45)绘3根药材,依次注“云头术”“产歙者俗呼狗头术”“浙术俗呼鸡腿术”。此图与《本草蒙筌》所载略有出入。其中“云头术”过于夸张“云头”,故《本草汇》图56将此“云头术”改为大块结节状。“苍术”(图46)绘3个根茎,黑底以示其色深褐,外形不规则,结节或疙瘩很多。且注明“根形”“皮黑肉白有黄点”。但黑底不易表现表皮有点,故《本草汇》图57将其反白,然后在表皮上点上不规则的点点。此2药材均与今之白术、苍术相符。

7.《植物名实图考》:该书“术”(图65)为一写生图。其根茎如山药。茎

1 [明]朱橚撰,倪根金校注:《救荒本草校注》,北京:中国农业出版社,2008:151.

有分枝，叶3羽状全裂，叶裂片边缘有刺状缘毛。据此，该图似为菊科白术*A. macrocephala*。

【小结】

术为中国最古老的药物之一。先秦至汉代多用一字名“术”。南北朝时药家以色白之“术”为时尚。梁·陶弘景首次提出术有白术、赤术两种。但在此后长达近500年间出现的本草、医方都不分白、赤。故白术一名可能是时尚“术”以白为佳而得名。至赵宋始区分苍、白用术。陶弘景所载术之白、赤，与今菊科植物白术*Atractylodes macrocephala* Koidz.、苍术*Atractylodes lancca*（Thunb.）DC.相吻合。苏颂所述苍术同陶云“赤术”，但其“白术”非菊科正品，乃地区用药。南宋以白术养气调中，苍术治风去湿，随宜而用。宋《图经》有“术”图7幅，含今白术、苍术图。但亦有非菊科类图至少3幅，可见混乱品种较多。《救荒本草》《本草原始》《植物名实图考》等书均有较好的植物图与药材写生图。

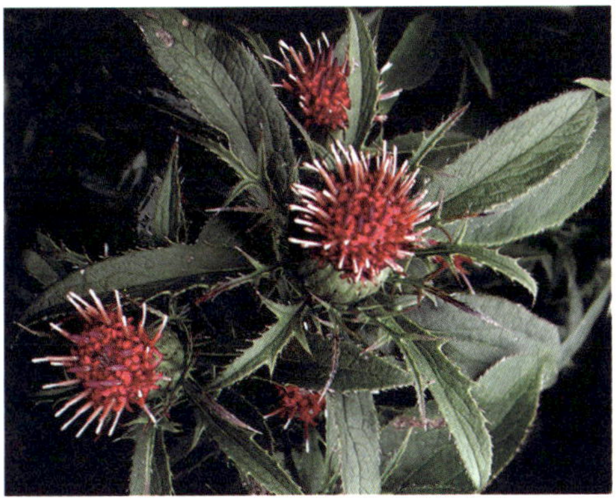

图 68　白术 *Atractylodes macrocephala*

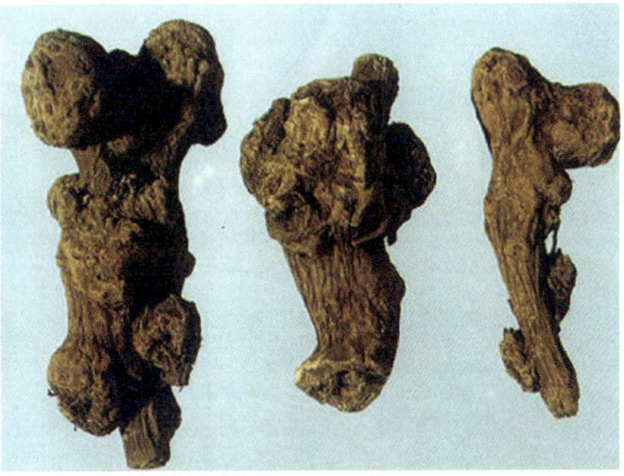

图 69　白术药材

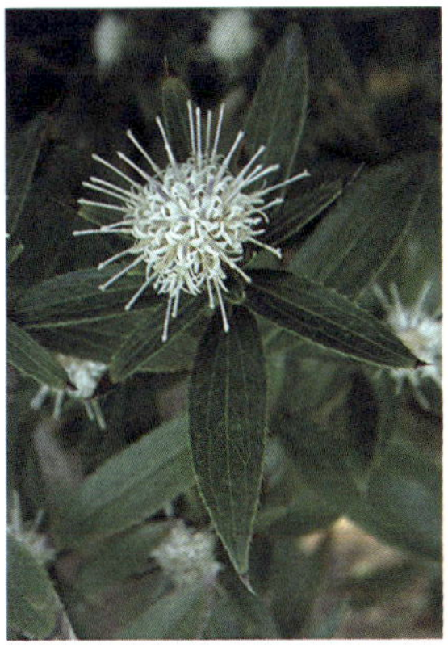

图 70　苍术 *Atractylodes lancca*

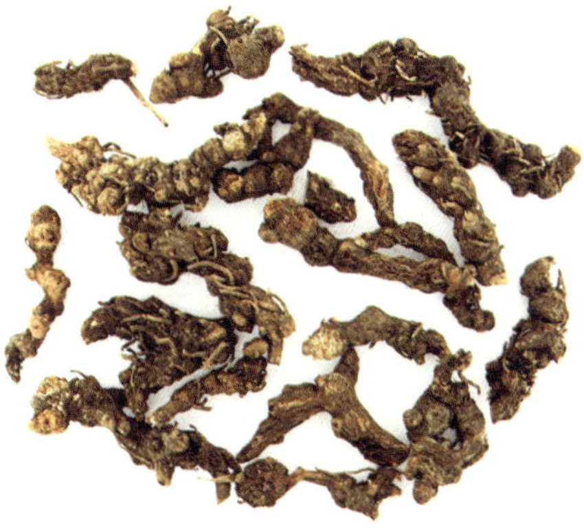

图 71　苍术药材

12-17　狗脊

【品图】

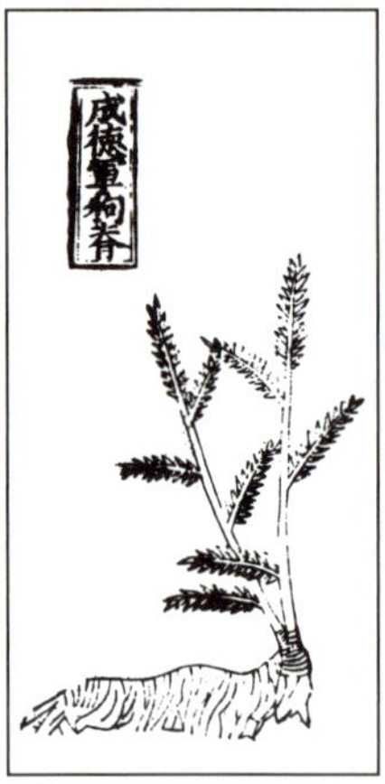

图 1　图经（大）·成德军狗脊

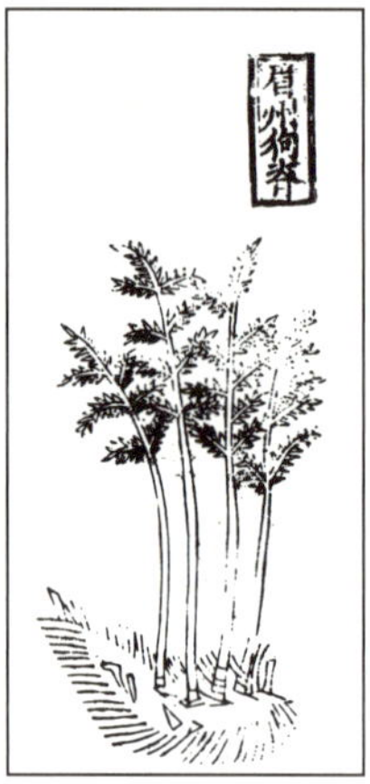

图 2　图经（大）·眉州狗脊

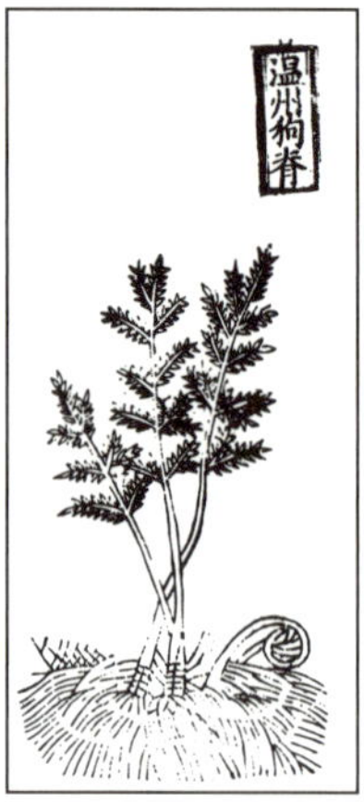

图 3　图经（大）·温州狗脊

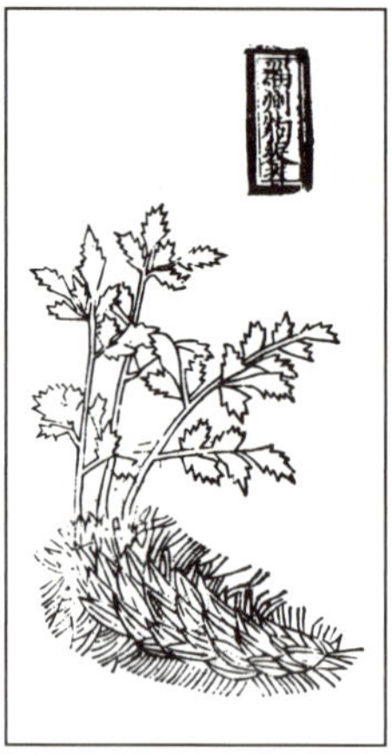

图 4　图经（大）·淄州狗脊

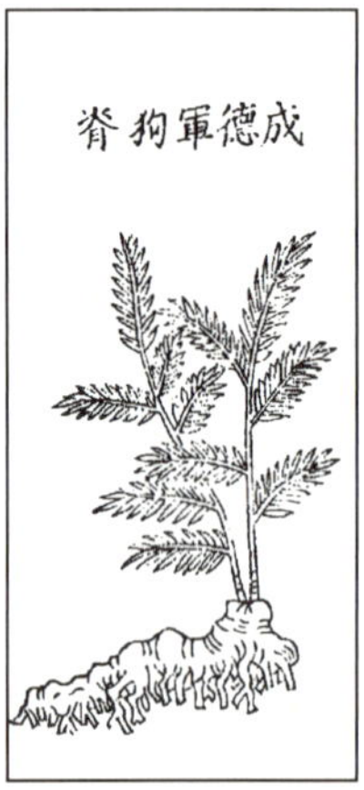

图 5　图经（政）·成德军狗脊

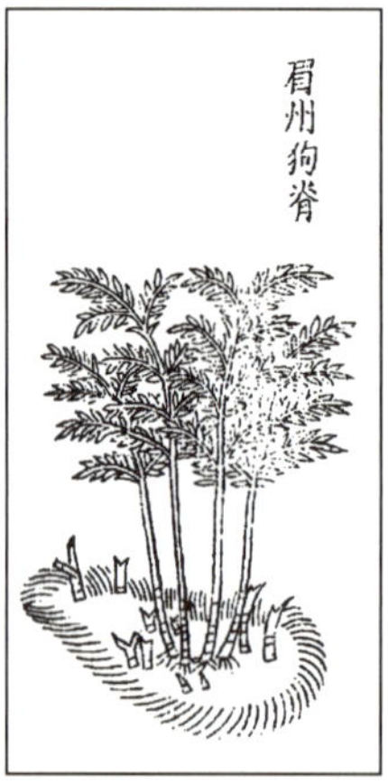

图 6　图经（政）·眉州狗脊

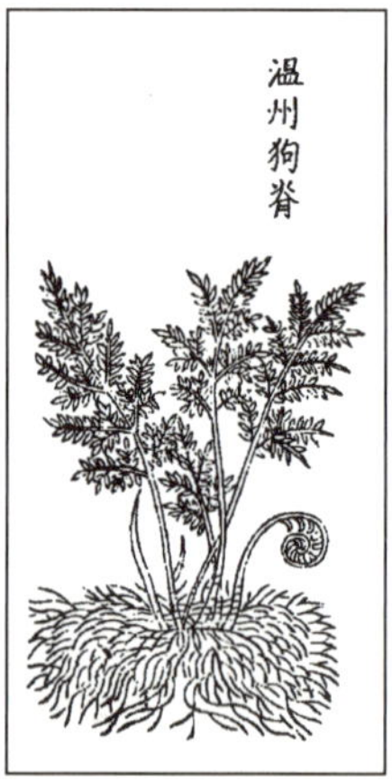

图 7　图经（政）·温州狗脊

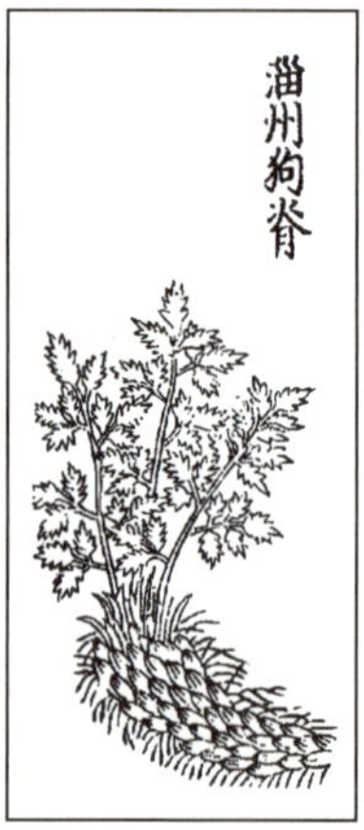

图 8　图经（政）·淄州狗脊

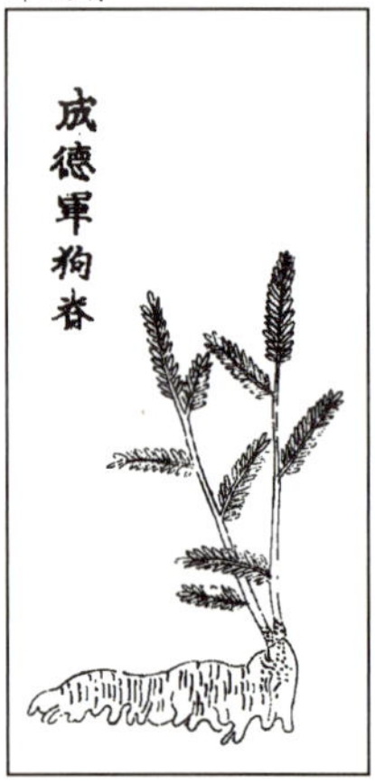

图 9　图经（绍）·成德军狗脊

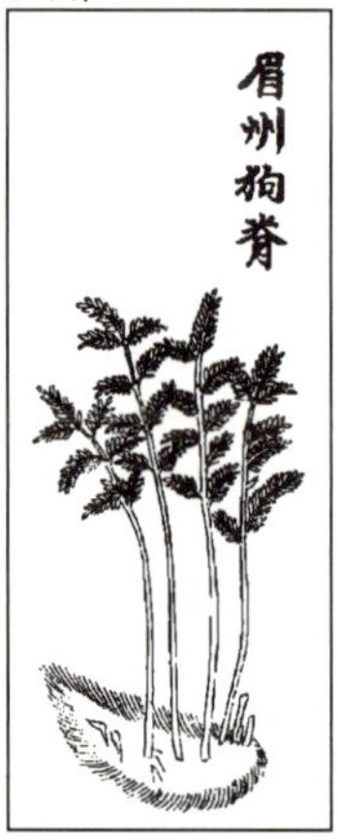

图 10　图经（绍）·眉州狗脊

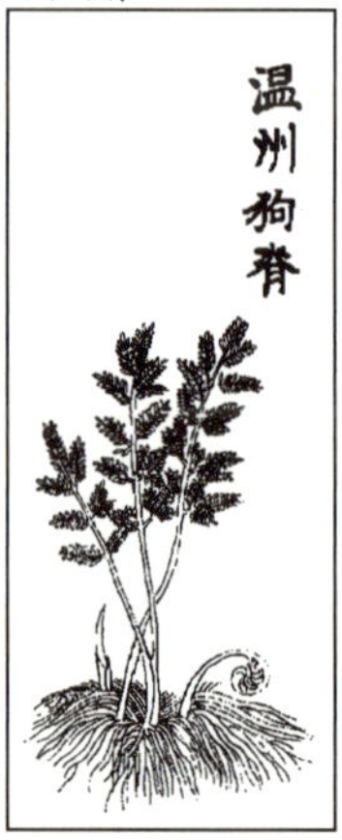

图 11　图经（绍）·温州狗脊

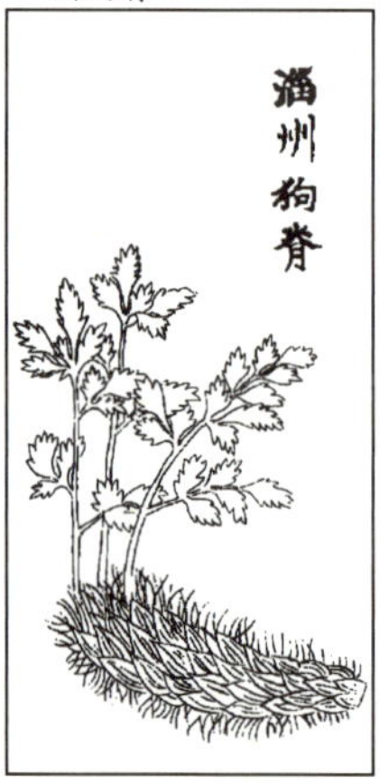

图 12　图经（绍）·淄州狗脊

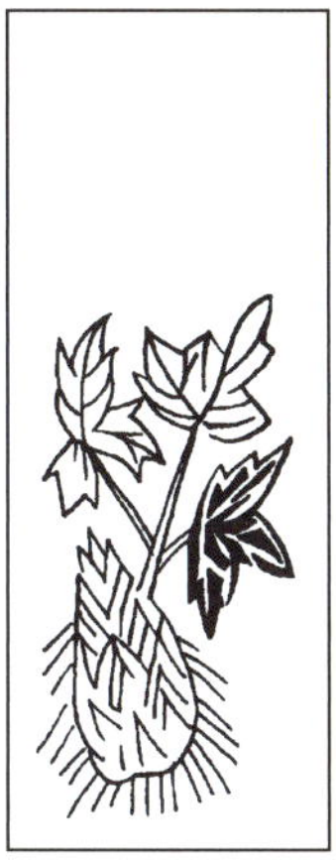

图 13　歌括·狗脊

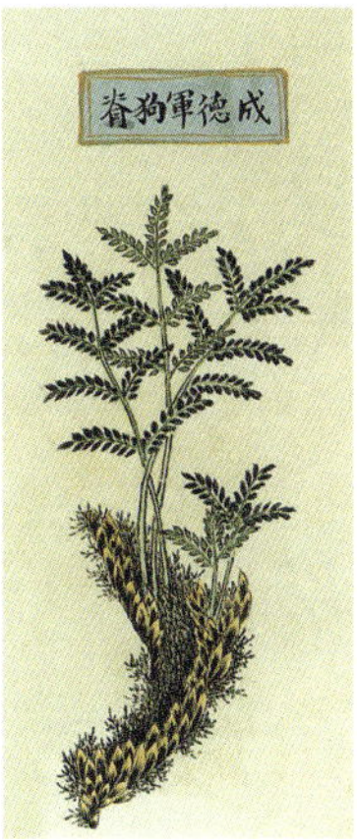

图 14　品汇·成德军狗脊

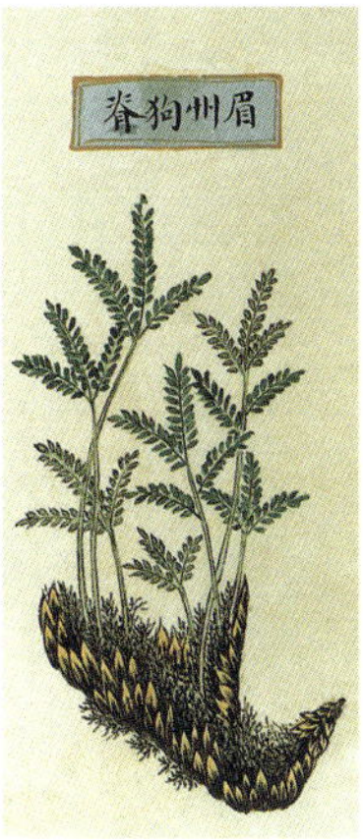

图 15　品汇·眉州狗脊

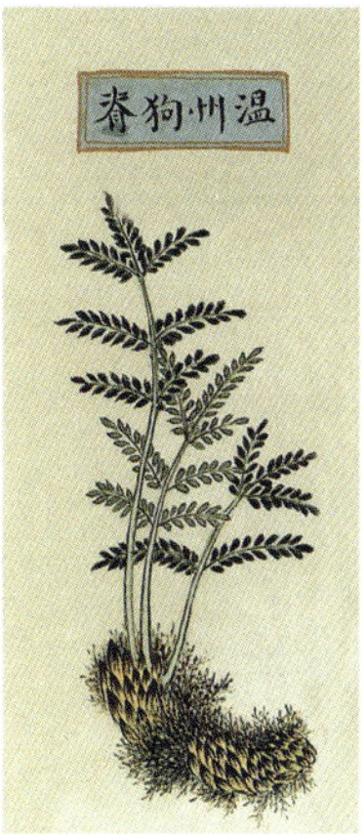

图 16　品汇·温州狗脊

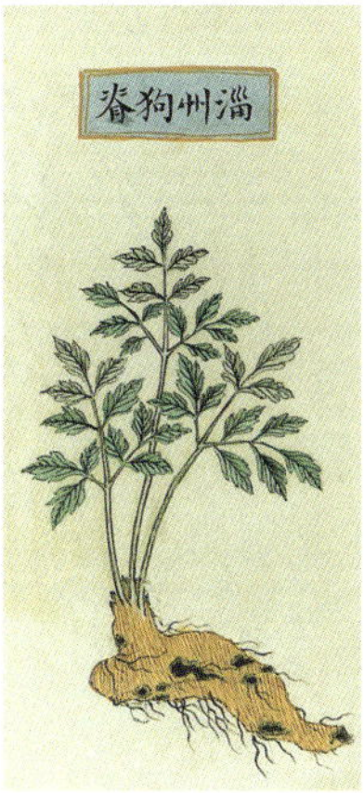

图 17　品汇·淄州狗脊

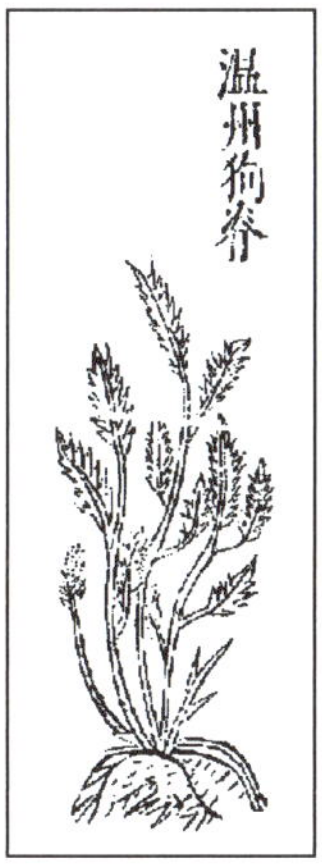

图 18　蒙筌·温州狗脊

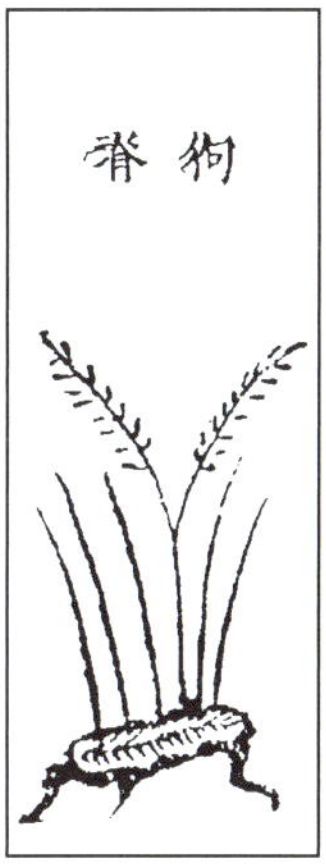

图 19　太乙·狗脊

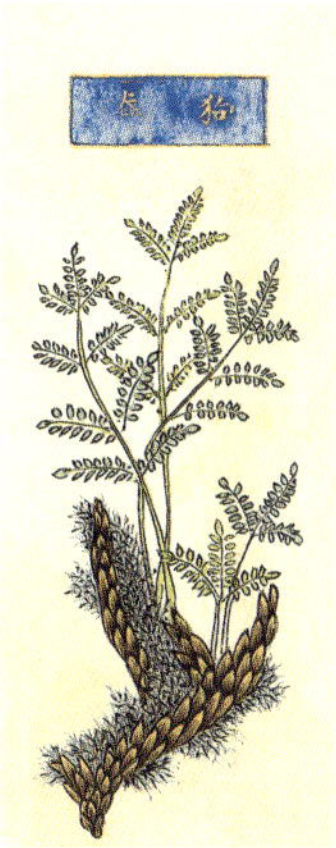

图 20　雷公·狗脊

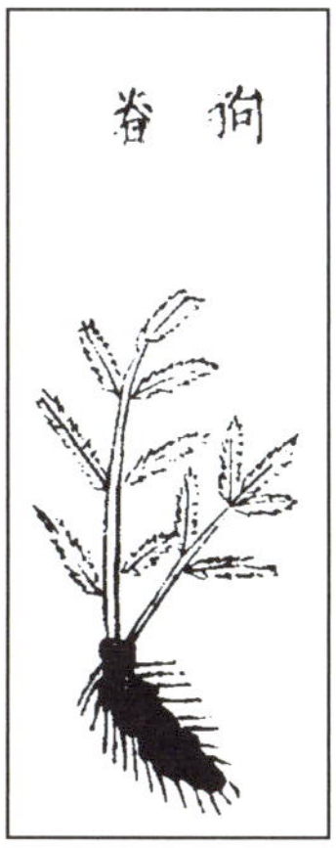

图 21　纲目（金）·狗脊

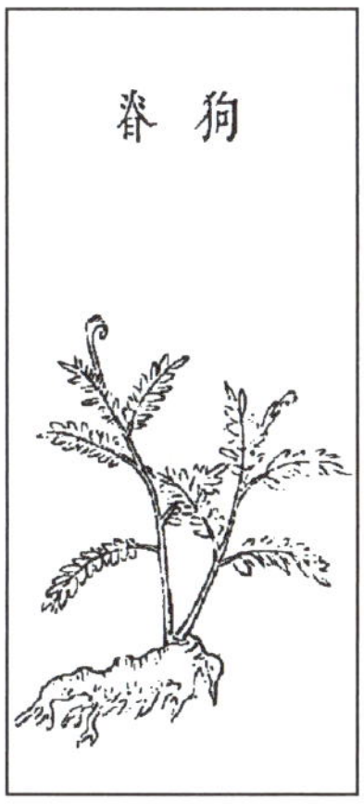

图 22　纲目（钱）·狗脊

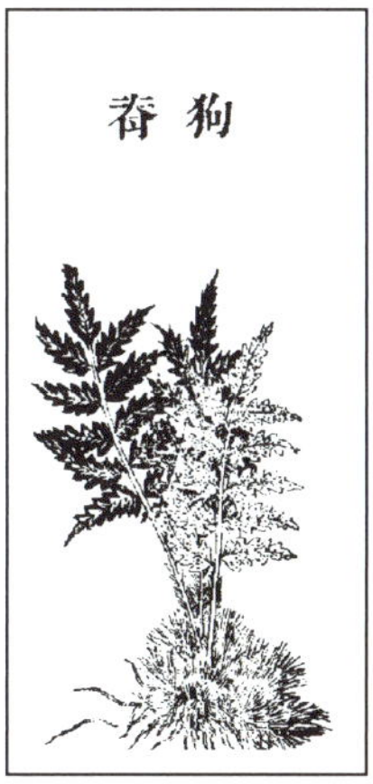

图 23　纲目（张）·狗脊

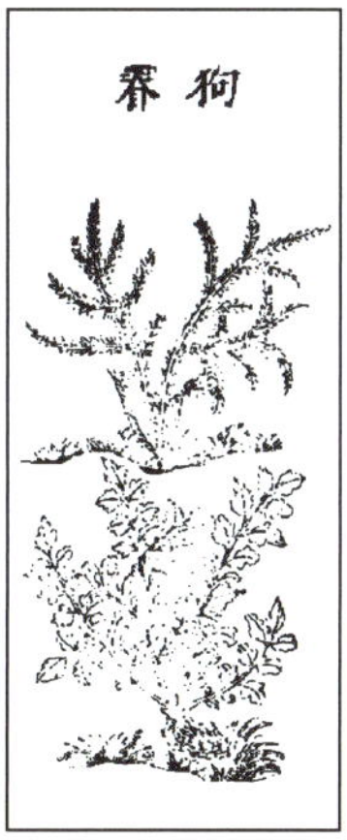

图 24　三才·狗脊

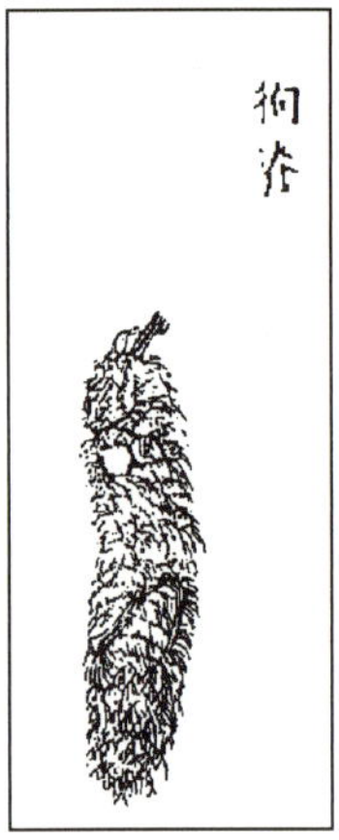

图 25　原始·狗脊

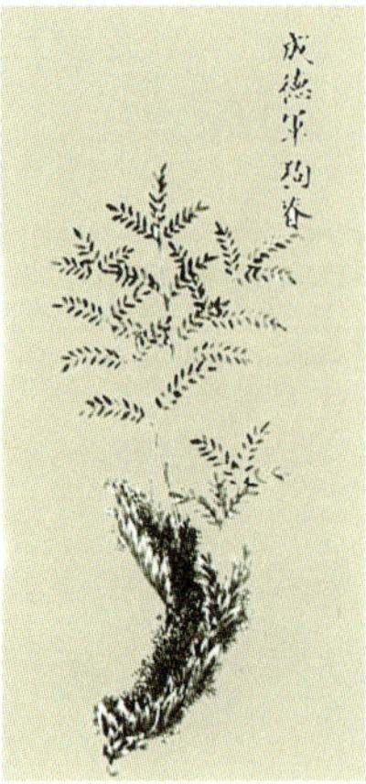

图 26　金石·成德军狗脊

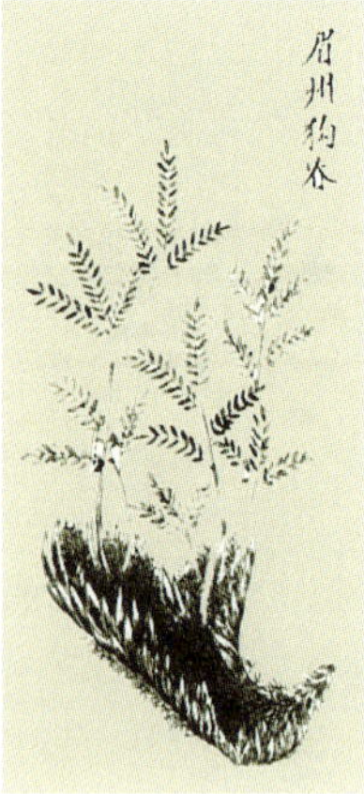

图 27　金石·眉州狗脊

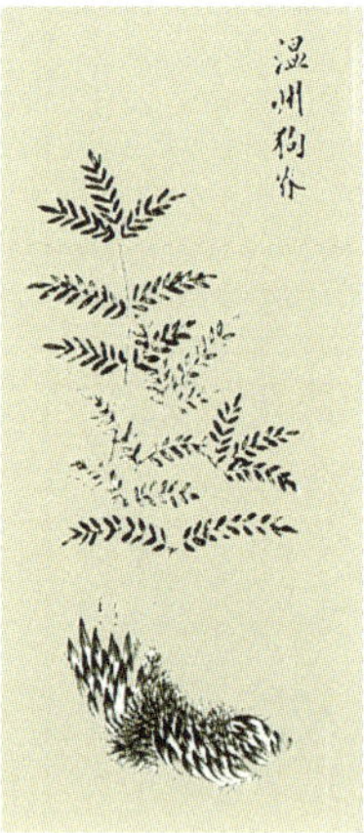

图 28　金石·温州狗脊

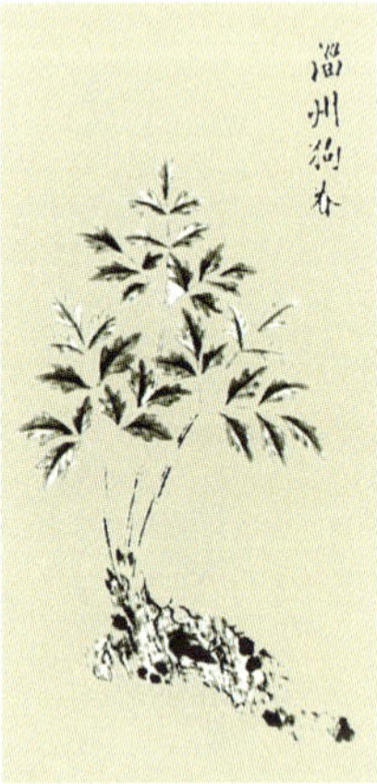

图 29　金石·淄州狗脊

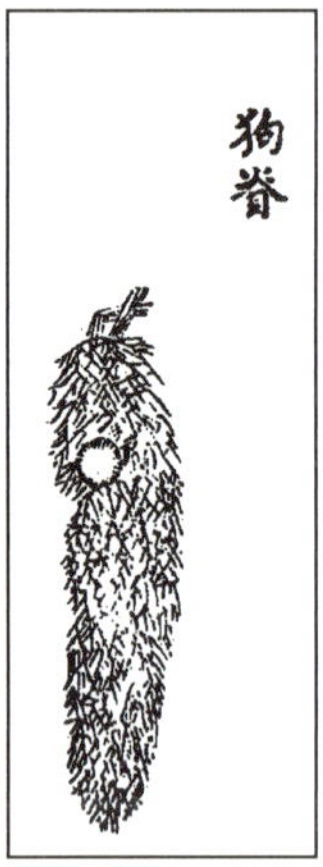

图 30　汇言·狗脊

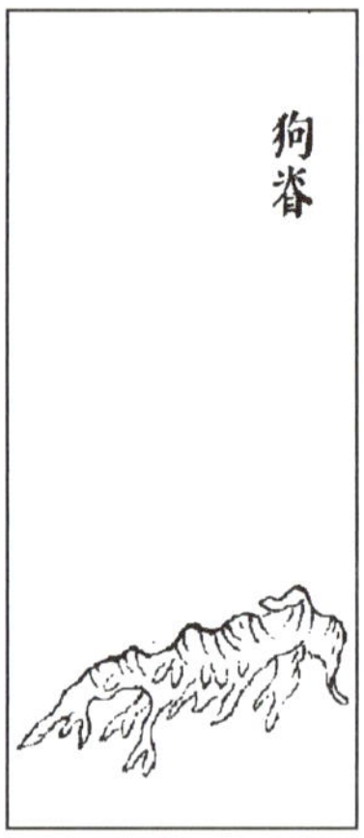

图 31　本草汇·狗脊

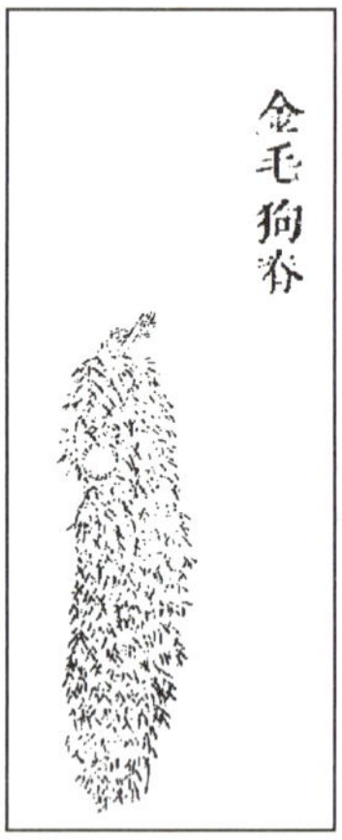

图 32　类纂·金毛狗脊

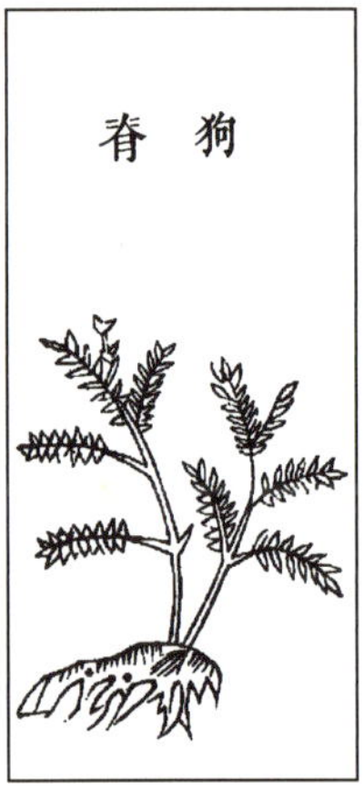

图 33　备要·狗脊

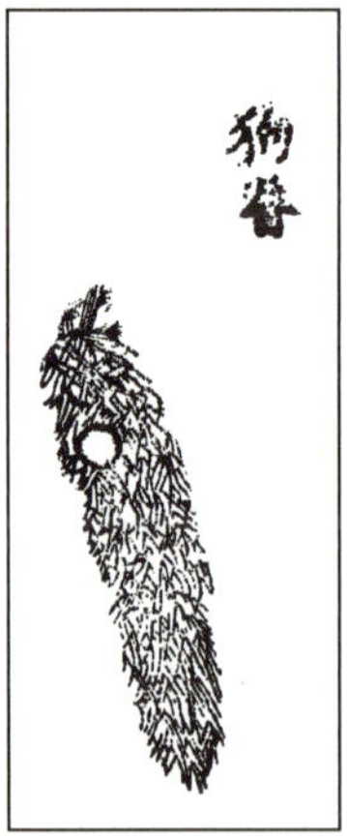

图 34　求真·狗脊

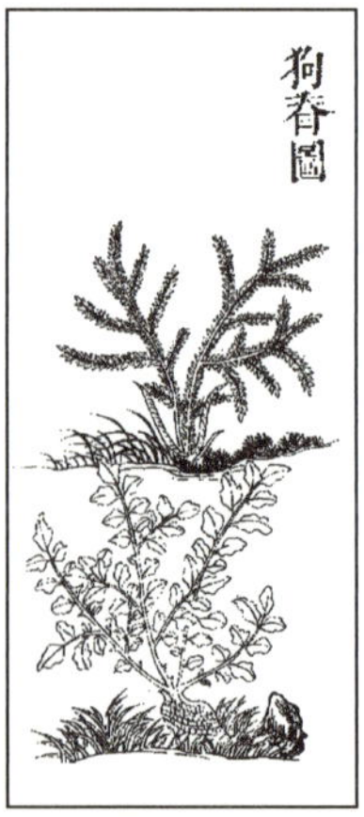

图 35　草木典·狗脊图

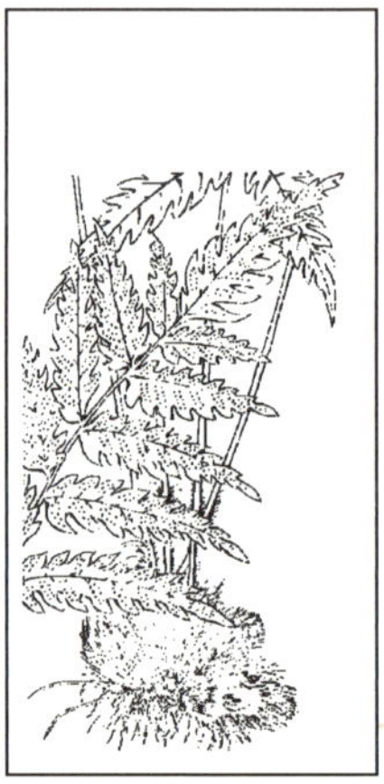
图 36　图考·狗脊

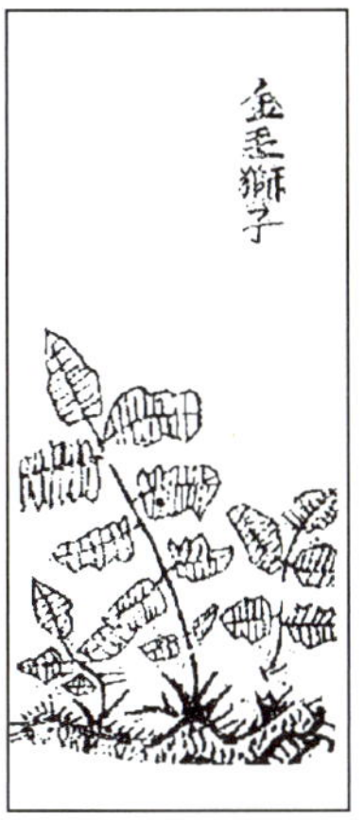

图 37　便方·金毛狮子

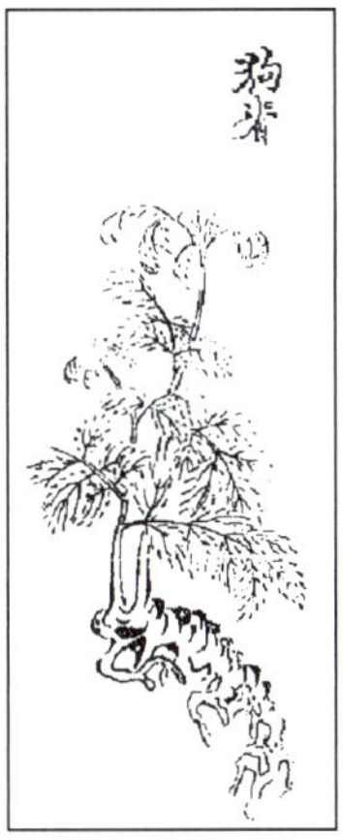

图 38　图说·狗脊

本品38图，取自23书，其中9幅彩图。有承继关系及仿绘图可分以下2个书类。

《本草图经》：该书有4幅狗脊图（“成德军狗脊”“眉州狗脊”“温州狗脊”“淄州狗脊”），分别存于《大观本草》（图1—4）、《政和本草》（图5—8）、《绍兴本草》（图9—12）中。此三传本药图基本一致。今以《政和》图5—8为《图经》图的代表。

仿绘《图经》4图的彩色本草有《本草品汇精要》（图14—17）。判断该书仿绘图主要依靠地上茎叶，因为《品汇》将4幅《图经》同名图的根茎部全部重新绘过，“嫁接”在《图经》图的茎叶基部。其中“成德军狗脊”（图14）将根茎改绘成根茎周边有众多金黄色的鳞片，内为众多墨绿色须根。这大概是囿于“根有金毛者为佳”而将根茎改成此模样。蕨类植物有叶柄基部密被鳞片者，但《图经》的“成德军狗脊”（图5）并无鳞片，画师也不可能再征得当地所产狗脊补绘，故只能认为是画师凭一己想象改绘。“眉州狗脊”（图15）、“温州狗脊”（图16）的根部都采用这样的模式，只是形状不同而已。“温州狗脊”且将《图经》同名图的三回羽状复叶改成二回。故以上3图经《品汇》改绘之后，几乎成了同一种植物。另“淄州狗脊”（图17）却正相反，《图经》同名图（图8）根茎全部被鳞片包裹，周边多毛，非常有特点，但《品汇》图17却不仿绘具鳞片的根茎，而是绘一土黄色粗大块根，表面有红色细密的平行线，另有数个灰黑色的凹陷小孔。以上4图，经《品汇》仿绘后严重改变，难以供考察其来源用。《补遗雷公炮制便览》“狗脊”（图20）又仿绘《品汇》“成德军狗脊”（图14）。《金石昆虫草木状》图26—29依次仿绘《品汇》4幅同名狗脊图。

有选择仿绘《图经》狗脊图的墨线图有：《本草歌括》“狗脊”（图13）极为简略，但所绘根茎包有鳞片，叶三深裂。此从《图经》“淄州狗脊”简化而来；《本草蒙筌》“温州狗脊”（图18）仿绘《图经》同名图，但根部及叶描绘均极粗略，若无图名指示，几乎难以知道是仿绘《图经》图；《本草纲目》金陵本“狗脊”（图21）图形简略，似将《图经》“成德军狗脊”图左右颠倒（水平镜像），根茎粗大色黑，须根众多。茎枝及叶均为大写意，且将叶绘成对生，严重失真；《纲目》钱本“狗脊”（图22）不取金陵本之劣图，直接仿《图经》“成德军狗脊”图重绘；《三才图会》“狗脊”（图24）绘两株植物，各添土地背景。上一株似仿绘《图经》“眉州狗脊”图。下一株仿绘“淄州狗脊”图。《古今图书集成·草木典》“狗脊图”（图35）又转绘《三才图会》“狗脊”图；《本草备要》“狗脊”（图33）仿绘《纲目》钱本“狗脊”

（图21）。《本草汇》“狗脊”（图31）截取《纲目》钱本“狗脊”图的根茎。

《本草原始》：该书“狗脊”（图25）的仿绘图有：《本草汇言》“狗脊”（图30）、《本草纲目类纂必读》“狗脊”（图32）、《本草求真》“狗脊”（图34）。

以上38图中，除28幅属仿绘图外，还有10幅原创（含改绘过度）图（图5—8、19、23、25、36、37、38），详见下“鉴药”项。

【文录】

《本经》《别录》（见《证类》卷8“狗脊”） **一名百枝**，一名强膂，一名扶盖，一名扶筋。生常山川谷，二月、八月采根，暴干。

三国《吴普本草》（同上） 吴氏云狗脊，一名狗青，一名赤节，如萆薢，茎节如竹，有刺，叶圆赤，根黄白，亦如竹根，毛有刺。《岐伯经》云茎无节，叶端员青赤，皮白，有赤脉。/**《太平御览》卷990“狗脊”** 《吴氏本草》曰：狗脊，一名狗青，一名萆薢，一名赤节，一名强膂……

梁《本草经集注》（见《证类》卷8“狗脊”） 陶隐居云：今山野处处有，与菝葜相似而小异。其茎、叶小肥，其节疏，其茎大直，上有刺，叶圆有赤脉。根凹凸巃嵸，如羊角细强者是。

唐《唐本草》（同上） 《唐本》注云：此药苗似贯众，根长多歧，状如狗脊骨，其肉作青绿色，今京下用者是。陶所说乃有刺萆薢，非狗脊也，今江左俗犹用之。

宋《本草图经》（同上） 狗脊……今太行山、淄、温、眉州亦有。根黑色，长三四寸，两指许大，苗尖细碎，青色，高一尺已来，无花。其茎、叶似贯众而细，其根长而多歧，似狗脊骨，故以名之。其肉青绿，春秋采根，暴干用。今方亦用金毛者。

明《本草纲目》卷12“狗脊” 【释名】【时珍曰】强膂、扶筋，以功名也。《别录》又名扶盖，乃扶筋之误。《本经》狗脊一名百枝，《别录》萆薢一名赤节，而《吴普本草》谓百枝为萆薢，赤节为狗脊，皆似误也。【集解】【时珍曰】狗脊有二种：一种根黑色如狗脊骨，一种有金黄毛如狗形，皆可入药。其茎细而叶花两两对生，正似大叶蕨，比贯众叶有齿，面背皆光。其根大如拇指，有硬黑须簇之。吴普、陶弘景所说根苗皆是菝葜；苏恭、苏颂所说即真狗脊也。按张揖《广雅》云：菝葜，狗脊也。张华《博物志》云：菝葜与萆薢相乱，一名狗脊。观此则昔人以菝葜为狗脊，相承之误久矣。然菝葜、萆薢、狗脊三者，形状虽殊，而功用亦不甚相远。

【鉴药】

“狗脊”首见于《本经》。宋《本草图经》云：“其根长而多歧，似狗脊骨，故以名之。”古今皆用本品强筋健骨，祛寒湿，利关节。

关于本品的特征，三国·吴普云：“如萆薢，茎节如竹，有刺，叶圆赤，根黄白，亦如竹根，毛有刺。”提示本品的地下部分膨大，如竹根、萆薢，根毛有刺。梁·陶弘景云："与菝葜相似而小异。其茎、叶小肥，其节疏，其茎大直，上有刺，叶圆有赤脉。根凹凸巃嵸，如羊角细强者是。"陶说的茎、叶、根的形状更近似百合科菝葜属（*Smilax*）植物菝葜、土茯苓之类。《唐本草》认为陶氏所说非狗脊，是有刺萆薢，正品是："苗似贯众，根长多歧，状如狗脊骨，其肉作青绿色。"有刺萆薢即菝葜属植物，似贯众者为蕨类植物。宋《图经》记载的狗脊："根黑色，长三四寸，两指许大，苗尖细碎，青色，高一尺已来，无花。其茎、叶似贯众而细，其根长而多歧，似狗脊骨。"此资料来源于太行山、淄州（今山东淄博）、温州（今属浙江）、眉州（今四川眉山），与《图经》图的药名来源相同。其中"苗尖细碎""无花""茎、叶似贯众而细"，都表明此为蕨类植物。《图经》特意提到："今方亦用金毛者。"说明宋代开始使用根茎有金毛的狗脊，此为后世金毛狗脊之滥觞。

李时珍支持狗脊为蕨类的观点，并明确将狗脊分为两类："一种根黑色如狗脊骨，一种有金黄毛如狗形，皆可入药。其茎细而叶花两两对生，正似大叶蕨，比贯众叶有齿，面背皆光。其根大如拇指，有硬黑须簇之。"蕨类植物区分种类殊为不易。其形态在古本草图文中还罕能准确描述或精确绘图者，故只能推测其近似的植物种类。

1.《本草图经》：该书4图，皆为蕨类植物。"成德军狗脊"（图5）根茎粗壮横卧，状如伏狗。叶二回羽裂。此似为乌毛蕨科狗脊属植物狗脊*Woodwardia japonica*（L. f.）Sm.。[1]成德军在今河北正定一带。"眉州狗脊"（图6）根部密布细根须，其叶二回羽裂。此似为狗脊属单芽狗脊*W. unigemmata*（Mak.）Nakai。[1]"温州狗脊"（图7）根茎基盘类圆形，被密集须根遮盖。其叶三回羽裂。另有嫩芽拳曲。此蕨种类不明，待考。"淄州狗脊"（图8）根茎部密被鳞片，鳞片长椭圆形。周边有众多须根。叶二回羽状复叶，小叶长卵形，具深裂。此蕨鳞片明显，疑为鳞毛蕨科贯众属（*Cyrtomium*）植物。

2.《太乙仙制本草药性大全》：该书"狗脊"（图19）高度抽象：植株基部是如板刷般的"根茎"，前后有粗根。根茎抽叶数片，仅一片有叶。这样的图无法令人猜测其源。

3.《本草纲目》（张本）：该书"狗脊"（图23）舍弃金陵本、钱本图，重新写生。植株形态生动，表现了根茎粗大，叶基丛生密集的线状披针形鳞片，叶二回羽状分裂等特征。此图似为狗脊*W. japonica*（L. f.）Sm.。

4.《本草原始》：该书（图25）为药材图，展示粗壮、类圆柱形的根茎，上端稍尖。表面为众多叶柄残基及须根。此图颇类鳞毛蕨科贯众属（*Cyrtomium*）、紫萁科紫萁属（*Osmunda*）植物的根状茎。

5.《植物名实图考》：该书（图36）为写生图。其图类似现代科学绘图，展示叶柄基部及根状茎密被线状披针形鳞片，叶二回羽裂。此似为狗脊*W. japonica*（L. f.）Sm.。

---

1 国家中医药管理局《中华本草》编委会：《中华本草》（2），上海：上海科学技术出版社，1999：101.

6.《**草木便方**》：该书“金毛狮子”（图37）甚简单。图示一植物的根状茎横走。叶基部有线状披针形鳞片，叶二回羽裂。疑此亦为狗脊*W. japonica*（L. f.）Sm.。但其名为“金毛狮子”，似为蚌壳蕨科植物金毛狗*Cibotium barometz*（L.）J. Smith。因图中无长毛示意，不敢遽定。

7.《**本草简明图说**》：该书（图38）绘根茎成狗形，头尾皆有，无鳞片及须毛。其叶亦不似蕨类植物之叶，似有枝干及分支。此图乃想象绘成，无法供考察用。

以上诸图中，有类似古本草所称“黑狗脊”者（如狗脊属多种植物），但宋、明至今所用的蚌壳蕨科植物金毛狗*Cibotium barometz*（L.）J. Smith无特别相符的图形。

【**小结**】

狗脊为中医最古老的药物之一，以药用根状茎形似狗脊骨得名。梁代曾以百合科菝葜属（*Smilax*）植物等混作狗脊。宋《图经》记有“根黑色”与“金毛”两种狗脊。《本草图经》“成德军狗脊”图似为乌毛蕨科植物狗脊*Woodwardia japonica*（L. f.）Sm.。“眉州狗脊”图似为单芽狗脊*W. unigemmata*（Mak.）Nakai。此外《本草纲目》张本、《植物名实图考》等书均有高质量的写生图。

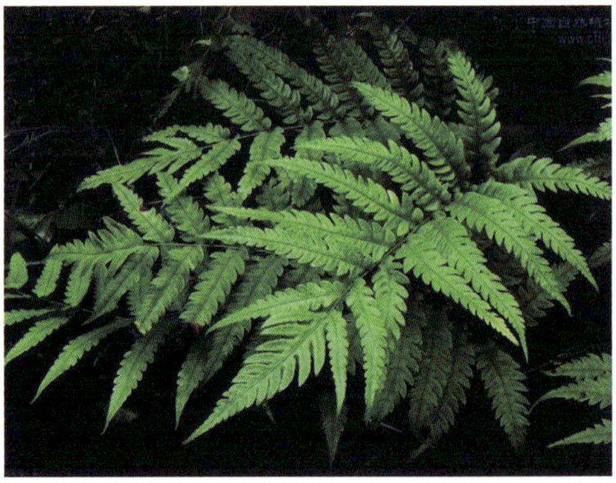

图39 狗脊 *Woodwardia japonica*

12–18 贯众

【**品图**】

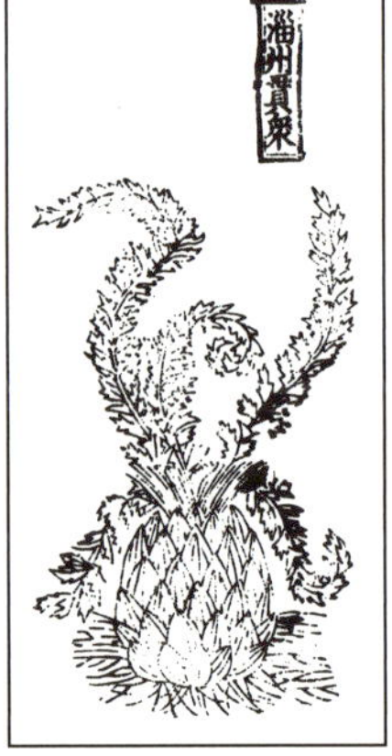

图1 图经（大）·淄州贯众

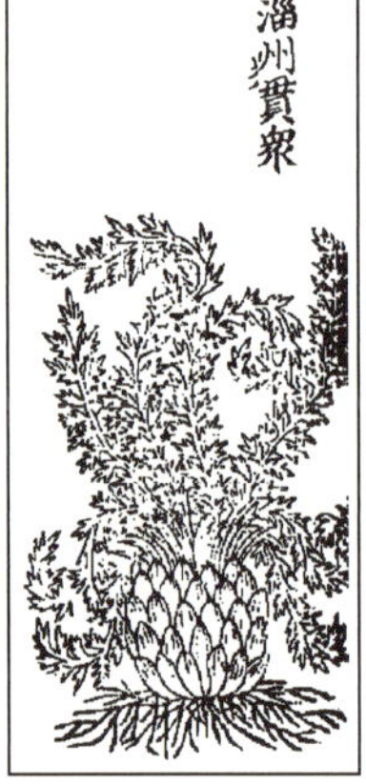

图2 图经（政）·淄州贯众

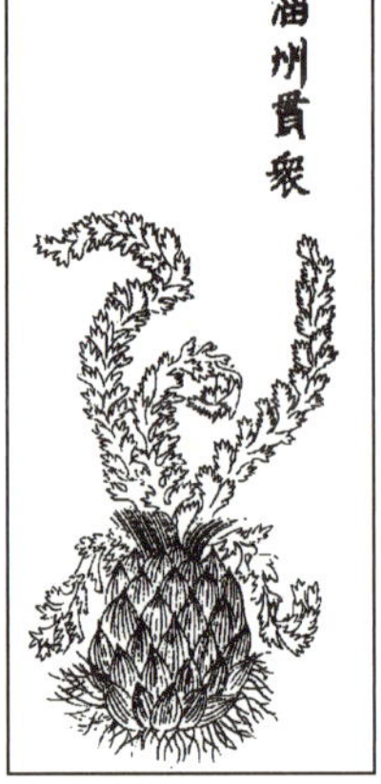

图3 图经（绍）·淄州贯众

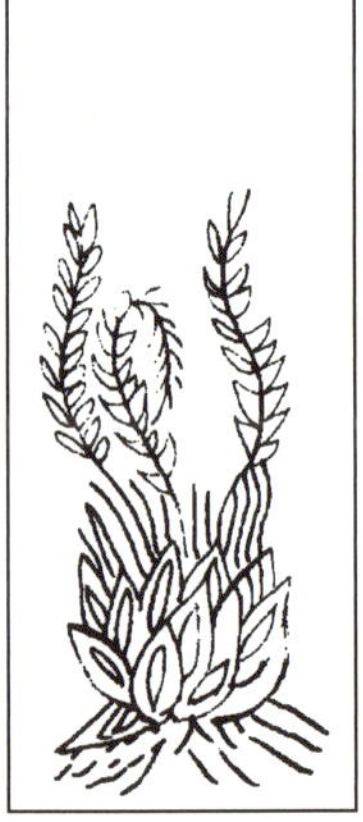

图4 歌括·贯众

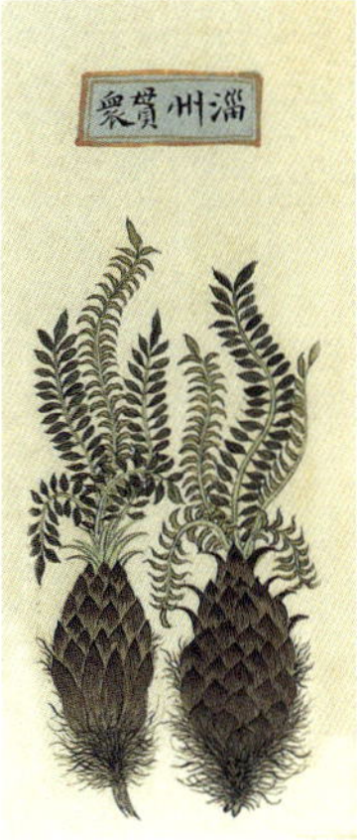

图 5　品汇·淄州贯众

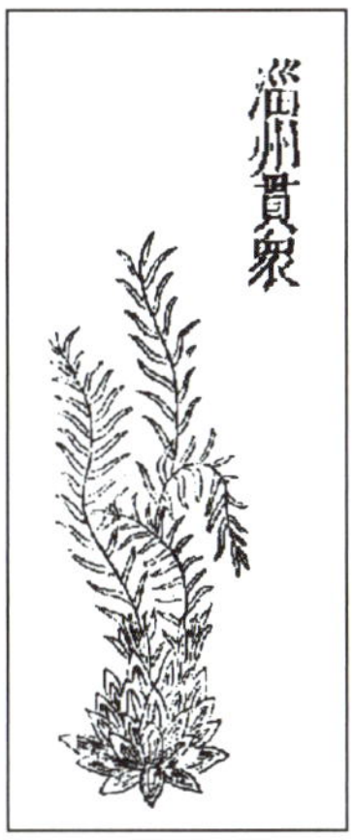

图 6　蒙筌·淄州贯众

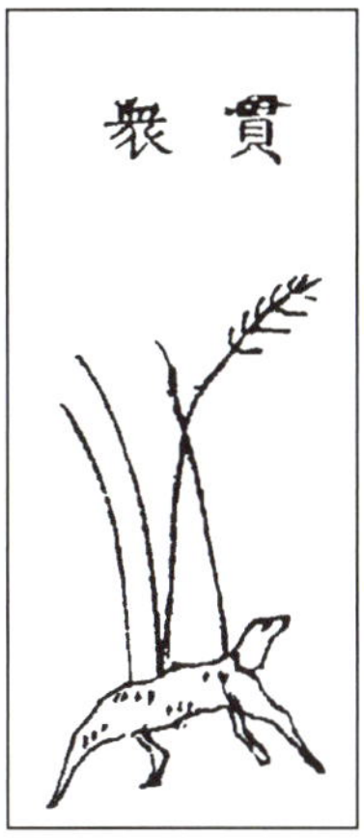

图 7　太乙·贯众

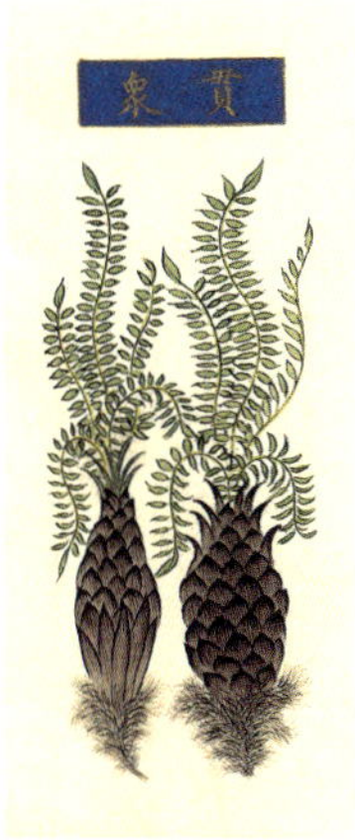

图 8　雷公·贯众

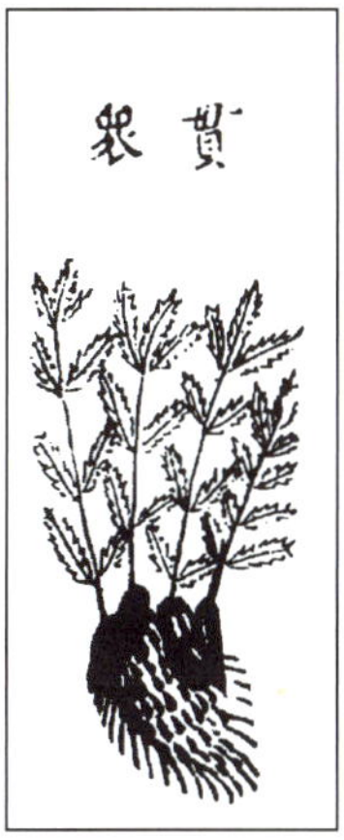

图 9　纲目（金）·贯众

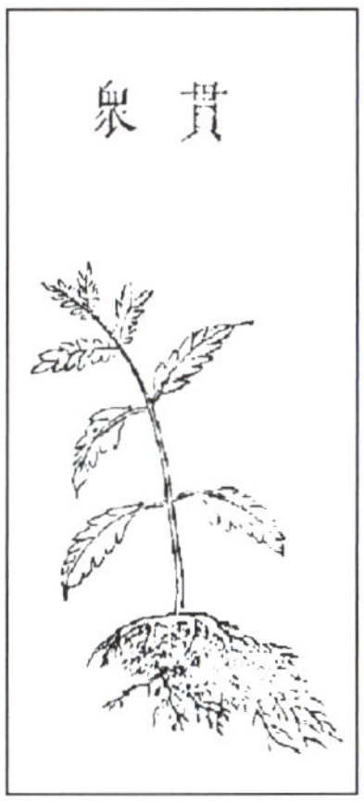

图 10　纲目（钱）·贯众

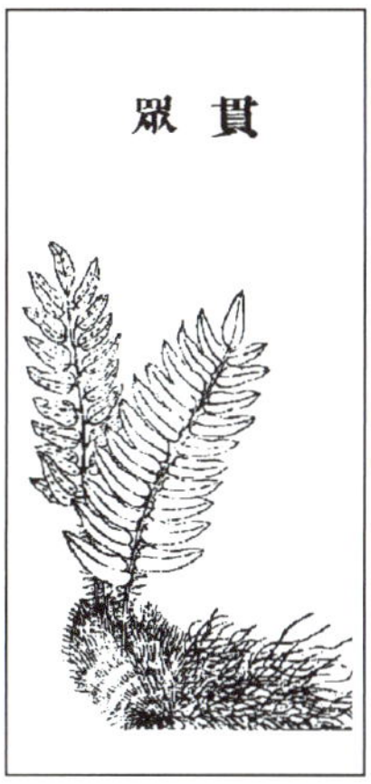

图 11　纲目（张）·贯众

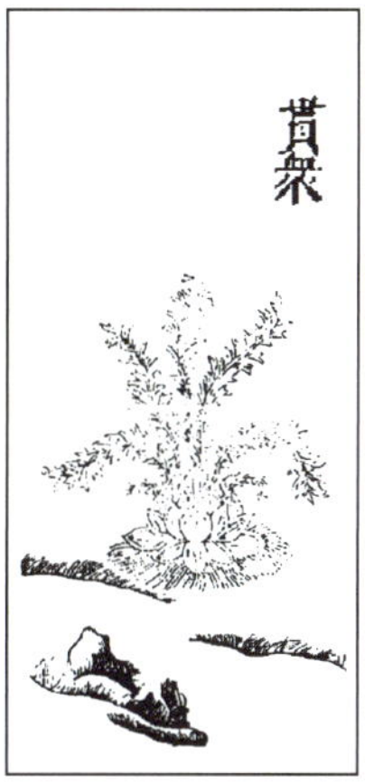

图 12　三才·贯众

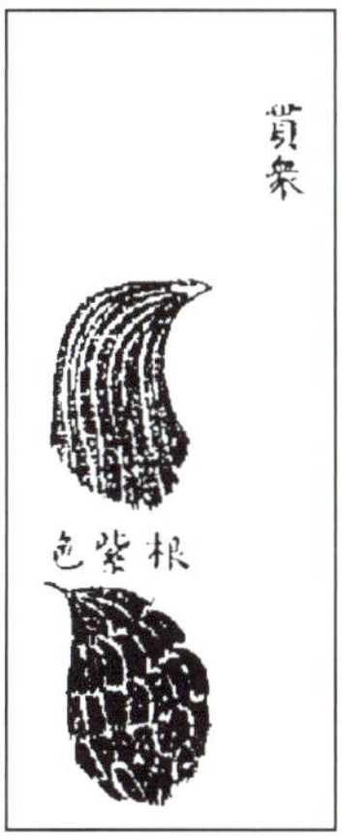

图 13　原始·贯众

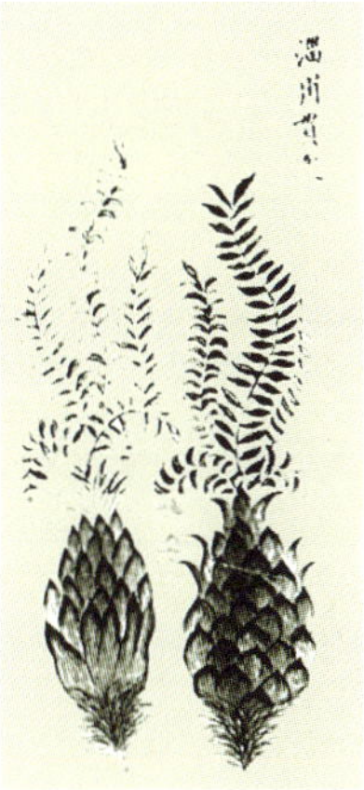

图 14　金石·淄州贯众

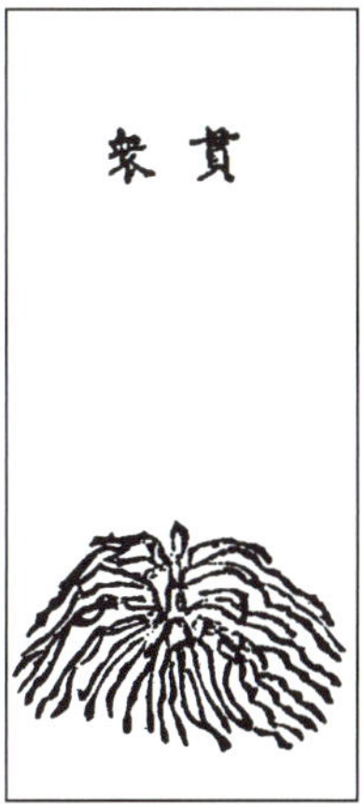

图 15　汇言·贯众

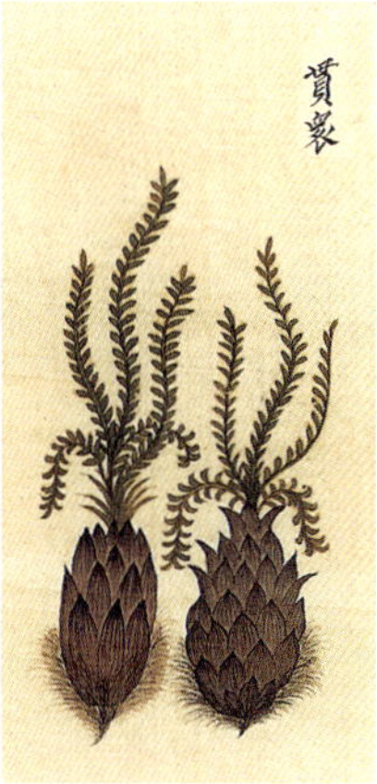

图 16　图谱·贯众

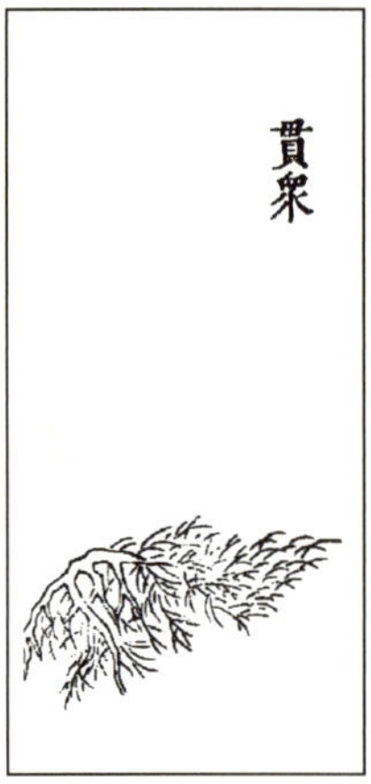

图 17　本草汇·贯众

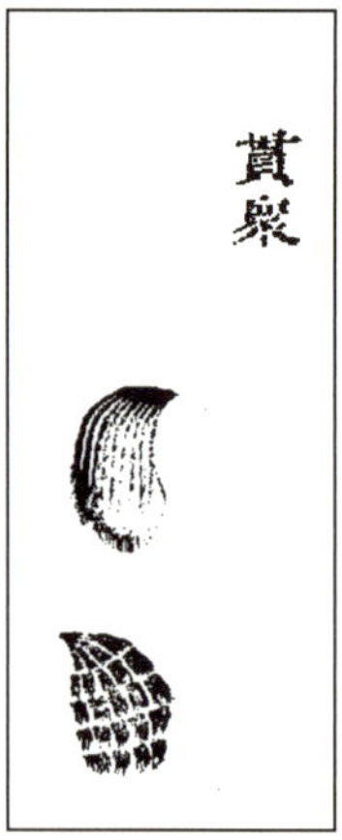

图 18　类纂·贯众

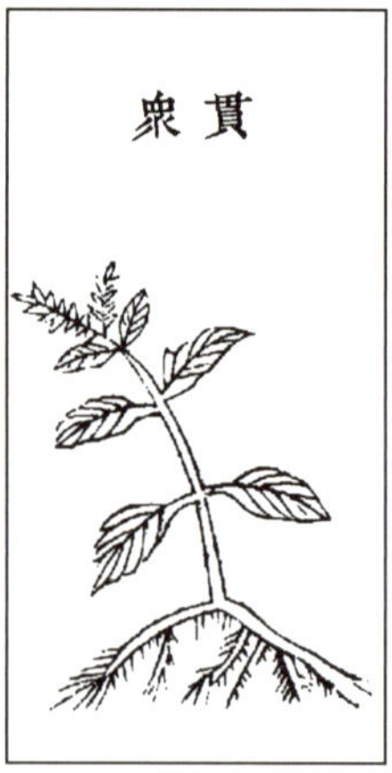

图 19　备要·贯众

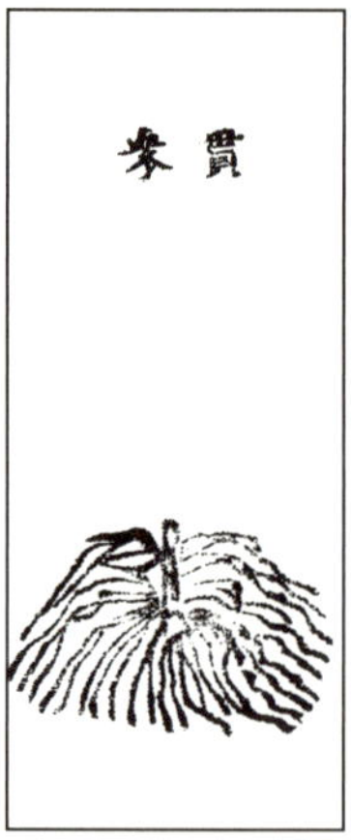

图 20　求真·贯众

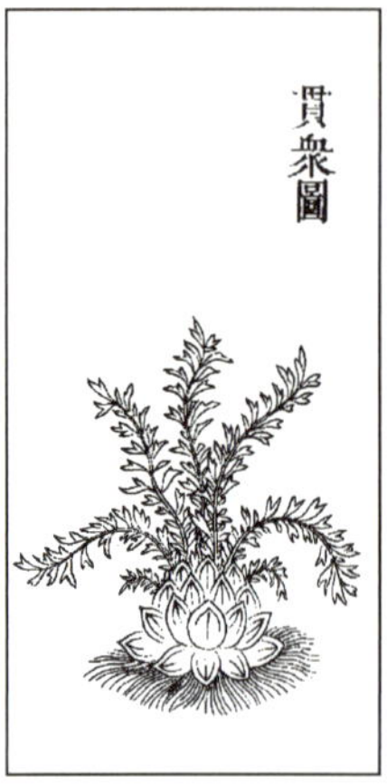

图 21　草木典·贯众图

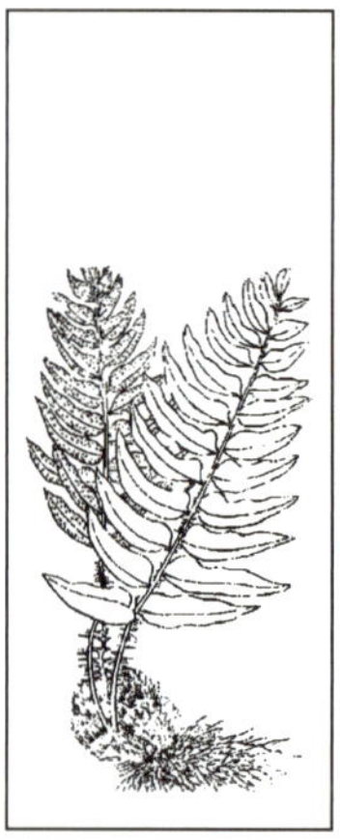
图 22　图考·贯众

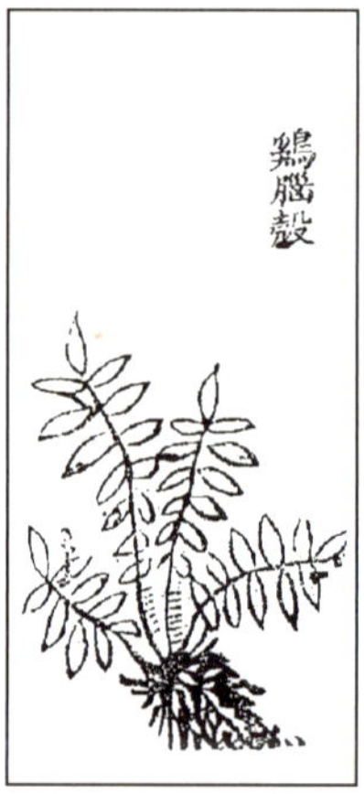

图 23　便方·鸡脑壳

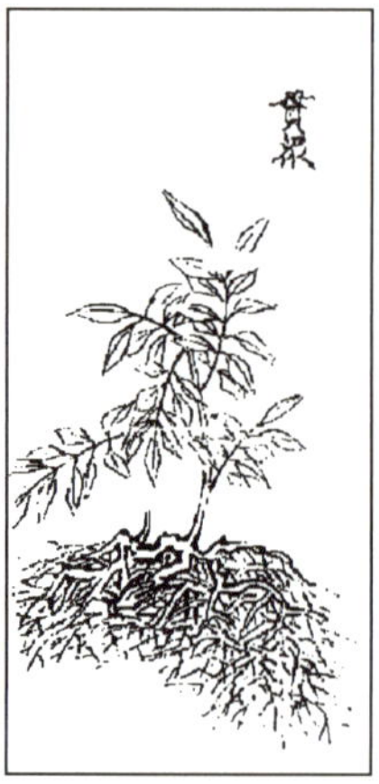
图 24　图说·贯众

以上24书共24图，其中4幅彩图。有承继关系及仿绘图可分以下5个书类。

《本草图经》：该书的“淄州贯众”图分别存于《大观本草》（图1）、《政和本草》（图2）、《绍兴本草》（图3）中。此三传本药图基本一致。今以《政和》图2为《图经》图的代表。

仿绘《图经》图的彩绘本草图，有《本草品汇精要》“淄州贯众”（图5）。该图似仿绘自《绍兴》同名图（图3），除将根状茎敷以黑褐色之外，还增绘了左边一棵贯众，其鳞片更长，尾部多根。仿绘《品汇》的图计有《补遗雷公炮制便览》“贯众”（图8）、《金石昆虫草木状》“淄州贯众”（图14）、《本草图谱》“贯众”（图16）。此三书的图案大同小异，无实质性改变。

仿绘《图经》图的墨线本草图，有《本草歌括》“贯众”（图4），其图简略，但特点俱存；《本草蒙筌》“淄州贯众”（图6），亦简略；《三才图会》“贯众”（图12），增加土地背景，润饰原图；《古今图书集成·草木典》“贯众图”（图21）仿绘自《三才图会》（图12）。

《本草纲目》（钱本）：该书的“淄州贯众”（图10）亦有仿绘者。如《本草汇》“贯众”（图17）就是截取其根部为图。又《本草备要》“贯众”（图19）系仿绘全株。《本草简明图说》“贯众”（图24）根部属仿绘钱本图，但地上部分增加了很多枝叶，遂将蕨类植物改绘成了非蕨类的木本植物，实属误图。

《本草原始》：该书的“贯众”（图13）是药材图，其仿绘者有《本草纲目类纂必读》“贯众”（图18）。

《本草汇言》：该书的“贯众”（图15）也有仿绘者，即《本草求真》“贯众”（图20）。

《植物名实图考》：该书的“贯众”（图22）被《本草纲目》张本转绘为“贯众”（图11）。

以上24图中，除16幅属仿绘图外，还有8幅原创或改绘太甚之图（图2、7、9、10、13、15、22、23），详见下“鉴药”项。

【文录】

《本经》《别录》（见《证类》卷10“贯众”） 一名贯节，一名贯渠，一名百头，一名虎卷，一名扁苻，一名伯萍，一名乐藻。此谓草鸱头。生玄山山谷及冤句少室山。二月、八月采根，阴干。

三国《吴普本草》（见《御览》卷990“贯众”） 《吴氏本草》曰：贯众……叶青黄，两两相对，茎黑，毛聚生，冬夏不死，四月华白，七月实黑，聚相连卷旁行，生三月、八月采根，五月采叶。

梁《本草经集注》（见《证类》卷10“贯众”） 陶隐居云：近道亦有。叶如大蕨，其根形色毛芒，全似老鸱头，故呼为草鸱头。

后蜀《蜀本草》（同上） 《蜀本》云……又《图经》云：苗似狗脊，状如雉尾，根直多枝，皮黑肉赤，曲者名草鸱头，疗头风用之。今所在山谷阴处有之。

宋《本草图经》（同上） 贯众……今陕西、河东州郡及荆、襄间多有之，而少有花者。春生苗，赤。叶大如蕨。茎秆三棱。叶绿色似小鸡翎，又名凤尾草。根紫黑色，形如大瓜，下有黑须毛，又似老鸱。《尔雅》云：泺舒若切，贯众。郭璞注云：叶圆锐，茎毛黑，布地，冬不死。《广雅》谓之贯节是也。

明《本草纲目》卷12“贯众” 【释名】黑狗脊（《纲目》）。【时珍曰】此草叶茎如凤尾，其根一本而众枝贯之。故草名凤尾，根名贯众、贯节、贯渠。渠者，魁也。《吴普本草》作贯中，俗作贯仲、管仲者，皆谬称也。《尔雅》云：泺，音灼。贯众，即此也。《别录》一名伯萍，一名药藻，皆字讹也。金星草，一名凤尾草，与此同名，宜互考之。【集解】【时珍曰】多生山阴近水处。数根丛生，一根数茎，茎大如筋，其涎滑。其叶两两对生,如狗脊之叶而无锯齿,青黄色,面深背浅。其根曲而有尖觜,黑须丛族,亦似狗脊根而大,状如伏鸱。

【鉴药】

"贯众"首见于《本经》。自古用作解毒、清热、杀虫、祛风药。其名因形而得。时珍曰:"其根一本而众枝贯之。"其别名"百头""贯节""贯渠",也都是因其根茎外层包裹着众多叶柄残基与鳞片而得名。其形如拳、如鸱头(一种似鹰的猛禽),故又有"草鸱头"之名。陶弘景云其"叶如大蕨,其根形色毛芒,全似老鸱头",这就提示本品为蕨类植物。《蜀本草》引唐本《图经》描述更详:"苗似狗脊,状如雉尾,根直多枝,皮黑肉赤,曲者名草鸱头"。更证实其为蕨类植物。宋《图经》云:"春生苗,赤。叶大如蕨。茎秆三棱。叶绿色似小鸡翎,又名凤尾草。根紫黑色,形如大瓜,下有黑须毛,又似老鸱。"李时珍又补充曰:"数根丛生,一根数茎,茎大如箸,其涎滑。其叶两两对生,如狗脊之叶而无锯齿,青黄色,面深背浅。其根曲而有尖觜,黑须丛族,亦似狗脊根而大,状如伏鸱。"尽管诸家本草反复描述其叶、其根,但对于无花无果的蕨类植物来说,以上文字都不足以确定其种类。古本草插图成为另一条寻其来源的途径。

1.《本草图经》:该书的"淄州贯众"(图2)直立根状茎被规则的椭圆形"鳞片"(叶柄残基等)包裹成莲座状,其下为须根。根茎抽出多片叶片,为二回羽裂。据考证此图可能是蹄盖蕨科蹄盖蕨属(*Athyrium*)或鳞毛蕨科鳞毛蕨属(*Dryopteris*)植物,也有人认为是荚果蕨。[1]

2.《太乙仙制本草药性大全》:该书的"贯众"(图7)为一示意图,其根茎部被绘成狗状,其上抽出4片叶,仅绘出一叶为羽状。无可考。

3.《本草纲目》(金陵本):该书的"贯众"(图9)根茎粗大黑色,表面不平整,多须根。根茎上抽叶4片,二回羽裂。谢宗万考此图似为乌毛蕨科狗脊属狗脊*Woodwardia japonica*(L. f.)Sm.。[2]

4.《本草纲目》(钱本):该书的"贯众"(图10)未采金陵本的图,另行绘图。此图根茎无"贯众"的"一本而众枝贯之"的特点,为散乱的分支根。地上部分亦未见其"状如雉尾",更像是一茎独立,对生叶。因此该图根本不具备蕨类植物的基本特征。无可考。

5.《本草原始》:该书的"贯众"(图13)为药材图。一端尖锐,一端膨大。色黑(该书常用黑底表示),具有密集而整齐的叶柄残基。此与当今《中华本草》所载来源于鳞毛蕨科植物粗茎鳞毛蕨*Dryopteris crassirhizoma* Nakaid的贯众药材非常相似。

1 国家中医药管理局《中华本草》编委会:中华本草(2),上海:上海科学技术出版社,1999:195.

2 谢宗万:《本草纲目》图版的考察,见《李时珍研究论文集》,武汉:湖北科学技术出版社,1985:170.

6.《本草汇言》：该书的“贯众”（图15）也是药材图，但却是带着地上残茎的一大束根系，宛如多足蜘蛛。此非贯众的药材写生。来源不明。

7.《植物名实图考》：该书的“贯众”（图22）根茎直立，包裹其外的为众多针毛状的鳞片，下为须根。根茎抽出叶3片，叶柄有细毛状鳞片，单数一回羽状叶，叶片披针形，侧生羽片11对，互生，羽片背面有多数细点。此写生图据考可明确鉴定为鳞毛蕨科贯众属植物贯众*Cyrtomium fortunei* J. Sm.。[1]《纲目》张本即转绘此图。

8.《草木便方》：该书的“鸡脑壳”（图23）所绘粗大的根茎具有众多残存叶基及须根。有叶片4枚，叶柄可见细毛状物，单数一回羽状叶，侧生羽片5—7对，对生或互生。结合该书所载为四川草药及其名称，此图所示或亦为鳞毛蕨科贯众属植物贯众*C. fortunei* J. Sm.。谢宗万指出此种贯众非当今中药商品药材，在四川民间叫昏鸡头，作草药用。[1]此说与《草木便方》图23的名称相符。

【小结】

贯众是中国最古老的药物之一，以药用部分（根茎）的外形得名。因外形得名的药物若同类植物甚多，则很难确定其准确来源。古本草文字记载提示贯众来源于蕨类植物。《本草图经》“淄州贯众”可能是蹄盖蕨属或鳞毛蕨属植物。《本草纲目》金陵本所绘似为狗脊*Woodwardia japonica*（L. f.）Sm.。《本草原始》所绘药材可能来源于粗茎鳞毛蕨*Dryopteris crassirhizoma* Nakaid。《植物名实图考》《草木便方》所绘似为贯众*Cyrtomium fortunei* J. Sm.。

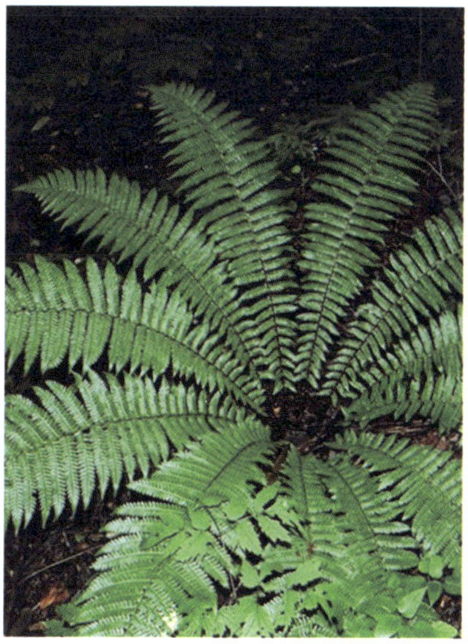

图 25　粗茎鳞毛蕨 *Dryopteris crassirhizoma*

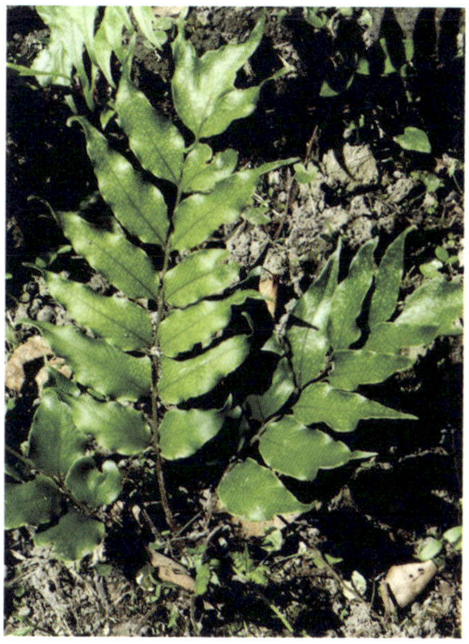

图 26　贯众 *Cyrtomium fortunei*

1　谢宗万：《本草纲目》图版的考察，见《李时珍研究论文集》，武汉：湖北科学技术出版社，1985：170.

12–19 巴戟天

【品图】

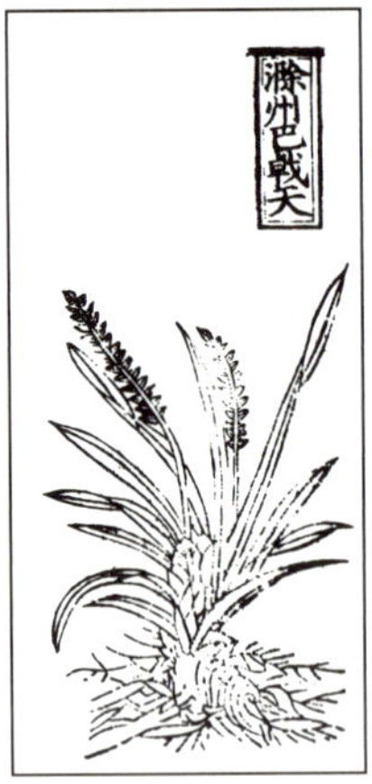

图 1 图经(大)·滁州巴戟天

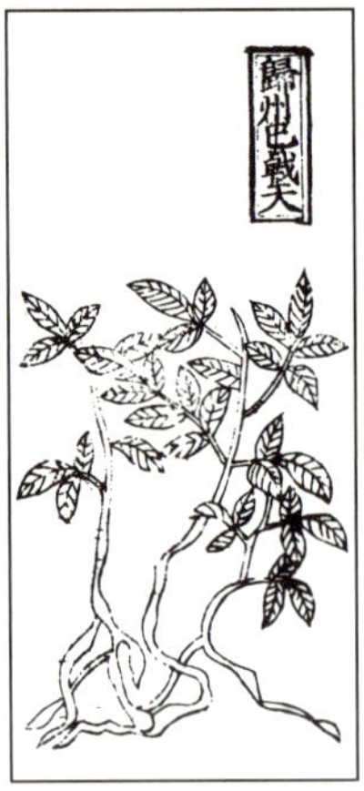

图 2 图经(大)·归州巴戟天

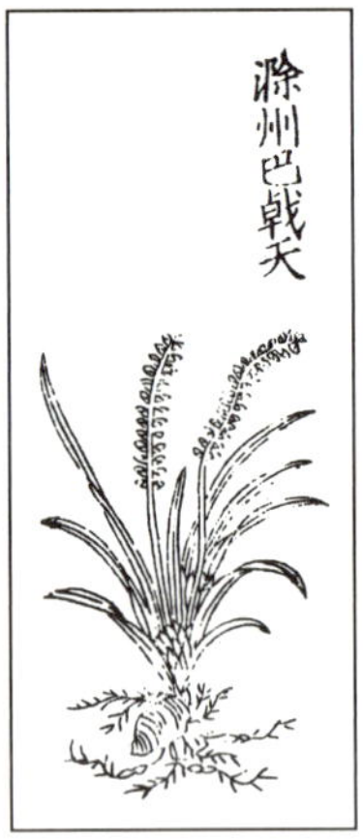

图 3 图经(政)·滁州巴戟天

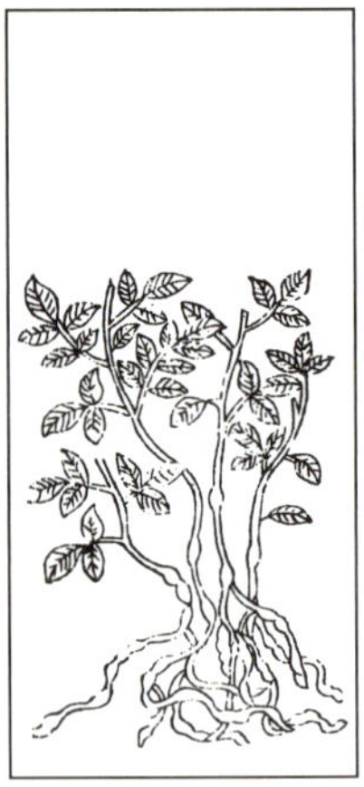

图 4 图经(政)·归州巴戟天

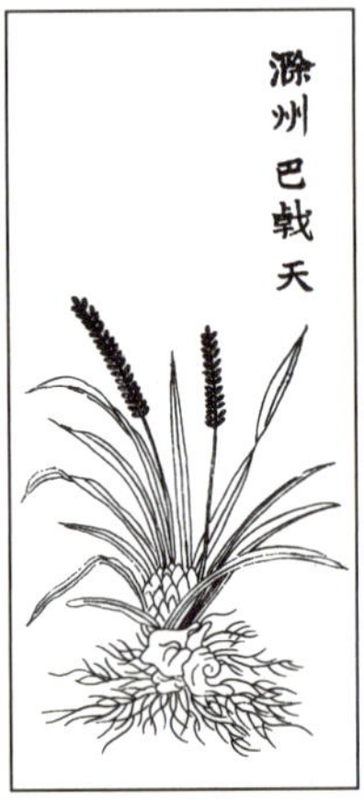

图 5 图经(绍)·滁州巴戟天

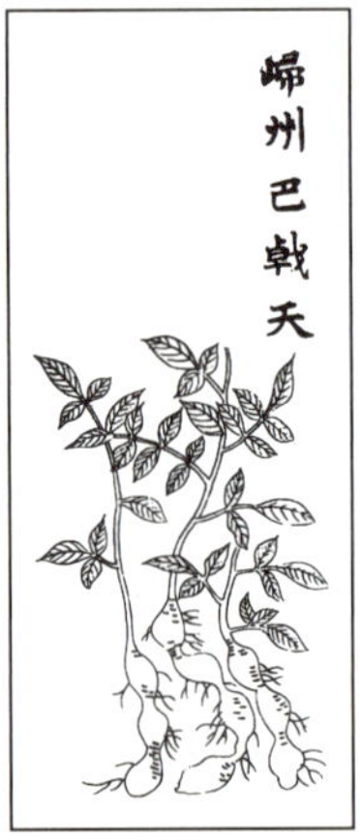

图 6 图经(绍)·归州巴戟天

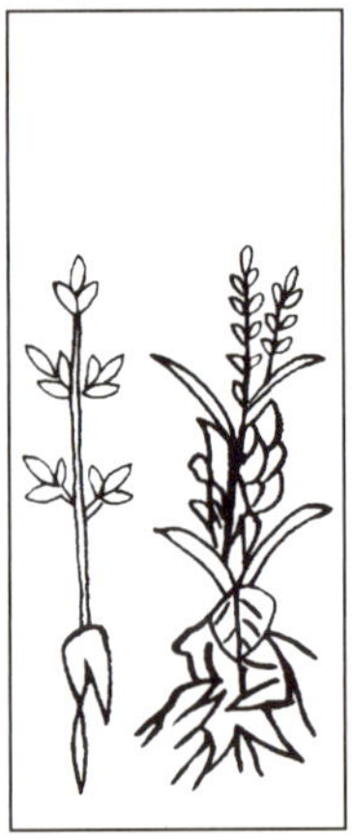

图 7 歌括·巴戟天

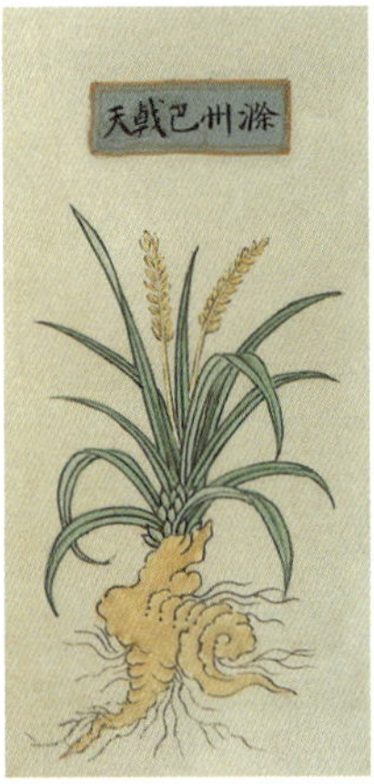

图 8 品汇·滁州巴戟天

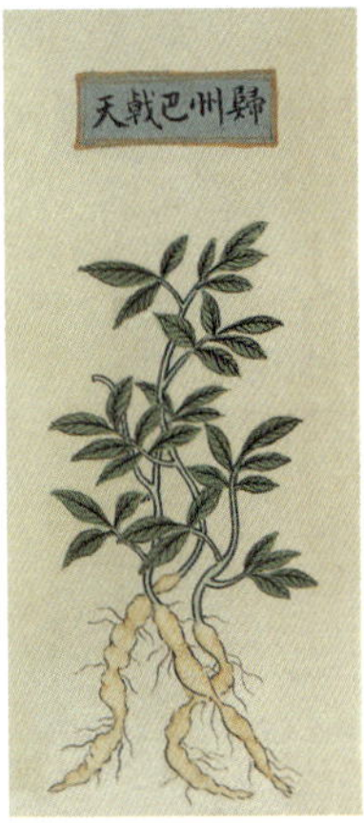

图 9 品汇·归州巴戟天

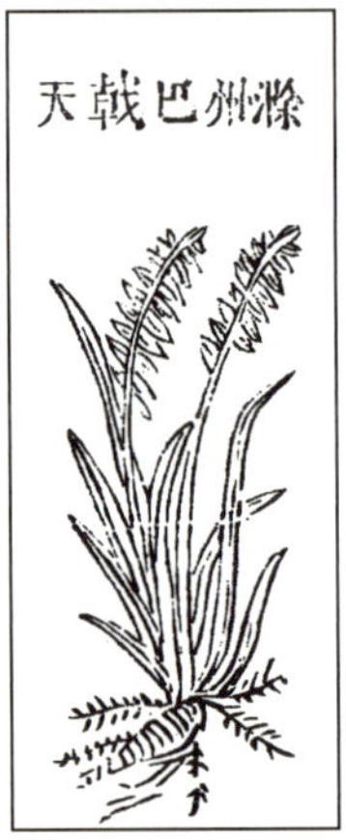

图 10 蒙筌·滁州巴戟天

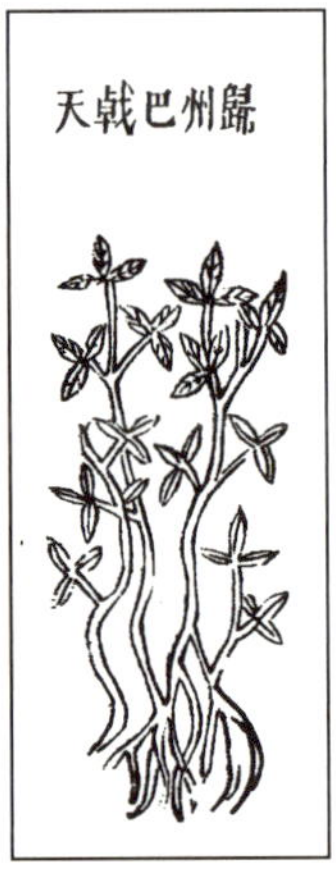

图 11 蒙筌·归州巴戟天

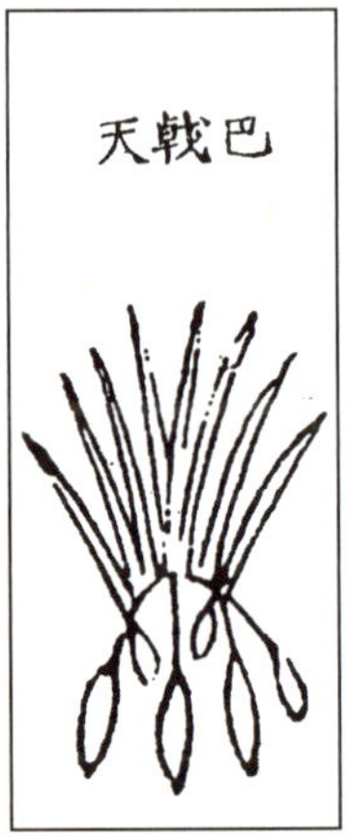

图 12 太乙·巴戟天

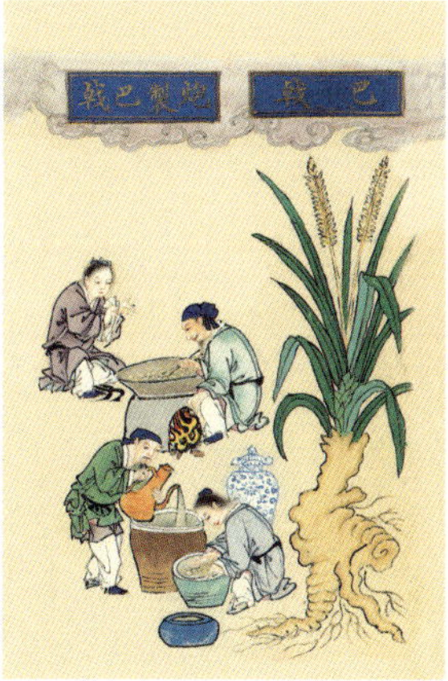

图 13　雷公·巴戟、炮制巴戟

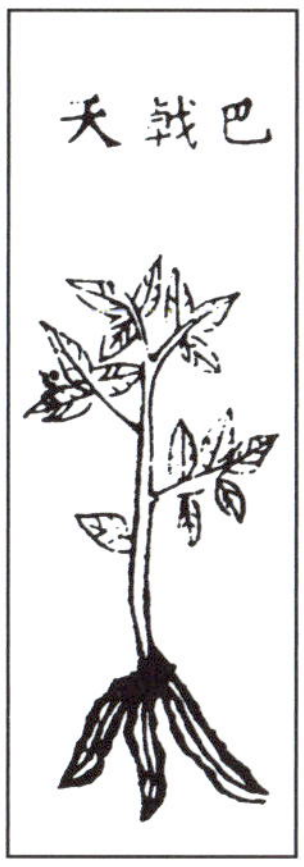

图 14　纲目(金)·巴戟天

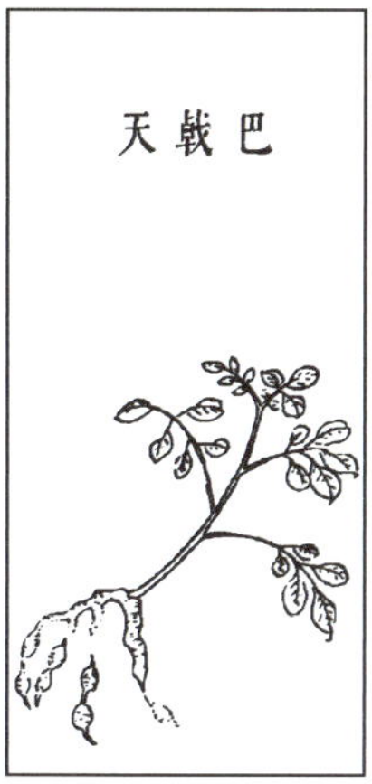

图 15　纲目(钱)·巴戟天

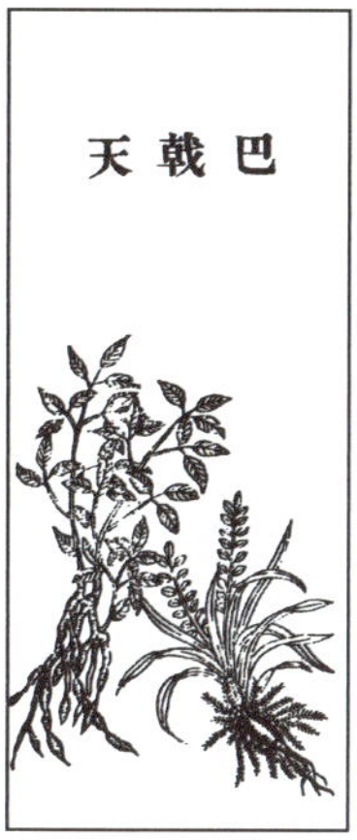

图 16　纲目(张)·巴戟天

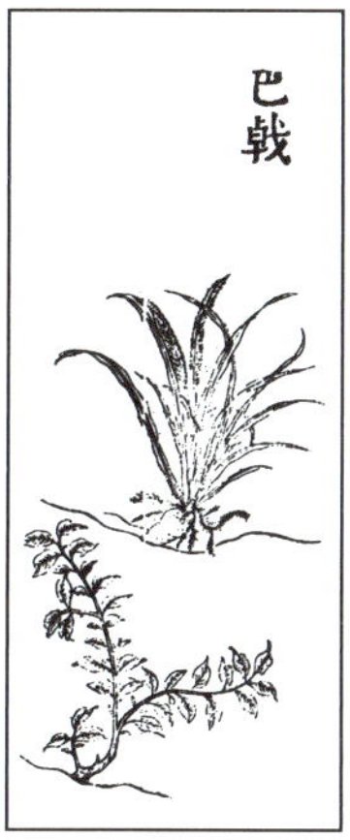

图 17　三才·巴戟

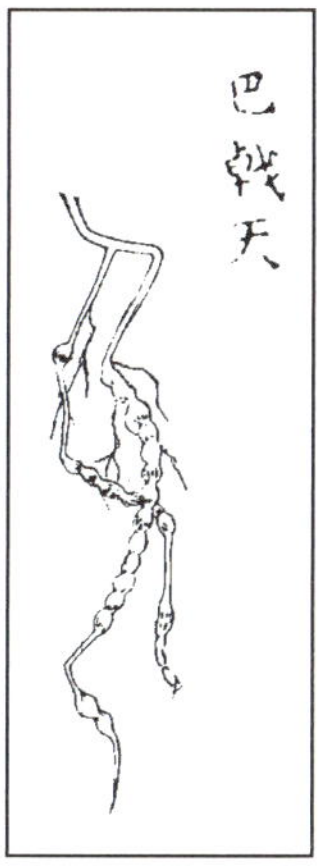

图 18　原始·巴戟天

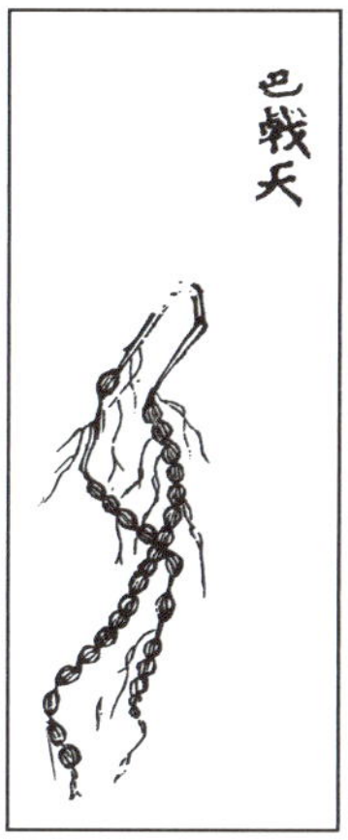

图 19　汇言·巴戟天

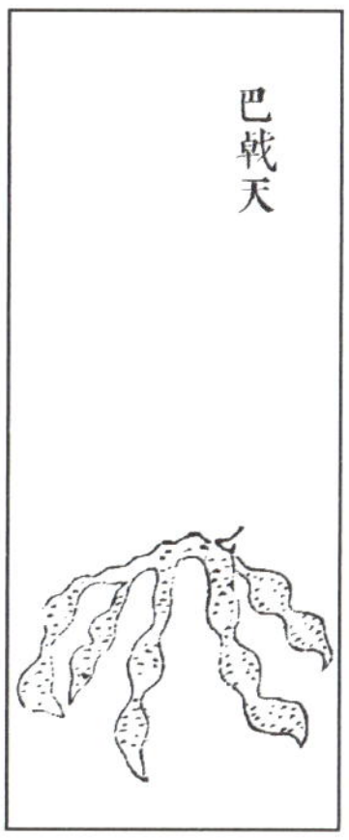

图 20　本草汇·巴戟天

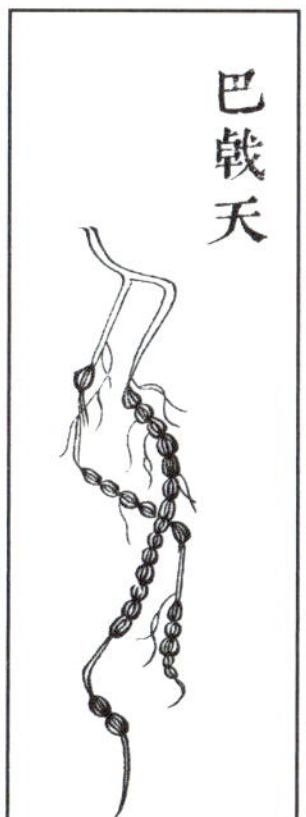

图 21　类纂·巴戟天

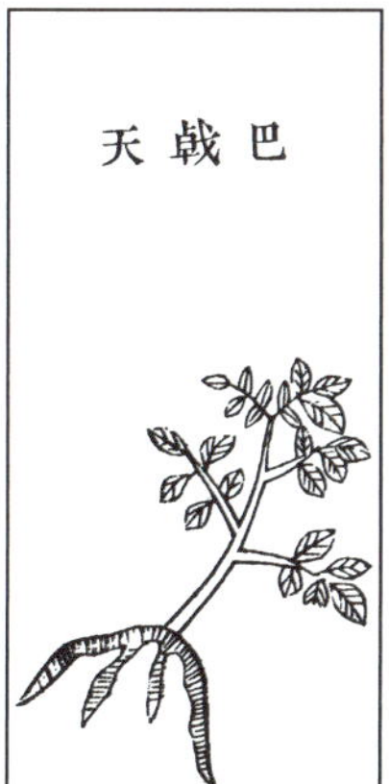

图 22　备要·巴戟天

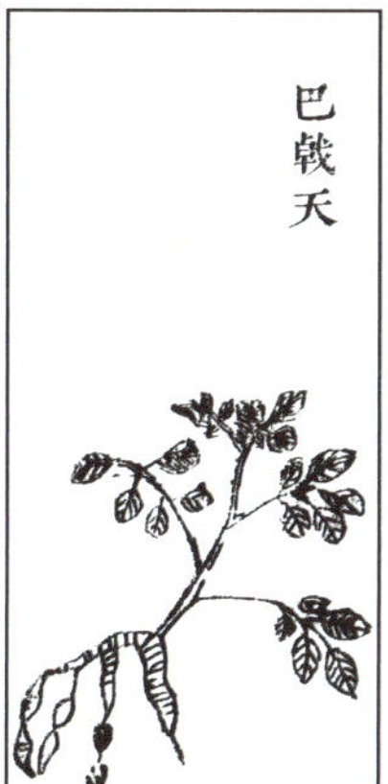

图 23　求真·巴戟天

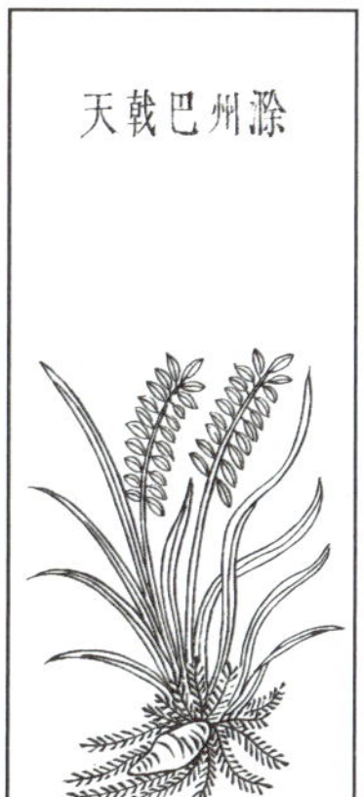

图 24　草木典·滁州巴戟天

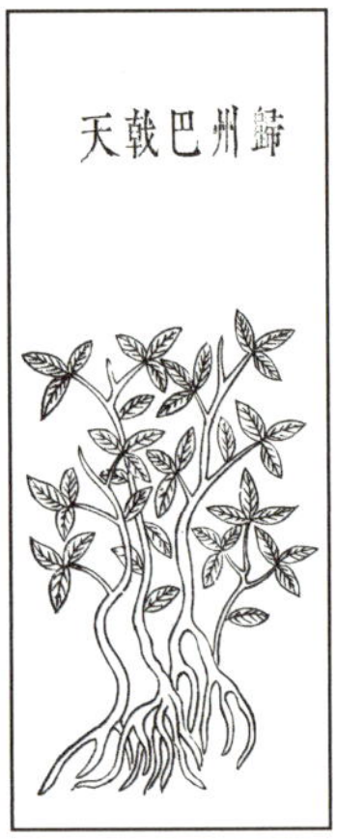

图25 草木典·归州巴戟天

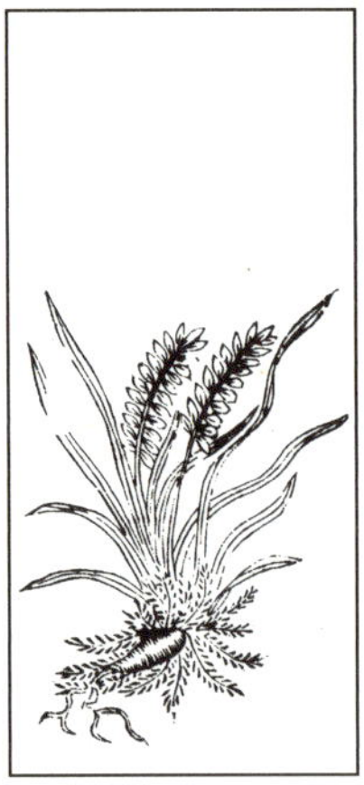

图26 图考·滁州巴戟天

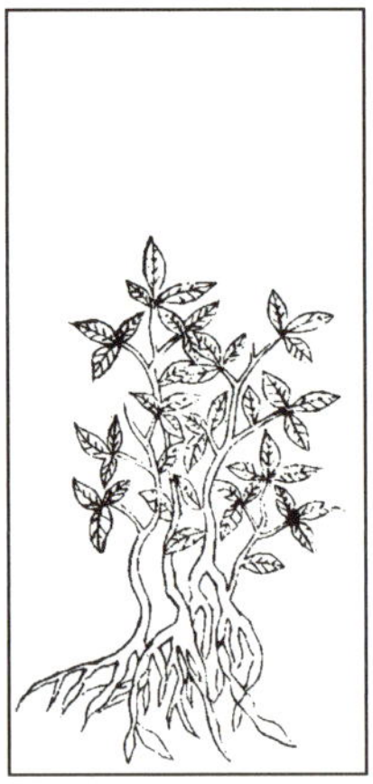

图27 图考·归州巴戟天

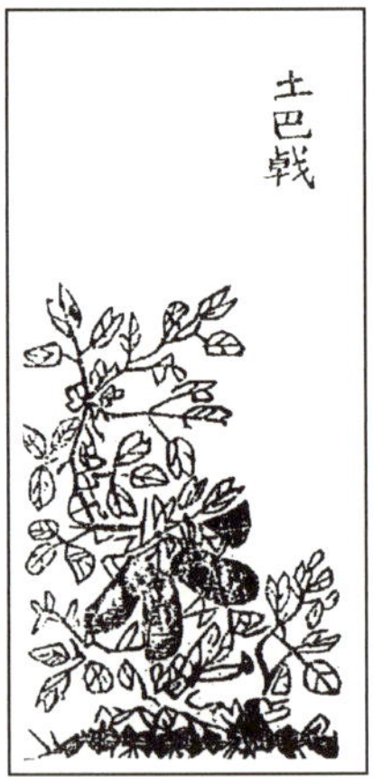

图28 便方·土巴戟

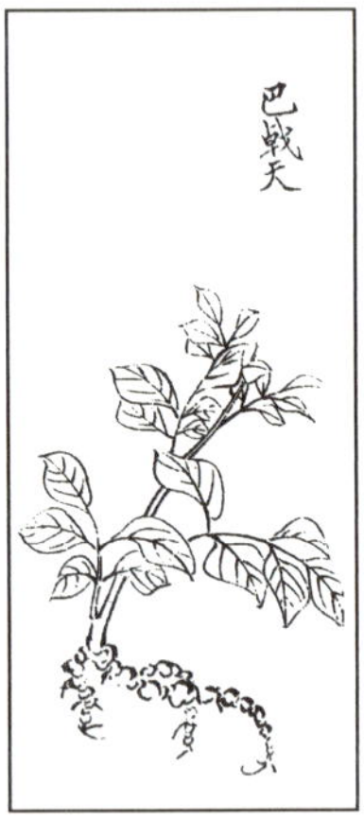

图29 图说·巴戟天

本品29图，取自22书，其中3幅彩图。有承继关系及仿绘图可分以下2个书类。

《本草图经》：该书的“滁州巴戟天”“归州巴戟天”图分别存于《大观本草》（图1、2）、《政和本草》（图3、4）、《绍兴本草》（图5、6）中。此三书的图形大同小异，其间异同见下“鉴药”项。今以《政和》图3、图4为《图经》图的代表。

仿绘《图经》的墨线图有：《本草歌诀》“巴戟天”（图7），该图将《图经》二图合并绘入一图中，右为滁州巴戟天，左为归州巴戟天，均大加简化；《本草蒙筌》“滁州巴戟天”（图10）、“归州巴戟天”（图11）仿绘时亦加缩减；《太乙雷公本草药性大全》“巴戟天”（图12）类似《图经》“滁州巴戟天”（图3），但未绘花序，根部绘数个块根，整体颇类麦门冬形；《本草纲目》金陵本“巴戟天”（图14）系仿绘《图经》“归州巴戟天”（图4），但茎叶简化，根部的念珠状不明显，仅根中间绘一线，示意有木心。《纲目》钱本“巴戟天”（图15）未取金陵本图14，直接仿绘《图经》“滁州巴戟天”图，枝叶亦简化，但茎秆右倾，数条根呈念珠状抽缩明显；此后仿绘《纲目》钱本图15者有《本草备要》“巴戟天”（图22）、《本草求真》“巴戟天”（图23）、《简明本草图说》“巴戟天”（图29）。另《本草汇》“巴戟天”（图20）乃截取《纲目》钱本图15的根部自成一图。《纲目》张本“巴戟天”（图16）将《图经》2图合绘于一图之中，右为滁州巴戟，根成纺锤体状，左为归州巴戟，均略有润饰。《三才图会》“巴戟”（图17）亦将《图经》2图合绘于一图中，各添土地背景，掩埋根部，地上茎叶有所修润。《古今图书集成·草木典》“巴戟图”将《图经》二图并排仿绘。因此图小拥挤，今分成“滁州巴戟天”（图24）、“归州巴戟天”（图25）。《植物名实图考》图26、图27则系仿绘自《草木典》2图。

仿绘《图经》的彩色本草图有《本草品汇精要》的2幅同名图。其中“滁州巴戟天”（图8）除将花序通体敷以黄色外，还将根部绘成色黄多节的根茎状，与《图经》图3相差甚大。“归州巴戟天”（图9）无大改变，但念珠状根似乎更接近药材实际形状。另《补遗雷公炮制便览》在一图页（图13）中绘“巴戟”“炮制巴戟”2图，右边的“巴戟”图仿《图经》“滁州巴戟天”图，夸张地绘一高大巴戟图。

《本草原始》：该书的“巴戟天”（图18）仿绘图有《本草汇言》“巴戟天”（图19），但将根部阴刻；《本草纲目类纂必读》“巴戟天”（图21）仿绘时将念珠状画得更似真正的念珠。

以上29图中，除24幅属仿绘图外，还有5幅原创图（图3、4、13、18、28），详见下“鉴药”项。

【文录】

《别录》（见《证类》卷6“巴戟天”） 生巴郡及下邳山谷。二月、八月采根，阴干。

梁《本草经集注》（同上） 陶隐居云：今亦用建平、宜都者，状如牡丹而细，外赤内黑，用之打去心。

唐《唐本草》（同上）《唐本》注云：巴戟天苗，俗方名三蔓草。叶似茗，经冬不枯，根如连珠，多者良，宿根青色，嫩根白紫，用之亦同。连珠肉厚者为胜。

吴越《日华子》（同上）《日华子》云……又名不凋草，色紫如小念珠。有小孔子，坚硬难捣。

宋《本草图经》（同上） 巴戟天，生巴郡及下邳山谷，今江淮、河东州郡亦有之，皆不及蜀州者佳。叶似茗，经冬不枯，俗名三蔓草，又名不凋草。多生竹林内。内地生者，叶似麦门冬而厚大，至秋结实。二月、八月采根，阴干，今多焙之。有宿根者青色，嫩根者白色，用之皆同，以连珠肉厚者胜。今方家多以紫色为良。蜀人云：都无紫色者，彼方人采得，或用黑豆同煮，欲其色紫。此殊失气味，尤宜辨之。一说蜀中又有一种山律根，正似巴戟，但色白。土人采得，以醋水煮之乃紫，以杂巴戟，莫能辨也。真巴戟嫩者亦白，干时亦煮治使紫。力劣弱，不可用。今两种，市中皆是。但击破视之，其中紫而鲜洁者，伪也。真者击破，其中虽紫，又有微白糁如粉色，理小暗也。

宋《本草衍义》卷7“巴戟天” 巴戟天本有心，干缩时偶自落，或可以抽摘，故中心或空，非自有小孔也。今人欲要中间紫色，则多伪以大豆汁沃之，不可不察。外坚难染，故先从中间紫色。

明《本草纲目》卷12“巴戟天”【释名】三蔓草。【时珍曰】名义殊不可晓。

【鉴药】

“巴戟天”首见《本经》，名义不详。古今皆用本品壮阳益精、强筋骨，安五藏。但本品的来源从古至今尚有争议。

梁·陶弘景描述其药用部位为木质根，“状如牡丹而细，外赤内黑，用之打去心”。其中“外赤内黑”是指根肉，“打去心”是指打去木质心。《唐本草》描述甚详：“巴戟天苗，俗方名三蔓草。叶似茗，经冬不枯，根如连珠，多者良，宿根青色，嫩根白紫，用之亦同。连珠肉厚者为胜。”观此则本品当为常绿植物，最大的特征是“根如连珠”“连珠肉厚者为胜”。别名“三蔓草”，不等于“三叶草”，意义欠明。《日华子》言巴戟“又名不凋草”，与《唐本草》所述“经冬不枯”相似；又云“色紫如小念珠。有小孔子，坚硬难捣”，提示根外形为念珠状膨大，根色为紫色。

本品产地《别录》记载为巴郡（今重庆一带）、下邳（今江苏睢宁）。梁·陶弘景时建平（辖今重庆、湖北秭归一带）、宜都（今湖北宜昌）亦产。至北宋则江淮、河东（今山西）州郡亦有，但都不如蜀州（今四川崇州）产者佳。说明自古以来巴戟天多产于今四川、重庆及湖北西部一带。宋《图经》记载“内地生者，叶似麦门冬而厚大”，此为伪品。因其时医家“多以紫色为良”，故蜀人“用黑豆同煮，欲其色紫”。也有人将“山律根”“以醋水煮之乃紫，以杂巴戟”。其辨别法：“但击破视之，其中紫而鲜洁者，伪也。真者击破，其中虽紫，又有微白惨如粉，色理小暗也。”北宋末寇宗奭认为《日华子》所谓巴戟“有小孔子”，是因为“巴戟天本有心，干缩时偶自落，或可以抽摘，故中心或空，非自有小孔也”。故根的木质心脱落形成导致根肉有小孔，也成了鉴别要点。

总之，以上诸家所载多集中在根的外形（念珠状）、根“肉”（截面紫色）、根“心”（木质心脱落形成的孔）这三方面。植株形态描述则过简，故迄今很难考证出古代传统的巴戟天来源。[1]

据记载，现代《中华人民共和国药典》规定的巴戟天为茜草科巴戟天属植物巴戟天*Morinda officinalis* How。其依据是1958年侯宽昭教授对市售巴戟商品来源的调研结果。[2]此种巴戟天主产广东、广西，不产四川。其根粗壮，肉厚色紫，有深陷的横纹，或成缢缩状，有木质心，与古代本草文字记载的巴戟天根形一致，但植物形态与古本草插图并不相同。

1.《本草图经》：该书的“滁州巴戟天”（《政和》图3）地下部分有一特别膨大如芋的根茎，须根多数，末端有数个纺锤形小块根。《大观》图1、《绍兴》图5的图与《政和》图3成水平镜像（左右反向），形态亦略有差异。此图叶基有簇生鳞片状

1　谢宗万：《中药材品种论述》上册，上海：上海科学技术出版社，1980：282.

2　国家中医药管理局《中华本草》编委会：《中华本草》（6），上海：上海科学技术出版社，1999：448.

残茎，剑形叶，有中脉，基生成丛。花葶高于叶，总状花序，具花20余朵，不作缠绕状分布。滁州（今属安徽）巴戟天图所示，日本学者中尾万三认为是兰科绶草属植物盘龙参*Spiranthes spiralis* Makino（*S. sinensis*（Pers.）Ames）。赵燏黄、难波恒雄考作大戟科*Euphorbia chamaesyce* Gaertn.及其变种。[1]但这些植物与“滁州巴戟天”图仍有一定差异，且根无“小孔”，非念珠状，色不紫，与古本草文字记载全不符合。

“归州巴戟天”（图4）绘4株植物，其根有分枝，较粗，中间近似念珠状膨大（《绍兴》图6尤夸大根的念珠状）。地上部分柔弱而长（已截去上端枝叶）。叶为单叶、三小叶至奇数羽状复叶，小叶椭圆形。归州即今湖北秭归。徐利国考为木兰科五味子属植物铁箍散*Schisandra propinqua*（Wall.）Baill. var. *sinensis* Oliv.，但谢宗万认为本种的根并非念珠状。另茜草科虎刺属植物四川虎刺*Damnacanthus officinarum* Huang的根，现代曾在湖北恩施作巴戟天用。其根呈念珠状，产地也符合，但地上部分的形态与“归州巴戟天”不符。[3]在图、文不一致的情况下，取舍的基础是古代药家的实践。古本草文字对药用的根描述甚详细，从外到里均有明确的鉴别要点。但《图经》的图多出自各地，画图者水平不一，各地区用药种类不同，因而不可拘执于图形所示。《图经》“滁州巴戟天”图为伪品，“归州巴戟天”图也不能排除为地区用药。故与当今所用巴戟天同科属、根部特征又符合古本草文字形态、产地记载的四川虎刺，确有可能是古代巴戟天的正品。

2.《补遗雷公炮制便览》：该书的图13 右为仿绘“滁州巴戟天”的“巴戟”植物图。左为“炮制巴戟”图，乃按雷公炮炙法绘成。《雷公炮炙论》载：“凡使，须用枸杞子汤浸一宿，待稍软漉出，却用酒浸一伏时，又漉出，用菊花同熬令焦黄，去菊花，用布拭令干用。”其图有4人，从右下依次向左上，每人承担一个工序，依次为：汤浸、酒浸、熬焦、拭干。

3.《本草原始》：该书的“巴戟天”（图18）为药材图，绘两念珠状非常明显的根。该书绘图者一般不仿绘其他书的图，多据实物写生。但此根念珠过于规整，也不排除是取《图经》“滁州巴戟天”之意而加润饰而成。因无地上部分，难考其源。

4.《草木便方》：该书的“土巴戟”（图28）为四川民间所用。根形不明显，无法确定是否有念珠状。植株蔓生，小叶3枚者居多。图中有4个大黑色块。按现代重庆曾以木通科植物白木通*Akebia trifoliata*（Thunb.）Koidz. var. *australis* Diels Rehd作“土巴戟”用。[2]若果如此，则图中4黑块有可能是其果实，长圆形。《本草纲目图考》认为此种“土巴戟”根色不紫，不呈念珠状，大约是《本草图经》提到用作巴戟天伪品的山律根。[3]此说诚是。蜀产山律根地上部分形似归州巴戟，但根色白，用醋水

1　谢宗万：《中药材品种论述》上册，上海：上海科学技术出版社，1980：281.
2　谢宗万：《中药材品种论述》上册，上海：上海科学技术出版社，1980：280.
3　王家葵、蒋淼、胡颖翀：《本草纲目图考》，北京：科学出版社，2017：378.

煮之发紫，故可冒充巴戟。

【小结】

巴戟天虽是中国最早的药物之一，但因古本草多载其根的特征，疏于原植物形态，故难以鉴定其源。《本草图经》“滁州巴戟天”“归州巴戟天”图、《草木便方》“土巴戟”图，因与文字记载不尽吻合，故现代有多种考证意见。疑此古本草3图均为当时之伪品或地区用药，无法作为考察正品的唯一依据。现代巴戟天来源为茜草科植物巴戟天*Morinda officinalis* How，其根的形、色与古本草文字记载同，惟产地不同。与其同科的四川虎刺*Damnacanthus officinarum* Huang，其根形色、产地都符合古本草记载，至今仍有局部地区用作巴戟天，因此，四川虎刺有可能就是古代巴戟天的正品来源。

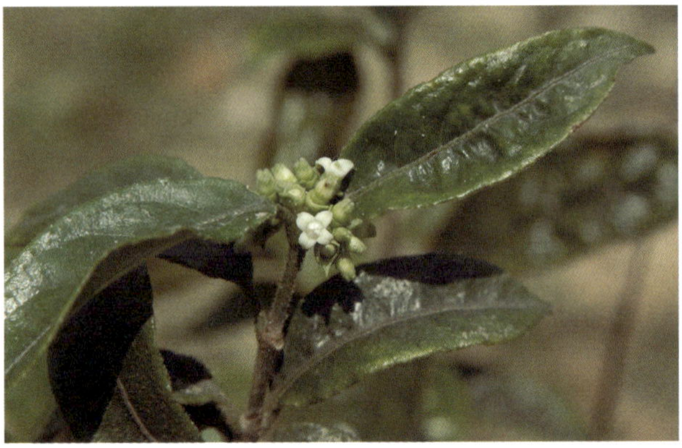

图 30　巴戟天 *Morinda officinalis*

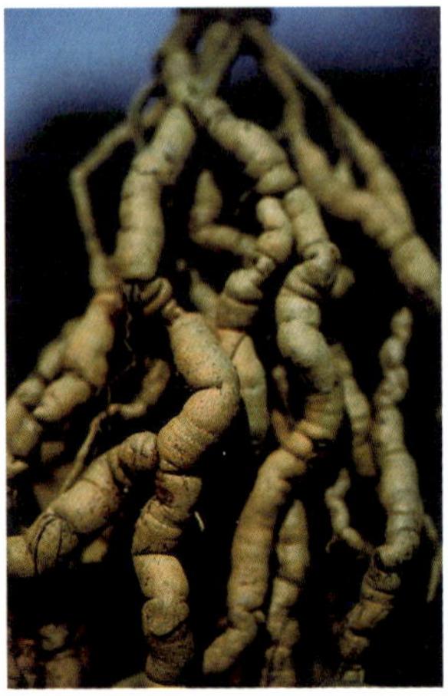

图 31　巴戟天 *Morinda officinalis* 根

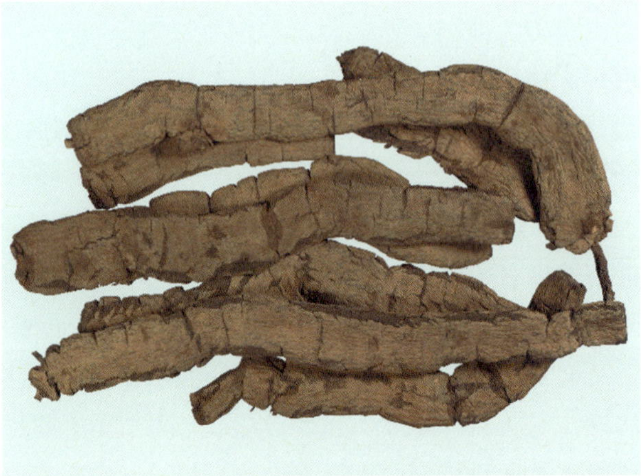

图 32　巴戟天药材图

12-20　远志

【品图】

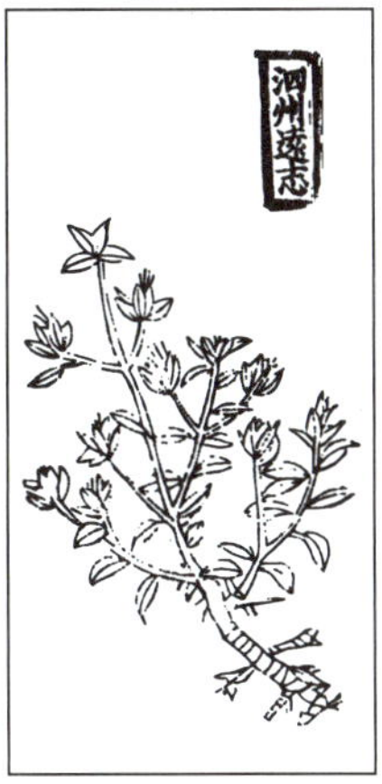

图1　图经（大）·泗州远志

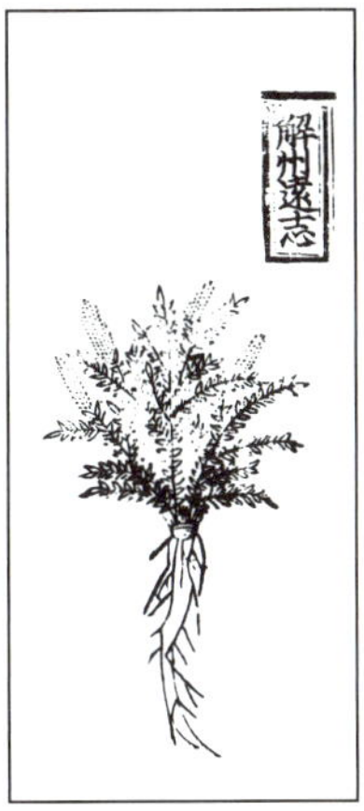

图2　图经（大）·解州远志

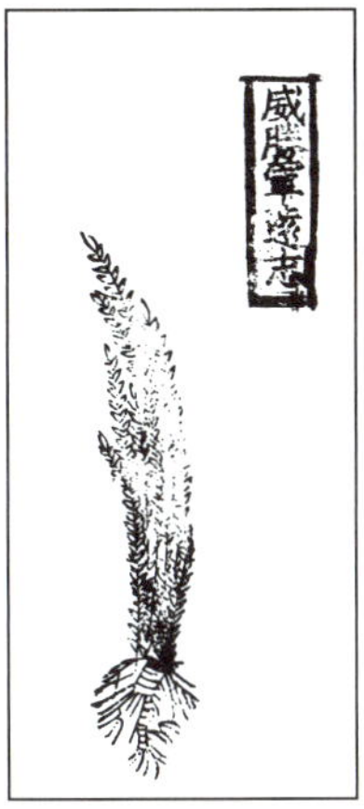

图3　图经（大）·威胜军远志

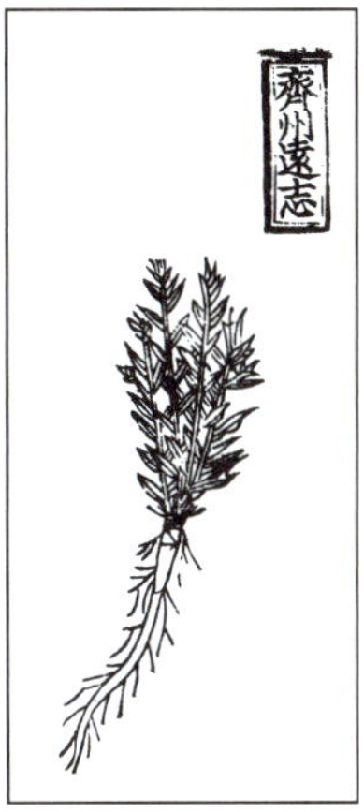

图4　图经（大）·齐州远志

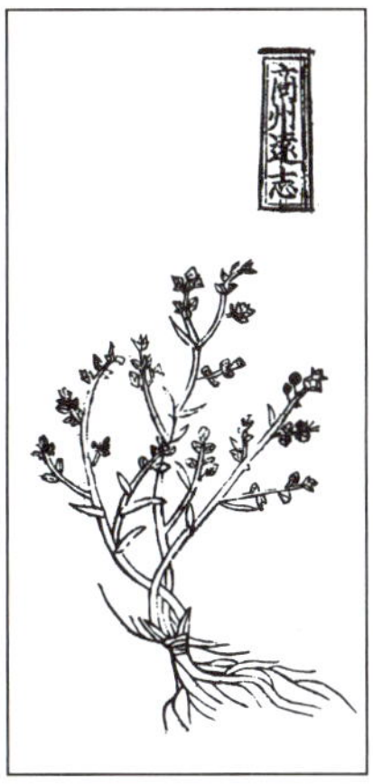

图5　图经（大）·商州远志

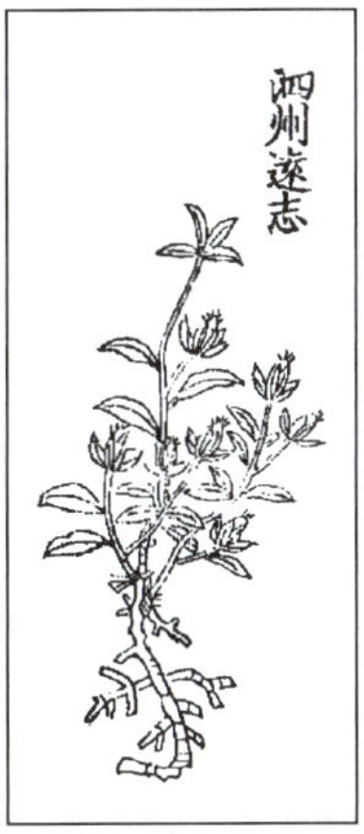

图6　图经（政）·泗州远志

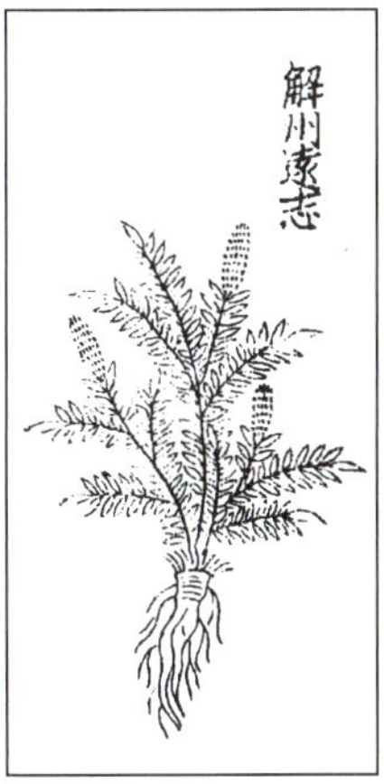

图7　图经（政）·解州远志

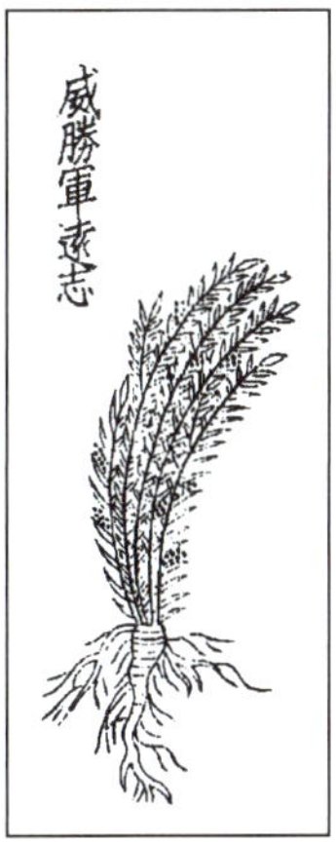

图8　图经（政）·威胜军远志

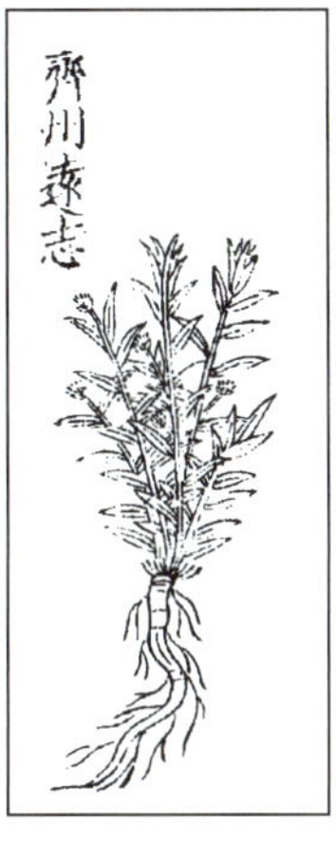

图9　图经（政）·齐州远志

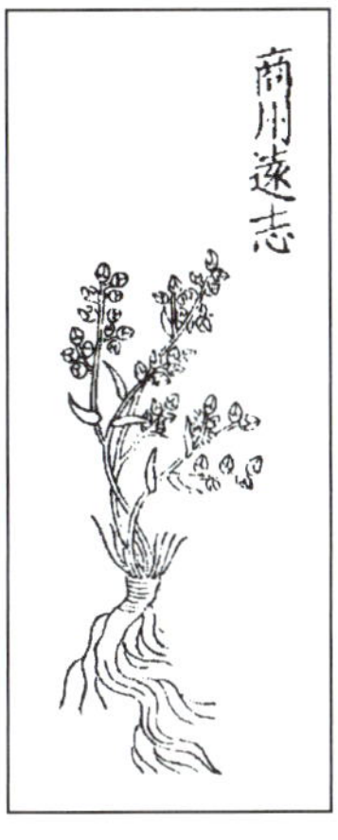

图10　图经（政）·商州远志

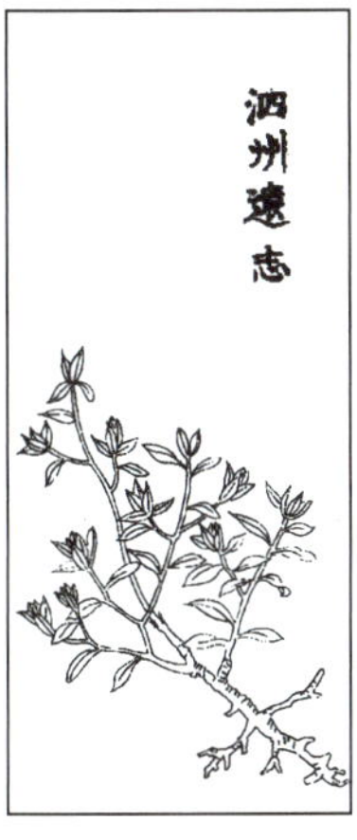

图11　图经（绍）·泗州远志

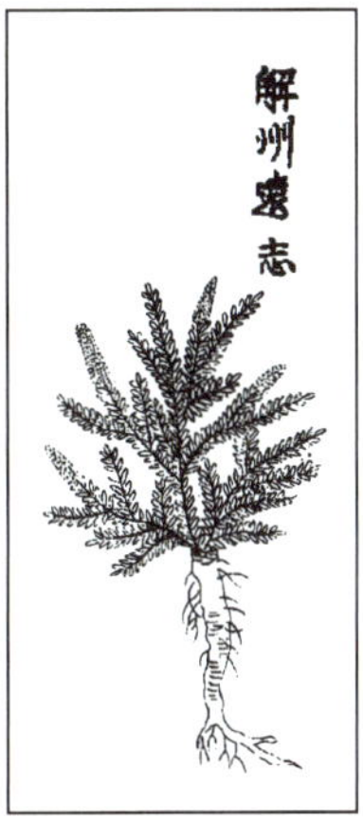

图12　图经（绍）·解州远志

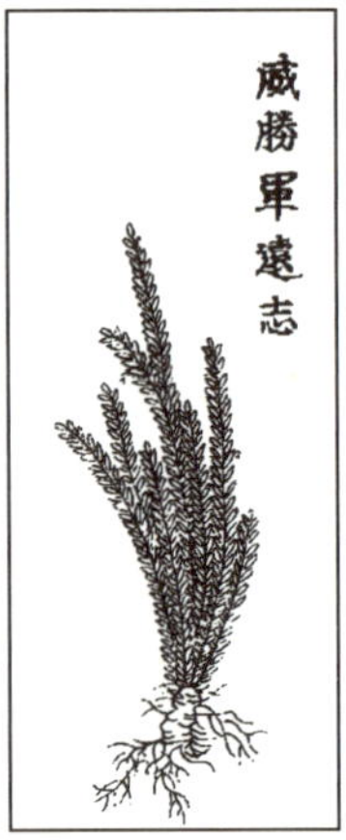

图 13 图经(绍)·威胜军远志

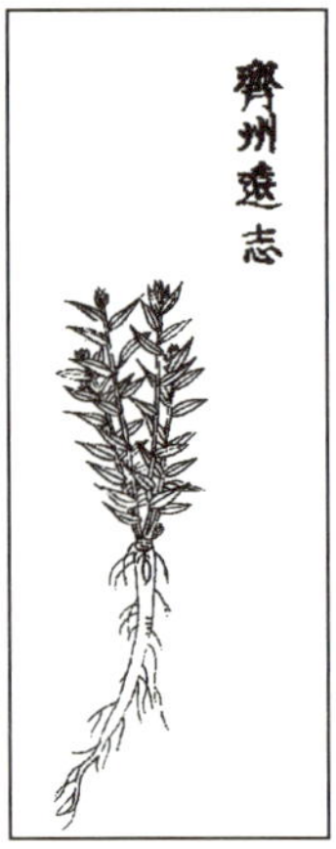

图 14 图经(绍)·齐州远志

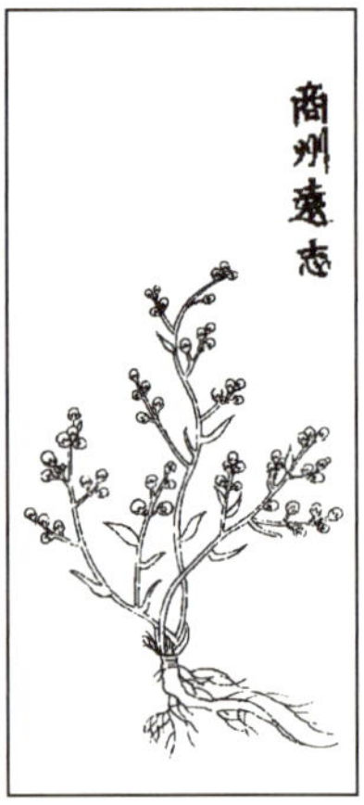

图 15 图经(绍)·商州远志

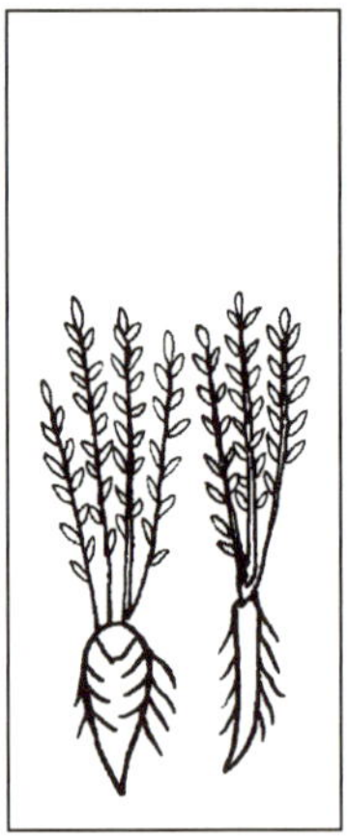
图 16 歌括·远志

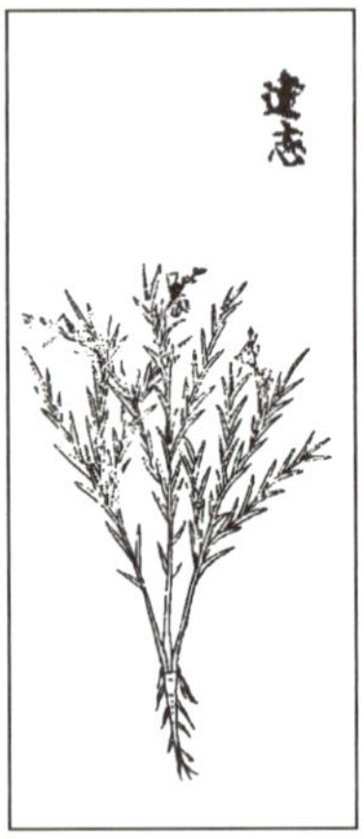

图 17 救荒·远志

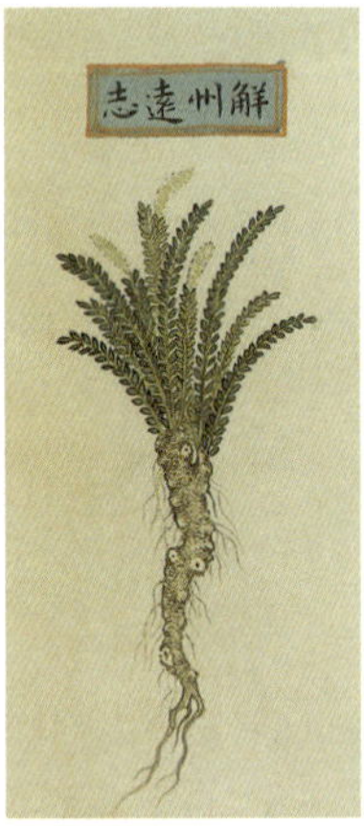

图 18 品汇·解州远志

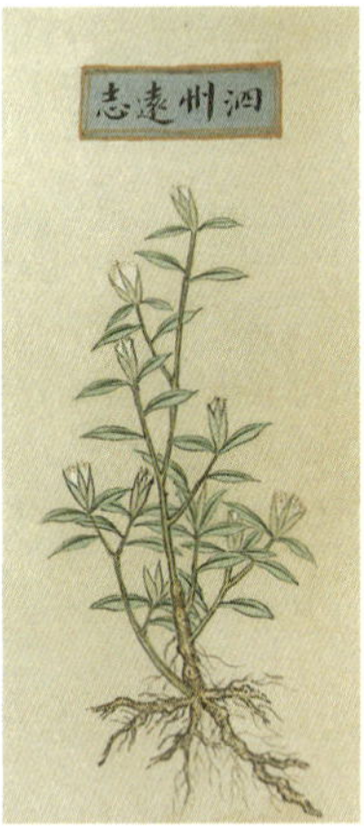

图 19 品汇·泗州远志

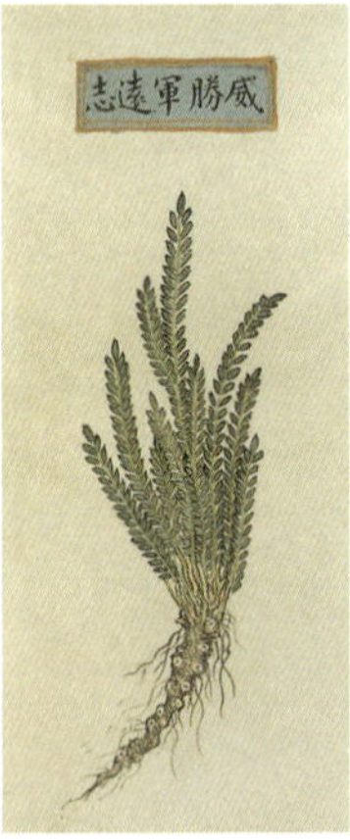

图 20 品汇·威胜军远志

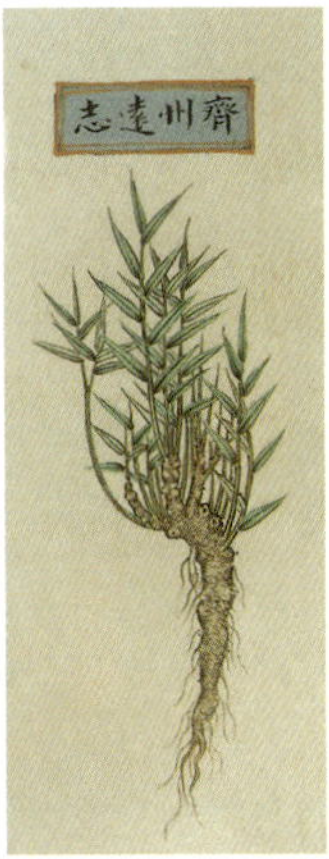

图 21 品汇·齐州远志

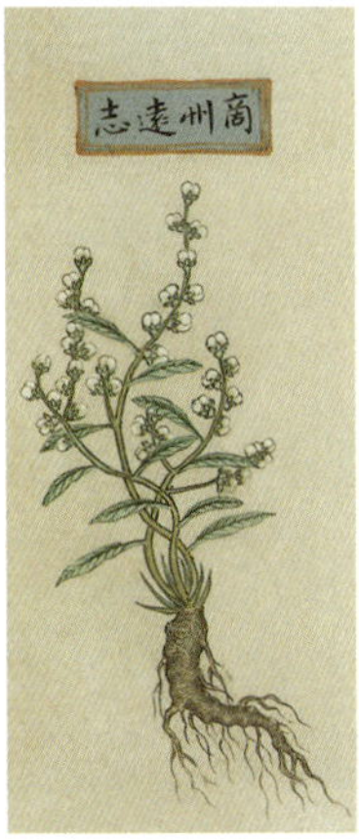

图 22 品汇·商州远志

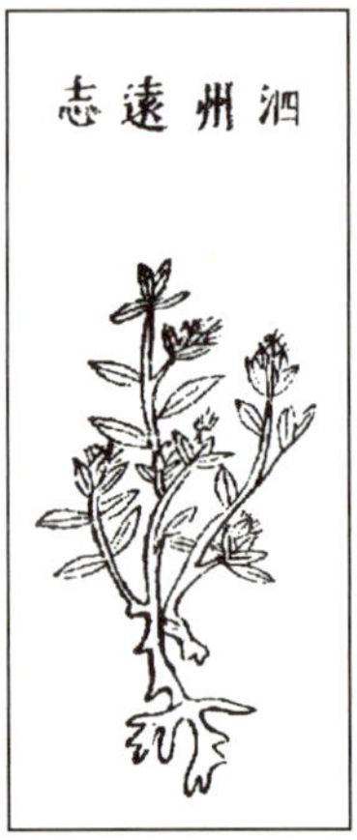

图 23 蒙筌·泗州远志

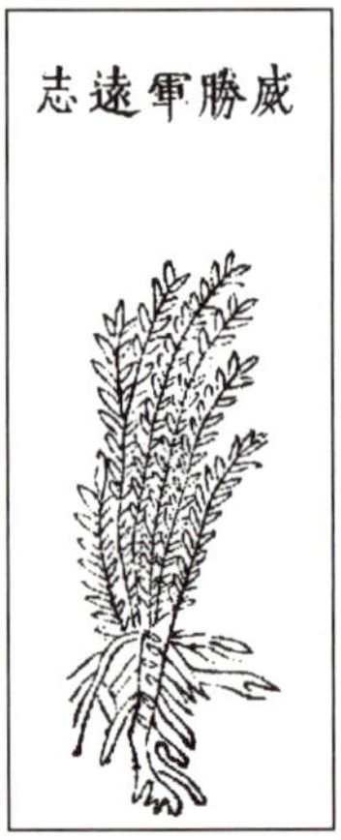

图 24 蒙筌·威胜军远志

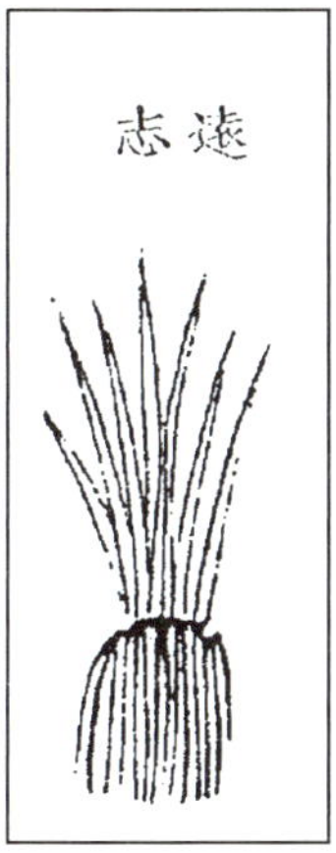

图 25　太乙·远志

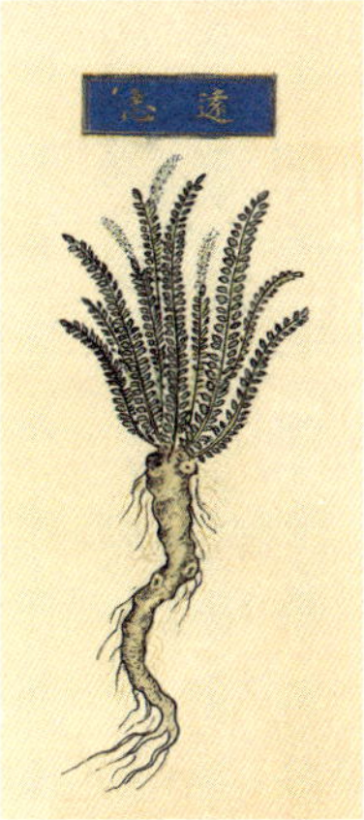

图 26　雷公·远志

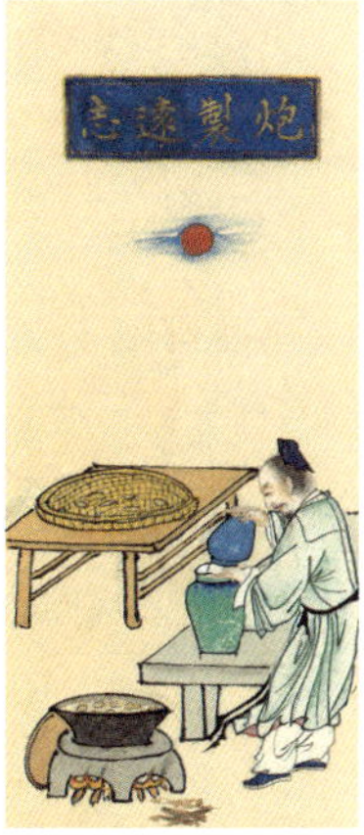

图 27　雷公·炮制远志

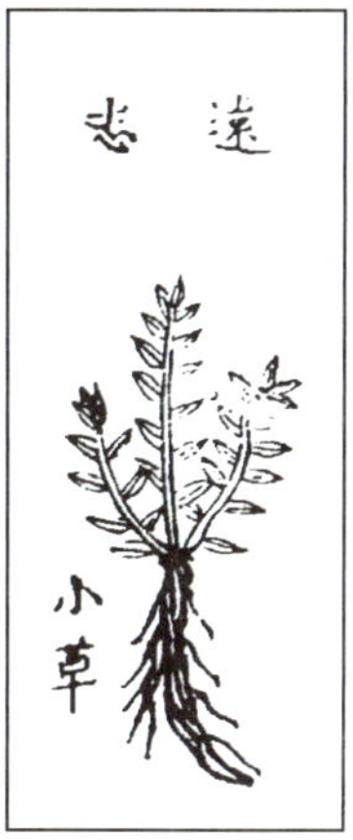

图 28　纲目(金)·远志

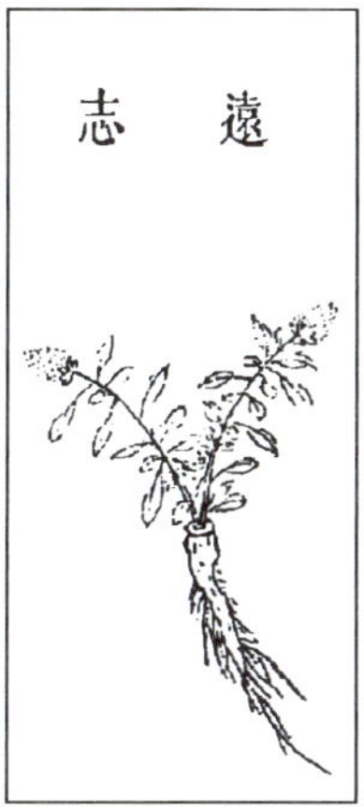

图 29　纲目(钱)·远志

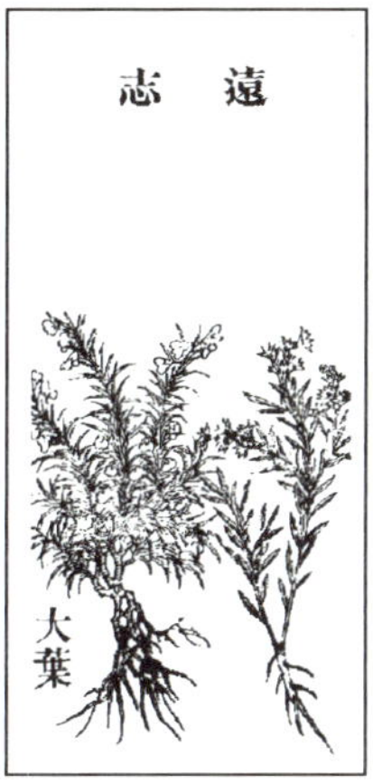

图 30　纲目(张)·远志

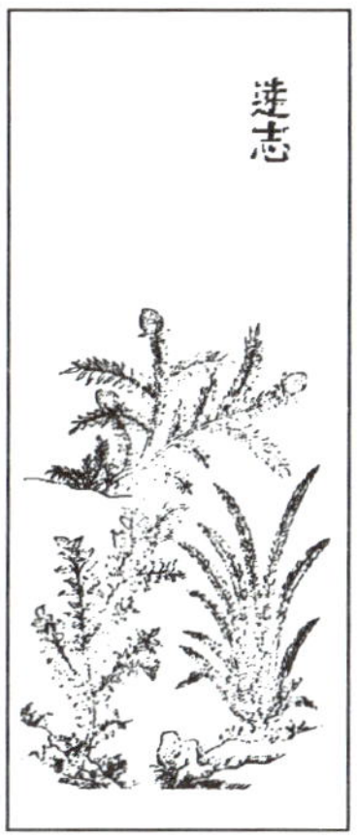

图 31　三才·远志

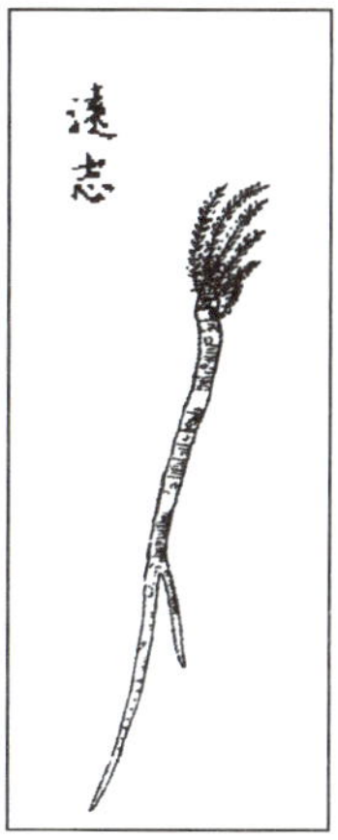

图 32　原始·远志

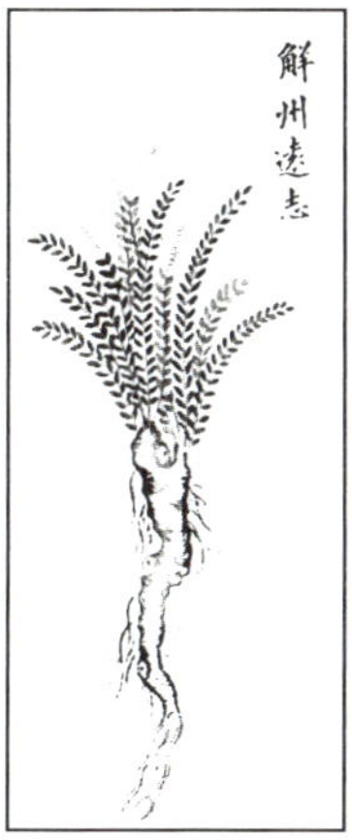

图 33　金石·解州远志

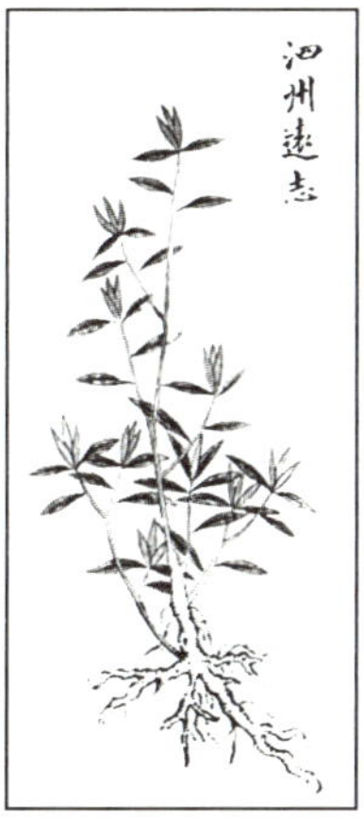

图 34　金石·泗州远志

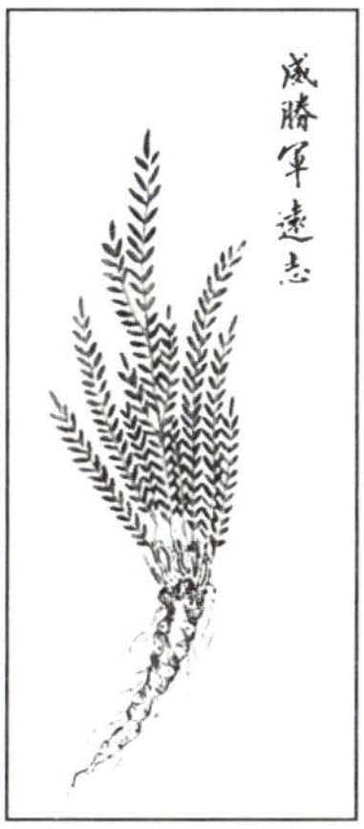

图 35　金石·威胜军远志

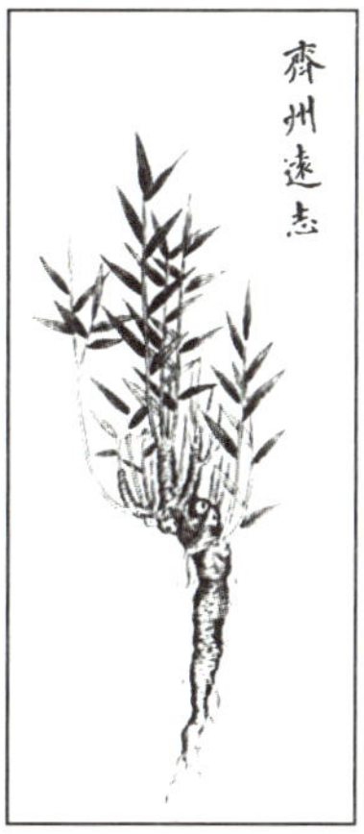

图 36　金石·齐州远志

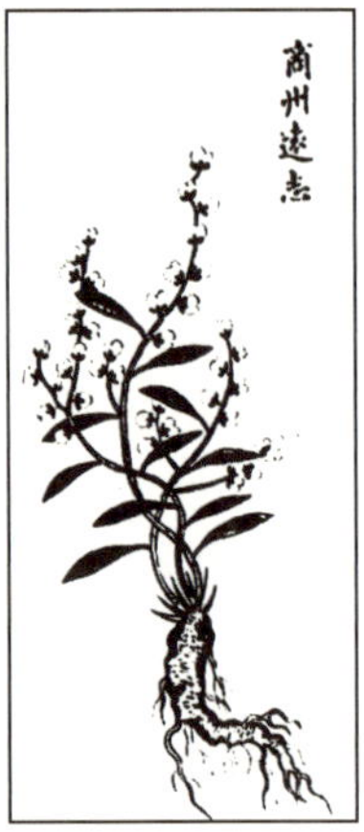

图 37 金石·商州远志

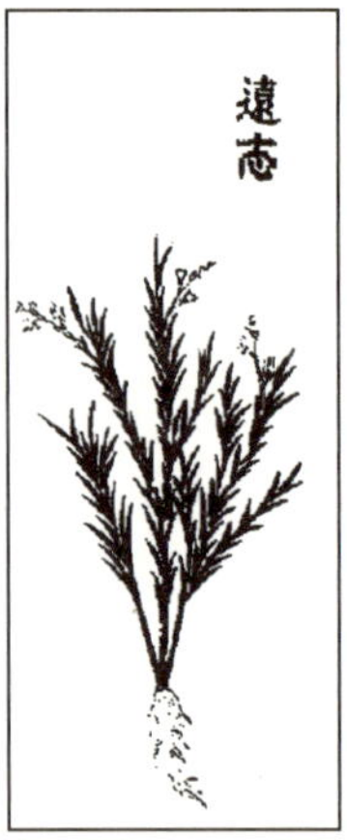

图 38 博录·远志

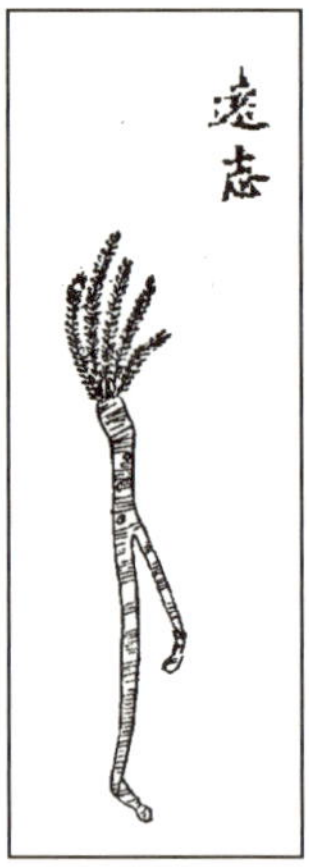

图 39 汇言·远志

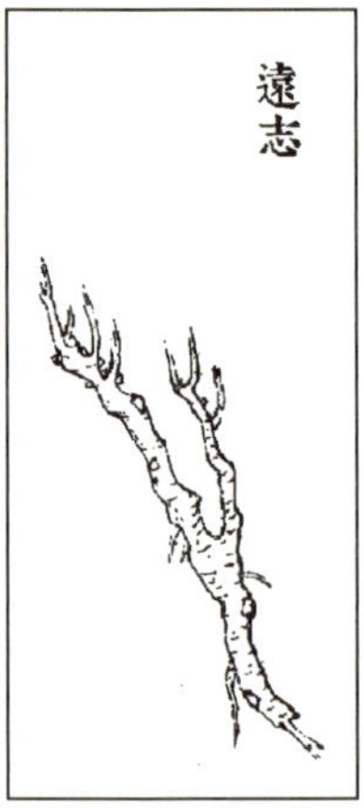

图 40 本草汇·远志

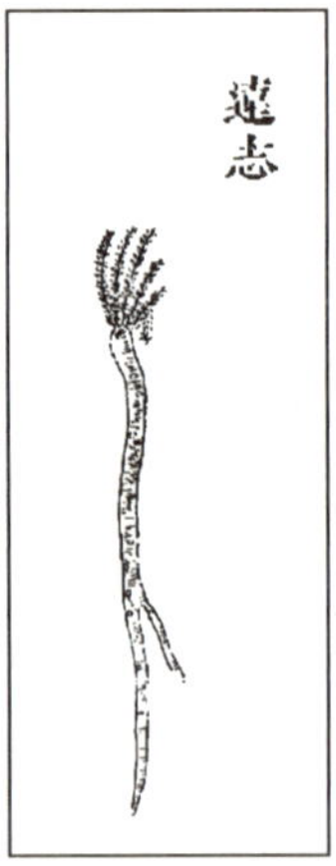

图 41 类纂·远志

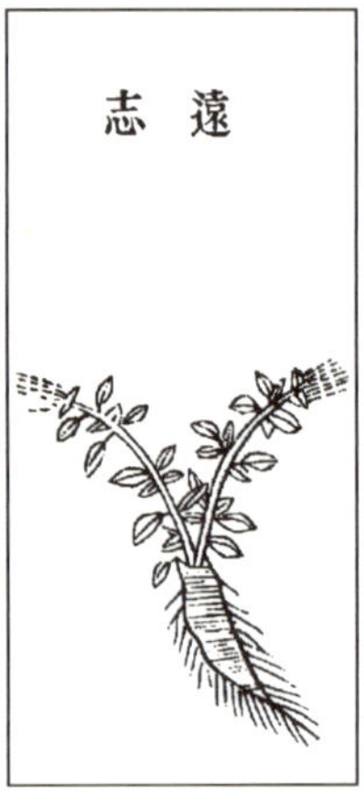

图 42 备要·远志

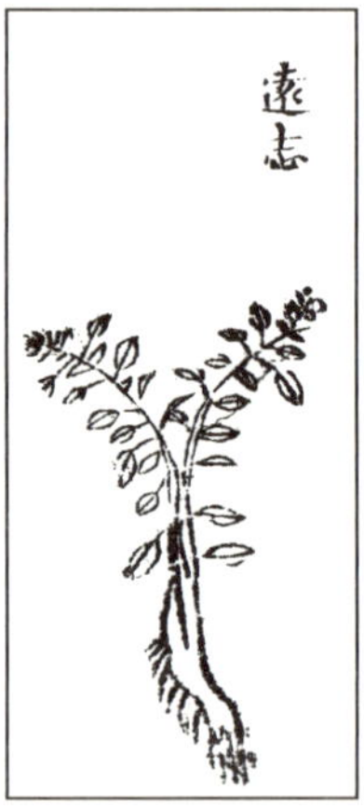

图 43 求真·远志

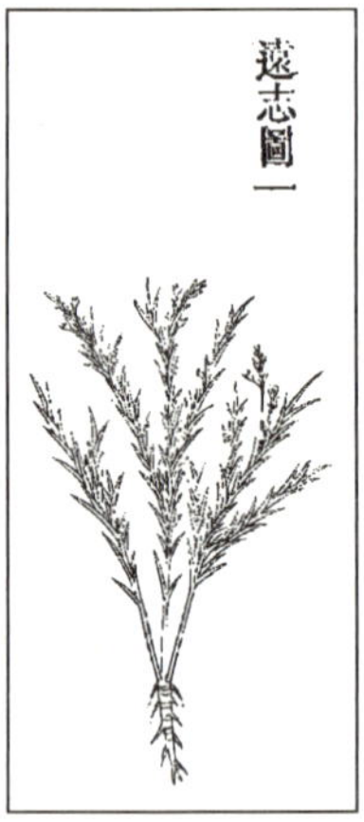

图 44 草木典·远志图一

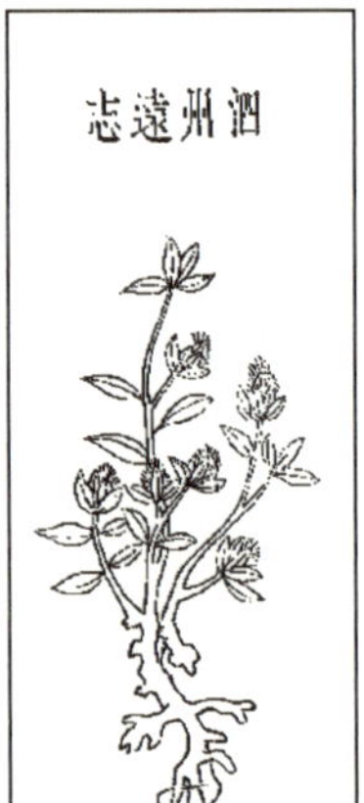

图 45 草木典·泗州远志

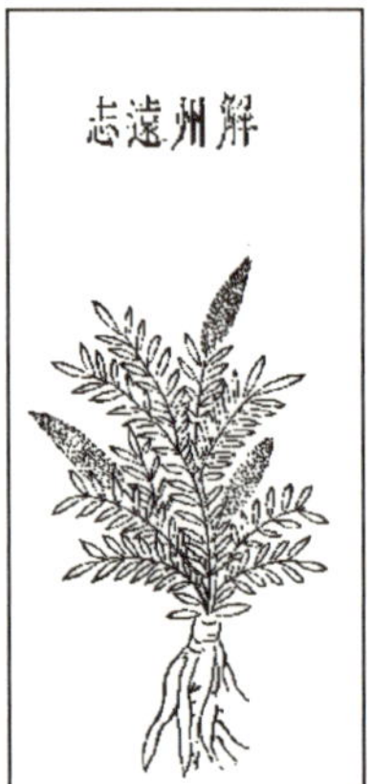

图 46 草木典·解州远志

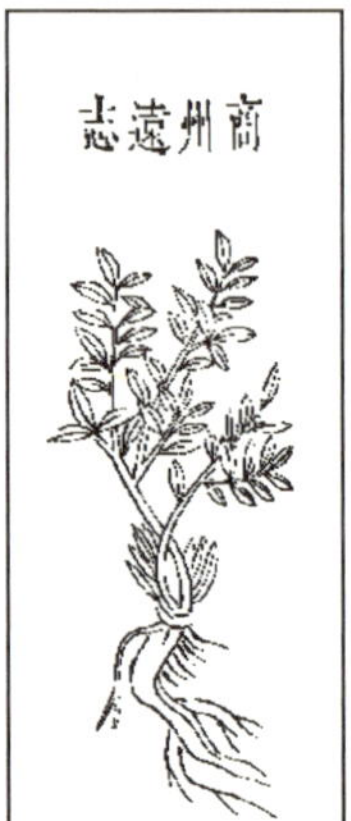

图 47 草木典·商州远志

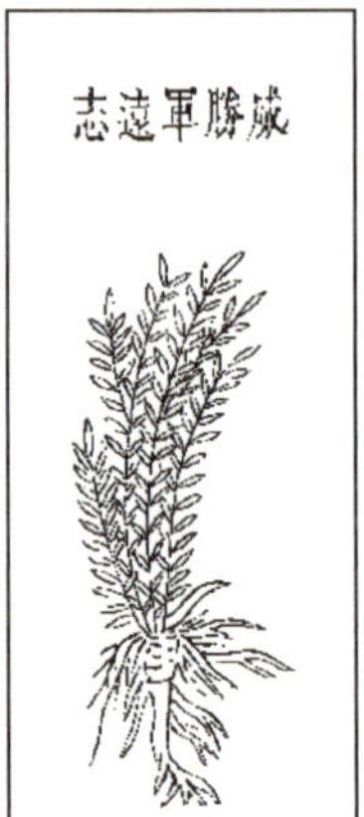

图 48 草木典·威胜军远志

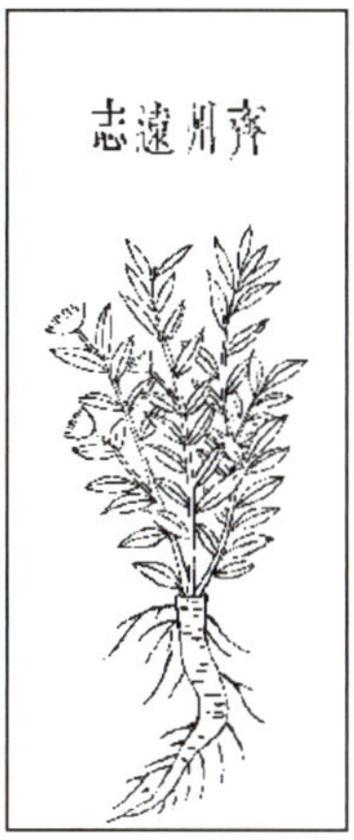

图 49　草木典·齐州远志

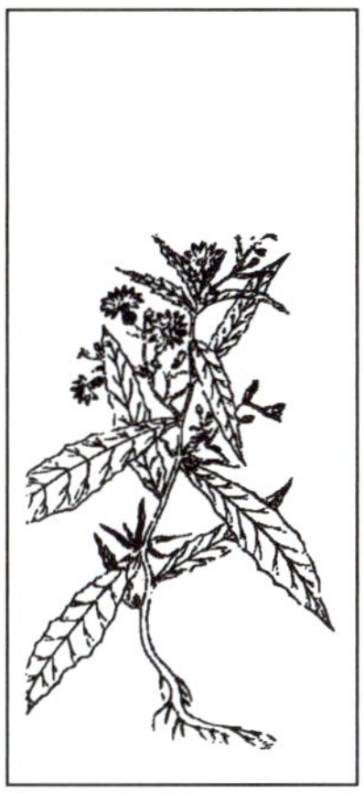
图 50　图考·甜远志

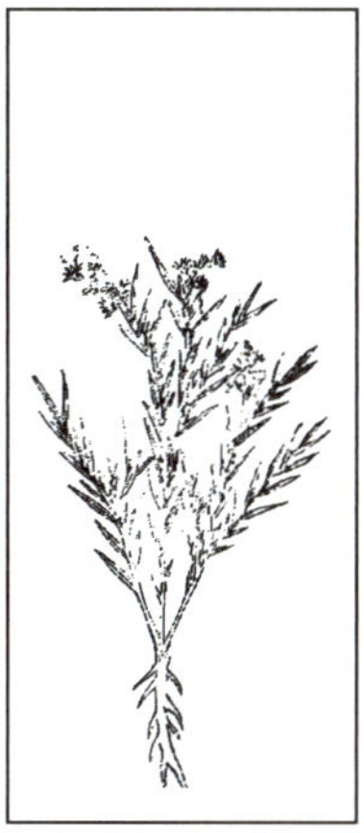
图 51　图考·远志 -1

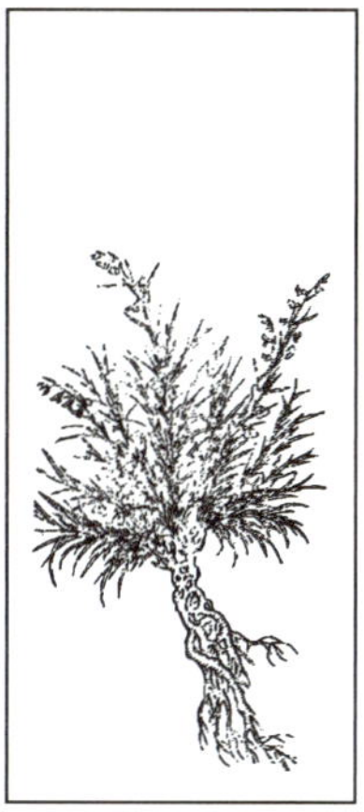
图 52　图考·远志 -2

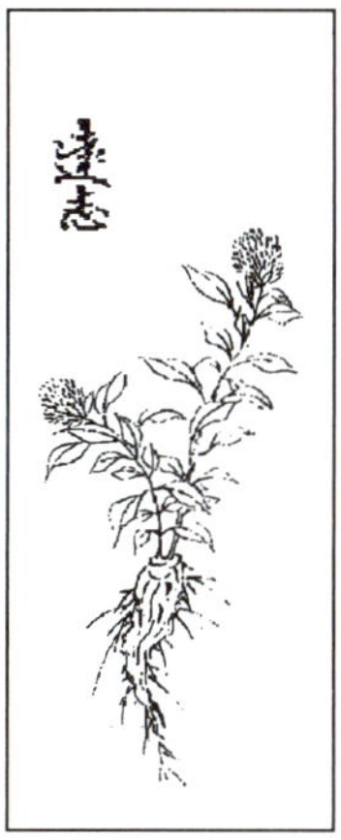

图 53　图说·远志

本品53图，取自24书，其中12幅彩图。有承继关系及仿绘图可分以下4个书类。

《本草图经》：该书5个远志图（泗州远志、解州远志、威胜军远志、齐州远志、商州远志），分别存于《大观本草》（图1—5）、《政和本草》（图6—10）、《绍兴本草》（图11—15）中。此三书所存《图经》图大同小异，其间异同见下“鉴药”项。今以《政和》图6—10为《图经》图的代表。

全仿《图经》5图的本草书有：《本草品汇精要》彩绘远志图（图18—22）均保留《图经》原图名。仿绘时予以润饰敷色，除根部形态更精细、更立体外，地上茎叶花大致都能保持原图的特点，无实质改变。《金石昆虫草木状》亦为彩图（图33—37），系再临摹《品汇》5个远志图。彩图《补遗雷公炮制便览》“远志”（图26）系仿绘《品汇》“解州远志”（图18）。另《古今图书集成·草木典》原有“远志图一”“远志图二”“远志图三”3幅图，其中“远志图二”含“泗州远志”（图45）、“解州远志”（图46）2图；“远志图二”含“商州远志”（图47）、“威胜军远志”（图48）、“齐州远志”（图49）3图。这5图原来压缩在2幅图页中，图形过小，今各图分立。此5个仿绘图亦有润饰，未改变《图经》原图特点。

此外，有选择地仿绘《图经》远志图的墨线图还有：《本草歌括》“远志”（图16）绘两株远志，地上部分特征完全一样，唯左株的根呈纺锤体，右株的根为瘦胡萝卜形。其中右株系仿绘《图经》“威胜军远志”（图8）。《本草蒙筌》的“泗州远志”（图23）、“威胜军远志”（图24）亦仿绘《图经》同名图，略有简化。《本草纲目》金陵本“远志”（图28）简略，直根系，主根圆锥形。地上茎直立，单叶互生，枝顶有单花。图中注“小草”别名。此图根似“齐州远志”，地上部分与“泗州远志”同，花大，此点不同于“齐州远志”。《纲目》钱本未取金陵本图，另绘“远志”（图29），亦为直根系。根头抽出两枝，叶小，披针形，对生或互生，枝头有花，外形如穗状，但其花序下有花萼，不明其意。其形似《图经》的“解州远志”（图7）简化图。钱本图较原图大大失真，但其仿绘者却有3部书：《本草备要》“远志”（图42）、《本草求真》“远志”（图43）、《本草简明图说》“远志”（图53）。另《三才图会》“远志”（图31）将《图经》3图合绘于一图页中，各加土地为背景。上图仿绘的是“解州远志”图，右下仿自“威胜军远志”图，左下仿自“泗州远志”图。

《救荒本草》：该书“远志”（图17）的仿绘图有《野菜博录》“远志”（图38），该图将原图反白（茎叶为黑底），余皆同。《草木典》“本草图一”（图44）、《植物名实图考》“远志-1”（图51）均全仿《救荒》原图。《纲目》张本“远志”（图30）有植物两株，其中右边一株即仿绘自《植物名实图考》“远志-1”图，亦即《救荒》“远志”图。

《本草原始》：该书“远志”（图32）为药材图，仿绘者有《本草汇言》“远志”（图39）、《本草纲目类纂必读》“远志”（图41）。

《植物名实图考》：该书“远志-2”（图52）的仿绘图为张本“远志”（图30）。图52有两株植物，张本仿绘的是左边一株。

以上53图中，除41幅属仿绘图外，还有12幅原创图（图6—10、图17、25、27、32、40、50、52），详见下“鉴药”项。

【文录】

《尔雅》（郭注）卷下“释草” 葽绕，棘蒬。（今远志也，似麻黄，赤华，叶锐而黄，其上谓之小草。）

《本经》《别录》（见《证类》卷6“远志”） 叶名小草……一名棘菀，一名葽绕，一名细草。生太山及冤句川谷。四月采根、叶，阴干。

梁《本草经集注》（同上） 陶隐居云……冤句县属兖州济阴郡，今犹从彭城北兰陵来。用之打去心，取皮……小草状似麻黄而青。

宋《开宝本草》（同上） 今注：远志茎叶似大青而小，比之麻黄，陶不识尔。

宋《本草图经》（同上） ……今河、陕、京西州郡亦有之。根黄色形如蒿根。苗名小草，似麻黄而青，又如荜豆。叶亦有似大青而小者。三月开花白色，根长及一尺。四月采根、叶，阴干，今云晒干用。泗州出者花红，根、叶俱大于它处。商州者根又黑色。俗传夷门远志最佳。古方通用远志、小草。今医但用远志，稀用小草。

《世说新语》卷6“排调第二十五” ……桓公药草，中有远志，公取以问谢：

此药又名小草，何一物而有二称……时郝隆在坐，应声答曰：此甚易解，处则为远志，出则为小草。

明《本草纲目》卷12“远志”【释名】【时珍曰】此草服之能益智强志，故有远志之称。【集解】【时珍曰】远志有大叶、小叶二种：陶弘景所说者小叶也，马志所说者大叶也，大叶者花红。

清《植物名实图考》卷10“甜远志” 生云南大华山。独根独茎，长叶疏齿。马志所谓似大青而小者，盖即此。根如蒿根色黄，长及一尺，皆与《图经》说符。李时珍分大叶、小叶，《滇本草》分苦、甜，苦即小叶，甜即大叶耳……《救荒本草》图亦是小叶者，夷门所产，自是小草。

【鉴药】

“远志”首见于《本经》，以“服之能益智强志”得名。其苗名“小草”。古今皆用本品益智强志，或治咳逆伤中等。

关于本品形态，《尔雅》郭璞注指出：“似麻黄，赤华，叶锐而黄。”梁·陶弘景则云“用之打去心，取皮……小草状似麻黄而青。”宋《开宝本草》则云“远志茎叶似大青而小，比之麻黄，陶不识尔。”宋《本草图经》在转述前人记载时，又增加了“根黄色形如蒿根”，“三月开花白色，根长及一尺”等说。该书还为征集到的药图补充说明：“泗州出者花红，根、叶俱大于它处。商州者根又黑色。俗传夷门远志最佳。”“夷门”即今河南开封。李时珍归纳说：“远志有大叶、小叶二种：陶弘景所说者小叶也，马志所说者大叶也，大叶者花红。”小叶如麻黄，与今所用远志来源同。马志说的大叶者状如“大青”，则非当今所用大叶远志（西伯利亚远志）。清·吴其濬认为大叶者为甜远志（见下文）。

日本正仓院所藏唐药远志药材乃现代远志原植物*Polygala tenuifolia* Willd.的根部，古今相同。[1]但同藏于正仓院的唐药“小草”则被鉴定为紫堇科植物地丁（紫花地丁）*Corydalis bungeana* Turcz.。[2]现代多用远志科远志属植物远志*P. tenuifolia* Willd.的根药用。其叶线形，属于古代“似麻黄”的小叶远志。今地区用药西伯利亚远志*P. sibirica* L.则属于古代大叶远志。古代本草插图可为考察远志增添新的内容。

1.《本草图经》：该书有图5幅：“泗州远志”（图6）的根细圆柱形，似有横纹，不甚膨大。地上部分茎有分枝，单叶互生，椭圆状披针形；花腋生，亦有假顶生者。花顶端有细毛状，或示意流苏状鸡冠状附属物。故本图所示似为西伯利亚远志*P.sibirica* L.。

1 ［日］朝比奈泰彦：《正仓院药物》，大阪：植物文献刊行会，1955：226.

2 ［日］朝比奈泰彦：《正仓院药物》，大阪：植物文献刊行会，1955：119.

"解州远志"（图7）为直根系，主根粗壮，茎数枝丛生，有分枝。叶小似对生，线状披针形，花序状如穗状而大，顶生。本品除花序外，其余都与今远志*P. tenuifolia* Willd.相近。

"威胜军远志"（图8）亦为直根系，主根粗壮，茎数枝丛生，叶细小如线状。叶腋间有数个两排整齐的黑点，不明其意。今多谓本图近似远志*P. tenuifolia* Willd.。

"齐州远志"（图9）亦为直根系，主根稍粗，茎数枝丛生，叶线状披针形，如竹叶。枝顶开花，花头有绒毛状物，可能是示意流苏状附属物。古本品当是远志*P. tenuifolia* Willd.。

"商州远志"（图10）亦为直根系，主根粗状，数茎基生，叶稀少，线状披针形，互生。总状花序顶生，小花多数，未见有示意有流苏状附属物。此图尚难肯定是远志科植物。待考。

2.《救荒本草》：该书"远志"（图17）示一植株主根呈倒圆锥形，三茎丛生，叶细小如线，花序为假顶生。王锦秀等实地调查证实，河南密县的确分布此种植物，为远志科西伯利亚远志*P. sibirica* L.[1]，属古代的大叶远志。

3.《太乙仙制本草药性大全》：该书"远志"（图25）绘一须根系植物，地上部分为剑形叶丛生。古今未见此类植物作远志用，无可考。

4.《补遗雷公炮制便览》：该书"炮制远志"（图27）系按《雷公炮炙论》所示之法绘制。其法为："凡使，先须去心……去心了，用熟甘草汤浸宿，漉出，曝干用之也。"图中左下锅灶正在煮物，大概是熬甘草汤。一人往大瓮中倾倒药物，大概是示意浸渍远志。其前桌上有大竹匾，中有药物，背景为天上红日，可能是示意此药须曝干。此非明代炮制法，乃据文字想象绘图。

5.《本草原始》：该书"远志"（图32）为药材图，根瘦长，有分支，根身密布横纹理，根头显示残茎，茎上细叶多数。此即远志属（*Polygala*）植物的根。

6.《本草汇》：该书"远志"（图40）绘一倒放的根形，横纹明显，有木质心。此图所示当亦为远志属（*Polygala*）植物的根。

7.《植物名实图考》：该书"甜远志"（图50）为直根，不分枝。茎直立，中部叶为长椭圆状披针形，顶端急尖，无柄；头状花序。该书文字记载："生云南大华山。独根独茎，长叶疏齿。马志所谓似大青而小者，盖即此。根如蒿根色黄，长及一尺，皆与《图经》说符。"吴其濬认为此种即《开宝》所云"似大青"者，姑存其说。今据王汝生、王汝俊考证当为菊科还阳参属植物竹叶万丈深*Crepis phoenix* Dunn。[2]

1 ［明］朱橚著，王锦秀、汤彦承译注：《救荒本草译注》，上海：上海古籍出版社，2015：233.

2 谢宗万：《中药材品种论述》上册，上海：科学技术出版社，1980：296.

该书“远志-2”（图52）所绘，其根部有较粗的分枝缠绕，地上部分细茎丛生，叶线形，总状花序呈扁侧状生于小枝顶端。此写生图表明此即远志科植物远志 *P. tenuifolia* Willd.。此图准确生动，为远志图的佳品。

【小结】

远志为中医最古老的药物之一。古今文字、图形及今存唐代远志实物，均表明其来源于远志科远志*Polygala tenuifolia* Willd.及西伯利亚远志*P. sibirica* L.。《本草图经》《救荒本草》《植物名实图考》等书存有较好的远志写生图。

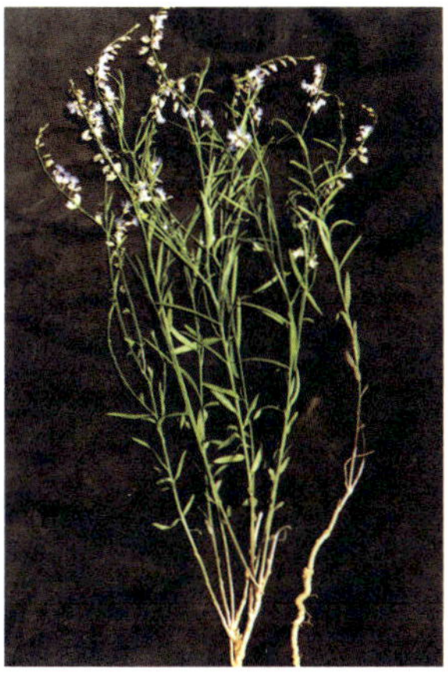

图54　远志 *Polygala tenuifolia*

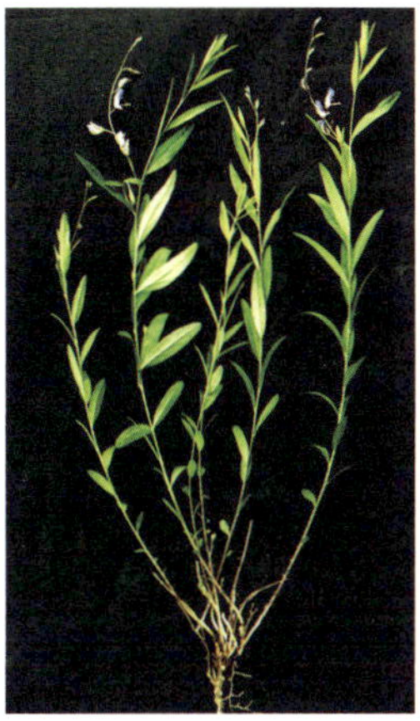

图55　西伯利亚远志 *Polygala sibirica*

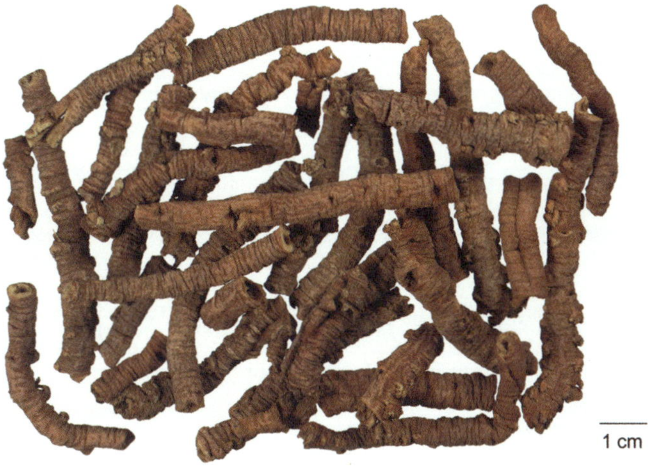

图56　远志药材

12–21　百脉根

【品图】

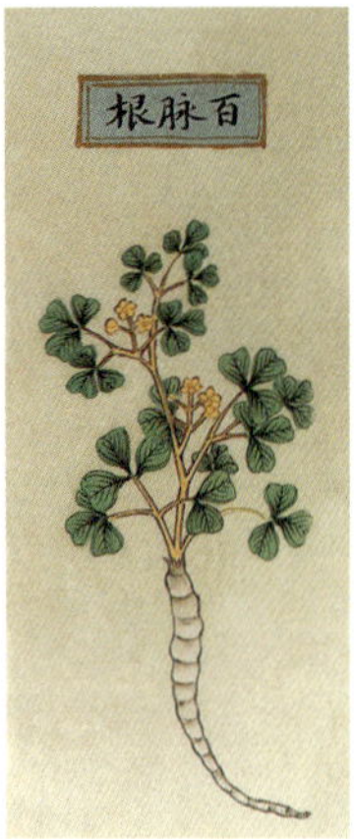

图 1　品汇·百脉根

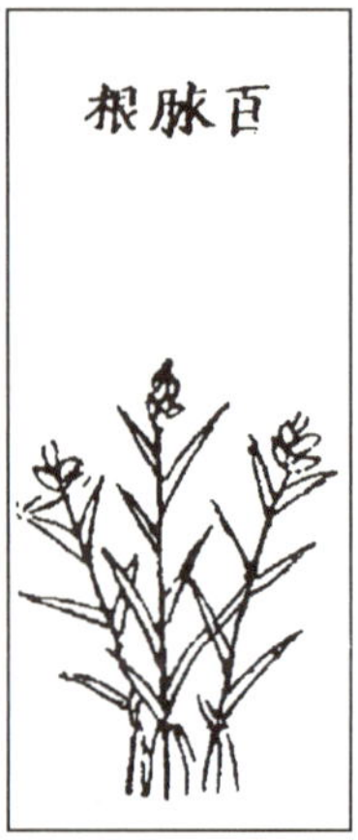

图 2　太乙·百脉根

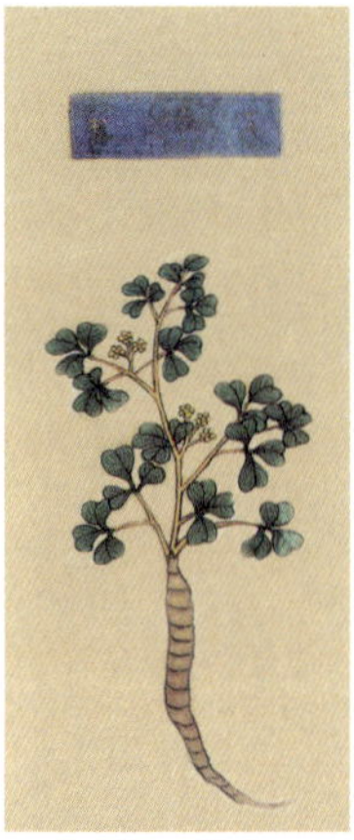
图 3　雷公·百脉根

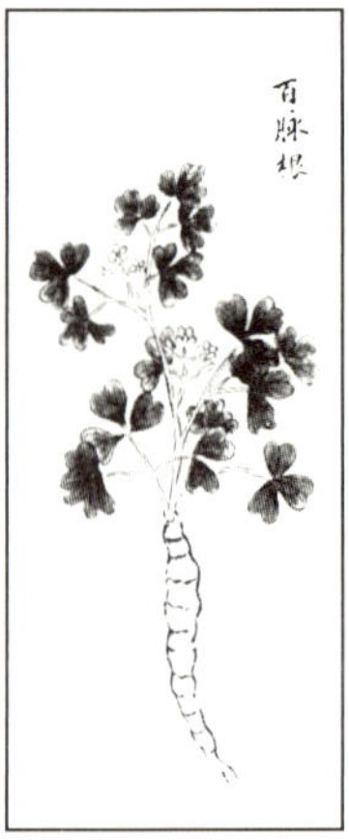

图 4　金石·百脉根

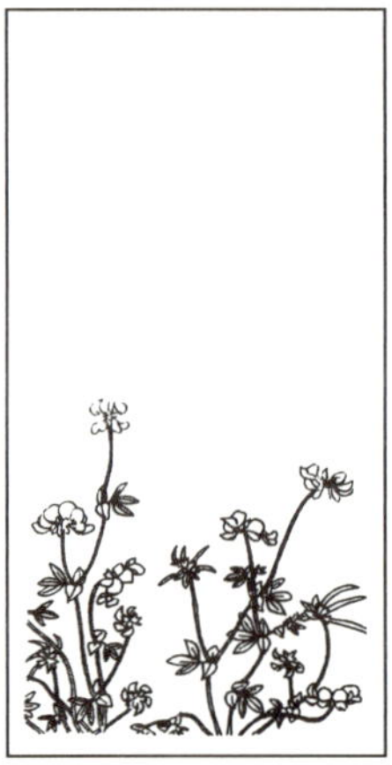
图 5　图考·牛角花

本品5图，取自5书，其中3幅彩图。有承继关系的仿绘图仅1个书类。

《本草品汇精要》：该书“百脉根”（图1）的仿绘同名图有《补遗雷公炮制便览》图3、《金石昆虫草木状》图4。

以上5图中，除2幅属仿绘图外，还有3幅原创图（图1、2、5），详见下“鉴药”项。

【文录】

唐《唐本草》（见《证类》卷9“百脉根”） 出肃州、巴西。（《唐本》注：叶似苜蓿，花黄，根如远志。二月、八月采根，日干。）

明《本草纲目》卷12“百脉根” 【集解】【时珍曰】按《唐书》作柏脉根，肃州岁贡之。《千金》《外台》大方中亦时用之。今不复闻此，或者名称又不同也。

清《植物名实图考》卷29“牛角花” 生云南平野。铺地丛生，绿茎纤弱。发叉处生二小叶，又附生短枝三叶。茎梢开花如小豆花，又似槐花，有黄、紫、白三种，春畴匝陇，灿如杂锦。土人以小葩上翘，结角尖弯，故名牛角。

【鉴药】

“百脉根”首见于《唐本草》。名义不详。《唐本草》载其“主下气，止渴去热，除虚劳，补不足”。《千金翼方》卷1“药出州土”记载“肃州：肉苁蓉、百脉根。”可见本品是当时有名的道地药材。后世本草及医方罕见有关于本品的药用记载。

本品产肃州（今甘肃酒泉）、巴西（今四川绵阳）。《唐本草》载其形态为“叶似苜蓿，花黄，根如远志”。这就提示本品类似豆科植物苜蓿。据此形态特点，结合其产地，谢宗万认为本品指豆科百脉根属植物百脉根*Lotus corniculatus* Linn.。[1]《植物名实图考》“牛角花”云：“生云南平野。铺地丛生，绿茎纤弱。发叉处生二小叶，又附生短枝三叶。茎梢开花如小豆花，又似槐花，有黄、紫、白三种。”《中华本草》谓黄花者即百脉根*L. corniculatus* Linn.。[2]《植物名实图考》有附图，可进一步证明其来源。明确来源的百脉根，可望在现代得到进一步的发掘与利用。

1. **《本草品汇精要》**：该书“百脉根”（图1）绘一植物，主根较粗壮、有节，枝干丛生，三小叶，叶端微缺。小花黄色，花瓣5。此图与《品汇》卷38“苜蓿”相比，虽不如苜蓿图精细，但三小叶及其着生状态与苜蓿相似。然仅凭此图很难确定为百脉根，因为此图有可能是根据苜蓿想象绘成。

2. **《太乙仙制本草药性大全》**：该书“百脉根”（图2）绘三株植物，各具须根，独茎，叶如竹叶，互生，茎顶有穗状花序。本品类似单子叶植物，不似苜蓿，来源不明。

3. **《植物名实图考》**：该书“牛角花”（图5）绘一柔弱草本植物的地上部位。其叶为羽状复叶，但此叶“发叉处生二小叶，又附生短枝三叶”。现代描述为顶端3小叶，基部2小叶呈托叶状。其“茎梢开花如小豆花，又似槐花”。此图精美，据此可知牛角花即豆科植物百脉根*L. corniculatus* Linn.。

【小结】

百脉根是唐代出现的一味补虚药物，曾是肃州的特产药物。据其产地及古本草所载形态，本品即豆科植物百脉根*Lotus corniculatus* Linn.。《植物名实图考》精确的“牛角花”描绘的即是本品。

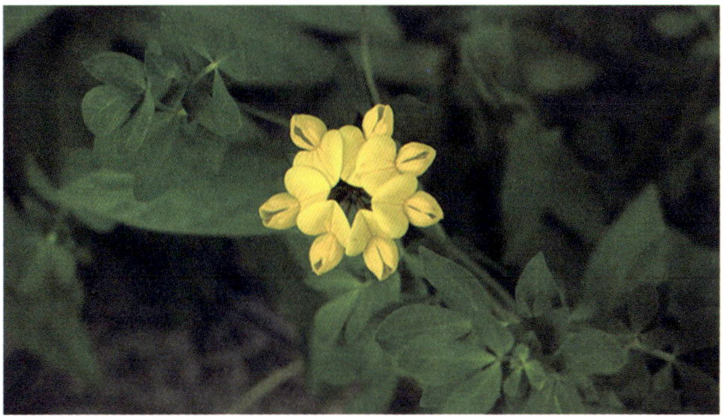

图6　百脉根 *Lotus corniculatus*

1　谢宗万：《本草纲目药物彩色图鉴》，北京：人民卫生出版社，2000：43.

2　国家中医药管理局《中华本草》编委会：《中华本草》（4），上海：上海科学技术出版社，1999：551.

12–22 淫羊藿

【品图】

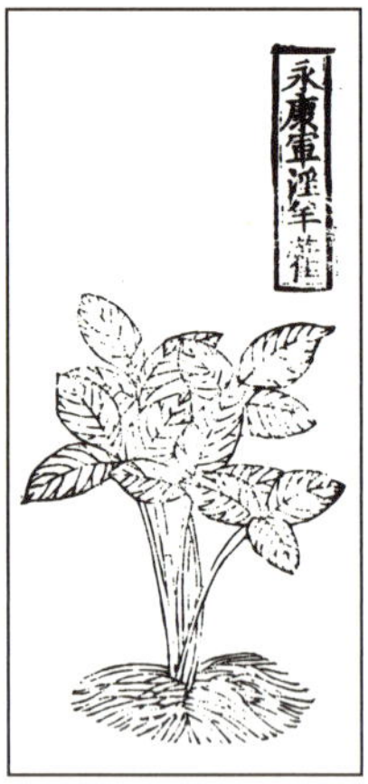

图 1 图经（大）· 永康军淫羊藿

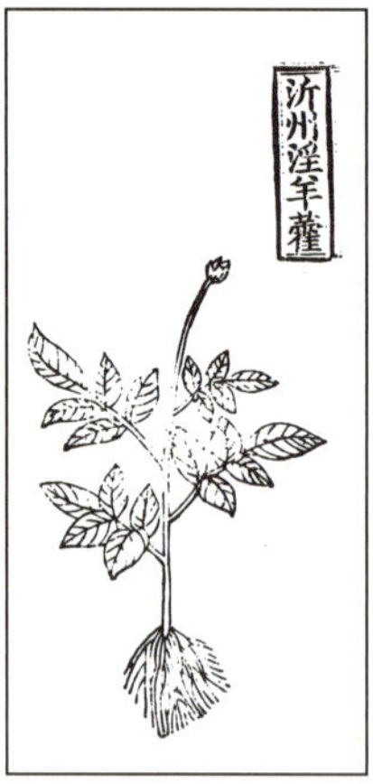

图 2 图经（大）· 沂州淫羊藿

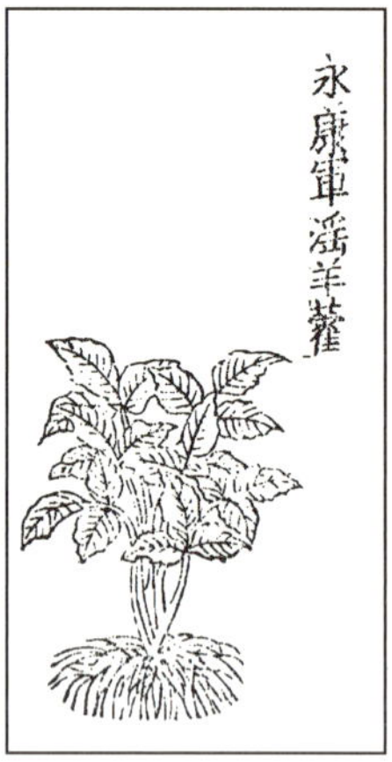

图 3 图经（政）· 永康军淫羊藿

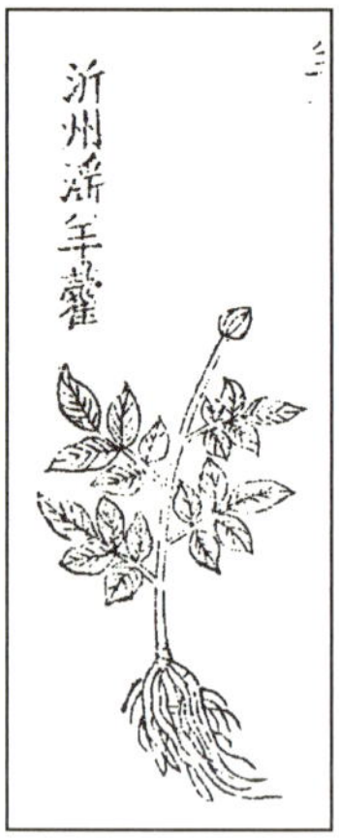

图 4 图经（政）· 沂州淫羊藿

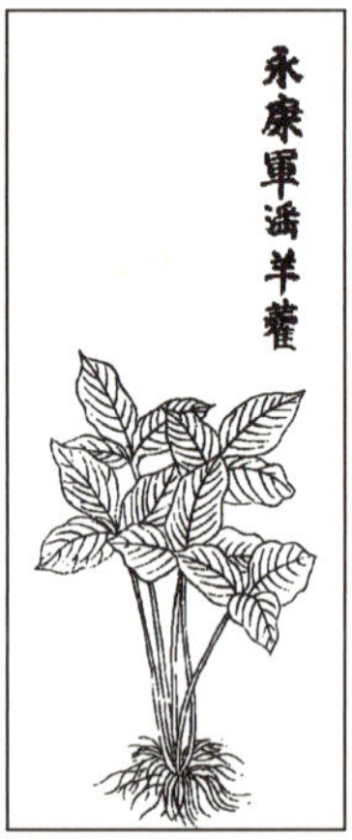

图 5 图经（绍）· 永康军淫羊藿

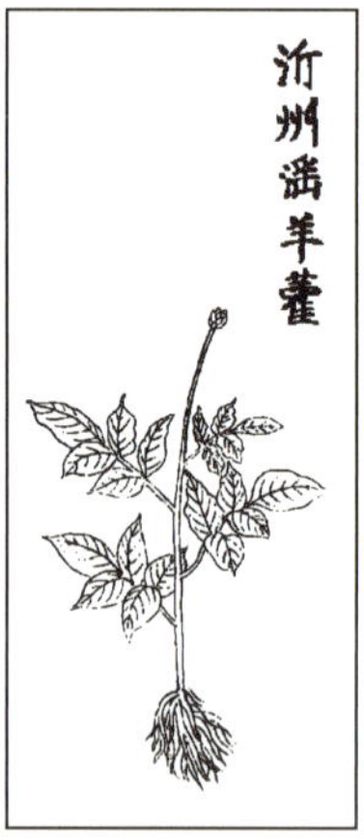

图 6 图经（绍）· 沂州淫羊藿

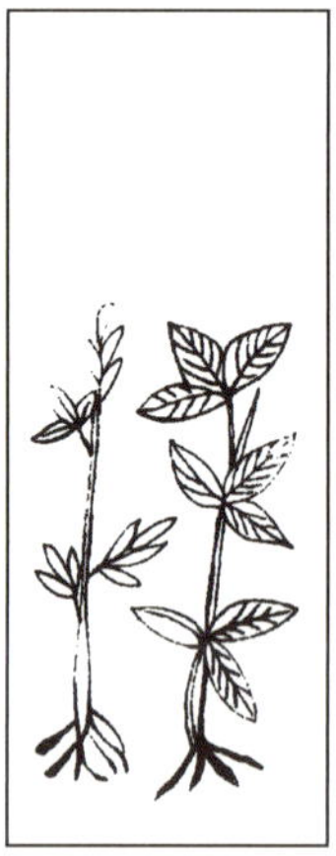

图 7 歌括 · 淫羊藿

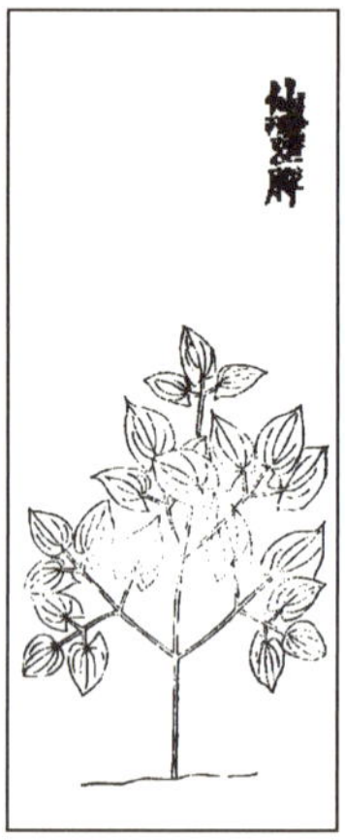

图 8 救荒 · 仙灵脾

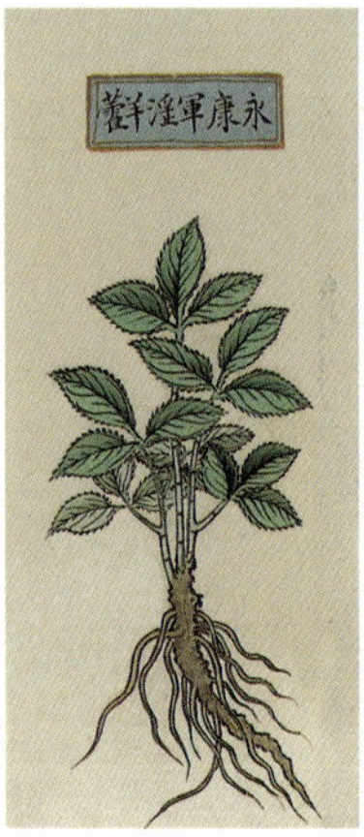

图 9 品汇 · 永康军淫羊藿

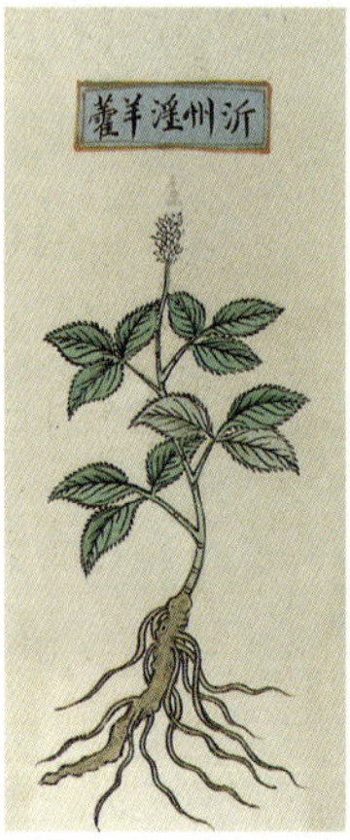

图 10 品汇 · 沂州淫羊藿

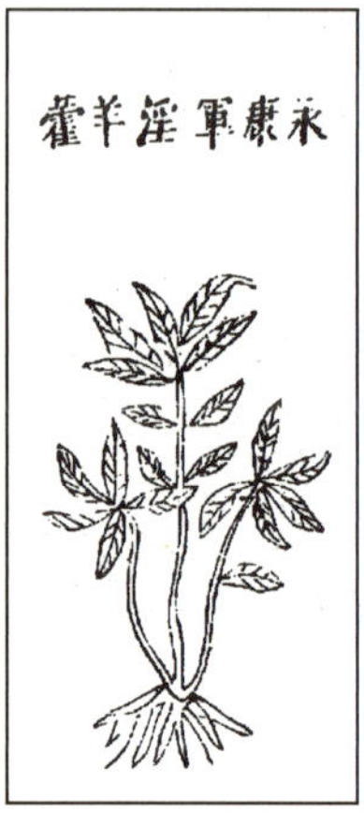

图 11 蒙筌 · 永康军淫羊藿

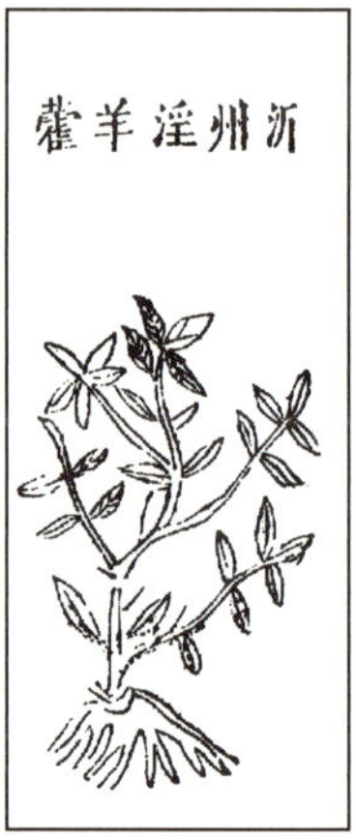

图 12 蒙筌 · 沂州淫羊藿

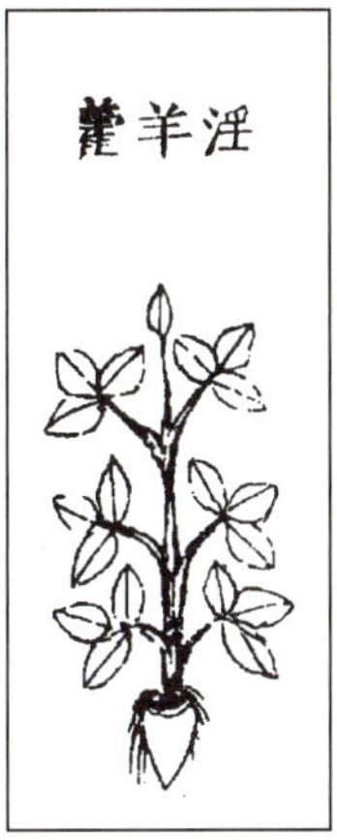

图 13　太乙·淫羊藿

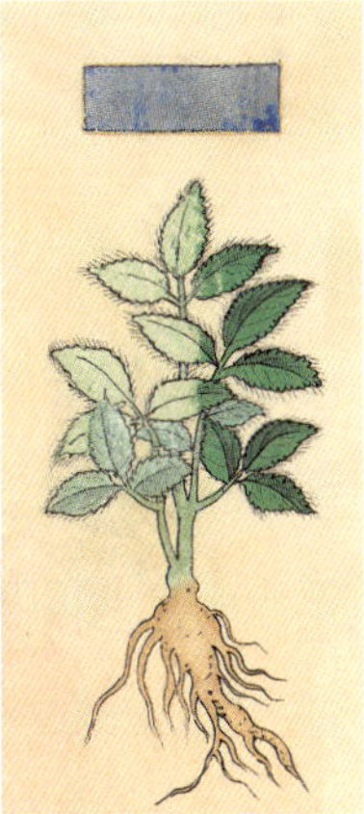

图 14　雷公·淫羊藿

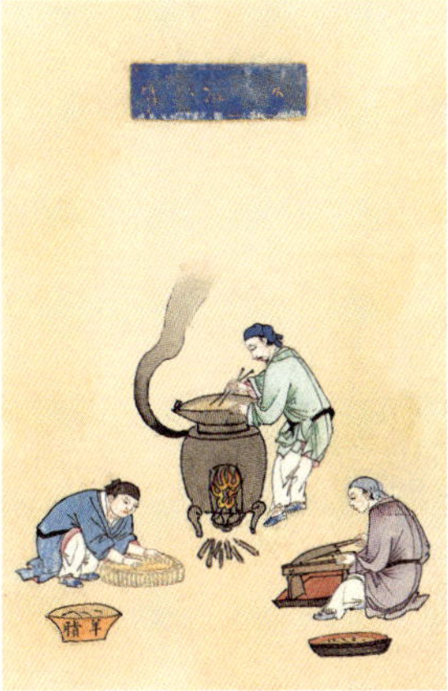

图 15　雷公·炮制淫羊藿

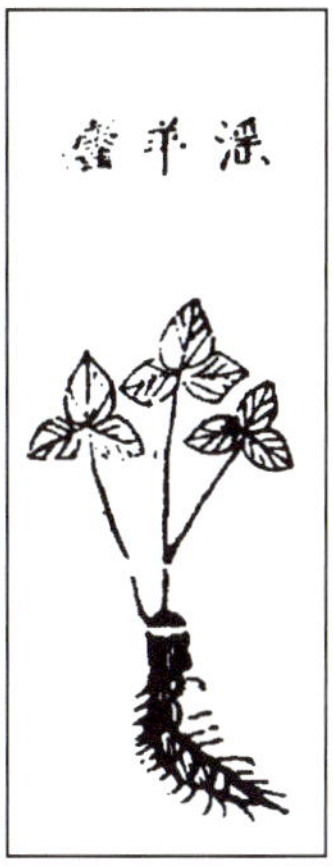

图 16　纲目（金）·淫羊藿

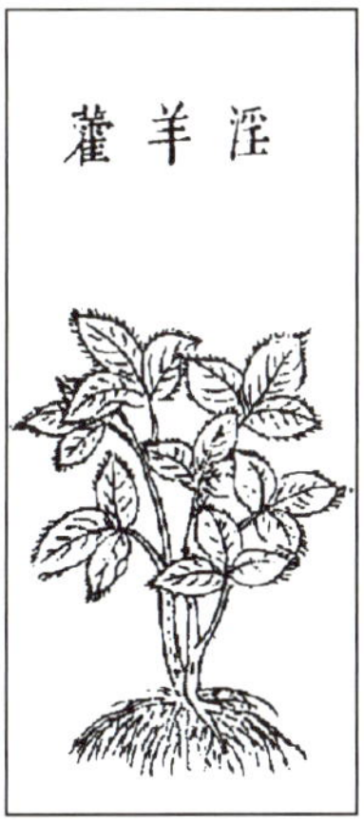

图 17　纲目（钱）·淫羊藿

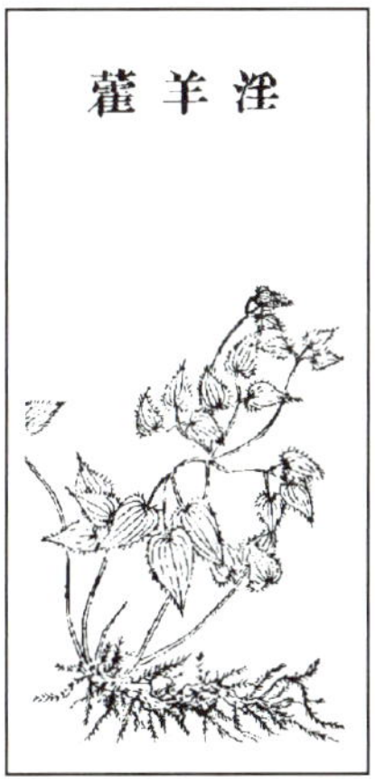

图 18　纲目（张）·淫羊藿

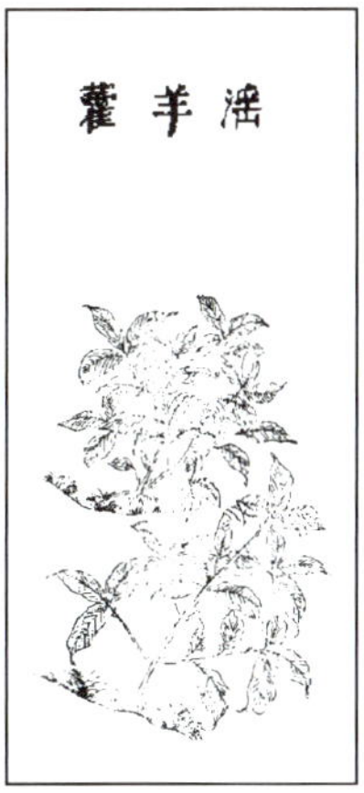

图 19　三才·淫羊藿

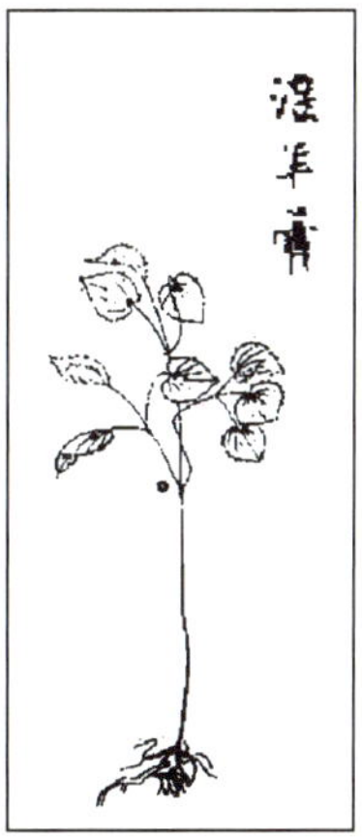

图 20　原始·淫羊藿

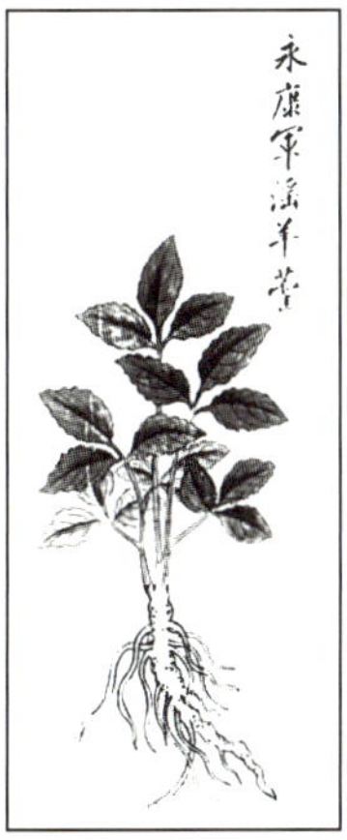

图 21　金石·永康军淫羊藿

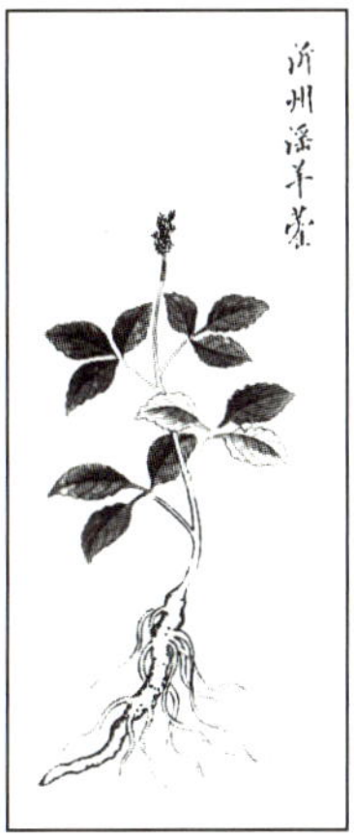

图 22　金石·沂州淫羊藿

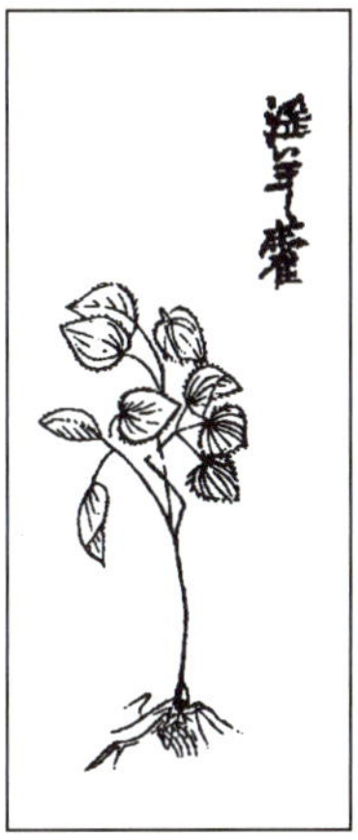

图 23　汇言·淫羊藿

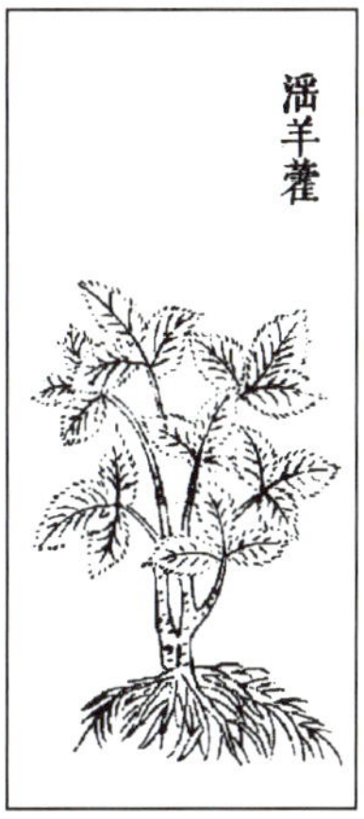

图 24　本草汇·淫羊藿

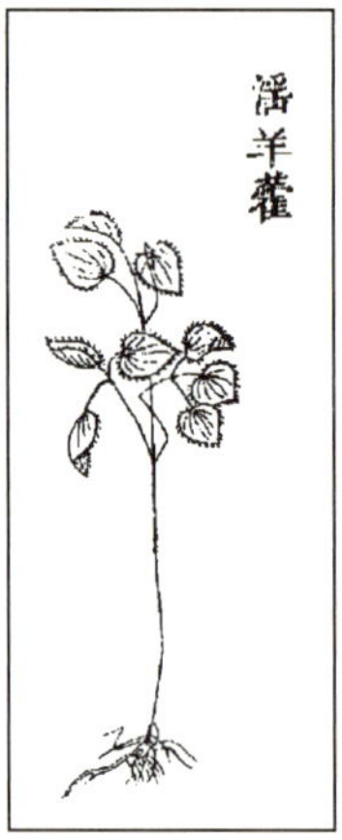

图 25　类纂·淫羊藿

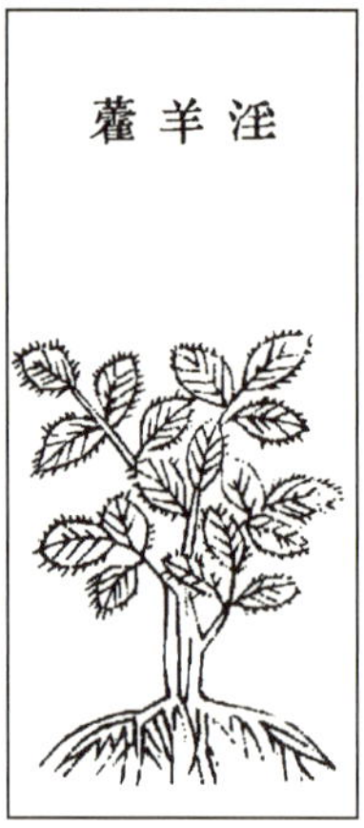

图 26　备要·淫羊藿

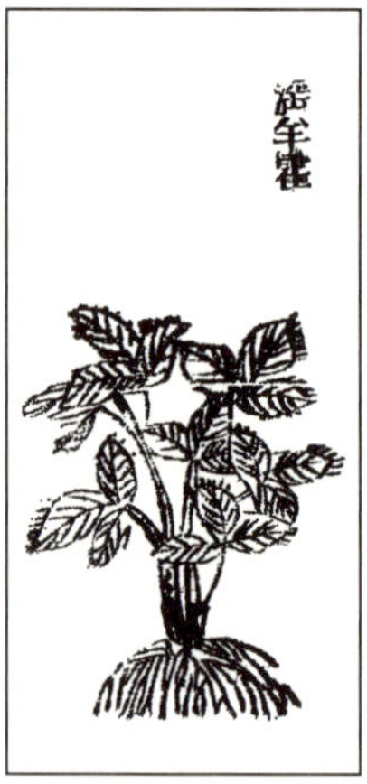
图 27　求真·淫羊藿

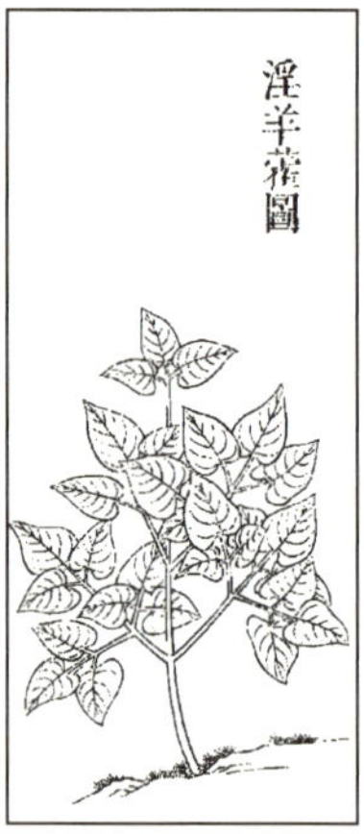

图 28　草木典·淫羊藿图

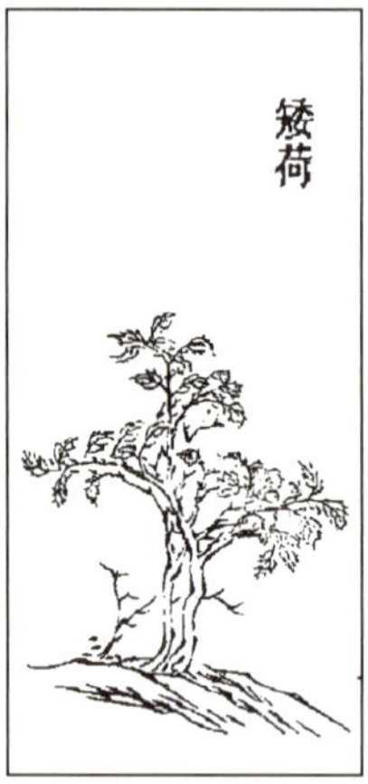

图 29　草药·矮荷

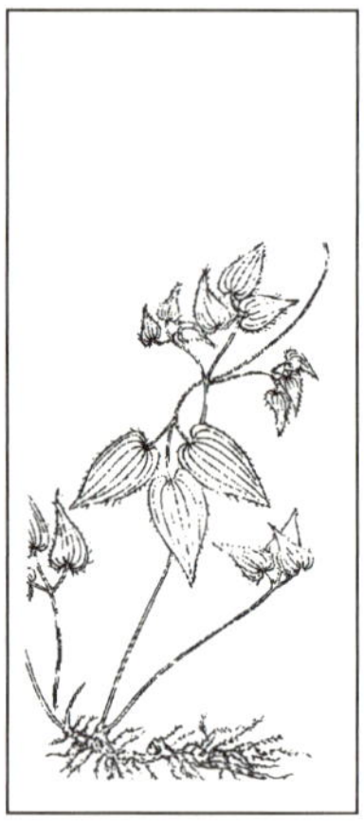
图 30　图考·淫羊藿

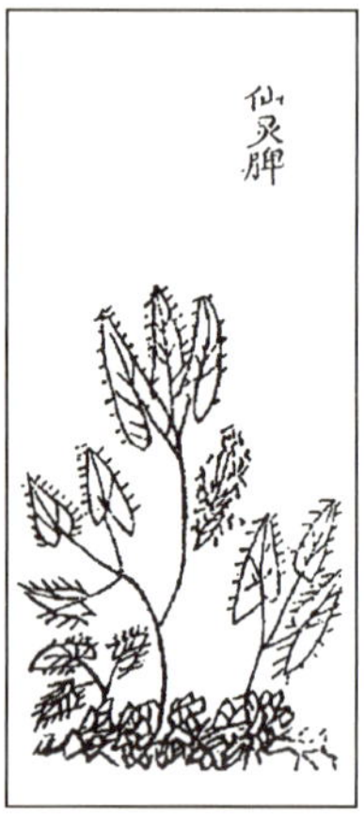

图 31　便方·仙灵脾

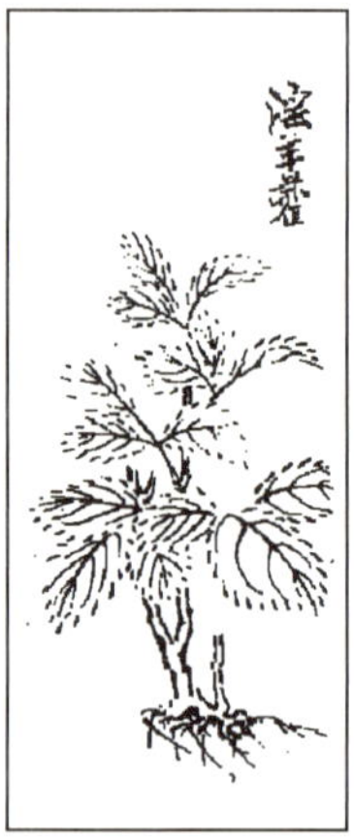

图 32　图说·淫羊藿

本品32图，取自25书，其中6幅彩图。有承继关系及仿绘图可分以下4个书类。

《本草图经》：该书的“永康军淫羊藿”“沂州淫羊藿”图分别存于《大观本草》（图1、2）、《政和本草》（图3、4）、《绍兴本草》（图5、6）中。此三传本药图基本一致。今以《政和》图3、图4为《图经》图的代表。

仿绘《图经》图的彩色本草图有《本草品汇精要》。该书“永康军淫羊藿”（图9）仿绘《图经》同名图（图3），除保留图3的复叶特征外，将原图小叶浅波状叶缘绘成刺毛状细齿，将原图丛生须根改绘为粗壮主根，须根多数。但将茎枝绘成有节，不知何据。《品汇》“沂州淫羊藿”（图10）仿绘《图经》同名图（图4），但将原图5小叶改为3小叶，原全缘叶改绘为叶缘有刺毛状细齿，原枝顶单花改绘为穗状花序。以上两图改绘处较多，但都保留了《图经》原图名及整体构图、复叶等特征。两图的叶缘可能参考了药材写生增绘。此后《补遗雷公炮制便览》“淫羊藿”（图14）仿绘《品汇》“永康军淫羊藿”（图9）。《金石昆虫草木状》的两图（图21、22）完全仿绘《品汇》的图9、图10。

墨线图中，两图均仿绘的有《本草歌括》“淫羊藿”（图7），该图将《图经》二图合绘于一图，但除了叶形略似之外，其余都高度简略，几无原形。《三才图会》“淫羊藿”（图19）也是将《图经》2图合绘于一图，各加土地背景，掩去根部。整个植株有所修润，但叶缘均同原图，无刺毛。《本草蒙筌》“永康军淫羊藿”（图11）、“沂州淫羊藿”（图12）明显仿绘《图经》图3、图4，但图形粗劣，多处走形。《本草纲目》钱本“淫羊藿”（图17）仿绘《图经》“永康军淫羊藿”（图3），但叶缘增绘了毛刺状细齿，有可能据本品药材增绘。《本草汇》“淫羊藿”（图24）、《本草备要》“淫羊藿”（图26）、《本草求真》“淫羊藿”（图27）均仿绘《纲目》钱本“淫羊藿”（图17）。《本草简明图说》“淫羊藿”（图32）虽然构图、画法看似相差较大，但植株的基本特征表明还是仿绘《纲目》钱本“淫羊藿”图。

《救荒本草》：该书“淫羊藿”（图8）的仿绘图有《古今图书集成·草木典》“淫羊藿图”（图28）。

《本草原始》：该书“淫羊藿”（图20）的仿绘图有《本草汇言》同名图（图23）、《本草纲目类纂必读》同名图（图25）。

《植物名实图考》：该书的“淫羊藿”（图30）的仿绘图有《本草纲目》张本同名图（图18）。张本在转绘时，略有修润。

以上32图中，22幅属仿绘图外，还有10幅原创图（图3、4、8、13、15、16、20、29、30、31），详见下“鉴药”项。

【文录】

《本经》《别录》（见《证类》卷8“淫羊藿”） 一名刚前。生上郡阳山山谷。

梁《本草经集注》（同上） 陶隐居云：服此使人好为阴阳。西川北部有淫羊，一日百遍合，盖食藿所致，故名淫羊藿。

唐《唐本草》（同上）《唐本》注云：此草叶形似小豆而圆薄，茎细亦坚，所在皆有。俗名仙灵脾者是也。

吴越《日华子本草》（同上） ……又名黄连祖、千两金、干鸡筋、放杖草、弃杖草。

宋《本草图经》（同上） 淫羊藿，俗名仙灵脾。生上郡阳山山谷，今江东、陕西、泰山、汉中，湖湘间皆有之。叶青似杏叶，上有刺，茎如粟秆，根紫色有须，四月开花白色，亦有紫色碎小独头子，五月采叶，晒干用，湖湘出者叶如小豆，枝茎紧细，经冬不凋，根似黄连。关中俗呼三枝九叶草，苗高一二尺许，根叶俱堪使。

明《救荒本草》卷上之前“仙灵脾” 今密县山野中亦有。苗高二尺许，茎似小豆茎，极细紧，叶似杏叶颇长，近蒂皆有一缺；又似菉豆叶，亦长而光；梢间开花白色，亦有紫色花，作碎小独头子；根紫色有须，形类黄连状。

明《本草纲目》卷12“淫羊藿”【释名】【时珍曰】豆叶曰藿，此叶似之，故亦名藿。仙灵脾、千两金、放杖、刚前，皆言其功力也。鸡筋、黄连祖，皆因其根形也。《柳子厚文》作仙灵毗，人脐曰毗，此物补下，于理尤通。【集解】【时珍曰】生大山中。一根数茎，茎粗如线，高一二尺。一茎二桠，一桠三叶。叶长二三寸，如杏叶及豆藿，面光背淡，甚薄而细齿，有微刺。

【鉴药】

“淫羊藿”首见于《本经》。《本草经集注》云：“淫羊一日百遍合，盖食藿所致，故名淫羊藿。”本品主补腰膝，强心力，用于男子阳痿，妇女不孕等，古今沿用不绝。

本品的产地，《别录》最早记载生“上郡”（治所在今陕西榆林东南，辖境当今陕西北部及内蒙古乌审旗等地）。《别录》无形态描述，难以确定其植物来源。《唐本草》记载“所在皆有”的一种淫羊藿形态为：“此草叶形似小豆而圆薄，茎细亦坚。”叶如小豆、茎细亦坚，确类似今淫羊藿，但描述还是过于简单。宋《本草图经》较详细记载产江东、陕西、泰山、汉中等地的淫羊藿，其形态为：“叶青似杏叶，上有刺，茎如粟秆，根紫色有须，四月开花白色，亦有紫色碎小独头子。”以上特征表明此为小檗科淫羊藿属（*Epimedium*）植物。

此外，明《救荒本草》载密县产“仙灵脾”：“苗高二尺许，茎似小豆茎，极细紧，叶似杏叶颇长，近蒂皆有一缺；又似菉豆叶，亦长而光；梢间开花白色，亦有紫色花，作碎小独头子……”其中“近蒂皆有一缺”，是指叶与叶柄相接处凹陷成深心形。结合该书的图形，此种或谓似淫羊藿*Epimedium brevicornu* Maxim.，[1]或谓此种即柔毛淫羊藿*E. pubescens* Maxim.。[2]又，李时珍描述本品形态：“一根数茎，茎粗如线，高一二尺。一茎二桠，一桠三叶。叶长二三寸，如杏叶及豆藿，面光背淡，甚薄而细齿，有微刺。”这是描写淫羊藿二回三出复叶、叶面光（老叶革质），叶缘有刺毛状细齿等特征。可以确定是淫羊藿*E. brevicornu* Maxim.。

淫羊藿属植物种较多。《中华本草》谓产于“上郡”的淫羊藿为*E. brevicornu*。另《图经》提到，“湖湘出者叶如小豆，枝茎紧细，经冬不凋，根似黄连。关中俗呼三枝九叶草，苗高一二尺许，根叶俱堪使。”《中华本草》谓此种是箭叶淫羊藿*E. sagittatum*（Sieb. et Zucc.）Maxim.。古本草插图所绘淫羊藿又涉及各地所产的不同种类。

1.《本草图经》：该书有图两幅。其一为“永康军淫羊藿”（图3）。永康军即今四川都江堰市。该图植株根部密生须根，有基生叶与茎生叶两种，基生叶小叶三枚，叶缘微波状。此似为淫羊藿属（*Epimedium*）植物，但根形、叶缘等都不太符

1 ［明］朱橚著，王锦秀、汤彦承译注：《救荒本草译注》，上海：上海古籍出版社，2015：63.

2 国家中医药管理局《中华本草》编委会：《中华本草》（3），上海：上海科学技术出版社，1999：309.

合本属特征。在此图的基础上，《品汇》“永康军淫羊藿”（图9）将叶缘绘成刺毛状细齿，将根部绘成粗壮主根，则更贴近淫羊藿属植物。《本草纲目》钱本“淫羊藿”（图17）在仿绘此图时，也将其叶缘增绘毛刺状细齿。由于淫羊藿以茎叶入药，疑绘图者对照药材实物补绘了叶部的特征。

其二为“沂州淫羊藿”（图4）。沂州即今山东临沂一带。所绘植株一茎独立，茎生叶互生，为单数羽状复叶，小叶5枚，全缘。茎顶生花一朵。此形态与小檗科淫羊藿全然不同。谢宗万认为是当时的异物同名品。[1]

2.《救荒本草》：该书的“淫羊藿”（图8）系据河南密县所产种类写生绘图。其图未绘根部，一茎直上，茎生叶对生，二回三出复叶。叶基部深心形。网脉明显，基出5脉。前已述及，本图来源或谓似淫羊藿*E. brevicornu*，或谓即柔毛淫羊藿*E. pubescens*。

3.《太乙仙制本草药性大全》：该书的“淫羊藿”（图13）所绘植株根部成圆锥形，茎粗大直立，叶对生，皆为3小叶。此图根、茎之形不似淫羊藿，但叶形粗相似。难以确定是否属于淫羊藿。

4.《补遗雷公炮制便览》：该书的“淫羊藿”（图15）为炮制图。该图基本按《雷公炮炙论》法绘图。雷公法须先“用夹刀夹去叶四畔花枕尽后，细剉”。右下紫衣人在用铡刀切制本品，即属本工序。其次需“用羊脂相对拌炒过”。左下一人蹲踞在地，用手拌和筐箩中的药品，其旁有盆，上书“羊脂”；右上一人站在炉灶前用长筷子拌炒锅内药品。此二人的动作即示意用羊脂拌炒淫羊藿。

5.《本草纲目》（金陵本）：该书“淫羊藿”（图16）所示有粗大根状茎（根有节）。地上部分左有基生叶一枚，右则按时珍所云“一茎二桠，一桠三叶”绘成。其图示意为淫羊藿，大体亦近似，但绘图过于粗放。

6.《本草原始》：该书的“淫羊藿”（图20）显然是依据淫羊藿药材写生绘制，故其茎枝劲瘦，茎生叶对生，叶阔卵形，基部心形，网脉明显，基出7脉，叶缘有毛刺状细齿。以上特征表明，该图所示或为淫羊藿*E. brevicornu*。

7.《草药图经》：该书“矮荷”（图29），所绘类似小乔木。其叶缘亦有刺，但整个植株无法认定是淫羊藿。该书文字叙述乃淫羊藿，画技太差，无法达意。

8.《植物名实图考》：该书的“淫羊藿”（图30）十分精确，显系写生绘成。其根状茎横走，基生叶具长柄，茎生叶对生；小叶卵形，先端渐尖，基部心形，网脉明显，基出7脉。叶缘有毛刺状细齿。此当为淫羊藿*E. brevicornu*。

9.《草木便方》：该书“仙灵脾”（图31）虽然粗糙，但特征明显。根状茎横生，一回或二回三出复叶，基生，小叶三枚，卵状披针形，先端渐尖，基部

1 谢宗万：《中药材品种论述》中册，上海：上海科学技术出版社，1994：219.

心形，叶片基部不对称，叶缘具刺齿。此图所示似为三枝九叶草（箭叶淫羊藿）*Epimedium sagittatum*（Sieb. et Zucc.）Maxim.。

【小结】

淫羊藿是中医最古老的药物之一，以壮阳著称，古今常用。据古本草文字描述，本品为小檗科淫羊藿属（*Epimedium*）多种植物。其中淫羊藿*Epimedium brevicornu* Maxim.较为多见，但古代部分地区所用为三枝九叶草（箭叶淫羊藿）*E. sagittatum*（Sieb. et Zucc.）Maxim.及其他种。《救荒本草》《本草原始》《植物名实图考》《草木便方》诸书均有特征明显的淫羊藿图。

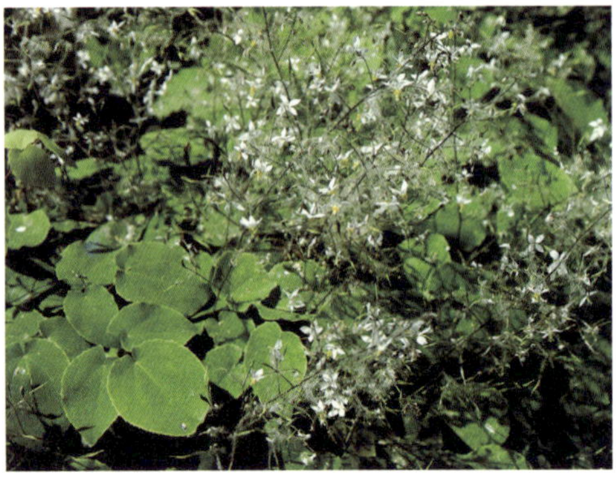

图 33　淫羊藿 *Epimedium brevicornu*

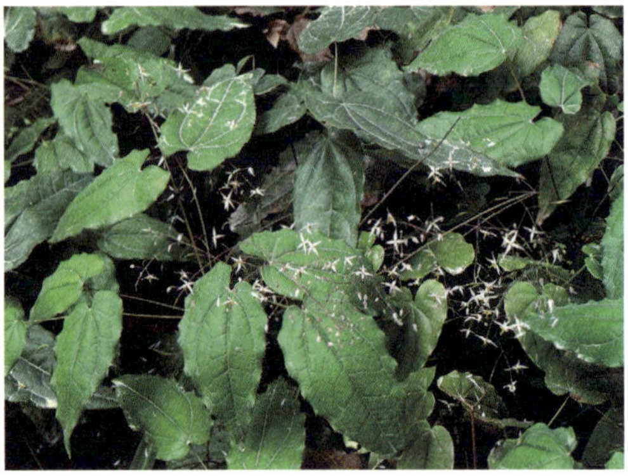

图 34　箭叶淫羊藿 *Epimedium sagittatum*

12-23　仙茅

【品图】

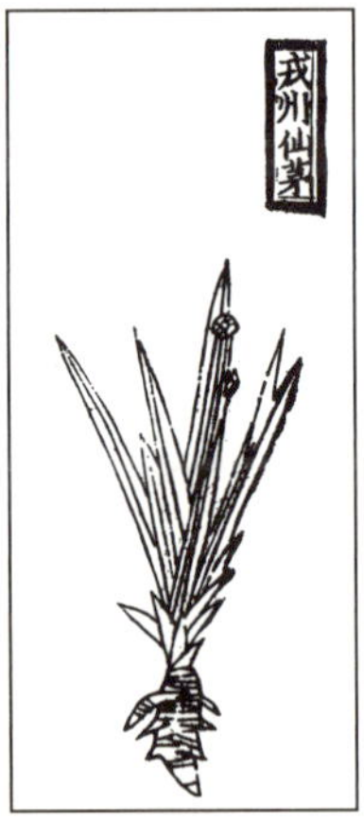

图 1　图经（大）·戎州仙茅

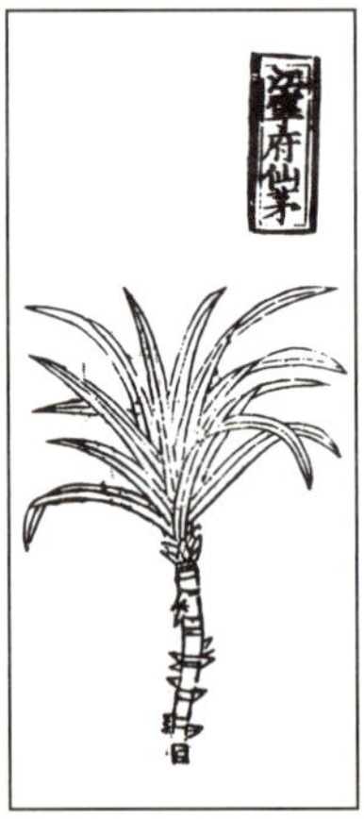

图 2　图经（大）·江宁府仙茅

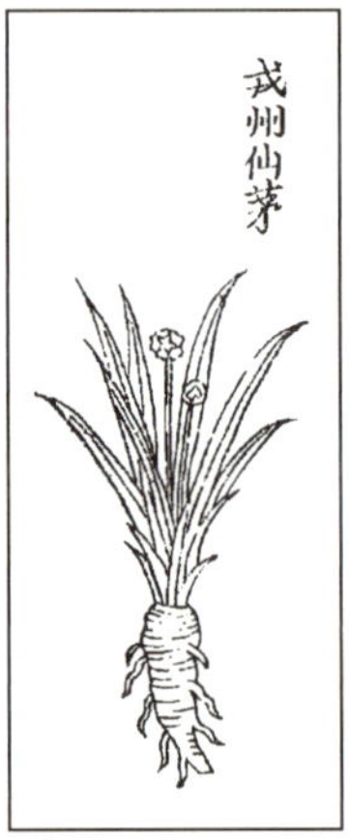

图 3　图经（政）·戎州仙茅

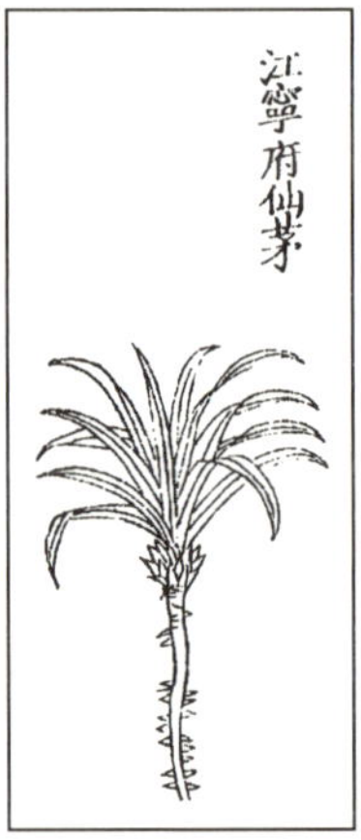

图 4　图经（政）·江宁府仙茅

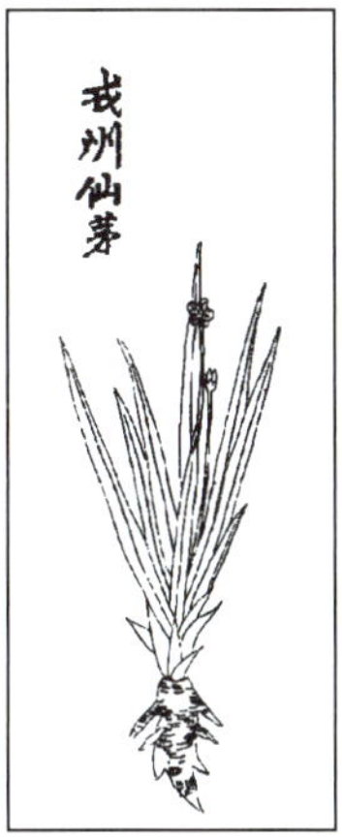

图 5　图经（绍）· 戎州仙茅

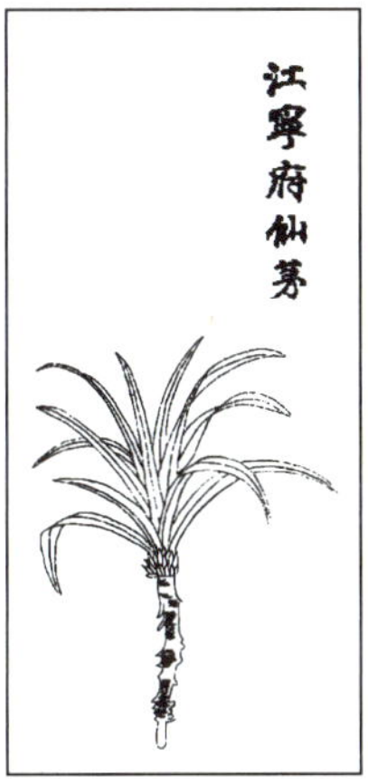

图 6　图经（绍）· 江宁府仙茅

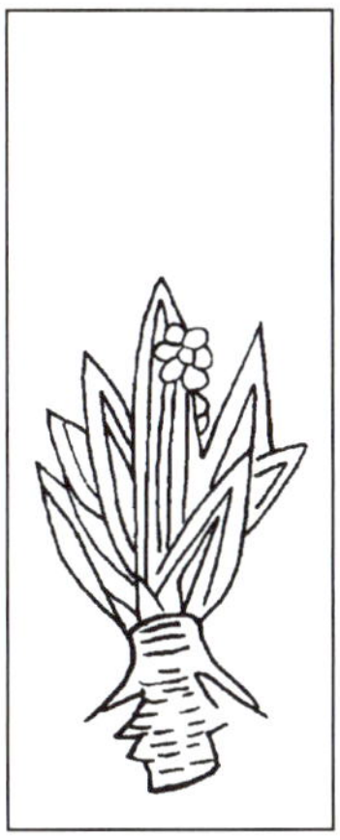

图 7　歌括 · 仙茅

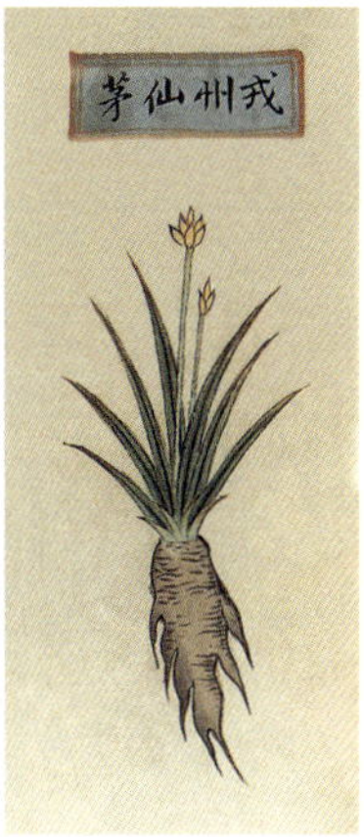

图 8　品汇 · 戎州仙茅

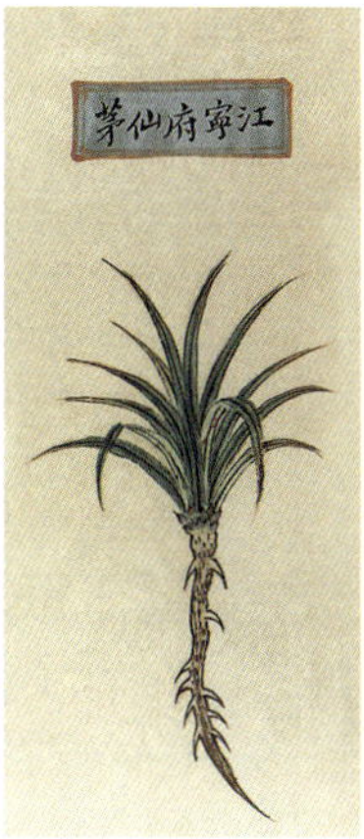

图 9　品汇 · 江宁府仙茅

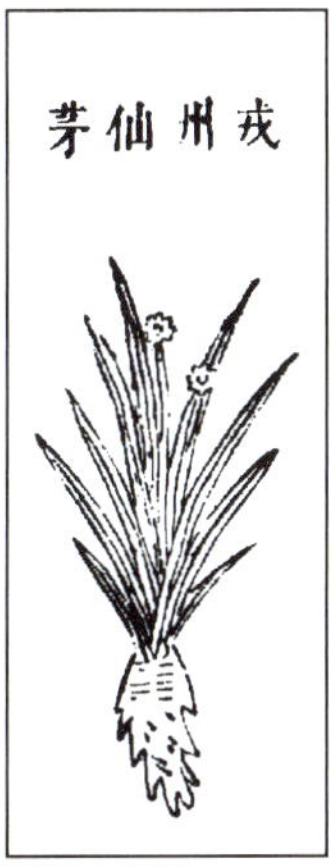

图 10　蒙筌 · 戎州仙茅

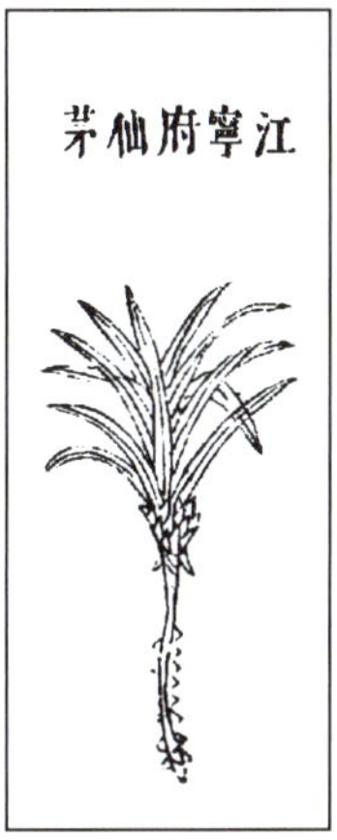

图 11　蒙筌 · 江宁府仙茅

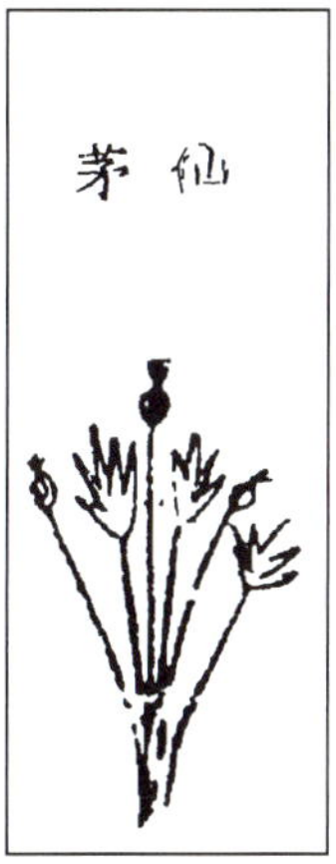

图 12　太乙 · 仙茅

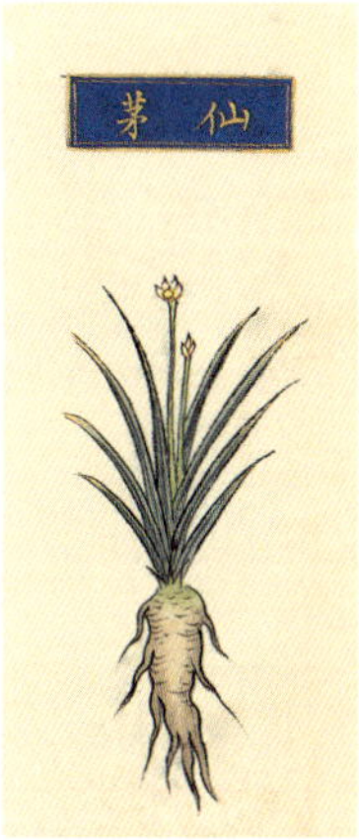

图 13　雷公 · 仙茅

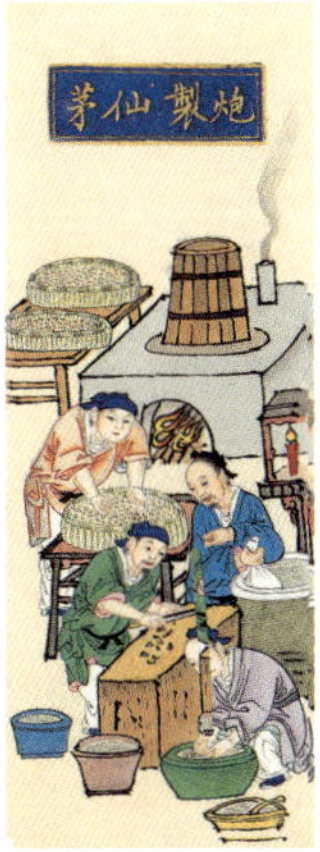

图 14　雷公 · 炮制仙茅

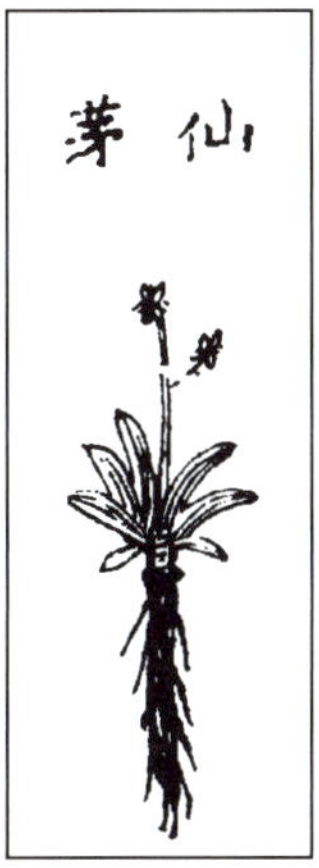

图 15　纲目（金）· 仙茅

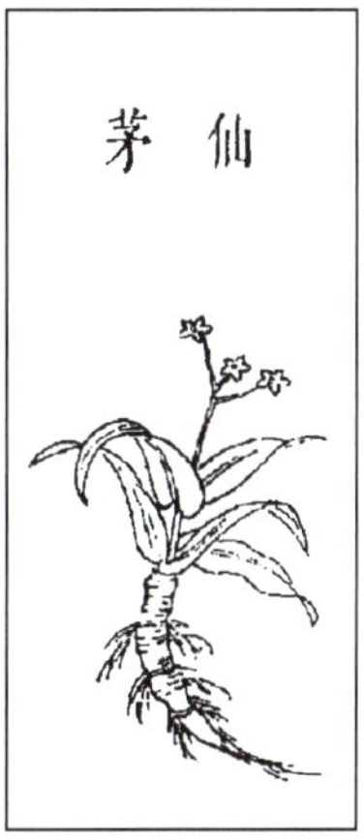

图 16　纲目（钱）· 仙茅

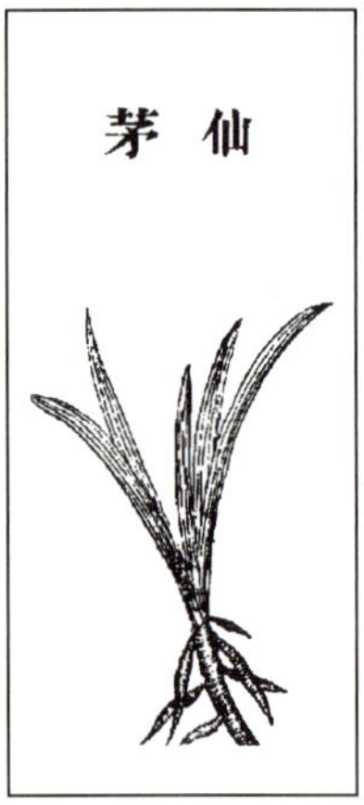

图 17　纲目(张)·仙茅

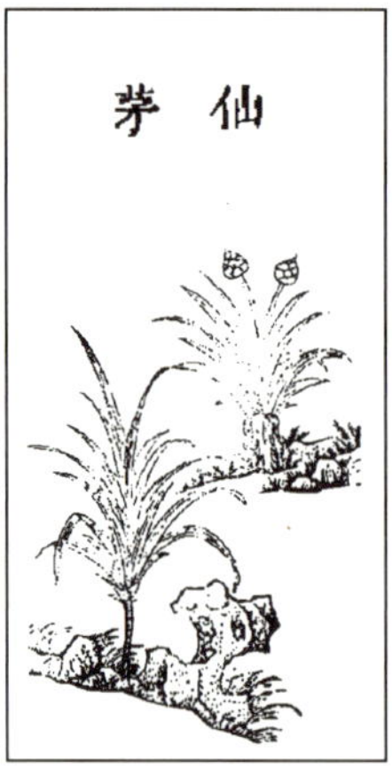

图 18　三才·仙茅

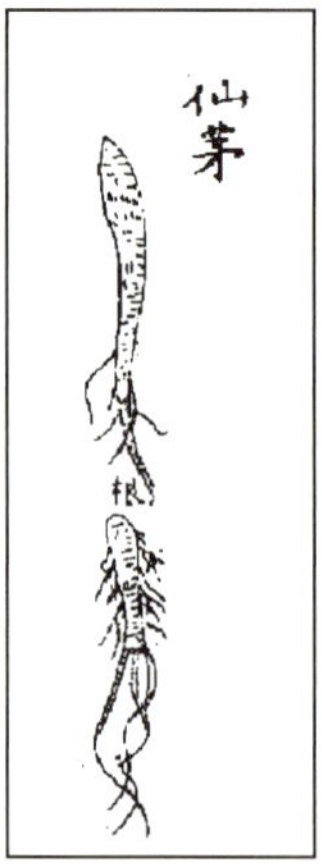

图 19　原始·仙茅

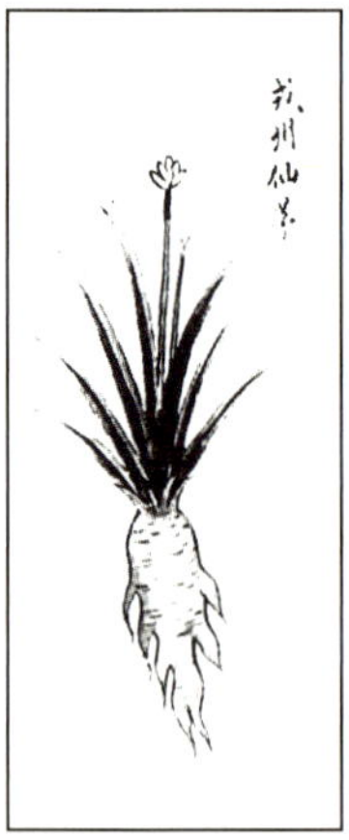

图 20　金石·戎州仙茅

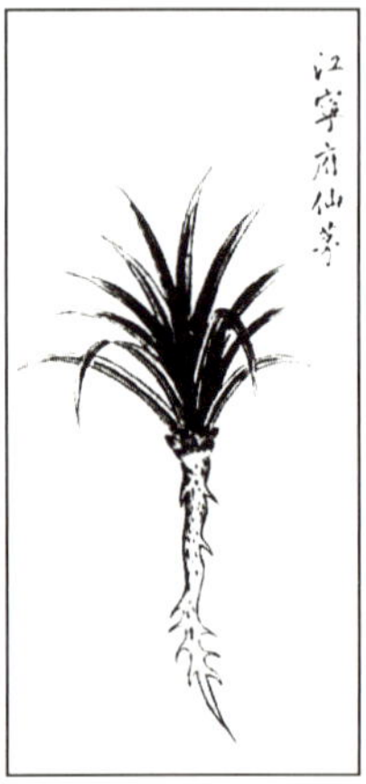

图 21　金石·江宁府仙茅

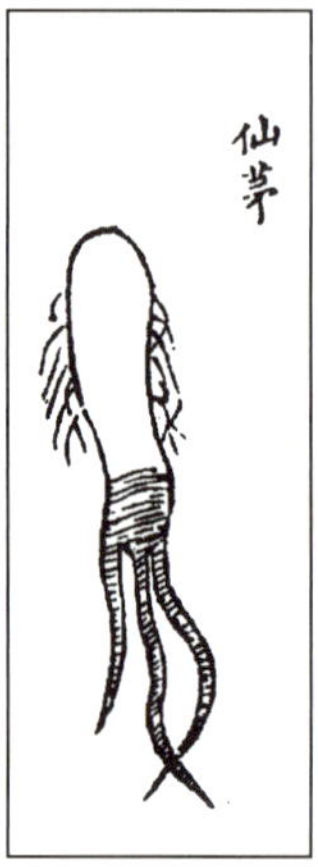

图 22　汇言·仙茅

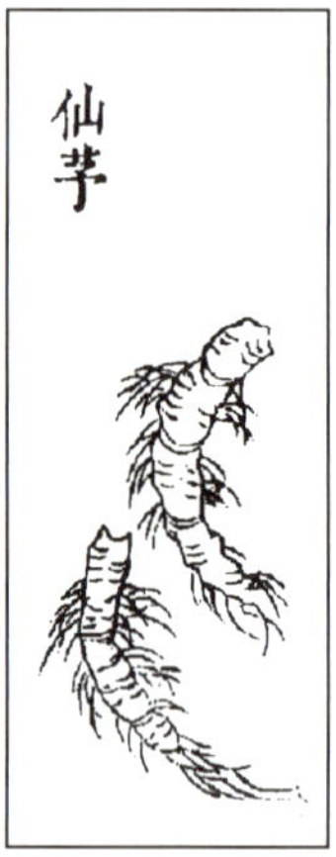

图 23　本草汇·仙茅

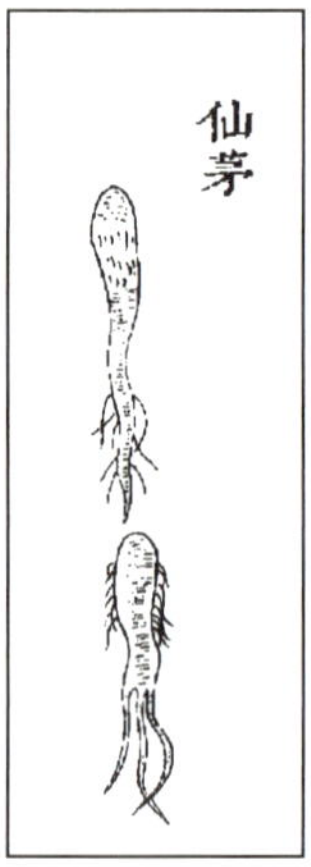

图 24　类纂·仙茅

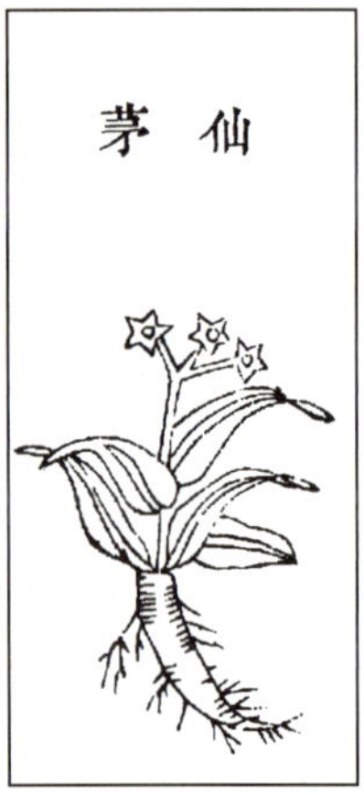

图 25　备要·仙茅

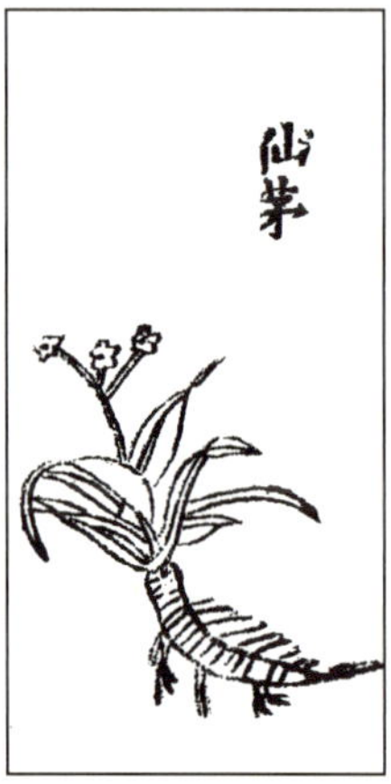

图 26　求真·仙茅

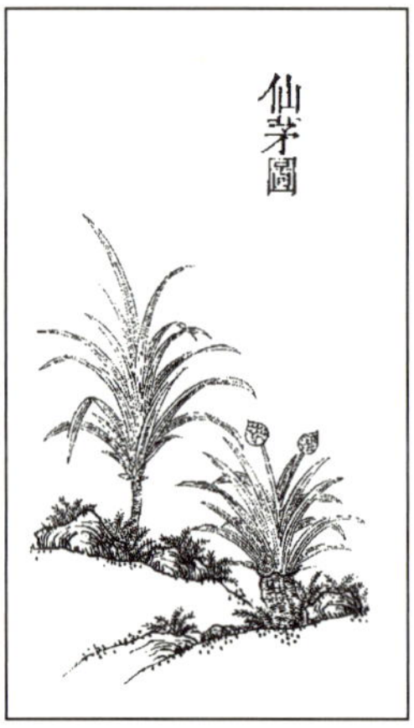

图 27　草木典·仙茅图

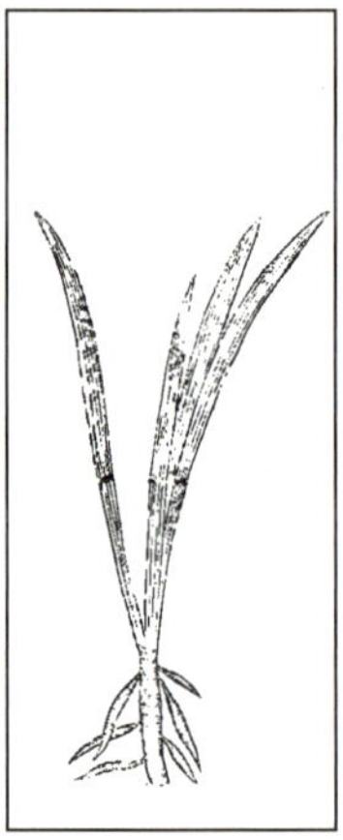

图 28　图考·仙茅

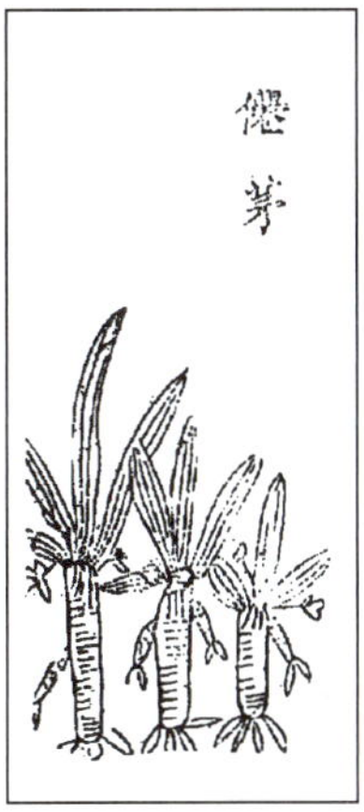

图29　便方·仙茅

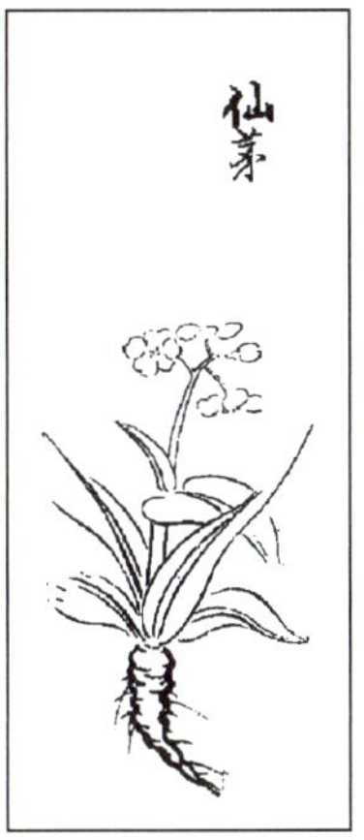

图30　图说·仙茅

本品30图，取自23书，其中6幅彩图。有承继关系及仿绘图可分以下4个书类。

《本草图经》：该书的“戎州仙茅”“江宁府仙茅”图分别存于《大观本草》（图1、2）、《政和本草》（图3、4）、《绍兴本草》（图5、6）中。此三传本药图大同小异，其间异同见下“鉴药”项。今以《政和》图3、图4为《图经》图的代表。

仿绘《图经》图的彩色本草图有《本草品汇精要》。该书“戎州仙茅”（图8）仿绘《图经》同名图（图3），除一般敷色外，将花茎绘成高于叶片，这严重违反了《图经》原图的本意。该书“江宁府仙茅”（图9）仿绘《图经》同名图（图4），无大改变。此后《补遗雷公炮制便览》“仙茅”（图13）仿绘《品汇》“戎州仙茅”（图8）。《金石昆虫草木状》的两图（图20、21）完全仿绘《品汇》的图8、图9。

墨线图中，两图均仿绘《图经》图的有《本草蒙筌》，其“戎州仙茅”（图10）、“江宁府仙茅”（图11）均忠实仿绘《图经》两幅同名图。《三才图会》“仙茅”（图18）则将《图经》两幅图合绘于一图，右上仿“戎州仙茅”（图3），左下仿“江宁府仙茅”（图4），但各加土地背景，半露根茎，图形也略有润饰。《古今图书集成·草木典》“仙茅图”（图27）则是仿绘《三才图会》“仙茅”（图18），但构图则将两植物的位置上下颠倒，左右互换。仅仿绘《图经》一图的有《本草歌括》“仙茅”（图7）。该书仿绘《图经》“戎州仙茅”（图3），但叶片被绘成短剑形，严重失真。又《本草纲目》金陵本“仙茅”（图15），仿绘时似乎糅合了《图经》二图。其根茎近圆柱形直生，此类似于《图经》“戎州仙茅”（图3）；有花茎则类似“江宁府仙茅”（图4）。但其花茎高高挺立，叶片绘得短小粗壮，这都不是仙茅的特征。

《本草纲目》（钱本）：该书“仙茅”（图16）的仿绘图有《本草备要》“仙茅”（图25）、《本草求真》“仙茅”（图26）、《本草简明图说》“仙茅”（图30）。另《本草汇》“仙茅”（图23）仅取《纲目》钱本“仙茅”图的根茎，再多绘一支。其图宛如药材图，实则裁切钱本“仙茅”的根茎而成。

《本草原始》：该书“仙茅”（图19）的仿绘图有《本草汇言》“仙茅”（图22），今取《原始》“仙茅”图的上面一支；《本草纲目类纂必读》“仙茅”（图24）完全仿绘《原始》图。

《植物名实图考》：该书“仙茅”（图28）的仿绘图有《纲目》张本同名图（图17）。

以上30图中，除22幅属仿绘图外，还有8幅原创图（图3、4、12、14、16、19、

28、29），详见下“鉴药”项。

【文录】

唐末《海药本草》（见《证类》卷11“仙茅”） 生西域。粗细有筋，或如笔管，有节文理。其黄色多涎。梵云呼为输乹陁……自武城来，蜀中诸州皆有。叶似茅，故名曰仙茅。

宋《开宝本草》（同上） ……一名独茅根，一名茅瓜子，一名婆罗门参。《仙茅传》云……生西域，又大庾岭……二月、八月采根。

宋《本草图经》（同上） 仙茅……今蜀川，江湖、两浙诸州亦有之。叶青如茅而软，复稍阔而有纵理，又似棕榈。至冬尽枯，春初乃生。三月有花如栀子黄，不结实。根独茎而直，傍有短细根相附，肉黄白，外皮稍粗，褐色。二月、八月采根，暴干用。衡山出者花碧，五月结黑子。谨按《续传信方》叙仙茅云……本西域道人所传。开元元年，婆罗门僧进此药，明皇服之有效……《续传信方》伪唐筠州刺史王颜所著，皆因国书编录，其方当时盛行。故今江南但呼此药为婆罗门参。

明《本草纲目》卷12“仙茅” 【集解】【时珍曰】苏颂所说详尽得之。但四五月中抽茎四五寸，开小花深黄色六出，不似卮子。处处大山中有之，人惟取梅岭者用，而《会典》成都岁贡仙茅二十一斤。

【鉴药】

“仙茅”在主流本草中首见于《开宝本草》。此药用于补益，最早在唐代开元元年（713）由婆罗门僧引进。婆罗门为古国名，指今印度，或兼指斯里兰卡。唐末《海药本草》曾载此药。其叶似茅，又据说仙传，故名仙茅。后世多用于补肾助阳。

本品之效最初虽由海外传入，但原植物我国亦有，古代见于大庾岭（今江西大余、广东南雄二县交界处）、武城（有多处，尚难确定）、蜀中诸州（今四川）、江湖（或指湖南、湖北、江西、安徽等江、河密布地区）、两浙（浙东、浙西合称，约当今浙江、上海和江苏的长江以南部分）诸州。李时珍记载处处大山中有，但一般用梅岭（大庾岭）产者。明代成都也进贡此药。

最早记载本品形态的是《海药本草》：“粗细有筋，或如笔管，有节文理……叶似茅。”此与今所用石蒜科仙茅属植物仙茅*Curculigo orchioides* Gaertn.的线状披针形叶、圆柱形有环状横纹的根状茎相同。《本草图经》描述更详：“叶青如茅而软，复稍阔而有纵理，又似棕榈。至冬尽枯，春初乃生。三月有花如栀子黄，不结实。根独茎而直，傍有短细根相附，肉黄白，外皮稍粗，褐色。二月、八月采根，暴干用。衡山出者花碧，五月结黑子。”其中花黄者为仙茅*C. orchioides*。衡山出花碧者花色不对，可能是地方习惯用药或伪品。李时珍同意苏颂的描述，且补正其“小花深黄色六出，不似卮子”。时珍云“但四五月中抽茎四五寸”，则未免超长一两倍。真实的仙茅花茎甚短，大部分藏在鞘状叶柄基部之内。《本草纲目》金陵本所绘的花茎高出众叶之上很多，比时珍说“抽茎四五寸”还要多。只能说李时珍的花茎之说是错误的。《本草纲目》金陵本插图的花茎错得更厉害，绘图者未必见过真正的仙茅。

1.**《本草图经》**：该书有“仙茅”图两幅。其中“戎州仙茅”（图3）根状茎粗壮、略似胡萝卜。叶丛生，线状披针形。花茎从叶丛出，较长，但短于叶片。此图的根状茎与花茎与今之仙茅略异，但整体近似于仙茅。戎州，北宋治所在今四川宜宾。“江宁府仙茅”的《大观》图（图2）根状茎节间非常明显，《政和》（图4）、《绍兴》（图6）节间横文甚少，但其根茎都呈圆柱形，少量须根。叶丛生，叶基有残叶柄，叶线状披针形。无花茎及花。此图所示即仙茅*C. orchioides*。

2.**《太乙仙制本草药性大全》**：该书“仙茅”（图12）绘一植株的地上部分，3叶基生，3花或果枝基生。叶长柄，前有掌状分裂。花（或果）呈葫芦形，不明其意。此图不知来源。

3.**《补遗雷公炮制便览》**：该书“仙茅”（图14）为炮制图。据《雷公炮炙论》，其法为：“凡采得后，用清水洗令净，刮上皮，于槐砧上用铜刀切许大，却用生稀布袋盛，于乌豆水中浸一宿，取出用酒湿拌了蒸，从巳至亥，取出暴干。”故其图从下到上，依次为：右下有人用水洗药，其上绿衣人在大木砧上同刀切药。其右上蓝衣人手握一白布袋，放入盛满水的大缸中，示意用水浸药。其左上红衣人在笸箩里翻动药物，示意“用酒湿拌了”。最上为一炉灶，上为蒸笼，示意药须蒸过。图左最上有盛药竹匾，示意须摊晾。

4.**《本草纲目》（钱本）**：该书“仙茅”（图16）有粗大带节的根茎，近似圆柱形，节间有须毛，此近似仙茅。但其叶片非基生，有茎独立，叶抱茎对生，中脉突出，花茎顶生3花，花瓣5。故地上部分所示完全不是仙茅，也与此前所有诸图不同。此图当属于错误图。

5.**《本草原始》**：该书“仙茅”（图19）绘上下两支仙茅根茎，中间书一“根”字。两支仙茅大同小异，均有多数横纹，但表面纵沟及须根分布稍有不同。此大体属于仙茅*C. orchioides*。

6.**《植物名实图考》**：该书“仙茅”（图28）属于写生图。根状茎圆柱形，旁有肉质较粗的根。唯叶与根状茎结合处没有绘得很真切，但不妨碍将此图定为仙茅*C. orchioides*。

7.**《草木便方》**：该书“仙茅”（图29）绘3株仙茅，其笔画看似粗拙，但却在所有古代药图中最好地表现了仙茅特征：圆柱体的根状茎粗大，横纹众多。环绕根茎有稀疏的肉质根。叶基生，叶片披针形，平行脉。更令人钦佩的是，这是仙茅30幅本草插图中，唯一准确地画出了仙茅花着生的位置（叶柄基部）和短花茎。从此图可以肯定其植物来源是仙茅*C. orchioides*。

【小结】

仙茅补益之效从唐开元间从婆罗门传入中国。后世所用多为国产的仙茅。《海药本草》《本草图经》，以及《本草纲目》中的文字记载表明，本品是石蒜科植物仙茅*Curculigo orchioides* Gaertn.的根状茎。《本草图经》《植物名实图考》《草木便方》等书所绘插图证实本品确为仙茅*C. orchioides*。

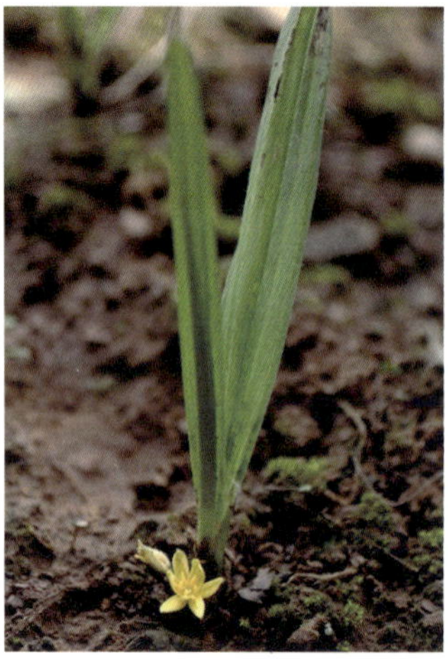

图 31　仙茅 *Curculigo orchioides*

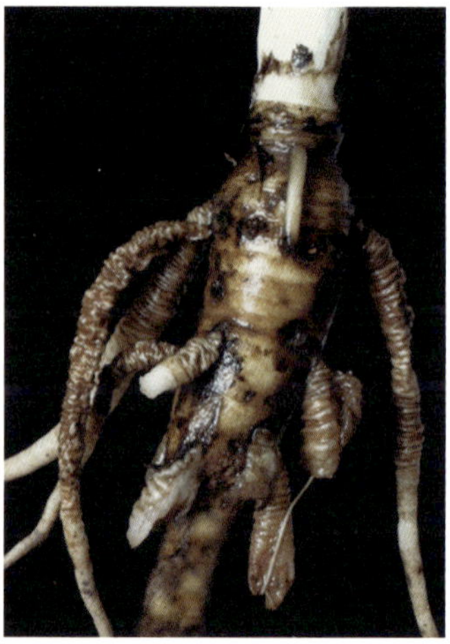

图 32　仙茅根

12–24　玄参

【品图】

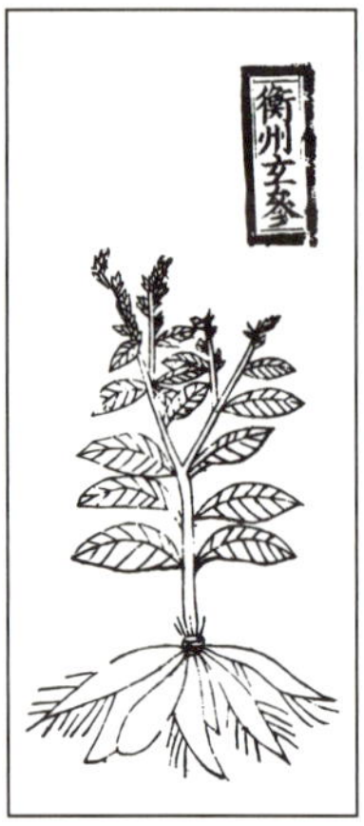

图 1　图经（大）·衡州玄参

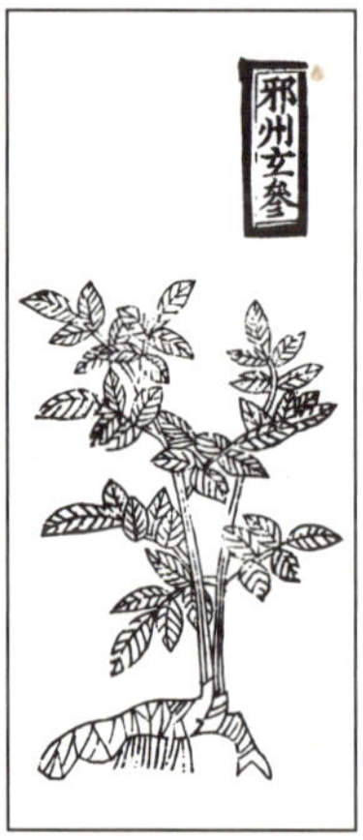

图 2　图经（大）·邢州玄参

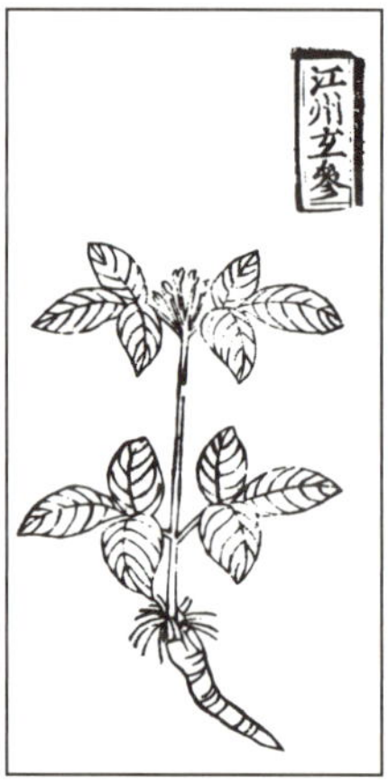

图 3　图经（大）·江州玄参

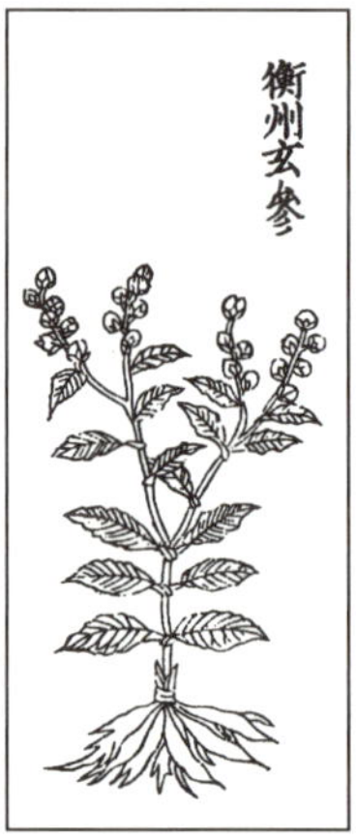

图 4　图经（政）·衡州玄参

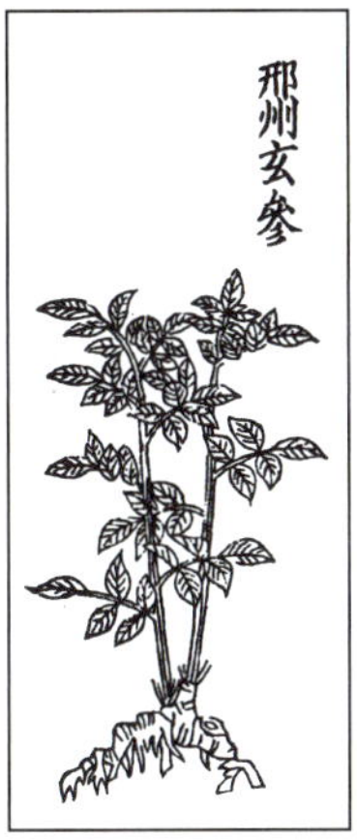

图5　图经（政）·邢州玄参

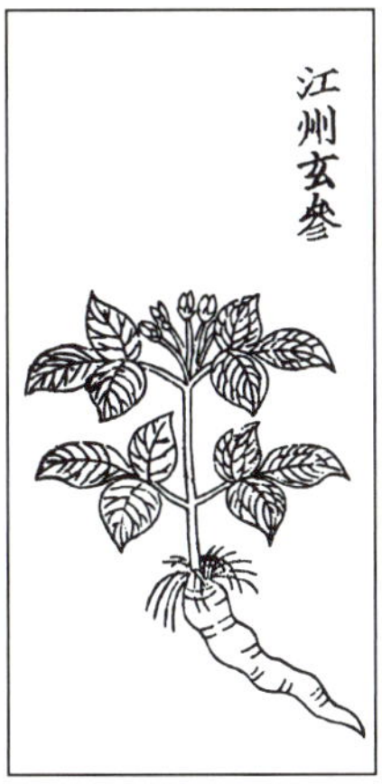

图6　图经（政）·江州玄参

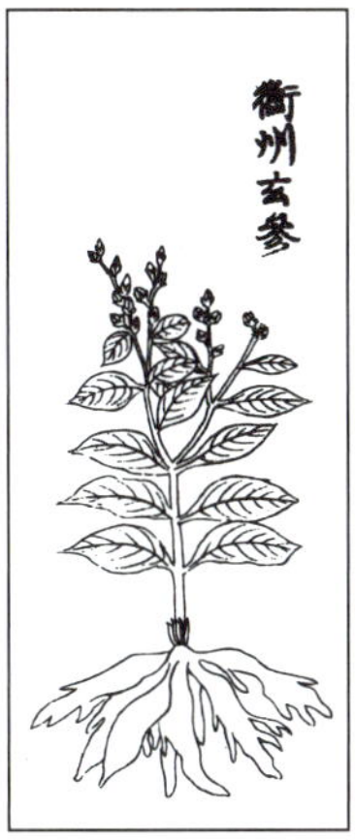

图7　图经（绍）·衡州玄参

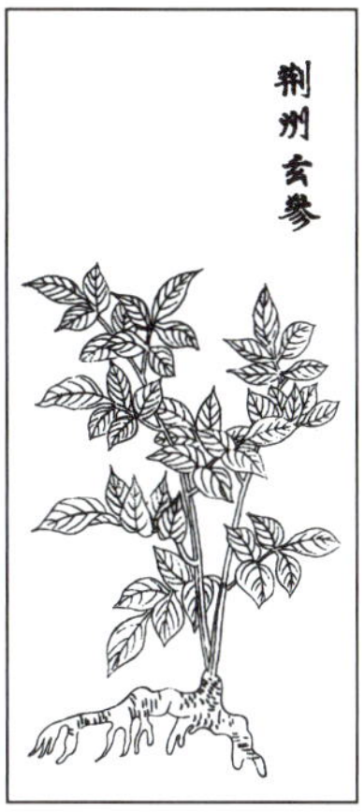

图8　图经（绍）·荆州玄参

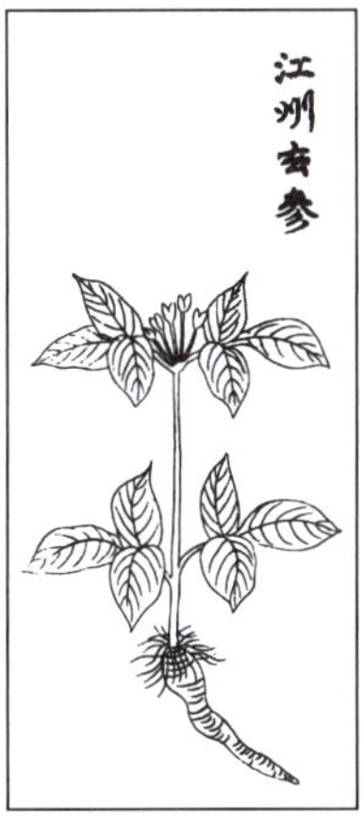

图9　图经（绍）·江州玄参

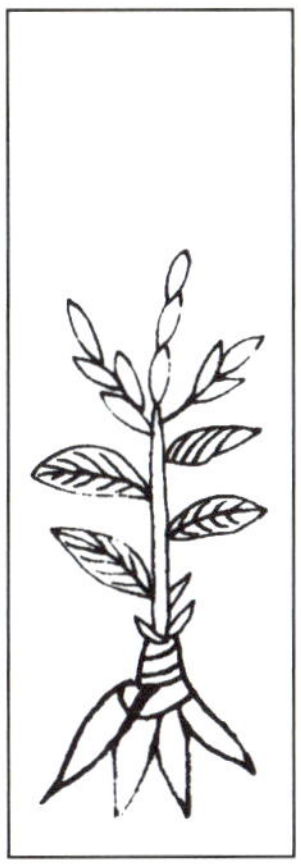

图10　歌括·玄参

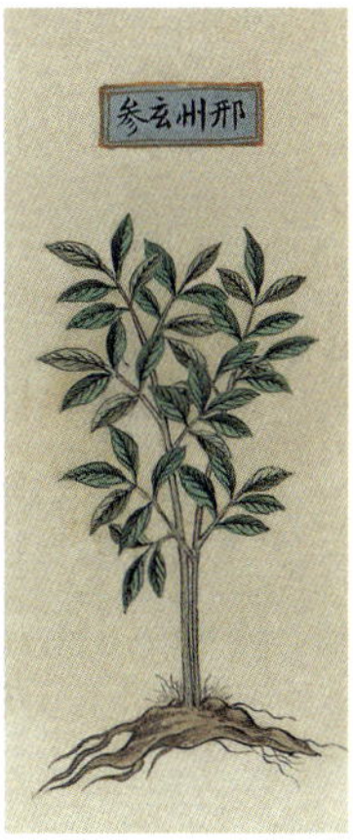

图11　品汇·邢州玄参

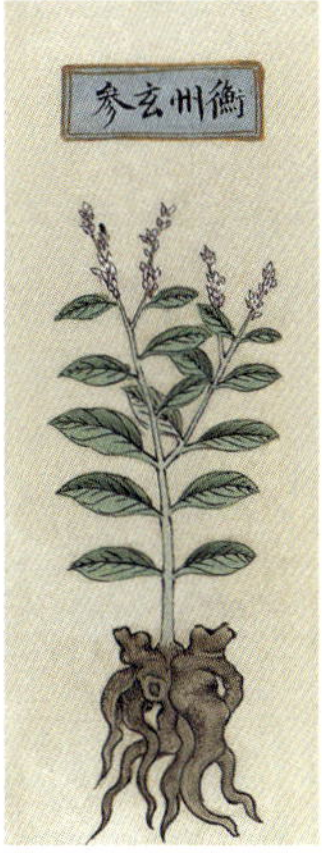

图12　品汇·衡州玄参

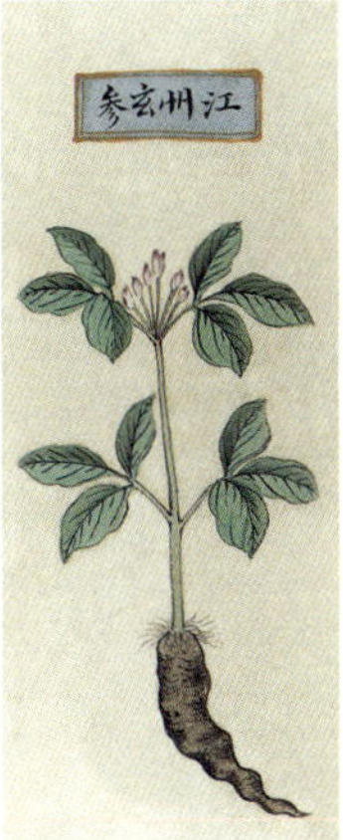

图13　品汇·江州玄参

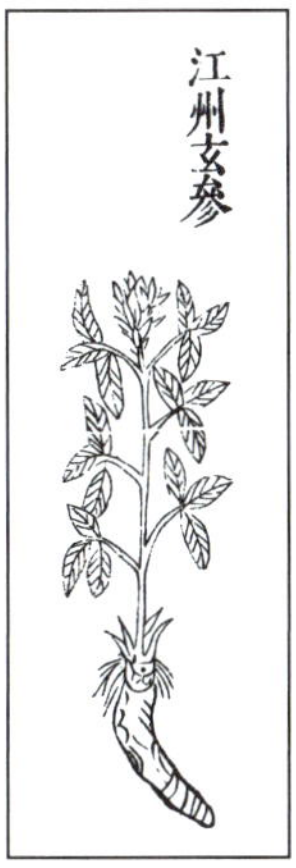

图14　蒙筌·江州玄参

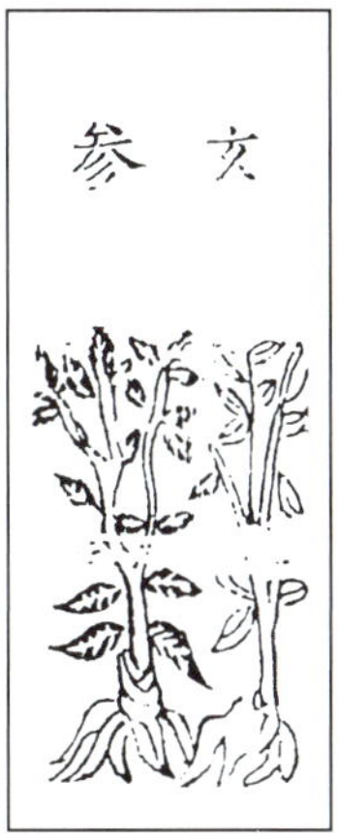

图15　太乙·玄参

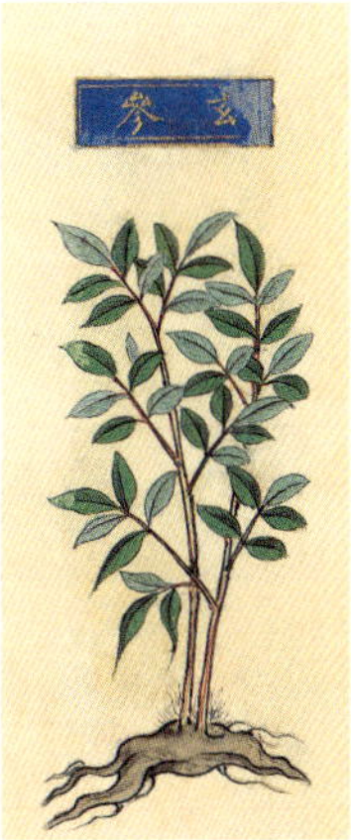

图16　雷公·玄参

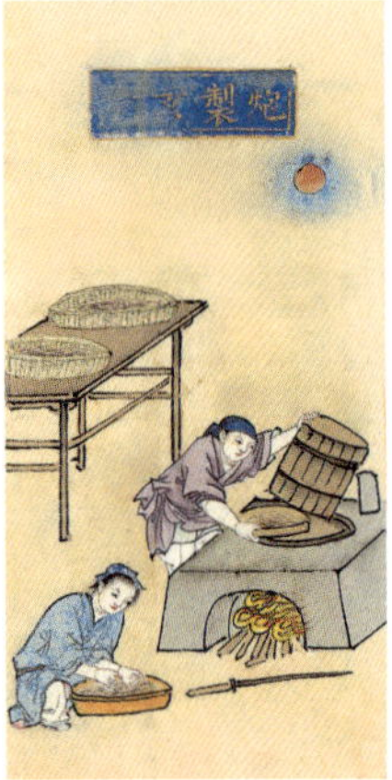

图 17　雷公·炮制玄参

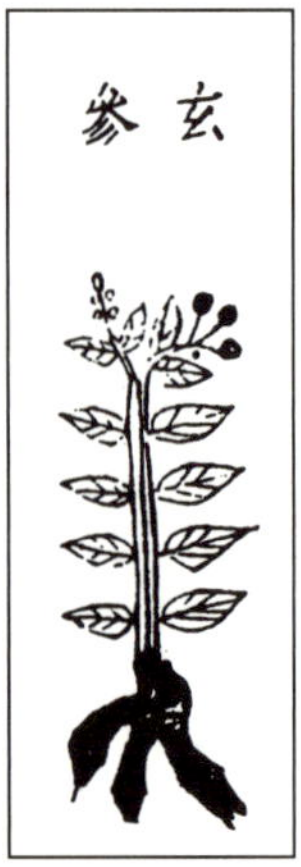

图 18　纲目（金）·玄参

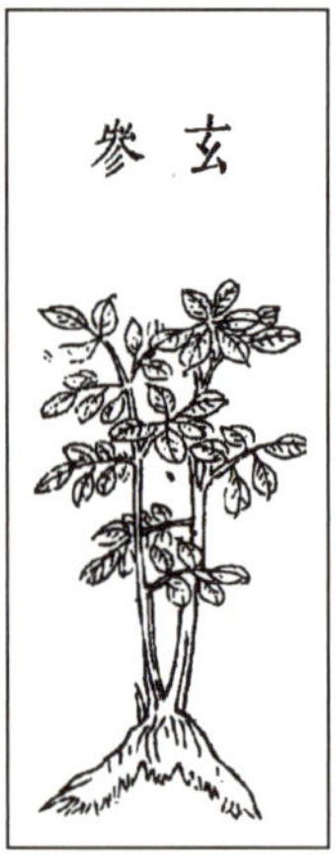

图 19　纲目（钱）·玄参

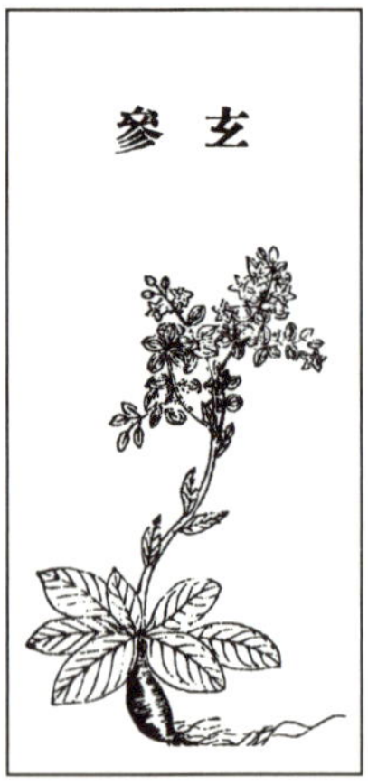

图 20　纲目（张）·玄参

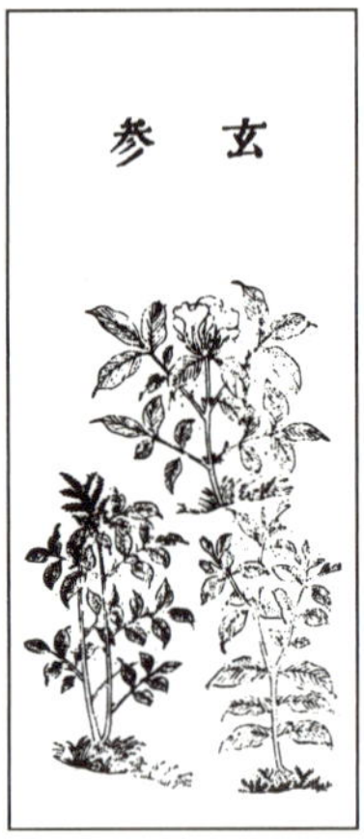

图 21　三才·玄参

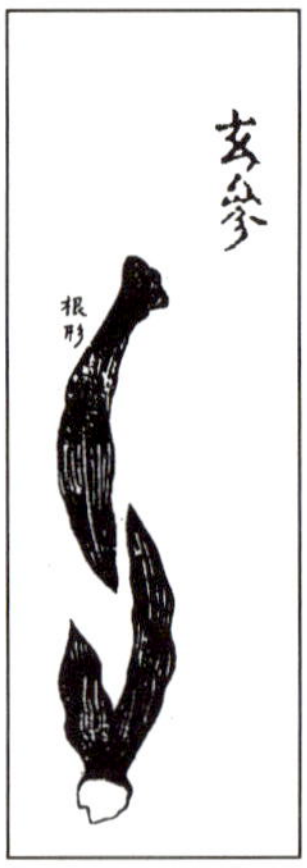

图 22　原始·玄参

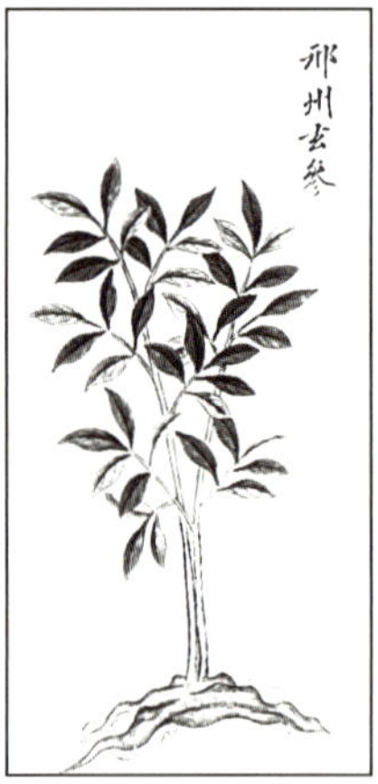

图 23　金石·邢州玄参

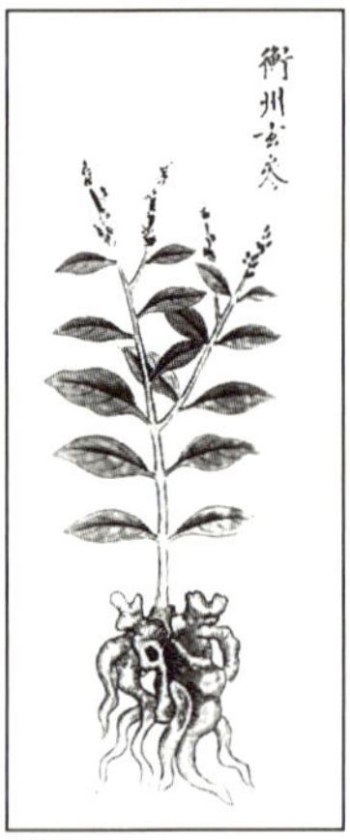

图 24　金石·衡州玄参

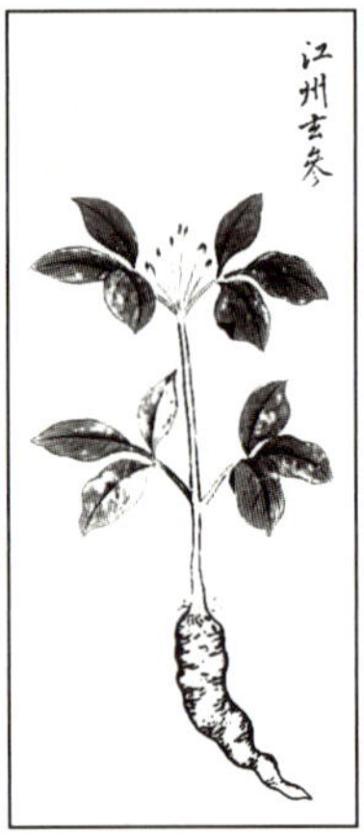

图 25　金石·江州玄参

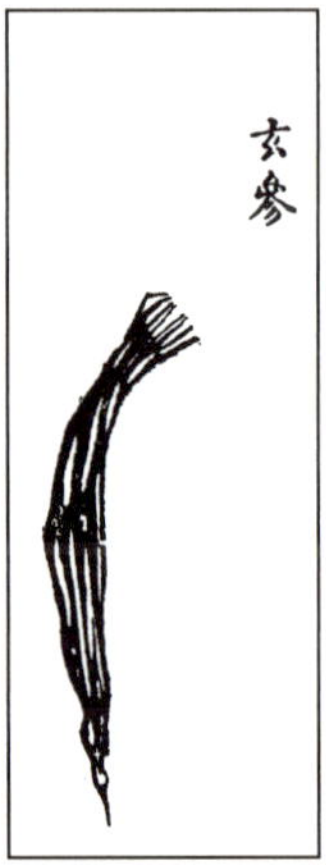

图 26　汇言·玄参

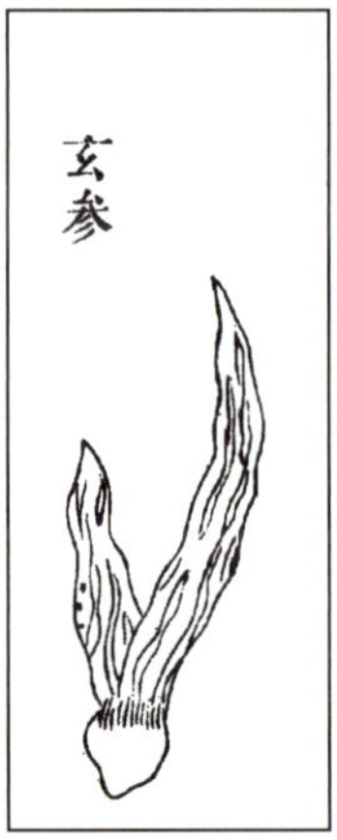

图 27　本草汇·玄参

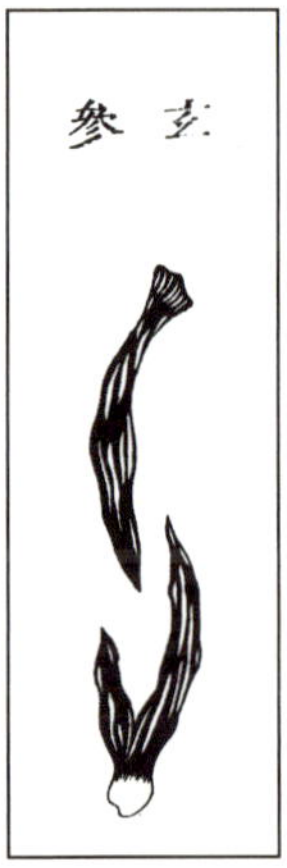

图 28　类纂·玄参

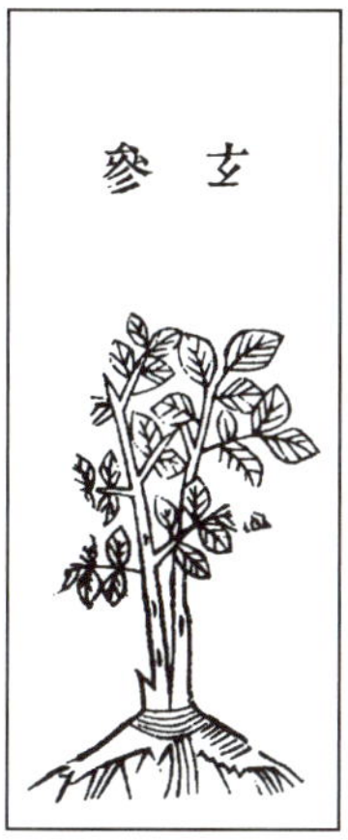

图 29　备要·玄参

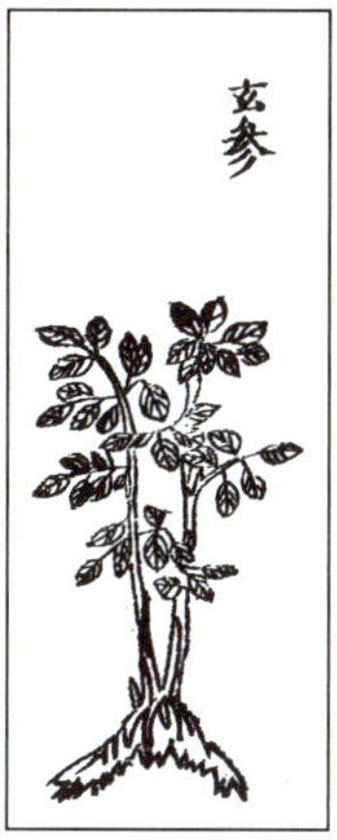

图 30　求真·玄参

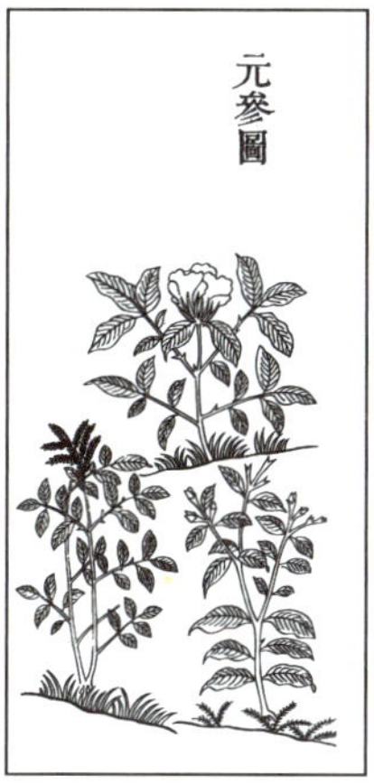

图 31　草木典·元参图

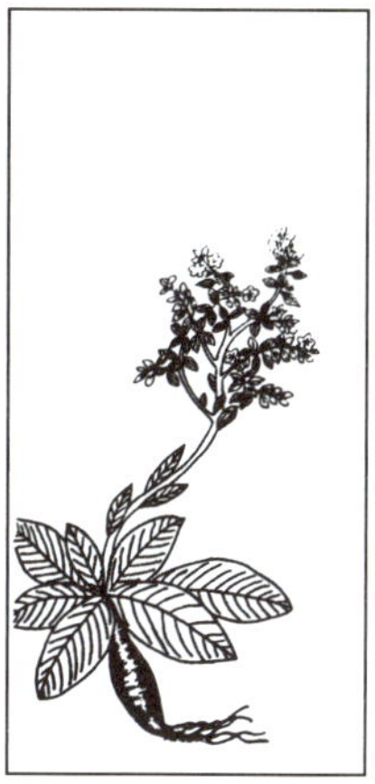

图 32　图考·元参

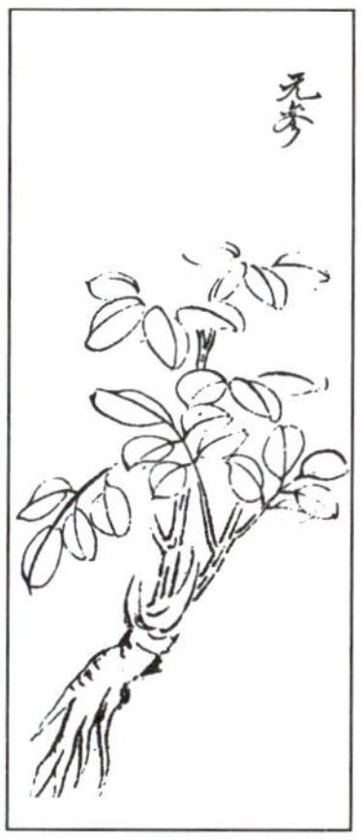

图 33　图说·元参

本品33图，取自22书，其中8幅彩图。有承继关系及仿绘图可分以下3个书类。

《本草图经》：该书有“衡州玄参”“邢州玄参”“江州玄参”3图，分别存于《大观本草》（图1、2、3）、《政和本草》（图4、5、6）、《绍兴本草》（图7、8、9）中。此三书的图形大同小异，其间异同见下“鉴药”项。今以《政和》图4—6为《图经》图的代表。

仿绘《图经》3图的书中，有彩图《本草品汇精要》（图11、12、13）。此3图的根部虽然形状不同，但颜色均为黑褐色，此为玄参根干燥后的特点。其中“衡州玄参”图12的花序表明其仿绘自《大观本草》同名图。《金石昆虫草木状》的3图（图23、24、25）又仿绘自《品汇》3图。另《补遗雷公炮制便览》的“玄参”（图16）仿绘自《品汇》“邢州玄参”（图12）。

仿绘《图经》3图的墨线图中，《三才图会》将此3图合绘于“玄参”（图21）。每种植物均添加土地背景，掩去根部。右上一株仿《图经》“江州玄参”（图6），但将原枝顶数朵小花改绘为一朵重瓣大花，三小叶改为单数羽状复叶。右下一株仿绘《图经》“衡州玄参”（图4），花数减少。左下一株仿《图经》“邢州玄参”（图5），但又仿《大观》“衡州玄参”（图1），为该植物增加了类似禾本科的穗状花序。《古今图书集成·草木典》“元参图”（图31）全仿《三才》图。仿绘《图经》两幅图的墨线图中，有《太乙仙制本草药性大全》“玄参”（图15）。该图描述粗劣，从根部形状判别，左边的植株仿绘自《图经》“衡州玄参”（图4），且将叶片反白；右边的植株仿绘自《图经》“邢州玄参”（图5），叶片大大减少。

仅仿绘《图经》1图的墨线图中，有《本草歌括》“玄参”（图10），其根、茎仿“衡州玄参”图4，但将叶片绘成互生，花序仿《大观》，但将小花放大。《本草蒙筌》“江州玄参”（图14）仿绘《图经》同名图（图6）。《本草纲目》钱本“玄参”（图19）仿绘《图经》“邢州玄参”（图5）。此后仿钱本此图的有《本草备要》“玄参”（图29）、《本草求真》“玄参”（图30）。另《本草简明图说》“元参”（图33）的根部取自《图经》“江州玄参”（图6），但茎叶则仿自“邢州玄参”（图5）。

《本草原始》：该书的“玄参”（图22）仿绘图有《本草汇言》“玄参”（图26，仅仿绘上面一支）、《本草汇》“玄参”（图27，仅仿绘下面一支，且反白）、《本草纲目类纂必读》“玄参”（图28，全仿）。

《植物名实图考》：该书的“元参”（图32）仿绘者有《本草纲目》张本“玄参”（图20）。

以上32图中，除25幅属仿绘图外，还有7幅原创图（图4、5、6、17、18、22、32），详见下“鉴药”项。

【文录】

《本经》《别录》（见《证类》卷8“玄参”） ……一名重台，一名玄台，一名鹿肠，一名正马，一名咸，一名端。生河间川谷及冤句。三月、四月采根，暴干。

三国《御览》卷991“玄参” 《吴氏本草》曰：玄参，一名鬼藏，一名正马，一名重台，一名鹿肠，一名端，一名玄台……或生冤句山阳。二月生，叶如梅，有毛，四四相值，似芍药，黑茎，茎方，高四五尺，华赤，生枝间，四月实黑。

梁《本草经集注》（见《证类》卷8“玄参”） 陶隐居云：今出近道，处处有。茎似人参而长大。根甚黑，亦微香，道家时用，亦以合香。

唐《唐本草》（同上） 《唐本》注云：玄参根苗并臭，茎亦不似人参，陶云道家亦以合香，未见其理也。

唐《药性论》（同上） 一名逐马。

宋《开宝本草》（同上） 今注：详此药，茎方大，高四五尺，紫赤色而有细毛。叶如掌大而尖长。根生青白，干即紫黑，新者润腻……陶云似人参茎，唐本注言根苗并臭，盖未深识尔。

宋《本草图经》（同上） 玄参，生河间及冤句，今处处有之。二月生苗。叶似脂麻，又如槐柳。细茎青紫色。七月开花青碧色。八月结子黑色。亦有白花，茎方大，紫赤色而有细毛，有节若竹者，高五六尺，叶如掌大而尖长如锯齿。其根尖长，生青白，干即紫黑，新者润腻，一根可生五、七枚，三月、八月、九月采，暴干。或云蒸过日干……

明《本草纲目》卷12“玄参” 【释名】黑参（《纲目》）、野脂麻（《纲目》）。【时珍曰】玄，黑色也。《别录》一名端，一名咸，多未详。【集解】【时珍曰】今用玄参，正如苏颂所说。其根有腥气，故苏恭以为臭也。宿根多地蚕食之，故其中空。花有紫白二种。

【鉴药】

“玄参”首见于《本经》，是最早使用的中药之一。其名“玄”，是因为根“干即紫黑”（《开宝》）。至于“参”字，因陶弘景提到“茎似人参”，李时珍引这句话时补云“故得参名”。但本品形状实与五加科的人参不同，故其名“参”不知来由。本品为古今常用药，可滋肾水，清热益津，利咽喉，亦用治瘰疬结核。

关于本品的形态，三国时《吴普本草》提到“叶如梅，有毛，四四相值，似芍药，黑茎，茎方，高四五尺，华赤，生枝间，四月实黑”。其中“茎方”与今所用玄参科玄参相符。梁·陶弘景说“茎似人参而长大。根甚黑，亦微香。道家时用，亦以合香”。其中“根甚黑”符合玄参的特征。《唐本草》指出茎似人参、根微香并非玄参之特性。宋《开宝本草》云：“此药茎方大，高四五尺，紫赤色而有细毛。叶如掌大而尖长。根生青白，干即紫黑，新者润腻。”玄参鲜根青白滋润，干变紫黑，是其特点。且多数玄参科植物根均有此特点。茎秆呈四方形，有细毛，也是玄参的特征。宋《本草图经》补充记载：“叶似脂麻，又如槐柳。细茎青紫色。七月开花青碧色。八月结子黑色。”另外亦转述了《开宝》所载的玄参，补充了“白花”“有节若竹”几个字。以上描述的植物，皆为今玄参科玄参属（*Scrophularia*）植物。李时珍认为“今用玄参，正如苏颂所说”，但云“花有紫、白二种”。其中紫花者即今玄参科玄参属植物玄参*Scrophularia ningpoensis* Hemsl.。花青碧或花白者，可能是花黄绿色的不同表达，此即北玄参*S. buergeriana* Miq.。

古本草插图可对以上的文字描述发挥印证或补充的作用。

1.《本草图经》:《图经》的“衡州玄参”图在三个传本中略有差别：《大观本草》的花小成穗状，类蓼花。《绍兴本草》花也较小，但有花萼。《政和本草》的花较大，花萼明显，叶基略抱茎。

但《大观》“衡州玄参”（图1）的花序可能是在描绘花萼时的不慎，将其混同于小花，不意味着是另种植物。综观《图经》3图，“衡州玄参”（图4）根部有多数纺锤体形支根，单叶，茎下部叶对生，上部叶互生。花序顶生。此图与今玄参*S. ningpoensis*相似。“邢[1]州玄参”（图5）根状茎横走。从根茎抽出两枝，茎秆方形，叶为单数羽状复叶、互生。此植株茎方，与今玄参同，但叶为复叶，与今玄参不同。不明其来源。此图因被《本草纲目》钱本仿绘，故流传甚广，实非玄参。“江州玄参”（图6）根如胡萝卜状，独茎直立，掌状三小叶，对生，花顶生，成伞形。此图茎叶

1　邢：《大观本草》图2误作“邪”，据《政和本草》《绍兴本草》改。《绍兴本草》图8误作“荆”。据《大观本草》《政和本草》改。

非玄参，来源不明。

2.《补遗雷公炮制便览》：该书“炮制玄参”（图17）按《雷公炮炙论》法绘图。雷公法为“须用蒲草重重相隔，入甑蒸两伏时后，出，晒干”。故图中紫衣人正在掀开笼甑盖，放进一个圆垫（可能是蒲草编成）。灶前一蓝衣童子正在筐箩前整理药物，示意将置药入甑蒸之。左上桌面摆着药筵，内有蒸好的药物，背景为红日，示意日晒干燥。

3.《本草纲目》（金陵本）：该书“玄参”（图18）虽然简陋，但主要特点突出：根粗大，有分支，黑色。玄参根干燥时色黑，此图用于鲜活时固然不妥，但作为示意可以理解。茎方，单叶对生；花顶生，果圆形。此图为原创图，体现了文字描述的茎方、叶似脂麻的特征，所示即玄参*S. ningpoensis*。

4.《本草原始》：该书的“玄参”（图22）所绘为玄参的药材图。图中注“根形”2字。取用的两支玄参已经修去须根等，颜色黑，为其药材特点。此图虽然无法鉴定原植物来源，但与今所用玄参药材相同。

5.《植物名实图考》：该书的“元参”（图32）显示纺锤形的根，基生叶丛生，卵形，茎上部叶互生，披针形。聚伞花序。其根类似玄参科地黄，呈纺锤形。但地上茎、叶、花则类似玄参科通泉草属（*Mazus*）植物*Mazus* spp.。

【小结】

玄参为古今常用中药。宋《开宝本草》载本品茎方大、根生青白，干即紫黑；宋《本草图经》载叶似脂麻，开花青碧色或白花者，为今玄参科玄参属（*Scrophularia*）植物。李时珍提到紫花者即玄参科植物玄参*Scrophularia ningpoensis* Hemsl.。花青碧或花白者即北玄参*S. buergeriana* Miq.。《本草图经》“衡州玄参”图、《本草纲目》金陵本“玄参”图均为玄参*S. ningpoensis*。《本草原始》玄参药材图与今玄参相似。

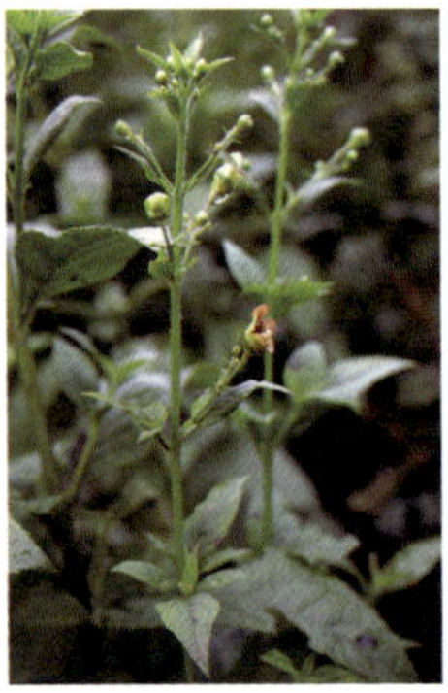

图 34　玄参 *Scrophularia ningpoensis*

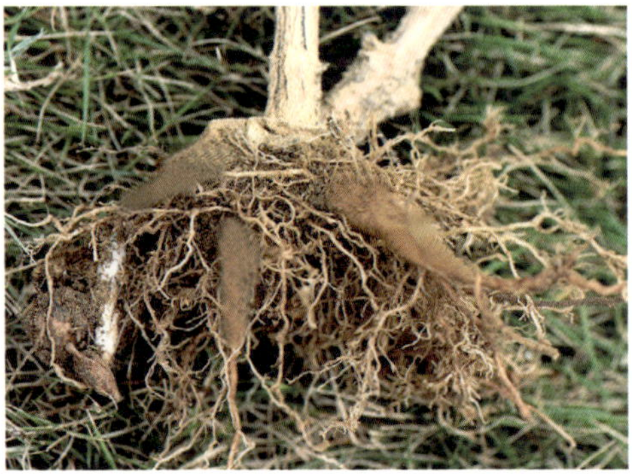

图 35　玄参根

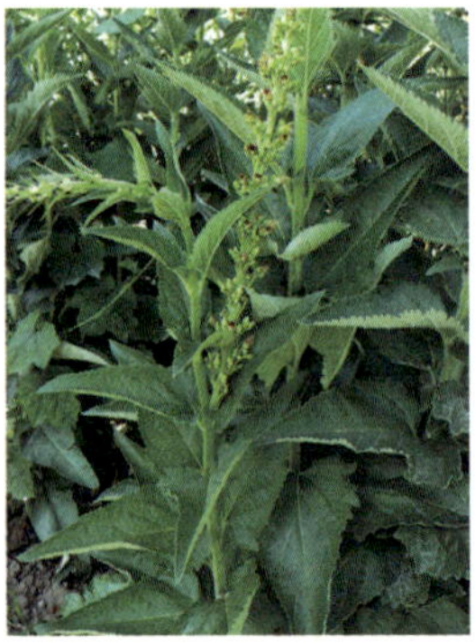

图 36　北玄参 *Scrophularia buergeriana*

12–25　地榆

【品图】

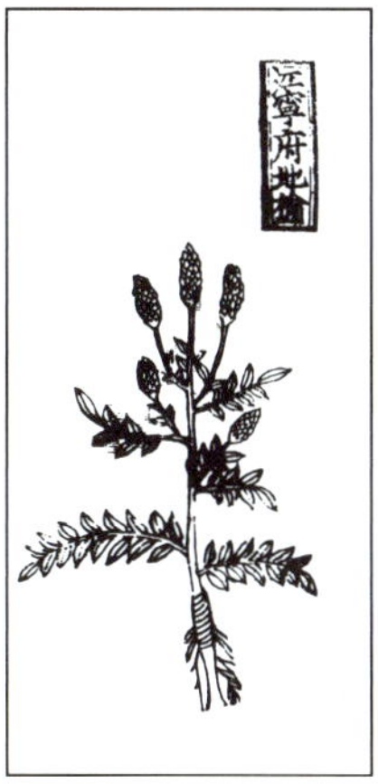

图 1　图经（大）·江宁府地榆

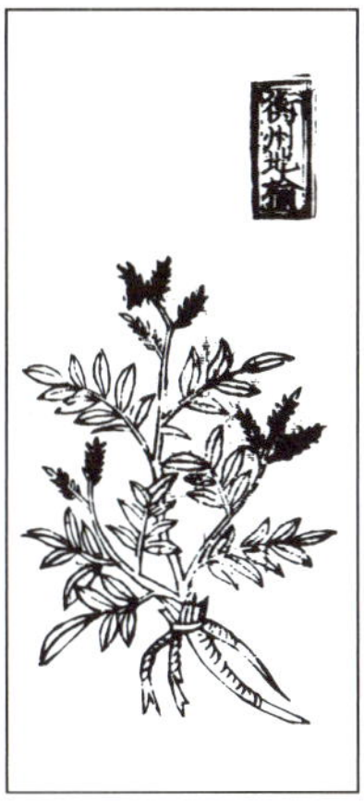

图 2　图经（大）·衡州地榆

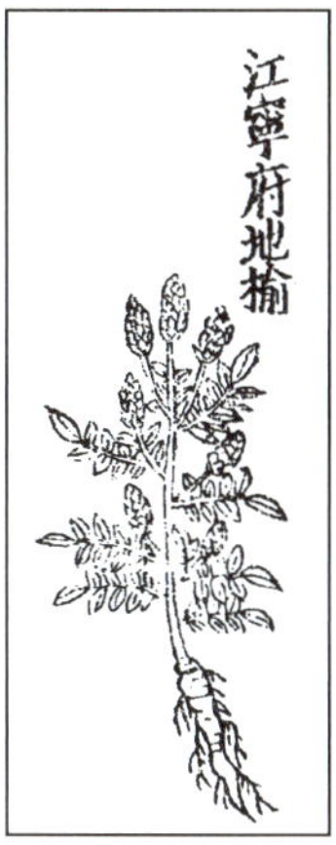

图 3　图经（政）·江宁府地榆

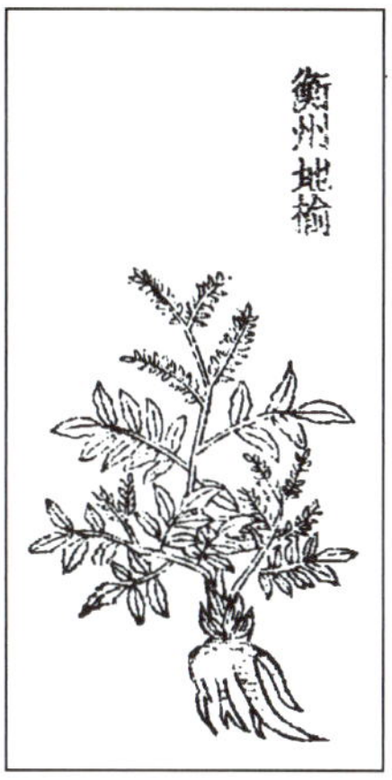

图 4　图经（政）·衡州地榆

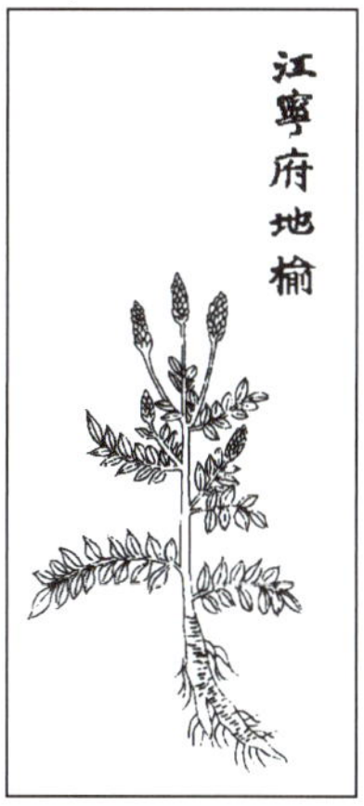

图 5　图经（绍）·江宁府地榆

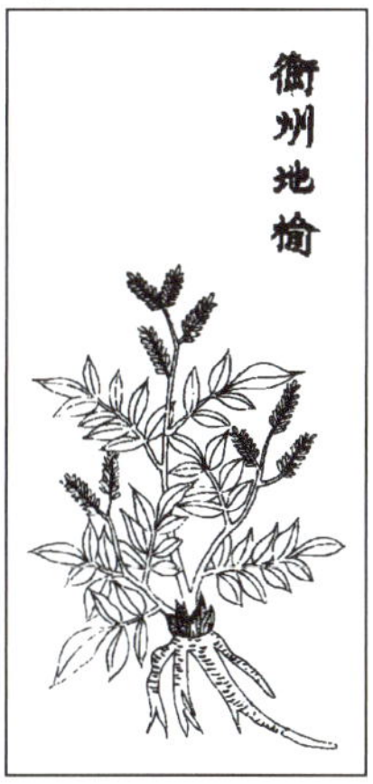

图 6　图经（绍）·衡州地榆

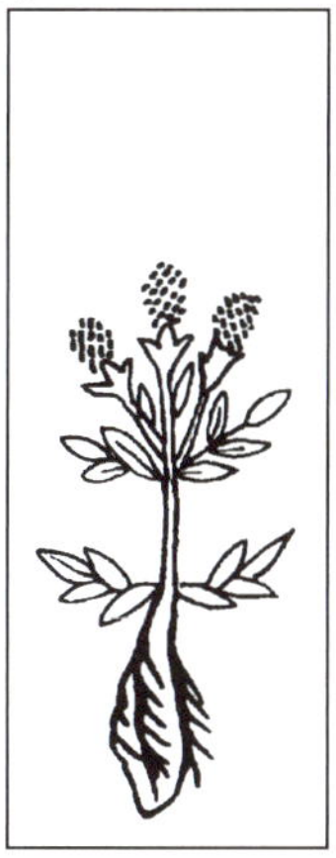

图 7　歌括·地榆

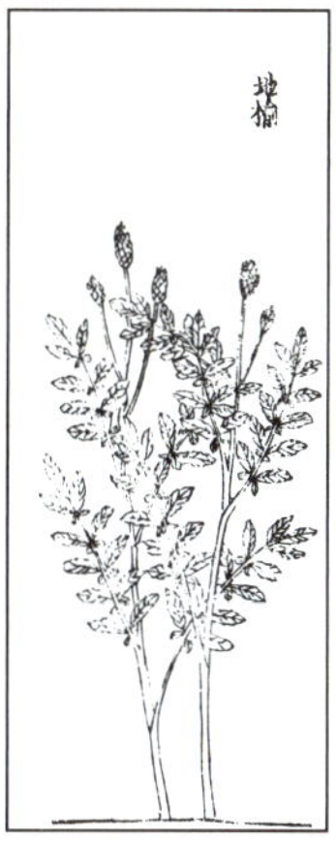

图 8　救荒·地榆

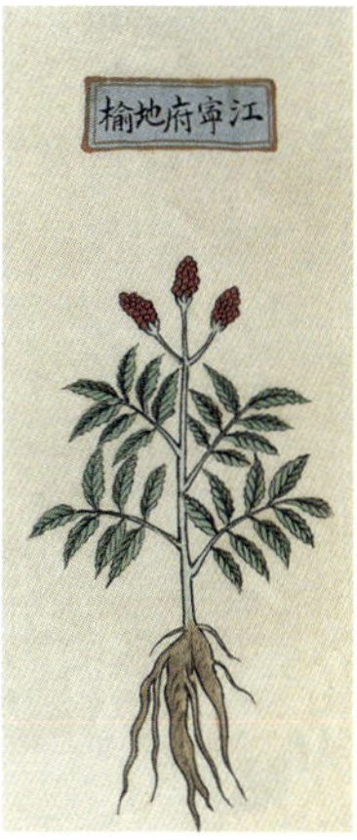

图 9　品汇·江宁府地榆

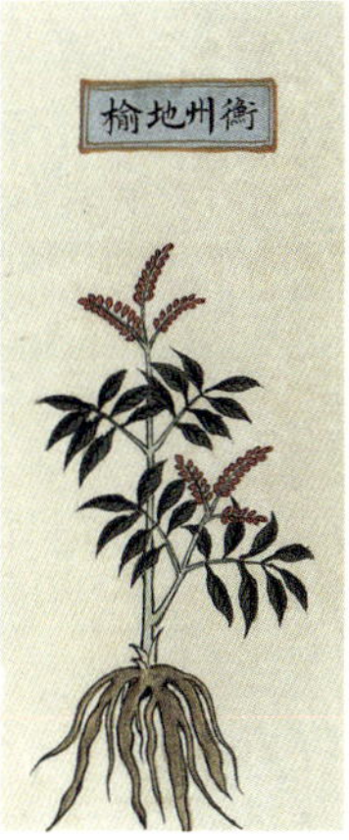

图 10　品汇·衡州地榆

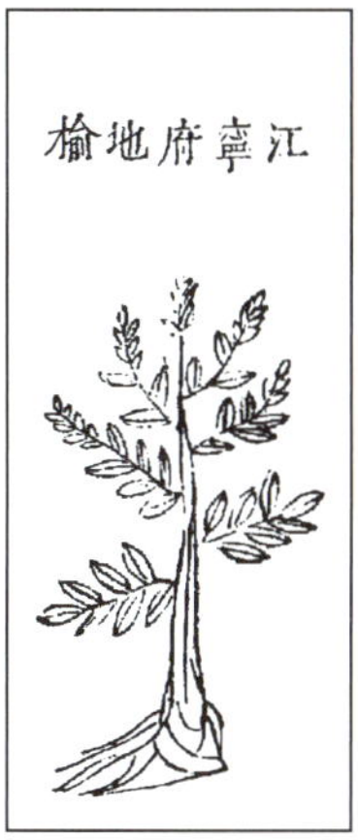

图 11　蒙筌·江宁府地榆

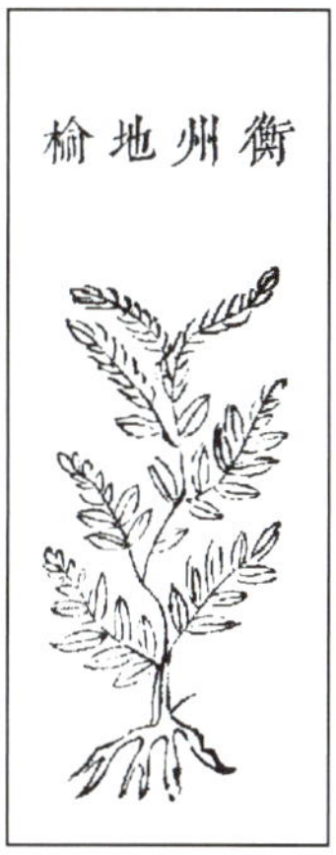

图 12　蒙筌·衡州地榆

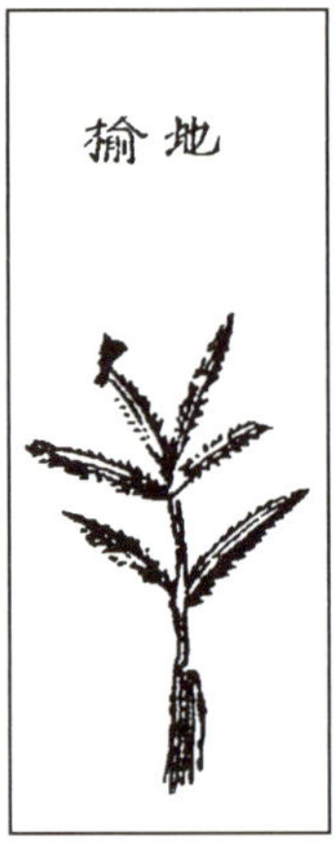

图 13　太乙·地榆

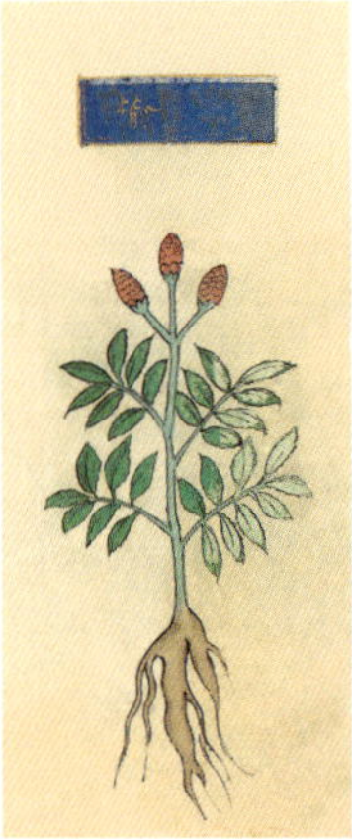

图 14　雷公·地榆

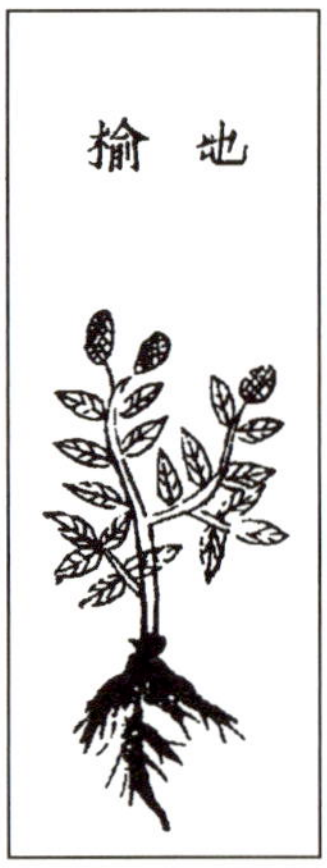

图 15　纲目（金）·地榆

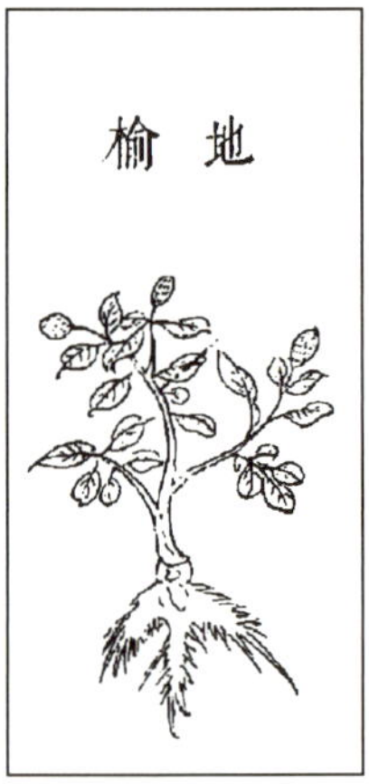

图 16　纲目（钱）·地榆

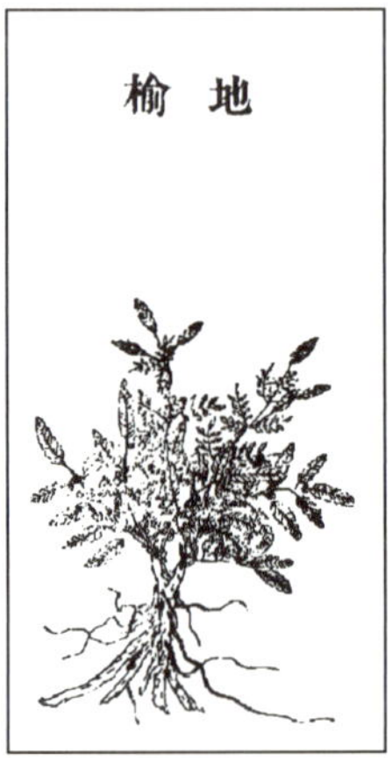

图 17　纲目（张）·地榆

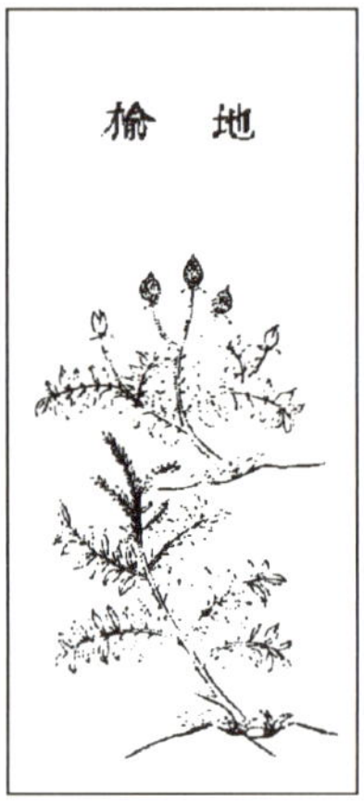

图 18　三才·地榆

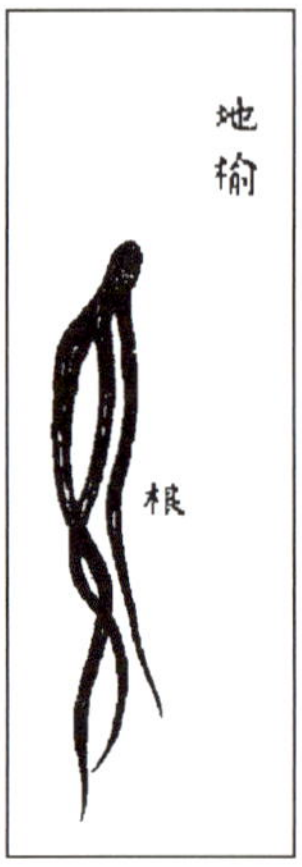

图 19　原始·地榆

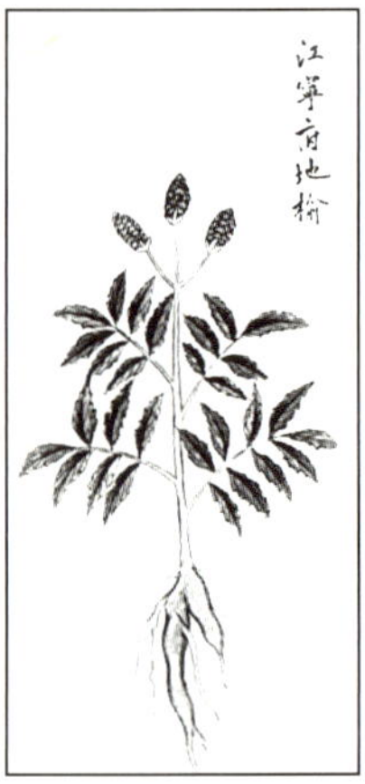

图 20　金石·江宁府地榆

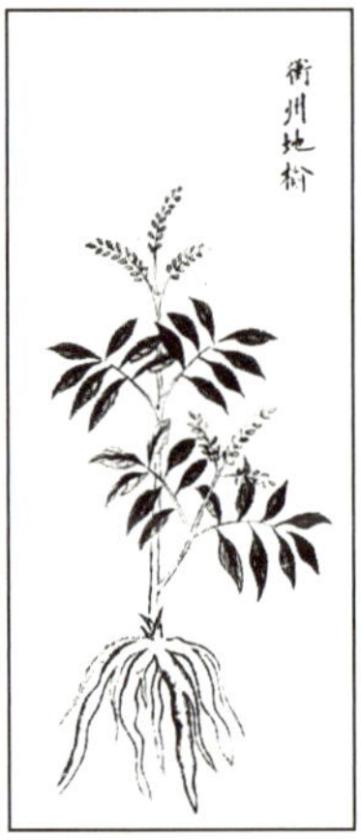

图 21　金石·衡州地榆

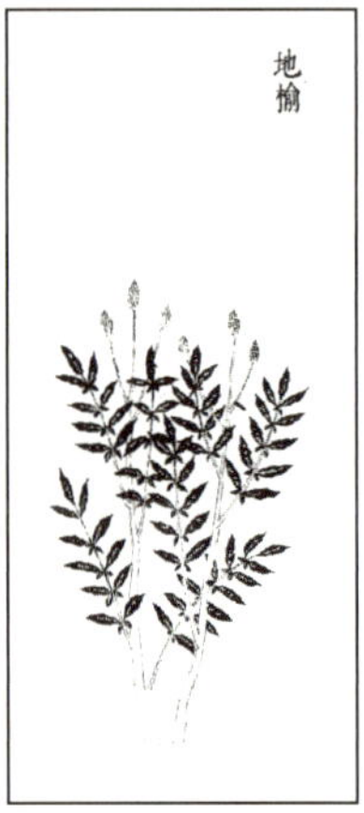

图 22　博录·地榆

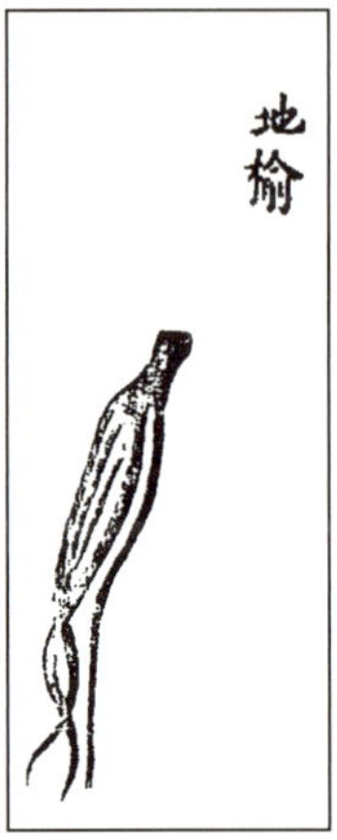

图 23　汇言·地榆

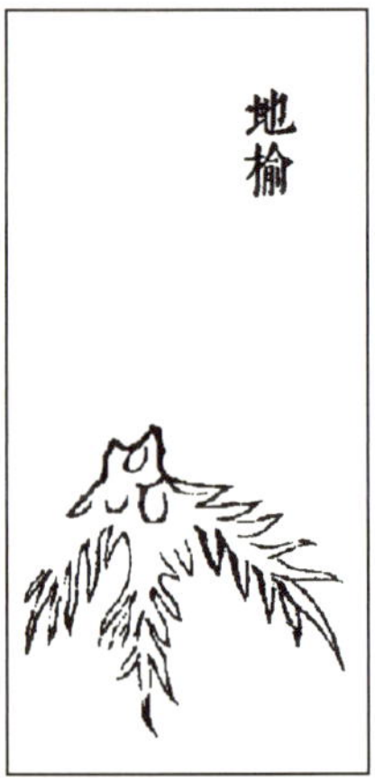

图 24　本草汇·地榆

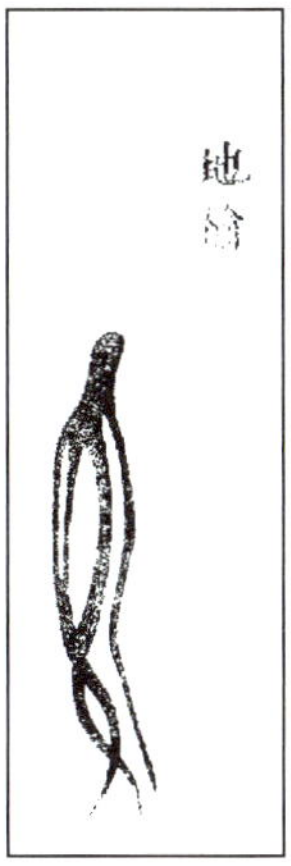

图 25　类纂·地榆

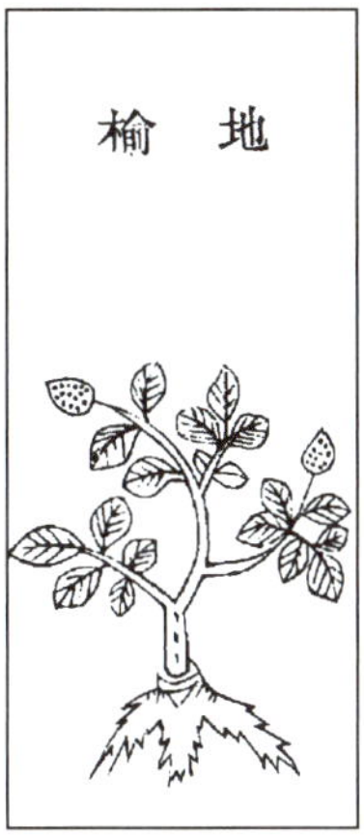

图 26　备要·地榆

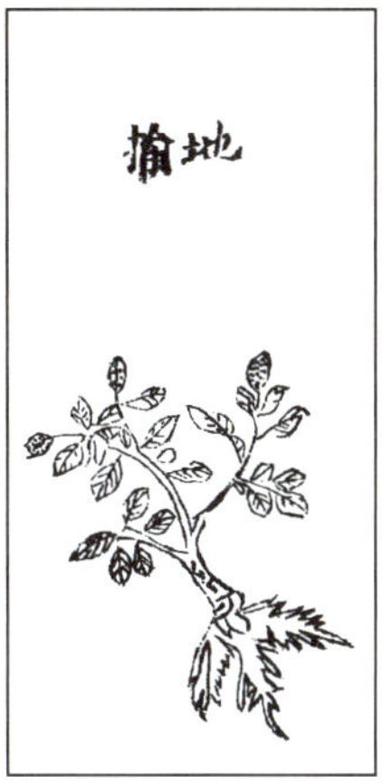

图 27　求真·地榆

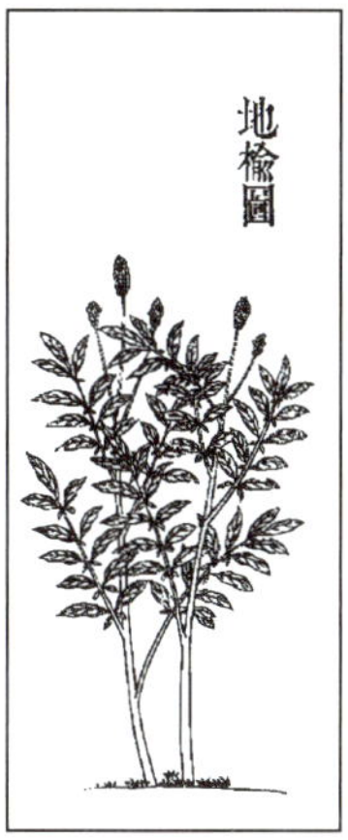

图 28　草木典·地榆图

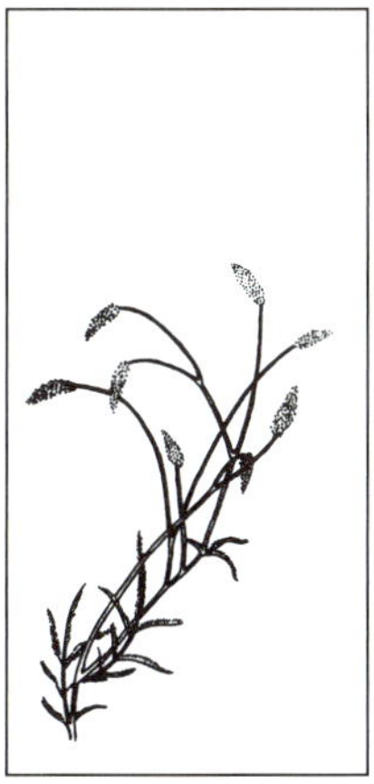

图 29　图考·地榆

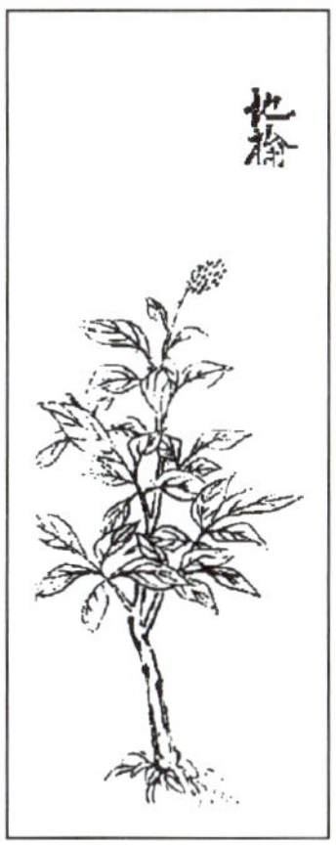

图 30　图说·地榆

本品30图，取自24书，其中5幅彩图。有承继关系及仿绘图可分以下3个书类。

《本草图经》：该书的“江宁府地榆”“衡州地榆”图分别存于《大观本草》（图1、2）、《政和本草》（图3、4）、《绍兴本草》（图5、6）中。此三传本药图基本一致。今以《政和》图3、4为《图经》图的代表。

仿绘《图经》2图的彩色图中，有《本草品汇精要》的两幅同名图。其中“江宁府地榆”（图9）将《图经》原图（图3）的单一主根绘成多条粗大分支。叶片放大，花序省略两腋生者。“衡州地榆”（图10）抹去了《图经》原图（图4）基生叶，使之成为独茎直立。以上二图均将花序绘成紫红色，此与实物相合，可能是依据文字叙述补绘的。《补遗雷公炮制便览》“地榆”（图14）仿绘自《品汇》“江宁府地榆”（图3）。《金石昆虫草木状》图20、图21则仿绘自《品汇》两幅同名图。

仿绘《图经》2图的墨线图中，有《本草蒙筌》“江宁府地榆”（图11）、“衡州地榆”（图12）。此二图仿绘时均比较粗糙，且有所节略，但大体形状未变。《三才图会》“地榆”（图18）仿绘自《图经》。图中植株两棵，且采用惯用手法，每株增添土地背景，掩盖根部。上面一株仿绘《图经》“江宁府地榆”（图3），下面一株仿绘《图经》“衡州地榆”（图4），略有润饰。仅仿绘《图经》一图者，《本草歌括》“地榆”（图7）仿绘《图经》“江宁府地榆”（图3），根、叶均加简略。《本草纲目》金陵本“地榆”（图15）仿绘《图经》“江宁府地榆”（图3），但原图单一主根被改绘分支根，用黑色表示。花叶有简略，但保持了原特征。《纲目》钱本“地榆”（图16）仿绘金陵本图15，根部未用黑色。此后仿绘《纲目》钱本“地榆”图者有《本草汇》图24（仅截取根部）、《本草备要》图26（简略）、《本草求真》图27。《简明本草图说》“地榆”（图30）所绘近似木本植物，但其叶片、花序形状仍系仿绘《纲目》钱本“地榆”图。

《救荒本草》：该书的“地榆”（图8）的仿绘图有《野菜博录》“地榆”（图22），后者仅将叶片反相，使之为黑底白脉。《古今图书集成·草木典》“地榆图”（图28）亦为《救荒》仿绘图。

《本草原始》：该书的“地榆”（图19）有《本草汇言》“地榆”（图23）、《本草纲目类纂必读》“地榆”（图25）。

以上30图中，除23幅属仿绘图外，还有7幅原创图（图3、4、8、13、17、19、29），详见下“鉴药”项。

【文录】

《别录》（见《证类》卷30“酸赭”） 生昌阳山。采无时。

《别录》（见《证类》卷9“地榆”） 生桐柏及冤句山谷。二月、八月采根，暴干。

梁《本草经集注》（同上） 陶隐居云：今近道处处有，叶似榆而长，初生布地，而花、子紫黑色如豉，故名玉豉。一茎长直上，根亦入酿酒。道方烧作灰，能烂石也。乏茗时用叶作饮亦好。

宋《本草图经》（同上）《图经》曰：地榆……宿根，三月内生苗，初生布地，茎直，高三四尺，对分出叶。叶似榆少狭细长，作锯齿状，青色。七月开花如椹子，紫黑色。根外黑里红，似柳根。

明《救荒本草》卷上“地榆” 生桐柏山及冤句山谷，今处处有之，密县山野中亦有此。多宿根，其苗初生布地，后撺葶直高三四尺，对分生叶，叶似榆叶而狭细，颇长，作锯齿状，青色，开花如椹子，紫黑色，又类豉，故名玉豉，其根外黑里红，似柳根。

明《本草纲目》卷12“地榆”【释名】玉豉、酸赭。【时珍曰】按外丹方言：地榆一名酸赭，其味酸、其色赭故也。今蕲州俚人呼地榆为酸赭，又讹赭为枣，则地榆、酸赭为一物甚明，其主治之功亦同，因并《别录》“有名未用·酸赭”为一云。

【鉴药】

“地榆”首见于《本经》。李时珍据方言考证，又将《名医别录》“有名未用”类的“酸赭”并入地榆。本品因“叶似榆而长，初生布地”得名。其功能凉血止血，古今多用于治吐衄、肠风等症。

本品形态颇有特点。陶弘景指出其“叶似榆而长，初生布地，而花、子紫黑色如豉，故名玉豉。一茎长直上”。宋《图经》曰：“宿根，三月内生苗，初生布地，茎直，高三四尺，对分出叶。叶似榆少狭细长，作锯齿状，青色。七月开花如椹子，紫黑色。根外黑里红，似柳根。”明《救荒本草》在《图经》所述的基础上，略加补充。据此文字描述，可知本品即蔷薇科地榆属植物地榆*Sanguisorba officinalis* L.或其近缘植物。古本草药图所反映的植物来源大多与文字描述相同。

1.**《本草图经》**：该书2幅插图，其中“江宁府地榆”（图3）主根膨大，多须根，茎直立，叶为单数羽状复叶，小叶4对。花序顶生或腋生，成桑椹状。此即今地榆*S. officinalis* L.。“衡州地榆”（图4）形态与图3近似，根多数粗支根，地上部分抽茎数枝，叶为羽状复叶，小叶3—4对，穗状花序较长。此似为地榆的变种长叶地榆*S. officinalis* L. var.*longifolia*（Bertol.）Yü et Li。

2.**《救荒本草》**：该书的“地榆”（图8）绘两株地榆，叶为羽状复叶，小叶多为5对，穗状花序如桑葚。此亦为地榆*S. officinalis* L.。

3.**《太乙仙制本草药性大全》**：该书的“地榆”（图13）简陋，直根，有分支。一茎直立，叶对生，边缘有锯齿。此类似地榆的茎生叶，似为长叶地榆*S. officinalis*L. var. *longifolia*的高度简约图形。

4.**《本草纲目》（张本）**：该书的“地榆”（图17）有数条支根，茎有分枝，叶为羽状复叶，小叶4对，叶脉清晰，边缘呈锯齿状，极似榆叶。穗状花序。此图描绘生动，当为原创。所示植物亦为地榆*S. officinalis* L.。

5.**《本草原始》**：该书的“地榆”（图19）为药材图，主根圆柱状，有侧生支根2条。根用黑色，示意表面色深。此即地榆*S. officinalis* L.的根。

6.**《植物名实图考》**：该书的“地榆”（图29）截取植株上部，茎生叶为羽状复叶，小叶3—4对，狭长，边缘成齿牙状。穗状花序较长，此似为长叶地榆*S. officinalis* L. var. *longifolia*。

【小结】

地榆为最古老的中药之一，沿用至今。其叶形如榆，花序如桑椹，特征明显。据文字记载与本草插图所示，本品为蔷薇科植物地榆*Sanguisorba officinalis* L.或狭叶地榆*S. officinalis* L. var. *longifolia*（Bertol.）Yü et Li。《图经本草》《救荒本草》《植物名实图考》《本草纲目》张本等书所绘图形尤佳。

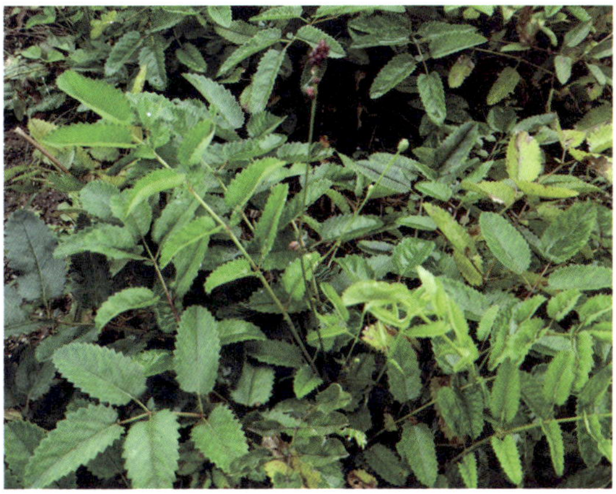

图31　地榆 *Sanguisorba officinalis*

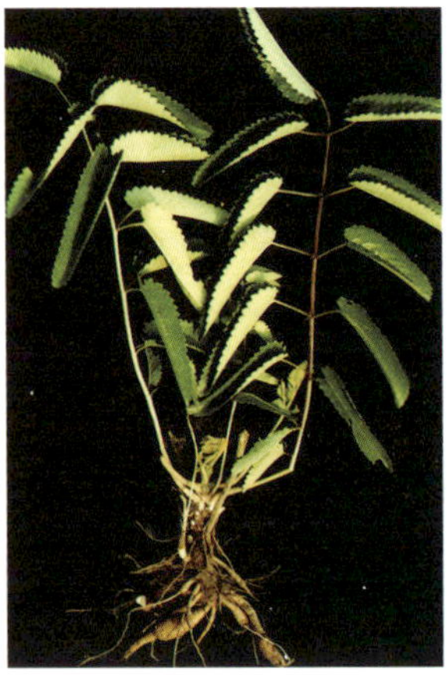

图 32　带根地榆

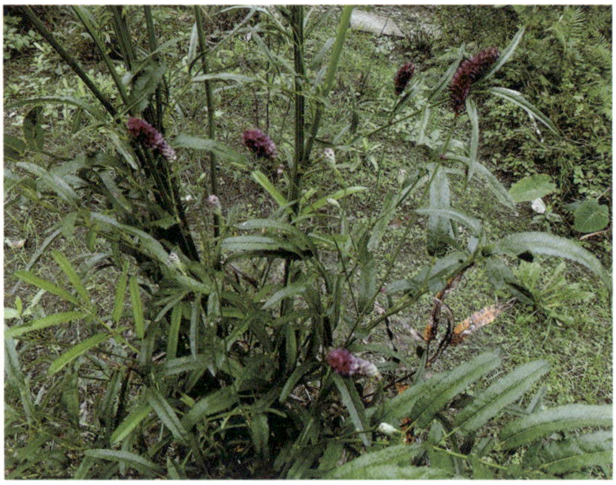

图 33　狭叶地榆 *Sanguisorba officinalis*L. var.*longifolia*

12–26　丹参

【品图】

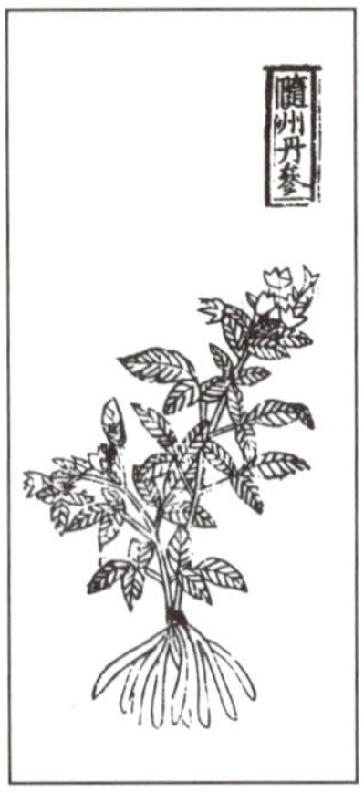

图 1　图经（大）·随州丹参

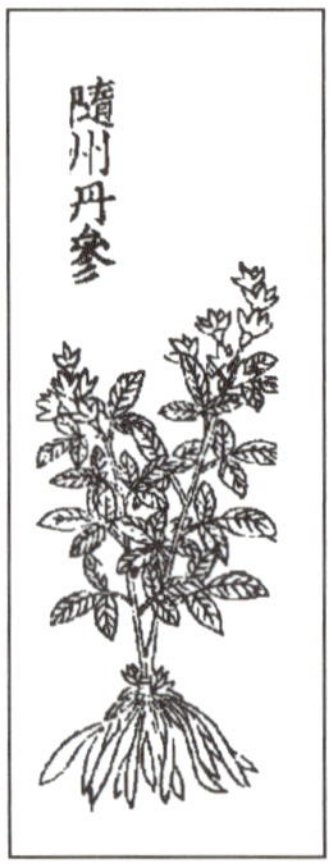

图 2　图经（政）·随州丹参

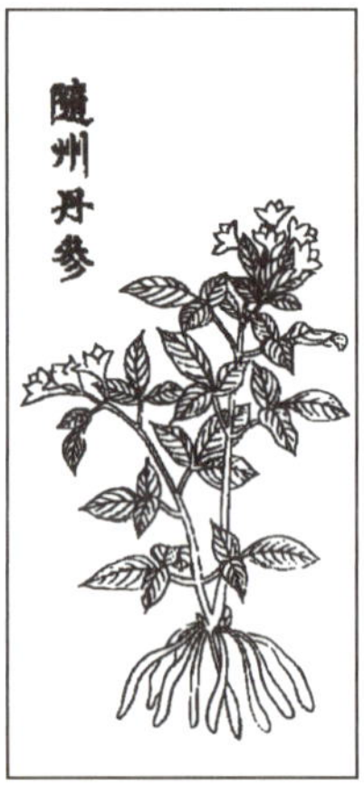

图 3　图经（绍）·随州丹参

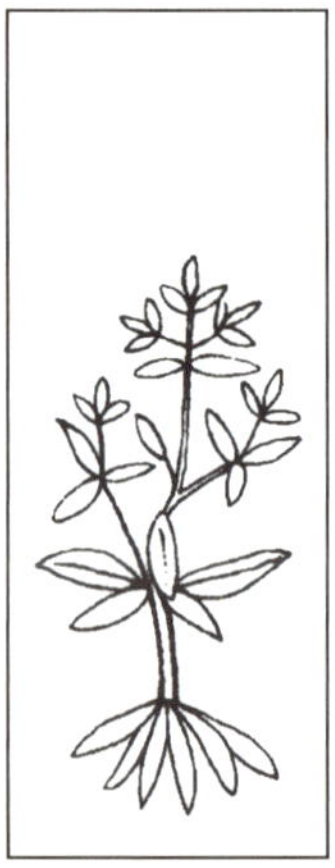

图 4　歌括·丹参

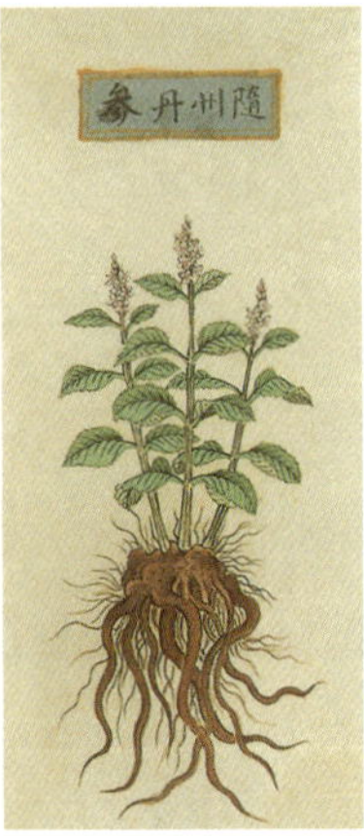

图 5　品汇·随州丹参

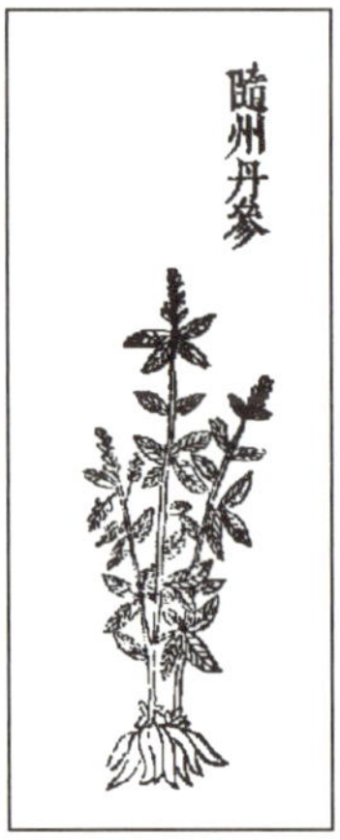

图 6　蒙筌·随州丹参

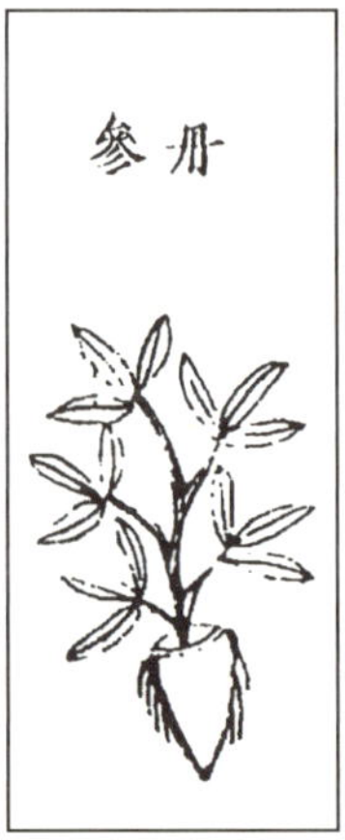

图 7　太乙·丹参

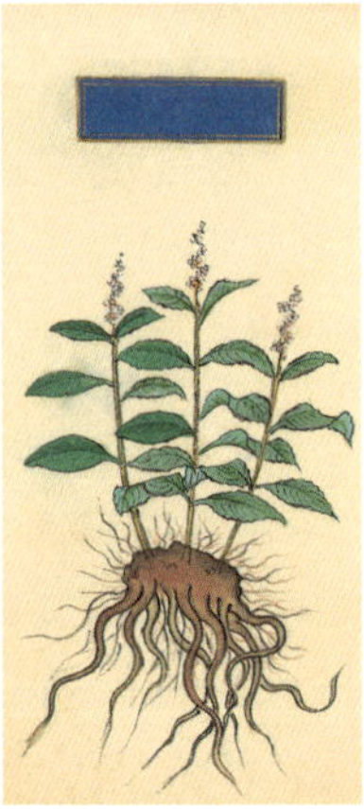

图 8　雷公·丹参

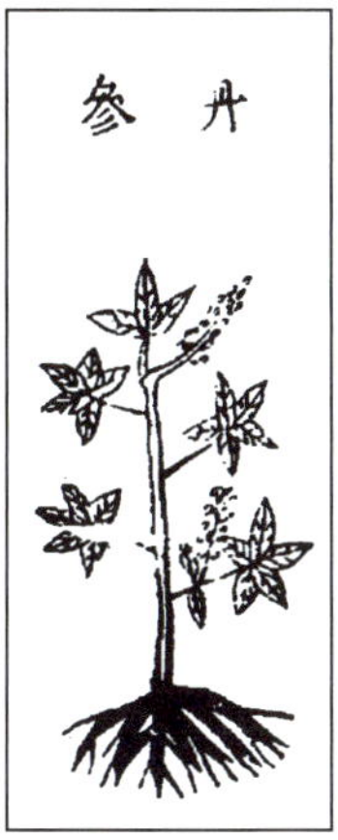

图 9　纲目(金)·丹参

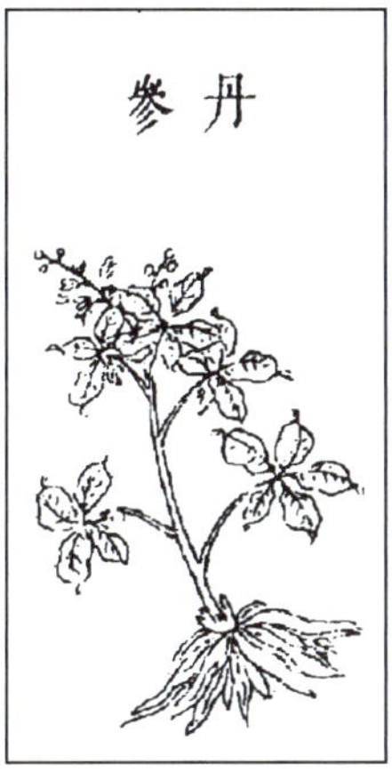

图 10　纲目(钱)·丹参

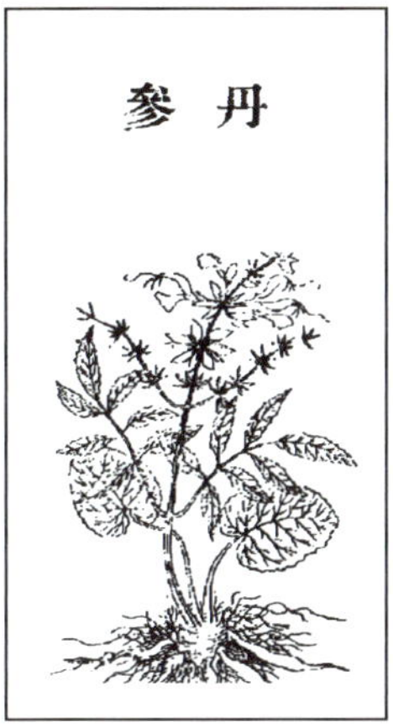

图 11　纲目(张)·丹参

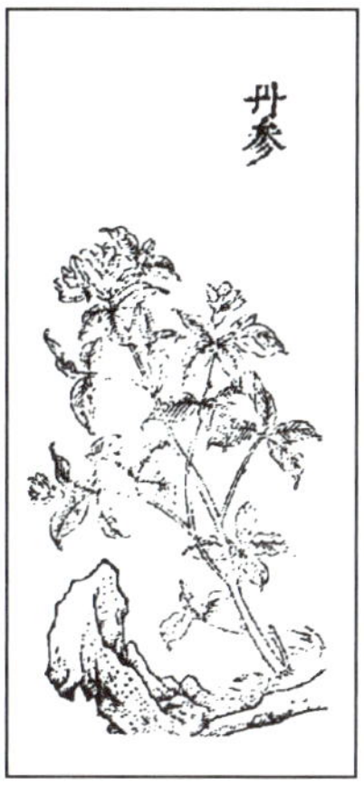

图 12　三才·丹参

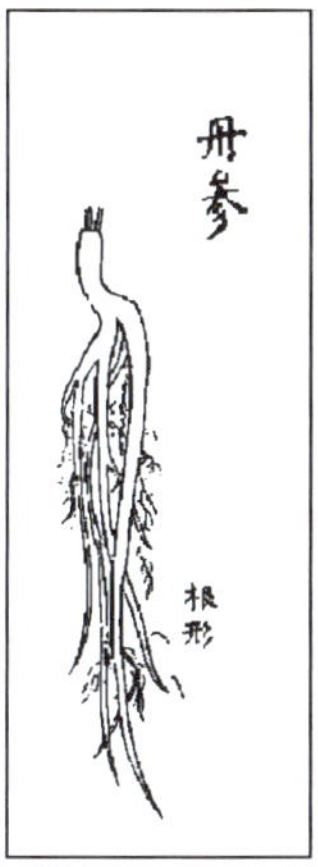

图 13　原始·丹参

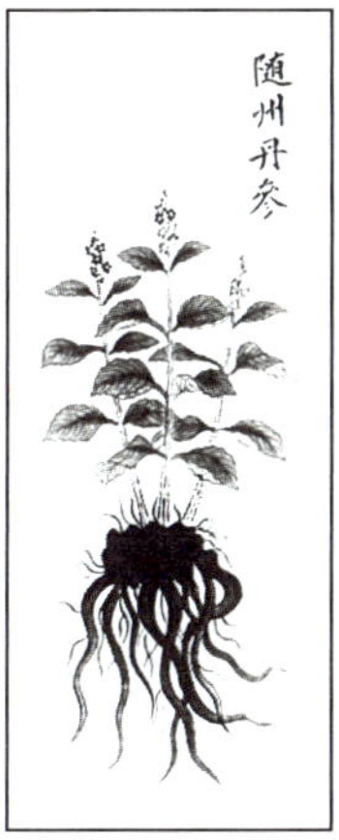

图 14　金石·随州丹参

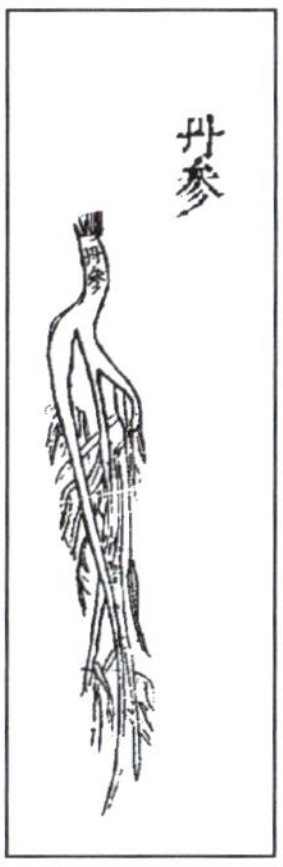

图 15　汇言·丹参

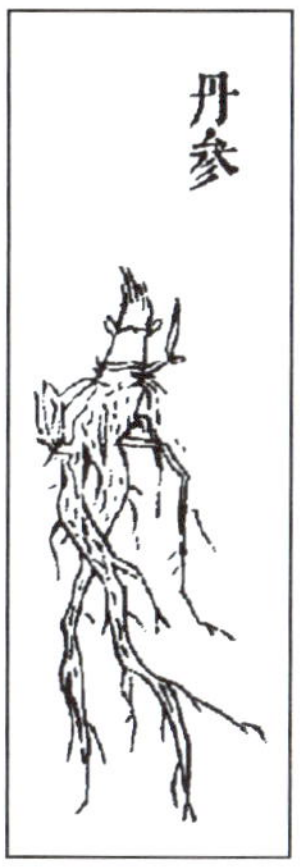

图 16　本草汇·丹参

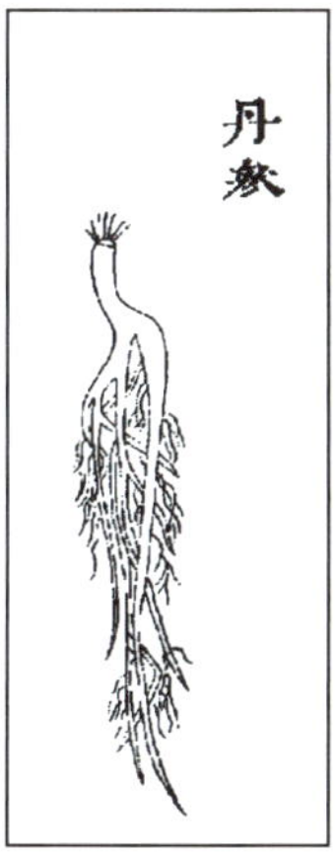

图 17　类纂·丹参

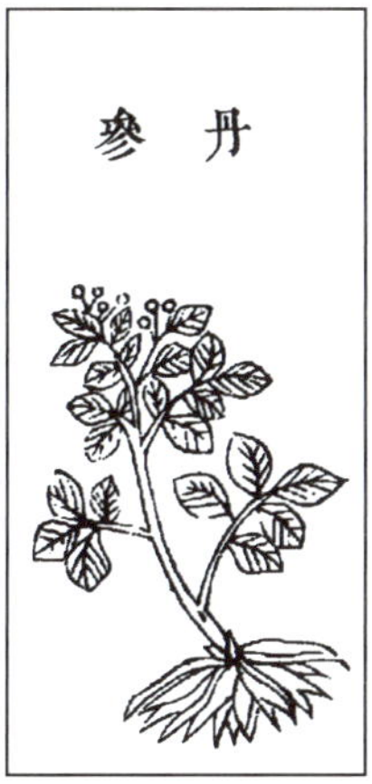

图 18　备要·丹参

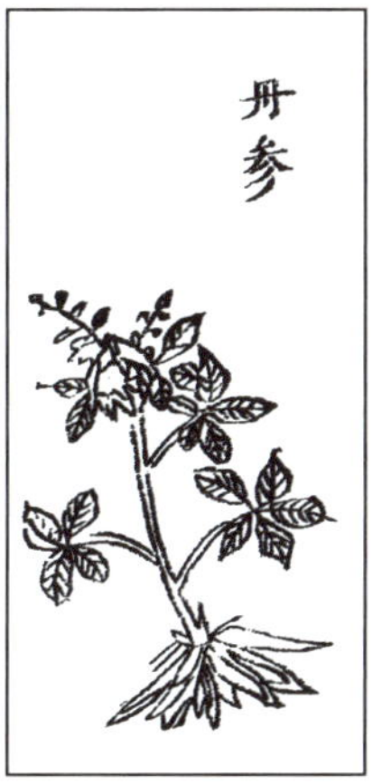

图 19　求真·丹参

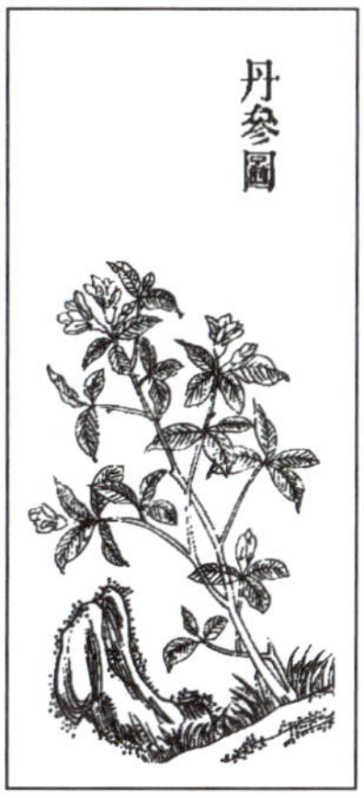

图 20　草木典·丹参图

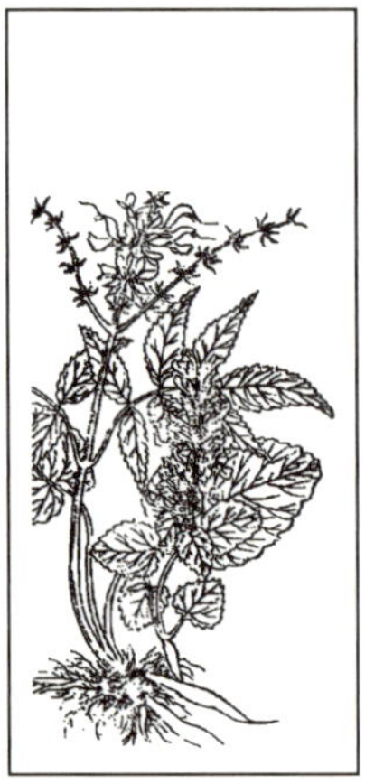

图21　图考·丹参

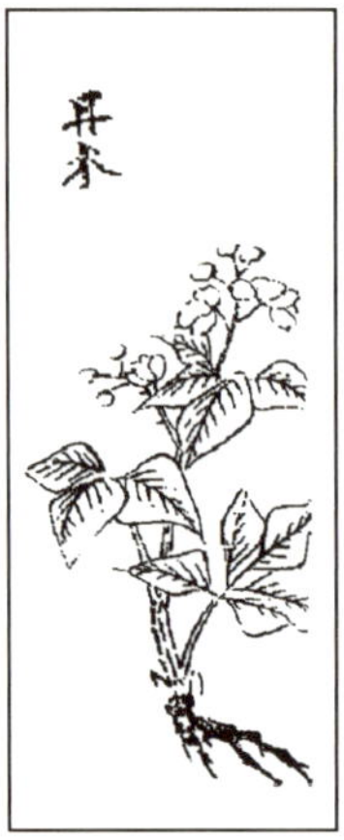

图22　图说·丹参

本品22图，取自22书，其中3幅彩图。有承继关系及仿绘图可分以下5个书类。

《本草图经》：该书的“随州丹参”图分别存于《大观本草》（图1）、《政和本草》（图2）、《绍兴本草》（图3）中。此三书的图形大同小异，其间异同见下“鉴药”项。今以《政和》图2为《图经》图的代表。仿绘该书的墨线图有：《本草歌括》“丹参”（图4）简略，其构图与《图经》图2相似，但叶片及花全为大小不同的瘦长椭圆形，是其拙劣之处。《本草蒙筌》“随州丹参”（图6）的图名、根部、茎枝、小叶与《图经》图2相似，但叶片未能体现原图的羽状复叶，花序穗状，有所失真。《三才图会》“丹参”（图12）添加土地山石背景，掩盖根部。植株形态略有润饰，但花冠及钟状花萼明显，足证此图仿自《图经》图2。《古今图书集成·草木典》“丹参图”（图20）全仿《三才》图12，笔画更为清晰。

《本草品汇精要》：该书的“随州丹参”（图5）为彩绘。其图名虽袭自《图经》，但根部形色逼真，单叶对生、方茎，穗状花序，明显不同于《图经》图2。仿绘此图者有《补遗雷公炮制便览》“丹参”（图8）、《金石昆虫草木状》“随州丹参”（图14）。

《本草纲目》（金陵本）：该书的“丹参”（图9）根部、叶形、花序均不同于《图经》图2，可视为原创图。润饰金陵本此图、且部分参照《图经》图2者有《纲目》钱本“丹参”（图10），其根肉质多数，但构图、花序仍同金陵本。仿绘《纲目》钱本图者有《本草备要》同名图（图18）、《本草求真》同名图（图19）。

《本草原始》：该书“丹参”（图13）为药材写生图。仿绘者有《本草汇言》（图15）、《本草汇》（图16）、《本草纲目类纂必读》（图17）。

《植物名实图考》：该书“丹参”（图21）仿绘者有《本草纲目》张本“丹参”（图11）。但后者有所润饰，层次更为清晰。

以上22图中，除15幅属仿绘图外，还有7幅原创图（图2、5、7、9、13、21、22），详见下“鉴药”项。

【文录】

三国《吴普本草》（见《御览》卷991“丹参”）《吴氏本草》曰：丹参，一名赤参，一名木羊乳，一名郄蝉草……生桐柏，或生太山山陵阴。茎叶，小方如荏，有毛。根赤，四月华紫，三月、五月采根，阴干。

《本经》《别录》（见《证类》卷7“丹参”）……**一名郄蝉草**，一名赤参，一名木羊乳。生桐柏山川谷及太山。五月采根，暴干。

梁《本草经集注》（同上） 陶隐居云：此桐柏山，是淮水源所出之山，在义阳，非江东临海之桐柏也。今近道处处有。茎方有毛，紫花，时人呼为逐马……

唐《四声本草》（同上） 萧炳云：酒浸服之，治风软脚，可逐奔马，故名奔马草，曾用有效。

吴越《日华子》（同上） ……又名山参。

宋《本草图经》（同上） 丹参……今陕西、河东州郡及随州亦有之。二月生苗，高一尺许。茎秆方棱，青色。叶生相对，如薄荷而有毛。三月开花，红紫色，似苏花。根赤大如指，长亦尺余，一苗数根。五月采，暴干。

明《本草纲目》卷12"丹参" 【释名】【时珍曰】五参五色配五脏。故人参入脾曰黄参，沙参入肺曰白参，玄参入肾曰黑参，牡蒙入肝曰紫参，丹参入心曰赤参，其苦参则右肾命门之药也。古人舍紫参而称苦参，未达此义尔。【集解】【时珍曰】处处山中有之。一枝五叶，叶如野苏而尖，青色皱毛。小花成穗如蛾形，中有细子。其根皮丹而肉紫。

清《植物名实图考》卷7"丹参" 处处有之，春花，亦有秋花者，南方地暖，得气早耳。

【鉴药】

"丹参"首见于《本经》。以根色赤得名。唐代及其以前多用于祛风利关节。宋代有丹参散一味，主治颇类四物汤之说，[1]故后世多用本品活血祛瘀。

本品形态特征明显。三国时《吴普本草》就指出其茎"小方如荏""根赤""华紫"。"荏"就是白苏，说明丹参与白苏一样为唇形科植物。梁·陶弘景说本品"茎方有毛，紫花"，与《吴普本草》同。苏颂《图经》的描述更为精细："高一尺许。茎秆方棱，青色。叶生相对，如薄荷而有毛。三月开花，红紫色，似苏花。根赤大如指，长亦尺余，一苗数根。"李时珍又补充了"一枝五叶，叶如野苏而尖，青色皱毛。小花成穗如蛾形，中有细子。其根皮丹而肉紫"。以上特征与今唇形科鼠尾草属植物丹参*Salvia miltiorrhiza* Bunge相符。

1.《本草图经》：该书的"随州丹参"（图2）有众多肥厚、纺锤形的支根。茎直立，叶为掌状三小叶，叶柄较长，互生，小叶椭圆状卵圆形，花序顶生或腋生，花较大，花萼钟形花瓣5。该图没有表现方茎，且叶为互生，与唇形科丹参有所不同，但其根、叶均近似丹参。

2.《本草品汇精要》：该书"随州丹参"（图5）有多数赭赤色粗根，似以药材为标本补绘。其茎直立，方茎，单叶对生，与《图经》同名图（图2）明显不同。这些特点曾见于文字描述，故此图有可能是据文字改绘。花小穗状，亦不同于《图经》

1 ［宋］陈自明：《新编妇人大全良方》卷2"通用方序论第五·论丹参散主治"，朝鲜古活字本。

丹参图,也不同于唇形科丹参实物。故该书虽然袭用了“随州丹参”之名,改绘其图,却未能反映“随州丹参”的原图或原物特征。

3.《太乙仙制本草药性大全》:该书“随州丹参”(图7)根如胡萝卜状,无主茎,掌状三小叶,具长柄,互生。不明此图示意及植物来源。

4.《本草纲目》(金陵本):该书“丹参”(图9)根部粗壮,多支根。以黑色绘根,可能是示意其色紫红。一茎直立,掌状复叶,具长柄;侧生穗状花序。其叶形非单数羽状复叶、非对生,花序穗状,花小,均与丹参实物不合。绘图者将“一枝五叶”误绘为一个叶柄,掌状叶。虽注意了“小花成穗”,却忽视了花“如蛾形”(唇形花),故此图也是据文字想象绘成。

5.《本草原始》:该书“丹参”(图13)为药材写生图。主根粗大,根头有些许残茎,支根数条,瘦长而时有分支与须根。此与今丹参药材相符。

6.《植物名实图考》:该书“丹参”(图21)主根粗大,有数个肥厚支根及众多须根。茎方形,叶为单数羽状复叶,小叶七枚,对生。叶卵圆形,或宽披针形。顶生总状花序,唇形花。此图乃写生绘成,即唇形科植物丹参*S. miltiorrhiza*。

7.《本草简明图说》:该书“丹参”(图22)根粗大有分支,黑色。方茎。叶为三小叶或奇数羽状复叶,互生。此图茎方,叶为复叶,此似丹参。但叶互生,花序描述随意,与唇形科植物不符。故此图难以确定为丹参。

【小结】

丹参为最古老的中药之一。是当今常用的活血祛瘀药。本草所载丹参形态特征明确,茎方、根赤、花紫,叶对生,如荏、野苏或薄荷,可知即唇形科鼠尾草属植物丹参*Salvia miltiorrhiza* Bunge。但古本草图中,各丹参图的根部描绘大多与今丹参药材相似,植株则以《植物名实图考》所绘最接近唇形科植物丹参。

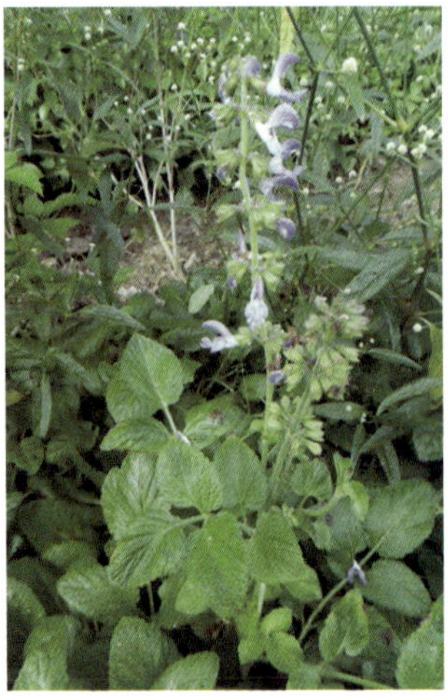

图 23　丹参 *Salvia miltiorrhiza*

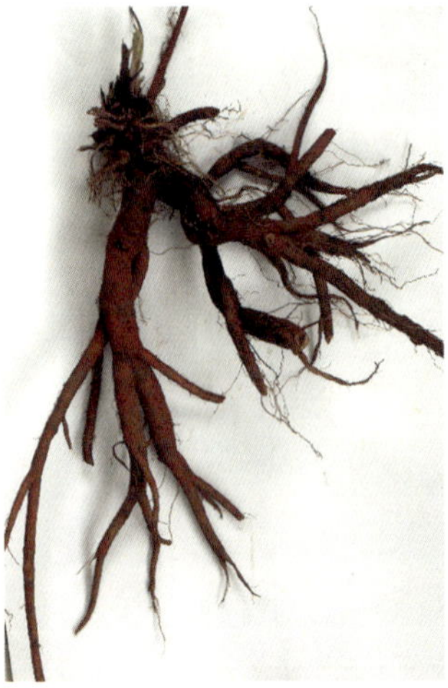

图 24　丹参根

12–27 紫参

【品图】

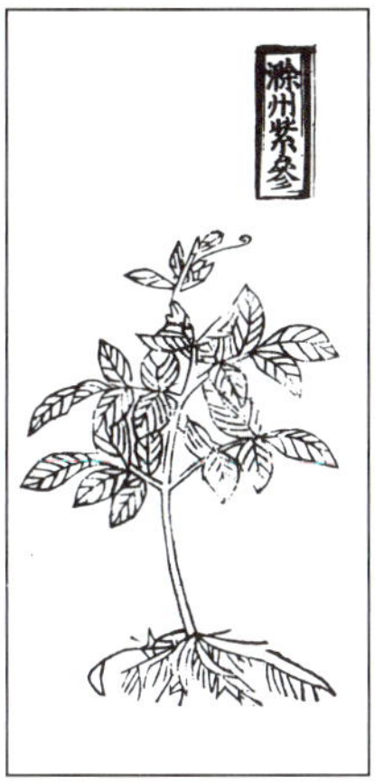

图1 图经（大）·滁州紫参

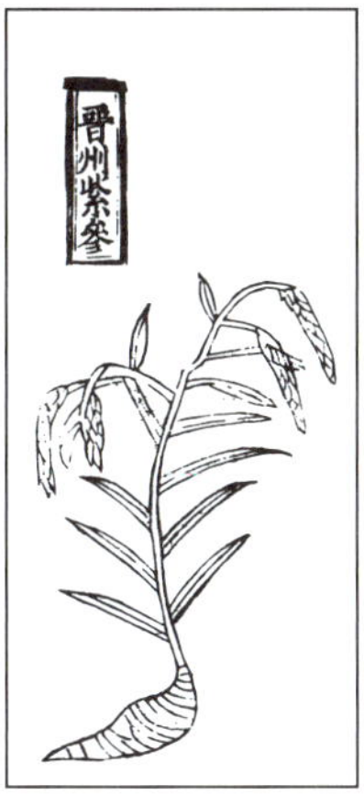

图2 图经（大）·晋州紫参

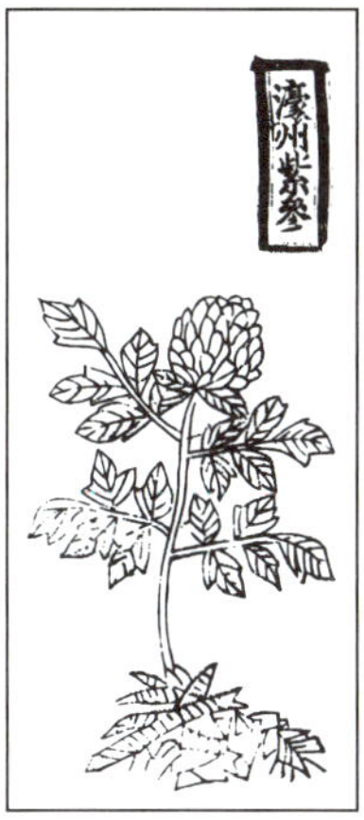

图3 图经（大）·濠州紫参

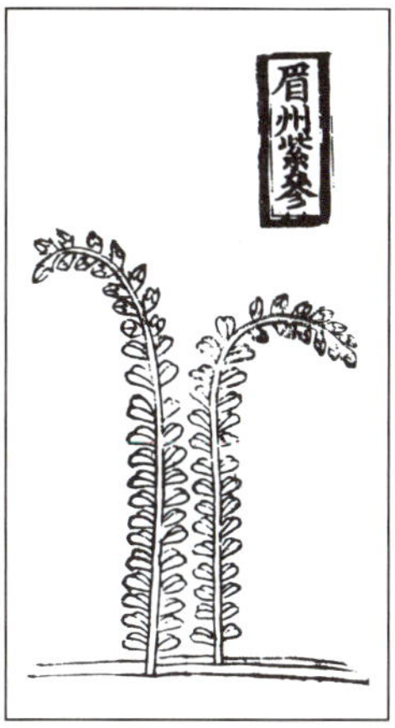

图4 图经（大）·眉州紫参

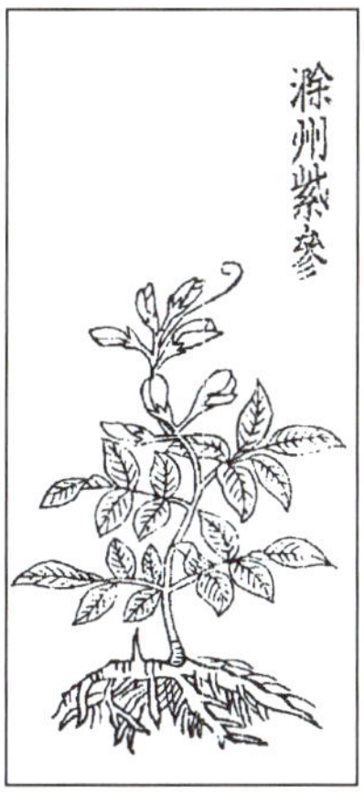

图5 图经（政）·滁州紫参

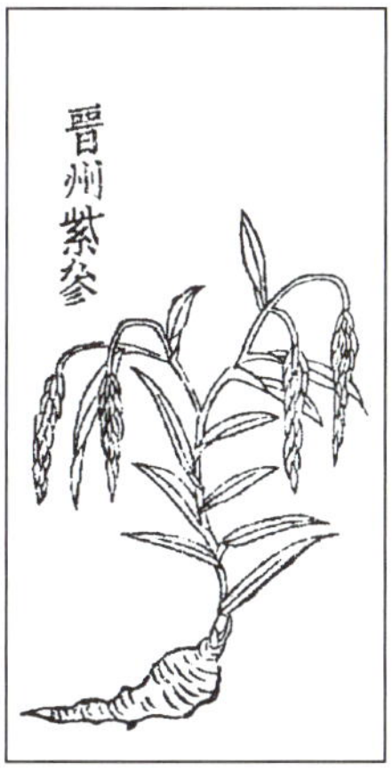

图6 图经（政）·晋州紫参

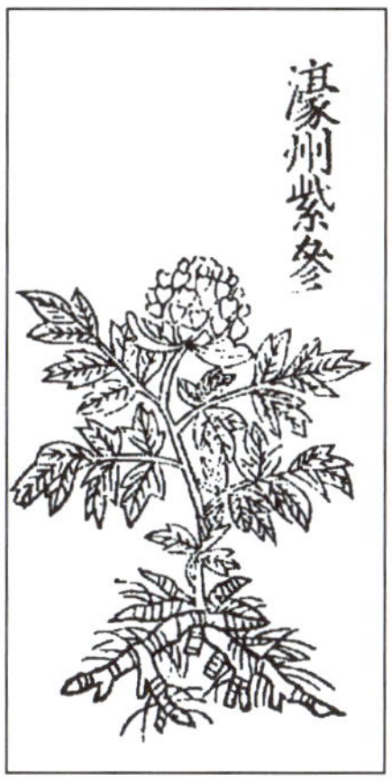

图7 图经（政）·濠州紫参

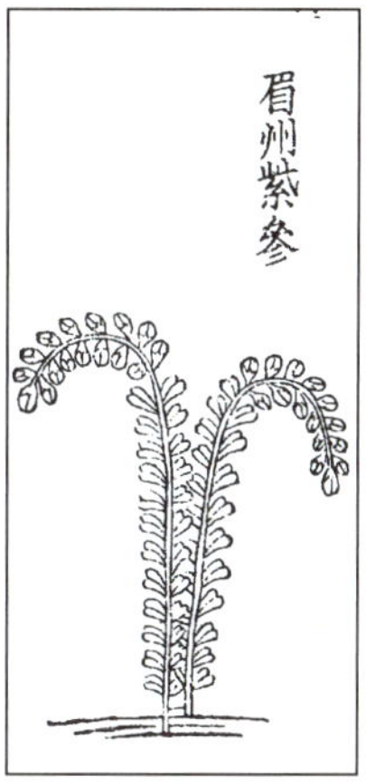

图8 图经（政）·眉州紫参

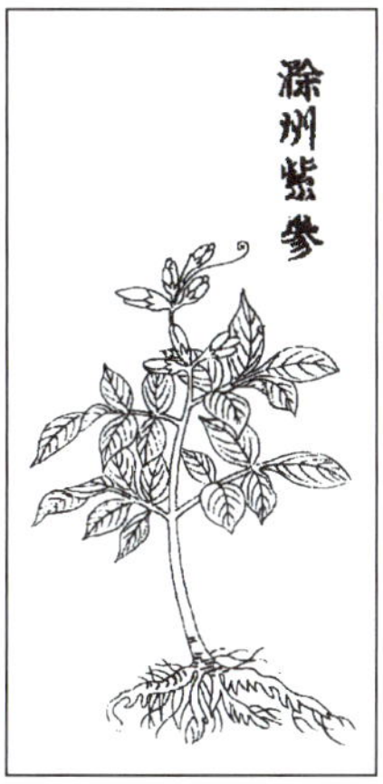

图9 图经（绍）·滁州紫参

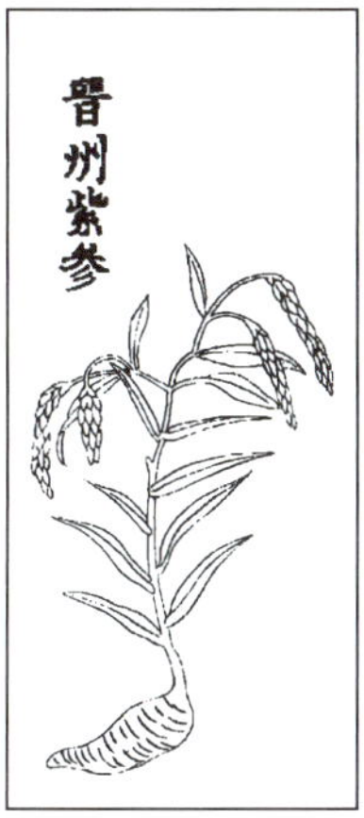

图10 图经（绍）·晋州紫参

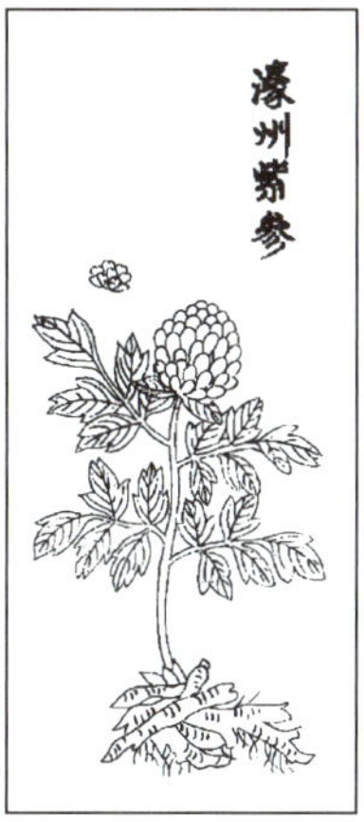

图11 图经（绍）·濠州紫参

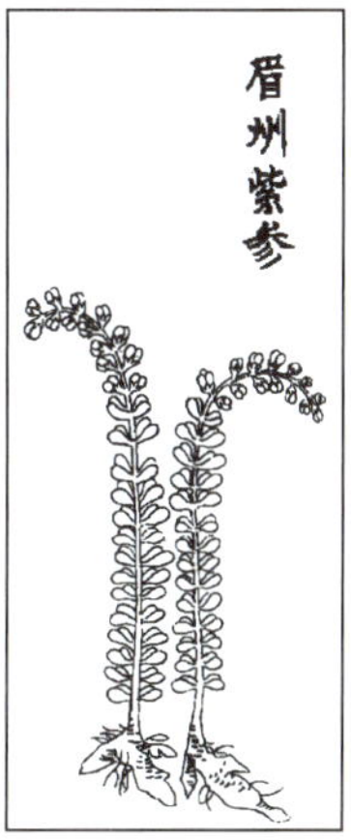

图12 图经（绍）·眉州紫参

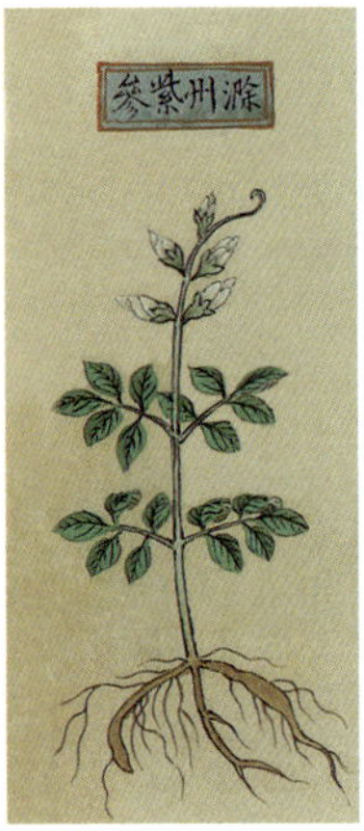

图 13　品汇·滁州紫参

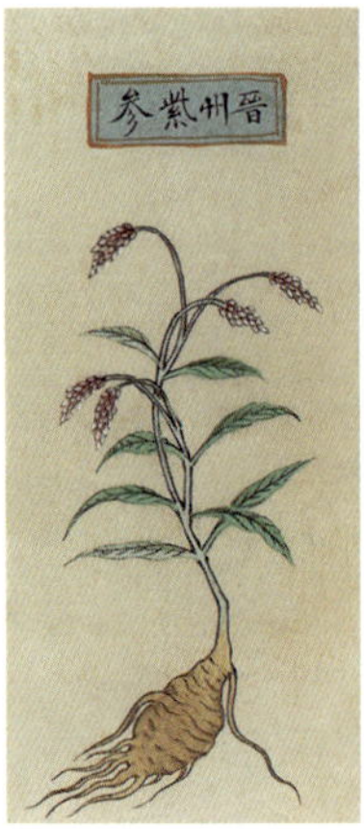

图 14　品汇·晋州紫参

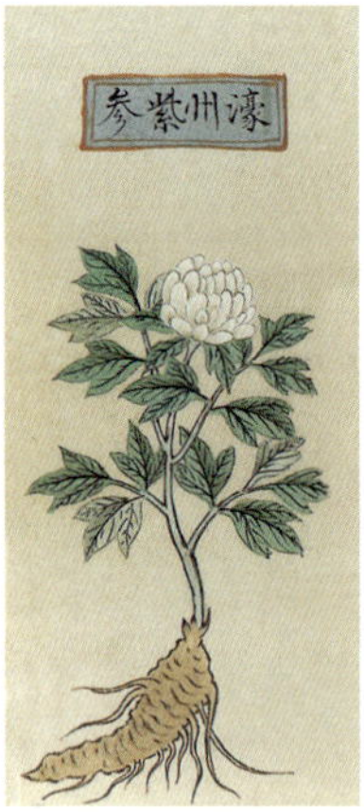

图 15　品汇·濠州紫参

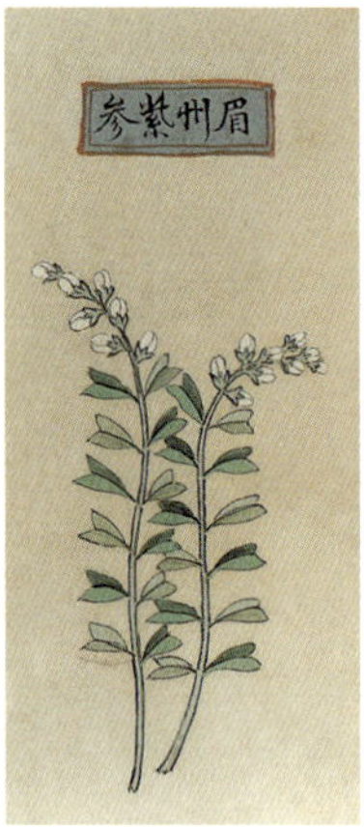

图 16　品汇·眉州紫参

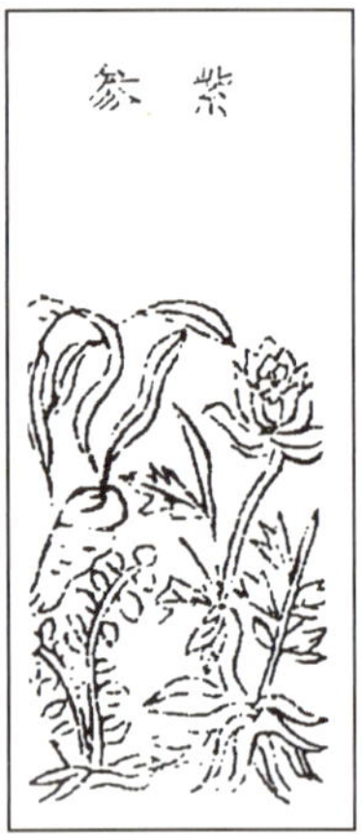

图 17　太乙·紫参

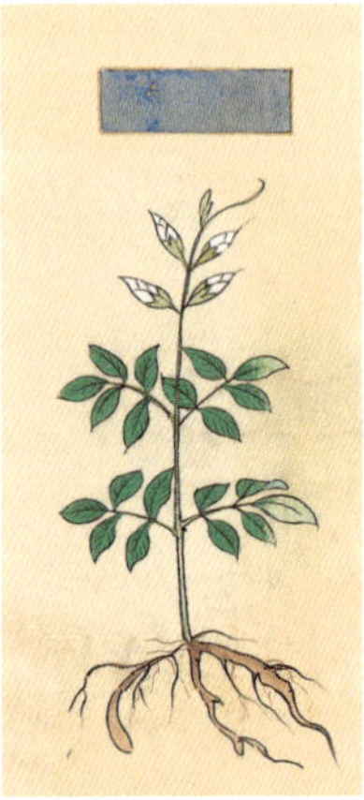

图 18　雷公·紫参

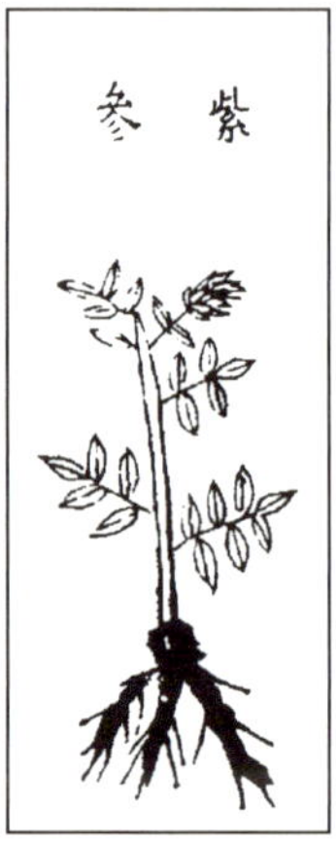

图 19　纲目（金）·紫参

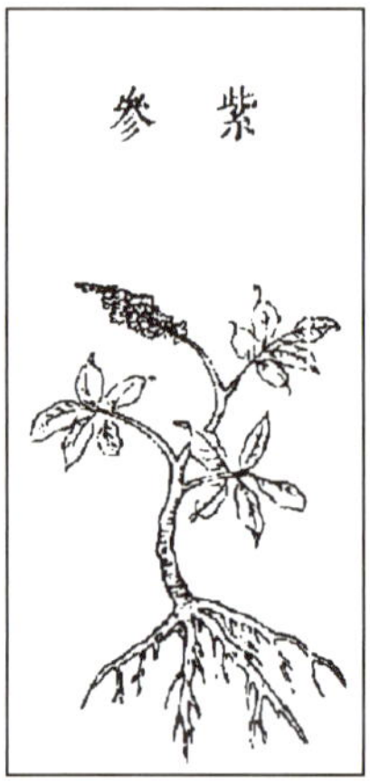

图 20　纲目（钱）·紫参

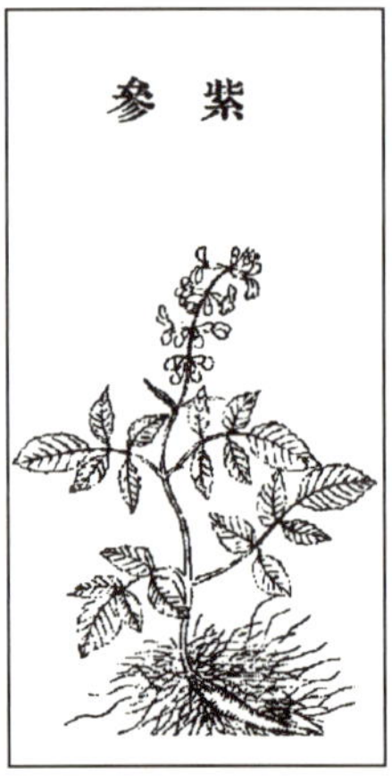

图 21　纲目（张）·紫参

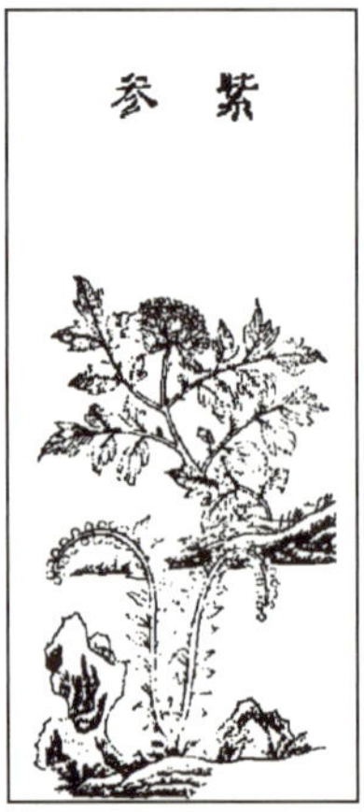

图 22　三才·紫参

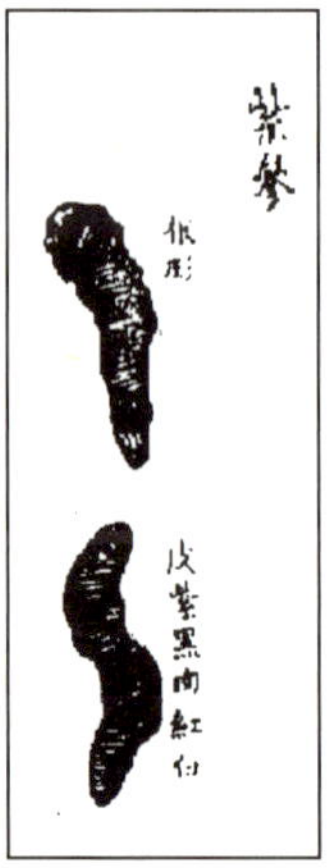

图 23　原始·紫参

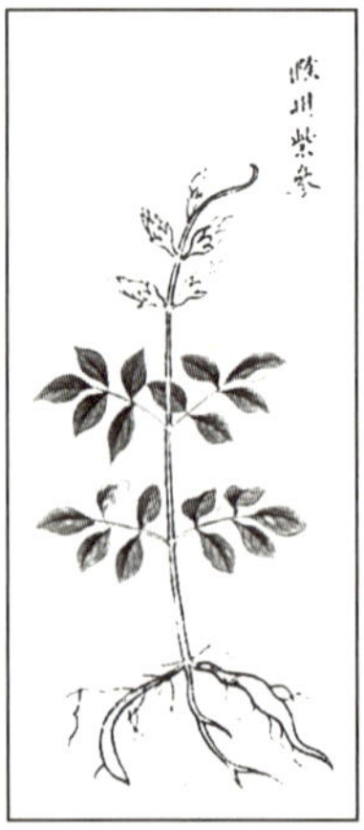

图 24　金石·滁州紫参

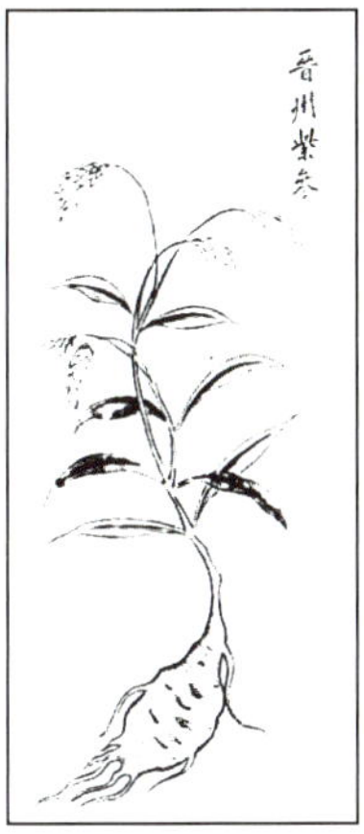

图 25　金石·晋州紫参

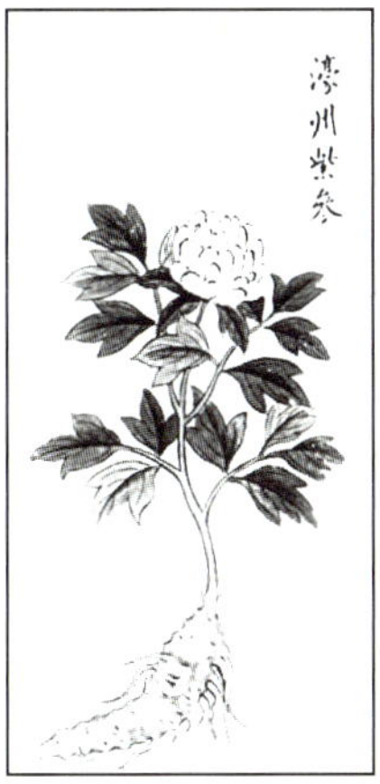

图 26　金石·濠州紫参

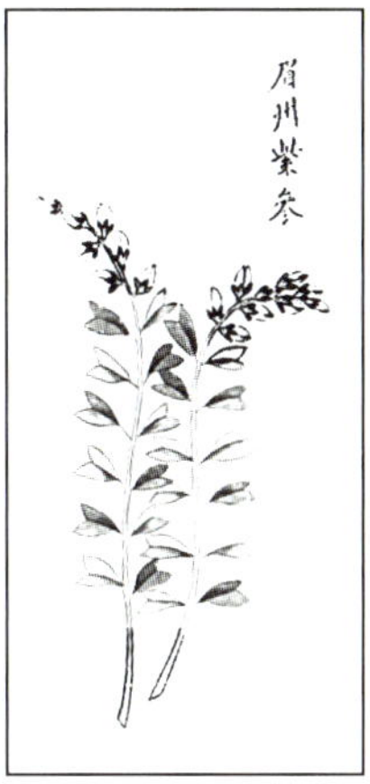

图 27　金石·眉州紫参

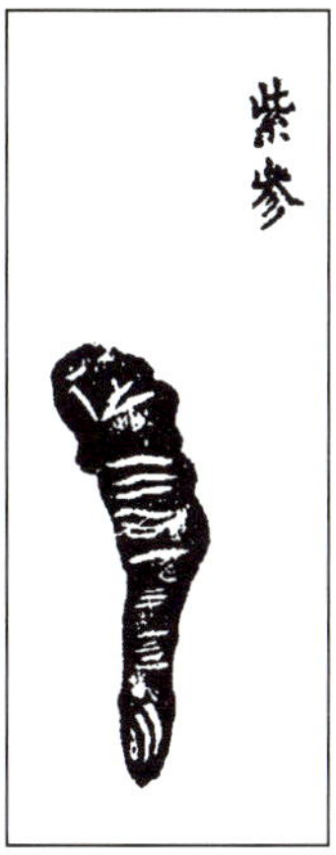

图 28　汇言·紫参

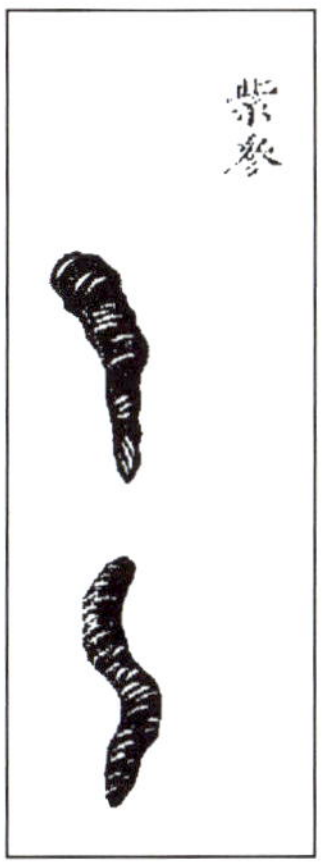

图 29　类纂·紫参

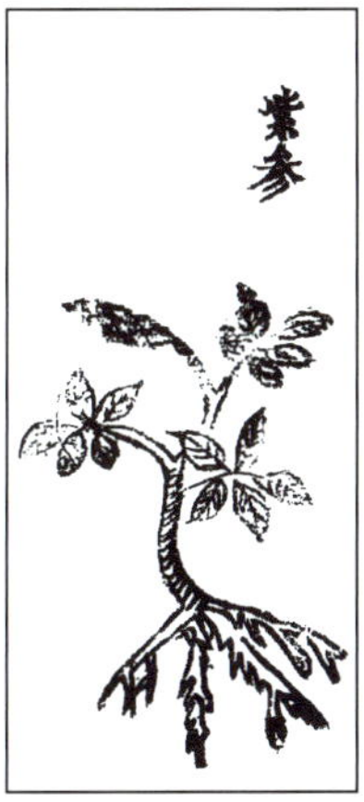

图 30　求真·紫参

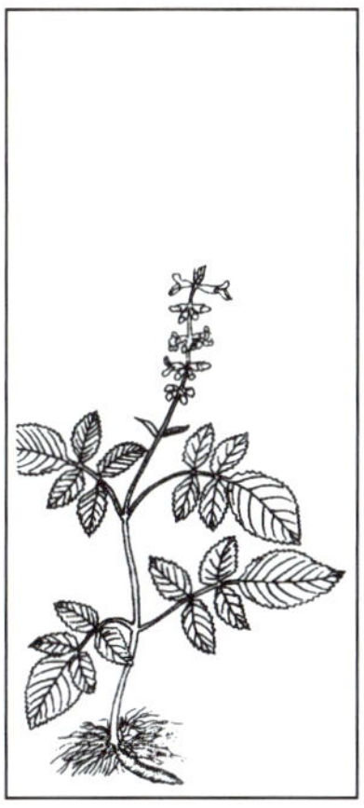

图 31　图考·紫参

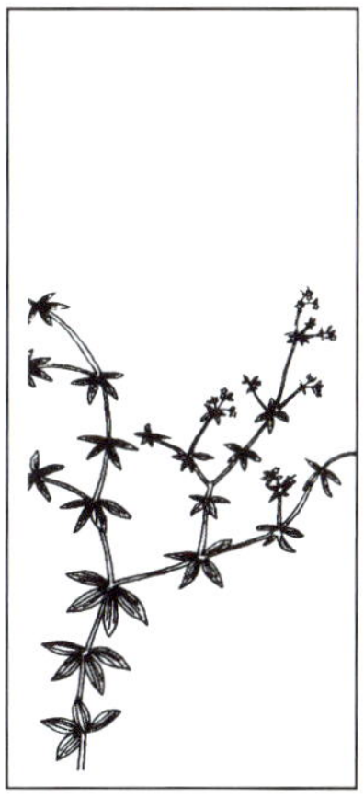

图 32　图考·紫参

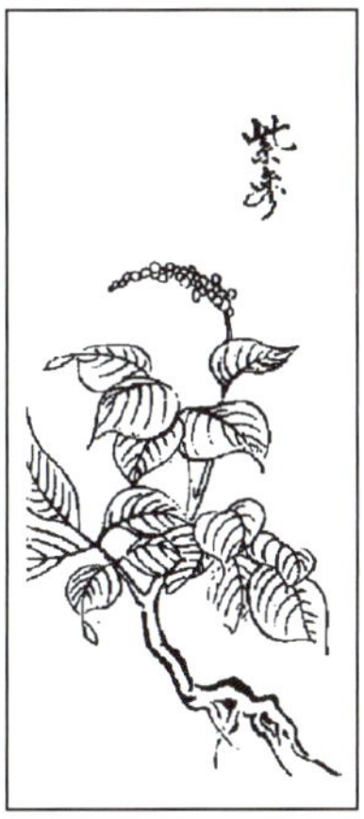

图 33　图说·紫参

本品33图，取自16书，其中9幅彩图。有承继关系及仿绘图可分以下3个书类。

《本草图经》：该书有4幅紫参图，依次为“滁州紫参”“晋州紫参”“濠州紫参”“眉州紫参”。此4图分别存于《大观本草》（图1—4）、《政和本草》（图5—8）、《绍兴本草》（图9—12）中。此三传本药图基本一致。今以《政和》“滁州紫参”（图5）、“濠州紫参”（图6）、“晋州紫参”（图7）、“眉州紫参”（图8）为《图经》图的代表。

仿绘《图经》4幅图的彩色图谱有《本草品汇精要》（图13—16）。该图谱虽然将《图经》4图敷色、简约、润饰，但主要特点没有根本改变。《金石昆虫草木状》（图24—27）4幅同名图又全仿《品汇》。《补遗雷公炮制便览》图18则仅仿绘《品汇》的“滁州紫参”图13。

仿绘《图经》紫参的墨线图中,《太乙仙制本草药性大全》“紫参”（图17）将《图经》3图（“濠州紫参”“晋州紫参”“眉州紫参”）压缩到一图，大加简化。《三才图会》“紫参”（图22）取《图经》“濠州紫参”“眉州紫参”图，各添土地背景，掩盖根部，再加润饰。《本草纲目》金陵本“紫参”（图19）明显仿绘自《图经》“滁州紫参”（图5），但又将单数羽状复叶绘成互生，单花改出穗状，根用黑色、茎直立。故此图虽示意为“滁州紫参”,但转绘失真。《纲目》钱本“紫参”（图20）也是仿绘《图经》“滁州紫参”（图5）根形全同。但地上茎绘成木质，叶绘成互生，将花序改绘为穗状，大失原图之意。仿绘钱本图者，有《本草求真》“紫参”（图30）。《本草简明图说》“紫参”（图33）虽然变形很大，但它的主要元素仍可推测是仿绘自钱本图20。

《本草原始》：该书“紫参”（图23）为药材图，仿绘者有《本草汇言》“紫参”（图28）。后者只仿绘了其中的一支根茎。《本草纲目类纂必读》“紫参”（图29）则全仿《原始》图。

《植物名实图考》：该书“紫参”（图31）仿绘者为《纲目》张本同名图（图21）。

以上33图中，除26幅属仿绘图外，还有7幅原创图（图5、6、7、8、23、31、32），详见下“鉴药”项。

【文录】

三国《吴普本草》（见《御览》卷990“牡蒙”） 一名紫参，一名众戎，一名音腹，一名伏菟，一名重伤……生河西山谷，或宛句商山。圆聚生，根黄赤有文，皮黑中紫。五月华紫赤，实黑，大如豆。三月采根。

《本经》《别录》（见《证类》卷4“石膏”） **一名牡蒙**，一名众戎，一名童肠，一名马行。生河西及冤句山谷。三月采根，火炙使紫色。

梁《本草经集注》（同上） 陶隐居云：今方家皆呼为牡蒙，用之亦少。

唐《唐本草》（同上）《唐本》注云：紫参，叶似羊蹄，紫花青穗，皮紫黑，肉红白，肉浅皮深，所在有之。牡蒙，叶似及己而大，根长尺余，皮肉亦紫色，根苗并不相似。虽一名牡蒙，乃王孙也。紫参，京下见用者是，出蒲州也。

宋《本草图经》（同上）《图经》曰：紫参，生河西及冤句山谷，今河中解、晋、齐及淮、蜀州郡皆有之。苗长一二尺，根淡紫色如地黄状，茎青而细，叶亦青似槐叶，亦有似羊蹄者。五月开花，白色，似葱花，亦有红紫而似水荭者。根皮紫黑，肉红白色，肉浅而皮深。三月采根，火炙令紫色。又云：六月采，晒干用……

明《本草纲目》卷12“紫参” 【释名】五鸟花（《纲目》）。【时珍曰】紫参、王孙，并有牡蒙之名。古方所用牡蒙多是紫参也。按《钱起诗集》云：紫参，幽芳也。五葩连萼，状如飞禽羽举，故俗名五鸟花。【集解】【时珍曰】紫参根干紫黑色，肉带红白，状如小紫草。《范子计然》云：紫参出三辅，有三色，以青赤色为善。

清《植物名实图考》卷7“紫参” 滇南山中多有之，与《图经》同。其如水荭者，盖作穗色粉红相似，花仍类丹参辈；如葱花者，梢端开细碎白花成簇，实似水芹、蛇床等，叶比槐叶尖长，茎叶同绿，根鲜时不甚紫。近时方书少用。

【鉴药】

“紫参”首见于《本经》。李时珍云：“紫参根干紫黑色。”似乎其名与根紫有关。但根紫的药物不止一种，自古对本品来源争议不休，莫衷一是。古代早期医方书尚可见紫参一药，至明清则使用日稀，现代一般不用此名。紫参早期功效以散瘀凉血，通便泻热，治心腹积聚，血闭痈肿等证，但后世用者甚稀，此与品种不定有很大的关系。

三国时《吴普本草》中的紫参是“牡蒙”的别名。其形态为“圆聚生，根黄赤有文，皮黑中紫。五月华紫赤，实黑，大如豆。”与“紫”相关的是根“皮黑中紫”，花“紫赤”。其矛盾之处是：既云“根黄赤有文”，何来“皮黑中紫”？至于“圆聚生”，根据《吴普本草》描述药物形态的习惯，此或指叶圆，聚生或丛生。生长地点在河西（今甘肃、青海黄河以西）及宛句（山东曹县西北）、商山（今陕西丹凤县）一带，此与《别录》紫参的生长环境是相同的。梁·陶弘景说“今方家皆呼为牡蒙，用之亦少”，说明在南北朝时，紫参、牡蒙是同一物。《别录》云紫参“火炙使紫色”，这有可能是将“黄赤有文”的根经火炙之后使之“皮黑中紫”。

《唐本草》指出唐代的紫参与牡蒙并非一物。紫参“叶似羊蹄，紫花青穗，皮紫黑，肉红白，肉浅皮深，所在有之。”此颇类今蓼科植物拳参*Polygonum bistorta* L.。这种紫参在唐代长安用此种，产蒲州（今山西永济），与宋代《本草图经》所载“淄州拳参”相似。[1]牡蒙则“叶似及己而大，根长尺余，皮肉亦紫色，根苗并不相似”。宋《本草图经》中的“晋州紫参”图与《唐本草》描述类似，当为蓼科植物。谢宗万认为，汉张仲景《金匮玉函》治下痢的“紫参汤”所用紫参即拳参。[2]日本石户谷勉《中国北方之药草》认为紫参指中国古代的人参，即紫团参。陈重明等指出紫团乃是地名，将紫参与紫团参联系是错误的。[3]此说诚是。人参的基本特点是根如人形，其大补元气的功效，也非其他植物所能及。抛弃人参最主要的药材与临床药效特点，以其他次要记载去猜测某非五加科植物属于人参显然过于草率。

宋代《本草图经》所载紫参的分布主要在河中（山西永济）、解州（今山西运城）、晋州（今山西临汾）、齐州（今山东济南）以及淮（淮河流域）、蜀（今四川、重庆）

1 谢宗万：《中药材品种论述》上册，上海：上海科学技术出版社，1980：123.

2 谢宗万：《中药材品种论述》上册，上海：上海科学技术出版社，1980：131.

3 陈重明、俞秀媛：紫参的本草考证，中药材，1988（2），49.

一带。其形态描述表明来源不一。其中有“苗长一二尺，根淡紫色如地黄状，茎青而细，叶亦青似槐叶”者，此或为豆科植物，来源不明。亦有似羊蹄者，“五月开花，白色，似葱花，亦有红紫而似水荭者。根皮紫黑，肉红白色，肉浅而皮深。三月采根，火炙令紫色。”但花“似葱花”则非羊蹄所应有。花红紫似水荭，根皮紫黑，肉红白色的植物，符合拳参*P. bistorta*特征。《图经》乃汇集各地上报的信息，不免混乱，难以确指。

李时珍认为“古方所用牡蒙多是紫参”。他所指的“紫参”药材，具有“根干紫黑色，肉带红白，状如小紫草”的特点。植物特征则以《钱起诗集》为据，谓其特点是：“五葩连萼，状如飞禽羽举，故俗名五鸟花。”[1]谢宗万考此植物与唇形科鼠尾草属（*Salvia*）植物相合。吴其濬在“小丹参”条下亦引钱起之文，其附图（图34）经鉴定为唇形科鼠尾草属之华鼠尾*Salvia chinensis* Benth.。此植物今上海称为石见穿，在现代多种植物或中草药书中此种有紫参别名。[2]但此种植物根多分枝，直根不明显，今药用其全草而非根。故李时珍所称药用根的紫参似与五鸟花（华鼠尾还是有所差别。

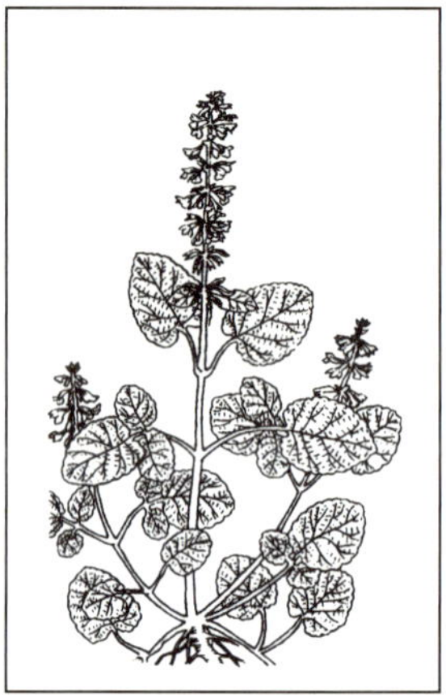

图 34　图考·小丹参

古本草插图所展示的植物，与文字描述互有异同。

1.《本草图经》：该书4幅紫参图，来源均不同。其中“滁州紫参”（图5）根状茎横走，有数个支根，须根甚多。茎稍弯曲，单数羽状复叶，小叶5枚，对生，花序顶生，花大，有长柄及花萼。顶端有一卷须。此图今多认为表现的是唇形科鼠尾草属（*Salvia*）植物。此类植物现代仍有部分省区称作紫参。[2]或考此图所示颇似唇形科植物丹参*Salvia miltiorrhiza* Bunge。[3]从图形来看，此图较《本草图经》“随州丹参”图更接近丹参（叶对生，有一花似分上下唇）。孙启明认为其形态与今紫葳科植物紫葳（凌霄花）相符。[4]但在现实品种使用方面，尚无此植物充当紫参用之实例。

“晋州紫参”（图6）有粗大类似胡萝卜的主根，单叶互生，披针形，无叶柄，略呈抱茎状。顶生穗状花序，下垂。今多考为蓼科蓼属植物拳参*Polygonum bistorta* L.。亦有认为此图所示为蓼科水蓼*P. hydropiper* L.[3]此与本草文字描述完全相同。该图地上部分与《本草图经》（《大观》《政和》本）“威胜军人参”类同。其主根与《绍兴本草》“威胜军人参”类同（参本章“人参”条）。可见此物同时也在威胜军（今

1　［唐］钱起诗集：《钱考功集》卷3“紫参歌（并序）”，《四部丛刊》本。

2　谢宗万：《中药材品种论述》上册，上海：上海科学技术出版社，1980：123.

3　陈重明、俞秀媛：紫参的本草考证，中药材，1988（2），49.

4　孙启明：《苏图研究》见：张志斌、郑金生主编：《本草纲目研究札记》，北京：科学出版社，2019：639.

山西沁县）被充当人参使用。

“濠州紫参”（图7）根茎横走，分支较多。茎直立，单数羽状复叶，互生，小叶羽状深裂，大型单花顶生，重瓣。其根、叶表示法与《本草图经》“滁州牡丹”近似，花则近似于《本草图经》“泽州芍药”。故此图所示当为毛茛科芍药属（*Paeonia*）。

“眉州紫参”（图8）有土地背景，未知根形。地上部分为两支密布对生叶的茎枝，叶小无柄，倒卵形，先端微缺，中脉明显，似为肉质。茎顶呈总状花序，花小，花萼钟形。原植物不明。或谓此与蕨类植物相符，[1]但本品之花表明此植物绝非蕨类。

2.《本草原始》：该书“紫参”（图23）为药材图，绘两支黑色根。上面一支注云“根形”，下面一支注云“皮紫黑，肉红白”。其根粗壮，有密集横纹或少量突起。稍弯曲，但不成虾状。据文字注表皮与肉之色，以及图形的横纹等，仍可确定此图所示或即蓼科植物拳参*P. bistorta* L.的根。

3.《植物名实图考》：该书“紫参”（图31）有主根，稍膨大，须根多数。地上部分茎单一，单数羽状复叶，对生，小叶5枚，顶端小叶稍大。总状花序顶生，花唇形。此图形似丹参，为唇形科植物鼠尾草属植物，或考即丹参*Salvia miltiorrhiza* Bunge。[1]但此图主根小如蚕，根头比茎基还细小，不成比例，疑为后人添补。另该书卷23又出“紫参”一药，别名滇紫参。云“即茜草之小者，四叶攒生而无柄”。结合其图（图32）所示，今《中国植物志》定为茜草科茜草属植物紫参*Rubia yunnanensis* Diels。[2]或谓此图乃茜草科植物猪殃殃*Galium trifidum* L.，[1]似与吴其濬文字叙述不合。

【小结】

紫参运用的历史久远，其名最初亦为“牡蒙”的别名。至梁代医家仍称紫参为“牡蒙”。从三国至明代，本草文字描述的紫参原植物有多种。《唐本草》所述为蓼科植物。宋《图经》所述除蓼科植物外，还有其他不同来源的植物。《图经》“晋州紫参”图或考即蓼科植物拳参*Polygonum bistorta* L.，此与唐、宋本草记载的紫参相符，是古代运用甚多的一个种类。《图经》“滁州紫参”为唇形科鼠尾草属（*Salvia*）植物，或考即丹参*Salvia miltiorrhiza* Bunge。《植物名实图考》“紫参”图或考亦为丹参。李时珍认定的紫参，根似小紫草，植株似五鸟花，后世亦考为鼠尾草属（*Salvia*）植物。《植物名实图考》“小丹参”图即此五鸟花，为鼠尾草属华鼠尾*Salvia chinensis* Benth.。以上蓼科、唇形科两类植物是古代最多见的紫参来源，亦为现代局部地区实际运用种类。从《本经》所载功效考察，则以蓼科拳参兼具散瘀通便功效。唇形科丹参及其近源植物偏于活血散瘀，无通便之力。后世“拳参”一药单独立条（见本书13章），故不用紫参之名是为上策。

---

1 陈重明、俞秀媛：紫参的本草考证，中药材，1988（2），49.

2 中国科学院《中国植物志》编辑委员会：《中国植物志》，北京：科学出版社，1999，第71（2）卷，303.

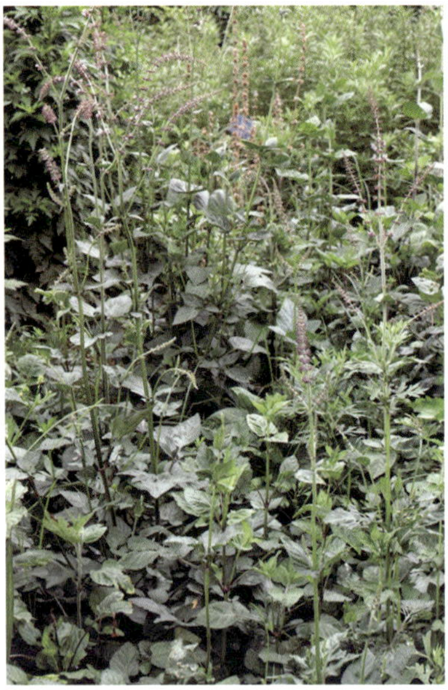

图 35　华鼠尾 *Salvia chinensis*

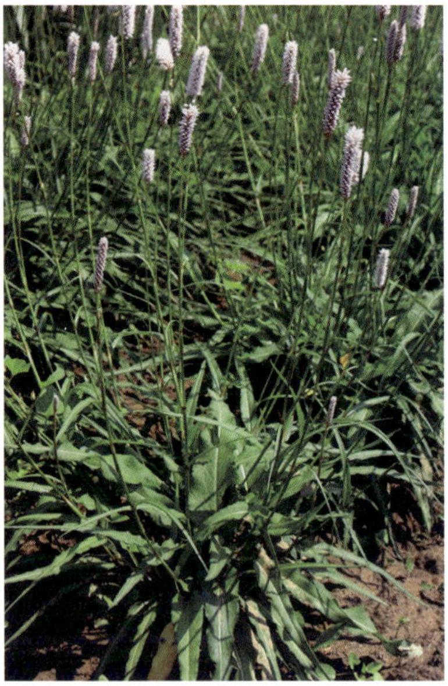

图 36　拳参 *Polygonum bistorta*

12-28　王孙

【品图】

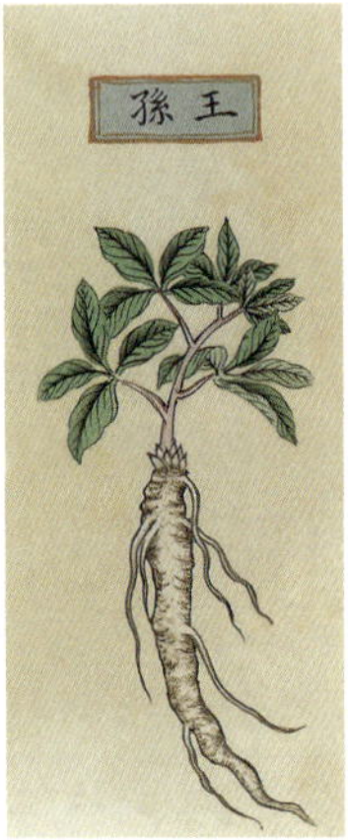

图 1　品汇·王孙

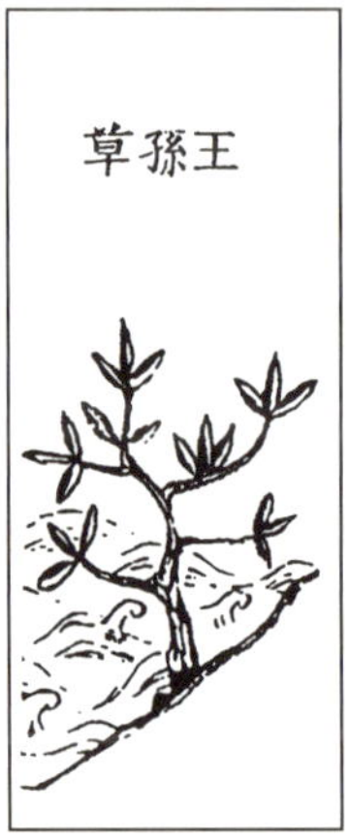

图 2　太乙·王孙草

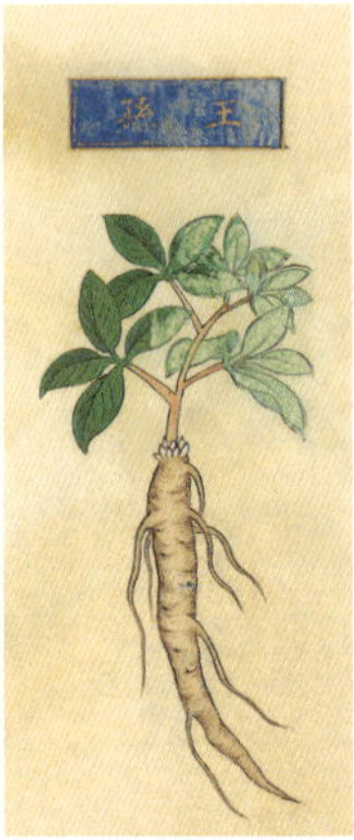

图 3　雷公·王孙

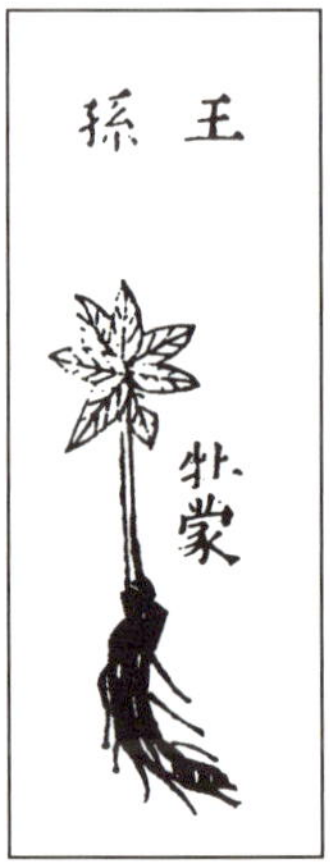

图 4　纲目（金）·王孙

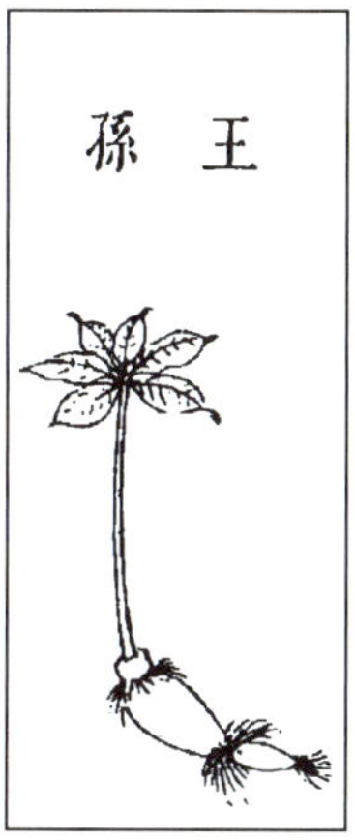

图 5　纲目（钱）· 王孙

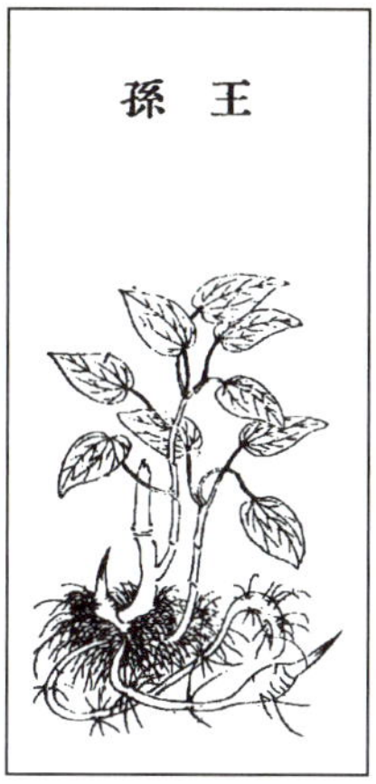

图 6　纲目（张）· 王孙

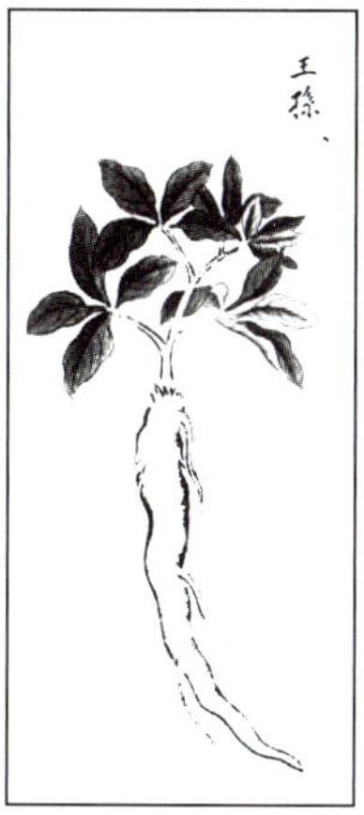

图 7　金石 · 王孙

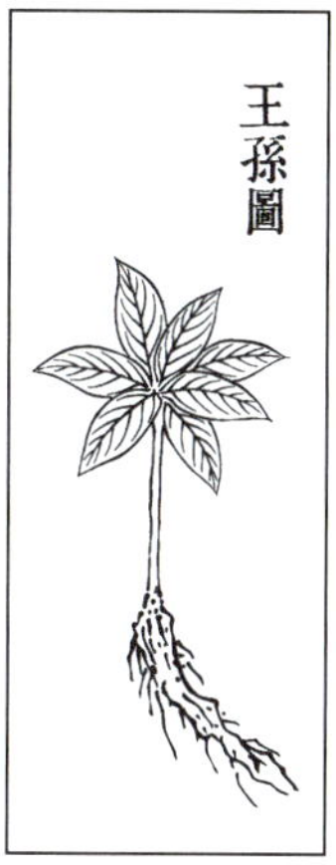

图 8　草木典 · 王孙图

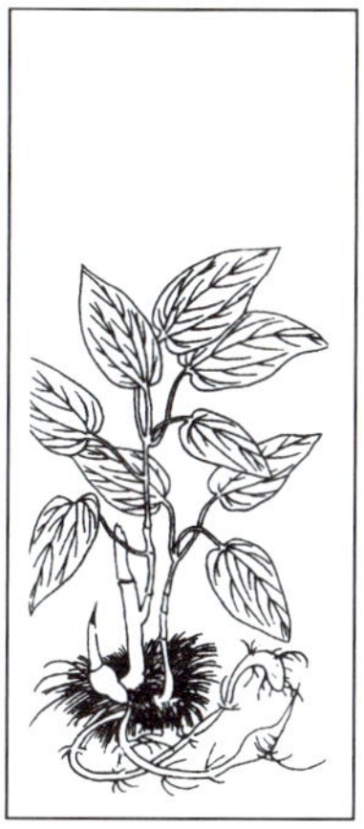
图 9　图考 · 王孙

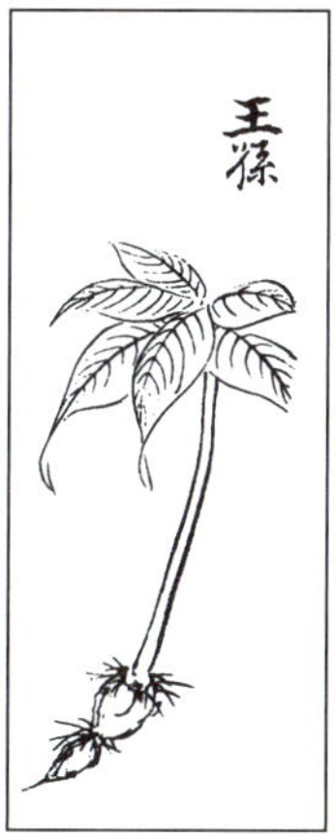

图 10　图说 · 王孙

本品10图，取自10书，其中3幅彩图。有承继关系及仿绘图可分以下3个书类。

《本草品汇精要》：该书“王孙”（图1）的仿绘同名图有《补遗雷公炮制便览》图3、《金石昆虫草木状》图7。

《本草纲目》（金陵本）：该书“王孙”（图4）的仿中有改同名图为《纲目》钱本图5。该图地上部分仿绘自金陵本图，但地下部分则绘了一支“藕”，此显然是据本草文字记载想象补绘，实为错误图。完全仿金陵本图4绘制的图还有《古今图书集成·草木典》“王孙图”（图8）。仿绘钱本图的有《简明本草图说》“王孙”（图10）。

《植物名实图考》：该书“王孙”（图9）的仿绘者有《纲目》张本“王孙”（图6）。

以上10图，除6幅属仿绘图外，还有4幅原创图（图1、2、4、9），详见下“鉴药”项。

【文录】

三国《吴普本草》（见《御览》卷993“黄孙”）　《吴氏本草经》曰：黄孙，一名王孙，一名蔓延，一名公草，一名海孙……生西海山谷，及汝南城郭垣下。蔓延，赤文，茎叶相当。

《别录》（见《证类》卷9“王孙”）　……吴名白功草，楚名王孙，齐名长孙，一名黄孙，一名黄昏，一名海孙，一名蔓延。生海西川谷及汝南城郭垣下。

梁《本草经集注》（同上）　陶隐居云：今方家皆呼名黄昏，又云牡蒙，市人亦少识者。

唐《唐本草》(同上)《唐本》注云:《小品》述《本草》牡蒙，一名王孙。《药对》有牡蒙无王孙。此则一物明矣。

唐《唐本草》(见《证类》卷8“紫参”)《唐本》注云：紫参……牡蒙，叶似及己而大，根长尺余，皮肉亦紫色，根苗并不相似。

宋《嘉祐本草》(见《证类》卷9“王孙”) 谨按《蜀本》注云：叶似及己而大，根长尺余，皮、肉亦紫色。

明《本草纲目》卷12“王孙”【释名】【时珍曰】紫参一名牡蒙，木部合欢一名黄昏，皆与此名同物异。【集解】【时珍曰】王孙叶生颠顶，似紫河车叶。按神农及吴普《本草》，紫参一名牡蒙。陶弘景亦曰，今方家呼紫参为牡蒙。其王孙并无牡蒙之名，而陶氏于王孙下乃云，又名牡蒙，且无形状。唐苏恭始以紫参、牡蒙为二物，谓紫参叶似羊蹄，王孙叶似及己。但古方所用牡蒙，皆为紫参；后人所用牡蒙，乃王孙非紫参也。不可不辨。唐玄宗时隐民姜抚上言：终南山有旱藕，饵之延年，状类葛粉。帝取作汤饼，赐大臣。右骁骑将军甘守诚曰：旱藕者，牡蒙也，方家久不用，抚易名以神之尔。据此牡蒙乃王孙也。盖紫参止治血证积聚疟痢，而王孙主五脏邪气痹痛疗百病之文，自可推也。苏恭引《小品方》牡蒙所主之证，乃紫参，非王孙，故今移附紫参之下。

清《植物名实图考》卷8“王孙” 王孙《本经》中品。《唐本草》注以为即牡蒙。甘守诚谓旱藕为蒙牡。今江西谓之百节藕，以治虚劳。俚医犹有呼为王孙者。其根类初生藕，白润而嫩，芽微红，姜抚所进，状类葛粉，干而研之，当无异矣。《续博物志》因一名黄昏。遂误以合欢为王孙。《游宦纪闻》辨探囊一试黄昏汤，为去五藏邪气，其论确核。《娜嬛记》：孙真人有黄昏散，夫妻反目，服之必和。亦当是合欢。此药自唐时方家久不用，而江西建昌、广信俗方犹用之。陈藏器云：甘平无毒，主长生不饥。其性固非千岁藟比，而长生之说，得非踵姜抚邪说乎？

唐《本草拾遗》(见《证类》卷6“旱藕”) ……主长生不饥，黑毛发。生太行，如藕。

宋《新唐书》卷204“方技” 姜抚，宋州人。自言通仙人不死术，隐居不出。开元末，太常卿韦绦祭名山，因访隐民，还白抚已数百岁……抚又言：终南山有旱藕，饵之延年。状类葛粉。帝作汤饼赐大臣。右骁卫将军甘守诚能名药石，曰……旱藕，牡蒙也。方家久不用，抚易名以神之……

【鉴药】

“王孙”首见于《本经》。名义不详。本草载其功效为除寒湿痹痛、五脏邪气，益气。本品之名罕见古代医方书记载，今亦无用此名者。

关于本品来源，《别录》“王孙”仅云“生海西川谷及汝南城郭垣下”。海西即今江苏灌云县，汝南今属河南。《吴普本草》“黄孙”所载与《别录》“王孙”多同，但添加了几句形态描述：“蔓延，赤文，茎叶相当。”其中蔓延或可体会为蔓生草本，但“赤文，茎叶相当”则不明所指。

梁·陶弘景在“紫参”条下云：“今方家皆呼为牡蒙，用之亦少。”在“王孙”条下则云：“今方家皆呼名黄昏，又云牡蒙。”可见紫参、王孙（“黄昏”为其音近别名）都有同一个别名“牡蒙”。梁代医家以“牡蒙”作为紫参的通用名，亦用作王孙的别名，可见梁代的牡蒙主要指紫参。

《唐本草》则不同，以“紫参”作为通用名，不提牡蒙，其形态为“叶似羊蹄，紫花青穗，皮紫黑，肉红白，肉浅皮深”，即蓼科植物；“牡蒙”则被作为王孙的通用名，形态为“叶似及己而大，根长尺余，皮肉亦紫色”，后世考为百合科植物。对此，李时珍的归纳是：“古方所用牡蒙，皆为紫参；后人所用牡蒙，乃王孙、非紫参也。”所谓古方，指梁代及其以前的用方，“后人”则指唐代及其以后的用方。所以唐以后的牡蒙，多指王孙。

李时珍针对《唐本草》所云“叶似及己而大”，补充说明：“王孙叶生颠顶，似紫河车叶。”及己为金粟兰科植物，茎端生4—6枚对生叶。紫河车（植物）一般指百合科植物重楼。也就是说李时珍认为王孙叶生于茎端，叶形似百合科植物。李时珍又引《新唐书》记载的隐民姜抚以“旱藕”为“牡蒙”之名以神其药的故事，说明“牡蒙”即“王孙”，亦即“旱藕”。为此李时珍将《本草拾遗》中的“旱藕”归并到“王孙”条下。简言之，李时珍认为王孙的形态是：叶数枚生茎端，似紫河车（重楼），其根茎如藕。谢宗万综合前人考证，提出新见：前人多将王孙定名为百合科重楼属植物四叶王孙*Paristetraphylla* A. Gray，或四叶重楼*Paris quadrifolia* L.。但前者产于日本，后者仅分布于新疆，从分布地区来看，均与本草之王孙产地不合。李时珍为湖北人，《纲目》所载之王孙当为湖北、四川所产，因此改定为巴山重楼*Paris bashanensis* Wang et Tang。[1]

清·吴其濬认为“旱藕”（牡蒙）“今江西谓之百节藕，以治虚劳。俚医犹有呼为王孙者。其根类初生藕，白润而嫩，芽微红，姜抚所进，状类葛粉，干而研之，当无异矣。”吴氏自绘一王孙图，详见本药下文药图考察。

1.《本草品汇精要》：该书“王孙”（图1）为原创彩图，主根肥大，根头抽茎，叶互生，每叶为四小叶聚生叶柄，叶柄长。此图所示，既不像及己或重楼，也不像紫参。该书文字载“王孙”之苗“叶似及己而大，根长尺余，皮肉亦紫色”，质类及己，但其图并非如此，可能是画师据想象绘成。

1　谢宗万：《本草纲目药物彩色图鉴》，北京：人民卫生出版社，2000：46.（其中学名似互乙，今据《中药大辞典》及《新注校定国译本草纲目》乙转。）

2.《太乙仙制本草药性大全》：该书“王孙草”（图2）绘一小数生于水边，其树之枝顶端生三小叶。不明其示意及植物来源。

3.《本草纲目》（金陵本）：该书“王孙”（图4）有注文“牡蒙”。图示一植物具粗大的直根（用黑色表示，大概是示意其色较深或紫），多须根。茎直立，顶端有8叶，分两层轮生。此图乃据《唐本草》描述而绘，不是写生图。因为其茎叶虽似百合科重楼属（*Paris*）植物，但却没有根状茎，而是支根，难以鉴定为百合科植物。《纲目》钱本大约也看出此问题，将根换成两节藕状，但其据文字“旱藕”而嫁接藕状根茎的痕迹过重，亦属想象，难以为据。百合科没有此类植物。

4.《植物名实图考》：该书“王孙”（图9）地下根状茎明显，上端须根众多，末端稍膨大，与文字描述“根类初生藕，白润而嫩”相符。有“芽微红”，即图中根茎上抽出的新芽。茎粗壮，分枝有节如竹节，单叶互生，叶为倒卵形，基部略呈心形。据其文及图，《中华本草》考其植物来源为三白草科三白草属植物三白草 *Saururus chinensis*（Lour.）Baill.。[1]

【小结】

王孙虽为《本经》药，但因其形态描述过简，又有别名“牡蒙”，遂与“紫参”名实混淆。据《唐本草》所载本品形态，王孙当属百合科重楼属（*Paris*）植物。李时珍尊《唐本草》所载，且引唐代“旱藕”故事，作为王孙的来源。现代学者据此考订本品为百合科巴山重楼*Paris bashanensis* Wang et Tang。吴其濬记载江西俚医所称“王孙”，又名“百节藕”，即古代的王孙（牡蒙），并出一写生图。今据此考为三白草科植物三白草*Saururus chinensis*（Lour.）Baill.。

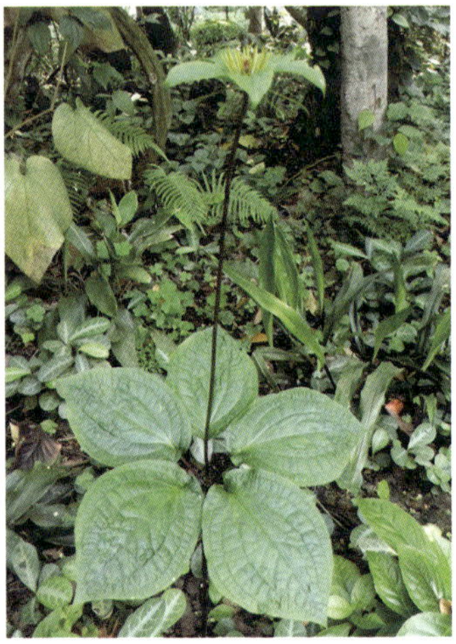

图11　巴山重楼 *Paris bashanensis*

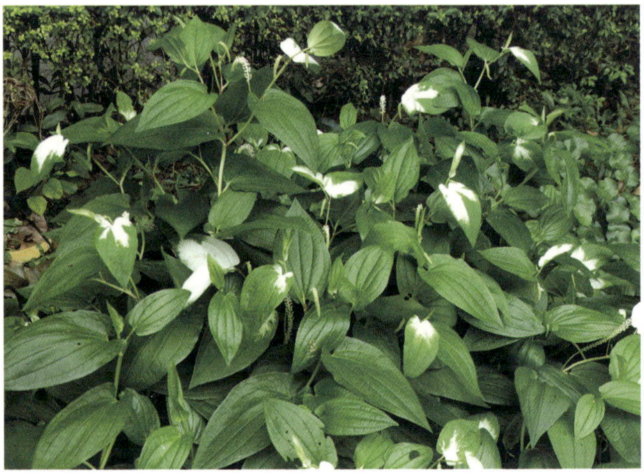

图12　三白草 *Saururus chinensis*

1　国家中医药管理局《中华本草》编委会：《中华本草》（8），上海：上海科学技术出版社，1999：129.

12–29　紫草

【品图】

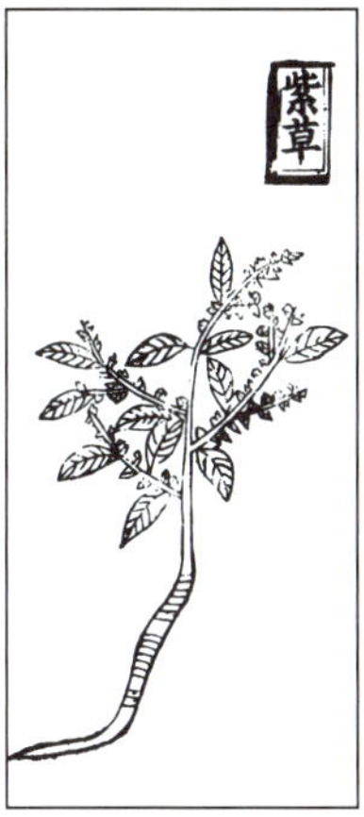

图 1　图经（大）· 紫草

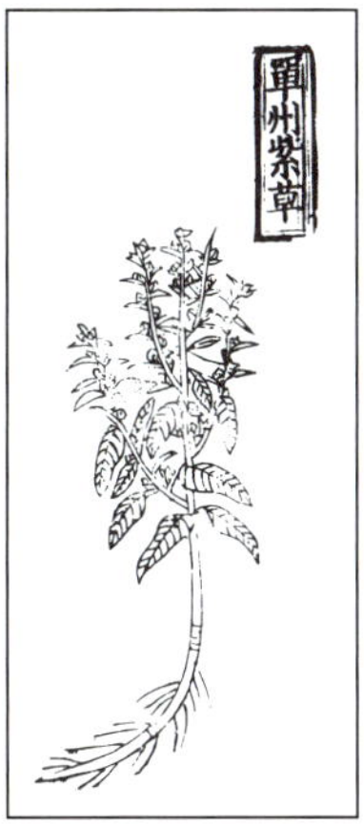

图 2　图经（大）· 单州紫草

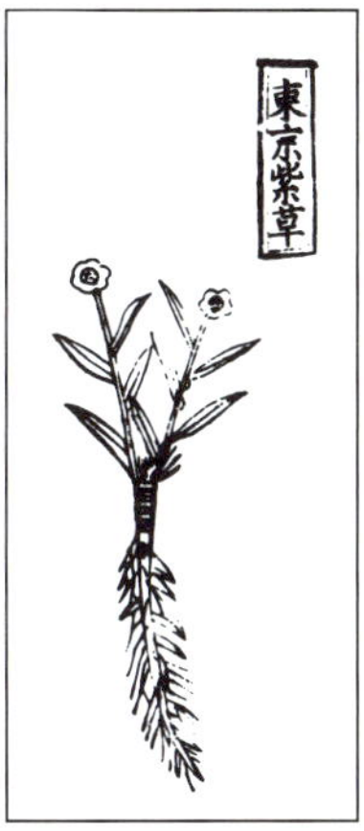

图 3　图经（大）· 东京紫草

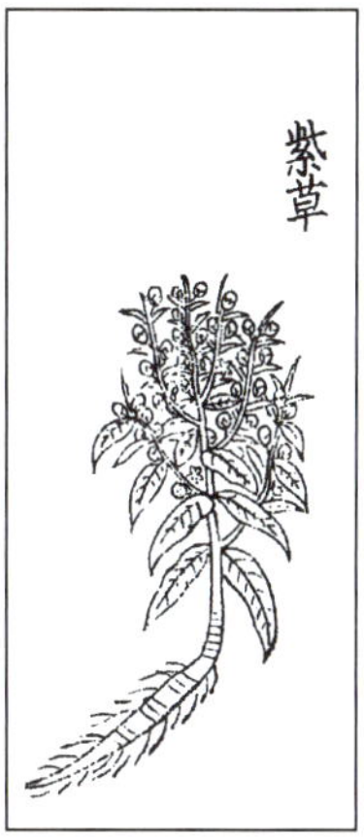

图 4　图经（政）· 紫草

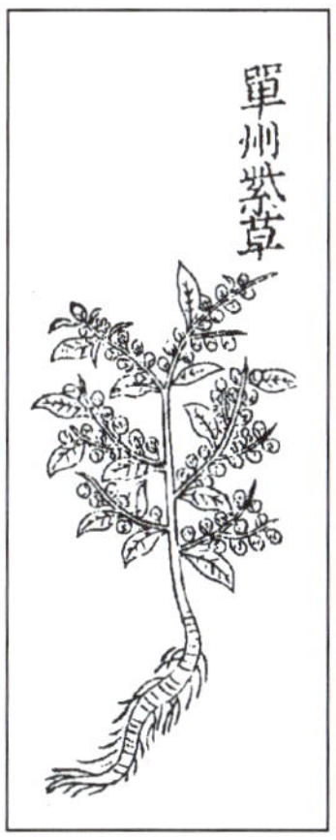

图 5　图经（政）· 单州紫草

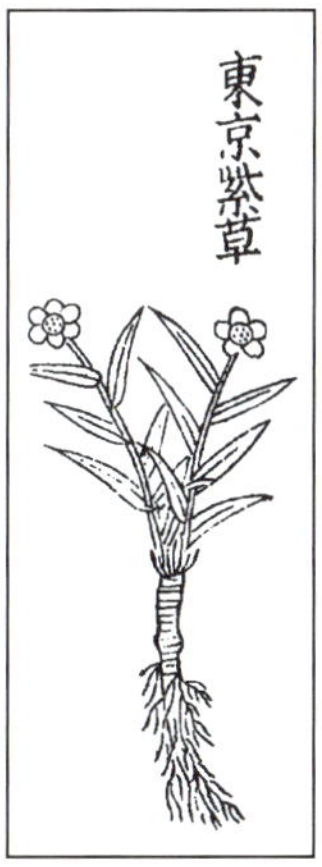

图 6　图经（政）· 东京紫草

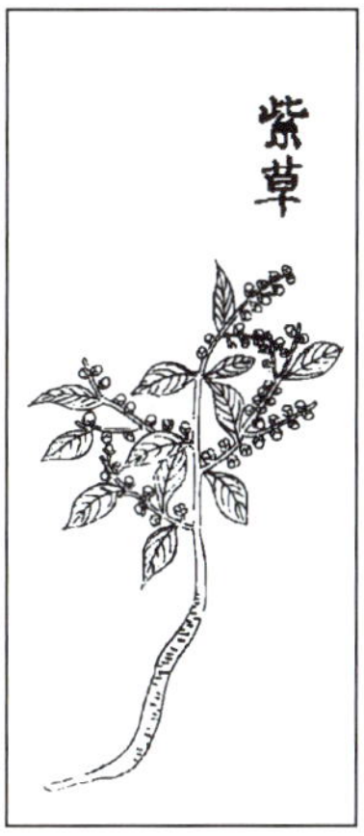

图 7　图经（绍）· 紫草

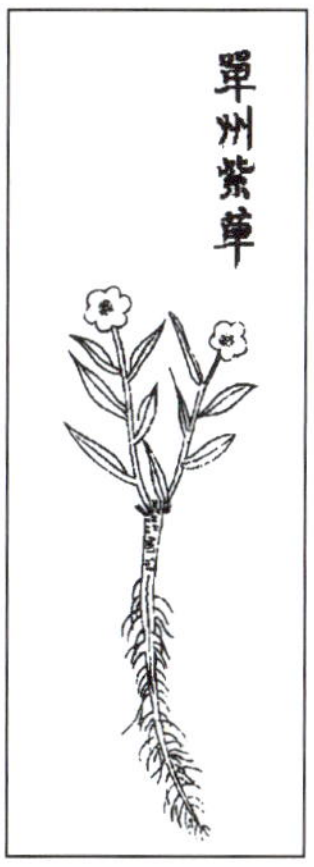

图 8　图经（绍）· 单州紫草

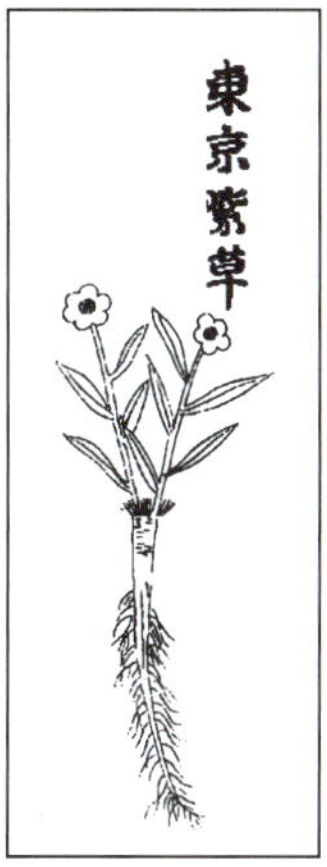

图 9　图经（绍）· 东京紫草

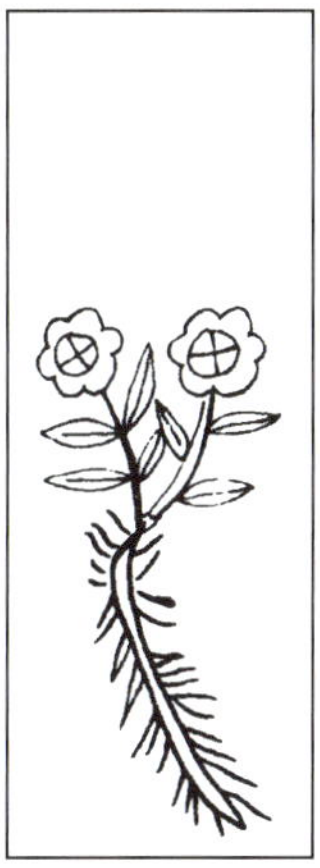

图 10　歌括 · 紫草

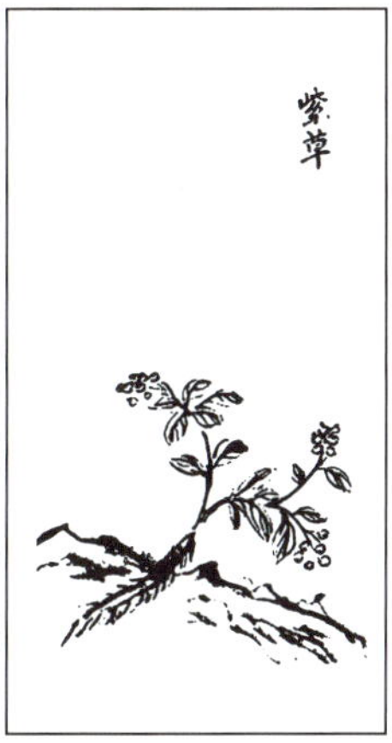

图 11　滇南图 · 紫草

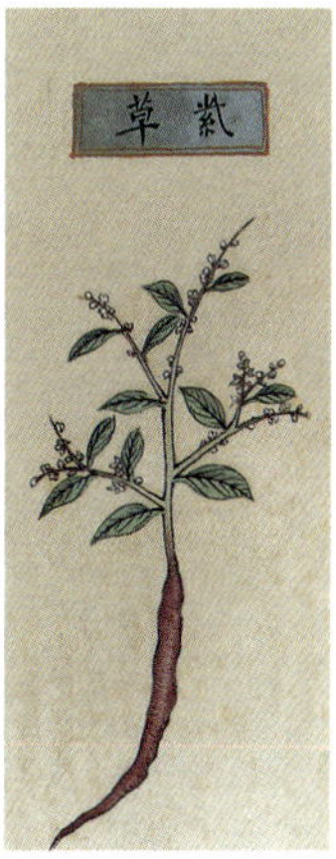

图 12　品汇 · 紫草

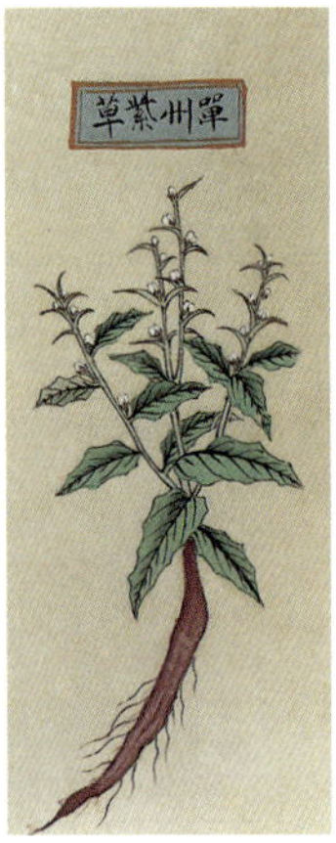

图 13 品汇·单州紫草

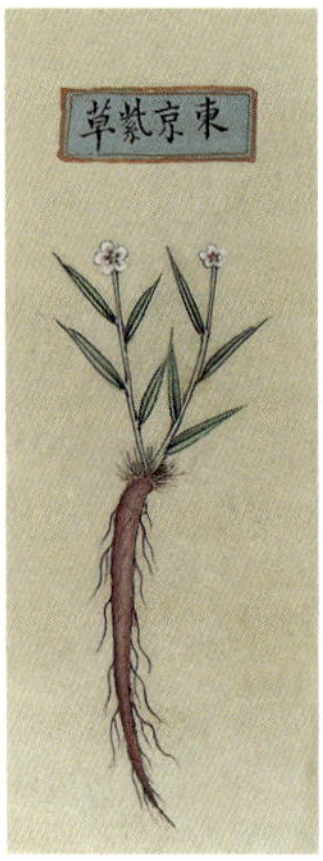

图 14 品汇·东京紫草

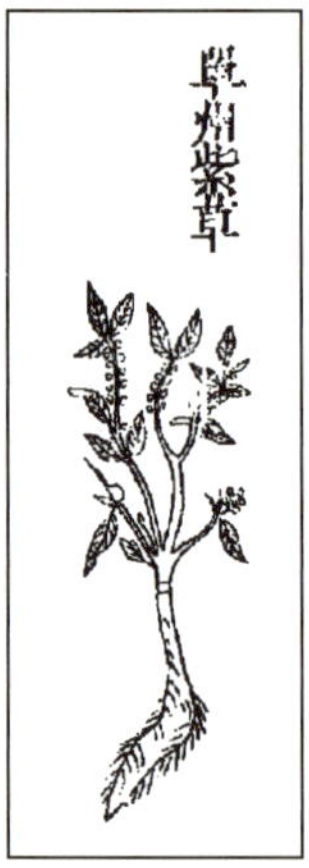

图 15 蒙筌·单州紫草

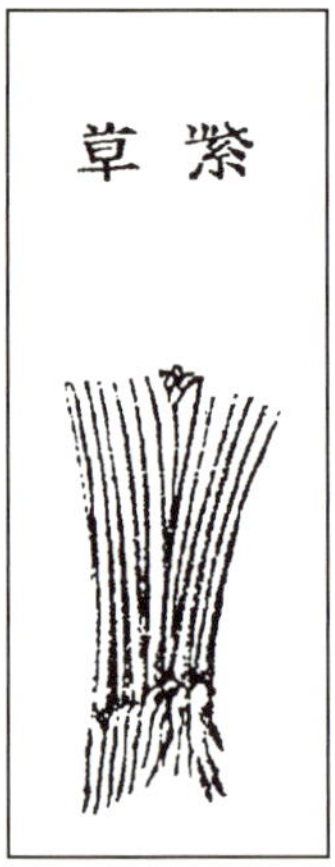

图 16 太乙·紫草

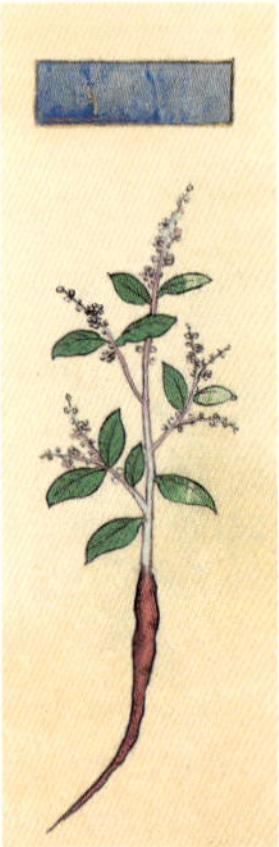

图 17 雷公·紫草

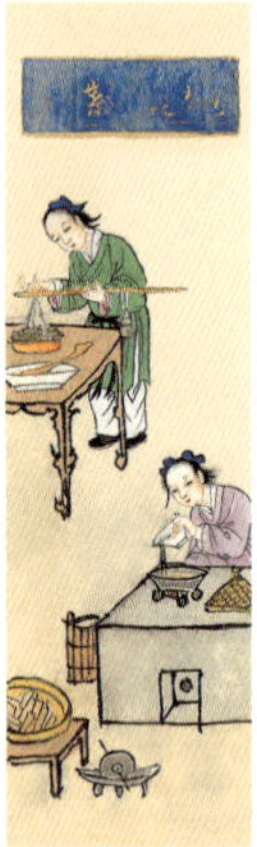

图 18 雷公·炮制紫草

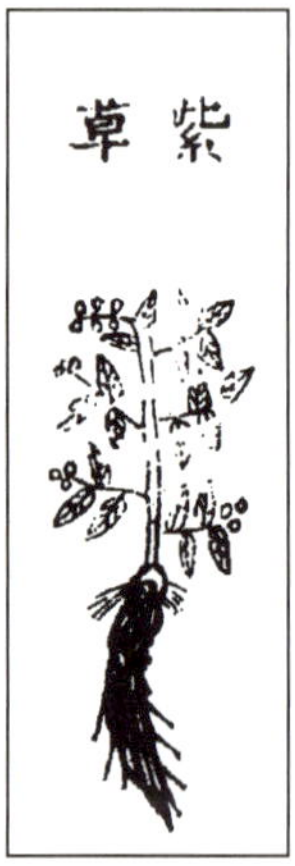

图 19 纲目（金）·紫草

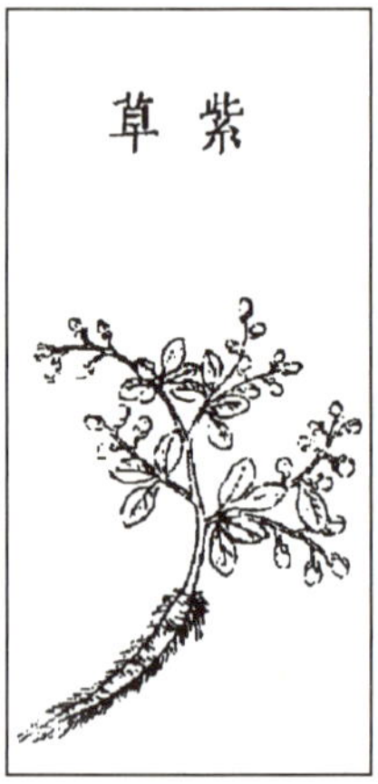

图 20 纲目（钱）·紫草

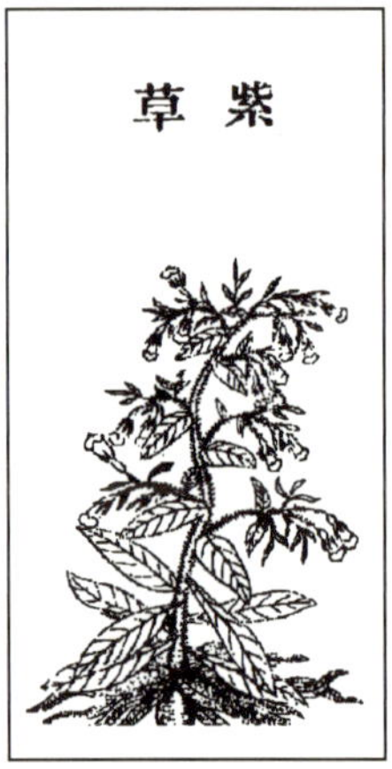

图 21 纲目（张）·紫草

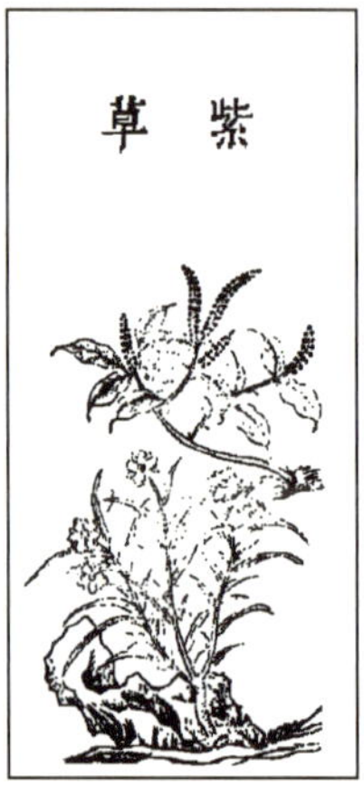

图 22 三才·紫草

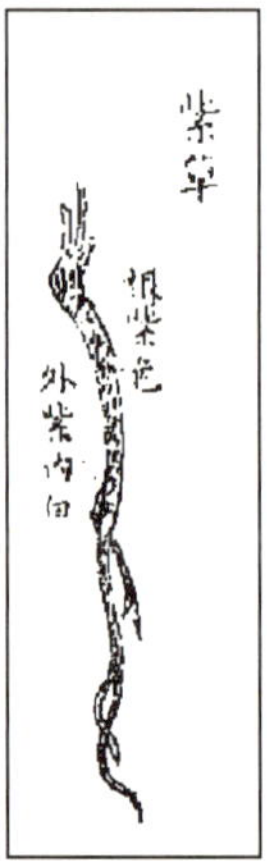

图 23 原始·紫草

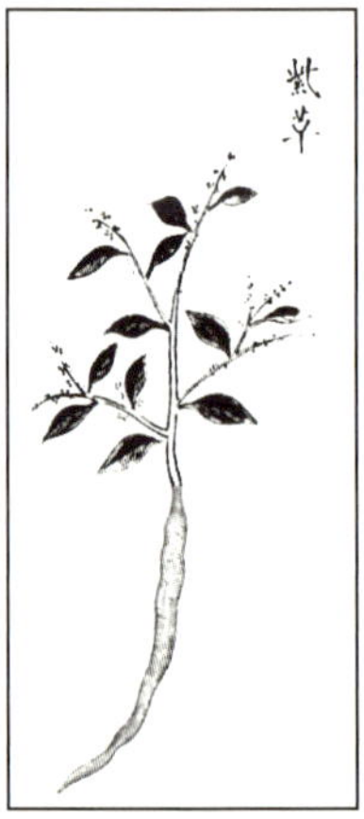

图 24 金石·紫草

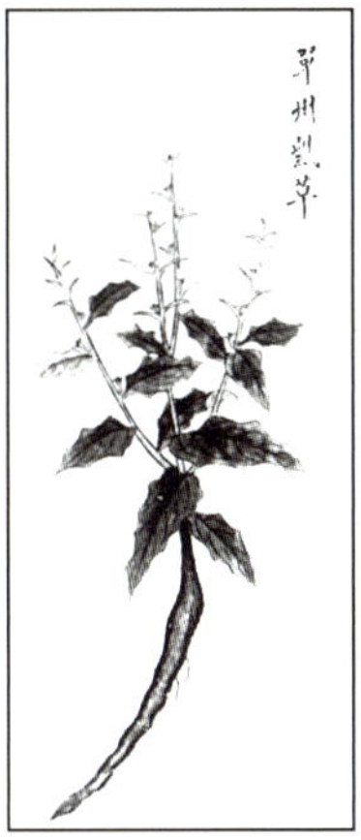

图 25　金石·单州紫草

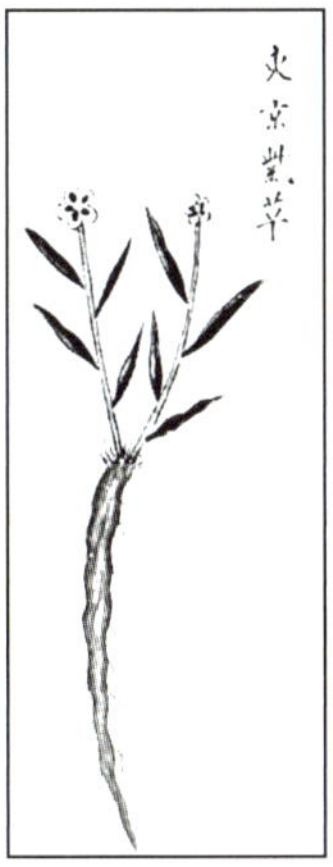

图 26　金石·东京紫草

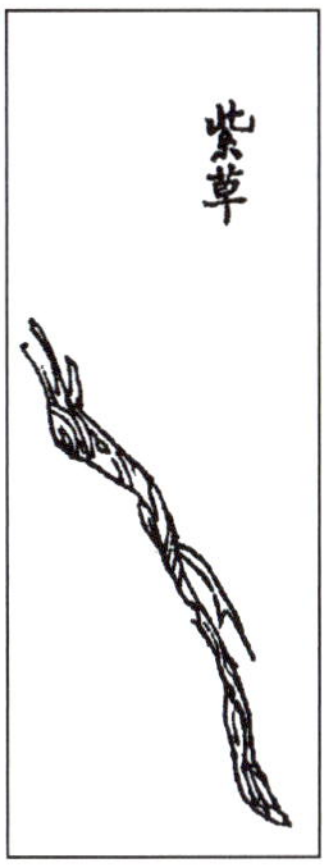

图 27　汇言·紫草

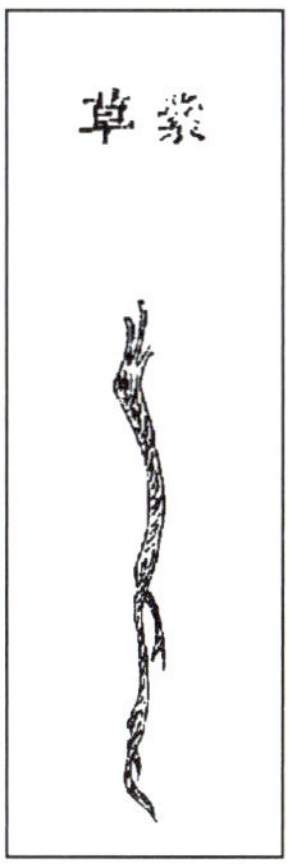

图 28　类纂·紫草

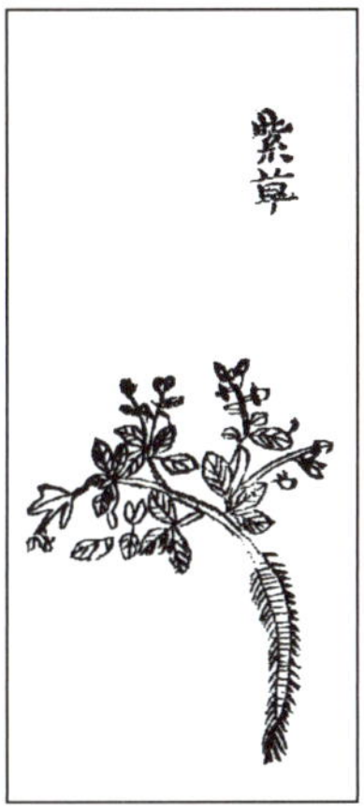

图 29　求真·紫草

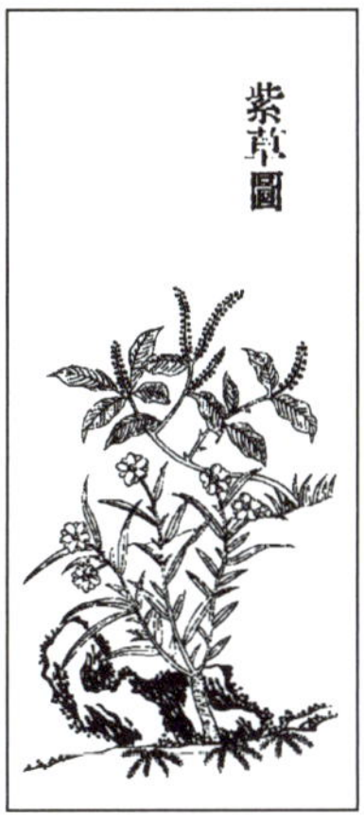

图 30　草木典·紫草图

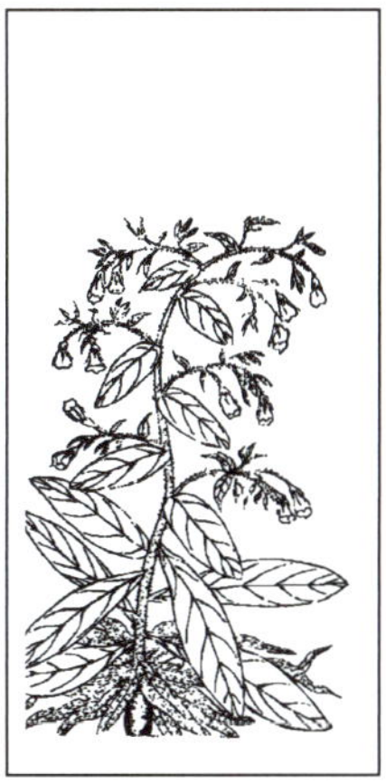

图 31　图考·紫草

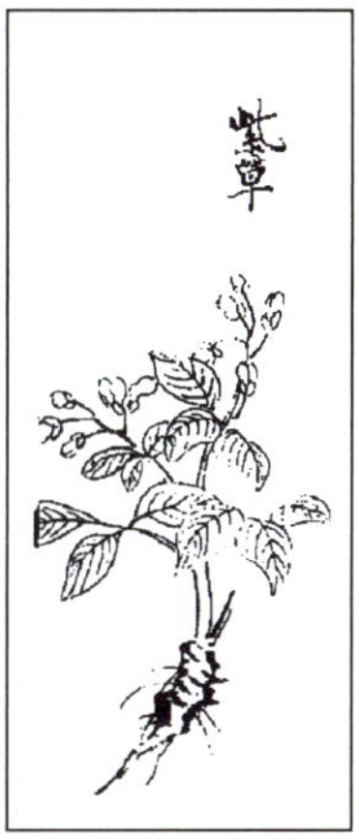

图 32　图说·紫草

本品32图，取自22书，其中8幅彩图。有承继关系及仿绘图可分以下3个书类。

《本草图经》：该书“紫草”图三幅（“紫草”“单州紫草”“东京紫草”）分别存于《大观本草》（图1、2、3）、《政和本草》（图4、5、6）、《绍兴本草》（图7、8、9）中。其中《大观》《政和》图形基本相同，《绍兴》图1亦与前二书同。但图2“单州紫草”、图3“东京紫草”的图形完全一样，均与《大观》《证类》的“东京紫草”同。[1]今以《政和》（图4、5、6）为《图经》图的代表。

仿绘《图经》3图的彩色图有《本草品汇精要》。此3图的根部均敷以紫色，以突出紫草的特征。但地上部则均加修润。其中“紫草”（图12）的枝叶大大减少，花敷以白色，细小，无法看到花萼。“单州紫草”（图13）则将原图一茎直上绘成根

1　本书所据为北京大学藏日本神谷克祯本，此本紫草图与龙谷大学藏本完全一样。

部分出4枝，叶比原图更大，且叶缘改为波浪状，花小，白色，但可见有花萼。“东京紫草”（图14）结构与原图同，但叶片细瘦坚挺，花瓣白色，中心带紫。《金石昆虫草木状》的3幅同名图（图24—26）则全仿《品汇》3图。《补遗雷公炮制便览》“紫草”（图17）仿绘《品汇》“紫草”（图12）。

仿绘《图经》“紫草”墨线图有《本草歌括》“紫草”（图10），该图虽简略，仍可看出仿自《图经》“东京紫草”（图6）。《本草蒙筌》“单州紫草”（图15）图形简略，且将一茎改绘为数茎，其根、叶、花序则大致仍保留《图经》“单州紫草”（图5）的特点。《本草纲目》金陵本“紫草”（图19）黑色直根粗壮，示意根色紫。根皮表面有明显纵皱，不光滑。地上部分乃简化《图经》的“单州紫草”（图5）。《纲目》钱本“紫草”（图20）绘图风格明显与金陵本不同。其线条较柔和，植物形态亦仿绘自《图经》“单州紫草”（图5），但茎弯曲，花稍大、叶为卵形。此二图虽绘法不同，但均保留了原图特征。《本草求真》“紫草”（图29）、《本草简明图说》“紫草”（图32）均仿绘《纲目》钱本图20。《三才图会》“紫草”（图22）有两植物，各加山石为背景，掩盖了根部。右上一株仿绘《图经》“单州紫草”（图5），但叶片更大，花序改绘为穗状。左下一株仿绘《图经》“东京紫草”（图6），花被改绘成重瓣花。《古今图书集成·草木典》“紫草图”（图30）又仿绘《三才图会》图22，且描绘更清晰。

《本草原始》：该书“紫草”图23为药材图，仿绘者有《本草汇言》“紫草”（图27）、《本草纲目类纂必读》“紫草”（图28）。

《植物名实图考》：该书“紫草”（图31）的仿绘图有《纲目》张本同名图21。

以上32图中，除24幅属仿绘图外，还有8幅原创图（图4、5、6、11、16、18、23、31），详见下“鉴药”项。

【文录】

三国《吴普本草》（见《御览》卷996） 节赤，二月华。

《本经》《别录》（见《证类》卷8“紫草”） 一名紫丹，一名紫芙。生砀山山谷及楚地。三月采根，阴干。

梁《本草经集注》（同上） 陶隐居云：今出襄阳，多从南阳、新野来，彼人种之，即是今染紫者，方药家都不复用。《博物志》云：平氏阳山紫草特好。魏国以染色，殊黑。比年东山亦种，色小浅于北者。

唐《唐本草》（同上）《唐本》注云：紫草，所在皆有。《尔雅》云：一名藐。苗似兰香，茎赤节青，花紫白色而实白。

明《本草纲目》卷12“紫草” 【释名】茈莀（《广雅》，音紫戾）、地血（《吴普》）[1]、

1 吴普：时珍引《吴普》“地血”别名不见于《太平御览》等书，不知来源。

鸦衔草。【时珍曰】此草花紫根紫，可以染紫，故名。《尔雅》作茈草。瑶、侗人呼为鸦衔草。【集解】【时珍曰】种紫草，三月逐垄下子，九月子熟时刈草，春社前后采根阴干，其根头有白毛如茸。未花时采，则根色鲜明；花过时采，则根色黯恶。采时以石压扁曝干。收时忌人溺及驴马粪并烟气，皆令草黄色。

【鉴药】

"紫草"首见于《本经》，其两个别名（"紫丹""紫芙"）也都嵌有"紫"字。李时珍曰："此草花紫根紫，可以染紫，故名。"本品有滑肠通便、凉血活血之功。《别录》载其合膏可以疗疮。唐宋以后多用治小儿疮疹血热者。

本品根紫，可以染紫色，特征突出，故自古以来不容易混淆。因本品可作为染料，故栽培甚早。据梁·陶弘景引《博物志》，晋代以平氏（今河南桐柏县西北平氏镇）阳山的紫草最好，且有栽培。陶弘景时的襄阳（今属湖北）、南阳（今属河南）、新野（今属河南）亦有栽培。《唐本草》载其形态为："苗似兰香，茎赤节青，花紫白色而实白。"李时珍云："其根头有白毛如茸。"综合以上诸说，本品有苗似兰香，根紫，根头有白毛、花紫白色、果实白等特征，此即紫草科紫草属植物紫草 *Lithospermum erythrorhizon* Sieb. et Zucc.。古本草插图可与本草记载相印证。

1.《本草图经》：该书图3幅。其中"紫草"（图4）有较粗壮的根，根有横纹，茎直立，上有分枝，叶无柄，卵状披针形，花序生茎和枝上部。据此图形，当为紫草科植物紫草*L. erythrorhizon*。

"单州紫草"（图5）根形同图4，茎直立，上有分枝。叶无柄，卵状披针形。其花序生于茎端及分枝，几乎从下到上均为小花，这一点似与图4不同。"单州"即今山东单县。据本图整体形态，仍可认为属于紫草科植物紫草*L. erythrorhizon*。

"东京紫草"（图6）根状茎甚长，有密集横纹。根茎基部有残茎，中抽2茎。叶为狭披针形，互生。茎端生花一朵，花冠5（另一为6瓣，似有笔误）。东京在北宋时指今河南开封一带。紫草属（*Lithospermum*）有多种紫草均与之相似，具体植物种不明。

2.《滇南本草图说》：该书"紫草"（图11）绘山石为背景，所生植物有直立稍粗大之根，茎有分枝，叶卵圆形，互生，花序生茎枝上部。其图虽然简略，但与紫草属基本特征相符，或为紫草属（*Lithospermum*）植物的一种。

3.《太乙仙制本草药性大全》：该书"紫草"（图16）示意地下部分为密集成排的须根，地上部分为丛生的直立茎或叶。中心抽一花葶，花一朵。此奇特植物来源不明。

4.《补遗雷公炮制便览》：该书"炮制紫草"（图18）乃按《雷公炮炙论》法绘制，其法云："凡使，须用蜡水蒸之，待水干，取去头并两畔髭，细剉用。每修事紫草一斤，用蜡三两，于铛中镕化尽，便投蜡水作汤用。”此图左上绿衣人在称量紫草，以备蜡水蒸。右下紫衣人在进行蜡水蒸紫草工序。该工序所需的灶台、蒸笼、水桶、竹匾皆备齐。紫衣人正往一小锅倾倒蜡水。灶前有一铁碾，乃供碾末用，但按雷公法当用刀“细剉”。画师不明“剉”与“碾”的区别，绘此碾槽。

5.《本草原始》：该书“紫草”（图23）绘紫草药材图。图中有文字说明“根紫色”“外紫内白”。据其形状，即今硬紫草，原植物为紫草*L. erythrorhizon*。

6.《植物名实图考》：该书“紫草”（图31）为写生图。主根粗壮，茎直立，有毛，上部有分枝，叶无柄，宽披针形。花序生茎和枝上部，花萼裂片线形，花冠筒状。据此，本种当为紫草*L. erythrorhizon*。

【小结】

紫草古今皆用作染料与药物。其根紫，可染紫，是其特异之性。本草记载其根紫，根头有白毛、花紫白色、果实白特征等特征，说明本品是紫草科植物紫草*Lithospermum erythrorhizon* Sieb. et Zucc.。《本草图经》“紫草”“单州紫草”、《植物名实图考》“紫草”图，以及《本草原始》药材图所示，均与文字记载的紫草相合。其药材为硬紫草。

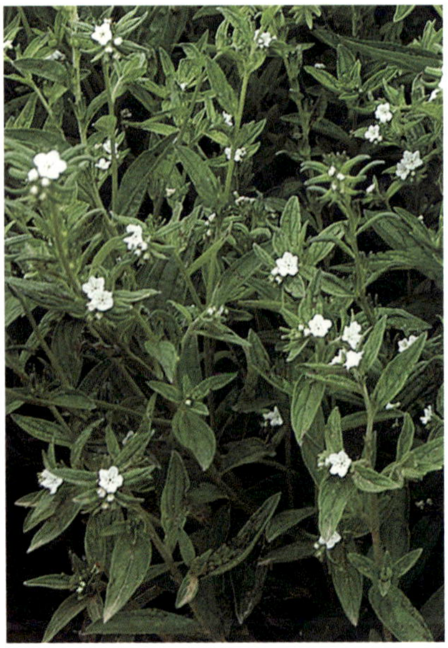

图 33　紫草 *Lithospermum erythrorhizon*

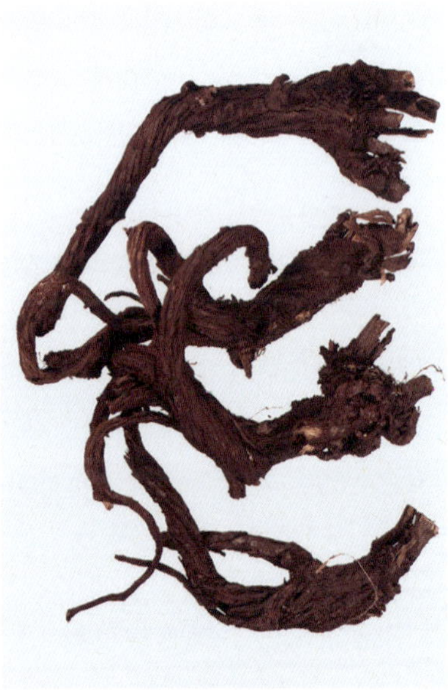

图 34　紫草药材

12-30　白头翁

【品图】

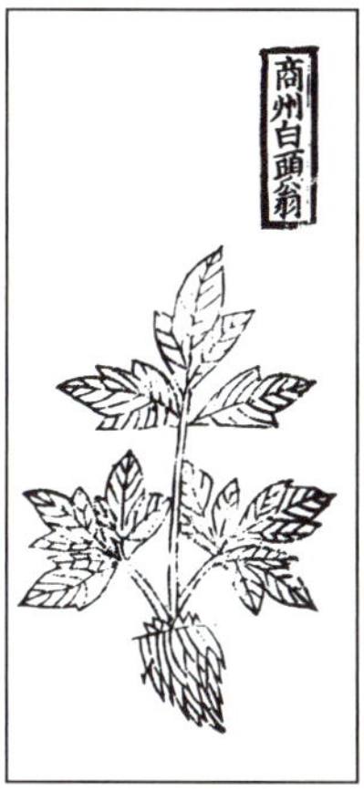

图1　图经（大）·商州白头翁

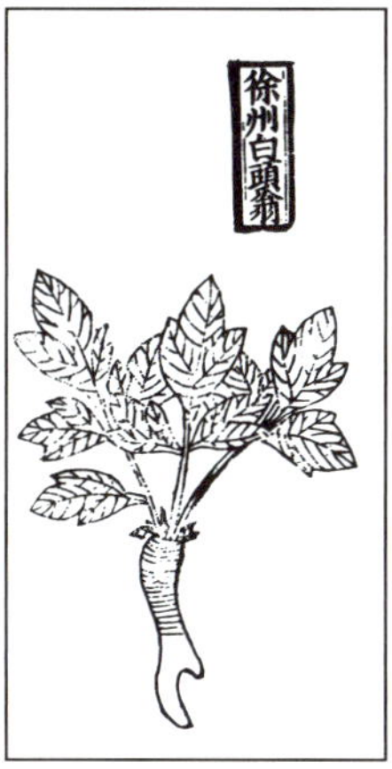

图2　图经（大）·徐州白头翁

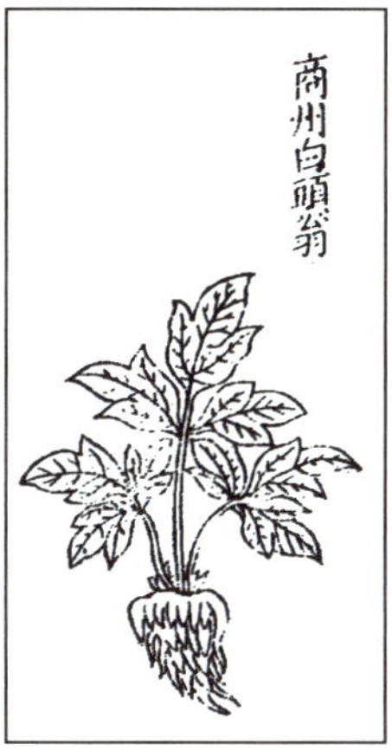

图3　图经（政）·商州白头翁

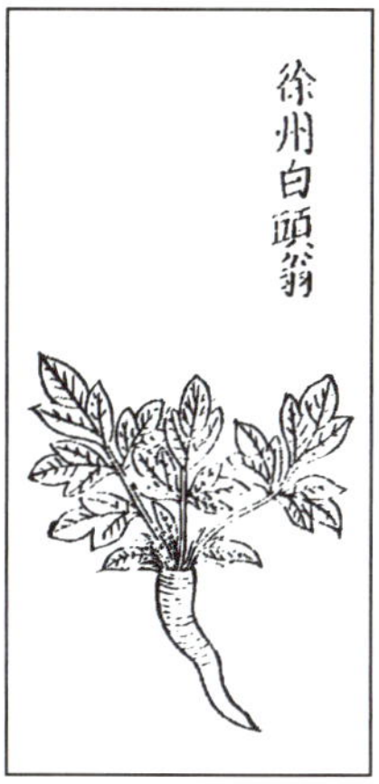

图4　图经（政）·徐州白头翁

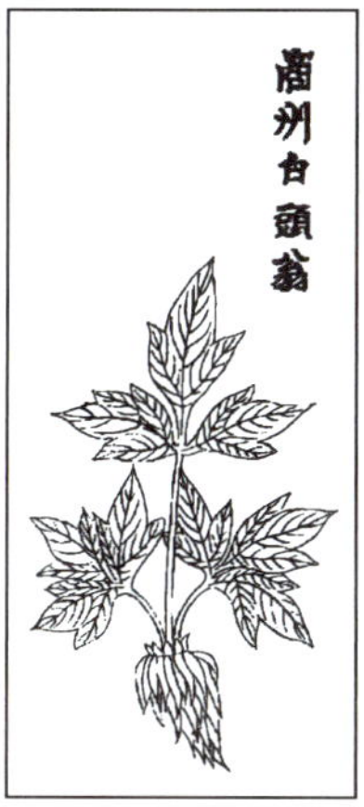

图5　图经（绍）·商州白头翁

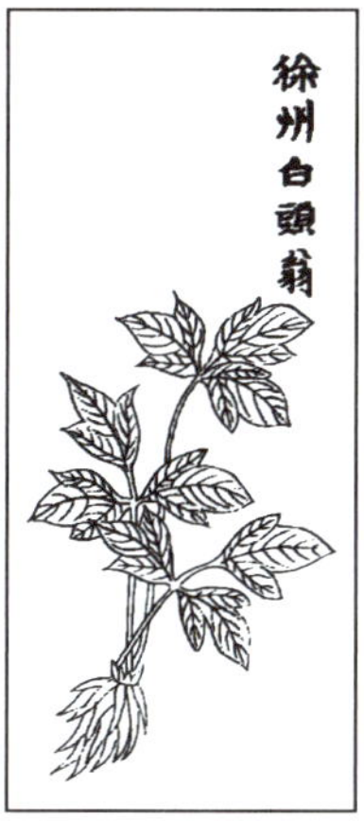

图6　图经（绍）·徐州白头翁

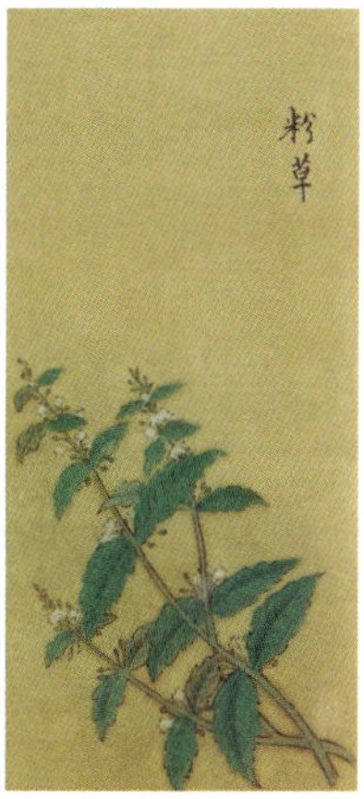

图7　履巉岩·粉草

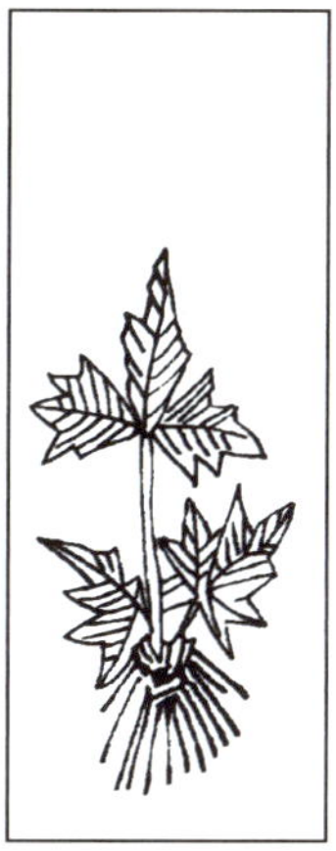

图8　歌括·白头翁

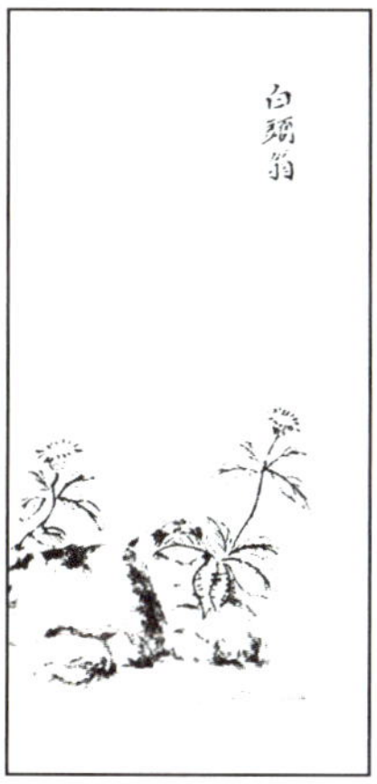

图9　滇南图·白头翁

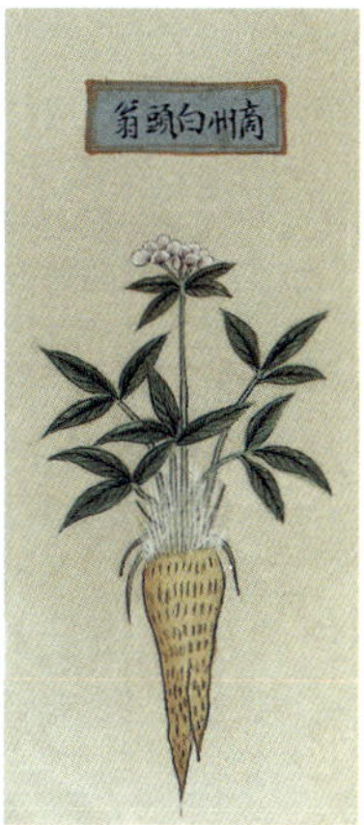

图10　品汇·商州白头翁

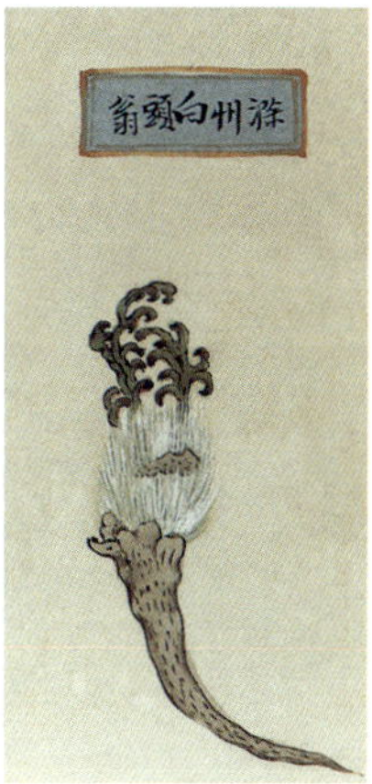

图11　品汇·徐州白头翁

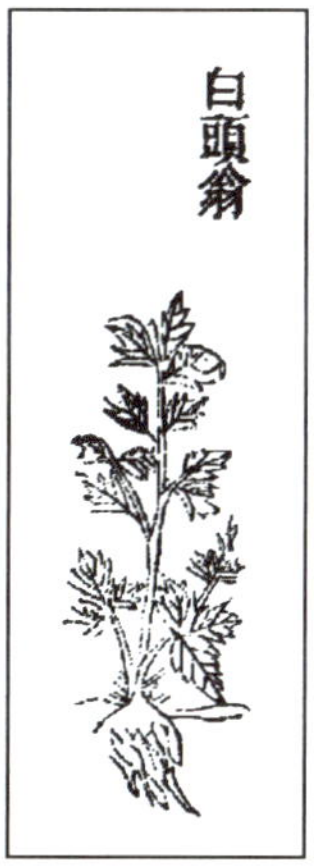

图12　蒙筌·白头翁

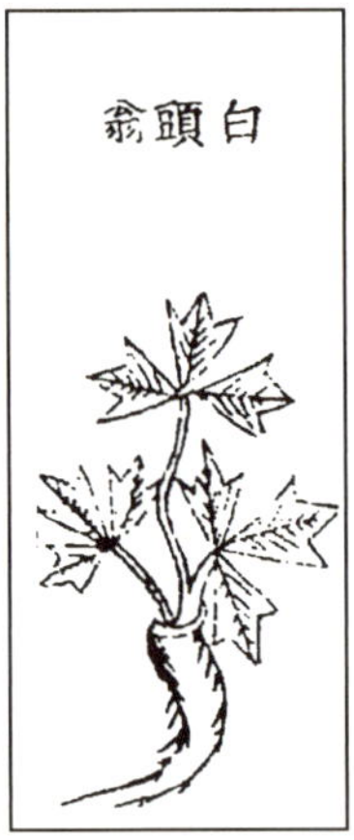

图 13　太乙·白头翁

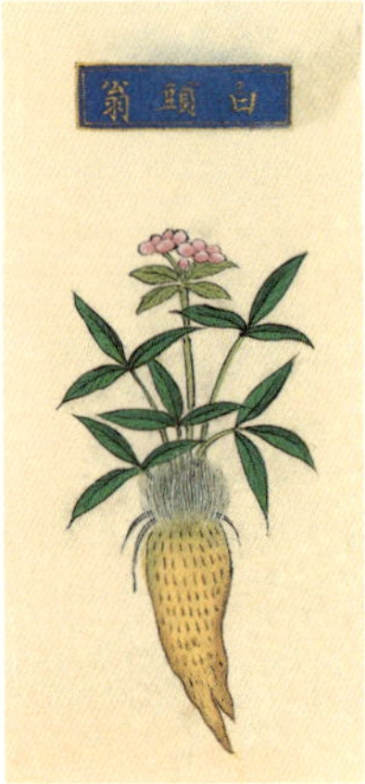

图 14　雷公·白头翁

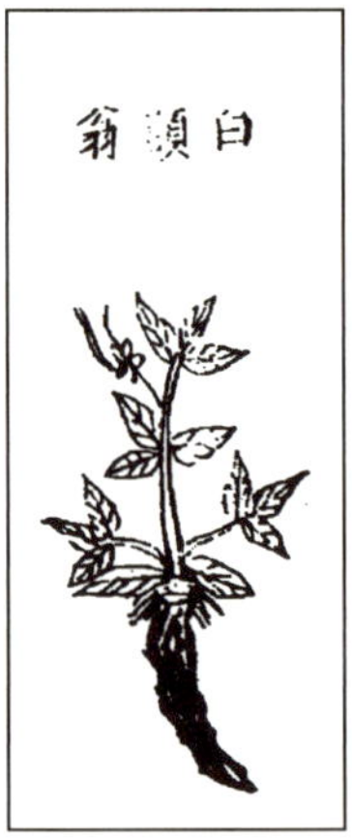

图 15　纲目（金）·白头翁

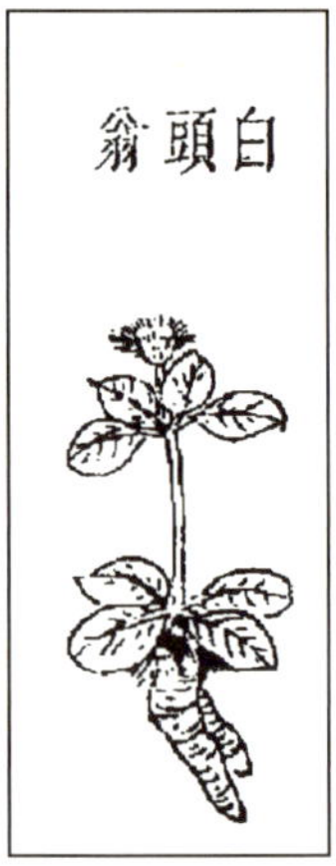

图 16　纲目（钱）·白头翁

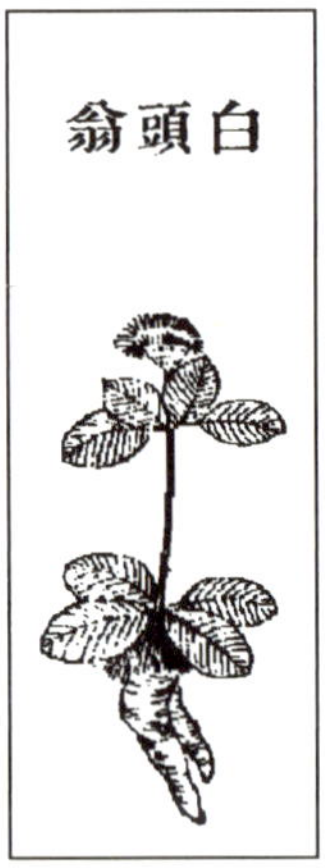

图 17　纲目（张）·白头翁

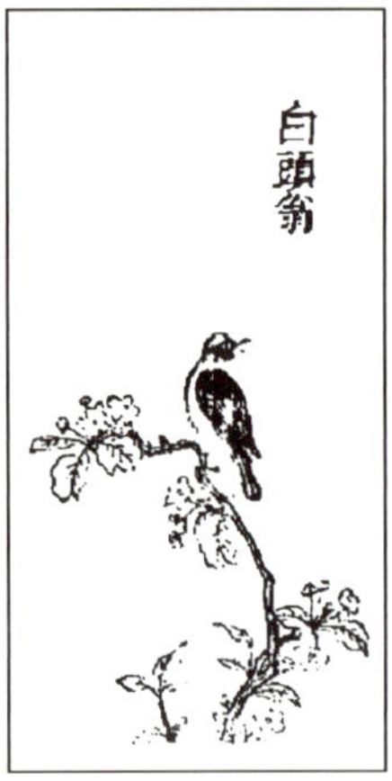

图 18　三才·白头翁

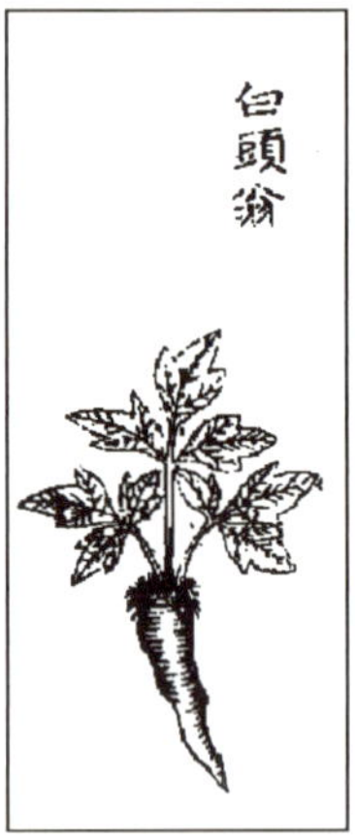

图 19　原始·白头翁

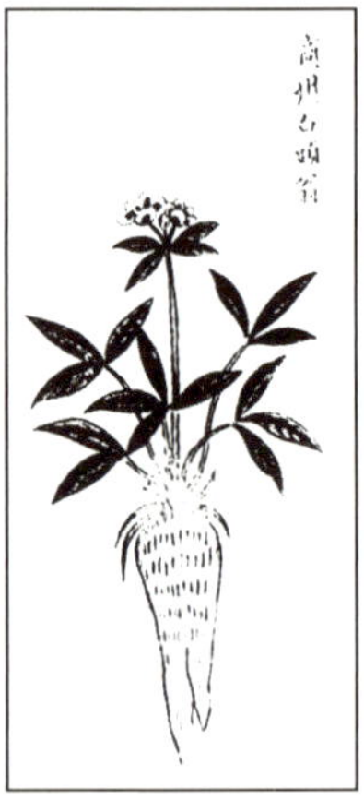

图 20　金石·商州白头翁

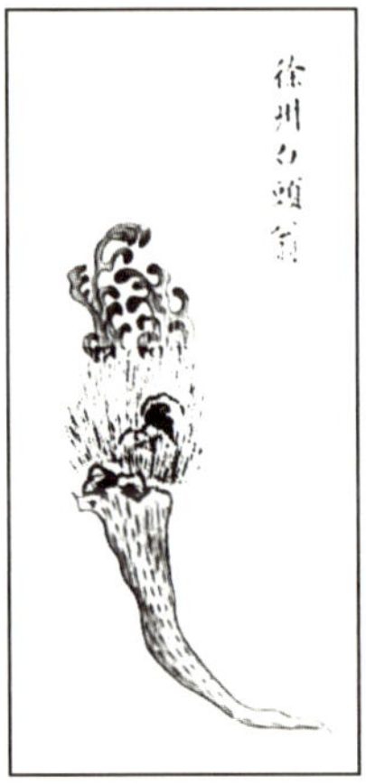

图 21　金石·徐州白头翁

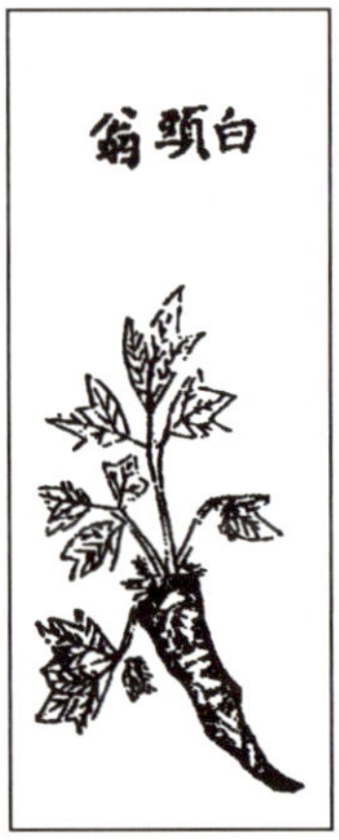

图 22　汇言·白头翁

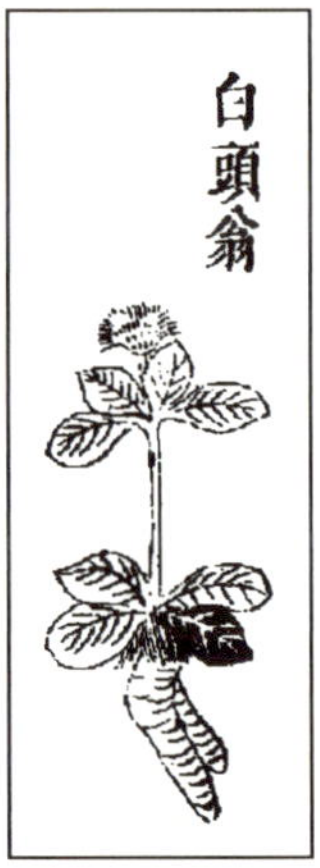

图 23　本草汇·白头翁

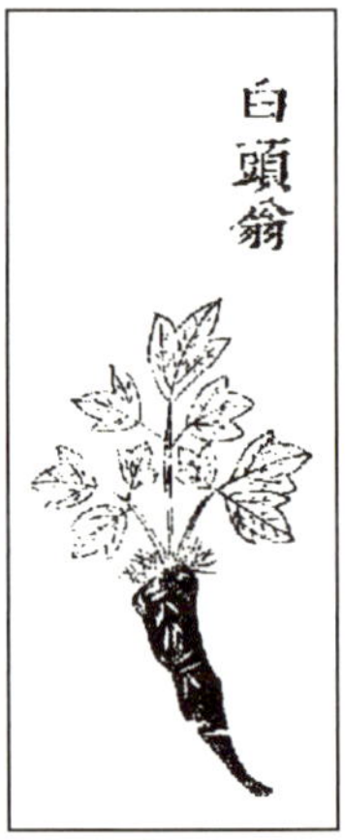

图 24　类纂·白头翁

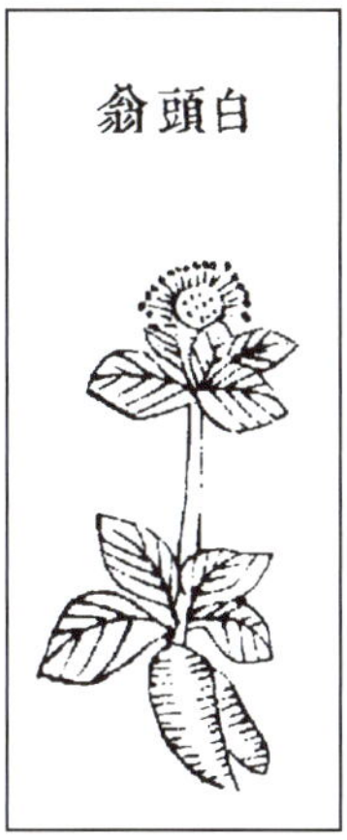

图 25　备要·白头翁

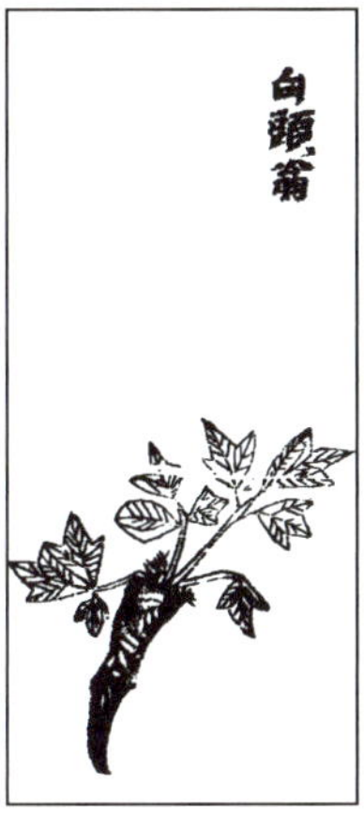

图 26　求真·白头翁

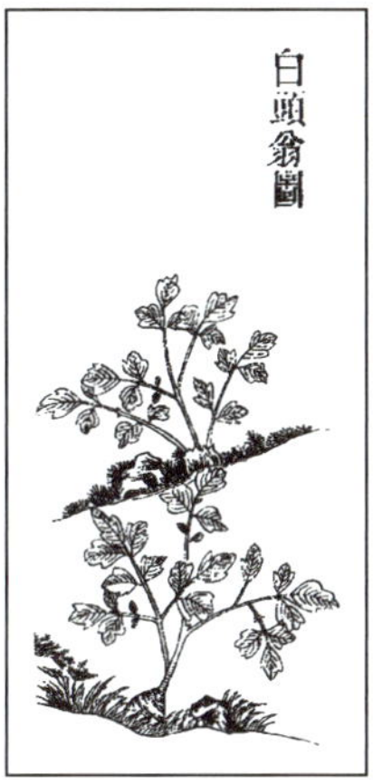

图 27　草木典·白头翁图

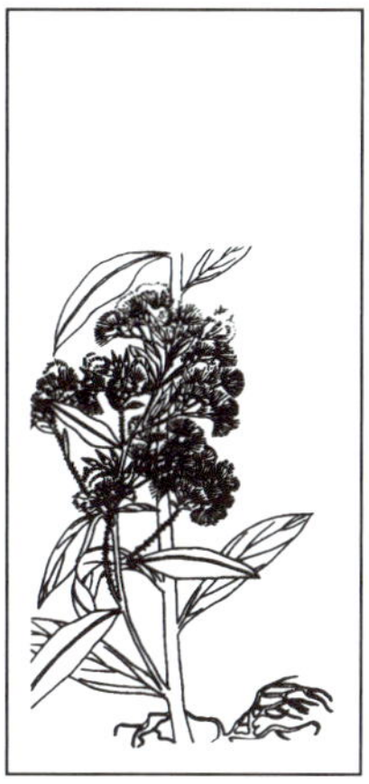

图 28　图考·白头翁

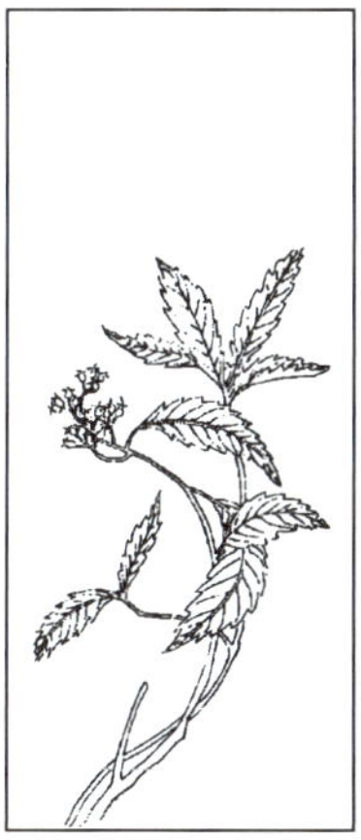

图 29　图考·白头翁

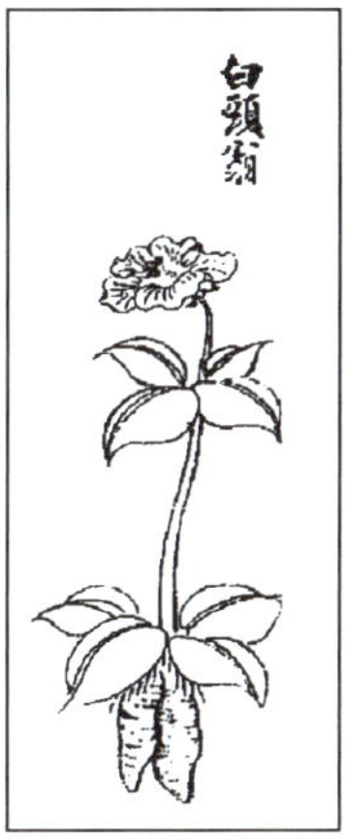

图 30　图说·白头翁

本品30图，取自24书，其中6幅彩图。有承继关系及仿绘图可分以下3个书类。

《本草图经》：该书的“商州白头翁”“徐州白头翁”图分别存于《大观本草》（图1、2）、《政和本草》（图3、4）、《绍兴本草》（图5、6）中。此三传本药图多一致，唯《绍兴》“徐州白头翁”（图6）基本与“商州白头翁”（图5）同形，恐系误绘。今以《政和》图3、图4为《图经》图的代表。

仿绘《图经》的墨线图者，有《本草歌括》“白头翁”（图8），系仿绘《图经》“商州白头翁”（图3）。《本草蒙筌》“白头翁”（图12）添加了土地背景，但根形、根头须毛都未被掩盖。地上部分的分枝及叶片皆仿绘《图经》“商州白头翁”，但在中间一枝的上部又增绘了数片叶。《太乙仙制本草药性大全》“白头翁”（图13）乃仿绘《图经》“徐州白头翁”（图4）。《本草纲目》金陵本“白头翁”（图15）绘粗壮直立主根，根头有毛须，叶具长柄，三小叶组成复叶，此与《图经》“徐州白头翁”（图4）构图基本相似。此图在花枝上绘两根细长毛，可能据《唐本草》文字叙述补绘，也不排除据实物添加的可能。《本草原始》“白头翁”（图19）茎叶仿绘自《图经》“商州白头翁”（图3），根头及主根仿绘自同书“徐州白头翁”（图4）。这样糅合式仿绘在《本草原始》中是极为罕见的。《本草纲目类纂必读》“白头翁”（图24）全仿《原始》图19。《本草汇言》“白头翁”（图22）亦仿绘《原始》图19，但其左支一叶如折断般下坠。《本草备要》“白头翁”（图26）又仿绘《本草汇言》图22。《古今图书集成·草木典》将《图经》2图并入"白头翁图"（图27），各加土地背景，又使根部露出地面少许。只有凭这略暴露的根，才能看出上面一株是仿绘"商州白头翁"图3，下面一株是仿绘"徐州白头翁"图4。

《本草品汇精要》：该书"商州白头翁"（图10）、"徐州白头翁"（图11）虽沿袭《图经》的图名，但经改绘，可以算作原创图。《补遗雷公炮制便览》"白头翁"（图14）仿绘其中的"商州白头翁"（图10）。《金石昆虫草木状》的"商州白头翁"（图20）、"徐州白头翁"（图21）则全仿《品汇》的图10、图11。

《本草纲目》（钱本）：该书"白头翁"（图16）为原创图，明显仿绘此图者有《纲目》张本"白头翁"（图17）、《本草汇》"白头翁"（图23，此图仅将原图右下一叶变为黑底白叶脉）、《本草备要》"白头翁"（图25）、《简明本草图说》"白头翁"（图30）。另外，《滇南本草图说》"白头翁"（图9）虽然绘了山石为背景，但其双主根、基生叶与茎上部轮生叶、头状花灯特点表明，此图亦是《纲目》钱本"白头翁"（图16）的仿绘图。

以上30图中，除21幅属仿绘图外，还有9幅原创图（图3、4、7、10、11、16、18、28、29），详见下"鉴药"项。

【文录】

三国《吴普本草》（见《御览》卷990"白头翁"）《吴氏本草》曰：白头翁一名野丈人，一名奈何草……生嵩山川谷。

《本经》《别录》（见《证类》卷11"白头翁"） 一名野丈人，一名胡王使者，一名奈何草。生高山山谷及田野，四月采。

梁《本草经集注》（同上） 陶隐居云：处处有。近根处有白茸，状似人白头，故以为名。

唐《唐本草》（同上）《唐本》注云：其叶似芍药而大，抽一茎，茎头一花，紫色，似木堇花，实大者如鸡子，白毛寸余皆披下以纛头，正似白头老翁，故名焉。今言近根有白茸，陶似不识。太常所贮蔓生者，乃是女萎。其白头翁根，甚疗毒痢，似续断而扁。

后蜀《蜀本草》（同上）《蜀本》：《图经》云有细毛，不滑泽，花蕊黄。今所在有之，二月采花，四月采实，八月采根，皆日干。

宋《开宝本草》（同上） 今按：别本注云：今处处有。其苗有风则静，无风而摇。与赤箭、独活同也。又今验此草丛生，状如白薇，而柔细稍长。叶生茎头如杏叶，上有细白毛。近根者有白茸，旧经陶注则未述其茎、叶，唐注又云叶似芍药，实大如鸡子，白毛寸余，此皆误矣。

宋《本草图经》（同上）《图经》曰：白头翁，生嵩山山谷，今近京州郡皆有之。

正月生苗作丛，状如白薇而柔细稍长。叶生茎端，上有细白毛而不滑泽。近根有白茸，正似白头老翁，故名焉。根紫色，深如蔓菁。二月、三月开紫花，黄蕊，五月、六月结实。其苗有风则静，无风而摇。与赤箭、独活同。七月、八月采根，阴干用。

宋《本草衍义》卷12“白头翁” 生河南洛阳界及新安土山中……《唐本》注及《药性论》甚详，陶隐居失于不审，宜其排叱也。新安县界兼山野中，屡尝见之，正如《唐本》注所说。至今本处山中人卖白头翁丸，言服之寿考，又失古人命名之意。

宋《履巉岩本草》卷下“粉草” 一名白头翁草……一名野丈人，一名胡王使者，一名粉乳草……一名白头花。

题·明[1]《滇南本草图说》卷3“白头翁” 滇中最验，如白微而柔细，稍长，茎上有毛。

明《本草纲目》卷12“白头翁”【释名】【时珍曰】丈人、胡使、奈何，皆状老翁之意。【集解】【机曰】寇宗奭以苏恭为是，苏颂以陶说为是。大抵此物用根，命名取象，当准苏颂《图经》，而恭说恐别是一物也。

清《植物名实图考》卷8“白头翁” 今《宁都州志》云产白头翁，采得亦不甚相类。姑图其形状以备考。陶苏两说，既大乖异，《图经》宗陶说而加详，然原图殊不相肖。李青莲有见野草中有白头翁者，诗云“如何青草里，亦有白头翁”。元张昱诗：“疏蔓短于蓬，卑栖怯晚风，祗缘头早白，无处入芳丛。”诗人寓意有作，必非目所未见，而医家乃至聚讼。《本草衍义》以苏恭所述河南新安山中屡见之，太白往来东京，或即指此。惜非咏物诗体，不复揣侔。然有“折取对明镜，宛将衰鬓同”之句，则非根上白茸矣。滇南有小一枝箭，亦名白头翁，花老作茸，久不飞落，真如种种白发也。鸟有白头翁而无白头婆，然则草之有白毛者以翁名之皆可。**/卷9“白头翁”** 生建昌。赭茎梢绿，长叶斜齿，面绿背淡；夏结青蓇葖，上有三四须，细如蝇足。土人云根解毒药。

【鉴药】

“白头翁”首见于《本经》。汉末张仲景《伤寒论》以此治热痢，《本经》则用其逐血止痛疗疮。后世多用其泻热凉血。其名因有白茸毛，似老人头而得，但此白毛生于植株哪个部位，自古争议不休。

梁·陶隐居云“近根处有白茸，状似人白头，故以为名”。此为“根头白茸”说，未言花、叶，难考何种植物。《唐本草》记载较详，云“其叶似芍药而大，抽一茎，茎头一花，紫色，似木堇花，实大者如鸡子，白毛寸余，皆披下以纛头，正似白头老翁，故名焉”。此为“果实披毛”说。其中提到叶似芍药，茎头一紫花，果实有毛似纛头等，

1　明：《滇南本草》传为明前期兰茂之作，然经后人增补之《滇南本草图说》之文未必在李时珍之前。

已足以证明此种与今所用毛茛科白头翁属植物白头翁*Pulsatilla chinensis*（Bunge）Regel相符。《唐本草》特意指出本品“甚疗毒痢”，进一步用疗效印证其植物来源。

此后《开宝本草》认为“陶注则未述其茎、叶，唐注又云叶似芍药，实大如鸡子，白毛寸余，此皆误矣”。意思还是偏向于陶注的“根头白茸”说，否认“果实披毛”说。《开宝》补充的“此草丛生，状如白薇而柔细稍长。叶生茎头如杏叶，上有细白毛。近根者有白茸”，与《唐本草》为不同植物。宋《图经》多采《开宝》之说，突出“近根有白茸，正似白头老翁，故名焉”，即支持陶弘景的“根头白茸”说。宋·寇宗奭依据在新安亲身考察经历，认为“正如《唐本》注所说”。明代的汪机则云：“大抵此物用根，命名取象，当准苏颂《图经》，而恭说恐别是一物也。”李时珍虽然没有直接评论，但从他把陶注放在“释名”，并将汪机之说置于争议之末，可窥其倾向于陶弘景之说。

现代本草学家谢宗万的考察[1]表明，根头白茸、果实披毛，其实都可以在毛茛科白头翁*P. chinensis*有所体现。此种植物的瘦果宿存长花柱上有长柔毛，故聚合果集成头状，密生长柔毛，这就是《唐本草》所说的“实大者如鸡子，白毛寸余，皆披下以纛头，正似白头老翁”。本品的药材为根，根头顶端部分绒毛特多成丛，这就是陶弘景所说“近根处有白茸，状似人白头”。故古人争议毛生何处，不是说非此即彼，可在毛茛科白头翁兼而有之。尤其是此种植物“甚疗毒痢”，与现代试验及临床研究完全符合，这是其他根头有毛植物所不可比拟的。若从整株的形态来考察，《开宝》说的“状如白薇而柔细稍长，叶生茎头如杏叶”的植物，与毛茛科植物并不相符。即便其根头有毛，也无法认定就是陶弘景所说的那一种。因此据《唐本草》的形态与疗效记载、寇宗奭的实地考察，古代白头翁的正种应该是毛茛科白头翁*P. chinensis*。后世片面理解植物有“白头”者皆可作“白头翁”使用是绝对错误的。

古本草图对考证白头翁的来源也具有非常重要的意义。

1.《本草图经》：该书有图2幅。其中“商州白头翁”（图3）的根部有披下的毛状物，使整个根部类似“老人头”。此形象画法有可能是绘图者据文字描述想象绘成。根头抽出三片基生叶，均为三小叶构成的二回羽状复叶。无花。其叶与《唐本草》所述“叶似芍药”相符。因此本图当是毛茛科白头翁*P. chinensis*。

“徐州白头翁”（图4）的地上部分与上图3近似，亦为二回羽状复叶。根类似胡萝卜，根头有若干细小残茎，没有明显的突出毛状物的描绘。从叶片形状来看，此与“商州白头翁”（图3）当为同一植物。《本草纲目》金陵本“白头翁”（图15）与此图相近。其枝干生花处绘两根细长毛，可能是描绘瘦果顶端宿存的花柱上的长柔毛。

1 谢宗万：《中药材品种论述》中册，上海：上海科学技术出版社，1994：513.

2.《履巉岩本草》：该书“粉草”（图7）的别名为“白头翁草……一名野丈人，一名胡王使者，一名粉乳草……一名白头花”。其主治等均摘录自《证类》“白头翁”。但本植物的形态为叶对生、花腋生，白色，在枝顶端集成多轮。据考此为唇形科植物白花夏枯草*Ajuga decumbens* Thunb.，[1]与正品白头翁毫无关系。

3.《本草品汇精要》：该书2幅“白头翁”图虽然分别沿袭了《图经》的图名，但经改绘，已有重大改绘。其中“商州白头翁”（图10）将原图模拟老人头状的根改绘为直根，有纵纹理。根头有多数直立的白色毛状物。其叶有长柄，由三小叶组成，但小叶没有绘出分裂，在茎端增绘了花序，由数朵浅紫白色的花组成。此图有可能是据画师所见的白头翁药材改绘，故其根与根头白毛比较真实。但其叶可能据《图经》同名图简化，花则据文字描述补绘。据本图示意，大致仍属毛茛科白头翁*P. chinensis*。

“徐州白头翁”（图11）根部上粗下细，根头有丛生密集白毛。根头有抽缩的叶残存，宛如初生的蕨芽。此图准确描述了药材白头翁及其白毛着生位置。药材一般不带茎叶，但可能残存干缩的基生叶。据彩图所绘根、叶形状，其图所示或为生长在宫廷画师所居地（今北京）附近地区的毛茛科蒙古白头翁*P. ambigua* Turcz.ex Pritz.或朝鲜白头翁*P. cernua*（Thunb.）Bercht. et Opiz.。

4.《本草纲目》（钱本）：该书“白头翁”（图16）为原创图，与此前任何本草插图皆无相似之处。该植物主根粗大，分为两根。基生叶4枚似轮生。茎枝顶端亦有4叶轮生，叶片全缘。顶端一头状花，花上部有细小毛状物，大概是示意白头翁。据此图形，当为菊科植物，具体种属不明。

5.《三才图会》：该书“白头翁”（图18）绘一小树枝上停着一只鸟，此鸟黑羽、白头。此树仅绘一枝，叶簇生树干，阔卵形，边缘波状。枝顶或叶腋生小花。此图植物无任何地方示意有白毛，故疑其意在表现鸟类白头翁，非关植物。

6.《植物名实图考》：该书有“白头翁”图2幅。其中卷8“白头翁”（图28）是按《宁都州志》采集的标本。吴其濬认为与古本草相比“亦不甚相类。姑图其形状以备考”。此图仅示地上茎叶花。其叶互生，柳叶形，茎枝有毛，茎顶或叶腋生头状花，成聚伞圆锥花序。陈重明等考此图所示植物为菊科羊耳菊*Inula cappa*（Buch.-Ham.）DC.。[2]卷9又有“白头翁”一药，云“生建昌。赭茎梢绿，长叶斜齿，面绿背淡；夏结青蓇葖，上有三四须，细如蝇足。土人云根解毒药”。配图（图29）绘两枝条，单叶披针形，基部楔形，边缘具粗齿，具短叶柄，枝顶有花序，花甚小。陈重明等考此为虎耳草科常山属植物黄常山*Dichroa febrifuga* Lour.。[2]此种植物并无“白头”特征，不解为什么被作为白头翁。吴其濬云：“鸟有白头翁而无白头婆，然则草之

1 郑金生：《南宋珍稀本草三种》，北京：人民卫生出版社，2007：49.

2 陈重明、黄胜白等：《本草学》，南京：东南大学出版社，2005：109.

有白毛者以翁名之皆可。”可见在吴氏看来，白头翁一药无所谓正品，凡草有白毛皆可“以翁名之”，所以其书所示的白头翁均非《唐本草》所描述的毛茛科植物。

【小结】

白头翁为中国最古老的药物之一，以治热痢著称，因植株有白茸毛，似老人头而得名。但此白茸毛在根头还是在果实表面，自古争议不休。现代学者据《唐本草》所载本品形态及“甚疗毒痢”的特点，考定本品即毛茛科植物白头翁 *Pulsatilla chinensis* (Bunge) Regel。此种植物的药材根头部有白茸毛，聚合果集成头状，密生长柔毛，符合古本草白头翁的两大有毛特征。《本草图经》的两幅墨线图，《本草品汇精要》可能据药材标本改绘的两幅图，都与毛茛科植物白头翁相似。但古代药家也存在草有白毛皆可以翁名之的错误观点，故也有多种本草的白头翁图非毛茛科植物。

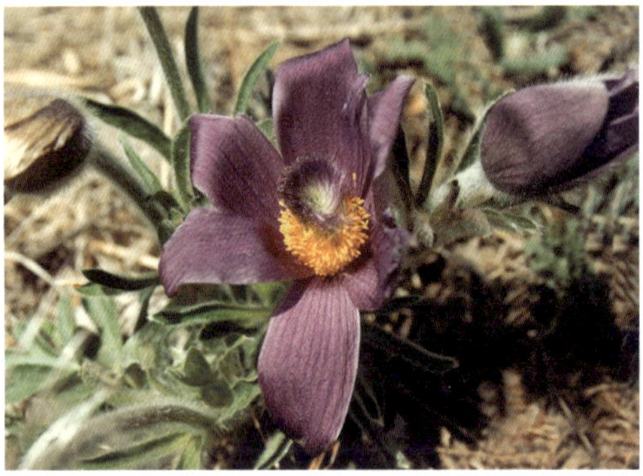

图 31　白头翁 *Pulsatilla chinensis* 花期

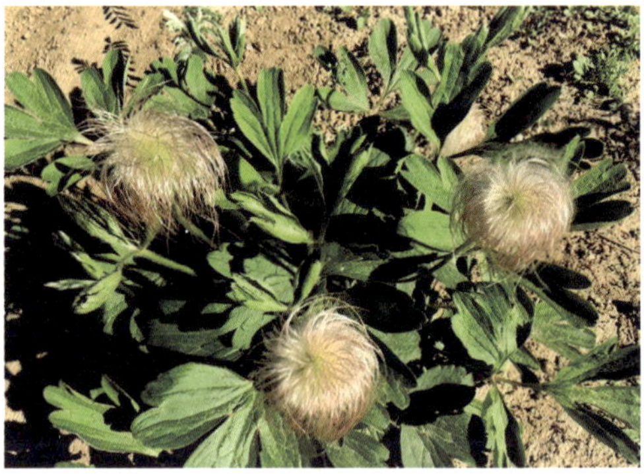

图 32　白头翁 *Pulsatilla chinensis* 果期

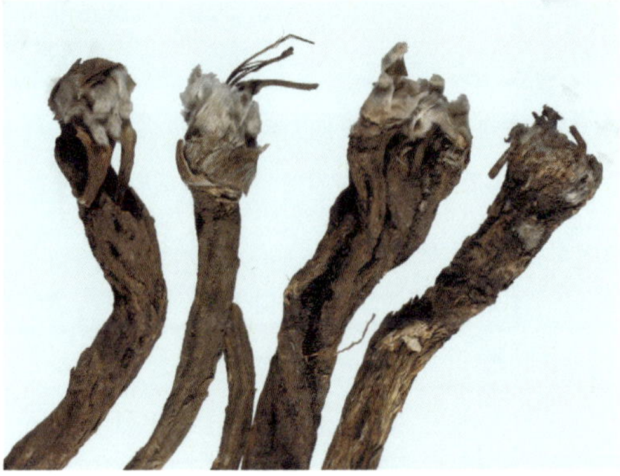

图 33　白头翁药材

12-31 白及

【品图】

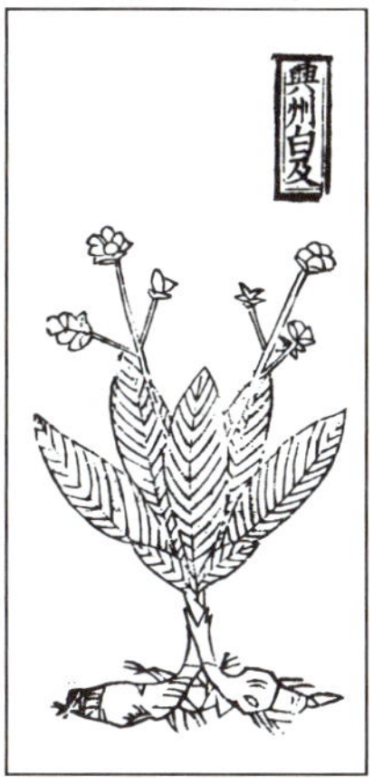

图1 图经（大）·兴州白及

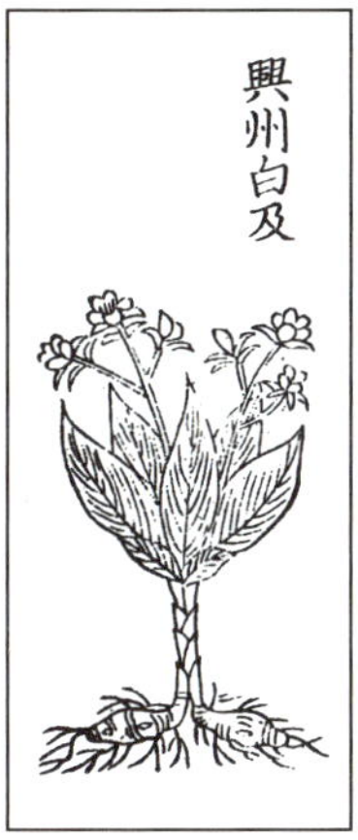

图2 图经（政）·兴州白及

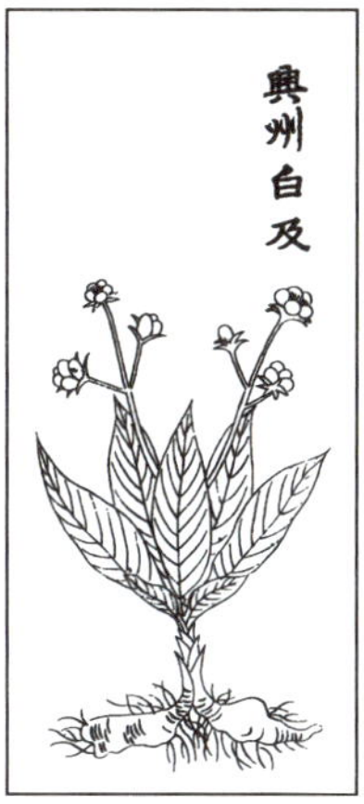

图3 图经（绍）·兴州白及

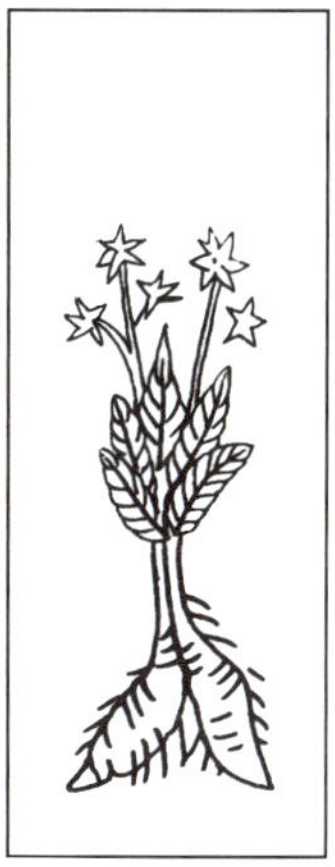

图4 歌括·白及

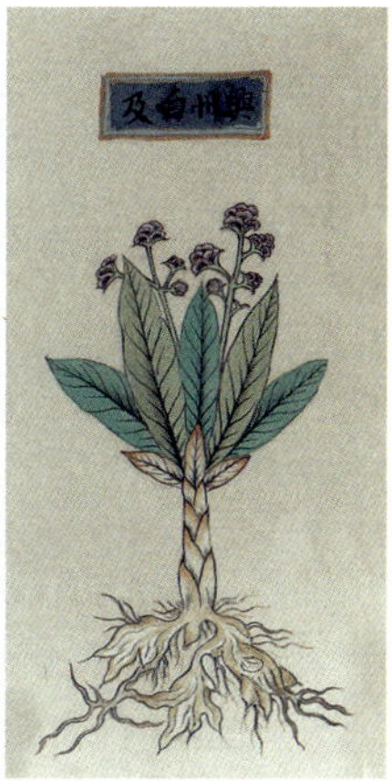

图5 品汇·兴州白及

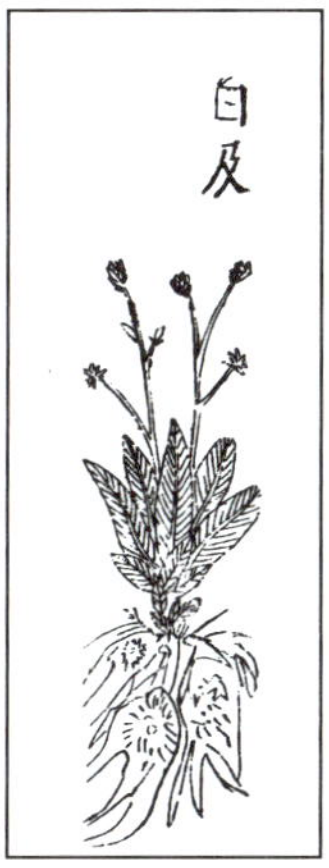

图6 蒙筌·白及

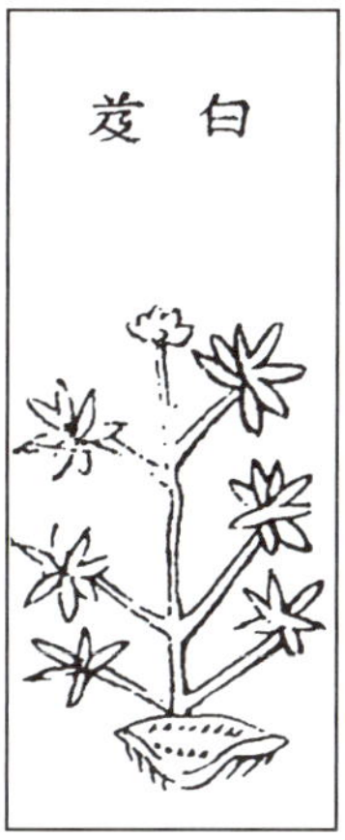

图7 太乙·白及[1]

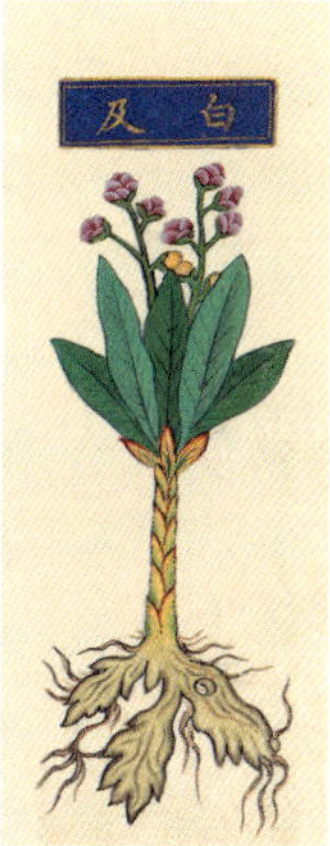

图8 雷公·白及

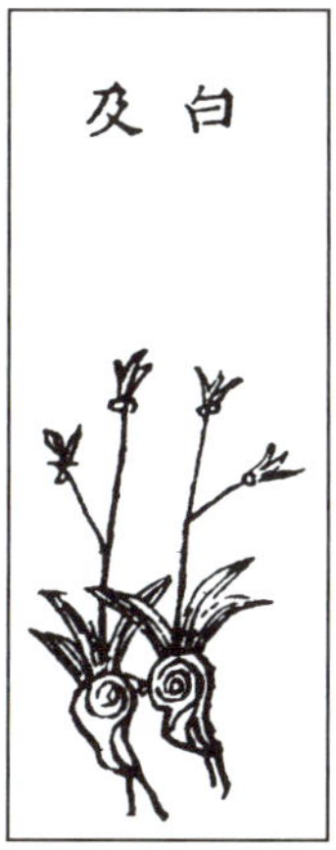

图9 纲目（金）·白及

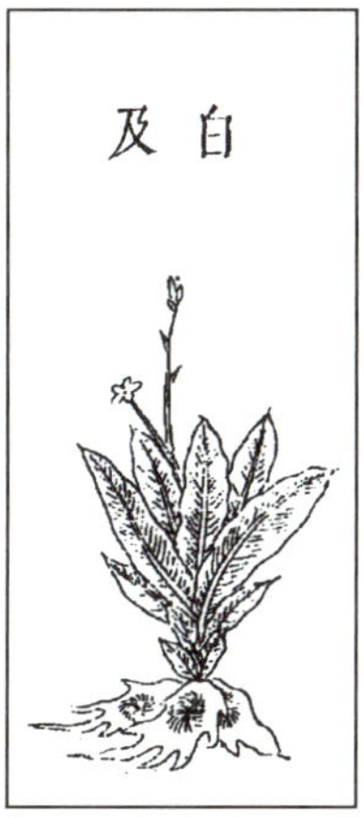

图10 纲目（钱）·白及

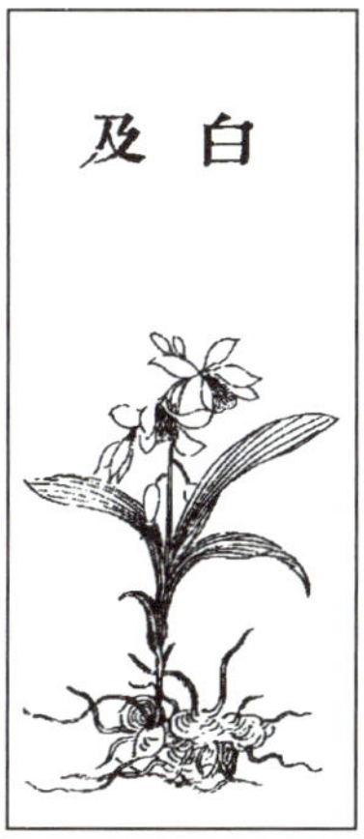

图11 纲目（张）·白及

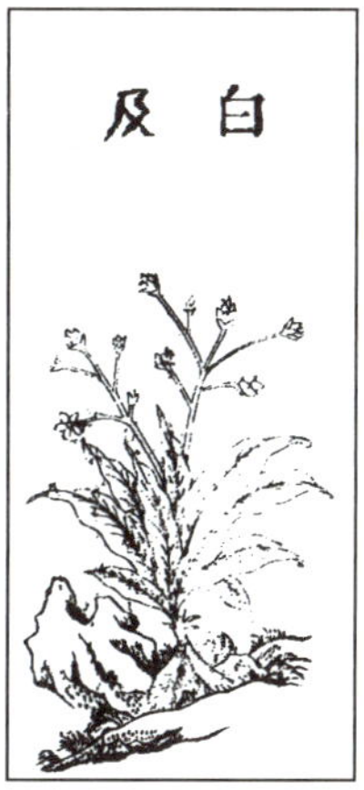

图12 三才·白及

1 及：原图名作“芨”，乃属误名。今据《本经》改。其他药图凡题名“白芨”者均径改。

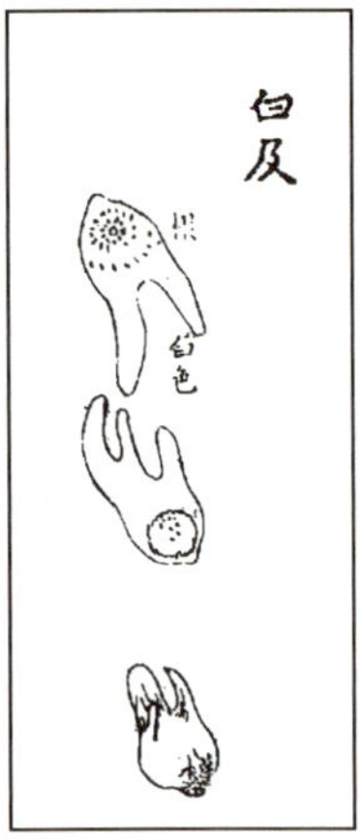

图13　原始·白及

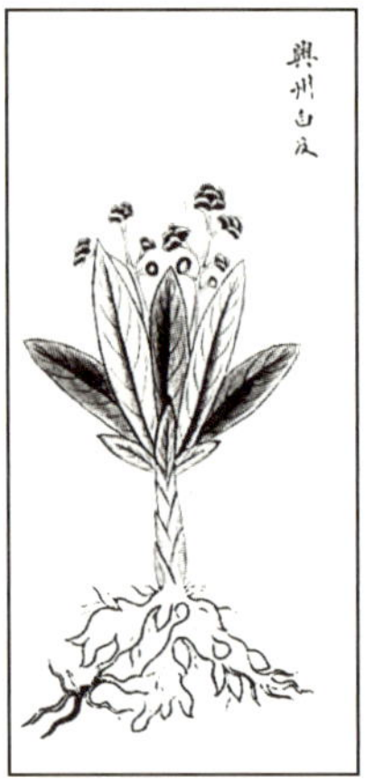

图14　金石·兴州白及

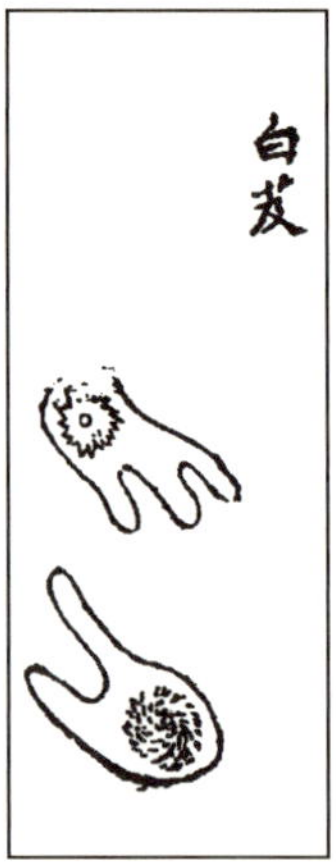

图15　汇言·白及

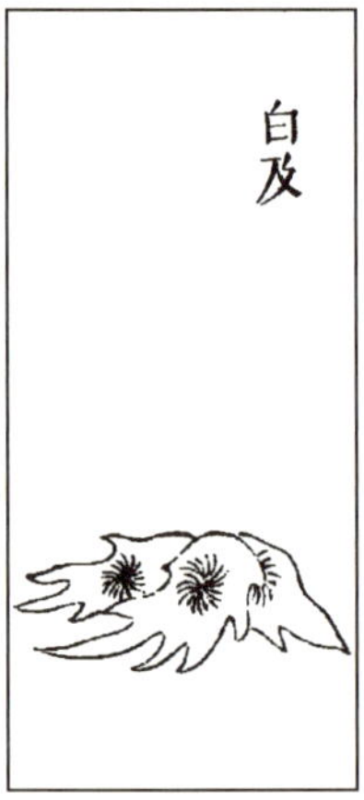

图16　本草汇·白及

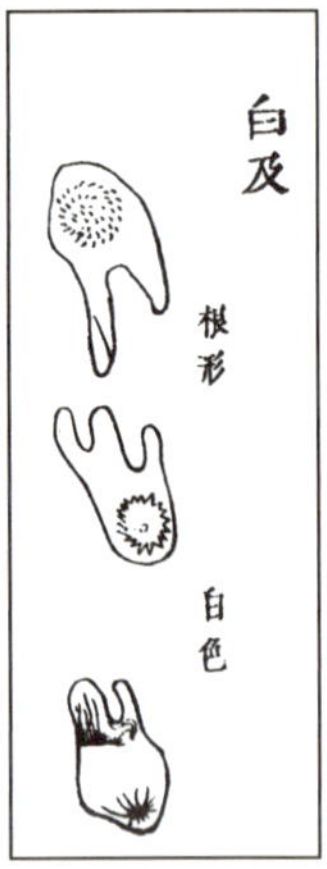

图17　类纂·白及

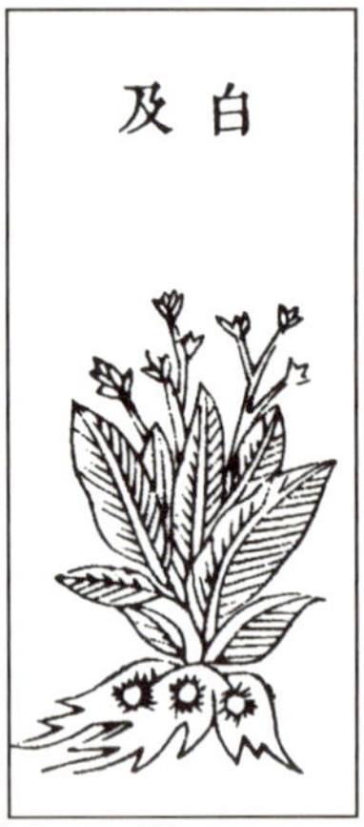

图18　备要·白及

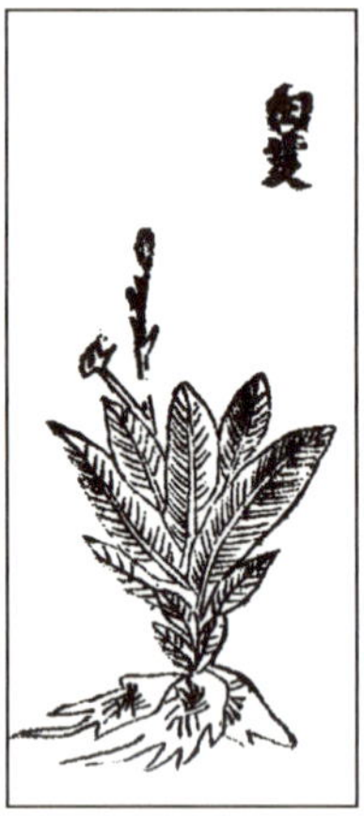

图19　求真·白及

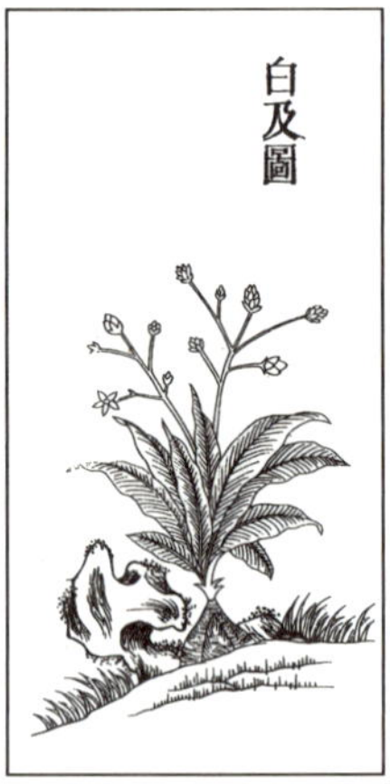

图20　草木典·白及图

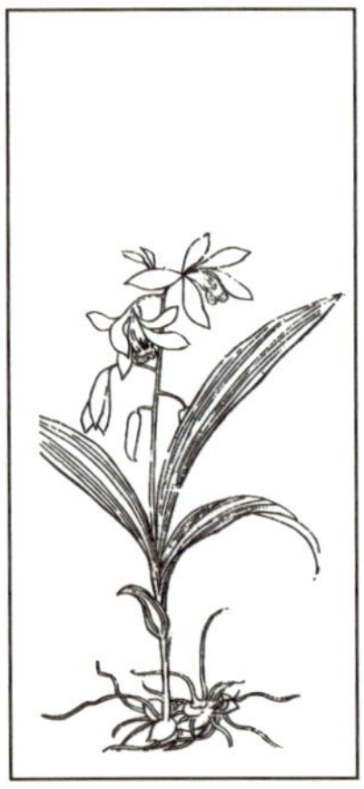

图21　图考·白及

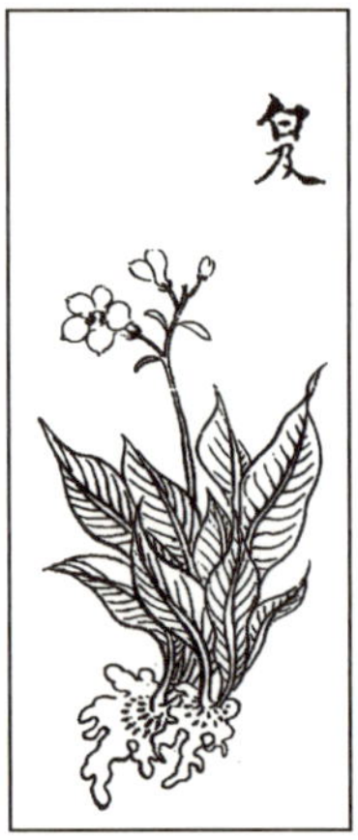

图22　图说·白及

本品22图，取自22书，其中3幅彩图。有承继关系及仿绘图可分以下3个书类。

《本草图经》：该书的“兴州白及”图分别存于《大观本草》（图1）、《政和本草》（图2）、《绍兴本草》（图3）中。此三传本药图基本一致。今以《政和》图2为《图经》图的代表。

仿绘《图经》图的彩色插图有《本草品汇精要》“兴州白及”（图5）。该图根茎、茎、叶均仿绘《图经》图2，可能是依据唐本《图经》的记载将花敷以紫色。此后《补遗雷公炮制便览》图8“白及”、《金石昆虫草木状》图14“兴州白及”均仿绘自《品汇》图5。

仿绘《图经》图的墨线图有 :《本草歌括》“白及”(图4)粗糙，基本仿绘自《图经》,但将根茎改绘为2支膨大直根。《本草蒙筌》“白及”(图6)的地上部分仿绘自《图经》图，但将原根状茎改成3个菱状、有细根连接的块茎，茎痕周围有放射状纹理。其根茎更贴近药材原物，有可能是据药材增绘。《本草纲目》钱本“白及”(图10)同《蒙筌》图，但其3个块状根茎聚集茎下，未互相连接，不似《蒙筌》图6更贴合实际。仿绘《纲目》钱本图者有《本草备要》“白及”(图18)、《本草求真》“白及”(图19)。另《本草汇》图16则截取《纲目》钱本图10的根茎成图。《三才图会》“白及”(图12)仿绘时增添山石背景。《古今图书集成·草木典》“白及图”(图20)又仿绘《三才》图12。《本草简明图说》“白及”(图22)虽然线条飘逸，有所润饰，但基本形态仍属仿绘《纲目》钱本。

《本草原始》: 该书的“白及”(图13)为药材写生图。仿绘者有《本草汇言》“白及”(图15，仅绘上面2个块茎)、《本草纲目类纂必读》“白及”(图17，全仿)。

《植物名实图考》: 该书“白及”(图21)的仿绘图有《本草纲目》张本“白及”(图11)。

以上22图中,除17幅属仿绘图外,还有5幅原创图(图2、7、9、13、21),详见下“鉴药”项。

【文录】

《别录》(见《证类》卷30“白给”) 生山谷，如藜芦，根白相连。九月采。

《本经》《别录》(见《证类》卷10“白及”) **一名甘根，一名连及草**。生北山川谷，又冤句及越山。

三国《吴普本草》(同上) 吴氏云……茎叶如生姜、藜芦，十月华，直上，紫赤，根白连，二月、八月、九月采。

梁《本草经集注》(同上) 陶隐居云 : 近道处处有之。叶似杜若，根形似菱米，节间有毛。方用亦稀，可以作糊。

唐《唐本草》(同上) 《唐本》注云 : 此物山野人患手足皲(音军)拆，嚼以涂之，有效。

后蜀《蜀本草》(同上) 《蜀本》……又《图经》云 : 叶似初生栟(音并)榈(音闾，棕也。)及藜芦。茎端生一台，四月开生紫花。七月实熟，黄黑色，冬凋。根似菱，三角，白色，角头生芽。今出申州。二月、八月采根用。

宋《本草图经》(同上) 《图经》曰……今江淮、河、陕、汉、黔诸州皆有之。生石山上。春生苗，长一尺许。似栟榈及藜芦，茎端生一台，叶两指大，青色。夏开花紫。七月结实，至熟黄黑色。至冬叶凋。根似菱米，有三角，白色，角端生芽。二月、七月采根。

明《本草纲目》卷12“白及”【释名】白给。【时珍曰】其根白色，连及而生，故曰白及。其味苦，而曰甘根，反言也。吴普作白根，其根有白，亦通……又《别录》“有名未用·白给”，即白及也，性味功用皆同，系重出，今并为一。【集解】【时珍曰】韩保昇所说形状正是，但一科止抽一茎。开花长寸许，红紫色，中心如舌。其根如菱米，有脐，如凫茈之脐，又如扁扁螺旋纹。性难干。

清《植物名实图考》卷8“白及” 山石上多有之。开紫花，长瓣微似瓯兰。其根即用以研朱者。凡瓷器缺损，研汁黏之不脱。鸡毛拂之，实时离解。/雩娄农曰：黄元治《黔中杂记》谓白及根苗，妇取以浣衣，甚洁白。其花似兰，色红不香，比之箐鸡羽毛，徒有文采，不适于用。噫！黄氏之言，其以有用为无用，以无用为有用耶？白及为补肺要药，磨以胶瓷，坚不可坼，研朱点易，功并雌黄。既以供濯取洁，又以奇艳为容，阴崖小草，用亦宏矣。彼俗称兰草，仅存臭味，根甜蕴毒，叶劲无馨，徒为妇稚之玩，何裨民生之计？

【鉴药】

“白及”首见于《本经》。时珍谓其根“连及而生，故曰白及”。俗作“白芨”，乃误名。另时珍谓《别录》“白给”一药的“性味功用皆同，系重出”，故将其内容并入白及。本品古今皆用，可止吐血嗽血，生肌治疮，外用亦治手足皴裂。

本品外形特征明显。《别录》载白给“如藜芦，根白相连”，故又名连及草。《吴普本草》又云：“茎叶如生姜、藜芦，十月华，直上，紫赤，根白连。”以上均表明本品属单子叶植物。花及花葶紫红。梁·陶弘景补充曰：“叶似杜若，根形似菱米，节间有毛。方用亦稀，可以作糊。”可见他对入药的假鳞茎观察入微，抓住其外形“似菱米，节间有毛”的特点，且注意到本品可“作糊”（有黏性）。《蜀本草》引唐本《图经》在描述其叶片特点后，补充如下内容：“茎端生一台，四月开生紫花。七月实熟，黄黑色，冬凋。根似菱，三角，白色，角头生芽。”宋《图经本草》指出本品“江淮、河、陕、汉、黔诸州皆有”，表明本品分布遍及南北及西南地区。李时珍同意“韩保昇”[1]所述，但指出“一科止抽一茎。开花长寸许，红紫色，中心如舌。其根如菱米，有脐，如凫茈之脐，又如扁扁螺旋纹。性难干”。清·吴其濬则指出本品除药用外，还可用来浣衣、胶瓷等。

综上所述，历代本草对本品的描述愈来愈细致，指出本品根茎外形如菱米、有如荸荠一样的“脐”（即茎痕），“脐”周围“又如扁扁螺旋纹”（同心环纹）。根茎具有强烈的黏性，此其特异之点。叶狭长圆形或披针形（如杜若、藜芦、姜、棕榈的叶），一株抽一茎，花红紫色，等等。这些特征足以说明本品即兰科白及属植物白及*Bletilla striata*（Thunb. ex A. Murray）Rchb. f.。

1　韩保昇：时珍理解错误。此文乃《蜀本草》引唐本《图经》的内容，非韩保昇之见。此药《唐本草》注不言形态，一是前代所述正确无误，二是唐本《图经》有详细描述，故从略。

古本草插图所反映的情况也基本相同。

1.《本草图经》：该书“兴州白及”（图2）显示白及的根茎横走、分支，有节。茎粗壮劲直，大叶5枚，茎秆的鳞片状物，实示意叶基部成鞘、抱茎。花序有花6朵，花萼与花瓣大约等长。此图除根茎形状描述欠妥、叶脉非直出平行脉之外，其余均与兰科植物白及*B.striata*形态符合。明代及其以后的仿绘图中，《品汇》图5绘出紫花，《本草蒙筌》图6、《纲目》图10均将其根茎改为菱形、有“脐”，借此修补《图经》图的不足。

2.《太乙仙制本草药性大全》：该书“白及”（图7）根形如龟壳，一茎直立，叶对生、长炳、5—7叶聚生，茎顶一大花。此图不是单子叶植物，不可能是白及，来源不明。

3.《本草纲目》（金陵本）：该书的“白及”（图9）绘两株白及。根茎头大有分支，头部有螺旋状纹，体现了《纲目》文字所述“根如菱米，有脐，如凫茈之脐，又如扁扁螺旋纹”的特点。叶披针形，叶脉为直出平行脉。一茎直立，顶端生花。其图虽粗糙，但主要特点突出，未因袭前人之图。其所示乃白及*B.striata*。

4.《本草原始》：该书的“白及”（图13）取药材写生。图中有文字注“根”“白色”。其根如菱，有分歧，均有“脐”（茎痕），周围有同心环纹，此即白及*B.striata*根茎。

5.《植物名实图考》：该书“白及”（图21）属写生图。根茎呈荸荠状，有多数须根，一茎直立，4叶，披针形，直出平行脉，叶基部抱茎，花大，6朵。此图精确显示其原植物为白及*B.striata*。

【小结】

白及为最古老的药物之一。除作止血治疮药外，其根性黏可作黏合剂。本品特征明显，根茎连及而生，似菱，三角，有脐，叶如藜芦，花紫赤，可证其为兰科植物白及*Bletillastriata*（Thunb. ex A. Murray）Rchb. f.。《本草图经》《本草纲目》《植物名实图考》等书的插图形态均与之相符。

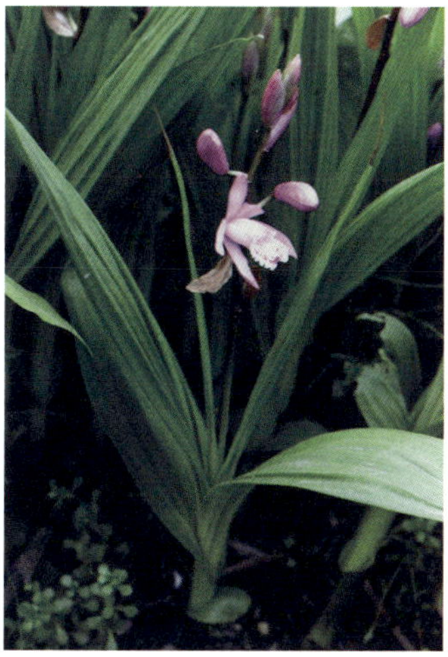

图23　白及 *Bletillastriata*（Thunb. ex A. Murray） Rchb. f.

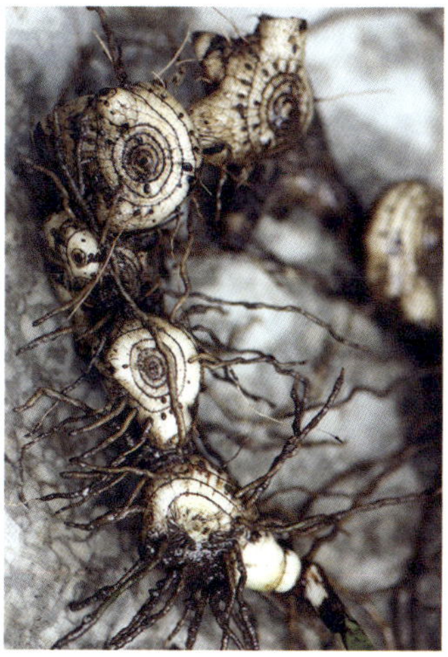

图24　白及块茎

12-32 三七

【品图】

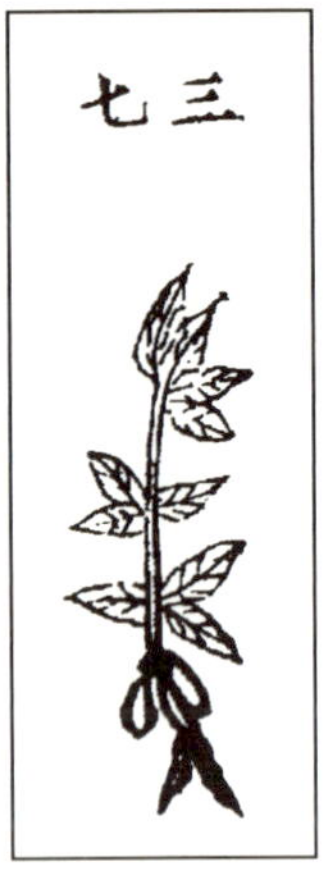

图1 纲目(金)·三七

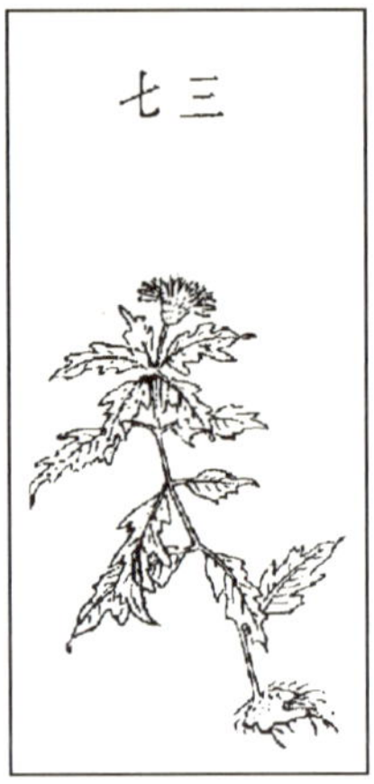

图2 纲目(钱)·三七

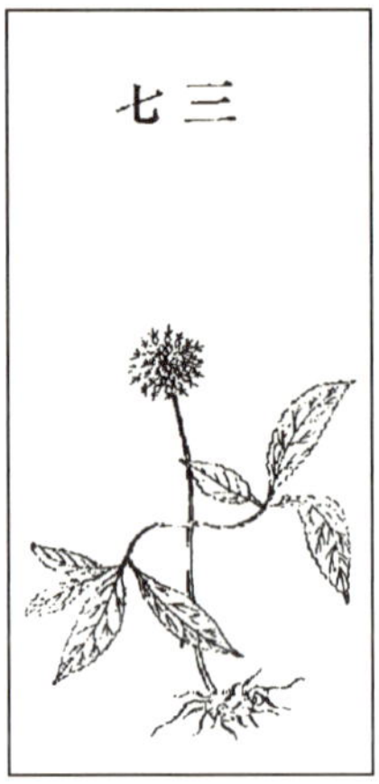

图3 纲目(张)·三七

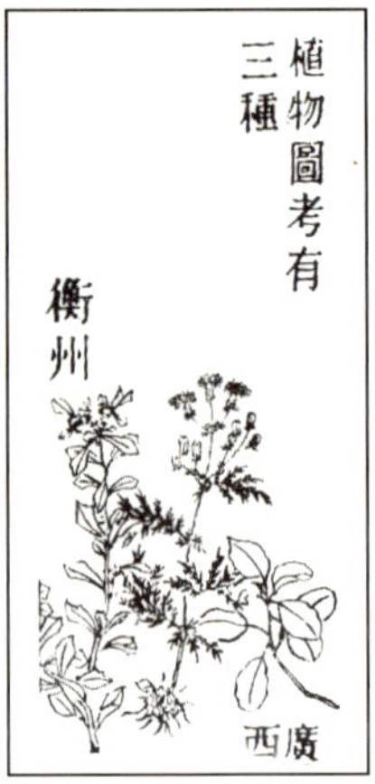

图4 纲目(张)·土三七

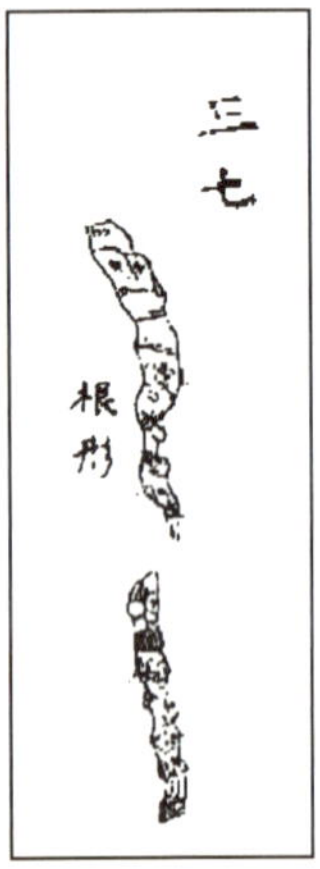

图5 原始·三七

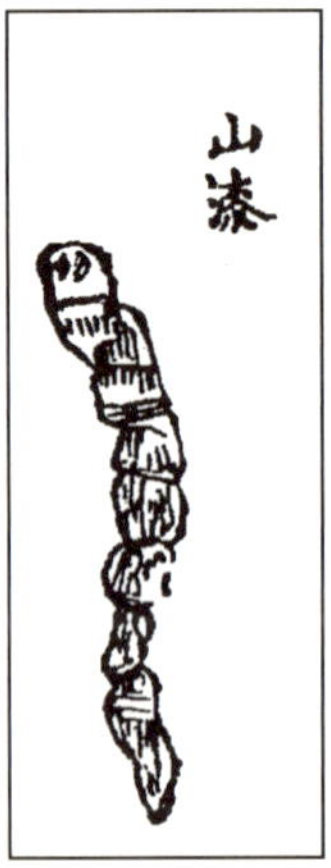

图6 汇言·山漆

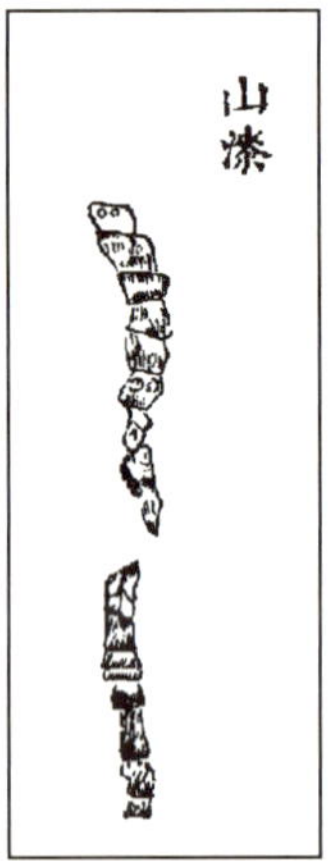

图7 类纂·山漆

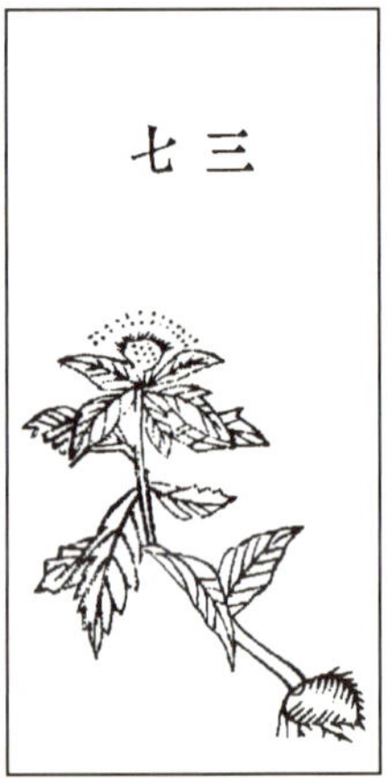

图8 备要·三七

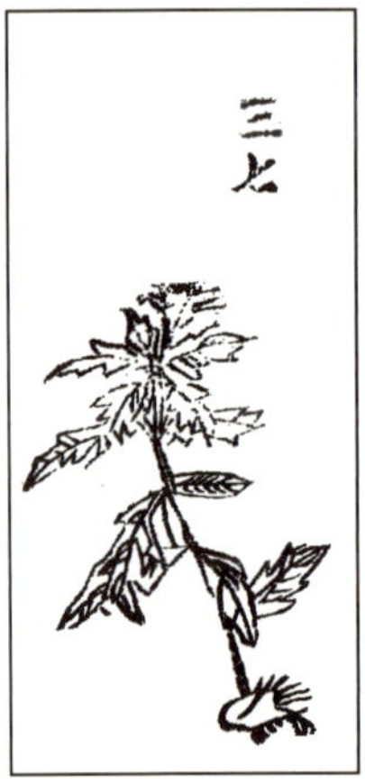

图9 求真·三七

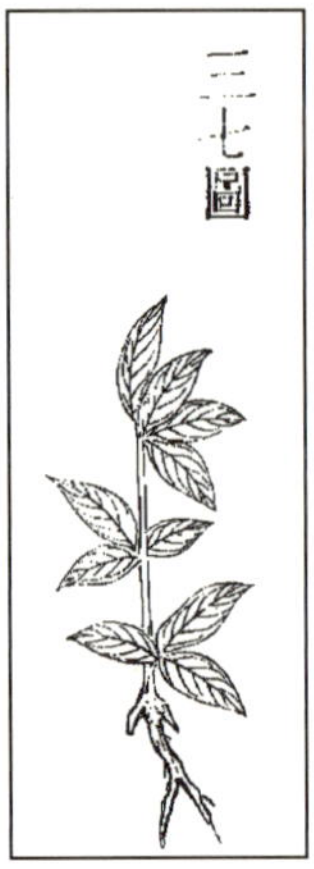

图10 草木典·三七图

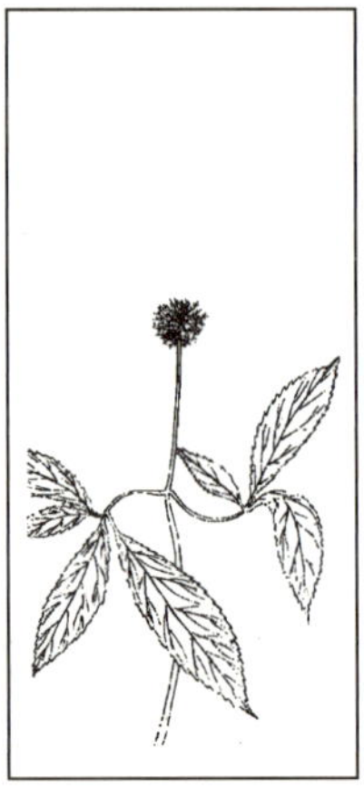

图11 图考·三七

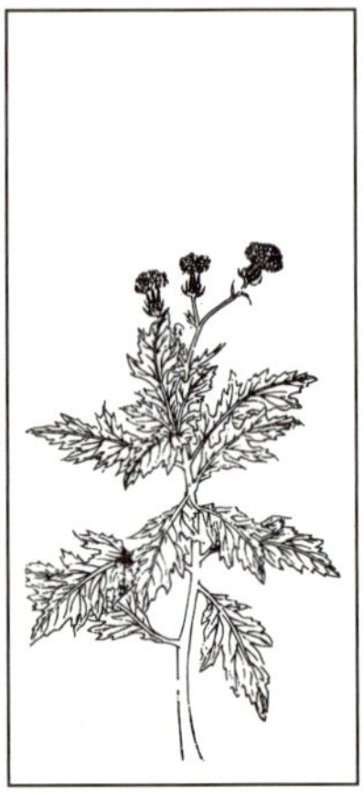

图12 图考·土三七-1

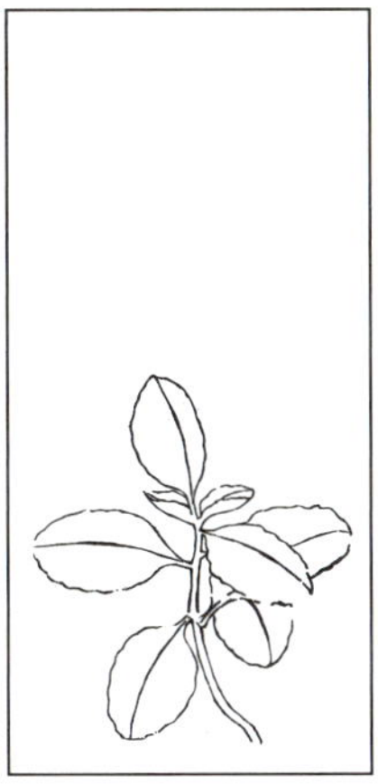
图13　图考·土三七-2

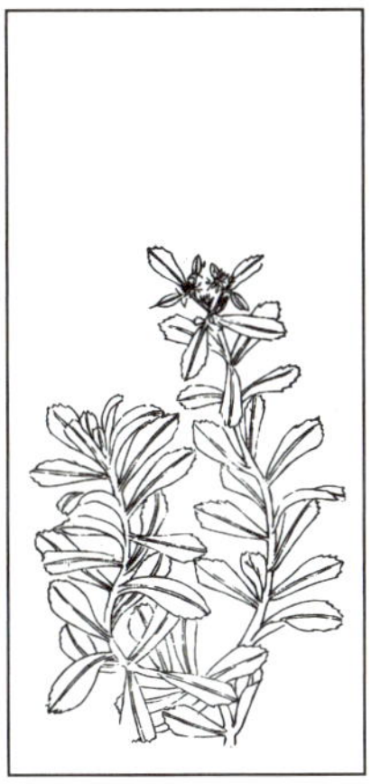
图14　图考·土三七-3

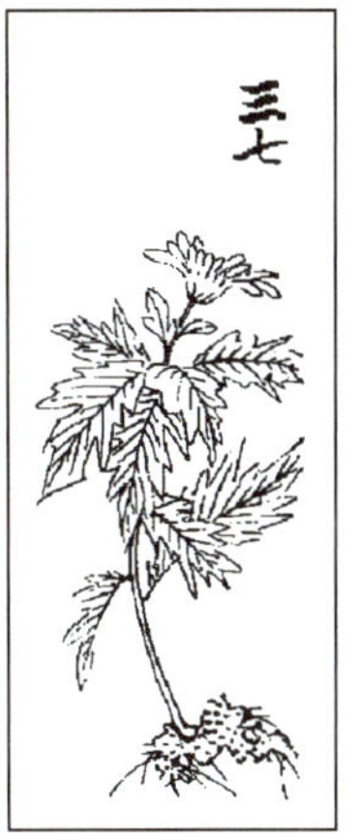

图15　图说·三七

本品15图，取自11书，有承继关系及仿绘图可分以下4个书类。

《本草纲目》(金陵本)：该本首出"三七"(图1)。但此图未被后世关注，只有《古今图书集成·草木典》才仿绘该图(图10)。

《本草纲目》(钱本)：该本未取金陵本图，重新绘制一幅"三七"图(图2)。该图形态生动，描绘精细，但与李时珍描述的三七形态相差甚大。钱本在清代流传甚广，故清代《本草备要》《本草求真》原著虽无图，后世书商予以增附，取钱本图转绘，形成了《备要》"三七"(图8)、《本草求真》"三七"(图9)、《本草简明图说》"三七"(图15，有润饰)。

《本草原始》：该书写生绘制了三七的药材图(图5)。受其影响的图有《本草汇言》"山漆"(图6)、《本草纲目类纂必读》"山漆"(图7)。

《植物名实图考》：该书卷8"三七"出写生图1幅(图11)。另在卷9三个"土三七"名下各出写生图一幅(图12、13、14)。此后《本草纲目》张本的"三七"(图3)仿绘自《图考》图11，另将《图考》3幅"土三七"图集中在一图(图4)之中，且注明"《植物图考》有三种"。

以上15图中，除8幅属仿绘图外，还有7幅原创图(图1、2、5、11、12、13、14)，详见下"鉴药"项。

【文录】

明《本草纲目》卷12"三七"【释名】山漆(《纲目》)、金不换。【时珍曰】彼人言其叶左三右四，故名三七，盖恐不然。或云本名山漆，谓其能合金疮，如漆粘物也，此说近之。金不换，贵重之称也。【集解】【时珍曰】生广西南丹诸州番峒深山中，采根暴干，黄黑色、团结者，状略似白及，长者如老干地黄，有节。味微甘而苦，颇似人参之味。或云：试法，以末掺猪血中，血化为水者乃真。近传一种草，春生苗，夏高三四尺。叶似菊艾而劲厚，有歧尖。茎有赤棱。夏秋开黄花，蕊如金丝，盘纽可爱，而气不香，花干则吐絮如苦荬絮。根叶味甘，治金疮折伤出血及上下血病甚效。云是三七，而根大如牛蒡根，与南中来者不类，恐是刘寄奴之属，甚易繁衍。

清《植物名实图考》卷8“三七”《广西通志》：三七，恭城出。其叶七、茎三，故名。根形似白及，有节。味微甘。以末掺猪血中化为水者，真……按：广西三七、金不换，形状各别。《通志》俱载之，辨其非一物。《本草纲目》殆沿讹也。其所述叶似菊艾者乃土三七。江西、湖广、滇南皆用之。《滇志》：土富州产三七，其地近粤西，应是一类。尚有土三七数种，俱详草药。余在滇时，以书询广南守，答云：三茎七叶，畏日恶雨，土司利之，亦勤培植，且以数缶莳寄。时过中秋，叶脱不全，不能辨其七数，而一茎独矗，顶如葱花，冬深茁芽，至春有苗及寸，一丛数顶，旋即枯萎。昆明距广南千里，而近地候异宜，而余竟不能覩其左右三七之实，惜矣，因就其半萎之茎而图之。余闻田州至多，采以煨肉，盖皆种生，非野卉也。/ **“土三七”** 按：土三七亦有数种，治血衄跌损有速效者，皆以三七名之。此草今处处种之盆中，俚医以叶面青背紫，隐其名曰天青地白。/ **“土三七”** 按：土三七生广西，茎叶俱似景天而不甚高，厚叶有汁，无纹，周围有圆齿。伏日拔置赫曦中，经月不稿。无花实，摘叶种之即生，亦名叶生根。/ **“土三七（又一种）”** 广信衡州山中有之。嫩茎亦如景天，叶似千年艾叶，无歧有齿，深绿柔脆，惟有淡白纹一缕，秋时梢头开尖细小黄花。

【鉴药】

“三七”首见于《本草纲目》。李时珍云：“彼人言其叶左三右四，故名三七，盖恐不然。或云本名山漆，谓其能合金疮，如漆粘物也，此说近之。”《图考》引《广西通志》，云“其叶七、茎三，故名”。明代后期用作金创止血及治血病，后世发展为活血化瘀要药，运用甚广。《纲目》未载本品原植物形态，只描述药材性状，可知李时珍并未见过三七原植物。其时三七产于广西，能见到原植物的人很少，故该药流传之初，均无正确的三七植物图。以下诸本草中的原创药图可展示三七来源及伪品。

1.《本草纲目》（金陵本）：该书“三七”（图1）粗糙简陋，展示一直立草本，有略粗大且分支的块根。无花序，叶片分三层，类似三叶轮生。李时珍描述本品药材形态为：“黄黑色。团结者，状略似白及；长者如老干地黄，有节。味微甘而苦，颇似人参之味。”据文字描述，此当为五加科人参属（*Panax*）植物的根。图1显然不是五加科植物。今景天科植物云南红景天*Rhodiola yunnanensis*（Franch.）S.H.Fu的茎叶形态、产地（湖北亦产）、功效（可用于跌打损伤，外伤出血）与

图1“三七”有近似之处。李时珍还记载了当时就出现一种“刘寄奴之属”伪品，但图1与此属植物毫无相同之处。

2.《本草纲目》（钱本）：钱本“三七”图（图2）上有头状花序，下有粗壮块根。据李时珍记载：“近传一种草，春生苗，夏高三四尺。叶似菊艾而劲厚，有歧尖。茎有赤棱。夏秋开黄花，蕊如金丝，盘纽可爱，而气不香，花干则吐絮如苦荬絮。根叶味甘……云是三七，而根大如牛蒡根。”对照图2，其叶正似菊艾，然根不似牛蒡，而类似菊科植物土三七*Gynura segetum*（Lour.）Merr。

3.《本草原始》：该图药材写生图（图5）仅示两根小根茎，有节，状若竹鞭，不似李时珍所云“团结者”（状略似白及），而类似“长者如老干地黄，有节”的另种三七。据此药材形状，或为五加科植物假人参*Panax pseudo-ginseng* Pall及其近缘变种植物的根。

4.《植物名实图考》：该书卷8“三七”（图11）源于写生。吴其濬详载其绘图经过：“余在滇时，以书询广南守，答云：三茎七叶，畏日恶雨，土司利之，亦勤培植，且以数缶莳寄。时过中秋，叶脱不全，不能辨其七数，而一茎独矗，顶如葱花。冬深茁芽，至春有苗及寸，一丛数顶，旋即枯萎。昆明距广南千里，而近地候异宜，而余竟不能睹其左右三七之实，惜矣，因就其半萎之茎而图之。”可见其写生的标本是“半萎之茎”，其叶数并不完整。其“顶如葱花”，图中所绘也是单个顶生的伞形花序，非常精细准确。结合此标本的产地（广南），足证此图所示即五加科人参属植物三七*Panax notoginseng*（Burkill）F. H. Chen ex C. Chow & W. G. Huang。

该书另有3幅“土三七”图（图12、13、14）。其中图12有头状花序，叶有细碎裂片，谢宗万考为菊科三七*Gynura segetum*（Lour.）Merr。图13吴其濬有文字描述：“生广西，茎叶俱似景天而不甚高，厚叶有汁，无纹，周围有圆齿。”其图肉质叶，大而光滑，茎枝柔弱，然未示花果及根。其茎叶与景天科植物大叶火焰草*Sedum drymarioides* Hance近似。图14亦为景天科植物。吴其濬云“广西衡州山中有之。嫩茎亦如景天，叶似千年艾叶，无歧有齿，深绿柔脆，惟有淡白纹一缕。秋时梢头开尖细小黄花”。《中华本草》考其附图三（即图14），云是景天科植物费菜*Sedum aizoon* L.或横根费菜*Sedum kamtschaticum* Fischu[1]。

【小结】

三七为明后期新出之药。李时珍未能见到正品原植物，其子孙所绘三七图乃其时冒名之品。《本草原始》所绘药材图来源于五加科植物假人参*Panax pseu-*

1 国家中医药管理局《中华本草》编委会：《中华本草》（3），上海：上海科学技术出版社，1999：765.

do-ginseng Pall及其变种。《植物名实图考》写生所绘三七图乃唯一的五加科人参属植物三七*Panax notoginseng*（Burkill）F. H. Chen ex C. Chow & W. G. Huang图。“三七”甫出，即出现以菊科、景天科等植物冒“三七”之名。考察三七原创药图，以明《本草原始》，清《植物名实图考》写生图最有鉴定价值。《本草纲目》对三七药材性状记载亦十分准确。

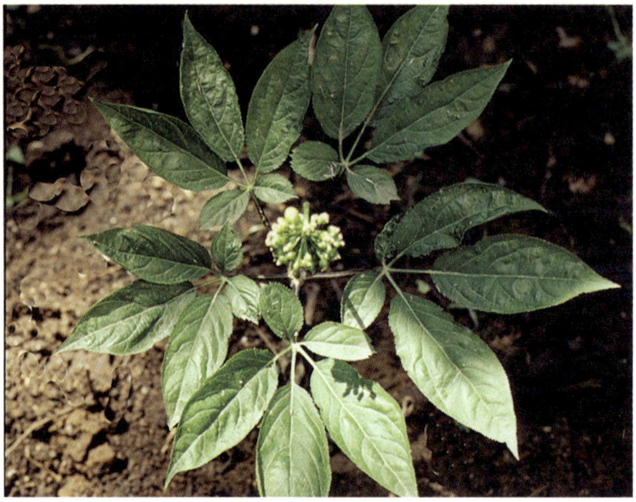

图 16　三七 *Panax notoginseng*

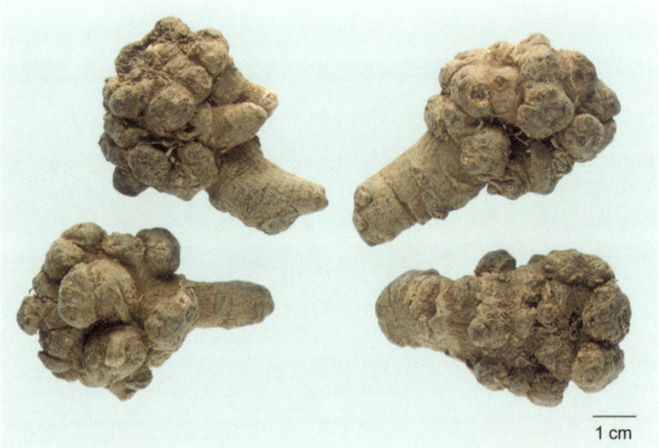

图 17　三七药材

第十三章　草部

草之二　山草类下

13-1　黄连

【品图】

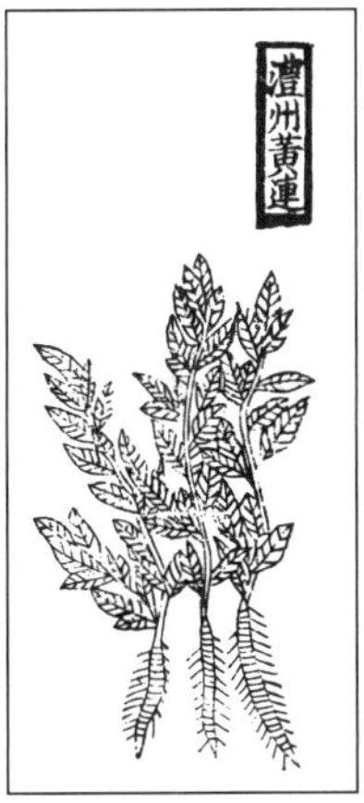

图1　图经(大)·澧州黄连

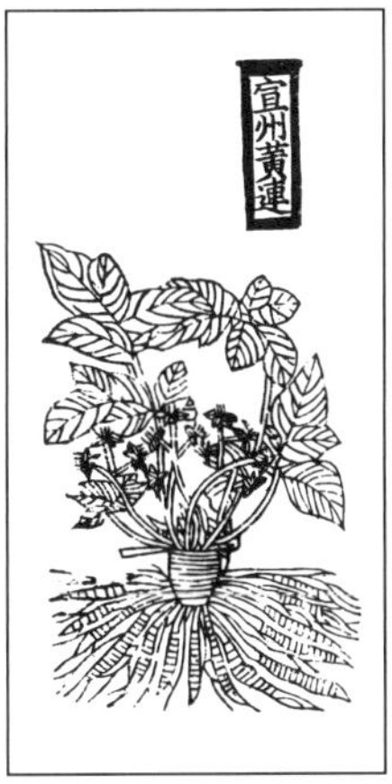

图2　图经(大)·宣州黄连

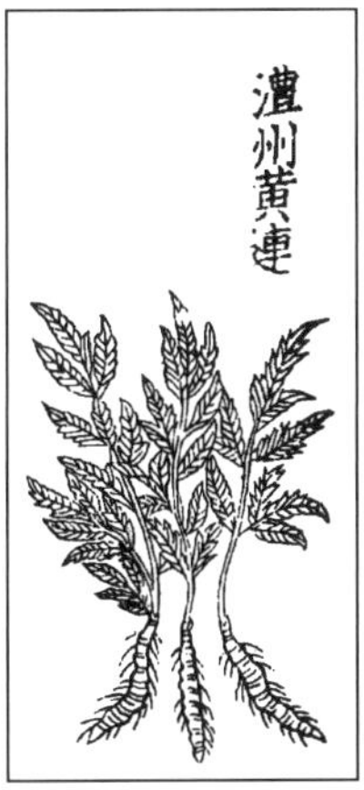

图3　图经(政)·澧州黄连

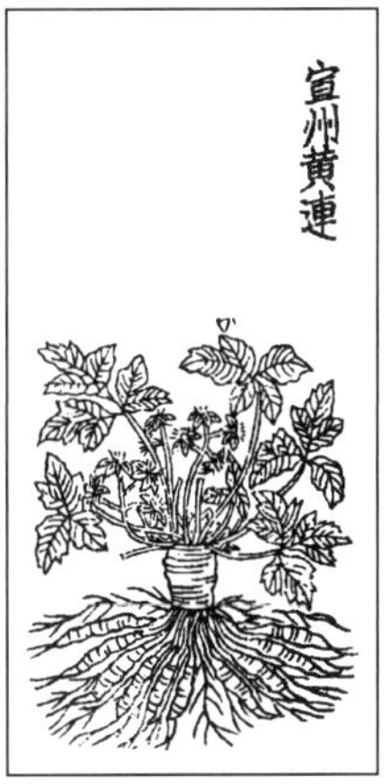

图4　图经(政)·宣州黄连

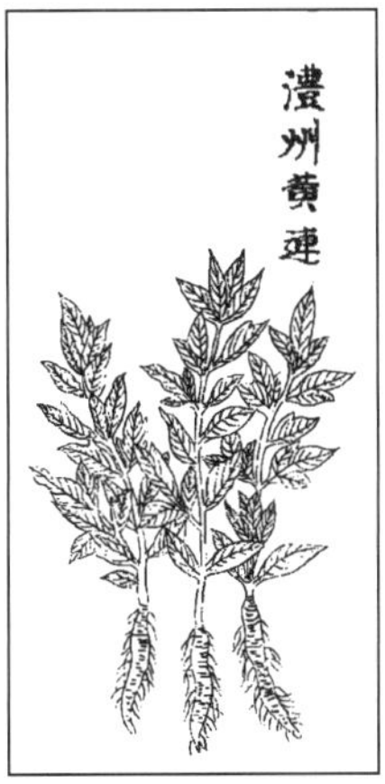

图5　图经(绍)·澧州黄连

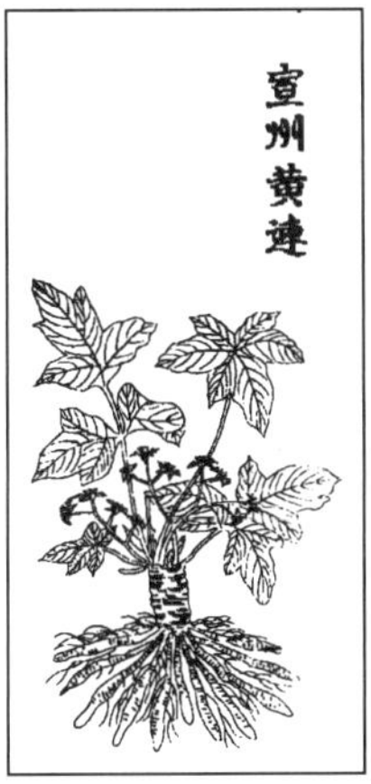

图6　图经(绍)·宣州黄连

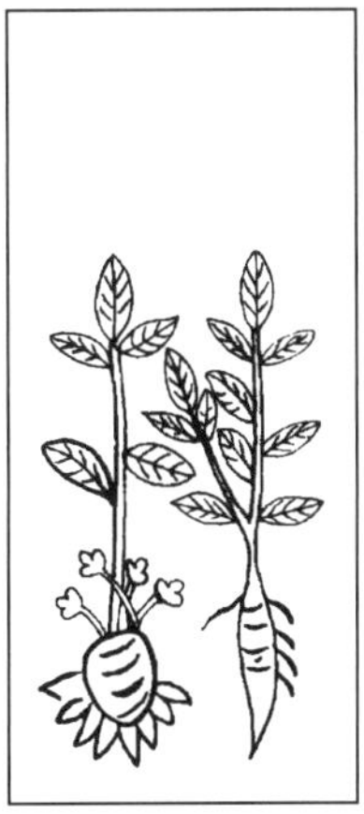

图7　歌括·黄连

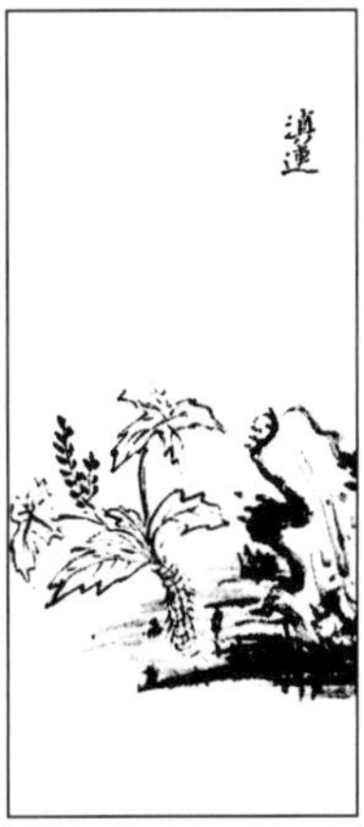

图8　滇南图·滇连

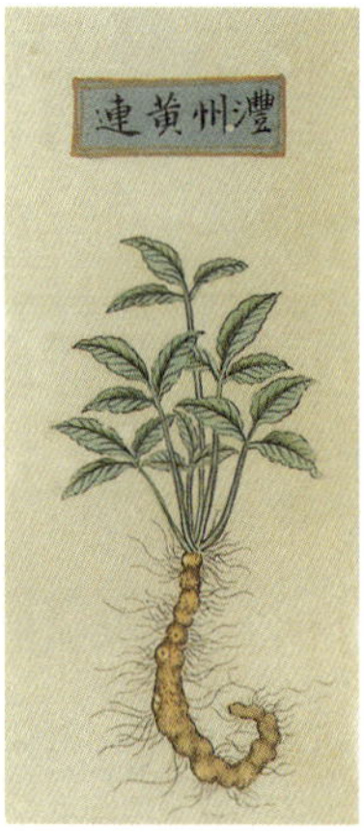

图 9 品汇·澧州黄连

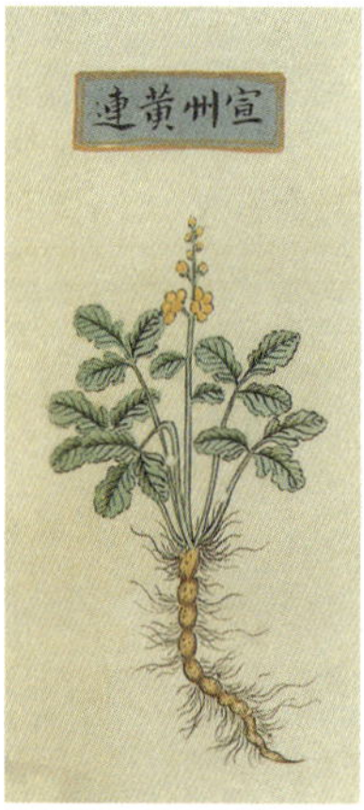

图 10 品汇·宣州黄连

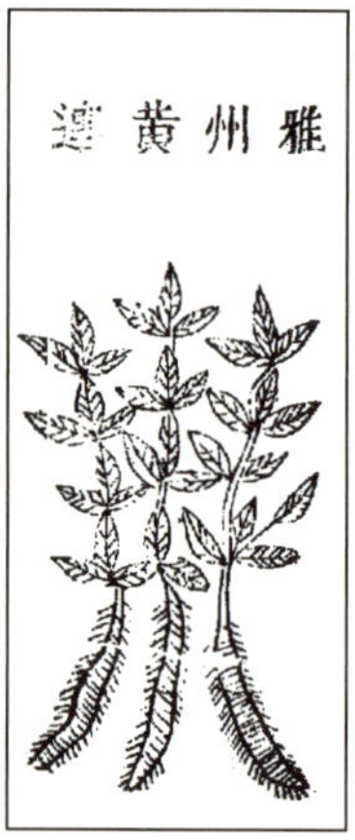

图 11 蒙筌·雅州黄连

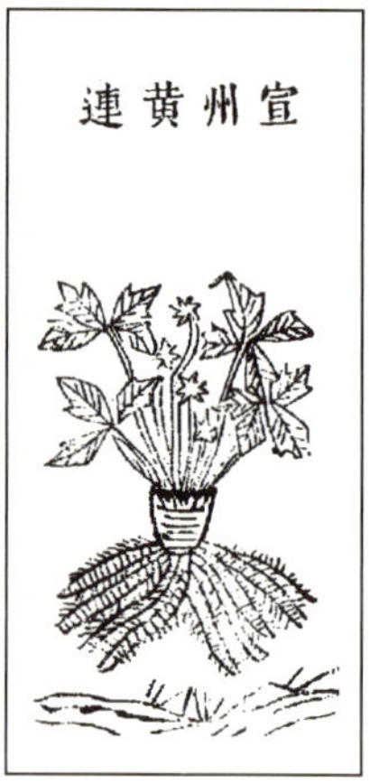

图 12 蒙筌·宣州黄连

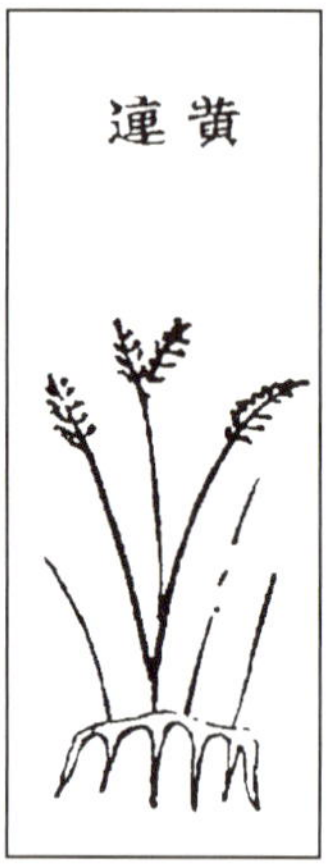

图 13 太乙·黄连

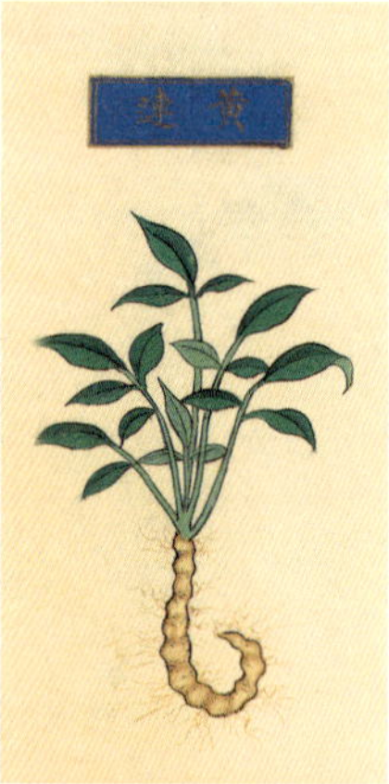

图 14 雷公·黄连

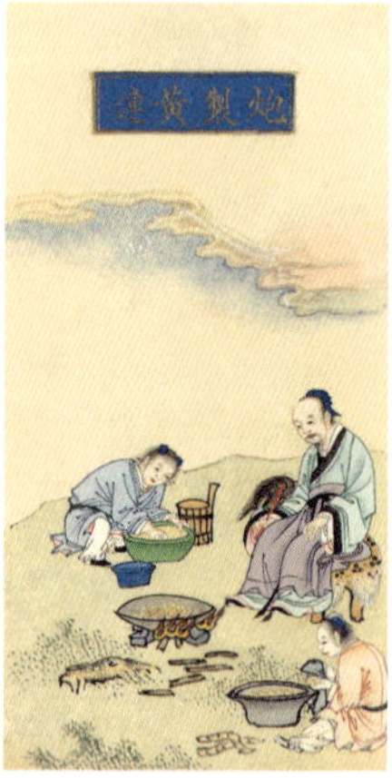

图 15 雷公·炮制黄连

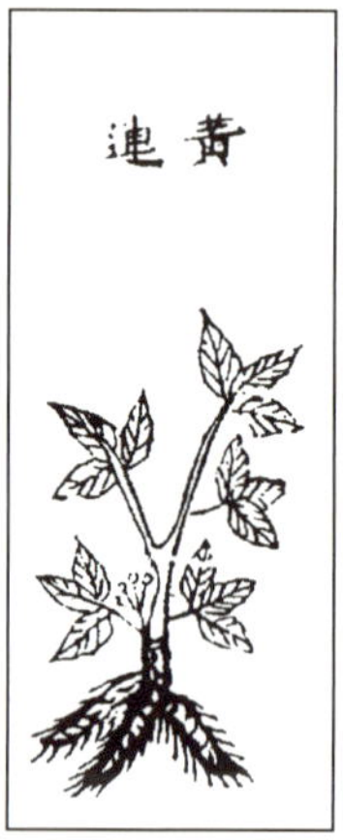

图 16 纲目（金）·黄连

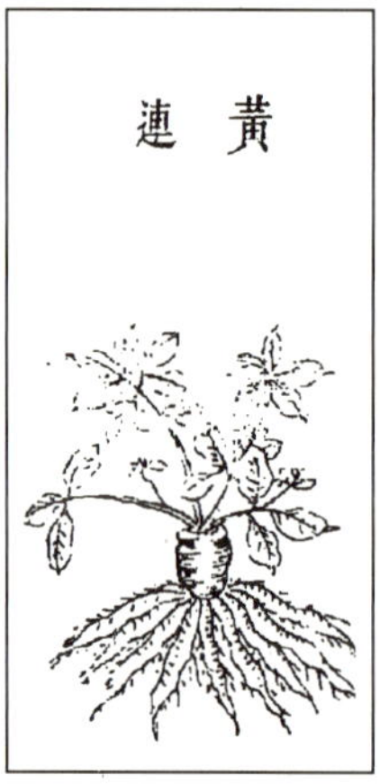

图 17 纲目（钱）·黄连

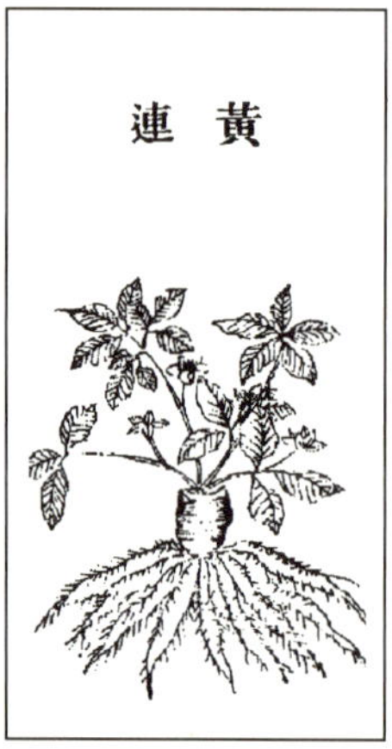

图 18 纲目（张）·黄连

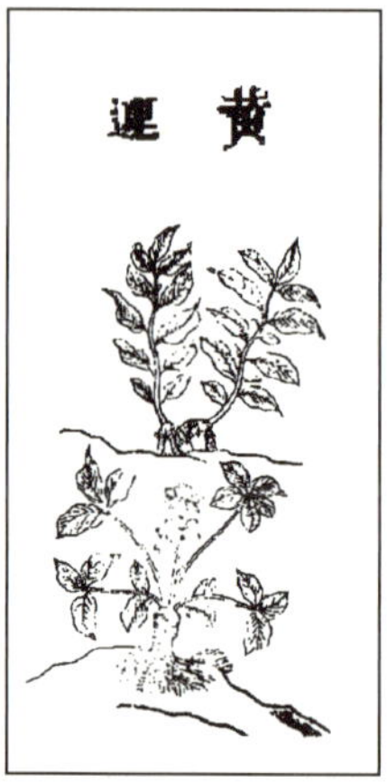

图 19 三才·黄连

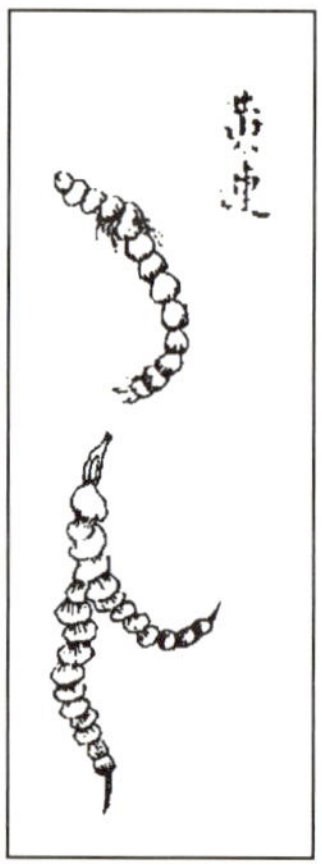
图 20 原始·黄连

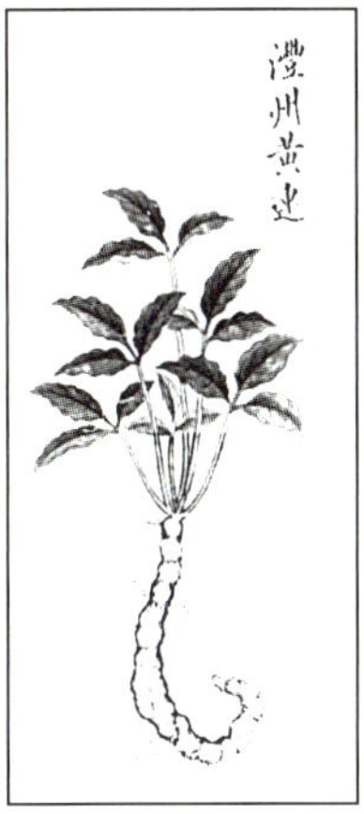

图 21　金石·澧州黄连

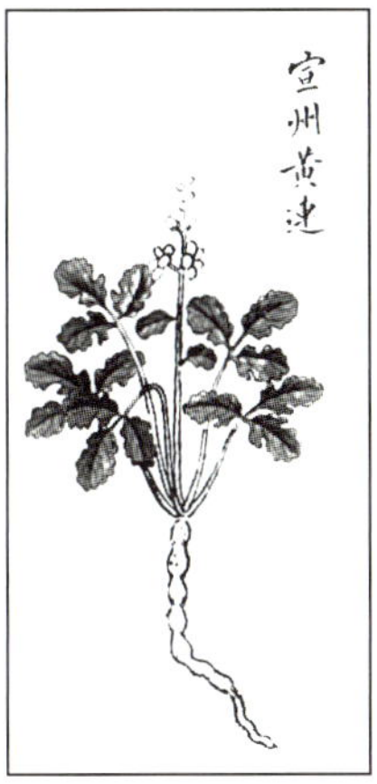

图 22　金石·宣州黄连

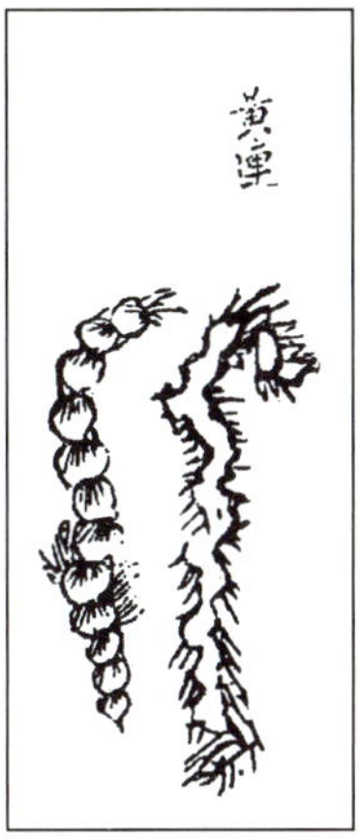

图 23　汇言·黄连

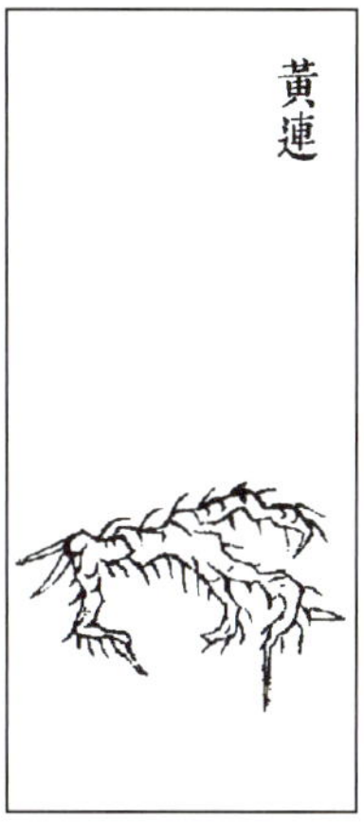

图 24　本草汇·黄连

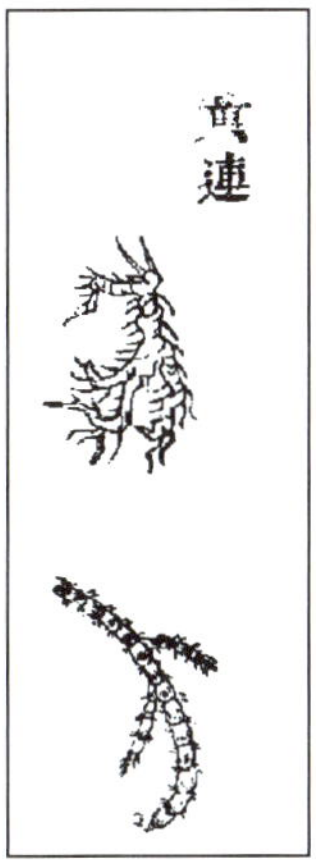

图 25　类纂·黄连

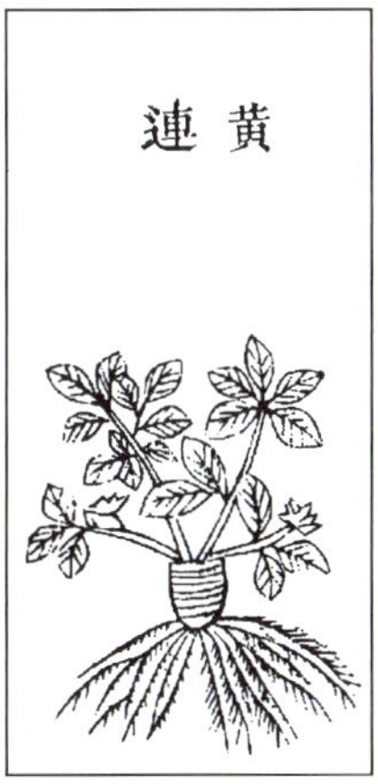

图 26　备要·黄连

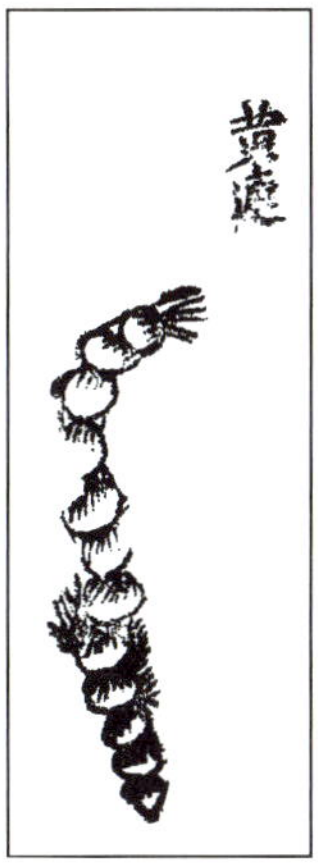

图 27　求真·黄连

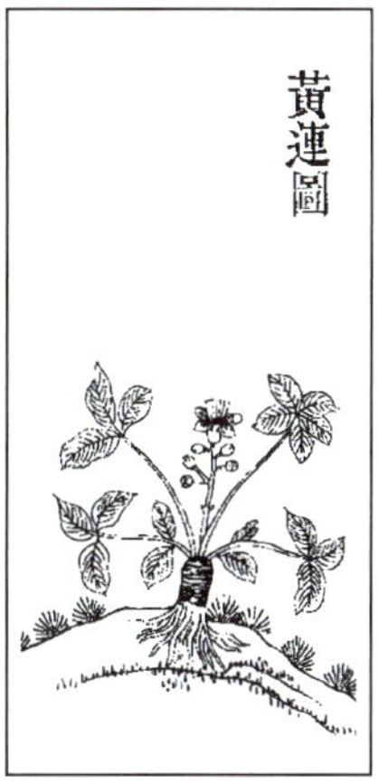

图 28　草木典·黄连图

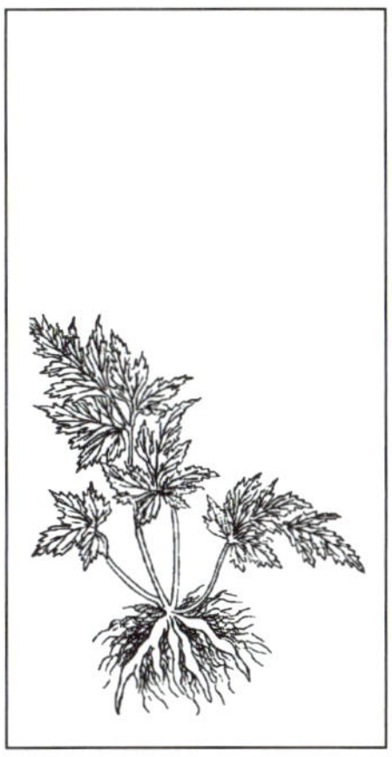

图 29　图考·黄连

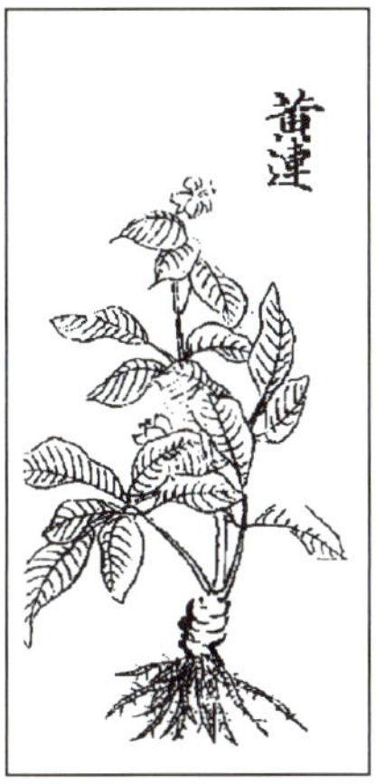

图 30　图说·黄连

本品30图，取自23书，其中6幅彩图。有承继关系及仿绘图可分以下4个书类。

《本草图经》：该书的“澧州黄连”“宣州黄连”图分别存于《大观本草》（图1、2）、《政和本草》（图3、4）、《绍兴本草》（图5、6）中。此三传本药图基本一致。今以《政和》图3、图4为《图经》图的代表。

仿绘《图经》的本草图有：《本草歌

括》“黄连”（图7）绘两株黄连，其形虽极为简陋，但仍可判别右边一株仿绘自《图经》“澧州黄连”（图3），左边一株仿绘自《图经》“宣州黄连”（图4）。《本草蒙筌》“雅州黄连”（图11）仿绘自《图经》“澧州黄连”（图3）。“宣州黄连”（图12）仿绘时加了土地背景，却未掩埋根部，故可知仿绘自《图经》同名图（图4）。《本草纲目》金陵本“黄连”（图16）外形初看与《图经》“宣州黄连”（图4）相差挺大，但该图根状茎分枝，有较长芦头，叶有长柄，3小叶，小花数朵，花茎甚短，从芦头抽出等，均为“宣州黄连”的基本特点。可见金陵本图仍属仿绘，但将原图大大简化，且将根绘成黑色。《纲目》钱本“黄连”（图17）不采纳金陵本的简化图，直接仿绘《图经》“宣州黄连”（图4），但将其根茎绘成须根短小如毛刺状。《纲目》张本“黄连”（图18）又仿绘《纲目》钱本图。类似仿绘钱本图者还有《本草备要》“黄连”（图26）。《本草简明图说》“黄连”（图30）亦可见仿绘钱本处，但其叶片故作飘逸，完全没有黄连原植物的神韵，与误图无异。《三才图会》“黄连”（图19）直接仿绘《图经》图，且将两图合绘于一图中，各加土地背景。从其半露的根茎，可知上面一株乃仿绘《图经》“澧州黄连”（图3），下面一株乃仿绘《图经》“宣州黄连”（图4）。《古今图书集成·草木典》“黄连图”（图28）亦加绘土地，但仅仿绘了《图经》“宣州黄连”（图4），整个根茎都露在土地外面，图形大大简化，严重失真。

《本草品汇精要》：该书“澧州黄连”（图9）、“宣州黄连”（图10）的图名虽同《图经》，但均有重大改变。无法视为仿绘图。此后《补遗雷公炮制便览》“黄连”（图14）仿绘《品汇》“澧州黄连”（图9）。《金石昆虫草木状》的两幅彩图（图21、22）则全仿《品汇》图9、图10。

《本草原始》：该书“黄连”（图20）为药材写生图。仿绘此图的有《本草汇言》“黄连”（图23），但仅左边一支为仿绘《原始》（方向相反），右边一支为补绘，不成念珠状，多不规则的隆起，须根如毛刺状。《本草求真》“黄连”（图27）系仿绘《本草汇言》图23的左边一支。

《本草汇》：该书“黄连”（图24）亦为药材写生图，但形态独特。《本草纲目类纂必读》“黄连”（图25）有两支，上面一支即仿绘自《本草汇》图24，下面一支仿绘自《本草原始》图20。

以上30图中，除20幅属仿绘图外，还有10幅原创或改绘图（图3、4、8、9、10、13、15、20、24、29），详见下“鉴药”项。

【文录】

《本经》《别录》（见《证类》卷7“黄连”） **一名王连**。生巫阳川谷及蜀郡、太山，二月、八月采。

梁《本草经集注》（同上） 陶隐居云：巫阳在建平。今西间者色浅而虚，不及东阳、新安诸县最胜。临海诸县者不佳。用之当布裹挼去毛，令如连珠。

唐《唐本草》（同上）《唐本》注云：蜀道者粗大，味极浓苦，疗渴为最。江东者节如连珠，疗痢大善。澧州者更胜。

唐《药性论》（同上）《药性论》云：一名支连。

后蜀《蜀本草》（同上）《蜀本》:《图经》云：苗似茶，花黄丛生，一茎生三叶，高尺许，冬不凋。江左者节高若连珠。蜀都者，节下不连珠。今秦地及杭州、柳州者佳。

宋《本草图经》（同上）《图经》曰……今江、湖、荆、夔州郡亦有，而以宣城者为胜，施、黔者次之。苗高一尺已来，叶似甘菊，四月开花，黄色。六月结实似芹子，色亦黄。二月、八月采根用。生江左者，根若连珠，其苗经冬不凋，叶如小雉尾草，正月开花作细穗，淡白微黄色，六七月根紧始堪采。

题·明《滇南本草图说》卷4“滇连” 一名云连。人多不识。生山。形似车前，小细子，黄色，根连结成条。此黄连功胜川连百倍。

明《本草蒙筌》卷2“黄连” 宣连出宣城，属南直隶。肥粗苗少；去苗收者。川连生川省，瘦小苗多。带苗收者。并取类鹰爪连珠，不必分地土优劣。

明《本草纲目》卷13“黄连” 【释名】【时珍曰】其根连珠而色黄，故名。【集解】【时珍曰】黄连，汉末《李当之本草》惟取蜀郡黄肥而坚者为善，唐时以澧州者为胜。今虽吴、蜀皆有，惟以雅州、眉州者为良。药物之兴废不同如此。大抵有二种：一种根粗无毛有珠，如鹰鸡爪形而坚实，色深黄；一种无珠多毛而中虚，黄色稍淡。各有所宜。

清《植物名实图考》卷7“黄连” 今用川产。其江西山中所产者，谓之土黄连。

【鉴药】

“黄连”首见于《本经》。李时珍谓“其根连珠而色黄，故名”。本品为古今常用不衰之良药。具清热泻火，燥湿、除烦之功，擅治湿热痢疾、消渴、痈疮等。

本品药用根茎，因有“连珠而色黄”、味苦等特征，不易混淆。唯主产地历代变迁，有兴有废。东汉末《别录》所载为“巫阳”（今湖北巴东）、“蜀郡”（治所在今四川成都）、“太山”（即山东泰山）。至南北朝梁代则以东阳（今江苏盱眙县）、新安（郡名，治所在今浙江千岛湖中）诸县最胜。《唐本草》以四川所产者治消渴最好，以江东（今芜湖至南京间长江河段以东地区）所产疗痢大善，且以“澧州”（今湖南澧县）者更胜。唐本《图经》还提到，除江东、四川所产之外，秦地（陕西关中地区）及杭州、柳州者亦佳。至宋《图经》所载，除四川、湖北所产之外，则以宣城（今安徽宣州）者为胜，施（今湖北恩施）、黔（治今四川彭水）者次之。明代李时珍谓“今虽吴、蜀皆有，惟以雅州、眉州者为良”。也就是说至明代黄连的主产地已经以雅州（今四川雅安）、眉州（今四川眉山）者为良。这种状况延续至今，没有太大的改变。

不同产地的黄连，其根茎形态亦有区别。《唐本草》载“蜀道”（四川）者粗大味浓苦，江东者节如连珠。此与唐本《图经》所载“江左者节高若连珠。蜀都者，节下不连珠”是一致的。明《本草蒙筌》区分宣连与川连：“宣连……肥粗苗少，去苗收者。川连生川省，瘦小苗多，带苗收者。并取类鹰爪、连珠，不必分地土优劣。”此与《唐本草》所述有所不同，似乎无论宣连、川连，只要形似鹰爪、连珠状的都可以使用。李时珍将药材黄连分为二种：“一种根粗无毛有珠，如鹰鸡爪形而坚实，色深黄；一种无珠多毛而中虚，黄色稍淡。各有所宜。”其中提到的根粗、味极浓苦、如鹰鸡爪形者，类似今所谓“味连”，原植物为毛茛科黄连属植物黄连 *Coptis chinensis* Franch.。《唐本草》所载江东节如连珠者，似为后世的宣州黄连。李时珍提到“无珠多毛”的黄连尚不知所指。

古本草对黄连的地上部分描述较少。唐本《图经》云：“苗似茶，花黄丛生，一茎生三叶，高尺许，冬不凋。”其中的“茶”字，疑为“萁”（似蕨之菜）之误。“一茎生三叶”恐将长长的叶柄误作“茎”。宋《图经》的描述则少有疑义：“苗高一尺已来，叶似甘菊，四月开花，黄色。六月结实似芹子，色亦黄……生江左者，根若连珠，其苗经冬不凋，叶如小雉尾草，正月开花作细穗，淡白微黄色，六七月根紧始堪采。”以上所述的叶形如“甘菊”“小雉尾草”，花色、花序与种子等，均证实本品为黄连属（*Coptis*）植物黄连。古本草插图可供进一步的考察之用。

1.《本草图经》：该书有黄连图2幅。其中“澧州黄连”（图3）绘3株形态相同的植物。鉴别黄连主要依凭其特异性的根茎，以及与众不同的花叶。本图有稍膨大、带横纹及短细须根的主根，虽不太形象准确，但可以排除根茎为簇状分支的“鹰鸡爪状”的川连。《本草蒙筌》将此图（图11）改名为“雅州黄连”，可能是因为其根形更接近“雅连”（即三角叶黄连 *Coptis deltoidea* C. Y. Cheng et Hsiao）。此图没有绘出黄连全为基生的叶片，而是茎上生叶。此恐与唐本《图经》一样，误将长柄三全裂叶当成了一茎三叶。

“宣州黄连”（图4）的根茎粗大，下有众多纺锤形、有横纹的根。黄连确实有粗大、如鹰鸡爪状（簇状分枝）的根茎，但非如该图所示。值得重视的是本图的地上部分全为基生叶，叶柄长，叶片为3小叶组成的复叶状，此为黄连属（*Coptis*）植物黄连之叶。但该图数枝花葶均甚短，与黄连略有不同。以上两图虽均可认为是黄连属植物，但考察其种的来源尚嫌证据不足。宣州属江东，据唐本《图经》记载，江东产者根茎“节高若连珠”，此图无此特征。

2.《滇南本草图说》：该书“滇连”（图8）用国画写意笔法，绘山石间一草本植物，根茎节密、节间有须根。基生叶三片，叶有深分裂。中抽一花葶，总状花序。其花序不似毛茛科植物黄连，但基生深裂叶、根茎的形态仍与黄连有相似之处。

3.《本草品汇精要》：该书2幅“黄连”图沿用了《图经》的黄连图名，并参考了其构图，但对原图作出了重大改变。其“澧州黄连”（图9）仅绘一株黄连，叶形大致同《图经》同名图（图3），但全部叶片均从根头抽出、根茎敷以黄色，画成念珠状，从而弥补了《图经》“澧州黄连”（图3）的某些不足。“宣州黄连”（图10）的根茎与“澧州黄连”（图9）相同，与《图经》同名图（图4）完全不同。其叶片虽加简化，但均为基生复叶，小叶三枚；花茎直立，略高于叶片。据此2图改绘的根茎、花叶形态，结合本草文字记载，所绘或为分布于长江流域下游地区的短萼黄连 *C. chinensis* var. *brevisepala* W. T. Wang et Hsiao。

4.《太乙仙制本草药性大全》：该书“黄连”（图13）为简单示意图。下为横走根茎，有数个分支根，上为基生线状叶，花茎有分支，穗状花序。凭此简单图形，无法测知其来源。

5.《补遗雷公炮制便览》：该书“炮制黄连”（图15）系按《雷公炮炙论》法绘制的。雷公法为：“凡使，以布拭去微毛，然后用浆水浸二伏时，漉出，于柳木火中焙干用。”故图中右下坐地之人在用布拭去根毛，左边一蹲着的童子在拨弄绿盆中的药物，旁有水桶与一蓝钵，示意用浆水浸药。右上老者在照看简易灶上锅内正在焙干的药物。此为据文字想象绘成的药物炮制图。

6.《本草原始》：该书“黄连”（图20）为写生绘制的2支黄连药材。上面一支形如连珠，节间短而有毛须，无分枝；下面一支形态相同，但有分枝。据其形状，原植物类似于短萼黄连 *C. chinensis* var. *brevisepala*或云南黄连*C. teeta* Wall.。

7.《本草汇》：该书“黄连”（图24）为药材图。其图形似鸡爪，兼有须毛。此是否为写生绘成，不可得知。

8.《植物名实图考》：该书“黄连”（图29）为精致的写生图。有数支略膨大的分支根，须根甚多，基生叶4片，有长柄，卵状三角形，三全裂，诸裂片形态描绘细致。据其叶形，今考为毛茛科植物短萼黄连 *C. chinensis* var. *brevisepala*。[1]

1　国家中医药管理局《中华本草》编委会：《中华本草》(3)，上海：上海科学技术出版社，1999：214.

【小结】

黄连为历史悠久的清热泻火燥湿药。药用根茎，具有色黄、味苦等特征，容易鉴别。历代黄连的主产地多有变迁，但主要分蜀道、江东两大类。至明代以四川雅州、眉州为良。据历代本草所述的根茎及花、叶形态，以及《本草图经》《本草品汇精要》《植物名实图考》等书的插图，本品来源于毛茛科植物黄连*Coptis chinensis* Franch.、短萼黄连*C. chinensis* var. *brevisepala* W. T. Wang et Hsiao、三角叶黄连*C. deltoidea* C. Y. Cheng et Hsiao等同属近缘植物。

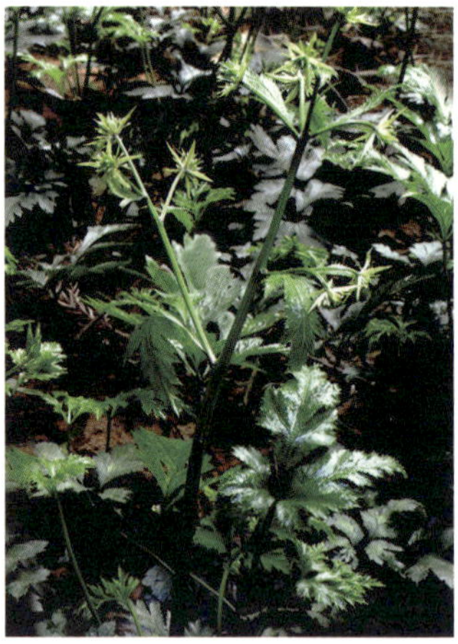

图 31　黄连*Coptis chinensis* 花枝

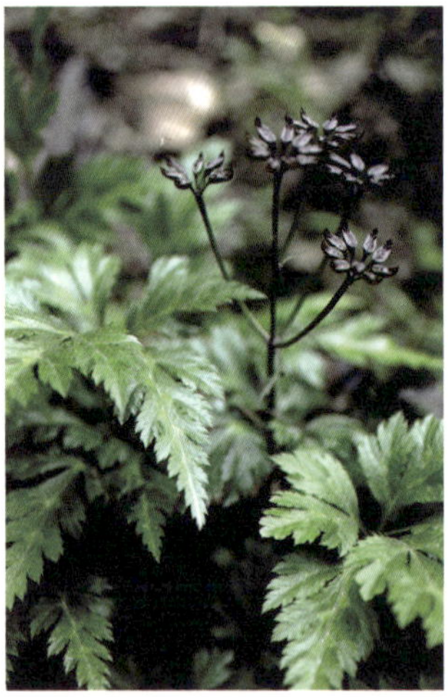

图 32　黄连 *Coptis chinensis* 果枝

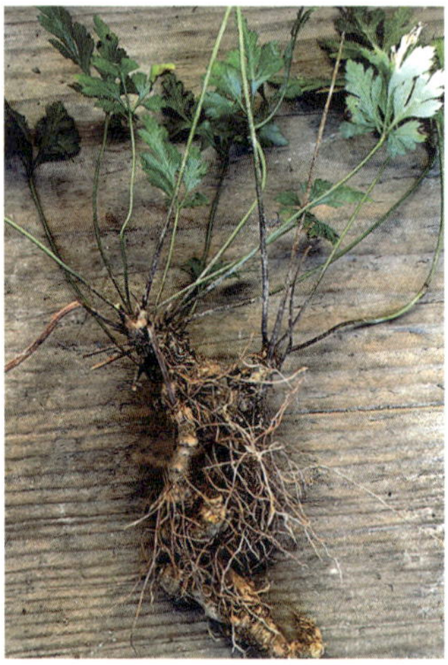

图 33　黄连全体图

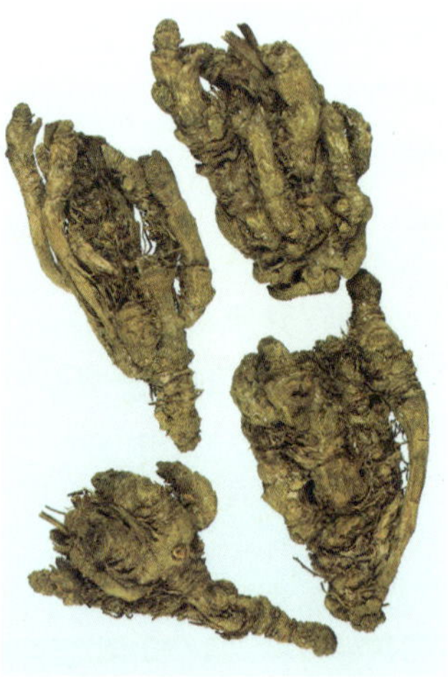

图 34　黄连药材

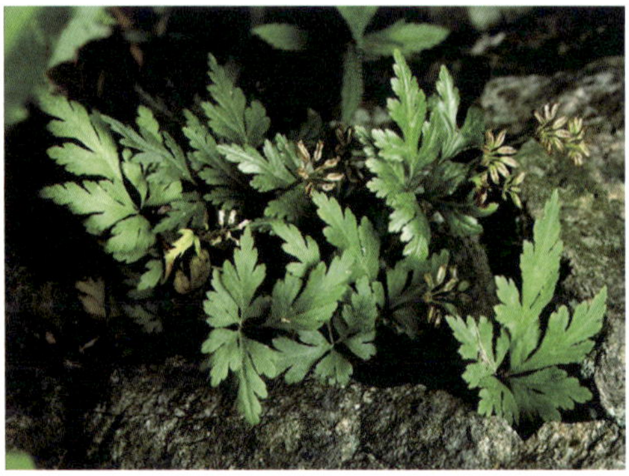

图 35　短萼黄连 *C. chinensis* var. *brevisepala*

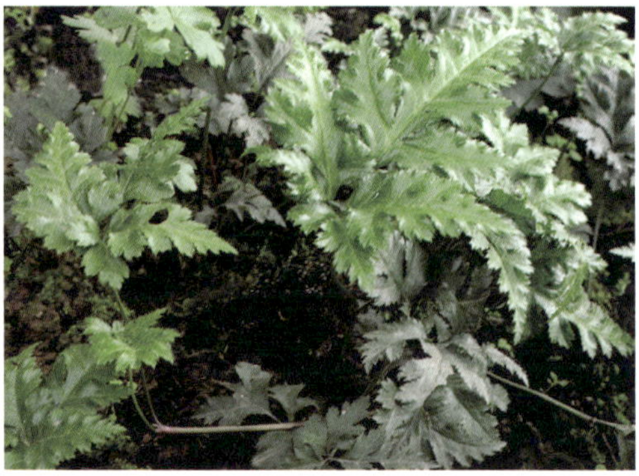

图 36　三角叶黄连 *C. deltoidea*

13-2　胡黄连

【品图】

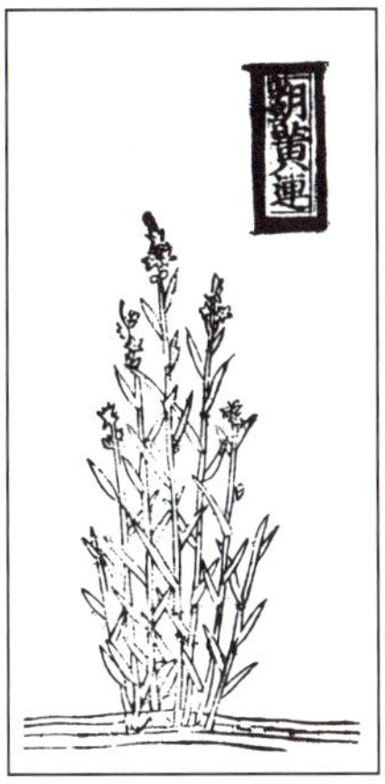

图 1　图经（大）·胡黄连

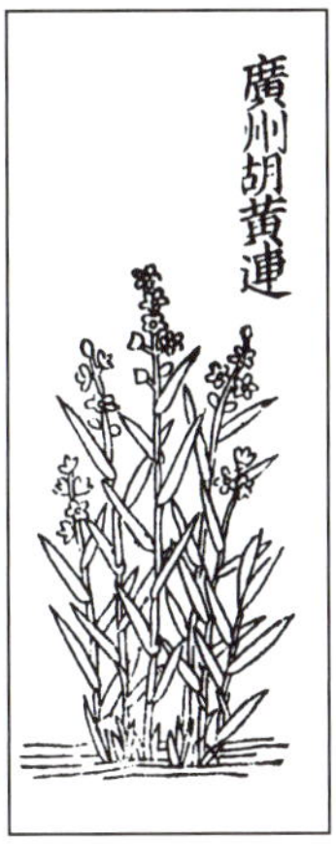

图 2　图经（政）·广州胡黄连

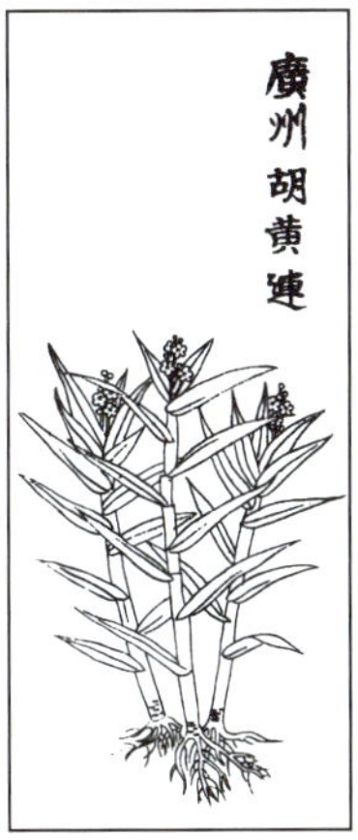

图 3　图经（绍）·广州胡黄连

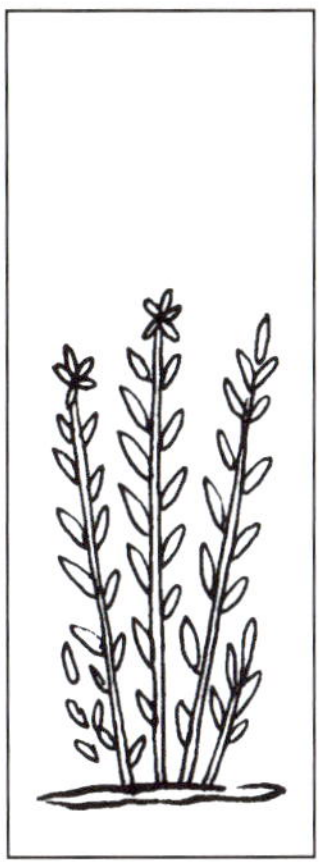

图 4　歌括·胡黄连

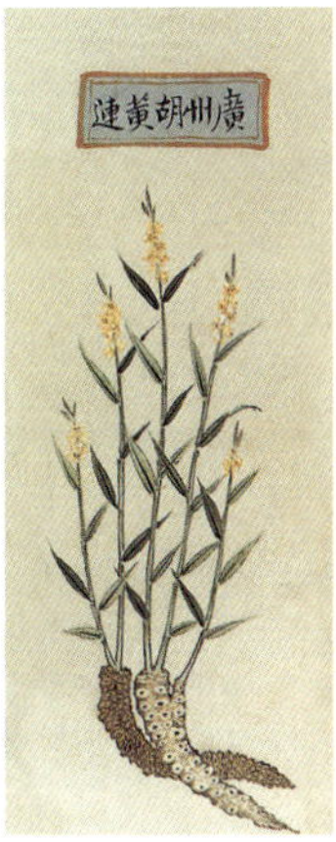

图 5　品汇·广州胡黄连

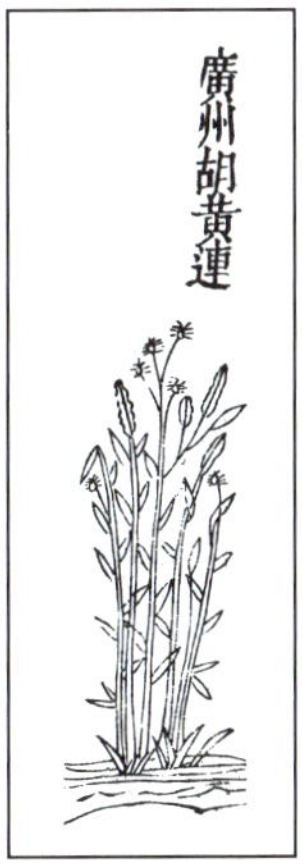

图 6　蒙筌·广州胡黄连

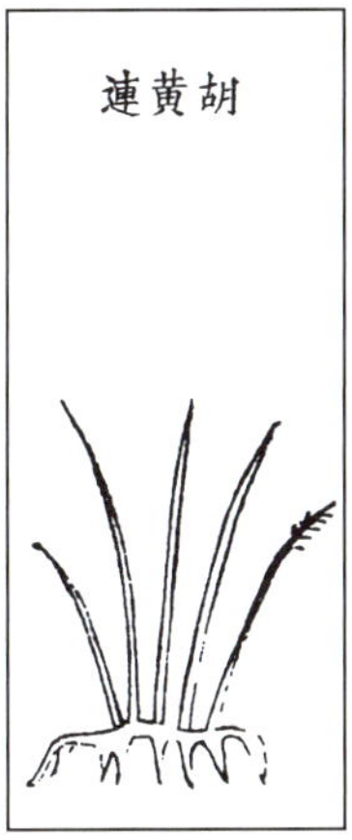

图 7　太乙·胡黄连

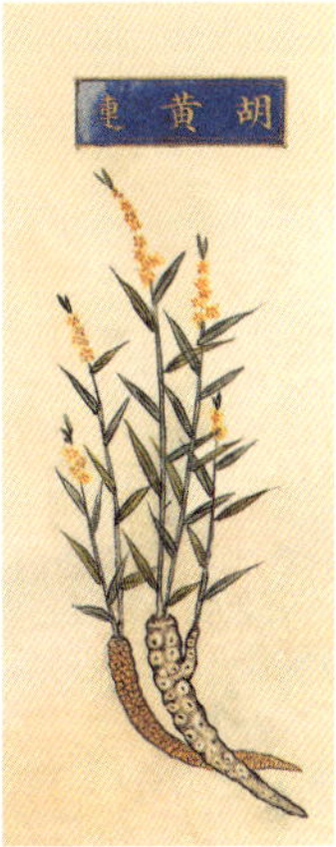

图 8　雷公·胡黄连

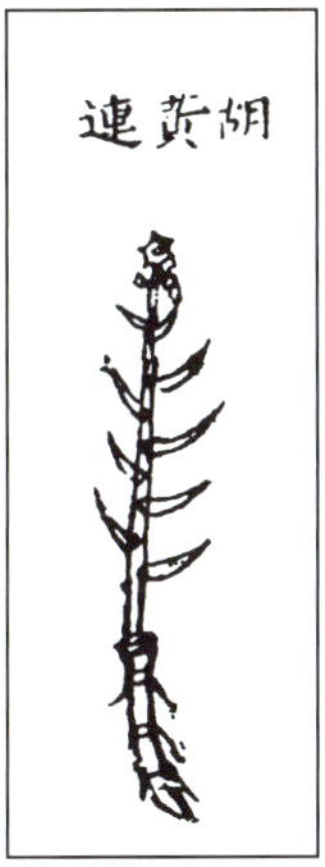

图 9　纲目（金）·胡黄连

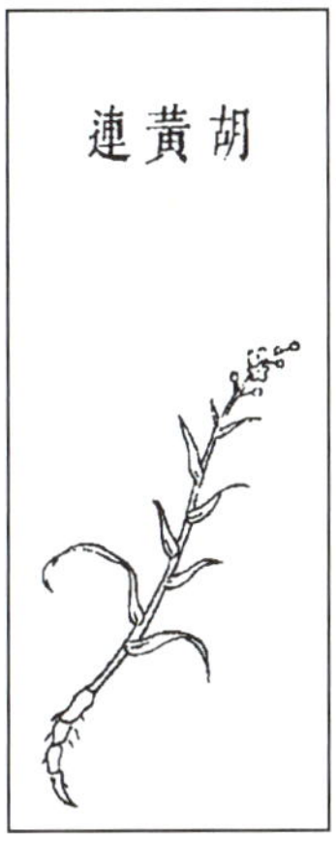

图 10　纲目（钱）·胡黄连

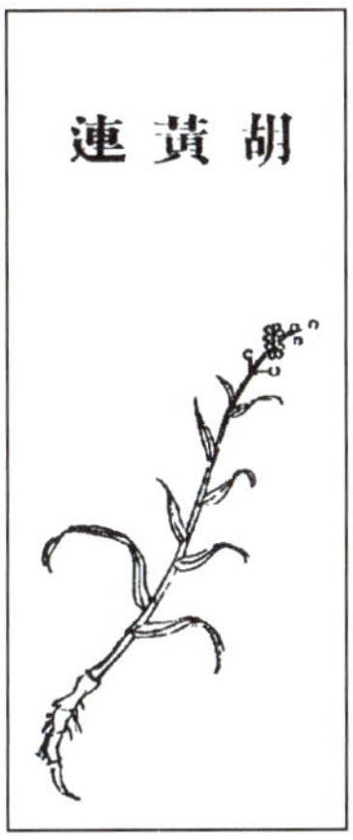

图 11　纲目（张）·胡黄连

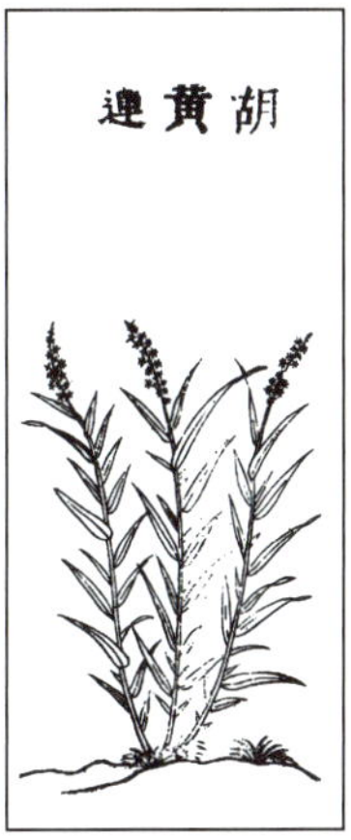

图 12　三才·胡黄连

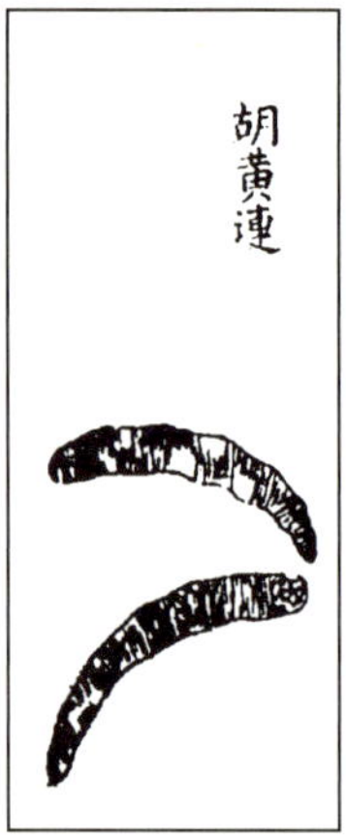

图 13　原始·胡黄连

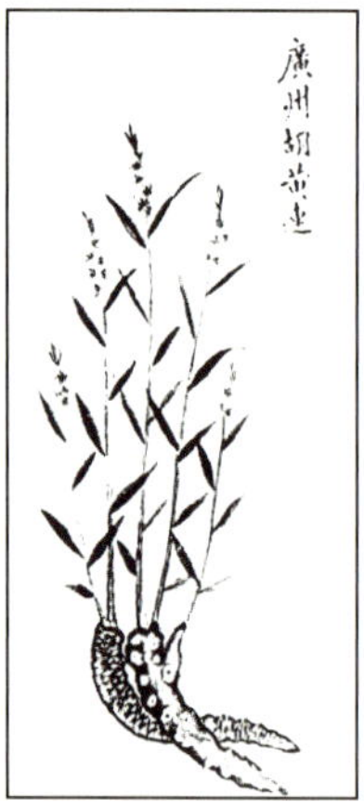

图 14　金石·广州胡黄连

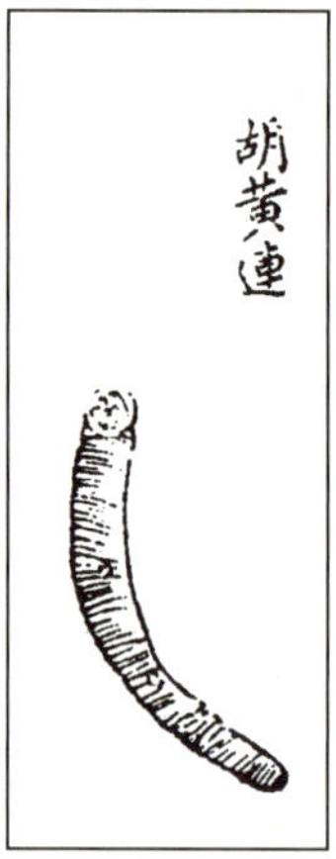

图 15　汇言·胡黄连

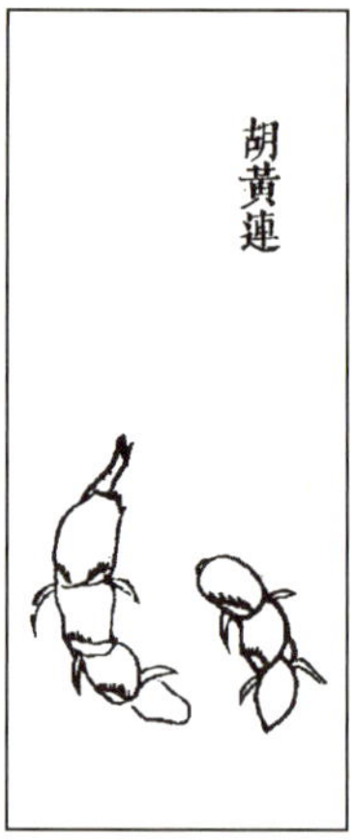

图 16　本草汇·胡黄连

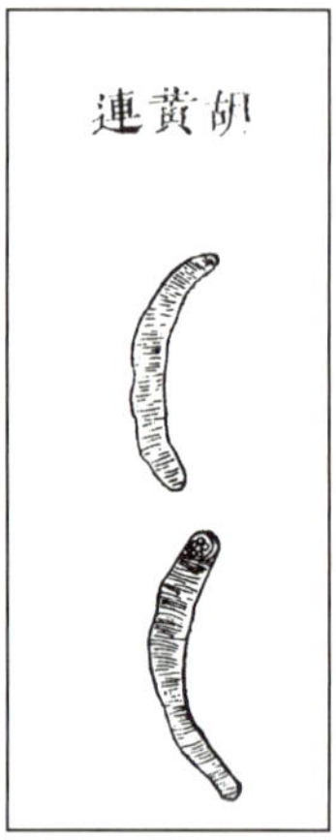

图 17　类纂·胡黄连

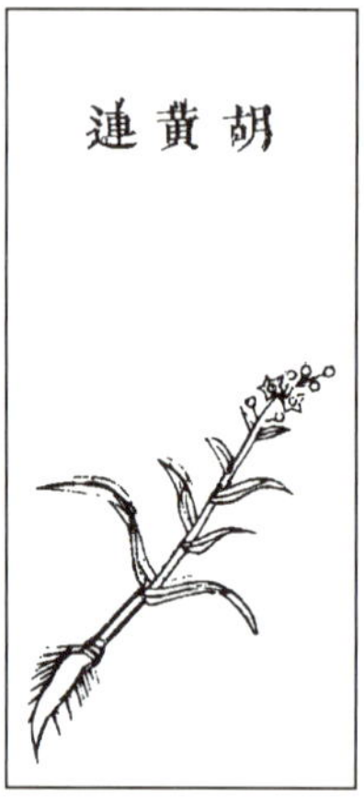

图 18　备要·胡黄连

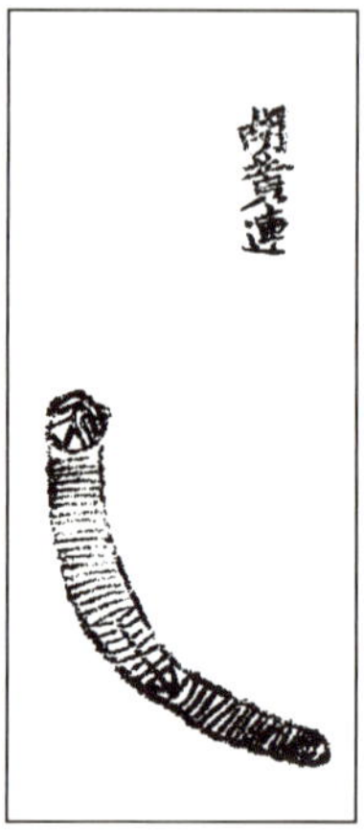
图 19　求真·胡黄连

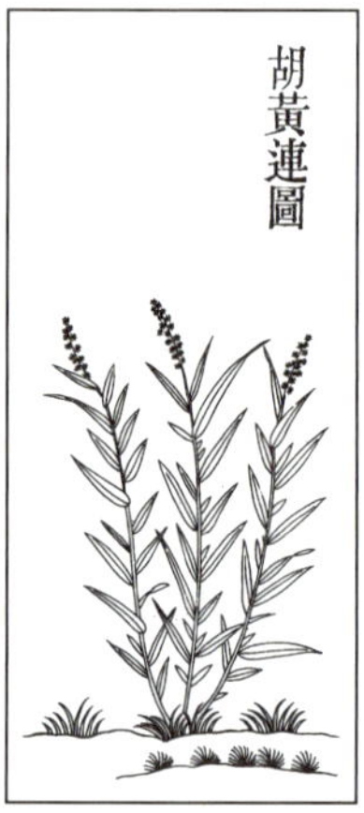

图 20　草木典·胡黄连图

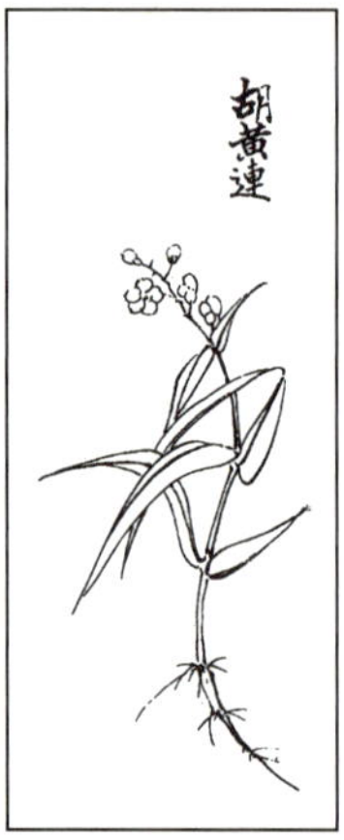

图 21　图说·胡黄连

本品21图，取自21书，其中3幅彩图。有承继关系及仿绘图可分以下2个书类。

《本草图经》：该书的“广州胡黄连”图分别存于《大观本草》（图1）、《政和本草》（图2）、《绍兴本草》（图3）中。其中《大观》《政和》图形基本相同，《绍兴》图3有所不同。其间异同见下“鉴药”项。今以《政和》图2为《图经》图的代表。

仿绘该图的彩色图有《本草品汇精要》“广州胡黄连”（图5），但其根有众多隆起的疙瘩，此似据药材标本增绘，“嫁接”在《图经》图2的植株之下。仿绘《品汇》此图的有《补遗雷公炮制便览》“胡黄连”（图8）、《金石昆虫草木状》“广州胡黄连”（图14）。

仿绘该图的墨线图更多。仿绘而无增补者有：《本草歌括》“胡黄连”（图4），图形更简单。《本草蒙筌》“广州胡黄连”（图6）全仿。《三才图会》图12取植株3株，地面稍加美化。《古今图书集成·草木典》“胡黄连图”（图20）又全仿《三才》图12。仿绘的同时又所增补者有：《本草纲目》“胡黄连”（图9）仅取《图经》图2的一支植株，予以简化，但补绘了直立根状茎，有结节如芦根。《纲目》钱本图10将金陵本图予以润饰，使茎枝更柔，根状茎略类藕状。《纲目》张本图11又全仿钱本图。《本草汇》“胡黄连”（图16）截取钱本图10的根茎，将其夸大，绘成两株更类似藕形的根茎。《本草备要》“胡黄连”（图18）仿绘钱本图，但根茎未绘出有节。《本草简明图说》“胡黄连”（图21）虽然有所润饰，但其基本特点表明仍属仿绘《纲目》钱本图10。

《本草原始》：该书“胡黄连”（图13）为药材图，仿绘者有《本草纲目类纂必读》“胡黄连”（图17），其中两支胡黄连的位置改为上下置放。《本草汇言》“胡黄连”（图15）仅取《原始》图的下面一支予以仿绘。《本草求真》则取《汇言》图15仿绘成“胡黄连”（图19）。

以上21图中，除18幅属仿绘图外，还有3幅原创图（图2、7、13），详见下“鉴药”项。

【文录】

宋《开宝本草》（见《证类》卷9“胡黄连”） 生胡国，似干杨柳，心黑外黄。一名割孤露泽。

宋《本草图经》（同上） 《图经》曰：胡黄连，生胡国，今南海及秦陇间亦有之。初生似芦，干似杨柳枯枝，心黑外黄，不拘时月收采……

宋《重广补注神农本草并图经》（同上） 别说云：谨按胡黄连折之尘出如烟者为真。

宋《证类本草》卷9“胡黄连” 《唐本》云……出波斯国，生海畔陆地。八月上旬采……苗若夏枯草，根头似乌觜，折之肉似鸜鹆眼者良。

明《本草纲目》卷13“胡黄连” 【释名】【时珍曰】其性味功用似黄连。故名。割孤露泽，胡语也。

【鉴药】

“胡黄连”首见于《开宝本草》。但《证类本草》又引“《唐本》云”，李时珍转引时标作“恭曰”，给人印象是唐代《新修本草》（又称《唐本草》）。《唐本草》今有流传，全本不缺药物，未见有胡黄连一药。考唐慎微所引“唐本馀”即《蜀本草》在《唐本草》基础上的增补内容。[1]《开宝》多从《蜀本草》中摘取新药立条而不言

1 郑金生：《证类本草》中“唐本馀”的考证，浙江中医杂志，1984，19（6）：282.

出处。李时珍误将《蜀本草》所增归于《唐本草》。该药从国外引进，李时珍谓其"性味功用似黄连，故名"。本品味苦性寒，清热疗疳，治骨蒸劳热等。本品沿用至今，但因小儿惊疳今少见，故所用不多。

据《蜀本草》记载，胡黄连出"波斯国，生海畔陆地"。宋《图经》补充说"今南海及秦陇间亦有之"。现代考察我国西藏南部（聂拉木以东地区）、云南西北部、四川西部有产，未见陕西、甘肃等地有分布。[1]关于形态，《蜀本草》云"苗若夏枯草"。此恐据外国药商介绍，未必实见，但其药材的描述应该属实。《蜀本草》云"根头似鸟觜，折之肉似鸜鹆眼者良"。根茎断面的"鸜鹆眼"，即排列成环的数个浅色维管束，嵌在深色韧皮部中，宛如鸟眼。这是古今鉴别胡黄连的特异之点。《开宝》云："似干杨柳，心黑外黄。"宋《图经》云："初生似芦，干似杨柳枯枝，心黑外黄。"此言干燥后根茎外皮如干枯的杨柳枝，灰黄色，内部为深褐色。但"初生似芦"，究竟是苗还是根茎？从上下文似乎是指根茎初生似芦根。但后世本草插图多理解为茎叶似芦苇。宋·陈承又介绍了一个简易鉴别法："折之尘出如烟者为真。"此法沿用至今。综上药材特征，可知本品为玄参科胡黄连属植物胡黄连*Picrorhiza scrophulariiflora* Pennell。[2]由于本品在古代多为外来品，故本草插图比较可靠的部位主要是入药的根茎。

1.《本草图经》：该书"广州胡黄连"（图2）绘6株生长在水中的芦苇状植物，总状花序，小花五瓣。此恐系依据《蜀本草》所载"生海畔陆地"、宋《图经》云"初生似芦"想象绘图，与今传承所用的玄参科植物胡黄连原植物毫无相似之处。《绍兴本草》"广州胡黄连"（图3）没有水线，仅绘三株植物，茎粗壮似芦苇，须根多数。但这种改变并没有为鉴定胡黄连提供新的依据。《品汇》改绘敷色后的"广州胡黄连"（图5），其根部明显是依据药材标本增绘，可惜"嫁接"在《图经》旧图的茎叶之下，形成不伦不类的植物。改绘后的根茎确实接近胡黄连实物，然而将其绘成鱿鱼须似的表皮，未免太过。

2.《太乙仙制本草药性大全》：该书"胡黄连"（图7）为简单示意图，与前"黄连"图几乎一样，仅花序被移到最右边而已。此图过简，无法测知其来源。

3.《本草原始》：该书"胡黄连"（图13）绘两支胡黄连药材图，均为稍弯曲的圆柱形，有明显的节痕与横纹。根茎头部有圆点状的根痕。此图所示，当为玄参科植物胡黄连*P. scrophulariiflora*的根茎。

1 中国科学院《中国植物志》编辑委员会：《中国植物志》，北京：科学出版社，1979，第67（2）卷，227.

【小结】

胡黄连约于后蜀、宋初之时传入我国，此后发现我国亦产。由于是外来药，故古本草的文字记载及绘图均不正确。但对其入药的根茎有详细描述，并有外观鉴别之法。结合《本草品汇精要》《本草原始》所绘本品的根茎，可知本品即玄参科植物胡黄连*Picrorhiza scrophulariiflora* Pennell。

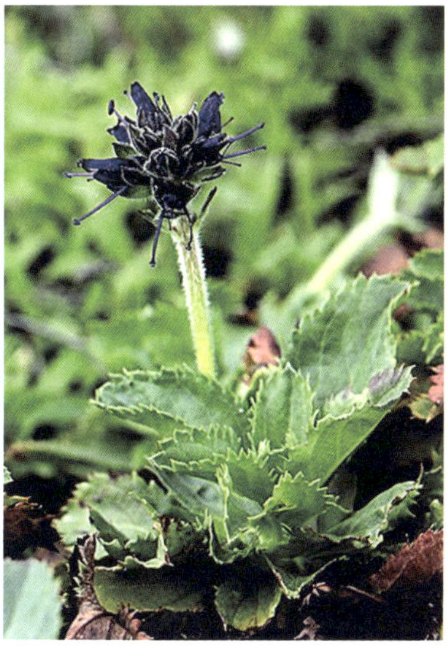

图 22　胡黄连 *Picrorhiza scrophulariiflora*

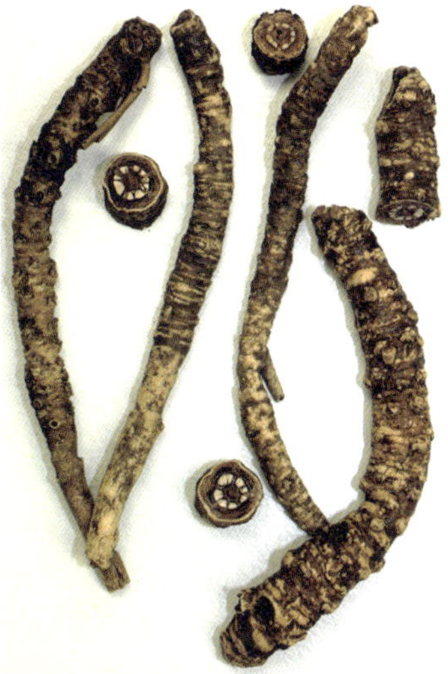

图 23　胡黄连药材图

13-3　黄芩

【品图】

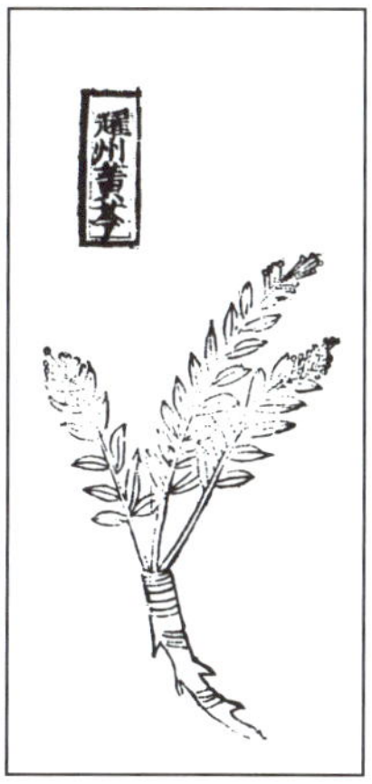

图 1　图经（大）· 耀州黄芩

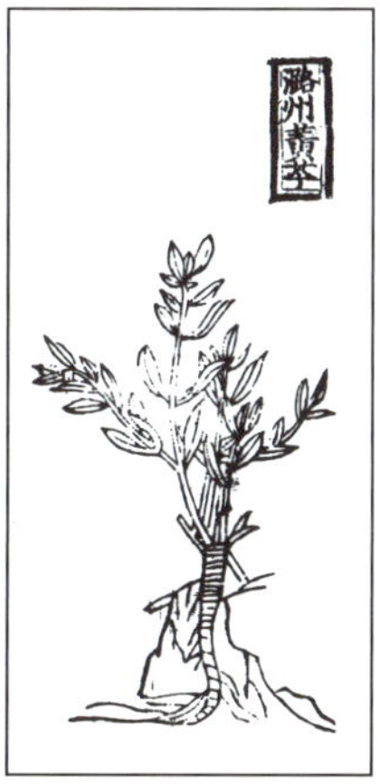

图 2　图经（大）· 潞州黄芩

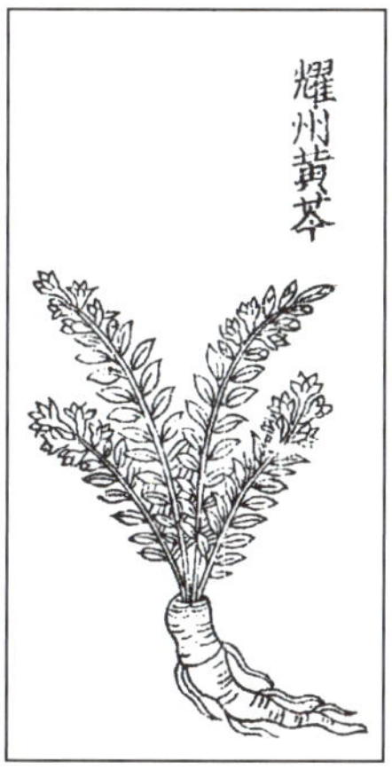

图 3　图经（政）· 耀州黄芩

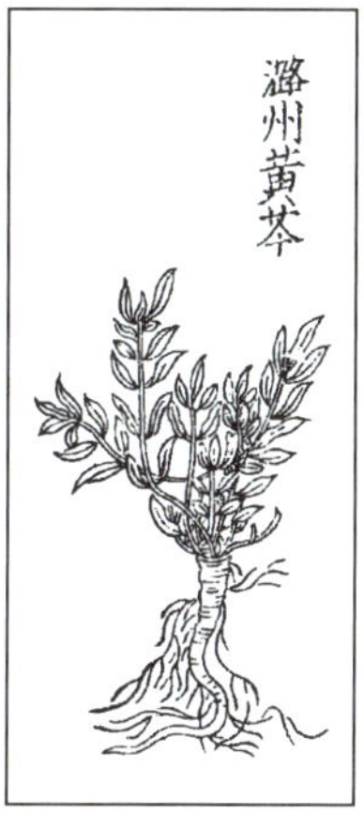

图 4　图经（政）· 潞州黄芩

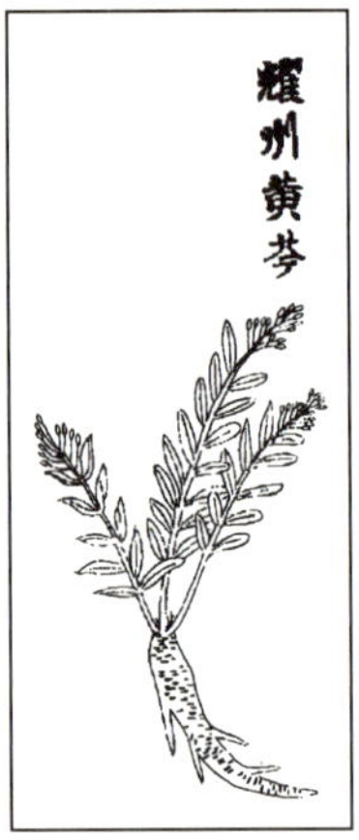

图 5　图经（绍）·耀州黄芩

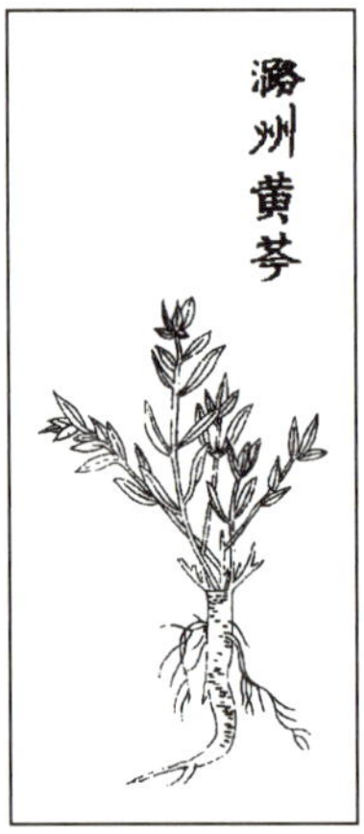

图 6　图经（绍）·潞州黄芩

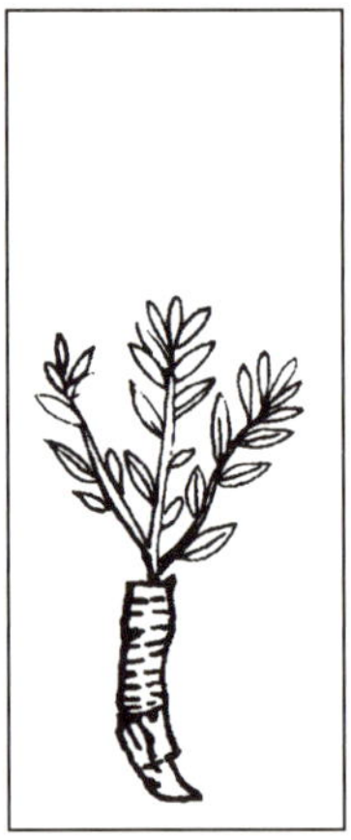

图 7　歌括·黄芩

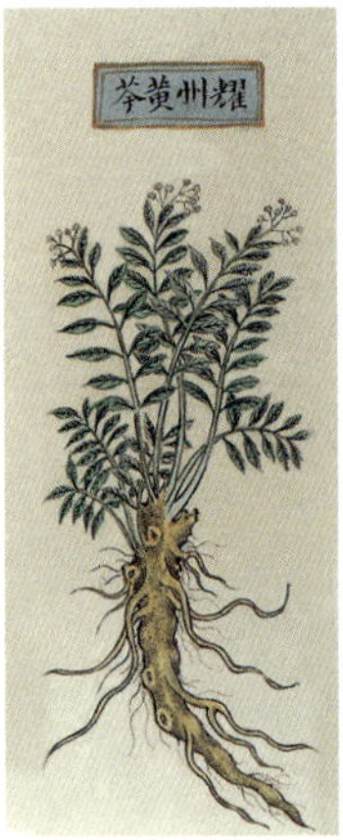

图 8　品汇·耀州黄芩

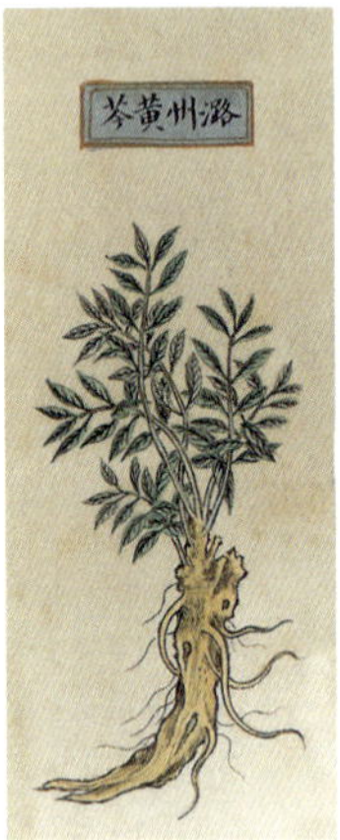

图 9　品汇·潞州黄芩

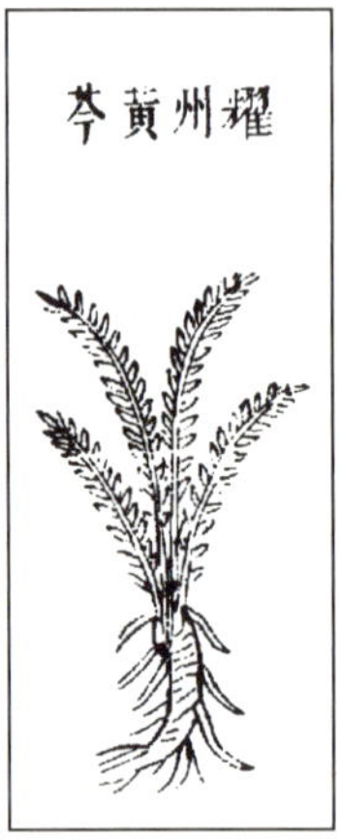

图 10　蒙筌·耀州黄芩

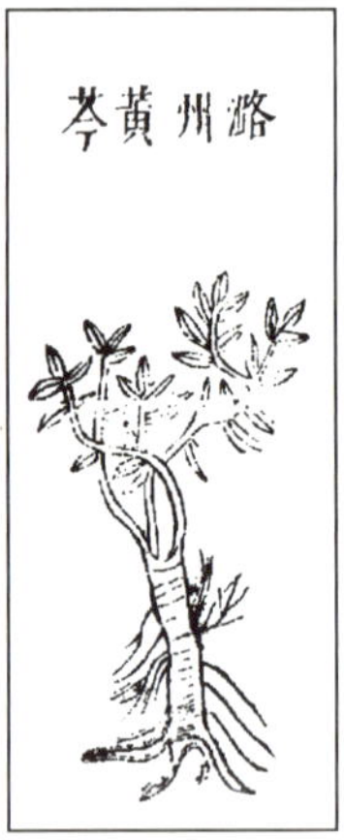

图 11　蒙筌·潞州黄芩

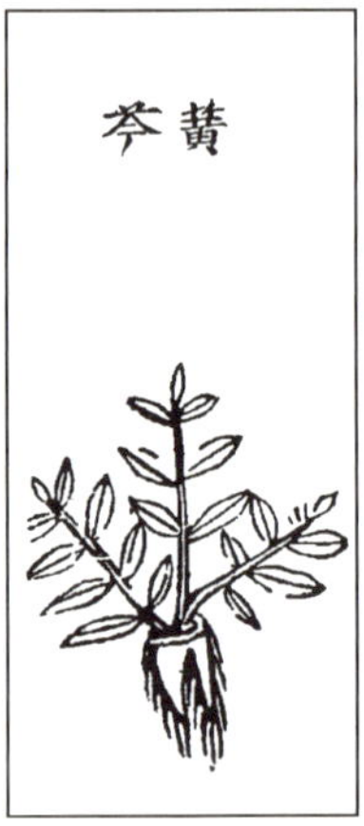

图 12　太乙·黄芩

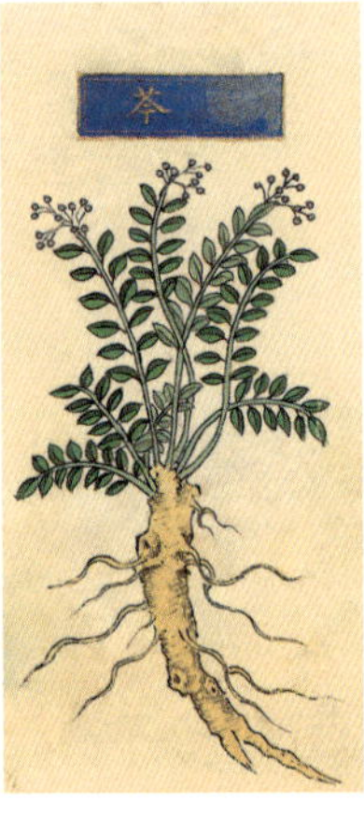

图 13　雷公·黄芩

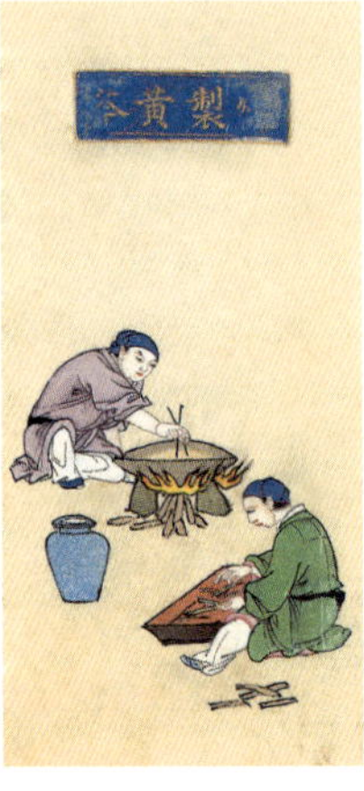

图 14　雷公·炮制黄芩

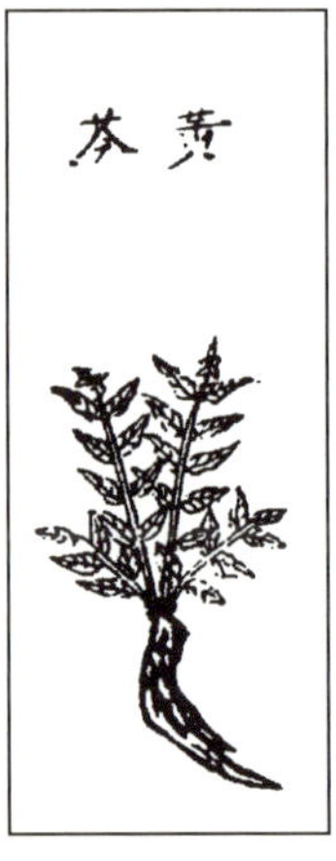

图 15　纲目（金）·黄芩

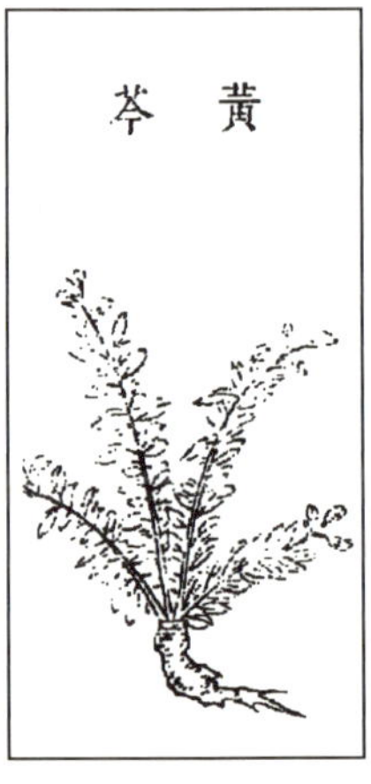

图 16　纲目（钱）·黄芩

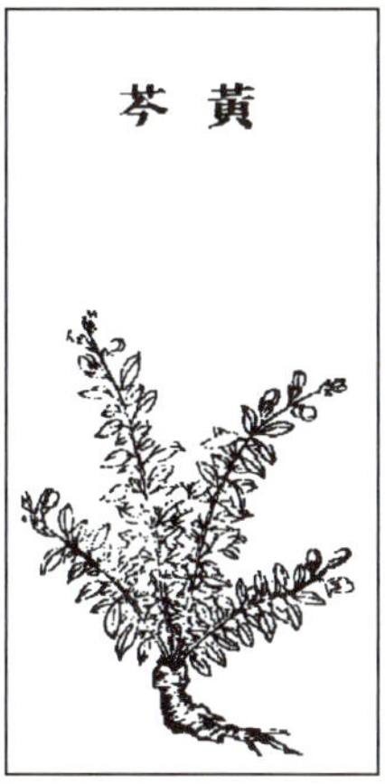

图 17　纲目(张)·黄芩

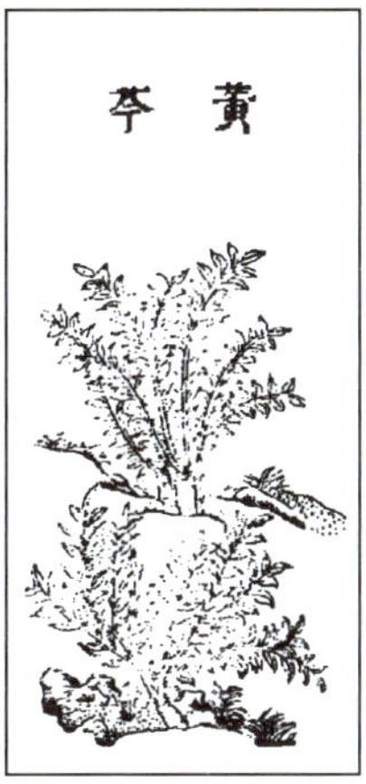

图 18　三才·黄芩

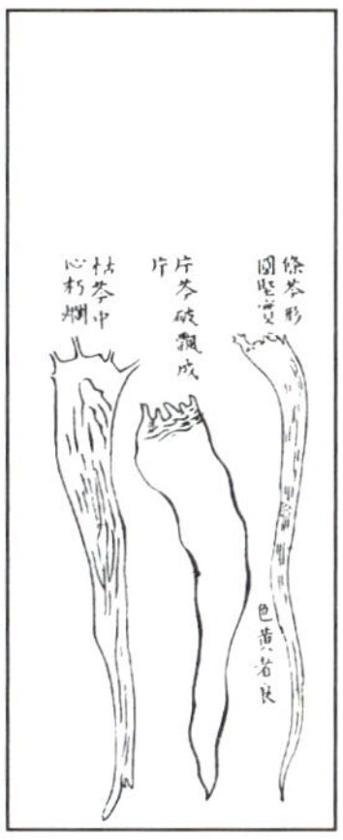

图 19　原始·黄芩

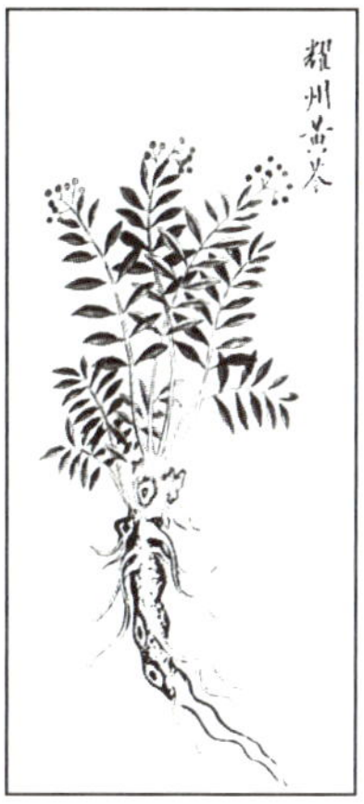

图 20　金石·耀州黄芩

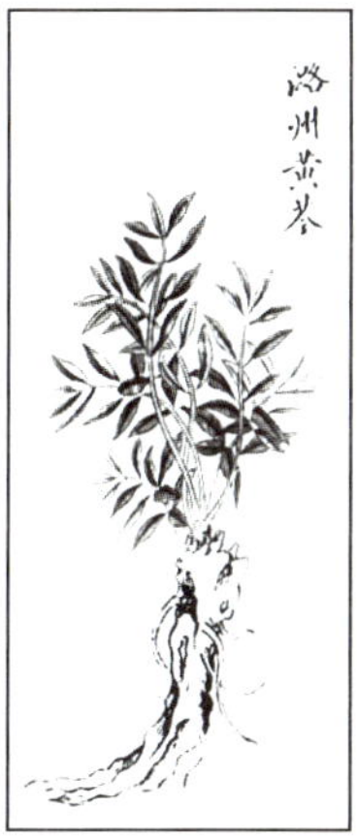

图 21　金石·潞州黄芩

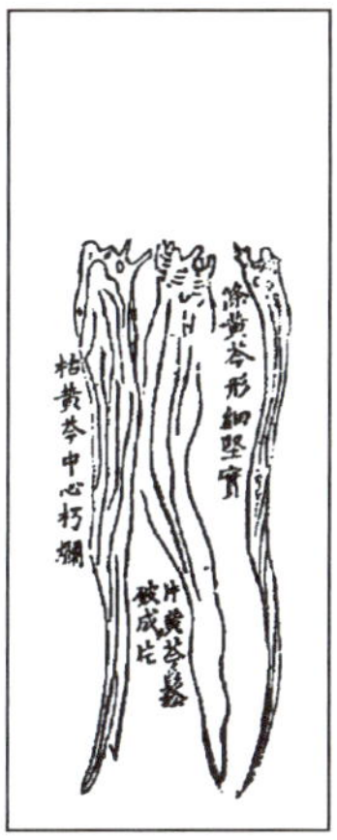

图 22　汇言·黄芩

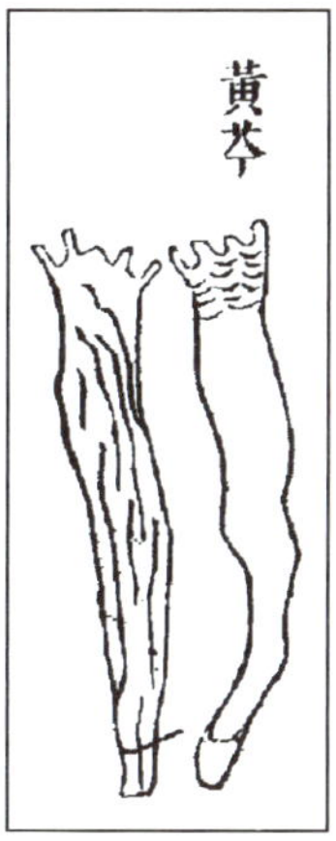

图 23　本草汇·黄芩

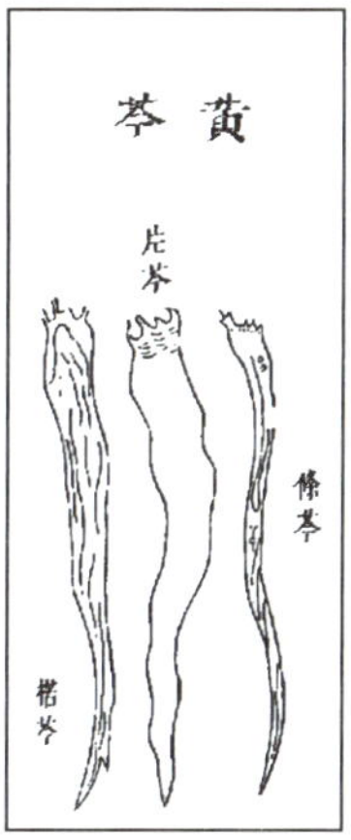

图 24　类纂·黄芩

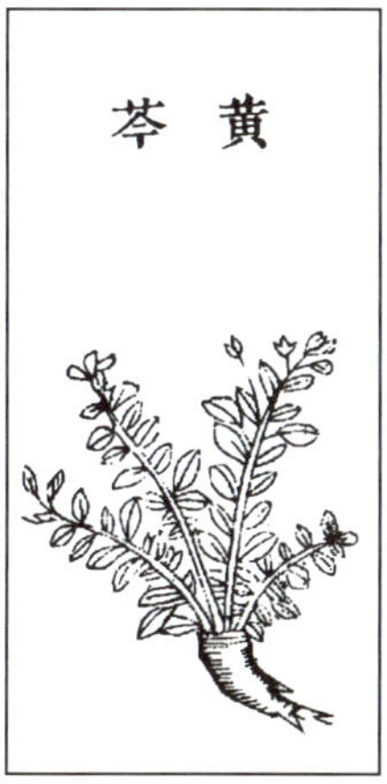

图 25　备要·黄芩

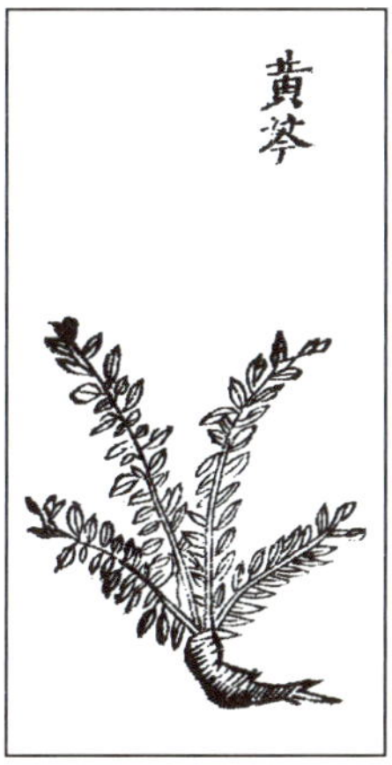

图 26　求真·黄芩

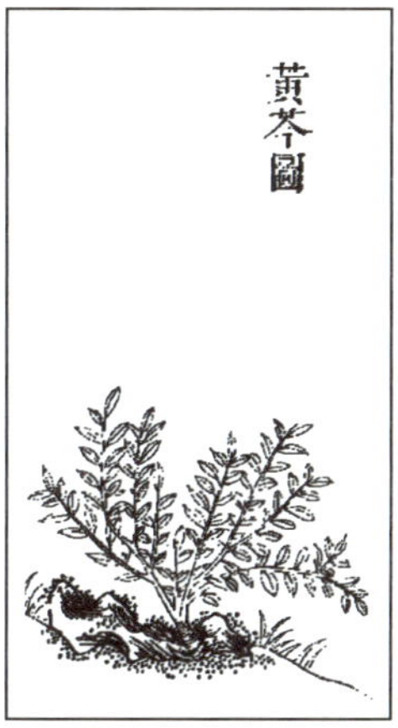

图 27　草木典·黄芩图

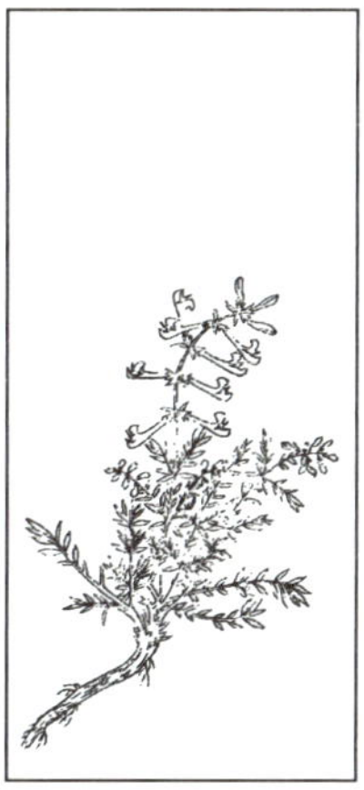

图 28　图考·黄芩

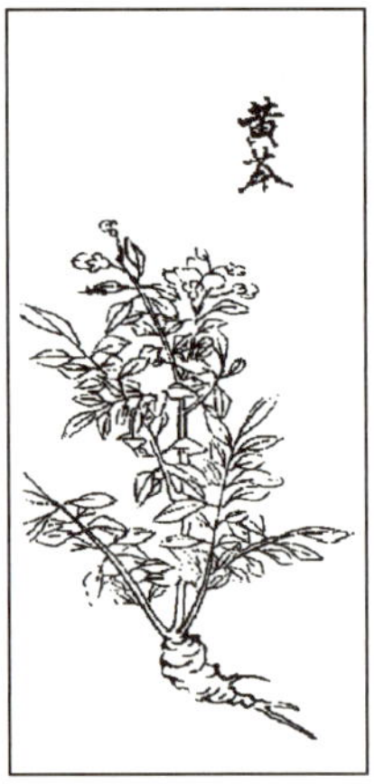

图 29　图说·黄芩

本品29图，取自22书，其中6幅彩图。有承继关系及仿绘图可分以下2个书类。

《本草图经》：该书的“耀州黄芩”“潞州黄芩”图分别存于《大观本草》（图1、2）、《政和本草》（图3、4）、《绍兴本草》（图5、6）中。此三传本药图基本一致。今以《政和》图3、图4为《图经》图的代表。

仿绘《图经》此2图的彩色本草有《本草品汇精要》。其“耀州黄芩”（图8）的根部完全重绘敷色，为直立主根，粗大，多皮孔及须根。茎基部分枝较《图经》图3更多，叶披针形，对生。枝顶有总状花序，花甚小，类似《绍兴本草》“耀州黄芩”（图5）。“潞州黄芩”（图9）形态与图8基本一致，都改绘了根茎，增加了分枝，唯构图有所不同。《补遗雷公炮制便览》“黄芩”（图13）又仿绘《品汇》“耀州黄芩”（图8）。《金石昆虫草木状》的“耀州黄芩”（图20）、“潞州黄芩”（图21）亦仿绘《品汇》两幅同名图。

仿绘《图经》黄芩图的墨线图有：《本草歌括》“黄芩”（图7），仿绘《图经》“耀州黄芩”（图3），但图形高度省略，仅得其粗形而已。《本草蒙筌》“耀州黄芩”（图10）、“潞州黄芩”（图11）均仿绘《图经》两幅同名图，有些简略及小改动（如图10枝端将花绘成叶）。《太乙仙制本草药性大全》“黄芩”（图12）将《图经》“耀州黄芩”（图3）高度简省，略绘其枝叶及根茎而已。《本草纲目》金陵本“黄芩”（图15）亦仿绘《图经》“耀州黄芩”（图3），线条粗劣，多有简略，但保留了原植株的主要特点。《纲目》钱本“黄芩”（图16）亦仿绘《图经》“耀州黄芩”图，但线条更细腻，接近原图。《纲目》张本“黄芩”（图17）、《本草备要》图25、《本草求真》图26、《本草简明图说》图29均仿绘钱本图16。《三才图会》“黄芩”（图18）将《图经》2图合绘于一图，各加土地背景。其中的上图仿自“耀州黄芩”（图3），下图仿自“潞州黄芩”（图4）。《古今图书集成·草木典》“黄芩图”（图27）仅有植物一株，增添土地背景，掩盖了根茎的下半部。此图构图有些变化，但从无花这一点来说当仿绘自“潞州黄芩”（图4）。

《本草原始》：该书“黄芩”（图19）为药材图，仿绘者有《本草汇言》同名图22、《本草汇》同名图23（仅取用其中2支）、《本草纲目类纂必读》同名图24。

以上29幅图中，除24幅属仿绘图外，还有5幅原创图（图3、4、14、19、28），详见下“鉴药”项。

【文录】

《本经》《别录》（见《证类》卷8“黄芩”）……**一名腐肠**，一名空肠，一名内虚，一名黄文，一名经芩，一名妒妇……生秭归川谷及冤句。三月三日采根，阴干。

三国《吴普本草》（见《御览》卷992“黄芩”）《吴氏本草》曰：黄芩，一名黄文，一名妬妇，一名虹胜，一名经芩，一名印头，一名内虚……二月生，赤黄叶，两两四四相值，茎空中，或方圆，高三四尺。花紫红赤，五月实黑，根黄。二月至九月采。

梁《本草经集注》（见《证类》卷8“黄芩”） 陶隐居云：秭归属建平郡，今第一出彭城，郁州亦有之。圆者名子芩为胜，破者名宿芩，其腹中皆烂，故名腐肠，惟取深色坚实者为好。俗方多用，道家不须。

唐《唐本草》（同上）《唐本》注云……今出宜州、鄜州、泾州者佳。兖州者大实亦好，名豘尾芩也。

宋《本草图经》（同上）《图经》曰……今川蜀、河东、陕西近郡皆有之。苗长尺余，茎秆粗如箸，叶从地四面作丛生，类紫草，高一尺许，亦有独茎者，叶细长，青色，两两相对。六月开紫花，根黄如知母粗细，长四五寸，二月、八月采根，暴干用之。《吴普本草》云：黄芩又名印头，一名内虚。二月生赤黄叶，两两四四相值，其茎空中，或方圆，高三四尺。花紫红赤，五月实黑，根黄。二月、九月采。与今所有小异……

明《本草纲目》卷13“黄芩”【释名】苦督邮（《记事》）、条芩（《纲目》）、鼠尾芩。【时珍曰】芩《说文》作莶，谓其色黄也。或云芩者黔也，黔乃黄黑之色也。宿芩乃旧根，多中空，外黄内黑，即今所谓片芩，故又有腐肠、妒妇诸名。妒妇心黯，故以比之。子芩乃新根，多内实，即今所谓条芩。或云西芩多中空而色黔，北芩多内实而深黄。

【鉴药】

“黄芩”首见于《本经》。李时珍释其名曰：“芩，《说文》作莶，谓其色黄也。或云芩者黔也，黔乃黄黑之色也。”本品为古今常用泻火除湿药，可治肺火热嗽、湿热痢疾等。

关于本品的来源，《别录》记载产秭归（今属湖北）川谷及冤句（今山东曹县）。此后至宋代，川蜀、河东、陕西诸州郡都有出产。本草中关于其形态的记载很早。《吴普本草》载本品叶“两两四四相值，茎空中，或方圆……花紫红赤，五月实黑，根黄”。归纳起来有叶对生，茎钝四棱形，花紫红，果实黑，根茎黄等特点。梁·陶弘景则描述其根茎：“圆者名子芩为胜，破者名宿芩，其腹中皆烂，故名腐肠，惟取深色坚实者为好。”《唐本草》记载：“兖州者大实亦好，名豘尾芩也。”宋《图经》在《吴普本草》的基础上，又补充了若干特点，如：“苗长尺余，茎秆粗如箸，叶从地四面作丛生，类紫草，高一尺许，亦有独茎者，叶细长，青色，两两相对。六月开紫花，根黄如知母粗细，长四五寸。”李时珍进一步描述了药材形状：“宿芩乃旧根，多中空，外黄内黑，即今所谓片芩”；“子芩乃新根，多内实，即今所谓条芩”。综合以上植物及药材的特性，可知本品即唇形科黄芩属植物黄芩*Scutellaria baicalensis* Georgi。

古本草插图可以与以上文字记载相印证。

1.《本草图经》：该书有两幅黄芩图，其中《大观》《绍兴》所存图基本相同，例如“耀州黄芩”（图1、5）均只有3枝，花细小。但《政和》“耀州黄芩”（图3）茎枝有4，且有花序，花大，花萼、花瓣清晰可见。除此以外，此三传本其他特征基本相同。例如“耀州黄芩”（图3）、“潞州黄芩”（图4）均有肥厚的根茎，茎自基部分枝。叶对生，全缘。图3的茎枝顶生总状花序。总之，这两图的产地虽然不同，但都是唇形科植物黄芩*S.baicalensis*。

2.《补遗雷公炮制便览》：该书“炮制黄芩”（图14）为画师新绘，右下绿衣人在剔除黄芩药材中朽坏部分，左上紫衣人在简易灶上的锅里拨弄黄芩。其旁有一酒瓮，可能是示意需要酒炒。

3.《本草原始》：该书“黄芩”（图19）为药材图，绘三支形态各异的黄芩，配以文字说明。左边一支：“枯芩，中心朽烂”；中间一支：“片芩：破飘成片”；右边一支：“条芩：形圆坚实”、“色黄者良”。图文对照，可知黄芩因形状不同，有着不同的药材名。其原植物皆为植物黄芩*Scutellaria baicalensis* Georgi。

4.《植物名实图考》：该书“黄芩”（图28）为写生植物图，根茎粗大，多分枝，叶披针形，对生，茎枝顶端生总状花序，开唇形花。此图所示，为植物黄芩*Scutellaria baicalensis* Georgi精确的图形。

【小结】

黄芩是古今常用的泻火除湿药。《吴普本草》等本草所载本品的植物及药材形态，表明本品为唇形科植物黄芩*Scutellaria baicalensis* Georgi。《本草图经》《植物名实图考》所绘植物图，以及《本草原始》所绘药材图，其原植物亦与文字记载所示相同。

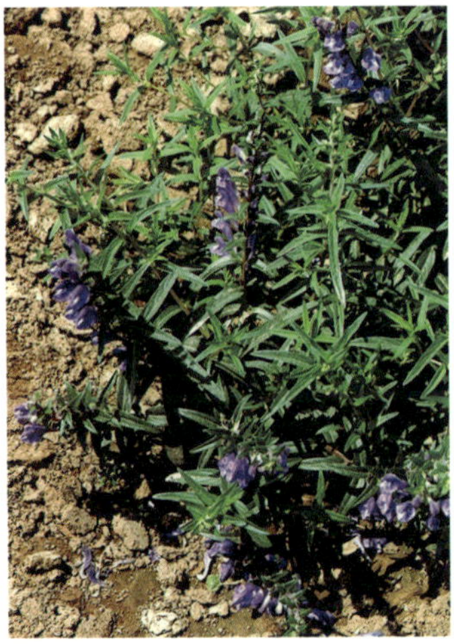

图30　黄芩 *Scutellaria baicalensis*

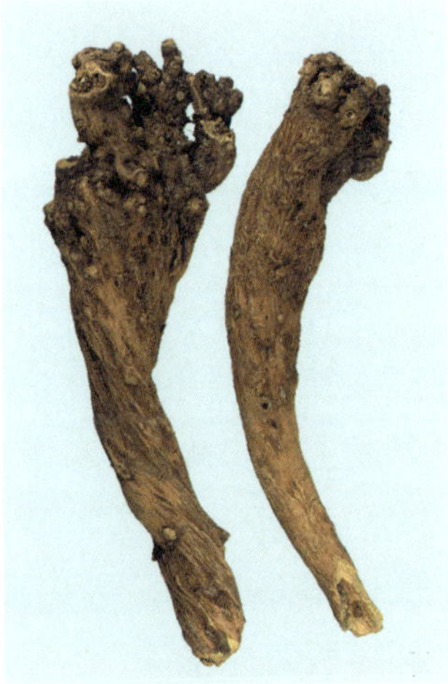

图31　黄芩药材

13-4 秦艽

【品图】

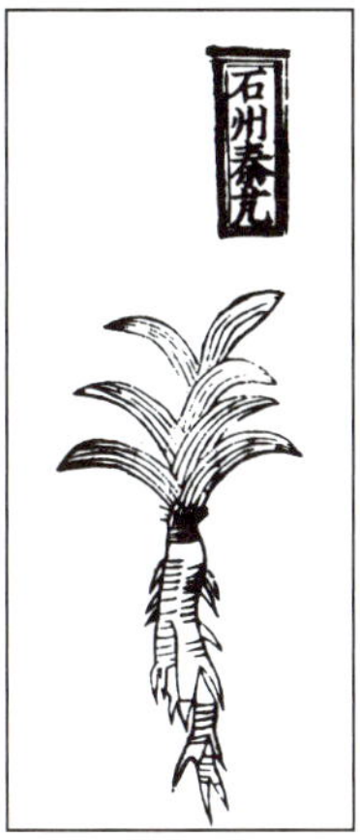

图1 图经（大）·石州秦艽

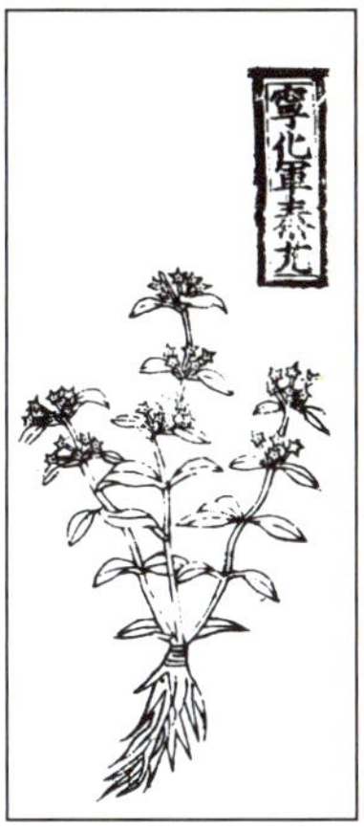

图2 图经（大）·宁化军秦艽

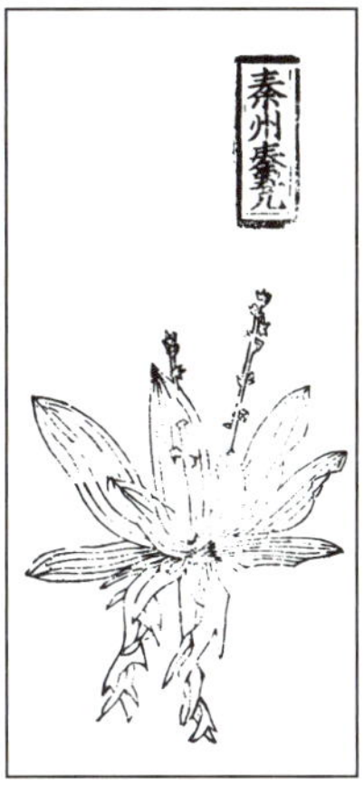

图3 图经（大）·秦州秦艽

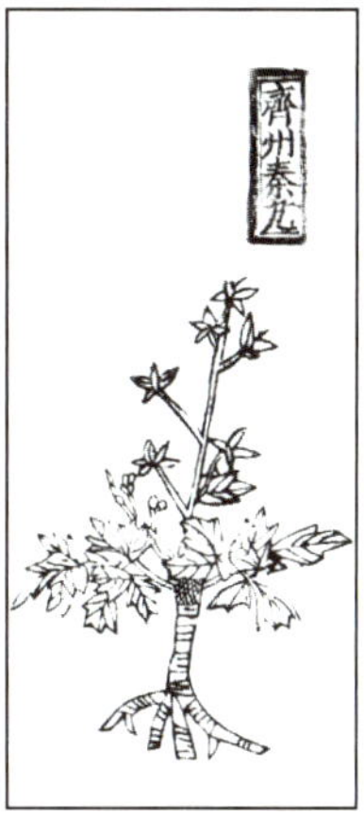

图4 图经（大）·齐州秦艽

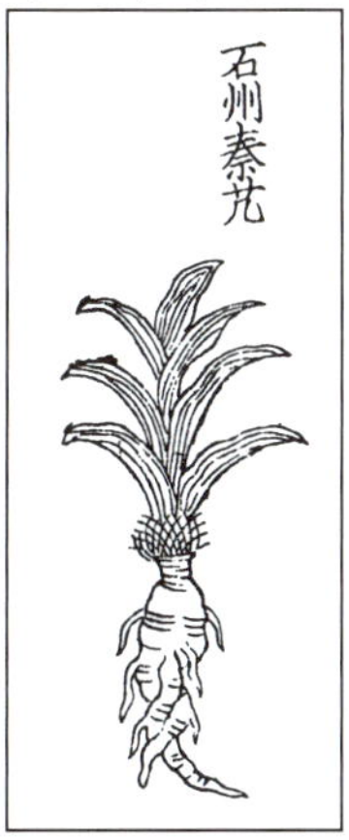

图5 图经（政）·石州秦艽

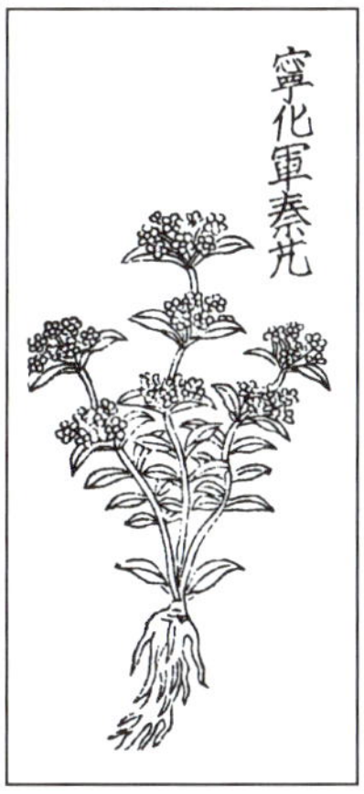

图6 图经（政）·宁化军秦艽

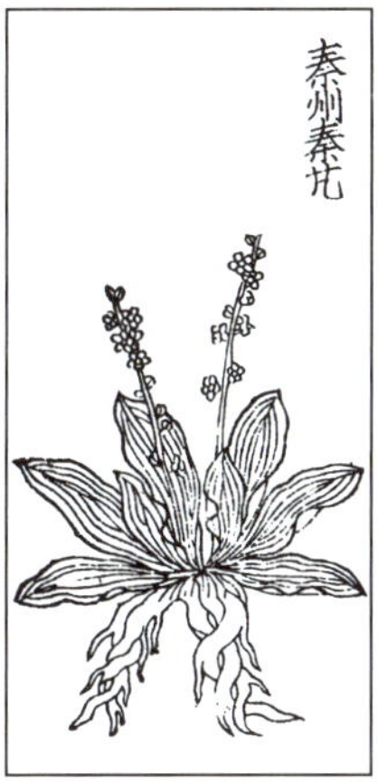

图7 图经（政）·秦州秦艽

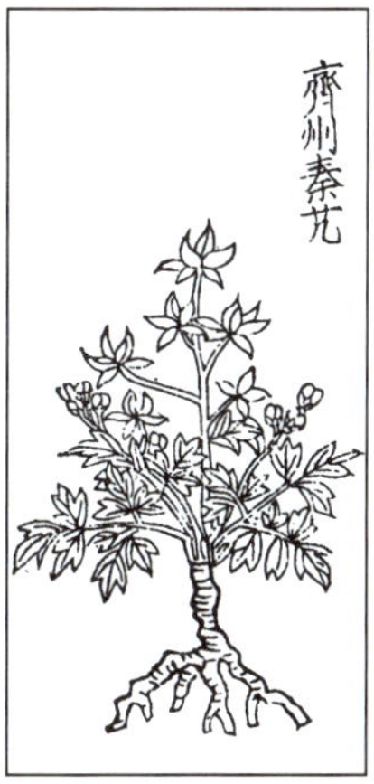

图8 图经（政）·齐州秦艽

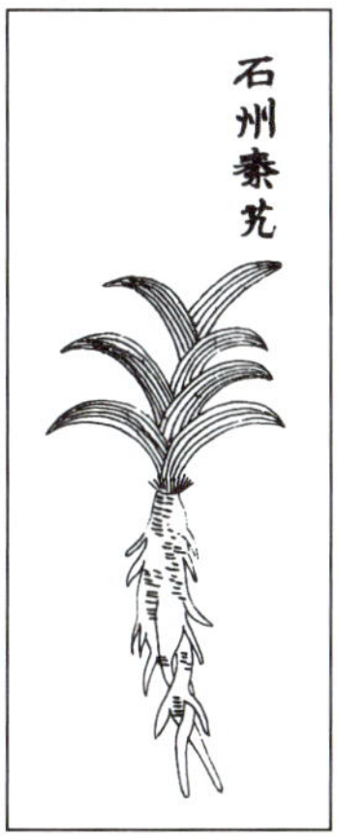

图9 图经（绍）·石州秦艽

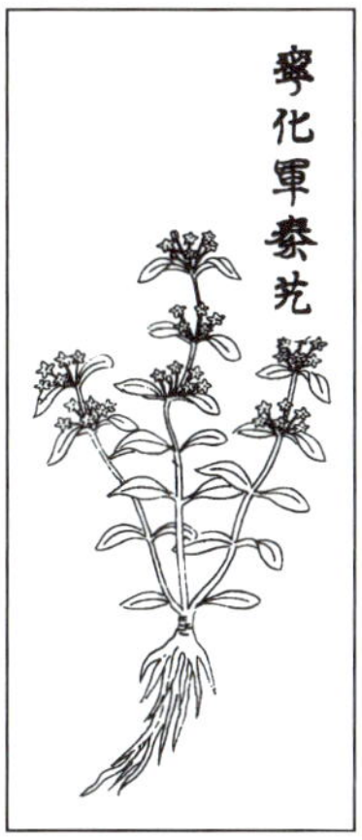

图10 图经（绍）·宁化军秦艽

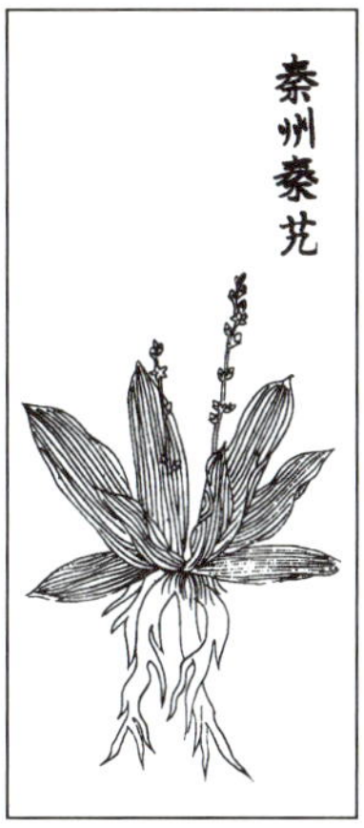

图11 图经（绍）·秦州秦艽

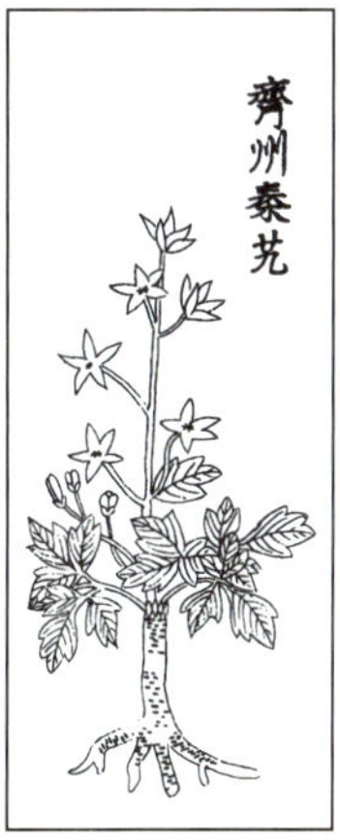

图12 图经（绍）·齐州秦艽

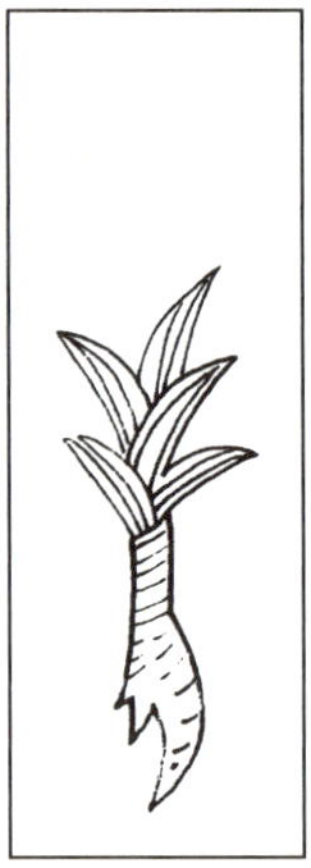

图 13　歌括·秦艽

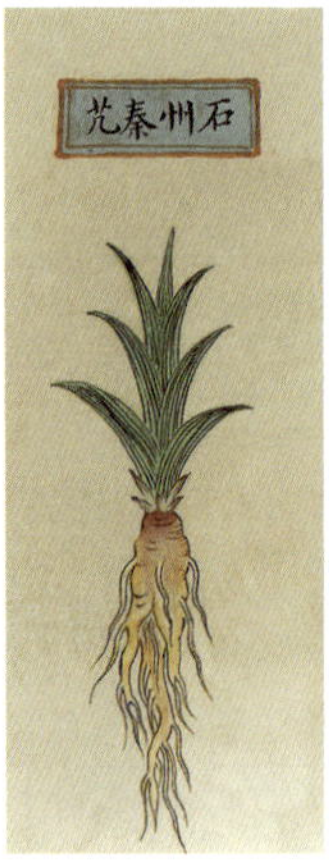

图 14　品汇·石州秦艽

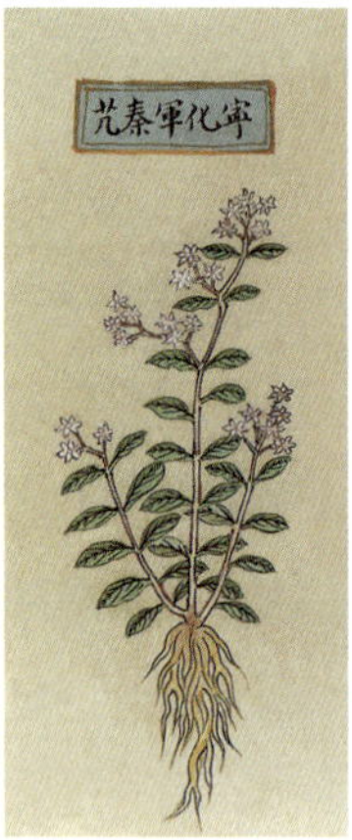

图 15　品汇·宁化军秦艽

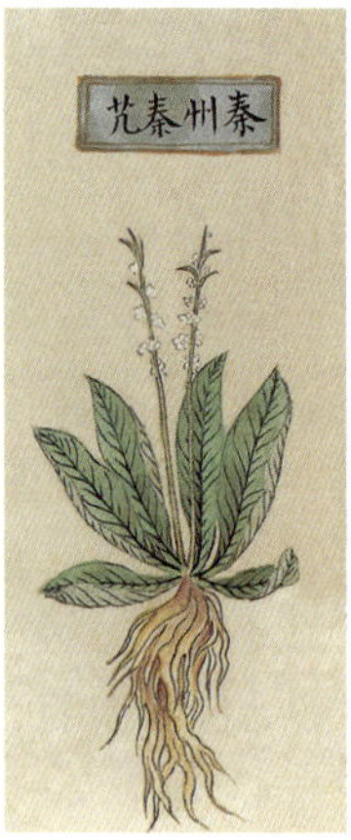

图 16　品汇·秦州秦艽

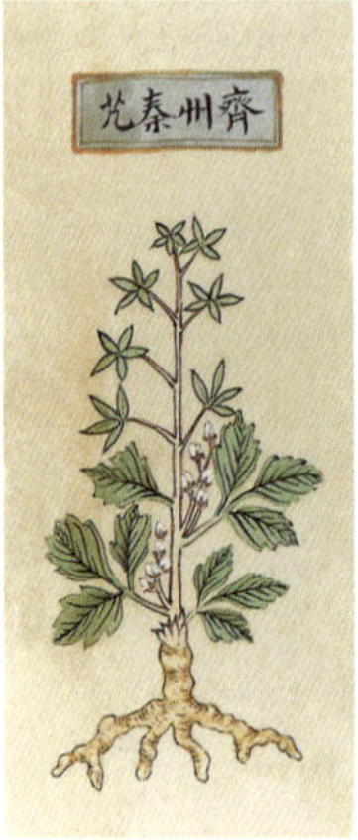

图 17　品汇·齐州秦艽

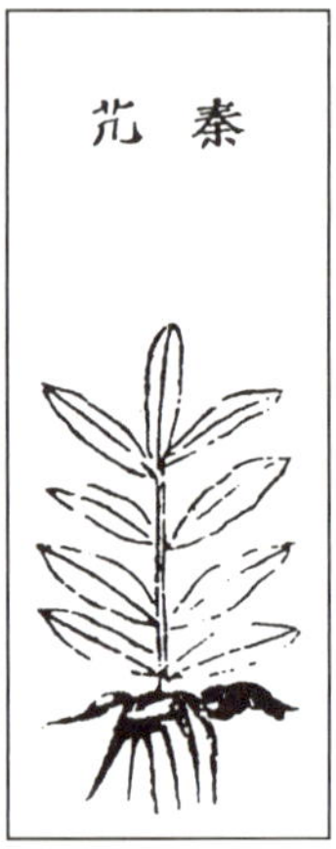

图 18　太乙·秦艽

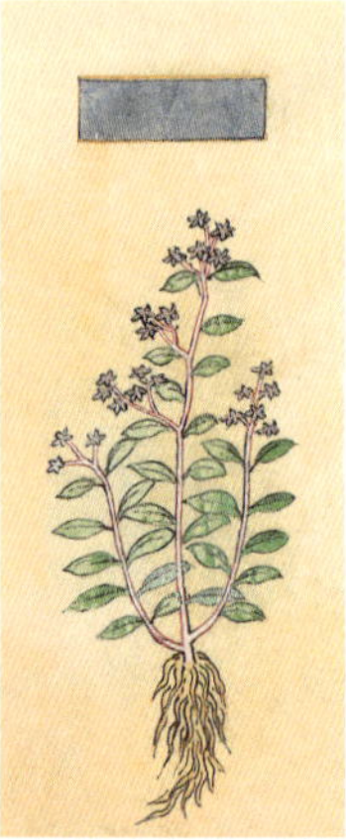

图 19　雷公·秦艽

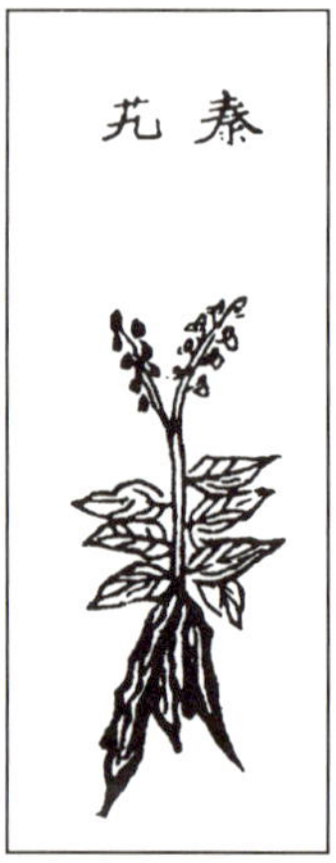

图 20　纲目（金）·秦艽

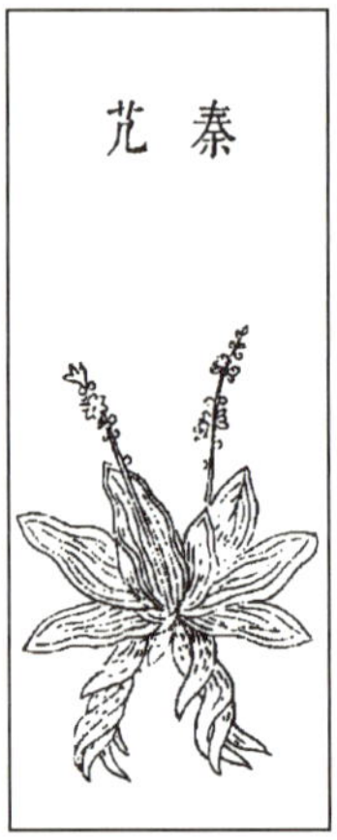

图 21　纲目（钱）·秦艽

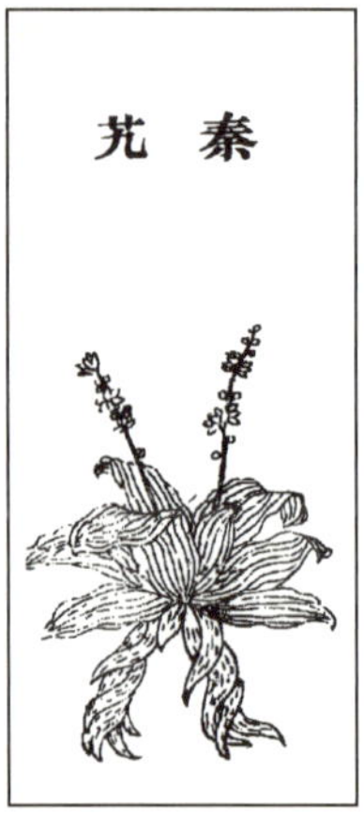

图 22　纲目（张）·秦艽

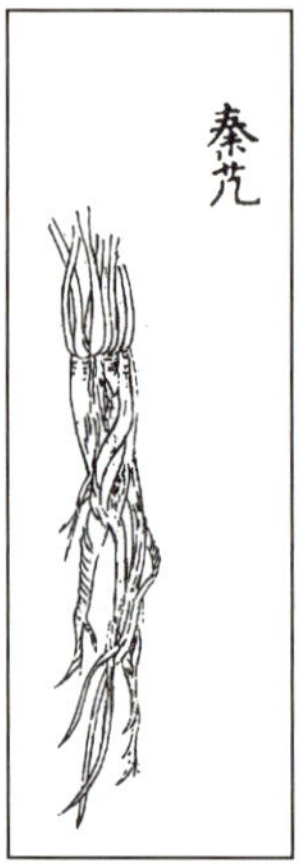

图 23　原始·秦艽

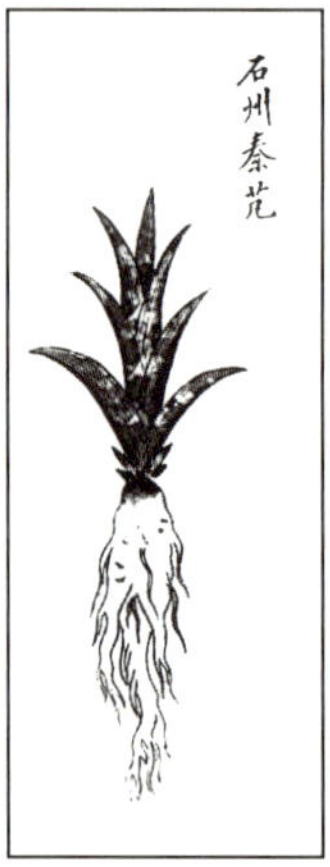

图 24　金石·石州秦艽

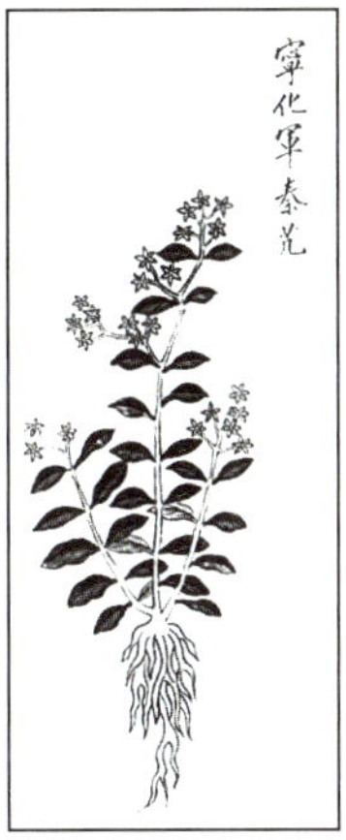

图 25　金石·宁化军秦艽

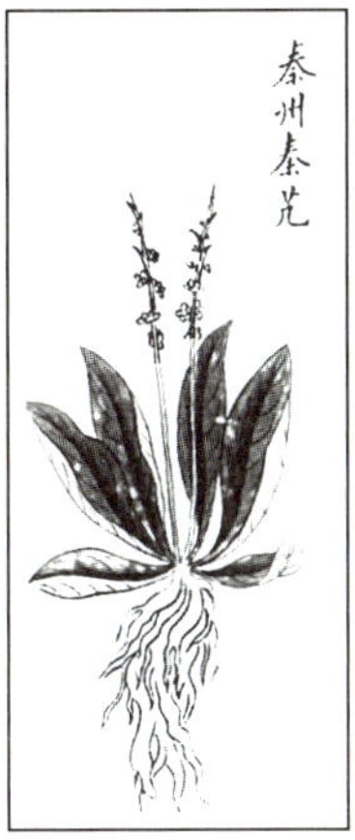

图 26　金石·秦州秦艽

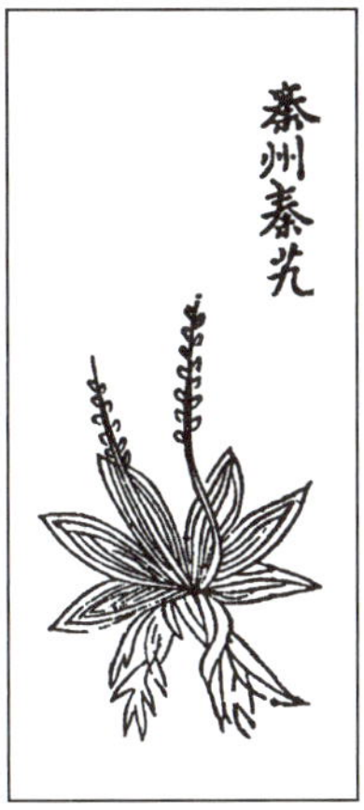

图 27　汇言·秦州秦艽

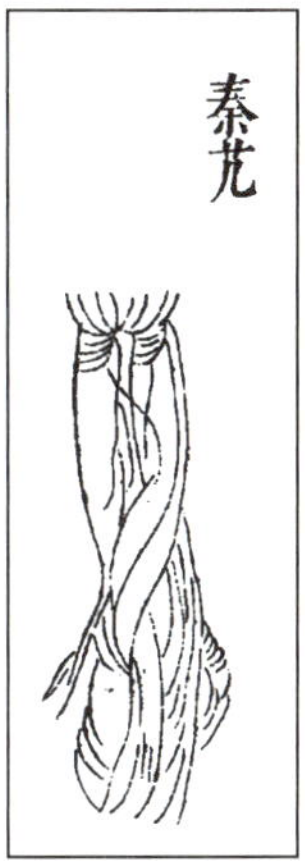

图 28　本草汇·秦艽

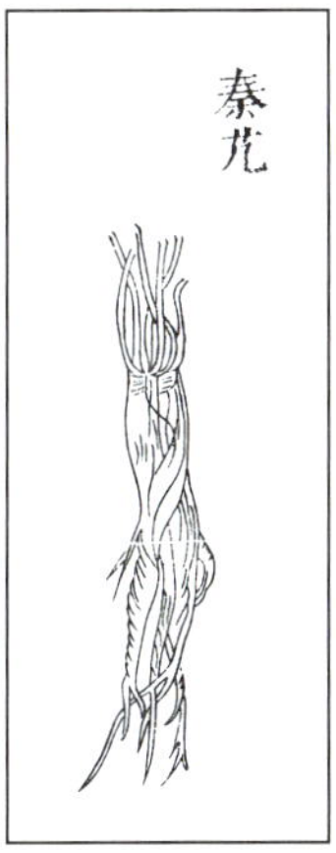

图 29　类纂·秦艽

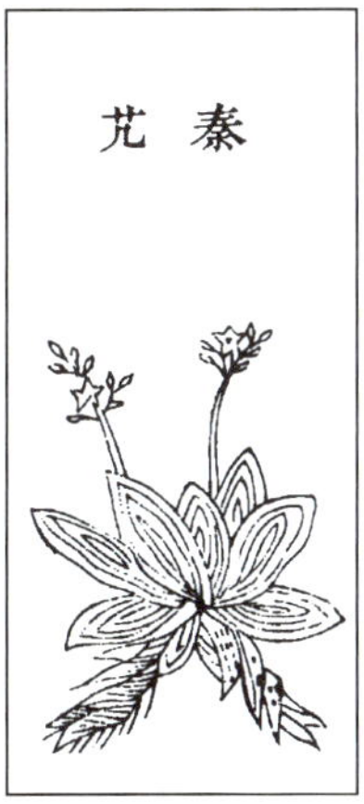

图 30　备要·秦艽

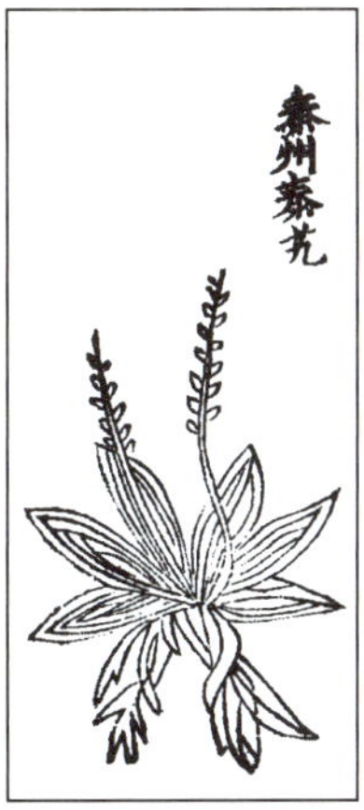

图 31　求真·秦州秦艽

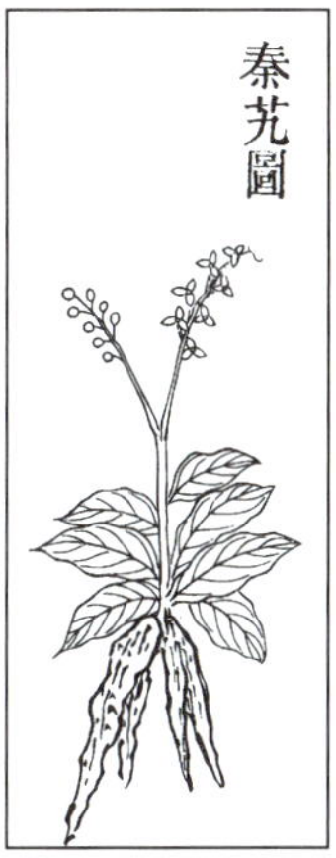

图 32　草木典·秦艽图

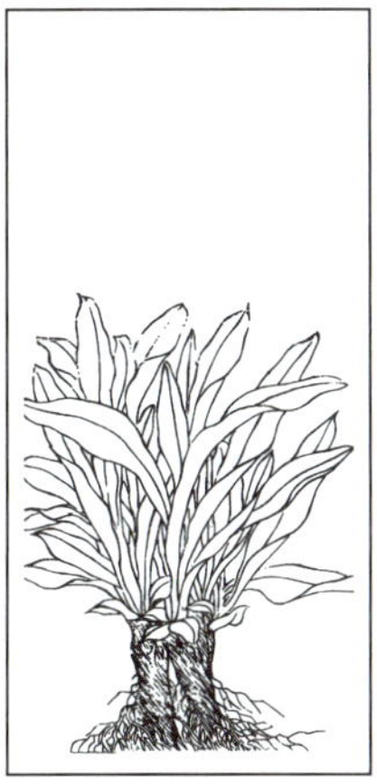

图 33　图考·秦艽

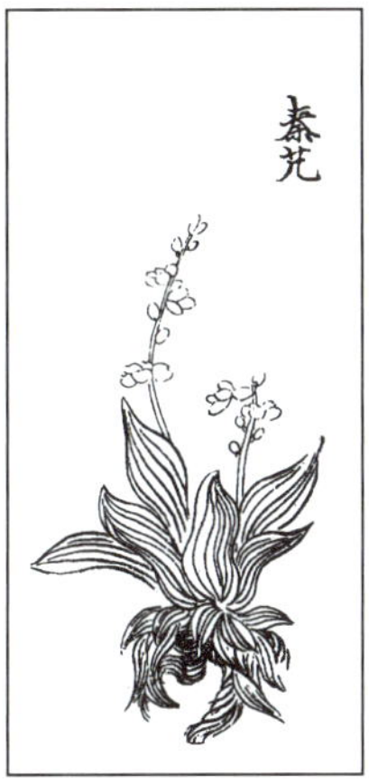

图 34　图说·秦艽

本品34图，取自20书，其中8幅彩图。有承继关系及仿绘图可分以下2个书类。

《本草图经》：该书有图4幅，依次为"石州秦艽""宁化军秦艽""秦州秦艽""齐州秦艽"图，分别存于《大观本草》（图1、2、3、4）、《政和本草》（图5、6、7、8）、《绍兴本草》（图9、10、11、12）中。此三传本药图基本一致，今以《政和》图5、图6、图7、图8为《图经》图的代表。

仿绘《图经》4图的彩色图有《本

草品汇精要》。该书“石州秦艽”(图14)、“宁化军秦艽”(图15)、“秦州秦艽”(图16)、“齐州秦艽”(图17)仿绘《图经》4图(图5—8),除敷色润饰、简化枝叶外,没有实质性改变。《补遗雷公炮制便览》“秦艽”(图19)乃仿绘《品汇》“宁化军秦艽”(图15)。《金石昆虫草木状》有彩图3幅,分别为“石州秦艽”(图24)、“宁化军秦艽”(图25)、“秦州秦艽”(图26),均仿绘自《品汇》同名图。唯独缺少“齐州秦艽”。

仿绘《图经》秦艽图的墨线图有:《本草歌括》“秦艽”(图13),仿绘《图经》“石州秦艽”(图5),但将原图高度简略。《本草纲目》金陵本“秦艽”(图20)根色黑、一茎直立,叶互生,似与《图经》任何图都不一样。但其主根粗大分支、花枝茎顶分叉,与《图经》4图中的“秦州秦艽”(图7)构图元素相同。只不过误将基生叶绘为互生,将原两枝花葶绘成茎顶分枝生花。《纲目》钱本“秦艽”(图21)则仿绘《图经》“秦州秦艽”(图7),且将其扭结的根绘得宛如扎辫。《纲目》金陵本“秦艽”(图20)的仿绘图有《古今图书集成·草木典》“秦艽图”(图32)。《纲目》钱本“秦艽”(图21)的仿绘者更多:《纲目》张本图22、《本草汇言》图27、《本草备要》图30、《本草求真》图31、《本草简明图说》图34。以上诸图仿绘时或有润饰,但主要元素未变。

《本草原始》:该书“秦艽”(图23)的仿绘图有《本草汇》同名图(图28)、《本草纲目类纂必读》同名图(图29)。

以上34图中,除27幅属仿绘图外,还有7幅原创图(图5、6、7、8、18、23、33),详见下“鉴药”项。

【文录】

《别录》(见《证类》卷8“秦艽”) 生飞乌山谷。二月、八月采根,暴干。

梁《本草经集注》(同上) 陶隐居云:飞乌或是地名,今出甘松、龙洞、蚕陵。长大黄白色为佳。根皆作罗文相交,中多衔土,用之熟破除去。方家多作秦胶字,与独活疗风常用,道家不须尔。

唐《唐本草》(同上) 《唐本》注云:今出泾州、鄜州、岐州者良。本作札,或作纠、作胶,正作艽也。

宋《本草图经》(同上) 《图经》曰……今河、陕州军多有之。根土黄色,而相交纠,长一尺已来,粗细不等。枝杆高五六寸,叶婆娑连茎梗,俱青色,如莴苣叶。六月中开花,紫色,似葛花,当月结子。每于春秋采根,阴干。

明《本草纲目》卷13“秦艽” 【释名】【时珍曰】秦艽出秦中,以根作罗纹交纠者佳,故名秦艽、秦糺。

清《植物名实图考》卷7“秦艽” 今山西五台山所产形状正同……古方为治黄要药,今治风犹用之。

【鉴药】

"秦艽"首见于《本经》。李时珍释其名曰："秦艽出秦中，以根作罗纹交纠者佳，故名秦艽、秦纠。"其中"艽"（jiāo）字每多因形、因音相近而借字，今不赘述。本品古今常用，可祛风除湿，治风湿痹、黄疸、骨蒸等。

本品之名已含有鉴别其来源的特征。梁·陶弘景云："根皆作罗文相交。"此指本品多条须根扭结缠结成圆柱状，外面看起来是一有罗纹纠结的粗根。宋《图经》载其形态为："根土黄色而相交纠，长一尺已来，粗细不等。枝杆高五六寸，叶婆娑连茎梗，俱青色，如莴苣叶。六月中开花，紫色，似葛花，当月结子。"结合传承用药实际，此当为龙胆科龙胆属植物秦艽*Gentiana macrophylla* Pall.。

据秦艽命名，其产地最早当为秦（今陕西关中地区）地或秦州（今甘肃甘谷县）。《别录》最早记载的产地是"飞乌山谷"。古书"鸟""乌"常混淆。今未见有"飞乌"地名，但有"飞鸟山"，在今重庆巫山县南。梁代陶弘景也不明"飞乌"之义，云"飞乌或是地名，今出甘松、龙洞、蚕陵"。其中甘松在今四川松潘西南，蚕陵在今四川茂县、龙洞在今陕西宁强县西北。可见本品最早的产地在今甘肃、四川、陕西一带。至唐代主要出产在泾州（今甘肃镇原）、鄜州（今陕西黄陵）、岐州（今陕西凤翔）。宋代主产"河、陕州军"（今河西走廊及陕西一带）。清·吴其濬考察山西五台山也有正品出产。这与今秦艽的分布是相吻合的。结合古本草插图进行考察，其结果可与上述文字记载相印证。

1.《本草图经》：该书4幅秦艽图，可考为秦艽来源的有"石州秦艽"与"秦州秦艽"。石州为今山西离石市。"石州秦艽"（图5）具有粗大的根头，叶基部有包裹着明显网状纤维叶鞘，下有多数须根向左扭曲缠结。这是秦艽根部的最重要的特点。此图的叶扁平剑形，直出平行脉，二列式互生，似鸢尾科植物的叶片。但也可能是无法表达秦艽莲座丛叶而采用的画法。故依据叶基及根部，可认为此图的原植物还是龙胆属植物秦艽*Gentiana* sp.。"秦州秦艽"（图7）有两股须根左向缠扭而成的粗根，根头有纤维毛须，基生叶成莲座状丛生，形如车前。叶卵状椭圆形，直出平行脉7条。花多数，生于枝顶，呈总状花序而非头状。除花序之外，其他特征均符合龙胆科植物秦艽*Gentiana macrophylla* Pall.。

"宁化军秦艽"（图6）产宁化军（今山西宁武）。根粗大分支而不缠扭，无基生如莲座之叶。有3茎枝，叶小、对生，茎上部腋生或顶生成簇小花。孙启明[1]谓即今大戟科植物甘遂*Euphorbia kansui* T. N. Liou ex S. B. Ho，然其根部末梢并不呈念珠状膨大。以此图与《图经》之大戟、泽漆图相比，其茎叶花近似，故或为大戟科大戟属（*Euphorbia*）植物之一。

1　孙启明：《苏图研究》见：张志斌、郑金生主编：《本草纲目研究札记》，北京：科学出版社，2019：608.

"齐州秦艽"（图8）产齐州（今山东济南），其图有粗大的主根及分支，基生叶二回羽状复叶，中抽花茎一枝，上部分枝，枝顶有大花一朵。此似为毛莨科植物，种类不明。

2.《太乙仙制本草药性大全》：该书"秦艽"（图18）绘一横走的根茎，下有数条须根。地上部分似一单数羽状复叶。此图所示无秦艽特点，不明为何植物。

3.《本草原始》：该书"秦艽"（图23）为药材写生图。绘根一支，头部有残茎基，数条须根向左扭曲缠绕。此为龙胆科植物秦艽*G. macrophylla*的根。

4.《植物名实图考》：该书"秦艽"（图33）绘众多须根扭曲缠绕形成的两支粗根，其上为丛生的基生叶。叶狭椭圆形，甚长，基部渐狭，边缘平滑，叶柄包被于纤维状叶鞘中。未绘花序。据此，其原植物当为龙胆科植物秦艽*G. macrophylla*。

【小结】

秦艽药用历史悠久，作为治风湿痹痛、骨蒸劳热药沿用至今。本品因根形得名，其根缠结"作罗文相交"。基生叶"婆娑连茎梗"等，当为龙胆科植物秦艽*Gentiana macrophylla* Pall.《本草图经》"石州秦艽"的根部、"秦州秦艽"及《植物名实图考》"秦艽"的根与叶都具有本种的特征。《本草原始》所绘药材图亦来源于此种。

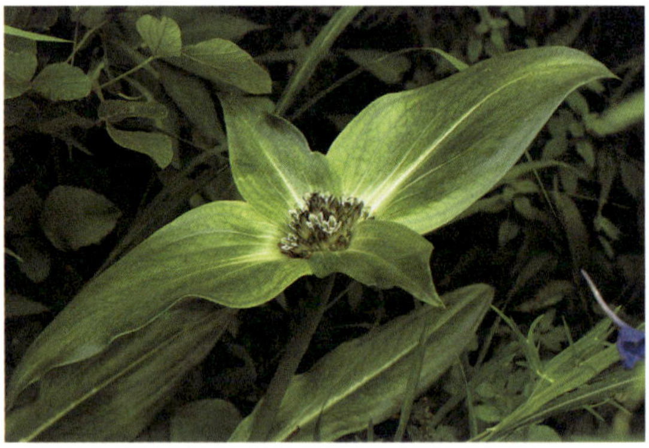

图 35　秦艽 *Gentiana macrophylla* 花枝

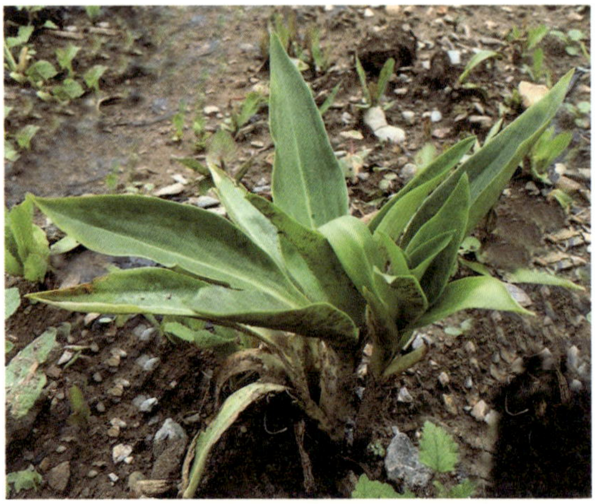

图 36　秦艽 *Gentiana macrophylla* 基生叶

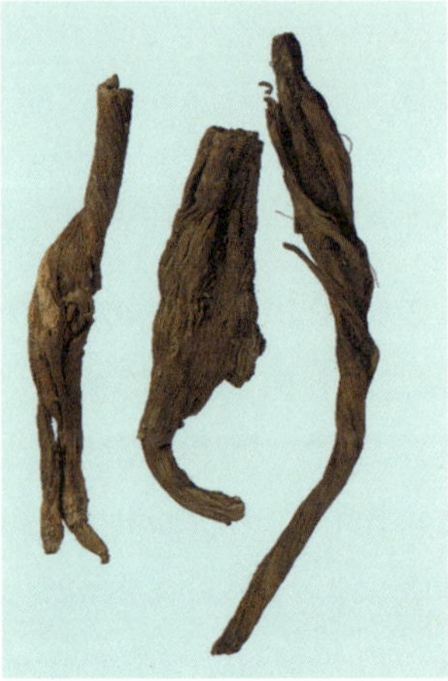

图 37　秦艽药材

13-5　茈胡

【品图】

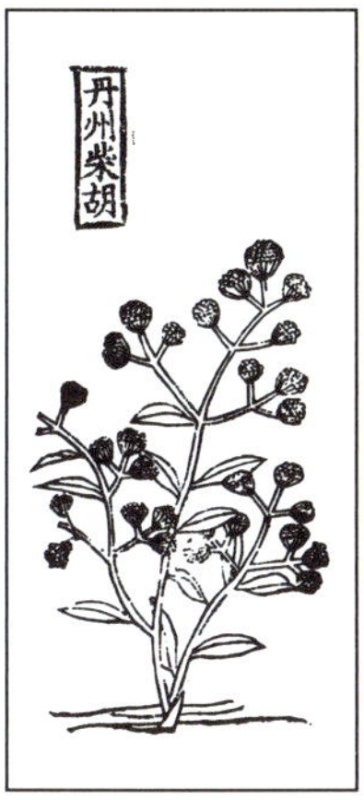

图1　图经（大）·丹州柴胡

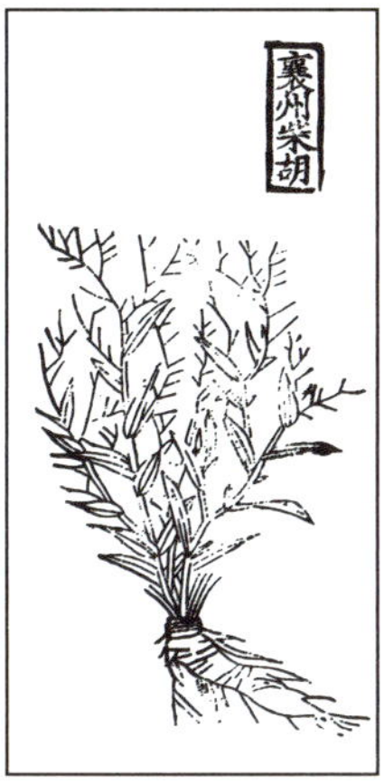

图2　图经（大）·襄州柴胡

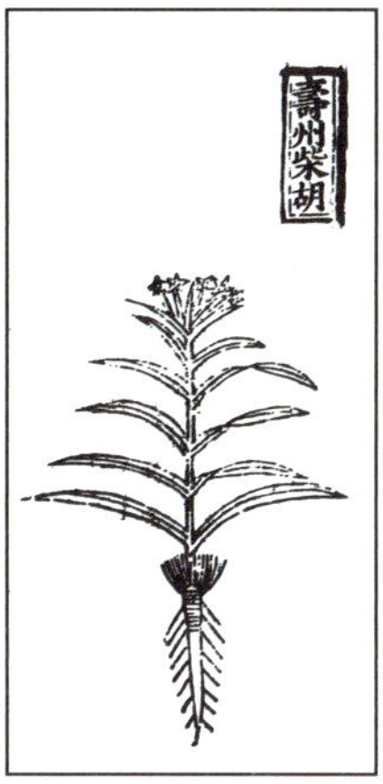

图3　图经（大）·寿州柴胡

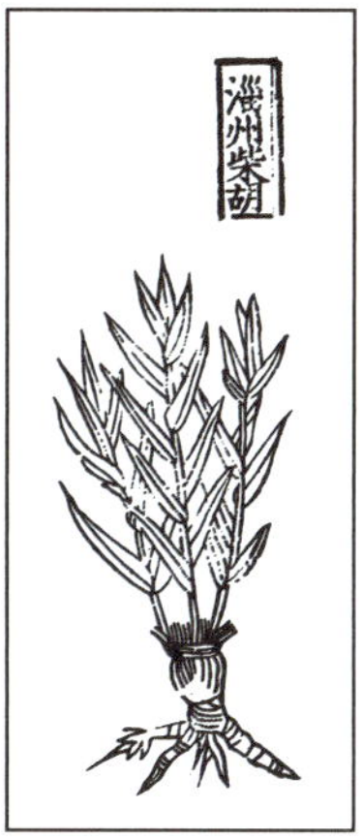

图4　图经（大）·淄州柴胡

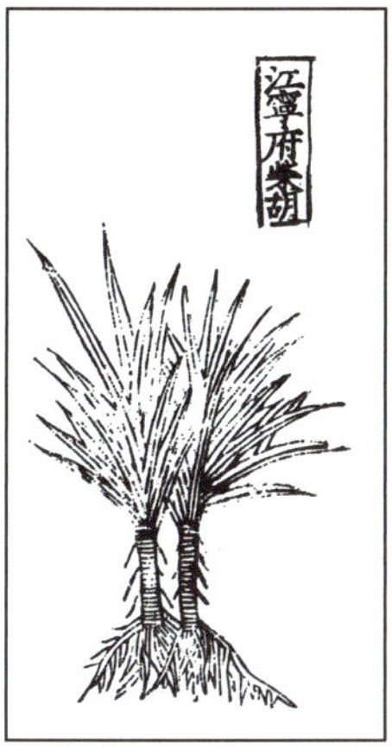

图5　图经（大）·江宁府柴胡

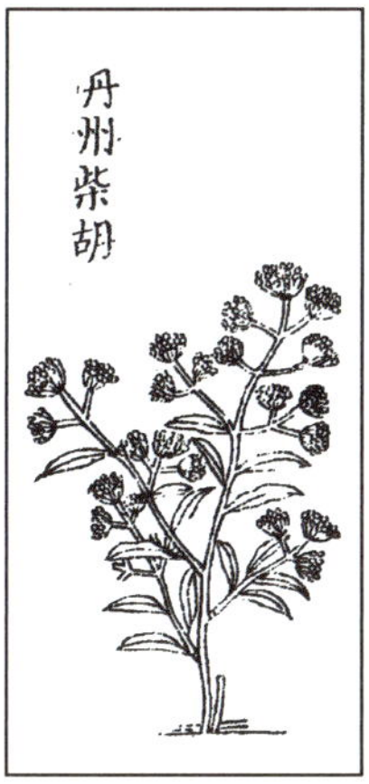

图6　图经（政）·丹州柴胡

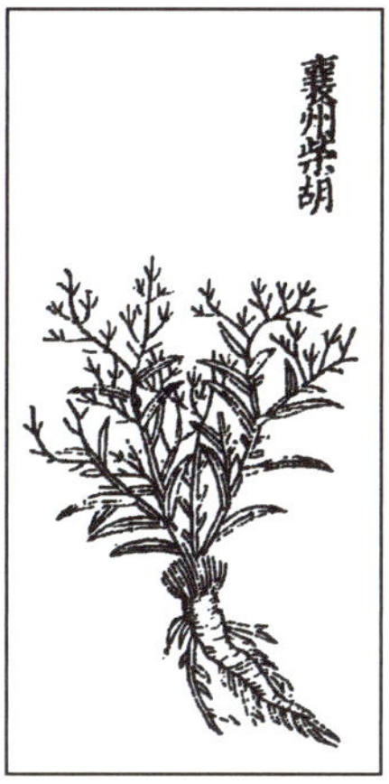

图7　图经（政）·襄州柴胡

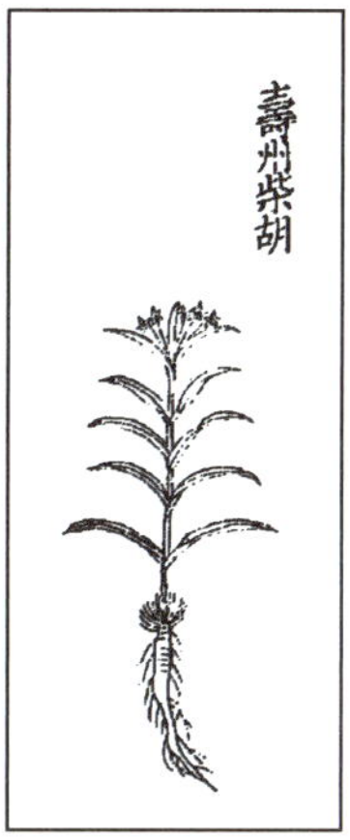

图8　图经（政）·寿州柴胡

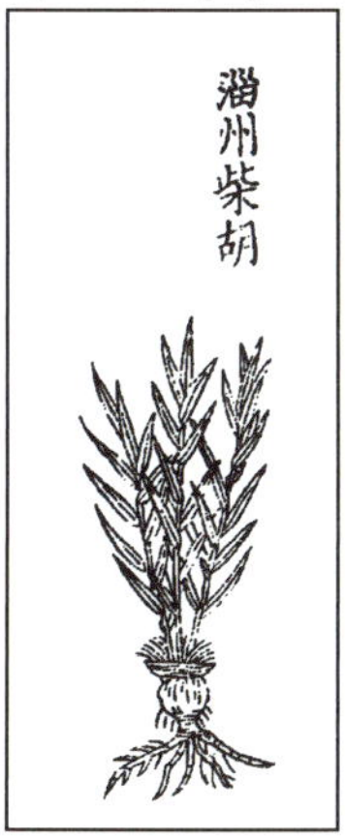

图9　图经（政）·淄州柴胡

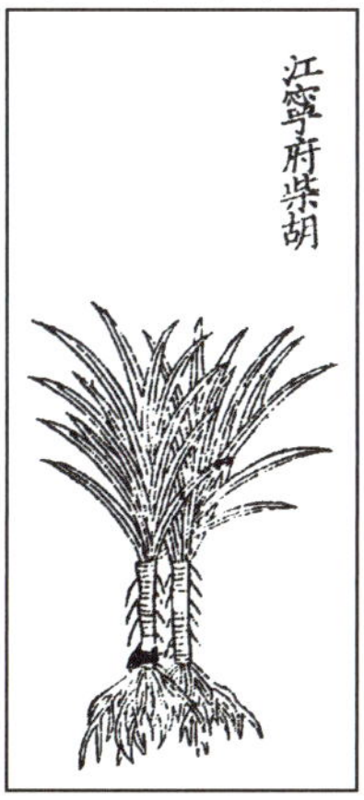

图10　图经（政）·江宁府柴胡

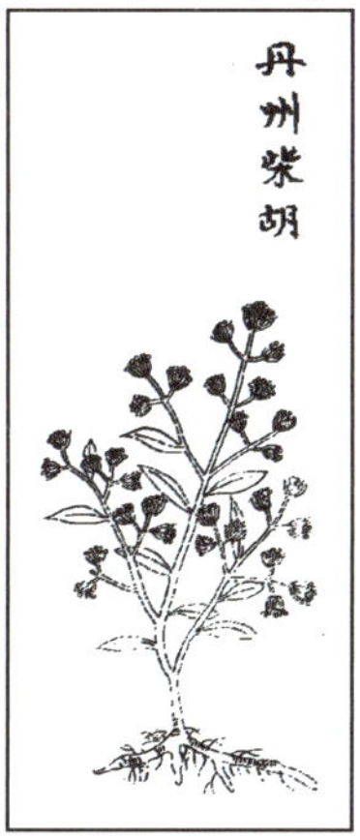

图11　图经（绍）·丹州柴胡

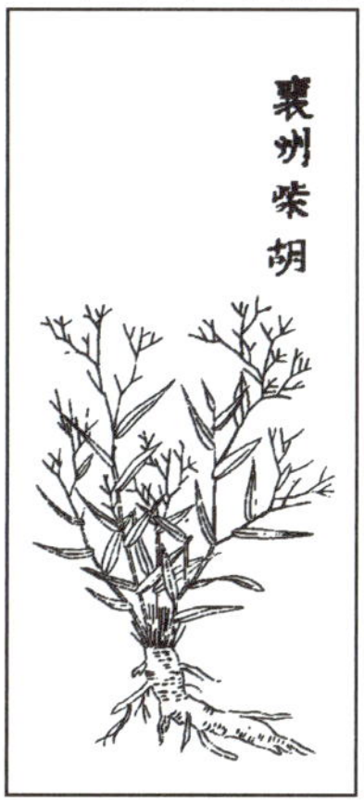

图12　图经（绍）·襄州柴胡

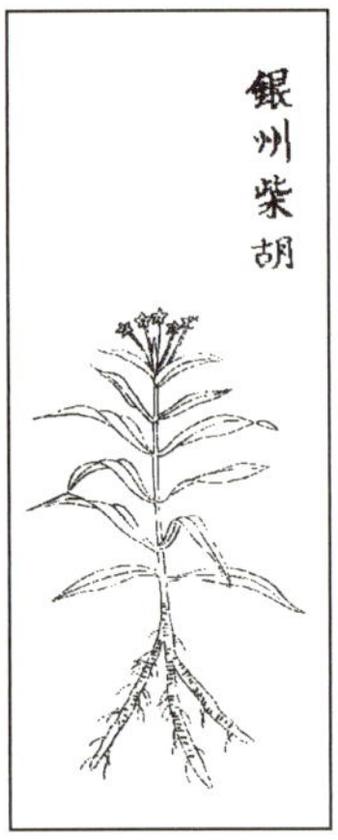

图 13　图经(绍)·银州柴胡

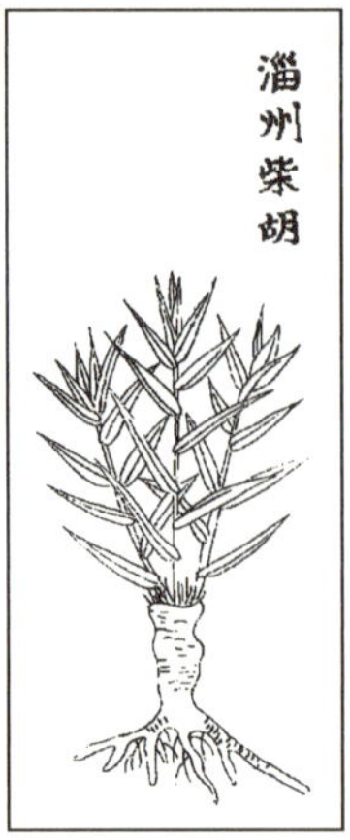

图 14　图经(绍)·淄州柴胡

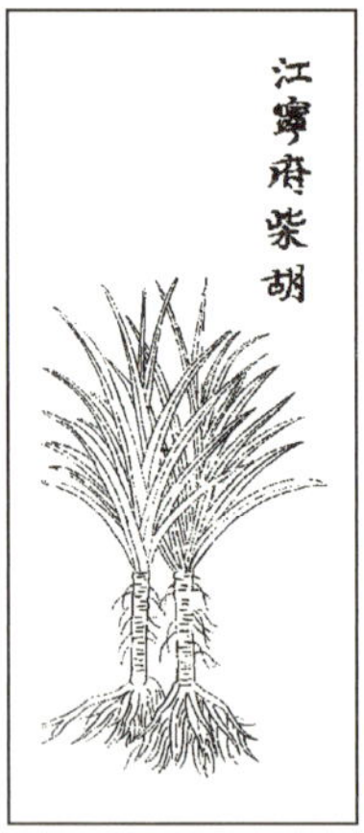

图 15　图经(绍)·江宁府柴胡

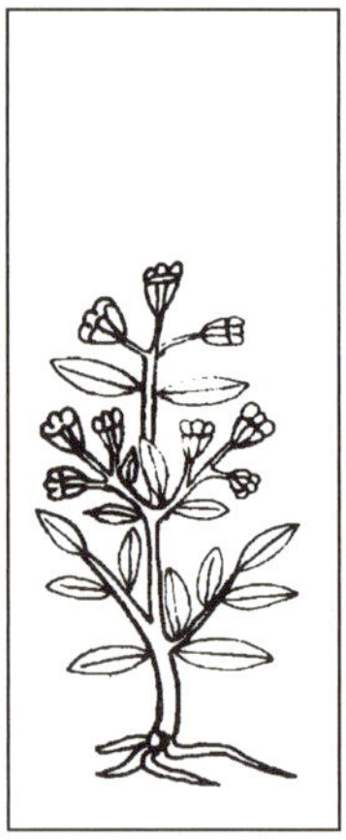
图 16　歌括·茈胡

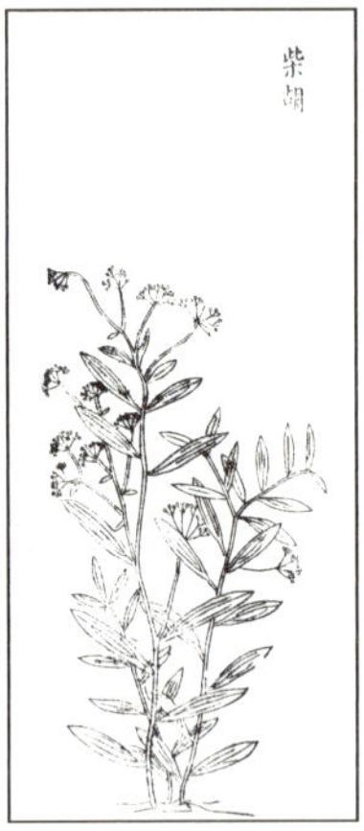

图 17　救荒·柴胡

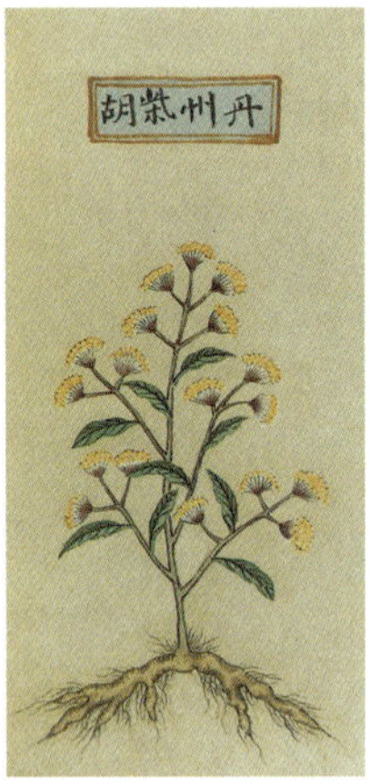

图 18　品汇·丹州柴胡

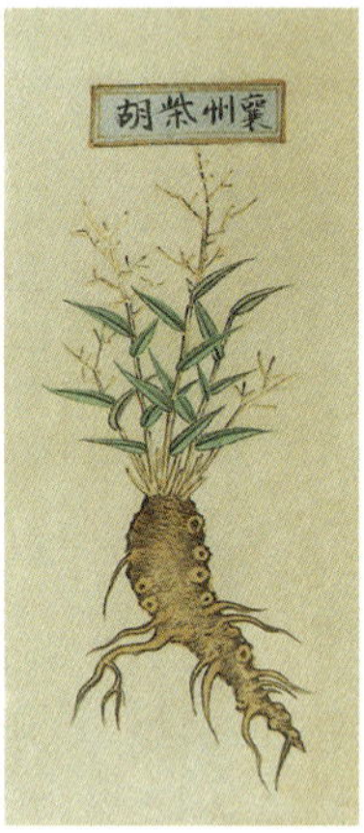

图 19　品汇·襄州柴胡

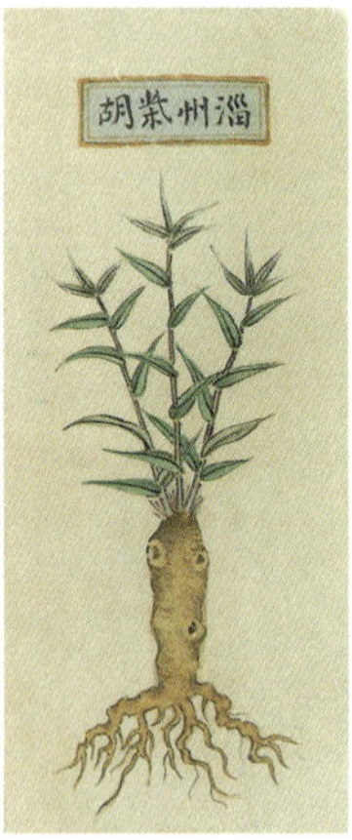

图 20　品汇·淄州柴胡

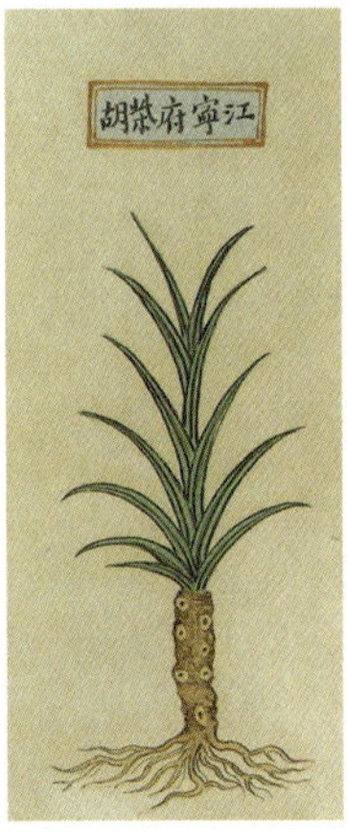

图 21　品汇·江宁府柴胡

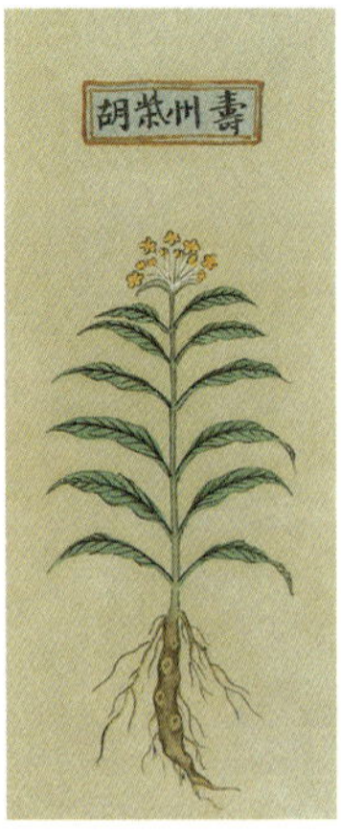

图 22　品汇·寿州柴胡

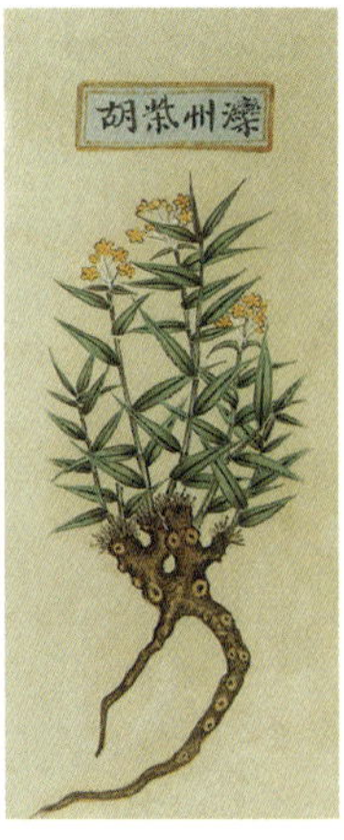

图 23　品汇·滦州柴胡

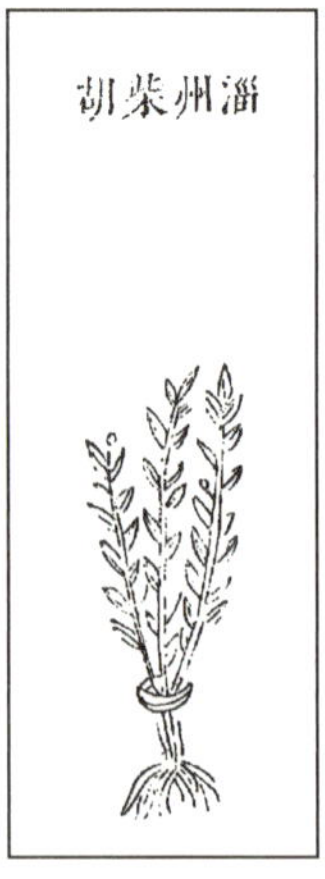

图 24　蒙筌·淄州柴胡

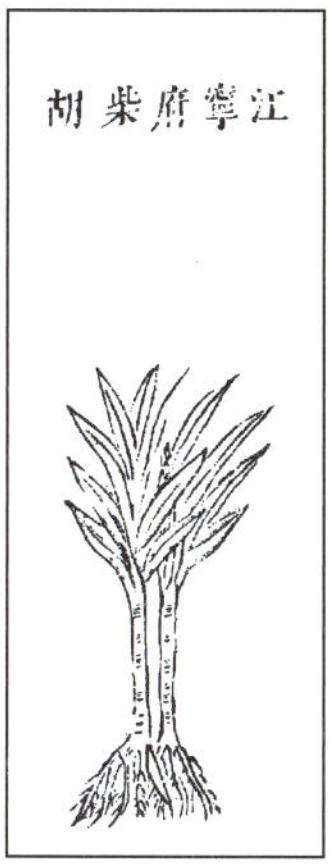

图 25　蒙筌·江宁府柴胡

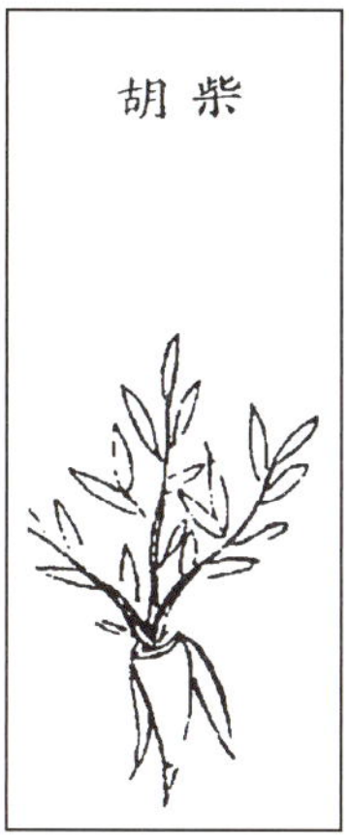

图 26　太乙·柴胡

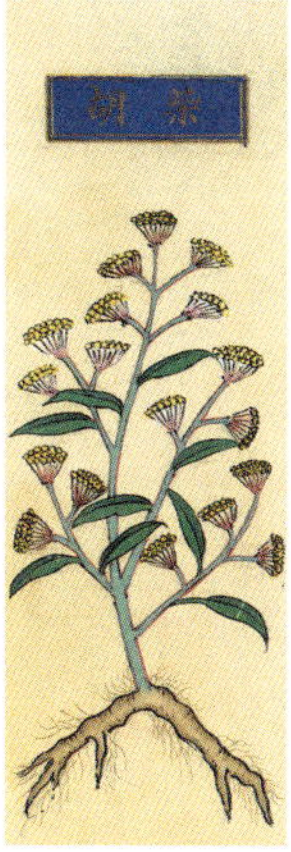

图 27　雷公·柴胡

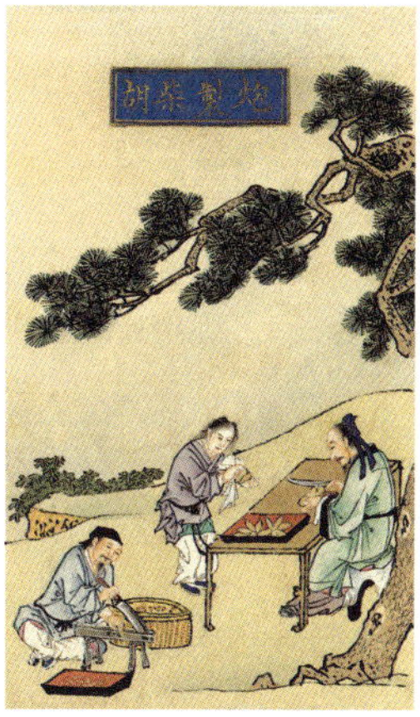

图 28　雷公·炮制柴胡

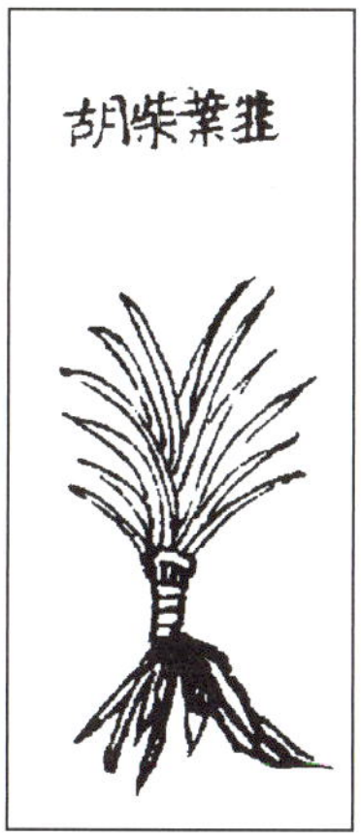

图 29　纲目（金）·韭叶柴胡

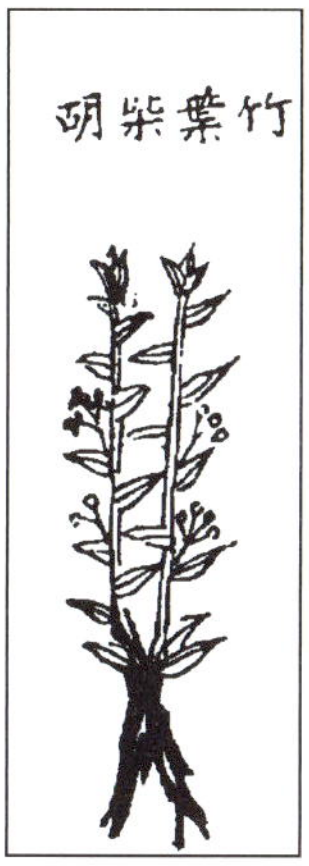

图 30　纲目（金）·竹叶柴胡

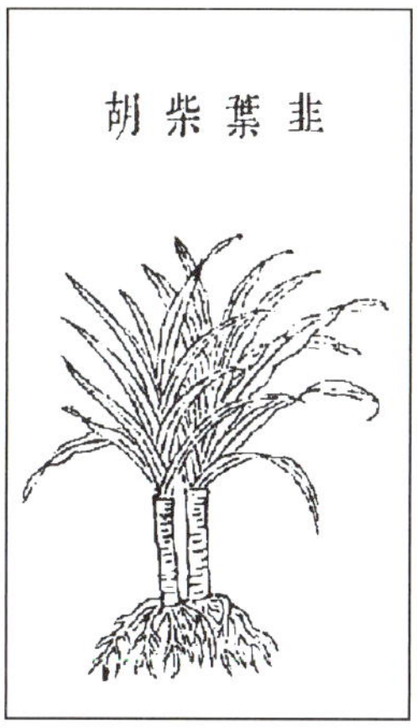

图 31　纲目（钱）·韭叶柴胡

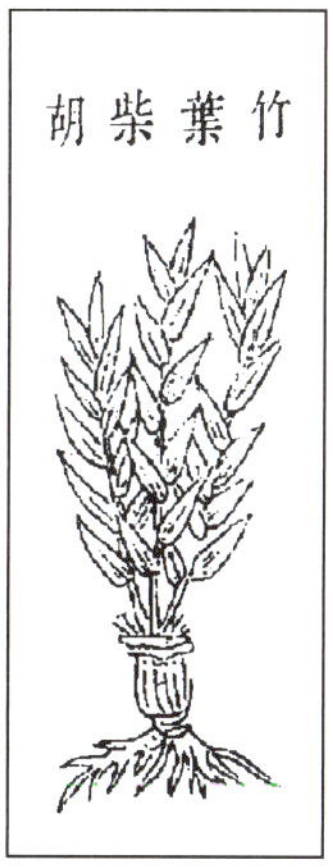

图 32　纲目（钱）·竹叶柴胡

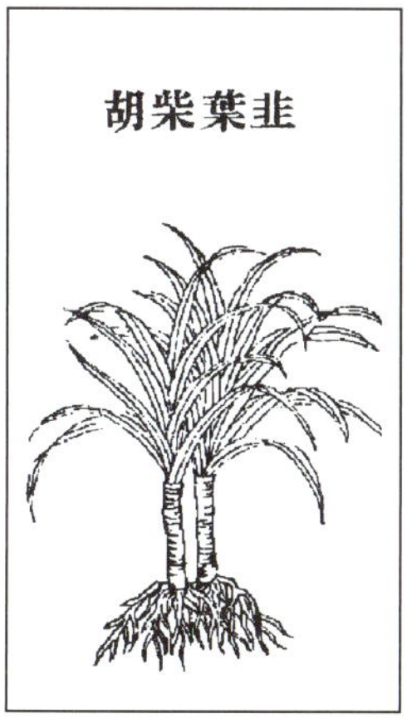

图 33　纲目（张）·韭叶柴胡

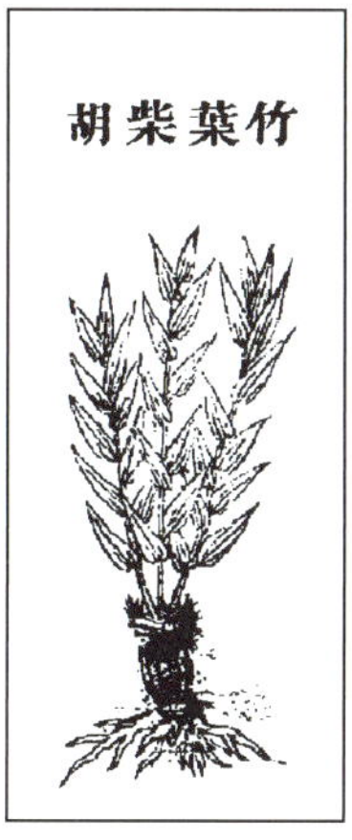

图 34　纲目（张）·竹叶柴胡

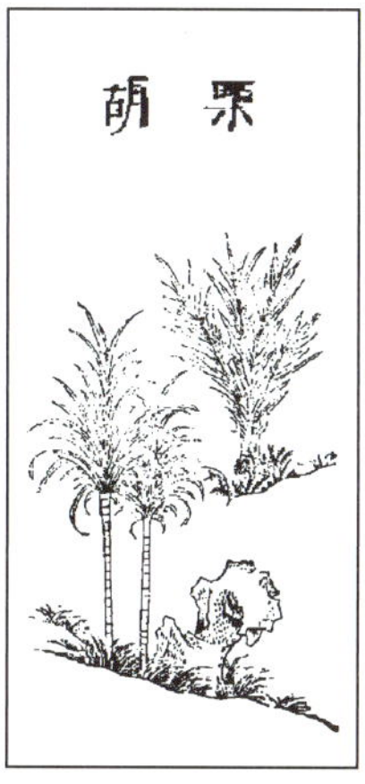

图 35　三才·柴胡

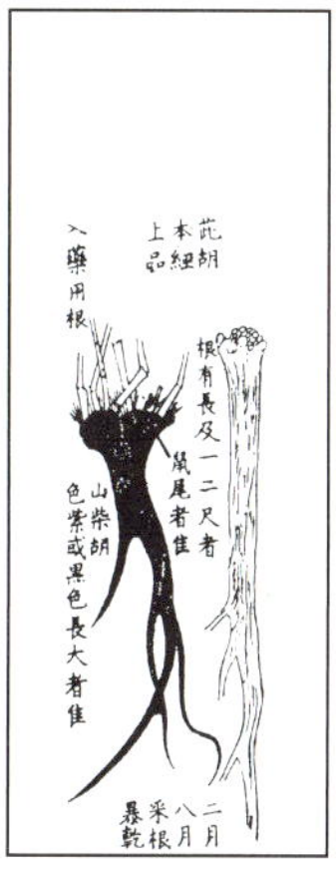

图 36　原始·茈胡

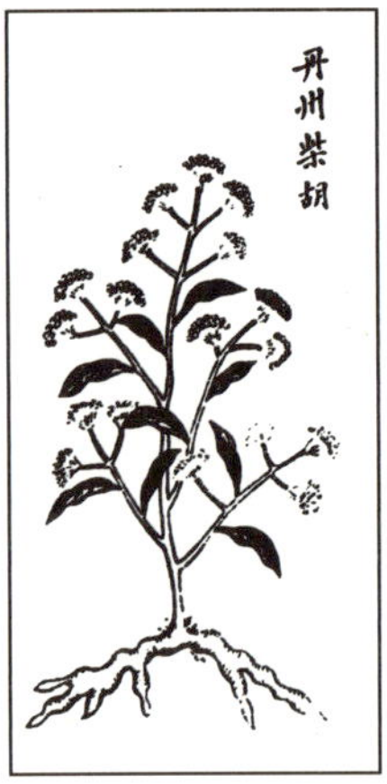

图 37 金石·丹州柴胡

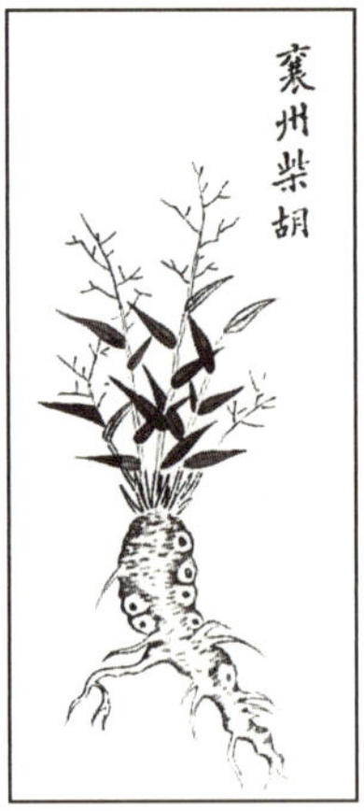

图 38 金石·襄州柴胡

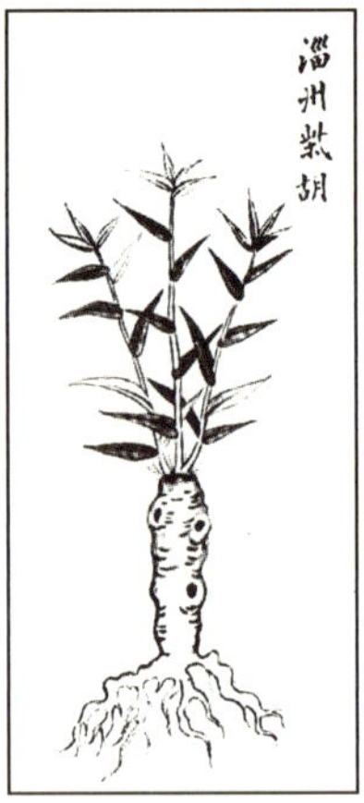

图 39 金石·淄州柴胡

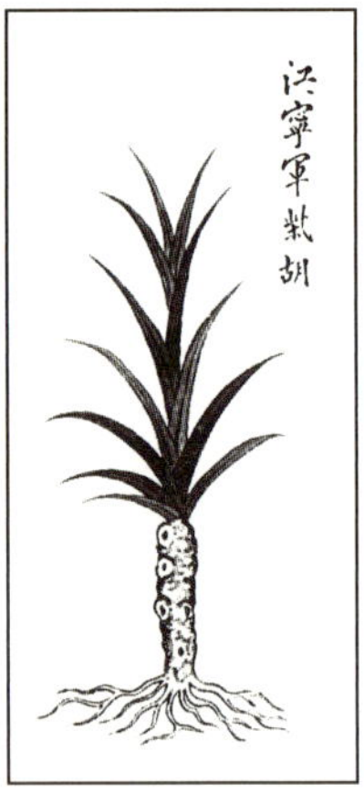

图 40 金石·江宁府柴胡

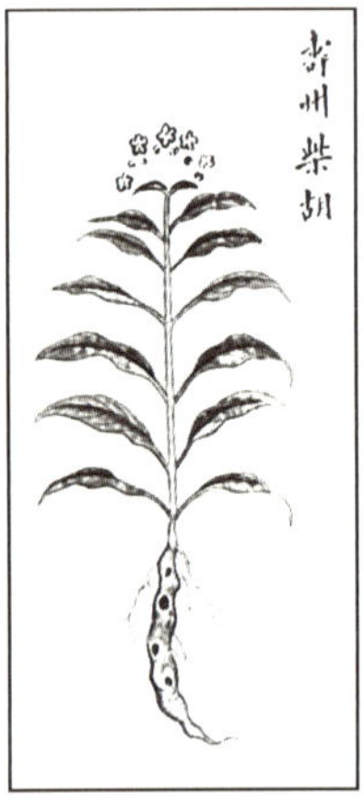

图 41 金石·寿州柴胡

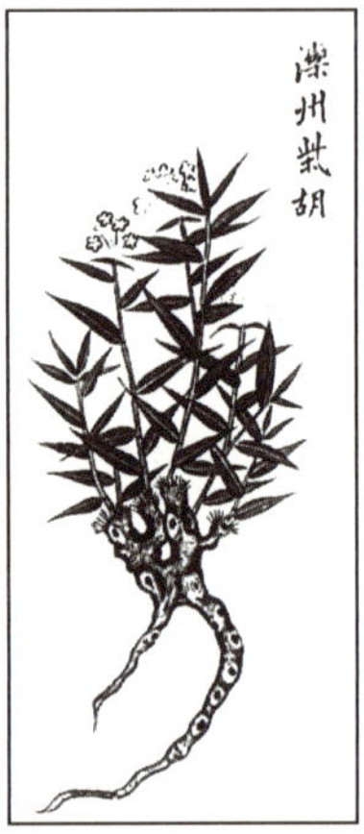

图 42 金石·滦州柴胡

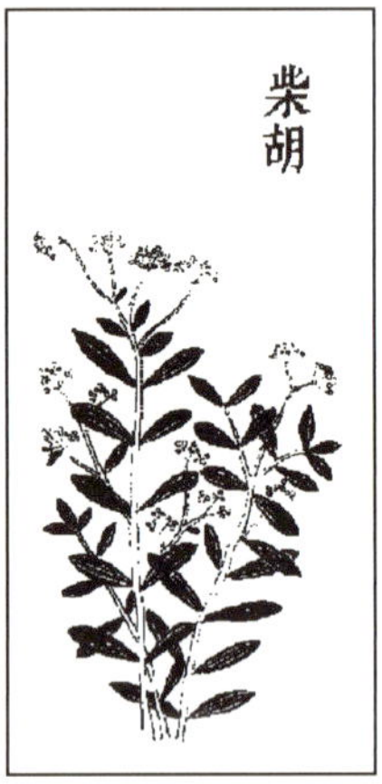

图 43 博录·柴胡

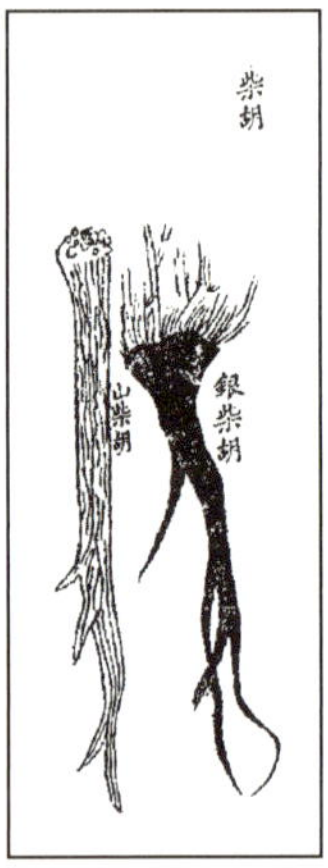

图 44 汇言·柴胡

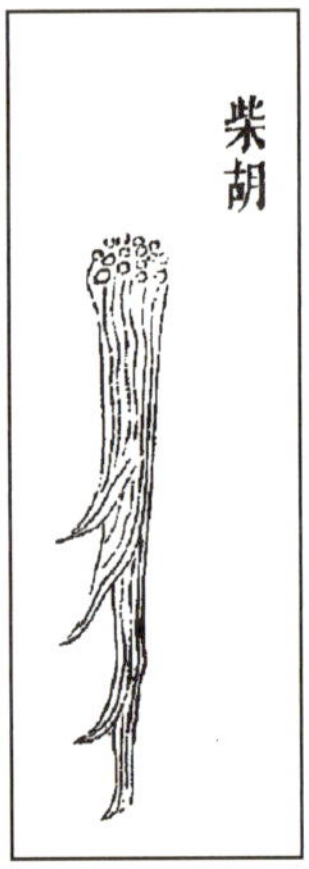

图 45 本草汇·柴胡

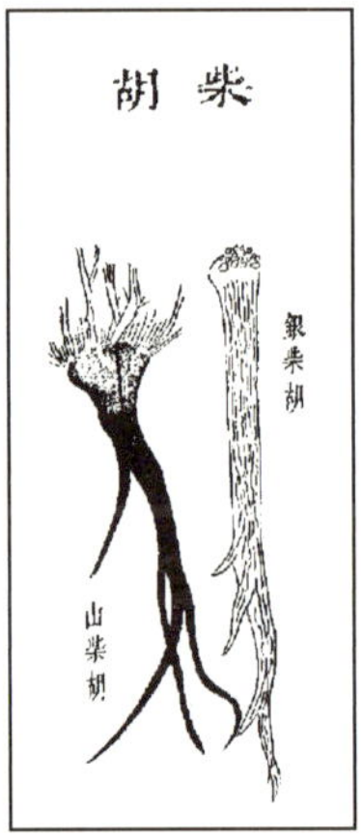

图 46 类纂·柴胡

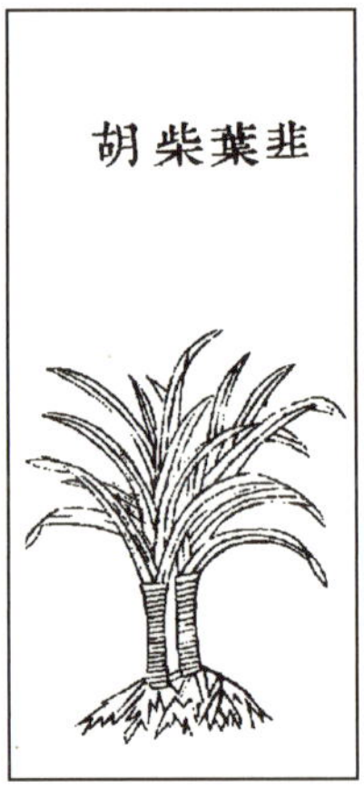

图 47 备要·韭叶柴胡

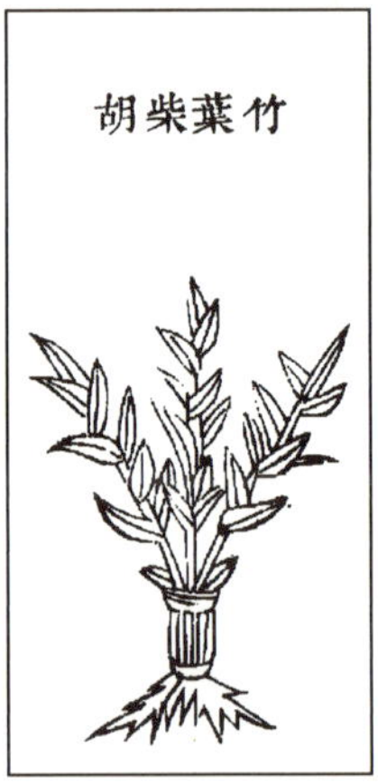

图 48 备要·竹叶柴胡

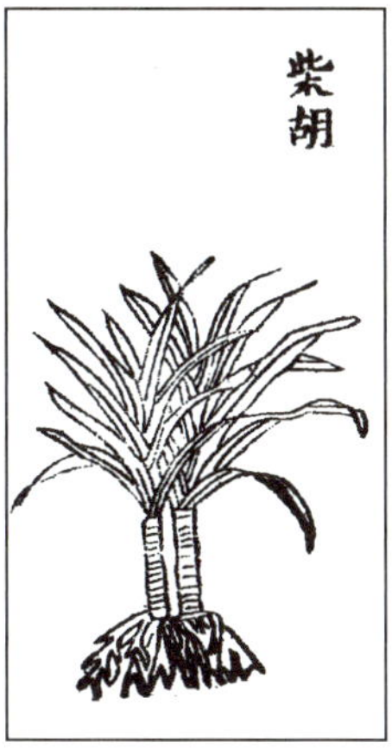

图 49　求真·柴胡

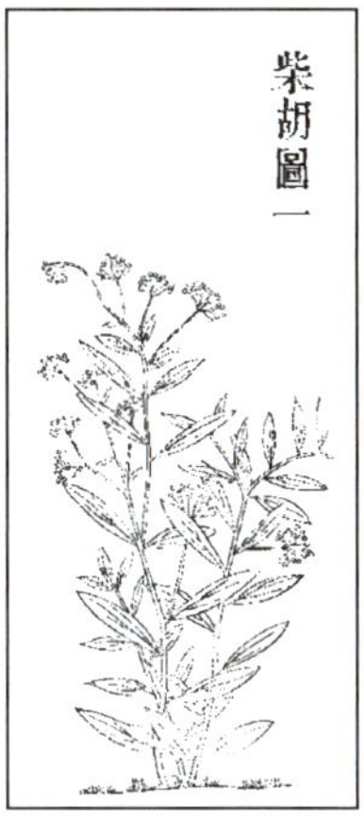

图 50　草木典·柴胡图一

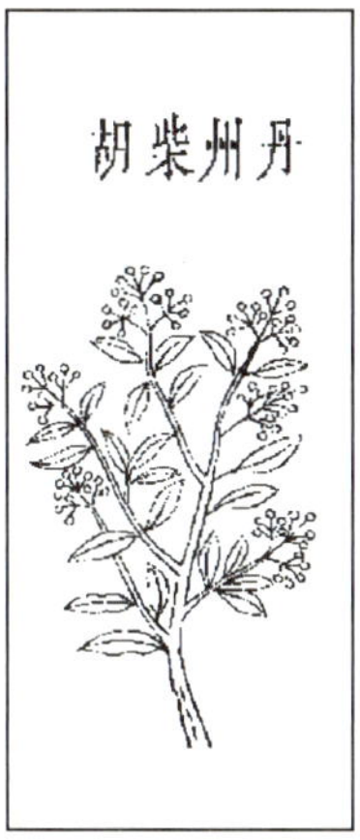

图 51　草木典·丹州柴胡

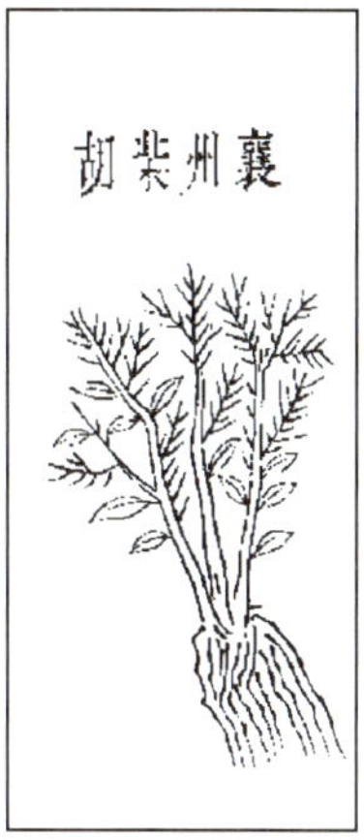

图 52　草木典·襄州柴胡

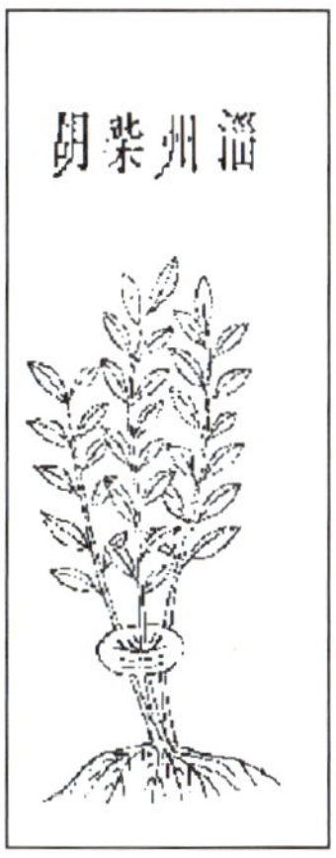

图 53　草木典·淄州柴胡

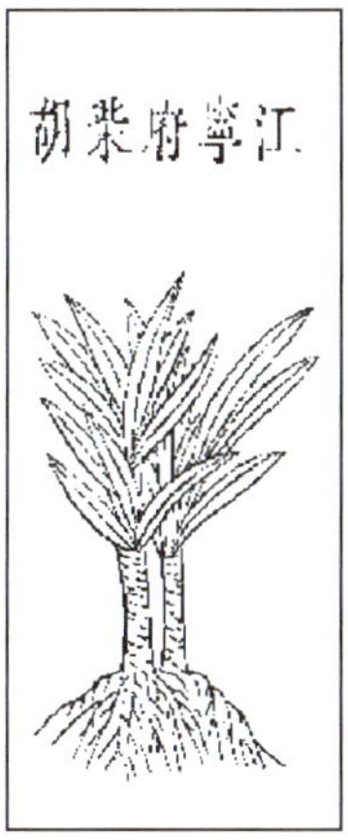

图 54　草木典·江宁府柴胡

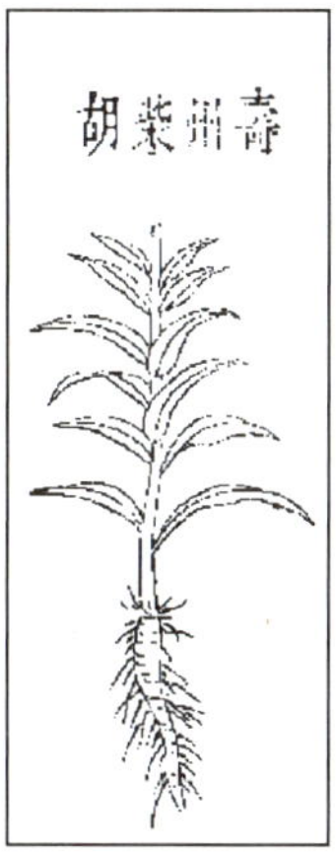

图 55　草木典·寿州柴胡

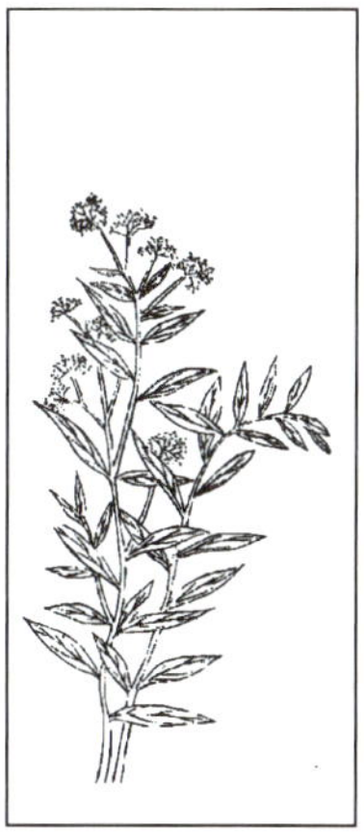

图 56　图考·柴胡

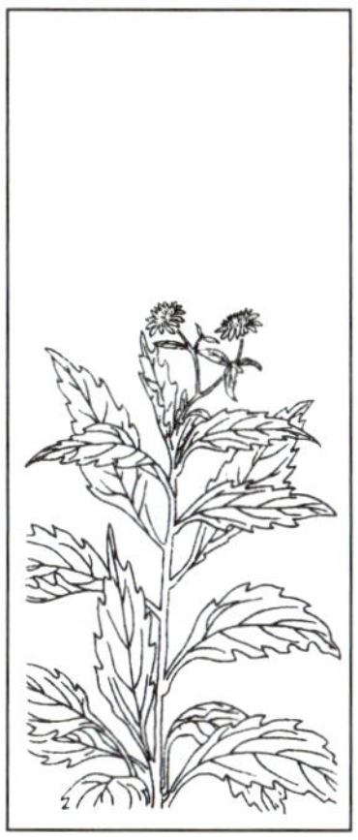

图 57　图考·大柴胡

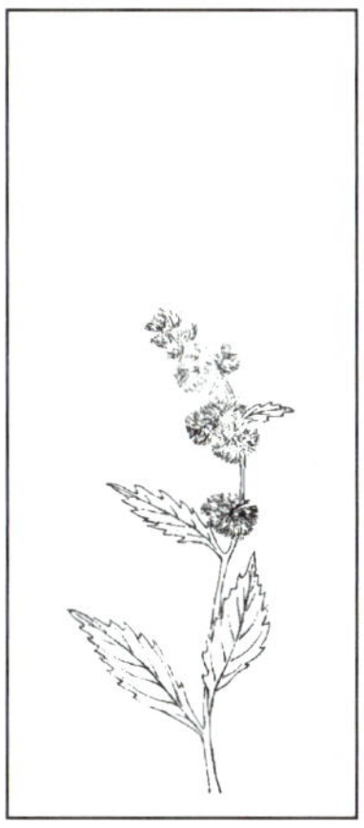

图 58　图考·小柴胡

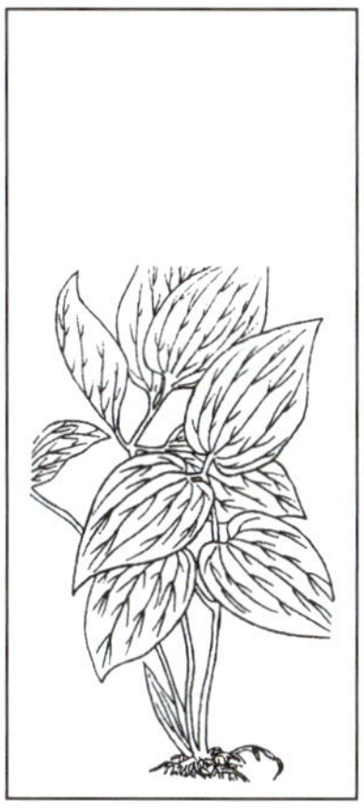

图 59　图考·广信柴胡

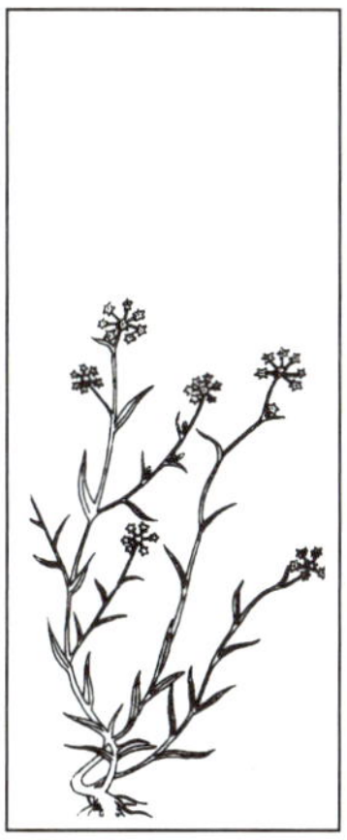

图 60　图考·滇银柴胡

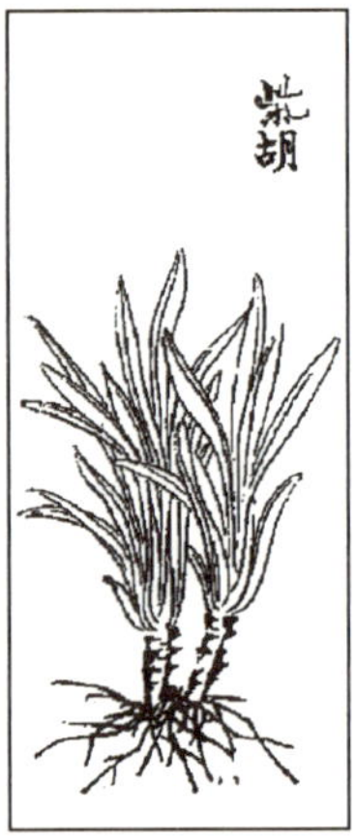

图 61 图说·柴胡

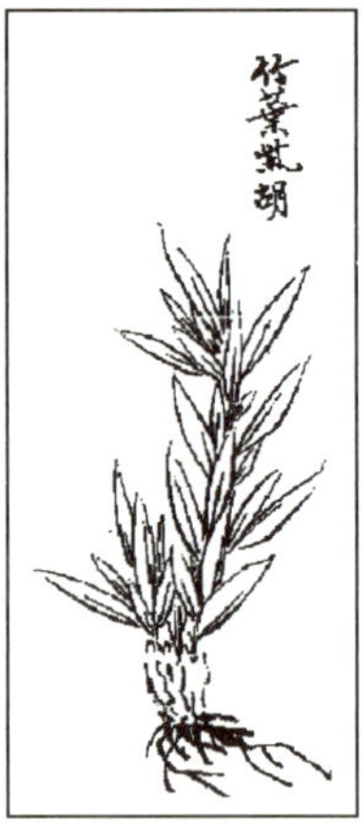

图 62 图说·竹叶柴胡

以上24书共62图，其中14幅彩图。有承继关系及仿绘图可分以下3个书类。

《本草图经》：该书柴胡有5图（“丹州柴胡”“襄州柴胡”“寿州柴胡”“淄州柴胡”“江宁府柴胡”），分别存于《大观本草》（图1、2、3、4、5）、《政和本草》（图6、7、8、9、10）、《绍兴本草》（图11、12、13、14、15）中。此三传本药图基本一致，唯有《绍兴》将“寿州柴胡”更名为“银州柴胡”，且将原图的直根改绘为一根三分支，其余均同。今以《政和》图6、图7、图8、图9、图10为《图经》图的代表。

仿绘《图经》5幅同名柴胡图的彩色图有：《本草品汇精要》的“丹州柴胡”（图18）将《图经》原图美化简练，且将小伞形花的花辐敷以淡紫红，小花则用黄色，使整个植株宛如美丽的图案画。原图有土地背景，根在土中。图18将其改绘为左右分叉的两支根，根头多须毛。“襄州柴胡”（图19）最突出的改绘是主根异常膨大，上有皮孔及横纹。地上部分的茎叶略加润饰，叶片坚挺如竹叶。“淄州柴胡”（图20）地上茎叶仍为3茎，叶如竹叶，根头部的残茎及芦头简化为稀疏的毛须，且将主根加长加粗，至尾部始分出众多须根。“江宁府柴胡”（图21）将原图的2株简化为1株，叶片基本未变，但原图棕榈茎般的根被改绘为长长的主根，尾部分支甚多。根表皮有若干皮孔。“寿州柴胡”（图22）改变不大，伞形花敷以黄色，根表面增绘几个皮孔。以上5图，都保留了地上部分的主要特点，对根部的改绘比较大，但未改变各图植物的基本特点。另《品汇》新绘了一幅“滦州柴胡”（图23），系原创图。《补遗雷公炮制便览》“柴胡”（图27）仿绘的是《品汇》“丹州柴胡”（图18）。《金石昆虫草木状》的6幅柴胡彩图（图37、38、39、40、41、42）亦都转绘自《品汇》的同名图，别无改动。

仿绘《图经》柴胡图的墨线图有：《本草歌括》“茈胡”（图16）仿绘《图经》“丹州柴胡”（图6），其图大大简化，且将土地背景改绘为数根支根。《本草蒙筌》“淄州柴胡”（图24）仿绘《图经》同名图（图9），形态亦予简化；“江宁府柴胡”（图25）仿绘《图经》同名图（图10），保留了原图的大体形态。《太乙仙制本草药性大全》“柴胡”（图26）十分简陋，但仍可见是脱胎于《图经》“淄州柴胡”（图9），唯将原根部改绘成主根3分支。《三才图会》“柴胡”（图35）有两株植物，各加土地背景，掩盖部分根部。其中右株似仿绘自《图经》“淄州柴胡”（图9），左株仿绘自《图经》“江宁府柴胡”（图10），但将原图根茎绘成了棕榈树干一般。画师对药物的无知，可见一斑。《古今图书集成·草木典》“丹州柴胡”（图51）、“襄州柴胡”（图52）、“淄州柴胡”（图53）、“江宁府柴胡”（图54）、“寿州柴胡”（图55），均仿绘自《图经》同名图。

影响较大的仿绘图是《本草纲目》系列图。《本草纲目》金陵本有柴胡图2幅。其中“韭叶柴胡”（图29）明显仿绘《图经》“江宁府柴胡”（图10），但仅取其中一支植株，线条粗糙。“竹叶柴胡”（图30）变形甚大，几乎与《图经》诸图皆无相似之处。但仔细揣摩其构图，仍可看出是从《图经》“淄州柴胡”（图9）化裁而来。不同处是在叶腋增添了小伞形花序，有几片基生叶，茎上部小叶互生。根用黑色，粗大有分支。《纲目》钱本采用了金陵本的图名，但其“韭叶柴胡”（图31）、“竹叶柴胡”（图32）则分别全仿《图经》的“江宁府柴胡”（图10）、“淄州柴胡”（图9），这也从另一个角度证实金陵本的“竹叶柴胡”（图30）是化裁于“淄州柴胡”（图9）。此后《纲目》张本的“韭叶柴胡”（图33）、“竹叶柴胡”（图34），《本草备要》“韭叶柴胡”（图47）、“竹叶柴胡”（图48）均仿绘自钱本同名图。《本草求真》“柴胡”（图49）仿绘《纲目》钱本“韭叶柴胡”（图31）。《本草简明图说》“柴胡”（图61）仿绘自《图经》“江宁府柴胡”（图10），但“竹叶柴胡”（图62）则仿绘自《纲目》钱本同名图（图32），唯将叶片绘了真正的小山竹的叶片，纯属炫技，完全失真。

《救荒本草》：该书“柴胡”（图17）的仿绘图有《野菜博录》同名图（图43），后者仅将叶片变为黑底白脉，遮人眼目。《古今图书集成·草木典》“柴胡图一”（图50）即仿绘《救荒》图17。《植物名实图考》“柴胡”（图56）亦仿绘《救荒》图17。

《本草原始》：该书“茈胡”（图36）的仿绘图有《本草汇言》“柴胡”（图44），但图中将两支不同的根标错了名字，当互乙。《本草汇》“柴胡”（图45）仅仿绘了《原始》图36的“银柴胡”1支。《本草纲目类纂必读》“柴胡”（图46）忠实地仿绘了《原始》图36。

以上62图中，除49幅属仿绘图外，还有13幅原创图（图6、7、8、9、10、17、23、28、36、57、58、59、60），详见下“鉴药”项。

【文录】

三国《吴普本草》（《御览》卷993“茈胡”）《吴氏本草经》曰：茈葫，一名山来，一名如草……

《本经》《别录》（见《证类》卷6“茈胡”） ……**一名地熏**，一名山菜，一名茹草，叶一名芸蒿，辛香可食。生洪农川谷及冤句。二月、八月采根，暴干。

梁《本草经集注》（同上） 陶隐居云：今出近道，状如前胡而强。《博物志》云：芸蒿，叶似邪蒿，春秋有白蒻，长四五寸，香美可食，长安及河内并有之。此茈胡疗伤寒第一用。

题·刘宋《雷公炮炙论》（同上） 雷公曰：凡使，茎长软，皮赤，黄髭须。出在平州平县，即今银州银县也。西畔生处，多有白鹤、绿鹤于此翔处，是茈胡香直上云间，若有过往闻者皆气爽……

唐《唐本草》（同上）《唐本》注云：《唐本》注云：茈是古柴字。《上林赋》云：茈姜，及《尔雅》云藐茈草，并作茈字。且此草根紫色，今太常用茈胡是也。又以木代系，相承呼为茈胡。且检诸本草，无名此者。《伤寒》大、小茈胡汤，最为痰气之要，若以芸蒿根为之，更作茨音，大谬矣。

宋《本草图经》（同上）《图经》曰：柴胡……今关陕、江湖间近道皆有之，以银州者为胜。二月生苗，甚香。茎青紫，叶似竹叶，稍紧，亦有似斜蒿，亦有似麦门冬而短者。七月开黄花。生丹州，结青子，与他处者不类。根赤色，似前胡而强，芦头有赤毛如鼠尾，独窠长者好。二月、八月采根，暴干……

宋《重广补注神农本草并图经》（同上） 别说云：谨按柴胡，唯银、夏者最良，根如鼠尾，长一二尺，香味甚佳。今虽不见于《图经》，俗亦不识其真，故市人多以同、华者代之，然亦胜于他处者，盖银、夏地多沙，同、华亦沙苑所出也。

明《救荒本草》卷上之前“柴胡” 今钧州密县山谷间亦有。苗甚辛香，茎青紫坚硬，微有细线楞，叶似竹叶而小，开小黄花；根淡赤色……

明《本草纲目》卷13“茈胡”【释名】【时珍曰】茈字有柴、紫二音。茈姜、茈草之茈皆音紫，茈胡之茈音柴。茈胡生山中，嫩则可茹，老则采而为柴，故苗有芸蒿、山菜、茹草之名，而根名柴胡也。苏恭之说殊欠明。古本张仲景《伤寒论》尚作茈字也。【集解】【机曰】解散用北柴胡，虚热用海阳软柴胡为良。【时珍曰】银州即今延安府神木县，五原城是其废迹。所产柴胡长尺余而微白且软，不易得也。北地所产者，亦如前胡而软，今人谓之北柴胡是也，入药亦良。南土所产者，不似前胡，正如蒿根，强硬不堪使用。其苗有如韭叶者、竹叶者，以竹叶者为胜。其如邪蒿者最下也。按《夏小正》《月令》云：仲春芸始生。《仓颉解诂》云：芸，蒿也。似邪蒿，可食。亦柴胡之类，入药不甚良，故苏恭以为非柴胡云。近时有一种，根似桔梗、沙参，白色而大，市人以伪充银柴胡，殊无气味，不可不辨。

明《本草原始》卷1“茈胡” 银夏柴胡根类沙参而大，皮皱色黄白，肉有黄纹，市卖皆然。

清《植物名实图考》卷7“大柴胡” 产建昌。初生叶铺地，如马兰叶而大，深齿紫背，独茎，上青下微紫，梢叶微窄，亦有齿，稍细，顶头开尖瓣小白花，黄蕊密长，秋深含苞，冬月始开一花，旬余不萎。卖药人以为大柴胡。微似《救荒本草》竹叶柴胡而花异。**/卷7“小柴胡”** 江西山坡亦有之。叶似大柴胡而窄，秋时梢头开花似细丝，赭色成球，攒簇枝头。土医谓为小柴胡。**/卷7“广信柴胡”** 柴胡，产广信。丛生，形状颇似三白草，紫茎柔脆，叶面青，背微白，有直纹六七缕。土人以为柴胡。

志乘亦云地产柴胡。按之《图经》，绝不相类，不知河草。/**卷10“滇银柴胡”**绿茎疏叶，叶如初生小竹叶，开碎黄花，根大如指，赭黑色，有微馨。盖即本草所谓竹叶者。前人谓银柴胡以银州得名，滇以韭叶者为猴柴胡，竹叶者为银柴胡。相承如此，亦未可遽斥其妄。

【鉴药】

“茈胡”即“柴胡”，首见于《本经》。“茈”为古“柴”字。李时珍释其名曰：“茈字有柴、紫二音。茈姜、茈草之茈皆音紫，茈胡之茈音柴。茈胡生山中，嫩则可茹，老则采而为柴，故苗有芸蒿、山菜、茹草之名，而根名柴胡也。”本品为古今常用的解表发散、疏肝解郁要药，治伤寒等症。

本品入药主要用根。梁·陶弘景谓其“状如前胡而强”，且引“《博物志》云：芸蒿，叶似邪蒿[1]，春秋有白蒻，长四五寸，香美可食，长安及河内并有之。”可见本品与前胡、邪蒿（均为伞形科植物）一样，应该都是伞形科植物。《唐本草》否定“芸蒿根”为柴胡来源，可能是误以为“邪蒿”是菊科的同名品。宋《图经》记载：“今关陕、江湖间近道皆有之，以银州者为胜。二月生苗，甚香。茎青紫，叶似竹叶，稍紧，亦有似斜蒿，亦有似麦门冬而短者。七月开黄花。生丹州，结青子，与他处者不类。根赤色，似前胡而强，芦头有赤毛如鼠尾，独窠长者好。”其中“茎青紫，叶似竹叶，稍紧”“开黄花”者，即伞形科柴胡属（*Bupleurum*）植物，多为北柴胡 *Bupleurum chinense* DC.。“生丹州，结青子，与他处者不类……”者可能指陕西所产的红柴胡*B. scorzonerifolium* Willd.及其变种线叶柴胡*B .corzonerifolium* Willd. var. *angustissimum*（Franch.）Huang。[2]叶如麦门冬而短的是北柴胡*B. chinense* 或红柴胡*B. scorzonerifolium*的初春嫩苗。[3]

苏颂所谓“以银州者为胜”，此说早见于《雷公炮炙论》。雷敩载一种“茎长软，皮赤，黄髭须”的柴胡，云出“平州平县，即今银州银县”，与“似前胡而强”的柴胡不同。银州即今陕西横山县，并非平州（今河北卢龙）。宋·陈承云：“柴胡，唯银、夏者最良，根如鼠尾，长一二尺，香味甚佳。今虽不见于《图经》，俗亦不识其真，故市人多以同、华者代之，然亦胜于他处者，盖银、夏地多沙，同、华亦沙苑所出也。”许多后世书转引时将“银夏”作为一个地名，实则无此地名。“银”即银州，“夏”即夏州（今陕西靖边），均在陕北；“同”即同州（今陕西大荔县）；“华”即华州（今陕西华县），均在今陕西西安附近。“沙苑”亦即今陕西大荔县一带。李时珍谓“银州即今延安府

1 谢宗万：《中药材品种论述》上册，上海：上海科学技术出版社，1980：329.（此邪蒿当指伞形科*Seseli*属植物）

2 谢宗万：《中药材品种论述》上册，上海：上海科学技术出版社，1980：329.《中国植物志》1979第55（1）卷亦取此说。

3 国家中医药管理局《中华本草》编委会：《中华本草》（5），上海：上海科学技术出版社，1999：909-910.

神木县，五原城是其废迹。所产柴胡长尺余而微白且软，不易得也”。神木县与横山县相邻，均在陕北，即古银州一带。时珍所云长尺余而白软的柴胡经考证为伞形科的银州柴胡*B. yinchowense* Shan et Y.Li，系柴胡中的佳品。[1]李时珍还提出了南、北柴胡的区分法："北地所产者，亦如前胡而软，今人谓之北柴胡是也，入药亦良。南土所产者，不似前胡，正如蒿根，强硬不堪使用。"此分类法至今常用。北柴胡一般以北柴胡*B. chinense* 为主，南柴胡则以红柴胡*B. scorzonerifolium*为主。李时珍又提出以叶形区分的柴胡来源之法："其苗有如韭叶者、竹叶者，以竹叶者为胜。其如邪蒿者最下也。"所谓韭叶、竹叶多以伞形科柴胡属植物的嫩苗之形来命名，其原植物既包括北柴胡*B. chinense*，也包括红柴胡*B. scorzonerifolium*。

此外，李时珍指出："近时有一种，根似桔梗、沙参，白色而大，市人以伪充银柴胡，殊无气味，不可不辨。"也就是说，这种伪银柴胡没有柴胡属植物根的气味，属于伪品。稍晚的李中立在《本草原始》记载了此种银柴胡："银夏柴胡根类沙参而大，皮皱色黄白，肉有黄纹，市卖皆然。"李氏亲笔绘成了"银夏柴胡"的图（图36）。

清代赵学敏《本草纲目拾遗》引翁有良之言，提到古代有两种银柴胡："银柴胡产银州者佳，有二种。但辨形如鼠尾，与前胡相等。查前胡与柴胡相类，皆以西北出产者为胜，形既相同，当以湖广古城柴胡为准。今银柴胡粗细不等，大如拇指，长数尺，形不类鼠尾，又不似前胡，较本草不对，治病难分两用，究非的确，用者详之。"翁氏认为产西北的"形如鼠尾，与前胡相等"（即伞形科植物）银柴胡最好。"长数尺，形不类鼠尾，又不似前胡"者非本草正品。赵氏又引金御乘云："银州柴胡软而白，北产亦有白色者，今人以充白头翁，此种亦可谓银柴胡。盖银指色言，不指地言，犹金银花白色者曰银花是也。银柴胡原有西产北产之分，不必定以银、夏者为银柴胡也。然入药以西产者胜。"赵学敏评价说："又银柴胡虽发表，不似柴胡之峻烈，《纲目》俱混而未析。甘，微寒，无毒，行足阳明少阴，其性与石斛不甚相远，不但清热，兼能凉血。"[2]这种"根类沙参而大，皮皱色黄白，肉有黄纹"，"粗细不等，大如拇指，长数尺，形不类鼠尾，又不似前胡"植物，即今石竹科银柴胡*Stellria dichotoma* L.var. *lanceolata* Bunge。这种银柴胡主要用于"治劳热骨蒸"，与正品柴胡"解表发散"不同。[3]

古代本草插图对上述柴胡种类也有不同的图形。

1.《本草图经》：该书有"茈胡"图5幅。其中"丹州柴胡"（图6）的根部被土地掩盖。地上部分茎有分枝，互生。单叶全缘，无柄，叶披针形。顶生或腋生

1 国家中医药管理局《中华本草》编委会：《中华本草》（5），上海：上海科学技术出版社，1999：909-910.引单人骅、李颖：中国柴胡属的种类及其分布，植物分类学报1974，12卷3期，261.

2 ［清］赵学敏：《本草纲目拾遗》卷3"银柴胡"，北京：商务印书馆，1954：86-87.

3 ［清］缪希雍：《神农本草经疏》卷6"茈胡"。

复伞形花序。丹州即陕西宜川。据此，其原植物当为伞形科北柴胡*Bupleurum chinense* DC.。或从产地推断应该是红柴胡*B. scorzonerrifolium* Willd.。[1]

"襄州柴胡"（图7）的主根膨大，侧生若干须根，根头有棕毛。有数茎，茎上部有分枝，叶披针形，全缘，无柄，互生。顶生或腋生伞形的细梗，似为细小花序的一种示意的画法。襄州即今湖北襄樊。此图所示亦当为伞形科柴胡属（*Bupleurum*）的一种。

"寿州柴胡"（图8）主根稍膨大，根周有须根，根头有棕毛状物。一茎直立，单叶狭披针形，全缘，无叶柄，叶基抱茎，对生。茎顶生小花，呈聚伞花序状，花瓣5（《大观》图3更清晰）。寿州即今安徽寿县。此植物的花呈五星状，或考为石竹科繁缕属（*Stellaria*）植物。[2]《绍兴本草》将"寿州柴胡"改为"银州柴胡"，恐怕不是笔误，有可能南宋医家将此物作为银州柴胡。孙启明认为与今石竹科植物丝石竹相似，[3]但此种非寿州所产，存疑。

"淄州柴胡"（图9）主根粗短而大，下有数根有节的分支。根头有如盘状的芦头，上有众多棕毛状物。茎直立丛生。叶披针形，无柄，强劲如竹叶，互生，基部抱茎。未示花序。其粗大的主根及芦头的毛须，与宋《图经》所云"似前胡而强，芦头有赤毛如鼠尾"的伞形科柴胡属（*Bupleurum*）近似。淄州即今山东淄博。《中华本草》确定此图为柴胡属植物。但因无花序为佐证，证据总嫌不足。前已述及，《纲目》金陵本"竹叶柴胡"（图30）是从《图经》"淄州柴胡"（图9）化裁而来，且在叶腋增添了小伞形花序等。《纲目》钱本"竹叶柴胡"（图32）则全仿《图经》"淄州柴胡"图。这从另一个角度说明，《纲目》诸版都将"淄州柴胡"看作是李时珍所说的"竹叶柴胡"，属于正品柴胡属植物。另孙启明认为淄州柴胡图与卷8之绛州瞿麦图形态相同，可能也是石竹科植物。[3]但此二者不过茎叶相似而已。在没有花的情况下，要确认淄州柴胡为石竹科植物难免武断。

"江宁府柴胡"（图10）有两株植物，具长而带横纹的圆柱形主根，尾部分许多支根，基生叶丛生，叶剑形，扁平，具中脉，未示花序。江宁府即今江苏南京。《本草纲目》金陵本"韭叶柴胡"（图29）即仿绘此图。《中华本草》根据《图经》有"亦有似麦门冬而短者"，《纲目》云"其苗有如韭叶者"，再联系到今江苏、安徽有些地区习惯用狭叶柴胡（红柴胡）或（北）柴胡的带根嫩苗入药称芽胡或春柴胡者。云"初春，柴胡基生叶自根处丛生，呈线状披针形，质柔软，极似韭叶和麦门冬叶"，因而推定古代的江宁府柴胡、韭叶柴胡即今江苏、安徽所用的芽胡。[4]此说可通，但《图经》"江宁府柴胡"图的形状，实在难以令人相信是伞形科植物。其根毫无柴胡根

1 ［明］朱橚著，王锦秀、汤彦承译注：《救荒本草译注》，上海：上海古籍出版社，2015：48.

2 陈重明、黄胜白等：《本草学》，南京：东南大学出版社，2005：179.

3 孙启明：《苏图研究》见：张志斌、郑金生主编：《本草纲目研究札记》，北京：科学出版社，2019：632.

4 国家中医药管理局《中华本草》编委会：《中华本草》（5），上海：上海科学技术出版社，1999：909-910.

的形状，剑形叶紧簇攒生，中脉明显，倒有几分与《图经》“江宁府仙茅”（12-23仙茅图4）、《草木便方》“仙茅”（12-23仙茅图29）图相似。孙启明认为此图与石竹科蚤缀属植物灯心蚤缀、蝇子草属植物旱麦瓶草相似，[1]亦是一家之见。

以上5图,《中华本草》认定唯寿州柴胡非柴胡属植物，其余丹州柴胡、襄州柴胡、淄州柴胡，以及《纲目》的竹叶柴胡图均为柴胡属（*Bupleurum*）植物。《纲目》韭叶柴胡图仿绘自《图经》图10，这等于认定《图经》“江宁府柴胡”（图10）也是柴胡属植物。

2.《救荒本草》：该书“柴胡”（图17）为写生绘图。其文字叙述为：“苗甚辛香，茎青紫坚硬，微有细线楞，叶似竹叶而小，开小黄花；根淡赤色。”其花为复伞形花序，顶生或腋生。此图乃准确的伞形科柴胡属植物北柴胡*Bupleurum chinense* DC.[2]

3.《本草品汇精要》：该书“滦州柴胡”（图23）为新绘图。该图主根木质化，有分枝，多皮孔。根头有短小残茎基，丛生数茎，有茎节类小竹，叶亦如竹叶，无柄，互生。上偶有分枝。伞形花生于茎枝之顶，花黄色，花瓣5。滦州即今河北滦县。按此图形，此似为伞形科柴胡属植物北柴胡*Bupleurum chinense* DC.。

4.《补遗雷公炮制便览》：该书“炮制柴胡”（图28）乃据《雷公炮炙论》法绘图。雷公法为“凡采得后，去髭并头，用银刀削上赤薄皮少许，却以粗布拭净，剉用之。”图中右一老者坐在桌旁用小刀刮皮，其对面的小童在用布拭净尘土。左下一人用铡刀切药。按雷公法的“剉”是用刀切或斫，其刀非铡刀。绘图者取北京常用的铡药刀切药，是根据明代的习惯。

5《本草原始》：该书“茈胡”（图36）为药材图。左边一支用黑色表示，代表深色。其随图有注说，左支为“山柴胡。色紫或黑色，长大者佳”。近芦头解说云：“鼠尾者佳”，指根的末尾瘦长。其芦头有残茎。此为伞形科柴胡属植物的根。右边一支为白色，较长，注云“根有长及一二尺者”。此后《本草纲目类纂必读》仿绘图（图46右）注此支为“银柴胡”。可知此支属于石竹科植物银柴胡*Stellria dichotoma* L.var. *lanceolata* Bunge。

6.《植物名实图考》：该书柴胡相关图有5幅，其中“柴胡”图（图56）乃仿绘《救荒》图17。该书“大柴胡”（图57）记曰：“产建昌。初生叶铺地，如马兰叶而大，深齿紫背，独茎，上青下微紫，梢叶微窄，亦有齿，稍细，顶头开尖瓣小白花，黄蕊密长，秋深含苞，冬月始开一花，旬余不萎。”图形与描述同，据考此为菊科紫菀属（*Aster*）植物。[3]

“小柴胡”（图58）记曰：“江西山坡亦有之。叶似大柴胡而窄，秋时梢头开花

1 孙启明：《苏图研究》见：张志斌、郑金生主编：《本草纲目研究札记》，北京：科学出版社，2019：632.

2 ［明］朱橚著，王锦秀、汤彦承译注：《救荒本草译注》，上海：上海古籍出版社，2015：48.

3 谢宗万：《中药材品种论述》上册，上海：上海科学技术出版社，1994：329.（陈重明等《本草学》意见同）

似细丝，赭色成球，攒簇枝头。”谢宗万考此图为菊科植物一枝黄花*Solidago decurens* Lour.。[1]陈重明等认为还是紫菀属（*Aster*）植物。[2]

“广信柴胡”（图59）记曰：“产广信。丛生，形状颇似三白草，紫茎柔脆，叶面青，背微白，有直纹六七缕。土人以为柴胡。志乘亦云地产柴胡。”图形所示与文字记载同。今考为三白草科植物三白草*Saururus chinensis*（Lour.）Baill.。[2]

“滇银柴胡”（图60）记曰：“绿茎疏叶，叶如初生小竹叶，开碎黄花，根大如指，赭黑色，有微馨。盖即本草所谓竹叶者。”其图所示，伞形花，互生叶，余如文字记载，此乃伞形科植物。今鉴定为柴胡属植物小柴胡*B. hamiltoni* BelankC.。[2]

【小结】

茈胡（柴胡）是最古老且历代沿用不替的治伤寒常用药，为解表发散、疏肝解郁要药。明以前诸家本草所载的根如前胡而强、叶似邪蒿，或似竹叶、似麦门冬的柴胡，无论主产关陕还是江湖，皆为伞形科柴胡属（*Bupleurum*）的不同植物，其中主要是北柴胡*Bupleurum chinense* DC.与红柴胡*B.scorzonerifolium* Willd.及其变种或近缘植物。产银州者或考为同属银州柴胡*B. yinchowense* Shan et Y.Li。明代后期医药书所载一种类沙参、皮黄白的银夏柴胡，即今石竹科植物银柴胡*Stellria dichotoma* L.var. *lanceolata* Bunge。

古本草插图中，《本草图经》的丹州柴胡、襄州柴胡图，《救荒本草》的柴胡写生图、《本草品汇精要》的滦州柴胡图均为伞形科柴胡属（*Bupleurum*）植物。《纲目》诸版的竹叶柴胡、韭叶柴胡图分别仿绘自《图经》的淄州柴胡、江宁府柴胡图，其嫩苗或如韭叶及麦门冬叶，亦为柴胡属植物。《本草原始》写生绘制了山柴胡（柴胡属植物）、银柴胡（石竹科植物）的药材。《植物名实图考》中绘制了多种局部地区所用的与“柴胡”相关的植物，其中包括柴胡属及其他科属的不同植物。

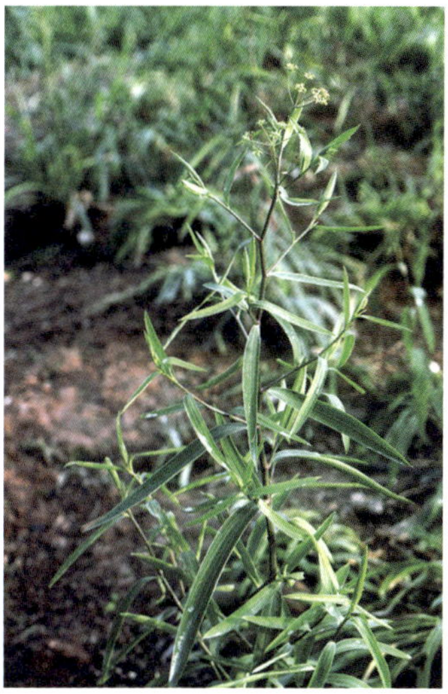

图63　北柴胡 *Bupleurum chinense*

1　谢宗万：《中药材品种论述》上册，上海：上海科学技术出版社，1994：329.（陈重明等《本草学》意见同）

2　陈重明、黄胜白等：《本草学》，南京：东南大学出版社，2005：180.

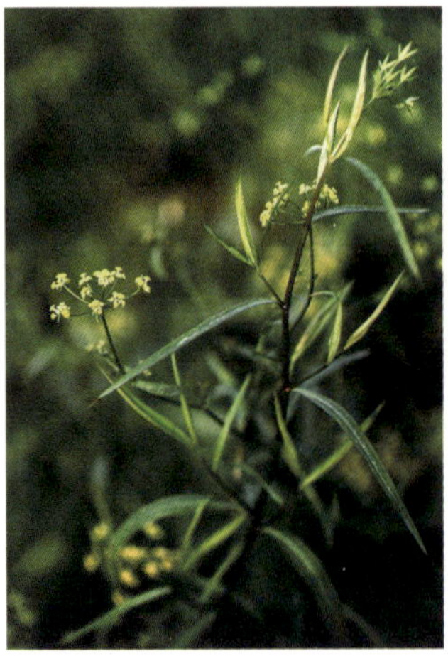

图 64　红柴胡 *Bupleurum scorzonerifolium*

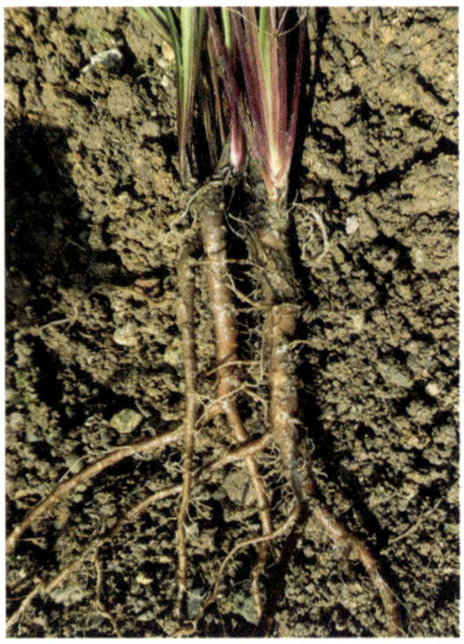

图 65　北柴胡根

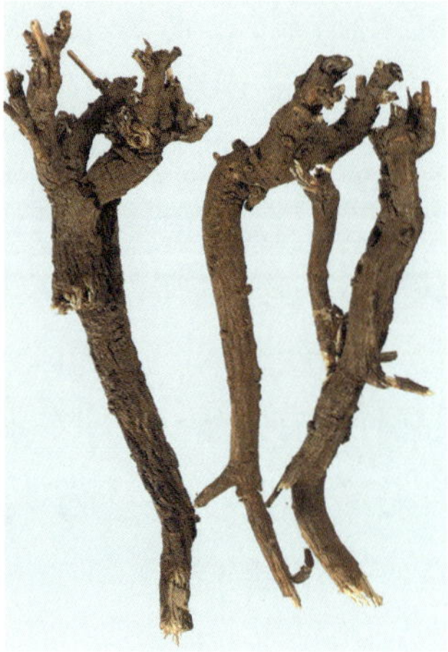

图 66　柴胡药材

13-6　前胡

【品图】

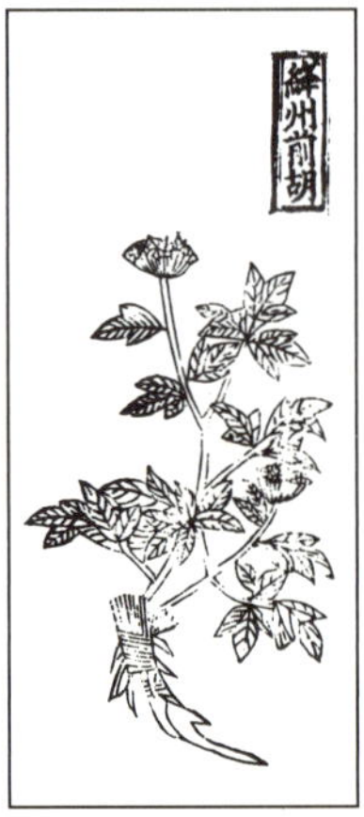

图 1　图经（大）· 绛州前胡

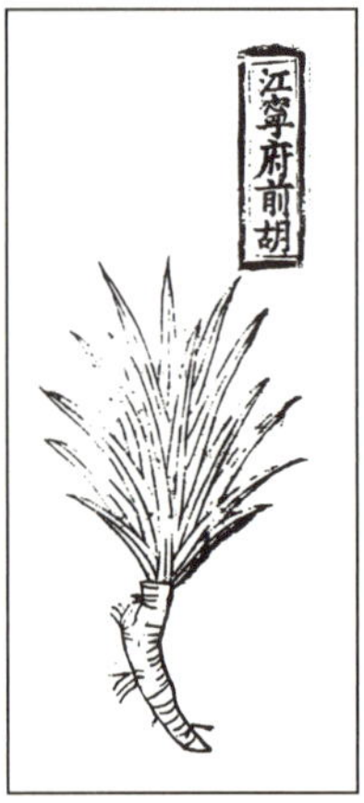

图 2　图经（大）· 江宁府前胡

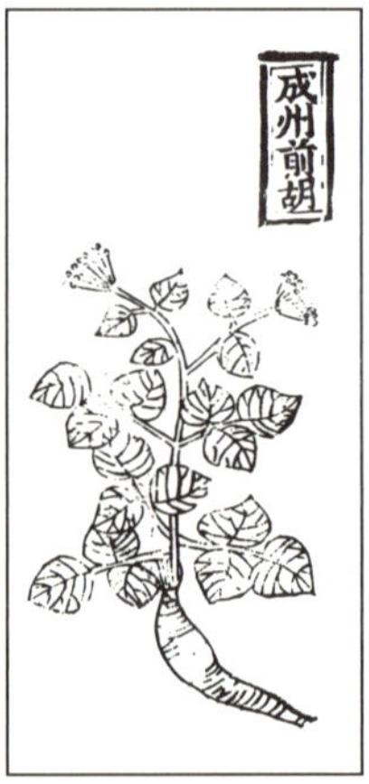

图 3　图经（大）· 成州前胡

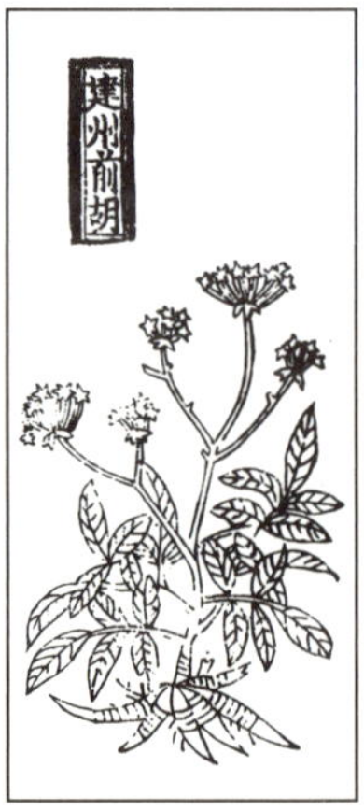

图 4　图经（大）· 建州前胡

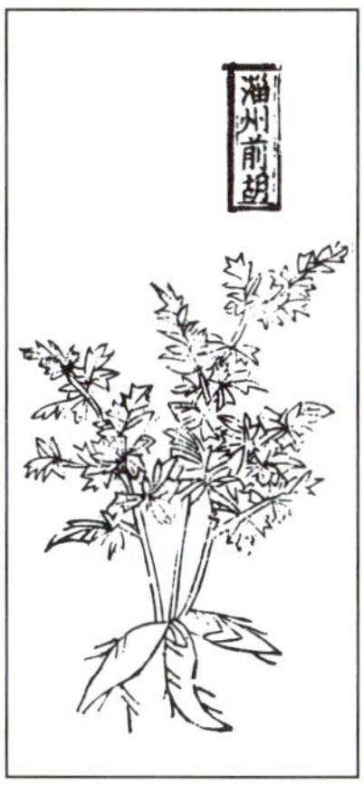

图 5　图经（大）·淄州前胡

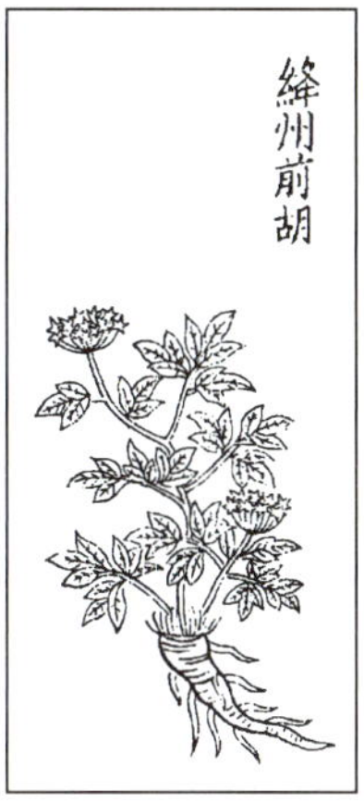

图 6　图经（政）·绛州前胡

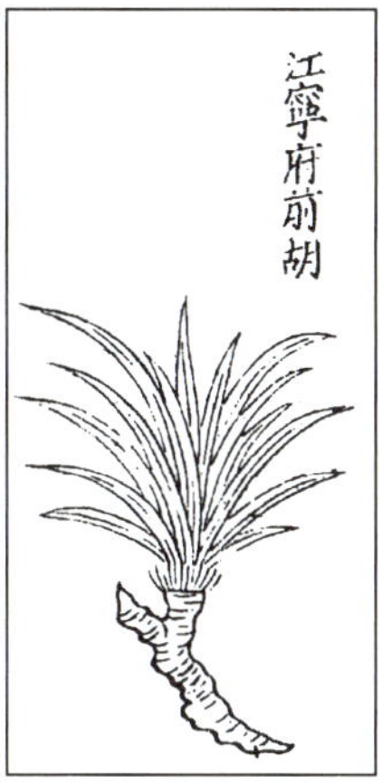

图 7　图经（政）·江宁府前胡

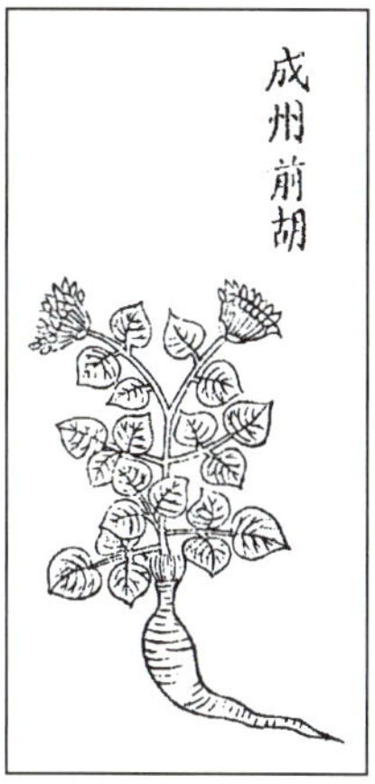

图 8　图经（政）·成州前胡

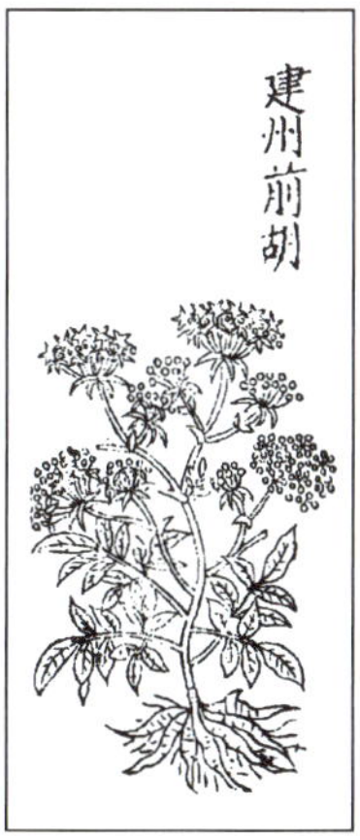

图 9　图经（政）·建州前胡

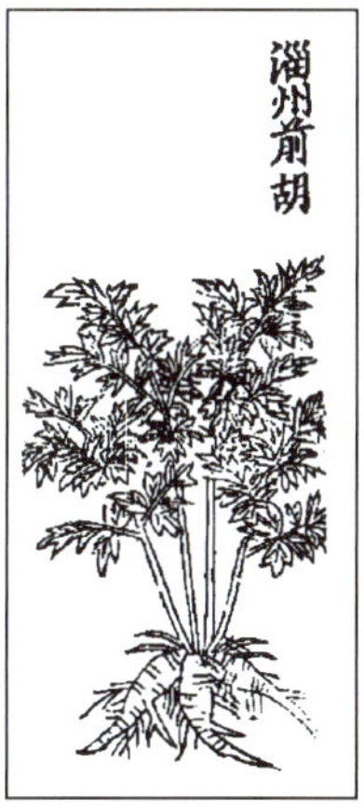

图 10　图经（政）·淄州前胡

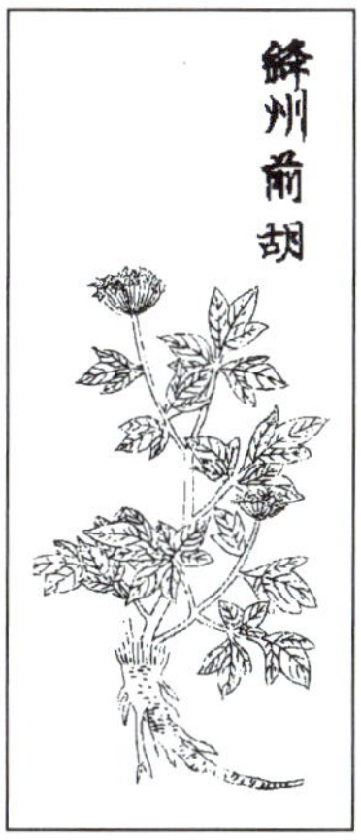

图 11　图经（绍）·绛州前胡

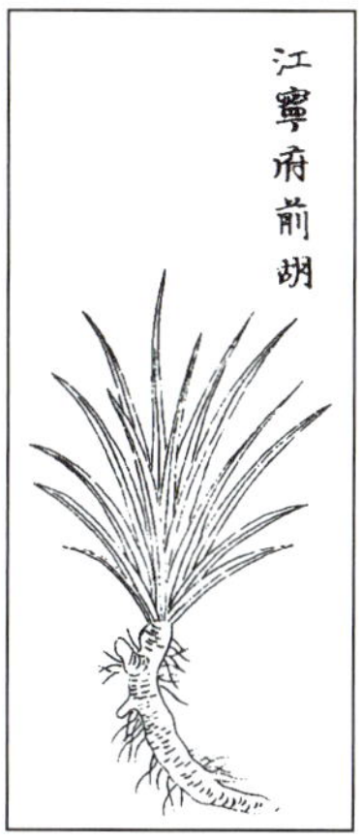

图 12　图经（绍）·江宁府前胡

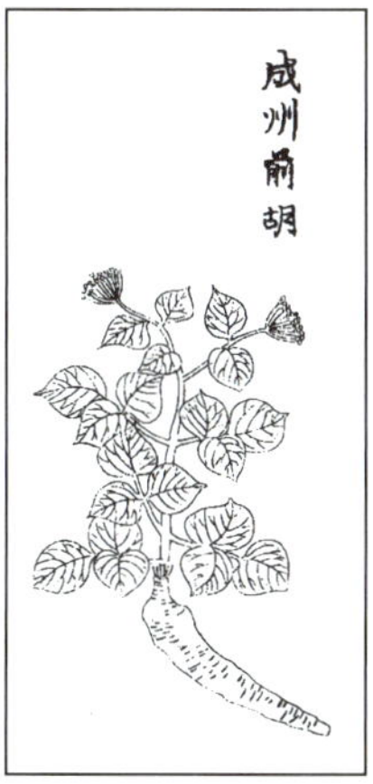

图 13　图经（绍）·成州前胡

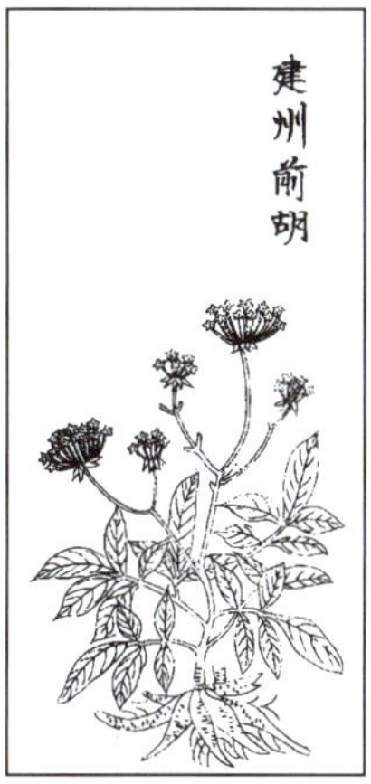

图 14　图经（绍）·建州前胡

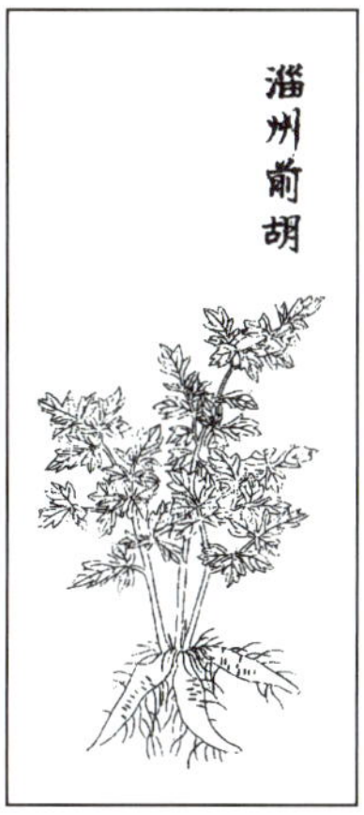

图 15　图经（绍）·淄州前胡

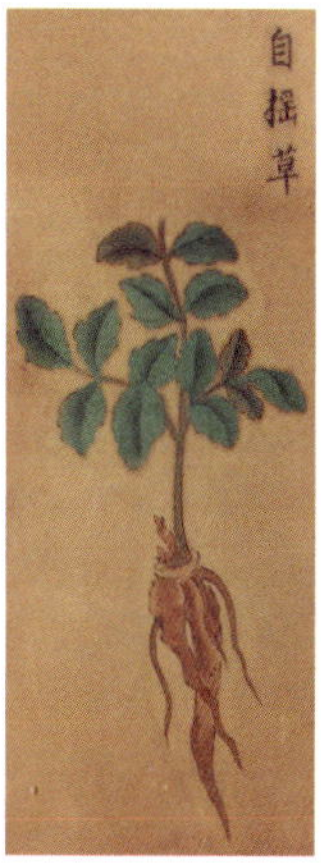

图 16　履巉岩·自摇草

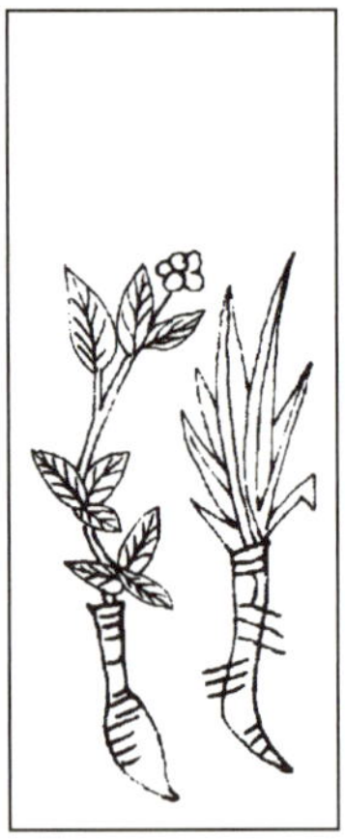

图 17 歌括·前胡

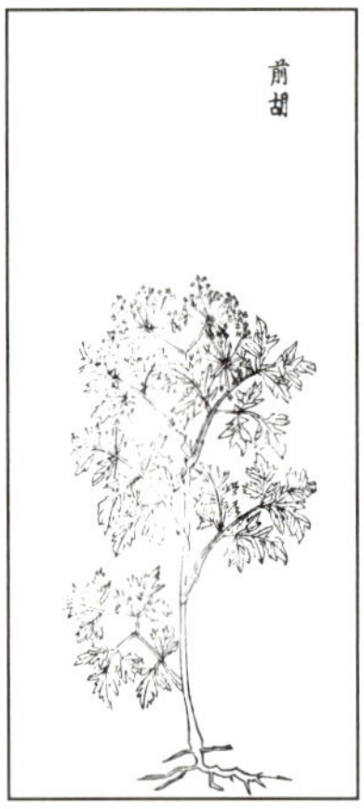

图 18 救荒·前胡

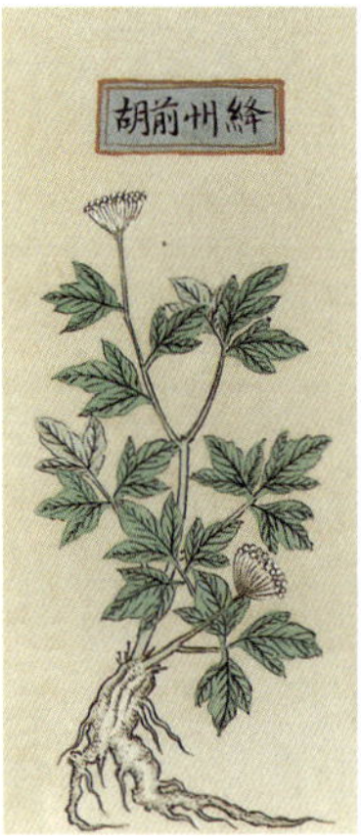

图 19 品汇·绛州前胡

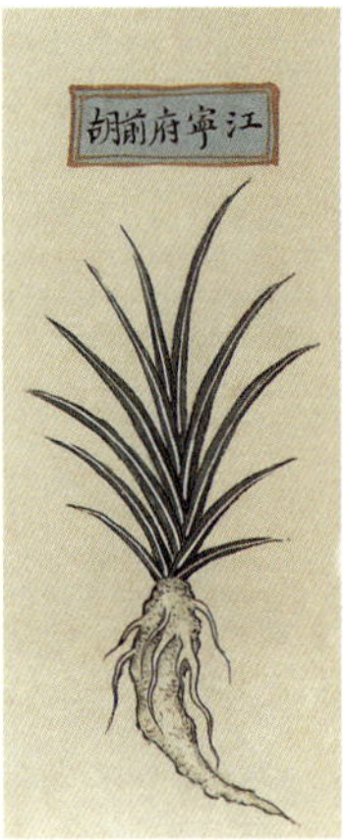

图 20 品汇·江宁府前胡

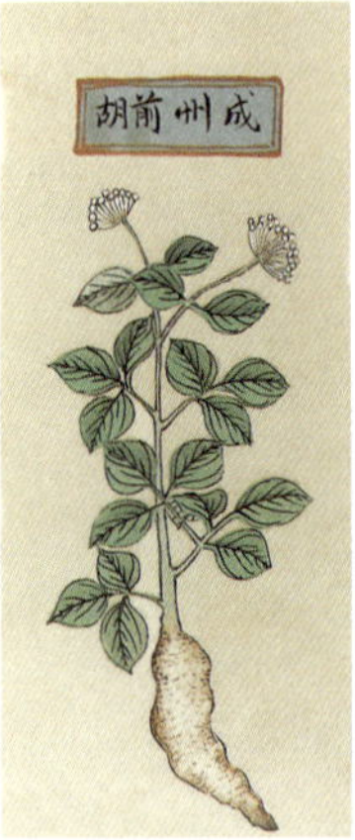

图 21 品汇·成州前胡

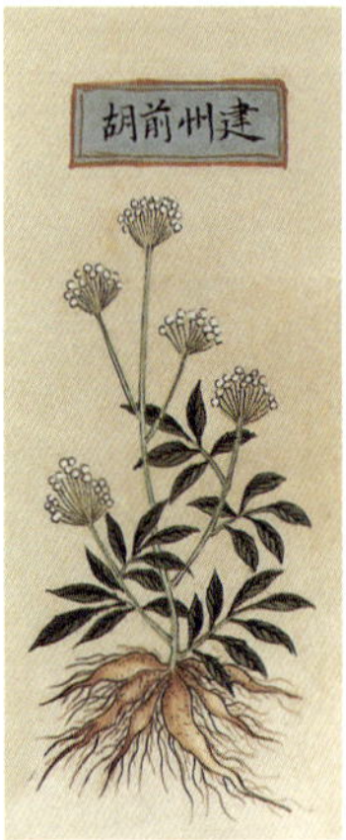

图 22 品汇·建州前胡

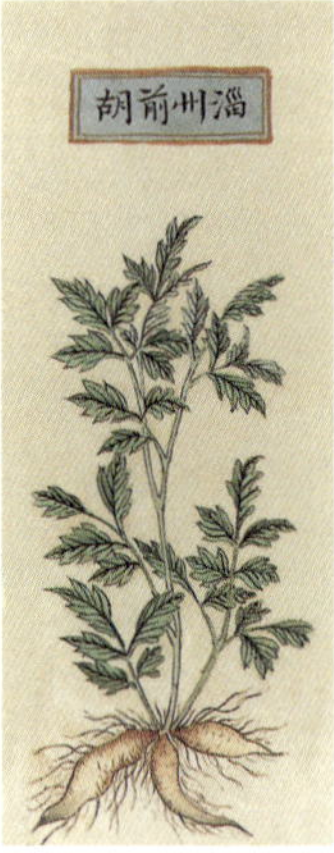

图 23 品汇·淄州前胡

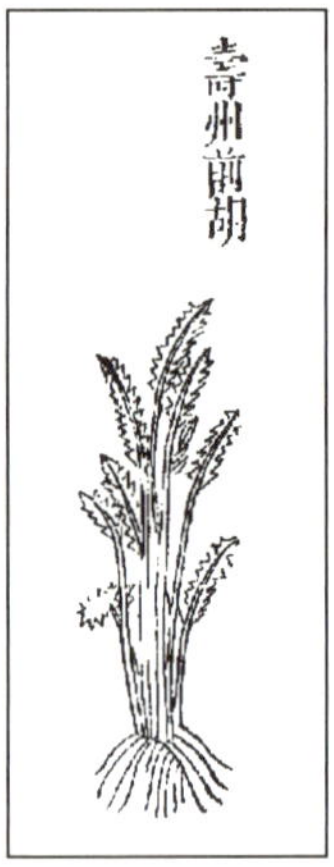

图 24 蒙筌·寿州前胡

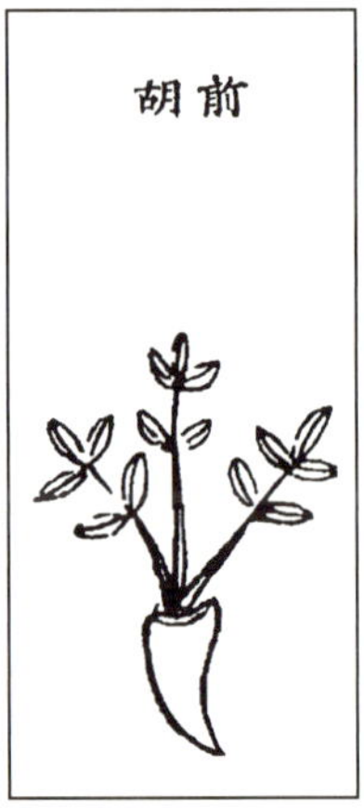

图 25 太乙·前胡

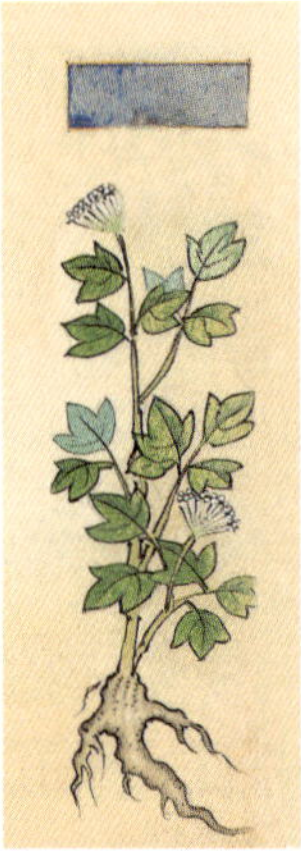

图 26 雷公·前胡

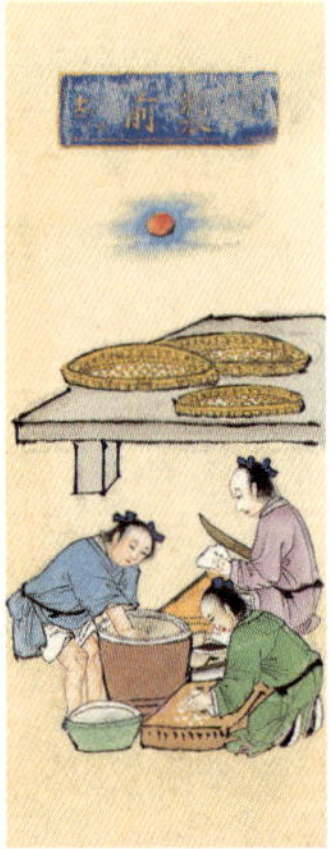

图 27 雷公·炮制前胡

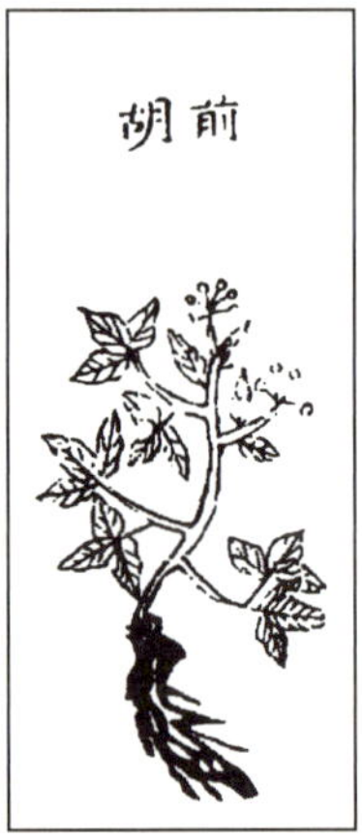

图 28 纲目(金)·前胡

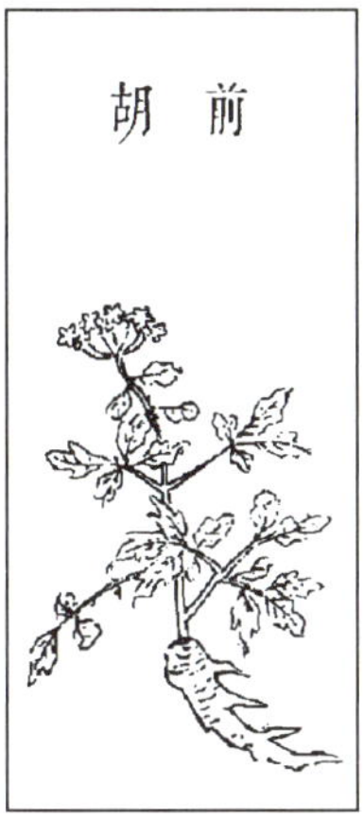

图 29　纲目（钱）·前胡

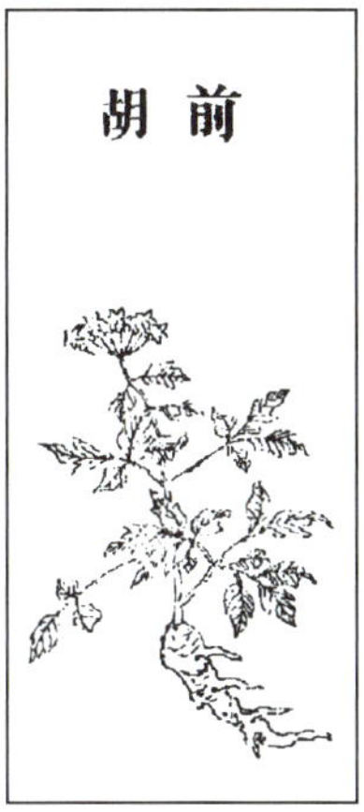

图 30　纲目（张）·前胡

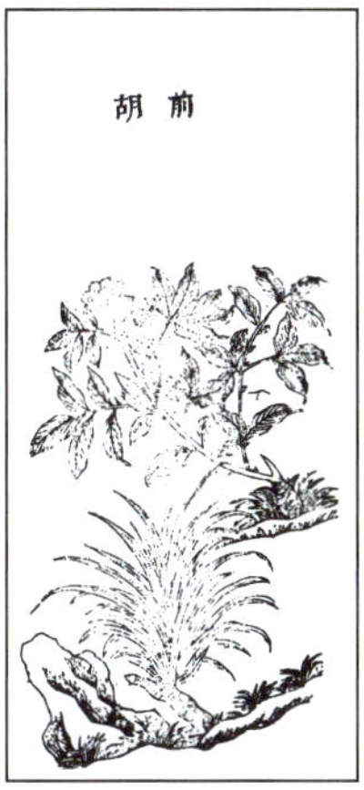

图 31　三才·前胡

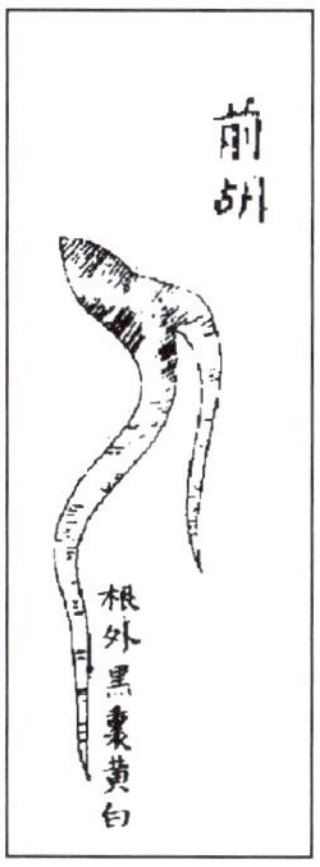

图 32　原始·前胡

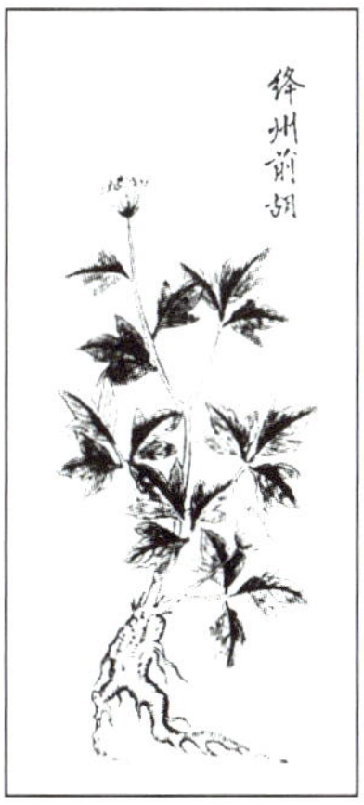

图 33　金石·绛州前胡

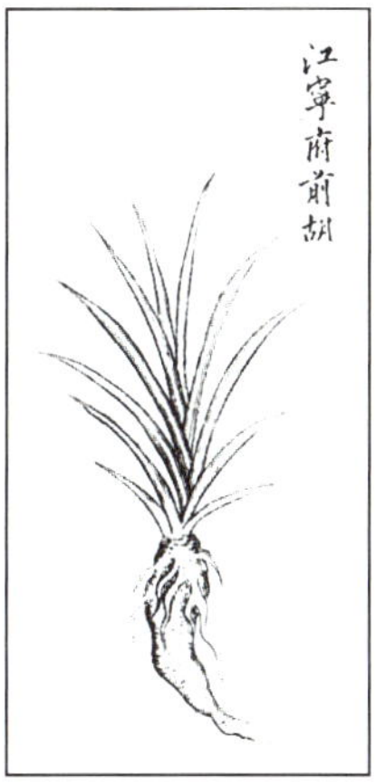

图 34　金石·江宁府前胡

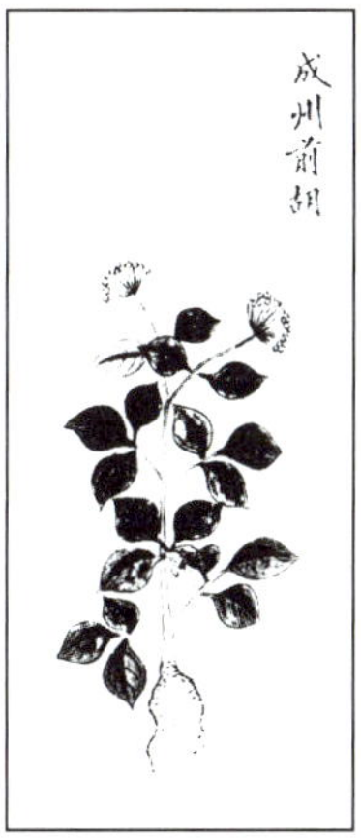

图 35　金石·成州前胡

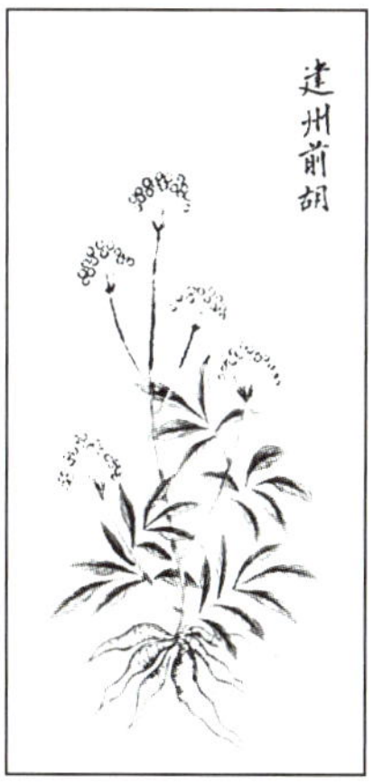

图 36　金石·建州前胡

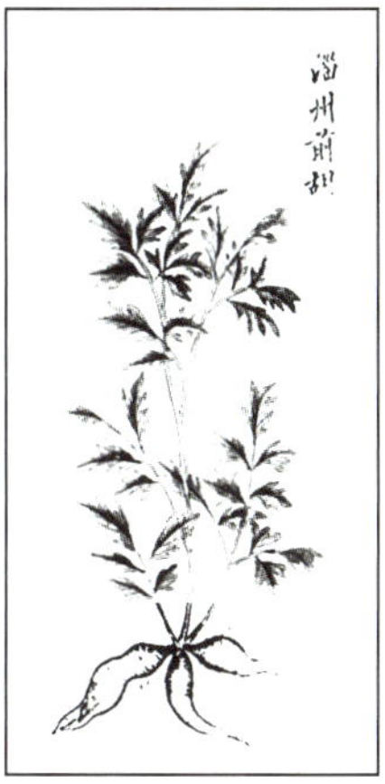

图 37　金石·淄州前胡

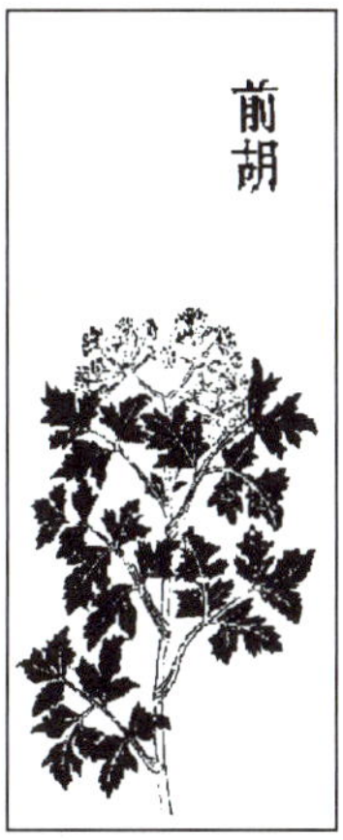

图 38　博录·前胡

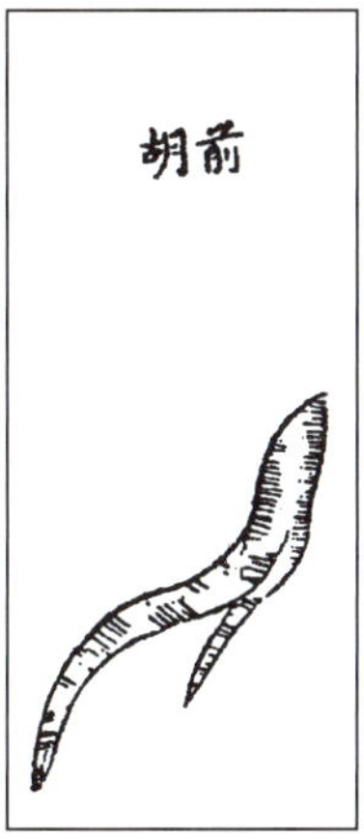

图 39　汇言·前胡

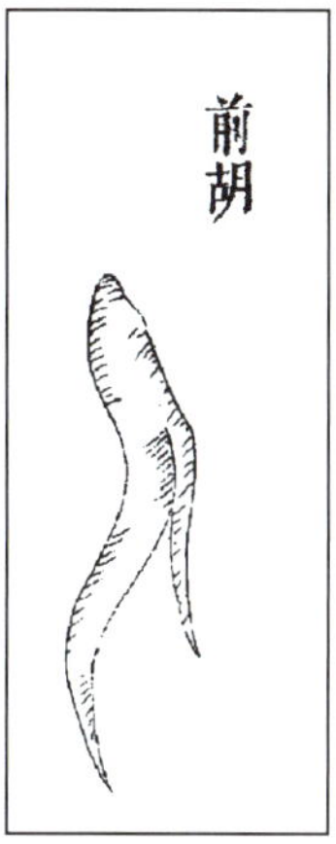

图 40　本草汇·前胡

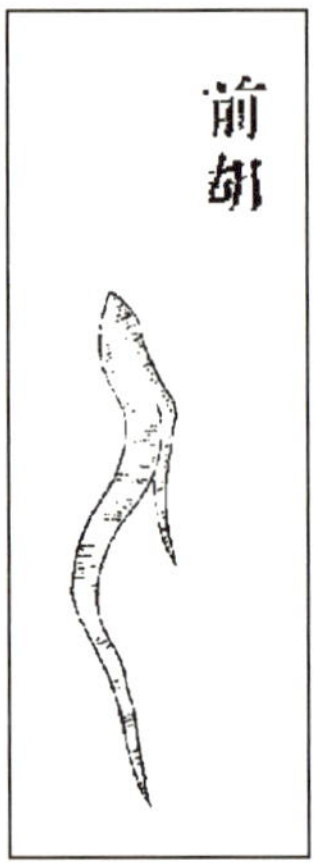

图 41　类纂·前胡

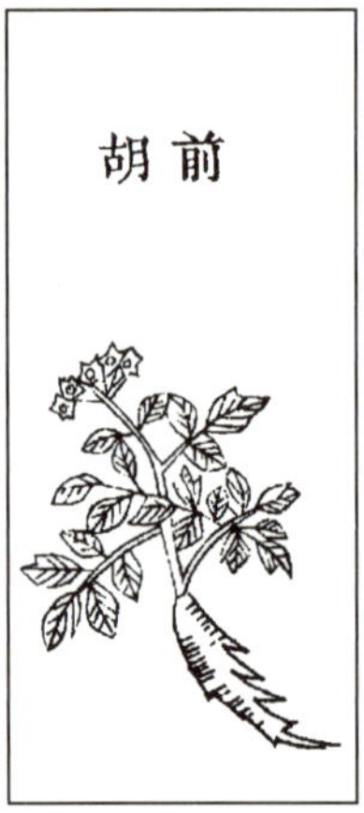

图 42　备要·前胡

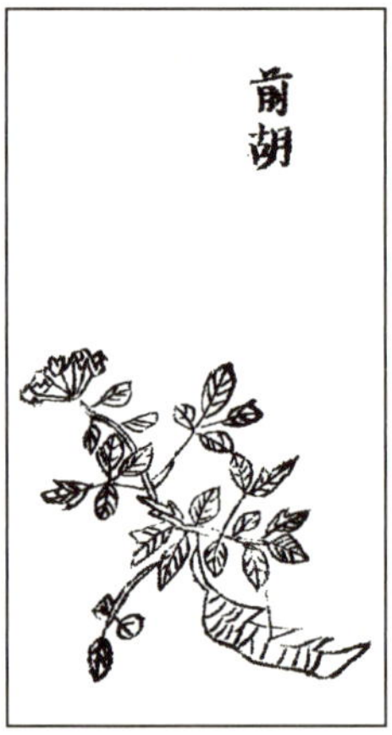

图 43　求真·前胡

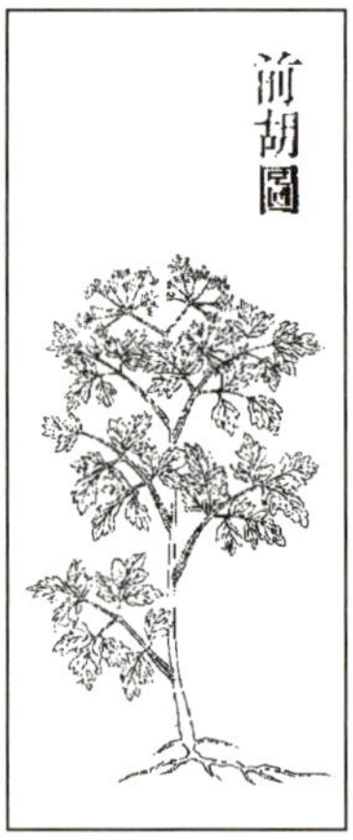

图 44　草木典·前胡图

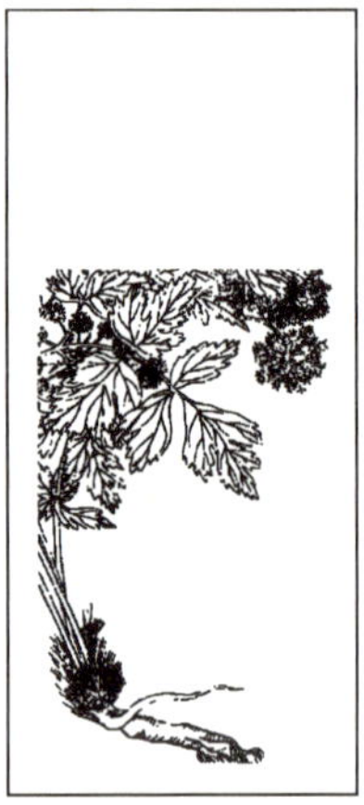
图 45　图考·前胡

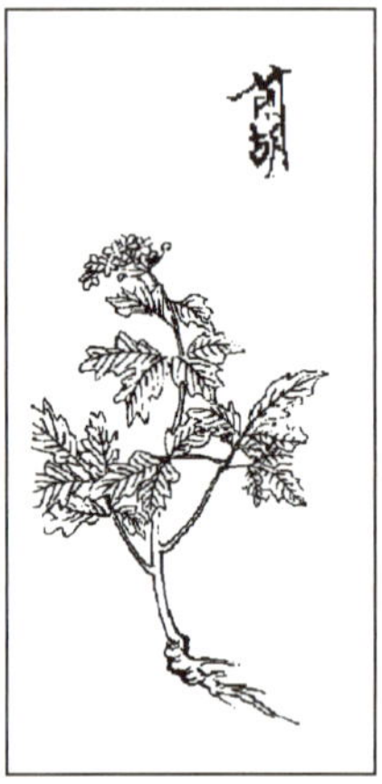

图 46　图说·前胡

本品46图，取自25书，其中13幅彩图。有承继关系及仿绘图可分以下3个书类。

《本草图经》：该书有5图（“绛州前胡”“江宁府前胡”“成州前胡”“建州前胡”“淄州前胡”），分别存于《大观本草》（图1、2、3、4、5）、《政和本草》（图6、7、8、9、10）、《绍兴本草》（图11、12、13、14、15）中。此三传本药图基本一致。今以《政和》（图6、7、8、9、10）为《图经》图的代表。

仿绘《图经》5图的彩色本草图有《本草品汇精要》的5幅同名图。其中“绛州前胡”（图19）根部改绘，根头茎残基减少，根粗大有分支，伞形花序白色。“江宁府前胡”（图20）消除左边根茎，绘成主根状。叶深绿，中脉白色；“成州前胡”（图21）根头无毛须，消除长芦头，花白色。“建州前胡”（图22）将复伞形花序简化，花白色。“淄州前胡”（图23）的茎叶均有所简化。以上5图虽然有不同程度的润饰或简化，但基本都保留了原图的主要特征。《金石昆虫草木状》的5幅同名图（图33、34、35、36、37）均临摹自《品汇》。《补遗雷公炮制便览》“前胡”（图26）则仿绘自《品汇》“绛州前胡”（图19）。

仿绘《图经》前胡图的墨线本草图有：《本草歌括》“前胡”（图17）在一图中绘两株植物，右边一株仿绘《图经》“江宁府前胡”（图7），左边一株仿绘自“成州前胡”（图8）。《本草纲目》金陵本“前胡”（图28）用粗拙笔墨勾画主根，茎叶均简化，主要特点与《图经》“绛州前胡”（图6）相同。《纲目》钱本“前胡”（图29）亦仿绘自《图经》“绛州前胡”图，简化之余亦有润饰。《纲目》张本“前胡”（图30）则仿绘自钱本同名图。此后仿绘钱本图的有《本草备要》图42、《本草求真》图43、《本草简明图说》图46。《三才图会》“前胡”（图31）只仿绘了《图经》2幅图，并将其合绘于一图，各加土地背景。右上仿绘的是《图经》“绛州前胡”（图6），左下仿绘的是《图经》“江宁府前胡”（图7）。

《救荒本草》：该书“前胡”（图18）的仿绘图有《野菜博录》图38，后者仅将叶片绘成黑底白脉。另《古今图书集成·草木典》“前胡图”（图44）亦仿绘自《救荒》图18。

《本草原始》：该书“前胡”（图32）乃药材图。仿绘该图的同名图有《本草汇言》图39、《本草汇》图40、《本草纲目类纂必读》图41。

以上46图中，除34幅属仿绘图外，还有12幅原创图（图6、7、8、9、10、16、18、24、25、27、32、45），详见下“鉴药”项。

【文录】

《别录》（见《证类》卷8“前胡”） 二月、八月采根，暴干。

梁《本草经集注》（同上） 陶隐居云：前胡，似茈胡而柔软，为疗殆欲同，而《本经》上品有茈胡而无此，晚来医乃用之……此近道皆有，生下湿地，出吴兴者为胜。

吴越《日华子本草》（同上） 《日华子》云：越、衢、婺、睦等处皆好。七、八月采。外黑里白。

宋《本草图经》（同上） 《图经》曰：前胡……今陕西、梁、汉、江淮、荆襄州郡及相州、孟州皆有之。春生苗，青白色，似斜蒿。初出时有白芽，长三四寸，味甚香美，又似芸蒿。七月内开白花，与葱花相类。八月结实。根细，青紫色。二月、八月采，暴干。今鄜延将来者，大与柴胡相似。但柴胡赤色而脆，前胡黄而软不同耳。一说今诸方所用前胡皆不同。京师北地者，色黄白，枯脆，绝无气味；江东乃有三四种，一种类当归，皮斑黑，肌黄而脂润，气味浓烈，一种色理黄白，似人参而细短，香味都微。又有如草乌头，肤黑而坚，有两三歧为一本者，食之亦戟人咽喉，中破以姜汁渍，捣服之，甚下膈，解痰实。然皆非前胡也。今最上者出吴中。又寿春生者，皆类柴胡而大，气芳烈，味亦浓苦，疗痰下气最要，都胜诸道者。

明《救荒本草》卷上之前“前胡” 生陕西、汉梁、江淮、荆襄、江宁、成州诸郡，相、孟、越、衢、婺、睦等州皆有。今密县梁家冲山野中亦有之。苗高一二尺，青白色，似斜蒿，味甚香美，叶似野菊叶而瘦细，颇似山萝卜叶，亦细。又似芸蒿，开黪白花，类蛇床子花，秋间结实，根细，青紫色。一云：外黑里白。

明《本草纲目》卷13“前胡” 【释名】【时珍曰】按孙愐《唐韵》作湔胡，名义未解。【集解】【时珍曰】前胡有数种，惟以苗高一二尺，色似斜蒿，叶如野菊而细瘦，嫩时可食，秋月开黪白花，类蛇床子花，其根皮黑肉白，有香气为真。大抵北者为胜，故方书称北前胡云。

清《植物名实图考》卷8“前胡” 江西多有之，形状如《图经》。/雩娄农曰：前胡有大叶、小叶二种，黔滇山人采以为茹，曰水前胡，俗呼姨妈菜。方言不可译也，或曰本呼夷鬼菜，夷人所食，斯为陋矣……前胡与芎藭、当归，气味大体相类。《尔雅》以薜，山蕲与山韭、山葱比类释之，则亦以为菜属。江南采防风为蔬，江西种藭为饵，滇人直谓芎为芹，然则草之形与味似芹者多矣，其皆芹之侪辈耶？《救荒本草》：凡蛇床、藁本、前胡诸草，皆煠其嫩叶调食，此岂夷俗哉？

【鉴药】

“前胡”首出《别录》。名义不详。为古今下气祛痰常用药，多治痰热咳喘，胸膈痞闷。

关于前胡的形态，梁·陶弘景云：“似茈胡而柔软。”将陶氏的前胡描述与柴胡描述对照，可知两者除根部有硬、软之别外，其余近似，当均属于伞形科植物。陶氏认为前胡的作用与柴胡差不多，但前胡的运用历史更晚。前胡生长于下湿地，以吴兴所产为胜。吴兴即浙江湖州。五代时《日华子本草》云“越、衢、婺、睦等处皆好”。越（今浙江绍兴）、衢（今浙江衢州）、婺（今浙江金华）、睦（今浙江建德）均在今浙江，可见五代以前，前胡皆以浙江所产为佳。《日华子》提到“外黑里白”，应该是指根部的特征。

北宋编撰《本草图经》时开展的药物普查表明，此时前胡的产地有“陕西、梁汉、江淮、荆襄州郡及相州、孟州”，即今陕西、河北、河南、江苏、安徽及湖北的广大地区。此时对前胡的形态也了解得更多：“春生苗，青白色，似斜蒿。初出时有白芽，长三四寸，味甚香美，又似芸蒿。七月内开白花，与葱花相类。八月结实。根细，青紫色。”苗似邪蒿（指伞形科西风芹属*Seseli*植物）、花白、与葱花相类，这些特征表明本品是伞形科植物前胡*Peucedanum praeruptorum* Dunn。《图经》认为“今最上者出吴中。又寿春生者，皆类柴胡而大，气芳烈，味亦浓苦，疗痰下气最要，都胜诸道者”。可见当时的正品是以吴中（今苏南、浙北一带）为佳。寿春（今安徽寿县）所产也具有伞形科前胡属（*Peucedanum*）的特征，被视为佳品。

北宋时前胡因地区不同，来源亦有不同。苏颂云：“京师北地者，色黄白，枯脆，绝无气味；江东乃有三四种，一种类当归，皮斑黑，肌黄而脂润，气味浓烈，一种色理黄白，似人参而细短，香味都微。又有如草乌头，肤黑而坚，有两三歧为一本者，食之亦戟人咽喉，中破以姜汁渍，捣服之，甚下膈，解痰实。然皆非前胡也。”

可见当时的伪前胡种类甚多。

明《救荒本草》所述前胡，除具有苏颂《图经》所说“青白色，似斜蒿，味甚香美”等特征外，还有“叶似野菊叶而瘦细，颇似山萝卜叶，亦细。又似芸蒿，开黪白花，类蛇床子花”等特点。李时珍云：“惟以苗高一二尺，色似斜蒿，叶如野菊而细瘦，嫩时可食，秋月开黪白花，类蛇床子花，其根皮黑肉白，有香气为真。大抵北者为胜，故方书称北前胡云。”此记载与《图经》《救荒》所载特征均同，可见正品前胡都是指*P. praeruptorum*。但明代崇尚北方所产的同种植物，称之为北前胡。古本草图可提供文字描述之外的新证据。

1.《本草图经》：该书有5幅“前胡”图。其中“绛州前胡”（图6）有粗大的主根，根头有纤维状物，有基生叶及主干，叶片为三出式二回分裂。枝顶花序为伞形。绛州即今山西新绛。此图似为伞形科植物前胡（白花前胡）*P. praeruptorum*。《品汇》转绘时将花敷以白色，可能是据文字描述。但其根部有分叉，更接近白花前胡。

“江宁府前胡”（图7）的根呈根茎状，根头亦有纤维状物。其叶片剑形，二列式互生。据图所示当为单子叶植物。但在柴胡诸图中，也有形状相似的“江宁府柴胡”图。江宁府即今江苏南京。故孙启明谓此图似春柴胡（或为北柴胡*Bupleurum chinense* DC.的嫩叶）。[1]但春柴胡的嫩叶能否如此图之形，尚有疑问。

“成州前胡”（图8）根呈胡萝卜形，根头部抽缩成圆柱状，有多数纤维状物。茎直立，三出复叶，小叶宽卵形，不分裂。枝顶生伞形花序。成州即今甘肃成县。该图的花序、根及叶片形状亦近似于前胡*P. praeruptorum*。或云亦与紫花前胡接近。

“建州前胡”（图9）无主根，有7、8条簇生纺锤形的支根。茎单立，单数羽状复叶，复伞形花序。建州即今福建建瓯。据此，谢宗万考证此图为伞形科山芹属植物隔山香*Ostericum citriodorum*（Hance）Yuan et Shan［*Angclica citriodora* Hance in Journ.］。今福建地区以此作香前胡入药。[2]安徽、浙江某些地区则称其为野前胡或土当归。[3]

“淄州前胡”（图10）亦无主根，有3支粗壮圆锥形的根，根头有少数纤维状的毛须。基生数茎，叶为三出式二回分裂，或二回羽状分裂。裂片细碎。无花序。淄州即今山东淄博。此图无花序，仅凭以上形态，似为伞形科前胡属（*Peucedanum*）或山芹属（*Ostericum*）的植物之一。

2.《履巉岩本草》：该书“自摇草”文字记载为“一名杜当归”。其图（图16）有圆锥形的根，多分枝，叶为二回羽状复叶。据《杭州药用植物志》所载白花前胡当地

1 孙启明：《苏图研究》见：张志斌、郑金生主编：《本草纲目研究札记》，北京：科学出版社，2019：639.
2 谢宗万：《中药材品种论述》上册，上海：上海科学技术出版社，1980：335.
3 陈重明、黄胜白等：《本草学》，南京：东南大学出版社，2005：129.

称之为土当归，在杭州分布极广，故或考本图似为伞形科植物前胡*P. praeruptorum*。[1] 宋代局部地区将前胡作当归使用并非仅此一处。《本草图经》“滁州当归”图，或考可能是伞形科当归属紫花前胡*Angelica decursiva*（Miq.）Franch. et Sav.［*P. decursivum* Maxim.］。[2] 紫花前胡是当今前胡的主要来源之一，前面“成州前胡”图亦与紫花前胡接近。

3.《救荒本草》：该书“前胡”为写生图（图18），植物标本来源于河南密县梁家冲。其文字描述为“叶似野菊叶而瘦细，颇似山萝卜叶，亦细……开黪白花，类蛇床子花”。其叶为3回羽状复叶，互生，枝顶为复伞形花序。今多考本图为伞形科植物，但具体种则有白花前胡*P. praeruptorum*、石防风*Peucedanum terebinthaceum*（Fisch.）Fisch. ex Turcz.或当归属的紫花前胡*Angelica decursiva*（Miq.）Franch. et Sav.［*P. decursivum* Maxim.］。[3]

4.《本草蒙筌》：该书“寿州前胡”（图24）从图名到形态都与前代本草不同。其根为须根状，无粗大主根。叶丛生，近直立。叶柄甚长，叶片成狭披针形，边缘密布缺刻。未示花序。“寿州”即今安徽寿县。宋《图经》提到此出所生者，“皆类柴胡而大，气芳烈”，但此图与柴胡毫无相似处。来源不明，待考。

5.《太乙仙制本草药性大全》：该书“前胡”（图25）绘一粗大圆锥形的主根，丛生三叶，为单数羽状复叶。据此简单图形，难以揣测其来源。

6.《补遗雷公炮制便览》：该书“炮制前胡”（图27）乃按雷公法绘图。《雷公炮炙论》云：“凡修事，先用刀刮去苍黑皮并髭土，细剉，用甜竹沥浸令润，于日中晒干用之。”故画师绘一人（右上紫衣者）在用布擦拭药材，右下绿衣人在用刀切药，左边蓝衣人在水缸里拨弄，示意浸药于缸令润。全图背景有红日高照，图上方有大石桌，上有大竹匾3个，中有切好的药物，示意正在晒药。

7.《本草原始》：该书“前胡”（图32）据前胡药材写生绘图。根上部呈近圆柱形，中部以下有分枝，有横纹。图中有小字“根外黑里黄白”。此即伞形科前胡*P. praeruptorum*的根。

8.《植物名实图考》：该书“前胡”文字记载为：“江西多有之，形状如《图经》。雩娄农曰：前胡有大叶、小叶二种，黔滇山人采以为茹，曰水前胡……前胡与芎䓖、当归，气味大体相类……凡蛇床、藁本、前胡诸草，皆煠其嫩叶调食”。可见吴其濬认识到前胡与当归、芎䓖、蛇床、藁本等皆为近亲植物。其“前胡”（图45）主根粗壮，尾部有分枝，根头有众多枯鞘纤维，叶为三出式三回分裂，第一回羽片具柄，

1 郑金生：《南宋珍稀本草三种》，北京：人民卫生出版社，2007：57-58.

2 陈重明、黄胜白等：《本草学》，南京：东南大学出版社，2005：126.

3 ［明］朱橚著，倪根金校注、张翠君参注：《救荒本草校注》，北京：中国农业出版社，2008：40.（该书综述了王作宾、伊博恩、王家葵三家之说。另王锦秀等亦认为此图为白花前胡）

复伞形花序多数。今多将此图定为伞形科植物前胡*P. praeruptorum*。

【小结】

前胡是古代祛痰下气治咳嗽要药。根据《本草图经》《救荒本草》《本草纲目》等文字记载，本品具有苗似斜蒿、叶似野菊叶而瘦细，花白类葱花或蛇床子花等特征，可鉴定为伞形科植物前胡*Peucedanum praeruptorum* Dunn。但古代的前胡伪品也有多种。《本草图经》《救荒本草》《植物名实图考》等书中均有可考为前胡*P. praeruptorum*的图形。

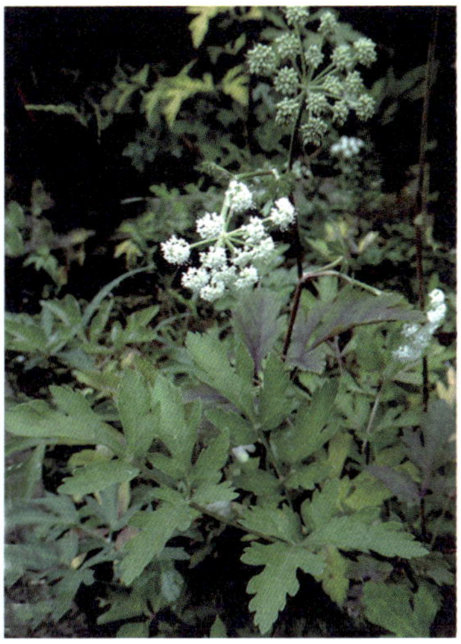

图 47　前胡 *Peucedanum praeruptorum*

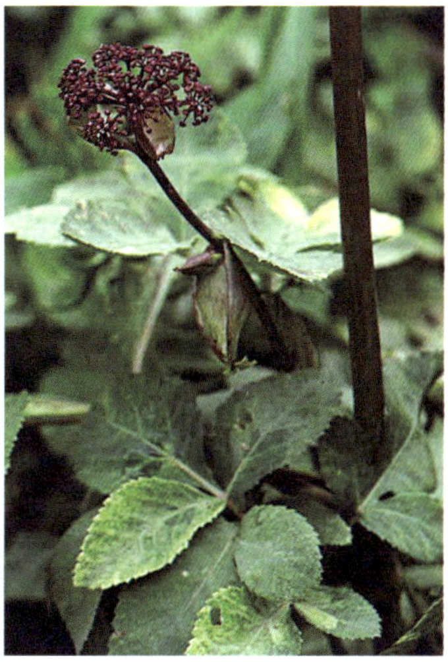

图 48　紫花前胡 *Angelica decursiva*

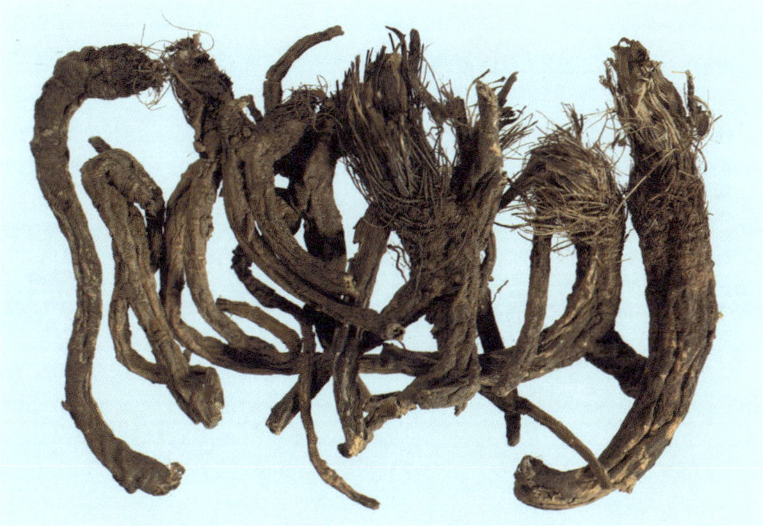

图 49　前胡药材

13-7 防风

【品图】

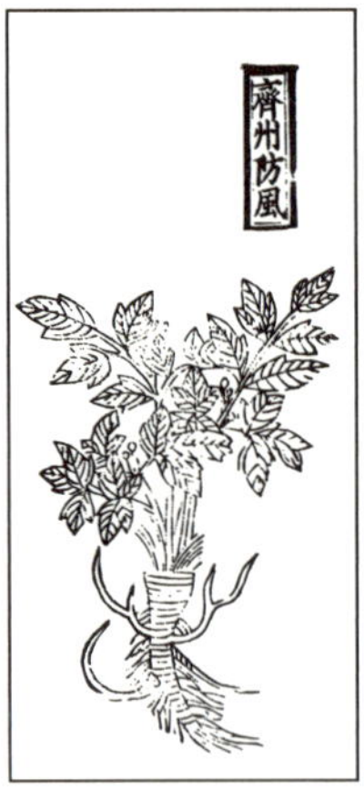

图1 图经（大）·齐州防风

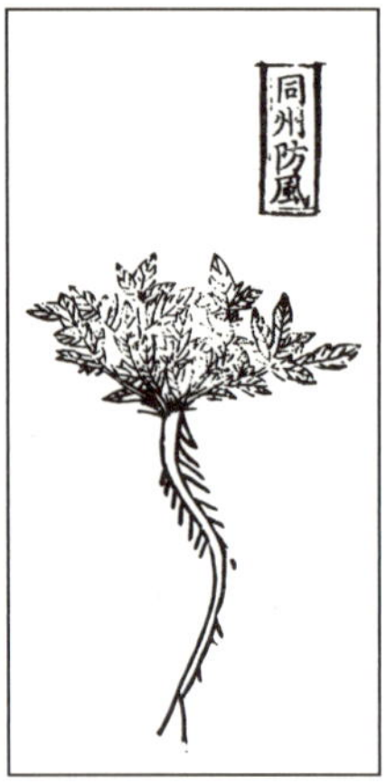

图2 图经（大）·同州防风

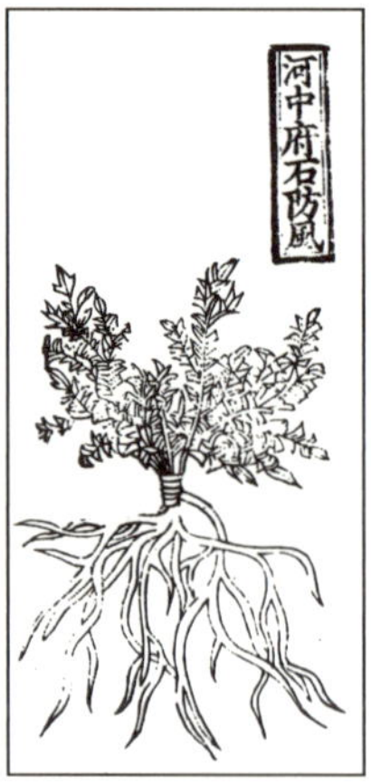

图3 图经（大）·河中府石防风

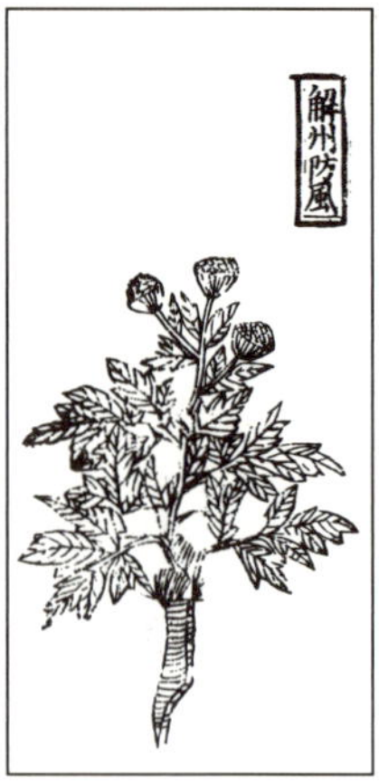

图4 图经（大）·解州防风

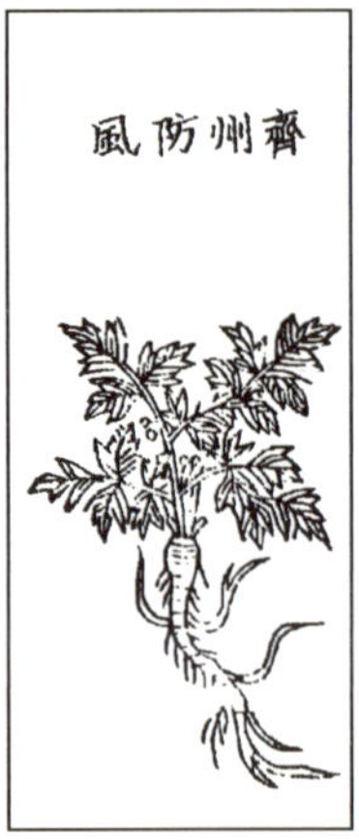

图5 图经（政）·齐州防风

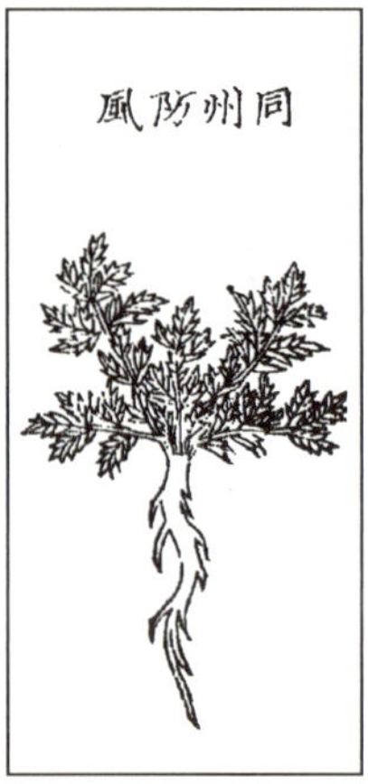

图6 图经（政）·同州防风

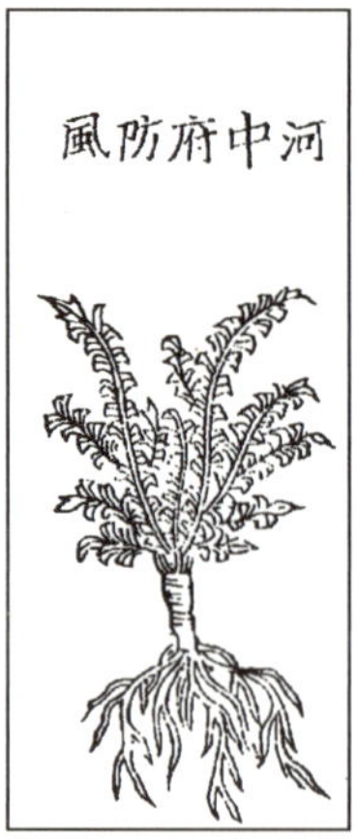

图7 图经（政）·河中府防风

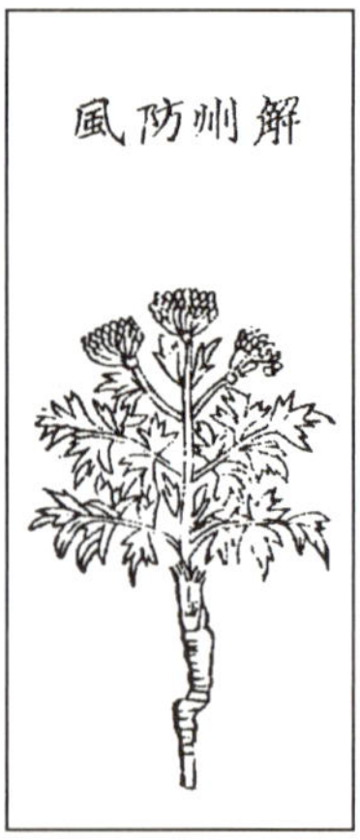

图8 图经（政）·解州防风

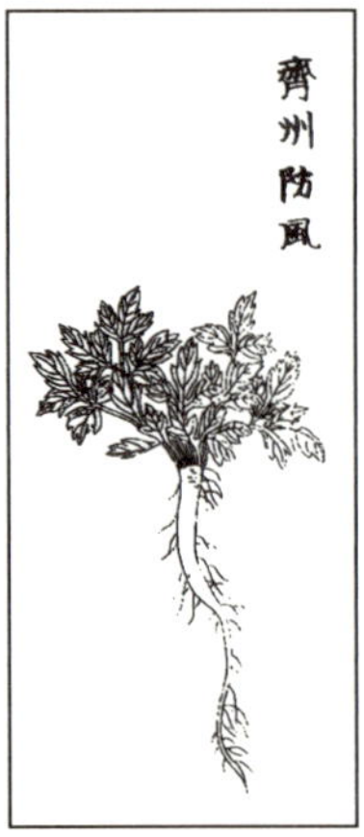

图9 图经（绍）·齐州防风

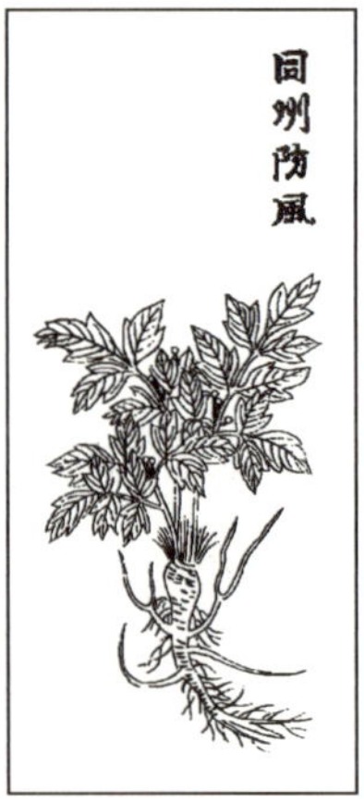

图10 图经（绍）·同州防风

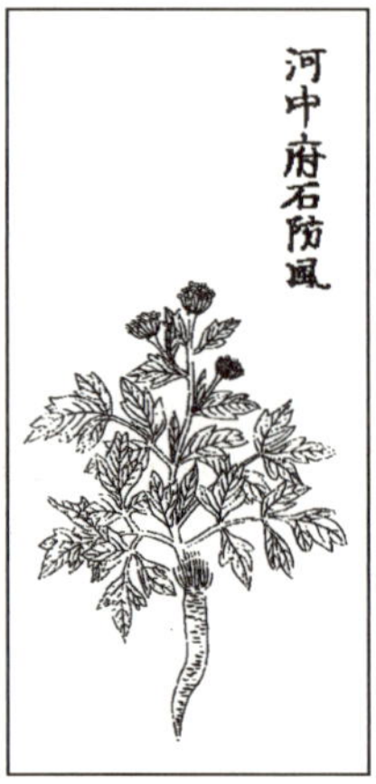

图11 图经（绍）·河中府石防风

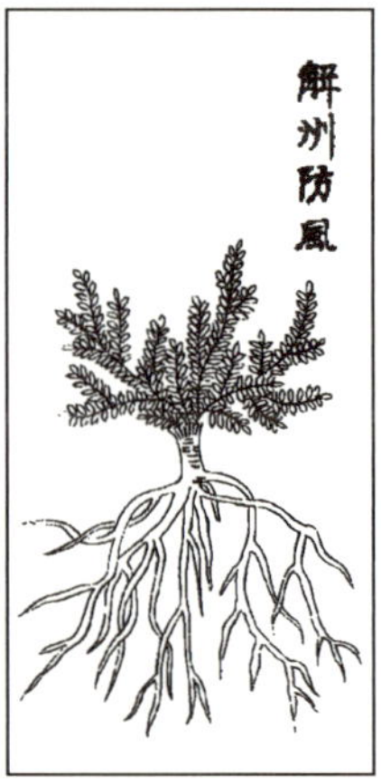

图12 图经（绍）·解州防风

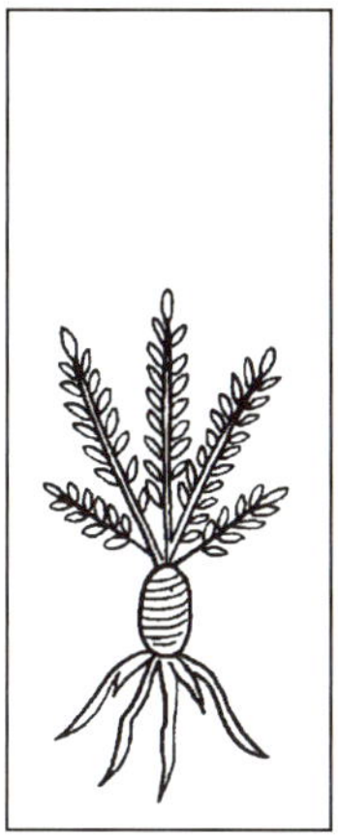

图 13　歌括·防风

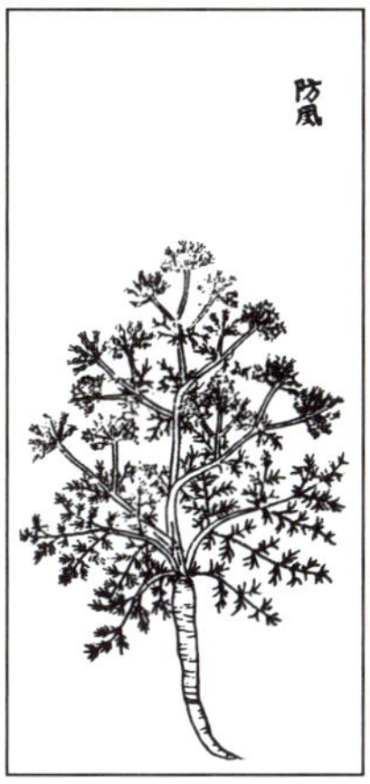

图 14　救荒·防风

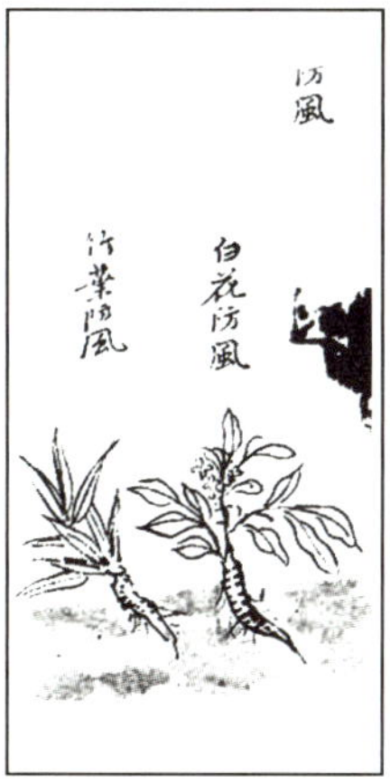

图 15　滇南图·防风

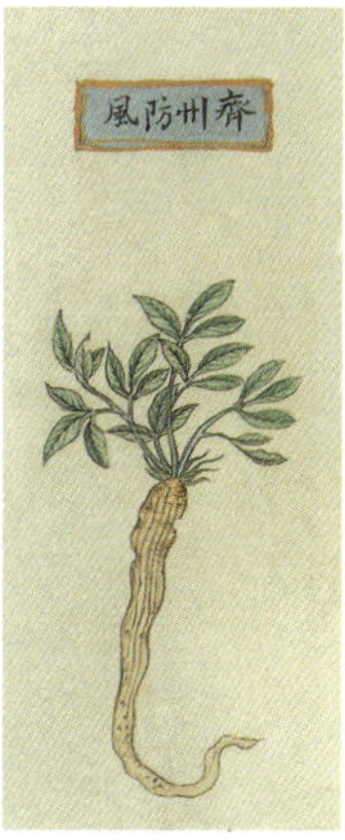

图 16　品汇·齐州防风

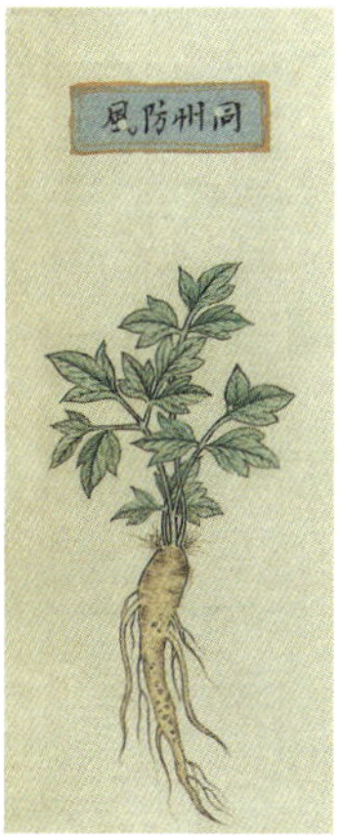

图 17　品汇·同州防风

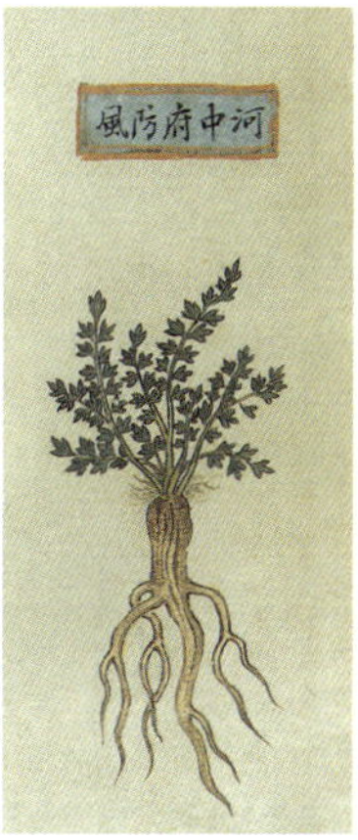

图 18　品汇·河中府防风

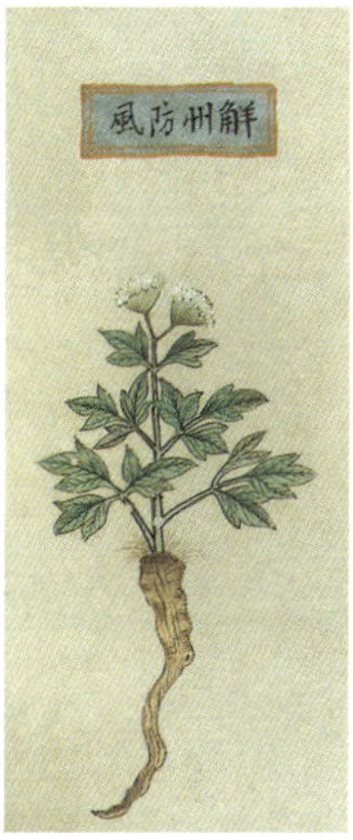

图 19　品汇·解州防风

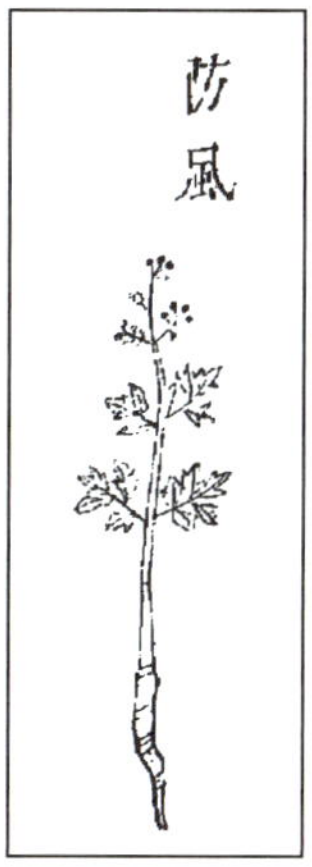

图 20　蒙筌·防风

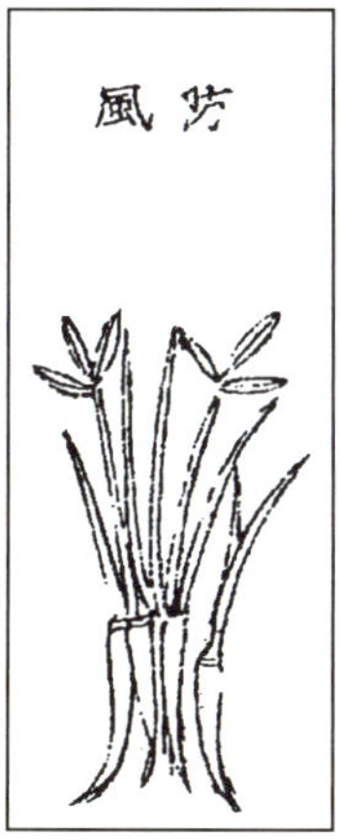

图 21　太乙·防风

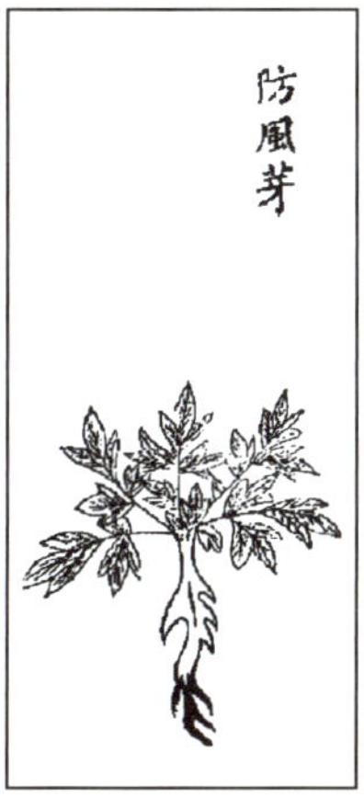

图 22　茹草·防风芽

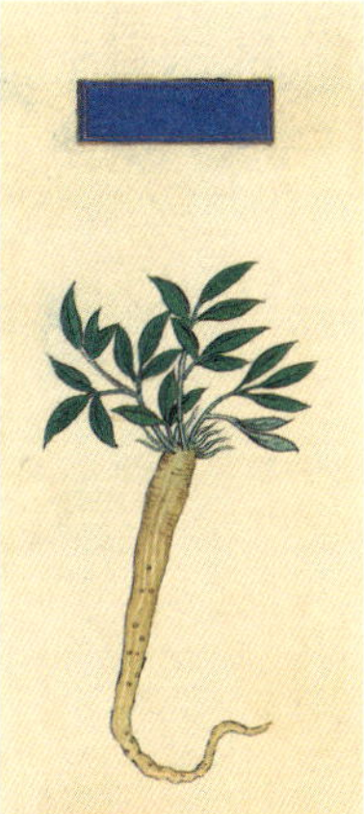

图 23　雷公·防风

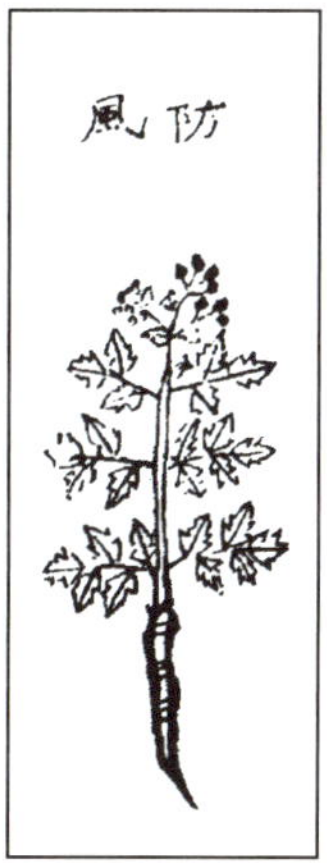

图 24　纲目(金)·防风

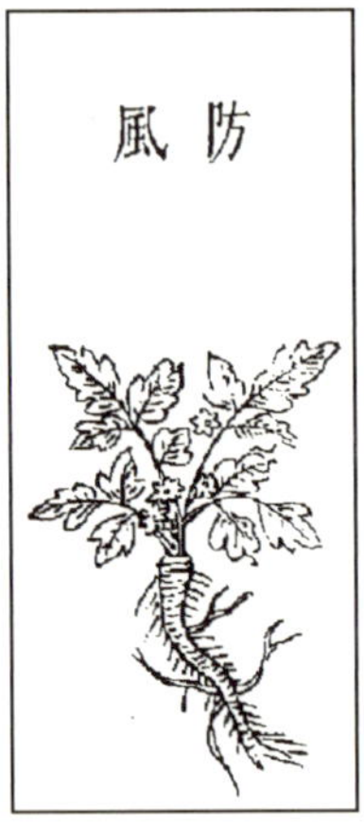

图 25 纲目(钱)·防风

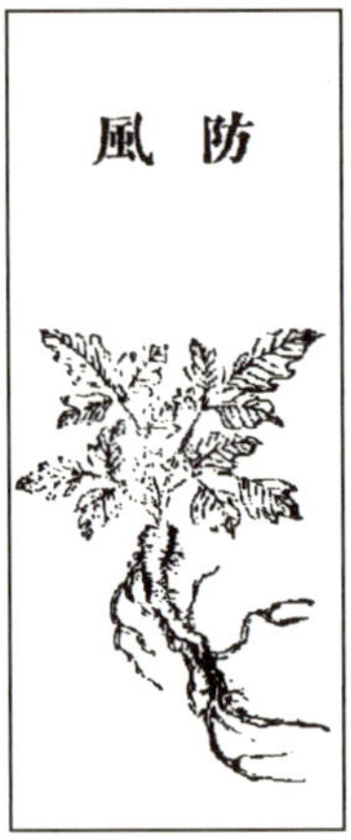

图 26 纲目(张)·防风

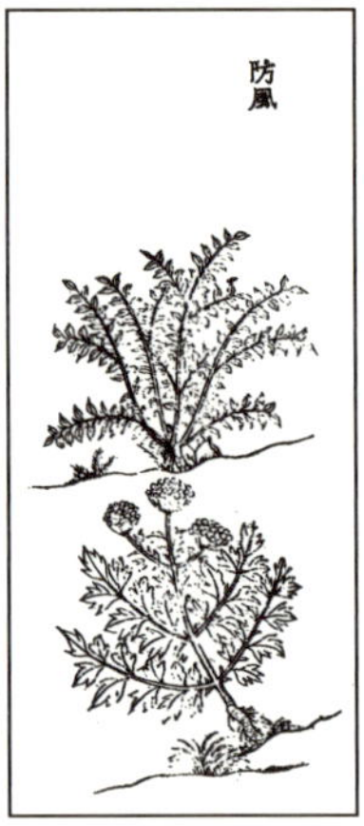

图 27 三才·防风

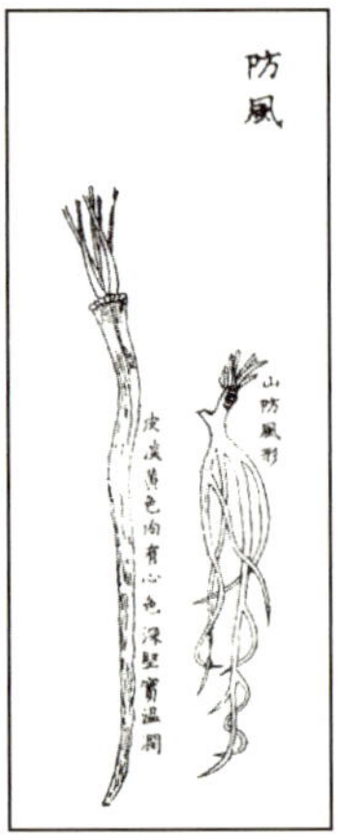

图 28 原始·防风

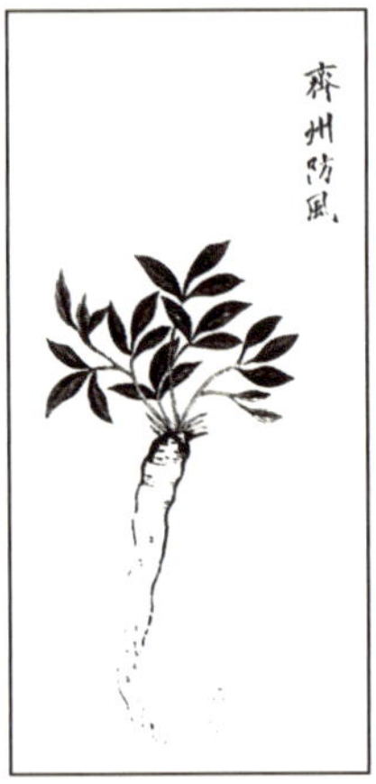

图 29 金石·齐州防风

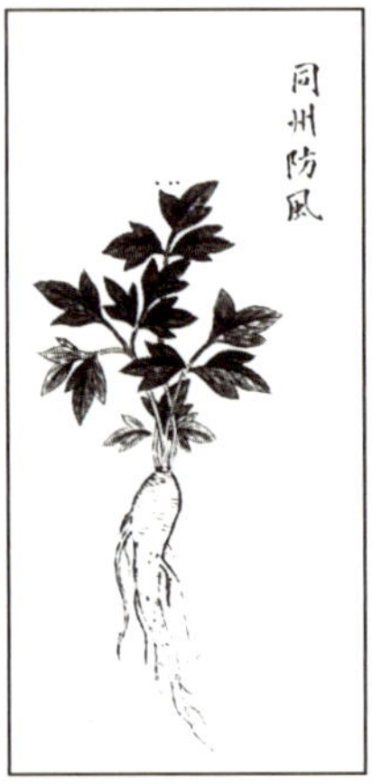

图 30 金石·同州防风

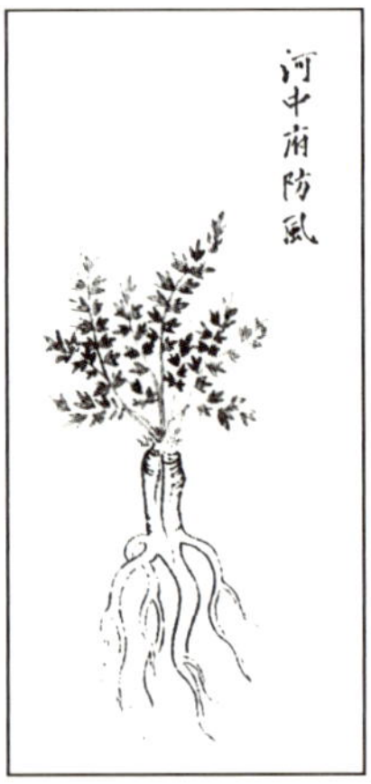

图 31 金石·河中府防风

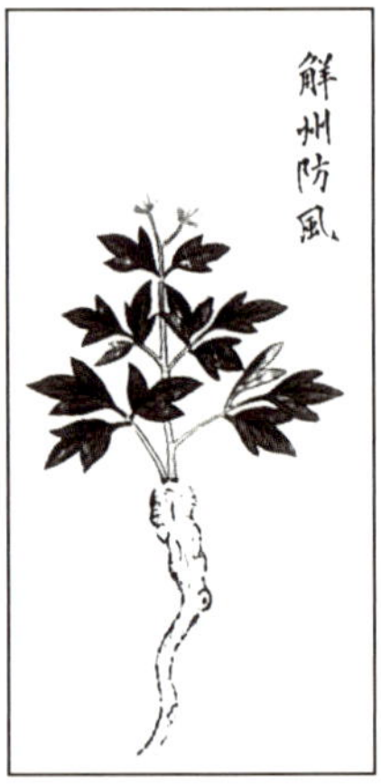

图 32 金石·解州防风

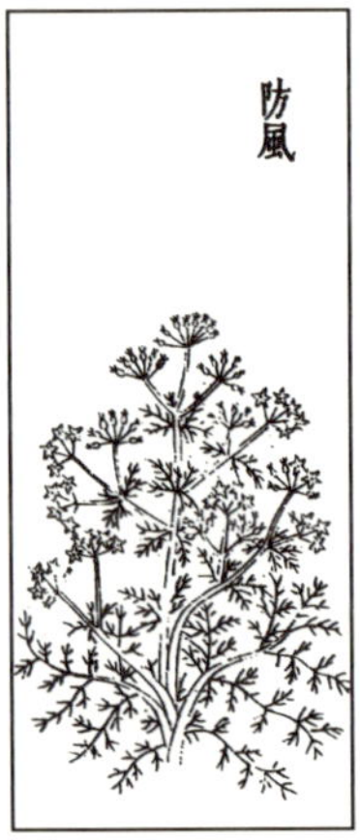

图 33 博录·防风

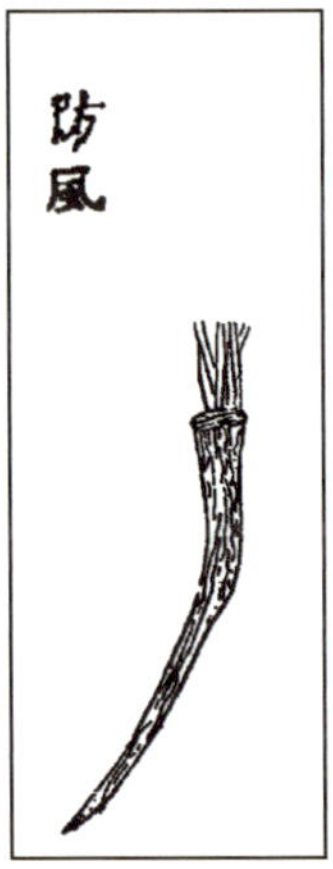

图 34 汇言·防风

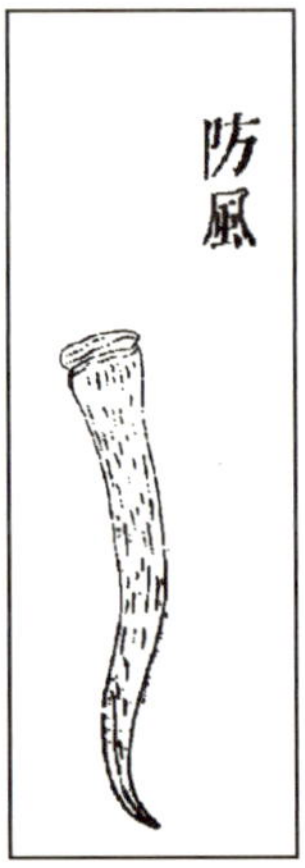

图 35 本草汇·防风

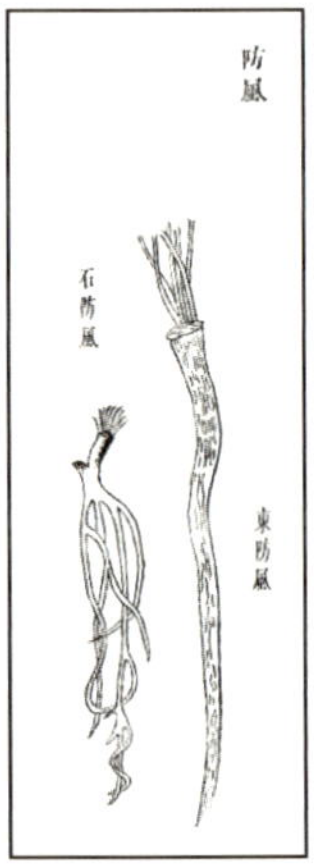

图 36 类纂·防风

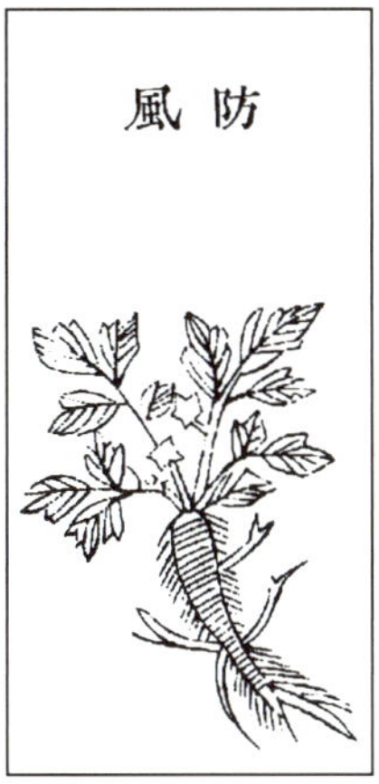

图 37 备要·防风

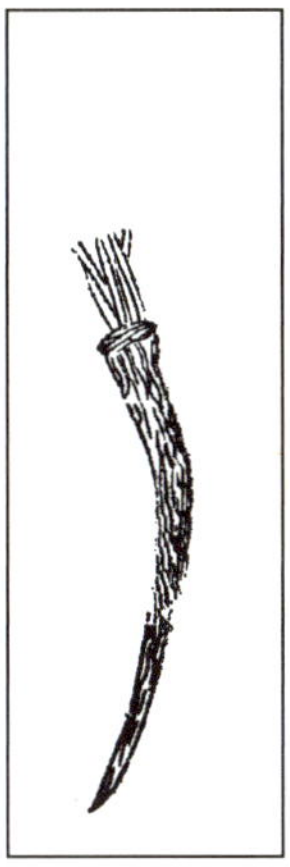

图 38 求真·防风

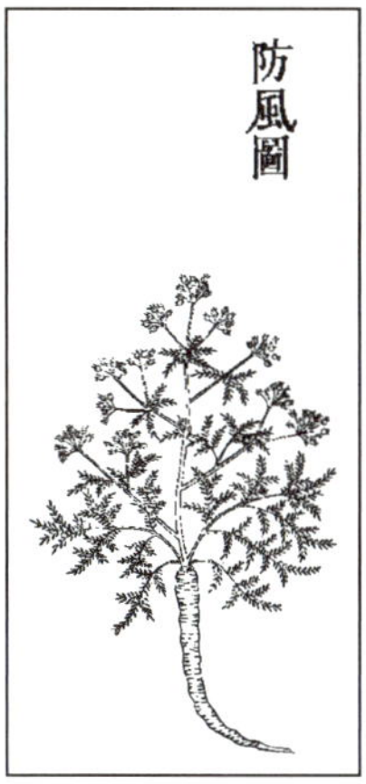

图 39 草木典·防风图

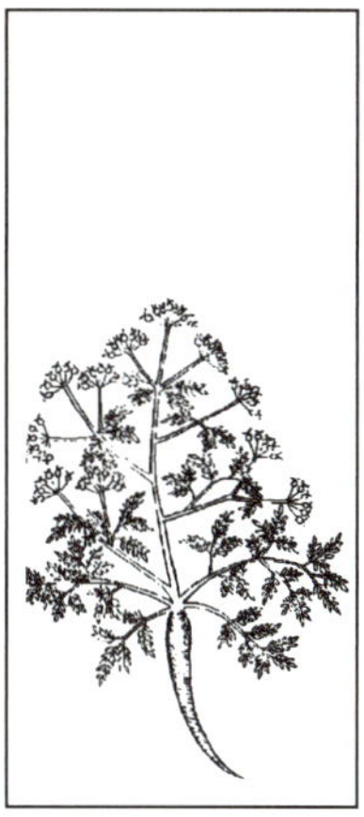

图 40 图考·防风

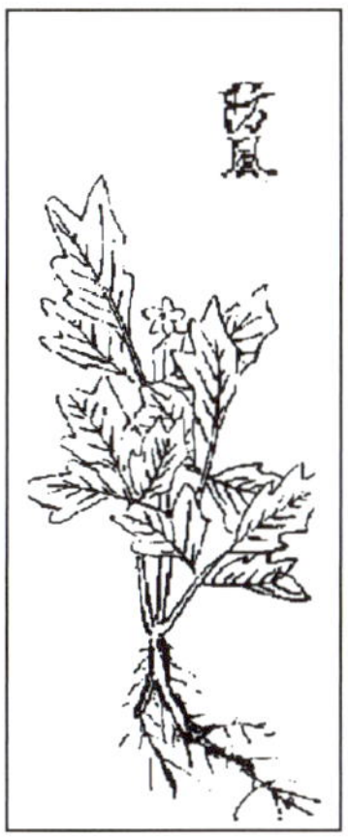

图 41 图说·防风

本品41图，取自26书，其中9幅彩图。有承继关系及仿绘图可分以下3个书类。

《本草图经》：该书有药图4幅（“齐州防风”“同州防风”“河中府石防风”“解州防风”），分别存于《大观本草》（图1、2、3、4）、《政和本草》（图5、6、7、8）、《绍兴本草》（图9、10、11、12）中。其中《大观》《政和》图形基本相同，但《政和》图7之名作“河中府防风”。《绍兴》图9与图10的名称互倒，图11与图12的名称互倒。以上相应诸图形状基本一致。今以《政和》（图5、6、7、8）为《图经》图的代表。

仿绘《图经》4图的彩色图有《本草品汇精要》同名4图。其中“齐州防风”（图16）改绘根部，使主根无分枝及须根，有明显纵皱。叶片简化，小叶改绘成全缘；“同州防风”（图17）主根予以润饰，叶片简化放大，小叶密集缺刻被改绘成三深裂；“河中府防风”（图18）的图名从《政和》所存《图经》。根有横纹被改绘成通体纵皱纹。将原方头小叶改为小叶3裂；“解州防风”（图19）除润饰根部、简化叶片外，将伞形花序涂以白色。以上4图虽都有不同程度的修饰，但整体形态没有根本的改变。《金石昆虫草木状》4幅同名图（图29、30、31、32）临摹自《品汇》4防风图。《补遗雷公炮制便览》“防风”（图23）临摹自《品汇》“齐州防风”（图16）。

仿绘《图经》防风图的墨线本草图有：《本草歌括》“防风”（图13）将《图经》“河中府防风”（图7）高度简化，仅存其大概。《茹草编》“防风芽”（图22）则在《图经》“同州防风”（图6）基础上再加简化。《本草纲目》金陵本“防风”（图24）的构架仿自《图经》“解州防风”（图8），但伞形花序的花辐大大减少。《本草蒙筌》

明崇祯间补绘的“防风”（图20）又在《纲目》金陵本基础上再加简略。《纲目》钱本“防风”（图25）则仿绘《图经》“齐州防风”（图5），《纲目》张本“防风”（图26）又仿钱本图再加润饰。此后《本草备要》同名图（图37）、《本草简明图说》图41又在钱本基础上再予重绘或改绘。明《三才图会》“防风”（图27）仿绘了《图经》2图，各加土地背景，掩盖根部。上一图仿绘《图经》“河中府防风”（图7），下一图仿绘“解州防风”（图8）。

《救荒本草》：该书“防风”（图14）的仿绘者有《野菜博录》同名图（图33，后者仅绘地上部分，未绘其根）、《古今图书集成·草木典》“防风图”（图39）。《植物名实图考》“防风”（图40）又仿绘《草木典》图39。

《本草原始》：该书“防风”（图28）为药材写生图，有药材两支。仿绘图有《本草汇言》“防风”（图34），仅仿绘《原始》图28的左支。《本草汇》“防风”（图35）亦仿绘左支，但除去了芦头的残茎。《本草纲目类纂必读》“防风”（图36）全仿《原始》图，且将原防风根注明为“东防风”，另一支注明为“石防风”。《本草求真》“防风”（图38）亦仅仿绘《原始》图的左支。

以上41图中，除33幅属仿绘图外，还有8幅原创图（图5、6、7、8、14、15、21、28），详见下“鉴药”项。

【文录】

《本经》《别录》（见《证类》卷7“防风”） ……一名铜芸，一名茴草，一名百枝，一名屏风，一名蕳根，一名百蜚。生沙苑川泽及邯郸、琅邪、上蔡。二月、十月采根，暴干。

梁《本草经集注》（同上） 陶隐居云：郡县无名沙苑。今第一出彭城、兰陵，即近琅邪者。郁州互市亦得之。次出襄阳、义阳县界，亦可用，即近上蔡者。惟实而脂润，头节坚如蚯蚓头者为好。俗用疗风最要，道方时用。

唐《唐本草》（同上）《唐本》注云：今出齐州、龙山最善，淄州、兖州、青州者亦佳。叶似牡蒿、附子苗等……沙苑在同州南，亦出防风，轻虚不如东道者，陶云无沙苑，误矣。襄阳、义阳、上蔡，元无防风，陶乃妄注尔。

宋《本草图经》（同上）《图经》曰：防风……今京东、淮、浙州郡皆有之。根土黄色，与蜀葵根相类，茎、叶俱青绿色，茎深而叶淡，似青蒿而短小。初时嫩紫，作菜茹，极爽口。五月开细白花，中心攒聚作大房，似莳萝花。实似胡荽而大。二月、十月采根，暴干。关中生者，三月、六月采，然轻虚不及齐州者良。又有石防风，出河中府，根如蒿根而黄，叶青花白，五月开花，六月采根，暴干。亦疗头风眩痛。又宋、亳间及江东出一种防风，其苗初春便生，嫩时红紫色，彼人以作菜茹，味甚佳，然云动风气。《本经》云：叶主中风热汗出，与此相反，恐别是一种耳。

宋《太平御览》卷第992“防风”《本草经》曰：防风，一名铜芒。甘，温。生川泽……生沙苑。/《范子计然》曰：防风出三辅。白者善。/《吴氏本草》曰：防风，一名回云，一名回草，一名百枝，一名蕳根，一名百韭，一名百种……李氏：小寒。或生邯郸、上蔡。正月生，叶细圆，青黑黄白，五月黄花，六月实黑。二月、十月采根，日干。琅邪者良。

明《救荒本草》卷上之前“防风” ……今中牟田野中亦有之。根土黄色，与蜀葵根相类，稍细短，茎叶俱青绿色，茎深而叶淡，叶似青蒿叶而阔大；又似米蒿叶而稀疎。茎似茴香，开细白花，结实似胡荽子而大。

明《本草纲目》卷13“防风”【释名】【时珍曰】防者，御也。其功疗风最要，故名。屏风者，防风隐语也。曰芸、曰茴、曰蕳者，其花如茴香，其气如芸蒿、蕳兰也。【集解】【时珍曰】江淮所产多是石防风，生于山石之间。二月采嫩苗作菜，辛甘而香，呼为珊瑚菜。其根粗丑，其子亦可种。吴绶云：凡使以黄色而润者为佳，白者多沙条，不堪。

清《植物名实图考》卷7“防风”《安徽志》：山葵，叶翠如云，正二月间，浥露抽苗，香甘异常，土人美其名曰珊瑚菜。怀远、桐城、太和俱出，盖即石防风也。今从《救荒本草》图之，山西山阜间多有，与《救荒》图同而叶稍肥。

【鉴药】

“防风”首载于《本经》。李时珍释其名曰：“防者，御也。其功疗风最要，故名。”本品为古今常用风药，可祛风胜湿，治外风头痛，寒湿泄泻等。

据《本经》《别录》记载，本品主要分布在北方，如沙苑（陕西大荔县东南）、三辅（陕西西安）、邯郸（今属河北）、上蔡（今属河南）、琅邪（今山东临沂）等地。时在南梁的陶弘景则提到防风“第一出彭城、兰陵，即近琅邪者。郁州互市亦得之。次出襄阳、义阳县界，亦可用，即近上蔡者”。彭城即今江苏灌云县，兰陵即今山东枣庄。“郁州”在今江苏连云港市云台山，原为岛屿，当时只是一个药材集散地，非产防风之所。可见梁代防风仍以山东或靠近山东的地区所产为好，今河南南部或湖北所产则次之。唐·苏敬《唐本草》认为防风以齐州（今山东济南）、龙山（山东章丘）者最好，淄州（山东淄博）、兖州（今属山东）、青州（今属山东）者亦佳。但苏敬又云“襄阳、义阳、上蔡，元无防风”。可见山东是唐代防风的主产地。古代以沙苑防风的历史最为久远。王建华、楼之岑在防风本草考证专文中指出，沙苑在今陕西渭南地区，当地所产防风原植物为伞形科植物华山前胡*Peucedanum ledebourielloides* K. T. Fu。此种虽与防风相似，但根多分枝，坚硬，今山西有些地区称之为“硬防风”。

关于本品的形态，最早见于《吴普本草》：“叶细圆，青黑黄白，五月黄花，六月实黑。”这是一种开黄花的防风，种类不明。梁・陶弘景记载了当时的很多产地，但没有描述植物形态，只记载了其根“惟实而脂润，头节坚如蚯蚓头者为好”，且“疗风最要”，是为正品。《唐本草》补充记载了产于今山东等地的防风，云“叶似牡蒿、附子苗等”，即叶有分裂。宋《图经》记载更详：“根土黄色，与蜀葵根相类，茎、叶俱青绿色，茎深而叶淡，似青蒿而短小。初时嫩紫，作菜茹，极爽口。五月开细白花，中心攒聚作大房，似莳萝花。实似胡荽而大。”这种根土黄、白花似莳萝花。实似胡荽而大的防风，即伞形科防风属植物防风*Saposhnikovia divaricate*（Trucz.）Schischk.。

此外，北宋还有出河中府的石防风，“根如蒿根而黄，叶青花白，五月开花，六月采根”，亦疗头风眩痛；但宋（今河南商丘）、亳（今安徽亳州）之间及江东所出一种，“其苗初春便生，嫩时红紫色，彼人以作菜茹”，反而能动风。李时珍云：“江淮所产多是石防风，生于山石之间。二月采嫩苗作菜，辛甘而香，呼为珊瑚菜。其根粗丑，其子亦可种。”今或谓此石防风近于伞形科前胡属植物石防风*Peucedanum terebinthaceum*（Fisch.）Fisch. ex Turcz.，[1]但本种分布在东北内蒙古、河北等省区，并非产于河中府、江东或江淮一带。《图经》“河中府石防风”图亦与本种不符。清・吴其濬引《安徽志》云：“山葵，叶翠如云，正二月间，浥露抽苗，香甘异常，土人美其名曰珊瑚菜。怀远、桐城、太和俱出，盖即石防风也。”陈重明等据其产地形态，认为旧以伞形科*Glehnia littoralis* F. Schmidt ex Miq.作珊瑚菜是不对的。因为此种植物分布在沿海沙滩（今作北沙参用），而安徽的怀远、桐城、太和距海甚远，故安徽所产的珊瑚菜应是伞形科白花前胡*Peucedanum praeruptorum* Dunn，或者其他伞形科植物。[2]此说法更接近时珍所云“其根粗丑”的珊瑚菜。

古本草图中关于防风的原创图甚多，可与文字记载相印证。

1.《本草图经》：该书有防风图4幅。其中“齐州防风”（图5）有粗大的主根，根有分枝及须根。根头有残茎基，叶为三回羽状复叶。据考证，此图叶裂片较宽，根分枝多，不似防风，而与伞形科植物泰山前胡*Peucedanum wawrii*（Wolff）Su相似，但果序有些不同。[3]然亦有考本图与今之防风*S. divaricata* 甚为符合者。[4]

“同州防风”（图6）其叶与防风稍近似，但其根弯曲，有多数侧根，又与防风有所不同，据考与伞形科植物华山前胡*Peucedanum ledebourielloides* K. T. Fu有些相似。[4]同州即今山西大荔，与古沙苑相近。

1　国家中医药管理局《中华本草》编委会：《中华本草》（5），上海：上海科学技术出版社，1999：1013.（1955年中华书局出版的贾祖璋等《中国植物图鉴》首持此说）

2　陈重明、黄胜白等：《本草学》，南京：东南大学出版社，2005：365.

3　王建华、楼之岑：中药防风的本草考证，中国中药杂志，1989（10）：3-5.

4　谢宗万：《中药材品种论述》中册，上海：上海科学技术出版社，1994：471.

“河中府防风”（图7）的图名“防风”在《大观》《绍兴》所存《图经》图是作“石防风”。其主根上半部呈圆柱形，下半部分枝甚多，基生羽状复叶，小叶先端截形。此明显不是伞形科植物。河中府即今山西永济。此图地上部分叶片形状与《图经》兖州人参图有近似之处。兖州人参有筒状花，故或考为桔梗科沙参属（*Adenophora*）植物。但本图无花，是否是桔梗科植物尚无明证，姑且存疑。

“解州防风”（图8）主根稍弯曲，无侧根，根头顶部有多数毛状基生叶柄残基，伞形花序顶生及侧生。解州即今山西运城。据考与现今防风*S. divaricata* 相符。[1]

2.《救荒本草》：该书“防风”（图14）主根直立膨大无分枝。根头有明显横纹。茎单生直立，分枝较多，基生叶数枚，叶基有叶鞘，三回羽状分裂。茎顶及分枝端生复伞形花序。再结合该书文字描述：“叶似青蒿叶而阔大；又似米蒿叶而稀疏。茎似茴香，开细白花，结实似胡荽子而大。”可知此图所示即伞形科植物防风*S. divaricata* 。此图准确生动，故清·吴其濬没有重新绘图，只仿绘了其图，并云：“山西山阜间多有，与《救荒》图同而叶稍肥。”

3.《滇南本草图说》：该书（图15）有植物两株，分别名为“白花防风”“竹叶防风”。其“白花防风”主根粗大，有横纹及须根。叶为羽状复叶，叶腋生花，花瓣4。仅凭此图难以知其来源。“竹叶防风”亦有粗大的主根，未见茎枝，叶片类竹叶，生硬地生长在根头部。此二图均非严谨的植物图，疑为想象绘图。谢宗万据其文字描述及植物种属分布等特点，指出以往将竹叶防风定为伞形科西风芹属植物多毛西风芹*Seseli delavayi* Franch是错误的。1975年《滇南本草》整理本第一卷改定为同属的竹叶西风芹*S. mairei* Wolff。[2]

4.《太乙仙制本草药性大全》：该书“防风”（图21）绘4株植物，均有细长圆锥形的根。根头抽出剑形叶片及顶端为三小叶的叶片。此奇特植物图难测其源。

5.《本草原始》：该书（图28）为药材写生图。有药材两支。左支为防风根，有注文“皮淡黄色，肉有心，色深，坚实温润”。此图在《本草纲目类纂必读》仿绘图（图36）中名为“东防风”。此与今防风*S. divaricata* 的根形相同。右支注云“山防风形”。在《类纂》图36改称“石防风”。其根形无法推测原植物来源。

【小结】

防风为古今著名的风药，以功效得名，非关形态特征。本品主产北方地区，古代以陕西、山东诸州郡所产最多。梁·陶弘景记载防风根“头节坚如蚯蚓头”，宋·苏颂记载根土黄、白花似莳萝花，实似胡荽而大的防风，即伞形科植物防风*Saposhnikovia divaricata*（Trucz.）Schischk.。本品来源较多，古代沙苑所产为伞形科植物

1　王建华、楼之岑：中药防风的本草考证，中国中药杂志，1989（10）：3-5.

2　谢宗万：《中药材品种论述》中册，上海：上海科学技术出版社，1994：471.

华山前胡*Peucedanum ledebourielloides* K. T. Fu。此外江淮所产石防风或为伞形科白花前胡*Peucedanum praeruptorum* Dunn，及其他伞形科植物。古本草插图所示防风来源亦有多种。其中《本草图经》含有伞形科防风属及前胡属的植物。《救荒本草》图所示为最准确的伞形科植物防风*S. divaricata*（Trucz.）Schischk.。

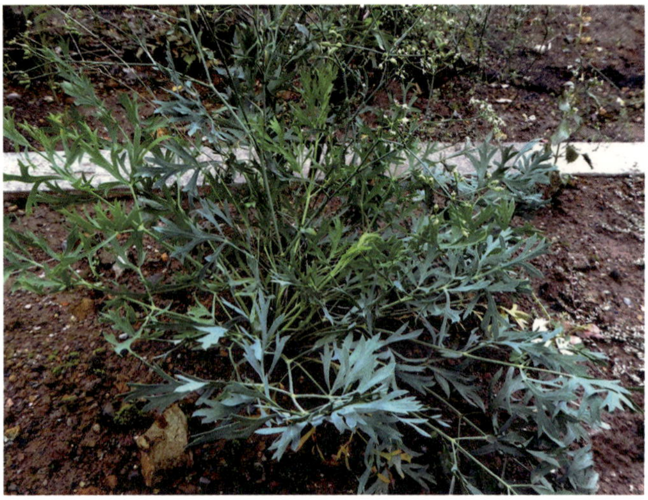

图 42　防风 *Saposhnikovia divaricata*

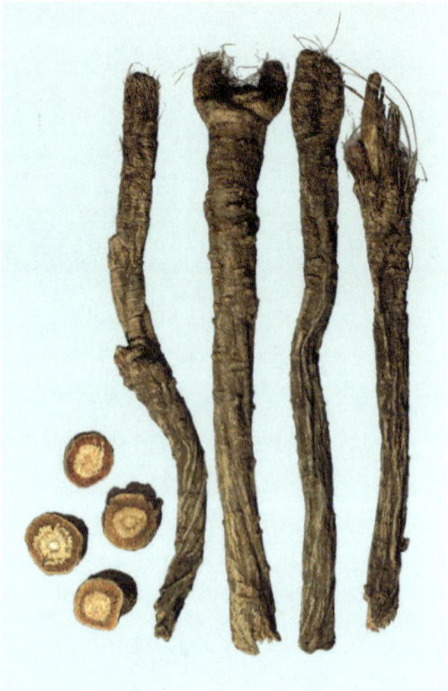

图 43　防风药材

13–8　独活

【品图】

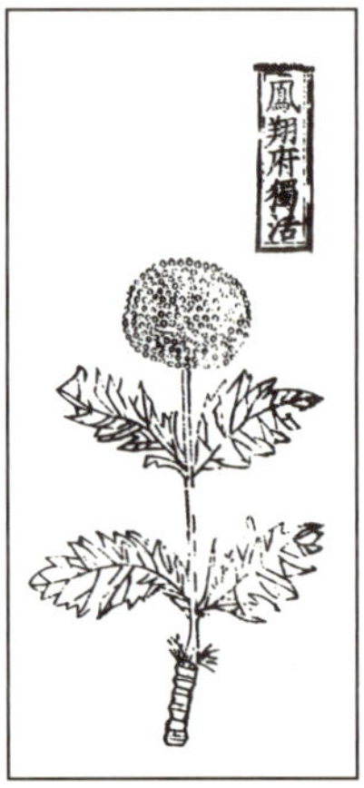

图 1　图经（大）·凤翔府独活

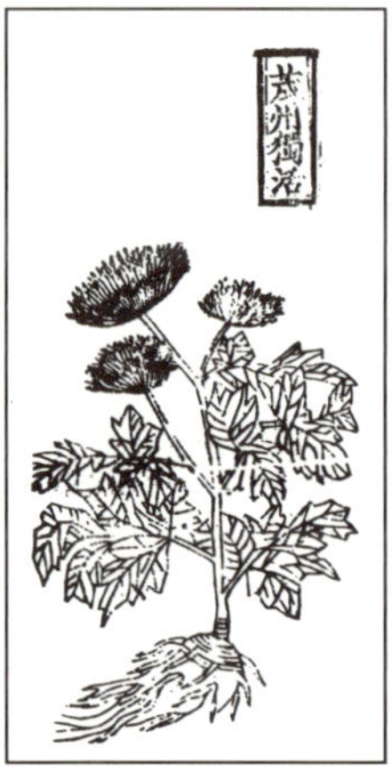

图 2　图经（大）·茂州独活

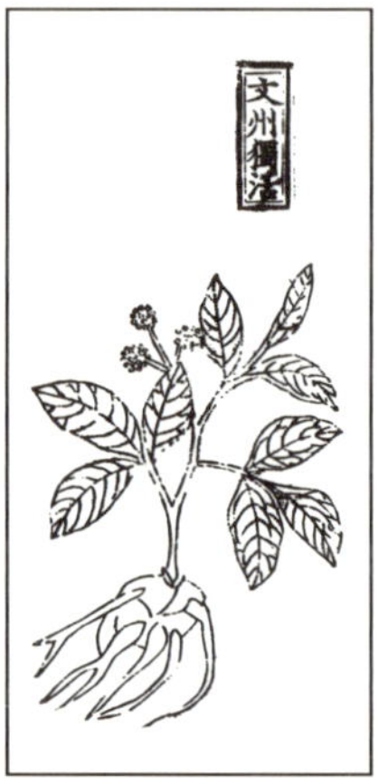

图 3　图经（大）·文州独活

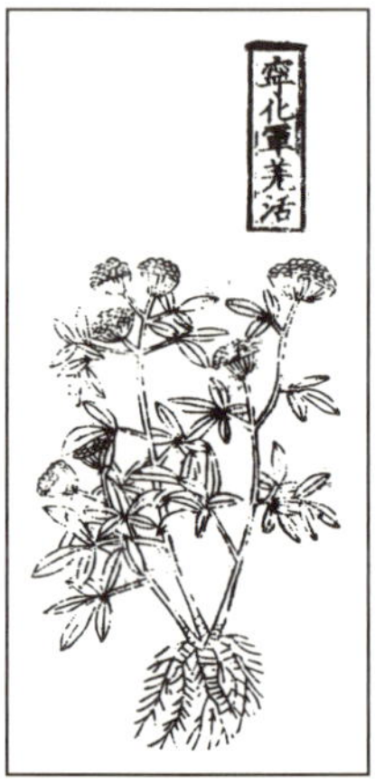

图 4　图经（大）·宁化军羌活

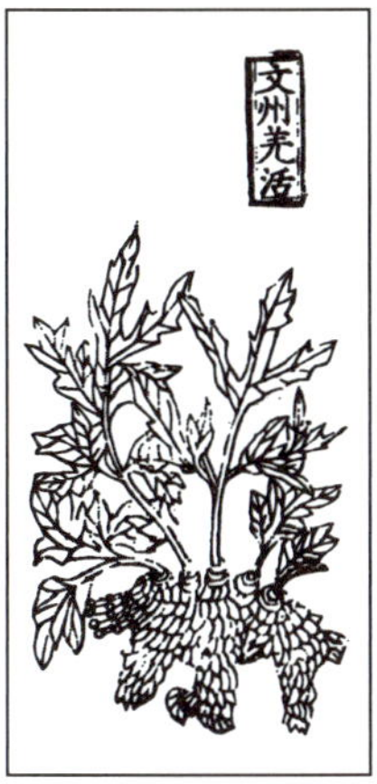

图5　图经（大）·文州羌活

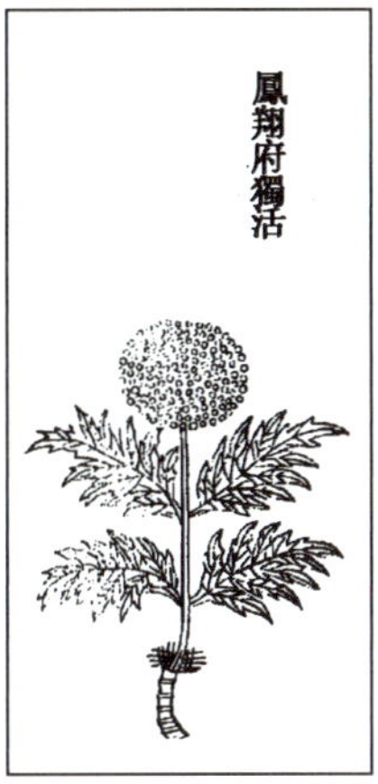

图6　图经（政）·凤翔府独活

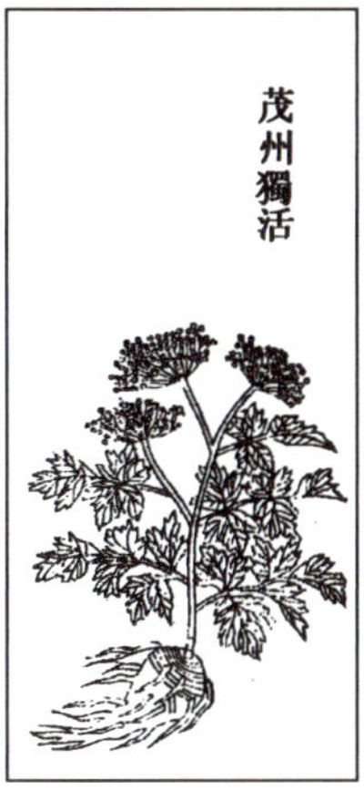

图7　图经（政）·茂州独活

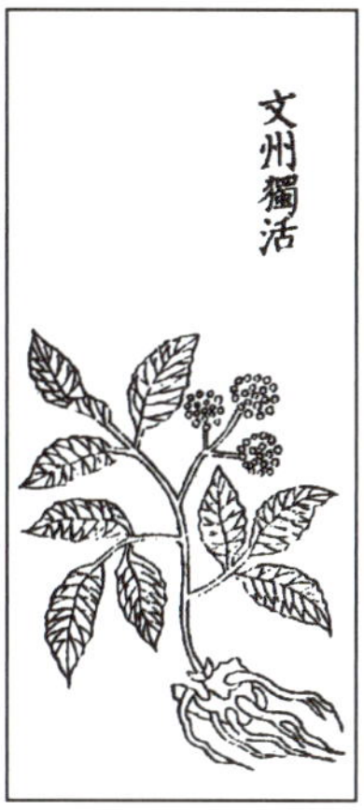

图8　图经（政）·文州独活

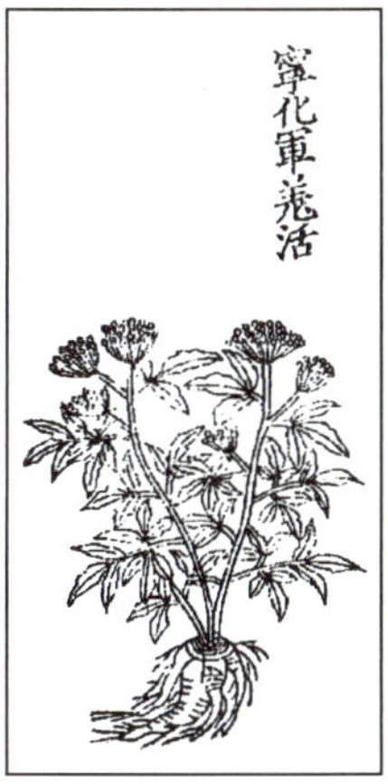

图9　图经（政）·宁化军羌活

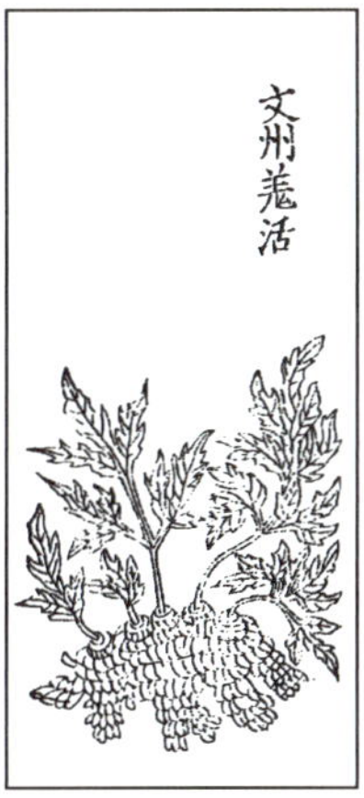

图10　图经（政）·文州羌活

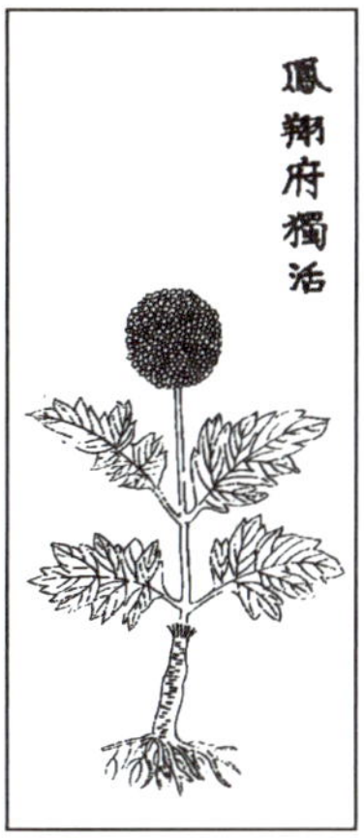

图11　图经（绍）·凤翔府独活

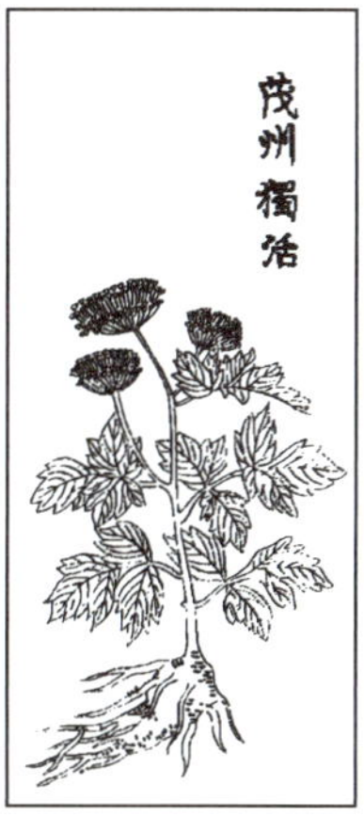

图12　图经（绍）·茂州独活

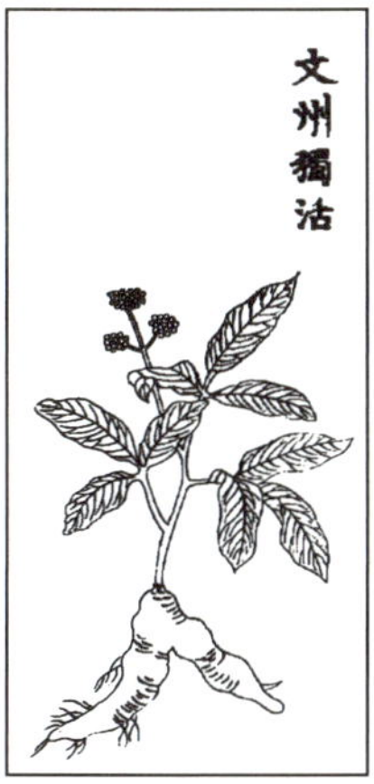

图13　图经（绍）·文州独活

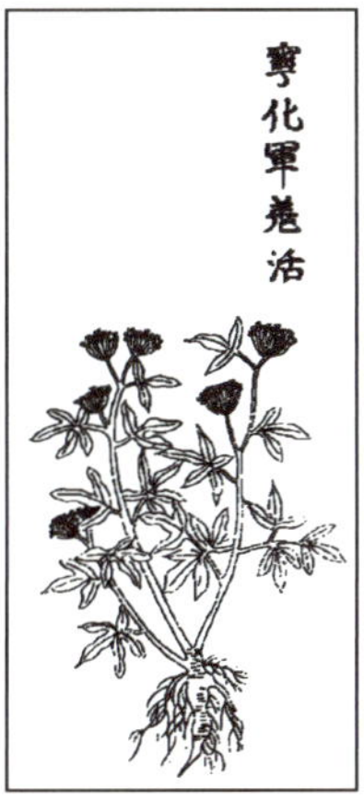

图14　图经（绍）·宁化军羌活

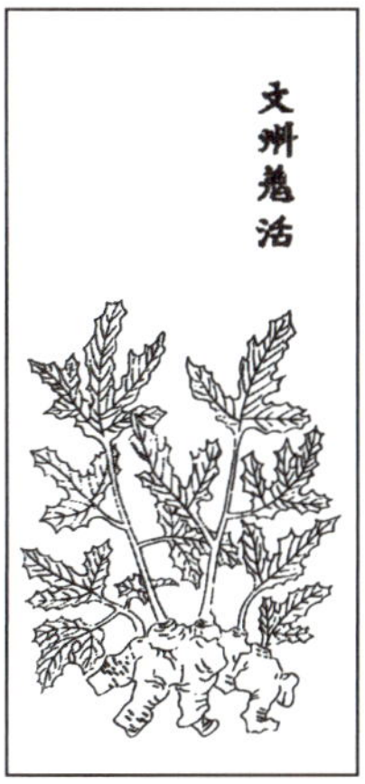

图15　图经（绍）·文州羌活

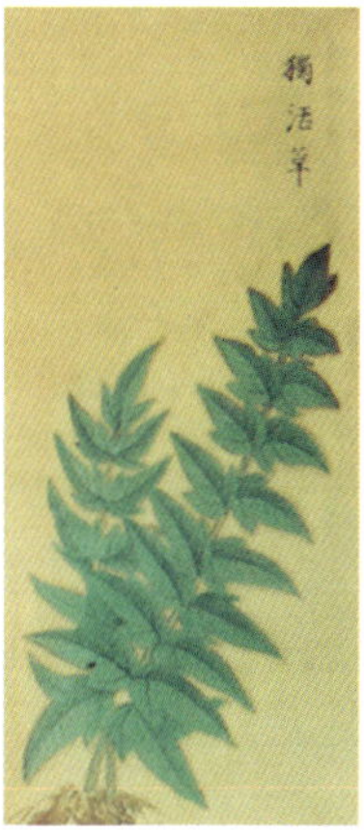

图16　履巉岩·独活草

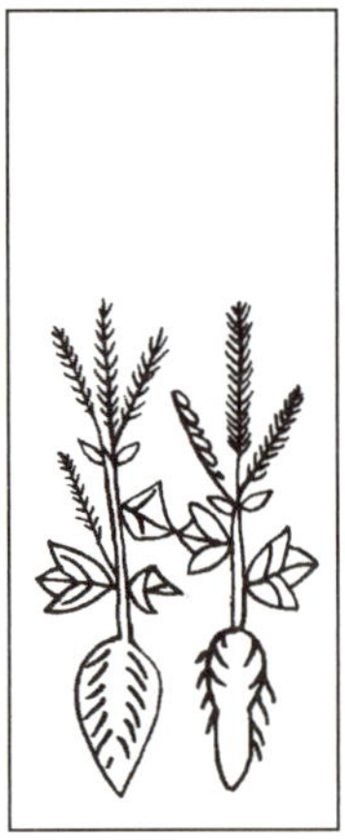
图 17 歌括·独活

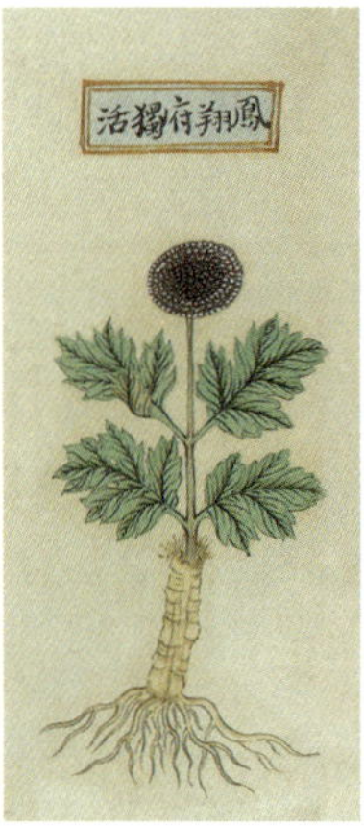

图 18 品汇·凤翔府独活

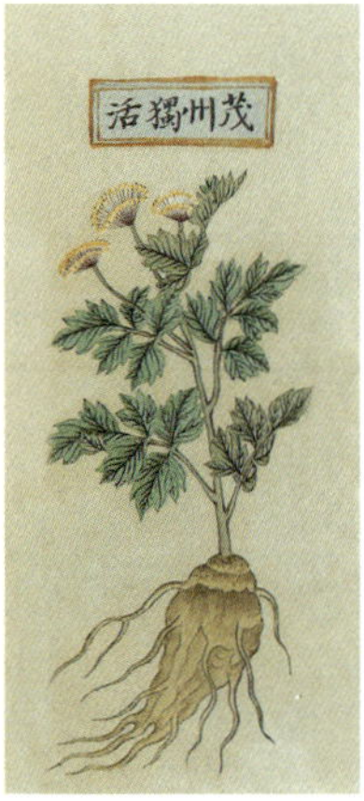

图 19 品汇·茂州独活

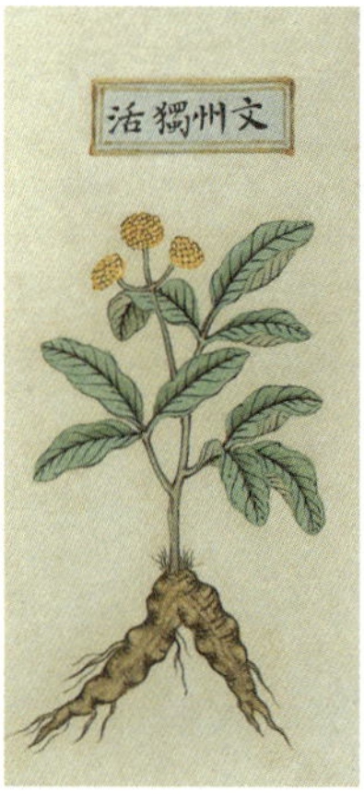

图 20 品汇·文州独活

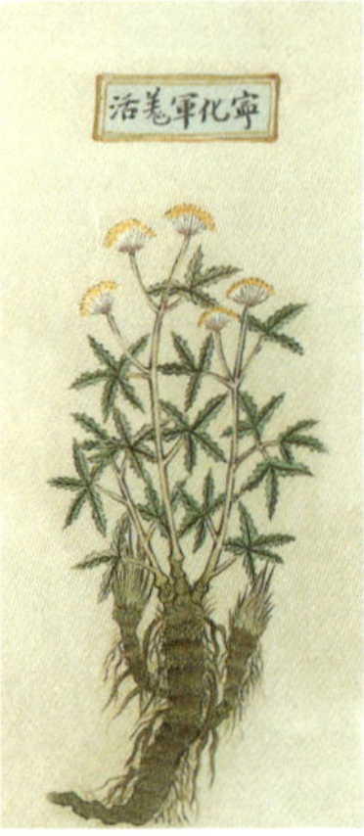

图 21 品汇·宁化军羌活

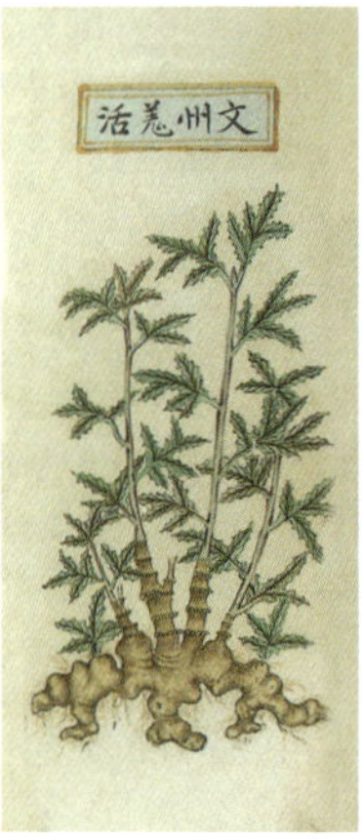

图 22 品汇·文州羌活

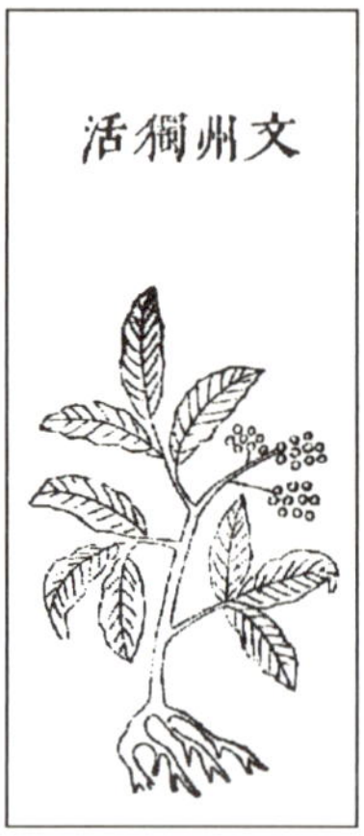

图 23 蒙筌·文州独活

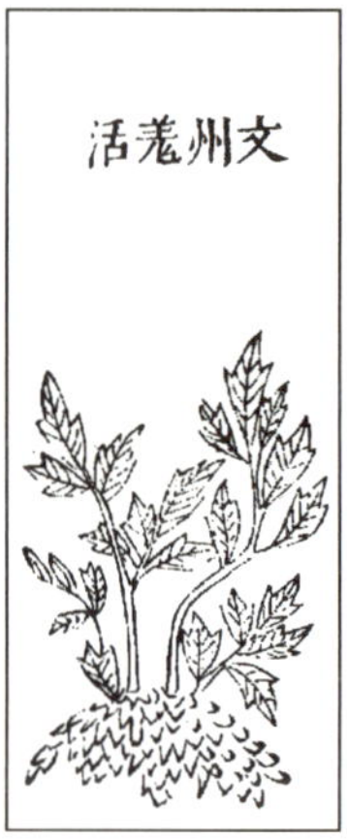

图 24 蒙筌·文州羌活

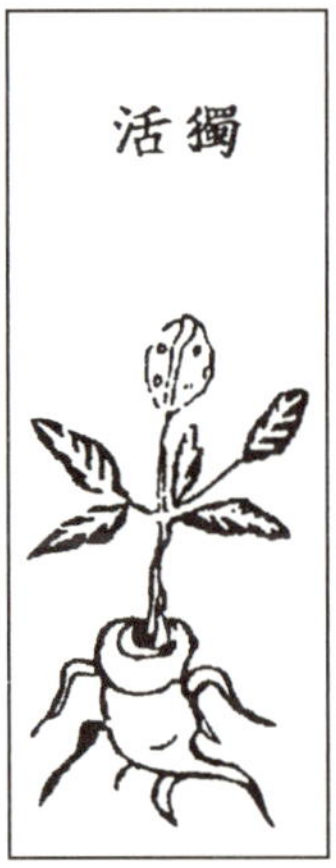

图 25 太乙·独活

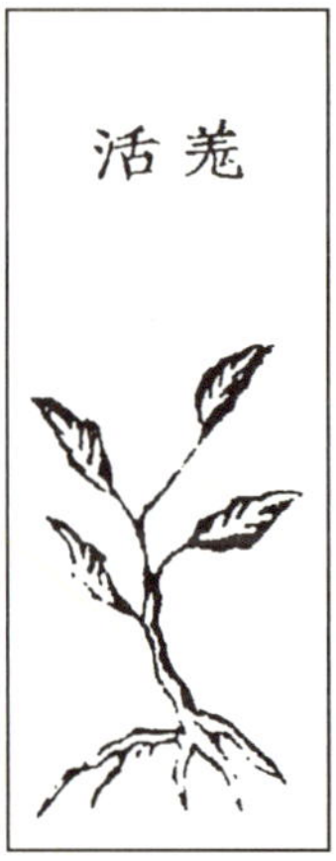

图 26 太乙·羌活

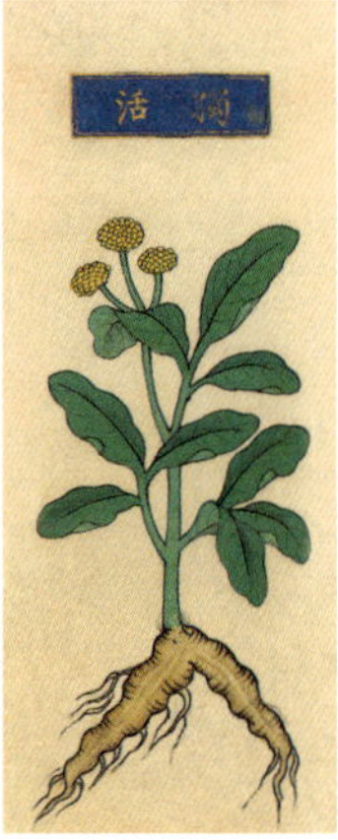
图 27 雷公·独活

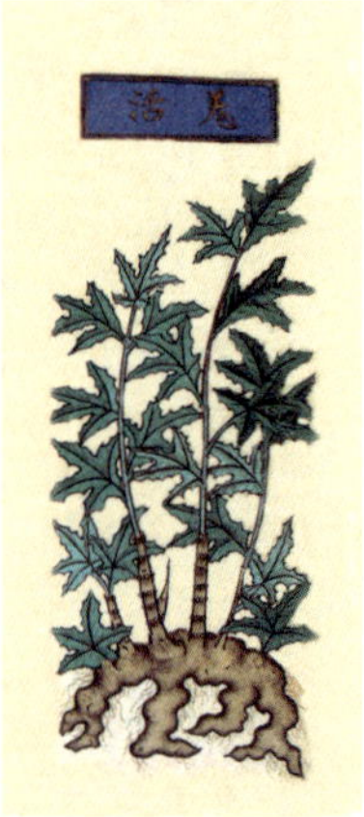
图 28 雷公·羌活

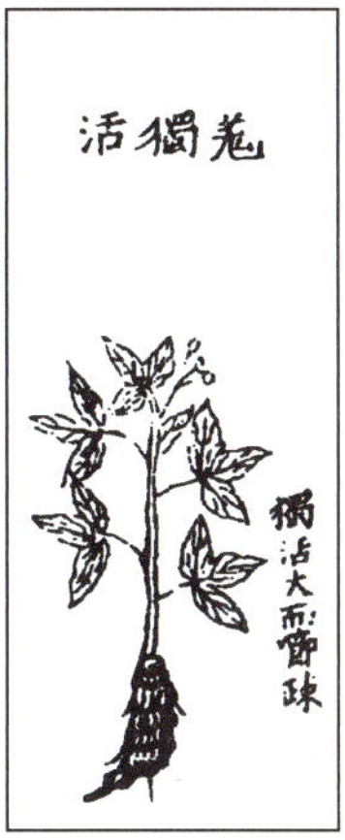

图 29　纲目(金)·羌独活

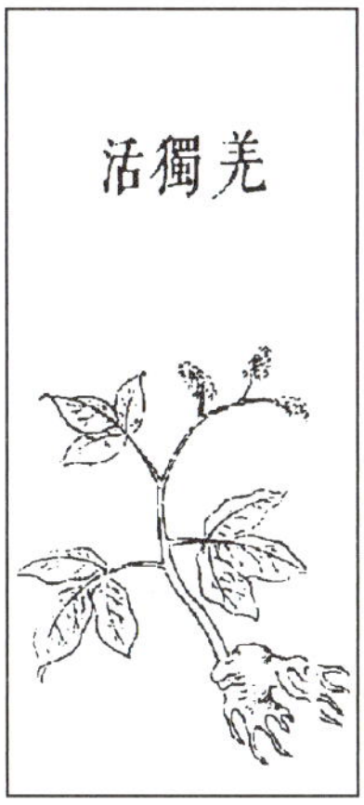

图 30　纲目(钱)·羌独活

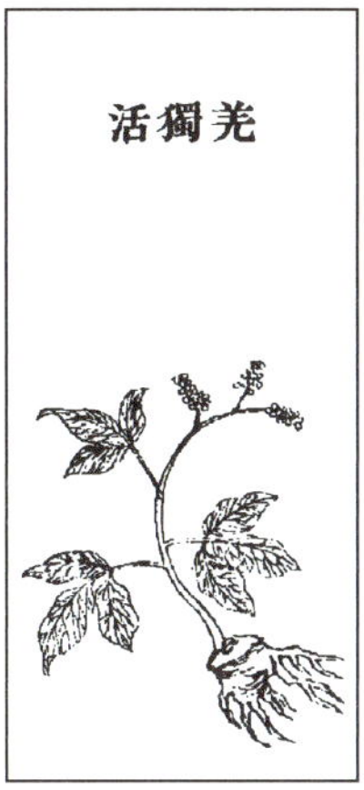

图 31　纲目(张)·羌独活

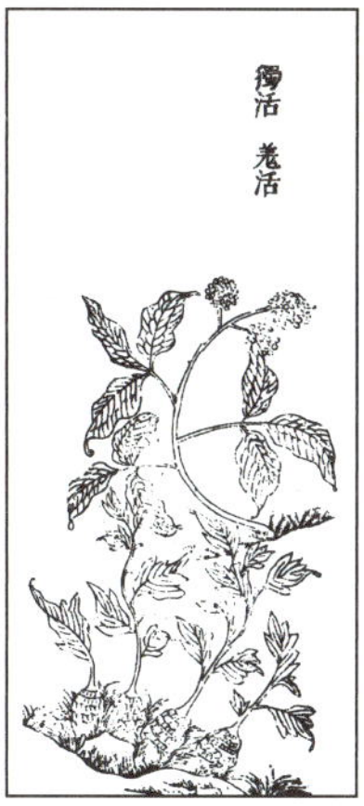

图 32　三才·独活羌活

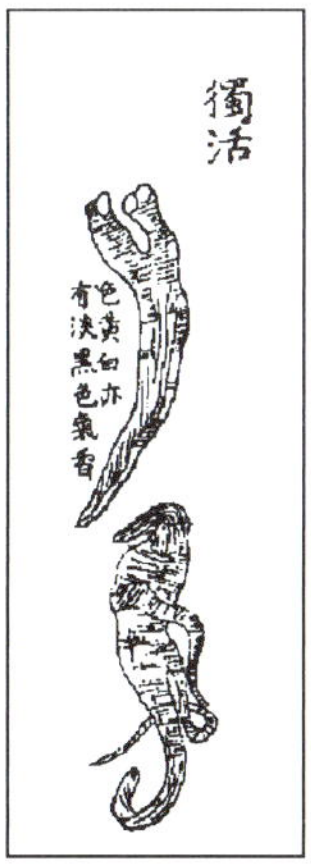

图 33　原始·独活

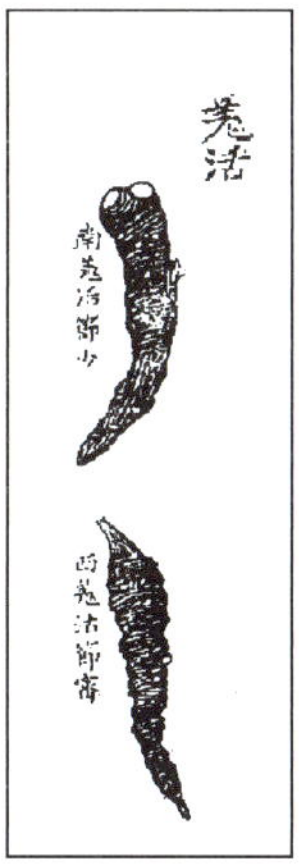

图 34　原始·羌活

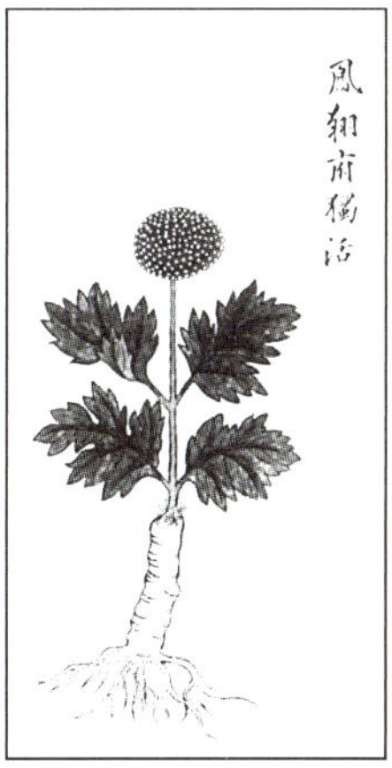

图 35　金石·凤翔府独活

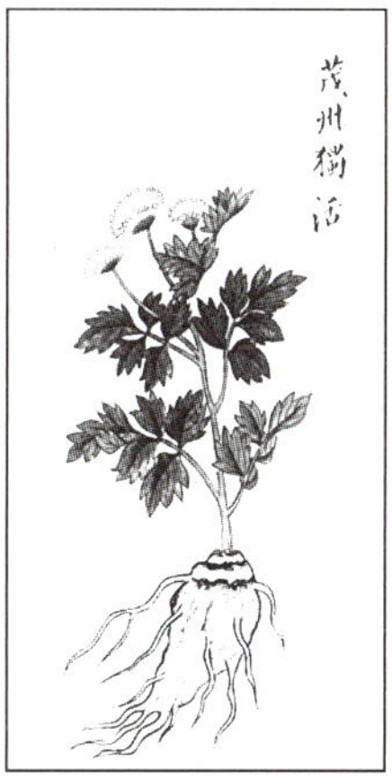

图 36　金石·茂州独活

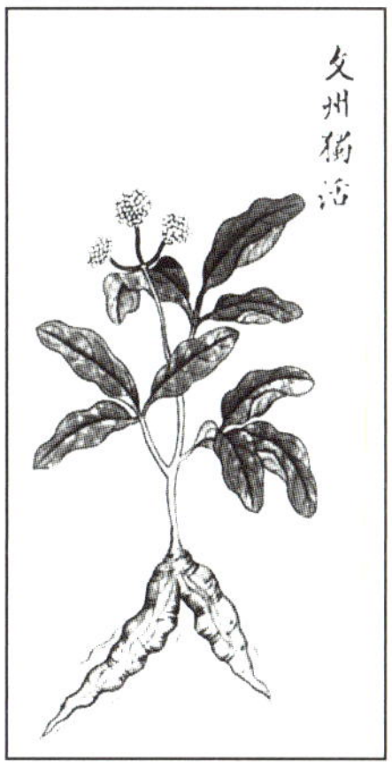

图 37　金石·文州独活

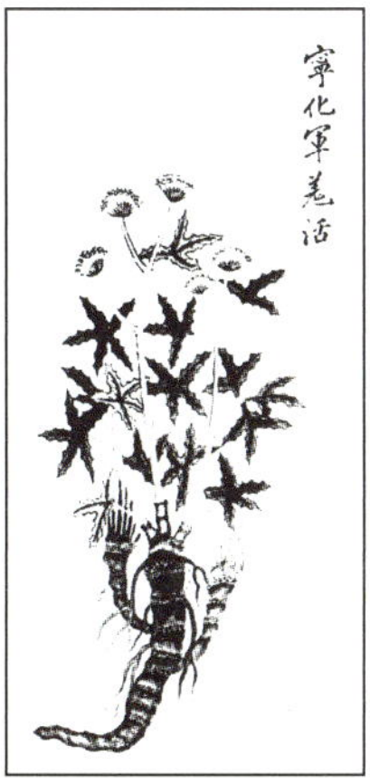

图 38　金石·宁化军羌活

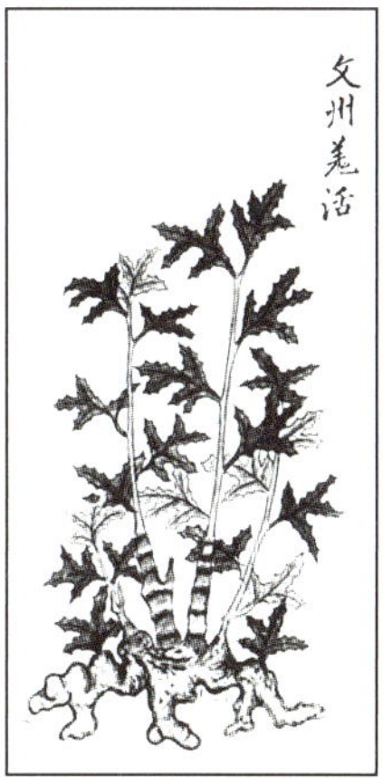

图 39　金石·文州羌活

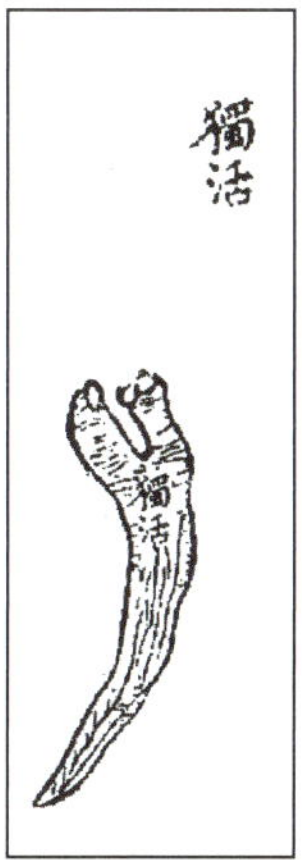

图 40　汇言·独活

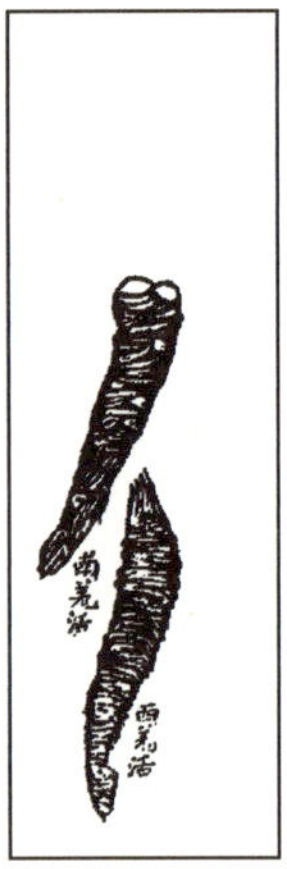

图 41　汇言·羌活

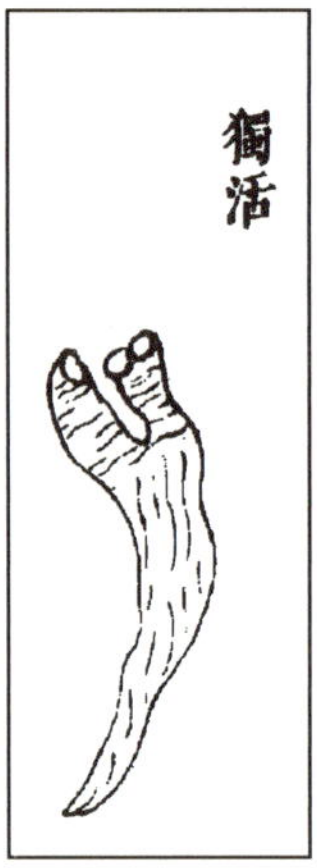

图 42　本草汇·独活

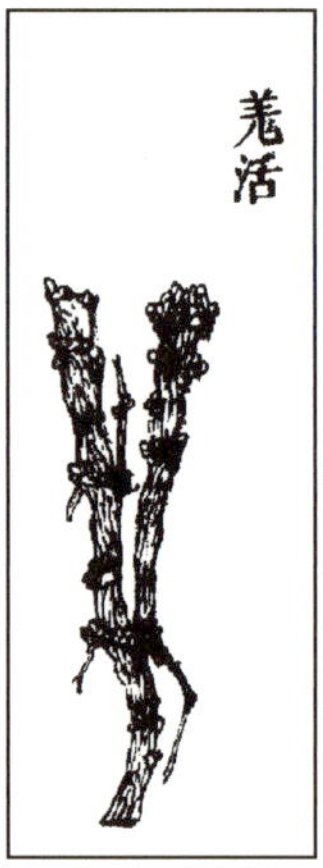

图 43　本草汇·羌活

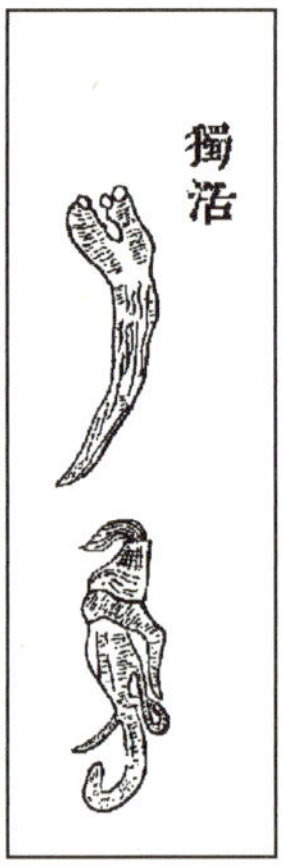

图 44　类纂·独活

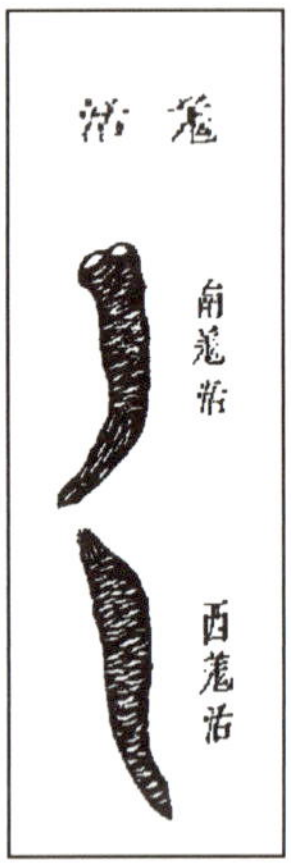
图 45　类纂·羌活

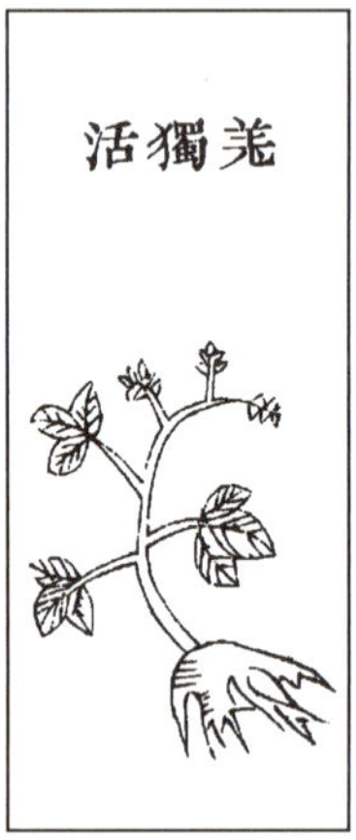

图 46　备要·羌独活

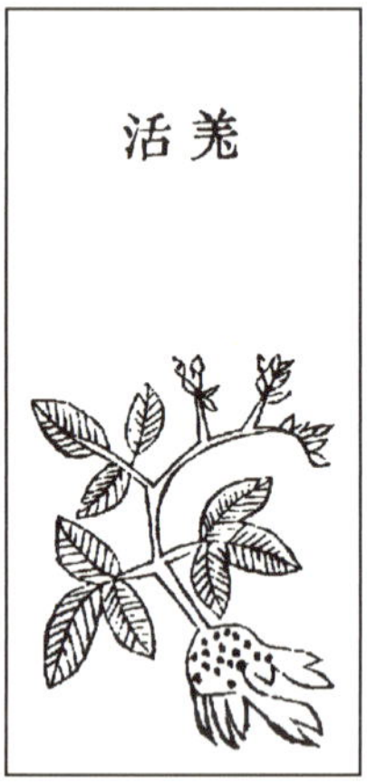

图 47　备要·羌活

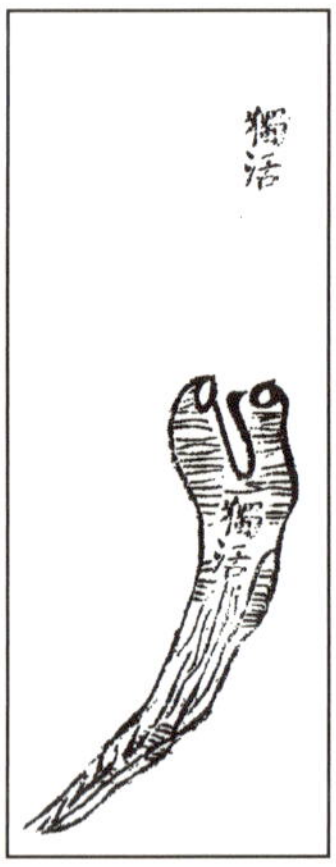

图 48　求真·独活

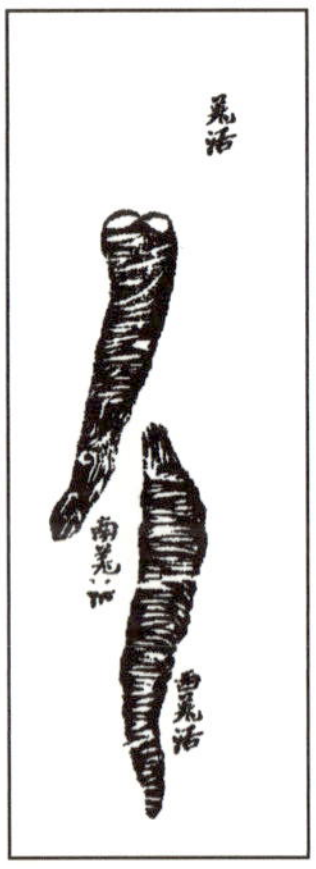

图 49　求真·羌活

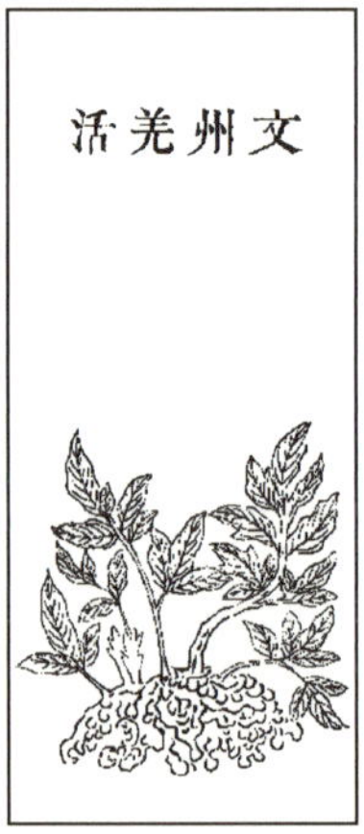

图 50　草木典·文州羌活

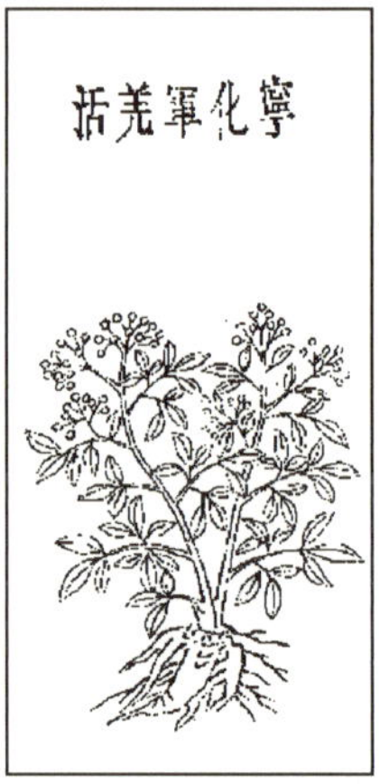

图 51　草木典·宁化军羌活

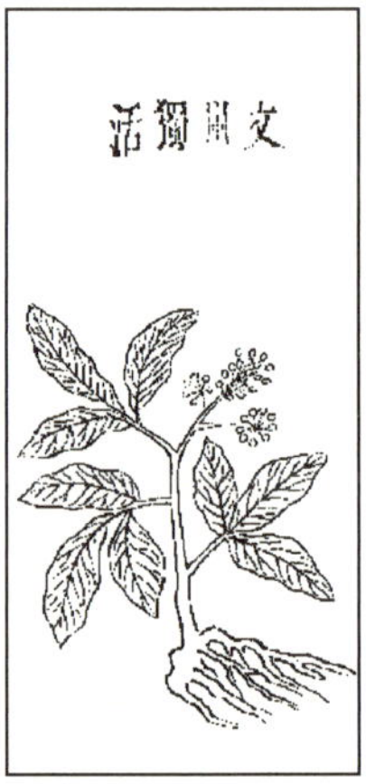

图 52　草木典·文州独活

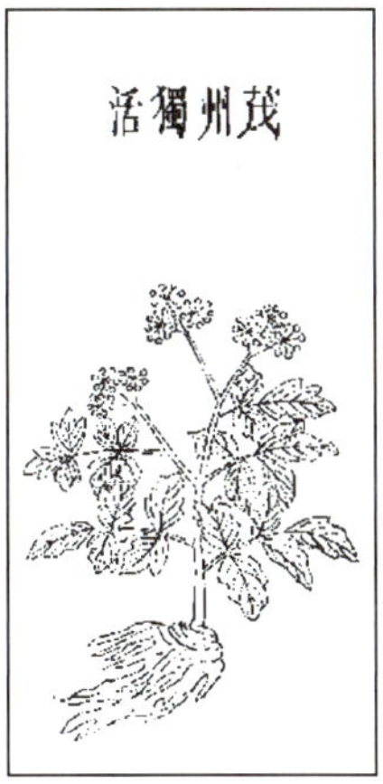

图 53　草木典·茂州独活

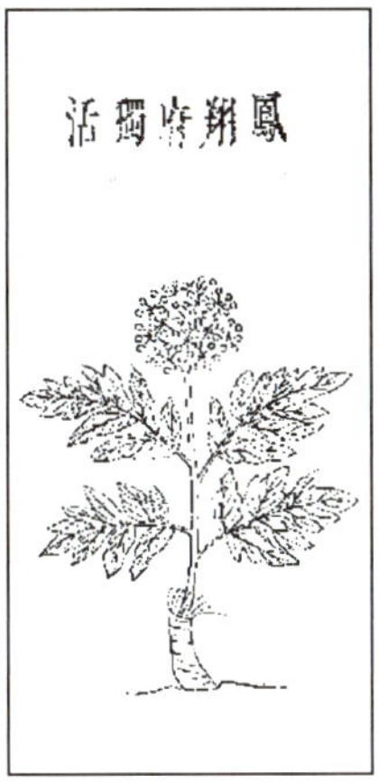

图 54　草木典·凤翔府独活

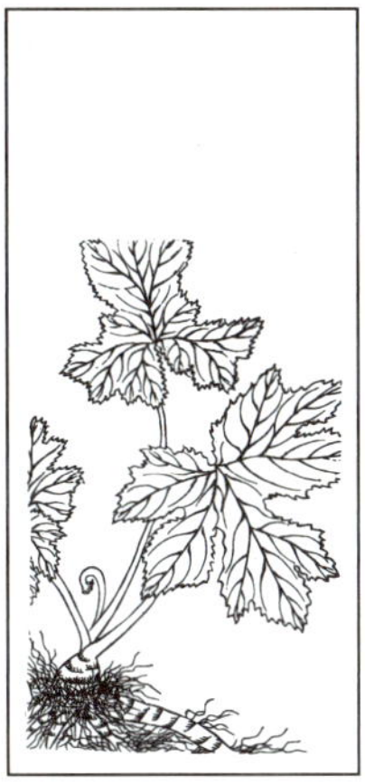

图 55　图考·独活

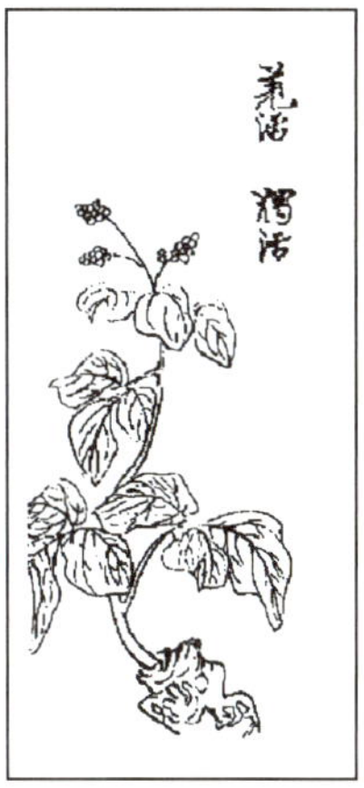

图 56　图说·羌活独活

本品56图，取自23书，其中13幅彩图。有承继关系及仿绘图可分以下2个书类。

《本草图经》:《证类》“独活”条下有《图经》5图，其中3幅独活图（“凤翔府独活”“茂州独活”“文州独活”），2幅羌活图（“宁化军羌活”“文州羌活”）。此5图分别存于《大观本草》(图1、2、3、4、5)、《政和本草》(图6、7、8、9、10)、《绍兴本草》(图11、12、13、14、15)中。此三书的图形大同小异，其间异同见下“鉴药”项。今以《政和》图6、图7、图8、图9、图10为《图经》5图的代表。

完整仿绘《图经》5图的彩图有《本草品汇精要》。该书“凤翔府独活”(图18)仿绘自《绍兴》所存同名图(图11)，根尾有众多分枝。枝顶伞形花序改绘成黑白相间的葵花盘状；“茂州独活”(图19)的主根敷色重绘，花涂成黄色；“文州独活”(图20)仿绘自《绍兴》所存同名图(图13)，根部主根分成两叉，花黄色；“宁化军羌活”(图21)将原圆锥形的根改绘成节间明显的根茎状，中部分别长出两支带白色须毛的根茎。叶缘锯齿明显，花黄色，改动较大；“文州羌活”(图22)仿绘自《绍兴》所存同名图(图15)，根部无鳞甲状物，改绘成姜形，叶片也更细瘦、多锯齿。以上5幅彩图虽多有润饰、更改，但药图整体结构仍未改变。《金石昆虫草木状》5幅同名彩图(图35、36、37、38、39)临摹自《品汇》。另《补遗雷公炮制便览》“独活”(图27)仿绘自《品汇》“文州独活”(图20),“羌活”(图28)则仿绘自《品汇》“文州羌活”(图22)。

全仿《图经》5图的墨线图有《古今图书集成·草木典》。该书5图：“文州羌活”(图50)、“宁化军羌活”(图51)、“文州独活”(图52)、“茂州独活”(图53)、“凤翔府独活”(图54)均分别仿绘《图经》同名图，略有润饰，无重大改变。

选择性仿绘《图经》图者甚多，如：《本草歌括》“独活”(图17)绘两株植物，花序、叶片均同，唯左株主根呈卵圆形，无须根；右株根有环纹及须根。此图主要元素（膨大主根、独茎、叶分裂、顶生花序）均与《图经》“茂州独活”“文州独活”相似，但伞形花序被改成穗状，严重失真。疑此图乃绘图者综合《图经》诸图的特点想象绘成，其中左支或示意为独活，右支或示意为羌活。《本草蒙筌》“文州独活”（图23）、“文州羌活”（图24）均仿绘《图经》同名图（图8、10）。《太乙仙制本草药性大全》“独活”（图25）虽高度简略，但其茎顶单一硕大花序仍可知仿绘自《图经》“凤翔府独活”（图6），另“羌活”（图26）亦极度简化，可能仿绘自“文州羌活”（图10）。《本草纲目》钱本“羌独活”（图30）仿绘自《图经》“文州独活”（图8），但根部有润饰，花序由伞形改成桑椹状。《纲目》张本同名图（图31）仿绘自钱本，略有润饰。此后的《本草备要》“羌独活”（图46）、“羌活”（图47）均仿绘自《图经》“文州独活”（图8）。两者差别在于图46根头为横纹，图47根头为众多黑点，不明何意。《本草简明图说》题图名为“羌活独活”（图56），实际只绘了一幅独活图，仿绘自《纲目》钱本，再加润饰。《三才图会》将“独活”“羌活”绘在同一幅图（图32）中，各加土地背景。此图上一植物乃仿绘《图经》“文州独活”图8，根部被掩盖。下一植物仿绘自“文州羌活”图10，根被半掩下部，上部被改绘成4个带环状鳞片的根头。

《本草原始》：该书“独活”（图33）、“羌活”（图34）为药材写生图。《本草纲目类纂必读》“独活”（图44）、“羌活”（图45）全仿《原始》2幅同名图，仅图中的文字注有所简略。《本草汇言》“独活”（图40）、“羌活”（图41），《本草求真》“独活”（图48）、“羌活”（图49）亦仿绘《原始》2幅同名图，但“独活”仅仿绘上面一支药材。《本草汇》“独活”（图42）、亦仅仿绘《原始》“独活”图的上面一支，但“羌活”（图43）系原创图。

以上56图中，除45幅属仿绘图外，还有11幅原创图（图6、7、8、9、10、16、29、33、34、43、55），详见下“鉴药”项。

【文录】

《本经》《别录》（见《证类》卷6“独活”） **一名羌活，一名羌青，一名护羌使者**，一名胡王使者，一名独摇草。此草得风不摇，无风自动。生雍州川谷，或陇西南安。二月、八月采根，暴干。

梁《本草经集注》（同上） 陶隐居云：此州郡县并是羌活，羌活形细而多节软润，气息极猛烈。出益州北部、西川为独活，色微白，形虚大，为用亦相似而小不如。其一茎直上，不为风摇，故名独活。至易蛀，宜密器藏之。

吴越《日华子》（同上） 《日华子》云……独活即是羌活母类也。

宋《本草图经》（同上） 《图经》曰：独活、羌活……今蜀汉出者佳。春生苗叶如青麻。六月开花作丛，或黄或紫。结实时叶黄者是夹石上生，叶青者是土脉中生……本经云二物同一类，今人以紫色而节密者为羌活，黄色而作块者为独活。一说：按陶隐居云：独活生西川益州北部，色微白，形虚大，用与羌活相似。今蜀中乃有大独活，类桔梗而大，气味了不与羌活相类，用之微寒而少效。今又有独活亦自蜀中来，形类羌活，微黄而极大，收时寸解干之，气味亦芳烈，小类羌活，又有槐叶气者，今京下多用之，极效验，意此为真者，而市人或择羌活之大者为独活，殊未为当。大抵此物有两种：西川者，黄色，香如蜜；陇西者，紫色，秦陇人呼为山前独活。古方但用独活，今方既用独活而又用羌活，兹为谬矣。

明《本草纲目》卷13“独活”【释名】长生草。【时珍曰】独活以羌中来者为良，故有羌活、胡王使者诸名，乃一物二种也。正如川芎、抚芎、白术、苍术之义，入用微有不同，后人以为二物者，非矣。【集解】【机曰】《本经》独活一名羌活，本非二物。后人见其形色气味不同，故为异论。然物多不齐，一种之中自有不同。仲景治少阴所用独活，必紧实者；东垣治太阳所用羌活，必轻虚者。正如黄芩取枯飘者名片芩治太阴，条实者名子芩治阳明之义同也。况古方但用独活无羌活，今方俱用，不知病宜两用耶？抑未之考耶？【时珍曰】独活、羌活乃一类二种，以中国者为独活，西羌者为羌活，苏颂所说颇明。按王贶《易简方》云：羌活须用紫色有蚕头鞭节者。独活是极大羌活有臼如鬼眼者，寻常皆以老宿前胡为独活者，非矣。近时江淮山中出一种土当归，长近尺许，白肉黑皮，气亦芬香，如白芷气，人亦谓之水白芷，用充独活，解散亦或用之，不可不辨。

清《植物名实图考》卷7“独活”《图经》独活、羌活一类二种，近时多以土当归充之。湖南产一种独活，颇似莱菔，叶布地生，有公、母。母不抽茎，入药用；公者抽茎，紫白色，支本不圆如笕状，末乃圆。枝或三叶或五叶，有小锯齿，土人用之，恐别一种。云南独活大叶，亦似土当归，而花杈无定，粗糙，深绿，与《图经》文州产略相仿佛，今图之。存原图五种。

【鉴药】

“独活”首见于《本经》，是古代著名的风药，以搜风祛湿著称，古今常用。陶弘景谓其“一茎直上，不为风摇，故名独活”。羌活在《本经》中是作为独活的别名。至梁·陶弘景始将独活、羌活分为两种药。后世本草家为独活、羌活是一物还是二物曾争论不休。

《别录》记载独活生于雍州（今甘肃武威）、陇西南安（今甘肃陇西东南三台乡）。梁·陶弘景认为其根形特点是“形细而多节软润，气息极猛烈”者为羌活。产益州北部西川（今四川盆地及其周边地区），根“色微白，形虚大”者为独活。两者作用相似，独活力量较差。下此以往，《唐本草》云“疗风宜用独活，兼水宜用羌活”，是从功效区分二者。《药性论》也将羌活与独活分作两药。但五代《日华子本草》则以羌活为正名，云“独活即是羌活母类也”，即植物来源仍属一物。李时珍的观点与《日华子》同，认为“独活以羌中来者为良”“乃一物二种也。正如川芎、抚芎、白术、苍术之义，入用微有不同，后人以为二物者，非矣”。所以《本草纲目》错误地将此二药仍合为一条。在这方面，《本草品汇精要》认为："旧本羌独不分，混而为一，然其形色功用不同，表里行经亦异，故分为二，则各适其用也。"[1]故该书将独活、羌活分别立条。只因该书古代极少流传，故其观点不被后世本草学家所知。

据宋·苏颂《图经》对独活、羌活的记载，北宋时以“蜀汉出者佳”。其“苗叶如青麻。六月开花作丛，或黄或紫”。若按当今使用药品实际，则“开花作丛”（复伞形花序）、“或黄或紫”的植物，当来自伞形科当归属（*Angelica*）或独活属（*Heracleum*）。古代本草学家很难从茎叶花来区分此类伞形科植物，但在辨认其根或根茎方面有独到之处。苏颂认为独活“有两种：西川者，黄色，香如蜜；陇西者，紫色，秦陇人呼为山前独活”。又“以紫色而节密者为羌活，黄色而作块者为独活”。结合陶弘景辨独活、羌活之法，则色紫、多节而密、气息极猛烈的为羌活，此与今现实所用羌活药材是一致的，属于伞形科羌活属（*Notopterygium*）植物。黄色或微白，形虚大、作块者是独活，来源于当归属或独活属植物。宋代医家王贶指出："凡用独活，紫色有成臼子者，盖羌活极大而老者是。寻常所用白色者，乃老宿前胡也，慎不可用。"[2]其中突出了独活“有成臼子者”（根头凹陷的茎痕）的特点。时珍引此文时，自加了“羌活须用紫色有蚕头、鞭节者”一句，“蚕头”即根头如蚕，“鞭节”即身如钢鞭（一种武器）有节。这是区别独活与羌活药材的关键点。但王贶错误认为独活是羌活的“极大而老者”，平常多用色白的独活是老前胡的根。这是临床医家只识药材，不识原植物造成的弊病。苏颂虽然对辨析独活、羌活为两物颇多卓见，但他却说："古方但用独活，今方既用独活而又用羌活，兹为谬矣。"羌活与独活的性用有所区别，可以在临床互相配合，后世配伍时称“羌独活”，并不为谬。

苏颂《图经》还记载了当时出现的混淆品，有一种类似桔梗而大、气味不同、微寒的“大独活”。还有形类羌活，微黄而极大、气味芳烈带槐叶气的蜀中独活，疗效甚佳。苏颂认为这可能是正品独活。北宋市面上“或择羌活之大者为独活，殊未为当”。羌活药材形状特殊、气味浓烈，不容易混淆，但独活则不然。李时珍提到："近时江淮山中出一种土当归，长近尺许，白肉黑皮，气亦芬香，如白芷气，人亦谓之水白芷，用充独活，解散亦或用之，不可不辨。"清《植物名实图考》也提到当时多以土当归充独活。且介绍了湖南产一种独活，颇似莱菔；云南独活大叶，亦似土当归，而花杈无定，粗糙，深绿。这种独活“与《图经》文州产略相仿佛”，故吴其濬将其绘成图形（图55）。古本草有关插图见下。

1 ［明］刘文泰等：《本草品汇精要》卷7“羌活”，明弘治十八年（1505）手绘本（杏雨书屋影印）。

2 ［宋］王贶：《全生指迷方》卷2“风食·独活汤”，清咸丰四年（1854）过客轩刻长恩书室丛书本。（《纲目》引作王贶《易简方》，查王硕《易简方》无独活之论。时珍引文有羌活“有蚕头鞭节者”，乃时珍自加，非王贶《全生指迷方》原文所有。）

1.《本草图经》：该书“凤翔府独活”（图6）根为圆柱形，下半截未绘出（《大观》《政和》同，《绍兴》补须根）。茎直立，叶为羽状分裂，茎顶花序绘成圆球状，可能是伞形花序的错误表示。凤翔府即今陕西凤翔县。此图根部似羌活。凭此图形可推测为伞形科植物，无法判别种属。

“茂州独活”（图7）根圆锥形，根头粗大有横纹，茎直立，叶有柄，三出式羽状分裂，顶生与腋生伞形花序。茂州即今四川茂县。今考此图所示为伞形科独活属（*Heracleum*）植物之一种。[1]

“文州独活”（图8）根头粗大，根多分枝（《绍兴》本为粗大的二歧根），三出叶，伞形花序顶生。文州即今甘肃文县。今考此图所示为伞形科当归属（*Angelica*）植物之一种。[1]清·吴其濬所载的云南独活，云“与《图经》文州产略相仿佛”。吴氏所绘图云南独活为伞形科独活属鹤庆独活*Heracleum rapula* Franch.。据此，也不排除文州独活为独活属的植物。

“宁化军羌活”（图9）主根粗大呈圆锥形，较多分枝与须根。三出式羽状复叶，伞形花序顶生或腋生。宁化军在今山西宁武县。其花序类似今伞形科植物。

“文州羌活”（图10）有粗大块状的根茎，密布鳞片状物（《绍兴》改绘成姜状根茎）。基生叶有柄，为三出式羽状复叶。其叶片类似今伞形科植物。但其根不似今羌活根。

2.《履巉岩本草》：该书的“独活草”（图16）为彩图。其根成块状，有分歧。基生叶似二出羽状复叶。图形过简，无法确定为何种植物。

3.《本草纲目》：该书“羌独活”（图29）绘一粗大主根，有明显的环节。茎直立，三出复叶，小叶全缘。顶生伞形花序。该图不同于《图经》5图中的任何一幅，根茎类似羌活，叶片类似文州独活。此仅能说是伞形科植物的图，不明种属。

4.《本草原始》：该书有药材图2幅。图33为独活图，分上下两支。上支为一圆锥形的根。根头分叉，有凹陷。有文字旁注“色黄白，亦有淡黑色，气香”。下面一支成海马状，根身粗大，有支根。此两支均有横纹。此图类似今常用的独活，来源于伞形科当归属植物重齿当归*Angelica biserrata*（Shen et Yuan）Yuan et Shan。另图34为羌活图，绘有两支羌活，上支注曰“南羌活节少”，下支注曰“西羌活节密”。此图用黑底白纹，示意色深。全体圆柱形，略弯曲，南羌活具明显茎痕，西羌活根茎顶端具残基。二者都有紧密隆起的环纹。此药材图逼真，与今所用羌活来源相同，即伞形科羌活属植物羌活*Notopterygium incisum* Ting ex H. T. Chang及其近缘植物。

5.《本草汇》：该书的“羌活”（图43）为药材写生图。此图所示，为圆柱状的根，有明显而稀疏的节间，根头即节间有小瘤状的凸起根痕及少许残根。此药材较《原

1　国家中医药管理局《中华本草》编委会：《中华本草》（5），上海：上海科学技术出版社，1999：877.

始》的“羌活”图节间更稀疏，原植物不明。

6.《植物名实图考》：该书的“独活”（图55），据吴其濬记载，此为“云南独活大叶，亦似土当归，而花杈无定，粗糙，深绿，与《图经》文州产略相仿佛，今图之”。此写生图所示为圆筒状的根，有环纹。茎下部叶有长叶柄，三出式羽状分裂，基部心形，边缘具浅细锯齿。据考为伞形科独活属鹤庆独活*Heracleum rapula* Franch.。[1]

【小结】

独活为中国早期用药之一，为古今常用风药，以祛风除湿见长。本品原有别名“羌活”。后羌活逐渐发展成一味形色气味功效均与独活有所区别的药物。古本草学家描述的“开花作丛”等特点说明它们为伞形科多个属的植物。古人区分羌独活主要依靠丰富的辨析入药部位特征的经验。《本草图经》的羌独活插图证实有来自伞形科独活属（*Heracleum*）、当归属（*Angelica*）的植物。《本草原始》写生绘制的独活、羌活药材图，与当今所用当归属植物重齿当归*Angelica biserrata*（Shen et Yuan）Yuan et Shan、羌活属植物羌活*Notopterygium incisum* Ting ex H. T. Chang的根极为相似。《植物名实图考》所绘的云南独活属地区用药，原植物为伞形科鹤庆独活*Heracleum rapula* Franch.。

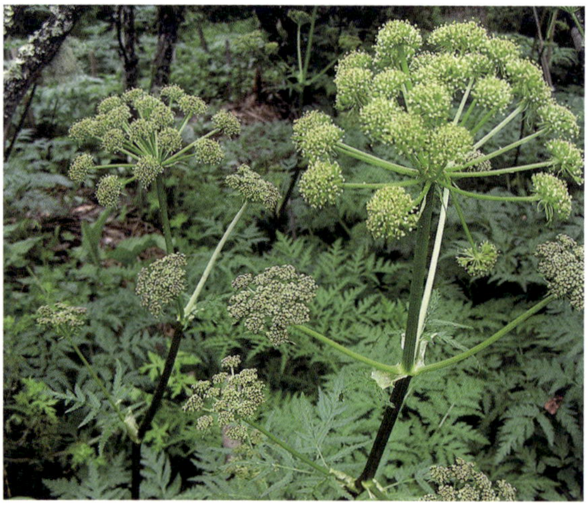

图57　羌活 *Notopterygium incisum*

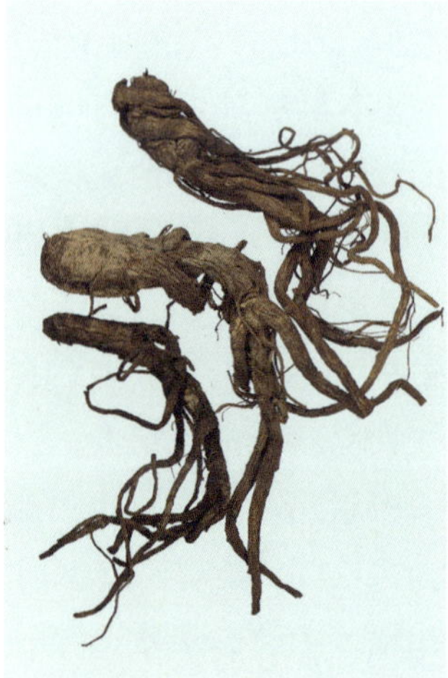

图58　独活药材

1　国家中医药管理局《中华本草》编委会：《中华本草》（5），上海：上海科学技术出版社，1999：962.

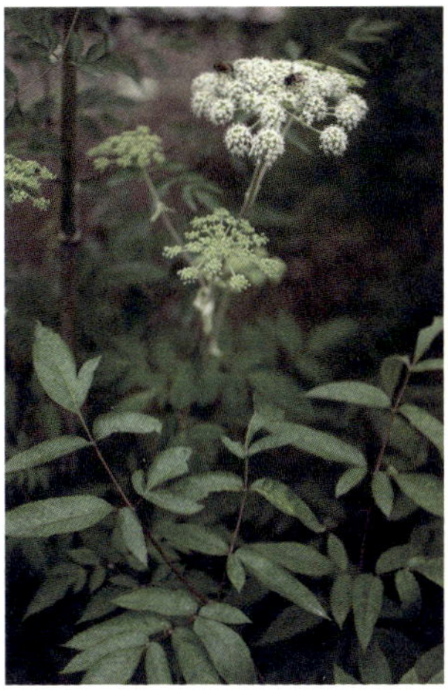

图 59　重齿当归 *Angelica biserrata*

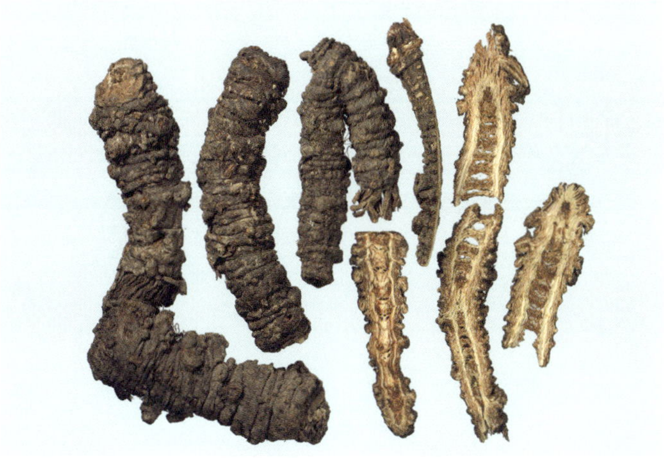

图 60　羌活药材

13-9　土当归

【品图】

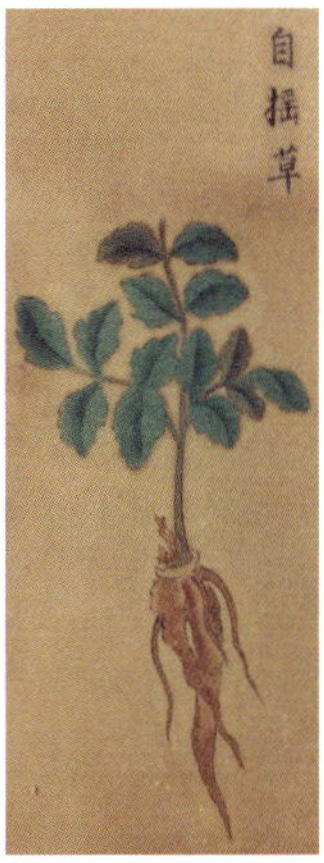

图 1　履巉岩·自摇草

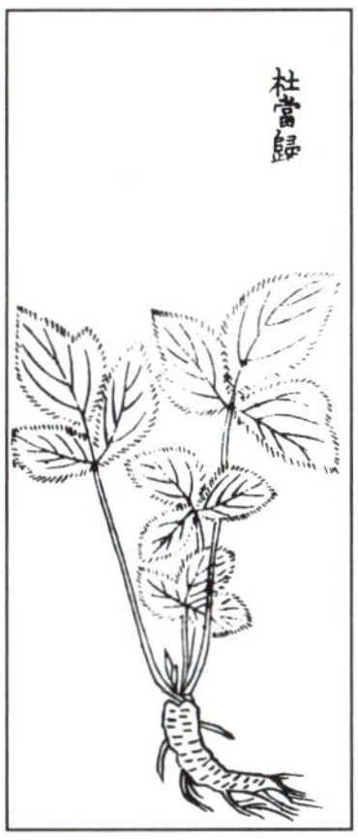

图 2　救荒·杜当归

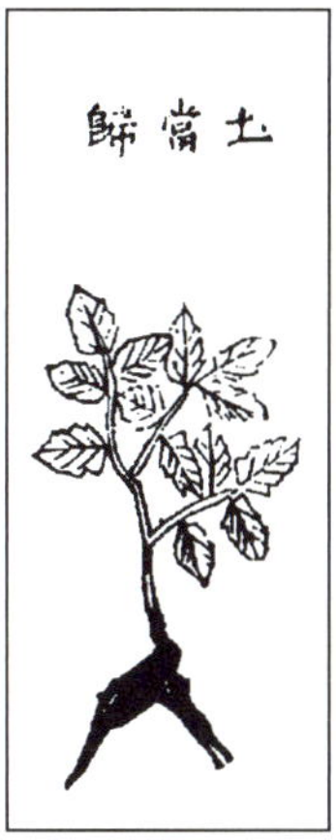

图 3　纲目（金）·土当归

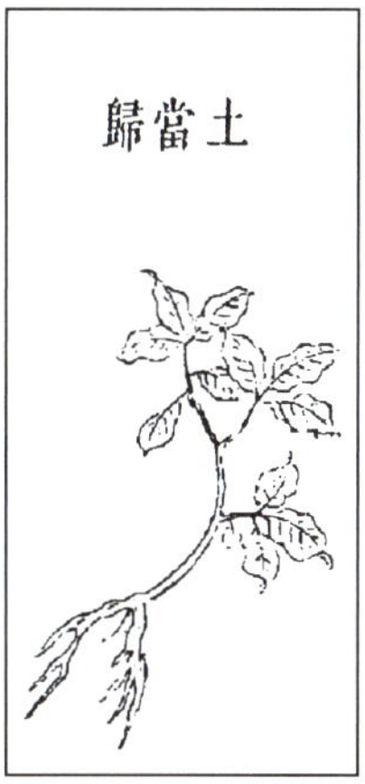

图 4　纲目（钱）·土当归

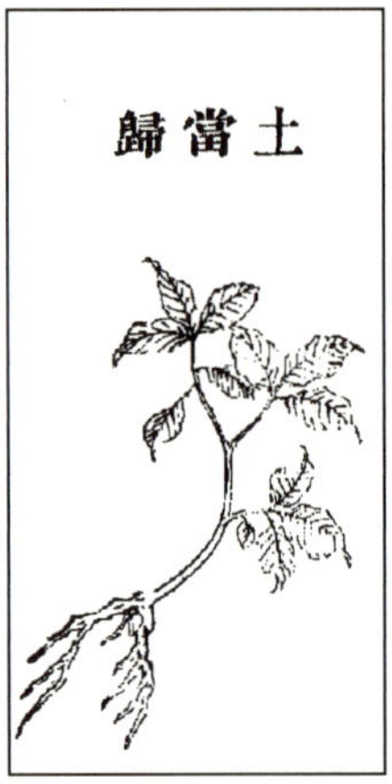

图5　纲目（张）·土当归

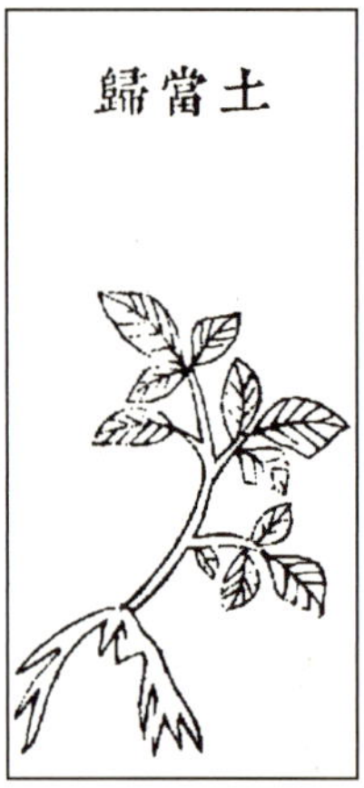

图6　备要·土当归

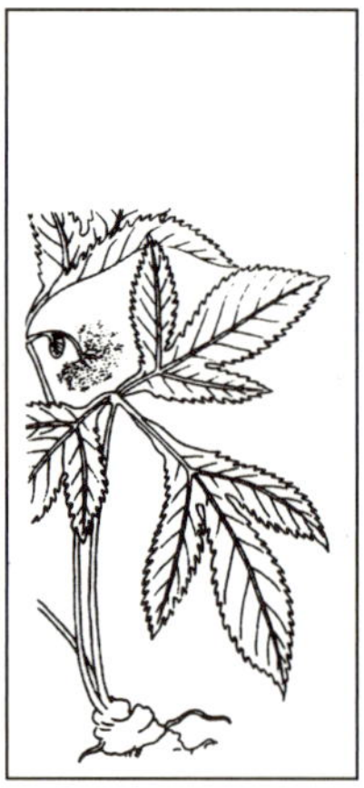

图7　图考·土当归

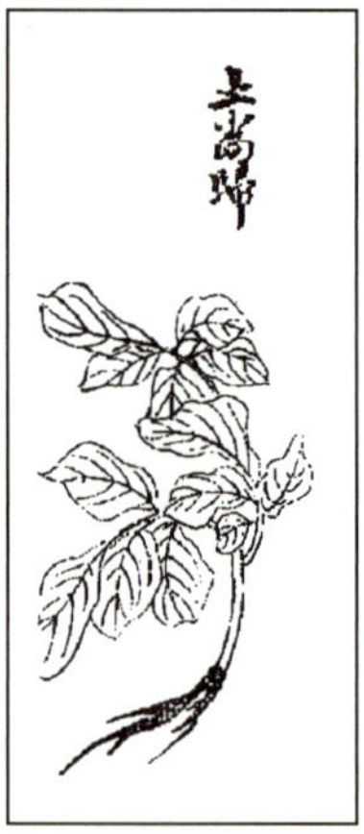

图8　图说·土当归

本品8图，取自8书，其中1幅彩图。有承继关系及仿绘图仅1个书类。

《本草纲目》（金陵本）：该书“土当归”（图3）的仿绘图有《纲目》钱本（图4），钱本在金陵本基础上，保持了根枝叶大体形状，再加润饰。张本同名图（图5）又将钱本图予以润饰。此后的《本草备要》（图6）、《简明本草图说》（图8）的基本形状都是仿自《纲目》钱本图4。

以上8图中，除4幅属仿绘图外，还有4幅原创图（图1、2、3、7），详见下“鉴药”项。

【文录】

宋《履巉岩本草》卷上“自摇草”　性温，无毒。治风气，活血，去头风。一名杜当归。

明《救荒本草》卷上之后“杜当归”　生密县山野中。苗高一尺许，茎圆而有线楞，叶似山芹菜叶而硬，边有细锯齿刺，又似苍术叶而大，每三叶攒生一处，开黄花，根似前胡根，又似野胡萝卜根。其叶味甜……今人遇当归缺，以此药代之。

明《本草纲目》卷13“土当归”　根【气味】辛，温，无毒。【主治】除风和血，煎酒服之。闪拗手足，同荆芥、葱白煎汤淋洗之。（时珍。出《卫生易简方》。）/ **卷13“独活、羌活”**【时珍曰】……近时江淮山中出一种土当归，长近尺许，白肉黑皮，气亦芬香，如白芷气，人亦谓之水白芷，用充独活，解散亦或用之，不可不辨。

清《植物名实图考》卷25“当归”　李时珍谓花似蛇床，今时所用者皆白花，其紫花者叶大，俗呼土当归。考《尔雅》：薜，山蕲。又薜，白蕲。是当归本有紫、白二种，今以土当归附于后，大约药肆皆通用也。

【鉴药】

“土当归”首见于《本草纲目》，有除风和血之效。《纲目》“土当归”条只有一个药方，出明·胡濙《卫生易简方》。考《卫生易简方》共出现药名“土当归”2次，“杜当归”1次。据药物命名一般规律，“杜当归”即“土当归”。《卫生易简方》中“杜当归”一药，原是南宋·王介《履巉岩本草》“自摇草”的别名。[1]但今存的《履巉岩本草》没有任何关于该药的形态描述，只有彩图一幅（图1）。比较李时珍所建“土当归”药条与《履巉岩本草》中的“杜当归”，两者药性功效基本相同，应当是同一类的药物。但李时珍并没有见过《履巉岩本草》，因此《纲目》的土当归图肯定也没有受过该书彩图的影响。

在李时珍以前，《救荒本草》也有“杜当归”一药。有关考证见本药该图名下。

1.《履巉岩本草》：该书“自摇草”（图1）是南宋画家王介以杭州慈云岭一代的植物为标本写生绘制。该图根头膨大，分枝较多，根头有红色嫩芽。茎直立，2回3出羽状分裂。未示花序。据考《杭州药用植物志》所载伞形科植物白花前胡 *Peucedanum praeruptorum* Dunn在当地称为“土当归”，且分布极广。[2]王介所绘虽然只有一根数叶，却与伞形科前胡属（*Peucedanum*）植物近似，当为前胡属植物之一种。

2.《救荒本草》：该书“杜当归”（图2）有胡萝卜状的主根，基生叶具长柄，三小叶攒生叶柄端。朱橚云：“苗高一尺许，茎圆而有线楞，叶似山芹菜叶而硬，边有细锯齿刺，又似苍术叶而大，每三叶攒生一处，开黄花，根似前胡根，又似野胡萝卜根。其叶味甜。”此条用于比拟的山芹菜、变豆菜、苍术、前胡、野胡萝卜，无一不属于伞形科植物。但日本本草学诸家多将此“杜当归”定名为五加科植物食用土当归*Aralia cordata* Thunb.。或谓是当归属植物紫花前胡*Angelica decursiva*（Miq.）Franch. et Sav.。[3]谢宗万《本草纲目药物彩色图鉴》亦赞同“杜当归”为五加科植物之说。他出示的土当归（九眼独活）*Aralia cordata*图，花确为黄色，唯叶不是“每三叶攒生一处”。[4]《中国植物志》载食用土当归未分布于河南，且此种花为白色、二回或三回羽状复叶，与《救荒》所载并不完全相符。当今《救荒》专书研究者或倾向于伞形科植物变豆菜*Sanicula chinensis* Bge.，[5]或认为似五加科楤木属植物东北土

1 郑金生：《履巉岩本草》初考，《浙江中医杂志》，1980（8）：340.

2 ［宋］王介撰绘，郑金生校注：《履巉岩本草》，见《南宋珍稀本草三种》，北京：人民卫生出版社，2007：57.

3 早期有伊博恩、松村任三将此鉴定为五加科楤木属的土当归，后牧野富太郎认为此物当为当归属的紫花前胡。（转述自谢宗万：《中药材品种论述》上册，上海：上海科学技术出版社，1980：442；陈重明、黄胜白等：《本草学》，南京：东南大学出版社，2005：128.）

4 谢宗万：《本草纲目药物彩色图鉴》，北京：人民卫生出版社，2000：54.

5 ［明］朱橚著，王家葵、张瑞贤、李敏校注：《救荒本草校释与研究》，北京：中医古籍出版社，2007：102.

当归*Aralia continentalis* Kitag.，且云河南俗名即土当归。[1]本书依据《救荒》图文，倾向于其原植物为伞形科植物。

3.《本草纲目》(金陵本)：该书“土当归”(图3)没有引用任何原植物形态方面的文字依据。李时珍若亲见此植物，一定不会忽而不书。李时珍在《纲目》“独活、羌活”条提到“近时江淮山中出一种土当归，长近尺许，白肉黑皮，气亦芬香，如白芷气，人亦谓之水白芷，用充独活”。既然气味如白芷，则大抵仍属伞形科植物。李时珍的子孙有可能参考此记载，将其根绘成黑色，叶片也绘得略似伞形科植物。现代学者或考此图所示为五加科食用土当归。[2]但此图过简，又无相应文字记载，实无法凭如此简单而又缺乏特征的图去臆测其来源。

4.《植物名实图考》：该书“土当归”(图7)附载于当归之后，且云“今时所用者皆白花，其紫花者叶大，俗呼土当归……大约药肆皆通用也”。考其图乃写生所得根头粗大，有支根。根生叶有长柄，一回三全裂。将图、文结合起来考察，此图所示当为伞形科当归属植物紫花前胡*Angelica decursiva*(Miq.)Franch. et Sav.。[3]

【小结】

“土当归”是《本草纲目》新增药之一。在此以前，南宋《履巉岩本草》、明《救荒本草》均有“杜当归”条，并附有药图。《履巉岩本草》之图或考与伞形科前胡属(*Peucedanum*)植物近似。《救荒本草》之图或考为五加科植物食用土当归*Aralia cordata* Thunb.及同属植物东北土当归*A. continentalis* Kitag.，然此类植物与原文描述及图形不尽相符。或考为伞形科植物。《本草纲目》金陵本图并非写生，极为简略，无法臆测来源。

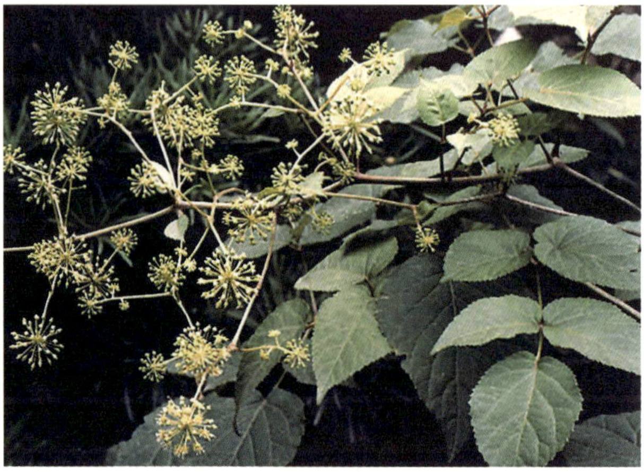

图9　食用土当归 *Aralia cordata*

1　[明]朱橚著，王锦秀、汤彦承译注：《救荒本草译注》，上海：上海古籍出版社，2015：140.

2　陈重明、黄胜白等：《本草学》，南京：东南大学出版社，2005：128.(“日本人松村任三就根据《救荒本草》和《本草纲目》的杜当归和土当归两图来确定了中国本土的土当归是*Aralia cordata* Thunb.。”)

3　国家中医药管理局《中华本草》编委会：《中华本草》(5)，上海：上海科学技术出版社，1999：1009.

13-10 都管草

【品图】

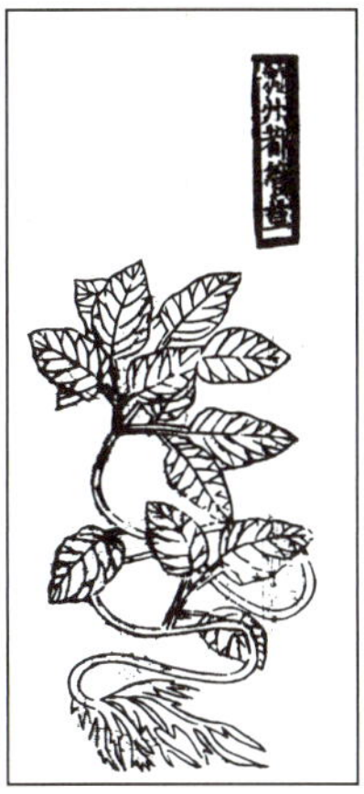

图1 图经(大)·施州都管草

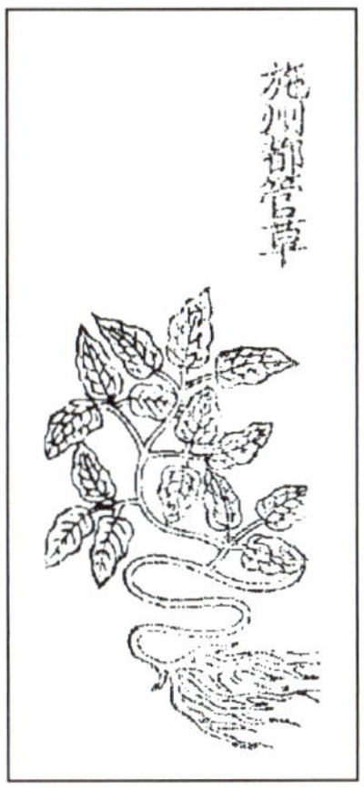

图2 图经(政)·施州都管草

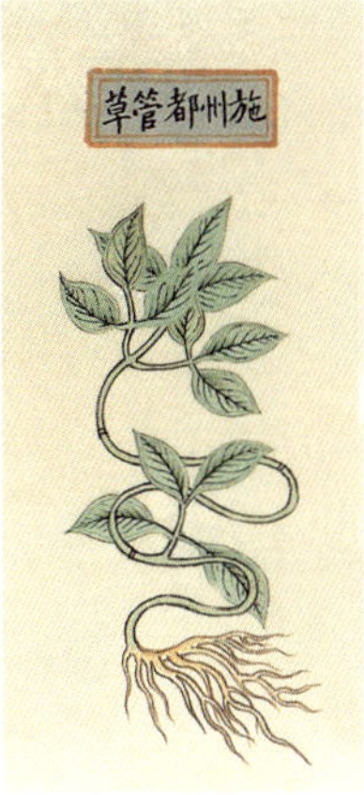

图3 品汇·施州都管草

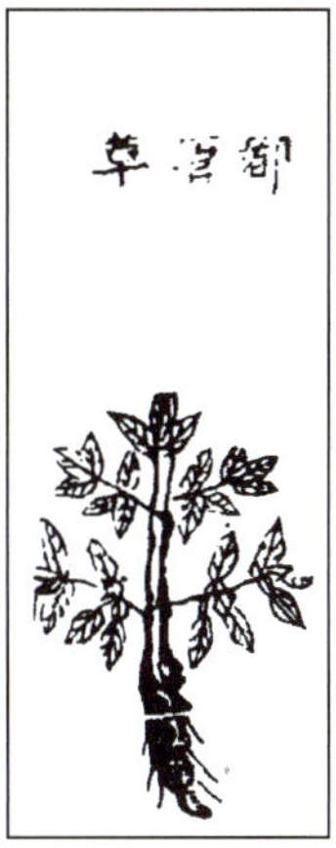

图4 纲目(金)·都管草

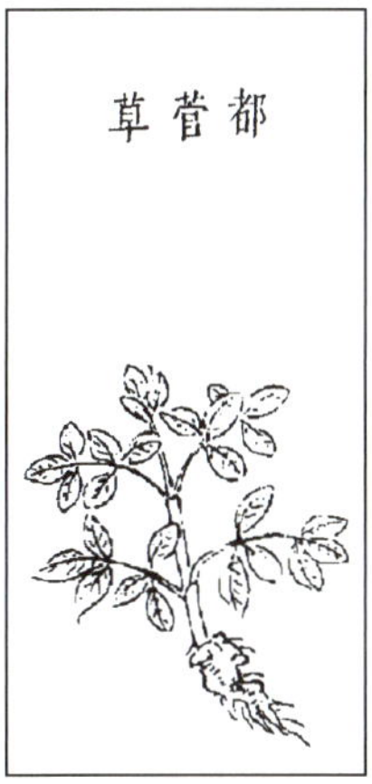

图5 纲目(钱)·都管草

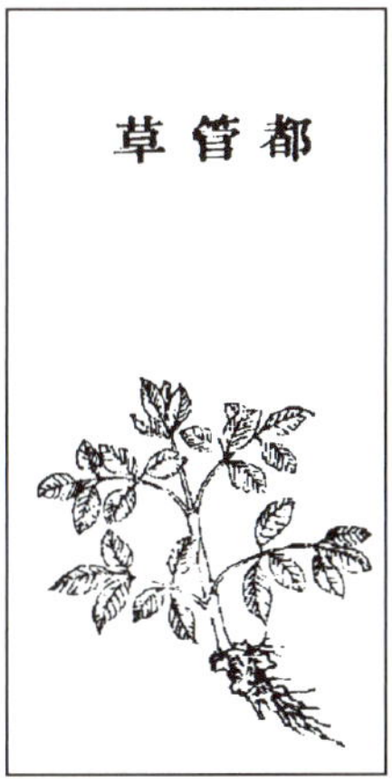

图6 纲目(张)·都管草

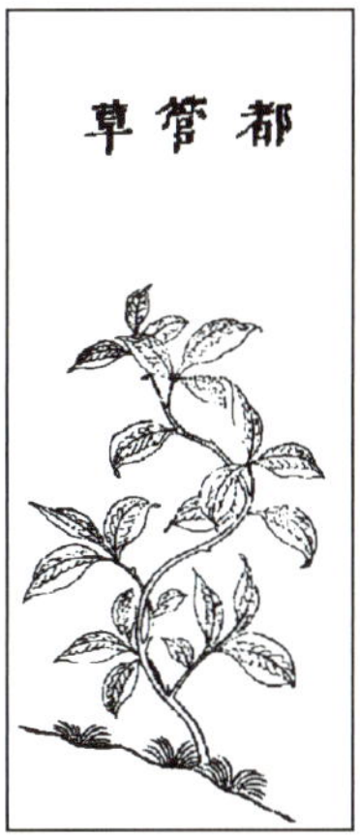

图7 三才·都管草

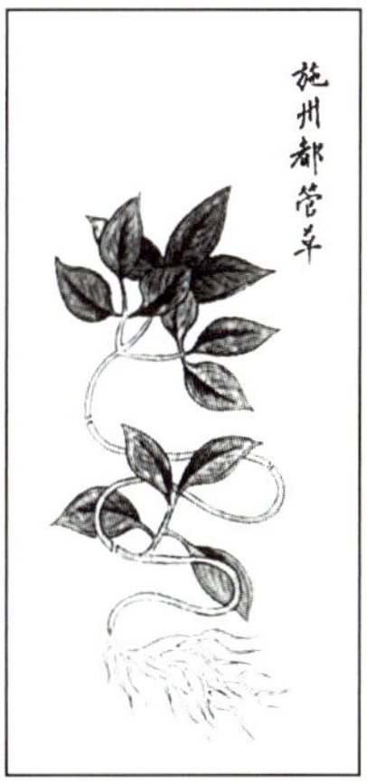

图8 金石·施州都管草

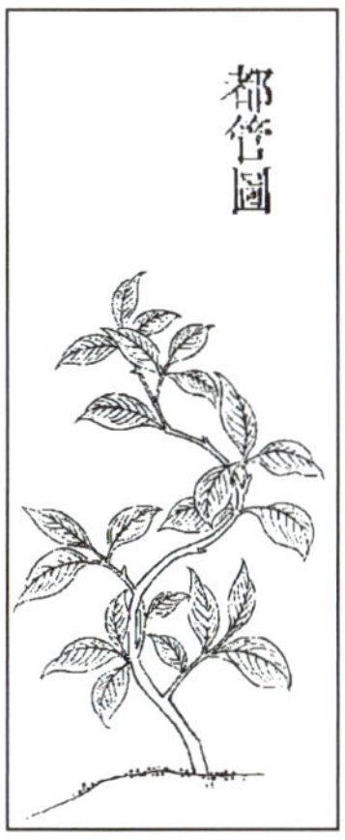

图9 草木典·都管图

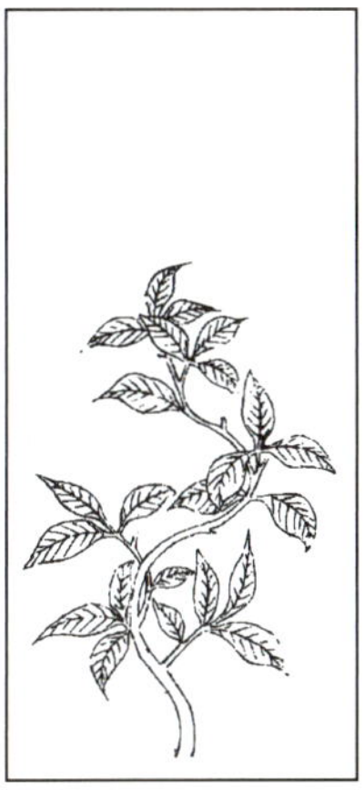

图10 图考·都管

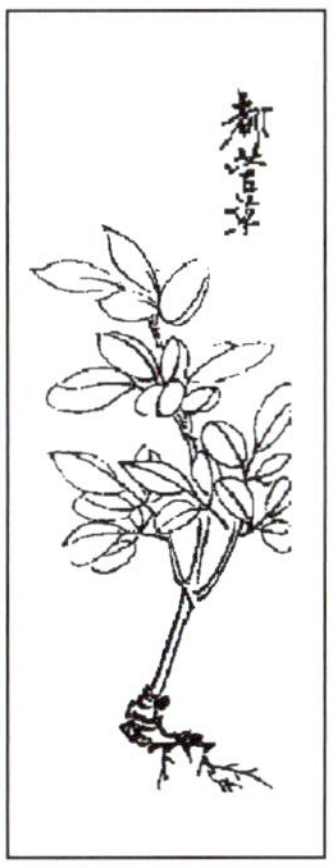

图11 图说·都管草

本品11图，取自11书，其中2幅彩图。有承继关系及仿绘图可分以下2个书类。

《本草图经》：该书“都管草”图分别存于《大观本草》（图1）、《政和本草》（图2），两图基本相同，今以《政和》图2为《图经》图的代表。

仿绘该图的同名图有《本草品汇精要》图3，除敷色润饰外，别无变更。《金石昆虫草木状》图8又仿绘《品汇》图。此外，仿绘者还有《三才图会》“都管草”（图7，增添土地背景，掩盖了根部）。《古今图书集成·草木典》“都管图”图9又仿绘《三才》图7。《植物名实图考》“都管”图10则仿绘《草木典》图9。

《本草纲目》（金陵本）：该书“都管草”（图4）的同名仿绘图有《纲目》钱本图5、《纲目》张本图6、《本草简明图说》图11。仿绘者或倾斜其茎，修饰其叶，但未改其主体之形。

以上11图中，除9幅属仿绘图外，只有2幅原创图（图2、4），详见下“鉴药”项。

【文录】

宋《本草图经》（见《证类》卷30“施州都管草”） 都管草：生施州及宜州田野。味苦、辣，性寒。主风痈肿毒，赤疣，以醋摩其根涂之。亦治喉咽肿痛，切片含之，立愈。其根似羌活头，岁长一节，高一尺许。叶似土当归，有重台生。二月、八月采根，阴干。施州生者作蔓，又名香球，蔓长丈余，赤色，秋结红实，四时皆有，采其根枝，煎汤淋洗，去风毒疮肿。

明《本草纲目》卷13“都管草”【集解】【时珍曰】按范成大《桂海志》云：广西出之，一茎六叶。

【鉴药】

“都管草”首见于宋《本草图经》，为施州（今湖北恩施）、宜州（今属广西）的地方草药，主治风痈肿毒。因其来源不明，后世未见使用。

关于本品的形态，宋·苏颂实际上介绍了两种植物。其一：“根似羌活头，岁长一节，高一尺许。叶似土当归，有重台生……施州生者作蔓，又名香球，蔓长丈余，赤色，秋结红实，四时皆有。”后一种施州所产，则前一种当产宜州，据其形态，两者不是同一种植物。宜州所产根似羌活头、叶似土当归，则本种可能来源于伞形科植物。施州者是常绿藤本，别名“香球”，秋结红实。据此，其图（图2）当是据施州所产绘成。李时珍并不认识都管草，故仅据《桂海虞衡志》补充了“一茎六叶”的特征，大概是指宜州所产都管草，非施州者也。

1.**《本草图经》**：该书“施州都管草”（图2）示一藤本植物，无主根，支根甚多。其叶似为三出复叶，互生，或有簇生。小叶亦具叶柄，全缘。未示花果。

其整体形状类似《图经》的“海州通草”“兴元府通草”（均为木通科植物）。据文字叙述，此植物“秋结红实，四时皆有”，则这种“施州都管草”或为木通科木通属（*Akebia*）植物中常绿或半常绿的类型。“红实”可能指可作果品的“八月扎”。其原植物可能包括木通科植物木通*Akebia quinata*（Thunb.）Decne及其同属近缘植物。

2.《本草纲目》（金陵本）：该书“都管草”（图4）为草本。根直立，粗大，似有节。茎直立。两侧有复叶，似为三叶簇生。李时珍没有介绍本品形态，故可肯定此图是据文字描述想象绘成。其文字依据即《图经》所云“根似羌活头”“叶似土当归，有重台生”，以及《桂海虞衡志》“一茎六叶”。此种应为宜州所产，但无法推测原植物科属来源。

【小结】

都管草是宋代施州、宜州所产治“风痈肿毒”的草药。《图经》分别叙述了宜州、施州都管草的不同形态。《本草图经》施州都管草的图文表明此可能是木通科木通属（*Akebia*）植物。《本草纲目》都管草图乃凭文字想象绘图。

13–11　升麻

【品图】

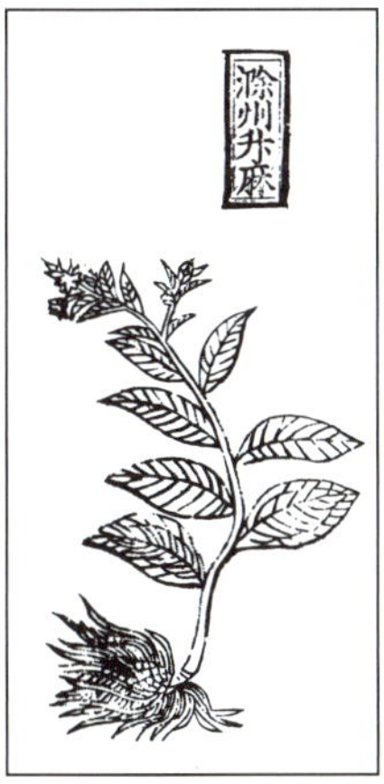

图1　图经（大）·滁州升麻

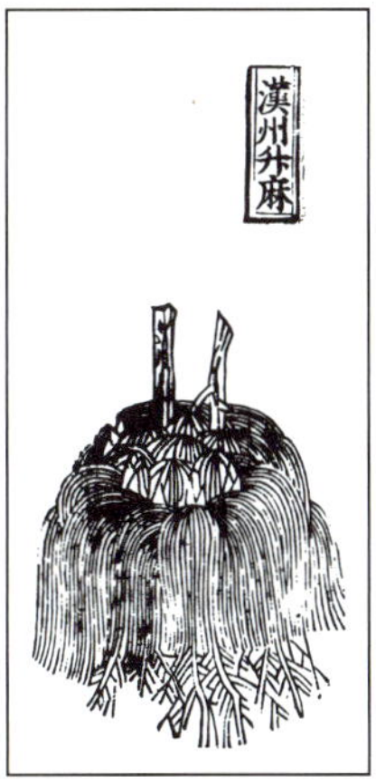

图2　图经（大）·汉州升麻

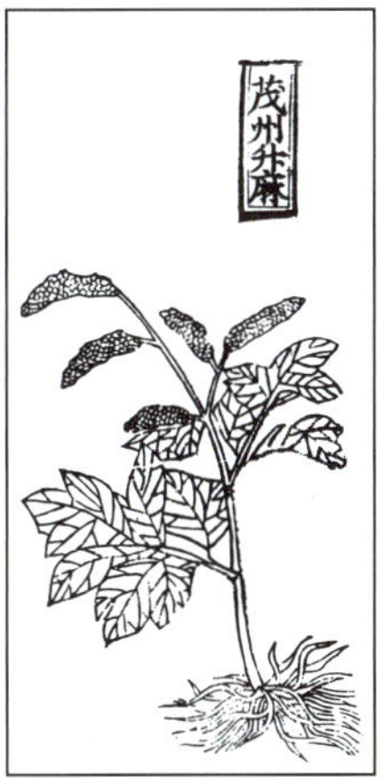

图3　图经（大）·茂州升麻

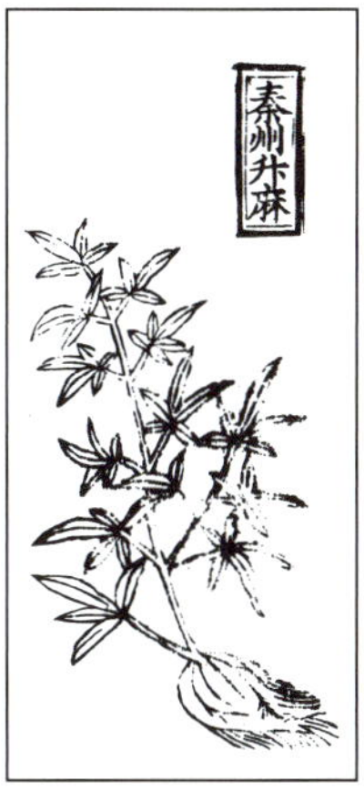

图4　图经（大）·秦州升麻

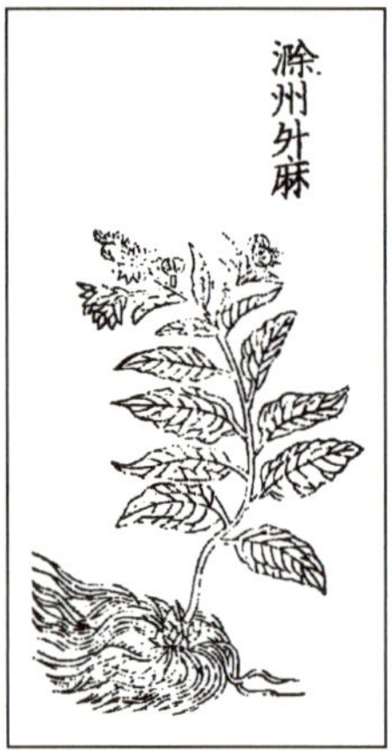

图 5 图经（政）·滁州升麻

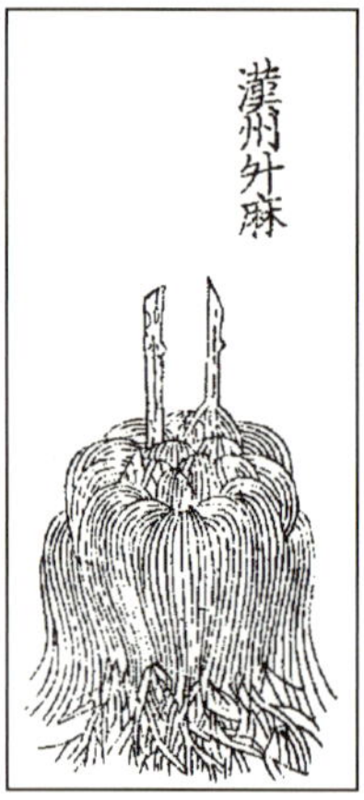

图 6 图经（政）·汉州升麻

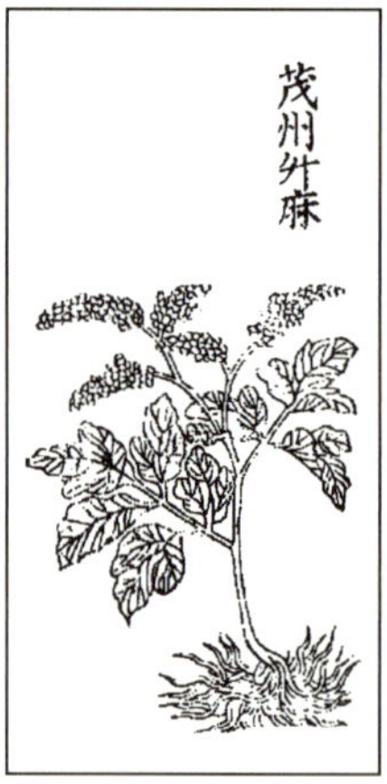

图 7 图经（政）·茂州升麻

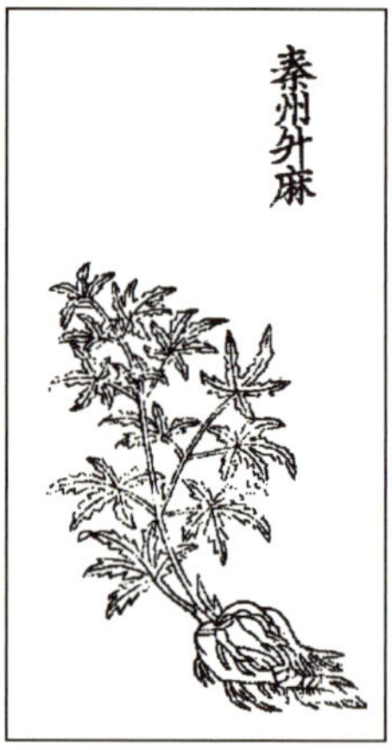

图 8 图经（政）·秦州升麻

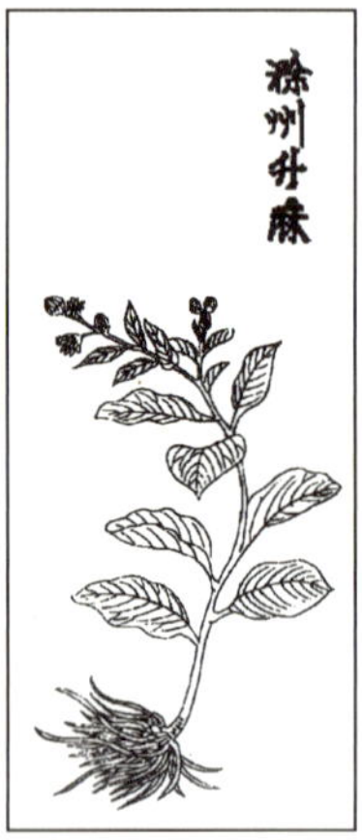

图 9 图经（绍）·滁州升麻

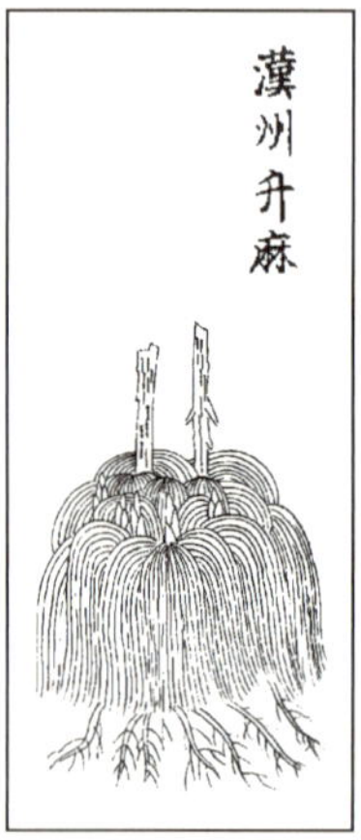

图 10 图经（绍）·汉州升麻

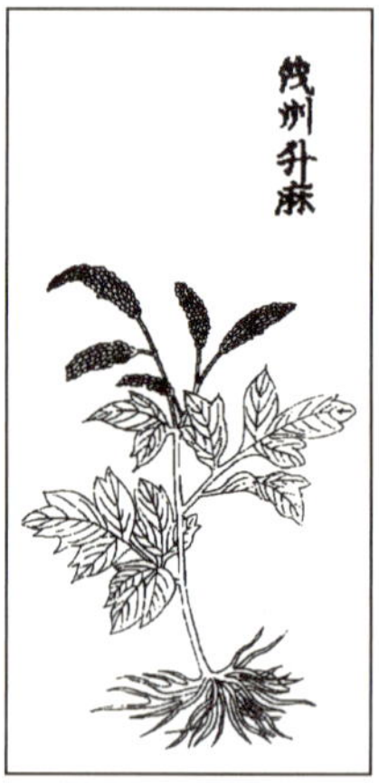

图 11 图经（绍）·茂州升麻

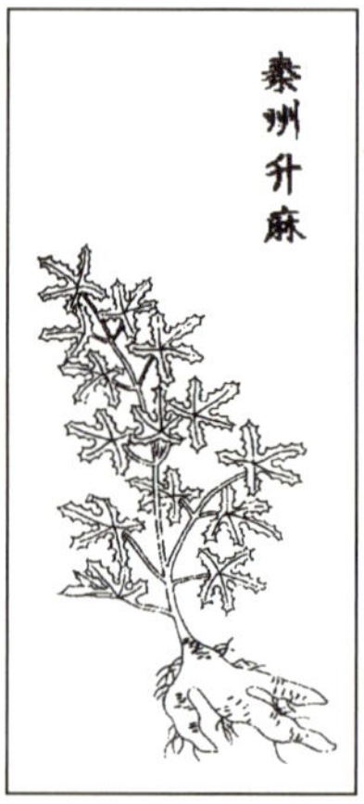

图 12 图经（绍）·秦州升麻

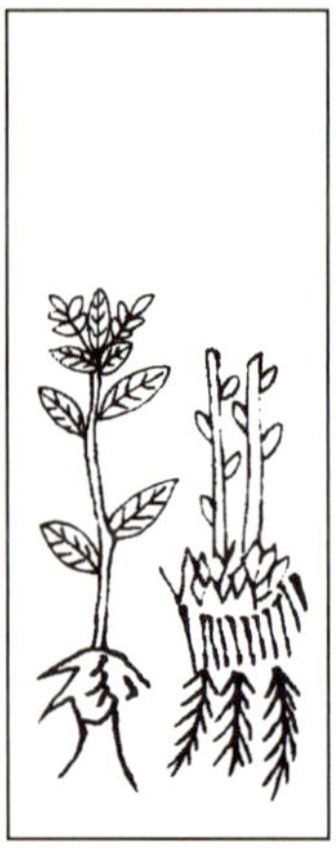

图 13 歌括·升麻

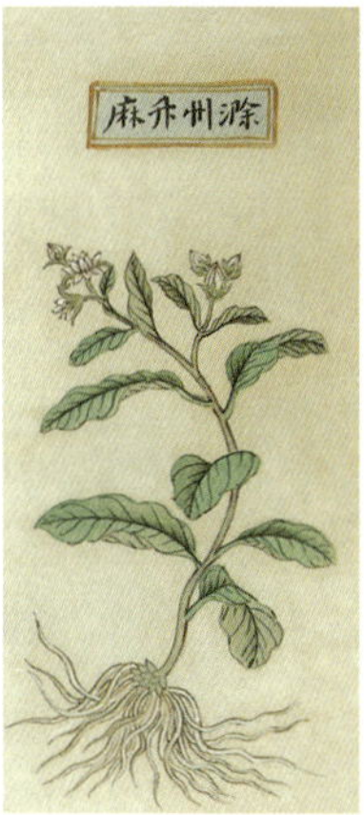

图 14 品汇·滁州升麻

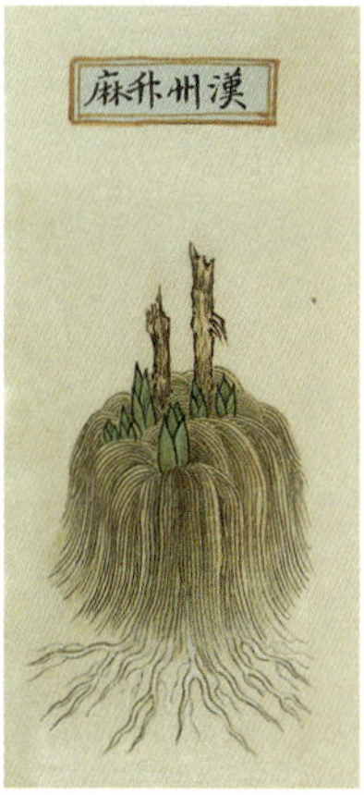

图 15 品汇·汉州升麻

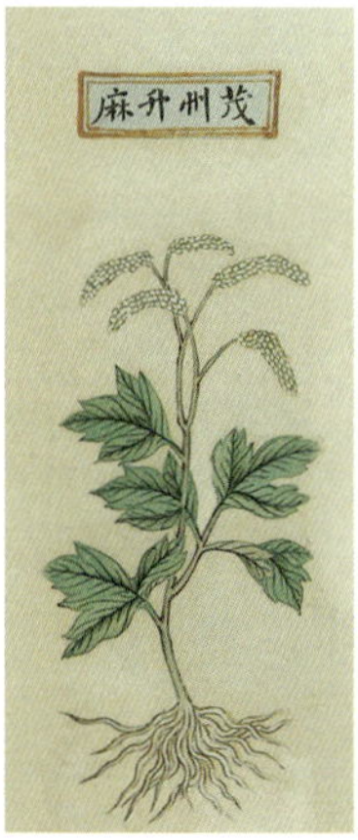

图 16 品汇·茂州升麻

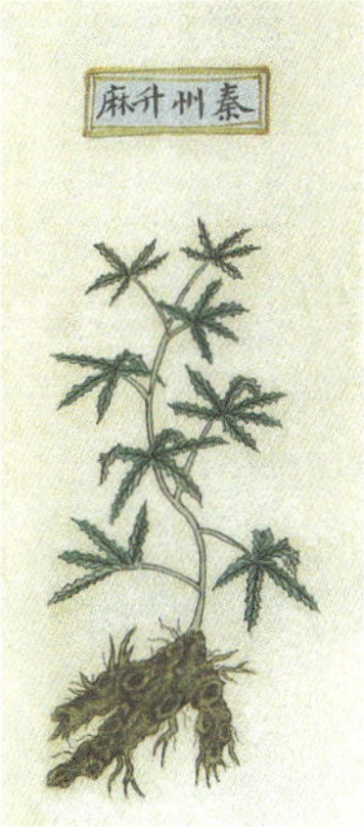

图17　品汇·秦州升麻

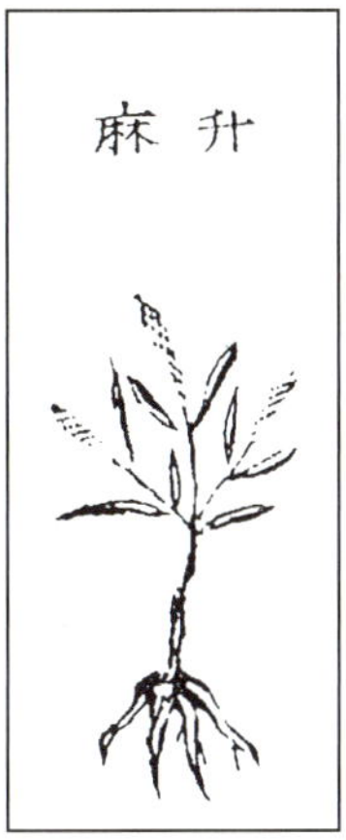

图18　太乙·升麻

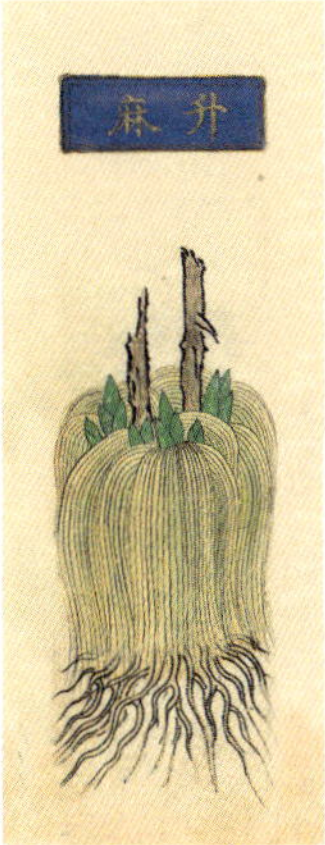

图19　雷公·升麻

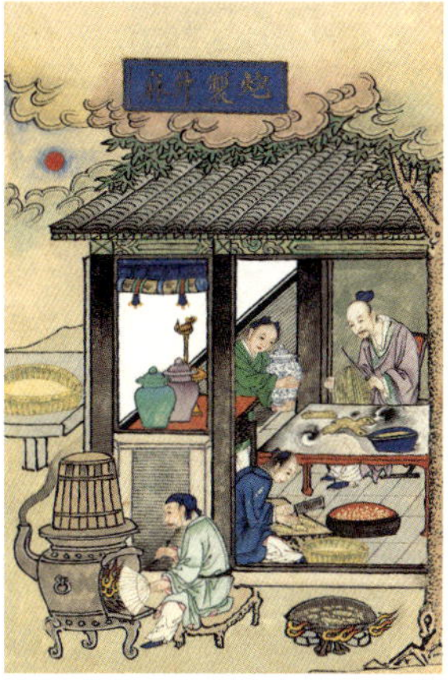

图20　雷公·炮制升麻

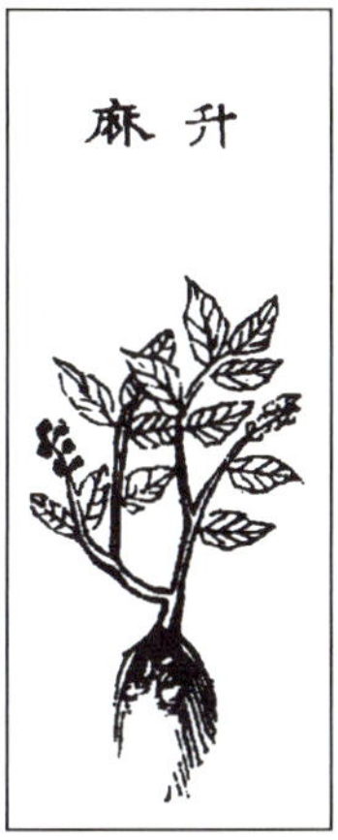

图21　纲目（金）·升麻

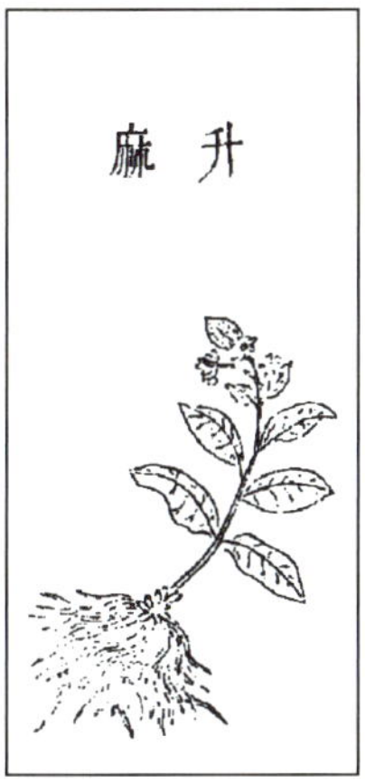

图22　纲目（钱）·升麻

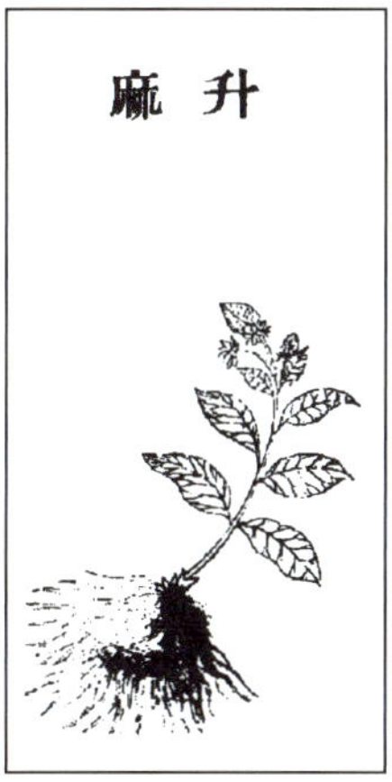

图23　纲目（张）·升麻

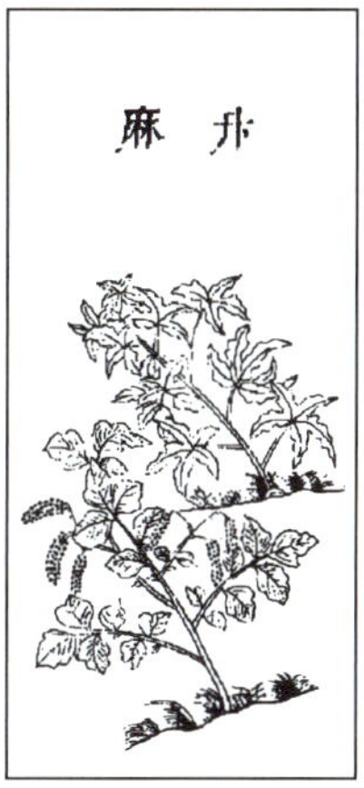

图24　三才·升麻

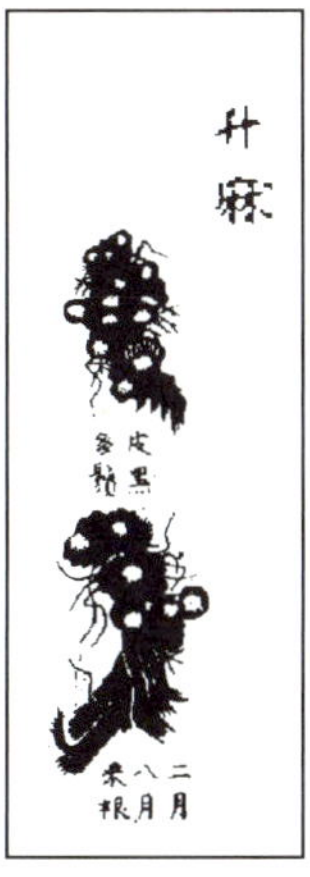

图25　原始·升麻

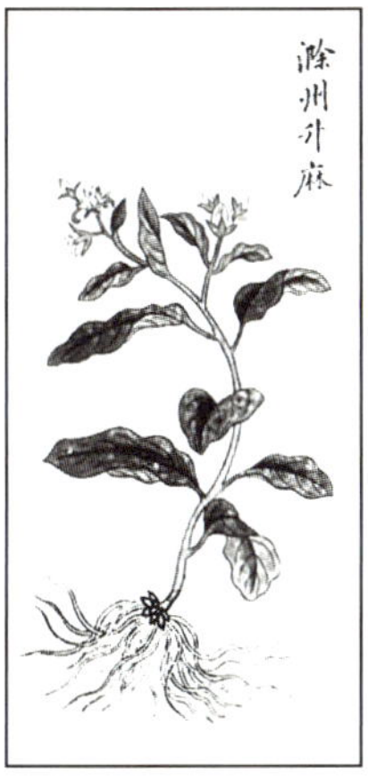

图26　金石·滁州升麻

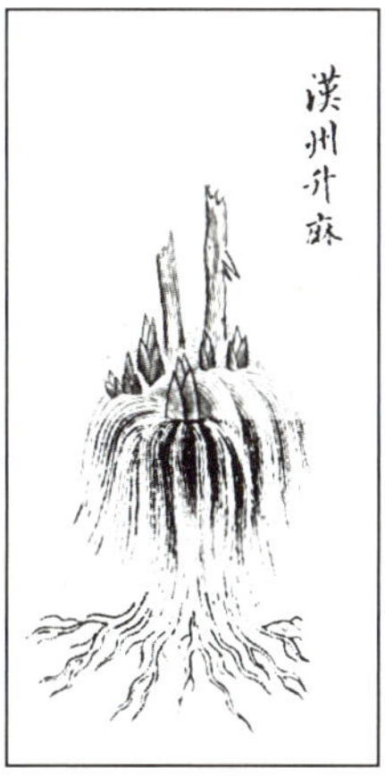

图27　金石·汉州升麻

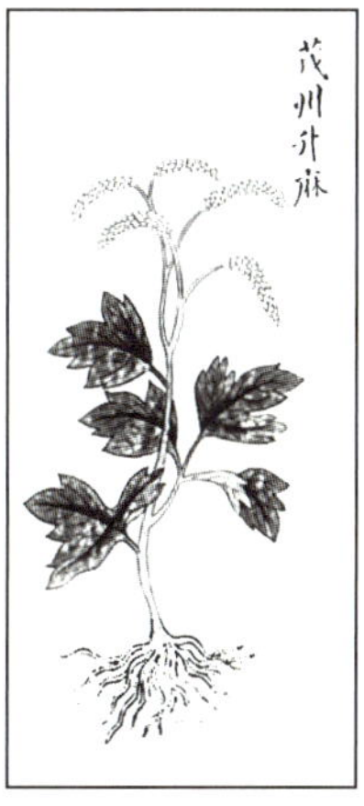

图28　金石·茂州升麻

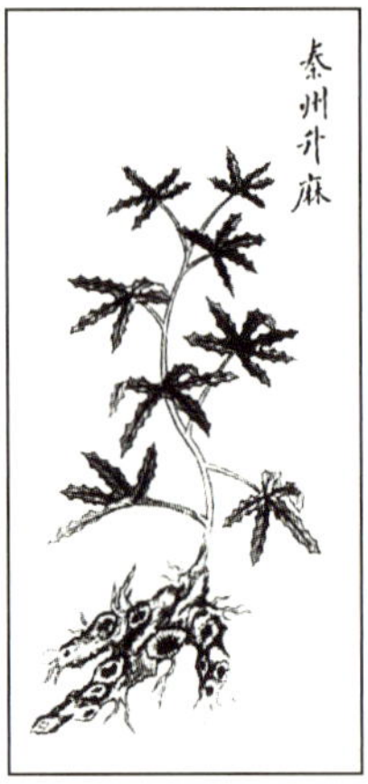

图 29 金石·秦州升麻

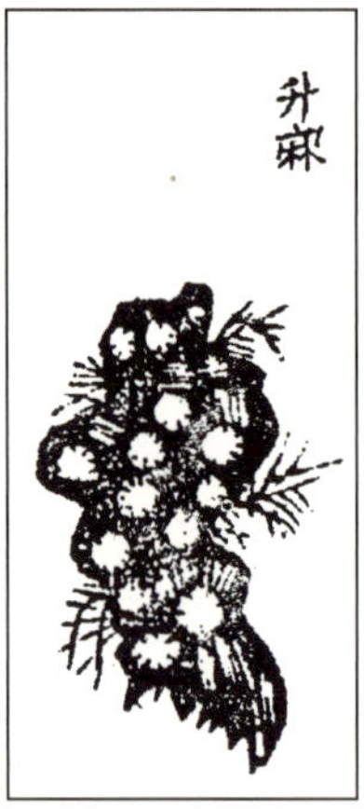

图 30 汇言·升麻

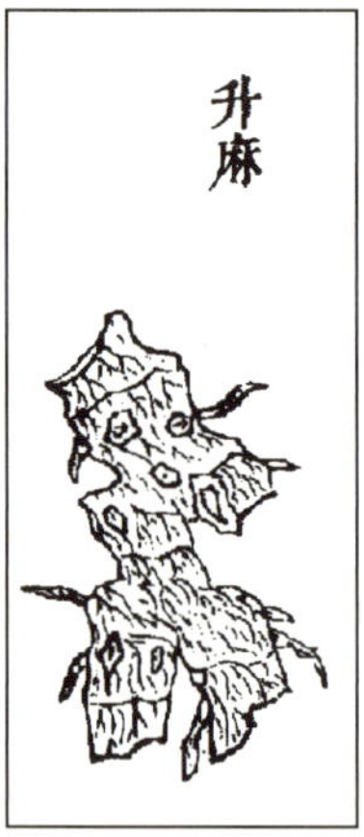

图 31 本草汇·升麻

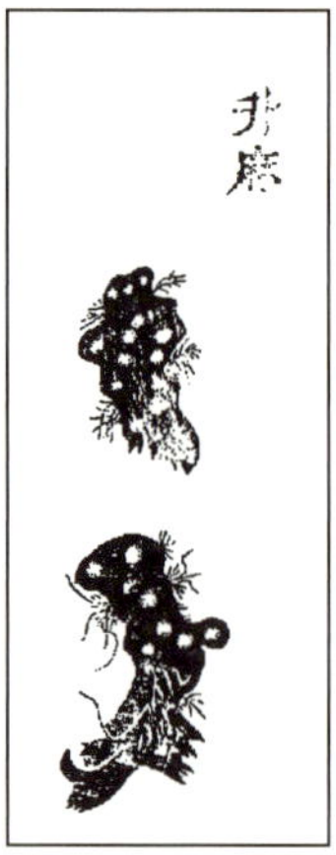

图 32 类纂·升麻

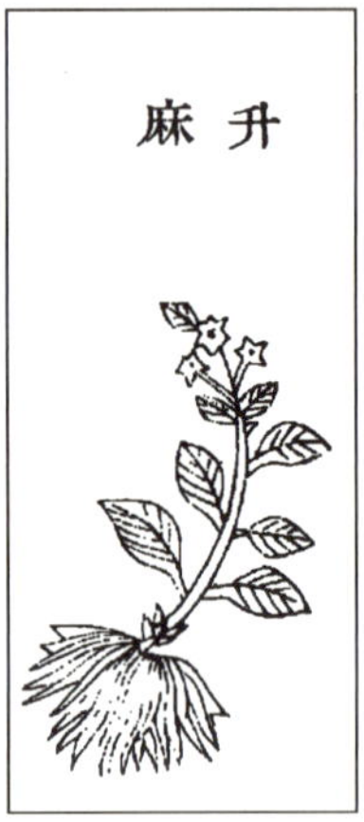

图 33 备要·升麻

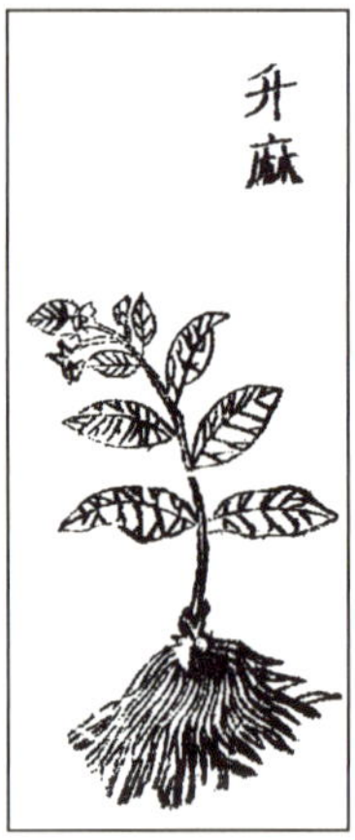

图 34 求真·升麻

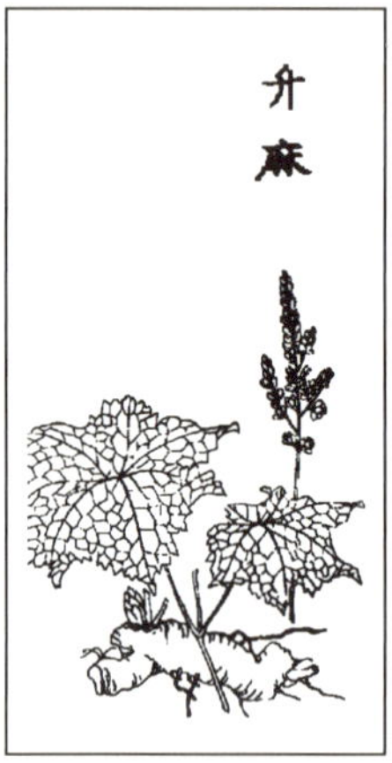

图 35 质问·升麻

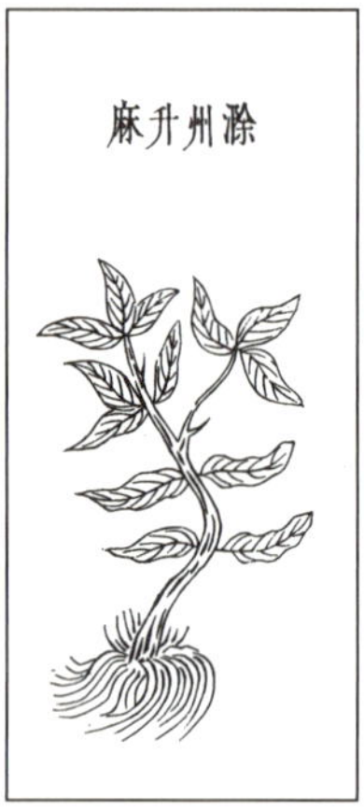

图 36 草木典·滁州升麻

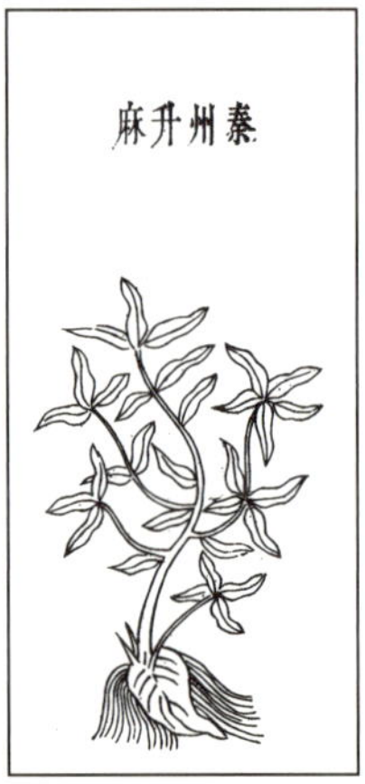

图 37 草木典·秦州升麻

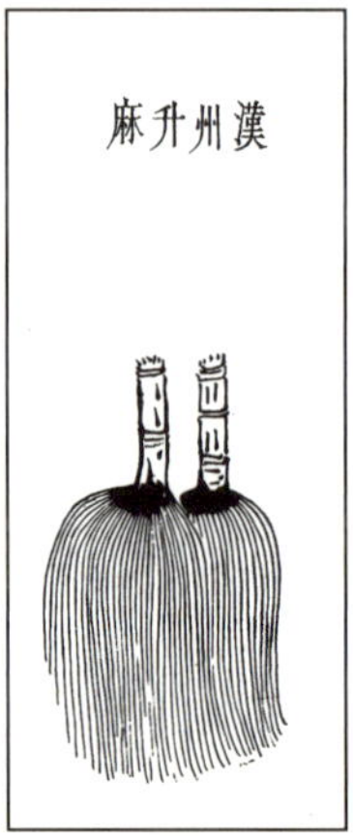

图 38 草木典·汉州升麻

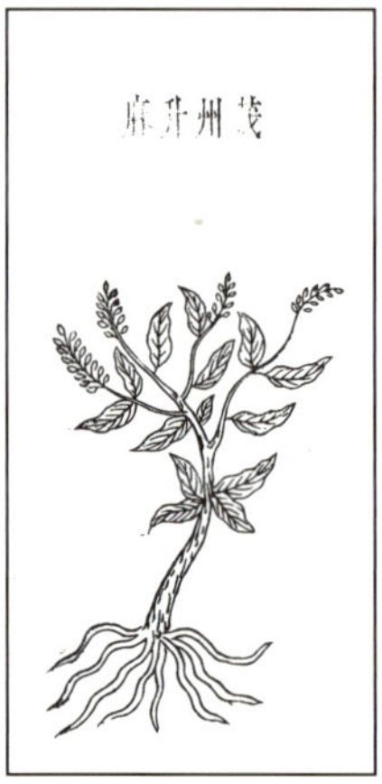

图 39 草木典·茂州升麻

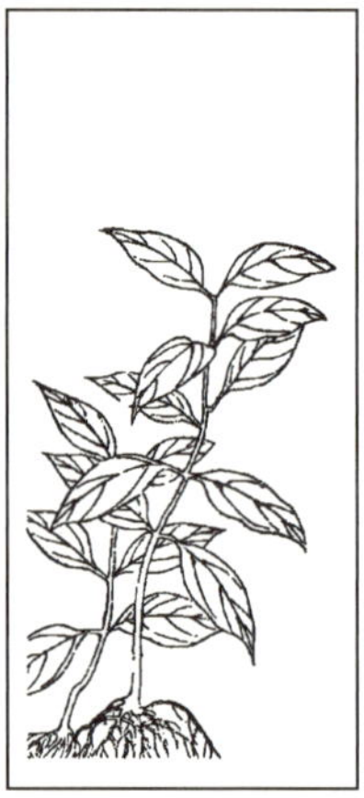

图 40 图考·升麻

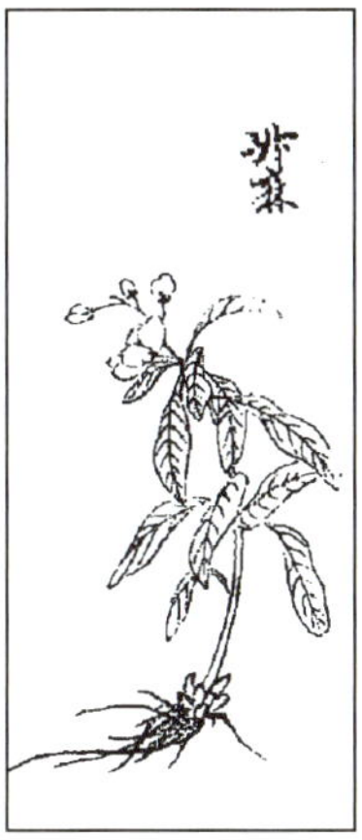

图 41　图说·升麻

本品41图，取自22书，其中12幅彩图。有承继关系及仿绘图可分以下2个书类。

《本草图经》：该书有升麻图4幅（“滁州升麻”“汉州升麻”“茂州升麻”“秦州升麻”），分别存于《大观本草》（图1、2、3、4）、《政和本草》（图5、6、7、8）、《绍兴本草》（图9、10、11、12）中。此三传本药图基本一致。今以《政和》图5、图6、图7、图8为《图经》图的代表。

仿绘《图经》4图的彩色图谱有《本草品汇精要》。该书图14、图15、图16、图17分别仿绘其同名图，予以润饰。其中“汉州升麻”（图15）敷色后，其根头披发状的纤维中冒出的绿芽分外显目。《金石昆虫草木状》4幅升麻图（图26、27、28、29）又仿绘自《品汇》同名图。《补遗雷公炮制便览》“升麻”（图19）仿绘自《品汇》“汉州升麻”（图15）。仿绘《图经》4图的墨线图只有《古今图书集成·草木典》的“滁州升麻”（图36，漏绘花序）、“秦州升麻”（图37，主根增大）、“汉州升麻”（图38，将植物图案化）、“茂州升麻”（图39，叶及花序均加简略）。

选择仿绘《图经》某升麻图的墨线图有：《本草歌括》“升麻”（图13）有2植株，左株仿绘“滁州升麻”（图5），右株仿绘“汉州升麻”（图6），均高度简化。《太乙仙制本草药性大全》“升麻”（图18）花序似“茂州升麻”（图7），但将原二回羽状分裂简化为单叶，大大失真。《纲目》钱本“升麻”（图22）仿绘“滁州升麻”（图5），有所润饰，并减去数叶。此后《纲目》张本图23、《本草备要》图33、《本草求真》图34、《简明本草图说》图41或简化、或美化，但均系仿绘钱本图22。《三才图会》图24合《图经》“秦州升麻”“茂州升麻”于一图，再加土地背景。

《本草原始》：该书“升麻”（图25）为药材图，有升麻根两支。《本草汇言》图30仿绘图25上面一支升麻根。《本草纲目类纂必读》图32则全仿《原始》图25，但消除图中说明文字。

以上41图中，除31幅属仿绘图外，还有10幅原创图（图5、6、7、8、20、21、25、31、35、40），详见下“鉴药”项。

【文录】

《别录》（见《证类》卷6“升麻”）　一名周麻。生益州山谷。二月、八月采根，日干。

梁《本草经集注》（同上）　陶隐居云：旧出宁州者第一，形细而黑，极坚实，顷无复有。今惟出益州，好者细削，皮青绿色，谓之鸡骨升麻。北部间亦有，形又虚大，黄色。建平间亦有，形大味薄，不堪用。人言是落新妇根，不必尔。其形自相似，气色非也。落新妇亦解毒，取叶挼作小儿浴汤，主惊忤。

唐《本草拾遗》(同上) 陈藏器云：陶云人言升麻是落新妇根，非也，相似耳……按今人多呼小升麻为落新妇，功用同于升麻，亦大小有殊。

宋《开宝本草》(同上) 今按《别本》注云：今嵩高出者色青，功用不如蜀者。

宋《本草图经》(同上)《图经》云：今蜀汉、陕西、淮南州郡皆有之，以蜀川者为胜。春生苗，高三尺以来。叶似麻叶，并青色。四月、五月着花似粟穗，白色。六月以后结实，黑色。根紫如蒿根，多须。

明《本草品汇精要》卷7"升麻"【苗】……多孔，其孔如眼，用引诸药上升，故俗谓之鬼眼升麻也。

明《本草纲目》卷13"升麻"【释名】【时珍曰】其叶似麻，其性上升，故名。按张揖《广雅》及《吴普本草》并云，升麻一名周升麻。则"周"或指周地，如今人呼川升麻之义。今《别录》作周麻，非省文，即脱误也。【修治】【时珍曰】今人惟取里白外黑而紧实者，谓之鬼脸升麻，去须及头芦，剉用。

清《植物名实图考》卷7"升麻" 今江西、湖广有土升麻，与《图经》异，别入草药。雩娄农曰：《汉书·地理志》：益州牧靡。李奇注：靡，音麻，即升麻，解毒药。《酉阳杂俎》：建宁郡有牧靡山，鸟食乌喙中毒，辄飞集牧靡，啄牧靡草以解之。则升麻固滇产也。滇多乌喙，其俗方所用者，盖其升麻也。叶如麻而花作穗，与《图经》茂州升麻符。滇与蜀接，固应同汇。但《图经》又列滁州、秦州、汉州三种。汉州产者，形如竹笋，今湖北土医用以升表痘疮者，其状正同。其余枝叶皆相仿佛，或即隐居所谓落新妇者。江西产者，花如絮，未知即滁州一类否也。

【鉴药】

"升麻"首见于《别录》。李时珍释其名曰："其叶似麻，其性上升，故名。"但升麻在元代以前主要功效为解毒避瘟，金元李东垣等医家始赋予其升提的功能，故李时珍云"其性上升"而得名之说，恐属臆测。或曰升麻即牧靡。《酉阳杂俎》："建宁郡有牧靡山，鸟食乌喙中毒，辄飞集牧靡，啄牧靡草以解之"。[1]此亦其命名来源之一说。

本品最早的产地是益州（治今四川成都），到宋代虽然扩大到陕西、淮南州郡，但还是以蜀川为好。本品来源在梁·陶弘景《本草经集注》中就出现了多种不同的种类。陶氏提到梁代以前升麻以宁州者第一。古宁州有二，一是西晋时从益州分置出来、南齐时移治到今云南陆良县的宁州。二是今甘肃宁县。此处所产升麻"形细而黑，极坚实"。谢宗万推测此种与毛茛科单穗升麻*Cimicifuga simplex* Wormsk.极相似。但此种在陶弘景时"顷无复有，今惟出益州"。据载现代四川等地仍时有将此种升麻"混入"升麻药材中销售者。[2]

1 吴其濬：《植物名实图考》卷之七"升麻"，清道光二十八年蒙自陆应谷刻本。

2 谢宗万：《中药材品种论述》上册，上海：上海科学技术出版社，1980：213.

陶弘景时惟出益州，“好者细削，皮青绿色，谓之鸡骨升麻”。明代《本草品汇精要》解释说：“多孔，其孔如眼，用引诸药上升，故俗谓之鬼眼升麻也。”李时珍则云：“今人惟取里白外黑而紧实者，谓之鬼脸升麻。”上述形态的升麻都可能是今毛茛科升麻属（*Cimicifuga*）的植物。根据其产地及今实际用药，当以升麻 *Cimicifuga foetida* L.为其主要来源。此种升麻根状茎粗壮，坚实，表面黑色，“多孔”（老茎残留的内陷圆孔），形如鬼眼。因里白外黑、形状不规则，切开后断面有黑白相间的屈曲花纹，又名“鬼脸升麻”。

陶弘景还提到“北部间亦有，形又虚大，黄色”的一种升麻，据其产地，谢宗万推测可能是兴安升麻*Cimicifuga dahurica*（Turcz.）Maxim.。此种亦具有“鬼眼升麻”的特点。宋《图经》记载的蜀川所产升麻，“高三尺以来。叶似麻叶，并青色。四月、五月着花似粟穗，白色。六月以后结实，黑色。根紫如蒿根，多须”。这种“叶似麻叶”“花似粟穗”“结实黑色”的升麻，谢宗万考证可能是毛茛科类叶升麻属植物类叶升麻*Actaea asiatica* Hara。[1]此种升麻根状茎具有根细长质坚、表皮黑褐，成熟浆果紫黑色的特点，当为《图经》所说的升麻的来源。今湖北、四川等地仍有以本种升麻代正品升麻使用者，或名绿豆升麻。[2]

此外，陶氏还提到建平有一种升麻，“形大味薄，不堪用。人言是落新妇根，不必尔。其形自相似，气色非也”。这种落新妇是虎耳草科植物*Astilbe chinensis*（Maxim.）Franch. et Savat.，亦能解毒，形态相似，故也成为升麻的混用品。

古本草的升麻显示其来源亦有多种。

1.《本草图经》：该书有升麻图4幅。“滁州升麻”（图5）有根须甚多的根部，一茎直立，单叶互生，茎顶或叶腋间有花序，类似头状花序。滁州即今安徽滁州市一带。据考此图明显为菊科植物。现代两广、福建等地所用升麻即此种，主要来源于菊科麻花头属植物华麻花头*Serratula chinensis* S. Moore。[3]

“汉州升麻”（图6）仅表现药用部分及其周边情况。两枝残茎下为密集的披发状须根遮蔽的根状茎。透过须根冒出数个茎芽（《品汇》同名图表现最为显目）。若除去须根，当露出许多残茎的凹陷圆孔（所谓“鬼眼”）。汉州即今四川广汉。此图虽未表现茎叶花果，但据根部形状，仍与毛茛科升麻属（*Actaea*）植物的根茎相似。

“茂州升麻”（图7）根状茎分支甚多，一茎直立。叶为二回羽状复叶，有较长叶柄。花序呈圆锥状，亦似穗状。茂州即今四川（今四川茂县）。这是4图之中最接近毛茛科升麻属（*Actaea*）的植物图，此与四川主产的升麻来源是一致的，但具体种属难以确定。

1 谢宗万：《中药材品种论述》上册，上海：上海科学技术出版社，1980：213.
2 国家中医药管理局《中华本草》编委会：《中华本草》（3），上海：上海科学技术出版社，1999：151.
3 谢宗万：《中药材品种论述》上册，上海：上海科学技术出版社，1980：214.

“秦州升麻”（图8）所绘植物有粗大主根及分枝。一茎直立，基生叶与茎生叶均为掌状五深裂。秦州即今甘肃天水县。孙启明谓本图所绘与今桑科植物大麻相似，[1]但此种“升麻”无论古今都未见使用。姑存此说，以俟来者再考。

2.《补遗雷公炮制便览》：该书“炮制升麻”（图20）乃按雷公法绘制此图。《雷公炮炙论》云：“凡采得，用铜刀削上粗皮一重，薄切，下东流水浸一宿，至明漉出，细切，以升麻叶对蒸一日，出，去升麻叶令净，晒干用。”故图中屋里紫衣老者正在用小刀刮去药材上的粗皮，左下蓝衣童子在用刀将药材切成薄片，屋里绿衣童子抱着青花瓷坛，可能是示意水浸药材。室外一汉子在灶前烧火，炉子上有甑，示意蒸药。屋外石桌上有一竹匾，天上有红日，示意将蒸好之药在匾中晒干。与工序不对应的是右下有一简易灶，正在烧烤铛中之药。此图并非升麻日常所用炮制之法，为画家炫技之作。

3.《本草纲目》（金陵本）：该书“升麻”（图21）的根、穗状花序均表明与“茂州升麻”（图7）相似。但其左枝增绘了几个小黑点，或是黑色果实。故今或考此图所绘系毛茛科植物类叶升麻*Actaea asiatica* Hara。[2]但此图过于粗略，尤其是叶片简略，能否据此图确定升麻种类，尚不无疑问。

4.《本草原始》：该书“升麻”（图25）绘两块升麻根茎。以黑色为底，示意外皮色黑。中有大白点，乃示意“多孔”（多“鬼眼”）。图中有文字注“皮黑多须”。此图类似今沿用之升麻药材。其植物来源当为毛茛科植物升麻*Cimicifuga foetida* L.或其近缘植物。

5.《本草汇》：该书“升麻”（图31）为新绘之药材图。该图虽未用黑色为底，但所绘根茎有分支根，有茎残基形成的空洞，准确表达了升麻药材特征。其来源当亦为升麻*C. foetida*。

6.《质问本草》：该书“升麻”（图35）绘一粗大横走的根状茎，叶为一回三出复叶，叶柄甚长，小叶卵状心形，7个掌状分裂，网状脉纹明显，边缘有锯齿。总状花序。据此当为毛茛科植物金龟草*Cimicifuga acerina*（Sieb. et Zucc.）Tanaka。此图乃据琉球所产写生绘制，并经我国医家鉴定。本品在湖北、陕西有白升麻、米升麻、小升麻之别名。[3]

7.《植物名实图考》：该书“升麻”（图40）所绘植株无主根，有多数支根。一茎直立，单叶对生，叶披针形。吴其濬云：“今江西、湖广有土升麻，与《图经》异，别入草药……江西产者，花如絮，未知即滁州一类否也。”据此，吴氏所绘大约是江西所产的菊科泽兰属（*Eupatorium*）植物，其中的某些种类在民间作土升麻用。

1 孙启明：《苏图研究》见：张志斌、郑金生主编：《本草纲目研究札记》，北京：科学出版社，2019：611.

2 国家中医药管理局《中华本草》编委会：《中华本草》（3），上海：上海科学技术出版社，1999：176.

3 国家中医药管理局《中华本草》编委会：《中华本草》（3），上海：上海科学技术出版社，1999：174.

【小结】

升麻东汉末正式进入本草，早期为著名解毒药。金元以后又增添升提中气功效。本品自古产蜀地。梁·陶弘景的记载有多种来源。根茎“形细而黑，极坚实”者，此种似为毛茛科单穗升麻*Cimicifuga simplex* Wormsk.。川产的鸡骨升麻主要来源可能是升麻*Cimicifuga foetida* L.，是为正品。北部所产可能是兴安升麻*Cimicifuga dahurica*（Turcz.）Maxim.。宋《图经》所载川产“叶似麻叶”“花似粟穗”“结实黑色”的升麻，可能是毛茛科类叶升麻*Actaeaa siatica* Hara。《图经》4图中，“滁州升麻”明显为菊科植物。“茂州升麻”最接近毛茛科升麻属（*Actaea*）的植物。《本草纲目》金陵本“升麻”图或考为毛茛科类叶升麻*Actaea asiatica* Hara。《本草原始》《本草汇》的升麻药材图与现代所用相似，其来源与当代所用相同。《质问本草》所绘为毛茛科植物金龟草*Cimicifuga acerina*（Sieb. et Zucc.）Tanaka。《植物名实图考》所绘或为菊科泽兰属（*Eupatorium*）植物。

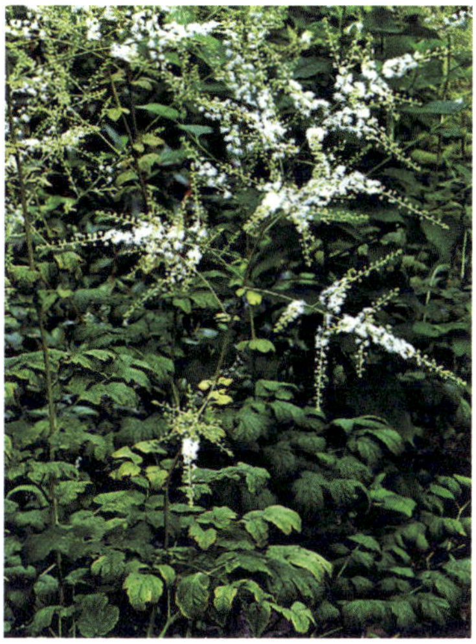

图 42　升麻 *Cimicifuga foetida*

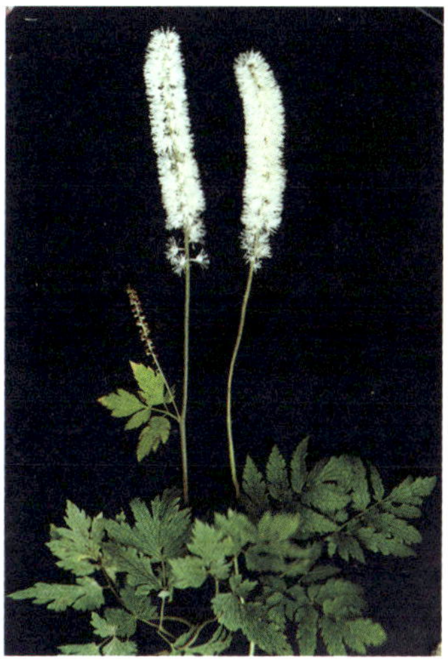

图 43　单穗升麻 *Cimicifuga simplex*

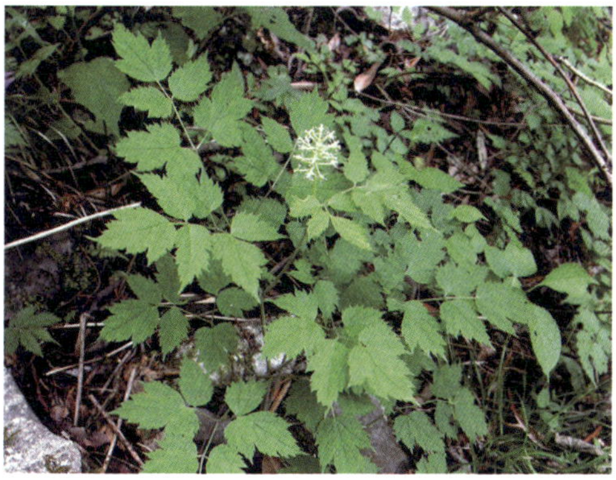

图 44　类叶升麻 *Actaea asiatica*

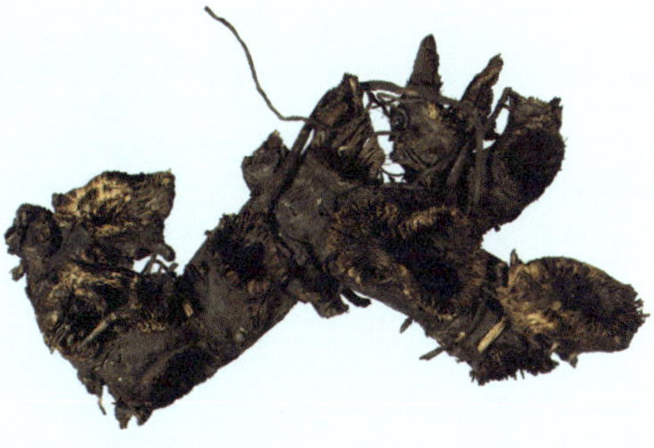

图 45　升麻药材

13–12　苦参

【品图】

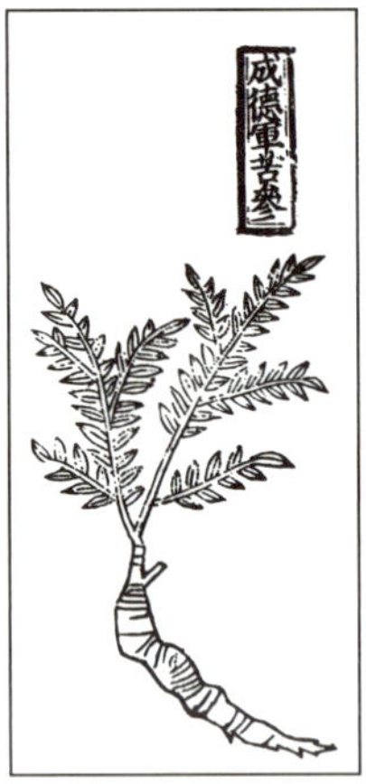

图 1　图经（大）·成德军苦参

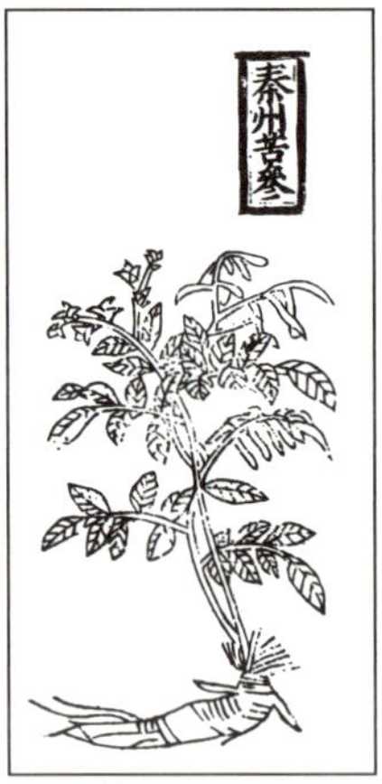

图 2　图经（大）·秦州苦参

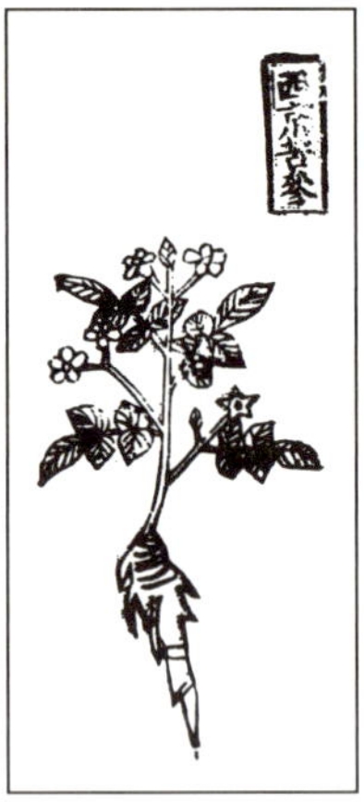

图 3　图经（大）·西京苦参

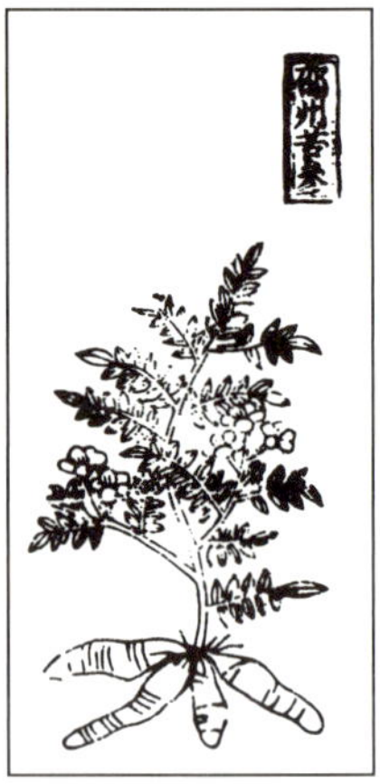

图 4　图经（大）·邵州苦参

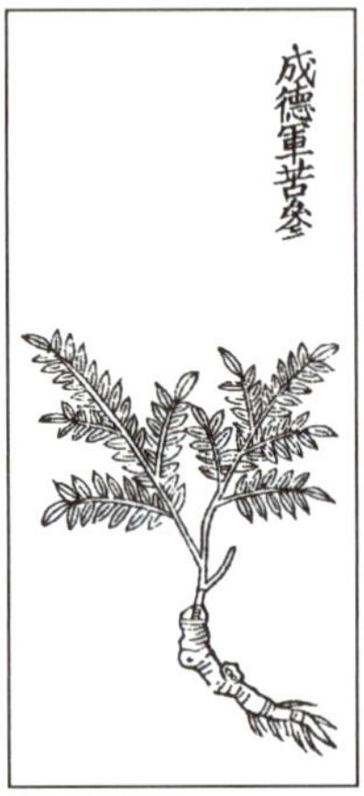

图 5　图经（政）·成德军苦参

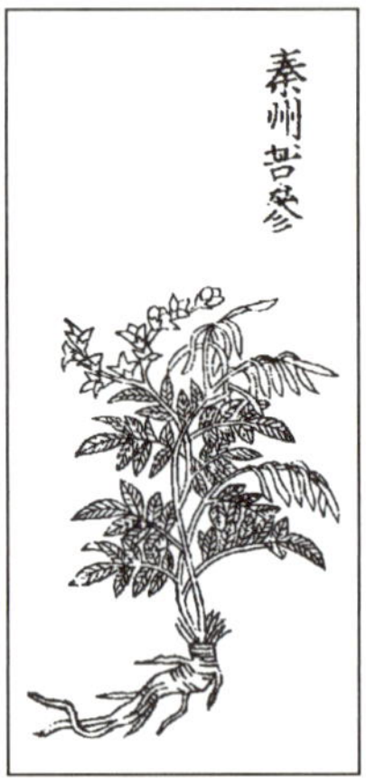

图 6　图经（政）·秦州苦参

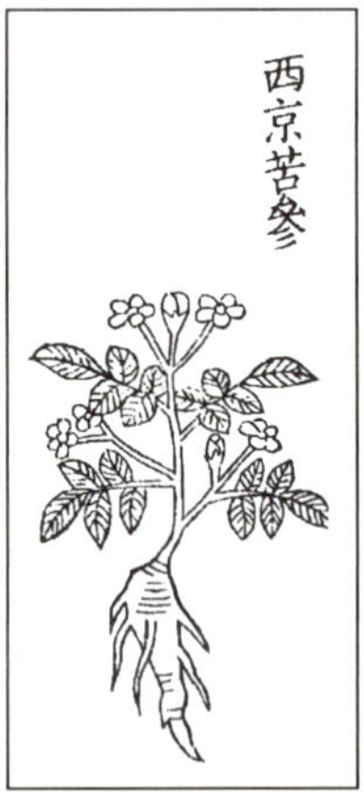

图 7　图经（政）·西京苦参

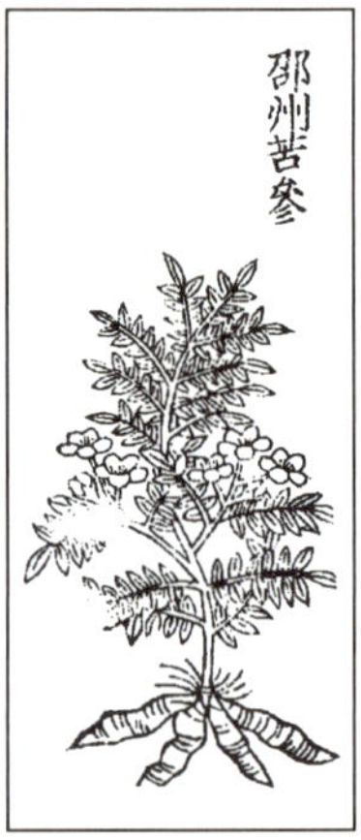

图 8　图经（政）·邵州苦参

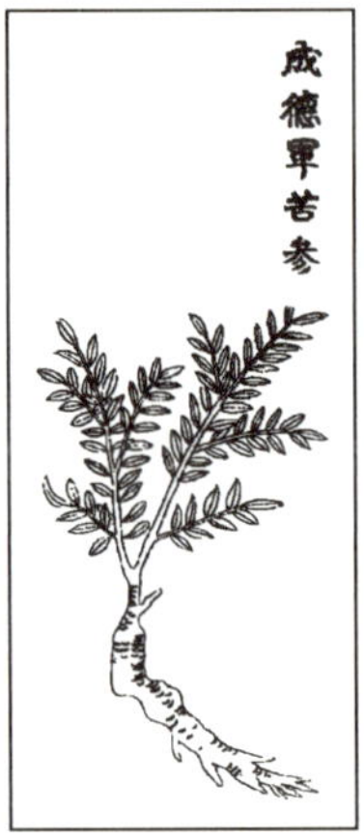

图 9　图经（绍）·成德军苦参

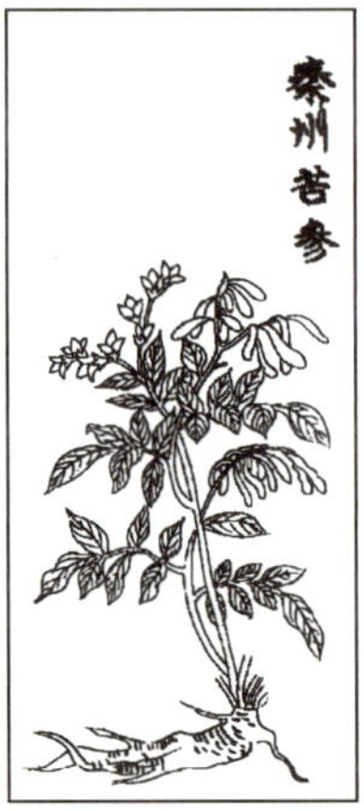

图 10　图经（绍）·秦州苦参

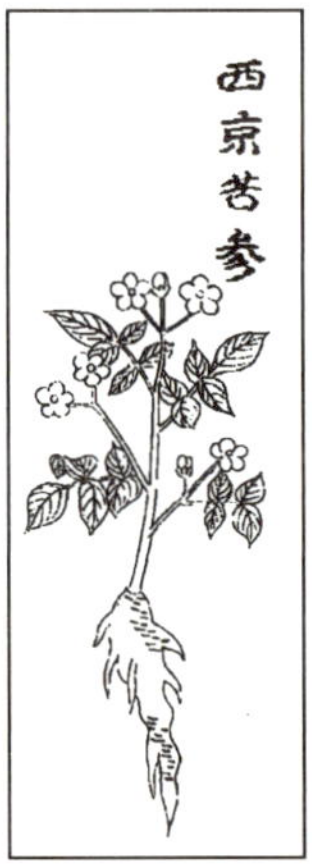

图 11　图经（绍）·西京苦参

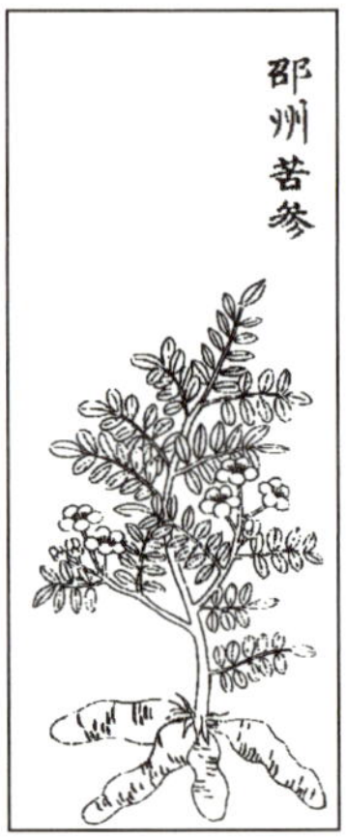

图 12　图经（绍）·邵州苦参

本草纲目药物古今图鉴　二　草部　上

856

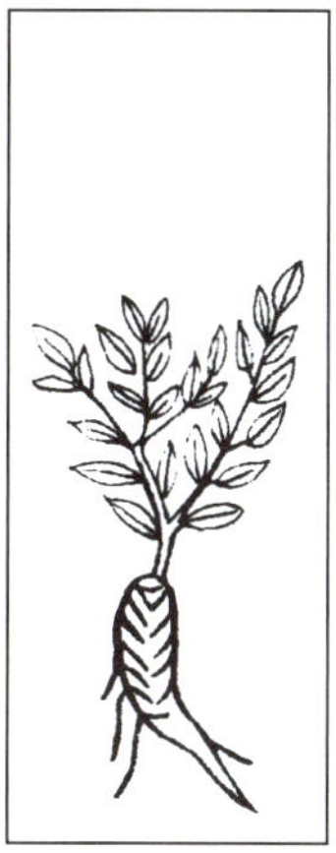

图 13　歌括·苦参

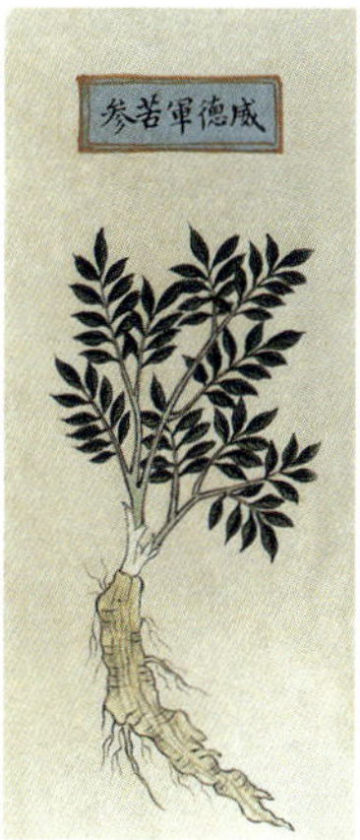

图 14　品汇·成德军苦参

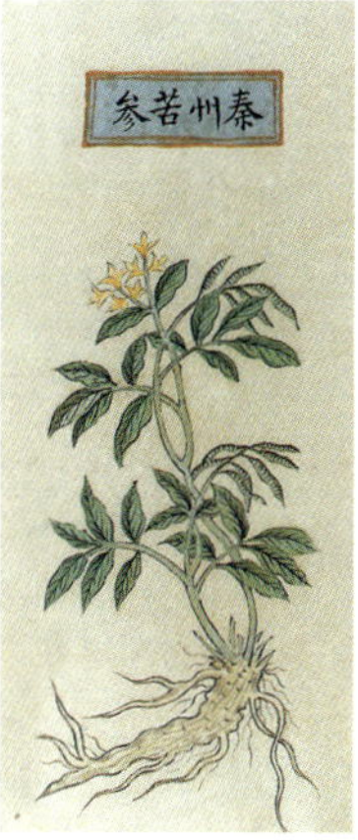

图 15　品汇·秦州苦参

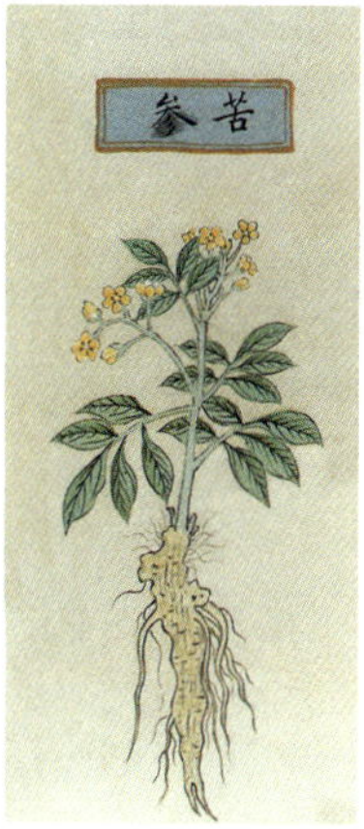

图 16　品汇·苦参

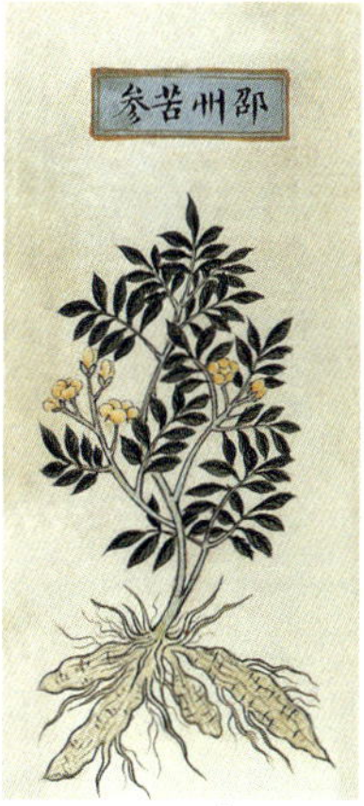

图 17　品汇·邵州苦参

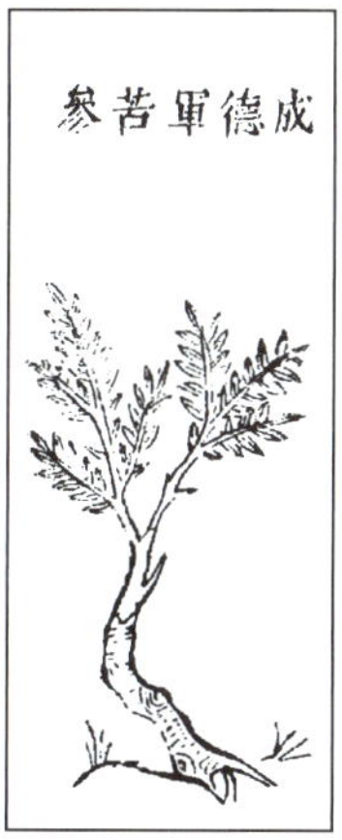

图 18　蒙筌·成德军苦参

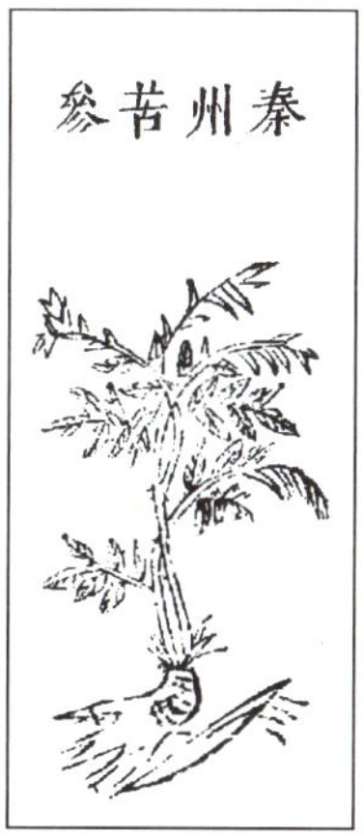

图 19　蒙筌·秦州苦参

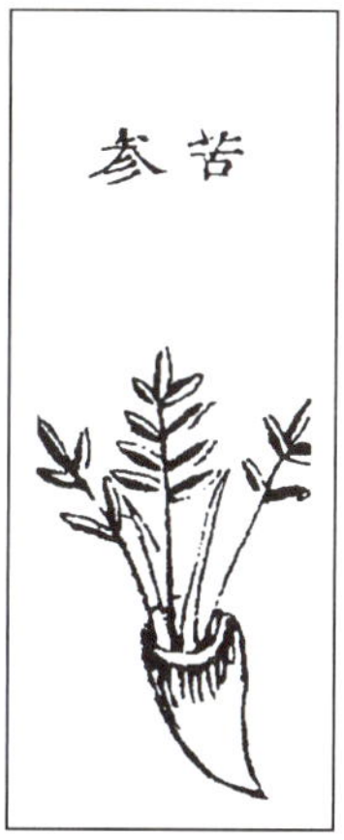

图 20　太乙·苦参

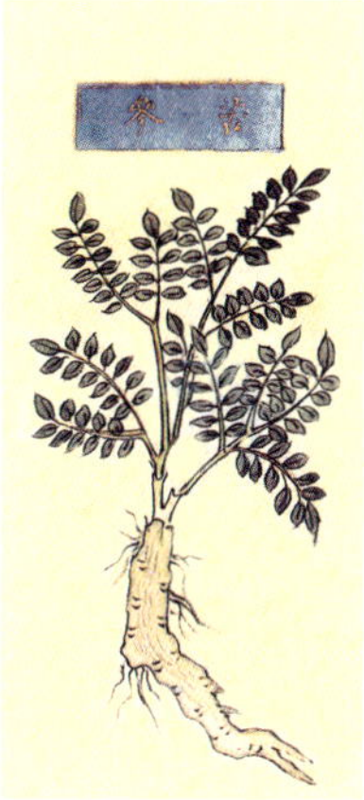

图 21　雷公·苦参

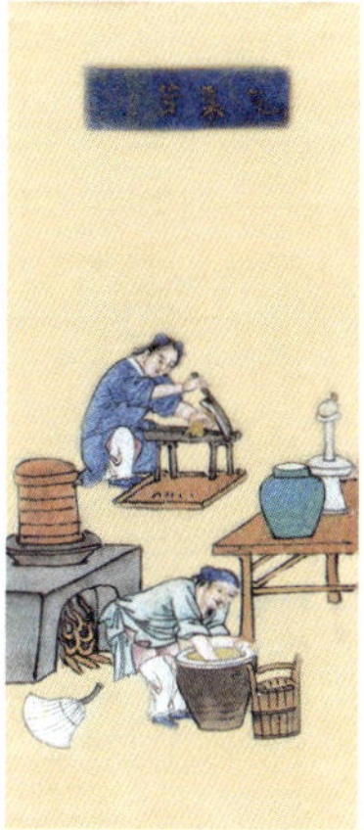

图 22　雷公·炮制苦参

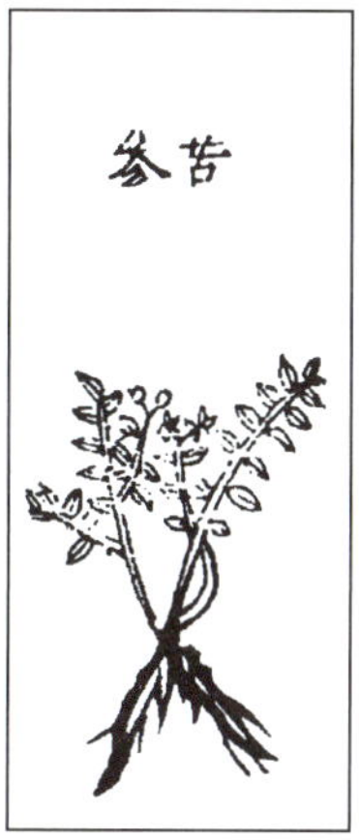

图 23　纲目（金）·苦参

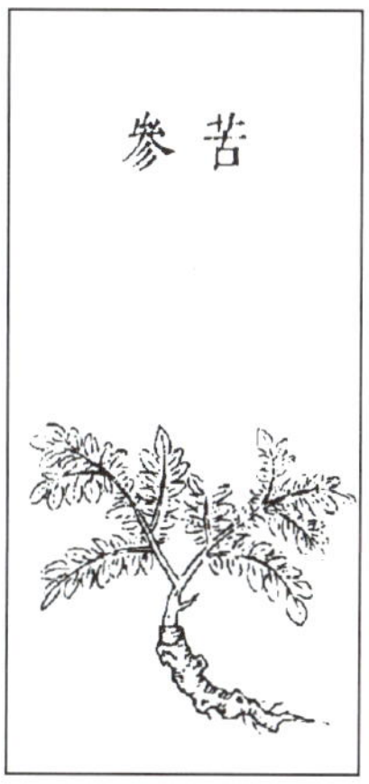

图 24　纲目（钱）·苦参

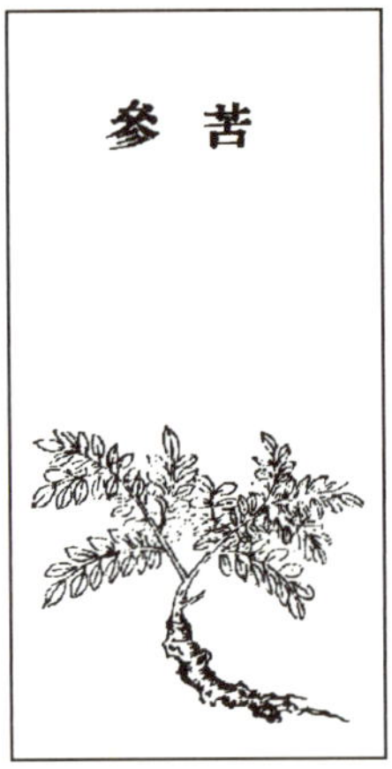

图 25 纲目（张）·苦参

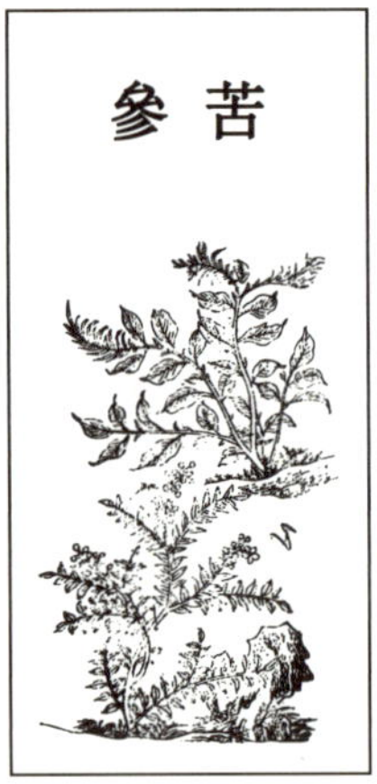

图 26 三才·苦参

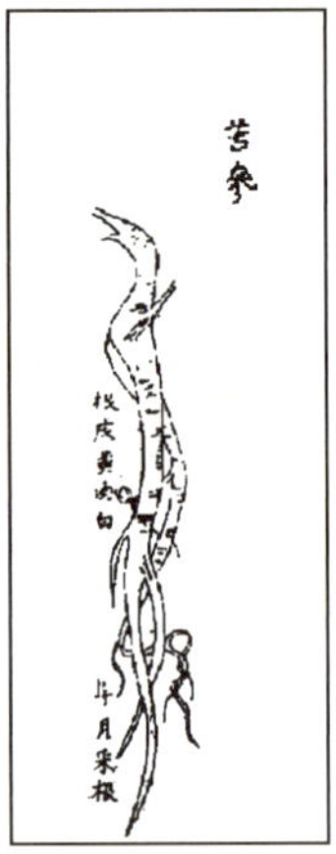

图 27 原始·苦参

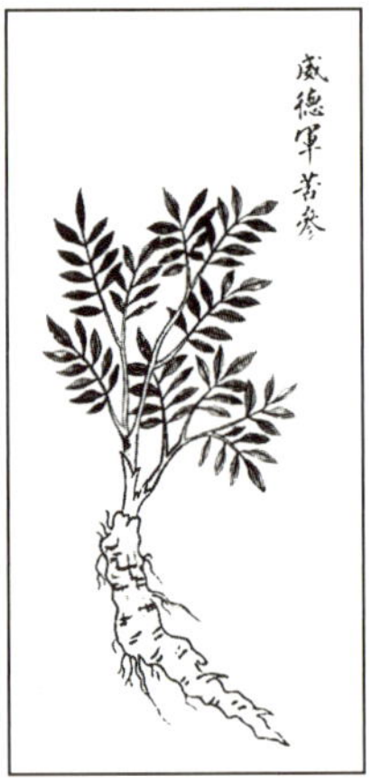

图 28 金石·成德军苦参

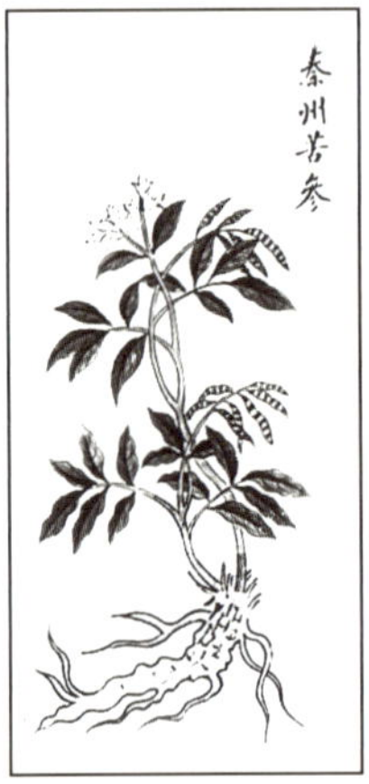

图 29 金石·秦州苦参

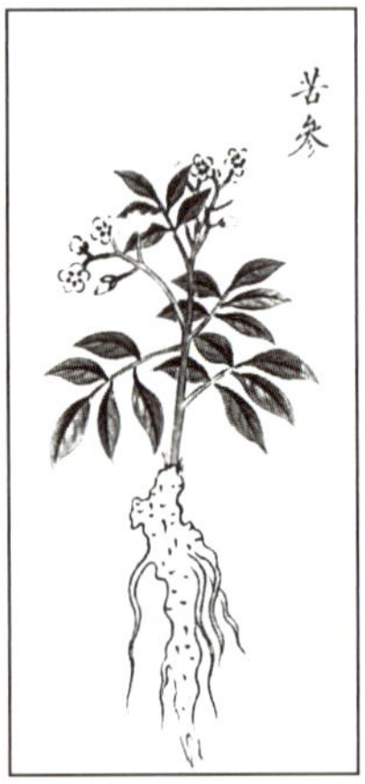

图 30 金石·苦参

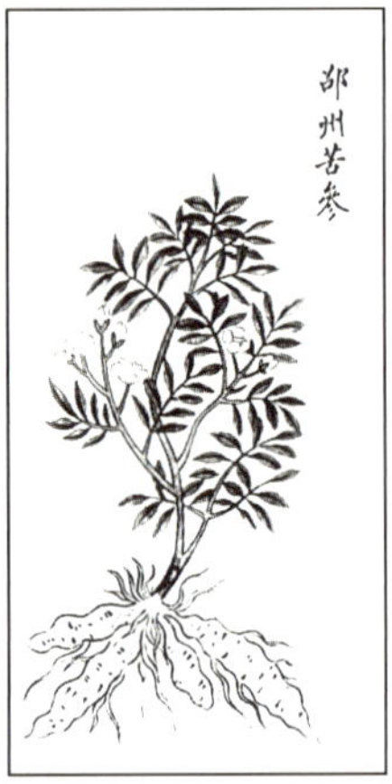

图 31 金石·邵州苦参

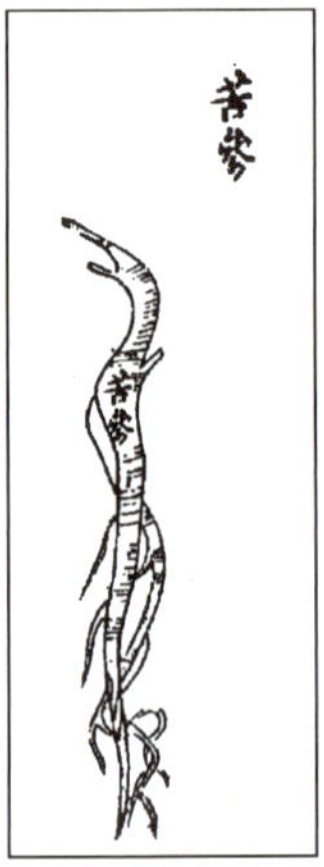

图 32 汇言·苦参

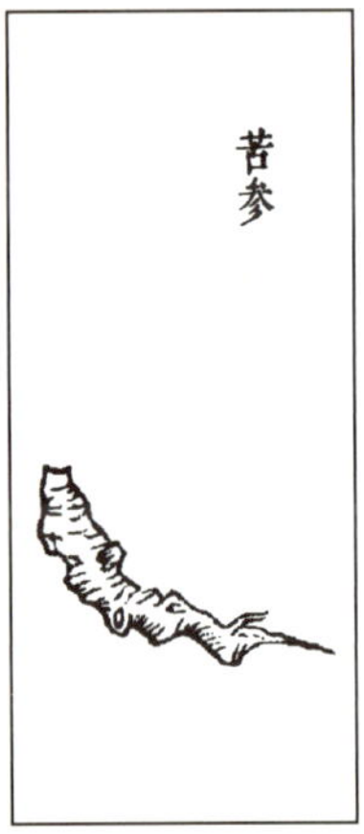

图 33 本草汇·苦参

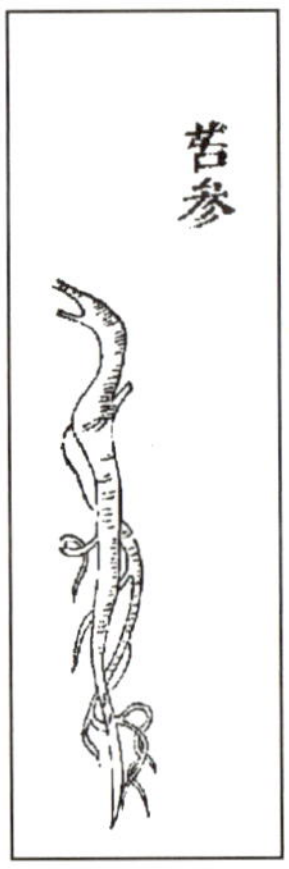

图 34 类纂·苦参

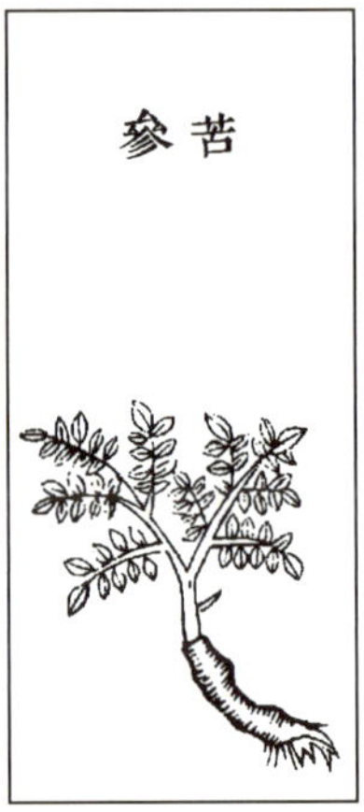

图 35 备要·苦参

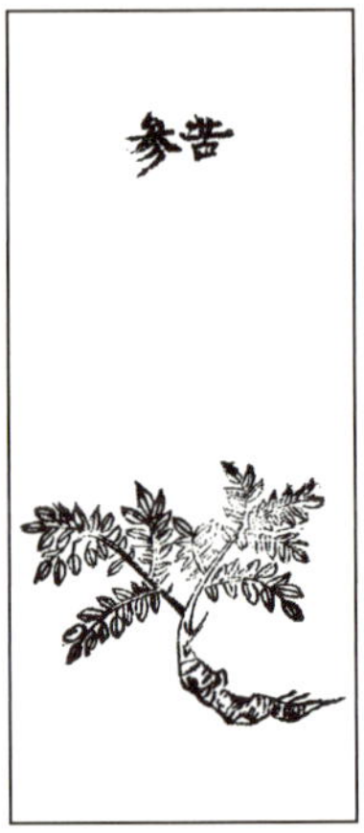

图 36 求真·苦参

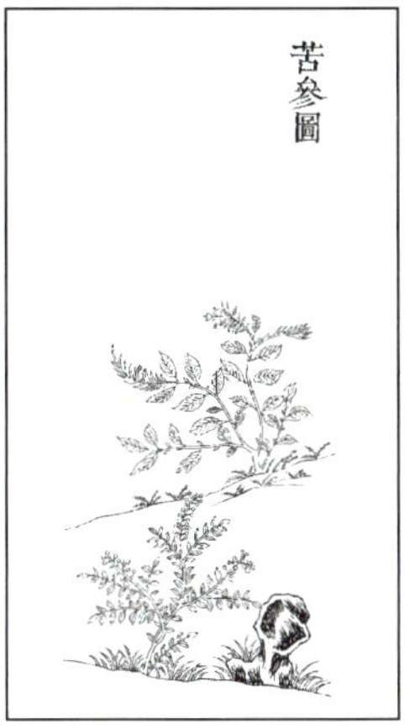

图37 草木典·苦参图

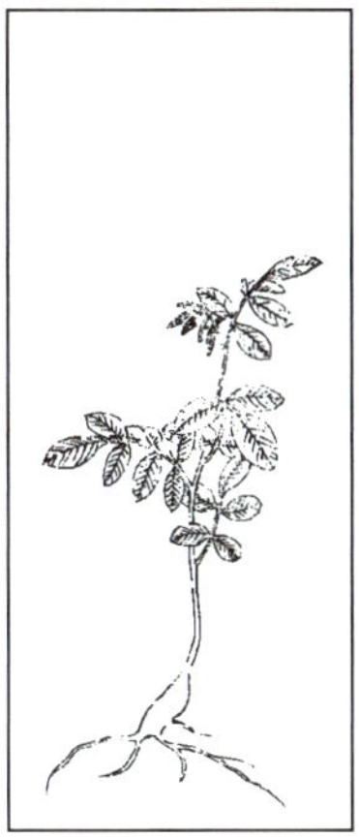

图38 图考·苦参

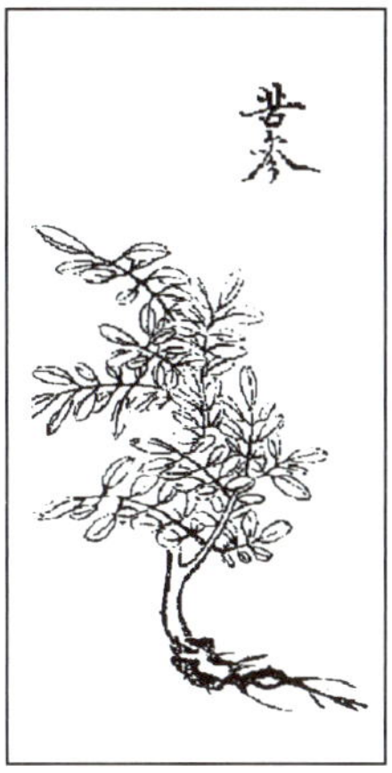

图39 图说·苦参

本品39图，取自22书，其中10幅彩图。有承继关系及仿绘图可分以下2个书类。

《本草图经》：该书有苦参图4幅（“成德军苦参”“秦州苦参”“西京苦参”“邵州苦参”），分别存于《大观本草》（图1、2、3、4）、《政和本草》（图5、6、7、8）、《绍兴本草》（图9、10、11、12）中。此三传本药图基本一致。今以《政和》图5、图6、图7、图8为《图经》图的代表。

仿绘《图经》苦参图的彩色本草有《本草品汇精要》（图14、15、16、17）。这4幅图除外润饰敷色（花均为黄色）外，没有重大改变。其中《图经》“西京苦参”（图7）中的“西京”2字在《品汇》图16被删除。《金石昆虫草木状》4图（图28、29、30、31）则全部照仿《品汇》图。《补遗雷公炮制便览》“苦参”（图21）乃仿绘《品汇》“成德军苦参”（图14）。

仿绘《图经》苦参图的墨线本草图有：《本草歌括》“苦参”（图13）图形简略，但可看出是仿绘《图经》“成德军苦参”（图5）。《本草蒙筌》“成德军苦参”（图18）、“秦州苦参”（图19）均仿绘自《图经》同名图。但此二图均增添了土地背景。其中图18将枝条改绘为树干，使之成为小乔木。《太乙仙制本草药性大全》“苦参”（图20）极为拙劣，圆锥形根绘成掏空的牛角状，中插3片单数羽状复叶。此图依稀可看出化裁自《图经》“成德军苦参”（图5）。《本草纲目》金陵本“苦参”（图23）有根分二歧，粗大，有花果，但非荚果。此图之特点以取材《图经》“邵州苦参”（图8）居多，但改变甚大，可以列入误图。《纲目》钱本“苦参”（图24）明显仿绘自《图经》“成德军苦参”（图5），但有润饰简化。此后《纲目》张本图25、《本草备要》图35、《本草求真》图36、《本草简明图说》图39均仿绘自钱本“苦参”（图24）。《本草汇》“苦参”（图33）仅截取钱本图24的根部，宛如另绘药材图。明《三才图会》“苦参”（图26）有植物两株，各添土地背景。此二植物虽可看出仿绘《图经》图，但却无法认定各仿自哪一幅苦参图。其图保留了成德军苦参、秦州苦参叶片的特征，但花序的描绘却随意修饰，均失其真。清《古今图书集成·草木典》“苦参图”（图37）又仿《三才图会》图26，别无改进。

《本草原始》：该书“苦参”（图27）为写生药材图。仿绘者有《本草汇言》图32，该图消除了《原始》图中原注，又另在根中心添加“苦参”2字。《本草纲目类纂必读》“苦参”（图34）亦仿《原始》图，不录其图注。

以上39图中，除32幅属仿绘图外，还有7幅原创图（图5、6、7、8、22、27、38），详见下“鉴药”项。

【文录】

《本经》《别录》（见《证类》卷8“苦参”） **一名水槐，一名苦蘵**（音识），一名地槐，一名菟槐，一名骄槐，一名白茎，一名虎麻，一名岑茎，一名禄白，一名陵郎。生汝南山谷及田野。三月、八月、十月采根，暴干。

梁《本草经集注》（同上） 陶隐居云：今出近道，处处有。叶极似槐树，故有槐名，花黄，子作荚，根味至苦恶。

宋《本草图经》（同上）《图经》曰……今近道处处皆有之。其根黄色，长五、七寸许，两指粗细。三五茎并生，苗高三二尺已来。叶碎青色，极似槐叶，故有水槐名，春生冬凋。其花黄白，七月结实如小豆子。河北生者无花子。

明《本草纲目》卷10“苦参” 【释名】苦骨（《纲目》）、野槐（《纲目》）。【时珍曰】苦以味名，参以功名，槐以叶形名也。苦蘵与菜部苦蘵同名异物。【集解】【时珍曰】七八月结角如萝卜子，角内有子二三粒，如小豆而坚。

清《植物名实图考》卷8“苦参” 处处有之，开花结角，俱似小豆。医牛马热多用之。苦参至易得，而方用颇少。《史记》著漱龋齿之效，后人常以揩齿，遂至病腰。此亦食古不化之害事也。余曾见捆载诣药肆者，询之，云牛马病热必以此治之。东皋农作，需之尤亟。《本草》书皆未及，殆未从牛医儿来耶？

【鉴药】

“苦参”首见于《本经》。李时珍释其名曰：“苦以味名，参以功名，槐以叶形名也。”除“参以功名”比较牵强外，余皆合理。本品苦寒燥湿清热，可去风气湿热、杀虫。晚近运用甚少，然多用于兽医。

本品来源比较清晰，植物特征明显。梁·陶弘景云：“叶极似槐树，故有槐名，花黄，子作荚，根味至苦恶。”此表明苦参为根味极苦的一种豆科植物。今传统使用的豆科植物苦参*Sophora flavescens* Alt.符合此记载。此后宋《本草图经》所载，略有补充。如谓“其花黄白，七月结实如小豆”等。李时珍则谓“七八月结角如萝卜子，角内有子二三粒，如小豆而坚”。后世本草甚少补充新的描述。本草插图所载与文字记载基本相符。

1.《本草图经》：该苦参图4幅，其中“成德军苦参”（图5）主根粗大，叶为单数羽状复叶4—8对。成德军即今河北正定。此图虽未示花，但其叶形表明此即苦参*S. flavescens*。

“秦州苦参”（图6）主根粗大，根头有残茎遗留。单数羽状复叶3—5对。此图上部左侧显示了花序，右上侧显示了众多荚果。秦州即今甘肃甘谷县。今所用豆科植物苦参*S. flavescens*与此图主要特征相似。

“西京苦参”（图7）根头异常粗大，有若干分支根。一茎直立。叶具柄，为单数羽状复叶，小叶2对。枝顶或叶腋生花，花瓣5数。其花序明显非蝶形花。西京即陕西西安。此图所示植物来源不明。

“邵州苦参”（图8）块根多数簇生，有横纹理。一茎直立，单数羽状复叶，小叶5—6对。花生于分枝之顶。花甚大，花瓣5数。邵州即今湖南邵阳。此图根部与花与今苦参不符，待考。

2.《补遗雷公炮制便览》：该书“炮制苦参”（图22）依据雷公法绘图。《雷公炮炙论》云：“凡使，不计多少，先须用糯米浓泔汁浸一宿，上有腥秽气，并在水面上浮，并须重重淘过，即蒸，从巳至申出，晒干，细剉用之。”画师据此设计画面：下方一汉子在大缸中用手淘洗，旁有水桶，示意其中浸泡有苦参。汉子身后是炉灶，上置笼甑，示意蒸制苦参。上方童子在用铡刀切药，示意蒸过的苦参晒干后需要切制。

3.《本草原始》：该书“苦参”（图27）为药材图。绘瘦长有分支的根。图中文字注云：“根皮黄肉白”。有横纹及少量皮孔。此与苦参*S. flavescens*根外形相符。

4.《植物名实图考》：该书“苦参”（图38）根膨大，尾部有分支。一茎独立，叶似槐，为单数羽状复叶，小叶2—3对。上部似有下垂的数个荚果。吴其濬云：“处处有之，开花结角，皆似小豆”，故写生绘图。此图虽大大简化其小叶数目，但基本形态符合苦参*S. flavescens*。

【小结】

苦参为中国最古老的药物之一。其根味极苦，叶似槐，特征明显。陶弘景介绍其花黄、子作荚，今所用豆科植物苦参*Sophora flavescens* Alt.与古本草记载相符。《本草图经》《植物名实图考》均有豆科植物图形。《本草原始》亦绘有药材写生图，与今苦参*S. flavescens*的根形相似。

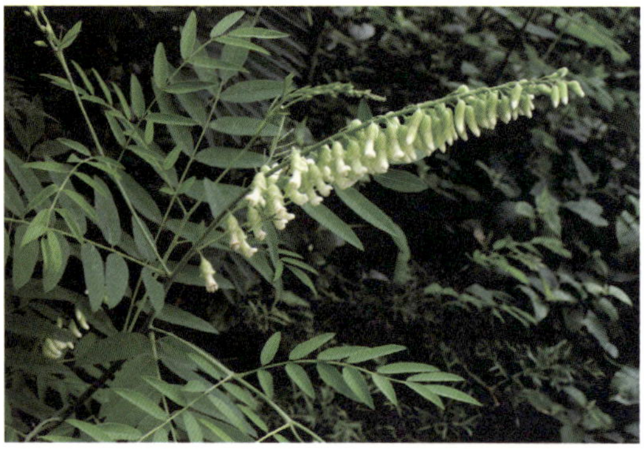

图 40 苦参 *Sophora flavescens* 花枝

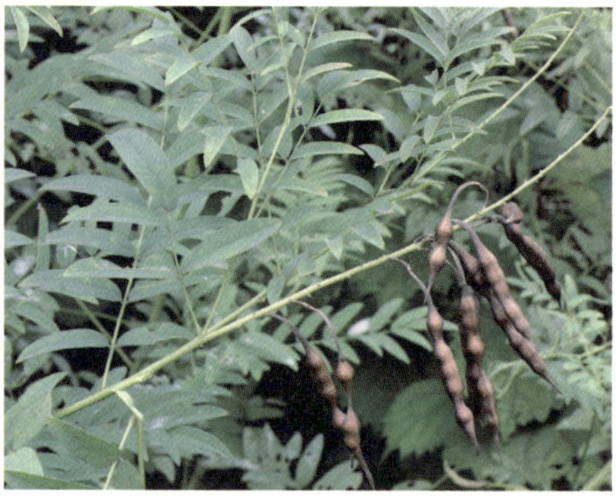

图 41 苦参 *Sophora flavescens* 果枝

13–13 白鲜

【品图】

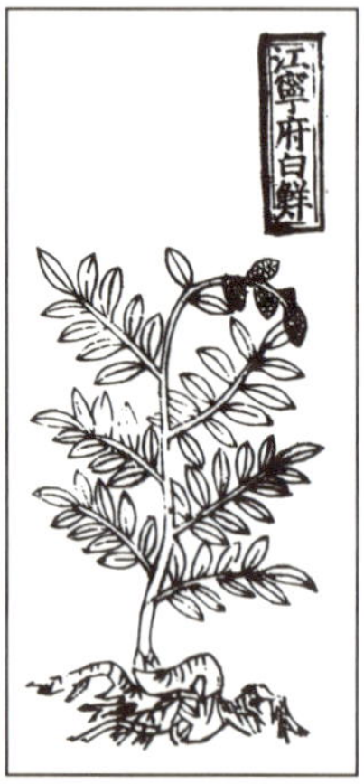

图 1 图经（大）·江宁府白鲜

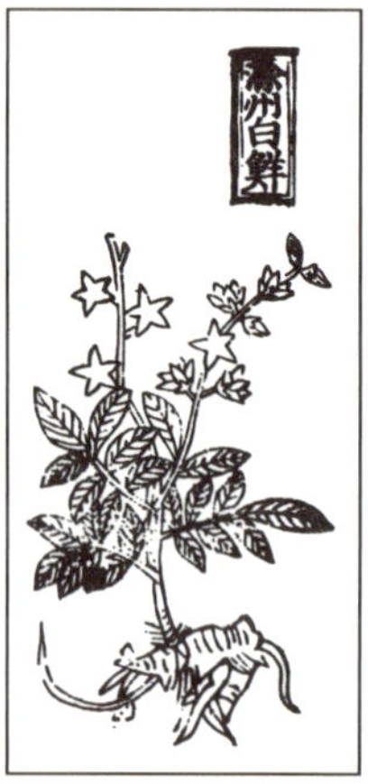

图 2 图经（大）·滁州白鲜

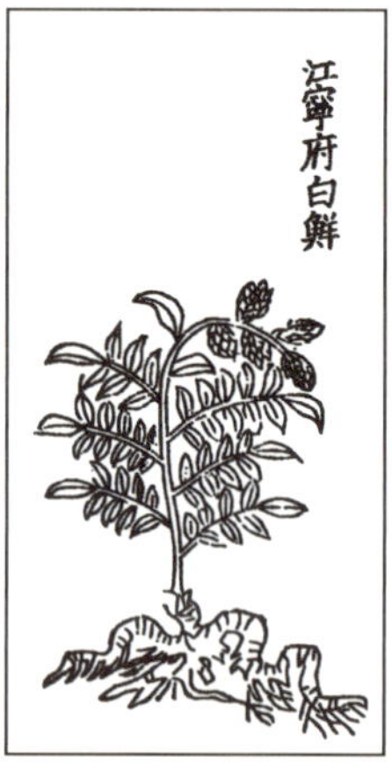

图 3 图经（政）·江宁府白鲜

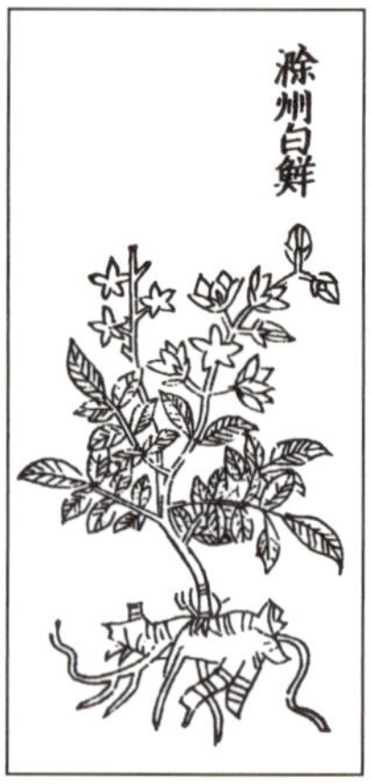

图 4 图经（政）·滁州白鲜

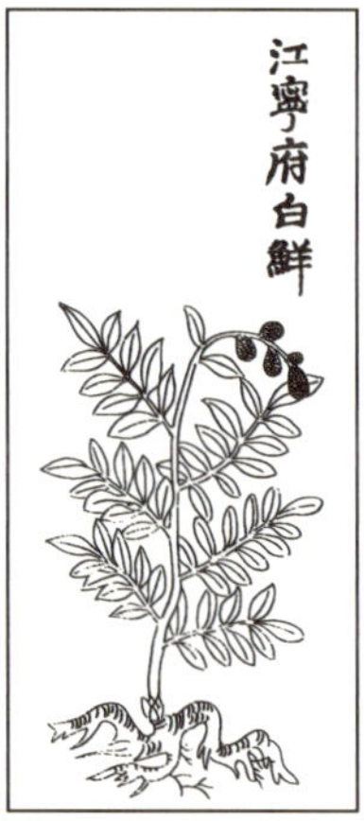

图 5 图经（绍）·江宁府白鲜

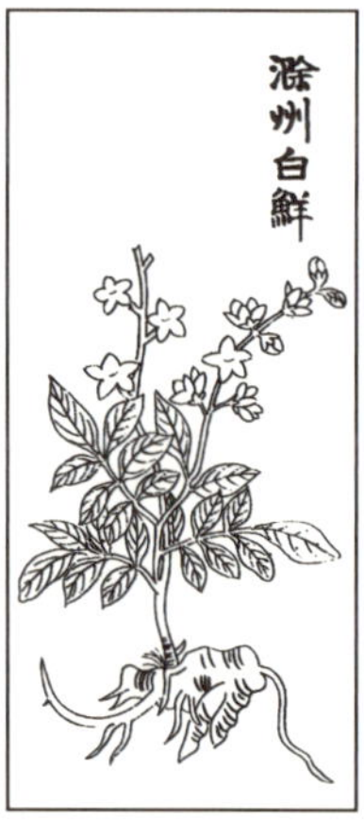

图 6 图经（绍）·滁州白鲜

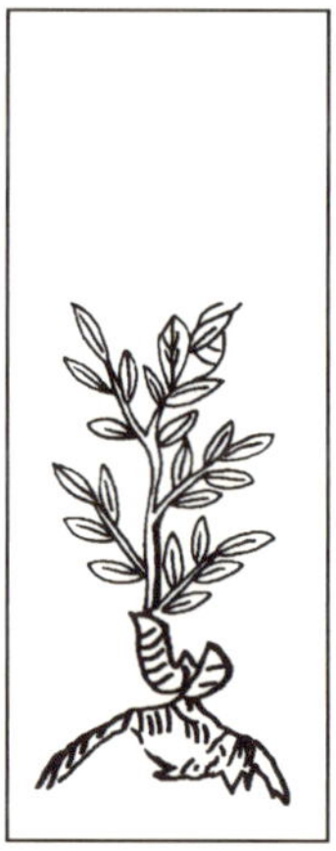

图 7 歌括·白鲜皮

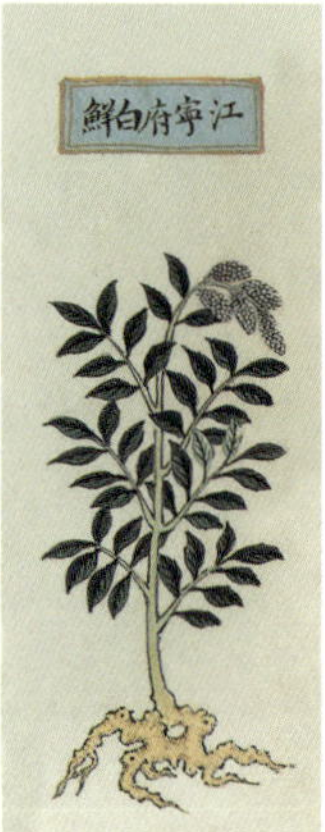

图 8 品汇·江宁府白鲜

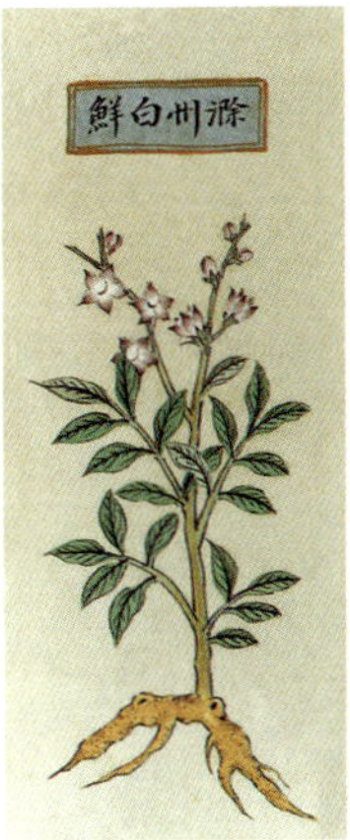

图 9　品汇·滁州白鲜

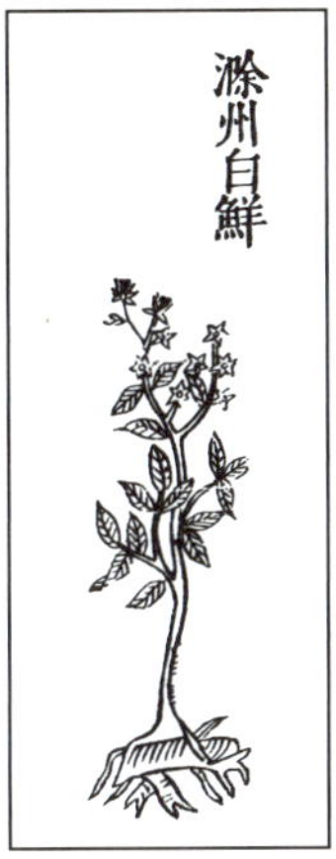

图 10　蒙筌·滁州白鲜

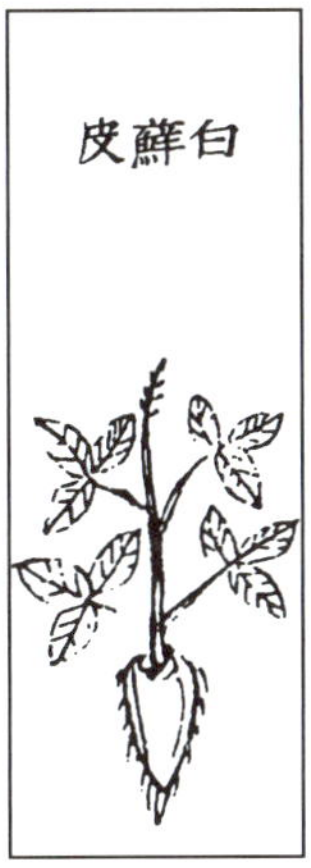

图 11　太乙·白藓皮

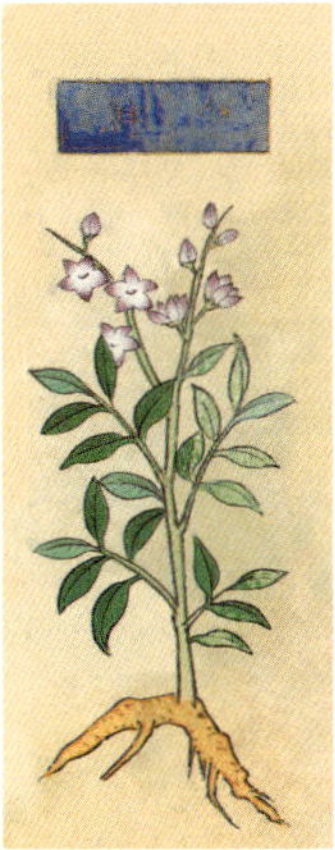
图 12　雷公·白鲜

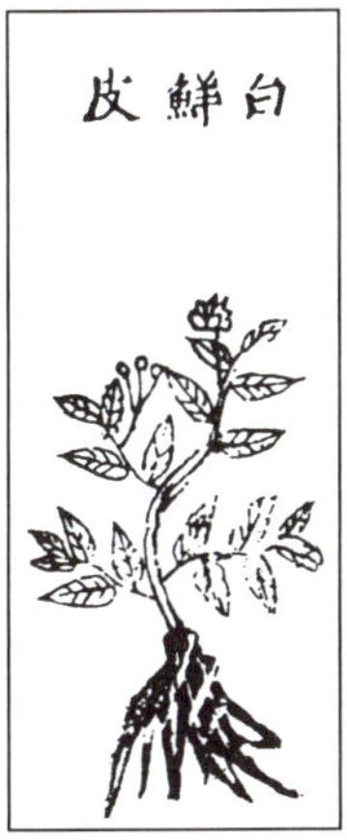

图 13　纲目(金)·白鲜皮

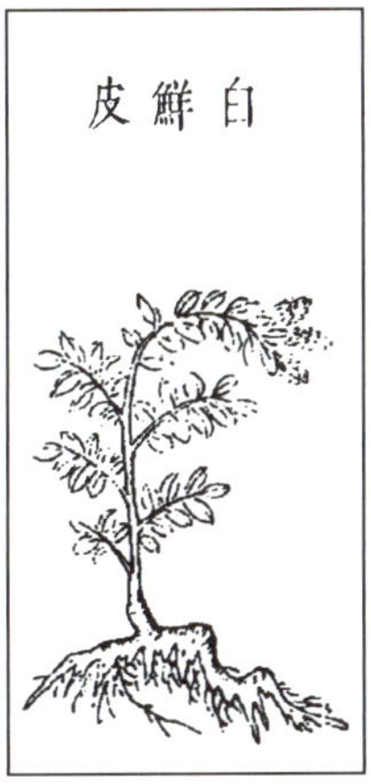

图 14　纲目(钱)·白鲜皮

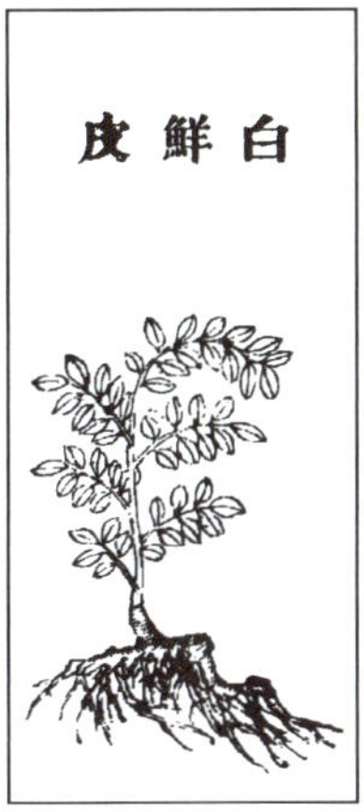

图 15　纲目(张)·白鲜皮

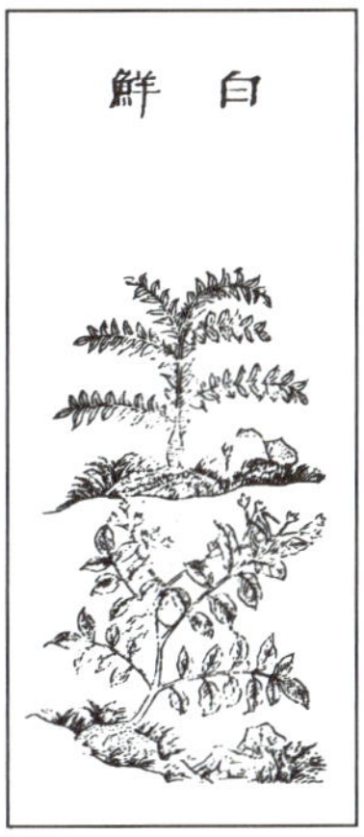

图 16　三才·白鲜

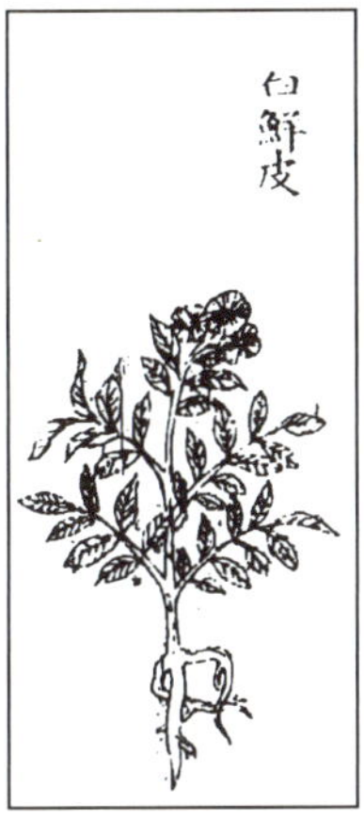

图 17　原始·白鲜皮

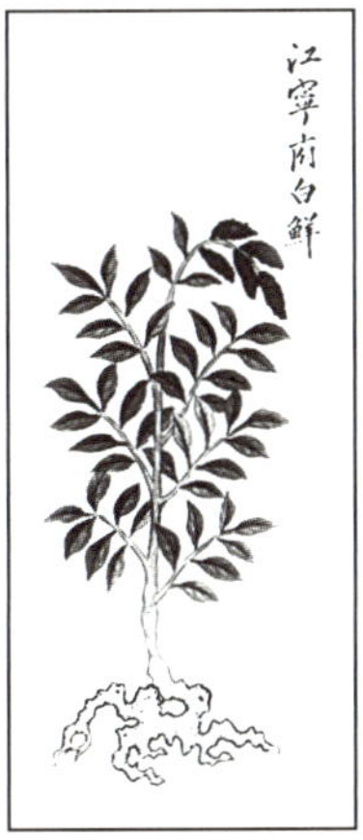

图 18　金石·江宁府白鲜

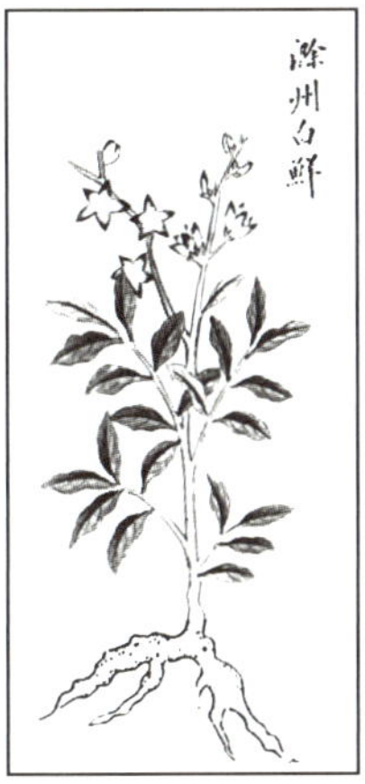

图 19　金石·滁州白鲜

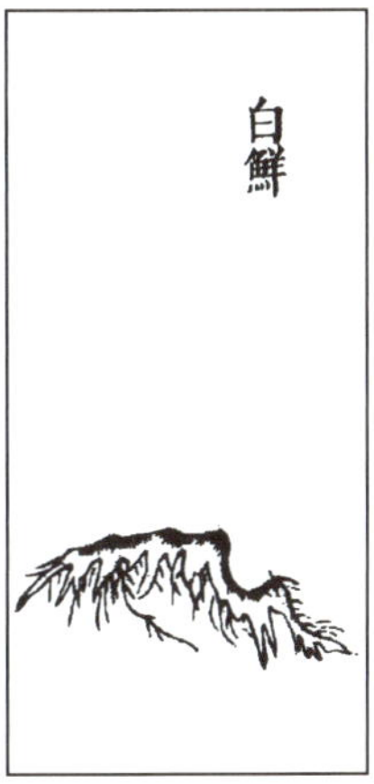

图 20　本草汇·白鲜

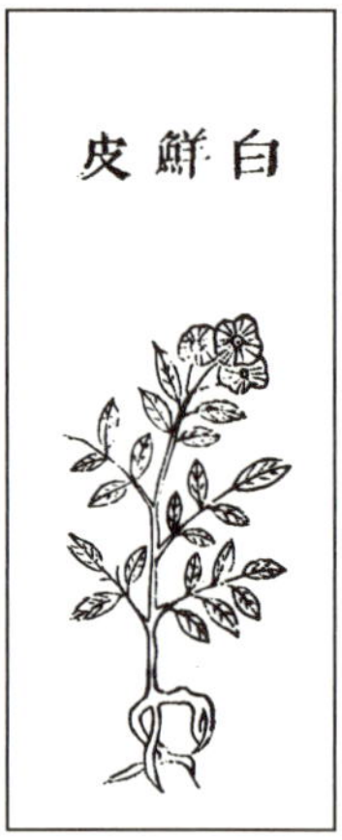

图 21　类纂·白鲜皮

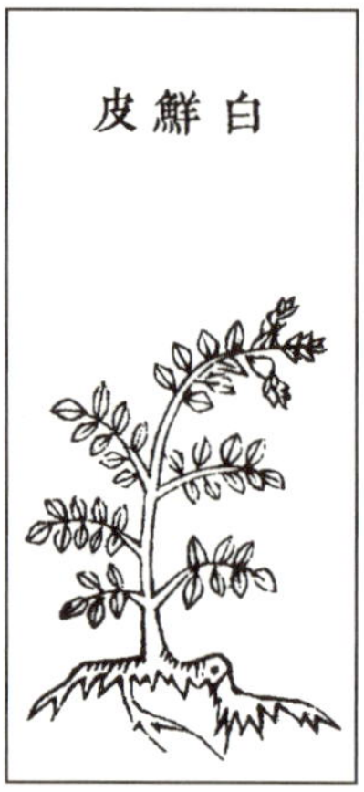

图 22　备要·白鲜皮

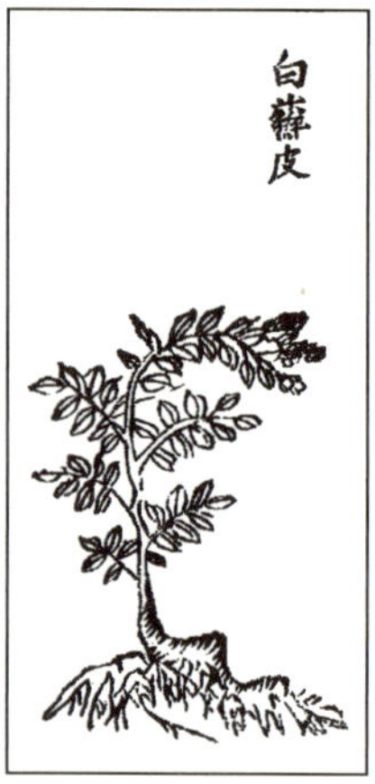

图 23　求真·白蘚皮

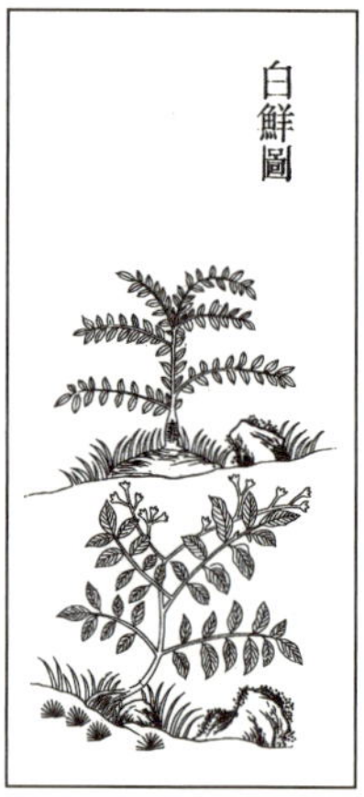

图 24　草木典·白鲜图

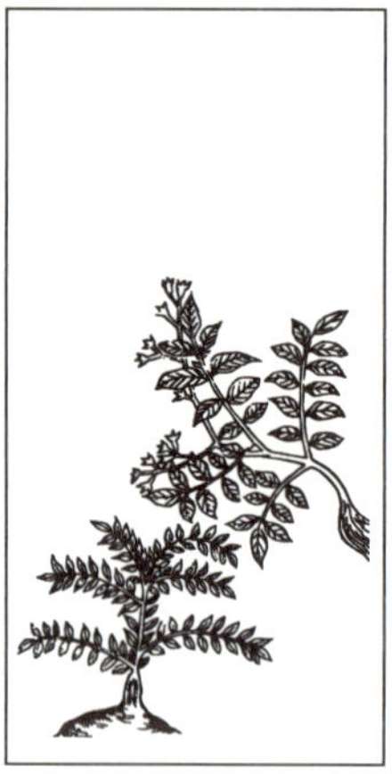
图 25　图考·白鲜

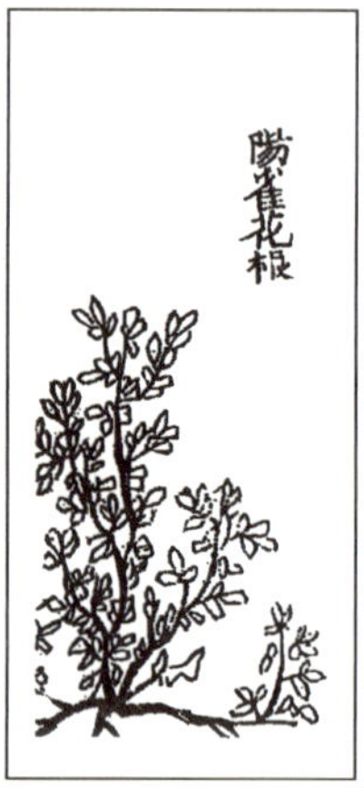

图 26　便方·阳雀花根

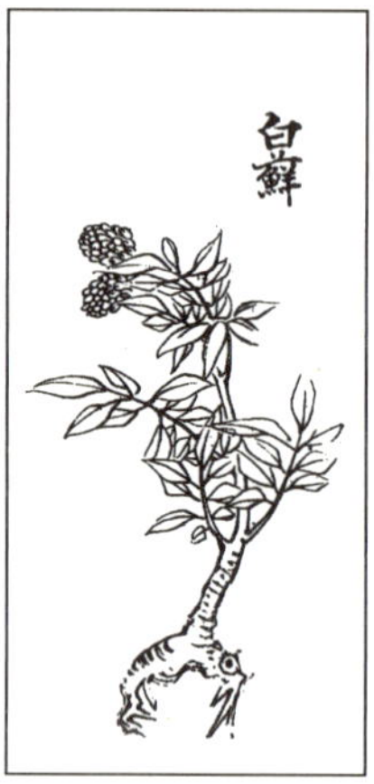

图 27　图说·白鲜

本品27图，取自22书，其中5幅彩图。有承继关系及仿绘图可分以下2个书类。

《本草图经》：该书有白鲜图2幅（“江宁府白鲜”“滁州白鲜”），分别存于《大观本草》（图1、2）、《政和本草》（图3、4）、《绍兴本草》（图5、6）中。此三传本药图基本一致。今以《政和》图3“江宁府白鲜”、图4“滁州白鲜”为《图经》图的代表。

仿绘《图经》2图的彩色图有：《本草品汇精要》“江宁府白鲜”（图8）除润饰敷色外，将原花序涂以白色；“滁州白鲜”（图9）则将原图简约，并将花涂上紫色。《金石昆虫草木状》图18、图19全仿《品汇》的同名图。《补遗雷公炮制便览》“白鲜”（图12）系仿绘《品汇》“滁州白鲜”（图9）。

仿绘《图经》图的墨线图有：《本草歌括》“白鲜”（图7）仿绘自“江宁府白鲜”，但大加简化。《本草蒙筌》“滁州白鲜”（图10）仿绘自《图经》同名图（图4），然图形更狭长、简化。《本草纲目》金陵本“白鲜皮”（图13）绘数条较粗的根，独茎，羽状复叶，上有花序，类似“滁州白鲜”（图4）。《纲目》钱本“白鲜皮”（图14）则仿绘自“江宁府白鲜”（图3）。此后的《本草汇》“白鲜”（图20）截取钱本图14的根，以充药材图。《本草备要》图22、《本草求真》图23，《纲目》张本图15均系仿绘钱本图14。《本草简明图说》“白藓”（图27）的图形变化甚大，茎枝被绘成小树干，但花序及叶均系仿绘钱本图14，唯方向相反。另明《三才图会》“白鲜”（图16）将《图经》的2图合绘于一图之中，各加土地背景。上图仿绘“江宁府白鲜”，但未绘花序。下图仿绘“滁州白鲜”。《古今图书集成·草木典》“白鲜图”（图24）又仿绘《三才》图16。《植物名实图考》“白鲜”（图25）含2图，均取自《草木典》，各去土地背景，但植物上下互倒。

《本草原始》：该书“白鲜皮”（图17）的仿绘图有《本草纲目类纂必读》同名图（图21）。

以上27图中，除22幅属仿绘图外，还有5幅原创图（图3、4、11、17、26），详见下“鉴药”项。

【文录】

《别录》（见《证类》卷8“白鲜”） 生上谷川谷及冤句。四月、五月采根，阴干。

梁《本草经集注》（同上） 陶隐居云：近道处处有，以蜀中者为良。俗呼为白羊鲜（音仙），气息正似羊膻，或名白膻。

唐《唐本草》（同上）《唐本》注云：此药叶似茱萸，苗高尺余，根皮白而心实，花紫白色。根宜二月采。若四月、五月采便虚恶也。

吴越《日华子本草》（同上）《日华子》云……根皮良，花功用同上。亦可作菜食。又名金雀儿椒。

宋《本草图经》（同上）《图经》曰：白鲜……今河中、江宁府、滁州、润州亦有之。苗高尺余，茎青，叶稍白如槐，亦似茱萸。四月开花，淡紫色，似小蜀葵。根似蔓菁，皮黄白而心实……其气息都似羊膻，故俗呼为白羊鲜，又名地羊膻，又名金爵儿椒。其苗，山人以为菜茹……

明《本草纲目》卷13“白鲜”【释名】【时珍曰】鲜者，羊之气也。此草根白色，作羊膻气，其子累累如椒，故有诸名。

清《植物名实图考》卷7“白鲜” ……今湖南产一种白鲜皮，与此异，别入草药。/**卷10“白鲜皮”** 生长沙山坡。丛生，赭茎，茎多斜刺，交互极密，嫩茎青绿，长叶排生，如蒴藋而有细齿，叶上亦有暗刺甚涩，面绿，背青白。俚医以散痰气，行筋骨。按形状与《本草》白鲜皮异，别是一种。

【鉴药】

“白鲜”首见于《本经》。其气味特殊，陶弘景云“正似羊膻”，以此得名。根皮白，或名白羊鲜。本品能祛风除湿，杀虫止痒，治风疮疥癣、诸黄风痹。近世少用。“白鲜”后世或误写作“白藓”，有失命名原意。

本品之名已经蕴藏了其最突出的气味鉴别特征。此外，《唐本草》介绍其植物特征为“叶似茱萸，苗高尺余，根皮白而心实，花紫白色”。宋《本草图经》又云：“苗高尺余，茎青，叶稍白如槐，亦似茱萸。四月开花，淡紫色，似小蜀葵。根似蔓菁，皮黄白而心实……其气息都似羊膻，故俗呼为白羊鲜，又名地羊膻，又名金爵儿椒。”这些特征都符合芸香科白鲜属植物白鲜*Dictamnus dasycarpus* Turcz.的特征。其别名“金爵儿椒”，以及《日华子》所云“金雀儿椒”，皆指其蓇葖果裂开产生的如花椒般的种子。本品分布很广，古本草提到的地名有上谷（今河北怀来）、冤句（今山东曹县）、蜀中（今四川）、河中府（今山西永济）、滁州（今属安徽）、江宁府（今江苏南京）、润州（今江苏镇江）等，此与白鲜的分布地完全吻合。本品涉及的古本草图有如下几幅原创图。

1.《本草图经》：该书有白鲜图2幅。其中“江宁府白鲜”（图3）有粗长横走的根，茎直立，叶互生，单数羽状复叶，小叶对生。顶生花序。其花序近似头状，可能是描绘失真。但其他部分都符合芸香科植物白鲜*D. dasycarpus*的特征。

“滁州白鲜”（图4）亦具有粗大的根，一茎直立，单数羽状复叶，小叶对生，无柄，顶端一叶有叶柄。总状花序顶生，花瓣5片。据《图经》文字叙述“淡紫色”。以上均与白鲜*D. dasycarpus*特征相符。

2.《太乙仙制本草药性大全》：该书“白藓皮”（图11）绘一圆锥形的根，一茎直立，三小叶，互生。花序顶生。此图过于粗糙，无法臆测其绘图依据即植物来源。

3.《本草原始》：该书“白鲜皮”（图17）一反此书常规，不绘药材图而绘制其原植物图。有直立主根，旁有分支，茎直立，单数羽状复叶，小叶对生，无柄，有数花聚于枝顶。但所示花为合瓣花，与芸香科白鲜花瓣5有异。其余皆与白鲜*D. dasycarpus*特征相符。

4.《草木便方》：该书“阳雀花根”（图26）绘一根横走（下有支根，故不是土地线）。根上抽出2茎。小叶密布茎枝，或为单数羽状复叶，或为三小叶，或单叶，比较零乱。无花序。其文字描述首句为“白藓皮苦通利窍，湿热疥癣风痹要”，故知其名为“白藓皮”。但此图形尚难遽定为芸香科植物，待考。

民间以“白鲜皮”为名的植物还有其他种类，如《植物名实图考》卷10“白鲜皮”记载：“生长沙山坡。丛生，赭茎，茎多斜刺，交互极密，嫩茎青绿，长叶排生，如蒴藋而有细齿，叶上亦有暗刺甚涩，面绿，背青白。俚医以散痰气，行筋骨。按形状与《本草》白鲜皮异，别是一种。”此类形状、功用皆与具有特殊羊膻气味的白鲜不同的植物，本书略考。

【小结】

白鲜为中医早期用药之一。多用治风疮疥癣、诸黄风痹。本品具有特殊羊膻气味，根皮白，叶如槐，又似茱萸，花紫白色，此可确定来源于芸香科白鲜属植物白鲜*Dictamnus dasycarpus* Turcz.。《本草图经》2幅白鲜图均符合白鲜*D. dasycarpus*的特征。

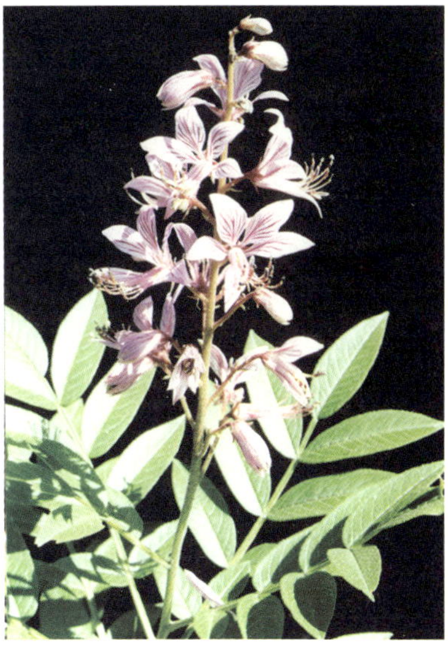

图 28　白鲜 *Dictamnus dasycarpus*

13-14　延胡索

【品图】

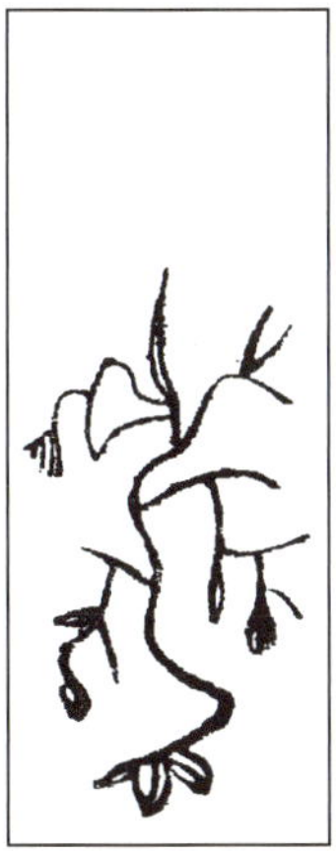

图 1　歌括·延胡索

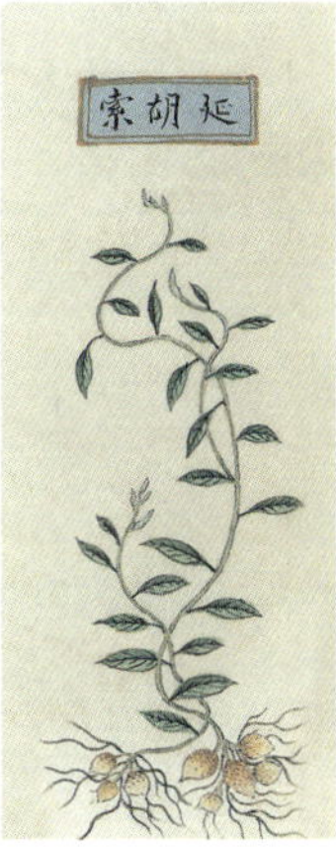

图 2　品汇·延胡索

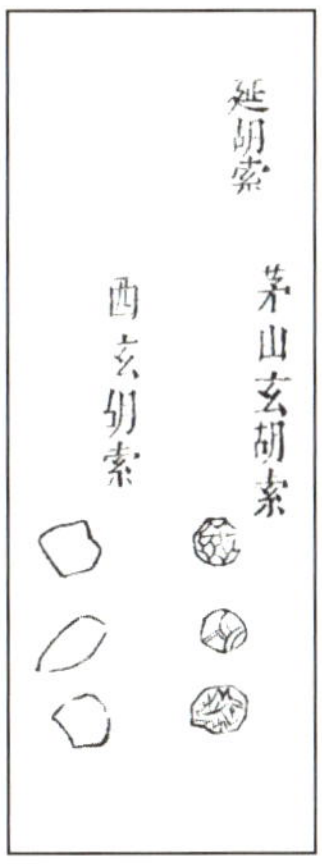

图 3　蒙筌·延胡索

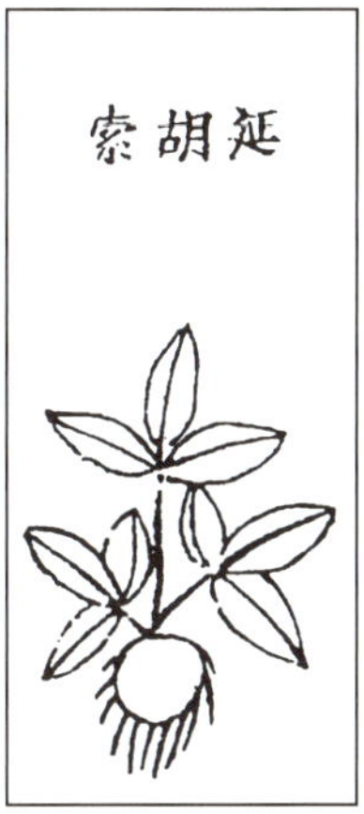

图 4　太乙·延胡索

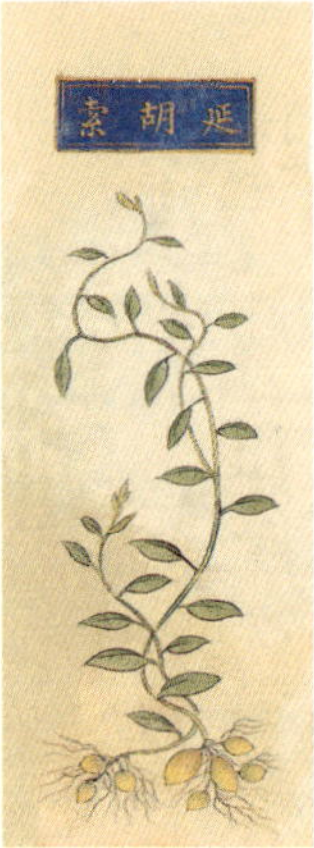

图 5 雷公·延胡索

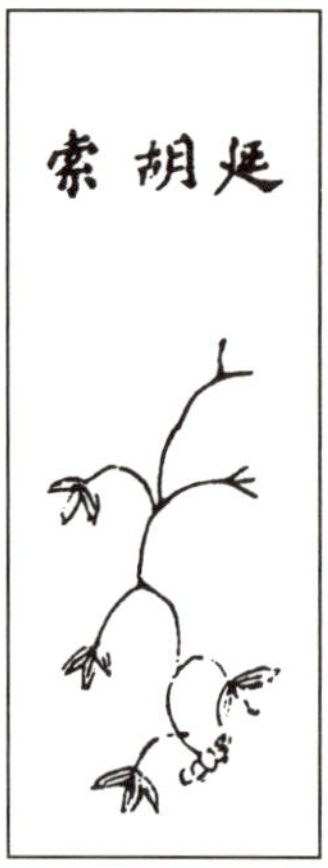

图 6 纲目(金)·延胡索

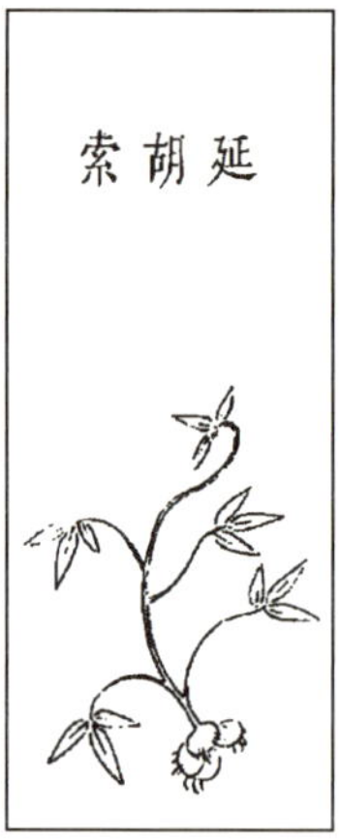

图 7 纲目(钱)·延胡索

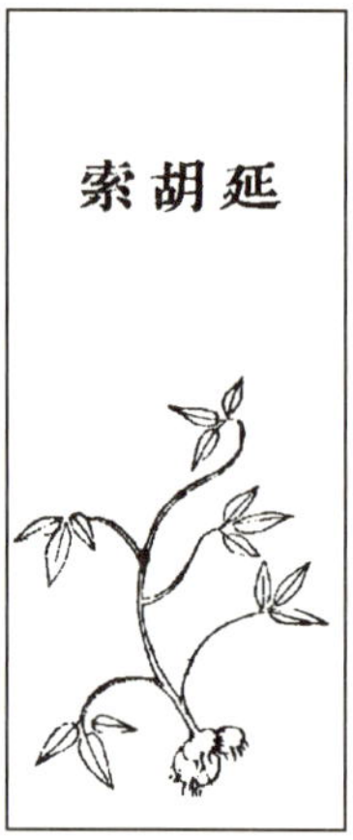

图 8 纲目(张)·延胡索

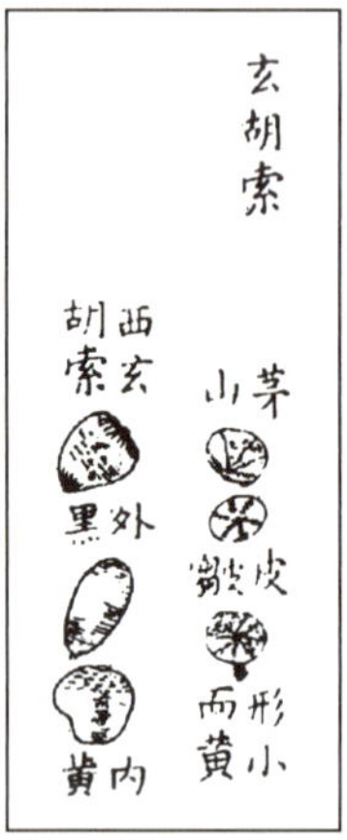

图 9 原始·玄胡索

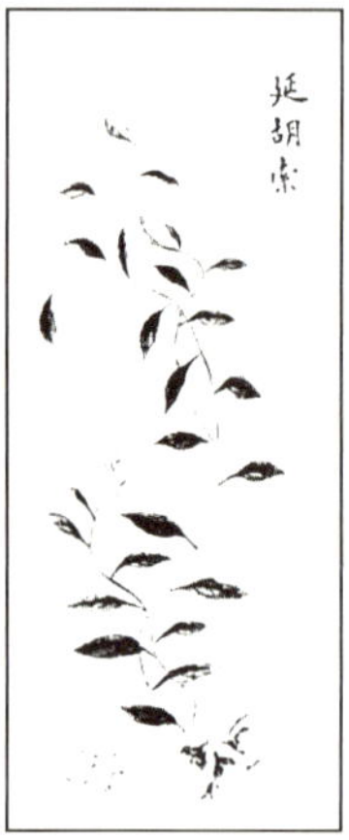

图 10 金石·延胡索

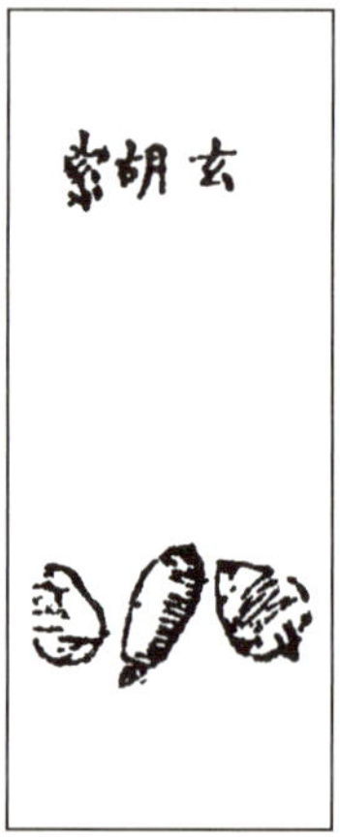

图 11 汇言·玄胡索

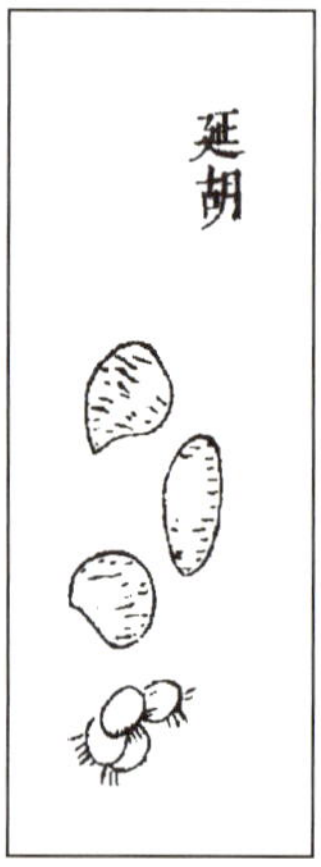

图 12 本草汇·延胡

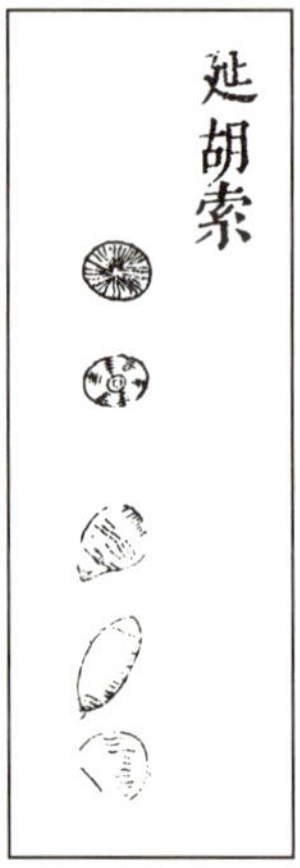

图 13 类纂·延胡索

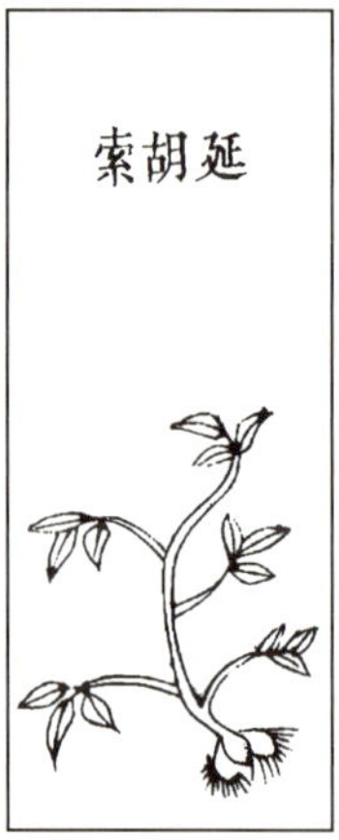

图 14 备要·延胡索

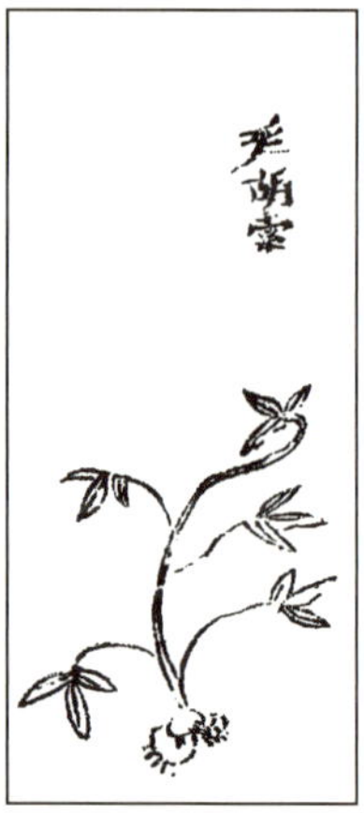

图 15 求真·延胡索

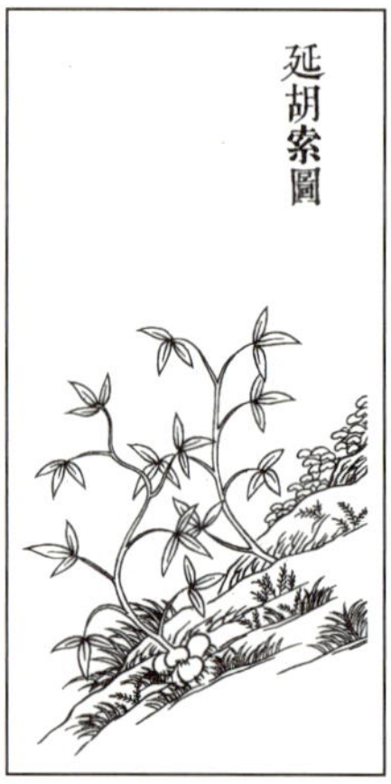

图 16 草木典·延胡索图

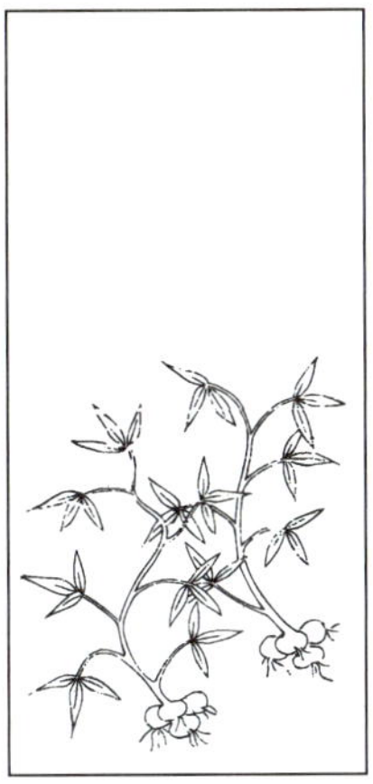

图17　图考·延胡索

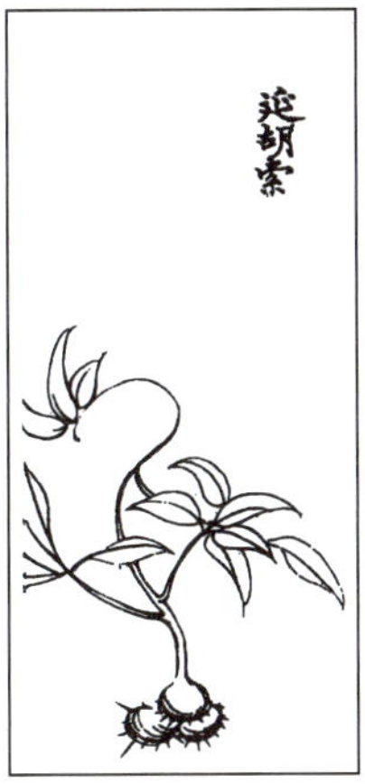

图18　图说·延胡索

本品18图，取自18书，其中3幅彩图。有承继关系及仿绘图可分以下3个书类。

《本草品汇精要》：该书彩色药图“延胡索”（图2）仿绘图有《补遗雷公炮制便览》同名图（图5）、《金石昆虫草木状》同名图（图10）。

《本草纲目》（金陵本）：该书“延胡索”（图6）的仿绘图有：《纲目》钱本“延胡索”（图7）将原图有些怪异的柔茎改绘得更自然，又扩大三小叶，使之更像竹叶。此后仿绘钱本图者有《纲目》张本图8，《本草备要》图14、《本草求真》“玄胡索”（图15）。《本草简明图说》的“延胡索”（图18）看似更飘逸美观，但其特点依然可以看出是脱胎于《纲目》钱本图7。《古今图书集成·草木典》“延胡索图”（图16）展示的是在杂草丛生的斜山坡上，长有两株地上部分完全相同的植物，其中一株露出块茎。此图虽有两株，但形态亦是仿绘自《纲目》钱本图7。《植物名实图考》“延胡索”（图17）则仿绘《草木典》图16，但消除了原图的土地背景，替另一株延胡索补上了曾被土地掩盖的块茎。

《本草原始》：该书“玄胡索”（图9）的仿绘图有《本草蒙筌》[1]“延胡索”（图3），保留了不同产地玄胡索的名称，但图形更为拙劣。《本草汇言》“玄胡索”（图11）仅仿绘《原始》图9中的“西玄胡索”，且将原图的3块茎竖排改为横排。《本草汇》“延胡”（图12）上面3块茎仿绘自《原始》图9右侧“西玄胡索”，下面则截取了《纲目》钱本“延胡索”图7的块茎，拼凑成此图。《本草纲目类纂必读》“延胡索”（图13）仿绘《原始》图9，但消除了文字解说，且少绘一个茅山玄胡的块茎。

以上18图中，除13幅属仿绘图外，还有5幅原创图（图1、2、4、6、9），详见下“鉴药”项。

【文录】

题·刘宋《雷公炮炙论》（见《证类》卷1《雷公炮炙论·序》） 心痛欲死，速觅延胡。（以延胡索作散，酒服之。立愈也。）

唐末《海药本草》（见《证类》卷9“延胡索”） 《海药》云：生奚国，从安东道来。

1　明《本草蒙筌》虽然成书于1565年，但为此书补插药图的明末刘孔敦本（1628）更晚于《本草原始》。故其图乃仿绘自《原始》而非原创。

宋《开宝本草》（同上） 生奚国。根如半夏，色黄。

明《本草发挥》卷2“玄胡索” 海藏云：一名延胡索，避宋讳也。

明《本草品汇精要》卷11“延胡索”【苗】《图经》曰：春生苗，作蔓延被，郊野或园圃间多有之。其根如半夏而色黄，至秋采之，为产家之圣药也。【地道】镇江为佳。【时】生：春生苗。采：秋取根。

明《本草纲目》卷13“延胡索”【集解】【时珍曰】奚乃东北夷也。今二茅山西上龙洞种之。每年寒露后栽，立春后生苗，叶如竹叶样，三月长三寸高，根丛生如芋卵样，立夏掘起。

明《本草乘雅半偈》帙10“延胡索” 覈曰……今茅山上龙洞、仁和笕桥亦种之。寒露前栽种，立春后生苗，高三四寸，延蔓布地，叶必三之，宛如竹叶，片片成个，细小嫩绿，边色微红。作花黄色，亦有紫色者。根丛生，乐蔓延，状似半夏，但黄色耳。立夏掘起，阴干者良。石灰煮曝者，性烈不堪入药也。

清《医林纂要探源》卷2“延胡索” 蔓生弱枝，每枝三叶，根似半夏，三五簇生，肉色黄，形小坚实者良。

【鉴药】

“延胡索”首见于《开宝本草》，是指该药正式进入我国主流本草而言。但从《证类》此条所引文献来看，此药出现的时间更早。宋·唐慎微补入的宋以前本草书有《日华子》《海药》《拾遗·序》。《日华子》约成书于开宝（968—975）中，《海药》成书于10世纪初。《本草拾遗》（739年）更早。但经过《开宝》《嘉祐》《证类》三次摘引，都没有发现该书有“延胡索”专条。唐慎微所引《拾遗·序》只是一个方：“延胡索，止心痛。酒服。”所以，凭此方认为延胡索药条首出《本草拾遗》是不妥的。延胡索在《外台秘要》（752年）出现3次，说明最晚在唐代，本品已见用于临床。

《本草拾遗·序》全文已佚，其序例部分经《嘉祐》引用，今存于《证类》卷一。但此序例未见有延胡索一名。考延胡索止痛，可见于《证类》卷一所存《雷公炮炙论·序》：“心痛欲死，速觅延胡。（以延胡索作散，酒服之。立愈也。）”由此可知，唐慎微所引《拾遗·序》的内容，实出《雷公炮炙论·序》。据此，延胡索一名，最早可以推溯到《雷公炮炙论》。宋·苏颂谓该书作者雷敩为隋人，后世或考雷氏为刘宋时人。即便从隋时人之说，延胡索最早见于医药书的时代也可以上溯至隋代。作为一药的最早出典，应该是有该药的完整记载。故延胡索的最早本草出典还应该是《开宝本草》。

李时珍引“好古曰：本名玄胡索，避宋真宗讳，改玄为延也。”此文不见于王好古诸书，但见于明·徐彦纯《本草发挥》所引：“海藏云：一名玄胡索，避宋讳也。”

至于此“海藏云”见于王好古何书？至今未能溯得其源。李时珍据此二手文字，似乎延胡索是在宋真宗时因避讳改名，其实未必。查《证类本草》有“玄”字百余个，药有玄参、玄明粉、玄石、玄精石、玄玉等，都不见避讳改名，何以独改延胡索？玄胡索一名在南宋、金元医药书逐渐多用，且或简称玄胡，可能还是取简易繁，非关避讳。本品至清代避乾隆讳，改称元胡。这次的避讳改名并非独改玄胡，所有带“玄”字的药名皆如此。

延胡索作为止痛药，自唐宋以来，多见于医方书记载，为古今常用药。其入药部位的形态，《开宝本草》云“根如半夏，色黄”。此与今用之罂粟科紫堇属（*Corydalis*）植物的块茎相似。《海药本草》云“生奚国，从安东道来”。“奚国”即“奚”部族，乃匈奴别种。南北朝时分布在饶乐水（今内蒙古西拉木伦河）流域，辽时多散居于中京地区（今内蒙古宁城县）。“安东道”无此地名，恐为安东都护府之误称。唐代建此都护府，开元间移治平州（今河北卢龙），天宝间又迁辽西故郡城（今辽宁义县东南大凌河东岸）。《本草蒙筌》云：“安东，县名，属南直隶。”此是明初地名，在今江苏涟水，非《海药本草》所云安东。谢宗万据其形态及最初的产地，认定野生品乃指东北地区的齿瓣延胡索*Corydalis turtschaninovii* Bess. [*C. remota* Fisch. ex Maxim.]。[1]或将今东北地区所产10种延胡索块茎切开，观察断面，发现其中符合根如半夏、色黄特征者，亦是齿瓣延胡索。[2]

延胡索宋初进入主流本草，大约同时的《太平圣惠方》有百余首医方中已使用该药。但其市场流通情况可能还不清楚，故宋《本草图经》对此药未置一词。明代《本草品汇精要》引《图经》云：“春生苗，作蔓延被，郊野或园圃间多有之。其根如半夏而色黄，至秋采之，为产家之圣药也。”实则宋《本草图经》并无此文。《品汇》记载了弘治间本品已有野生或栽培两种来源，且云“镇江为佳”，可能是指栽培品。采收则在“秋取根”。《本草纲目》中李时珍云：“奚乃东北夷也。今二茅山西上龙洞种之。每年寒露后栽，立春后生苗，叶如竹叶样，三月长三寸高，根丛生如芋卵样，立夏掘起。”其中“二茅山”的“二”字，金陵本仅残存上一笔，江西本作“二”。但据“上龙洞”确在茅山，故疑“二”字衍。时珍描述了延胡索的苗叶形状与“寒露后栽……立夏掘起”的采收方法，也提示最晚在明嘉靖、万历间江苏茅山一带已栽培延胡索。《本草乘雅半偈》（1647年）又记载：“今茅山上龙洞、仁和笕桥（今杭州市东北部）亦种之。寒露前栽种，立春后生苗，高三四寸，延蔓布地，叶必三之，宛如竹叶，片片成个，细小嫩绿，边色微红。作花黄色，亦有紫色者。根丛生，

1 谢宗万：《本草纲目药物彩色图鉴》，北京：人民卫生出版社，2000：56.

2 储姗姗、彭华胜：延胡索道地药材的沿革与变迁，中华医史杂志，2015，第45卷（5）：259-262.

乐蔓延，状似半夏，但黄色耳。”此说为浙产玄胡之始。卢之颐在李时珍所云的基础上更细致地描写了延胡索的形态。据此，江苏、浙江一代的栽培延胡索当为*Corydalis yanhusuo* W. T. Wang ex Z. Y. Su et C. Y. Wu。清代关于本品的形态等记载甚少，少有能超过以上记载的新资料。古本草图可以增添一些新的考察依据。

1.《本草歌括》：该书“延胡索”（图1）是本品最早的墨线图。该图表现出了延胡索茎枝柔弱的特点，此非凭想象所能描绘。但此图很难准确指出其块茎、叶、花。图最下两片瓜子状、有中脉的东西，既像肥大的小叶，亦似3个簇生的块茎。其右上三线分叉，可以理解为线状三小叶。左上异常膨大的类三角形、前端有垂须的物件，可能是其筒状花及花瓣特殊形状的夸张表达。此图虽有缺陷，却无可怀疑是延胡索（*Corydalis* spp.）的示意图。

2.《本草品汇精要》：该书为“延胡索”（图2）本品最早的彩图。其茎枝柔弱，少分枝，单叶互生，此非延胡索的苗叶。最下的黄色块茎，有几分像延胡索，但这可能是依据“根如半夏，色黄”的文字记载或药材实物描绘。故此图只能算是半真实、半想象的创作，难以供确定来源使用。

3.《太乙仙制本草药性大全》：该书“延胡索”（图4）看似简陋，却是该书不可多得的写生图。该图示意有圆块茎，上有三小叶，此乃罂粟壳紫堇属植物（*Corydalis* spp.）的特点，延胡索即该属植物，可见此图并非想象。

4.《本草纲目》（金陵本）：该书“延胡索”（图6）与《本草歌括》图1有几分相像，尤其是图形结构、茎枝形状，很让人怀疑此为仿绘图。但毕竟此图的块茎明显，三小叶清晰，可以认定是罂粟科植物延胡索*C. yanhusuo*。且李时珍对本品的准确描述，可知其亲见过此植物，故还是将此图视为原创。仿绘此图的《纲目》钱本图7予以润饰改进之后，其形态更接近原植物。

5.《本草原始》：该书的“玄胡索”（图9）绘了两组药材，一组名为“西玄胡索”，图注“外黑内黄”；一组为“茅山”玄胡索，图注“皮皱”“形小而黄”。其中“西玄胡索”个大皮黑，此“西”指何处？尚未查得。茅山玄胡的特点与今延胡索*C. yanhusuo*块茎相同。《本草蒙筌》附图乃仿绘《原始》而更拙劣。

【小结】

延胡索一名首见于《雷公炮炙论·序》，唐代方书亦见用，宋以后成为常用止痛药。其药物设立正条始于宋《开宝本草》。此名或谓避宋讳而改“玄”为“延”，此说不无疑问。宋代本品主要来自今东北地区的野生品。据考为齿瓣延胡索*Corydalis turtschaninovii* Bess.。明代先后在江苏镇江、茅山出现栽培品，明末浙江杭州也有栽培。据其形态产地，当为延胡索*Corydalis yanhusuo* W. T. Wang ex Z. Y. Su et C. Y.

Wu。有关本品的明清本草原创图大多能表现延胡索的植物特点，其中《本草纲目》《本草原始》所绘参考价值更大。

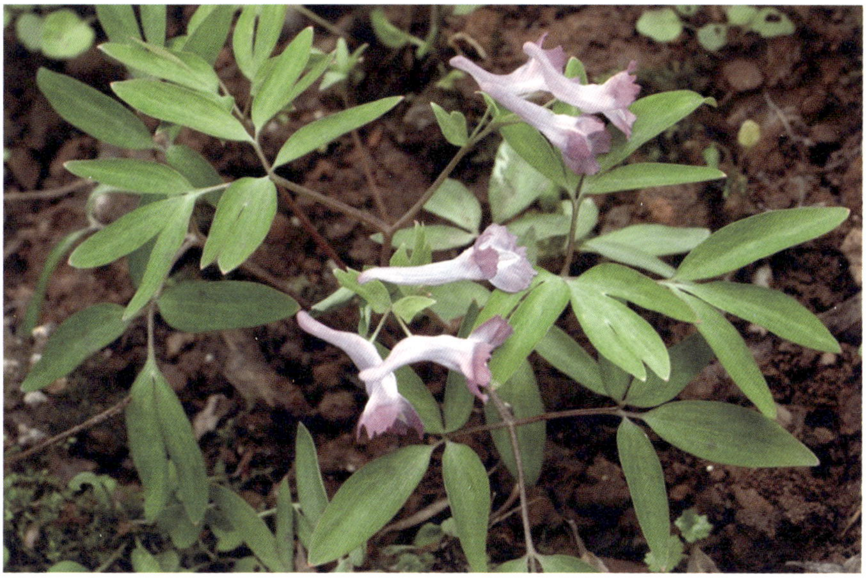

图 19　延胡索 *Corydalis yanhusuo*

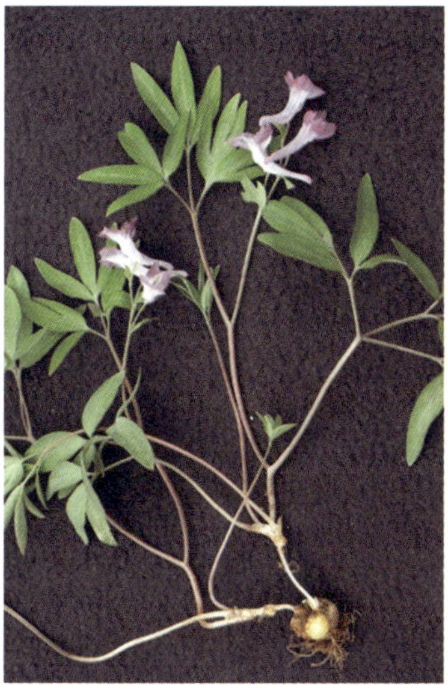

图 20　延胡索带根全草

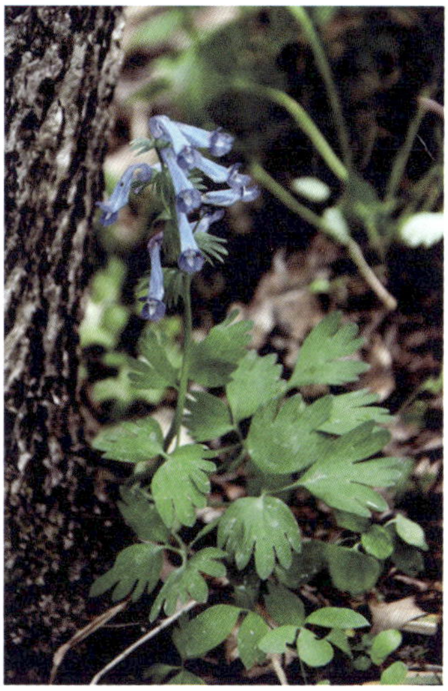

图 21　齿瓣延胡索 *Corydalis turtschaninovii*

13–15 贝母

【品图】

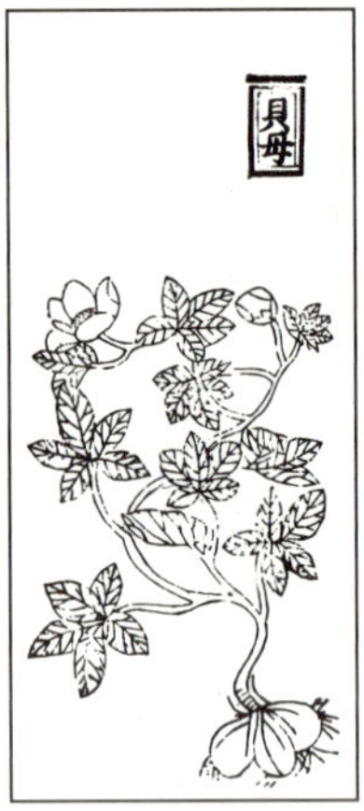

图 1 图经（大）· 贝母

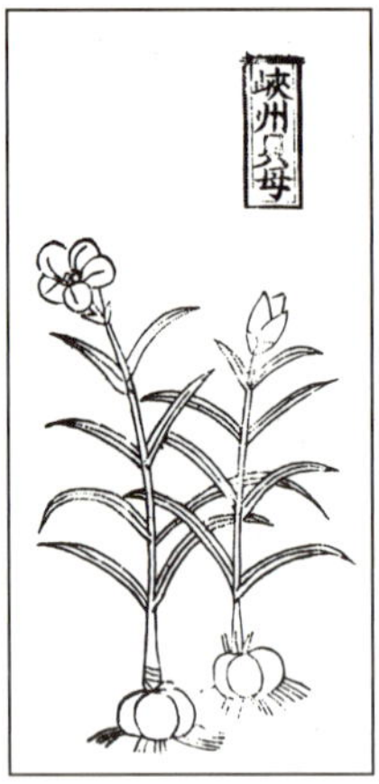

图 2 图经（大）· 峡州贝母

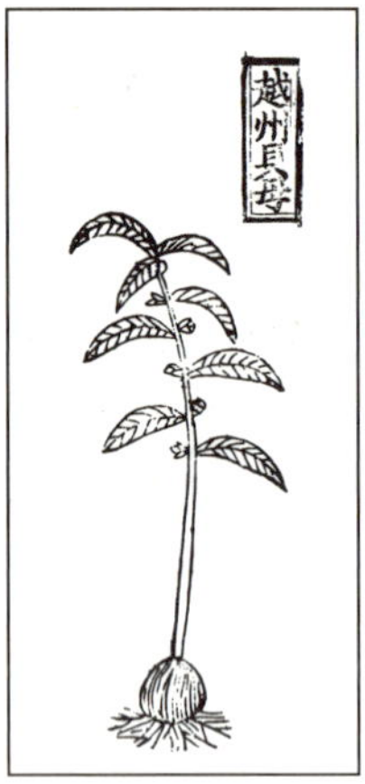

图 3 图经（大）· 越州贝母

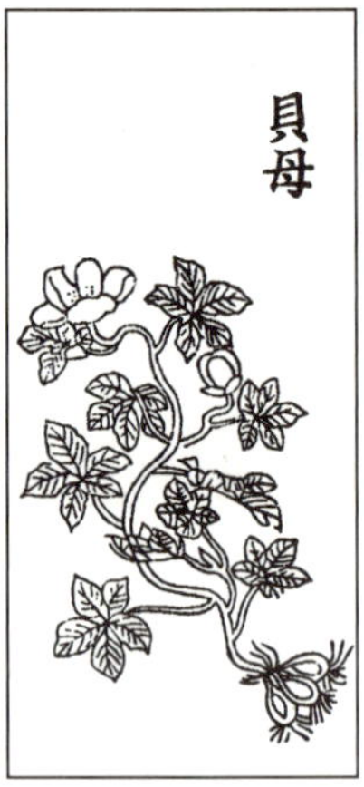

图 4 图经（政）· 贝母

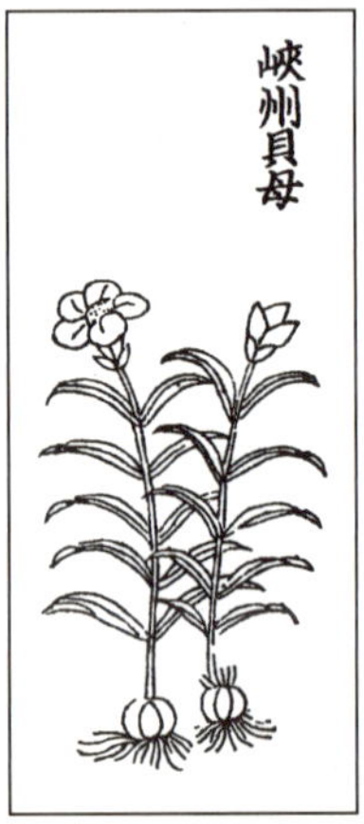

图 5 图经（政）· 峡州贝母

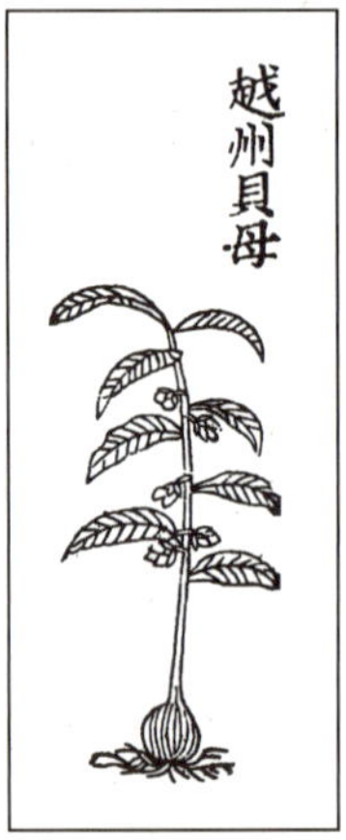

图 6 图经（政）· 越州贝母

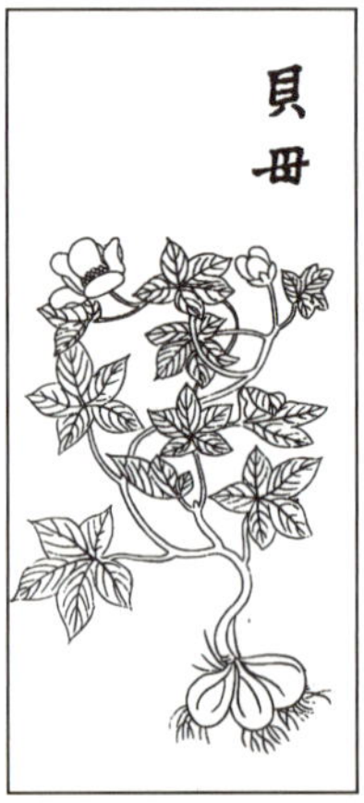

图 7 图经（绍）· 贝母

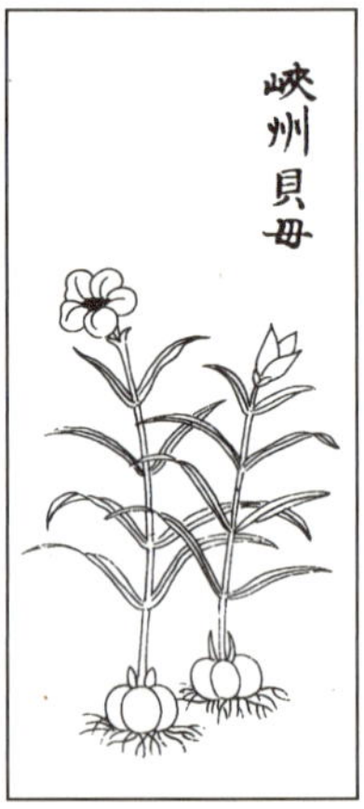

图 8 图经（绍）· 峡州贝母

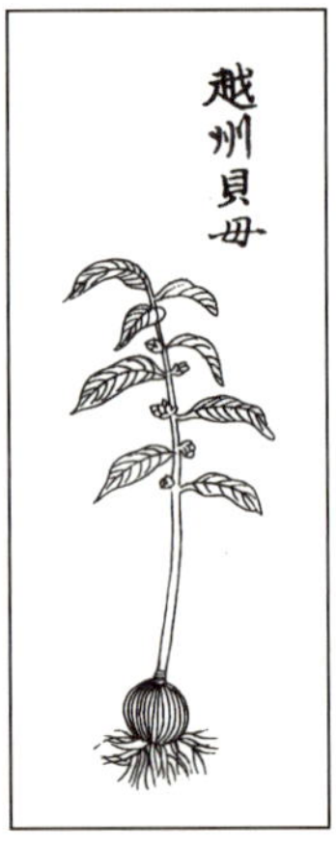

图 9 图经（绍）· 越州贝母

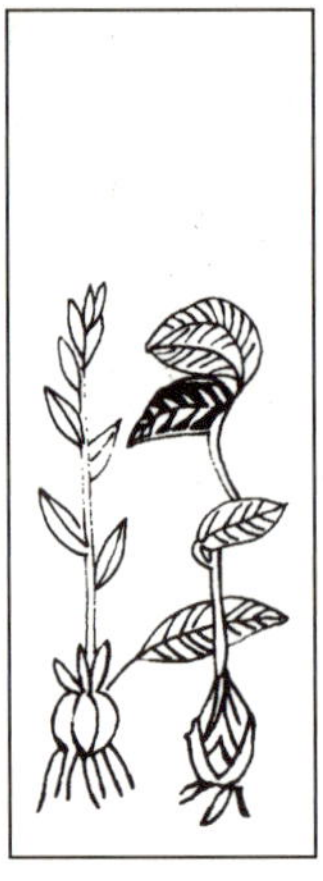

图 10 歌括 · 贝母

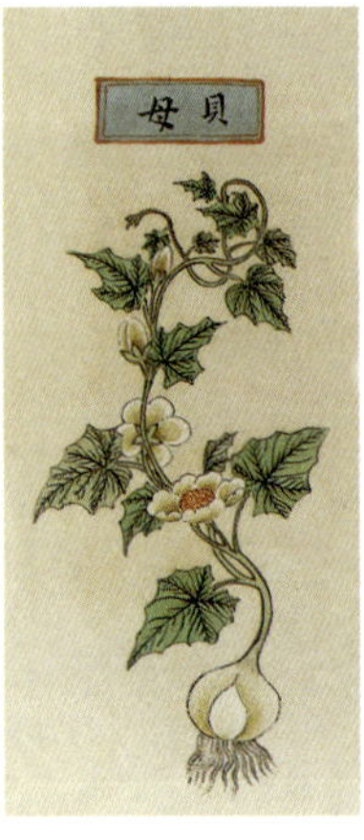

图 11 品汇 · 贝母

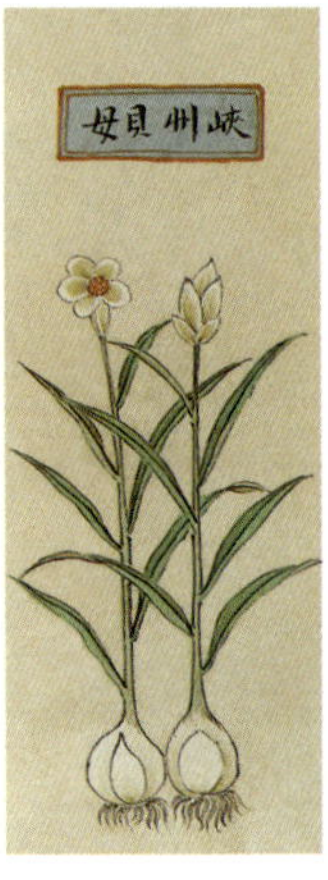

图 12 品汇 · 峡州贝母

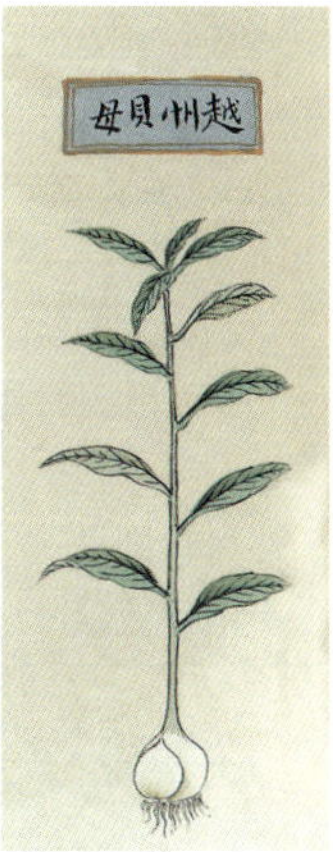

图 13　品汇·越州贝母

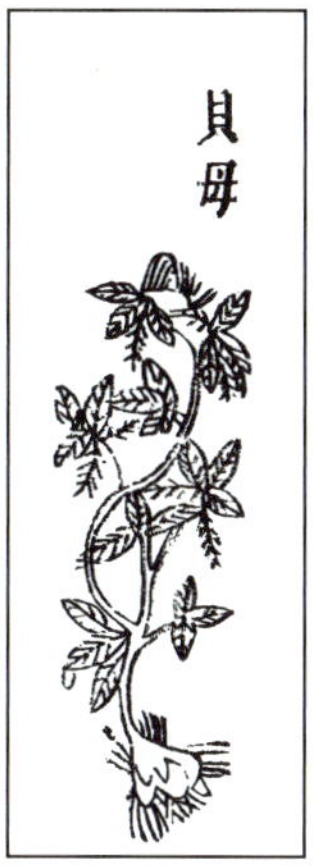

图 14　蒙筌·贝母 -1

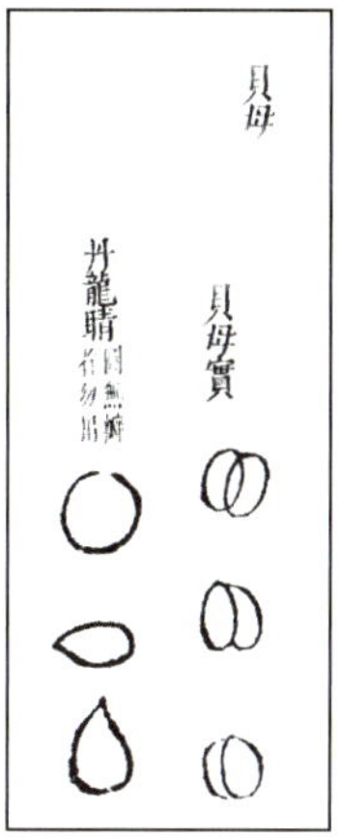

图 15　蒙筌·贝母 -2

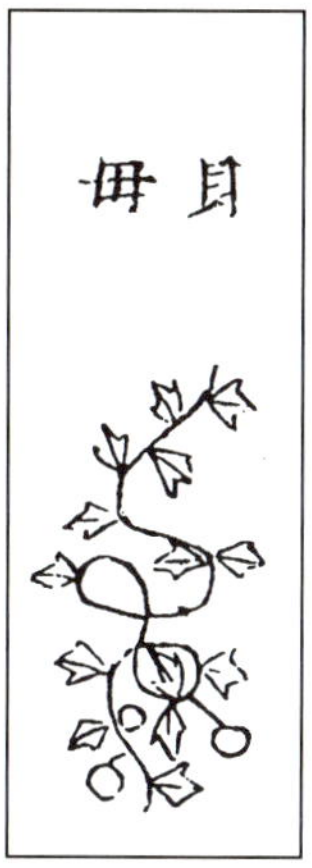

图 16　太乙·贝母

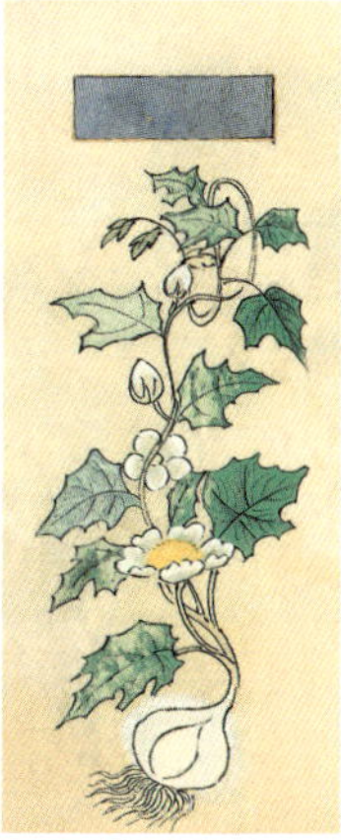

图 17　雷公·贝母

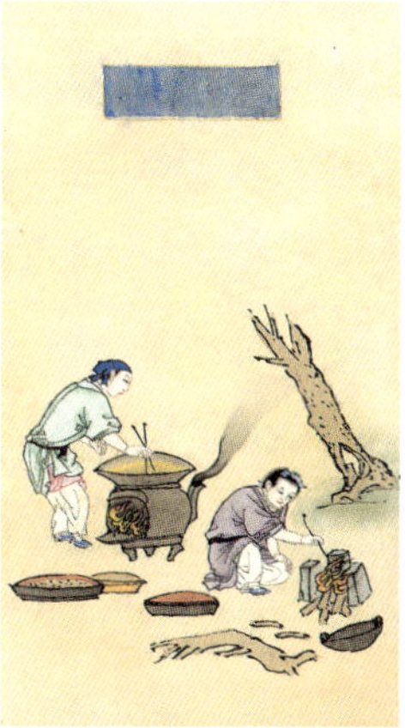

图 18　雷公·炮制贝母

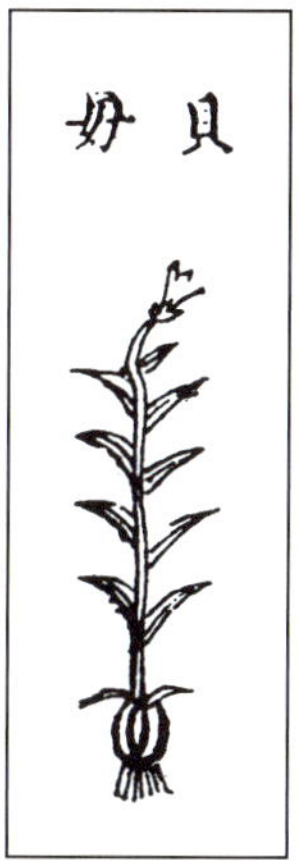

图 19　纲目（金）·贝母

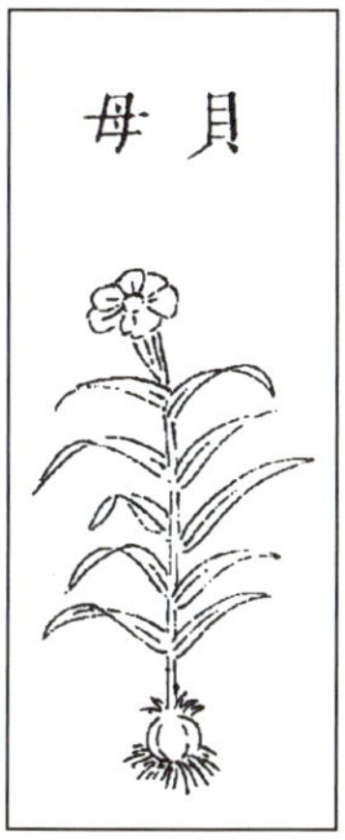

图 20　纲目（钱）·贝母

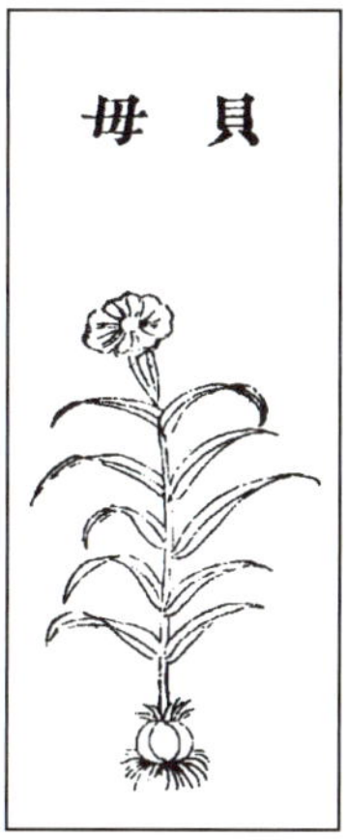

图 21　纲目（张）·贝母

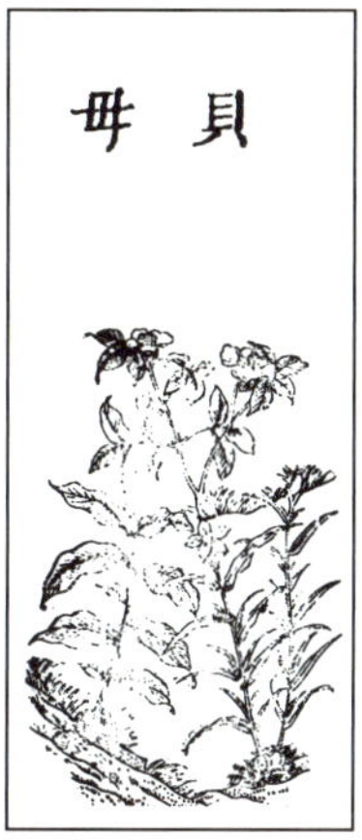

图 22　三才·贝母

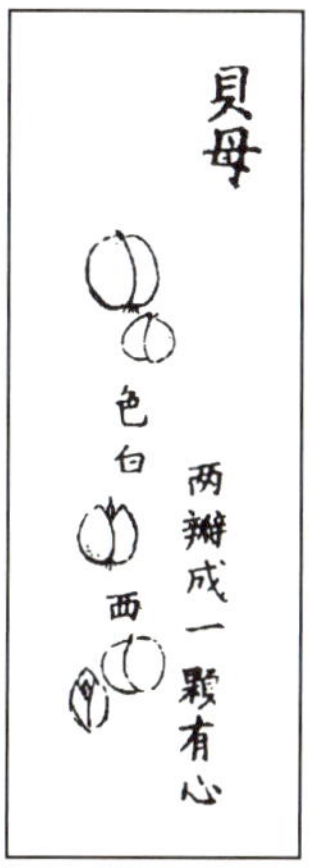

图 23　原始·贝母

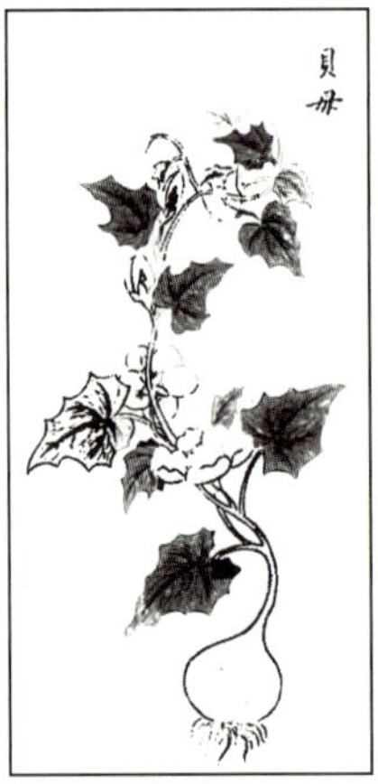

图 24 金石·贝母

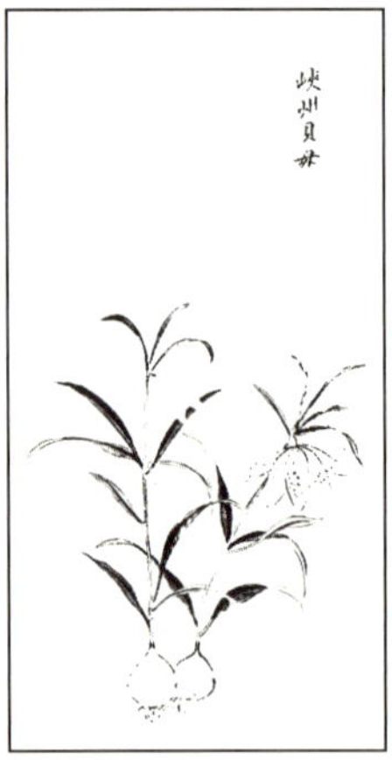

图 25 金石·峡州贝母

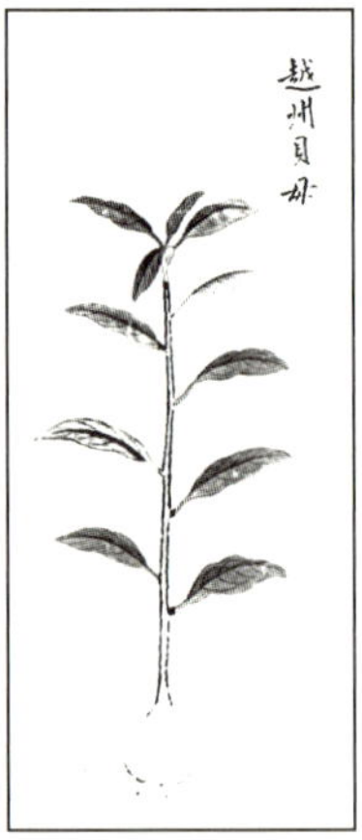

图 26 金石·越州贝母

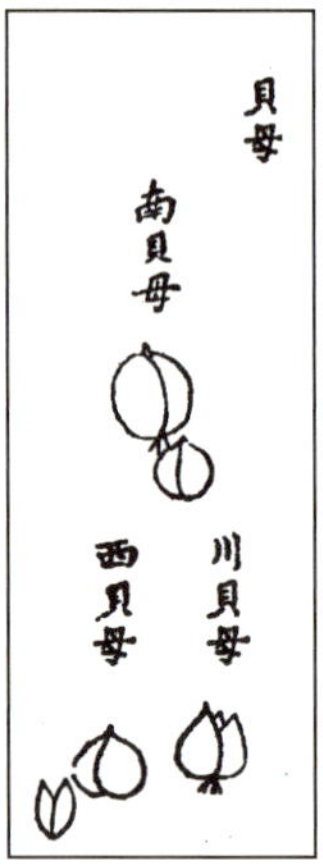

图 27 汇言·贝母

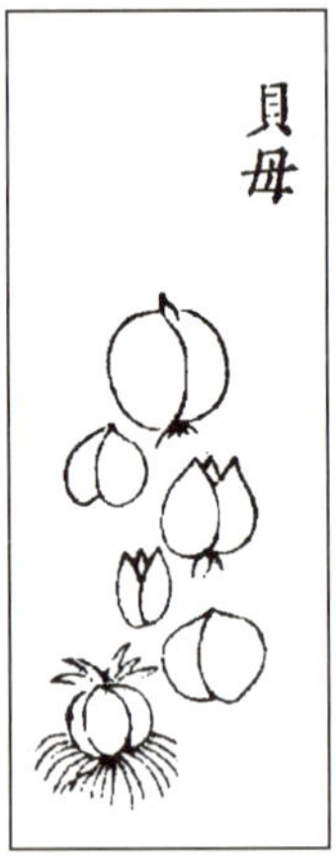

图 28 本草汇·贝母

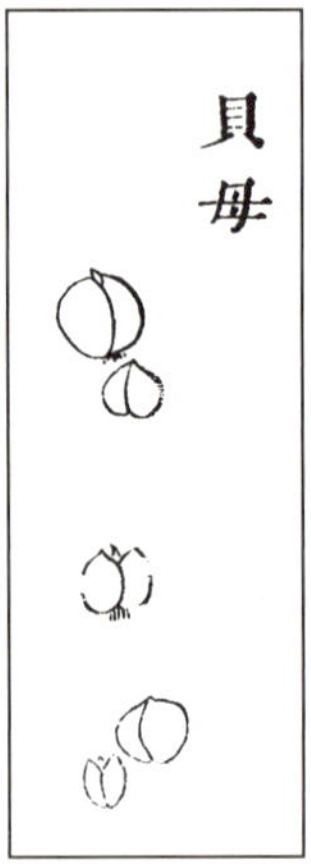

图 29 类纂·贝母

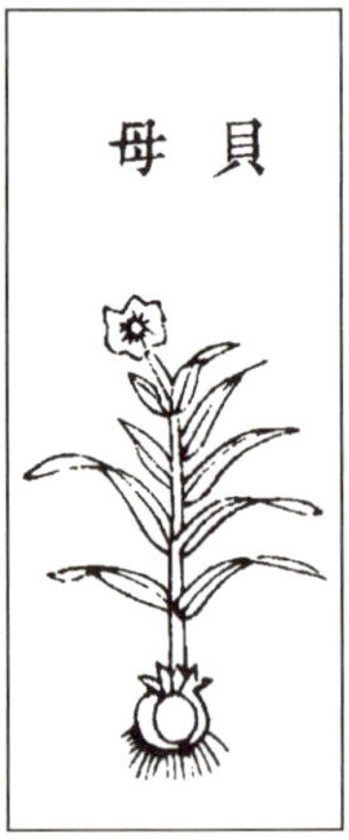

图 30 备要·贝母

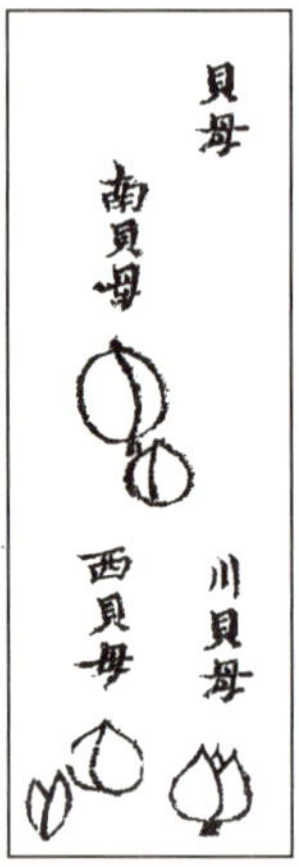

图 31 求真·贝母

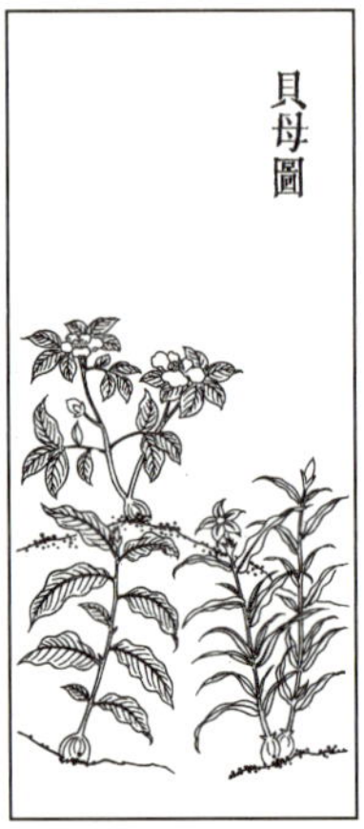

图 32 草木典·贝母图

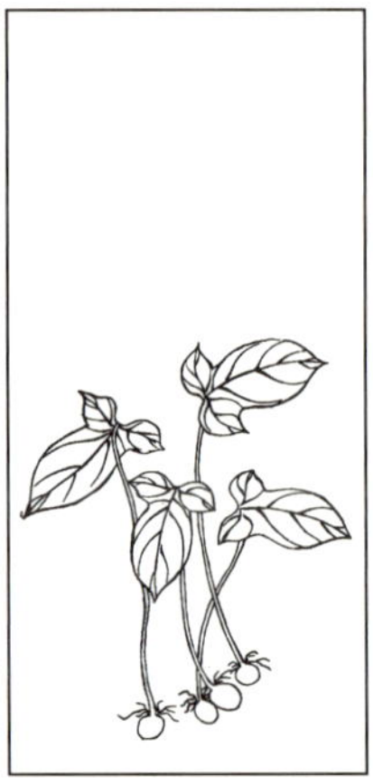

图 33 图考·贝母

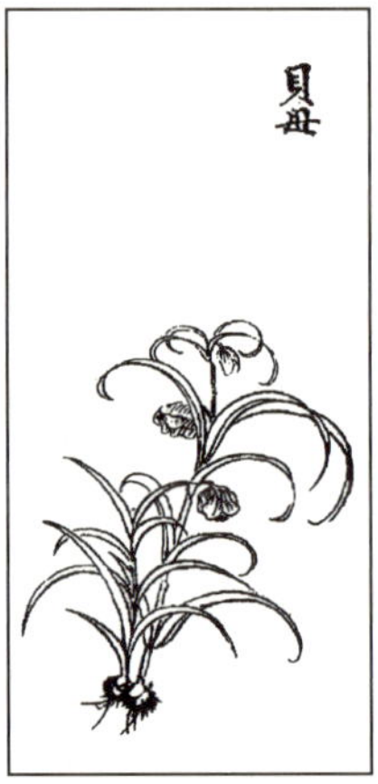

图 34 图说·贝母

本品34图，取自22书，其中8幅彩图。有承继关系及仿绘图可分以下2个书类。

《本草图经》：该书有3幅贝母图（“贝母”“峡州贝母”“越州贝母”），分别存于《大观本草》（图1、2、3）、《政和本草》（图4、5、6）、《绍兴本草》（图7、8、9）中。此三传本药图基本一致。今以《政和》图4、图5、图6为《图经》图的代表。

仿绘《图经》3图的彩色图有《本草品汇精要》3幅同名图。其中“贝母”（图11）将花绘成黄蕊白瓣，且加润饰；“峡州贝母”（图12）亦将花绘成黄蕊白瓣，但将原图对生叶改绘为互生叶，消除了鳞茎上叶残基。“越州贝母”（图13）无大改变。《金石昆虫草木状》3图（图24、25、26）全仿《品汇》3幅同名图。《补遗雷公炮制便览》“贝母”（图17）仿绘《品汇》图11。

仿绘《图经》3图的墨线图有：《三才图会》“贝母”（图22）将3株植物压缩在一幅图中。上为“贝母”，下右为“峡州贝母”，下左为“越州贝母”，各加土地背景。《古今图书集成·草木典》“贝母图”（图32）又仿绘《三才》图，但消除了土地背景，其图更清晰。

有选择性地仿绘《图经》3图的墨线图有：《本草歌括》“贝母”（图10），该图有植物两株，左株仿“峡州贝母”，但将叶片绘成互生。右株之叶似“越州贝母”，但着生位置随意处置，甚至将一叶绘到旁边的一株鳞茎上。此图严重失真，可算误图。《本草蒙筌》“贝母-1”（图14）仿绘《图经》同名图（图4）。《本草纲目》金陵本“贝母”（图19）仿绘《图经》“峡州贝母”（图5）的右侧一株，但图形粗糙，且将对生叶绘成互生叶。《纲目》钱本“贝母”（图20）仿绘《图经》“峡州贝母”（图5）的左侧一株，略加润饰。仿绘钱本图的除《纲目》张本同名图（图21）外，还有《本草备要》图30、《本草简明图说》图34。后者改绘润饰幅度比较大，但基本特点仍然保留。

《本草原始》：该书“贝母”（图23）的全仿图有：《本草汇言》图27仿绘《原始》图3组药材，分别注其名为“南贝母”“川贝母”“西贝母”。《本草纲目类纂必读》（图29）则仅绘三组贝母，消除文字解说。《本草汇》“贝母”（图28）在仿绘《汇言》图27之外，又从《纲目》钱本图20中截取其鳞茎，放进其图中。《本草求真》图31又仿绘《汇言》图27。

以上34图中，除26幅属仿绘图外，还有8幅原创图（图4、5、6、15、16、18、23、33），详见下“鉴药”项。

【文录】

《本经》《别录》（见《证类》卷8“贝母”） ……一名空草，一名药实，一名苦花，一名苦菜，一名商草，一名勤母。生晋地。十月采根，暴干。

梁《本草经集注》（同上） 陶隐居云：今出近道。形似聚贝子，故名贝母。断谷，服之不饥。

题·刘宋《雷公炮炙论》（同上） 雷公云：凡使，先于柳木灰中炮令黄，擘破，去内口鼻上有米许大者心一小颗，后拌糯米于鏊上同炒，待米黄熟，然后去米，取出。其中有独颗团，不作两片无皱者，号曰丹龙精，不入用。

唐《唐本草》（同上）《唐本》注云：此叶似大蒜。四月蒜熟时采良。若十月苗枯，根亦不佳也。出润州、荆州、襄州者最佳，江南诸州亦有……

宋《本草图经》（同上）《图经》曰：贝母生晋地，今河中、江陵府、郢、寿、随、郑、蔡、润、滁州皆有之……二月生苗，茎细青色，叶亦青，似荞麦，叶随苗出。七月开花碧绿色，形如鼓子花。八月采根，晒干。又云：四月蒜熟时采之良。此有数种。《墉诗》言采其莔（音蝱）。陆机《疏》云：贝母也。其叶如栝楼而细小，其子在根下，如芋子，正白，四方连累相着，有分解。今近道出者正类此。郭璞注《尔雅》云：白花，叶似韭，此种罕复见之……

明《本草纲目》卷13“贝母”【释名】【时珍曰】《诗》云“言采其莔”，即此。一作蝱，谓根状如蝱也。

明《本草原始》卷2“贝母” 色白，两瓣成一颗，有心。西贝母色白，体轻，双瓣。南贝母色青白，体重单粒。凡用以黄白轻松者为良，油黑重硬者为劣。西者、南者俱宜入剂，而西者尤良。

明·傅懋光《医学疑问》 问：顷年贝母，自天朝贸去者，大如栗瓣，其色且黄，近古所未见之物也。其形则略似，而大小极不相类，欲详真假与否，切愿详知。答曰：贝母荆襄多生，因瓣如聚贝子，故人以贝母名。洁白轻松，形圆而如小算盘子者佳。迩来市家贸利，多采辽东或两浙产者，即所问大如栗而其色黄、坚硬，竟抵贝母以欺众目，本院不用。

清《本草纲目拾遗》卷5“浙母（土贝）” 今名象贝。去心炒。《百草镜》云：浙贝出象山，俗呼象贝母。皮糙味苦，独颗无瓣，顶圆心斜，入药选圆白而小者佳。〇叶闇斋云：宁波象山所出贝母，亦分两瓣，味苦而不甜，其顶平而不尖，不能如川贝之象荷花蕊也。土人于象贝中拣出一二与川贝形似者，以水浸去苦味，晒干，充川贝卖，但川贝与象贝性各不同。象贝苦寒，解毒利痰，开宣肺气。凡肺家挟风火有痰者宜此。川贝味甘而补肺矣，不若用象贝治风火痰嗽为佳。若虚寒咳嗽，以川贝为宜。**/卷5“土贝母”** 一名大贝母。《百草镜》云：土贝形大如钱，独瓣不分，与川产迥别，各处皆产……赵贡栽云：浙贝乃宁波土贝母也……按：贝母有甜苦之分，有川象之别。《百草镜》云：出川者曰川贝，出象山者名象贝，绝大者名土贝。川产者味甘，间有微苦，总不似他产之一味苦而不甘者也……以象贝皆小，土贝独大，于川产者亦异。《纲目》不分着功用，或其时尚未有此种耳。又《用药识微》云：川贝中一种出巴东者独大，番人名紫草贝母，大不地道。出陕西者名西贝，又号大贝。张石顽云：贝母川产味甘，最佳。西产味薄，次之。象山者微苦，又次之……

清《植物名实图考》卷7“贝母”《图经》云“此有数种，韭叶者罕复见之”。今有川贝、浙贝两种。按《陆疏》以为似栝楼叶而细小，郭注以为似韭叶。宋《图经》以为似荞麦叶，各说既不同，原图数种，亦不甚符。今川中图者一叶一茎，叶颇似荞麦叶。大理府点苍山生者，叶微似韭而开蓝花，正类马兰花，其根则无甚异，果同性耶？

【鉴药】

“贝母”首载于《本经》。陶弘景曰：“形似聚贝子，故名贝母。”本品为古今常用的补肺消痰良药。

古人认识贝母的历史久远。《诗经·国风·鄘》：“陟彼阿丘，言采其蝱。”“蝱”（méng）一作“莔”。《毛传》：“莔，贝母。”但对其形态却有两种说法。陆机《诗义疏》云：“莔，今药草贝母也。其叶如栝楼而细小，其子在根下如芋子，正白，四方连累相着，有分解。”郭璞注《尔雅·释草》则云：“莔，贝母。根如小贝，员而白，叶似韭。”比较二者，则以“根如小贝，员而白，叶似韭”者更接近百合科植物。小贝，即小贝壳。聚贝，即小贝互相聚合，用于形容百合科植物鳞茎非常合适。《唐本草》云：“此叶似大蒜。”此与“叶似韭”的描述相同。结合《本草图经》“峡州贝母”图以及今实际用药，此似为百合科贝母属植物川贝母*Fritillaria cirrhosa* D.Don及其某些同属近缘植物。

至于陆机《诗义疏》里提到的“叶如栝楼而细小，其子在根下如芋子”，此植物是早期贝母的一种异物同名品。这种贝母一直传承到今。《雷公炮炙论》提到一种“丹龙精”，形态为“独颗团，不作两片、无皱者”，有可能就是此植物的根下“芋子”。谢宗万考证《诗义疏》所云及《图经》贝母图，明显与现时药店所售的葫芦科土贝母（藤贝母）*Bolbostemma paniculatum*（Maxim.）Franquet的地下鳞茎相一致。[1]

在本草书中，《别录》记载贝母“生晋地。十月采根”。谢宗万据此分析，今山西虽有山西贝母分布，但并非药用贝母的主产区。且晋地十月已相当冷。贝母属植物7—8月苗即枯，野生贝母难以采得。故《别录》所载贝母来源不明，难以考证。[2]

宋《本草图经》关于贝母的记载，是综合多种文献及当时药物普查所得资料写成的。苏颂提到的贝母产地除《别录》所云晋地外，还有河中、江陵府、郢、寿、随、郑、蔡、润、滁州，这些地区都不是今川贝母*F. cirrhosa*的分布区域。苏颂提到了至少3类贝母，其中有：“有瓣子，黄白色，如聚贝子”（百合科川贝母属）；“似荞麦，

---

1 谢宗万：《中药材品种论述》上册，上海：上海科学技术出版社，1980：404.（此种今称“假贝母”）

2 谢宗万：《中药材品种论述》上册，上海：上海科学技术出版社，1980：403.

叶随苗出。七月开花碧绿色，形如鼓子花”（百合科大百合属[1]）；“叶如栝楼而细小，其子在根下，如芋子，正白”（葫芦科假贝母属）。

以上是《本草纲目》中涉及贝母来源的资料考察。后世贝母又分川贝、浙贝（或象贝）、西贝、土贝等多种。清·赵学敏《本草纲目拾遗》云“贝母有甜、苦之分，有川、象之别。《百草镜》云：出川者曰川贝，出象山者名象贝，绝大者名土贝。川产者味甘，间有微苦，总不似他产之一味苦而不甘者也……以象贝皆小，土贝独大，于川产者亦异。《纲目》不分著功用，或其时尚未有此种耳。”[2]《纲目》尚未记载的后世贝母来源，本书考证从略。

1.《本草图经》：该书3图，其中“贝母”（图4）为蔓生，根部有3个分离的鳞茎，叶为掌状分裂，茎端或叶腋生花，花大，5瓣。此即前述陆机《诗义疏》“叶如栝楼”“子在根下如芋子”的贝母异物同名品、现时药店有售的葫芦科假贝母*B. paniculatum*。此种非当今所用川贝母的正品。

“峡州贝母”（图5）绘两株形态近似的植物，根部为蒜瓣状的鳞茎。茎直立，叶对生，条状披针形，平行脉。单花生于茎顶，筒状花，花冠5裂。峡州即今湖北宜昌。此即前述百合科植物川贝母*F. cirrhosa*及其若干同属近缘植物。

“越州贝母”（图6）绘根部为球茎，一茎直立，单叶互生，羽状脉，叶腋生小花一朵。越州即今浙江绍兴。或谓此图所示可能是百合科贝母属的多种植物。[3]

2.《本草蒙筌》：该书贝母除“贝母”（图14）系仿绘外，图15为原创，分两组。一组为“贝母实”，绘3个贝母鳞茎。其表现法与《本草原始》图23相似。另一组为“丹龙睛（圆无瓣者勿用）”。此组不见于前人所绘。此图取《雷公炮炙论》提到的文字，可能结合写生绘制了葫芦科之类的假贝母。

3.《太乙仙制本草药性大全》：该书“贝母”（图16）为蔓生植物，无明显的根或根茎，仅下部有分开的圆圈数个。叶三角形。原植物不明，可能是非百合科的一种土贝母。

4.《补遗雷公炮制便览》：该书“炮制贝母”（图18）乃据雷公法绘图。《雷公炮炙论》云：“凡使，先于柳木灰中炮令黄，擘破，去内口鼻上有米许大者心一小颗，后拌糯米于鏊上同炒，待米黄熟，然后去米，取出。”据此，图中右侧表现的是“柳木灰中炮令黄”。右上一残树，示意为柳木，简易灶前有砍下的柳木柴，紫衣童子在柴火中拨弄，示意在灰中炮。左边图示意“拌糯米于鏊上同炒”。一绿衣人在大锅里用长筷子拨弄，可能是示意拌炒。其图甚牵强，非医家炮制贝母法。

1 谢宗万：《中药材品种论述》上册，上海：上海科学技术出版社，1980：404.此文提到今人多考证为百合科大百合属植物荞麦叶大百合*Cardiocrinum cathayannum*（Wils.）Stearn或大百合*Cardiocrinum giganteum*（Wall.）Makino。

2 ［清］赵学敏：《本草纲目拾遗》卷5土贝母，上海：商务印书馆，1955：143.

3 国家中医药管理局《中华本草》编委会：《中华本草》（8），上海：上海科学技术出版社，1999：94.

5.**《本草原始》**：该书“贝母”（图23）绘3组贝母药材。上2颗一大一小，均由两瓣组成。图注“色白”。中间一颗，示意两瓣中间露出心芽，图注“西”，大概示意“西贝”；下两颗左边一颗呈现大瓣抱小瓣特征，此即今松贝的“怀中抱月”特征。图注“两瓣成一颗，有心”。此图为写生得来，可考为今之川贝母。《原始》有文云：“西贝母色白，体轻，双瓣。南贝母色青白，体重单粒。凡用以黄白轻松者为良，油黑重硬者为劣。西者、南者俱宜入剂，而西者尤良。”后《本草汇言》转绘时，给“色白”命名为“南贝母”，“西”组名为“川贝母”，最下两瓣有心组名为“西贝母”。此意味着明末贝母的药材已有多种类型，但本图所示都属于川贝母，并无浙贝之类。浙贝明末已有商品供应，见明·傅懋光《医学疑问》提到的“大如栗瓣”，来自两浙产者。

6.**《植物名实图考》**：该书“贝母”（图33）据其文所载，乃“今川中图者一叶一茎，叶颇似荞麦叶”。图中有植物4株，每株下有球茎一个，上为一叶，呈荞麦叶状。谢宗万考此图似为天南星科犁头尖属植物犁头尖*Typhonium divaricatym*（L.）Decne.，云南会泽以其同属植物高山犁头尖*Typhonium alpinum* C. Y. Wu ex H. Li et al.混称贝母，说明犁头尖属植物在历史上确有混称贝母者。[1]《图考》卷24“半夏”条提到：“半夏一茎三叶，诸书无异词，而原图一茎一叶，前尖后歧，乃似茨姑叶。余曾遣人绘川贝母图，正与此合。”此图即吴其濬“遣人绘川贝母图”，并非真正的贝母。此图所示或为半夏Pinellia ternata 的幼苗图，或为上述谢宗万所考犁头尖属（*Typhonium*）植物。

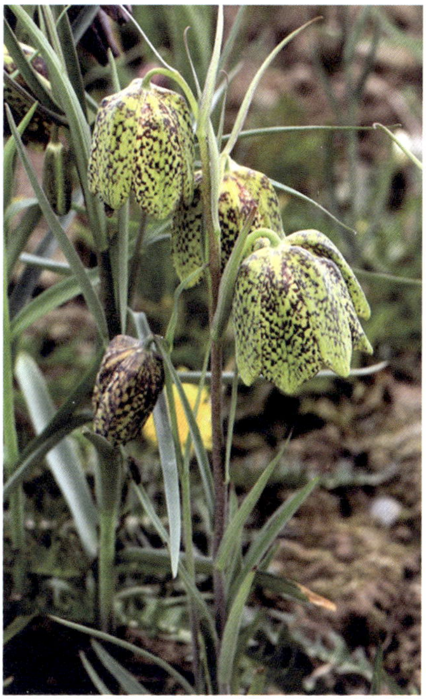

图35　川贝母 *Fritillaria cirrhosa*

【小结】

贝母为最古老的药物之一。但从进入本草书就出现了不同的种类。对《诗经》所载的“莔”（或“蝱”）就有“叶如栝楼”“根下如芋子”与“根如小贝”“叶似韭”两种。结合《本草图经》插图考察，前者为葫芦科假贝母*Bolbostemma paniculatum*（Maxim.）Franquet，后者为百合科植物川贝母*Fritillaria cirrhosa* D.Don及其同属近缘植物。本品以“形似聚贝子”得名，则当以百合科的贝母为正品。

1　谢宗万：《中药材品种论述》上册，上海：上海科学技术出版社，1980：404.

鉴于古代贝母混淆品种甚多，故本草书记载了多种不同形态的同名异物品。此可见于《本草图经》《本草蒙筌》等书插图。《本草原始》写生药材图提示明末的川贝母类药材也分化成多个品种。

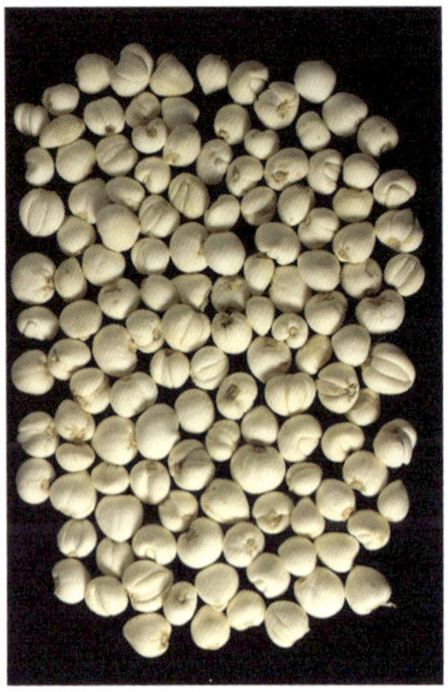

图 36　川贝母药材

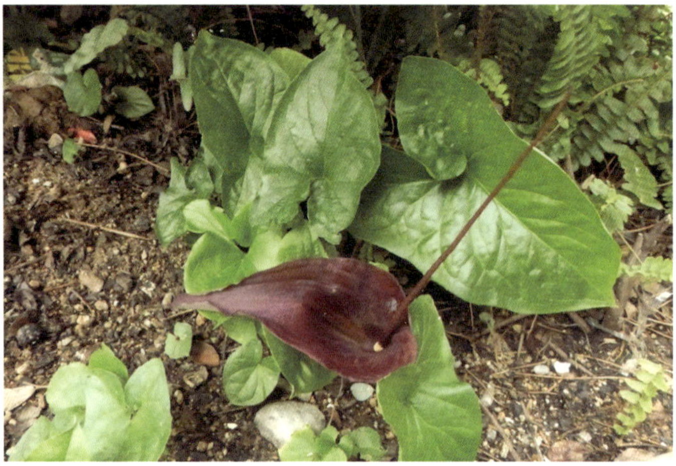

图 37　犁头尖 *Typhonium divaricatym*

13-16　山慈姑

【品图】

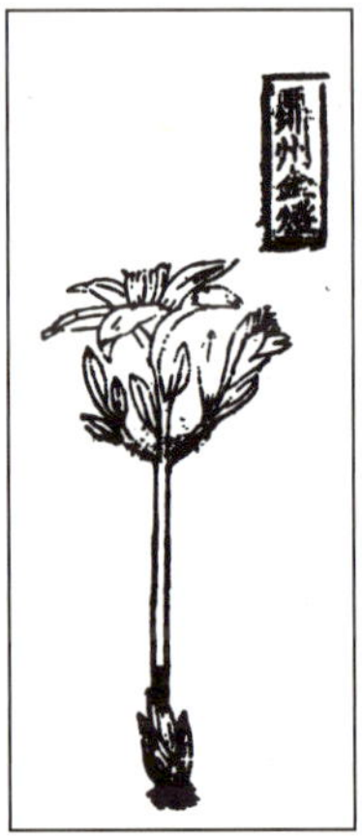

图 1　图经（大）·鼎州金灯

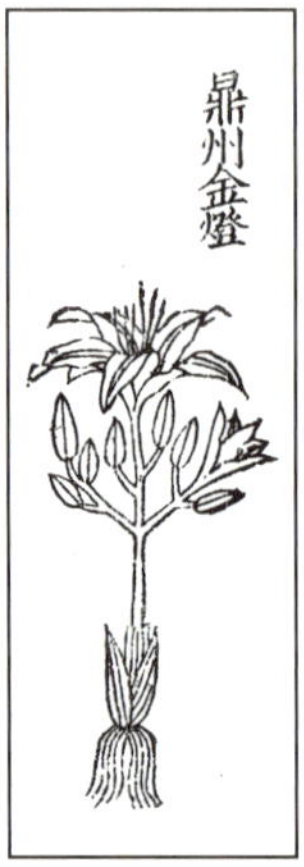

图 2　图经（政）·鼎州金灯

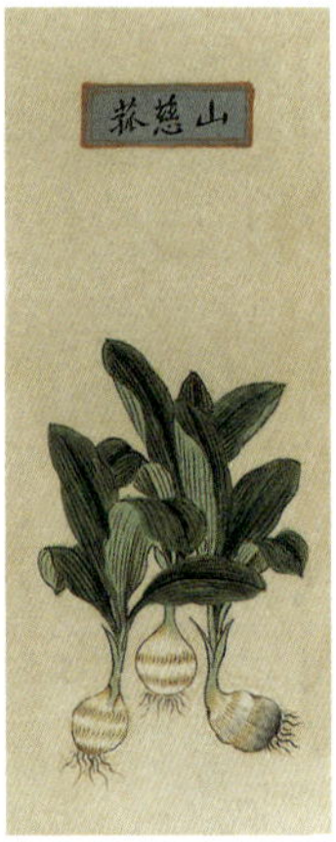

图 3　品汇·山慈菰

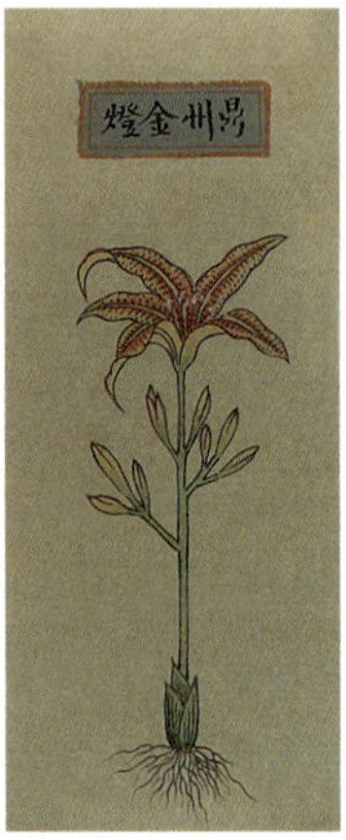

图 4　品汇·鼎州金灯

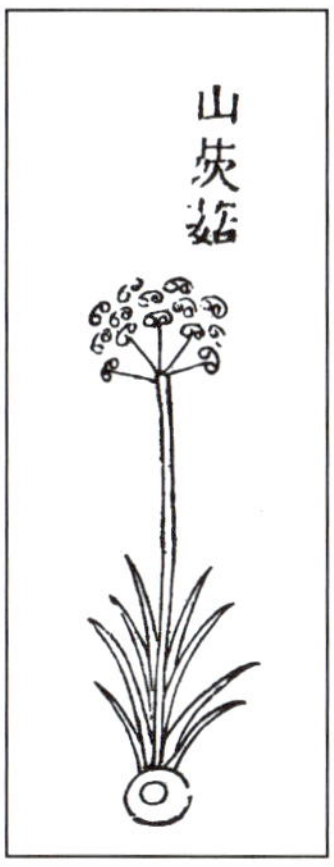

图 5　蒙筌·山茨菇

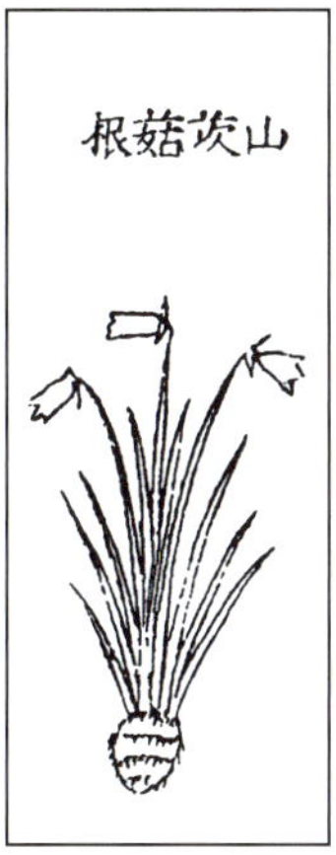

图 6　太乙·山茨菇根

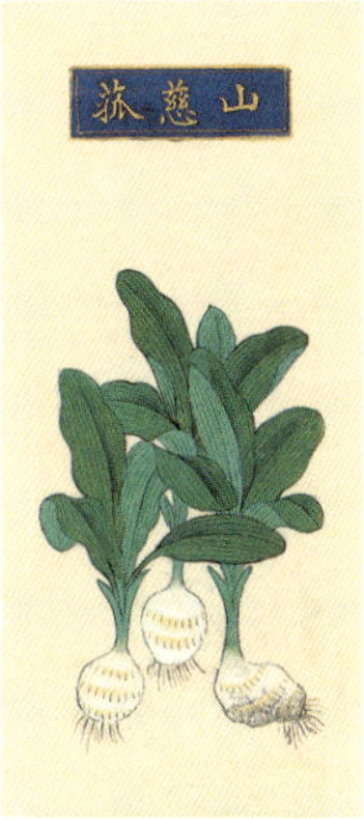

图 7　雷公·山慈菰

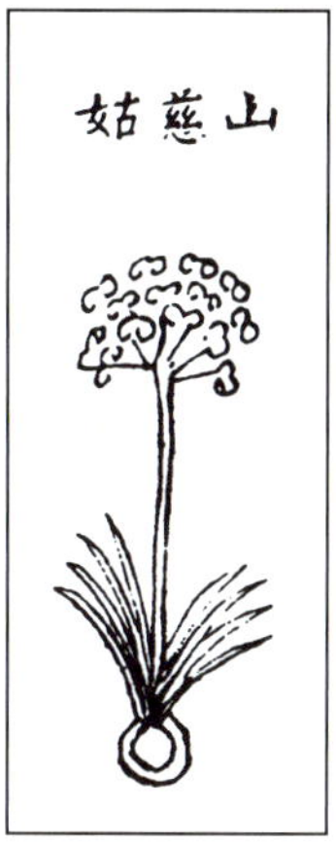

图 8　纲目（金）·山慈姑

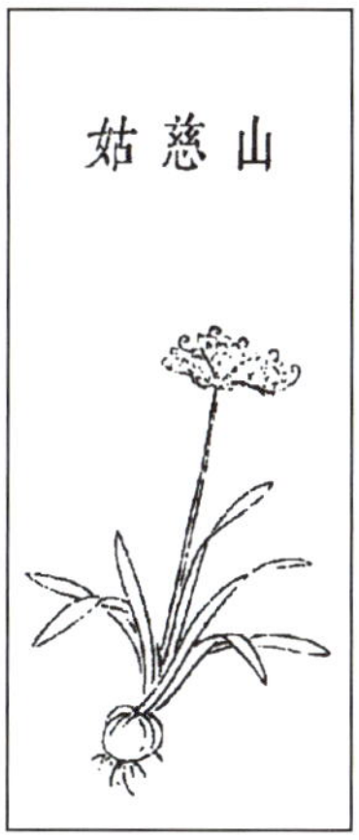

图 9　纲目（钱）·山慈姑

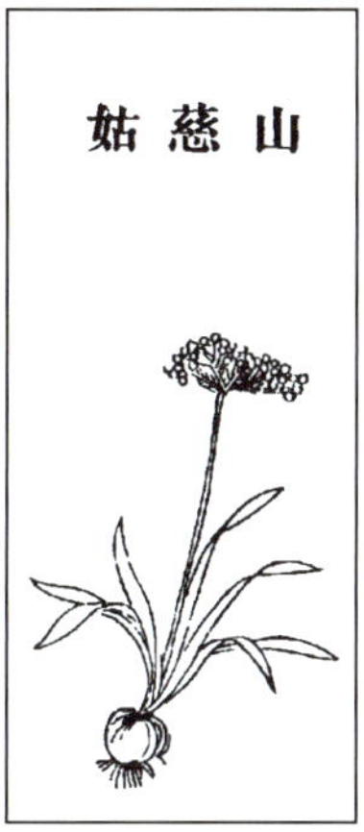

图 10　纲目（张）·山慈姑

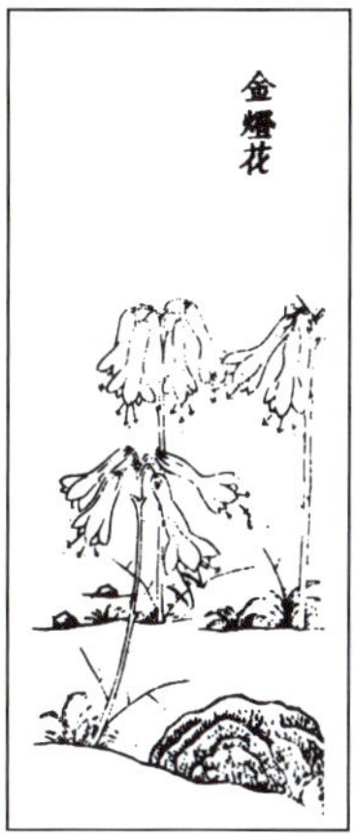

图 11　三才·金灯花

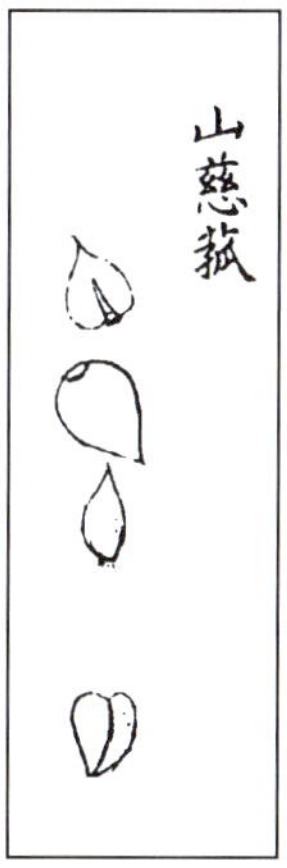

图 12　原始·山慈菰

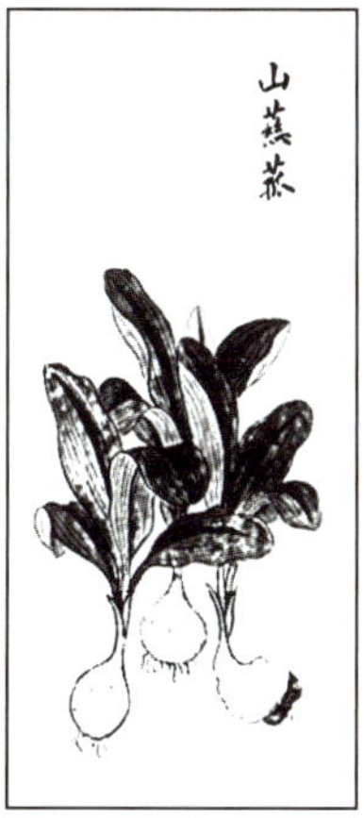

图 13　金石·山慈菰

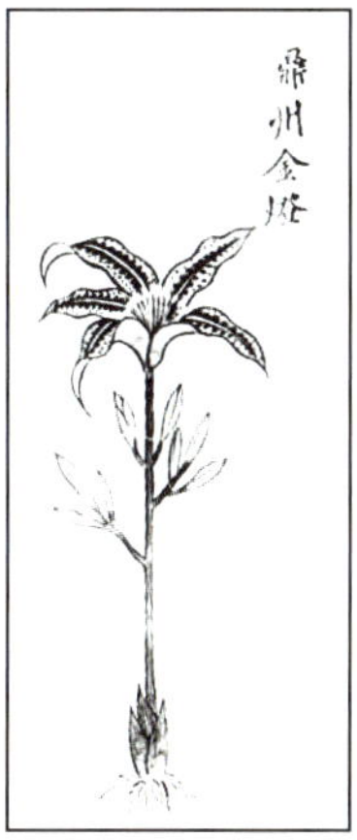

图 14　金石·鼎州金灯

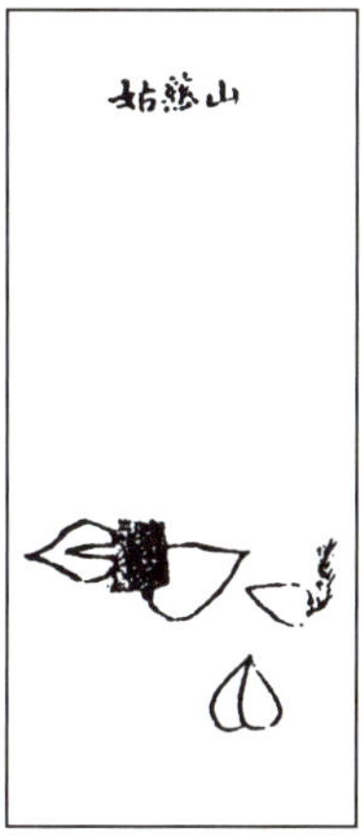

图 15　汇言·山慈姑

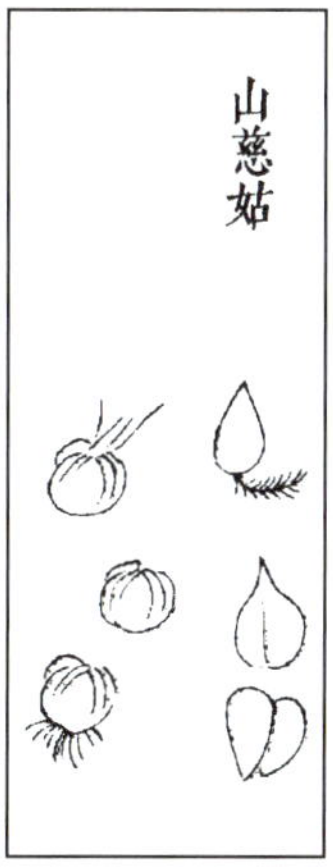

图 16　本草汇·山慈姑

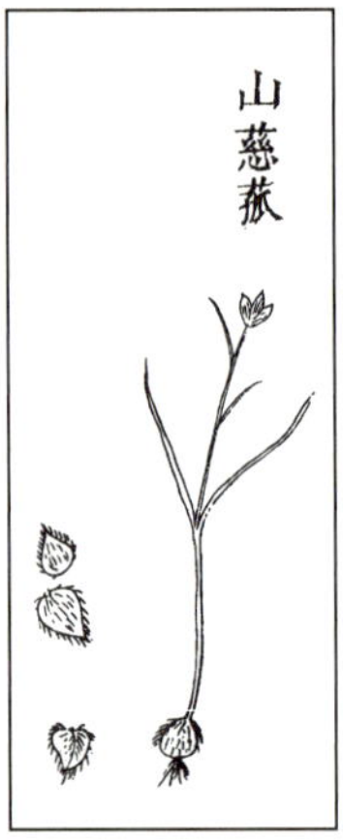

图 17　类纂·山慈菰

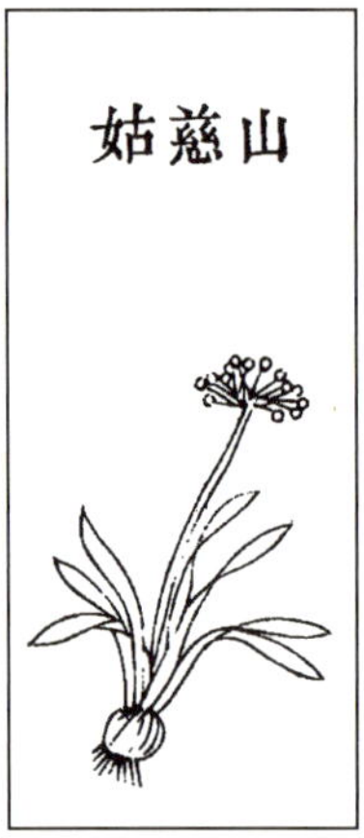

图 18　备要·山慈姑

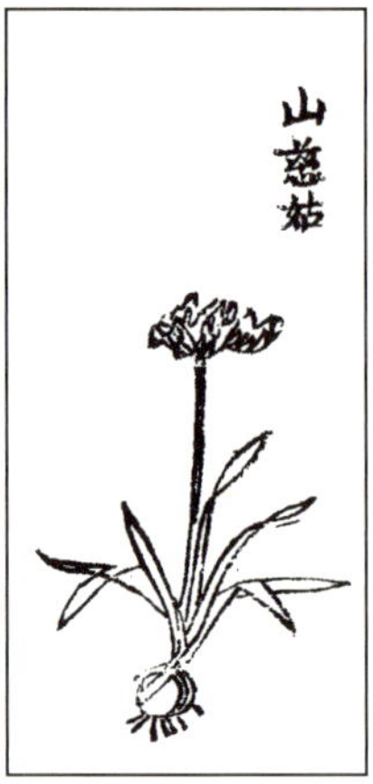

图 19　求真·山慈姑

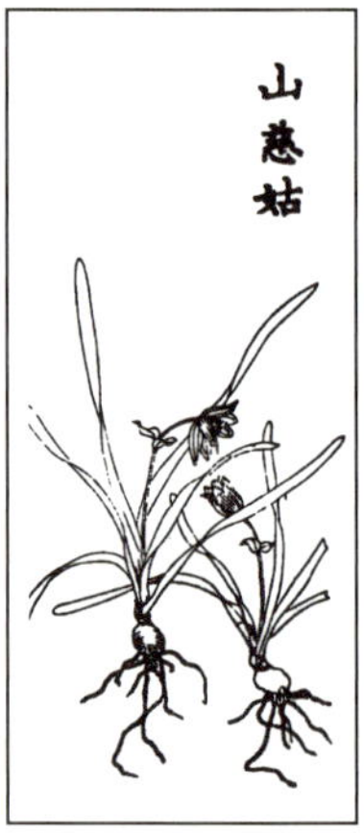

图 20　质问·山慈姑

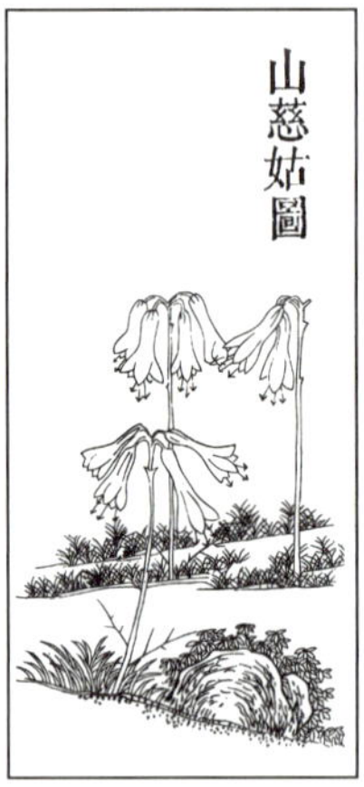

图 21　草木典·山慈姑图

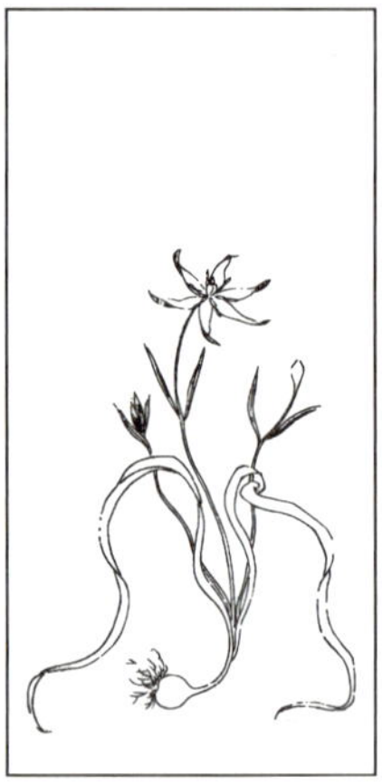

图 22　图考·老鸦瓣

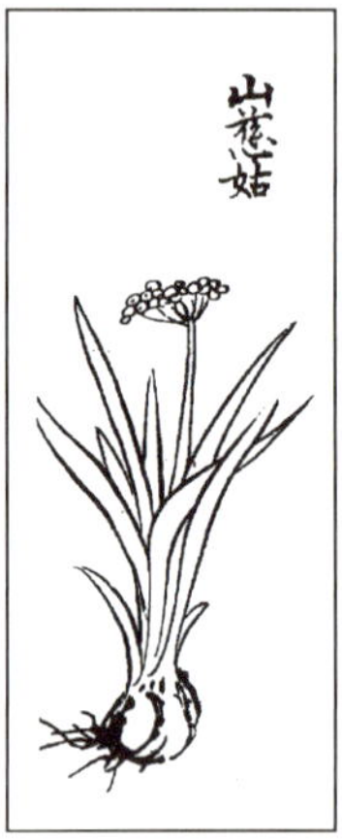

图 23　图说·山慈姑

本品23图，取自21书，其中5幅彩图。有承继关系及仿绘图可分以下5个书类。

《本草图经》：该书有"鼎州金灯"图，见于《大观本草》（图1）、《政和本草》（图2）。其中《政和》图2须根较长，其余基本相同。今以《政和》图2为《图经》图的代表。仿绘该图的彩色本草图有《本草品汇精要》卷41"金灯"下的"鼎州金灯"图（图4），该图取原图之轮廓构架，润饰敷色。其花被绘成红黄色，中有棕褐色点。仿绘《品汇》图4者有《金石昆虫草木状》同名图（图14）。

《本草品汇精要》：该书卷15"山慈菰"下有"山慈菰"（图3）为原创图，仿绘者有《补遗雷公炮制便览》同名图（图7）、《金石昆虫草木状》同名图（图13）。

《本草纲目》（金陵本）：该书"山慈姑"（图8）的仿绘润饰图有《纲目》钱本"山慈姑"（图9），该图保留金陵本的花序，但将原剑形叶绘成水仙形的叶，根茎也由原图用两个圆圈表示的球茎绘成立体的鳞茎，下有少许须根。此后，仿绘图8者还有《本草蒙筌》刘孔敦本“山茨菇”（图5）。另《纲目》张本图10、《本草备要》图18、《本草求真》图19、《本草简明图说》图23，均仿绘钱本图9。

《三才图会》：该书“金灯花”（图11）的仿绘图有《古今图书集成·草木典》“山慈姑图”（图21）。

《本草原始》：该书“山慈菰”（图12）为药材图。仿绘图有《本草汇言》“山慈姑”（图15），将《原始》原图中的药材改变位置，其中在一颗小三角形药材底部绘了一小撮须毛状物。《本草汇》“山慈姑”（图16）除仿绘《汇言》3颗鳞茎外，又截取《纲目》钱本“山慈姑”（图9）的地下部分，再增绘2块。

以上23图中，除14幅属仿绘图外，还有9幅原创图（图2、3、6、8、11、12、17、20、22），详见下“鉴药”项。

【文录】

宋《嘉祐本草》（见《证类》卷11“山慈菰根”） ……生山中湿地。一名金灯花。叶似车前，根如慈菰。零陵间又有团慈菰，根似小蒜，所主与此略同。（新补。见陈藏器及《日华子》）。

宋《宝庆本草折衷》卷11“山慈菇（因慈菇根在内）” 一名山慈菇根。○《是斋方》用者名鬼灯檠。○《录验方》云：即玉簪花根也。玉簪花一名金灯花。○其叶一名鹿蹄草。生山中湿地。今人采根片开晒干，或生取，并无时。

明《本草品汇精要》卷15“山慈菰” 【地】《图经》曰：生山中湿地及零陵间。地道：吴中者佳。【时】生：春生苗。采：八月取根。

明·陈嘉谟《本草蒙筌》卷3“山茨菇根” 俗呼金灯笼，多生沙湿地。初春萌孽，叶如韭叶长青；二月开花，状若灯笼，色白。瓣有黑点，子结三棱。立夏才交，其苗即槁。依时掘地可得，迟久腐烂难寻。与老鸦蒜略同，在包裹上分别。蒜却无毛光秃，茨菇包裹有毛。得之去皮，生焙任用。

明《本草纲目》卷13“山慈姑” 【释名】鬼灯檠（《纲目》）、朱姑（《纲目》）、鹿蹄草（《纲目》）、无义草。【时珍曰】根状如水慈姑，花状如灯笼而朱色，故有诸名。段成式《酉阳杂俎》云：金灯之花与叶不相见，人恶种之，谓之无义草。又有试剑草，亦名鹿蹄草，与此同名，见后草之五。【集解】【时珍曰】山慈姑处处有之。冬月生叶，如水仙花之叶而狭。二月中抽一茎如箭竿，高尺许。茎端开花白色，亦有红色、黄色者，上有黑点，其花乃众花簇成一朵，如丝纽成，可爱。三月结子，有三棱，四月初苗枯，即掘取其根，状如慈姑及小蒜，迟则苗腐难寻矣。根苗与老鸦蒜极相类，但老鸦根无毛，慈姑有毛壳包裹为异尔。用之去毛壳。

明《本草原始》卷3“山慈菰” 生山中湿地。叶如韭，花状如灯笼而朱色，故一名金灯。根状如水慈菰，故名山慈菰……类独蒜头，色白，有毛壳包裹，用之去毛壳。

琉球《质问本草》内篇卷3“山慈姑” 生田野，冬生苗，两叶对生，春抽小茎，高五六寸而开花，三四月叶枯。山慈姑，释名朱姑。与石蒜相似，惟石蒜叶上有毛，此种叶上无毛，是山慈姑无疑……前年江南陆氏鉴为山慈姑，请得先生再喻益证之。乙巳，再问潘贞蔚、石家辰。此一定是山慈姑也……

清《植物名实图考》卷13“老鸦瓣” 生田野中。湖北谓之棉花包，固始呼为老鸦头。春初即生，长叶铺地，如萱草叶而屈曲萦结，长至尺余；抽葶开五瓣尖白花，似海栀子而狭，背淡紫，绿心黄蕊，入夏即枯；根如独颗蒜，乡人掘食之。味甘，性温补。

【鉴药】

“山慈姑”为宋《嘉祐本草》新补药，原作“山慈菰根”。该新补药是根据唐·陈藏器、五代末日华子二人的书综合成条，已无法区分具体条文的归属。该药首出当推《本草拾遗》。时珍将其中条文或引作“藏器”，或引作“《日华子》”，皆凭其个人感觉而已。“慈菰”（或作“茨菰”“慈菰”“慈姑”等，李时珍称之为“水慈姑”）为泽泻科水生植物，下有球茎，可作食物。故不同环境所生的地下有球茎、鳞茎的植物也或以“慈菰”为名。具有这样特点的植物很多，容易引起混乱。古今皆用山慈姑来解毒疗疮，民间使用尤多，但其来源却有多种。

本条“山慈姑”，《嘉祐》记载的形态特点是：“生山中湿地。一名金灯花。叶似车前，根如慈菰。”叶似车前则当为弧形或平行叶脉，根如慈菰则当为球茎或鳞茎。至于“金灯”，可能指“灯檠”，也可能指“灯笼”。符合以上几个特点的植物，多为单子叶植物。南宋《宝庆本草折衷》引《录验方》云：即玉簪花根也。玉簪花一名金灯花。但玉簪花虽似金灯，叶亦条状，其根却不似慈姑。或据我国运用山慈姑的实际情况，考本品与兰科植物杜鹃兰*Cremastra appendiculata*（D. Don）Makino相近。此种今为药材毛慈姑的主流商品。[1]

明·陈嘉谟《本草蒙筌》描述本品形状为：“俗呼金灯笼，多生沙湿地。初春萌孽，叶如韭叶长青；二月开花，状若灯笼，色白。瓣有黑点，子结三棱。立夏才交，其苗即稿。依时掘地可得，迟久腐烂难寻。与老鸦蒜略同，在包裹上分别。蒜却无毛光秃，茨菇包裹有毛。”据其叶形、花期、花色鳞茎包裹有毛，皆与百合科郁金香属植物老鸦瓣*Tulipa edulis*（Miq.）Baker相符。这种老鸦瓣的鳞茎现代多用作药材光慈姑。[2]

1 谢宗万：《中药材品种论述》上册，上海：上海科学技术出版社，1980：376.
2 谢宗万：《中药材品种论述》上册，上海：上海科学技术出版社，1980：379.

李时珍对本品的描述是混乱的。他引唐·段成式《酉阳杂俎》的"金灯"，此物特点是"花与叶不相见，人恶种之，谓之无义草"，此乃石蒜科植物。时珍又云："冬月生叶，如水仙花之叶而狭。二月中抽一茎如箭竿，高尺许。茎端开花白色，亦有红色、黄色者，上有黑点，其花乃众花簇成一朵，如丝纽成，可爱。三月结子，有三棱，四月初苗枯，即掘取其根，状如慈姑及小蒜，迟则苗腐难寻矣。根苗与老鸦蒜极相类，但老鸦根无毛，慈姑有毛壳包裹为异尔。用之去毛壳。"此段话有复述《本草蒙筌》原文的地方，也有后加的内容。如"众花簇成一朵，如丝纽成，可爱"，此与"花与叶不相见"均属石蒜科植物石蒜*Lycoris radiate*（L'Her.）Herb.的特点。故谢宗万指出李时珍将石蒜科石蒜与百合科老鸦瓣相混淆，图亦有错。[1]

清·赵学敏《本草纲目拾遗》书前"正误"篇有山慈姑专条指时珍以石蒜为山慈姑之误，且指出《纲目》此条所收附方的错误。其一，"引孙天仁《集效方》，用红灯笼草，此乃红姑娘草，专治咽喉口齿。濒湖所收酸浆草也。乃不列彼而列此，岂以慈姑又名鬼灯檠而误之耶？"其二，"又引《奇效方》吐风痰，用金灯花根，不知石蒜亦名金灯花。山慈姑根食之不吐，石蒜食之令人吐。则《奇效方》所用乃石蒜，非慈姑也。濒湖且两误矣。"[2]

古本草图中的山慈姑或有别名金灯花，今将"金灯"为名之植物亦列此类。

1.《本草图经》：该书的"鼎州金灯"（图2）下有鳞茎及须根，一茎直立，无叶，花多数，花被6，雄蕊6，伸于花外。此类似百合科百合属（*Lilium*）植物的一种。此图突出花序，可见本图所谓"金灯"，乃指其花如灯檠。本条没有说明其与山慈姑的关系，因此不能视为是山慈姑的来源之一。

2.《本草品汇精要》：该书的"山慈菰"（图3）绘3株植物，均有圆而大的鳞茎，叶片大而数量多（非如杜鹃兰仅一叶），平行脉，表面深绿，背面色淡。其鳞茎与叶片的着生方式表明其非兰科植物，且未绘出花序，更类似石蒜科石蒜属（*Lycoris*）植物。

3.《太乙仙制本草药性大全》：此书的插图大多粗糙简略，此"山茨菇根"（图6）是该书少见的精细之图。其植物文字介绍取自《本草蒙筌》。图所示球茎有节，节间有须毛。剑形叶丛生，花葶自根茎抽出，花钟状，辐射对称，略下垂。结合图、文，故此图仍接近百合科植物老鸦瓣*T. edulis*。[3]

4.《本草纲目》（金陵本）：该书的"山慈姑"（图8）根部用两个圆圈示意外有毛壳包裹，剑形叶丛生，花葶独立，顶端有伞形花序。花小，花梗甚长。此图花序

1 谢宗万：《本草纲目药物彩色图鉴》，北京：人民卫生出版社，2000：58.

2 ［清］赵学敏：《本草纲目拾遗》卷首"正误"，上海：商务印书馆，1955：1-2.

3 本图承药用植物研究所林余霖研究员提供鉴定意见。

似石蒜，但花、叶同时出现，又不是石蒜的特点。《纲目·山慈姑》条时珍将山慈姑与石蒜混淆，此图与时珍所云相似。可见该图是据《纲目》文字想象绘成此图，难以作为考察的依据。

5.《三才图会》：该书的“金灯花”（图11）有山石背景，绘3株植株植物，均只有花葶，顶端有钟状花数朵，雄蕊3枚伸出花被之外。此近似百合科植物大百合属植物大百合*Cardiocrinum giganteum*（Wall.）Makino。但此图未绘出叶片与地下部分，尚不无疑问。此外本条并没有提到与山慈姑的关系。

6.《本草原始》：该书的“山慈菰”（图12）为药材图，所绘4颗“山慈姑”，有两颗与贝母相近。另两颗为鳞茎。凭此类药材图很难臆测其来源。

7.《本草纲目类纂必读》：该书的“山慈菰”（图17）由一棵植物，3个带毛刺的三角状根茎组成。右边的植物具带毛的鳞茎，茎无分枝，叶2枚，长条形，花单朵顶生，是非常准确的百合科老鸦瓣*T. edulis*写生图。此图证实老鸦瓣确实是山慈姑的来源之一。奇怪的是左边的药材却均带有毛刺，似与民间以此作光慈姑不符。

8.《质问本草》：该书的“山慈姑”（图20）绘两株植物，各具鳞茎。茎直立，叶5枚，最下的叶基抱茎，条形、边缘平展。花单朵顶生，花被钟状，6片。这也是写生绘制的百合科郁金香属（*Tulipa*）植物。

9.《植物名实图考》：该书的“老鸦瓣”（图22），有文字说明：“生田野中。湖北谓之棉花包，固始呼为老鸦头。春初即生，长叶铺地，如萱草叶而屈曲萦结，长至尺余；抽葶开五瓣尖白花，似海栀子而狭，背淡紫，绿心黄蕊，入夏即枯；根如独颗蒜，乡人掘食之。”其图如文所说，其花描绘尤其细致，可知仍是百合科植物老鸦瓣*T. edulis*。但本条并没有提到与山慈姑的关系。

【小结】

“山慈姑”出现于唐代，最早的形态记载为“叶似车前，根如慈菰”。或考今药材毛慈姑的主流商品、兰科植物杜鹃兰*Cremastra appendiculata*（D. Don）Makino与之近似。《本草蒙筌》所载山慈姑形态与百合科植物老鸦瓣*Tulipa edulis*（Miq.）Baker相符。今药材光慈姑来源于此类山慈姑。古本草图表明，山慈姑或来源于石蒜科石蒜属（*Lycoris*）植物，更多的来源于郁金香属老鸦瓣*T. edulis*（如《本草纲目类纂必读》《质问本草》等）。但名为金灯或金灯花的插图或来自百合科百合属（*Lilium*）及大百合属（*Cardiocrinum*）植物，这类植物并未明确被作为山慈姑使用。

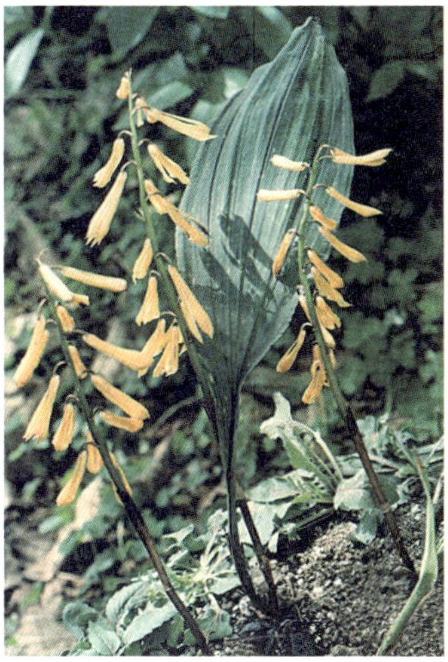

图 24　杜鹃兰 *Cremastra appendiculata*

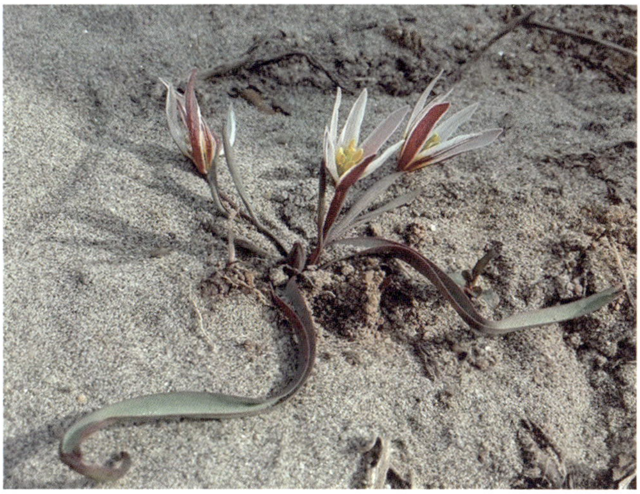

图 25　老鸦瓣 *Tulipa edulis*

13-17　石蒜

【品图】

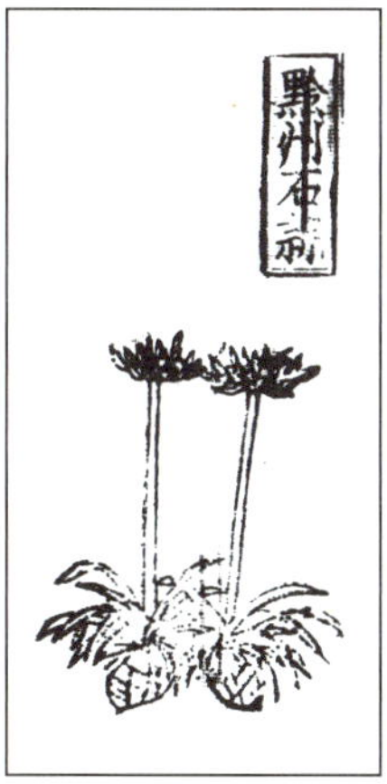

图 1　图经（大）·黔州石蒜

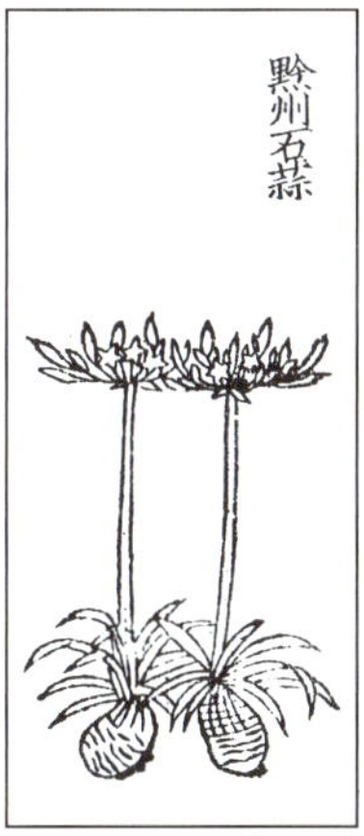

图 2　图经（政）·黔州石蒜

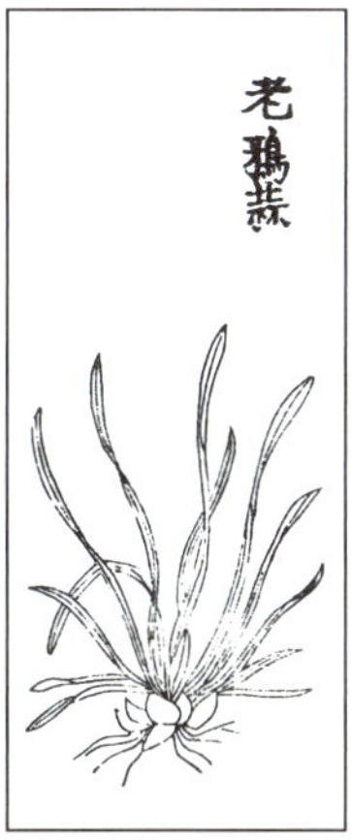

图 3　救荒·老鸦蒜

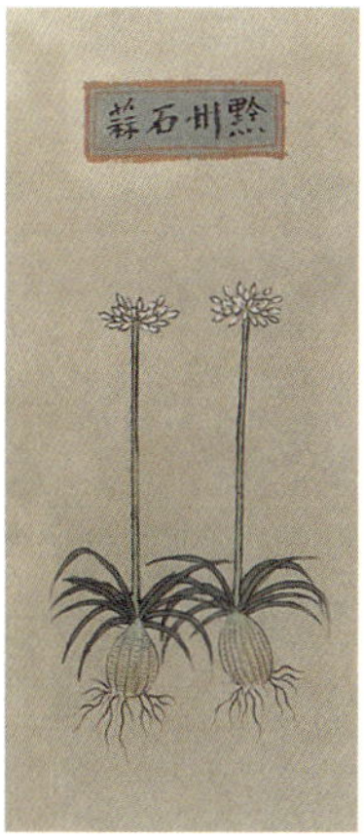

图 4　品汇·黔州石蒜

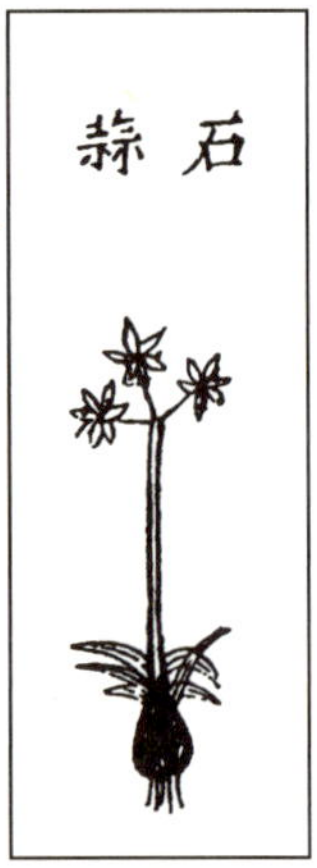

图 5 纲目(金)·石蒜

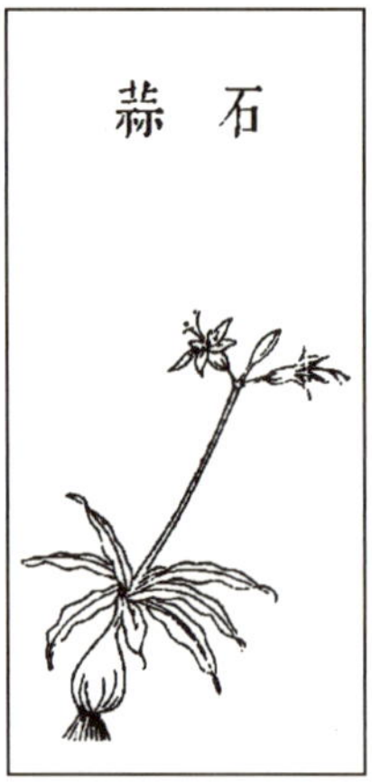

图 6 纲目(钱)·石蒜

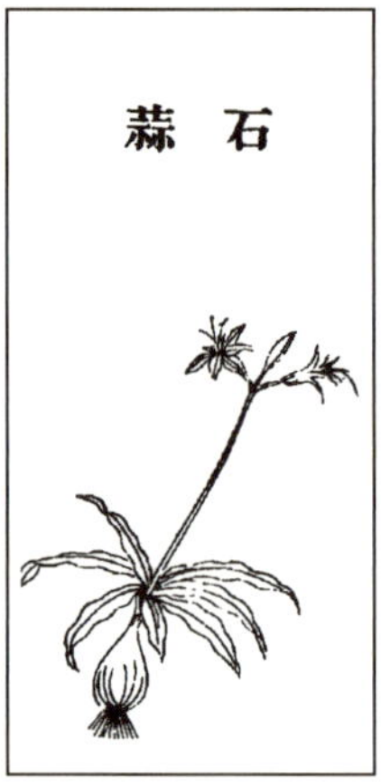

图 7 纲目(张)·石蒜

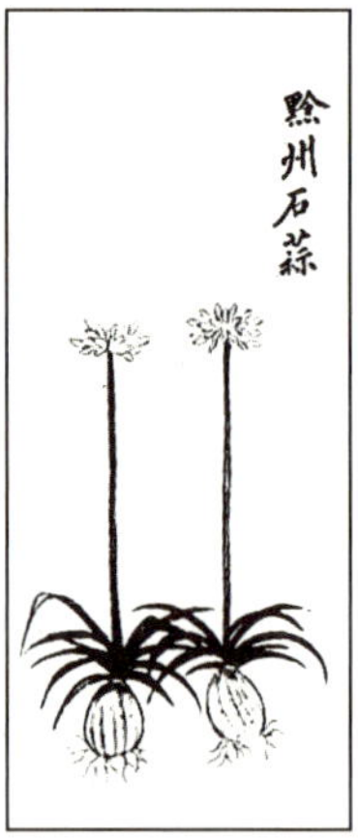

图 8 金石·黔州石蒜

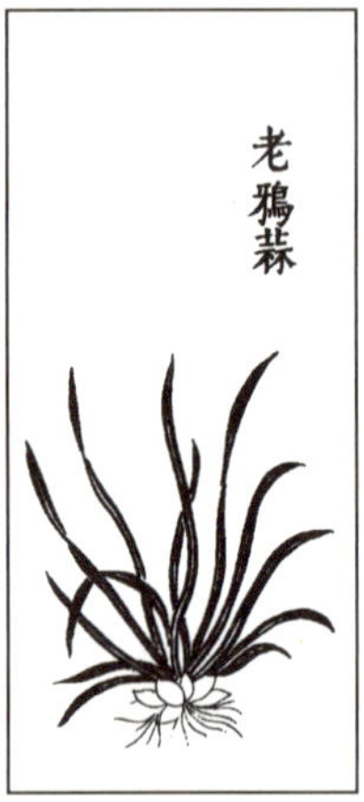

图 9 博录·老鸦蒜

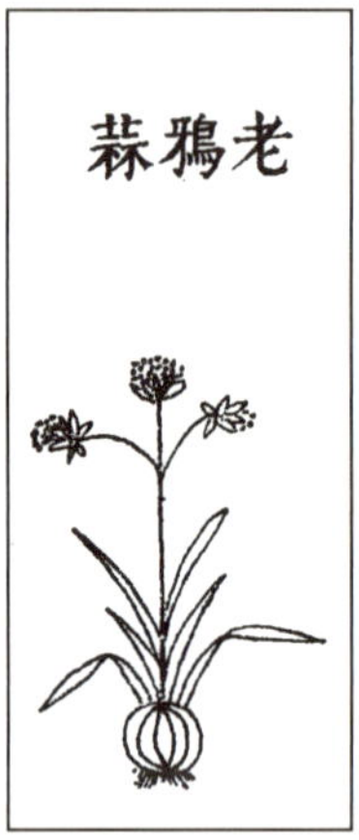

图 10 野谱补·老鸦蒜

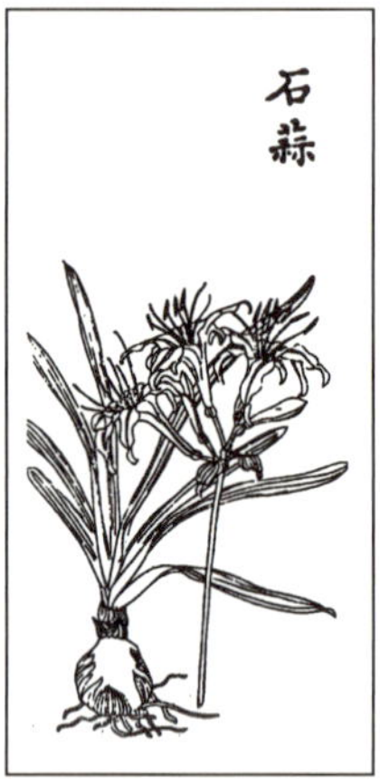

图 11 质问·石蒜

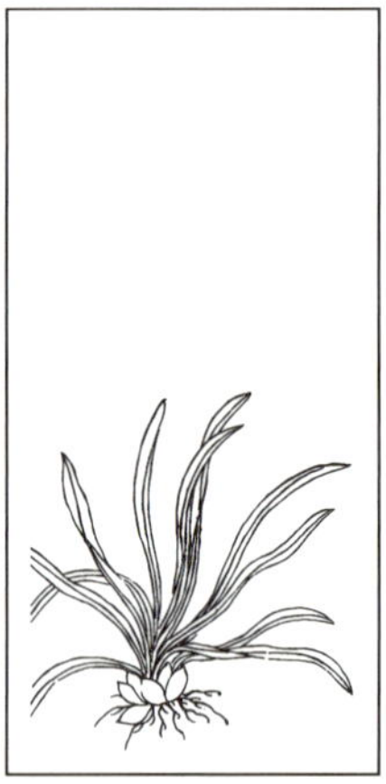

图 12 图考·老鸦蒜

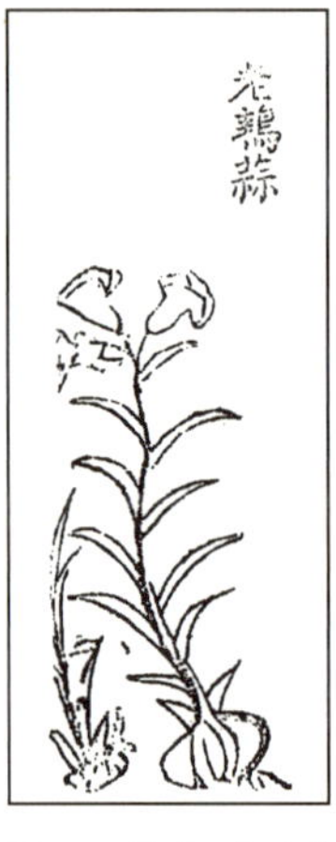

图 13 便方·老鸦蒜

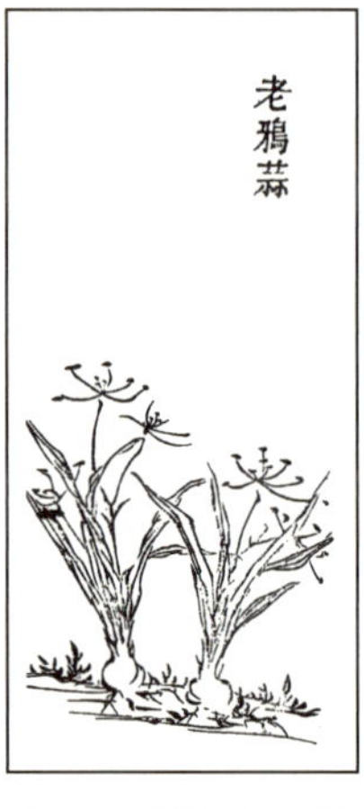

图 14 草药·老鸦蒜

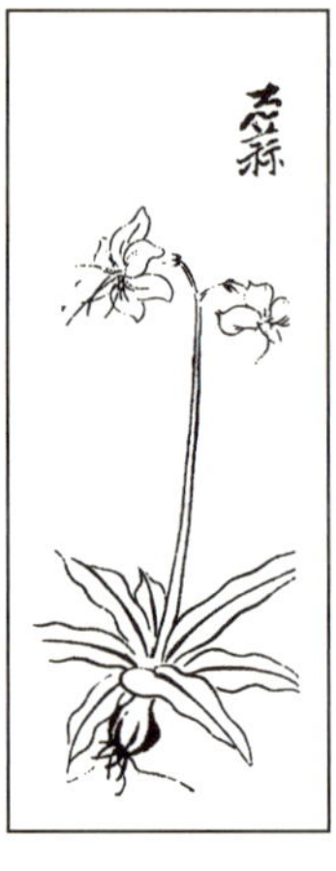

图 15 图说·石蒜

本品15图，取自15书，其中2幅彩图。有承继关系及仿绘图可分以下2个书类。

《本草图经》：该书的“黔州石蒜”图分别存于《大观本草》（图1）、《政和本草》（图2）中。图2的花序较图1更准确。今以《政和》图2为《图经》图的代表。

仿绘《图经》的彩色图有《本草品汇精要》“黔州石蒜”（图4），该图在仿绘时，将花错绘成白色，形态则仿绘自《大观》图1，且润饰之后更觉失真。《金石昆虫草木状》“黔州石蒜”（图8）又仿绘《品汇》图4。仿绘《图经》的墨线图则有《本草纲目》系列。其中《纲目》金陵本“石蒜”（图5）仿绘时除将球茎绘成黑色（以符“乌蒜”别名），还师心自用将花序改为茎顶3朵单花。直接仿绘金陵本的有《救荒野谱补遗》“老鸦蒜”（图10），其图略有润饰，未用黑色绘球茎，但将茎顶3单花改绘为3个头状花序。《纲目》钱本“石蒜”（图6）亦直接仿绘金陵本，但球茎更似大蒜，顶花被改绘得接近萱草花。此后的《纲目》张本“石蒜”（图7）、《本草简明图说》“石蒜”（图15）均在钱本图6基础上润饰或略有改动。

《救荒本草》：该书的“老鸦蒜”（图3）的仿绘图有《野菜博录》“老鸦蒜”（图9），后者仅将叶片改为黑底白纹而已。《植物名实图考》“老鸦蒜”（图12）亦仿绘《救荒》图。

以上15图中，除10幅属仿绘图外，还有5幅原创图（图2、3、11、13、14），详见下“鉴药”项。

【文录】

宋《本草图经》（见《证类》卷30“外草类”） 黔州石蒜：水麻生鼎州。味辛，温，有小毒。其根名石蒜。主傅贴肿毒。九月采。又，金灯花，其根亦名石蒜。或云即此类也。／鼎州金灯：文附石蒜条下。／鼎州水麻：文附石蒜条下。

明《救荒本草》卷上之后“老鸦蒜” 生水边下湿地中。其叶直生，出土四垂，叶状似蒲而短，背起剑脊，其根形如蒜瓣。味甜。

明《本草品汇精要》卷41“水麻” 石蒜……【地】《图经》曰：水麻，生鼎州，其根名石蒜，又名金灯花。金灯之根，亦名石蒜。或云三物共一类也。

明《本草纲目》卷13“石蒜” 【释名】乌蒜（《纲目》）、蒜头草（《纲目》）、婆婆酸（《纲目》）、一枝箭（《纲目》）。【时珍曰】蒜以根状名，箭以茎状名。【集解】【时珍曰】石蒜处处下湿地有之，古谓之乌蒜，俗谓之老鸦蒜、一枝箭是也。春初生叶，如蒜秧及山慈姑叶，背有剑脊，四散布地。七月苗枯，乃于平地抽出一茎如箭竿，长尺许。茎端开花四五朵，六出红色，如山丹花状而瓣长，黄蕊长须。其根状如蒜，皮色紫赤，肉白色。此有小毒，而《救荒本草》言其可煠熟水浸过食，盖为救荒尔。一种叶如大韭，四五月抽茎，开花如小萱花黄白色者，谓之铁色箭，功与此同。二物并抽茎开花，后乃生叶，叶花不相见，与金灯同。

琉球《质问本草》内篇卷3“石蒜” 生田野，二月中叶枯，夏生一茎如箭竿，高尺许，茎端着花，花罢生叶。石蒜叶背有剑脊，七月苗枯，乃于平地抽出一茎，如箭竿，长尺许，茎端开花四五朵，六出，红色，如山丹花而瓣长，黄蕊长须，其根如蒜皮，色紫赤，肉白色。又有一种，叶如大韭，四五月抽茎，开花黄白色，功与此同。二物并抽茎，开花后乃生叶，花叶不相见。癸卯，潘贞蔚，石家辰。是石蒜也……与《纲目》相符……

清·赵学敏《本草纲目拾遗》卷4“老鸦蒜” 一名银锁匙，一名石蒜、一枝箭。《百草镜》……《纲目》主治失载……金士彩云：此吐药也，且令人泻。治喉风痰核，白火丹。肺痈……对口初起……双单蛾……洗痔漏……痰火气急……

清《植物名实图考》卷5“老鸦蒜” 《救荒本草》……按：《本草纲目》以此为石蒜，根形殊不似。

【鉴药】

“石蒜”首见于宋《本草图经》。该书以“石蒜”为正名的有“黔州石蒜”，此是以根为正名。另“水麻”“金灯花”的根亦名“石蒜”，但从图形来看，三者是不同的植物。时珍释名曰：“蒜以根状名。”“石”字不明来由。《救荒本草》载本品“生水边下湿地”，非生山石上。本品有小毒，容易引起吐泻。但可用治喉风痰核等症，属民间草药。

除《图经》石蒜图外，《救荒本草》“老鸦蒜”记载了其形态：“其叶直生，出土四垂，叶状似蒲而短，背起剑脊，其根形如蒜瓣。味甜。”此记载未载花色，故或谓是石蒜科石蒜*Lycoris radiate*（L’Her.）Herb.，或谓是同属植物忽地笑（黄花石蒜）*L. aurea*（L’Her.）Herb.。倪根金据叶“背起剑脊”，更应是忽地笑。[1]《本草纲目》记载更详：“古谓之乌蒜，俗谓之老鸦蒜、一枝箭是也。春初生叶，如蒜秧及山慈姑叶，背有剑脊，四散布地。七月苗枯，乃于平地抽出一茎如箭竿，长尺许。茎端开花四五朵，六出红色，如山丹花状而瓣长，黄蕊长须。其根状如蒜，皮色紫赤，肉白色。”叶如蒜秧、苗枯抽茎如箭竿、花红如山丹，黄蕊长须、根如蒜，这些特点证明此即石蒜科植物石蒜*L. radiata*。《纲目·山慈姑》条时珍提到的“花与叶不相见”“众花簇成一朵，如丝纽成可爱”即指此种。另外时珍还提到一种“叶如大韭，四五月抽茎，开花如小萱花黄白色者，谓之铁色箭”，即同属植物忽地笑

1 ［明］朱橚著，倪根金校注、张翠君参注：《救荒本草校注》，北京：中国农业出版社，2008：162.

L. aurea。

本品特征突出，因此古本草的图形可以成为考证的参考资料。

1.《本草图经》：该书“黔州石蒜”（图2）的球茎、叶片、花茎如箭、伞形花序等，均与石蒜科植物石蒜*L. radiata*同。但唯独绘图者忽略了此物花、叶不见面的特点，将花、叶集中在一幅图中。因此严格地说，此图无法作为是石蒜科石蒜的依据。作为我国第一部墨线图谱，如何处理花叶不见面的问题，也难为了古人。有可能是画师蓄意为展示花叶而为。受此影响，后世许多本草图都一错到底。明《品汇》绘图者是宫廷画师，其实并未见过石蒜，故其参照《大观》所存“黔州石蒜”（图1）敷色绘成的彩图（图4）就更失真了。

2.《救荒本草》：该书“老鸦蒜”的文字考察已经前述，其“老鸦蒜”（图3）绘根部有五六个片状鳞茎，其上为带状叶，此与石蒜的球茎不相符。若是鳞茎，又无花，这符合石蒜属植物花叶不见面的特征。据此，王锦秀等认为此植物为百合科百合属植物野百合*Lilium brownii* F. E. Brown ex Miellez var. *viridulum* Baker。[1]

3.《质问本草》：该书撰成之时，兰学已经传入日本。故“石蒜”（图11）已经具有植物科学绘图的手法：将有球茎、带叶的原植物与花茎分开绘图。当今的科学绘图还是按此法来处理花叶不见面的问题。《质问本草》有刻印本与手绘本之别，刻本墨线图有花蕊，印本无。两种版本文字也有若干差异。据其中文字记载，我国大陆诸医家对此植物也有争议，或云是萱草，或云是石蒜。今将墨线图与彩图比较，可知该植物有球茎如水仙，花叶不见面，花色黄红，据此可确定本图就是“开花如小萱花黄白色”的“铁色箭”，亦即石蒜科植物忽地笑*L. aurea*。

4.《草木便方》：该书“老鸦蒜”（图13）具有蒜头状的鳞茎，其地上部分一茎独立，线状叶互生、多数，花大、钟形，数朵聚于茎顶。该书文字记载有别名“石蒜”。但其形状非石蒜属植物，而更接近百合科百合属（*Lilium*）的植物。

5.《草药图经》：该书“老鸦蒜”（图14）绘两株植物，具圆形的球茎，叶带状，其花形是石蒜科石蒜所特有的形态。唯石蒜花叶不见面，此图花、叶皆有，按说不是石蒜。考虑到没有科学画基础的画师往往不知该如何在一幅图中表达“花叶不见面”，故绘成此图模样。倘若画师真是希望用一图表现石蒜花、叶，则此图还是石蒜*L. radiata*的较好的插图。

1 ［明］朱橚著，王锦秀、汤彦承译注：《救荒本草译注》，上海：上海古籍出版社，2015：193.

【小结】

石蒜是宋代以来民间治疗喉风痰核等症的草药。因鳞茎形似蒜得名，故多种具有此特点的植物均有此名。本品具有花叶不见面的特点，但古代本草插图缺乏表现此特点的画技，故多种类似石蒜科石蒜的植物均绘成花叶同现于一图。《本草纲目》所载红花石蒜，可考为石蒜科植物石蒜*Lycoris radiata*（L' Her.）Herb.，另种“花如小萱花黄白色”的铁色箭为石蒜同属植物忽地笑（黄花石蒜）*L. aurea*（L' Her.）Herb.。《质问本草》分别绘出有叶全株及单独花葶，可考其植物为石蒜科植物忽地笑*L. aurea*。

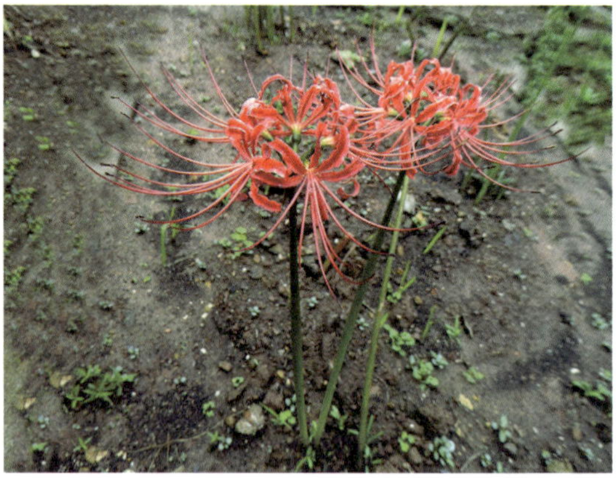

图16　石蒜 *Lycoris radiata*

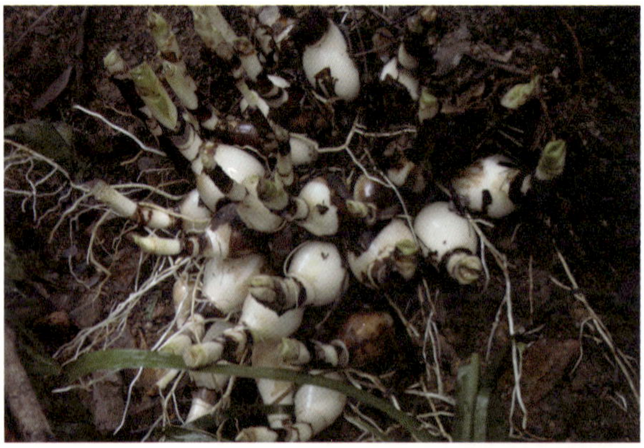

图17　石蒜的鳞茎

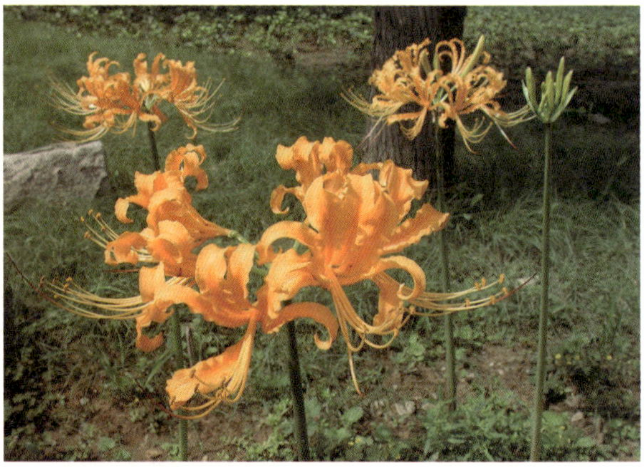

图18　黄花石蒜 *Lycoris aurea*（L'Her.）Herb.

13-18　水仙

【品图】

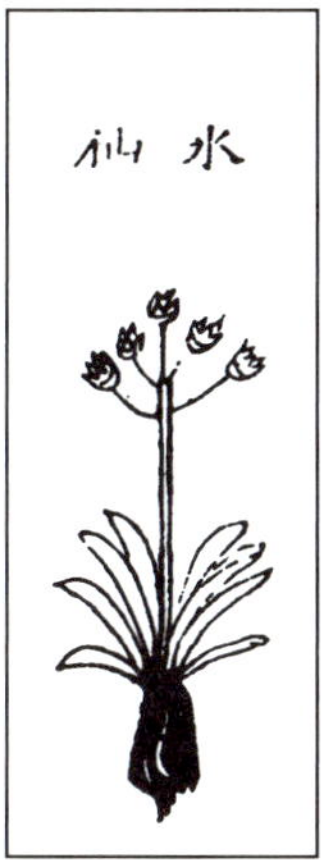

图1　纲目（金）·水仙

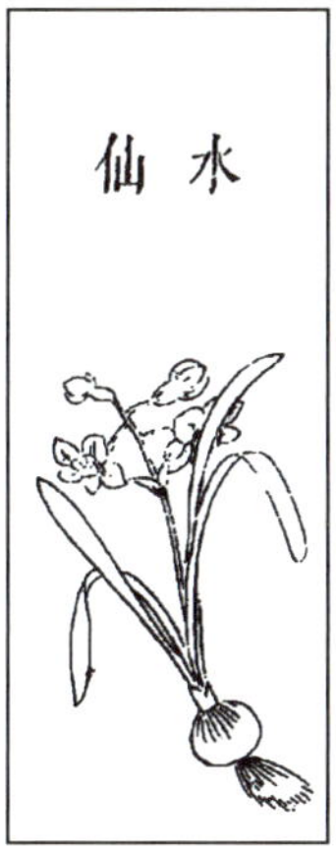

图2　纲目（钱）·水仙

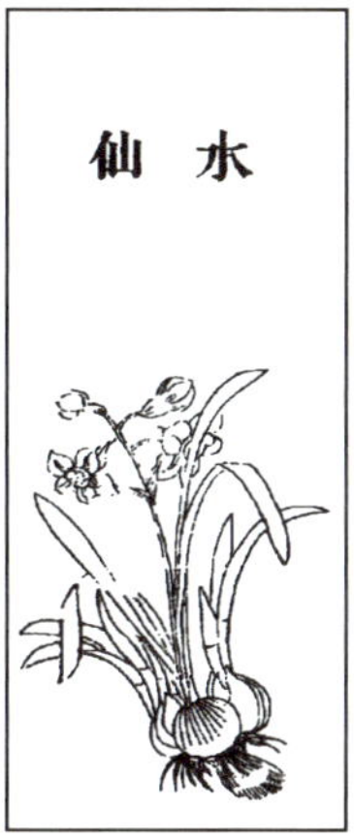

图3　纲目（张）·水仙

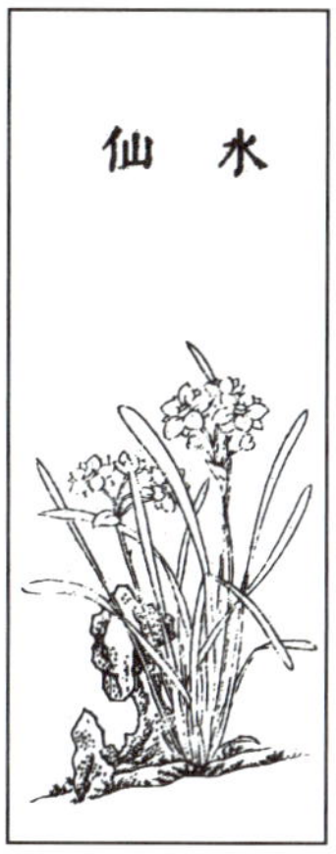

图4　三才·水仙

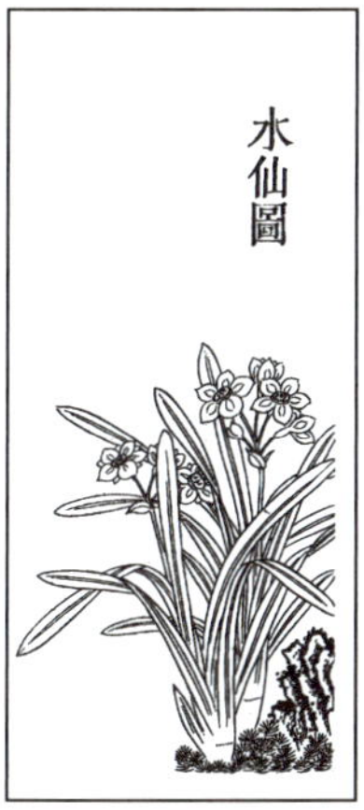

图5　草木典·水仙图

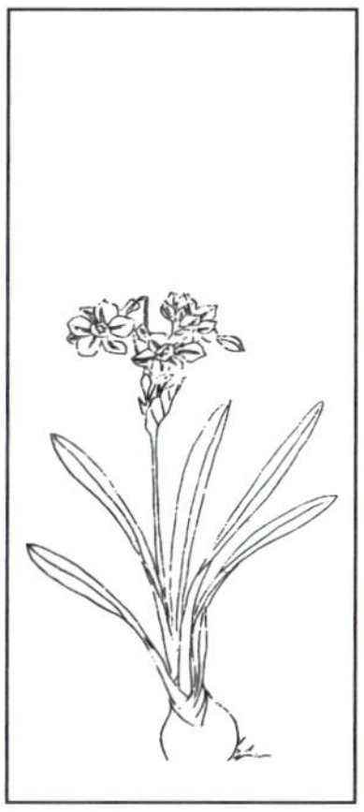

图6　图考·水仙

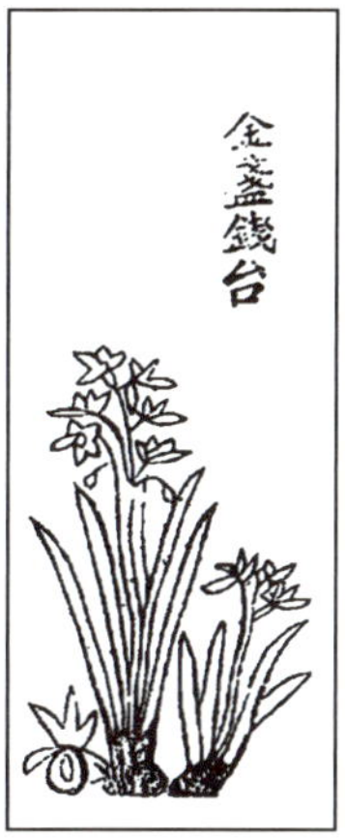

图7　便方·金盏钱台

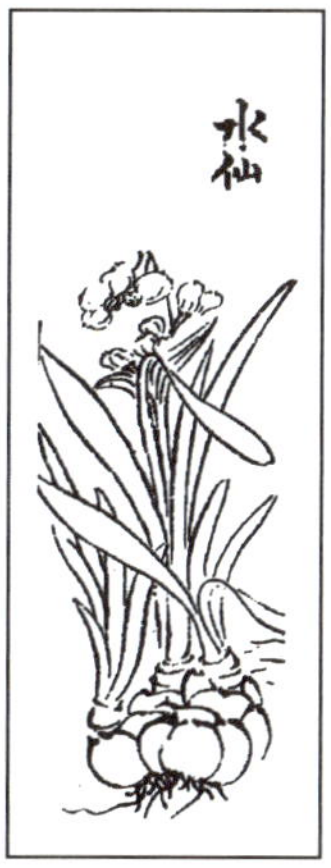

图8　图说·水仙

本品8图，取自8书。明代水仙花已是常见的观赏植物，故此8书的绘图无一完全仿绘，仅《本草纲目》张本“水仙”（图3）有一半仿自《纲目》钱本图2。详见下“鉴药”项。

【文录】

明《本草纲目》卷13“水仙”【释名】金盏银台。【时珍曰】此物宜卑湿处，不可缺水，故名水仙。金盏银台，花之状也。【集解】【机曰】水仙花叶似蒜，其花香甚清。九月初栽于肥壤则花茂盛，瘦地则无花。五月初收根，以童尿浸一宿，晒干，悬火暖处。若不移宿根更旺。【时珍曰】水仙丛生下湿处。其根似蒜及薤而长，外有赤皮裹之。冬月生叶，似薤及蒜。春初抽茎如葱头。茎头开花数朵，大如簪头，状如酒杯，五尖上承，黄心，宛然盏样，其花莹韵，其香清幽。一种千叶者，花皱，下轻黄而上淡白，不作杯状。人重之，指为真水仙。盖不然，乃一物二种尔。亦有红花者。按段成式《酉阳杂俎》[1]云：㮈祇出拂林国，根大如鸡卵，叶长三四尺，似蒜，中心抽条，茎端开花六出，红白色，花心黄赤，不结子，冬生夏死。取花压油，涂身去风气。据此形状，与水仙仿佛，岂外国名谓不同耶?

清《草木便方》卷1“金盏钱台” 水蒨花根名水仙。

清《植物名实图考》卷16“水仙”《本草会编》始收之。俗谓其根有毒。

【鉴药】

“水仙”首见于《本草会编》。时珍释其名曰：“此物宜卑湿处，不可缺水，故名水仙。”本品鳞茎有毒。时珍虽云其主治“痈肿及鱼骨哽”，但后世运用极少。至近现代始提取其中的生物碱用于抗肿瘤。

明·汪机《本草会编》最早著录此药，书佚。《纲目》存其佚文，云“叶似蒜，其花香甚清”。李时珍的描述更详：“其根似蒜及薤而长，外有赤皮裹之。冬月生叶，似薤及蒜。春初抽茎如葱头。茎头开花数朵，大如簪头，状如酒杯，五尖上承，黄心，宛然盏样，其花莹韵，其香清幽。”据此可知此即今石蒜科水仙属植物水仙 *Narcissus tazetta* L.var. *chinensis* Roem.。

至于李时珍引用唐代《酉阳杂俎》所载“㮈祇”，原书云：“出拂林国，苗长三四尺，根大如鸭卵，叶似蒜，叶中心抽条甚长，茎端有花六出，红白色，花心黄赤，不结子，其草冬生夏死，与荞麦相类。取其花，压以为油，涂身除风气。拂林国王及国内贵人皆用之。”此为百合科郁金香属植物郁金香 *Tulipa gesneriana* L.。

水仙为常见观赏植物，故今存本草图中，画法各不相同，然来源均无混淆。

1.《本草纲目》（金陵本）：该书“水仙”（图1）鳞茎不圆，黑色，示意外皮色深。一茎直立，伞形花序，然花序描绘过于简单，有所失真。此图虽非写生，但作为水仙仍可意会。

2.《本草纲目》（钱本）：该书“水仙”（图2）鳞茎球状，叶扁平宽线形。伞形花序描述逼真，此乃水仙之写生图。

3.《本草纲目》（张本）：该书“水仙”（图3）绘多个水仙头（鳞茎），整体描绘更加生动。

1 酉阳杂俎：《酉阳杂俎》卷18“木篇”㮈祇出拂林国，苗长三四尺，根大如鸭卵，叶似蒜，叶中心抽条甚长，茎端有花六出，红白色，花心黄赤，不结子，其草冬生夏死，与荞麦相类。取其花，压以为油，涂身除风气。拂林国王及国内贵人皆用之。

4.《三才图会》：该书“水仙”（图4）绘有土石背景。表现种植的水仙，叶形、花序均栩栩如生。

5.《古今图书集成·草木典》：该书“水仙图”（图5）的绘图者画技更高，花序、叶脊表现得更准确。亦增添了野外生长的水仙背景。

6.《植物名实图考》：该书“水仙”（图6）为中规中矩的植物写生图，各部位比例、特征均一览无余。

7.《草木便方》：该书“金盏钱台”（图7）虽然画技不高，但两株水仙主要特点均能表现。

8.《简明本草图说》：该书“水仙”（图8）线条飘逸，多鳞茎聚集及花、叶特征亦描绘到位。以上诸图都未仿绘抄袭，其来源均为水仙*N. tazetta* var. *chinensis*。

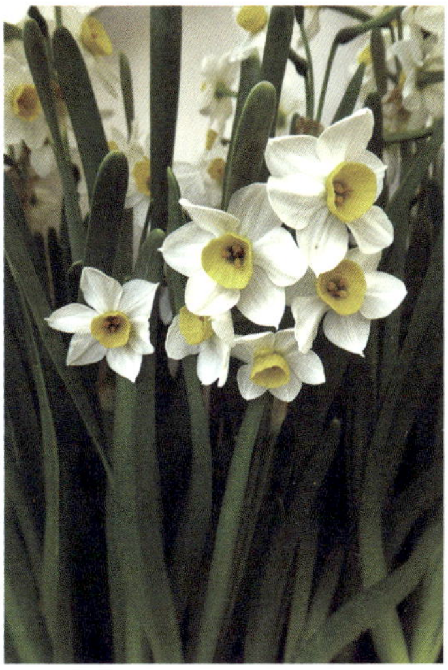

图9　水仙 *Narcissus tazetta* var. *chinensis*

【小结】

水仙进入本草约500年，入药甚少，为常见的观赏植物。古本草对此植物的绘图，其画法各异，所表达的植物来源均为石蒜科植物水仙*Narcissus tazetta* L.var.*chinensis* Roem.。

13–19　白茅

【品图】

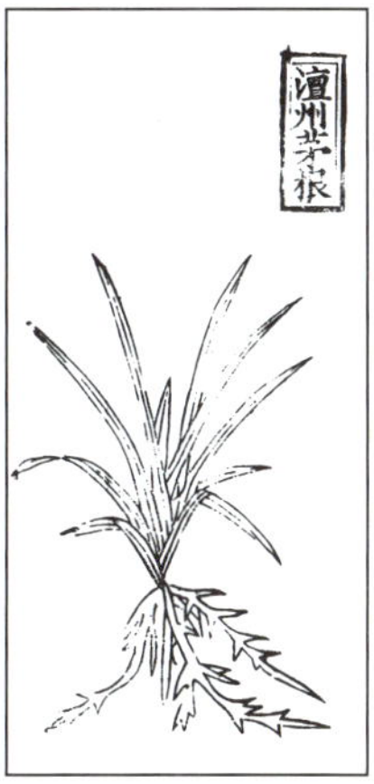

图1　图经（大）·澶州茅根

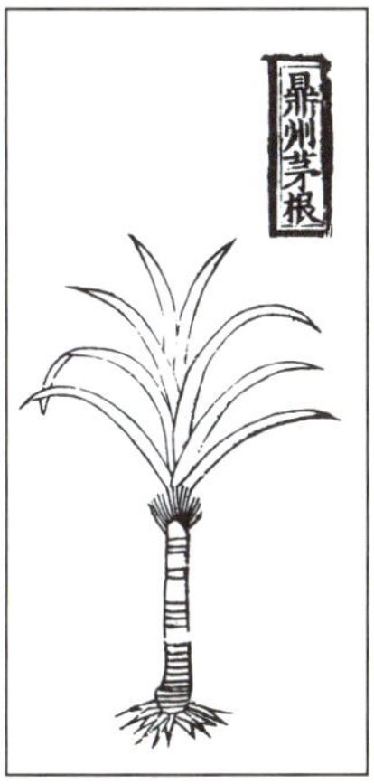

图2　图经（大）·鼎州茅根

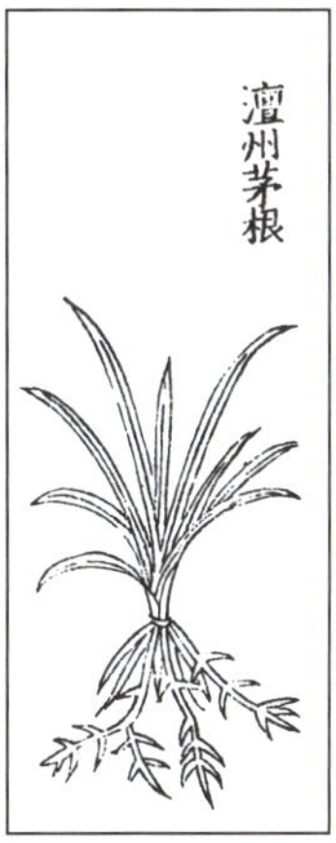

图3　图经（政）·澶州茅根

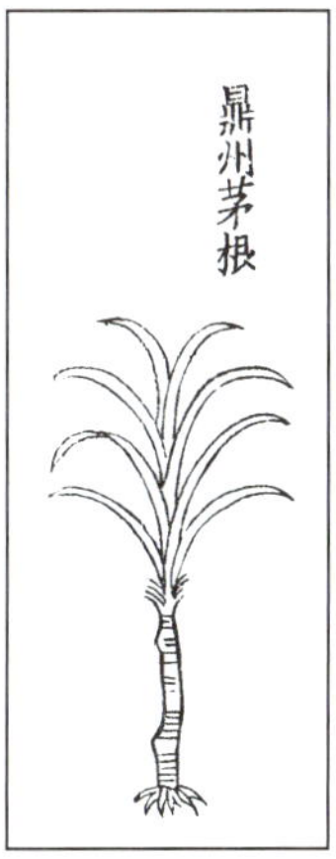

图4　图经（政）·鼎州茅根

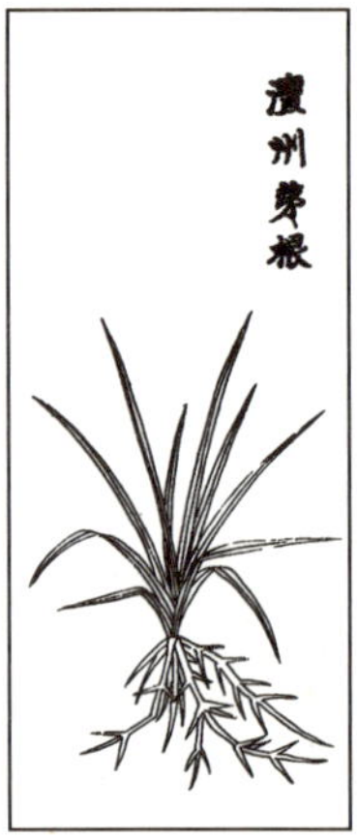

图 5 图经（绍）·澶州茅根

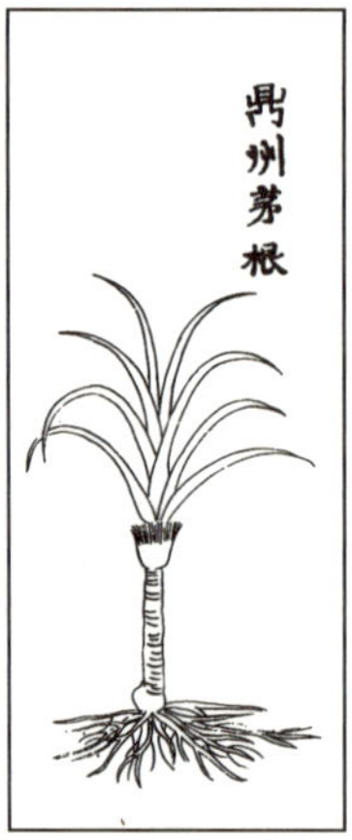

图 6 图经（绍）·鼎州茅根

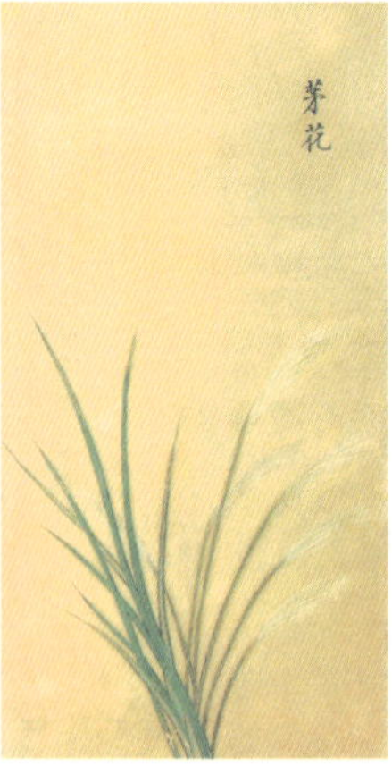

图 7 履巉岩·茅花

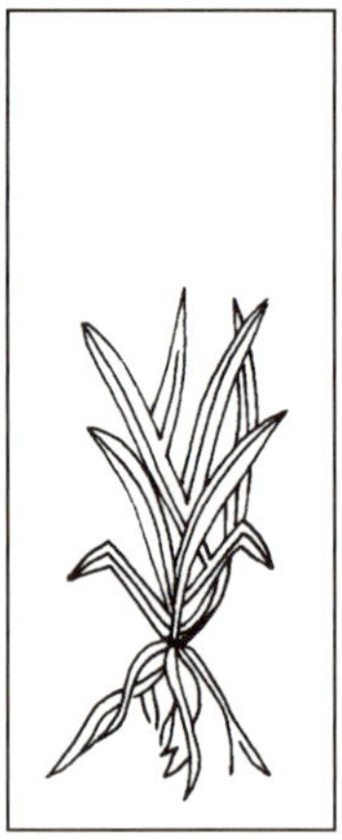

图 8 歌括·茅根

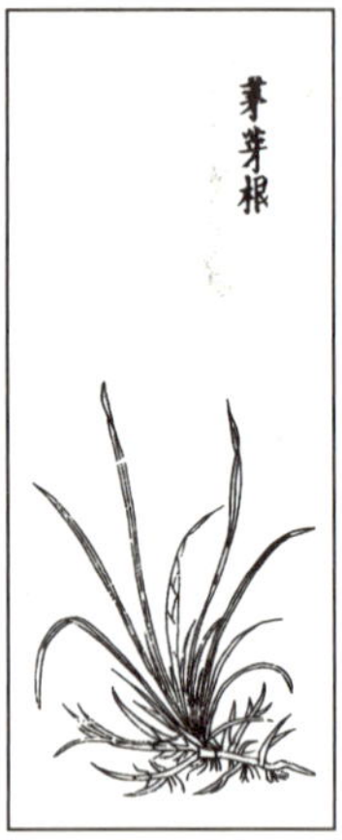

图 9 救荒·茅芽根

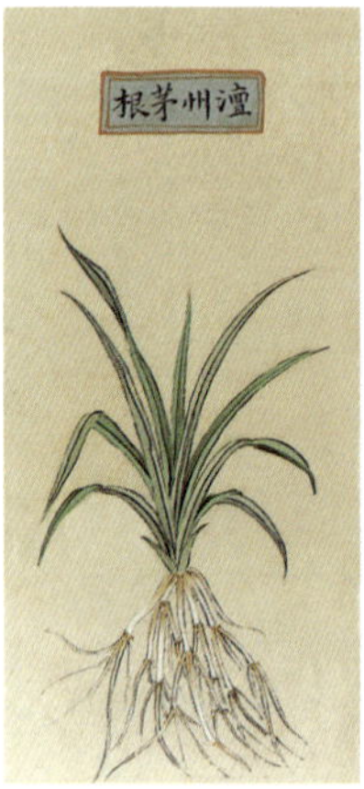

图 10 品汇·澶州茅根

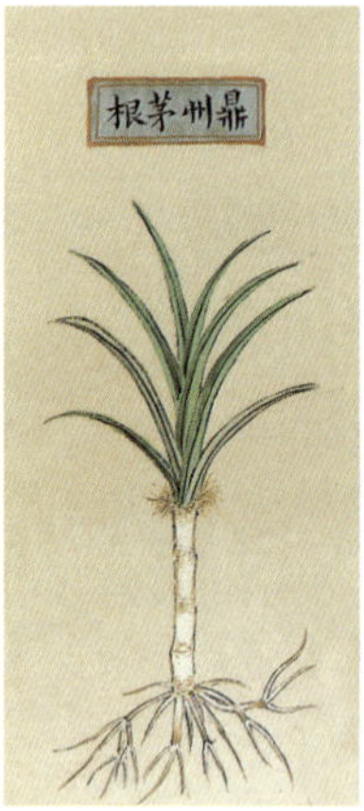

图 11 品汇·鼎州茅根

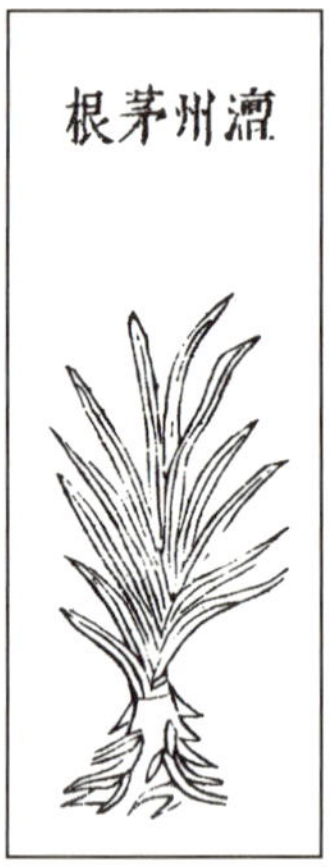

图 12 蒙筌·澶州茅根

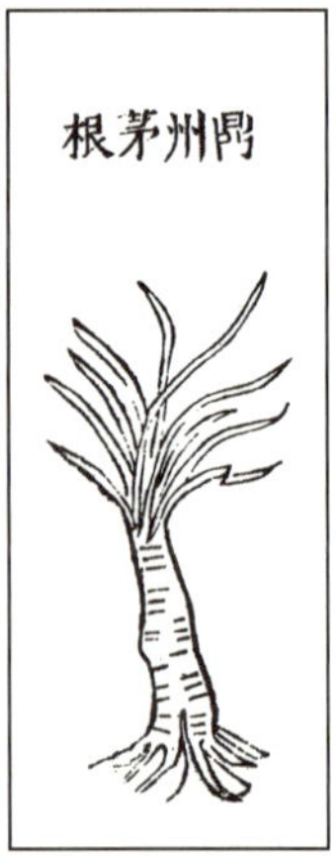

图 13 蒙筌·鼎州茅根

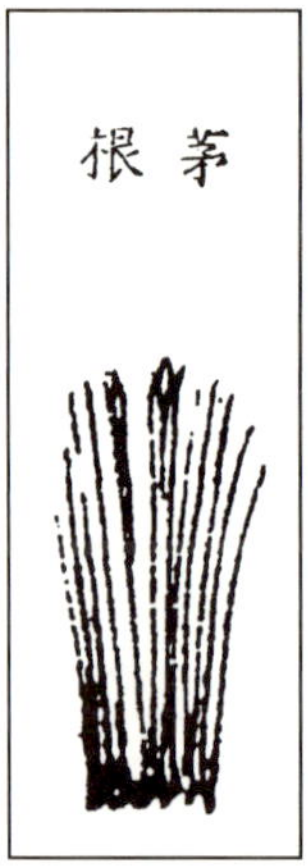

图 14 太乙·茅根

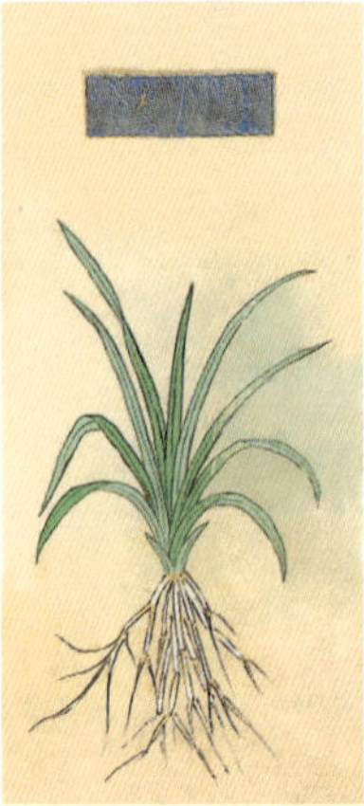

图 15 雷公·茅根

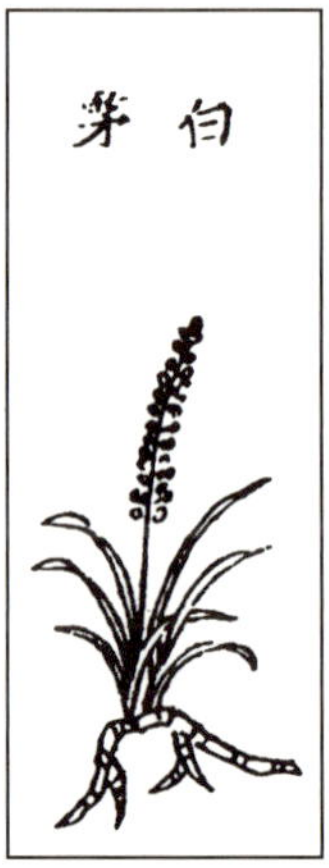

图 16 纲目（金）·白茅

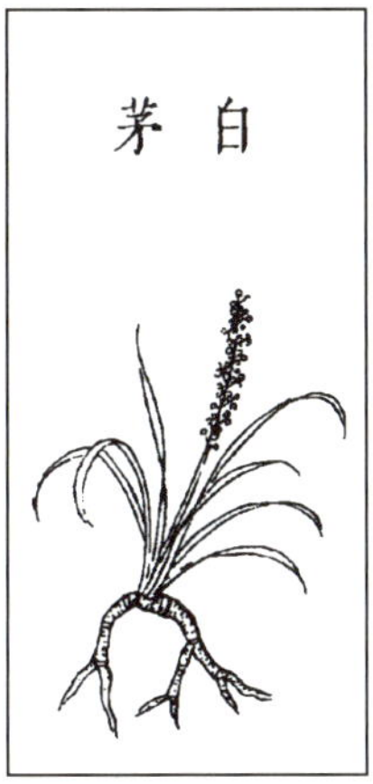

图 17　纲目（钱）·白茅

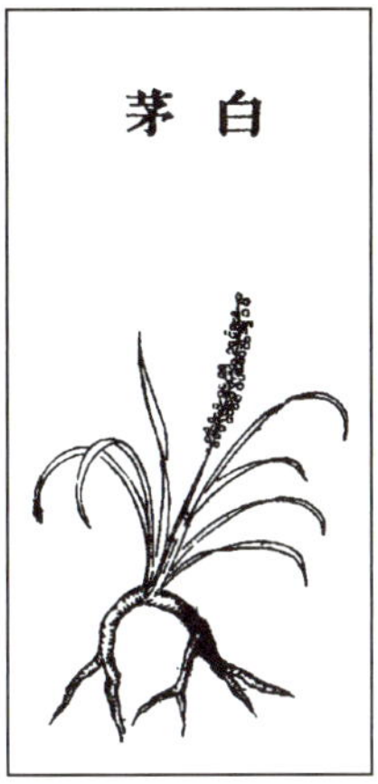

图 18　纲目（张）·白茅

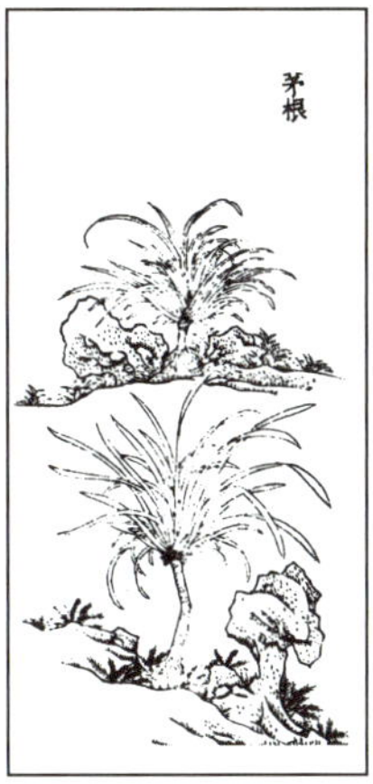

图 19　三才·茅根

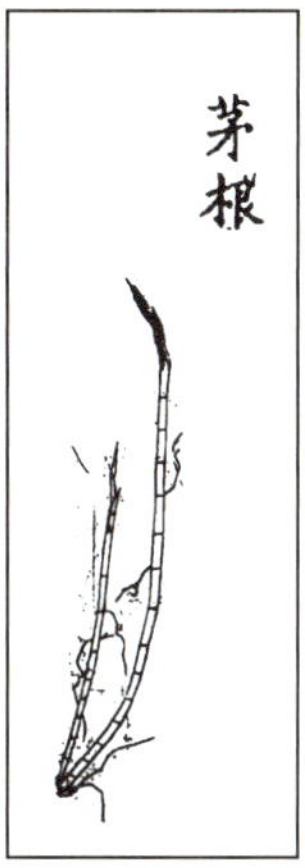

图 20　原始·茅根

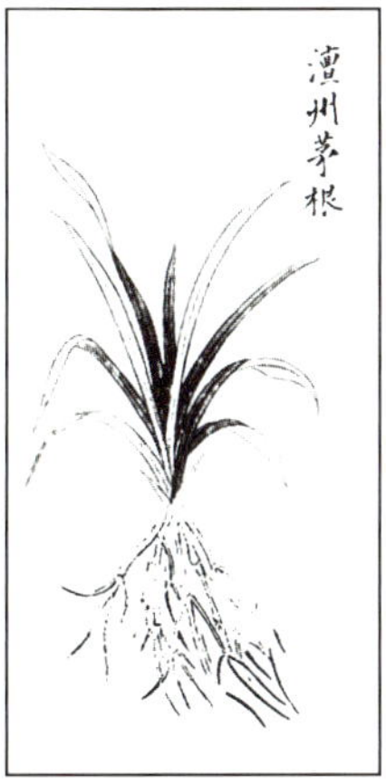

图 21　金石·澶州茅根

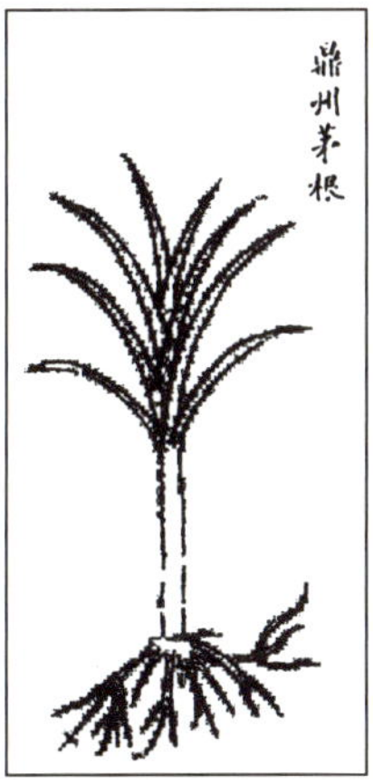

图 22　金石·鼎州茅根

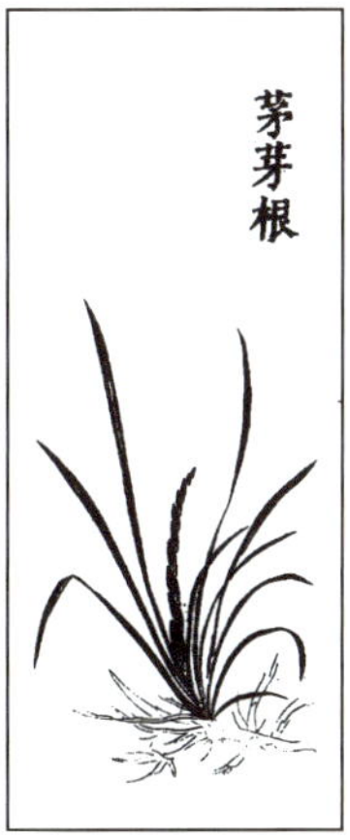

图 23　博录·茅芽根

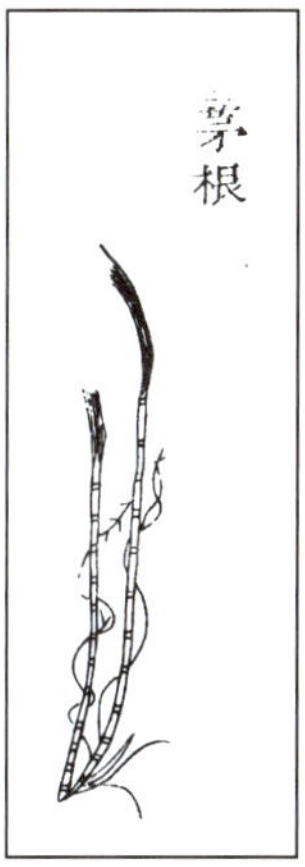

图 24　类纂·茅根

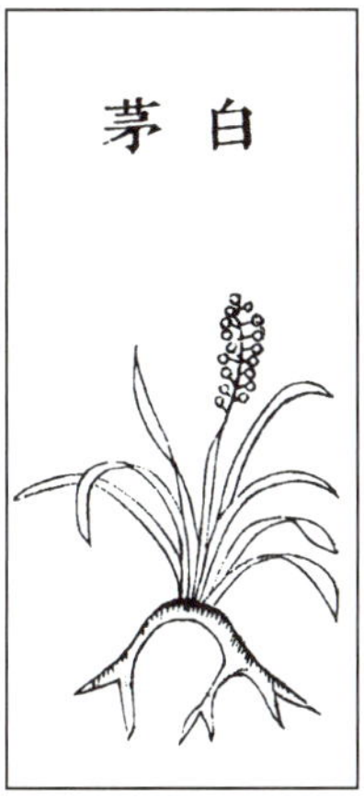

图 25　备要·白茅

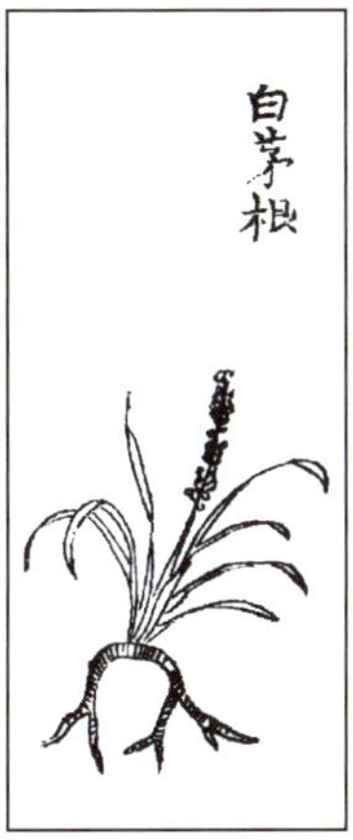

图 26　求真·白茅根

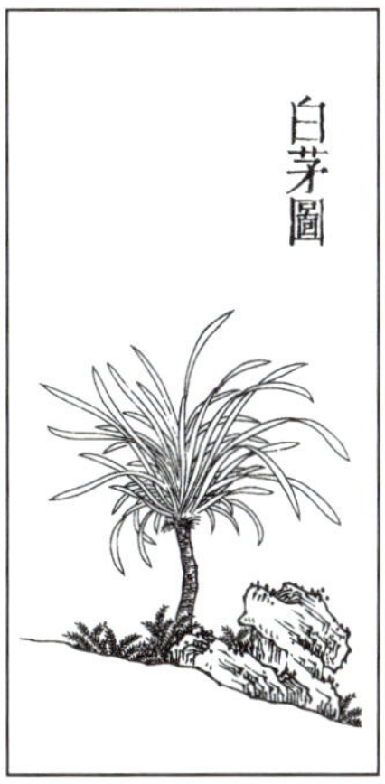

图 27　草木典·白茅图

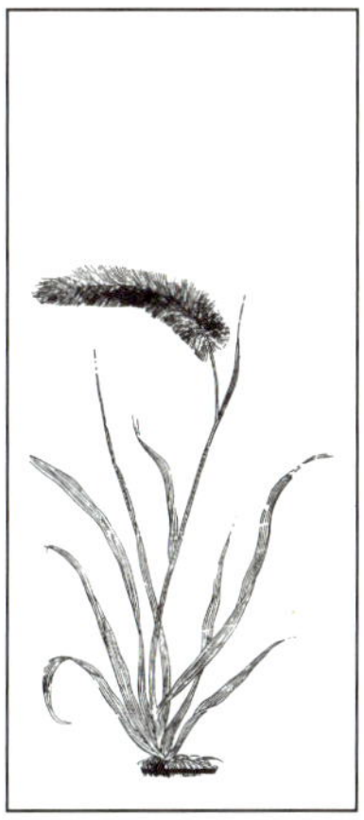

图 28　图考·白茅

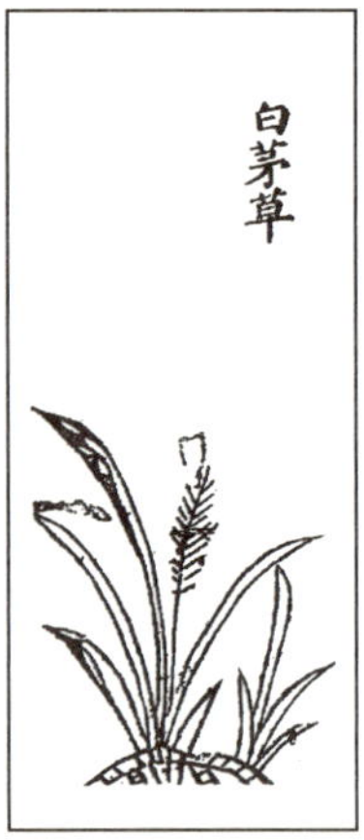

图 29 便方·白茅草

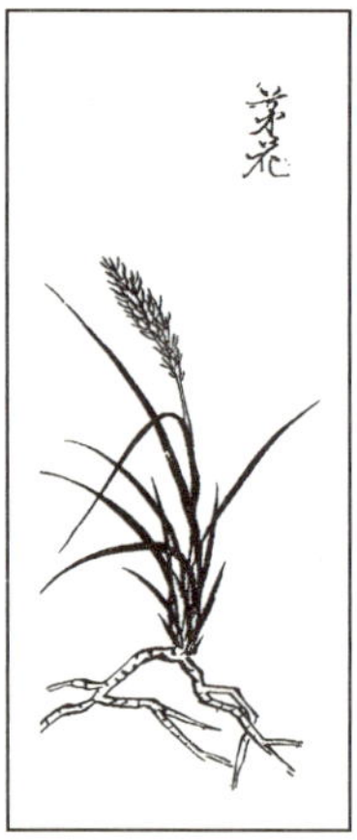

图 30 图说·茅花

本品30图，取自24书，其中6幅彩图。有承继关系及仿绘图可分以下4个书类。

《本草图经》：该书有白茅图2幅（“澶州茅根”“鼎州茅根”），分别存于《大观本草》（图1、2）、《政和本草》（图3、4）、《绍兴本草》（图5、6）中。此三传本药图基本一致。今以《政和》图3、图4为《图经》图的代表。

仿绘《图经》图的彩色图有《本草品汇精要》“澶州茅根”（图10），该图取茅根药材写生绘图，根茎节间明显，较原墨线图更为真实；“鼎州茅根”（图11）同样采用白色来表达主根茎。《补遗雷公炮制便览》“茅根”（图15）仿绘的是《品汇》“澶州茅根”（图10）。《金石昆虫草木状》图21、图22则全仿《品汇》图10、图11。

仿绘《图经》图的墨线图有：《本草歌括》“茅根”（图8）虽然简略，但其根茎及叶片大致可看出乃仿绘《图经》“澶州茅根”（图3）。《本草蒙筌》“澶州茅根”（图12）、“鼎州茅根”（图13）分别仿绘《图经》2幅同名图，但其图粗糙。《三才图会》“茅根”（图19）将两株茅根置于一图中，各加土地背景。上株仿绘“澶州茅根”（图3）、下株仿绘“鼎州茅根”（图4）。但多加修饰，使两者形象更为接近。《古今图书集成·草木典》“白茅图”（图27）仅仿《三才图会》图19的下株。

《救荒本草》：该书“茅芽根”（图9）的仿绘图有《野菜博录》同名图（图23）。后者将叶片改为阴刻。

《本草纲目》（金陵本）：该书“白茅”（图16）仿绘图有《纲目》钱本“白茅”（图17），该图的根茎及花序均经润饰。此后仿绘钱本并再予润饰的同名图有《本草备要》（图25）、《本草求真》图26、《纲目》张本“白茅”（图18）、《本草简明图说》“茅花”（图30）。

《本草原始》：该书“茅根”（图20）的仿绘图有《本草纲目类纂必读》同名图（图24）。

以上30图中，除21幅属仿绘图外，还有9幅原创图（图3、4、7、9、14、16、20、28、29），详见下“鉴药”项。

【文录】

《本经》《别录》（见《证类》卷8“茅根”） **一名兰根，一名茹根**，一名地菅，一名地筋，一名兼杜。生楚地山谷、田野。六月采根。

梁《本草经集注》（同上） 陶隐居云：此即今白茅菅（音奸）。《诗》云：露彼菅茅。其根如渣芹，甜美。

宋《本草图经》（同上）《图经》曰：茅根……今处处有之。春生苗，布地如针，俗间谓之茅针，亦可啖，甚益小儿。夏生白花茸茸然，至秋而枯。其根至洁白，亦甚甘美。六月采根用……又有菅，亦茅类也。陆机《草木疏》云：菅似茅而滑无毛，根下五寸中有白粉者，柔韧，宜为索，沤之尤善。其未沤者名野菅。《诗》所谓"白茅菅兮"是此也。入药与茅等。

明《本草纲目》卷13"白茅"【释名】【时珍曰】茅叶如矛，故谓之茅。其根牵连，故谓之茹，《易》曰"拔茅连茹"是也。有数种：夏花者为茅，秋花者为菅。二物功用相近而名谓不同，《诗》云"白华菅兮，白茅束兮"是也。《别录》不分茅菅乃二种，谓茅根一名地菅，一名地筋，而"有名未用"又出地筋，一名菅根。盖二物之根状皆如筋，可通名地筋，不可并名菅也，正之。【集解】【时珍曰】茅有白茅、菅茅、黄茅、香茅、芭茅数种，叶皆相似。白茅短小，三四月开白花成穗，结细实。其根甚长，白软如筋而有节，味甘，俗呼丝茅，可以苫盖及供祭祀苞苴之用，《本经》所用茅根是也。其根干之，夜视有光，故腐则变为萤火。菅茅只生山上，似白茅而长，入秋抽茎，开花成穗如荻花，结实尖黑，长分许，粘衣刺人。其根短硬如细竹根，无节而微甘，亦可入药，功不及白茅。《尔雅》所谓"白华野菅"是也。黄茅似菅茅而茎上开叶，茎下有白粉，根头有黄毛，根亦短而细硬无节，秋深开花重穗如菅，可为索绹，古名黄菅，《别录》所用菅根是也。香茅一名菁茅，一名璚茅，生湖南及江淮间，叶有三脊，其气香芬，可以包藉及缩酒，《禹贡》所谓荆州苞匦，菁茅是也。芭茅丛生，叶大如蒲，长六七尺，有二种，即芒也。见后"芒"下。

清《植物名实图考》卷8"白茅" 古以缩酒，其芽曰茅针，白嫩可啖，小儿嗜之。河南谓之茅荑，湖南通呼为丝茅，其根为血症要药。

【鉴药】

《本经》首载"茅根"。陶弘景云"此即今白茅菅"。李时珍谓"茅叶如矛，故谓之茅……夏花者为茅，秋花者为菅……不可并名菅也"。故改"白茅"为正名。茅根为古今常用药，甘寒清热，利水疗渴，凉血止血。

本品为常见植物，《诗经》中常提及。陶弘景言其"根如渣芹，甜美"。宋《本草图经》云："春生苗，布地如针，俗间谓之茅针……夏生白花茸茸然，至秋而枯。其根至洁白，亦甚甘美。"时珍曰："茅有白茅、菅茅、黄茅、香茅、芭茅数种，叶皆相似。白茅短小，三四月开白花成穗，结细实。其根甚长，白软如筋而有节，味甘，俗呼丝茅，可以苫盖及供祭祀苞苴之用，《本经》所用茅根是也。"此描述与禾本科白茅属植物白茅*Imperata cylindrica*（L.）Beauv. var. *major*（Nees）C. E. Hubb.相符。

与白茅同以"茅"为名的植物甚多，外观相似。古人辨别"茅"类植物除形态外，还多依据生境、习性、气味、用途等辅助鉴别。时珍提到如下几种茅：

菅茅“只生山上，似白茅而长，入秋抽茎，开花成穗如荻花，结实尖黑，长分许，粘衣刺人。其根短硬如细竹根，无节而微甘”。此与禾本科菅属植物菅*Themeda villosa*(Poir.)A. Camus相符。

黄茅：“似菅茅而茎上开叶，茎下有白粉，根头有黄毛，根亦短而细硬无节，秋深开花重穗如菅，可为索绹，古名黄菅，《别录》所用菅根是也。”据考为禾本科植物黄茅*Heteropogom contortus*（L.)Beauv,ex Roem. Et Schult.。[1]

香茅：“一名菁茅，一名璚茅，生湖南及江淮间，叶有三脊，其气香芬，可以包藉及缩酒。”此即今禾本科香茅属植物香茅*Cymbopogon citratus*(DC.) Stapf。[2]

芭茅：“丛生，叶大如蒲，长六七尺，有二种，即芒也。”此即禾本科芒属植物芭茅（五节芒）*Miscanthus floridulus*(Lab.)Warb. Ex Schun. Et Laut.。

古本草描绘以“茅”为名的植物图，其叶形均相似，值得注意的是如何表现其他特征。

1.《本草图经》：该书的“澶州茅根”(图3)、“鼎州茅根”(图4)两图都注意表达“其根甚长，白软如筋而有节”的茅根特点，但图3表现根茎众多，图4表现的是根茎粗壮。此二者都示意表现今白茅*I. cylindrica*。

2.《履巉岩本草》：该书为彩图，其“茅花”(图7)准确地表现了茅花（右侧茅花多数，白色，因纸色浅黄，反差不大）与叶片。可知此图植物来源同上。

3.《救荒本草》：该书的“茅芽根”(图9)除根茎及叶片之外，最突出的是叶中心有略膨大的“芽”，此芽非指茎叶的苗芽，而是初生未放的花序。该图是白茅*I. cylindrica*比较准确的写生图之一。

4.《太乙仙制本草药性大全》：该书的“茅根”(图14)极简，用近乎平行的线条表现丛生的茅叶，叶中心有两支“茅芽”。此图示意为白茅尚可领略，唯画技太差。

5.《本草纲目》(金陵本)：该书的“白茅”(图16)绘横走有节较粗壮的茅根。其突出之点是在线形叶片中增绘了穗状花序。此图表现的是白茅*I. cylindrica*，但其花以小圆圈表示，难以反映茅花的特点。其后仿绘金陵本图的其他本草都注意纠正了这一缺陷。

6.《本草原始》：该书的“茅根”(图20)为写生药材图。绘粗长带节及须毛的茅根。此与白茅*I. cylindrica*的根茎相符。

7.《植物名实图考》：该书的“白茅”(图28)最突出的特点是表现了《图经》所说的“白花茸茸然”的花序。此为白茅*I. cylindrica*的重要特点。

8.《草木便方》：该书的“白茅草”(图29)十分简陋，但白茅*I. cylindrica*的根茎、

1　国家中医药管理局《中华本草》编委会：《中华本草》(8)，上海：上海科学技术出版社，1999：351.
2　国家中医药管理局《中华本草》编委会：《中华本草》(8)，上海：上海科学技术出版社，1999：335.

叶、花序此特点都得到了表达。

由于图画的限制，其生活习性（如生苗、开花结实的季节等）以及根茎的味道都无法表达。

【小结】

白茅是常见的野草，其根茎甜美，可食用，也很早被用来清热、利水、疗渴。《本草图经》《本草纲目》所记载的叶初生如针、开白花成穗茸茸然等特点表明，本品即禾本科白茅属植物白茅*Imperata cylindrica*（L.）Beauv. var. *major*（Nees）C. E. Hubb.。古代相关的插图都能表现其根茎及叶的特点，《履巉岩本草》《救荒本草》《本草纲目》《植物名实图考》等插图还能表现花序的特点。

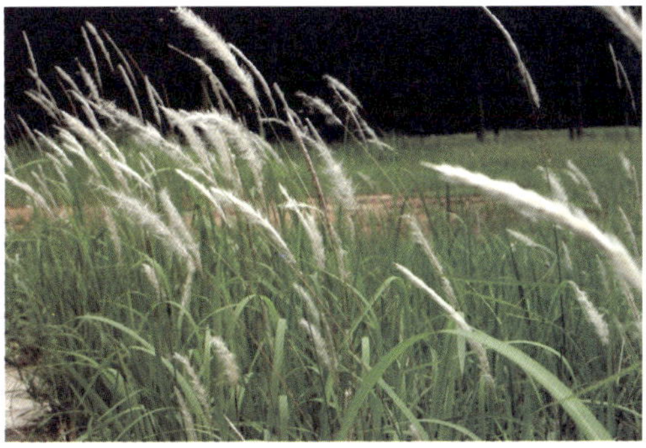

图31　白茅 *Imperata cylindrica* var. *major*

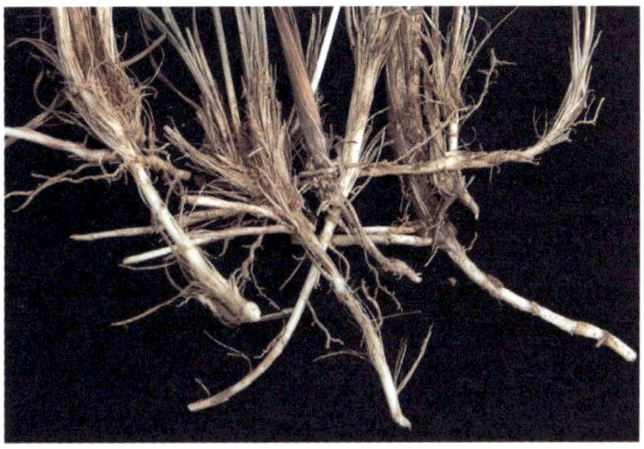

图32　白茅的根茎

13–20　地筋

【品图】

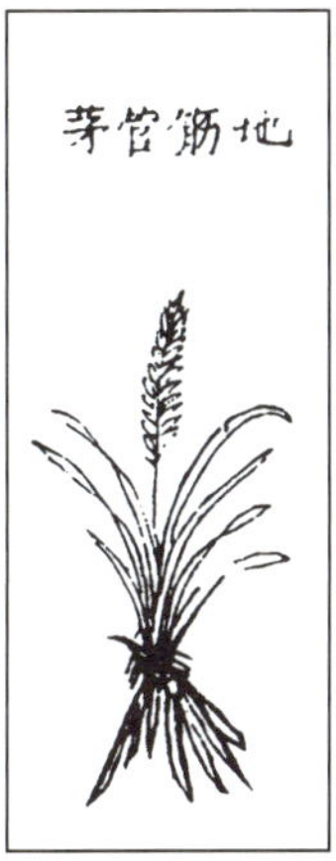

图1　纲目（金）·地筋管茅

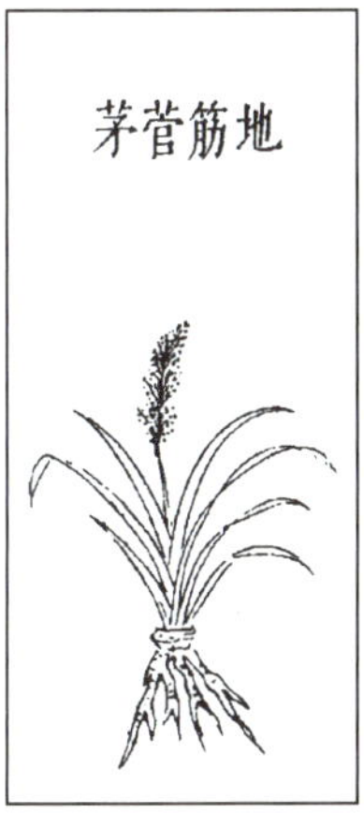

图2　纲目（钱）·地筋管茅

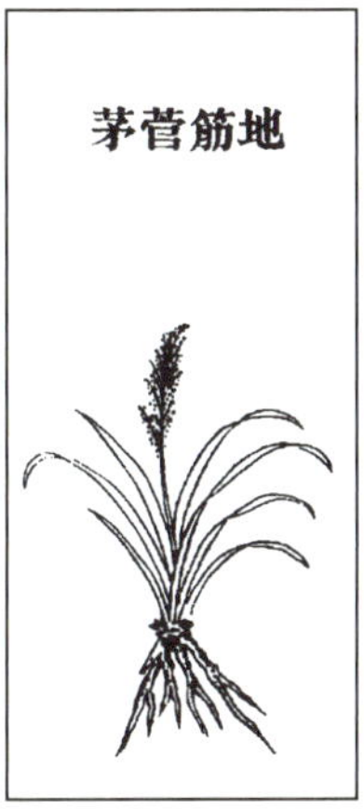

图3　纲目（张）·地筋管茅

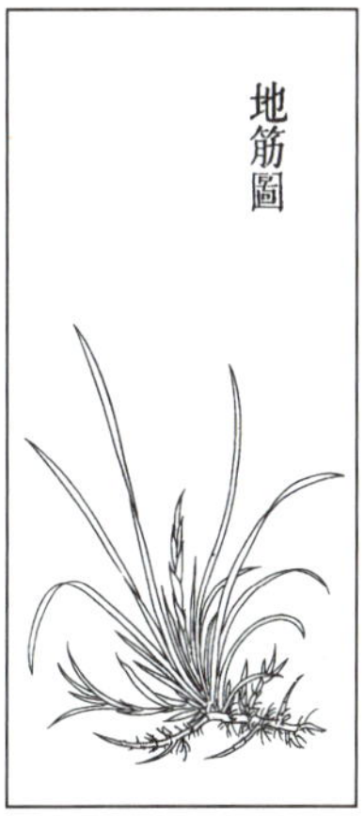

图4　草木典·地筋图

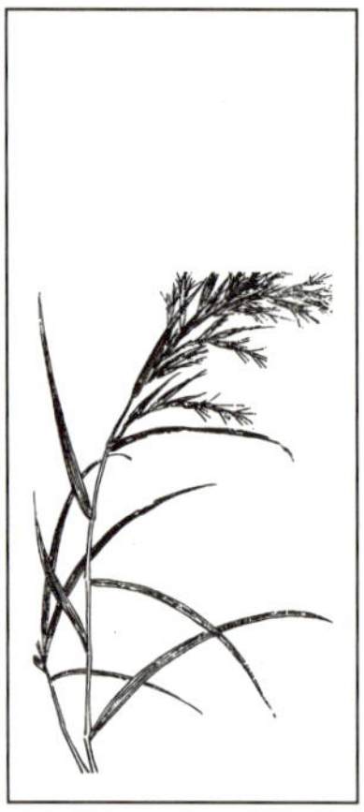

图5 图考·菅

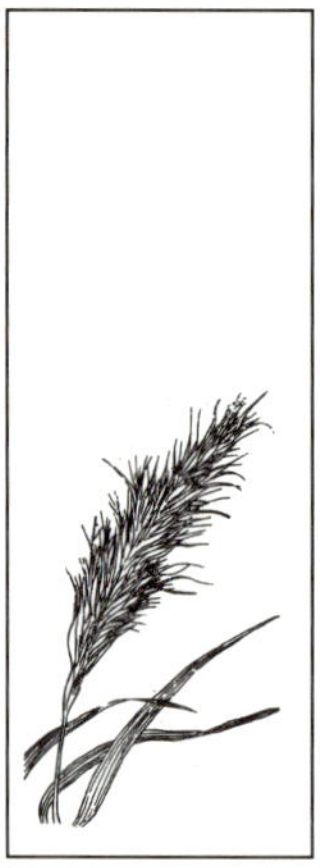

图6 图考·黄茅

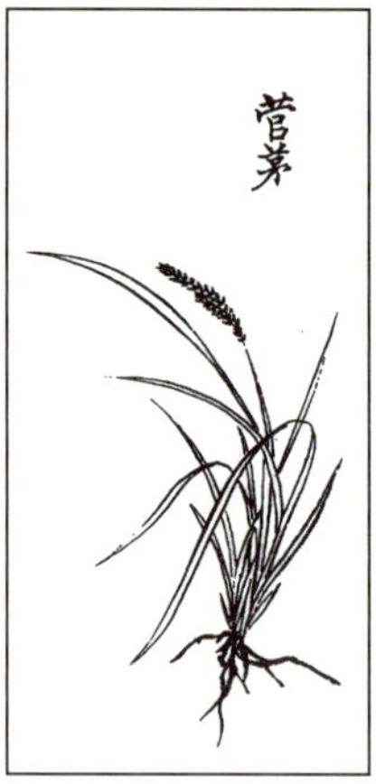

图7 图说·菅茅

本品7图，取自6书。有仿绘图仅1个书类。

《本草纲目》（金陵本）：该书的“地筋菅茅”（图1）仿绘并润饰者有《纲目》钱本（图2）、《纲目》张本（图3）。另外，《古今图书集成·草木典》“地筋”图系仿绘自《救荒本草》“茅芽根”图（见前“白茅”图9）。以上7图中，除3幅属仿绘图外，还有4幅原创图（图1、5、6、7），详见下“鉴药”项。

【文录】

《别录》（见《证类》卷30“地筋”） 一名菅根，一名土筋。生泽中，根有毛。三月生，四月实白，三月三日采根。

梁《本草经集注》（同上） 陶隐居云：疑此犹是白茅而小异也。

唐《本草拾遗》（同上） 陈藏器云：地筋如地黄，根、叶并相似而细，多毛。生平泽。功用亦同地黄，李邕方用之。

宋《本草图经》（见《证类》卷8“茅根”） 《图经》曰：陆玑《草木疏》云：菅，似茅而滑无毛，根下五寸中有白粉者，柔韧，宜为索，沤之尤善。其未沤者名野菅。《诗》所谓白茅菅兮是此也。

明《本草纲目》卷13“地筋” 【集解】【时珍曰】此乃黄、菅茅之根也，功与白茅根相同，详见“白茅”下。陈藏器所说别是一物，非菅根也。**/卷13“白茅”** 【集解】【时珍曰】……菅茅只生山上，似白茅而长，入秋抽茎，开花成穗如荻花，结实尖黑，长分许，粘衣刺人。其根短硬如细竹根，无节而微甘，亦可入药，功不及白茅……黄茅似菅茅而茎上开叶，茎下有白粉，根头有黄毛，根亦短而细硬无节，秋深开花重穗如菅，可为索绹，古名黄菅，《别录》所用菅根是也。

清《植物名实图考》卷8“菅” 《尔雅》：白华，野菅。叶茎如茅而茎长似细芦，秋开青白花如荻而硬，结实尖黑，长分许，粘人衣，河南通呼为苓草。**/卷8“黄**

茅” 即地筋。黄茅生山冈。叶茎如菅而粗大,茎梢生叶,秋时开花,结实似菅而色黄,多针芒，尤刺人衣，种山者以覆屋、索绹、供薪，用之颇亟。河南通呼曰山草，亦曰荒草……李时珍以其根为地筋，今从之。

【鉴药】

“地筋”首载《别录》。原存《证类》卷30“有名未用”类。曾作为“茅根”的别名。陶弘景“疑此犹是白茅而小异”。陈藏器误以为是地黄。宋《图经》引《草木疏》,谓“菅似茅而滑无毛，根下五寸中有白粉者，柔韧，宜为索，沤之尤善”。其功用与白茅根相同。但后世医家不用此名入药。

李时珍认为“地筋”就是黄茅、菅茅之根。在《纲目》“白茅”条，李时珍详细介绍了菅茅与黄茅的形态（见本条“文录”)。其中菅茅即禾本科菅属植物菅 *Themeda villosa*（Poir.）A. Camus。黄茅即禾本科黄茅属植物黄茅 *Heteropogon contortus*（Linn.）Beauv.。

白茅与菅茅、黄茅形态相似，墨线图表达其差异比较困难。

1.《本草纲目》(金陵本)：该书“地筋菅茅”（图1）形态与“白茅”图相似，然花序如麦穗，根茎无节，类似簇生块根。此图可以认为是禾本科植物，却无法判定其种属。

2.《植物名实图考》：该书“菅”（图5）系写生，形象生动，但没有绘出根茎部。依据地上部分，可以确定为菅 *Themeda villosa*（Poir.）A. Camus。“黄茅”（图6）仅示意描绘细致的花序及3片叶。大概是依据黄茅 *H. contortus* 绘成的。

3.《简明本草图说》：该书“菅茅”（图7）可能受《纲目》钱本“白茅根”图的影响，但图名不同，所绘乃禾本科植物。

【小结】

“地筋”是一种植物根的名称，作用与茅根相似。据《草木疏》及《纲目》记载，其来源有二：菅茅，即禾本科植物菅 *Themeda villosa*（Poir.）A. Camus；黄茅，即禾本科植物黄茅 *Heteropogon contortus*（Linn.）Beauv.。古本草图所示均为禾本科植物，但无法展示其具体种属的特点。

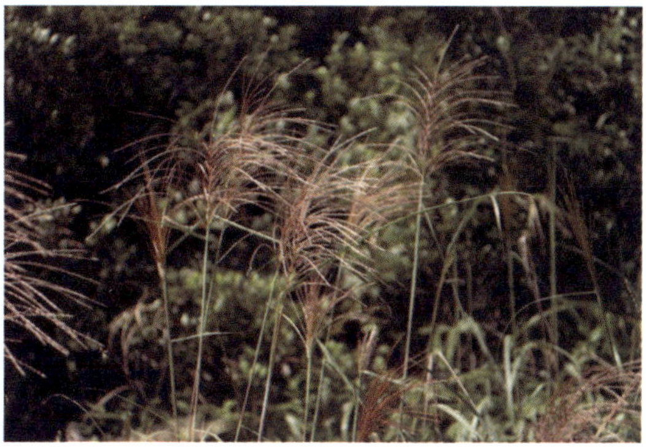

图 8　黄茅 *Heteropogon contortus*

13-21 芒

【品图】

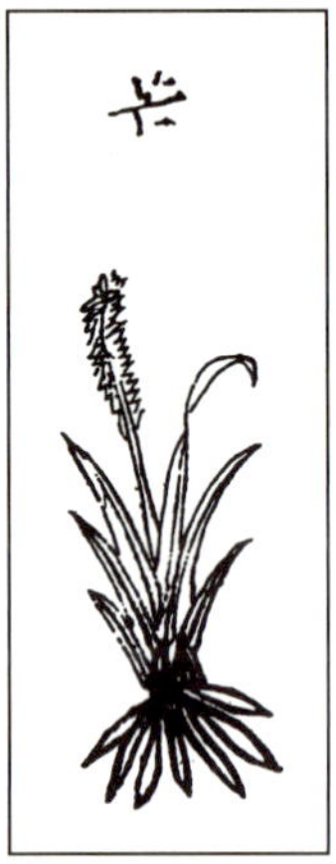

图1 纲目(金)·芒

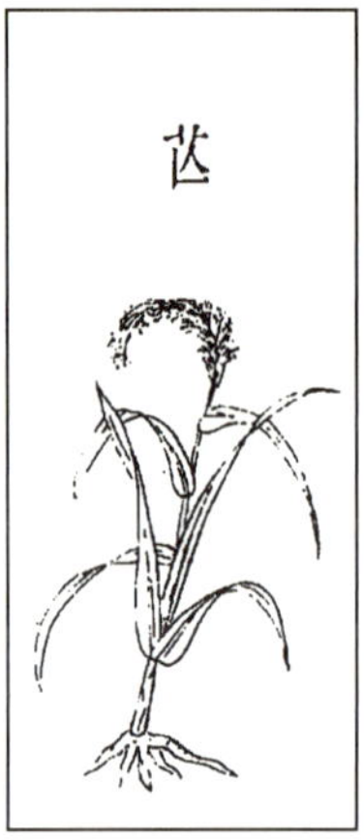

图2 纲目(钱)·芒

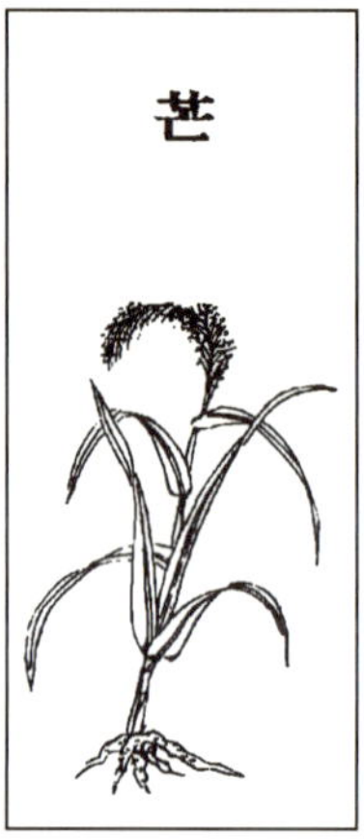

图3 纲目(张)·芒

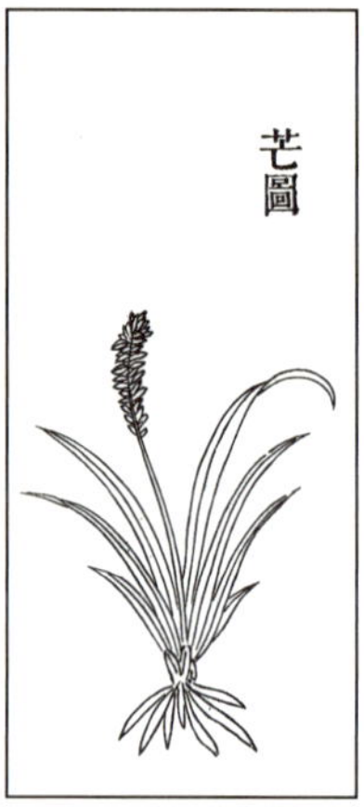

图4 草木典·芒图

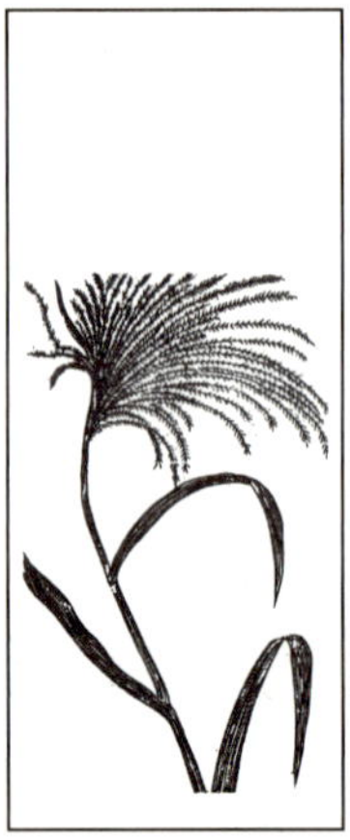

图5 图考·芒

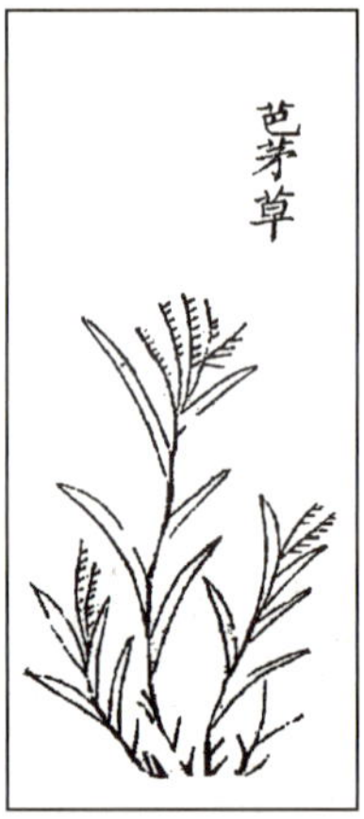

图6 便方·芭茅草

本品6图，取自6书。有承继关系及仿绘图可分以下2个书类。

《本草纲目》(金陵本)：该书“芒”(图1)的仿绘图为《古今图书集成·草木典》“芒图”(图4)，略有润饰。

《本草纲目》(钱本)：该书“芒”(图2)的仿绘图为《纲目》张本同名图(图3)。

以上6图中，除2幅属仿绘图外，还有4幅原创图(图1、2、5、6)，详见下“鉴药”项。

【文录】

晋·郭璞注《尔雅·释草》 莣，杜荣。(今芒草，似茅，皮可以为绳索履屩也。)

唐《本草拾遗》(见《证类》卷9“石芒”) 生高山，如芒，节短。江西人呼为折草。六月、七月生穗如荻也。

宋《嘉祐本草》(见《证类》卷11“败芒箔”) 今东人作箔，多草为之。《尔雅》云：芒似茅，可以为索。(新补见陈藏器。)

明《本草纲目》卷13“芒” 【释名】芭芒（《寰宇志》）、芭茅。【时珍曰】芒，《尔雅》作莣。今俗谓之芭茅，可以为篱笆故也。【集解】【时珍曰】芒有二种，皆丛生，叶皆如茅而大，长四五尺，甚快利，伤人如锋刃。七月抽长茎，开白花成穗，如芦苇花者，芒也。五月抽短茎，开花如芒者，石芒也。并于花将放时剥其箨皮，可为绳箔草履诸物，其茎穗可为扫帚也。

清《植物名实图考》卷8“芒” ……今人以为荐，多生池堰边，秋深开花，遥望如荻，有红白二种。生山者瘦短，为石芒。湖南通呼为芭茅。

【鉴药】

“芒”首见于《本草拾遗》。但其被利用的历史更为久远。晋·郭璞载芒草“似茅，皮可以为绳索履屩”，即利用其秆纤维之例。唐《本草拾遗》“败芒箔”用其祛瘀血，但云“去鬼气”，不免带有巫药色彩。今罕见使用。

李时珍述其性状云：“芒有二种，皆丛生，叶皆如茅而大，长四五尺，甚快利，伤人如锋刃。七月抽长茎，开白花成穗，如芦苇花者，芒也。五月抽短茎，开花如芒者，石芒也。”这种叶快利如锋刃的似茅植物，即禾本科芒属植物芒*Miscanthus sinensis* Anderss.。清·吴其濬补充说：“多生池堰边，秋深开花，遥望如荻，有红白二种。”

至于石芒，唐·陈藏器云：“生高山，如芒，节短。江西人呼为折草。六月、七月生穗如荻也。”清·吴其濬谓“生山者瘦短，为石芒。湖南通呼为芭茅”。今江西民间所称芭茅，多生山间，叶缘粗糙，伤肤如刀。此种石芒可能是因生长环境不同的一个芒草类型，未必是不同种植物。

1.《本草纲目》（金陵本）：该书“芒”（图1）绘多数纺锤体的根聚生，而非根茎。叶片剑形丛生。穗状花序。此图与该书的白茅图套路相同，非写生，乃“芒”的示意图。

2.《本草纲目》（钱本）：该书“芒”（图2）较金陵本有重大改变，全株苇状，叶生秆上，有叶鞘。此更贴近芒*M. sinensis*的实物。

3.《植物名实图考》：该书“芒”（图5）为写生图。未绘出根茎。其直立圆锥花序描绘精细，可确定为禾本科植物芒*M. sinensis*。

4.《草木便方》：该书“芭茅草”（图6）亦仅描绘芭茅的地上部分。该图所示叶片及圆锥花序虽较简单粗糙，但特点均已突出，与芒*M. sinensis*的形态相符。

【小结】

芒又名芭茅，为常见植物。本品作为药物运用很少，但古人经常利用其秆纤维编织日常物件（见38-15帘箔）。据李时珍等所述形态，本品即禾本科植物芒

Miscanthus sinensis Anderss.。《植物名实图考》《草木便方》中的插图较好地体现了该植物的特征。

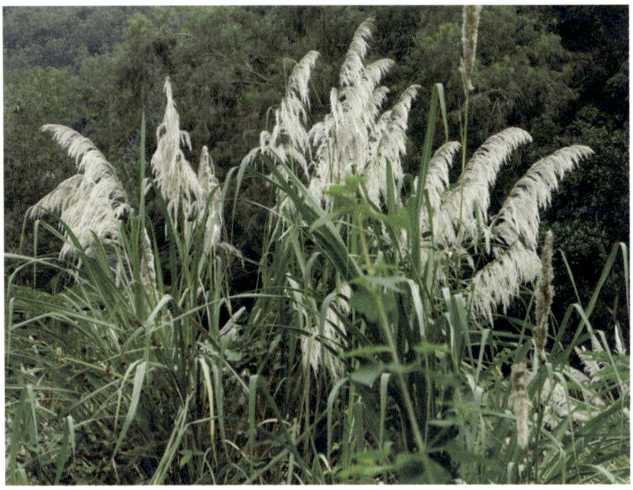

图 7　芒 *Miscanthus sinensis*

13–22　龙胆

【品图】

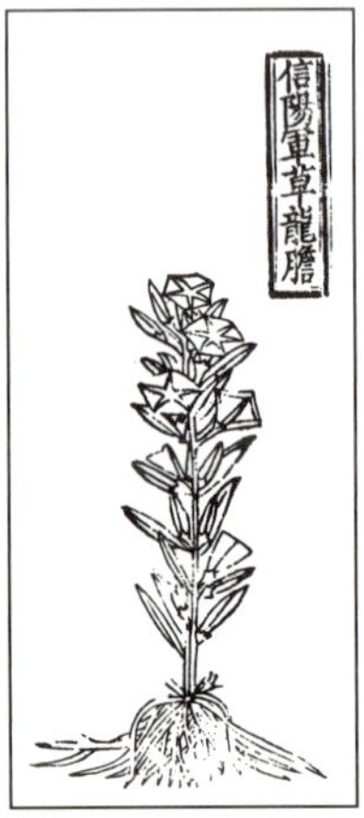

图 1　图经（大）· 信阳军草龙胆

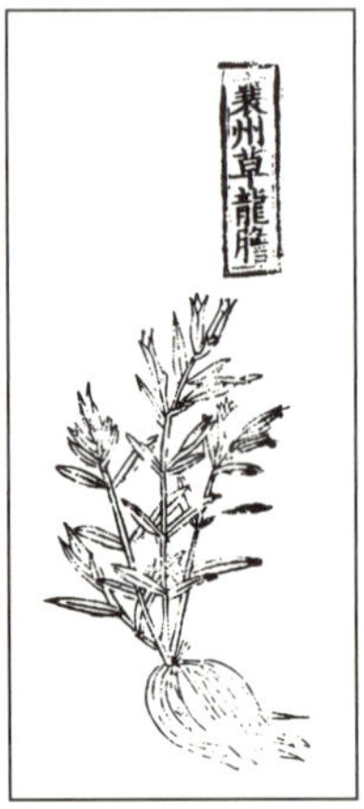

图 2　图经（大）· 襄州草龙胆

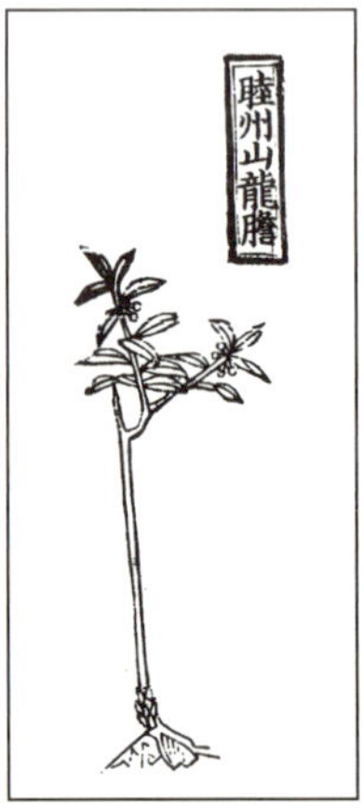

图 3　图经（大）· 睦州山龙胆

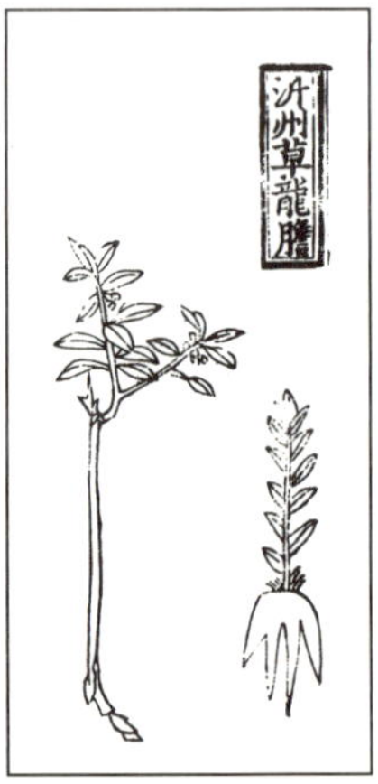

图 4　图经（大）· 沂州草龙胆

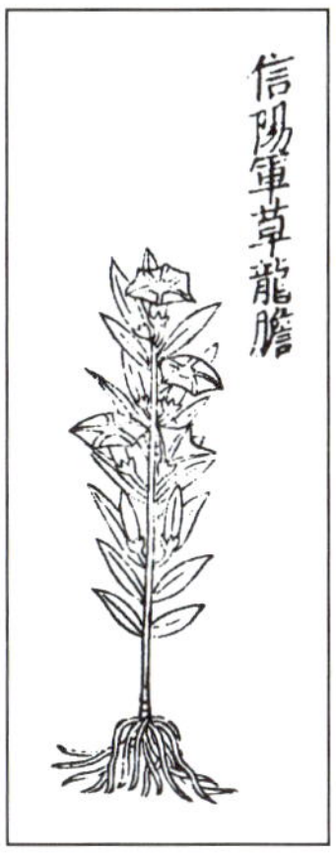

图5 图经(政)·信阳军草龙胆

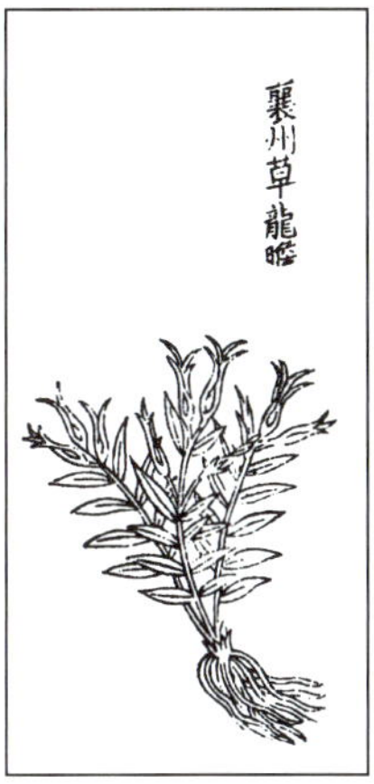

图6 图经(政)·襄州草龙胆

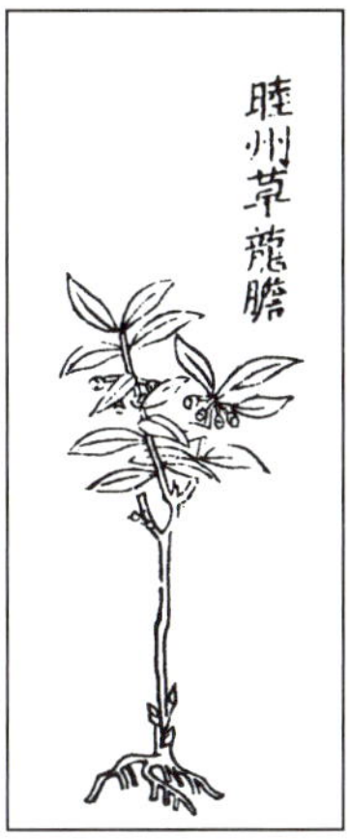

图7 图经(政)·睦州草龙胆

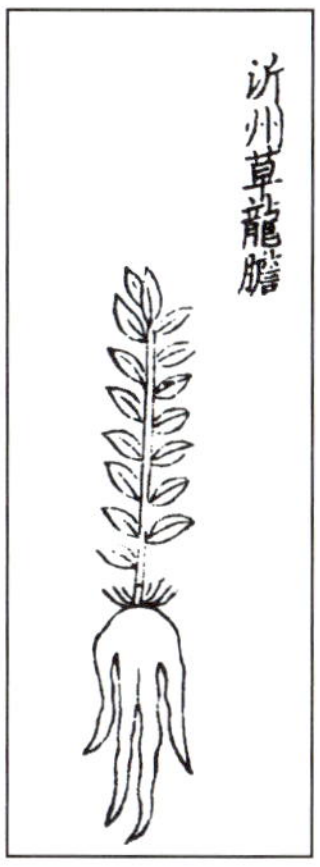

图8 图经(政)·沂州草龙胆

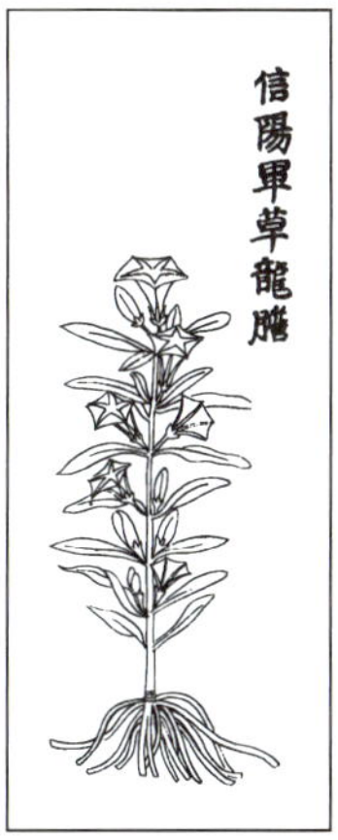

图9 图经(绍)·信阳军草龙胆

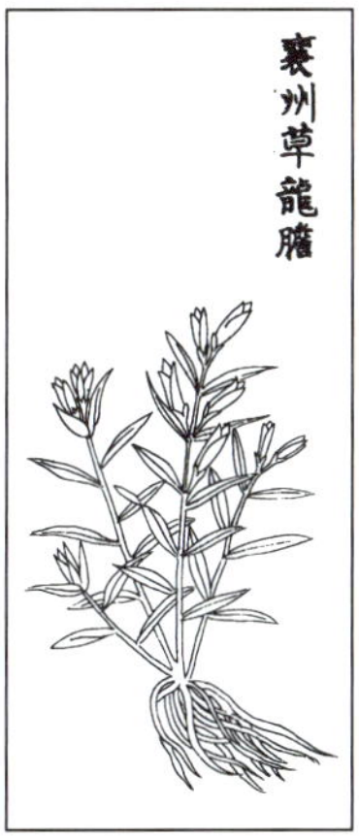

图10 图经(绍)·襄州草龙胆

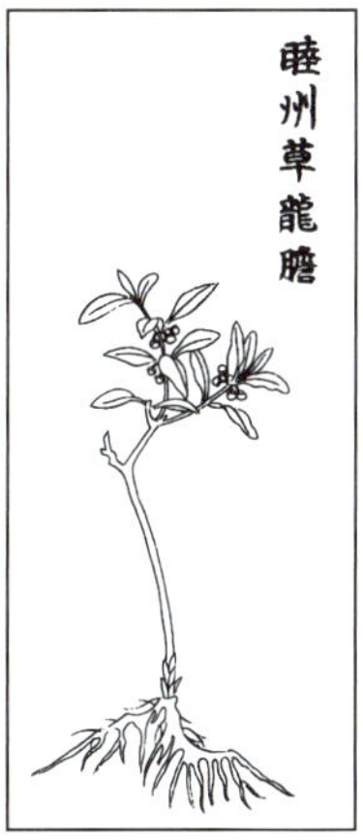

图11 图经(绍)·睦州草龙胆

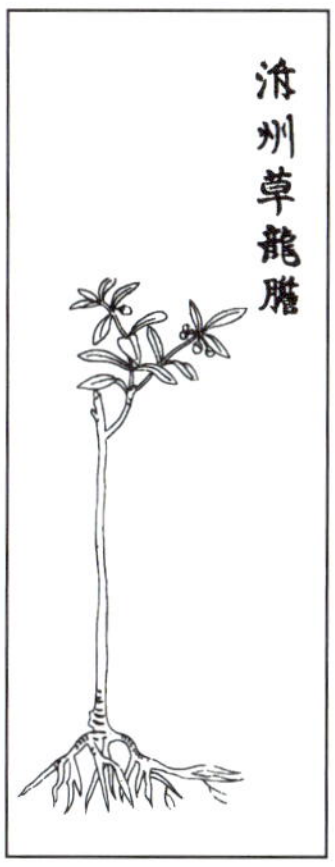

图12 图经(绍)·沂州草龙胆

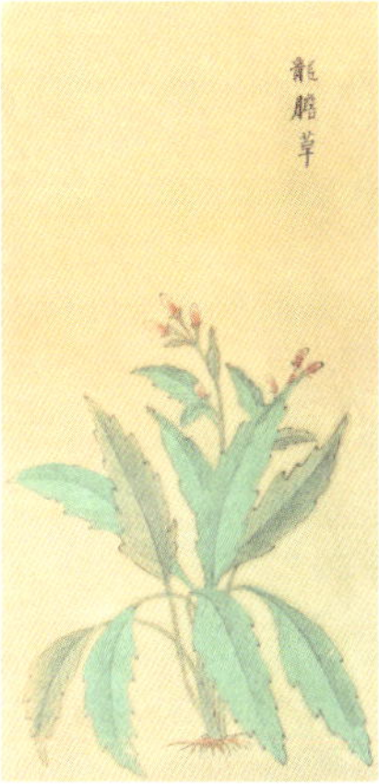

图13 履巉岩·龙胆草

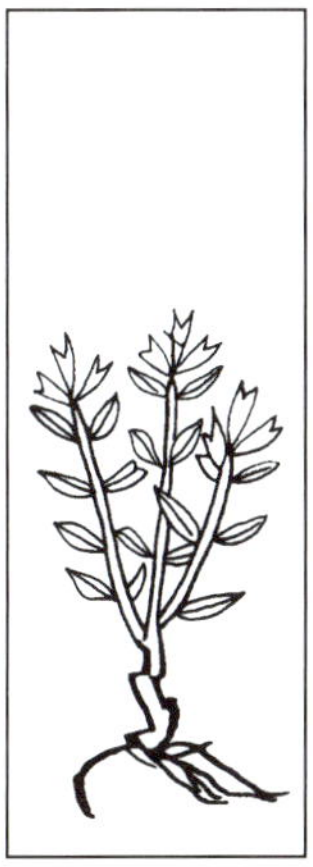
图14 歌括·草龙胆

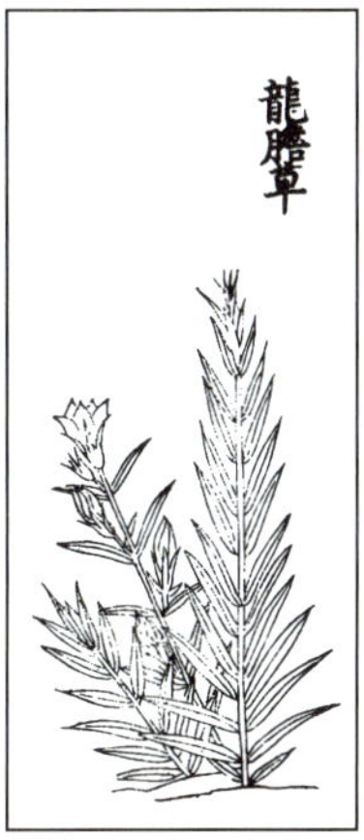

图15 救荒·龙胆草

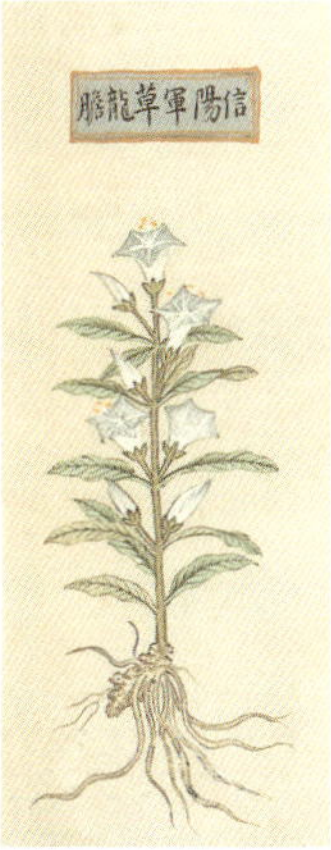

图16 品汇·信阳军草龙胆

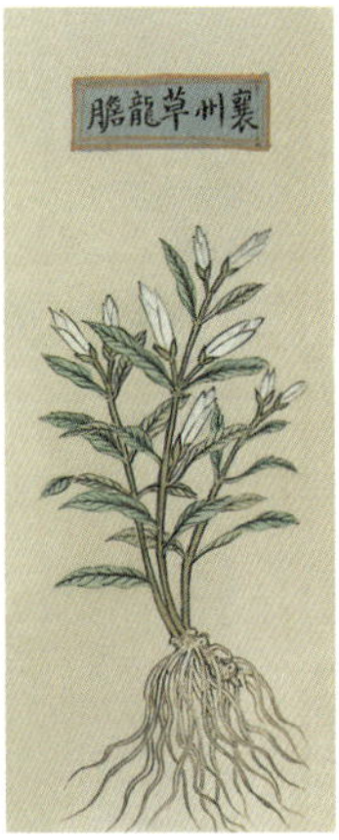

图 17　品汇·襄州草龙胆

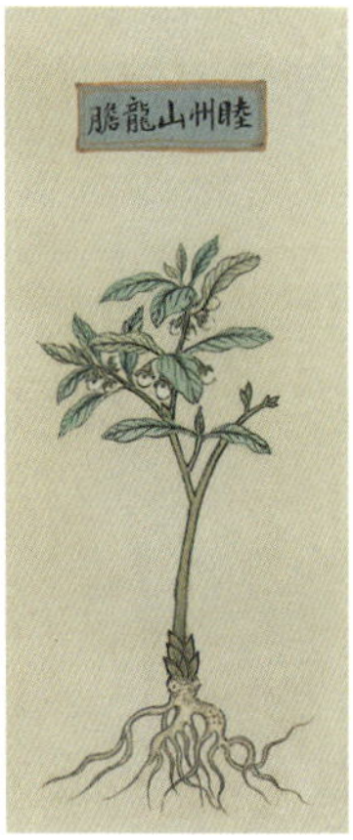

图 18　品汇·睦州山龙胆

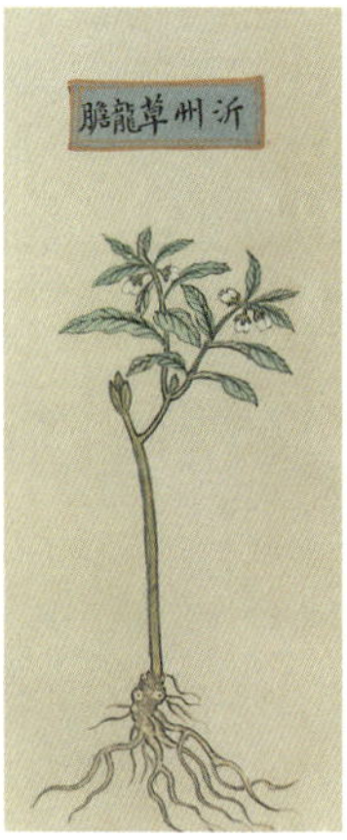

图 19　品汇·沂州草龙胆

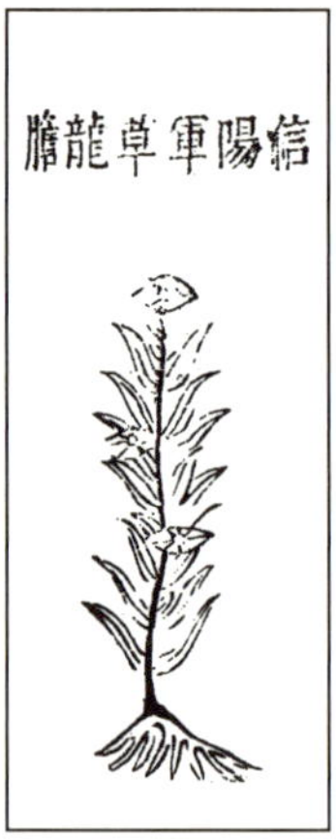

图 20　蒙筌·信阳军草龙胆

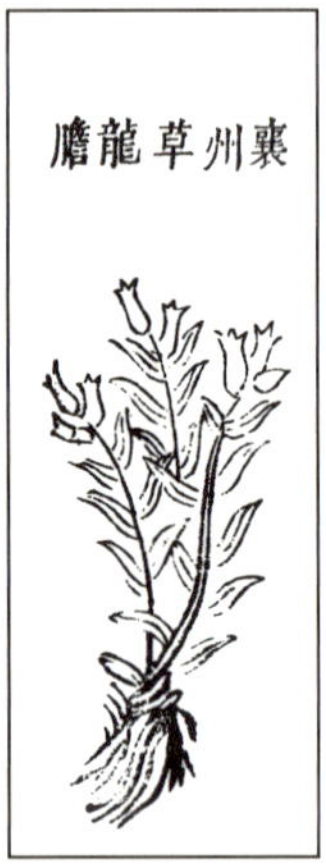

图 21　蒙筌·襄州草龙胆

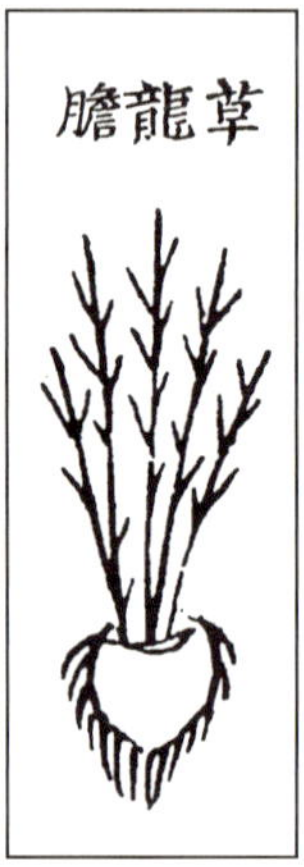

图 22　太乙·草龙胆

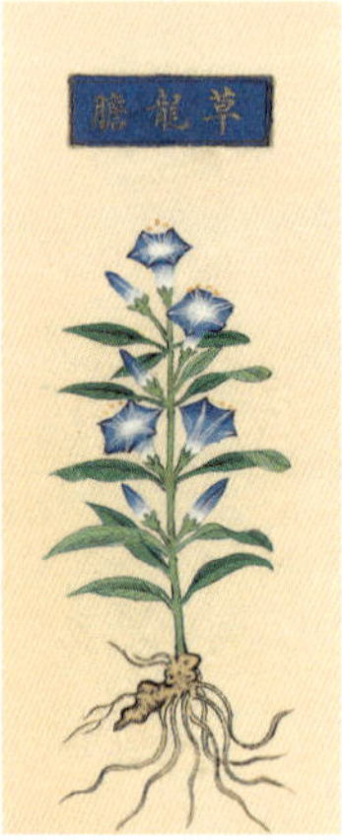

图 23　雷公·草龙胆

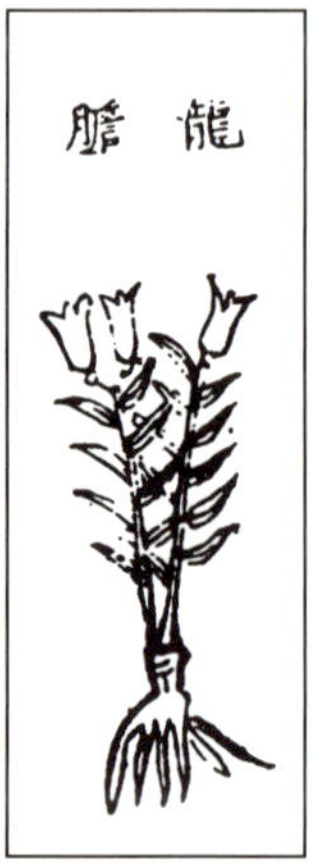

图 24　纲目（金）·龙胆

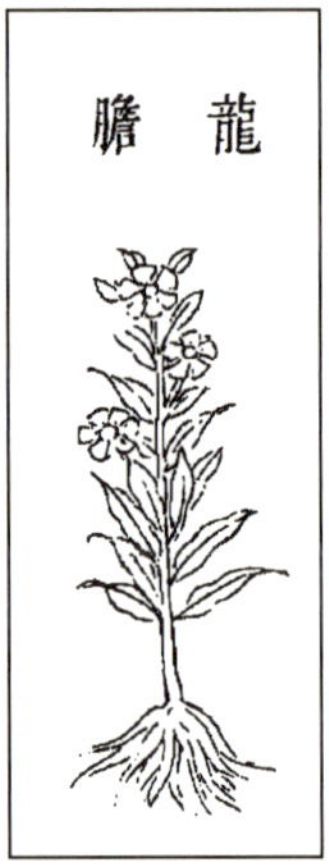

图 25　纲目（钱）·龙胆

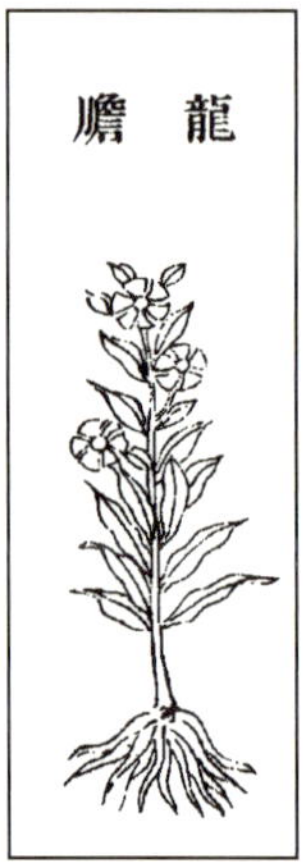

图 26　纲目（张）·龙胆

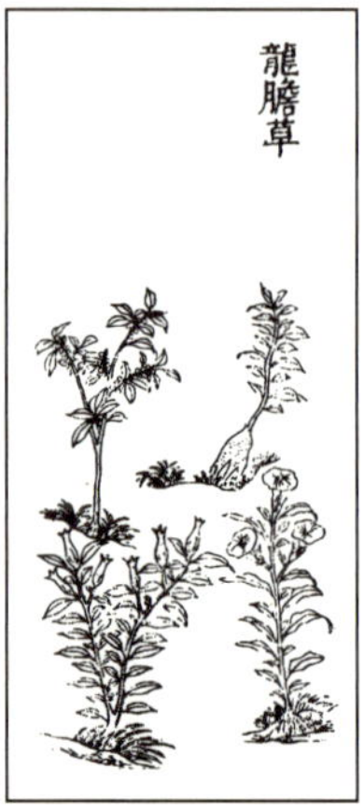

图 27　三才·龙胆草

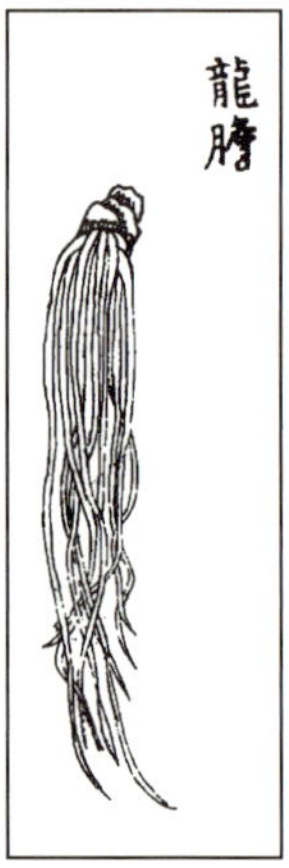

图 28　原始·龙胆

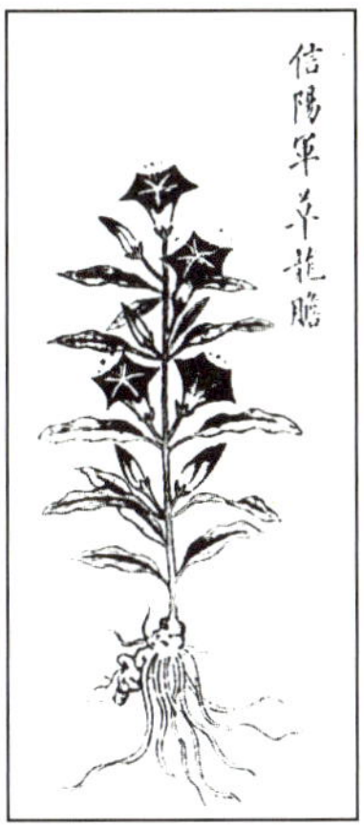

图 29　金石·信阳军草龙胆

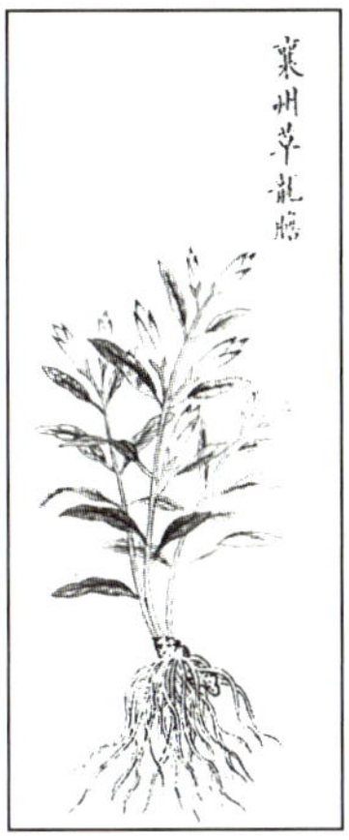

图 30　金石·襄州草龙胆

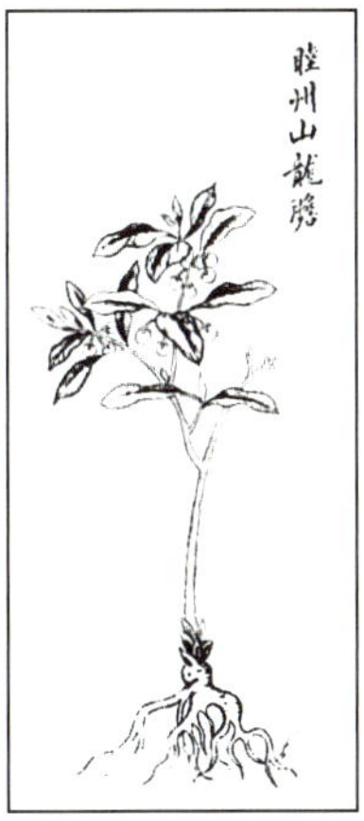

图 31　金石·睦州山龙胆

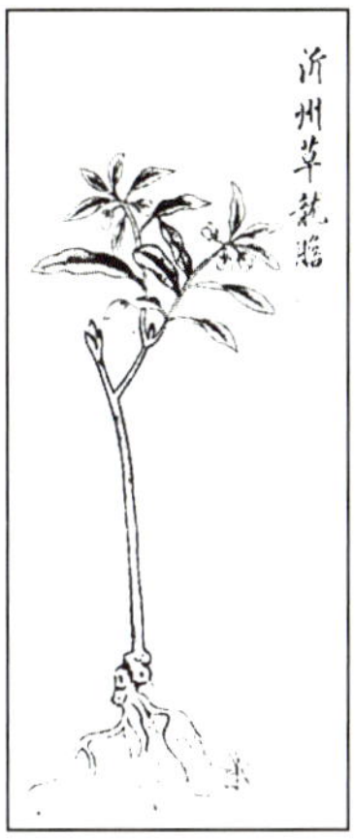

图 32　金石·沂州草龙胆

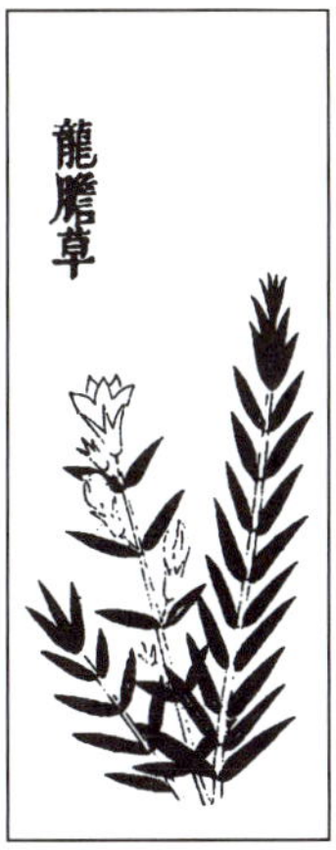

图 33　博录·龙胆草

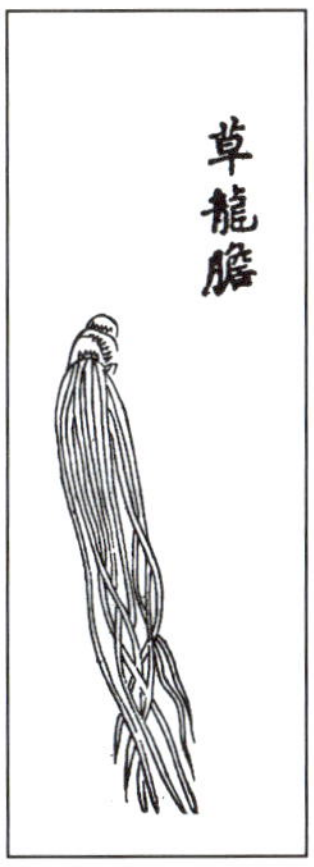

图 34　汇言·草龙胆

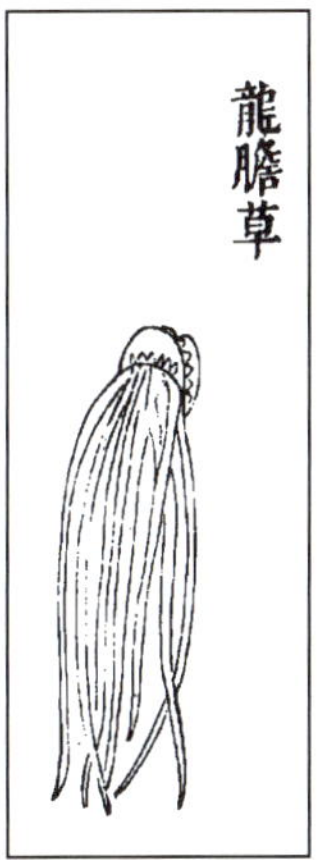

图 35　本草汇·龙胆草

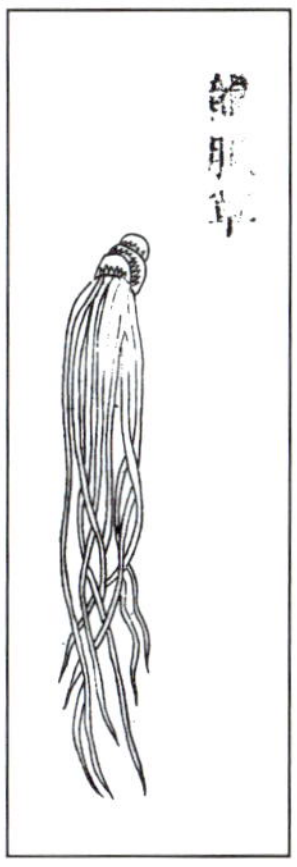

图 36　类纂·龙胆草

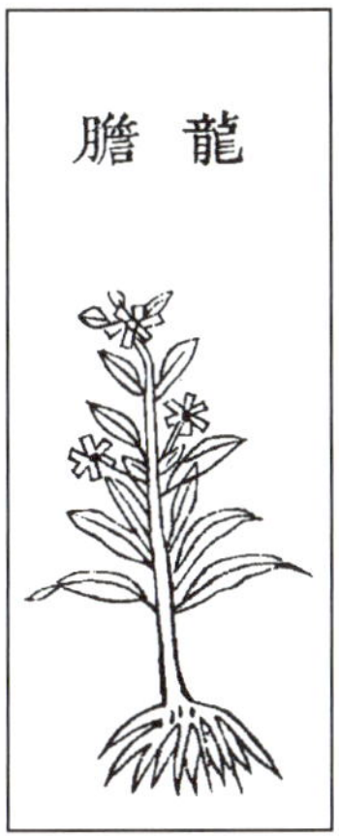

图 37　备要·龙胆

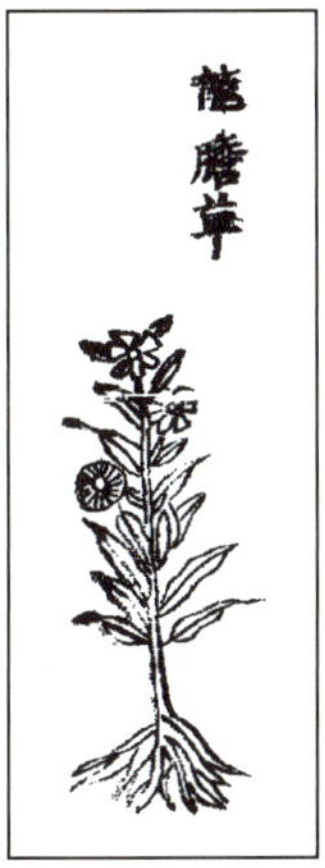

图 38　求真·龙胆草

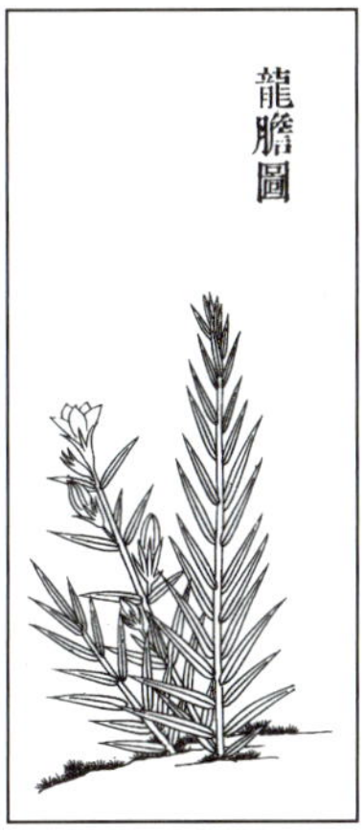

图 39　草木典·龙胆图

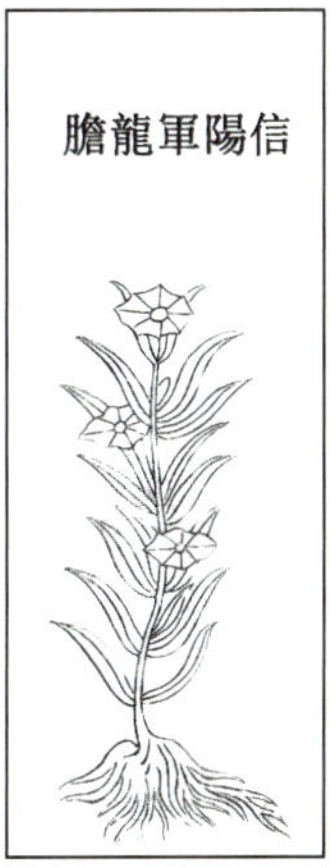

图 40　草木典·信阳军龙胆

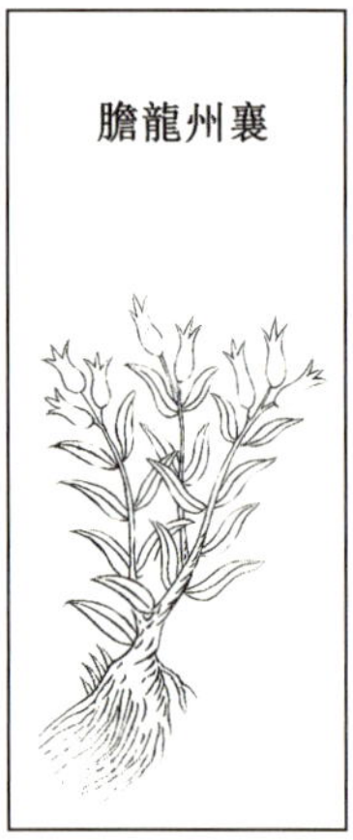

图41　草木典·襄州龙胆

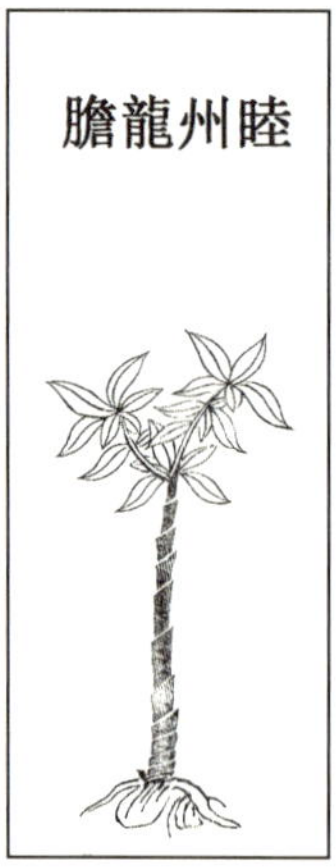

图42　草木典·睦州龙胆

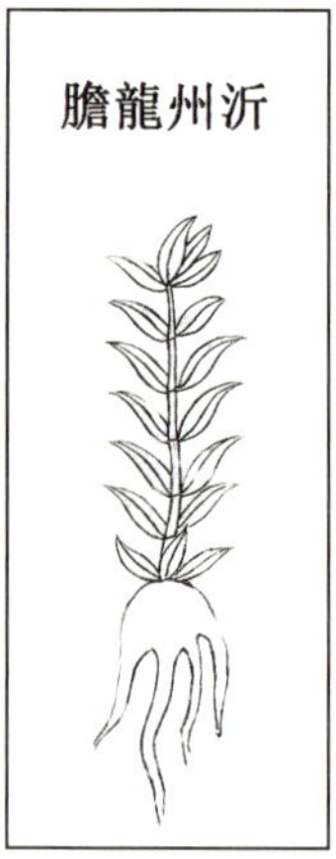

图43　草木典·沂州龙胆

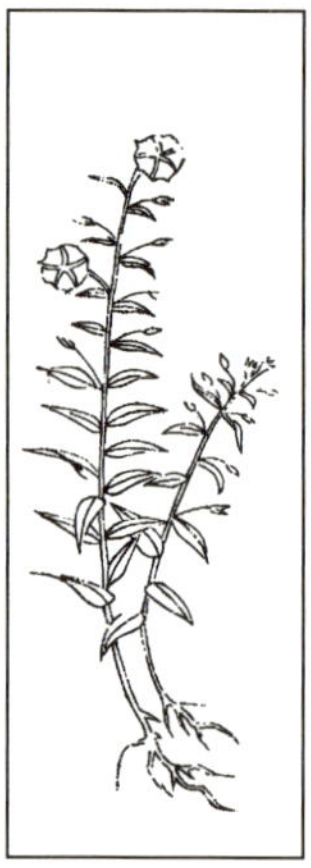

图44　图考·龙胆

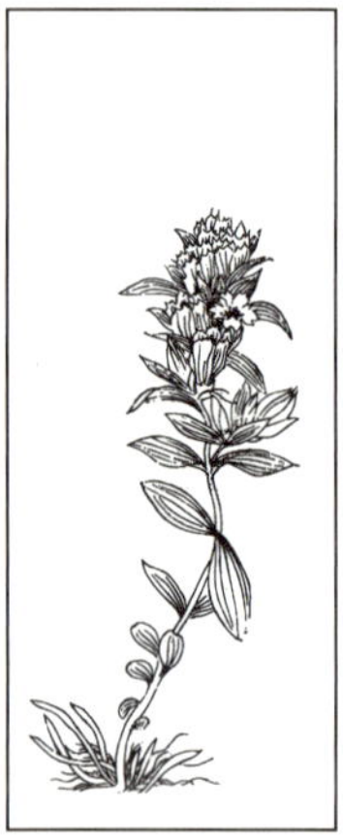

图45　图考·滇龙胆草

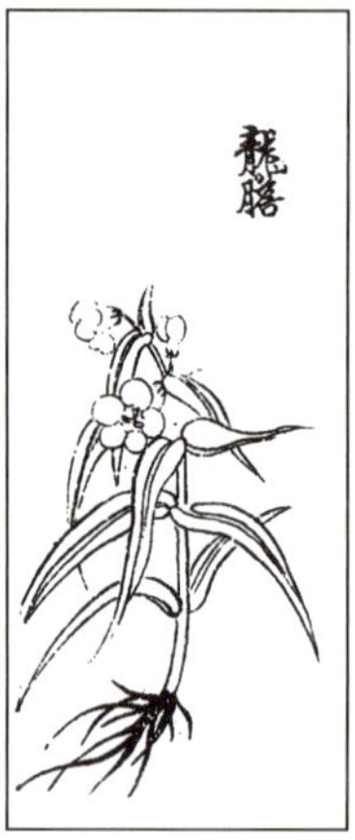

图46　图说·龙胆

本品46图，取自25书，其中10幅彩图。有承继关系及仿绘图可分以下3个书类。

《本草图经》：该书龙胆有4图（“信阳军草龙胆”“襄州草龙胆”“睦州草龙胆”“沂州草龙胆”），分别存于《大观本草》（图1、2、3、4）、《政和本草》（图5、6、7、8）、《绍兴本草》（图9、10、11、12）中。其中《政和》“沂州草龙胆”明显与“睦州草龙胆”图不同。但《大观》“沂州草龙胆”却重复收入“睦州山龙胆”图。《绍兴》“沂州草龙胆”则是“睦州草龙胆”的重复图，图名不一而已。疑南宋《绍兴》所用《大观》底本就有“沂州草龙胆”与“睦州山龙胆”图内容重复的问题。南宋后期的《大观》本发现了这个问题，没有删除误入“沂州草龙胆”图的“睦州山龙胆”，而是补进了真正的“沂州草龙胆”图形。《政和》所用的底本，经北宋医官曹孝忠校勘过，因而发现并改换了“沂州草龙胆”图。今以《政和》5、6、7、8为《图经》图的代表。

仿绘《图经》4图的彩色本草有《本草品汇精要》图16—19。其中“信阳军草龙胆”（图16）将花敷一蓝紫色。但其“睦州山龙胆”（图18）与“沂州草龙胆”（图19）明显是以《大观》《绍兴》为底本绘制的。大概画师也发现了两图重复的问题，于是将“睦州山龙胆”左右反相，聊加掩饰。此后《金石昆虫草木状》的4图（图29、30、31、32）全仿《品汇》同名图。《补遗雷公炮制便览》“草龙胆”（图23）仅仿《品汇》“信阳军草龙胆”（图16）。

仿绘《图经》图的墨线图有 :《本草歌括》“草龙胆”（图14）仿绘“襄州草龙胆”（图6），大加简略。《本草蒙筌》“信阳军草龙胆”（图20）、“襄州草龙胆”（图21）仿绘《图经》同名图，亦有简略。《本草纲目》金陵本“龙胆”（图24）仿绘《图经》“襄州草龙胆”（图6），突出其花，其余简略。《纲目》钱本“龙胆”（图25）又仿绘《图经》“信阳军草龙胆”（图5），略有润饰。此后《纲目》张本（图26）、《本草备要》图37、《本草求真》图38、《本草简明图说》图46均仿绘《纲目》钱本“龙胆”（图25）。《三才图会》“龙胆草”（图27）将《图经》4图全部压缩在1幅图中。右上仿“沂州草龙胆”（图8），右下仿“信阳军草龙胆”（图5），左上仿“睦州草龙胆”（图7），左下仿“襄州草龙胆”（图6）。各加土地背景，掩盖根部，并加润饰。《古今图书集成·草木典》4图（图40、41、42、43）仿《三才》，原书也是将4图压缩在一图中，各标产地名，消除土地背景。今仍分作4图，以便比较观看。

《救荒本草》：该书“龙胆草”（图15）的仿绘者有《野菜博录》“龙胆草”（图33），后者不取其根，将叶片绘成黑底白脉。《古今图书集成·草木典》“龙胆图”（图39）也仿绘自《救荒本草》此图。

《本草原始》：该书“龙胆”（图28）为写生药材图，仿绘者有《本草汇言》“草龙胆”（图34）、《本草汇》“龙胆草”（图35）、《本草纲目类纂必读》“龙胆草”（图36）。

以上46图中，除36幅属仿绘图外，还有10幅原创图（图5、6、7、8、13、15、22、28、44、45），详见下“鉴药”项。

【文录】

《本经》《别录》（见《证类》卷6“龙胆”） **一名陵游**。生齐朐山谷及冤句。二月、八月、十一月、十二月采根，阴干。

梁《本草经集注》（同上） 陶隐居云：今出近道，吴兴为胜。状似牛膝，味甚苦，故以胆为名。

宋《开宝本草》（见《证类》卷6“龙胆”） 今按《别本》注云：叶似龙葵，味苦如胆，因以为名。

宋《本草图经》（同上）《图经》曰……宿根黄白色，下抽根十余本，类牛膝。直上生苗，高尺余。四月生叶，似柳叶而细，茎如小竹枝，七月开花如牵牛花，作铃铎形，青碧色。冬后结子，苗便枯……俗呼为草龙胆。浙中又有山龙胆草，味苦涩……治四肢疼痛。采无时候。叶经霜雪不凋，此同类而别种也……

清《植物名实图考》卷10“滇龙胆草” 生云南山中。丛根族茎，叶似柳微宽，又似橘叶而小；叶中发苞开花，花如钟形，一一上耸，茄紫色，颇似沙参花，五尖瓣而不反卷，白心数点；叶既蒙密，花亦繁聚，逐层开舒，经月未歇。按形与《图经》信阳、襄州二种相类。

【鉴药】

“龙胆”首见于《本经》。《别本》（见《开宝》引）释名曰：“叶似龙葵，味苦如胆，因以为名。”古今常用药之一，功能泻肝胆火热，下焦湿热，治热黄痈疮。

本品除根味苦如胆外，陶弘景还指根“状似牛膝”。宋《本草图经》进一步描述其状：“宿根黄白色，下抽根十余本，类牛膝。直上生苗，高尺余。四月生叶，似柳叶而细，茎如小竹枝，七月开花如牵牛花，作铃铎形，青碧色。冬后结子，苗便枯……俗呼为草龙胆。”凭此描述，与龙胆科龙胆属植物条叶龙胆*Gentiana manshurica* Kitag.相近。又《图经》提到“浙中又有山龙胆草，味苦涩……叶经霜雪不凋，此同类而别种也”。所述仅云味苦涩、叶经霜雪不凋，似为龙胆属（*Gentiana*）植物。形态描述过简，故难定其种。

清《植物名实图考》提及一种“滇龙胆草”，据云“生云南山中。丛根族茎，叶似柳微宽，又似橘叶而小；叶中发苞开花，花如钟形，一一上耸，茄紫色，颇似沙参花，五尖瓣而不反卷，白心数点；叶既蒙密，花亦繁聚，逐层开舒，经月未歇。按形与《图经》信阳、襄州二种相类。”可见吴其濬认为此种龙胆还是龙胆属植物。今考为龙胆科龙胆属植物滇龙胆草*Gentiana regescens* Franch.。[1]

1.《本草图经》：该书4图，其中“信阳军草龙胆”（图5）粗壮根茎下生须根多数（《品汇》仿绘时据实物药材描绘最为准确）。茎直立，叶对生，无柄。枝顶或叶腋生花，筒状钟形，形状似牵牛。《品汇》将花绘成蓝色。“信阳军”即今河南信阳。此图类似龙胆科龙胆属植物龙胆*Gentiana scabra* Bunge或其同属近缘植物。

“襄州草龙胆”（图6）较粗壮须根多数。根茎有鳞片状残基。茎直立，叶对生，无柄，披针形。顶生或腋生单花多朵。花筒状钟形。“襄州”即今湖北襄樊。观此亦似龙胆*G. scabra*或其同属近缘植物。

“睦州草龙胆”（图7）的根部不呈长须状，茎或弯曲，多有分支。叶披针形，对生或互生、数朵细小花蕾簇生于叶腋，下垂。其花不似龙胆科植物，原植物不明。“睦州”即今浙江建德。

“沂州草龙胆”（图8）根部异常粗壮，分支较少。茎直立，基部有若干纤维，小叶多数对生，未示花序。此图根部非药用龙胆根，茎叶虽略似龙胆，但仅凭此无法推定此即龙胆科植物。存疑。“沂州”即今山东临沂。

2.《履巉岩本草》：该书“龙胆草”（图13）示叶丛生，具长柄，花茎自叶抽出，不具备龙胆科植物的特征。花生茎顶或叶腋，花冠淡红，非筒状钟形，故判断其非龙胆科植物。是否是《图经》所云浙中山龙胆，还有待考证。

1　谢宗万：《中药材品种论述》上册，上海：上海科学技术出版社，1980：155.（《中华本草》6册240页同此说。）

3.《**救荒本草**》：该书“龙胆草”（图15）有土地线，未示根部。茎直立，叶狭披针形，对生。顶生或腋生单花多朵。现有诸家研究多认为此为龙胆科植物龙胆*G. scabra*或条叶龙胆*G. manshurica*、三花龙胆*Gentiana triflora* Pall.。[1]

4.《**太乙仙制本草药性大全**》：该书“草龙胆”（图22）为肥大块根，多须毛。上抽出数根茎枝，叶线形，互生。如此简略的图形，无法臆测其原植物。

5.《**本草原始**》：该书“龙胆草”（图28）为写生药材图。其中龙胆有粗壮根茎，上与茎痕及残留鳞片状物。根茎下生多数细长的根。此与今条叶龙胆*G. manshurica*的根部相符。

6.《**植物名实图考**》：该书“龙胆”（图44）绘两株龙胆草，其叶狭披针形。单花生茎顶及叶腋。整个形态近似条叶龙胆*G. manshurica*。该书另有“滇龙胆草”（图45），该图形态同其文字所述，前已引用相关考证，认为此图所示为龙胆科植物滇龙胆草*G. regescens*。

【小结】

龙胆以味苦如胆得名，古今常用泻肝胆火热等。宋《图经》所述叶似柳叶而细、开花如牵牛花，作铃铎形，青碧色草龙胆，与条叶龙胆*Gentiana manshurica* Kitag.相符。该书“信阳军草龙胆”图、“襄州草龙胆”图均为龙胆科龙胆属（*Gentiana*）植物。《救荒本草》所示为龙胆*G. scabra* Bunge或条叶龙胆*G. manshurica*等。《植物名实图考》所绘“龙胆”近似条叶龙胆*G. manshurica*。“滇龙胆草”所示为滇龙胆草*G. regescens* Franch.。《本草原始》所绘药材可能来源于条叶龙胆*G. manshurica*。

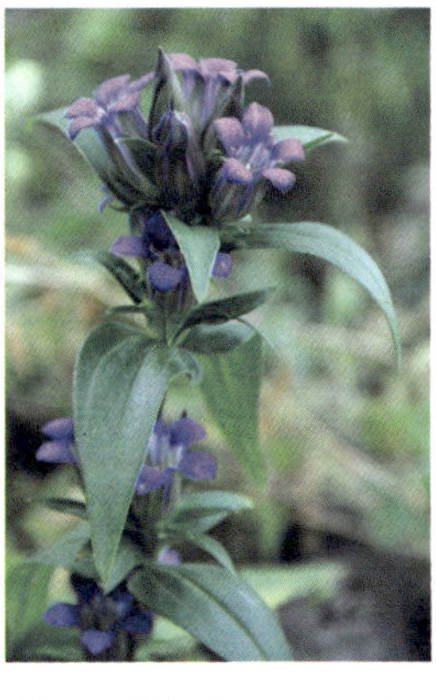
图 47　龙胆 *Gentiana scabra*

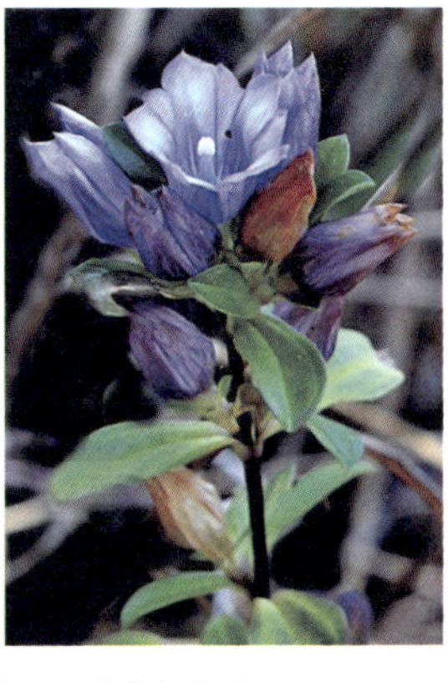
图 48　滇龙胆草 *Gentiana regescens*

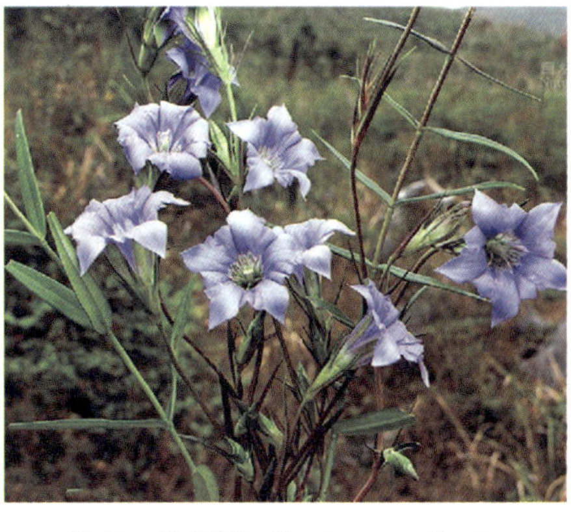
图 49　条叶龙胆 *Gentiana manshurica*

1 ［明］朱橚著，倪根金校注、张翠君参注：《救荒本草校注》，北京：中国农业出版社，2008：37-38.（此书综述了多家意见。）

13-23 细辛

【品图】

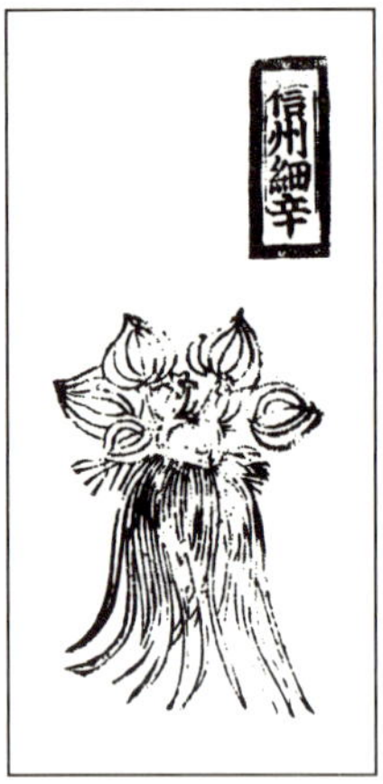

图1 图经(大)·信州细辛

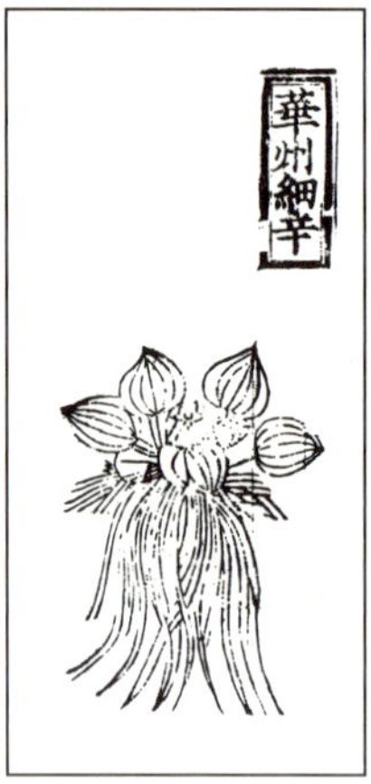

图2 图经(大)·华州细辛

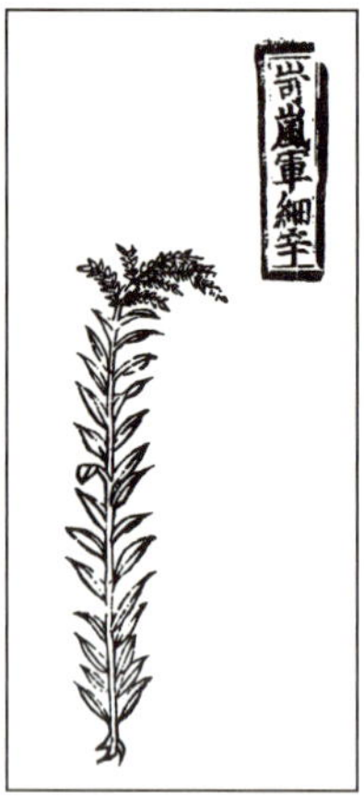

图3 图经(大)·岢岚军细辛

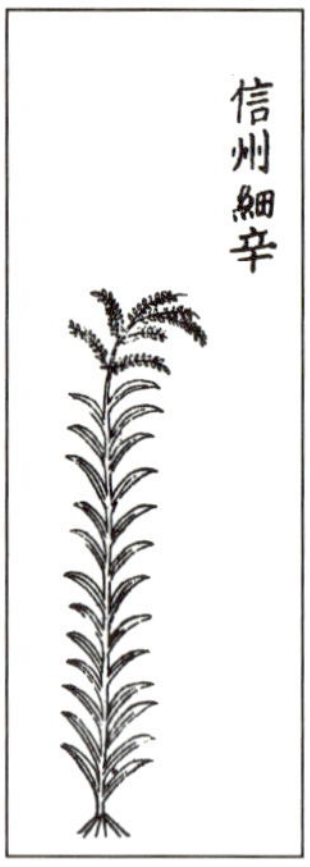

图4 图经(政)·信州细辛

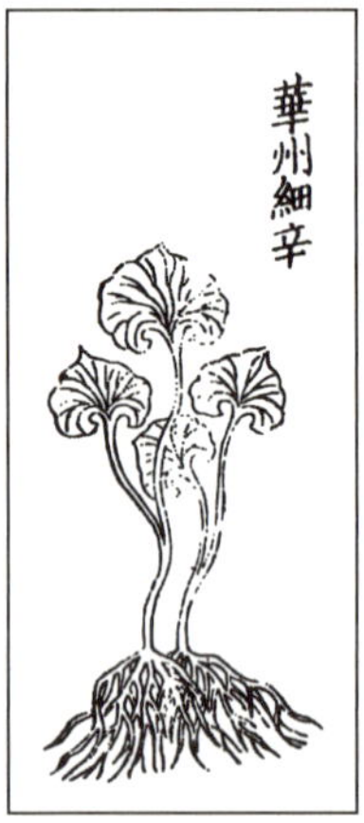

图5 图经(政)·华州细辛

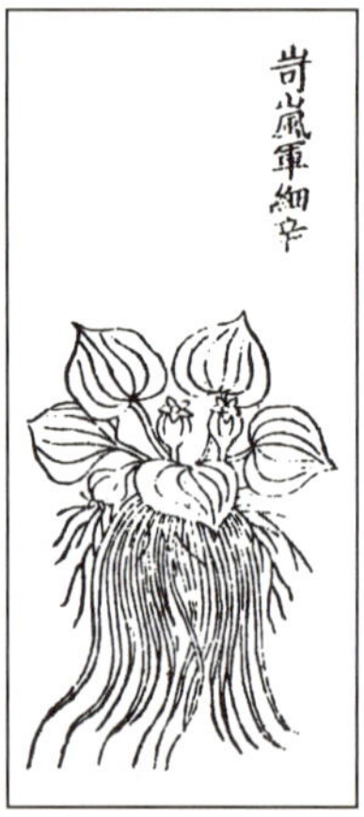

图6 图经(政)·岢岚军细辛

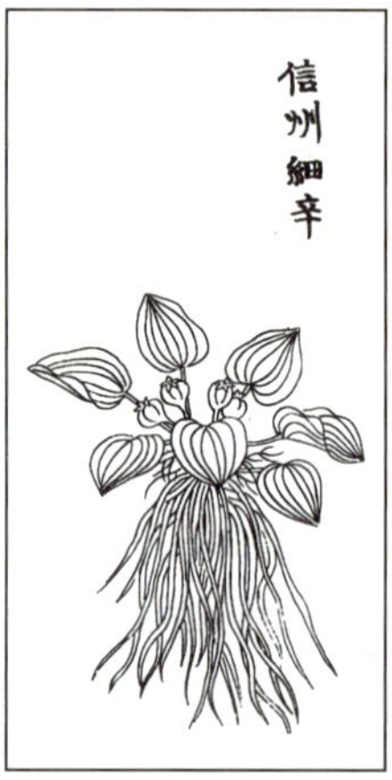

图7 图经(绍)·信州细辛

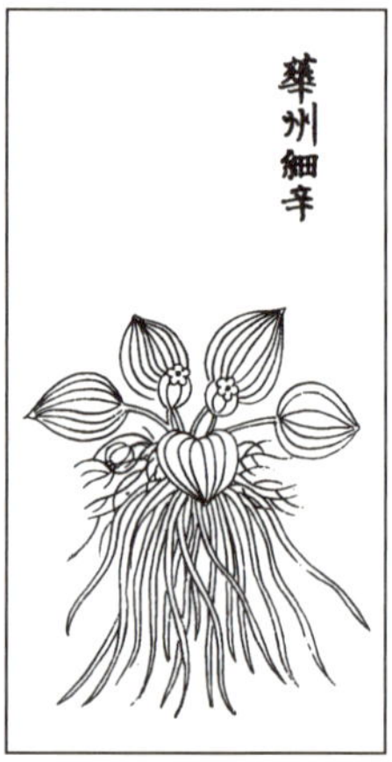

图8 图经(绍)·华州细辛

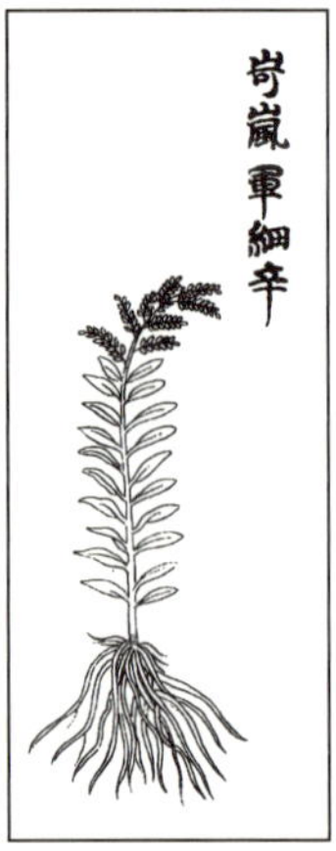

图9 图经(绍)·岢岚军细辛

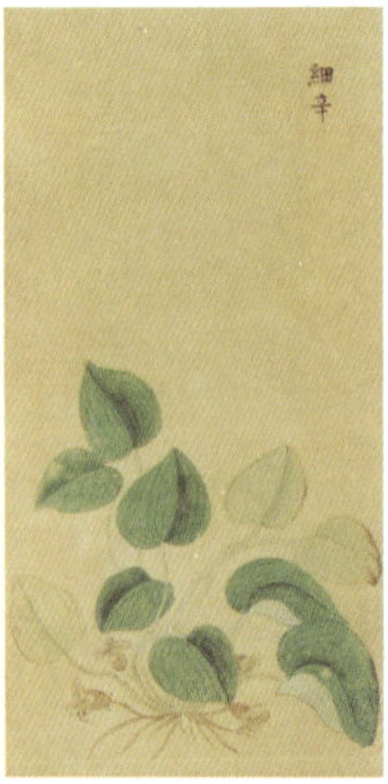

图10 履巉岩·细辛

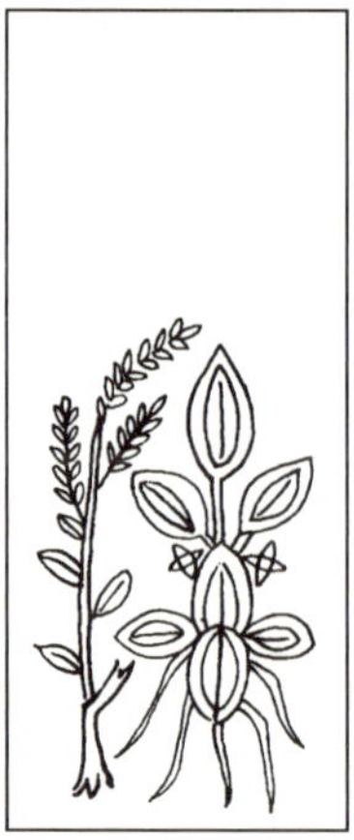

图11 歌括·细辛

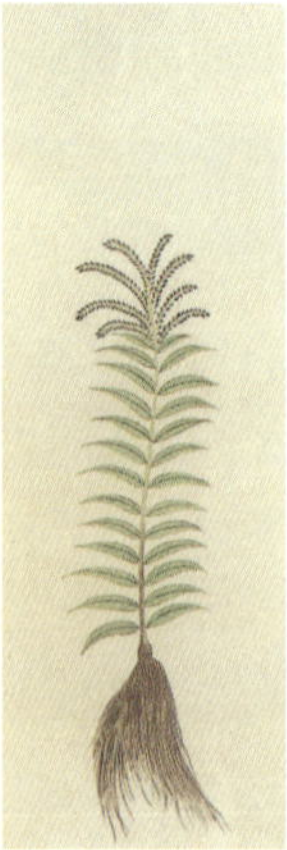

图12 品汇·岢岚军细辛

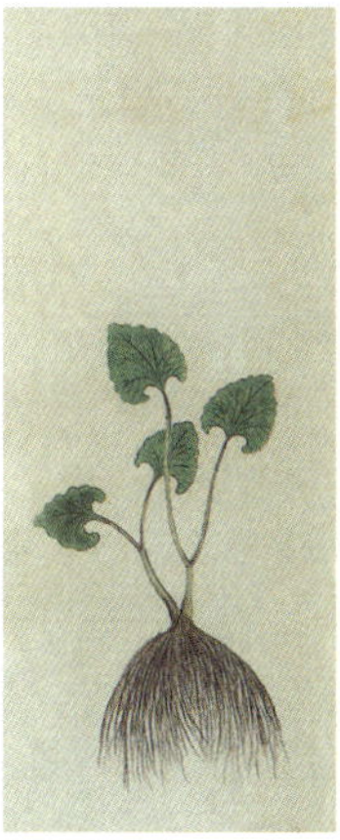

图 13　品汇·华州细辛

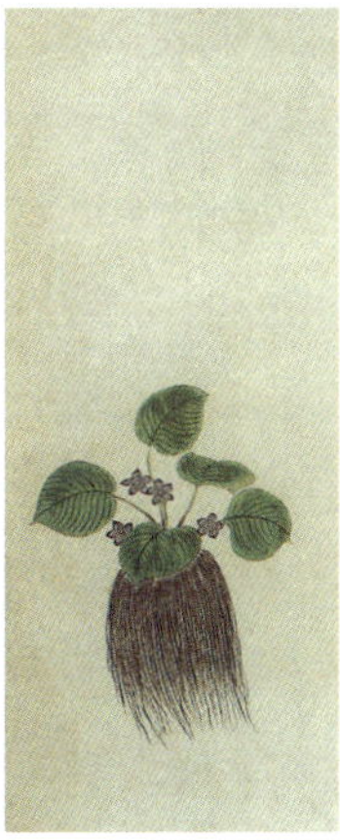

图 14　品汇·信州细辛

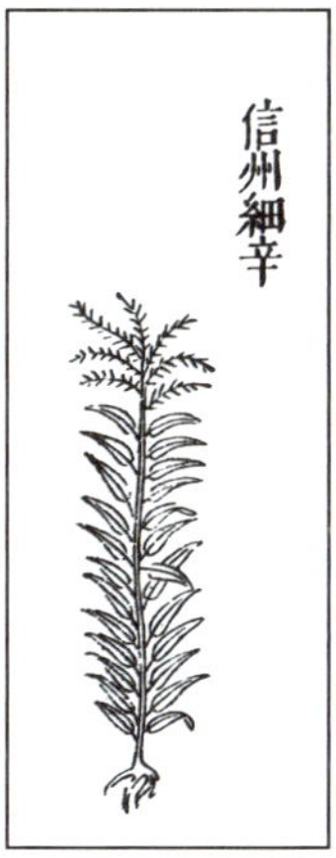

图 15　蒙筌·信州细辛

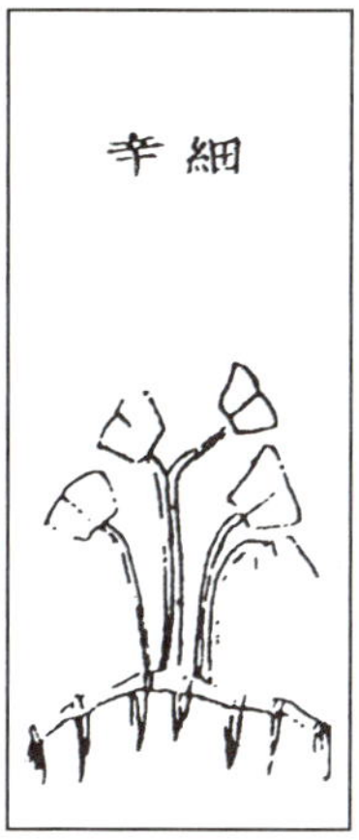

图 16　太乙·细辛

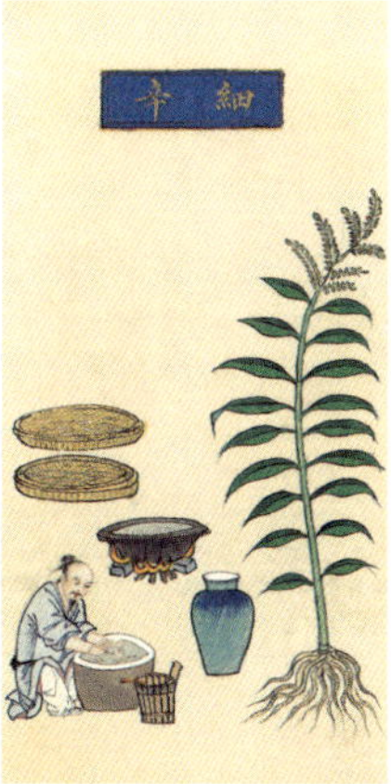

图 17　雷公·细辛

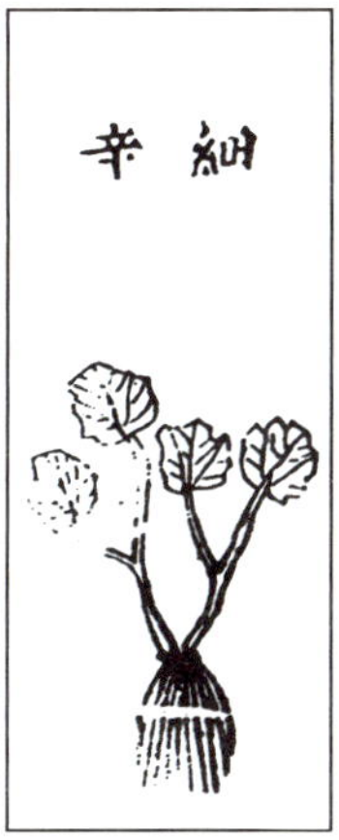

图 18　纲目（金）·细辛

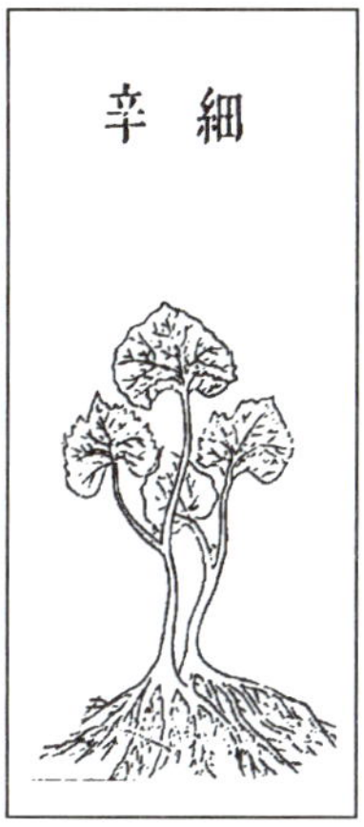

图 19　纲目（钱）·细辛

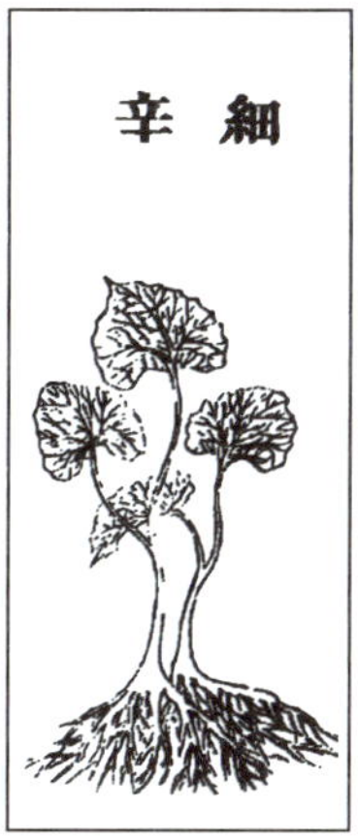

图 20　纲目（张）·细辛

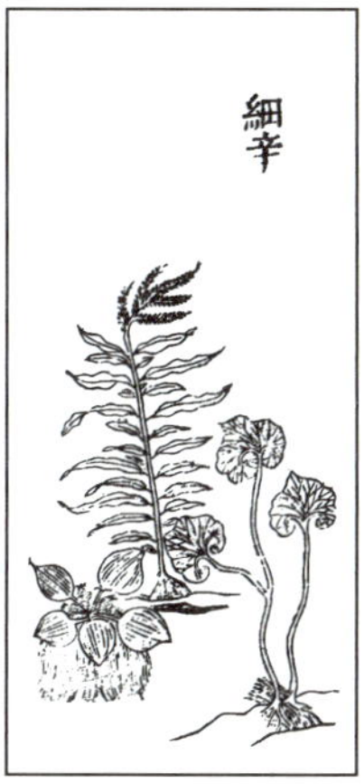

图 21　三才·细辛

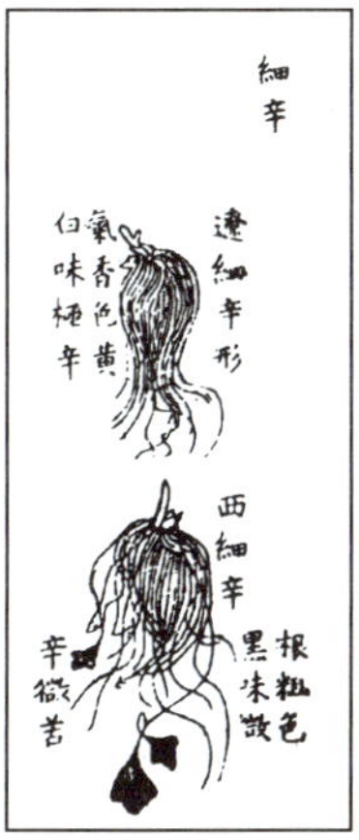

图 22　原始·细辛

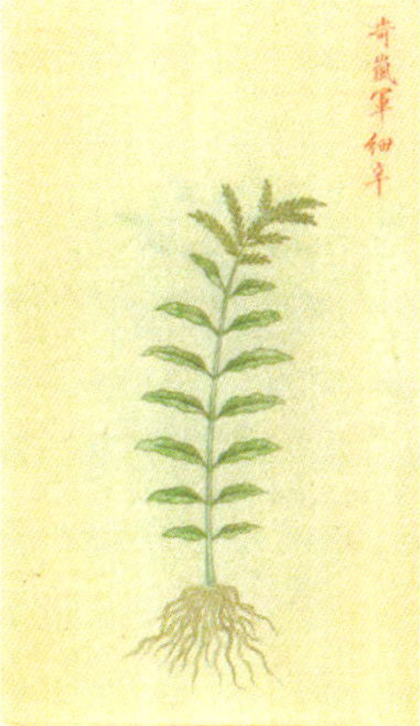

图 23　金石·岢岚军细辛

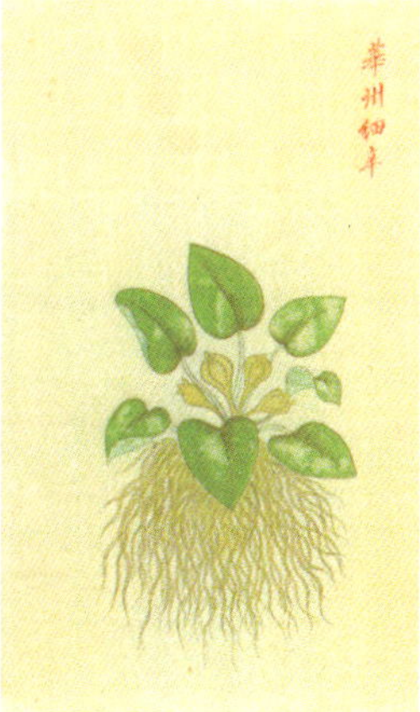

图 24　金石·华州细辛

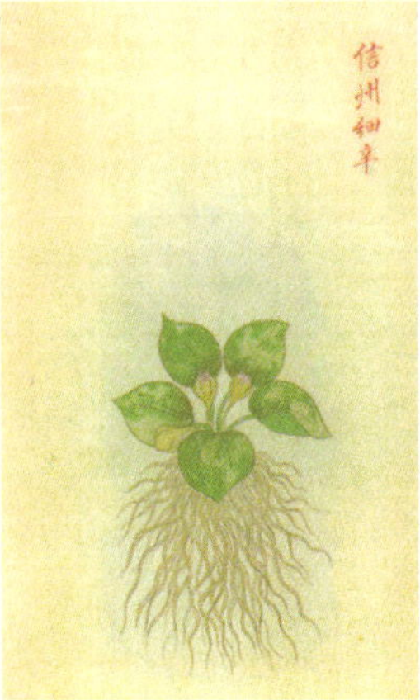

图 25 金石·信州细辛

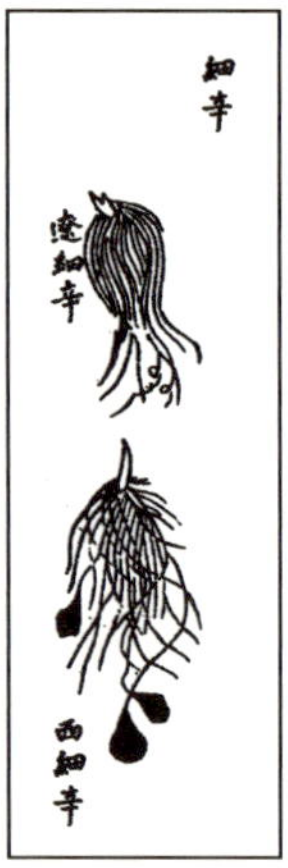

图 26 汇言·细辛

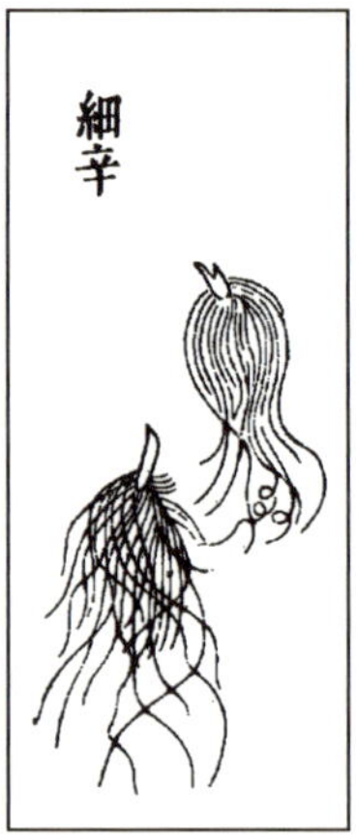

图 27 本草汇·细辛

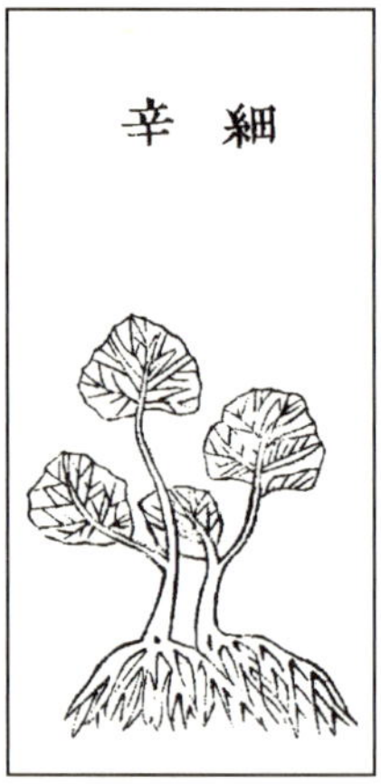

图 28 备要·细辛

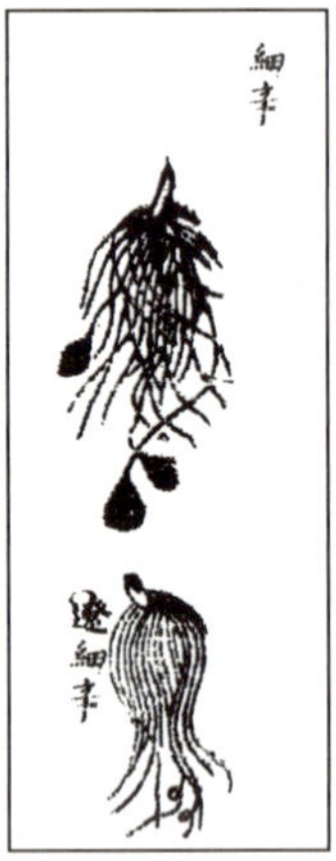

图 29 求真·细辛

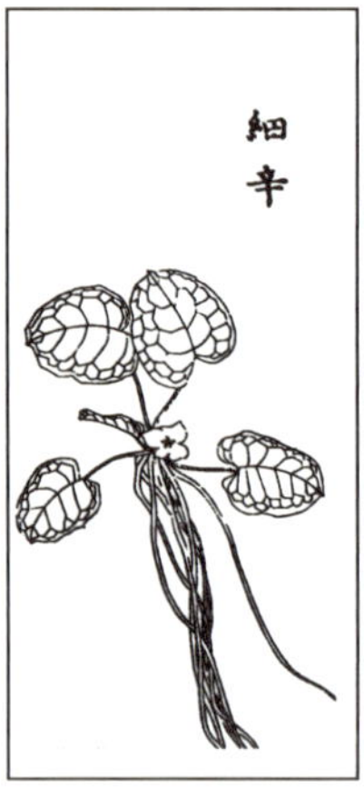

图 30 质问·细辛

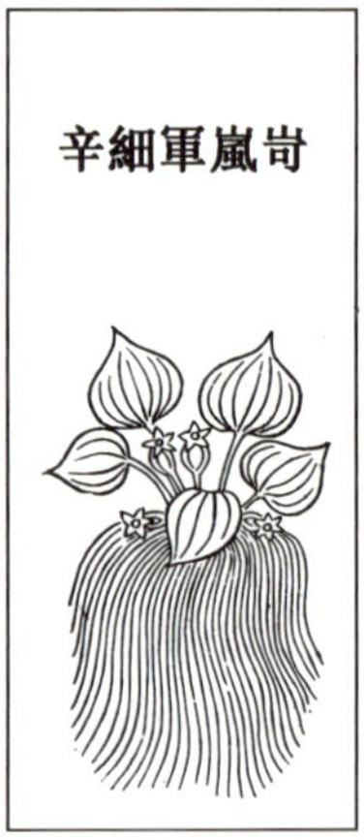

图 31 草木典·岢岚军细辛

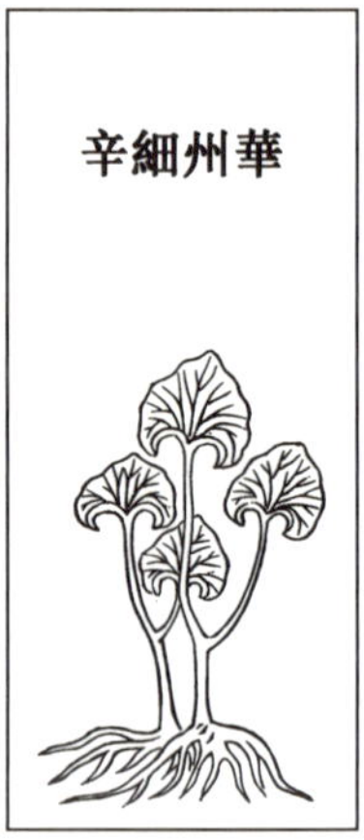

图 32 草木典·华州细辛

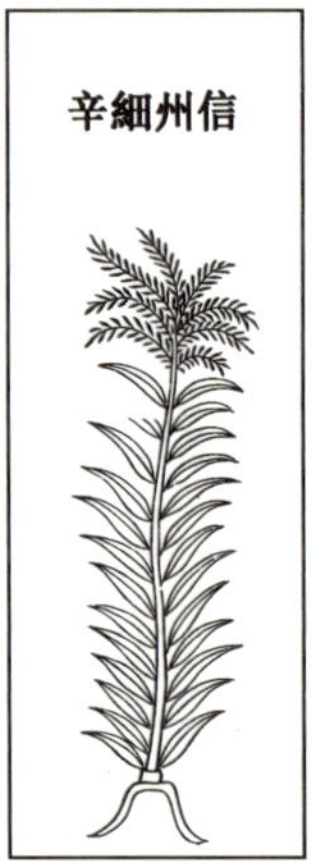

图 33 草木典·信州细辛

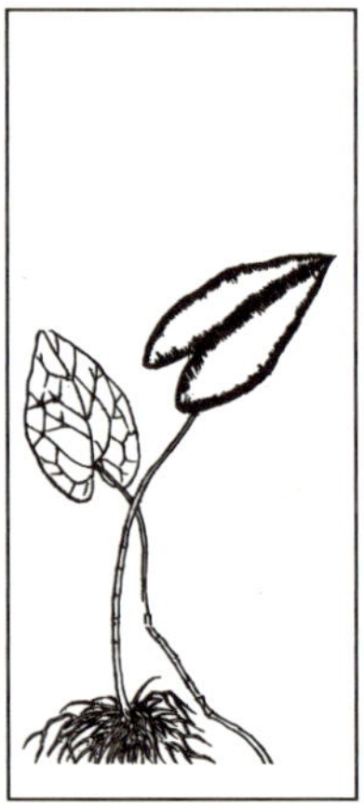

图 34 图考·细辛

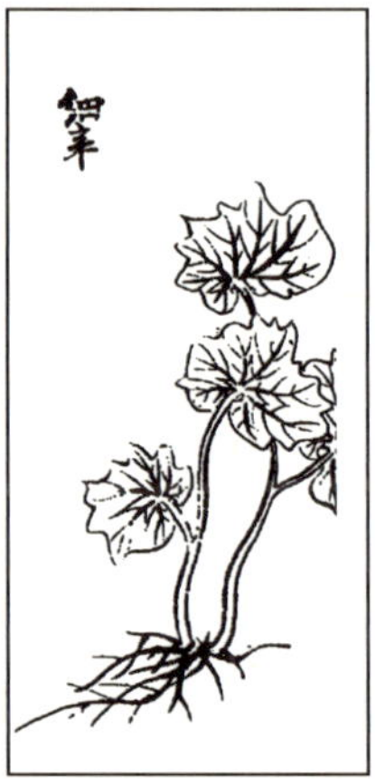

图 35 图说·细辛

本品35图，取自22书，其中8幅彩图。有承继关系及仿绘图可分以下2个书类。

《本草图经》：该书有图3幅（“信州细辛”“华州细辛”“岢岚军细辛”）。此3图依次存于《大观》（图1、2、3）《绍兴》（图4、5、6）者大致相同，且其中“信州细辛”“华州细辛”图形几乎一样。但《政和本草》的“信州细辛”（图4）即《大观》《绍兴》的“岢岚军细辛”（图3、9），而《政和》“华州细辛”（图5）则与另两书不同。因此，从图名来看，《图经》有图3幅，但从实际图像来看，则有图4幅。今以《大观本草》3图（图1、2、3）及《政和》“华州细辛”（图5）为《图经》图的代表。

仿绘《图经》3图的彩色图有《本草品汇精要》3幅（图12、13、14）。《品汇》（弘治原本）的绘图者以《大观》《绍兴》为底本，其图名、排列顺序及图形均同此二书。但《品汇》清安乐堂本的转绘者大概发现了弘治本的“信州细辛”“华州细辛”二图形象基本一致，因此该书将“华州细辛”（图13）按《政和本草》同名图（图5）重绘。但《金石昆虫草木状》（图23、24、25）是按照《品汇》弘治原本重绘的，故该书保持了弘治原本之貌。

仿绘《图经》图的墨线图有：《本草歌括》“细辛”（图11）将《图经》3图压缩剪裁，绘于1图之中。该书的底本是《大观》本，因此该图左边为《大观》“岢岚军细辛”（图3）。其右则为《大观》的“信州细辛”（图1）、“华州细辛”（图2）两图归并后剪裁后的图。《本草蒙筌》“信州细辛”（图15）乃仿绘《大观》“信州细辛”（图1）。《本草纲目》金陵本“细辛”（图18）虽然简陋，但可看出是仿绘《图经》“华州细辛”（图5）。《纲目》钱本“细辛”（图19）舍弃金陵本粗劣的绘图，另仿《图经》“华州细辛”（图5）重绘，并加润饰。此后，仿绘《纲目》钱本“细辛”图的有《纲目》张本图20、《本草备要》图28、《本草简明图说》图35。此外，《三才图会》“细辛”（图21）仿《图经》（《政和》）的3幅细辛图，并将其绘入一图之中，各加土地背景。《古今图书集成·草木典》“细辛图”又仿《三才图会》，将三图合绘入一图，但消除土地线，各标所绘图名。今将《草木典》此图仍分3图（图31、32、33），以便观览。

《本草原始》：该书为细辛药材写生图（图22）。仿绘图有《本草汇言》图26，图中有“辽细辛”“西细辛”药材各一。《本草汇》图27“细辛”又仿绘《本草汇言》，但未标药材名。《本草求真》“细辛、辽细辛”（图29）亦仿绘自《本草汇言》。

以上33图中，除23幅属仿绘图外，还有10幅原创图（图1、2、3、5、10、16、17、22、30、34），详见下“鉴药”项。

【文录】

《本经》《别录》（见《证类》卷6“细辛”） **一名小辛**。生华阴山谷。二月、八月采根，阴干。

梁《本草经集注》（同上） 陶隐居云：今用东阳临海者，形段乃好，而辛烈不及华阴、高丽者。用之去其头节。

宋《嘉祐本草》（同上） 吴氏云……季氏：小寒。如葵叶赤黑，一根一叶相连。

宋《本草图经》（同上）《图经》曰：细辛，生华山山谷，今处处有之，然它处所出者，不及华州者真。其根细而其味极辛，故名之曰细辛……今人多以杜蘅当之。杜蘅吐人，用时须细辨耳……其根成窠，有似饭帚密闹，细长四五寸，微黄白色，味辛。江淮欲呼为马蹄香，以人多误用，故此详述之。

宋《本草衍义》卷7“细辛” 叶如葵叶，赤黑，非此则杜蘅也。杜蘅叶形如马蹄，故俗云马蹄香。盖根似白前，又似细辛。襄、汉间一种细辛，极细而直，色黄白，乃是鬼督邮，不可用。

宋《梦溪笔谈》卷26“药议” 东方南方所用细辛，皆杜衡也，又谓之马蹄香也。黄白拳局而脆，干则作团，非细辛也。细辛出华山，极细而直，深紫色，味极辛，嚼之习习如椒，其辛更甚于椒。故《本草》云：细辛水渍令直，是以杜衡伪为之也。襄、汉间又有一种细辛，极细而直，色黄白，乃是鬼督邮，亦非细辛也。

明《本草纲目》卷13“细辛”【集解】【时珍曰】《博物志》言杜衡乱细辛，自古已然矣。沈氏所说甚详。大抵能乱细辛者，不止杜衡，皆当以根苗色味细辨之。叶似小葵，柔茎细根，直而色紫，味极辛者，细辛也。叶似马蹄，茎微粗，根曲而黄色，味亦辛者，杜衡也。一茎直上，茎端生叶如伞，根似细辛，微粗直而黄白色，味辛微苦者，鬼督邮也。似鬼督邮而色黑者，及己也。叶似小桑，根似细辛，微粗长而黄色，味辛而有臊气者，徐长卿也。叶似柳而根似细辛，粗长黄白色而味苦者，白微也。似白微而白直味甘者，白前也。

清《植物名实图考》卷7“细辛”《梦溪笔谈》以为南方所用细辛皆杜蘅。今江西俚医以叶大而圆者为杜蘅，叶尖长者为细辛，殊有分别，过剂亦能致人气脱而死，不必华山所产。雩娄农曰：《图经》列细辛已数种，而及己、鬼都督、杜蘅辈，又复相似，今江西、湘、滇所用细辛，辄与《本草》不类，然皆能发汗脱阳。

【鉴药】

“细辛”首载于《本经》。宋·苏颂：“其根细而其味极辛，故名之曰细辛。”本品为古今常用药，味辛性烈，温散风寒，止痛除痹。判断本品的真伪优劣，主要在于其根辛烈的程度及其形状。正品细辛与其分布密切相关。

《别录》所载的主产地是华阴（今属陕西）。梁·陶弘景介绍说：“今用东阳、临海者，形段乃好，而辛烈不及华阴、高丽者。”东阳即今江苏盱眙东南，临海今属浙江，所产“细辛”外表看起来不错，但辛烈不如华阴。宋代依然以华州（今陕西华县）者为真。宋·沈括甚至说东方南方所用细辛都是杜衡，只有华山（今陕西华阴南）出者才是细辛。鉴别细辛，早在东汉末的季氏（或作李氏，即李当之）就指出："如葵叶赤黑，一根一叶相连。"北宋·沈括云华山出者"极细而直，深紫色，味极辛，嚼之习习如椒，其辛更甚于椒。"据上述产地、叶形、根形及特异性的辛烈味，与今陕西华阴或其附近地区所产马兜铃科细辛属植物细辛*Asarum sieboldii* Miq.相符。陶弘景所云高丽所产者，相当于我国东北或朝鲜的同属植物北细辛（辽细辛）*Asarum heterotropoides* F. Schmidt var. *mandshuricum*（Maxim.）Kitag.。或许还包括同属植物汉城细辛*Asarum sieboldii* Miq f. *seoulense*（Nakai）C. Y. Cheng et C. S. Yang。[1]

上述细辛的种类分布在北方，对于其他地区来说，真正的细辛就成了稀缺品。伪品、地区用药等随之而生。故苏颂云：细辛"今处处有之，然它处所出者，不及华州者真。"苏颂提到的常见伪品是细辛属植物杜衡*Asarum forbesii* Maxim.（其特征见下一药条）。宋·寇宗奭提到"襄、汉间一种细辛，极细而直，色黄白，乃是鬼督邮，不可用。""襄、汉"指今湖北襄阳市和流经襄阳段的汉水地区。此种鬼督邮形态过简，来源不明。李时珍提到的伪充细辛者（见上"文录"）还有金粟兰科植物及已*Chloranthus serratus*（Thunb.）Roem et Schult、萝藦科植物徐长卿（一名鬼督邮）*Cynanchum paniculatum*（Bunge）Kitagawa、白薇*Cynanchum atratum* Bunge、白前（包括柳叶白前*Cynanchum stauntonii*（Decne.）Schltr. ex Lev.、白前*Cynanchum glaucescens*（Decne.）Hand.-Mazz.）等。古本草的插图可以与以上文字记载相印证。

1.《本草图经》（大观）：该书的"信州细辛"（图1）须根丛生多数，叶丛生，阔心形，基部心形。叶中心有花2朵。信州即今江西上饶，属于沈括说的东南方，故其所用细辛都是马兜铃科植物杜衡*A. forbesii*。

"华州细辛"（图2）的形态与前"信州细辛"的特点几乎全同，但与《政和》所存"信州细辛"（图5）差别甚大。华州即今陕西华县，是正品细辛的分布地，不应该是杜衡。故此图属于图1的重复图。

"岢岚军细辛"（图3）在《政和》本中名为"信州细辛"。岢岚军即今山西岢岚县。此图所示植物无细长的根须，一茎直立，披针形叶互生，茎顶有总状花序。此非马兜铃科细辛属植物。孙启明[2]谓此种形态与萝藦科牛皮消属植物柳叶白前或徐长卿相似。其实此图无论根部还是花序等都与柳叶白前、徐长卿相差甚远。待考。

《政和》本"华州细辛"（图5）显示根茎部须根众多，叶两枚，叶柄甚长，叶片心形，基部深心形。据此形态及产地华州，此与马兜铃科植物细辛*A. sieboldii*或

1 国家中医药管理局《中华本草》编委会：《中华本草》（3），上海：上海科学技术出版社，1999：495.
2 孙启明：《苏图研究》见：张志斌、郑金生主编：《本草纲目研究札记》，北京：科学出版社，2019：634.

其变型汉城细辛*A. sieboldii* f. *seoulense*相符。

2.《履巉岩本草》：该书的“细辛”（图10）具有若干细须根。叶丛生，长柄，叶宽卵形，前端尖、基部心形。单花，花被管钟形，顶端4裂。该图写生绘制于今浙江杭州。其花被管4裂（恐系误绘）。根据分布地区，杭州一带所产当为杜衡。今《浙江天目山药用植物志》载杜衡又名“马蹄细辛”。故此图当为马兜铃科植物杜衡*Asarum forbesii* Maxim.或其同属近缘植物。《中华本草》据其叶端尖的特征及其分布地区，推测似为小叶马蹄香*Asarum ichangense* C. Y. Cheng。[1]

3.《太乙仙制本草药性大全》：该书的“细辛”（图16）绘粗大横走的根茎，下有较粗大但不长的根。根茎上抽出数叶，叶柄长。叶呈倒梯形，中脉明显。原植物不明。

4.《补遗雷公炮制便览》：该书的“细辛”（图17）是两图合一。右边一株植物超大，乃仿绘自《图经》（大观本）“岢岚军细辛”（图3），亦即《政和》本“信州细辛”（图4）。此为伪品。画师从三图中选此为代表，乃对药学理解甚浅。左边为炮制细辛图，但未立图名。此炮制图据雷公法绘制。《雷公炮炙论》云：“凡使，一一拣去双叶，服之害人。须去头土了，甜瓜水浸一宿，至明漉出，曝干用之。”故此图下方绘一人在大缸中浸药，图上方有大竹匾，示意供漉出的药物摊在竹匾上曝干。但图中绘简易灶上置一锅，不明作用。雷公法里无细辛须经炒或煮的记载。

5.《本草原始》：该书的“细辛”（图22）为药材写生图。上图为“辽细辛形”，旁注“气香色黄白，味极辛”。下图为“西细辛”，旁注“根粗色黑，味微辛微苦”。其中辽细辛的原植物当为北细辛*A. heterotropoides* var. *mandshuricum*，或汉城细辛*A. sieboldii* f. *seoulense*。“西细辛”的黑色叶状物不明其示意，也未见古本草解释“西”字来历。从原书所注形态与气味来看，此为伪品，来源不明。

6.《质问本草》：该书的“细辛”（图30）有长而细的须根，叶丛生，5枚，叶先端微尖，基部有花。该书药物多为琉球所产，似为植物杜衡*Asarum forbesii* Maxim.或其同属近缘植物。

7.《植物名实图考》：该书的“细辛”（图34）根部须根多而细长，独叶，表面光洁，三角状卵形，基部心形，叶柄长而有节。另绘一单叶，大概是示意叶背面。吴其濬接触的多为江西、湖南、滇南等地的植物，且云“今江西俚医以叶大而圆者为杜蘅，叶尖长者为细辛，殊有分别”。据此图形，似为细辛属植物福建细辛*Asarum fukienense*C. Y. Cheng et C. S. Yang。

1　国家中医药管理局《中华本草》编委会：《中华本草》（3），上海：上海科学技术出版社，1999：492.

【小结】

细辛是古今中医常用药，可祛风止痛，散寒除痹。历代本草所载皆以产陕西华阴一带的马兜铃科植物细辛*Asarum sieboldii* Miq.、产我国东北或朝鲜一带的北细辛*Asarum heterotropoides* F. Schmidt var. *mandshuricum*（Maxim.）Kitag.等为正品。产东方、南方者多以同属的植物杜衡*Asarum forbesii* Maxim.及其近缘植物混充。也有用其他不同科属的植物伪充者。古本草插图反映的情况与文字记载大体相符。《本草图经》细辛图中，唯《政和》本"华州细辛"为正品。《本草原始》仅"辽细辛形"所示为正品，其他图形多为混充之品。

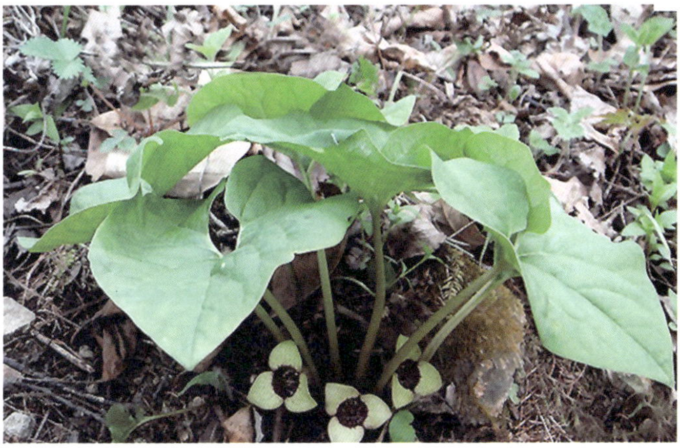

图 36　细辛 *Asarum sieboldii*

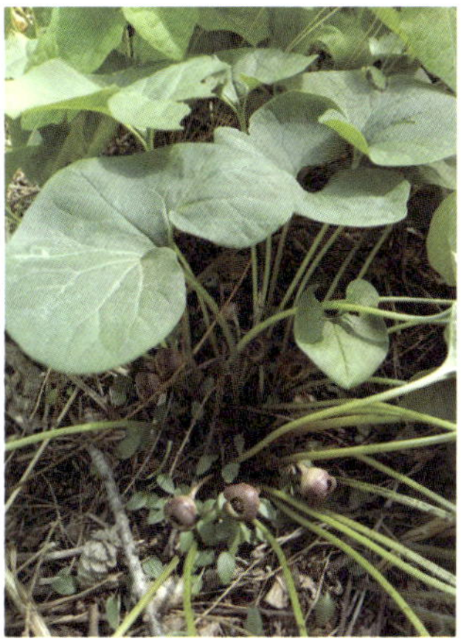

图 37　北细辛 *Asarum heterotropoides* var. *mandshuricum*

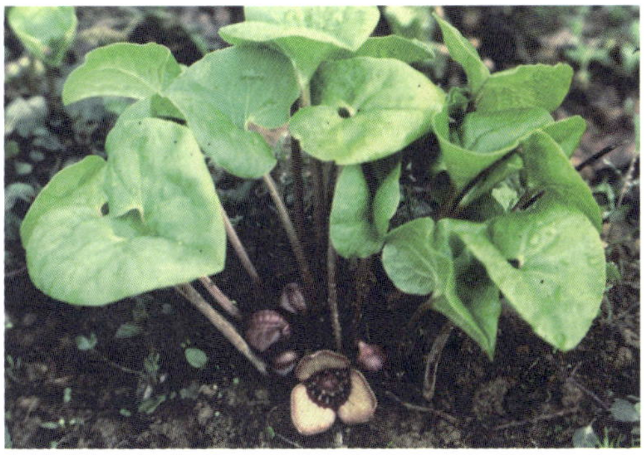

图 38　汉城细辛 *Asarum sieboldii* Miq f. *seoulense*

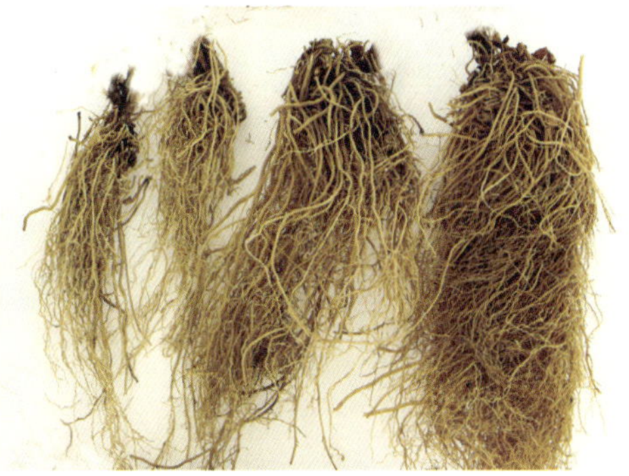

图 39　北细辛药材

13–24 杜衡

【品图】

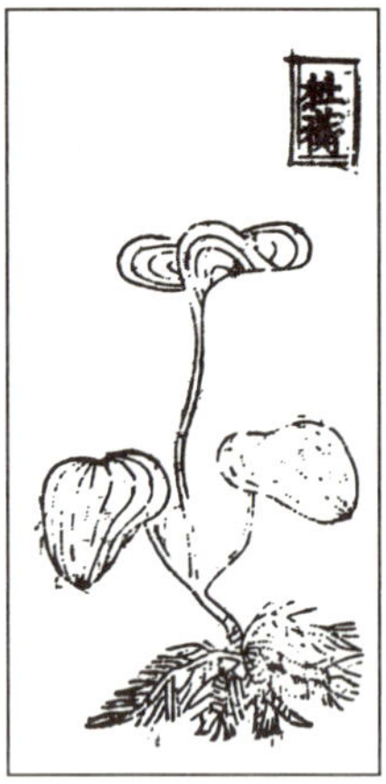

图 1 图经（大）·杜蘅

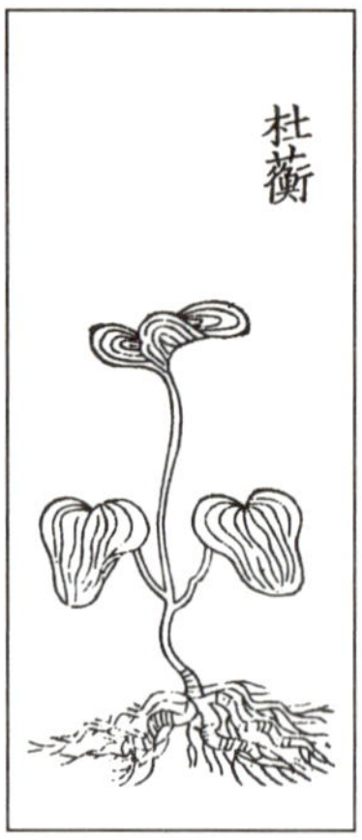

图 2 图经（政）·杜蘅

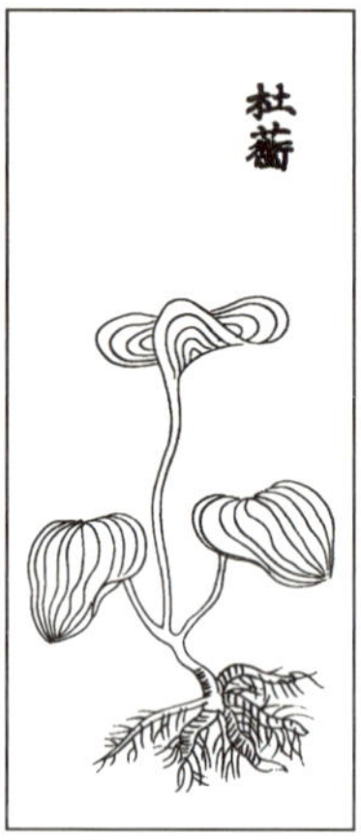

图 3 图经（绍）·杜蘅

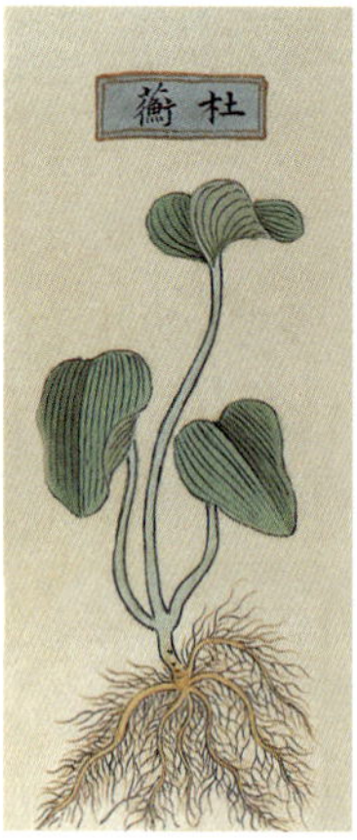

图 4 品汇·杜蘅

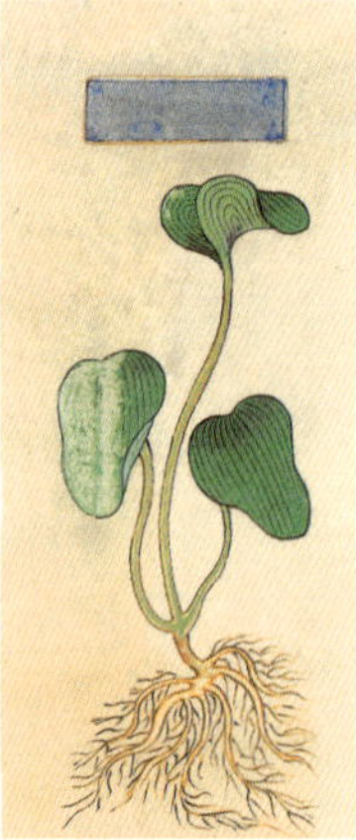
图 5 雷公·杜蘅

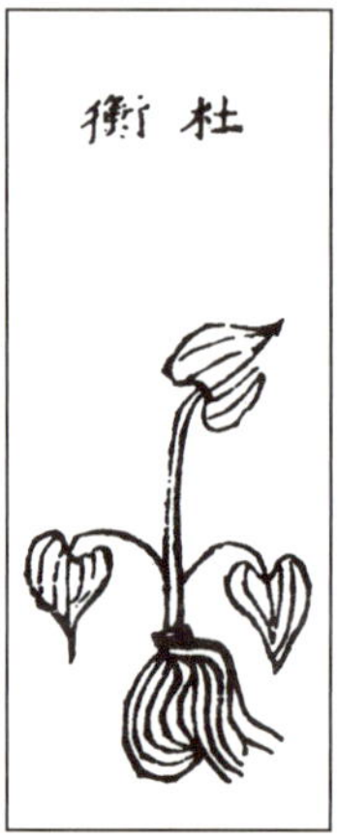

图 6 纲目（金）·杜衡

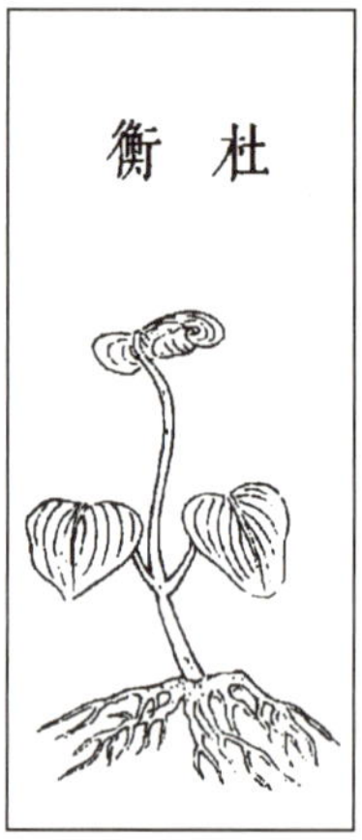

图 7 纲目（钱）·杜衡

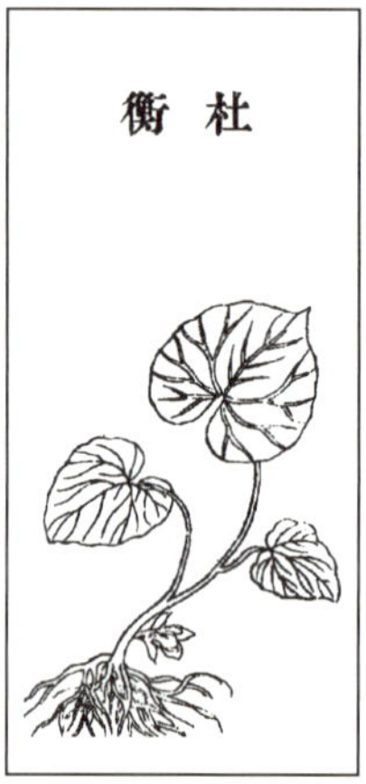

图 8 纲目（张）·杜衡

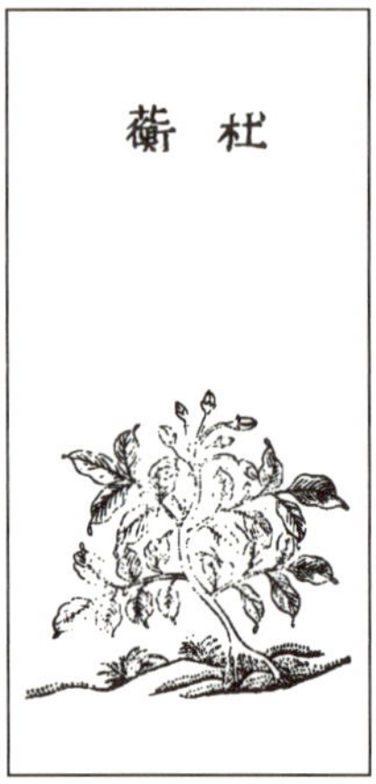

图 9 三才·杜蘅 -1

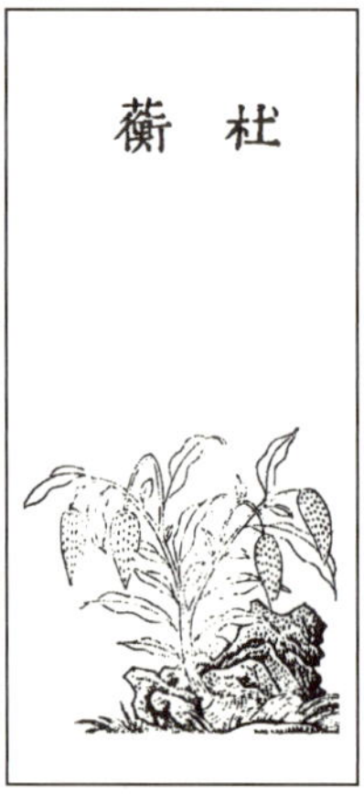

图 10 三才·杜蘅 -2

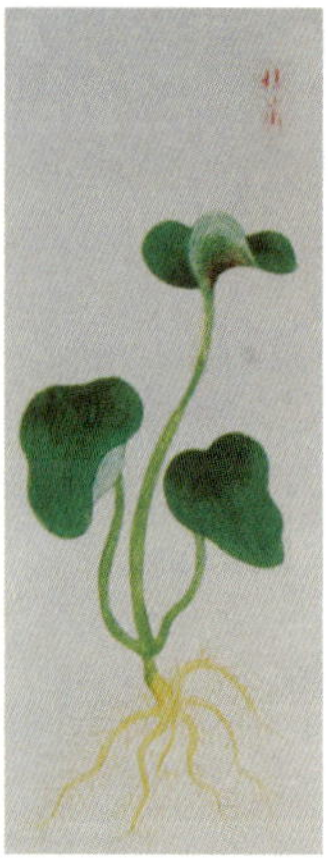
图 11 金石·杜蘅

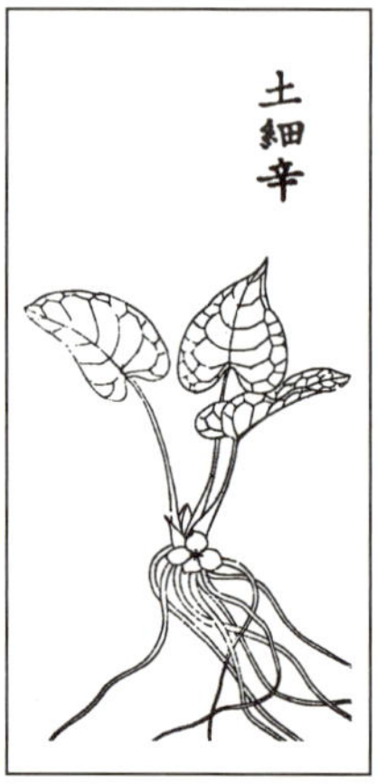

图 12 质问·土细辛

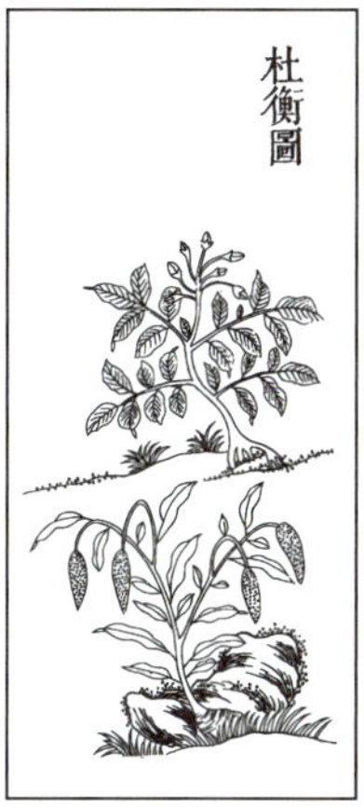

图 13　草木典·杜衡图

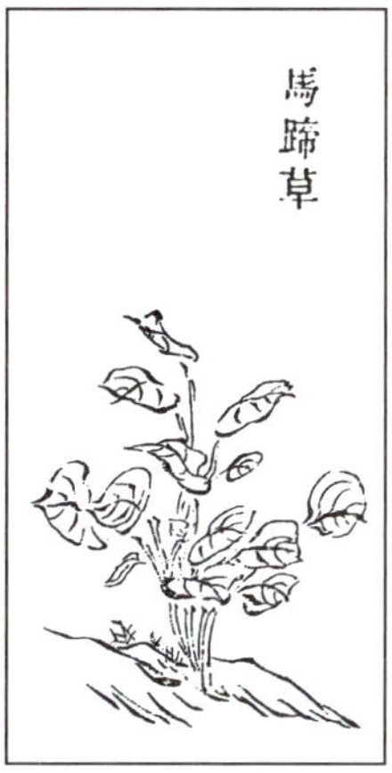

图 14　草药·马蹄草

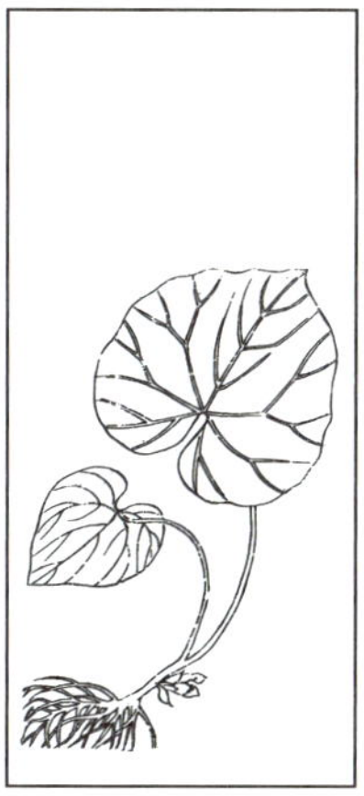

图 15　图考·杜蘅

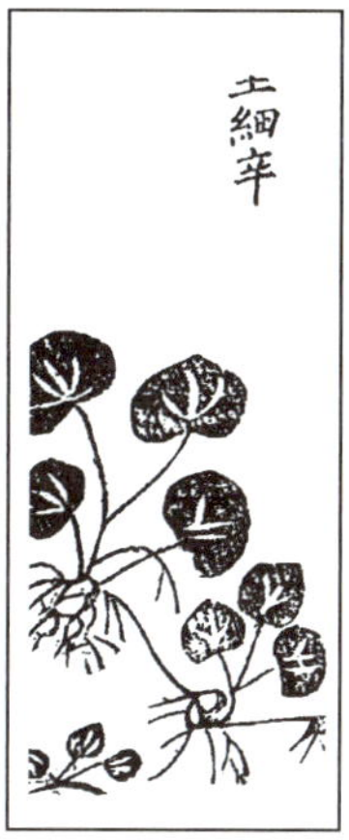

图 16　便方·土细辛

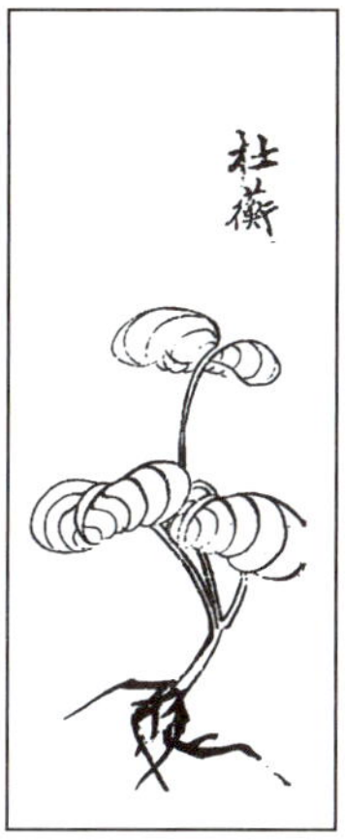

图 17　图说·杜蘅

本品17图，取自16书，其中3幅彩图。有承继关系及仿绘图可分以下3个书类。

《本草图经》：该书的“杜蘅”图分别存于《大观本草》（图1）、《政和本草》（图2）、《绍兴本草》（图3）中。此三传本药图基本一致。今以《政和》图2为《图经》图的代表。

仿绘《图经》图的彩色图有：《本草品汇精要》“杜蘅”（图4）敷色重绘。该图除将原图弧形脉画成密集平行脉之外，无其他重要改变。此后的《补遗雷公炮制便览》“杜蘅”（图5）、《金石昆虫草木状》“杜蘅”（图11）均仿绘《品汇》图。

仿绘《图经》图的墨线图有：《本草纲目》金陵本“杜衡”（图6）图形拙劣死板，但保留了《图经》原图的主要特点。《纲目》钱本“杜衡”（图7）直接仿绘《图经》图2。《本草简明图说》“杜蘅”（图17）看似变化很大，实际上也保留了《图经》图2的主要特点。

《三才图会》：该书2幅“杜蘅”图（图9、图10），仿绘图有《古今图书集成·草木典》“杜衡图”（图13）。该图合二图为一，将原图9置于图10之上。

《植物名实图考》：该书“杜蘅”（图15）的仿绘图有《纲目》张本“杜衡”（图8）。但张本在吴其濬原图右下增添了一小叶片，遂使该图叶片数与《纲目》金陵本、钱本同。

以上17图中，除10幅属仿绘图外，还有7幅原创图（图2、9、10、12、14、15、16），详见下“鉴药”项。

【文录】

《别录》（见《证类》卷8“杜蘅”） 生山谷。三月三日采根，熟洗暴干。

梁《本草经集注》(同上) 陶隐居云：根、叶都似细辛，惟气小异尔。处处有之。方药少用，惟道家服之。令人身衣香。

唐《唐本草》(同上) 《唐本》注云：杜蘅叶似葵，形如马蹄，故俗云马蹄香。生山之阴，水泽下湿地。根似细辛、白前等。今俗以及己代之，谬矣。及己独茎，茎端四叶，叶间白花，殊无芳气，有毒，服之令人吐，惟疗疮疥，不可乱杜蘅也。

宋《本草图经》(同上) 《图经》曰：杜蘅，旧不著所出州土，今江淮间皆有之。苗、叶都似细辛，惟香气小异，而根亦粗，黄白色，叶似马蹄，故名马蹄香。三月三日采根，熟洗，暴干。谨按《山海经》云：天帝之山有草，状如葵，其臭如蘼芜，名曰杜蘅，可以走马，食之已瘿。郭璞注云：带之可以走马，或曰：马得之而健走。《尔雅》谓之杜，又名土卤。然杜若亦名杜蘅，或疑是杜若。据郭璞注云：似葵而香，故知是此杜蘅也。今人用作浴汤及衣香甚佳。/(**见《证类》卷6“细辛”**) 杜蘅春初于宿根上生苗，叶似马蹄形状，高三二寸，茎如麦藁粗细，每窠上有五七叶，或八九叶，别无枝蔓。又于叶茎间罅内，芦头上贴地生紫花，其花似见不见，暗结实如豆大，窠内有碎子，似天仙子。苗叶俱青，经霜即枯。其根成窠，有似饭帚密闹，细长四五寸，微黄白色，味辛。江淮欲呼为马蹄香，以人多误用，故此详述之。

宋《本草衍义》卷9“杜蘅” 用根。似细辛，但根色白，叶如马蹄之下。市者往往乱细辛，须如此别之。《尔雅》以谓似葵而香是也。将杜蘅与细辛相对，便见真伪。况细辛惟出华州者良。杜蘅其色黄白，拳局而脆，干则作团。

明《本草纲目》卷13“杜衡” 【释名】杜葵(《纲目》)、土细辛(《纲目》)。【集解】【时珍曰】按《土宿本草》云：杜细辛，叶圆如马蹄，紫背者良，江南、荆、湖、川陕、闽、广俱有之。取自然汁，可伏硫、砒，制汞。

【鉴药】

“杜蘅”(后世多作“杜衡”)首见于《别录》。名义不详。《别录》以此治“风寒咳逆”,《药性论》云“能止气奔喘促，消痰饮，破留血，主项间瘤瘿之疾”。但梁·陶弘景谓“方药少用，惟道家服之”。今亦少用。因形状相似，古代民间常以此混充细辛，故有“土细辛”的别名。

杜衡乱细辛，是古代最常见的药物混淆例证之一。这两者的叶均“如葵”，根亦相似。宋·苏颂记载其形最详：“春初于宿根上生苗，叶似马蹄形状，高三二寸，茎如麦藁粗细，每窠上有五、七叶，或八、九叶，别无枝蔓。又于叶茎间罅内，芦头上贴地生紫花，其花似见不见，暗结实如豆大，窠内有碎子，似天仙子。苗叶俱青，经霜即枯。其根成窠，有似饭帚密闹，细长四五寸，微黄白色，味辛。”叶似马蹄，故有“马蹄草”“马蹄香”等别名。据此形态描述，此与细辛同属的植物杜衡*Asarum forbesii* Maxim.或小叶马蹄香*Asarum ichangense* C. Y. Cheng等同属近缘植物相似。

但杜衡与细辛也有明显不同的地方。首先是气味不同，细辛的根极为辛烈，此为杜衡根远不能及。其次细辛的根甚细而比较直，因此古代或将“细辛水渍使直”，以示正宗质优。杜衡的根相对来说较粗，色黄白，“拳局而脆，干则作团”，比较容易区别。最后就是产地，正品细辛产于陕西华阴一带，或东北地区。但杜衡主要在东方、南方，亦即苏颂所说“江淮间”、李时珍所说“江南、荆、湖、川陕、闽、广俱有之”，产地很广。

古本草插图中，有部分名为“细辛”之图，实则绘的是杜衡，详参本条前之“细辛”下。以下所列则取图名为“杜蘅”“土细辛”“马蹄草”者。

1.《本草图经》：该书“杜蘅”（图2）根茎短粗，旁有细根。叶3枚，阔心形，先端钝，叶基心形，叶柄长。据以上特点，似为马兜铃科细辛属植物杜衡*Asarum forbesii* Maxim.。

2.《三才图会》：该书2福“杜蘅”图（图9、图10），均有土地为背景。图9木质茎较粗，根分枝较多且稍粗。单数羽状复叶，小叶5—7枚、椭圆形。枝顶有花6朵，花萼明显，成伞形排列。查本草无此类名为“杜蘅”的植物，来源待考。图10茎粗壮，半露出的根为粗大纺锤形。叶狭长披针形，叶缘波状，互生。枝顶有膨大似玉米棒的果（花？）穗，下垂。查古本草亦无此类植物名为杜蘅者，来源待考。

3.《质问本草》：该书“土细辛”（图12）显示为马兜铃科细辛属植物，根细长，叶3枚，卵圆形，叶端尖。《中华本草》推测此图似为细辛属植物小叶马蹄香*A. ichangense*。[1]

4.《草药图经》：该书“马蹄草”（图14）绘有山坡背景，掩盖了根部。地上部分叶丛生，阔卵形，叶端尖，基本心形。其来源似为细辛属植物小叶马蹄香*A. ichangense*。

5.《植物名实图考》：该书“杜蘅”（图15）亦显示为马兜铃科细辛属植物，叶2枚，卵圆形，叶端微尖，基部深心形。《中华本草》亦推测此图似为细辛属植物小叶马蹄香*A. ichangense*。[2]

6.《草木便方》：该书“土细辛”（图16）绘数株植物，根茎较粗，细须根较多。每株叶片3-4枚，阔心形，多数先端钝或圆。据此图形，似为细辛属植物杜衡*Asarum forbesii* Maxim.。

【小结】

杜蘅（“杜衡”）出现于东汉末，古今少用，但却因形似、常被混充细辛而出名。据《本草图经》的详细记载，本品似为马兜铃科植物杜衡*Asarum forbesii* Maxim.或小叶马蹄香*A. ichangense* C. Y. Cheng等同属近缘植物。本品与细辛为同属植物，根、叶近似，

1 国家中医药管理局《中华本草》编委会：《中华本草》（3），上海：上海科学技术出版社，1999：492.

2 国家中医药管理局《中华本草》编委会：《中华本草》（3），上海：上海科学技术出版社，1999：492.

但辛烈之味远不及细辛。其根较粗易拳曲，且多产我国南方、东方。古本草插图中以“细辛”为名者，其中多有实为杜衡者。但以杜衡及其别名为图名者，除伪品之外，无细辛，均为杜衡或其同属近缘植物。

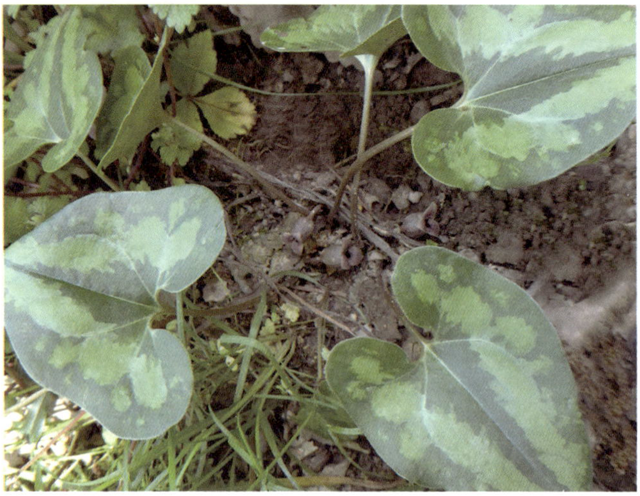

图18　杜衡 *Asarum forbesii*

13–25　及己

【品图】

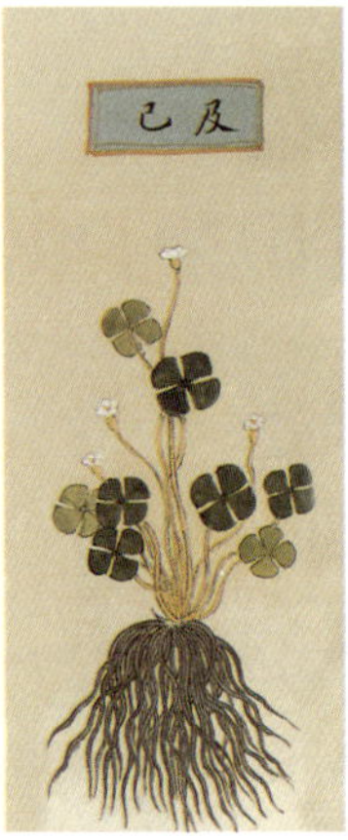

图1　品汇·及己

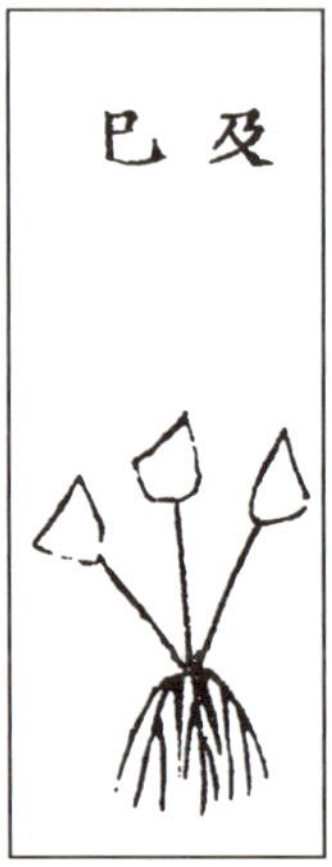

图2　太乙·及己

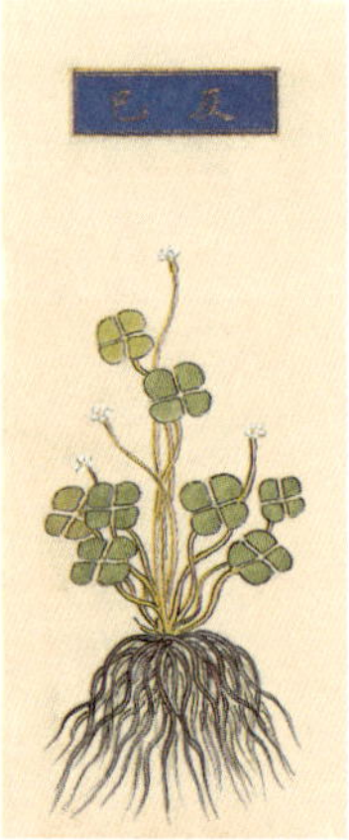

图3　雷公·及己

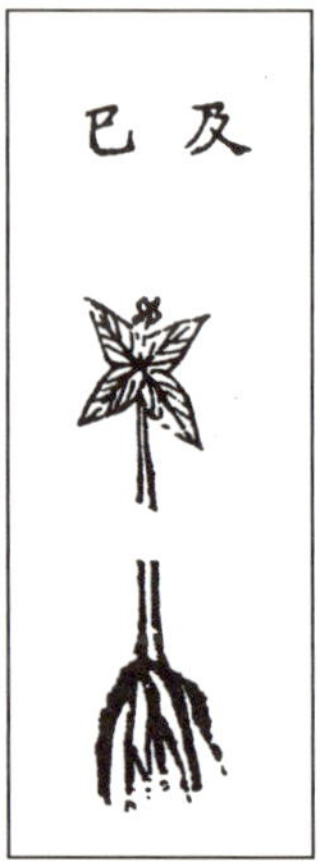

图4　纲目（金）·及己

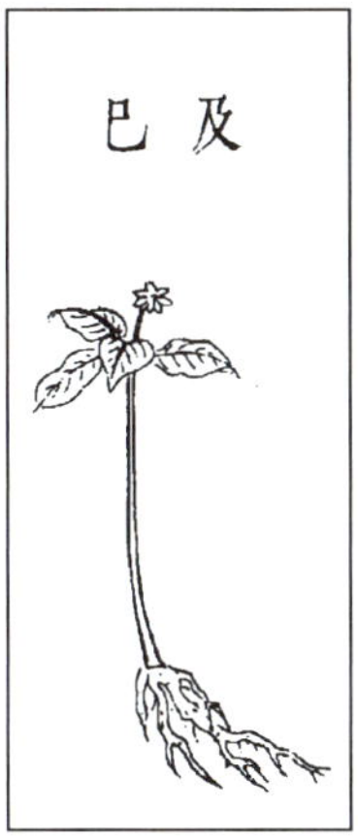

图5 纲目(钱)·及己

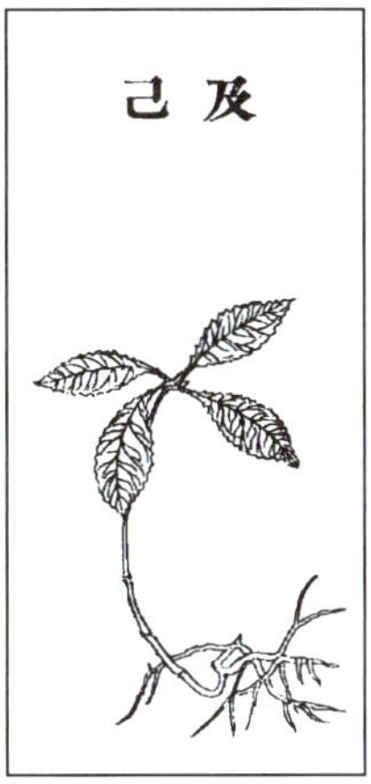

图6 纲目(张)·及己

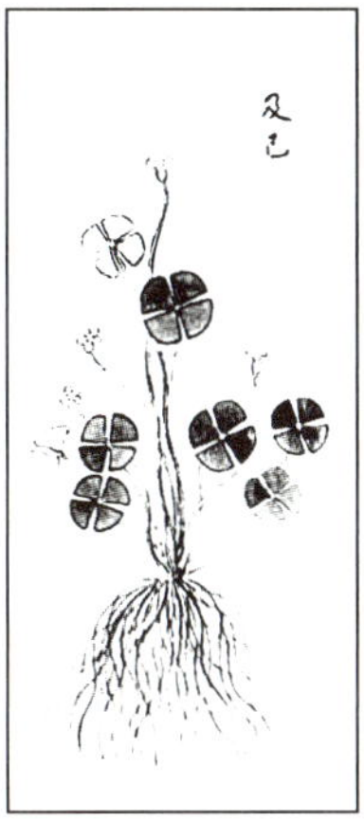

图7 金石·及己

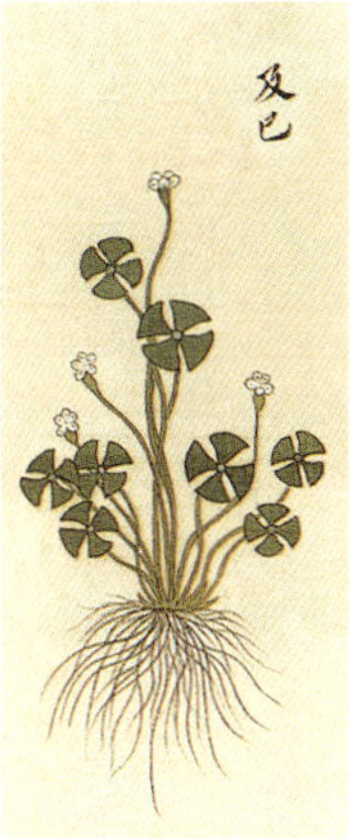

图8 图谱·及己

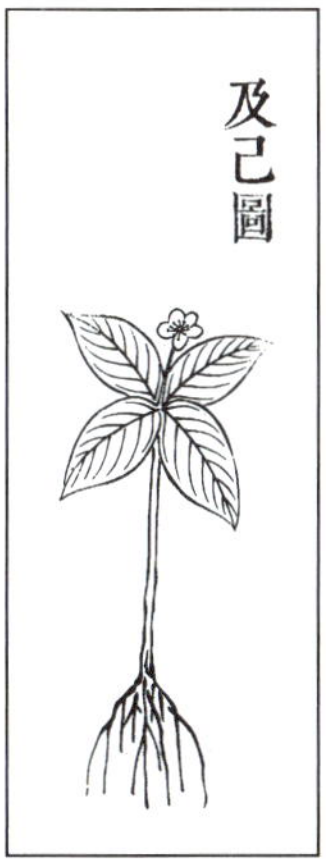

图9 草木典·及己图

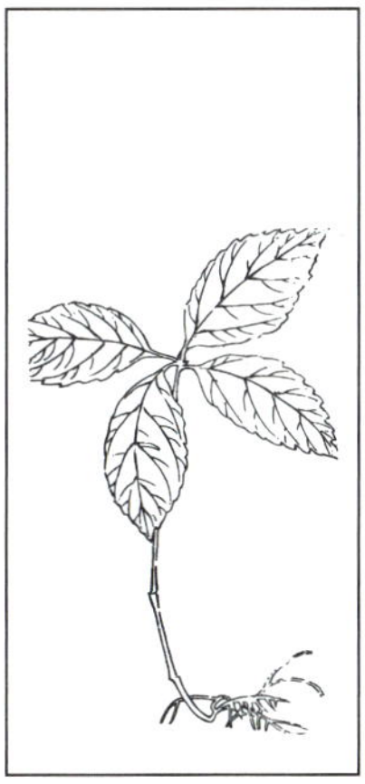

图10 图考·及己

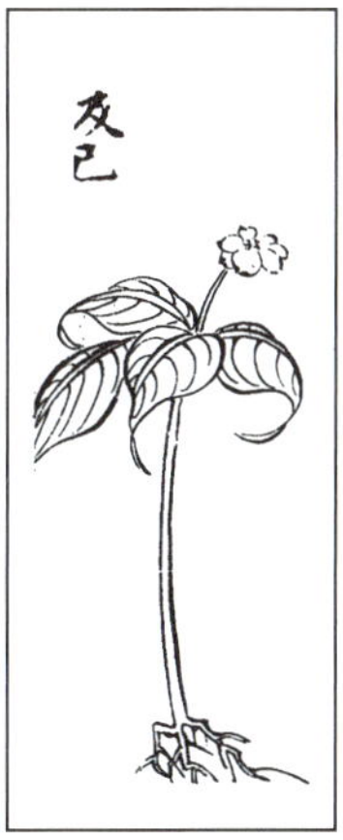

图11 图说·及己

本品11图，取自11书，其中4幅彩图。有承继关系及仿绘图可分以下3个书类。

《本草品汇精要》：该书的彩色“及己”（图1）被转绘者有：《补遗雷公炮制便览》图3、《金石昆虫草木状》图7。明末《本草图谱》图8则系临摹自《金石昆虫草木状》。以上诸图均系同名图。

《本草纲目》（金陵本）：该书“及己”（图4）的仿绘或改绘图有：《古今图书集成·草木典》“及己图”（图9）。该图线条更细腻流畅，但茎顶四叶呈平面状，说明乃仿绘自金陵本。《纲目》钱本“及己”（图5）保留金陵本图4的构图与主要特点，但将叶片着生位置立体化，叶片及根部予以润饰。仿绘钱本并再加美化的有《本草简明图说》“及己”（图11）。

《植物名实图考》：该书“及己”（图10）的仿绘图有《纲目》张本图6。后者叶片稍窄，叶脉浓密以至类似表面皱缩。根部亦略加润饰。

以上11图中，除7幅属仿绘图外，还有4幅原创图（图1、2、4、10），详见下“鉴药”项。

【文录】

唐《唐本草》（见《证类》卷8“杜蘅”）《唐本》注云：杜蘅……今俗以及己代之，谬矣。及己独茎，茎端四叶，叶间白花，殊无芳气，有毒，服之令人吐，惟疗疮疥，不可乱杜蘅也。/**（见《证类》卷10“及己”）** 此草一茎，茎头四叶，叶隙着白花。好生山谷阴虚软地。根似细辛而黑，有毒。入口使人吐血。今以当杜蘅，非也。疥瘙必须用之。

明《本草纲目》卷13“及己”【释名】獐耳细辛。【时珍曰】及己名义未详。二月生苗，先开白花，后方生叶三片，状如獐耳，根如细辛，故名獐耳细辛。【发明】【时珍曰】古方吐药往往用杜衡者，非杜衡也，乃及己也。及己似细辛而有毒，吐人。昔人多以及己当杜衡，杜衡当细辛，故尔错误也。杜衡则无毒，不吐人，功虽不及细辛，而亦能散风寒，下气消痰，行水破血也。

清《植物名实图考》卷8“及己”《唐本草》注：此草一茎四叶，今湖南、江西亦呼为四叶细辛，俗名四大金刚，外科要药。

【鉴药】

“及己”首载于《别录》。名义不详。《别录》仅载本品“主诸恶疮疥痂瘘蚀及牛马诸疮”，别无形态产地记载。古代运用不广，今仅在部分地区作为外科药使用。

本品在古本草的紫参、杜蘅、王孙等条，用其根、叶作为比拟之物，可见并非稀见之物。记载本品形态最详细的是《唐本草》。该书在“及己”条记曰：“此草一茎，茎头四叶，叶隙着白花。好生山谷阴虚软地。根似细辛而黑，有毒。入口使人吐血。”“杜蘅”条曰：“及己独茎，茎端四叶，叶间白花，殊无芳气，有毒，服之令人吐。”凭此记载，可知本品即金粟兰科植物及己*Chloranthus serratus*（Thunb.）Roem et Schult。清·吴其濬亦说：“今湖南、江西亦呼为四叶细辛，俗名四大金刚。”可知本品最突出的特点是茎顶有4叶（实为4叶生于茎上部，两两对生，粗看仿佛轮生叶。）相比之下，李时珍云及己“先开白花，后方生叶三片”，并不准确。但李时珍指出“及己（根）似细辛而有毒，吐人”，此与《唐本草》之说相符，可以作为判断及己根与杜衡根的重要依据。

1.《本草品汇精要》：该书“及己”（图1）细长根须甚多，无主茎，叶柄细长，小叶4片成田字形。另花茎顶端有单花，花瓣5。此植物乃画师凭文字记载“独茎，茎端四叶，叶间白花”“根似细辛”，再参考苹科植物苹*Marsilea quadrifolia* L.的叶片想象绘成。苹科植物只有孢子果，无花。其根状茎细长横走，有分枝，非如此图为表现根如细辛而画出众多细长而直的根。故此图乃误图，既非及己，亦非苹。

2.《太乙仙制本草药性大全》：该书“及己”（图2）所绘植物根须甚多，三叶从根抽出，叶柄长而直，叶形如倒三角形。此与及己“独茎”不符。不明其来源。

3.《本草纲目》（金陵本）：该书“及己”（图4）展示其根粗壮，茎直立，茎端有4叶。大概是为了清楚地显示4叶，本图将4叶绘成十字形。叶间开一朵小花。严格地说，此为示意图，非实物写生，故无论根、叶、花序，都与金粟兰科植物及己*C. serratus*不尽相符。然作为示意图，尚能表现及己的某些特征。此后《纲目》钱本仿绘图看似生动，实际不过就金陵本图予以润饰而已。

4.《植物名实图考》：该书“及己”（图10）为写生图，可以看出其横生的根茎及须根，一茎直上，茎有节，茎上部有4叶，对生，叶片椭圆形，叶有短柄。此图未绘出花序，两两对生的叶片之间间隔太近，使叶片近似轮生。但其根茎、茎节等特征已可说明此乃金粟兰科植物及己*C. serratus*或其同属近缘植物。

【小结】

及己约出现于东汉末，但后世少运用不广。其形态以《唐本草》记载最详，与今金粟兰科植物及己*Chloranthus serratus*（Thunb.）Roem et Schult相符。后世本草插图中，《本草纲目》金陵本示意图、《植物名实图考》写生图均提示本品为及己*C. serratus*。

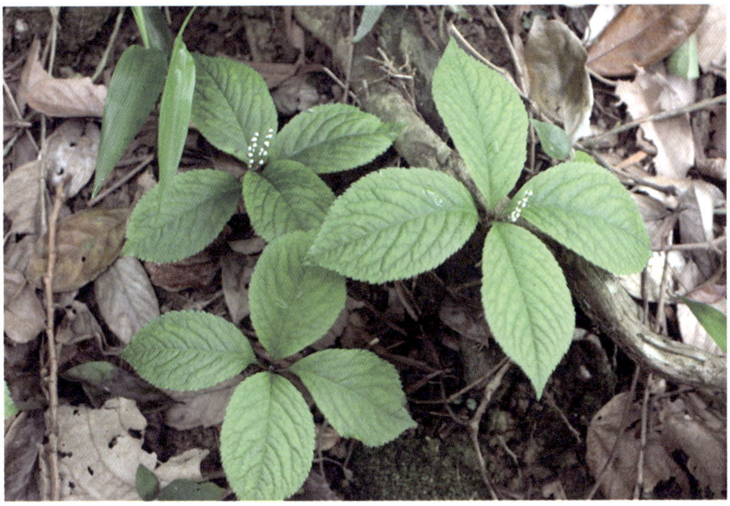

图12　及己 *Chloranthus serratus*

13-26 鬼督邮

【品图】

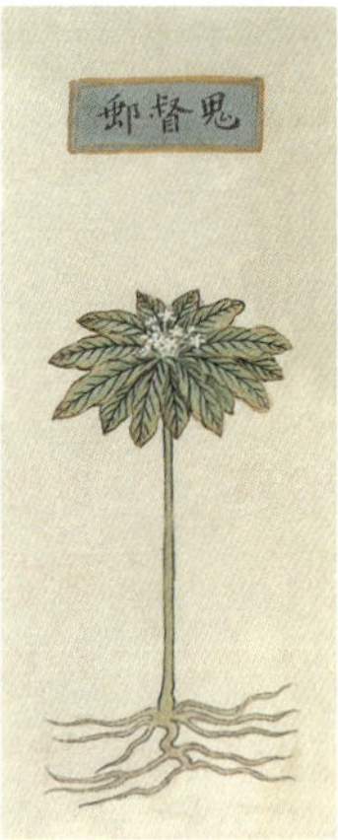

图1 品汇·鬼督邮

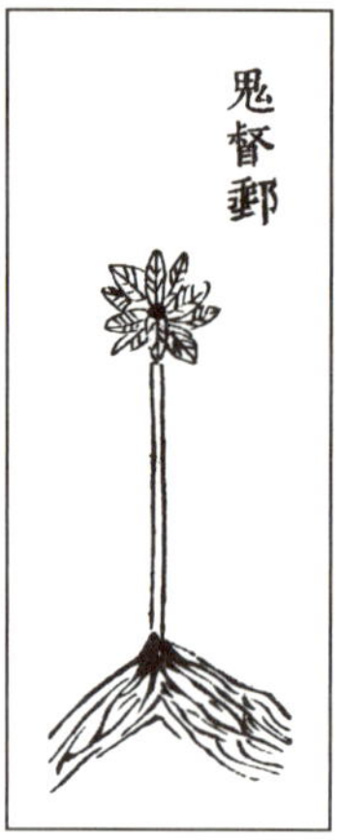

图2 蒙筌·鬼督邮

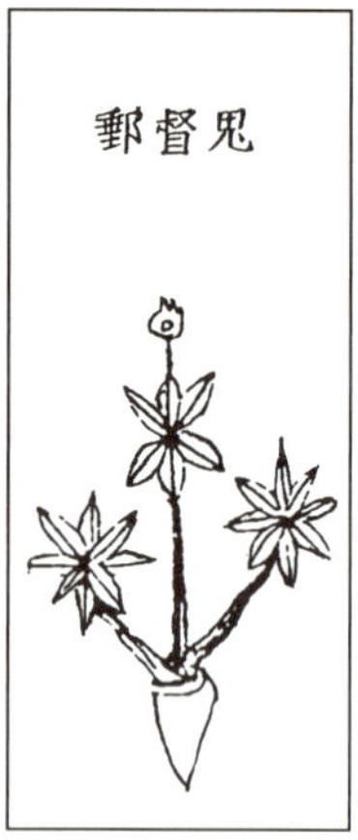

图3 太乙·鬼督邮

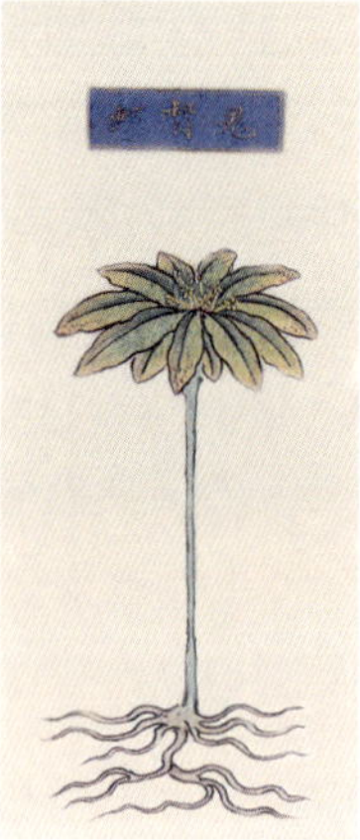

图4 雷公·鬼督邮

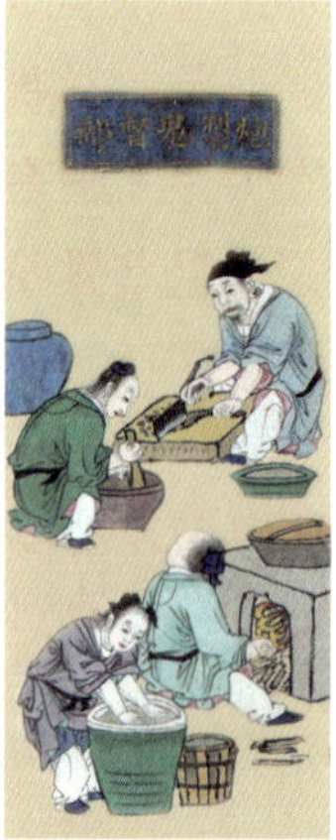

图5 雷公·炮制鬼督邮

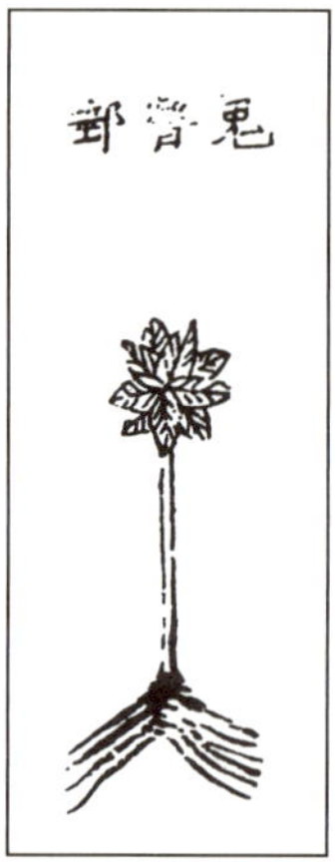

图6 纲目(金)·鬼督邮

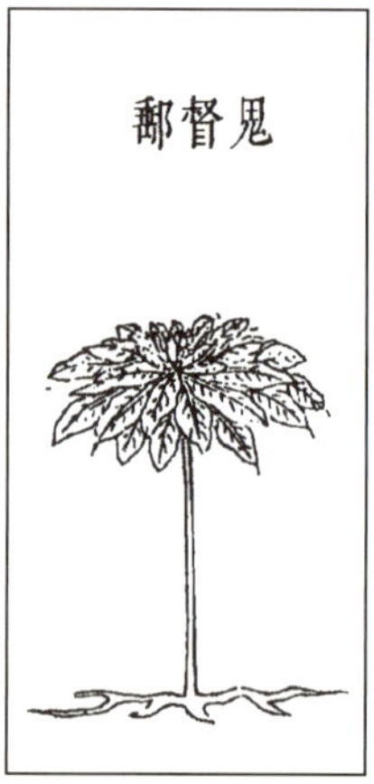

图7 纲目(钱)·鬼督邮

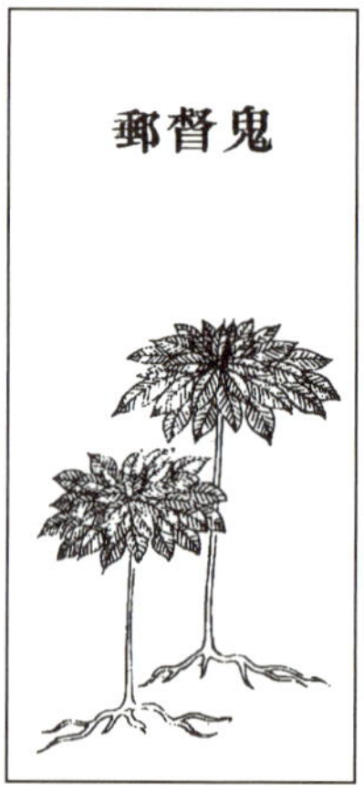

图8 纲目(张)·鬼督邮

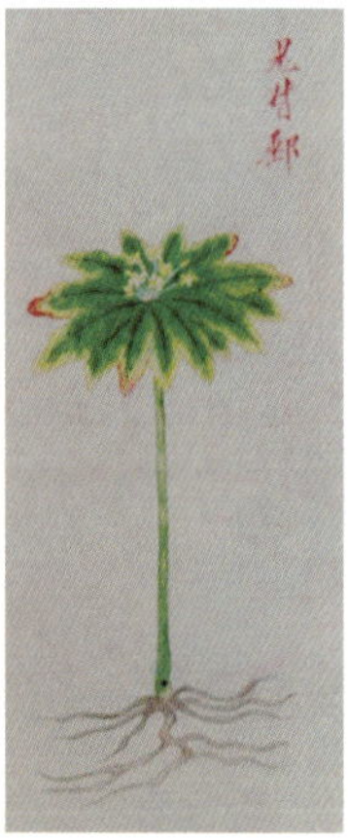

图9 金石·鬼督邮

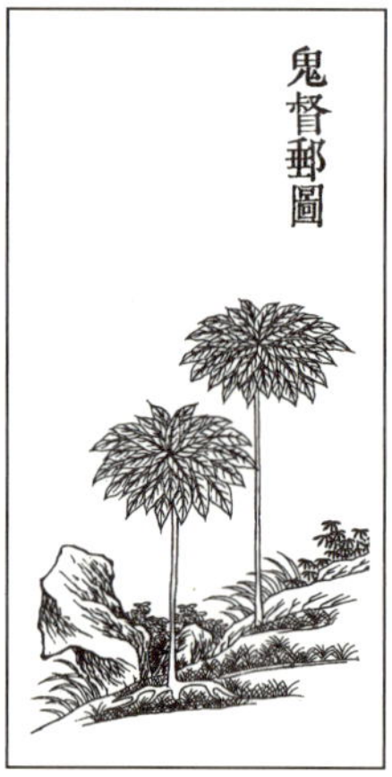

图10 草木典·鬼督邮图

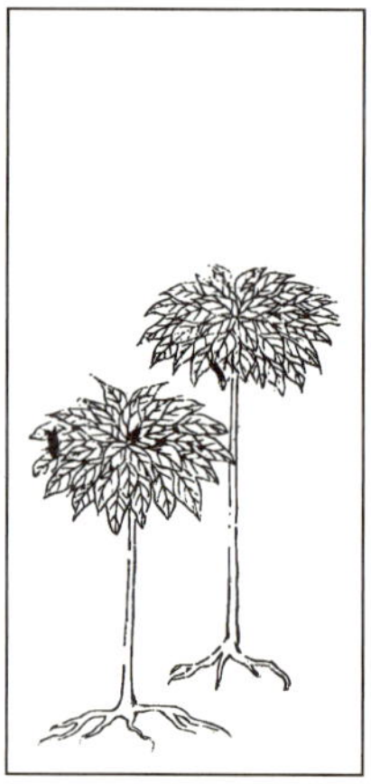

图11 图考·鬼都邮

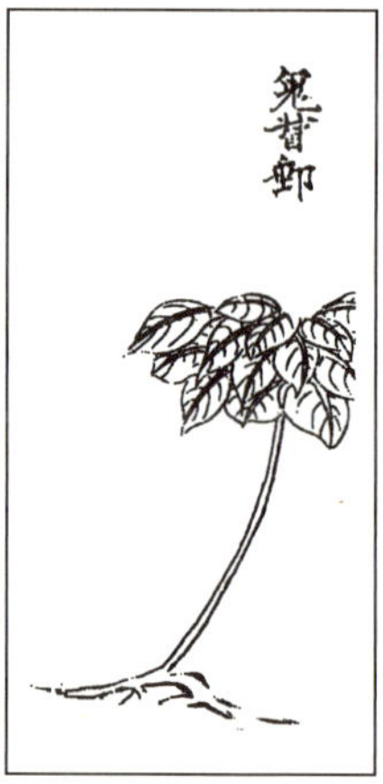

图12 图说·鬼督邮

本品12图，取自11书，其中4幅彩图。有承继关系及仿绘图可分以下2个书类。

《本草品汇精要》：该书彩绘图“鬼督邮”（图1）的仿绘图有《补遗雷公炮制便览》图4、《金石昆虫草木状》图9。

《本草纲目》（金陵本）：该书“鬼督邮”（图6）的直接仿绘图有《本草蒙筌》图2，[1]两者均为数条直根八字形分开，将“茎端生叶若伞状”用画风车叶片的方式表达。《纲目》钱本图7保留植株一茎直立特点，但将叶若伞状的风车式画法改为立体表现法。根部亦改成横生根茎。其图虽变化较大，但示意相同。《古今图书集成·草木典》“鬼督邮图”（图10）仿绘钱本图7，但增加了一株形态全同的鬼督邮，另增加了山石背景。《植物名实图考》图11又仿绘《草木典》图10，但消除了山石背景。《本草纲目》张本图8再仿绘《植物名实图考》图11。另《本草简明图说》图12则系仿绘钱本图7，但将茎顶叶聚生如伞形改绘为诸叶均偏向一侧。

以上12图中，除8幅属仿绘图外，还有4幅原创图（图1、3、5、6），详见下“鉴药”项。

【文录】

唐《唐本草》（见《证类》卷7“鬼督邮”） 辛、苦，平，无毒。主鬼疰、卒忤中恶，心腹邪气，百精毒，温疟疫疾，强腰脚，益膂力。一名独摇草。《唐本》注云：苗惟一茎，叶生茎端若繖（音伞），根如牛膝而细黑。所在有之。有必丛生，今人以徐长卿代之，非也。

后蜀《蜀本草》（同上）《蜀本》：徐长卿、赤箭之类，亦一名鬼督邮，但主治不同，宜审用也。又《图经》云，茎似细箭竿，高二尺已下。叶生茎端状伞盖根。横而不生须，花生叶心，黄白色。二月、八月采根，所在皆有。

宋《本草衍义》“细辛” 襄、汉间一种细辛，极细而直，色黄白，乃是鬼督邮，不可用。

明《本草纲目》卷13“鬼督邮”【释名】【时珍曰】此草独茎而叶攒其端，无风自动，故曰鬼独摇草，后人讹为鬼督邮尔。因其专主鬼病，犹司鬼之督邮也。古者传舍有督邮之官主之。徐长卿、赤箭皆治鬼病，故并有鬼督邮之名，名同而物异。【集解】【时珍曰】鬼督邮与及已同类，根苗皆相似。但以根如细辛而色黑者为及已，根如细辛而色黄白者为鬼督邮。**/卷13“细辛”**【时珍曰】……根似细辛，微粗直而黄白色，味辛微苦者，鬼督邮也。似鬼督邮而色黑者，及已也。

清《植物名实图考》卷8“鬼都邮” 鬼都邮，《唐本草》始著录。徐长卿、赤箭皆名鬼都邮，《唐本草》注：苗惟一茎，茎端生叶若伞状，根如牛膝而细黑，与

1 《本草蒙筌》最早的附图是刘孔敦本，刊刻时间在1628年。此时《本草纲目》已经有金陵本与江西本行世。此图形状与金陵本、江西本同，故当属仿绘。

徐长卿别。《蜀本草》云：根横生，无须，花生叶心，黄白色，此种山草形状，亦多有之，而莫能决识。/雩娄农曰……彼徐长卿、赤箭之同名，殆病竖惧其伤焉，将逃之而莫能留也。后世吓老魅以钟馗，而除疟之草，皆铭曰鬼见愁。又昔有灵巫曰瑶眊，持拾栌木棒以击鬼，遂呼为无患，此非其俦欤？

【鉴药】

"鬼督邮"首载《唐本草》，一名独摇草。李时珍释其名曰："此草独茎而叶攒其端，无风自动，故曰鬼独摇草，后人讹为鬼督邮尔。因其专主鬼病，犹司鬼之督邮也。古者传舍有督邮之官主之。徐长卿、赤箭皆治鬼病，故并有鬼督邮之名，名同而物异。"其中音讹而为鬼督邮之说颇为牵强，因"皆治鬼病"得名尚有几分道理。清·吴其濬云："彼徐长卿、赤箭之同名，殆病竖惧其伤焉，将逃之而莫能留也。后世吓老魅以钟馗，而除疟之草，皆铭曰鬼见愁"，此古代药物命名规律之一，与形态无关。《唐本草》记载本品无毒，"主鬼疰、卒忤中恶"等疾，还可"强腰脚，益膂力"。但唐代以后，此药未见使用，已经消亡。

关于本品的来源，唯有《唐本草》记载最详："苗惟一茎，叶生茎端若繖（音伞），根如牛膝而细黑。所在有之。有必丛生，今人以徐长卿代之，非也。"后世《蜀本草》中的形态解说，全引自唐《图经》："茎似细箭竿，高二尺已下。叶生茎端状繖盖。根横而不生须，花生叶心，黄白色。二月、八月采根，所在皆有。"可见《唐本草》注说与其《图经》的解说是完全相同的。其特点归纳起来有：独茎、叶生茎端若伞盖、根如牛膝而细黑且横而不生须、花生叶心且色黄白。所在皆有。以上是最早且为原创之说。其中只提到"根如牛膝"，不涉及如细辛、杜衡与及已的根。

令人不解的是：这种"所在有之"的植物，为什么会出现"以徐长卿代之"的现象？古人如何解决鬼督邮与徐长卿的名实混淆问题？梁·陶弘景云："鬼督邮之名甚多。今俗用徐长卿者，其根正如细辛，小短扁扁尔，气亦相似。今狗脊散用鬼督邮，当取其强悍宜腰脚，所以知是徐长卿，而非鬼箭、赤箭。"可见至少在梁代，徐长卿因有别名"鬼督邮"，故医方书取其别名入药。其功效"强悍宜腰脚"者，就是徐长卿，而不是其他同有此别名者（如鬼箭、赤箭等）。徐长卿虽也是独茎，但没有"叶生茎端若繖盖"等特征。所以《唐本草》说徐长卿代鬼督邮现象，是此前因名称造成的混乱，与植物形态无关。

宋《本草衍义》"细辛"条提到："襄、汉间一种细辛，极细而直，色黄白，乃是鬼督邮，不可用。"此植物与《唐本草》中根细黑、横而不生须、花黄白的鬼督邮完全不是同种植物。李时珍将唐、宋两种鬼督邮混为一谈，得出如下结论："根似细辛，微粗直而黄白色，味辛微苦者，鬼督邮也。似鬼督邮而色黑者，及己也。""鬼督邮与及己同类，根苗皆相似。但以根如细辛而色黑者为及己，根如细辛而色黄白者为鬼督邮。”须知《唐本草》鬼督邮的根似牛膝，具有细、黑、横、单的特点，并非黄白色，与细辛、及己的根毫无可比性。假如说李时珍是以寇氏所言的细辛“鬼督邮”为比较对象，则何以知道这种鬼督邮也具有“独茎、叶生茎端若繖盖”的特征？再说《唐本草》的鬼督邮无毒，及己类植物多数有毒，随意联系是会引起医疗事故的。因此只要仔细分析本草相关记载，就知道《唐本草》的鬼督邮其实与及己、细辛毫无联系，倒是与徐长卿有过瓜葛。后世讨论《唐本草》鬼督邮来源时，却往往以李时珍之说为出发点，实属本末倒置。

那么，《唐本草》鬼督邮究竟是什么植物？谢宗万考证为金粟兰科金粟兰属植物银线草*Chloranthus japonicus* Sieb.。[1]其依据是李时珍所云“鬼督邮与及己同类，根苗皆相似”。以《唐本草》所载为“叶生茎端状繖盖，根横而不生须”“根如牛膝而细黑”来衡量银线草，可知并不相似。所谓“若繖盖”，仅4叶生茎顶者是够不上用“繖盖”（即“伞盖”）这个词的。根“不生须”、色“黑”也非银线草所有。近或初步考定鬼督邮为报春花科重楼排草*Lysimachia Pardiformis* Franch.。[2]但此文将所有古代本草记载的鬼督邮均混为一谈，甚至将有关本草插图视同实物写生图去比照。这样的考证结论难以置信。从古本草记载来看，唐代以后的本草学家，已无人识得《唐本草》所载鬼督邮。因此古本草插图无一例外都是据文字记载的想象绘图。

《本草品汇精要》：该书“鬼督邮”（图1）完全按照《唐本草》的文字记载绘图。故图中根横走而不生须，惟一茎，叶生茎端若伞盖，花生叶心，黄白色。这种据文字的想象绘图是无法作为依据考证其来源的。此书画师将及己绘成类似水生植物苹。画师连普通的及己尚且不识，更遑论见过鬼督邮了。

《太乙仙制本草药性大全》：该书“鬼督邮”（图3）有粗大圆锥形的根，上抽3茎，每枝顶端有聚生的数叶，中间一枝顶端开一花。此种植物难以臆测其来源。

《补遗雷公炮制便览》：该书“炮制鬼督邮”（图5）大致按雷公法绘图。《雷公炮炙论》“鬼督邮”云：“凡采并细剉了，捣，用生甘草水煮一伏时，漉出用也。”此图从上到下按此工序绘图：右上汉子在用铡刀切药。其对面的童子在用杵捣药。下有童子在炉灶前煮药。左下童子在水缸里捞药。此图乃画家技痒而为，无实际考察意义。

《本草纲目》（金陵本）：该书“鬼督邮”（图6）是按照李时珍的观点想象绘制的。李时珍认为“鬼督邮与及己同类，根苗皆相似”。所以此植物大体还是如及己一茎

1 谢宗万：《本草纲目药物彩色图鉴》，北京：人民卫生出版社，2000：61.

2 陈吉炎，王雪芹，李聪，等：及己与类似品的本草考证，现代中药研究与实践，2012（4）：76-77.

直立，叶生茎顶。但此图又参考了《唐本草》所载“叶生茎端状繖盖，根横而不生须”，故其叶层叠聚生，根呈八字形平行横走、粗而直。在文字品鉴中已经指出了时珍错误之所在，故此想象绘图实无法用于原植物考证。清代见多识广、擅长写生绘图的吴其濬也只是仿绘多次转手的前人误图，可知鬼督邮这种植物在唐以后确实无人见过原物了。

【小结】

《唐本草》首载鬼督邮，其正文注解及所附《图经》详述了本品的形态。此种鬼督邮与细辛、及己等毫无关联。唐代以后亦未见本品实际运用。梁代医方所载鬼督邮乃徐长卿的别名。宋·寇宗奭提到的一种混充细辛用的鬼督邮，其形态与《唐本草》所载完全不同。李时珍认为“鬼督邮与及己同类”是毫无依据的。古本草插图皆据文字想象绘图，无法作为考察之用。故《唐本草》所载鬼督邮来源不明。

13–27 徐长卿

【品图】

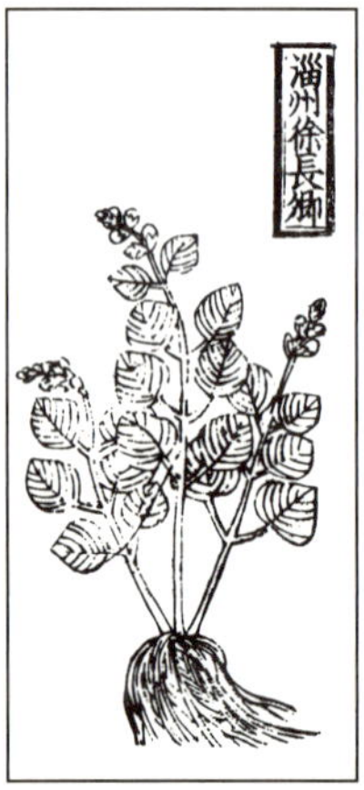

图 1 图经（大）·淄州徐长卿

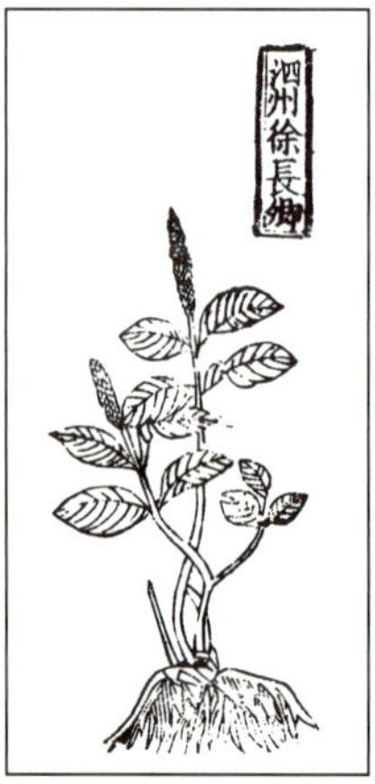

图 2 图经（大）·泗州徐长卿

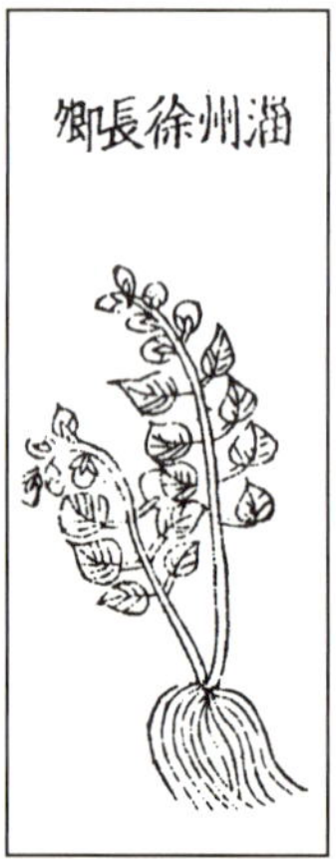

图 3 图经（政）·淄州徐长卿

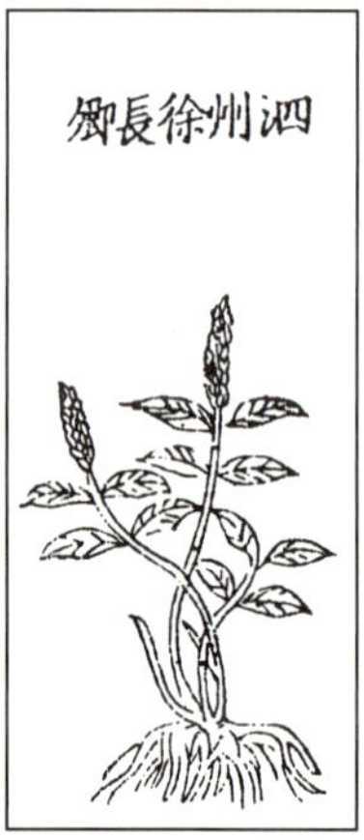

图 4 图经（政）·泗州徐长卿

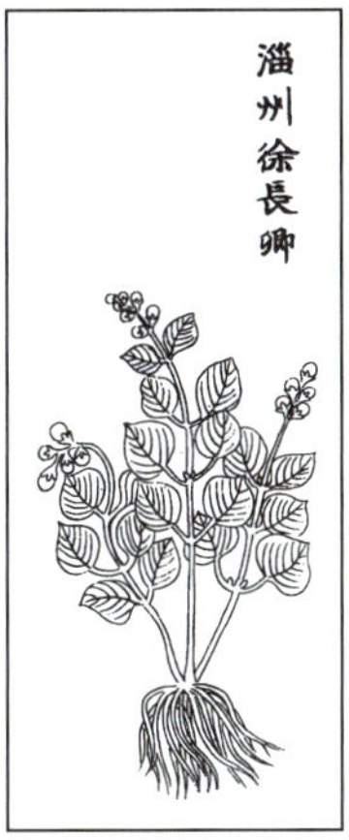

图 5　图经（绍）·淄州徐长卿

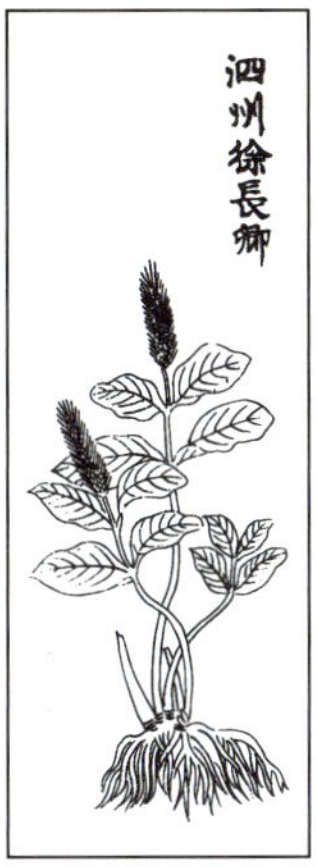

图 6　图经（绍）·泗州徐长卿

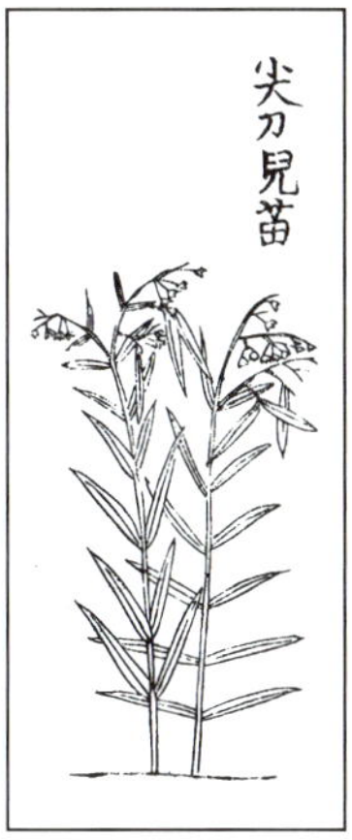

图 7　救荒·尖刀儿苗

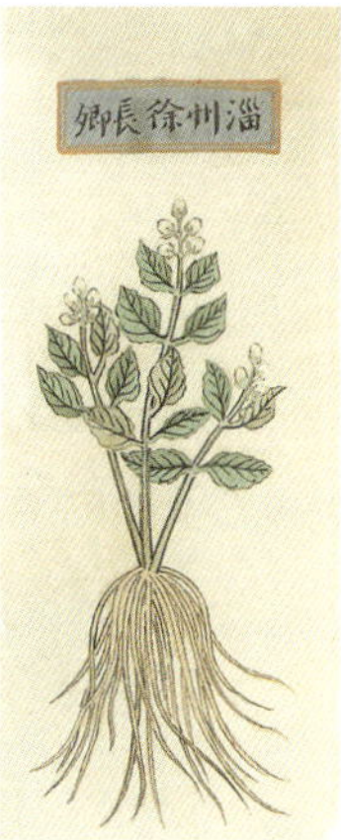

图 8　品汇·淄州徐长卿

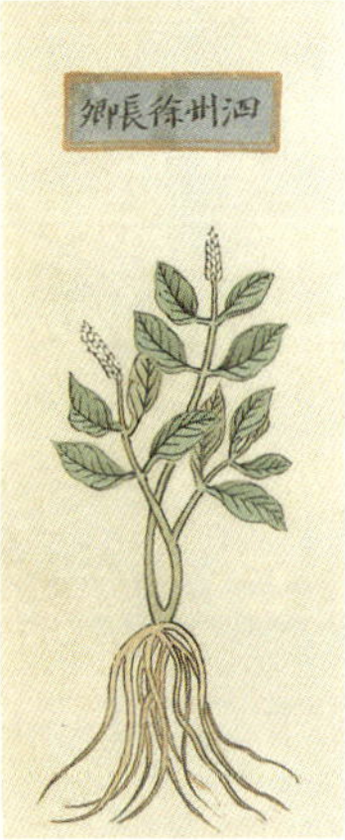

图 9　品汇·泗州徐长卿

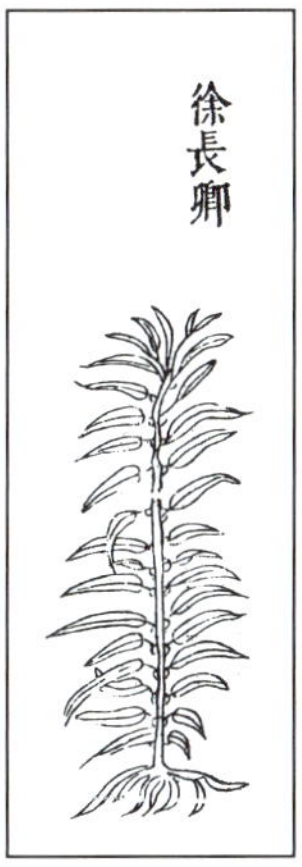

图 10　蒙筌·徐长卿

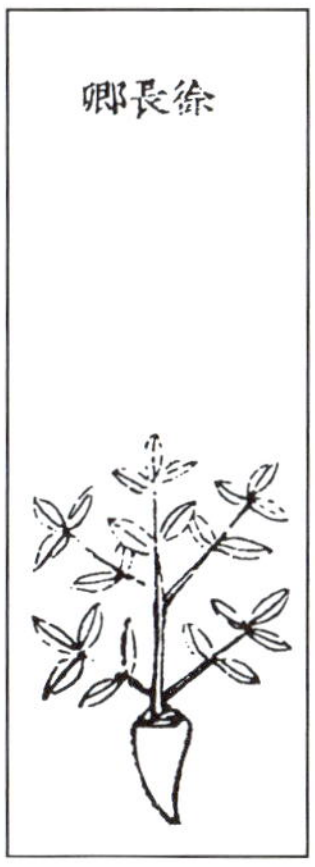

图 11　太乙·徐长卿

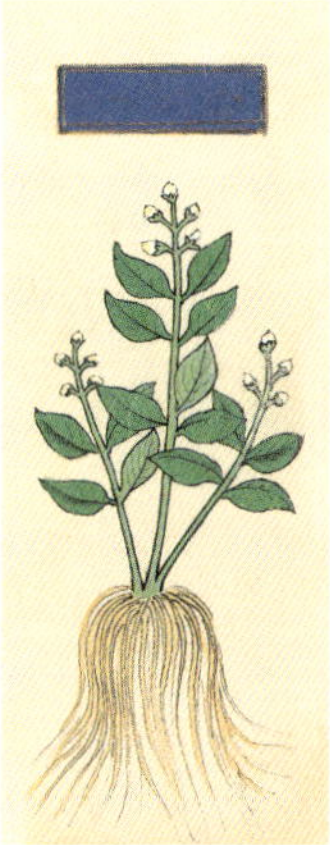

图 12　雷公·徐长卿

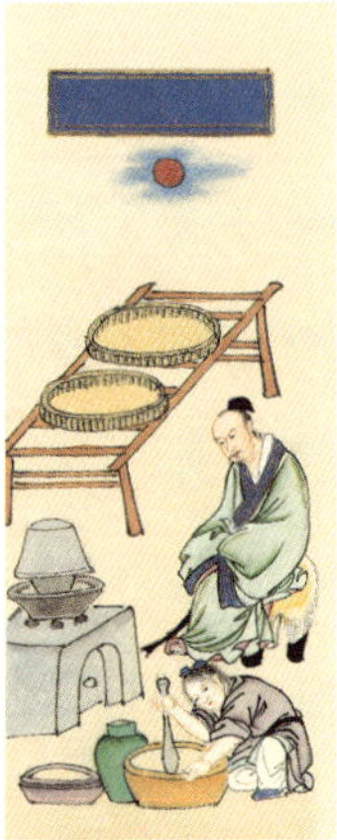

图 13　雷公·炮制徐长卿

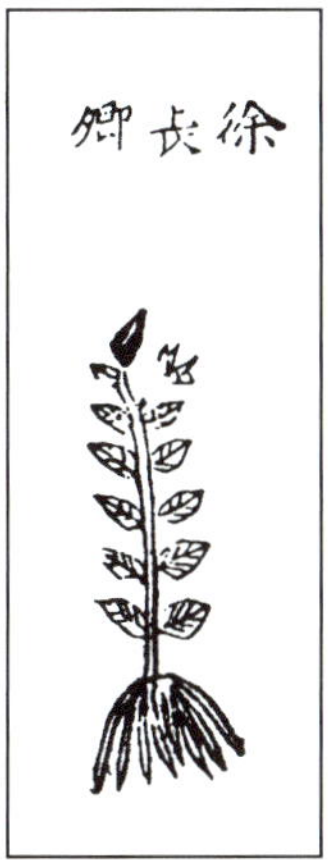

图 14　纲目（金）·徐长卿

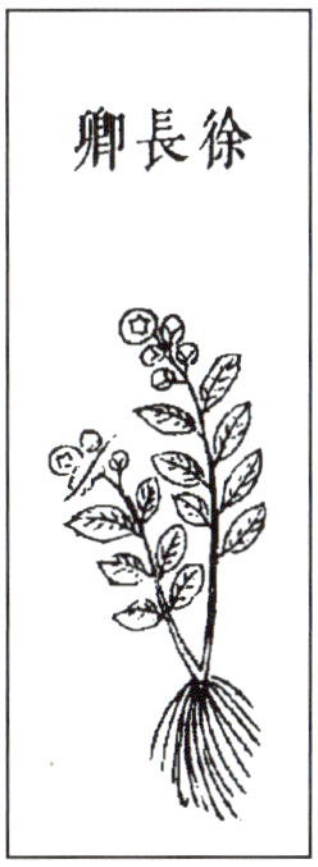

图 15　纲目（钱）·徐长卿

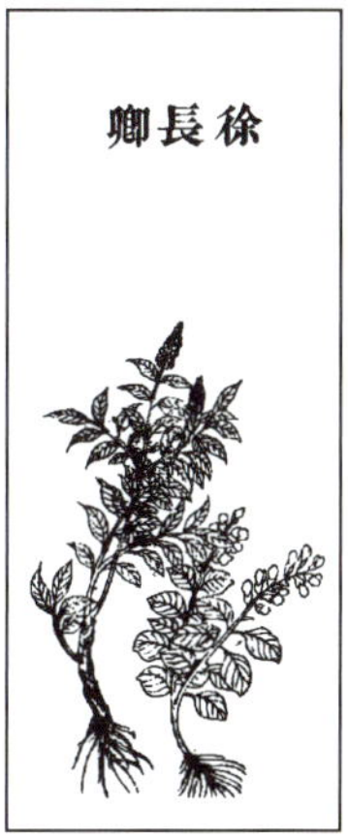

图 16　纲目（张）·徐长卿

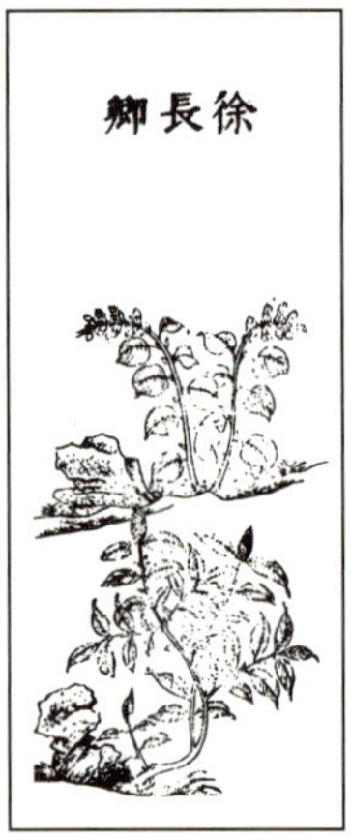

图 17 三才·徐长卿

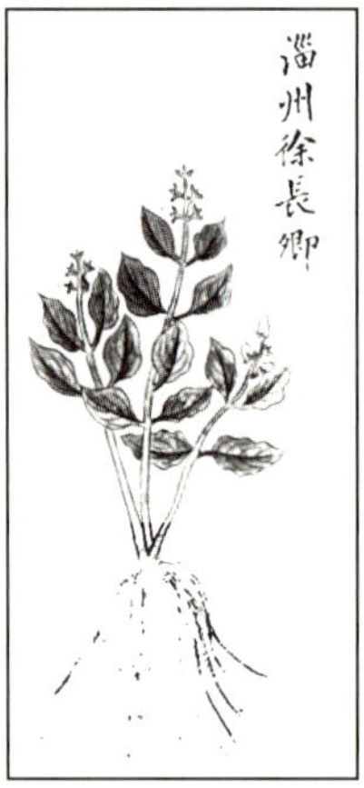

图 18 金石·淄州徐长卿

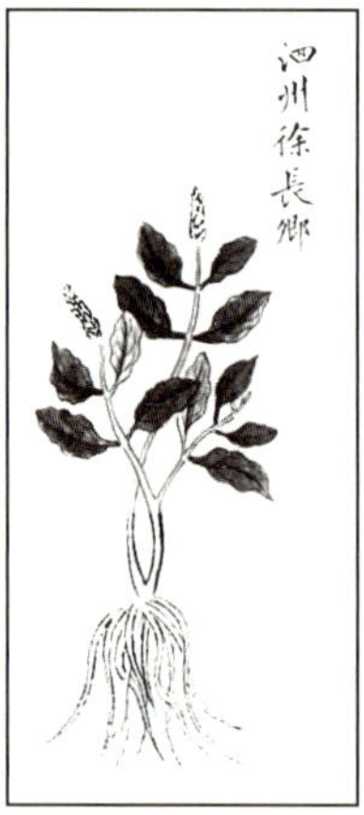

图 19 金石·泗州徐长卿

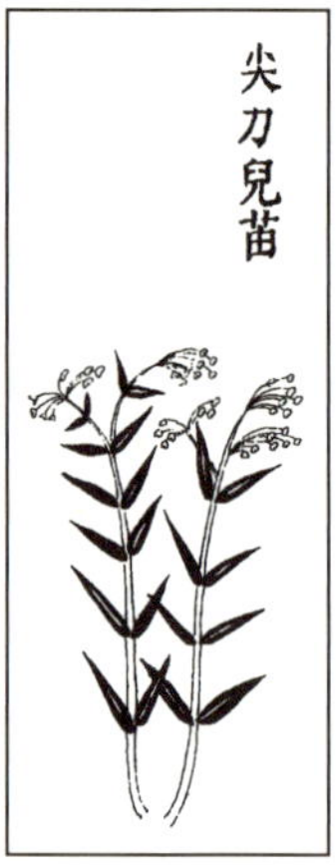

图 20 博录·尖刀儿苗

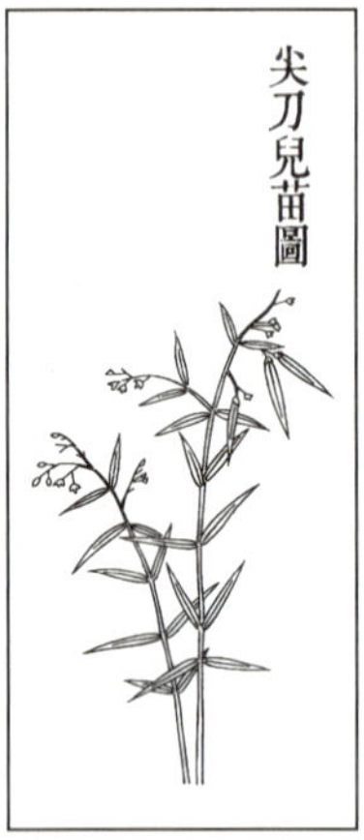

图 21 草木典·尖刀儿苗图

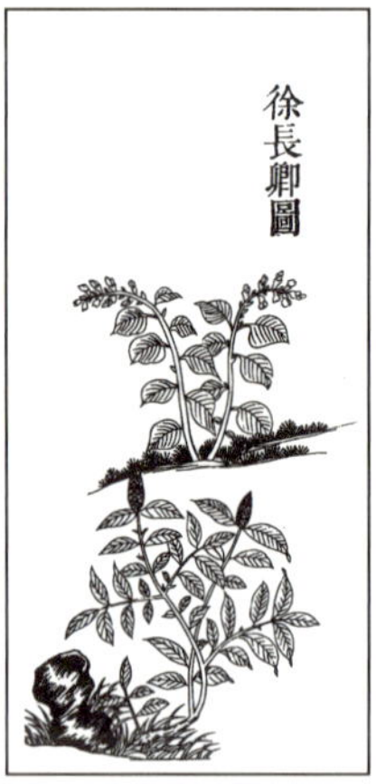

图 22 草木典·徐长卿图

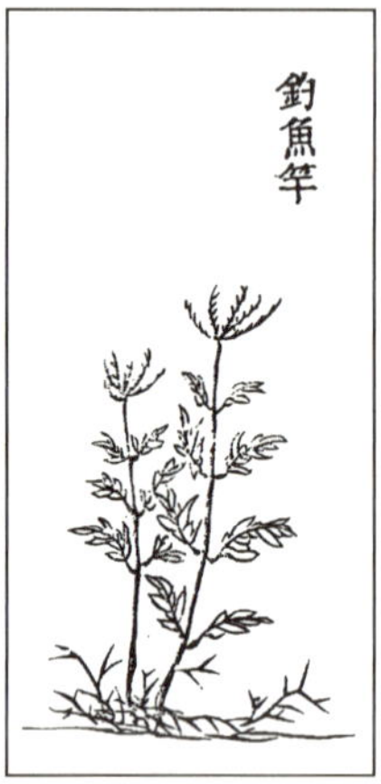

图 23 草药·钓鱼竿

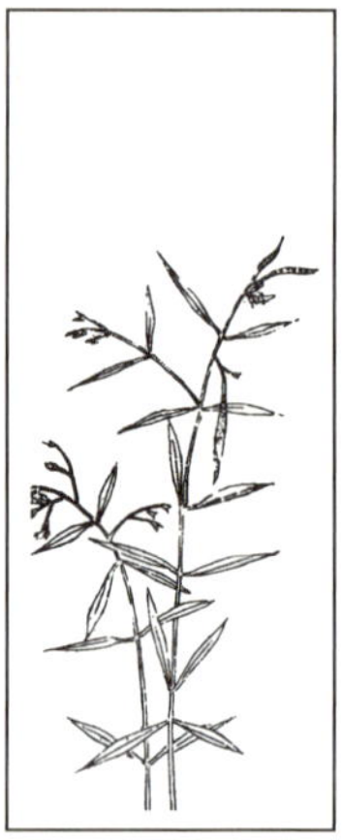
图 24 图考·刀尖儿苗

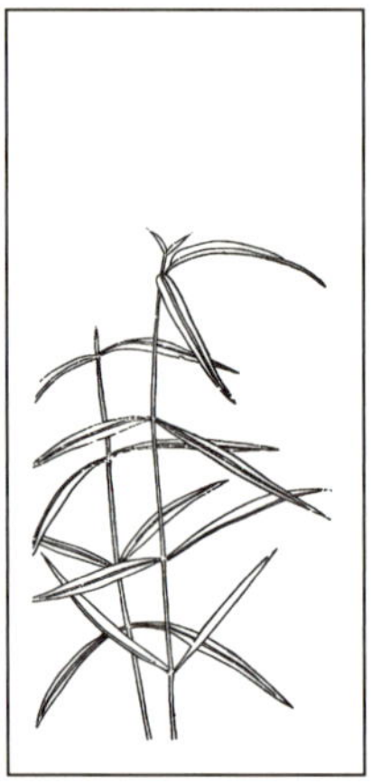
图 25 图考·钓鱼竿

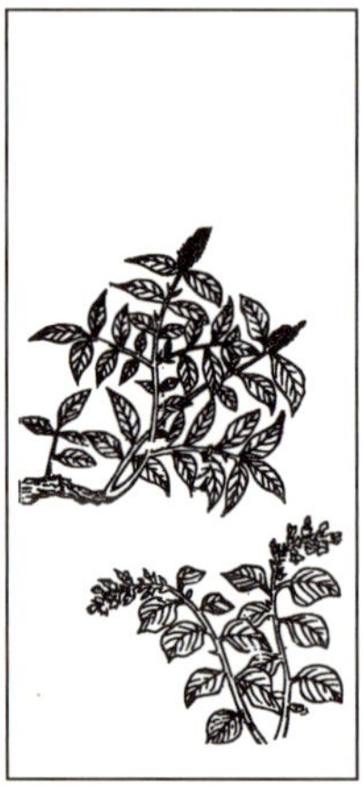
图 26 图考·徐长卿

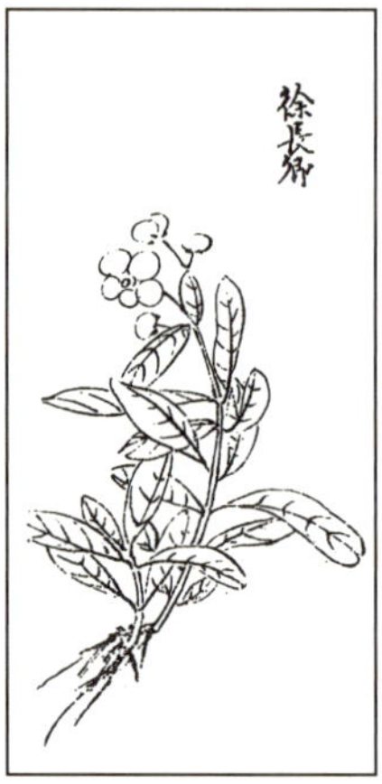

图 27 图说·徐长卿

本品27图，取自17书，其中6幅彩图。有承继关系及仿绘图可分以下2个书类。

《本草图经》：该书徐长卿图2幅（“淄州徐长卿”“泗州徐长卿”），分别存于《大观本草》（图1、2）、《政和本草》（图3、4）、《绍兴本草》（图5、6）中。此三书的图形大同小异，其中《政和》“淄州徐长卿”（图3）较《大观》图1、《绍兴》图2少绘右边一枝。今以《政和》图3、图4为《图经》图的代表。

仿绘《图经》2图的彩色本草图有《本草品汇精要》“淄州徐长卿”（图8）、“泗州徐长卿”（图9）。从图8有3茎枝可知此图是仿绘自《大观》图1或《绍兴》图5，其花序均被敷以白色。此后《补遗雷公炮制便览》“徐长卿”（图12）仿绘《品汇》“淄州徐长卿”（图8）。《金石昆虫草木状》图18、图19则全仿《品汇》图8、图9。

仿绘《图经》图的墨线本草图有：《本草纲目》金陵本“徐长卿”（图14）主要仿绘《图经》图4“泗州徐长卿”，对生叶，无柄，茎顶有一个黑色长三角状物。此非蓇葖果，因为在《纲目》“徐长卿”条完全没有提到过本品的果实，这实际上是《图经》“泗州徐长卿”穗状花序的简略表现法。其茎直立、根直而长则汲取了《图经》图3“淄州徐长卿”的特点。《纲目》钱本“徐长卿”（图15）直接仿绘《图经》“淄州徐长卿”图3。《本草简明图说》“徐长卿”（图27）在《纲目》钱本图15的基础予以改绘，使植物形态更生动。但其基本特点无大改变。

此外，《三才图会》“徐长卿”（图17）将《图经》2图合绘于一图之中，各加土地背景，掩盖住了植株的根部。上为“淄州徐长卿”，下为“泗州徐长卿”。《古今图书集成·草木典》“徐长卿图”（图22）仿绘《三才》图17。《植物名实图考》“徐长卿”条下（图26）转绘了《草木典》图22，消除了其土地背景，只有两株无根的地上部分。《本草纲目》张本“徐长卿”（图16）又从《植物名实图考》转绘，并为之增加须根，改变图形的位置等。

《救荒本草》：该书“尖刀儿苗”（图7）的仿绘图有《野菜博录》图20、《古今图书集成·草木典》图21、《植物名实图考》图24。

以上27图中，除19幅属仿绘图外，还有8幅原创图（图3、4、7、10、11、13、23、25），详见下“鉴药”项。

【文录】

《本经》《别录》（见《证类》卷7“徐长卿”） **一名鬼督邮**。生太山山谷及陇西。三月采。/ **（见《证类》卷30“石下长卿”）一名徐长卿**。生陇西池泽山谷。

三国《吴普本草》（《御览》卷991“徐长卿”）《吴氏本草》曰：徐长卿，一名石下长卿。

梁《本草经集注》（见《证类》卷7“徐长卿”） 陶隐居云：鬼督邮之名甚多。今俗用徐长卿者，其根正如细辛，小短扁扁尔，气亦相似。今狗脊散用鬼督邮，当取其强悍，宜腰脚，所以知是徐长卿，而非鬼箭、赤箭。

唐《唐本草》（同上）《唐本》注云：恭曰：所在川泽有之。叶似柳，两叶相当，有光泽。根如细辛，微粗长，黄色而有臊气。今俗以代鬼督邮，非也。鬼督邮自有本条。

后蜀《蜀本草》（同上）《蜀本》:《图经》云：苗似小麦，两叶相对，三月苗青，七月、八月着子，似萝藦子而小，九月苗黄，十月凋。生下湿川泽之间，今所在有之，八月采。日干。

宋《本草图经》（同上）《图经》曰：生泰山山嵓谷及陇西，今淄、齐、淮、泗间亦有之……三月、四月采。一名别仙踪。

明《救荒本草》卷上之后“尖刀儿苗” 生密县梁家冲山野中。苗高二三尺，叶似细柳叶，更又细长而尖，叶皆两两拕音布茎对生，叶间开淡黄花，结尖角儿，长二寸许，粗如萝卜，角中有白穰及小匾黑子。

明《本草纲目》卷13“徐长卿”【释名】【时珍曰】徐长卿，人名也，常以此药治邪病，人遂以名之。《名医别录》于有名未用复出石下长卿条，云一名徐长卿。陶弘景注云：此是误尔。方家无用，亦不复识。今考二条功疗相似。按《吴普本草》云：徐长卿一名石下长卿。其为一物甚明，但石间生者为良。前人欠审，故尔差舛。【集解】【时珍曰】鬼督邮、及己之乱杜衡，其功不同，苗亦不同也。徐长卿之乱鬼督邮，其苗不同，其功同也。杜衡之乱细辛，则根苗功用皆仿佛，乃弥近而大乱也。不可不审。

清《草药图经·钓鱼竿》 又名一枝箭，又名遥逍竹。能治筋骨疼痛，能治跌打损伤要药。清明前后有，到夏至后即难寻取。

清《植物名实图考》卷7“徐长卿” ……核其形状，盖即湖南俚医所谓土细辛，一名九头师子草，惟诸书都未详及其花为疑。**/卷15“钓鱼竿”**《简易草药》：钓鱼竿一名逍遥竹，一名一枝箭。治跌打损伤、筋骨痛疼要药。清明前后有之，夏至后即难寻觅。按此草建昌俗呼了鸟竹，细茎亭亭，对叶稀疏，似竹而瘦，中惟直纹一道。土医以治劳伤。

【鉴药】

“徐长卿”见于《本经》。《吴普本草》云其一名石下长卿，故李时珍又将《别录·有名未用》的“石下长卿”并入“徐长卿”。李时珍释其名曰：“徐长卿，人名也，常以此药治邪病，人遂以名之。”此说恐是臆测，未见前人有此记载。本品据载“主鬼物百精，蛊毒疫疾，邪恶气”，故有“鬼督邮”别名。历代医方有用此物者，今民间用作跌打损伤要药。

关于本品的形态，陶弘景云：“其根正如细辛，小短扁扁尔，气亦相似。”此说过简，谓“气亦相似”，更属误认。《唐本草》载曰：“所在川泽有之。叶似柳，两叶相当，有光泽。根如细辛，微粗长，黄色而有臊气。”《蜀本草》转引的唐本《图经》所载亦同：“苗似小麦，两叶相对，三月苗青，七月、八月着子，似萝摩子而小，九月苗黄，十月凋。生下湿川泽之间，今所在有之。”据此记载，本品即萝摩科鹅绒藤属植物徐长卿*Cynanchum paniculatum*（Bunge）Kitagawa。所谓“臊气”，即本品所含丹皮酚特殊的气味。此气味与细辛根气味并不相同。若无此“臊气”，则同类根形、叶形的植物甚多，无从辨别。“似萝摩子”即似萝摩科蓇葖果；“两叶相当”即叶对生。唯云生“川泽”与本品好生向阳山坡草丛不合。明《救荒本草》“尖刀儿苗”进一步准确描述其蓇葖果及果中的内穰所见：“结尖角儿，长二寸许，粗如萝卜，角中有白穰及小匾黑子。”

徐长卿来源在唐代已很清楚。因其有鬼督邮的别名，而鬼督邮的名字在多种植物都用，不免出现混乱。徐长卿主要与正名为“鬼督邮”的植物有纠葛。李时珍曰：“徐长卿之乱鬼督邮，其苗不同，其功同也。”但时珍对徐长卿的形态毫无补充或订正，亦无运用经验或发明，不明其对本品了解的深度。《纲目》引用《救荒本草》甚多，但不见转载该书的形态描述。其子孙所绘药图似乎亦未参考该书。

1.《本草图经》：该书有图2幅。其中“淄州徐长卿”（图3）根为细长须根，从根部发出2条茎枝（《大观》《绍兴》均为3条）。叶对生，叶柄稍长，阔卵形，总状花序，花小。其茎枝、花、叶无一与本草记载相同者。淄州即今山东淄博。此图植物来源不明。“泗州徐长卿”（图4）细根亦多，但茎枝数条、不直，叶长椭圆形，对生，无叶柄。枝顶有穗状花序。此植物除叶对生外，亦无一处与古本草记载之徐长卿相符。泗州即今江苏泗阳。其植物来源不明。

2.《救荒本草》：该书“尖刀儿苗”（图7）绘两株植物，根在土地线下。独茎直立。叶对生，披针形。顶生聚伞花序，有下垂的“细尖角儿”。此与该书形态描述全同。据此可考其来源为萝摩科植物徐长卿*C. paniculatum*。此图后被《古今图书集成·草木典》《植物名实图考》等书转录。但可能因为朱橚、李时珍都没有意识到此物就是徐长卿，故后世本草均未将其文字及图形载入徐长卿之下。

3.《本草蒙筌》：该书“徐长卿”（图10）分枝较多，一茎直立，叶对生，披针形，有短柄，且在叶柄基部有一半球形物。其叶间距密集，不似萝摩科植物徐长卿之叶疏朗。但从整体形态来看，仍接近萝摩科鹅绒藤属（*Cynanchum*）植物。

4.《太乙仙制本草药性大全》：该书“徐长卿”（图11）有粗大圆锥形块根。一茎直立，单数羽状复叶，小叶椭圆形。全图如图案画，绝非萝摩科植物徐长卿，难以臆测为何种植物。

5.《补遗雷公炮制便览》：该书“炮制徐长卿”（图13）按雷公法绘图。《雷公炮炙论》云："凡采得，粗杵，拌少蜜令遍，用甆器盛，蒸三伏时，日干用。"此图从下到上按此工序绘图：紫衣童子在杵捣药物，旁有绿瓷坛，示意用瓷器盛经蜜拌之药。上有炉灶，锅上用盆覆盖一器皿，示意蒸药。上方木架上有药匾，供摊晒药物用。背景为红日，示意晒干。

6.《草药图经》：该书"钓鱼竿"（图23）有土地背景，掩盖了根部。有两株植物，直立。叶为单数羽状复叶，对生。茎端有穗状花序，伞形排列。该书原文云："又名一枝箭，又名遙逍竹。"但此图所示非萝摩科植物徐长卿，原植物不明，待考。

7.《植物名实图考》：该书"钓鱼竿"（图25）绘两株茎枝，直立如箭杆而细瘦，叶线形。据其书文字形容："细茎亭亭，对叶稀疏，似竹而瘦，中惟直纹一道。"与此图完全相同。此图乃取建昌（今江西南城）所产本品绘图，可考为萝摩科植物徐长卿*C. paniculatum*。然吴其濬与李时珍一样，没有意识到钓鱼竿就是徐长卿，故其书"徐长卿"条并非附入此图，而是转绘了《草木典》图。

【小结】

徐长卿为早期药物之一，但医方运用较少，今多用作民间治伤草药。本品形态特点明显，故《唐本草》及所附《图经》已经准确地描述了其形态，可考为萝摩科植物徐长卿*Cynanchum paniculatum*（Bunge）Kitagawa。本品的古本草图虽多，能准确表现其形态者，唯《救荒本草》"尖刀儿苗"图、《植物名实图考》"钓鱼竿"图。但此二书的图文并非为说明"徐长卿"的形、用而设。

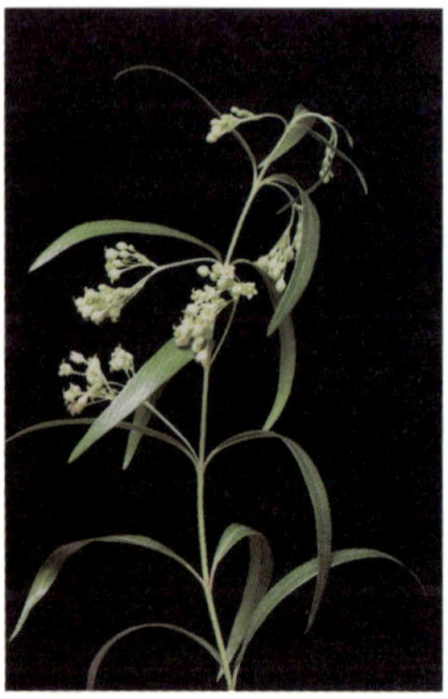

图 28　徐长卿 *Cynanchum paniculatum*

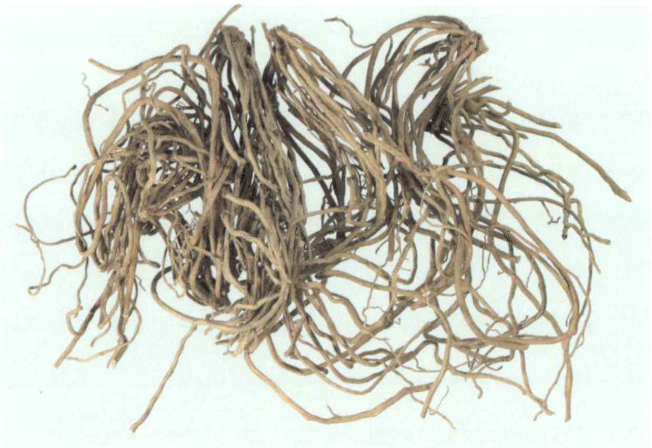

图 29　徐长卿药材

13-28 白微

【品图】

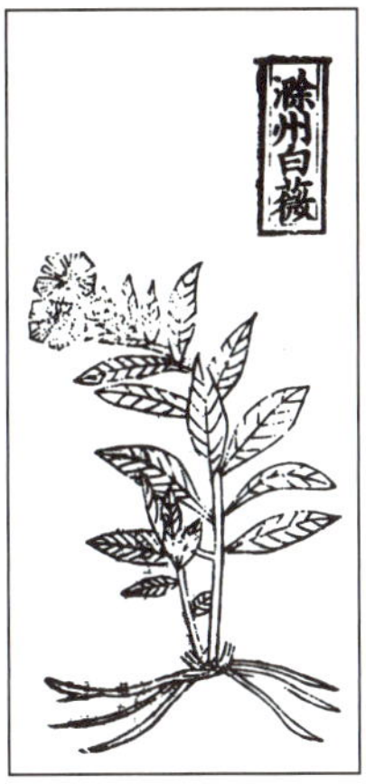

图 1 图经(大)·滁州白薇

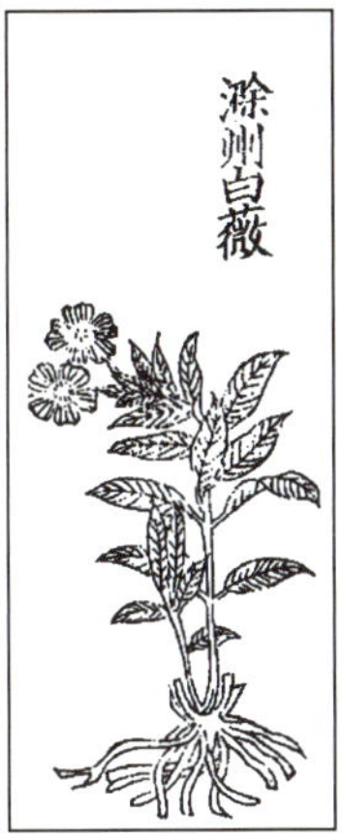

图 2 图经(政)·滁州白薇

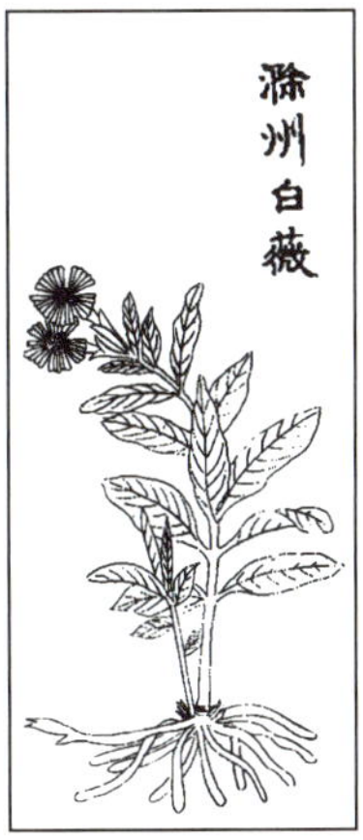

图 3 图经(绍)·滁州白薇

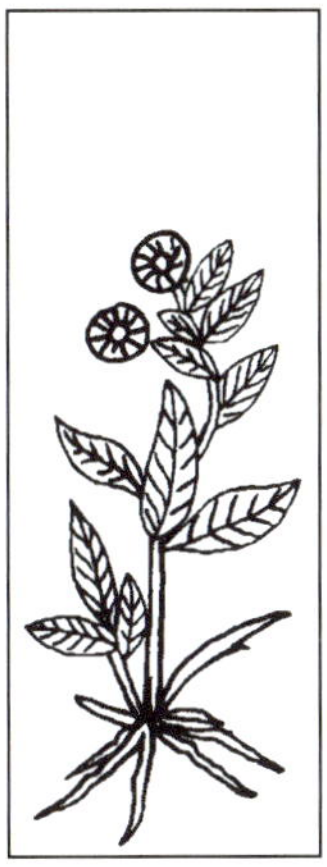

图 4 歌括·白薇

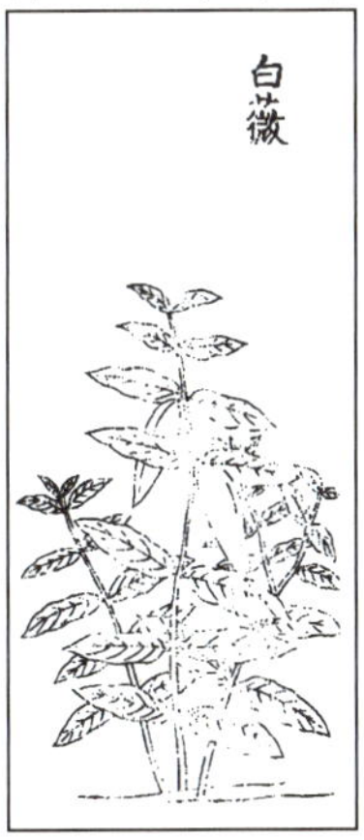

图 5 救荒·白薇

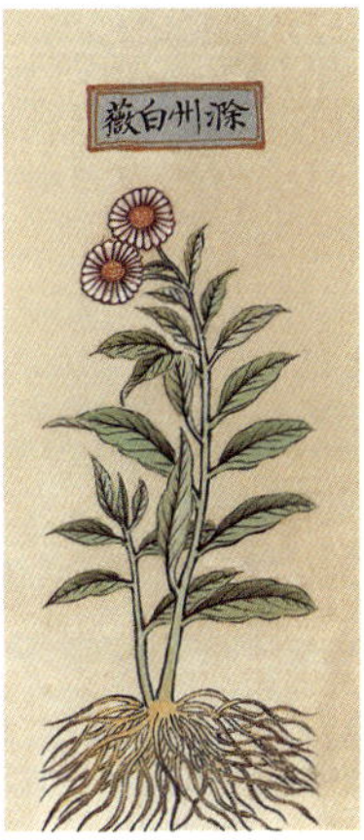

图 6 品汇·滁州白薇

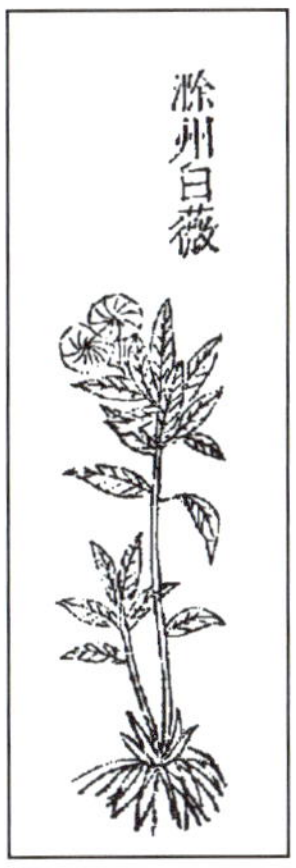

图 7 蒙筌·滁州白薇

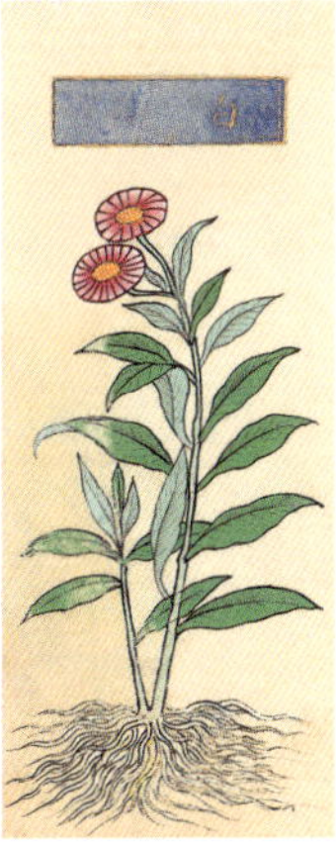

图 8 雷公·白薇

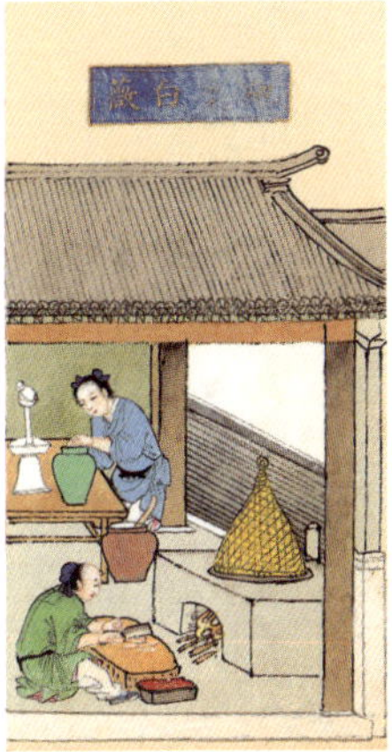

图 9 雷公·炮制白薇

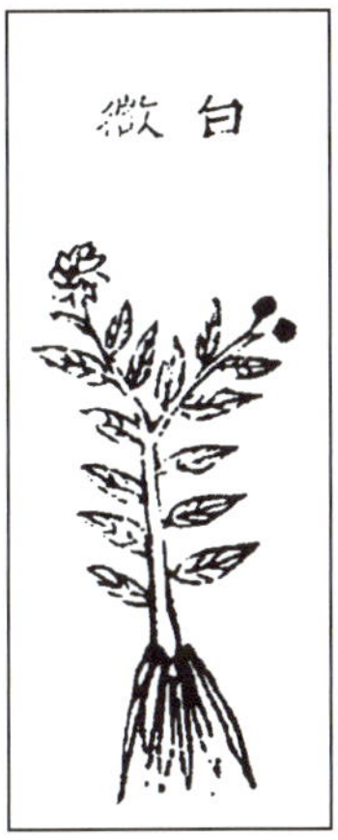

图 10 纲目(金)·白微

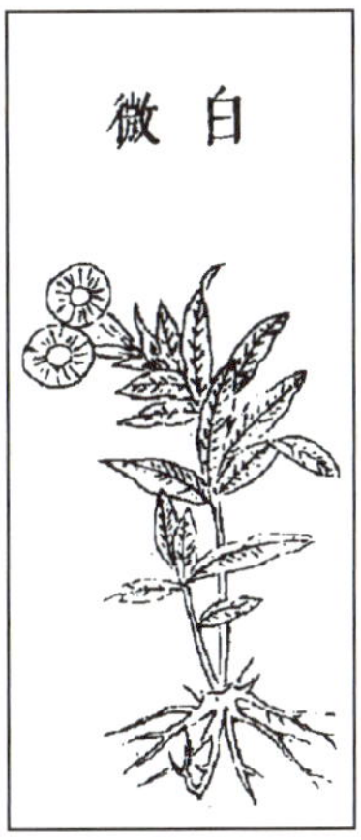

图 11 纲目(钱)·白微

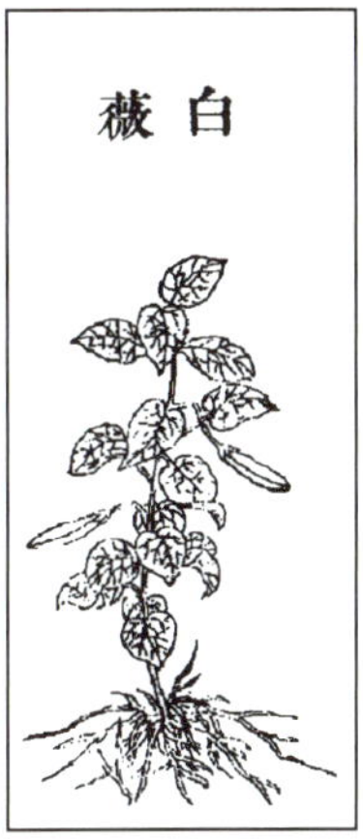

图 12 纲目(张)·白薇

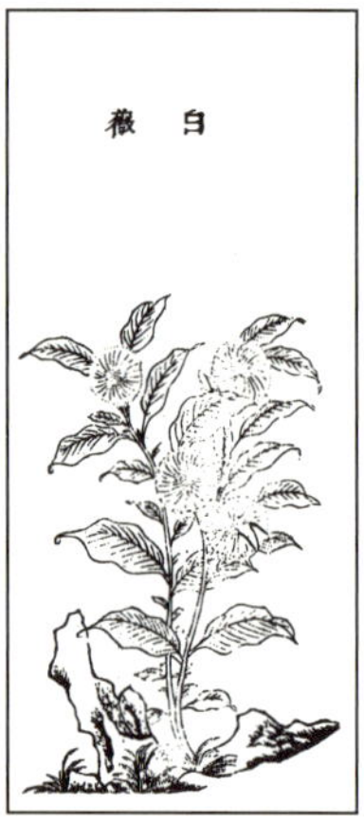

图13 三才·白薇

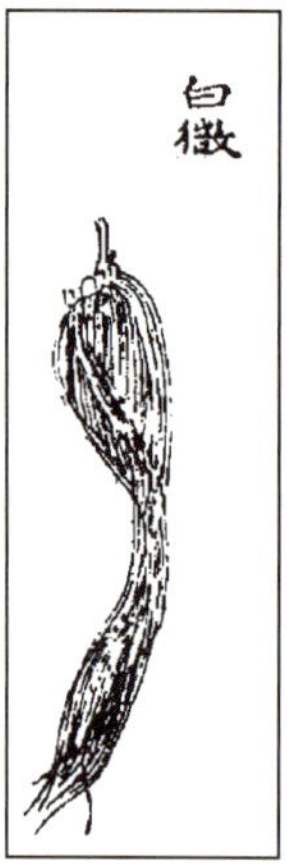

图14 原始·白微

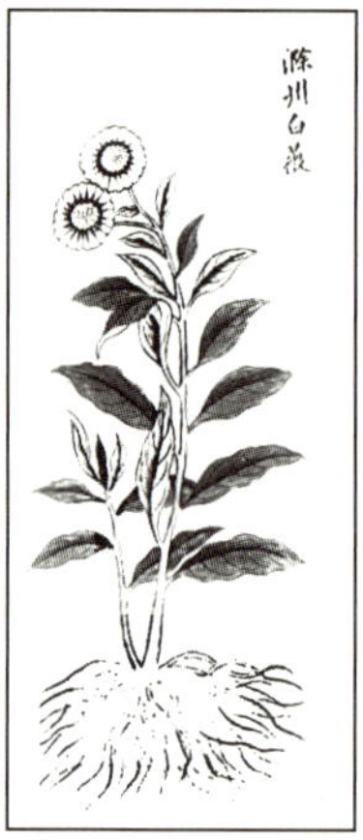

图15 金石·滁州白薇

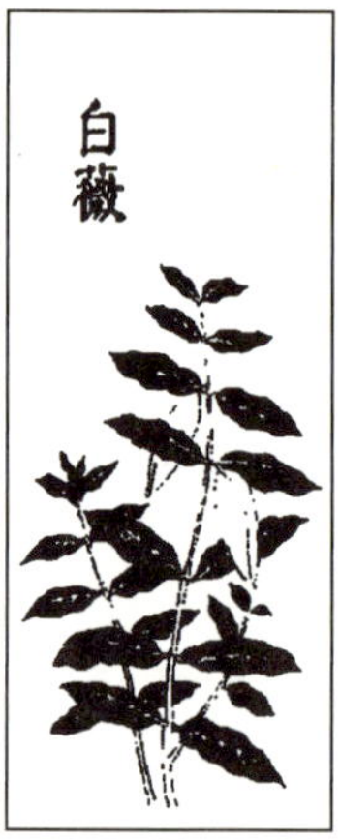

图16 博录·白薇

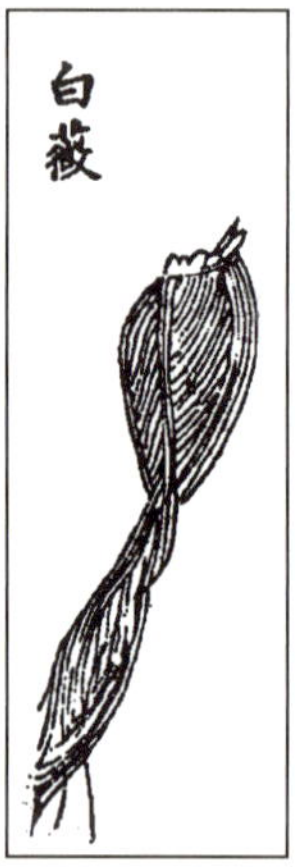

图17 汇言·白薇

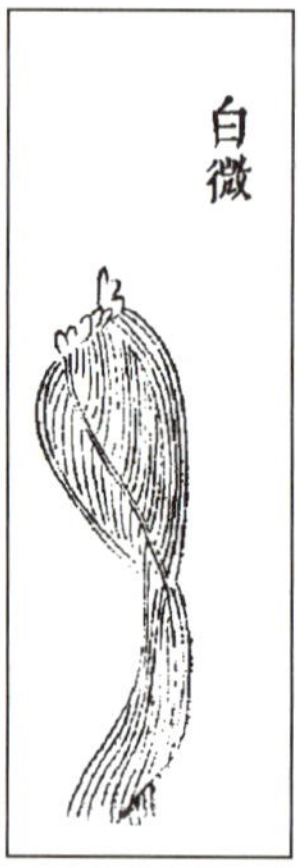

图18 本草汇·白微

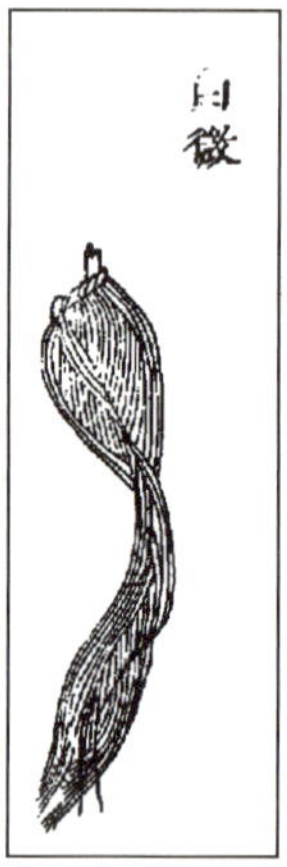
图19 类纂·白微

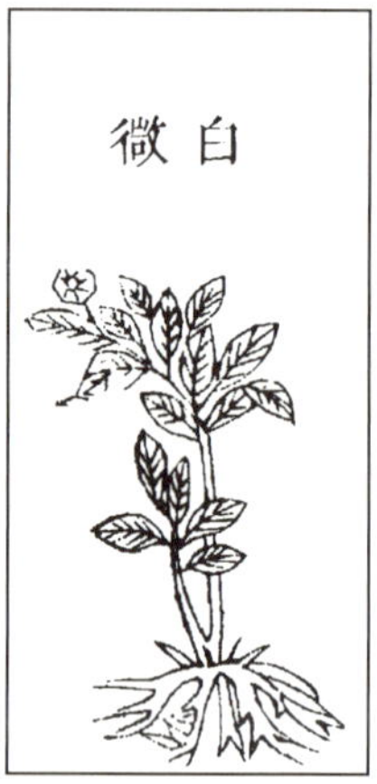

图20 备要·白微

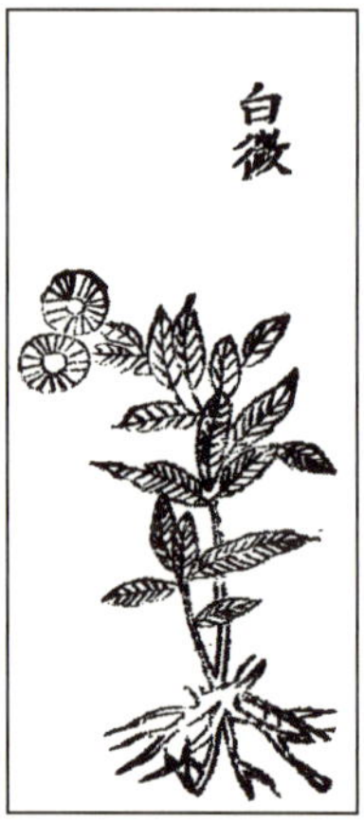

图21 求真·白微

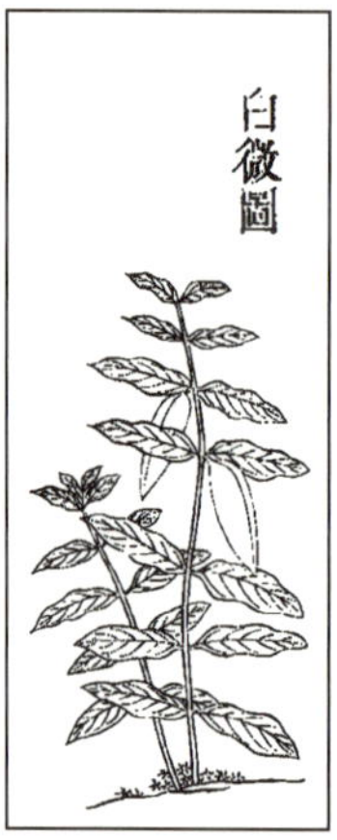

图22 草木典·白微图

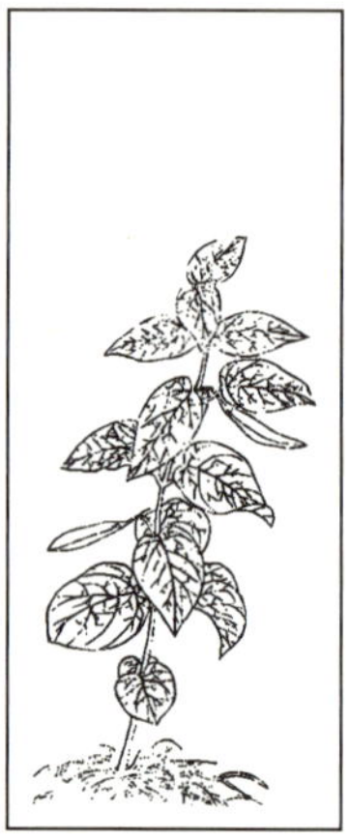
图23 图考·白微

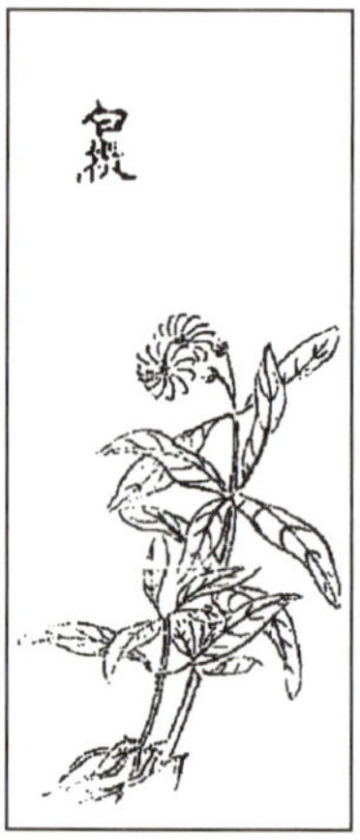
图24 图说·白微

本品24图，取自23书，其中4幅彩图。有承继关系及仿绘图可分以下4个书类。

《本草图经》：该书的“滁州白薇”图分别存于《大观本草》（图1）、《政和本草》（图2）、《绍兴本草》（图3）中。此三书的图形大同小异。今以《政和》图2为《图经》图的代表。

仿绘《图经》白薇图的彩色本草图谱有《本草品汇精要》“滁州白薇”（图6）。该图将原图的花冠5裂改绘成头状花序，严重失真。后之仿绘《品汇》图6者，有《补遗雷公炮制便览》“白薇”（图8）、《金石昆虫草木状》“滁州白薇”（图15）。

仿绘《图经》白薇图的墨线图有：《本草歌括》“白薇”（图4）将原图简化，且将花冠5裂改绘成头状花或旋花模样。《本草蒙筌》“滁州白薇”（图7）基本仿绘图2，仅图形更狭长而已。《本草纲目》金陵本图10参考《图经》图，仅取其中一个茎枝，保留根、茎、叶的大致形态，但将花改绘成花冠多个深裂，又于右枝顶端添加2圆果。《纲目》钱本图11则据《图经》图重绘，花冠亦变成旋花模样。参照钱本图11，再加仿绘的有《本草备要》“白微”（图20）、《本草求真》“白微”（图21）、《本草简明图说》“白微”（图24）。明《三才图会》“白薇”（图13）亦仿绘《图经》图，但增加山石背景及2朵花，且改变图形结构，将花冠裂片消除等，总体特征未变。

《救荒本草》：该书“白薇”（图5）的仿绘图有《野菜博录》“白薇”（图16）。该书将叶片改为黑底白脉。《古今图书集成·草木典》“白微图”（图22）亦仿绘图5。

《本草原始》：该书“白微”（图14）为写生药材图。仿绘者有《本草汇言》图17、《本草汇》图18、《本草纲目类纂必读》图19。

《植物名实图考》：该书“白微”（图23）的仿绘图为《本草纲目》张本图12。

以上24图中，除19幅属仿绘图外，还有5幅原创图（图2、5、9、14、23），详见下“鉴药”项。

【文录】

《别录》（见《证类》卷8“白薇”） 一名白幕，一名薇草，一名春草，一名骨美。久服利人。生平原川谷。三月三日采根，阴干。

梁《本草经集注》（同上） 陶隐居云：近道处处有。根状似牛膝而短小尔……

宋《本草图经》（同上） 《图经》曰：白薇，生平原川谷，今陕西诸郡及滁、舒、润、辽州亦有之。茎叶俱青，颇类柳叶。六、七月开红花，八月结实。根黄白色，类牛膝而短小。三月三日采根，阴干用。今云八月采。

明《救荒本草》卷上之后“白薇” 今钧州、密县山野中亦有之。苗高一二尺，茎叶俱青，颇类柳叶而阔短，又似女娄脚叶而长硬毛涩，开花红色，又云紫花。结角似地稍瓜而大，中有白瓤。根状如牛膝根而短，黄白色。

明《本草纲目》卷13“白微” 【释名】薇（音尾）。【时珍曰】微，细也。其根细而白也。按《尔雅》：蒴，春草也。微、蒴音相近，则白微又蒴音之转也。《别录》以蒴为莽草之名，误矣。

清《植物名实图考》卷7“白微” 江西、湖南所产，皆同根长繁，故俚医呼白龙须。按细辛、及己诸药皆用根，而根长多须，大率相类，诸家皆以根黄白、柔脆、粗细为别，然其苗叶皆绝不相类，而诸家或略之。故俚医多无所从，唯因俗名采用，反不致误乱也。

【鉴药】

“白薇”首见于《本经》。李时珍释其名曰：“微，细也。其根细而白也。”本品汉、唐古方多用治妇人诸疾，凉血泻热。或用治多惊邪、风狂、痓病等，后世运用渐稀。

本品与白前形似，自古多混淆。《别录》载本品生“平原川谷”，“平原”即今山东平原县。陶弘景云“近道处处有。根状似牛膝而短小尔”。此描述过简，难以追溯来源。《唐本草》对本品没有补充任何考察意见。宋《本草图经》始有较详细的记载：“今陕西诸郡及滁、舒、润、辽州亦有之。茎叶俱青，颇类柳叶。六七月开红花，八月结实。根黄白色，类牛膝而短小。”但以上描述并没有特别突出的足以考订植物来源的特征。谢宗万结合现实品种使用情况进行调查，结论是苏颂所列白薇产地现今均无“叶如柳”的白薇（*Cynanchum atratum* Bunge），而只有“叶如柳”的白前*Cynanchum stauntonii*（Decne.）Schltr. ex Levl.。这种情况产生的原因，可能是宋代上述产地确以叶如柳的白前误作白薇，也可能苏颂所得标本图形有误。[1]但苏颂的这段记载对后世影响很大。现代白薇与白前的混乱，与最早原植物的记载不无关系。

苏颂之后，诸家本草多袭前人言，少有订补。《救荒本草·白薇》经实地考察或栽种植物，据实描述白薇：“今钧州、密县山野中亦有之。苗高一二尺，茎叶俱青，颇类柳叶而阔短，又似女娄脚叶而长硬毛涩，开花红色，又云紫花。结角似地稍瓜而大，中有白瓤。根状如牛膝根而短，黄白色。”其中将“叶如柳”修正为“颇类柳叶而阔短”。既云“阔短”，则非如柳叶细长矣。花色修正为紫色，补充了“结角似地稍瓜而大，中有白瓤”，其中所谓“角”，即角状的蓇葖果，果中“白瓤”，指果内种子上白色绢毛堆积状。“地稍瓜”为萝摩科鹅绒藤属植物地梢瓜*Cynanchum thesioides*（Freyn）K. Schum.。此文字记载及其附图可证实白微即萝摩科鹅绒藤属植物白薇*C. atratum*。

1.《本草图经》：该书“滁州白薇”（图2）簇生众多支根，根上有2茎枝及残茎。茎直立，叶椭圆形，对生，茎顶有2花状物，具长柄，花冠5裂，每一裂片有纵纹。

1 谢宗万：《中药材品种论述》上册，上海：上海科学技术出版社，1980：299.

此花状物后世仿绘者或绘成头状花序，或绘成旋花科植物的花。此图与现今白薇相比，除叶对生、根所须之外，并无更多相似之处。滁州今属安徽，亦无萝摩科白薇*C. atratum*分布。故此图所示植物待考。

2.《救荒本草》：该书“白薇”（图5）所绘与其文字记载相同（考见上文），可知其原植物即萝摩科植物白薇*C. atratum*。

3.《补遗雷公炮制便览》：该书“炮制白薇”（图9）按雷公法绘图。《雷公炮炙论》云：“凡采得后，用糯米泔汁浸一宿，至明取出，去髭了，于槐砧上细剉，蒸，从巳至申，出用。”据此，图中屋里蓝衣人在搬弄绿瓷坛，可能示意以糯米泔浸药。左下绿衣人在槐砧上用刀斫药。其前之炉灶、加竹笼甑盖的锅，可能示意在蒸药。

4.《本草原始》：该书“白微”（图14）为写生药材图。上为短根茎，有残茎基，下面簇生众多须根，稍弯曲，状如马尾。此种白微药材今来源于萝摩科植物白微*C. atratum* 及其同属近缘植物。

5.《植物名实图考》：该书“白微”（图23）须根众多，茎直立，叶卵形、对生。叶腋生有蓇葖果。此图所示即萝摩科植物白微*C. atratum*。

【小结】

白薇为历史最古老的药物之一。唐以前古方多用。自古以来本品与白前多混淆。宋《本草图经》所载“类柳叶”的白薇，或考为萝摩科白前*Cynanchum stauntonii*（Decne.）Schltr. ex Levl.。其附图也很难考为白薇。但《救荒本草》《植物名实图考》所绘之图皆为其同属植物白薇*Cynanchum atratum* Bunge。

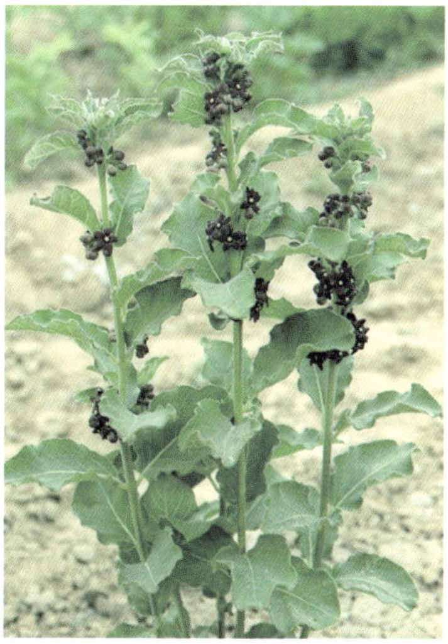

图 25　白薇 *Cynanchum atratum*

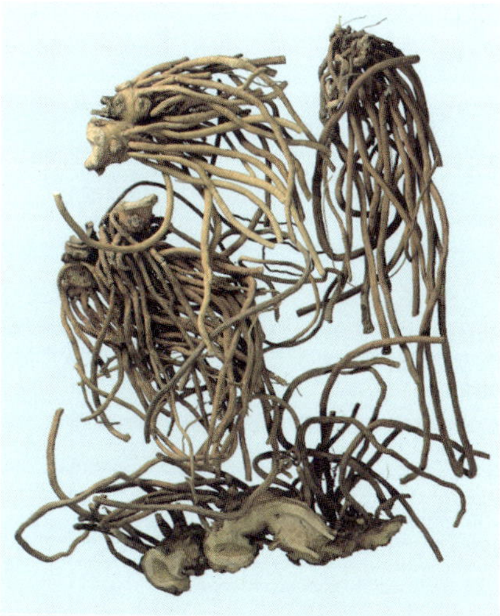

图 26　白薇根

13-29 白前

【品图】

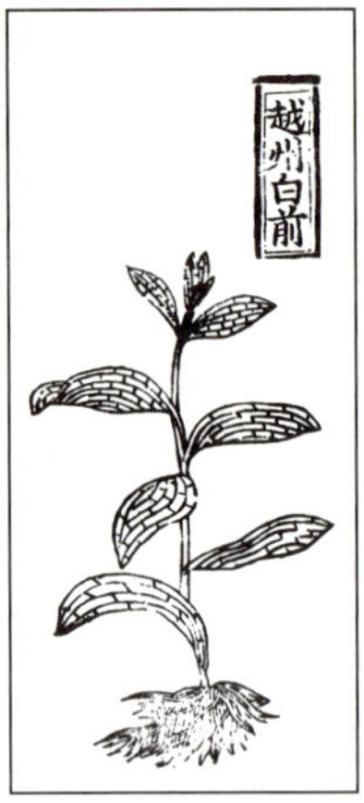

图 1 图经（大）·越州白前

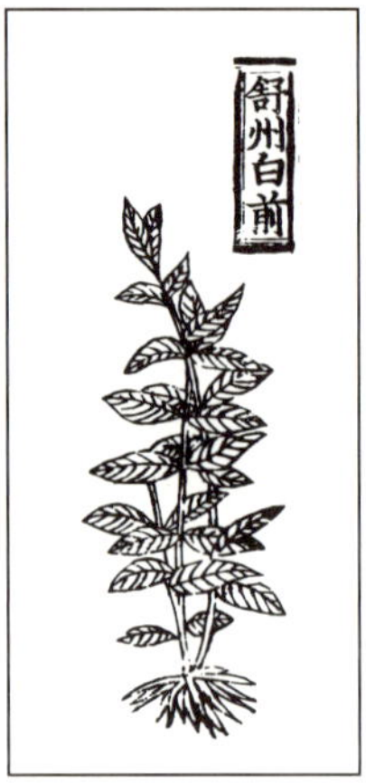

图 2 图经（大）·舒州白前

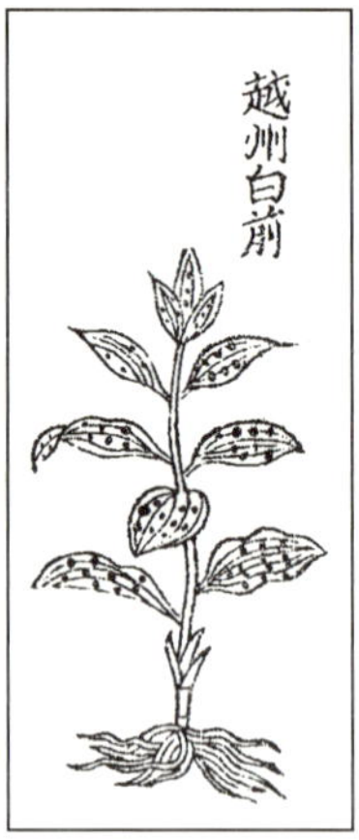

图 3 图经（政）·越州白前

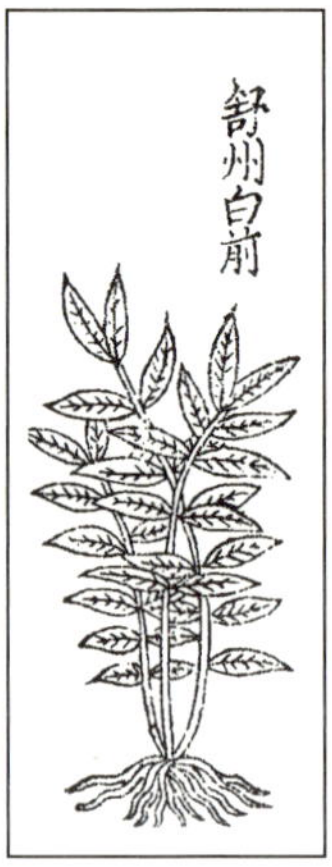

图 4 图经（政）·舒州白前

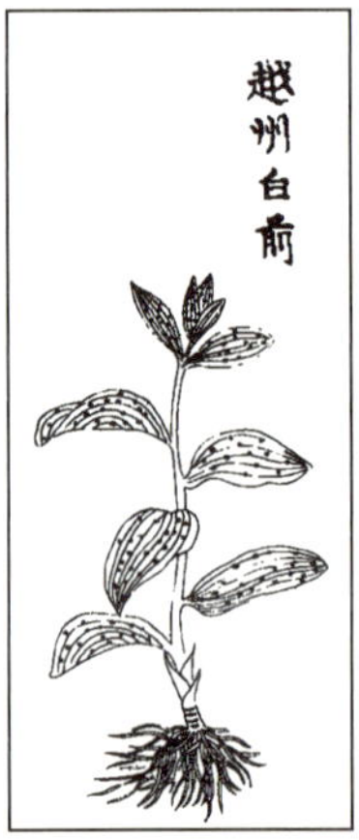

图 5 图经（绍）·越州白前

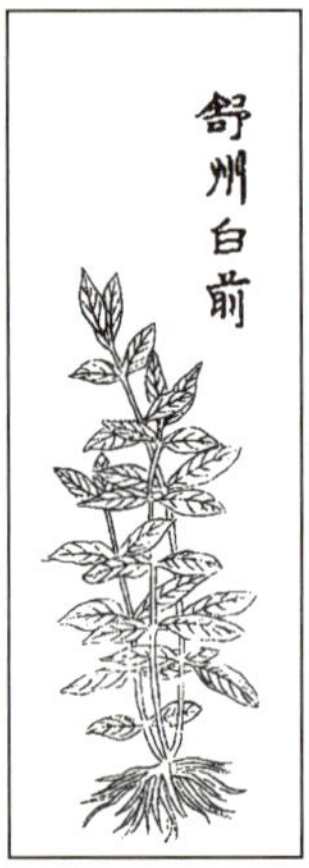

图 6 图经（绍）·舒州白前

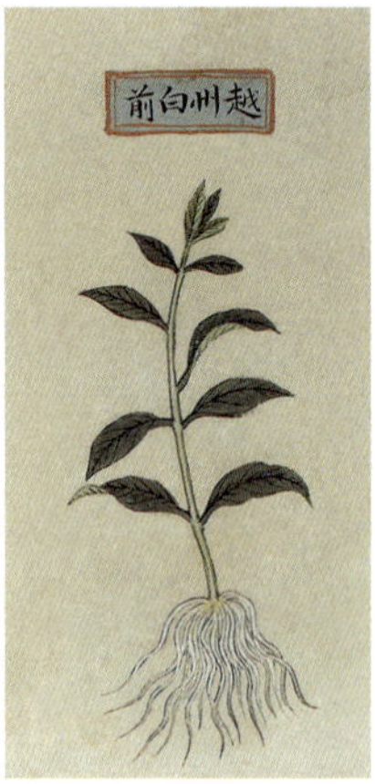

图 7 品汇·越州白前

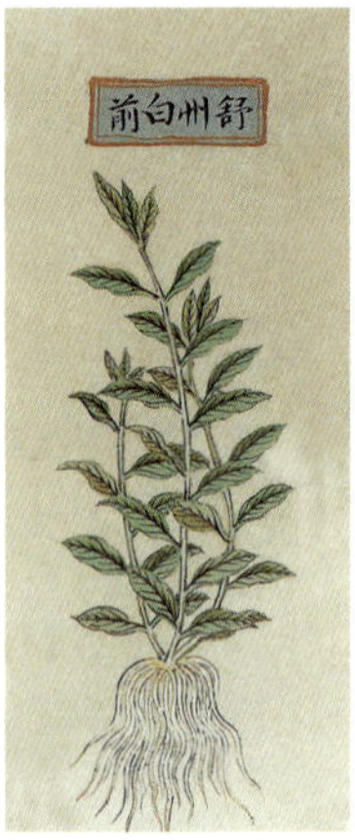

图 8 品汇·舒州白前

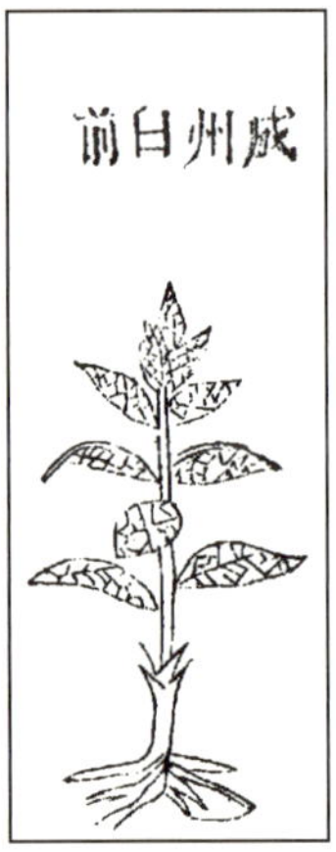

图 9 蒙筌·成州白前

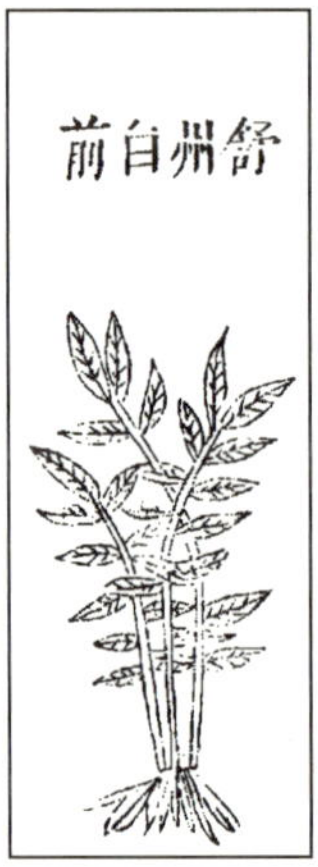

图 10 蒙筌·舒州白前

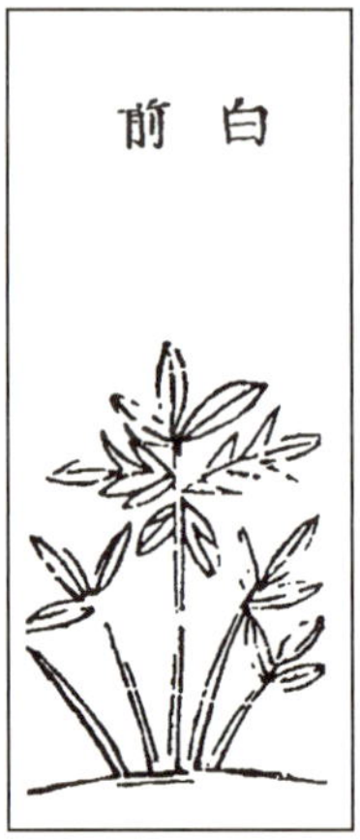

图 11 太乙·白前

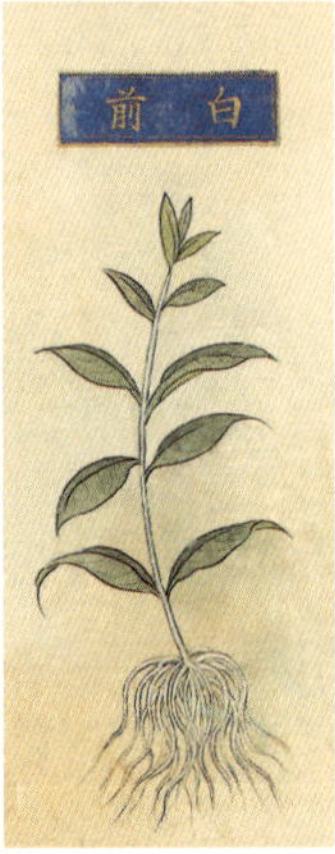

图 12 雷公·白前

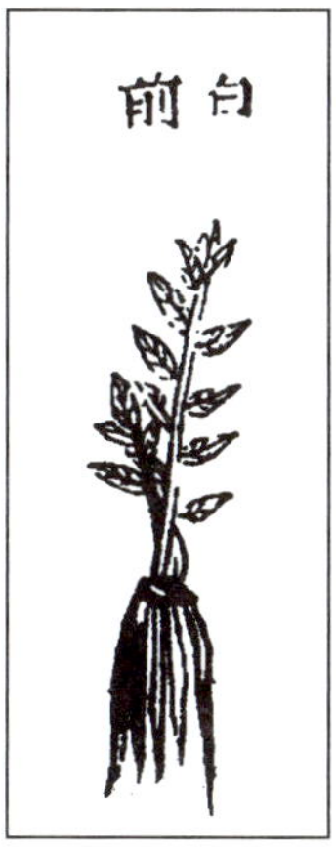

图 13　纲目(金)·白前

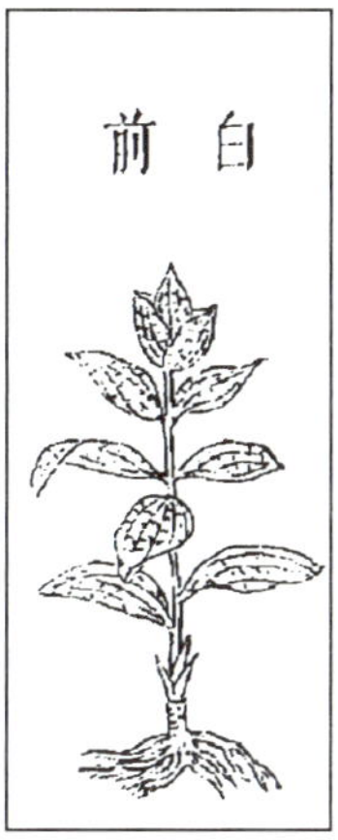

图 14　纲目(钱)·白前

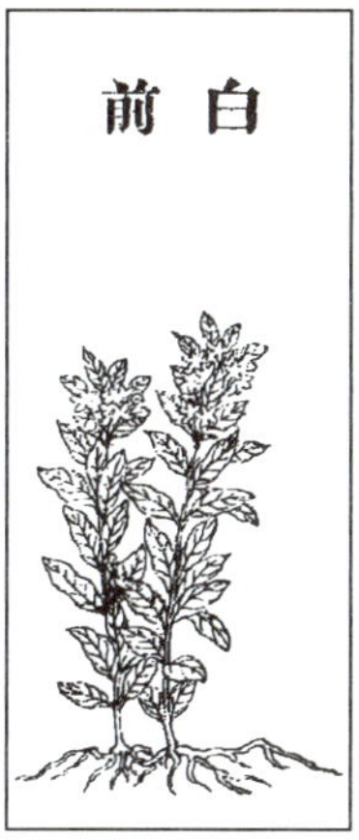

图 15　纲目(张)·白前

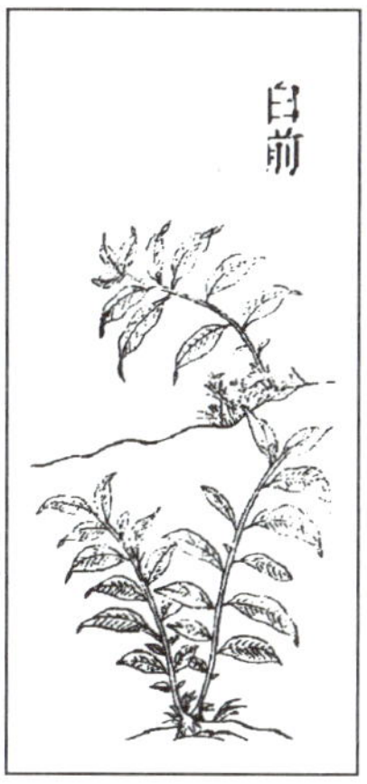

图 16　三才·白前

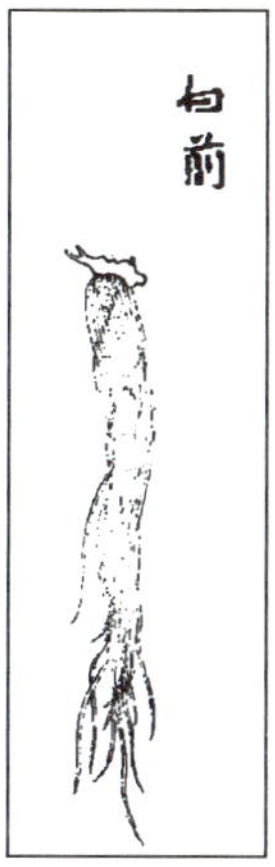

图 17　原始·白前

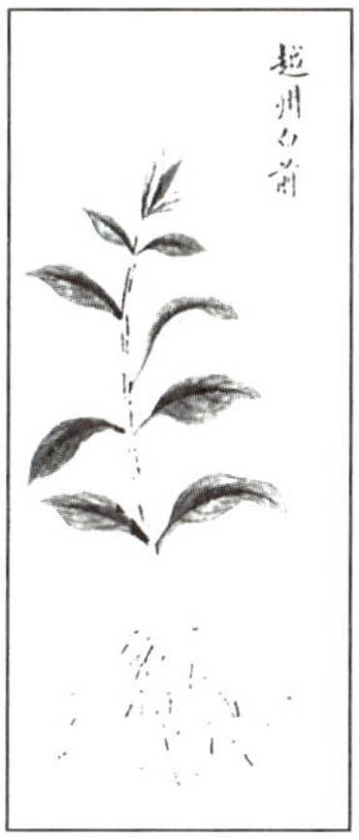

图 18　金石·越州白前

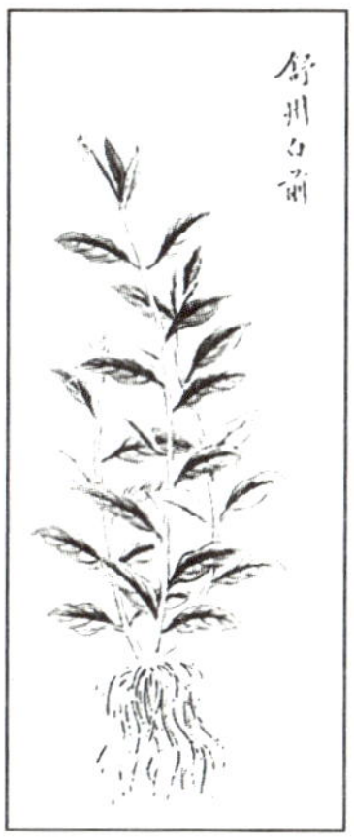

图 19　金石·舒州白前

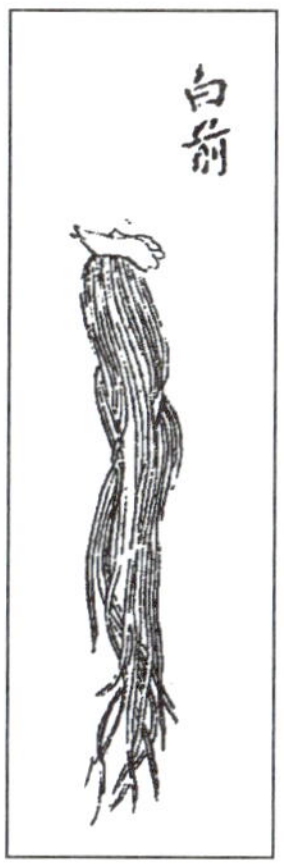

图 20　汇言·白前

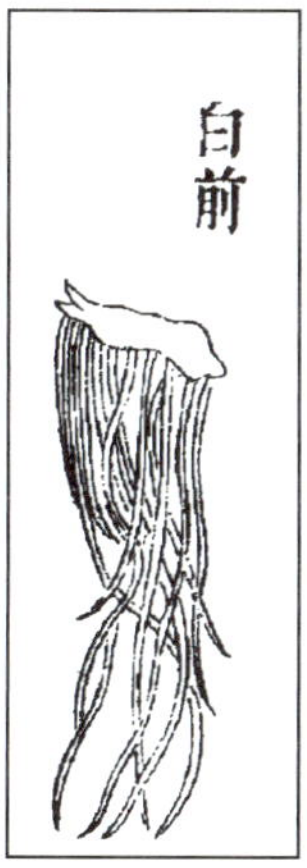

图 21　本草汇·白前

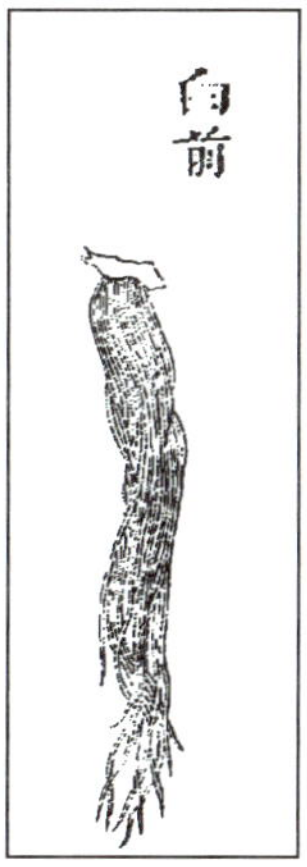

图 22　类纂·白前

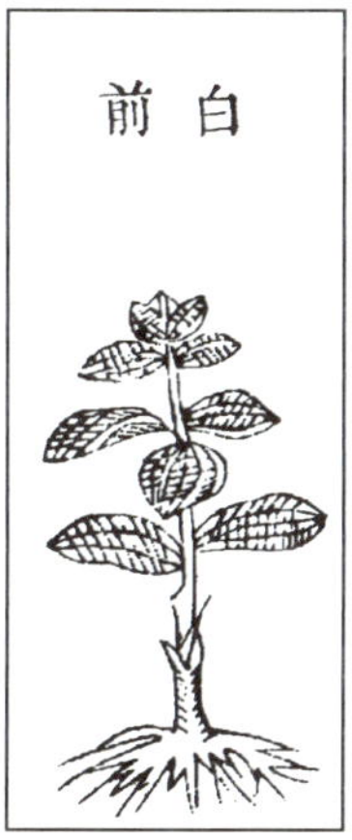

图 23　备要·白前

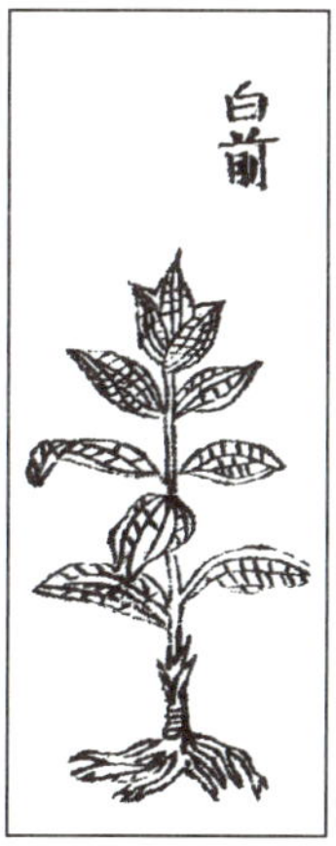

图 24　求真·白前

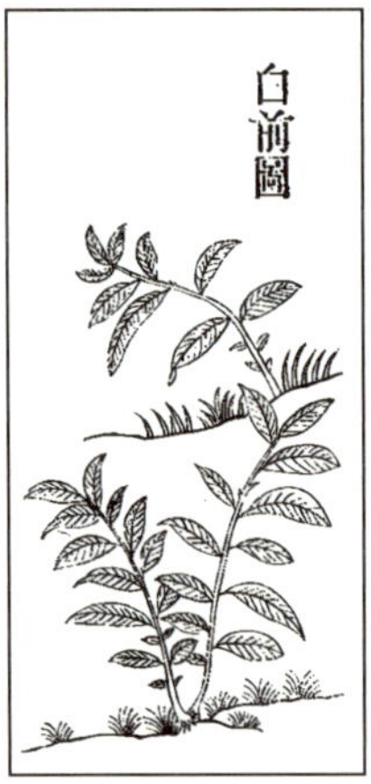

图25 草木典·白前图

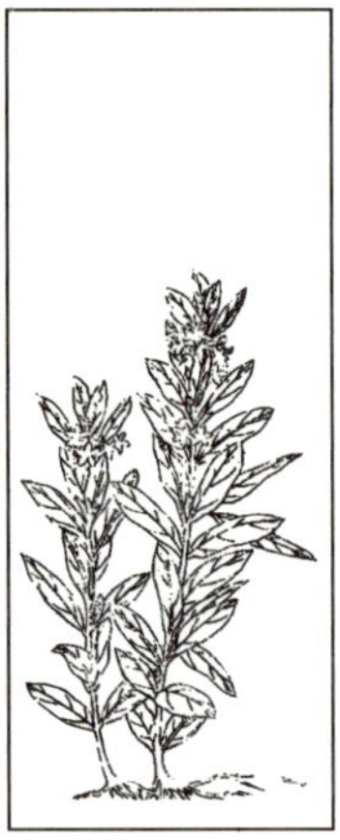

图26 图考·白前

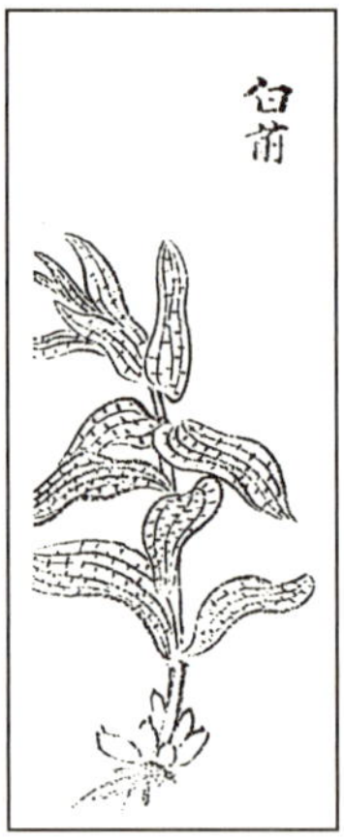

图27 图说·白前

本品27图，取自21书，其中5幅彩图。有承继关系及仿绘图可分以下3个书类。

《本草图经》：该书有图2幅（“越州白前”“舒州白前”），分别存于《大观本草》（图1、2）、《政和本草》（图3、4）、《绍兴本草》（图5、6）中。此三书的图形大同小异，其间异同见下“鉴药”项。今以《政和》图3、图4为《图经》图的代表。

仿绘《图经》2幅白前图的彩色本草图谱有《本草品汇精要》图7、图8，其中“越州白前”（图7）将须根敷以白色，且将原图弧形叶脉改为羽状脉。“舒州白前”（图8）仅将须根绘成白色，其余无大改变。此后仿绘《品汇》“越州白前”图7者，有《补遗雷公炮制便览》“白前”（图12）。《金石昆虫草木状》则仿绘《品汇》2图而成“越州白前”（图18）、“舒州白前”（图19）。

仿绘《图经》白前图的墨线图有：《本草蒙筌》“成州白前”（图9）的图名将“越”字错成“成”字。该图将原图的弧形叶脉绘成冰裂纹状，此似仿绘自《大观》“越州白前”（图1）；“舒州白前”（图10）则无大改变。《本草纲目》金陵本“白前”（图13）仿绘《图经》“舒州白前”（图4），除简化原图外，还将根茎绘成圆柱状，须根甚粗。《纲目》钱本“白前”（图14）则据《图经》“越州白前”（图3）重绘。后之参照钱本图14再仿绘的有《本草备要》“白前”（图23）、《本草求真》“白前”（图24）、《本草简明图说》“白前”（图27）。此外，明《三才图会》“白前”（图16）亦仿绘《图经》2图，将其合绘于一图中，各加土地背景，掩盖根部。此图上为“越州白前”，但将叶脉改绘成羽状脉，下为“舒州白前”，略加润饰。《古今图书集成·草木典》“白前图”（图25）又仿绘《三才图会》图16。

《本草原始》：该书“白前”（图17）为写生药材图。仿绘者有《本草汇言》图20、《本草汇》图21（将根茎部加大）、《本草纲目类纂必读》图22。

《植物名实图考》：该书“白前”（图26）的仿绘图为《本草纲目》张本图15。

以上27图中，除22幅属仿绘图外，还有5幅原创图（图3、4、11、17、26），详见下“鉴药”项。

【文录】

梁《本草经集注》（见《证类》卷9“白前”） 陶隐居云：此药出近道。似细辛而大，色白，易折。主气嗽方多用之。

唐《唐本草》（同上）《唐本》注云：此药叶似柳，或似芫花，苗高尺许，生洲渚沙碛之上。根白，长于细辛，味甘，俗以酒渍服。主上气，不生近道。俗名石蓝，又名嗽药。今用蔓生者，味苦，非真也。

宋《开宝本草》（同上）《别本》注云：二月、八月采根，暴干。根似牛膝、白薇。

宋《本草图经》（同上）《图经》曰……今蜀中及淮、浙州郡皆有之。苗似细辛而大，色白，易折。亦有叶似柳，或似芫花苗者，并高尺许。生洲渚沙碛之上，根白，长于细辛，亦似牛膝、白薇辈。今用蔓生者，味苦，非真也。

明《本草蒙筌》卷2“白前”（谟）按：白薇、白前，近道俱有。苗茎根叶，形色颇同。倘误采收，杀人顷刻。必辨认的实，方入药拯疴。白前似牛膝，粗长坚脆易断。白薇似牛膝，短小柔软能弯……

明《本草纲目》卷13“白前”【释名】【时珍曰】名义未详。

【鉴药】

“白前”首见于《别录》。名义不详。本品降气下痰，古今常用治气嗽痰壅。本品与白薇根形相似，但功用有别。

梁·陶弘景云：“此药出近道。似细辛而大，色白，易折。”单凭此简单根形无法鉴别原植物。《唐本草》始介绍其植物形态为：“此药叶似柳，或似芫花，苗高尺许，生洲渚沙碛之上。根白，长于细辛，味甘……不生近道。俗名石蓝，又名嗽药。今用蔓生者，味苦，非真也。”据谢宗万亲自考察，“叶似柳”者为萝藦科鹅绒藤属植物柳叶白前*Cynanchum stauntonii*（Decne.）Schltr. ex Levl.，“似芫花”者为白前（芫花叶白前）*Cynanchum glaucescens*（Decne.）Hand.-Mazz.。白前与白薇在习性方面有根本的区别。白前“不生近道”“生洲渚沙碛之上”，白薇则“近道处处有”。[1]宋《本草图经》除介绍“今蜀中及淮、浙州郡皆有”之外，其余均转述陶弘景及《唐本草》之言，别无新见。后世本草皆无补充新见。

1.**《本草图经》**：该书2图。其一“越州白前”（图3）根茎下有众多须根，叶卵状椭圆形，弧形脉，上有斑点（《大观》图1为弧形脉，中有横格）。越州即今浙江绍兴。此图明显不是萝摩科植物，或疑其图形可能是白薇之误。[1]但其叶形、叶脉及

1 谢宗万：《中药材品种论述》上册，上海：上海科学技术出版社，1980：298-299.

斑点均与百合科油点草属植物油点草*Tricyrtis macropoda* Miq.相似。经谢宗万调查，现代白前的异物同名及伪品中，属于百合科的植物有9种之多。因此油点草作为地区用药习惯并非不可能。

其二"舒州白前"（图4）须根众多，叶长圆形，无柄，对生。舒州即今安徽潜山县。据其图形、地区及今现实品种使用情况综合考察，此图当为萝摩科鹅绒藤属植物白前（芫花叶白前）*C. glaucescens*。[1]

2.《太乙仙制本草药性大全》：该书"白前"（图11）有土地线，掩盖根部，地上部分有基生三小叶，具长柄，中抽一茎，其叶或单叶对生，或为单数羽状复叶。其形奇特，无法臆测其原植物。

3.《本草原始》：该书"白前"（图17）为写生药材图。其形似白薇药材图，须根较长。一般须根较长者，其原植物多为白前（芫花叶白前）*C. glaucescens* 。

4.《植物名实图考》：该书"白前"（图26）绘两株植物，茎直立，叶片长椭圆形，类芫花叶，对生。茎上端有伞形聚伞花序。据此图形，当为白前(芫花叶白前）*C. glaucescens* 。

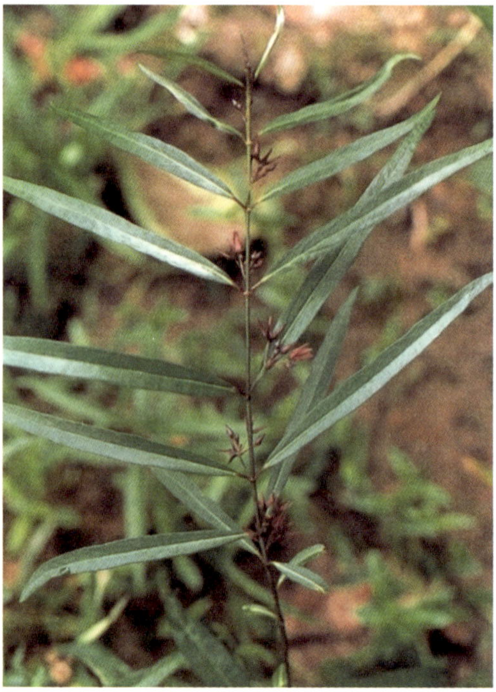

图 28 柳叶白前 *Cynanchum stauntonii* 花枝

【小结】

白前为古今常用治咳逆痰多之药。据《唐本草》所载形态及现代考察，"叶似柳"者为萝藦科植物柳叶白前*Cynanchum stauntonii*（Decne.）Schltr. ex Levl.，"似芫花"者为白前*C. glaucescens*（Decne.）Hand.-Mazz.。《本草图经》"越州白前"图与百合科植物油点草*Tricyrtis macropoda* Miq.相似，当属伪品。其"舒州白前"与《植物名实图考》"白前"图均似萝摩科植物白前*C. glaucescens*。

1 国家中医药管理局《中华本草》编委会 :《中华本草》(1)，上海 : 上海科学技术出版社，1999 : 350.

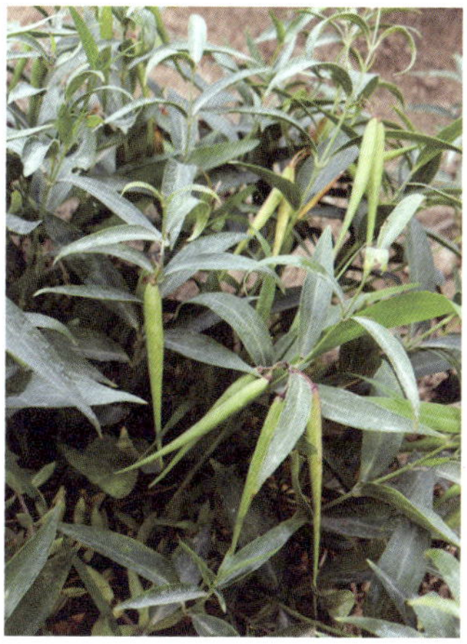

图 29　柳叶白前 *Cynanchum stauntonii* 果枝

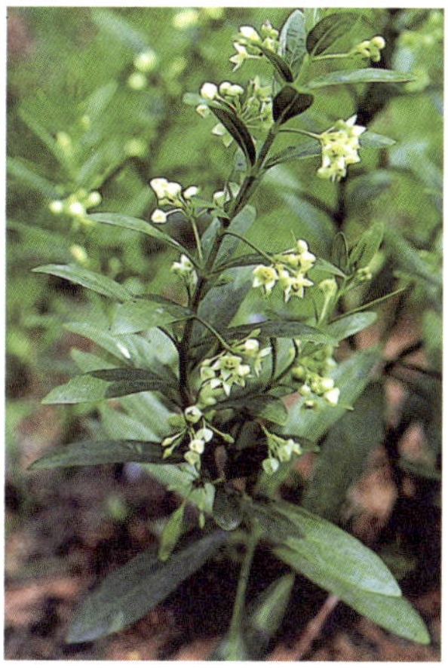

图 30　白前 *Cynanchum glaucescens*

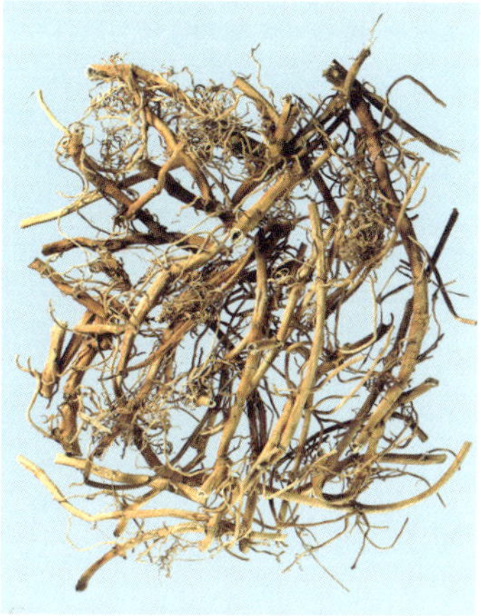

图 31　白前药材

13–30　钗子股

【品图】

本品1图，乃写生原创图。

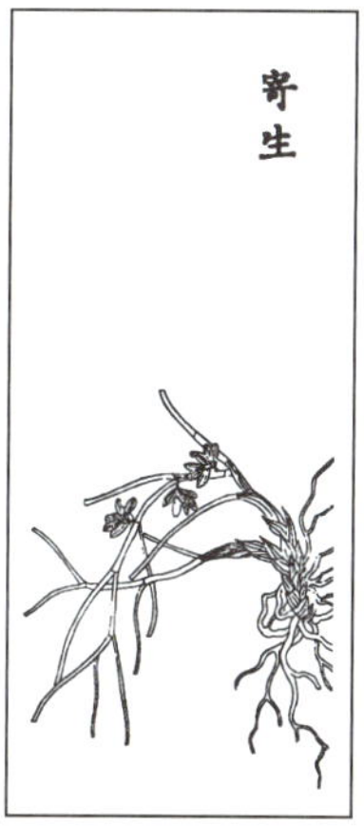

图 1　质问·寄生

【文录】

唐《本草拾遗》（见《证类》卷8“金钗股”　……生岭南山谷。根如细辛，三四十茎，一名三十根钗子股，岭南人用之。

唐末《海药本草》（见《证类》卷10“钗子股”）　谨按：陈氏云生岭南及南海诸山。每茎三十根，状似细辛，味苦，平，无毒。主解毒痈疽，神验。忠、万州者佳。草茎功力相似，以水煎服。缘岭南多毒，家家贮之。

明《本草纲目》卷13“钗子股”【释名】【时珍曰】石斛名金钗花，此草状似之，故名。【集解】【时珍曰】按《岭表录》云：广中多蛊毒，彼人以草药金钗股治之，十救八九，其状如石斛也。又忍冬藤解毒，亦号金钗股，与此同名云。

琉球《质问本草》外篇卷1“松寄生”　钗子股多着松树上，三四月开花结实。土名皆为松寄生，与桑寄生相类，但寄生不一，各树木上俱有寄生，第有名未用之药，不敢直指。壬寅，吴太茂、许永枝、王隆盛。此一种俗名松寄生，与桑寄生同体，但《纲目》载桑、枫、松、桃、柳各木草上俱有寄生，各家条辨不一，今此类书名松萝，又名女萝，谓其色青而细长如带也。至于气味性用，《纲目》甚详，毋庸赘叙。

壬寅，陈文锦。敝地呼为虫寄生，江西省名作海斑虎。甲辰，戴道光、戴昌兰。

【鉴药】

“钗子股”又名“金钗股”。《纲目》云首出《海药本草》。但《海药本草》引用了唐·陈藏器《本草拾遗》，故当首见《拾遗》。时珍释其名曰：“石斛名金钗花，此草状似之，故名”为民间解药毒、治热痰疟瘴之药。

唐·陈藏器介绍其出产及形态为：“生岭南山谷。根如细辛，三四十茎，一名三十根钗子股。”据其名称及形态，此当为兰科植物。分布于岭南。《海药本草》引述陈藏器之说外，又云“主解毒痈疽，神验。忠、万州者佳。草茎功力相似，以水煎服。缘岭南多毒，家家贮之。”忠州即今重庆市忠县，万州即今重庆市万州区。

此草之图，见于**《质问本草》**，我国江西等地区医者亦见过此物，可见此草除见于琉球外，在我国东南诸省亦有分布。此草“多着松树上，三四月开花结实。土名皆为松寄生”。但《质问本草》未记载其解毒功能。据其图形（图1），本品与兰科钗子股属植物钗子股*Luisia morsei* Rolfe相符。

【小结】

钗子股为唐代岭南一带民间常用解毒药，其状如石斛。据《本草拾遗》文字记载及《质问本草》所绘图形，可知本品与兰科植物钗子股*Luisia morsei* Rolfe相符。

13-31 辟虺雷

【品图】

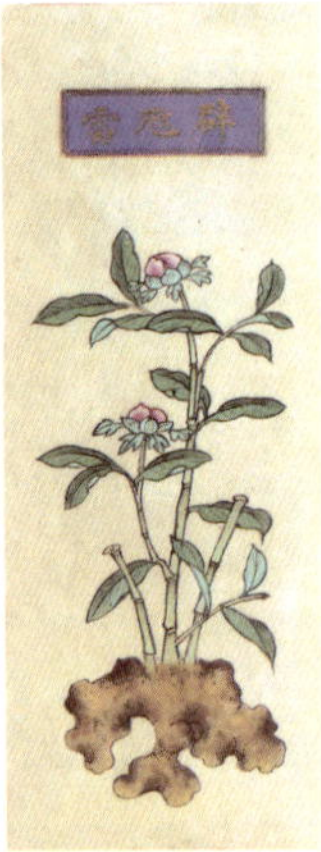

图1 雷公·辟虺雷

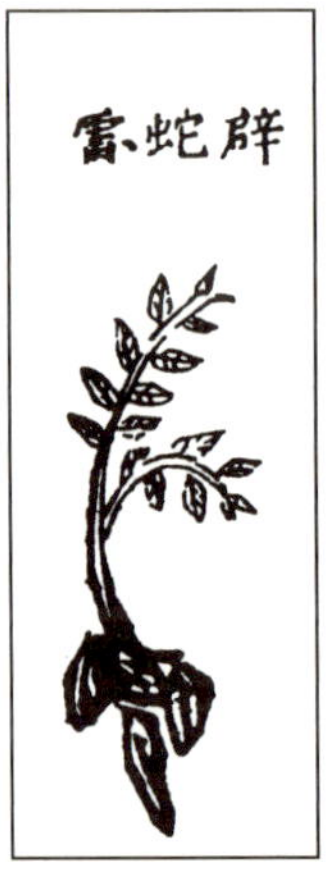

图2 纲目（金）·辟蛇雷

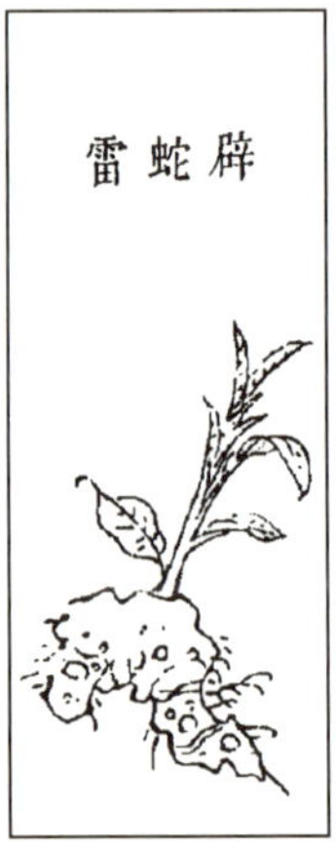

图3 纲目（钱）·辟蛇雷

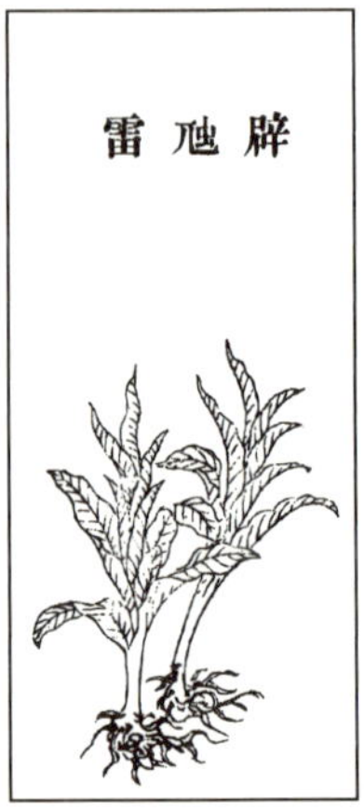

图4 纲目（张）·辟虺雷

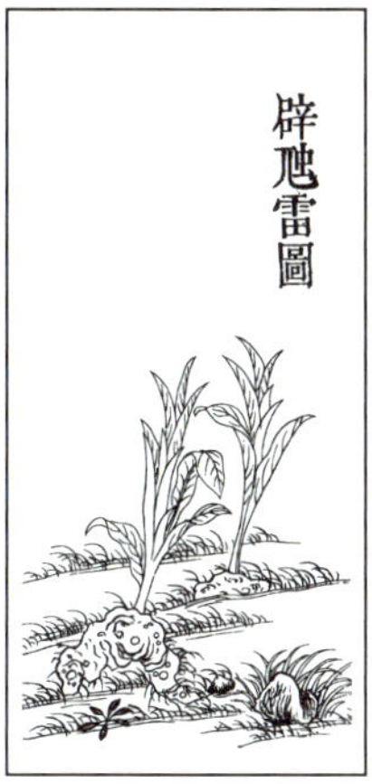

图 5　草木典·辟虺雷图

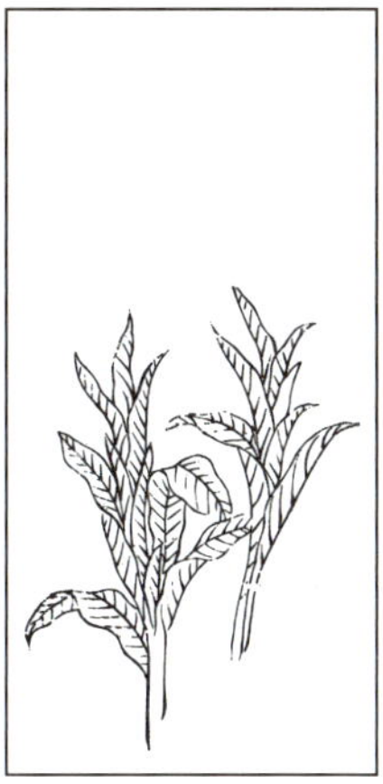

图 6　图考·辟虺雷

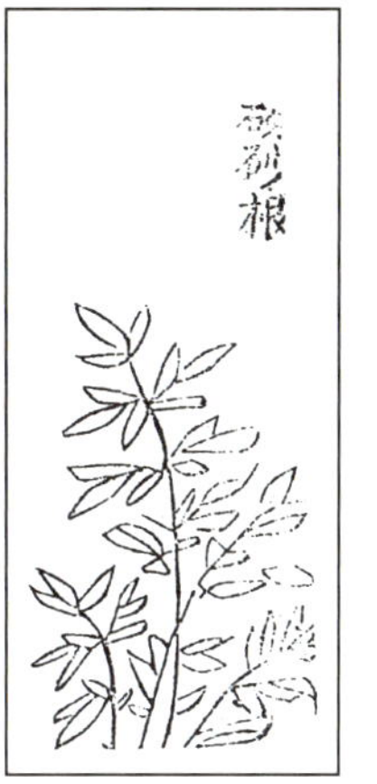

图 7　便方·硃砂根

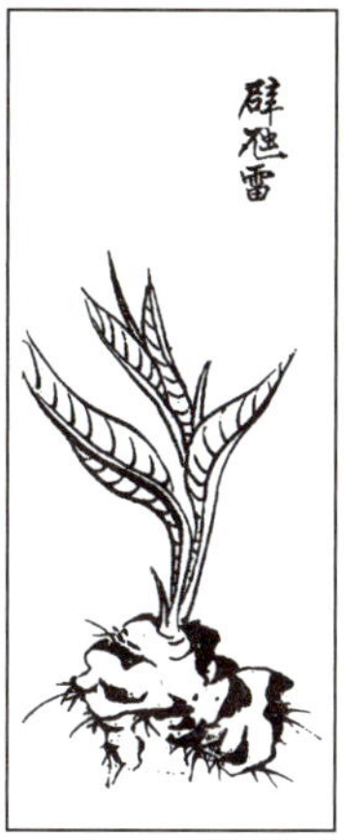

图 8　图说·辟虺雷

本品8图，取自8书，其中1幅彩图。有承继关系及仿绘图可分以下1个书类。

《本草纲目》(钱本)：该书“辟蛇雷”(图3)的仿绘图有《古今图书集成·草木典》“辟虺雷图”(图5)，该图在仿绘图3基础上，增绘一株，添加草地背景。《植物名实图考》“辟虺雷”(图6)转绘《草木典》图5时，保留两株植物的地上部分(无根)，去掉背景。《本草纲目》张本“辟虺雷”(图4)又转绘《植物名实图考》图6，并再补入不大的块茎。另《本草简明图说》图8则直接仿绘《纲目》钱本图3，再加美化。

以上8图中，除4幅属仿绘图外，还有4幅原创图(图1、2、3、7)，详见下“鉴药”项。

【文录】

《唐本馀》(见《证类》卷6“辟虺雷”)　味苦，大寒，无毒。主解百毒，消痰，祛大热，疗头痛，辟瘟疫。一名辟蛇雷。其状如粗块苍术，节中有眼。

明《太乙仙制本草药性大全》卷2“辟虺雷”　一名辟蛇雷。

明《本草纲目》卷13“辟虺雷”【释名】辟蛇雷(《纲目》)。【时珍曰】此物辟蛇虺有威，故以雷名之。【集解】【时珍曰】今川中峨眉、鹤鸣诸山皆有之。根状如苍术，大者若拳。彼人以充方物，苗状当俟访问。

清《草木便方》卷1“硃砂根”　朱砂莲。苦凉清热，喉痹牙痛火眼灭。打痧气痛腰胁疼，生肌长肉功更烈。

【鉴药】

《本草纲目》云“辟虺雷”首见《唐本草》，实则为《唐本馀》[1]，亦即《蜀本草》。此书作者韩保昇为后蜀药学家，因而能熟知成都周边的方物。本品为解毒消痰药，

1　唐本馀：李时珍标为“恭曰”，即将其作为《唐本草》。今考证《唐本馀》实为《蜀本草》，故此书的年代也当在五代之时。

可祛热辟瘟。李时珍也了解到明代“川中峨眉、鹤鸣诸山皆有之。根状如苍术，大者若拳。彼人以充方物”，但他没有见过原植物，故云“苗状当俟访问”。

1.《补遗雷公炮制便览》：该书“辟虺雷”（图1）绘棕褐色团块状根茎，上抽数茎。茎节如竹节，叶椭圆形，互生。茎枝顶端开单花，托叶三深裂，萼片甚大，花紫红色。此乃想象绘图，不知所据，也无法考知为何种植物。

2.《本草纲目》（金陵本）：该书“辟蛇雷”（图2）绘形如苍术般粗大根茎，上有蔓状幼茎，有分枝，叶椭圆形，互生，叶脉明显，有幼叶内卷的形象。此与峨眉山所产朱砂莲幼苗期的植物形态相似（参本药后附照片图10）。经文献考证与实地调查，确定此为植物新种、马兜铃科植物朱砂莲*Aristolochia cinnabarina* C. Y. Cheng et J. L. Wu。[1]本品为峨眉方物，乃当地著名止痛药。李时珍之子李建元曾任四川蓬溪县知县，对此四川方物当有所知。由他领衔绘制的《本草纲目·附图》“辟蛇雷”图虽然粗糙，但尚能表达其基本鉴别特点，可见绘图者可能是依据真实物种所绘。

3.《本草纲目》（钱本）：该书“辟蛇雷”（图3）另绘一植物，块茎粗大，多孔。地上部分绘如姜苗，不知所据，亦无法臆测其植物来源。此图线条流畅，故后之《草木典》《植物名实图考》《本草纲目》张本均受其影响。

4.《草木便方》：该书“硃砂根”（图7）未绘出根形。地上部分的茎枝4条，各有对生的三小叶。此药又名朱砂莲。但观其图，不知所据。今四川以“朱砂莲”为名的植物也未见有如此形者。

【小结】

辟虺雷为四川民间草药，古为方物，分布于峨眉山一带。综合分析《本草纲目》金陵本图、文，结合现实品种使用情况，可考本品为马兜铃科植物朱砂莲*Aristolochia cinnabarina* C. Y. Cheng et J. L. Wu。

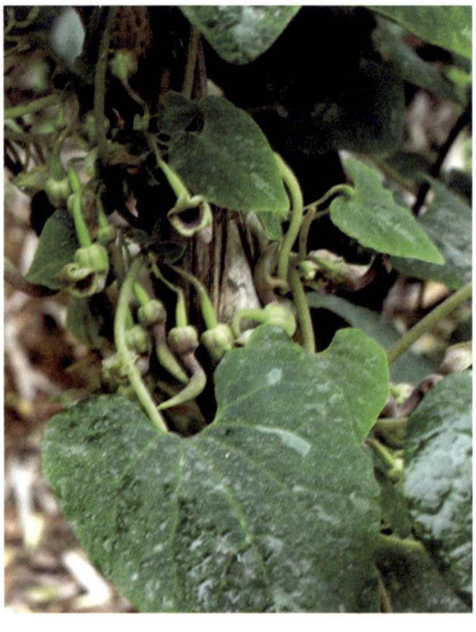

图 9　朱砂莲 *Aristolochia cinnabarina*

1　邬家林：朱砂莲的考证，中药材，1985（5）：46-47.

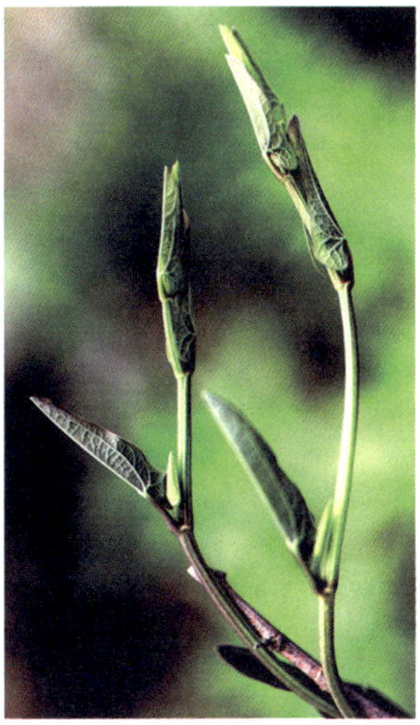

图 10　朱砂莲幼苗

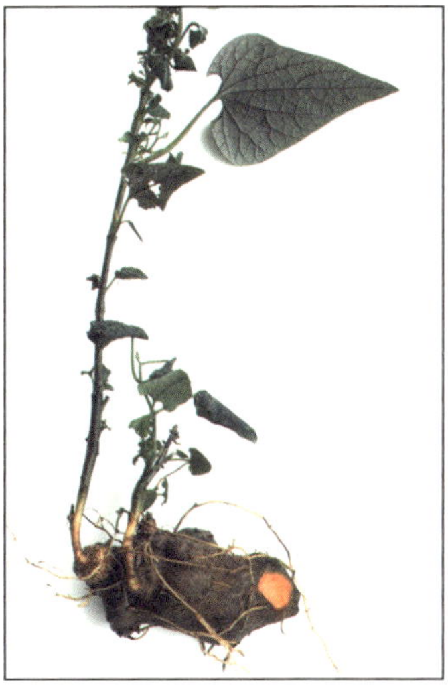

图 11　朱砂莲带根植株

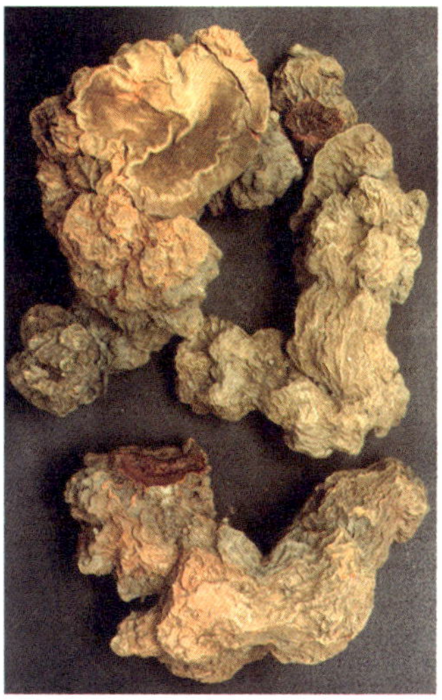

图 12　朱砂莲药材

13–32　锦地罗

【品图】

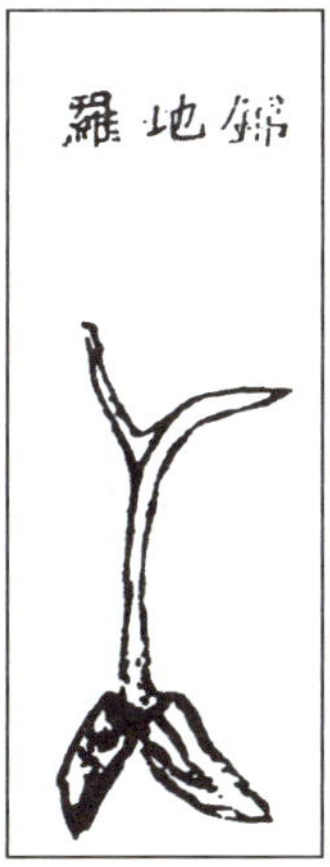

图 1　纲目（金）·锦地罗

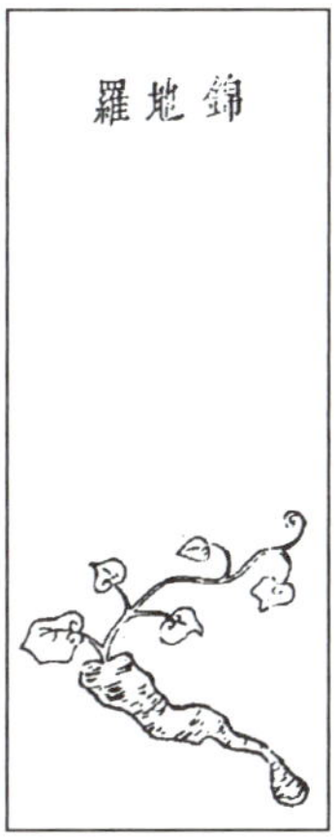

图 2　纲目（钱）·锦地罗

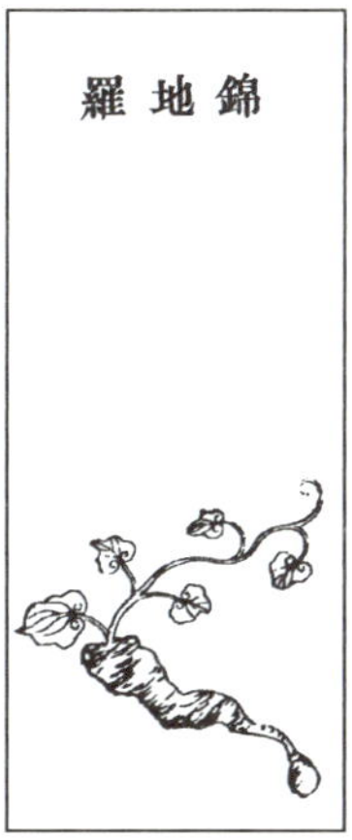

图 3　纲目（张）·锦地罗

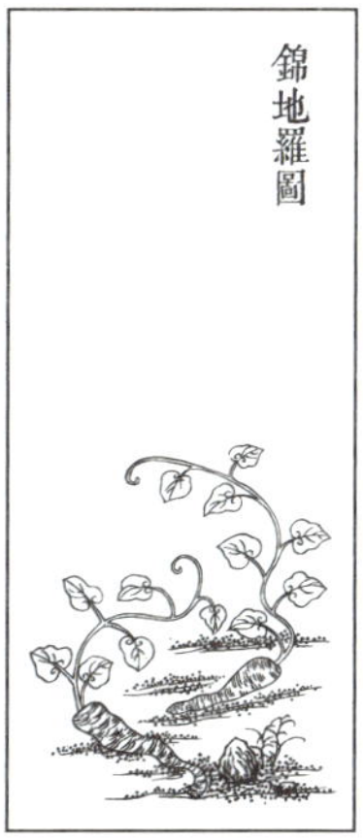

图 4　草木典·锦地罗图

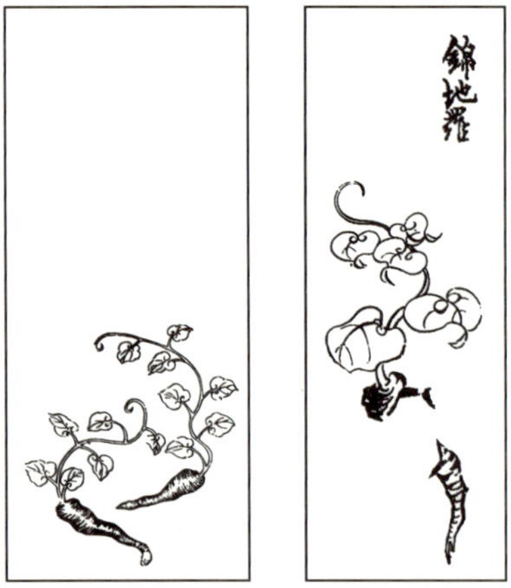

图5　图考·锦地罗　　图6　图说·锦地罗

本品6图，取自6书，仿绘图仅《本草纲目》钱本一个书类。仿绘钱本“锦地罗”(图2)者有:《古今图书集成·草木典》“锦地罗图”(图4)。该图在仿绘之外，又增绘土地背景及一株同样形态的植物，仅摆放位置不同而已。《植物名实图考》又仿绘《草木典》图4中的两株植物而成图5。《本草纲目》张本图3直接仿绘自钱本图2。《本草简明图说》图6虽然线条飘逸，但图形结构、特点等仍可看出仿绘钱图2。

以上6图中，除4幅属仿绘图外，还有2幅原创图（图1、2），详见下“鉴药”项。

【文录】

明《本草纲目》卷13“锦地罗”【集解】【时珍曰】锦地罗出广西庆远山岩间，镇安、归顺、柳州皆有之。根似萆薢及栝楼根状。彼人彼重之，以充方物。

【鉴药】

“锦地罗”首见于《本草纲目》。名义不详。据载可解山岚瘴毒、疮毒、中诸毒。今未见此药传承下来。

李时珍介绍了本品产于广西，包括庆远（今广西宜州市）、镇安（今广西德保县）、归顺（今广西靖西县）及柳州。据说当时此为广西方物，数百年间竟至失传。至于形态，李时珍只言“根似萆薢及栝楼根状”，不言地上部分形态，故难以推测其基原。

1.《本草纲目》(金陵本)：该书“锦地罗”（图1）有两粗大块根，其上为粗大无叶之茎，颇似刚冒出的幼嫩茎枝。原植物不明。

2.《本草纲目》(钱本)：只有同样的文字资料，钱本构思出了新的图案（图3）：粗大的如栝楼根的根茎，地上茎为藤蔓，叶阔卵形，基部深心形，对生或互生。这种杜撰出来的植物图无法作为考察之用。

【小结】

锦地罗是明代广西一带解毒之药，曾被作为方物。今失传。《本草纲目》简单的根部描述及两幅凭想象绘成的图形，无法探究其基原。

13-33 紫金牛

【品图】

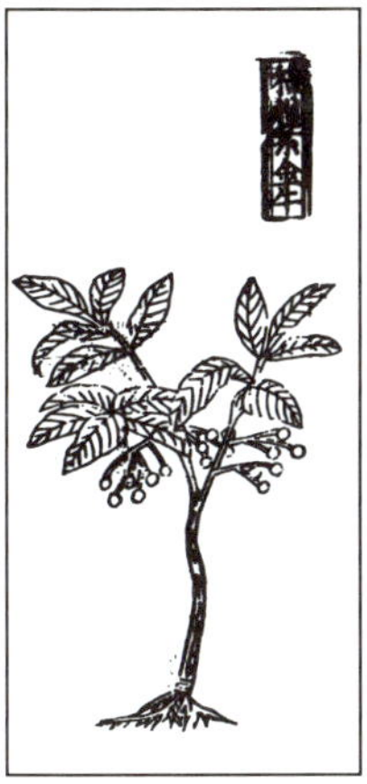

图 1　图经(大)·福州紫金牛

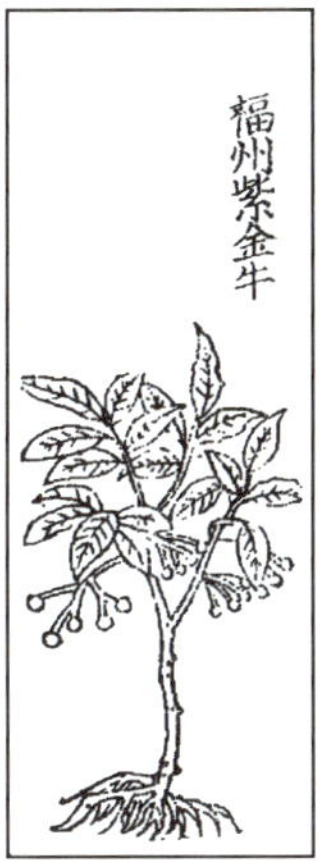

图 2　图经(政)·福州紫金牛

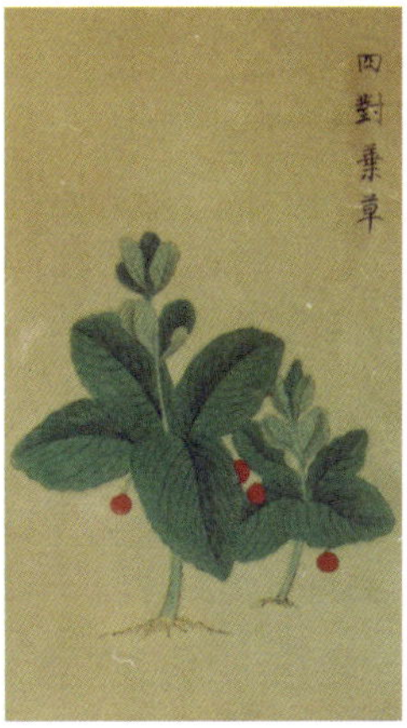

图 3　履巉岩·四对叶草

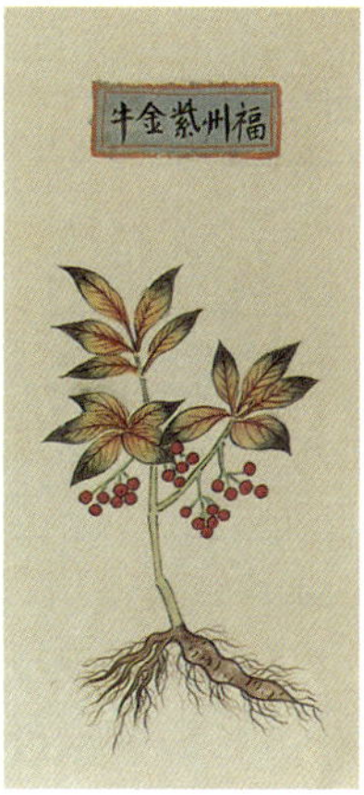

图 4　品汇·福州紫金牛

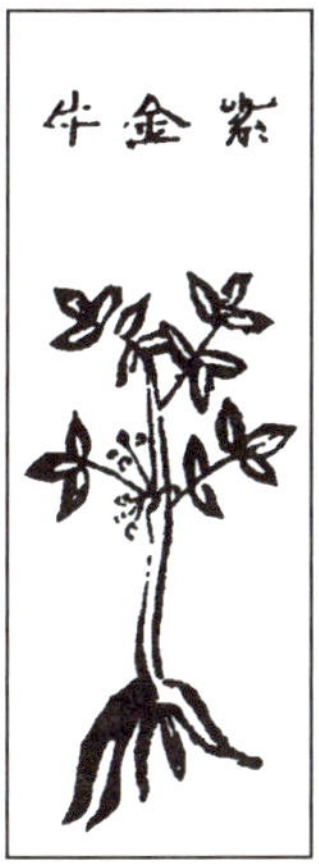

图 5　纲目(金)·紫金牛

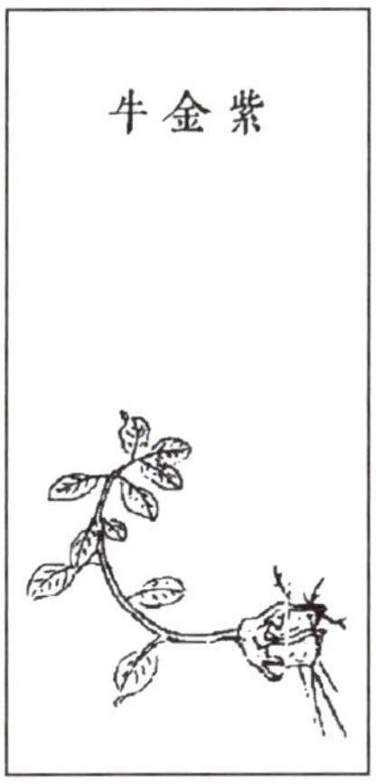

图 6　纲目(钱)·紫金牛

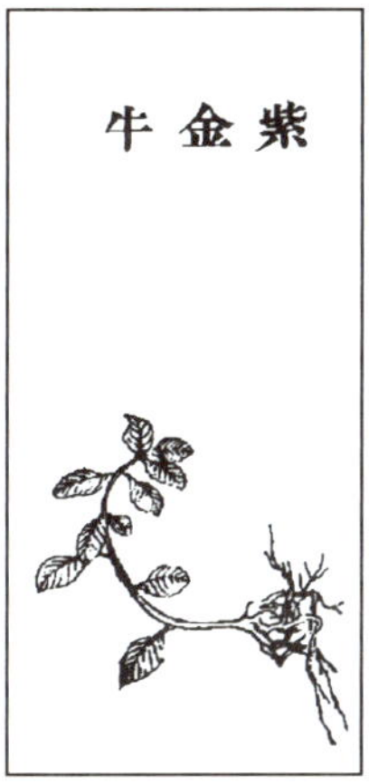

图 7　纲目(张)·紫金牛

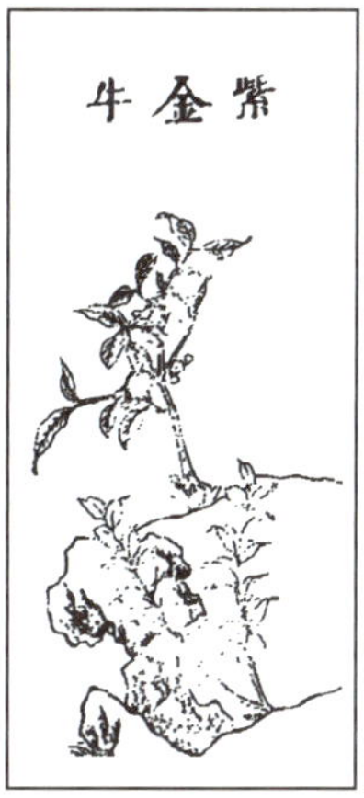

图 8　三才·紫金牛

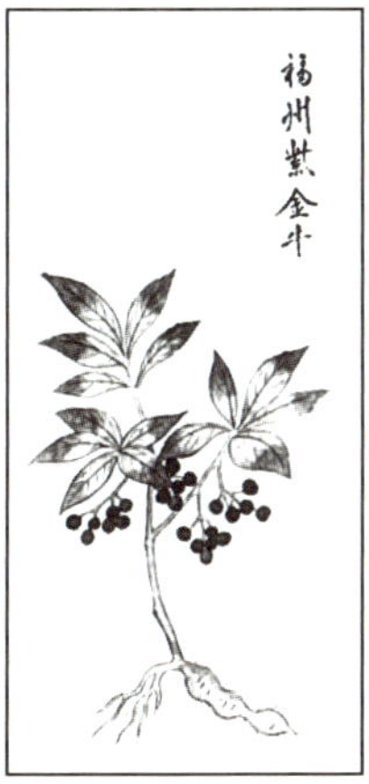

图 9　金石·福州紫金牛

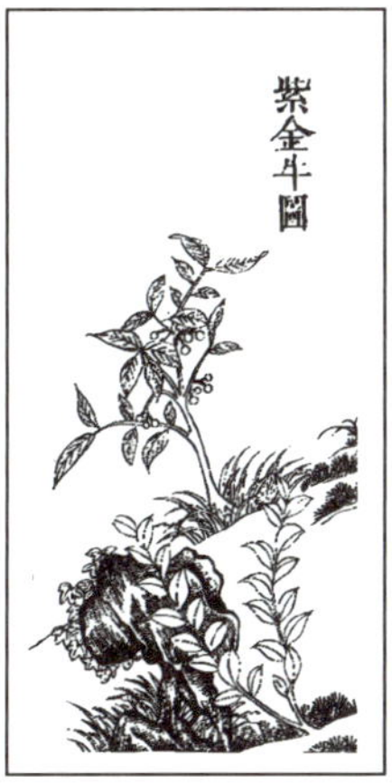

图 10　草木典·紫金牛图

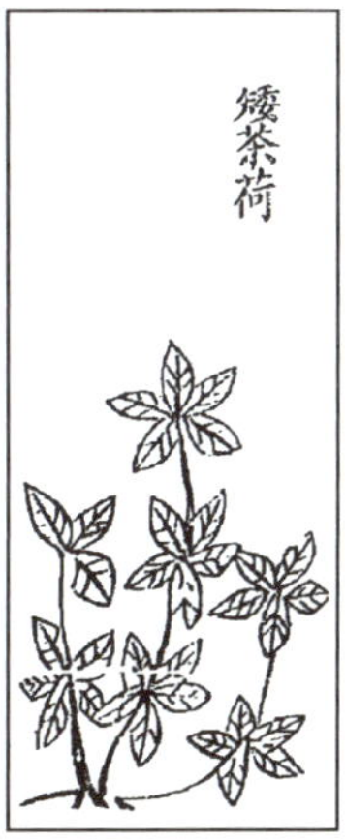

图 11　便方·矮茶荷

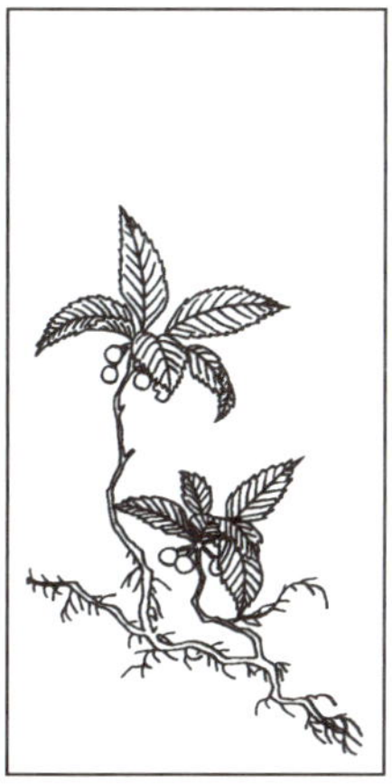

图 12　图考·短脚三郎

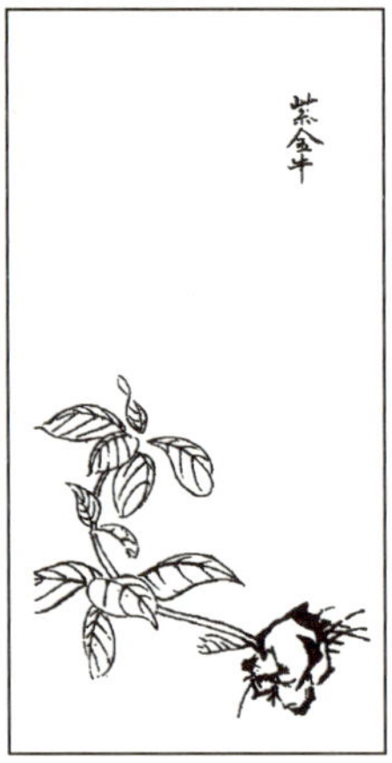

图 13　图说·紫金牛

本品13图，取自13书，其中3幅彩图。有承继关系及仿绘图可分以下2个书类。

《本草图经》：该书的“福州紫金牛”图分别存于《大观本草》（图1）、《政和本草》（图2）中。此二传本药图基本一致。今以《政和》图2为《图经》图的代表。

仿绘《图经》紫金牛图的彩色药图有《本草品汇精要》。该书“福州紫金牛”（图4）仿绘时按《图经》文字描述，将根用微紫、果实用红色表示。但给叶片敷色时，误解了“上绿下紫”（叶面绿、叶背紫），绘出了下半红紫，上半青绿的叶片。其后《金石昆虫草木状》同名图（图9）又仿绘《品汇》图4。

仿绘《图经》紫金牛图的墨线图有：《本草纲目》金陵本图5，其图笔画粗拙，多处简化，但保留了根较粗、单数羽状复叶、果生叶腋等特征。《三才图会》图8有两株植物，上面一株仿绘自《图经》图2，有所润饰。下面一株乃增绘的植物。《古今图书集成·草木典》“紫金牛图”（图10）又仿绘《三才》图8，予以修饰。

《本草纲目》（钱本）：该书的“紫金牛”（图6）的仿绘图有《纲目》张本图7、《本草简明图说》图13，后者又再予美化。

以上13图中，除8幅属仿绘图外，还有5幅原创图（图2、3、6、11、12），详见下“鉴药”项。

【文录】

宋《本草图经》（见《证类本草》卷30“紫金牛”） 生福州。味辛，叶如茶，上绿下紫。实圆，红如丹朱。根微紫色。八月采，去心暴干，颇似巴戟。主时疾膈气，去风痰用之。

宋《履巉岩本草》卷上“四对叶草” 性暖，有毒。多入疮疖等药。炉火药亦用之。

宋《宝庆本草折衷》卷20“紫金牛” 张松云：一名紫金皮。生福州。〇八月采根，去心，暴干……根，微紫色，颇似巴戟。叶上绿下紫，实圆，红如丹朱。／续说云：此物既去心而曝，故张松称为紫金皮也。

清《草木便方》卷1“矮茶荷” 矮茶荷热能除寒，风湿顽痹治不难。肺痿陈寒止久嗽，寒毒肿痛涂安然。

清《本草纲目拾遗》卷6“叶底红” 乃小木也。生山土，长不过一二尺，叶如石楠，四月生蕊，五六朵成簇，垂如脂麻铃样，花作青白色。六七月结小子如天竺子，霜后色红，俨如天竺子而大，俗呼矮脚樟，以其似樟叶而本短也。山人每掘之入市，售作盆玩，又名叶下红。《李氏草秘》：叶下红一名平地木，长五六寸，茎圆，叶下生红子，生山隰等处。治吐血：杨春涯《经验方》：叶底红即矮脚樟……但所用乃平地木，与叶下红有别，或一类相同，其性本通耶。

清《植物名实图考》卷9“短脚三郎” 生南安。高五六寸，横根赭色，丛发，赭茎叶生梢头；秋结圆实下垂，生青熟红，与小青极相类而性热。

【鉴药】

“紫金牛”首见于宋《本草图经》外草类，为北宋药物普查时收集到的民间草药。本品宋代载其“主时疾膈气，去风痰”，后世民间多用于清热解毒，活血止痛。

宋代紫金牛类的植物逐渐增多，同科植物名实混淆现象也逐渐增多。因此在一个药名之下，可能会涉及好几种植物。有鉴于此，本条“紫金牛”采用以图为主，图文结合的方式，对原创图逐一评鉴。

1.《本草图经》：该书的“福州紫金牛”（图2），其文字记载云：“叶如茶，上绿下紫。实圆，红如丹朱。根微紫色。八月采，去心暴干，颇似巴戟。”其图茎直立，有分枝。将图文结合，或考此图表现的是紫金牛科紫金牛属植物朱砂根*Ardisia crenata* Sims。[1]

2.《履巉岩本草》：该书的“四对叶草”（图3）无形态描述。此图植物独茎，无分枝，叶对生或近轮生，小红果腋生，似为紫金牛属植物紫金牛*Ardisia japonica*（Thunb）Blume。[2]本品用治疮疖及炼丹用。

3.《本草纲目》（钱本）：该书的“紫金牛”（图6）有粗大的块茎。茎弯曲，似以一棵挖出来植物为标本绘图。叶椭圆形，互生或对生。此植物非紫金牛科植物，原植物不明。

4.《草木便方》：该书的“矮茶荷”（图11）有根茎。茎直立，5叶轮生。“矮茶荷”是紫金牛科植物紫金牛（平地木）*Ardisia japonica*（Thunb）Blume别名。此图粗相似。

5.《植物名实图考》：该书的“短脚三郎”（图12）文字记载为：“生南安。高五六寸，横根赭色，丛发，赭茎叶生梢头；秋结圆实下垂，生青熟红。”其图有匍根茎，茎直立，叶簇生茎顶，下有圆形果实。将图文结合起来考察，此植物亦为紫金牛*A. japonica*。

以上数图，或有紫金牛之名，实非今植物分类意义上的紫金牛；而无紫金牛之名者，却往往属于紫金牛科的紫金牛。《本草纲目》中紫金牛科的植物分散在不同的卷篇，唯有各依其文及图，逐条评鉴。

1　国家中医药管理局《中华本草》编委会：《中华本草》（6），上海：上海科学技术出版社，1999：57.

2　［宋］王介撰绘，郑金生校注：《履巉岩本草》，见《南宋珍稀本草三种》，北京：人民卫生出版社，2007：16.

【小结】

宋《本草图经》"福州紫金牛"的图文所示，为紫金牛科植物朱砂根*Ardisia crenata* Sims。但《履巉岩本草》"四对叶草"、《草木便方》"矮茶荷"、《植物名实图考》"短脚三郎"却似为紫金牛科植物紫金牛（平地木）*Ardisia japonica*（Thunb）Blume。

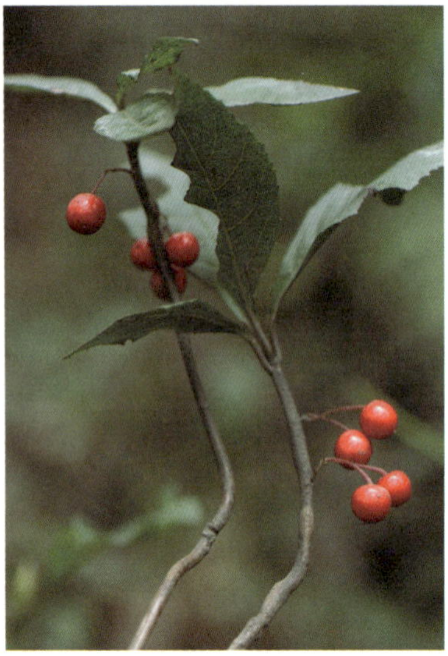

图 14　紫金牛 *Ardisia japonica*

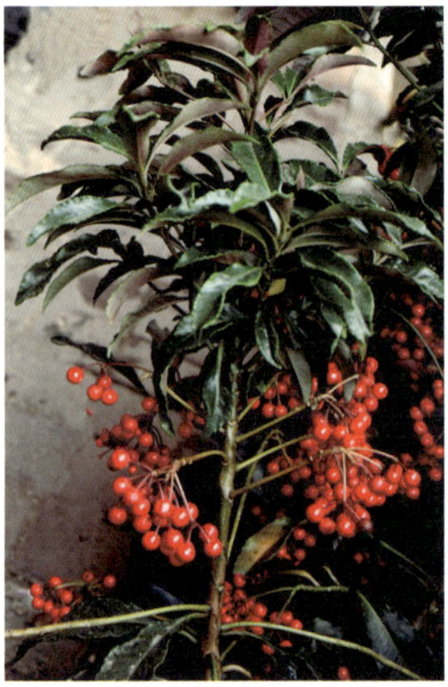

图 15　朱砂根 *Ardisia crenata*

13-34　拳参

【品图】

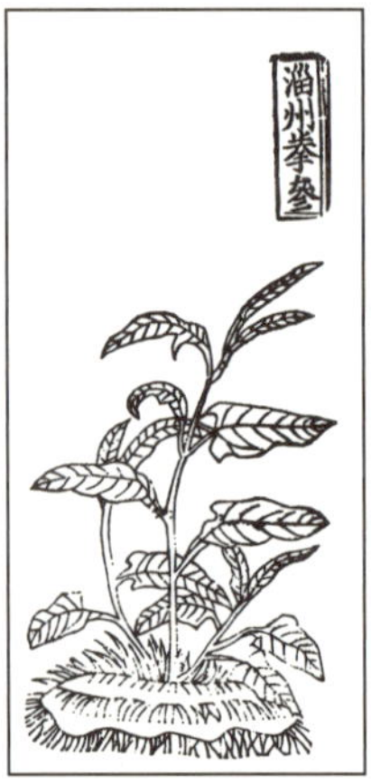

图 1　图经（大）·淄州拳参

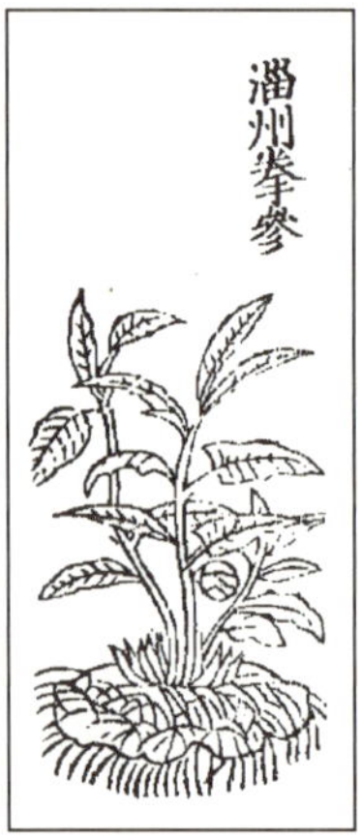

图 2　图经（政）·淄州拳参

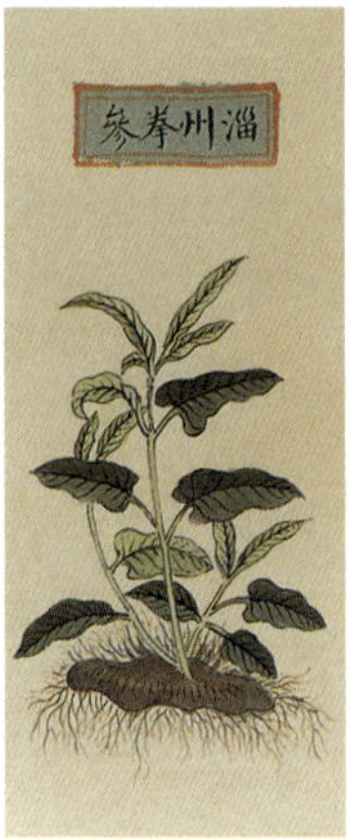

图 3　品汇·淄州拳参

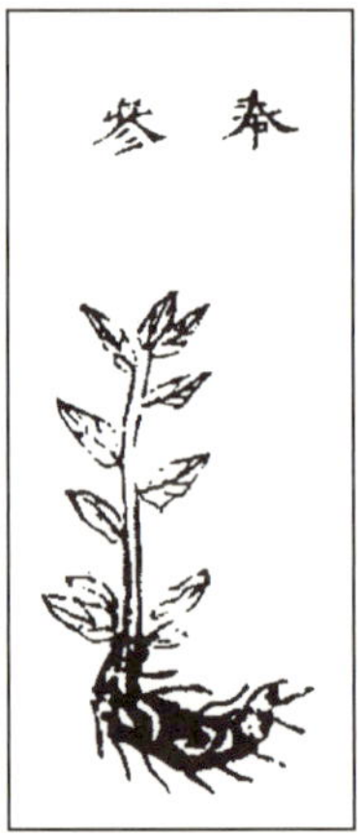

图 4　纲目（金）·拳参

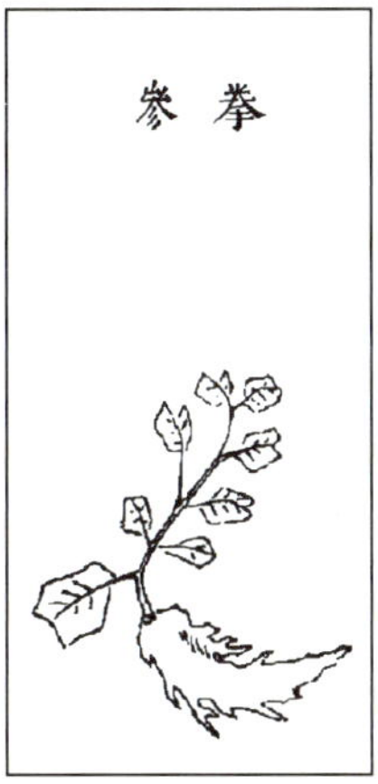

图5　纲目（钱）·拳参

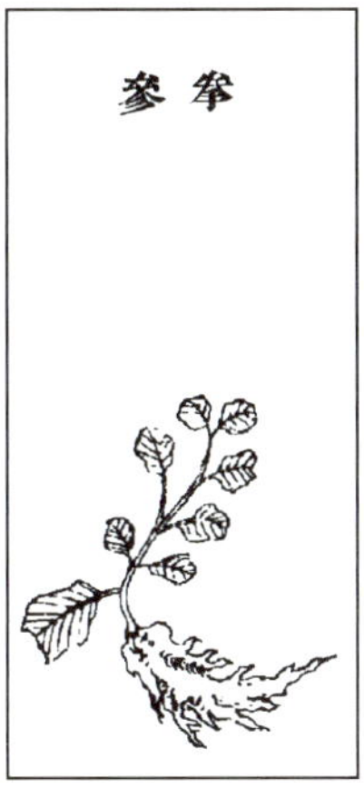

图6　纲目（张）·拳参

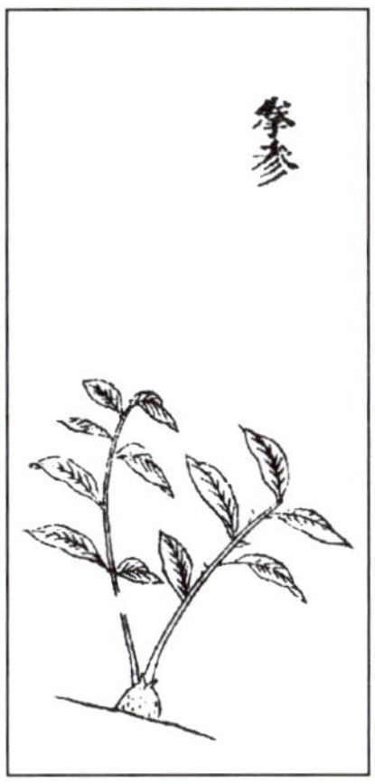

图7　三才·拳参

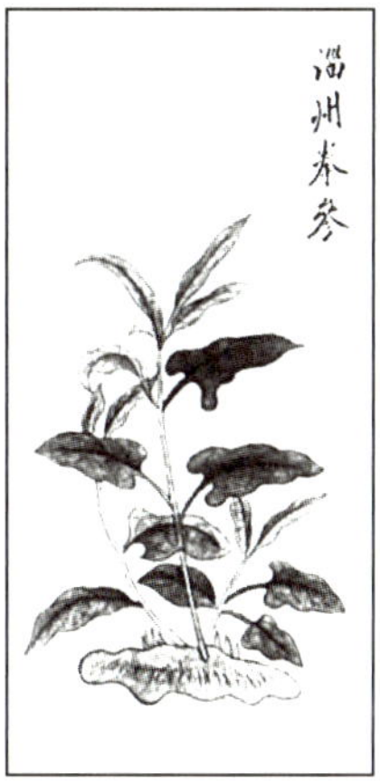

图8　金石·淄州拳参

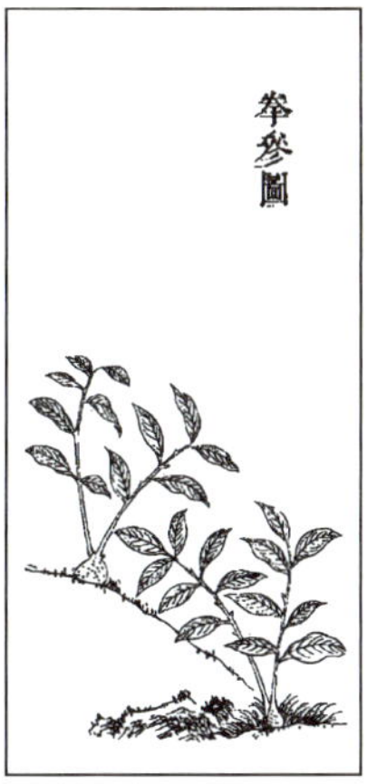

图9　草木典·拳参图

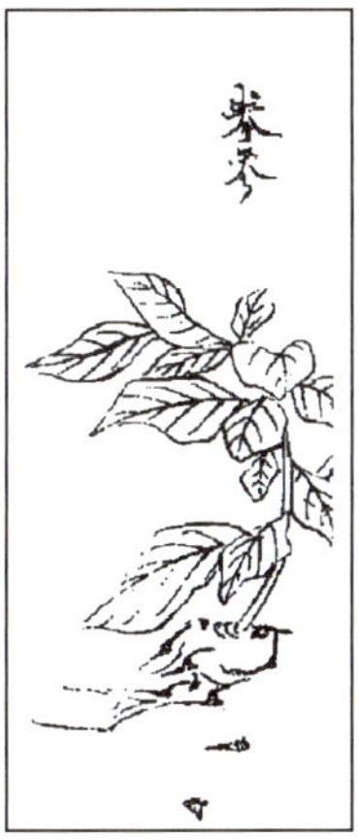
图10　图说·拳参

本品10图，取自10书，其中2幅彩图。仿绘图仅《本草图经》1个书类。

《本草图经》：该书的“淄州拳参”图分别存于《大观本草》（图1）、《政和本草》（图2）。此二传本药图基本一致。今以《政和》图2为《图经》图的代表。

仿绘该图的彩色图有《本草品汇精要》“淄州拳参”（图3），该图将原图蒲团似的根状茎缩小，用黑紫色表示，其余无重大改变。此后《金石昆虫草木状》图8又仿绘《品汇》图3。

仿绘该图的墨线图有《本草纲目》金陵本“拳参”（图4）。该图从《图经》植株中取一枝，叶形基本相同，其根以黑色为底，形似虾，可能是根据文字描述“根似海虾，黑色”改绘，也可能是据药材写生改绘。《纲目》钱本图5将金陵本图4的黑根改为白色，其叶形较《图经》或《纲目》金陵本之原图有所失真，不似蓼科植物的叶片。《纲目》张本图6仿绘自钱本图5，略加润饰。《本草简明图说》“拳参”（图10）亦仿绘钱本图5，叶片有所修正，图形左右反转（水平镜像）。另《三才图会》“拳参”（图7）从《图经》图2取两茎枝，添以土地，掩盖大半根茎，仅留根茎头部在土外。此图在仿绘时有所修改，但改动并没有引起药物种类的改变。《古今图书集成·草木典》“拳参图”（图9）又仿绘《三才》图7，并增绘一棵同样形状的植株，再各添土地小草，美化全图。

以上10图中，有9幅属仿绘或改绘图，仅1幅原创图（图2），详见下“鉴药”项。

【文录】

唐《唐本草》(见《证类》卷8“紫参”)《唐本》注云：紫参，叶似羊蹄，紫花青穗，皮紫黑，肉红白，肉浅皮深，所在有之。

宋《本草图经》(见《证类》卷30“拳参”) 拳参，生淄州田野。叶如羊蹄，根似海虾，黑色。五月采。彼土人捣末，淋渫肿气。

【鉴药】

“拳参”一名单独在主流本草立条，首见宋《本草图经》。但本品在《唐本草》曾被作为紫参的来源。其“叶似羊蹄，紫花青穗，皮紫黑，肉红白，肉浅皮深，所在有之”，描述的正是今蓼科植物拳参*Polygonum bistorta* L.。宋《本草图经》“晋州紫参”图即此种蓼科紫参。故拳参实际上早已出现，并成为古代“紫参”运用甚多的一个种类。此外，在人参伪品中，也有拳参的身影。

《本草图经》：该书将“拳参”单独立条，并简洁地指出了本品的鉴别特征：“叶如羊蹄，根似海虾，黑色。”其“淄州拳参”(图2)从蒲团般肥厚的根状茎抽出3条茎枝，其叶如羊蹄，宽披针形，叶基部或成截形。此图茎叶均似拳参，唯根茎过于夸张。后世本草插图不断地修改其根茎，其中《本草纲目》金陵本“拳参”(图4)的根茎最似黑色海虾。据以上文及图，可以认定此即蓼科植物拳参*P. bistorta*。

【小结】

拳参曾在唐代被作为紫参的主要来源之一。宋《本草图经》所载本品叶、根特点，以及“淄州拳参”图形，均表明本品为蓼科植物拳参*Polygonum bistorta* L.。

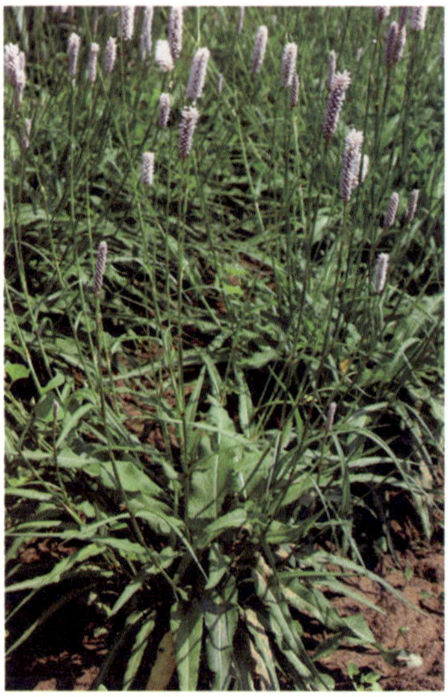

图11 拳参 *Polygonum bistorta* L.

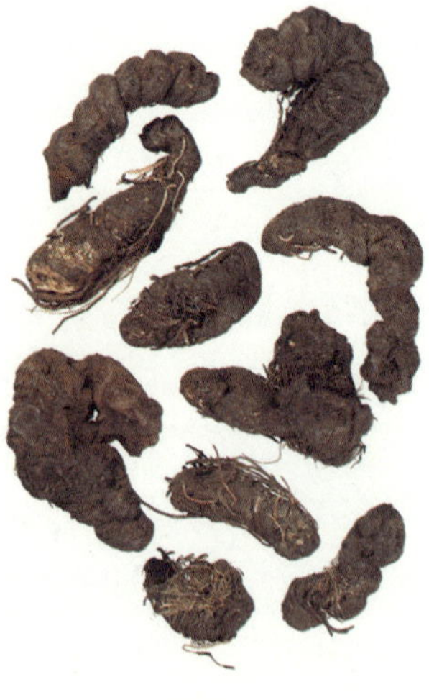

图12 拳参药材

13-35 铁线草

【品图】

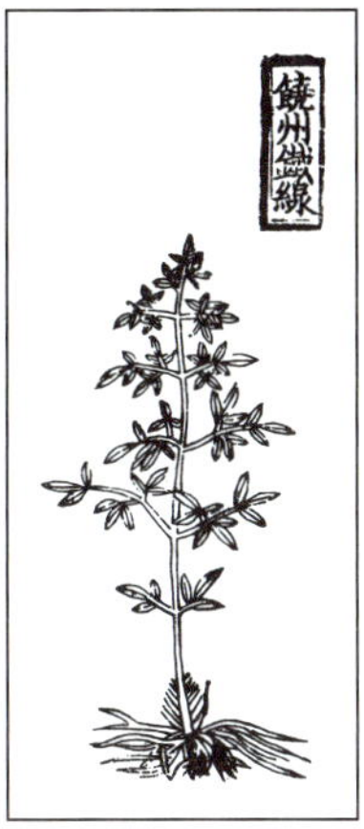

图1 图经(大)·饶州铁线

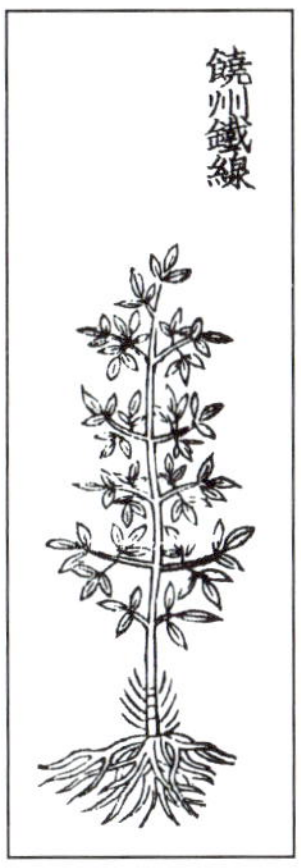

图2 图经(政)·饶州铁线

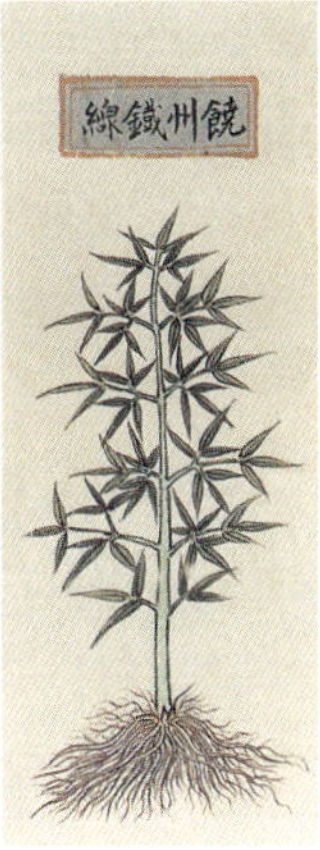

图3 品汇·饶州铁线

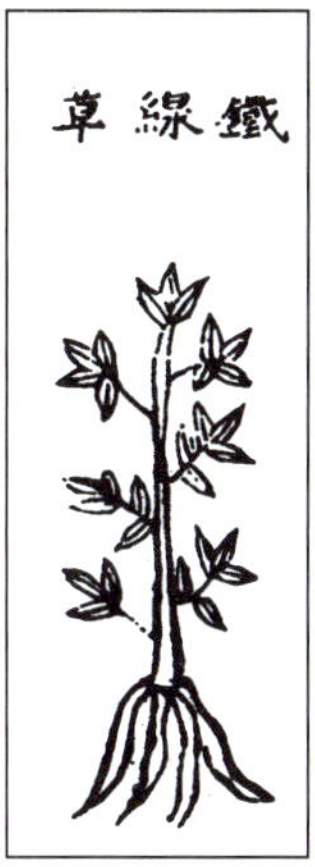

图4 纲目(金)·铁线草

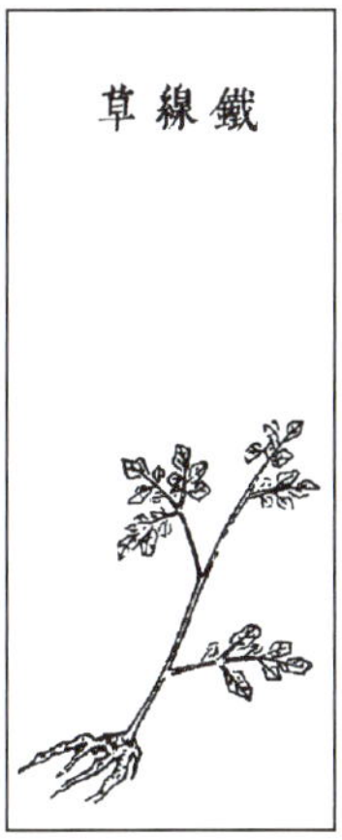

图5 纲目(钱)·铁线草

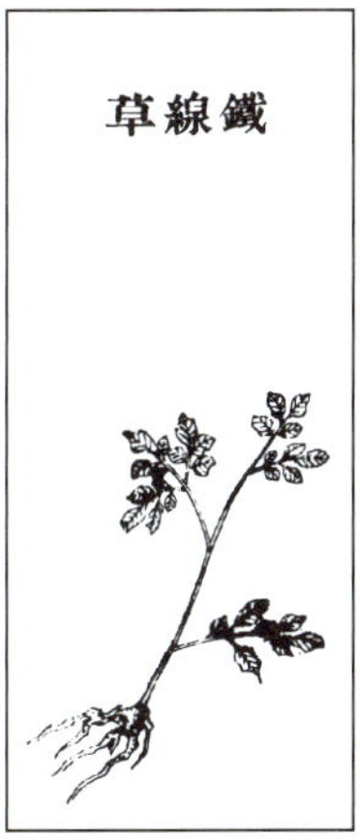

图6 纲目(张)·铁线草

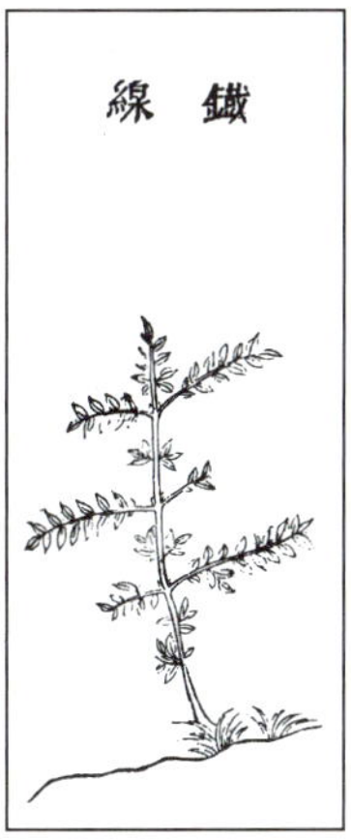

图7 三才·铁线

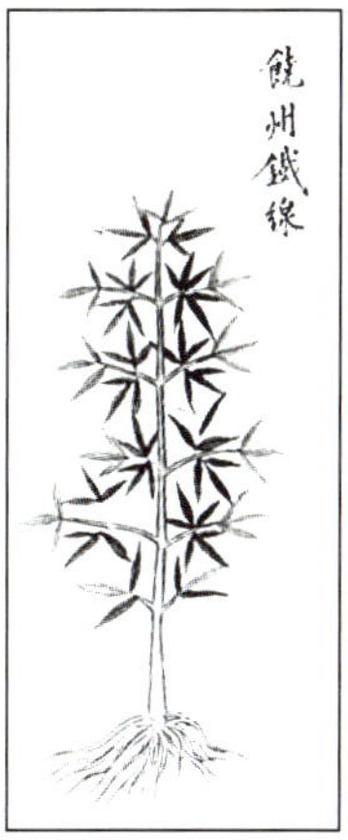

图8 金石·饶州铁线

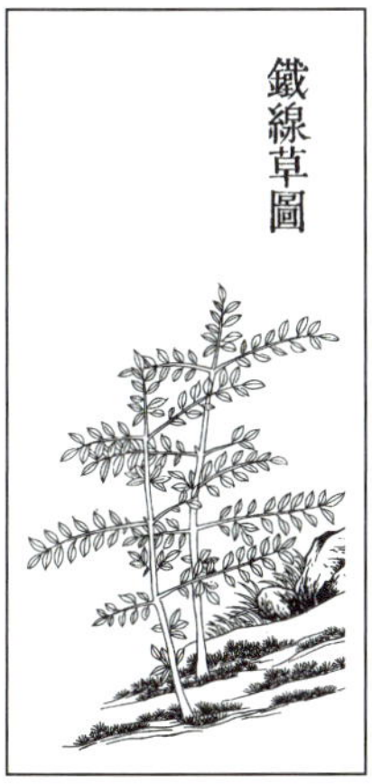

图9 草木典·铁线草图

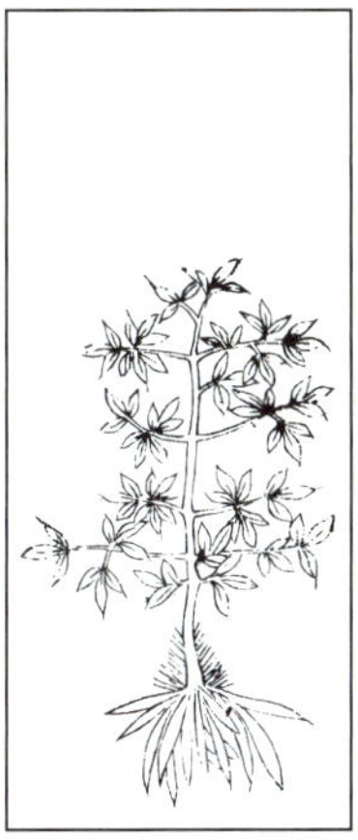
图10 图考·铁线草

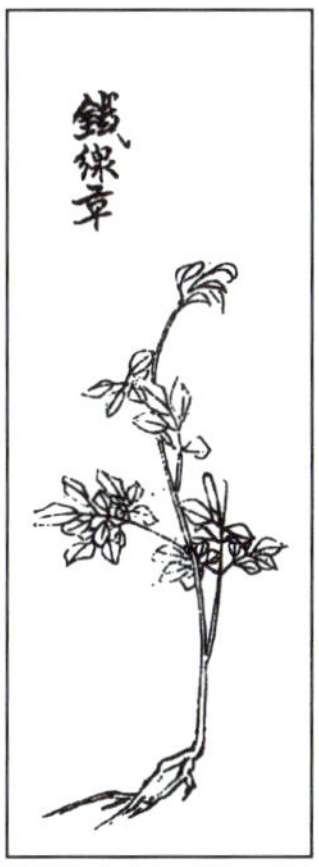

图11 图说·铁线草

本品11图，取自11书，其中2幅彩图。仿绘图仅《本草图经》1个书类。

《本草图经》：该书的“饶州铁线”图分别存于《大观本草》(图1)、《政和本草》(图2)。此二传本药图基本一致。今以《政和》图2为《图经》图的代表。

仿绘该图的彩色图有《本草品汇精要》“饶州铁线”(图3)，该图除敷色美化之外，将原图柔和的披针形叶改绘得犹如坚挺的竹叶。此后《金石昆虫草木状》图8又仿绘《品汇》图3。

仿绘该图的墨线图有《本草纲目》金陵本“铁线草”(图4)。该图将原图大大简化，但保留了原图的主要特点。《纲目》钱本“铁线草”(图5)的植株大体仍参照《图经》图2，但将植株斜放，简化去许多复叶，并把小叶改绘成细碎不规则形，实属妄改。《纲目》张本图6仿绘自钱本图5，略有润饰。《本草简明图说》“铁线草”(图11)亦仿绘钱本图5，但已面目全非。另《三才图会》“铁线”(图7)将《图经》图2的二回羽状复叶改成近似单叶对生的长枝条，中间还夹有对生的三小叶。经此妄改，此植物已经是不伦不类。《古今图书集成·草木典》“铁线草图”(图9)又仿绘《三才》图7,并增绘一棵同样的植物,再加背景美化全图。《植物名实图考》对《图经》外类药,经常转绘《草木典》的图,但此铁线草失真太过,故吴其濬根据《图经》图2原图予以仿绘而成图10。

以上11图中,有10幅属仿绘或改绘图,仅1幅原创图(图2),详见下“鉴药”项。

【文录】

宋《本草图经》(见《证类》卷30“铁线”) 铁线，生饶州。味微苦，无毒。三月采根，阴干。彼土人用疗风，消肿毒有效。

元《撄宁心要》“别臓生克肾藏药治” 治男女疯疾，妇人产后风疾尤妙……铁线草(其叶圆，小茎如铁线，五钱，有此草不用天麻……)

明《本草纲目》卷13“铁线草” 【集解】【时珍曰】今俗呼萹蓄为铁线草，盖同名耳。

【鉴药】

“铁线草”首见宋《本草图经》。原书仅载其生饶州(今江西鄱阳),无形态描述。当地人用此疗风，消肿毒。

《本草图经》：该书的“饶州铁线”(图2)须根多数，茎下部有节，并有毛须。茎直立，二回三出复叶，小叶披针形，有柄。或考为毛茛科铁线莲属植物黄花铁线莲*Clematis intricate* Bunge，[1]但本种分布于西北与北方，与“饶州”不合。孙启明认

1 谢宗万：《本草纲目药物彩色图鉴》，北京：人民卫生出版社，2000：65.

为本品形态与毛茛科植物铁线莲*Clematis florida* Thunb.相符。[1]经核查，铁线莲今江西有分布，形态与功效均相近，有可能是此种。

李时珍在本品之下，收入元·滑寿《撄宁心要》治男女疯疾方，其中铁线草之后注云："其叶圆，小茎如铁线。" 则此方所用铁线草与《图经》图不合，乃误收此方。

【小结】

铁线草为宋代饶州一带用以疗风消肿毒的草药。据宋《本草图经》"饶州铁线"图，本品似为毛茛科植物铁线莲*Clematis florida* Thunb.。

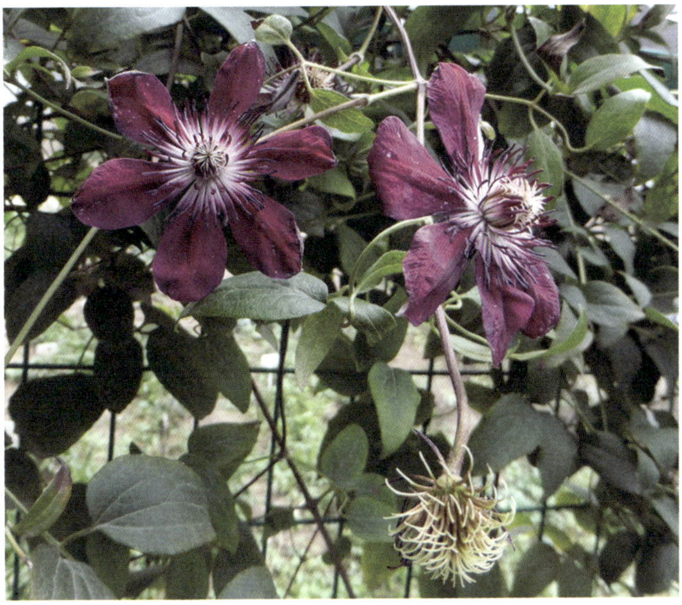

图 12　铁线莲 *Clematis florida*

1　孙启明：《苏图研究》见：张志斌、郑金生主编：《本草纲目研究札记》，北京：科学出版社，2019：691.

第十四章　草部

草之三　芳草类

14-1　当归

【品图】

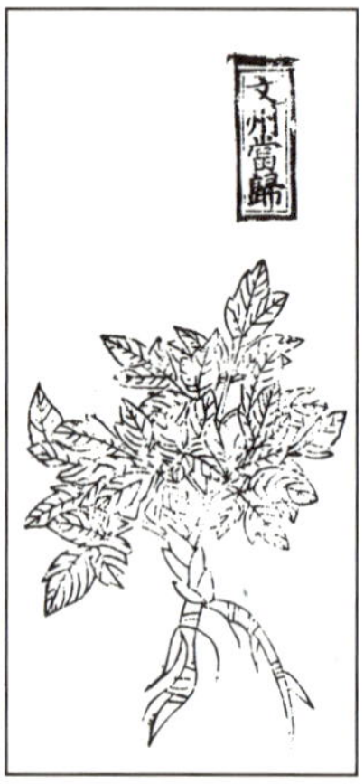

图 1　图经（大）·文州当归

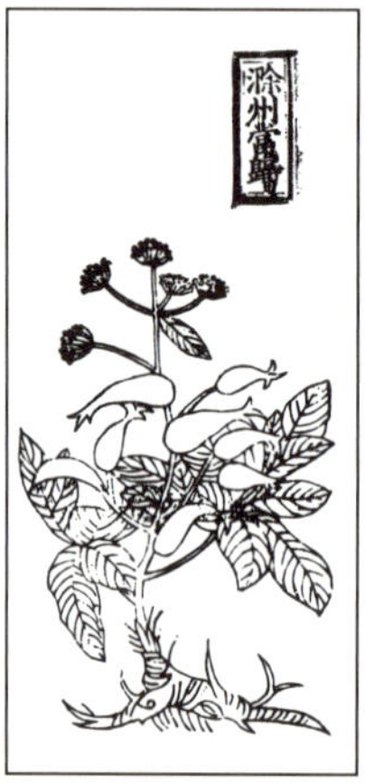

图 2　图经（大）·滁州当归

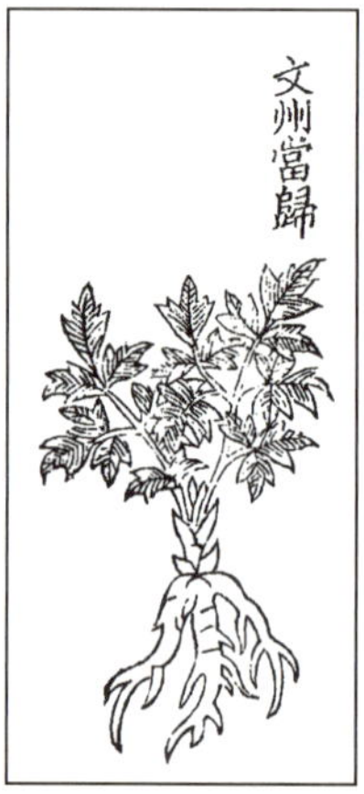

图 3　图经（政）·文州当归

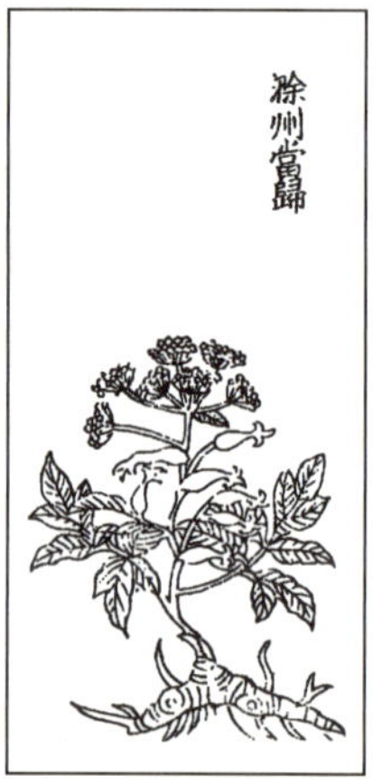

图 4　图经（政）·滁州当归

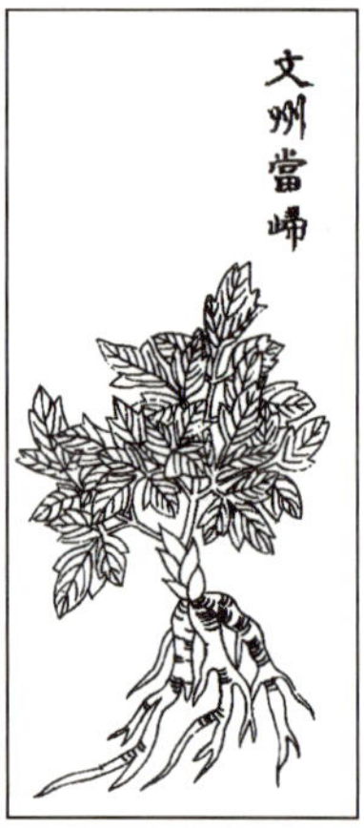

图 5　图经（绍）·文州当归

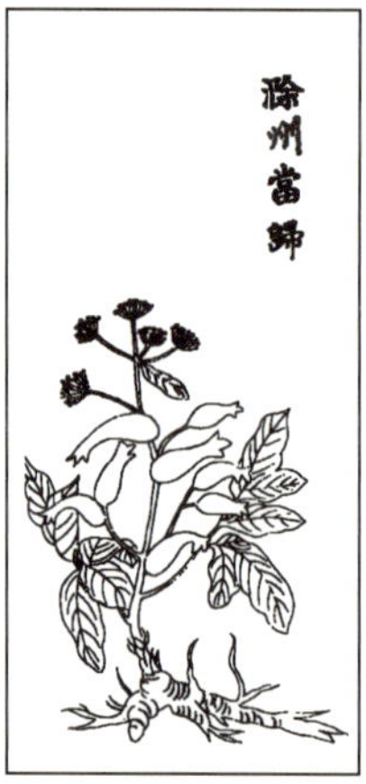

图 6　图经（绍）·滁州当归

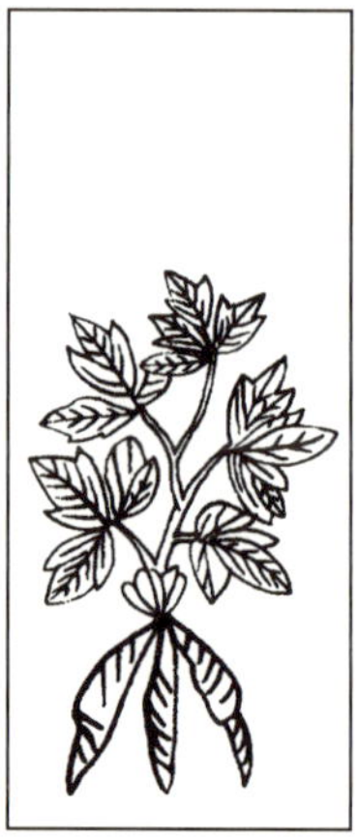

图 7　歌括·当归

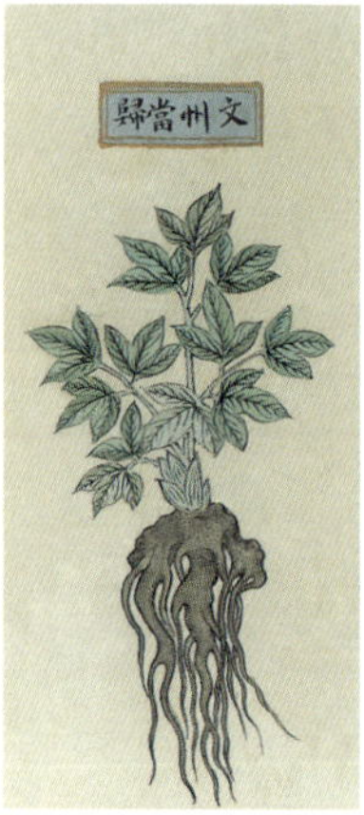

图 8　品汇·文州当归

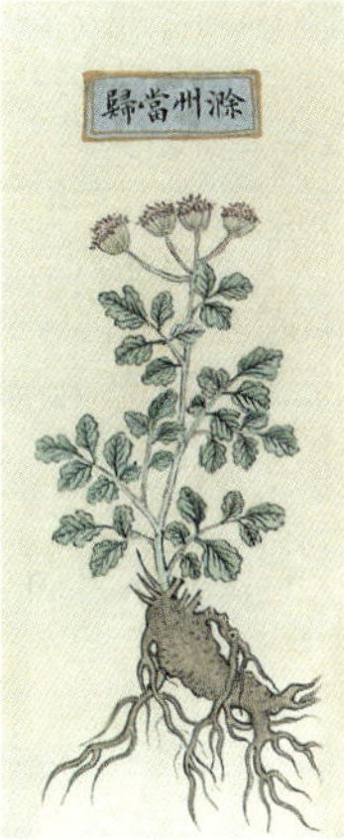

图 9　品汇·滁州当归

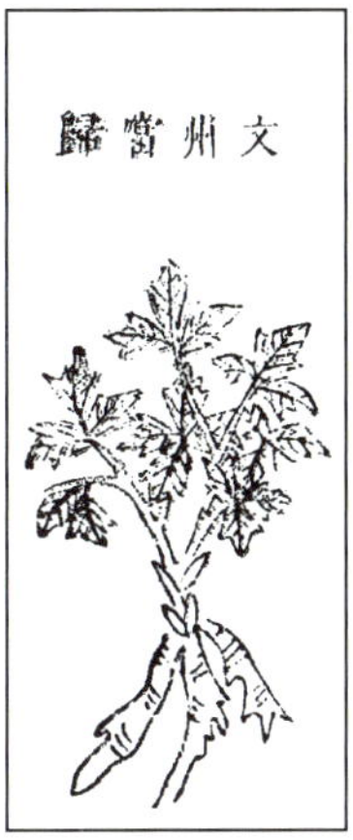

图 10　蒙筌·文州当归

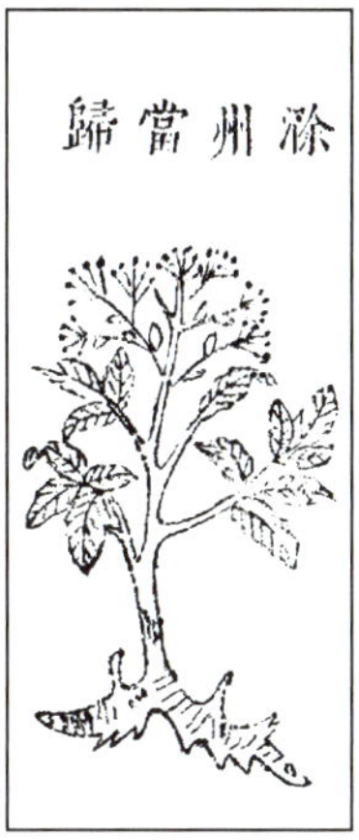

图 11　蒙筌·滁州当归

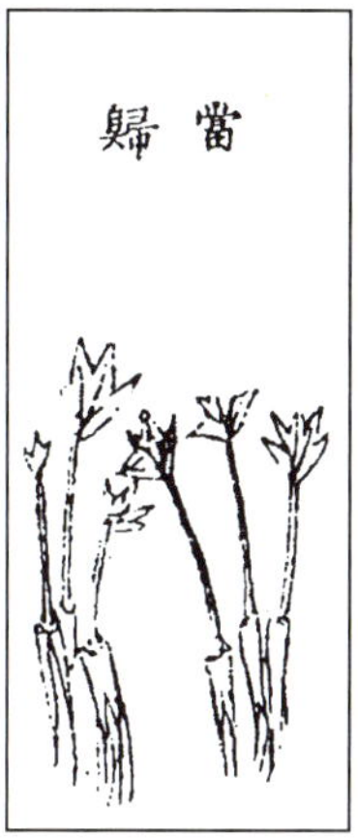

图 12　太乙·当归

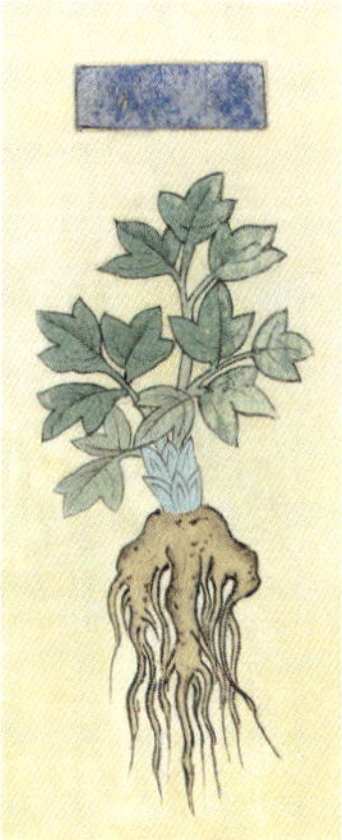
图 13　雷公·当归

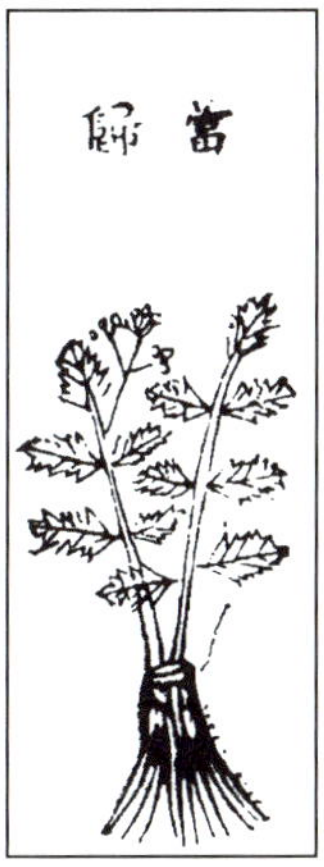

图 14　纲目(金)·当归

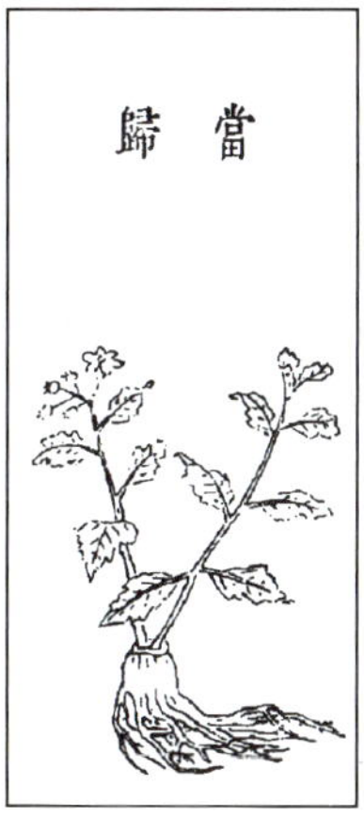

图 15　纲目(钱)·当归

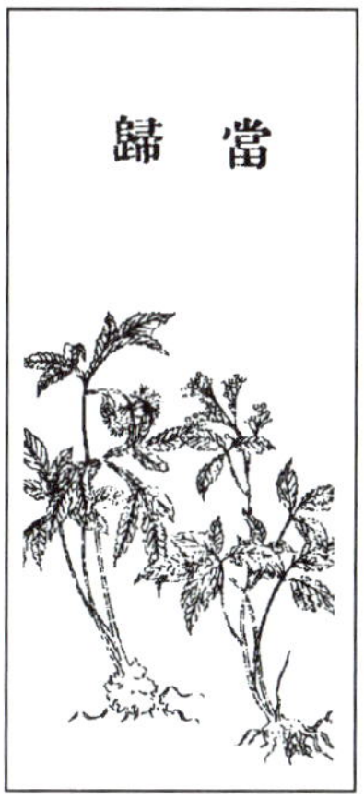

图 16　纲目(张)·当归

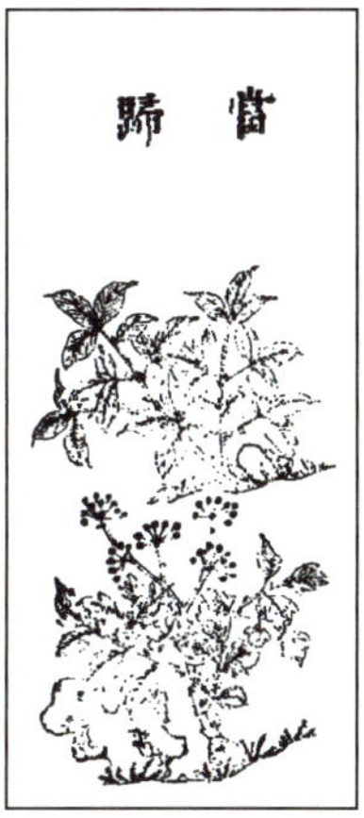

图 17　三才·当归

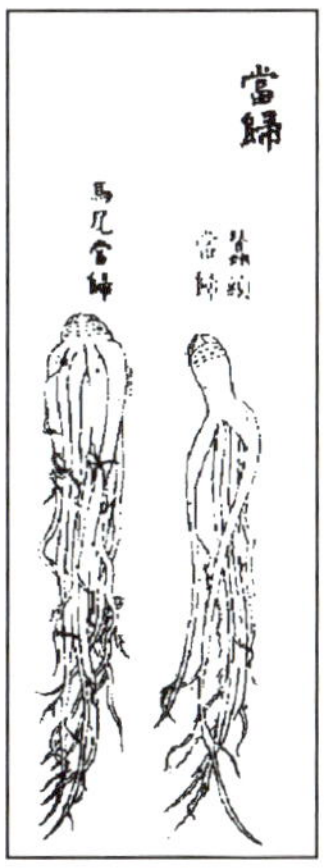

图 18　原始·当归

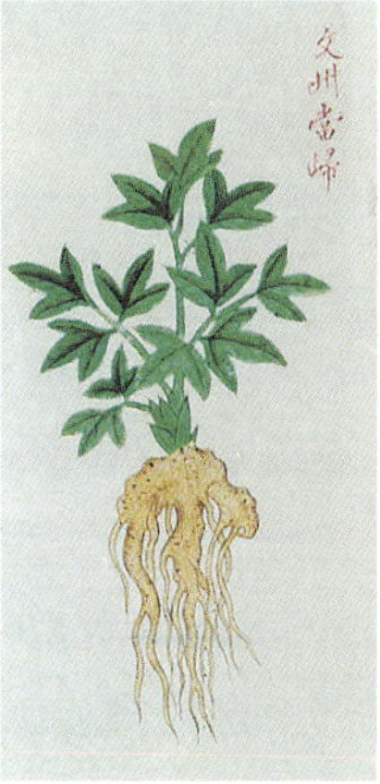

图 19　金石·文州当归

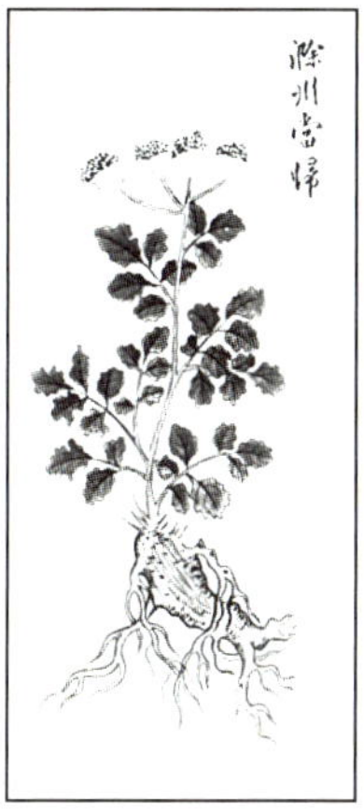

图 20　金石·滁州当归

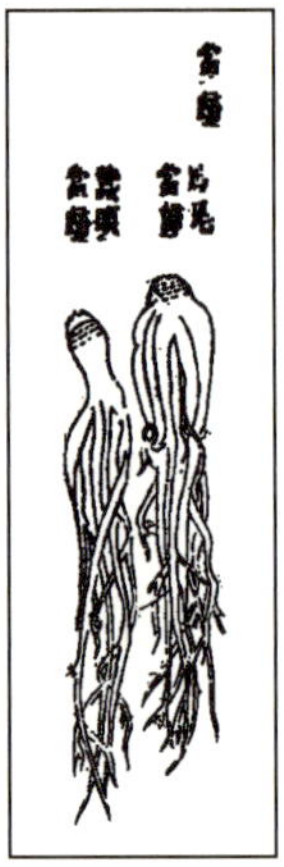

图 21 汇言·当归

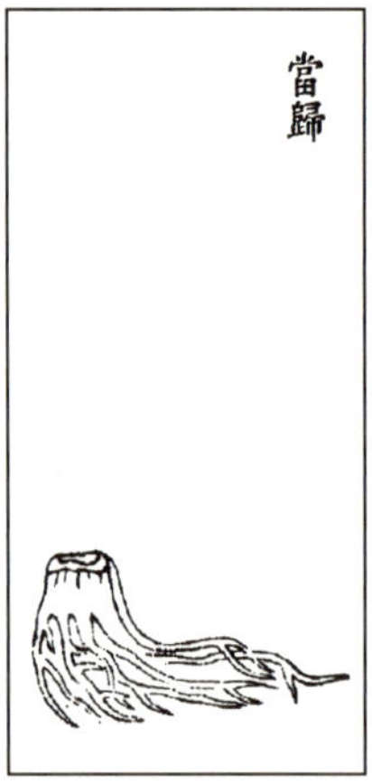

图 22 本草汇·当归

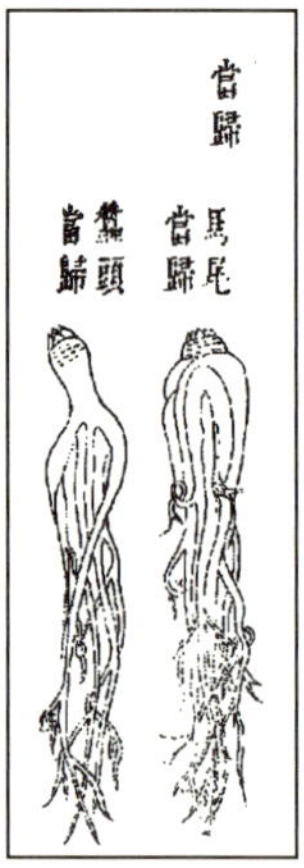

图 23 类纂·当归

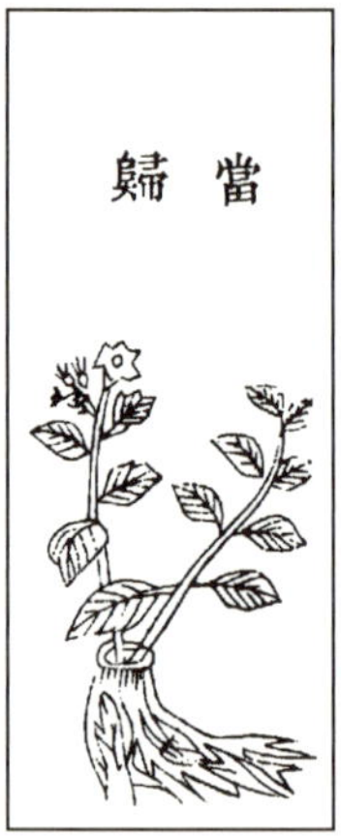

图 24 备要·当归

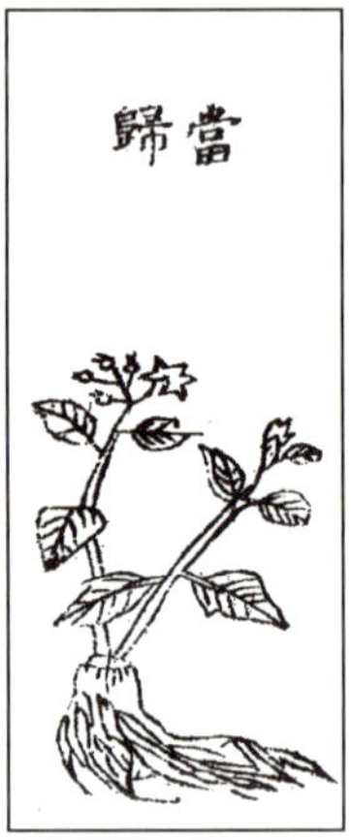

图 25 求真·当归

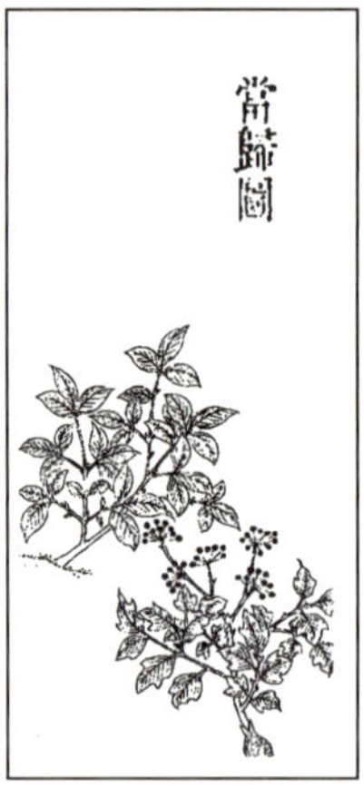

图 26 草木典·当归图

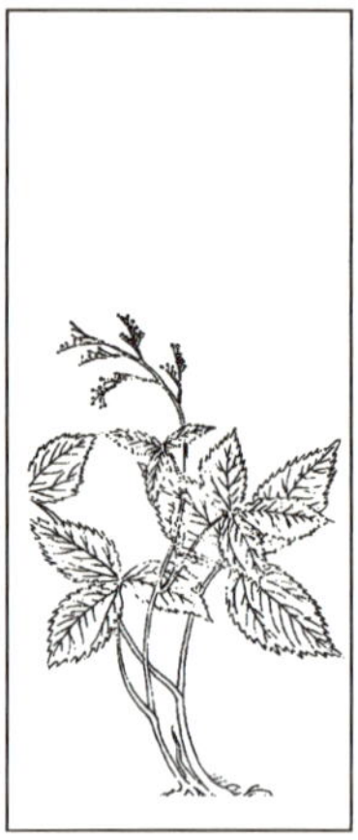

图 27 图考·当归

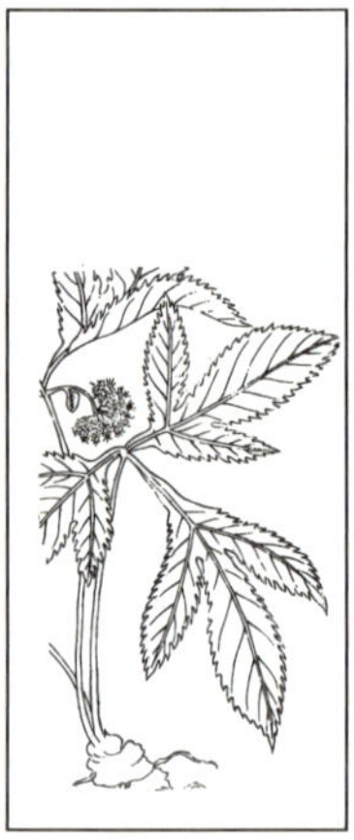

图 28 图考·土当归

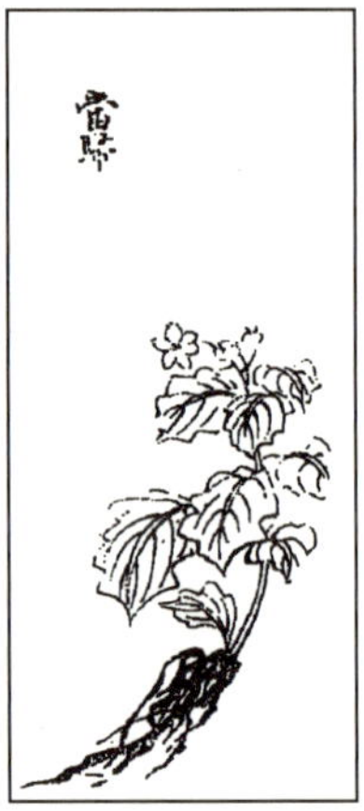

图 29 图说·当归

本品29图，取自22书，其中5幅彩图。有承继关系及仿绘图可分以下4个书类。

《本草图经》：该书有当归图2幅（“文州当归”“滁州当归”）。分别存于《大观本草》（图1、2）、《政和本草》（图3、4）、《绍兴本草》（图5、6）。此三书的图形大同小异，其间异同见下“鉴药”项。今以《政和》图3、图4为《图经》图的代表。

仿绘《图经》2图的彩色图谱有《本草品汇精要》图8、图9。该书此2图除一般敷色外，还将药材写实图“嫁接”在原图的植物根部。植物的某些局部也有修改。例如“文州当归”（图8）原小叶片的锯齿全被抹平，成了叶全缘。“滁州当归”图9的不明筒状花也被抹去，添加了很多细碎的复叶。此后《补遗雷公炮制便览》

的“文州当归”图（图13）仿绘《品汇》同名图。《金石昆虫草木状》“文州当归”（图19）、“滁州当归（图20）”亦摹绘自《品汇》同名2图。

仿绘《图经》当归图的墨线图有：《本草歌括》“当归”（图7）将《图经》图3予以简化。《本草蒙筌》“文州当归”（图10）、“滁州当归”（图11）仿绘《图经》2图。其中“滁州当归”图11将原图不明来由的长筒状物缩小成花序柄下的小叶。《三才图会》“当归”（图17）将《图经》2图合于一图之中，其中上面的植物化裁于《图经》“文州当归”，下面的植物仿绘“滁州当归”（消除了奇怪筒状花，花序也予以润饰），另添山石土地，掩盖了根形。《古今图书集成·草木典》“当归图”（图26）又仿绘《三才图会》之图，但消除了土石背景，故其根不全。图中左上仿“文州当归”，右下仿“滁州当归”。

《本草纲目》（金陵本）：该书“当归”（图14）画技拙劣，且根茎叶无一处与《图经》图相似。《纲目》（钱本）图15在金陵本基础上予以改绘，根部反白，修饰得更近似于当归药材。叶片将原图的羽状分裂改为叶缘锯齿，原伞形花序改为单花，已失去当归原植物的主要特征。后世仿绘钱本图者有：清《本草备要》“当归”（图24）、《本草求真》“当归”（图25），其图形更加拙劣。清初《本草汇》当归图（图22）为药材图，但并非写生图，而是截取钱本图15植物的根部。另《本草简明图说》“当归”（图29）亦是参照钱本图改绘，业已面目全非。

《本草原始》：该书当归图（图18）的仿绘图有：《本草汇言》图21、《本草纲目类纂必读》图23。

《植物名实图考》：该书的“当归”（图27）、“土当归”（图28）被《纲目》张本润饰补绘，集于一图（图16）。该图右株即全仿《植物名实图考》“当归”（图27），左株明显是依据《植物名实图考》“土当归”（图28）再补全植株形态。

以上28图中，除21幅属仿绘图外，还有7幅原创图（图3、4、12、14、18、27、28），详见下“鉴药”项。

【文录】

《本经》《别录》（见《证类本草》卷8“当归”） 一名干归。生陇西川谷。二月、八月采根，阴干。

梁·陶弘景《本草经集注》（同上） 陶隐居云：今陇西叨阳黑水当归，多肉少枝，气香，名马尾当归，稍难得。西川北部当归，多根枝而细。历阳所出，色白而气味薄，不相似，呼为草当归，阙少时乃用之。方家有云真当归，正谓此，有好恶故也。俗用甚多，道方时须尔。

唐·苏敬《唐本草》（同上）《唐本》注云：当归苗有二种：于内一种，似大叶芎䓖；一种似细叶芎䓖，惟茎叶卑下于芎䓖也。今出当州、宕州、翼州、松州，宕州最胜。细叶者名蚕头当归，大叶者名马尾当归，今用多是马尾当归，蚕头者不如此，不复用。陶称历阳者，是蚕头当归也。

宋·苏颂《本草图经》（同上）《图经》曰：当归，生陇西川谷，今川蜀、陕西诸郡及江宁府、滁州皆有之，以蜀中者为胜。春生苗，绿叶有三瓣。七、八月开花似时罗，浅紫色。根黑黄色。二月、八月采根，阴干。然苗有二种，都类芎䓖，而叶有大小为异，茎梗比芎䓖甚卑下。根亦二种，大叶名马尾归，细叶名蚕头当归。大抵以肉厚而不枯者为胜。谨按：《尔雅》云：薜（布革切），山蕲（古芹字，巨斤切）。郭璞注引《广雅》云：山蕲，当归也，似蕲而粗大。释曰《说文》云：蕲，草也。生山中者名薜，一名山蕲。然则当归芹类也。在平地者名芹，生山中而粗大者名当归也。

宋《重广补注神农本草并图经》（同上） 别说云：当归……又《外台秘要》《金匮》《千金》等方，皆为大补不足，决取立效之药。气血昏乱者，服之即定。此盖服之能使气血各有所归，则可以于产后备急，于补虚速效，恐圣人立当归之名，必因此出矣。

宋《本草衍义》卷9“当归” ……在平地者名芹，生山中粗大者名当归。若然，则今川蜀皆以平地作畦种，尤肥好多脂肉，不以平地、山中为等差，但肥润不枯燥者佳。今医家用此一种为胜。市人又以薄酒洒使肥润，不可不察也。

明《本草纲目》卷14“当归”【释名】山蕲（《尔雅》）、白蕲（《尔雅》）、文无（《纲目》）。【时珍曰】当归本非芹类，特以花叶似芹，故得芹名。古人娶妻为嗣续也，当归调血为女人要药，有思夫之意，故有当归之名。正与唐诗“胡麻好种无人种，正是归时又不归”之旨相同。崔豹《古今注》云：古人相赠以芍药，相招以文无。文无一名当归，芍药一名将离故也。【集解】【时珍曰】今陕、蜀、秦州、汶州诸处人多栽莳为货。以秦归头圆尾多、色紫气香、肥润者，名马尾归，最胜他处。头大尾粗、色白坚枯者，为镵头归，止宜入发散药尔。韩悉言“川产者力刚而善攻，秦产者力柔而善补”，是矣。

明《本草原始》卷2“当归” 马尾当归：头圆尾多，色紫，气香肥润者，名马尾当归，最胜他处。蚕头当归：头大尾粗，色白坚枯者，为蚕头当归，止宜入发散药尔。

【鉴药】

“当归”首见于《本经》。宋·陈承谓本品“服之能使气血各有所归……恐圣人立当归之名，必因此出矣”。古今常用本品补血和血，治血虚血滞诸疾，尤为妇科常用。

本品用根，气味特殊，香气浓郁，经验丰富者，嗅之即可辨认。但不同产地的当归，其形态与气味亦有差别。最晚在梁·陶弘景《本草经集注》中，当归就有马尾当归、川北当归、历阳当归三大类："今陇西叨阳黑水当归，多肉少枝，气香，名马尾当归，稍难得。西川北部当归，多根枝而细。历阳所出，色白而气味薄，不相似，呼为草当归，阙少时乃用之。"马尾当归以形似得名，主产在甘肃陇西、洮阳[1]、黑水（即今洮河，流经洮阳至永靖县）一带。此种当归气香肥润为正品。西川北部当归根部多分枝，体型瘦细，但也属"真当归"。历阳即今安徽和县，所产当归色、味都与真当归不相似，被称为"草当归"。

至《唐本草》之时，当归被分"马尾当归""蚕头当归"两大类。前者形似大叶芎䓖，产甘肃一带，以宕州（今甘肃宕昌）最佳。后者外形似细叶芎䓖，即陶弘景所说的历阳当归。这一格局影响到宋元明清。宋《本草图经》记载其植物形态为："春生苗，绿叶有三瓣。七、八月开花似时罗，浅紫色。根黑黄色。"所谓"叶有三瓣"，是叶三出式羽状分裂的粗略说法。据此记载，当归即今伞形科当归属植物当归*Angelica sinensis*（Oliv.）Diels。《本草图经》所载宋代当归的主产地也不断扩大到川蜀、陕西，并以"蜀中者为胜"。主产历阳的蚕头当归，也向周边的江宁府（今江苏南京）、滁州（今安徽滁县）扩展。这与药图来源亦相符合。本草插图可与以上文字记载相印证。

1.《本草图经》：有图两幅。其中"文州当归"（图3）准确地表现了原植物基生叶呈二至三回三出单数羽状全裂，且叶基部有明显的叶鞘。其根有三个粗壮的分枝。虽然此图没有表现花序，但根据形态和产于文州（今甘肃文县），此即伞形科当归属植物当归*Angelica sinensis*（Oliv.）Diels。文州当归就是古代的马尾当归。

"滁州当归"（图4）具明显的伞形花序，叶为一回羽状分裂，有叶鞘。根形粗大有分枝。此图有伞形科植物特征，结合其产地与用途，谢宗万先生鉴定此物为紫花前胡*Peucedanum decursivum*（Miq.）Maxim［*Angelica decursiva*（Miq.）Franch. et Sav.］。[2]滁州当归也就是自古以来不被作为正品的历阳当归，至今安徽民间还称本品为土当归。然该图花序下方有数个怪异的大长筒花苞物，不知为何添入该药图。后世仿绘此图者，每每改变或直接删除长筒花苞物。

2.《太乙仙制本草药性大全》：该书的"当归"（图12）绘了两组植物，每组三株，根似小胡萝卜，一茎直立，茎顶有叶。此图粗陋不堪，不明其示意为何种植物。

3.《本草纲目》（金陵本）：该书"当归"（图14）显示一粗大多须的根，根顶部抽出两茎，单叶对生，叶有粗锯齿。左边一枝顶端有小伞形花序。此图形过简，与《图经》二图相差太大，可能属于伞形科植物。明末《纲目》钱本在这样简略的图形上

1 洮阳：《证类》卷8作"叨阳"，《纲目》卷14作"四阳"，古代无此2地名。将陶弘景所言3个地名联系起来看，此应为洮河流域的"洮阳"。"洮"与"叨"同音。"叨"又或因形而误作"四"。

2 谢宗万：《中药材品种论述》中册，上海：上海科学技术出版社，1994：440.

再加润饰改绘，只能是错上加错，毫无学术价值。

4.《本草原始》：该书的当归图（图18）有药材“马尾当归”“蚕头当归”各一支，形态准确，近似于现代的科学绘图。“马尾当归”上半部粗大，有数支根，须根长而密。“蚕头当归”主根短促，根须稀疏。此图表明，明代亦以这两大类当归为主流。其来源参本节古本草文字记载的评鉴。

5.《植物名实图考》：该书与当归有关的图有两幅，皆属写生。“当归”（图27）未表现根部，只有茎下部几片叶，具有长叶柄，三小叶，复伞花序呈疏松的圆锥状。此即伞形科植物鸭儿芹*Cryptotaenia japonica* Hassk.*f. japonica*。[1]另“土当归”（图28）绘出粗大而短的根，一特写叶柄甚长，叶片一回三全裂，第一回小叶柄翅状延长，伞形花序，结合文字描述，此亦是紫花前胡*Angelica decursiva*（Miq.）Franch. et Sav.。由此可见鸭儿芹、土当归（紫花前胡）等在南方民间亦混作当归使用。《本草纲目》张本将此2图合绘入“当归”图（图16），将非正品土当归列于当归名下，实属错误。

【小结】

当归为历史悠久的补血和血常用中药。自古以原产陇西一带的马尾当归为正品。《本草图经》“文州当归”图表现的是伞形科当归*Angelica sinensis*（Oliv.）Diels即属此类。长江下游的历阳、滁州的非正品“蚕头当归”是同科不同属的紫花前胡*Angelica decursiva*（Miq.）Franch. et Sav.。《植物名实图考》当归图为鸭儿芹，土当归为紫花前胡，此表明南方民间亦有用同科植物混充当归的现象。考察当归正品药图，唯有宋《本草图经》原创图最有鉴定意义。明《本草原始》的药材写生图也有重要参考价值。

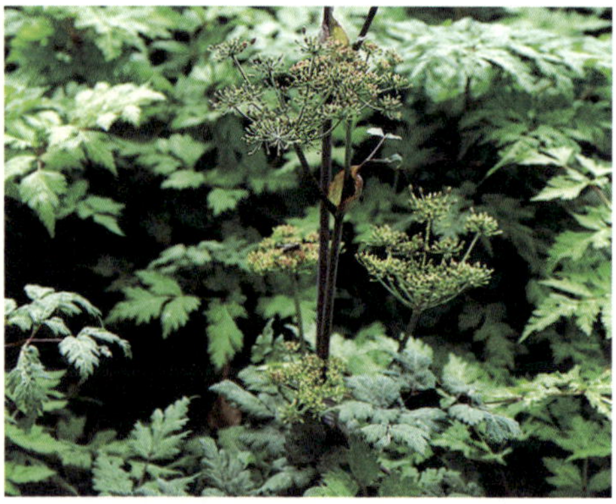

图30　当归 *Angelica sinensis*

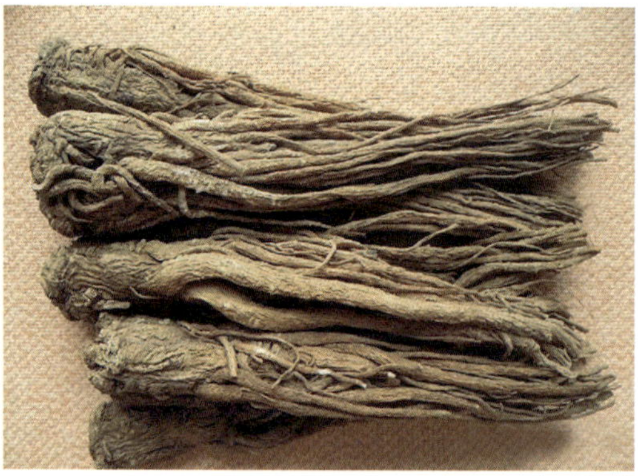

图31　当归药材

1　国家中医药管理局《中华本草》编委会：《中华本草》（5），上海：上海科学技术出版社，1999：938.（《中国植物志》第55（2）卷，1985：19.定为原变型。）

14-2　芎䓖

【品图】

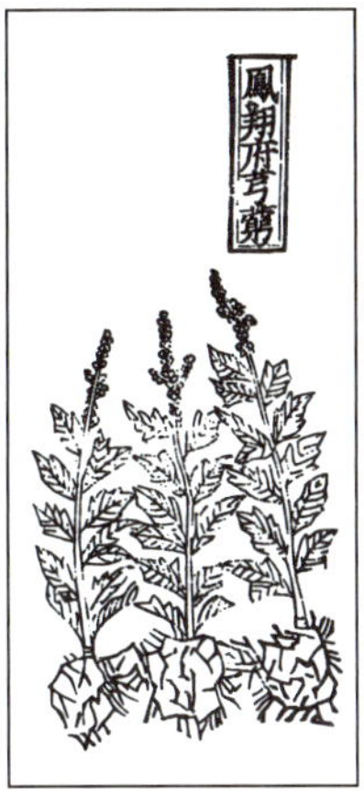

图 1　图经（大）·凤翔府芎䓖

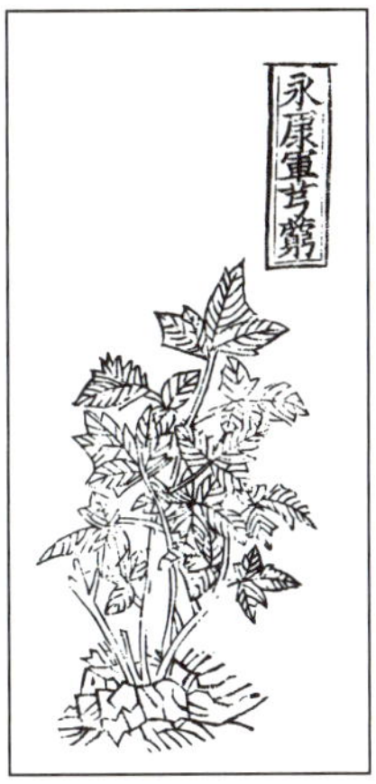

图 2　图经（大）·永康军芎䓖

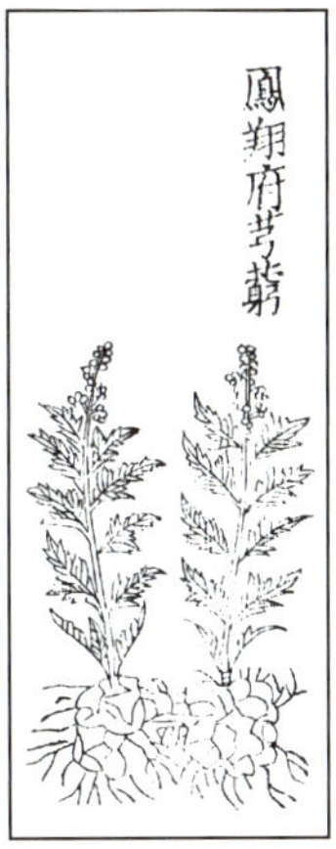

图 3　图经（政）·凤翔府芎䓖

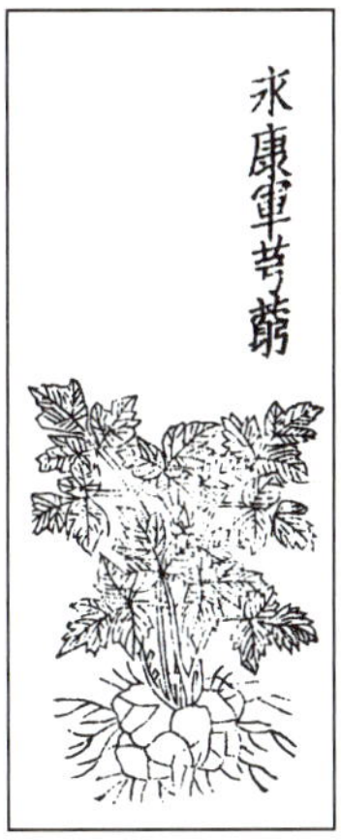

图 4　图经（政）·永康军芎䓖

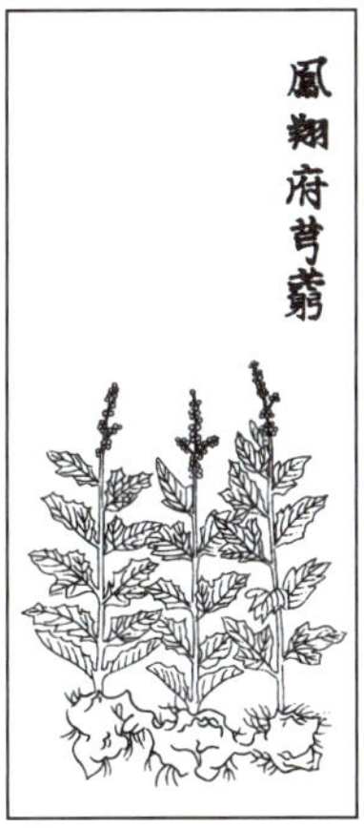

图 5　图经（绍）·凤翔府芎䓖

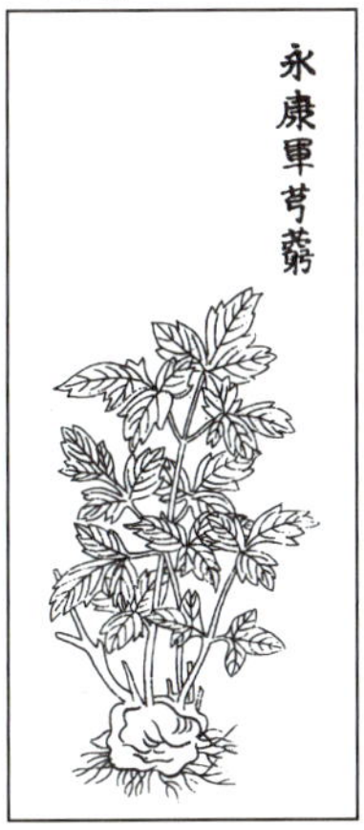

图 6　图经（绍）·永康军芎䓖

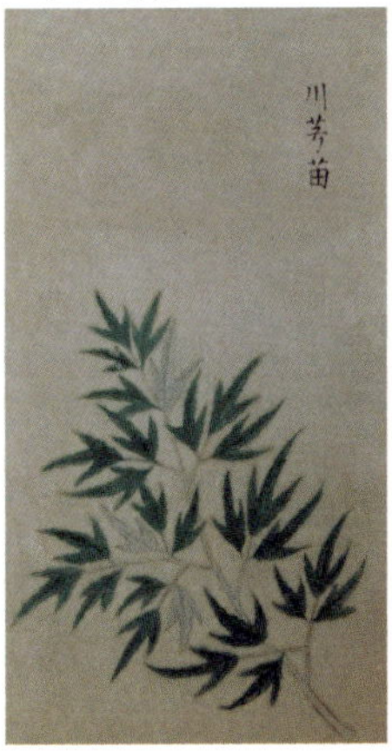

图 7　履巉岩·川芎苗

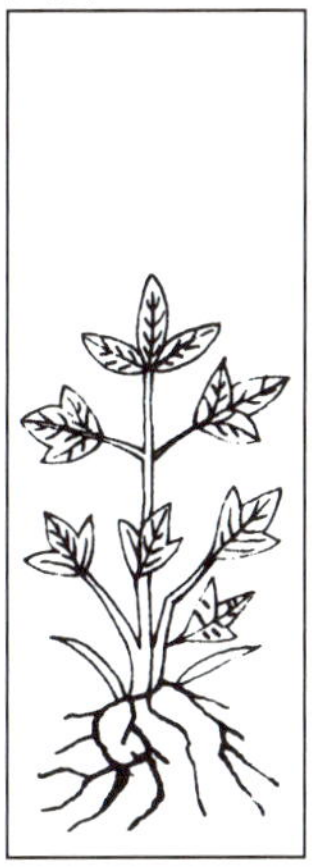
图 8　歌括·芎䓖

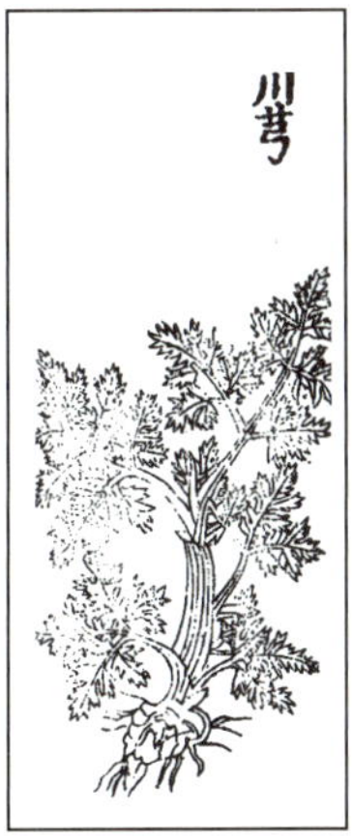

图 9　救荒·川芎

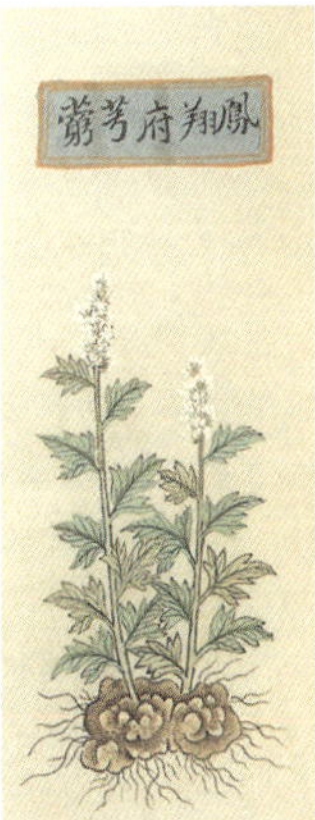

图 10　品汇·凤翔府芎䓖

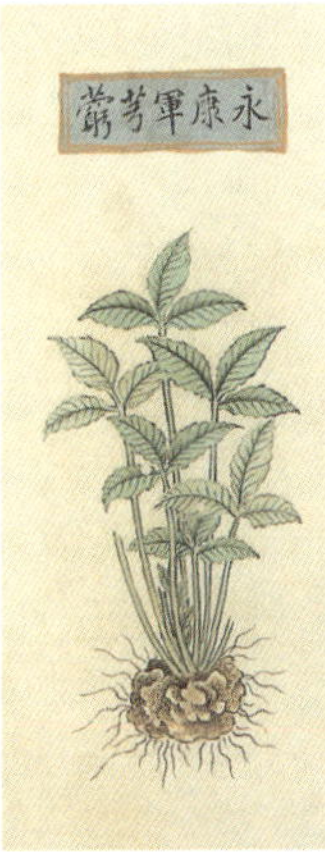

图 11　品汇·永康军芎䓖

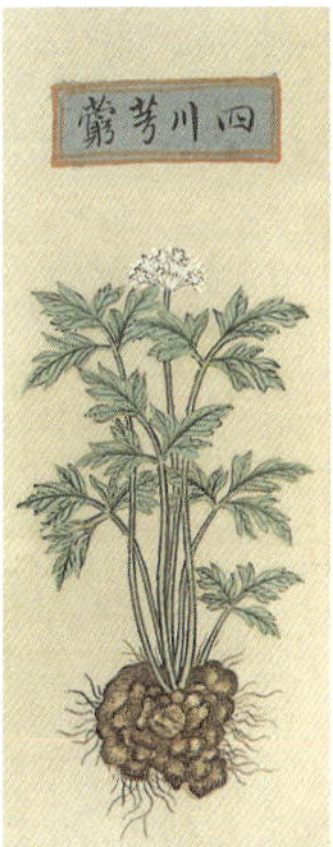

图 12　品汇·四川芎䓖

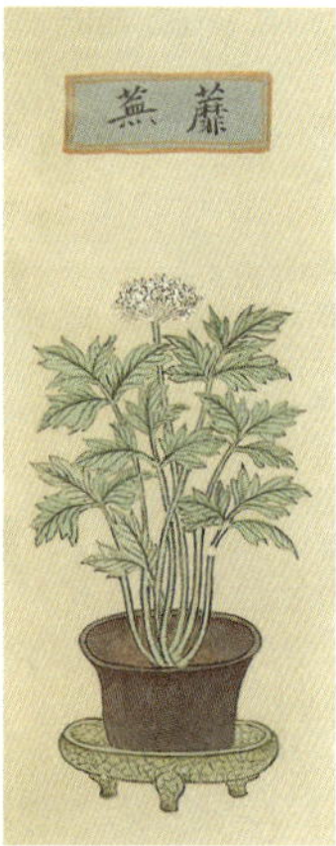

图 13　品汇·蘼芜

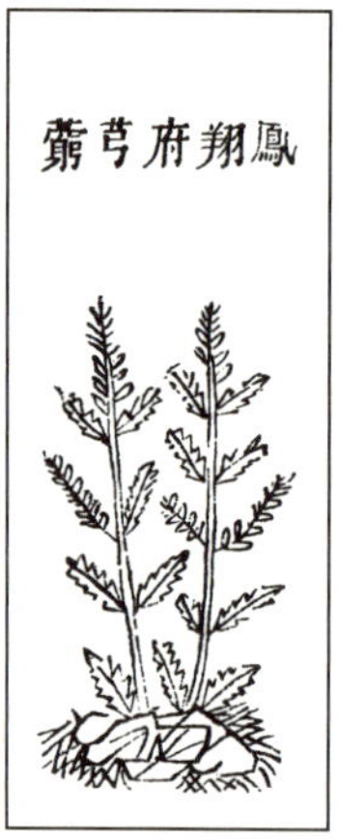

图 14　蒙筌·凤翔府芎䓖

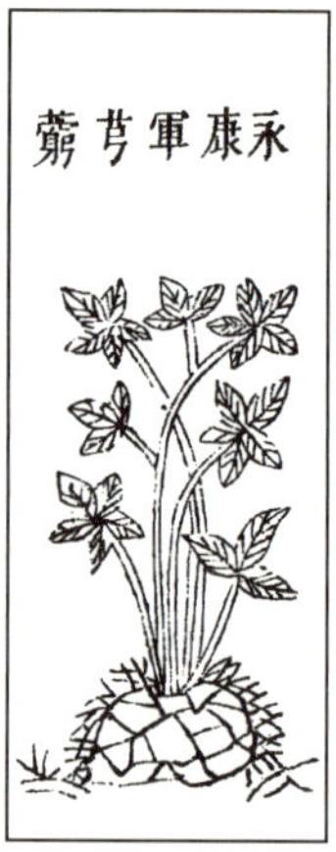

图 15　蒙筌·永康军芎䓖

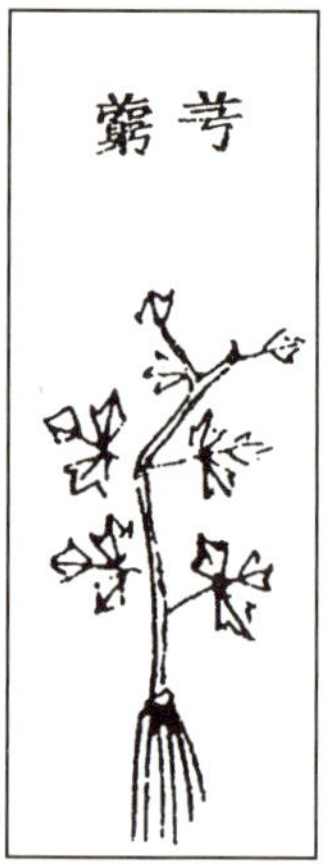

图 16　太乙·芎䓖

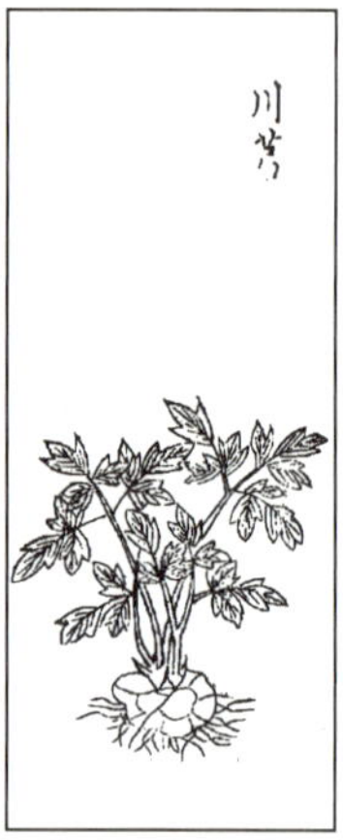

图 17　茹草·川芎

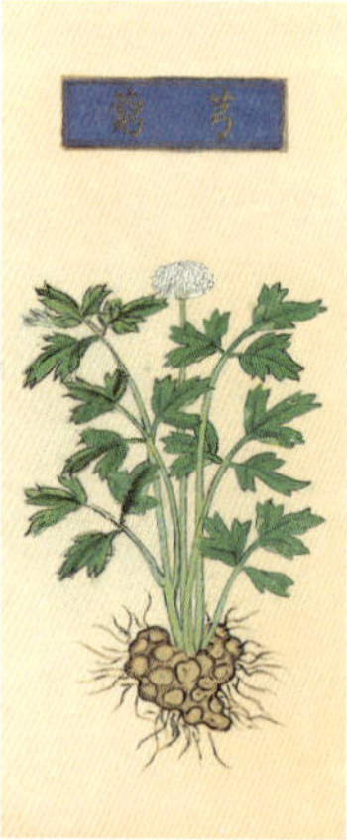

图 18　雷公·芎䓖

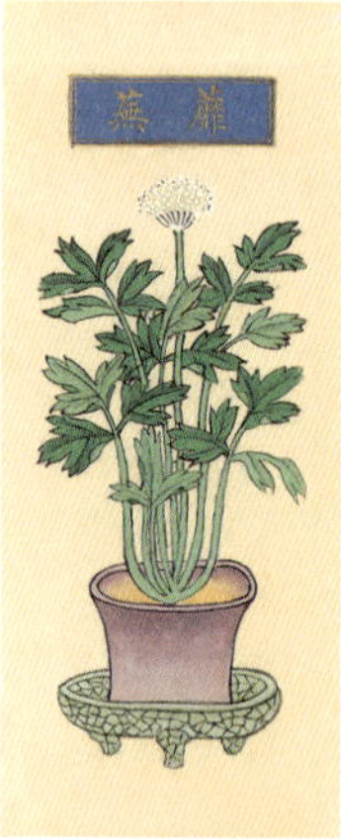

图 19　雷公·蘼芜

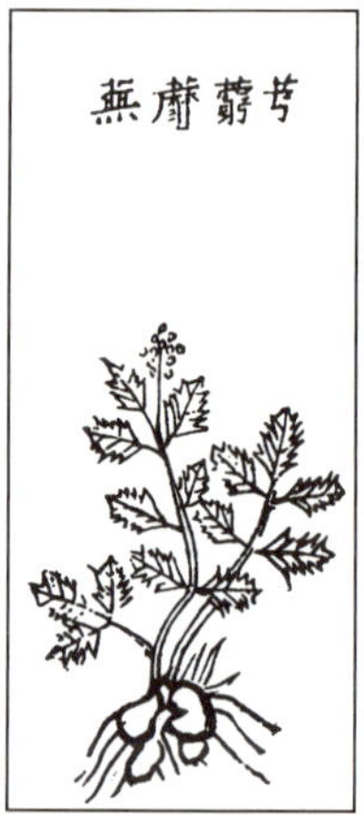

图 20　纲目（金）·芎䓖蘼芜

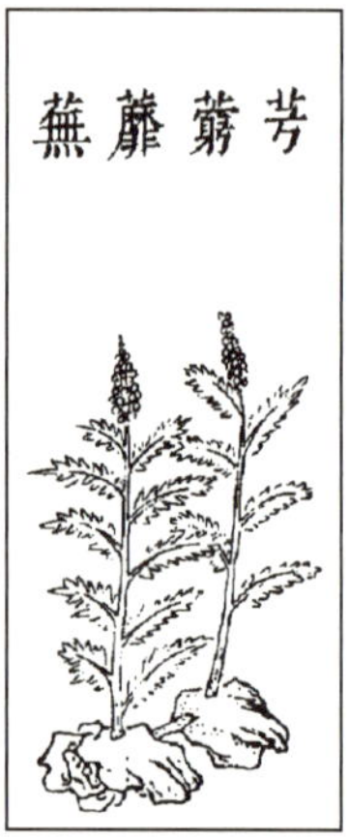

图 21　纲目（钱）·芎䓖蘼芜

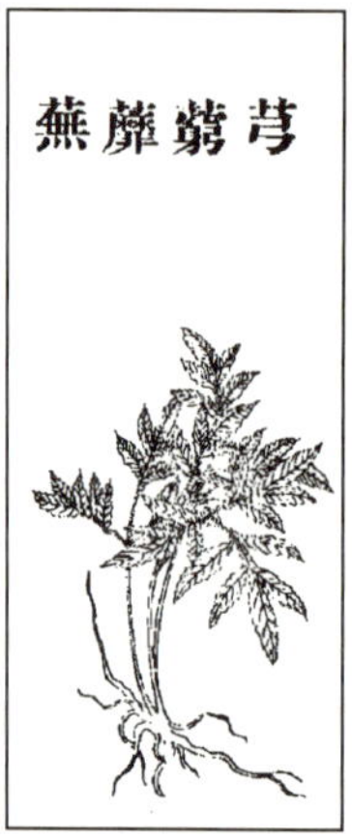

图 22　纲目（张）·芎䓖蘼芜

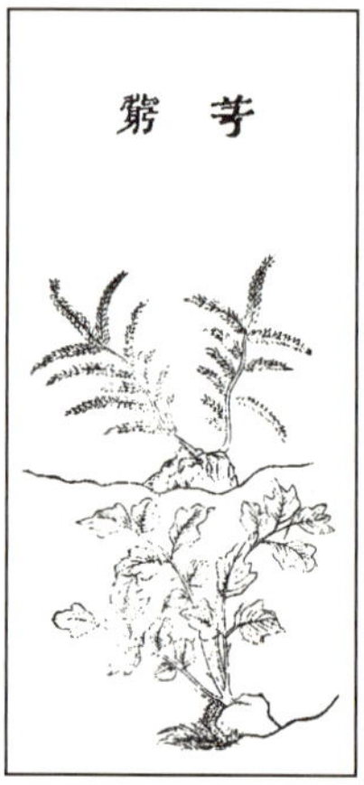

图 23　三才·芎䓖

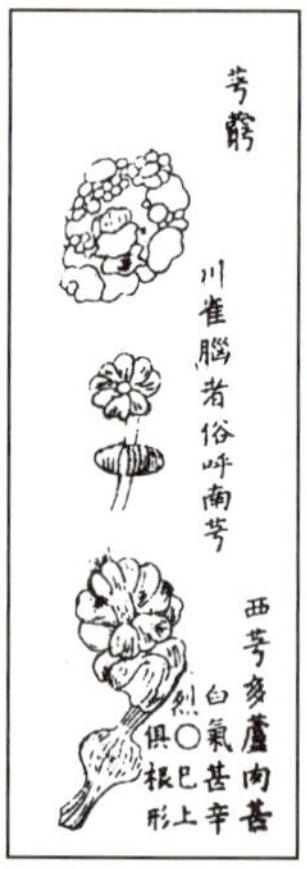

图 24　原始·芎䓖

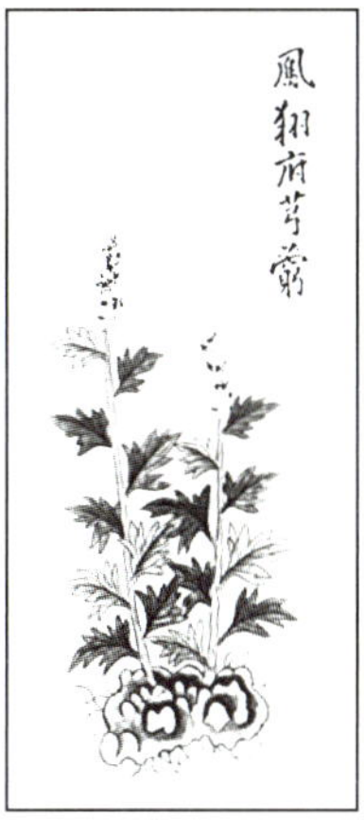

图 25 金石·凤翔府芎䓖

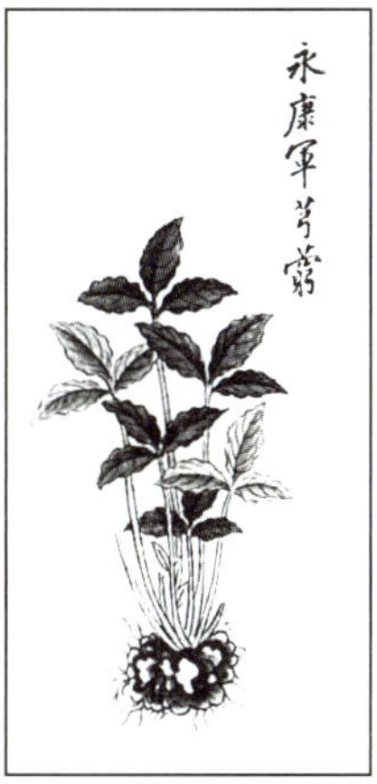

图 26 金石·永康军芎䓖

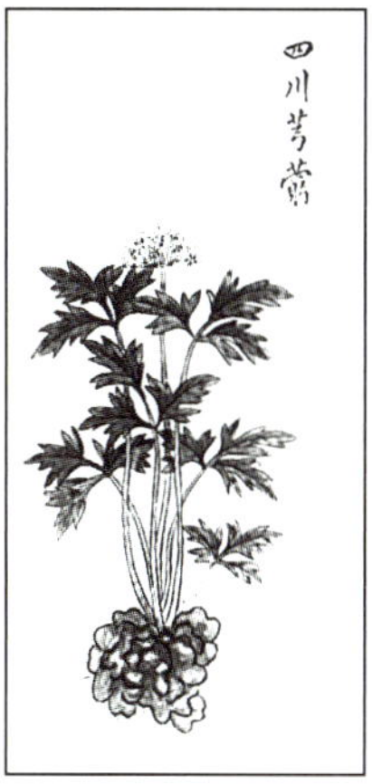

图 27 金石·四川芎䓖

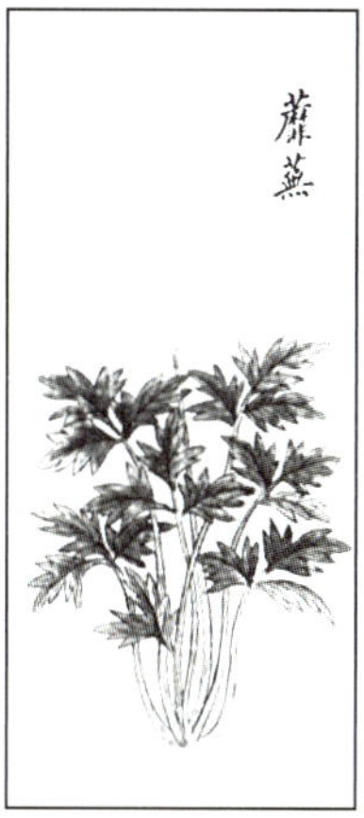

图 28 金石·蘼芜

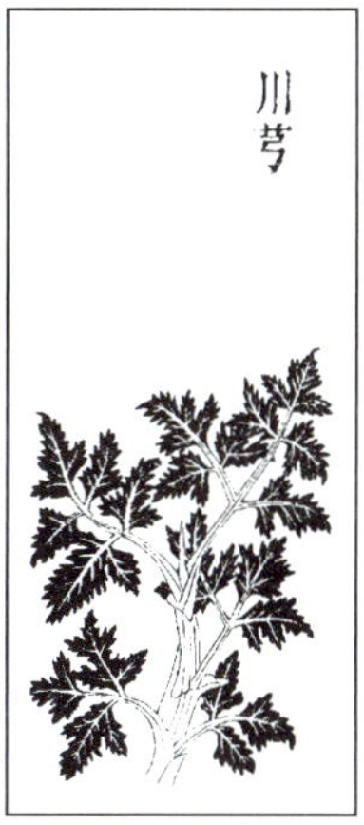

图 29 博录·川芎

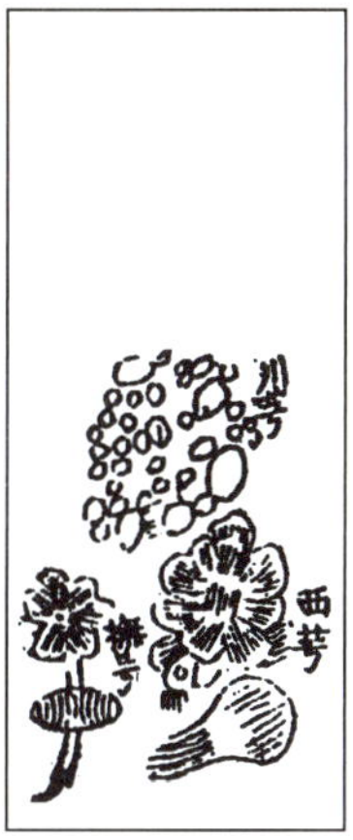

图 30 汇言·川芎西芎抚芎

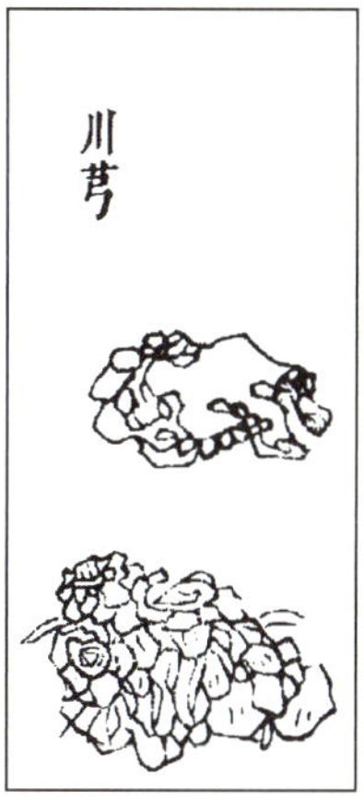

图 31 本草汇·川芎

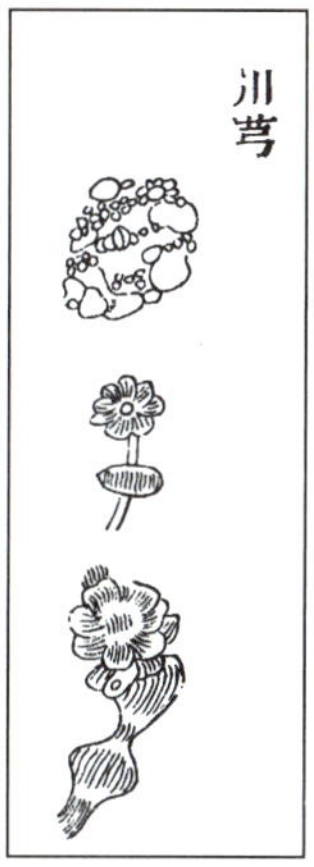

图 32 类纂·川芎

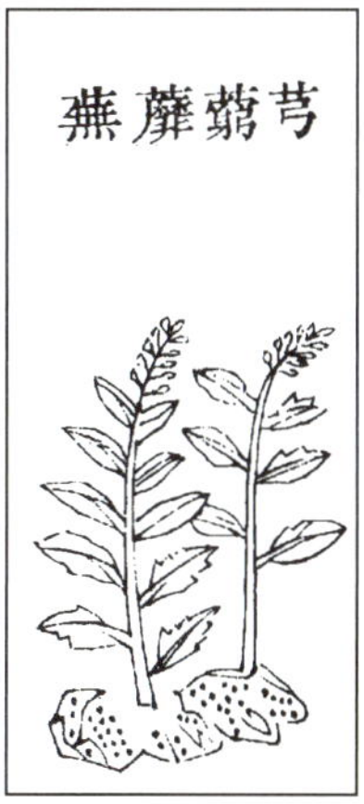

图 33 备要·芎䓖蘼芜

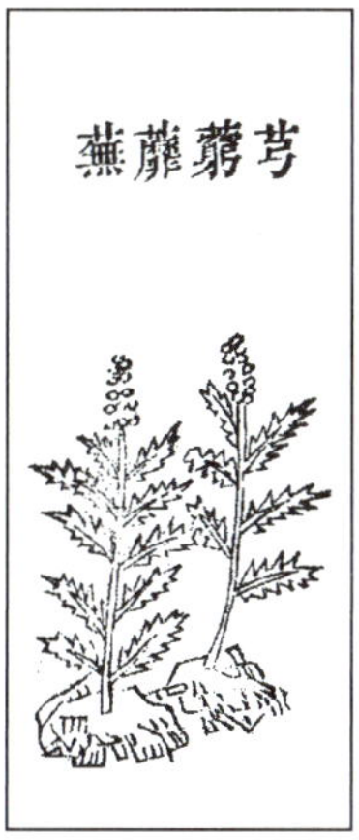

图 34 会纂·芎䓖蘼芜

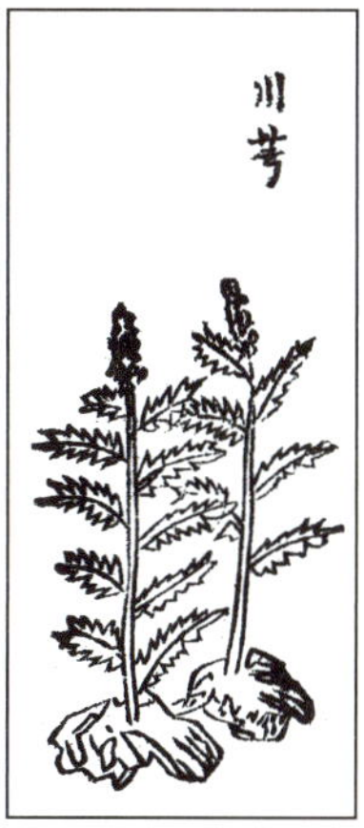

图 35 求真·川芎

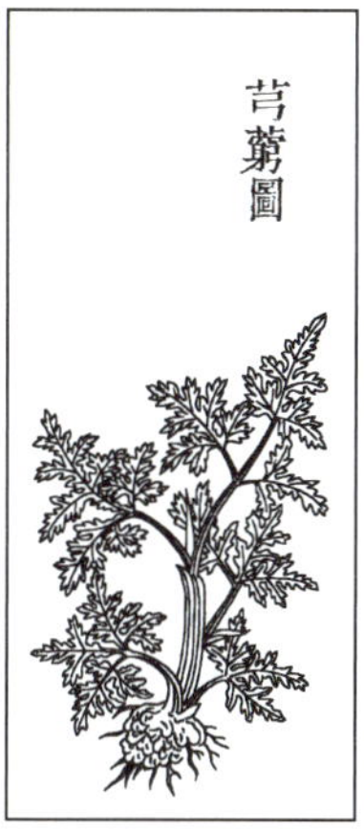

图 36 草木典·芎䓖图

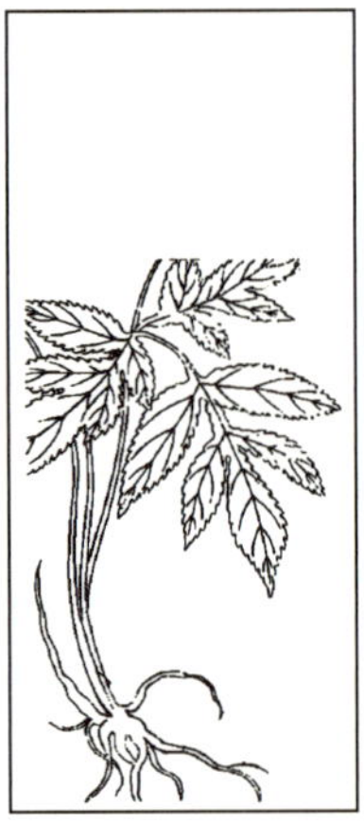

图 37 图考·芎藭

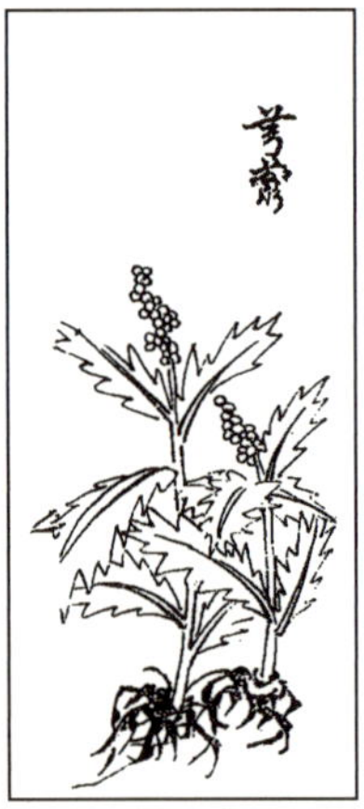

图 38 图说·芎藭

本品38图，取自27书，其中11幅彩图。有承继关系及仿绘图可分以下5个书类。

《本草图经》：该书有芎藭图2幅（“凤翔府芎藭”“永康军芎藭”）图，分别存于《大观本草》（图1、2）、《政和本草》（图3、4）、《绍兴本草》（图5、6）中。其中《大观》《绍兴》二书的图形基本相同。但《政和》“凤翔府芎藭”（图3）仅两直立茎枝植物，比另外两书少一枝。其余图形大同小异。今以《政和》图3、图4为《图经》图的代表。

仿绘《图经》2图的彩色图谱有：《本草品汇精要》的“凤翔府芎藭”（图10）、“永康军芎藭”（图11）均仿绘自《图经》图3、图4。但《品汇》还有另外两幅新绘图“四川芎藭”（图12）、“蘼芜”（图13）。《金石昆虫草木状》的“凤翔府芎藭”（图25）、“永康军芎藭”（图26）即仿绘自《品汇》图10、图11。

仿绘《图经》图的墨线图有：《本草歌括》“芎藭”（图8）仿绘自《图经》“永康军芎藭”（图4），该图用极简单的线条，勾勒出块茎、小叶三分裂等特点。《本草蒙筌》的“凤翔府芎藭”（图14）、“永康军芎藭”（图15）全仿自《图经》图3、图4。其中图14将原图分开的两块茎连接成一大块。《茹草编》“川芎”（图17）仿自《图经》“永康军芎藭”（图4）。《本草纲目》金陵本“芎藭蘼芜”（图20）有花序，从花、叶形状来看主要仿绘自“凤翔府芎藭”，但将《图经》图3的两块茎合而为一。《纲目》钱本（图21）的图名与金陵本图20相同，但图形直接仿绘《图经》图3。此后仿绘《纲目》钱本图者有《本草备要》图33、《食物本草会纂》图34、《本草求真》图35、《本草简明图说》图38（该图叶片改动较大）。《本草汇》图31的两个川芎块茎则截取钱本图21植物的根茎，再加润饰。《三才图会》“芎藭”（图23）将《图经》2图合绘于一图，上为“凤翔府芎藭”、下为“永康军芎藭”，图形失真严重，只图美化画面，不顾植物特征。

《本草品汇精要》：“川芎”（图12）、“蘼芜”（图13）的仿绘图有《补遗雷公炮制便览》两幅同名图（图18、19），还有《金石昆虫草木状》的两幅同名图（图27、图28）。

《救荒本草》：该书“川芎”（图9）的仿绘图有《野菜博录》同名图（图29）。该图叶片反白（黑底白纹），去除根茎。《古今图书集成·草木典》“芎藭图”（图36）亦仿绘自《救荒》图9。

《本草原始》：该书“芎藭”（图24）的仿绘图有《本草汇言》图30。该图将《原始》图注“川雀脑者俗呼南芎”“西芎多芦，肉甚白，气甚辛烈”删除，将竖排的三组药材改变成上一下二，拥挤在一起，上注“川芎”，左下注“抚芎”，右下注“西芎”。《本草纲目类纂必读》“川芎”（图32）则全仿《原始》图24，但删除图注。

《植物名实图考》：该书“芎䓖”（图37）的仿照补绘者有《纲目》张本图22。原图只绘出了一片完整的基生叶，但张本图仿此叶形态补绘其他几个叶片。

以上38图中，除29幅属仿绘图外，还有9幅原创图（图3、4、7、9、12、13、16、24、37），详见下“鉴药”项。

【文录】

芎䓖

《别录》（见《证类》卷7“芎䓖”） 一名胡穷，一名香果。其叶名蘼芜。生武功川谷、斜谷西岭。三月、四月采根，暴干。

三国《吴普本草》（同上） 吴氏云：或生胡无桃山阴，或太山，叶香细，青黑文赤如藁本。冬夏丛生，五月华赤，七月实黑，茎端两叶，三月采，根有节，似马衔状。

梁《本草经集注》（同上） 陶隐居云：今惟出历阳，节大茎细，状如马衔，谓之马衔芎藭。蜀中亦有而细……苗名蘼芜，亦入药……胡居士云：武功去长安二百里，正长安西，与扶风狄道相近；斜谷是长安西岭下，去长安一百八十里，山连接七百里。

唐《唐本草》（同上）《唐本》注云：今出秦州，其人间种者，形块大，重实，多脂润。山中采者瘦细。味苦、辛。以九月、十月采为佳。今云三月、四月，虚恶非时也。陶不见秦地芎䓖，故云惟出历阳，历阳出者，今不复用。

宋《本草图经》（同上）《图经》曰：今关陕、蜀川、江东山中多有之，而以蜀川者为胜。其苗四五月间生，叶似芹、胡荽、蛇床辈，作丛而茎细……其叶倍香。或莳于园庭，则芬馨满径。江东、蜀川人采其叶作饮香，云可以已泄泻。七八月开白花，根坚瘦，黄黑色，三月、四月采，暴干。一云九月、十月采为佳，三月、四月非时也。关中出者，俗呼为京芎，并通用，惟贵形块重实，作雀脑状者，谓之雀脑芎，此最有力也……

宋《本草衍义》卷8“芎䓖” 今出川中，大块，其里色白，不油色，嚼之微辛甘者佳。他种不入药，止可为末，煎汤沐浴。

明《救荒本草》卷上之前“川芎” 苗叶似芹，而叶微细窄，却有花叉。又似白芷叶，亦细。又如园荽叶，微壮。又有一种，叶似蛇床子叶而亦粗壮，开白花……救饥：采叶煠熟，换水浸去辛味，淘净，油盐调食。亦可煮饮，甚香。

明《本草纲目》卷14“芎䓖”【释名】川芎(《纲目》)、山鞠穷(《纲目》)。【时珍曰】

芎本作营，名义未详。或云：人头穹窿穷高，天之象也。此药上行，专治头脑诸疾，故有芎䓖之名。以胡戎者为佳，故曰胡䓖。古人因其根节状如马衔，谓之马衔芎䓖。后世因其状如雀脑，谓之雀脑芎。其出关中者呼为京芎，亦曰西芎。出蜀中者为川芎，出天台者为台芎，出江南者为抚芎，皆因地而名也。《左传》：楚人谓萧人曰：有麦曲乎？有山鞠穷乎？河鱼腹疾奈何？二物皆御湿，故以谕之。丹溪朱氏治六郁越鞠丸中用越桃、鞠穷，故以命名。【集解】【时珍曰】蜀地少寒，人多栽莳，深秋茎叶亦不萎也。清明后宿根生苗，分其枝横埋之，则节节生根。八月根下始结芎䓖，乃可掘取，蒸暴货之。

清《植物名实图考》卷25“芎䓖” 今江西种之为蔬，曰䓖菜；广西谓之坎菜，其叶谓之江蓠，亦曰蘼芜。李时珍谓大叶者为茳蓠，细叶者为蘼芜，说亦辨。

蘼芜

《本经》《别录》（见《证类》卷7“蘼芜”） **一名薇芜**，一名茳蓠，芎䓖苗也。生雍州川泽及冤句。四月、五月采叶，暴干。

梁《本草经集注》（同上） 陶隐居云：今出历阳，处处亦有，人家多种之。叶似蛇床而香，骚人藉以为譬，方药用甚稀。

唐《唐本草》（同上）《唐本》注云：此有二种：一种似芹叶，一种如蛇床。香气相似，用亦不殊尔。

明《本草纲目》卷14“蘼芜” 【释名】蕲茝（《尔雅》）。【颂曰】蕲茝，古芹芷字也。【时珍曰】蘼芜，一作蘪芜，其茎叶靡弱而繁芜，故以名之。当归名蕲，白芷名蓠。其叶似当归，其香似白芷，故有蕲茝、江蓠之名。王逸云，蓠草生江中，故曰江蓠，是也。余见下。【集解】【时珍曰】《别录》言蘼芜一名江蓠，芎䓖苗也，而司马相如《子虚赋》称芎䓖、菖蒲，江蓠、蘼芜；《上林赋》云：被以江蓠，揉以蘼芜。似非一物，何耶？盖嫩苗未结根时则为蘼芜，既结根后乃为芎䓖。大叶似芹者为江蓠，细叶似蛇床者为蘼芜。如此分别，自明白矣。《淮南子》云：乱人者，若芎䓖之与藁本，蛇床之与蘼芜。亦指细叶者言也。《广志》云：蘼芜香草，可藏衣中。《管子》云：五沃之土生蘼芜。郭璞赞云：蘼芜香草，乱之蛇床。不损其真，自烈以芳。又海中苔发亦名江蓠，与此同名耳。

【鉴药】

“芎䓖”首见于《本经》，药用根茎。其叶“蘼芜”，《本经》亦予单立条。后世本草多遵《本经》，仍将根茎、叶分作两条，《本草纲目》亦然。为叙述方便，本书将此二条合并而书。

芎䓖，汉代亦作“营”。《说文解字》云：“营，营䓖，香草也。”但无论芎䓖、营䓖，其名义均未详。李时珍猜测：“或云人头穹窿穷高，天之象也。此药上行，专治头脑诸疾，故有芎䓖之名。”蘼芜，时珍释其名曰：“其茎叶靡弱而繁芜，故以名之。”此不妨作为一家之言。芎䓖为古今常用著名活血散瘀，搜风止痛药，多用于止风湿、血虚头痛。蘼芜古代极少入药，多作为香草为文士吟咏。其嫩苗可食，气香可作饮，祛风止泻。或谓早期芎䓖与蘼芜为二物（物种）。在2000年以前植物辨认知识尚且不足，此二者为不同物种或来自同一物种的说法皆有可能。但本草记载之后，以蘼芜为芎䓖叶之说占主流，姑从之。

在本草发展早期，芎䓖产地主要在西北方，如武功（今属陕西）、斜谷西岭（今山西眉县之西的秦岭）、太山（泰山）。另“胡无桃山”不明方位。至唐代仍主产秦岭。梁·陶弘景虽然提到“今惟出历阳”，即今安徽和县，但唐·苏敬指出：“陶不见秦地芎䓖，故云惟出历阳，历阳出者，今不复用。”至宋代芎䓖主产地逐渐西移、南移，苏颂云：“今关陕、蜀川、江东山中多有之，而以蜀川者为胜。”蜀川出者名川芎，关中出者为京芎，在宋代通用。最晚在唐代，秦州（今甘肃天水）已有栽培。宋代以后川中栽培品已非常普遍。李时珍记载：“蜀地少寒，人多栽莳，深秋茎叶亦不萎也。清明后宿根生苗，分其枝横埋之，则节节生根。八月根下始结芎䓖，乃可掘取，蒸暴货之。”

关于本品的形态，《吴普本草》云：“叶香细，青黑文赤如藁本。冬夏丛生，五月华赤，七月实黑，茎端两叶，三月采，根有节，似马衔状。”可见本品是多年生、如藁本、根茎拳结如马衔的伞形科植物。然其花红，显然不是今所用的川芎。唐代芎䓖以栽培品为上：“人间种者，形块大，重实，多脂润。山中采者瘦细。”采收季节则“以九月、十月采为佳”，三四月采者“虚恶非时”。宋《本草图经》记载的形态与采收更详：“其苗四、五月间生，叶似芹、胡荽、蛇床辈，作丛而茎细……其叶倍香。或莳于园庭，则芬馨满径……七、八月开白花，根坚瘦，黄黑色。”明《救荒本草》则云：“苗叶似芹，而叶微细窄，却有花叉。又似白芷叶，亦细。又如园荽叶，微壮。又有一种，叶似蛇床子叶而亦粗壮，开白花。”综合以上记载，结合现实品种使用情况，其中已经包括了伞形科藁本属植物川芎*Ligusticum chuanxiong* Hort.。

宋以后随着栽培区域的扩大，栽培技术的发展，形成了形态各异的药材品种。宋代以“惟贵形块重实，作雀脑状者，谓之雀脑芎，此最有力也”。(《图经》)川中所产，“大块，其里色白，不油色，嚼之微辛甘者佳”(《衍义》)。李时珍总结：“其出关中者呼为京芎，亦曰西芎。出蜀中者为川芎，出天台者为台芎，出江南者为抚芎，皆因地而名也。”宋《本草图经》则收录了两种不同地区的芎䓖图形。

1.《本草图经》：该书有图2幅。其中“凤翔府芎䓖”（图3）所绘，有两个拳形团块通过细根茎连接。上有两茎（《大观》《绍兴》为3茎）。单叶，三出式羽状深裂，顶生圆锥花序，花小。凤翔府即今山西凤翔县。此图根茎与芎䓖粗似，但花序绝非伞形科植物。待考。

“永康军芎䓖”（图4）根茎团块状，茎直立，叶为3—4回三出式羽状全裂。图中未示花序。永康军原治所在灌口镇，即今四川都江堰市。据其形态及产地，本图所示即伞形科植物川芎*L. chuanxiong*。

2.《履巉岩本草》：该书的“川芎苗”（图7）仅出一叶片，为3回三出式羽状全裂。本品乃据杭州慈云岭一带植物为标本写生绘图。其名称及叶形，与伞形科植物川芎*L. chuanxiong* 相符。[1]

3.《救荒本草》：该书的“川芎”（图9）有团块状根茎。茎粗壮，有纵棱，似芹。叶为3回三出式羽状全裂。此与其文字记载“苗叶似芹”的种类相似，多数研究者认为其原植物为伞形科植物川芎*L. chuanxiong*。

4.《本草品汇精要》：该书在仿绘《图经》2图的同时，另绘“四川芎䓖”（图12）与“蘼芜”（图13）两图。图12绘出了较大的拳形团块，有基生叶数枚，叶为2回三出式羽状全裂。中抽花茎，顶生伞形花序，白色。观此图名、根茎形、伞形花序等，似与伞形科植物川芎*L. chuanxiong*相近。图13是为了展示其叶，故置于一花盆中，不露根茎，突出一枝。图形则全同“四川芎䓖”。考虑到宫廷画师所绘植物每多简化枝叶等，故此图显示的还应该是川芎*L. chuanxiong*。

5.《太乙仙制本草药性大全》：该书的“芎䓖”（图16）为3条较粗的分枝根，一茎直立，叶互生，2回三出式分裂。本图无粗大成团的根茎，难以称之为芎䓖。来源不明。

6.《本草原始》：该书的“芎䓖”（图24）绘了3组药材。最上一块卵圆形，有不规则的结节状突起。旁注“川雀脑者俗呼南芎”。中、下两药材，都有花瓣状的东西，有粗茎及绕茎而生的突起物。《本草汇言》将中间的药材称为“抚芎”，下面的（已折断）称作“西芎”，此与今药材抚芎并不相合。中下2物可能是混入了川芎苓子。芎苓子本是栽培用的种材,但当作种多余时偶混入川芎中。本药图39现代摄影图可以清楚地看到芎苓子。作种用时多以两节切为一段，药用时则只保留圆盘状的茎节，故又称为苓盘。“芎䓖”（图24）中的花瓣状的东西，似为苓盘。

7.《植物名实图考》：该书“芎䓖”（图37）的根茎不成拳状团块，须根较粗。未示直立茎，仅绘了一片基生叶，为二回羽状全裂。此与川芎*L. chuanxiong*不合。此图可能是吴其濬据江西或广西的标本绘制的。吴其濬云：“今江西种之为蔬，曰䓖菜；广西谓之坎菜。”此菜疑为伞形科与川芎近缘的某些可食用茎叶的植物，如茶芎*Ligusticum sinense* Oliv. cv. *Chuaxiong*又名大叶川芎，其叶裂片比川芎的叶裂片

1 ［宋］王介撰绘，郑金生校注：《履巉岩本草》，见《南宋珍稀本草三种》，北京：人民卫生出版社，2007：9.

更大。其幼苗可以为蔬。其实川芎苗也可为蔬。其根茎比川芎小，部分地区作藁本药用。

【小结】

芎䓖与蘼芜出自同一植物，前者为根茎，后者为叶。芎䓖是中医常用活血散瘀药，宋代以后以川产栽培品为优，后世习称川芎。据古本文字记载，本品来源当为伞形科植物川芎*Ligusticum chuanxiong* Hort.。宋《本草图经》“永康军芎䓖”、《救荒本草》“川芎”所示亦为本种。《本草原始》所绘“川雀脑者”的药材当为川芎*L. chuanxiong*的根茎。

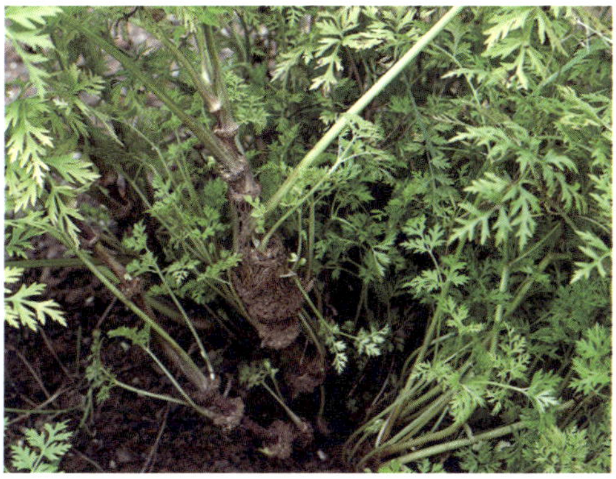

图39　川芎 *Ligusticum chuanxiong*

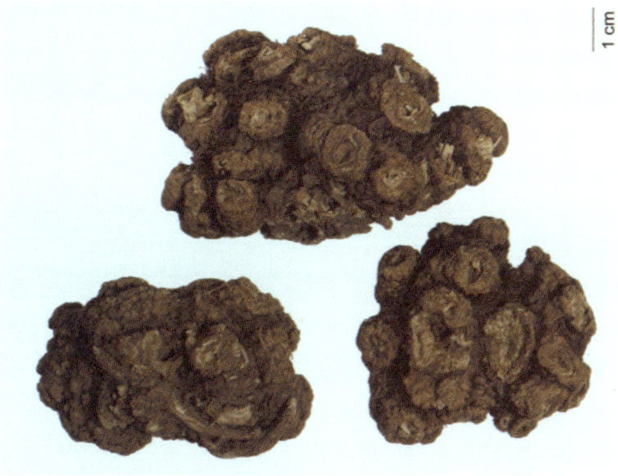

图40　川芎药材

14-3　蛇床

【品图】

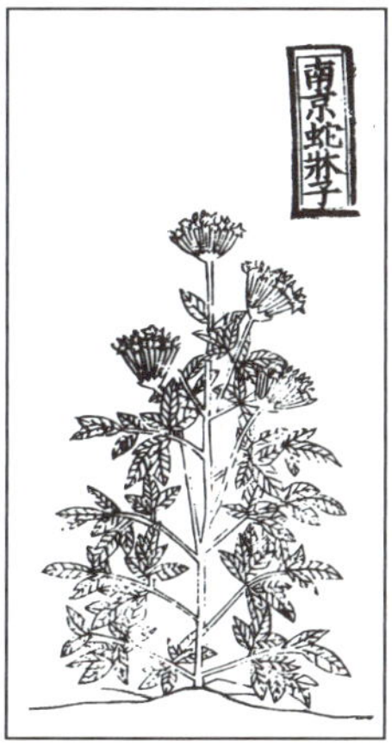

图1　图经（大）·南京蛇床子

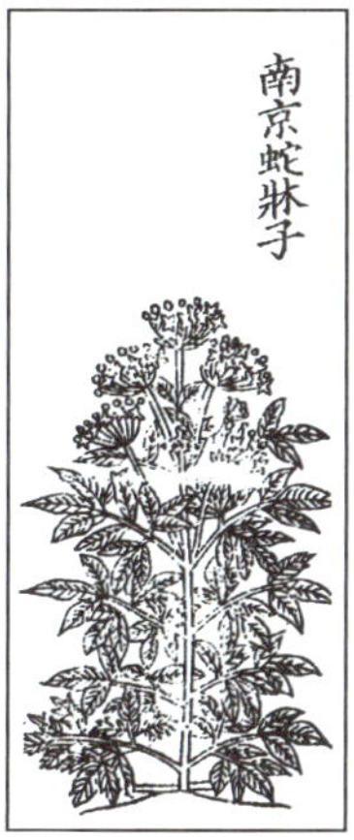

图2　图经（政）·南京蛇床子

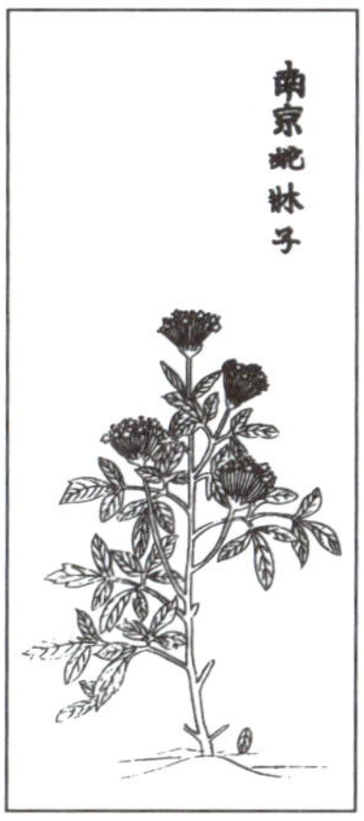

图3　图经（绍）·南京蛇床子

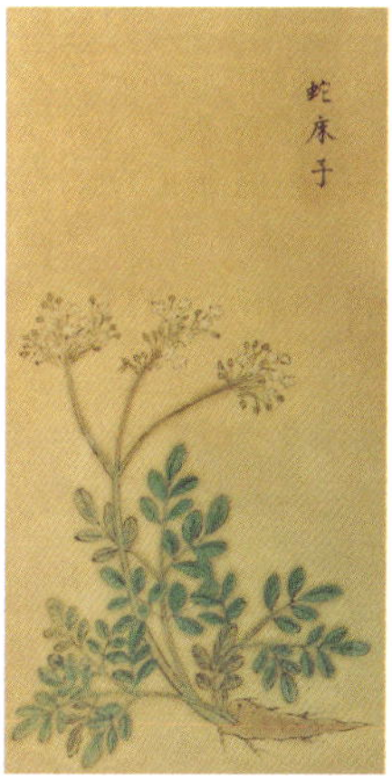

图4　履巉岩·蛇床子

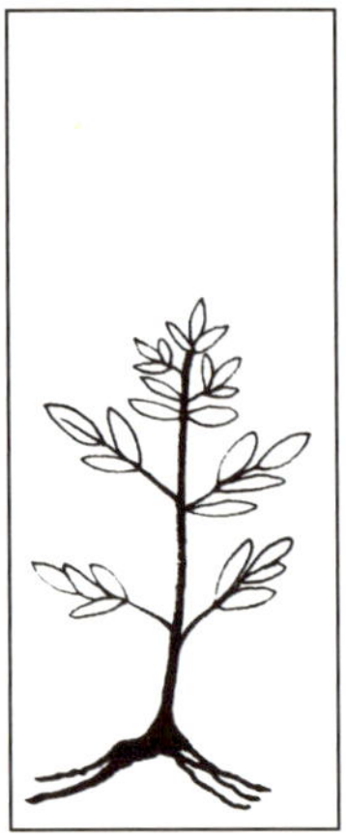

图 5　歌括·蛇床子

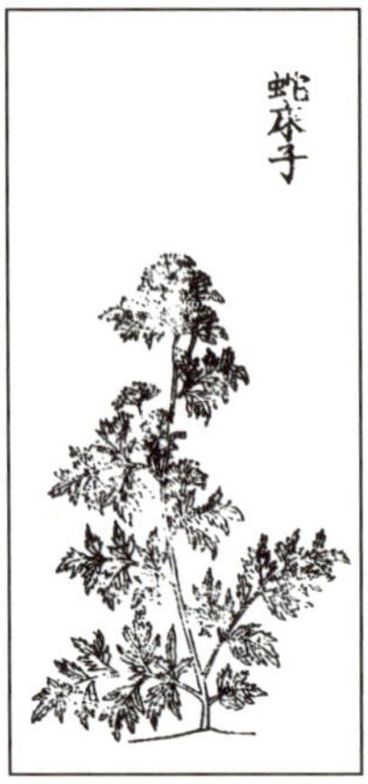

图 6　救荒·蛇床子

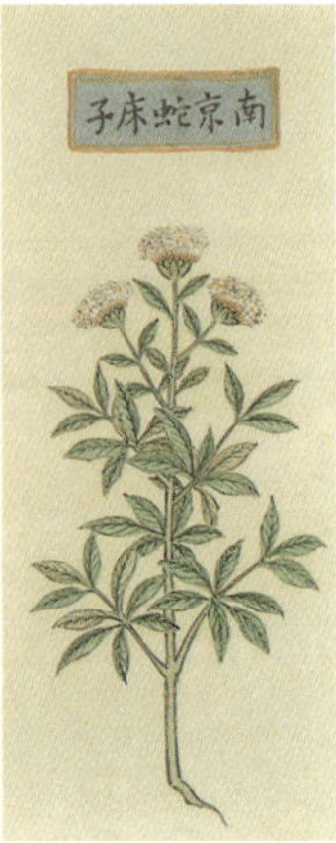

图 7　品汇·南京蛇床子

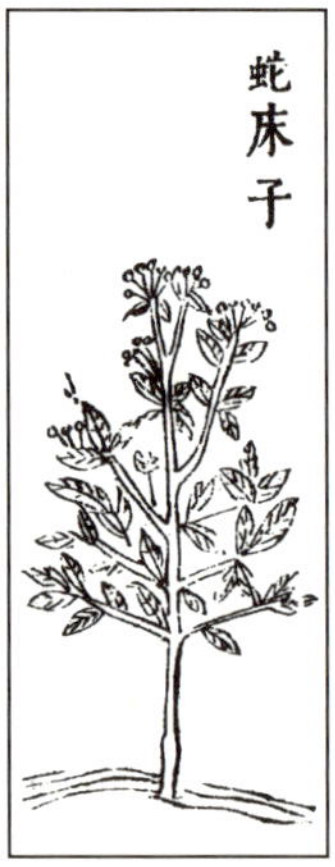

图 8　蒙筌·蛇床子

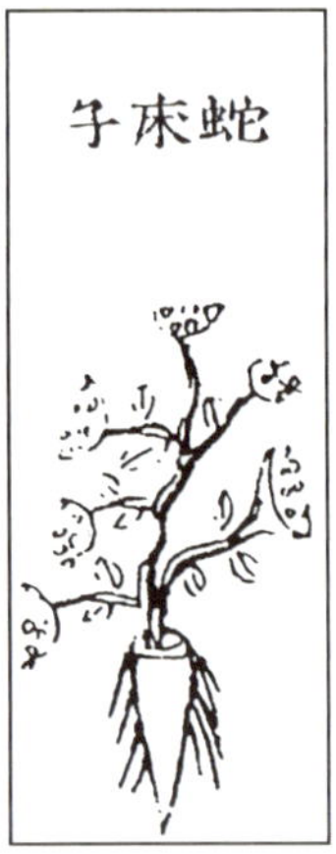

图 9　太乙·蛇床子

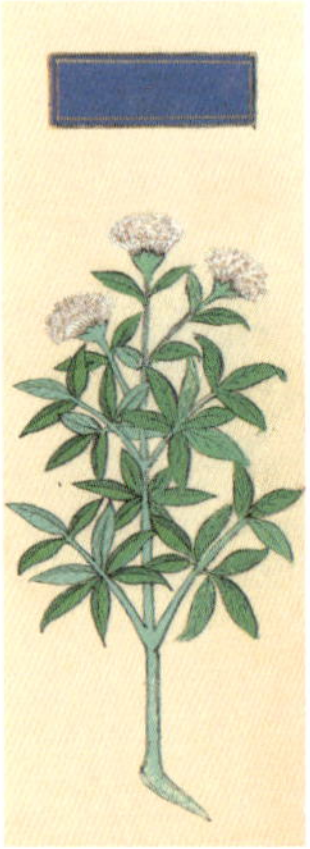

图 10　雷公·蛇床子

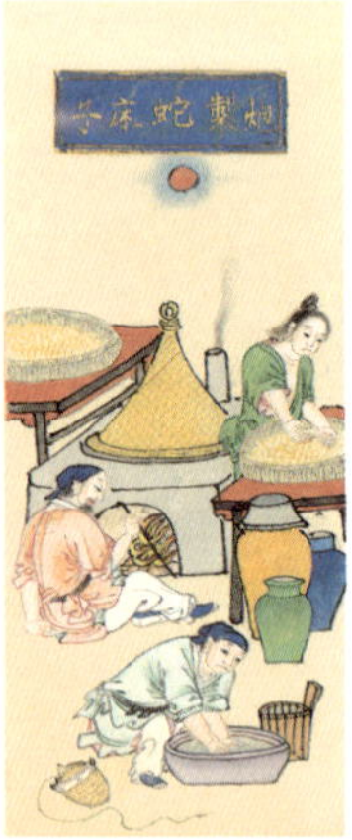

图 11　雷公·炮制蛇床子

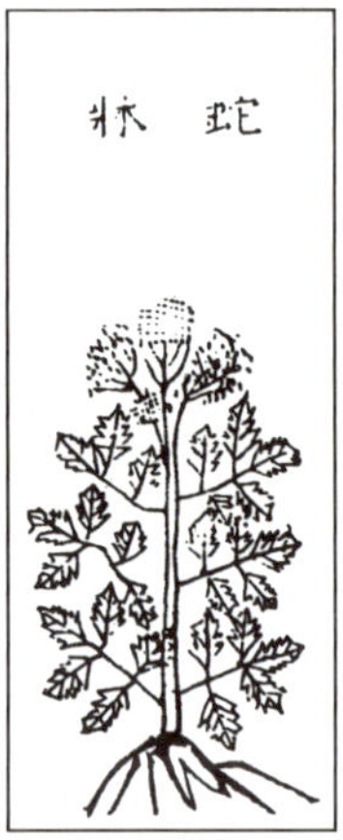

图 12　纲目（金）·蛇床

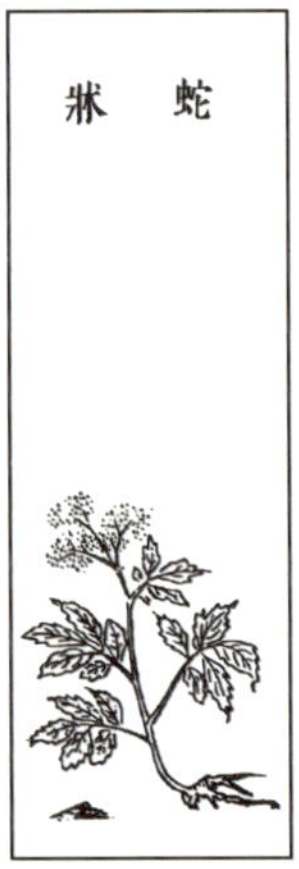

图 13　纲目（钱）·蛇床

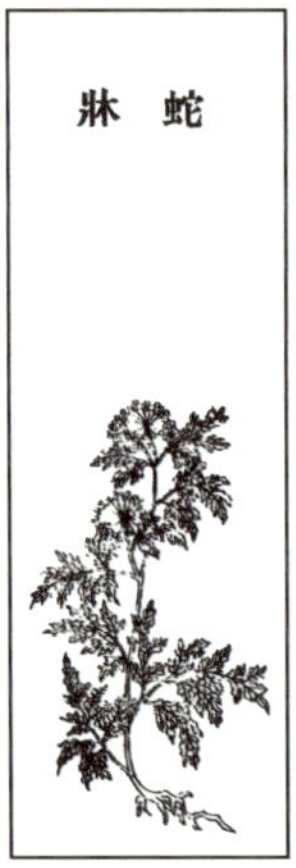

图 14　纲目（张）·蛇床

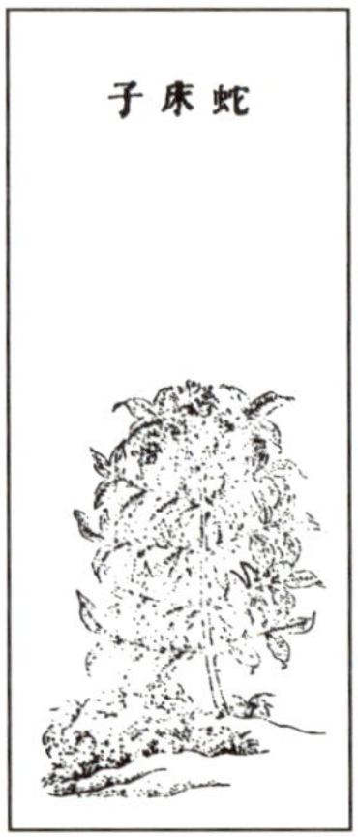

图 15　三才·蛇床子

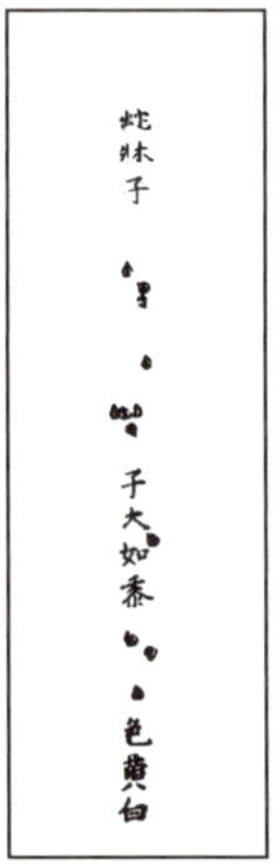

图 16　原始·蛇床子

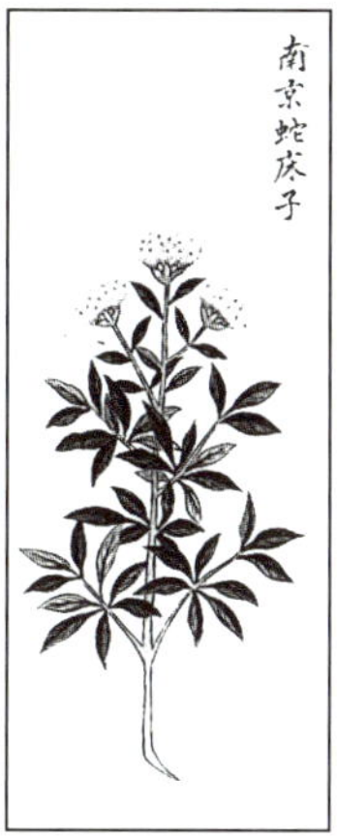

图 17　金石·南京蛇床子

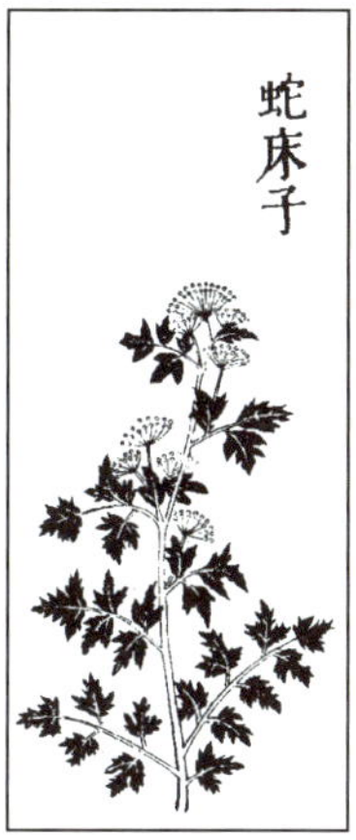

图 18　博录·蛇床子

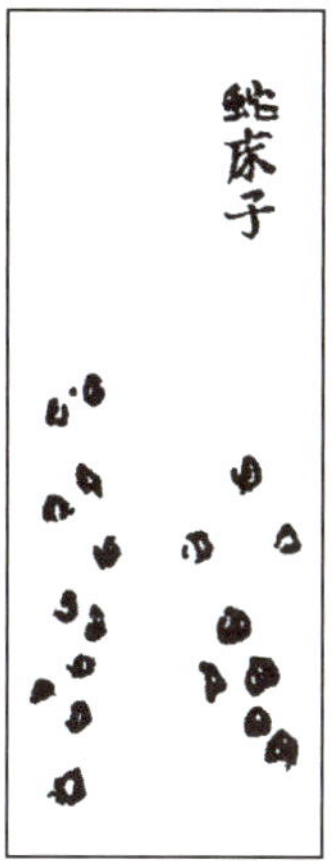

图 19　汇言·蛇床子

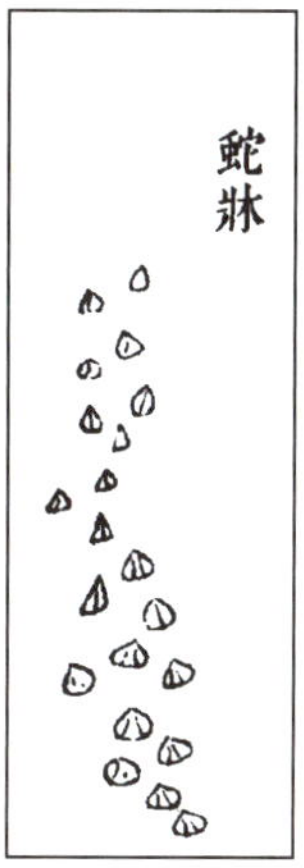

图 20　本草汇·蛇床

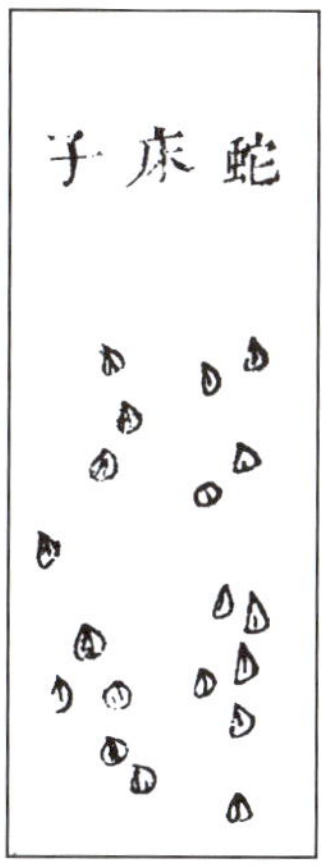

图 21　类纂·蛇床子

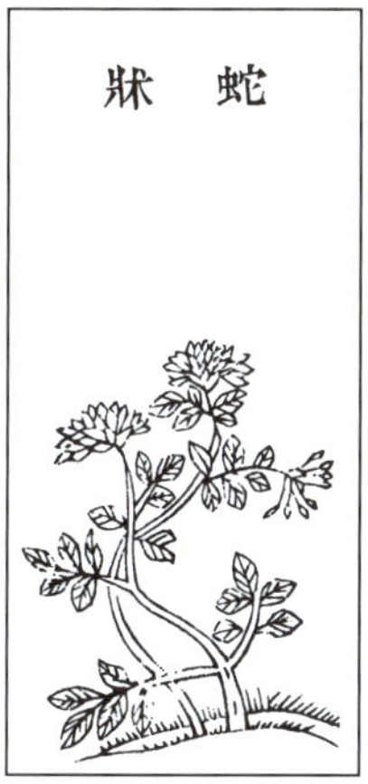

图 22　备要·蛇床

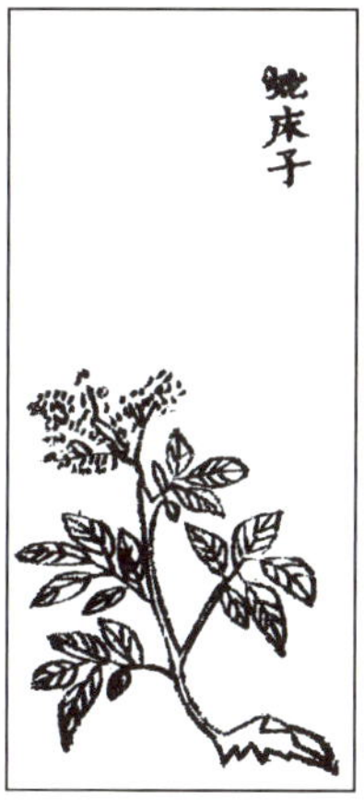

图 23　求真·蛇床子

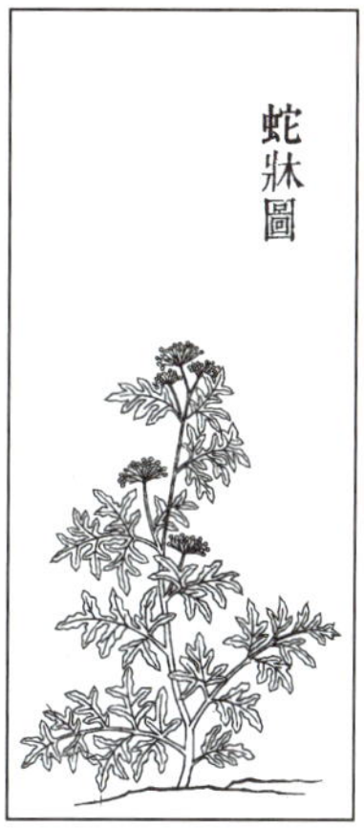

图 24　草木典·蛇床图

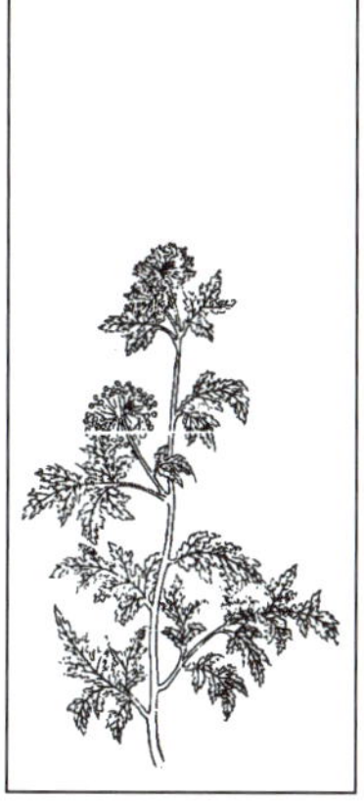
图 25　图考·蛇床子

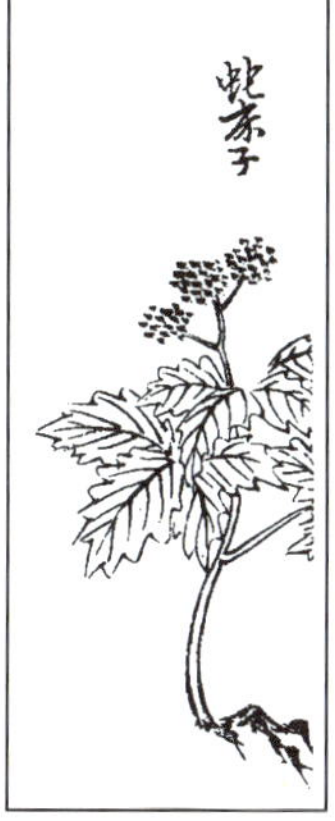

图 26　图说·蛇床子

本品26图，取自25书，其中6幅彩图。有承继关系及仿绘图可分以下3个书类。

《本草图经》：该书的“南京蛇床子”图分别存于《大观本草》（图1）、《政和本草》（图2）、《绍兴本草》（图3）中。其中《绍兴》图3植株右下残脱数叶。此外三传本药图基本一致。今以《政和》图2为《图经》图的代表。

仿绘《图经》蛇床子图的彩色图有：《本草品汇精要》“南京蛇床子”（图7）仿绘时消除了《图经》原图的土地线，故所绘植物看似一个枝条。其花白中带褐点，看不见花梗，完全是如大蓟般的头状花序，成为一个错图。此后《补遗雷公炮制便览》“蛇床子”（图10）、《金石昆虫草木状》“南京蛇床子”（图17）又仿绘《品汇》图7。

仿绘《图经》图的墨线图有：《本草歌括》“蛇床子”（图5）仿绘自《图经》图2。该图将原图的土地线绘成两边分开的粗根。枝叶高度简化，未绘花序，业已面目全非。《本草蒙筌》“蛇床子”（图8）仿绘《图经》图2，亦有简化。《本草纲目》金陵本“蛇床”（图12）仿绘《图经》图2时，添加根部，简化叶片，基本保留原图特征。《纲目》钱本“蛇床”（图13）亦仿绘《图经》图2，将植株斜放，添加根部，简化叶片，花序改绘为绒花状，严重失真。《三才图会》“蛇床子”（图15）仿绘时添加了山石背景，其余保留原图特征。此后仿绘《纲目》钱本图13的本草图有《本草求真》图23、《本草简明图说》图26（该图将叶片扩大，花序还保留钱本的样式）。

《救荒本草》：该书的“蛇床子”图6的仿绘图有：《野菜博录》“蛇床子”（图18）将叶片改为黑底白脉，不取原图的土地线，直接绘成无根状。《古今图书集成·草木典》“蛇床图”（图24）仿绘《救荒》图6。《植物名实图考》“蛇床子”（图25）亦仿绘自《救荒》，但不取土地线，未示根部。《纲目》张本“蛇床”（图14）又仿绘《植物名实图考》图25，但补充了根部。

《本草原始》：该书“蛇床子”（图16）的仿绘者有《本草汇言》同名图（图19），消除了原图注的文字，笔画黑粗，无法窥见果实形状。《本草汇》“蛇床子”（图20）果实摆放位置稍变。《本草纲目类纂必读》“蛇床子”（图21）则将果实分成左右两排。

以上26图中，除20幅属仿绘图外，还有7幅原创图（图2、4、6、9、11、16、22），详见下“鉴药”项。

【文录】

《本经》《别录》（见《证类》卷7“蛇床子”） 一名蛇粟。一名蛇米，一名虺床，一名思益，一名绳毒，一名枣棘，一名墙蘼。生临淄川谷及田野。五月采实，阴干。

梁《本草经集注》（同上） 陶隐居云：近道田野墟落间甚多。花、叶正似蘼芜。

后蜀《蜀本草》（同上） 《蜀本》：《图经》云：似小叶芎䓖，花白，子如黍粒，黄白色。生下湿地，今所在皆有，出扬州、襄州者良。采子暴干。

宋《本草图经》（同上） 《图经》曰：蛇床子……三月生苗，高三二尺，叶青碎，作丛似蒿枝。每枝上有花头百余，结同一窠，似马芹类。四五月开白花，又似散水。子黄褐色如黍米，至轻虚。五月采实，阴干。

明《本草纲目》卷14“蛇床” 【释名】虺床（《尔雅》）、马床（《广雅》）。【时珍曰】蛇虺喜卧于下食其子，故有蛇床、蛇粟诸名。其叶似蘼芜，故曰墙蘼。《尔雅》云：盱，虺床也。【集解】【时珍曰】其花如碎米攒簇，其子两片合成，似莳萝子而细，亦有细棱。凡花实似蛇床者，当归、芎䓖、水芹、藁本、胡萝卜是也。

【鉴药】

“蛇床子”首见于《本经》。李时珍释其名，谓“蛇虺喜卧于下食其子，故有蛇床、蛇粟诸名”。本品为古今常用药，可强阳补肾，祛风除湿，治阴痒疮癣等症。

关于本品生境形态，梁·陶弘景云：“近道田野墟落间甚多。花、叶正似蘼芜。”唐本《图经》云：“似小叶芎䓖，花白，子如黍粒，黄白色。生下湿地，今所在皆有，出扬州、襄州者良。”宋《本草图经》记载更详：“三月生苗，高三二尺，叶青碎，作丛似蒿枝。每枝上有花头百余，结同一窠，似马芹类。四、五月开白花，又似散水。子黄褐色如黍米，至轻虚。五月采实”以上提到的蘼芜、小叶芎䓖、马芹均为伞形科植物。“叶青碎”，指其叶的裂片线形，看似细碎。“花头百余，结同一窠”“白花，又似散水[1]”则为其伞形花序特征。此与今伞形科蛇床属植物蛇床*Cnidium monnieri*（L.）Cuss.相符。药用其果实。时珍曰：“其子两片合成，似莳萝子而细，亦有细棱。”此即蛇床子。

1.**《本草图经》**：该书“南京蛇床子”（图2）茎直立，叶2回三出式复叶。叶腋生数个小伞形花序。有土地线，未示根部。此图形态即今伞形科植物蛇床*C. monnieri*。

2.**《履巉岩本草》**：该书“蛇床子”（图4）与《图经》“南京蛇床子”（图2）主要特征基本一致，都是伞形花序，白色，叶二回羽状复叶。虽然其复叶的裂片等未得到表现，但这在古代的药图中，一般都取其大者，不注意叶缘等细节。故本图表现的仍是蛇床*C. monnieri*。

3.**《救荒本草》**：该书“蛇床子”（图6）有土地线，掩盖了根部。叶3回三出式羽状全裂，叶腋生有小伞形花序。此图乃写生绘制，图形精美，可确定其植物来源为蛇床*C. monnieri*。

4.**《太乙仙制本草药性大全》**：该书“蛇床子”（图9）有圆锥形的粗根，茎“之”字形弯曲。小叶对生，每枝顶有莲蓬状花序。此图粗糙简陋，其莲蓬状物大概是示意伞形花序，圆锥状根也与蛇床相符，但其他部分表达较差，只能说可能是示意为伞形科植物。

5.**《补遗雷公炮制便览》**：该书“炮制蛇床子”（图11）乃按雷公法绘制。《雷公炮炙论》云：“凡使，须用浓蓝汁，并百部草根自然汁，二味同浸三伏时，漉出日干。却用生地黄汁相拌蒸，从午至亥，日干。”其图从下按顺时针方向展示其炮制过程。图下方一男子在盆中浸洗药材，右上方绿衣人在摊晒放在竹匾里的浸泡好的药材。

1 散水：《纲目》引用时改作“繖状”，符合其伞形花序特征。

背景为红日，示意太阳晒干。然后将晒干的蛇床子再伴和生地汁，上锅蒸过。一人在灶前烧火。

6.《本草原始》：该书“蛇床子”（图16）为蛇床果实示意图。图注为“子大如黍”“色黄白”。果实细小，难以表现细部特征。从文字注来看，此为伞形科植物蛇床的果实。

7.《本草备要》：该书之图，绝大多数仿绘自前人之书，此“蛇床”（图22）是个例外。图中有土地背景，弯曲的2茎枝，单数羽状复叶数枚。茎顶或叶腋有3个花序，其中2个类似头状花序，仅右边一枝为伞形花序。仔细核对其前代之图，无一能找出其仿绘痕迹。尤其是该书最常仿绘的《纲目》钱本图，无论构图、茎、叶、花，均不相似。故只能将此图视为原创。绘图者可能是想绘出伞形科的植物，但出现类似头状花序，此图就失去考察的价值了。

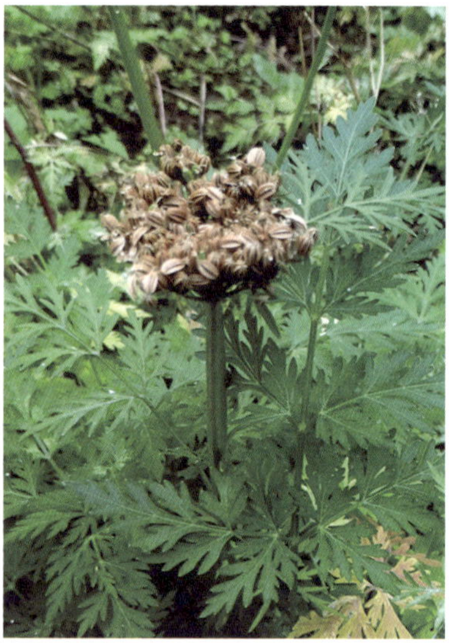

图27　蛇床 *Cnidium monnieri* 果枝

【小结】

蛇床子作为壮阳除湿常用药，古本草记载的来源比较单一，皆指今伞形科植物蛇床*Cnidium monnieri*（L.）Cuss.。《本草图经》《履巉岩本草》《救荒本草》等书的插图也都印证了本品原植物为蛇床*C. monnieri*。

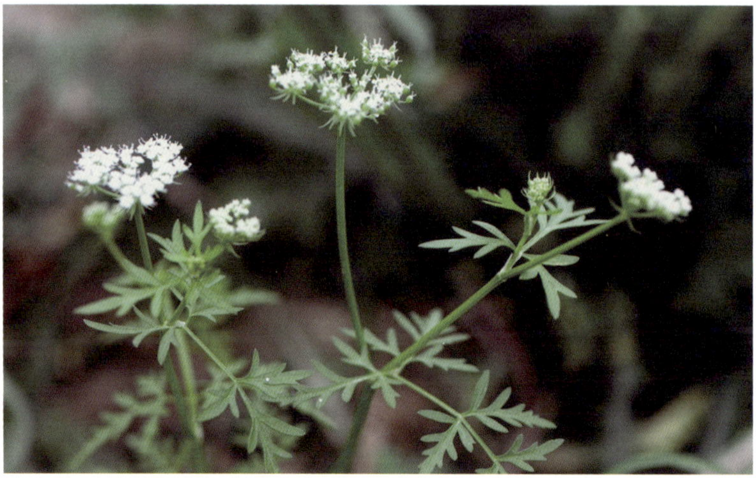

图28　蛇床 *Cnidium monnieri* 花枝

14-4 藁本

【品图】

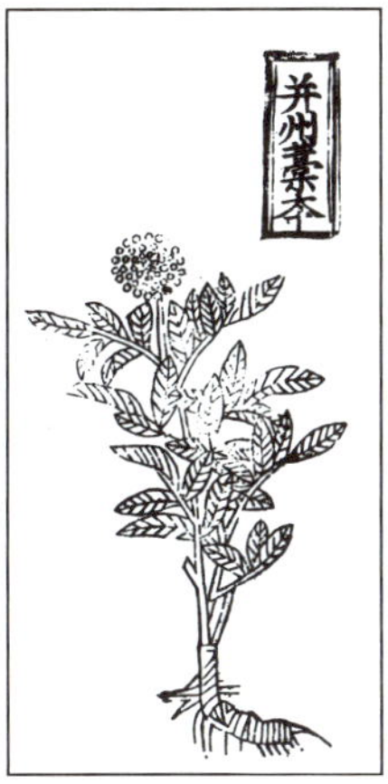

图1 图经（大）·并州藁本

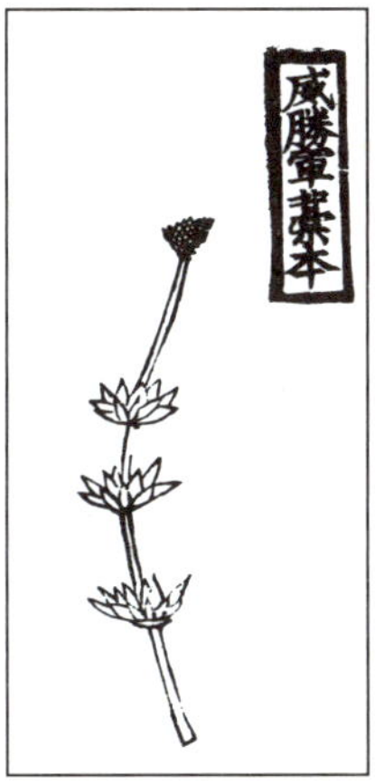

图2 图经（大）·威胜军藁本

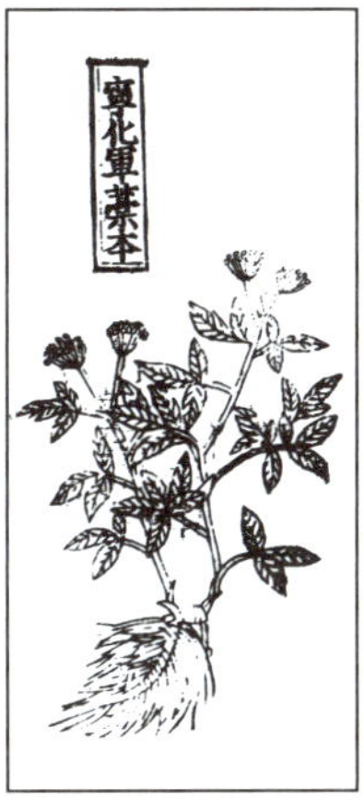

图3 图经（大）·宁化军藁本

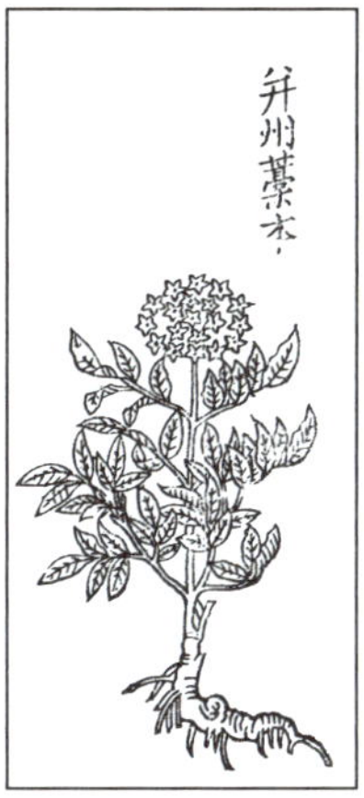

图4 图经（政）·并州藁本

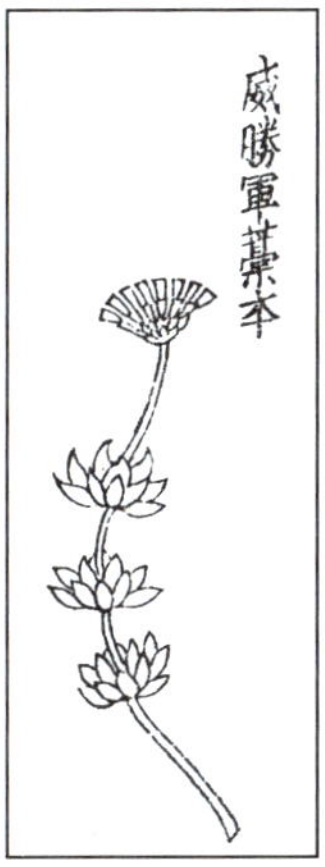

图5 图经（政）·威胜军藁本

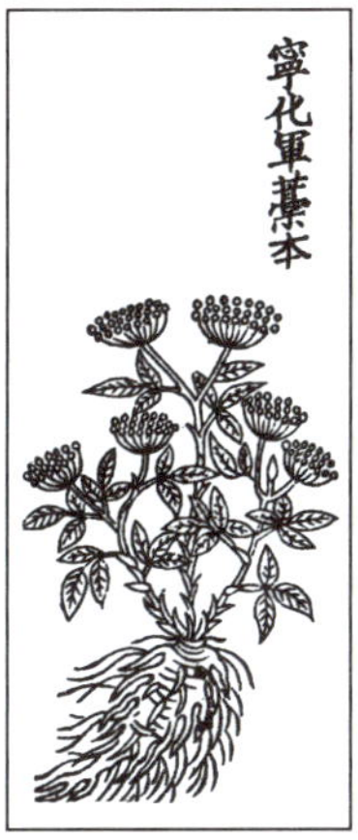

图6 图经（政）·宁化军藁本

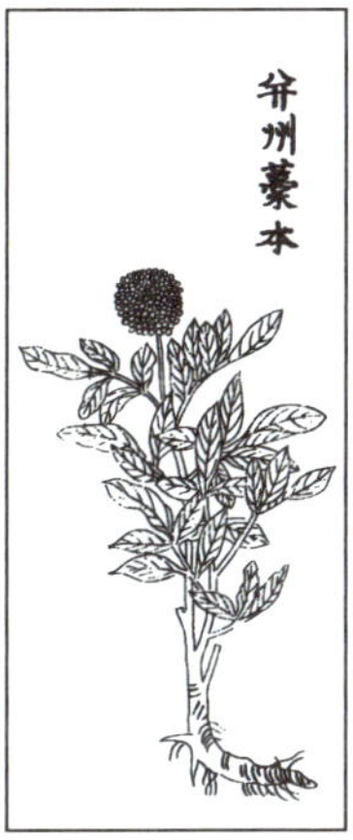

图7 图经（绍）·并州藁本

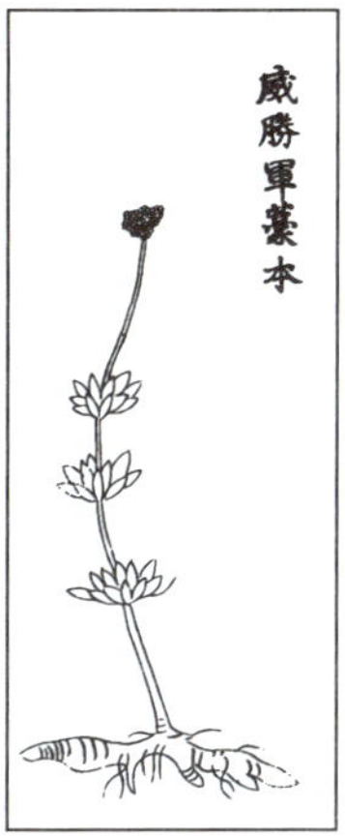

图8 图经（绍）·威胜军藁本

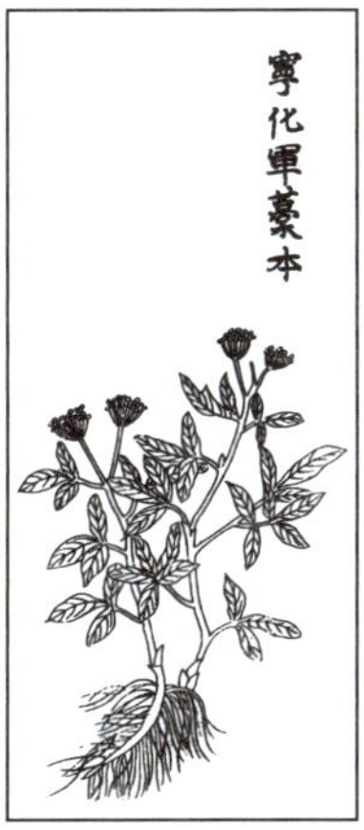

图9 图经（绍）·宁化军藁本

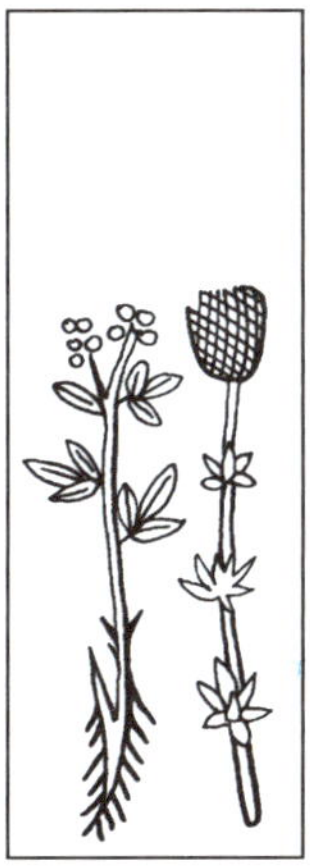

图10 歌括·藁本

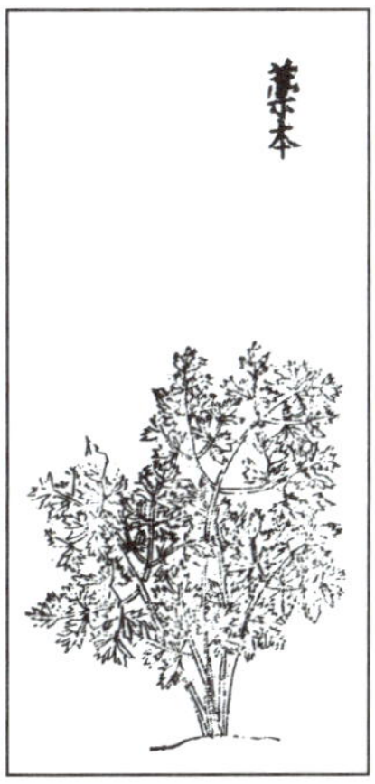

图11 救荒·藁本

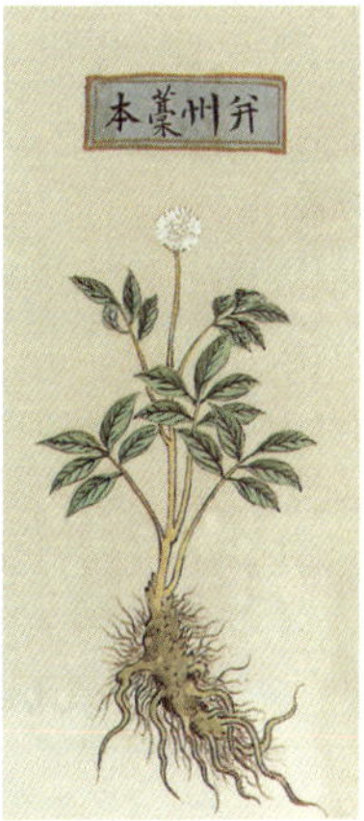

图12 品汇·并州藁本

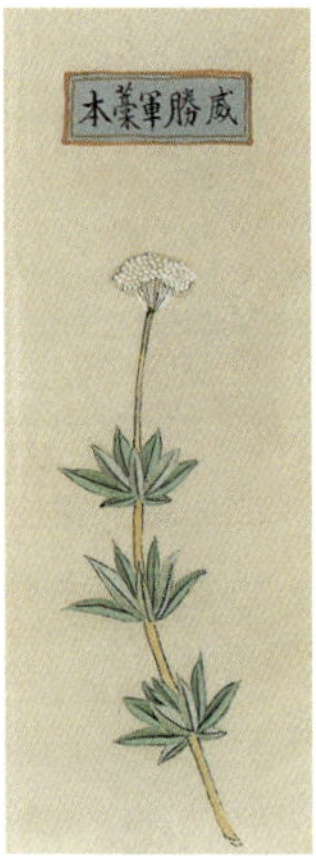

图 13　品汇·威胜军藁本

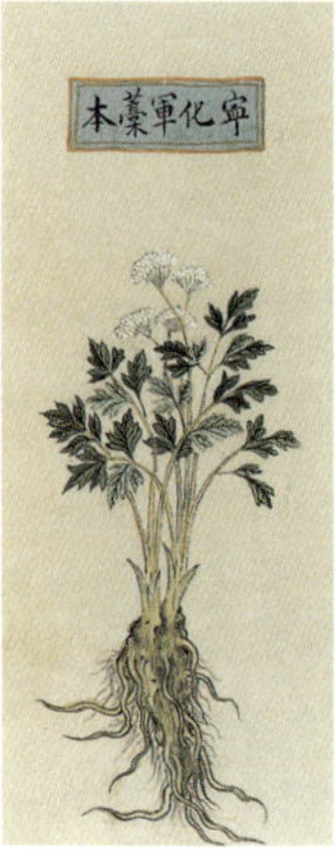

图 14　品汇·宁化军藁本

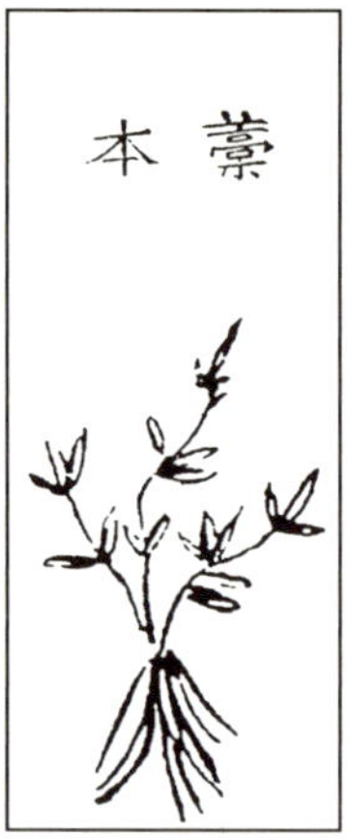

图 15　太乙·藁本

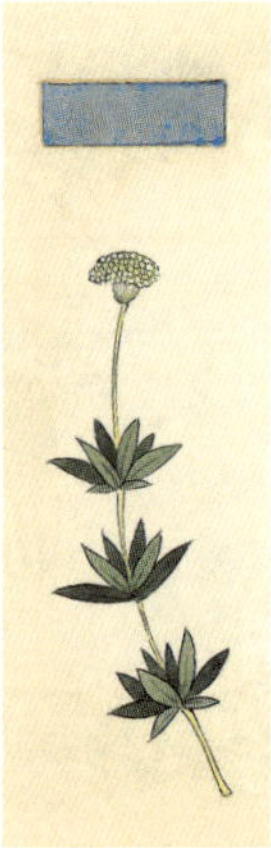
图 16　雷公·藁本

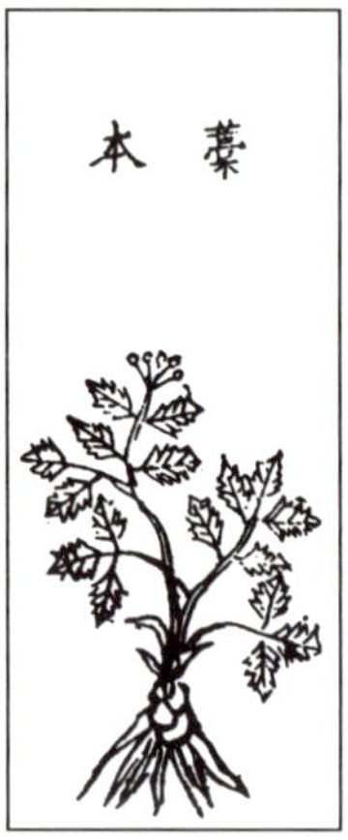

图 17　纲目（金）·藁本

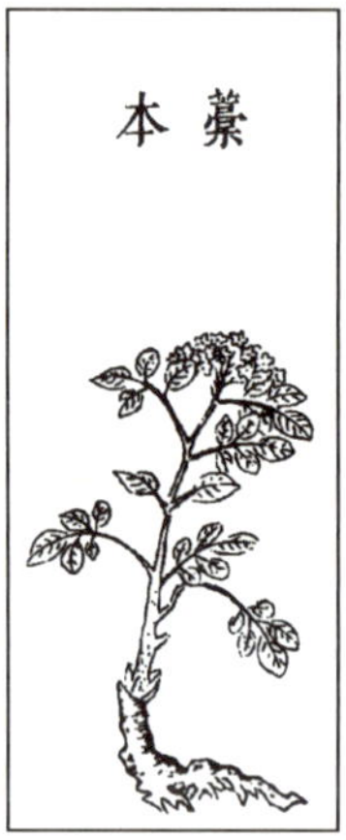

图 18　纲目（钱）·藁本

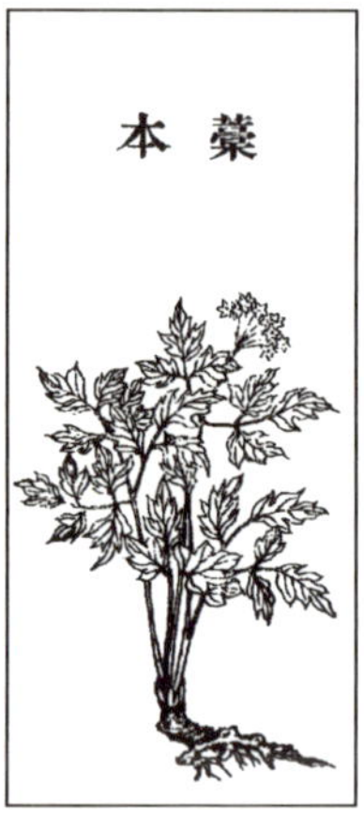

图 19　纲目（张）·藁本

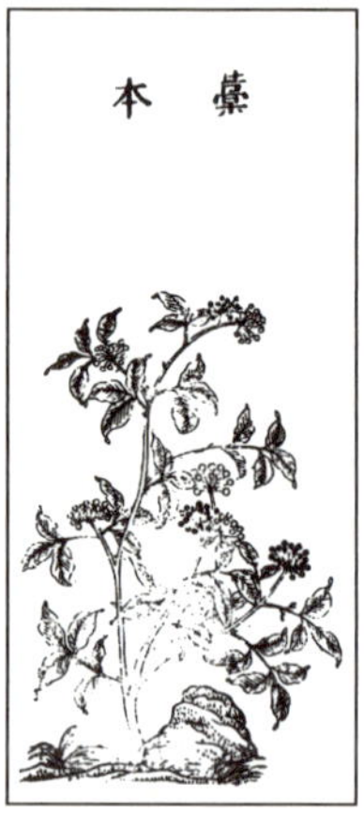

图 20　三才·藁本

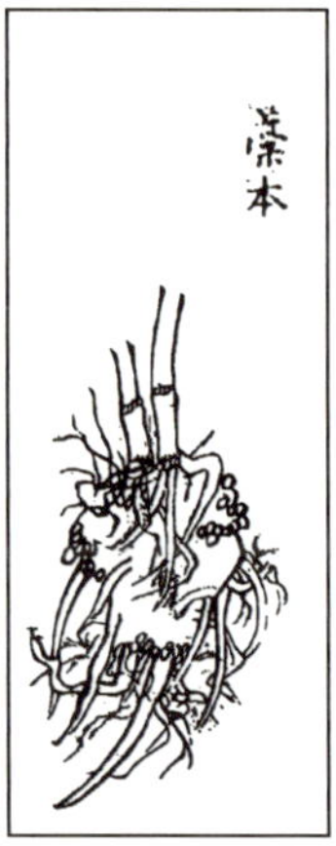

图 21　原始·藁本

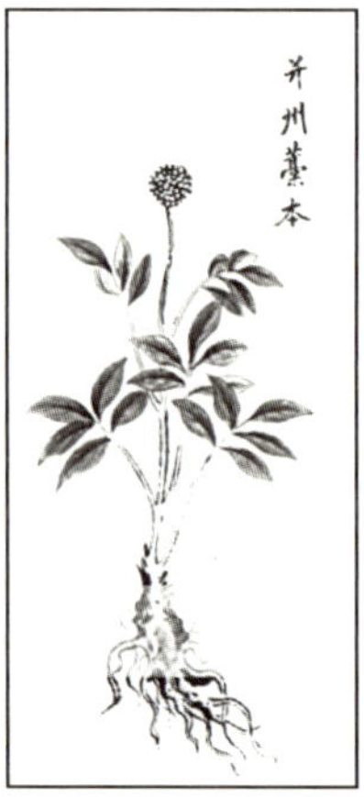

图 22　金石·并州藁本

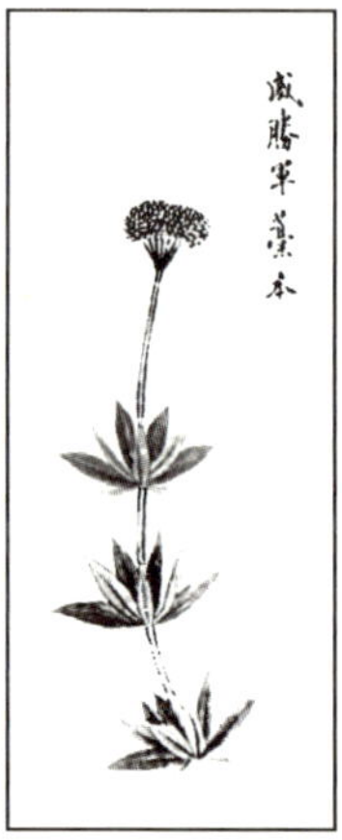

图 23　金石·威胜军藁本

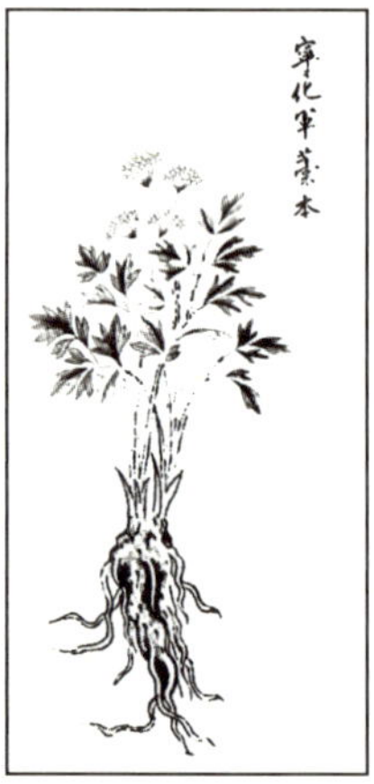

图 24　金石·宁化军藁本

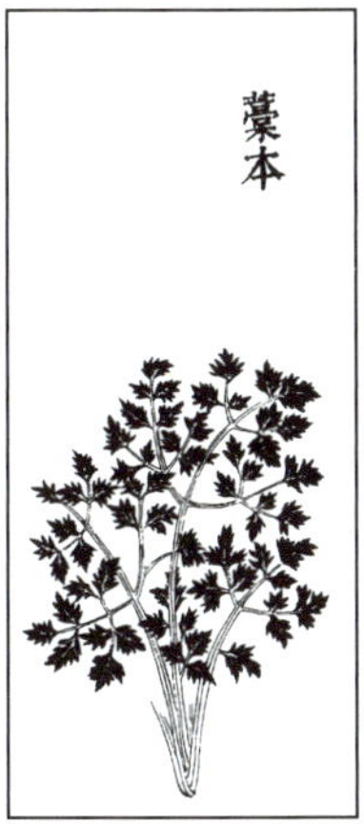

图 25　博录·藁本

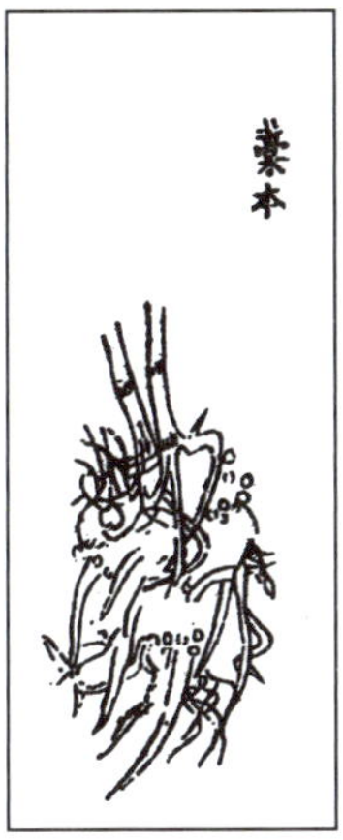

图 26　汇言·藁本

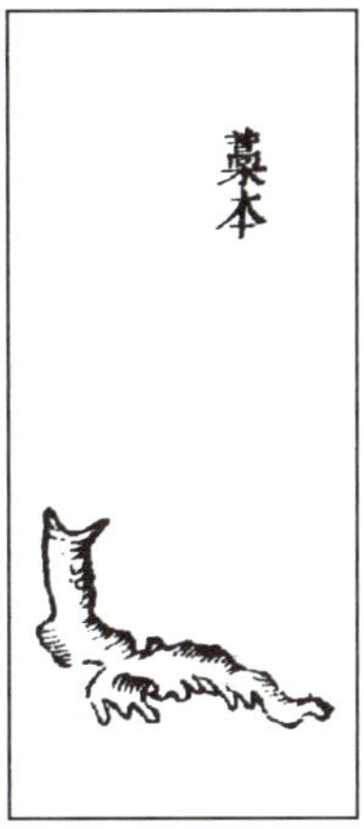

图 27　本草汇·藁本

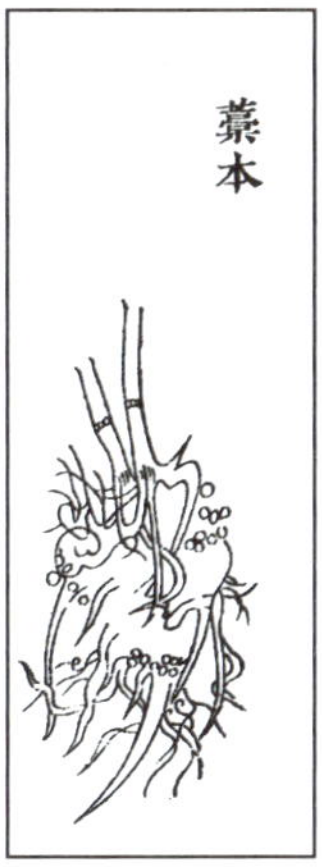

图 28　类纂·藁本

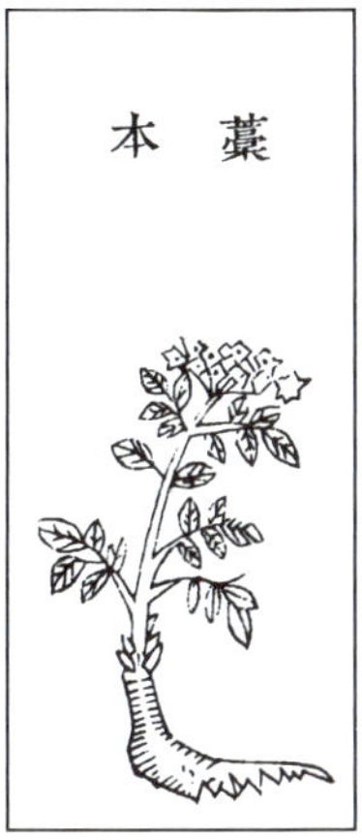

图 29　备要·藁本

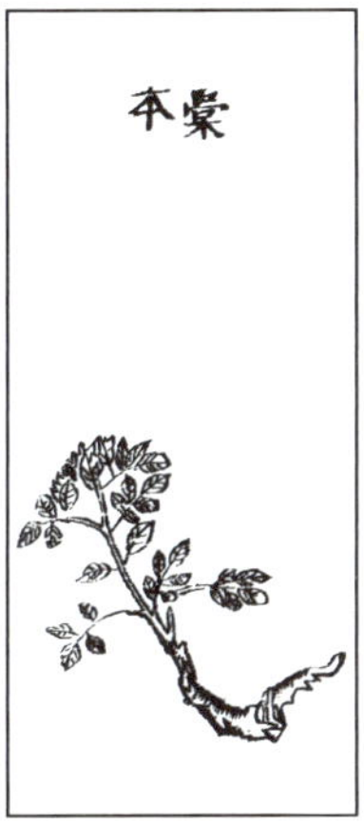

图 30　备要·藁本

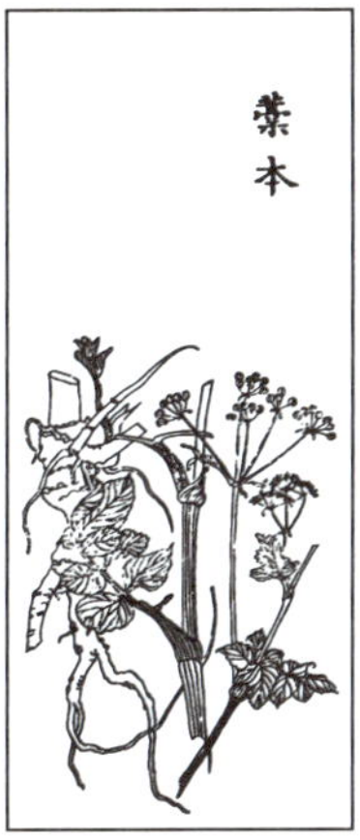

图 31　质问·藁本

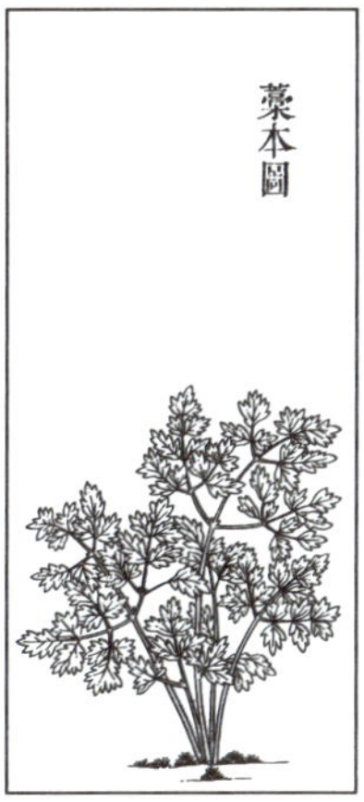

图 32　草木典·藁本图

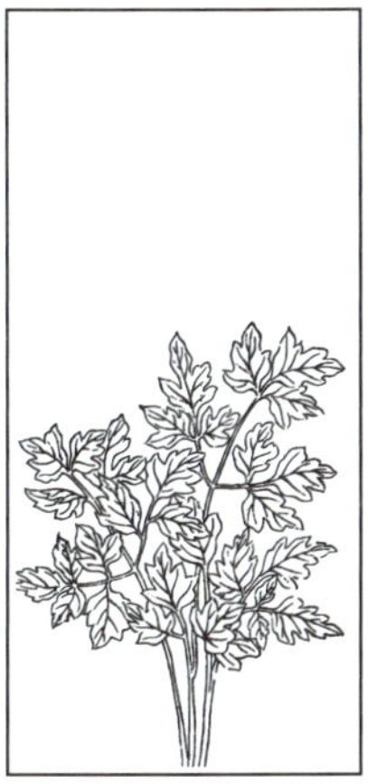

图 33　图考·藁本

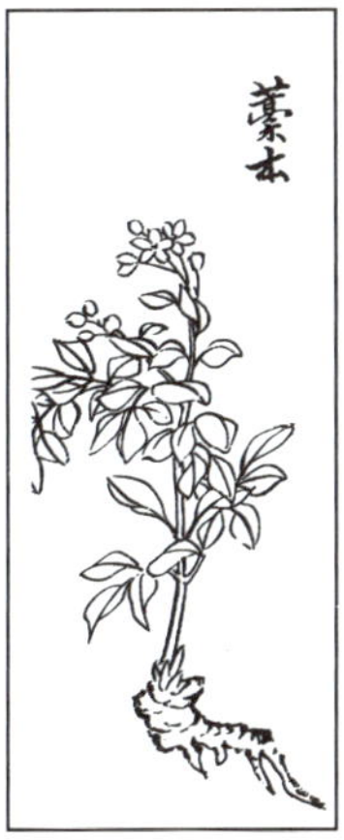

图 34　图说·藁本

本品34图，取自24书，其中7幅彩图。有承继关系及仿绘图可分以下3个书类。

《本草图经》：该书有藁本图3幅（“并州藁本”“威胜军藁本”“宁化军藁本”），分别存于《大观本草》（图1、2、3）、《政和本草》（图4、5、6）、《绍兴本草》（图7、8、9）中。其中《大观》《绍兴》图形基本相同，但《政和》图有若干差异（详见下“鉴药”项）。考虑到《政和》本影响最大，今以《政和》图4、图5、图6为《图经》图的代表。

仿绘《图经》蛇床子图的彩色图有:《本草品汇精要》“并州藁本”（图12）、“威胜军藁本”（图13）、“宁化军藁本”（图14）分别仿绘《图经》同名图。除一般敷色之外，其花均为白色伞形花，有根茎者均重新改绘，使之更接近原药材。此后《补遗雷公炮制便览》“藁本”（图16）选择了“威胜军藁本”仿绘，可见绘图者毫无药学知识。《金石昆虫草木状》的3幅彩图（图22、23、24）分别临摹了《品汇》3幅同名图。

仿绘《图经》图的墨线图有：《本草歌括》“藁本”（图10）含植物2株，右株仿绘自《图经》“威胜军藁本”，左株仿绘“宁化军藁本”，但均经过高度简化。《本草纲目》钱本“藁本”（图18）仿绘“并州藁本”（图4），但叶片简化、修饰过度，仅花序尚保留原图模样。《本草汇》“藁本”（图27）截取钱本“藁本”图的根部，形成药材图。基本仿绘钱本“藁本”图的还有《本草备要》“藁本”（图29）、《本草备要》“藁本”（图30）、《本草简明图说》“藁本”（图34）。另《三才图会》“藁本”（图20）仿绘“宁化军藁本”图，增添山石背景，却没有将其他2幅图一并绘入该图中。

《救荒本草》：该书“藁本”（图11）的仿绘图有《野菜博录》“藁本”（图25），后者将原图叶片反白（黑底白脉），去掉土地线。《古今图书集成·草木典》“藁本图”（图32）较好地仿绘了《救荒》藁本图，略加润饰。《植物名实图考》藁本（图33）又仿绘《草木典》藁本图32，删除土地背景。《纲目》张本“藁本”（图19）又仿绘《植物名实图考》图33，增加了一个伞形花序及根茎。

《本草原始》：该书“藁本”（图21）为药材写生图。仿绘其图者有：《本草汇言》图26、《本草纲目类纂必读》“藁本”（图28）。

以上34图中，除26幅属仿绘图外，还有8幅原创图（图4、5、6、11、15、17、21、31），详见下“鉴药”项。

【文录】

《本经》《别录》（见《证类》卷8“藁本”） 一名鬼卿，一名地新，一名微茎。生崇山山谷。正月、二月采根，暴干。

梁《本草经集注》（同上） 陶隐居云：俗中皆用芎䓖根须，其形气乃相类。而《桐君药录》说芎䓖苗似藁本，论说花实皆不同，所生处又异。今东山别有藁本，形气甚相似，惟长大尔。

唐《唐本草》（同上）《唐本》注云：藁本，茎、叶、根，味与芎䓖小别。以其根上苗下似藁根，故名藁本。今出宕州者佳也。

宋《本草图经》（同上）《图经》曰……今西川、河东州郡及兖州、杭州有之。叶似白芷香，又似芎䓖，但芎䓖似水芹，而藁本叶细耳。根上苗下似禾藁，故以名之。五月有白花，七八月结子，根紫色。

明《救荒本草》卷上之前"藁本" 今卫辉辉县栲栳圈山谷间亦有之。俗名山园荽。苗高五七寸，叶似芎䓖，叶细小又似园荽叶而稀疏，茎比园荽茎颇硬直。

明《本草纲目》卷14"藁本" 【释名】藁茇(《纲目》)。【时珍曰】古人香料用之，呼为藁本香。《山海经》名藁茇。【集解】【时珍曰】江南深山中皆有之。根似芎䓖而轻虚，味麻，不堪作饮也。

【鉴药】

"藁本"首见于《本经》。苏颂释其名曰："以其根上苗下似藁根，故名藁本。"本品为古今较常用药，能祛风除湿，止颠顶头痛。

藁本为诸多伞形科植物中的一种，此类药外形相似，确定来源不易。藁本来源也因此产生过争议或混淆品。陶弘景说："俗中皆用芎䓖根须，其形气乃相类。而《桐君药录》说芎䓖苗似藁本，论说花实皆不同，所生处又异。"陶氏还提到山东别有更长大的藁本，形气相似。《唐本草》认为藁本与芎䓖差别很小，特点在于藁本"根上苗下"（茎基与根茎部分）如枯槁的根。宋《本草图经》描述其形态："叶似白芷香，又似芎䓖，但芎䓖似水芹，而藁本叶细耳……五月有白花，七八月结子，根紫色。"李时珍补充说："根似芎䓖而轻虚，味麻，不堪作饮也。"以上描述与今现实品种使用的伞形科藁本属植物藁本*Ligusticum sinense* Oliv.比较接近。古本草图可以为考察来源提供新的依据。

1.《本草图经》：该书3幅藁本图，存于《大观》《绍兴》的图基本相同。例如"并州藁本"，《大观》图1、《绍兴》图7的花序均呈球状，小花用小圆点示意。但《政和》图4的小花却是花冠5裂状，似乎对其花有更细致的观察。又"威胜军藁本"，《大观》图2、《绍兴》图8的花序均呈倒三角形，全用小圆点填充此三角。但《政和》图5的花却成了头状花序的模样。再如"宁化军藁本"，《大观》图3、《绍兴》图9均为2茎枝，主根细瘦。但《政和》图6有3茎枝，主根粗大。以上差异表明，《政和》所存3藁本图曾有所修改。该书"威胜军藁本"（图5）仅展示一茎枝，小叶多数簇生于茎节，似头状花序，此图肯定不是伞形科植物藁本属，来源不明。"并州藁本"（图4）茎直立，根茎粗大，二回单数羽状复叶，花似伞形花序。"宁化军藁本"（图6）有膨大的根茎，茎基有残留的叶鞘。茎直立，有顶生或侧生的伞形花序。以上两图皆属伞形科植物。

2.《救荒本草》：该书"藁本"（图11）有土地线，未示根部。地上部分茎叶颇类芹菜。其文字描述为："苗高五七寸，叶似芎䓖，叶细小又似园荽叶而稀疏，茎比园荽茎颇硬直。"现代研究者多认为此图所指为伞形科藁本属植物藁本*Ligusticum sinense* Oliv.。

3.《太乙仙制本草药性大全》：该书"藁本"（图15）图示具有多条分枝根，茎枝柔软，小叶披针形，对生或三叶簇生。原植物不明。

4.《本草纲目》(金陵本)：该书“藁本”(图17)根茎肥大，有数条支根，茎基残留叶鞘，其构图、叶形、伞形花序均未仿绘前人本草插图。此图可作为伞形科植物的示意图，但图形简单，难以确定其种类。

5.《本草原始》：该书“藁本”(图21)为药材写生图，绘一带着残茎基的根茎，其周围有多数细根，符合状如“藁根”的特征。此图与今伞形科植物辽藁本*Ligusticum jeholense*(Nakai et Kitagawa) Nakai et Kitagawa相似。

6.《质问本草》：该书“藁本”(图31)截取植株不同部分绘图。其根茎膨大，茎圆柱形，有条纹，叶基部抱茎，复伞形花序侧生。结合其标本产地，此似为伞形科植物藁本*L. sinense*。

【小结】

藁本以其形如枯根得名。其形与芎䓖、白芷相似，虽不如白芷、芎䓖常用，但作为祛风药沿用至今。《本草图经》“并州藁本”“宁化军藁本”图显示其为伞形科植物。《救荒本草》《质问本草》图与伞形科植物藁本*Ligusticum sinense* Oliv.相似。《本草原始》藁本药材图与辽藁本*L. jeholense*(Nakai et Kitagawa) Nakai et Kitagawa的根茎与根相似。

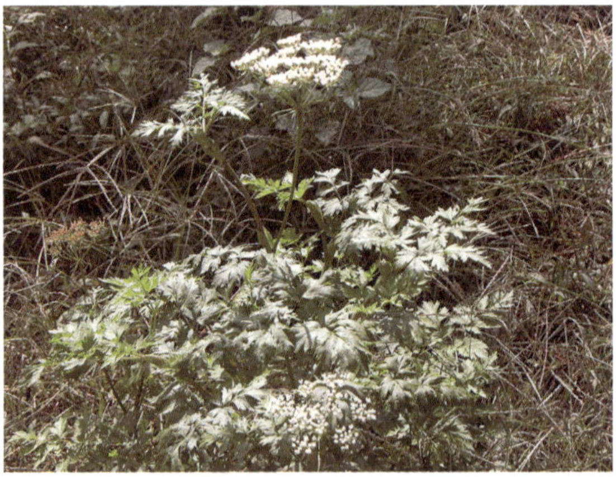

图35　藁本 *Ligusticum sinense*

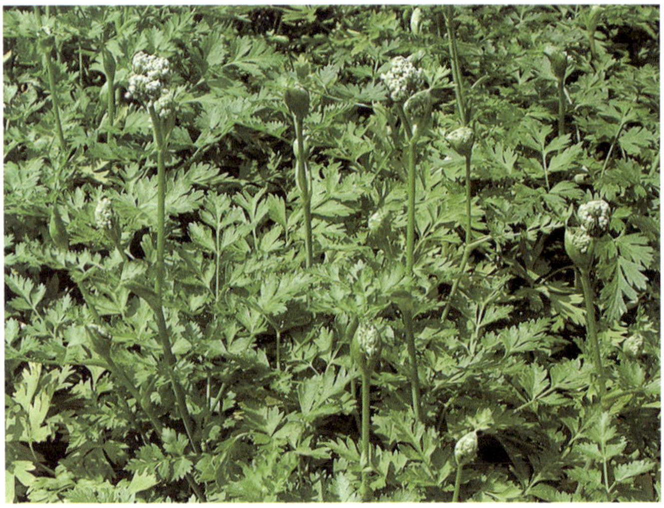

图36　辽藁本 *Ligusticum jeholense*

14-5　蜘蛛香

【品图】

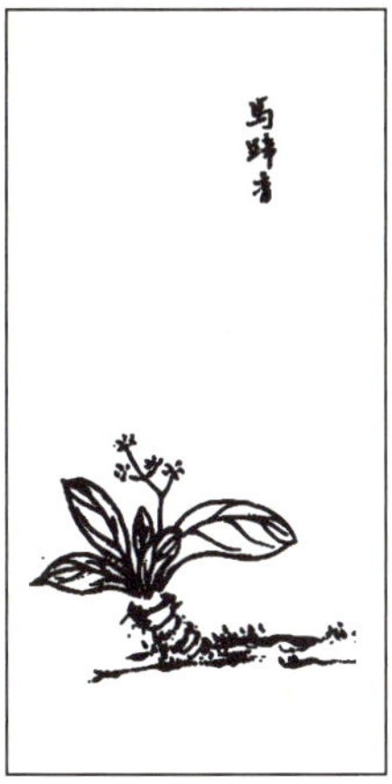

图 1　滇南图·马蹄香

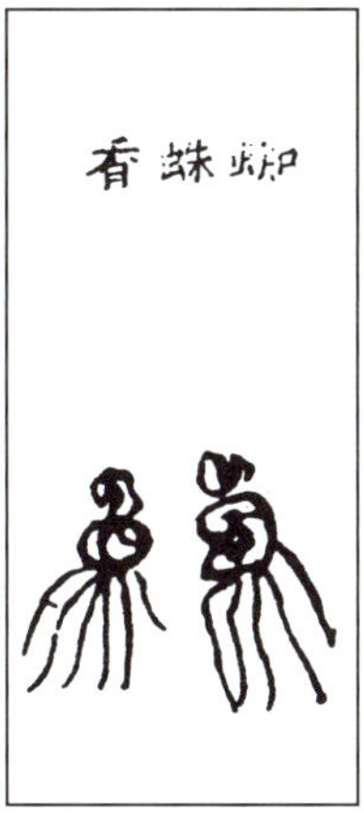

图 2　纲目（金）·蜘蛛香

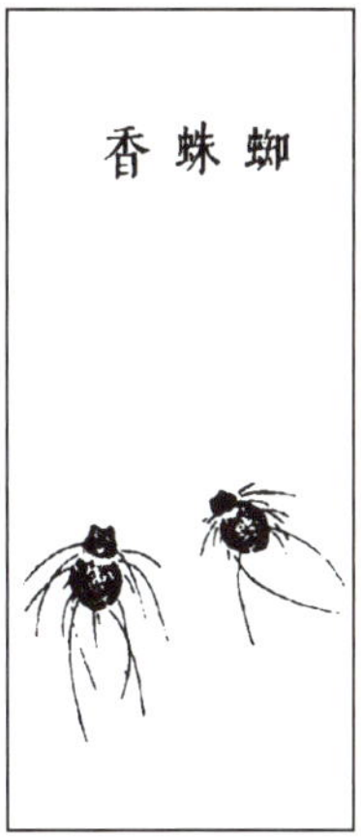

图 3　纲目（钱）·蜘蛛香

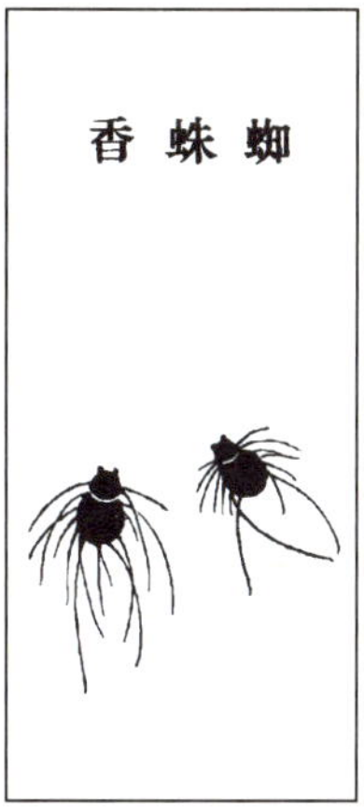

图 4　纲目（张）·蜘蛛香

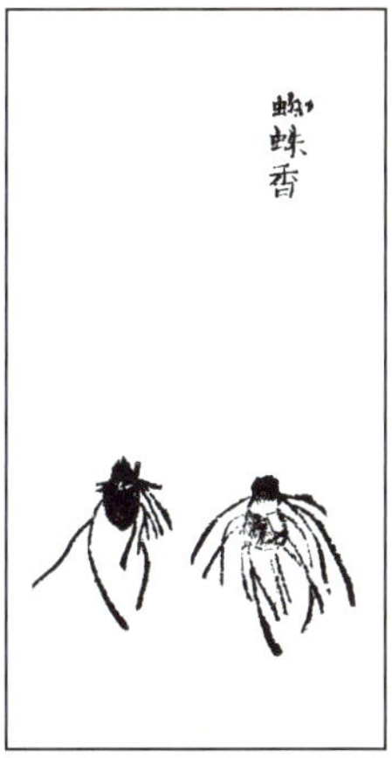

图 5　求真·蜘蛛香

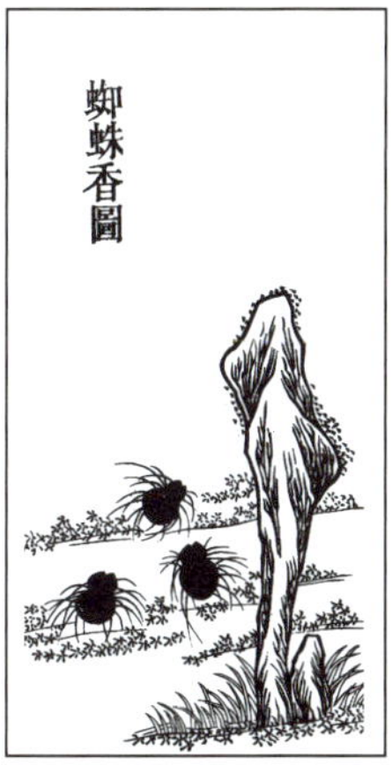

图 6　草木典·蜘蛛香图

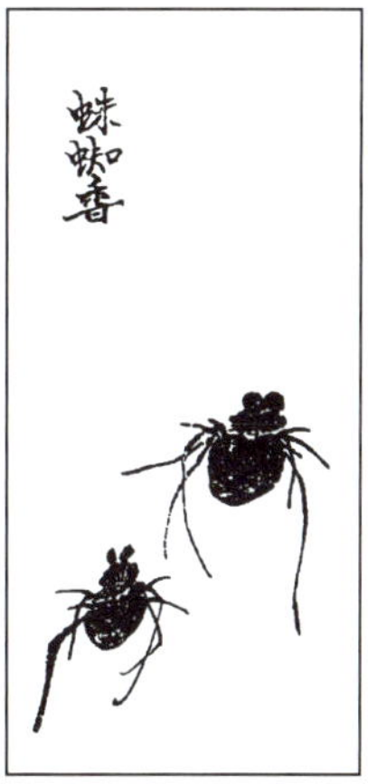

图 7　图说·蛛蜘香

本品7图，取自7书，有承继关系的仿绘图仅《本草纲目》钱本一个书类。

《本草纲目》（钱本）：该书“蜘蛛香”（图3）的同名仿绘图有：《纲目》张本图4、《本草求真》图5、《古今图书集成·草木典》图6（该图绘3个黑色“蜘蛛”样物，另添假山及草地背景）、《本草简明图说》图7。

以上7图中，除4幅属仿绘图外，还有3幅原创图（图1、2、3），详见下“鉴药”项。

【文录】

明《本草纲目》卷14“蜘蛛香”【集解】【时珍曰】蜘蛛香，出蜀西茂州松潘山中，草根也。黑色有粗须，状如蜘蛛及藁本、芎䓖，气味芳香，彼人亦重之。或云猫喜食之。

题·明《滇南本草图说》卷5“马蹄香”（一名鬼见愁。）形似小牛舌，叶根黑，采枝叶入药。性寒，味苦。主治：妇人午后潮热，阴虚火动，头眩发晕，虚劳可疗。晒干烧烟，可避邪物。

【鉴药】

“蜘蛛香”首见于《本草纲目》。因“状如蜘蛛……气味芳香”得名。李时珍所见本品乃草根“黑色有粗须”，如藁本、芎䓖，且兼有香气。原产四川北部的茂县、松潘一带。李时珍没有见过原植物，故无植物形态描述。

《中华本草》将《滇南本草图说》中的马蹄香（一名鬼见愁）作为“蜘蛛香”异名。[1]《滇南本草》虽传云明·兰茂撰，但留存至今的传本均无早于《本草纲目》问世之年（1593）者，且传本甚多。经查《滇南本草》光绪务本堂本、1914年云南丛书本无“马蹄香”一名，只有“马蹄草”，二书内容一样，与《滇南本草图说》主治近似，但无形态描述。《滇南本草图说》载“马蹄香”形态“形似小牛舌，叶根黑，采枝叶入药”。此与《纲目》所载形态及用药部位均不尽相同。《纲目》载本品“辟瘟疫，中恶邪精，鬼气尸疰”。《滇南本草图说》载其主治“妇人午后潮热，阴虚火动，头眩发晕，虚劳可疗。晒干烧烟，可避邪物”。两相比较，仅“可避邪物”相似。《滇南本草图说》有药图，可资考察。

1.《滇南本草图说》：该书“马蹄香”（图1）绘一植物，根茎粗大，半截露在图外，基生叶无柄，椭圆形。中抽一花茎，小花有长柄，花瓣5。《中华本草》鉴定为败酱科缬草属蜘蛛香*Valeriana jatamansi* Jones。两者有相似之处，图1基生叶无柄，与蜘蛛香有异。蜘蛛香根茎粗厚，块柱状，节密，有浓烈香味，此与李时珍所载有相似之处。

2.《本草纲目》（金陵本）：该书“蜘蛛香”（图2）绘两个简单的药材图案，可以理解为具有小芦头的块根或块茎，下生数条支根。此图不会令人想到是动物蜘蛛。结合李时珍文字描述，此草根茎确与植物蛛香*V. jatamansi*的根茎相近，尤其是香气浓烈最为贴合。

3.《本草纲目》（钱本）：该书“蜘蛛香”（图3）绘两个黑色的小头大腹的昆虫，头颈部及腹部有十余条长短不一的毛须。此图丝毫没有顾及《纲目》的文字记载，

1　国家中医药管理局《中华本草》编委会：《中华本草》（7），上海：上海科学技术出版社，1999：575.

师心自用妄绘成动物蜘蛛模样，贻误后人。

【小结】

蜘蛛香是李时珍据其药材及传闻撰成的条目，未述植物形态。《滇南本草图说》“马蹄香”据考即败酱科蜘蛛香*Valeriana jatamansi* Jones。其根茎形、气与李时珍所载“蜘蛛香”近似。

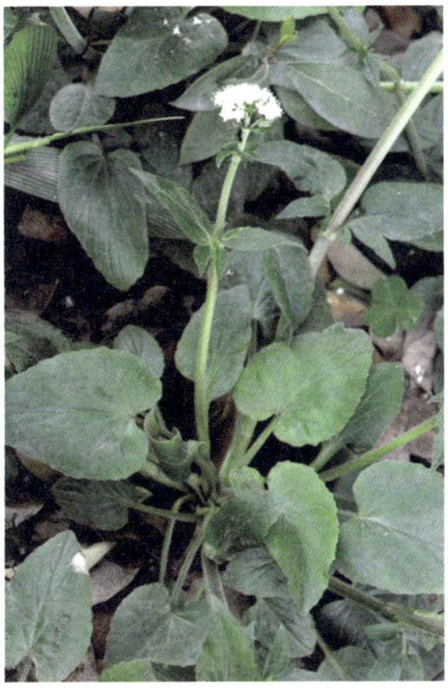

图 8　蜘蛛香 *Valeriana jatamansi*

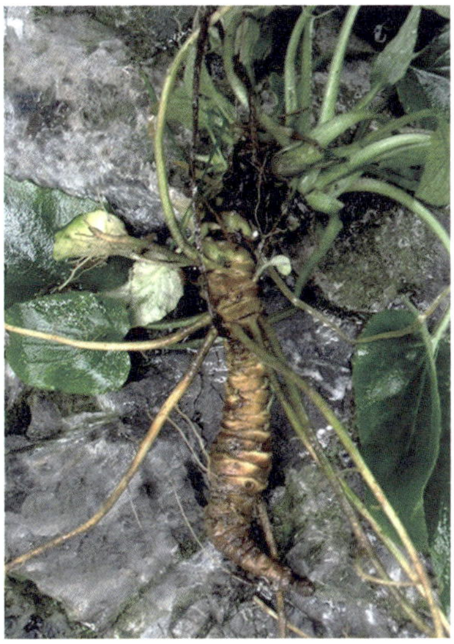

图 9　蜘蛛香根茎

14-6　白芷

【品图】

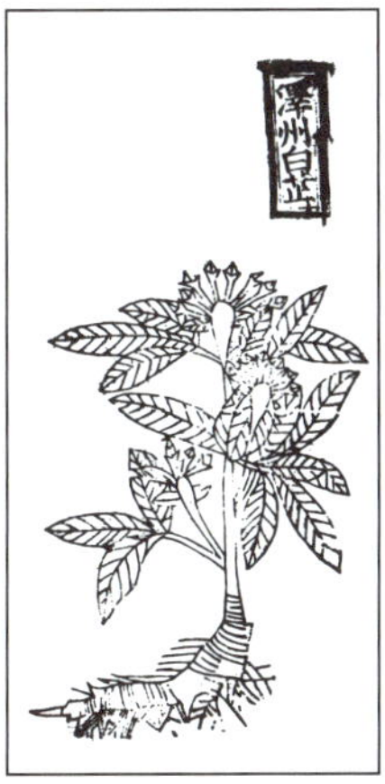

图 1　图经（大）·泽州白芷

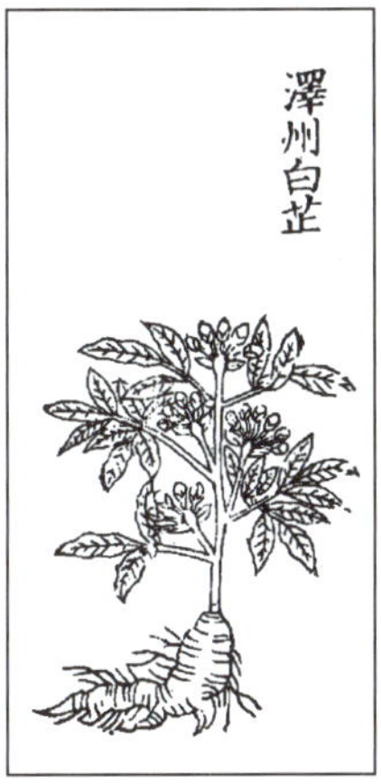

图 2　图经（政）·泽州白芷

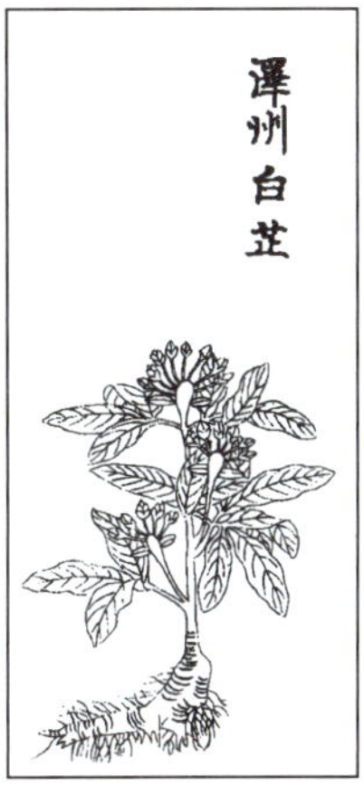

图 3　图经（绍）·泽州白芷

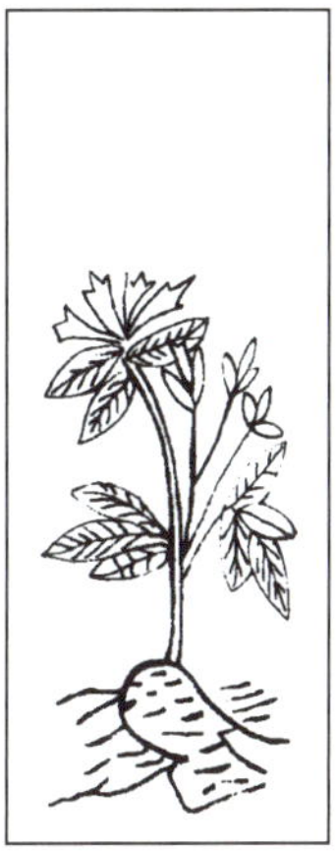

图 4　歌括·白芷

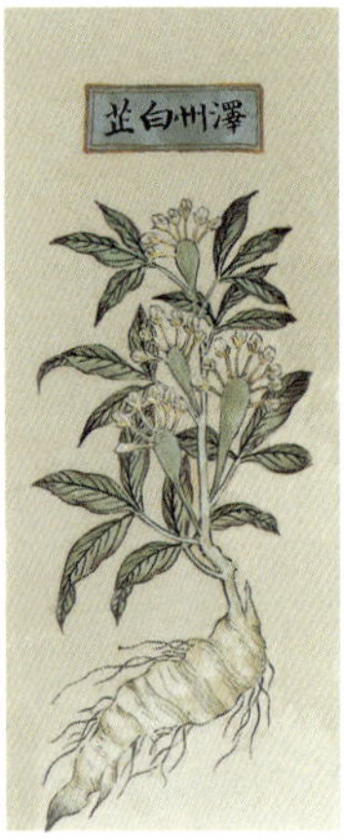

图 5 品汇·泽州白芷

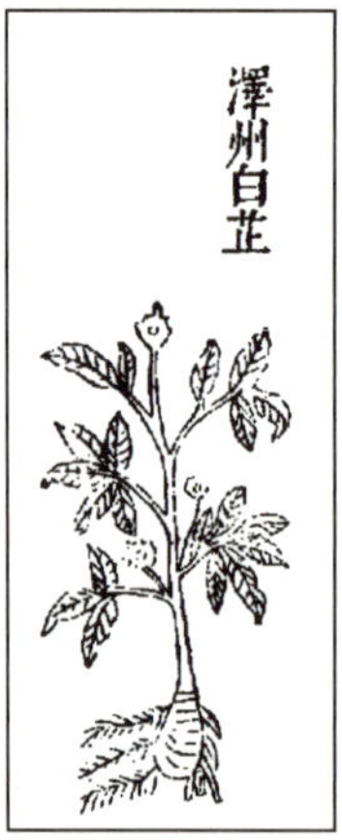

图 6 蒙筌·泽州白芷

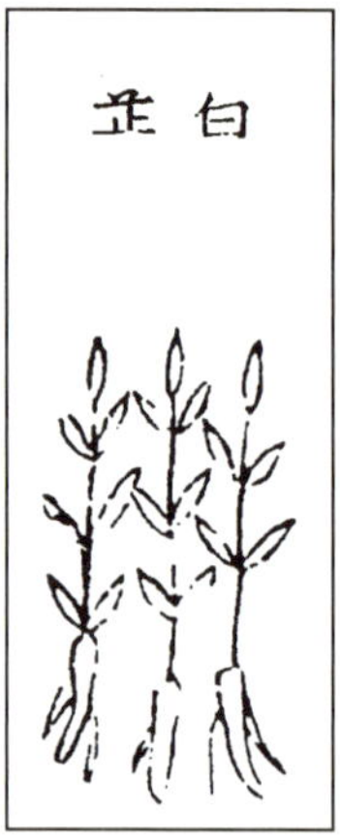

图 7 太乙·白芷

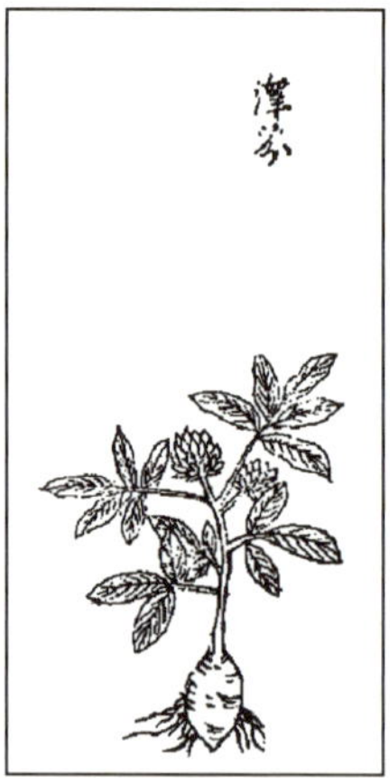

图 8 茹草·泽芬

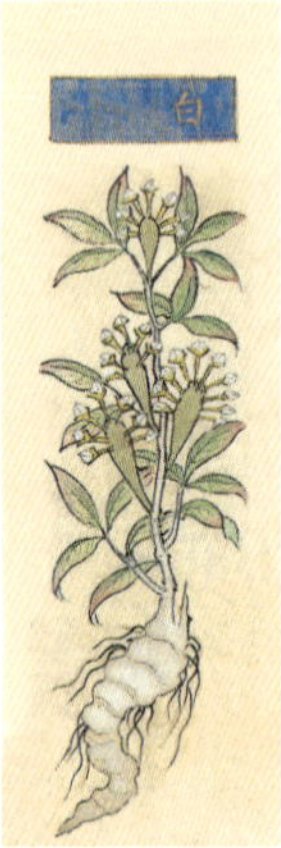

图 9 雷公·白芷

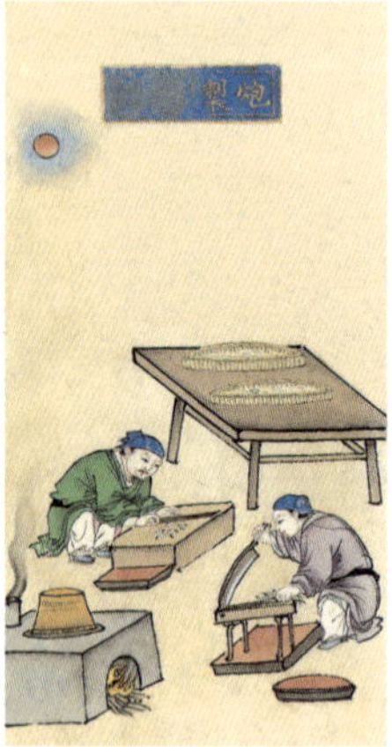
图 10 雷公·炮制白芷

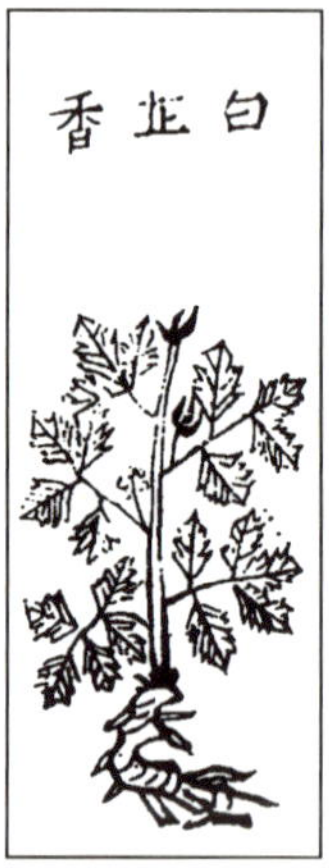

图 11 纲目(金)·白芷香

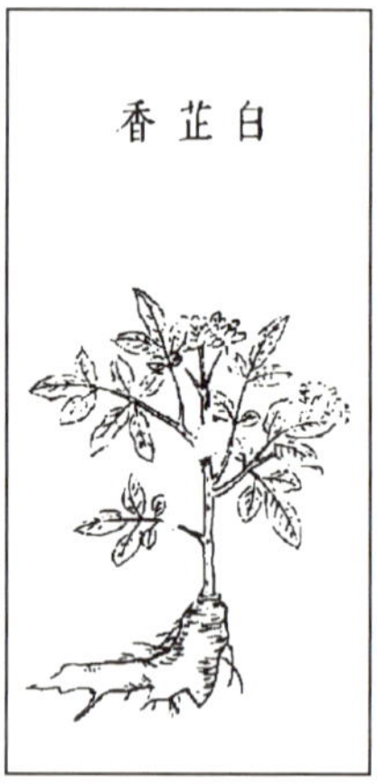

图 12 纲目(钱)·白芷香

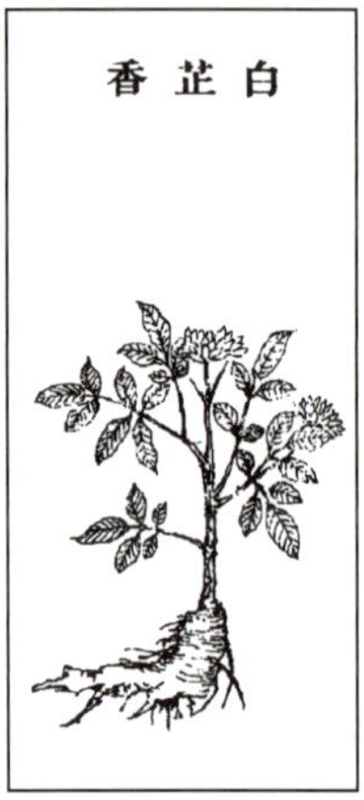

图 13 纲目(张)·白芷香

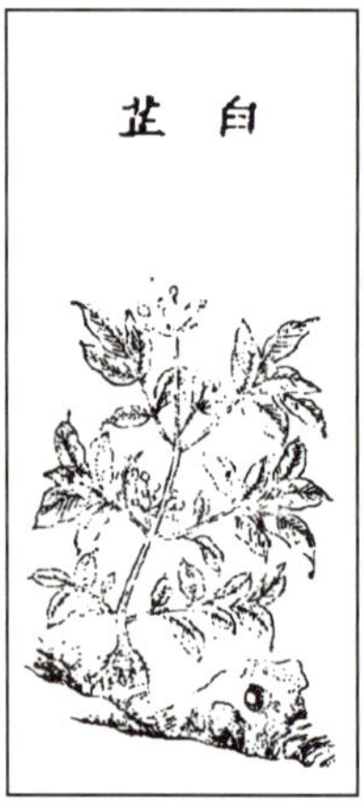

图 14 三才·白芷

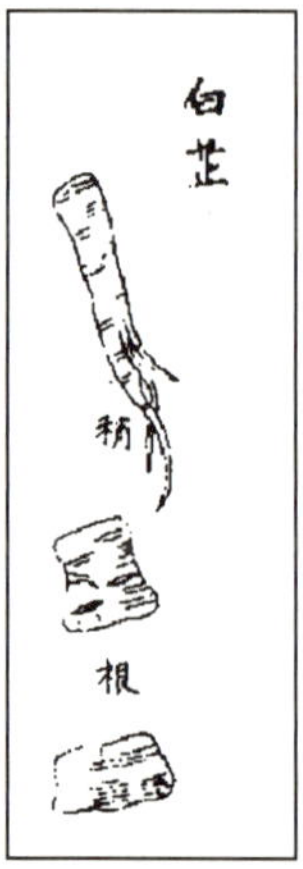

图 15 原始·白芷

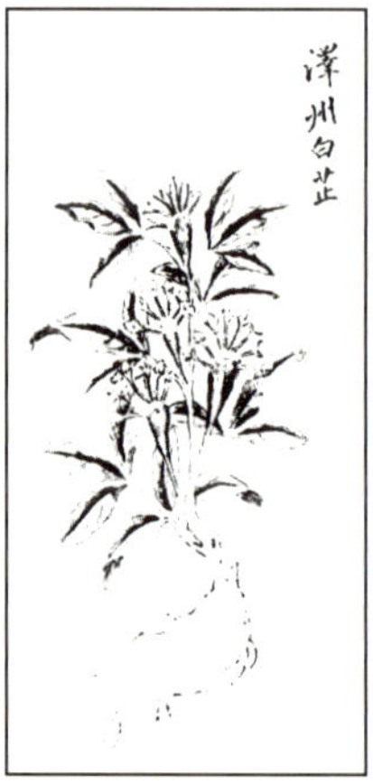

图 16 金石·泽州白芷

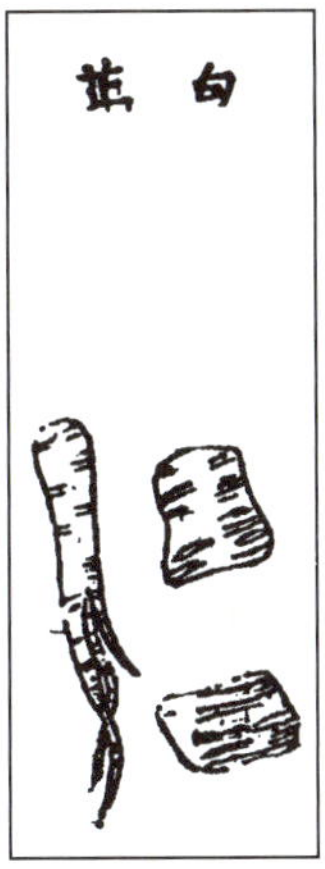

图17　汇言·白芷

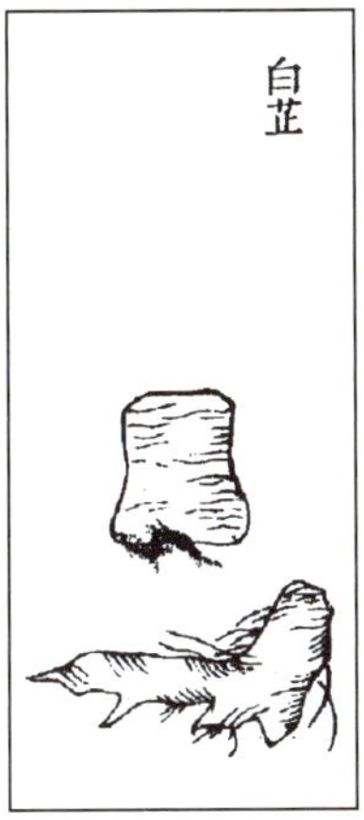

图18　本草汇·白芷

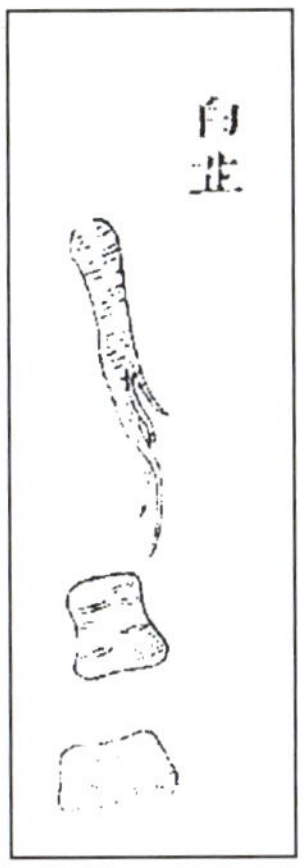

图19　类纂·白芷

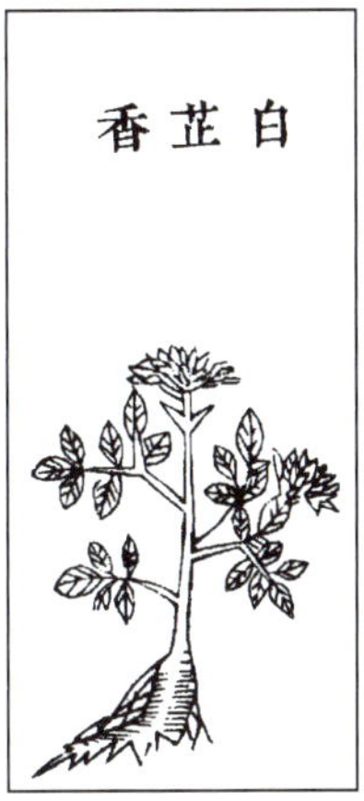

图20　备要·白芷香

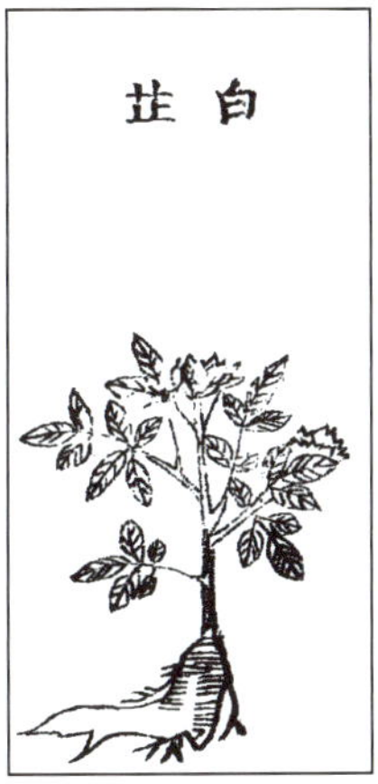

图21　求真·白芷

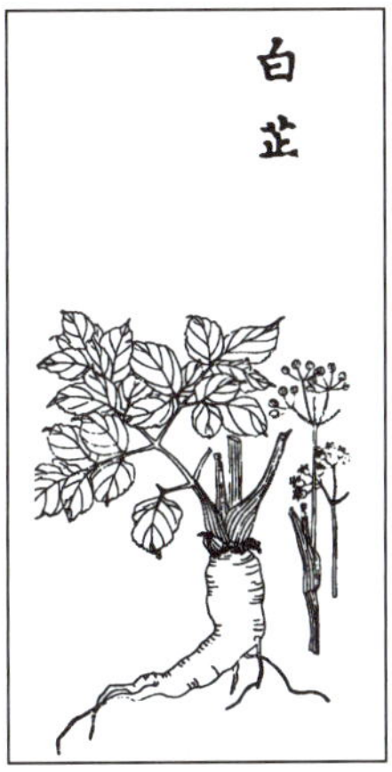

图22　质问·白芷

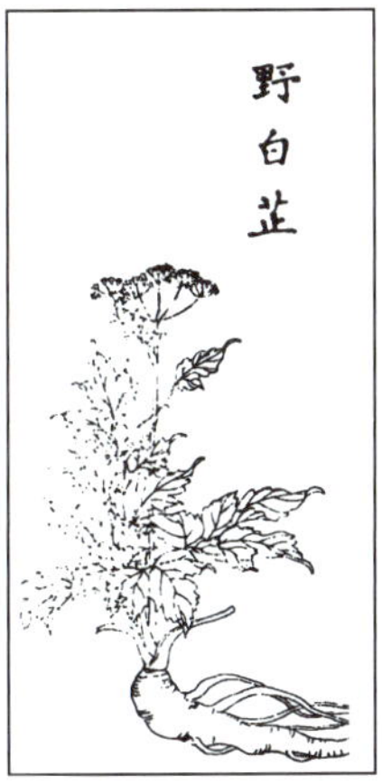

图23　质问·野白芷

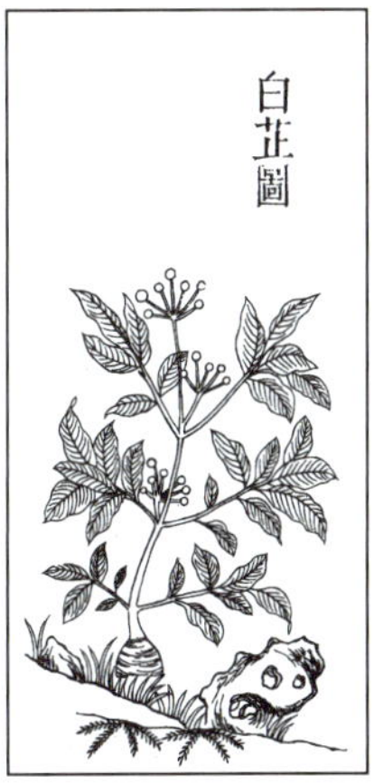

图24　草木典·白芷图

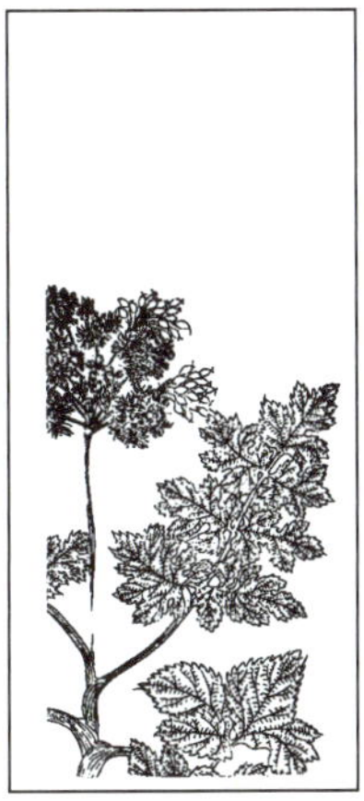

图25　图考·白芷

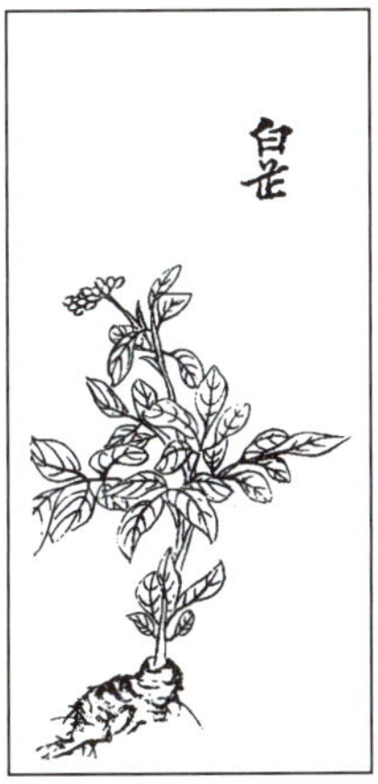

图26　图说·白芷

本品26图，取自24书，其中4幅彩图。有承继关系及仿绘图可分以下2个书类。

《本草图经》：该书的“泽州白芷”图分别存于《大观本草》（图1）、《政和本草》（图2）、《绍兴本草》（图3）。其中《大观》《绍兴》二传本图更为接近，二者花序下囊状叶鞘异常膨大。《政和》图2经过修正，更为美观，今以其作为《图经》图的代表。

仿绘该图的彩色图有《本草品汇精要》“泽州白芷”（图5），该图可能是仿绘《大观》图1或《绍兴》图3，伞形花序下囊状叶鞘大如棒槌，花白色。此后《补遗雷公炮制便览》“白芷”（图9）、《金石昆虫草木状》“泽州白芷”（图16）均仿绘《品汇》图5。

仿绘该图的墨线图有：《本草歌括》图4，简化、改绘过度，虽粗有其形，但叶片花序均已失真。《本草蒙筌》“泽州白芷”（图6）粗仿《图经》图，花序被绘成圆果状。《茹草编》“泽芬”（图8）仿绘《图经》图，将根改为卵圆形，花序改成类似头状花序。《本草纲目》金陵本“白芷香”（图11）仿绘时将花序改成3个黑色角果状。《纲目》钱本“白芷香”（图12）未仿金陵本，直接仿《图经》图，花叶有简化。《纲目》张本同名图（图13）又仿绘钱本图，略有润饰。仿绘《纲目》钱本图者还有《本草备要》“白芷香”（图20）、《本草求真》“白芷”（图21）、《本草简明图说》“白芷”（图26，茎叶变形更大）。另《三才图会》“白芷”（图14）仿绘《图经》图2，再加山石为背景。《古今图书集成·草木典》“白芷图”（图24）又仿绘《三才》图14，略加润饰。

《本草原始》：该书的“白芷”（图15）为药材写生图。仿绘其图的有《本草汇言》“白芷”（图17）、《本草汇》“白芷”（图18，该图根的下支乃截取《纲目》钱本图12的根）、《本草纲目类纂必读》“白芷”（图19）。

以上26图中，有20幅属仿绘或改绘图，仅6幅原创图（图2、10、15、22、23、25），详见下“评鉴”项。

【文录】

《本经》《别录》（见《证类》卷8“白芷”） **一名芳香**，一名白茝，一名嚣（许骄切），一名莞，一名苻蓠，一名泽芬。叶名蒚（音历麻），可作浴汤。生河东川谷下泽。二月、八月采根，暴干。

梁《本草经集注》（同上） 陶隐居云：今出近道处处有，近下湿地东间甚多。叶亦可作浴汤，道家以此香浴，去尸虫，又用合香也。

题·刘宋《雷公炮炙论》（同上） 雷公云：凡采得后，勿用四条作一处生者，此名丧公藤。兼勿用马蔺，并不入药中。采得后刮削上皮，细剉，用黄精亦细剉，以竹刀切，二味等分，两度蒸一伏时后出，于日中晒干，去黄精用之。

宋《本草图经》（同上）《图经》曰：所在有之，吴地尤多。根长尺余，白色，粗细不等，枝秆去地五寸已上。春生叶，相对婆娑，紫色，阔三指许。花白微黄。入伏后结子，立秋后苗枯。二月、八月采根，暴干。以黄泽者为佳……

明《本草纲目》卷14“白芷” 【释名】【时珍曰】徐锴云，初生根干为芷，则白芷之义取乎此也。王安石《字说》云：茝香可以养鼻，又可养体，故茝字从𦣞。𦣞，音怡，养也。许慎《说文》云：晋谓之虈，齐谓之茝，楚谓之蓠，又谓之药。生于下泽，芬芳与兰同德，故骚人以兰茝为咏，而本草有芳香、泽芬之名，古人谓之香白芷云。

清《植物名实图考》卷25“白芷” 滇南生者肥茎绿缕，颇似茴香，抱茎生枝，长尺有咫，对叶密挤，锯齿槎枒，龃龉翘起，涩纹深刻，梢开五瓣白花，黄蕊外涌，千百为族，间以绿苞，根肥白如大拇指，香味尤窜。

【鉴药】

“白芷”首见于《本经》。其名中的“白”字，或取其根色。“芷”或写作“茝”，有多种解释。据时珍所引，“芷”（“茝”）有“初生根干”、香可怡养，或地方用名等多种说法。其根有特异性香气，闻之可辨。春秋战国时本品是著名的香草，文人骚客常以兰、茝为咏。因本品气香性温，为古今常用的祛风通窍良药，用治头痛、眉棱骨痛，兼能活血排脓，长肌止痛。

关于本品形态，以宋《本草图经》所载最详：“根长尺余，白色，粗细不等，枝秆去地五寸已上。春生叶，相对婆娑，紫色，阔三指许。花白微黄。入伏后结子，立秋后苗枯。”结合现实品种使用情况，此即伞形科当归属植物白芷*Angelica dahurica*（Fisch. ex Hoffm.）Benth. et Hook. f. ex Franch. et Sav.及其多种变种。本品自古多栽培品。其野生品最早多产于河东（今山西西南地区），其后逐渐扩大到东部地区，宋代吴（今苏南、浙北一带）地尤多。后世发展成川白芷、杭白芷、祁白芷、禹白芷等道地药材品种。古本插图可以部分反映其来源情况。

1.《本草图经》：该书的“泽州白芷”（图2）根粗大呈圆柱形，茎直立粗大，有分枝。叶1—2回羽状分裂，有长柄。花序下膨大如杵（《大观》《绍兴》表现得尤其突出，此即花序下的叶简化形成的显著膨大的囊状叶鞘），伞形花序顶生或侧生。泽州即今山西晋城。此图产地及基本特点表明，其原植物即伞形科的白芷*A.dahurica* 或其栽培变种。

2.《太乙仙制本草药性大全》：该书的“白芷”（图7）绘3株形态同样的植物，每株皆有3条粗根，一茎直立，单叶对生。如此简单的图形，无法考察其原植物。

3.《补遗雷公炮制便览》：该书的“炮制白芷”（图10）是按雷公法绘制的。《雷公炮炙论》曰：“采得后刮削上皮，细剉，用黄精亦细剉，以竹刀切，二味等分，两度蒸一伏时后出，于日中晒干，去黄精用之。”故此图中左边绿衣人在用刀刮削上皮，右边紫衣人在用铡刀切药。左下有正在燃火的炉灶，上有笼甑，示意其中在蒸药。右上大桌上摆着大竹匾，空中红日高照，均示意摊晒药物。

4.《本草原始》：该书的“白芷”（图15）为药材写生图，有上中下3块，上块细长有分枝根，注云“梢”；中下两块短粗，注云“根”。“根”中上块似为圆柱形，下块略呈方形，可能示意不同产地的白芷（杭白芷断面即近方形）。此当为白芷*A.dahurica*栽培变种的干燥根。

5.《质问本草》：该书有图2幅。“白芷”（图22）根呈圆柱形。茎有棱线。基生叶柄有抱茎的叶鞘，叶为2回羽状复叶，复伞形花序。大概是因为植株高大（栽培品多高大），该图仅截取局部予以描绘。此图近似伞形科植物*A.dahurica*及其栽培变种。又，该书“野白芷”（图23）有粗大圆柱形的根，一茎直立，基生叶抱茎，羽状复叶（叶凌乱无法看清），复伞形花序。其植株较小，故能表现全体。据其名称及图形，大约是当地野生的白芷*A.dahurica*。也可能是白芷的近缘植物，被当地人称之为“野白芷”。

6.《植物名实图考》：该书“白芷”（图25）仅写生绘制上部茎，极为精确细致。原书载曰：“滇南生者肥茎绿缕，颇似茴香。抱茎生枝，长尺有咫。对叶密挤，锯齿槎枒。龃龉翘起，涩纹深刻。梢开五瓣白花，黄蕊外涌，千百为族，间以绿苞，根肥白如大拇指，香味尤窜。”此亦似为伞形科白芷*A. dahurica*。《中华本草》认为是糙叶独活*Heracleum scabridum* Franch.，其根称滇白芷。[1]

【小结】

白芷为古代著名香草与良药，根香气独特。据宋《本草图经》所载形态，此当为伞形科当归属植物白芷*Angelica dahurica*（Fisch. ex Hoffm.）Benth. et Hook. f. ex Franch. et Sav.及其栽培变种。《图经》“泽州白芷”图、《质问本草》“白芷”与“野白芷”、《植物名实图考》“白芷”图所示皆与白芷*A. dahurica*相符。《本草原始》的白芷药材图也非常准确。

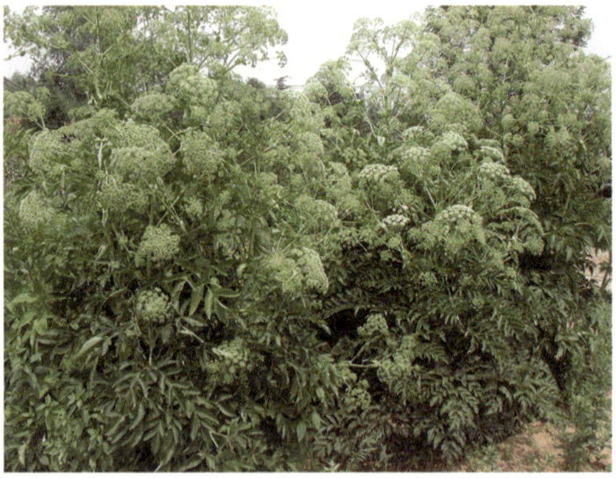

图27　白芷 *Angelica dahurica*

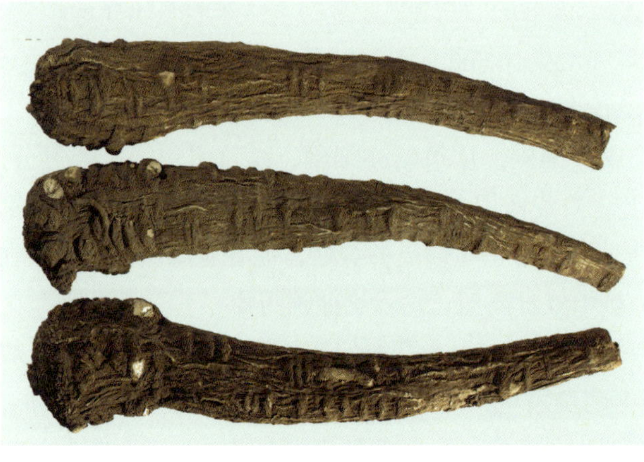

图28　白芷药材

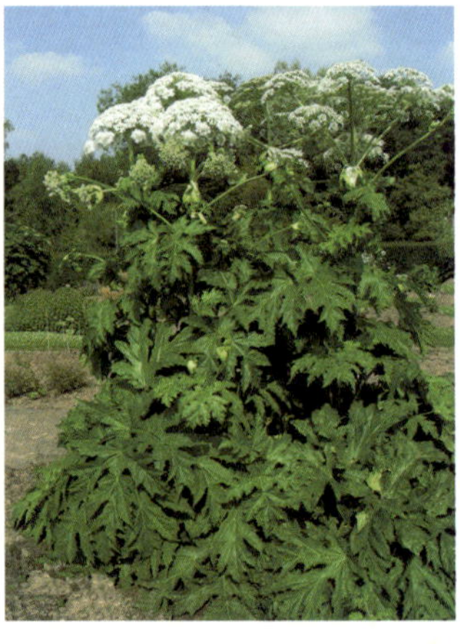

图29　糙叶独活 *Heracleum scabridum*

1　国家中医药管理局《中华本草》编委会：《中华本草》（5），上海：上海科学技术出版社，1999：963.

14-7 芍药

【品图】

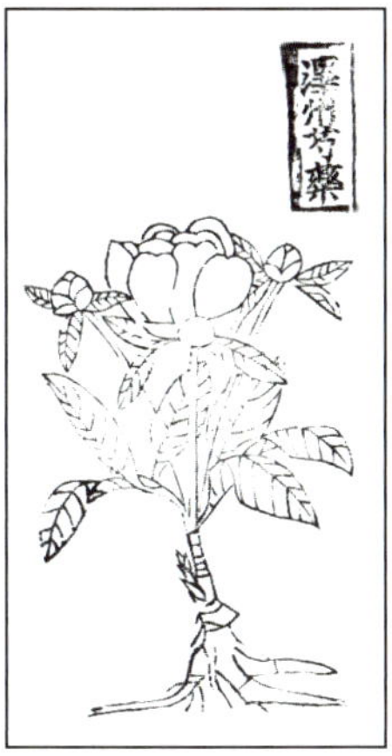

图1 图经(大)·泽州芍药

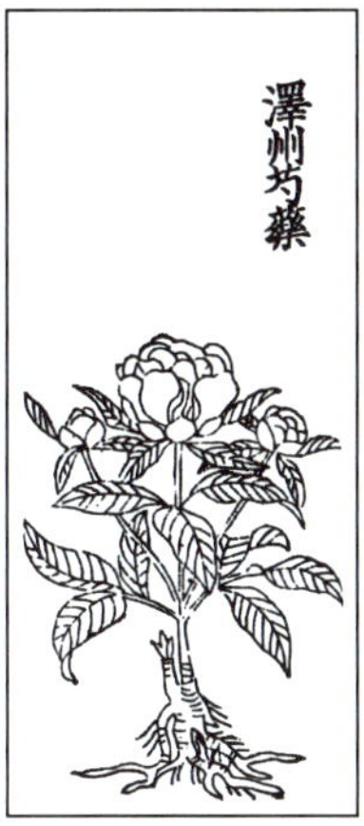

图2 图经(政)·泽州芍药

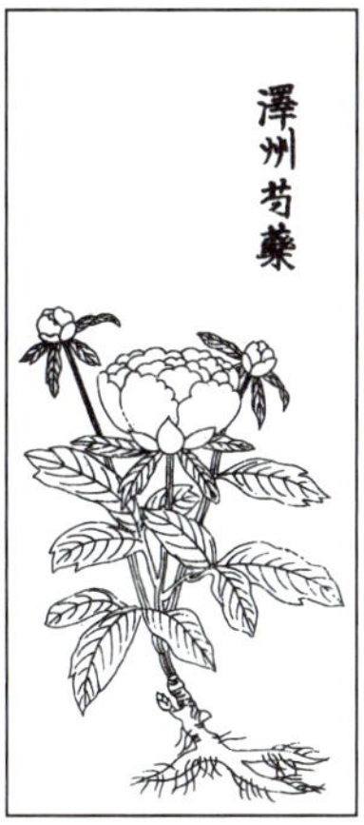

图3 图经(绍)·泽州芍药

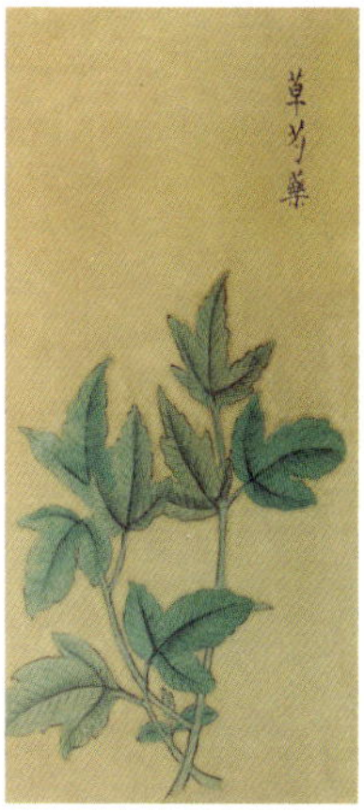

图4 履巉岩·草芍药

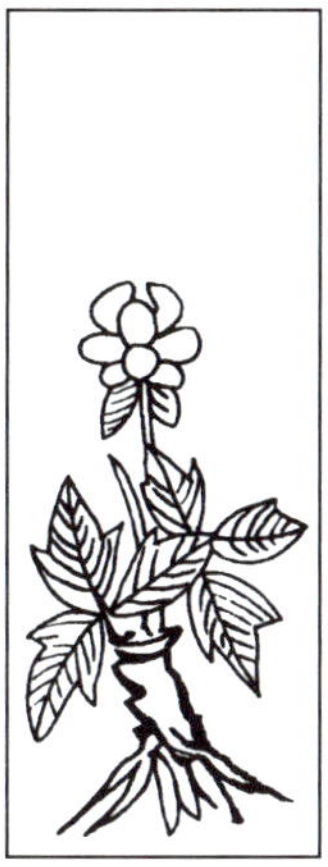

图5 歌括·芍药

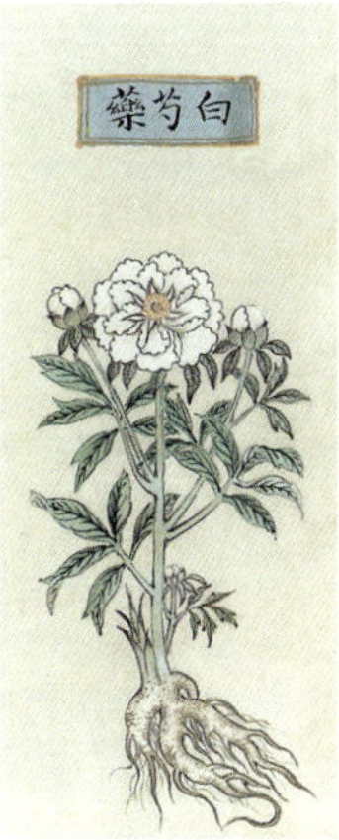

图6 品汇·白芍药

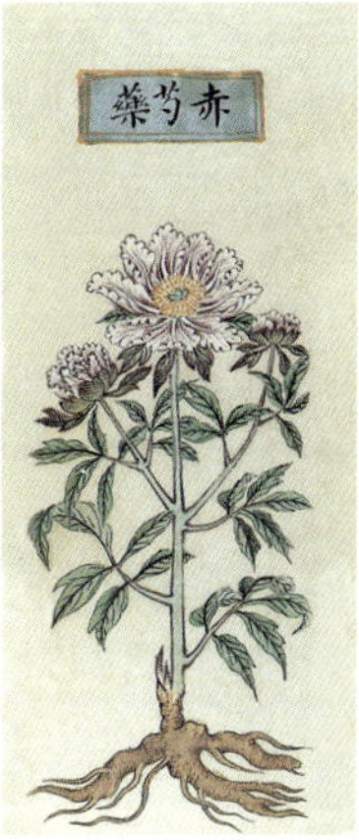

图7 品汇·赤芍药

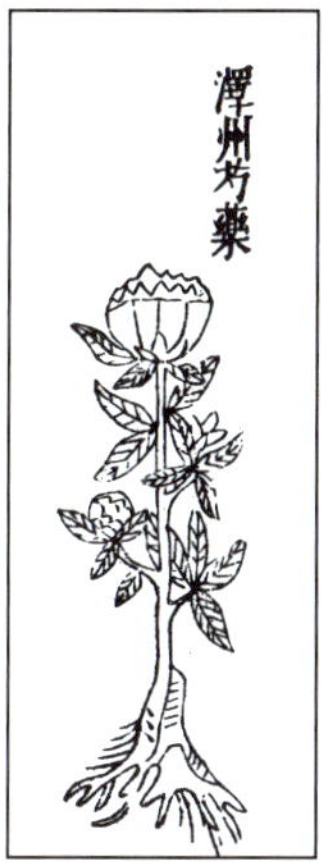

图8 蒙筌·泽州芍药

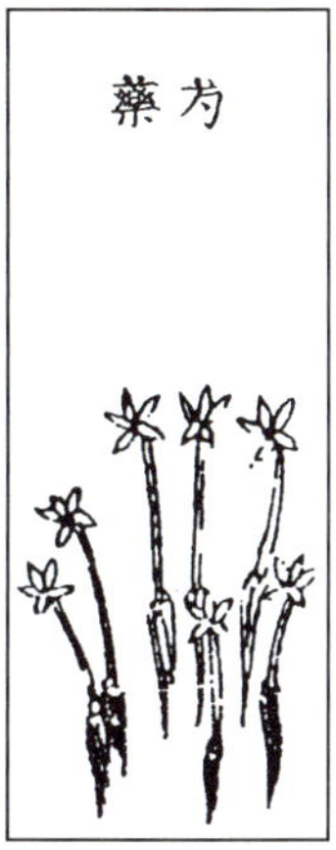

图9 太乙·芍药

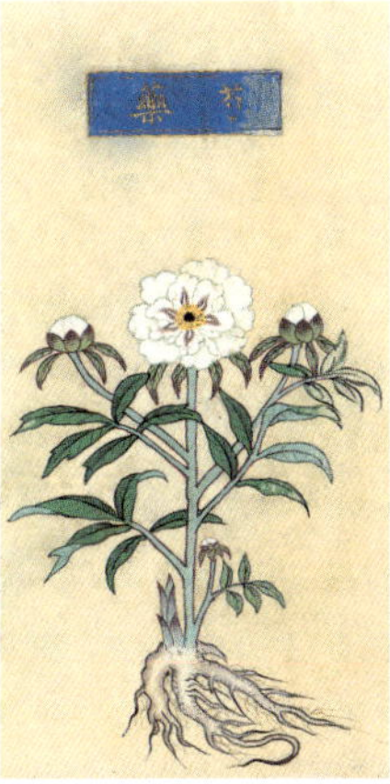

图10 雷公·芍药

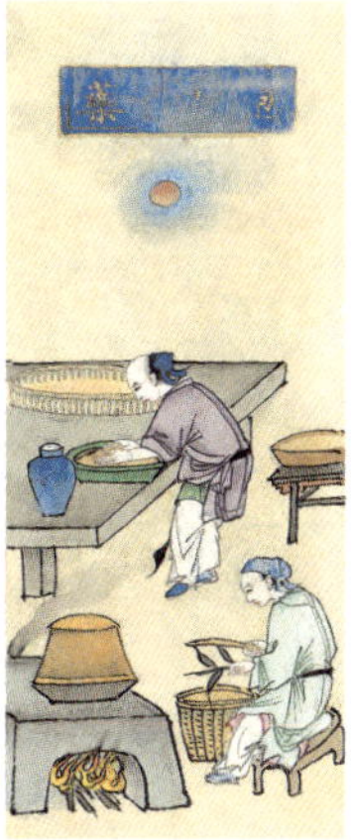

图11 雷公·炮制芍药

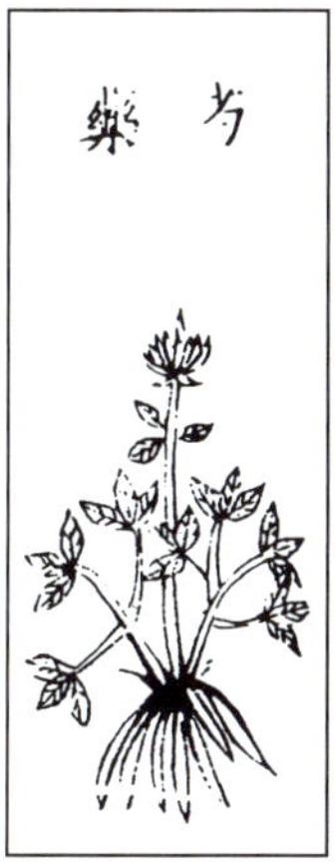

图12 纲目(金)·芍药

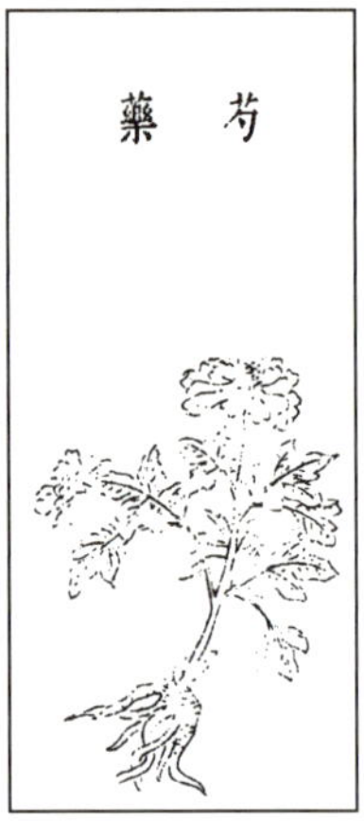

图 13　纲目（钱）·芍药

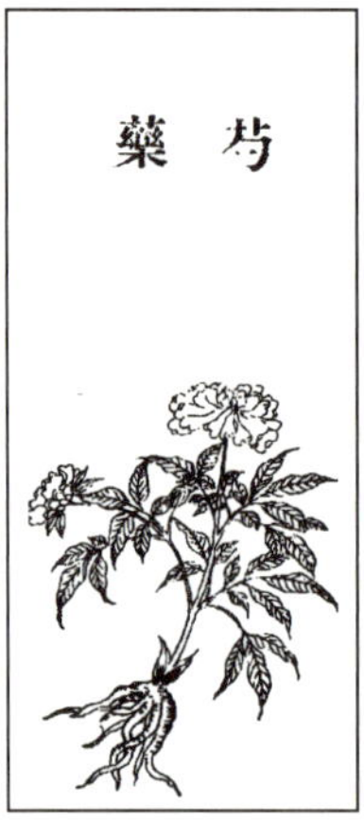

图 14　纲目（张）·芍药

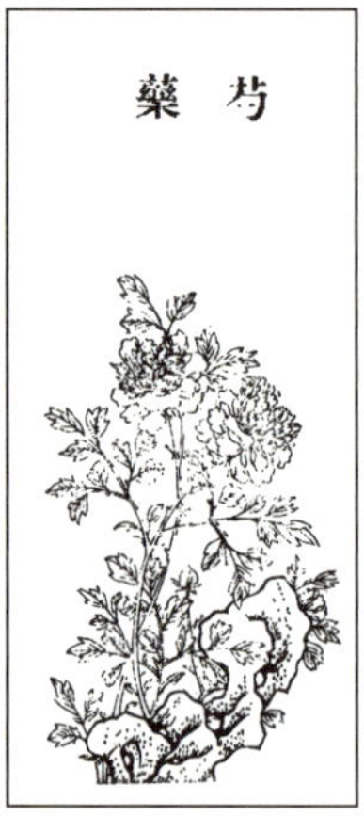

图 15　三才·芍药

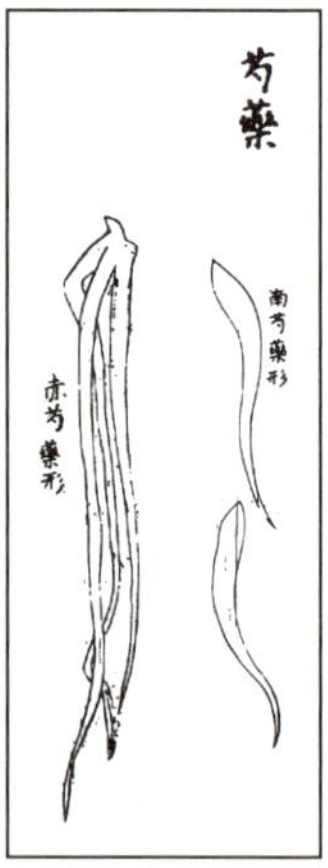

图 16　原始·芍药

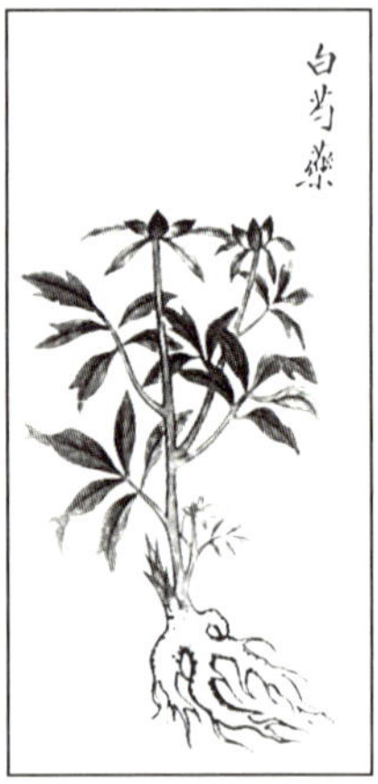

图 17　金石·白芍药

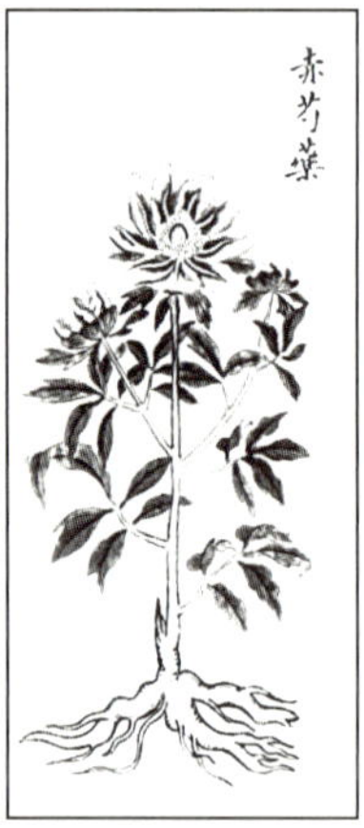

图 18　金石·赤芍药

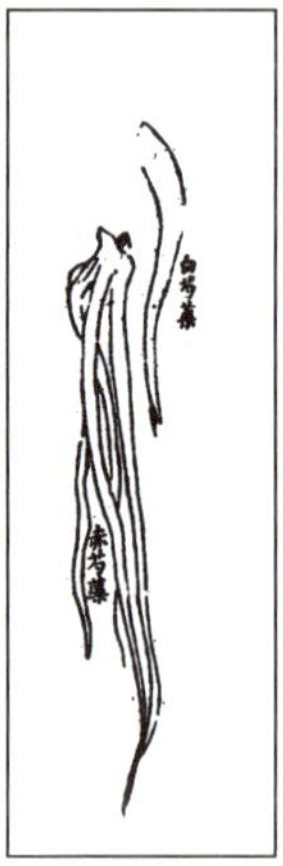
图 19　汇言·白芍药赤芍药

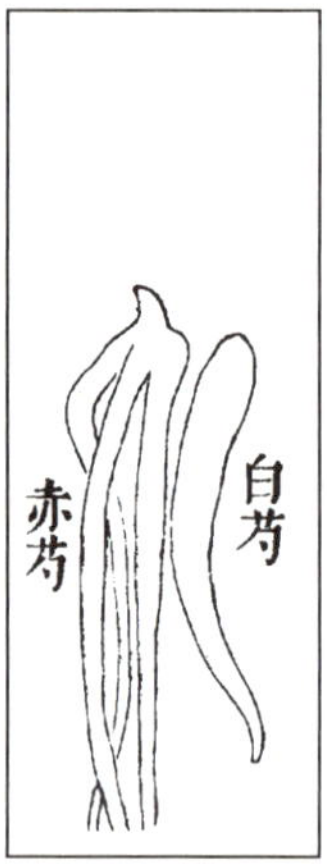

图 20　本草汇·白芍赤芍

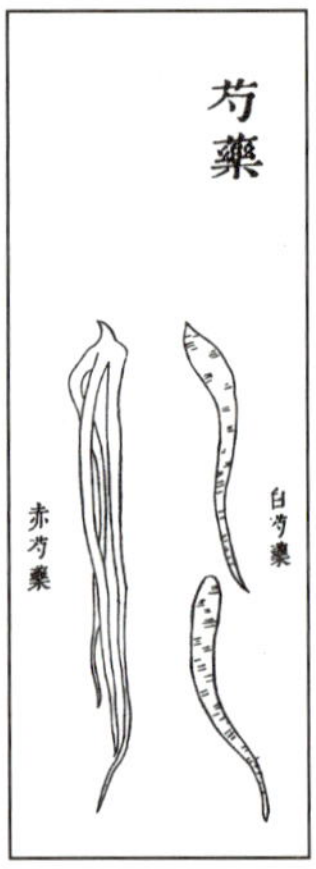

图 21　类纂·芍药

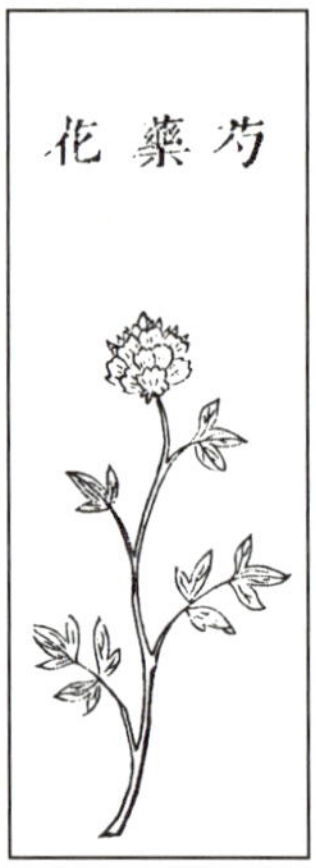

图 22　类纂·芍药花

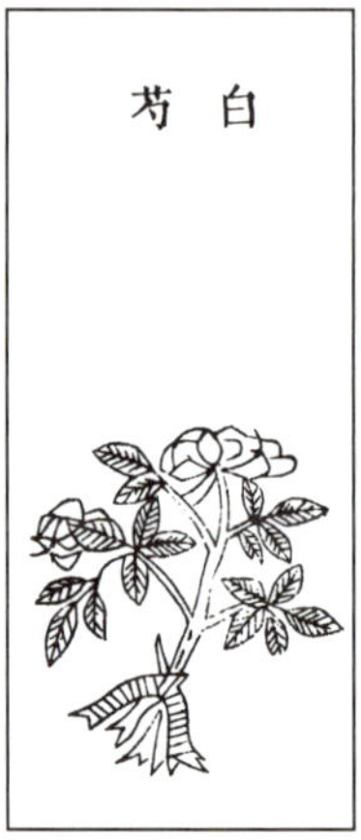

图 23　备要·白芍

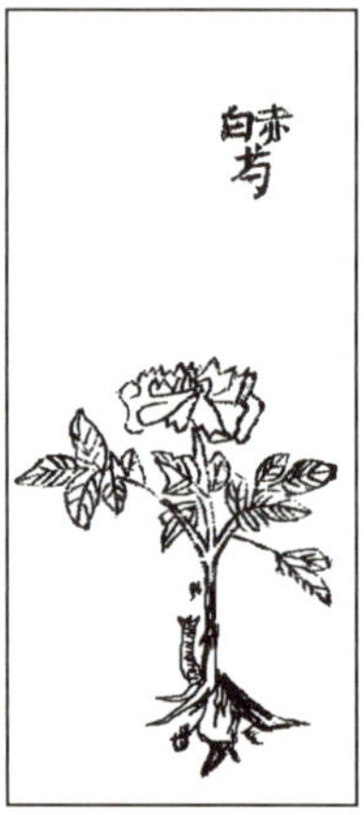

图 24　求真·赤白芍

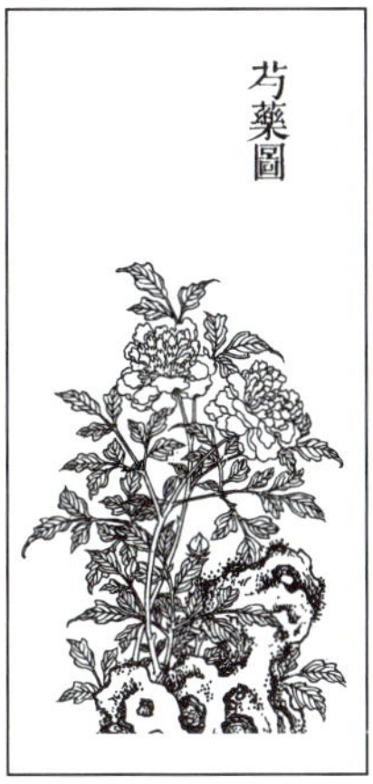

图 25　草木典·芍药图

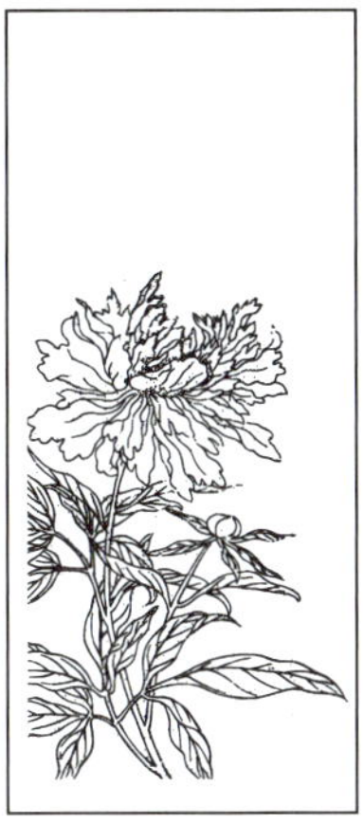
图 26　图考·芍药

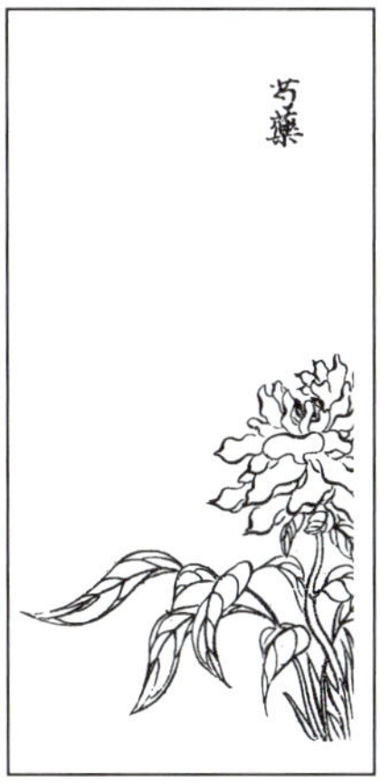

图 27　图说·芍药

本品27图，取自23书，其中7幅彩图。有承继关系及仿绘图可分以下4个书类。

《本草图经》：该书的“泽州芍药”图分别存于《大观本草》（图1）、《政和本草》（图2）、《绍兴本草》（图3）。此三传本药图中，唯《绍兴》图3的两朵小花位置略有变化，其余基本一致。今以《政和》图2为《图经》图的代表。

仿绘图中，彩色图已变化太大，等于再创作，故将《本草品汇精要》彩图作为原创图对待。仿绘《图经》芍药图的墨线图有：《本草歌括》“芍药”（图5）将原图高度简化成为示意图。《本草蒙筌》“泽州芍药”（图8）仿绘《图经》同名图，但简化、失真处甚多。《本草纲目》金陵本“芍药”（图12）不似仿绘图。但《纲目》钱本“芍药”（图13）则明显仿绘自《图经》。《纲目》张本图14仿绘自钱本图12，经修饰后更接近芍药原植物。《本草备要》“白芍”（图23）、《本草求真》“赤白芍”（图24）亦系仿绘钱本图。

《本草品汇精要》：该书有“白芍药”（图6）、“赤芍药”（图7）2幅彩图。此后《补遗雷公炮制便览》“芍药”（图10）临摹了《品汇》的“白芍药”图，另新绘“炮制芍药”（图11）。《金石昆虫草木状》的“白芍药”（图17）、“赤芍药”（图18）临摹自《品汇》2图。

《三才图会》：该书“芍药”（图15）的仿绘图为《古今图书集成·草木典》“芍药图”（图25），此图再加润饰，其图更加美观。

《本草原始》：该书“芍药”（图16）仿绘者有：《本草汇言》图19、《本草汇》图20、《本草纲目类纂必读》“芍药”（图21）。

以上27图中，有15幅属仿绘或改绘图。本品是常见美丽的观赏植物，画师们多施展其技艺，故有12幅原创图（图2、4、6、7、9、11、12、15、16、22、26、27），详见下“鉴药”项。

【文录】

《别录》(见《证类》卷8“芍药”) 一名白木，一名余容，一名犁食，一名解仓，一名鋋。生中岳川谷及丘陵。二月、八月采根，暴干。

梁《本草经集注》(同上) 陶隐居云：今出白山、蒋山、茅山最好，白而长大。余处亦有而多赤，赤者小利。

宋《开宝本草》(同上) 今按：《别本》注云此有两种：赤者利小便，下气。白者止痛散血。其花亦有红、白二色。

宋《本草图经》(同上)《图经》曰……今处处有之，淮南者胜。春生红芽作丛，茎上三枝五叶，似牡丹而狭长，高一二尺。夏开花，有红、白、紫数种，子似牡丹子而小。秋时采根，根亦有赤白二色。崔豹《古今注》云：芍药有二种，有草芍药、木芍药。木者花大而色深。俗呼为牡丹，非也……安期生服炼法云：芍药二种：一者金芍药；二者木芍药。救病用金芍药，色白多脂肉；木芍药色紫，瘦多脉……

宋《重广补注神农本草并图经》(同上) 别说云：谨按本经芍药生丘陵川谷，今世所用者，多是人家种植。欲其花叶肥大，必加粪壤，每岁八、九月取其根分削，因利以为药，遂暴干货卖。今淮南真阳尤多，药家见其肥大，而不知香味绝不佳，故入药不可责其效。今考，用宜依本经所说，川谷丘陵有生者为胜尔。

宋《本草衍义》卷9“芍药” 芍药全用根，其品亦多，须用花红而单叶，山中者为佳。花叶多即根虚。然其根多赤色，其味涩苦，或有色白粗肥者益好。

明《本草纲目》卷14“芍药”【释名】将离(《纲目》)。【时珍曰】芍药，犹婥约也。婥约，美好貌。此草花容婥约，故以为名。罗愿《尔雅翼》言，制食之毒，莫良于勺，故得药名。亦通。《郑风诗》云：伊其相谑，赠之以芍药。《韩诗外传》云：勺药，离草也。董子云：勺药一名将离，故将别赠之。俗呼其花之千叶者为小牡丹，赤者为木芍药，与牡丹同名也。【集解】【时珍曰】昔人言洛阳牡丹、扬州芍药甲天下。今药中所用，亦多取扬州者。十月生芽，至春乃长，三月开花。其品凡三十余种，有千叶、单叶、楼子之异。入药宜单叶之根，气味全厚。根之赤白，随花之色也。

【鉴药】

“芍药”首见《本经》。芍药是非常古老的观赏、药用植物。《山海经》《诗经》均提到其名。时珍释其名曰：“此草花容婥约，故以为名。”又引《尔雅翼》，谓“制食之毒，莫良于勺，故得药名。”时珍云“亦通”，但颇令人费解。《医学入门》曰：“灼灼其花，根能治病。故名芍药。”《本草原始》：“山谷芍药花单瓣，类杓形，故名芍药。”可知其名有多种不同的解说。本品为古今常用药物，有柔肝止痛，养血敛阴等功效，为著名的四物汤组成药物之一。

在两汉、魏晋医药书中，只有芍药一名。至梁·陶弘景始有赤白之分：“今出白山、蒋山、茅山最好，白而长大。余处亦有而多赤，赤者小利。”这是不同产地的芍药根有赤白之分的滥觞。但下至隋唐，医药书中的白芍、赤芍只有零星记载。五代时《别本》注云：“赤者利小便，下气。白者止痛散血。其花亦有红、白二色。”这是将赤白根色与花色相联系。北宋《太平圣惠方》中区分白芍、赤芍入药几乎成为常规，且赤芍的运用较白芍要多出4倍以上。其中白芍主要用于补虚建中、敛汗宁神。该书仲景伤寒方中除建中汤、当归四逆汤及治阴寒、虚羸之外，几乎全都以“赤芍药”取代原“芍药”。

宋代医家在辨析白芍、赤芍功效方面尚有争议。金代成无己《注解伤寒论》明确提出“芍药，白补而赤泻，白收而赤散也”。张元素将其浓缩为“白补、赤散”，或“白补、赤泻”。此后赤白芍的功用基本沿用此说。

关于芍药的形态，宋《本草图经》云：“今处处有之，淮南者胜。春生红芽作丛，茎上三枝五叶，似牡丹而狭长，高一二尺。夏开花，有红、白、紫数种，子似牡丹子而小。秋时采根，根亦有赤白二色。”此记载与今毛茛科芍药属植物芍药*Paeonia lactiflora* Pall.相符。但其中并未明示“根亦有赤白二色”是否与花色对应。

苏颂之说多依据前代资料及各地报送的材料。宋·陈承、寇宗奭之说则多依据其见闻或调查。陈承介绍：“今世所用者，多是人家种植。欲其花叶肥大，必加粪壤，每岁八九月取其根分削，因利以为药，遂暴干货卖。今淮南真阳尤多，药家见其肥大，而不知香味绝不佳，故入药不可责其效。今考用宜依本经所说，川谷丘陵有生者为胜尔。”可见北宋已是芍药栽培品占据了市场。栽培的芍药根经过“分削”（产地加工，区分品级），以“肥大”为贵，现代白芍的取材法与之相似。但陈承认为栽培者香味不足，还是野生者为好。寇宗奭云：芍药“须用花红而单叶，山中者为佳。花叶多即根虚。然其根多赤色，其味涩苦，或有色白粗肥者益好。”可见北宋本草学家都推崇野生品，而当时市面却又看重色白肥大的栽培品。南宋时对芍药分赤白又有一种说法：芍药根天晴掘取暴晒，“抵暮中边皆燥，断而视之，雪如也。”如阴天潮湿，过夜才晾干者，“色正赤无疑”。此说认为：“盖得至阳之气，则色白而善补，医家用之以生血而止痛。其受阳气不全者，则色赤而善泻。”[1]但以干燥法分赤白之说在后世药业未见传承。

宋以后关于白芍、赤芍的来源、检验、存废有各种说法。流行最广的是随花之色分赤白的说法。后世医家对此说或褒或贬。清《本草崇原》指出：“芍药花开赤白，其类总一。”[2]清《神农本草经读》亦云：“赤芍、白芍，花异而根无异。”[3]清·陈士铎

1 ［南宋］沈作喆：《寓简》卷10，《丛书集成初编》本，77页。
2 ［清］张志聪、高世栻：《本草崇原》卷中芍药，清乾隆三十二年王琦校刻本。
3 ［清］陈修园：《神农本草经读》卷三芍药，清嘉庆八年檀藹书屋刻本。

主张芍药“无分赤白”。且指责尚白恶赤的时弊：“世又尚白而不尚赤……不知芍药之功用而妄为好恶，不用赤而用白，不用生而用熟也，不大可哂也哉。”[1]这说明清代医家中也有对芍药分赤白、用生不用熟（生者为赤芍、经水火炮制过的为“熟”白芍）亦有非议。《本草原始》绘制了两种芍药根的外形（见下文），说明“赤芍药”为细长的分支根，“南芍药”（白芍药）为经过修理的粗壮主根。

综上所述，古代芍药的基原很清楚，但对区分赤芍、白芍的标准与必要性争议不休，并无定论。现代将净选的芍药*Paeonia lactifora* Pall.粗根（多为栽培品）经刮皮水煮，称为白芍。赤芍则无论家种、野生的芍药（*P. lactifora*）或某些近缘植物的根都可以充当，无须多加工。若按现代赤白芍区分法，则汉、唐所用芍药皆为赤芍药矣。

1.《本草图经》：该书的“泽州芍药”（图2）有粗大的根，一茎直立，三出复叶，单花，生于茎顶者正在开放，叶腋所出花尚小（或属发育不好的花芽）。此图与今毛茛科植物芍药*P. lactifora*相符。

2.《履巉岩本草》：该书的“草芍药”（图4）是以杭州植物为标本绘制的。本图仅示茎叶，嫩叶淡紫色，三出复叶。此与毛茛科芍药属（*Paeonia*）相符，为何种植物尚待考证。

3.《本草品汇精要》：该书的芍药图没有因袭《图经》的图名及原图形式，另绘了“白芍药”（图6）、“赤芍药”（图7）2幅彩图。很明显绘图者沿袭了《别本》的以花色、根色区分赤白芍的观点。此2图的叶片均为单数羽状复叶，但“白芍药”花色白、重瓣，根色白；“赤芍药”花色紫红、单瓣、根赤色。芍药是常见观赏植物，宫廷画师非常熟悉，这两种芍药从植物分类角度仍属同一芍药*P. lactifora*。

4.《太乙仙制本草药性大全》：该书的“芍药”（图9）绘相同形状的小草7株，均为一细长主根，一茎，顶端有5叶聚生，或为一花五瓣。总之形状奇特，来源不明，与芍药无关。

5.《补遗雷公炮制便览》：该书的“炮制芍药”（图11）按雷公法绘制。《雷公炮炙论》云：“凡采得后，于日中晒干，以竹刀刮上粗皮并头土了，剉之，将蜜水拌蒸，从巳至未，晒干用之。”图中下方坐在矮凳上的白衣人正在用刀刮药根上的粗皮。此人对面是炉灶与蒸锅、木甑，示意蒸药。上方紫衣人在大桌上摊开蒸过的药物。背景红日，示意晒干。

6.《本草纲目》（金陵本）：该书的“芍药”（图12）造型与《图经》不同，其根为数条较粗的根聚生，从根头抽出三茎（也可能左右两枝是下部茎生叶的误绘）。中间一茎顶端生一单花，花瓣多数。此图似为芍药的示意图，但构图、绘图技法均差，

1 ［清］陈士铎：《本草新编》卷二芍药，清康熙三十年刻本。

无法深入考察。

7.《三才图会》：该书“芍药”（图15）的构图与表现法均不同于《图经》图2。其叶片多为二回三出复叶，单花为重瓣，颇类牡丹。另增绘了山石为背景。其所表现的仍是毛茛科植物芍药*P. lactifora*。

8.《本草原始》：该书“芍药”（图16）为药材写生图。图中绘两类芍药根形，左为“赤芍药形”，为3支较粗而长的根。另一为“南芍药形”，呈弯曲的长纺锤形，无支根。此图展示了古代“赤芍药”的形态，非粗大主根，为多条细根。这与现代赤芍药完全相符。该书图注“白芍药肉牙色”。又云：“南芍药亦有齐者。两头尖者多切片，肉极坚实。西芍药亦有尖者，两头齐者多切片，肉有花文。凡用惟南为胜。”这种南芍药，从图形来看是根头经过修理成尖头、有根尾的完整芍药根。《本草汇言》改“南芍药”为“白芍药”，说明“白芍药”又名南芍药，是经过修理的粗而完整的芍药根。

9.《本草纲目类纂必读》：该书的“芍药花”（图22）未示根，仅一茎枝，下部叶二回羽状复叶，上部叶为三出复叶。茎顶一大花十余瓣。其图虽简，却显示了芍药*P. lactifora*的主要特点。

10.《植物名实图考》：该书的“芍药”（图26）为写生图，未示根部。下部一叶为二回三出复叶，上部叶为三出复叶。茎顶一朵花开放，叶腋一花枝之顶有发育不好的花芽。此图虽仅示局部，亦可知为芍药*P. lactifora*。

11.《本草简明图说》：该书的“芍药”（图27）未仿前人图，其图仅显示一半重瓣大花，茎枝及叶也是出示一半。画家讲求艺术性，故将此常见观赏植物重新改绘。此种艺术作品难以作为考证来源之用。

【小结】

芍药为古老的观赏兼药用植物。唐代及其以前所用的芍药均为未经水煮的芍药根。梁·陶弘景提到有根“白而长大”及“多赤”两类芍药。五代及宋代芍药分赤白已很普遍。金元时归纳芍药功效为“白补、赤散（泻）”。据宋《本草图经》的形态记载，芍药为毛茛科植物芍药*Paeonia lactiflora* Pall.。古代赤白芍的区分法，有按产地、花色、栽培或野生、生熟等多种方法。对是否需要区分赤白亦有争议。《本草图经》《本草品汇精要》《三才图会》《植物名实图考》等书的芍药图，皆展示了芍药的正品来源。

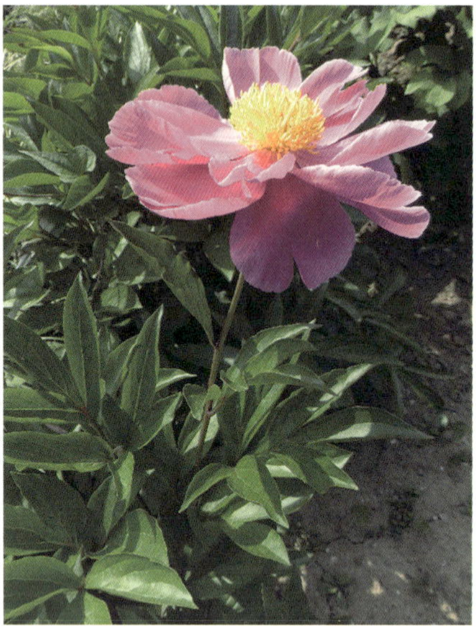

图 28　芍药 *Paeonia lactiflora* 花枝

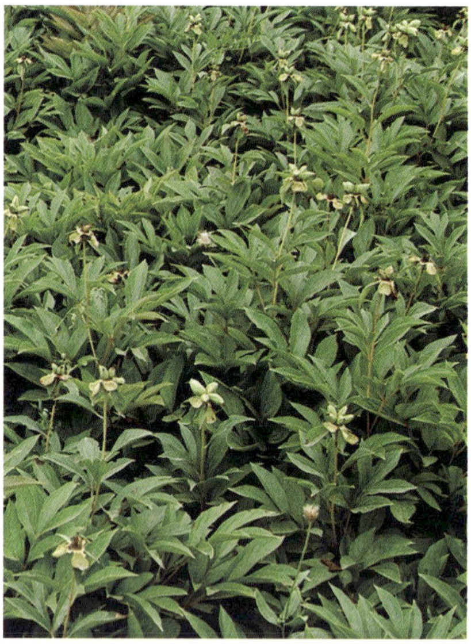

图 29　芍药 *Paeonia lactiflora* 果枝

14-8　牡丹

【品图】

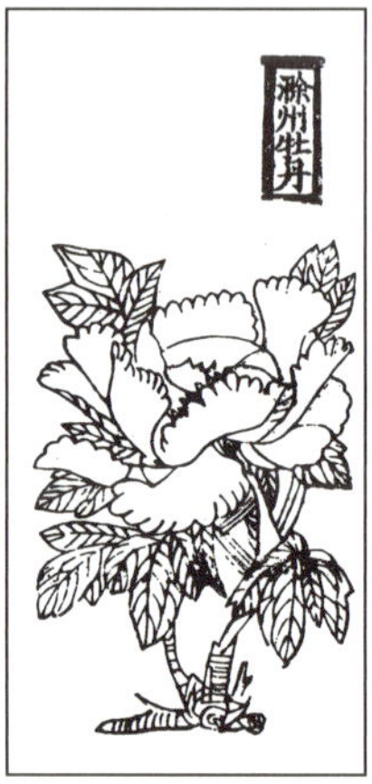

图 1　图经（大）·滁州牡丹

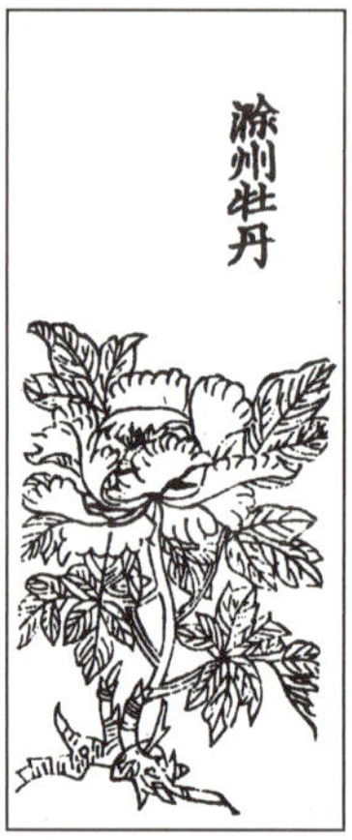

图 2　图经（政）·滁州牡丹

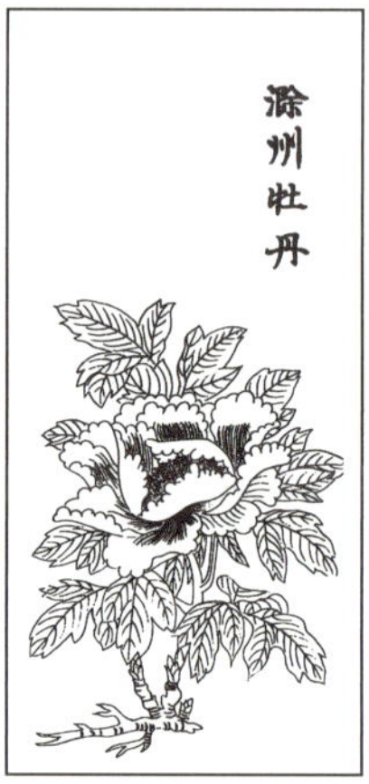

图 3　图经（绍）·滁州牡丹

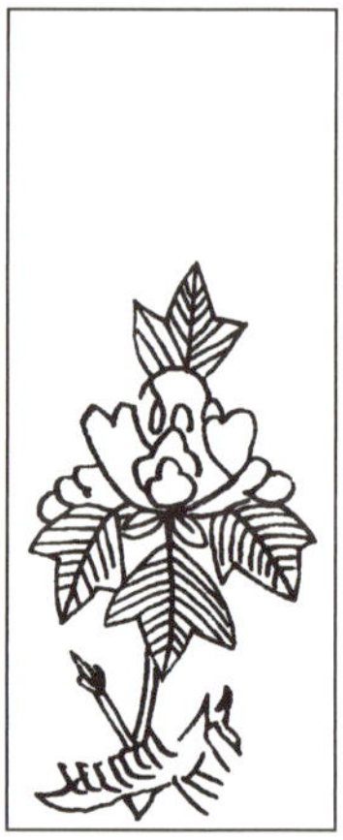

图 4　歌括·牡丹

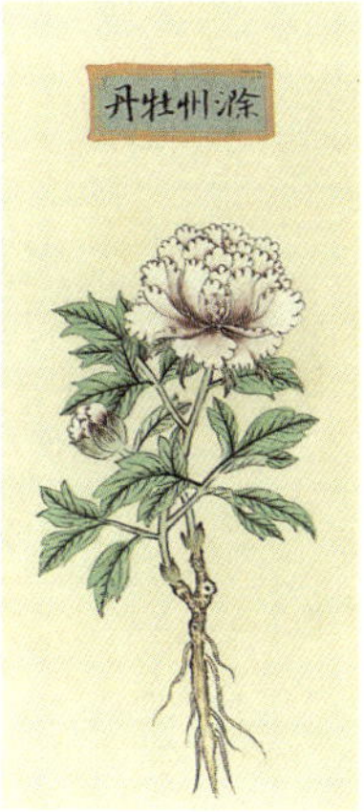

图 5　品汇·滁州牡丹

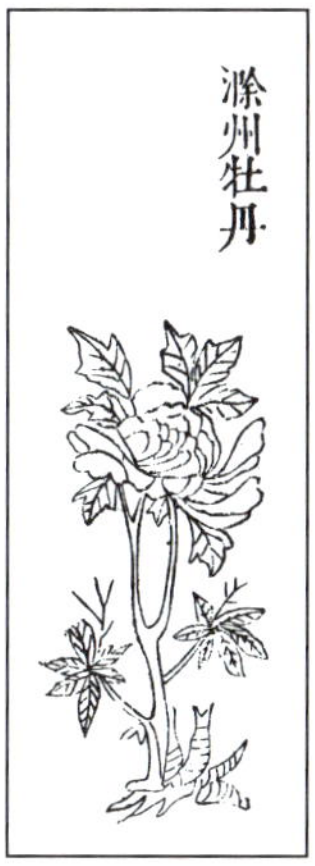

图 6　蒙筌·滁州牡丹

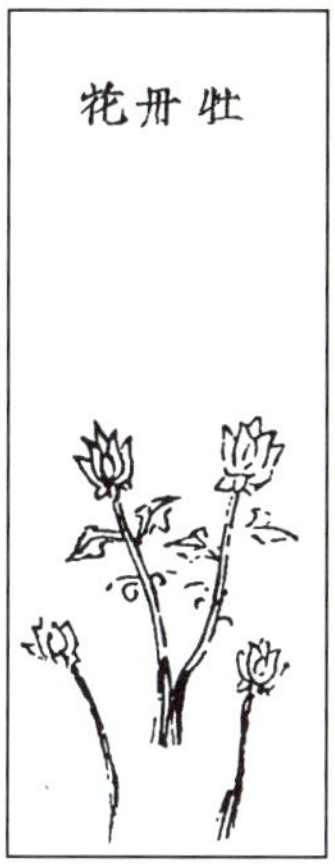

图 7　太乙·牡丹花

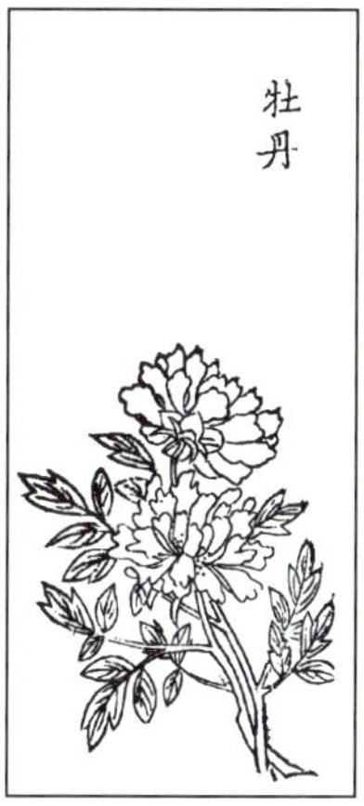

图 8　茹草·牡丹

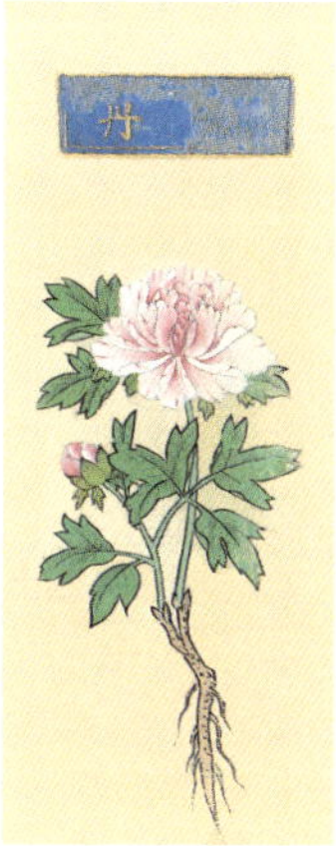

图 9　雷公·牡丹

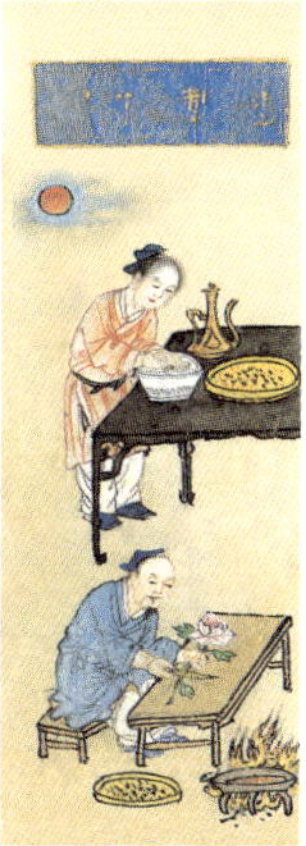

图 10　雷公·炮制牡丹

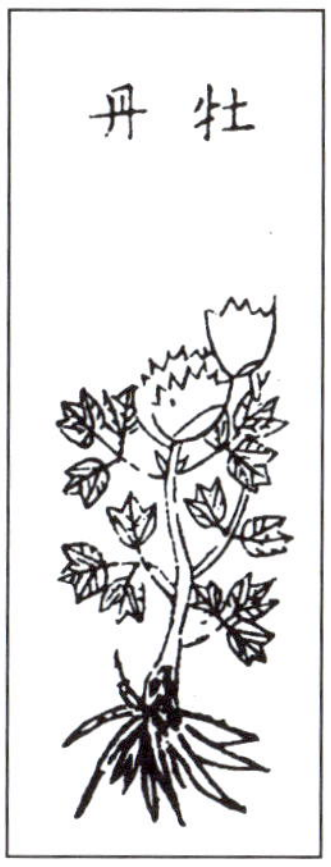

图 11　纲目(金)·牡丹

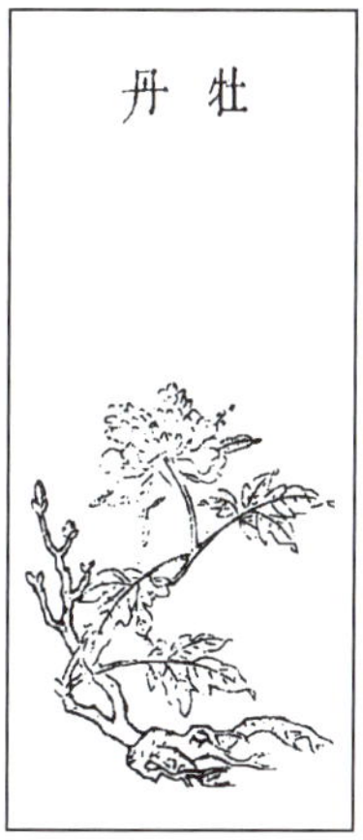

图 12　纲目(钱)·牡丹

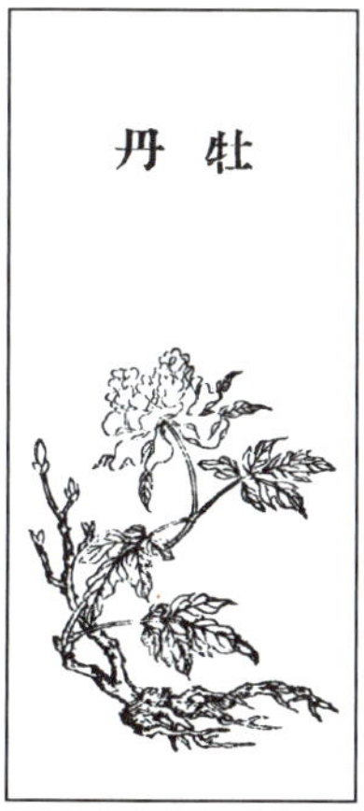

图 13　纲目(张)·牡丹

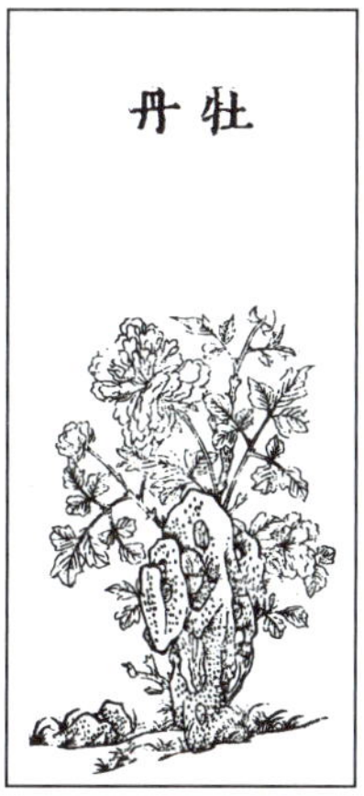

图 14　三才·牡丹

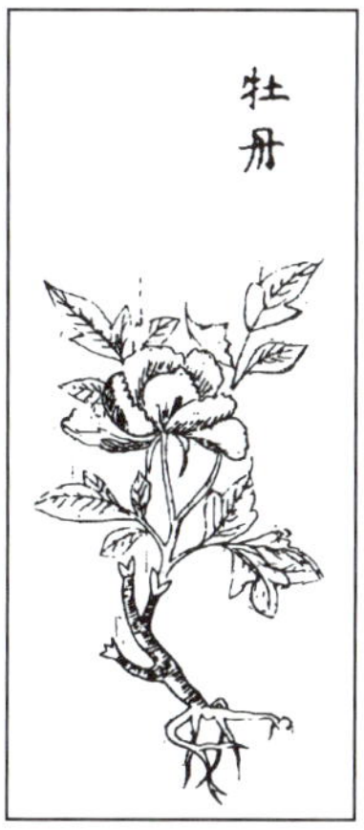

图 15　原始·牡丹

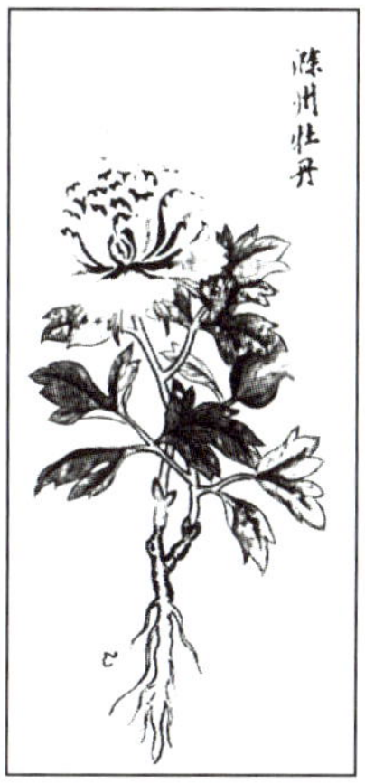

图 16　金石·滁州牡丹

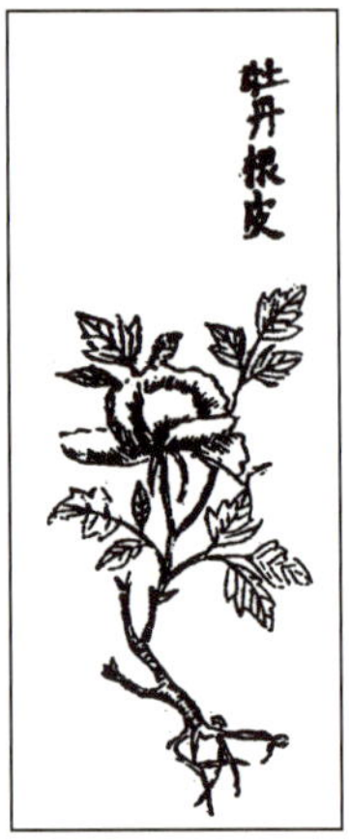

图 17　汇言·牡丹根皮

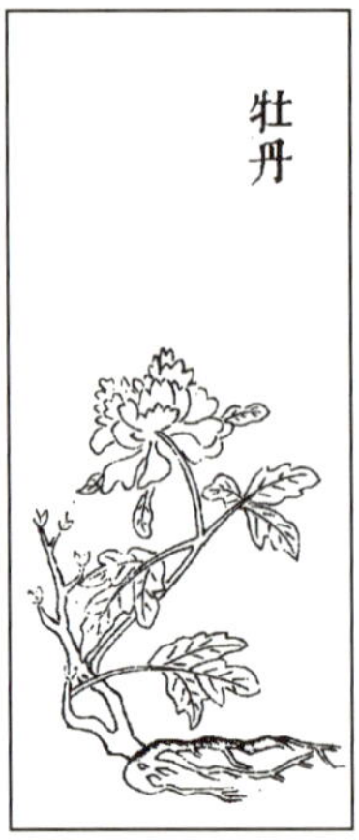

图 18　本草汇·牡丹

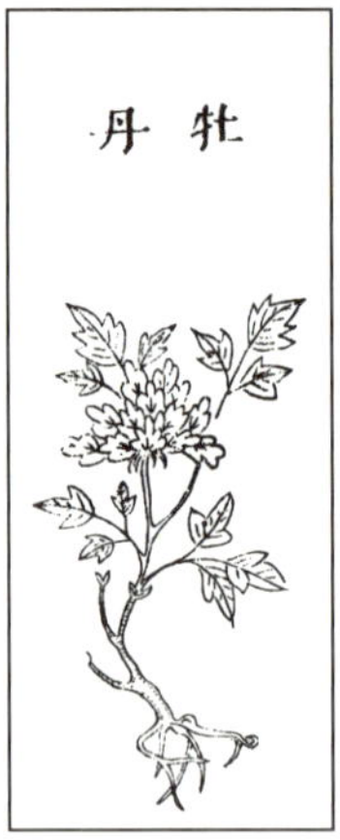

图 19　类纂·牡丹

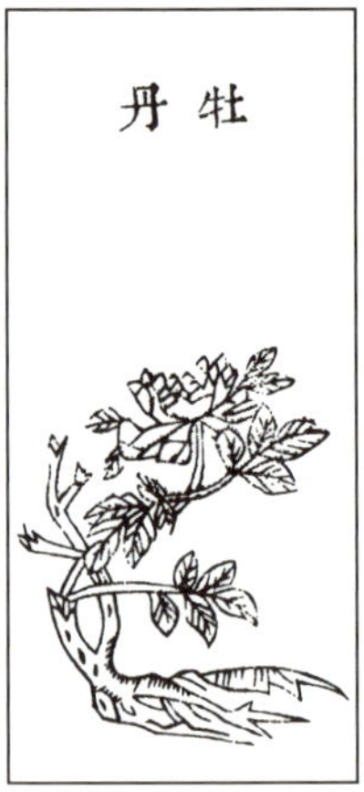

图 20　备要·牡丹

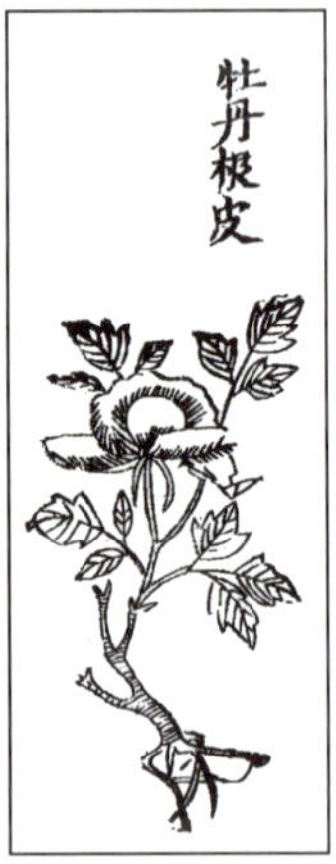

图 21　求真·牡丹根皮

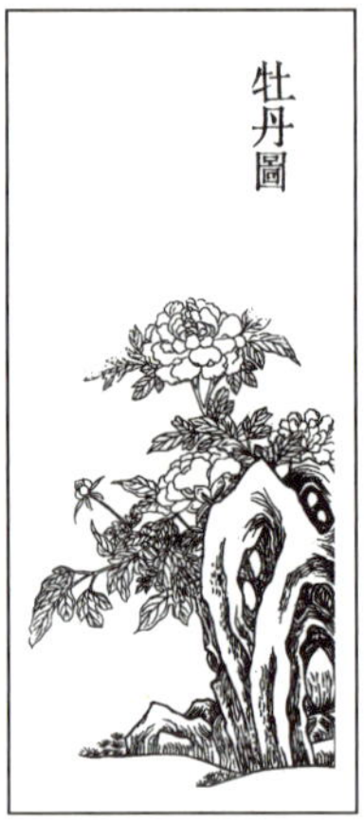

图 22　草木典·牡丹图

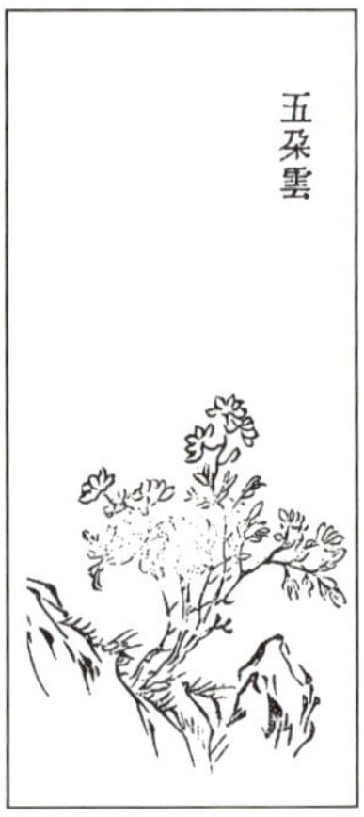

图 23　草药·五朵云

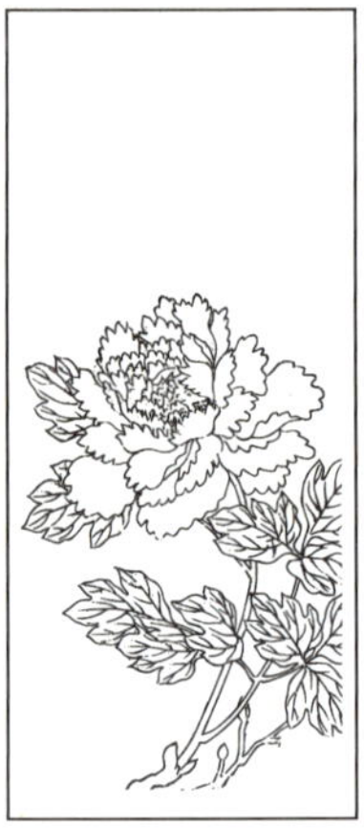
图 24　图考·牡丹

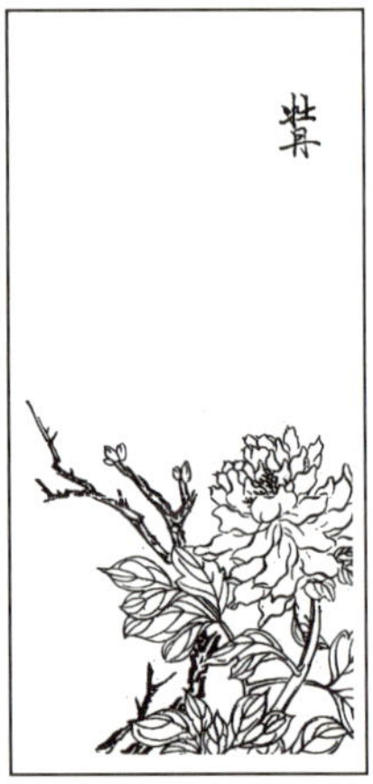
图 25　图说·牡丹

本品25图，取自24书，其中4幅彩图。有承继关系及仿绘图可分以下2个书类。

《本草图经》：该书的“滁州牡丹”图分别存于《大观本草》（图1）、《政和本草》（图2）、《绍兴本草》（图3）。此三传本药图基本一致。今以《政和》图2为《图经》图的代表。

仿绘该图的墨线图有：《本草歌括》“牡丹”（图4）高度简化，其花改绘，不成其形。《本草蒙筌》“滁州牡丹”（图6）仿绘时将原图拉长，有所简化润饰。《纲目》钱本“牡丹”（图12）仿绘时将植株斜放，根部参《图经》图，但枝叶及枝头嫩芽、枝顶大花等，均按古代花卉技法重绘过。故此图属于半仿绘半原创图形。《纲目》张本“牡丹”（图13）在钱本图12的基础上再予美化。仿绘钱本图者还有《本草汇》“牡丹”（图18）、《本草备要》“牡丹”（图20）。《本草原始》“牡丹”（图15）非药材图，其大体结构仿绘《图经》图，再加精炼美化，并突出了牡丹的根部形状。《本草汇言》“牡丹根皮”（图17）、《本草纲目类纂必读》“牡丹”（图19）均仿绘《原始》图15。《本草求真》“牡丹根皮”（图21）则仿绘了《汇言》图17。

《本草品汇精要》：该书“滁州牡丹”（图5）的临摹图有《补遗雷公炮制便览》“牡丹”（图9）、《金石昆虫草木状》“滁州牡丹”（图16）。

以上25图中，有14幅属仿绘或改绘图，还有11幅原创图（图2、5、7、8、10、11、14、22、23、24、25），详见下“鉴药”项。

【文录】

《本经》《别录》（见《证类》卷9“牡丹”） **一名鹿韭，一名鼠姑**。生巴郡山谷及汉中。二月、八月采根，阴干。

梁《本草经集注》（同上） 陶隐居云：今东间亦有。色赤者为好，用之去心……

唐《唐本草》（同上）《唐本》注云：牡丹，生汉中。剑南所出者苗似羊桃，夏生白花，秋实圆绿，冬实赤色，凌冬不凋。根似芍药，肉白皮丹，出江剑南。土人谓之牡丹，亦名百两金，京下谓之吴牡丹者，是真也。今俗用者异于此，别有臊气也。

吴越《日华子本草》（同上） 此便是牡丹花根。巴、蜀、渝、合州者上，海盐者次。

宋《本草图经》（同上）《图经》曰：牡丹，生巴郡山谷及汉中，今丹、延、青、越、滁、和州山中皆有之。花有黄、紫、红、白数色，此当是山牡丹。其茎梗枯燥，黑白色，二月于梗上生苗叶，三月开花。其花、叶于人家所种者相似，但花止五六叶耳。五月结子，黑色，如鸡头子大。根黄白色，可五七寸长，如笔管大。二月、八月采，铜刀劈去骨，阴干用。此花一名木芍药。近世人多贵重，圃人欲其花之诡异，皆秋冬移接，培以壤土，至春盛开，其状百变。故其根性殊失本真，药中不可用此品，绝无力也……

宋《本草衍义》卷10“牡丹” 用其根上皮。花亦有绯者，如西洛潜溪绯是也。今禁苑又有深碧色者。惟山中单叶花红者为佳，家椑子次之……市人或以枝梗皮售于人，其乖殊甚。

明《本草纲目》卷14“牡丹”【释名】木芍药（《纲目》）、花王。【时珍曰】牡丹以色丹者为上，虽结子而根上生苗，故谓之牡丹。唐人谓之木芍药，以其花似芍药，而宿干似木也。群花品中，以牡丹第一，芍药第二，故世谓牡丹为花王，芍药为花相。欧阳修《花谱》所载凡三十余种，其名或以地，或以人，或以色，或以异，详见本书。【集解】【时珍曰】牡丹惟取红白单瓣者入药。其千叶异品，皆人巧所致，气味不纯，不可用。《花谱》载丹州、延州以西及褒斜道中最多，与荆棘无异，土人取以为薪，其根入药尤妙。凡栽花者，根下着白敛末辟虫，穴中点硫黄杀蠹，以乌贼骨针其树必枯，此物性，亦不可不知也。

【鉴药】

“牡丹”首见于《本经》。是古今凉血活血名药，多用治瘀血、痈疮。李时珍推测其名之义：“牡丹以色丹者为上，虽结子而根上生苗，故谓之牡丹。”或谓“牡”恐“杜”讹，《方言》《广雅》并云“牡，根也”，故“牡丹即谓根皮之赤色也”。或谓“牡”有“大”义，从花色红赤，牡丹即大丹美花之壮大者。[1]但以上的释名，都是以“牡丹”乃今日之毛茛科植物牡丹*Paeonia suffruticosa* Andr.为前提。从本草记载来看，至少在唐以前，本草中“牡丹”一药的主流品种并非毛茛科植物。

《本经》《别录》无任何形态记述，其别名也无法提供形态线索。其产地“巴郡”（今重庆直辖市）、“汉中”（今属陕西）是许多药物最早的产地，非毛茛科牡丹的特殊分布区。梁·陶弘景所载甚简略，仅云“东间”（东部地区）亦有，“色赤为好”。从“用之去心”加工法推测，此色赤指根色，无特异性。

《唐本草》的记载比较详细，其产地仍为今陕西、四川一带，形态为：“苗似羊桃，夏生白花，秋实圆绿，冬实赤色，凌冬不凋。根似芍药，肉白皮丹，出江剑南。土人谓之牡丹，亦名百两金，京下谓之吴牡丹者，是真也。”现代有关研究多把此段记载也作为毛茛科牡丹的依据。但日本学者早就指出，这段记载中的“土牡丹”“百两金”“吴牡丹”的植物，根本就不是毛茛科植物，而是紫金牛科紫金牛*Ardisia japonica*（Thunb）*Blume*或该属中的近缘植物。[2]其中提到的白花、圆实、实赤、经冬不凋、根色断面，都可能是紫金牛科植物，而不是毛茛科植物牡丹。但此段之后有一句：“今俗用者异于此，别有臊气也。”说明唐初民间所用的牡丹有所不同，特点是“别有臊气”。这种“臊气”，古本草只用来形容两种植物（徐长卿、牡丹皮），都是因为富含丹皮酚产生的特殊气味。因此，属于毛茛科的牡丹同样在唐代使用，只不过不被作为真品，只是俗用品而已。这两者的根都具有似芍药、皮赤肉白的特点。

此外，牡丹在中国被作为观赏植物名品的历史远不如芍药。对此，唐·段成式《酉阳杂俎》（860年）有详细的记载。[3]段氏云：“牡丹，前史中无说处。唯《谢康乐集》中言竹间水际多牡丹。”也就是说谢康乐（谢灵运，385—433年）虽提到野生的牡丹，但段氏“检隋朝种植法七十卷”，发现隋朝种植的花药中没有牡丹。直到天宝中（742—

---

1 ［日］森立之著，孙屏等校点：《本草经考注》下“牡丹”，北京：学苑出版社，2002：803.

2 ［日］森立之著，孙屏等校点：《本草经考注》下“牡丹”，北京：学苑出版社，2002：802-803.另［日］久保輝幸：牡丹·芍薬の名物的研究（1）牡丹とヤブコウジ属植物の比較，薬史学雑誌，2011，46（2）：83-90.也认为此段描述是紫金牛属植物的特征，故初唐以前的牡丹主流品种为紫金牛属之内的近缘植物。

3 ［唐］段成式：《酉阳杂俎》卷19“牡丹”，见《丛书集成初编》，上海：商务印书馆，1937：137.（此史料久保辉幸之文引用，受此启发核查后使用。）

755年）才成为“都下奇赏”。“元和初（806年）犹少”，此后广为栽培，到段成式写下这段记载时已经可以“与戎葵角多少矣”。这条史料从另一个角度证实，隋朝以前观赏植物牡丹还没有进入“花药”种植法，因此在《唐本草》（659年）所言有“臊气”的毛茛科牡丹未占主流、陶弘景不载其植物形态，都是可以理解的。

但至晚在五代《日华子本草》所言“此便是牡丹花根。巴、蜀、渝、合州者上，海盐者次”应该就是广为人知的牡丹花梗了。宋《本草图经》说：“今丹、延、青、越、滁、和州山中皆有之。花有黄、紫、红、白数色，此当是山牡丹。其茎梗枯燥，黑白色，二月于梗上生苗叶，三月开花。其花、叶与人家所种者相似，但花止五六叶耳。五月结子，黑色，如鸡头子大。根黄白色，可五七寸长，如笔管大。二月、八月采，铜刀劈去骨，阴干用。此花一名木芍药。”据此当为野生的毛茛科植物牡丹 *P. suffruticosa*。苏颂特意提到，栽培品牡丹“其根性殊失本真，药中不可用此品，绝无力也”。宋《本草衍义》亦提到牡丹当“用其根上皮”“惟山中单叶花红者为佳”，即野生、单瓣红花为佳。李时珍说：“唐人谓之木芍药，以其花似芍药，而宿干似木也。”这说的是牡丹、芍药为同属植物，花形相似，芍药属于草本，牡丹属于灌木，所以“宿干似木”。

今存的古本草插图都是在牡丹名满天下之后，所以表现的都是栽培的牡丹花。由于此花是古代花卉画中的常见品，因此凡是能绘画者，在绘制牡丹图时，都不大愿意仿绘前人图，因此该药的插图多为原创品。

1.《本草图经》：该书的“滁州牡丹”（图2），根较粗，老茎有嫩芽，二回三出复叶，花大，重瓣，花瓣顶端呈波状。滁州即今安徽和县。此图所示为毛茛科植物牡丹*P. suffruticosa*。

2.《本草品汇精要》：“滁州牡丹”（图5）虽袭用《图经》图名，但图形重新绘制。其图虽然有参照《图经》图的地方，但较之原图更准确生动，所示植物基原同上图。

3.《太乙仙制本草药性大全》：该书的“牡丹花”（图7）绘4株植物，各有细而直的根。有两株单叶、大花，两株仅茎顶一花。其图过于简略，不足以探讨原植物来源。

4.《茹草编》：该书的“牡丹”（图8）仅绘花枝，其叶片为二回三出复叶，顶生重瓣大花，可知为毛茛科植物牡丹*P. suffruticosa*。

5.《补遗雷公炮制便览》：该书的“炮制牡丹”（图10）按雷公法绘制。《雷公炮炙论》云：“凡采得后日干，用铜刀劈破去骨了，细剉如大豆许，用清酒拌蒸，从巳至未，出，晒干用。”图中下方蓝衣人在用刀处理一根带花的枝条，可能想表现牡丹“去骨”。但画家不知医药，牡丹去骨是去根里的木质心，不是用枝梗入药。图上方红衣童子在拨弄钵中物，对应于“清酒拌”。但图中虽然出现了一盆火，但却未能示意“蒸”。背景有红日，示意“晒干用。”

6.《本草纲目》(金陵本)：该书的“牡丹”(图11)属原创。其根为十余条支根簇生，其茎叶虽为复叶，但过于简单。顶生大花，描绘粗糙。可视为牡丹的示意图。

7.《三才图会》：该书的“牡丹”(图14)重新绘图，在山石之后，生牡丹一株，其花、枝叶等均是古代花卉画的技法。

8.《古今图书集成·草木典》：该书的“牡丹”(图22)虽然也是重新绘制，构图绘画均十分美观，但其图的结构立意仍属仿照《三才图会》。

9.《草药图经》：该书的“五朵云”(图23)，图名注云“即五色牡丹”。其绘图多写意笔法，于山石背景中，绘几枝类小灌木、开大花的植物。原植物无从考据。

10.《植物名实图考》：该书的“牡丹”(图24)截取牡丹一枝，采用花卉画白描牡丹的技法，突出大花，生动准确。其原植物当为毛茛科植物牡丹*P. suffruticosa*。

11.《本草简明图说》：该书的“牡丹”(图25)采用花卉画白描兼写意手法，绘牡丹植物图一幅。基原同上书。

【小结】

牡丹一名作为药名虽然很早，但作为观赏植物却远不及芍药的历史更悠久。据《酉阳杂俎》所载,“牡丹”不见于隋朝种植法七十卷中。直到唐朝天宝中才成为“都下奇赏”，到9世纪中才广为栽培。《唐本草》记载的牡丹形态，据考以紫金牛科紫金牛属(*Ardisia*)的植物根为真品。其时具有“臊气”的毛茛科植物牡丹只是民间的俗品。唐后期以降，毛茛科牡丹根皮成为牡丹一药的主流。宋代尚以野生者为佳。古本草牡丹插图多数绘的是毛茛科植物牡丹*Paeonia suffruticosa* Andr.。《本草图经》《本草品汇精要》《植物名实图考》等均有较好的牡丹插图。

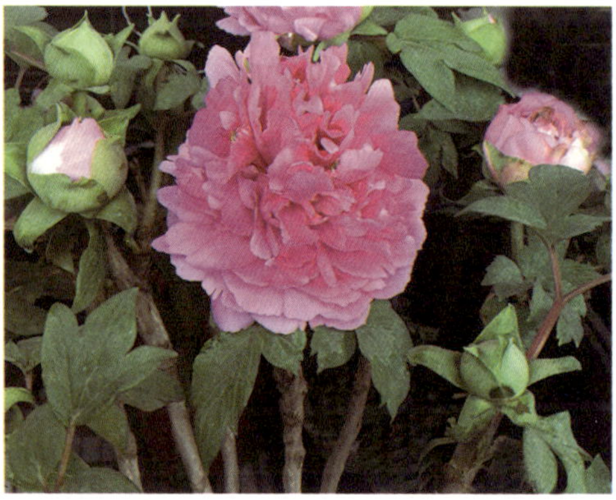

图26　牡丹 *Paeonia suffruticosa* 幼枝

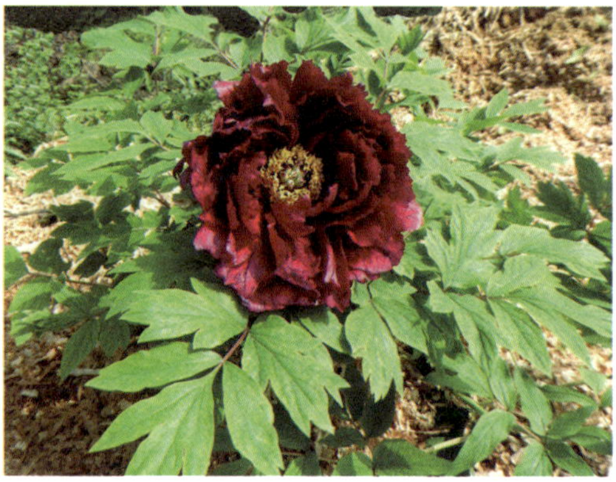

图27　牡丹 *Paeonia suffruticosa*

14-9　木香

【品图】

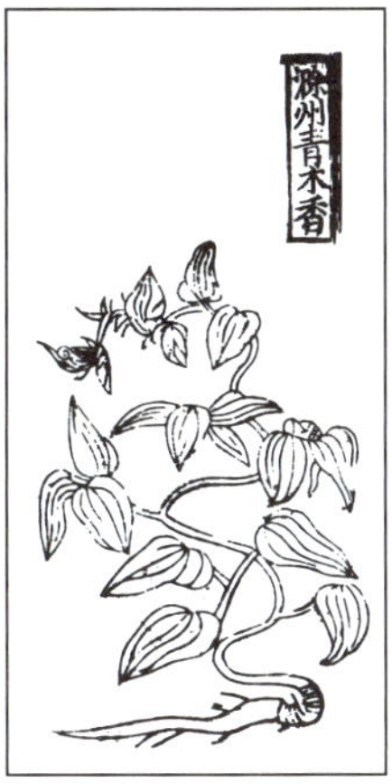

图1　图经（大）·滁州青木香

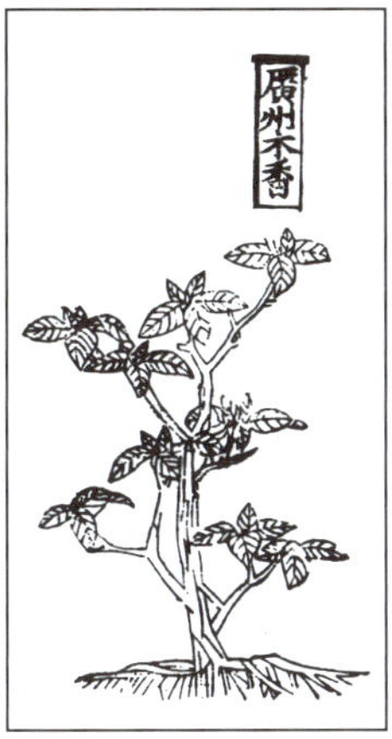

图2　图经（大）·广州木香

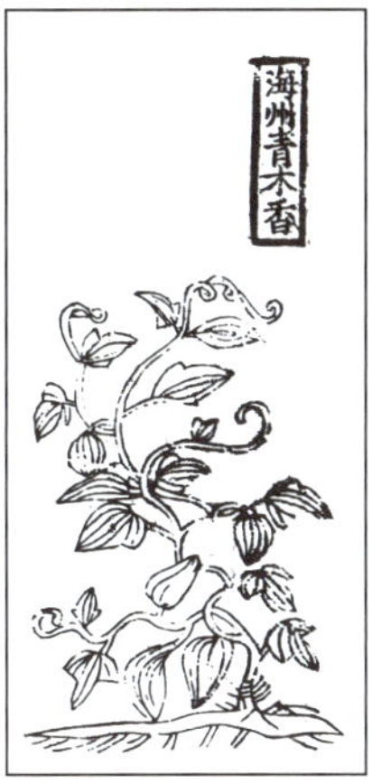

图3　图经（大）·海州青木香

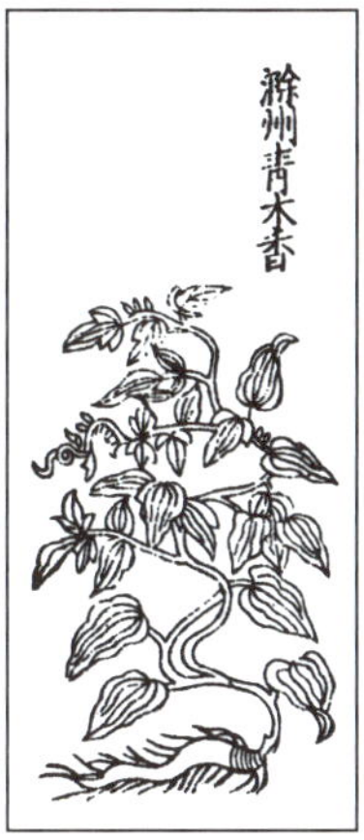

图4　图经（政）·滁州青木香

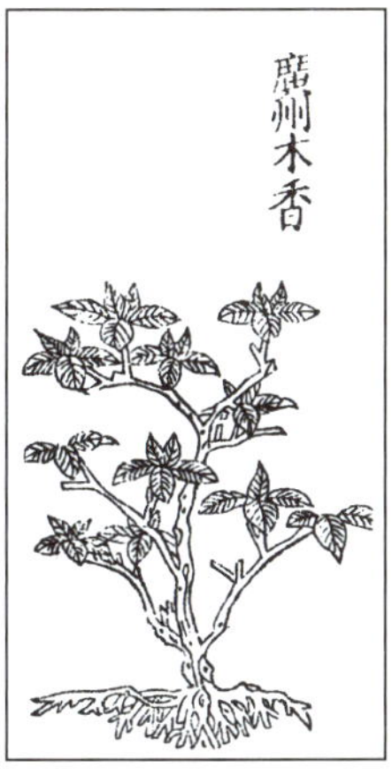

图5　图经（政）·广州木香

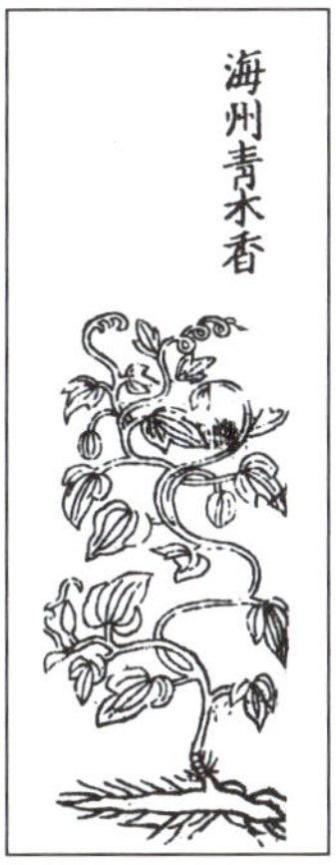

图6　图经（政）·海州青木香

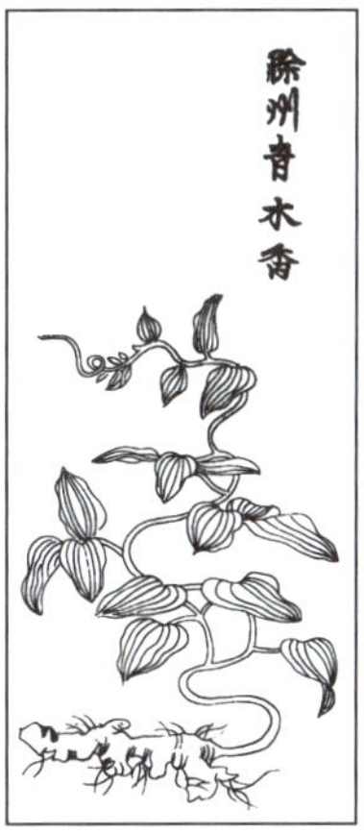

图7　图经（绍）·滁州青木香

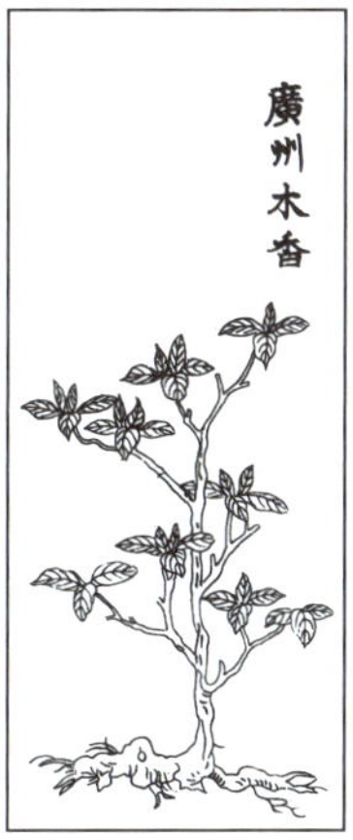

图8　图经（绍）·广州木香

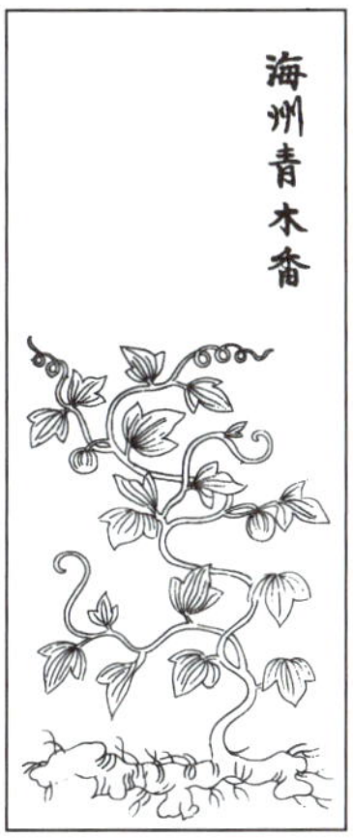

图9　图经（绍）·海州青木香

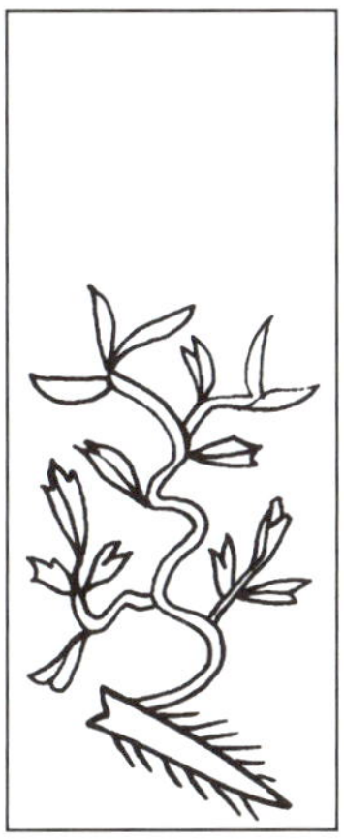

图10　歌括·木香

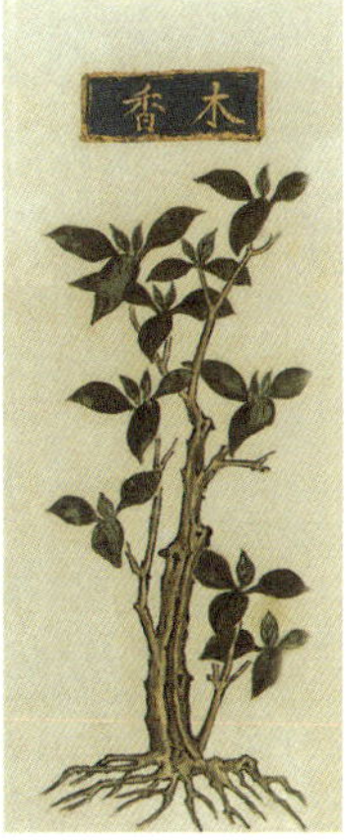

图11　品汇·木香

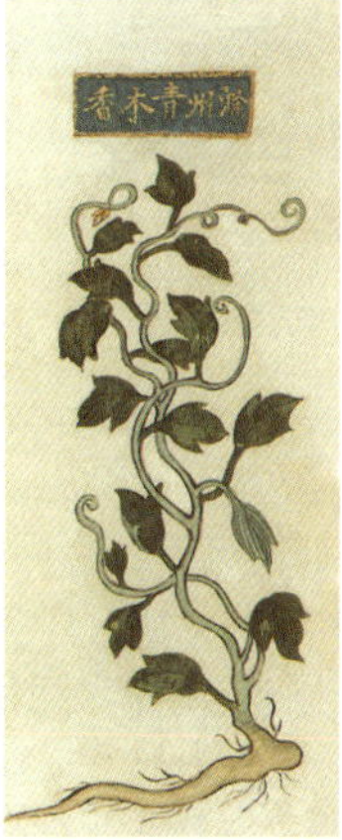

图12　品汇·滁州青木香

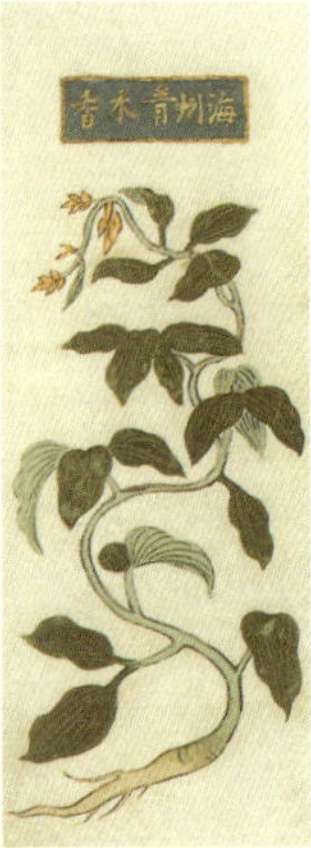

图 13 品汇·海州青木香

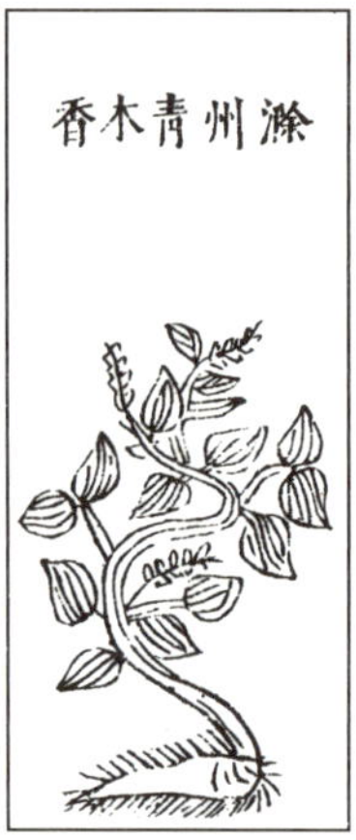

图 14 蒙筌·滁州青木香

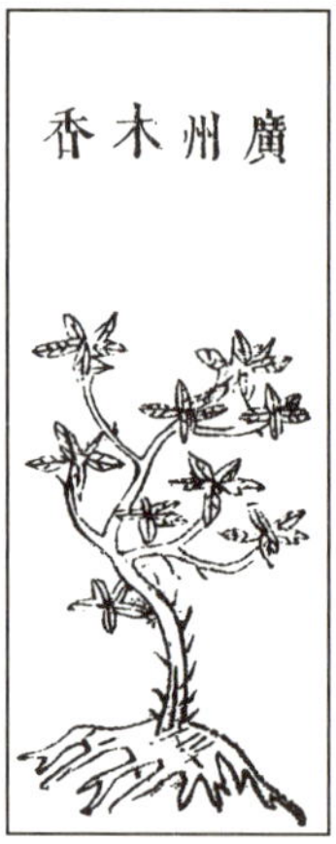

图 15 蒙筌·广州木香

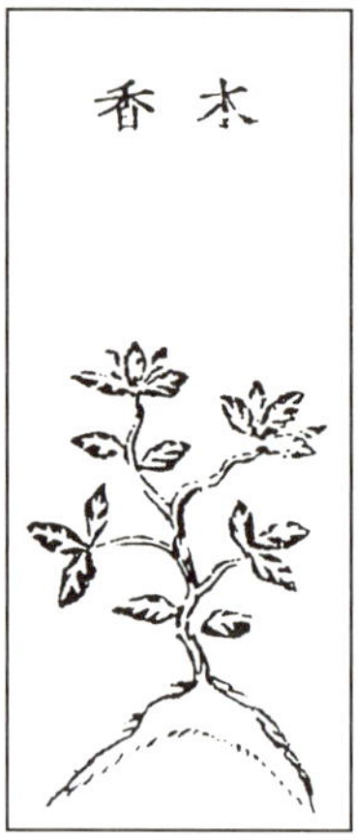

图 16 太乙·木香

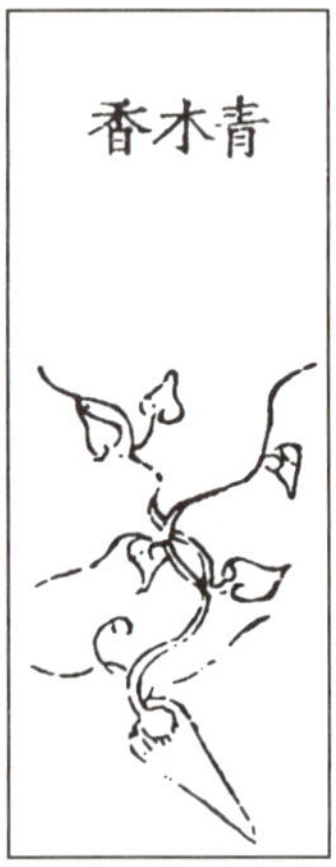

图 17 太乙·青木香

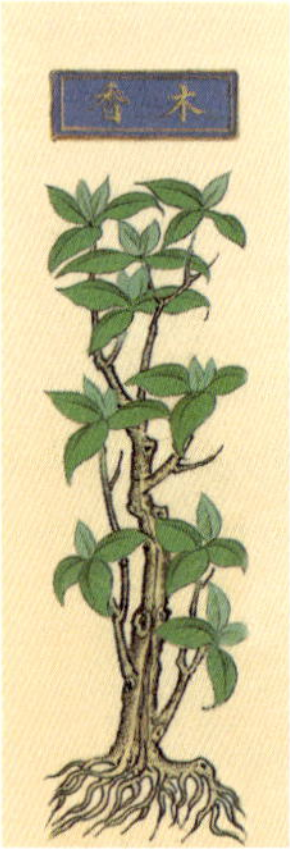

图 18 雷公·木香

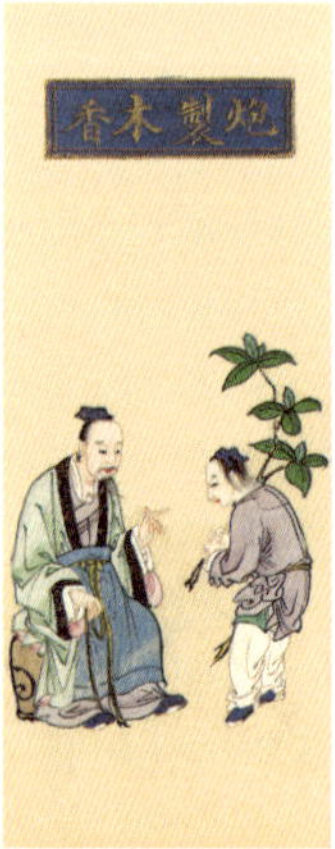

图 19 雷公·炮制木香

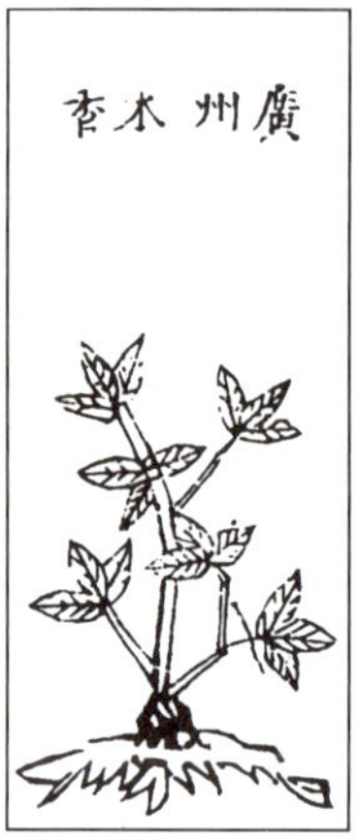

图 20 纲目(金)·广州木香

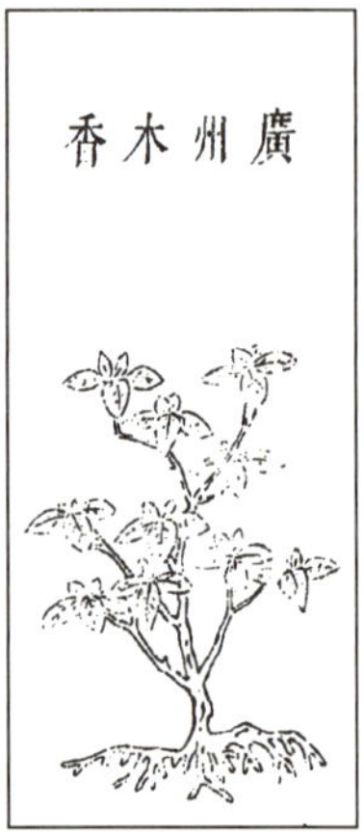

图 21 纲目(钱)·广州木香

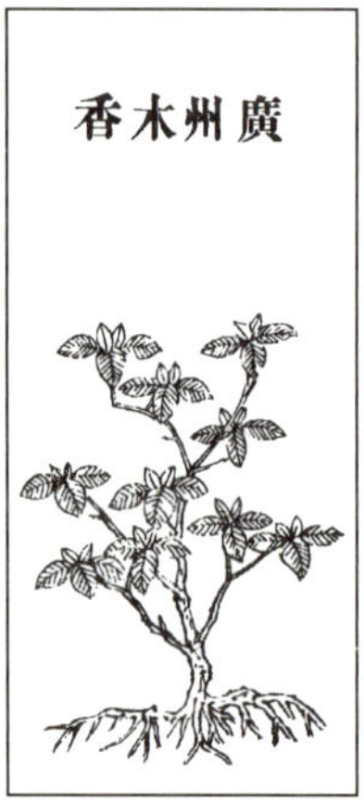

图 22 纲目(张)·广州木香

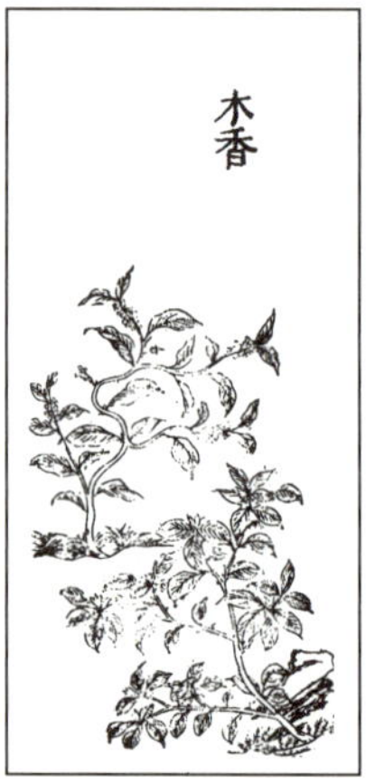

图 23 三才·木香

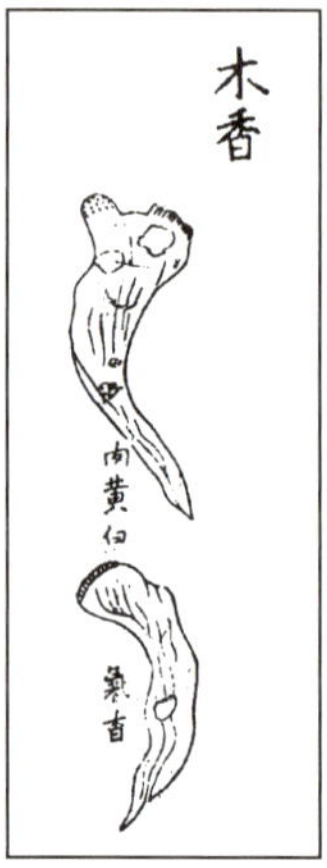

图 24 原始·木香

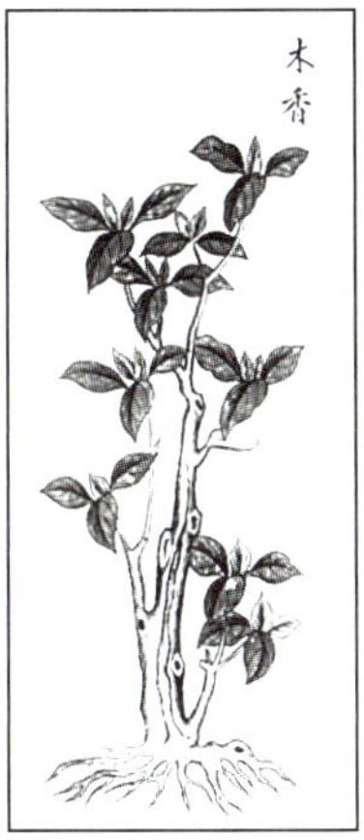

图 25　金石·木香

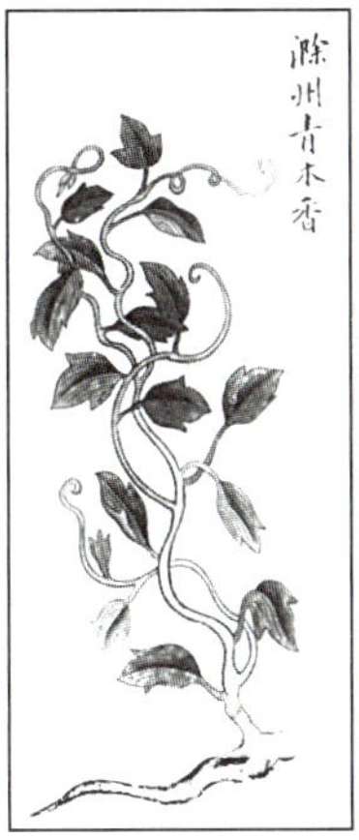

图 26　金石·滁州青木香

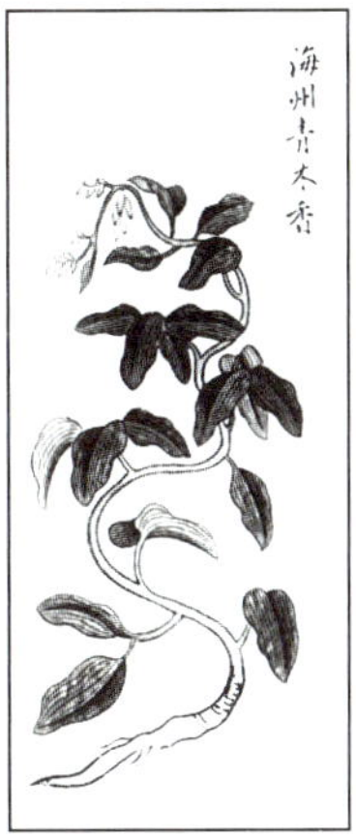

图 27　金石·海州青木香

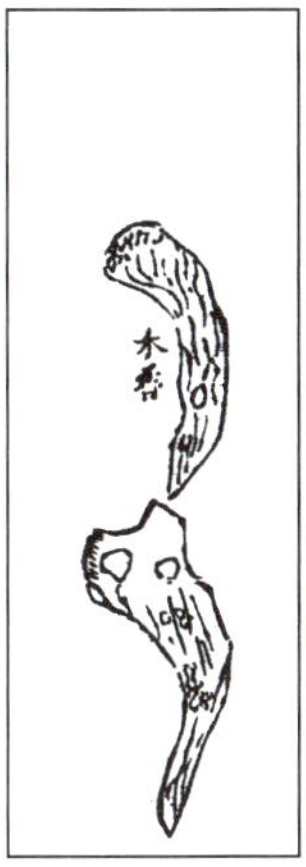

图 28　汇言·木香

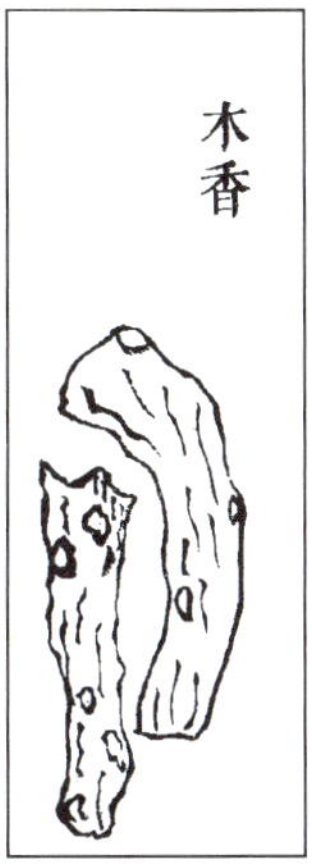

图 29　本草汇·木香

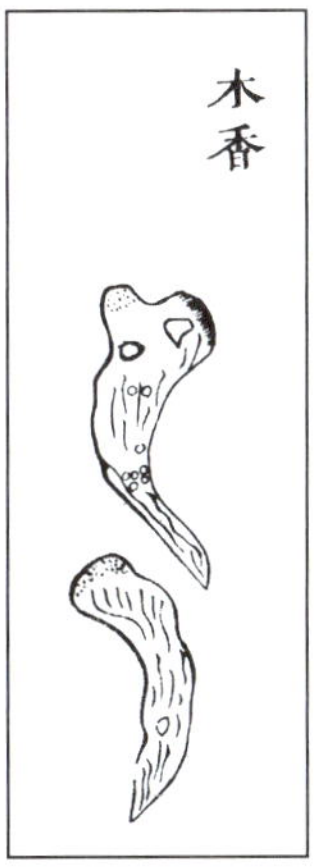

图 30　类纂·木香

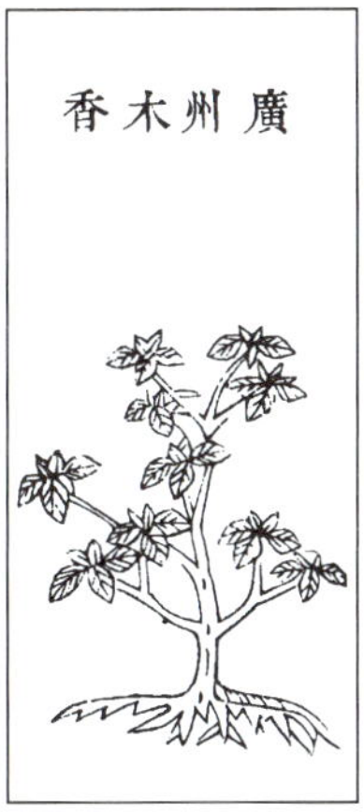

图 31　备要·广州木香

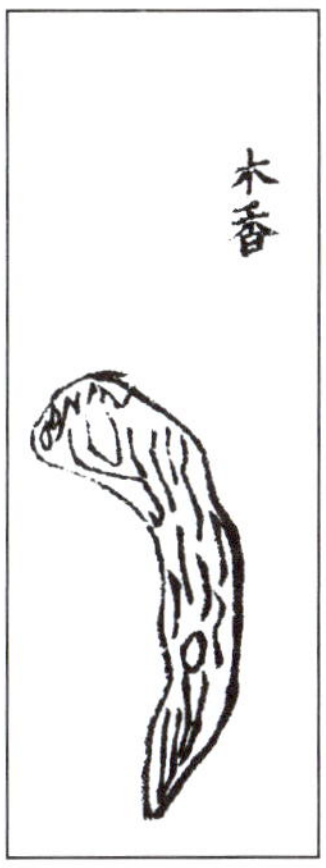

图 32　求真·木香

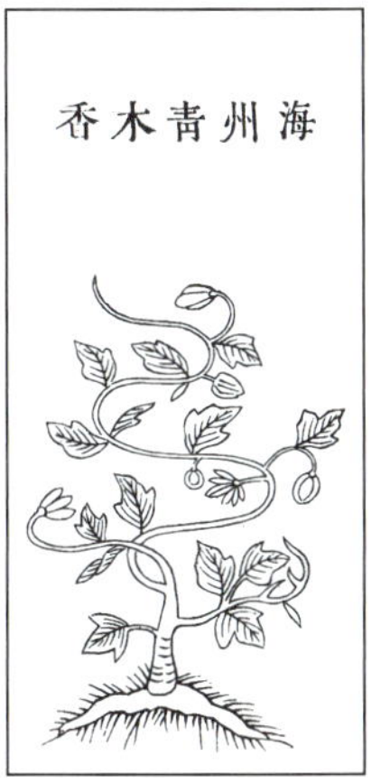

图 33　草木典·海州青木香

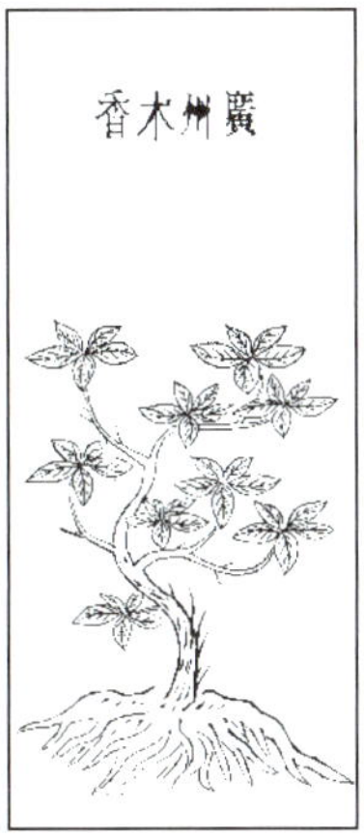

图 34　草木典·广州木香

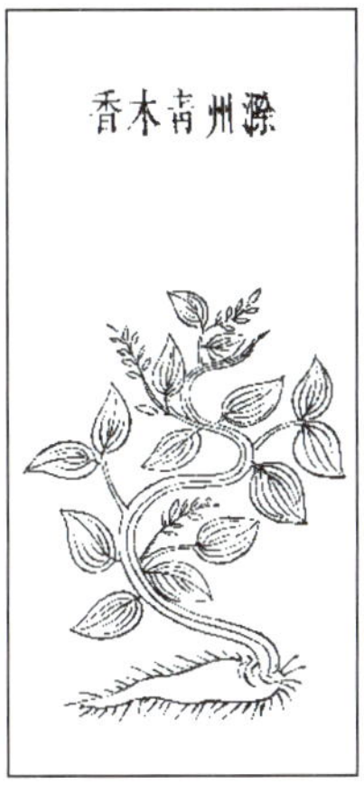

图 35　草木典·滁州青木香

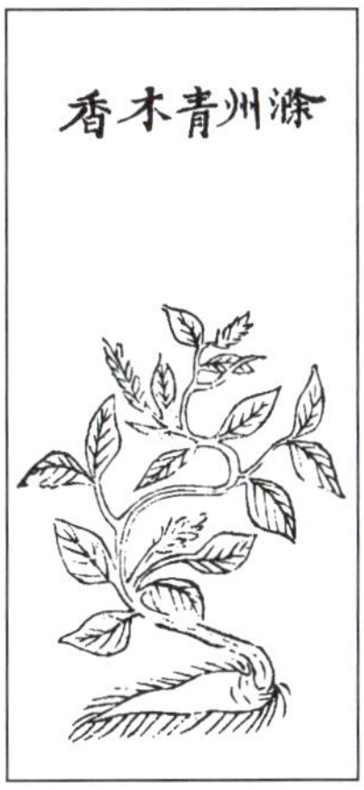

图 36　图考·滁州青木香

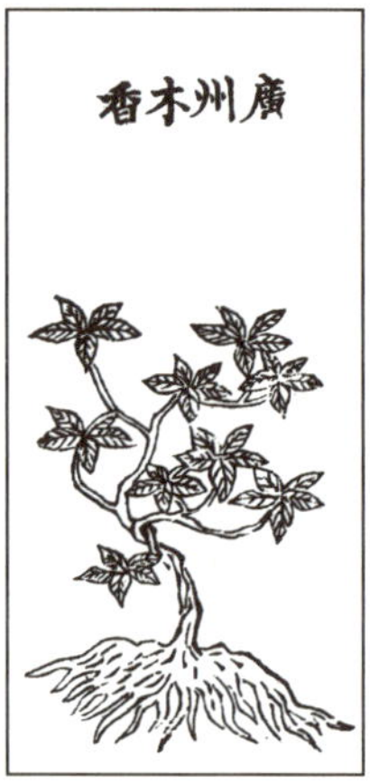

图 37　图考·广州木香

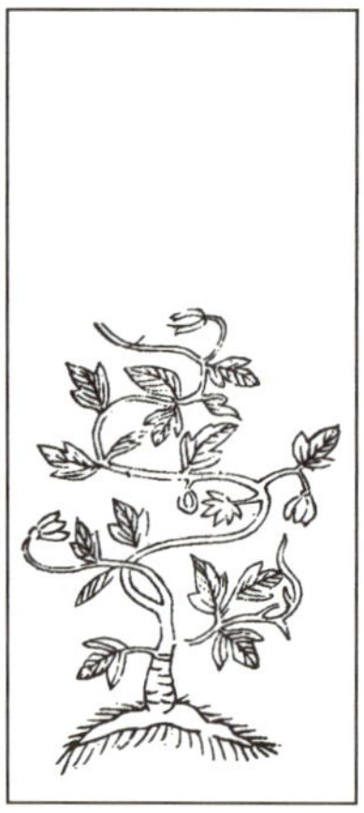
图 38　图考·海州青木香

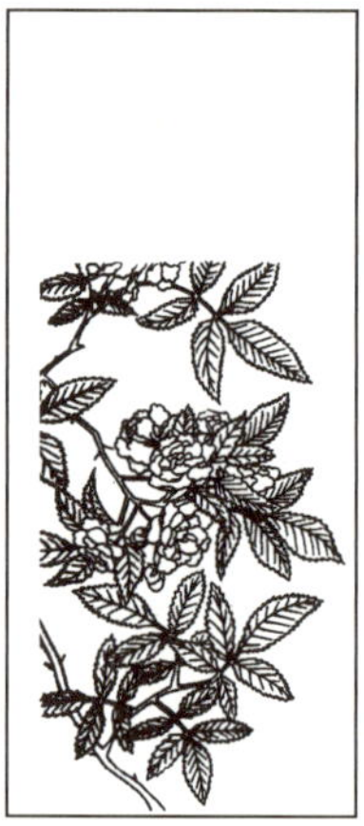
图 39　图考·木香

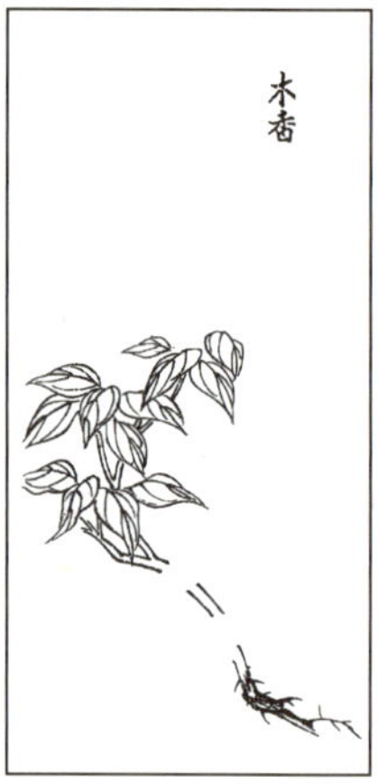

图 40　图说·木香

本品40图，取自22书，其中8幅彩图。有承继关系及仿绘图可分以下2个书类。

《本草图经》：该书有图3幅（“滁州青木香”“广州木香”“海州青木香”），分别存于《大观本草》（图1、2、3）、《政和本草》（图4、5、6）、《绍兴本草》（图7、8、9）。此三传本药图基本一致。今以《政和》图4、图5、图6为《图经》图的代表。

仿绘该图的彩色图有《本草品汇精要》。其“木香”（图11）乃仿绘“广州木香”（图5），该图将药材的形状移植于植物的茎枝。“滁州青木香”（图12）简化了枝叶。“海州青木香”（图13）除简化枝叶外，还漏绘了果实。此后《补遗雷公炮制便览》“木香”（图18）仿绘自“广州木香”（图5）。《金石昆虫草木状》图25、图26、图27则全部临摹自《品汇》3幅木香图。

仿绘该图的墨线图有：《本草歌括》“木香”（图10）仿绘自“海州青木香”（图6），但高度简化。《本草蒙筌》“滁州青木香”（图14）、“广州木香”（图15）仿绘《图经》同名图。《太乙仙制本草药性大全》有图2幅，其中“木香”（图16）虽然十分简单，但其图与“广州木香”（图5）相似；“青木香”（图17）的根与叶则与《图经》2幅青木香图相似。《本草纲目》金陵本“广州木香”（图20）根粗大，茎叶虽然简化粗糙，但仍有参照《图经》“广州木香”的痕迹。《纲目》钱本图21亦仿“广州木香”（图5）大致保留了原图的模样。《纲目》张本图22则仿绘钱本图21且加润饰。此后仿绘《纲目》钱本的图还有《本草备要》“广州木香”（图31）。《本草简明图说》“木香”（图40）绘一株根茎叶俱全的植物，其叶聚生枝顶，似从《图经》“广州木香”化裁而来。炫技之笔，无益考证。另《三才图会》“木香”（图23）有植物2株，叶形相似，但上面一株茎枝弯曲，似参考《图经》2幅青木香图；下面一株则参考了《图经》“广州木香”图。《古今图书集成·草木典》“海州青木香”（图33）仿绘《图经》同名图。“广州木香”（图34）、“滁州青木香”（图35）亦仿绘《图经》两幅同名图。《植物名实图考》有3图系仿绘《图经》同名图,此即“滁州青木香”(图36)、“广州木香”(图37)、“海州青木香”(图38)。

《本草原始》:该书“木香”(图24)为药材写生图,仿绘者有《本草汇言》“木香”(图28)、《本草汇》“木香”(图29,此图成块状,孔洞更多)、《本草纲目类纂必读》“木香”(图30)。另《本草求真》“木香”(图32)则系仿绘《本草汇言》图28,仅取其中一支。

以上40图中,有34幅属仿绘或改绘图,还有6幅原创图(图4、5、6、19、24、39),详见下“鉴药”项。

【文录】

《别录》(见《证类》卷6“木香”) 一名蜜香。生永昌山谷。

梁《本草经集注》(同上) 陶隐居云:此即青木香也。永昌不复贡,今皆从外国舶上来,乃云大秦国。以疗毒肿,消恶气,有验。今皆用合香,不入药用。惟制蛀虫丸用之,常能煮以沐浴,大佳尔。

题·刘宋《雷公炮炙论》(同上) 雷公云:凡使,其香是芦蔓根条,左盘旋。采得二十九日,方硬如朽骨硬碎。其有芦头丁盖子色青者,是木香神也。

唐《唐本草》(同上) 《唐本》注云:此有二种,当以昆仑来者为佳,出西胡来者不善。叶似羊蹄而长大,花如菊花,其实黄黑,所在亦有之。

宋《开宝本草》(同上) 今按:《别本》注云:叶似署预而根大,花紫色,功效极多,为药之要用。陶云不入药用,非也。

宋《嘉祐本草》(同上) 《蜀本》云:今苑中种之,花黄,苗高三四尺,叶长八九寸,皱软而有毛。《南州异物志》云:青木香,出天竺,是草根状如甘草。萧炳云:青木香功用与此同。又云:昆仑船上来,形如枯骨者良。

宋《本草图经》(同上) 《图经》曰:木香生永昌山谷,今惟广州舶上有来者,他无所出。陶隐居云即青木香也。根窠大类茄子,叶似羊蹄而长大,花如菊,实黄黑,亦有叶如山芋而开紫花者,不拘时月采根芽为药。以其形如枯骨者良。江淮间亦有此种,名土青木香,不堪入药用。伪蜀王昶苑中尝种之,云苗高三四尺,叶长八九寸,皱软而有毛,开黄花,恐亦是土木香种也……《杂修养书》云:正月一日取五木煮汤以浴,令人至老须发黑。徐锴注云:道家谓青木香为五香,亦云五木。道家多以此浴,当是其义也。又古方主痈疽五香汤中,亦使青木香,青木香名为五香,信然矣。

宋《重广补注神农本草并图经》(同上) 别说云:谨按木香今皆从外国来,即青木香也,陶说为得,本在草部。而《图经》所载广州一种,乃是木类。又载滁州、海州者,乃马兜铃根,此山乡俗名尔。治疗冷热,殊不相似。此三种,自当入一外类别名尔。

宋《本草衍义》卷7"木香" 又一种，尝自岷州出塞，得生青木香，持归西洛。叶如牛蒡，但狭长，茎高三四尺，花黄，一如金钱，其根则青木香也。生嚼之，极辛香，尤行气。

明《本草纲目》卷14"木香" 【释名】南木香（《纲目》）。【时珍曰】木香，草类也。本名蜜香，因其香气如蜜也。缘沈香中有蜜香，遂讹此为木香尔。昔人谓之青木香。后人因呼马兜铃根为青木香，乃呼此为南木香、广木香以别之。今人又呼一种蔷薇为木香，愈乱真矣。《三洞珠囊》云：五香者，即青木香也。一株五根，一茎五枝，一枝五叶，叶间五节，故名五香，烧之能上彻九天也。古方治痈疽有五香连翘汤，内用青木香，古乐府云"氍毹毾㲪五木香"，皆指此也。【集解】【时珍曰】木香，南番诸国皆有。《一统志》云：叶类丝瓜，冬月取根，晒干。

清《植物名实图考》卷21"木香" 《花镜》：木香一名锦棚儿。藤蔓附木，叶比蔷薇更细小而繁。四月初开花，每颖三蕊。极其香甜可爱者，是紫心小白花。若黄花则不香；即青心大白花者，香味亦不及。

【鉴药】

"木香"首见于《本经》。李时珍释名云："本名蜜香，因其香气如蜜也。缘沈香中有蜜香，遂讹此为木香尔。"此说多出臆测。木香来源虽然自古众说纷纭，但其性味功用却一以贯之，是古今著名的辛温理气药，治心腹冷痛，肠疝、下痢等。

本品最早出"永昌"山谷。永昌即今云南保山，在西南边陲之地。到南梁之时，陶弘景说："永昌不复贡，今皆从外国舶上来。"据说本品是"大秦国"（东罗马帝国）"疗毒肿，消恶气"的良药。梁代多用作香料，煮香汤供沐浴，少作内服。唐代这种舶来木香有来自昆仑、西胡两种，以昆仑者为佳。《唐本草》首次描述了其形态："叶似羊蹄而长大，花如菊花，其实黄黑。所在亦有之。"据考此种木香与花黄、叶长椭圆形的菊科旋覆花属植物土木香*Inula helenium* L.相符。[1]令人费解的是，既云西来，怎么会所在皆有？此说是误载？还是误将本土处处皆有的土木香误作舶来木香？因无旁证，不作臆测。但《蜀本草》记载当时"苑中种之，花黄，苗高三四尺，叶长八九寸，皱软而有毛"的木香，确实与《唐本草》所言舶来木香形态相近，当属同一来源。今存在日本正仓院的唐药木香，据研究是菊科植物木香*Saussurea lappa* C. B. Clarke。唐药木香可能是作为熏香料的残存品。[2]后世舶来品木香即此种。

此外，北宋《开宝本草》引《别本》注提到一种木香，"叶似署预而根大，花紫色，功效极多，为药之要用"，不像陶弘景所说"不入药用"。此种与舶来木香同名的植物，乃马兜铃科植物马兜铃*Aristolochia debilis* Sieb. et Zucc.。其根名青木香。此植物确

1 陈重明、黄胜白等：《本草学》，南京：东南大学出版社，2005：112.（《中国植物志》提到据牧野、中尾、木村等考订，《蜀本草》和本草所载的土木香应是此种。）

2 ［日］朝比奈泰彦：《正仓院药物》，大阪：植物文献刊行会，1955：348.

实所在皆有。在宋代及其以前，外来菊科的木香与本土马兜铃科的青木香因均有“青木香”之名，经常混为一谈。三国时《南州异物志》记载出“天竺”（古印度别称）的青木香“是草根，状如甘草”；又唐·萧炳指出青木香“昆仑船上来，形如枯骨者良”。以上记载从药材角度肯定了外来的木香特点是草根、状如枯骨。这种木香虽然从三国到唐代都有青木香一名，但却是早期木香的主流来源。

宋《本草图经》综合了前代资料及当时全国药物普查所得，肯定了正品木香在当时“惟广州舶上有来者，他无所出”，也就是陶弘景所说的青木香。但苏颂将“叶似羊蹄”“花如菊”的菊科木香，与“叶如山芋而开紫花”的马兜铃科青木香混为一谈。把“形如枯骨”作为这两者共有的药材特征，是其误也。苏颂还提到：“江淮间亦有此种，名土青木香。”揣摩其意，这种“土青木香”大概是指“叶如山芋开紫花”的马兜铃科植物。苏颂怀疑《蜀本草》种植的开黄花的植物“恐亦是土木香种也”。苏颂把本土所产、类似舶来的菊科木香类植物称之为土木香。这一称呼，为现代植物学家确定菊科植物*Inula helenium* L.中文名（土木香）提供了依据。

北宋末寇宗奭“尝自岷州出塞，得生青木香，持归西洛。叶如牛蒡，但狭长，茎高三四尺，花黄，一如金钱，其根则青木香也。生嚼之，极辛香，尤行气”。这是古代木香最准确的来源描述，其原植物即菊科土木香*Inula helenium* L.。同样讲究实地考察的药学家陈承也指出当时木香的3个来源，一是外国来的“青木香”，二是《图经》木本的广州木香，三是《图经》所载“滁州、海州者，乃马兜铃根，此山乡俗名尔”。他指出这三种木香“治疗冷热，殊不相似”，应该区分名目。

李时珍《本草纲目》根据实际运用情况，确定正品木香属于“草类”，不是沉香木类。且记载了后世解决这个问题的办法：将马兜铃根呼为青木香，将草类木香呼为“南木香”“广木香”。此后医药书多从此法。李时珍还提到明代“呼一种蔷薇为木香”的现象，但这种称呼并未广泛传播。古本草插图所反映的木香来源情况，大致与文字记载是相符合的。

1.《本草图经》：该书有图3幅，其中“滁州青木香”（图4）、“海州青木香”（图6）属于同一类。两图都有粗大的根，蔓生柔弱的茎，卵状三角形或戟形的叶，其中“海州青木香”左上还有一个球形的蒴果。早在北宋陈承就指出此二图是马兜铃的根，山乡俗名青木香。今属于马兜铃科植物马兜铃*Aristolochia debilis* Sieb. et Zucc.。

“广州木香”（图5）根系发达，茎为木质，多为五叶聚生枝端。主流本草的文字记载没有表述过此种植物。广州也不是出产木香的地方，不过是外来木香的进口集散地而已。故此形态可能是绘图者据《三洞珠囊》所云：“五香者，即青木香也。一株五根，一茎五枝，一枝五叶，叶间五节。”想象绘出这样一棵“一枝五叶”的虚幻图形。

2.《补遗雷公炮制便览》：该书的“炮制木香”（图19）实际无炮制内容。《雷公炮炙论》条文提到“其香是芦蔓根条，左盘旋。采得二十九日，方硬如朽骨硬碎。

其有芦头丁盖子色青者，是木香神也”。此段记载至今无人能解得其义。绘图者只好绘一个童子，扛着一棵类似“广州木香”的植物，来向其师傅请教。

3.《本草原始》：该书“木香”（图24）绘上下两支粗根，均上大而下略小，有纵皱纹，中间有孔洞。图注为“肉黄白”。此根符合“形如枯骨”的特征，应该是正品菊科木香*Saussurea lappa* C. B. Clarke的根。

4.《植物名实图考》：该书有木香图4幅，3幅系仿绘图，已见前述。唯有一幅“木香”（图39）为写生图。该图中植物有木质茎，二回单数羽状复叶，小叶长椭圆形，叶缘锯齿明显。枝顶及叶腋有单花，花大重瓣。观其形，颇类蔷薇科植物。这符合李时珍所云“呼一种蔷薇为木香”。吴其濬引述《花镜》：“木香一名锦棚儿。藤蔓附木，叶比蔷薇更细小而繁。四月初开花，每颖三蕊。”据考此即蔷薇科蔷薇属植物木香花*Rosa banksiae* Ait.。[1]

【小结】

木香是历史悠久的理气良药，至今沿用不替。但在南北朝至宋代，其主要来源为从“外国舶上来”。这种舶来品根形如枯骨，叶如牛蒡，花黑紫，似为菊科植物木香*Saussurea lappa* C. B. Clarke。日本正仓院所藏唐药木香即此种。《唐本草》所云叶如羊蹄，花黄如菊者似为菊科植物土木香*Inula helenium* L.。叶如薯蓣或如山芋开紫花者为马兜铃科植物马兜铃*Aristolochia debilis* Sieb. et Zucc.，其根名青木香，但不是木香的正品。其药材鉴别点是“形如枯骨”、生嚼辛香，为古代木香正品。《本草图经》“滁州青木香”“海州青木香”均为马兜铃科植物。“广州木香”乃据《三洞珠囊》想象绘制的图。《本草原始》所绘乃正品木香根的药材图。

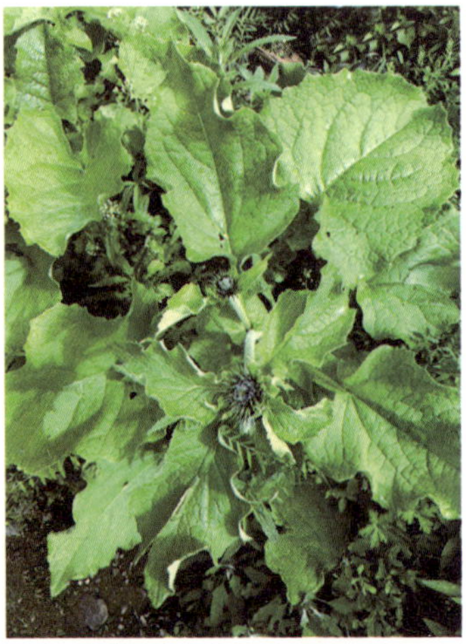

图41　木香 *Saussurea lappa*

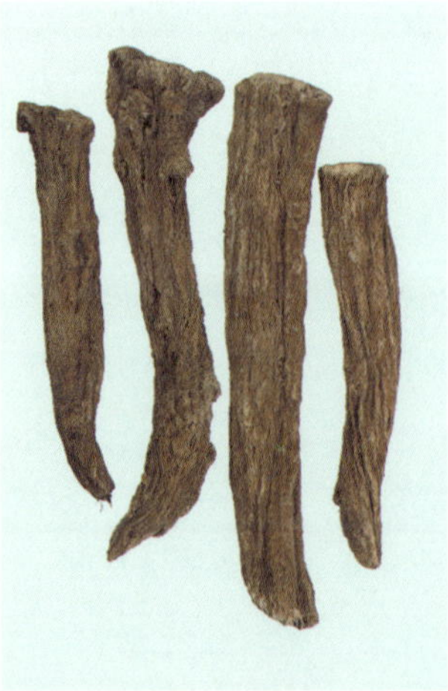

图42　木香药材

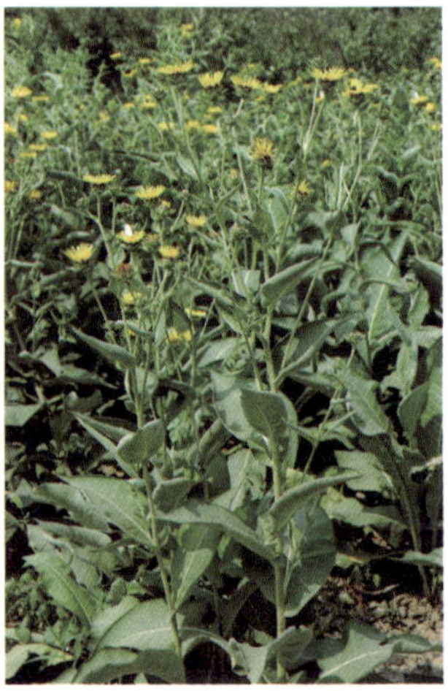

图43　土木香 *Inula helenium*

1　陈重明、黄胜白等：《本草学》，南京：东南大学出版社，2005：114.

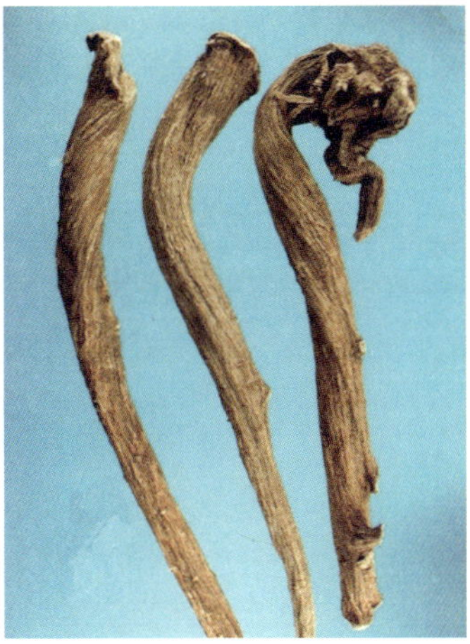

图 44　土木香药材

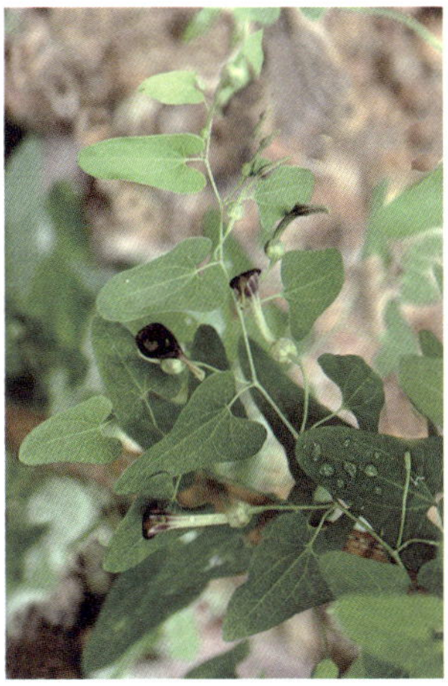

图 45　马兜铃 *Aristolochia debilis*

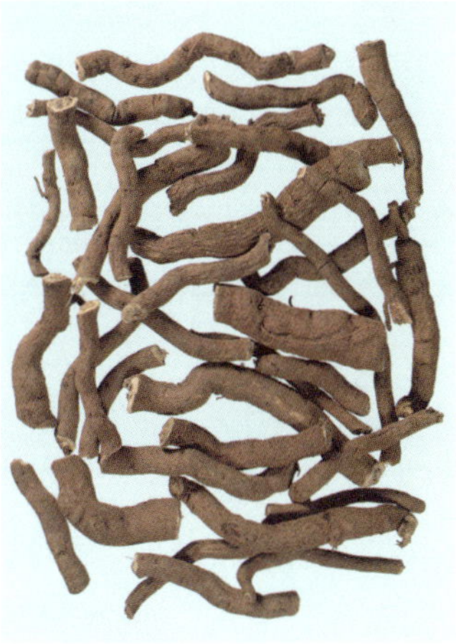

图 46　青木香药材

14-10　甘松香

【品图】

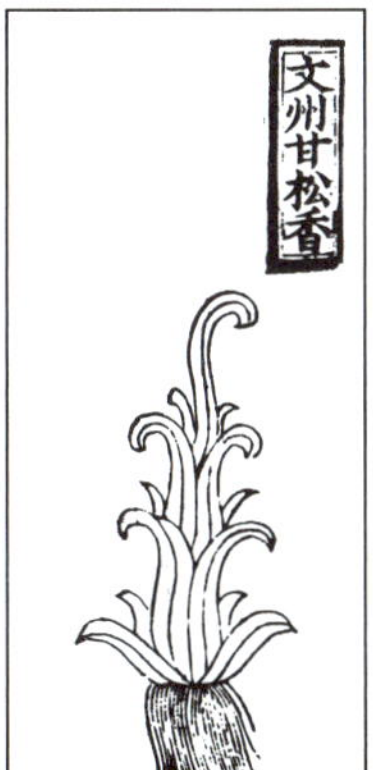

图 1　图经（大）· 文州甘松香

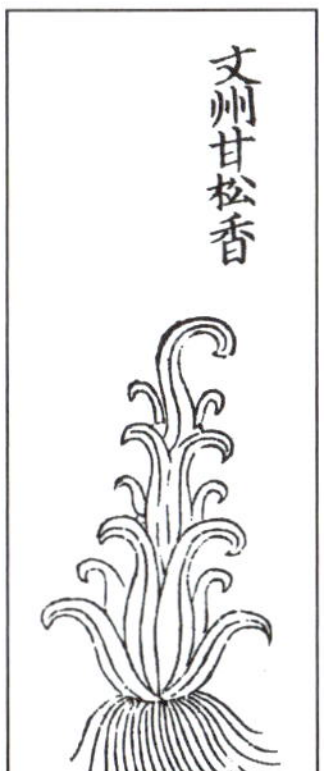

图 2　图经（政）· 文州甘松香

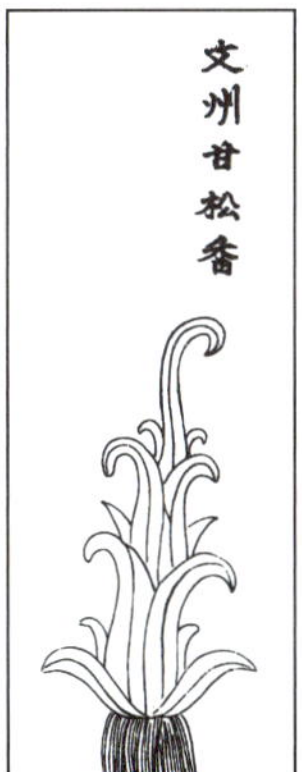

图 3　图经（绍）· 文州甘松香

图 4　歌括 · 甘松香

图 5　品汇·文州甘松香

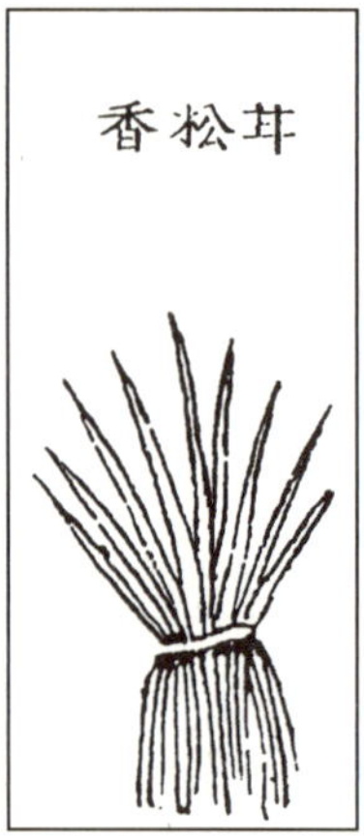

图 6　太乙·甘松香

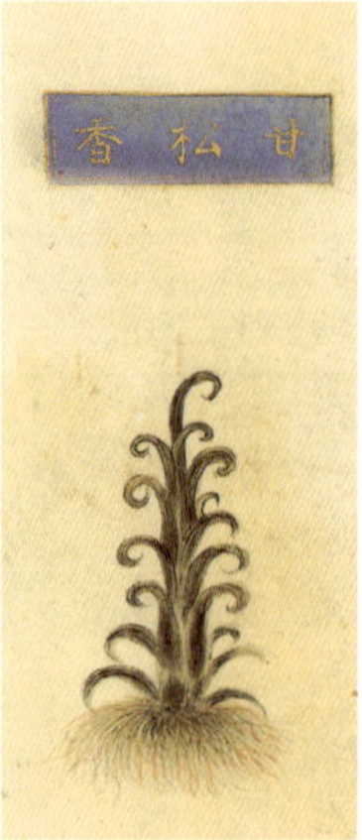

图 7　雷公·甘松香

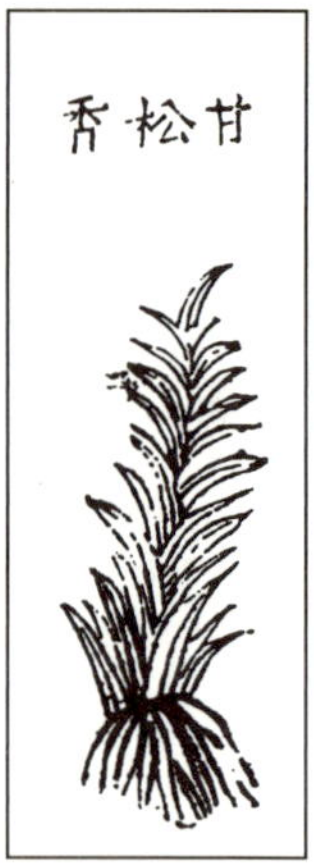

图 8　纲目(金)·甘松香

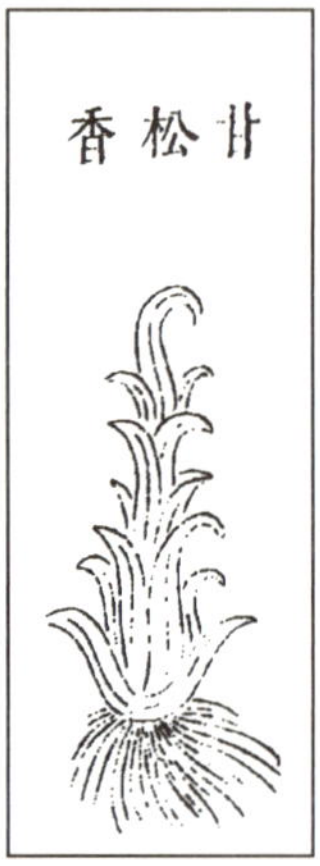

图 9　纲目(钱)·甘松香

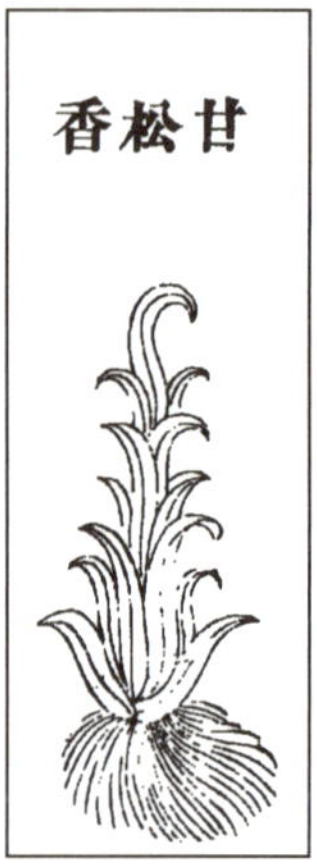

图 10　纲目(张)·甘松香

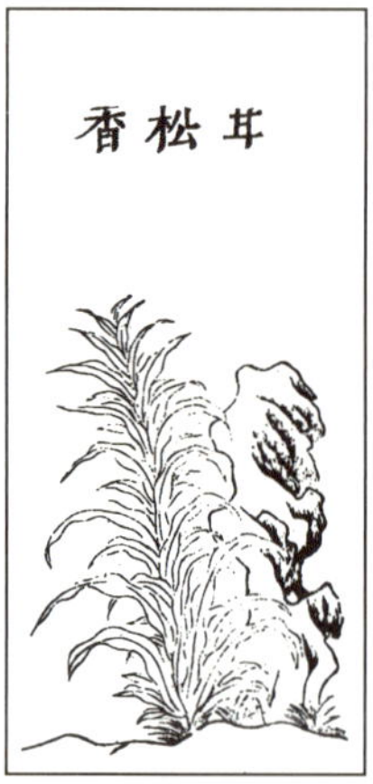

图 11　三才·甘松香

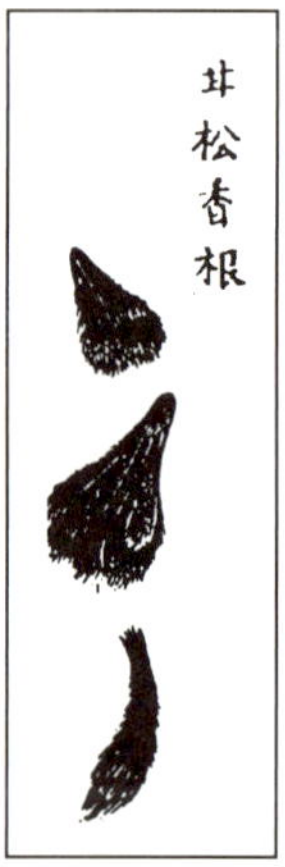

图 12　原始·甘松香根

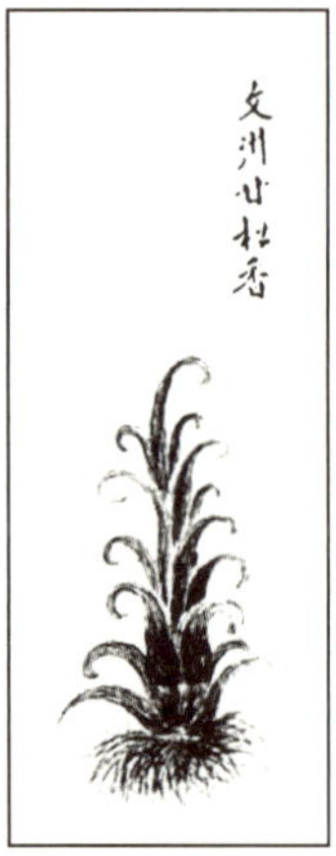

图 13　金石·文州甘松香

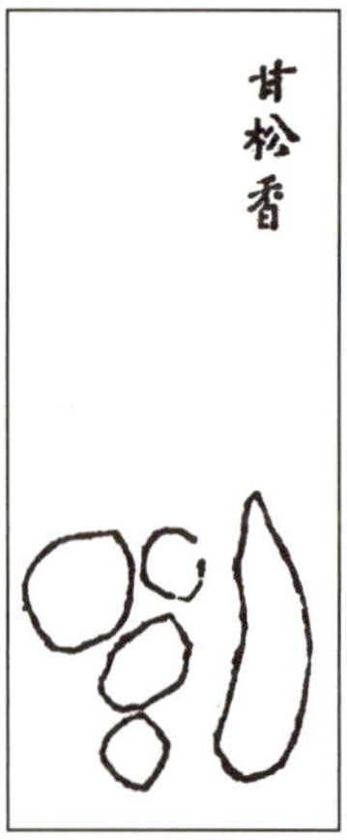

图 14　汇言·甘松香

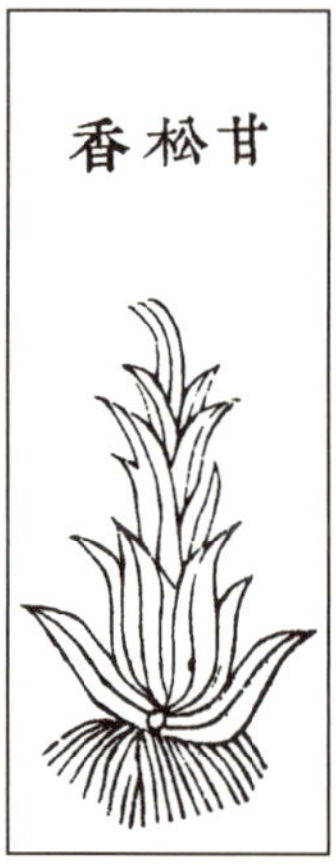

图 15　备要·甘松香

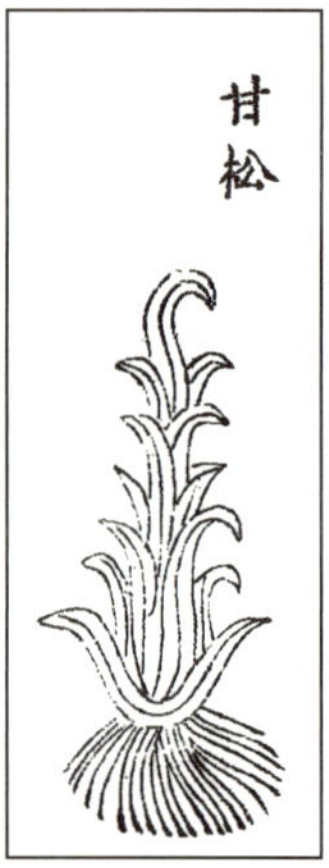

图 16　求真·甘松

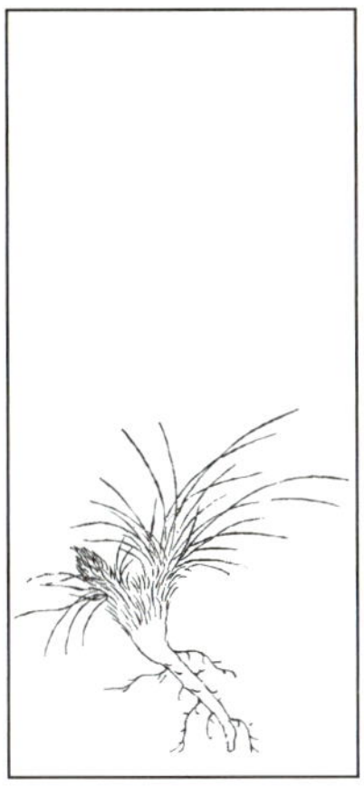

图17 图考·甘松香

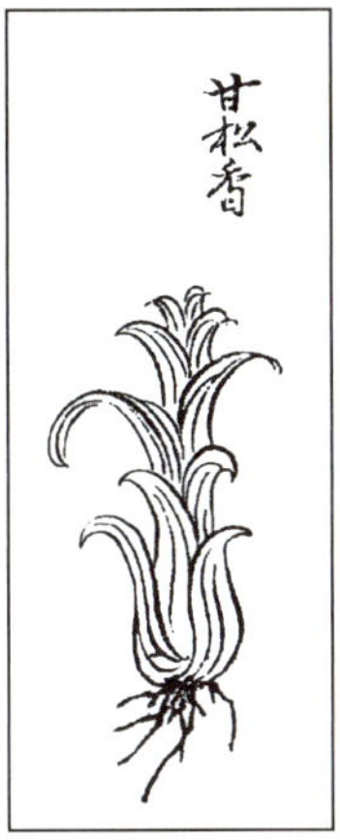

图18 图说·甘松香

本品18图，取自18书，其中3幅彩图。有承继关系及仿绘图仅一个书类。

《本草图经》：该书的“文州甘松香”图分别存于《大观本草》（图1）、《政和本草》（图2）、《绍兴本草》（图3）。此三传本药图基本一致。今以《政和》图2为《图经》图的代表。

仿绘该图的彩色图有《本草品汇精要》“文州甘松香”（图5），该图将密集的须根绘得过于夸张。此后《补遗雷公炮制便览》“甘松香”（图7）、《金石昆虫草木状》“文州甘松香”（图13）均仿绘《品汇》图5。

仿绘该图的墨线图有：《本草歌括》“甘松香”（图4）虽然简略，但保留了原图特点。《本草纲目》金陵本“甘松香”（图8）仿绘时改原图的卷曲叶为二列式剑形叶。《纲目》钱本图9仍从原图照绘。《纲目》张本图10则仿绘钱本图9。此后《本草备要》“甘松香”（图15）、《本草求真》“甘松”（图16）、《本草简明图说》“甘松香”（图18）均仿绘自钱本图9。另《三才图会》“甘松香”（图11）除添加山石背景外，还将《图经》图2改绘成类似直立密生叶片的禾本科植物，严重失真。

以上18图中，有13幅属仿绘或改绘图，还有5幅原创图（图2、6、12、14、17），详见下“鉴药”项。

【文录】

宋《开宝本草》（见《证类》卷9“甘松香”） 从生，叶细。《广志》云：甘松香出姑臧。

宋《本草图经》（同上） 《图经》曰：甘松香，出姑臧，今黔、蜀州郡及辽州亦有之。从生山野，叶细如茅草，根极繁密，八月采，作汤浴令人体香。

明《本草纲目》卷14“甘松香” 【释名】苦弥哆（音扯）。【时珍曰】产于川西松州，其味甘，故名。《金光明经》谓之苦弥哆。

清《植物名实图考》卷25“甘松香” 甘松香，《开宝本草》始著录。《图经》叶细如茅草，根极繁密，生黔、蜀、辽州。李时珍以寿禅师作五香饮，其甘松饮即此。滇南同三柰等为食料用，昆明山中亦产之，高仅五六寸，似初生茆而劲，根大如拇指，长寸余，鲜时无香，干乃有臭。

【鉴药】

“甘松香”首见于《开宝本草》。时珍释其名曰：“产于川西松州，其味甘，故名。”松州即今四川松潘。按晋·郭义恭《广志》已经提到“甘松香出姑臧”，但唐武德元年（618）才置松州，故不可能是因地得名。本品根及根茎有强烈的松脂气味，恐因此而名“松香”。此药芳香，故古代或用之理气开郁，治心腹疼痛等疾。今用者不多。

本品最早出姑臧，即今甘肃武威。宋代黔、蜀、辽州（今山西左权）亦有出产。《开宝本草》《本草图经》记载本品丛生山野，叶细如茅草，根极繁密。据此本品当为败酱科甘松属植物甘松*Nardostachys chinensis* Batal.。李时珍对本品形态无任何增补，疑其并未见过原植物。清·吴其濬云：“高仅五六寸，似初生茆而劲，根大如拇指，长寸余，鲜时无香，干乃有臭。”吴氏且亲手绘制了所见之本品图，可证甘松香确为甘松*N. chinensis*。古本草中很少有本品的原创图，可能与其分布地区局限有关。

1.**《本草图经》**：该书的“文州甘松香”（图2）有密集的须根，叶片中脉明显，弯曲，成塔式环绕生长。此图虽与今甘松有某种联系，但图形距离实物还是相差太大。文州即今甘肃文县，属于甘松的分布区。

2.**《太乙仙制本草药性大全》**：该书“甘松香”（图6）地上部分为丛生条状叶，与许多仿绘《图经》之图完全不同。该书多数示意图效果极差，但此图算个例外，尚能反映败酱科植物甘松*N. chinensis*的主要特点。

3.**《本草原始》**：该书“甘松香根”（图12）属于药材写生图。该图采用黑底白纹，表现外表黑棕色的根或根茎密被叶鞘纤维、状如毛刷。其形态接近今败酱科植物甘松的根形。

4.**《本草汇言》**：该书“甘松香”（图14）也是药材图，但所绘几个平面不规则形状令人无法猜测其用意。

5.**《植物名实图考》**：该书“甘松香”（图17）是最接近原植物形态的写生图。该图有主根，根茎顶端密被叶鞘纤维，叶丛生，线形。此为败酱科植物甘松*N.chinensis*。

【小结】

甘松香至宋初才进入主流本草，属少常用的理气药。据本草文字记载，本品当为败酱科甘松属植物甘松*Nardostachys chinensis* Batal.。古代本草插图中，唯有《植物名实图考》所绘为本品的写生图。另《本草原始》甘松的药材图也与甘松的根茎相符。

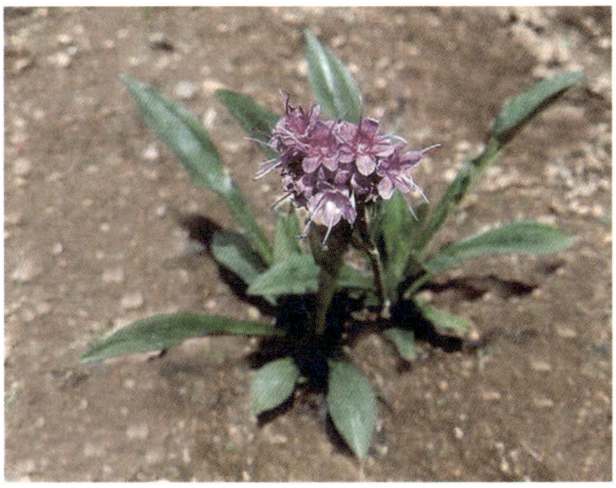

图 19　甘松 *Nardostachys chinensis*

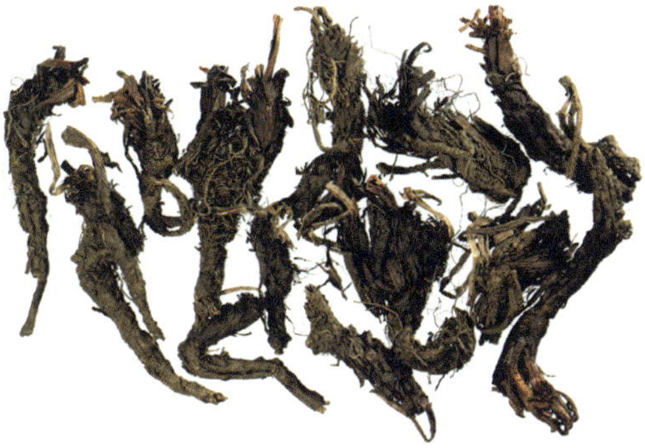

图 20　甘松药材

14-11　山柰

【品图】

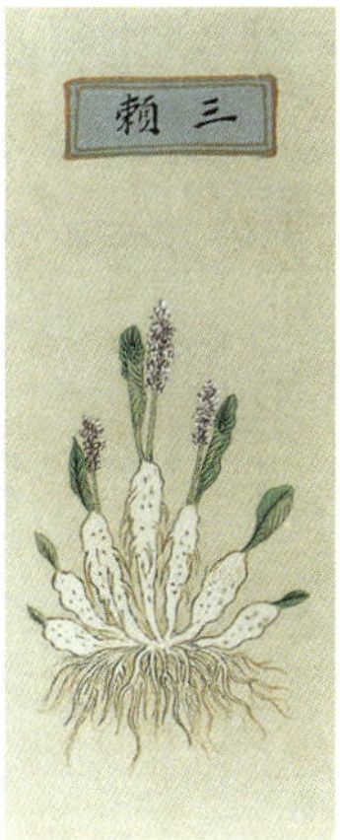

图 1　品汇·三赖

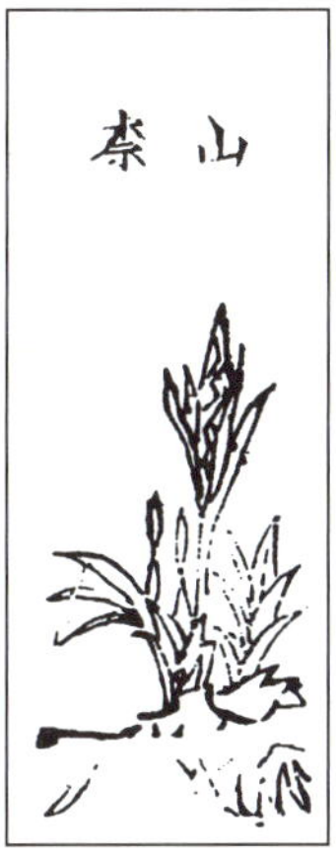

图 2　纲目（金）·山柰

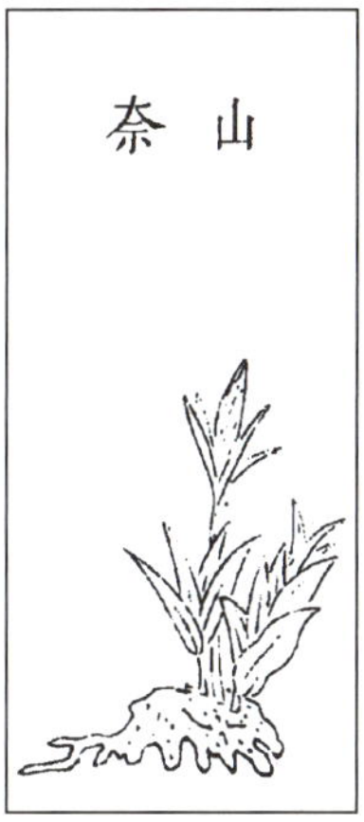

图 3　纲目（钱）·山柰

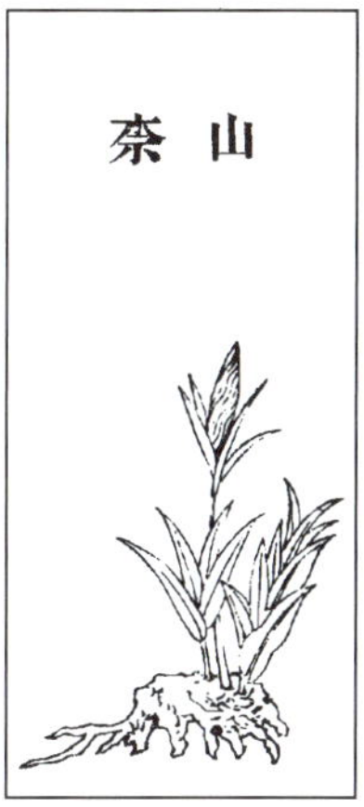

图 4　纲目（张）·山柰

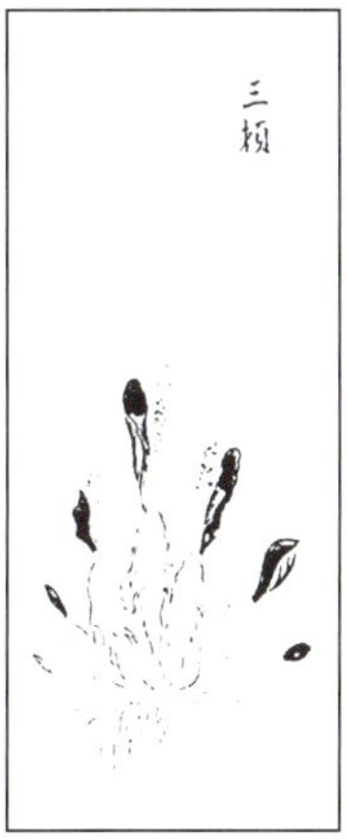

图 5　金石·三赖

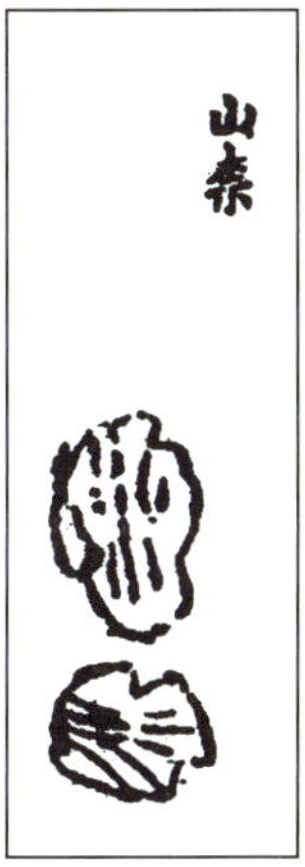

图 6　汇言·山柰

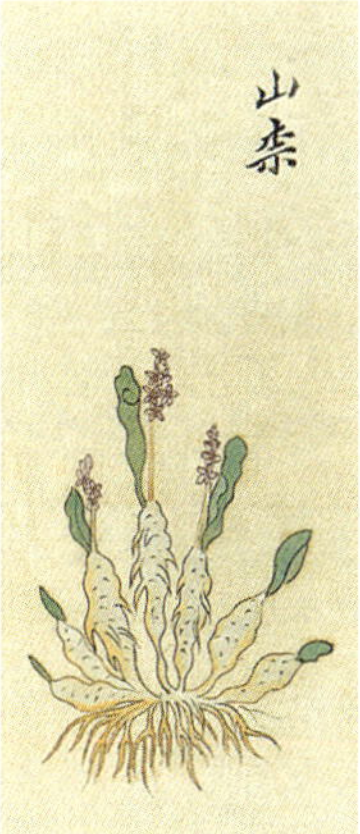

图 7　图谱·山柰

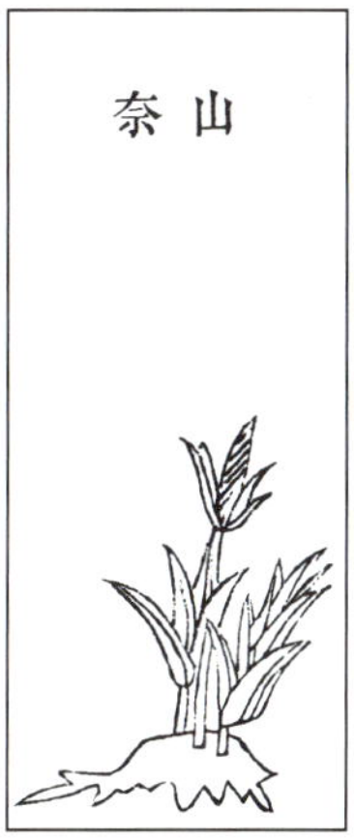

图 8　备要·山柰

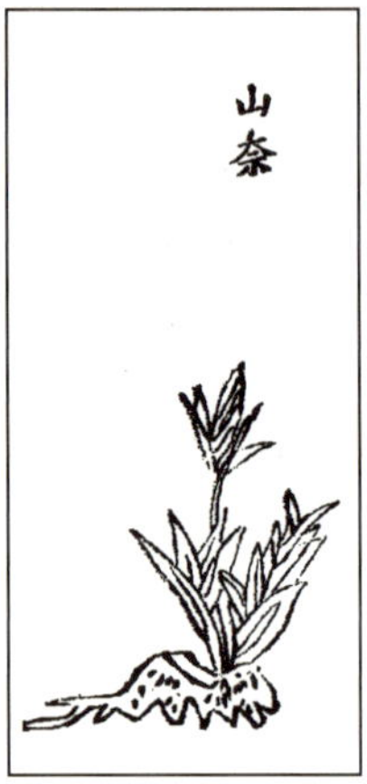

图9 求真·山柰

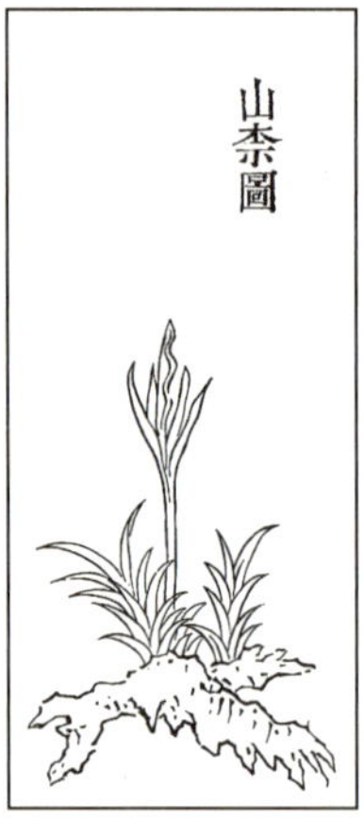

图10 草木典·山柰图

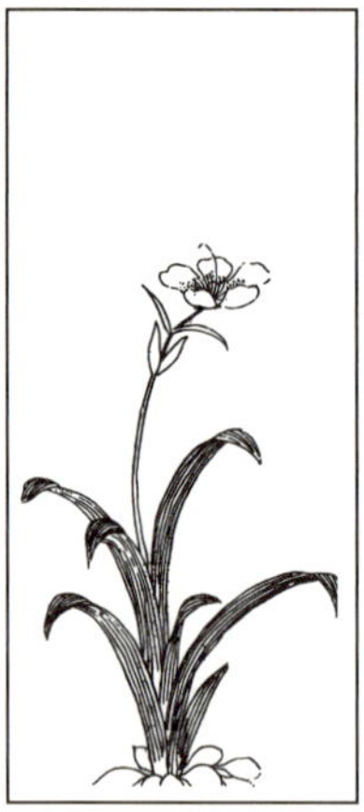

图11 图考·三柰

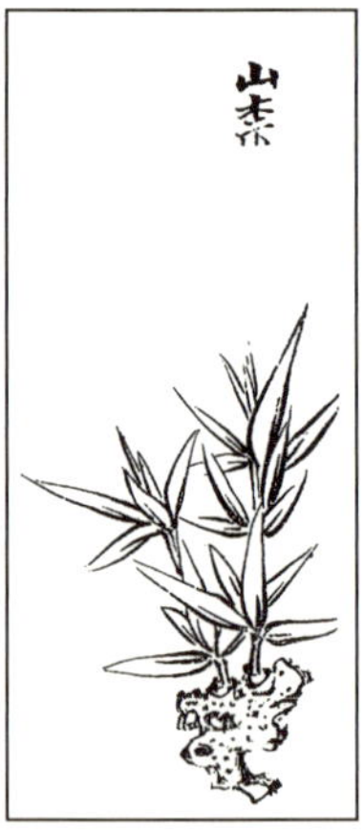

图12 图说·山柰

本品12图，取自12书，其中3幅彩图。有承继关系及仿绘图可分以下2个书类。

《本草品汇精要》：该书的“三赖”（图1）的临摹图有《金石昆虫草木状》“三赖”（图5）。此后《本草图谱》“山柰”（图7）又临摹自《金石昆虫草木状》，但将图名改为“山柰”。

《本草纲目》（金陵本）：该书“山柰”（图2）的仿绘本有：《纲目》钱本图3仿绘时略加润饰。此后仿绘钱本图者有：《纲目》张本图4、《本草备要》图8、《本草求真》图9、《古今图书集成·草木典》“山柰图”（图10）。

以上12图中，有7幅属仿绘或改绘图，还有5幅原创图（图1、2、6、11、12），详见下“鉴药”项。

【文录】

明《本草品汇精要》卷13“三赖” 丛生。【苗】谨按：其根分莳，春月抽芽直上，生一叶似车前而卷，至秋旁生一茎，开碎花，红白色，不结子，其本旁生小根，作丛，每根发芽亦生一叶，至冬则凋，土人取根作段市之，其香清馥逼人可爱，今合香多用之。【地】出广东，及福建皆有之。【时】生：春生苗。采：十月取根。【收】阴干。【用】根。【色】白。

明《救荒本草》卷上“草山奈” 生密县梁家冲山谷中。苗高一尺许，叶似蓑草而狭长，开小淡红花，根似鸡爪形而粗，亦香。其味甘，微辛。

明《本草纲目》卷14“山柰” 【释名】山辣（《纲目》）、三柰。【时珍曰】山柰俗讹为三柰，又讹为三赖，皆土音也。或云本名山辣，南人舌音呼山为三，呼辣如赖，故致谬误，其说甚通。【集解】【时珍曰】山柰生广中，人家栽之。根叶皆如生姜，作樟木香气。土人食其根如食姜，切断暴干，则皮赤黄色，肉白色。古之所谓廉姜，恐其类也。段成式《酉阳杂俎》云：柰祇出拂林国。苗长三四尺，根大如鸭卵，叶似蒜，中心抽条甚长，茎端有花六出，红白色，花心黄赤，不结子，其草冬生夏死。取花压油，涂身去风气。按此说颇似山柰，故附之。

清《植物名实图考》卷25“三柰” 按《救荒本草》草三柰，叶似蓑草而狭长，开小淡红花，根香味甘微辛，可煮食；叶亦可煠食。核其形状，与今广中所产无小异。盖香草多以岭南为地道，其实各处亦间有之，采求不及耳。

【鉴药】

“山柰”被著录首出“《纲目》”。但在此前的《本草品汇精要》已先以“三赖”为名专立药条，时珍未能得见此书。时珍释其名曰：“山柰俗讹为三柰，又讹为三赖，皆土音也。或云本名山辣，南人舌音呼山为三，呼辣如赖，故致谬误，其说甚通。”本品气香性温，可祛风止痛，温中散寒。古今药用不多，然可作为香料的原料之一。

关于其形态，《本草品汇精要》载之甚详，归纳起来有：丛生。春月抽芽直上，生一叶似车前而卷，至秋旁生一茎，开碎花，红白色，不结子。其本旁生小根，作丛，每根发芽亦生一叶，至冬则凋。根色白气香清馥。出广东、福建等地。此形态与姜科山柰属植物山柰*Kaempferia galangal* L.大多相符。山柰叶确实“似车前”，但并非仅“生一叶”，通常是两叶贴地而生。山柰亦有蒴果，并非“不结子”。其余产地形态均相符。《救荒本草》“草三奈”的图文，清·吴其濬认为“核其形状，与今广中所产无小异”。但近代考证《救荒》“草三奈”并非三柰，原植物不明。李时珍所载更简单，云“山柰生广中，人家栽之。根叶皆如生姜，作樟木香气。土人食其根如食姜，切断暴干，则皮赤黄色，肉白色。”其来源亦为山柰*K. galangal*。

李时珍引唐·段成式《酉阳杂俎》的“柰祗”，云其说“颇似山柰”，其实不然。从其描述“柰祗”的形态及功用来看，此即百合科郁金香属植物郁金香*Tulipa gesneriana* L.。

1.《本草品汇精要》：该书的“三赖”（图1）根茎色白而膨大如山药，下为众多须根。根茎上端生一叶，旁一花葶，花紫白色。显然此非写生图，而是据其书文字想象绘出来的一幅怪图。

2.《本草纲目》（金陵本）：该书“山柰”（图2）根茎如姜形，上抽茎叶亦如姜苗，中间一茎有佛焰苞状的花序。此图与《品汇》所言叶“似车前而卷”“至秋旁生一茎，开碎花，红白色”并不相符。恐此图亦是根据李时珍“根叶皆如生姜”的简略描述想象绘图，无足为征。

3.《本草汇言》：该书“山柰”（图6）绘两块不规则形状的物件，示意为山柰药材。其图因画技有限，未能展现特征。今山柰根茎多横切成圆形或近圆形，与此略似。

4.《植物名实图考》：该书“山柰”（图11）叶剑形，套叠而生，平行脉，中抽一花茎。花五瓣，雌蕊多数，雄蕊一，伸出花外。考该书文字记载为：“按《救荒本草》草三柰，叶似蓑草而狭长，开小淡红花，根香味甘微辛，可煮食；叶亦可煠食。核其形状，与今广中所产无小异。”可知此植物是用广中所产的植物为标本。吴其濬提到的《救荒本草》草三柰，王作宾考为天南星科菖蒲属植物菖蒲 *Acorus calamus* Linn.，[1]或考为鸢尾科射干属植物射干 *Belamcanda chinensis*（L.）Redouté。[2]此二来源均为常见植物，不容易误作草三柰。本书疑其为鸢尾科植物马蔺 *Iris lactea* Pall. *var. chinensis*（Fisch.）Koidz.。吴其濬所绘并非正品，疑此山柰亦似鸢尾科植物，具体来源不明。

5.《本草简明图说》：该书“山柰”（图12）有粗大类姜之根茎，上抽两茎，生叶如竹叶。疑绘图者据李时珍文字描述想象绘图，无可考。

【小结】

山柰为明代始见著录的南方药物。据《本草品汇精要》《本草纲目》的文字描述，此当为姜科山柰属植物山柰 *Kaempferia galangal* L.。然此二书的插图均为凭文字想象绘成。《本草汇言》所绘山柰药材图亦过于粗糙。未见有能准确反映山柰形状的古本草插图。

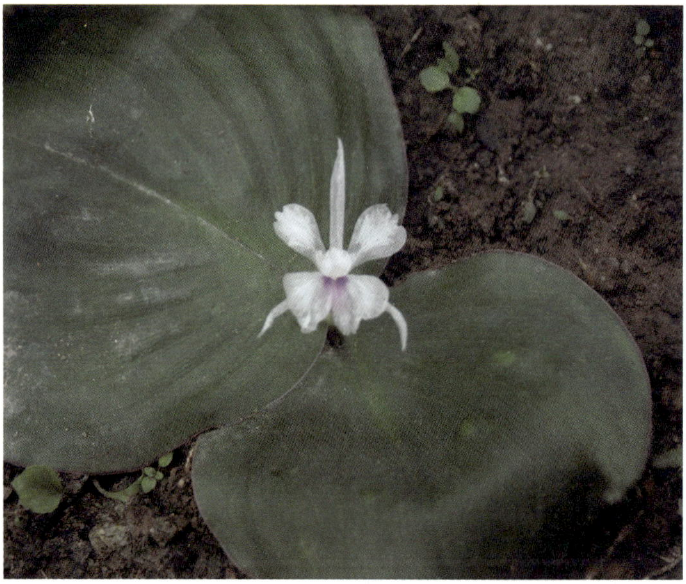

图 13　山柰 *Kaempferia galangal*

1 ［明］朱橚著，倪根金校注、张翠君参注：《救荒本草校注》，北京：中国农业出版社，2008：203.

2 ［明］朱橚著，王锦秀、汤彦承译注：《救荒本草译注》，上海：上海古籍出版社，2015：239.

14-12　廉姜

【品图】

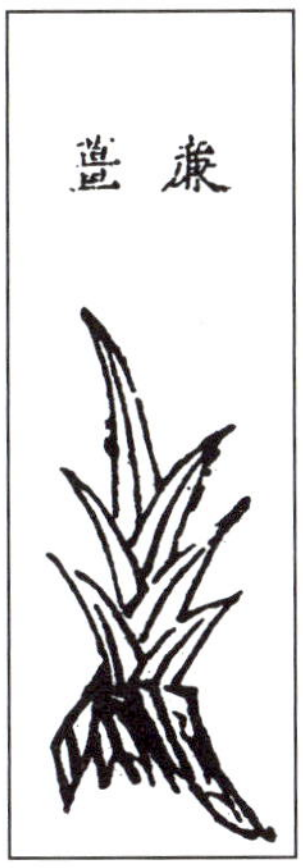

图1　纲目（金）·廉姜

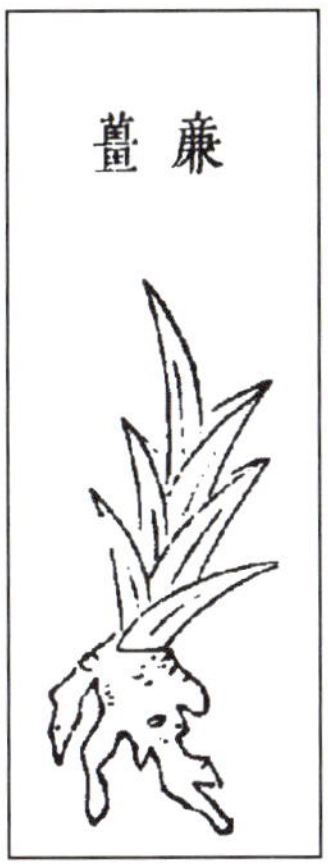

图2　纲目（钱）·廉姜

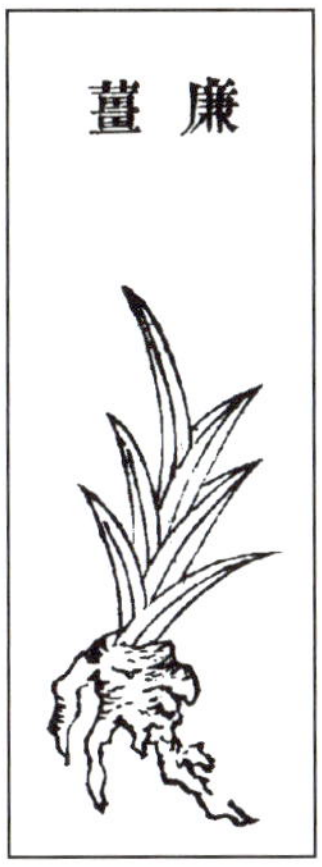

图3　纲目（张）·廉姜

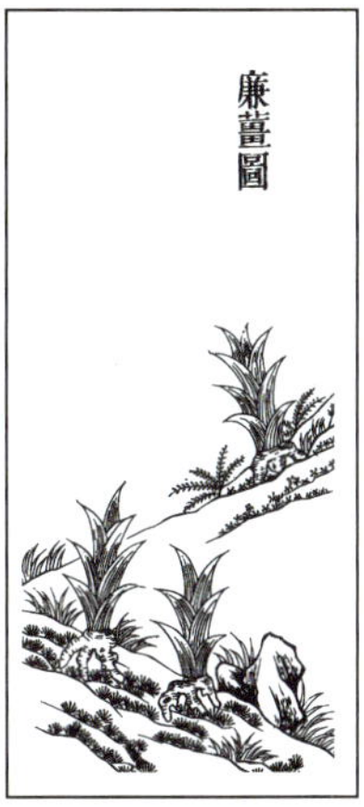

图4　草木典·廉姜图

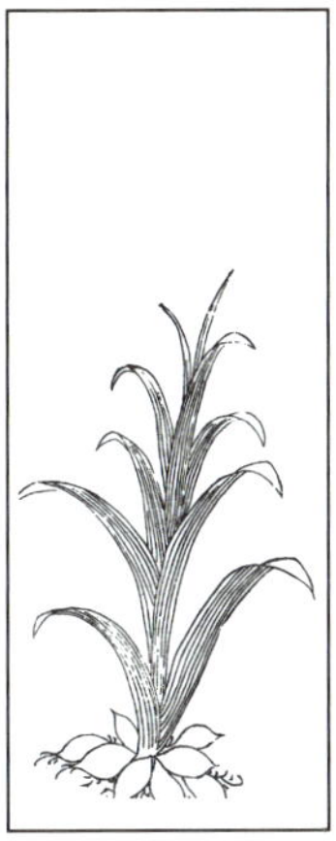

图5　图考·廉姜

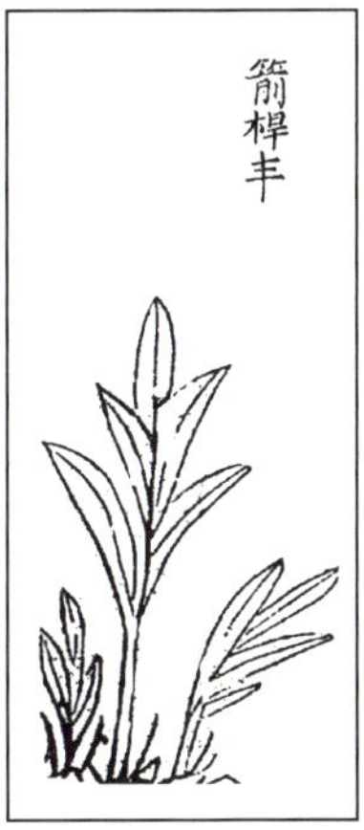

图6　便方·箭杆丰

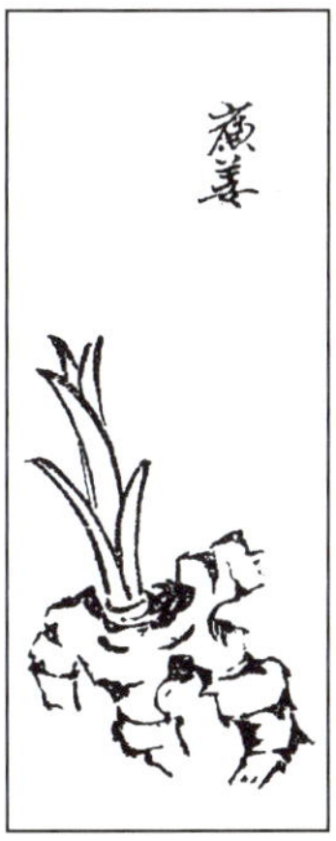

图7　图说·廉姜

本品7图，取自7书，有承继关系及仿绘的图仅一个书类。

《本草纲目》(金陵本)：该书“廉姜”（图1）的仿绘图有：《纲目》钱本图2、《纲目》张本图3。二图均略有修饰。《古今图书集成·草木典》“廉姜图”（图4）绘山坡为背景，沿山坡绘3株与钱本图2同样形状的廉姜图。《本草简明图说》“廉姜”（图7）的图形亦参照钱本，绘一硕大的根茎，上抽一苗，叶为剑形，套叠而生。

以上7图中，有4幅属仿绘或改绘图，还有3幅原创图（图1、5、6），详见下“鉴药”项。

【文录】

唐《唐本草》(见《证类》卷7“杜若”)《唐本》注云：杜若苗似藨姜。

唐《本草拾遗》(见《证类》卷11“廉姜”) 杜若注陶云，若似廉。按廉姜，热。主胃中冷，吐水，不下食。似姜，生岭南、剑南，人多食之。

明《本草纲目》卷14“廉姜”【释名】姜汇(《纲目》)、蔟葰(音族绥)。【集解】【时珍曰】按《异物志》云：生沙石中，似姜，大如蠃，气猛近于臭。南人以为齑，其法削皮，以黑梅及盐汁渍之乃成也。又郑樵云：廉姜似山姜而根大。

清《植物名实图考》卷25“廉姜”《齐民要术》引据甚详。《本草拾遗》始著录。南赣多有之。似山姜而高大，土人不甚食，以治胃痛甚效云。

【鉴药】

“廉姜”首见于《本草拾遗》。但在《齐民要术》中，已经引用了3条史料，其中《吴录》曰：“始安多廉姜。”始安即今广西桂林。《食经》载藏廉姜法。名义不详。此药有温中下气止胃疼之功，但作为药物使用甚少，民间多用作齑(酸菜)。

关于本品的形态，《唐本草》首次指出“杜若苗似藨姜”。《本草拾遗》补充“似姜，生岭南、剑南”。可见本品不仅形态与姜相似，分布地区亦与姜相同。李时珍引述《异物志》等文献，均提到与姜形相似，且似山姜而根大，民间多腌渍以为蔬。据以上记载，结合现实运用情况，今多谓本品为姜科山姜属植物华山姜*Apinia chinensis*(Retz.)Rosc.。

《本草纲目》金陵本：该书“廉姜”(图1)极为粗糙。大笔勾勒出来的根茎十分粗壮，地上部分为剑形叶，二列式互生。其图有可能是据《本草纲目》相关的文字记载想象绘图。图示粗有姜形，很难作为考察来源之用。

《植物名实图考》：该书“廉姜”(图5)样式与“山柰”图非常相似，唯叶片稍窄而已。图示植株基部有多个纺锤形的块茎，叶剑形，套叠而生。此图形与姜科的廉姜不同，似为鸢尾科植物，品种不明。

《草木便方》：该书“箭杆丰”(图6)有土地背景，故不见根形。地上抽茎，茎生叶剑形，似为抱茎互生。此图所示类姜科植物，《中华本草》将“箭竿丰”作为姜科山姜属植物华山姜*Alpinia chinensis*(Retz.)Rosc.的别名。

【小结】

廉姜是我国南方、西南地区民间用作酸菜的一种姜科植物，唐代进入本草著作。本品的苗如杜若，根茎如姜，结合现实运用情况，本品的基原当为姜科植物华山姜*Apinia chinensis*(Retz.)Rosc.。古代本草插图中，多数以“廉姜”为名的图是据简单记载的想象绘成的。但《草木便方》“箭杆丰”却表现的是廉姜(华山姜)。

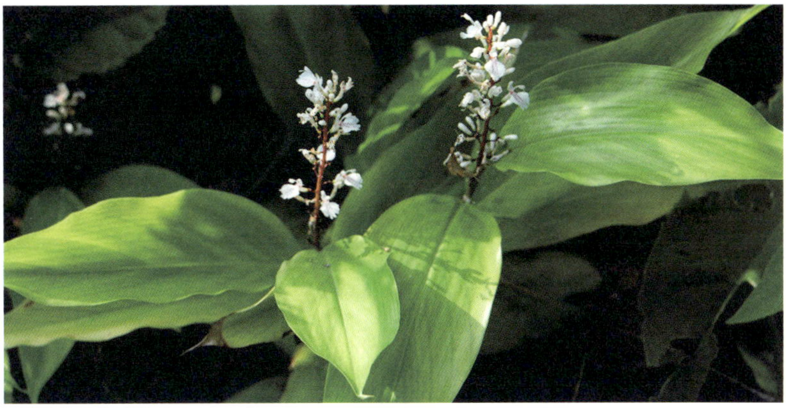

图 8　华山姜 *Apinia chinensis*

14-13　杜若

【品图】

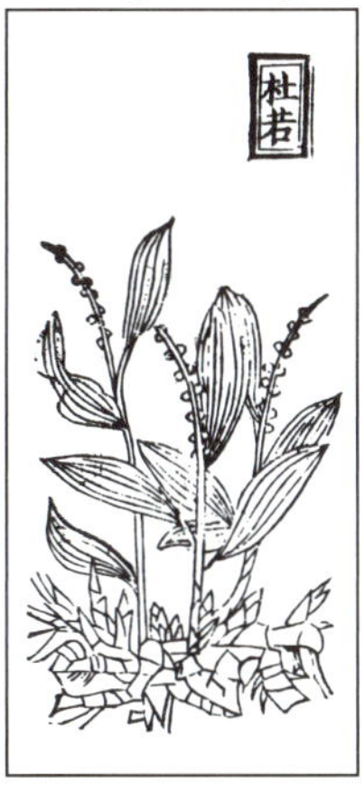

图 1　图经（大）·杜若

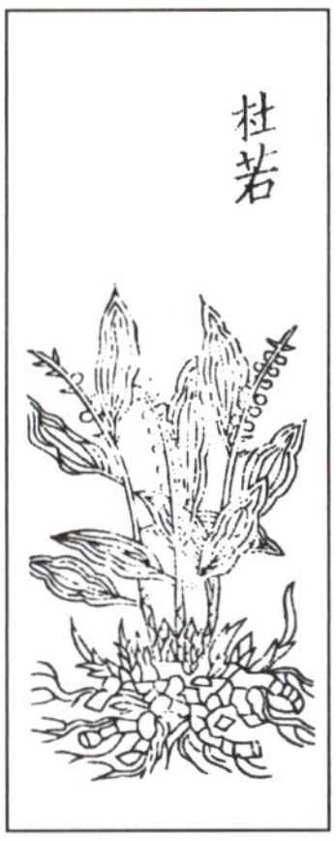

图 2　图经（政）·杜若

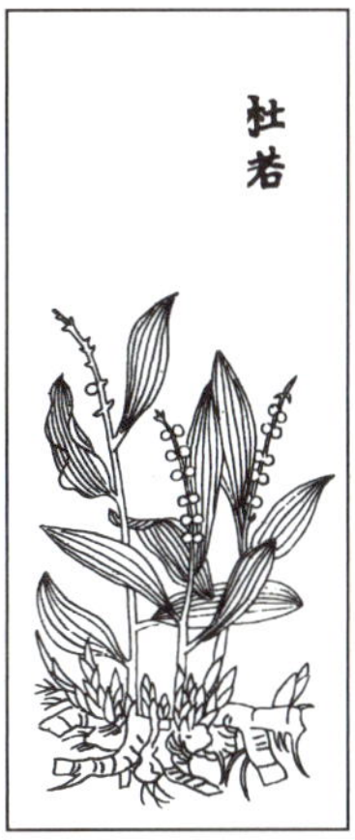

图 3　图经（绍）·杜若

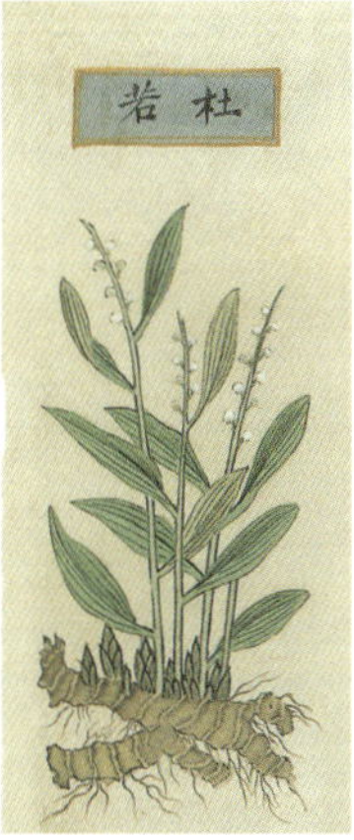

图 4　品汇·杜若

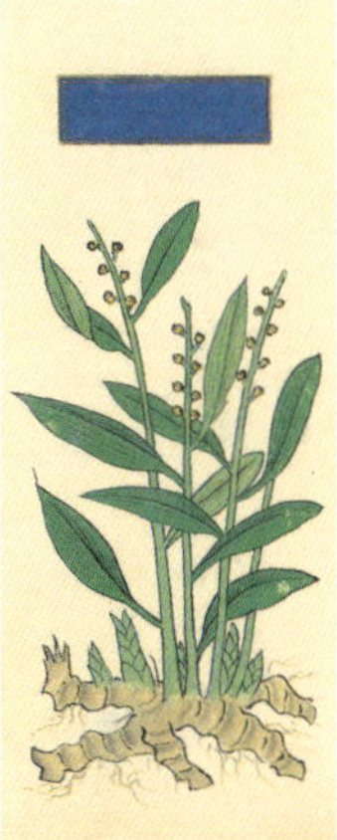

图 5　雷公·杜若

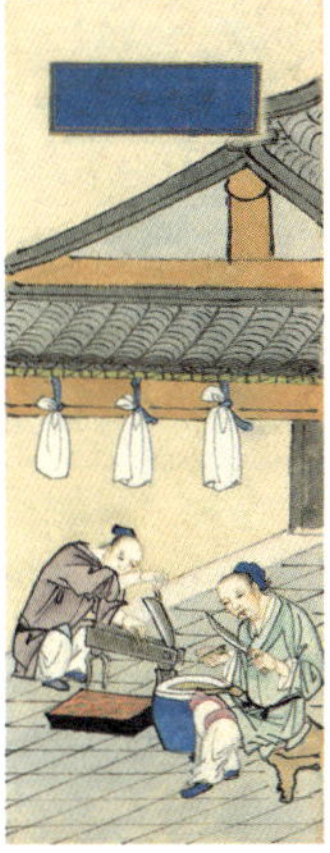

图 6　雷公·炮制杜若

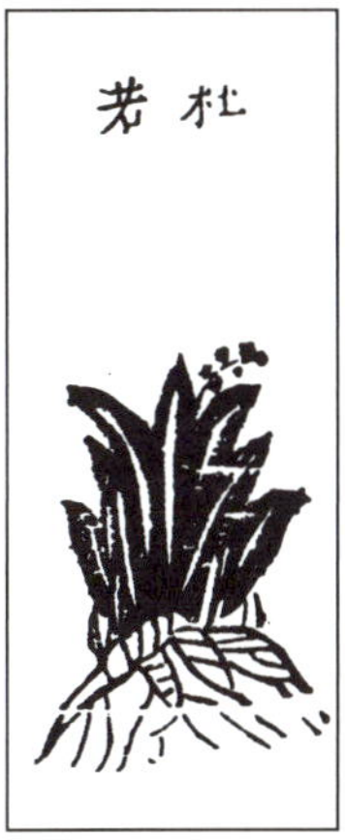

图 7　纲目（金）·杜若

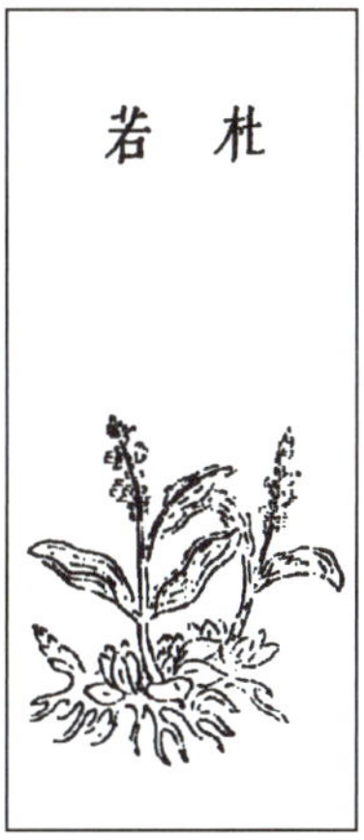

图 8　纲目（钱）·杜若

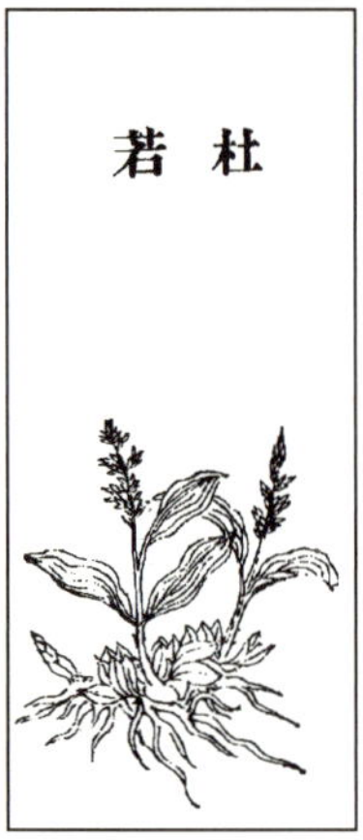

图 9　纲目(张)·杜若

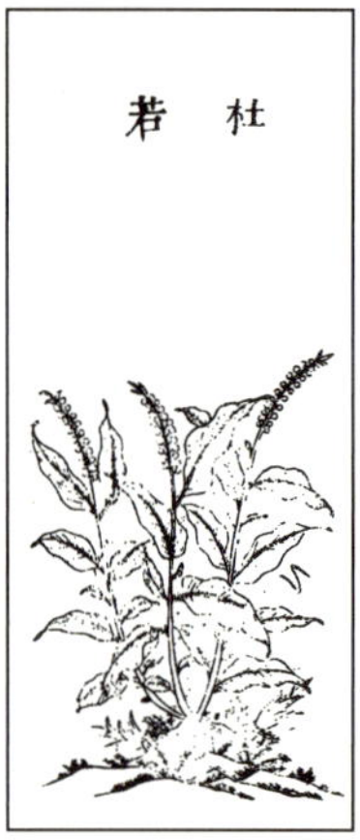

图 10　三才·杜若

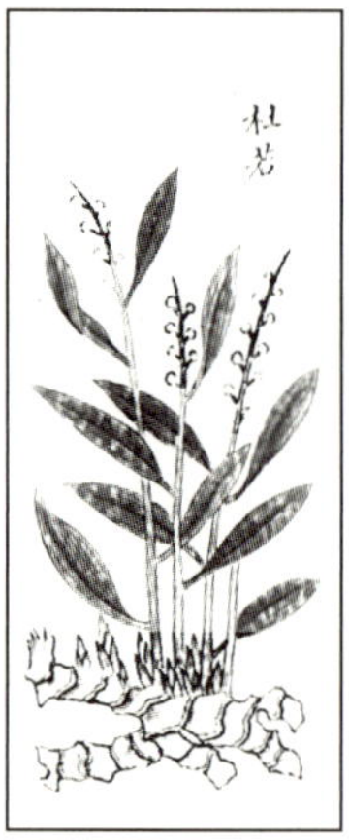

图 11　金石·杜若

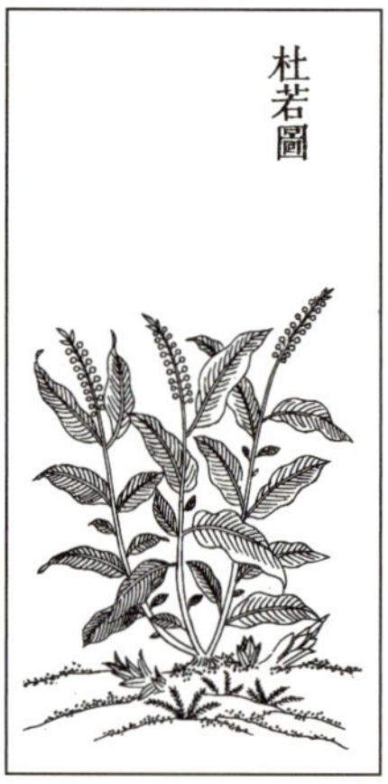

图 12　草木典·杜若图

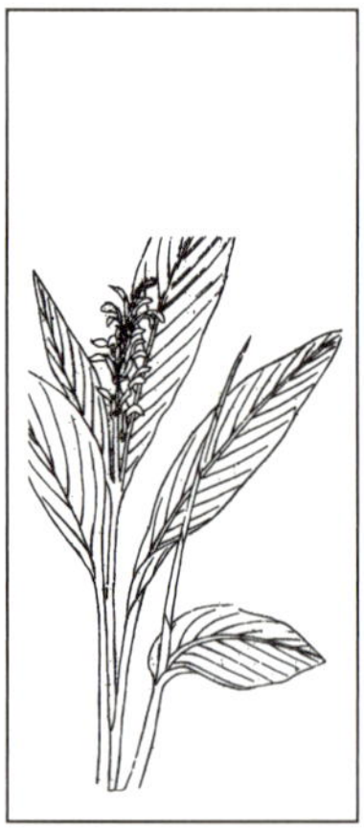

图 13　图考·杜若

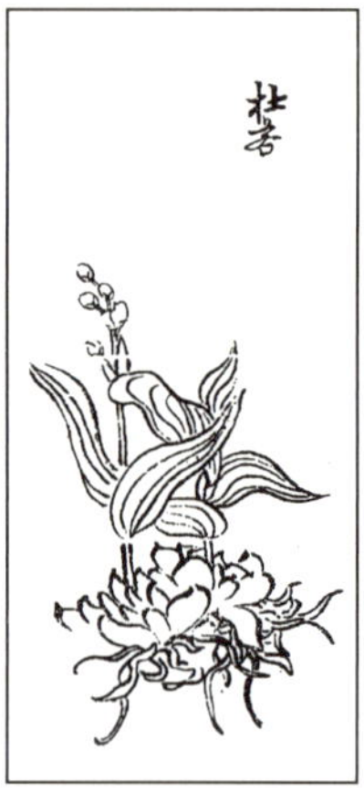

图 14　图说·杜若

本品14图，取自13书，其中4幅彩图。有承继关系及仿绘图仅1个书类。

《本草图经》：该书的“杜若”图分别存于《大观本草》(图1)、《政和本草》(图2)、《绍兴本草》(图3)。此三传本药图基本一致。今以《政和》图2为《图经》图的代表。

仿绘该图的彩色图有《本草品汇精要》“杜若”(图4)，该图较好地反映了原图的特点，并将花绘成白色。此后《补遗雷公炮制便览》“杜若”(图5)、《金石昆虫草木状》“杜若”(图11)又均仿绘《品汇》图4。

仿绘该图的墨线图有:《纲目》钱本“杜若”(图8)将原图加以简化(仅绘两枝)，基本保留了原图的特点。此后《纲目》张本图9、《本草简明图说》图14又仿绘自钱本图8。另《三才图会》“杜若”(图10)将《图经》图2加以润饰美化，增添山石背景，绘成该图。《古今图书集成·草木典》“杜若图”(图12)又仿绘《三才》图10，并再加修润。

以上14图中,有10幅属仿绘或改绘图,还有4幅原创图(图2、6、7、13),详见下“鉴药”项。

【文录】

《本经》《别录》(见《证类》卷7“杜若”)　一名杜蘅，一名杜莲，一名白连，一名白芩，一名若芝。生武陵川泽及冤句。二月、八月采根，暴干。

梁《本草经集注》(同上) 陶隐居云：今处处有。叶似姜而有文理。根似高良姜而细,味辛香。又绝似旋复根,殆欲相乱,叶小异尔。《楚词》云：山中人兮芳杜若。此者一名杜蘅，今复别有杜蘅，不相似。

题·刘宋《雷公炮炙论》(同上) 雷公云：凡使，勿用鸭喋草根，真相似，只是味效不同。

唐《唐本草》(同上) 《唐本》注云：杜若，苗似廉姜，生阴地，根似高良姜，全少辛味。陶所注旋复根，即真杜若也。

后蜀《蜀本草》(同上) 《蜀本》:《图经》云：苗似山姜，花黄赤，子赤色，大如棘子,中似豆蔻。今出硖州、岭南者甚好。《范子计然》云：杜蘅、杜若,出南郡、汉中，大者大善。

宋《本草图经》(同上) 《图经》曰……谨按：此草一名杜蘅，而中品自有杜蘅条。杜蘅,《尔雅》所谓土卤者也。杜若,《广雅》所谓楚衡者也。其类自别，然古人多相杂引用。《九歌》云：采芳洲兮杜若。又《离骚》云：杂杜蘅与芳芷。王逸辈皆不分别,但云香草也。古方或用,而今人罕使,故亦少有识之者。/ **(见《证类》卷30“山姜”)** 生卫州……开紫花，不结子。八月、九月采根用。

唐《本草拾遗》(见《证类》卷23“豆蔻”) 陈藏器云：山姜……又有獛子姜，黄色，紧，辛辣。破血气，殊强此姜。

明《本草纲目》卷14“杜若” 【集解】【时珍曰】杜若人无识者，今楚地山中时有之。山人亦呼为良姜,根似姜,味亦辛。甄权注豆蔻所谓獛子姜,苏颂《图经·外类》所谓山姜，皆此物也。或又以大者为高良姜，细者为杜若。唐时峡州贡之。

清《植物名实图考》卷25“杜若” 韩保昇云：“苗似山姜，花黄子赤，大如棘子，中似豆蔻。”细审其说，乃即滇中豆蔻耳。苏恭以为似高良姜，全少辛味。陶云，似旋蔔根者即真杜若。李时珍以为楚山中时有之,山人亦呼为良姜。甄权所云子姜,《图经》所云山姜，皆是物也。沈存中以为即高良姜，以生高良而名。余于广信山中采得之，俗名连环姜，以其根瘦细有节，故名。有土医云：即良姜也。根少味，不入药用，其花出箨中，累累下垂，色红娇可爱，与前人所谓豆蔻花同，与良姜花微异。殆即《图经》所云山姜也。余取以入杜若,以符大者为良姜、小者为杜若之说。但深山中似此者，尚不知几许，姑以备考云尔……雩娄农曰……若杜若者，显于古而晦于今，其今之逸民欤?

【鉴药】

“杜若”首见于《本经》。名义不详。李时珍又将《本草图经》“外草类”的一味“卫州山姜”合并到“杜若”条,云是一物。“卫州”即今河南卫辉,在河南北部,属于北地，并非杜若分布的区域。此“卫州山姜”(图15)形若鸢尾科植物，与《图

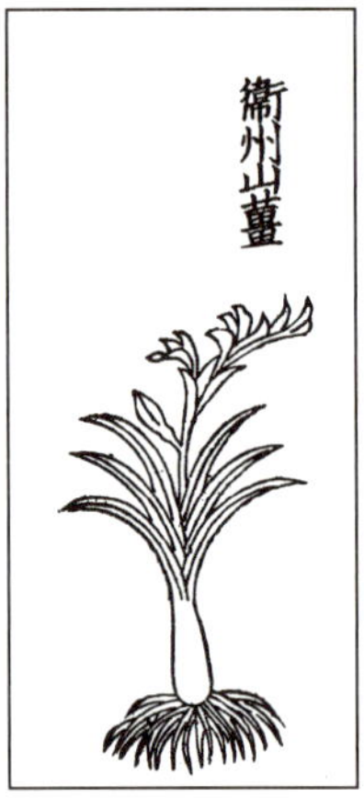

图 15 图经·卫州山姜

经》似姜科植物的“杜若”相差甚远，不当合并为一条。

“杜若”作为一种香草，很早就出现在《楚辞》等早期文学作品中。但其时“杜若”又有“杜蘅”别名，或与另一种植物杜蘅混淆。至梁·陶弘景时，提到本品“叶似姜而有文理。根似高良姜而细，味辛香”，此似为姜科植物。但陶氏又云其“绝似旋复根，殆欲相乱，叶小异”。旋花即旋葍，乃旋花科植物，怎么会与叶似姜的杜若相混呢？令人不解。《雷公炮炙论》提到：“凡使，勿用鸭喋草根，真相似，只是味效不同。”“鸭喋草”[1]至今不知何物，不明何以与杜若相混。

至唐代，杜若来源的混乱依旧。《唐本草》既肯定了“杜若，苗似廉姜……根似高良姜，全少辛味”，但却认为“陶所注旋复根，即真杜若也”。何以旋复根会成了“真杜若”？《蜀本草》引唐《图经》，云杜若“苗似山姜，花黄赤，子赤色，大如棘子，中似豆蔻”，分明还是类似姜科植物。此处《唐本草》正文与所附《图经》出现了矛盾。

杜若的这种名实混乱现象到宋代依然没有解决。苏颂《图经》在议论“古人多相杂引用”的混乱之后，说“古方或用，而今人罕使，故亦少有识之者”。到明代李时珍时，“杜若人无识者”的现象依旧。时珍说：“今楚地山中时有之。山人亦呼为良姜，根似姜，味亦辛。”“或又以大者为高良姜，细者为杜若。”据此可以认为杜若或为姜科、甚至山姜属（*Aipinia*）植物的一种，但无法确定其具体来源。综合历代本草所载杜若的分布地区，多在楚地、汉中、岭南一带，这也符合姜科植物分布的地域范围。不过李时珍将“卫州山姜”并入杜若，将杜若与山姜、高良姜分别立条，且没有添加杜若形态的新描述，这种种矛盾的做法，可能提示李时珍未必亲见杜若、识得杜若。

李时珍在多处提到“甄权注豆蔻所谓獛子姜”，此属错引。甄权是临床药学家，不关心药物来源问题。此“獛子姜”注文乃见于《证类》卷23“豆蔻”下“陈藏器”（《本草拾遗》）所注。李时珍对杜若曾发了一通感慨：“杜若乃《神农》上品，治足少阴、太阳诸证要药，而世不知用，惜哉！”问题是李时珍自己也未必清楚杜若为何物，也无“知用”经验，后人岂奈杜若何？上述文字记载的部分情况在本草插图中亦有体现。

1.《本草图经》：该书的“杜若”（图2）有粗大块状根茎，叶茎生，叶片较大，长椭圆形，平行脉，穗状花序。此可确定为姜科（*Zingiberaceae*）植物的一种。

2.《补遗雷公炮制便览》：该书的“炮制杜若”（图6）按雷公法绘图。《雷公炮

1 谢宗万：《本草纲目药物彩色图鉴》，北京：人民卫生出版社，2000：72.（此页提到：“《中国高等植物图鉴》第五册以鸭跖草科植物*Pollia japonica*（Thunb.）为杜若，实误。”疑此误在于将“鸭喋草”误作“鸭跖草”。）

炙论》云“凡修事，采得后，刀刮上黄赤皮了，细剉，用二三重绢作袋盛，阴干。临使以蜜浸一夜，至明漉出用。”此图中右边一人在用刀刮去药材的外皮，左边一人在用铡刀切药。屋檐下悬挂的白布袋，示意将药装进去，阴干。

3.《本草纲目》（金陵本）：该书的“杜若”（图7）十分粗糙，下部有横走的粗大根茎及若干须根，上为粗笔勾出的宽大剑形叶片，丛生，无主茎，有穗状花序。此图可视为示意姜科植物，但无法再深一步考察。

4.《植物名实图考》：该书的“杜若”（图13）仅绘了原植株的中上部。叶片较大，披针形，平行羽状脉自中脉斜出，无叶柄，具有闭合的叶鞘。花单生并成穗状，生于具叶的茎上。吴其濬在该药下提到："余于广信山中采得之，俗名连环姜，以其根瘦细有节，故名。有土医云：即良姜也。根少味，不入药用。其花出箨中，累累下垂，色红娇可爱，与前人所谓豆蔻花同，与良姜花微异。殆即《图经》所云山姜也。余取以入杜若，以符大者为良姜、小者为杜若之说。”可见吴氏此图所绘乃采自广信（今江西上饶）的标本。其中“花出箨中，累累下垂……与前人所谓豆蔻花同，与良姜花微异。殆即《图经》所云山姜也”，可见此图所示乃姜科山姜属（*Alpinia*）植物的一种。吴氏取此作杜若，是依据李时珍云“小者为杜若”的记载。

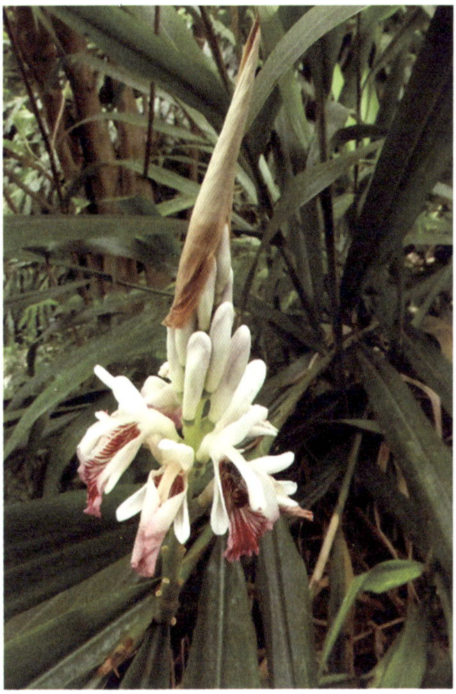

图16 高良姜 *Alpinia officinarum* 花枝

【小结】

“杜若”一名出现的历史非常久远，但其来源因受别名、混淆品的影响，一直存在名实混乱现象。到宋代不仅罕见使用，连认识此物的人亦少。综合分析历代本草相关的形态与产地记载，杜若当为姜科（*Zingiberaceae*）甚或山姜属（*Aipinia*）的一种，或为高良姜*Alpinia officinarum* Hance。李时珍没有解决历史遗留的杜若来源问题,但却把《图经》“卫州山姜”（可能是鸢尾科植物）与杜若合并，又添新乱。《本草图经》所绘杜若为姜科植物,《植物名实图考》图为山姜属植物。

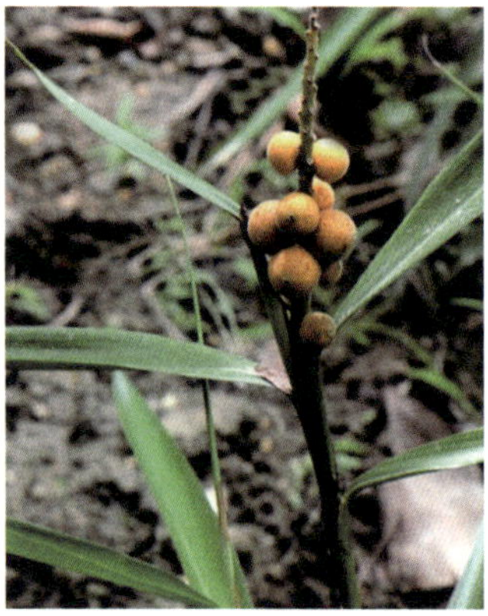

图 17 高良姜 *Alpinia officinarum* 果枝

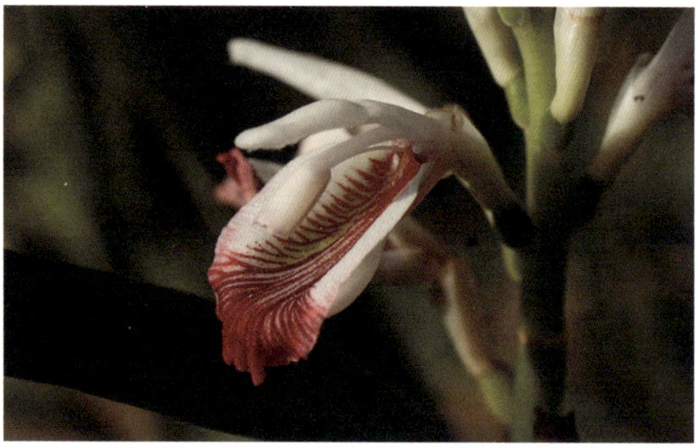

图 18 高良姜 *Alpinia officinarum* 花枝

14–14 山姜

【品图】

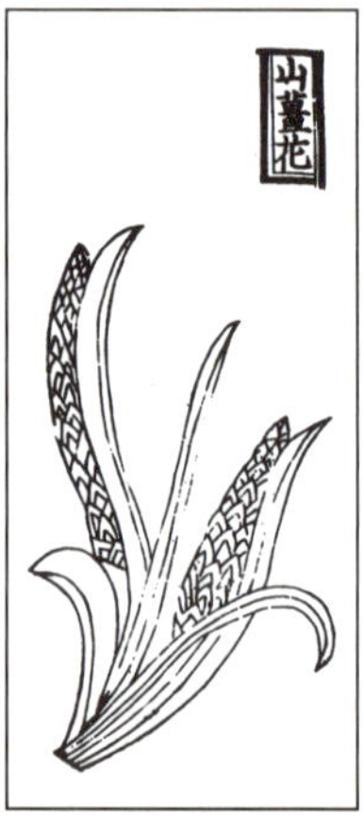

图 1 图经（大）·山姜花

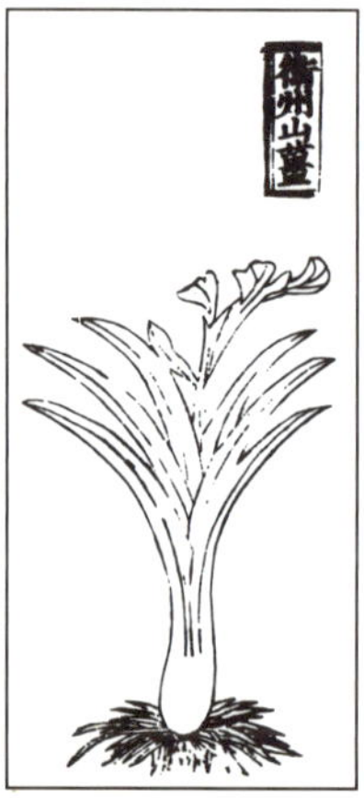

图 2 图经（大）·卫州山姜

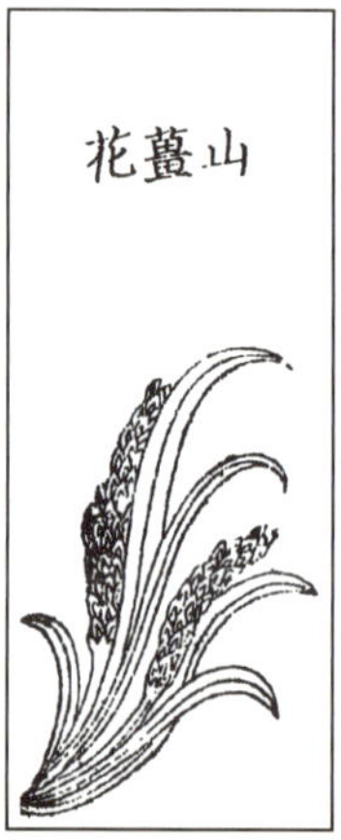

图 3 图经（政）·山姜花

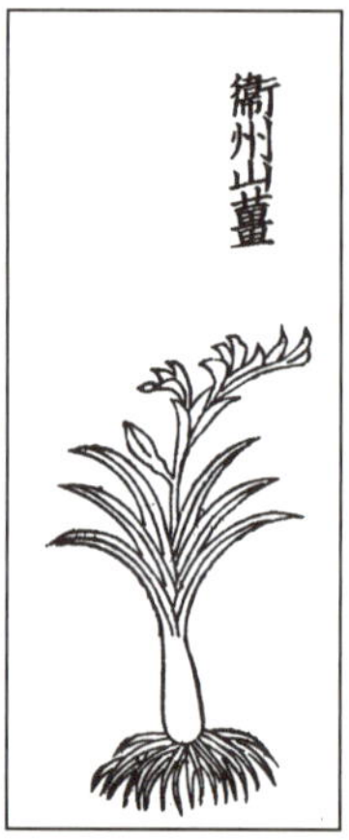

图 4 图经（政）·卫州山姜

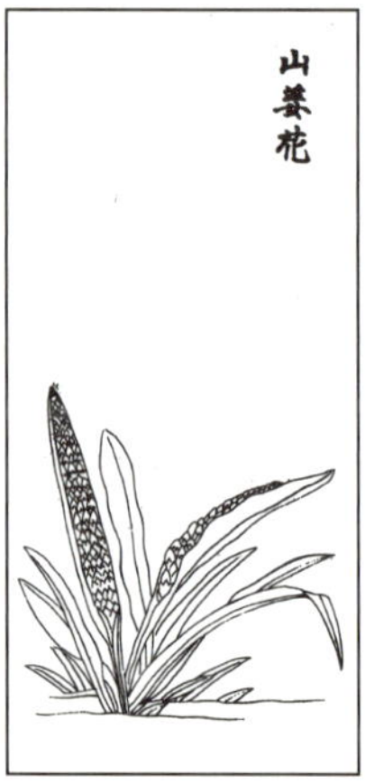

图 5 图经（绍）·山姜花

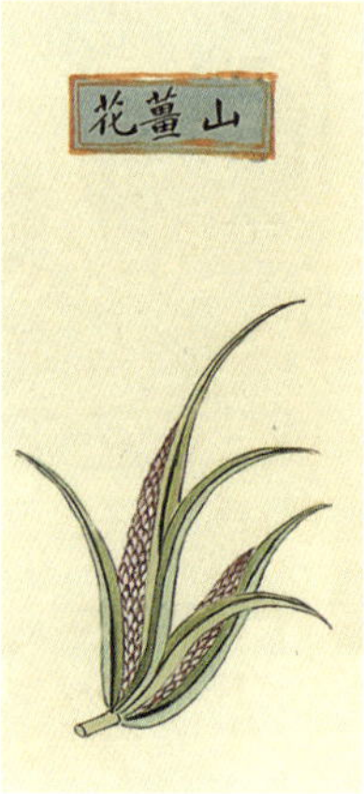

图 6 品汇·山姜花

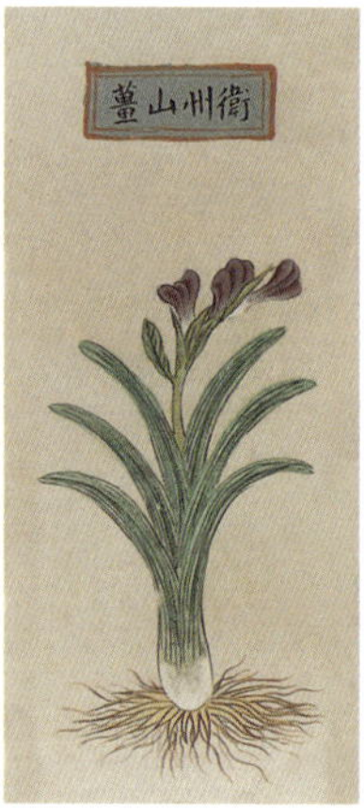

图 7 品汇·卫州山姜

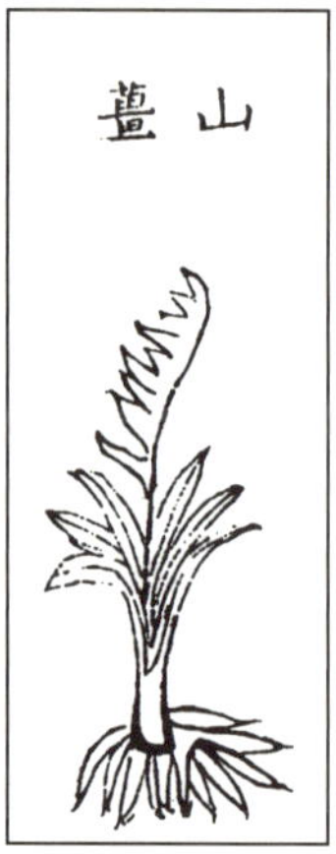

图 8 纲目（金）·山姜

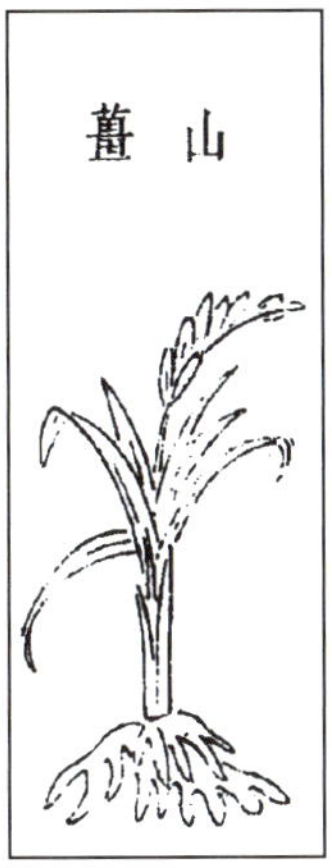

图 9　纲目（钱）·山姜

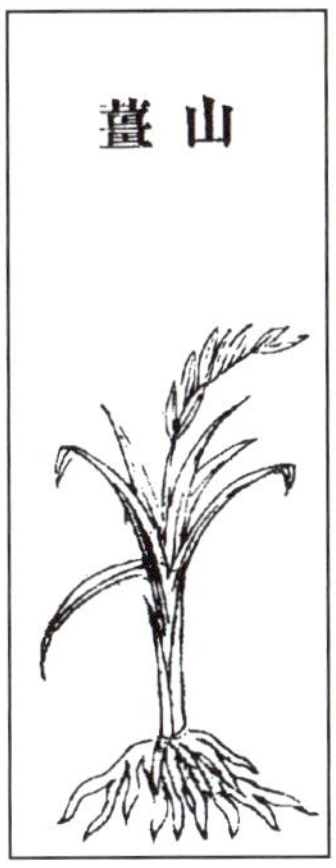

图 10　纲目（张）·山姜

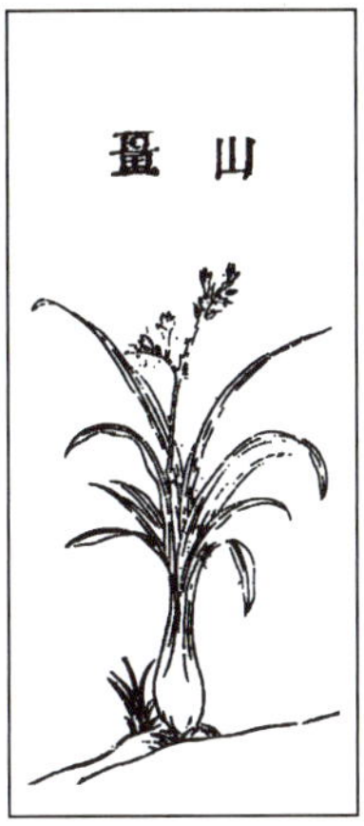

图 11　三才·山姜

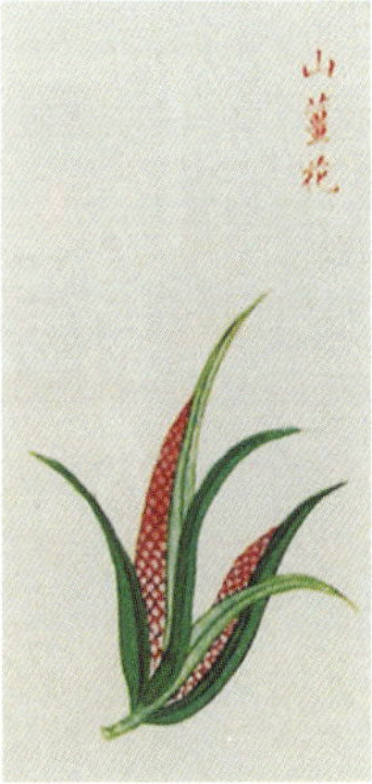

图 12　金石·山姜花

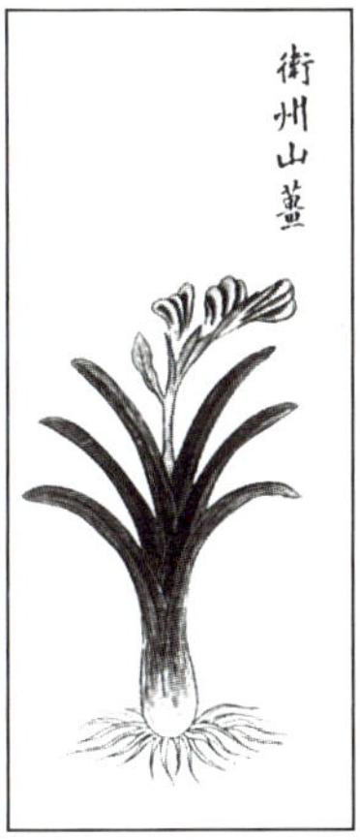

图 13　金石·卫州山姜

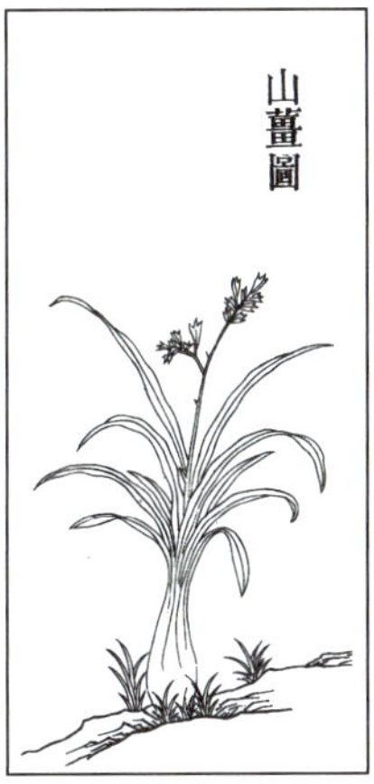

图 14　草木典·山姜图

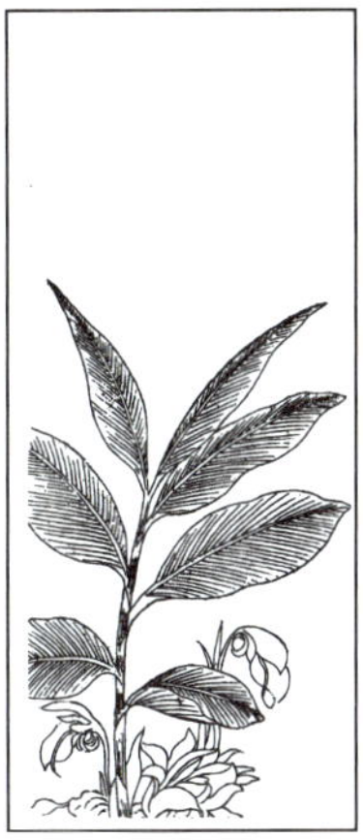

图 15　图考·山姜

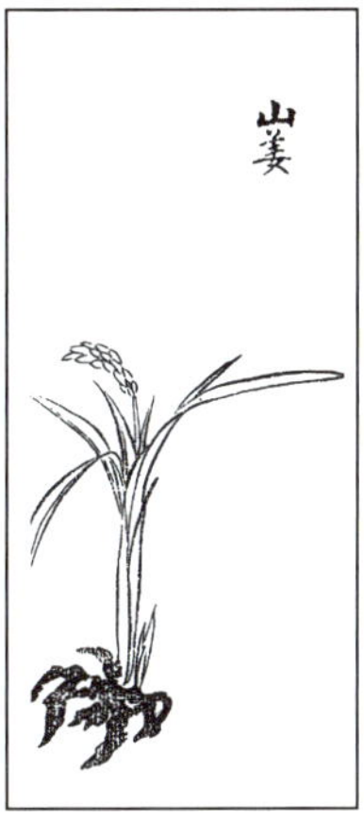

图 16　图说·山姜

本品16图，取自12书，其中4幅彩图。有承继关系及仿绘图仅1个书类。

《本草图经》：该书有“山姜”二字的图有两幅。“山姜花”图存于《证类》“豆蔻”条下，“卫州山姜”图存于《证类》“外草类·山姜”条下。在《证类》三大传本中，“山姜花”图分别存于《大观本草》（图1）、《政和本草》（图3）、《绍兴本草》（图5）。“卫州山姜”图存于《大观本草》（图2）、《政和本草》（图4）。其中《大观》《政和》二传本药图基本一致，今以《政和》图3、图4为《图经》图的代表。《绍兴》“山姜花”（图5）不同于《大观》《政和》，今作为原创图处理。

仿绘该图的彩色图有：《本草品汇精要》“山姜花”（图6），该图将佛焰苞肉穗用淡紫红色表示。“卫州山姜”（图7）的花用紫色表示。此后《金石昆虫草木状》“山姜花”（图12）、“卫州山姜”（图13）又仿绘《品汇》图两幅同名图。

仿绘该图的墨线图有：《本草纲目》金陵本“山姜”（图8）仿绘自《图经》“卫

州山姜”（图4），但花序如旗，简单粗糙。《纲目》钱本“山姜”（图9）在金陵本图8基础上，略加改动修润，其中花序被改成麦穗状。此后《纲目》张本图10仿绘自钱本图9，又加润饰。《本草简明图说》“山姜”（图16）亦仿绘钱本图9，但根茎有所改变，花序也更如麦穗。另《三才图会》“山姜”（图11）仿绘《纲目》钱本图9，除加土地背景外，花序改为总状花序。《古今图书集成·草木典》“山姜图”（图14）又仿绘《三才》图11，别无改动。

以上16图中，有12幅属仿绘或改绘图，还有4幅原创图（图3、4、5、15），详见下“鉴药”项。

【文录】

梁《本草经集注》（见《证类》卷7“旋花”） 陶隐居云：东人呼为山姜，南人呼为美草。根似杜若，亦似高良姜……

唐《岭表录异》卷中“山姜花” 茎叶即姜也，根不堪食。而于叶间吐花穗如麦粒，嫩红色。南人选未开拆者，以盐腌藏入甜糟中，经冬如琥珀，香辛可重，用为鲙，无加也。以盐藏，曝干煎汤，极能治冷气。[1]

唐《本草拾遗》（见《证类》卷23“豆蔻”） 陈藏器云……南人食之。根及苗并如姜，而大作樟木臭。又有獠子姜，黄色，紧，辛辣。破血气，殊强此姜。

宋《本草图经》（同上） 《图经》曰：其山姜花，茎、叶皆姜也。但根不堪食，足与豆蔻花相乱而微小耳。花生叶间，作穗如麦粒，嫩红色，南人取其未大开者，谓之含胎花。以盐水淹藏入甜糟中，经冬如琥珀色，香辛可爱，用其脍醋，最相宜也。又以盐杀治暴干者，煎汤服之，极能除冷气，止霍乱，消酒食毒，甚佳。

明《本草纲目》卷14“山姜” 【释名】【时珍曰】与杜若之山姜，名同物异也。【集解】【时珍曰】山姜生南方，叶似姜，花赤色甚辛，子似草豆蔻，根如杜若及高良姜。今人以其子伪充草豆蔻，然其气甚猛烈。

【鉴药】

“山姜”时珍原注出《药性论》，实误。《证类本草》中除《本草图经·外类》有“山姜”专条外，此前只有唐·陈藏器《本草拾遗》专论此药。其文被《嘉祐本草》引用于“豆蔻”条下，冠以“陈藏器云”，置于“药性论”之后。《药性论》早于《本草拾遗》，不可能引用此书。因此“山姜”在本草中最早立条当出《拾遗》。在《本草经集注》的“旋花”条下，陶弘景注云：“东人呼为山姜，南人呼为美草。”其中提到的“山姜”，与陈藏器所云山姜是不同的植物，不能置于姜科植物山姜之下。“山

1 ［唐］刘恂：《岭表录异》卷中“山姜花”，见《丛书集成初编》3123，上海：商务印书馆，1936：9.

姜”一名意思明显，但可用于多种同类植物，故其来源考订尤其重要。“山姜”最早出处可参《证类·豆蔻》条（图17）。

考《本草拾遗》记载，本品“南人食之。根及苗并如姜，而大作樟木臭。”根苗有樟木气味，非亲闻难知其真。如姜、可食，是其最明显的特点。《岭表录异》补充的文字说明，可食的不是根，是“叶间吐花穗如麦粒，嫩红色”的花穗，经腌制后作为调料。宋《图经本草》在介绍山姜时，对山姜花穗续有补充，云“足与豆蔻花相乱而微小耳”。食用时“南人取其未大开者，谓之含胎花。以盐水淹藏入甜糟中，经冬如琥珀色，香辛可爱，用其脍醋，最相宜也。”李时珍则云：“山姜生南方，叶似姜，花赤色甚辛，子似草豆蔻，根如杜若及高良姜。今人以其子伪充草豆蔻，然其气甚猛烈。”根据上述根苗茎叶皆如姜、子似草豆蔻、“花穗如麦粒”、糟藏用作脍醋，则此植物当为姜科山姜属植物山姜*Alpinia japonica*（Thunb.）Miq.。

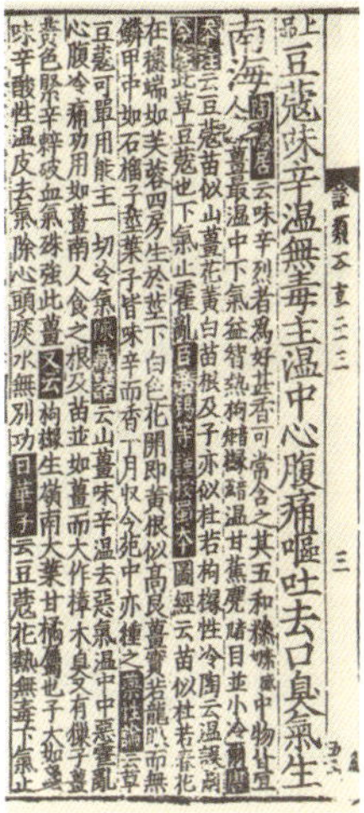
上品 豆蔻味辛溫無毒主溫中心腹痛嘔吐去口臭氣生
南海 陶隱居云味辛烈者為好甚香可常含之其五和糁中物皆宜
人 薑最溫中下氣益智熱枸櫞諸溫甘蕉麂賭目並小冷
云豆蔻苗似山薑花黃白苗根及子亦似杜若枸櫞性冷陶云溫誤矣
此草豆蔻也下氣止霍亂 圖經云苗似杜若春花
在穗端如芙蓉四房生於莖下白色花開即黃根似高良薑實若龍眼而無
鱗甲中如石榴子莖葉子皆味辛而香 七月收今苑中亦種之 藥性論云草
豆蔻可單用能主一切冷氣 陳藏器云山薑味辛溫去惡氣溫中中惡霍亂
心腹冷痛功用如薑南人食之根及苗並如薑而大作樟木臭又有樑子薑
黃色緊辛辣破血氣殊強此薑 又云枸櫞生嶺南大葉甘橘屬也子大如盞
味辛酸性溫皮去氣除心頭痰水無別功 日華子云豆蔻花熱無毒下氣止

图17 证类·豆蔻书影

尽管李时珍对山姜有明确的形态描述，但其子孙所绘“山姜”图却仿绘自《图经》“卫州山姜”。这种“卫州山姜”已被李时珍并入了“杜若”条。由此可见《纲目》的图与文存在一些矛盾之处。

1.《本草图经》：该书的“山姜花”（图3）原见于“豆蔻”条下。此“山姜花”图列在“豆蔻”条下，或因“豆蔻”之花又名“山姜花”，或是产区献上的药图、云可充作“豆蔻”花使用，或为附录的另一种植物名。今未见古本草将山姜花作为豆蔻别名。《证类本草》卷23“豆蔻”目录下有小字云“豆蔻花、山姜花、枸橼续注”。观此，则与豆蔻花并列的“山姜花”属于豆蔻的附录品，也很有可能是当时豆蔻花的充代品。近代学者考山姜花为华南原产、或栽培于庭院。此名有时也用于山姜、高良姜。或考为华山姜*Alpinia chinensis* Rosc.。[1]《本草图经》述其形曰：“其山姜花，茎、叶皆姜也。但根不堪食，足与豆蔻花相乱而微小耳。花生叶间，作穗如麦粒，嫩红色，南人取其未大开者，谓之含胎花。以盐水淹藏入甜糟中，经冬如琥珀色，香辛可爱，用其脍醋，最相宜也。”对照其图，乃截取花枝，表现“花生叶间”的状态。此图被卷缩的花序经常被后世仿绘者画成佛焰苞里的肉穗，难以反映花序真貌。对照苏颂描写山姜花的文字，可知其与豆蔻花有相似之处，故时珍说“今人以其子伪充草豆蔻”。杨竟生考此“山姜花”当以华山姜及

1 中国科学院昆明植物研究所编：《南方草木状考补》，昆明：云南民族出版社，1991：89-91.

山姜属*Alpinia* spp.数种更为合适。[1]

"卫州山姜"（图4）为《图经·外草类》的药物。原书解说文字云："开紫花，不结子。八月、九月采根用。"其花色明显与本草所载山姜的花不同。其根为须根，未见根茎。叶基生，基本包成鳞茎样，剑形叶成二列式，花偏于一侧。观其形略似鸢尾科植物，尚待进一步考察。《纲目》金陵本"山姜"（图8）仿绘的即此图，可知绘图者并不知道此药已经并入了"杜若"。此可作为《纲目》图文不对应的例证之一。

2.《本草图经》（绍兴本）：该书"山姜花"（图5）不同于《大观》《政和》同名图。该图有土地背景，植株叶丛生，长披针形，中脉明显。基生叶包裹住未开花的花序。细察此图，还是以《大观》《政和》所存图为基础，增添土地及其他叶片。如此改绘的图，无法反映草豆蔻原植物形态。

3.《植物名实图考》：该书"山姜"（图15）主要出示地上部分。地上茎直立。叶二列，叶片椭圆形，上部叶披针形。叶片有密集的平行羽状脉自中脉斜出，无叶柄。穗状花序贴近地面。此图所示非山姜属植物，据考乃姜属（*Zingiber*）植物。[2]

【小结】

山姜首次在《本草拾遗》中立条。此山姜不同于旋花条下陶弘景所云的"美草""山姜"。本品花序可腌制为脍醋。据《岭表录异》《本草图经》及李时珍所载，本品当为姜科山姜属植物山姜*Alpinia japonica*（Thunb.）Miq.。《本草图经》"豆蔻"条所附"山姜花"图乃草豆蔻之花序。"卫州山姜"开紫花，图似鸢尾科植物。《植物名实图考》所绘乃姜属（*Zingiber*）植物，均非山姜。

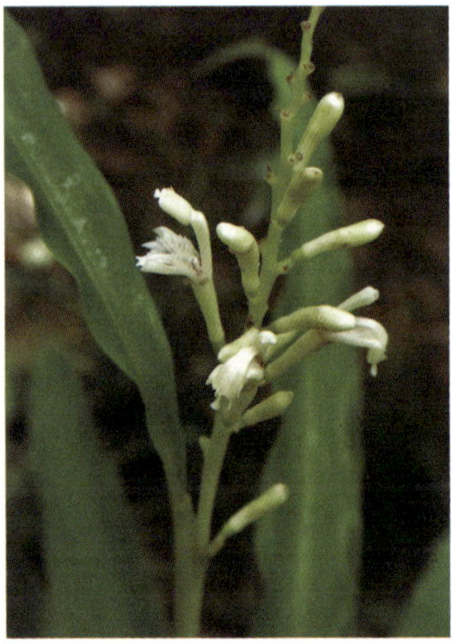

图18　山姜 *Alpinia japonica* 花枝

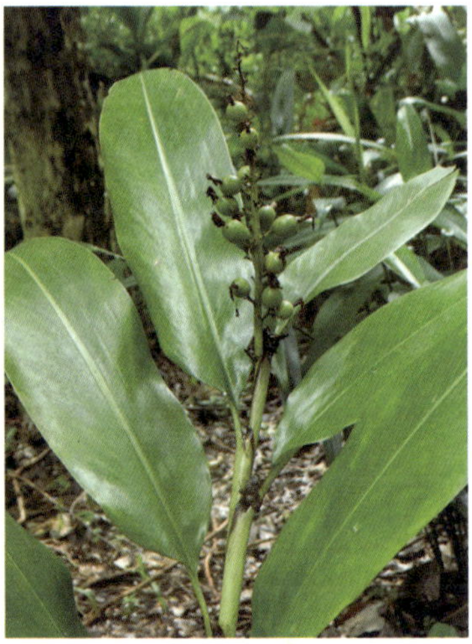

图19　山姜 *Alpinia japonica* 果枝

1　中国科学院昆明植物研究所编：《南方草木状考补》，昆明：云南民族出版社，1991：90-91.

2　国家中医药管理局《中华本草》编委会：《中华本草》（8），上海：上海科学技术出版社，1999：594.

14–15　高良姜

【品图】

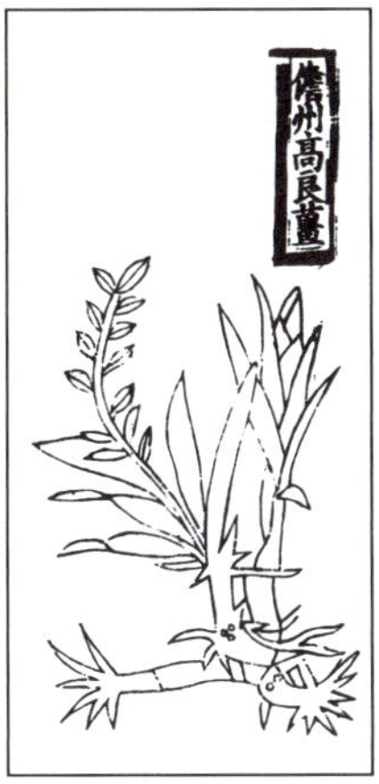

图1　图经（大）·儋州高良姜

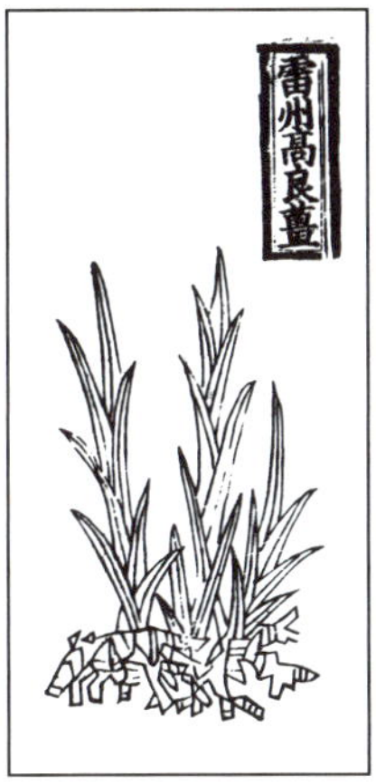

图2　图经（大）·雷州高良姜

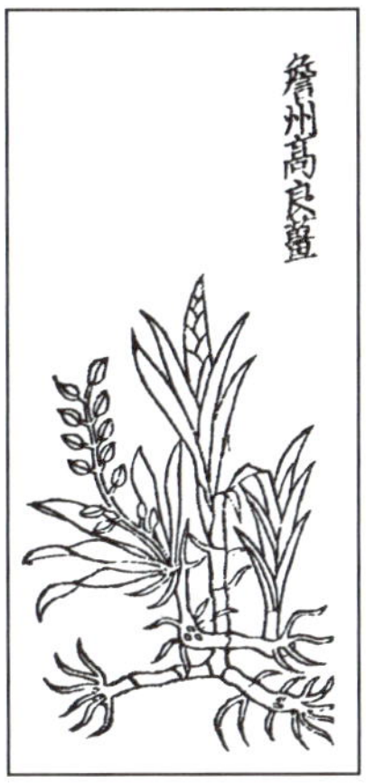

图3　图经（政）·儋州高良姜

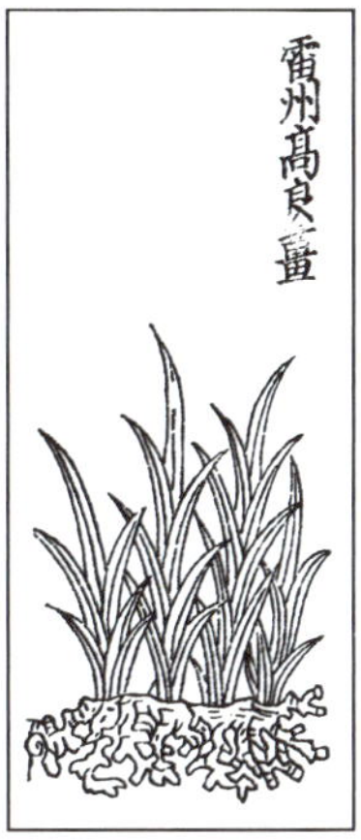

图4　图经（政）·雷州高良姜

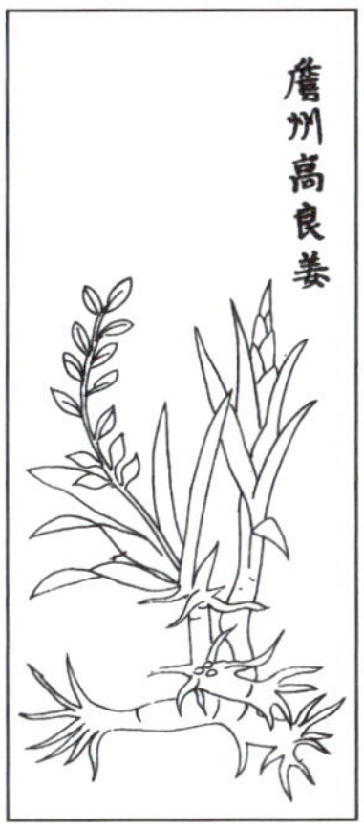

图5　图经（绍）·儋州高良姜

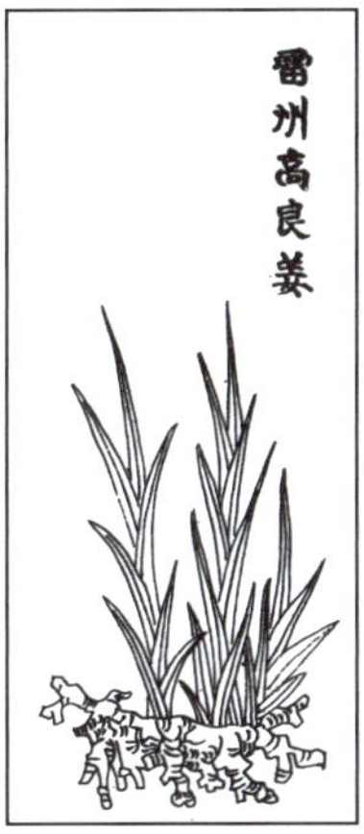

图6　图经（绍）·雷州高良姜

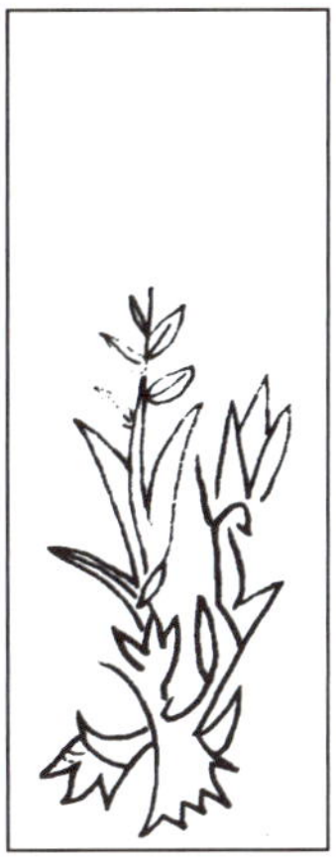

图7　歌括·高良姜

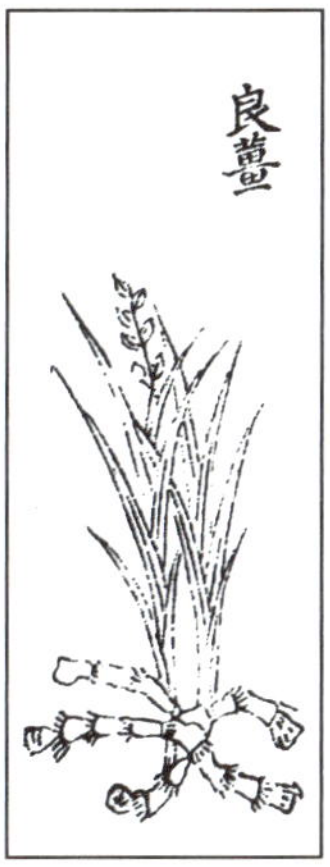

图8　饮膳·良姜

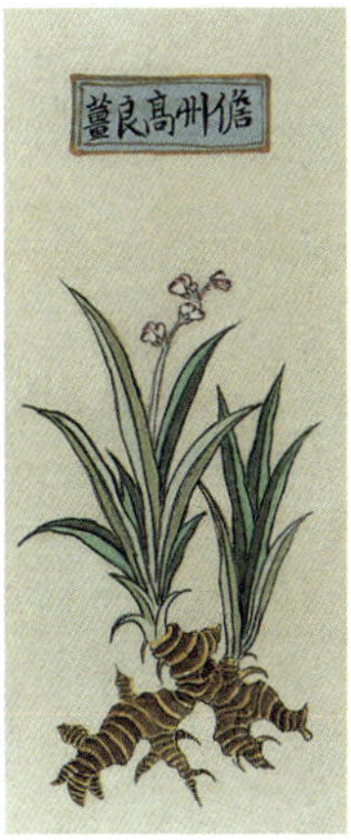

图9　品汇·儋州高良姜

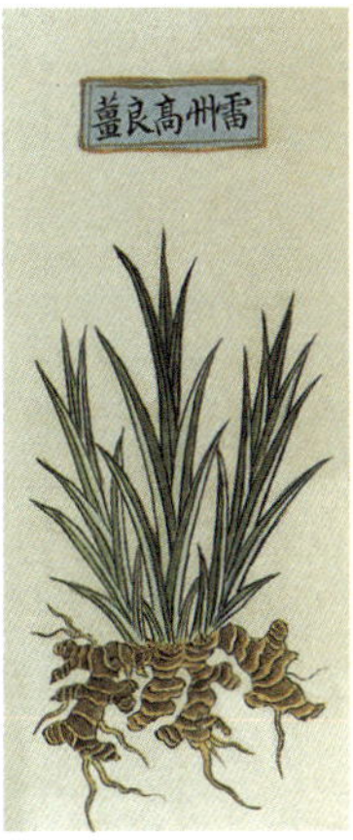

图10　品汇·雷州高良姜

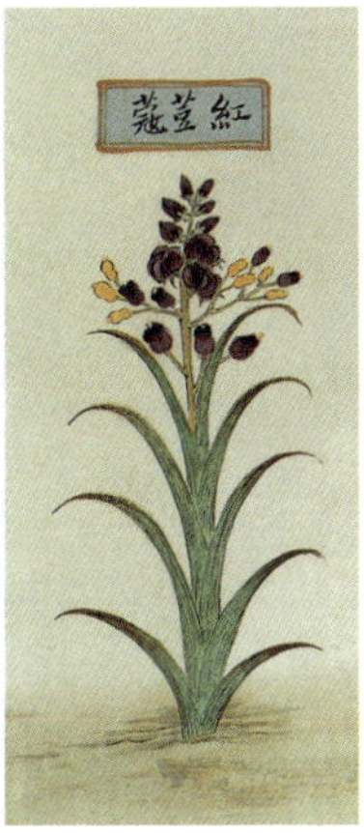

图11　品汇·红豆蔻

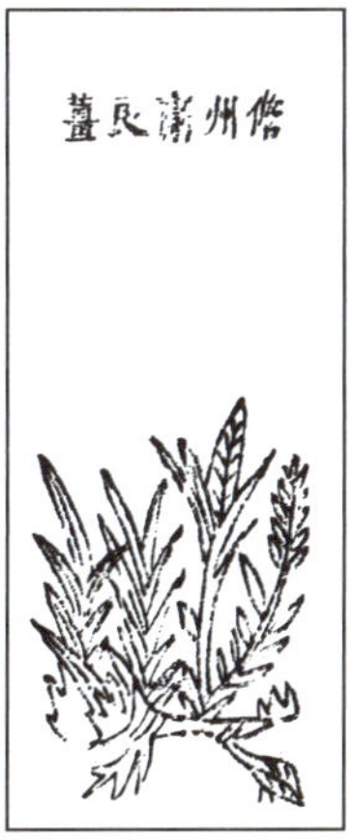

图12　蒙筌·儋州高良姜

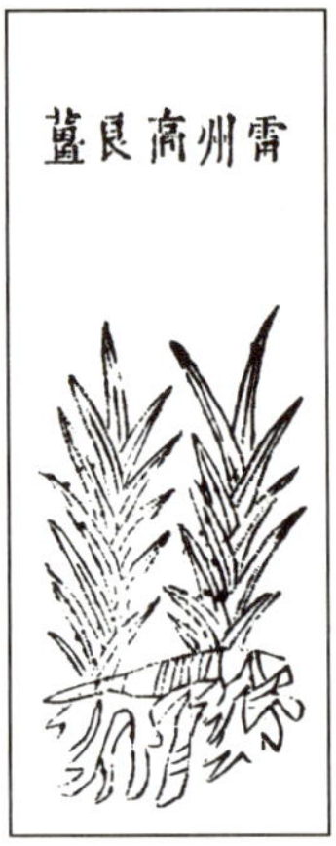

图 13 蒙筌·雷州高良姜

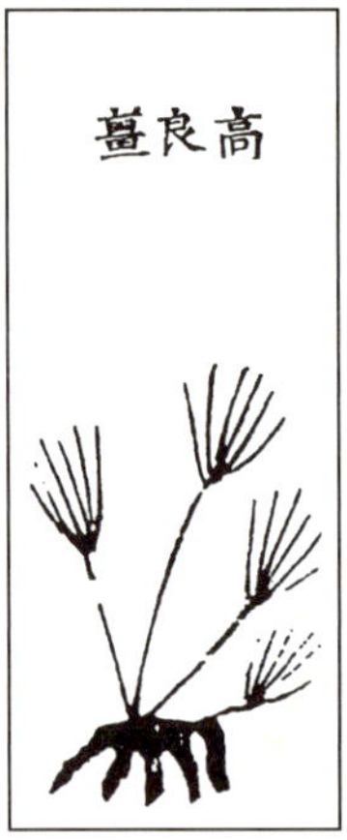

图 14 太乙·高良姜

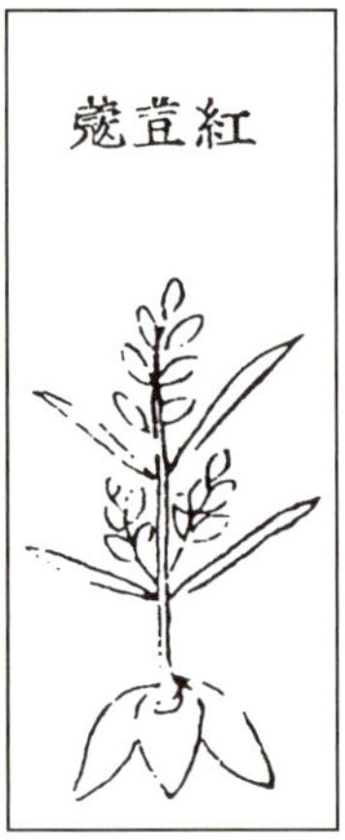

图 15 太乙·红豆蔻

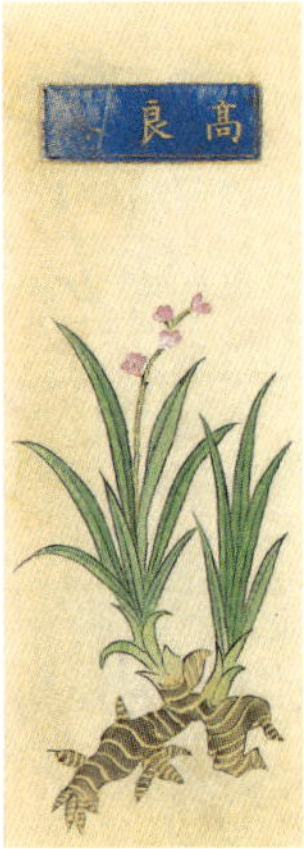

图 16 雷公·高良姜

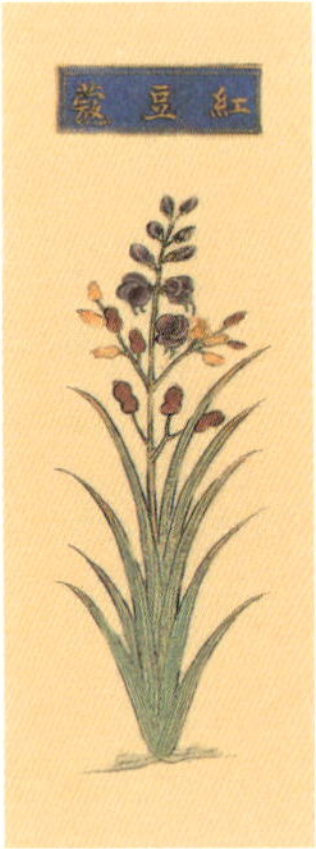

图 17 雷公·红豆蔻

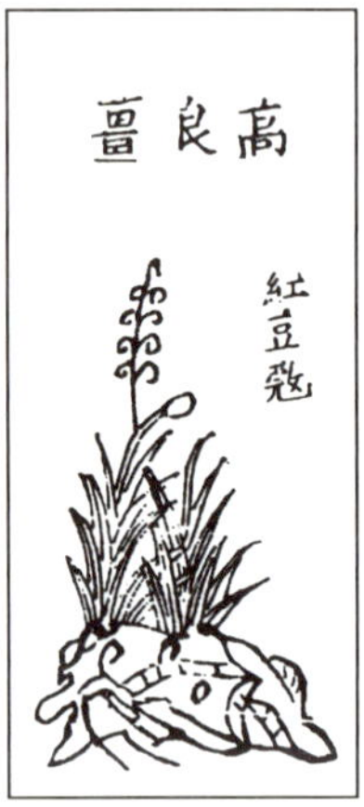

图 18 纲目（金）·高良姜

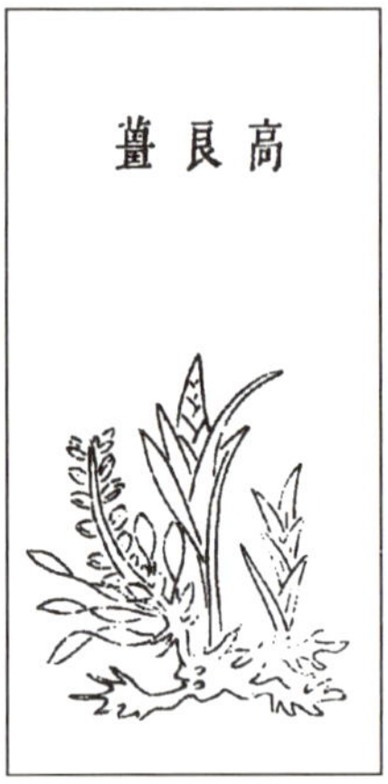

图 19 纲目（钱）·高良姜

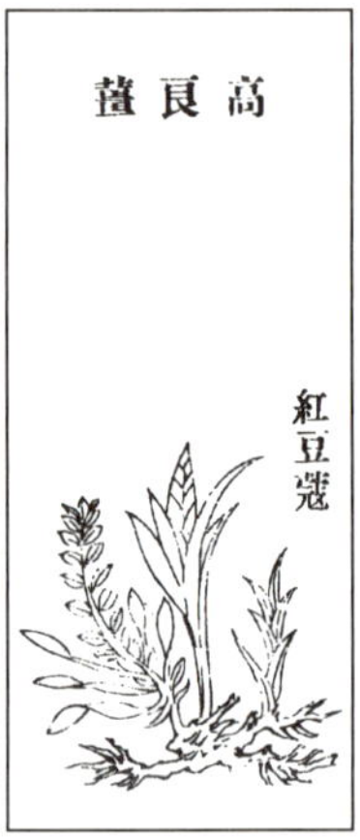

图 20 纲目（张）·高良姜

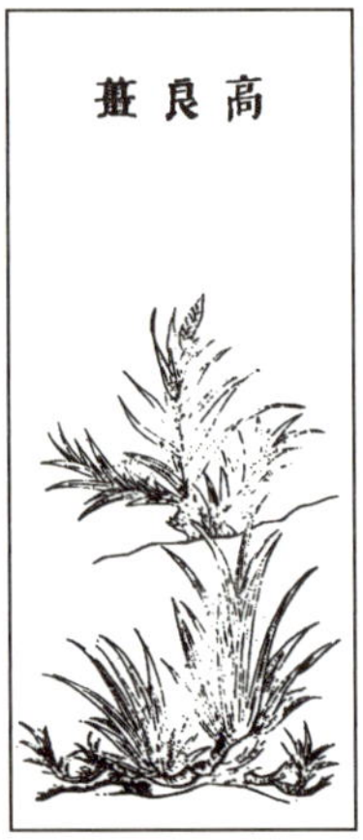

图 21 三才·高良姜

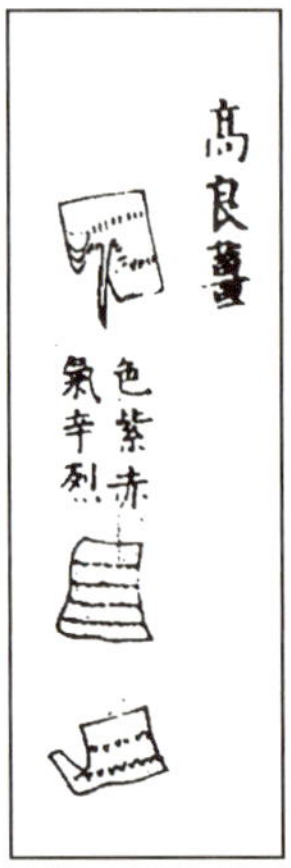

图 22 原始·高良姜

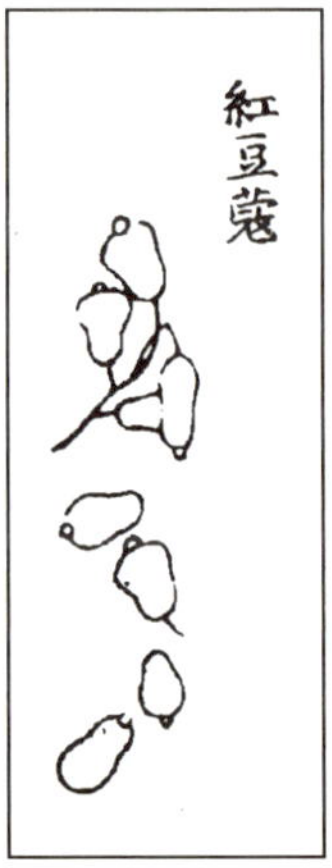

图 23 原始·红豆蔻

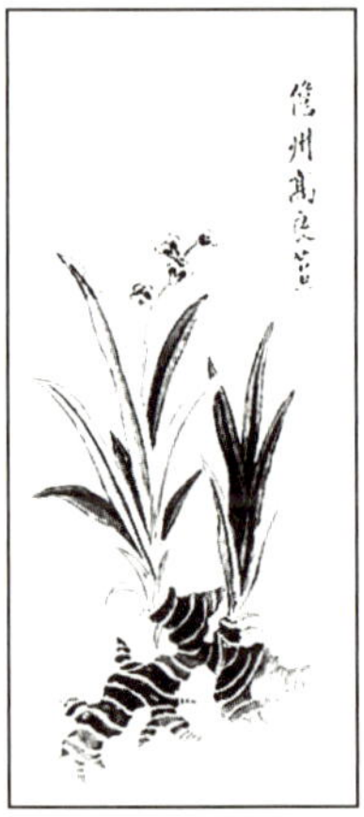

图 24 金石·儋州高良姜

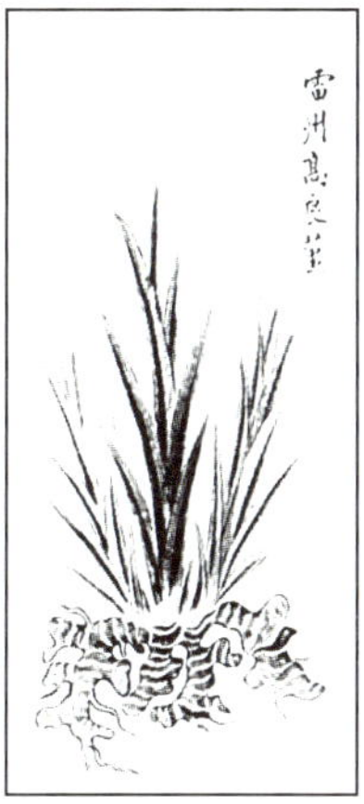

图 25　金石·雷州高良姜

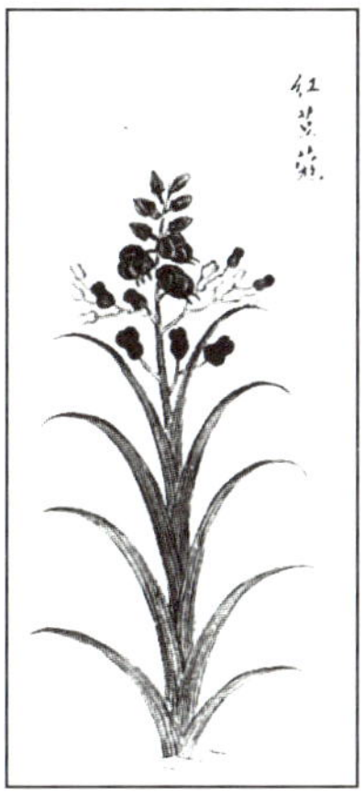

图 26　金石·红豆蔻

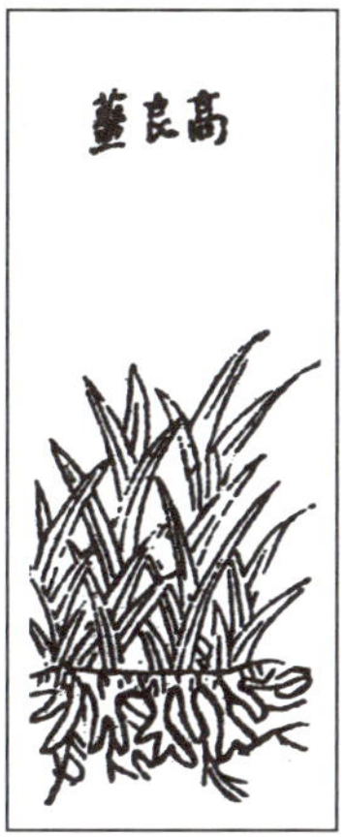

图 27　汇言·高良姜

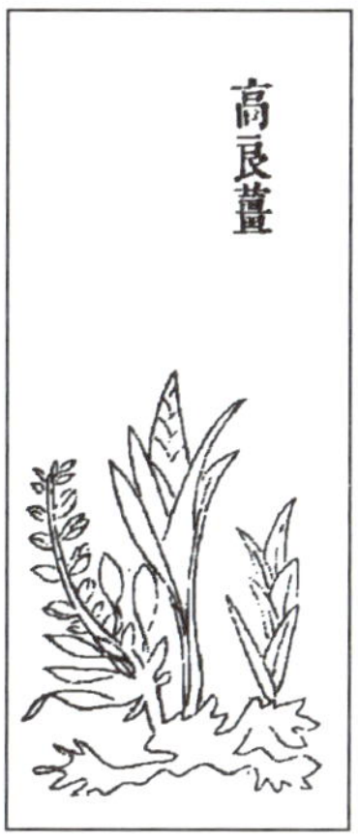

图 28　本草汇·高良姜

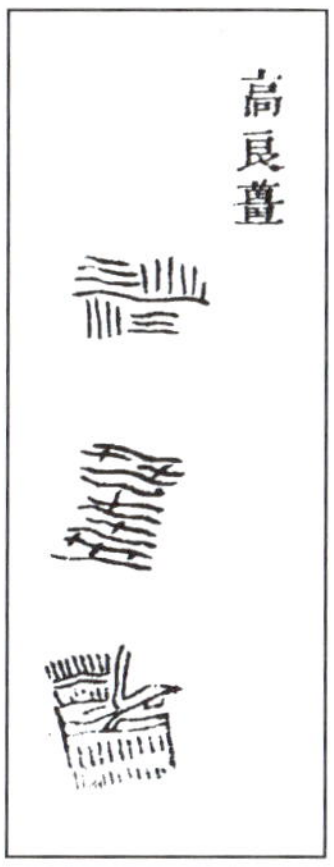

图 29　类纂·高良姜

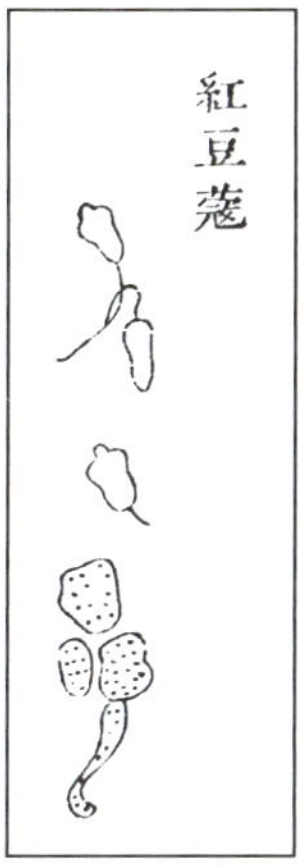

图 30　类纂·红豆蔻

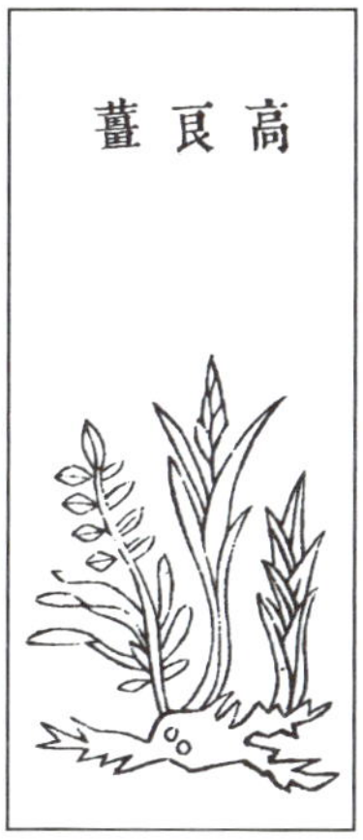

图 31　备要·高良姜

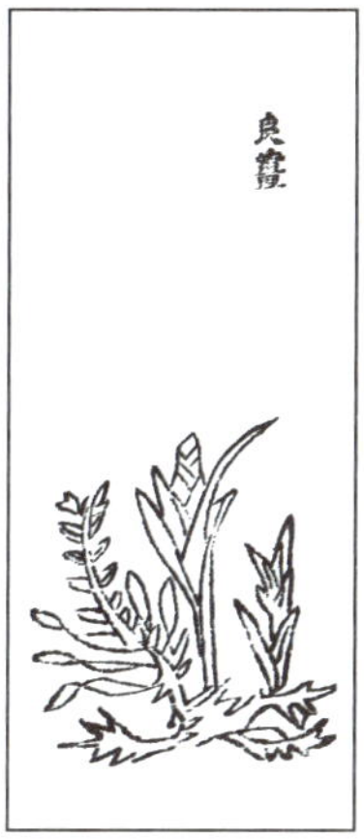

图 32　求真·良姜

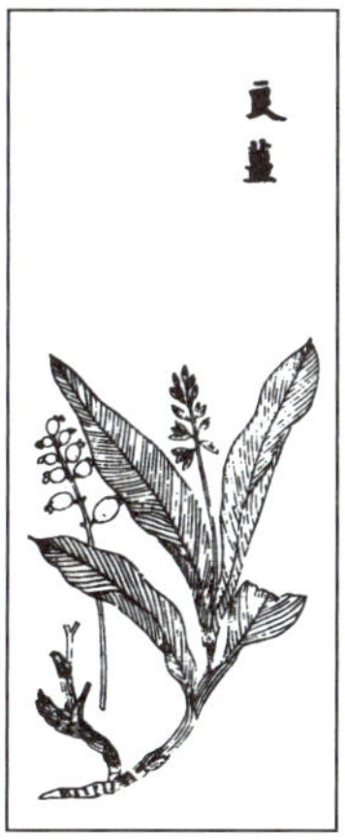

图 33　质问·良姜

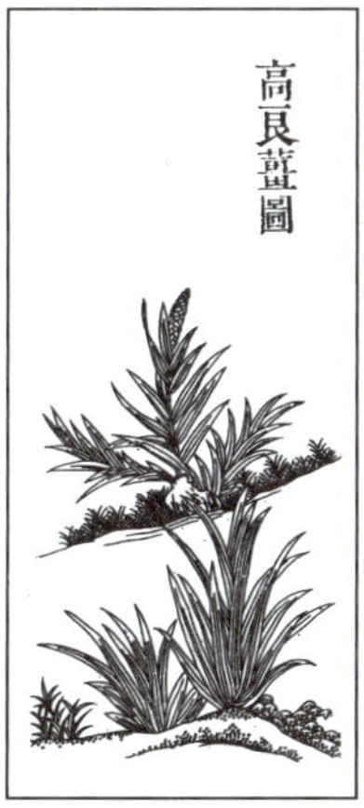

图 34　草木典·高良姜图

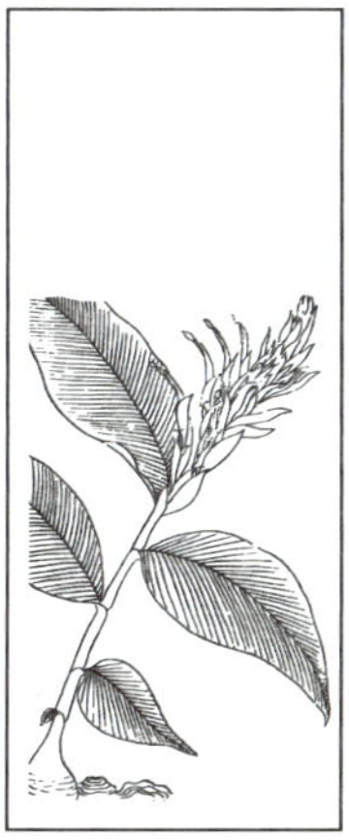

图 35　图考·高良姜

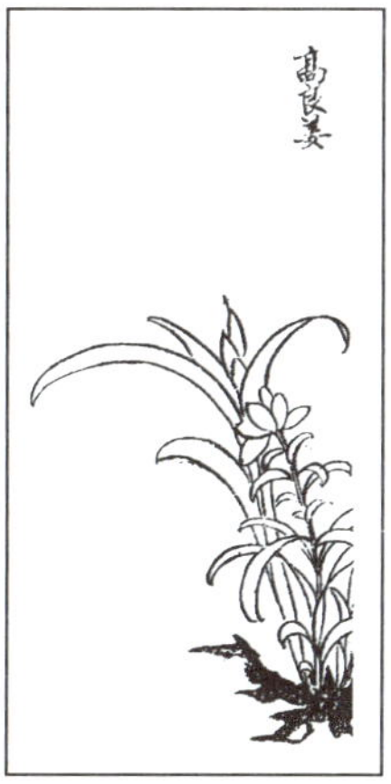

图 36　图说·高良姜

本品36图，取自24书，其中8幅彩图。有承继关系及仿绘图可分以下3个书类。

《本草图经》：该书有高良姜图2幅（“儋州高良姜”“雷州高良姜”）的图分别存于《大观本草》（图1、2）、《政和本草》（图3[1]、4）、《绍兴本草》（图5、6）。此三传本药图基本一致。今以《政和》图3、4为《图经》图的代表。

仿绘《图经》的彩色图有：《本草品汇精要》“儋州高良姜”（图9，图名“儋州”同图1）、“雷州高良姜”（图10）均仿《图经》同名图，但均将根茎改绘为老姜形色。其中图9的花未仿原图，另绘总状花。此后《补遗雷公炮制便览》“高良姜”（图16）仿绘了《品汇》“儋州高良姜”（图9）、《金石昆虫草木状》“儋州高良姜”（图24）、“雷州高良姜”（图25）分别仿绘了《品汇》同名图。《品汇》另有“红豆蔻”（图11）为原创图。

仿绘《图经》的墨线图有：《本草歌括》“高良姜”（图7）高度简化，但尚能看出是仿绘《图经》的“儋州高良姜”（图3）。《饮膳正要》“良姜”（图8）亦仿“儋州高良姜”图，但根茎、花序均小有修润。《本草蒙筌》“儋州高良姜”（图12）、“雷州高良姜”（图13）分别仿自《图经》两幅同名图，其中图12增绘了两茎枝，花序形状也有所改变。《本草纲目》金陵本“高良姜”（图18）有庞大的根茎，地上部分的形态与《图经》“儋州高良姜”（图3）有几分相似，不同的是左上添加一支高高突起的果序（或花序？），旁注“红豆蔻”。故此图虽曾参照《图经》，但颇多变形失真之处。《纲目》钱本“高良姜”（图19）则较好地仿绘了《图经》“儋州高良姜”图。此后《纲目》张本图20、《本草备要》图31、《本草求真》图32均仿绘自钱本图19。《本草简明图说》图36的植株虽然变形甚大，但其构图的主要元素仍取自《纲目》钱本。

又，《本草汇言》“高良姜”（图27）仿绘自“雷州高良姜”（图4），但叶片交集，形如编成的栅栏。《本草汇》“高良姜”（图28）参照了“儋州高良姜”图3。

另《三才图会》“高良姜”（图21）将《图经》2图合绘于1图，各添坡地背景。上面一株改绘自“儋州高良姜”，下面一株改绘自“雷州高良姜”。其图各存大意，细节则随意修润。《古今图书集成·草木典》“高良姜图”（图34）又仿绘《三才》图21，有所润饰，笔画精细。

《本草品汇精要》：该书“红豆蔻”（图11）的仿绘图有《补遗雷公炮制便览》“红豆蔻”（图17）、《金石昆虫草木状》“红豆蔻”（图26）。

《本草原始》：该书“高良姜”（图22）、“红豆蔻”（图23）的仿绘图为《本草纲目类纂必读》“高良姜”（图29）、“红豆蔻”（图30）。其中“红豆蔻”（图30）更换了几个果实，表面有麻点。

1 图3：该图名“詹州高良姜”，其中“詹”字为“儋”之误。

以上36图中，有27幅属仿绘或改绘图，还有9幅原创图（图3、4、11、14、15、22、23、33、35），详见下“鉴药”项。

【文录】

梁《本草经集注》（见《证类》卷9“高良姜”） 陶隐居云：出高良郡，人腹痛不止，但嚼食亦效。形气与杜若相似，而叶如山姜。

唐《唐本草》（同上）《唐本》注云：生岭南者，形大虚软，江左者细紧，味亦不甚辛，其实一也。今相与呼细者为杜若，大者为高良姜。此非也。

宋《本草图经》（同上）《图经》曰：高良姜，旧不载所出州土，陶隐居云出高良郡，今岭南诸州及黔、蜀皆有之，内郡虽有而不堪入药。春生茎、叶如姜苗而大，高一二尺许，花红紫色如山姜。

唐末《海药本草》（见《证类》卷9“红豆蔻”）《海药》云：择嫩者，加入盐，累累作朵不散落，须以朱槿染令色深。善醒于醉，解酒毒。此外无诸要使也。

宋《开宝本草》（同上） ……云是高良姜子，其苗如芦，叶似姜，花作穗，嫩叶卷而生微带红色。生南海诸谷。

明《本草纲目》卷14“高良姜”【释名】蛮姜（《纲目》），子名红豆蔻。【时珍曰】陶隐居言此姜始出高良郡，故得此名。按：高良，即今高州也。汉为高凉县，吴改为郡。其山高而稍凉，因以为名，则高良当作高凉也。【集解】【时珍曰】出高良郡，二月、三月采根。形气与杜若相似，而叶如山姜……【时珍曰】按范成大《桂海志》云：红豆蔻花丛生，叶瘦如碧芦，春末始发。初开花抽一干，有大箨包之。箨拆花见。一穗数十蕊，淡红鲜妍，如桃杏花色。蕊重则下垂如葡萄，又如火剂璎珞及剪彩鸾枝之状。每蕊有心两瓣，人比之连理也。其子亦似草豆蔻。

清《植物名实图考》卷25“高良姜” 滇生者叶润根肥，破茎生葶，先作红苞，光焰炫目。苞分两层，中吐黄花，亦两长瓣相抱。复突出尖，黄心长半寸许，有黑纹一缕，上缀金黄蕊如半米。另有长须一缕，尖擎小绿珠。俗以上元摘为盂兰供养，故圃中多植之。按良姜、山姜、杜若、草果，叶皆相类，方书所载，多相合并。岭南诸纪，述形则是，称名亦无确诂，盖方言侏难为译也……又云，凡物盛多谓之蔻，是子如红豆而丛生，故名红豆蔻。今验此花，深红灼灼，与《图经》花红紫色相吻合，花罢结实，大如白果有棱，嫩时色红绿，子细似橘瓤，无虑数百，香清微辛，殆所谓含胎也。老则色红。滇之妇稚，皆识为良姜花。李雨村所述，虽刺取《岭表录异》中语，然彼以为山姜，且云花吐穗如麦粒，嫩红色，则是广饶所产，与《桂海虞衡志》红豆蔻同。志云此花无实，则所云为脍者，乃是花，非子也。余则以滇人所呼为定，而折中以李说。范云红豆蔻，盖即《草木状》之山姜，而《楚辞》之杜若也。

【鉴药】

“高良姜”首见于《别录》。陶弘景云“出高良郡”，意为因地而得“高良”之名，因形性而得“姜”名。古无高良郡名，李时珍指出高良郡即高州。梁代其治所在今广东阳江市西。此地确为姜科植物的产地。本品味辛性温，自古以来为温中理气良药，治胃寒冷痛等疾。李时珍据《开宝本草》“红豆蔻”有“云是高良姜子”，将红豆蔻并入高良姜条。

本品与其他叶形似姜的药物一样，都存在同类相似难辨的问题。《唐本草》云：“生岭南者，形大虚软，江左者细紧，味亦不甚辛，其实一也。”可见岭南与江左（即江东）所生的同种高良姜形性差异问题。宋《开宝本草》注重其花穗的特征：“其苗如芦，叶似姜，花作穗，嫩叶卷而生，微带红色。”《本草图经》则云：“春生茎、叶如姜苗而大，高一二尺许，花红紫色如山姜。”《海药本草》提到红豆蔻嫩花穗“累累作朵不散落”，盐腌可以解酒。李时珍则引《桂海虞衡志》对花叶的描述：“红豆蔻花丛生，叶瘦如碧芦，春末始发。初开花抽一干，有大箨包之。箨拆花见。一穗数十蕊，淡红鲜妍，如桃杏花色。蕊重则下垂如葡萄，又如火剂璎珞及剪彩鸾枝之状。每蕊有心两瓣。”据以上所载，高良姜当为姜科山姜属的多种植物，包括红豆蔻（大高良姜）*Alpinia galanga*（L.）Willd.、高良姜*Alpinia officinarum* Hance。其果实皆名红豆蔻。古本草插图可以作为考察高良姜来源的辅助史料。

1.《本草图经》：该书有图2幅。“儋州高良姜”（图3）的“儋”字，或误作“詹”。古无詹州，唯有儋州，在今海南省儋州市。此图示根茎横生，多分枝，节间明显。叶片披针形，中间一茎顶有笋状物。据古代此类植物的图示法，此物或许是《桂海虞衡志》所云“初开花抽一干，有大箨包之。箨拆花见”。笋状物即“箨”也，外包以叶。左边有顶生花枝。观此图则当为姜科山姜属（*Alpinia*）植物。“雷州高良姜”（图4）根茎块状平生，叶剑形，二列式排列。此外别无特点。结合其药名、产地，此图所示为姜科（*Zingiberaceae*）植物，种属不明。

2.《本草品汇精要》：该书“红豆蔻”（图11）为该书原创图。图中土地背景掩盖了根茎部。其叶片虽绘成了扁剑形（本草图中姜科植物多用此法表示叶片），但叶为二列式，圆锥花序顶生。其花被敷以紫红色。其中最具有鉴定意义的是其果实，长圆形，中部微缩，疑此果乃据药材实物描绘。此图虽还有某些缺陷，但可肯定绘图者示意此为红豆蔻，即姜科山姜属红豆蔻（大高良姜）*A. galanga*。

3.《太乙仙制本草简明图说》：该书“高良姜”（图14）是一幅抽象示意图。下部黑色粗笔所绘大概是示意块状根茎。茎上抽4茎（叶柄？），顶端为几根短直线，不明何意。另一“红豆蔻”（图15）示意根部有三个粗大圆锥形的根，一茎直立。线形叶对生，茎顶及叶腋间抽出花序。其根不似姜科植物。此图无法考其来源。

4.《本草原始》：该书“高良姜”（图22）竖排3个药材片块，各有点状节间痕迹。

图注为“色紫赤，气辛烈”。可见这是切成块片后的高良姜根茎。此图无法推测其基原。另有“红豆蔻”（图23），绘七八个果实，长圆形，中部略收缩。据此果实，其原植物当为红豆蔻（大高良姜）*A. galanga*。

5.《质问本草》：该书“高良姜”（图33）有较粗的根茎，叶披针形，有密集的平行羽状脉自中脉斜出，叶前端短尖或渐尖，叶基渐狭。圆锥花序。另绘一果枝，上有两排长圆形的果实。据此图示，可能是姜科植物高良姜*Alpinia officinarum* Hance。

6.《植物名实图考》：该书“高良姜”（图35）下有膨大根茎，叶互生，长圆形，有密集的平行羽状脉自中脉斜出，叶先端渐尖。圆锥花序顶生。此大略与红豆蔻（大高良姜）*A. galanga* 相符。

【小结】

高良姜自古为温中理气良药，其果实即红豆蔻。本草记载本品的花穗特征明显，花生茎顶，有嫩叶包裹初生花穗。其嫩花穗可腌藏作调料。产地不同，高良姜的种类也有差异。据此本品为姜科多种植物，包括红豆蔻（大高良姜）*Alpinia galanga*（L.）Willd.、高良姜*Alpinia officinarum* Hance。《本草图经》“儋州高良姜”、《本草品汇精要》“红豆蔻”以及《质问本草》《植物名实图考》等所绘皆为山姜属植物，且以大高良姜（红豆蔻）*A. galanga*为多见。《本草原始》“红豆蔻”药材所示，其基原即大高良姜（红豆蔻）*A. galanga*。

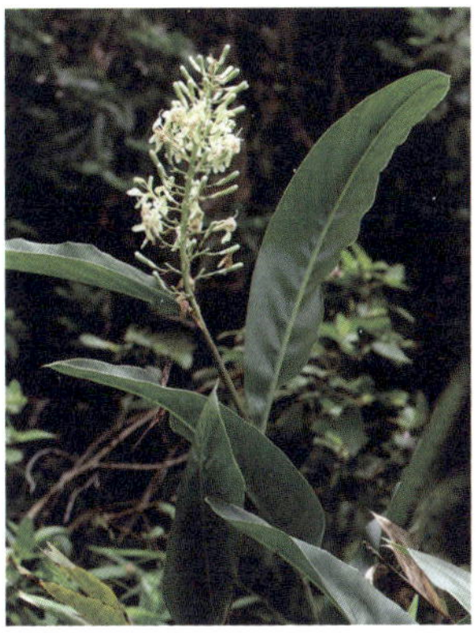
图 37　大高良姜 *Alpinia galanga* 花枝

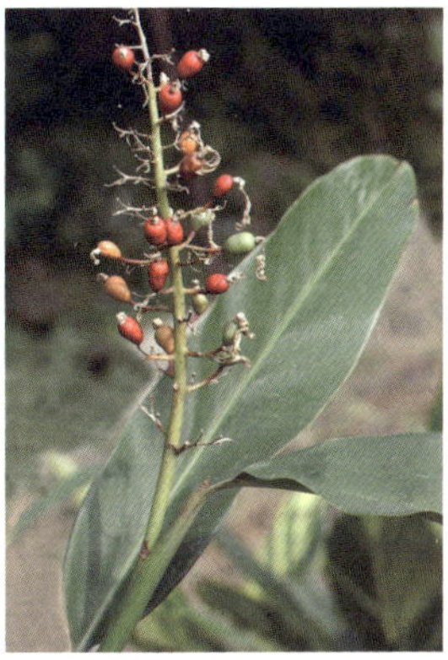
图 38　大高良姜 *Alpinia galanga* 果枝

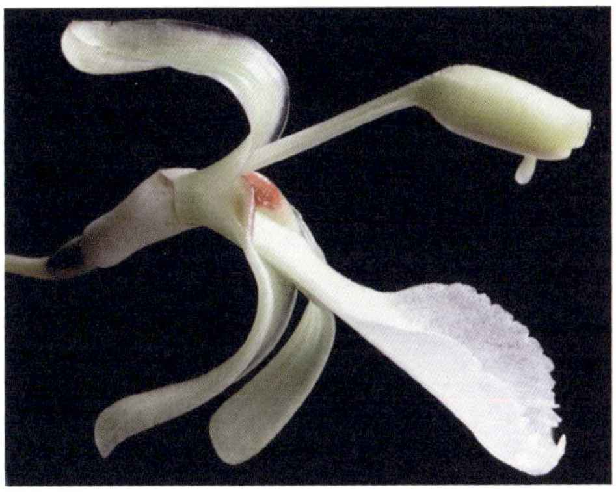
图 39　大高良姜花

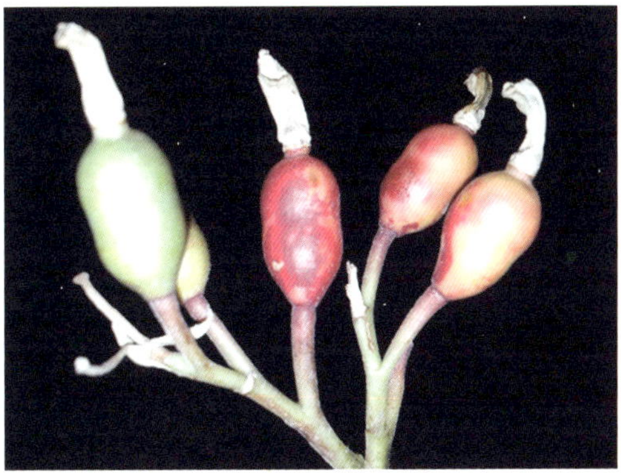
图 40　大高良姜果

14-16 豆蔻

【品图】

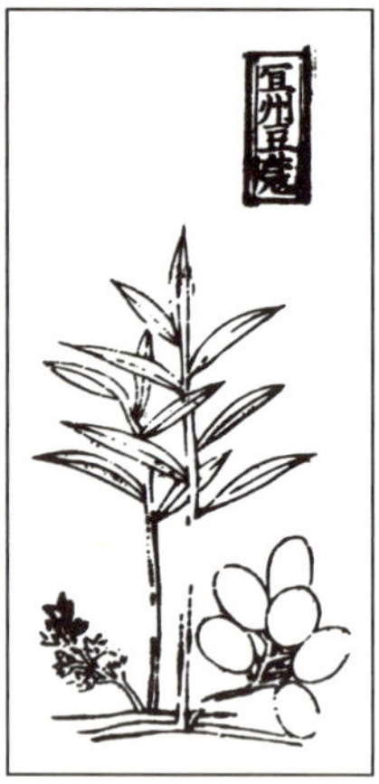

图1 图经（大）·宜州豆蔻

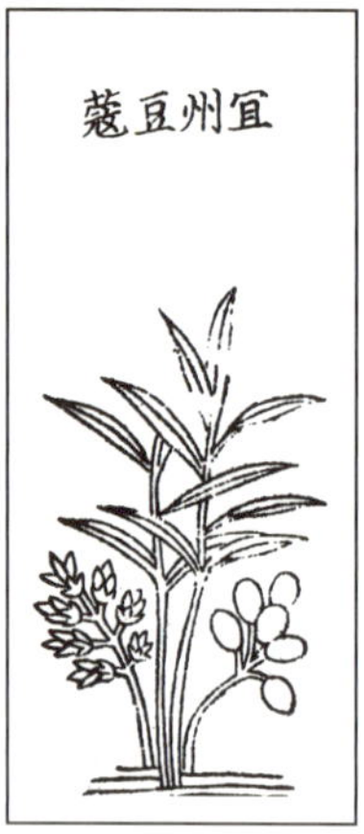

图2 图经（政）·宜州豆蔻

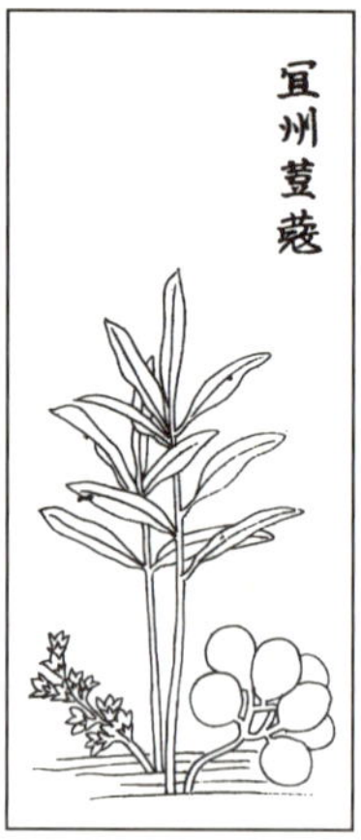

图3 图经（绍）·宜州豆蔻

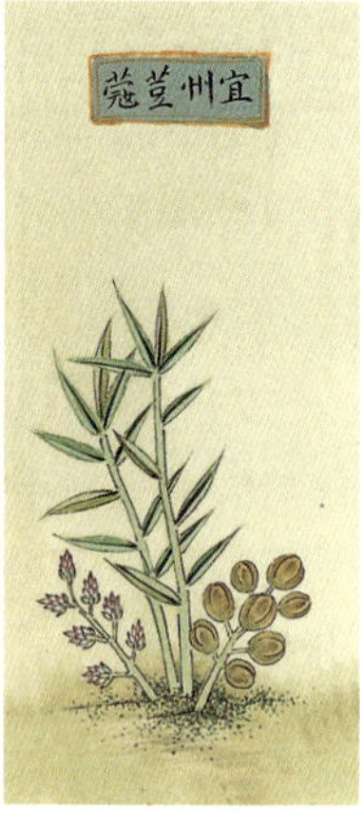

图4 品汇·宜州豆蔻

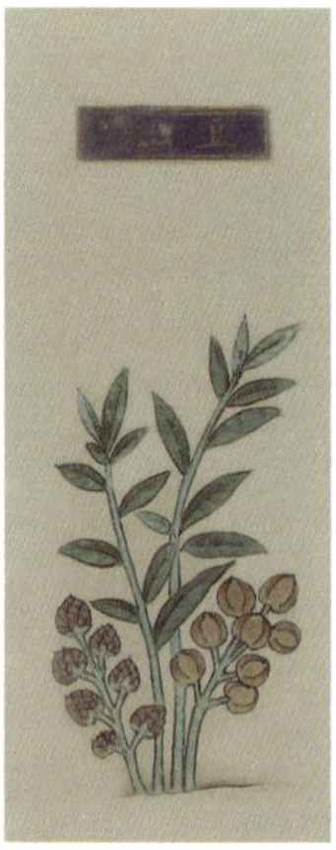

图5 食物·豆蔻

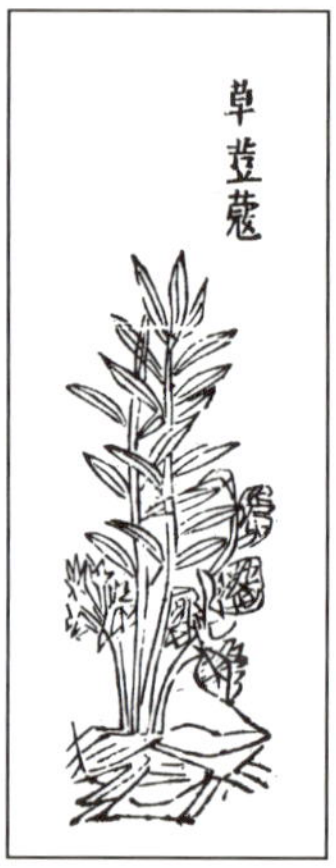

图6 蒙筌·草豆蔻

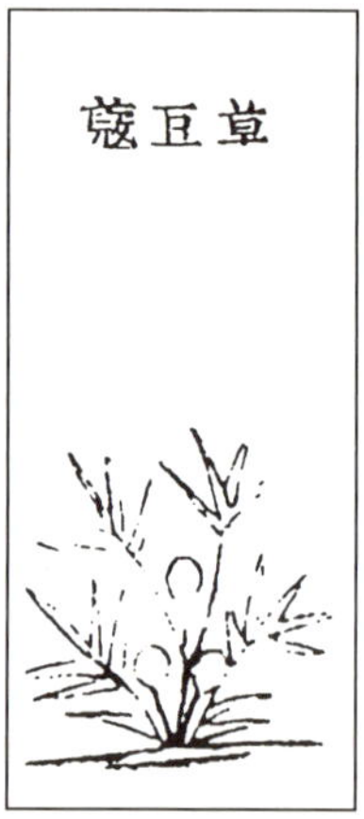

图7 太乙·草豆蔻

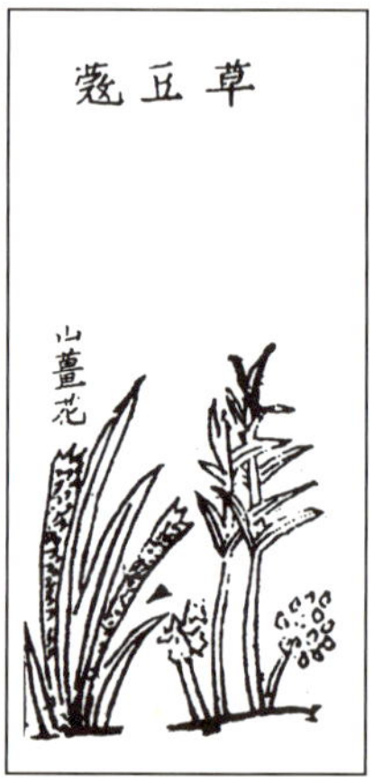

图8 纲目（金）·草豆蔻

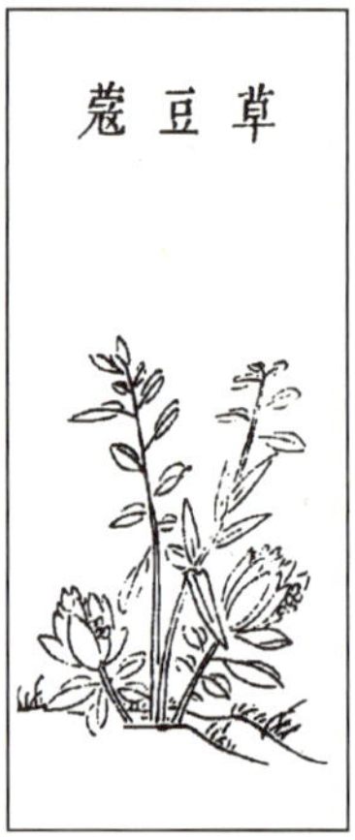

图9 纲目（钱）·草豆蔻

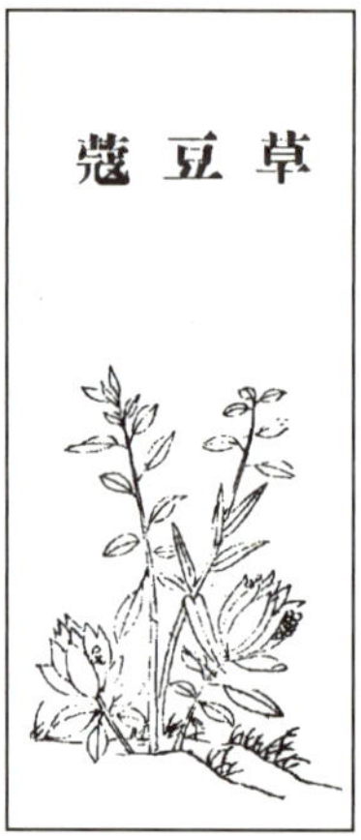

图10 纲目（张）·草豆蔻

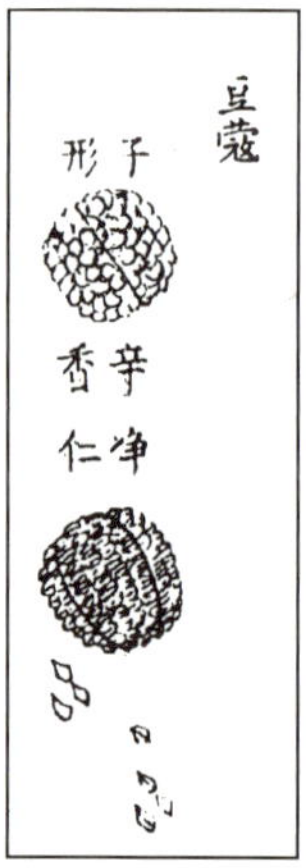

图11 原始·豆蔻

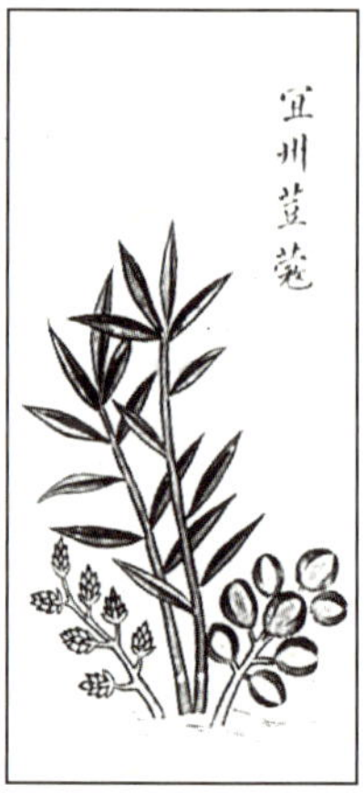

图12 金石·宜州豆蔻

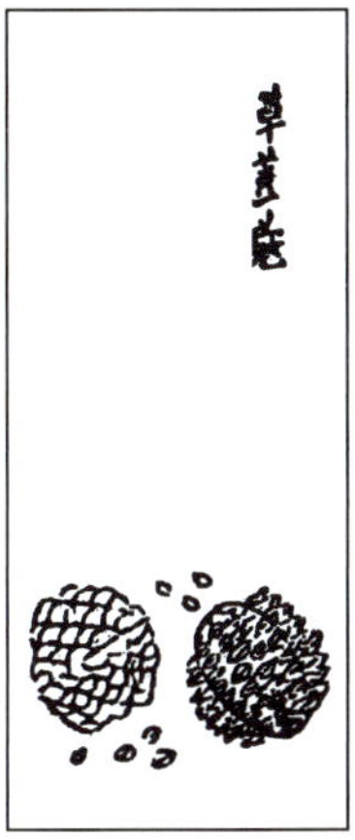

图 13　汇言·草豆蔻

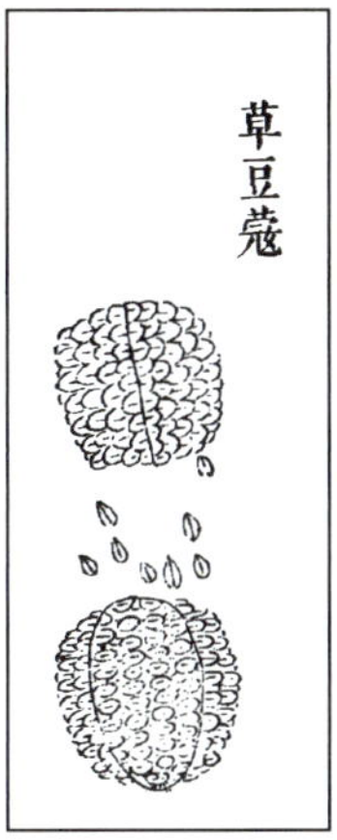

图 14　本草汇·草豆蔻

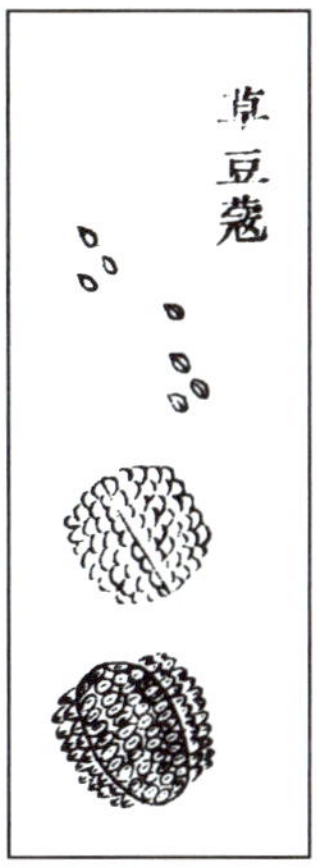

图 15　类纂·草豆蔻

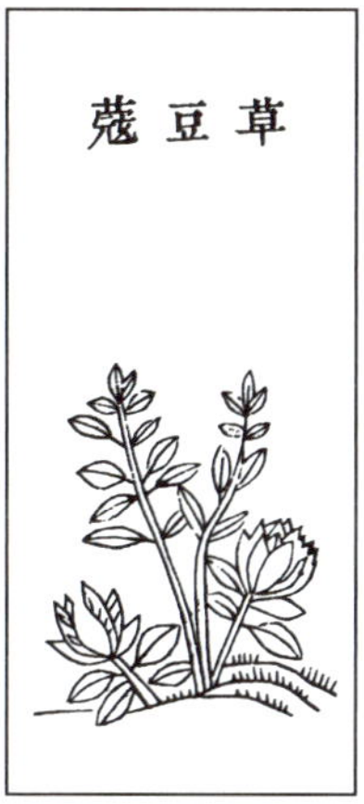

图 16　备要·草豆蔻

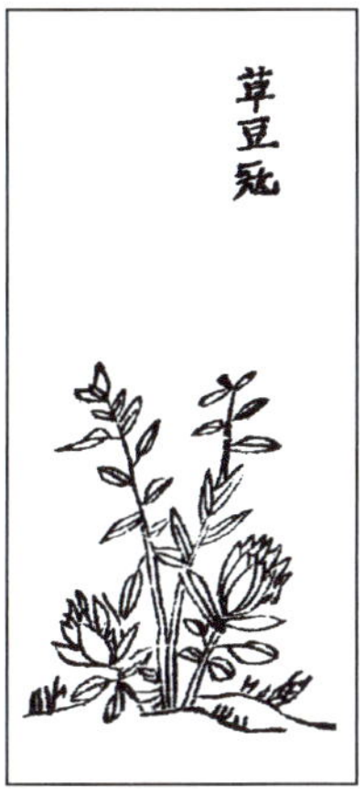

图 17　求真·草豆蔻

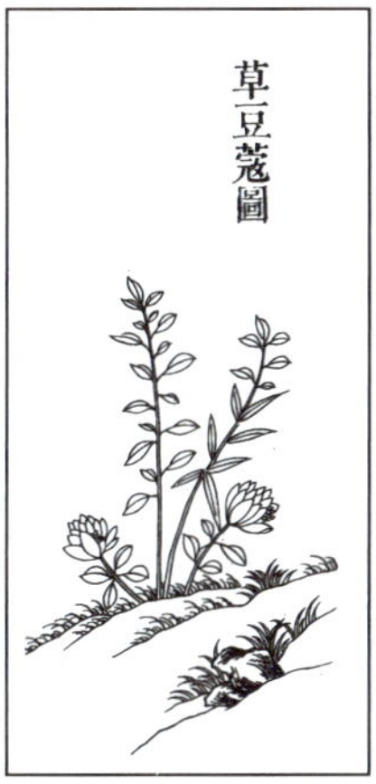

图 18　草木典·草豆蔻图

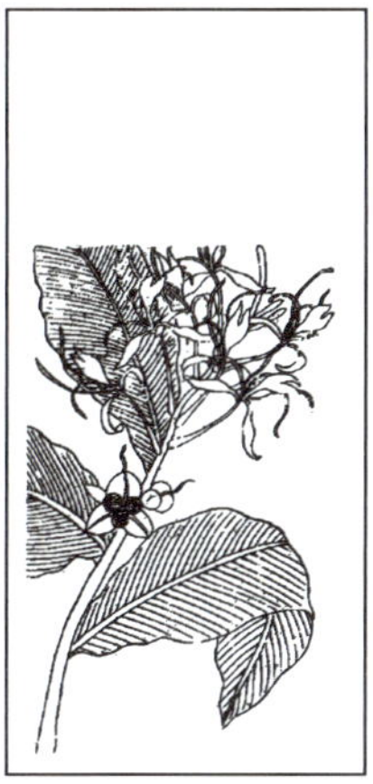

图 19　图考·豆蔻

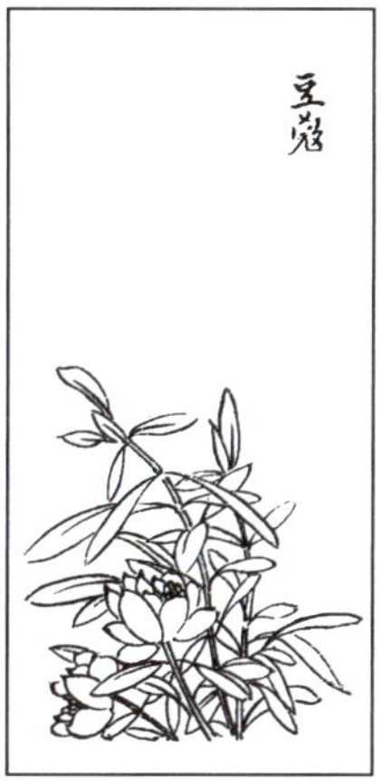

图 20　图说·豆蔻

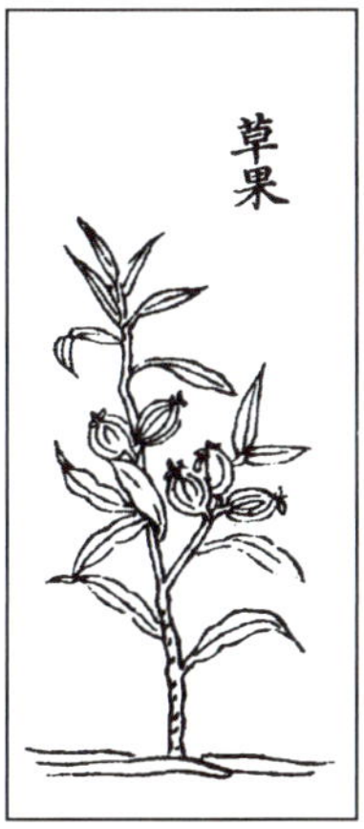

图 21　饮膳·草果

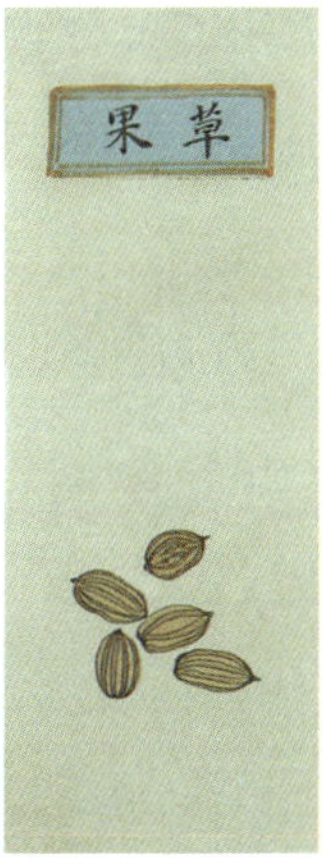

图 22　品汇·草果

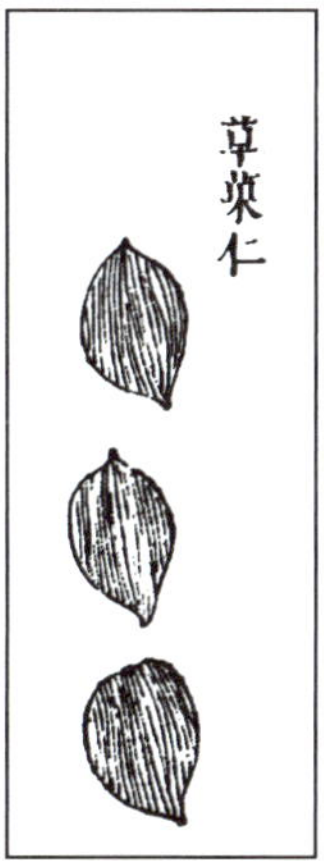

图 23　蒙筌·草果仁

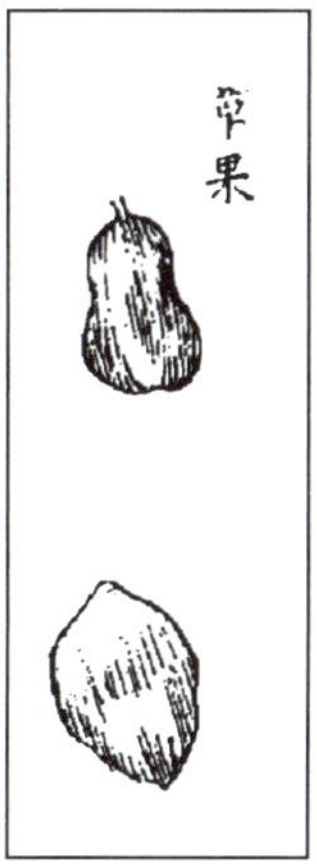

图 24　原始·草果

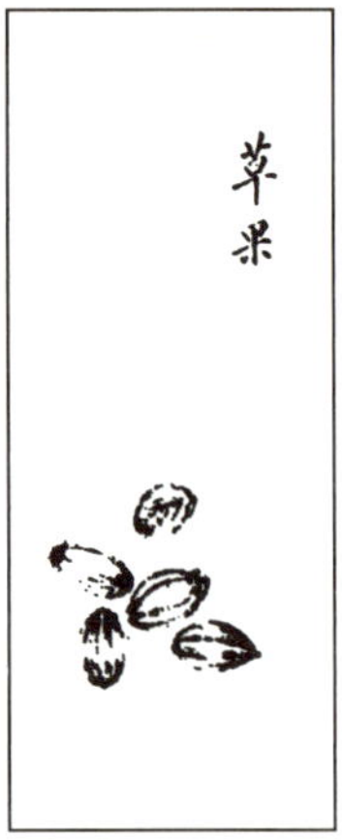

图 25　金石·草果

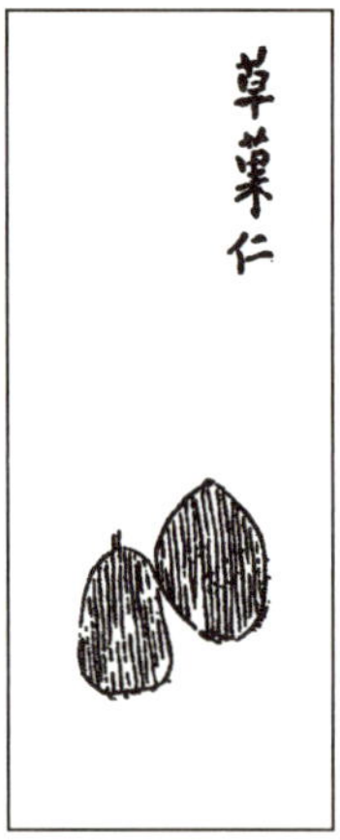

图 26　汇言·草果仁

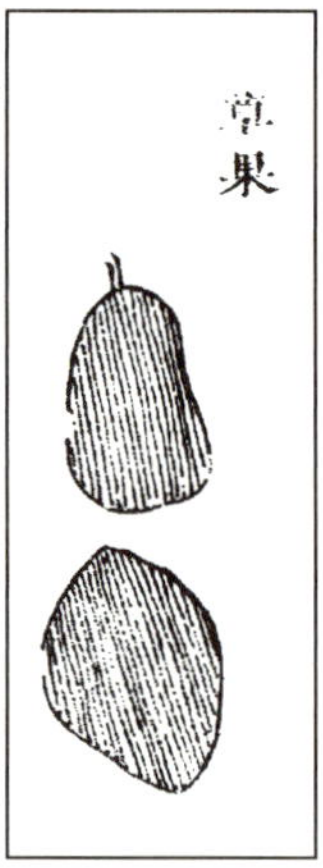

图 27　类纂·草果

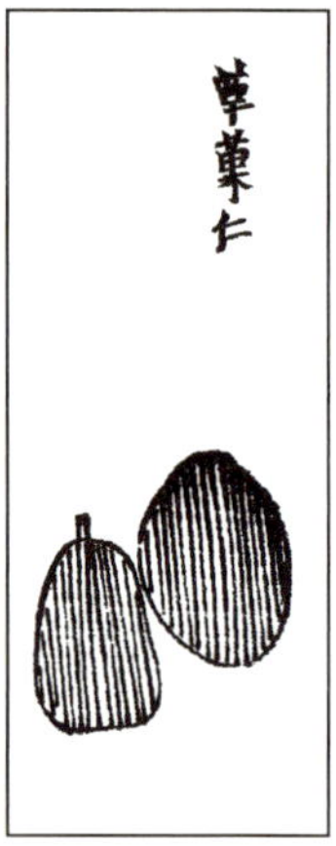

图 28　求真·草果仁

本品28图[1]，取自21书，其中5幅彩图。有承继关系及仿绘图可分以下 3 个书类。

《本草图经》：该书的“宜州豆蔻”图分别存于《大观本草》(图1)、《政和本草》(图2)、《绍兴本草》(图3)。此三传本药图大同小异。今以《政和》图2为《图经》图的代表。

仿绘该图的彩色图有：《本草品汇精要》“宜州豆蔻”(图4)，该图将原图的花序与果序涂成土黄色。此后《食物本草》“豆蔻”(图5)、《金石昆虫草木状》“宜州豆蔻”(图12)又均仿绘《品汇》图4。

仿绘该图的墨线图有：《本草蒙筌》“草豆蔻”(图6)仿绘时将原简单的土地线改绘得不知所云。果序、花序的处理亦十分潦草随意。《太乙仙制本草药性大全》“草豆蔻”(图7)虽然用笔简陋，但其果从地下茎而起的特点仍是参照《图经》图2而来。《本草纲目》金陵本“草豆蔻”(图8)有两株植物，右边一株仿绘“宜州豆蔻”(图2)，左边一株注明为“山姜花”。此即仿绘自《图经》“豆蔻”条下的“宜州豆蔻”与“山姜花”2图。但“山姜花”图仿绘时将原截取的花序改为花序直接从根茎而生，从而完全改变了《图经》“山姜花”原图的用意。《纲目》钱本“草豆蔻”(图9)未取金陵本的二图合一，另按《图经》“宜州豆蔻”图改绘。此图茎叶大致仿照原图，但将两侧的花序、果序改为两茎拔地而起的花葶，顶端各有一朵大花。此错误改绘可作为后世仿绘钱本图的标记。仿绘《纲目》钱本图者有：《纲目》张本图10、《本草备要》图16、《本草求真》图17、《古今图书集成·草木典》“草豆蔻图”(图18)、《本草简明图说》图20。

《本草品汇精要》：该书的“草果”(图22)的仿绘图有《金石昆虫草木状》同名图(图25)。

1　28图：图1—20为豆蔻图，图21—28为草果图。

《本草原始》：该书“豆蔻”（图11）的仿绘者有《本草汇言》图13、《本草汇》图14、《本草纲目类纂必读》图15。“草果”（图24）的仿绘者有《本草汇言》图26（此图将草果表面用平行线示阴影，毫无立体感）。此后的《本草纲目类纂必读》图27、《本草求真》图28又都仿绘图26。此外，《本草蒙筌》“草果仁”（图23）也有可能是仿绘《原始》图24。但该图有3个同样的草果，不似《原始》“草果”有两个不同的果实药材。

以上28图中，有22幅属仿绘或改绘图，还有6幅原创图（图2、11、19、21、22、24），详见下“鉴药”项。

【文录】

《别录》（见《证类》卷23“豆蔻”） 生南海。

唐《唐本草》（同上）《唐本》注云：豆蔻，苗似山姜，花黄白；苗、根及子亦似杜若。

唐末《海药本草》（同上） 豆蔻，生交趾，其根似益智，皮壳小厚，核如石榴，辛且香。蒳草，树也，叶如芄兰而小。三月采其叶，细破阴干之。味近苦而有甘。

宋《开宝本草》（同上） 今注：此草豆蔻也。

宋《本草图经》（同上）《图经》曰：豆蔻，即草豆蔻也。生南海，今岭南皆有之。苗似芦，叶似山姜、杜若辈，根似高良姜。花作穗，嫩叶卷之而生，初如芙蓉，穗头深红色，叶渐展，花渐出，而色渐淡，亦有黄白色者。南人多采以当果。实尤贵，其嫩者，并穗入盐同淹治，迭迭作朵不散落。又以木槿花同浸，欲其色红耳。其作实者，若龙眼子而锐，皮无鳞甲，中子若石榴瓣，候熟采之，暴干。根、苗微作樟木气。其山姜花，茎、叶皆姜也。但根不堪食，足与豆蔻花相乱而微小耳……

宋《本草衍义》卷18“豆蔻” 草豆蔻也，气味极辛，微香。此是对肉豆蔻而名之。若作果，则味不和。不知前人之意，编入果部，有何意义？性温而调散冷气力甚速。花性热，淹置京师，然味不甚美，微苦。必为能消酒毒，故为果。花干则色淡紫。

明《本草纲目》卷14“豆蔻”【释名】漏蔻（《异物志》）、草果（郑樵《通志》）。【时珍曰】按杨雄《方言》云；凡物盛多曰蔻。豆蔻之名，或取此义。豆象形也。《南方异物志》作漏蔻，盖南人字无正音也。今虽不专为果，犹入茶食料用，尚有草果之称焉。【集解】【时珍曰】草豆蔻、草果虽是一物，然微有不同。今建宁所产豆蔻，大如龙眼而形微长，其皮黄白，薄而棱峭，其仁大如缩砂仁而辛香气和。滇、广所产草果，长大如诃子，其皮黑厚而棱密，其子粗而辛臭，正如班蝥之气。彼人皆用芼茶及作食料，恒用之物。广人取生草蔻入梅汁，盐渍令红，暴干荐酒，名红盐草果。其初结小者，名鹦哥舌。元朝饮膳皆以草果为上供。南人复用一种火杨梅伪充草豆蔻，其形圆而粗，气味辛猛而不和，人亦多用之。或云即山姜实也，不可不辨。

清《植物名实图考》卷25“豆蔻” 即草果……《桂海虞衡志》诸书，详晰如绘。岭南尚以为食料，唯《南越笔记》以为根叶辛温，能除瘴气。云南山中多有之。根苗与高良姜相类而根肥，苗高三四尺。高良姜根瘦苗短，数十茎丛生，叶短，面背光润，纹细，叶淡绿。草果茎或青或紫；叶长纹粗，色深绿。夏从叶中抽葶卷箨，绿苞渐舒，长萼分绽，尖杪淡黄，近跗红赭，坼作三瓣白花：两瓣细长，翻飞欲舞；一瓣圆肥，中裂为两。黄须三茎，萦绕相纠，红蕊一缕，未开如钳，一花之中，备红黄白赭四色。《图经》诸说既不详胪，而含胎充果，又与良姜之红豆蔻、子姜之软红麦粒互相胶辖，若以三种并列，则花实几无一肖，余就滇人所指名而名之，不识岭外所产与此同异。

【鉴药】

“豆蔻”首见于《别录》。李时珍释其名曰：“按杨雄《方言》云；凡物盛多曰蔻。豆蔻之名，或取此义。豆象形也。”“豆蔻”一名在汉魏两晋之间出现，还没有更细的分化。故《别录》出示产地时，即笼统指曰“生南海”。至唐代始，才逐渐分出了红豆蔻、肉豆蔻、草豆蔻（以上见《药性论》）、白豆蔻（《开宝》）等众多名目。对于《别录》就有存在的“豆蔻”条，《开宝本草》指明“此草豆蔻也”。

南宋·郑樵《通志·果类》又出现“草果”一名，曰：“豆蔻曰草果，亦曰草豆蔻。苗叶似山姜、杜若辈，根似高良姜，花作穗，可爱”。元代草果一物盛行，《饮膳正要》多用。故元明本草仍将“草豆蔻”“草果”分别立条。草豆蔻、草果在名目考证方面颇多纠结，但从本草绘图中显示的药材形状来看，二者仍有较大区别。时珍千虑一失，明知草豆蔻、草果微有不同，竟然还是将它们视为一物。后世著名植物学家吴其濬也是将豆蔻与草果视为一物。限于本书的性质，本条讨论的图、文，包括了草豆蔻、草果两种药物的内容。

关于豆蔻，《唐本草》云：“豆蔻，苗似山姜，花黄白；苗、根及子亦似杜若。”这就提示本品可能是姜科山姜属（*Alpinia*）植物。宋《本草图经》记载尤详：“今岭南皆有之。苗似芦，叶似山姜、杜若辈，根似高良姜。花作穗，嫩叶卷之而生，初如芙蓉，穗头深红色，叶渐展，花渐出，而色渐淡，亦有黄白色者。”据载山姜的花与此豆蔻的花很像，容易混乱。可见此植物即姜科山姜属的草豆蔻*Alpinia katsumadai* Hayata。草豆蔻的嫩花穗盐腌之后，可以作为“茶食料”（点茶配食）用，故本草书曾将本品放在果部。宋·寇宗奭认为：“草豆蔻也，气味极辛，微香。此是对肉豆蔻而名之。”为了区分越来越多的以“豆蔻”为名的药物，这样的区分是十分必要的。

不加区分的“豆蔻”一名下的植物未必都是草豆蔻。唐末《海药本草》云：“豆蔻生交趾，其根似益智，皮壳小厚，核如石榴，辛且香。”此段条文取自刘良注《吴都赋》所引《异物志》：“豆蔻生交趾，其根似姜而大，从根中生，形似益智，皮壳小厚，核如石榴，辛且香。”[1]所谓“根似姜而大，从根中生”，是指其花葶从根茎直接长出，而不是花序顶生。这是豆蔻属（*Amomum*）植物特点之一。其果实“形似益智，皮壳小厚，核如石榴”，与豆蔻属草果*Amomum tsaoko* Crevost et Lemarie的果实相符。《海药》将“根似姜”改成“根似益智”，删除“从根中生”，令文义变得扑朔迷离。

李时珍对草豆蔻、草果的原植物认识是模糊不确的，这可能与他未能到南方产区进行考察有关。但他对两者的药材仍有清晰地描述：“今建宁所产豆蔻，大如龙眼而形微长，其皮黄白，薄而棱峭，其仁大如缩砂仁而辛香气和。滇、广所产草果，长大如诃子，其皮黑厚而棱密，其子粗而辛臭，正如斑蝥之气。”从中可以李时珍判别豆蔻与草果药材的精细。此外，李时珍提到当时的“南人”用来伪充草豆蔻的“火杨梅”，并说“或云即山姜实也，不可不辨。”此观点在《纲目·山姜》中也同样提到。

考察古本草关于草豆蔻、草果的插图，可以发现古人对区分山姜属（*Alpinia*）的草豆蔻与豆蔻属（*Amomum*）白豆蔻尚不明了。同时也可知道辨析药材是区分复杂的姜科药用植物的捷径。

1.《本草图经》：该书原豆蔻条下有两图（“宜州豆蔻”“山姜花”，见《证类本草》卷23）。其中“山姜花”图已在本章“山姜”条评鉴，故其图及论不再重复。另鉴于《开宝本草》明确指出豆蔻就是草豆蔻，所以《图经》在“白豆蔻”条（见《证类本草》卷9）的“广州白豆蔻”图不列入本“豆蔻”条。

“宜州豆蔻”（图2）所绘，因有土地线遮盖，无法了解根茎的形态。该图最明显的特征，是长有叶片的茎和花葶（还有已结果者）各自从地下长出。这是豆蔻属（*Amomum*）的特征。对照草豆蔻的文字描述，草豆蔻当为山姜属（*Alpinia*），不应该有这样的图。据研究，《图经》的“广州白豆蔻”图恰好相反，文字记载当为豆蔻属（*Amomum*）的白豆蔻，却居然有一幅山姜属的花序生于茎顶的图。《中华本草》认为这是《本草图经》图文颠倒所致。[2]若将“宜州豆蔻”与“广州白豆蔻”的图互换，庶几各得其所。《图经》的这一错误影响到此后十几本仿绘之图，古代却无一人能发现此误。

2.《饮膳正要》：该书的“草果”（图21）茎直立，叶披针形，互生。叶腋间生二三果实。其果实长椭圆形，果壳上有三条纵棱。其果实确实像草果，当来源于姜科豆蔻属植物草果*Amomum tsaoko* Crevost et Lemarie。但其植物形态完全不是姜科植物。疑绘图者参考草果药材实物，再凭想象绘制原植物茎叶等。

3.《本草品汇精要》：该书的“草果”（图22）是该书新增药条下的新绘图。图中只绘有5颗果实。此果呈长椭圆形，具有3条钝棱，灰棕色。顶端有圆形突起的柱基，

1 ［梁］萧统编；［唐］李善等注：《六臣注文选》卷5“吴都赋”，见《四库全书》集部。

2 国家中医药管理局《中华本草》编委会：《中华本草》（8），上海：上海科学技术出版社，1999：596.

右上一颗显示了果梗痕。据其形状，当为姜科豆蔻属植物草果*Amomum tsaoko* 的果实。

4.《本草原始》：该书的“草豆蔻”与“草果”分别立条，各有插图。其中“豆蔻”（图11）展示的是剥去外壳的草豆蔻种仁。图注有“子形”“辛香”“净仁”。除两颗完整地去壳种子团以外，还画了几粒小种子。此图写生得来，真实形象，可知其原植物是草豆蔻*A. katsumadai* 。该书的“草果”（图24）绘有两颗果实，上面一颗呈长圆形，上有果柄残痕，果实中间稍收缩。此为红豆蔻药材，其原植物为姜科山姜属的红豆蔻（大高良姜）*Alpinia galanga*（L.）Willd.或高良姜*Alpinia officinarum* Hance。此两种区别在于大高良姜的果实中间收缩，高良姜的果实中间不收缩。此图下面一颗为草果。果实椭圆形表面有纵纹。但没有绘出《饮膳正要》《本草品汇精要》那样明显的钝棱及纵棱线，故只能大致推测为草果（*Amomum tsaoko*）的果实。为什么“草果”名下有两种药物？是无意中混入红豆蔻？还是这两者都当作草果用？不得其解。

5.《植物名实图考》：该书的“豆蔻”（图19）是吴其濬绘制于云南。该图只绘了一茎枝上部。叶长椭圆形，密集的平行羽状叶脉从中脉发出。其花序绘制极为精确生动，在植物画中实属罕见。该书对豆蔻有详细描述（参前“文录”）。对花的形态描述更具有文学色彩：“长萼分绽，尖杪淡黄，近跗红赭，坼作三瓣白花：两瓣细长，翻飞欲舞；一瓣圆肥，中裂为两。黄须三茎，萦绕相纠，红蕊一缕，未开如钳，一花之中，备红黄白赭四色。”据图形及“夏从叶中抽葶卷箨”，可推知其原植物为姜科山姜属（*Alpinia*）植物。究竟为滇中哪一种豆蔻，尚有待进一步考察。

【小结】

豆蔻之名在汉魏出现之后，到唐代细分出了红豆蔻、肉豆蔻、草豆蔻、白豆蔻等众多名目。本条所指为草豆蔻。李时珍认为草豆蔻与草果为同一物，故将两名合论于一药。考《唐本草》、宋《本草图经》记载，草豆蔻*Alpinia katsumadai* Hayata当为姜科山姜属植物。《异物志》所载豆蔻当为姜科豆蔻属植物草果*Amomum tsaoko* Crevost et Lemarie。《本草图经》“宜州豆蔻”与“广州白豆蔻”的图形互相颠倒，影响到原植物的鉴定。《植物名实图考》所绘为山姜属（*Alpinia*）植物。《饮膳正要》《本草品汇精要》所绘草果（果实）都十分真实。《本草原始》所绘“草豆蔻”亦十分精确。唯其中“草果”图中除草果外还含有红豆蔻。

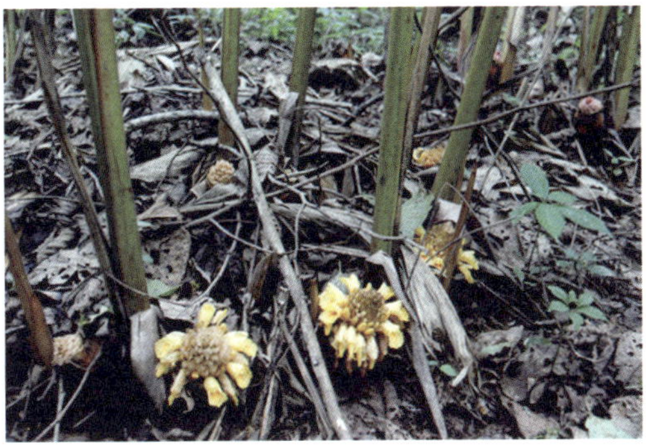

图 29　草果 *Amomum tsaoko* 花枝

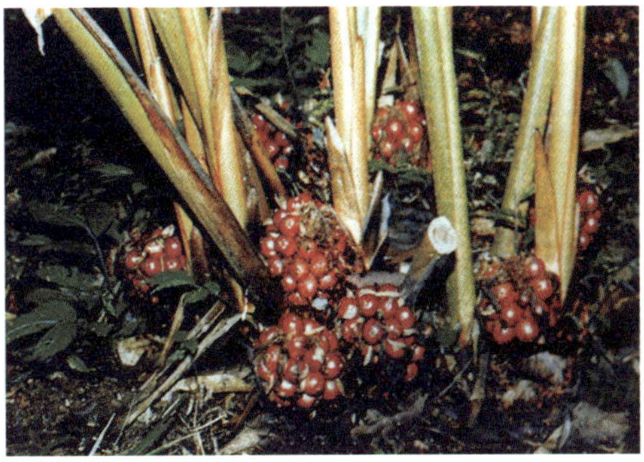

图 30　草果 *Amomum tsaoko* 果枝

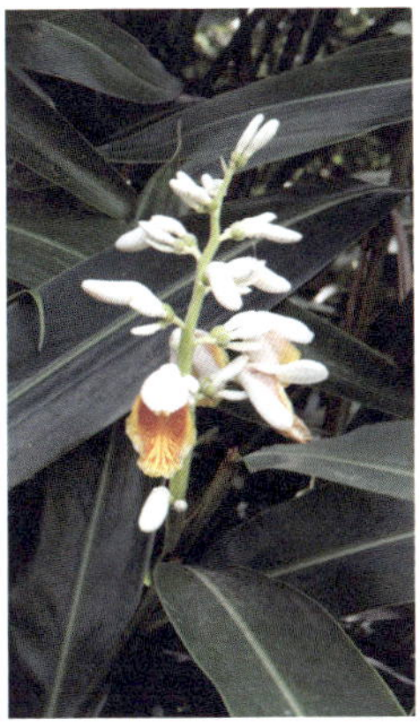

图 31　草豆蔻 *Alpinia katsumadai* 花枝

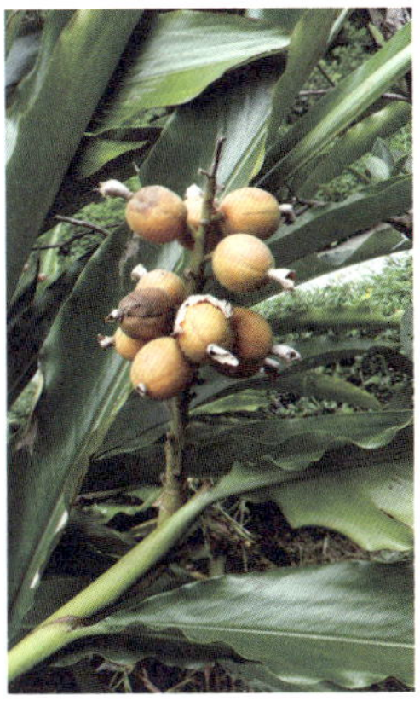

图 32　草豆蔻 *Alpinia katsumadai* 果枝

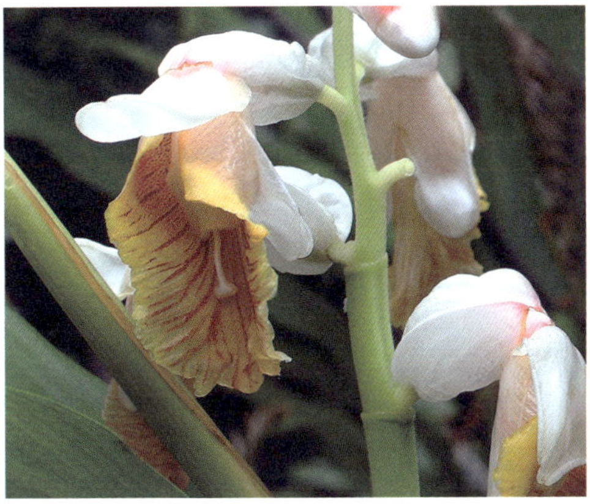

图 33　草豆蔻 *Alpinia katsumadai* 花

14-17　白豆蔻

【品图】

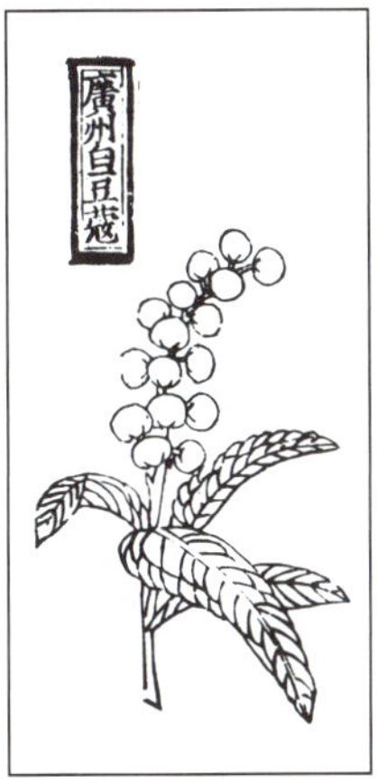

图 1　图经（大）· 广州白豆蔻

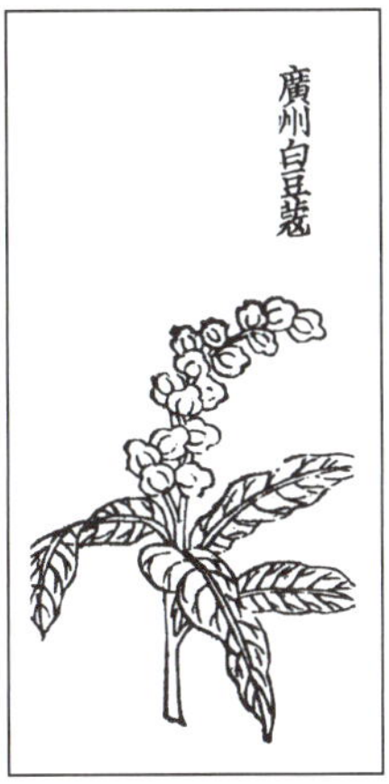

图 2　图经（政）· 广州白豆蔻

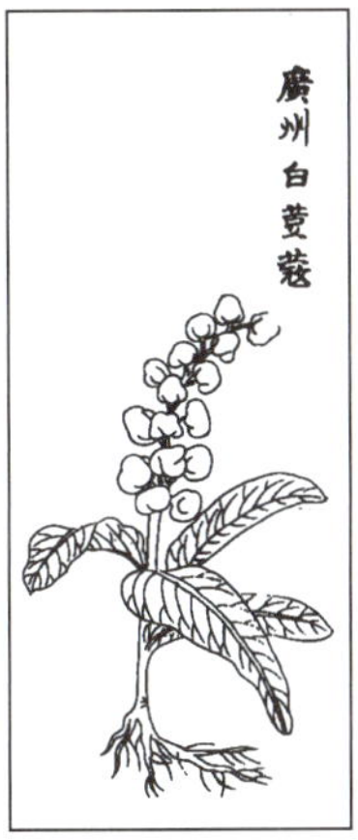

图 3　图经（绍）· 广州白豆蔻

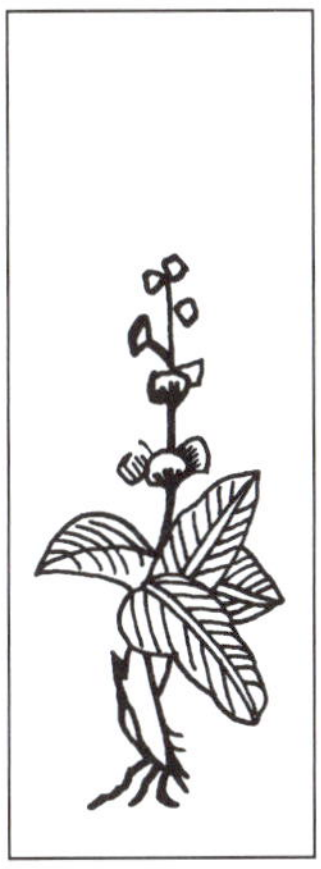

图 4　歌括 · 白豆蔻

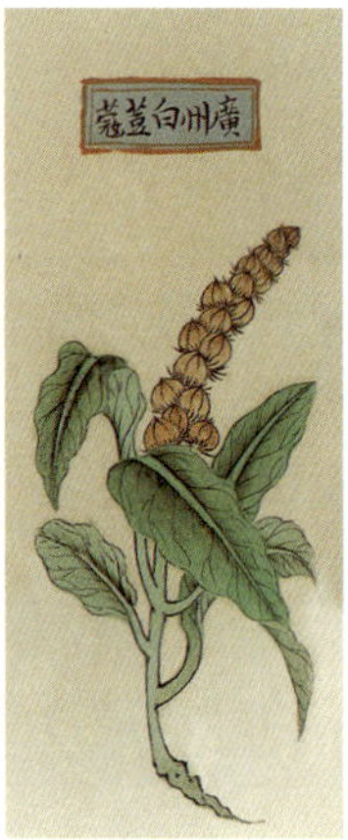

图 5 品汇·广州白豆蔻

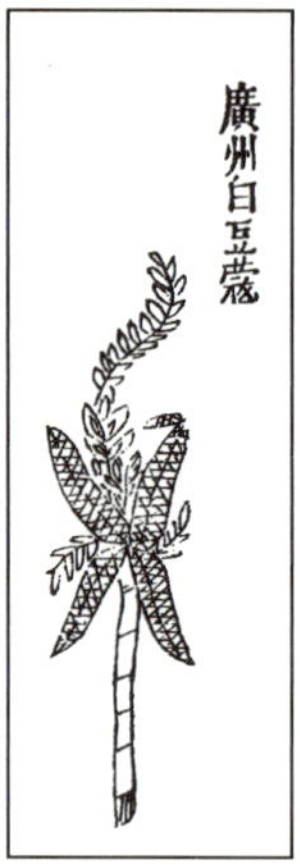

图 6 蒙筌·广州白豆蔻

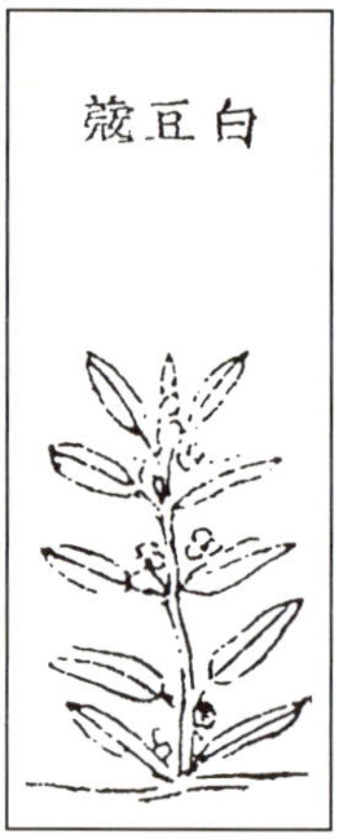

图 7 太乙·白豆蔻

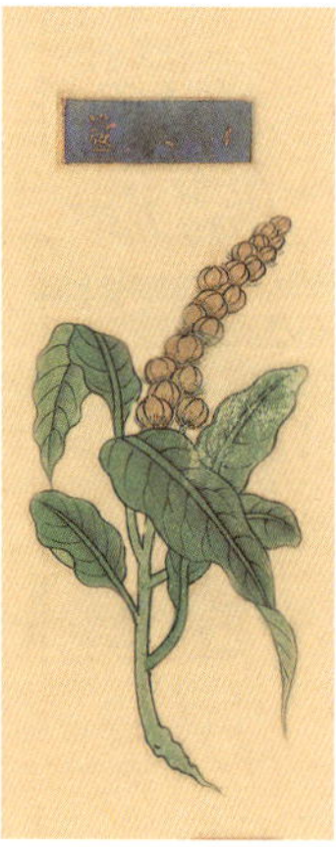
图 8 雷公·白豆蔻

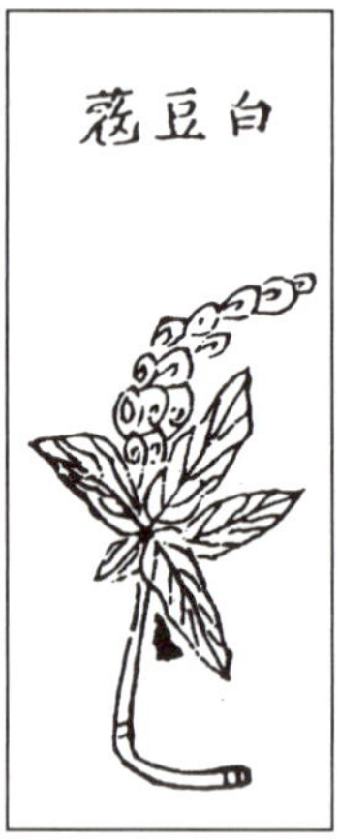

图 9 纲目（金）·白豆蔻

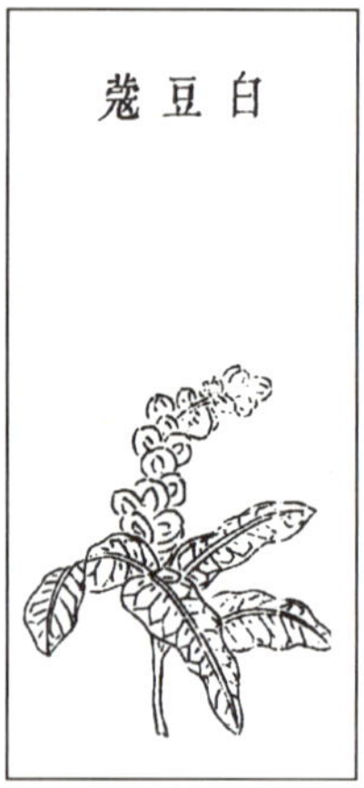

图 10 纲目（钱）·白豆蔻

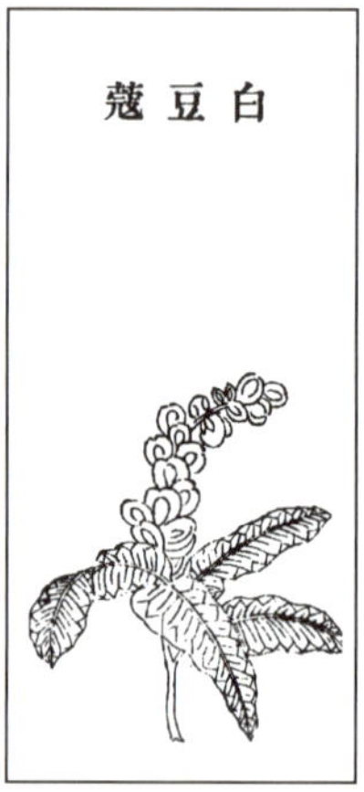

图 11 纲目（张）·白豆蔻

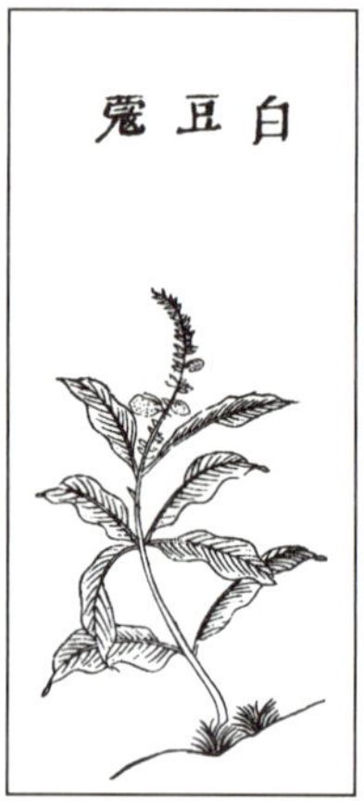

图 12 三才·白豆蔻

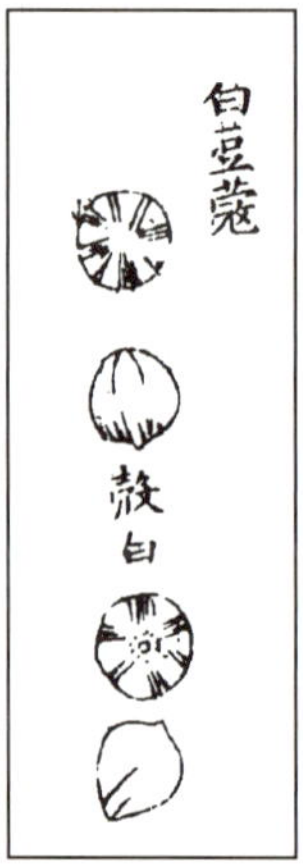

图 13 原始·白豆蔻

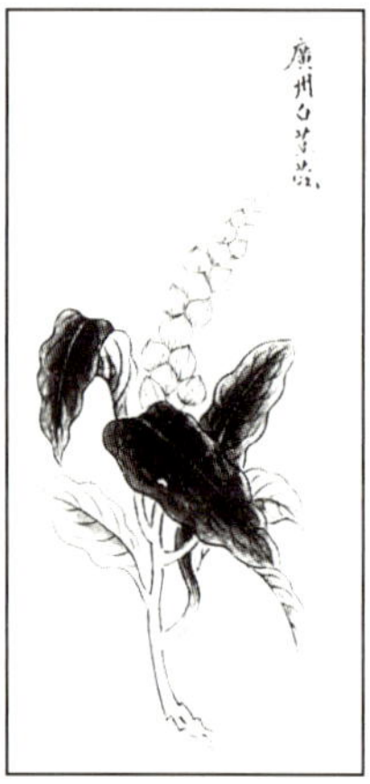
图 14 金石·广州白豆蔻

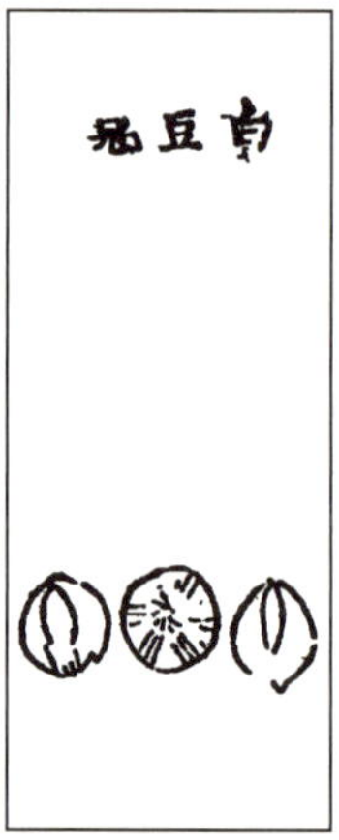

图 15 汇言·白豆蔻

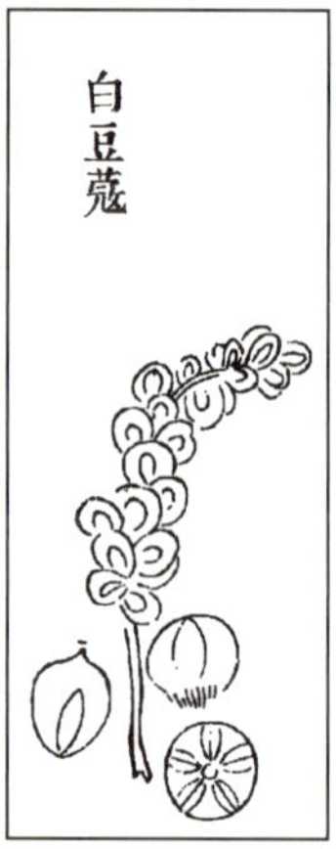

图 16 本草汇·白豆蔻

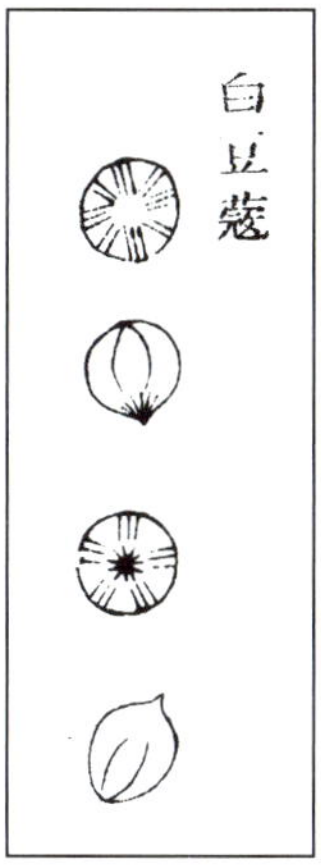

图 17　类纂·白豆蔻

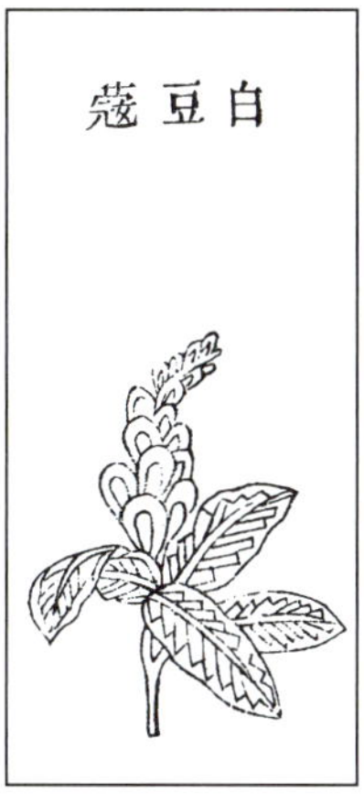

图 18　备要·白豆蔻

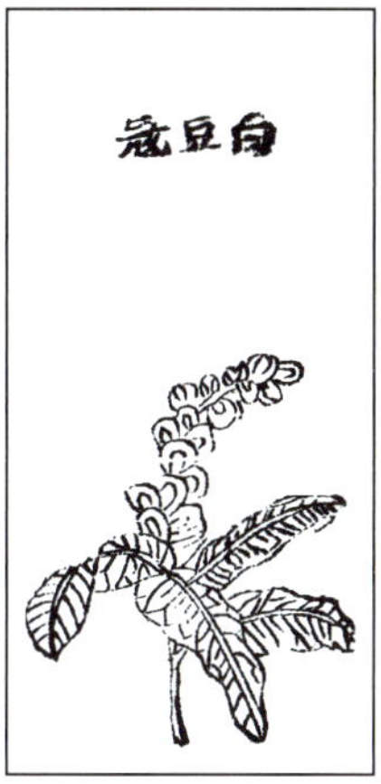

图 19　求真·白豆蔻

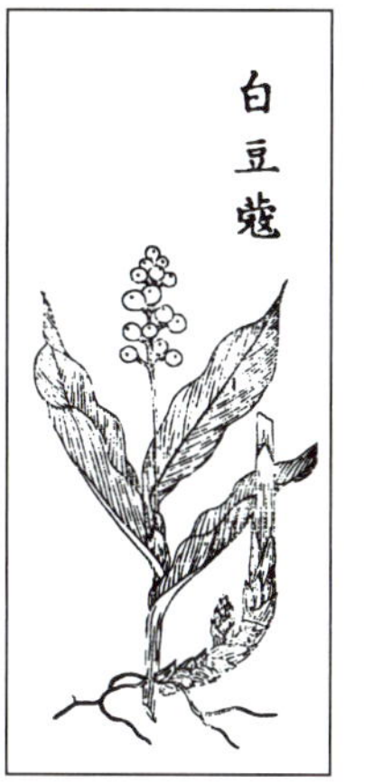

图 20　质问·白豆蔻

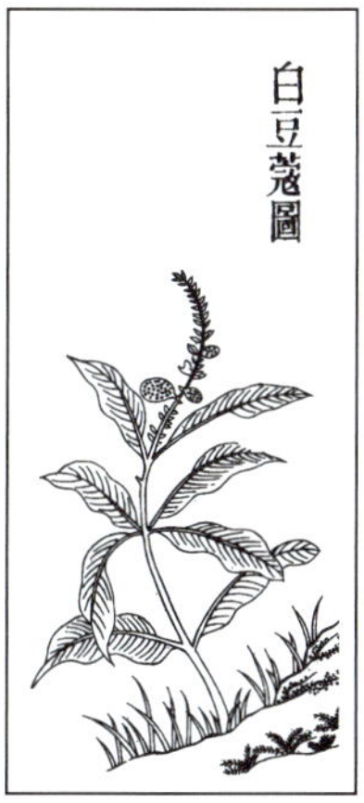

图 21　草木典·白豆蔻图

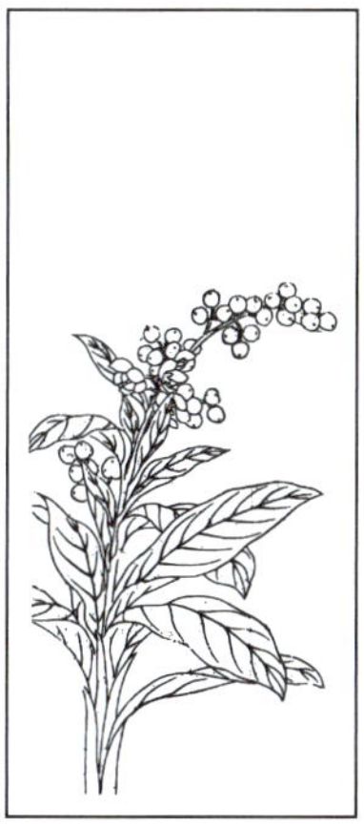

图 22　图考·白豆蔻

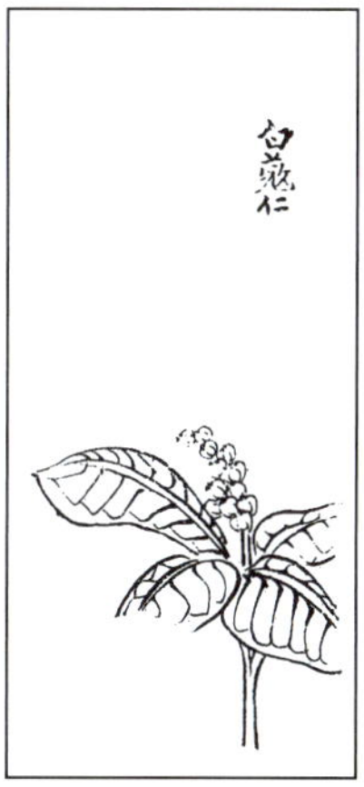

图 23　图说·白蔻仁

本书23图，取自23书，其中3幅彩图。有承继关系及仿绘图可分以下2个书类。

《本草图经》：该书的“广州白豆蔻”图分别存于《大观本草》(图1)、《政和本草》(图2)、《绍兴本草》(图3)。此三传本药图基本一致。今以《政和》图2为《图经》图的代表。

仿绘该图的彩色图有：《本草品汇精要》“广州白豆蔻”(图5)，该图的果序改绘时似乎参考了白豆蔻的药材。此后《补遗雷公炮制便览》“白豆蔻”(图8)、《金石昆虫草木状》“广州白豆蔻”(图14)又仿绘《品汇》图5。

仿绘该图的墨线图有：《本草歌括》“白豆蔻”(图4)将原图的茎枝改为有根的茎秆。果实成多种形状。《本草纲目》金陵本“白豆蔻”(图9)将原茎枝绘出节间，将叶片绘成近似茎顶轮生。《本草蒙筌》“广州白豆蔻”(图6)可能是仿绘金陵本图，其茎秆也有多个茎节，叶片成顶端轮生样。原果序被绘成小羽片样，大为失真。《纲目》

钱本“白豆蔻”（图10）仍忠实仿绘《图经》图2。此后仿绘钱本的图有《纲目》张本图11、《本草备要》图18、《本草求真》图19。《本草简明图说》“白寇仁”图23虽然变形甚大，但可看出依然是仿绘钱本图10。此外，《三才图会》“白豆蔻”（图12）仿绘钱本时，将叶片改为两叶对生，还有4叶轮生。花序也变为穗状，整个图变得面目全非。《古今图书集成·草木典》“白豆蔻图”（图21）又仿绘《三才》图12。

《本草原始》：该书的“白豆蔻”（图13）仿绘图有：《本草汇言》“白豆蔻”（图15）仅取其中3颗果实。《本草汇》“白豆蔻”（图16）在仿绘《汇言》（图15）时，又截取《纲目》钱本的果序凑成一图。《本草纲目类纂必读》“白豆蔻”（图17）较忠实地仿绘了《原始》图13。

以上23图中，有18幅属仿绘或改绘图，还有5幅原创图（图2、7、13、20、22），详见下“鉴药”项。

【文录】

唐《酉阳杂俎》卷18“白豆蔻” 出伽古罗国，呼为多骨。形如芭蕉，叶似杜若，长八九尺，冬夏不凋，花浅黄色，子作朵如葡萄，其子初出微青，熟则变白，七月采。

宋《开宝本草》（见《证类》卷9“白豆蔻”） ……出伽古罗国，呼为多骨。形如芭蕉，叶似杜若，长八九尺，冬夏不凋，花浅黄色，子作朵如葡萄，其子初出微青，熟则变白，七月采。

宋《本草图经》（同上）《图经》曰……今广州、宜州亦有之，不及蕃舶者佳。

明《本草纲目》卷14“白豆蔻”【释名】多骨。【集解】【时珍曰】白豆蔻子圆大如白牵牛子，其壳白厚，其仁如缩砂仁，入药去皮炒用。

明《本草原始》卷2“白豆蔻” ……壳内子如豆，一团三四十粒，似草豆蔻，故名白豆蔻。

琉球《质问本草》内篇卷3“白豆蔻” 生温暖之地，性畏寒。三四月发花，结实九十月熟。叶似山姜，根似良姜，结实似砂仁。查草豆蔻，大如李，戥重四五钱不等，非草蔻。然味与白蔻相同，略苦。再查白蔻，产伽古罗国，及自外国，一年有五只船来，名番舶，船上有带之，其白蔻形似杜若、良姜，外壳紫黑肥大者，为地道。广东之广州、宜州者，壳白肉小，香味亦薄，较比贵国产者同类，的系白豆蔻……

清《植物名实图考》卷25“白豆蔻”《酉阳杂俎》载之。《开宝本草》始著录。今广州有之，形如《图经》。

【鉴药】

“白豆蔻”首次在《开宝本草》立条。其中有关形态之文全抄唐《酉阳杂俎》。此药产自伽古罗国。或考伽古罗国在今马来半岛西岸，一说在今克拉地峡，一说在今泰国境内，迄今无定说。其外壳色白，“似草豆蔻，故名白豆蔻”（《本草原始》）。此药传入我国后，约在宋代引种于广州、宜州（今属广西），但一般都以舶来者为好。本品为古今常用药，能散三焦滞气，除寒燥湿，治胃寒腹痛，吐逆反胃等。

关于白豆蔻的原植物形态，最早最详细的记载见诸唐《酉阳杂俎》：“形如芭蕉，叶似杜若，长八九尺，冬夏不凋，花浅黄色，子作朵如葡萄，其子初出微青，熟则变白，七月采。”但此段描述过于笼统，没有介绍花果生长的形式。宋代以后的本草对白豆蔻原植物形态无新补充，但对其药材形状倒是辨析甚多，且有较好的图形（见《本草原始》）。李时珍记载：“白豆蔻子圆大如白牵牛子，其壳白厚，其仁如缩砂仁。”李中立云：“壳内子如豆，一团三四十粒，似草豆蔻。”将古代图文综合起来考察，白豆蔻的原植物当为姜科豆蔻属白豆蔻*Amomum kravanh* Pierre ex Gagnep.。古本草插图对原植物的描绘不尽人意，但对药材却画得十分精致。

1.《本草图经》：该书的“广州白豆蔻”（图2）为一茎枝的上部。但花果生于茎顶，这不是豆蔻属（*Amomum*）白豆蔻的特性。《中华本草》考此图与“宜州豆蔻”图（见上条“豆蔻”）互相颠倒。即“广州白豆蔻”图名下应该是“宜州豆蔻”图名下的那幅图，花果都与其叶茎一样从地下抽出。古人不明此误，也难以核对，故多信以为真，甚至以此错误图为准加以弥补。如《本草品汇精要》参照白豆蔻实物，改绘《图经》“广州白豆蔻”图里的果实形状，结果还是改变不了原图之错。

2.《太乙仙制本草药性大全》：该书的“白豆蔻”（图7）有土地线，无法显示根部。地上一茎直立，叶披针形，对生。每一叶腋都有成对的小圆果。不明示意何种植物。

3.《本草原始》：该书的“白豆蔻”（图13）分两组绘了4个白豆蔻果实。每一组绘一个有外壳果实的侧面图，一个是果实果柄或果蒂的俯视图。据图可知其原植物当为白豆蔻*A. kravanh*。如此精确的白豆蔻果实图，对确定其基原具有重要参考价值。

4.《质问本草》：该书的“白豆蔻”（图20）绘的还是一棵山姜属（*Alpinia*）植物，其果序从叶间抽出，果小成穗状，与白豆蔻不同。该书文字描述云：“三四月发花，结实九十月熟。叶似山姜，根似良姜，结实似砂仁。”说明绘图者错把山姜类植物当作白豆蔻原植物。

5.《植物名实图考》：该书的“白豆蔻”（图22）亦绘植株的上部，其果序在茎顶，此仍属于山姜属（*Alpinia*）植物。吴其濬在其书中记曰：“《酉阳杂俎》载之。《开宝本草》始著录。今广州有之，形如《图经》。”可见他还是受《图经》错误图的影响，把山姜类植物当成白豆蔻基原。

【小结】

白豆蔻在唐代传入中国，宋代入载主流本草。古代本品主要依靠从东南亚进口。宋代我国两广局部地区有栽培。古本草对本品原植物的记载少而笼统。《本草图经》“广州白豆蔻”图误置，把山姜属的草豆蔻图当作白豆蔻的来源，贻误后世。《本草原始》的“白豆蔻”图为写生药材图，展示了白豆蔻不同的侧面。此即姜科植物白豆蔻*Amomum kravanh* Pierre ex Gagnep.的果实。

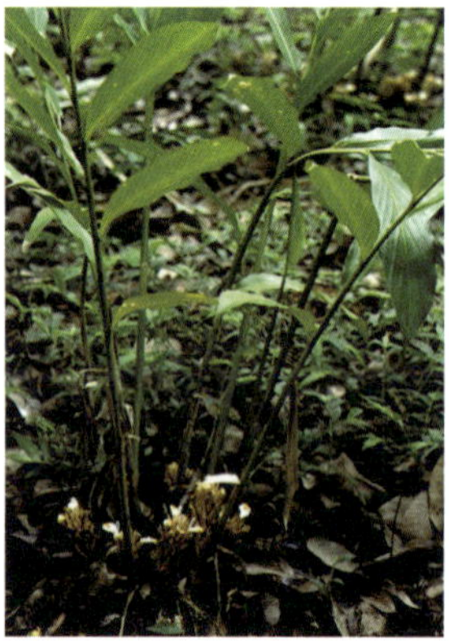

图 24　白豆蔻 *Amomum kravanh*

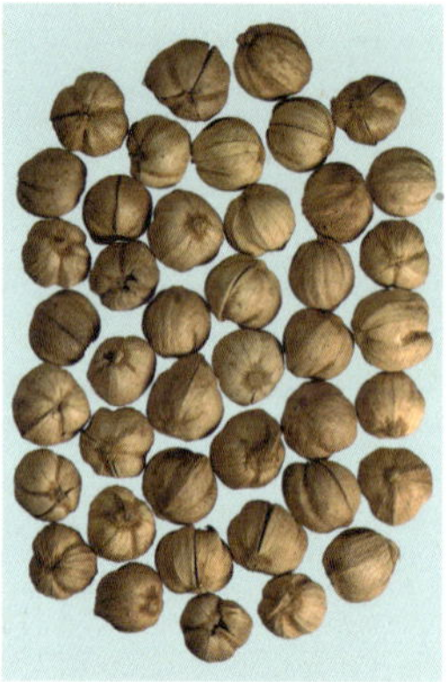

图 25　白豆蔻药材

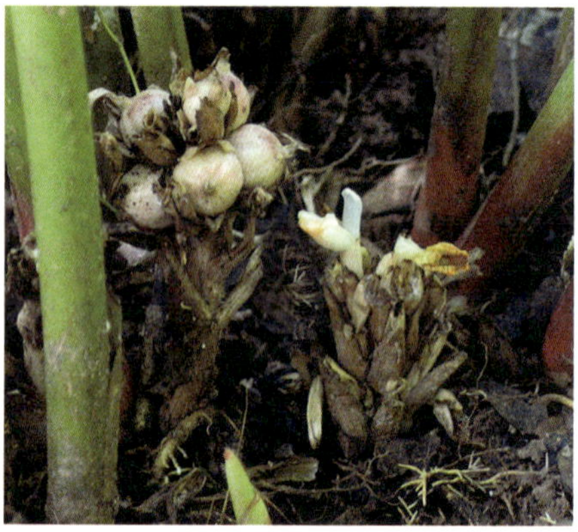

图 26　白豆蔻花果

14-18　缩砂蔤

【品图】

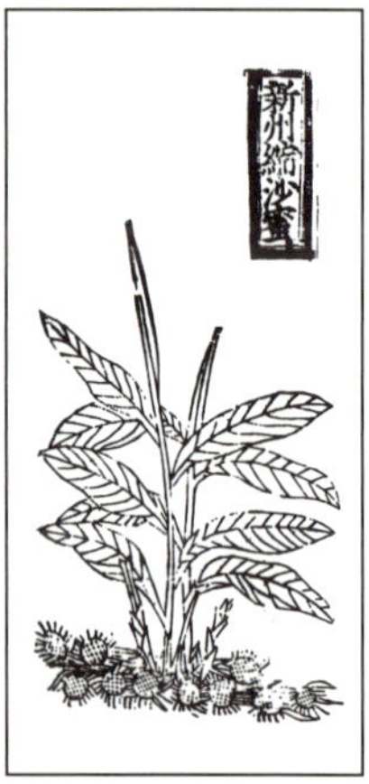

图 1　图经（大）· 新州缩沙蜜

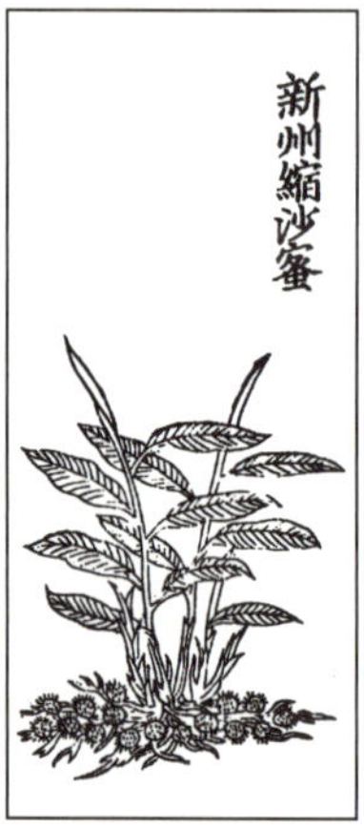

图 2　图经（政）· 新州缩沙蜜

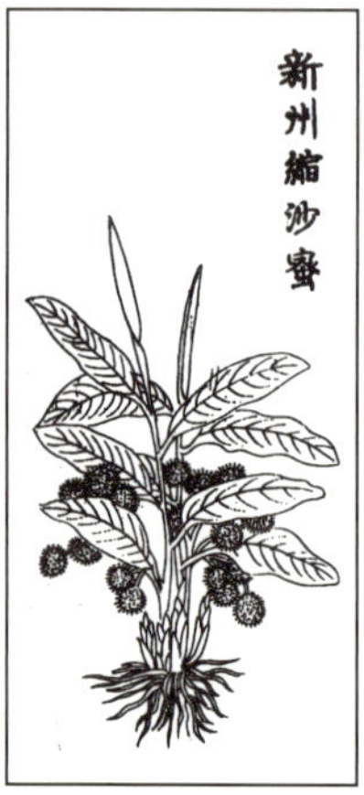

图 3　图经（绍）· 新州缩沙蜜

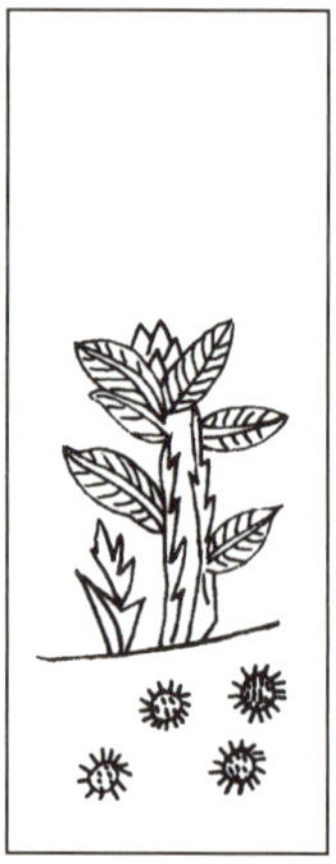

图 4　歌括 · 缩砂蜜

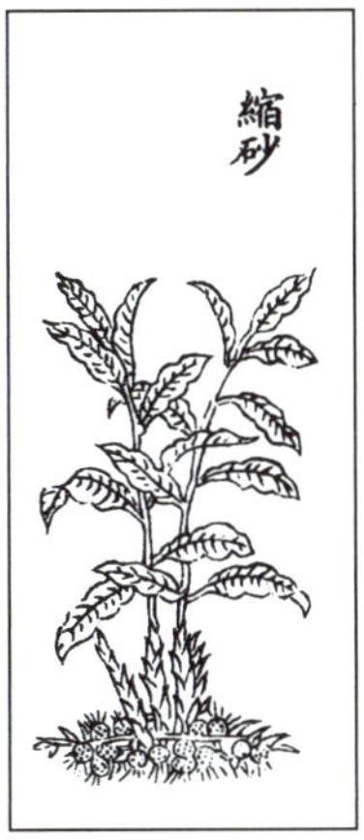

图 5　饮膳·缩砂

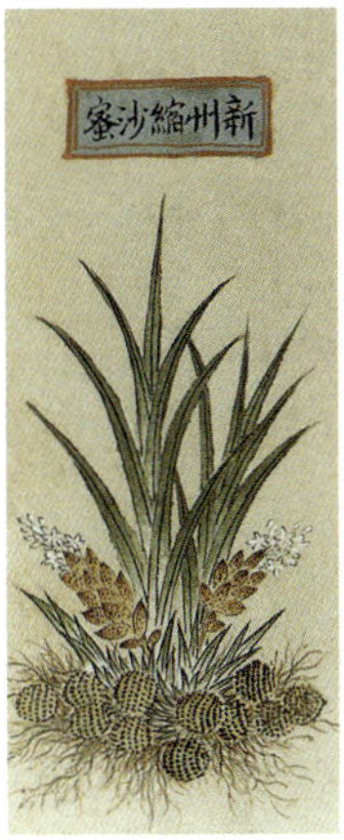

图 6　品汇·新州缩沙蜜

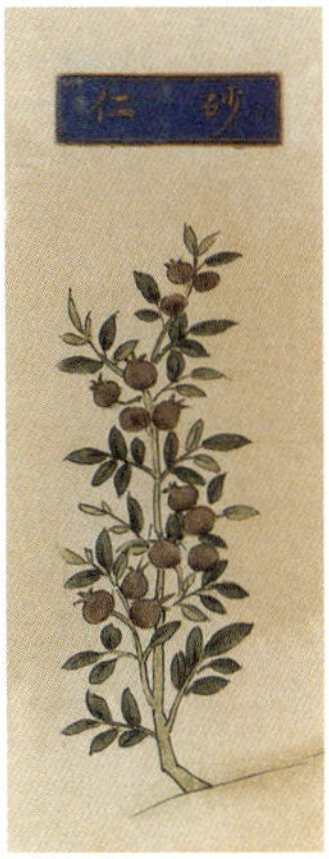

图 7　食物·砂仁

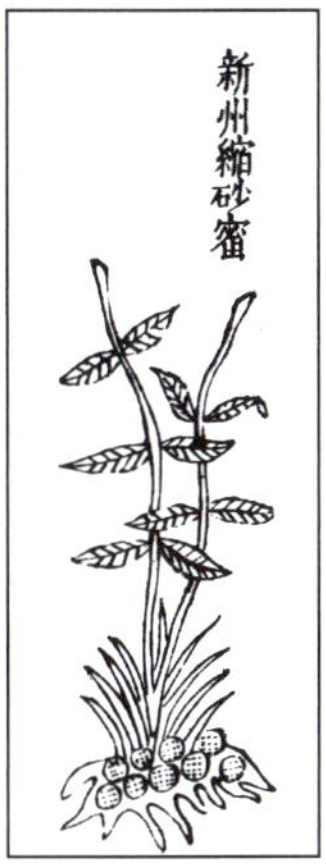

图 8　蒙筌·新州缩砂蜜

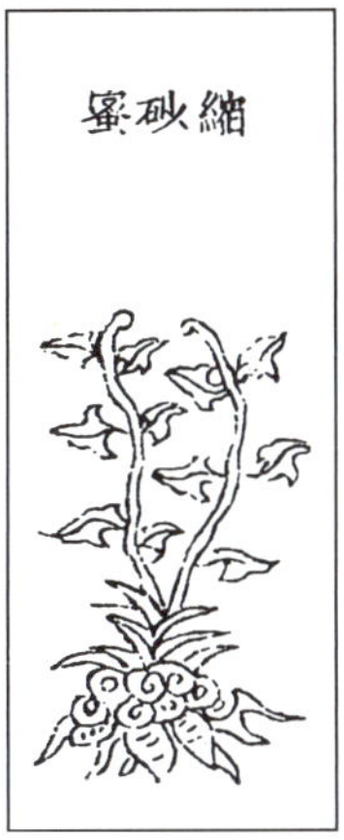

图 9　太乙·缩砂蜜

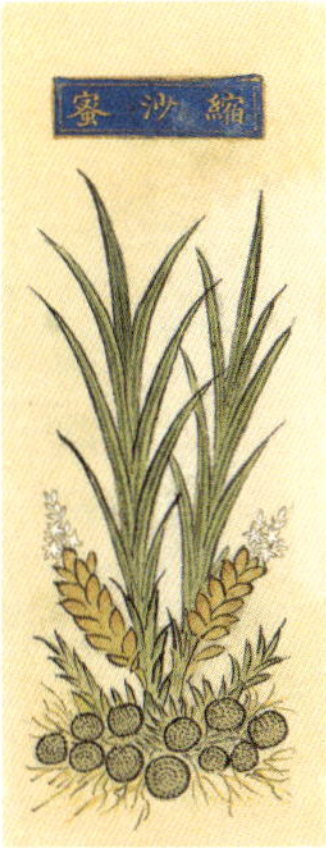

图 10　雷公·缩沙蜜

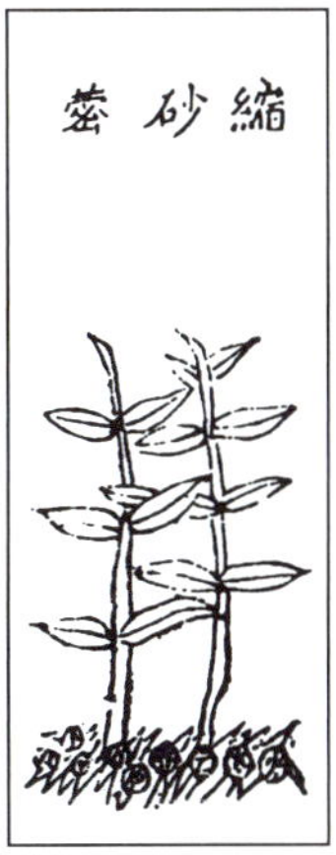

图 11　纲目（金）·缩砂蔤

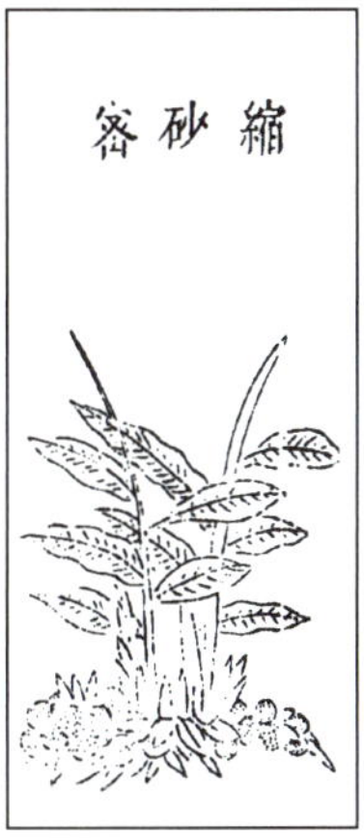

图 12　纲目（钱）·缩砂密

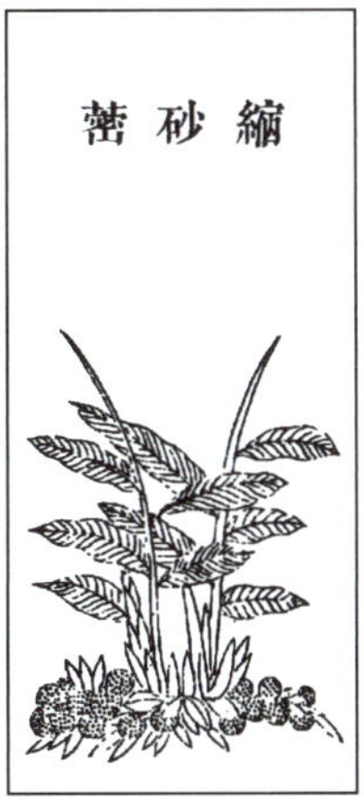

图 13　纲目（张）·缩砂蔤

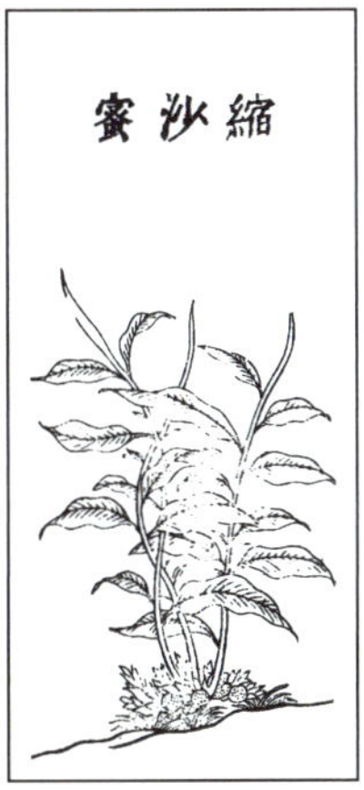

图 14　三才·缩沙蜜

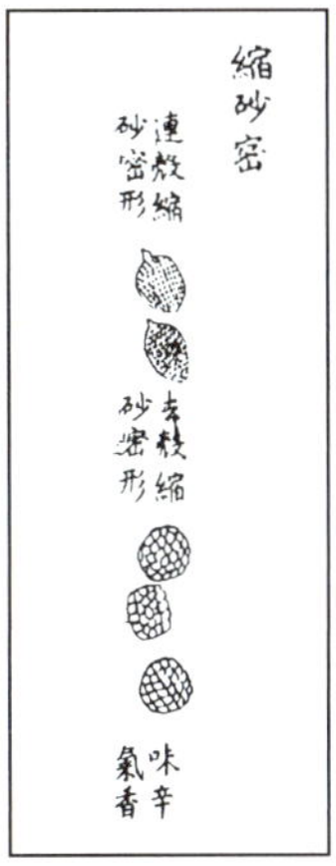

图 15　原始·缩砂密

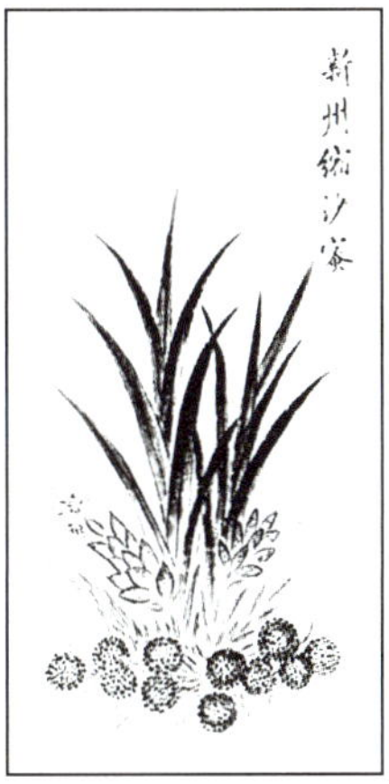

图 16　金石·新州缩沙蜜

图17　汇言·砂仁

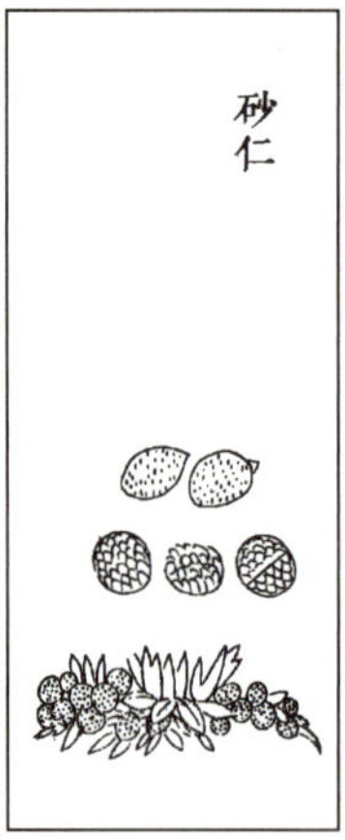

图18　本草汇·砂仁

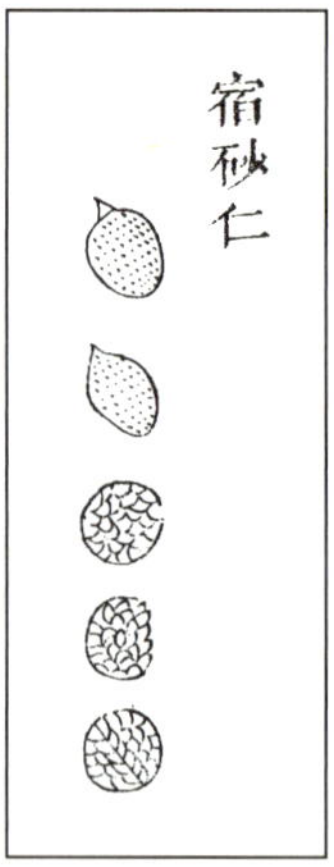

图19　类纂·宿砂仁

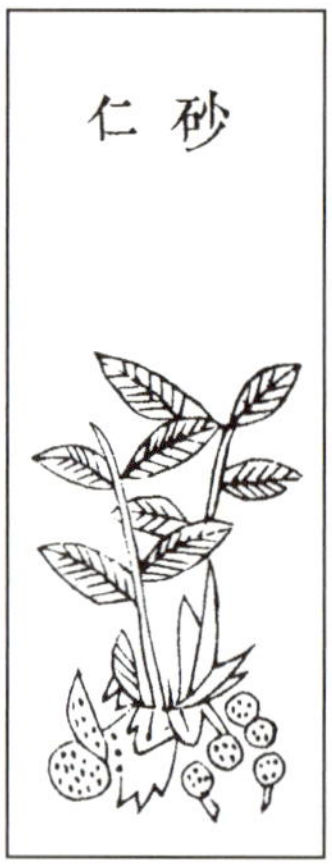

图20　备要·砂仁

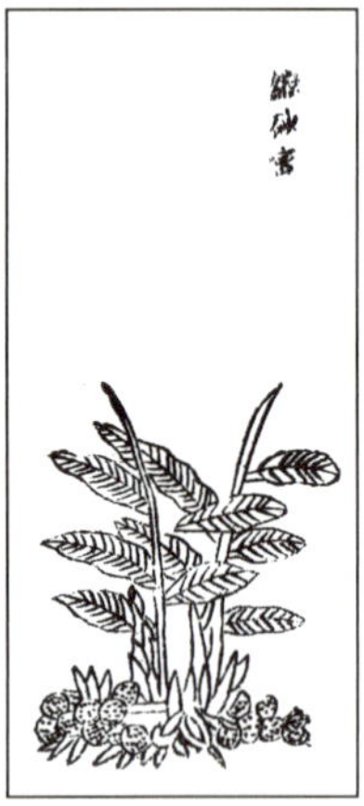

图21　求真·缩砂密

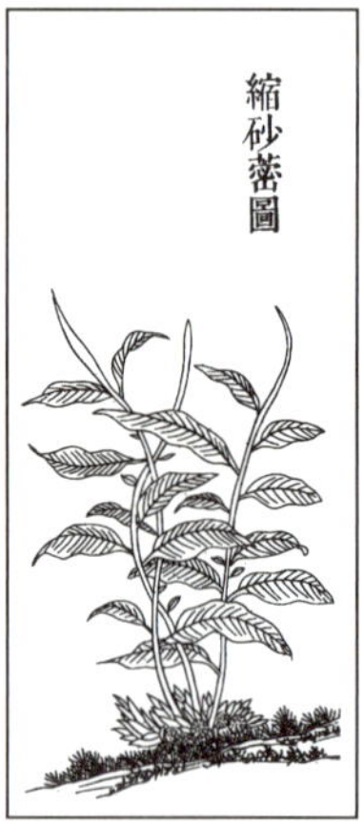

图22　草木典·缩砂蔤图

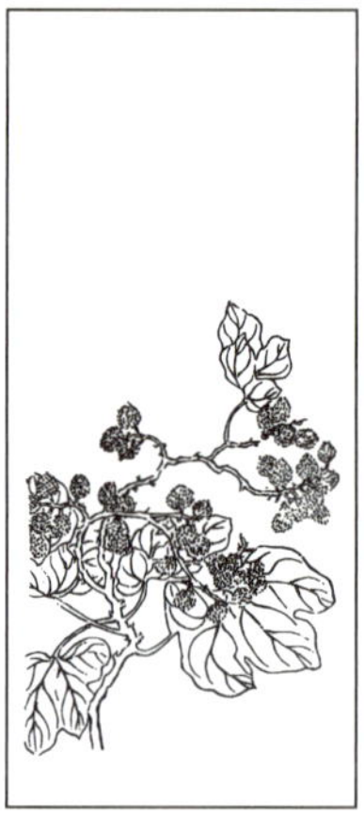

图23　图考·缩砂密

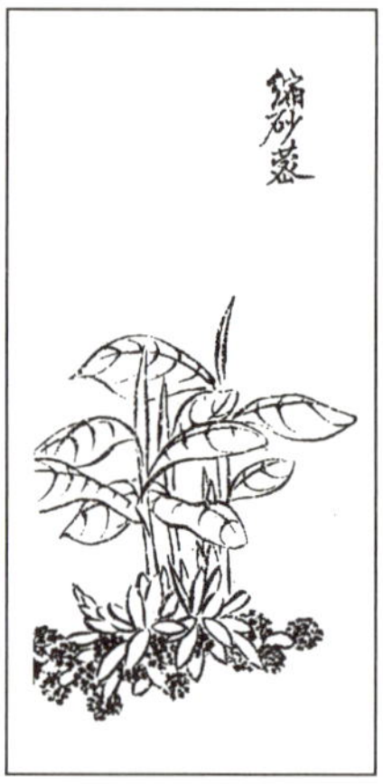

图24　图说·缩砂蔤

本品24图，取自24书，其中4幅彩图。有承继关系及仿绘图可分以下2个书类。

《本草图经》：该书的“新州缩砂蜜”图分别存于《大观本草》（图1）、《政和本草》（图2）、《绍兴本草》（图3）。此三传本药图中，《大观》图1、《政和》图2基本一致，但《绍兴》所有的果实均升高生长于茎枝中部，此乃大错。今以《政和》图2为《图经》图的代表。

仿绘该图的彩色图有：《本草品汇精要》“新州缩沙蜜”（图6）仿绘原图时保留了果生根上等基本特征，但也有某些大改动，例如叶片绘成丛生、线形，又增绘了两支从根基部生出的大花序。果实表面刺状的突起被改绘成密集环纹，使其外观类似荸荠或小芋。此后《补遗雷公炮制便览》“缩沙蜜”（图10）、《金石昆虫草木状》“新州缩沙蜜”（图16）又仿绘《品汇》图5。

仿绘该图的墨线图有：《本草歌括》“缩砂蜜”（图4）将原图高度简化，茎改成大锯齿，果实离根而似，且似生于土内。此图篡改得面目全非。《饮膳正要》“缩砂”（图5）大体构图与果生根部等特点均参照《图经》,但将原全缘叶片改绘为叶缘波状。《本草纲目》金陵本“缩砂蔤”（图11）在原图上予以简化，叶形改绘严重，成单叶对生。根茎凌乱，随意绘数个圆形物，以示果实。《本草蒙筌》“新州缩砂蜜”（图8）的茎叶与金陵本图11相似，茎基的基生剑形叶则可能是仿绘《太乙仙制本草药性大全》，根部排列整齐的几个圆形果实，示意此为“缩砂蜜”。《纲目》钱本“缩砂密”（图12）仍忠实仿绘《图经》图2。此后仿绘钱本的图有《纲目》张本图13、《本草备要》图20（简化处甚多）、《本草求真》图21、《本草简明图说》“缩砂蔤”图24。此外，《三才图会》“缩沙蜜”（图14）仿绘钱本时，茎叶飘逸，增加了土地线，保留了茎基部生有果实的特点。《古今图书集成·草木典》“缩砂蔤图”（图22）又仿绘《三才》图14，线条更细腻清晰。

《本草原始》：该书的“缩砂密”（图15）仿绘图有：《本草汇言》“砂仁”（图17）仅取其中3颗果实。《本草汇》“砂仁”（图18）在仿绘《汇言》（图15）时，又截取《纲目》钱本的果序凑成一图。《本草纲目类纂必读》“宿砂仁”（图19）较忠实地仿绘了《原始》图15。

以上24图中，有19幅属仿绘或改绘图，还有5幅原创图（图2、7、9、15、23），详见下“鉴药”项。

【文录】

唐《药性论》（见《证类》卷9“缩沙蜜”）《药性论》云：缩沙蜜，君，出波斯国。

唐《本草拾遗》（同上） 陈藏器云：缩沙蜜……似白豆蔻子。

唐末《海药本草》（同上）《海药》云：今按陈氏，生西海及西戎诸国……多从安东道来。

宋《开宝本草》（同上） 生南地。苗似廉姜，形如白豆蔻，其皮紧厚而皱，黄赤色，八月采。

宋《本草图经》（同上）《图经》曰……今惟岭南山泽间有之。苗茎似高良姜，高三四尺。叶青，长八九寸，阔半寸已来。三月、四月开花在根下，五六月成实，五七十枚作一穗，状似益智，皮紧厚而皱如栗文，外有刺，黄赤色。皮间细子一团，八漏，可四十余粒，如黍米大，微黑色，七月、八月采。

明《本草蒙筌》卷2“缩砂蜜” 即砂仁……苗高三四尺许，类高良姜苗茎。叶有八九寸长。阔半寸许。开花近根娇娆，结实成穗连缀。皮紧厚多皱，色微赤黄；子八漏一团，粒如黍米，故名缩砂蜜也。

明《本草纲目》卷14“缩砂蔤”【释名】【时珍曰】名义未详。藕下白蒻多蔤，取其密藏之意。此物实在根下，仁藏壳内，亦或此意欤。

明《本草原始》卷2“缩砂密” ……此物实在根下，皮紧厚缩皱，仁类砂粒，密藏壳内，故名缩砂密也，俗呼砂仁。

清《医林纂要探源》卷2“砂仁” 辛，温。贴根生小叶，而后抽茎上达，实累累亦结贴根处，圆大如指拇，外有薄壳，中包细仁数隔，扁形相砌，体质轻虚。一名缩沙密。出广中，以阳春者为佳。[1]

清·赵其光《本草求原》卷2“砂仁” 即缩砂蔤。阳春所产……且花实在根，仁粒列八膈包裹，味又兼涩……[2]

清《增订伪药条辨》卷2“砂仁” 伪名洋扣。味辣不香，色亦带黄。更有一种广扣，仁大味苦，均非真品。按缩砂仁产岭南山泽间，近以阳春出者为佳，故一名春砂，状似豆蔻，皮紧厚而皱，色黄赤，外有细刺，气味甚香。胡得搀用洋扣、广扣，鱼目混珠，殊可恨也。炳章按：缩砂，即名阳春砂。产广东肇庆府阳春县者，名阳春砂，三角长圆形，两头微尖，外皮刺灵红紫色，肉紫黑色，嚼之辛香微辣，为最地道。罗定产者，头平而圆，刺短皮紫褐色，气味较薄，略次。广西出者，名西砂，颗圆皮薄，刺更浅，色赭黑色，香味皆淡薄，更次。郑君所说味辣不香，或是西砂，必非洋扣。西砂圆形，惟壳与蔻不同，似难混充耳。……炳章按：近时之缩砂仁，外粉白色，内肉紫色，嚼之味辣，气味香，皆广西产，即西砂内仁也。其性质确燥，亦次，不若带壳春砂之为地道也。

【鉴药】

《本草纲目》记载“缩砂蔤”首载于《开宝本草》。但此前的唐《药性论》《本草拾遗》都已经出现了本药。其名在《开宝》原作“缩沙蜜”,后世或作“缩沙（砂）密（蔤）”，简称“砂仁”。

唐宋本草没有关于此药名的解释。明代本草的释名多望文生义。例如《本草蒙筌》云：“皮紧厚多皱，色微赤黄；子八漏一团，粒如黍米，故名缩砂蜜也。”《本草纲目》云：“藕下白蒻多蔤，取其密藏之意。此物实在根下，仁藏壳内，亦或此意欤。”《本草原始》则云：“皮紧厚缩皱，仁类砂粒，密藏壳内，故名缩砂密也，俗呼砂仁。”最近《本草纲目图考》据《唐梵两语双对集》《梵语杂名》及大谷文书等，指出“缩沙蜜”是外来药名的音译。[3]此说诚是！缩砂蔤自唐代入药以来，即成为常用的调中行气，温脾止泻药。后世为防熟地滋腻碍脾，还常配合砂仁使用，或用砂仁为辅料炮制熟地。

唐代本草记载本品为外来药。例如《药性论》云“出波斯国”。波斯即今伊朗。

1 ［清］汪绂：《医林纂要探源》（1758年成书），清道光二十九年遗经堂刻本。
2 ［清］赵其光：《本草求原》，清道光二十八年远安堂刻本影印本。
3 王家葵、蒋淼、胡颖翀：《本草纲目图考》，北京：科学出版社，2018：480.

《海药本草》引用“陈氏”（即《本草拾遗》）云“生西海及西戎诸国”，其范围似乎更广，均在我国西部或西南。宋《开宝本草》仅笼统云“生南地”，无分中外。《本草图经》则在《开宝》基础上，加了一句“今惟岭南山泽间有之”。“岭南”是一个很大的范围。既云“山泽”，当为野生。说明在宋代已经发现岭南有此植物。《图经》出“新州缩沙蜜”图，而不是“广州缩沙蜜”图，说明其时主流产品是在“新州”，而非可能是进口药集散的“广州”。“新州”即今广东新兴县，能进上当地缩沙蜜药图，说明此处曾是宋代砂仁著名的产药去处。后世道地药材“阳春砂”产阳春县（即今广东阳春市），与“新州”比邻。“阳春砂”，明代未见记载，最晚在清乾隆间见载于《医林纂要探源》。但宋代以后国外的缩沙蜜是否继续进口，宋元明清本草略而不谈。直到清末民初的《增订伪药条辨》中，郑奋扬提到：“伪名洋扣。味辣不香，色亦带黄。更有一种广扣，仁大味苦，均非真品。”曹炳章指出：“郑君所说味辣不香，或是西砂，必非洋扣。西砂圆形，惟壳与蔻不同，似难混充耳。”据此，清末仍有国外缩沙蜜进口，名为“洋扣”（即“洋蔻”）。但曹炳章认为伪品当是“西扣”（广西出品），洋扣不会“味辣不香”。言下之意“洋扣”并非伪品。

关于本品形态，《本草拾遗》云“似白豆蔻子”。《开宝本草》云：“苗似廉姜，形如白豆蔻，其皮紧厚而皱，黄赤色，八月采。”《本草图经》描述最详：“苗茎似高良姜，高三四尺。叶青，长八九寸，阔半寸已来。三月、四月开花在根下，五、六月成实，五、七十枚作一穗，状似益智，皮紧厚而皱如栗文，外有刺，黄赤色。皮间细子一团，八漏，可四十余粒，如黍米大，微黑色，七月、八月采。”如此详细的描述，绝非国外进口商所能提供。《本草蒙筌》补充了“开花近根娇娆，结实成穗连缀”一句。清《医林纂要探源》云：“贴根生小叶，而后抽茎上达，实累累亦结贴根处，圆大如指拇，外有薄壳，中包细仁数隔，扁形相砌，体质轻虚。”广东地区的《本草求原》则云：“阳春所产……花实在根，仁粒列八膈包裹，味又兼涩。”以上诸家本草所言，特点一致，苗似廉姜、花开根下、皮皱有刺、细仁数隔等，以及新州所贡药图，知其与姜科豆蔻属植物阳春砂*Amomum villosum* Lour.相符。

1.《本草图经》：该书的“新州缩沙蜜”图2茎叶确实“如蘘荷”，且“实累累亦结贴根处”“结实成穗连缀”（本品花葶与长叶的茎各自从根茎长出）。这些特点都证明此图展示的就是最早的国产阳春砂*A. villosum*。

2.《食物本草》：该书的“砂仁”（图7）绘的是一株小乔木，单叶互生（也可能是奇数羽状复叶互生），褐色圆果生于叶腋，果实先端有宿萼残留。该书正文无任何形态描述，不明绘图者有何依据绘成此图，但可以肯定该图不是姜科植物。其果实形状略似肉豆蔻科植物肉豆蔻*Myrustica fragrans* Houtt.，但肉豆蔻叶互生，果实悬挂而非挺立，与此图不同。来源待考。

3.《太乙仙制本草药性大全》：该书的“缩砂蜜”（图9）根头部绘成如意云头状，

不明是指根茎还是果实。此下为多个块根簇生。茎基部有剑形叶成二列式排列，叶中抽出2条柔弱的茎，叶对生，如犁头形。不明此图示意为何种植物。

4.《本草原始》：该书的“缩砂密”（图15）绘两组药材。上组图注为“连壳缩砂密形”，果实卵圆形，表面有纵横有序的点点，示意表面有突起或皱纹。下组图注为“去壳缩砂密形”，即其中的种仁团。据此形状，所示正品缩砂当为阳春砂*A. villosum*的果实。

5.《植物名实图考》：该书的“缩砂蔤”（图23）为木本或木质藤本，单叶互生，叶大，有3深裂。果实有毛状突起，多数聚生枝顶。此图所示，明显不是姜科植物。其图略似苍耳，但对照该书的苍耳图，其果实单个生于叶腋，与此聚生枝顶不一样。吴其濬云：“今阳江产者，形状殊异，俗呼草砂仁。”阳江在今广东省。可见吴其濬也知道此非正品砂仁，故称之为“草砂仁”，原植物待考。

缩砂蔤在明代及其以前未见有伪品。清末《增订伪药条辨》提到有“洋扣（蔻）”“广扣（蔻）”“西砂”（广西产）。其中“洋扣（蔻）”不算伪品，但“广扣（蔻）”仁大味苦，应该不是真品。吴其濬所绘“草砂仁”当属伪品之一。《中华本草》谓“古代砂仁就有国产进口之分：进口者即今绿壳砂仁；产岭南者即今阳春砂仁。”然据《中国植物志》载绿壳砂仁*Amomum villosum* Lour. var. *xanthioides*（Wall. ex Bak.）T. L. Wu & Senjen产云南南部（勐腊、沧源等地）。老挝、越南、柬埔寨、泰国、印度亦有分布。[1]古代本草所载国外缩沙蜜产于波斯国、西海及西戎诸国，并不包括今东南亚及印度。因此说近代进口者是绿壳砂仁也许不错，但古代进口砂仁并不能指为绿壳砂仁。

【小结】

缩沙蜜简称“砂仁”，是唐代兴起的一味常用不衰之药。该药自古至今都有进口与国产两类药材。据古本草文字记载与药物插图所示，本品古代的主流基原为姜科豆蔻属植物阳春砂*Amomum villosum* Lour.。《本草图经》“新州缩沙蜜”即阳春砂。《本草原始》所绘药材图也十分准确。但古本草插图中也有“草砂仁”等不明来源之品。

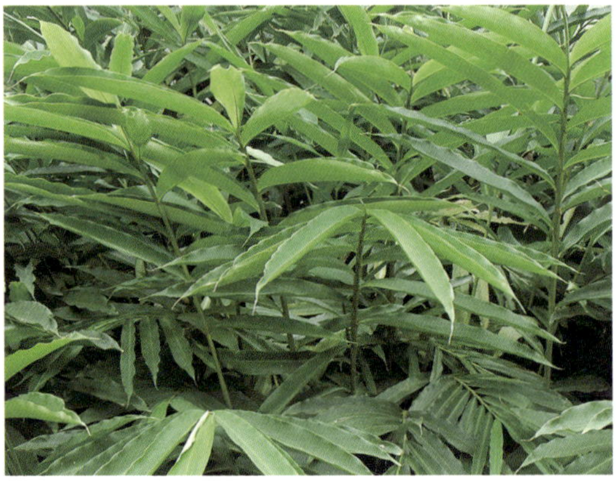

图25　阳春砂*Amomum villosum*植株

1　中国科学院《中国植物志》编辑委员会：《中国植物志》，北京：科学出版社，1981，第16（2）卷，125.

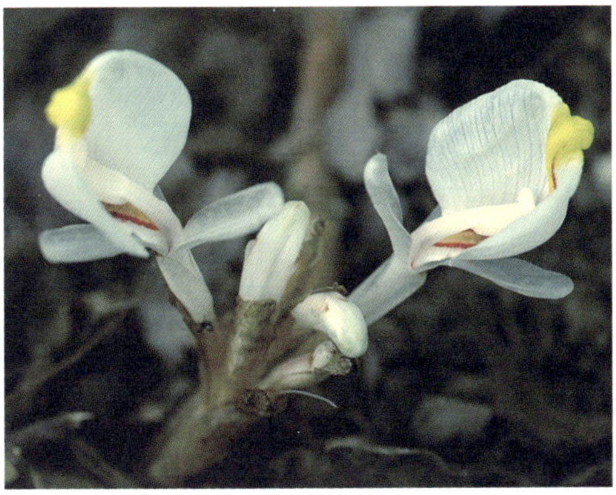

图 26　阳春砂 *Amomum villosum* 花

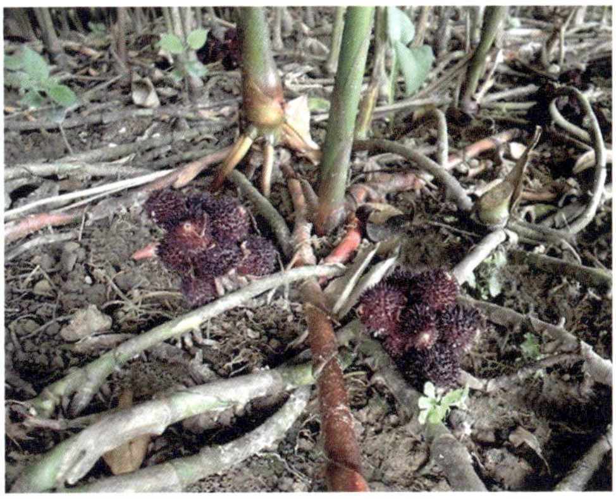

图 27　阳春砂 *Amomum villosum* 果枝

14–19　益智子

【品图】

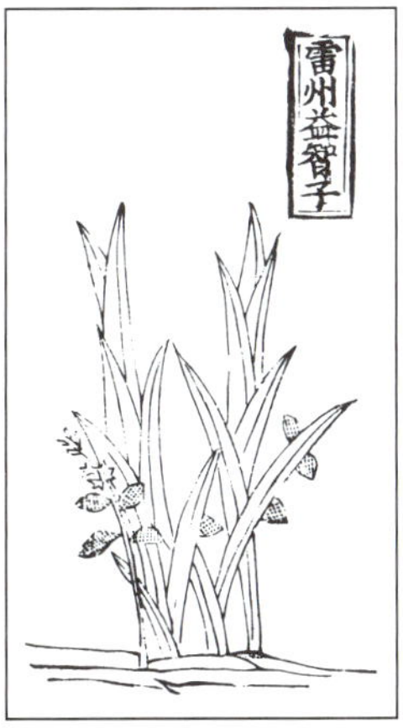

图 1　图经（大）·雷州益智子

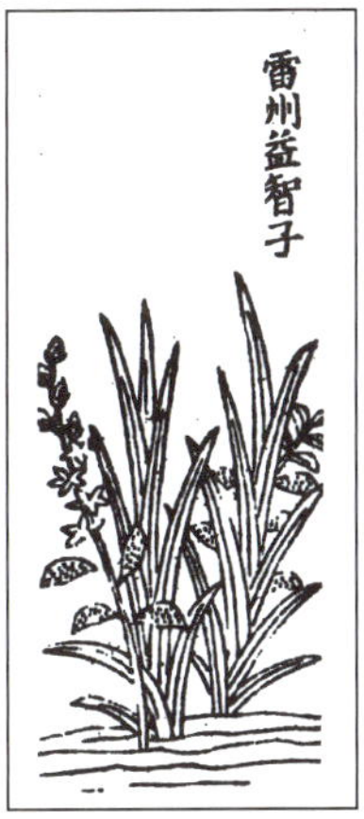

图 2　图经（政）·雷州益智子

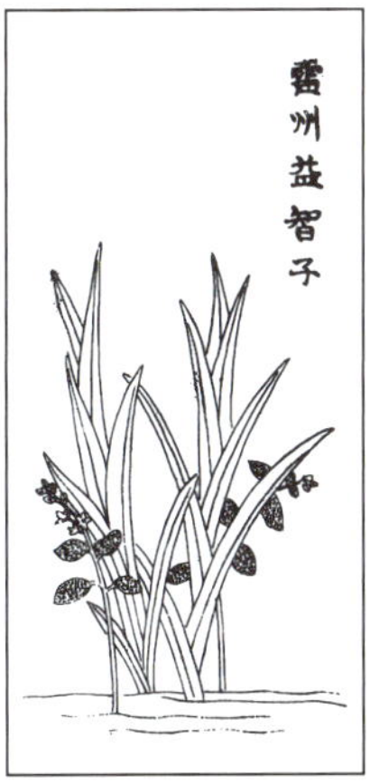

图 3　图经（绍）·雷州益智子

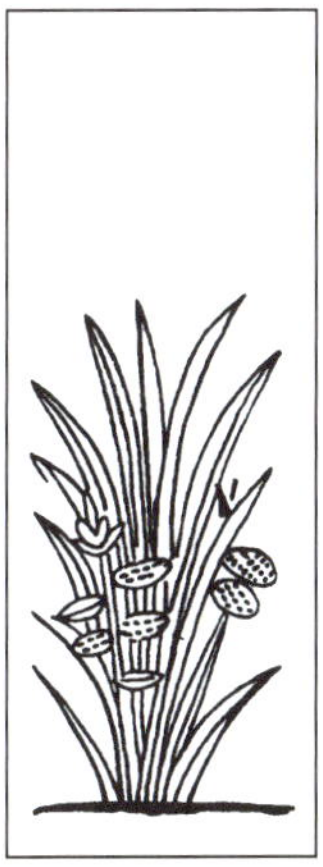

图 4　歌括·益智子

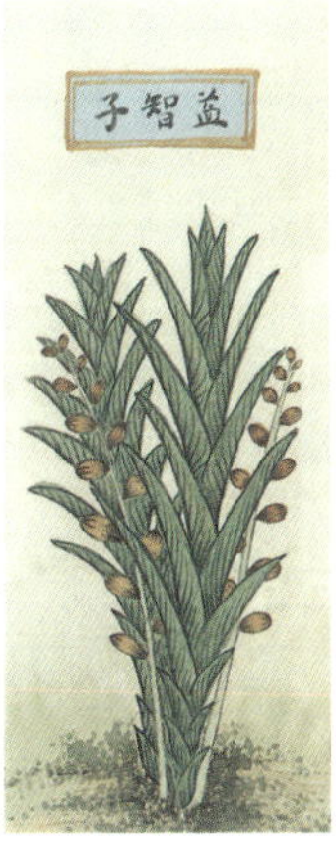

图 5　品汇·益智子

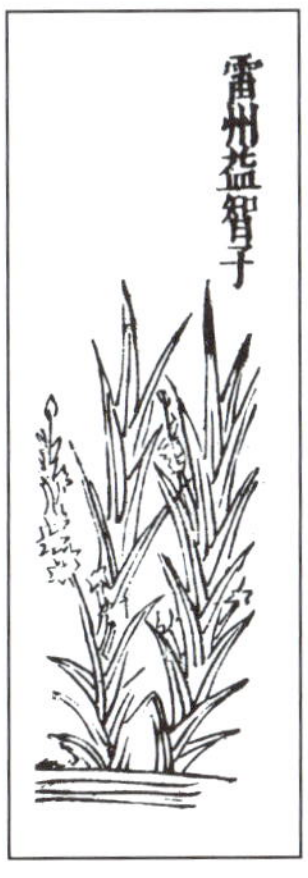

图 6　蒙筌·雷州益智子

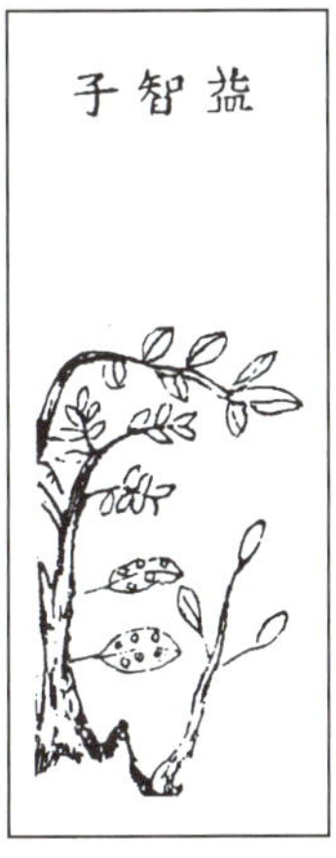

图 7　太乙·益智子

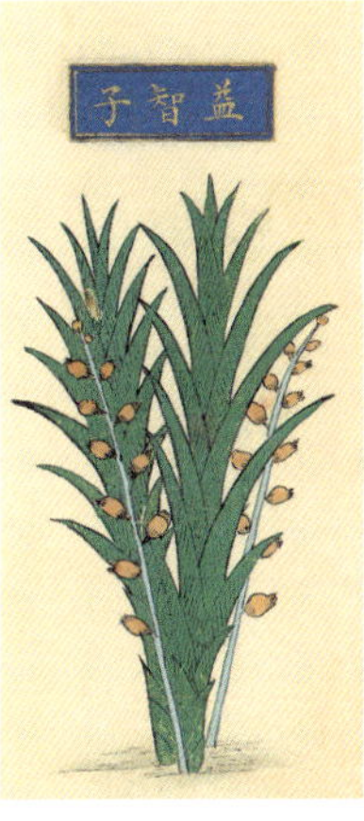

图 8　雷公·益智子

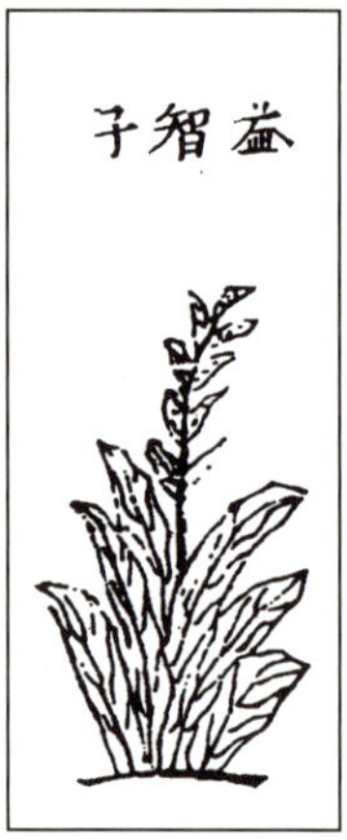

图 9　纲目（金）·益智子

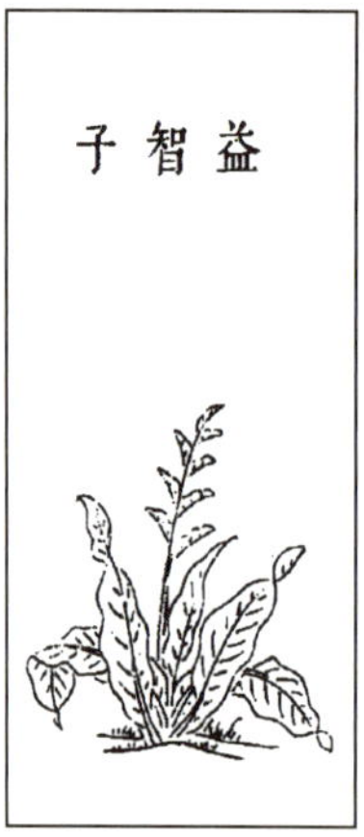

图 10　纲目（钱）·益智子

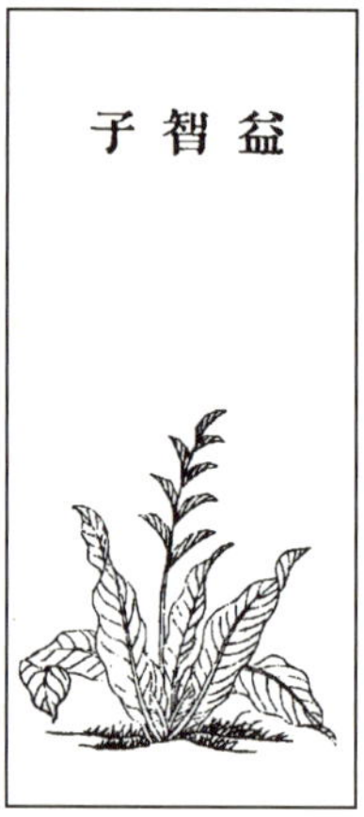

图 11　纲目（张）·益智子

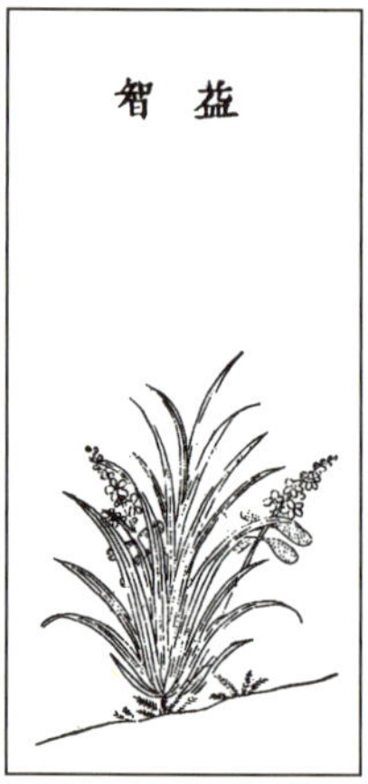

图 12　三才·益智

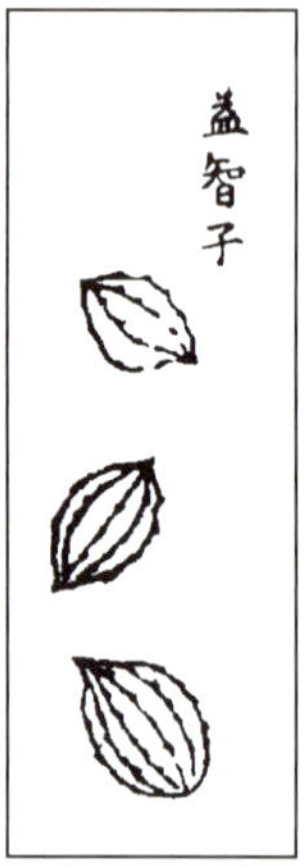

图 13　原始·益智子

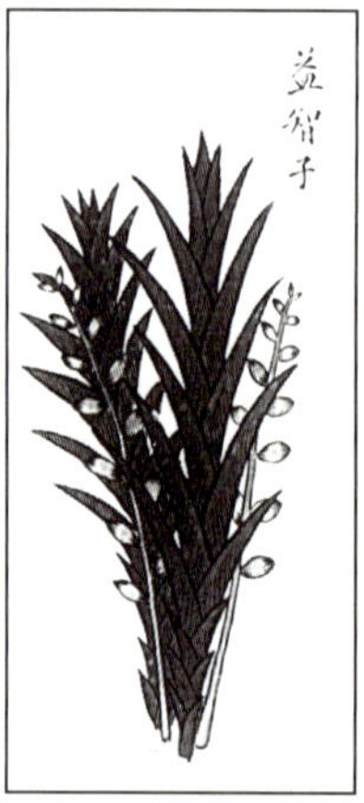

图 14　金石·益智子

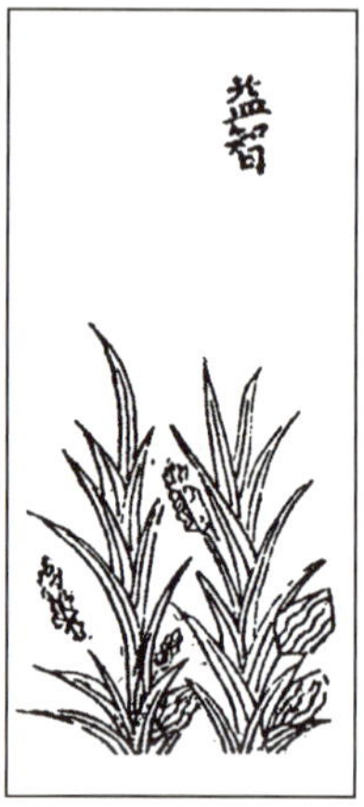

图 15　汇言·益智

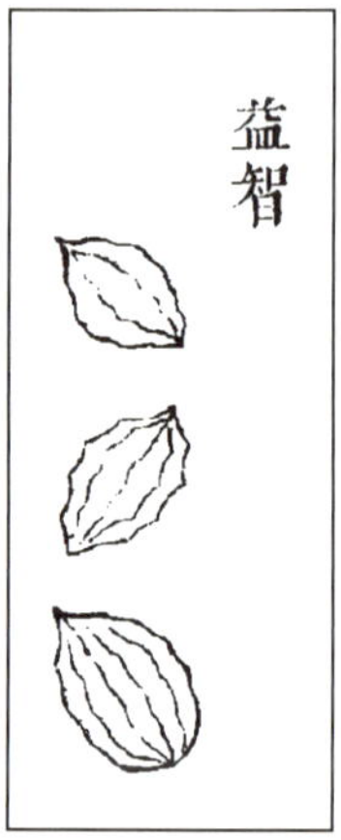

图 16　本草汇·益智

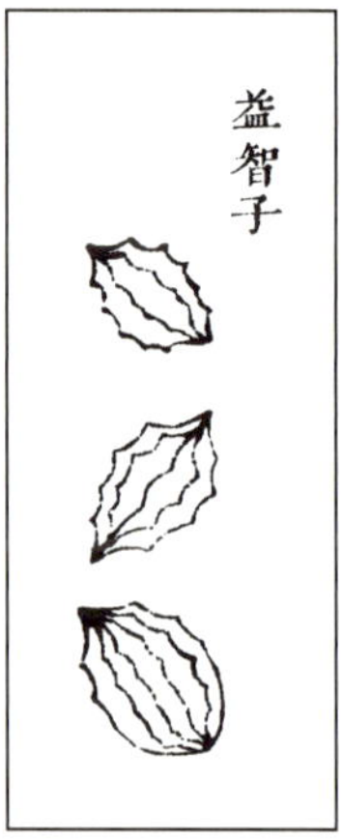

图 17　类纂·益智子

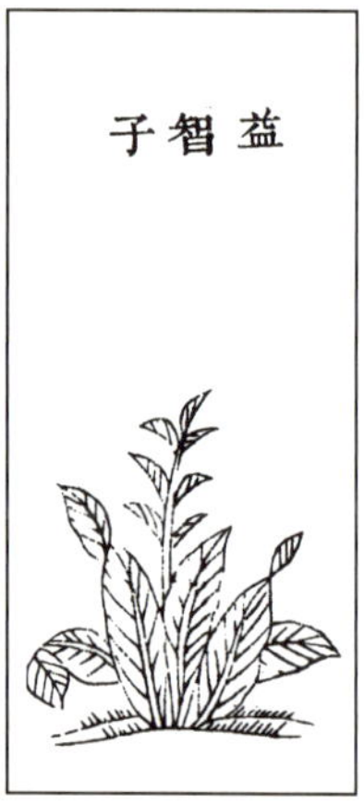

图 18　备要·益智子

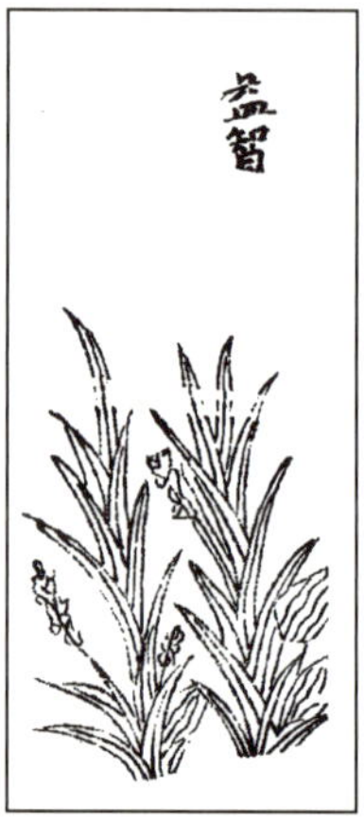

图 19　求真·益智

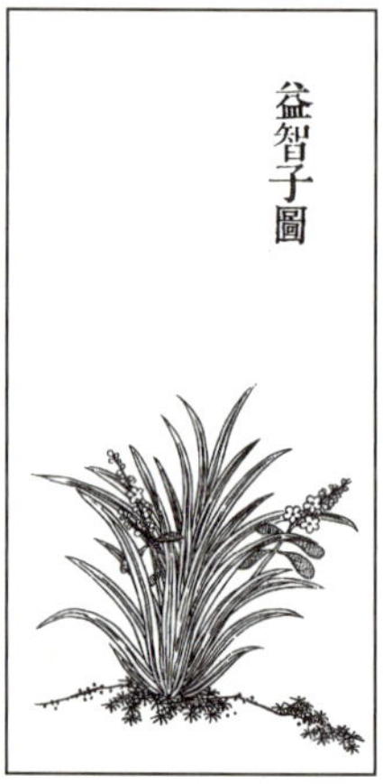

图 20　草木典·益智子图

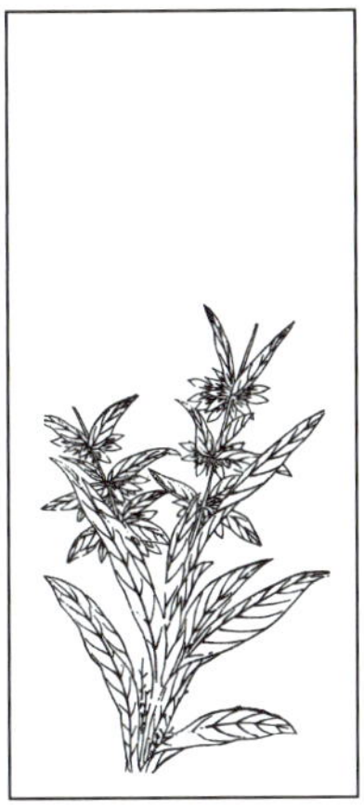

图 21　图考·益智子

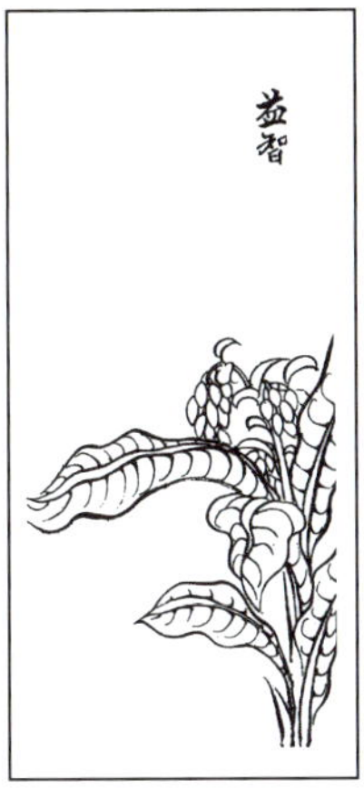

图 22　图说·益智

本品22图，取自22书，其中3幅彩图。有承继关系及仿绘图可分以下3个书类。

《本草图经》：该书的“雷州益智子”图分别存于《大观本草》（图1）、《政和本草》（图2）、《绍兴本草》（图3）。此三传本药图基本一致。今以《政和》图2为《图经》图的代表。

仿绘该图的彩色图有：《本草品汇精要》“益智子”（图5）仿绘原图时保留了原图两条花果枝从土里直接抽出的特点，但却未绘其花，全部改成药材益智子形状。此后《补遗雷公炮制便览》“益智子”（图8）、《金石昆虫草木状》“益智子”（图14）又仿绘《品汇》图5。

仿绘该图的墨线图有：《本草歌括》“益智子”（图4）将原图简化，原两株植物被合并为一株，花果枝大大失真。《本草蒙筌》“雷州益智子”（图6）大致保存了《图经》原图的面貌。《三才图会》“益智”（图12）仿绘《图经》，将原两株植物合二为一，但还保留两支花果枝。《古今图书集成·草木典》“益智子图”（图20）又在《三才》图12的基础上再加美化。此外，每多仿绘《本草原始》药材图的《本草汇言》，其“益智”（图15）偏仿《图经》图2绘制了两株原植物图，且大体保持了原书的特点。《本草求真》“益智”（图19）又仿绘《汇言》之图。

《本草纲目》（金陵本）：该书的“益智子”（图9）的仿绘图有：《纲目》钱本同名图（图10）对原图稍加美化；《纲目》张本同名图（图11）再加润饰。《本草备要》“益智子”（图18）又仿绘钱本图10。《本草简明图说》“益智”图22虽从美术角度多加修饰，但其主要特点仍是仿钱本图10。

《本草原始》：该书的“益智子”（图13）仿绘图有：《本草汇》“益智子”（图16）、《本草纲目类纂必读》“益智子”（图17，此图果实边缘过于锯齿化）。

以上22图中，有17幅属仿绘或改绘图，还有5幅原创图（图2、7、9、13、21），详见下“鉴药”项。

【文录】

晋《南方草木状》卷中“益智子”　益智子如笔毫，长七八分，二月花，色若莲，着实五六月熟，味辛，杂五味中，芬芳。亦可盐曝。出交趾、合浦。

唐《本草拾遗》（见《证类》卷14“益智子”）　陈藏器云：止呕哕。《广志》云：叶似蘘荷，长丈余。其根上有小枝，高八九尺，无叶，萼、子丛生，大如枣。中瓣黑，皮白，核小者名益智。含之摄涎秽。出交趾。

宋《开宝本草》（同上） ……按《山海经》云：生昆仑国。

宋《本草图经》（同上）《图经》曰：益智子，生昆仑国，今岭南州郡往往有之。叶似蘘荷，长丈余。其根傍生小枝，高七八寸，无叶，花萼作穗生其上，如枣许大。皮白，中人黑，人细者佳。含之摄涎唾。采无时。卢循为广州刺史，遗刘裕益智粽，裕答以续命汤，是此也。

宋《证类》卷14“益智子” 顾微《广州记》云：益智，叶如蘘荷，茎如竹箭，子从心出。一枝有十子，子肉白滑，四破去之，或外皮蜜煮为粽，味辛。

唐《唐本草》（见《证类》卷13“龙眼”）《唐本》注云：益智似连翘子头未开者。味甘、辛。殊不似槟榔。其苗、叶、花、根，与豆蔻无别，惟子小尔。龙眼一名益智，而益智非龙眼也……

明《本草纲目》卷14“益智子”【释名】【时珍曰】脾主智，此物能益脾胃故也，与龙眼名益智义同。按《苏轼记》云：海南产益智，花实皆长穗，而分为三节。观其上中下节，以候早中晚禾之丰凶。大丰则皆实，大凶皆不实，罕有三节并熟者。其为药只治水，而无益于智，其得此名，岂以其知岁耶?此亦一说也，终近穿凿。【集解】【时珍曰】按嵇含《南方草木状》云：益智二月花，连着实，五六月熟。其子如笔头而两头尖，长七八分，杂五味中，饮酒芬芳，亦可盐曝及作粽食。观此则顾微言其无华者，误矣。今之益智子形如枣核，而皮及仁，皆似草豆蔻云。

【鉴药】

“益智”首载于《开宝本草》。但在晋代《南方草木状》等多种书籍中早有记述。关于其命名之义，后世多望文生义。李时珍云：“脾主智，此物能益脾胃，故也与龙眼名益智义同。”此说看似言之成理，其实出于臆测。本品有补肾固精，温脾止泻之功。其出现历史虽久，但实际应用不多。

本品最早的产地，《南方草木状》云出交趾（今越南河内一带）、合浦（今广西浦北）。《苏轼记》云产海南。至于其形态，晋代几种书里就有不同的说法，从而引起植物学界订名之争。《南方草木状》云：“益智子如笔毫，长七八分，二月花，色若莲，着实五六月熟，味辛”。其中“如笔毫[1]，长七八分”，应该是形容益智果实如毛笔头，头尖、肚子稍大。《唐本草》“龙眼”条下注云：“益智似连翘子头未开者。味甘、辛。殊不似槟榔。其苗、叶、花、根，与豆蔻无别，惟子小尔。”此处豆蔻一般指草豆蔻。依凭上述记载，结合现实品种使用情况，确实可以订其为姜科山姜属植物益智*Alpinia oxyphylla* Miq.。[2]但如果再查考记载更详的晋代其他书籍，就会

1 如笔毫：李惠林认为《南方草木状》里的益智子是肉豆蔻，其种子为一层纤维样假种皮所包裹，移取晒干，得商品肉豆蔻衣。这种产品就是嵇含所云“如笔毫”（转引自《南方草木状考补》，云南民族出版社，1991：200.）。此“肉豆蔻衣”的纤维下部联合，上部分裂成数条，无论如何联想，都与笔毫（毛笔头）没有任何相似之处。

2 中国科学院《中国植物志》编辑委员会：《中国植物志》，北京：科学出版社，1981，第16（2）卷，100.

产生其他的考证意见。

《广志》[1]（晋·郭义恭）记曰："叶似蘘荷，长丈余。其根上有小枝，高八九尺，无叶，萼、子丛生，大如枣。中瓣黑，皮白，核小者名益智。"顾微《广州记》内容如下："叶如蘘荷，茎如竹箭，子从心出。一枝有十子，子肉白滑，四破去之，或外皮蜜煮为粽，味辛。"粽，当作"粽"，非粽子，乃蜜饯之类。宋《本草图经》大致宗《广志》之说："叶似蘘荷，长丈余。其根傍生小枝，高七八寸，无叶，花萼作穗生其上，如枣许大。皮白，中人黑、人细者佳。"《图经》将《广志》小枝"高八九尺"改为"高八九寸"，苏颂恐怕经过一番考订。以上三书皆同的只有"叶似蘘荷"，可见本品是姜科植物无疑。李时珍在转引《本草拾遗》中的《广志》时，改名为《广州记》，并糅合两家之说。后世植物学家多依据《本草纲目》之文订种，从而引起了混乱。

斯陶德（1911年）据《纲目》引《广州记》："其叶似蘘荷，长丈余。其根上有小枝，高八九寸，无华萼。茎如竹箭，子从心出。一枝有十子丛生，大如小枣。"将此益智子订为姜科豆蔻属植物苦豆蔻*Amomum amarum* F. B. Smith。李惠林又据《南方草木状》将益智子置于木部，将它定名为肉豆蔻*Myristica fragrans* Houtt。仅凭药物的分类，不注意其形态描述来定名，是很不可靠的。古本草里草木混淆的事很多，不能轻信分类，忽略形态。《广志》《广州记》《本草图经》的记载虽然有某些不同。但《广志》云"根上有小枝，高八九尺，无叶，萼、子丛生，大如枣"；《本草图经》云"其根傍生小枝，高七八寸，无叶，花萼作穗生其上，如枣许大。"这都表明其花葶是在具叶的茎之外另生的小枝，才七八寸，无叶。显然这是豆蔻属（*Amomum*）的特点，既不可能是木本的肉豆蔻，也不可能是山姜属（*Alpinia*）植物。顾微《广州记》云"茎如竹箭，子从心出。一枝有十子"意义就不同了。此处没提是另生花枝，只说了茎（一般带叶）如竹箭（初生竹，未成大竹，亦非笋芽），如此则"子从心出"就是从茎心（茎顶）冒出花果枝。据此则益智当如《中国高等植物图鉴》《中国植物志》所定，为姜科山姜属植物益智*Alpinia oxyphylla* Miq.。吴德邻认为《图经》"广州肉豆蔻"图所示才是姜科山姜属植物益智*A.oxyphylla*。[2]

李时珍本人支持嵇含《南方草木状》之说，即益智子当为山姜属（*Alpinia*）益智。且云"观此则顾微言其无华者，误矣。今之益智子形如枣核，而皮及仁，皆似草豆蔻云。"其中时珍说"顾微言其无华"，实为《广志》所言"无叶"之花葶，《本草图经》文字同。可见李时珍所用的文本有问题，同时受地域的限制，他可能不大能深入辨析岭南植物的细微差别。

1.《本草图经》：该书的"雷州益智子"（图2）绘两株植物，土地背景掩盖了根茎。

1　广志：此据《证类本草》卷14"益智子"条，陈藏器所引《广志》。同条唐慎微引用了顾微《广州记》。李时珍引用"藏器曰"时，改《广志》为《广州记》，将二家之说糅为一体。

2　以上李慧林诸家意见均转引自中国科学院昆明植物研究所编：《南方草木状考补》，昆明：云南民族出版社，1991：197-201.

叶为长披针形，未见主茎。植株旁从土中另生一花果枝，几乎与叶片同高。上花、下果，果实纺锤形，大概是示意为益智子。雷州即今广东雷州市。此图形态主要是参考《广志》，凸显了“叶似蘘荷，长丈余”。又绘出“其根上有小枝，高八九尺，无叶，萼（花）、子丛生，大如枣。”此图大概是依据文字绘制的，故其花枝并非如《图经》所云“高八九寸”，而是与叶等高，未见有此形的益智子原植物。

2.《太乙仙制本草药性大全》：该书的“益智子”（图7）绘一木本植物，靠树干长出2个硕大的果实（表面有中线，两旁各有3小圆圈）。其树枝叶甚少。此图绝非姜科植物，不明原图示意为何种植物。

3.《本草纲目》（金陵本）：该书的“益智子”（图9）与《图经》“雷州益智子”（图2）最根本的不同，是在叶丛中抽出一“花”葶（其“花”又似对生小叶或椭圆形果实，难以确定），叶均为丛生，羽状脉。根据如此图形，难以确定为姜科植物，实为一想象之图。其后的仿绘者更是以讹传讹。

4.《本草原始》：该书的“益智子”（图13）绘3颗纺锤形的益智果实。果实表面有数道棱线。棱线上亦有突起。此果实形状与益智*A.oxyphylla*相同。益智表面有纵向凹凸不平的凸起棱线10余条，时断时续。此图棱线过于明显，近似其同属植物艳山姜*Alpinia zerumber*（Pers.）B. L.Burtt et R. M.Smith的果实。

5.《植物名实图考》：该书的“益智子”（图21）截取局部枝叶。基生叶披针形，甚长，羽状脉。上部茎生叶小，3枚轮生，叶下有成簇花状物。本图非姜科植物，原植物不明。

【小结】

“益智子”虽晚到北宋才进入主流本草，但晋代已有《南方草木状》《广志》《广州记》等多种书籍记载其形态。其中《南方草木状》仅简介益智子果实形性。今或据此定为姜科山姜属植物益智*Alpinia oxyphylla* Miq.，亦有定名为肉豆蔻科植物肉豆蔻*Myristica fragrans* Houtt者。《广志》《广州记》详载其植物形态，或据《广志》定其为姜科豆蔻属植物苦豆蔻*Amomum amarum* F. B. Smith。《广州记》所载或为山姜属植物益智*A. oxyphylla*。《本草图经》“雷州益智子”或依据《广志》绘成，但花葶与叶等高，似乎有误。《本草原始》“益智子”果实药材图为益智*A.oxyphylla*及其同属近缘植物的果实。

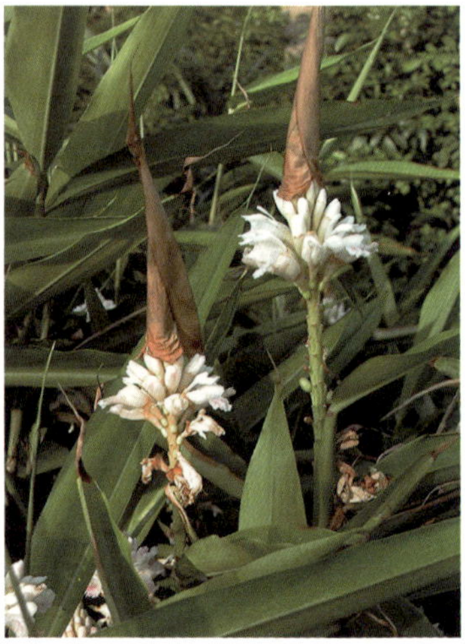

图 23　益智 *Alpinia oxyphylla* 花枝

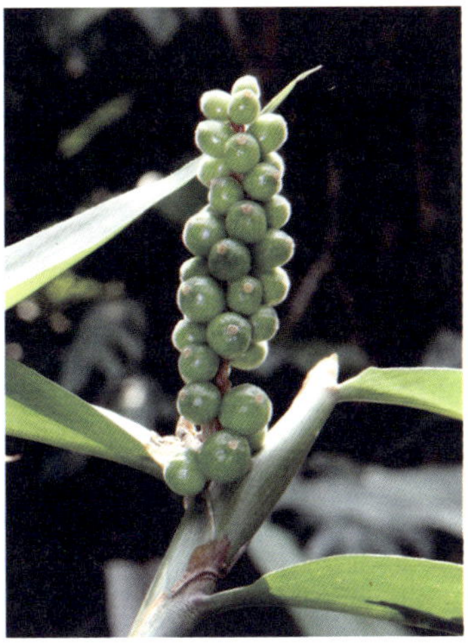

图 24　益智 *Alpinia oxyphylla* 果枝

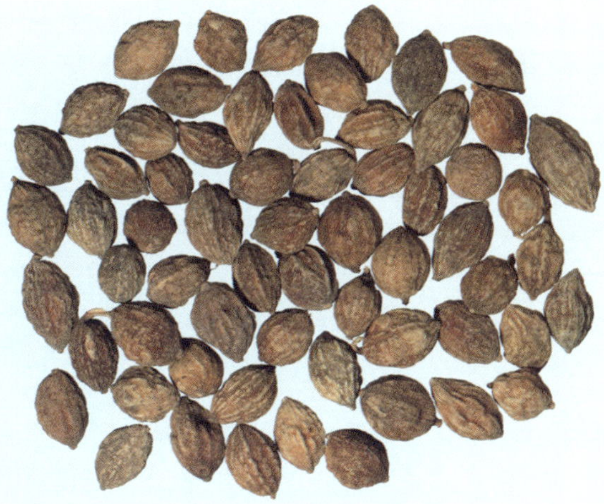

图 25　益智仁药材

14-20　荜茇

【品图】

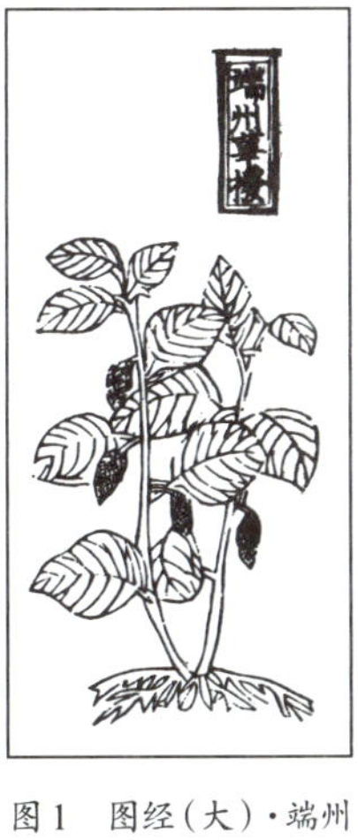

图 1　图经(大)·端州荜拨

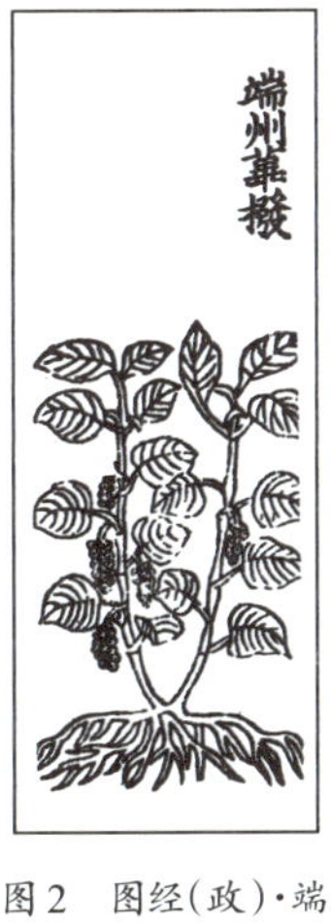

图 2　图经(政)·端州荜拨

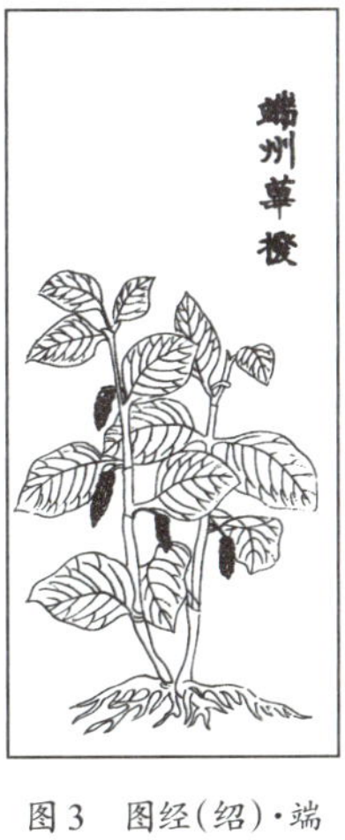

图 3　图经(绍)·端州荜拨

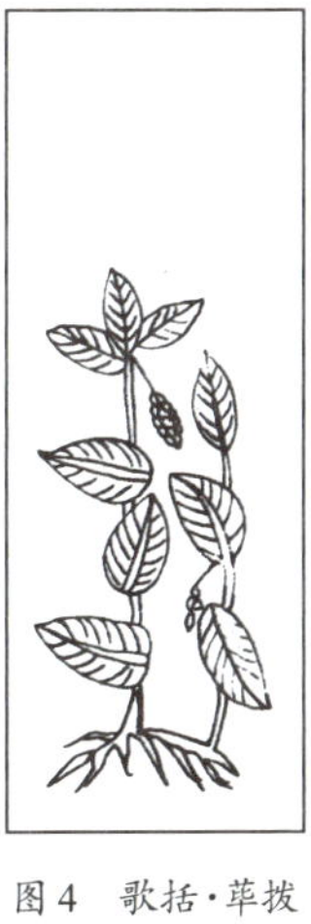

图 4　歌括·荜拨

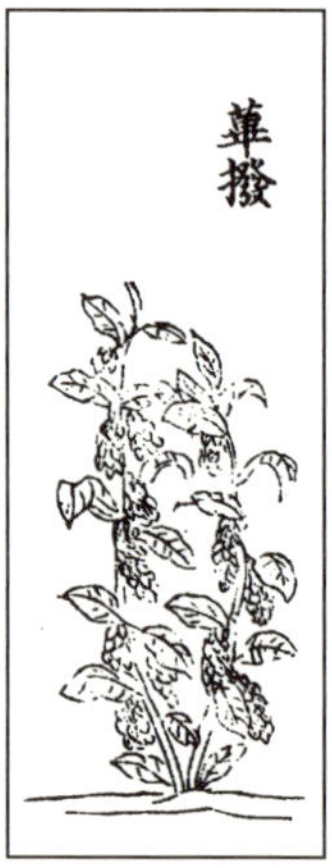
图 5　饮膳·荜拔

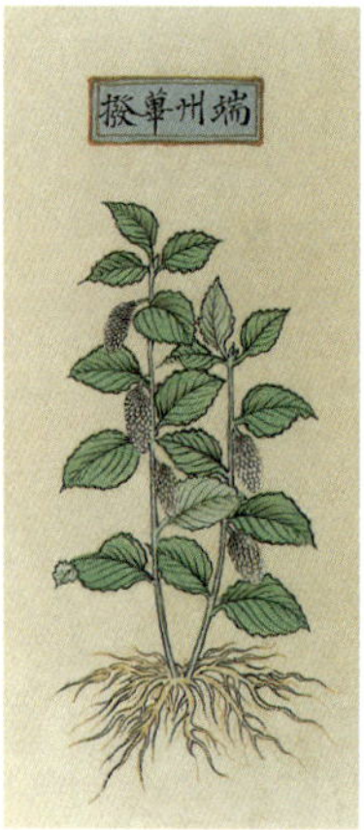
图 6　品汇·端州荜拔

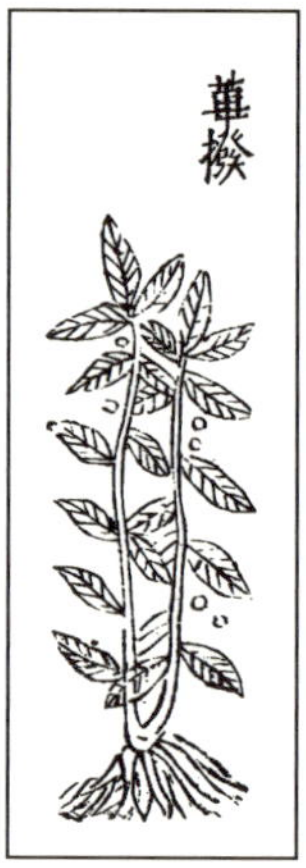
图 7　蒙筌·荜拔

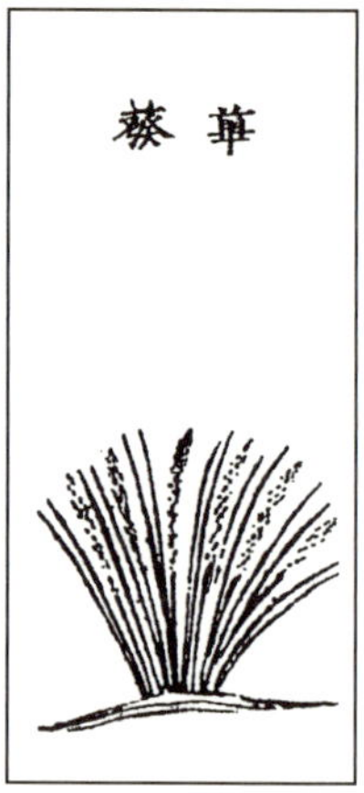
图 8　太乙·荜蕟

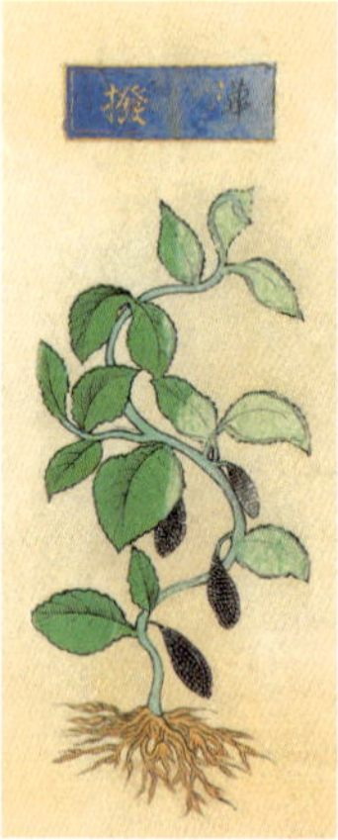
图 9　雷公·荜拔

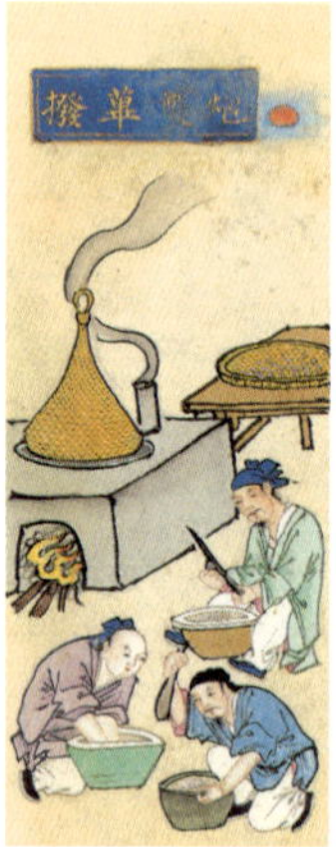
图 10　雷公·炮制荜拔

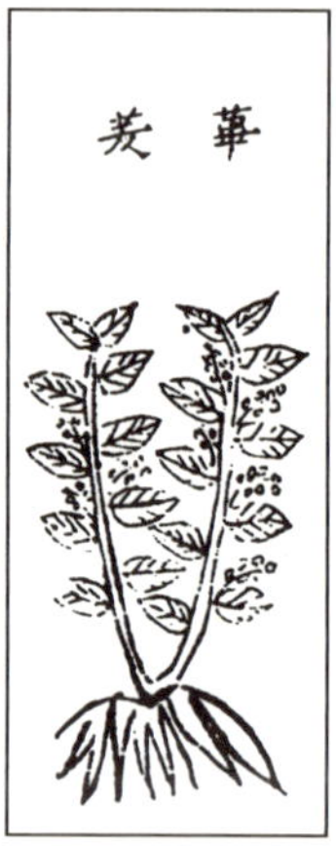
图 11　纲目（金）·荜茇

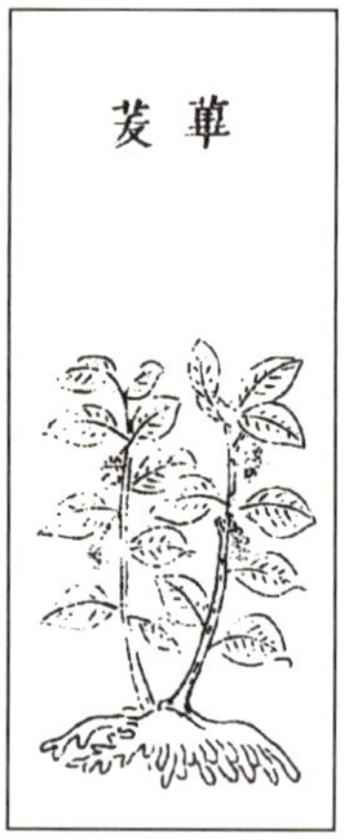
图 12　纲目（钱）·荜茇

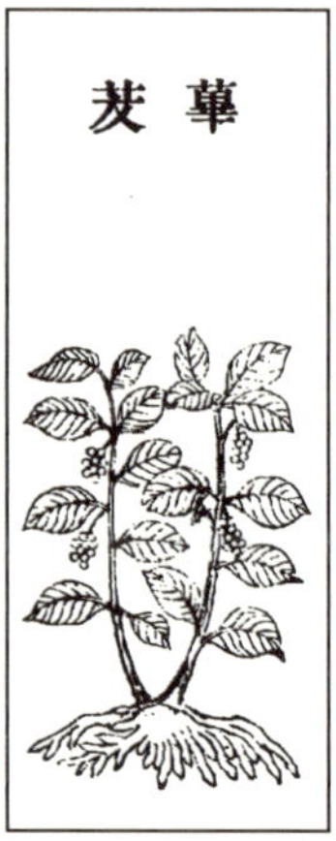
图 13　纲目（张）·荜茇

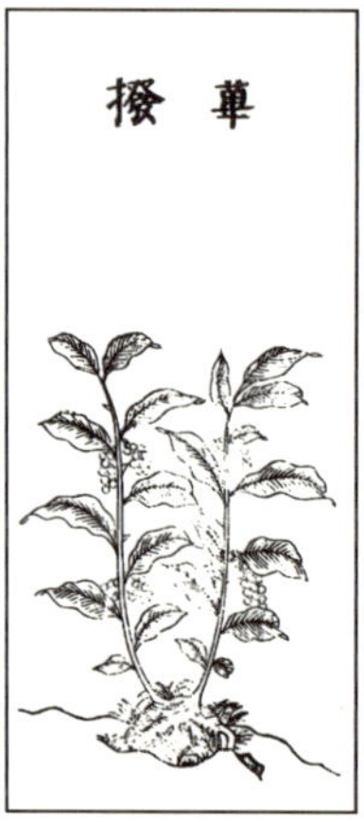
图 14　三才·荜拔

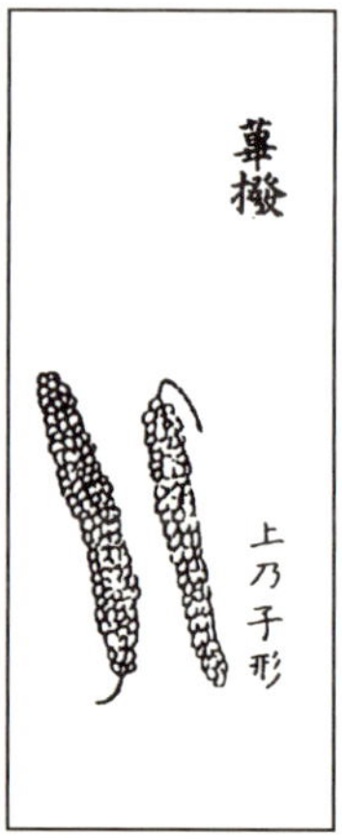
图 15　原始·荜拔

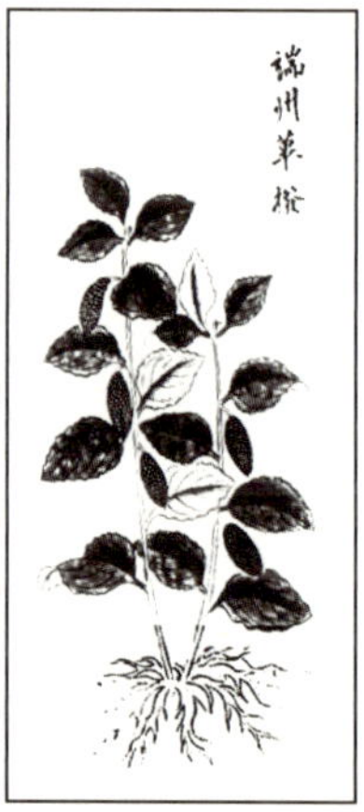
图 16　金石·端州荜拔

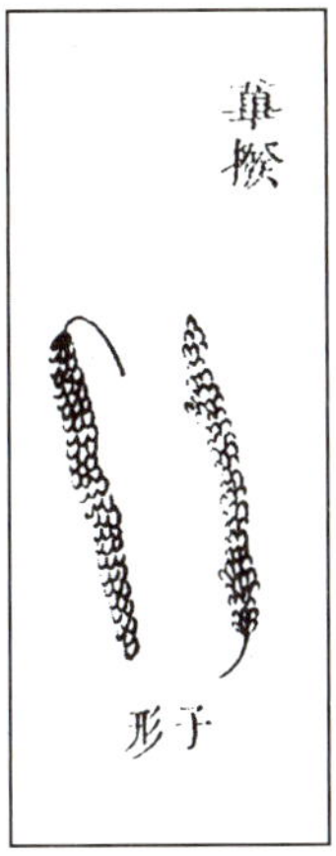

图 17　类纂·荜拨

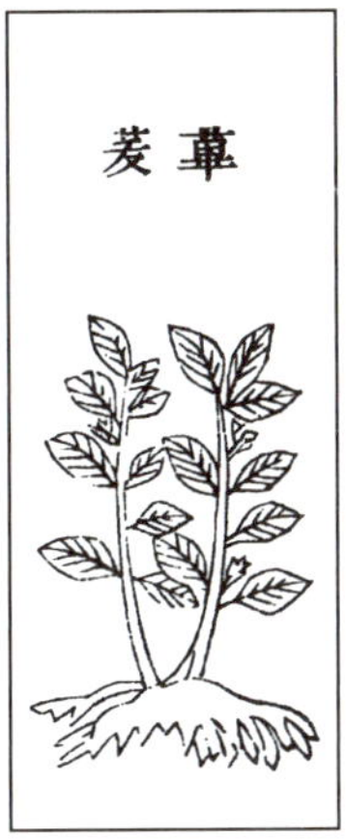

图 18　备要·荜茇

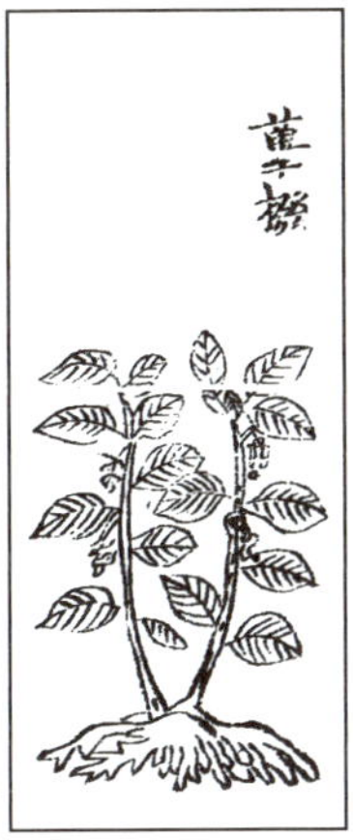

图 19　求真·荜拨

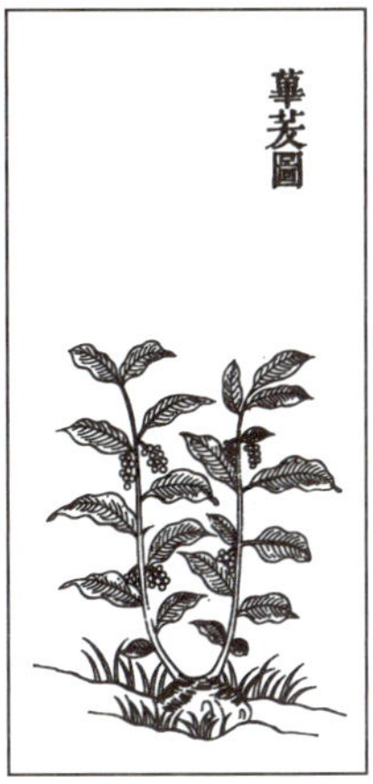

图 20　草木典·荜茇图

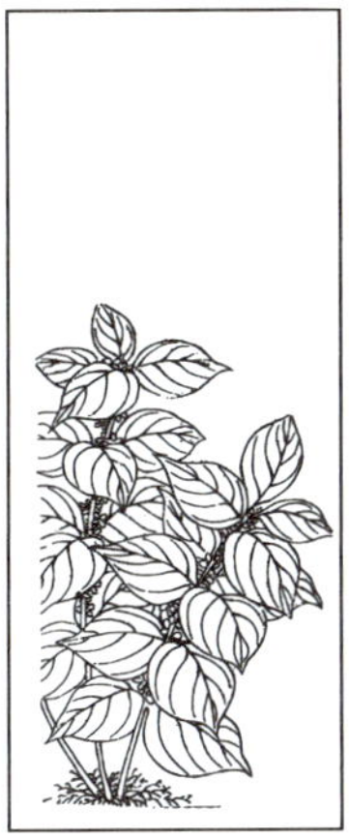

图 21　图考·荜茇

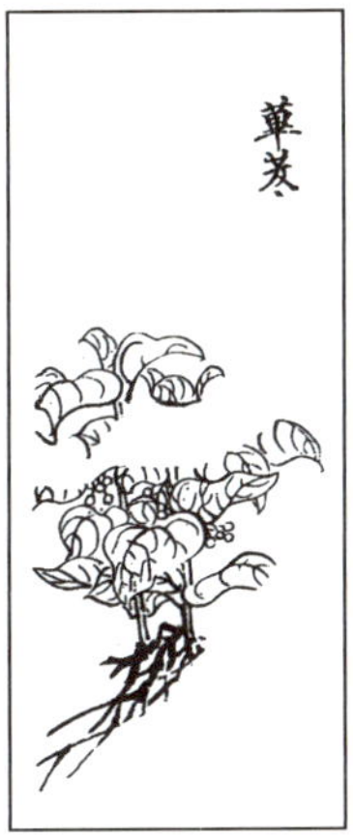

图 22　图说·荜茇

本品22图，取自21书，其中4幅彩图。有承继关系及仿绘图可分以下2个书类。

《本草图经》：该书的“端州荜拨 ”图分别存于《大观本草》(图1)、《政和本草》(图2)、《绍兴本草》(图3)。此三传本药图大同小异。今以《政和》图2为《图经》图的代表。

仿绘该图的彩色图有：《本草品汇精要》“端州荜拨 ”(图6)，该图将果穗按药材之色涂成灰黑色。此后《金石昆虫草木状》“端州荜拨”(图16)又仿绘《品汇》图6。

仿绘该图的墨线图有：《本草歌括》“荜拨”(图4)将原图高度简化，仅留一个果穗。《饮膳正要》“荜拨”(图5)图看似原创，但从其构图来看，仍属仿绘，仅从上到下增加了很多果穗。《本草蒙筌》“荜拨”(图7)仿绘时将原桑椹状的果穗绘成小圆圈，严重失真。《本草纲目》金陵本“荜茇”(图11)将原横走、多须根改绘成多个圆锥形的根簇生根部。果实用密集小点或小圈表示。《纲目》钱本“荜茇”(图12)大致仿照《图经》原图，但果穗不很突出显目。《纲目》张本图13再加修润，图像清晰。《本草备要》图18、《本草求真》图19、《本草简明图说》图22均仿绘自钱本图。《三才图会》图14仿绘时增加土地背景。《古今图书集成·草木典》“荜茇图”(图20)又仿绘自《三才图会》。

《本草原始》：该书“荜拨”(图15)的仿绘者有《本草纲目类纂必读》图17。该图有图注“子形”2字。

以上22图中，有16幅属仿绘或改绘图，还有6幅原创图(图2、8、9、10、15、

21)，详见下“鉴药”项。

【文录】

唐《唐本草》(见《证类》卷9“蒟酱”)《唐本》注……又有荜拨，丛生，子细，味辛，烈于蒟酱。此当信也。

唐《本草拾遗》(见《证类》卷9“荜拨”) 陈藏器云：毕勃没……生波斯国，似柴胡黑硬。毕拨根也。

宋《开宝本草》(同上) 其根名荜拨没……生波斯国。此药丛生，茎、叶似蒟酱，子紧细，味辛烈于蒟酱。

宋《本草图经》(同上)《图经》曰：荜拨，出波斯国，今岭南有之，多生竹林内。正月发苗作丛，高三四尺，其茎如箸，叶青圆，阔二三寸，如桑，面光而厚。三月开花白色在表。七月结子如小指大，长二寸已来，青黑色，类椹子，九月收采，灰杀暴干。南人爱其辛香，或取叶生茹之[1]……

明《本草纲目》卷14“荜茇”【释名】荜拨。【时珍曰】荜拨当作荜茇，出《南方草木状》，番语也。《陈藏器本草》作毕勃，《扶南传》作逼拨，《大明会典》作毕薆。又段成式《酉阳杂俎》云：摩伽陀国呼为荜拨梨，拂林国呼为阿梨诃陀。【集解】【时珍曰】段成式言青州防风子可乱荜茇，盖亦不然。荜茇气味正如胡椒，其形长一二寸，防风子圆如胡荽子，大不相侔也。**/卷14“蒟酱”**【集解】【时珍曰】……按嵇含《草木状》云：蒟酱即荜茇也……时珍窃谓蒟子蔓生，荜茇草生，虽同类而非一物，然其花实气味功用则一也。嵇氏以二物为一物，谓蒟子非扶留，盖不知扶留非一种也。

清《植物名实图考》卷25“荜拨” ……《南方草木状》《酉阳杂俎》皆载之。《开宝本草》始著录。丛生，子亦如桑椹，近时暖胃方多用之。《酉阳杂俎》谓叶似蕺叶，则与蒌叶相类。

【鉴药】

《纲目》注“荜茇”出《开宝本草》。但在此以前，《南方草木状》卷上“蒟酱”条下提到“荜茇”。《唐本草》在“蒟酱”条注文中也附述了“荜茇”。《证类本草》“荜拨”条引用了《雷公炮炙论》炮制荜拨法。唐《本草拾遗》已经有“毕勃没”(毕拨根)专条。日本正仓院所藏唐药有“荜拨”，据研究是与荜拨同一基原植物的根与茎。[2]可见荜拨早在晋、唐之时已为人熟知。其名有多种，大多为音同字不同，如荜拨、荜茇、毕勃、逼拨、毕薆等。李时珍指出此乃“番语”也。“胡语无正字，随人会意而已”(《纲目》卷14“茉莉”)。本品辛温，有温中散寒之功，治胃寒呕逆腹痛等症，

1 生茹之：《纲目》引用时，于此后加“复有舶上来者，更辛香”一句。
2 [日]朝比奈泰彦：《正仓院药物》，大阪：植物文献刊行会，1955：129-132.

为古今较常用药物。

关于本品的出产，《开宝本草》云“生波斯国”。但《南方草木状》则提到有生于番国与番禺两种。宋《本草图经》则云“出波斯国，今岭南有之，多生竹林内”。可见本品自古在国外及本土岭南皆有生长。

本品的形性有其独特之处。其味辛香，《南方草木状》载其“可以为食”。《唐本草》谓其“丛生，子细，味辛，烈于蒟酱。”《开宝本草》在《唐本草》基础上，又补充“茎、叶似蒟酱”。宋《本草图经》则详细介绍了其形态：“正月发苗作丛，高三四尺，其茎如箸，叶青圆，阔二三寸，如桑，面光而厚。三月开花白色在表。七月结子如小指大，长二寸已来，青黑色，类椹子，九月收采，灰杀暴干。”其中“结子如小指大”“类（桑）椹子”是其特异之处。李时珍对本品有精到的辨析。如云：“段成式言青州防风子可乱荜茇，盖亦不然。荜茇气味正如胡椒，其形长一二寸，防风子圆如胡荽子，大不相侔也。”又如晋·嵇含《南方草木状》云“蒟酱即荜茇也”，李时珍辨析说：“蒟子蔓生，荜茇草生，虽同类而非一物，然其花实气味功用则一也。”以上多种记载均表明，本品即胡椒科胡椒属荜拨*Piper longum* L.的果穗。

1.《本草图经》：该书的“端州荜拨”（图2）无主根，多分枝根。茎枝稍弯曲，叶卵形，具叶柄。穗状花序形如桑椹，与叶对生。端州即今广东肇庆。此图植物形态与胡椒科荜拨*P. longum* 相符。

2.《太乙仙制本草药性大全》：“荜蕟”（图8）为单子叶植物，线形叶直立丛生，中间夹有从根茎长出的长穗状花序。不知有何依据能想象绘制出如此“毕蕟”图形。

3.《补遗雷公炮制便览》：该书有图两幅。其“荜拨”（图9）未仿绘《品汇》，另新绘一藤本植物，叶卵圆形至卵状长圆形。果穗与叶对生。此明显是胡椒科胡椒属荜拨*P. longum* L.。但此图的形态与《品汇》的“蒟酱”图十分近似，仅本图绘有根，叶缘有细锯齿、果穗为黑色，而《品汇》“蒟酱”图无根、果穗红色。疑绘图者了解到“荜茇”与“蒟酱”为同类，故改而仿绘《品汇》“蒟酱”图。应该说这一改绘比仿《图经》更接近其真实原植物。

另本书的“炮制荜拨”（图10）按雷公法绘图，但有差误。《雷公炮炙论》云：“凡使，先去挺，用头，醋浸一宿，焙干，以刀刮去皮粟子令净方用，免伤人肺，令人上气。”其中没有提到蒸煮、杵捣、晒干。但图中左上有大灶烈火及笼甑，右下蓝衣人在用杵捣药，背景为红日，又有摊晒药物用的大匾，此皆非雷公法。唯左下紫衣人双手在盆中浸洗，大概示意醋浸荜拨。右上一人持刀刮削药材，大概是示意“刮去皮粟子令净”。

4.《本草原始》：该书“荜拨”（图15）绘两个果穗形。圆柱形，稍有弯曲。基部有果梗残余，表面如桑椹，密排小突起（浆果）。此即胡椒科荜拨*P. longum* L.的干燥果穗。

5.《植物名实图考》：该书“荜拨”（图21）所绘荜茇三株，叶大，卵圆形。但其花则零散绕茎而生，不成桑椹形。吴其濬引前人文，有“子亦如桑椹……叶似蕺叶”，其图反而不见有桑椹形之子（果实），不知何故？

【小结】

荜茇虽晚至宋初《开宝本草》才进入主流本草，但晋、唐之时早已应用本品入食或做药。古本草记载本品有出波斯、生岭南两类，原植物及功效皆同。宋《本草图经》等所载形态，与胡椒科胡椒属荜拔 *Piper longum* L.相符。《本草图经》有准确的原植物插图。《本草原始》有写生绘制的药材图，其来源均为荜茇*P. longum* L.。

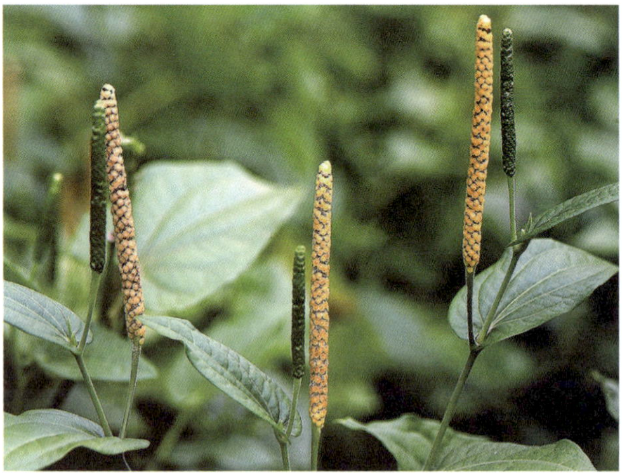

图 23　荜拔 *Piper longum*

14–21　蒟酱

【品图】

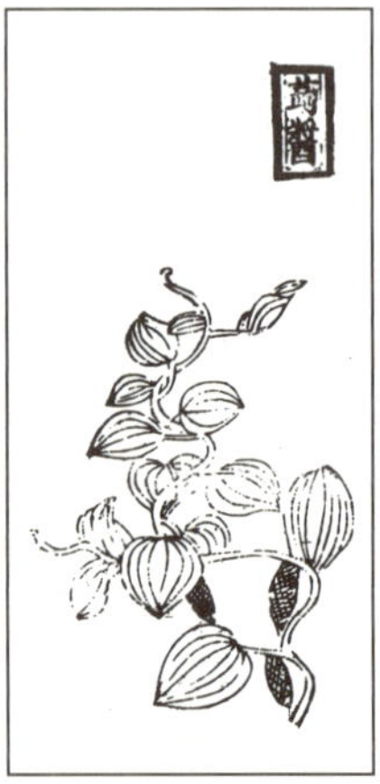

图 1　图经（大）·蒟酱

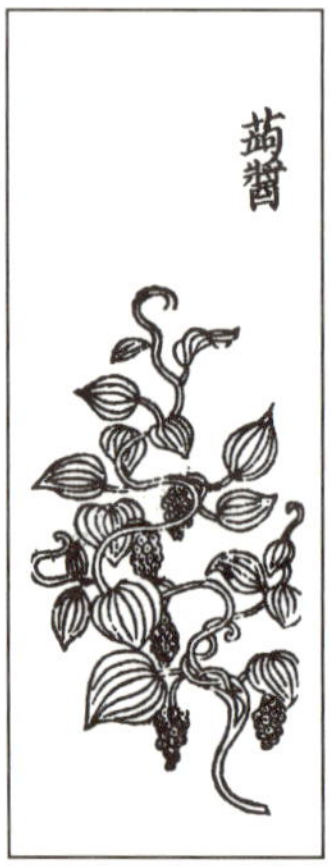

图 2　图经（政）·蒟酱

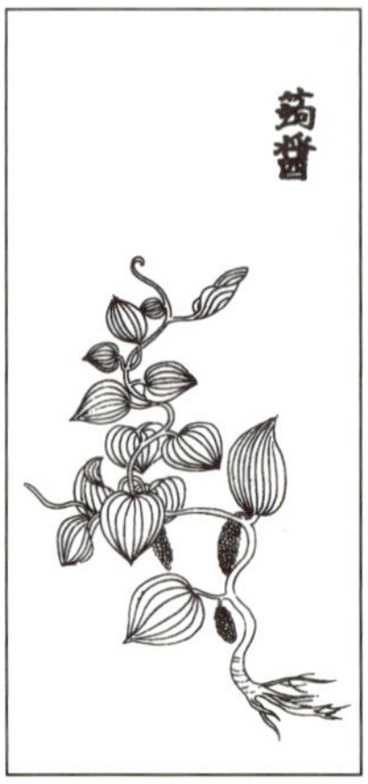

图 3　图经（绍）·蒟酱

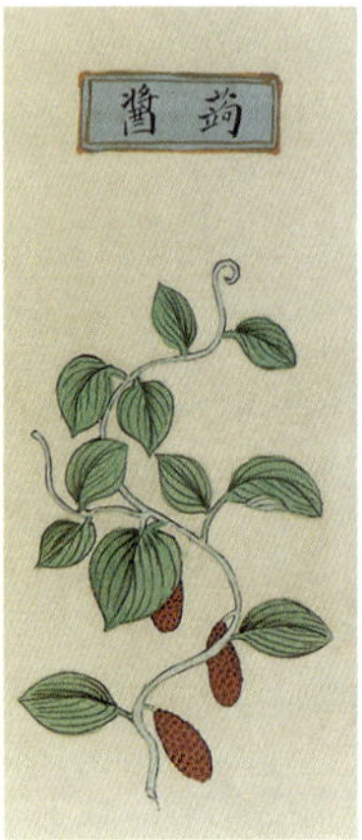

图 4　品汇·蒟酱

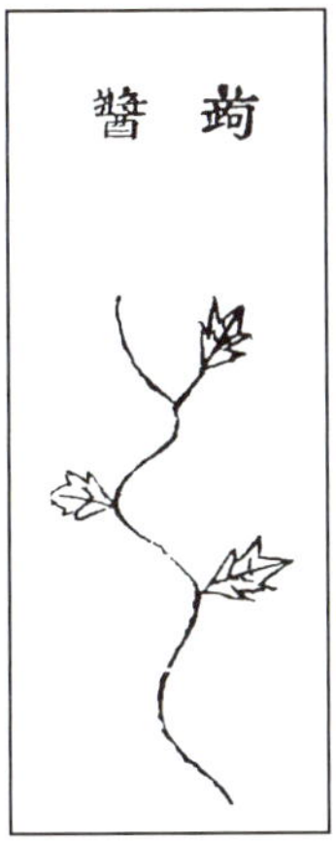

图 5　太乙·蒟酱

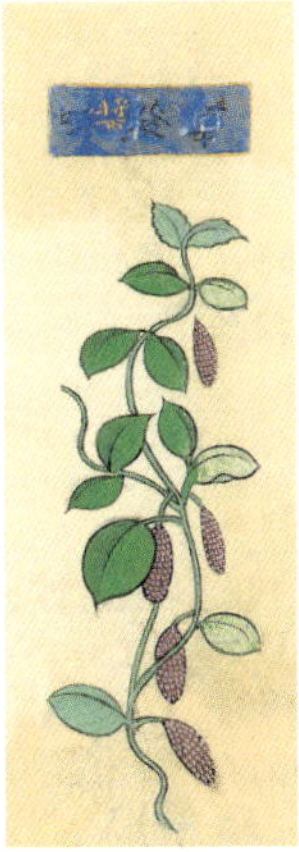
图 6　雷公·蒟酱

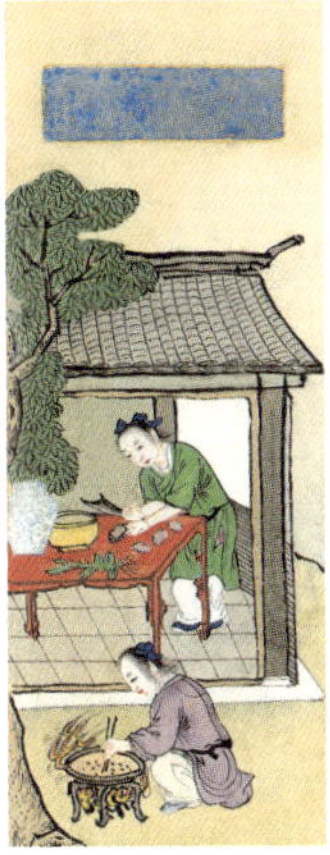
图 7　雷公·炮制蒟酱

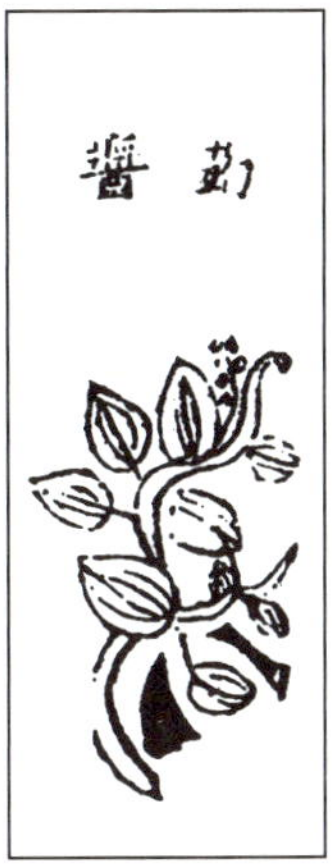
图 8　纲目（金）·蒟酱

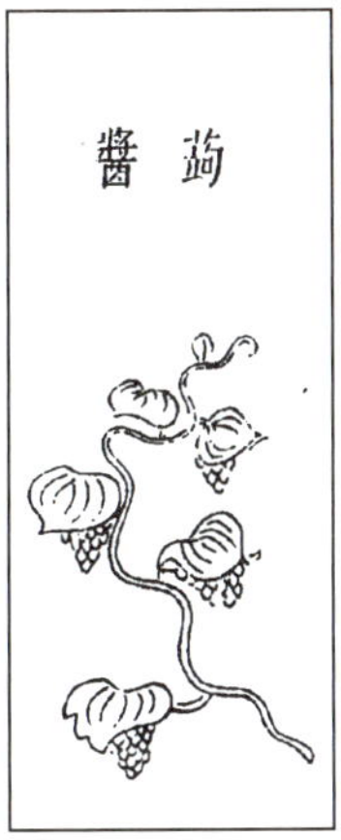

图 9　纲目（钱）·蒟酱

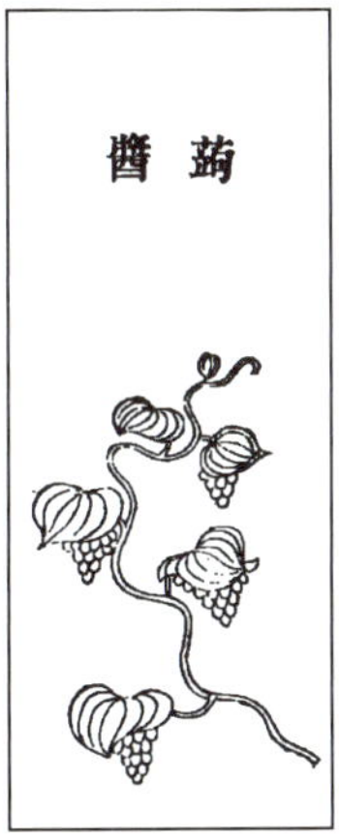

图 10　纲目（张）·蒟酱

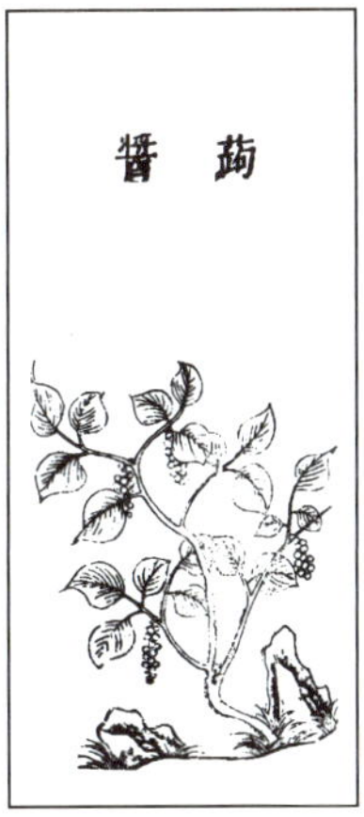

图 11　三才·蒟酱

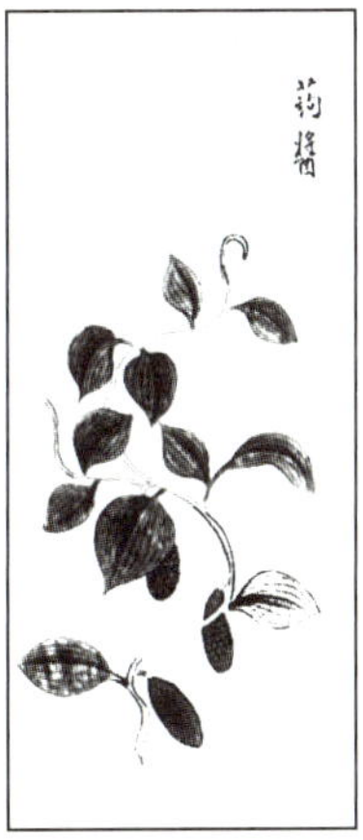
图 12　金石·蒟酱

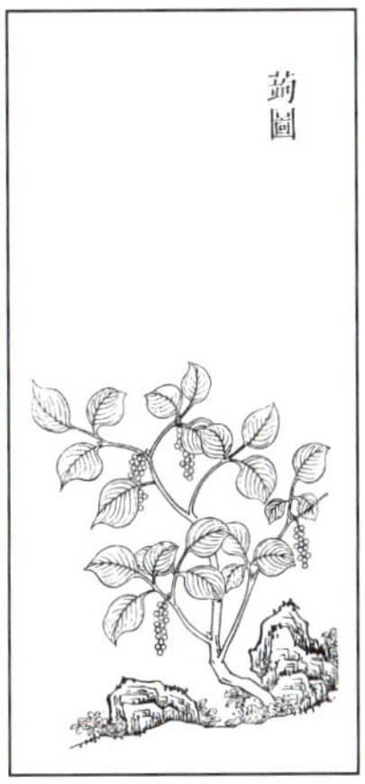

图 13　草木典·蒟图

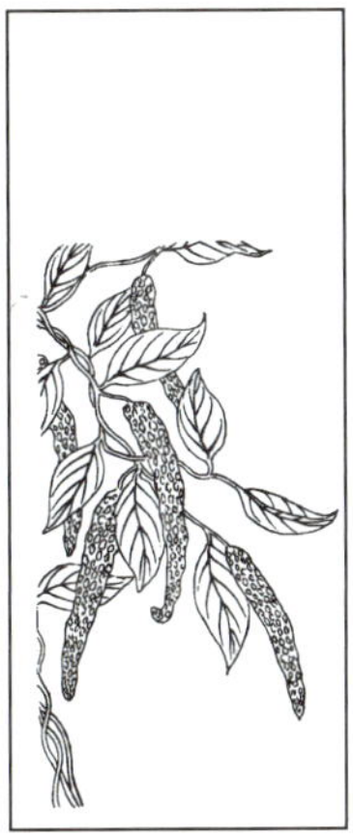
图 14　图考·蒟酱

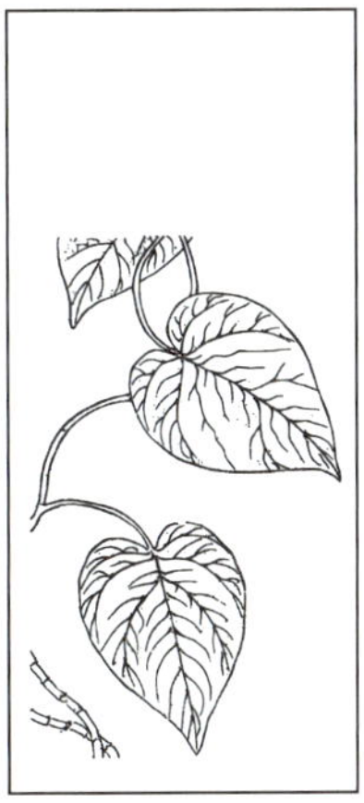
图 15　图考·蒌叶

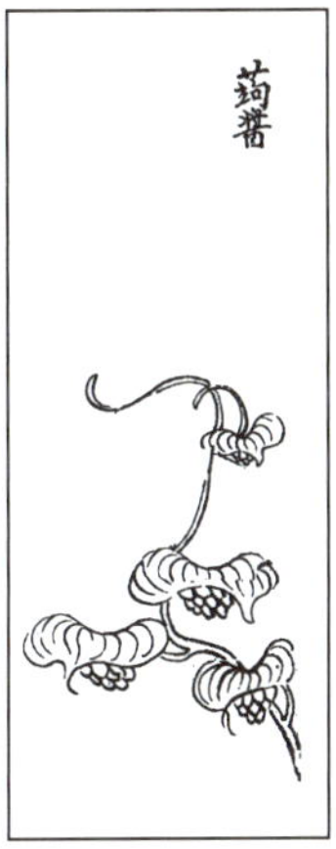

图 16　图说·蒟酱

本品16图，取自14书，其中4幅彩图。有承继关系及仿绘图仅1个书类。

《本草图经》：该书的“蒟酱”图分别存于《大观本草》（图1）、《政和本草》（图2）、《绍兴本草》（图3）。其中《大观》《绍兴》均为3个果穗，《政和》为5个果穗，余皆相同。今以流传最多的《政和》图2为《图经》图的代表。

仿绘该图的彩色图有《本草品汇精要》“蒟酱”（图4），该图仿绘《大观》图1或《绍兴》图3，其果穗3枚，皆敷以紫红色。此后的《补遗雷公炮制便览》“蒟酱”（图6）可能兼参了《政和》图2，绘有5个果穗，果穗红褐色。《金石昆虫草木状》“蒟酱”（图12）则仿绘自《品汇》图4。

仿绘该图的墨线图有：《本草纲目》金陵本“蒟酱”（图8）的藤、叶均参照《图经》仿绘，但大大简化，仅在藤尖绘一松散直立的穗状花序。《纲目》钱本“蒟酱”（图9）未取金陵本误图，另据《图经》图加以简化。该图虽仅一藤5叶，但每叶一果穗，突出了蒟酱穗状花序与叶对生的特点。所惜果穗全绘成葡萄串状，有失其真。《纲目》张本“蒟酱”（图10）、《本草简明图说》“蒟酱”（图16）均仿绘钱本图9。另《三才图会》“蒟酱”（图11）仿绘《图经》图，但将原一根藤改绘为生长在土石中的多分枝的藤本植物。叶片多绘成三小叶状，穗状花序不与叶对生，多长在分枝处。此画师不懂原植物特点，随意处理。《古今图书集成·草木典》“蒟图”（图13）又仿绘《三才》图11，再加润饰。

以上16图中，有11幅属仿绘或改绘图，还有5幅原创图（图2、5、7、14、15），详见下“鉴药”项。

【文录】

晋《南方草木状》卷上“蒟酱” 蒟酱，荜茇也。生于蕃国者大而紫，谓之荜茇。生于沓禺者小而青，谓之蒟焉，可以为食，故谓之酱焉。交趾、九真人家多种。蔓生。

唐《唐本草》（见《证类》卷9“蒟酱”） ……生巴蜀。（《唐本》注云：《蜀都赋》所谓流味于番禺者。蔓生，叶似王瓜而厚大，味辛香，实似桑椹，皮黑肉白。西戎亦时将来，细而辛烈，或谓二种。交州、爱州人云蒟酱，人家多种，蔓生。子长大，谓苗为浮留藤。取叶合槟榔食之，辛而香也……）

唐末《海药本草》（同上） 《海药》云：谨按《广州记》云：波斯国文，实状若桑椹，紫褐色者为上，黑者是老不堪。黔中亦有，形状相似，滋味一般……近多黑色，少见褐色者也。

宋《本草图经》（同上） 《图经》曰：蒟（音矩）酱，生巴蜀，今夔川、岭南皆有之。昔汉武使唐蒙晓谕南越，南越食蒙以蒟酱。蒙问所从来，答曰：西北牂牁江广数里，出番禺城下。武帝感之，于是开牂牱、越嶲也。刘渊林注《蜀都赋》云：蒟酱，缘木而生。其子如桑椹，熟时正青，长二三寸。以蜜藏而食之，辛香。温调五藏。今云蔓生，叶似王瓜而厚大，实皮黑，肉白，其苗为浮留藤，取叶合槟榔食之，辛而香也。两说大同小异。然则渊林所云乃蜀种。如此，今说是海南所传耳。今惟贵荜拨而不尚蒟酱，故鲜有用者。

明《本草纲目》卷14“蒟酱”【释名】蒟子（《广志》）、土荜茇（《食疗》）。苗名扶恶士、蒌藤。【时珍曰】按嵇含云：蒟子可以调食，故谓之酱，乃荜茇之类也。故孟诜《食疗》谓之土荜茇。其蔓叶名扶留藤，一作扶檑，一作浮留，莫解其义。蒌则留字之讹也。【集解】【时珍曰】蒟酱，今两广、滇南及川南、渝、泸、威、茂、施诸州皆有之。其苗谓之蒌叶，蔓生依树，根大如筋。彼人食槟榔者，以此叶及蚌灰少许同嚼食之，云辟瘴疠，去胸中恶气。故谚曰：槟榔浮留，可以忘忧。其花实即蒟子也。按嵇含《草木状》云：蒟酱即荜茇也。生于蕃国者大而紫，谓之荜茇。生于番禺者小而青，谓之蒟子。本草以蒟为蒌子，非矣。蒌子一名扶留，其草形全不相同。时珍窃谓蒟子蔓生，荜茇草生，虽同类而非一物，然其花实气味功用则一也。嵇氏以二物为一物，谓蒟子非扶留，盖不知扶留非一种也。刘欣期《交州记》云：扶留有三种：一名获扶留，其根香美；一名扶留藤，其味亦辛；一名南扶留，其叶青味辛是矣。今蜀人惟取蒌叶作酒曲，云香美。

清《植物名实图考》卷25“蒟酱” 按《汉书·西南夷传》：南粤食唐蒙蜀枸酱，蒙归问蜀贾人，独蜀出枸酱。颜师古注：子形如桑椹，缘木而生，味尤辛。今石渠则有之。此蜀枸酱见传纪之始。《南方草木状》则以“生番国为荜茇，生番禺者谓之蒟。交趾、九真人家多种，蔓生。”此交滇之蒟见于纪载者也……今岭南人但取其叶食之，谓之蒌，而不用其实，此则以蒟子及蒌叶为一物矣。考《齐民要术》扶留所引《吴录》《蜀记》《交州记》皆无即蒟之语，唯《广州记》云：“扶留藤缘树生，其花实即蒟也，可以为酱。”始以扶留为蒟。但《交州记》扶留有三种，一名南扶留，叶青，味辛，应即今之蒌叶。其二种曰获扶留，根香美，曰扶留藤，味亦辛。《广州记》所谓花实即蒟者，不知其叶青味辛者耶？抑藤根香辛者耶？是蒟子即可名扶留，而与蒌叶一物与否，未可知也。诸家所述蒟子形味极详，而究未言蒟叶之状。宋景文《益部方物略记》蒟赞云：“叶如王瓜，厚而泽”。又云，“或言即南方扶留藤，取叶合槟榔食之。”玩赞词并未及叶，而“或谓”云云，盖阙疑也。唐苏恭说与郑渔仲同，苏颂则以渊林之说为蜀产，苏恭之说为海南产，李时珍则直断蒟、蒌一物无疑矣。夫“枸独出蜀”一语，已断定所产。流味番禺，乃自蜀而粤，故云流味，非粤中所有明矣。余使岭南及江右，其贲灰、蒌叶、槟榔三物，既合食之矣。抚湖南则长沙不能得生蒌，以干者裹食之；求所谓芦子者，乌有也。及来滇，则省垣茶肆之累累如桑椹者，殆欲郄车而载，而蒌叶又乌有也。考云南旧志，元江产芦子，山谷中蔓延丛生，夏花秋实，土人采之，日干收货。蒌叶，元江家园遍植，叶大如掌，累藤于树，无花无实，冬夏长青，采叶合槟榔食之，味香美；一则云夏花秋实，一则云无花无实。二物判然。

以土人而纪所产，固应无妄。余遣人至彼，生致蒌叶数丛，叶比岭南稍瘦，辛味无别，时方五月，无花跗也。得芦子数握。土人云：四五月放花，即似芦子形，七月渐成实，盖蒌叶园种可栽以饷；而芦子产深山老林中，蔓长故但摘其实……《本草纲目》引嵇氏之言《本草》以蒟为蒌子，非矣。其说确甚，后人辄易之，故详着其别。盖蒟与荜茇为类,不与蒌为类……又李时珍引《南方草木状》云《本草》以蒟为蒌子,非矣。蒌子一名扶留草,形全不同。今本并无此数语。《唐本草》始著蒟酱,嵇氏所谓《本草》,当在晋以前，抑时珍误引他人语耶？染皂者以芦子为上色,《本草》亦所未及。

清《植物名实图考》卷25"蒌叶" 蒌叶生蜀、粤及滇之元江诸热地。蔓生有节,叶圆长光厚,味辛香。翦以包槟榔食之。《南越笔记》谓遇霜雪则萎,故昆明以东不植。古有扶留藤，扶留急呼则为蒌，殆一物也。医书及传纪，皆以为即蒟，说见彼。滇之蒌种于园，与粤同，重芦而不重蒌，故志蒌不及粤之详。茎味同叶，故《交州记》云藤味皆美。

【鉴药】

"蒟酱"收载于《唐本草》。作为香料、调料,本品的历史可以上溯到《史记》《汉书》，最早称之为"枸酱"。早期"枸酱"因无准确形态描述，后世注家对其来源有多种不同的解释。"枸酱"即"蒟酱",是其来源的一种。后世讨论蒟酱来源,多以晋·嵇含《南方草木状》为主，兼参后世本草所载。嵇含云："蒟可以为食，故谓之酱焉。"本品的叶多称为"蒌叶"，南方某些地区常用来包裹蚌灰、槟榔同咀嚼，但少见药用。其果穗蒟子亦极少见于医方书。

本品古代产区最早有二,一为巴蜀，二为岭南。此外也从"蕃国"进口。《南方草木状》云"交趾、九真人家多种"。《唐本草》云"交州、爱州人云蒟酱,人家多种"。《本草图经》云"今夔川、岭南皆有之"。至宋代则以"海南所传"为主。

关于蒟酱的来源，学界颇多争议。《南方草木状》仅简单记载"蔓生""可以为食"。《唐本草》则云："蔓生，叶似王瓜而厚大，味辛香，实似桑椹，皮黑肉白。西戎亦时将来，细而辛烈，或谓二种。交州、爱州人云蒟酱，人家多种，蔓生。子长大，谓苗为浮留藤。"苏颂《本草图经》引刘渊林注《蜀都赋》，云"蒟酱，缘木而生。其子如桑椹，熟时正青，长二三寸。以蜜藏而食之，辛香"。然后苏颂又引了《唐本草》之说，并认为"两说大同小异。然则渊林所云乃蜀种如此，今说是海南所传耳。"其中刘渊林之说重在用"子"（果穗）,《唐本草》之说重在用叶。至宋代"惟贵荜拨而不尚蒟酱，故鲜有用者"。综合以上众说，今各种植物及中药工具书皆订本品之名为胡椒科胡椒属植物蒌叶*Piper betle* L.。

蒌叶之"蒌",经考证在左思《蜀都赋》称"蒟"（蒟酱）,在《吴都赋》依粤地称"扶留”（扶留，后世急呼为“蒌”，云南则音转为“芦”，蒌、芦双声）。[1]因名称用字不同引起的考证的混乱自古至今都存在。李时珍在本品“集解”中指出“蒟酱，今两广、滇南及川南、渝、泸、威、茂、施诸州皆有之。其苗谓之蒌叶，蔓生依树，根大如箸……其花实即蒟子也。”时珍引用的古本《南方草木状》中，有不见于今本的一句话：“本草以蒟为蒌子，非矣。蒌子一名扶留，其草形全不相同。”可见古代就因名称不同，产生植物来源的争议。李时珍曰：“窃谓蒟子蔓生，荜茇草生，虽同类而非一物，然其花实气味功用则一也。嵇氏以二物为一物，谓蒟子非扶留，盖不知扶留非一种也。”这就指出了蒟子（蒟酱）与荜拨并非一物，而扶留不是单一植物，除作蒟酱别名外，还有数种同名植物。

前辈学者关于蒟酱已有深入的考证，提出了许多新见解。例如李惠林认为《史记》《汉书》里的“枸酱”并非后世的蒟酱（蒌叶*Piper betle*），而是黑胡椒（*Piper nigrum* L.）。李氏还指出应该重视古代对蒟酱有过亲自考察的宋·郑樵、清·吴其濬的许多新见解。这些讨论意见集中反映在《南方草木状考补》一书，本书不赘。

1.《本草图经》：该书“蒟酱”（图2）为藤本，叶阔卵形，基出叶脉数条。其穗状花序与叶对生，长度与叶相近，可能表现的是雄花序。据此图形状，此与胡椒科蒌叶*P. betle*相符。

2.《太乙仙制本草药性大全》：该书“蒟酱”（图5）为一蔓草，细若线的茎弯曲，有叶互生。叶近似掌状分裂。原植物不明，但绝对不属于蒟酱或其同类品的示意图。

3.《补遗雷公炮制便览》：该书“蒟酱”条有“雷公云”，其内容为：“凡采得后，以刀刮上粗皮便捣，用生姜自然汁拌之，蒸一日，出，用日晒干。修事五两，用生姜汁五两，蒸干为度。”但其“炮制蒟酱”（图7）并未完全按此法绘出捣、蒸、晒法。画师甚至不知道蒟酱的模样。屋内一人，一手持刀，一手握着手掌大小的卵圆形物，示意刮去粗皮。此椭圆形物大概示意为蒟子。然蒟子为细长略弯曲的半圆柱形，非卵圆形。室外一人，用小火拌炒药物，但雷公法并无此程序。

4.《植物名实图考》：该书有图两幅。其中“蒟酱”（图14）绘一藤本植物，叶长椭圆形，先端尖，其果穗长圆柱形，略弯曲，与叶对生。李惠林认为此乃胡椒科胡椒属植物滑果蒌*Piper betle* L. var. *psilocarpa* C. DC.，[2]亦即蒌叶的变种。另一“蒌叶”（图15）亦为藤本，藤茎有节，叶阔卵形，顶端渐尖，基部心形。此与胡椒科植物蒌叶*P. betle*相符。该书“蒌叶”条云：“蒌叶生蜀、粤及滇之元江诸热地。蔓生有节，叶圆长光厚，味辛香。翦以包槟榔食之……古有扶留藤，扶留急呼则为蒌，殆一物也。医书及传纪，皆以为即蒟，说见彼。”同书“蒟酱”条云：“蒌叶，元江家园遍植，叶

1 中国科学院昆明植物研究所编：《南方草木状考补》，昆明：云南民族出版社，1991：116.

2 中国科学院昆明植物研究所编：《南方草木状考补》，昆明：云南民族出版社，1991：112.

大如掌，累藤于树，无花无实，冬夏长青，采叶合槟榔食之，味香美。”本图无花无实，与其说同。

【小结】

蒟酱作为香料、调料的历史可以上溯到汉代，但直到唐代蒟酱才正式进入本草。蒟酱的名称很多，影响到对其来源的探讨。根据《南方草木状》《唐本草》《本草图经》等书的记载，蒟酱为胡椒科胡椒属植物蒌叶*Piper betle* L.。后世极少用其果穗入药，多用其叶（蒌叶）包括槟榔嚼食。《本草图经》《植物名实图考》所绘插图均与蒌叶*P. betle*相符。

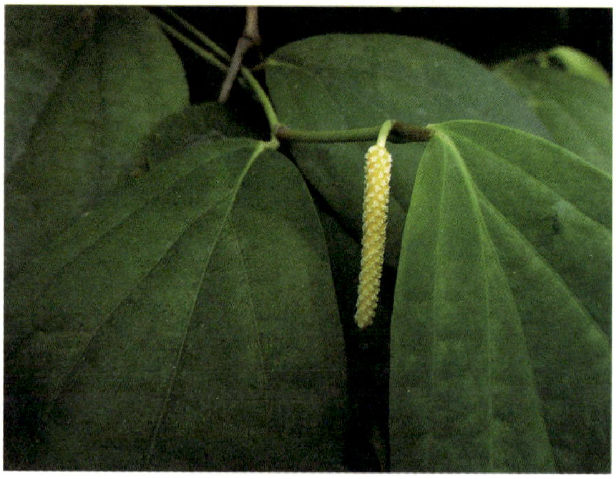

图17　蒌叶 *Piper betle*

14–22　肉豆蔻

【品图】

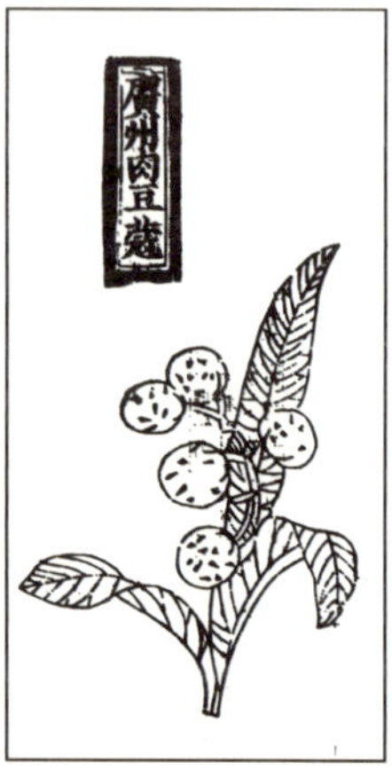

图1　图经（大）·广州肉豆蔻

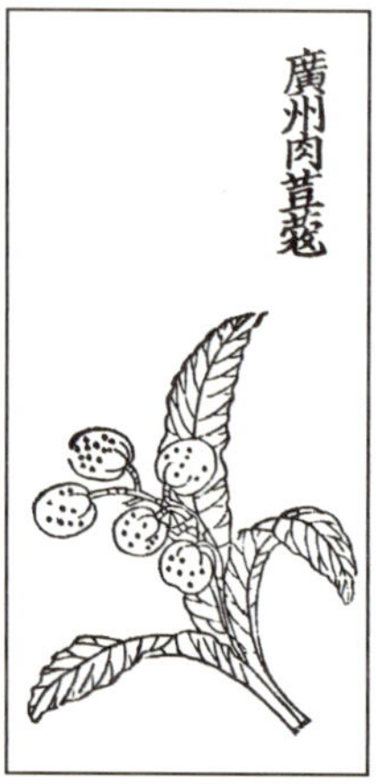

图2　图经（政）·广州肉豆蔻

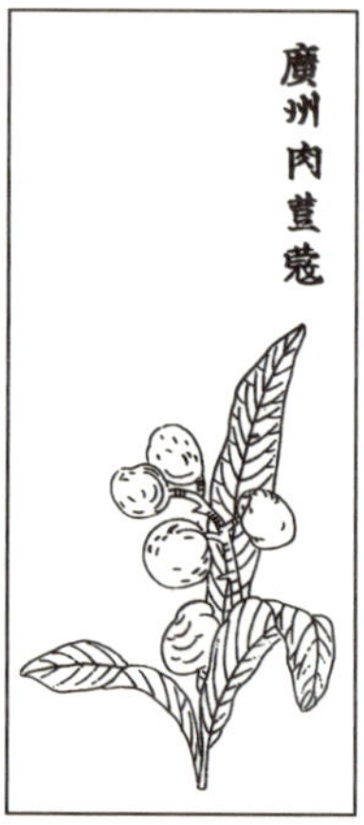

图3　图经（绍）·广州肉豆蔻

图4　歌括·肉豆蔻

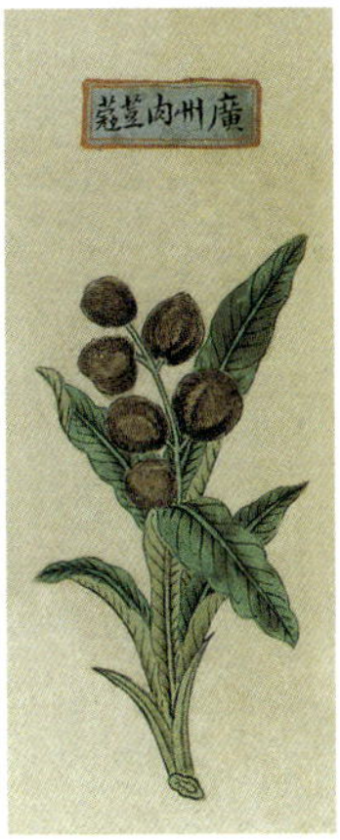

图 5　品汇·广州肉豆蔻

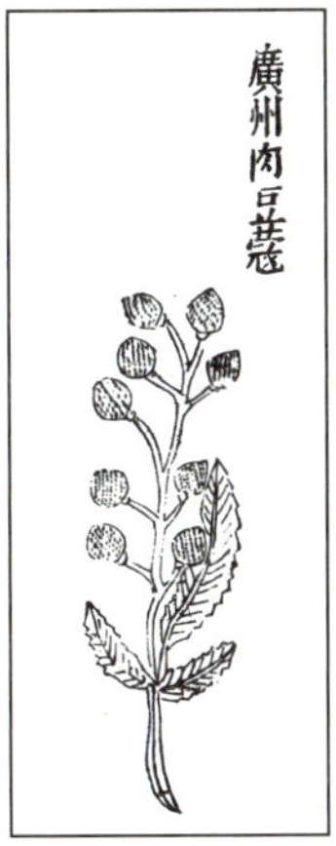

图 6　蒙筌·广州肉豆蔻

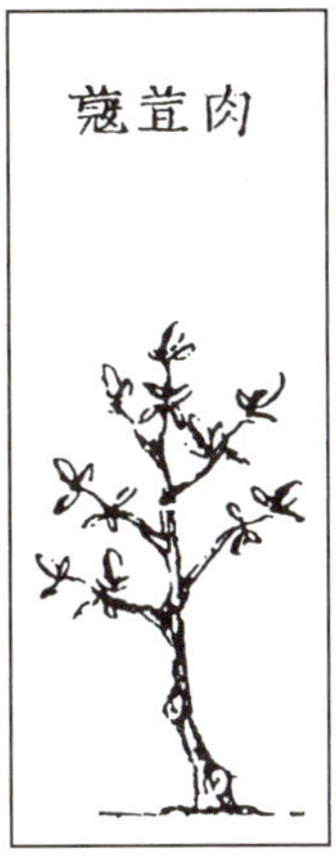

图 7　太乙·肉豆蔻

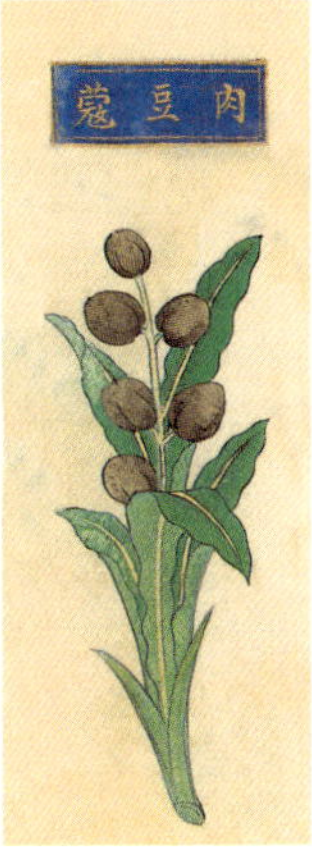

图 8　雷公·肉豆蔻

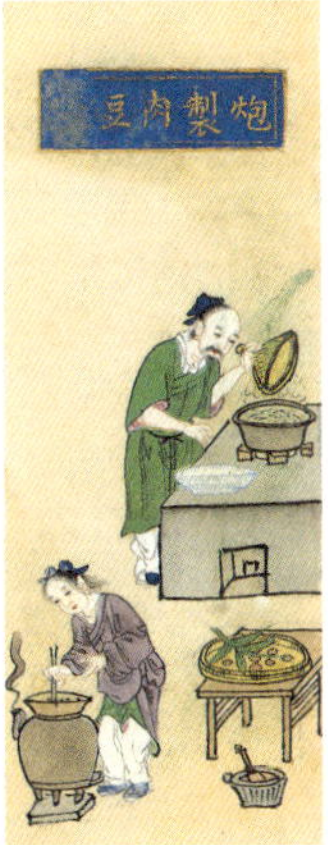

图 9　雷公·炮制肉豆蔻

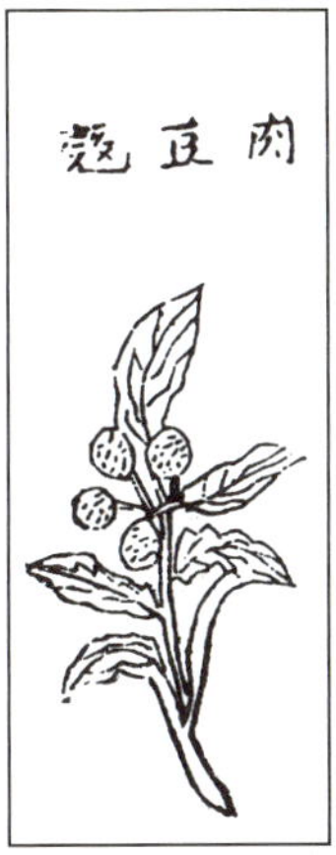

图 10　纲目（金）·肉豆蔻

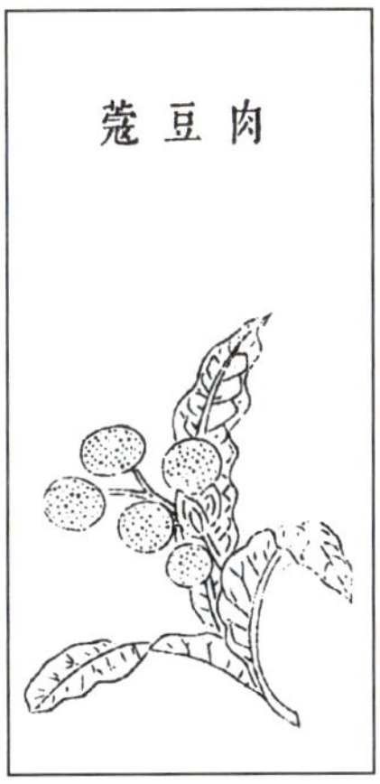

图 11　纲目（钱）·肉豆蔻

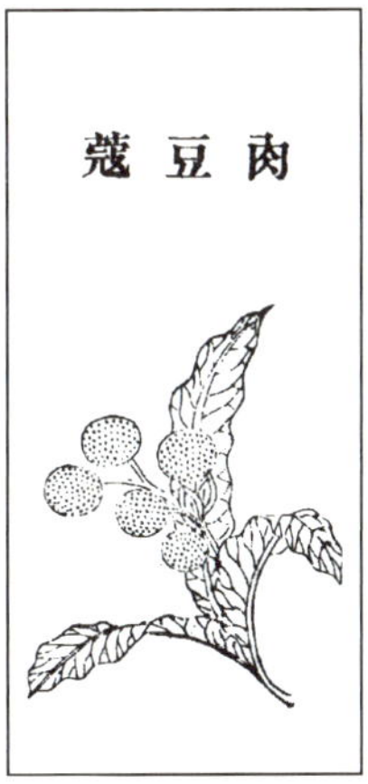

图 12　纲目（张）·肉豆蔻

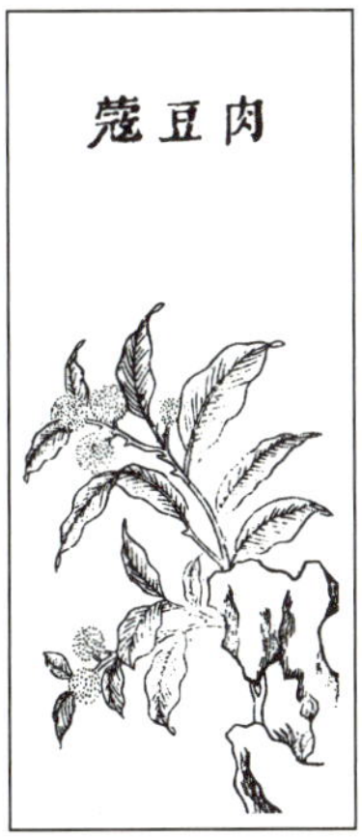

图 13　三才·肉豆蔻

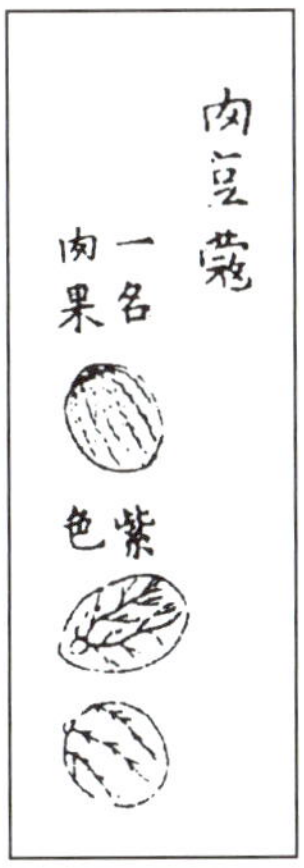

图 14　原始·肉豆蔻

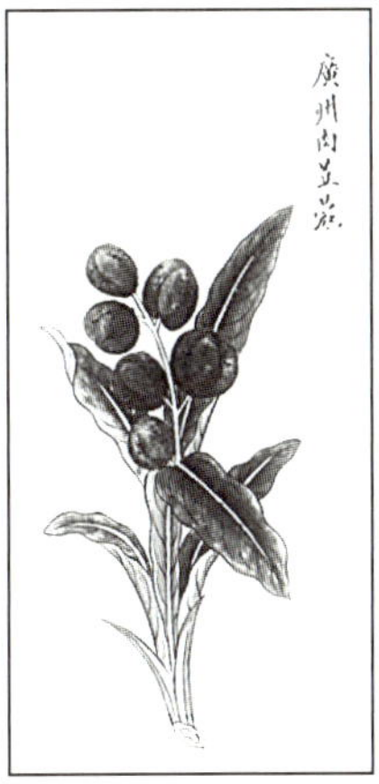

图 15　金石·广州肉豆蔻

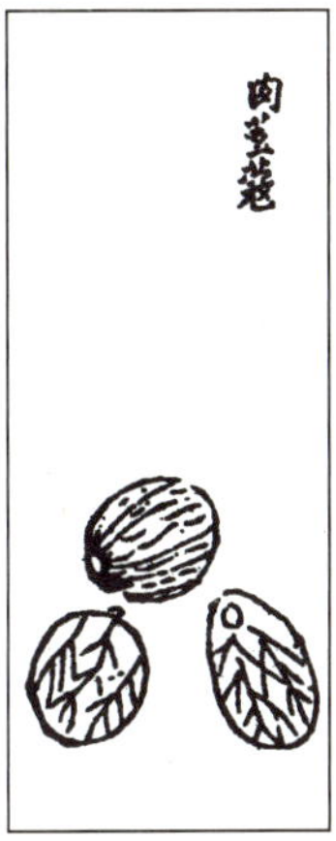

图 16　汇言·肉豆蔻

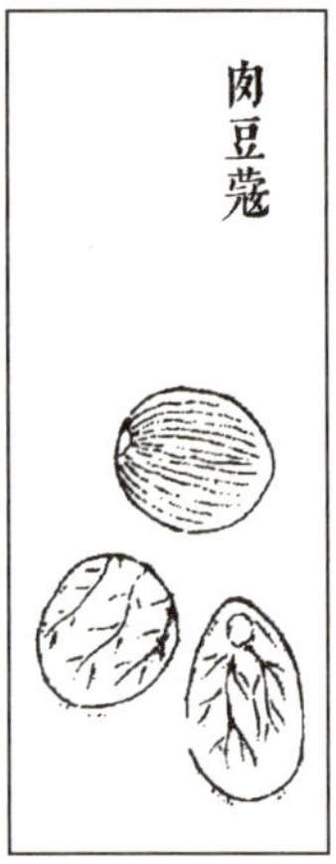

图17 本草汇·肉豆蔻

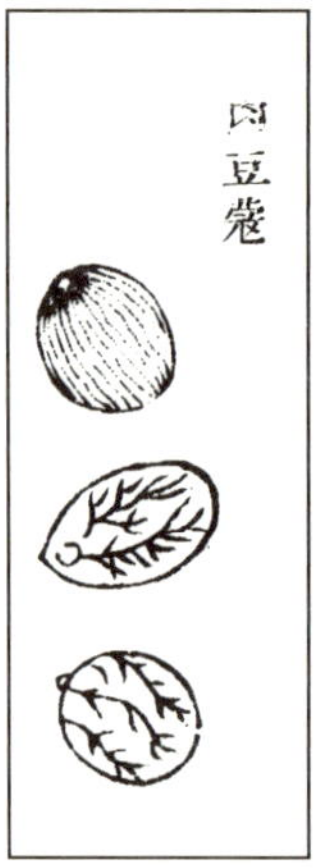

图18 类纂·肉豆蔻

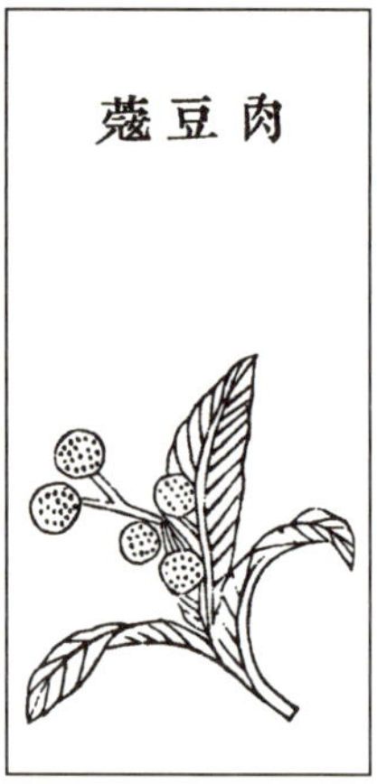

图19 备要·肉豆蔻

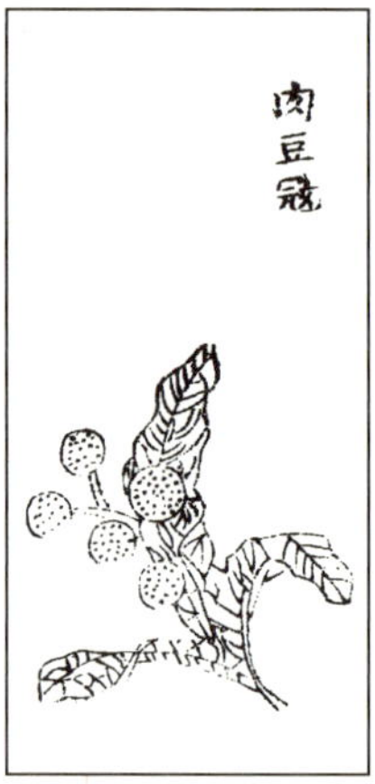

图20 求真·肉豆蔻

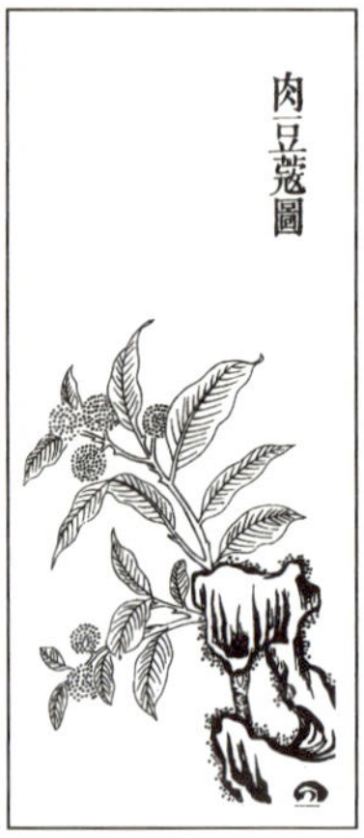

图21 草木典·肉豆蔻图

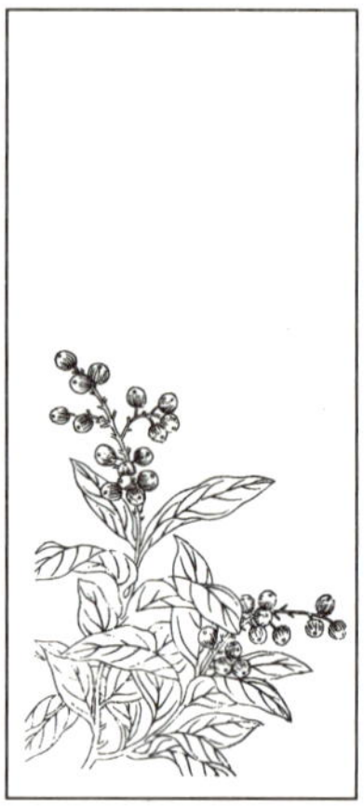

图22 图考·肉豆蔻

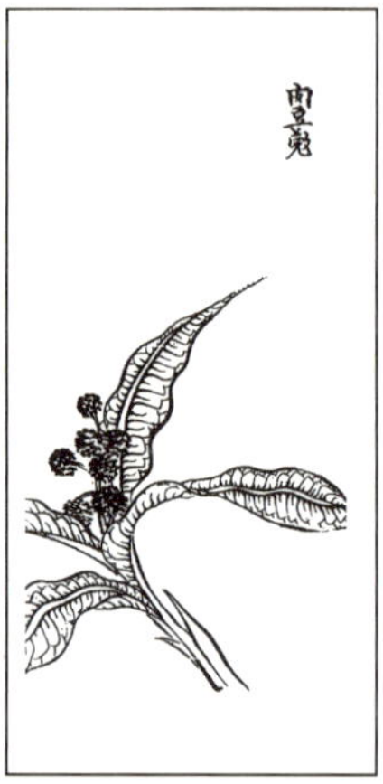

图23 图说·肉豆蔻

本品23图，取自22书，其中4幅彩图。有承继关系及仿绘图可分以下2个书类。

《本草图经》：该书的“广州肉豆蔻”图分别存于《大观本草》（图1）、《政和本草》（图2）、《绍兴本草》（图3）。此三传本药图大同小异。今以《政和》图2为《图经》图的代表。

仿绘该图的彩色图有：《本草品汇精要》“广州肉豆蔻”（图5）的果实大概是按药材之色绘制，呈灰黑色。此后《补遗雷公炮制便览》“肉豆蔻”（图8）、《金石昆虫草木状》“广州肉豆蔻”（图15）均仿绘《品汇》图5。

仿绘该图的墨线图有：《本草歌括》“肉豆蔻”（图4）将原图高度简化，线条简陋死板。《本草蒙筌》“广州肉豆蔻”（图6）仿绘时将短于叶片长度的果穗升高，高出叶片几乎一倍。《本草纲目》金陵本“肉豆蔻”（图10）基本保持了原图的主要特点。《纲目》钱本“肉豆蔻”（图11）未仿金陵本，而是较好地仿绘了《图经》原图。《纲目》张本图12再加修润。清代《本草备要》图19、《本草求真》图20、《本草简明图说》图23均仿绘自钱本图。《三才图会》“肉豆蔻”（图13）仿《图经》改绘，增加假山石背景，植株改为草本，果实改如杨梅状，全无坚果模样。《古今图书集成·草木典》“肉豆蔻图”（图21）又仿绘自《三才图会》图13。

《本草原始》：该书“肉豆蔻”（图14）的仿绘同名图有《本草汇言》图16、《本草纲目类纂必读》图18。另《本草汇》图17又仿绘《本草汇言》图16。

以上23图中，有18幅属仿绘或改绘图，还有5幅原创图（图2、7、9、14、22)，详见下“鉴药”项。

【文录】

唐《本草拾遗》（见《证类》卷9“肉豆蔻”） 陈藏器云：大舶来即有，中国无。

唐末《海药本草》（同上）《海药》云：谨按《广志》云：生秦国及昆仑。

宋《开宝本草》（同上） 其形圆小，皮紫紧薄，中肉辛辣。生胡国，胡名迦拘勒。

宋《本草图经》（同上）《图经》曰：肉豆蔻，出胡国，今惟岭南人家种之。春生苗，花实似豆蔻而圆小，皮紫紧薄，中肉辛辣。六月、七月采。

宋《本草衍义》卷10“肉豆蔻” 肉豆蔻对草豆蔻言之。去壳，只用肉。肉油色者佳，枯白，味薄，瘦虚者下等。

明《本草纲目》卷14“肉豆蔻”【释名】肉果（《纲目》）、迦拘勒。【时珍曰】花实皆似豆蔻而无核，故名。【集解】【时珍曰】肉豆蔻花及实状虽似草豆蔻，而皮肉之颗则不同。颗外有皱纹，而内有斑缬纹，如槟榔纹。最易生蛀，惟烘干密封则稍可留。

清《本草汇》卷10“肉豆蔻” 即肉果。生岭南。形类弹丸，油色肥实者佳。

【鉴药】

“肉豆蔻”首载于《开宝本草》。但在此之前，《雷公炮炙论》《药性论》《本草拾遗》等多种以前本草书中已经出现了该药。《海药本草》引用的晋代《广志》记述了其产地。今存《南方草木状》也在其他植物名下提到此名，但是否是今之肉豆蔻尚存争议。其中国名，寇宗奭认为“肉豆蔻对草豆蔻言之”，因为其壳内只有一团“肉”（种仁）。李时珍说其名是因“花实皆似豆蔻而无核，故名”。“无核”之说颇费解。本品收敛固涩，用治脾肾两虚之泄泻，又可温中行气。古今均用之不广。

本品由外国传入。《广志》云“生秦国及昆仑”。此处的“秦国”实为“大秦国”，即汉、晋时对罗马帝国（首都意大利罗马）的称呼。古代昆仑国有多处，多指今印度尼西亚及缅甸南部等地。陈藏器云“大舶来即有，中国无”。《开宝本草》笼统称为“胡国”，且云“胡名迦拘勒”。或考迦拘勒即阿拉伯语qaqulah之音译。[1]宋《本草图经》云“今惟岭南人家种之”。但据考此说于史无征。事实上除近年试种外，岭南从来未能栽种今之木本肉豆蔻，连交州也种不成。[2]古代长期无本土栽培品，导致对原植物认识的缺如，但对其商品药材的记载却相对详实。

宋《开宝本草》记载肉豆蔻果实“其形圆小，皮紫紧薄，中肉辛辣。”寇宗奭云：“肉油色者佳，枯白，味薄，瘦虚者下等。”李时珍云：“颗外有皱纹，而内有斑缬纹，如槟榔纹。”本品断面的纹理古代形容为“如槟榔纹”，现代形容为大理石纹理，这是鉴别肉豆蔻的特异性标志。据此可知本品为肉豆蔻科植物肉豆蔻*Myristica fragrans* Houtt.。对肉豆蔻的原植物，古本草罕有描述。《本草图经》云“花实似豆蔻”，李时珍云“花及实状虽似草豆蔻”，都是据传言。因为肉豆蔻是木本常绿乔木，与草本植物草豆蔻差之甚远。古本草图也很少有能正确反映肉豆蔻原植物形态者。

1.《本草图经》：该书的“广州肉豆蔻”（图2）仅绘一果枝从3叶包围之中伸出。其果序及果实颇类肉豆蔻，但其叶可弯曲，边缘波状，与肉豆蔻*M. fragrans* 并不相似。从该图无法判断是草本还是木本。有人将此图视为姜科植物益智*Alpinia oxyphylla* Miq.。[3]

2.《太乙仙制本草药性大全》：该书“肉豆蔻”（图7）绘的是一株小乔木，分枝叶片稀疏，或轮生，或对生 。无花、果。此图将肉豆蔻绘成木本，在古本草中仅此一家。但此外则无任何可证明此树是肉豆蔻的史料，故难判断其真实来源。

3.《补遗雷公炮制便览》：该书“肉豆蔻”条有“雷公云：凡使，须以糯米作粉，使热汤搜裹豆蔻，于煻灰中炮，待米团子焦黄熟，然后出，去米，其中有子取用。勿令犯铜。”“炮制肉豆蔻”（图9）似未完全按此法绘图。图上方绿衣人掀开锅上的笼盖，旁有大青花瓷盆，大概是示意已经在盆里有糯米粉，将要放入烧开的水，然后拌裹肉豆蔻。下方紫衣人在一热锅中用筷子在处理锅中物。此与雷公所云的“煻灰中炮”并不相同。疑绘图人并不一定知道“煻灰中炮”的实际操作。

4.《本草原始》：该书“肉豆蔻”（图14）绘3颗肉豆蔻果实。图注“一名肉果”“紫色”。最上面的一颗为带壳的果实，卵圆形，表面有浅纵纹。下面两颗为一纵一横两个断面，显示其断面的花纹。据此可知此即今肉豆蔻*M. fragrans* 的果实。

5.《植物名实图考》：该书“肉豆蔻”（图22）图示一枝条，叶长椭圆状披针形，枝顶有聚伞状的果序。小果圆形。此图的果序与该书“白豆蔻”图方式相似，与今肉豆蔻*M. fragrans* 果序相比，后者的雌花序仅着花1—2朵，其果不会似此图累累积

1 国家中医药管理局《中华本草》编委会：《中华本草》(3)，上海：上海科学技术出版社，1999：12.
2 中国科学院昆明植物研究所编：《南方草木状考补》，昆明：云南民族出版社，1991：200.
3 中国科学院昆明植物研究所编：《南方草木状考补》，昆明：云南民族出版社，1991：198-201.

于一枝。吴其濬在该药文字叙述中没有表述任何新见，只引述“李时珍云：花实如豆蔻而无核，故名”。因此该图所示原植物还有待进一步考订。

【小结】

肉豆蔻早在隋唐就已经进入本草。由于本品在古代主要由国外进口，故本草书记载最多的是其药用果实，对原植物的介绍极少且不准确。据本草中对肉豆蔻果实的描述，可知其为肉豆蔻科植物肉豆蔻*Myristica fragrans* Houtt.。《本草原始》准确绘制了肉豆蔻的药材图。《本草图经》“广州肉豆蔻”图或考为姜科植物益智*Alpinia oxyphylla* Miq.。《植物名实图考》的“肉豆蔻”图也不似肉豆蔻科植物，其基原还需进一步考订。

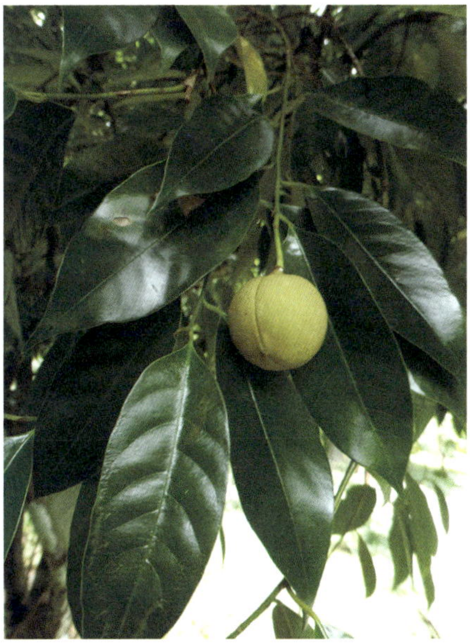

图 24　肉豆蔻 *Myristica fragrans* 果枝

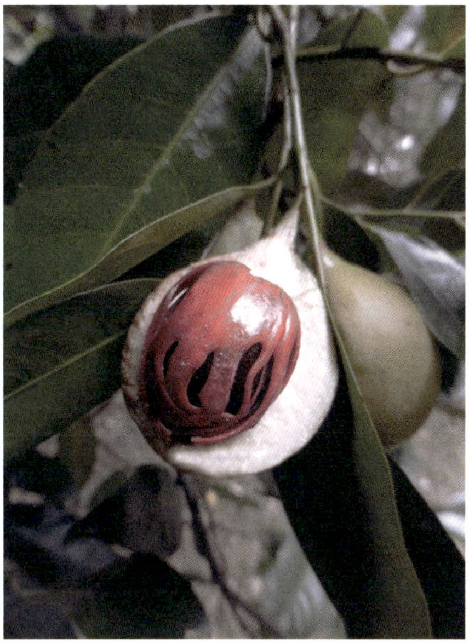

图 25　肉豆蔻 *Myristica fragrans* 果裂

14–23　补骨脂

【品图】

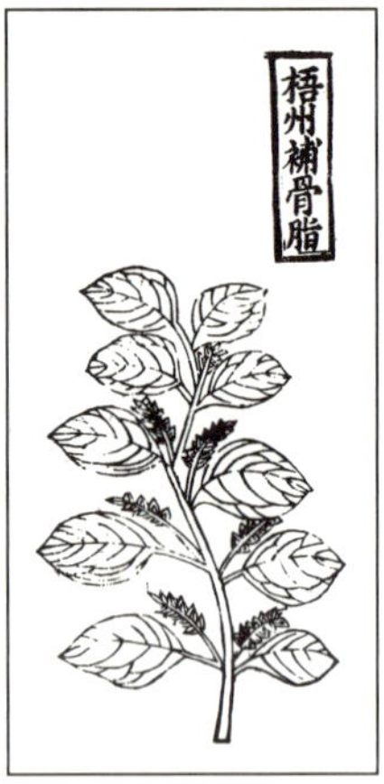

图 1　图经（大）· 梧州补骨脂

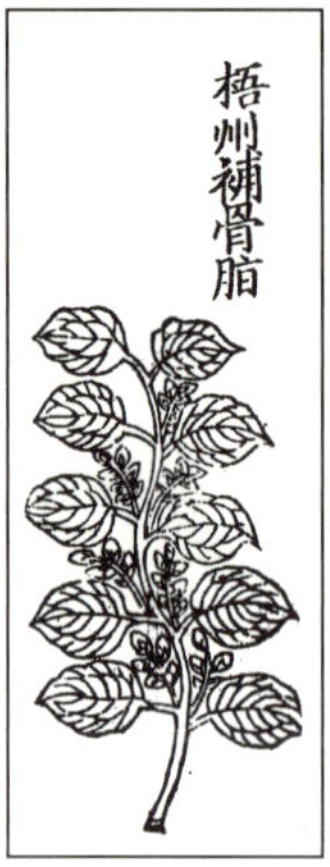

图 2　图经（政）· 梧州补骨脂

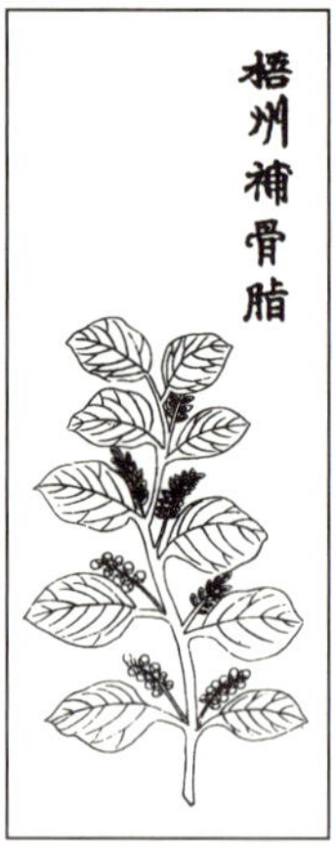

图 3　图经（绍）· 梧州补骨脂

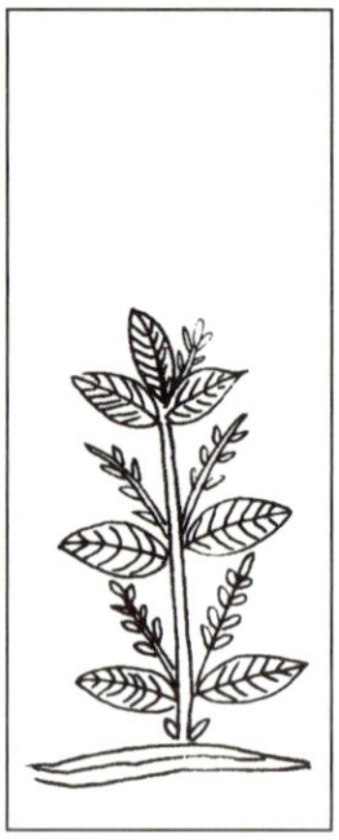

图 4　歌括 · 补骨脂

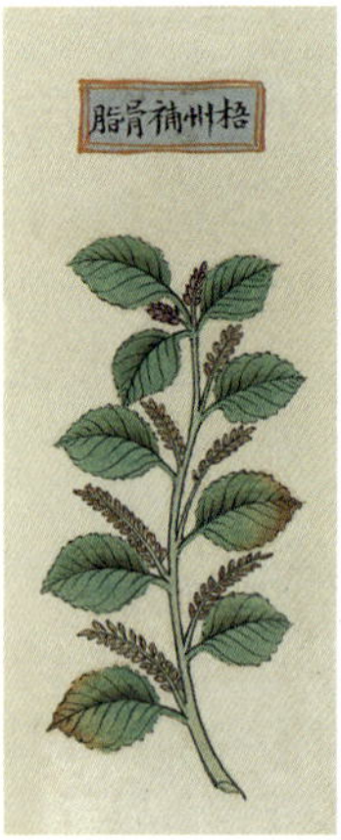

图 5　品汇 · 梧州补骨脂

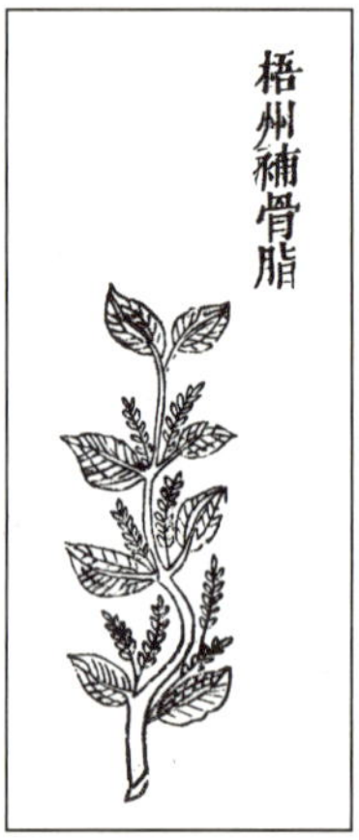

图 6　蒙筌 · 梧州补骨脂

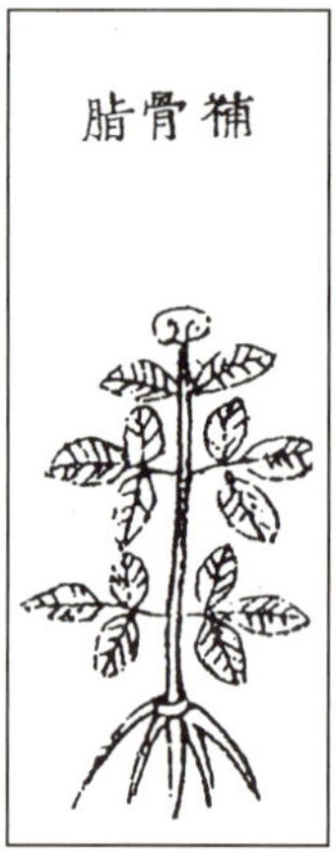

图 7　太乙 · 补骨脂

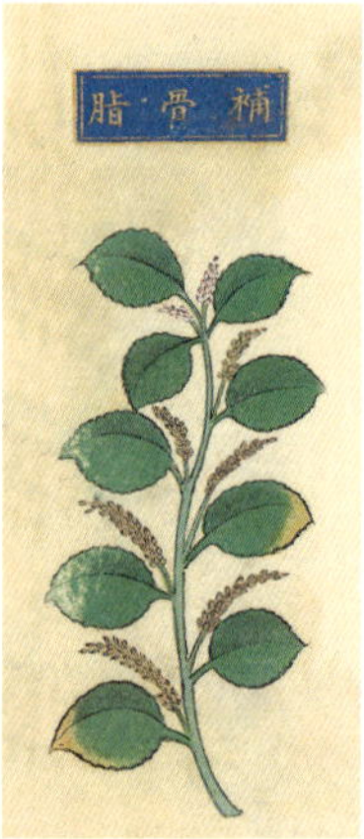

图 8　雷公 · 补骨脂

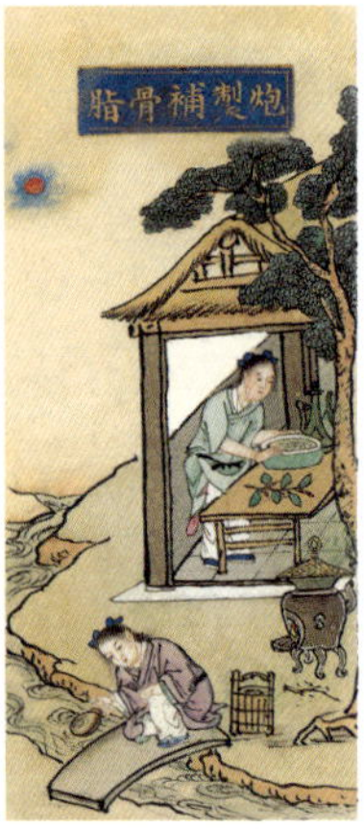

图 9　雷公 · 炮制补骨脂

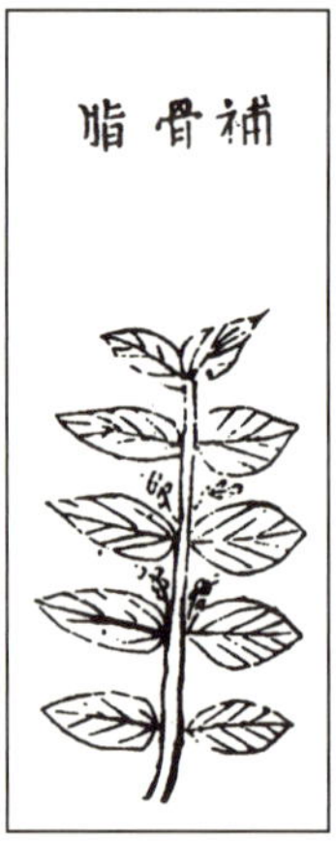

图 10　纲目（金）· 补骨脂

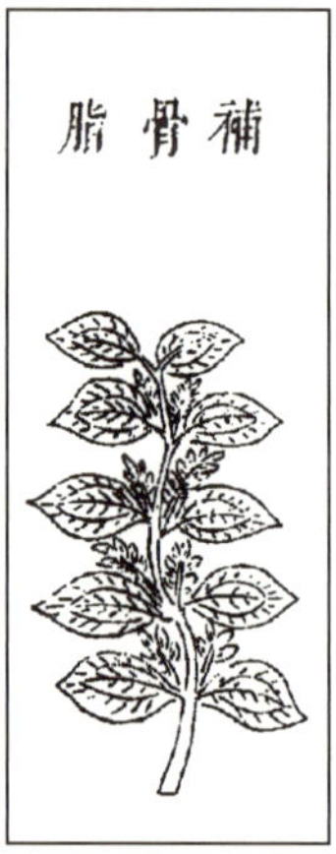

图 11　纲目（钱）· 补骨脂

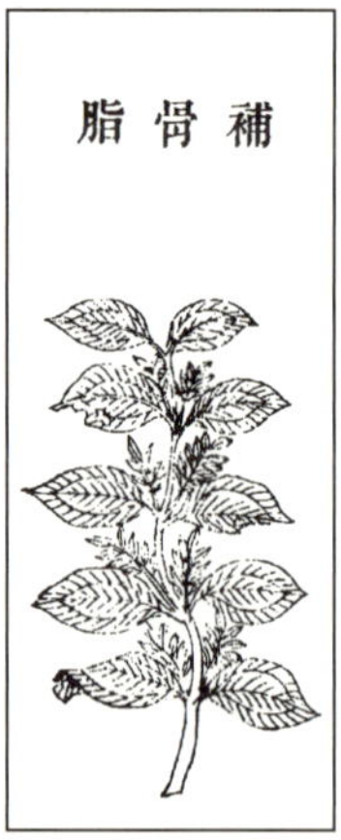

图 12　纲目（张）· 补骨脂

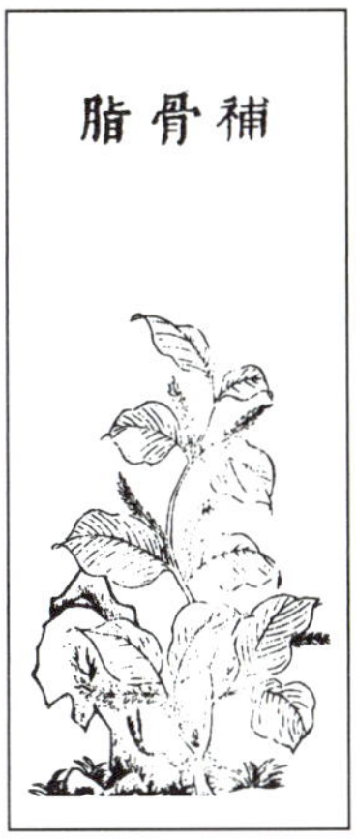

图 13　三才·补骨脂

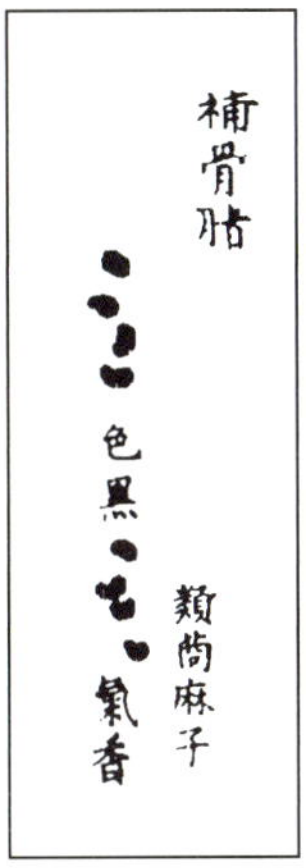

图 14　原始·补骨脂

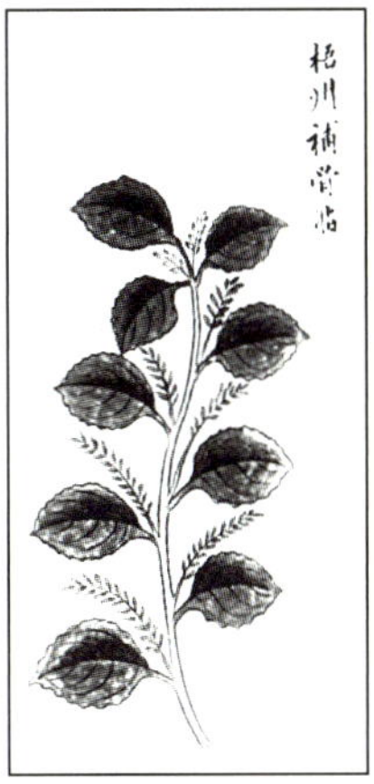

图 15　金石·梧州补骨脂

图 16　汇言·补骨脂

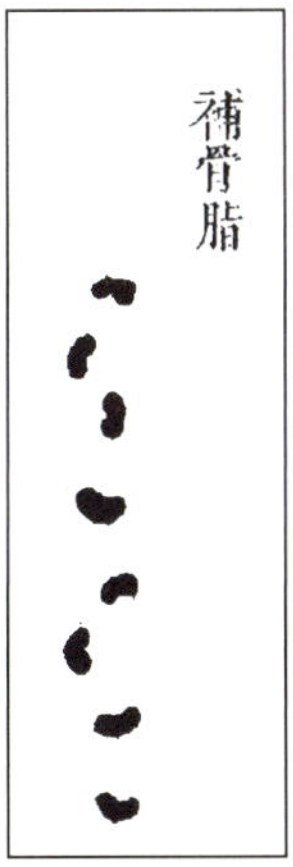

图 17　本草汇·补骨脂

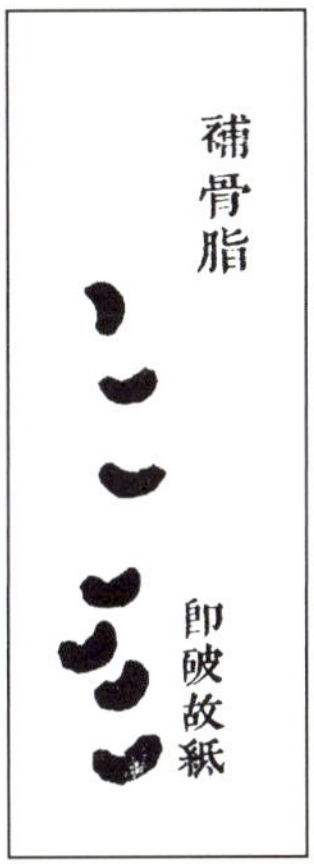

图 18　类纂·补骨脂

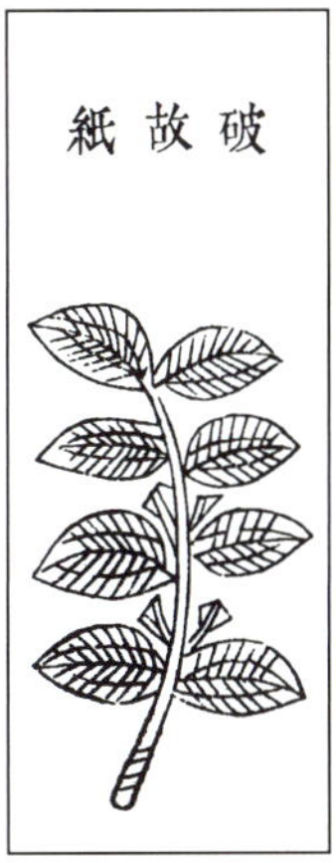

图 19　备要·破故纸

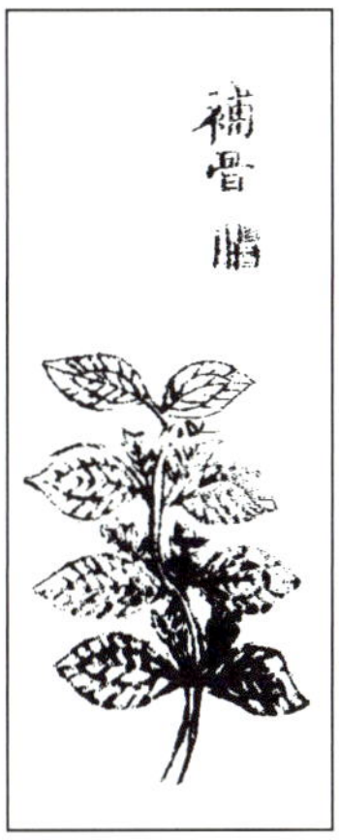

图 20　求真·补骨脂

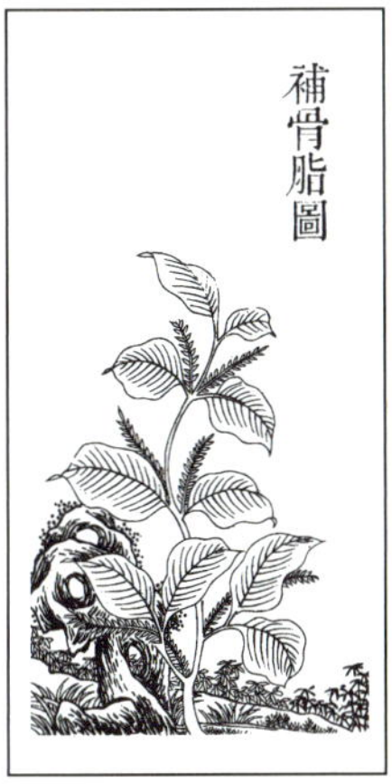

图 21　草木典·补骨脂图

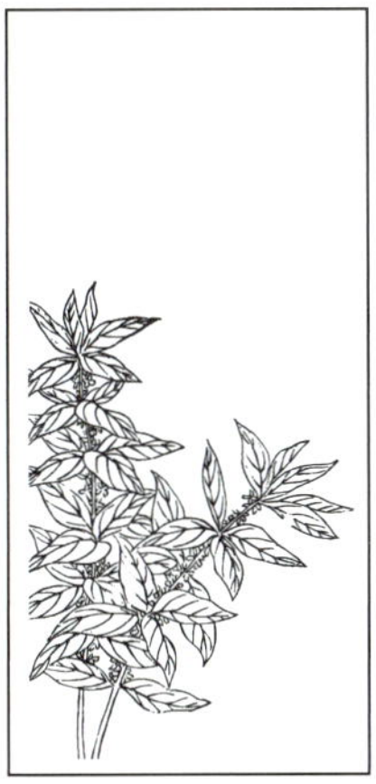

图 22　图考·补骨脂

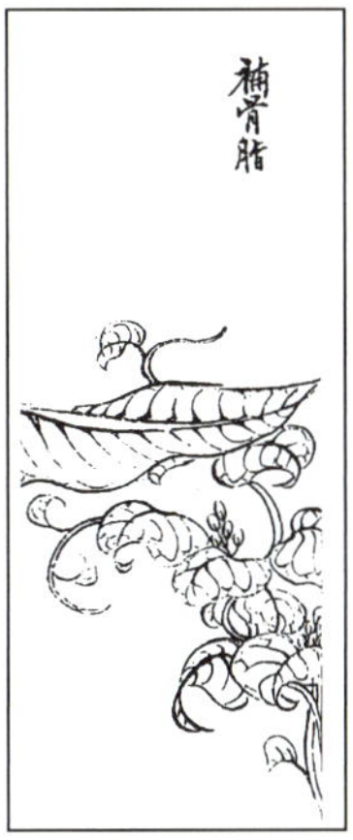

图 23　图说·补骨脂

本品23图，取自22书，其中4幅彩图。有承继关系及仿绘图可分以下2个书类。

《本草图经》：该书的“梧州补骨脂”图分别存于《大观本草》（图1）、《政和本草》（图2）、《绍兴本草》（图3）。此三传本药图大同小异（《大观》《绍兴》的叶脉与《政和》略有不同）。今以《政和》图2为《图经》图的代表。

仿绘该图的彩色图有：《本草品汇精要》“梧州补骨脂”（图5）将原图叶片全缘改为锯齿，花序敷以黄色，更贴近原植物。此后《补遗雷公炮制便览》“补骨脂”（图8）、《金石昆虫草木状》“梧州补骨脂”（图15）均仿绘《品汇》图5。

仿绘该图的墨线图有：《本草歌括》“补骨脂”（图4）将原图高度简化，花序绘成单数羽状复叶。《本草蒙筌》“梧州补骨脂”（图6）给最下面的花序各增加一支。《本草纲目》金陵本“补骨脂”（图10）茎枝直挺，有2对叶的叶腋未画花序。《纲目》钱本“补骨脂”（图11）较好地仿绘了《图经》原图，但小花表现如小叶。《纲目》张本图12再加修润，小花基本上都绘成了小叶。此后的仿绘图中，清代《本草备要》“破故纸”（图19）极为粗糙、《本草求真》“补骨脂”（图20）仿绘自钱本。《本草简明图说》“补骨脂”（图23）改动甚大，看似飘逸生动，要素仍取自《图经》。《三才图会》“补骨脂”（图13）仿《图经》改绘，增加假山石背景，植株更加弯曲。《古今图书集成·草木典》“补骨脂图”（图21）又仿绘自《三才图会》。

《本草原始》：该书“补骨脂”（图14）的仿绘同名图有《本草汇言》图16（改种子竖排为横放，且消除图注）、《本草汇》图17（消除图注）、《本草纲目类纂必读》图18（加注“即破故纸”）。

以上23图中，有18幅属仿绘或改绘图，还有5幅原创图（图2、7、9、14、22），详见下“鉴药”项。

【文录】

唐《药性论》（见《证类》卷9“补骨脂”）《药性论》云：婆固脂，一名破故纸。

宋《开宝本草》（同上） 一名破故纸。生广南诸州及波斯国。树高三四尺，叶小似薄荷。其舶上来者最佳。

宋《本草图经》（同上）《图经》曰：今岭外山坂间多有之，不及蕃舶者佳。茎高三四尺，叶似薄荷，花微紫色，实如麻子，圆扁而黑，九月采。或云胡韭子也。胡人呼若婆固脂，故别名破故纸……此物本自外蕃，随海舶而来，非中华所有。蕃人呼为补骨鸱，语讹为破故纸也。

吴越《日华子本草》（同上）《日华子》云……南蕃者色赤，广南者色绿。入药微炒用。又名胡韭子[1]。

1 胡韭子：时珍引用时冠以“徐表《南州记》云”。今核《证类本草》所引《日华子》无此文，误注出处。

明《本草纲目》卷14"补骨脂"【释名】【时珍曰】补骨脂言其功也。胡人呼为婆固脂，而俗讹为破故纸也。胡韭子，因其子之状相似，非胡地之韭子也。

【鉴药】

"补骨脂"首见《开宝本草》。但在此后《嘉祐本草》《证类本草》增补的内容里，又引用了宋以前的《雷公炮炙论》《药性论》。宋《本草图经》转引南唐·王颜《续传信方》所载故事，云"此法出于唐郑相国[1]"。郑氏在南海任节度使时患病，阳气衰微，于元和七年（812）得诃陵国舶主李摩诃传方并药，常服神验。此方即有"破故纸"一药，云"蕃人呼为补骨鸱，语讹为破故纸也"。《开宝本草》将外来名"补骨鸱"依其功效改作"补骨脂"。其方此后名"青娥丸"，见于《和剂局方》《黎居士简易方》《风科集验名方》等多种医方书。该药传入的故事在宋以后愈传愈变，勿烦赘述。其真实性如何，亦无可考。本品自宋以后多用于补肾壮阳，为较常用药。

按《续传信方》所载，此药最早来自诃陵国，即阇婆国。在今印度尼西亚爪哇岛或苏门答腊岛。《开宝本草》言"生广南诸州及波斯国"。这就包括今古代岭南各州郡及古代伊朗。最早的形态记载为"树高三四尺，叶小似薄荷"，且云"舶上来者最佳"。与《开宝》差不多同时的《日华子本草》云："南蕃者色赤，广南者色绿。"可见本品在传入之初，很快就形成了舶来与本土所产两类略有颜色差异的药材。宋《本草图经》云"今岭外山坂间多有之"。李时珍在引用此语之后，加了一句"四川合州亦有"，说明到明代四川亦发现有分布。苏颂还记载了其形态："茎高三四尺，叶似薄荷，花微紫色，实如麻子，圆扁而黑，九月采。"此记述比较粗糙，但结合古本草插图及现实品种使用情况，本品当为豆科补骨脂属植物补骨脂*Psoralea corylifolia* Linn.。

1.《本草图经》：该书"梧州补骨脂"（图2）仅绘一茎枝，叶宽卵形，全缘（《品汇》改绘成粗锯齿，更贴近原物），互生。叶腋间有总状花序，花甚小（《品汇》花序为黄色。）。梧州即今广西梧州市。此图形比文字记述更好地突出了原植物花序腋生的特点，与豆科植物补骨脂*P. corylifolia*相符。

2.《太乙仙制本草药性大全》：该书"补骨脂"（图7）绘一株植物，有多条分枝根，一茎直立，叶为三小叶，对生，茎最上部单叶对生，茎顶有一物，不明是花是果。原植物不明。

3.《补遗雷公炮制便览》：该书"炮制补骨脂"（图9）按雷公法绘制。《雷公炮炙论》云："凡使，性本大燥毒，用酒浸一宿后漉出，却用东流水浸三日夜，却蒸，从巳至申出，日干用。"图示室内一人在用酒浸药。浸药盆两边分别放着酒壶与药物。

1　郑相国：今据故事所述各项条件，考郑相国即唐代郑絪（752—829年），曾出为岭南节度观察等使。后返京城任相国。

室外一人在小溪舀水，示意用流水再浸药。树下有一炉，上有蒸锅，示意供蒸药用。背景为红日，示意需经晒干。

4.《本草原始》：该书“补骨脂”（图14）绘2组种子，均呈肾形。图注为“色黑”“气香”“类茴麻子”。补骨脂为豆科植物，此种子即豆科植物补骨脂*P. corylifolia*的种子。

5.《植物名实图考》：该书“补骨脂”（图22）绘两茎枝，直立，叶披针形，4叶或2叶对生。有小花（？）4瓣。附茎而生。考该书“补骨脂”名下。仅云“即破故纸，形状具《图经》。今医者多以代桂”。然其图并非《图经》之形，原植物不明。

【小结】

补骨脂据载在唐代传入我国，但我国岭南各州郡亦有生长。据《开宝本草》《本草图经》等书的文字记载及《图经》“梧州补骨脂”图，本品为豆科植物补骨脂*Psoralea corylifolia* Linn.。《本草原始》“补骨脂”的写生药材图亦证明补骨脂为豆科植物*P. corylifolia*的种子。

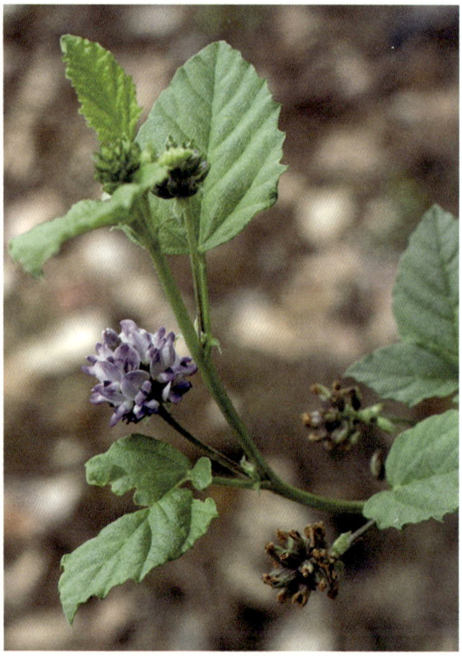

图 24　补骨脂 *Psoralea corylifolia*

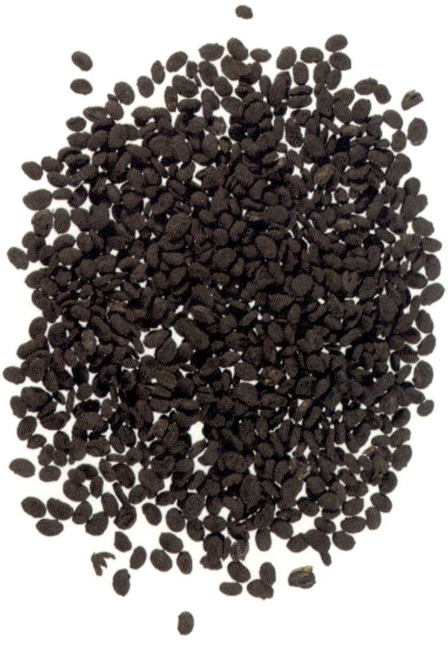

图 25　补骨脂药材

14–24 姜黄

【品图】

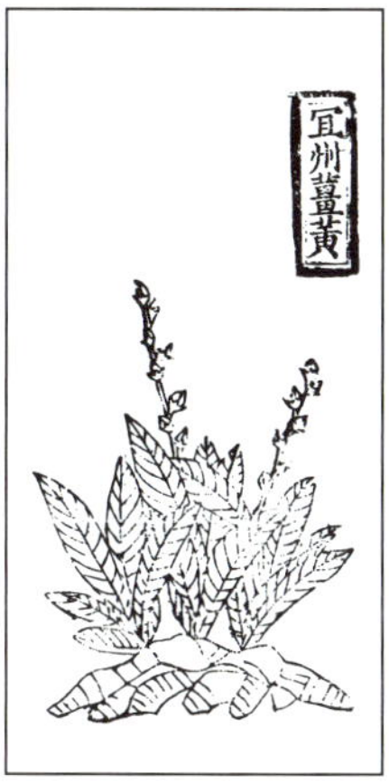

图1 图经(大)·宜州姜黄

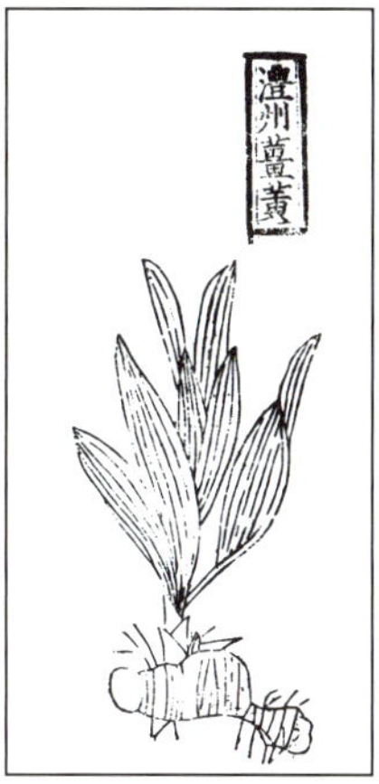

图2 图经(大)·澧州姜黄

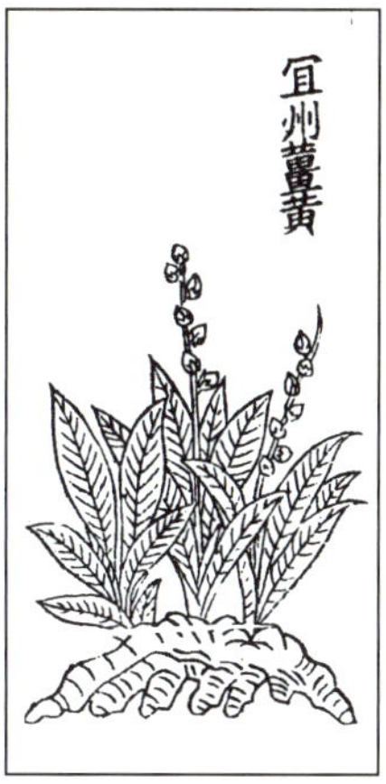

图3 图经(政)·宜州姜黄

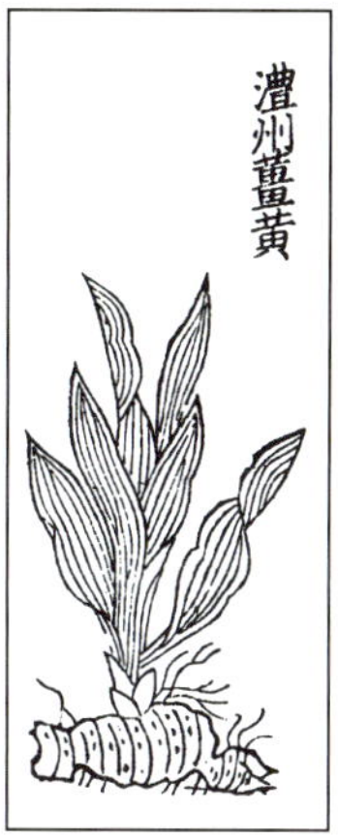

图4 图经(政)·澧州姜黄

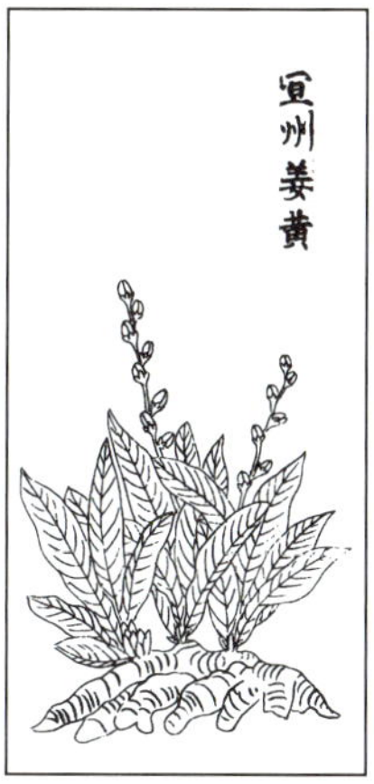

图5 图经(绍)·宜州姜黄

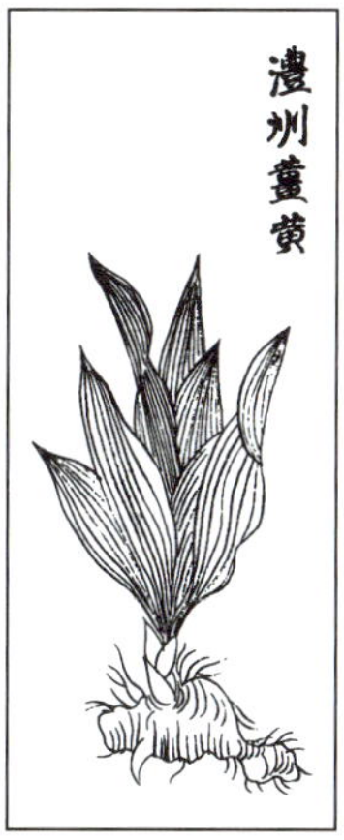

图6 图经(绍)·澧州姜黄

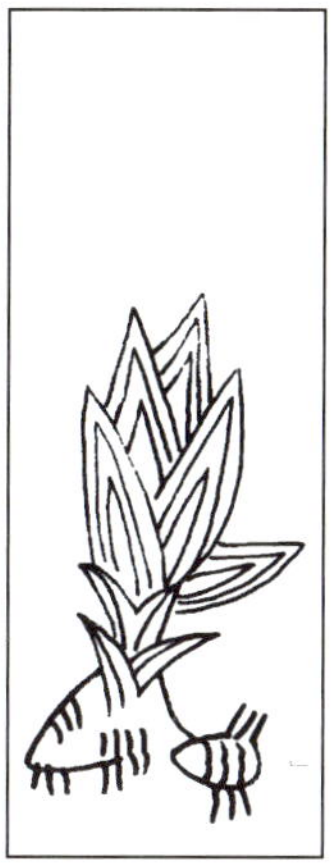

图7 歌括·姜黄

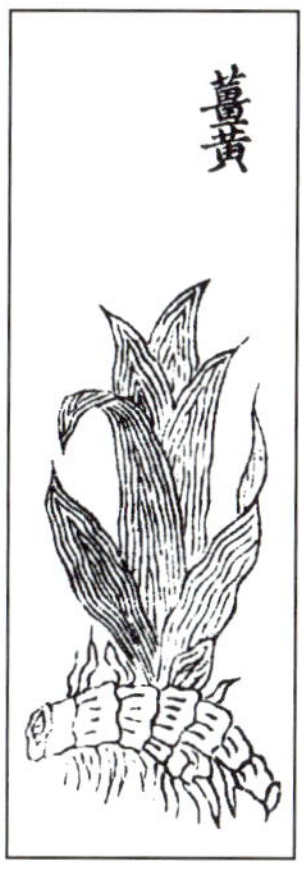

图8 饮膳·姜黄

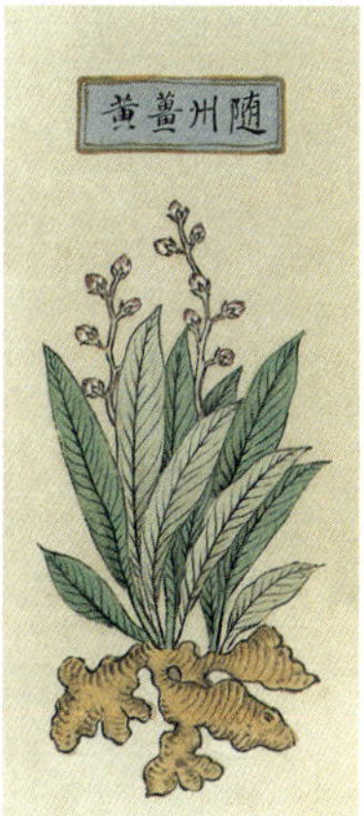

图9 品汇·随州姜黄

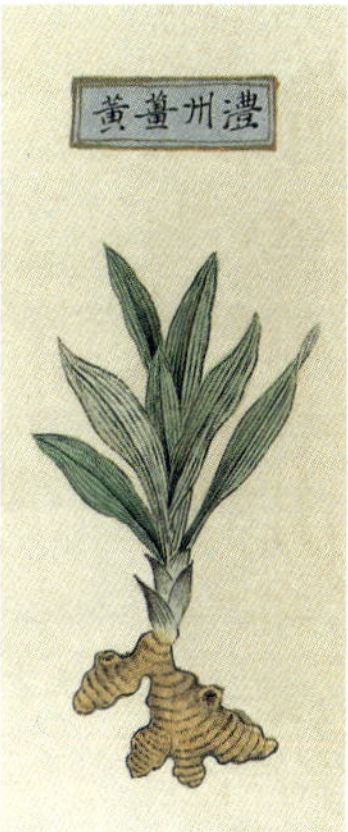

图10 品汇·澧州姜黄

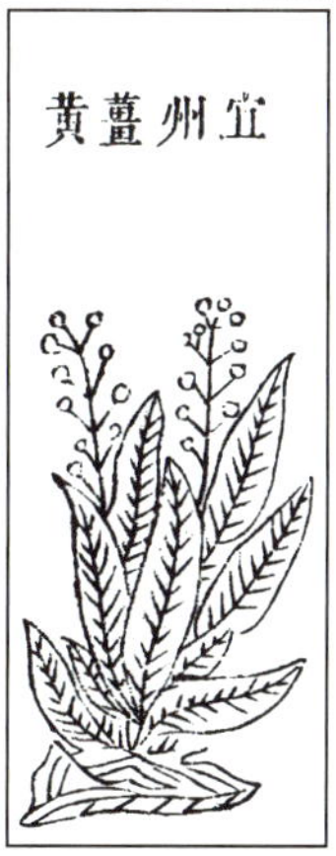

图11 蒙筌·宜州姜黄

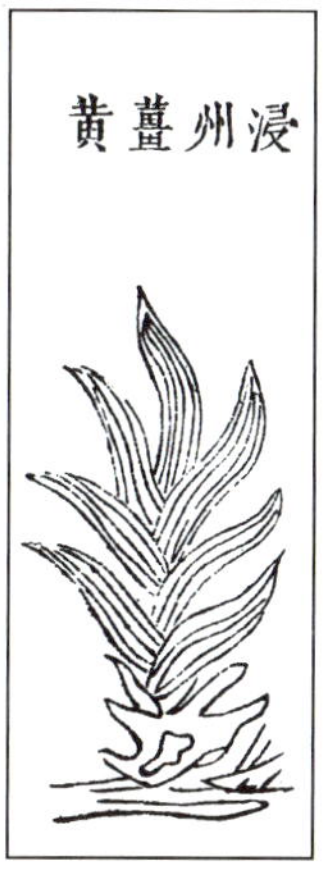

图12 蒙筌·浸州姜黄

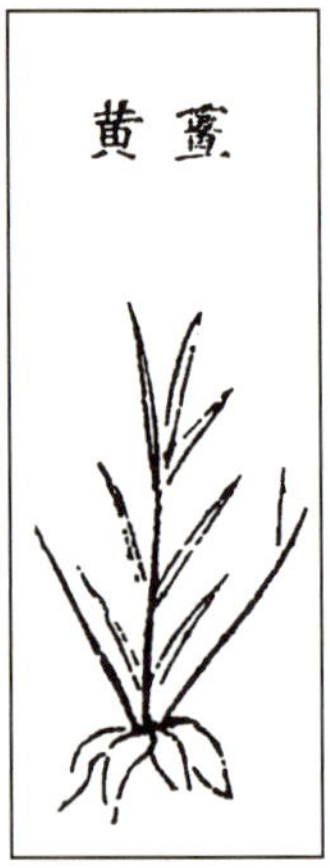

图 13　太乙·姜黄

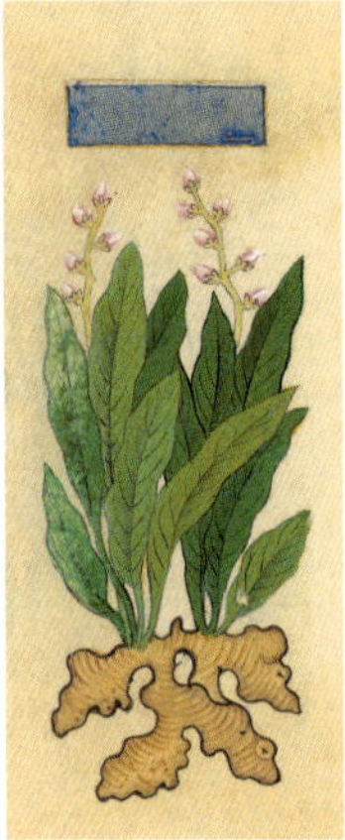

图 14　雷公·姜黄

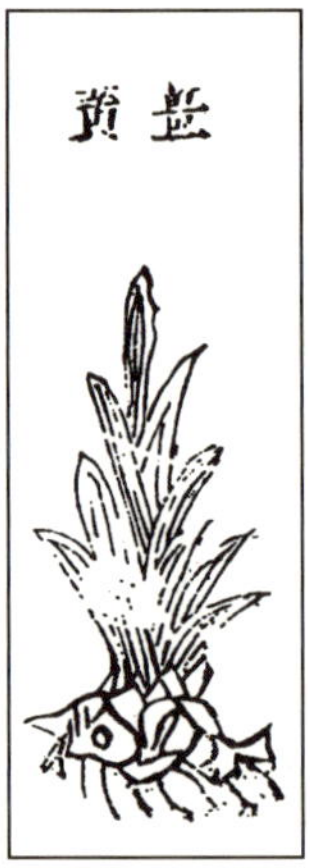

图 15　纲目（金）·姜黄

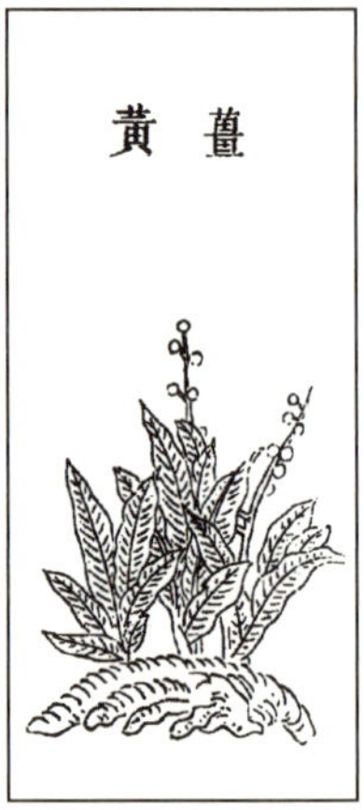

图 16　纲目（钱）·姜黄

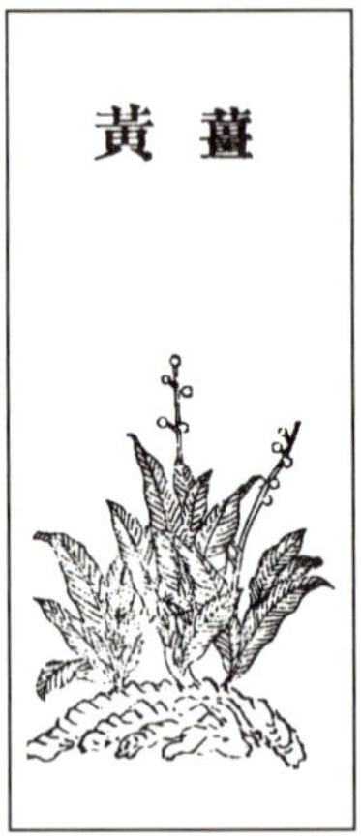

图 17　纲目（张）·姜黄

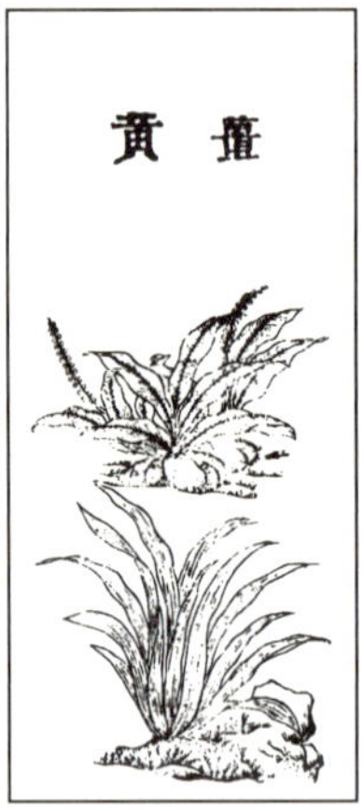

图 18　三才·姜黄

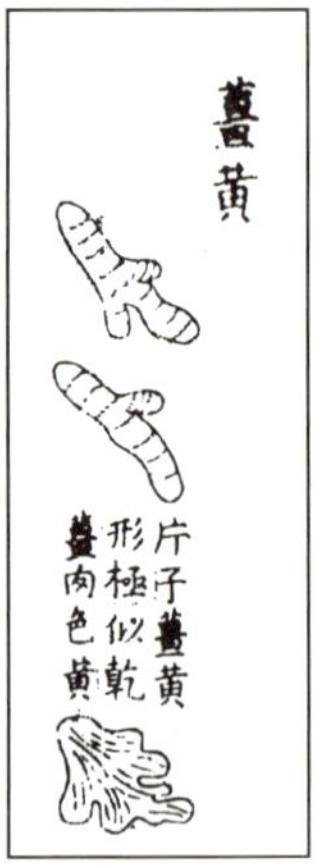

图 19　原始·姜黄

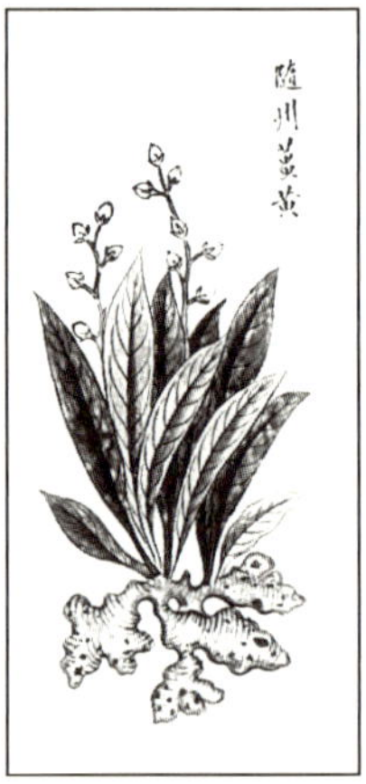

图 20　金石·随州姜黄

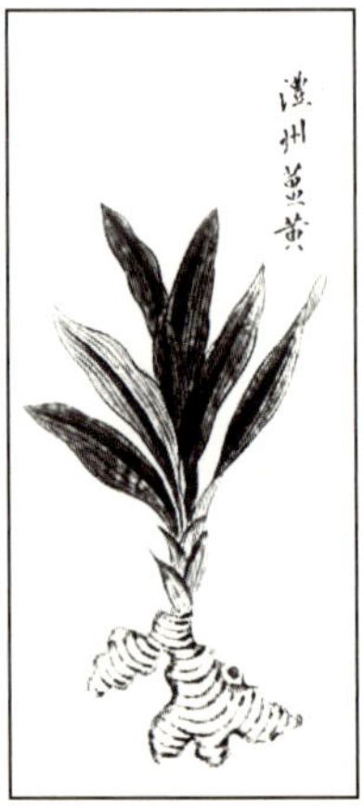

图 21　金石·澧州姜黄

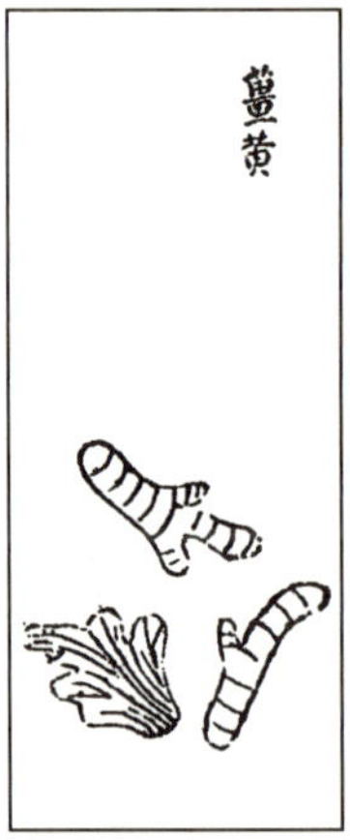

图 22　汇言·姜黄

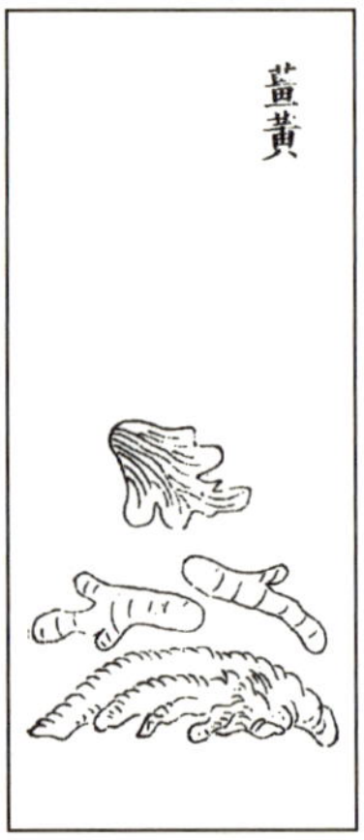

图 23　本草汇·姜黄

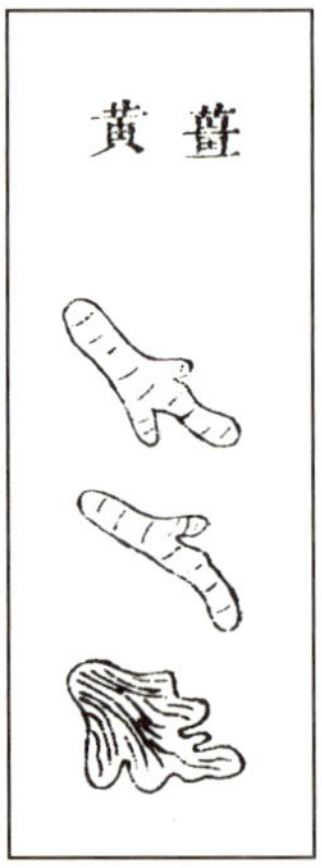

图 24　类纂·姜黄

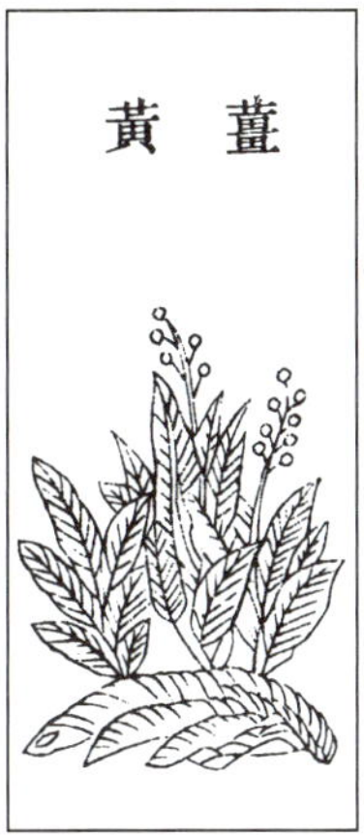

图25 备要·姜黄

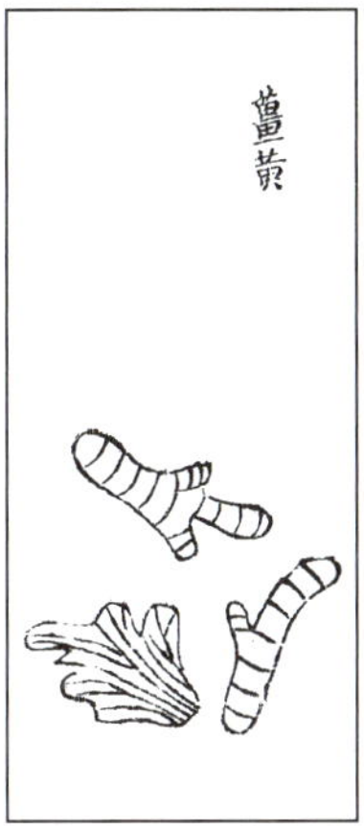

图26 求真·姜黄

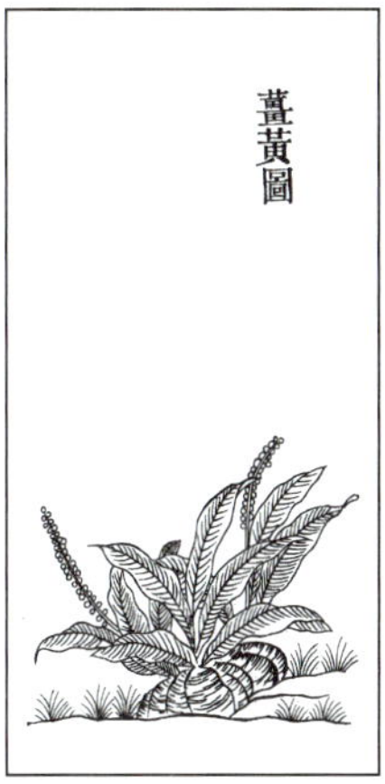

图27 草木典·姜黄图

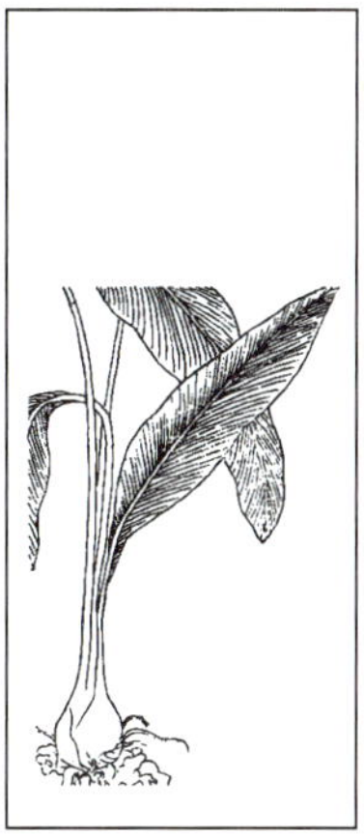

图28 图考·姜黄草

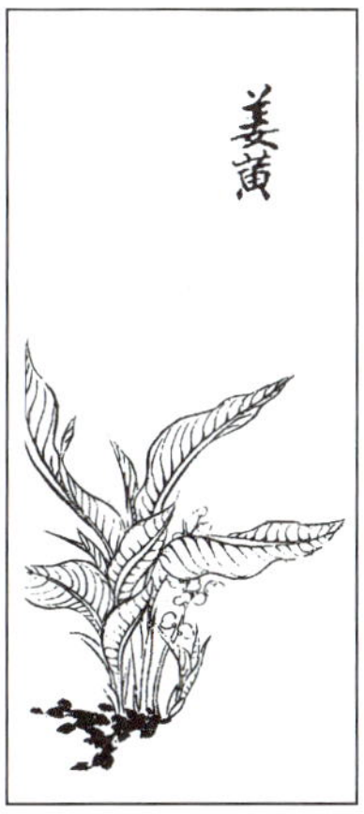

图29 图说·姜黄

本品29图，取自23书，其中5幅彩图。有承继关系及仿绘图可分以下2个书类。

《本草图经》：该书“姜黄”有2图（“宜州姜黄”“澧州姜黄”），分别存于《大观本草》（图1、2）、《政和本草》（图3、4）、《绍兴本草》（图5、6）中。此三传本药图基本一致。今以《政和》图3、图4为《图经》图的代表。

仿绘该图的彩色图有：《本草品汇精要》“随州姜黄”（图9）即仿《图经》“宜州姜黄”（图3），但名称错成“随州”。根茎经润饰后更像姜形。“澧州姜黄”（图10）仿《图经》同名图（图4），根茎亦绘成姜形。此后《补遗雷公炮制便览》“姜黄”（图14）仿绘“宜州姜黄”（图3），《金石昆虫草木状》“随州姜黄”（图20，图名亦因袭《品汇》之误）、“澧州姜黄”（图21）仿绘《品汇》两同名图。

仿绘该图的墨线图有：《本草歌括》“姜黄”（图7）仿绘《图经》“澧州姜黄”（图4），但高度简化。《饮膳正要》“姜黄”（图8）亦仿“澧州姜黄”（图4），但叶片成二列式排列，叶基部宽大，根茎略有不同，更像老姜。《本草蒙筌》“宜州姜黄”（图11）、“浸州姜黄”（图12）均仿《图经》，其中“浸州”乃“澧州”之误。此书的仿绘图拙劣，但无根本改变。《本草纲目》金陵本“姜黄”（图15）仿绘“澧州姜黄”（图4），图形拙劣。《纲目》钱本“姜黄”（图16）未从金陵本，乃仿绘《图经》“宜州姜黄”（图3）。《纲目》张本图17、《本草备要》图25均仿绘自钱本图16。另《三才图会》“姜黄”（图18）将《图经》2图合并绘入一图，各加土石背景。上部植物仿自“宜州姜黄”（图3），下部植物仿自“澧州姜黄”（图4）。两者构图都有所改变，但能保持原图基本特点。《古今图书集成·草木典》“姜黄图”（图27）又仿绘《三才》图18，但仅取其上部仿“宜州姜黄”的那株植物，且为其补绘了一堆卵状块茎。《本草简明图说》“姜黄”（图29）虽改绘得面目全非，但仍可看出是参照《纲目》钱本图16。

《本草原始》：该书“姜黄”（图19）的直接仿绘图有：《本草汇言》“姜黄”（图22），将原竖排的图改为三角形排列。《本草纲目类纂必读》“姜黄”（图24）则全仿《原始》图19。《本草汇》“姜黄”（图23）仿《本草汇言》图22里的3块姜黄根茎，同时又截取《纲目》钱本图16的根茎部，作为药材图之一。《本草求真》“姜黄”（图26）亦仿绘自《本草汇言》图22。

以上29图中，有24幅属仿绘或改绘图，还有5幅原创图（图3、4、13、19、28），详见下“鉴药”项。

【文录】

唐《唐本草》（见《证类》卷9“姜黄”） ……功力烈于郁金。（《唐本》注云：叶、根都似郁金。花春生于根，与苗并出，夏，花烂无子。根有黄、青、白三色。其作之方法，与郁金同尔。西戎人谓之蒁药。其味辛少苦多，与郁金同，惟花生异尔。）

唐《本草拾遗》（同上） 陈藏器云：姜黄真者，是经种三年已上老姜，能生花。花在根际，一如蘘荷。根节紧硬，气味辛辣。种姜处有之，终是难得……西蕃亦有来者，与郁金、蒁药相似。如苏所附，即是蒁药，而非姜黄，苏不能分别二物也。又云：蒁……苏云姜黄是蒁，又云郁金是胡蒁。夫如此，则三物无别，递相连名，总称为蒁，功状则合不殊。今蒁味苦，色青；姜黄味辛，温，无毒，色黄，主破血下气，温，不寒；郁金味苦，寒，色赤，主马热病，三物不同，所用各别。

吴越《日华子》见《证类》卷9“姜黄” 《日华子》云：海南生者，即名蓬莪蒁；江南生者，即为姜黄。

宋《本草图经》（同上） 姜黄，旧不载所出州郡，今江、广、蜀川多有之。叶青绿，长一二尺许，阔三四寸，有斜文如红蕉叶而小。花红白色，至中秋渐凋。春末方生，其花先生，次方生叶，不结实。根盘屈，黄色，类生姜而圆，有节。或云真者是经种三年以上老姜，能生花，花在根际。一如蘘荷，根节坚硬，气味辛辣，种姜处有之。八月采根，片切暴干。蜀人以治气胀，及产后败血攻心，甚验。蛮人生噉，云可以祛邪辟恶。谨按：郁金、姜黄、蒁药三物相近，苏恭不细辨，所说乃如一物。陈藏器解纷云：蒁味苦，色青；姜黄味辛，温，色黄；郁金味苦，寒，色赤，主马热病，三物不同，所用全别……据此，廉姜亦是其类，而自是一物耳。都下近年多种姜，往往有姜黄生卖，乃是老姜。市人买生噉之。云治气为最。医家治气药大方中，亦时用之。

明《本草纲目》卷14“姜黄” 【释名】蒁（音述）、宝鼎香（《纲目》）。【集解】【时珍曰】近时以扁如干姜形者，为片子姜黄；圆如蝉腹形者，为蝉肚郁金，并可浸水染色。莪形虽似郁金，而色不黄也。

清《植物名实图考》卷25“姜黄” 今江西南城县里龟都种之成田，以贩他处染黄。其形状全似美人蕉而根如姜，色极黄，气亦微辛。《图经》所云叶有斜纹，如红蕉叶而小，根类生姜，圆而有节，极确。乃又引《拾遗》老姜之说，殊为庞杂。陈藏器谓性大热，盖因老姜致误。今姜黄染糕，食多则腹痛，岂非寒苦之证？近时亦不入药用。**/卷25“郁金”** ……其用以染黄者则姜黄也。

【鉴药】

“姜黄”首载于《唐本草》。其根茎形如姜，断面色黄，且可染黄，故得此名。《唐本草》另新立了“郁金”一药，还在此二药条下提到“蒁”或“蒁药”一名。“蒁药”后被作为新药收入宋《开宝本草》，名为“蓬莪茂”，后世多称为“莪术”。姜黄、郁金、蓬莪茂均为来自同一科属的植物，形性相近。因此，不同历史时期对此三药的名称与来源有不同的说法。此三药的药材各有特征，且其中一药（药材）可以来源于数种原植物，一种原植物也可分出两种药材。故自古以来这三药就存在“剪不断，理还乱”的关系。此三药均为后世常用药，且各有特长主治，各有名方。姜黄能破血行气，通经止痛，多与当归、川芎等药同用。亦可与大黄等配伍成升降散，用以治热疫等疾。

在唐代此三药出现之初，对此三药的辨析处于朦胧状态。《唐本草》记载：姜黄“叶、根都似郁金……其作之方法，与郁金同尔。西戎人谓之蒁药。其味辛少苦多，与郁金同，惟花生异尔。”也就是说三药互有相同的地方，只是原植物花的生长情况不同（但并未明确说明“异”在哪里）。稍后唐·陈藏器评论说：姜黄“与郁金、蒁药相似。如苏所附[1]，即是蒁药，而非姜黄，苏不能分别二物也……苏云姜黄是蒁，又云郁金是胡蒁。夫如此，则三物无别，递相连名，总称为蒁，功状则合不殊。”可见陈藏器认为苏敬混淆了姜黄和蒁药。且认为如果按苏敬所说，“则三物无别……递相连名”，必然会引起种种异说。如果从辨名求实入手，势必纠缠不休。如何简洁地区分这三药，历代药家已各尽其力。

五代末《日华子本草》认为：“海南生者，即名蓬莪蒁；江南生者，即为姜黄。”这是以产地分种类的方法。唐·陈藏器提出：“今蒁味苦，色青；姜黄味辛，温，无毒，色黄……郁金味苦，寒，色赤，主马热病。三物不同，所用各别。”此处提到的“蒁”（莪蒁）、“姜黄”、“郁金”3名，乃是药材（入药部位）的名称，非原植物之名。以三色分三药，看似极简，但除了姜黄无论干鲜，其色黄是确凿无疑的之外，蒁色青、郁金色赤与现实用药品种的部位并不相符。

1 苏所附：“苏”即苏敬，《唐本草》的主持人。“所附”，即附在《唐本草》正文后的注说，又称“《唐本》注”。

李时珍提出将辨色与辨形结合起来："以扁如干姜形者，为片子姜黄；圆如蝉腹形者，为蝉肚郁金，并可浸水染色。莪形虽似郁金，而色不黄也。"此法较单纯辨色更为实用，还兼有检验法（染黄）。清·吴其濬指出："其用以染黄者则姜黄也。""今江西南城县里龟都种之成田，以贩他处染黄。"可见到明清之时，辨别姜黄是以药用部位色黄、形如干姜（根茎或侧根茎）、浸水可染黄色者为真。这样的姜黄，也合乎其命名的基本含义。符合此条件的植物则有姜黄[1]*Curcuma longa* L.。以此为基础，再上溯历代本草的记述，则有利于探究不同时代所称的"姜黄"的植物基原。

姜黄如姜，断面色黄，常见的食用"姜"也合乎这两项条件。故唐·陈藏器云："姜黄真者，是经种三年已上老姜……气味辛辣。种姜处有之，终是难得。"这种以老姜作姜黄的习气到宋代亦存。苏颂云："都下近年多种姜，往往有姜黄生卖，乃是老姜。市人买生啗之。云治气为最。"但这种老姜不具备染黄的特点，因此只能算是混充品，明清以后少见。

宋《本草图经》提到的姜黄原植物为："姜黄……今江、广、蜀川多有之。叶青绿，长一二尺许，阔三四寸，有斜纹如红蕉叶而小。花红白色，至中秋渐凋。春末方生，其花先生，次方生叶，不结实。根盘屈，黄色，类生姜而圆，有节。"现代学者认为《图经》此段介绍以及所附"宜州姜黄""澧州姜黄"图，其产地、形态特征应指温郁金*Curcuma aromatica* Salisb. Parad. cv. *Wenyujin*、广西莪术*C. kwangsiensis* S. G. Lee et C. F. Liang、川郁金*C. chuanyujin* C.K.Hsieh et H.Zhang等，[2]但没有包括姜黄*C. longa*。

清代吴其濬评论《图经》以上文字云："《图经》所云叶有斜纹，如红蕉叶而小，根类生姜，圆而有节，极确"。也就是说吴其濬认为《图经》描述的就是真正的姜黄*C. longa*。揣测姜黄*C. longa*被现代学者排除于《图经》说之外的原因，是因为此植物秋季开花，而非春末方生花。现代学者笃信《图经》是据某一基原的实物描述的形态，故作出如此论断。须知宋《图经》撰文的资料来源于各地进献的标本与相关文字，甚至包括前人遗留的史料，然后加以综合，并非亲见某单一物种的自然写实记录。《图经》描写的"江、广、蜀川"多地的姜黄，说明此段文字并非为某单一种植物而言，是多种相似植物形态的集合。苏颂提到产地中的"江"应该是指宋代建置的江南路，与"澧州"（今湖南澧县）相邻。"广"则包括两广，"宜州"即属今广西。《图经》所附的"宜州姜黄"花序由叶内中心抽出，也符合姜黄*C. longa*的特点，与其他花序单独由根茎抽出的同属植物都不相同。因此，《图经》的文字

1　姜黄：本条此下凡在拉丁学名之前的名称均为植物分类学所定中文植物名，非中药药材名。

2　国家中医药管理局《中华本草》编委会：《中华本草》(8)，上海：上海科学技术出版社，1999：632.

没有表达“宜州姜黄”图的形态，就是其未能囊括所有基原的例证。吴其濬根据《图经》提到的“叶有斜纹，如红蕉叶而小，根类生姜，圆而有节”，判断其中有姜黄（*C. longa*），看来并非无理。

再往上溯到唐代，《唐本草》云：姜黄“叶、根都似郁金。花春生于根，与苗并出，夏，花烂无子。根有黄、青、白三色。”按现代植物分类学，则此类姜黄确实没有包括秋季开花的姜黄*C. longa*，可能包括了根茎断面黄色的温郁金*C. aromatica* cv. *Wenyujin*、断面灰绿或墨绿色的莪术*C. aeruginosa* Roxb.和断面白色的广西莪术*C. kwangsiensis* S. G. Lee et C. F. Liang等植物。[1]但这不等于说唐代姜黄*C. longa*还没有出现，只能说《唐本草》所记载的姜黄基原不同，并不是后世所确认的药材根黄、能染色的那种姜黄。

反观《唐本草》“郁金”条下的记载：“此药苗似姜黄，花白质红，末秋出茎心，无实，根黄赤。”其中的“花白质红，末秋出茎心”就是姜科植物姜黄*C. longa*的特点。联系《唐本草》说姜黄“叶、根都似郁金”，可见《唐本草》也许是把郁金、姜黄二种植物弄反了，或者这两者当时就是同一来源。唐代姜科姜黄属（*Curcuma*）植物才刚开始进入本草，分化演变还未定型，所以出现这样的混乱。其时这类药总称为“蒁”，在唐宋以后逐渐分化为三药，至明清三药的药材基本定型，但也出现药材郁金的基原奇多等问题。植物分类学用于整理中药资源时，在确定植物中文名时又经常借助本草古药名、古今药材名，使得药材名与植物名难以准确对应，出现新的困惑。故姜黄、郁金、莪术三药的名实研究，以及各种不同基原的同名药材，其所在古方中的功效、剂量如何确定，都还有很多问题值得深入研究。本书囿于主题，只能在药物图鉴方面做一些基础工作。今存的古本草插图最早从宋代开始，可以反映其分化定型的轨迹。

1.《本草图经》：该书有两图，其中“宜州姜黄”（图3）绘其根茎如老姜，有花序从众叶中抽出。此近似于今姜科姜黄属植物姜黄*Curcuma longa* L.。但肯定不是花序单独由根茎抽出的其他同属近缘植物。“澧州姜黄”（图4）根茎主体根茎分枝较少，叶基生，叶柄短。未表现花序等。将此图与“温州蓬莪茂”相比，两图近似，疑此为今温郁金*Curcuma aromatica* Salibs. Parad. cv. *Wenyujin*。

2.《太乙仙制本草药性大全》：该书“姜黄”（图13）根部有4个近纺锤体的块根，其上抽一茎，有线形叶基生叶与茎生叶数片。不明其原植物来源。

3.《本草原始》：该书“姜黄”（图19）为药材写生图。上一药材为长椭圆形或圆柱形的2支姜黄根茎的分支。中有图注：“片子姜黄形极似干姜，肉色黄。”下有扁平姜状的“片子姜黄”。此应当是出自姜黄*C. longa*的根茎。现代研究也认为片子

1 国家中医药管理局《中华本草》编委会：《中华本草》（8），上海：上海科学技术出版社，1999：631-632.

姜黄与姜黄为同一来源。[1]现代片子姜黄均来自浙江产温郁金*C. aromatica* cv. *Wenyujin*，乃其大型老根茎的纵切片，[2]与明代片子姜黄并非同一来源。囿于本书性质，凡近现代发展起来的药物来源略而不论。

4.《植物名实图考》：该书"姜黄"（图28）绘植株的中下部，有根茎，叶片窄椭圆形，叶柄甚长。未示花序。结合该书的文字叙述（"其形状全似美人蕉而根如姜，色极黄，气亦微辛"），此植物应该属于姜黄*C. longa*。

【小结】

"姜黄"于唐代进入本草，此药与郁金、莲药（莪术）形性相似，"递相连名"，相关记载混乱。此后药家尝试从入药部分的颜色、形状予以区分此三药。至明代形成了以色黄、形如干姜、浸水可染黄色者来判断为真姜黄的标准。姜科植物姜黄*Curcuma longa* L. 符合此条件。一般认为宋《本草图经》描述的姜黄原植物"春末方生"花，不包括花期较晚的姜黄*C. longa*。《图经》之文乃综合多来源的资料，非单一植物的真实描写。其中所云"叶有斜纹，如红蕉叶而小，根类生姜，圆而有节"，清植物学家吴其濬认为就是能染色的姜黄*C. longa*。唐代的资料中确实未见有姜黄*C. longa*的记载。《本草图经》"宜州姜黄"近似姜黄*C. longa*。"澧州姜黄"近似为温郁金*C. aromatica* cv. *Wenyujin*。《本草原始》"姜黄"药材当为姜黄*C. longa*的根茎。《植物名实图考》的图文亦指姜黄*C. longa*。此外，植物学的郁金春末开花，莪术夏初开花，姜黄夏末季开花。姜黄和川郁金茎上开花，郁金和莪术根茎上开花，可资区别。

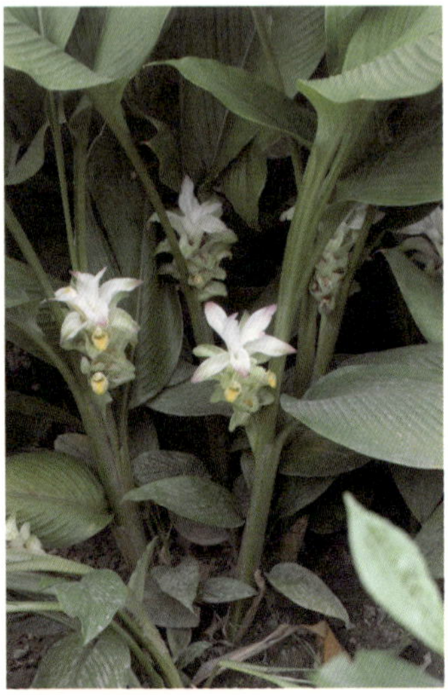

图30　姜黄 *Curcuma longa*

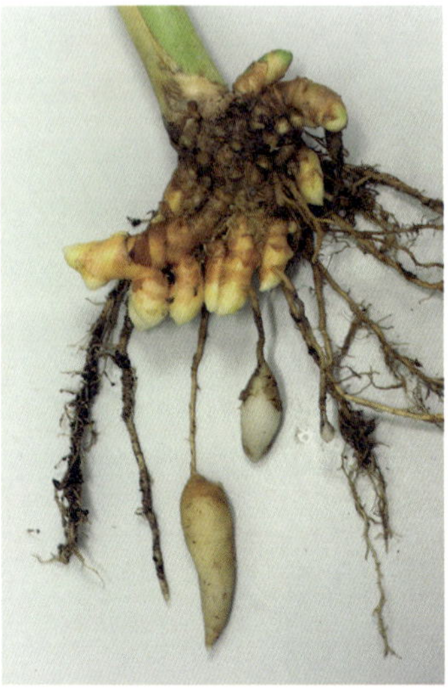

图31　姜黄根及根茎

1　蔡永敏等：片姜黄和片子姜黄名称及来源考辨，中国中药杂志，2015，40卷（3）：560-563.

2　谢宗万：《本草纲目药物彩色图鉴》，北京：人民卫生出版社，2000：78.

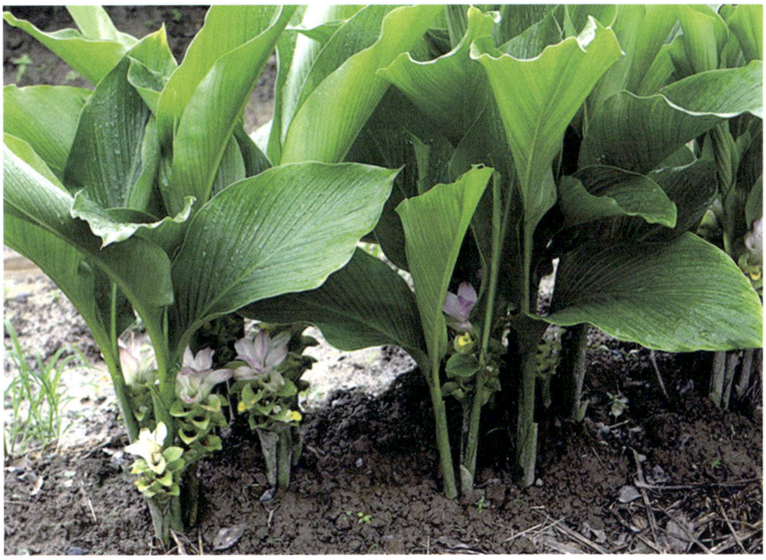

图 32　温郁金 *C. aromatica* cv.

14-25　郁金

【品图】

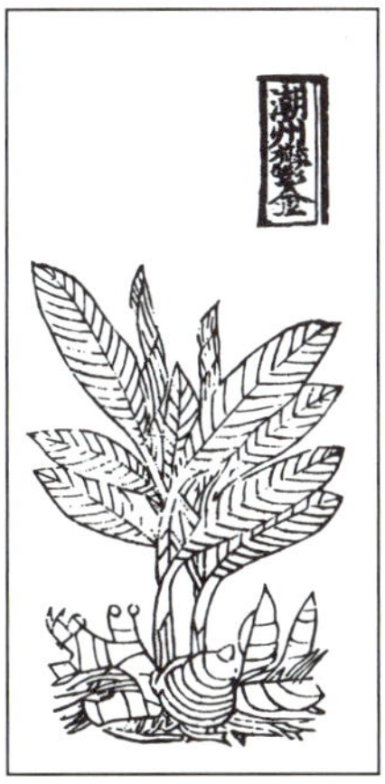

图 1　图经（大）·潮州郁金

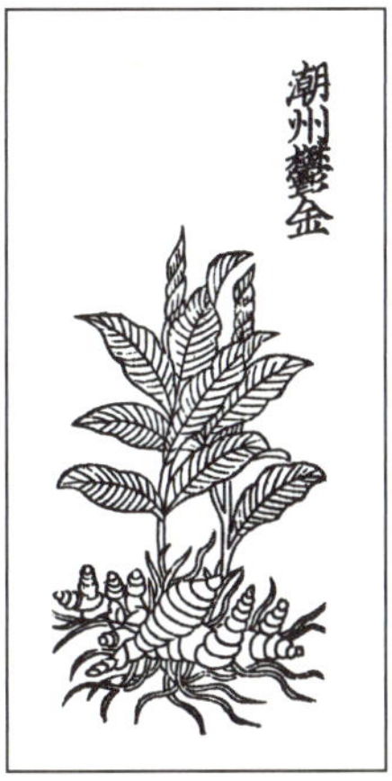

图 2　图经（政）·潮州郁金

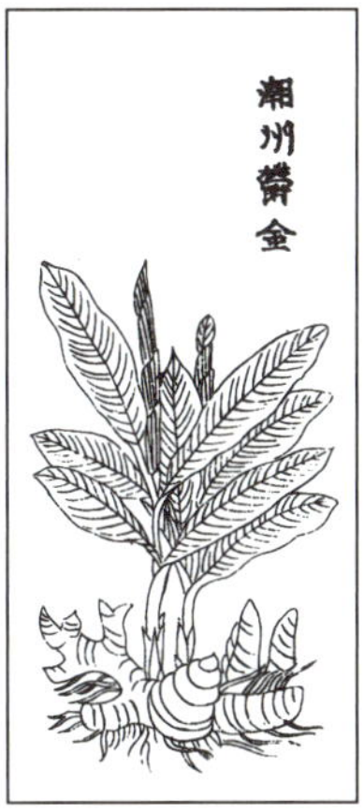

图 3　图经（绍）·潮州郁金

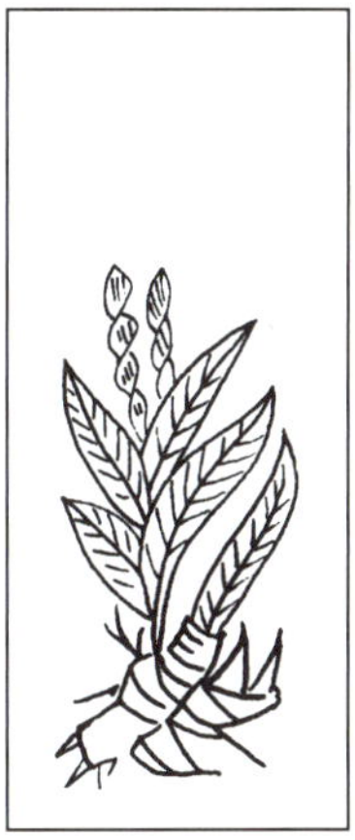

图 4　歌括·郁金

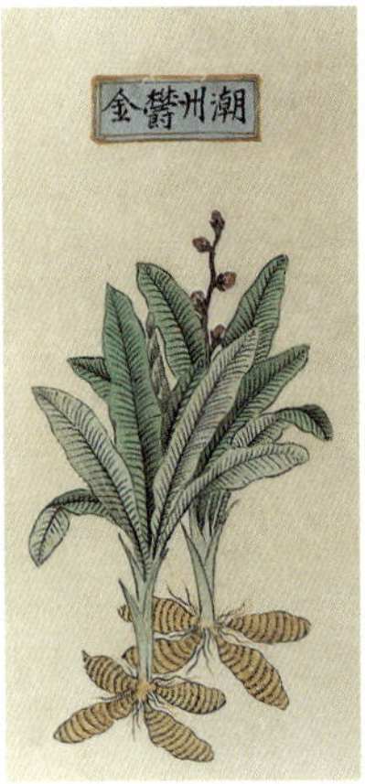

图 5 品汇·潮州郁金

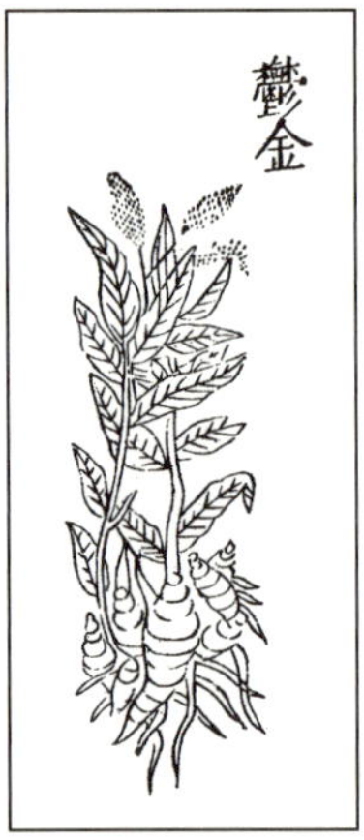

图 6 蒙筌·郁金

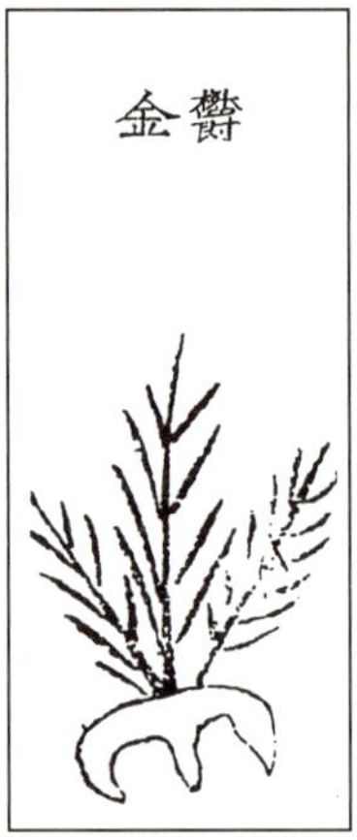

图 7 太乙·郁金

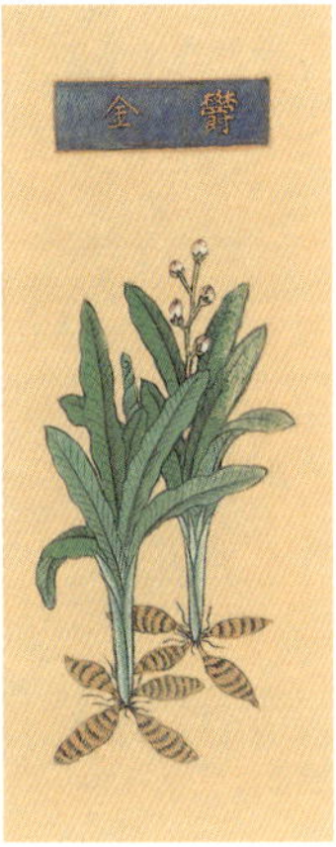

图 8 雷公·郁金

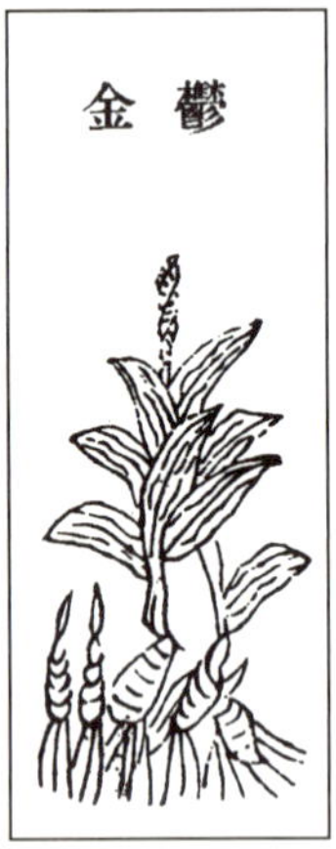

图 9 纲目(金)·郁金

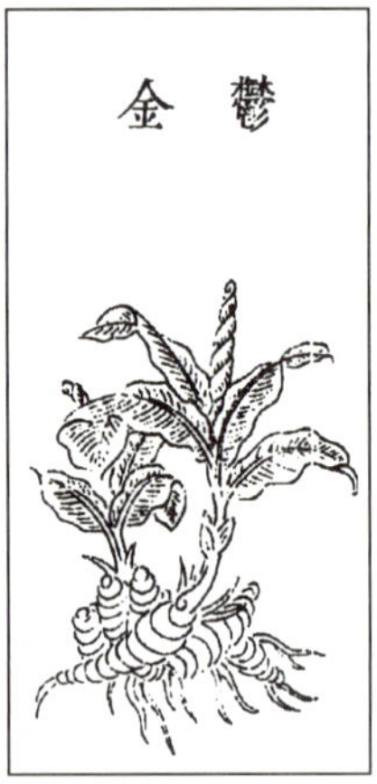

图 10 纲目(钱)·郁金

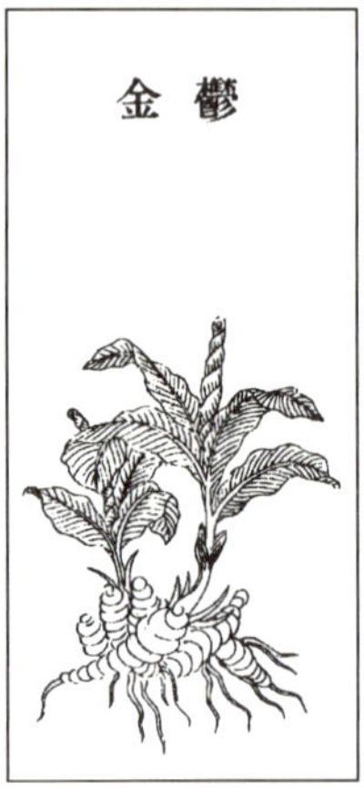

图 11 纲目(张)·郁金

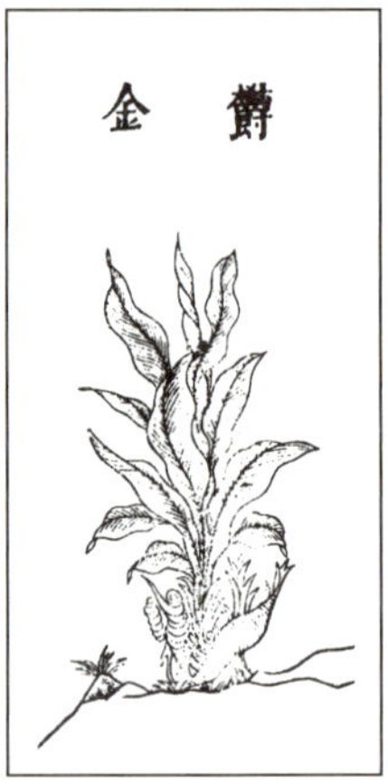

图 12 三才·郁金

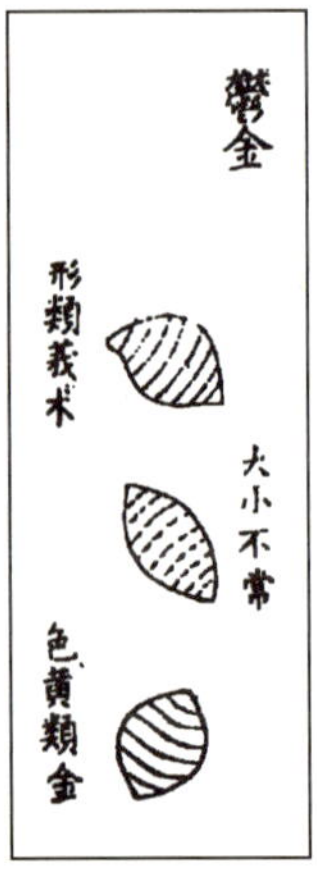

图 13 原始·郁金

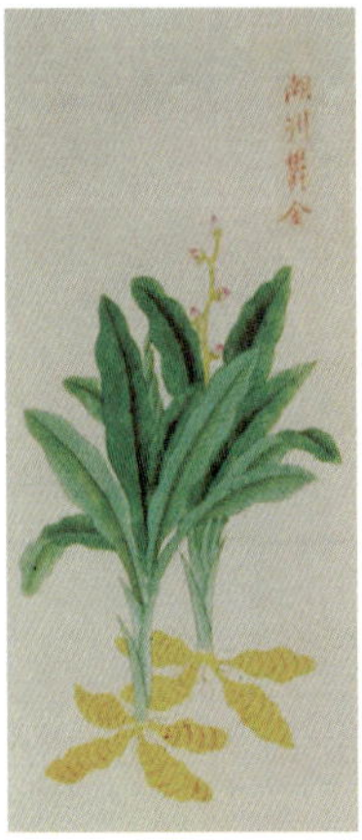

图 14 金石·潮州郁金

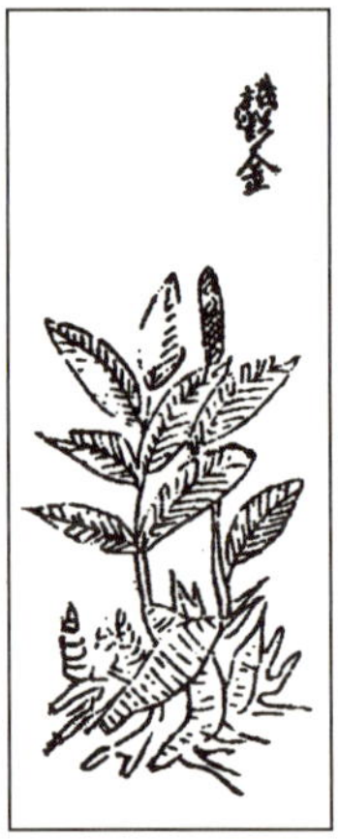

图 15 汇言·郁金

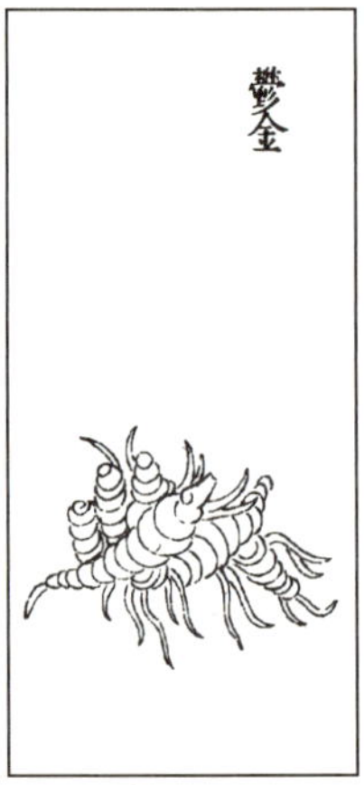

图 16 本草汇·郁金

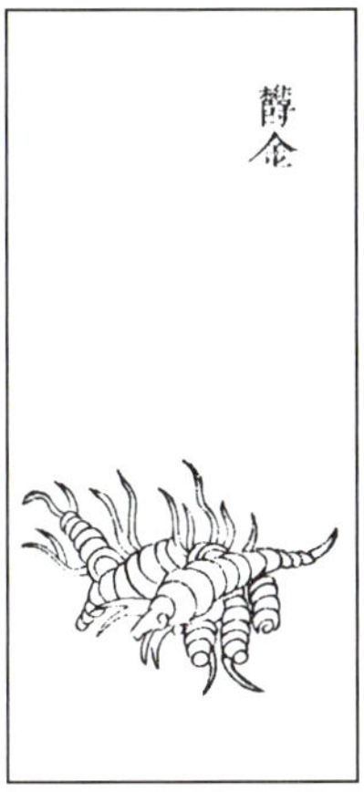

图 17　类纂·郁金

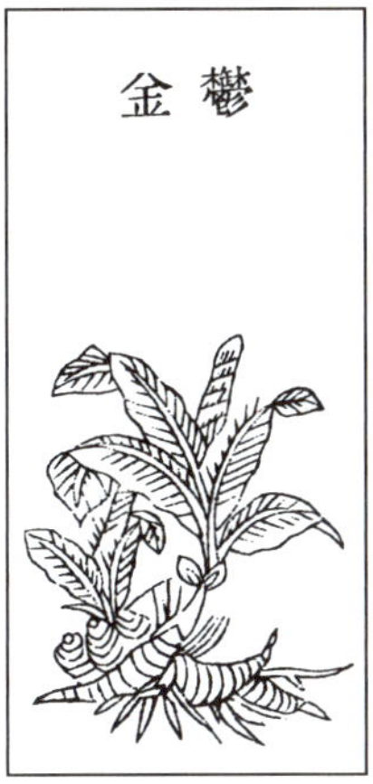

图 18　备要·郁金

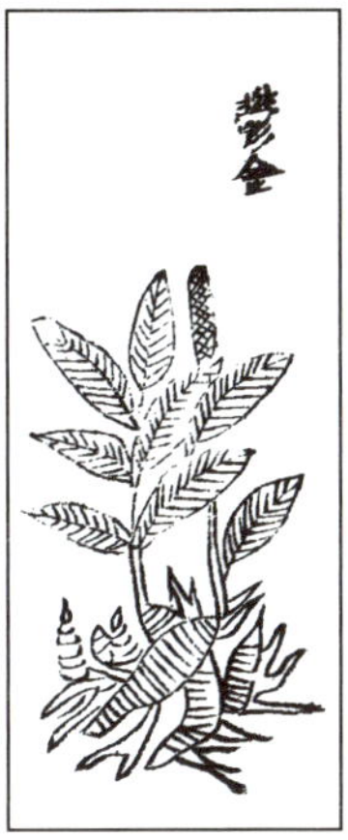

图 19　求真·郁金

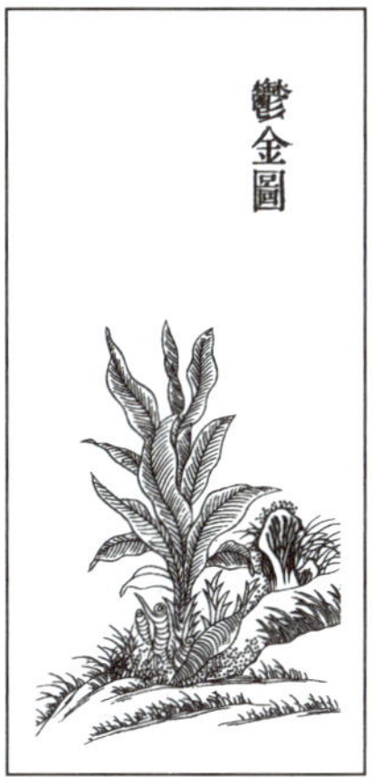

图 20　草木典·郁金图

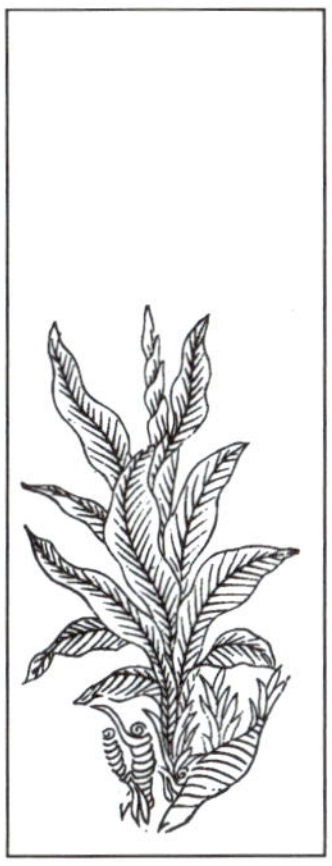

图 21　图考·郁金

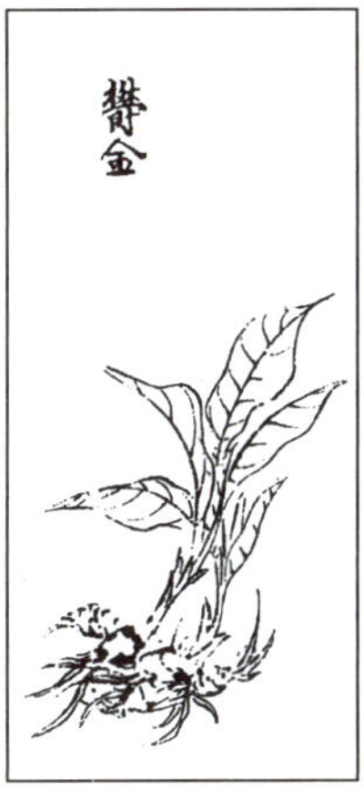

图 22　图说·郁金

本品22图，取自22书，其中3幅彩图。有承继关系及仿绘图仅1个书类。

《本草图经》：该书的“潮州郁金”图分别存于《大观本草》（图1）、《政和本草》（图2）、《绍兴本草》（图3）。此三传本药图大同小异。今以《政和》图2为《图经》图的代表。

仿绘该图的彩色图有：《本草品汇精要》“潮州郁金”（图5）将原图姜形根茎改绘为4个纺锤体状的根茎，大概是为了迎合市面所用的药材郁金（纺锤体）而作出的修改。另外花序改成无苞片的花枝，有悖原图。此后《补遗雷公炮制便览》“郁金”（图8）、《金石昆虫草木状》“潮州郁金”（图14）均仿绘《品汇》图5。

仿绘该图的墨线图有：《本草歌括》“郁金”（图4）将原图简化，但主要特点均予保留。《本草蒙筌》“郁金”（图6）仿绘时将花序绘成无苞片的穗状花序，与原图不同。《本草纲目》金陵本“郁金”（图9）将原图拷结粗大的根茎改为直立单个的块茎，叶片也改为弧形脉，但花葶从叶中抽出这一特点依然保留。《纲目》钱本“郁金”（图10）仿绘《图经》原图，未加大改动，略有润饰。《纲目》张本图11在钱本基础上再加修润。此后仿绘钱本的图还有清代《本草备要》“郁金”（图18）、《本草求真》“郁金”（图19）。另《本草汇言》一般只仿《本草原始》的图，但其“郁金”（图15）却是仿绘《图经》的图（图2）。局部仿绘钱本的图有《本草汇》“郁金”图16，该图乃是截取钱本图9的植株根茎部而成。《本草纲目类纂必读》一般是仿绘《本草汇言》的药材图，但其“郁金”（图17）却是仿绘《本草汇》图16，且将仿图倒置了。《本草简明图说》“郁金”（图22）有较大改动，但还是师钱本图之意而改绘。另外明《三才图会》“郁金”（图12）仿《图经》改绘，增加土地为背景，根茎画成长螺丝般浮于土上。《古今图书集成·草木典》“郁金图”（图20）又仿绘《三才图会》图，线条更细致清晰，但依然是根茎浮于土外。清·吴其濬大概没有找到郁金原植物标本，无法写生，故其《植物名实图考》“郁金”（图21）仿绘自《草木典》图20。

以上22图中，有19幅属仿绘或改绘图，只有3幅原创图（图2、7、13），详见下“鉴药”项。

【文录】

唐《唐本草》（见《证类》卷9“郁金”）《唐本》注：此药苗似姜黄，花白质红，末秋出茎心，无实，根黄赤。取四畔子根，去皮，火干之。生蜀地及西戎。马药用之，破血而补，胡人谓之马莲。岭南者有实似小豆蔻，不堪啖。

宋《本草图经》（同上）《图经》曰……今广南、江西州郡亦有之，然不及蜀中者佳。四月初生苗似姜黄……

宋《本草衍义》卷10“郁金” 郁金不香，今人将染妇人衣最鲜明，然不奈日炙。染成衣，则微有郁金之气。

元《本草衍义补遗》“郁金”《本草》无香。属火属土与水。性轻扬，能致达酒气于高远也。正如龙涎无香，能达诸香之气耳。因轻扬之性，古人用以治郁遏不能散者。恐命名因于此始。〇《周礼》人凡祭祀之祼，用郁鬯。又《说文》曰：芳草也，合酿之以降神。

明《本草纲目》卷14“郁金”【释名】【时珍曰】酒和郁鬯，昔人言是大秦国所产郁金花香，惟郑樵《通志》言即是此郁金。其大秦三代时未通中国，安得有此草？罗愿《尔雅翼》亦云是此根，和酒令黄如金，故谓之黄流。其说并通。此根形状皆似莪茂而医马病，故名马莲。【集解】【时珍曰】郁金有二：郁金香是用花，见本条；此是用根者。其苗如姜，其根大小如指头，长者寸许，体圆有横纹如蝉腹状，外黄内赤。人以浸水染色，亦微有香气。

明《本草蒙筌》卷3“郁金” 色赤兼黄，生蜀地者胜；体圆有节，类蝉肚者真。

清《植物名实图考》卷25“郁金” 今广西罗城县出。其生蜀地者为川郁金。以根如螳螂肚者为真。其用以染黄者则姜黄也。考古郁鬯用郁酿酒，盖取其气芳而色黄，故曰黄流在中。若如《嘉祐本草》所引《魏略》生秦国，及《异物志》生罽宾，《唐书》生伽毗，则皆上古不宾之地，何由贡以供祭？《尔雅翼》考据甚博，李时珍分根、花为二条，亦骋辩耳。外裔所产，皆是夷言。郁金之名，自是当时译者夸饰假附。

以之释经，岂为典要？今皆附录，以资考辨。

清《增订伪药条辨》卷2“郁金” ……出川广，体锐圆如蝉肚，皮黄肉赤，色鲜微者，折之光明脆彻，苦中带甘者乃真。今市中所售者多是姜黄，并有以蓬莪术伪之者，俱峻削性烈，挟虚者大忌，用者慎之。况郁金苦寒，色赤入心；姜黄辛温，色黄入脾；莪术味苦，色青入肝。胡得混售而贻害耶？炳章按：郁金，山草之根，野生也。两广、江西咸有之，而以蜀产者为胜。上古不甚重，用以治马病，故又名马蒁，因其形象莪蒁也。自唐以后，始入药料，治血症有功。本非贵重之品，清初吴乱未靖时，蜀道不通，货少居奇，致价数倍。甚则以姜黄辈伪之者，然其形锐圆，如蝉腹状，根杪有细须一缕，如菱脐之苗，长一二寸，市人因呼金钱吊虾蟆。蝉肚郁金是也。其皮黄白有绉纹，而心内黄赤，剉开俨然两层，如井栏。产四川重庆，惟本年生者嫩小而黄。若遗地未采，逾年而收，则老而深黯色如三七状，为老广郁金。然老郁金治血症，化瘀削积之力，胜于嫩者。若开郁散痛，即嫩黄者亦效。乃近年传黑者为野郁金，黄者为假，并误其为姜黄，殊不知此物本是野生，若姜黄皮有节纹，肉色深黄无晕，蓬蒁色黑无心，最易辨也。然老郁金虽产四川，近今名称广郁金。所谓川郁金，乃温州产也，色黯黑，形扁亦有心，惟不香耳。

【鉴药】

“郁金”首载于《唐本草》。宋《嘉祐本草》又增引不著撰人名氏的《药性论》。李时珍认定《药性论》即甄权（541—643）所撰，实则并无确证。故《药性论》成书未必早于《唐本草》。郁金之名无确解。《说文》云：“鬱，芳草。”《尔雅翼》云是郁金之根，和酒令黄如金，故谓之黄流。元代朱丹溪云：“因轻扬之性，古人用以治郁遏不能散者。恐命名因于此始。”朱氏从其擅长的痰、郁病机角度来解释“郁”字，影响甚大，自此郁金解郁之说盛行。陈修园《神农本草经读》斥为“徇名”之误，谓“因其命名为郁，往往取治于气郁之症，数服之后，气郁未解，而血脱立至矣”。本品破瘀止痛，治风痰定惊，多与芳香开窍药同用，亦属较常用中药。

郁金入药之初，是作为植物基原名。《唐本草》详细描述了其形态：“此药苗似姜黄，花白质红，末秋出茎心，无实，根黄赤。取四畔子根，去皮，火干之。”《唐本草》在“姜黄”条则云：姜黄“叶、根都似郁金。”这种互为相像的做法，表明苏敬实际上说不清姜黄、郁金有何区别。按以上“花白质红，末秋出茎心”的记载，则郁金当为姜科姜黄属姜黄[1] *Curcuma longa* L.。药用“四畔子根”，也就是其根茎或侧根茎四周的块根，形如纺锤体状。作为植物名称的郁金，最早主产蜀地及西戎。曾被用于“马药”，有“破血而补”之功，所以“胡人谓之马蒁”。至宋代《本草图经》，并没有增加多少对原植物的认识，只记载郁金的产地“今

1 姜黄：本条此下凡在拉丁学名之前的名称均为植物分类学所定中文植物名，非中药药材名。

广南、江西州郡亦有之，然不及蜀中者佳”。说明四川始终是郁金的主产地，但在其他地区也逐渐开始出产郁金。宋·寇宗奭则云：“郁金不香，今人将染妇人衣最鲜明，然不奈日炙。染成衣，则微有郁金之气。”这也是当时的郁金其基原为姜黄*C. longa*（可染黄色）的证据。

相比之下，在郁金、姜黄、蓬莪茂三药中，宋代及其以前郁金的基原是最清楚的。至明《本草蒙筌》，又将其药材特点总结为：“色赤兼黄，生蜀地者胜；体圆有节，类蝉肚者真。”其中“类蝉肚者真”一说对后世影响最大。如何理解“蝉肚”？李时珍的解释是：“其根大小如指头，长者寸许，体圆有横纹如蝉腹状。”从字面上来看，体圆有横纹（或“有节”）可以理解为侧根茎。但要将如手指粗、长寸许的侧根茎择选出来，分成两种药材，是件很困难麻烦的事。现实品种使用情况没有用侧根茎作郁金的例证，仅用纺锤形的块根为郁金。《本草原始》所绘的“郁金”，全部是两头尖、中间大的形状。但每个“蝉肚”上都有规律的平行横线，此与药材实际情况不符。民间或有将郁金切成专门的“蝉肚片”[1]者，只是迎合市场的一种噱头。但当今无论哪一种基原的郁金用的都是子根，这说明文字记载的“横纹”“有节”并不合乎实际，“蝉肚”才是最主要的特征。

李时珍判别郁金药材还有特殊要求：“外黄内赤。人以浸水染色，亦微有香气。”这大概是专为基原乃姜黄*C. longa*的子根而设置的。现实郁金品种中很难全都具备此特点。所以清·吴其濬对郁金的描述更简洁，不提横纹或有节：“以根如螳螂肚者为真。其用以染黄者则姜黄也。”亦即同一种植物（姜黄*C. longa*）以如螳螂肚的子根为郁金，用来染黄的姜状根茎作药材姜黄。此外，吴其濬还提到：“今广西罗城县出。其生蜀地者为川郁金。”这涉及郁金有不同地区的产品，且不同产区的产品可能来源不同。

关于郁金的产地，《唐本草》提到的是“生蜀地及西戎”。宋《图经》扩大到广南及江西。《图经》附图为“潮州郁金”。潮州今属广东省，也在北宋广南路辖区之内。但现代的药材郁金，有温郁金（主产浙江瑞安）、广郁金（主产四川温江及乐山地区，广东亦产）、桂郁金（主产广西，广东亦产）、“绿丝郁金”（主产四川）、“川郁金”（主产四川）等。[2]这些郁金品种不仅产区不一，基原也或不同。且无论哪一种郁金，大致都是姜科姜黄属（*Curcuma*）植物“如蝉肚”的子根。这么多名目的郁金究竟是历代逐渐发展形成的，还是有某种特殊原因的促进？《本草纲目图考》引述《增订伪药条辨》所论，谓其中“清初三藩之乱”的解释最有道理。[3]囿于本书主题，

1　蝉肚片：将郁金按切腰花法，切成一侧未断、另一侧成片的模样。此种蝉肚片合拢仍是一个完整郁金药材，入水一煮即散开。今甚少见。

2　国家中医药管理局《中华本草》编委会：《中华本草》(8)，上海：上海科学技术出版社，1999：638.

3　王家葵、蒋淼、胡颖翀：《本草纲目图考》，北京：科学出版社，2018：492.

兹不赘述。《增订伪药条辨》有关内容可参见本条“文录”。

1.《本草图经》：该书的“潮州郁金”（图2）的根茎有多个尖头如倒置陀螺形的分枝，也有一两个两头尖、中间大呈螺蛳状者，但却没有块根，只有须根。其叶为长椭圆形，叶柄甚短。潮州今属广东。初步认为该图所示为姜科植物，似与莪术*Curcuma zedoaria*（*Christm.*）*Rosc.*更为接近。此拉丁名今《植物志》英文版改为*Curcuma phaeocaulis* Val.。又本品拉丁学名*Curcuma zedoaria*（*Christm.*）*Rosc.*和*Curcuma aeruginosa Roxb.*为同种异名。该图名为郁金，可能是将形如倒置陀螺或螺蛳状的根茎充当郁金（药材）。该种莪术的子根现代也作郁金（绿丝郁金），主产四川，自产自销。

2.《太乙仙制本草药性大全》：该书“郁金”（图7）根部绘一倒山字形物，大概是示意横向的根基。其上有三枝，各有对生或互生的针状叶若干枚。无法猜测其为何种植物。

3.《本草原始》：该书“郁金”（图13）绘3个纺锤体形的药材。图注为“形类莪术”“大小不常”“色黄类金”。其形状与《本草蒙筌》《本草纲目》所云“蝉肚”“蝉腹”相符，也有规则而平行、或深或浅、或连或断的弧线。李中立诸图多为写实，此图若属子根写实，则不应该出现这些横线。若属根茎写实，则两头不会这么尖，同时线条也不会这么规则明显。是否是作者依据文献记载，给这些蝉肚状的子根新增一些横线？不可得知。

【小结】

《唐本草》同时首载了郁金与姜黄，并记载二者原植物相似。郁金“花白质红，末秋出茎心……根黄赤”，据此其原植物应该是姜科植物姜黄*Curcuma longa* L.。药用部分乃此植物的“四畔子根”。《本草蒙筌》《本草纲目》分别指出郁金（药材）“类蝉肚者真”“体圆有横纹如蝉腹状”。据现实品种使用情况及《本草原始》所绘“郁金”（药材）应该是姜科姜黄属（*Curcuma*）植物的块根。郁金最早产蜀地及西戎，宋代扩大到广南及江西。至清末郁金形成了多种道地产品，其基原多有不同。《本草图经》“潮州郁金”为姜科植物，似为莪术*Curcuma phaeocaulis* Val.。四川郁金的原植物应包括郁金*Curcuma aromatica* Salisb.和川郁金*Curcuma sichuanensis* X. X. Chen。

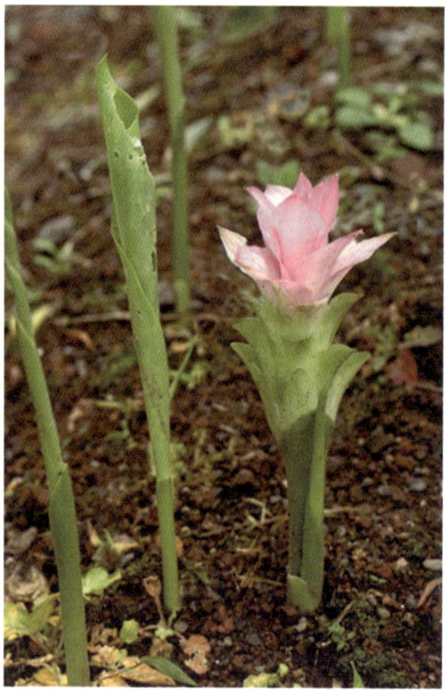

图 23　郁金 *Curcuma aromatica*

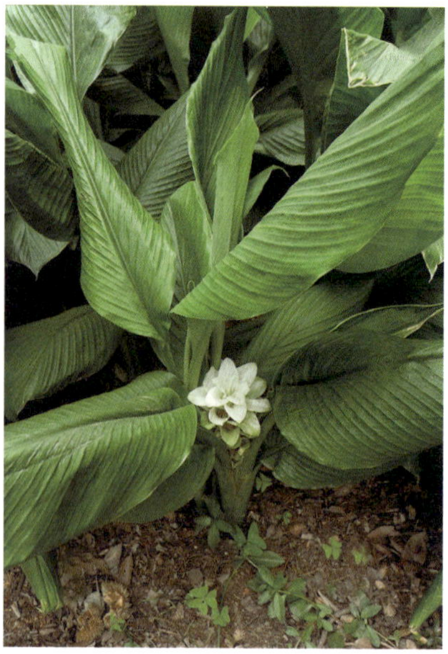

图 24　川郁金 *Curcuma sichuanensis*

14–26　蓬莪茂

【品图】

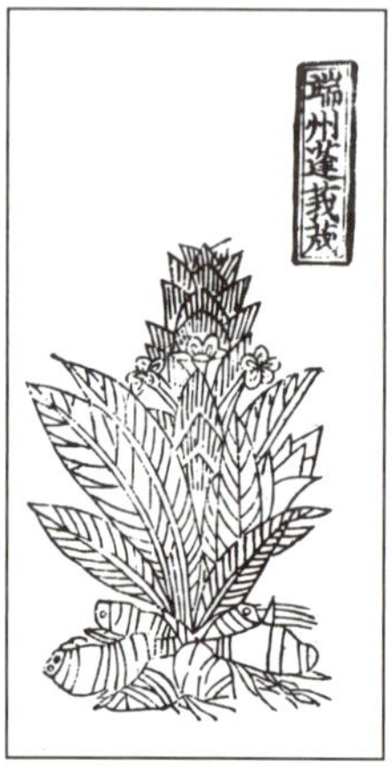

图 1　图经（大）·端州蓬莪茂

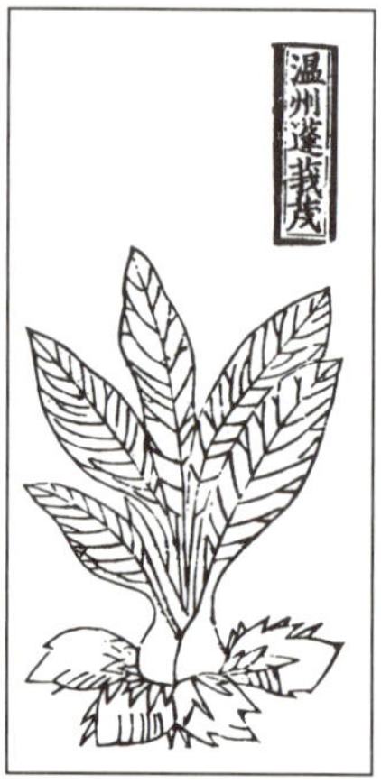

图 2　图经（大）·温州蓬莪茂

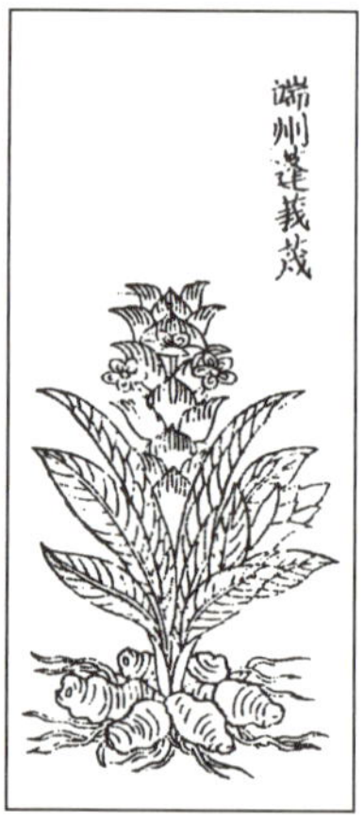

图 3　图经（政）·端州蓬莪茂

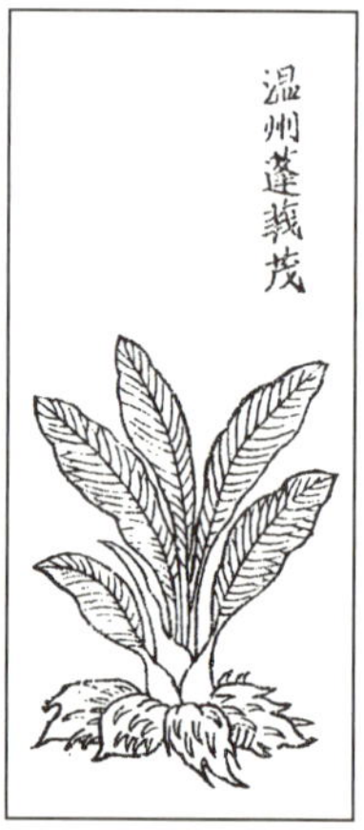

图 4　图经（政）·温州蓬莪茂

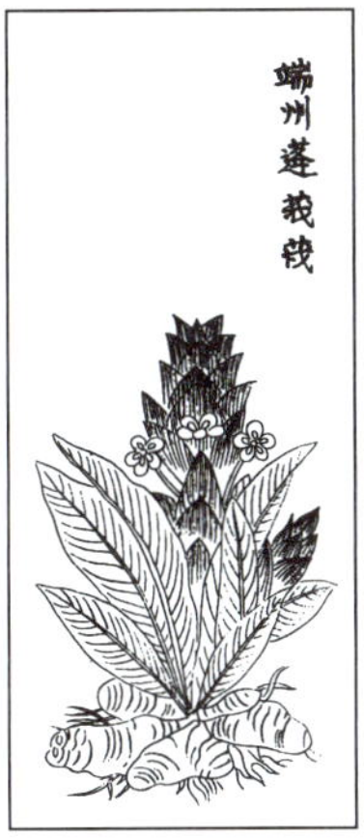

图 5 图经（绍）·端州蓬莪茂

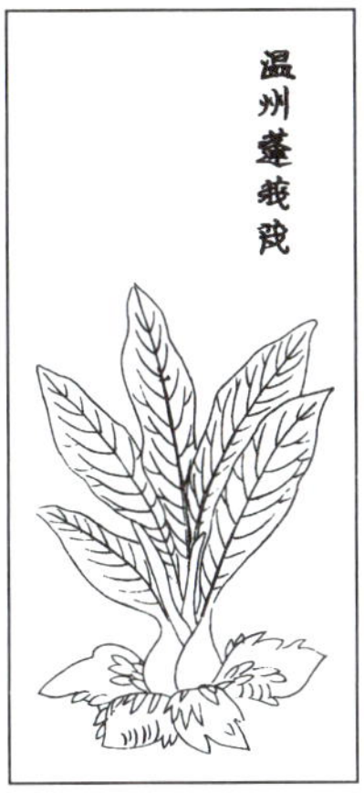

图 6 图经（绍）·温州蓬莪茂

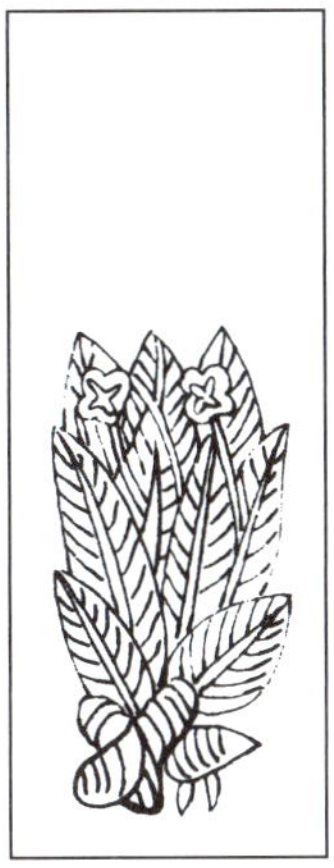

图 7 歌括·蓬莪茂

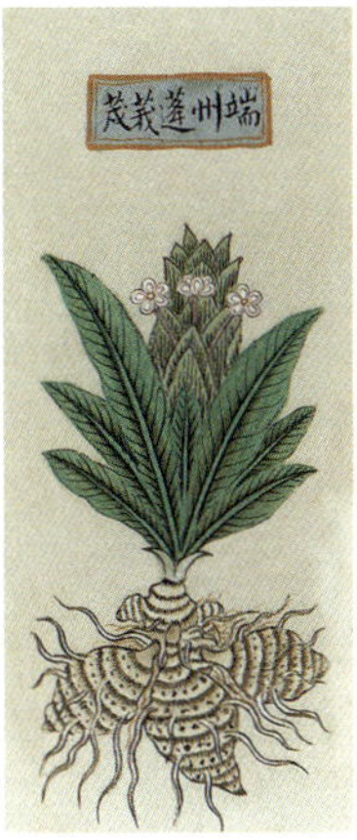

图 8 品汇·端州蓬莪茂

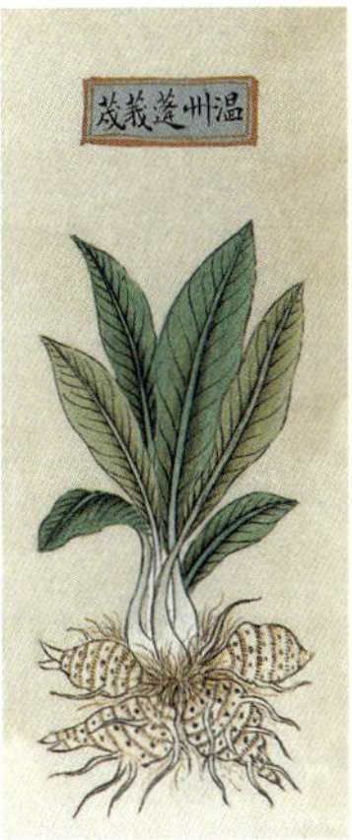

图 9 品汇·温州蓬莪茂

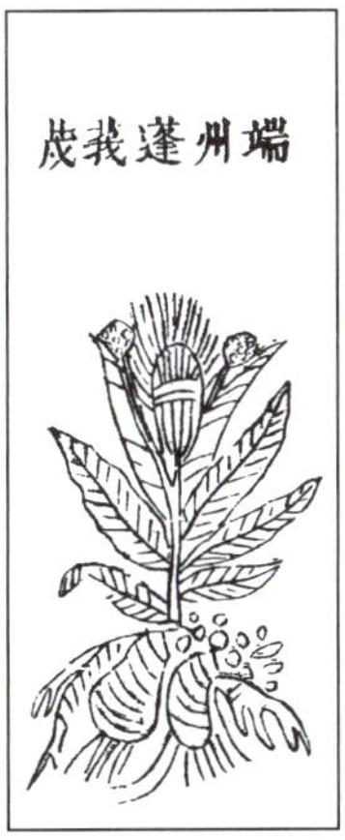

图 10 蒙筌·端州蓬莪茂

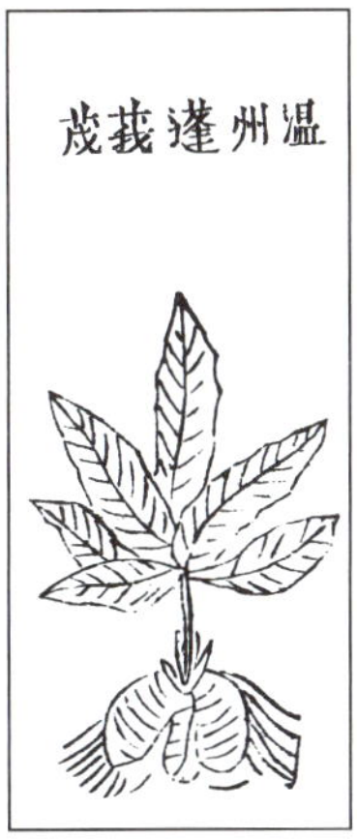

图 11 蒙筌·温州蓬莪茂

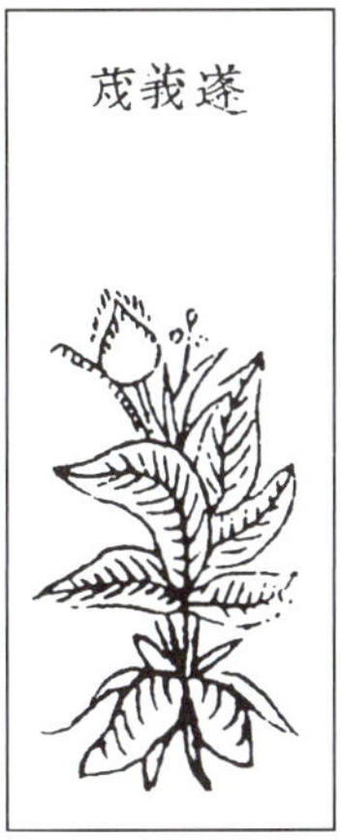

图 12 太乙·蓬莪茂

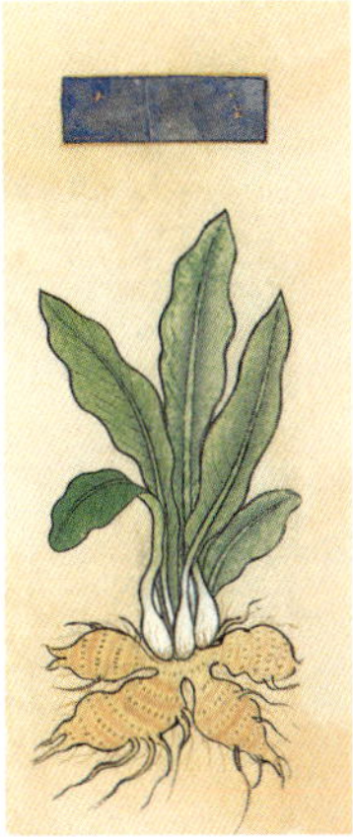

图 13 雷公·蓬莪茂

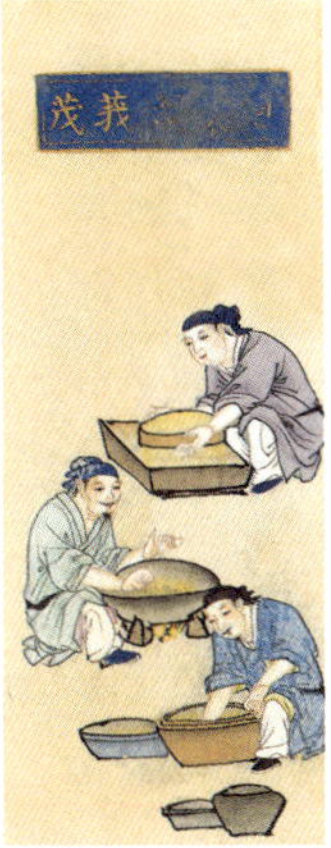

图 14 雷公·炮制蓬莪茂

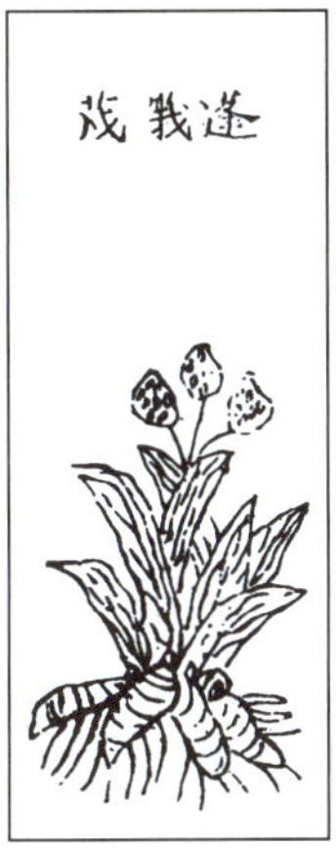

图 15 纲目（金）·蓬莪茂

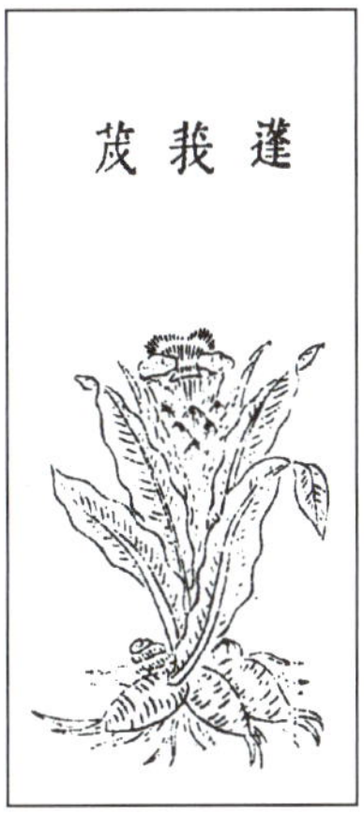

图 16 纲目（钱）·蓬莪茂

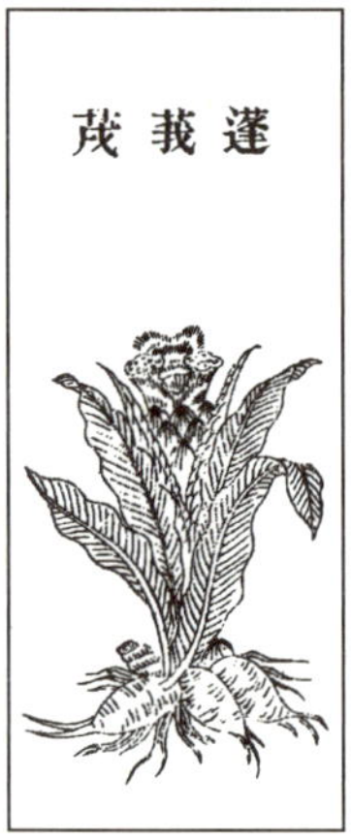

图 17　纲目(张)·蓬莪茂

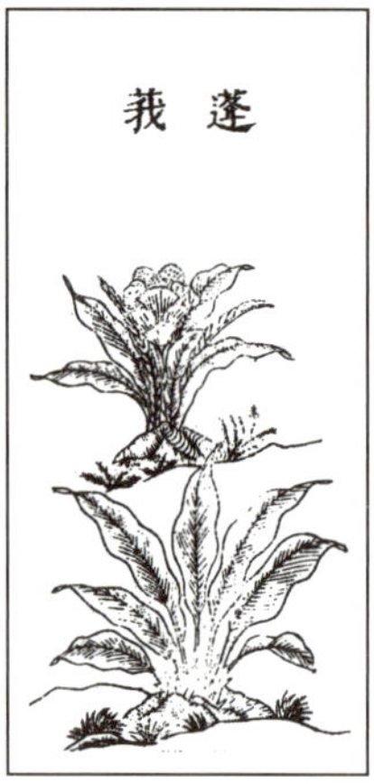

图 18　三才·蓬莪

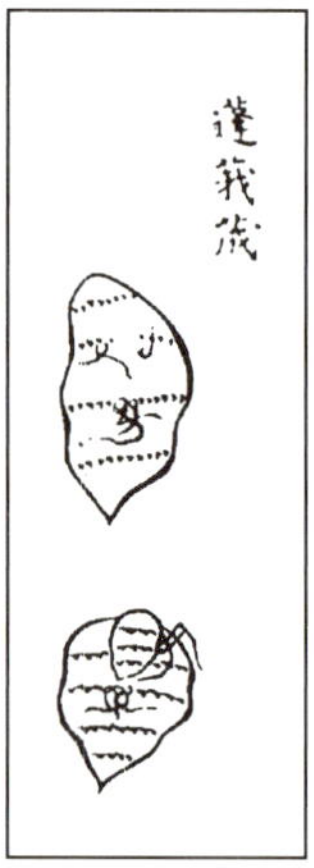

图 19　原始·蓬莪茂

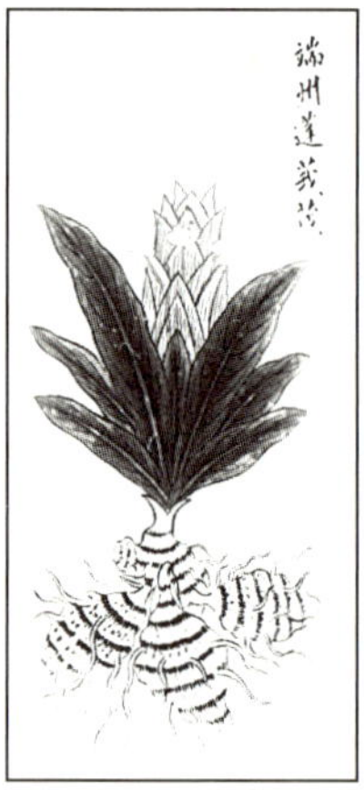

图 20　金石·端州蓬莪茂

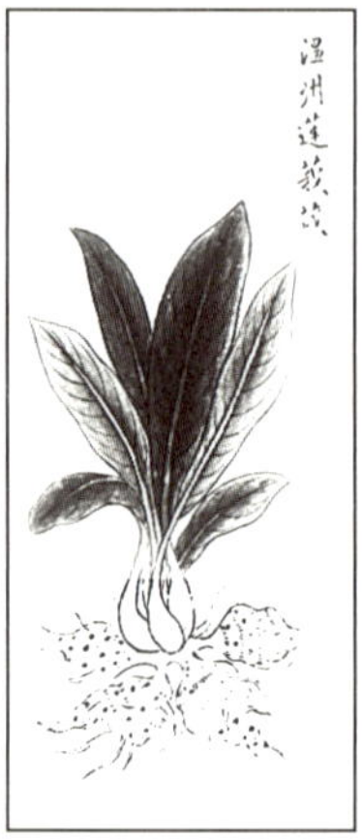

图 21　金石·温州蓬莪茂

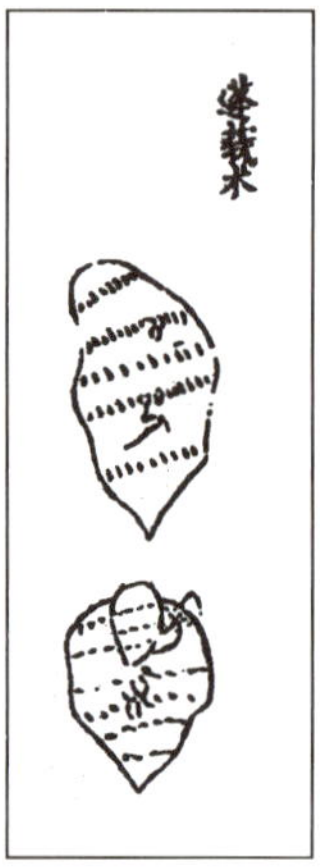
图 22　汇言·蓬莪术

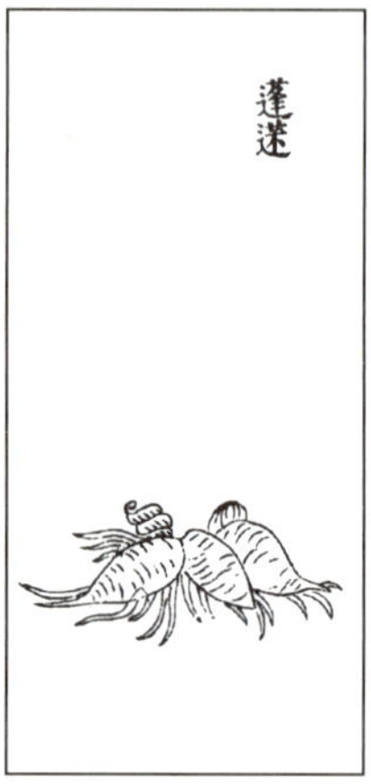
图 23　本草汇·蓬蒁

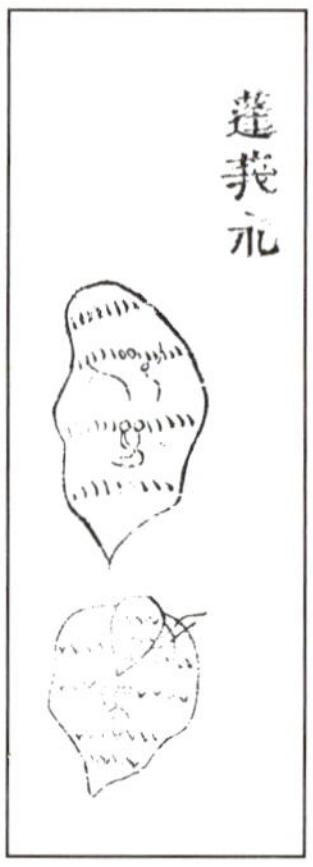
图 24　类纂·蓬莪术

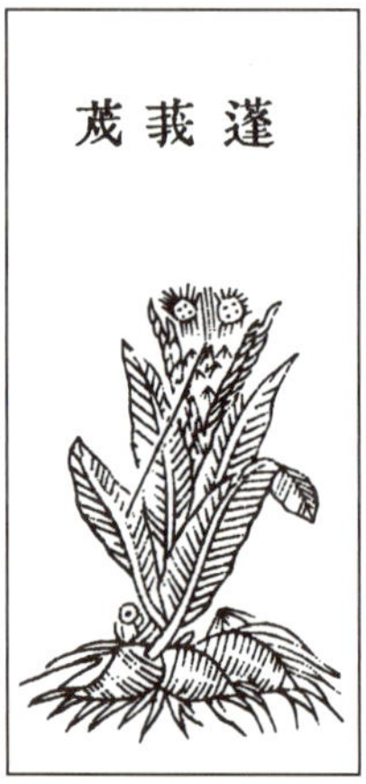

图 25　备要·蓬莪茂

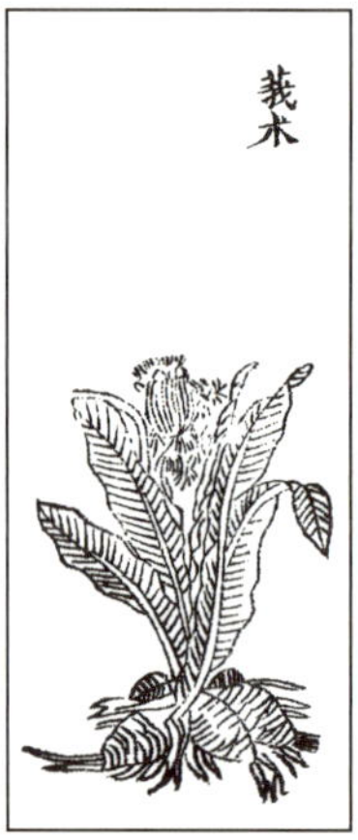

图 26　求真·莪术

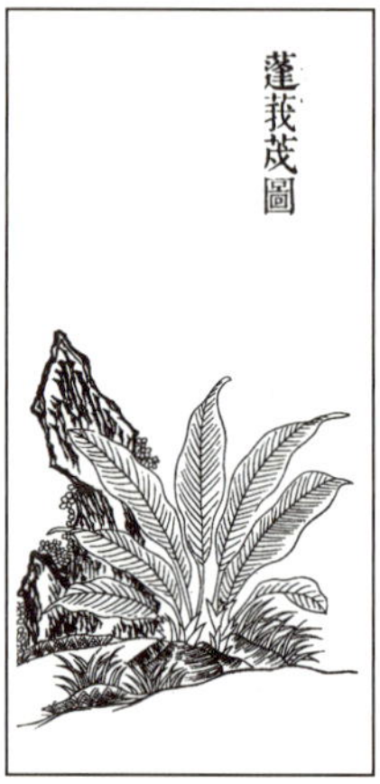

图 27　草木典·蓬莪茂图

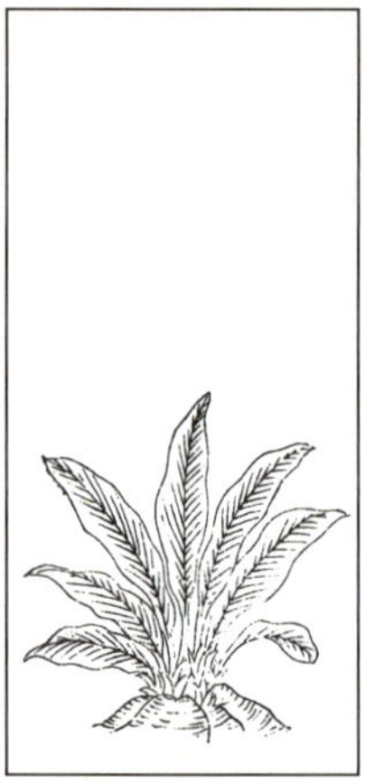
图 28　图考·蓬莪术

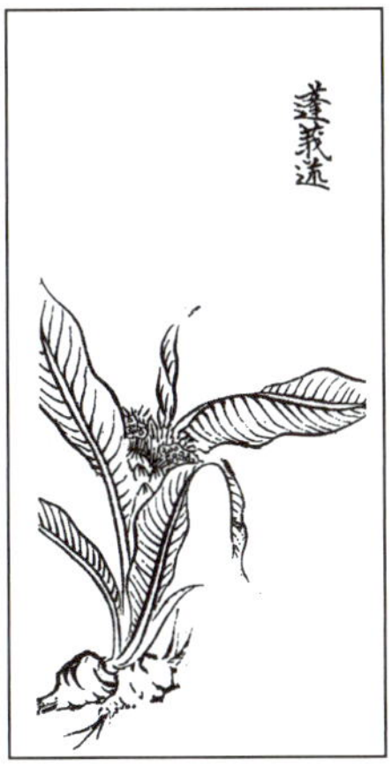

图 29　图说·蓬莪蒁

本品29图，取自22书，其中6幅彩图。有承继关系及仿绘图可分以下2个书类。

《本草图经》：该书有蓬莪茂图2幅（“端州蓬莪茂”“温州蓬莪茂”）。分别存于《大观本草》（图1、2）、《政和本草》（图3、4）、《绍兴本草》（图5、6）。此三书的图形基本一致。今以《政和》图3、4为《图经》图的代表。

仿绘《图经》2图的彩色图有《本草品汇精要》。该书“端州蓬莪茂”（图8）、“温州蓬莪茂”（图9）除一般敷色外，将原图卵状根茎均绘成带毛茎节宛如芋头、色紫褐色、花白色。此后《补遗雷公炮制便览》“蓬莪茂”图（图13）仿绘《品汇》“温州蓬莪茂”（图9）。《金石昆虫草木状》“端州蓬莪茂”（图20）、“温州蓬莪茂（图21）”亦摹绘自《品汇》同名图。

仿绘《图经》蓬莪茂图的墨线图有：《本草歌括》“蓬莪茂”（图7）仿绘《图经》“端州蓬莪茂”（图3）并予以简化。其图结构拥挤，较原图相差较大。《本草蒙筌》“端州蓬莪茂”（图10）、“温州蓬莪茂”（图11）均仿绘《图经》2同名图，画技拙劣，与原图相比失真处较多。其中“温州蓬莪茂”图11在根茎与叶之间加一茎，将诸叶绘成聚生茎顶。《太乙仙制本草药性大全》“蓬莪茂”（图12）虽然十分粗糙，但仍可看出是仿绘《图经》“端州蓬莪茂”（图3）。《本草纲目》金陵本“蓬莪茂”（图15）仿绘时将叶脉改为平行脉，原苞片簇拥的3朵小花被改绘为3朵具长梗的大花（？）。如此改绘，不知何据。《纲目》钱本图16不从金陵本，另据《图经》图3仿绘。《纲目》张本图17又据钱本图再绘。后世仿绘钱本图者有清《本草备要》“蓬莪茂”（图25）、《本草求真》“莪术”（图26），其图拙劣。《本草汇》“蓬莪”（图23）为根茎图，乃截取钱本图16植物的根茎。又《本草简明图说》“蓬莪蒁”（图29）参照钱本图大加改绘，只能粗看其形了。

另《三才图会》“蓬莪”（图18）将《图经》2图合于一图之中，其中上面的植物仿《图经》“端州蓬莪茂”，下面的植物仿绘“温州蓬莪茂”，再添些山石土地，根茎却浮于土外。《古今图书集成·草木典》“蓬莪茂图”（图27）又仿绘《三才图会》同名图的下面那株植物，即原仿《图经》的“温州蓬莪茂”。《植物名实图考》“蓬莪茂”（图28）又仿《草木典》图27，但消除了土地背景。

《本草原始》：该书“蓬莪茂”（图19）的仿绘图有：《本草汇言》图22、《本草纲目类纂必读》图24。

以上29图中，除25幅属仿绘图外，仅有4幅原创图（图3、4、14、19），详见下“鉴药”项。

【文录】

唐《本草拾遗》（见《证类》卷9“蓬莪茂”） 陈藏器云：一名蓬莪，黑色；二名茂，黄色；三名波杀，味甘，有大毒。

吴越《日华子》（同上） 此即是南中姜黄根也。

宋《开宝本草》（同上） 生西戎及广南诸州。子似干椹，叶似蘘荷，茂在根下并生。一好一恶，恶者有毒。西戎人取之，先放羊食，羊不食者弃之。

宋《本草图经》（同上）《图经》曰：蓬莪茂……今江浙或有之。三月生苗，在田野中。其茎如钱大，高二三尺。叶青白色，长一二尺，大五寸已来，颇类蘘荷。五月有花作穗，黄色，头微紫。根如生姜，而茂在根下，似鸡鸭卵，大小不常。九月采，削去粗皮，蒸熟暴干用……古方不见用者。今医家治积聚诸气，为最要之药。与京三棱同用之良，妇人药中亦多使。

元《汤液本草》卷4“蓬莪茂”《液》云：色黑，破气中之血，入气药发诸香。虽为泄剂，亦能益气。

【鉴药】

“蓬莪茂”首载于《开宝本草》，从而正式作为一味新药进入主流本草。此后宋《嘉祐本草》《证类本草》又分别引用了《开宝》之前的《雷公炮炙论》《药性论》《本草拾遗》等药书里有关本品的资料。这说明在上述诸书中，本品早已是独立药物。《唐本草》也多次提到与“蓬莪茂”相关的药名。检视唐代至宋初诸家对本品的论述，大体能了解到《唐本草》未将此药与姜黄、郁金同时收入该书的主要原因。

“茂”音述，可异写为“蒁”。如“蓬莪茂”可以异写为“蓬莪蒁”（《日华子》）。后世多简作“术”（此是原字，非“術”的简写）。与此相关的药名及其不同意义如下：

——“蓬莪茂”也可分为两个药名：陈藏器：“一名蓬莪，黑色；二名蒁，黄色……”

——“蒁药”是“姜黄”的别名：《唐本》注：姜黄，“西戎人谓之蒁药。”西戎为古部族名称，为古籍对吐蕃（今西藏及藏族各聚居地区）的泛称。

——“蒁”：①即“蓬莪茂”简称；②即“姜黄”；③郁金别名“胡蒁”；④蓬莪茂、姜黄、郁金三物的总称。（此可见于陈藏器云：“苏云姜黄是蒁，又云郁金是胡蒁。夫如此，则三物无别，递相连名，总称为蒁。”）

——“马蒁”是郁金别名：《唐本草》：郁金，“胡人谓之马蒁。”

——“茂”也可作为入药的根茎或子根的称呼：《开宝》：蓬莪茂，“茂在根下并生。”

姜黄、郁金、蓬莪茂都是今姜科姜黄属（*Curcuma*）的药物，形性每多相似，名称又或交叉互用。因此它们在唐代同时出现，确实令人眼花缭乱。与“蒁”相关的内容非常复杂，《唐本草》连姜黄、郁金都分不清，岂能再加上一个蓬莪茂？但《唐本草》不收，不等于这个药当时的医药界就不用。经过二三百年的积累，此药终于被《开宝》作为新药收入，使之在后世广为运用。

"茂"或"蒁""蓬莪茂"等名称的命名意义，未见本草解释，可能与译音有关，本书不去臆测。蓬莪茂（明代简称"莪术"）在宋以前很少运用，宋代开始成为治积聚诸气的最要之药，多用于妇科，且多与三棱配伍，行气破血，消积止痛，为较常用中药。

关于本品的来源，唐代的本草学家们不很清楚，因此留下的材料大多是"递相连名"的破碎史料。真正能算得上讨论本品来源的一段话，出自唐·陈藏器《本草拾遗》："一名蓬莪，黑色；二名蒁，黄色；三名波杀，味甘，有大毒。"这段话能给人的提示很有限：有一种"蓬莪"入药部位黑色，有一种"蒁"入药部位黄色。还有一种叫"波杀"，味甘，但有大毒。究竟这"波杀"为何与另两种并列？无可考。五代末吴越时的《日华子本草》在"蓬莪茂"条说："此即是南中姜黄根也。""姜黄"条则云："海南生者即名蓬莪蒁，江南生者即为姜黄。"可见他认为海南生的蓬莪茂就是姜黄。姜黄无论根茎形色还是原植物形态都与蓬莪茂差别明显，药材也不交叉，故此说只能反映局部地区用药习惯。

《开宝本草》将本品作为正药，自然内涵要充实。除性味功效外，也介绍了来源："子似干椹，叶似蘘荷，茂在根下并生。一好一恶，恶者有毒。西戎人取之，先放羊食，羊不食者弃之。"这段话提示，"叶似蘘荷"，可能是姜科植物。"茂在根下并生"，当指根茎下的侧根茎或子根。其他的话都是传闻，无考证价值。真正能展示蓬莪茂来源的是宋嘉祐间的药物大普查所得到的资料。

《本草图经》云："蓬莪茂，生西戎及广南诸州，今江浙或有之。三月生苗，在田野中。其茎如钱大，高二三尺。叶青白色，长一二尺，大五寸已来，颇类蘘荷。五月有花作穗，黄色，头微紫。根如生姜，而茂在根下，似鸡鸭卵，大小不常。九月采。"从这段话里，看出蓬莪茂的产地与郁金、姜黄产地基本重叠。"三月生苗……五月有花作穗"，可排除花先叶而出的温郁金（今植物名）。"茂在根下，似鸡鸭卵，大小不常"，是说根茎下有块根，形如鸡鸭蛋，有大有小。再比照叶片的长度、宽度、花色、花期等，以姜科姜黄属植物莪术*Curcuma zedoaria*（Christm.）Rosc. 最为符合。以下再考察宋以后的本草原创插图。

1.《本草图经》：该书有蓬莪茂图2幅。其中"端州蓬莪茂"（图3）根茎卵圆形，6个，有横纹。叶基生，叶片为椭圆状披针形，叶基部渐狭，下延。穗状花序膨大，其抽出的部位不是从叶中心，而是从叶后方的根茎抽出。花序长大，苞片甚阔，花生于中部的苞片腋内。端州即今广东肇庆。《中华本草》据此图定"端州蓬莪茂"

为姜科姜黄属植物广西莪术*Curcuma kwangsiensis* S. G. Lee et C. F. Liang。[1]

"温州蓬莪茂"（图4）根部有4—5个肥大的倒圆锥形的根茎，上有须根，未见有子根。叶基生，长椭圆形，基部渐狭呈抱茎状，具叶柄，未示花序。《中华本草》据此图定"温州蓬莪茂"为姜科姜黄属植物温郁金*Curcuma wenyujin* Y.H.Chen et C.Ling。[1]此学名今作*Curcuma aromatica* Salisb. Parad. cv. *Wenyujin*。

2.《补遗雷公炮制便览》：该书"炮制姜黄"（图14）按雷公炮制法绘制。《雷公炮炙论》云："凡使，于砂盆中用醋磨令尽，然后于火畔吸令干，重筛过用。"据此，图中三人，从下到上按上述工序进行炮制：下方一人将手放在砂盆中，示意醋磨药物。中间一人坐在小灶前用小火烘焙药物。最上一人用筛子筛取细末备用。

3.《本草原始》：该书"姜黄"（图19）绘两块根茎，类圆形或卵圆形。表面有茎节痕迹，用小点连线示意。一头钝圆（底部），一头钝尖（顶端）。此正是莪术*C. zedoaria*的根茎外形。

【小结】

蓬莪茂虽到《开宝本草》才进入主流本草，但在唐代多部本草中已经设立专条，并有简略介绍。唐代至五代间对本品的认识还很肤浅，且有"递相连名"等许多问题。宋代对本品的来源有较详细的论述。据《本草图经》的记述，本品形态与姜科莪术*Curcuma phaeocaulis* Val.相符。《本草图经》"端州蓬莪茂"图所示或为同属的广西莪术*Curcuma kwangsiensis* S. G. Lee et C. F. Liang。"温州蓬莪茂"图所示或为同属的温郁金*Curcuma aromatica* Salisb. Parad. cv. *Wenyujin*。《本草原始》"姜黄"药材图正是莪术*Curcuma phaeocaulis* Val.的根茎外形。

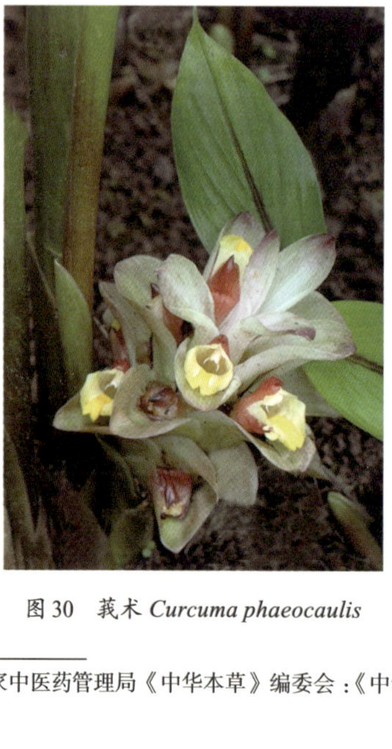

图30 莪术 *Curcuma phaeocaulis*

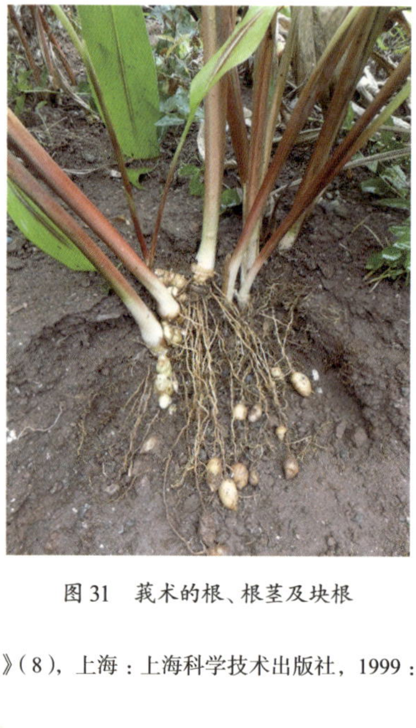

图31 莪术的根、根茎及块根

1 国家中医药管理局《中华本草》编委会：《中华本草》(8)，上海：上海科学技术出版社，1999：626.

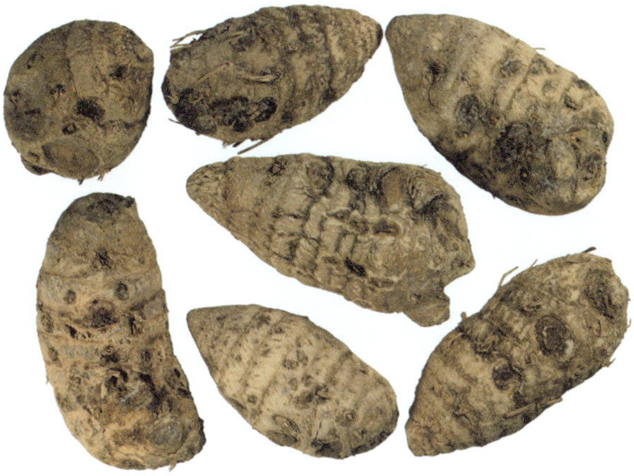

图32　莪术药材

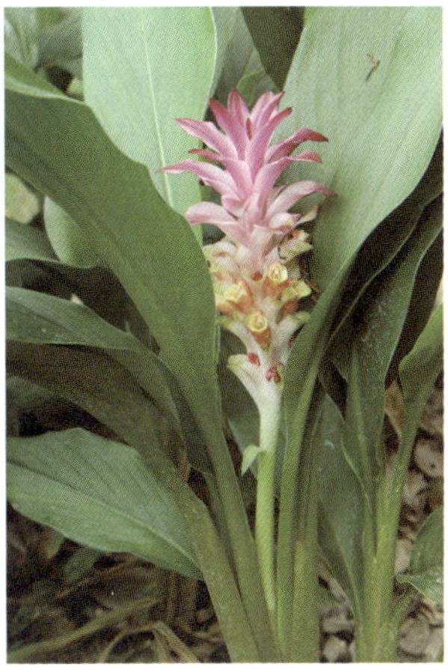

图33　广西莪术 *Curcuma kwangsiensis*

14-27　荆三棱

【品图】

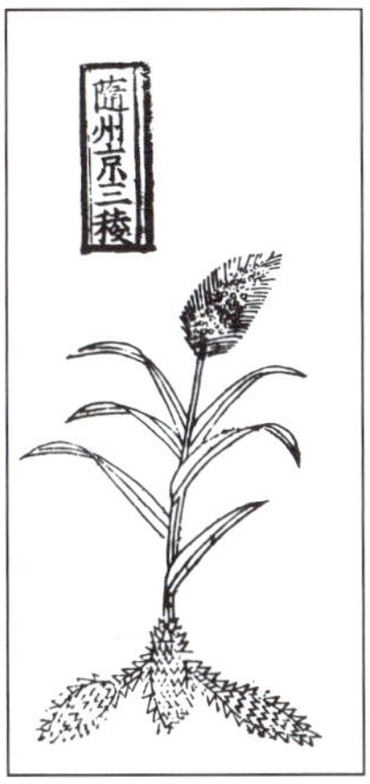

图1　图经（大）·随州京三棱

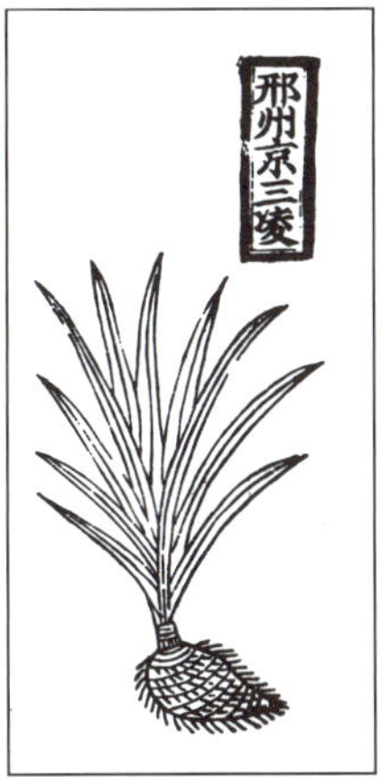

图2　图经（大）·邢州京三棱

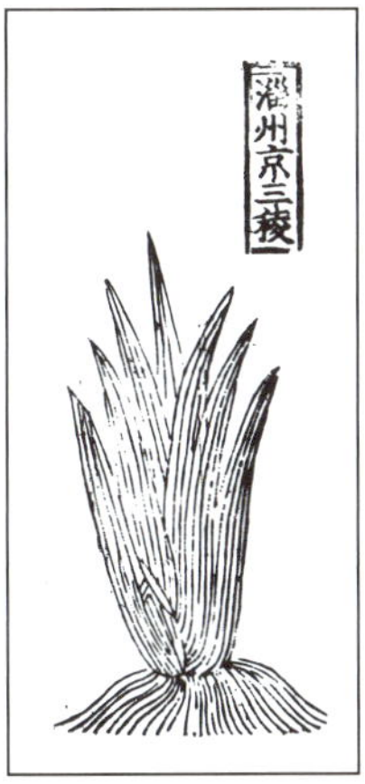

图3　图经（大）·淄州京三棱

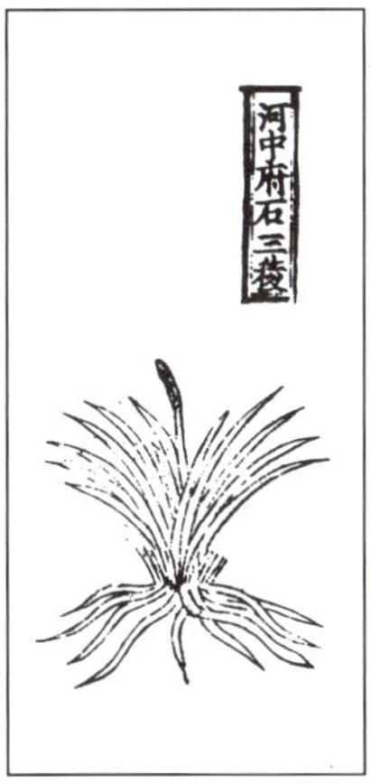

图4　图经（大）·河中府石三棱

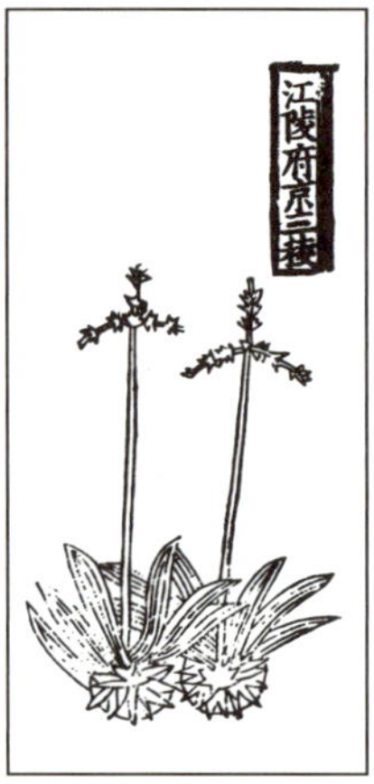

图5　图经(大)·江陵府京三稜

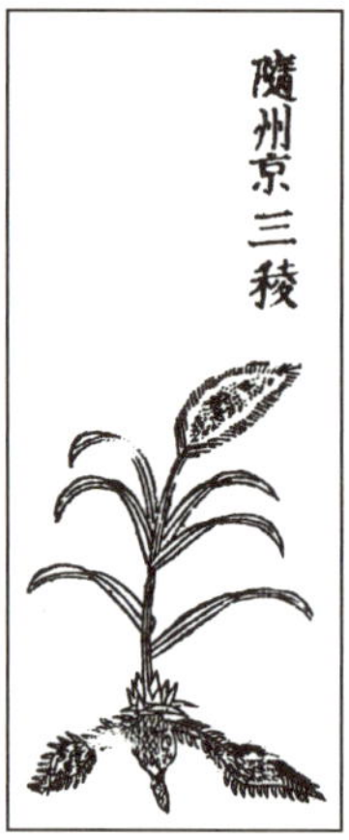

图6　图经(政)·随州京三稜

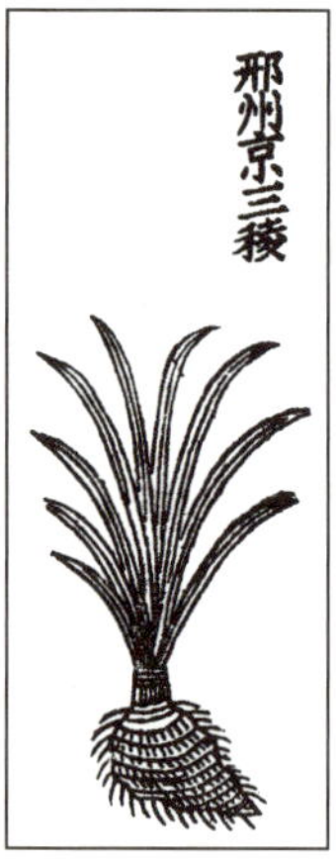

图7　图经(政)·邢州京三稜

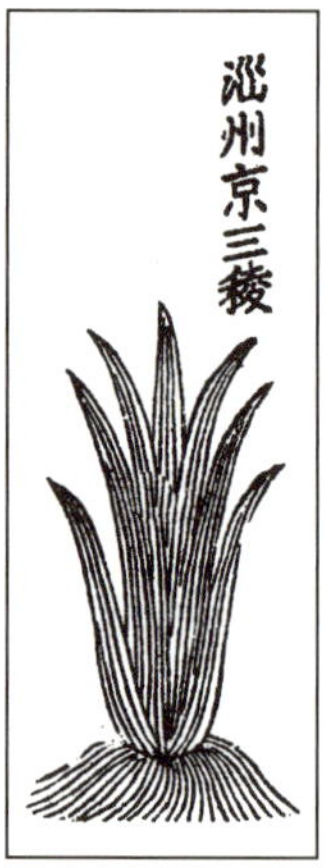

图8　图经(政)·淄州京三稜

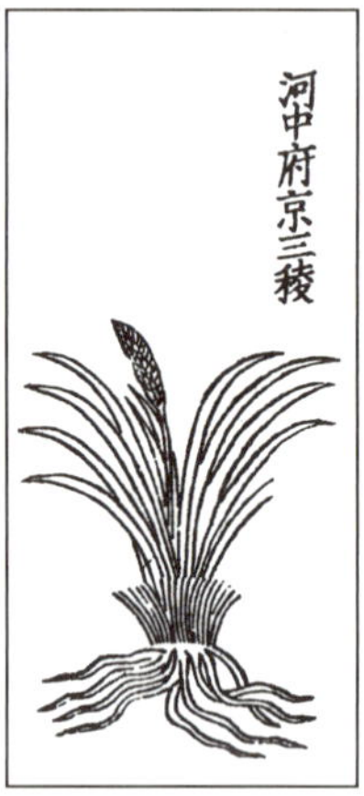

图9　图经(政)·河中府京三稜

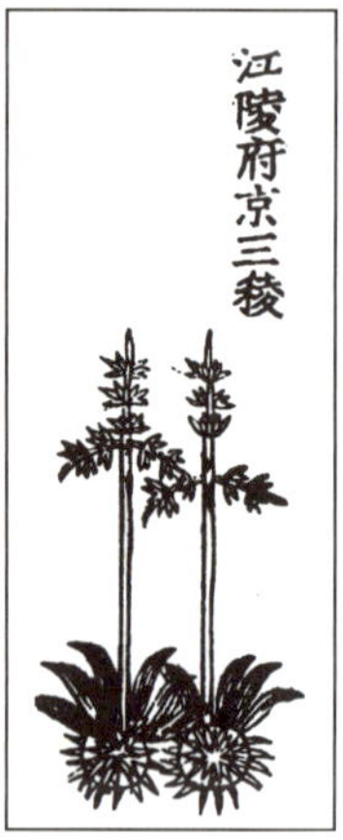

图10　图经(政)·江陵府京三稜

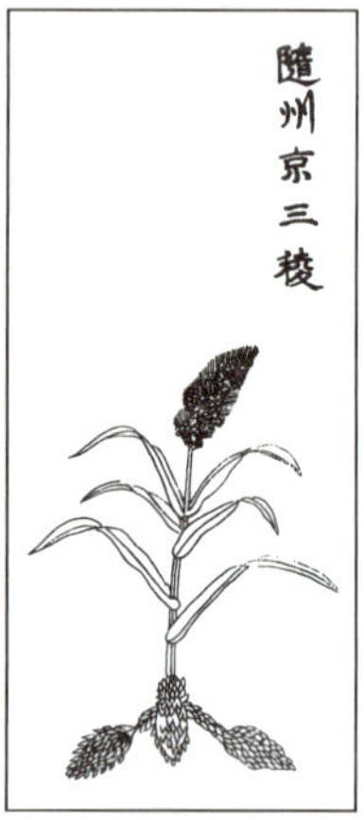

图11　图经(绍)·随州京三稜

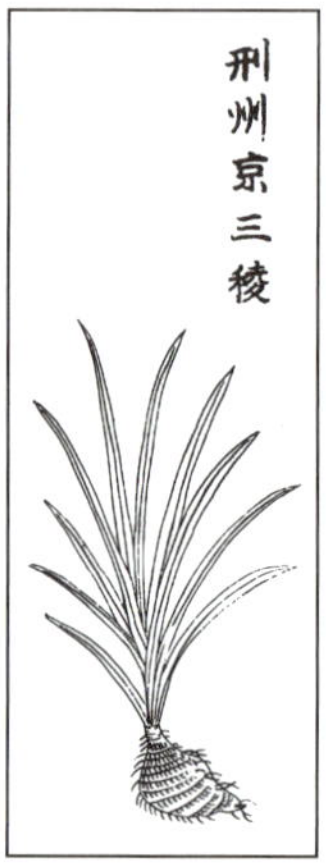

图12　图经(绍)·邢州京三稜

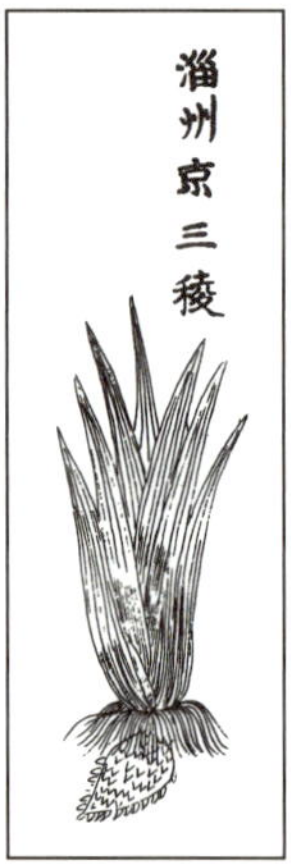

图13　图经(绍)·淄州京三稜

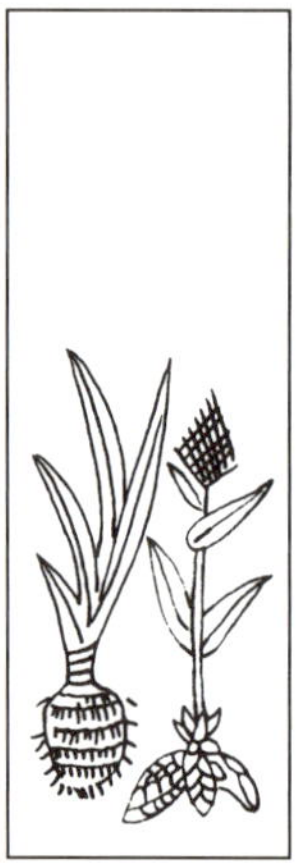

图14　歌括·京三稜

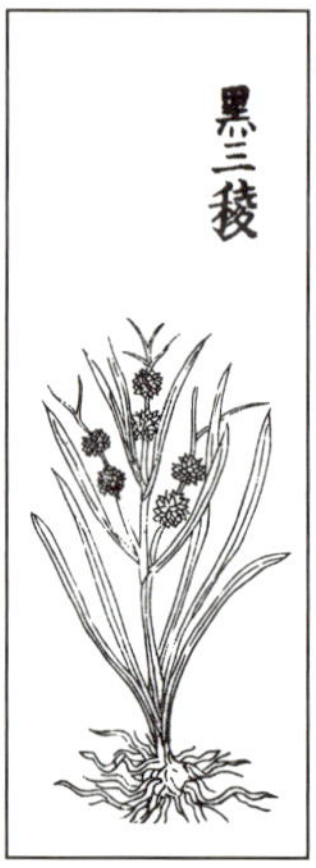

图15　救荒·黑三稜

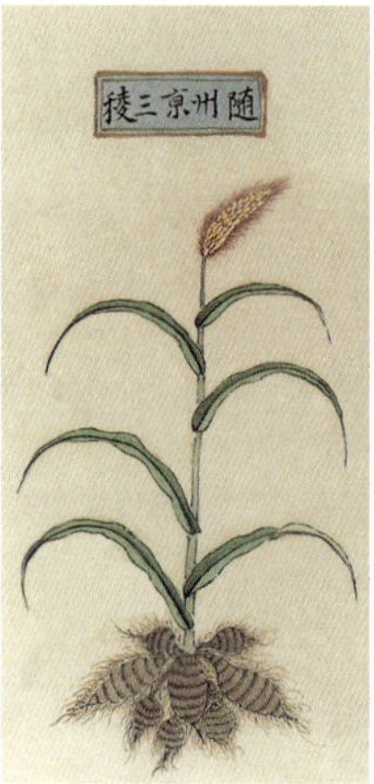

图16　品汇·随州京三稜

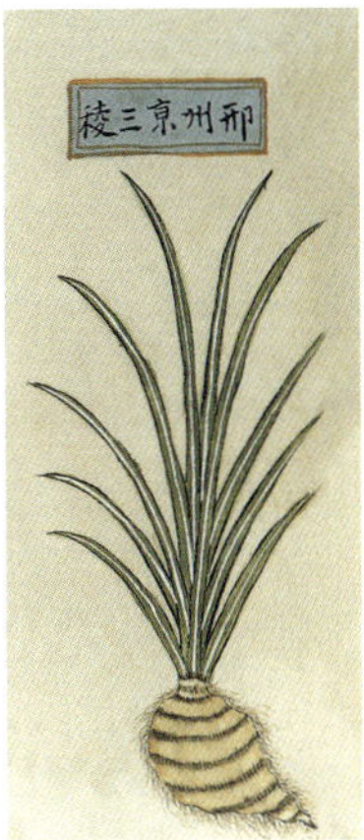

图 17　品汇·邢州京三稜

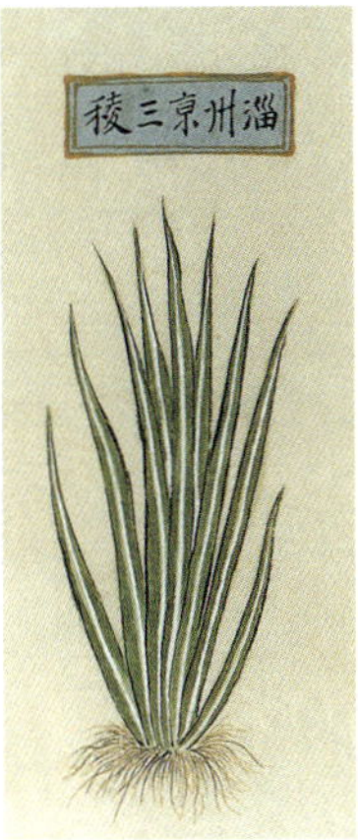

图 18　品汇·淄州京三稜

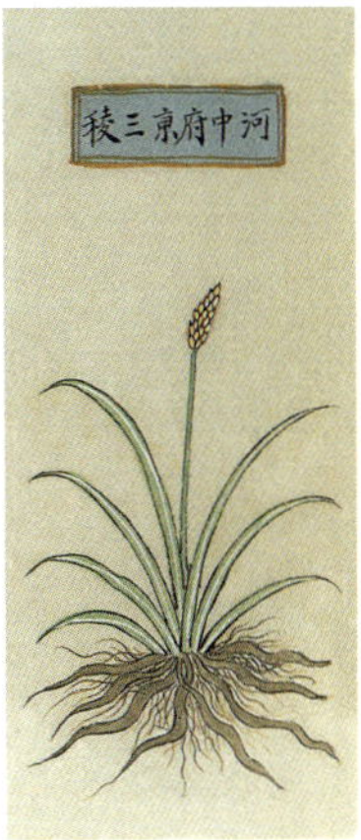

图 19　品汇·河中府京三稜

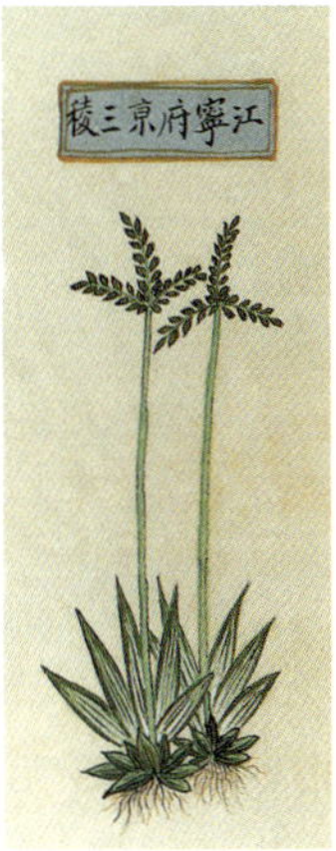

图 20　品汇·江宁府京三稜

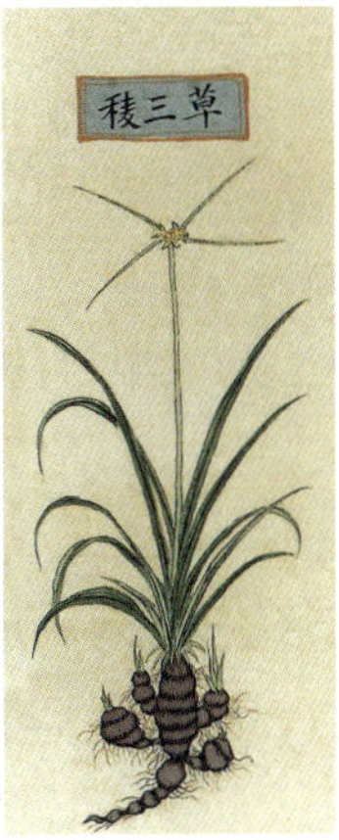

图 21　品汇·草三稜

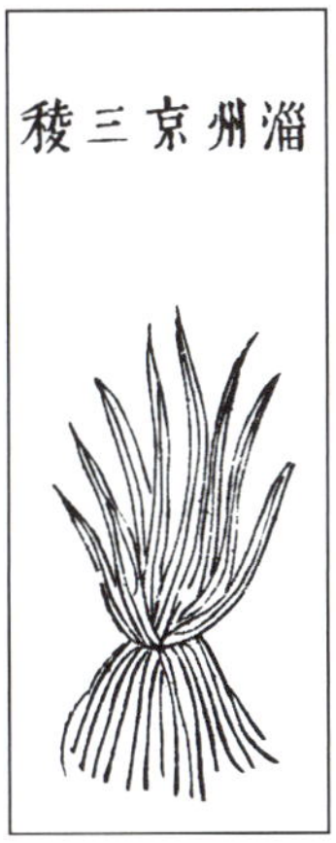

图 22　蒙筌·淄州京三稜

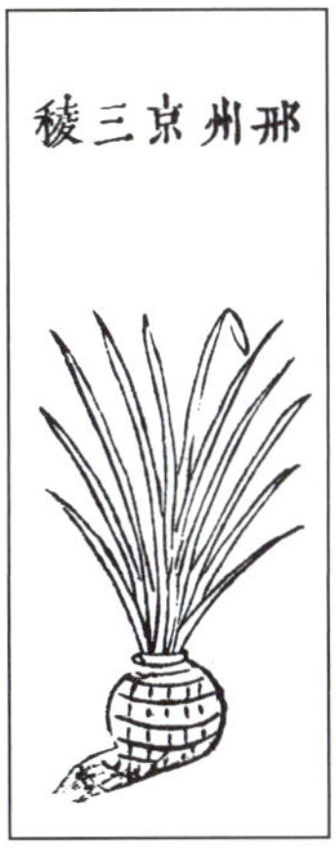

图 23　蒙筌·邢州京三稜

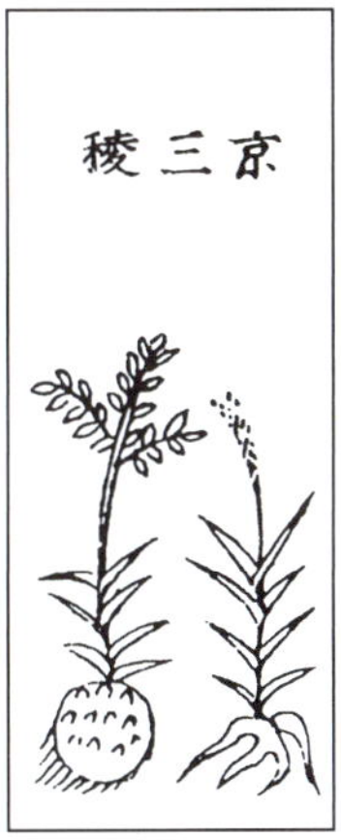

图 24　太乙·京三稜

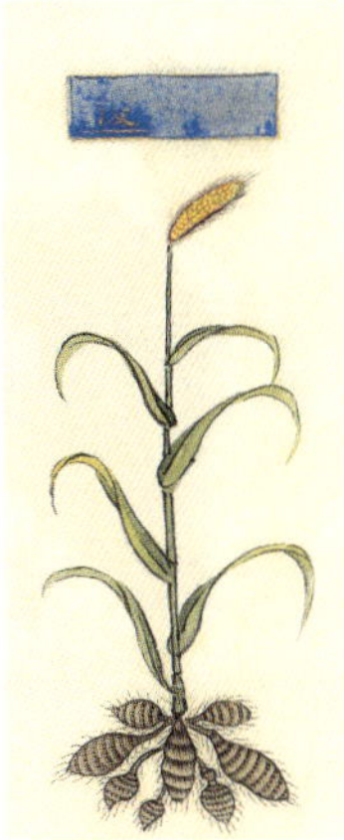

图 25　雷公·京三稜

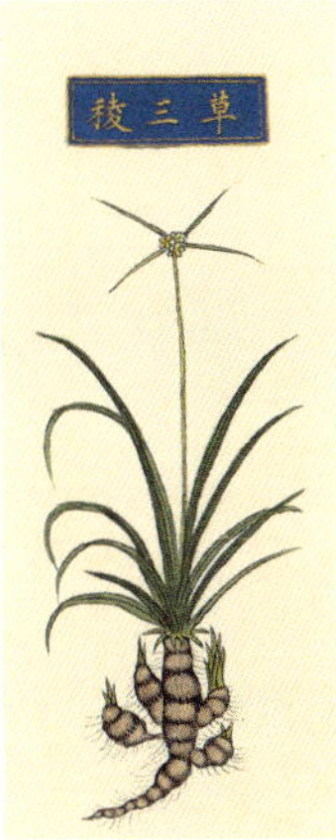

图 26　雷公·草三稜

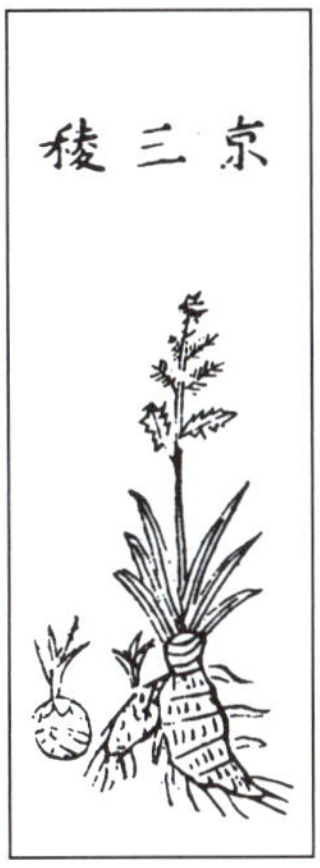

图 27　纲目（金）·京三稜

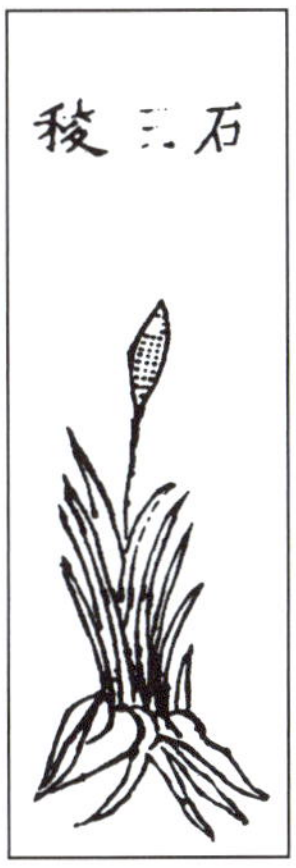

图 28　纲目（金）·石三稜

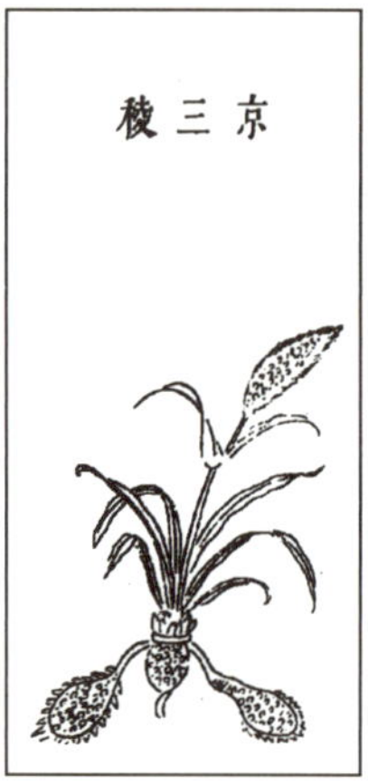

图 29　纲目（钱）·京三稜

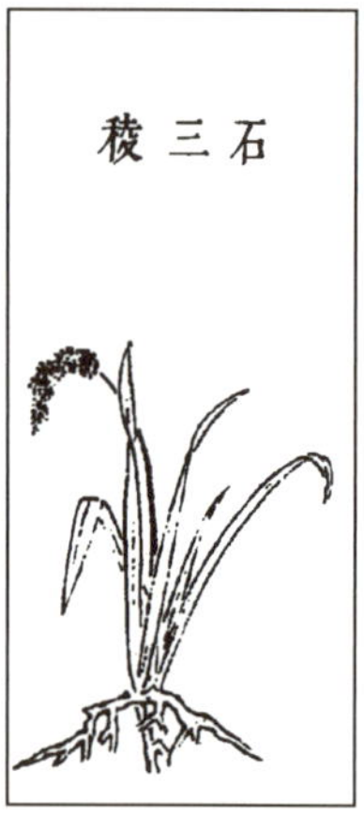

图 30　纲目（钱）·石三稜

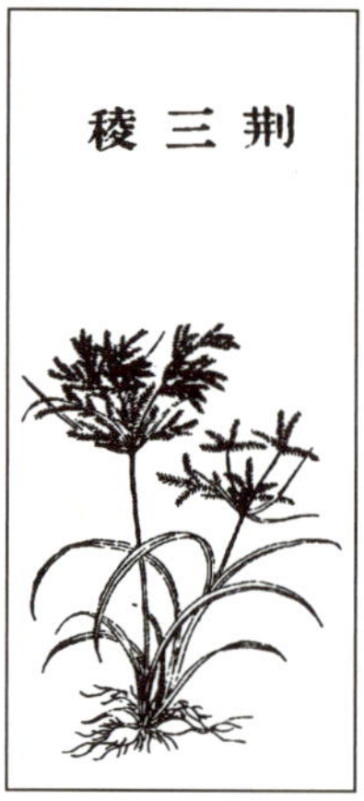

图 31　纲目（张）·荆三稜

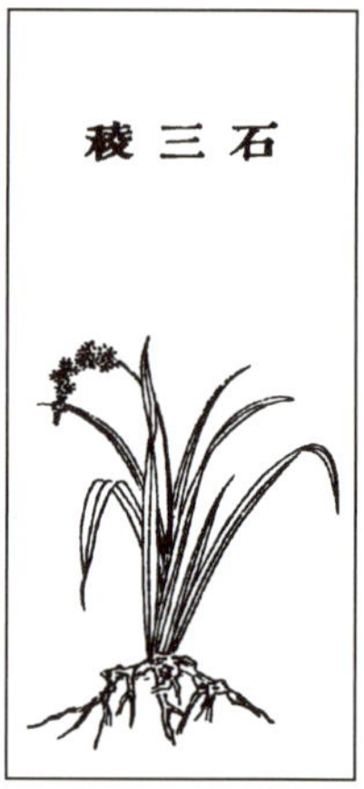

图 32　纲目（张）·石三稜

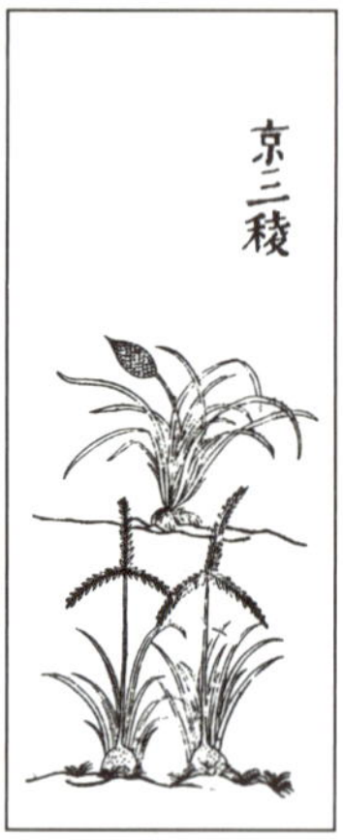

图 33　三才·京三稜

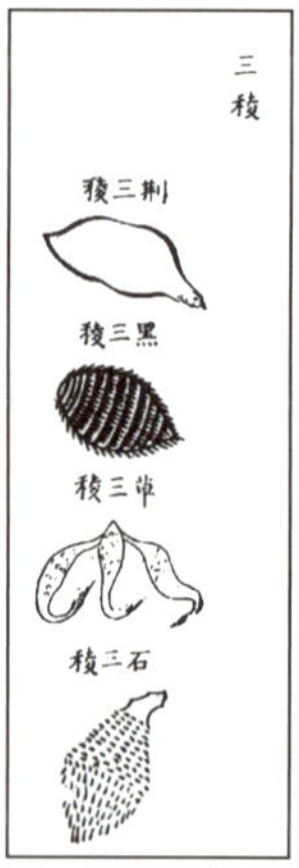

图 34　原始·三稜

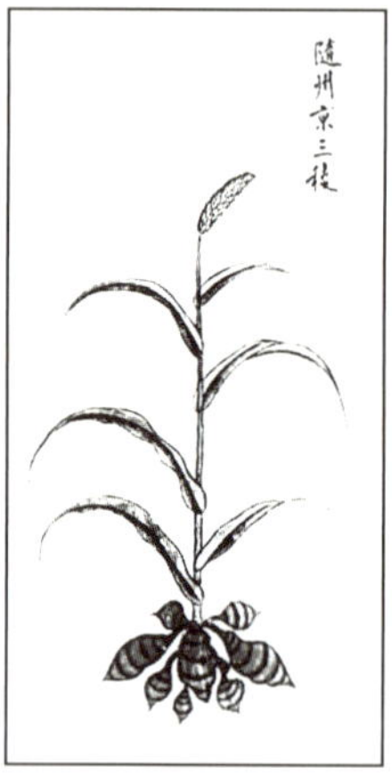

图 35　金石·随州京三稜

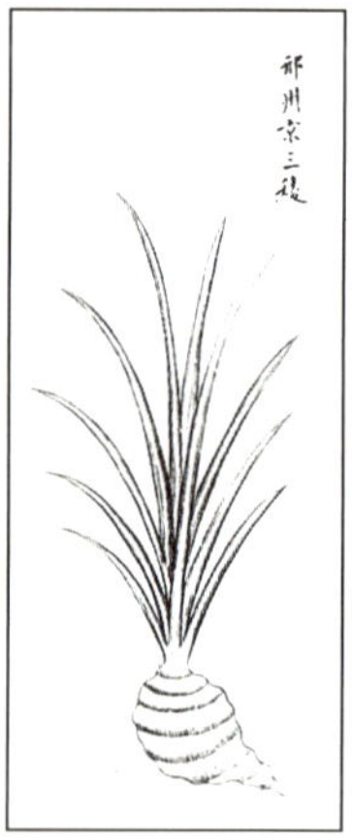

图 36　金石·邢州京三稜

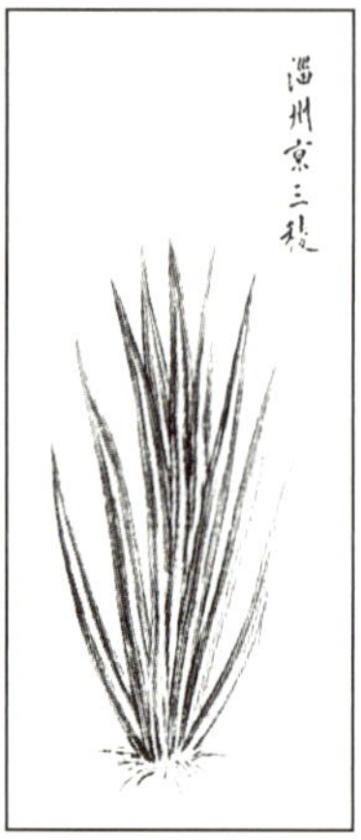

图 37　金石·淄州京三稜

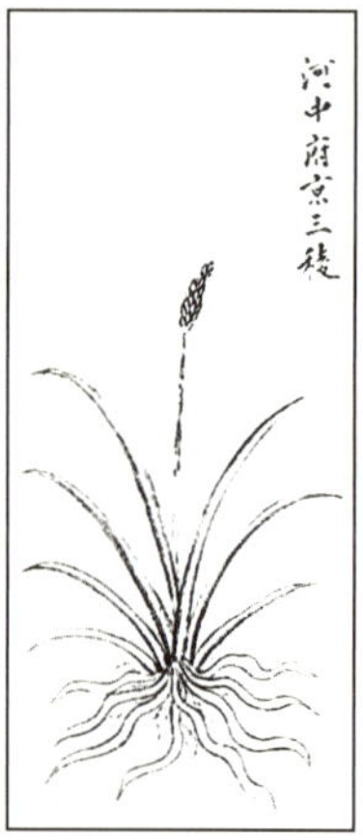

图 38　金石·河中府京三稜

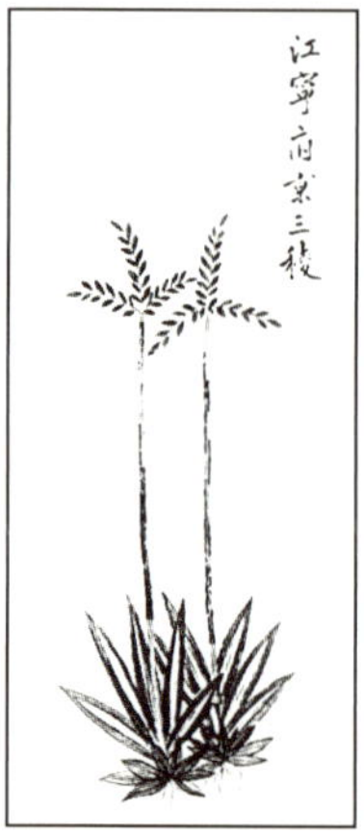

图 39　金石·江宁府京三稜

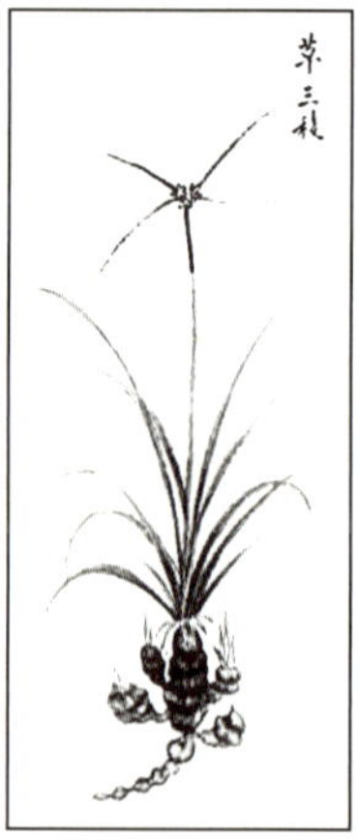

图 40　金石·草三稜

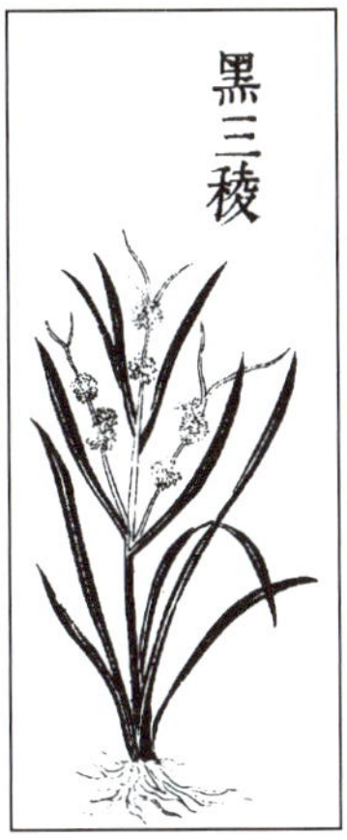

图 41　博录·黑三稜

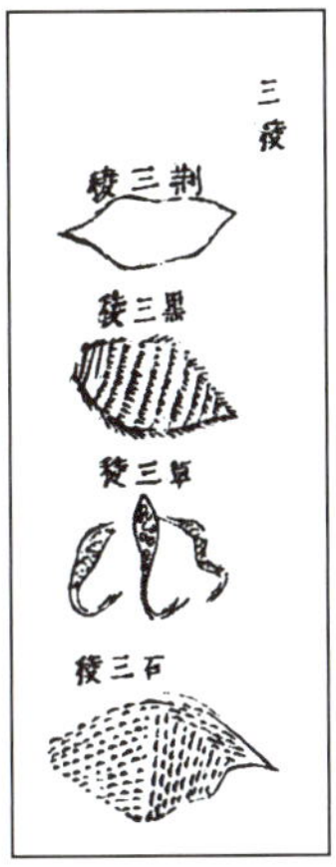

图 42　汇言·三稜

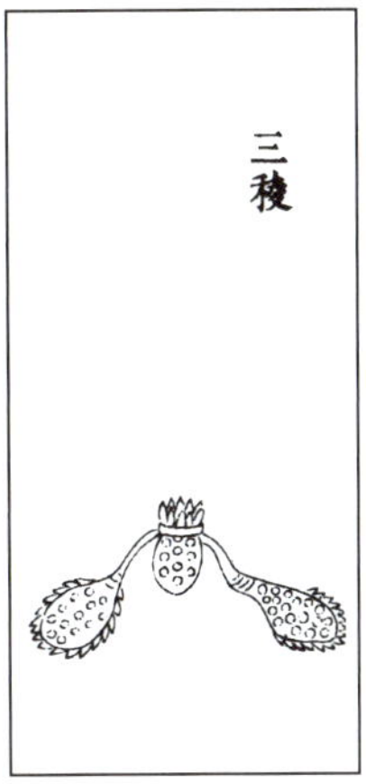

图 43　本草汇·三稜

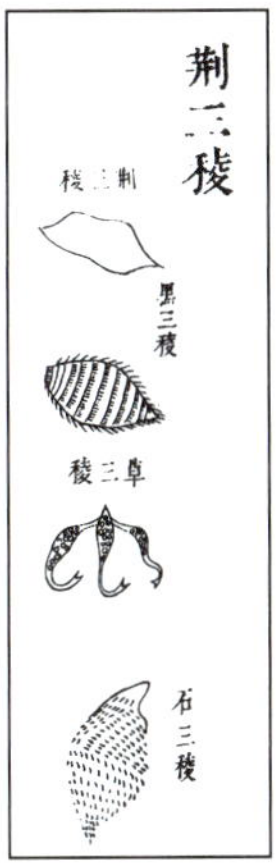

图 44　类纂·荆三稜

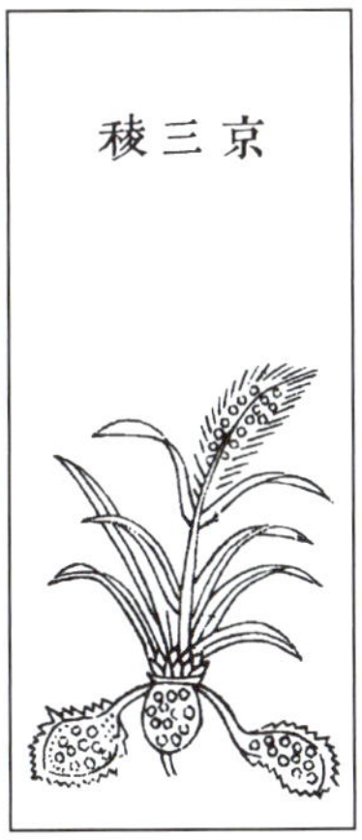

图 45　备要·京三稜

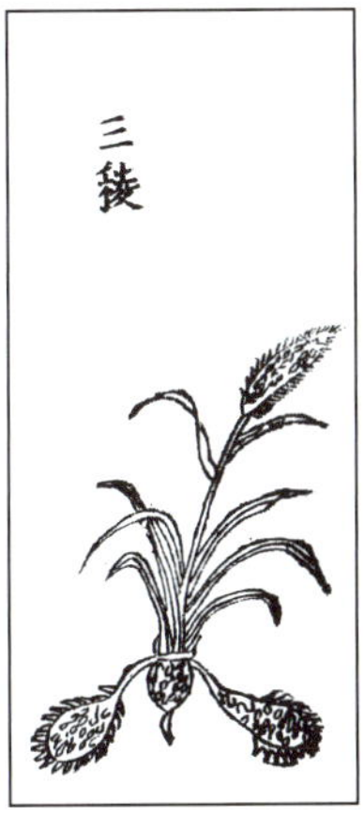

图 46　求真·三稜

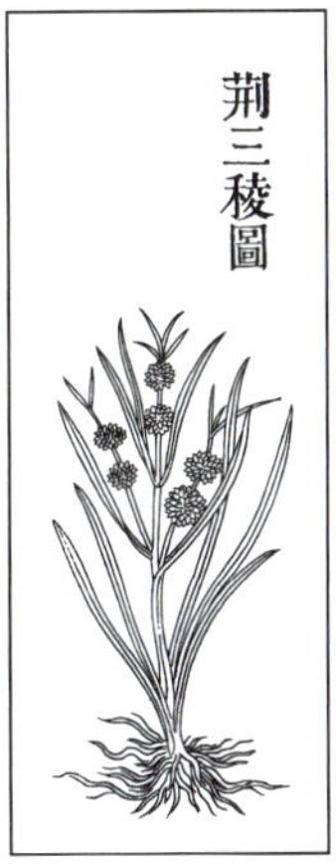

图 47　草木典·荆三稜图

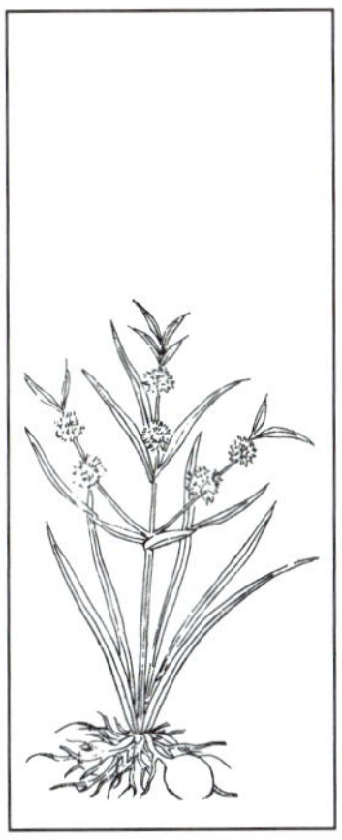

图 48　图考·黑三稜

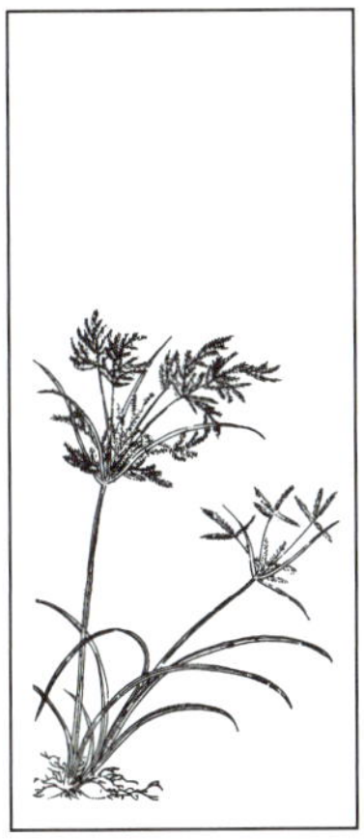

图 49　图考·荆三稜

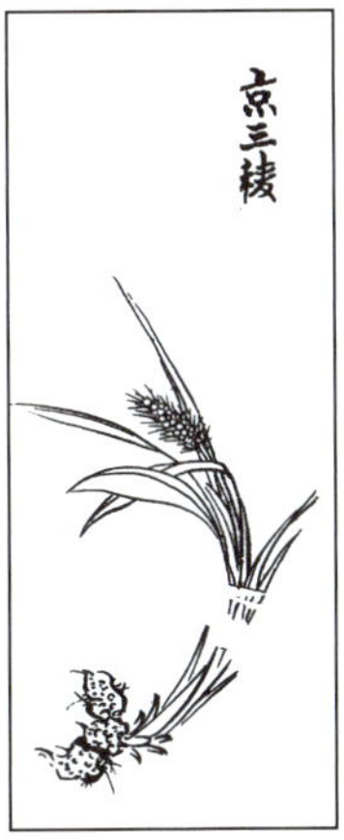

图 50　图说·京三稜

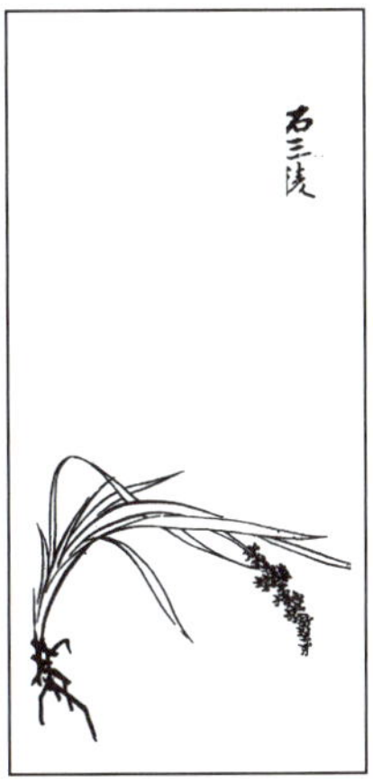

图 51　图说·石三稜

本品51图，取自24书，其中14幅彩图。有承继关系及仿绘图可分以下5个书类。

《本草图经》：该书有5图：依次为随州京三稜、邢州京三稜、淄州京三稜、河中府京[1]三稜、江陵府京三稜。今存于《大观》者为图1（随州）、图2（邢州）、图3（淄州）、图4（河中府石三稜）、图5（江陵府）。存于《政和》者为图6（随州）、图7（邢州）、图8（淄州）、图9（河中府）、图10（江陵府）。存于《绍兴》者仅前三图，图11（随州）、图12（邢州）、图13（淄州）。《大观》《政和》之图基本一致。《绍兴》“淄州京三稜”（图13）在根部须根下添加了一个“鲫鱼”状的块茎，茎节明显。这可能是南宋绍兴间编书的御医们所加。今以《政和》5个图（图6—10）为《图经》图的代表。

将《图经》5个图分别仿绘，并增添色彩的本草书有《本草品汇精要》。该书仿绘图有：随州京三稜（图16，棕褐色块茎数量增多，且更集中于根部）、邢州京三稜（图17）、淄州京三稜（图18）、河中府京三稜（图19）、江宁府京三稜（图20，该图改“江陵府”为“江宁府”）。另《品汇》增绘“草三稜”图（图21），为原创图。明末《金石昆虫草木状》完全转绘了《品汇》6幅彩图（图35、36、37、38、39、40）。仅仿绘《品汇》两图的有《补遗雷公炮制便览》，其“京三稜”（图25）仿绘《品汇》“随州京三稜”（图16），“草三稜”（图26）仿绘《品汇》新绘的“草三稜”图（图21）。

仿绘《图经》的墨线图者甚多，但均无5图都仿者。其中《本草歌括》“京三稜”图（图14）中，有植物两株，左株仿绘自《图经》“邢州京三稜”（图7），右株仿绘自“随州京三稜”（图8），均大加减缩。《本草蒙筌》有2图，“淄州京三稜”（图22）、“邢州京三稜”（图23）仿绘自《图经》同名图（图13、12）。《太乙仙制本草药性大全》很少仿绘前人图，然“京三稜”（图24）例外。此图依稀可见是仿绘《图经》图。其图有两株植物，左边一株似仿绘《图经》“江陵府京三稜”（图10），右边一株大致同“随州京三稜”（图6），但花序更瘦细，根部简略，不似块茎而类粗根。《三才图会》“京三稜”（图33）页是一图绘两种植物，上面一种乃仿绘《图经》“河中府京三稜”（图9），下面两株则仿绘自“江陵府京三稜”（图10），再各加地线，予以修饰。

比较复杂难辨的是《纲目》金陵本“京三稜”（图27）。此图既有原创部分，也有仿绘成分。今将其列入原创图，留待下文“鉴药”项下讨论。金陵本“石三稜”（图28）显示基生线状叶片，中抽花葶，穗状花序，仅更部改绘成有粗壮块根。据此图主体，当仿绘《图经》“河中府京三稜”（图9）。《纲目》钱本“京三稜”（图29）明显仿绘自《图经》“随州京三稜”（图6）。“石三稜”（图30）则仿绘自“河中府京三稜”（图9）。《纲目》张本“石三稜”（图32）仿绘自钱本“石三稜”（图30）。

清代《本草汇》“三稜”（图43）截取《纲目》钱本“京三稜”（图29）的根与根茎部。《本草备要》“京三稜”（图45）、《本草求真》“三稜”（图46）则仿绘钱本“京

1 “京”，此据《政和》。《大观》作“石”。据苏颂《图经》所载“河中府石三稜”文字，当以“石”字为正。

三棱”（图29）全体。《本草简明图说》“京三棱”（图50）、“石三棱”（图51）图形改变，但其要素仍仿自《纲目》钱本“京三棱”（图29）、“石三棱”（图30）。

《救荒本草》：该书“黑三棱”（图15）的仿绘图有：《野菜博录》“黑三棱”（图41，叶片由阳刻改阴刻）、《草木典》“荆三棱图”（图47）、《植物名实图考》“黑三棱”（图48，根部右下增绘一白描的圆球，有细根与植株相连，大概是示意有“乌梅”状的块茎，实属张冠李戴）。

《本草品汇精要》：该书有一原创图“草三棱”（图21），仿绘者有《补遗雷公炮制便览》同名图（图26）、《金石昆虫草木状》同名图（图40）。

《本草原始》：该书的插图（图34）从上到下有4块根茎或块茎，分别命名。仿绘者有《本草汇言》图42、《本草纲目类纂必读》“荆三棱”（图44）。

《植物名实图考》：该书的“荆三棱”（图49）仿绘者为《纲目》张本“荆三棱”（图31）。

以上51图中，除41幅属仿绘图外，还有原创或新增创意的插图10幅（图6、7、8、9、10、15、21、27、34、49）。详解见下“鉴药”项。

【文录】

唐《本草拾遗》（见《证类》卷9“京三棱”） 陈藏器云：本经无传，三棱总有三四种，但取根似乌梅，有须相连，蔓如綖，作漆色。蜀人织为器，一名葜者是也。

宋《开宝本草》（见《证类》卷11“草三棱根”） 味甘，平，温，无毒。疗产后恶血，通月水，血结，堕胎，破积聚癥瘕，止痛利气。一名鸡爪三棱。生蜀地。二月、八月采。

宋《开宝本草》（见《证类》卷9“京三棱”）京三棱 ……黄色体重，状若鲫鱼而小。又有黑三棱，状似乌梅而稍大，有须相连蔓延，体轻。为疗体并同。

宋《本草图经》（同上）《图经》曰：京三棱，旧不著所出地土，今河陕、江、淮、荆襄间皆有之。春生苗，高三四尺，似茭蒲叶皆三棱。五、六月开花，似莎草，黄紫色。霜降后采根，削去皮、须。黄色，微苦，以如小鲫鱼状，体重者佳。多生浅水傍，或陂泽中。其根初生成块，如附子大，或有扁者。傍生一根，又成块，亦出苗，其不出苗，只生细根者，谓之鸡爪三棱。又不生细根者，谓之黑三棱，大小不常，其色黑，去皮即白。河中府又有石三棱，根黄白色，形如钗股，叶绿色如蒲，苗高及尺，叶上亦有三棱，四月开花，白色，如红蓼花。五月采根。亦消积气。下品别有草三棱条，云生蜀地，即鸡爪三棱也。其实一类，故附见于此。一说三棱生荆楚，字当作荆，以着其地，本经作“京”，非也。今世都不复有，三棱所用皆淮南红蒲根也。泰州尤多，举世皆用之。虽太医不以为谬。盖流习既久用根者不识其苗，采药者莫究其用，因缘差失，不复更辨。今三棱，荆湘、江淮水泽之间皆有。叶如莎草，极长，茎三棱如削，大如人指，高五六尺，茎端开花，大体皆如莎草而大，生水际及浅水中。

苗下即魁，其傍有根横贯，一根则连数魁，魁上发苗。采时断其苗及横根，形扁长如鲫鱼者，三稜也。根末将尽一魁，未发苗，小圆如乌梅者，黑三稜也。又根之端钩屈如爪者，为鸡爪三稜。皆皮黑肌白而至轻。三者本一物，但力有刚柔，各适其用。因其形为名，如乌头、乌喙，云母、云华之类，本非两物也。今人乃妄以凫茨、香附子为之。又本草谓京三稜，形如鲫鱼，黑三稜如乌梅而轻。今红蒲根至坚，重刻削而成，莫知形体。又叶扁茎圆，不复有三稜处，不知何缘名三稜也。今三稜皆独傍引二根，无直下根。其形大体多亦如鲫鱼。

宋《宝庆本草折衷》卷11“草三棱”《图经》论诸三棱本为一物，虽则云然，而《博济方》金锁元乃以草三棱与京三棱兼行，故《图经》又言力有刚柔，各适其用也。

明《救荒本草》卷上之后“黑三稜” ……今郑州、贾峪山涧水边亦有。苗高三四尺，叶似菖蒲叶而厚大，背皆三稜剑脊，叶中撺葶，葶上结实，攒为刺球，状如楮桃样而大，颗瓣甚多，其颗瓣形似草决明子而大，生则青，熟则红黄色。根状如乌梅而颇大，有须蔓延相连，比京三稜体微轻，治疗并同。

明《本草蒙筌》卷3“京三稜” 生荆襄陂泽，近霜降采根。状若鲫鱼，黄白体重者美……○仍有三种，亦附其名。黑三稜色若乌梅轻松，去皮则白。○草三稜形如鸡爪屈曲，根上生根。○又石三稜色黄体重，坚硬如石。总消积气，主治相同。

明《本草纲目》卷14“荆三稜”【集解】【时珍曰】三稜多生荒废陂池湿地。春时丛生，夏秋抽高茎，茎端复生数叶，开花六七枝，花皆细碎成穗，黄紫色，中有细子。其叶茎花实俱有三稜，并与香附苗叶花实一样，但长大尔。其茎光滑三稜，如棕之叶茎。茎中有白穰，剖之织物，柔韧如藤。吕忱《字林》云：䔿草生水中，根可缘器。即此草茎，非根也。《抱朴子》言“䔿根化鳝”，亦是此草。其根多黄黑须，削去须皮，乃如鲫状，非本根似鲫也。

清《植物名实图考》卷25“荆三稜” 处处有之。鸡爪三稜、黑三稜、石三稜，皆一物而分大小。《救荒本草》：黑三稜葶味甜、根味苦，皆可食。今湖南至多，择其小者以为香附子。雩娄农曰：三稜，茅属也，生于山泽者苗肥而根硕，名之曰荆，非所谓江淮之间一茅三脊耶？

【鉴药】

“荆三稜[1]”，《纲目》注出《开宝》。考《唐本草》“莎草根”下注云：“茎、叶都似三棱，根若附子”，可见“三稜”一名在《唐本草》中就已经提到，但未见药用。宋·唐慎微《证类本草》引有唐·陈藏器之“三稜”一药，故此药实际首出唐·陈藏器《本草拾遗》，原名“三稜”。本品能行气破血，消积止痛，后世常用治癥瘕结块、

1 “稜”：《证类》《纲目》皆用此字。《广韵》将“稜”作为“棱”之俗字。然木四方有隅谓之“棱”。此为草茎有稜，故古本草皆用“稜”。今按名从主人例，凡古籍所载之名仍用“稜”。现代定名则用“棱”。

妇人血脉不调。其名之来由与所用基原有关，自古就有混淆品种。

黑三稜，唐·陈藏器《本草拾遗》记载："本经无传，三稜总有三四种，但取根似乌梅，有须相连，蔓如綖，作漆色。蜀人织为器，一名莩者是也。"此处"本经"指《唐本草》。《唐本草》无此药。至陈氏首载时，其来源就有"三四种"。正品特点是"根似乌梅，有须相连"、"一名莩者"。陈藏器仅言"三稜"，其前未冠以其他文字。

宋《开宝本草》在"京三稜"条下提到："又有黑三稜，状似乌梅而稍大，有须相连蔓延，体轻。"该书最早将入药部位（药材）"似乌梅"者命名为"黑三稜"。宋《本草图经》记载"黑三稜"的形态为："今三稜，荆湘、江淮水泽之间皆有。叶如莎草，极长，茎三稜如削，大如人指，高五六尺，茎端开花，大体皆如莎草而大，生水际及浅水中。苗下即魁，其傍有根横贯，一根则连数魁，魁上发苗……根末将尽一魁，未发苗，小圆如乌梅者，黑三稜也。""黑三稜如乌梅而轻。"此段是说"黑三稜"根状茎最末端长出"一魁"（球状块茎"），圆如乌梅而质轻。"又不生细根者，谓之黑三稜，大小不常，其色黑，去皮即白"，也是形容"黑三稜"块茎"色黑，去皮即白"。这种黑三稜地上部分"叶如莎草，极长，茎三稜如削……茎端开花，大体皆如莎草而大"。据此描述，本种乃因"茎三稜如削"而得名，即今莎草科藨草属植物荆三稜*Scirpus yagara* Ohwi。

明《本草纲目》"时珍曰：三稜多生荒废陂池湿地。春时丛生，夏秋抽高茎，茎端复生数叶，开花六七枝，花皆细碎成穗，黄紫色，中有细子。其叶茎花实俱有三稜，并与香附苗叶花实一样，但长大尔。其茎光滑三稜，如棕之叶茎。茎中有白穰，剖之织物，柔韧如藤。吕忱《字林》云：莩草生水中，根可缘器。即此草茎，非根也。"此种即《开宝》《图经》所述"黑三稜"，为莎草科荆三稜*S. yagara*。其中所谓"茎端复生数叶"即指其花序的叶状苞片；"开花六七枝，花皆细碎成穗，黄紫色"，是描述其聚伞花序具辐射枝六七枝。多数小花成穗。尤其是"叶、茎、花、实俱有三稜"，可知"三稜"一名非常贴合莎草科植物荆三稜*S. yagara*的形态特征。

京三稜，宋《开宝本草》新出两味有"三稜"二字的药，一为"京三稜"（见《证类》卷9），一为"草三稜"（见《证类》卷11）。

《开宝》记载"京三稜"入药部位"黄色体重，状若鲫鱼而小"，然无地上植株的描述，也没有解释此植物因何而得"三稜"名。宋《本草图经》也记载了如"鲫鱼"的三稜："今河陕、江、淮、荆襄间皆有之。春生苗，高三四尺，似茭蒲，叶皆三稜。五、六月开花，似莎草，黄紫色。霜降后采根，削去皮、须。黄色，微苦，以如小鲫鱼状，体重者佳。多生浅水傍，或陂泽中。其根初生成块，如附子大，或有扁者。"上述记载中，除"似莎草"不知所指外，其他描述均表明此种即今黑三棱科黑三棱属植物黑三棱*Sparganium stoloniferum*（Graebn.）Buch.。其中最具特征的是"叶皆三棱”、“根”（块茎）“如小鲫鱼状，体重者佳”。可知“叶皆三棱”是本种得名之由。苏颂又云：“一说三棱生荆楚，字当作荆，以著其地，本经作‘京’，非也。”后世“荆三棱”一名由此而来。

明《救荒本草》在“黑三棱”名下载曰：“今郑州、贾峪山涧水边亦有。苗高三四尺，叶似菖蒲叶而厚大，背皆三棱剑脊，叶中擀葶，葶上结实，攒为刺球，状如楮桃样而大，颗瓣甚多，其颗瓣形似草决明子而大，生则青，熟则红黄色。根状如乌梅而颇大，有须蔓延相连，比京三棱体微轻。”其中“叶……背皆三棱剑脊，叶中擀葶，葶上结实，攒为刺球，状如楮桃样而大”，突出了黑三棱科植物黑三棱*S. stoloniferum*的特点：其叶下部的背面呈龙骨状凸起，或呈三棱形（三棱剑脊）；花期本品雄性头状花序呈球形（所谓“刺球”“楮桃”）。《救荒》“黑三棱”图（图15）地上部分与文字描述完全吻合。但文字云“根状如乌梅而颇大，有须蔓延相连”，这与陈藏器所云“根似乌梅，有须相连”相同，属药材“黑三棱”的特征，此与《救荒》图15所绘根部不符。可见《救荒》“黑三棱”植物形态的文字表述还有小瑕疵。近现代植物学家可能是据《救荒本草》的图文，将该植物的中文名定做“黑三棱”，从而与唐代药材“黑三棱”同名，产生混乱。

北宋之时，以“三棱”为名的药物还不止以上两种。宋·苏颂《图经》除提到“黑三棱”“京（荆）三棱”外，还记载了河中府“石三棱”、蜀地“草三棱”（鸡爪三棱）。苏颂面对五个地方进上的药图与资料，取舍维艰，故其描述也或有重复，或前后矛盾。最后苏颂得出一个非常错误的结论：“三者本一物，但力有刚柔，各适其用。因其形为名，如乌头、乌喙，云母、云华之类，本非两物也。”对此，南宋医家陈衍云：“《图经》论诸三棱本为一物，虽则云然，而《博济方》金锁元乃以草三棱与京三棱兼行，故《图经》又言‘力有刚柔，各适其用’也。”在一方中同时使用两种三棱，说明他们本来就是不同的植物，用“力有刚柔”来解释“三棱”的种类是没有道理的。

苏颂将形态差异甚大的不同科植物认作“本一物”，其原因就是苏颂自己归纳的：“盖流习既久，用根者不识其苗，采药者莫究其用，因缘差失，不复更辨。”但苏颂虽然无法辨别各地所用的三棱，却忠实地表述了他所见到的当时市面常用的品种：“三棱所用皆淮南红蒲根也。泰州尤多，举世皆用之。虽太医不以为谬……又本草谓京三棱形如鲫鱼，黑三棱如乌梅而轻。今红蒲根至坚，重刻削而成，莫知形体。又叶扁茎圆，不复有三棱处，不知何缘名三棱也。今三棱皆独傍引二根，无直下根。其形大体多亦如鲫鱼。”这种“红蒲根”，结合现实品种使用情况，实际上就是黑三棱科植物黑三棱的块茎。现代所用的三棱，都是经人工刻削过、形如小鲫鱼的块茎。这也说明从宋代开始，占据市场主流的就是这种红蒲根，药材名荆三棱或京三棱、植物来源于黑三棱科植物黑三棱*S. stoloniferum*。

明代及其以后，药家对三棱来源的认识仍没有超过宋代《图经》的水平。陈嘉谟认可的三棱是“状若鲫鱼，黄白体重者美”，亦即黑三棱科植物黑三棱。对其他三种三棱（黑三棱、草三棱、石三棱），则以“总消积气，主治相同”一语带过。李时珍虽然准确地描述了莎草科植物荆三棱（药材“黑三棱”）的形态，但他说“其根多黄黑须，削去须皮，乃如鲫状，非本根似鲫也”，此“如鲫”的根，仍是宋以后占主流的黑三棱科植物黑三棱。现代本草学家谢宗万对“三棱”的综述与深入研究，使“三棱”的千年乱象终于平息。[1]

结合古代遗留下来的10幅原创图，可为进一步考察古代“三棱”的来源提供信息。

1.《本草图经》：该书有三棱图5幅，分别来自随州（今属湖北）、邢州（今河北邢台）、淄州（今山东淄博）、河中府（今山西永济市）、江陵府（今湖北荆州，《本草品汇精要》改为“江宁府，即今江苏南京”）。以下分别讨论此5图。

随州京三棱（图6）：该图所示植物，其茎叶及花序颇类禾本科植物狗尾巴草，但地下部分却又如某些莎草科植物的根状茎，难以确定其基原。

邢州京三棱（图7）：图中植物叶条形扁平，二列互生，叶中有棱线，块茎膨大，茎节明显，此图虽然粗糙，但其形态大致与黑三棱科黑三棱属植物（*Sparganium* spp.）相近。

淄州京三棱（图8）：该图植物仅示其叶及须根。其叶剑形扁平，平行脉，似有中棱。其图简单，很难猜测其示意。《绍兴》“淄州京三棱”（图13）在须根下添加了类似“邢州京三棱”一样的块茎，形如小“鲫鱼”，外有多数鳞片，成环状。此图块茎可能是南宋绘图者所增，有此块茎，则此图近似黑三棱科植物黑三棱*S. stoloniferum*。

河中府京三棱（图9）：该图《大观》名为“石三棱”。宋《图经》所称“京三棱”当为红蒲根类植物，亦即黑三棱科黑三棱。但苏颂专门记载了“河中府石三棱”：“河中府又有石三棱，根黄白色，形如钗股，叶绿色如蒲，苗高及尺，叶上亦有三棱，四月开花，白色，如红蓼花。五月采根。亦消积气。”从根形来看，既非如鲫鱼，也非如乌梅，而是根形如“钗股”，花白“如红蓼花”，因此本品不属于药材“京三棱”“黑三棱”。原植物不明。据苏颂所载，《政和》改图名为“河中府京三棱”是不对的。

江陵府京三棱（图10）：此图与上述4图均不相同。基生叶剑形，似有棱线。叶丛中抽花葶，顶端花序有3个辐射枝，此似为莎草科植物。[2]其根部为圆球状块茎，表面有鳞片状物。块茎之间无根状茎相连，此与莎草科荆三棱又不相符。但观其花序，

1　谢宗万：《中药材品种论述》中册，上海：上海科学技术出版社，1994：570-576.

2　谢宗万：《中药材品种论述》中册，上海：上海科学技术出版社，1994：575.

似为莎草科植物*Cyperaceae* spp.。明代《本草品汇精要》改“江陵府”为“江宁府”，不知何据。

以上5幅图，大多似是而非。由此可见苏颂撰写“京三棱”条文字时所依据的资料混乱，亦可见宋代三棱的混淆品种之多。总的来看，其中确有黑三棱科与莎草科的“三棱”。

2.《救荒本草》：该书“黑三棱”（图15）的形态考证，前文已经提及。其图所绘“叶中擶葶，葶上结实，攒为刺球，状如楮桃样而大”的特征，使之被鉴定为黑三棱科植物黑三棱*Sparganium stoloniferum*（Graebn.）Buch.。该书文字对本品根茎的描述是错误的，但药图却没有错。

3.《本草品汇精要》：该书“草三棱”（图21）是新增原创图。其植物叶线形，似有中棱。茎顶花序有4个苞片。下部有类似香附子的椭圆形块茎，在母根茎周围有多个子根茎。此图形态当为莎草科植物，但与该科的荆三棱*Scirpus yagara* Ohwi不完全相符。宋《图经》记载：“今人乃妄以凫茨、香附子为之。”因此，不排除此图乃据莎草科荆三棱近似的其他植物（如香附子*Cyperus rotundus* L.）写生绘成。

4.《本草纲目》（金陵本）：该书“京三棱”（图27）比较复杂。其植株的地上部分颇似仿绘《图经》“江陵府京三棱”（图10），基生二列叶，中抽一花葶。花序较原图简略。地下部分则仿“邢州京三棱”（图7）的粗大块茎（形似鲫鱼），茎节明显，另在旁增附一分支块茎。在此图左下角，又绘一独立的球状块茎，上冒幼芽。此恐示意为陈藏器所云“乌梅”状的三棱（药材黑三棱）。此图兼具莎草科与黑三棱科的“三棱”特点，似有意将苏颂《图经》提到的两类三棱形态拼凑在一起，并非写生之图。

5.《本草原始》：该书的插图（图34）从上到下有4块根茎或块茎，依次命名为“荆三棱”“黑三棱”“草三棱”“石三棱”。除“草三棱”外，其余三种的块茎外形都似“小鲫鱼”。其区分在于“荆三棱”表面光滑，无茎节痕迹，似经过刻削加工。“黑三棱”用阴刻示意其表面黑色，茎节环痕明显。“石三棱”则表面呈短毛刺状。这3种三棱无一如“乌梅”样，似乎可以排除莎草科植物，大多为药材“京三棱”、植物来源为黑三棱科的植物。只有“草三棱”有主根茎，旁接子根茎，此即所谓“鸡爪三棱”，类似莎草科的香附子之类。具体植物种难以确定。李中立以善于药材的写生绘图著称。但遇到三棱这样复杂来源的药物，亦不明其地上部分形态，因而也很难显示不同三棱的主要特征。

6.《植物名实图考》：该书的“荆三棱”（图49）图为写生图，根部有纺锤状的块茎，茎有棱，叶线形，从其细致的聚伞花序，可以肯定是莎草科植物，但其块茎却不是球状，而是纺锤状，其植株不很高大，此与药用三棱又有所不同。[1]吴其濬在

1 谢宗万：《中药材品种论述》中册，上海：上海科学技术出版社，1994：575.

该药下记载："今湖南至多，择其小者以为香附子。"该书"莎草"条亦云："与三棱极相类。"故此图似为莎草科植物香附子*Cyperus rotundus* L.。[1]

【小结】

"三稜"始载于唐·陈藏器《本草拾遗》。后世常用于行气破血，消积止痛。该药从开始运用就有三四种混淆品。陈藏器以"根似乌梅"者为正品。北宋《开宝本草》将此种称之为"黑三稜"，此种即今莎草科植物荆三棱*Scirpus yagara* Ohwi。至北宋时普遍使用"红蒲根"作"京三稜"（苏颂谓当作"荆三稜"）。此种入药以"黄色体重，状若鲫鱼而小"为特点。结合其地上部分形态描述，其基原即今黑三棱科植物黑三棱*Sparganium stoloniferum*（Graebn.）Buch.。《本草图经》《救荒本草》等药图对鉴定三稜的基原多有裨益。

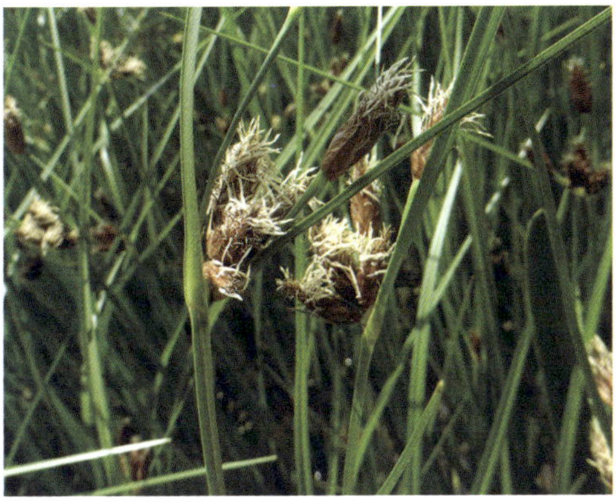

图 52　荆三稜 *Scirpus yagara* 花枝

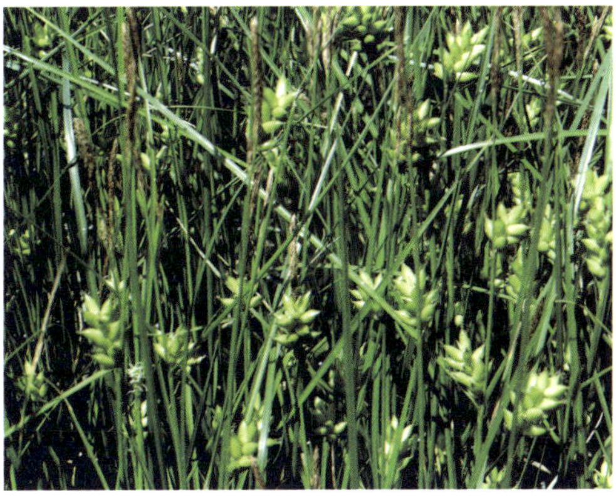

图 53　荆三棱 *Scirpus yagara* 果枝

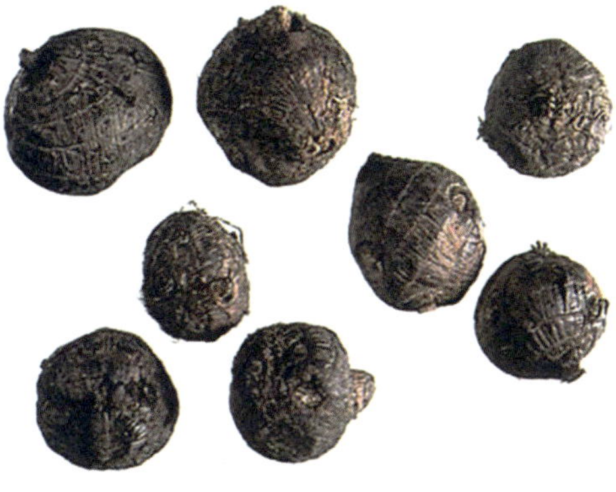

图 54　荆三棱 *Scirpus yagara* 药材（黑三棱）

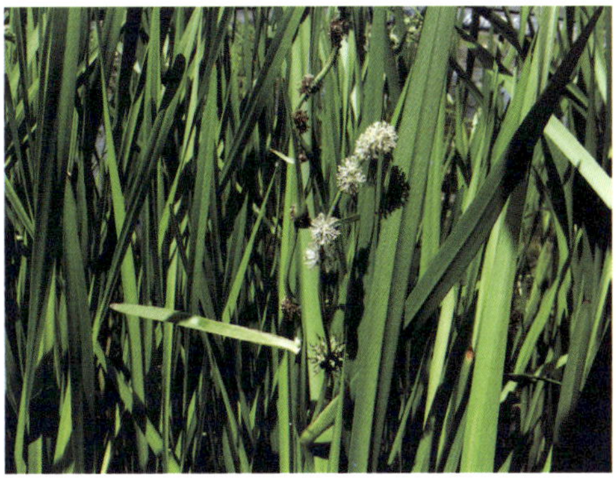

图 55　黑三棱 *Sparganium stoloniferum* 花枝

1　此图经中国科学院植物研究所副研究员王锦秀博士鉴定为此种。

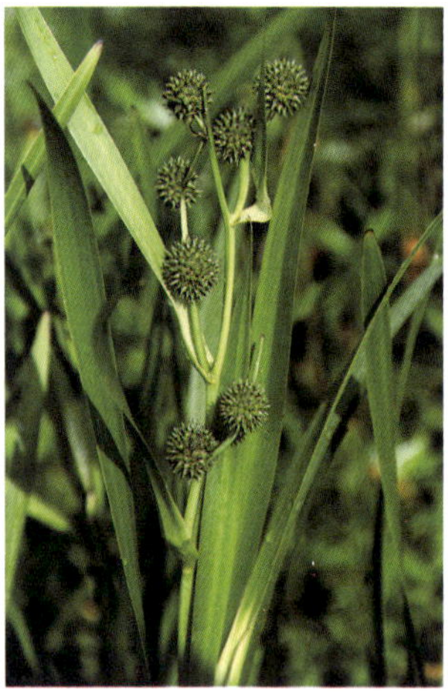

图 56　黑三棱 *Sparganium stoloniferum* 果枝

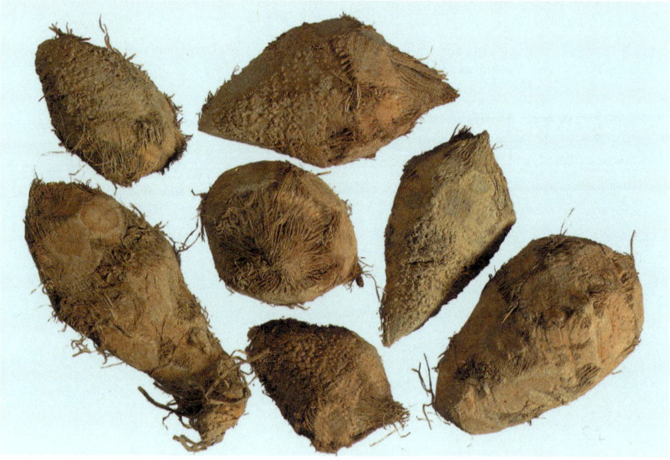

图 57　黑三棱 *Sparganium stoloniferum* 药材（荆三棱）

14–28　莎草　香附子

【品图】

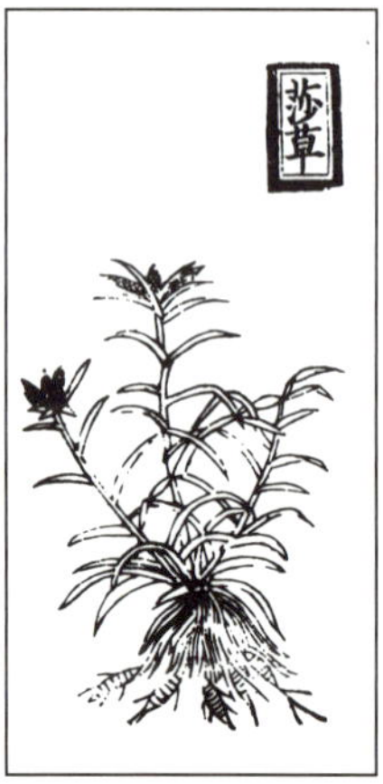

图 1　图经（大）· 莎草

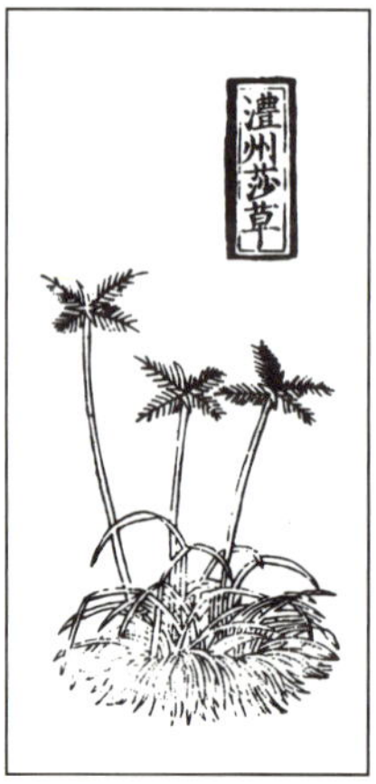

图 2　图经（大）· 澧州莎草

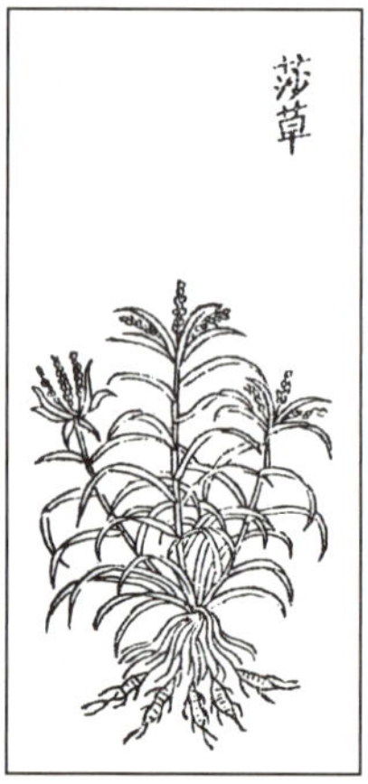

图 3　图经（政）· 莎草

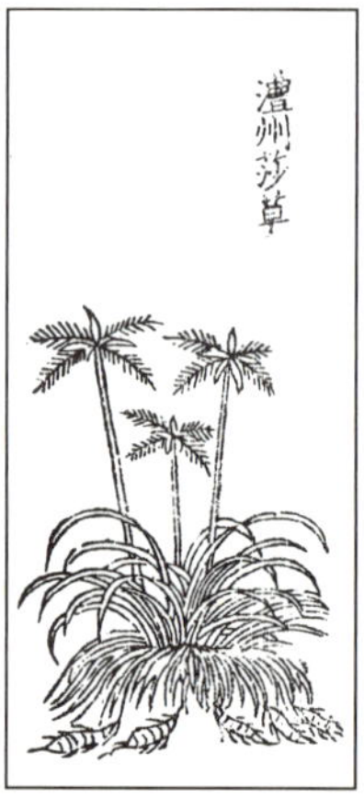

图 4　图经（政）· 澧州莎草

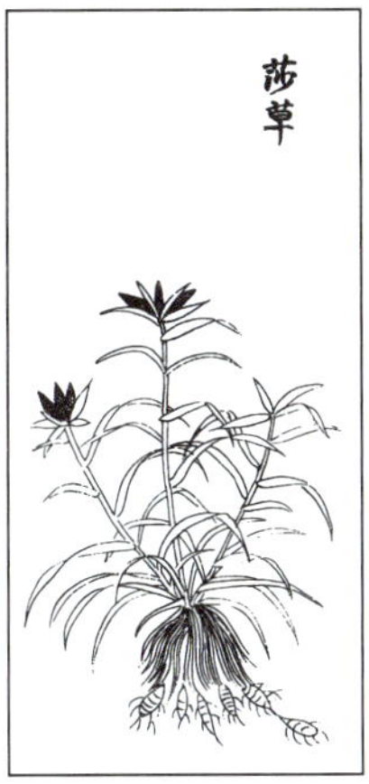

图5　图经（绍）·莎草

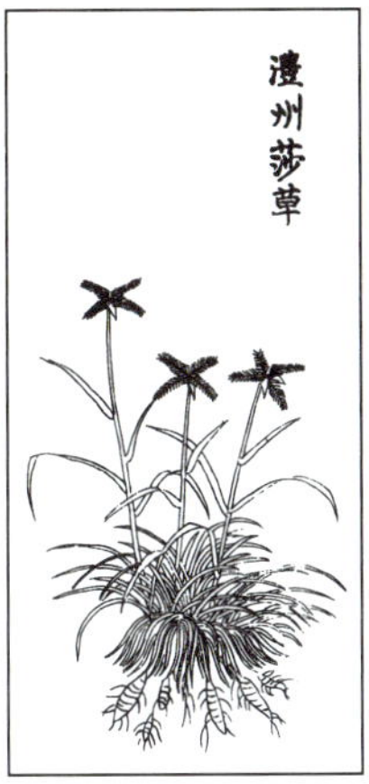

图6　图经（绍）·澧州莎草

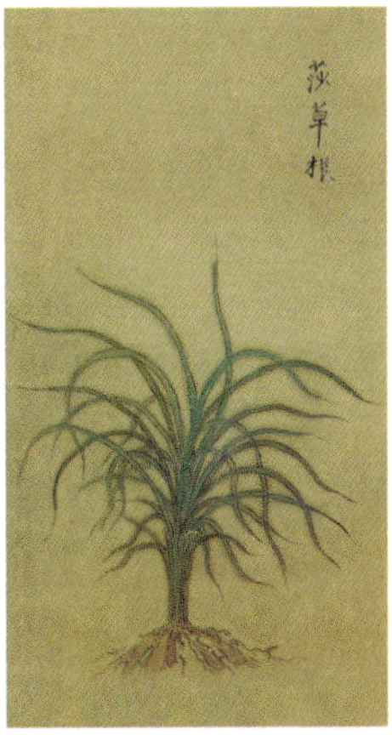

图7　履巉岩·莎草根

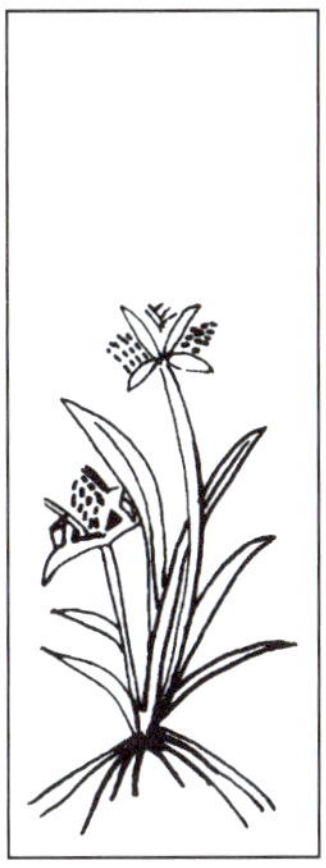

图8　歌括·莎草根

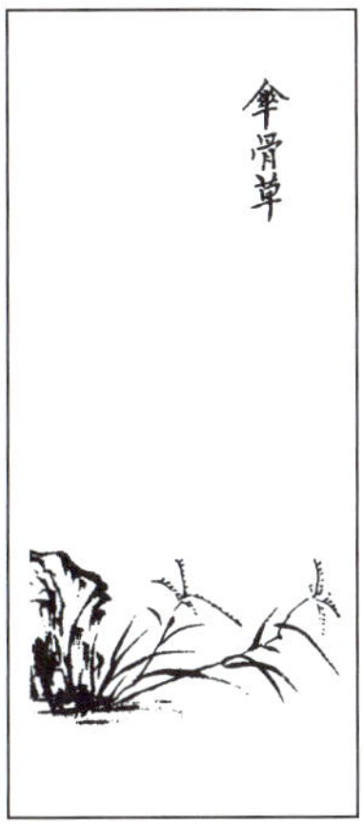

图9　滇南图·伞骨草

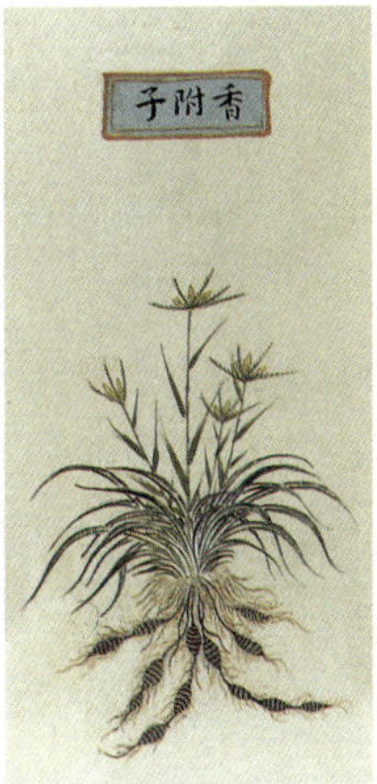

图10　品汇·香附子

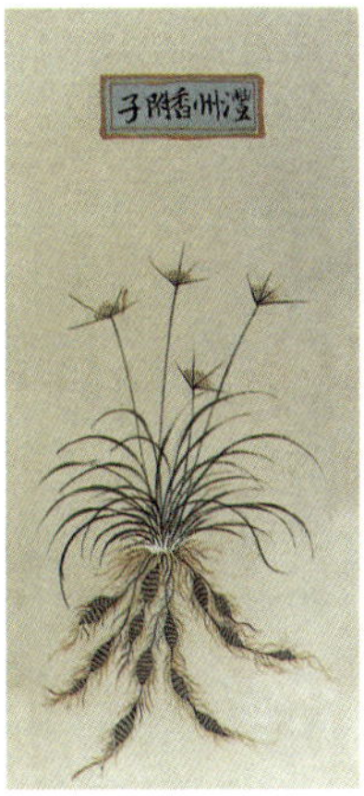

图11　品汇·澧州香附子

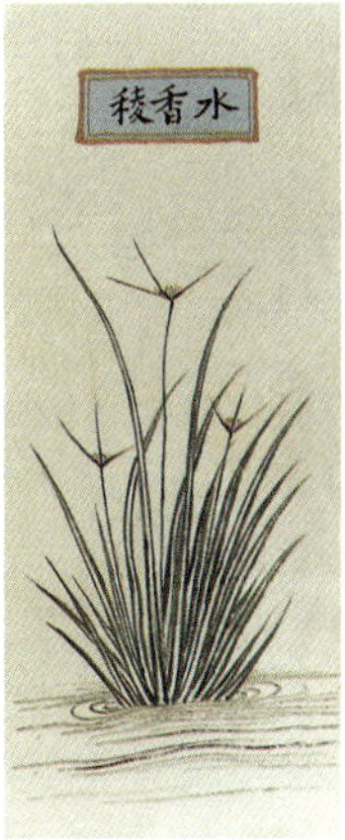

图12　品汇·水香稜

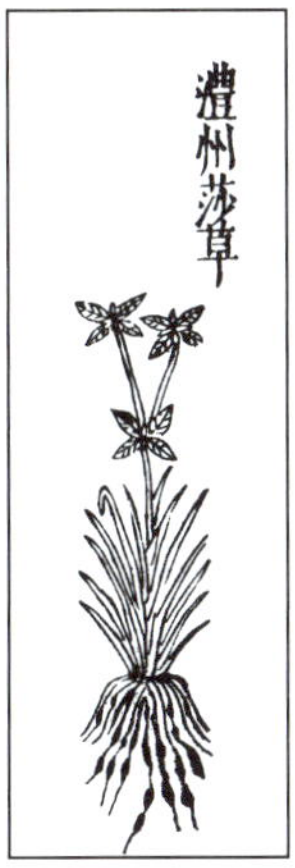

图13　蒙筌·澧州莎草

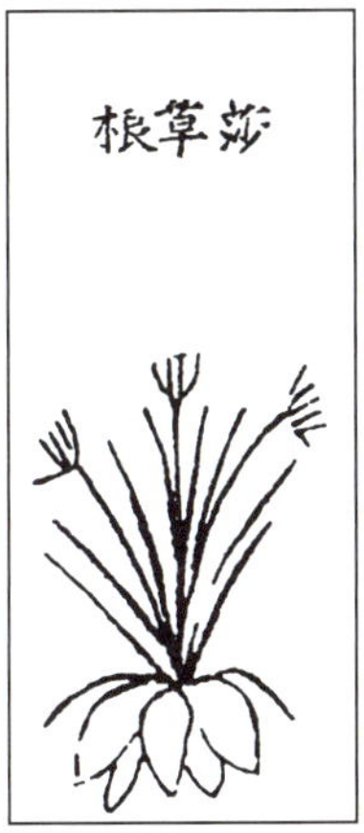

图14　太乙·莎草根

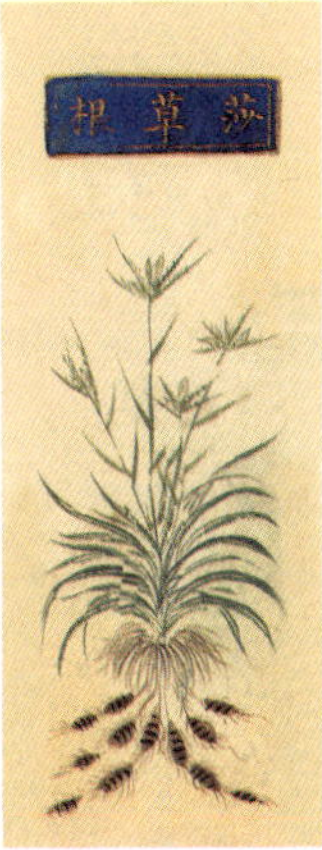

图15　雷公·莎草根

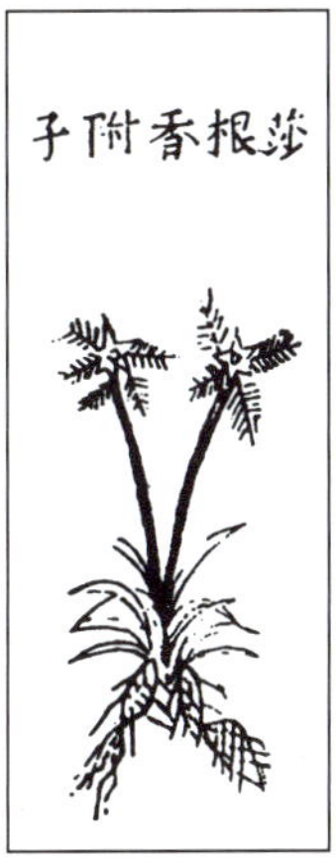

图16　纲目（金）·莎根香附子

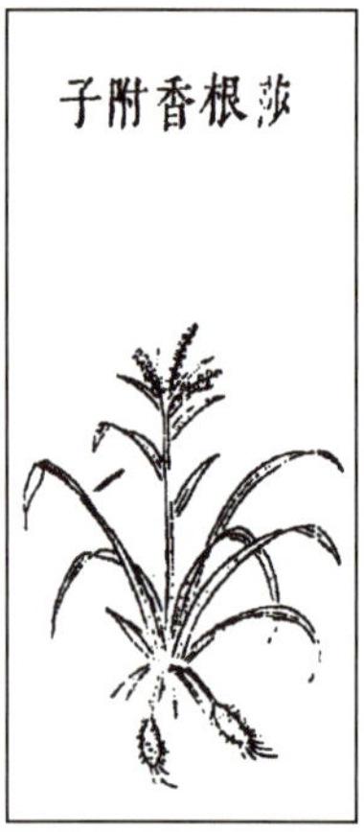

图 17　纲目(钱)·莎根香附子

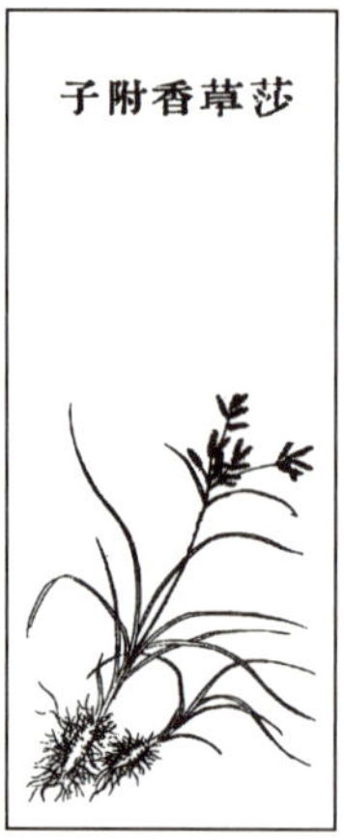

图 18　纲目(张)·莎草香附子

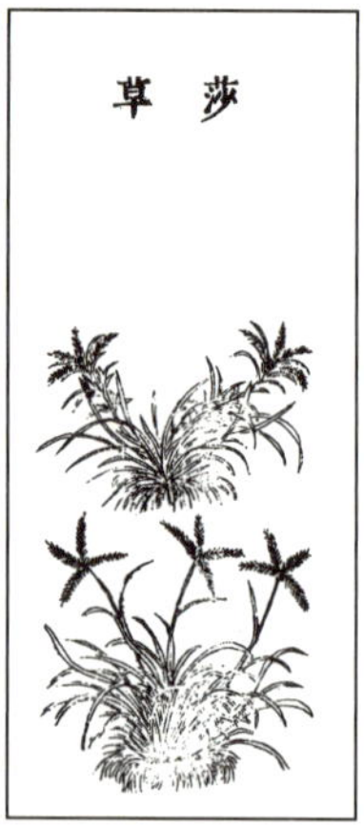

图 19　三才·莎草

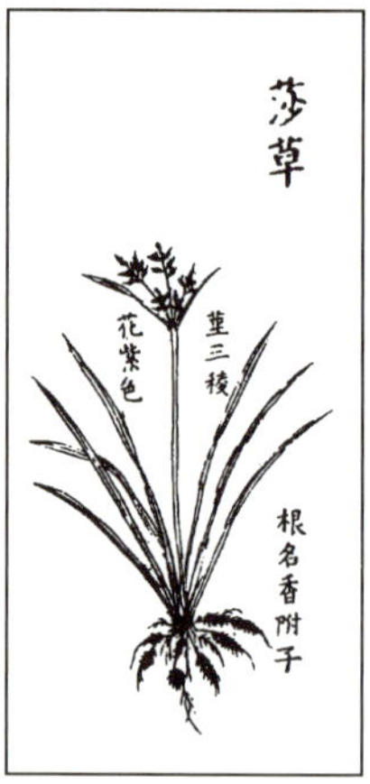

图 20　原始·莎草

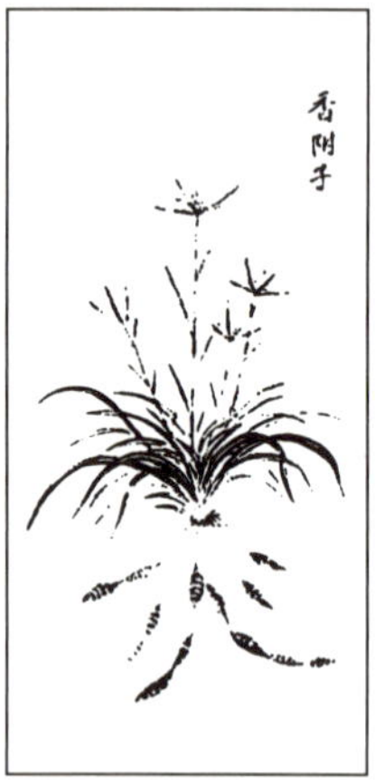

图 21　金石·香附子

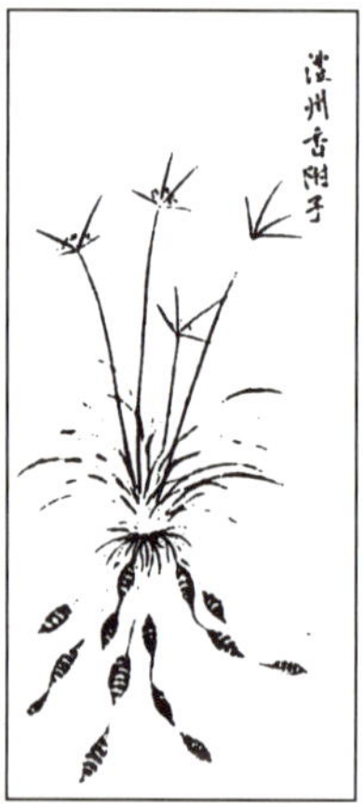

图 22　金石·澧州香附子

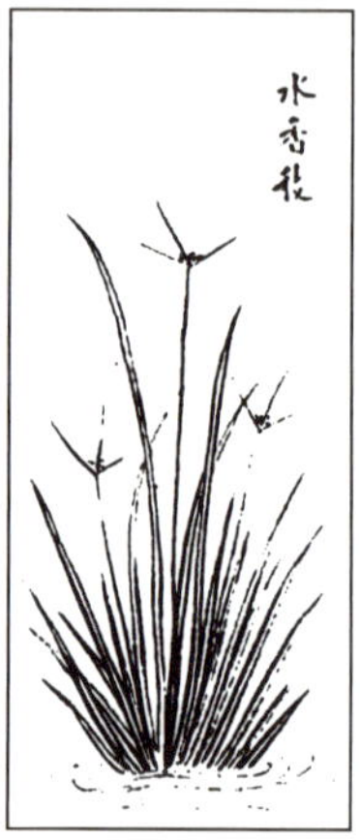

图 23　金石·水香棱

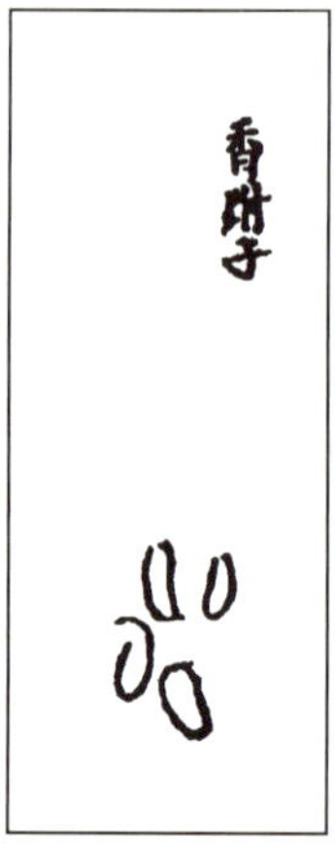

图 24　汇言·香附子

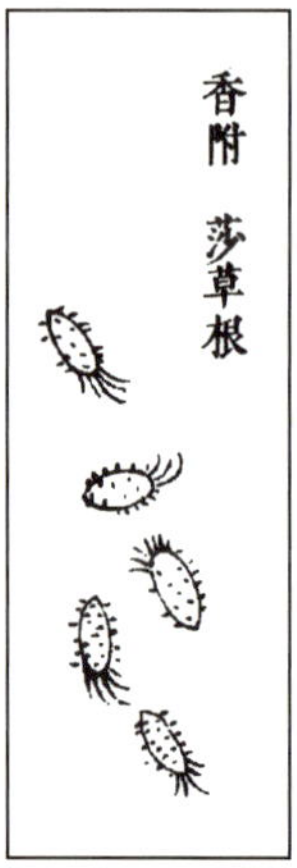

图 25　本草汇·香附莎草根

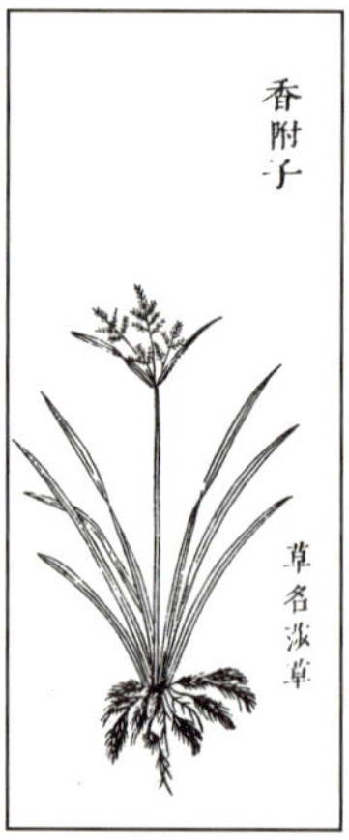

图 26　类纂·香附子

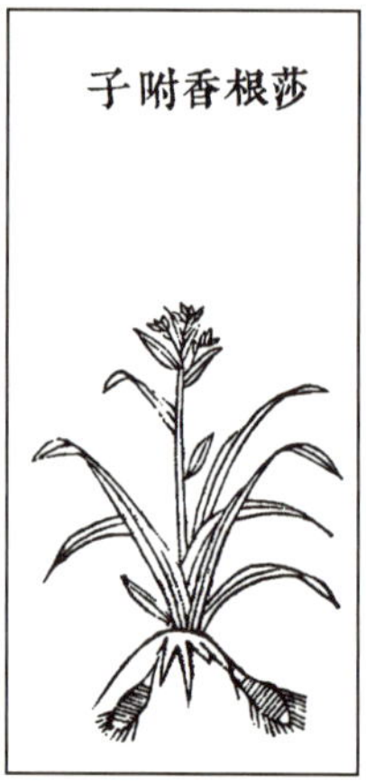

图 27　备要·莎根香附子

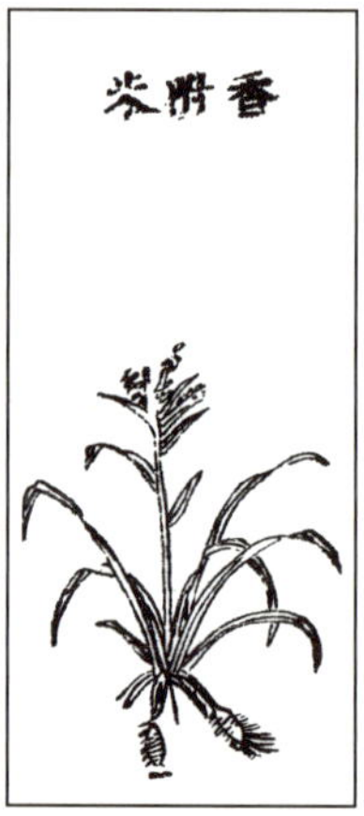

图 28　求真·香附米

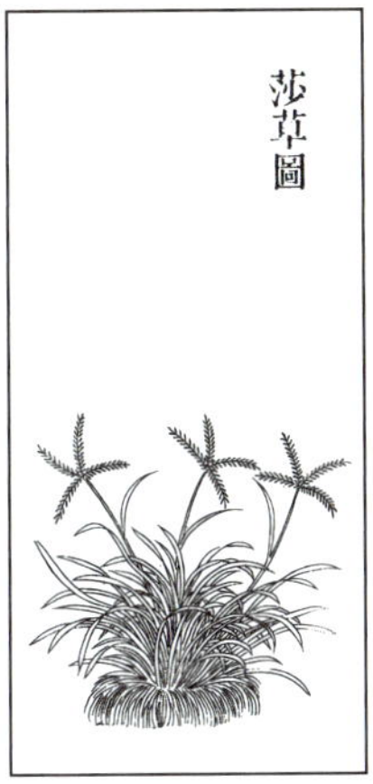

图 29　草木典·莎草图

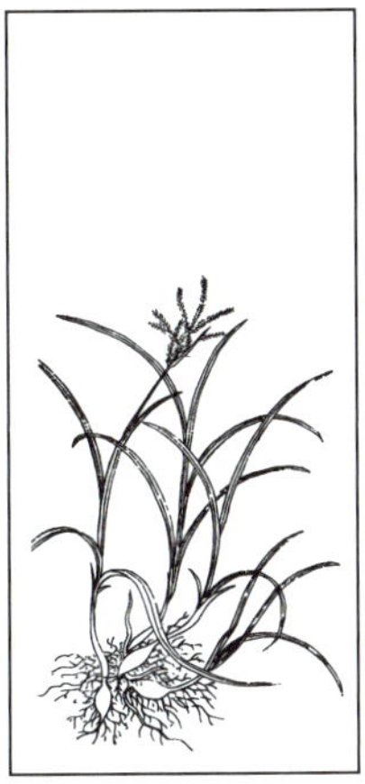

图 30　图考·莎草

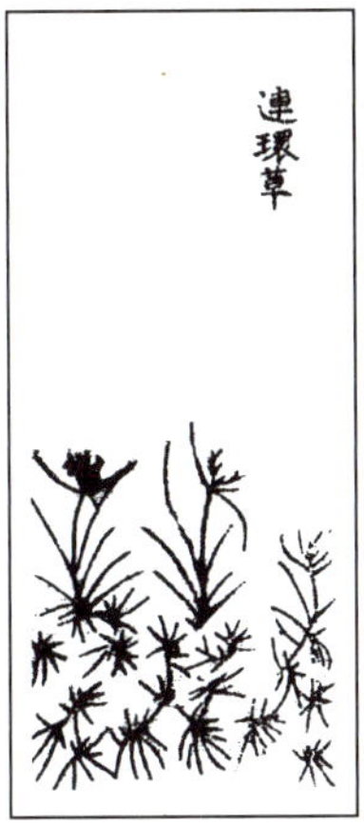

图 31　便方·连环草

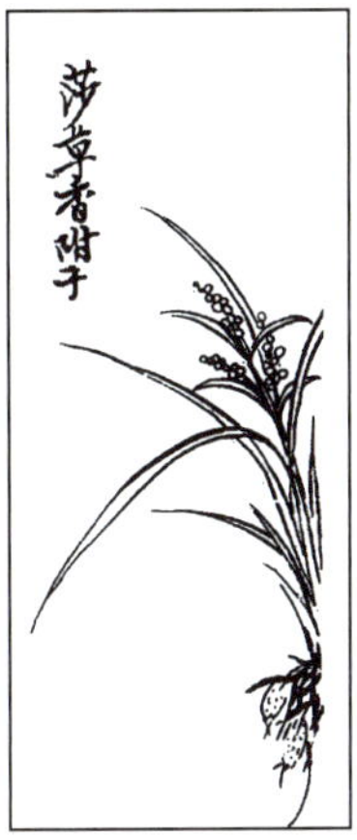

图 32　图说·莎香附子

本品32图，取自25书，其中8幅彩图。有承继关系及仿绘图可分以下3个书类。

《本草图经》：该书有“莎草”“澧州莎草”2图，分别存于《大观本草》（图1、2）、《政和本草》（图3、4）、《绍兴本草》（图5、6）中。此三传本药图大同小异（详见下“鉴药”项）。今以《政和》“莎草”（图3）、“澧州莎草”（图4）为《图经》图的代表。

仿绘《图经》图的本草书有：《本草歌括》“莎草根”（图8），其图拙劣，绘一株有两枝不同花序的花葶，左边一枝似《图经》（大观）“莎草”（图1），右边一枝似同书“澧州莎草”（图2）。《本草蒙筌》“澧州莎草”（图13）仿绘《图经》（大观）同名图（图2）的地上部分，将花序辐射枝绘成四叶轮生状，且增绘了一层四叶轮生。地下部分则仿绘《图经》“莎草”（图1）的纺锤形块茎。故其图形初看与众不同。《太乙仙制本草药性大全》“莎草根”（图14）高度抽象，且夸大根部的膨大块茎。从其花序的大致轮廓，当仿自《图经》（政）“澧州莎草”（图4）。《纲目》（金）“莎根香附子”（图16）仿绘《图经》“澧州莎草”（图4），用笔粗放，简化茎叶及块茎。《纲目》（钱）“莎根香附子”（图17）地上部分取《图经》“莎草”（图3）其中的一枝花葶，再加简化，地下部分仍与金陵本相似。《三才图会》“莎草”（图19）合《图经》2图于一图中。上图仿“莎草”（图3），下图仿“澧州莎草”（图4），均再加修饰美化。然画师不明药用部分乃地下块茎，仿绘时几乎全改为须根，少见块茎。此后《古今图书集成·草木典》又取《三才》“莎草”图的下面一株（即“澧州莎草”），再加修润，绘为“莎草图”（图29）。

清代诸临床药书的插图则所多仿《纲目》（钱）图。其中《本草汇》“香附、莎草根”（图25）看似药材图，实则截取钱本图17的块茎，再重复多绘几个。另《本草备要》“莎根香附子”（图27）、《本草求真》“香附米”（图28）均系仿绘《纲目》

（钱）图17。《本草简明图说》“莎草香附子”（图32）看似变化很大，但其花序由众多小圆圈构成，可知亦仿绘钱本图17。

《本草品汇精要》：该书为彩绘药图。其“香附子”（图10）、“澧州香附子”（图11）的图形结构或仿绘《图经》“莎草”（图3）、“澧州莎草”（图4），但其花序及块茎的形态、颜色等，都应该是参考了实物。莎草随处可见，画师为求逼真，有可能参照实物再创作，故今仍列入原创图。另“水香稜”（图12）为该书原创。将此三图全部仿绘的是《金石昆虫草木状》，见其同名图（图21、22、23）。《补遗雷公炮制便览》“莎草根”（图15）仿绘了《品汇》“香附子”（图10）。

《本草原始》：该书的“莎草”（图20）仿绘者有《本草纲目类纂必读》“香附子”（图26）。

《植物名实图考》：该书的“莎草”图（图30）的仿绘者有《纲目》（张）“莎草香附子”（图18）。但张本仿绘时仅选取《图考》中的两株植物，再加化裁，其块茎则仍仿钱本（图17），块茎上增绘多数细根须。

以上32图中，除21幅属仿绘图外，还有11幅原创或新增创意的插图（图3、4、7、9、10、11、12、20、24、30、31），详见下“鉴药”项。

【文录】

《别录》（见《证类》卷9“莎草根”） 根味甘微寒……一名薃（音号），一名侯莎。其实名缇。生田野，二月、八月采。

梁《本草经集注》（同上） 陶隐居云：方药亦不复用。《离骚》云：青莎杂树，繁草靃（音髓）靡（音美）。古人为诗多用之，而无识者。乃有鼠囊，疗体异此。

唐《唐本草》（同上） 《唐本》注云：此草根名香附子，一名雀头香。大下气，除胸腹中热，所在有之。茎、叶都似三棱，根若附子，周匝多毛。交州者最胜。大者如枣，近道者如杏人许。荆襄人谓之莎草根，合和香用之。

宋《本草图经》（同上） 《图经》曰：莎草根，又名香附子。旧不著所出州土，但云生田野，今处处有之。或云交州者胜，大如枣，近道者如杏人许。苗、茎、叶都似三棱，根若附子，周匝多毛。今近道生者，苗、叶如薤而瘦，根如箸头大。二月、八月采。谨按《天宝单方图》：载水香棱，功状与此颇相类，但味差不同。其方云：水香棱，味辛，微寒，无毒，性涩。元生博平郡池泽中，苗名香棱，根名莎结，亦名草附子。河南及淮南下湿地即有，名水莎，陇西谓之地藾根，蜀郡名续根草，亦名水巴戟。今涪都最饶，名三棱草。用茎作鞋履，所在皆有。单服疗肺风……并春收苗及花，阴干。入冬采根，切，贮于风凉处。

宋《本草衍义》卷10“莎草” 其根上如枣核者，又谓之香附子。亦入印香中，亦能走气，今人多用。虽生于莎草根，然根上或有或无。有薄皲皮，紫黑色，非多毛也。

刮去皮则色白。若便以根为之，则误矣。

明《本草纲目》卷14“莎草香附子”【释名】夫须（《别录》[1]）、地毛（《广雅》）。【时珍曰】《别录》止云莎草，不言用苗用根。后世皆用其根，名香附子，而不知莎草之名也。其草可为笠及雨衣，疏而不沾，故字从草沙。亦作蓑字，因其为衣垂绥，如孝子衰衣之状，故又从衰也。《尔雅》云：薃（音浩），侯莎，其实缇是也。又云：薹，夫须也。薹乃笠名，贱夫所须也。其根相附连续而生，可以合香，故谓之香附子。上古谓之雀头香。按《江表传》云，魏文帝遣使于吴求雀头香，即此。其叶似三棱及巴戟，而生下湿地，故有水三棱，水巴戟之名。俗人呼为雷公头。《金光明经》谓之月萃哆。《记事珠》谓之抱灵居士。【集解】【时珍曰】莎叶如老韭叶而硬，光泽有剑脊棱。五六月中抽一茎，三棱中空，茎端复出数叶。开青花成穗如黍，中有细子。其根有须，须下结子一二枚，转相延生，子上有细黑毛，大者如羊枣而两头尖。采得燎去毛，暴干货之。此乃近时日用要药。而陶氏不识，诸注亦略，乃知古今药物兴废不同。如此则《本草》诸药，亦不可以今之不识，便废弃不收，安知异时不为要药如香附者乎?

【鉴药】

“莎草”首见于《别录》。时珍“释名”云：“其草可为笠及雨衣，疏而不沾，故字从草沙。亦作蓑字，因其为衣垂绥，如孝子衰衣之状，故又从衰也……其根相附，连续而生，可以合香，故谓之香附子。”其释“莎”为“蓑”当误。[2]药用“根”（有节纹，当是块根）。时珍云“《别录》止云莎草，不言用苗用根”，其实《别录》首言“根，味甘，微寒”，即是用根。梁·陶弘景云：“方药亦不复用……古人为诗多用之，而无识者。”可见南北朝时此药尚未广泛运用。《唐本草》记载本品“大下气，除胸腹中热”。至北宋时，寇宗奭云：“能走气，今人多用。”金元时期本品大行于世。王好古谓其乃“血中之气药”（《汤液本草》），“此药资血养气，妇人之仙药”（《医垒元戎》）。李时珍则云此药“乃气病之总司，女科之主帅也”，今为常用理气和血药。

本品分布甚广，易认易得，故少有混淆之物。《唐本草》云：“所在有之……茎、叶都似三棱，根若附子，周匝多毛……大者如枣，近道者如杏人许。”宋《本草图经》补充描述：“苗、叶如薤而瘦，根如箸头大。”《本草纲目》云：“莎叶如老韭叶而硬，光泽有剑脊棱。五六月中抽一茎，三棱中空，茎端复出数叶。开青花成穗如黍，中有细子。其根有须，须下结子一二枚，转相延生，子上有细黑毛，

1　夫须：《别录》无此名。《尔雅·释草》：“薃，侯莎，其实媞。／薹，夫须。（郑笺诗云：薹可以为御雨笠。）”

2　国家中医药管理局《中华本草》编委会：《中华本草》（1），上海：上海科学技术出版社，1999：560.（“李时珍又以《尔雅》所说之‘薹’‘夫须’为‘莎’，这是偏从旧说致误。按‘莎’与‘薹’是一类二物，‘薹’即今莎草科薹属植物，茎叶供制笠及蓑用，正如《纂文》所云：‘薹即山莎，名蓑衣草。’”）

大者如羊枣而两头尖。”以上三家之说，足以判定本品即莎草科莎草属植物香附子*Cyperus rotundus* L.。

此外，宋《本草图经》在“莎草根”下提到唐代《天宝单方图》记载的一种“水香稜”，云其“功状与此颇相类，但味差不同”。《本草纲目》直接将“水香稜”及其所有别名纳入为莎草别名中。但苏颂云水香稜“味差不同”，又云“今涪都最饶，名三稜草。用茎作鞋履”，则水香稜与莎草并非一物。《中华本草》莎草下不收水香稜诸名称。疑水香稜与莎草为同科植物，其茎可作鞋履，似更接近可作斗笠及蓑衣的薹草属某种植物（*Carex* sp.）。时珍在“释名”中将薹与莎草相混，此水香稜与薹草更接近，不当列入莎草名下。

本品常见易得，故古本草中画士或取实物写生，多有原创之图。

1.《本草图经》：该书“莎草”（图3）与“澧州莎草”（图4）的花序、丛生线形叶及根部的数个枣核状的根茎，均表明此二图均为莎草科莎草属植物香附子*Cyperus rotundus* L.。但两图也有细微区别，其中图3秆生叶较多，图4全为基生叶，花序小穗的表现法亦不相同，这可能是不同地区绘图者的画法差异所致。另《大观》“澧州莎草”（图2）无枣核状根茎，但《政和》图4、《绍兴》图6同名图都有，说明《大观》之图有脱漏。

2.《履巉岩本草》：该书“莎草根”（图7）未绘出花序，但其丛生线形叶及根部的数个膨大的根茎，表明其所绘植物基原亦为莎草科香附子*C. rotundus*。

3.《滇南本草图说》：该书“伞骨草”（图9）绘山石之下，有叶线形。花序如“伞骨”（聚伞花序的4个辐射枝），虽未绘出地下部分，亦可推测其所绘为香附子*C. rotundus*。

4.《本草品汇精要》：该书“香附子”（图10）、“澧州香附子”（图11）虽参考了《图经》图，但花序与块茎的颜色、着生的状态等均似以写生为基础绘成。两者均为莎草科香附子*C. rotundus*。另“水香稜”（图12）图示本品水生，条形叶基生，甚长，叶中似有明显的棱；花序顶生，无辐射枝。花下有叶状苞片三枚。此虽属莎草科植物，但难以确定是否为莎草属植物，有可能如《图经》所述，为并能织履的薹草属（*Carex*）植物。

5.《本草原始》：该书“莎草”（图20）为比较准确的莎草科香附子*C. rotundus*全株图。其中在茎、花、根部添加了说明文字“茎三稜”“花紫色”“根名香附子”。作为插图，绘制规范简洁。

6.《本草汇言》：该书“香附子”（图24）为极简单的“香附米”（除去表皮须毛）药材示意图。

7.《植物名实图考》：该书“莎草”（图30）为根及根茎、叶、花序均较精确的香附子*C. rotundus*全株图，形态生动。

8.《**本草便方**》：该书“连环草”（图31）虽然用笔简单，但其花序的辐射枝，2—3枚叶状苞片、线形叶等均得到表现。其他为众多根下“连环”匍匐而生的根茎。故此图虽然简单粗劣，但其特点均表明此为莎草科香附子*C. rotundus*。

【小结】

“莎草”虽早见于《别录》，但到宋金元才成为常用的理气和血药。《唐本草》、宋《本草图经》《本草纲目》所载茎叶似三棱、根如附子、茎端复出数叶、开花成穗等特点表明本品为莎草科植物香附子*Cyperus rotundus* L.。药用块茎。但李时珍将“薹”（莎草科薹草属）与“莎草”混为一种，并将茎能“作鞋履”，味不同于香附子的“水香稜”并入莎草，恐误。《本草图经》《本草品汇精要》《本草原始》《植物名实图考》等书均有非常精确的莎草图。

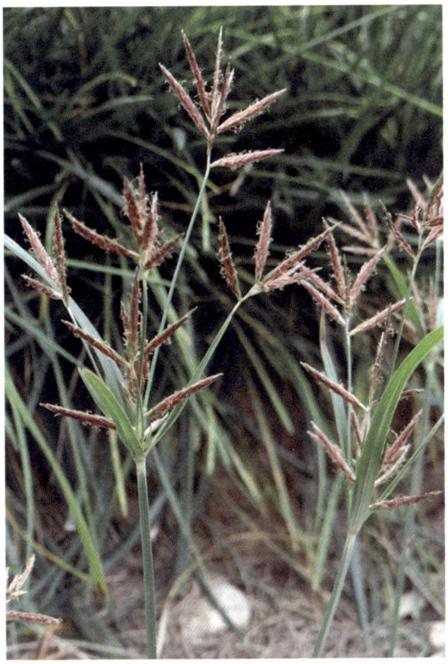

图 33　莎草 *Cyperus rotundus*

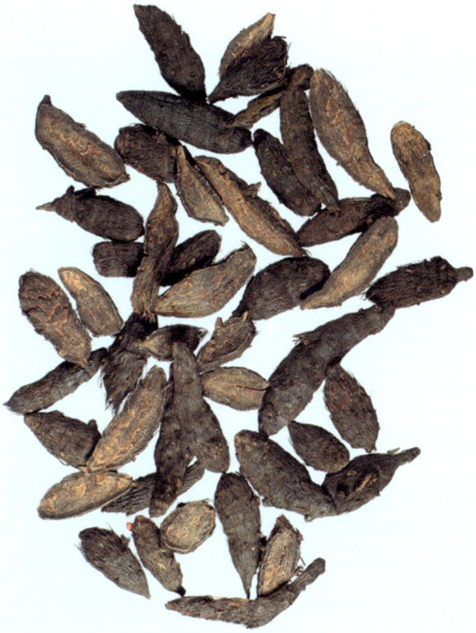

图 34　香附药材

14–29 瑞香

【品图】

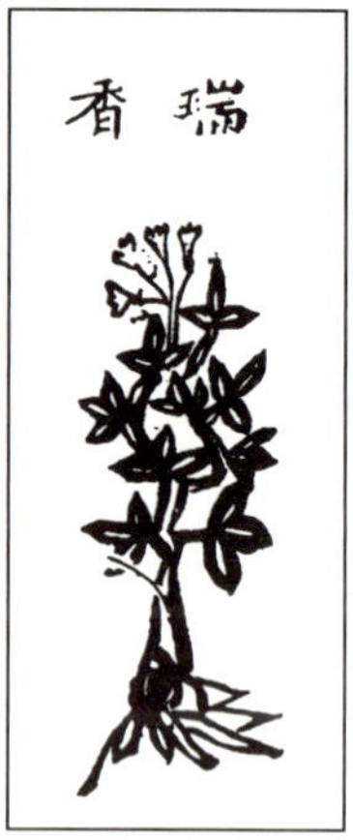

图1 纲目（金）·瑞香

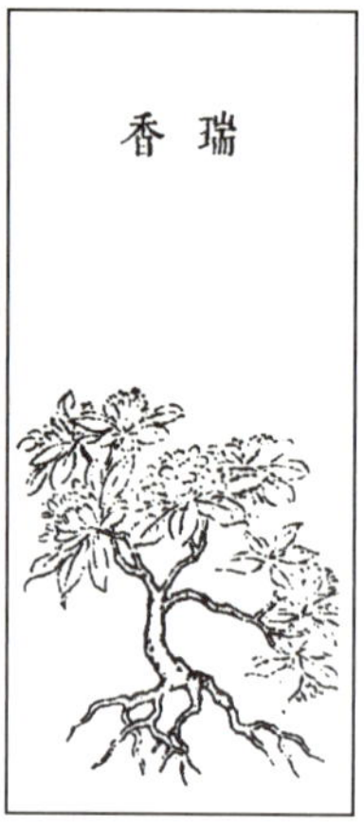

图2 纲目（钱）·瑞香

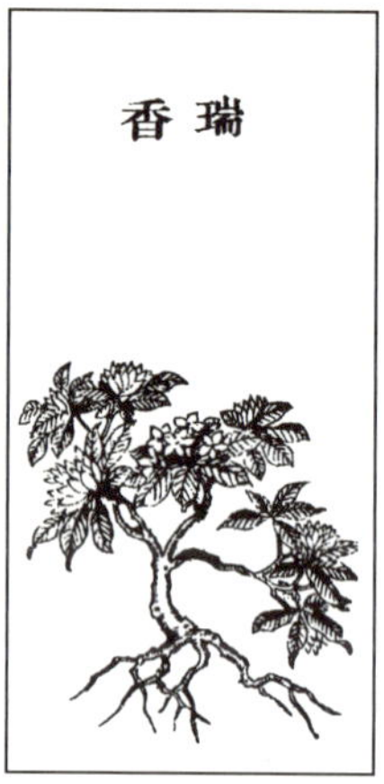

图3 纲目（张）·瑞香

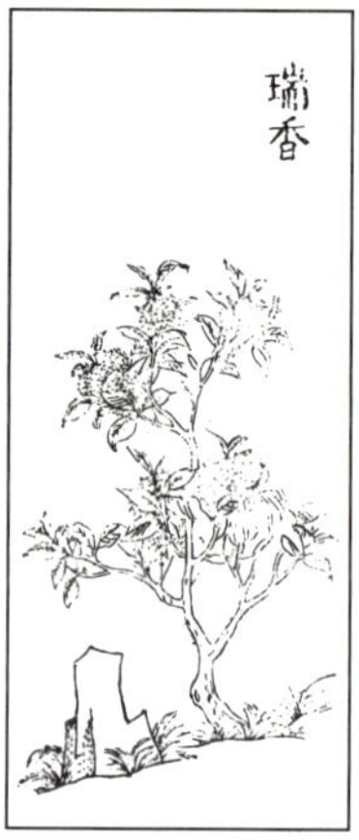

图4 三才·瑞香

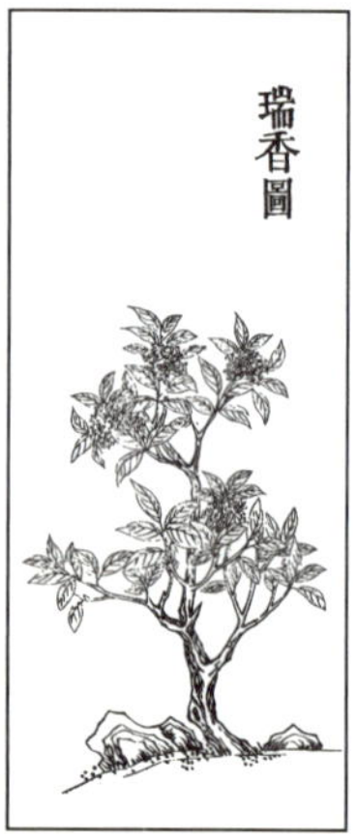

图5 草木典·瑞香图

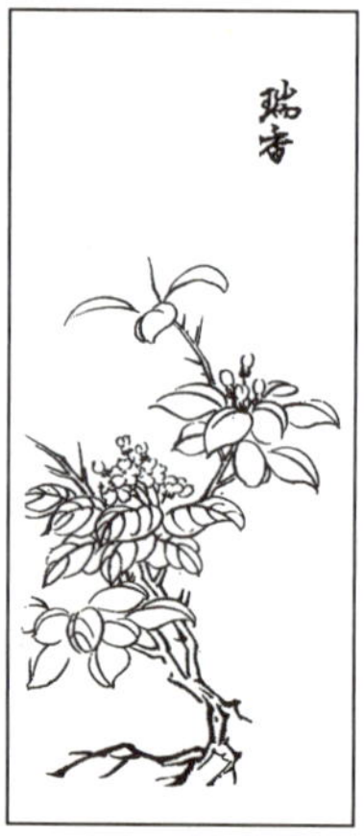

图6 图说·瑞香

本品6图，取自6书。仿绘图有以下2个书类。

《本草纲目》（钱本）：该本“瑞香”图2的仿绘图有《纲目》（张本）同名图（图3），后者略加修润。《本草简明图说》同名图6看似图形飘逸潇洒，但从其叶片簇生于花序下的构图法，可知仍然是取钱本图2再加修饰而已。

《三才图会》：该本“瑞香”图4的仿绘图有《古今图书集成·草木典》同名图（图5）。

以上6图中，除3幅属仿绘图外，还有3幅原创图（图1、2、4），详见下“鉴药”项。

【文录】

宋《古今合璧事类备要》别集卷32“瑞香花”《格物总论》（瑞香花树高者三四尺许，枝干婆娑，叶厚，深绿色。数种：有杨梅叶者，有枇杷叶者，有柯叶者，有球子者，有栾枝者，花紫色如丁香，惟栾枝者香烈，枇杷叶者能结子。性喜温润。本朝始著名。它有黄白二色，特野瑞香无取也。）《事类》出庐山。

明《本草纲目》卷14“瑞香”【集解】【时珍曰】南土处处山中有之。枝干婆娑，柔条厚叶。四时不凋。冬春之交。开花成簇，长三四分，如丁香状，有黄、白、紫三色。

《格古论》云：瑞香高者三四尺，有数种：有枇杷叶者，杨梅叶者，柯叶者，球子者，挛枝者。惟挛枝者花紫香烈，枇杷叶者结子。其始出于庐山，宋时人家栽之，始著名，挛枝者其节挛曲，如断折之状也。其根绵软而香。

【鉴药】

"瑞香"首载于《纲目》。古无释其名者。李时珍转载明·傅滋《医学集成》用白瑞香花治缠喉急证方，后世疡医或民间亦偶见应用。

本品作为观赏植物，宋代《古今合璧事类备要》已详细记载其栽培品种不同叶形、产于南方，"始出庐山"。李时珍据此书所载及其亲自观察，指出本品"枝干婆娑，柔条厚叶。四时不凋。冬春之交。开花成簇，长三四分，如丁香状，有黄、白、紫三色"，且"其根绵软而香"。也许是因为其根有香味，故将此有"枝干"之木部药误置于芳草部。据时珍描述，即今瑞香科瑞香属植物瑞香*Daphne odora* Thunb.。

由于本品为常见观赏植物，入药甚晚且罕用，故除《本草纲目》系列附图外，其他本草载图者甚少。

1.《本草纲目》(金陵本)：该书"瑞香"(图1)线条粗憨，绘一小树，叶成三小叶状，枝端聚生4花，花萼如母丁香状，可见3裂片。结合《纲目》文字表述，此当为瑞香*D. odora*。

2.《本草纲目》(钱本)：该书"瑞香"(图2)未取金陵本粗糙之图，另绘一小树，叶大，长椭圆形，簇生枝顶花序下，其花萼筒状，亦可见少数裂片。其基原当亦为瑞香*D. odora*。

3.《三才图会》：该书"瑞香"(图4)亦绘一小树，略有二歧状分枝。叶片长椭圆形，非簇生，或互生，或对生，无规律。枝顶花序密集成团，可见星状花。其图虽然看似精致，但特点反而不如《纲目》金本、钱本准确。从其图名及大致形状，知此为瑞香示意图而已。

【小结】

"瑞香"之花曾在明代用作治喉症药，后世偶见用治疮疡。本品宋代即为观赏植物，《纲目》金陵本及钱蔚起本所绘花序，结合时珍所述形态，可知本品为瑞香科植物瑞香*Daphne odora* Thunb.。

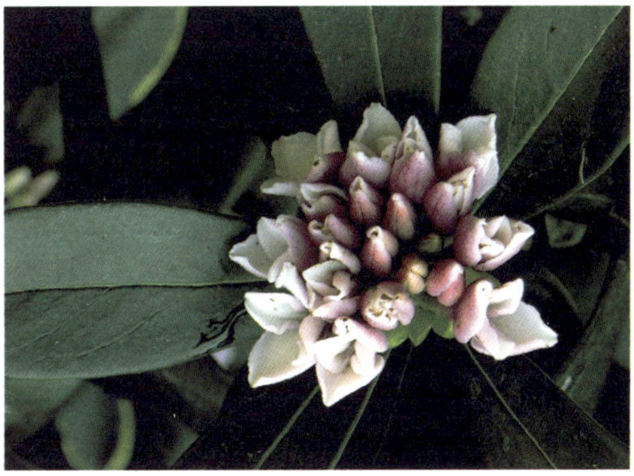

图7 瑞香 *Daphne odora* 花蕾

14–30　茉莉

【品图】

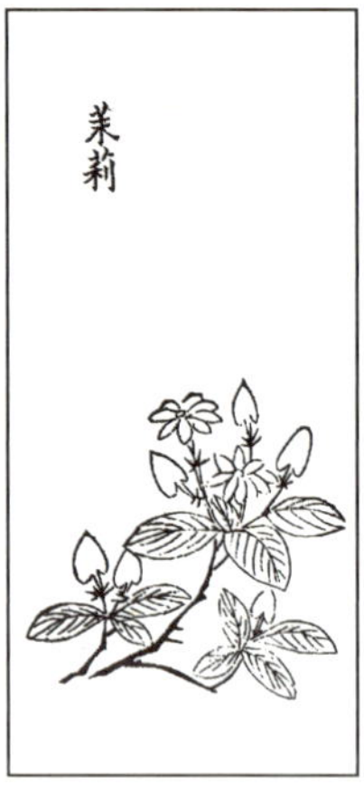

图1　茹草·茉莉

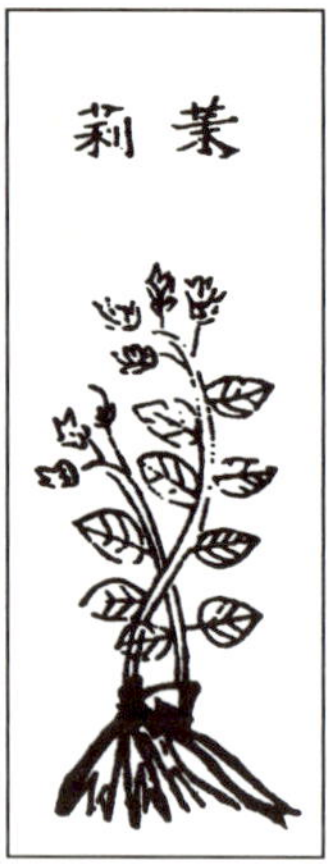

图2　纲目（金）·茉莉

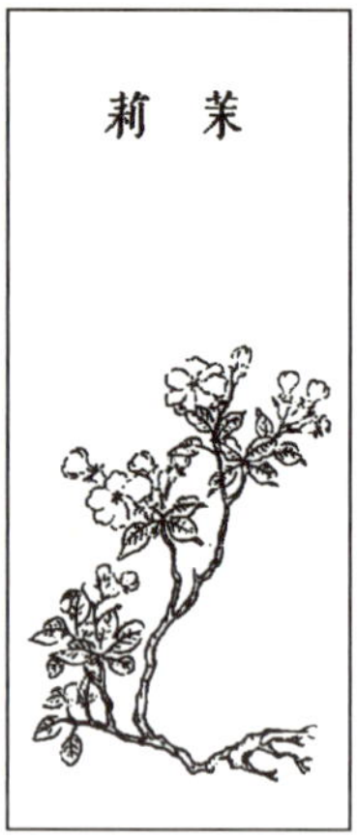

图3　纲目（钱）·茉莉

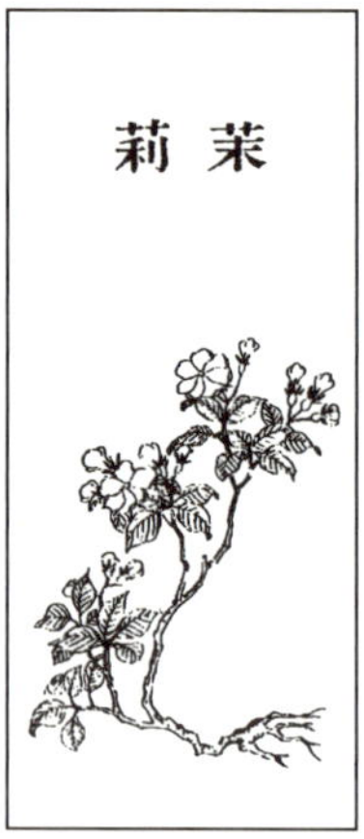

图4　纲目（张）·茉莉

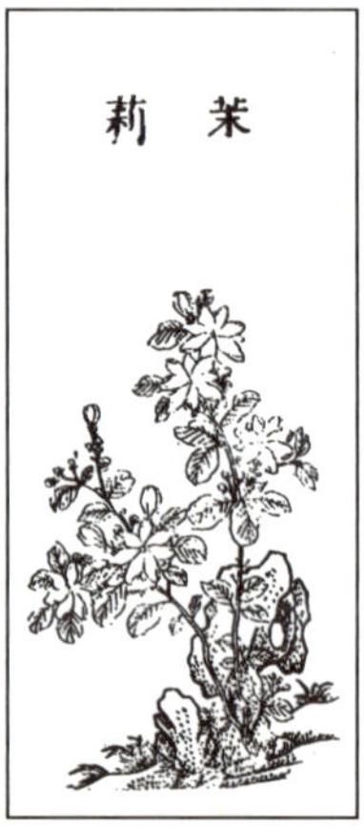

图5　三才·茉莉

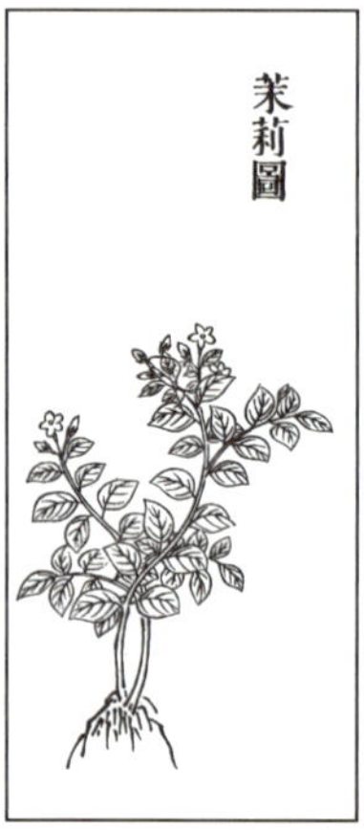

图6　草木典·茉莉图

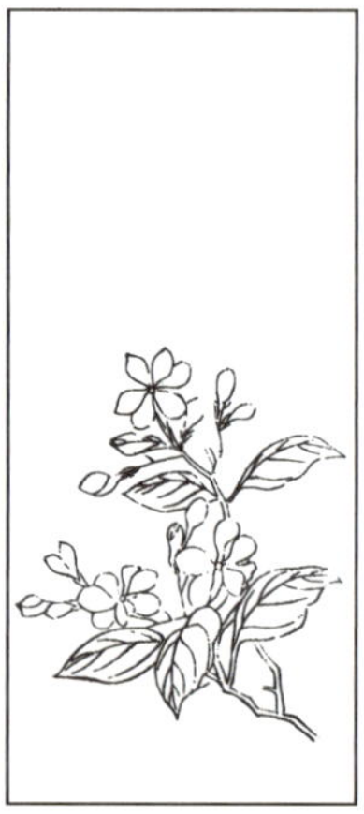

图7　图考·末利

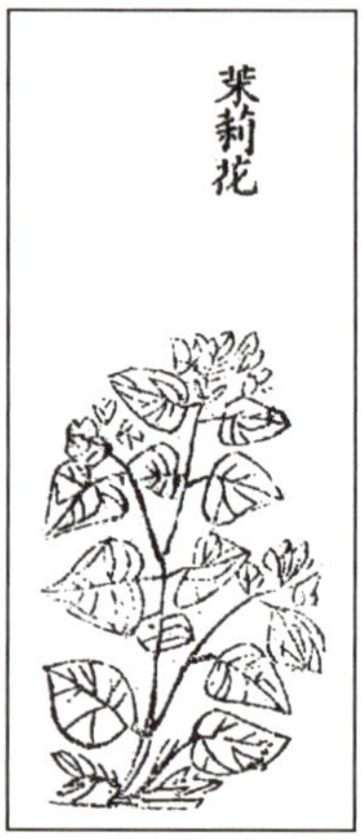

图8　便方·茉莉花

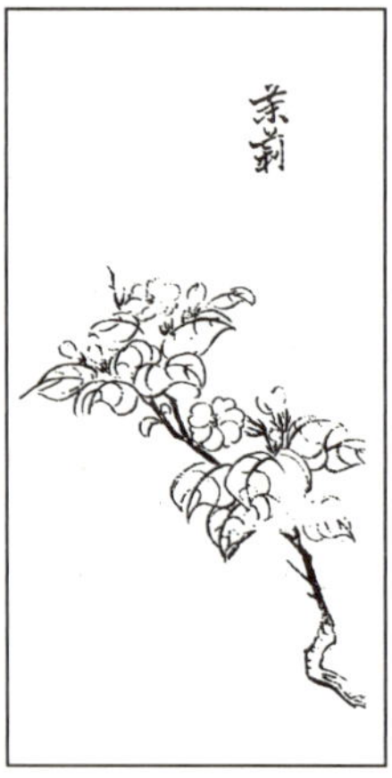

图9　图说·茉莉

本品9图，取自9书，有承继关系者仅2个书类。

《本草纲目》（金本）：该书“茉莉”（图2）图形粗糙，《古今图书集成·草木典》“茉莉图”（图6）仿其意，用细致线条予以表现，故其花叶之形均能保持金陵本图2的主要特征。

《本草纲目》（钱本）：该书“茉莉”（图3）的仿绘图有《纲目》张本同名图（图4）。《本草简明图说》同名图（图9）的主要元素亦出钱本图3，多加修饰而已。

以上9图中，有3幅属仿绘图，还有6幅原创图（图1、2、3、5、7、8），详见下“鉴药”项。

【文录】

晋《南方草木状》[1]卷上“末利花” 末利花，似荼蘼之白者，香愈于耶悉茗。

唐《酉阳杂俎》卷18“木篇” 野悉蜜出拂林国，亦出波斯国。苗长七八尺，叶似梅叶，四时敷荣。其花五出，白色，不结子，花若开时，遍野皆香，与岭南詹糖相类。西域人常采其花，压以为油，甚香滑。

明《丹铅续录》卷11“末利” 茉莉花，见于嵇含《南方草木状》，称其芳香酷烈。此花岭外海滨物，自宣和中名著，艮岳列芳草八，此居一焉。八芳者，金蛾、玉蝉、虎耳、凤尾、素馨、渠那、茉莉、含笑也。《洛阳名园记》云：远芳奇卉如紫兰抹厉。《王梅溪集》作没利，又作抹利。《陈止斋集》亦作没利。《朱文公集》作末利。《洪景卢集》作末丽。佛书《翻译名义》云末利，曰鬘华，堪以饰鬘，此土云柰。《晋书》都人簪柰花，云为织女带孝是也。则此花入中国久矣。

明《本草纲目》卷14“茉莉” 【释名】柰花。【时珍曰】嵇含《草木状》作末利，《洛阳名园记》作抹厉，佛经作抹利，《王龟龄集》作没利，《洪迈集》作末丽。盖末利本胡语，无正字，随人会意而已。韦君呼为狎客，张敏叔呼为远客。杨慎《丹铅录》云：《晋书》都人簪柰花，即今末利花也。【集解】【时珍曰】末利原出波斯，移植南海，今滇、广人栽莳之。其性畏寒，不宜中土。弱茎繁枝，绿叶团尖。初夏开小白花，重瓣无蕊，秋尽乃止，不结实。有千叶者，红色者，蔓生者。其花皆夜开，芬香可爱。女人穿为首饰，或合面脂。亦可熏茶，或蒸取液以代蔷薇水。又有似末利而瓣大，其香清绝者，谓之狗牙，亦名雪瓣，海南有之。素馨、指甲，皆其类也，并附于下。【附录】素馨。【时珍曰】素馨亦自西域移来，谓之耶悉茗花，即《酉阳杂俎》所载野悉密花也。枝干袅娜，叶似末利而小。其花细瘦四瓣，有黄、白二色。采花压油泽头，甚香滑也。

【鉴药】

“茉莉”入药首载《本草纲目》。但此植物传入中国，最早记载为晋代《南方草木状》。初名“末利”，据考是梵文malika音译，泰语为mali，高棉语为maly或mlih。[2]其花甚香，时珍云：“蒸油取液，作面脂头泽，长发润燥香肌，亦入茗汤。”古代很早就用作香料或茶叶窨香料。花入药罕见，但《纲目》转引汪机之说，谓茉莉花根酒磨可用于麻醉。

《纲目》在“茉莉”条后附录了“素馨”，别名耶悉茗、野悉密，或考为阿拉伯语Jasmine的音译。这两种植物均为海外引种植物，形似香同，作用亦同，故合并在本条讨论。

---

1 中国科学院昆明植物研究所编：《南方草木状考补》，昆明：云南民族出版社，1991：80-83.（本条关于原书校勘、基原考订多参此书考补。）

2 关于茉莉传入历史、《南方草木状》本条是否后补等，均有争议。本书从《南方草木状考补》的意见，认为茉莉为《南方草木状》原有，茉莉有可能在晋代传入我国。有关音译等亦转引此书。

此二物之花均甚香，白色。唐《酉阳杂俎》载其“苗长七八尺，叶似梅叶，四时敷荣。其花五出，白色，不结子，花若开时，遍野皆香”。李时珍云：“弱茎繁枝，绿叶团尖。初夏开小白花，重瓣无蕊，秋尽乃止，不结实……有千叶者，红色者，蔓生者。其花皆夜开，芬香可爱……素馨、指甲，皆其类也。”据以上特点，今植物学以茉莉为木犀科素馨属植物茉莉花*Jasminum sambac*（L.）Ait.，将素馨（耶悉茗、野悉密）订名为同属植物素方花*Jasminum officinale* L.。

本品广泛栽培，古代能画之人多能绘此花，故仿绘图不多。

1.《茹草编》：该书“茉莉”（图1）的椭圆形叶，花梗及花冠管均较长，裂片多数，得茉莉之形，当为茉莉花*J. sambac*。该书之文云：“来自西国。闽广移栽，清芬莫敌。引蔓兮柔枝……山斋茗椀，采香渍之。试熏茶篚，风味谁知。”可见转绘者深知此花特征。

2.《本草纲目》（金陵本）：该书“茉莉”（图2）的图形虽简，但与《纲目》时珍所云弱茎、叶团尖相符。其花虽简单难辨，但绘出较长的花梗，花冠五裂，仍可看出是茉莉花的示意图。

3.《本草纲目》（钱本）：该书“茉莉”（图3）或为写生图，其茎叶花的整体形态与茉莉花*J. sambac*相合，尤其是花的形态，表现比较细腻。

4.《三才图会》：该书“茉莉”（图5）绘制精细，其中花的开放与含苞状态均能准确表现，可见乃写生绘成，一见即知为茉莉花*J. sambac*。另配假山石，此文人画之习气。

5.《植物名实图考》：该书“末利”（图7）仅绘一枝，其叶对生，椭圆形，花梗、花冠筒等均描述真实，所绘亦当为茉莉花*J. sambac*。

6.《草木便方》：该书“茉莉花”（图8）图形简单，但表现了单叶，倒卵形，基部或微心形。花生顶端，花冠筒状等特点均符合茉莉花*J. sambac*的特征。

【小结】

“茉莉”为外来植物，多用作花茶原料。本品广为栽培，故会画者多熟悉其形。今收9图，有6图皆属原创。其中《茹草编》《纲目》金陵本、钱蔚起本、《三才图会》《植物名实图考》等书所绘均可认作木犀科植物茉莉花*Jasminum sambac*（L.）Ait.。

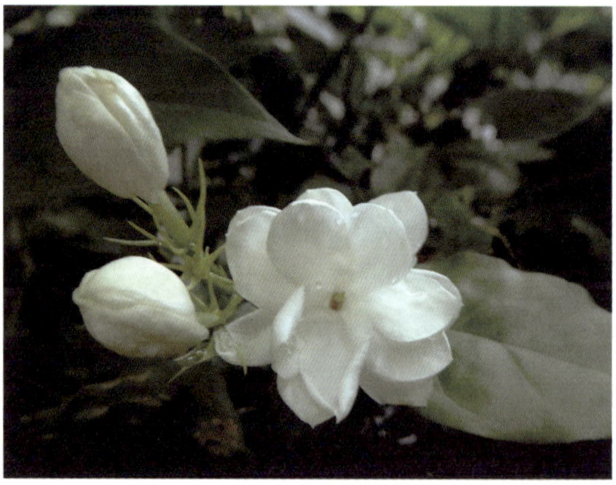

图10　茉莉花 *Jasminum sambac*

14-31 素馨

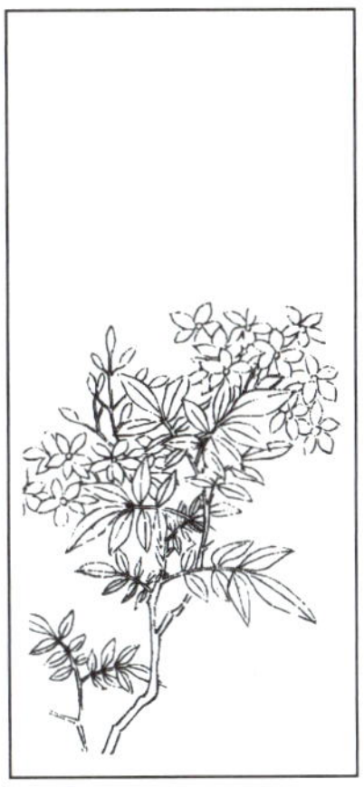

图1 图考·素馨

【品图】

本品仅一图，为原创图。

【文录】

清《植物名实图考》卷29“素兴花” 素兴花生云南。蔓生，藤叶俱如金银花，花亦相类；初生细柄如丝，长苞深紫，袅袅满架；渐开五瓣圆长白花，淡黄细蕊一缕外吐，香浓近浊。

其余参前“茉莉·文录”。

【鉴药】

“素馨”在《纲目》中未单独立条，附见于“茉莉”条后。时珍曰：“素馨亦自西域移来，谓之耶悉茗花，即《酉阳杂俎》所载野悉密花也。枝干袅娜，叶似末利而小。其花细瘦四瓣，有黄、白二色。采花压油泽头，甚香滑也。”《纲目》未载其药用。

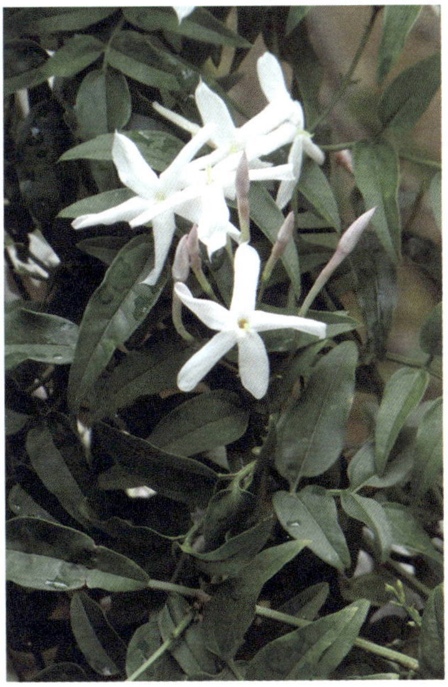

图2 素方花 *Jasminum officinale* L.

古代医药书中未见以本品入药，故本草书亦无插图。清末吴其濬从植物学的角度为本品绘有一图。其叶为羽状复叶，小叶7枚，花梗长，花冠管5裂。此即今木犀科素馨属植物素方花*Jasminum officinale* L. var. *officinale* L.。

【小结】

“素馨”原因形态相似，附于“茉莉”之后，未作药用。《植物名实图考》写生绘其形，可订为木犀科植物素方花*Jasminum officinale* L. var. *officinale* L.。

14-32 郁金香

【品图】

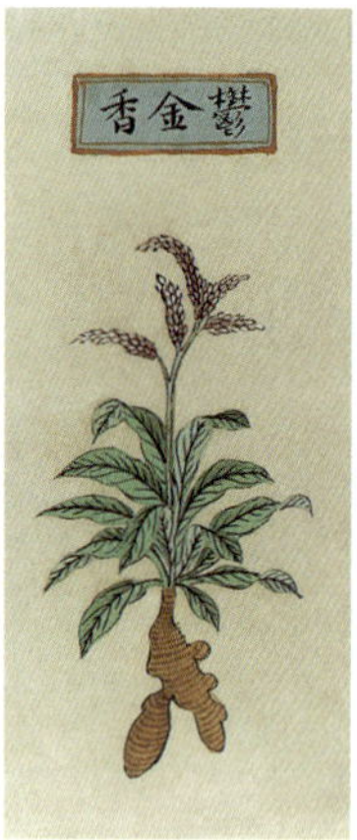

图1 品汇·郁金香

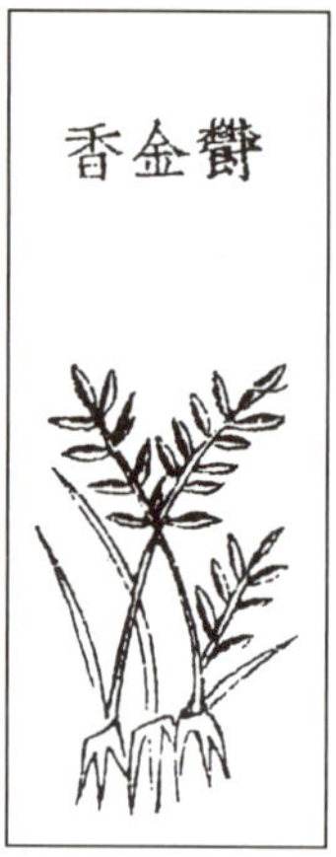

图2 太乙·郁金香

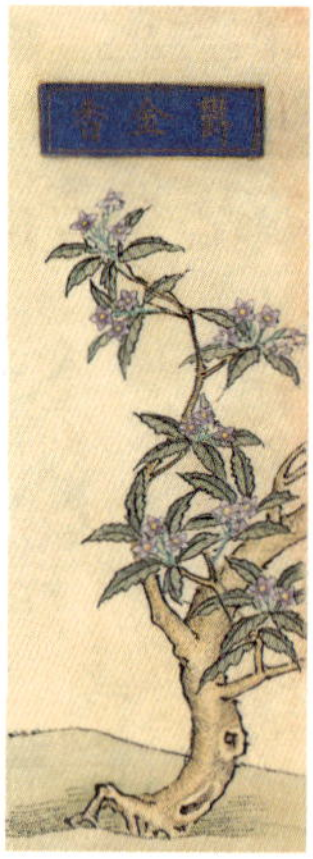
图3 雷公·郁金香

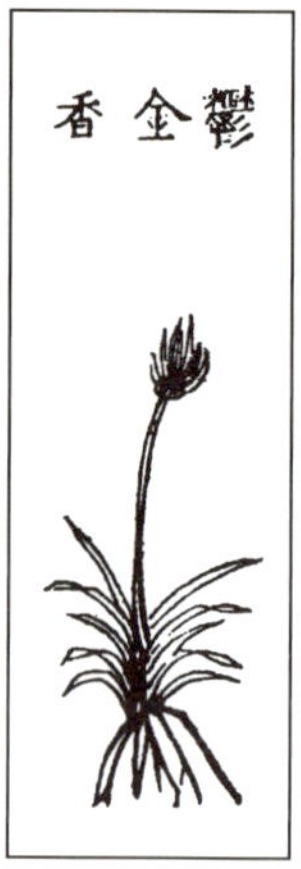

图4 纲目(金)·郁金香

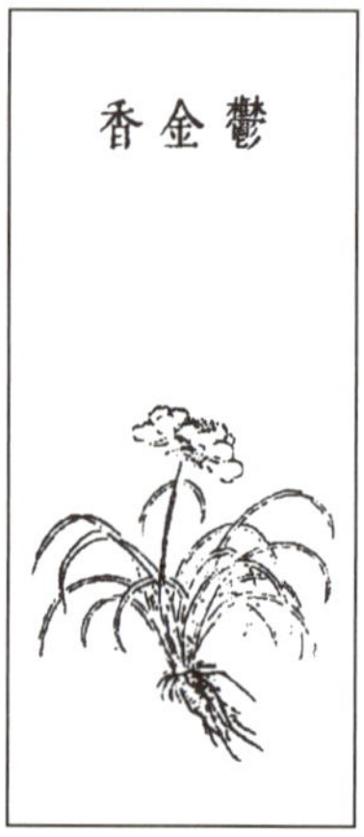

图5 纲目(钱)·郁金香

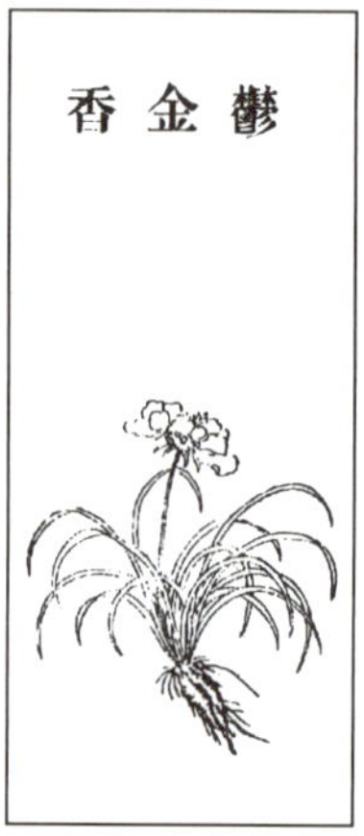

图6 纲目(张)·郁金香

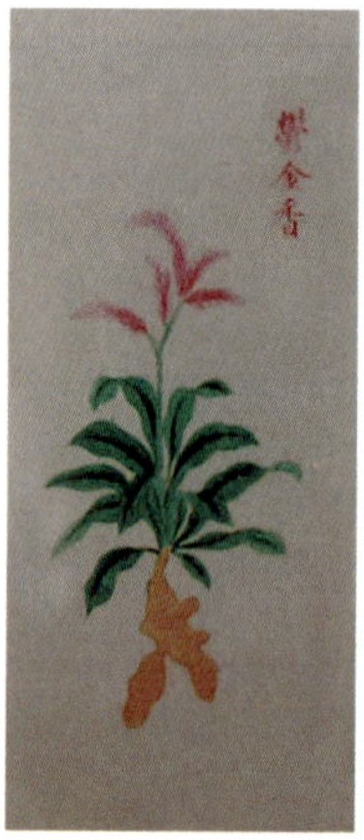

图7 金石·郁金香

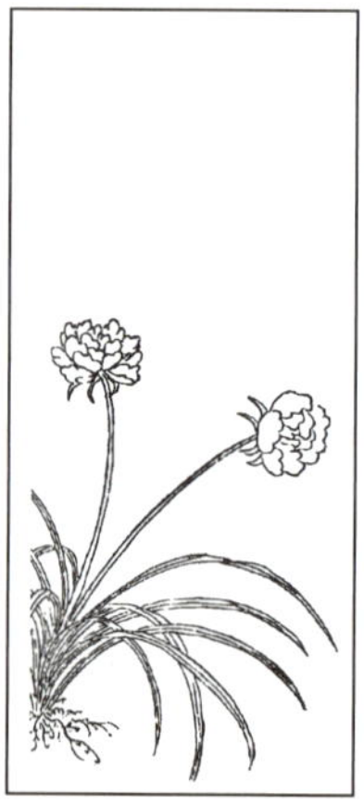
图8 图考·郁金香

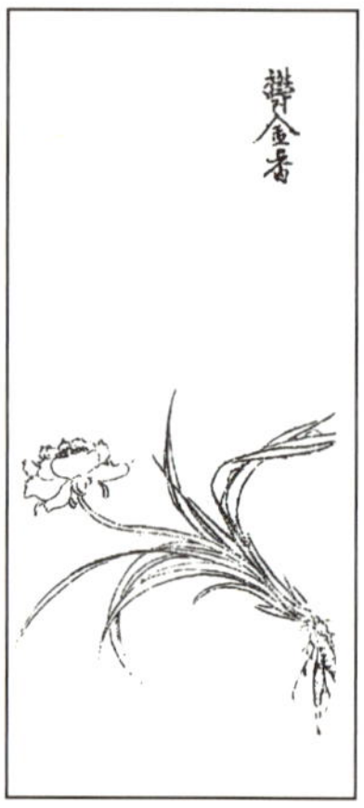

图9 图说·郁金香

本品9图，取自9书，其中3幅彩图。其中仿绘图有如下2个书类。

《本草品汇精要》：该书“郁金香”（图1）的仿绘图有《金石昆虫草木状》同名图（图7）。

《本草纲目》（钱本）：该书“郁金香”（图5）的仿绘图有《纲目》（张本）同名图（图6）。另《植物名实图考》同名图（图8）与钱本图5的基本要素（基生线形叶、有麦冬状的块根、花葶顶端一朵重瓣大花，下有数片脱叶）相同，仅钱本图5花葶少一枝，且花茎上有对生叶两片。《图考》此图有说明：“郁金香，此岭南所绘，殆李时珍所谓郁金香耶？”但“岭南所绘”是岭南人绘成？还是吴其濬在岭南亲自写生绘图？从“殆李时珍所谓郁金香耶”一句，似乎吴其濬并不知此植物的来源。今据图形仍归仿绘图。《本草简明图说》同名图（图9）又仿绘《图考》图8。

以上9图中，有4幅属仿绘或改绘图，还有5幅原创图（图1、2、3、4、5），详见下“鉴药”项。

【文录】

汉《说文》曰：鬱[1]，芳草也。十叶为贯，百廿贯，筑以煮之为鬱。从臼、冖、缶、鬯，彡其饰也；一曰鬱鬯，百草之华。远方鬱人所贡芳草。合酿之以降神。鬱，今鬱林郡也。

唐《本草拾遗》（见《证类》卷13“郁金香”条《嘉祐》所引）陈藏器云：郁金香，平。入诸香药用之。《说文》鬱香，芳草也。十二叶为贯，捋以煮之用为鬯，为百草之英，合而酿酒，以降神也。以此言之，则草也，不当附于木部。／**（见唐慎微墨盖子下）**陈藏器云：味苦，平，无毒。主一切臭，除心腹间恶气鬼疰。入诸香药用之。生大秦国。花如红蓝花，即是香也。

宋《太平御览》卷981“郁香”《唐书》曰……又曰：太宗时，伽毗国献郁金香，似麦门冬，九月花开，状似芙蓉，其色紫碧，香闻数十步。花而不实。欲种者取根。／《南州异物志》曰：郁金者出罽宾国，国人种之，先取上佛。积日萎焉，乃载去之。然后取郁金，色正黄细，与芙蓉华里披莲者相似，可以香酒。

宋《开宝本草》（见《证类》卷13“郁金香”）今按《魏略》云：生秦国。二月、三月有花，状如红蓝；四月、五月采花，即香也。

明《本草纲目》卷14“郁金香”【释名】郁香（《御览》）、红蓝花（《纲目》）、紫述香（《纲目》）、草麝香、茶矩摩（佛书）。【时珍曰】汉郁林郡，即今广西、贵州、浔、柳、邕、宾诸州之地。《一统志》惟载柳州罗城县出郁金香，即此也。《金光明经》谓之茶矩摩香。此乃郁金花香，与今时所用郁金根，名同物异。唐慎微《本草》收此入彼下，误矣。按赵古则《六书本义》：鬯字像米在器中，以匕扱之之意。鬱字从臼，奉缶置于几上，鬯有彡饰，五体之意。俗作鬱。则鬱乃取花筑酒之意，非指地言。地乃因此草得名耳。【集解】【时珍曰】按郑玄云：郁草似兰。杨孚《南州异物志》云：郁金出锃宾。国人种之，先以供佛，数日萎，然后取之。色正黄，与芙蓉花裹嫩莲者相似，可以香酒。又《唐书》云：太宗时，伽昆国献郁金香，叶似麦门冬，九月花开，状似芙蓉，其色紫碧，香闻数十步，花而不实，欲种者取根。二说皆同，但花色不同，种或不一也。《古乐府》云，中有郁金苏合香者，是此郁金也。

1　鬱：常与“鬱”“郁”相混。此药“文录”牵涉到字形字义考证，故保留原文繁体。他处仍用简化字。

晋左贵嫔有《郁金颂》云：伊有奇草，名曰郁金。越自殊域，厥珍来寻。芳香酷烈，悦目怡心，明德惟馨，淑人是钦。

【鉴药】

“郁金香”入药的最早出处，《纲目》注出《开宝》。实则唐·陈藏器《本草拾遗》已有此药。但此药仅见本草记载，古今医方未见使用。

关于此药来源，《拾遗》上溯到汉·许慎《说文》释“鬱香”之文。但《说文》明言“鬱”乃“远方鬱人所贡芳草。合酿之以降神。鬱，今鬱林郡也。”李时珍释曰：“汉郁林郡，即今广西、贵州、浔、柳、邕、宾诸州之地。《一统志》惟载柳州罗城县出郁金香，即此也。”但这种汉代即为国产、用于“降神”的芳草“郁香”，显然不是欧洲原产的百合科植物郁金香*Tulipa gesneriana* L.。

陈藏器又云：“入诸香药用之。生大秦国。花如红蓝花，即是香也。”这是另一种来自国外原产植物，其状如“红蓝花”。红蓝花一般指菊科植物红花*Carthamus tinctorius* L.，原产中亚，汉代张骞通西域时引进中国。此种虽然也来自国外，但与百合科郁金香形态迥异。

宋初《太平御览》引《唐书》，提到唐太宗时“伽毗国献郁金香，似麦门冬，九月花开，状似芙蓉，其色紫碧，香闻数十步。花而不实。欲种者取根”。“伽毗国”，海外古国名。今地无考。这种郁金香“如麦门冬”，可理解是叶形，未必是指地下的块根。其花似“芙蓉”（当指荷花），“花而不实。欲种者取根”，这种根只能根茎、块茎或鳞茎。以上记载除花期不合（“九”字可能有误），故此种郁金香确实与百合科郁金香*T. gesneriana*大体相合。《御览》同时引用了《南州异物志》的“郁金”，云此植物“与芙蓉华里披莲者相似”，此句更证实“状似芙蓉”的“芙蓉”是莲荷。荷花未全开放时与百合科的郁金香花外形有相似之处。

《开宝本草》据《魏略》，云红蓝花“生秦国。二月、三月有花，状如红蓝；四月、五月采花，即香也”。这种说法与陈藏器之说多同。“秦国”或为“大秦国”之误，二三月有花与百合科郁金香的花期相符，但“状如红蓝”则相差太远。可见宋代《开宝》的作者，对外来的郁金香形态还不是太清楚。

由于此药无人使用，一般医药书不见讨论。本草书或直接引用《证类》所载诸家之说，或将郁金香与郁金混为一谈（见明·许希周《药性粗评》、郑宁《药性要略大全》等书）。李时珍《本草纲目》除引用前人文献外，并没有增添新的鉴药内容，且在“郁金”条云：“郁金有二：郁金香是用花……此（郁金）是用根者。”可见李时珍也把郁金香与郁金看作一种。

综上所述，古代郁金香并无临床实际应用的记载，本草学家对其实物来源皆据传闻，尚无定见。其中《御览》所引《唐书》中提到的“伽毗国献郁金香”，其形态最接近百合科郁金香*T. gesneriana*，但其花期不合。因此，郁金香来源欠明晰，必然影响药图的绘制。

1.《本草品汇精要》：该书的"郁金香"（图1）有12片长大的叶片，穗状花序，块根粗大，此叶脉显示为双子叶植物，与百合科郁金香毫无关联。也许画士是根据《说文》所言"十二叶为贯"想象绘图。

2.《太乙仙制本草药性大全》：该书的"郁金香"（图2）有3株根部相连的植物，基生叶为羽状复叶，无法揣测该图示意为何种植物。

3.《补遗雷公炮制便览》：该书的"郁金香"（图3）绘一乔木，花叶均簇生于枝顶，花淡紫色，5瓣，中心蕊黄。郁金香为草部药，不明画士根据什么绘出这样的一株乔木。该书的药物基原图一般都是仿绘《品汇》，此图属例外之一，有可能是错置之图。

4.《本草纲目》（金陵本）：该书的"郁金香"（图4）根部有如麦冬样的块根，线形叶基生，中抽一花葶，顶端一花，略像红花的头状花序。这大概是根据本草记载"似麦门冬""状如红蓝花"想象绘成。

5.《本草纲目》（钱本）：该书的"郁金香"（图5）主根粗大，基生叶，线形，中抽一花葶，顶端一大花，略似木芙蓉。这大概是依据"似麦门冬"（叶）、"状似芙蓉"（花）。且绘图者将"芙蓉"理解为锦葵科的木芙蓉，故有此怪异之图。清·吴其濬《植物名实图考》收入的"岭南所绘"的图亦同出一辙。

以上5图，没有一幅能与今百合科植物郁金香相符，疑与历代本草文字记载含混有关。

【小结】

"郁金香"是原产欧洲的著名观赏植物。据《太平御览》引《唐书》，唐初似乎有海外进献的类似百合科郁金香*Tulipa gesneriana* L.的植物。但本品未见医方记载，古本草也无与此郁金香贴合的文字记载，故今存本草插图，全都是据不确的文字，或凭想象绘图，无法提供鉴药依据。

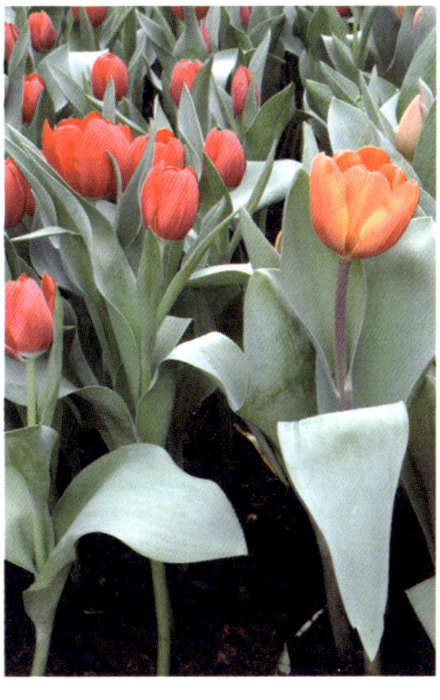

图10　郁金香*Tulipa gesneriana*生态图

14-33 茅香

【品图】

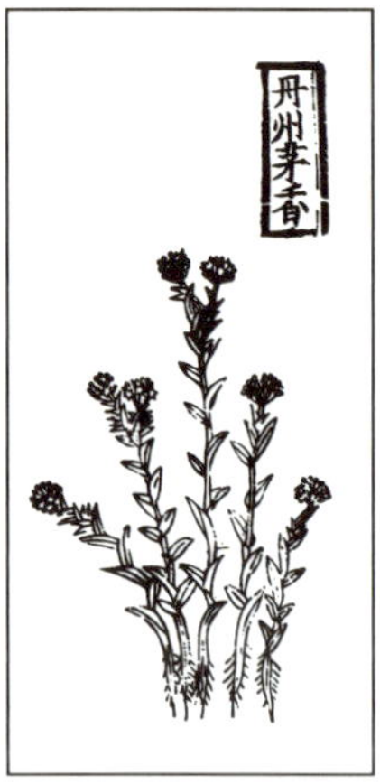

图1 图经（大）·丹州茅香

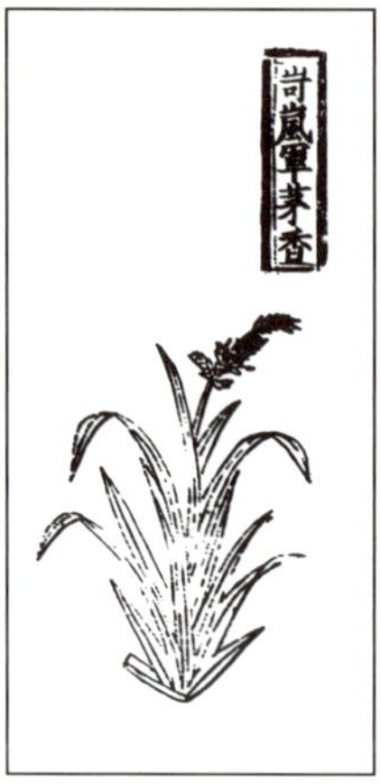

图2 图经（大）·岢岚军茅香

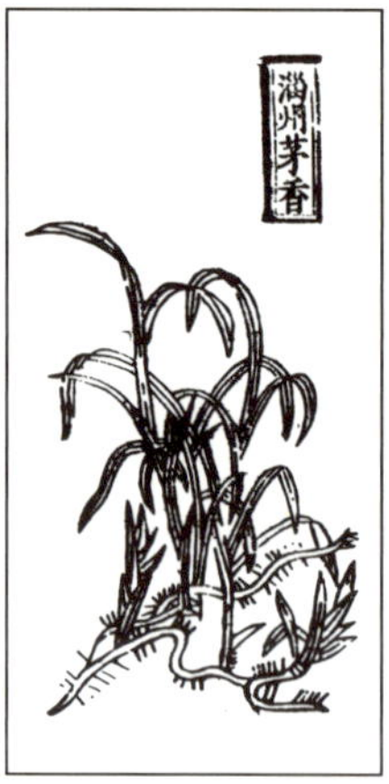

图3 图经（大）·淄州茅香

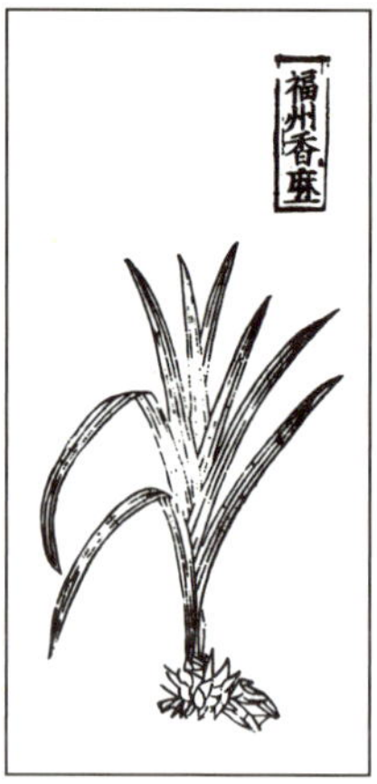

图4 图经（大）·福州香麻

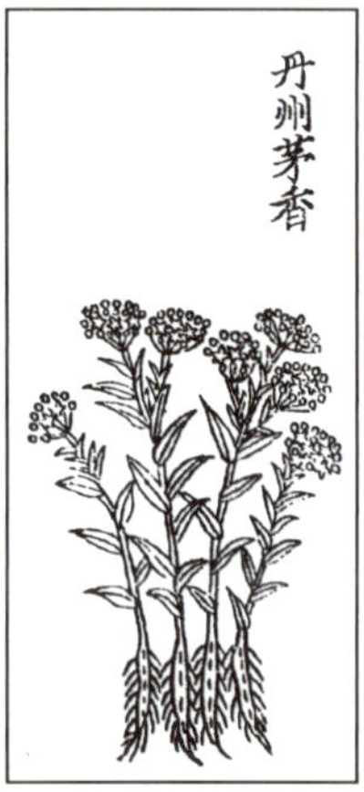

图5 图经（政）·丹州茅香

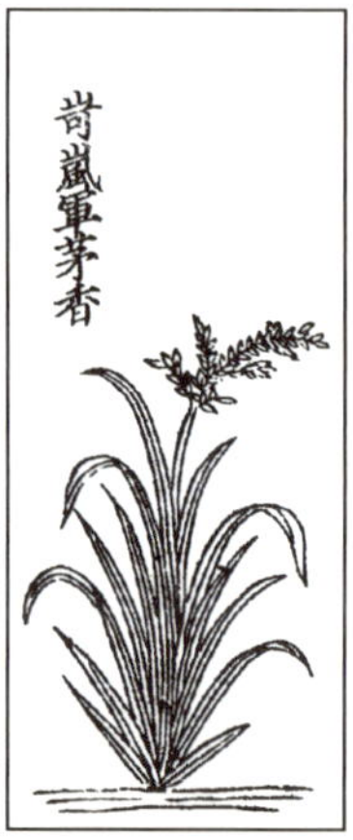

图6 图经（政）·岢岚军茅香

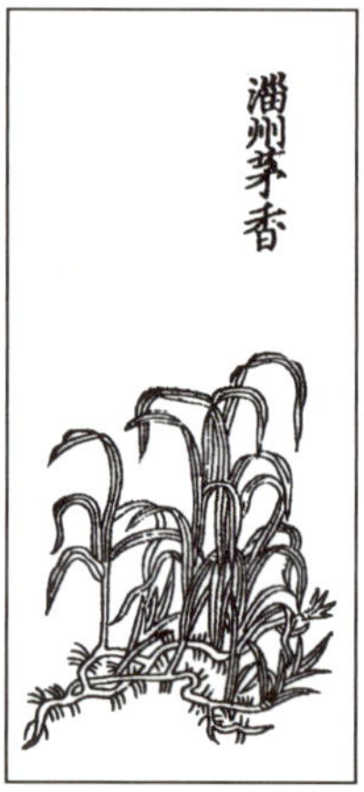

图7 图经（政）·淄州茅香

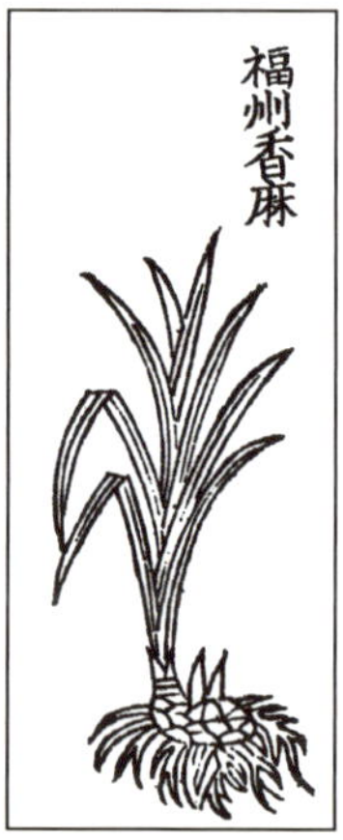

图8 图经（政）·福州香麻

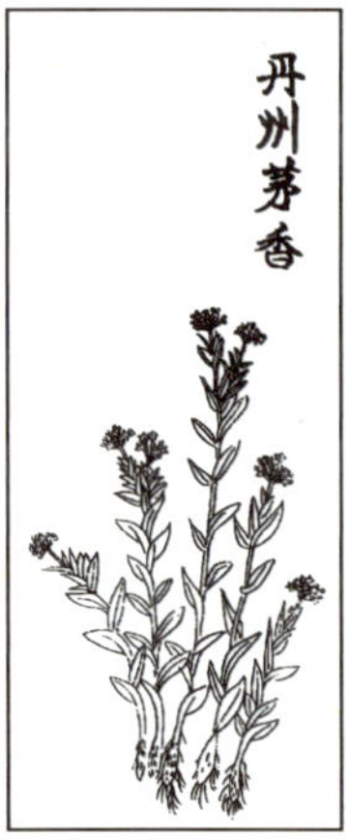

图9 图经（绍）·丹州茅香

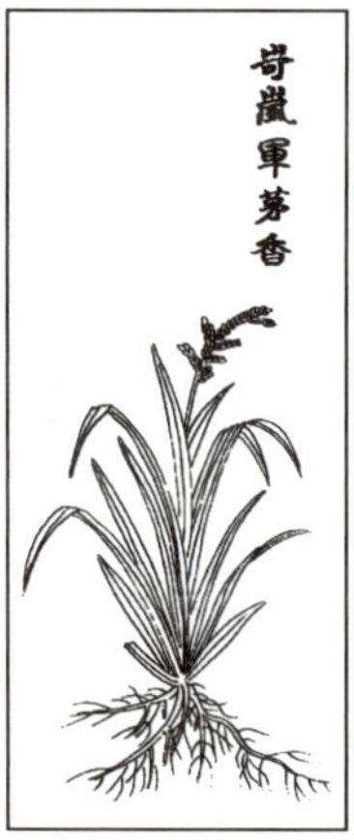

图10 图经（绍）·岢岚军茅香

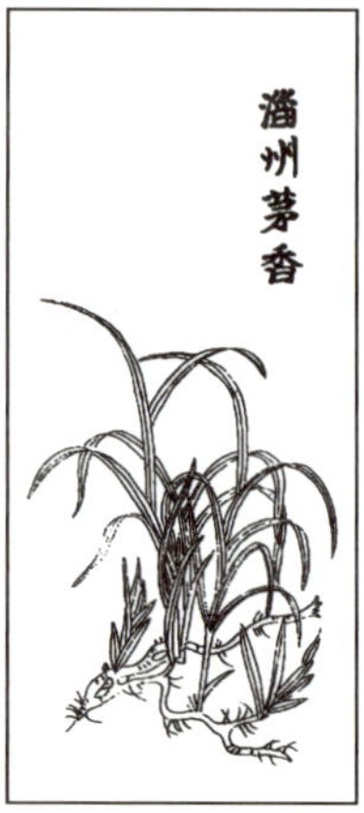

图11 图经（绍）·淄州茅香

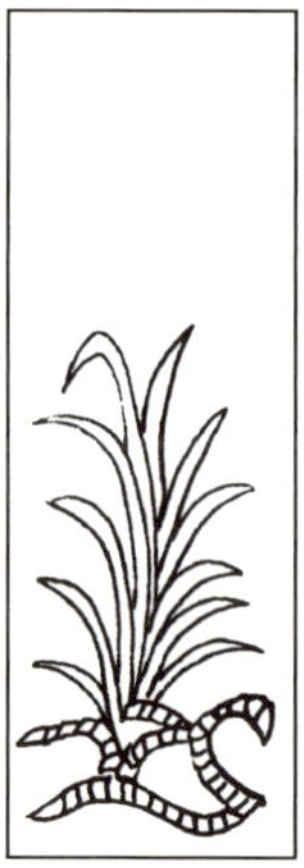

图12 歌括·茅香花

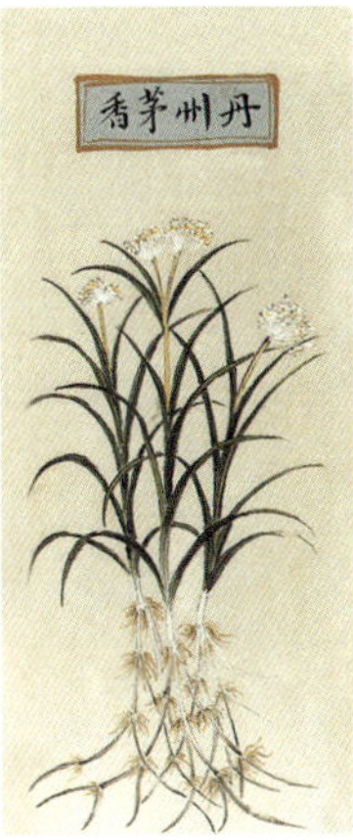

图 13 品汇·丹州茅香

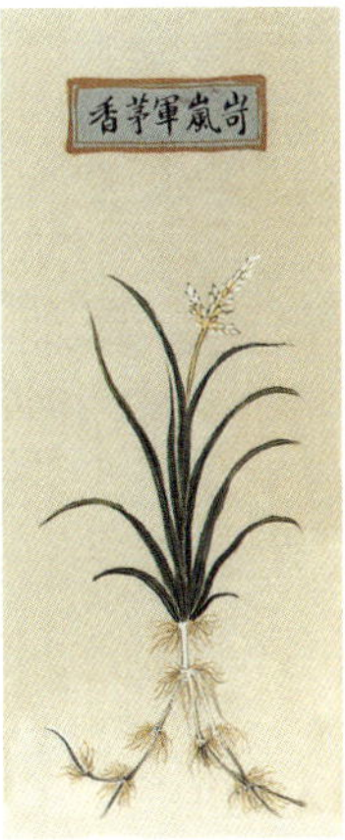

图 14 品汇·岢岚军茅香

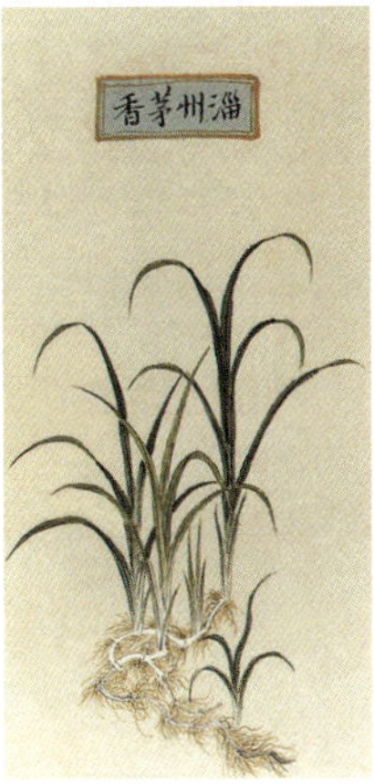

图 15 品汇·淄州茅香

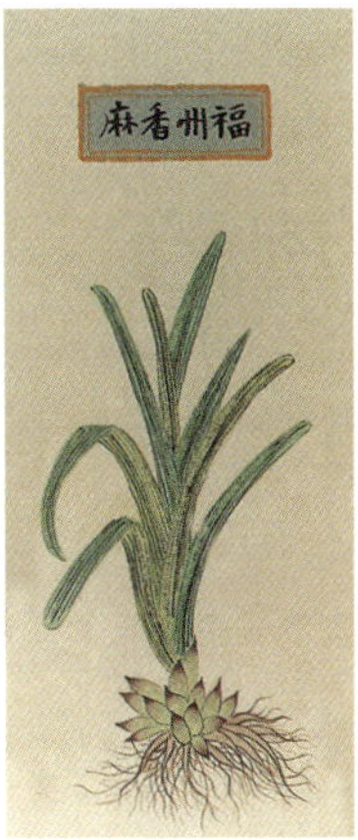

图 16 品汇·福州香麻

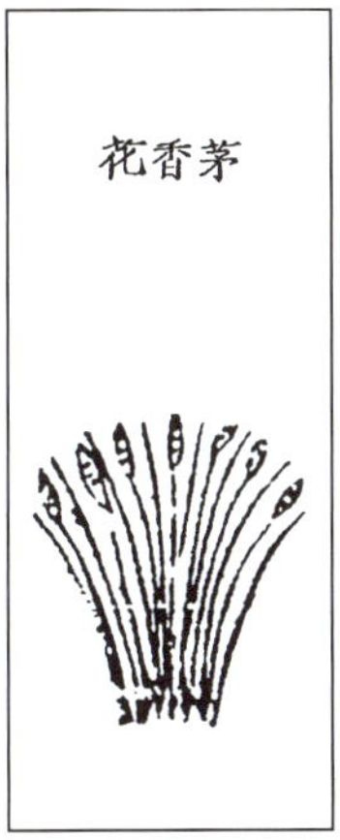

图 17 太乙·茅香花

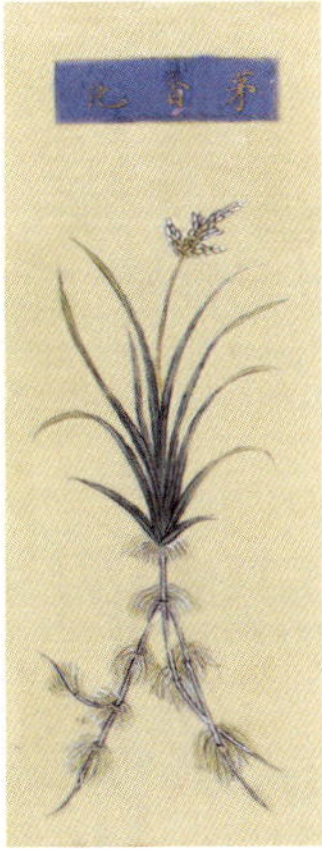

图 18 雷公·茅香花

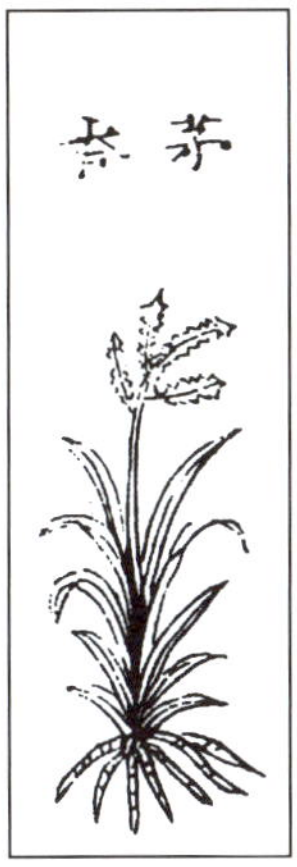

图 19 纲目(金)·茅香

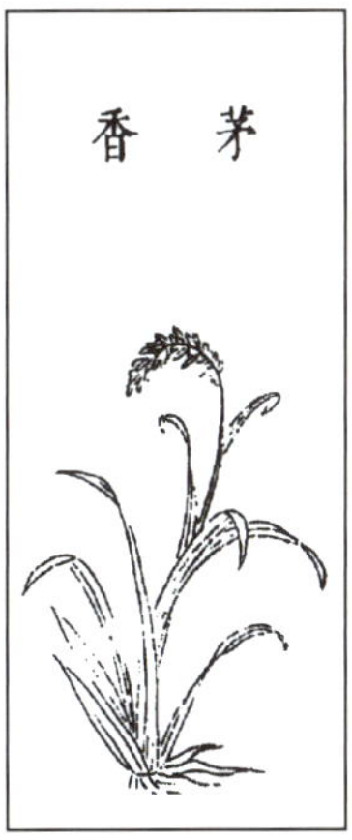

图 20 纲目(钱)·茅香

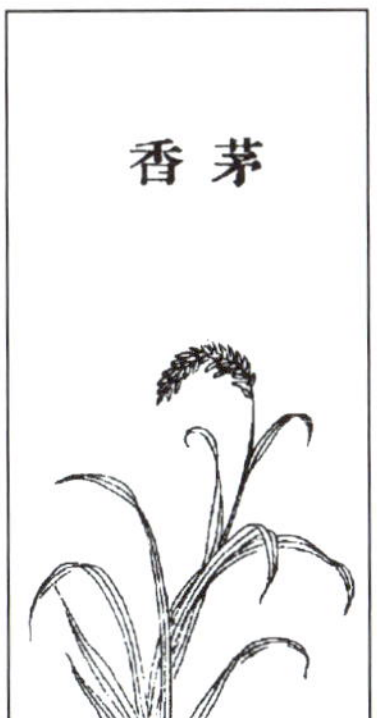

图 21 纲目(张)·茅香

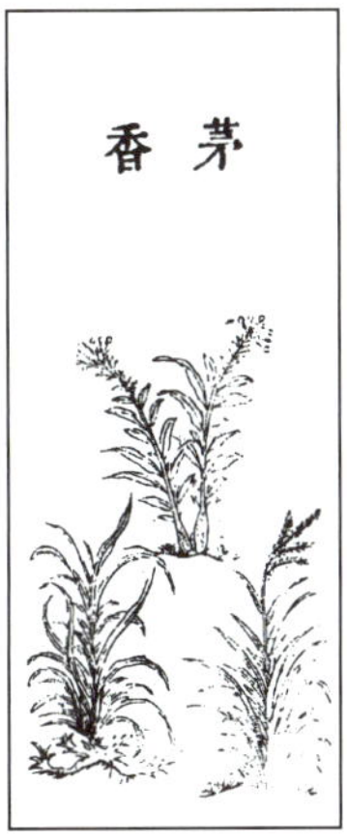

图 22 三才·茅香

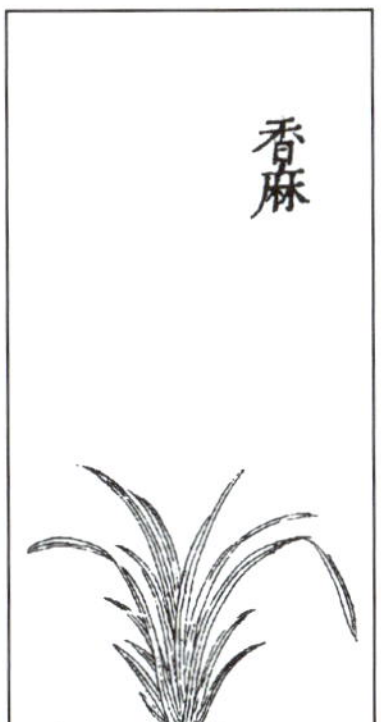

图 23 三才·香麻

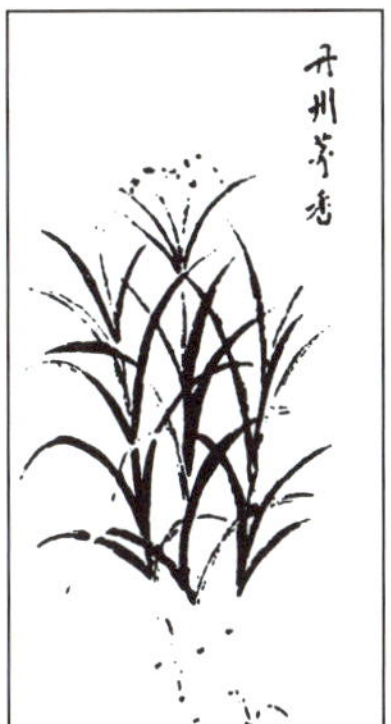

图 24 金石·丹州茅香

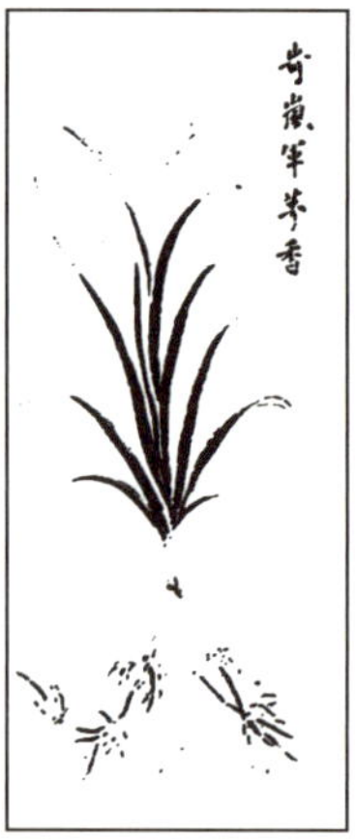

图 25　金石·岢岚军茅香

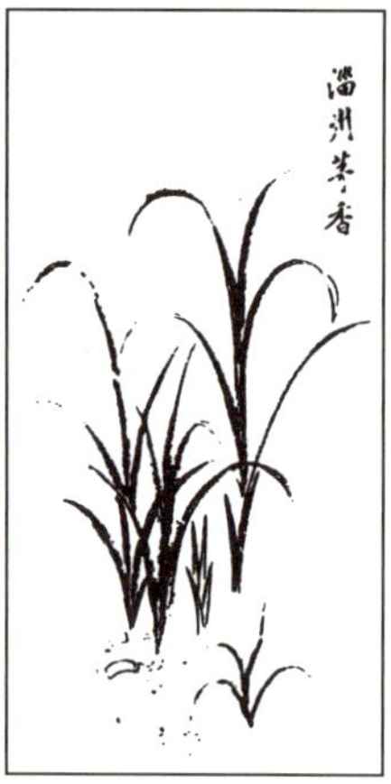

图 26　金石·淄州茅香

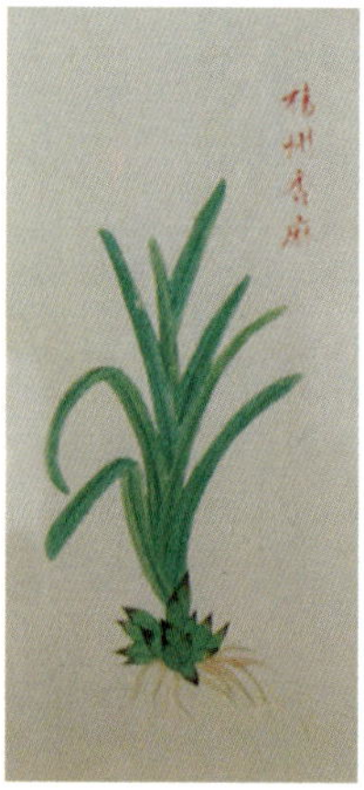

图 27　金石·福州香麻

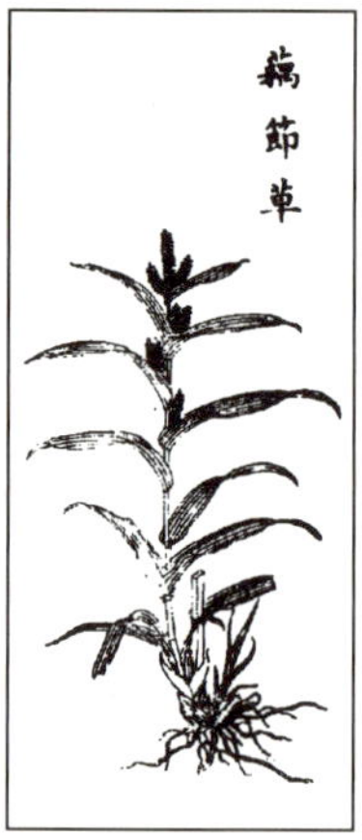

图 28　质问·藕节草

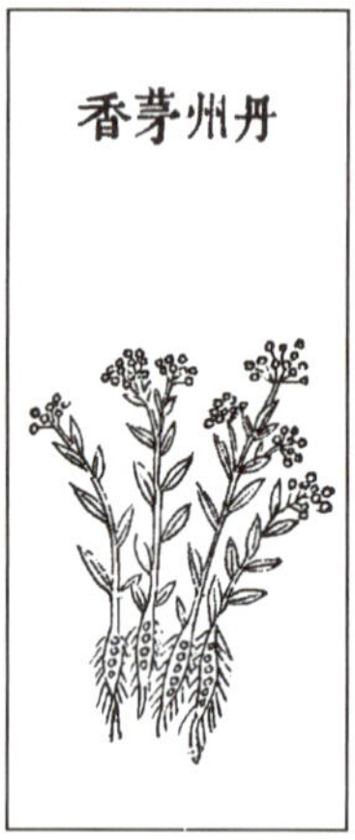

图 29　图考·丹州茅香

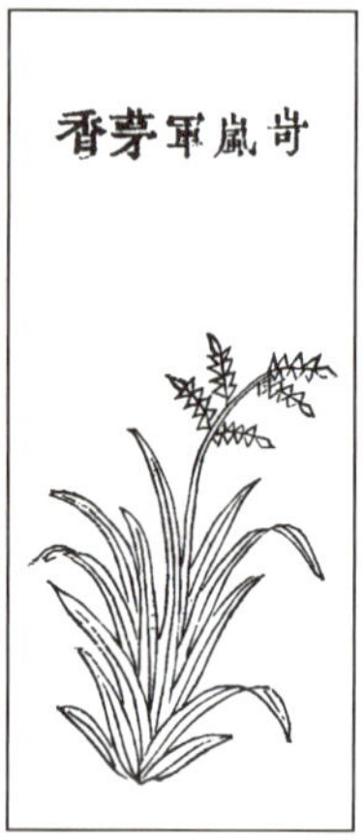

图 30　图考·岢岚军茅香

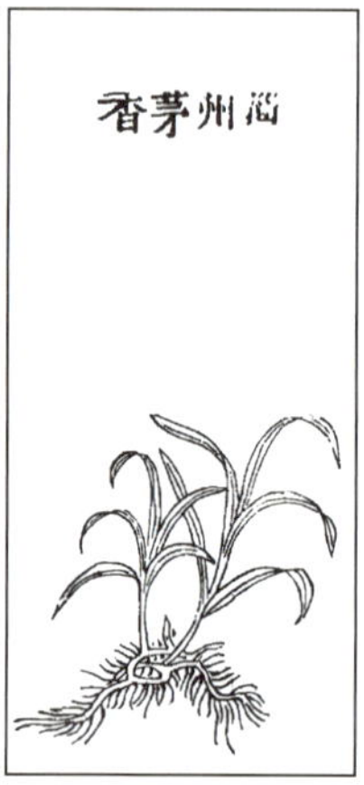

图 31　图考·淄州茅香

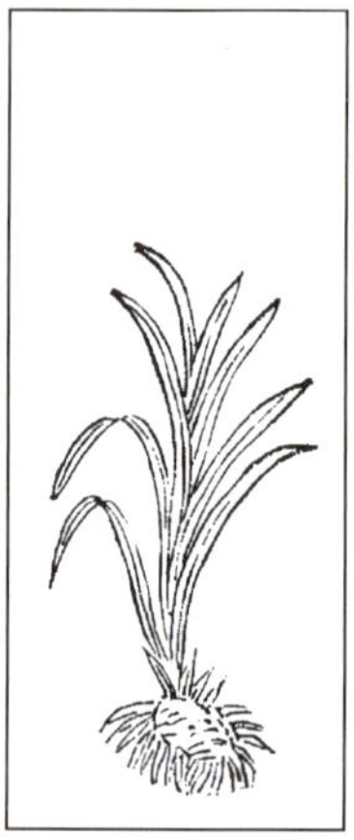

图 32　图考·福州香麻

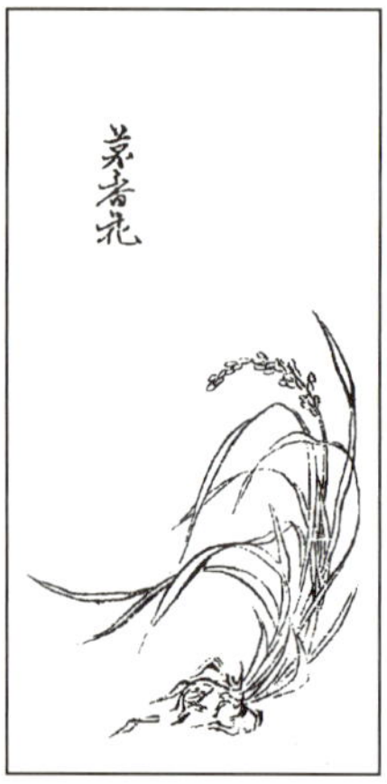

图 33　图说·茅香花

本品33图，取自15书，其中9幅彩图。有承继关系及仿绘图有2个书类。

《本草图经》：该书“茅香”条下有3图：“丹州茅香”“岢岚军茅香”“淄州茅香”。另在外草类有“福州香麻”图。此4图在《大观》依次为“丹州茅香”（图1）、“岢岚军茅香”（图2）、“淄州茅香”（图3）、“福州香麻”（图4）。在《政和》依次为“丹州茅香”（图5）、“岢岚军茅香”（图6）、“淄州茅香”（图7）、“福州香麻”（图8）。在《绍兴》依次为“丹州茅香”（图9）、“岢岚军茅香”（图10）、“淄州茅香”（图11）。《绍兴》无外草类图，故缺“福州香麻”图。此三传本的图大同小异，其中最大不同是，《绍兴》“岢岚军茅香”（图10）将《大观》图2、《政和》图6中的“地线”（掩盖根部的线）去掉，改换成几根支根。今以《政和》4图（图5—8）作为《图经》图的代表。

全部照录《图经》4图的有两书。其中《三才图会》“茅香”（图22），将《图经》“丹州茅香”“岢岚军茅香”“淄州茅香”图绘在一图之中。上面一小图仿绘“丹州茅香”，下面右边小图仿绘“岢岚军茅香”，左边小图仿绘“淄州茅香”。各加修饰，增添土地背景。另“香麻”（图23）则仿绘“福州香麻”（图8），将原鳞茎改绘为粗大的主根样。《植物名实图考》此4图（图29、30、31、32）属于转绘《图经》同名4图，别无改变。

只仿绘或改绘《图经》某一图的有：《本草歌括》“茅香花”（图12）系仿绘《图经》“淄州茅香”（图7），但大加简化，只取其中一株，然后在其下绘出盘旋纠结的根状茎。《本草纲目》金陵本“茅香”（图19），其植株的地上部分仿绘自《图经》“岢岚军茅香”（图6），但去掉了地线，增绘了7支根茎（绘出茎节）。《纲目》钱本“茅香”（图20）亦是一株叶形相近的植物，但将花序改为谷穗状，有根茎横走。《纲目》张本“茅香”（图21）又再仿绘钱本图20。《本草简明图说》“茅香花”（图33）也是仿绘钱本图20，但多加修饰美化。

《本草品汇精要》：仿绘该书4幅彩图（“丹州茅香”图13、“岢岚军茅香”图14、“淄州茅香”图15、“福州香麻”图16）者，有《金石昆虫草木状》的4幅同名图（见图24、25、26、27）。另《补遗雷公炮制便览》“茅香花”（图18）乃仿绘《品汇》“岢岚军茅香”图14。

以上33图中，除23幅属仿绘图外，尚有原创图或新增创意的插图10幅（图5、6、7、8、13、14、15、16、17、28），详见下“鉴药”项。

【文录】

唐《本草拾遗》（见《证类》卷9“茅香花”） 陈藏器云：[1]茅香，味甘，平。生安南，如茅根。

宋《开宝本草》（同上） 苗、叶可煮作浴汤，辟邪气，令人身香。生剑南道诸州。其茎、叶黑褐色，花白，即非白茅香也。

宋《本草图经》（同上） 《图经》曰：茅香花，生剑南道诸州，今陕西、河东、京东州郡亦有之。三月生苗，似大麦。五月开白花，亦有黄花者。或有结实者，亦有无实者，并正月、二月采根，五月采花，八月采苗。其茎、叶黑褐色而花白者，名白茅香也。

宋《本草图经》（见《证类》卷30“香麻”） 生福州。四季常有苗、叶而无花。

1 陈藏器：此下为掌禹锡所引。同在“茅香花”下，唐慎微墨盖子下亦引陈藏器云：“白茅香，味甘，平，无毒。主恶气，令人身香美。煮服之，主腹内冷痛。生安南，如茅根，作浴用之。”据此，陈氏所云茅香与白茅香同形态、同产地，当为同一物。唐慎微所引内容完整，当以“白茅香”为正。

不拘时月采之。彼土人以煎作浴汤，去风甚佳。

宋《本草衍义》卷10“茅香” 花白，根如茅，但明洁而长。皆可作浴汤，同藁本尤佳。仍入印香中，合香附子用。

明《本草纲目》卷14“茅香” 【释名】唱尸罗（《金光明经》）、香麻。【时珍曰】苏颂《图经》复出香麻一条，云出福州，煎汤浴风甚良，此即香茅也。闽人呼茅如麻故尔。今并为一。【集解】【时珍曰】茅香凡有二：此是一种香茅也；其白茅香，别是南番一种香草，唐慎微《本草》不知此义，乃以白茅花及白茅香诸注引入茅香之下。今并提归各条。/**卷14“白茅香”** 【集解】【时珍曰】此乃南海白茅香，亦今排香之类，非近道之白茅及北土茅香花也。

琉球《质问本草》外篇卷2“藕节草”（香茅）。生阴地岸阪间。夏生穗。俗名藕节草，外科用其煎汤，洗疮疥，能除湿热。（甲辰，戴道光、戴昌兰。）

【鉴药】

“茅香”，《纲目》注出《开宝》。但在《开宝》“茅香花”一药下，掌禹锡与唐慎微分别引用了陈藏器所载生安南（治所在今越南河内市）的“茅香”（亦作“白茅香”），以及《开宝》所载生剑南道（治所在今成都，辖后世东、西两川）的“茅香”。苏颂《图经》所引茅香除产剑南外，还有陕西、河东（治今山西太原）、京东（治今河南商丘）等地。本品似茅根，有香，故得“茅香”名。花内服可温胃止痛，茎叶外用浴身去风。古代医方稀见运用。

“茅香”与“白茅香”是否一物?《开宝》云：茅香“其茎、叶黑褐色，花白，即非白茅香也。”但苏颂云：“其茎、叶黑褐色而花白者，名白茅香也。”两说正好相反。至于“茅香花”的形态，苏颂云：“三月生苗，似大麦。五月开白花，亦有黄花者。或有结实者，亦有无实者。”寇宗奭云：“茅香花白，根如茅，但明洁而长。”对于禾本科植物来说，上述简单的描述，无法仅凭文字确定其来源，更无法确定茅香与白茅香之间的关系。

李时珍认为：“茅香凡有二：此是一种香茅也；其白茅香，别是南番一种香草，唐慎微《本草》不知此义，乃以白茅花及白茅香诸注引入茅香之下。今并提归各条。”因此《本草纲目》另立“白茅香”一条，将产于“安南”“广南”（治所在今广东广州）者归于“白茅香”，谓是“南番一种香草”或“南海白茅香”。将产于剑南、陕西、河东者称之为“茅香”，谓“此是一种香茅也”，或称之为“北土茅香花”。李时珍又从方言音近的角度，认为苏颂《图经》所出“福州香麻”一条亦是“香茅”，盖“闽人呼茅如麻故尔”。因此将“福州香麻”归入“茅香”条。可见李时珍是依据产地来区分茅香与白茅香。

谢宗万谓时珍所称香茅，即指禾本科香茅属植物柠檬草*Cymbopogon citratus*（D

C.）Stapf.而言，也可能包括枫茅（亚香茅）*Cymbopogon nardus*（L.）Rendle在内。寇宗奭所云“花白，根如茅，但明洁而长”的茅香，很可能是禾本科植物茅香*Hierochloe odorata*（L.）Beauv.。中国长沙马王堆一号汉墓出土之茅香即属此。[1]

古本草茅香药图较多，其原创或具有创意的药图有：

1.《本草图经》：该书有3图，分别来自丹州（今陕西宜川）、岢岚军（今山西岢岚县）、淄州（今山东淄博）。

丹州茅香（图5）：该图中有草本植物4株，主根稍膨大，一茎直上，单叶互生，顶生聚伞形花序，小花五瓣。原植物不明。《纲目》金陵本《附图》“白茅香”图仿绘此图，故知绘图者将此作为白茅香。此植物明显非禾本科植物，故与茅香类植物无关。李时珍认为“南海白茅香，亦今排香之类”。排香今考为唇形科植物排草香*Anisochilus carnosus*（L. f.）Benth. et Wall，其形态亦与此图不合。孙启明揣测似石竹科植物美国石竹（须苞石竹）*Dianthus barbatus* L.。[2]然此为欧洲原产，无证据此种在宋代已传入中国。且此种无香，不当被作为茅香绘图，存疑。

岢岚军茅香（图6）：该图叶丛生，叶片线形，有中脊。穗状花序。根部被地线遮蔽。《绍兴本草》同名图（图10）增绘根须，然无茎节，其图与《绍兴本草》“澶州茅根”图的根须相似。可知绘图者将此植物视同茅根，均为禾本科植物。其图名“茅香”，应有香味。据其分布地区，当属时珍所云“茅香”。

淄州茅香（图7）：该图最大的特点是四散横走的根状茎，茎节生芽长叶，叶片线形。此颇类禾本科的茅根。其图名“茅香”，应有香味。据其分布地区，当属时珍所云“茅香”。

福州香麻（图8）：该图根部似卵圆形鳞茎，茎上抽芽，须根甚多。叶片剑形，二列，未绘花序。苏颂解说提到本品“四季常有苗、叶而无花。不拘时月采之。”关于“无花”，据邬家林所见柠檬草*Cymbopogon citratus*，因长期家种，基本不开花。但“福州香麻”之图似乎不是禾本科植物，原植物不明。时珍仅据方言近似而将此药归入茅香，似欠妥。

2.《本草品汇精要》：该书在卷12“茅香花”条下有“丹州茅香”（图13）、“岢岚军茅香”（图14）、“淄州茅香”（图15）3幅彩图。另在卷41“外草类”还有“福州香麻”（图16）。这4幅图中，前3幅植物的地上部分都曾参考过《图经》的同名3图。但不同的是，这3幅茅香图的根部全都改绘成细长、色白、有茎节的根茎，茎节处有多数黄色系须根。此图改绘后，根部与《品汇》茅根图的根茎完全一致。这种改绘对“岢岚军茅香”“淄州茅香”尚无不可，但对“丹州茅香”（图13）则属张冠李戴，篡改太甚。《图经》“丹州茅香”原图的茎秆与叶并非如线形叶，根部也不是根

1　谢宗万：《本草纲目药物彩色图鉴》，北京：人民卫生出版社，2000：81.
2　孙启明：《苏图研究》见：张志斌、郑金生主编，《本草纲目研究札记》，北京：科学出版社，2019:642.

茎。经此改绘,则成了禾本科的根茎与茎秆,却长了伞形的花。画士据其名中有“茅”来改绘“丹州茅香”原图,实属大错。

“福州香麻”(图16)则将原图(图8)块茎上的鳞片状物,改绘成在根部上方有众多的紫色苞片状物,与原图差别甚大。《图经》“香麻”图文均本非茅香,经此一改,更不知为何物。

3.《太乙仙制本草药性大全》:该书“茅香花”图17,用细线表示丛生的线状叶片,细线顶端绘一枣核状物,示意穗状花序。此图与该书的“茅根”图构图完全一致。其图极简,但并不荒谬,能示意为禾本科植物,但无法肯定此植物为“茅香”。

4.《质问本草》:该书“藕节草”(图28)植株的茎秆、根基部叶的叶鞘、叶腋间的穗状花序等,均似禾本科植物。但图中有一断茎示意为方形茎,此为唇形科植物多见,不当为禾本科柠檬草、茅香或岩兰草所应有。宋·范成大《桂海虞衡志》提及一种“排草”,如白茅香,今或考为唇形科植物排草香*Anisochilus carnosus*(L. f.) Benth. et Wall。但“藕节草”图的根茎、叶片均不似唇形科植物。故本品虽有“香茅”的别名,却与今香茅、白茅香、排香均不相符。来源待考。

【小结】

“茅香”是唐、宋间出现的根如茅而香的药物。多用茎叶煮汤浴身去风。《开宝》《图经》等本草书的记载难以区分“茅香”与“白茅香”的基原。李时珍按产地,将产于南番的香草作“白茅香”,谓《开宝》《图经》所载非南番产的“茅香”乃一种香茅。现代研究香茅即禾本科植物柠檬草*Cymbopogon citratus*(D. C.) Stapf.,也或包括亚香茅*Cymbopogon nardus*(L.) Rendle、茅香*Hierochloe odorata*(L.) P. Beauv.。《本草图经》岢岚军茅香、淄州茅香图或为当时所用禾本科的香茅或茅香。

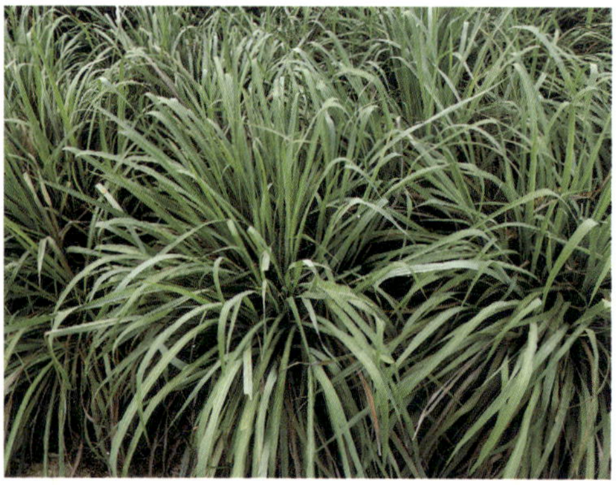

图 34　柠檬草(香茅) *Cymbopogon citratus*

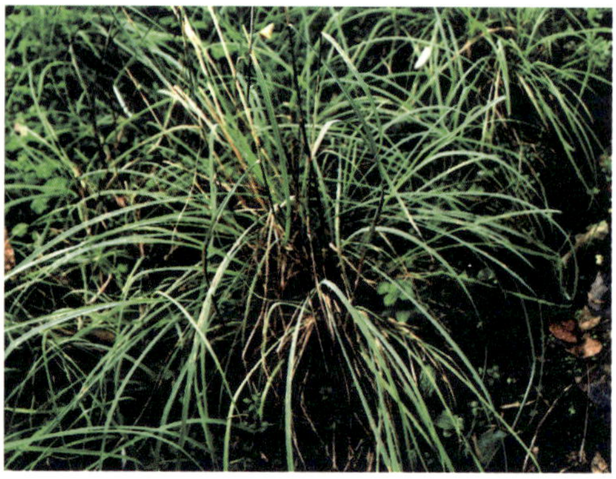

图 35　茅香(小香茅) *Hierochloe odorata*

14-34　白茅香

【品图】

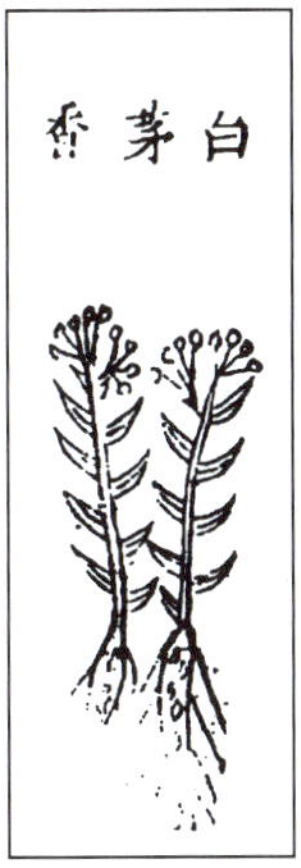

图1　纲目（金）· 白茅香

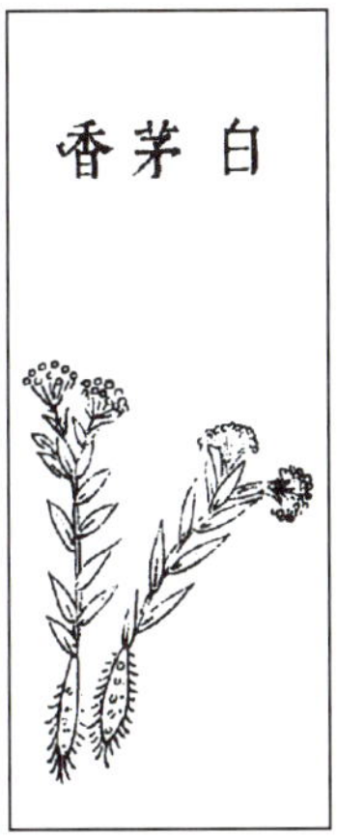

图2　纲目（钱）· 白茅香

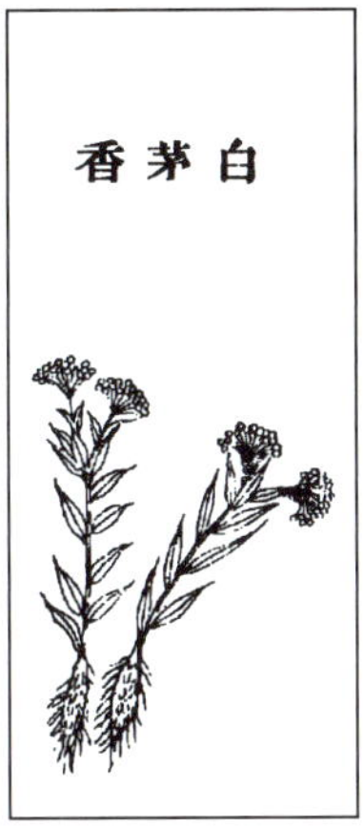

图3　纲目（张）· 白茅香

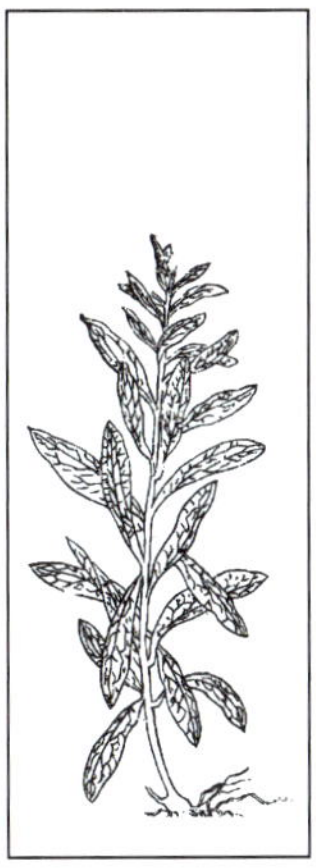

图4　图考 · 白茅香

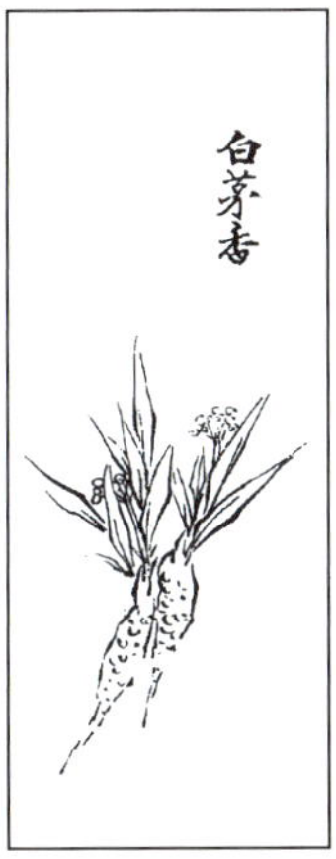

图5　图说 · 白茅香

本品5图，取自5书，有承继关系者仅一个书类。

《本草纲目》（金陵本）：该本“白茅香”（图1）本身是仿绘《本草图经》“丹州茅香”图（见14-33“茅香”图1）。《纲目》钱本或因嫌金陵本图过粗糙，另照《图经》“丹州茅香”图重绘“白茅香”（图2）。《纲目》张本同名图（图3）则仿绘自钱本图2。《本草简明图说》图5在钱本图2的基础上，加粗根部，将茎叶改成山竹叶或剑形叶状，使之更类白茅，但花序还是照绘钱本。

以上5图，有4图系仿绘前人图，仅图4为原创图。

【文录】

唐《本草拾遗》（见《证类》卷9“茅香花”） 陈藏器云：生安南，如茅根，作浴用之。/ 白茅香，味甘，平，无毒。主恶气，令人身香美。煮服之，主腹内冷痛。生安南，如茅根，作浴用之。

唐末《海药本草》（同上）《海药》云：谨按《广志》云：生广南山谷……合诸名香甚奇妙，尤胜舶上来者。

明《本草纲目》卷14“白茅香”【集解】【时珍曰】此乃南海白茅香，亦今排香之类，非近道之白茅及北土茅香花也。**/ 卷14“茅香”**【集解】【时珍曰】茅香凡有二：此是一种香茅也；其白茅香，别是南番一种香草，唐慎微《本草》不知此义，乃以白茅花及白茅香诸注引入茅香之下。今并提归各条。

清《植物名实图考》卷25"白茅香"《本草拾遗》始著录。但云如茅根，是未见其茎叶也。今湖南有一种小茅香，俚医用之，根亦如茅，疑即其类，附以俟考。

【鉴药】

"白茅香"是《纲目》从《开宝》"茅香"条分出的药物，注出《拾遗》。然陈藏器所云同一内容的条文，《嘉祐》所引药名"茅香"，《证类》墨盖子下所引药名为"白茅香"。后者内容更完整，当以"白茅香"为是，故本药当首出《拾遗》。本品"生安南"，其得名或因可"令人身香美""如茅根"（陈藏器）。本品内服温中止痛，外浴香身。后世医方稀用。

李时珍区分"茅香"与"白茅香"，非从形态，乃据产地，分作"北土茅香花""南海白茅香"两种。且时珍认为"南海白茅香，亦今排香之类"。"排香"即"排草香"，今或考为唇形科植物排草香*Anisochilus carnosus*（L. f.）Benth. et Wall。李时珍的依据，大概是因为宋·范成大《桂海虞衡志》"志香"云："排草，出日南。状如白茅香，芬烈如麝香。"[1]这种说法不同于陈藏器的"如茅根"。但吴其濬《植物名实图考》"排草"云："此草干时，花叶脱尽，宛如茅根，殆即此欤？"若陈藏器所指"如茅根"乃指若干枯的排草茎如茅根，则白茅香即排草确有可能。谢宗万参考北村四郎《本草之植物》，认为白茅香基本与禾本科岩兰草（香根草）*Vetiveria zizanioides*（L.）Nash相符。[2]此亦是一说。

李时珍虽将白茅香单独立条，但他似乎并未见过此物。其子转绘的《本草纲目·附图》所绘植物也未必能据实物写生。

1.《本草纲目》（金陵本）：该本《附图》"白茅香"（图1）明显从《本草图经》"丹州茅香"图选两株予以仿绘。此植物主根膨大，一茎直上，单叶互生，茎顶伞形花序，既非禾本科植物，也不是唇形科植物，故与茅香、白茅香的基原均不符，基原不明。绘图者不理解李时珍所云"排香"为何物，故仿绘前人图。

2.《植物名实图考》：该书的"白茅香"图绘一草木植物，一茎直立，单叶互生，网状叶脉，既不似禾本科的茅根，也不似唇形科的排草香。吴其濬不识白茅香，云"今湖南有一种小茅香，俚医用之，根亦如茅，疑即其类，附以俟考"。故其图乃"小茅香"图。据考绘图疑似菊科香青属（*Anaphalis* sp.）植物。[3]

【小结】

"白茅香"是李时珍新分条药，原出《拾遗》，佚文见《开宝》"茅香"条。陈藏器谓其"如茅根"，原产安南。李时珍将其归入"南海白茅香"，云是排香之类。

1 〔宋〕范成大撰：《桂海虞衡志》，《丛书集成新编》第91册影《古今逸史》本，台北：新文丰出版公司，1986：125.

2 谢宗万：《本草纲目药物彩色图鉴》，北京：人民卫生出版社，2000：81.

3 此据中国科学院植物研究所副研究员王锦秀博士提供的考证结果。

排香即唇形科植物排草香*Anisochilus carnosus*（L. f.）Benth. et Wall，与茅根无相似之处。《本草纲目》金陵本附图乃仿绘《图经》丹州茅香图，与李时珍所说不合。今或考《拾遗》白茅香为禾本科岩兰草（香根草）*Vetiveriazi zanioides*（L.）Nash。

14-35　排草香

【品图】

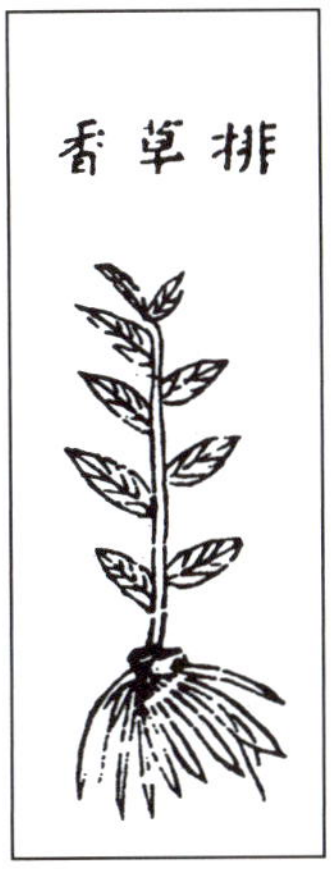

图1　纲目（金）·排草香

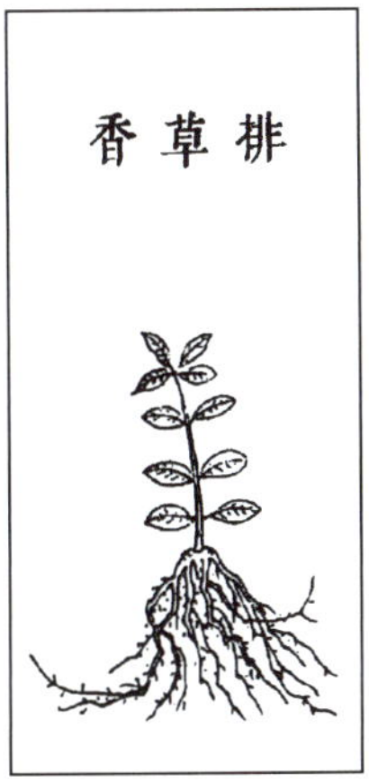

图2　纲目（钱）·排草香

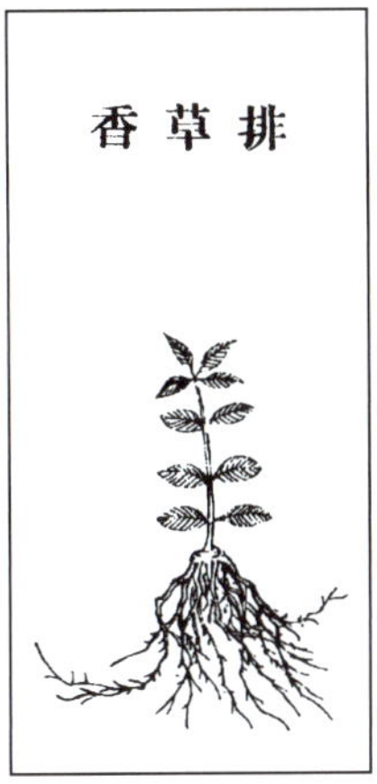

图3　纲目（张）·排草香

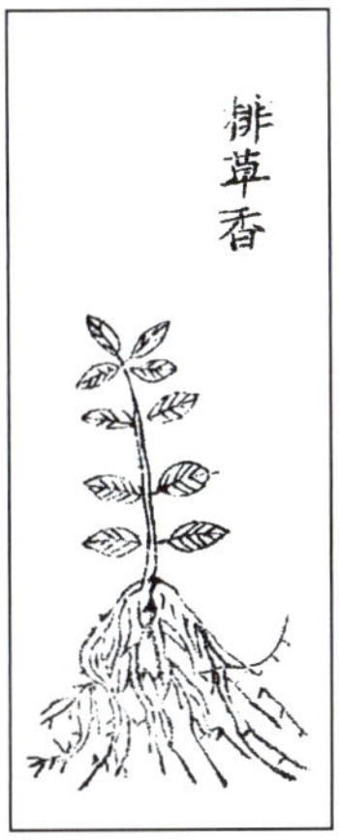

图4　求真·排草香

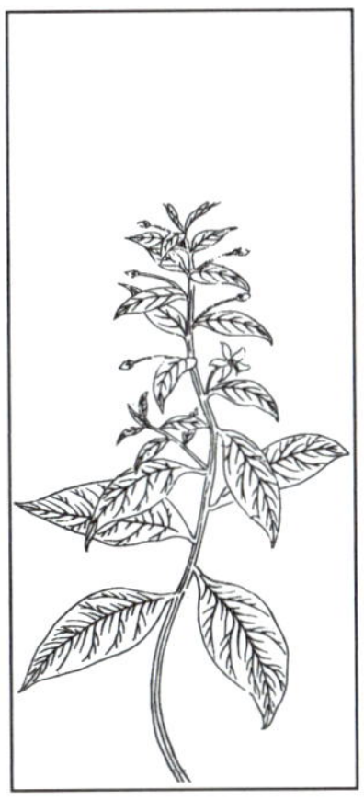

图5　图考·排草

本品5图，取自5书，有承继关系者仅一个书类。

《本草纲目》（钱本）：该书“排草香”（图2）的仿绘同名图有《纲目》张本图3、《本草求真》图4。

以上5图中，除2幅属仿绘图外，尚有原创图或新增创意的插图3幅（图1、2、5）。详见下“鉴药”项。

【文录】

宋《桂海虞衡志》[1]“志香”　排草，出日南。状如白茅香，芬烈如麝香。亦用以合香，诸草香无及之者。

明《本草纲目》卷14“排草香”【集解】【时珍曰】排草香出交趾，今岭南亦或莳之，草根也，白色，状如细柳根，人多伪杂之。

清《植物名实图考》卷25“排草”　生湖南永昌府。独茎，长叶长根，叶参差生，

1　桂海虞衡志：《本草纲目》卷14“排草香”引此书时，还引有“又有麝香木，出古城，乃老朽树心节，气颇类麝”。此非出《虞衡志》，乃见《陈氏香谱》卷1“麝香木”。此与排草香无关，故删之。

淡绿，与茎同色，偏反下垂，微似凤仙花叶，光泽无锯齿。夏时开细柄黄花，五瓣尖长，有淡黄蕊一簇。花罢结细角，长二寸许。枯时束以为把售之，妇女浸油刷发。根茎香味与元宝草相类。考《本草拾遗》白茅香生岭南如茅根，道家用以作浴汤。李时珍以为今排香之类。此草干时，花叶脱尽，宛如茅根，殆即此欤？诸家皆未究其花实，故无确训。《广西志》：排草屡载所出，亦无形状。《南越笔记》以为茎穿叶心，则似元宝草也。

【鉴药】

"排草香"首载《纲目》，乃据宋·范成大《桂海虞衡志·志香》"排草"立条。《纲目》仅载其功能"辟臭，去邪恶气"。古医方书未见载此药名。"排草"命名意义不详。

关于本品形态产地，时珍仅云"排草香出交趾，今岭南亦或莳之。草根也，白色，状如细柳根"。《桂海虞衡志》则云其"出日南。状如白茅香，芬烈如麝香"。日南郡至南宋时早废，此处可能代称今越南境内。此与李时珍所云"出交趾"相合。范成大云"状如白茅香"，白茅香据考可能是禾本科植物岩兰草（香根草）*Vetiveria zizanioides*（L.）Nash（见本书14-34白茅香）。李时珍认为白茅香是排香之类。但他似乎只见过根形，未见原植物，故不述其植物形态，也难以测知其所指排香是指哪一类植物。

清·吴其濬《植物名实图考》所载"排草"："生湖南永昌府。独茎，长叶长根，叶参差生，淡绿，与茎同色，偏反下垂，微似凤仙花叶，光泽无锯齿。夏时开细柄黄花，五瓣尖长，有淡黄蕊一簇。花罢结细角，长二寸许。"并配有图（图5）。《中国植物志》据《桂海虞衡志》《本草纲目》《植物名实图考》的记载，订其名为唇形科排草香属排草香*Anisochilus carnosus*（L. f.）Benth. et Wall。[1]

1.《本草纲目》（金陵本）：该本附图"排草香"（图1）根粗直而多。根头抽一茎直上。单叶互生。此虽与《图考》云"独茎，长叶长根，叶参差生"相合，但与唇形科植物排草香*A. carnosus*茎四棱、叶对生的特点不合。

2.《本草纲目》（钱本）：该本附图"排草香"（图2）亦为一茎直上，但根细长扭曲，单叶对生，与金陵本图1的主要鉴定要素全然不同，故作为有创意之图。其图形虽接近排草香*A. carnosus*，但图形过简，仅能示意。

3.《植物名实图考》：该书"排草"（图5）仅示一枝条，单叶互生，茎有棱。花单出腋生，花冠5分裂，裂片甚长，此与吴其濬描述的形态相符。据考为报春花科珍珠菜属植物灵香草*Lysimachia foenum-graecum* Hance。[2]《中国植物志》载本品干后有浓郁香气。越年老茎匍匐，发出多数纤细的须根。吴其濬云："此草干时，花叶脱尽，宛如茅根"，可能就是指匍匐的老茎，宛如茅根。本品又被作为"零陵香"的来源之一，

1　中国科学院《中国植物志》编辑委员会：《中国植物志》，北京：科学出版社，1977，第66卷，411.

2　此据中国科学院植物研究所副研究员王锦秀博士提供的考证结果。

详见下条“熏草零陵香”。

【小结】

“排草香”是李时珍据《桂海虞衡志》“排草”的记载及其个人所见设立的新药。但此药古代医方罕用。此植物产于广西、越南一带。《中国植物志》将此种订为唇形科排草香*Anisochilus carnosus*（L. f.）Benth. et Wall.。《植物名实图考》“排草”的图文据考为报春花科植物灵香草*Lysimachia foenum-graecum* Hance。

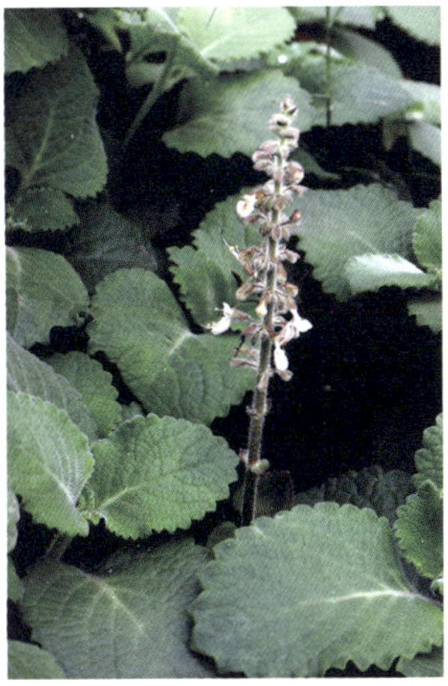

图6　排草香 *Anisochilus carnosus*

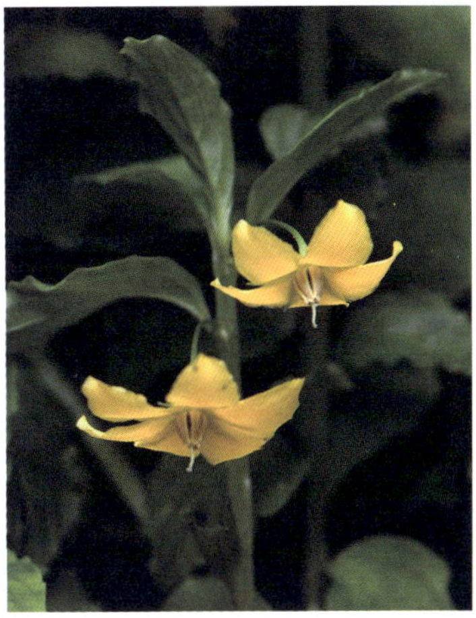

图7　灵香草 *Lysimachia foenum*

14-36　迷迭香

【品图】

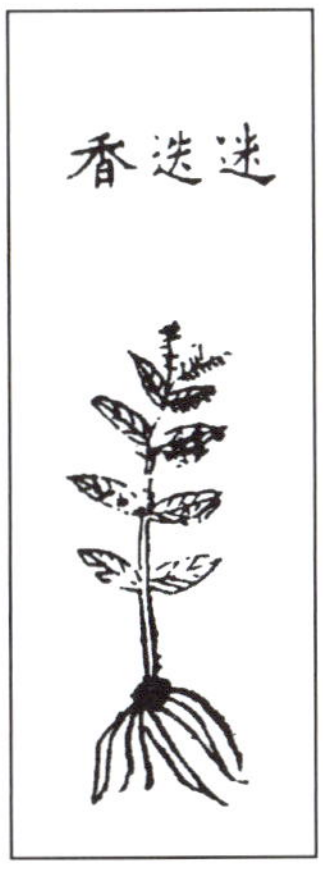

图1　纲目（金）·迷迭香

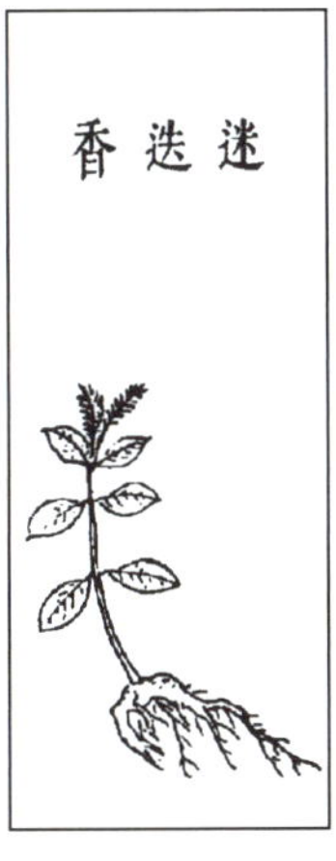

图2　纲目（钱）·迷迭香

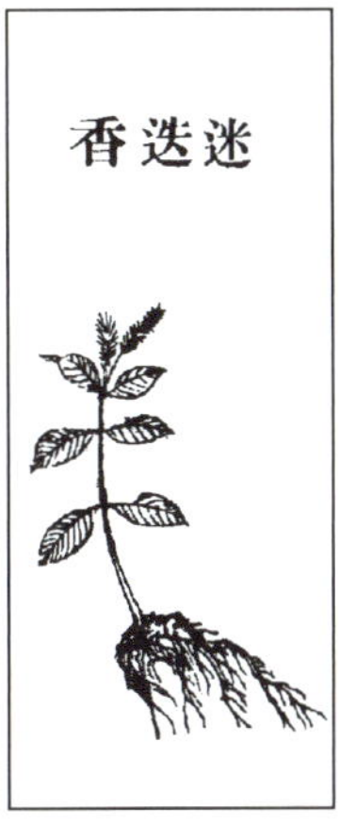

图3　纲目（张）·迷迭香

以上3书共3图。其中原创图仅《本草纲目》金陵本“迷迭香”（图1）。《纲目》钱本图2、《纲目》张本图3，都是仿绘金陵本图，略加修饰。

【文录】

唐《本草拾遗》（见《证类》卷9“迷迭香”） 陈藏器云：味辛，温，无毒。主恶气，令人衣香，烧之去鬼。《魏略》云：出大秦国。《广志》云：出西海。

唐末《海药本草》（同上）《海药》云：味平，不治疾，烧之祛鬼气。合羌活为丸散，夜烧之，辟蚊蚋。此外别无用矣。

明《本草纲目》卷14“迷迭香”【集解】【时珍曰】魏文帝时，自西域移植庭中，同曹植等各有赋。大意其草修干柔茎，细枝弱根。繁花结实，严霜弗凋。收采幽杀，摘去枝叶。入袋佩之，芳香甚烈。与今之排香同气。

【鉴药】

“迷迭香”首载《拾遗》。《本草拾遗》引三国魏·鱼豢撰《魏略》、晋·郭义恭《广志》（此二书早佚）记载本品产大秦（汉、晋时所称罗马帝国）、西海（一作西域，玉门关以西地域的总称）。本品不用于治病，仅用作熏衣、去鬼、避蚊。未见魏晋以后的医方使用。

本品在魏晋时传入中国。今留存下来三国魏时的文帝曹丕、陈王曹植，以及名士王粲、应玚、陈琳等多种《迷迭赋》，可见于《艺文类聚》《太平御览》等书。故李时珍云“魏文帝时，自西域移植庭中，同曹植等各有赋。”迷迭赋多为华丽辞藻，能据以判断其植物特征的词汇有：西都、西夷、西裔、万里（遥远的西方国家）、芳草、芳气（有香味）、修干、结茎（木本）、纤枝、柔茎、茂茎、碧茎、翠叶（小枝纤细而多、绿叶），“信繁华之速实兮，弗见雕于严霜”（花密、常绿）、“入绡縠之雾裳”（薰衣）。无怪乎李时珍只能归纳为：“大意其草修干柔茎，细枝弱根。繁花结实，严霜弗凋。”李时珍说本品“与今之排香同气”，指其芳香之气，不述其形，可见李时珍也未必见过此植物。

迷迭香在魏晋时非常有名，除名人之赋外，还有“迷迭楼”等建筑。但此后的朝代除了转引魏晋时的迷迭资料外，并没有后续的相关资料。能在魏晋大受热捧，并广为栽培的植物，最终没能像红花、安石榴一样在中国归化延续下来，至今也只是某些庭园偶有种植。根据以上迷迭赋的记载，此西方有香植物可能是唇形科迷迭香属植物迷迭香*Rosmarinus officinalis* Linn.，也可能是同科薰衣草属植物薰衣草*Lavandula angustifolia* Mill.。今《中国植物志》订作迷迭香属的迷迭香，从之。

《本草纲目》（金陵本）：古本草中以此本所绘“迷迭香”（图1）为最早。李时珍未见过此植物。观其附图，时珍的哲嗣们似乎也没见过此植物。其图中一株单茎直立的草本植物，叶对生，长椭圆形，顶端有花序，支根多数，较粗。这是按照唇形科植物排草的印象绘出的示意图，与《中国植物志》所定的唇形科迷迭香属植物相差太远。

【小结】

"迷迭香"为芳香植物，三国魏时从西方国家传入，用于观赏及香身等，未见用于治病。魏晋时引种并曾作为著名香草，此后罕见引种及运用。《本草纲目》金陵本《附图》为简单的排草类植物示意图。今《中国植物志》定作唇形科植物迷迭香*Rosmarinus officinalis* Linn.。

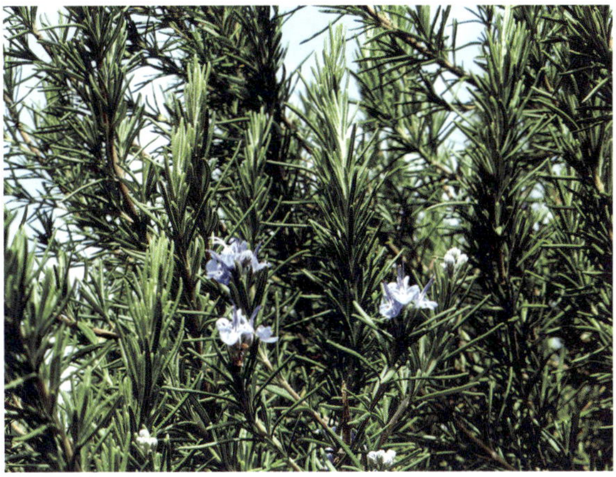

图4　迷迭香 *Rosmarinus officinalis* 花枝

14-37　藿香

【品图】

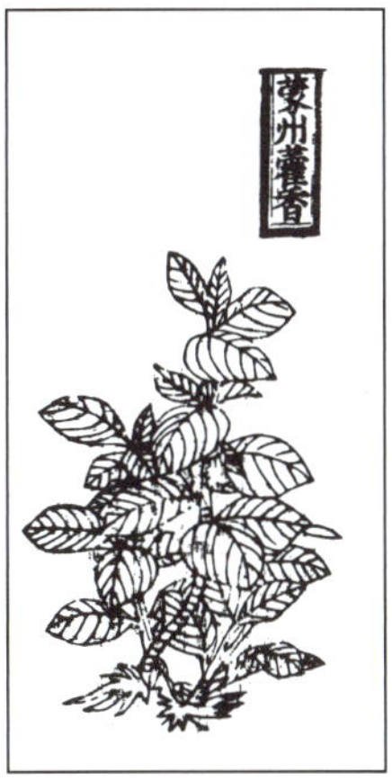

图1　图经（大）·蒙州藿香

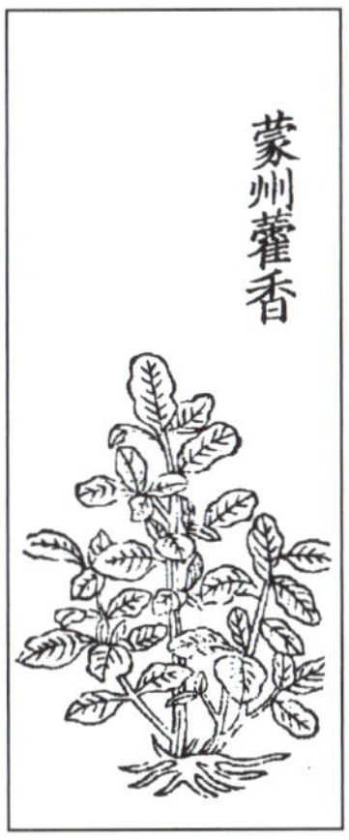

图2　图经（政）·蒙州藿香

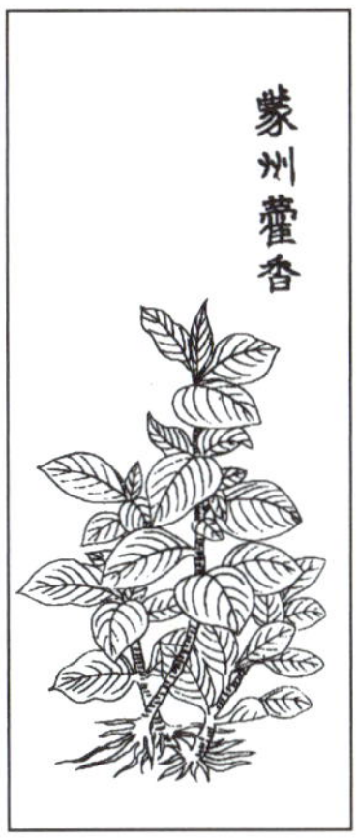

图3　图经（绍）·蒙州藿香

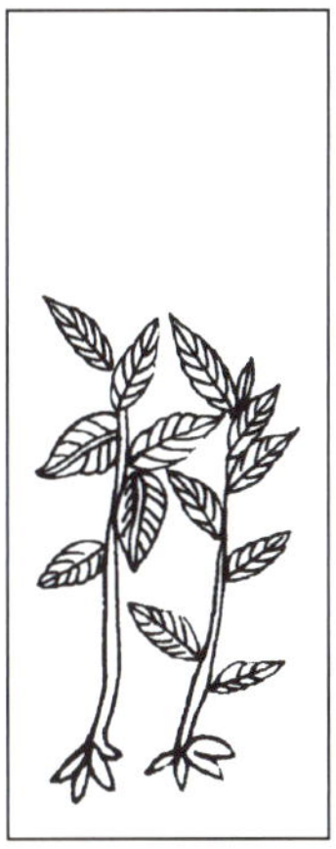

图4　歌括·藿香

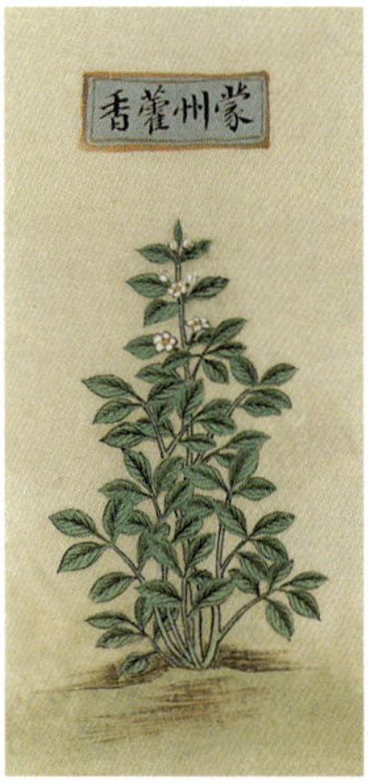

图 5 品汇·蒙州藿香

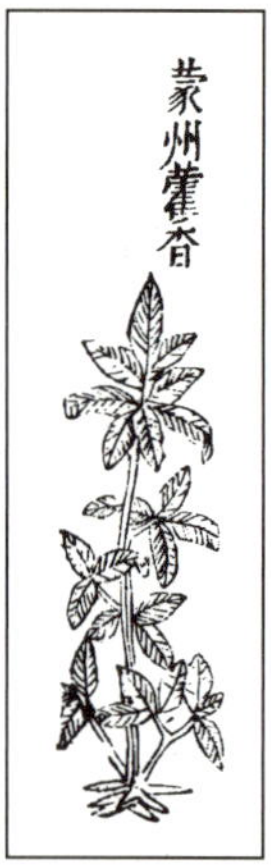

图 6 蒙筌·蒙州藿香

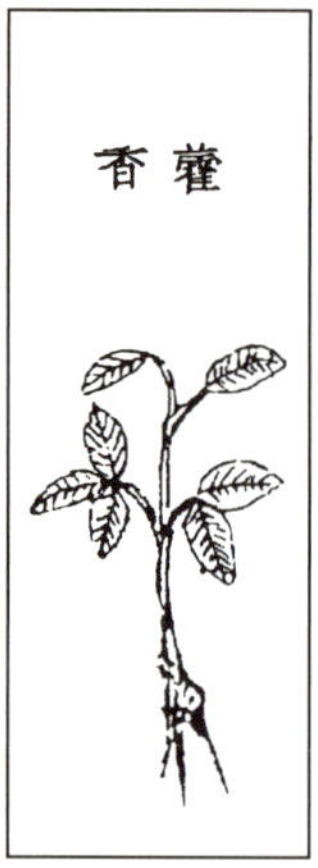

图 7 太乙·藿香

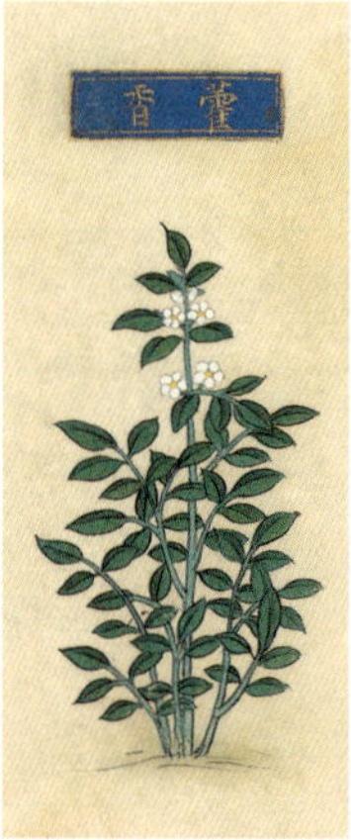

图 8 雷公·藿香

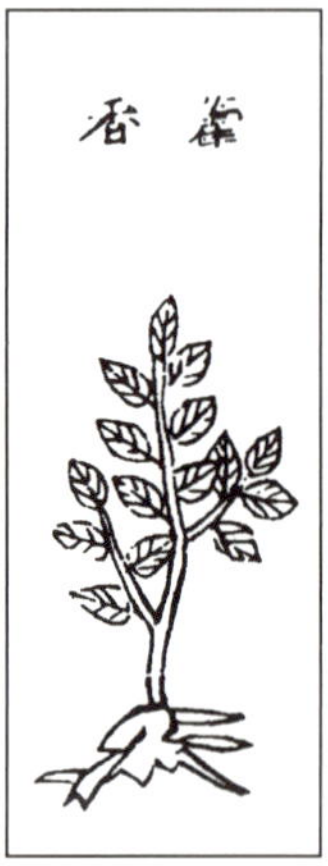

图 9 纲目（金）·藿香

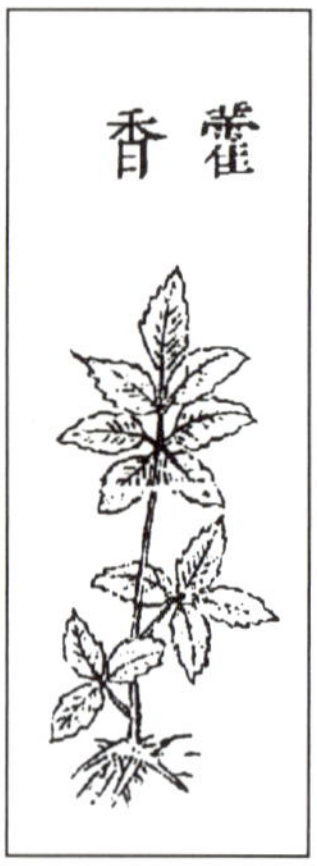

图 10 纲目（钱）·藿香

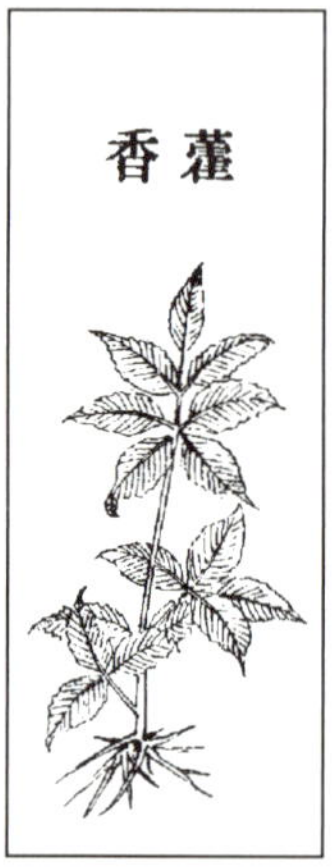

图 11 纲目（张）·藿香

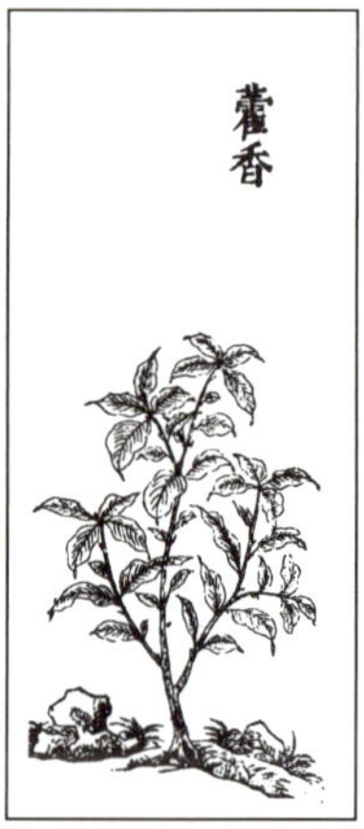

图 12 三才·藿香

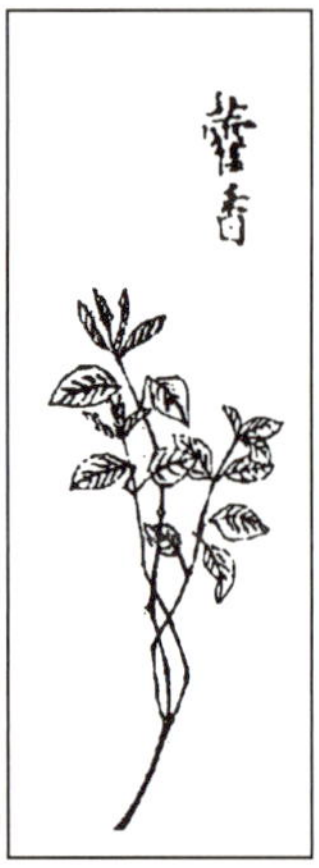

图 13 原始·藿香

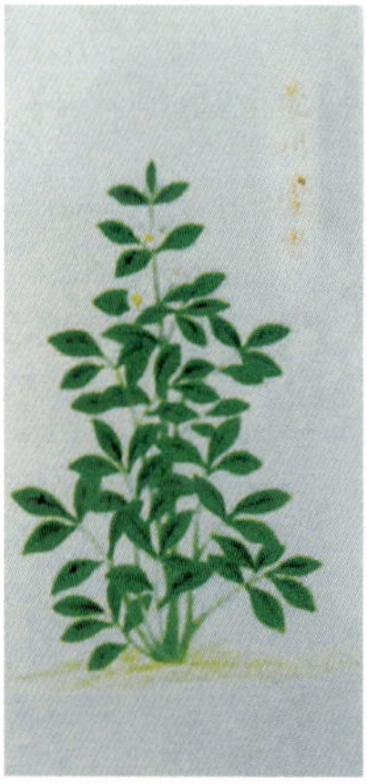

图 14 金石·蒙州藿香

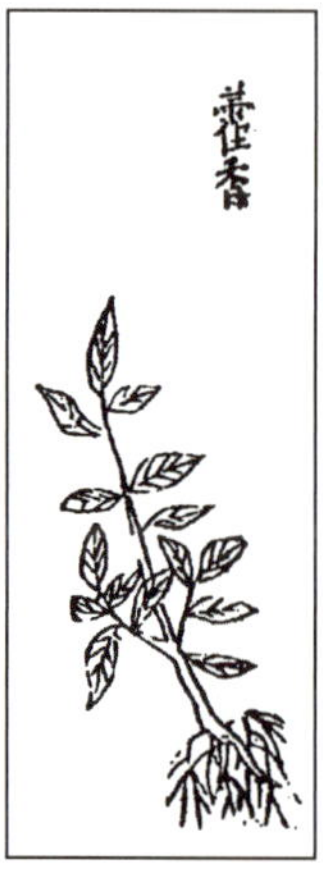

图 15 汇言·藿香

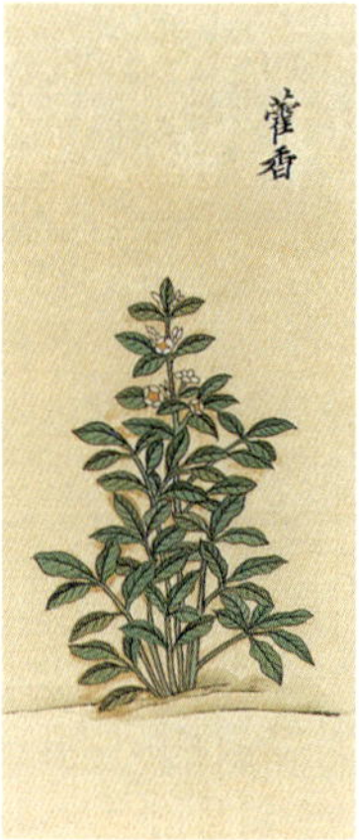

图 16 图谱·藿香

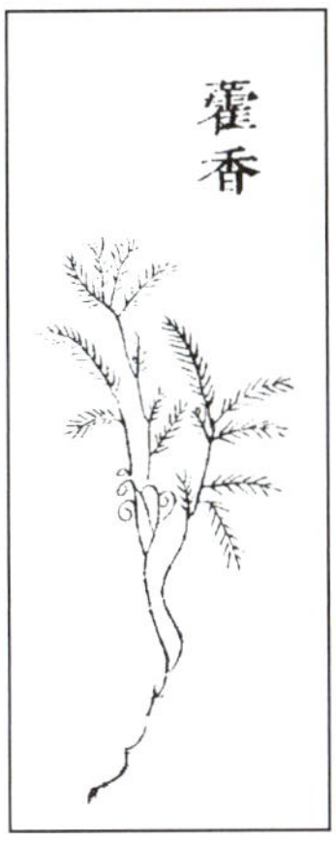

图17　类纂·藿香

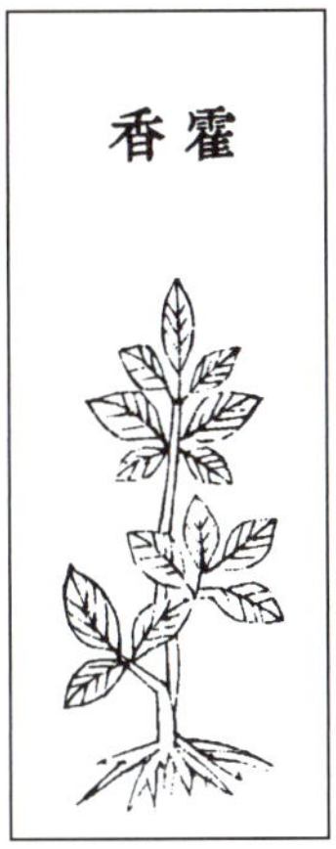

图18　备要·藿香

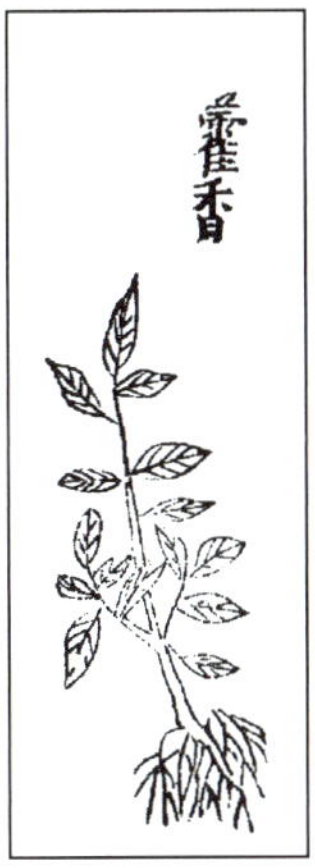

图19　求真·藿香

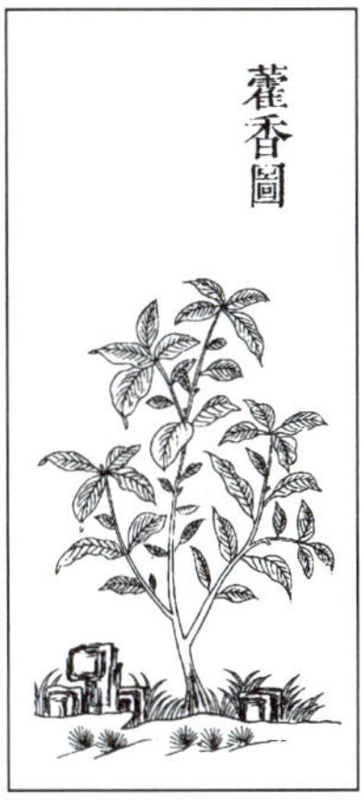

图20　草木典·藿香图

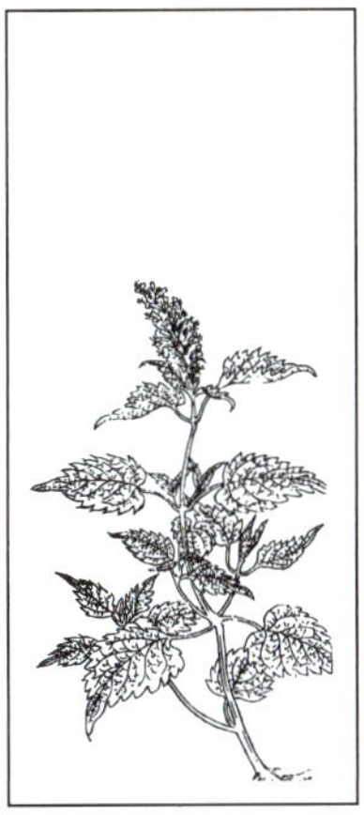

图21　图考·藿香

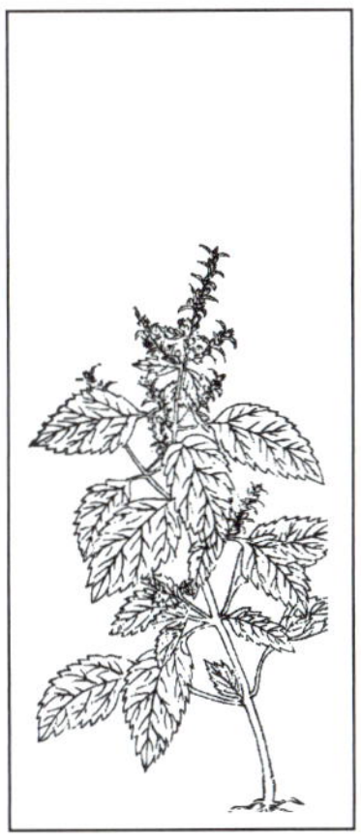

图22　图考·野藿香

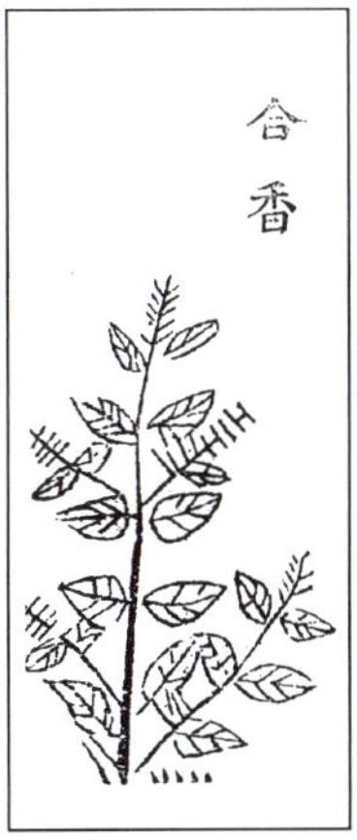

图23　便方·合香

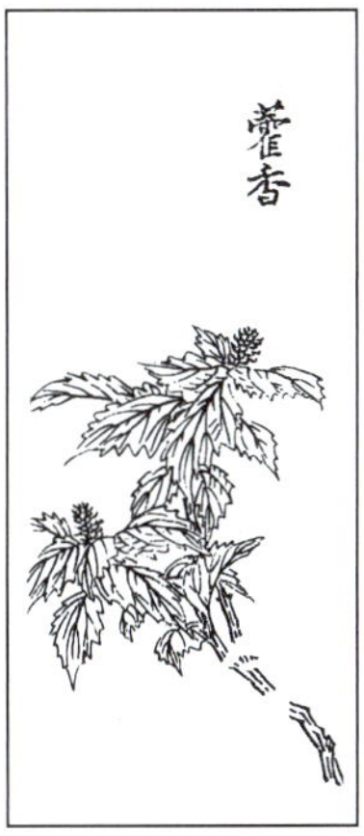

图24　图说·藿香

本品24图，取自23书，其中4幅彩图。有承继关系及仿绘图可分以下2个书类。

《本草图经》：该书的“蒙州藿香”图分别存于《大观本草》（图1）、《政和本草》（图2）、《绍兴本草》（图3）。其中《大观》《绍兴》图基本一致，与《政和》则大同小异（详见下“鉴药”项）。今以《政和》图2为《图经》图的代表。

仿绘该图的彩色图有《本草品汇精要》“蒙州藿香”（图5），该图主要仿《大观》同名图1，除敷色外，加土地背景，掩盖了根部。另将《大观》茎上横纹消除，又在枝端叶腋中加绘小单花，花瓣5，白色。所添花朵乃原本所无。经此修改，已非原图，学术价值大减。此后诸彩色图皆仿绘《品汇》图5，见《补遗雷公炮制便览》“藿香”（图8）、《金石昆虫草木状》“蒙州藿香”（图14）、《本草图谱》“藿香”（图16）。

仿绘《图经》的墨线图有：《本草歌括》“藿香”（图4），该图绘两株小草本植物，一茎直上，从叶缘叶脉表现法来看，主要仿绘自《大观》图1，但大加简化，失真严重。《本草蒙筌》“蒙州藿香”（图6）唯有一茎，方梗，可知仿绘自《政和》同名图（图2）。《太乙仙制本草药性大全》“藿香”（图7）虽然简单，但其基本图形仍属简化复制《政和》图2。

《本草纲目》金陵本“藿香”（图9）。该图根茎粗大，茎直立，有分支，小叶单生。此图似参考过《图经》图（《政和》图2），但却大加简化，未表现其茎方。叶对生的特点，也没有顾及时珍所云“方茎有节”，故此图失真严重。《纲目》钱本“藿香”（图10）的植株形体大致仍同金陵本，但参照《政和》图2，将原叶缘浅波浪形改绘为缺刻明显。其叶片或为三小叶状，或为四叶轮生，亦未表现藿香特征。《纲目》张本“藿香”图11直接仿绘钱本图10，但叶片羽脉细密整齐，是不明藿香叶的特点。此后《本草汇言》“藿香”（图15）仿绘金陵本图9，《本草求真》同名图（图19）又仿绘《汇言》图15。另《纲目》钱本图10的仿绘者有《本草备要》图18。

此外，《三才图会》“藿香”（图12）仿绘自《政和》同名图（图2），增加土地背景，将草本茎杆绘成小树干，完全没有方茎的特点。《古今图书集成·草木典》“藿香图”（图20）又仿绘《三才》图，再加修润。

《本草原始》：该书“藿香”（图13）为药材写生图，其用笔虽简单，但注意到其叶对生的特点。《本草纲目类纂必读》“藿香”（图17）仿绘《原始》图13，但未能绘出原图特征。其叶未勾描叶缘，故叶脉变成羽状复叶，小叶线状，大失其真。

以上24图中，除18幅属仿绘图外，还有6幅原创图（图2、13、21、22、23、24），详见下“鉴药”项。

【文录】

晋《南方草物状》（见《御览》卷982“霍香”） 霍香：榛生，民自种之，五六月采，曝之乃芳芬尔。出交阯、武平、兴古、九真。（地名也。）

宋《嘉祐本草》（见《证类》卷12“藿香”）《南州异物志》云：藿香出海边国，形如都梁，可著衣服中。《南方草木状》云：味辛。榛生，吏民自种之，五、六月采暴之，乃芬尔。出交趾、九真诸国。

宋《本草图经》（同上）《图经》曰：藿香，旧附“五香”条，不著所出州土，今岭南郡多有之，人家亦多种植。二月生苗，茎梗甚密，作丛，叶似桑而小薄，六月、七月采之暴干，乃芬香，须黄色然后可收。又《金楼子》及《俞益期笺》皆云：扶南国人言：众香共是一木。根便是栴檀，节是沉水，花是鸡舌，叶是藿香，胶是熏陆。详本经所以与沉香等共条，盖义出于此。然今南中所有乃是草类。《南方草木状》云：藿香，榛生，吏民自种之，正相符合也。范晔和香方云：零藿虚燥。古人乃以合熏香。

明《本草纲目》卷14“藿香” 【释名】兜娄婆香。【时珍曰】豆叶曰藿,其叶似之,故名。《楞严经》云：坛前以兜娄婆香煎水洗浴。即此。《法华经》谓之多摩罗跋香,《金光明经》谓之钵怛罗香,皆兜娄二字梵言也。《涅盘》又谓之迦算香。【集解】【时珍曰】藿香方茎有节中虚,叶微似茄叶,洁古、东垣惟用其叶,不用枝梗。今人并枝梗用之,因叶多伪故耳。《唐史》云“顿逊国出藿香,插枝便生,叶如都梁”者是也。刘欣期《交州记》言藿香似苏合香者，谓其气相似，非谓形状也。

清《植物名实图考》卷25“藿香” 今江西、湖南人家多种之，为辟暑良药。盖以其能治脾胃吐逆，故霍乱必用之。《别录》有藿香，不著形状。《图经》云旧附五香条，疑其以为扶南之香木也。雩娄农曰：《山海经》谓熏草，其叶如麻。今观此草，非类麻者欤?《别录》藿香旧载木类，宋《图经》据《草木状》诸说，以为草本,其即《别录》之藿香与否,未可知也。熏、藿一声之转,海上之药,都出后世,余疑藿香即古熏草。若零陵香则叶圆小,殊不类麻,以藿为熏,虽属创说,然其功用、气味，实为兰匹，不犹愈于以一枝数花之叶如茅者，强名曰蕙，而不可服食者乎? / **“野藿香”** 野藿香,南安山中多有之。形如藿香,叶色深绿,花色微紫,气味极香,疑即古所谓熏草叶如麻者。盖自兰草今古殊名，而蕙亦无确物矣。

清《增订伪药条辨》卷2“藿香” 按藿香产于岭南交趾为正地道，故近日由广东办来者为良。气味芬香，功能醒脾和胃，宣气开郁，最得天地之正气，且方茎有节，中虚，叶似桑而小薄，用者当明辨之。炳章按：藿香《本草》名兜娄婆香，产岭南为最地道，在羊城百里内之河南宝冈村及肇庆者。五六月出新，方梗白毫绿叶，揉之清香气绕鼻而浓厚，味辛淡者，名广藿香。广东省垣各山货行，收买拣净发行，首推巨昌与泰昌为最地道。如雷州、琼州等处产者,名海南藿香,即今所谓洋藿香也。其气薄而浊，味辛辣燥烈，叶细而小，梗带圆形，茎长根重，为最次。其他如江浙所产之土藿香，能乘鲜切片，烈日晒干，贮于缸甏，使香气收贮不走，入药效能亦甚强，不亚于广藿香也。

【鉴药】

“藿香”,《纲目》注出宋《嘉祐》，但实际上此名首载于《别录》“沉香”条，与沉香、熏陆香、鸡舌香、詹糖香、枫香共处一条，宋《证类本草》将这几种“香”分别单立条，仍置于木部。北宋·陈承《重广补注神农本草并图经》提出：“旧虽附五香条中，今详枝梗殊非木类，恐当移入草部尔。”陈承所见当是藿香的枝梗，其实南方藿香也有半灌木状态。

李时珍始将此药移至草部芳草类，且释其名曰：“豆叶曰藿，其叶似之，故名。”此一家之说。李善注《文选》之嵇康《琴赋》“霍濩纷葩”：霍濩，盛貌。此或因香气浓盛而得名。其性温，气香，古代多用于除恶气，治霍乱心痛，理气化湿，甚为常用。

三国吴·万震《南州异物志》载“藿香出海边国”，当泛指南海一带诸国。古本《南方草木状》记载本品主产交阯、武平、九真（皆在今越南境内）、兴古（今云南砚山）。宋《图经》云“今岭南郡多有之，人家亦多种植”。其图有“蒙州藿香”，蒙州即今广西蒙山县。可见古代藿香多产于岭南及其以南地区。清末民国间依然如此，《增订伪药条辨》云“产岭南为最地道……名广藿香”。

关于其形态，《南州异物志》云“形如都梁”，此处或指唇形科的地笋（泽兰）*Lycopus lucidus* Turcz.。《本草图经》云：“人家亦多种植。二月生苗，茎梗甚密，作丛，叶似桑而小薄，六月、七月采之暴干，乃芬香，须黄色然后可收。”李时珍曰：“藿香方茎有节中虚，叶微似茄叶”。综合以上诸家之说，明代及其以前诸方所用藿香，当为今唇形科刺蕊草属广藿香*Pogostemon cablin*（Blanco）Benth.。此种藿香须曝干乃香，故无鲜品一说。据李时珍所载，金元医家好用藿香叶，但因有人用茄叶掺杂作伪，故明代连叶带梗全用。藿香茎方，中虚，可资鉴别。

随着时代不同，藿香也有新兴种类出现。清·吴其濬《植物名实图考》载：“今江西、湖南人家多种之，为辟暑良药……雩娄农曰：《山海经》谓熏草，其叶如麻。今观此草，非类麻者欤？”《增订伪药条辨》也提到：“其他如江浙所产之土藿香，能乘鲜切片，烈日晒干，贮于缸甏，使香气收贮不走，入药效能亦甚强，不亚于广藿香也。”此种“土藿香”亦芳香，可除湿解暑，与广藿香功效相似，且可鲜用。此即唇形科藿香属植物藿香*Agastache rugosa*（Fisch. et Mey.）O. Ktze.，或称土藿香。当今市场所用藿香商品有上述广藿香及藿香（土藿香）两种。此两种藿香同科不同属，其形态亦有区别。

1.《本草图经》：该书的“蒙州藿香”图，《大观本草》（图1）与《绍兴本草》（图3）基本一致。以大观为例，其茎秆有的有横纹，有的方茎明显（《绍兴》图3此方茎亦绘成横纹），可能是示意老茎木质。叶对生，宽卵形，全缘。《政和本草》图2结构与前两图相似，但主茎明显为方茎，无横纹之茎。叶片卵形，叶尖钝圆，叶缘微波状。图2显然较图1、图3更接近广藿香*P. cablin*。

2.《本草原始》：该书的“藿香”（图13）茎枝虽简单，但明显有节，叶对生，卵形，叶缘缺刻不明显。此图虽不十分精确，但大致还是属于广藿香*P. cablin*。

3.《植物名实图考》：该书有两图，一为“藿香”（图21），图形精细。茎有棱，叶对生，叶心状卵形至长圆状披针形，先端渐尖，边缘具粗齿。主茎顶端有密集筒形穗状花序。此种即藿香*A. rugosa*。另一幅为“野藿香”（图22）。吴其濬称此种“南安山中多有之。形如藿香，叶色深绿，花色微紫，气味极香”。谢宗万云：“观其附图，则与现时福建地区的一种民间药山藿香*Teucrium viscidum* Blume（唇形科）的很近似。”[1]经核对比较，图22与《中国植物志》的唇形科香科科属植物血见愁*Teucrium viscidum* Bl.完全相符。

4.《草木便方》：该书“合香”（图23）图形粗拙，但叶对生，卵形，顶端或叶腋有穗状花序。此或为唇形科植物的一种，为当地所用的一种藿香。

5.《本草简明图说》：该书“藿香”（图24）仅绘一茎枝。茎有棱。叶先端渐尖，边缘具深锯齿。枝端有圆柱形穗状花序。此图所示，与藿香*A. rugosa*相似。

【小结】

“藿香”为《别录》五木香之一，《证类本草》将其分条。三国至宋代文献记载本品主要分布在岭南及其以南地区。综合《本草图经》《本草纲目》的文字记载，可考明代及其以前所用本品为唇形科广藿香*Pogostemon cablin*（Blanco）Benth.，后世或称“广藿香”。清代江西、湖南、江浙等岭北地区使用同科藿香*Agastache rugosa*（Fisch. et Mey.）O. Ktze.，或称土藿香，亦与广藿香具有相似的功效。《本草图经》《植物名实图考》的药图分别描绘了广藿香、藿香的图形。

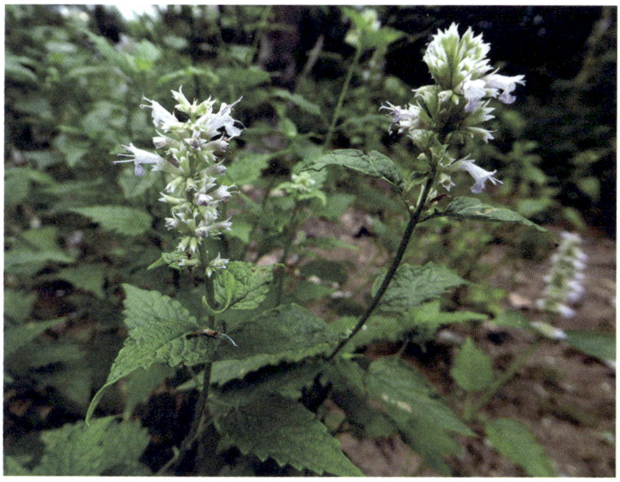

图25　藿香 *Agastache rugosa*

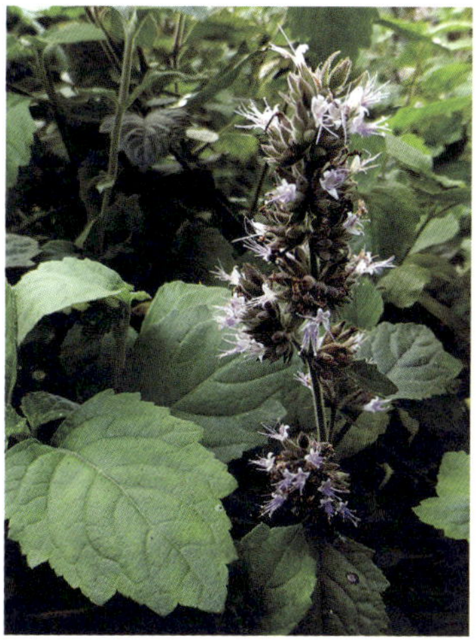

图26　廣藿香 *Pogostemon cablin*

1　谢宗万：《中药材品种论述》中册，上海：上海科学技术出版社，1994：260.

14–38 薰草 零陵香

【品图】

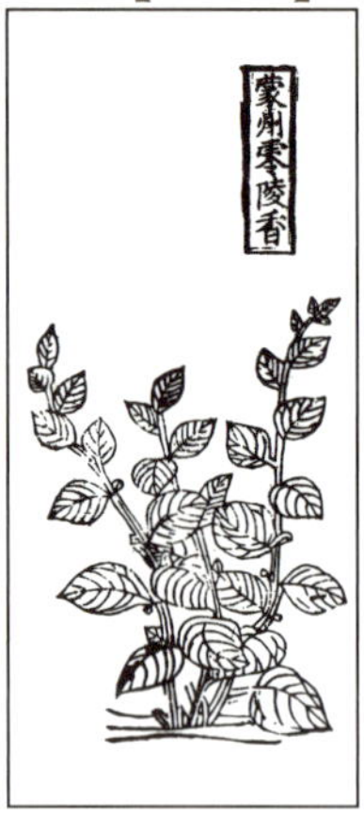

图 1 图经（大）·蒙州零陵香

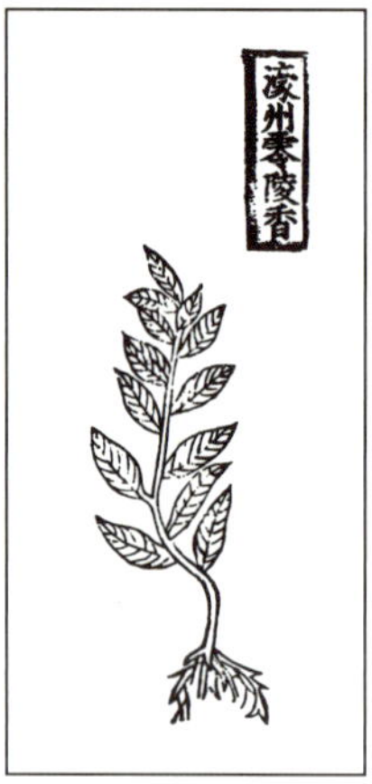

图 2 图经（大）·濠州零陵香

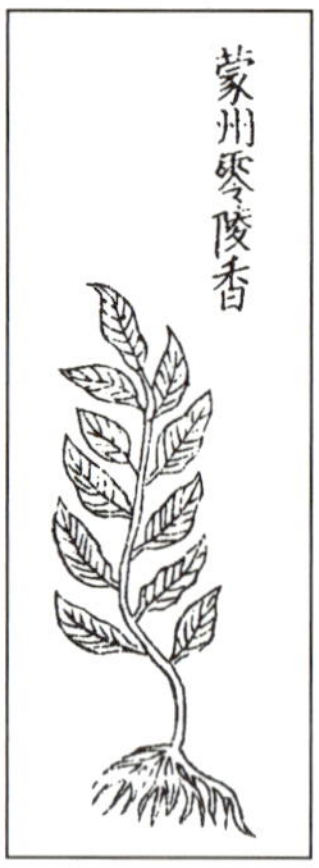

图 3 图经（政）·蒙州零陵香

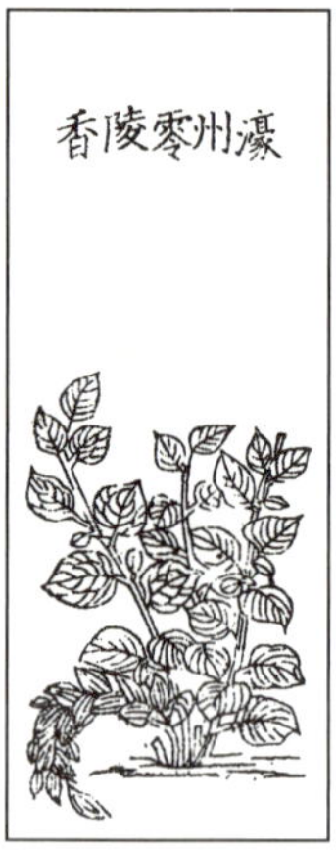

图 4 图经（政）·濠州零陵香

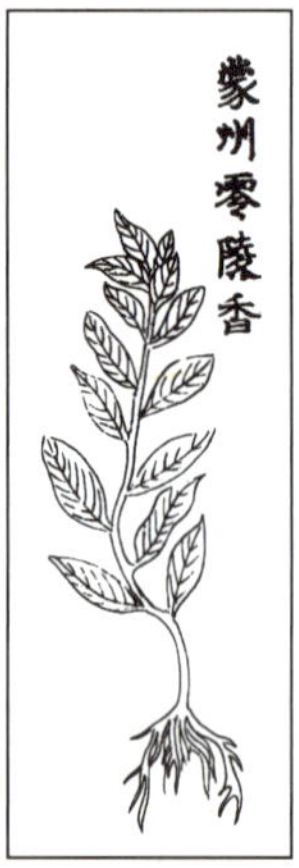

图 5 图经（绍）·蒙州零陵香

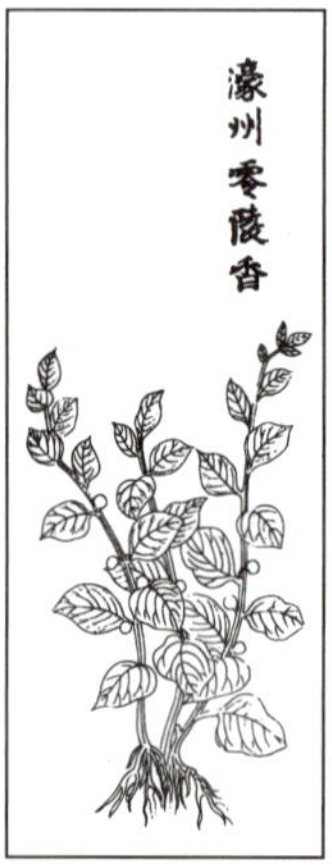

图 6 图经（绍）·濠州零陵香

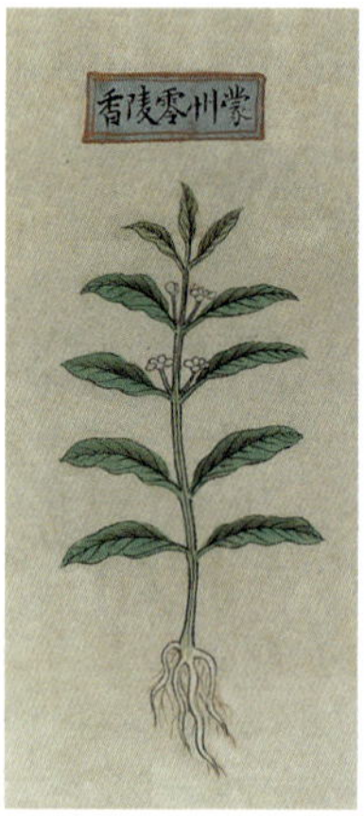

图 7 品汇·蒙州零陵香

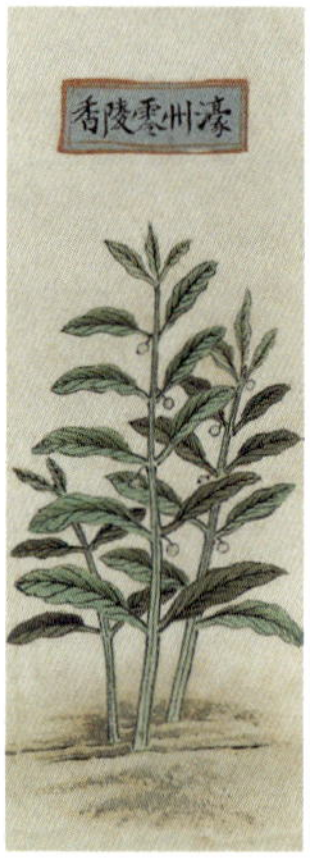

图 8 品汇·濠州零陵香

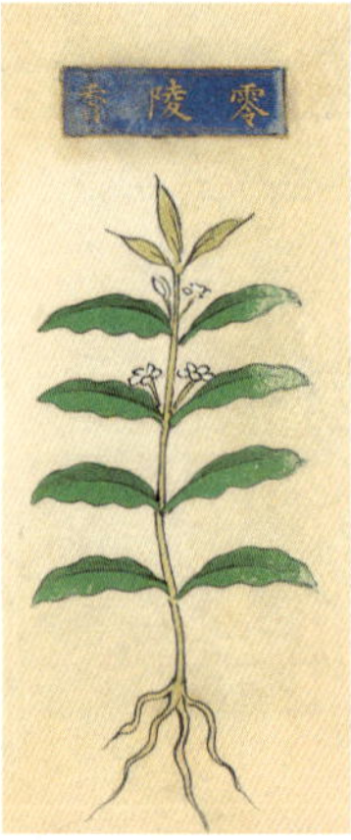

图 9 雷公·零陵香

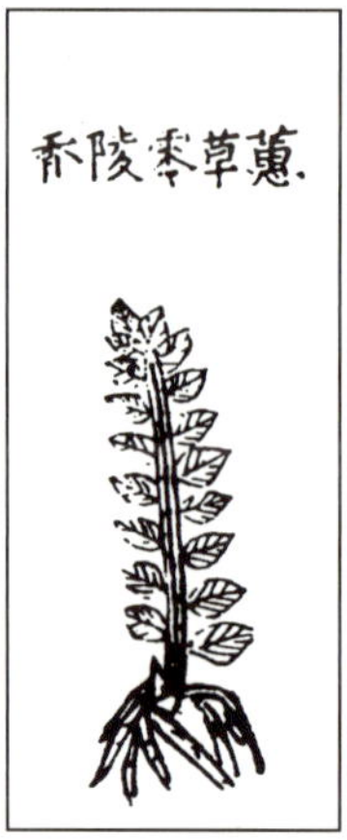

图 10 纲目（金）·蕙草零陵香

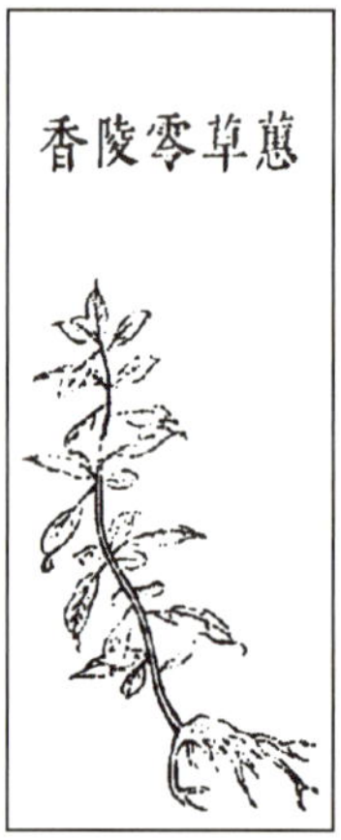

图 11 纲目（钱）·蕙草零陵香

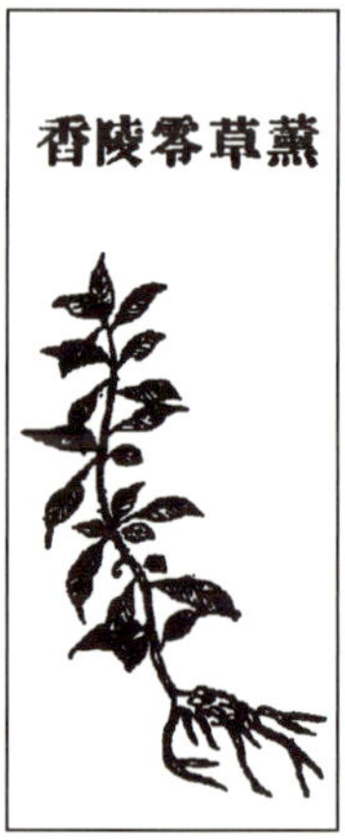

图 12 纲目（张）·薰草零陵香

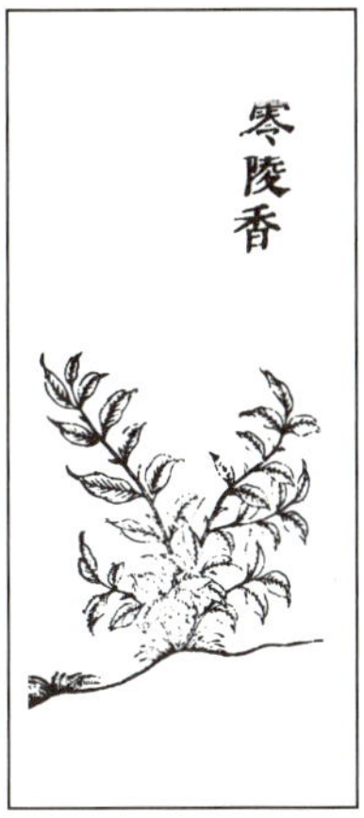

图13　三才·零陵香

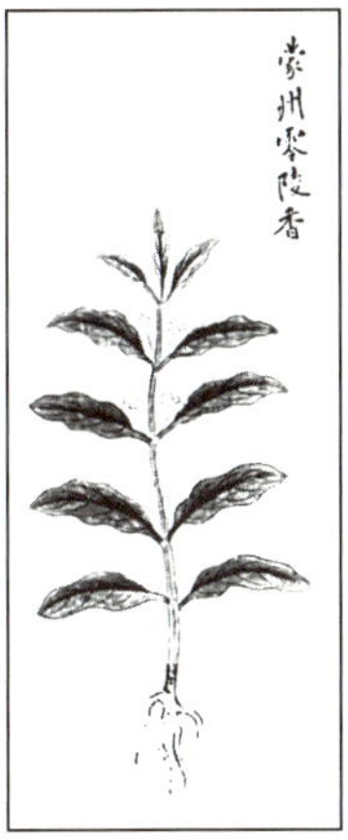

图14　金石·蒙州零陵香

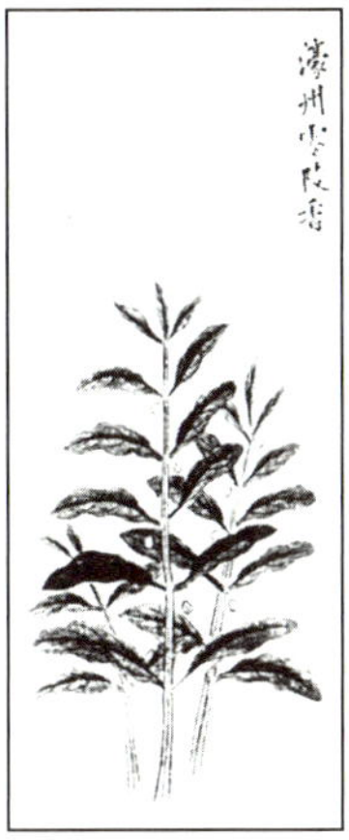

图15　金石·濠州零陵香

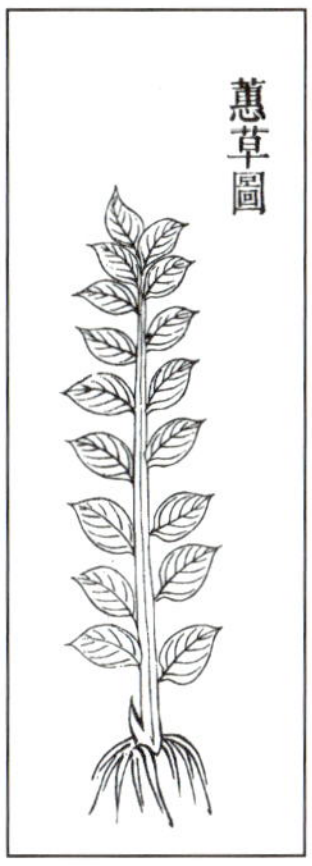

图16　草木典·蕙草图

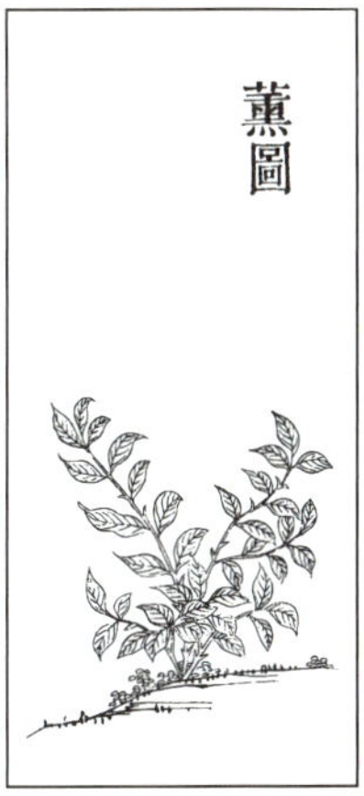

图17　草木典·薰图

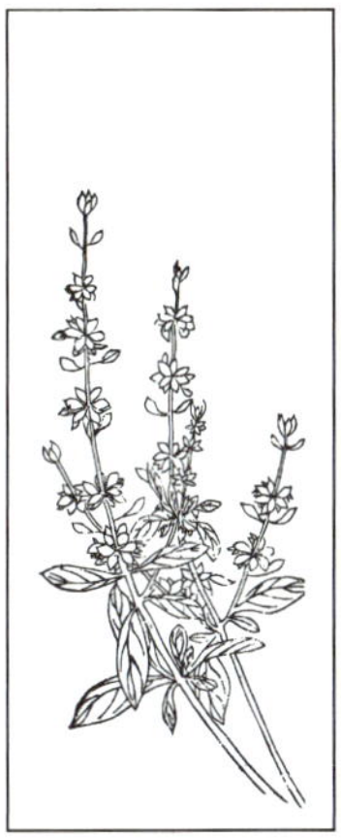

图18　图考·零陵香

本品18图，取自12书，其中5幅彩图。有承继关系者有3个书类。

《本草图经》：该书有“蒙州零陵香”“濠州零陵香”2图，分别存于《图经》的3个传本中。其中《大观本草》“蒙州零陵香”（图1）、“濠州零陵香”（图2）与《政和本草》“蒙州零陵香”（图3）、“濠州零陵香”（图4）的图形正好相反。《图经》的文字记载并未涉及此二州零陵香的图形。因此判别孰为正本，只有依靠《绍兴本草》。一般说来，《大观》与《绍兴》图应该一致，但《绍兴》的“蒙州零陵香”（图5）、“濠州零陵香”（图6）却与《政和》同。据此，当知《大观》所存此二图的图名颠倒误置。今以《政和》二图（图3、4）为《图经》图的代表。

仿绘该图的墨线图有：《本草纲目》钱本“蕙草零陵香”（图11）没有仿绘金陵本图，主要依据《政和》图3仿绘并加以修饰。故其植株柔曲，茎枝无棱线。《纲目》张本图12又仿绘钱本图11。另《三才图会》“零陵香”（图13）仿绘《图经》“濠州零陵香”图4，予以修润，并加地线，掩盖根部。《古今图书集成·草木典》有两图，其中的“蕙草图”（图16）仿绘《纲目》金陵本图10，“薰图”（图17）却仿绘《三才》“零陵香”（图13），更换图名，不改图形。

《本草品汇精要》：该书的“蒙州零陵香”（图7）、“濠州零陵香”（图8）从图名到植株的大体模样，应该是仿绘《图经》的同名图（图3、图4）。但是此2图有重大改变，具有新创意。仿绘《品汇》图7的有《补遗雷公炮制便览》“零陵香”（图9）。

《金石昆虫草木状》“蒙州零陵香”（图14）、濠州零陵香”（图15）分别仿绘《品汇》图7、图8。

《本草纲目》（金陵本）：该书的“蕙草零陵香”（图10）从植株大体形态来看，似乎参考过《政和》“蒙州零陵香”（图3），但有重要改变。仿绘其图的有《古今图书集成·草木典》的“蕙草图”（图16），略加修饰。

以上18图中，除12幅属仿绘图外，尚有原创图或新增创意的插图6幅（图3、4、7、8、10、18）。详见下“鉴药”项。

【文录】

《别录》（见《证类》卷30“薰草”） 一名蕙草。生下湿地，三月采，阴干，脱节者良。

梁《本草经集注》（同上） 陶隐居云：俗人呼燕草，状如茅而香者为薰草，人家颇种之。《药录》云：叶如麻，两两相对，《山海经》云：薰草，麻叶而方茎，赤花而黑实，气如靡芜，可以已厉。今市人皆用燕草，此则非。今诗书家多用蕙语，而竟不知是何草。尚其名而迷其实，皆此类也。

唐《本草拾遗》（同上） 陈藏器云：薰，即薰根。此即是零陵香。一名燕草。

晋《南方草木状》卷上“蕙草” 一名薰草。叶如麻，两两相对，气如蘼芜，可以止厉。出南海。

《别录》（见《证类》卷30“蕙实”） 生鲁山平泽。

唐《本草拾遗》（同上） 陈藏器云：五月收，味辛，香，明目，正应是兰蕙之蕙。

唐《本草拾遗》（见《证类》卷9“零陵香”） 陈藏器云：薰草，明目止泪，疗泄精，去邪恶气，伤寒头疼。一名蕙草。生下湿地，三月采，阴干。脱节者良。按：薰草，即蕙根也。叶如麻，两两相对，此即是零陵香也。

唐末《海药本草》（同上）《海药》云：谨按《山海经》：生广南山谷。陈氏云：地名零陵，故以地为名。

宋《开宝本草》（同上） 生零陵山谷。叶如罗勒。《南越志》名燕草，又名薰草，即香草也。《山海经》云：“薰草麻叶方茎，气如蘼芜，可以止疠。”即零陵香也。

宋《本草图经》（同上）《图经》曰：零陵香，生零陵山谷，今湖岭诸州皆有之，多生下湿地。叶如麻，两两相对，茎方，气如蘼芜，常以七月中旬开花，至香，古所谓薰草是也。或云蕙草，亦此也。又云：其茎、叶谓之蕙，其根谓之薰。三月采，脱节者良。今岭南收之，皆作窟灶以火炭焙干，令黄色乃佳。江淮间亦有土生者，作香亦可用，但不及湖岭者芬熏耳。古方但用薰草，而不用零陵香。今合香家及面膏、澡豆诸法皆用之，都下市肆货之甚多。

宋《本草衍义》卷10“零陵香” 至枯干犹香，入药绝可用。妇人浸油饰发，香无以加，此即蕙草是也。

明《本草纲目》卷14“薰草零陵香”【释名】燕草（《纲目》）、黄零草（《玉册》）。【时珍曰】古者烧香草以降神，故曰薰，曰蕙。薰者熏也，蕙者和也。《汉书》云“薰以香自烧”是矣。或云古人祓除，以此草熏之，故谓之薰。亦通。范成大《虞衡志》言：零陵即今永州，不出此香，惟融、宜等州甚多，土人以编席荐，性暖宜人。谨按：零陵旧治在今全州。全乃湘水之源，多生此香，今人呼为广零陵香者，乃真薰草也。若永州、道州、武冈州，皆零陵属地也。今镇江、丹阳皆莳而刈之，以酒洒制货之，芬香更烈，谓之香草，与兰草同称。《楚辞》云：既滋兰之九畹，又树蕙之百亩。则古人皆栽之矣。张揖《广雅》云：卤，薰也，其叶谓之蕙。而黄山谷言一干数花者为蕙。盖因不识兰草、蕙草，强以兰花为分别也。郑樵修《本草》，言兰即蕙，蕙即零陵香，亦是臆见，殊欠分明。但兰草、蕙草，乃一类二种耳。【集解】【时珍曰】今惟吴人栽造，货之亦广。

清《植物名实图考》卷25“零陵香” 零陵香，《嘉祐本草》始著录。即《别录》之薰草也。宋《图经》：零陵，湖岭诸州皆有之。余至湖南，遍访无知有零陵香者，以状求之，则即醒头香，京师呼为矮糠，亦名香草，摘其尖梢置发中者也。《补笔谈》：买零陵香择有铃子者，乃其花也。此草叶茎无香，其尖乃花所聚，今之以尖为贵，即择有铃子之意。《岭外代答》谓可为褥荐，未知即此否？赣南十月中，山坡尚有开花者，高至四五尺，宋《图经》谓十月中旬开花，当即指此。实则秋开，至冬未枯。李时珍以醒头香属兰草，不知南方凡可以置发中辟秽气，皆呼为醒头，无专属也。

【鉴药】

《纲目》的“薰草　零陵香”，是将《证类》中的“薰草”（《别录》）、“蕙实”（《别录》）、“零陵香”（《开宝》）合为一条。李时珍释其名曰：“古者烧香草以降神，故曰薰，曰蕙。薰者熏也，蕙者和也。《汉书》云‘薰以香自烧’是矣。或云古人祓除，以此草熏之，故谓之薰。亦通。”可见此二名均是以功效得名，皆可用于烧香降神。本品辛香而温，南北朝及唐宋医书也或见到用“蕙草”“薰草”治伤寒等证的医方。

“薰”“蕙”都是汉代以前著名的香草，经常入辞赋被吟咏。但追究其名物关系，则莫衷一是。因此“蕙实”在梁·陶弘景《本草经集注》中就被放进“有名无实”类。“薰草”随后在《唐本草》也被退到“有名无用”类。

关于此二名的考察，可见陶弘景云：薰草“俗人呼燕草，状如茅而香者为薰草，人家颇种之。《药录》云：叶如麻，两两相对，《山海经》云：薰草，麻叶而方茎，赤花而黑实，气如靡芜，可以已厉。今市人皆用燕草，此则非。今诗书家多用蕙语，而竟不知是何草。尚其名而迷其实，皆此类也。”可见在南梁所辖地区，曾种植“燕草”作为“薰草”。这种“状如茅而香”的燕草，有可能是禾本科的有香植物，也有可能是叶线形的其他植物。清·吴其濬则认为“兰花即陶隐居所谓燕草”。[1]宋代黄庭坚则将一干（幹）五六花，而香不足的兰花名为蕙。故明清医药书中或将兰科植物兰花称为“蕙草”（《草木便方》）或“兰蕙”（《本草简明图说》）。李时珍引范成大《桂海虞衡志》云：“零陵即今永州，不出此香，惟融、宜等州甚多，土人以编席荐，性暖宜人。”这种在永州（今属于湖南）能编织席荐的薰草，自然不可能是兰科植物。但魏晋以前的文献记载，“薰”“蕙”均非“燕草”类。

据陶弘景所引《山海经》云：“薰草，麻叶而方茎，赤花而黑实，气如蘼芜。”三国·李当之《药录》亦云“叶如麻，两两相对”。晋《南方草木状》“蕙草”条则云：“一名薰草。叶如麻，两两相对，气如蘼芜，可以止厉。出南海。”此书似乎综合了《山海经》《药录》之说，并称蕙草一名薰草。

唐·陈藏器进一步提出：“薰草……一名蕙草。生下湿地，三月采，阴干。脱节者良。按：薰草即蕙根也。叶如麻，两两相对，此即是零陵香也。”陈氏把“薰”“蕙”和“零陵香”三名作为一物。唐末《海药本草》则云：“谨按《山海经》：生广南山谷。陈氏云：地名零陵，故以地为名。”

宋《开宝本草》首载零陵香：“生零陵山谷。叶如罗勒。《南越志》名燕草，又名薰草，即香草也。《山海经》云：薰草麻叶方茎，气如蘼芜，可以止疠。即零陵香也。”可见《开宝》编者赞同陈藏器之说。宋·苏颂《本草图经》又作了一些补充：“零陵香，生零陵山谷，今湖岭诸州皆有之，多生下湿地。叶如麻，两两相对，茎方，气如蘼芜，常以七月中旬开花，至香，古所谓薰草是也。或云蕙草，亦此也。又云：其茎、叶谓之蕙，其根谓之薰。三月采，脱节者良。今岭南收之，皆作窟灶以火炭焙干，令黄色乃佳。江淮间亦有土生者，作香亦可用，但不及湖岭者芬熏耳。古方但用薰草，而不用零陵香。今合香家及面膏、澡豆诸法皆用之，都下市肆货之甚多。”所以自古不清楚来源的“薰”“蕙”到唐宋之时，都落实到“零陵香”一物，薰、蕙成了零陵香的不同部位（茎叶、根）特称。

零陵香自《开宝》著录以后，医方书也渐见用本品理气止痛、祛风散寒等。那么，这种“叶如麻，两两相对，茎方，气如蘼芜”的零陵香究竟是哪种植物？目前植物学家有三种考证意见：

其一为广藿香说。李惠林在《南方草木状》考释中提出：“嵇含在这里提到的薰草或蕙草具对生叶，方茎，散发芳香”，这无疑是唇形科植物（*Labiatae*）……后世作者一般认为这是藿香的异名。李氏据《太平御览》引《南方草物状》霍香“出交阯、武平、兴古、九真”，进一步判断此蕙草是广藿香属的植物。[2]此即今唇形科刺蕊草属广藿香*Pogostemon cablin*（Blanco）Benth.。其产地、形态均与《图经》所

1 ［清］吴其濬原著，张瑞贤、王家葵、张卫校注：《植物名实图考校释》，北京：中医古籍出版社，2008：479.

2 中国科学院昆明植物研究所编：《南方草木状考补》，昆明：云南民族出版社，1991：181-182.

云零陵香相符。清·吴其濬对薰草为藿香说亦有评论："《山海经》谓熏草，其叶如麻。今观此草，非类麻者欤……熏、藿一声之转，海上之药，都出后世，余疑藿香即古熏草。若零陵香则叶圆小，殊不类麻，以藿为熏，虽属创说，然其功用、气味，实为兰匹，不犹愈于以一枝数花之叶如茅者，强名曰蕙，而不可服食者乎？"据此，吴其濬也怀疑藿香是古代的薰草。

其二为罗勒说。谢宗万综合研究之后，谓《证类本草》的"濠州零陵香"图与罗勒相近。《中国植物志》认为《植物名实图考》之零陵香即唇形科罗勒属植物罗勒*Ocimum basilicum* L.。日本学者和我国本草学家赵燏黄则认为是同属植物圣罗勒*Ocimum sanctum* L.。谢氏据李时珍云"今惟吴人栽造，货之亦广"，推断其来源当是各地广为栽培的习见品种罗勒*O. basilicum*。[1]

其三为广零陵香说。此据李时珍曰："零陵旧治在今全州。全乃湘水之源，多生此香，今人呼为广零陵香者，乃真薰草也。"谢宗万认为《证类本草》"蒙州零陵香"图与之相似。《中药大辞典》将本品订为报春花科珍珠菜属植物灵香草*Lysimachia foenum-graecum* Hance。[2]此物之图在《植物名实图考》属于"排草"（见本书14-35排草香），生湖南永昌，与《证类》"蒙州零陵香"图确多相似之处。但吴其濬没有提到本品曾作为零陵香使用。

以上三说各有其理。但古方中"零陵香"与"藿香"或同方出现，且藿香很早就独立成药，识之者多，故以藿香作零陵香，可能同属唇形科的植物有某些相似之处而已。其叶"如麻"，究竟是如苎麻还是如大麻，并无明论。故此说尚有某些漏洞。但罗勒、广零陵香说，与当今药用零陵香的两个类型相符。[3]这说明罗勒、广零陵香在民间也一直被作为零陵香传承使用。

本草插图为此两个类似的零陵香提供了佐证。

1.《本草图经》：该书两种不同产地的零陵香，一出"蒙州"，即今广西蒙山县。一出"濠州"，今安徽凤阳。

"蒙州零陵香"（图3）根部有多数须根，单叶互生，叶片椭圆形，先端尖，边缘微波状。此图虽然简单，但大致类似报春花科植物灵香草*Lysimachia foenum-graecum* Hance。本品干后有浓郁香气，也符合零陵香的特征。

"濠州零陵香"（图4）右边一枝明显为方茎，叶宽卵圆，有叶柄。其左侧有一枝弯曲的密布无柄小叶的枝条，不明其意。此图形与唇形科植物相似之点唯茎有棱，前辈学者云与罗勒相接近，只能是比较而言，其实如叶不对生等并非如罗勒。

2.《本草品汇精要》：该书的"蒙州零陵香"（图7）虽然袭用了《图经》的图名，

1 谢宗万：《中药材品种论述》中册，上海：上海科学技术出版社，1994：277.

2 江苏新医学院编：《中药大辞典》，上海：上海科学技术出版社，1977：2470.

3 谢宗万：《中药材品种论述》中册，上海：上海科学技术出版社，1994：276.

但把茎杆添了一条棱线，叶腋间添了4朵小花，花瓣5枚。揣测其意，可能是画士参考了文字有“叶如麻，两两相对，茎方”，故作此修改。但经此一改，就失去了报春花科植物的特点，不伦不类，无法用于考证。另该书“濠州零陵香”（图8）大体仿绘《图经》同名图（图4），但叶片更长，叶脉与果实着生方式等均不相同。因此该图与《图经》同名图一样，即便经过修润，依然无法确定其原植物。

3.《本草纲目》（金陵本）：该书的“蕙草零陵香”（图10）与《图经》“蒙州零陵香”（图3）一样，都是数根、一茎。两排单叶。但其茎秆也有棱线，示意方梗。两侧单叶互生。据此图形，只能揣测绘图者或许并不明白《图经》的“蒙州零陵香”为什么不是“叶如麻，两两相对，茎方”，因此他将茎梗画出棱线，示意茎方。他以为叶“两两相对”就是排列在茎梗两边，而不理解什么是叶对生。肆意篡改之图，无法用作鉴药参考。

4.《植物名实图考》：该书的“零陵香”（图18）仅绘一枝条上部。茎梗过细，未绘棱线、其叶对生。花序描绘细致，总状花序生于茎顶，每隔一小段有一轮伞花序。这一特点与唇形科植物罗勒*Ocimum basilicum* L.颇为相似。大概此图是确认零陵香为罗勒的重要依据。也有人考此图定为豆科草木犀属的一种*Melilotus* sp.。斯陶德（Stuart 1911年）把零陵香定为草木犀属的*Melilotus arvensis* Wall.,[1]但此种并无浓烈香味。吴其濬绘此图是在湖南“以状求之”，当地并不叫此药为零陵香，而名“醒头香”。吴氏推测“《补笔谈》‘买零陵香择有铃子’者，乃其花也。此草叶茎无香，其尖乃花所聚，今之以尖为贵，即择有铃子之意”。故其绘图重在描绘花序。

【小结】

《纲目》“薰草零陵香”合《别录》薰草、蕙实，《开宝》零陵香为一条。薰、蕙皆为汉以前香草，后在本草书中被置于有名未用类。魏晋及其以前文献提到薰草具有叶如麻、两两相对、方茎、气香的特点。唐·陈藏器谓薰、蕙与零陵香皆是一物，宋以后多从此说。其来源今有广藿香*Pogostemon cablin*（Blanco）Benth.、罗勒*Ocimum basilicum* L.、广零陵香*Lysimachia foenum-graecum* Hance三种考证意见，后两者与今药用零陵香来源相符。《本草图经》《植物名实图考》之图对考证有所裨益。

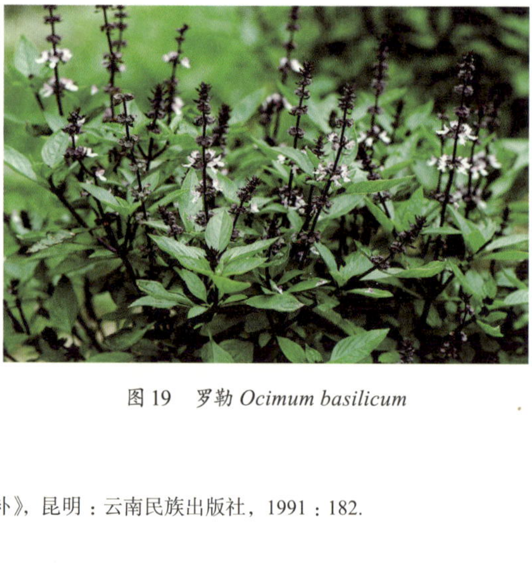

图 19　罗勒 *Ocimum basilicum*

1　中国科学院昆明植物研究所编：《南方草木状考补》，昆明：云南民族出版社，1991：182.

14-39 兰草

【品图】

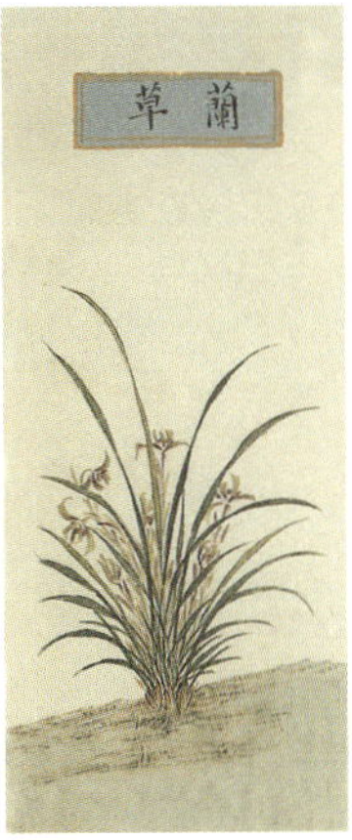

图1 品汇·兰草

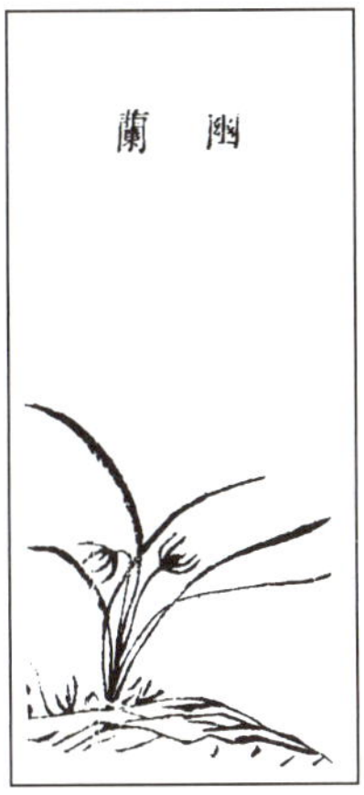

图2 蒙筌·幽兰

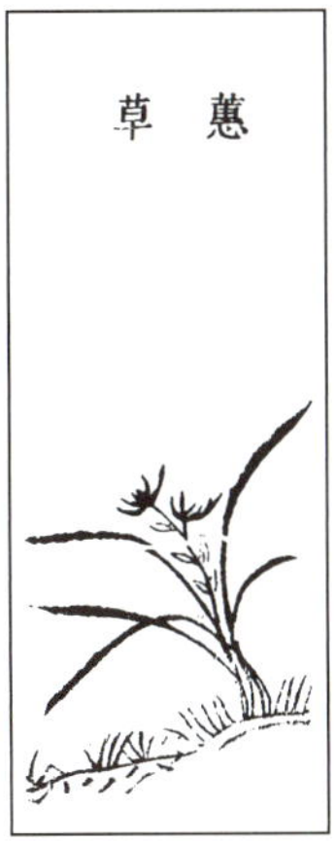

图3 蒙筌·蕙草

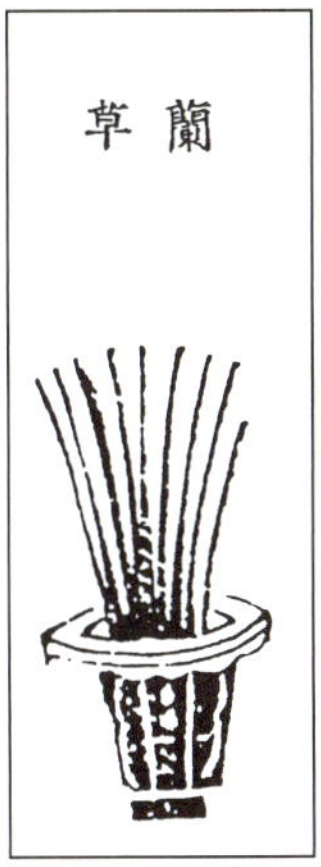

图4 太乙·兰草

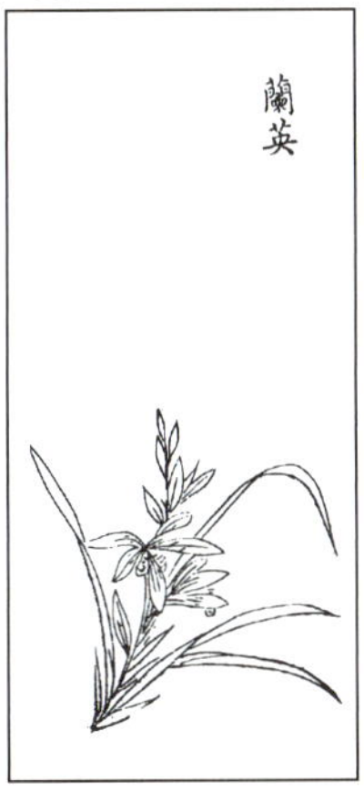

图5 茹草·兰英

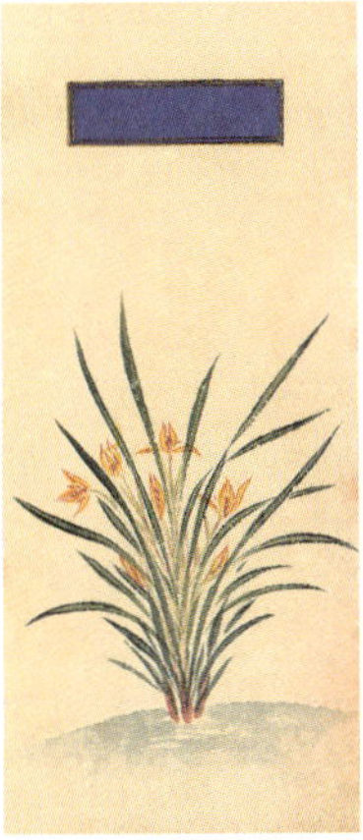

图6 雷公·兰草

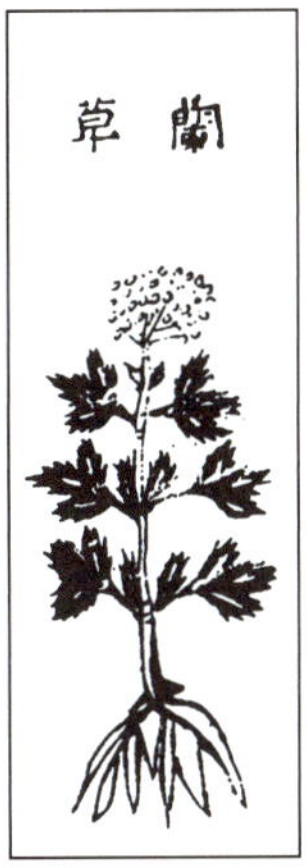

图7 纲目(金)·兰草

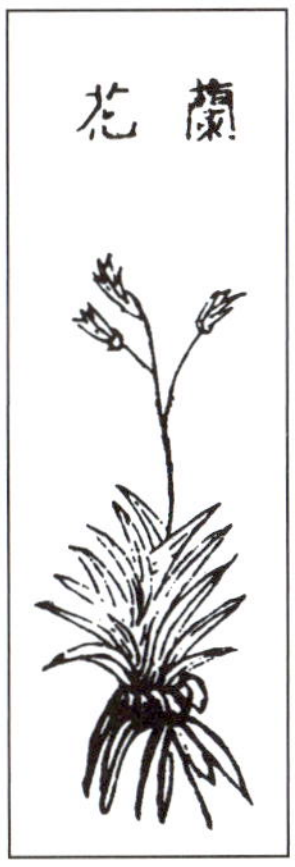

图8 纲目(金)·兰花

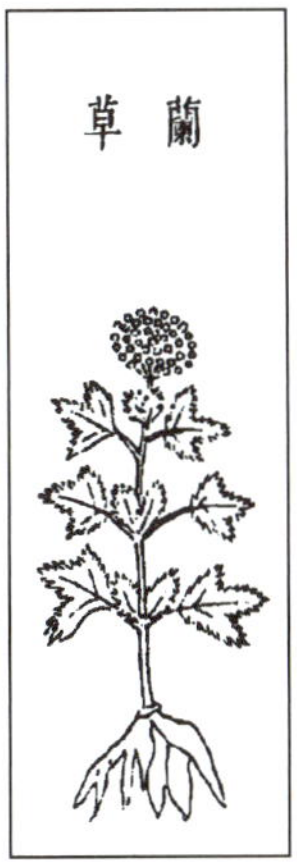

图9 纲目(钱)·兰草

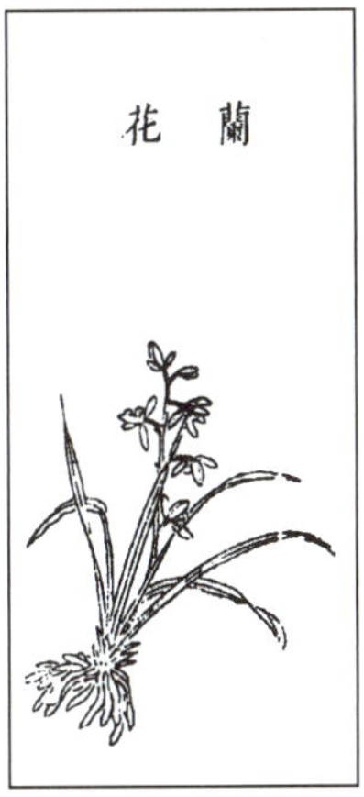

图10 纲目(钱)·兰花

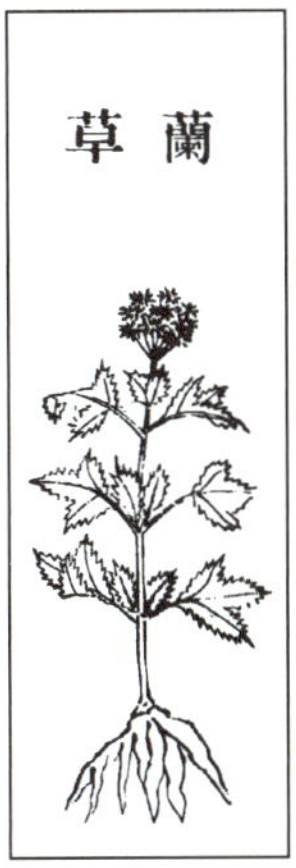

图11 纲目(张)·兰草

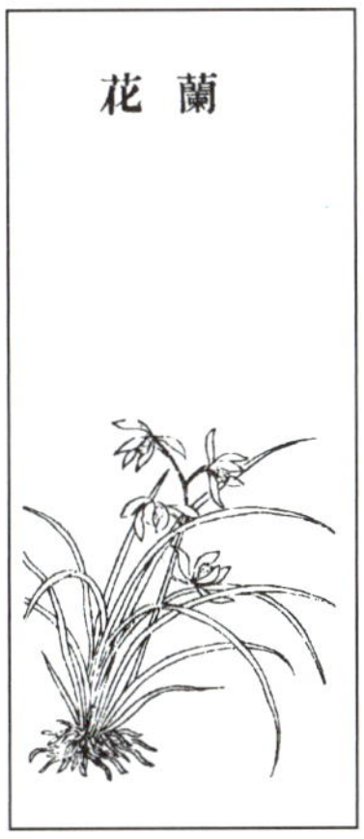

图12 纲目(张)·兰花

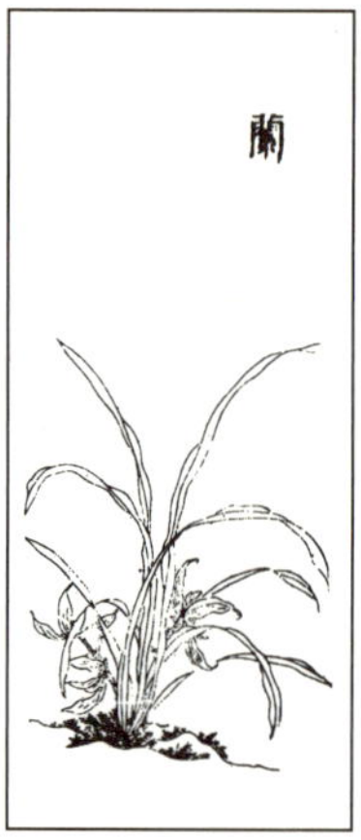

图 13　三才·兰

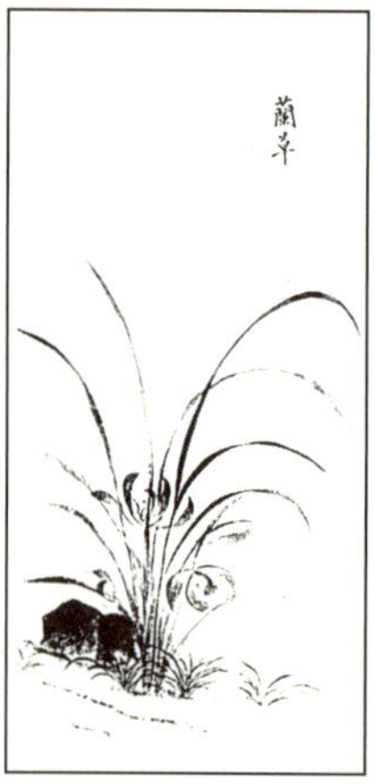

图 14　金石·兰草

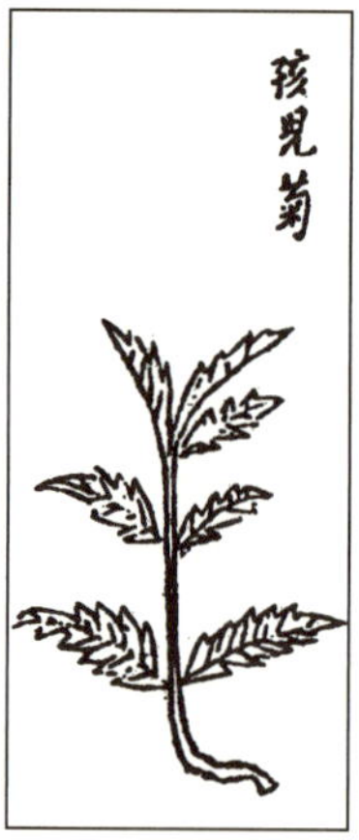

图 15　汇言·孩儿菊

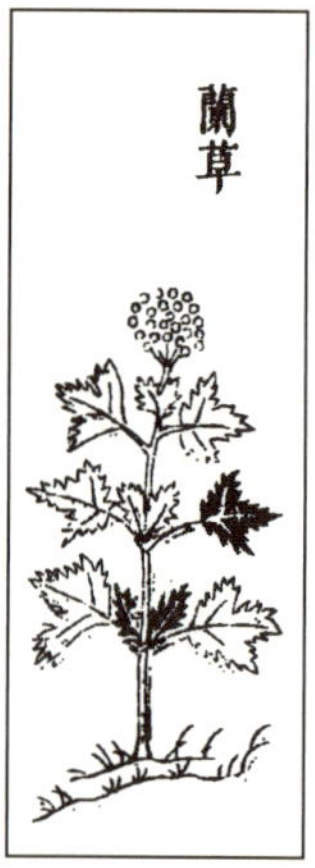

图 16　本草汇·兰草

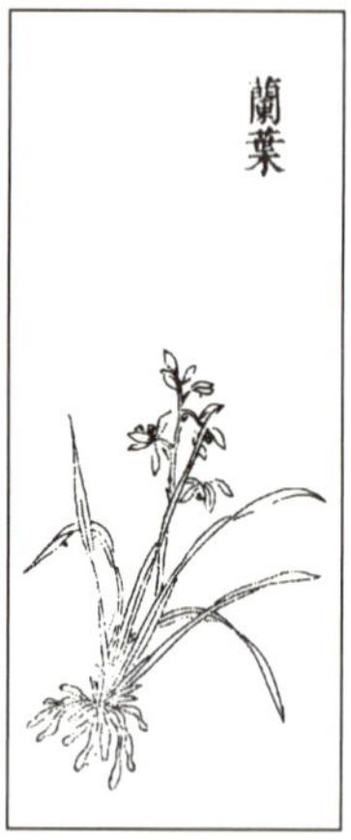

图 17　本草汇·兰叶

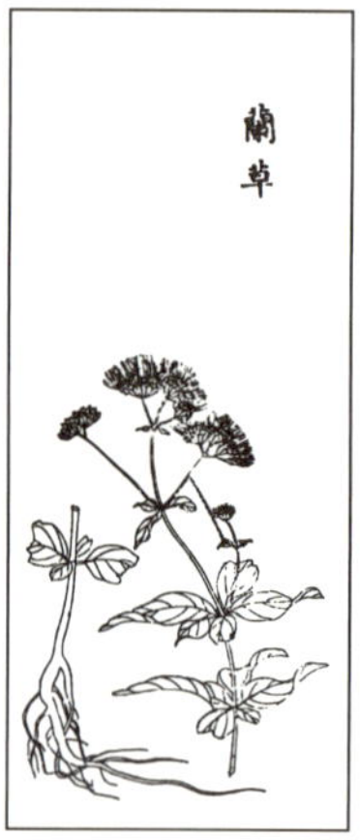

图 18　质问·兰草

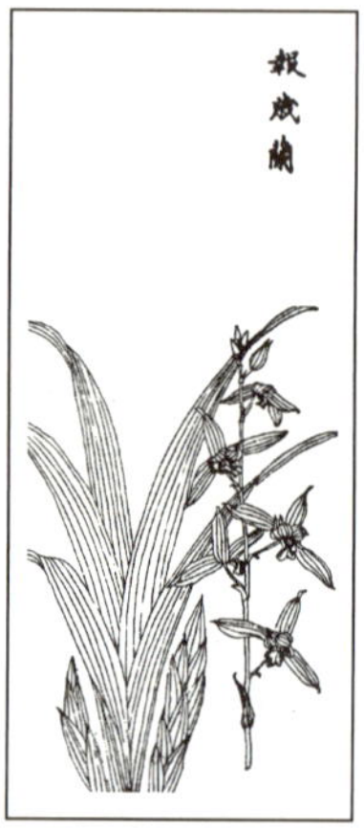

图 19　质问·报岁兰

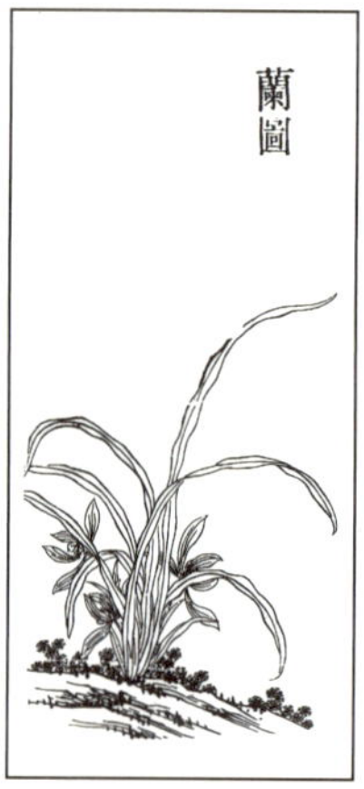

图 20　草木典·兰图

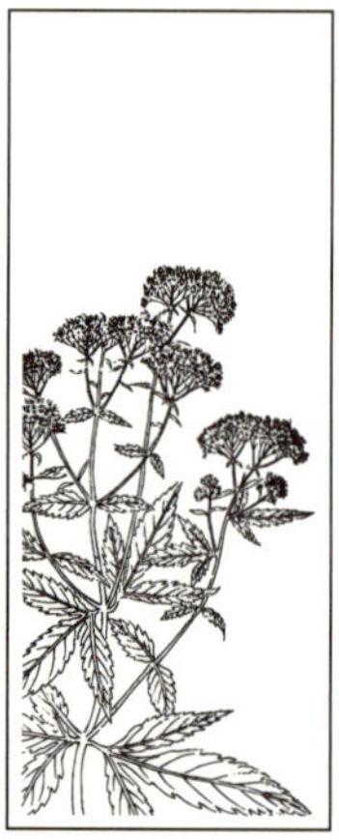

图 21　图考·兰草

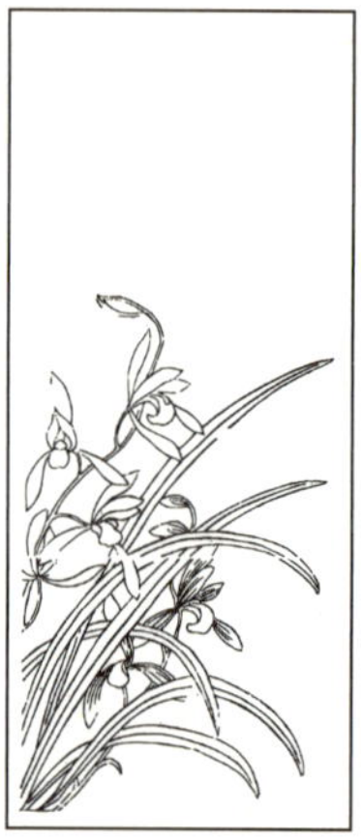

图 22　图考·兰花

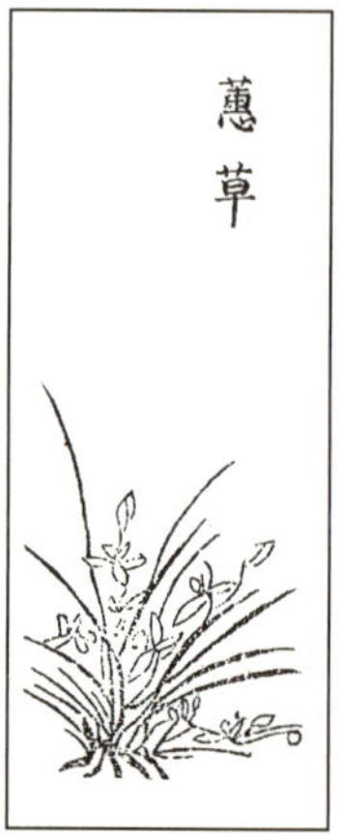

图 23　便方·蕙草

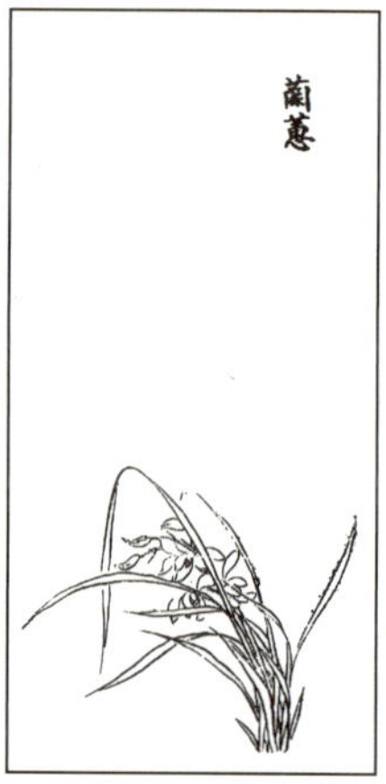

图 24　图说·兰蕙

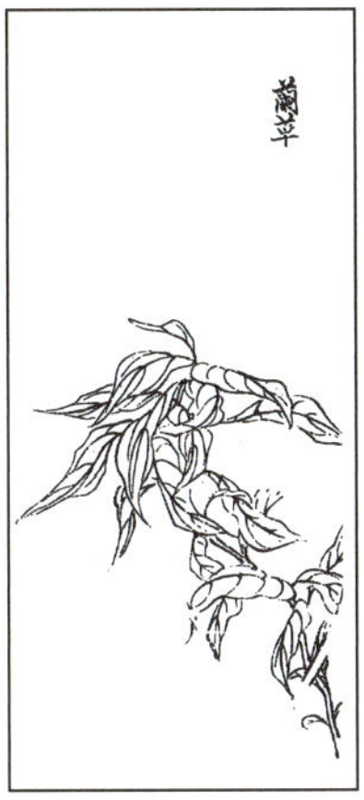

图25 图说·兰草

本品25图，取自17书，其中3幅彩图。这些图中，所绘为单子叶兰科植物的图有17幅，双子叶植物8幅。兰科植物兰在明清之时，大凡稍有绘画知识的人都能绘出其具有兰科植物特征的图形。因此在17幅兰科植物图中，除《补遗雷公炮制便览》“兰草”（图6）仿绘《品汇》同名图（图1）、《本草汇》“兰花”（图17）仿绘《纲目》钱本同名图（图10）、《草木典》“兰图”（图20）仿绘《三才》“兰”（图13）之外，其余14种本草书的此类插图都互不相同，但又都能表现兰科植物的特点。就连一般均临摹《品汇》图的《金石昆虫草木状》，其“兰草”（图14）也是原创图，且形态较《品汇》更为生动准确。其余双子叶植物中，有承继关系的插图仅《本草纲目》一个书类。

《本草纲目》（金陵本）：其“兰草”（图7）的仿绘图有：《纲目》钱本“兰草”（图9）保持图7大致形态，但将叶片改为阳刻。《纲目》张本“兰草”（图11）又仿钱本图9。《本草汇》“兰草”（图16）在仿绘时增加土地线，掩盖根部，有3叶片为阴刻，其余皆为阳刻。也许该图同时参考了《纲目》金陵本及钱本的约图。

此类非兰科植物的兰草8图中，除3幅仿绘图外，还有5幅属原创图（图7、15、18、21、25）。详见下“鉴药”二页。

【文录】

《本经》《别录》（见《证类》卷7“兰草”） **一名水香**。生大吴池泽。四月、五月采。

梁《本草经集注》（同上） 陶隐居云：方药、俗人并不复识用。大吴即应是吴国尔，太伯所居，故呼大吴。今东间有煎泽草，名兰香，亦或是此也，生湿地。李云：是今人所种，似都梁香草。

唐《唐本草》（同上）《唐本》注云：此是兰泽香草也。八月花白，人间多种之以饰庭池，溪水涧傍往往亦有。陶云不识，又言煎泽草，或称李云都梁香近之，终非的识也。

唐《本草拾遗》（同上） 陈藏器云：兰草与泽兰，二物同名。陶公竟不能知，苏亦强有分别。兰草……生泽畔，叶光润，阴小紫，五月、六月采阴干，妇人和油泽头，故云兰泽。李云都梁是也。苏注兰草云：八月花白，人多种于庭池，此即泽兰，非兰草也。泽兰叶尖，微有毛，不光润，方茎紫节，初采微辛，干亦辛，入产后补虚用之。已别出中品之下。苏乃将泽兰注于兰草之中，殊误也。《广志》云：都梁香出淮南，亦名煎泽草，盛洪之《荆州记》曰：都梁县有山，山下有水清浅，其中生兰草，因名为都梁，亦因山为号也。

后蜀《蜀本草》（同上）《蜀本》：《图经》云：叶似泽兰，尖长有歧，花红白色而香，生下湿地。

宋《开宝本草》（同上） 别本注云：叶似马兰，故名兰草，俗呼为燕尾香。时人皆煮水以浴，疗风。故又名香水兰。陶云煎泽草，唐注云兰泽香，并非也。

宋《本草衍义》卷8"兰草" 诸家之说异同，是曾未的识，故无定论。叶不香，惟花香。今江陵、鼎、澧州山谷之间颇有，山外平田即无，多生阴地，生于幽谷，益可验矣。叶如麦门冬而阔，且韧，长及一二尺，四时常青，花黄，中间叶上有细紫点。有春芳者，为春兰，色深。秋芳者，为秋兰，色淡。秋兰稍难得。二兰移植小槛中，置座右，花开时，满室尽香，与他花香又别。

元《本草衍义补遗·兰叶》 禀金水之清气，而似有火。人知其花香之贵，而不知为用有方。盖其叶能散久积陈郁之气，甚有力，入药煎煮用之……即今之人栽植座右，花开时满室尽香。

明《药性粗评》卷2"消渴岂无兰叶" 兰叶，香草也。《离骚》以比君子者。其叶似鹿葱，起箭薹，开红黄花，春秋不同，故俗有春兰、秋兰之号。江南山涧处处有之，今惟以洄溪者为佳，好事者须以盆植之，花开时其香极清。惟叶入药，采无时，其名《本草》不载。

明《本草蒙筌》卷1"兰叶" 即春秋开花，兰香叶也。幽谷深林，随处俱有。叶长不瘁，花小甚香。凡入药中，采叶煎服……东垣有云：能散积久陈郁之气。《内经》亦曰：治之以兰，除陈气也。久服不老，轻身通神。谟按：兰草生于深林，似慎独也，故称幽兰。其叶长青，其茎深紫。与蕙相类，逢春出芽。一干（榦）一花，而香有余者名兰；一干（榦）五六花，而香不足者名蕙。花同春开，但兰先而蕙继之。然江南之兰只春芳郁，荆楚闽广秋复再芳，故有春兰秋兰不同尔。

明《本草纲目》卷14"兰草" 【释名】省头草（《纲目》）、孩儿菊（《纲目》）、千金草。【时珍曰】都梁即今之武冈州也，又临淮盱眙县亦有都梁山，产此香。兰乃香草，能辟不祥。陆玑《诗疏》言：郑俗，三月男女秉蕑于水际，以自祓除。盖兰以阑之，蕑以闲之。其义一也。《淮南子》云：男子种兰，美而不芳。则兰须女子种之，女兰之名，或因乎此。其叶似菊，女子、小儿喜佩之，则女兰、孩菊之名，又或以此也。唐瑶《经验方》言：江南人家种之，夏月采置发中，令头不脂，故名省头草。其说正合煎泽之义。古人兰蕙皆称香草，如零陵香草、都梁香草。后人省之，通呼为香草尔。近世但知兰花，不知兰草。惟虚谷方回考订，极言古之兰草即今之千金草，俗名孩儿菊者，其说可据。详下正误。【集解】【时珍曰】兰草、泽兰一类二种也。俱生水旁下湿处。二月宿根生苗成丛，紫茎素枝，赤节绿叶，叶对节生，有细齿。但以茎圆节长，而叶光有歧者，为兰草；茎微方，节短而叶有毛者，为泽兰。嫩时并可挼而佩之，八九月后渐老，高者三四尺，开花成穗，如鸡苏花，红白色，中有细子。雷敩《炮炙论》所谓大泽兰，即兰草也；小泽兰，即泽兰也。《礼记》

佩绶兰茝，《楚辞》纫秋兰以为佩，《西京杂记》载汉时池苑种兰以降神，或杂粉藏衣书中辟蠹者，皆此二兰也。今吴人莳之，呼为香草，夏月刈取，以酒油洒制，缠作把子，货为头泽佩带，与《别录》所出太吴之文正相符合。诸家不知二兰乃一物二种，但功用有气血之分，故无定指，惟寇氏、朱氏之误尤甚，故考正于下。或云家莳者为兰草，野生者为兰泽，亦通。【正误】【时珍曰】二氏所说，乃近世所谓兰花，非古之兰草也。兰有数种，兰草、泽兰生水旁，山兰即兰草之生山中者。兰花亦生山中，与三兰迥别。兰花生近处者，叶如麦门冬而春花；生福建者，叶如营茅而秋花。黄山谷所谓一干（幹）一花为兰，一干（幹）数花为蕙者，盖因不识兰草、蕙草，遂以兰花强生分别也。兰草与泽兰同类。故陆玑言兰似泽兰，但广而长节。《离骚》言其绿叶紫茎素枝，可纫、可佩、可藉、可膏、可浴。《郑诗》言“士女秉蕳”。应劭《风俗通》言“尚书奏事，怀香握兰”。《礼记》言“诸侯贽熏，大夫贽兰”。《汉书》言“兰以香自烧”也。若夫兰花，有叶无枝，可玩而不可纫佩藉浴、秉握膏焚。故朱子《离骚辨证》，言古之香草必花叶俱香，而燥湿不变，故可刈佩。今之兰蕙，但花香而叶乃无气，质弱易萎，不可刈佩，必非古人所指甚明。古之兰似泽兰，而蕙即今之零陵香。今之似茅而花有两种者，不知何时误也？熊太古《冀越集》言：世俗之兰，生于深山穷谷，决非古时水泽之兰也。《遯斋闲览》，言楚骚之兰，或以为都梁香，或以为泽兰，或以为猗兰，当以泽兰为正。今人所种如麦门冬者，名幽兰，非真兰也。故陈止斋著《盗兰说》以讥之。方虚谷《订兰说》，言古之兰草，即今之千金草，俗名孩儿菊者。今之所谓兰，其叶如茅而嫩者，根名土续断，因花馥郁，故得兰名也。杨升庵云：世以如蒲萱者为兰，九畹之受诬久矣。又吴草庐有《兰说》甚详，云兰为医经上品之药，有枝有茎，草之植者也。今所谓兰，无枝无茎。因黄山谷称之，世遂谬指为《离骚》之兰。寇氏《本草》亦溺于俗，反疑旧说为非。夫医经为实用，岂可误哉？今之兰，果可利水杀蛊而除痰癖乎？其种盛于闽，朱子乃闽人，岂不识其土产而反辨析如此？世俗至今犹以非兰为兰，何其惑之难解也？呜呼！观诸儒之明析如此，则寇、朱二氏之误可知，而医家用兰草者当不复疑矣。

明《本草汇言》卷2“兰草” 又名孩儿菊。

清《本草纲目拾遗》卷7“千金花” 此即千金草花。千金草，即《本经》兰草，今所呼孩儿菊、省头草是也。二月宿根再发，紫茎素枝，赤节绿叶，对节生，光泽有歧，嫩时可挼可佩，八九月渐老，枝头成穗，作花红白状，似鸡苏，久之花瓣转白，绒裂如球，球中有子一粒，绒着子上，色黑味苦，臭香气裂，即千金花也。濒湖《纲目》仅载其叶之用。

清《植物名实图考》卷25“兰草” 兰草，《本经》上品。《诗经》：方秉蕳兮。《陆疏》即兰，香草也。古人谓兰多曰泽兰。李时珍集诸家之说，以为一类二种，极确。今依其说，以有歧者为兰，无歧者为泽兰。宋人踵梁时以似茅之燕草为蕙，聚讼纷纷，不知草木同名甚多，总以见用于人为贵。此草竟体芬芳，与泽兰同功并用。湖南俚人有受风病寒者，摘叶煎服即愈。香能去秽，辛可散郁，较之瓯兰诸品，为益孰多？彼一茎一花、数花者，露珠一干，清香顿歇，茅叶肉根，都无气味，归之群芳，以悦目鼻。/**卷26“兰花”** 兰花即陶隐居所谓燕草。李时珍以为土续断。《遁斋闲览》以为幽兰，其种亦多。山中春时，一茎一花，一茎数花者所在皆有。闽产以素心为贵。俗以蜜渍其花入茶。其根有毒，食之闷绝，兹图不悉列。

【鉴药】

“兰草”首见《本经》。除性味功治外，《本经》仅提到“一名水香”。《别录》补记：“生大吴池泽。”据此推测，此植物应有香气，生活于东南吴国池泽湿地。

单名“兰”的植物，在春秋战国乃至汉晋，是著名芳草。当时的文献中留下了许多有关“兰”的名句。如《礼记》“佩帨兰茝”；《离骚》“纫秋兰以为佩”；《易经》“同心之言，其臭如兰”等。《左传》里还有燕姞梦天使赐兰而生穆公的故事。《诗经·郑风》言“士与女，方秉蕳兮”，“蕳”就是兰的别名。兰的美好，常被用来借喻君子、美女。最早的医学经典《素问·奇病论》消渴“治之以兰，除陈气也”，也用上了“兰”。

早期的“兰”的形态如何？陆机《毛诗草木鸟兽虫鱼疏》云：“蕳，即兰香草也……其茎叶似药草泽兰，但广而长节，节中赤，高四五尺……”梁·陶弘景《本草经集注》则云：“方药、俗人并不复识用……今东间有煎泽草，名兰香，亦或是此也，生湿地。李云：是今人所种，似都梁香草。”

此后，唐代的本草学家对此展开了讨论。《唐本草》注：“此是兰泽香草也。八月花白，人间多种之以饰庭池，溪水涧傍往往亦有。”唐本《图经》[1]认为“叶似泽兰，尖长有歧，花红白色而香，生下湿地”。唐·陈藏器《本草拾遗》云：“兰草……生泽畔，叶光润，阴小紫，五月、六月采阴干，妇人和油泽头，故云兰泽。李云都梁是也。苏注兰草云：八月花白，人多种于庭池，此即泽兰，非兰草也。泽兰叶尖，微有毛，不光润，方茎紫节，初采微辛，干亦辛，入产后补虚用之。已别出中品之下。苏乃将泽兰注于兰草之中，殊误也。”

唐代本草学家将“兰”的范围缩小到“兰草”与“泽兰”两者。兰草“叶光润”，“叶似泽兰，尖长有歧”；泽兰则“叶尖，微有毛，不光润，方茎紫节”。宋初《开宝本草》所引的“别本注”则云：“叶似马兰，故名兰草，俗呼为燕尾香。时人皆煮水以浴，疗风。故又名香水兰。”此文“燕尾香”与唐本《图经》所说叶“尖长有歧”都是指叶片有分裂。谢宗万据此考为菊科泽兰属植物佩兰*Eupatorium fortunei* Turcz.。相比而言，“泽兰”比“兰草”在医药中的运用更多，唐代及宋初医方书主要使用“泽

1 此见《嘉祐本草》所引《蜀本草》注，其中引用了唐本《图经》。

兰”，罕见使用“兰草”。北宋的《本草图经》收集到了两幅“泽兰”图，却没有“兰草”图，因而《本经》药“兰草”下没有宋《图经》的解说。

北宋末，本草学家寇宗奭在《本草衍义》中对“兰草”提出了另一种意见：“诸家之说异同，是曾未的识，故无定论。叶不香，惟花香。今江陵、鼎、澧州山谷之间颇有，山外平田即无，多生阴地，生于幽谷，益可验矣。叶如麦门冬而阔，且韧，长及一二尺，四时常青，花黄，中间叶上有细紫点。有春芳者，为春兰，色深。秋芳者，为秋兰，色淡。秋兰稍难得。二兰移植小槛中，置座右，花开时，满室尽香，与他花香又别。”很明显，这种叶如麦门冬，叶不香而花香、可盆栽置于座右的兰，就是后世广为人知的兰科植物兰花。

寇宗奭之说对金元医家影响很大。此后元·朱丹溪《本草衍义补遗》响应寇宗奭之说：“兰叶……人知其花香之贵，而不知为用有方。盖其叶能散久积陈郁之气，甚有力，入药煎煮用之……即今之人栽植座右，花开时满室尽香。”这两位大家一唱一和，结果在明代前半期的主要本草都以“叶如麦门冬”的兰叶作为“兰草”的来源，例如《本草集要》《本草品汇精要》《本草蒙筌》《本草粗评》等，无不采用此说。《品汇》画士还专门写生创作了本草第一幅兰科植物“兰草”图（见图1）。“兰”的来源至宋元之际突然出现大转折。

为什么“叶如麦门冬”之兰能后来居上？清代吴其濬分析说：“兰于《农经》，不为灵药。溱洧秉蕑，士女赠谑之野卉耳。”这种《诗经》里的野草，被“文人赋之咏之，比以君子，俪以美人”，成了赫赫有名的花草。但“盛名之下，实多冒窃”。宋代肇始，冒牌的“兰”顶替了此前的“兰”“蕙”之名。吴其濬认为，自从黄庭坚提出一花为兰、数花为蕙之说，“后人领其新异，竞为标题”，这种风气也影响到了本草界，导致“非兰之名著，而兰之实遂湮没而不彰哉”。宋代朱熹（紫阳）、陈傅良，明代方回（虚古）等起而考订，但影响甚小。

医药事关人命，岂能张冠李戴！明·李时珍奋起抨击寇（宗奭）、朱（丹溪）之说。时珍曰：“近世但知兰花，不知兰草！”“兰有数种，兰草、泽兰生水旁，山兰即兰草之生山中者。兰花亦生山中，与三兰迥别。兰花生近处者，叶如麦门冬而春花；生福建者，叶如菅茅而秋花。黄山谷所谓一干（幹）一花为兰，一干（幹）数花为蕙者，盖因不识兰草、蕙草，遂以兰花强生分别也。兰草与泽兰同类。故陆玑言兰似泽兰，但广而长节。《离骚》言其绿叶紫茎素枝，可纫、可佩、可藉、可膏、可浴……若夫兰花，有叶无枝，可玩而不可纫佩藉浴、秉握膏焚。故朱子《离骚辨证》言古之香草必花叶俱香，而燥湿不变，故可刈佩。今之兰蕙，但花香而叶乃无气，质弱易萎，不可刈佩，必非古人所指甚明……今所谓兰，无枝无茎。因黄山谷称之，世遂谬指为《离骚》之兰。寇氏《本草》亦溺于俗，反疑旧说为非。夫医经为实用，岂可误哉？今之兰，果可利水杀蛊而除痰癖乎？”李时珍这一番雄辩，从古兰的各种功用（纫佩藉浴、秉握膏焚、利水杀蛊而除痰癖）、特异性（花叶俱香，燥湿不变、可刈佩）、形态（有枝有茎），全面区分古兰、今兰。

《本草纲目》以后，兰草的来源逐渐返本归真。清·吴其濬《植物名实图考》支持李时珍之说，以“竟体芬芳”为古兰，以“茅叶肉根”为今兰；在古兰中，又以“有歧者为兰，无歧者为泽兰”，更进一步绘图著说，澄清了古今兰草之误。清代王子接《得宜本草》（1732）将古之“兰草”改名“佩兰”，取古兰“可纫可佩”之义。“佩兰”一名符合“可刈佩”的特点，不易与其他兰相混，故清以后多用。

古代本草的兰草插图也印证了兰草来源的发展历程。明清时以“兰草”“兰花”等为名的药图以“茅叶肉根”之兰为多，一般多称“兰花”，属兰科植物。此类植物在宋代以后家喻户晓，加之明代受寇、朱影响，许多本草以此种绘图。兰科植物的总体特点很明确，但其属种极多，且罕入药用。吴其濬云：“兰花即陶隐居所谓燕草。李时珍以（根）为土续断。《遁斋闲览》以为幽兰，其种亦多。山中春时，一茎一花，一茎数花者所在皆有。闽产以素心为贵。俗以蜜渍其花入茶。其根有毒，食之闷绝，兹图不悉列。”对这样无甚药用、属种繁多的兰花，《本草纲目》正文没有将其单立为条，只是在“兰草”条下附述。《纲目》金陵本《附图》则有“兰花”专图。今将“兰花”类药图统而述之。

1.“兰花”类图：明代最早的兰花图为《本草品汇精要》彩绘“兰草”（图1）。此图显然是画士写生，其叶如麦冬、有叶无枝的特征明显。《本草蒙筌》的“幽兰”（图2）、“蕙草”（图3）采用了写意绘法，倒也生动。两图花序略有区别，可能是依据黄庭坚的“一花为兰、数花为蕙”说，将“蕙草”绘成一支花葶上几朵花。《太乙仙制本草药性大全》“兰草”（图4）极为简单，但其叶为线形，如麦冬叶，可盆栽玩赏，也算颇有创意的示意图。《茹草编》“兰英”（图5）是一幅不错的写生图。《本草纲目》“兰草”条力辨寇、朱用“兰花”之误，且不让“兰花”作为药物进入本草。金陵本《附图》除“兰草”外，也绘有“兰花”（图8）。此兰花叶片剑形，二列式，不很准确，然根多数，长椭圆形，示意肉质，有叶无枝，中抽一花，仍有兰花之形。《纲目》钱本嫌金陵本图太拙劣，另写生绘一“兰花”（图10）。张本又在钱本图基础上再修润而成“兰花”（图11）。《三才图会》“兰”（图13）《金石昆虫草木状》“兰草”（图14）亦为写生图。《质问本草》“报岁兰”（图19）的文字说明云：“山阴自身，即建兰之流亚也。叶长殆三尺，广仅二寸，严冬抽茎，高出于叶上，一箭七八朵，方立春日始花矣，蜡瓣鲜丽，心有朱砂点，幽芳馥郁，特浓于春晨。报岁之名，盖原于此矣。按《闽书》拜节兰，《广东新语》贺正兰，或俱一物也。”其图也是写生得来。《植物名实图考》绘有兰科植物图甚多，本书仅取其“兰花”写生图1幅（图22）。此外，《草木便方》“蕙草”（图23）、《本草简明图说》“兰蕙”（图24）也都描绘的是兰科植物。至于非兰科植物的“兰草”，图形较少，原创者有如下几幅：

2.《本草纲目》(金陵本)：其“兰草”(图7)根部有数个较膨大的根，茎直立，无棱有节，叶对生，三深裂，小叶缺刻较深。伞房花序。此图的花序明显仿绘自《政和证类》“梧州泽兰”。但“梧州泽兰”图叶长椭圆形，不分裂，叶缘有毛刺，与“兰草”图7的三深裂明显不同。显然绘图者注意到李时珍云：兰草“但以茎圆节长，而叶光有歧者，为兰草”，故改叶为三歧，且绘有明显的节。至于根部，时珍云“宿根生苗成丛”，故绘若干肥大的支根。总之，此图虽有拼凑之嫌，但整体近似菊科植物佩兰*E. fortunei*。

3.《本草汇言》：其图“孩儿菊”(图15)仅绘一枝条，单叶对生，叶长椭圆形，羽状脉，侧脉约5—7对。未绘花序。据其图名，此图接近菊科泽兰属植物白头婆*Eupatorium japonicum* Thunb.，属于中药泽兰的来源之一。与佩兰为同属植物。

4.《质问本草》：其“兰草”图(图18)植株甚高，基部叶对生，叶片长椭圆形，不分裂。枝顶有众多小头状花序组成的复伞房花序。该书卷3“兰草”有中国三位医者的文字解说云：“生原野，春生苗，高三四尺，秋开花。系是兰草，即泽兰一类二种之草也。第花叶与泽兰无异，验其茎圆，与泽兰之方茎者稍差。”白头婆叶片有齿但不裂，花序紧密，故此图仍似为白头婆*E. japonicum*。

5.《植物名实图考》：其“兰草”图(图21)绘出了植株上部茎叶花序。圆茎，叶对生，叶三深裂(几近全裂)，叶面光滑，羽状脉，叶缘有粗齿。头状花序多数，在茎顶及枝端排列成复伞房花序。此图较精确，可知为菊科植物佩兰*E. fortunei*。

6.《本草简明图说》：其“兰草”图(图25)全为枝叶，叶对生，叶片长椭圆形，先端渐尖，羽状脉5条左右。无花序。仅凭此图难知其源。据其图名，绘图者或绘的是菊科植物白头婆*E. japonicum*。

以上图形多数表现的是菊科泽兰属植物。其中或有在古代被称作泽兰者。

【小结】

“兰草”首见《本经》。单名“兰”的植物在《素问》中就用于治消渴、除陈气，同时也是先秦著名的香草。关于其来源，唐代及其以前学者谓有“兰草”“泽兰”两种。其中所论“兰草”今或考为菊科植物佩兰*Eupatorium fortunei* Turcz.。但在唐以前医方中，“兰草”罕见，多用与之相近的“泽兰”。宋代兰科植物“兰花”兴起，宋·寇宗奭、元·朱丹溪均以此“兰花”顶替古“兰”“蕙”，对元明“兰草”来源产生较大影响，也因此出现了较多的“兰花”插图。经李时珍驳正后始扭转此误。《植物名实图考》所绘图最为精确，为考兰草为佩兰*E. fortunei* 提供了可靠证据。

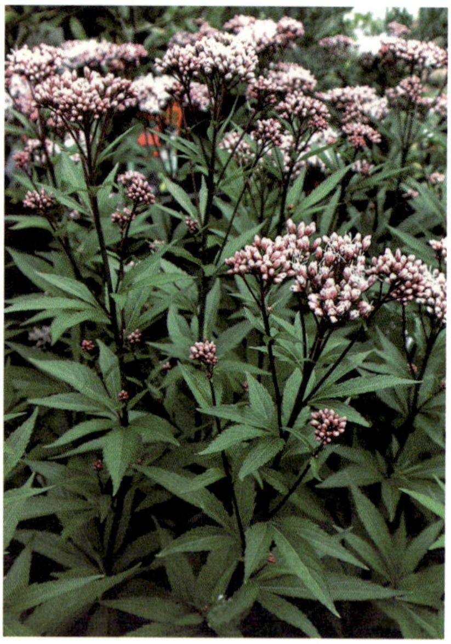

图 26 佩兰 *Eupatorium fortunei* 三裂叶植株

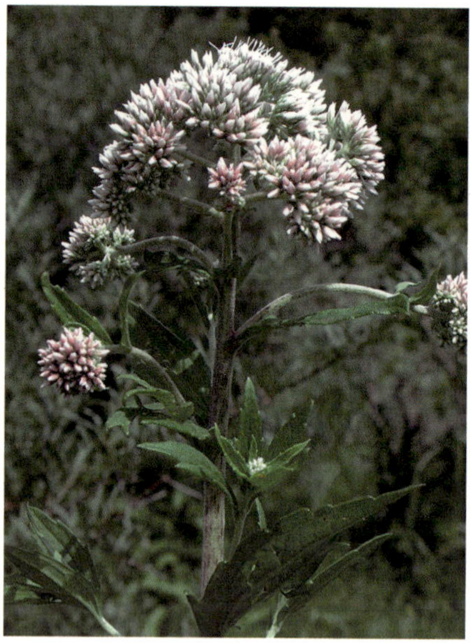

图 27 白头婆 *Eupatorium japonicum* 红紫苞片的植株

14-40 泽兰

【品图】

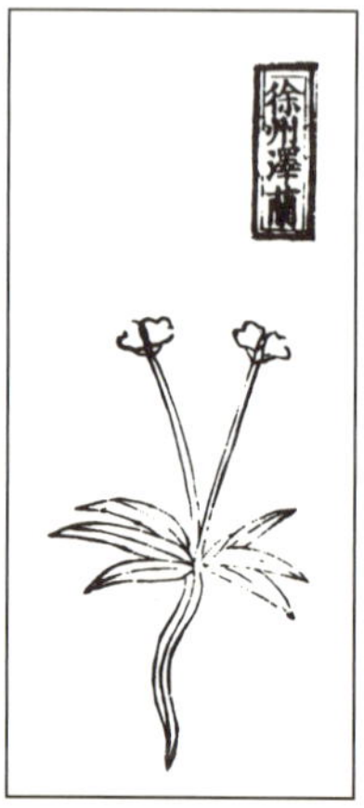

图 1 图经（大）·徐州泽兰

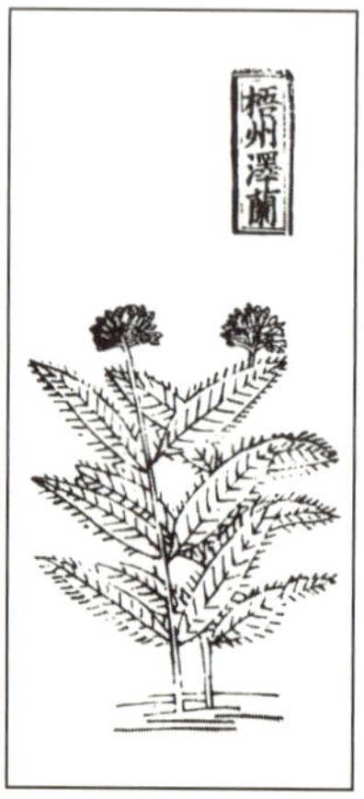

图 2 图经（大）·梧州泽兰

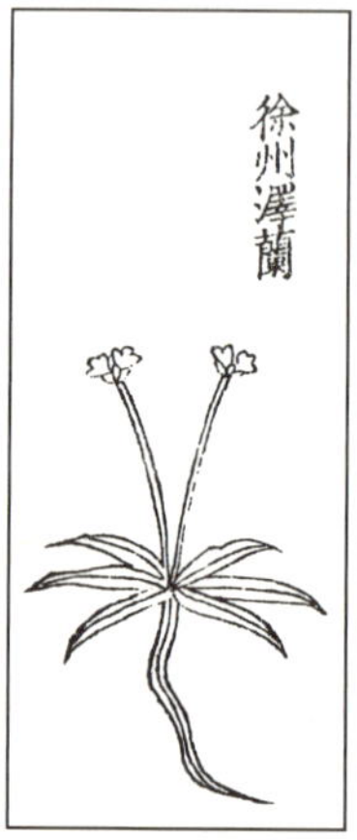

图 3 图经（政）·徐州泽兰

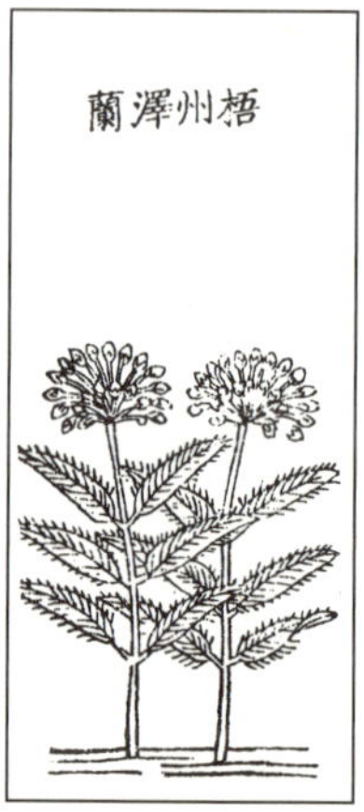

图 4 图经（政）·梧州泽兰

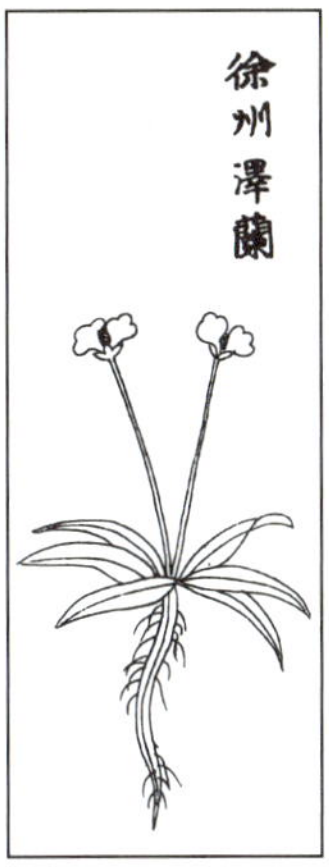

图 5　图经（绍）·徐州泽兰

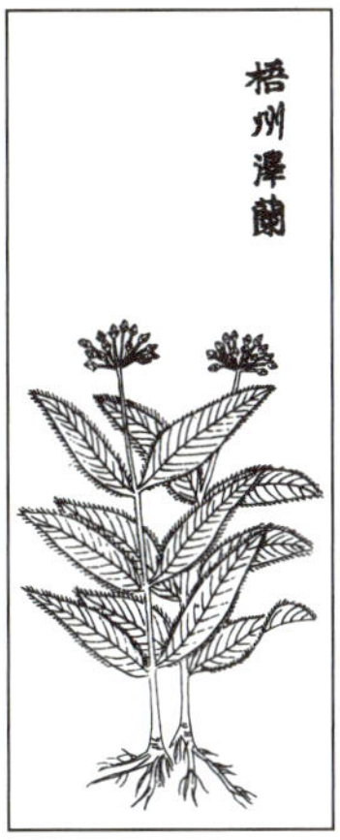

图 6　图经（绍）·梧州泽兰

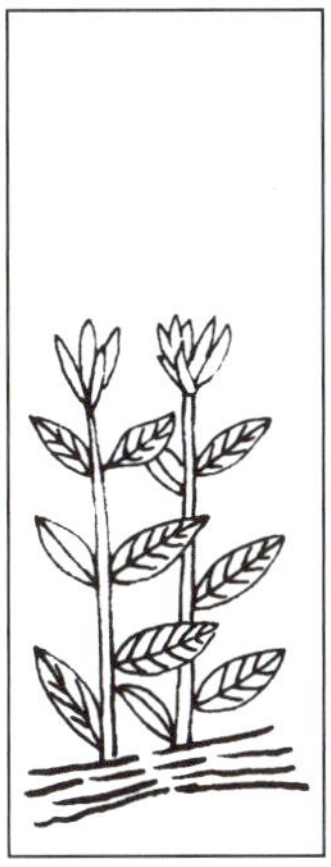
图 7　歌括·泽兰

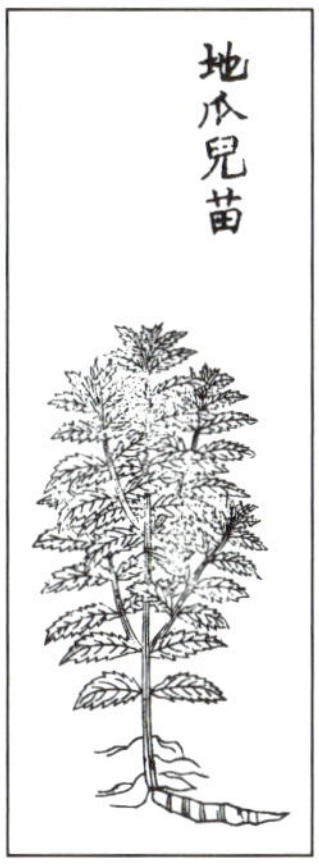

图 8　救荒·地瓜儿苗

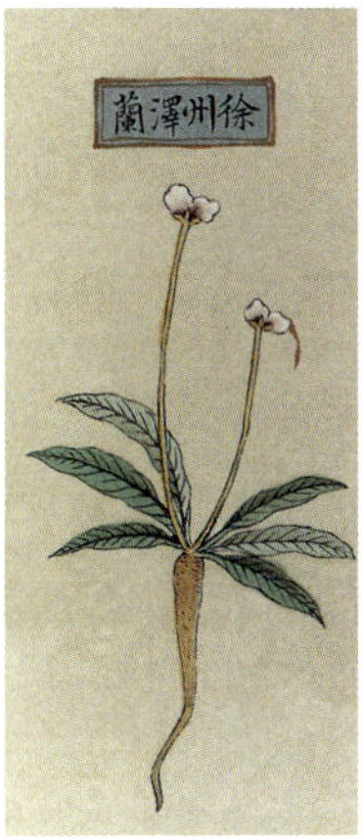

图 9　品汇·徐州泽兰

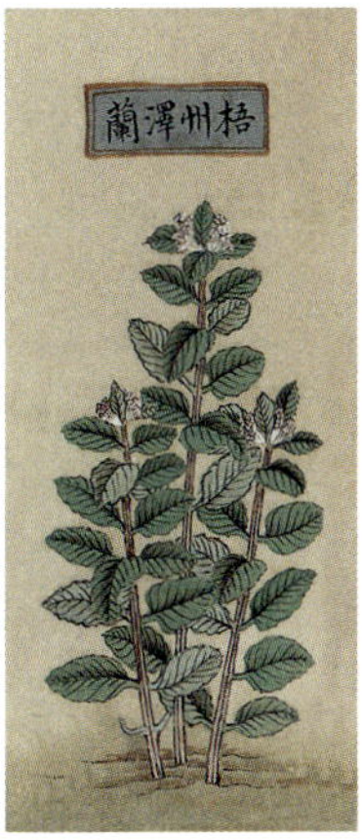

图 10　品汇·梧州泽兰

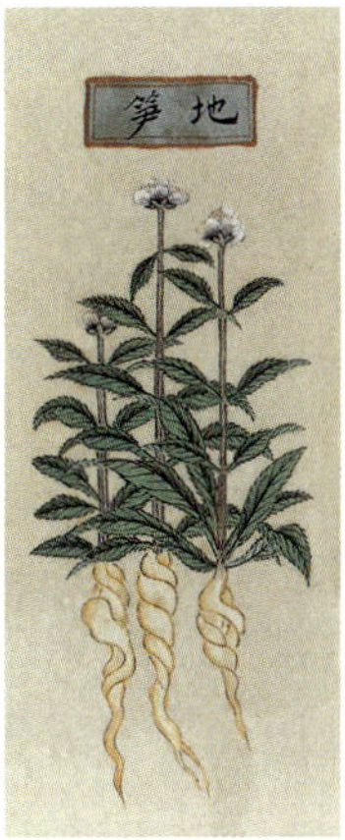

图 11　品汇·地笋

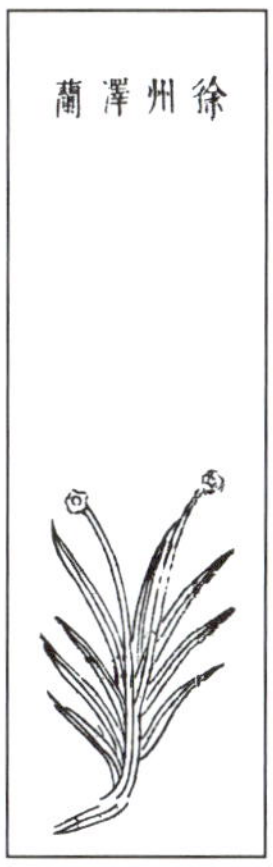

图 12　蒙筌·徐州泽兰

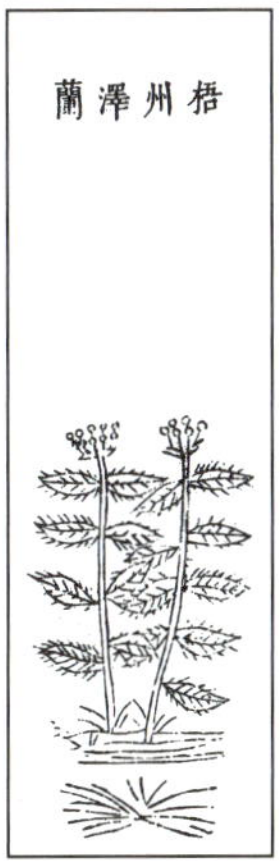

图 13　蒙筌·梧州泽兰

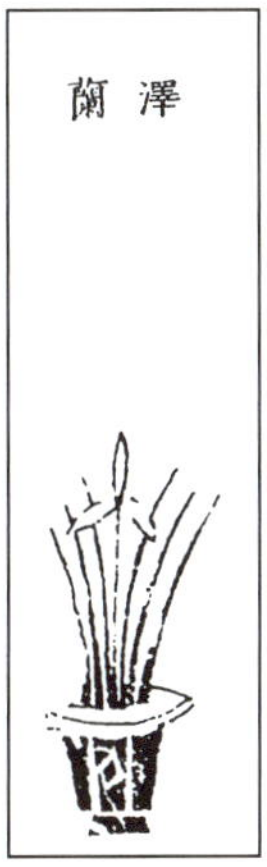

图 14　太乙·泽兰

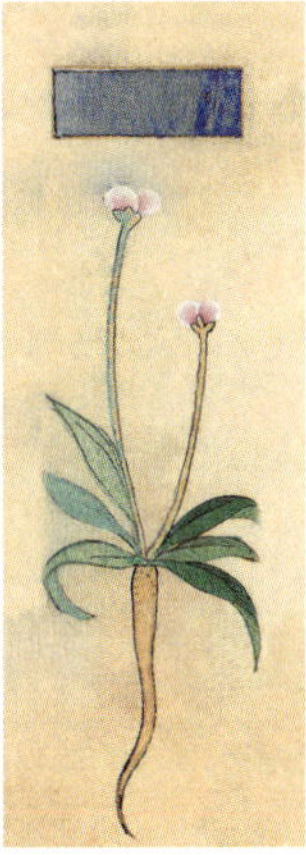
图 15　雷公·泽兰

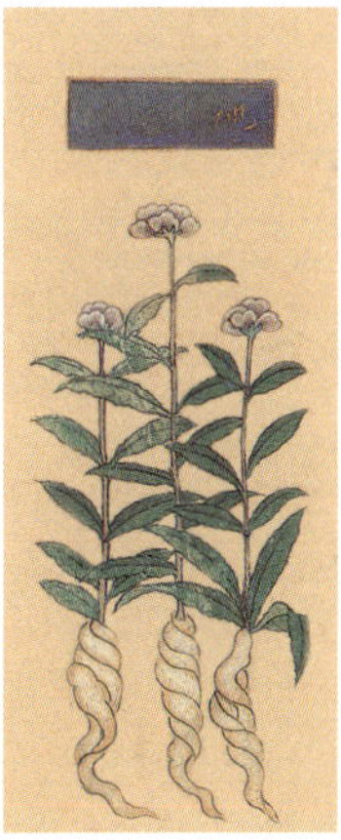
图 16　雷公·地笋

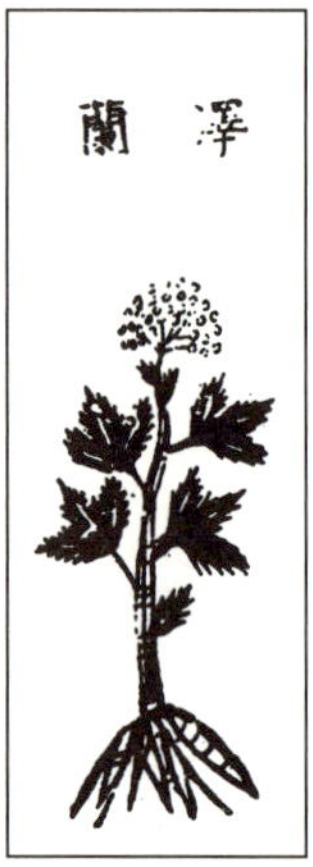

图 17 纲目（金）·泽兰

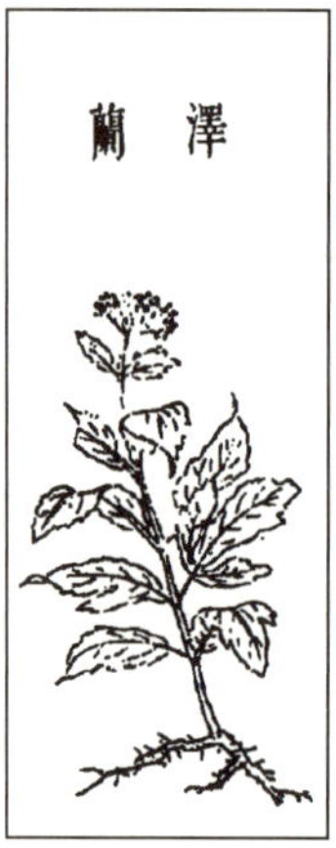

图 18 纲目（钱）·泽兰

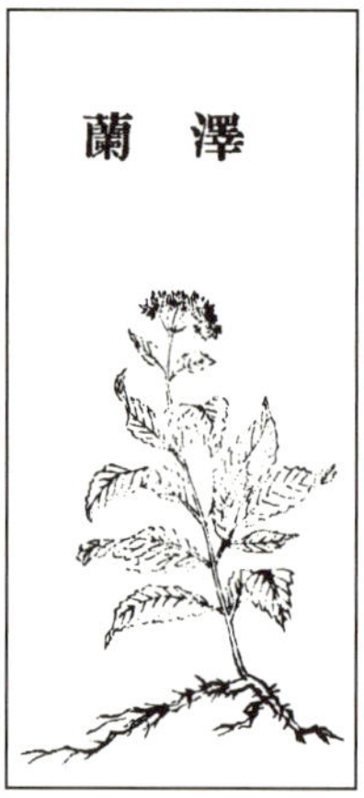

图 19 纲目（张）·泽兰

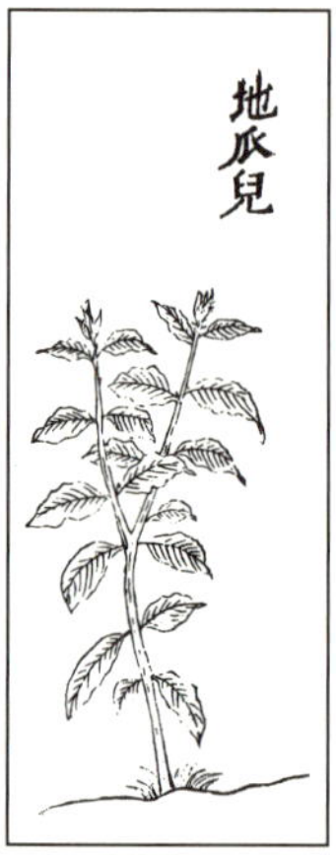

图 20 三才·地瓜儿

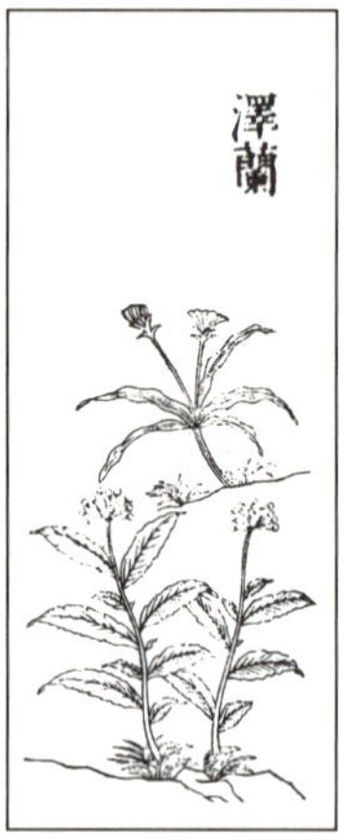

图 21 三才·泽兰

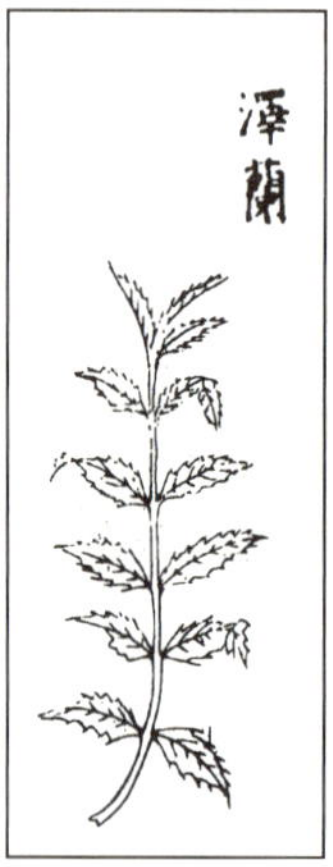

图 22 原始·泽兰

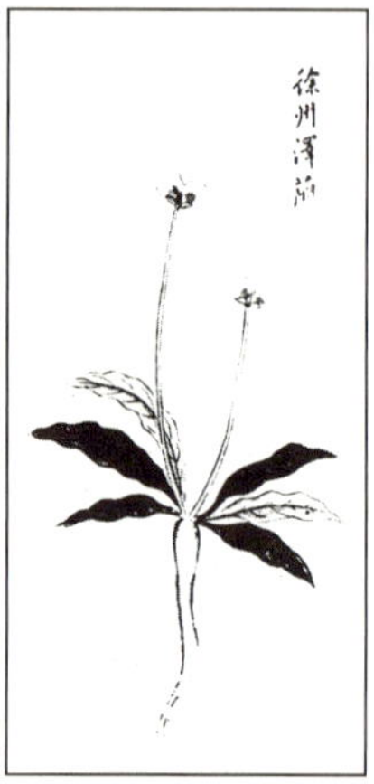

图 23 金石·徐州泽兰

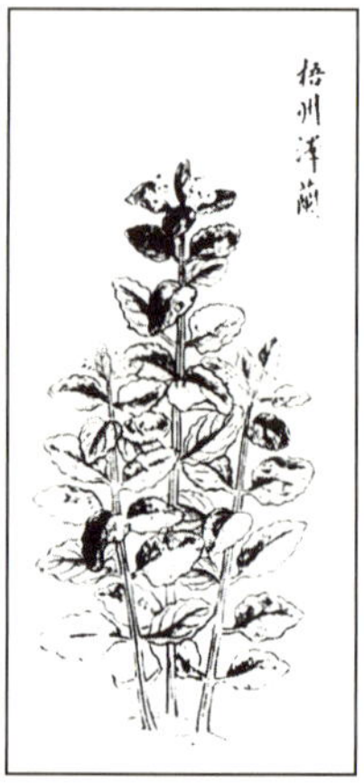

图 24 金石·梧州泽兰

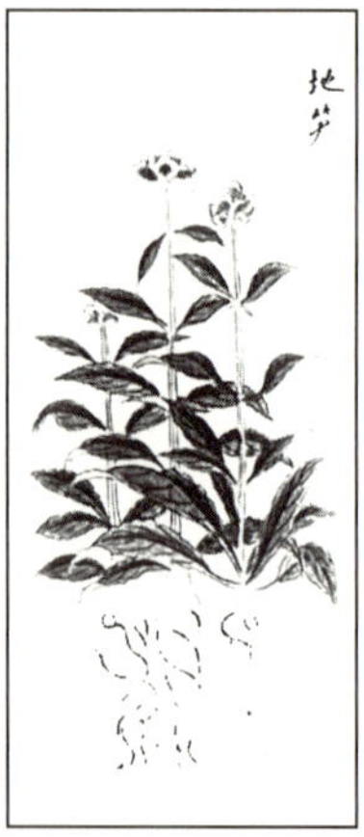

图 25 金石·地笋

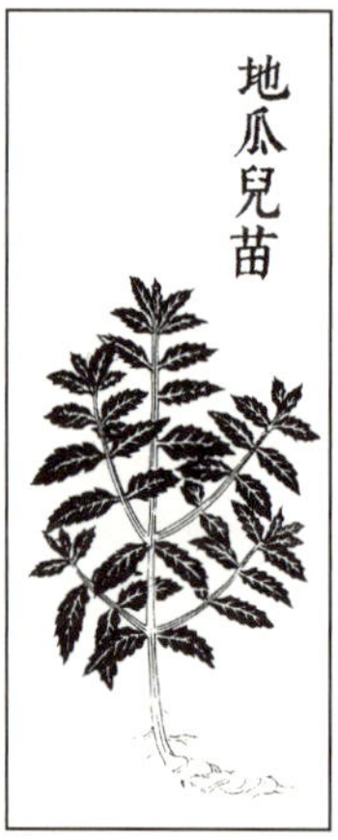

图 26 博录·地瓜儿苗

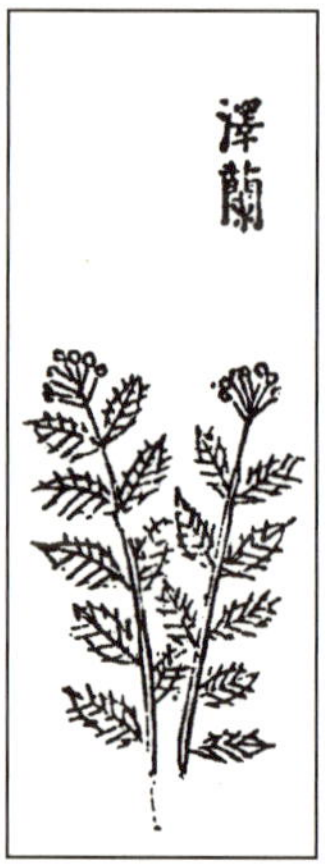

图 27 汇言·泽兰

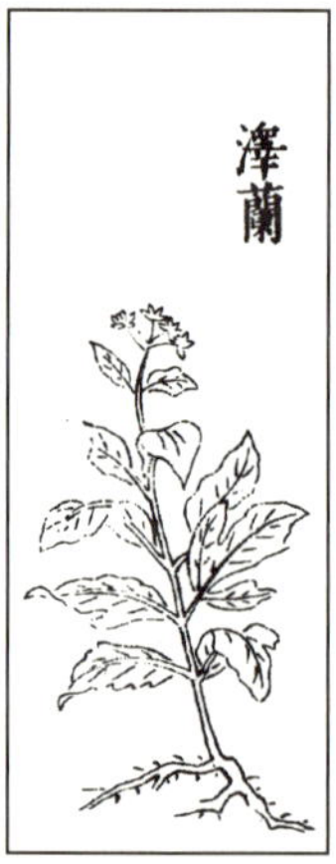

图 28 本草汇·泽兰

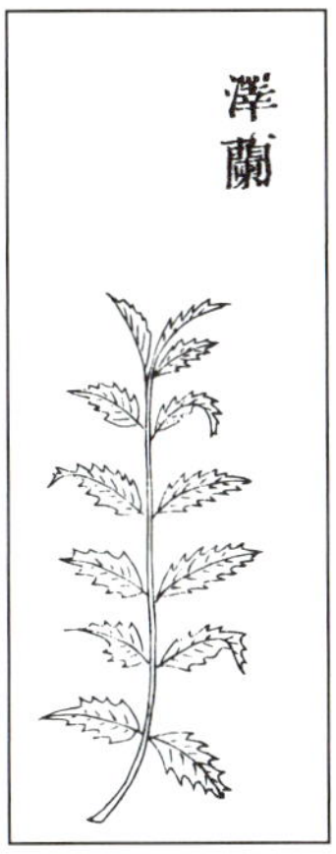

图 29 类纂·泽兰

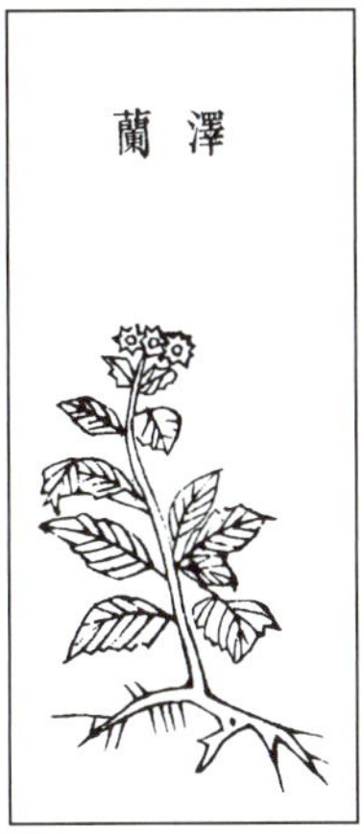

图 30 备要·泽兰

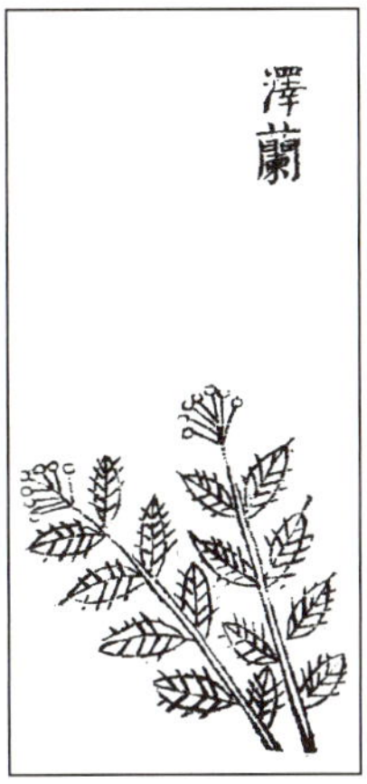

图 31 求真·泽兰

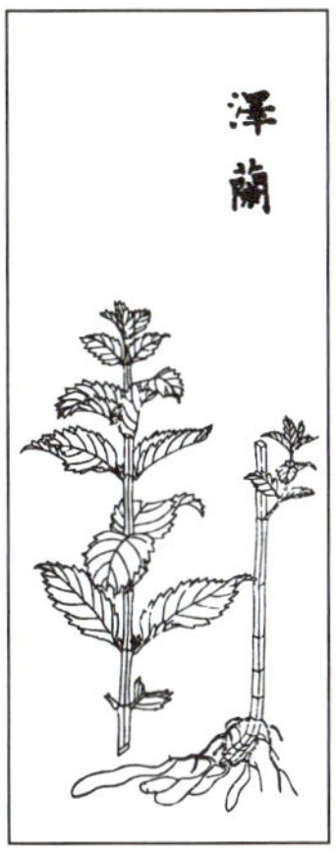

图 32 质问·泽兰

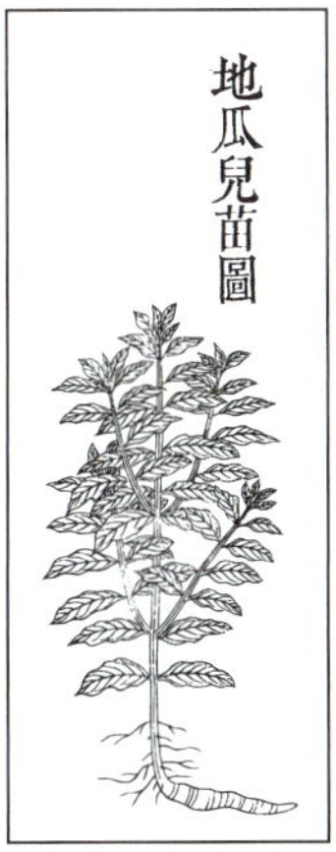

图 33 草木典·地瓜儿苗图

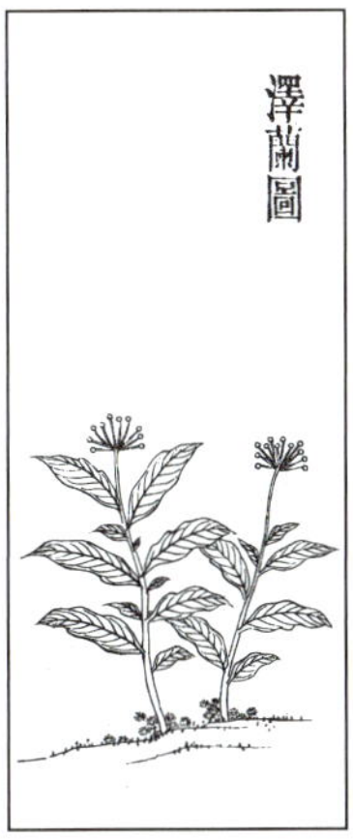

图 34 草木典·泽兰图

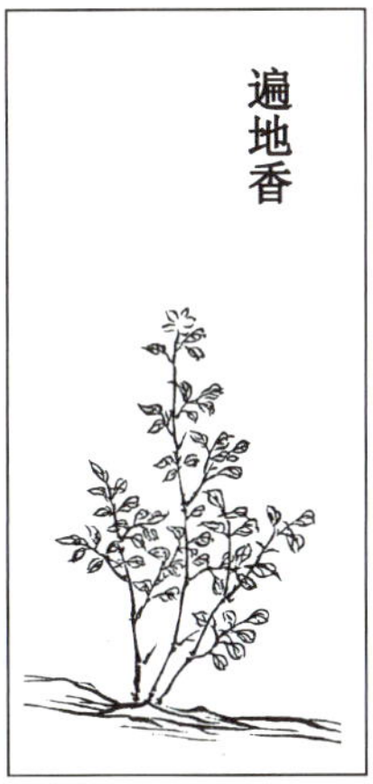

图 35 草药·遍地香

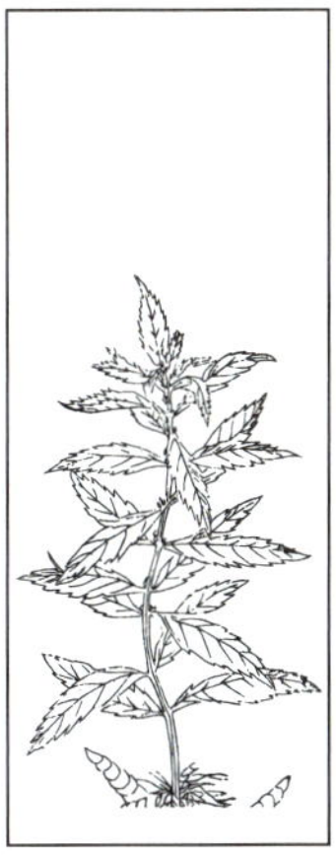

图 36 图考·地瓜儿苗

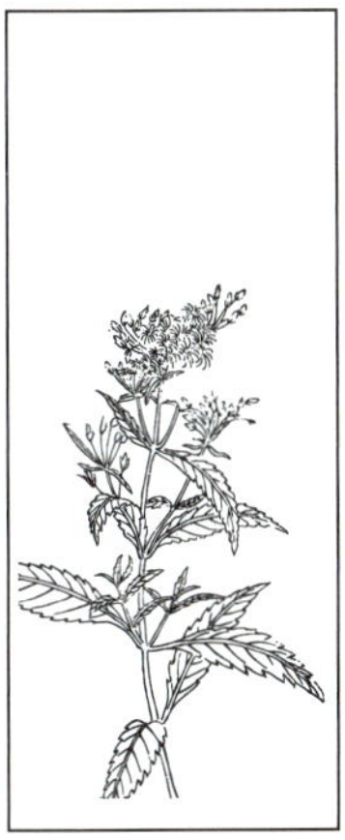

图 37 图考·泽兰

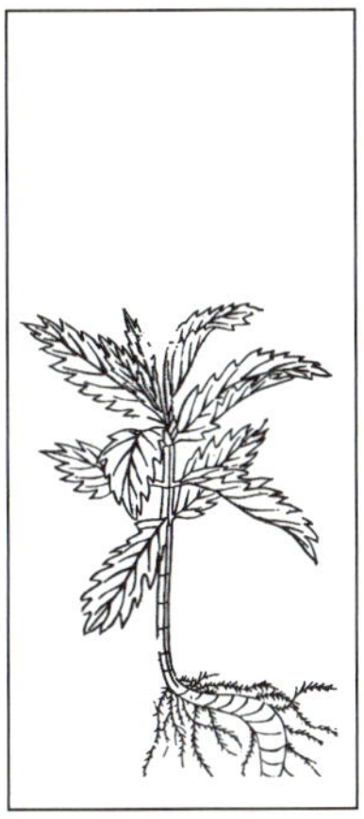

图 38 图考·地笋

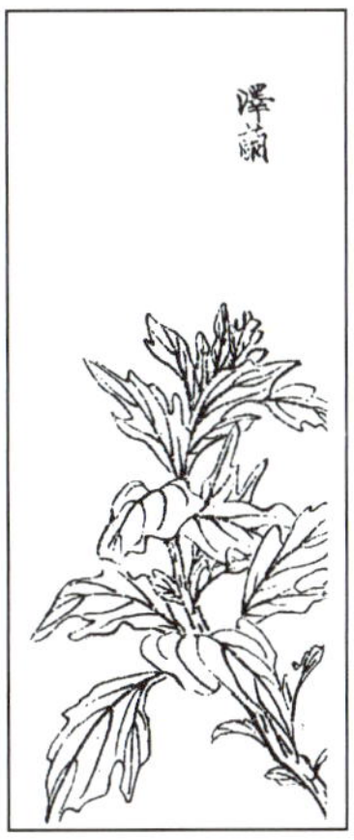

图 39 图说·泽兰

本品39图，取自26书，其中8幅彩图。有承继关系及仿绘图可分以下5个书类。

《本草图经》：该书“徐州泽兰”“梧州泽兰”二图，分别存于《大观本草》（图1、2）、《政和本草》（图3、4）、《绍兴本草》（图5、6）。此三传本药图基本一致。今以《政和》图3、图4为《图经》图的代表。

仿绘该图的彩色图有《本草品汇精要》“徐州泽兰”（图9）。此后《补遗雷公炮制便览》“泽兰”（图15）、《金石昆虫草木状》“徐州泽兰”（图23）均仿绘《品汇》图9。另《品汇》还有两图（“梧州泽兰”“地笋”）为原创，自成一类。

仿绘图经2图的墨线图有：《本草歌括》“泽兰”（图7）仿绘《图经》“梧州泽兰”（图4）。《本草蒙筌》“徐州泽兰”（图12）、“梧州泽兰”（图13）仿绘《图经》2幅同名图（图3、4）。《三才图会》“泽兰”（图21）将《图经》图3、图4合绘于一图，各加土地背景，遮蔽根部。上图仿自“徐州泽兰”，下图仿自“梧州泽兰”，各加修饰。此外，《本草汇言》“泽兰”（图27）仿绘《图经》“梧州泽兰”（图4），但删除根部，叶片缩短，花序简化。《本草求真》“泽兰”（图31）又仿绘《本草汇言》图27。另《古今图书集成·草木典》“泽兰图”（图34）仿绘《图经》图4“梧州泽兰”图，美化土地背景，且改对生叶为互生叶，将叶缘的毛刺修去，使叶面光滑，大失其真，属于错图。《草木典》另有“地瓜儿苗图”（图33），见下《救荒本草》书类。

《救荒本草》：该书“地瓜儿苗”（图8）的仿绘图有《三才图会》“地瓜儿”（图20），但加了土地背景，故遮蔽了其具有鉴别特点的根部。地上部分删去部分枝条，原明显的茎上棱线也修成阴影状断续细线，较原图大失其真。《野菜博录》“地瓜儿苗”（图26）将原图的阳刻叶片改为阴刻，其余照旧。《古今图书集成·草木典》“地瓜儿苗图”（图33）直接仿绘《救荒》图8，保留了原图的特点。

《本草品汇精要》：该书3幅彩图中，除“徐州泽兰”（图9）仿绘《图经》同名图外，另外2幅彩图各有创意。其中“梧州泽兰”（图10）的仿绘者有《金石昆虫草木状》同名图（图24）。“地笋”（图11）的仿绘者有《补遗雷公炮制便览》同名图（图16）、《金石昆虫草木状》同名图（图25）。

《本草纲目》（金陵本）：该书“泽兰”（图17）的仿绘图有《纲目》钱本同名图（图18）。钱本除将原图阴刻叶片改为阳刻之外，还将茎改为圆形，部分三裂叶改为单叶，根部改成细瘦根，但花序及部分三裂叶仍予保留。《纲目》张本同名图（图19）又仿绘钱本图18。此外清代的《本草汇》“泽兰”（图28）、《本草备要》“泽兰”（图30）亦仿绘钱本图18，然画技更加拙劣。

《本草原始》：该书“泽兰”（图22）的仿绘图有《本草纲目类纂必读》同名图（图29）。

以上39图中，除25幅属仿绘图外，尚有原创图或新增创意的插图14幅（图3、4、8、10、11、14、17、22、32、35、36、37、38、39），详见下“鉴药”项。

【文录】

《本经》《别录》(见《证类》卷9“泽兰”) **一名虎兰，一名龙枣**，一名虎蒲。生汝南诸大泽傍。三月三日采，阴干。

三国《吴普本草》(同上) 吴氏云：泽兰，一名水香……生下地水傍，叶如兰，二月生香，赤节，四叶相值枝节间。

梁《本草经集注》(同上) 陶隐居云：今处处有，多生下湿地。叶微香，可煎油。或生泽傍，故名泽兰，亦名都梁香，可作浴汤。人家多种之而叶小异。今山中又有一种甚相似，茎方，叶小强，不甚香。既云泽兰又生泽傍，故山中者为非，而药家乃采用之。

题·刘宋《雷公炮炙论》(同上) 雷公云：凡使，须要别识雄雌，其形不同。大泽兰形叶皆圆，根青黄，能生血调气与荣，合小泽兰迥别。采得后，看叶上斑，根须尖，此药能破血，通久积。

唐《唐本草》(同上)《唐本》注云：泽兰，茎方，节紫色，叶似兰草而不香，今京下用之者是。陶云都梁香，乃兰草尔。俗名兰香，煮以洗浴，亦生泽畔，人家种之，花白紫萼，茎圆，殊非泽兰也。陶注兰草，复云名都梁香，并不深识也。

宋《本草图经》(同上)《图经》曰：泽兰，生汝南诸大泽傍，今荆、徐、随、寿、蜀、梧州，河中府皆有之。根紫黑色，如粟根。二月生苗，高二三尺，茎秆青紫色，作四棱。叶生相对，如薄荷，微香，七月开花，带紫白色，萼通紫色，亦似薄荷花。三月采苗，阴干。荆、湖、岭南人家多种之。寿州出者，无花子。此与兰草大抵相类，但兰草生水傍，叶光润，阴小紫，五、六月盛；而泽兰生水泽中及下湿地，叶尖，微有毛，不光润，方茎紫节，七月、八月初采，微辛，此为异耳。

宋《嘉祐本草》(见《证类》卷9“地笋”) 温，无毒。利九窍，通血脉，排脓治血，止鼻洪吐血，产后心腹痛，一切血病。肥白人、产妇可作蔬菜食，甚佳。即泽兰根也。(新补出陈藏器及《日华子》。)

宋《本草衍义》卷10“泽兰” 按《补注》云“叶如兰”。今兰叶如麦门冬，稍阔而长，及一二尺无枝梗，殊不与泽兰相似。泽兰才出土便分枝，梗叶如菊，但尖长。若取香臭，则稍相类。既谓之泽兰，又曰生汝南大泽傍，则其种本别。如兰之说误矣。

明《本草纲目》卷14“泽兰”【释名】孩儿菊(《纲目》)、风药(《纲目》)。【时珍曰】此草亦可为香泽，不独指其生泽旁也。齐安人呼为风药，《吴普本草》一名水香，陶氏云亦名都梁，今俗通呼为孩儿菊，则其与兰草为一物二种，尤可证矣。其根可食，故曰地笋。【集解】【时珍曰】吴普所说，乃真泽兰也。雷敩所说，大泽兰即兰草也，小泽兰即此泽兰也。寇宗奭所说泽兰则是，而破吴普之说则非，盖由误认兰花为兰草也。详见“兰草·正误”下。

清《本草纲目拾遗·正误》兰草有数种，濒湖《纲目》虽有正误，尚未明晰。其释名亦多淆混，悉为注之。泽兰，今人呼为奶孩儿者是也。此草方茎紫花，枝根皆香，人家多植之。妇女暑月以插发，入药入血分。省头草叶细碎如瓦松，开黄花，气微香，生江塘沙岸傍，暑月土人采之，入市货卖。妇人亦市以插发，云可除垢，未见有入药用者。又有香草，叶如薄荷而小，香气亦与薄荷迥别，五月六月间人家买以煎黄鱼，云可杀腥代葱。此即所谓罗勒者是也。又有孩儿菊，叶如山马兰而长，近皆以此作泽兰用，入药云可治血。此四种皆香草，惟奶孩儿草香尤峻烈。濒湖《纲目》兰草释名下概以省头草、孩儿菊混立一类，殊欠分晰。至其集解所详形状，则又以孩儿菊为泽兰，附方中则又认省头草为兰草，皆非确实也。又以罗勒入菜部，谓即兰香。而张路玉《逢原》云：罗勒与兰香各别。张系长洲人，其俗每食必用香草，其说自有据，当可从也。

清《植物名实图考》卷5“地瓜儿苗”详《救荒本草》。方茎，叶似薄荷微长，根如甘露儿更长，味甘。江西田野中亦有之。/**卷23“地笋”**生云南山阜。根有横纹如蚕，傍多细须，绿茎红节，长叶深齿。/**卷25“泽兰”**为妇科要药。根名地笋，亦为金疮肿毒良剂。《安徽志》：都梁山产泽兰，故名都梁香云。雩娄农曰……余过溱洧，秋兰被阪，紫萼杂沓，如蒙绛雪，固知诗人纪实，不类赋客子虚。

【鉴药】

“泽兰”首载《本经》。《别录》云生“汝南诸大泽傍”。东汉时的汝南，治所在今河南平舆。本品名有“泽”字及其分布区，应该生长在水泽湿地。至于“兰”字，三国魏时吴普提到本品“叶如兰”，“一名水香”“二月生香”，可能是因与古代兰草之叶近似，且有香气而得“兰”名。在医药发展的早期，泽兰虽不如兰草名声大，为诗人骚客广为咏颂，但在医药的实际运用中却很多。检索《外台秘要》，无一方用兰草，却有数十次用泽兰，甚至有多个以泽兰命名的方剂，尤其多用于妇人方。

关于本品的形态，三国时吴普提到泽兰“赤节，四叶相值枝节间”。可知其茎有节，叶对生甚至轮生。南梁陶弘景则云：“叶微香，可煎油……亦名都梁香，可作浴汤。人家多种之而叶小异。今山中又有一种甚相似，茎方，叶小强，不甚香。既云泽兰又生泽傍，故山中者为非，而药家乃采用之。”是知在南北朝时，泽兰已有栽培，且出现了一种山产的同名之药，其特点是“茎方，叶小强，不甚香”。陶弘景从其生山中而非泽傍来否认这种泽兰。但《唐本草》对陶氏之说提出非议，认为“泽兰茎方，节紫色，叶似兰草而不香，今京下用之者是”。且谓“陶云都梁香，乃兰草尔。俗名兰香，煮以洗浴，亦生泽畔，人家种之，花白紫萼，茎圆，殊非泽兰也”。也就是说唐代所用的正品泽兰，应该具备“茎方，节紫色，叶似兰草而不香”的特点。陶氏说的都梁香“花白紫萼，茎圆”，同可煎油、作浴汤，这是当时出现的另一种与“兰草”相似的泽兰，今或考为菊科植物*Eupatorium japonicum* Thunb.（今名白头婆）。

对方茎的泽兰，宋《本草图经》有更细致的描述：“根紫黑色，如粟根。二月生苗，高二三尺，茎秆青紫色，作四棱。叶生相对，如薄荷，微香，七月开花，带紫白色，萼通紫色，亦似薄荷花。”苏颂还将此种与兰草比较：“此与兰草大抵相类，但兰草生水傍，叶光润，阴小紫，五六月盛；而泽兰生水泽中及下湿地，叶尖，微有毛，不光润，方茎紫节，七月、八月初采，微辛，此为异耳。”方茎（四棱）、叶生相对，花叶如薄荷的泽兰，今考为唇形科植物*Lycopus lucidus* Turcz.（今名地笋）。《嘉祐本草》根据唐·陈藏器、五代·《日华子》的记载，新设了“地笋”一药。此药可以治一切血病，还可以作蔬菜食用。且云“即泽兰根也”。所以李时珍据此将“地笋”与“泽兰”合并为一药。

据李时珍的考证，“兰草、泽兰，一类二种也。俱生水旁下湿处。二月宿根生苗成丛，紫茎素枝，赤节绿叶，叶对节生，有细齿。但以茎圆节长，而叶光有歧者，为兰草；茎微方，节短而叶有毛者，为泽兰”。后者“其根可食，故曰地笋”。李时珍还比较了两者的作用：“兰草走气道，故能利水道，除痰癖，杀蛊辟恶，而为消渴良药；泽兰走血分，故能治水肿，涂痈毒，破瘀血，消癥瘕，而为妇人要药。”

综上所述，历史上出现过泽兰（茎方、叶对生、如薄荷）、似兰草的泽兰（花白紫萼，茎圆）两种。在本草插图中，同样可以见到这两种植物。

1.《本草图经》：该书有泽兰图两幅，其中“徐州泽兰”（图3）所绘植物具一较粗的主根，基生叶批针形，铺地而生。根部抽出两花葶。如此泽兰，未见本草有载，也难以鉴定为何种植物。孙启明揣测为灯芯草科植物地杨梅，[1]然此种根、茎、叶形均有较大差距。

“梧州泽兰”（图4）绘两株植物，根部被地线掩盖。一茎直立，茎圆，叶对生，长椭圆形，叶缘有毛刺。顶生复伞房花序。今考此图所示为菊科泽兰属植物白头婆*Eupatorium japonicum* Thunb.。[2]

2.《救荒本草》：该书“地瓜儿苗”（图8）表现的植物根茎肥大、横走，有茎节。茎直立，有棱线。叶对生，披针形，边缘有粗锯齿。此为写生图，据此可知为唇形科地笋属植物地笋*Lycopus lucidus* Turcz.。此与本草之“地笋”相符。

3.《本草品汇精要》：该书3幅彩图中，有2幅彩图各有创意。其中“梧州泽兰”（图10）虽然袭用《图经》的原图名和构图粗形，但整个植株属于新绘。图示植株一茎直上，茎淡紫色，无分枝，茎中有一棱线，叶卵形或阔椭圆形，叶缘微波状。枝端叶腋间小花密集，紫白色，花序似成轮伞状。由于未示根茎部，不明是否为“地

1 孙启明：《苏图研究》见：张志斌、郑金生主编，《本草纲目研究札记》，北京：科学出版社，2019：640.

2 谢宗万：《中药材品种论述》中册，上海：上海科学技术出版社，1994：308.

笋”状。从地上部分来说，此与《图经》所述泽兰“茎秆青紫色，作四棱。叶生相对，如薄荷，微香，七月开花，带紫白色，萼通紫色，亦似薄荷花”非常接近。此与《图经》“梧州泽兰”（图4）完全不同。

又该书的“地笋”（图11）绘3株植物，根膨大扭曲如麻花，一茎直立无分枝，茎中有一棱线，茎灰紫色。叶对生，披针形，叶缘有尖锐粗锯齿。顶端一大花，花瓣大，淡紫白色。此图茎叶及根茎（夸张太甚）颇似唇形科植物，但顶花不符。不明为何会画出如此花形。

4.《太乙仙制本草药性大全》：该书“泽兰”（图14）的创意与前“兰草”同。其抽象手法意在显示线形的叶片，中间抽出一花。此为兰科（*Orchidaceae*）植物地生兰的一种。将泽兰误作地生兰，是明代本草受寇宗奭、朱丹溪影响的表现。

5.《本草纲目》（金陵本）：该书“泽兰”（图17）与其“兰草”图（见14-39“兰草”图下）。区别在其茎加绘了一条棱线，示意方茎。其复伞房花序则袭取了《图经》“梧州泽兰”（图4）的特点。叶片则参考了“兰草”的“叶有歧”特点。总之此图是拼凑想象而成，并非实物写生。其泽兰图与李时珍所述相差太远。

6.《本草原始》：该书“泽兰”（图22）仅绘一茎，无棱线，当为圆茎。叶对生，披针形，边缘有明显粗锯齿。上无花序，下无根须。此与唇形科植物地笋*L. lucidus*的嫩茎相似。

7.《质问本草》：该书“泽兰”（图32）为近代科学绘图。图中展示了其横走根茎前端膨大。茎四方形有节，叶对生，披针形。有一叶腋间有小花。据此，该植物当为唇形科植物地笋*L. lucidus*。该书卷3“泽兰”条云：“生湿地，苗高二三尺，夏开花……盛产水泽，春萌夏花，方茎，叶似佩兰……根名地笋，酱可作馐。”此文与图相符。

8.《草药图经》：该书“遍地香”（图35）用写意笔法绘成。植株茎枝有节，叶单生，或对生。顶端开一大花，5瓣。难以鉴定为何种植物。该书之文云：“遍地香，南省土名，正名香花泽兰。梗圆，有节。野生者良。移之家园生者，则成扁梗，即无用矣。”待考。

9.《植物名实图考》：该书有3图与泽兰有关。“地瓜儿苗”（图36）生动准确地表现了其根茎末端膨大且有环状的抽缢。方茎、对生叶、叶腋间的小花等，都提示本图所绘即唇形科植物地笋*L. lucidus*。

“泽兰”（图37）所绘植物圆茎，叶对生，披针形，边缘有粗锯齿，复伞房花序。虽然其文字解释里有“根名地笋”一句，但随后又引“《安徽志》：都梁山产泽兰，故名都梁香云”。吴其濬介绍说：“余过溱洧，秋兰被阪，紫萼杂沓，如蒙绛雪。”这是说开紫花的秋兰，也就是作为泽兰来源之一、具有“花白紫萼，茎圆”特征的菊科植物白头婆*Eupatorium japonicum* Thunb.。

"地笋"（图38）图形比较简单，但特征毕现。此植物根茎横走，肥大，有横纹。方茎有节，叶对生，披针形，叶缘有粗锯齿。此仍属唇形科地笋*L. lucidus*。据文字记载，此植物生云南山阜，"根有横纹如蚕"。

10.《本草简明图说》：该书"泽兰"（图39）叶如菊，裹茎而生，来源不明。

以上药图表明，古代泽兰以唇形科地笋为主要来源，此与文字记载一致。

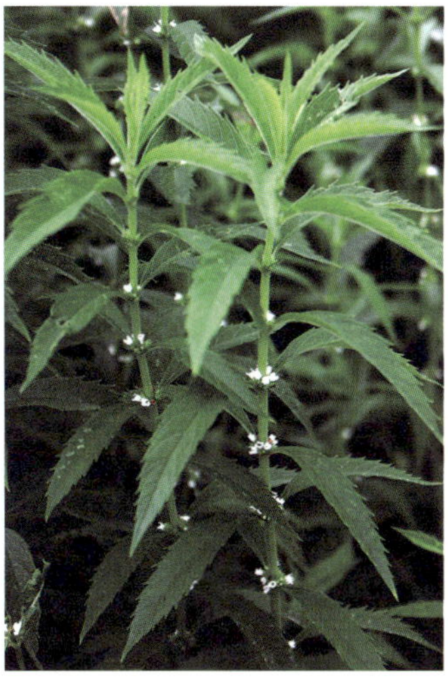

图40 泽兰（地笋）*Lycopus lucidus*

【小结】

"泽兰"首见《本经》。为古今常用妇科理气活血药。早期以生于水泽湿地、似"兰草"、"花白紫萼，茎圆"为特征的植物为主，此即菊科植物白头婆*Eupatorium japonicum* Thunb.。南北朝及唐宋间逐渐以一种茎方、叶对生、如薄荷的泽兰为正品，据考即今唇形科植物地笋*Lycopus lucidus* Turcz.。《本草图经》《救荒本草》《质问本草》《植物名实图考》等书提供的药图，也印证了古代存在以上两种来源的泽兰。

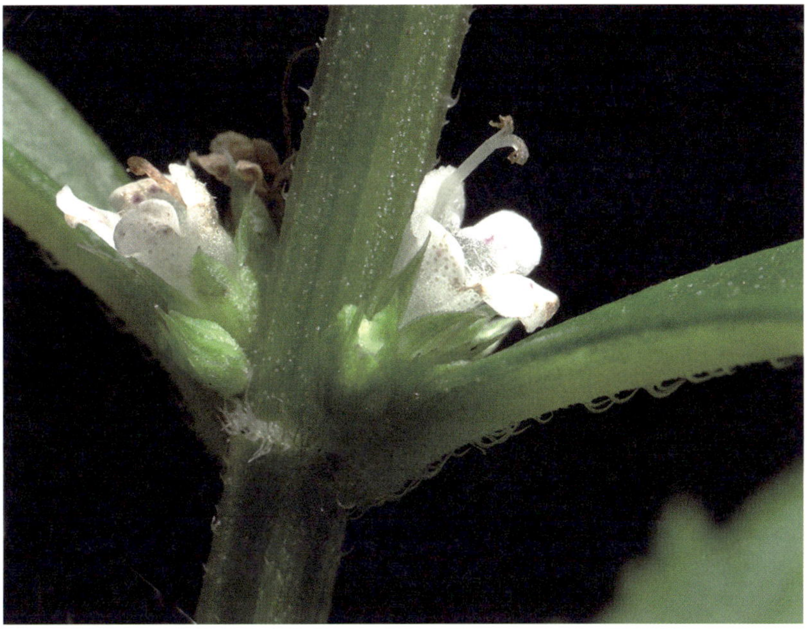

图41 泽兰（地笋）*Lycopus lucidus* 特写图

14-41 马兰

【品图】

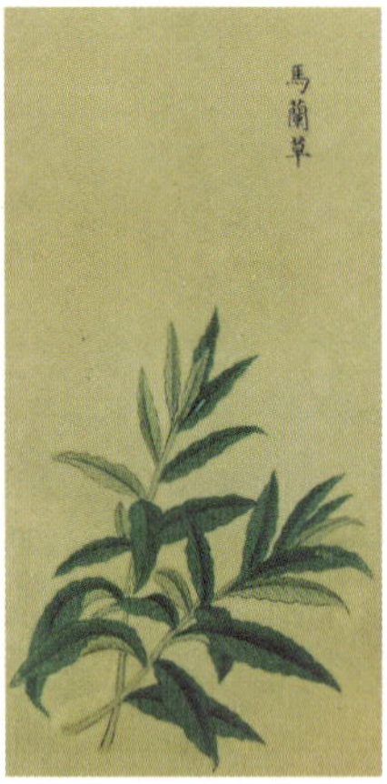

图1 履巉岩·马兰草

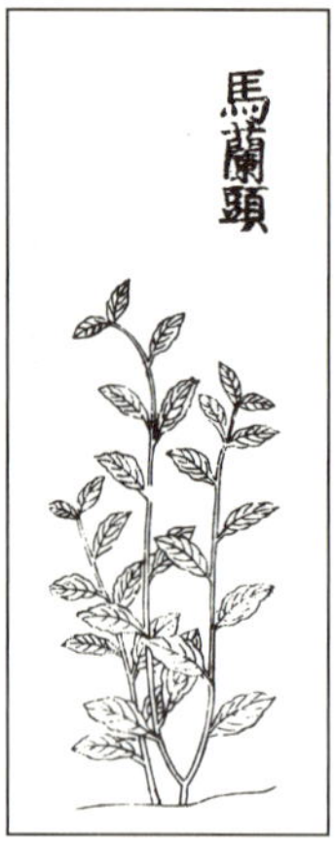

图2 救荒·马兰头

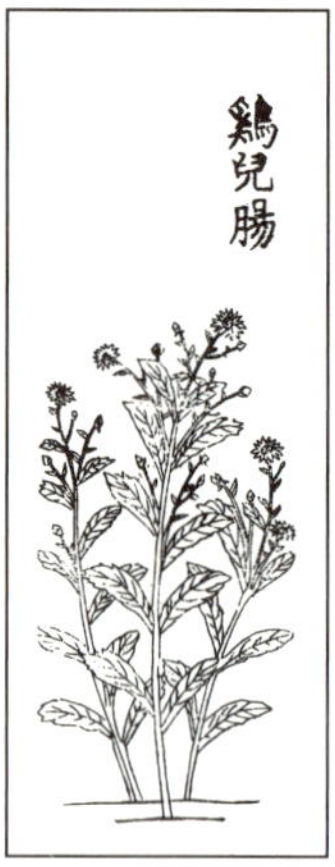

图3 救荒·鸡儿肠

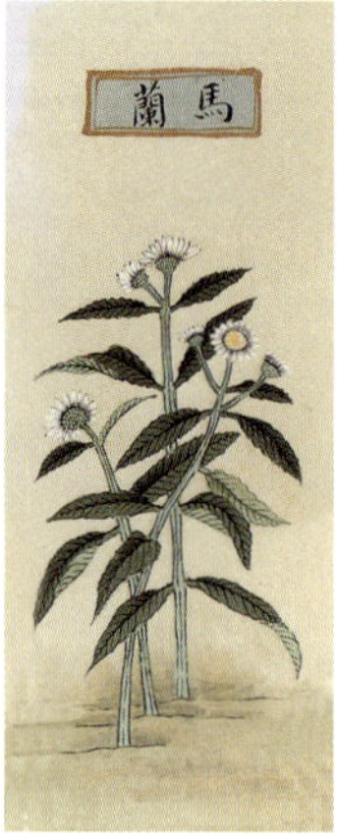

图4 品汇·马兰

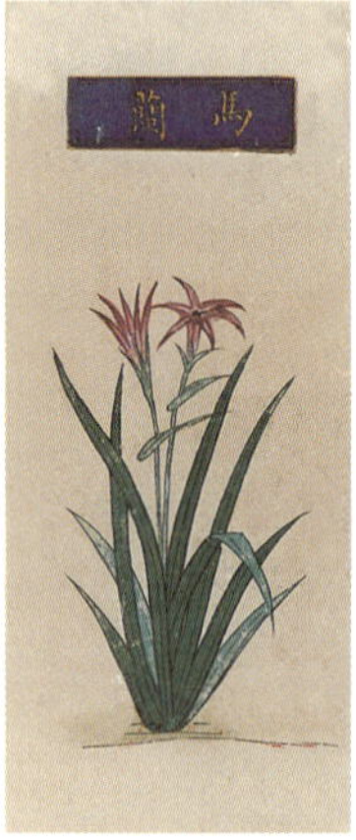

图5 食物·马兰

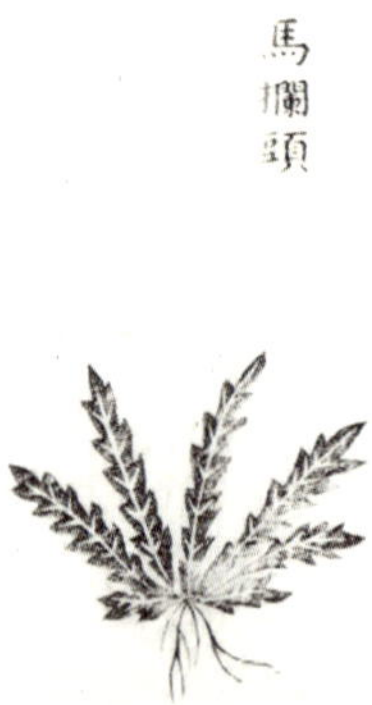

图6 野菜谱·马拦头

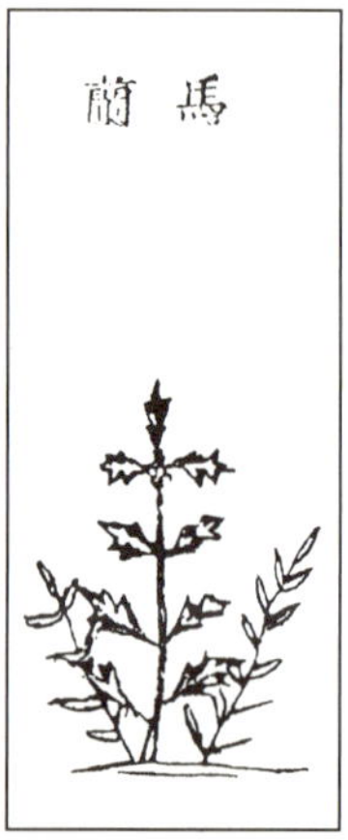

图7 太乙·马兰

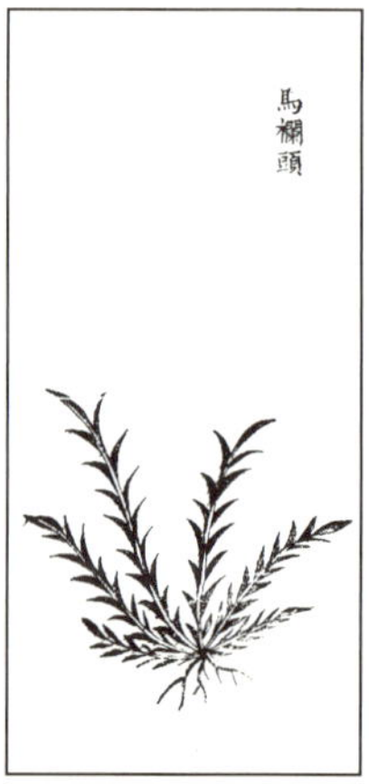

图8 茹草·马拦头

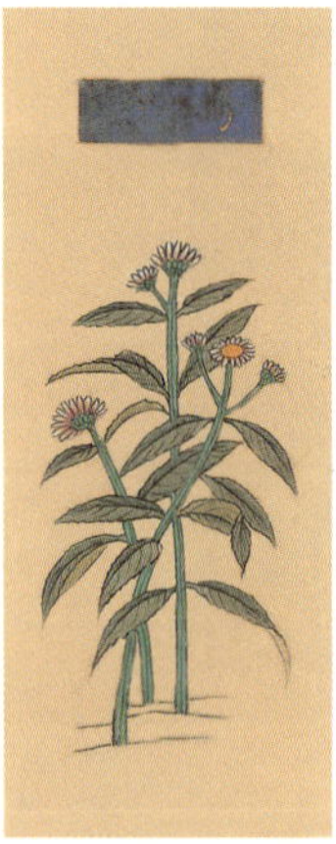

图9 雷公·马兰

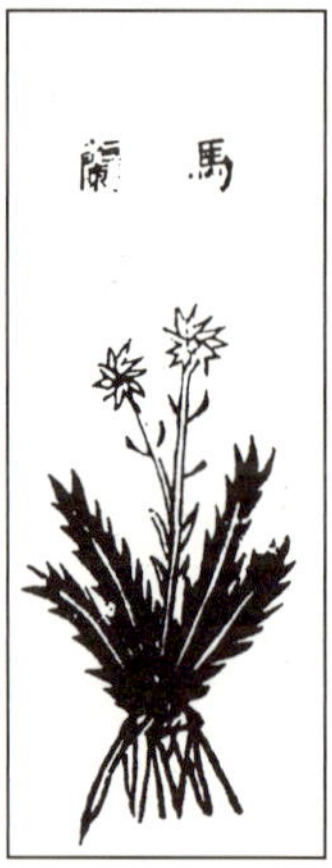

图10 纲目(金)·马兰

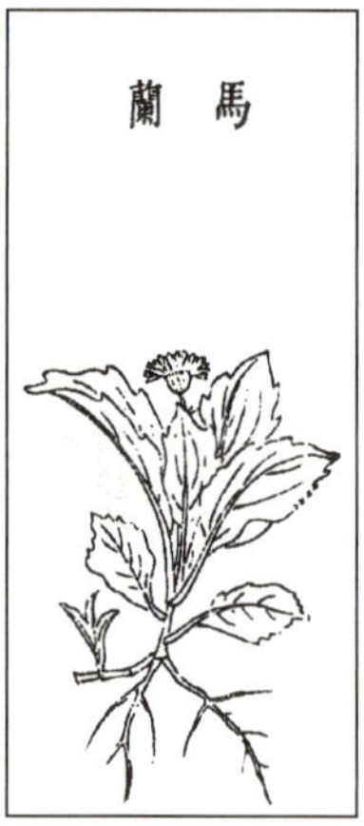

图11 纲目(钱)·马兰

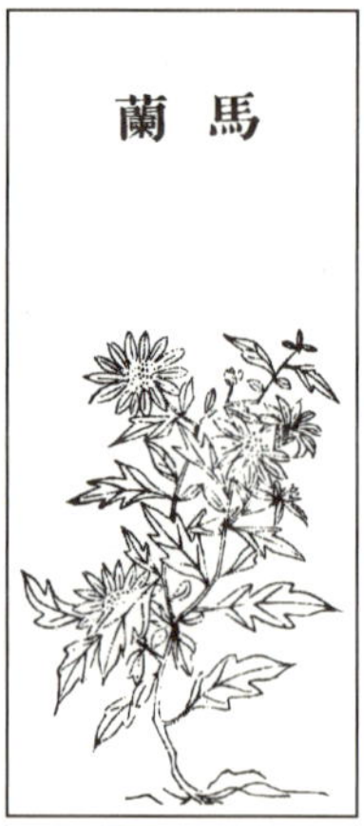

图12 纲目(张)·马兰

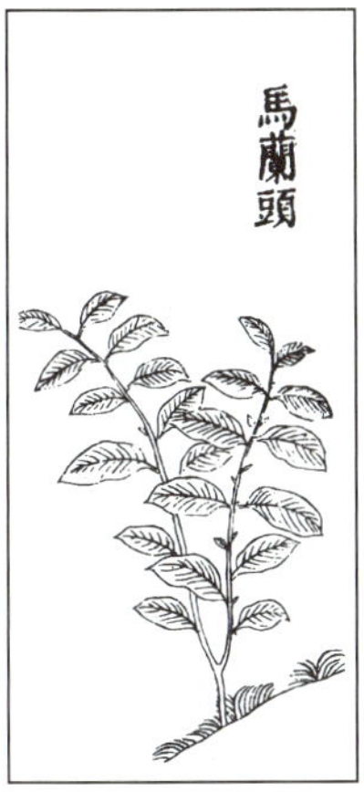

图 13　三才·马兰头

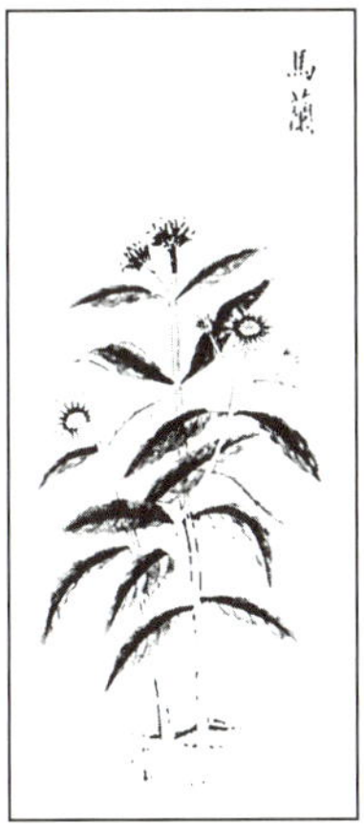

图 14　金石·马兰

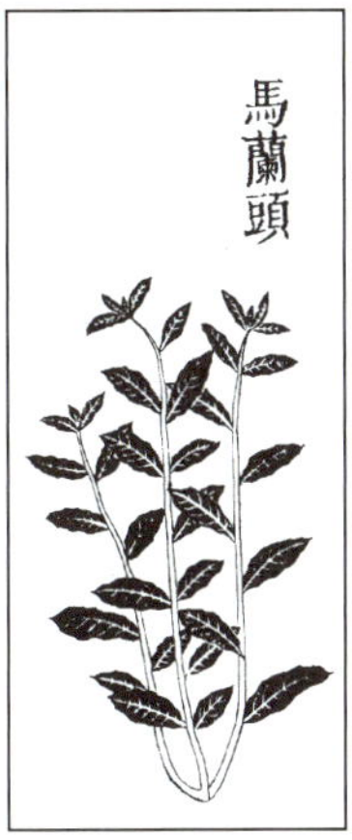

图 15　博录·马兰头

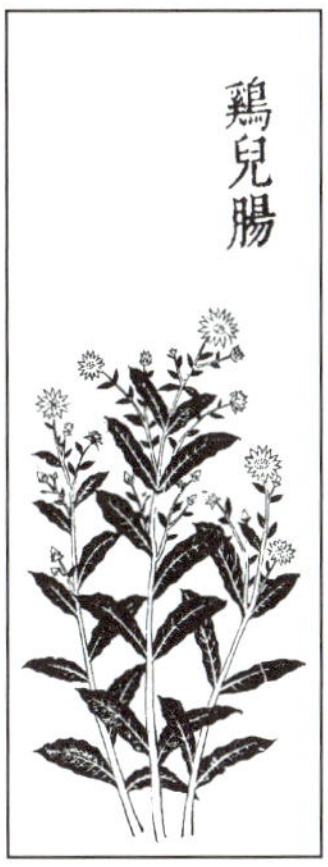

图 16　博录·鸡儿肠

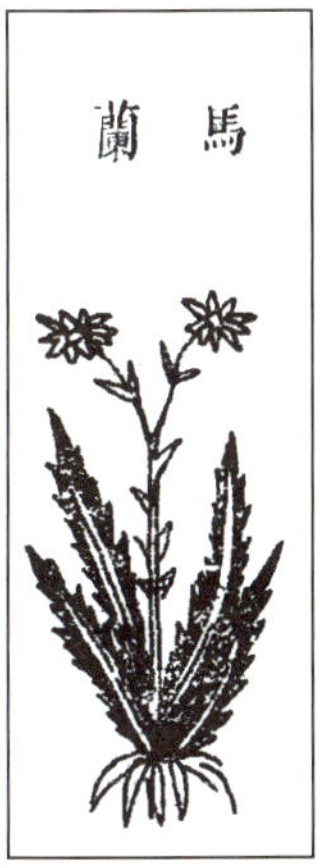

图 17　野谱补·马兰

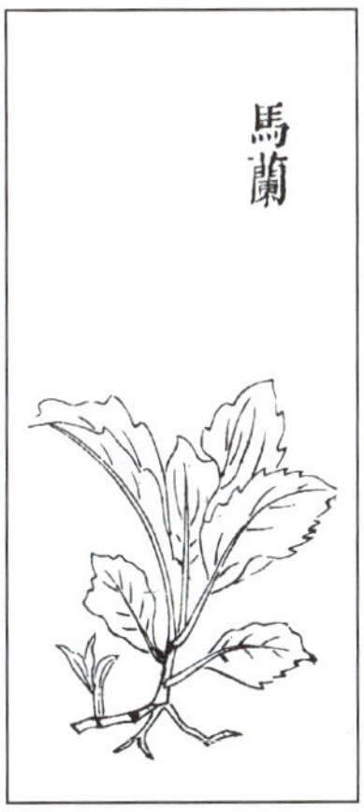

图 18　本草汇·马兰

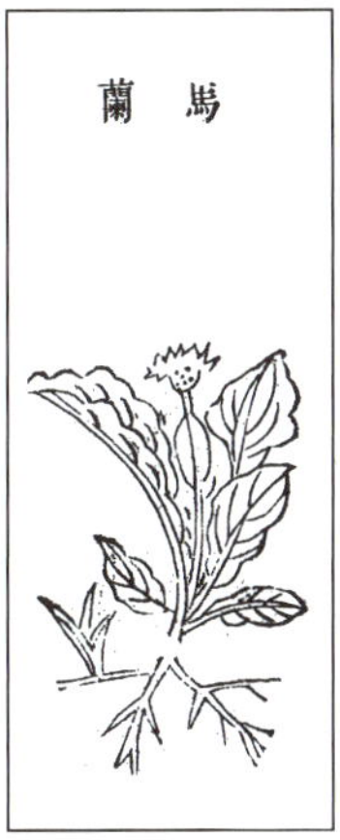

图 19　会纂·马兰

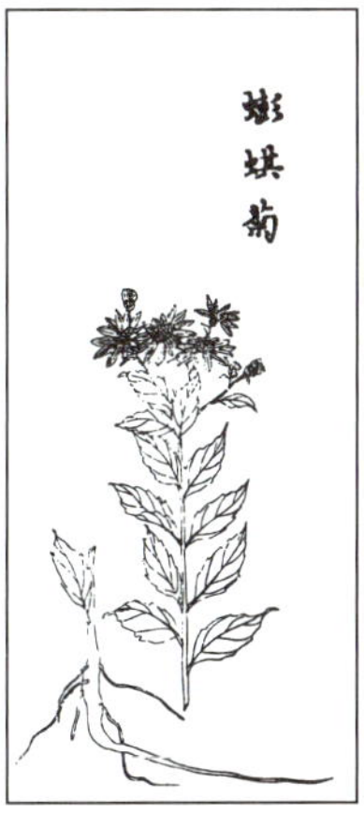

图 20　质问·蟛蜞菊

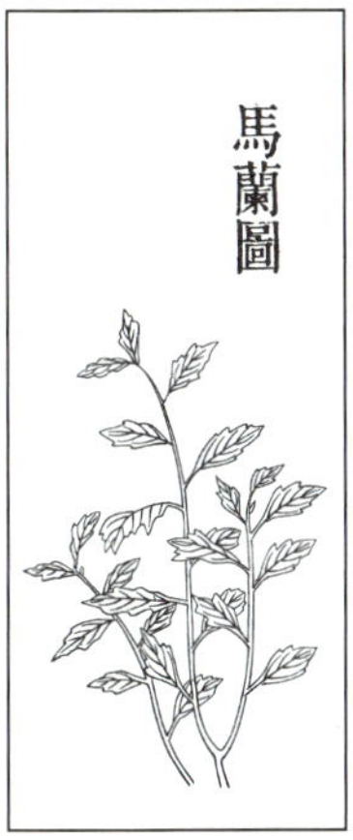

图 21　草木典·马兰图

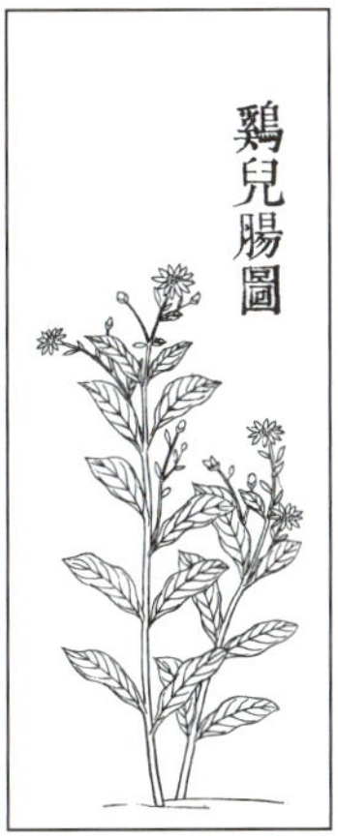

图 22　草木典·鸡儿肠图

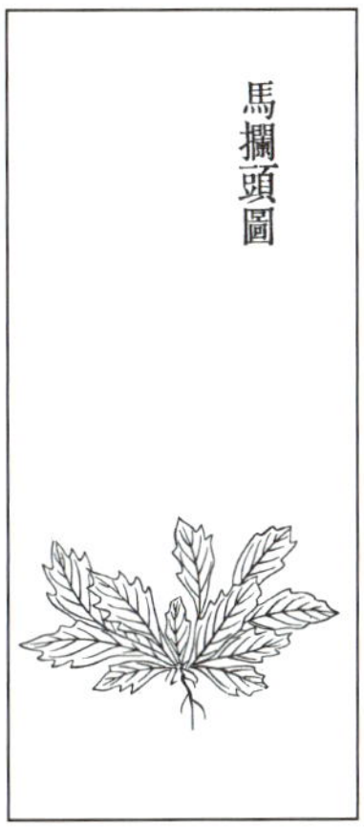

图 23　草木典·马拦头图

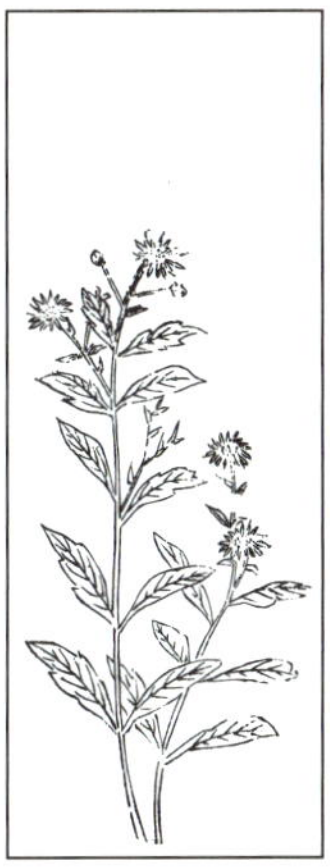

图 24　图考·鸡儿肠

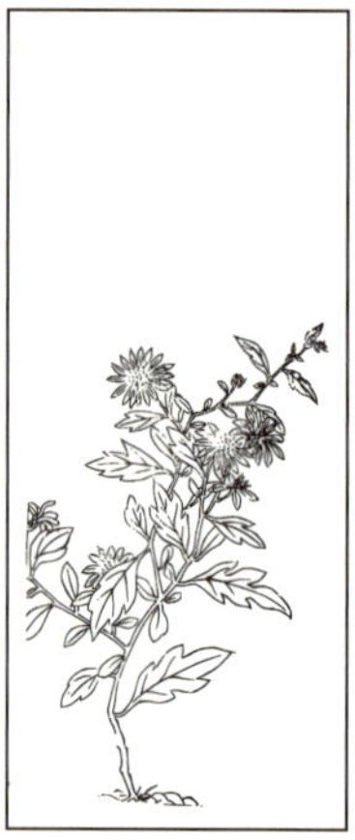

图25　图考·马兰

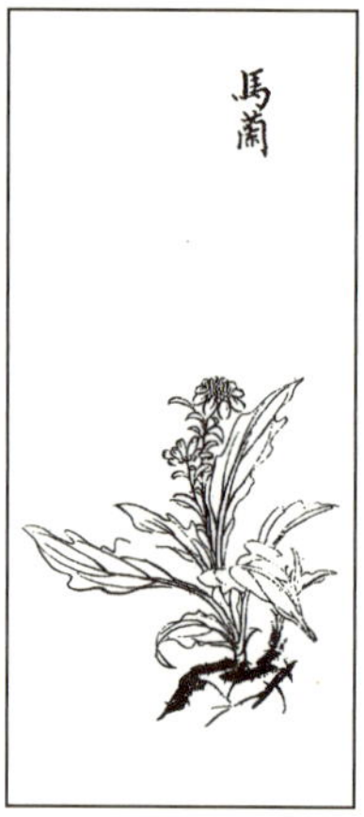

图26　图说·马兰

本品26图，取自21书，其中5幅彩图。有承继关系及仿绘图可分以下6个书类。

《救荒本草》：该书有图2幅，其中“马兰头”（图2）的仿绘图有《三才图会》同名图（图13，未取左边一枝）、《野菜博录》同名图（图15，去地线，无根，改阳刻为阴刻）、《古今图书集成·草木典》同名图（图21，去地线，无根）。“鸡儿肠”（图3）的仿绘图有《野菜博录》同名图（图16，改阳刻为阴刻）、《古今图书集成·草木典》图22（省去一株）。《植物名实图考》图24又仿绘《草木典》图22。

《本草品汇精要》：该书的彩绘“马兰”（图4）的仿绘图有《雷公炮制便览》同名图（图9），《金石昆虫草木状》同名图（图14）。

《野菜谱》：该书“马拦头”（图6）的仿绘图有《茹草编》同名图（图8）、《古今图书集成·草木典》同名图（图23，改原阴刻为阳刻，并参实物予以修润）。

《本草纲目》（金陵本）：该书“马兰”（图10）的仿绘图有《救荒野谱补遗》同名图（图17）。

《本草纲目》（钱本）：该书“马兰”（图11）的仿绘图有《本草汇》同名图（图18，可能是发现钱本图的弊病，未取基生叶中间的花朵）、《本草纲目类纂必读》同名图（图19）、《本草简明图说》同名图（图26。此图虽加润饰，但仍保留基生叶与花在的错误图形）。

《植物名实图考》：该书“马兰”（图25）的仿绘图有《本草纲目》张本同名图（图12）。

以上26图中，除15幅属仿绘图外，尚有原创图或新增创意的插图11幅（图1、2、3、4、5、6、7、10、11、20、25）。详见下“鉴药”项。

【文录】

宋《嘉祐本草》（见《证类》卷9“马兰”）　生泽傍，如泽兰气臭，《楚辞》以恶草喻恶人。北人见其花，呼为紫菊，以其花似菊而紫也。又山兰，生山侧，似刘寄奴，叶无桠，不对生，花心微黄赤，亦大破血，下俚人多用之。（新补见陈藏器及《日华子》。）

宋《本草图经》（见《证类》卷9“泽兰”）　又有一种马兰，生水泽傍，颇似泽兰，而气臭，味辛。亦主破血，补金创，断下血……北人呼为紫菊，以其花似菊也。

明《救荒本草》上卷“马兰头”　《本草》名马兰。旧不著所出州土，但云生泽傍，如泽兰，北人见其花，呼为紫菊，以其花似菊而紫也。苗高一二尺，茎亦紫色，叶似薄荷叶，边皆锯齿，又似地瓜儿叶，微大。/ **“鸡儿肠”** 生中牟田野中。苗高一二尺，茎黑紫色，叶似薄荷叶微小，边有稀锯齿，又似六月菊，梢间开细瓣淡粉紫花，黄心。叶味微辣。

明《本草纲目》卷14“马兰”【释名】【时珍曰】其叶似兰而大，其花似菊而紫，故名。俗称物之大者为马也。【集解】【时珍曰】马兰，湖泽卑湿处甚多，二月生苗，赤茎白根，长叶有刻齿，状似泽兰，但不香尔。南人多采汋晒干为蔬及馒馅。入夏高二三尺，开紫花，花罢有细子。《楚辞》无马兰之名，陈氏指为恶草，何据?

琉球《质问本草》外篇卷2“蟛蜞菊（马兰）” 春生苗，秋开花，高一二尺。俗名蟛蜞菊……载在《纲目》芳草类。

清《植物名实图考》卷25“马兰” 马兰，《日华子》始著录。今皆以为野蔬，叶与花似野菊。陈藏器谓叶如泽兰而臭，颇涉附会。此草处处有之，并无别名，究不得其名马兰之义。李时珍备列诸方，窃恐有马兰（蔺）之讹。盖北人呼马练如马兰也。/《野菜赞》云：马兰丹多泽生，叶如菊而尖长，左右齿各五，花亦如菊而单瓣，青色。

【鉴药】

《纲目》载“马兰”首出“《日华》”，非也。当为唐·陈藏器《本草拾遗》首载。因《本草拾遗》《日华子本草》皆非主流本草，乃由宋《嘉祐本草》将此二书内容糅合为一，设立新补药条，末注“新补见陈藏器及《日华子》”。时珍释名曰：“其叶似兰而大，其花似菊而紫，故名。俗称物之大者为马也。”清·吴其濬对此不以为然：“此草处处有之，并无别名，究不得其名马兰之义。”“马兰”为常见之植物，多作野菜，较少入药。本草载其功效为破宿血、养新血，解毒治痢等，亦少单用，且医方书或将“马蔺”误作“马兰”。

宋《图经》云：“北人呼为紫菊，以其花似菊也。”又云“生水泽傍，颇似泽兰而气臭，味辛”，恐言过其实。明·朱橚《救荒本草》的描述最为真实：“苗高一二尺，茎亦紫色，叶似薄荷叶，边皆锯齿，又似地瓜儿叶，微大。”李时珍则云：“湖泽卑湿处甚多，二月生苗，赤茎白根，长叶有刻齿，状似泽兰，但不香尔。南人多采汋晒干为蔬及馒馅。入夏高二三尺，开紫花，花罢有细子。”其中提到可以为蔬菜及做包子馅，可见李时珍对马兰非常熟悉。清《植物名实图考》引《野菜赞》：“马兰丹多泽生，叶如菊而尖长，左右齿各五，花亦如菊而单瓣，青色。”综合以上唐宋明清有关马兰的介绍，当知本品即菊科马兰属植物马兰*Kalimeris indica*（L.）Sch.-Bip.。由于本品常见易得，故本草插图中多有原创之作。

1.《履巉岩本草》：该书彩绘“马兰草”（图1）仅绘两茎枝，叶互生，叶缘有浅波纹。该药条的文字取自《证类本草》“马兰”条，其形粗似今菊科植物马兰*K. indica*。

2.《救荒本草》：该书有图2幅，其中“马兰头”（图2）叶互生，披针形，叶基部渐狭，此即菊科植物马兰属植物马兰*K. indica*。或考为紫菀属植物马兰*Aster indica* L.。[1]

又“鸡儿肠”（图3）绘3株植物，叶互生，无柄，有粗齿。茎顶或叶腋生出较多头状花。此植物或考为马兰*K. indica*，或云是紫菀属（*Aster*）的一个种，不供食用。[2]《救荒本草》本条的形态记载与前“马兰头”略有区别。

3.《本草品汇精要》：该书的彩绘“马兰”（图4）有土地背景，一茎直立，茎有棱线，叶对生，披针形，边缘呈微波状，茎顶有头状花序，舌状花白色。此植物茎叶皆如唇形科植物，但却有头状花。疑为画士据文字描述花如菊，叶如泽兰，因而拼凑成本图。

4.《食物本草》：该书的彩绘“马兰”（图5）图绘一株单子叶植物，叶基生，狭剑形，两支花茎顶端各有花一朵，红黄色。此图明显不是菊科植物。清·吴其濬云：“李时珍备列诸方，窃恐有马兰之讹。盖北人呼马练如马兰也。”此句中的“马兰”，当为“马蔺”之误。只有马蔺才与下文云“北人呼马练如马兰”呼应。明宫廷画师身居北方，恐亦有此误，故绘一马蔺以作马兰。马蔺为鸢尾科鸢尾属植物马蔺*Iris lactea* Pall. var. *chinensis*（Fisch.）Koidz.。然我国北方马蔺多为白花，此则花如萱草色，花形亦类似萱草。马蔺亦有黄花马蔺，然产于我国西藏。不明是画士误绘，还是所据植物标本中有黄花马蔺。

5.《野菜谱》：该书“马拦头”（图6）描绘的植物的基部嫩苗叶，采用阴刻方式。这是可供食用的部分，故取以绘图。从其叶形，可推断即菊科植物马兰*K. indica*。

6.《太乙仙制本草药性大全》：该书“马兰”（图7）绘出两种植物的茎叶。中间一株茎直立，叶对生，叶片有大缺刻。两侧各一株茎枝细瘦，叶小，对生，披针形。如此奇怪的图形难测其源。

7.《本草纲目》（金陵本）：该书“马兰”（图10）的基部叶形类似《野菜谱》，但增绘了根部，并在基生叶中心绘两花葶，顶端各生一菊花样头状花序。植物马兰在开花时，基部叶基本枯萎。此模仿荠菜模式添加的花茎并非马兰所应有。故此图并不能示意为马兰。

8.《本草纲目》（钱本）：该书“马兰”（图11）没有仿绘金陵本粗糙的图形。此图中植物有匍匐根状茎，左侧根茎上有幼芽。其叶片大致是按马兰*K. indica*基部幼

1 ［明］朱橚著，王锦秀、汤彦承译注：《救荒本草译注》，上海：上海古籍出版社，2015：67.

2 中国科学院《中国植物志》编辑委员会：《中国植物志》，北京：科学出版社，1985，第74卷，99.

嫩叶绘制，但却为了示意花如菊，在叶丛中绘一头状花序。此花属蛇足，反而令人不知道此植物的来源。

9.《质问本草》：该书“蟛蜞菊”（图20）绘一草木，截取上半部与下半部，示意茎干较高。其茎生叶披针形，叶缘有4、5个锯齿。茎端头状花序聚成伞房花序样。该书文字注明“蟛蜞菊”是马兰的俗名。因此可以肯定此植物即菊科的马兰*K. indica*。

10.《植物名实图考》：该书“马兰”（图25）为写生绘图。该图基生叶全无，叶如菊叶，叶缘有羽状裂片，茎上部叶全缘。头状花序单生枝端，总苞半球形。综合此图，当为菊科的马兰*K. indica*。

【小结】

“马兰”首见《本草拾遗》。《嘉祐本草》将其与《日华子本草》的内容合并，设立新补“马兰”条。本品多作野菜食用。本草虽载其破血养血、解毒治痢之效，然医方少用，或与马蔺之名相混。本品以花如菊、叶如泽兰为特征，此即菊科植物马兰*Kalimeris indica*（L.）Sch. -Bip.。《救荒本草》《质问本草》《植物名实图考》等书所绘本品图较精确，然其他本草书亦有若干误图或拼凑图。

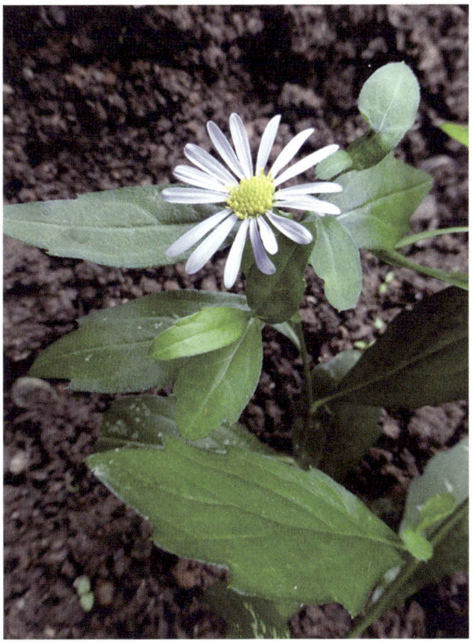

图 27　马兰 *Kalimeris indica*

14-42 香薷

【品图】

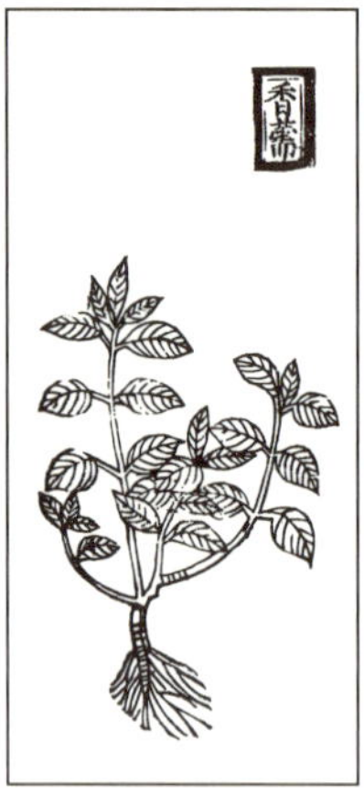

图1 图经（大）·香薷

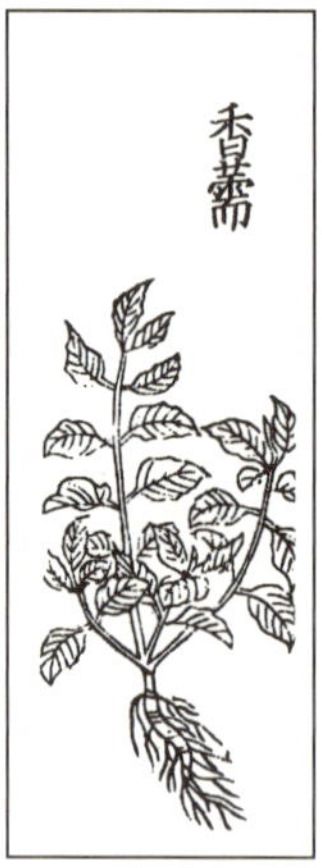

图2 图经（政）·香薷

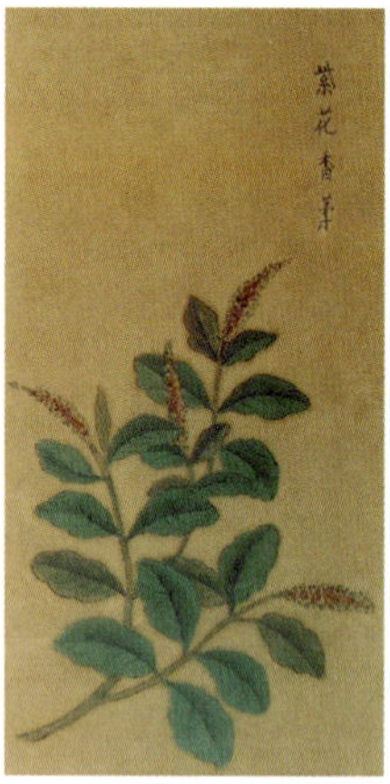

图3 履巉岩·紫花香菜

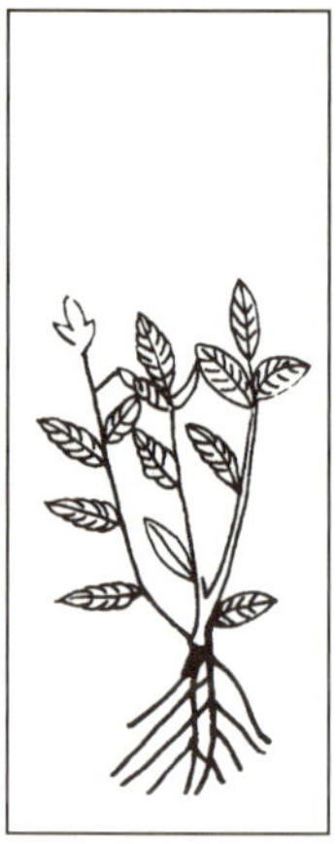

图4 歌括·香薷

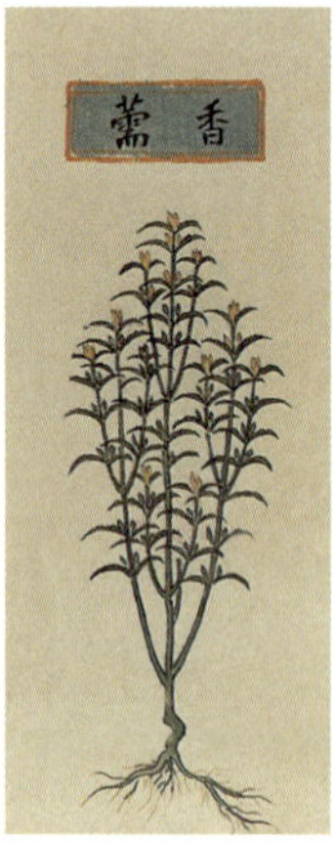

图5 品汇·香薷

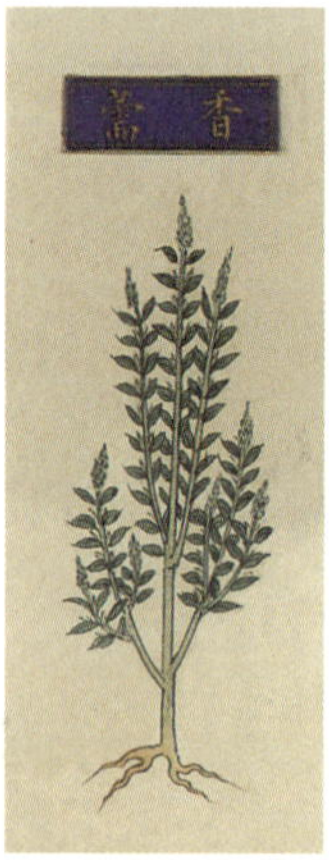

图6 食物·香薷

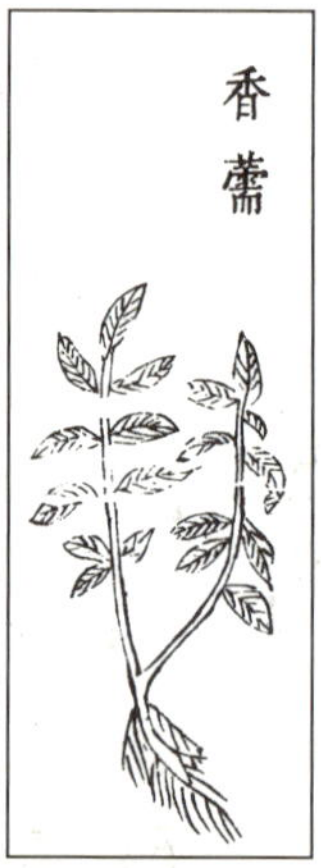

图7 蒙筌·香薷

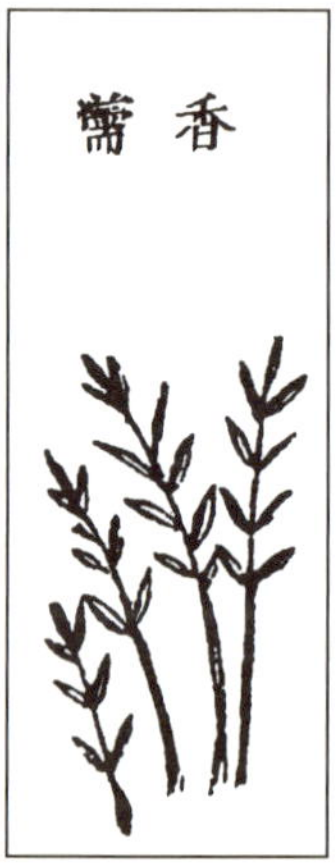

图8 太乙·香薷

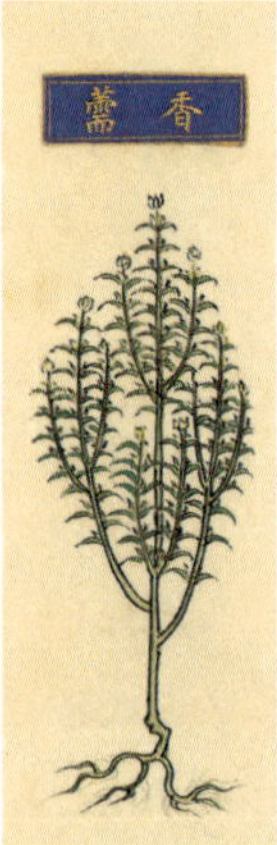

图9 雷公·香薷

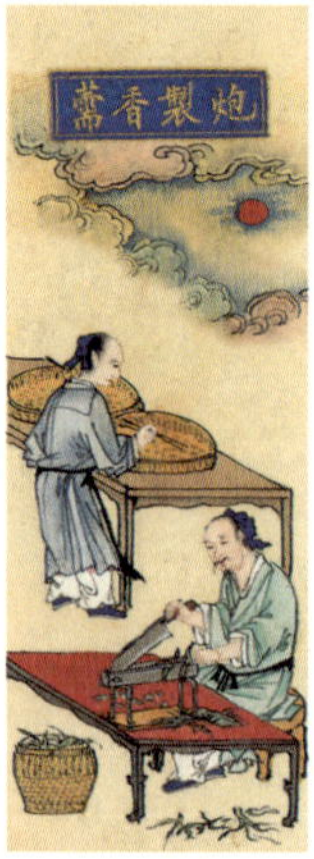

图10 雷公·炮制香薷

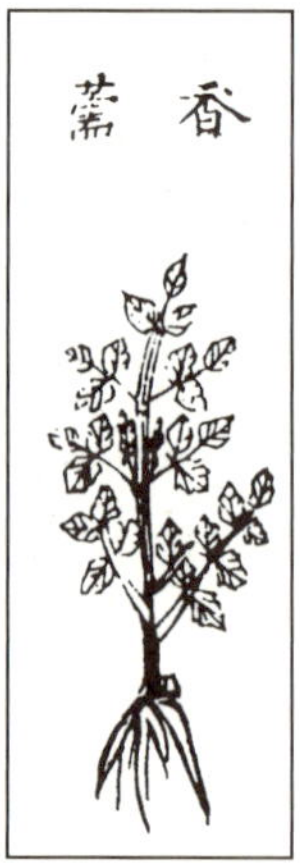

图11 纲目（金）·香薷

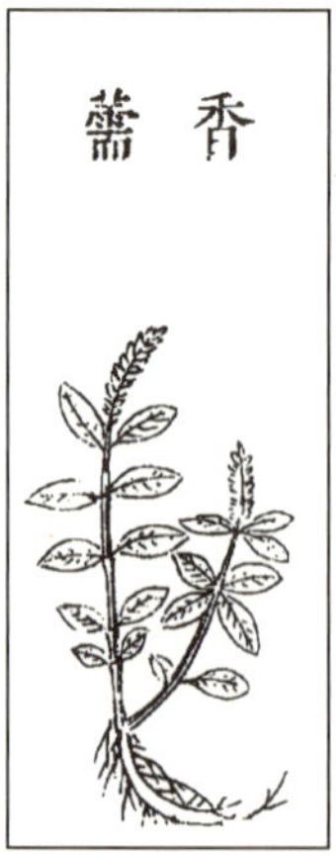

图12 纲目（钱）·香薷

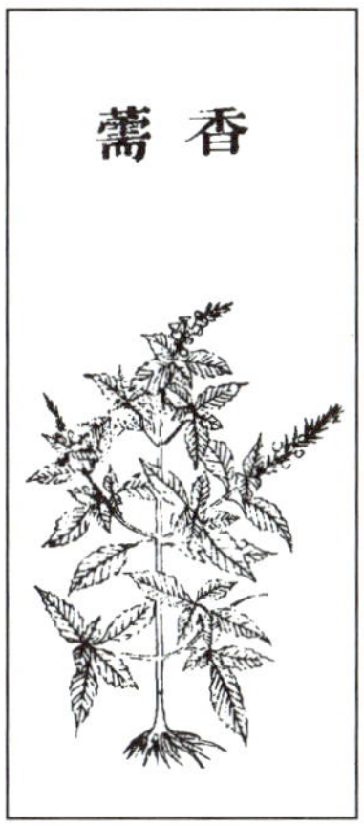

图 13　纲目(张)·香薷

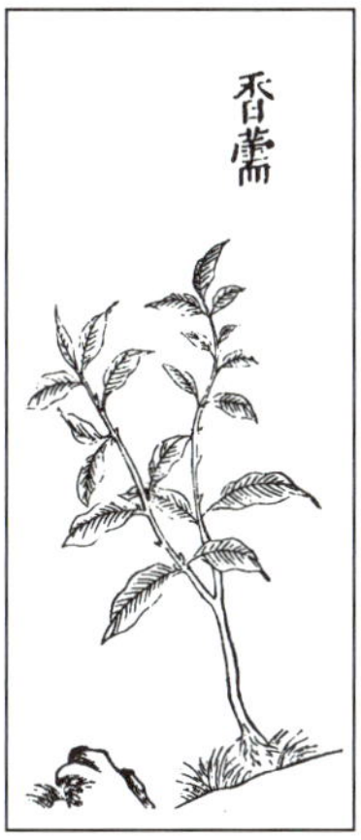

图 14　三才·香薷

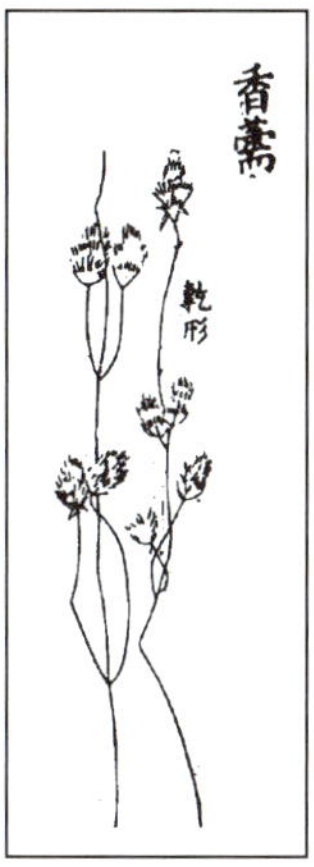

图 15　原始·香薷

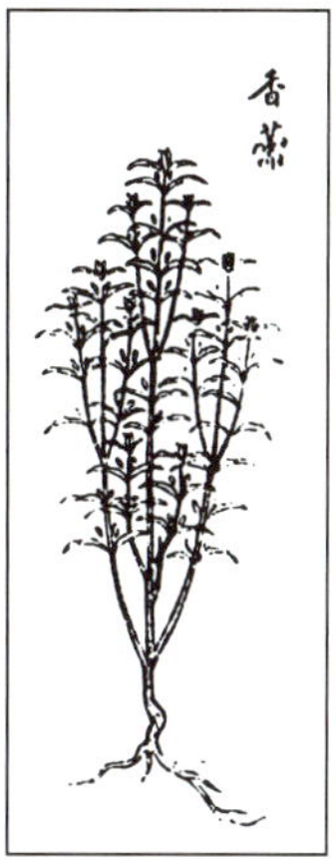
图 16　金石·香薷

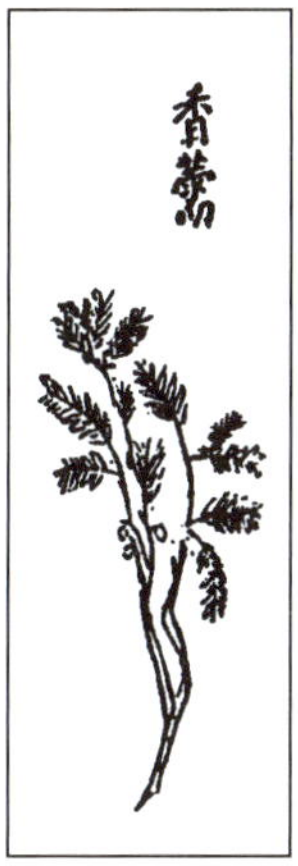

图 17　汇言·香薷

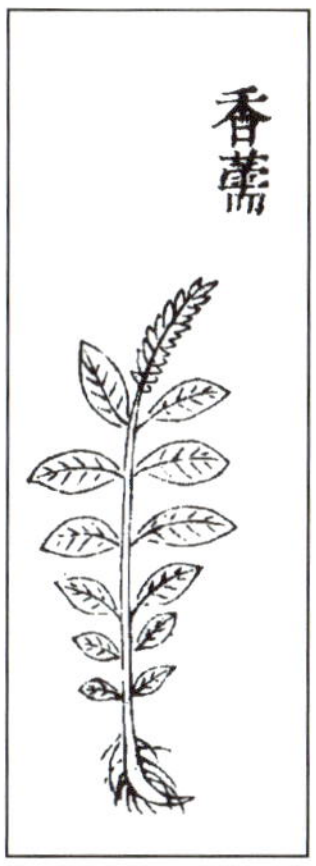

图 18　本草汇·香薷

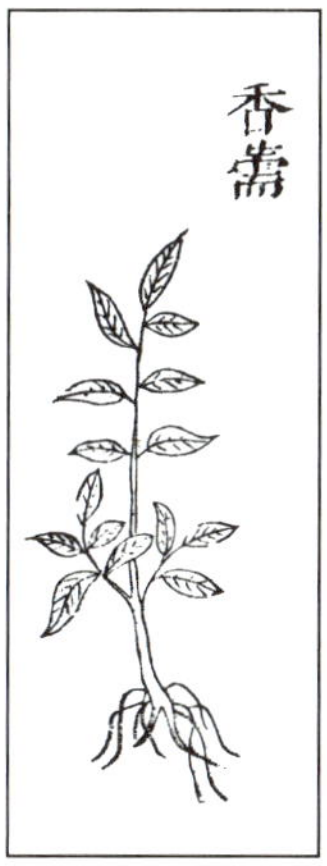

图 19　类纂·香薷

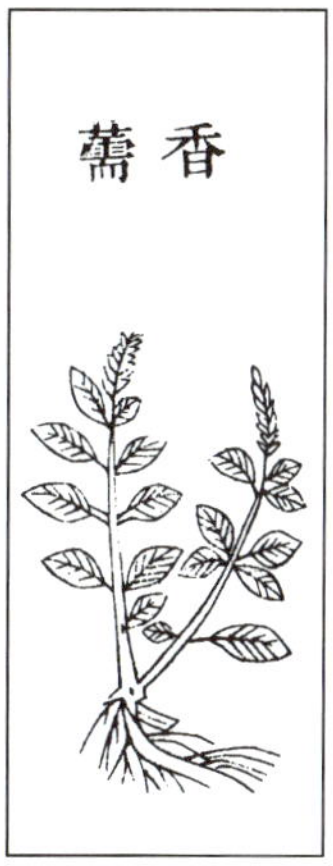

图 20　备要·香薷

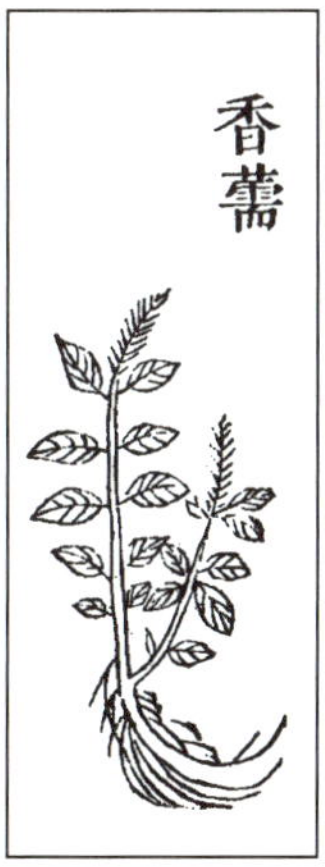

图 21　会纂·香薷

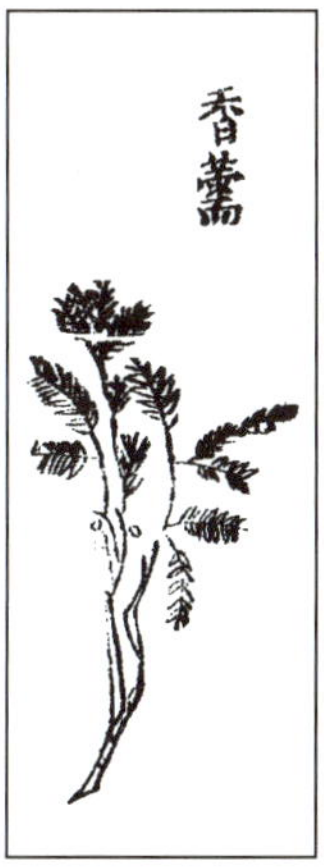

图 22　求真·香薷

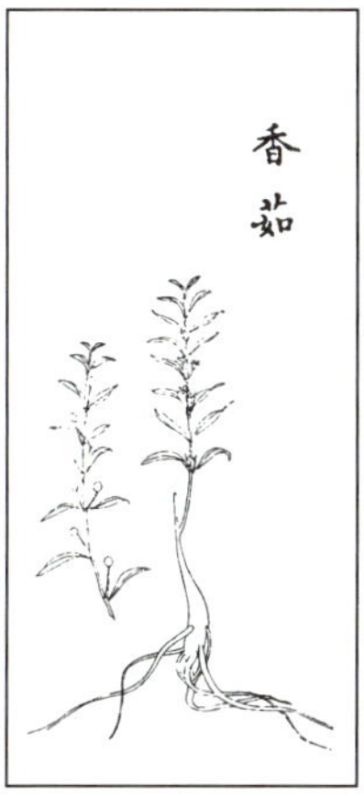

图 23　质问·香茹

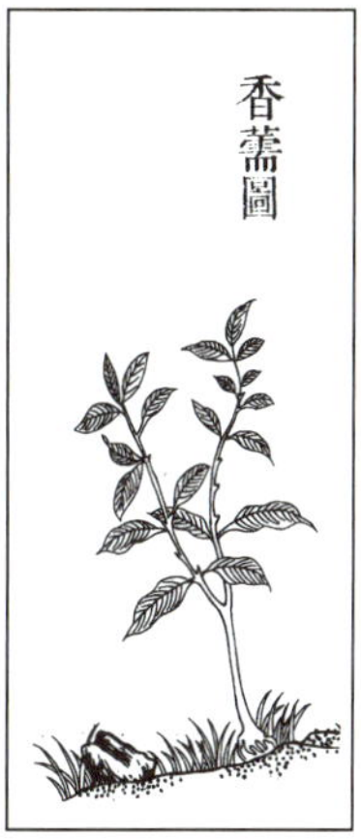

图 24　草木典·香薷图

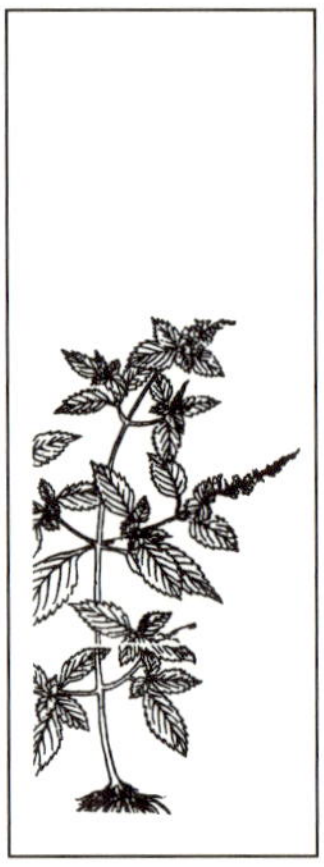
图25　图考·香薷

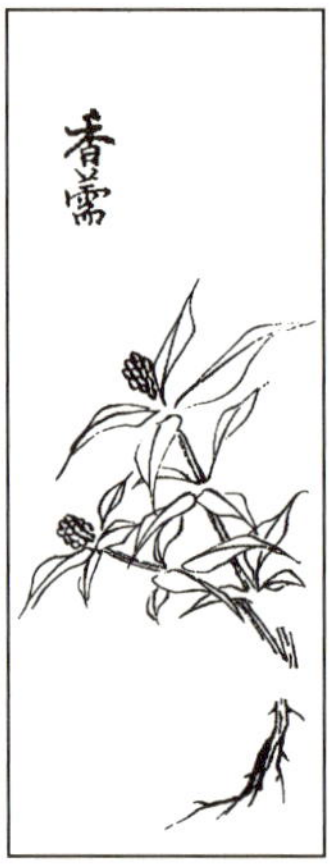

图26　图说·香薷

本品26图，取自25书，其中6幅彩图。有承继关系及仿绘图可分以下4个书类。

《本草图经》：该书的“香薷”图分别存于《大观本草》（图1）、《政和本草》（图2）。《绍兴本草》无菜部图。此二传本药图大同小异，《大观》图1叶全缘，《政和》图2叶缘呈微波状。今以《政和》图2为《图经》图的代表。

仿绘该图的同名墨线图有：《本草歌括》图4（更为简约）、《本草蒙筌》图7（省去基部小分枝）、《本草纲目》钱本图12（亦省去基部小分枝，且将右枝绘出一轮生叶，茎端均添加穗状花序）。《本草纲目类纂必读》图19也是仿绘《图经》图2，但简略的方法不同于其他本草。另《本草汇》图18只仿绘《本草纲目》钱本图12的左边一枝。《本草备要》图20、《食物本草会纂》图21、《本草简明图说》“香薷”（图26）均仿绘钱本图12的全部，但《图说》修饰改动较多。

又《三才图会》“香薷”（图14）亦仿绘《图经》图2，但添加土地山石背景，枝叶有省略修饰。《古今图书集成·草木典》“香薷图”（图24）基本仿绘《三才》图14。

《本草品汇精要》：该书彩色图“香薷”（图5）的同名仿绘图有《补遗雷公炮制便览》图9、《金石昆虫草木状》图16。

《本草汇言》：该书“香薷”（图17）的仿绘图有《本草求真》同名图（图22）。

《植物名实图考》：该书“香薷”（图25）的仿绘图有《本草纲目》张本同名图（图13）。

以上26图中，除15幅属仿绘图外，尚有原创图或新增创意的插图11幅（图2、3、5、6、8、10、11、15、17、23、25），详见下“鉴药”项。

【文录】

梁《本草经集注》（见《证类》卷28“香薷”） 陶隐居云：家家有此，惟供生食。十月中取，干之。霍乱煮饮，无不差。

唐《食疗本草》（同上） 孟诜云：香菜，温。又云：香戎，去热风。生菜中食，不可多食。

宋《本草图经》（同上）《图经》曰：今所在皆种，但北土差少，似白苏而叶更细。十月中采，干之，一作香菜，俗呼香茸……寿春及新安有。

宋《本草衍义》卷19“香薷” 生山野，荆湖南北、二川皆有。两京作圃种，暑月亦作蔬菜，治霍乱不可阙也，用之无不效。叶如茵蔯，花茸紫，在一边成穗。凡四五十房为一穗，如荆芥穗，别是一种香。余如经。

明《本草纲目》卷14“香薷”【释名】蜜蜂草（《纲目》）。【时珍曰】薷，本作菜……其气香，其叶柔，故以名之。【集解】【时珍曰】香薷有野生，有家莳。中州人三月种之，呼为香菜，以充蔬品。丹溪朱氏惟取大叶者为良，而细叶者香烈更甚，今人多用之。

琉球《质问本草》外篇卷1“香茹”（长松）生原野，春生苗，初秋开花结子。

清《植物名实图考》卷25“香薷” 江西亦种以为蔬，凡霍乱及胃气痛，皆煎服之。

【鉴药】

“香薷”首见于《别录》。时珍释名云：“薷，本作菜……其气香，其叶柔，故以名之。”梁·陶弘景云：“家家有此，惟供生食。”故宋代及其以前本草将本品列入菜部。《纲目》才移到草部芳草类。后世作为祛暑化湿药，常用治霍乱泄泻。

本品分布甚广，最初的产地在寿春（今安徽凤台）、新定（今浙江建德）等处。至宋代在荆湖南北、二川皆有，亦有种植，即在今湖北、湖南及四川等地皆有分布。宋《本草图经》记载：“今所在皆种，但北土差少，似白苏而叶更细。”宋《本草衍义》：“叶如茵蔯，花茸紫，在一边成穗。”此指穗状花序偏于一侧。李时珍云“丹溪朱氏惟取大叶者为良”，此即今唇形科香薷属植物香薷*Elsholtzia ciliata*（Thunb.）Hyland.。本草插图中的香薷也多为本品。

1.**《本草图经》**：该书“香薷”（图2）显示一株植物，有多须的主根，茎有分枝，叶对生，叶片卵形，先端尖，叶缘呈微波形（《大观》图1为全缘，不如图2更接近原物）。该图未绘花序，也未显示茎成四棱形，但这不妨碍此图更接近唇形科植物香薷*E. ciliata*。

2.**《履巉岩本草》**：该书彩色“紫花香菜”（图3）仅绘一茎枝，叶对生，叶片椭圆形，枝端有紫白色的穗状花序。据该书绘图的依据，当为今杭州慈云岭一带所产的香薷*E. ciliata*。

3.**《本草品汇精要》**：该书彩色“香薷”（图5）出示一株植物，茎叶纤细，多分枝。叶对生，线形，叶缘呈波状。茎枝顶端有黄色小花。该植物枝叶形态近似唇形科石荠苧属植物石香薷*Mosla chinensis* Maxim.，但其花序与此种植物不相符。

4.**《食物本草》**：该书彩色“香薷”（图6）所示植物与《品汇》图5的茎叶有相似之处。本图的叶片稍短而宽，为披针形，对生。茎枝顶端有穗状花序，此近似石香薷*M. chinensis*。

5.**《太乙仙制本草药性大全》**：该书“香薷”（图8）绘4株植物，细瘦，不分枝。

叶片线状披针形，对生。未绘花序。此类香薷更接近石香薷*M. chinensis*。

6.《补遗雷公炮制便览》：该书“炮制香薷”（图10）是根据《雷公炮炙论》的记载想象绘制的炮制图。图中有一站一坐两人。坐者正在用切药刀（北方式的切药刀）切茎叶类的药物。站立者在阳光下摊晒药物。

7.《本草纲目》（金陵本）：该书“香薷”（图11）所绘植物支根较多，粗壮。一茎直立，有分支，茎有棱线，示意茎为四方形。叶对生，叶片卵形。此图虽然粗糙，但较《图经》“香薷”图2多出示茎有棱，此为唇形科植物的特点之一。故此图仍示意所用香薷为大叶者，亦即香薷*E. ciliata*。

8.《本草原始》：该书“香薷”（图15）为干燥（图中有“干者”2字）香薷药材写生图。其茎枝细瘦，叶全脱光，唯余花序。其花序穗状，较宽大。据此，其来源仍属香薷*E. ciliata*。

9.《本草汇言》：该书“香薷”（图17）绘制粗糙。仅示一茎枝，叶为单数羽状复叶，小叶披针形，互生。不明此为何种植物。

10.《质问本草》：该书“香薷”（图23）示意一株植物，左侧另有一枝茎叶，两茎枝似乎并不是同一种植物。右侧一株带有粗大的主根，下有须根多数，叶线状披针形，对生。叶腋间有小花。左侧一枝叶形同，但叶腋各有一小球状果。该书的绘图者已具备西洋绘图手法，如果是唇形科植物，起码知道茎枝有四棱，花序为穗状。但这些特点在图中均未发现。其文字记载极简，仅云“春生苗，初秋开花结子”，别名“长松”。这些记载不足以辅助鉴定。故此“香薷”图不明其来源。

11.《植物名实图考》：该书“香薷”（图25）为草本植物，根部须根甚多。有分枝，叶对生，叶片椭圆形，先端尖，叶缘有细锯齿。茎及小枝顶端有总状花序。原书无形态描述，仅云“江西亦种以为蔬”。其花序不似唇形科香薷*E. ciliata*，茎枝也非四棱。按吴其濬的绘画技术，若此图是表达唇形科香薷，他不会忽视这些特点的。故此图所示植物待考。[1]

【小结】

“香薷”首见《名医别录》。“薷”或写作“葇”。本品为常用祛暑化湿药，亦多种为蔬菜。叶似白苏而更细，花紫成穗偏于一侧。此即今唇形科植物香薷*Elsholtzia ciliata*（Thunb.）Hyland.。《本草图经》《履巉岩本草》《本草原始》等书插图均为此种。但《本草品汇精要》《食物本草》彩绘图所绘似更接近为同科植物石香薷*Mosla chinensis* Maxim.。

1 关于此图，请教过中国科学院植物研究所王锦秀博士，承蒙回复，云此图具体物种目前唇形科专家也不敢确定。

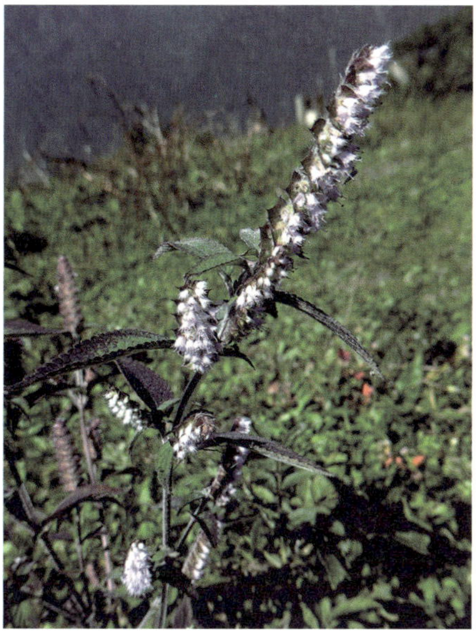

图 27　香薷 *Elsholtzia ciliata*

14–43　石香菜

【品图】

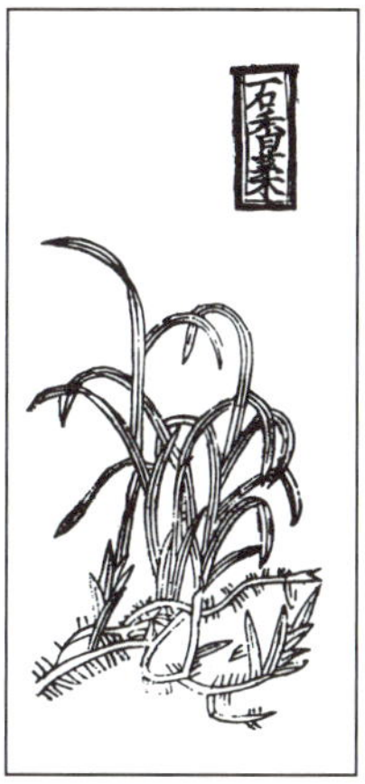

图 1　图经（大）·石香菜

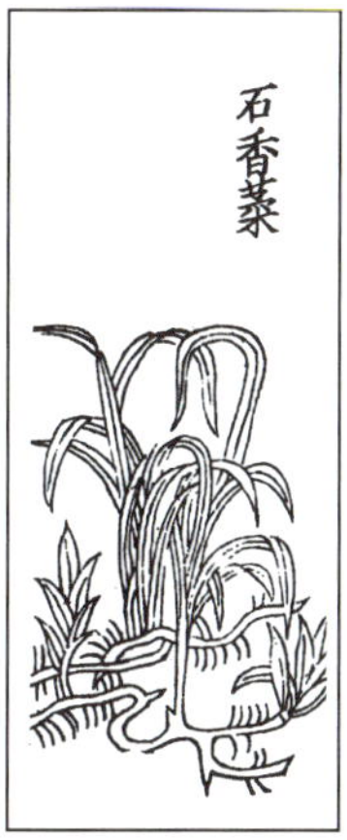

图 2　图经（政）·石香菜

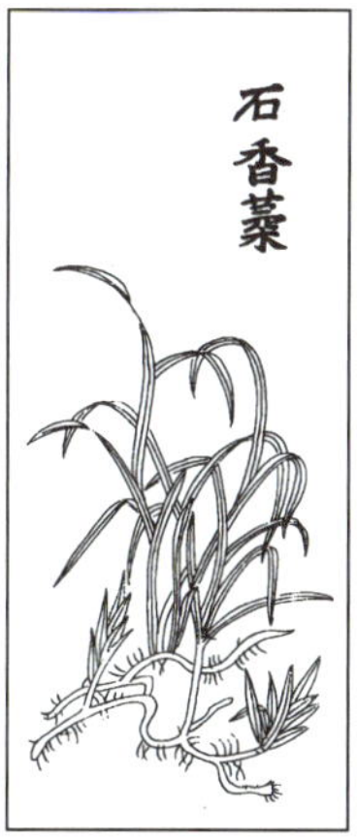

图 3　图经（绍）·石香菜

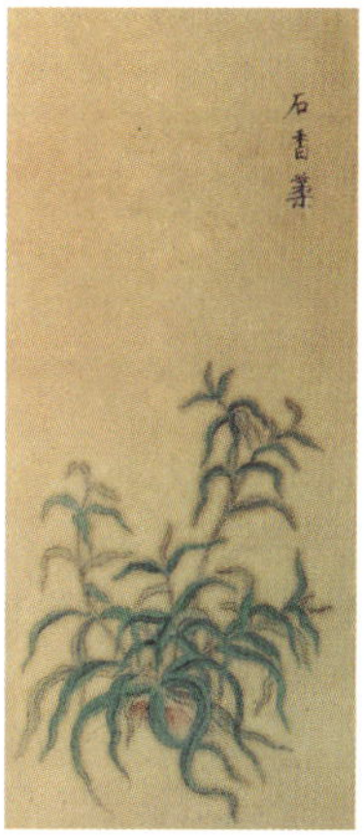

图 4　履巉岩·石香菜

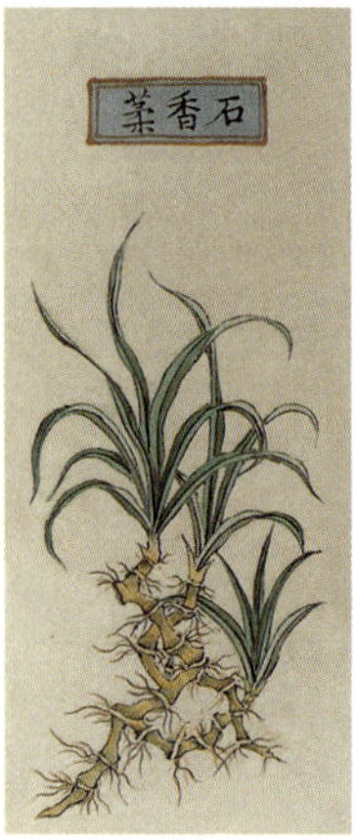

图5　品汇·石香菜

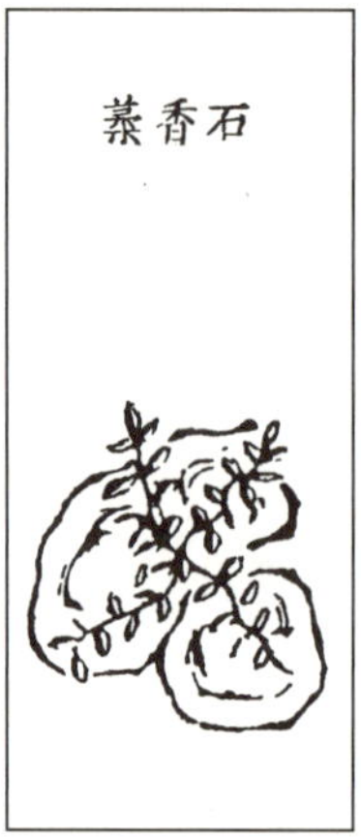

图6　太乙·石香菜

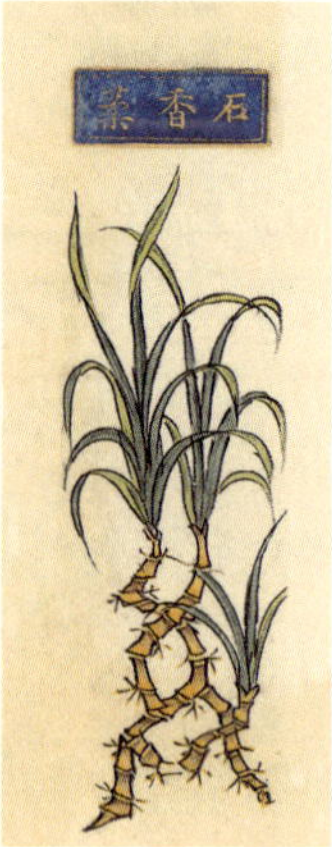

图7　雷公·石香菜

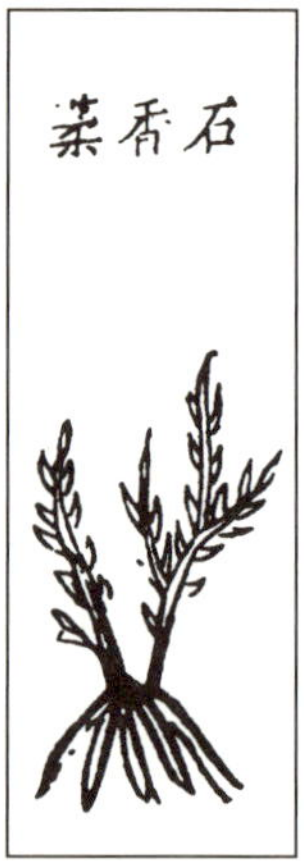

图8　纲目（金）·石香菜

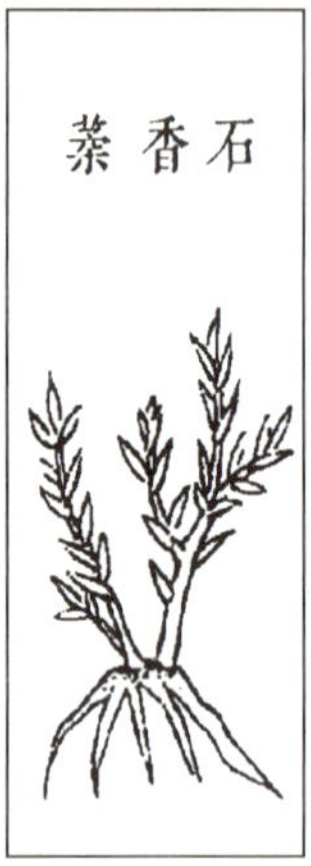

图9　纲目（钱）·石香菜

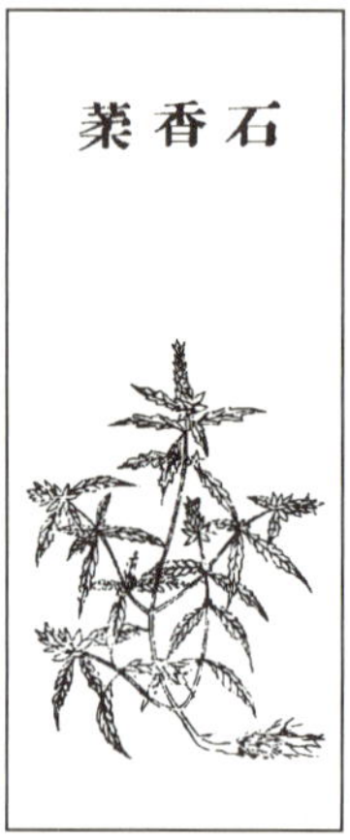

图10　纲目（张）·石香菜

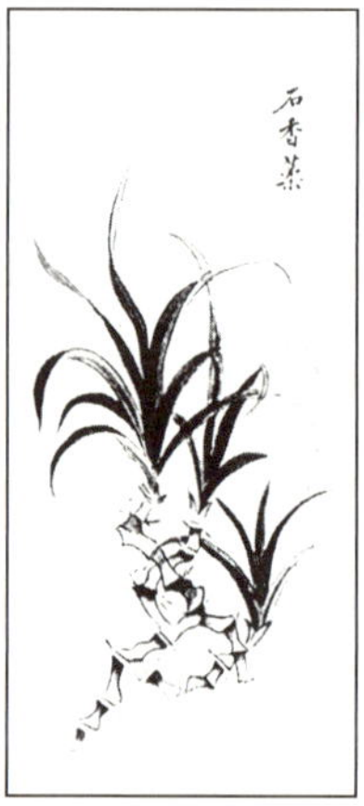

图11　金石·石香菜

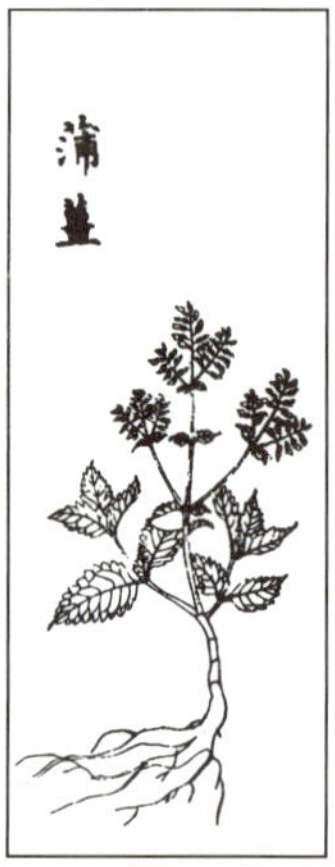

图12　质问·蒲姜

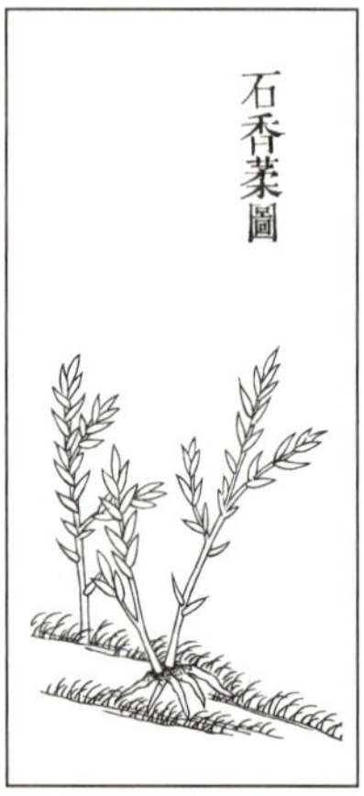

图13　草木典·石香菜图

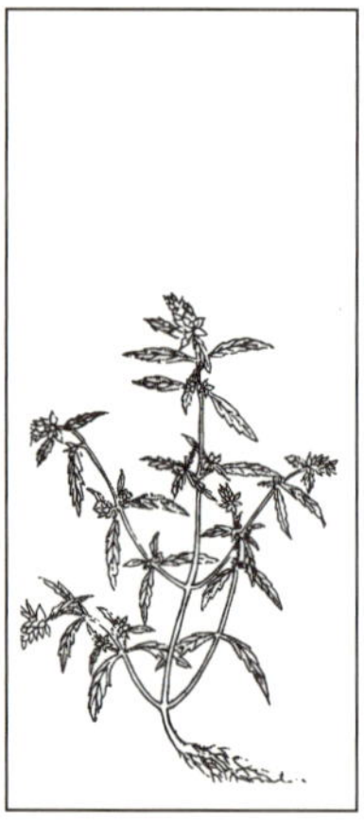

图14　图考·石香蒿

本品14图，取自14书，其中4幅彩图。有承继关系及仿绘图可分以下3个书类。

《本草图经》：该书的“石香菜”图分别存于《大观本草》（图1）、《政和本草》（图2）、《绍兴本草》（图3）。此三传本药图基本一致。今以《政和》图2为《图经》图的代表。

仿绘该图的彩色图有《本草品汇精要》“石香菜”（图5），该图仿绘《图经》图2，但师心自用将原茅根般的根茎，改绘为茎节极为明显，几近石菖蒲或细玉竹般的根状茎。此后以“石香菜”为名的彩色仿绘图见于《补遗雷公炮制便览》图7、《金石昆虫草木状》图11。

《本草纲目》（金陵本）：该书的“石香薷”图（图8），仿绘者有《纲目》钱本同名图（图9）、《古今图书集成·草木典》“石香薷图”（图13，此图添加了土地背景，另增绘了一株植物）。

《植物名实图考》：该书“石香薷”（图14）的仿绘图有《纲目》张本同名图（图10）。

以上14图中，除8幅属仿绘图外，尚有原创图或新增创意的插图6幅（图2、4、6、8、12、14）。详见下“鉴药”项。

【文录】

唐《四声本草》（见《证类》卷28“香薷”） 萧炳云：今新定、新安有石上者，彼人名石香薷，细而辛，更绝佳。

宋《开宝本草》（见《证类》卷8“石香薷”） 生蜀郡陵、荣、资、简州及南中诸处，在山岩石缝中生。二月、八月采。苗、茎、花、实俱用。石香薷生蜀郡陵、荣、资、简州，及南中诸处，生山岩石缝中，二月、八月采。苗茎花实俱可用。

宋《本草图经》（见《证类》卷28“香薷”）《图经》曰……寿春及新安……彼间又有一种石上生者，茎、叶更细，而辛香弥甚，用之尤佳。彼人谓之石香薷。

宋《本草衍义》卷9“石香薷” 处处有之，不必山岩石缝中，但山中临水附崖处或有之。九月、十月尚有花。

明《本草纲目》卷14“石香薷”【释名】石苏。【集解】【时珍曰】香薷、石香薷，一物也，但随所生而名尔。生平地者叶大，崖石者叶细，可通用之。/**卷14“香薷”**【集解】【时珍曰】……细叶者香烈更甚，今人多用之，方茎，尖叶有刻缺，颇似黄荆叶而小，九月开紫花成穗。有细子细叶者，仅高数寸，叶如落帚叶，即石香薷也。

琉球《质问本草》外篇卷2“蒲姜（石香薷）” 春生苗，秋作穗开花，高一二尺。俗名蒲姜，入鸡腹蒸服，可治沙疾。

清《植物名实图考》卷25“石香薷” 今湖南阴湿处即有，不必山崖。叶尤细瘦，气更芳香。

【鉴药】

“石香薷”首载于《开宝本草》，只记载“生蜀郡陵、荣、资、简州及南中诸处，在山岩石缝中生”。主调中温胃，止霍乱吐泻，心腹胀满。李时珍认为“香薷、石香薷，一物也，但随所生而名尔。生平地者叶大，崖石者叶细，可通用之”。在古本草“香薷”条下的文字与插图中，也确实可以见到混有“石香薷”的有关记载。但这两药绝对不是同一种植物。后世香薷为常用药物，但石香薷则多在民间作草药使用。

在“香薷”条下，其实唐·萧炳《四声本草》就记载：“今新定、新安有石上者，彼人名石香葇，细而辛，更绝佳。”“新定”在今浙江建德一带。“新安”则在今浙江千岛湖中，其时辖境包括周边的安徽黄山、江西婺源、浙江淳安等地。萧炳记载本品生“石上”，而不是“山岩缝中”。

宋《本草图经》则云：寿春及新安“彼间又有一种石上生者，茎、叶更细，而辛香弥甚，用之尤佳。彼人谓之石香薷”。此与萧炳之言相符。对“石上生”，《本草衍义》有不同意见：“处处有之，不必山岩石缝中，但山中临水附崖处或有之。九月、十月尚有花。”吴其濬进一步表达意见：“今湖南阴湿处即有，不必山崖。叶尤细瘦，气更芳香。”可见是否生“石上”并不具有特异性，叶更细瘦、气更芳香才是鉴别要点。

李时珍认为香薷、石香薷是同一物。但他描述的石香葇形状却有明显的特征：“细叶者香烈更甚，今人多用之，方茎，尖叶有刻缺，颇似黄荆叶而小，九月开紫花成穗。有细子细叶者，仅高数寸，叶如落帚叶，即石香薷也。”根据以上诸家所述生境、形态，可知本品即唇形科石荠苎属植物石香薷*Mosla chinensis* Maxim.。

在“香薷”的插图中，可以见到混有石香葇的图。但在“石香葇”插图中，又有几种混淆品。

1.《本草图经》：该书“石香葇”（图2）所绘植物具有横走根状茎，叶片线形，完全是单子叶植物。孙启明指出：“石香柔与《证类》卷九之淄州茅香图相同，即禾本科植物茅香。”[1]谢宗万考《纲目》所云香茅，乃禾本科香茅属植物柠檬草*Cymbopogon citratus*（D C.）Stapf.而言。[2]在“石香葇”条下出现禾本科植物的图，究竟是“香葇”与“香茅”名称之误，还是当时确有人将禾本科的有香植物当作“石香葇”？苏颂并无记载。对“石香葇”的来源，苏颂《本草图经》确实存在“图与说异，两不相应”的问题。《图经》此图影响很大，《本草品汇精要》据此又加改绘，越改越错。

2.《履巉岩本草》：该书“石香葇”（图4）所绘植物，其根部有数条支根，非根茎状。上部叶细瘦而短，叶对生，这可以理解为描绘唇形科植物石香薷*M. chinensis*。但该植物下部叶线形而细长，此又类似《图经》“石香葇”的禾本科植物叶片。该书作者是画家，所绘植物以杭州慈云岭一带的低山地植物为标本，按说写生绘图不会绘出如此奇怪的图形。考虑到此书曾参考过《大观本草》，该书石香葇图就是上述禾本科植物。也许画家觉得据实所绘的茎叶（见植株上部）离《大观》所存《图经》图相差太远，于是在该植物下部仿《图经》“石香葇”（图2），再添一些长条形叶片。总之单看此图，无法确定其真实来源。

3.《太乙仙制本草药性大全》：该书“石香葇”（图6）是一示意图。图底部两不

1 孙启明：《苏图研究》见：张志斌、郑金生主编，《本草纲目研究札记》，北京：科学出版社，2019：642.

2 谢宗万：《本草纲目药物彩色图鉴》，北京：人民卫生出版社，2000：81.

规则的圆形物，示意石头。上面平铺生长的一株植物，茎细瘦，叶片小而细，对生。这是在古本草文字描述基础上绘成的图形，很难作为考证植物所用。原植物基原不明。

4.《本草纲目》（金陵本）：该书“石香葇”（图8）所绘植物十分粗糙，有数条粗壮的支根，根部抽茎，有分枝，叶片小而细，排列无规则，或互生，或对生。按李时珍的观点，香薷、石香薷是同一植物，但此图与“香薷”图地上部分相差甚远。故可以认为此图乃凭想象绘成的，对鉴定植物来源没有作用。

5.《质问本草》：该书“蒲姜”（图12）所绘植物根、茎、花、叶俱全。根部膨大，下部茎有节，圆形。叶对生，卵圆形，先端尖，叶缘有锯齿。穗状轮伞花序有分枝。该书文字记载其别名为“石香薷”，“春生苗，秋作穗开花，高一二尺”。或考此植物更接近唇形科植物留兰香*Mentha spicata* Linn.。[1]

6.《植物名实图考》：该书“石香薷”（图14）所绘为一小草本。茎枝纤细，自基部即分枝。叶对生，线状披针形，先端渐尖，叶缘具浅锯齿。花序苞片呈覆瓦状。此图绘制精细，可据此图确定其基原为唇形科植物石香薷*M. chinensis*。

【小结】

“石香葇”唐宋间见于本草记载。其名有“石”字，李时珍认为此与香薷是同一物，“但随所生而名”，生平地者叶大，生崖石上叶细，可通用。此说有误。香薷为常用药，石香薷运用较少。寇宗奭认为本品生长与“石”无关，处处有。其特征是与香薷相比，叶更细瘦、气更芳香。据考此即唇形科植物石香薷*Mosla chinensis* Maxim.。本草插图中，唯《植物名实图考》所绘可确定为此种，其余插图或基原有误，或绘图不实，无法资考证用。《质问本草》所绘接近唇形科留兰香*Mentha spicata* Linn.。

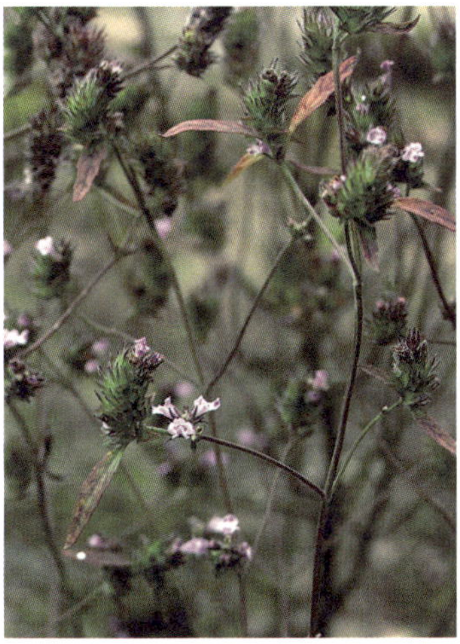

图15　石香薷 *Mosla chinensis*

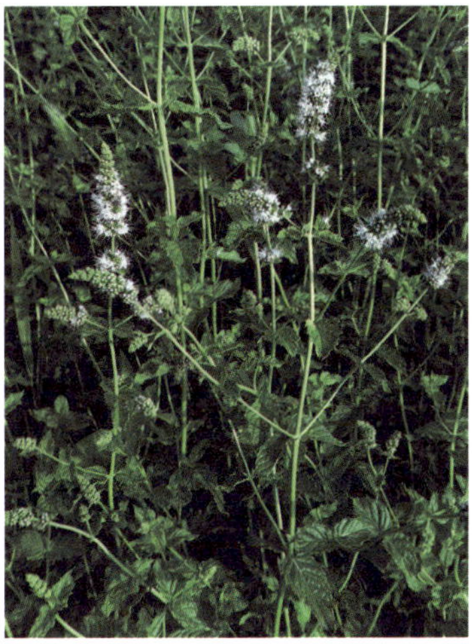

图16　留兰香 *Mentha spicata*

1　此药图文经中国医学科学院药用植物研究所林余霖研究员考察，谓该植物更接近于唇形科留兰香。此非中国原产，现今民间仍使用“石香”别名。邬家林教授赞同此考证意见。

14-44 爵床

【品图】

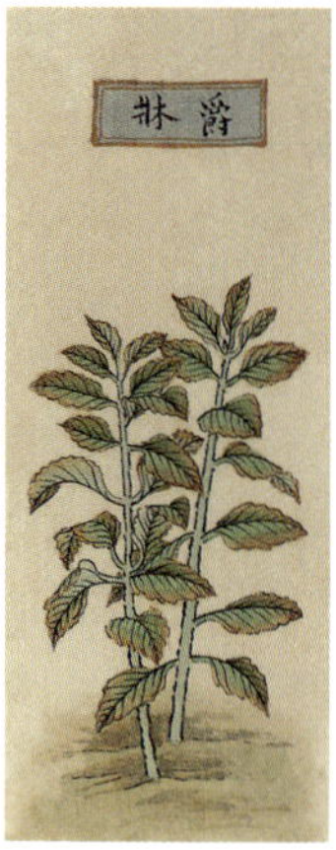

图1 品汇·爵床

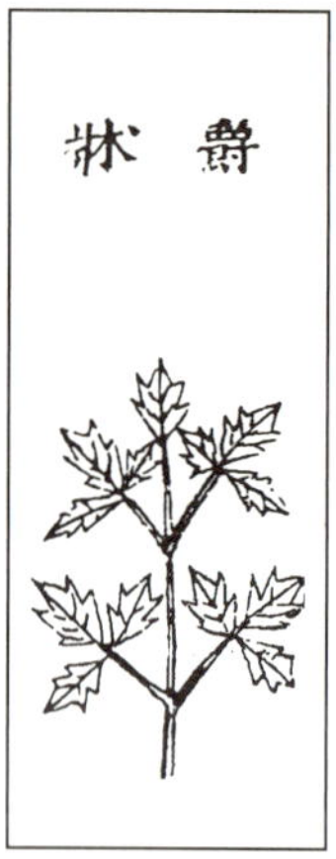

图2 太乙·爵床

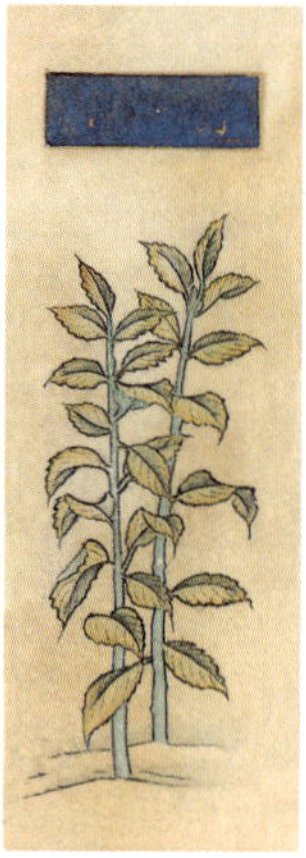

图3 雷公·爵床

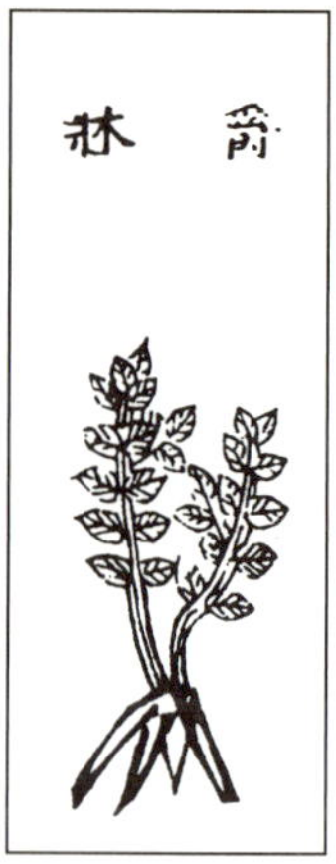

图4 纲目（金）·爵床

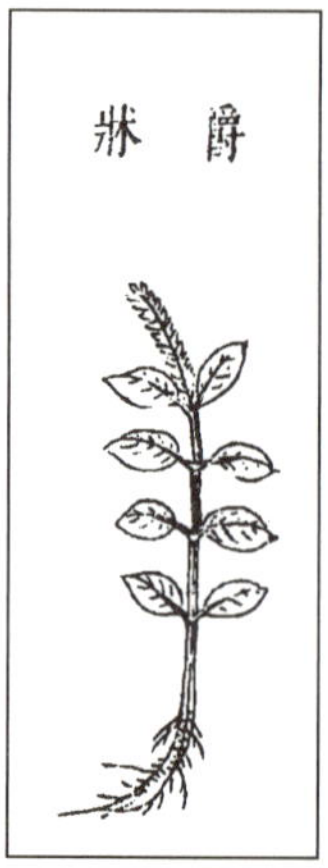

图5 纲目（钱）·爵床

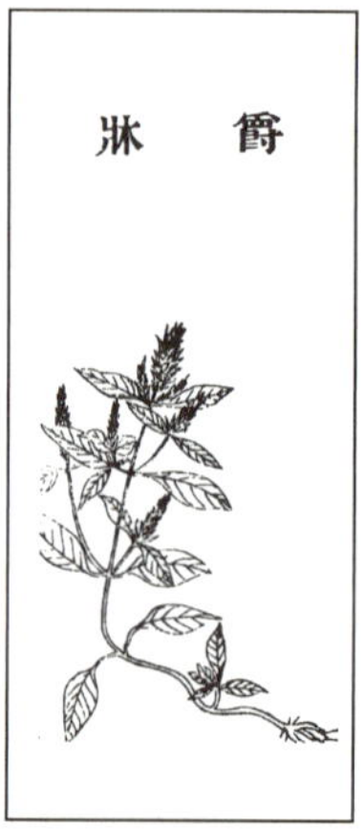

图6 纲目（张）·爵床

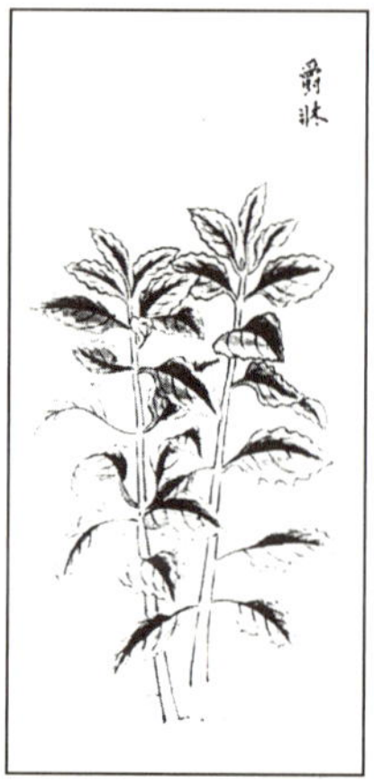

图7 金石·爵床

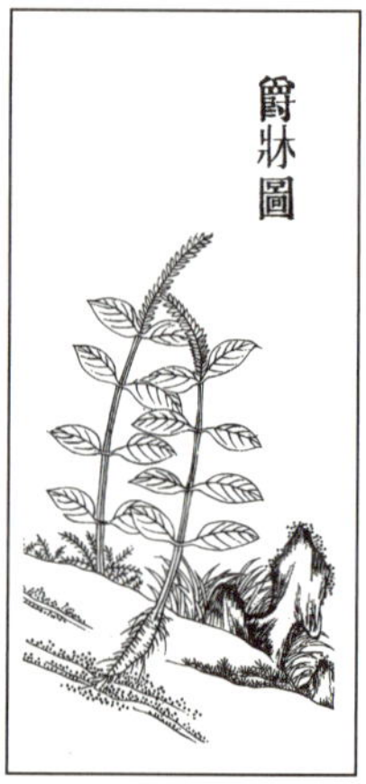

图8 草木典·爵床图

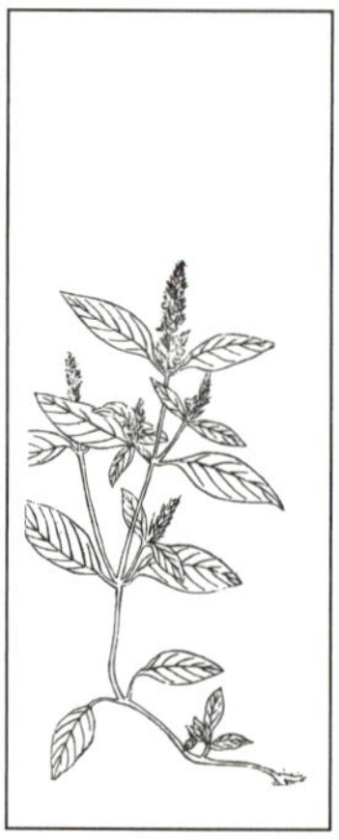

图9 图考·爵床

本品9图，取自9书，其中3幅彩图。有承继关系及仿绘图可分以下3个书类。

《本草品汇精要》：该书的彩色“爵床”图1的仿绘同名图有《补遗雷公炮制便览》图3、《金石昆虫草木状》图7，无大改动。

《本草纲目》（钱本）：该书的“爵床”（图5）仿绘图有《古今图书集成·草木典》“爵床图”（图8）。此本增添土地山石为背景，且增绘了同形态的植物一株。

《植物名实图考》：该书“爵床”（图9）的仿绘者为《本草纲目》张本同名图（图6）。略有修饰。

以上9图中，除4幅属仿绘图外，尚有原创图或新增创意的插

图5幅（图1、2、4、5、9）。详见下“鉴药”项。

【文录】

三国魏《吴普本草》（见《御览》卷991“爵麻”）《吴氏本草经》曰：爵麻，一名爵卿。

《本经》《别录》（见《证类》卷9“爵床”） ……可作浴汤。生汉中川谷及田野。

唐《唐本草》（同上）《唐本》注云：此草似香葇，叶长而大，或如荏且细。生平泽熟田近道傍……俗名赤眼老母草。

宋《开宝本草》（同上） 今按《别本》注[1]云：今人名为香苏。

明《本草纲目》卷14“爵床”【释名】爵麻（《吴普》）、香苏（《别录》）、赤眼老母草(《唐本》)。【时珍曰】爵床不可解。按《吴氏本草》作爵麻，甚通。【集解】【时珍曰】原野甚多。方茎对节，与大叶香薷一样。但香薷搓之气香，而爵床搓之不香微臭，以此为别。

清《植物名实图考》卷25“爵床” 爵床……南方阴湿处极多，似香薷而不香。

【鉴药】

“爵床”首见《本经》。时珍云“爵床不可解。按《吴氏本草》作爵麻，甚通”，但不明何以能通。《中华本草》云：“《说文通训定声》：‘爵，假借为雀’。依此，爵麻即‘雀麻’。本品种子细小色黑如麻，雀喜啄食，或以得名。”[2]本品古代曾作浴汤，治腰脊痛，或汁涂杖疮。医方书罕见入方，民间用作草药。

关于本品形态，《唐本草》注云：“此草似香葇，叶长而大，或如荏且细。”据此推测，本品当为小草本，类似唇形科或与之相近的植物。《别本》注称“今人名为香苏”。此可说明本品类似苏（唇形科植物）。明·李时珍的描写最为详细：“原野甚多。方茎对节，与大叶香薷一样。但香薷搓之气香，而爵床搓之不香微臭，以此为别。”清代吴其濬连“微臭”也予以否定：“南方阴湿处极多，似香薷而不香。”“方茎对节”，如“大叶香薷”，确实可以表示接近唇形科植物。但“不香”却不是唇形科香薷类植物的特点。今或考本品为唇形科香薷属植物野草香*Elsholtzia cypriani*（Pavol.）C. Y. Wu et S. Chow。[3]但此考证忽视了爵床“不香”的记载。“方茎对节”的药物并非唇形科植物所独有，爵床科植物同样可以具备这一特点。吴其濬的“似香薷而不香”可以说抓住了本品最重要的特征。

以下再结合本草插图来判断爵床的来源。

1　别本注：《纲目》注“香苏”，云出《别录》，实为“别本注”之误。《别本》重在探讨药物来源。或疑为《蜀本草》，或为《唐本草》之后、北宋以前另外一种《唐本草》的注本，尚无定论。

2　国家中医药管理局《中华本草》编委会：《中华本草》（7），上海：上海科学技术出版社，1999：472.

3　刘晓龙，尚志钧，爵床与紫葛的本草考证，时珍国药研究，1993（1）：1.

1.**《本草品汇精要》**：该书彩图“爵床”（图1）绘两株植物，有土地背景，掩盖根部。此植物一茎直上，无分枝，叶对生，叶片卵圆形，边缘波状，且呈淡黄红色。无花序。观此植物，不类写生，似为据本草文字记载如荏、如苏，想象绘成紫苏模样。无法用于鉴定基原。

2.**《太乙仙制本草药性大全》**：该书“爵床”（图2）颇类图案画，左右对称。此图仅示一枝，掌状三小叶对生，叶片有深裂，叶具长柄。仅凭此图，难以考订其基原。

3.**《本草纲目》（金陵本）**：该书“爵床”（图4）采用该书附图描绘小草本的讨论，绘一株植物，根有数条较粗大的分支，根头部抽出两茎，茎有棱线，示意方茎。小叶卵圆形，对生。此图与同书薄荷、香薷等唇形科植物药的药图较相似，但图形过简，无法确定基原。

4.**《本草纲目》（钱本）**：该书“爵床”（图5）的植株与前金陵本所绘有近似之处，但有几处重大改变：根绘成一般的主根，增加了花序，类似穗状。但此图亦过简，难以确定其基原。

5.**《植物名实图考》**：该书“爵床”（图9）为写生绘图。此植物纤细，叶对生，叶片椭圆形，全缘，叶柄短，穗状花序生于茎顶或叶腋。植物学家据此绘图，将爵床科爵床属植物*Rostellularia procumbens*（L.）Nees的中文名定为爵床。其形态不仅符合古代本草所述“方茎对节”，也符合“似香薷不香”的特征。

【小结】

“爵床”见于记载的历史非常久远，但此药始终未能成为中医处方用药，仅在民间使用。在《唐本草》、“《别本》注”形态描述均言其似唇形科的香葇、苏等植物。李时珍、吴其濬则将本品的鉴别点归纳为方茎对节、似香薷而不香。诸家本家插图中，唯有《植物名实图考》所绘可肯定是爵床科植物爵床*Rostellularia procumbens*（L.）Nees。其余药图都似是而非。

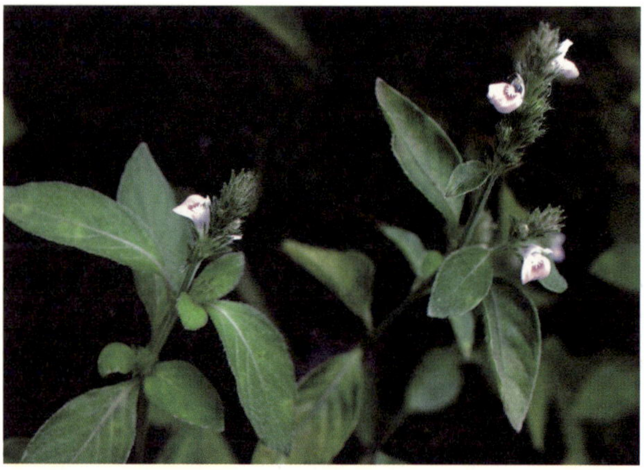

图10　爵床 *Rostellularia procumbens*

14–45　赤车使者

【品图】

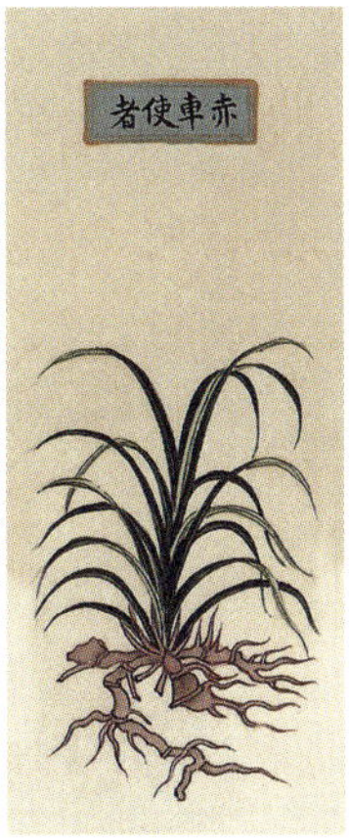

图1　品汇·赤车使者

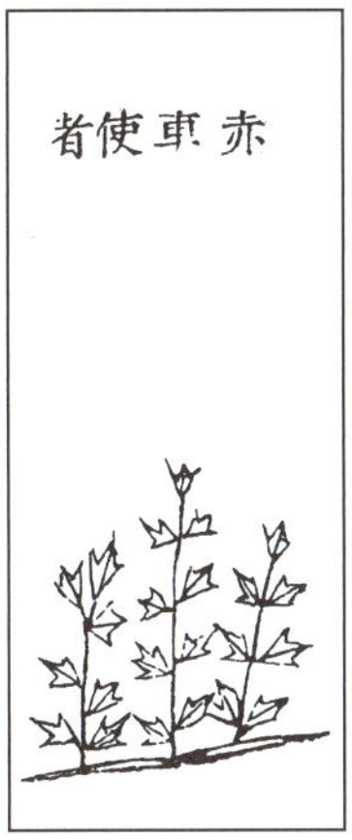

图2　太乙·赤车使者

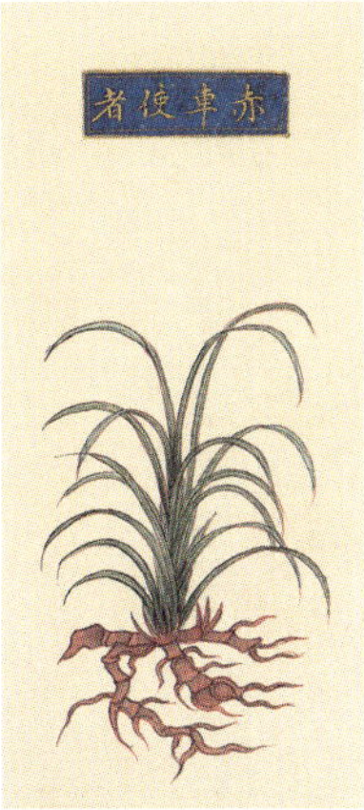

图3　雷公·赤车使者

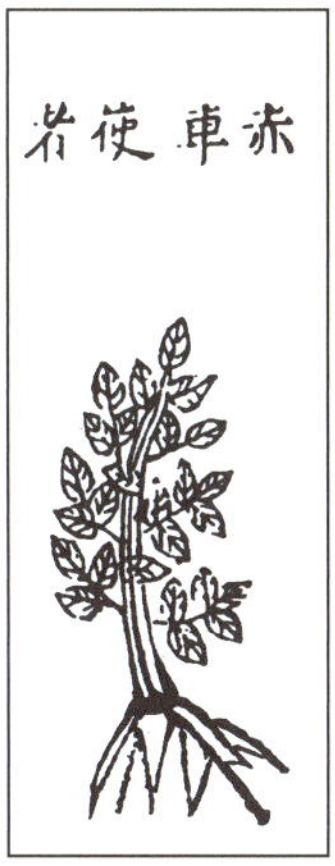

图4　纲目（金）·赤车使者

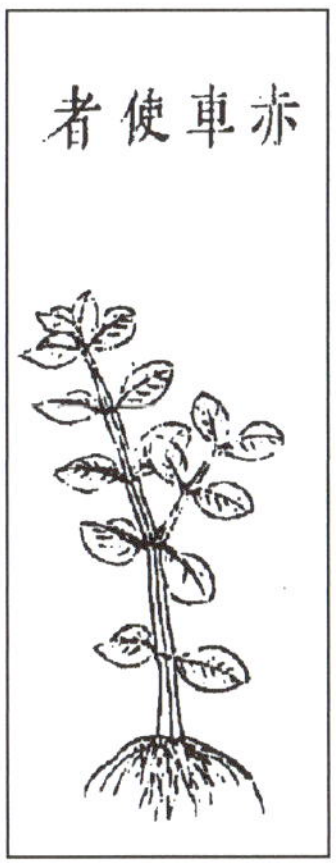

图5　纲目（钱）·赤车使者

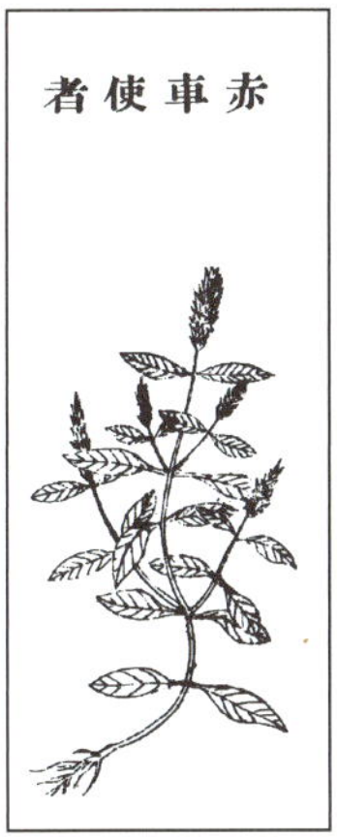

图6　纲目（张）·赤车使者

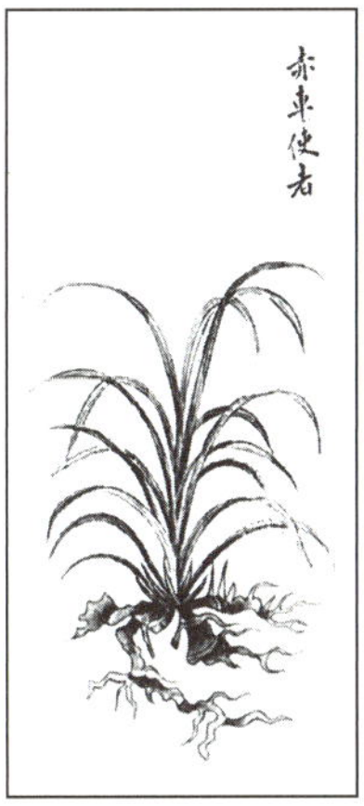

图7　金石·赤车使者

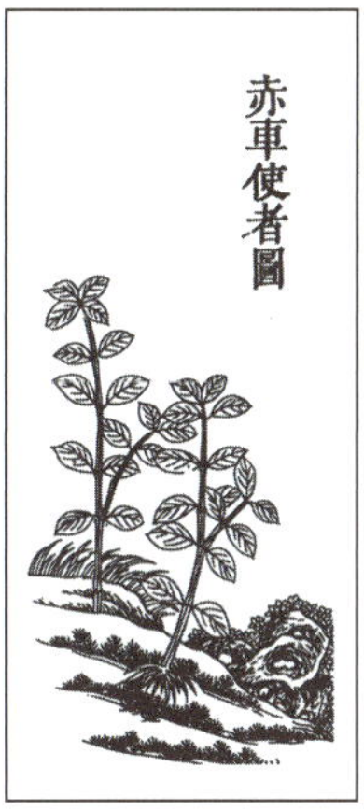

图8　草木典·赤车使者图

本品8图，取自8书，其中3幅彩图。有承继关系及仿绘图可分以下2个书类。

《本草品汇精要》：该书的彩色“赤车使者”（图1）的仿绘同名图有《补遗雷公炮制便览》图3、《金石昆虫草木状》图7，无大改动。

《本草纲目》（金陵本）：该书的“赤车使者”（图4）仿绘图有《纲目》钱本同名图（图5）、《古今图书集成·草木典》“图”（图8），然增添土地山石为背景，且增绘了同形态的植物一株。

以上8图中，除4幅属仿绘图外，尚有原创或不同形态的插图4幅（图1、2、4、6）。

详见下“鉴药”项。

【文录】

题·刘宋《雷公炮炙论》(见《证类》卷11“赤车使者”) 雷公云：赤车使者，元名小锦枝。

唐《唐本草》(同上)《唐本》注云：苗似香葇、兰香，叶、茎赤，根紫赤色，生溪谷之阴，出襄州。八月、九月采根，日干。

后蜀《蜀本草》(同上)《图经》云：根紫如茜根，生荆州、襄州山谷，二月、八月采。

明《本草纲目》卷14“赤车使者”【集解】【时珍曰】此与爵床相类，但以根色紫赤为别尔。

【鉴药】

“赤车使者”首载《唐本草》。宋·唐慎微曾参引《雷公炮炙论》中的“赤车使者”，但因《雷公炮炙论》的年代并无定说，故很难说在《唐本草》之前该药已经早有记载。古本草中无本品释名。《中华本草》云：“其叶、茎赤，根紫赤色如蒨(茜)根，故称赤车。”[1]然此仅释“赤”而不言何以名“车”。本品唐代及北宋医方书偶或可见，且有“赤车使者酒”，治中风湿痹等证。后世运用者稀，几近消亡。

关于本品形态的记载甚少。《唐本草》云：“苗似香葇、兰香，叶、茎赤，根紫赤色，生溪谷之阴，出襄州。八月、九月采根，日干。”唐本《图经》则云：“根紫如茜根，生荆州、襄州山谷，二月、八月采。”这两处记载属于同一书的不同部分，因此互相呼应，并无矛盾。下此以往，宋《本草图经》未见记载，说明宋代本品民间罕见应用。明代李时珍则云：“此与爵床相类，但以根色紫赤为别尔。”根据以上记载，难以确定植物的种。

今《中华本草》考为荨麻科赤车属植物赤车*Pellionia radica* (Sieb. et Zucc.) Wedd. [*Procris radicans* Sieb. et Zucc.]。[1]又《本草纲目药物彩色图鉴》考为荨麻科楼梯草属植物大伞花楼梯草*Elatostema umbellatum* Blume var. *majus* Maxim. [*E. involucratum* Franch. et Sav.]。[2]但这两种植物并不似香葇、兰香，也不与爵床相类。其叶互生，叶片基部两侧有宽有窄、不对称，茎为肉质，这些都与古本草所云相类的植物大不相同。且其叶绿色，并非通体紫赤色。由于本品在明清医书几乎不用，民间也无传统用药习惯可考。不明前辈学者将荨麻科植物作为古本草赤车使者有无其他证据。

1 国家中医药管理局《中华本草》编委会：《中华本草》(2)，上海：上海科学技术出版社，1999：565.
2 谢宗万：《本草纲目药物彩色图鉴》，北京：人民卫生出版社，2000：86.

1.《本草品汇精要》：该书彩绘“赤车使者”（图1）所绘植物根茎横走粗大，茎节明显。叶片线形。此图与《品汇》“石香葇”图（见14-43石香葇）非常相似。而《品汇》“石香葇”图又是从《图经》(《政和》本）“淄州茅香”图改造而成。因此，此图可能也是因为《唐本草》云“苗似香葇”，故仿《品汇》“石香葇”图而作此图。略有不同之处在于其根茎颜色红褐色，叶片之色也不是很青翠，略带暗绿而已。故此图完全是个错误图，不仅与古本草所述相差甚远，也与现代考证的荨麻科植物大相径庭。

2.《太乙仙制本草药性大全》：该书“赤车使者”（图2）有地线，遮蔽根部。3株草本植物，茎直立而纤细，单叶对生，叶三分裂。观此形态，颇似《图经》(《大观》本）“岳州假苏”构图，唯原图叶互生，叶缘有稀疏较深缺刻，不似此“赤车使者”图作三分裂状。疑绘图者以为赤车使者类似假苏（荆芥）。

3.《本草纲目》（金陵本）：该书附图的“赤车使者”（图4）的根与茎，是其绘唇形科植物的套路。根部几个粗支根，从根部抽出一方茎（中有示意之棱线）。但此植物之叶右为单数复叶，左为三小叶。其图所示植物不明。

4.《本草纲目》（张本）：该书“赤车使者”（图6）是张本仿绘《植物名实图考》“爵床”图，其差别在《图考》爵床向右伸的根部扭向左边而已，无实质性改变。也许是张本绘图者根据时珍曰“此与爵床相类”而作出的仿绘图。

【小结】

“赤车使者”自唐代始入药。唐宋之间偶尔见于医方使用，但后来濒于消亡。唐代的本草记载本品似香葇、兰草，叶、茎赤，根紫赤色，李时珍云与爵床相类。现代学者考为荨麻科植物赤车*Pellionia radica*（Sieb. et Zucc.）Wedd.或大伞花楼梯草*Elatostema umbellatum* Blume var. *majus* Maxim.。然此二植物形态与古本草所载并不贴合。明清本草插图无一精确写生图，故无法提供考察之佐证。

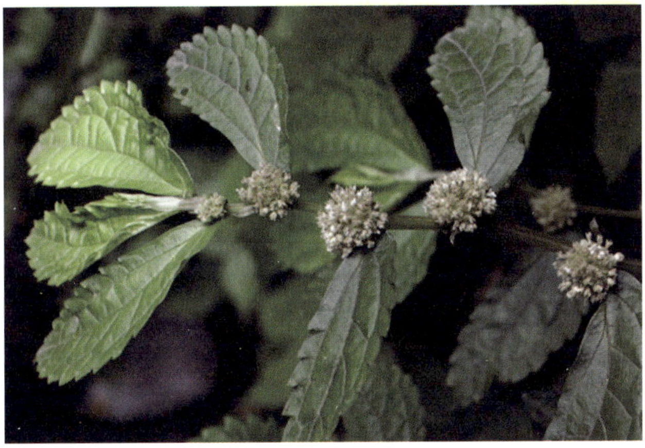

图9　赤车 *Pellionia radica*

14–46 假苏

【品图】

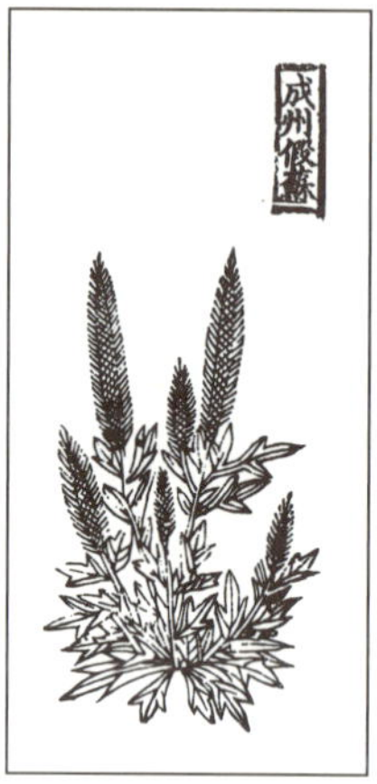

图1 图经（大）·成州假苏

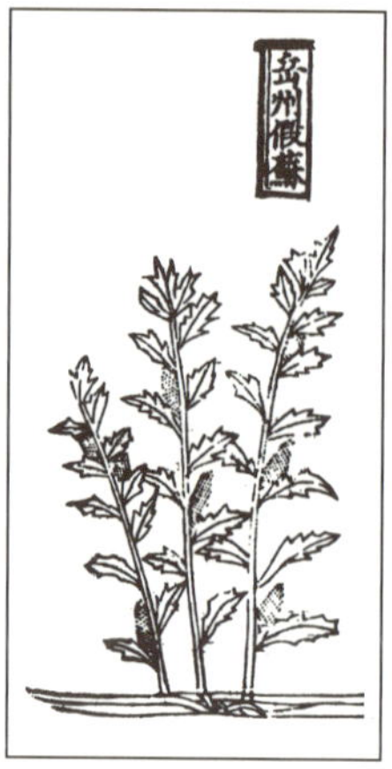

图2 图经（大）·岳州假苏

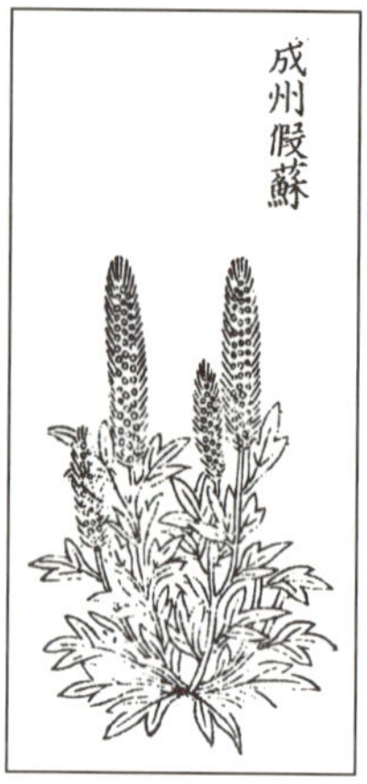

图3 图经（政）·成州假苏

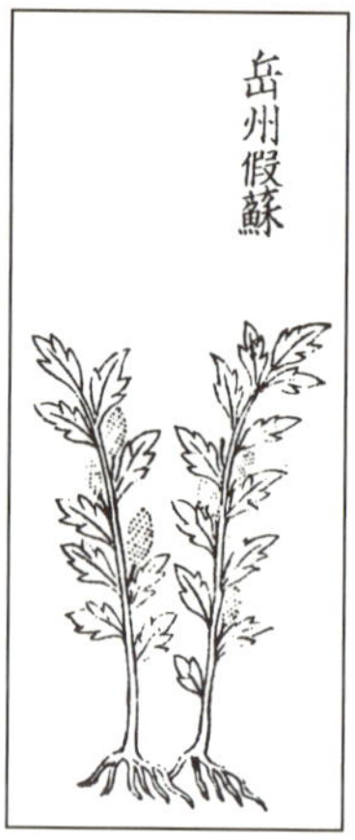

图4 图经（政）·岳州假苏

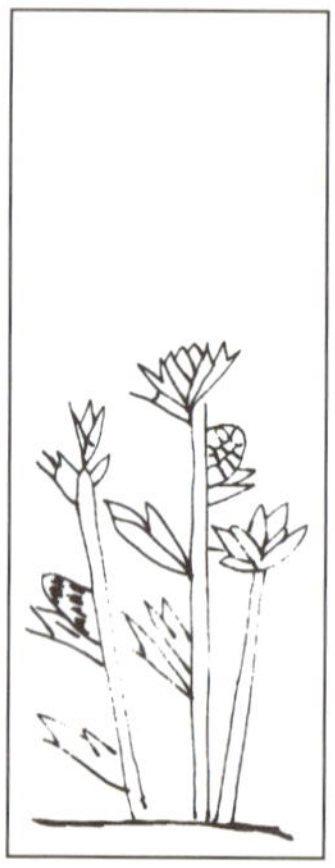

图5 歌括·假苏

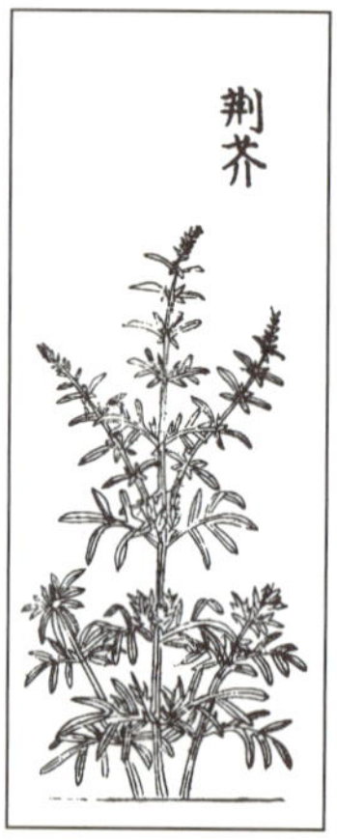

图6 救荒·荆芥

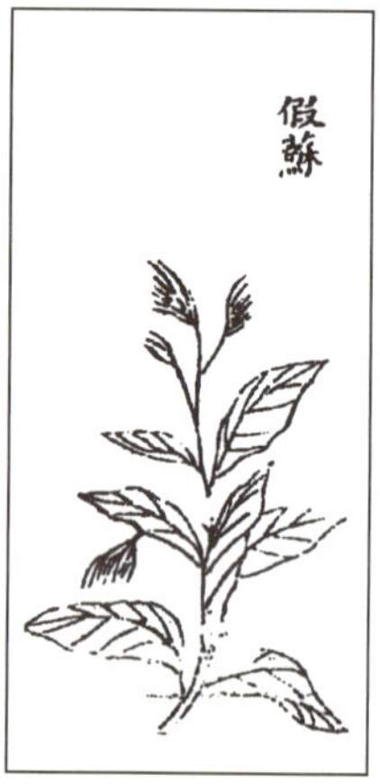

图7 滇南（务）·假苏

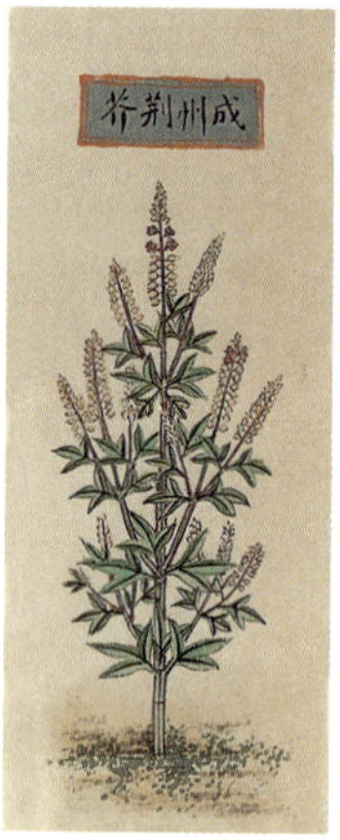

图8 品汇·成州荆芥

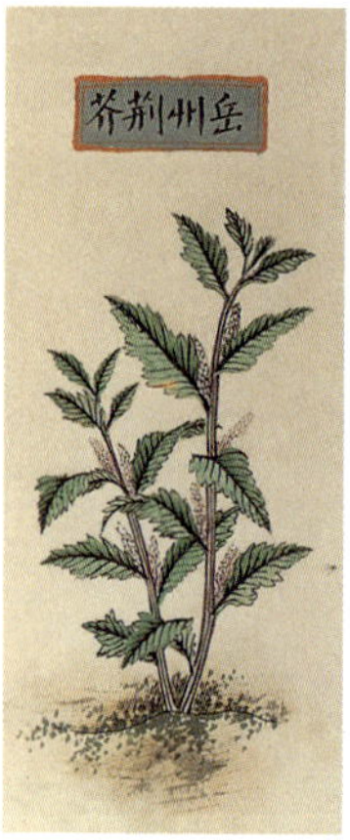

图9 品汇·岳州荆芥

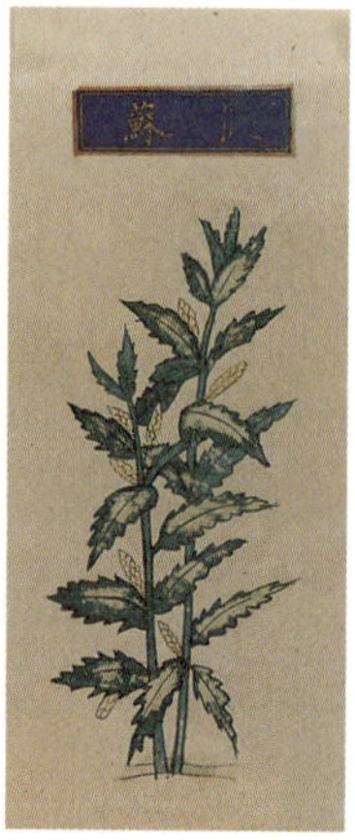

图10 食物·假苏

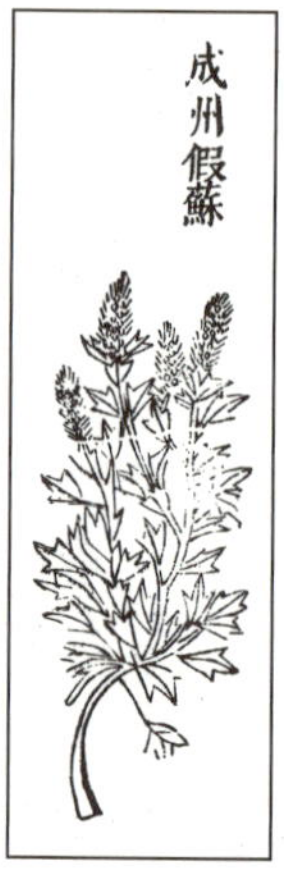

图11 蒙筌·成州假苏

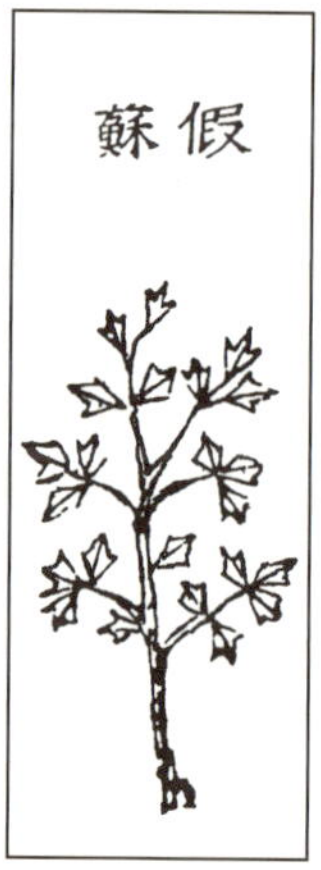

图12 太乙·假苏

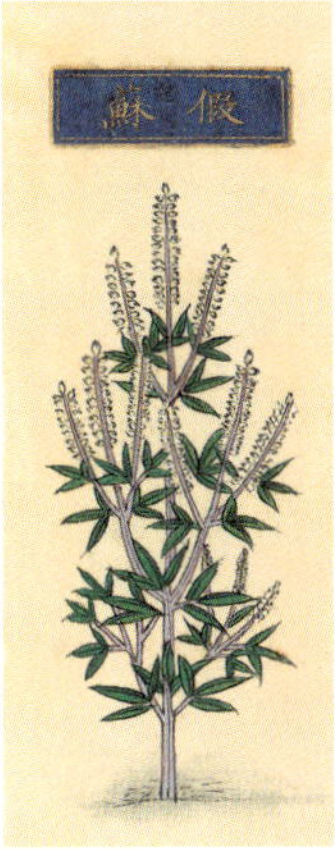

图 13　雷公·假苏

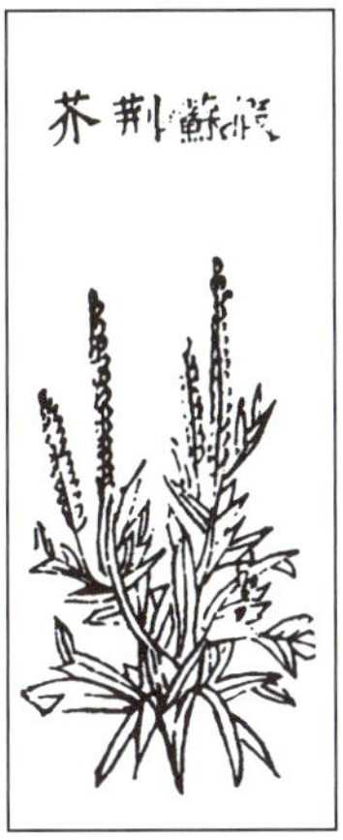

图 14　纲目（金）·假苏荆芥

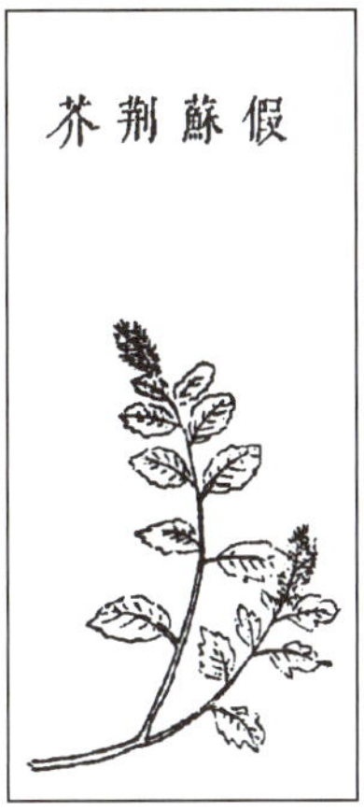

图 15　纲目（钱）·假苏荆芥

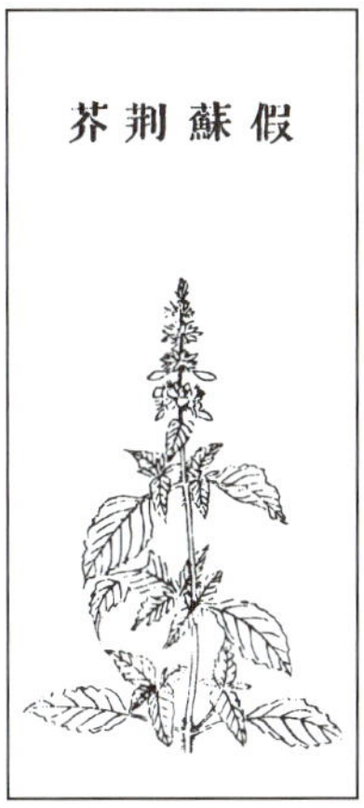

图 16　纲目（张）·假苏荆芥

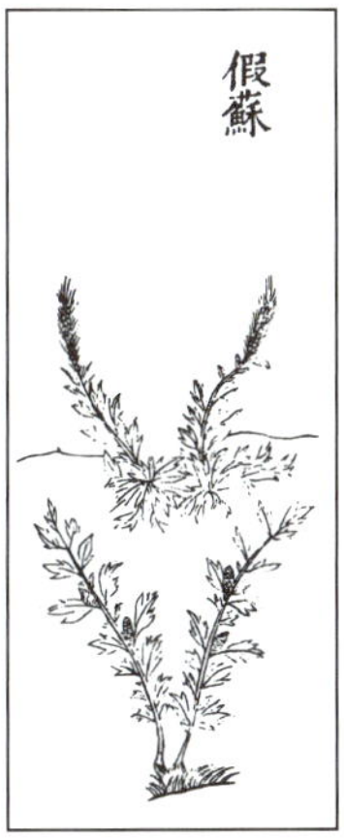

图 17　三才·假苏

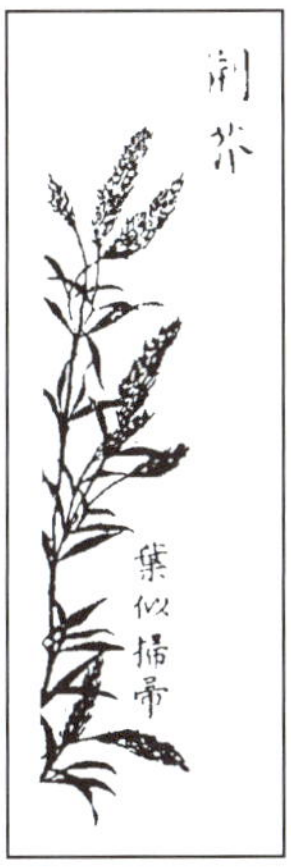

图 18　原始·荆芥

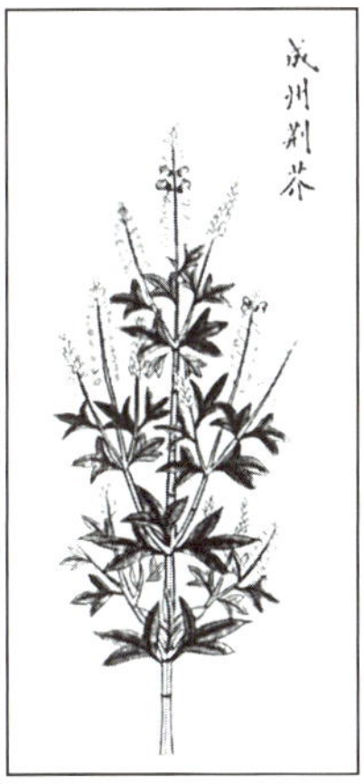

图 19　金石·成州荆芥

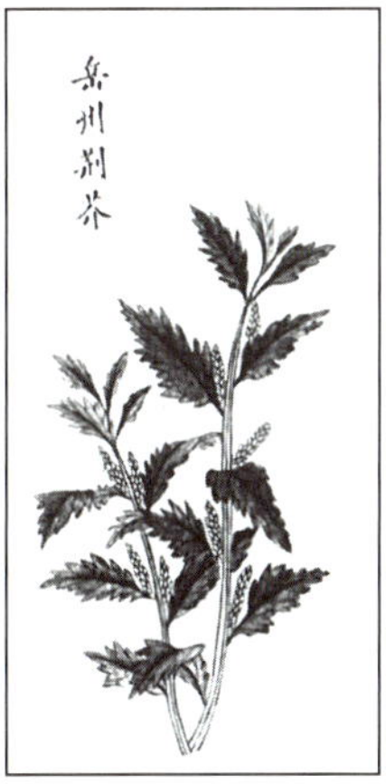

图 20　金石·岳州荆芥

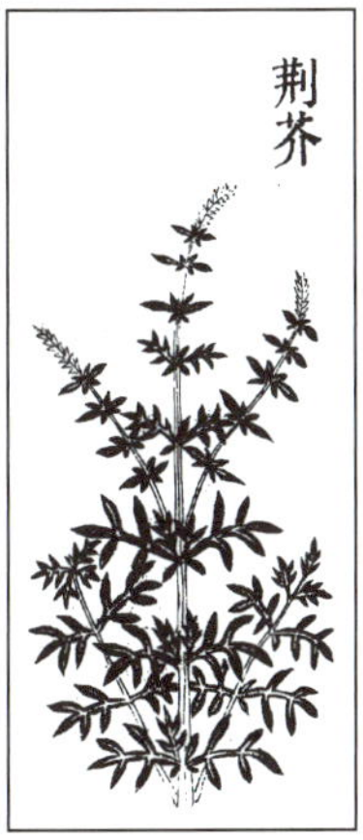

图 21　博录·荆芥

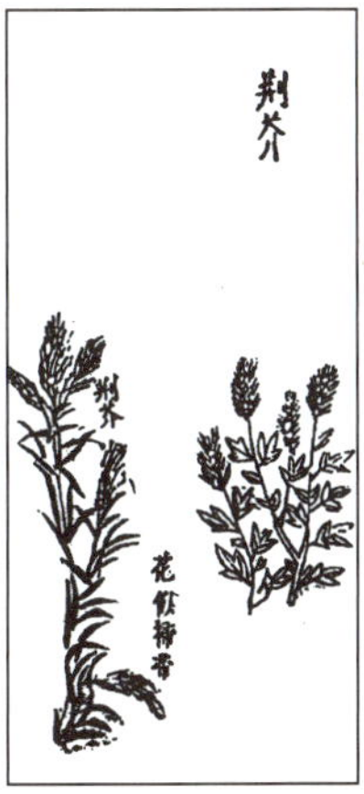

图 22　汇言·荆芥

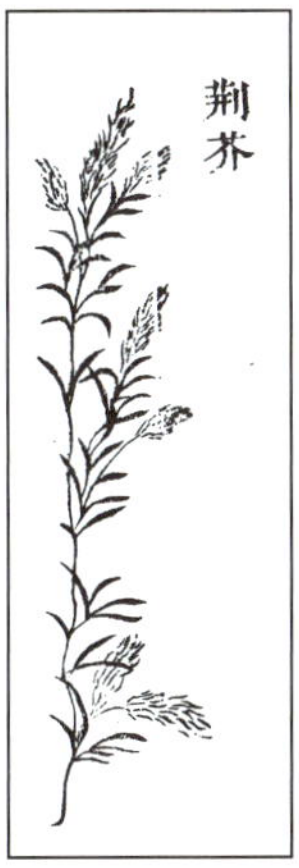

图 23　类纂·荆芥

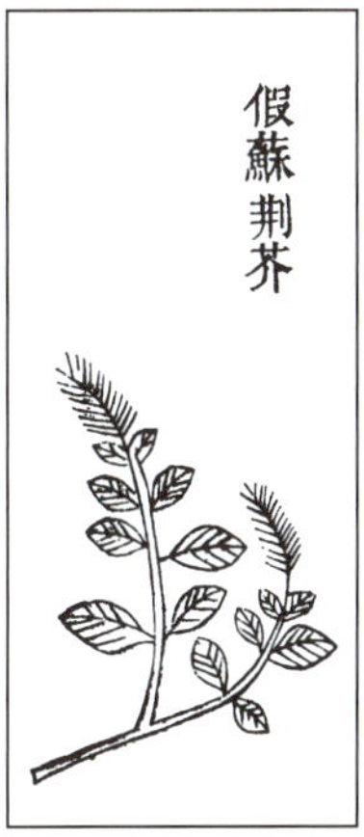

图 24　备要·假苏荆芥

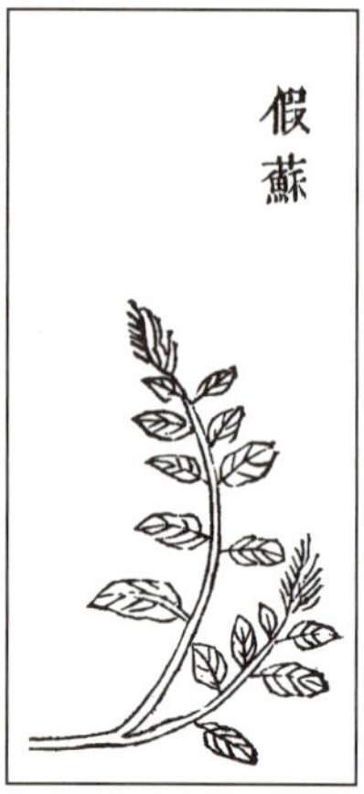

图 25　会纂·假苏

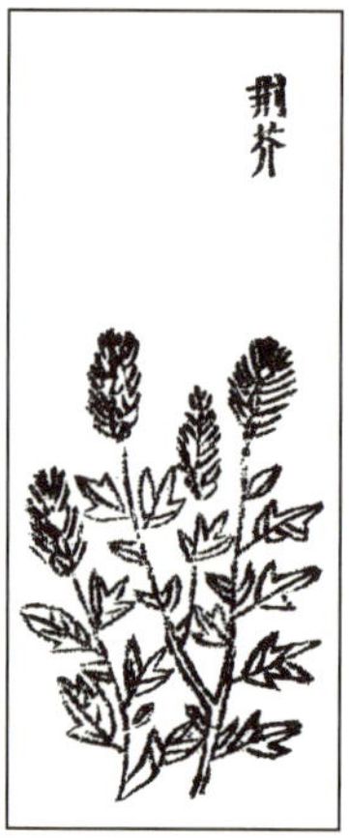

图 26　求真·荆芥

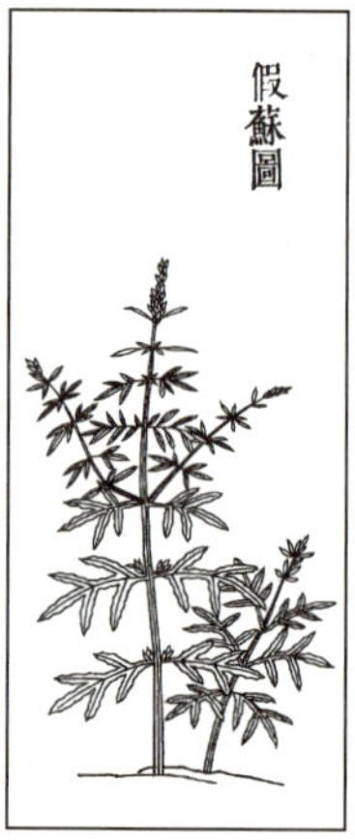

图 27　草木典·假苏图

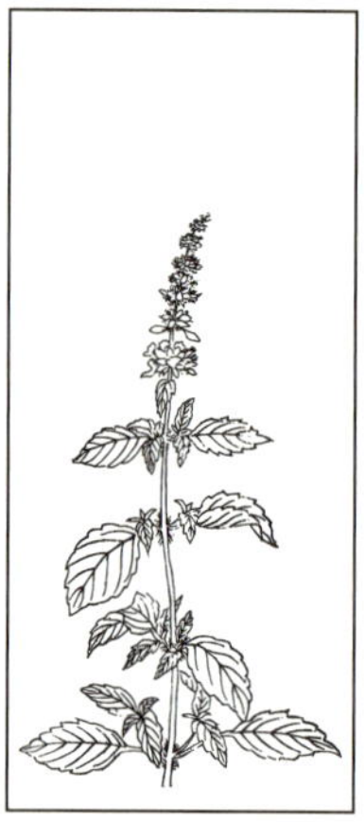
图 28　图考·假苏

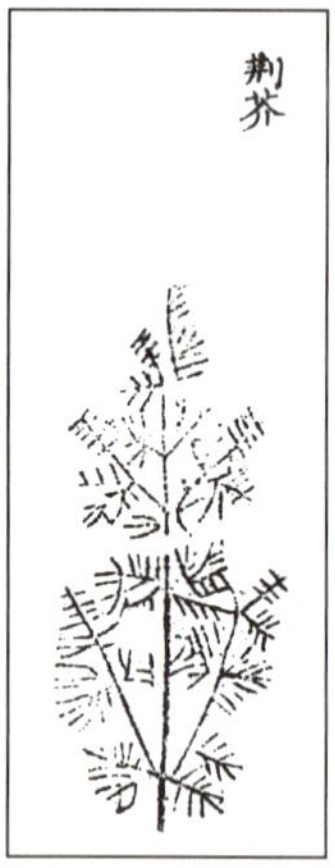

图 29　便方·荆芥

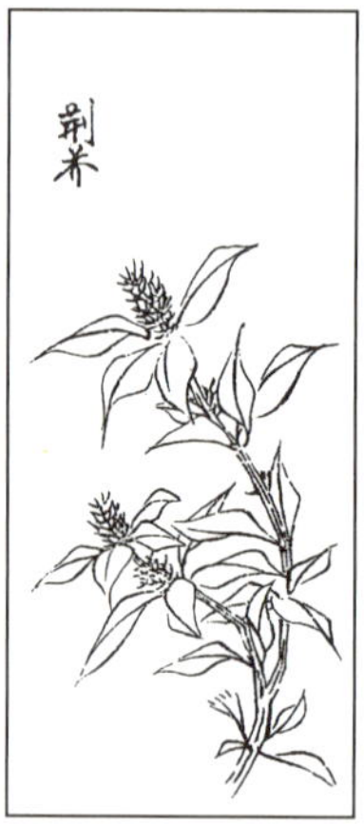

图 30　图说·荆芥

本品30图，取自26书，其中6幅彩图。有承继关系及仿绘图可分以下6个书类。

《本草图经》：该书的“成州假苏”“岳州假苏”二图分别存于《大观本草》(图1、2)、《政和本草》(图3、4)。《绍兴本草》无菜部图。此二传本药图基本一致，但《政和》图4比《大观》图2少一个植株。今以《政和》图3、图4为《图经》2图的代表。

仿绘“岳州假苏”的彩色图有《本草品汇精要》“岳州荆芥”(图9)，该图在《政和》图4基础上增加土地背景，掩盖根部。原图叶片的稀疏缺刻被改造成密集的锯齿，茎部增绘了棱线，花序淡紫色。《品汇》“成州荆芥”(图8)虽然也受《图经》图3的影响，但其图形改变太多，今归入有创意的药图中。此后《食物本草》“假苏”(图10)亦为彩绘，但其茎叶花序及地线的表达均说明该图不是直接仿绘《品汇》图9，而是在《政和》图4基础上的又一次仿绘。其茎秆圆，叶脉不清晰，叶缘缺刻多于《图经》图4，但较《品汇》图9略少，且叶片显得更柔和。《金石昆虫草木状》“岳州荆芥”(图20)仿绘《品汇》图9，但去掉了土地背景。

仿绘《图经》“成州假苏”(图3)的墨线图有：《本草蒙筌》“成州假苏”(图11)仿绘时有所删减。《纲目》金陵本“假苏荆芥(图14)亦仿绘图3，但花序更瘦长。《本草歌括》“薄荷”(图6)仿绘《图经》图4。另《三才图会》“假苏”(图17)将《图经》图3、图4合绘于一图，上一株仿绘“成州假苏”，下一株仿绘“岳州假苏”，但其枝叶均大加删减。仿绘《图经》“岳州假苏”(图4)的墨线图有《本草歌括》“假苏”(图5)，但删削太过，仅得其大概轮廓而已。

《救荒本草》：该书的“荆芥”（图6）仿绘者有《野菜博录》“荆芥”（图21），但叶片改为阴刻，抹去地线。另《古今图书集成·草木典》“假苏图”（图27）仿绘时略有删节。

《本草品汇精要》：该书的“成州荆芥”（图8）虽说也参考过《图经》图3，但变更太大，几乎等于重绘。仿绘此图的彩绘图有《补遗雷公炮制便览》“假苏”（图13）、《金石昆虫草木状》“成州荆芥”（图19），但删除地线。

《本草纲目》（钱本）：该书的“假苏荆芥”（图15）不取《纲目》金陵本的图，仅袭用其图名，图形重绘。其仿绘图有《本草备要》同名图（图24）、《食物本草会纂》“假苏”（图25）。《本草简明图说》“荆芥”（图30）虽然看似新绘图，实际也是仿绘《纲目》钱本图15，再予修改润饰而已。

《本草原始》：该书的“荆芥”（图18）的仿绘图有《本草汇言》“荆芥”（图22）。该图左侧系仿绘《原始》图18，但右侧增补一图，却是截取《蒙筌》“成州假苏”（图11）的上部予以仿绘。此后《本草纲目类纂必读》“荆芥”（图23）亦系仿绘《原始》图18。然《本草求真》“荆芥”（图26）却截取《汇言》图22右边的图形予以仿绘。

《植物名实图考》：该书的“假苏”（图28）仿绘图仅《纲目》张本“假苏荆芥”图16。

以上30图中，除20幅属仿绘图外，尚有原创图或新增创意的插图10幅（图3、4、6、7、8、12、15、18、28、29）。详见下“鉴药”项。

【文录】

《本经》《别录》（见《证类》卷28“**假苏**”） **一名鼠蓂**，一名姜芥。生汉中泽。

《吴普本草》（同上）《蜀本》注引《吴氏本草》云：名荆芥，叶似落藜而细，蜀中生啖之。

梁《本草经集注》 陶隐居云：方药亦不复用。

唐《唐本草》（同上）《唐本》注云：此药即菜中荆芥是也，姜、荆，声讹耳。先居草部中，今人食之，录在菜部也。

唐《本草拾遗》（同上） 陈藏器云：按张鼎《食疗》云：荆芥一名析蓂。《本经》既有荆芥，又有析蓂，如此二种，定非一物。析蓂是大荠，大荠是葶苈子，陶、苏大误，与假苏又不同，张鼎亦误尔。

南唐《食性本草》（同上） 陈士良云：荊芥……《本草》呼为假苏，假苏又别。按假苏叶锐圆，多野生，以香气似苏，故呼为苏。

宋《本草图经》（同上）《图经》曰：假苏，荆芥也。生汉中川泽，今处处有之。叶似落藜而细，初生香辛可啖，人取作生菜。古方稀用。近世医家治头风，虚劳，疮疥，妇人血风等为要药。并取花实成穗者，暴干入药，亦多单用，效甚速……医官陈巽，处江左人，谓假苏、荆芥实两物。假苏叶锐圆，多野生，以香气似苏，故名之。苏恭以《本经》一名姜芥，姜、荆声近，便为荆芥，非也。又以胡荆芥俗呼新罗荆芥。石荆芥，体性相近，入药亦同。

明《救荒本草》卷下“荆芥” 本草名假苏，一名鼠蓂、一名姜芥。生汉中川泽，及岳州、归德州，今处处有之。茎方窊面，叶似独扫叶而狭小，淡黄绿色，结小穗，有细小黑子，锐圆，多野生，以香气似苏，故名假苏。

题·明《滇南本草》(务本)卷上“假苏” 一名荆芥。南方呼为姜芥。花似扫帚，夏末采之。然滇南之荆芥，与别省不同，惟南荆芥，功效不同……猛笼夷人作菜，令不染瘟疫，兼之男妇老幼，从不落齿，皆呼为稳齿菜。

明《食物本草》卷1“假苏” 初生新嫩辛香可啖，人取以作生菜。即今之荆芥也。

明《本草蒙筌》卷2“荆芥” 成州假苏即今荆芥是耶……山谷生，在处有。作苏香气，又名假苏。夏末采收，阴干待用。须取花实成穗，能清头目上行。

明《本草纲目》卷14“假苏”【释名】【时珍曰】按《吴普本草》云：假苏一名荆芥，叶似落藜而细，蜀中生啖之。普乃东汉末人。去《别录》时未远，其言当不谬，故唐人苏恭祖其说，而陈士良、苏颂复启为两物之疑，亦臆说尔。曰苏、曰姜、曰芥，皆因气味辛香，如苏、如姜、如芥也。【集解】【时珍曰】荆芥原是野生，今为世用，遂多栽莳。二月布子生苗，炒食辛香。方茎细叶，似独帚叶而狭小，淡黄绿色。八月开小花，作穗成房，房如紫苏房，内有细子如葶苈子状，黄赤色，连穗收采用之。【正误】【时珍曰】汪机《本草会编》，言假苏是白苏，亦误矣，白苏乃荏也。见后。

清《植物名实图考》卷25“假苏” 即荆芥也。固始种之为蔬，其气清芳，形状与醒头草无异。唯梢头不红、气味不烈为别，野生者叶尖瘦，色深绿，不中啖。

【鉴药】

“假苏”首载《本经》。其别名有“姜芥”“荆芥”等，且后世多用“荆芥”之名。《唐本》注云：“此药即菜中荆芥是也，‘姜’‘荆’声讹耳。先居草部中，今人食之，录在菜部也。”但《本草纲目》又将本品移到草部芳草部。时珍曰：“曰苏、曰姜、曰芥，皆因气味辛香，如苏、如姜、如芥也。”古代本品或作菜蔬，医方少用。但唐宋以后成为解表、理血常用要药。

关于其形态来源，古代也曾有过不同的说法。唐·孟诜、张鼎《食疗本草》云：“荆芥一名析蓂。”对此，唐·陈藏器力辨其非，云“析蓂是大荠，大荠是葶苈子……与假苏又不同，张鼎亦误尔”。南唐·陈士良谓荆芥“《本草》呼为假苏，假苏又别。按假苏叶锐圆，多野生，以香气似苏，故呼为苏”。即把假苏、荆芥视为二物。宋·苏颂撰引其说，且认为“苏恭以《本经》一名姜芥，姜、荆声近，便为荆芥，非也”。

这种“叶锐圆”的假苏，与今唇形科荆芥属植物荆芥*Nepeta cataria* L.相近。清代《植物名实图考》“假苏”，在河南“固始种之为蔬，其气清芳，形状与醒头草无异。唯梢头不红、气味不烈为别”的假苏，亦应该是此荆芥*N. cataria*。吴其濬提到的“野生者叶尖瘦，色深绿，不中啖”的荆芥，大概是李时珍描述的荆芥。

时珍《纲目》对假苏、荆芥为二物之说以驳斥：“按《吴普本草》云：假苏一名荆芥，叶似落藜而细，蜀中生啖之。普乃东汉末人。去《别录》时未远，其言当不谬，故唐人苏恭祖其说，而陈士良、苏颂复启为两物之疑，亦臆说尔。”故《纲目》以“假苏”为正名，囊括古代有关荆芥的相关论说。时珍所说的假苏形态是：“方茎细叶，似独帚叶而狭小，淡黄绿色。八月开小花，作穗成房，房如紫苏房，内有细子如葶苈子状，黄赤色，连穗收采用之。”其中“独帚”又名扫帚、落藜，即藜科植物地肤*Kochias coparia*（L.）Schrad.。据其描述，此细叶如独帚叶而狭小的荆芥，似为今唇形科裂叶荆芥属植物裂叶荆芥*Schizonepeta tenuifolia*（Benth.）Briq.。

古代本草插图也有形态的差别。

1.《本草图经》：该书“成州假苏”（图3）所示为叶多三裂，裂片细小，茎顶生较长的穗状花序。据此图，似更与裂叶荆芥*S. tenuifolia*相近。

另一幅“岳州假苏”（《政和》本，图4）绘两株植物，《大观》本图2为三株，但形态一样，均为单叶互生，叶缘有整齐的大锯齿。穗状花序较短，单生叶腋。枝顶无花序。此种植物不具备唇形科植物叶对生及花序着生位置的基本特点，因此虽名为“假苏”，实不明其来源。孙启明谓此图所示为今藜科植物土荆芥*Chenopodium ambrosioides* L.。[1]此植物确与“岳州假苏”接近。

2.《救荒本草》：该书“荆芥”（图6）所绘植物茎有棱线（示意方茎），叶对生，叶片如指状深裂。叶腋间有轮伞花序，且多数轮伞花序在茎顶形成穗状花序。据此图或考近似唇形科裂叶荆芥属植物多裂叶荆芥*Nepeta multifida* L.。今河南太行山地区的农民没有将此种及其近缘种裂叶荆芥*N. tenuifolia* Benth.严格区分，都作荆芥用。[2]

3.《滇南本草》（务本堂）：该书“假苏”（图7）绘一株植物的上部，叶披针形，叶对生或互生，全缘。花序如扫帚，生于枝端及叶腋。其文字记载云：“一名荆芥。南方呼为姜芥。花似扫帚，夏末采之。然滇南之荆芥，与别省不同，惟南荆芥，功效不同。”此文提到“花似扫帚”，有可能为叶为“扫帚”（即地肤）之误。原植物不明。

4.《本草品汇精要》：该书“成州荆芥”（图8）与《图经》同名图（图3）形态相差甚大。本图所示植物茎直立，有棱，多分枝。叶对生，三分裂，裂片小而窄，

1 孙启明：《苏图研究》见：张志斌、郑金生主编，《本草纲目研究札记》，北京：科学出版社，2019：649.
2 ［明］朱橚著，王锦秀、汤彦承译注：《救荒本草译注》，上海：上海古籍出版社，2015：398.

茎端及叶腋有穗状花序，紫红色。此图虽未必是写生，但其所示特征表明此即唇形科植物多裂叶荆芥*Schizonepeta tenuifolia*（Benth.）Briq.。

5.《太乙仙制本草药性大全》：该书“假苏”（图12）十分简单，一茎直立，叶互生，为单数羽状复叶或三小叶，上部叶为三裂。与历代本草记载比勘，均不相符，来源不明。

6.《本草纲目》（钱本）：该书“假苏荆芥”（图15）绘一茎枝，单叶，互生或对生，叶片椭圆形，穗状花序生于枝顶。此植物完全不同于《纲目》金陵本。若忽视其叶片多不对生这一特点，则其图近似于唇形科植物荆芥*N. cataria*。若要较真细论，则其基原不明。

7.《本草原始》：该书“荆芥”（图18）绘一株植物，叶细条形（或为叶分裂之细叶片），穗状花序生于枝端。有文字记载“叶似扫帚”（扫帚即地肤），则此图之植物来源当为唇形科多裂叶荆芥*S. tenuifolia*。

8.《植物名实图考》：该书“假苏”（图28）所绘为一植株的上部。叶对生，卵形，先端尖。边缘有粗锯齿。顶生花序，有间断。据此图所示，其来源为唇形科植物荆芥*Nepeta cataria* L.。

9.《草木便方》：该书“荆芥”图（图29）非常奇怪，无论茎枝叶片，都由或长或短的直线组成。难以揣测其意。

【小结】

“假苏”进入本草虽早，但其成为解表、理血要药却晚至唐宋。唐代或谓假苏、荆芥为两物，假苏“叶锐圆”，结合本草插图，此与唇形科荆芥*Nepeta cataria* L.相近。另一种荆芥方茎细叶，似“独帚”（藜科地肤），此与唇形科植物多裂叶荆芥*Schizonepeta tenuifolia*（Benth.）Briq.或其近缘植物相近。本草插图中，《植物名实图考》假苏图近似植物荆芥，《本草图经》《救荒本草》等书的插图则近似多裂叶荆芥。

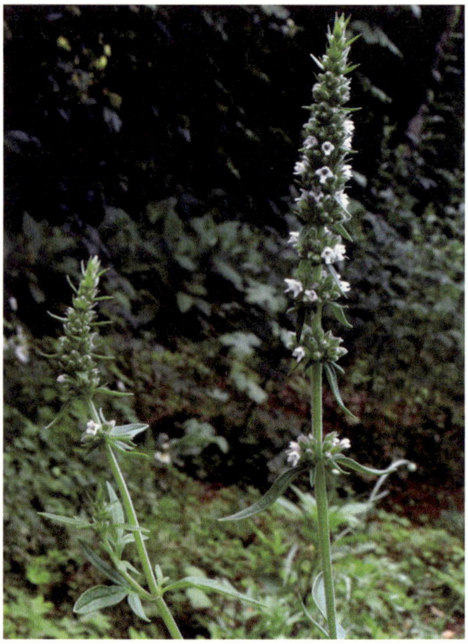

图31　假苏（多裂叶荆芥）*Schizonepeta tenuifolia*

14–47 薄荷

【品图】

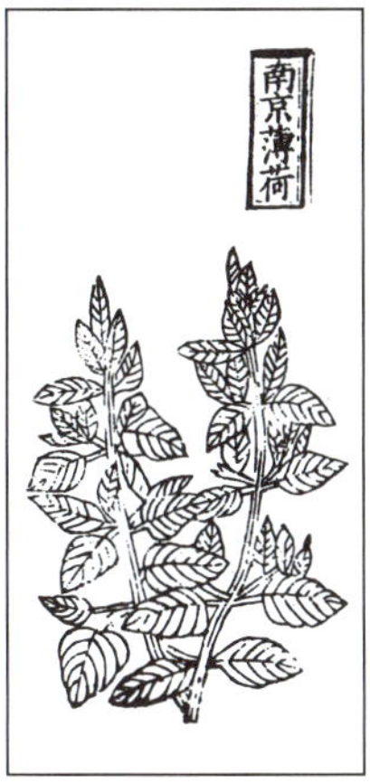

图1 图经（大）· 南京薄荷

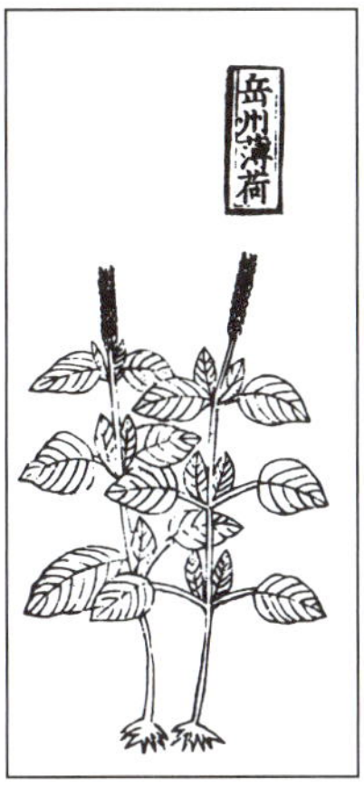

图2 图经（大）· 岳州薄荷

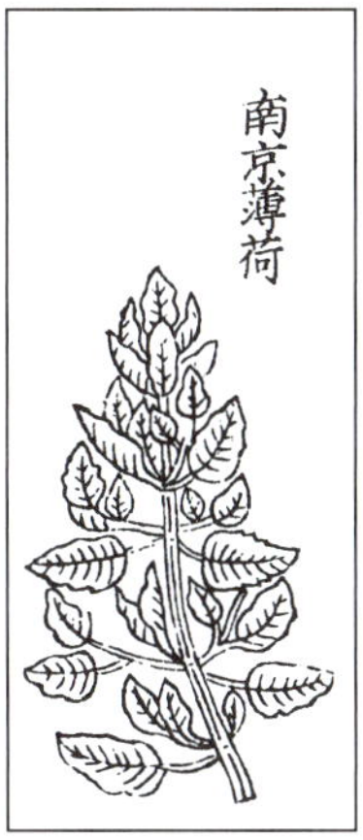

图3 图经（政）· 南京薄荷

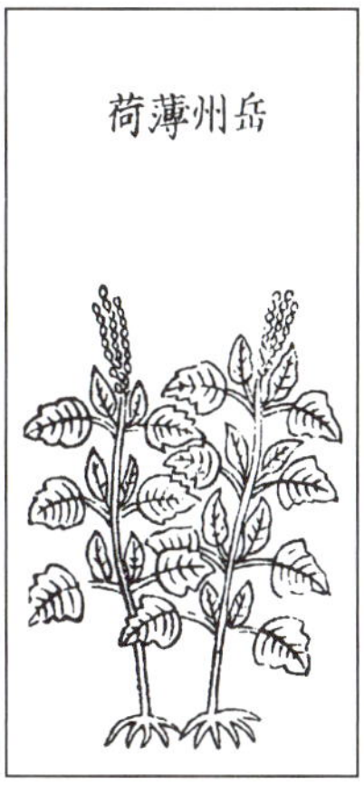

图4 图经（政）· 岳州薄荷

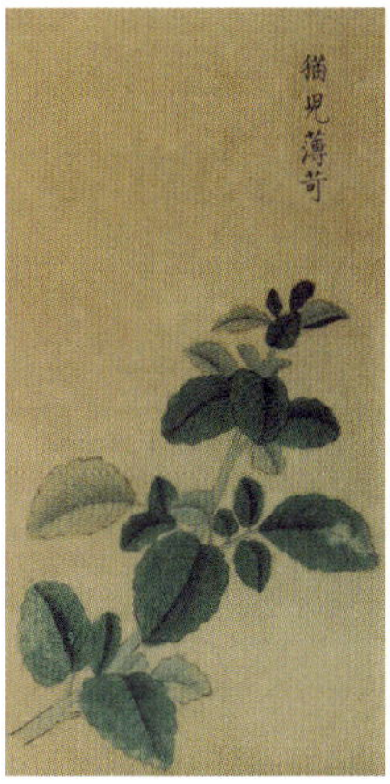

图5 履巉岩 · 猫儿薄苛

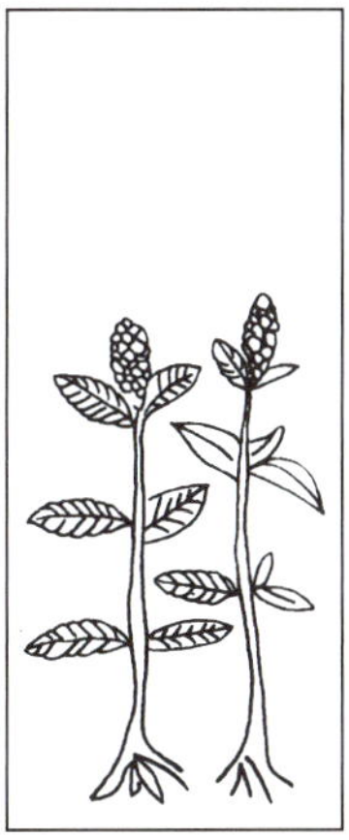

图6 歌括 · 薄荷

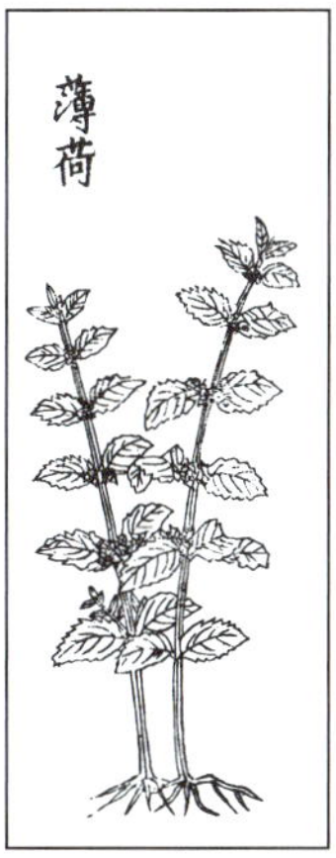

图7 救荒 · 薄荷

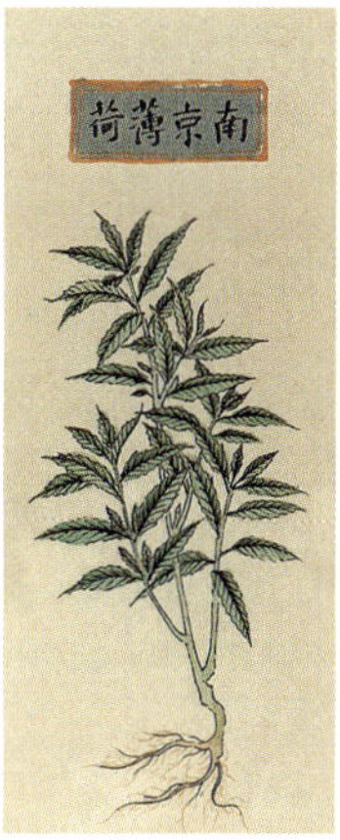

图8 品汇 · 南京薄荷

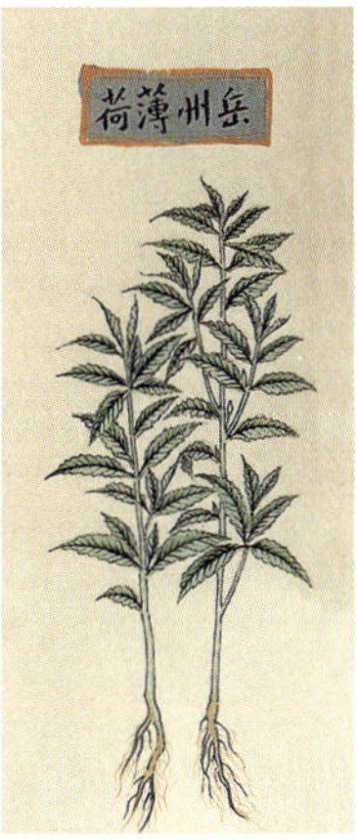

图9 品汇 · 岳州薄荷

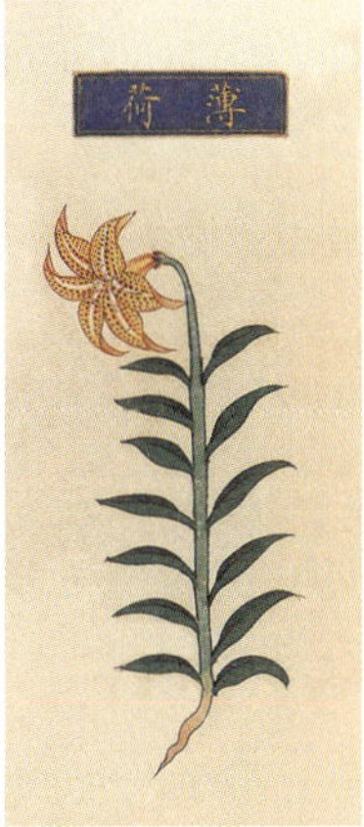

图10 食物 · 薄荷

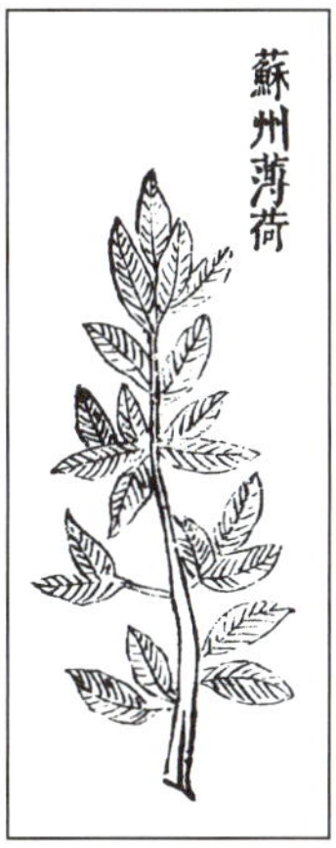

图11 蒙筌 · 苏州薄荷

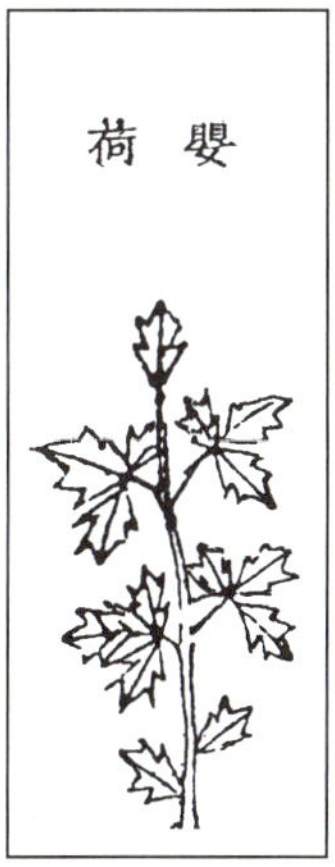

图12 太乙 · 婴荷

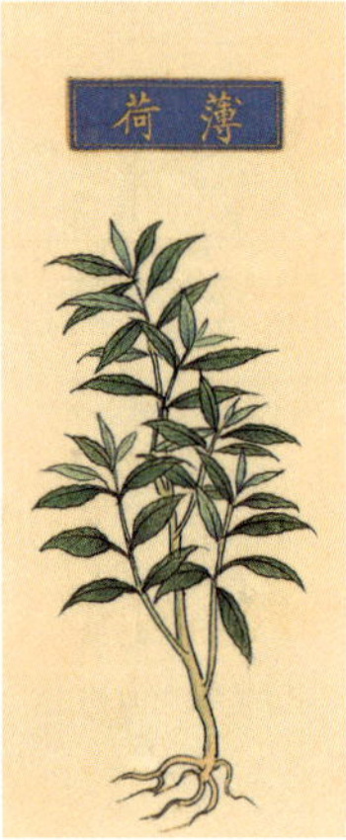

图 13　雷公·薄荷

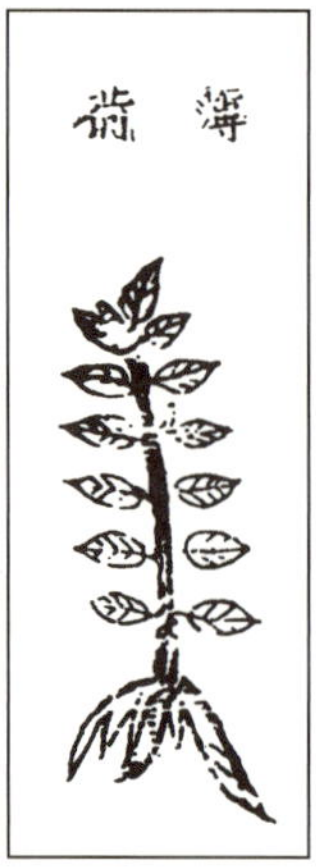

图 14　纲目(金)·薄荷

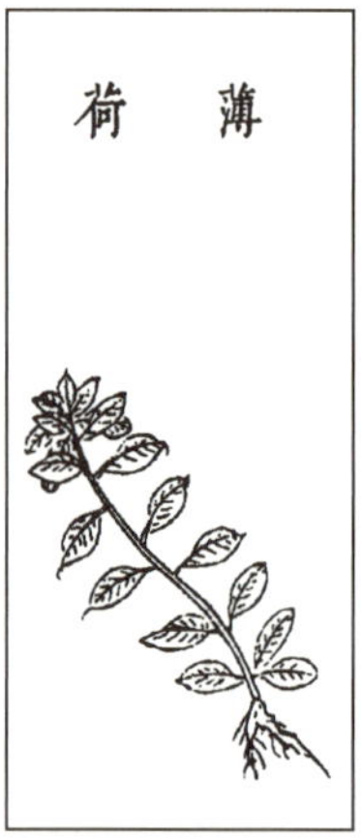

图 15　纲目(钱)·薄荷

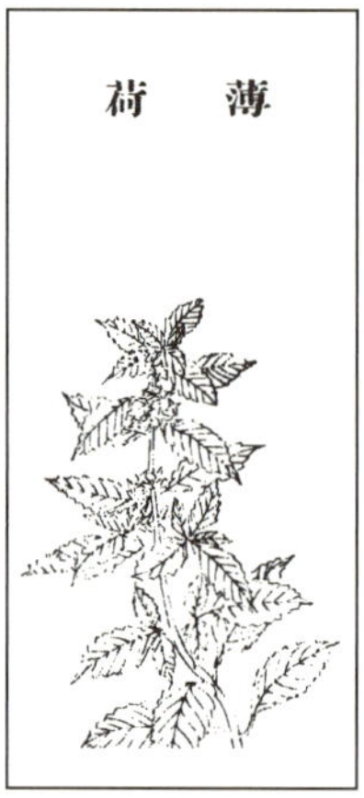

图 16　纲目(张)·薄荷

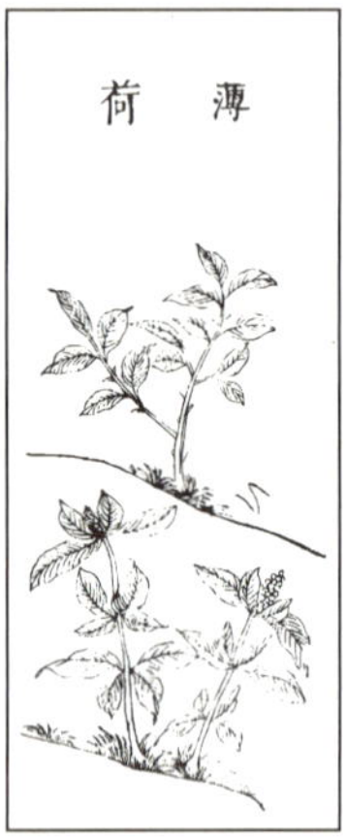

图 17　三才·薄荷

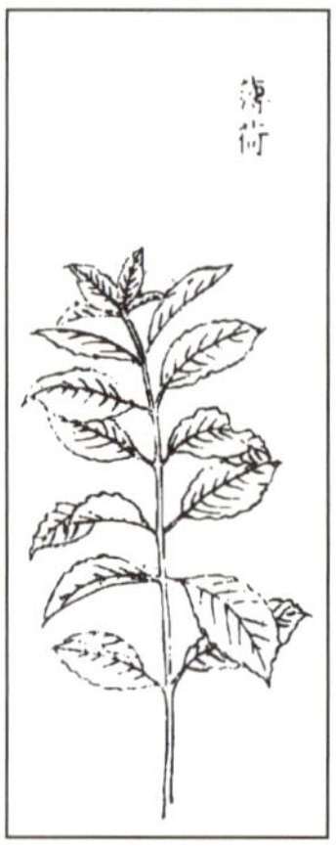

图 18　原始·薄荷

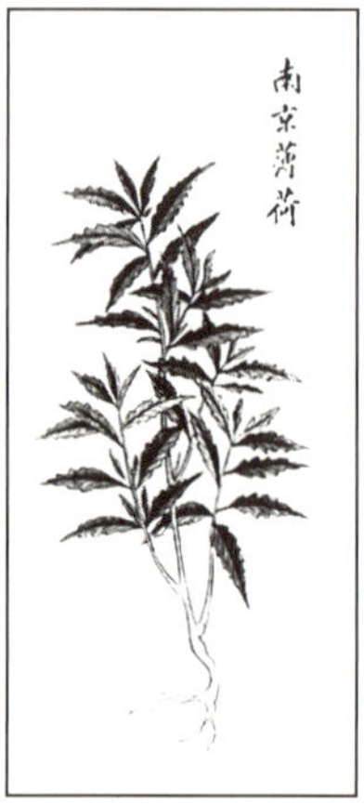

图 19　金石·南京薄荷

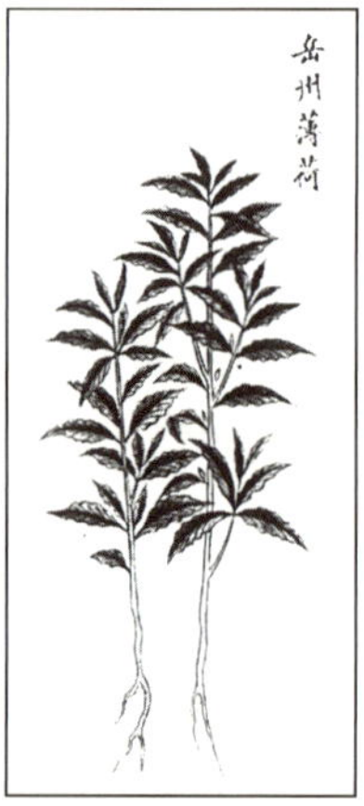

图 20　金石·岳州薄荷

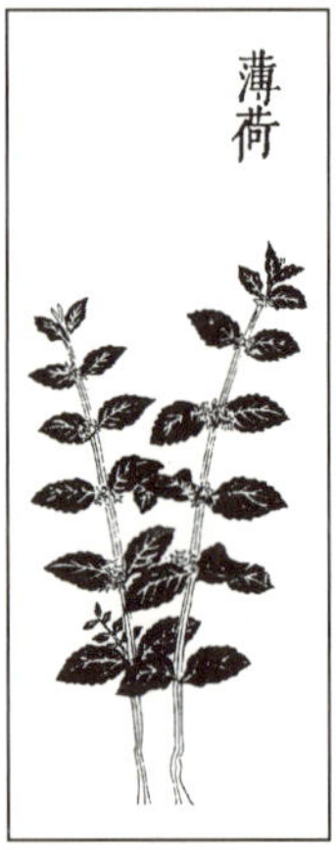

图 21　博录·薄荷

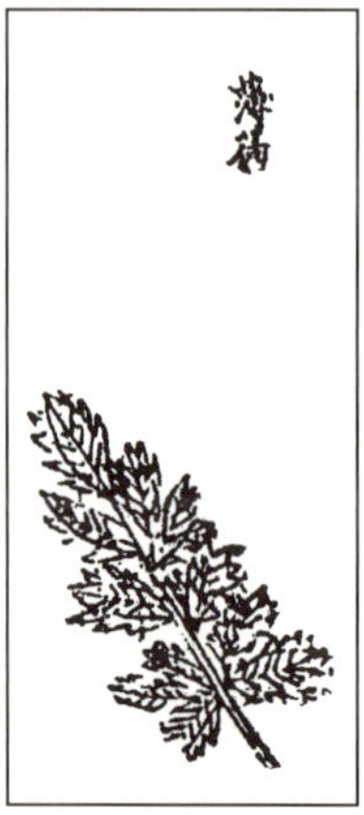

图 22　汇言·薄荷

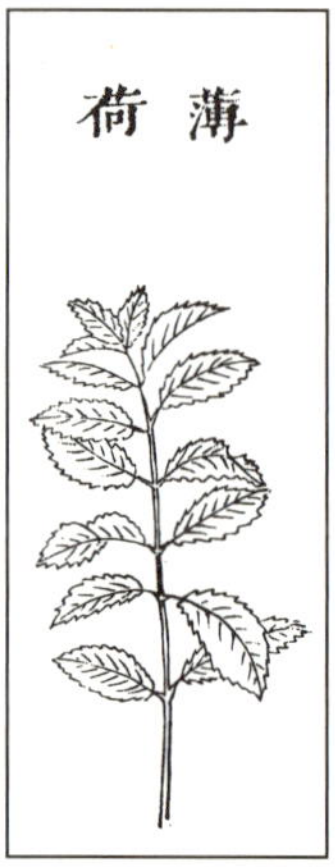

图 23　类纂·薄荷

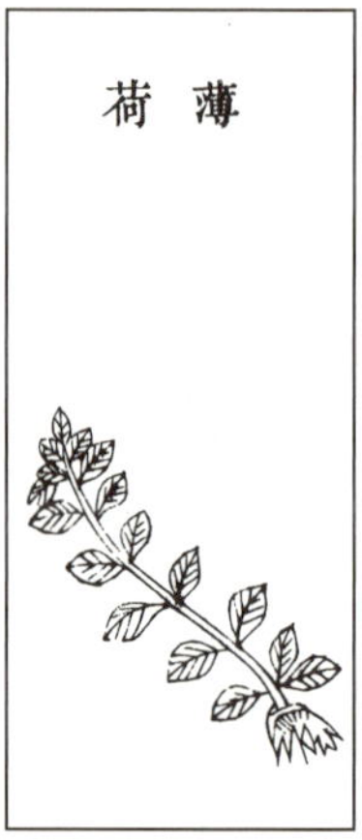

图 24　备要·薄荷

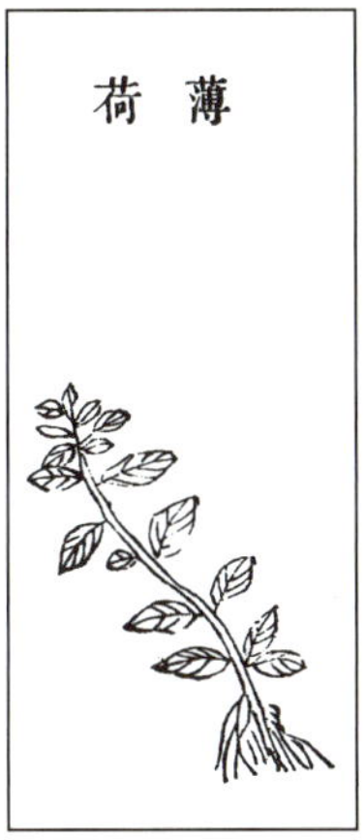

图25 会纂·薄荷

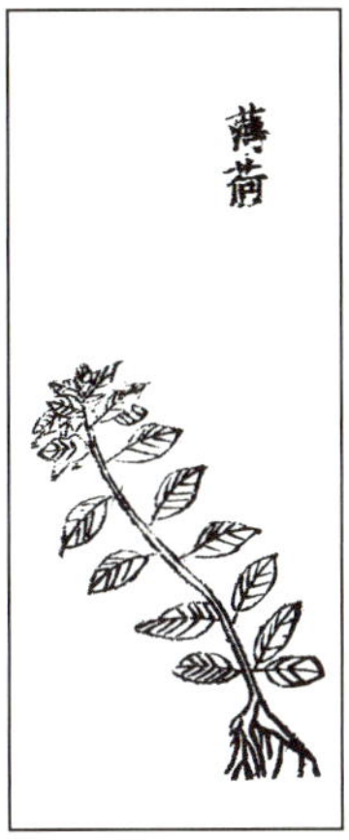

图26 求真·薄荷

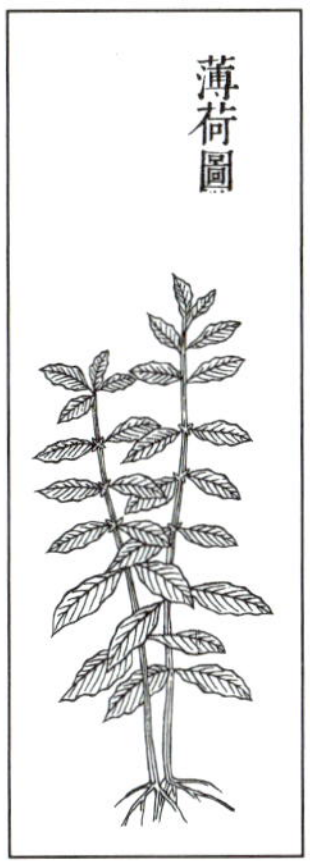

图27 草木典·薄荷图

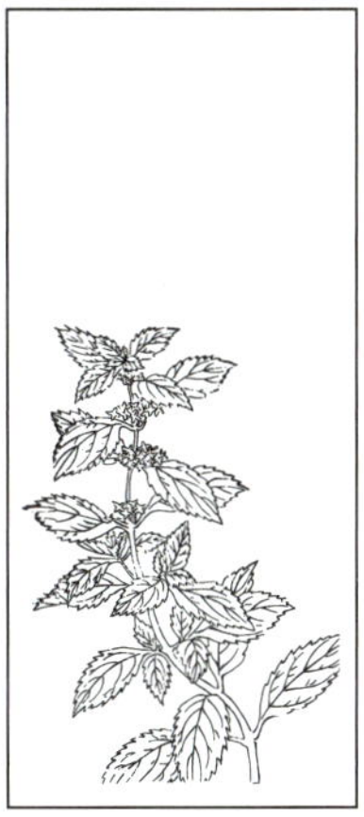
图28 图考·薄荷

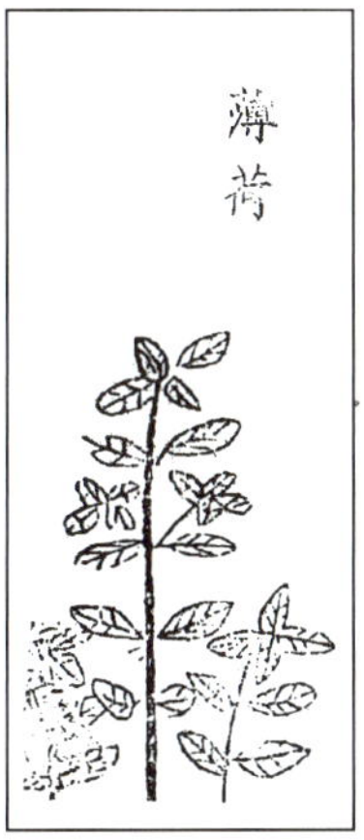

图29 便方·薄荷

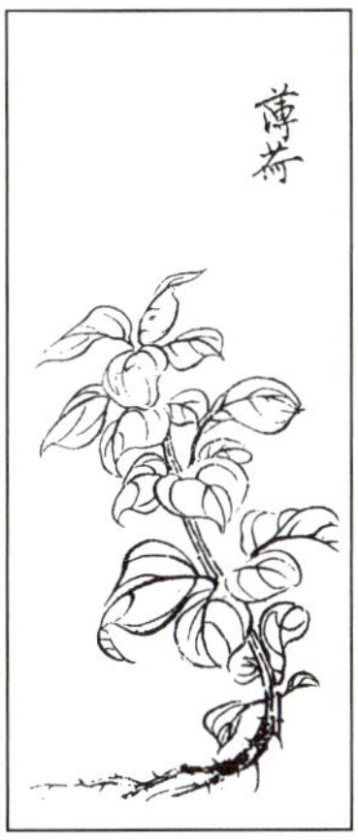

图30 图说·薄荷

本品30图，取自26书，其中7幅彩图。有承继关系及仿绘图可分以下4个书类。

《本草图经》：该书的“南京薄荷”“岳州薄荷”二图分别存于《大观本草》（图1、2）、《政和本草》（图3、4）。此二传本药图基本一致，但《政和》“南京薄荷”（图3）比《大观》图1少一植株。今以《政和》图3、图4为《图经》二图的代表。

仿绘“南京薄荷”的彩色图有《本草品汇精要》同名图（图8），该图在《图经》图3基础上增绘了根部。叶片改绘成披针形，或对生，或互生。较原图已有较大的失真。《品汇》“岳州薄荷”（图9）也在《图经》同名图（图4）的基础上，增添了细瘦的根部，将叶片改成披针形，并消除了原图的穗状花序，使改绘后的药图大大失真。此后《补遗雷公炮制便览》“薄荷”（图13）仿绘《品汇》“南京薄荷”（图8）。忠实仿绘《品汇》2幅薄荷图的彩图还有《金石昆虫草木状》的“南京薄荷”（图19）、“岳州薄荷”（图20）。

墨线图中，仿绘《图经》“南京薄荷”（图3）的有：《本草蒙筌》“苏州薄荷”（图11）。绘图者依据陈嘉谟以“姑苏龙脑者第一”修改了图名，但图形仍是仿绘《图经》的“南京薄荷”图。《纲目》金陵本“薄荷（图14）亦仿绘图3，但已大大精简。最后只剩下突出叶对生、方茎、叶椭圆形了。《纲目》钱本同名图（图15）在金陵本基础上再加润饰，使植株更加柔弱，更接近薄荷原植物。此后仿绘钱本同名图者，有《本草备要》图24、《食物本草会纂》图25、《本草求真》图26。《本草简明图说》“薄荷”（图30）虽然看似美观，但仍是在钱本基础上的美化。《本草歌括》“薄荷”（图6）仿绘《图经》图4。另《三才图会》“薄荷”（图17）将《图经》图3、图4合绘于一图，上一株仿绘“南京薄荷”，下一株仿绘“岳州薄荷”，但增加了土地背景，植物也加以修润，保留了原图的基本特点。

《救荒本草》：该书的“薄荷”（图7）仿绘者有《野菜博录》“薄荷”（图21），仅将叶片改为阴刻，抹去地线。另《古今图书集成·草木典》“薄荷图”（图27）仿绘时未能较好地表现叶腋间的花序。

《本草原始》：该书“薄荷”（图18）的仿绘图有《本草纲目类纂必读》“薄荷”（图23）。

《植物名实图考》：该书“薄荷”（图28）的仿绘图有《本草纲目》张本“薄荷”（图16）。

以上30图中，除20幅属仿绘图外，尚有原创图或新增创意的插图10幅（图3、4、5、7、10、12、18、22、28、29）。详见下“鉴药”项。

【文录】

唐《唐本草》（见《证类》卷28“薄荷”） 亦堪生食。人家种之，饮汁发汗，大解劳乏。（《唐本》注云：茎、叶似荏而尖长，根经冬不死。又有蔓生者，功用相似。）

南唐《食性本草》（同上） 陈士良云：吴菝蔺，能引诸药入荣卫，疗阴阳毒，伤寒头痛，四季宜食。又云：胡菝蔺，主风气壅，并攻胸膈，作茶服之，立效。俗呼为新罗菝蔺。

宋《本草图经》（同上） 《图经》曰：薄荷，旧不著所出州土，而今处处有之。茎、叶似荏而尖长，经冬根不死，夏秋采茎叶、暴干。古方稀用，或与薤作虀食。近世医家治伤风，头脑风，通关格与小儿风涎，为要切之药，故人家园庭间多莳之。又有胡薄荷，与此相类，但味少甘为别。生江浙间，彼人多以作茶饮之，俗呼新罗薄荷。近京僧寺亦或植一二本者。《天宝方》名连钱草者是。石薄荷，生江南山石上，叶微小，至冬而紫色，此一种不闻有别功用。

宋《本草衍义》卷19“薄荷” 世谓之南薄荷，为有一种龙脑薄荷，故言南以别之。

宋《履巉岩本草》卷上“猫儿薄苛” 人家园庭多种之。猫儿食之似觉醉倒，俗云薄苛乃猫儿酒也。

明《救荒本草》卷下“薄荷” 一名鸡苏。旧不著所出州土，今处处有之。茎方，叶似荏子叶，小颇细长，又似香菜叶而大，开细碎黪白花，其根经冬不死，至春发苗……东平龙脑岗者尤佳。又有胡薄荷，与此相类，但味少甘为别，生江浙间，彼人多作茶饮，俗呼为新罗薄荷。又有南薄荷，其叶微小。

明《本草蒙筌》卷2“薄荷” 又名鸡苏，各处俱种。姑苏龙脑者第一。（龙脑地名，在苏州府，儒学前此处种者，气甚香窜，因而得名，古方有龙脑鸡苏丸，即此是也。）

明《本草纲目》卷14“薄荷”【释名】金钱薄荷。【时珍曰】薄荷，俗称也。陈士良《食性本草》作菝蔺，杨雄《甘泉赋》作茇葀，吕忱《字林》作茇苦，则薄荷之为讹称可知矣。孙思邈《千金方》作蕃荷，又方音之讹也。今人药用，多以苏州者为胜，故陈士良谓之吴菝蔺，以别胡菝蔺也。【机曰】小儿方多用金钱薄荷，谓其叶小颇圆如钱也。书作金银，误矣。【集解】【时珍曰】薄荷，人多栽莳。二月宿根生苗，清明前后分之。方茎赤色，其叶对生，初时形长而头圆，及长则尖。吴、越、川、湖人多以代茶。苏州所莳者，茎小而气芳，江西者稍粗，川蜀者更粗，入药以苏产为胜……野生者，茎叶气味都相似。

清《植物名实图考·芳草类》卷25“薄荷” 薄荷……中州亦莳以为蔬。有二种，形状同而气味异，俗亦谓之臭薄荷。盖野生者气烈近臭，移莳则气味薄而清，可啖，亦可入药也。吴中种之，谓之龙脑薄荷，因地得名，非有异也。

【鉴药】

“薄荷”首见于《唐本草》。因其可以生食，原置于菜部，唐代有栽培。本品作为食疗品，“饮汁发汗，大解劳乏”（《唐本草》）。至宋代本品已逐渐成为“医家治伤风，头脑风，通关格与小儿风涎，为要切之药”（宋《图经》）。元代以后运用更多，专于消风散热。

关于本品的形态，《唐本草》云：“茎、叶似荏而尖长，根经冬不死。”“荏”即白苏，唇形科植物，多年生。《救荒本草》记载多同且细致：“茎方，叶似荏子叶，小颇细长，又似香菜叶而大，开细碎黪白花，其根经冬不死，至春发苗。”李时珍则云：“方茎赤色，其叶对生，初时形长而头圆，及长则尖。”总而言之，以茎方，叶对生、似荏，花细碎，有特异性的芳香气味为特点。此即唇形科薄荷属植物薄荷 *Mentha haplocalyx* Briq.［*Mentha canadensis* L.］。

本草中嵌有“薄荷”之名的植物，以及薄荷的栽培品甚多。例如“胡薄荷”，南唐·陈士良云：“胡菝蔺，主风气壅，并攻胸膈，作茶服之，立效。俗呼为新罗菝蔺。”在此之前，《唐本草》提到薄荷“又有蔓生者，功用相似”。此即唐《天宝单行方》所载：“连钱草……元生咸阳下湿地，亦生临淄郡、济阳郡池泽中，甚香。俗间或云圆叶似薄荷，江东吴越丹阳郡极多，彼人常充生菜食之。河北柳城郡尽呼为海苏，好近水生，经冬不死，咸、洛二京亦有。或名胡薄荷，所在有之。”[1]宋《图经》“薄荷”条云：“又有胡薄荷，与此相类，但味少甘为别。生江浙间，彼人多以作茶

1　此《天宝单行方》见《证类》卷9“积雪草”条下引“《图经》曰”。

饮之，俗呼新罗薄荷。近京僧寺亦或植一二本者。《天宝方》名连钱草者是。”此草茎匍匐细长，蔓延生溪涧之侧，叶圆如钱，气味甚香如薄荷，即今唇形科活血丹属植物活血丹*Glechoma longituba*（Nakai）Kupr。[1]

至于龙脑薄荷、南薄荷等，则因产地而得名。《本草衍义》云：薄荷“世谓之南薄荷，为有一种龙脑薄荷，故言南以别之。”明《本草蒙筌》“薄荷”云：“姑苏龙脑者第一。（龙脑，地名，在苏州府儒学前。此处种者，气甚香窜，因而得名，古方有龙脑鸡苏丸，即此是也。）”清·吴其濬亦云：“吴中种之，谓之龙脑薄荷，因地得名，非有异也。”也就是说其基原并没有什么不同。

由于本品广为人知，用途广泛，且具有特殊的芳香，故混淆品种不多。

1.《本草图经》：该书“南京薄荷”（图3）绘植株上部，茎有棱线，示意方茎。叶对生，卵状披针形，叶缘呈浅波状。未示花序，可能所依据的标本尚幼嫩。此图即唇形科植物薄荷*M. haplocalyx*。

“岳州薄荷”（图4）的茎叶形状皆似南京薄荷。但花序却非薄荷所应有。薄荷花序是轮伞花序腋生，而图4则顶生三串糖葫芦形的花序，大不同也。疑产地献图时，植物尚未开花，绘图者囿于需根茎叶花果俱全的要求，凭想象添加。此属揣测，不明妄绘此花序的原因。

2.《履巉岩本草》：该书“猫儿薄苛”（图5）系据薄荷幼嫩枝叶描绘，其叶对生，卵形叶。此与唇形科植物薄荷*M. haplocalyx*相似。

3.《救荒本草》：该书“薄荷”（图7）绘两株植物，茎直立，中有棱（示意方茎），叶对生，叶片椭圆形，边缘有细锯齿。叶腋间有轮伞花序。据此图形，可知所绘即唇形科植物薄荷*M. haplocalyx*。

4.《食物本草》：该书绘“薄荷”（图10）绘一草本植物，独茎无分枝。叶互生，羽状脉；茎顶一朵大花，花冠裂片6，橙红色，上有紫红点，类萱草花。此植物无一处与薄荷能挂上边，甚至无法猜测画士误绘此图的原因。

5.《太乙仙制本草药性大全》：该书“婴荷”（图12）的正文内容实为“薄荷”。此图初看似绘一植物茎枝的上半部。但其“茎”端为一小叶片，则此图似为二回羽状复叶。薄荷无此叶形，整个图难以揣测其用意。

6.《本草原始》：该书“薄荷”（图18）绘一嫩茎枝，单叶对生，叶椭圆形。此图为写生之作，可知其标本为唇形科植物薄荷。

7.《本草汇言》：该书“薄荷”（图22）所绘为一茎枝，但其叶片重重叠叠，细看其叶椭圆形，叶缘似有小锯齿，其重叠部分可能是叶腋间的轮伞花序。因图形质量太差，无法作为考察依据。

---

1 谢宗万：《本草纲目药物彩色图鉴》，北京：人民卫生出版社，2000：87.

8.**《植物名实图考》**：该书“薄荷”（图28）为一精细的植物写生图。图示一茎枝，叶对生，卵状披针形，叶腋间由细小花组成轮伞花序。据此图可确定此即唇形科植物薄荷*M. haplocalyx*。

9.**《草木便方》**：该书“薄荷”（图29）比较粗糙，仅绘二三茎枝。其叶对生，叶片长圆状披针形。其形态大致与唇形科植物薄荷近似。

【小结】

“薄荷”唐代进入本草。早期多作菜蔬，至宋元成为祛风散热要药。古代本草所载本品以茎方，叶对生、似荏，花细碎，芳香为特征，即今唇形科植物薄荷*Mentha haplocalyx* Briq.。《本草图经》《救荒本草》《植物名实图考》等书的药图所示来源与文字记载同。

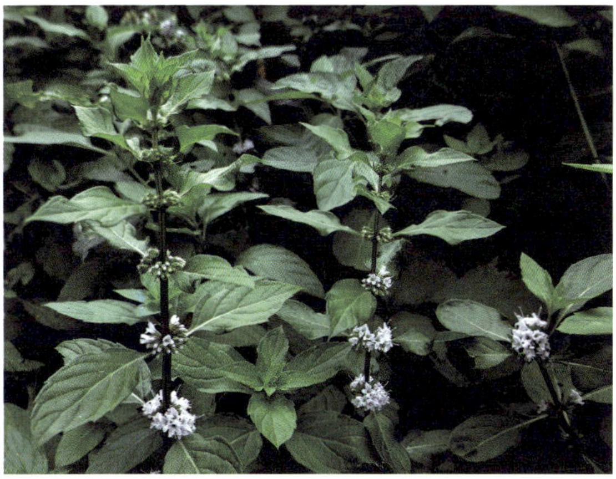

图31　薄荷 *Mentha haplocalyx*

14-48　积雪草

【品图】

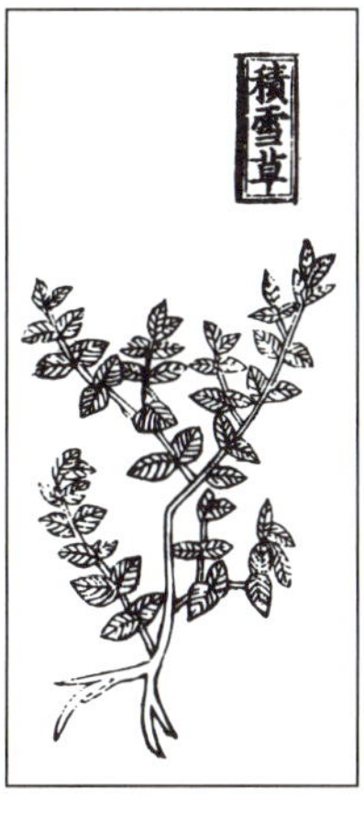

图1　图经（大）·积雪草

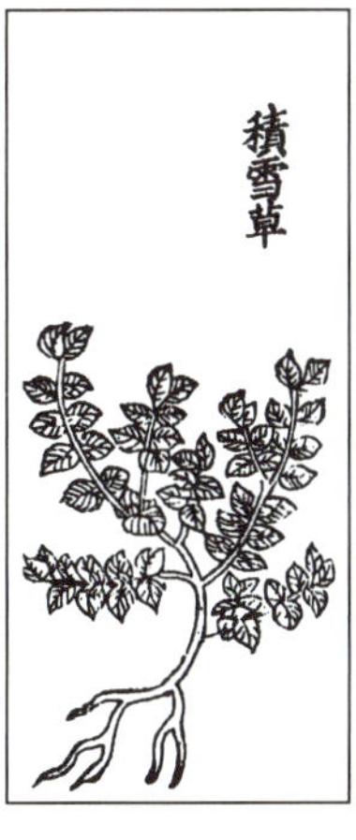

图2　图经（政）·积雪草

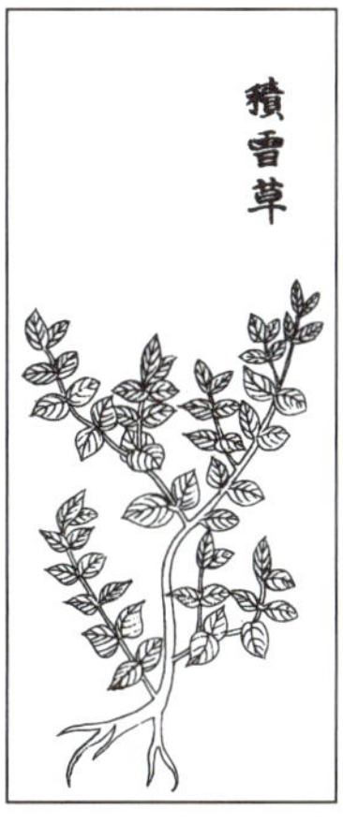

图3　图经（绍）·积雪草

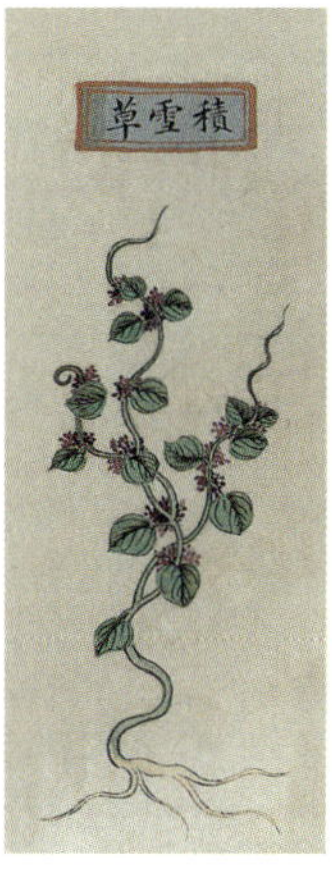

图4　品汇·积雪草

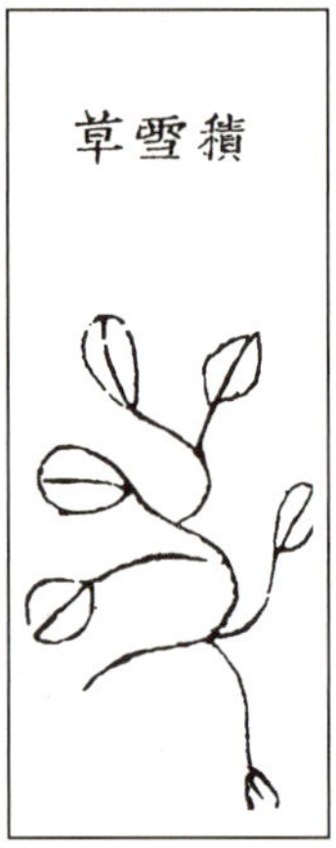

图5 太乙·积雪草

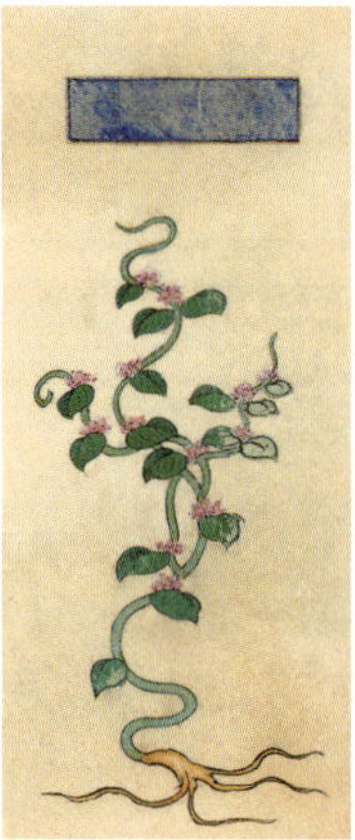

图6 雷公·积雪草

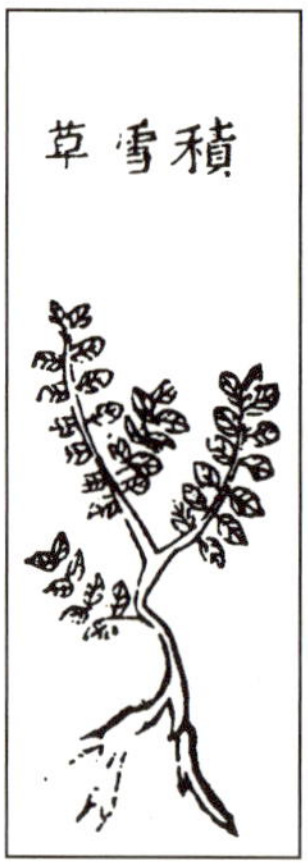

图7 纲目(金)·积雪草

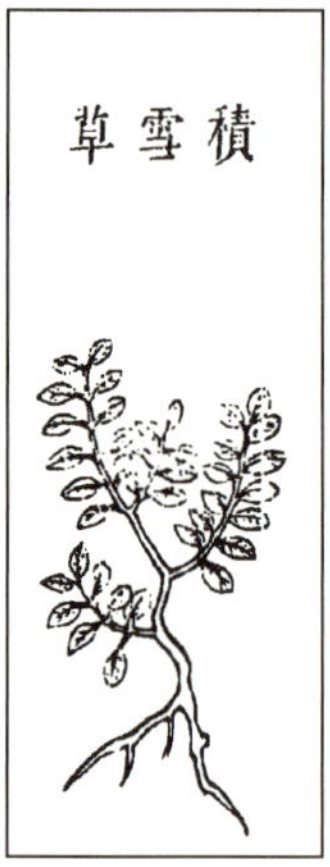

图8 纲目(钱)·积雪草

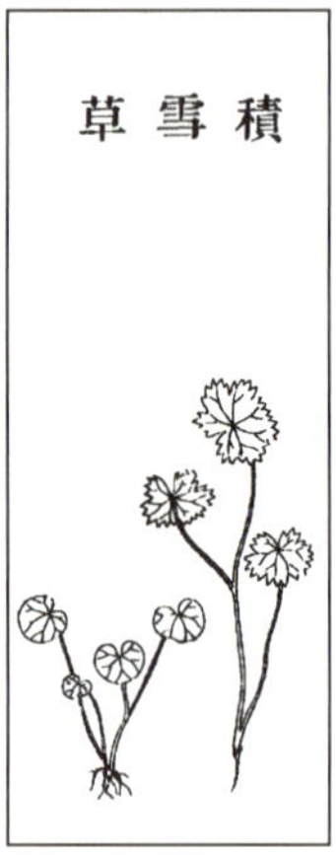

图9 纲目(张)·积雪草

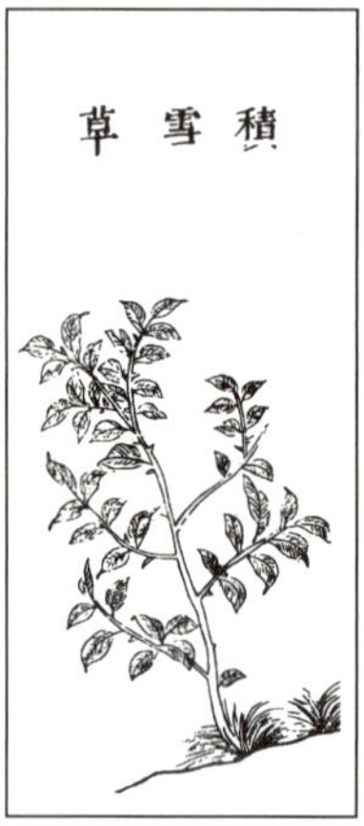

图10 三才·积雪草

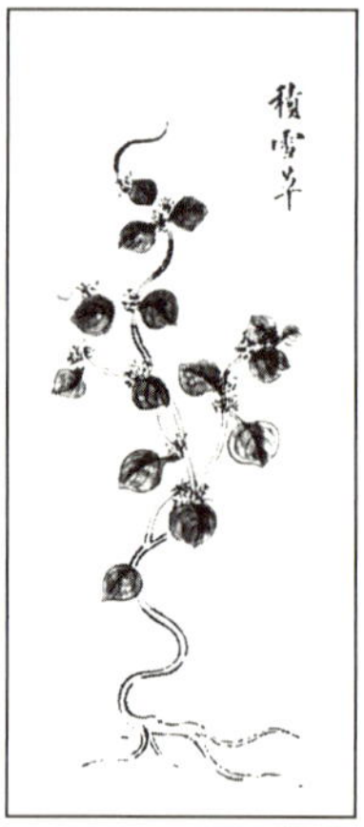

图11 金石·积雪草

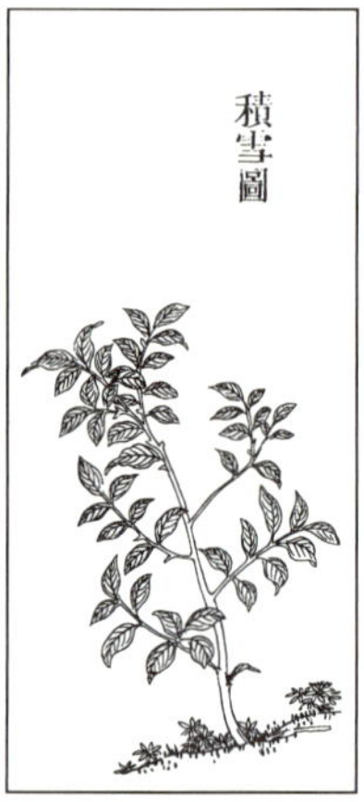

图12 草木典·积雪图

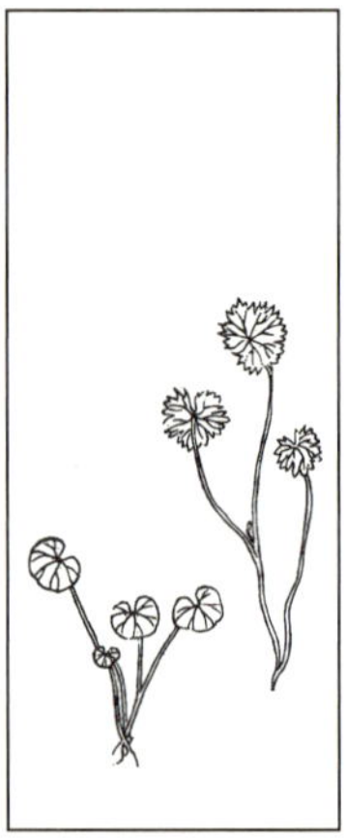

图13 图考·积雪草

本品13图，取自13书，其中3幅彩图。有承继关系及仿绘图可分以下3个书类。

《本草图经》：该书的“积雪草”图分别存于《大观本草》(图1)、《政和本草》(图2)、《绍兴本草》(图3)。其中《大观》《绍兴》图更相近，但其植物特点与《政和》一致。考虑《政和》图的实际影响较大，今以《政和》图2为《图经》图的代表。

仿绘该图的有：《本草纲目》金陵本“积雪草”(图7)。该图虽然粗糙，且将根部加粗，但其小叶对生的特点一如《图经》图2。《纲目》钱本同名图(图8)又在金陵本图7基础上略加润饰。另《三才图会》“积雪草”(图10)仿《图经》图2，除添加山坡背景外，将《图经》图2的草本植物改绘成木本植物，叶片多对生，但也有互生，较原图大大失真，可以算是误图。《古今图书集成·草木典》“积雪图”（图12）又仿绘《三才》图10，同样属于错图。

《本草品汇精要》：该书的彩绘图“积雪草”（图4）完全没有参考《图经》图，系原创绘图。此后的彩绘本草仿绘该书同名图者有《补遗雷公炮制便览》图6、《金石昆虫草木状》图11。

《植物名实图考》：该书的“积雪草”（图13）被《本草纲目》张本予以仿绘而成“积雪草”（图9）。

以上13图中，除9幅属仿绘图外，还有4幅原创图（图2、4、5、13），详见下“鉴药”项。

【文录】

《本经》《别录》（见《证类》卷9“积雪草”） **味苦，寒**，无毒。**主大热，恶疮痈疽，浸淫赤熛，皮肤赤，身热**。生荆州川谷。

梁《本草经集注》（同上） 陶隐居云：方药亦不用，想此草当寒冷尔。

唐《唐本草》（同上）《唐本》注云：此草叶圆如钱大，茎细劲，蔓延生溪涧侧，捣傅热肿丹毒，不入药用。荆楚人以叶如钱，谓为地钱草，徐仪《药图》名连钱草，生处亦稀。

宋《本草图经》（同上）《图经》曰：积雪草，生荆州川谷，今处处有之。叶圆如钱大，茎细而劲，蔓延生溪涧之侧，荆楚人以叶如钱，谓为地钱草，《徐仪药图》名连钱草。八月、九月采苗叶，阴干用。段成式《酉阳杂俎》云：地钱叶圆，茎细有蔓，一曰积雪草，一曰连钱草。谨按《天宝单行方》云：连钱草，味甘，平，无毒。元生咸阳下湿地，亦生临淄郡、济阳郡池泽中，甚香。俗间或云圆叶似薄荷，江东吴越丹阳郡极多，彼人常充生菜食之。河北柳城郡尽呼为海苏，好近水生，经冬不死，咸、洛二京亦有。或名胡薄荷，所在有之。单服疗女子小腹痛。

宋《本草衍义》卷10“积雪草” 今南方多有，生阴湿地，不必荆楚。形如水荇而小，面亦光洁，微尖为异。今人谓之连钱草，盖取象也。叶叶各生。捣烂，贴一切热毒痈疽等。秋后收之，荫干为末，水调傅。

明《本草纲目》卷14“积雪草” 【集解】【时珍曰】按苏恭注薄荷云：一种蔓生，功用相似。苏颂《图经》云：胡薄荷与薄荷相类，但味少甘，生江浙间，彼人多以作茶饮，俗呼为新罗薄荷，《天宝方》所用连钱草是也。据二说，则积雪草即胡薄荷，乃薄荷之蔓生者尔。又臞仙《庚辛玉册》云：地钱，阴草也。生荆、楚、江、淮、闽、浙间，多在宫院寺庙砖砌间，叶圆似钱，引蔓铺地，香如细辛，不见开花也。

清《植物名实图考》卷25“积雪草” 积雪草，《本经》中品。《唐本草》注以为即地钱草，今江西。湖南阴湿地极多。圆如五铢钱，引蔓铺地。与《本草衍义》《庚辛玉册》所述极肖。或谓以数枚煎水，清晨服之，能祛百病者，此盖阳强气壮，藉此清寒之品，以除浮热，故有功效，虚寒者恐不宜尔。又一种相似而有锯齿，名破铜钱，辛烈如胡荽，不可服。

【鉴药】

“积雪草”首见《本经》，无任何形态、别名及产地记载，仅记载其可“主大热，恶疮痈疽，浸淫赤熛，皮肤赤，身热”。梁·陶弘景云：“方药亦不用，想此草当寒冷尔。”说明此药进入本草虽然很早，但到南北朝时医家少用，陶氏推测可能是因本品性寒。因此“积雪草”的命名，当因其寒性得名。至于其形态，陶弘景依然未表述。

隋初的徐仪《药图》记载了一种“连钱草”。《唐本草》将其引录于“积雪草”下，云：“此草叶圆如钱大，茎细劲，蔓延生溪涧侧，捣傅热肿丹毒，不入药用。荆楚人以叶如钱，谓为地钱草，徐仪《药图》名连钱草，生处亦稀。”在这一段话里，提到了4个“钱”字。突出积雪草的特征是“叶圆如钱大”、“茎细劲，蔓延生溪涧侧”，由此得到了两个带钱字的别名“地钱草”“连钱草”。这种植物仍然保持“捣傅热肿丹毒”（外敷治热）的特性。据上引描述，陈重明等考本品为伞形科天胡荽属植物天胡荽*Hydrocotyle sibthorpioides* Lam.或天胡荽属（*Hydrocotyle* L.）中的其他小草。[1]

但是具备叶形如钱、茎匍匐蔓延而生的植物并非只有伞形科植物积雪草一种。宋《本草图经》在引述《唐本草》之文后，又引述了《天宝单行方》的“连钱草”记载，云“元生咸阳下湿地，亦生临淄郡、济阳郡池泽中，甚香。俗间或云圆叶似薄荷，江东吴越丹阳郡极多，彼人常充生菜食之。河北柳城郡尽呼为海苏，好近水生，经冬不死，咸、洛二京亦有。或名胡薄荷，所在有之。单服疗女子小腹痛”。这段记载所云的“连钱草”，同样具有“圆叶”的特点，但与之相似的植物是唇形科的“薄荷”，此种“连钱草”别名“海苏”“胡薄荷”，其气“甚香”“经冬不死”，且能充菜食，此均为唇形科薄荷的特性。所治疾病为“女子小腹痛”（一般多为寒痛），其性当温。根据以上描述，这种“连钱草”在圆叶之外，具备了唇形科的特点。其名“连钱草”，与“积雪草”的一个别名相同，因而被《图经》置于积雪草条下，产生混乱。谢宗万据《图经》之说，将此“积雪草”定为唇形科活血丹属植物活血丹*Glechoma longituba*（Nakai）Kupr。[2]在此以前，日本学者小野兰山也将“积雪草”定为*G. longituba*。[3]

唐宋时期的积雪草出现了寒热两种性质、不同科属的植物。后世本草及插图同样出现了这两类不同来源的积雪草。宋《本草衍义》“积雪草”云：“今南方多有，

1 陈重明、黄胜白等：《本草学》，南京：东南大学出版社，2005：316-321.
2 谢宗万：《本草纲目药物彩色图鉴》，北京：人民卫生出版社，2000：87.
3 陈重明、黄胜白等：《本草学》，南京：东南大学出版社，2005：321.

生阴湿地，不必荆楚。形如水荇而小，面亦光洁，微尖为异。今人谓之连钱草，盖取象也。叶叶各生。捣烂，贴一切热毒痈疽等。秋后收之，荫干为末，水调傅。”“水荇”即荇菜*Nymphoides peltatum*（Gmel.）O. Kuntze。因此，这种似“水荇”的积雪草除了叶近圆形之外，还有叶面光洁、具长叶柄，“叶叶各生”（即叶不对生）的特点。加之其功用为寒性药所有，因此这种“连钱草”当为伞形科天胡荽属（*Hydrocotyle* L.）植物。

明·李时珍将苏恭（苏敬）所云蔓生薄荷、苏颂所云胡薄荷、《天宝方》所云连钱草视为一物，云“积雪草即胡薄荷，乃薄荷之蔓生者尔”。这种意见未仔细考察各自植物形态与性能。此外李时珍又引臞仙《庚辛玉册》，云有一种“地钱，阴草也……叶圆似钱，引蔓铺地，香如细辛，不见开花也。”这种“地钱”，据考亦即伞形科植物天胡荽属（*Hydrocotyle* L.）植物。[1]

清·吴其濬进一步考察诸家之说，云“积雪草……《唐本草》注以为即地钱草，今江西。湖南阴湿地极多。圆如五铢钱，引蔓铺地。与《本草衍义》《庚辛玉册》所述极肖。或谓以数枚煎水，清晨服之，能祛百病者，此盖阳强气壮，藉此清寒之品，以除浮热，故有功效，虚寒者恐不宜尔。又一种相似而有锯齿，名破铜钱，辛烈如胡荽，不可服”。此说不仅顾及植物形态，也考虑到药物的实际疗效，推导《唐本草》《本草衍义》《庚辛玉册》所载是“清寒之品”，符合《本经》积雪草的药性功治。他提到的辛烈如胡荽的“破铜钱”，见于其图所绘（图13）。该图绘有两种植物，左下心形全缘叶者，今或考为伞形科植物积雪草*Centella asiatica*（L.）Urban.。右上叶心形有锯齿者或考为伞形科植物破铜钱*Hydrocotyle sibthorpioides* Lam.var. *batrachium*（Hance）Hand. -Mazz.。这两种植物在南方民间草药中广泛使用，都具有清凉解毒的作用。[2]故伞形科天胡荽属（*Hydrocotyle* L.）才是《本经》“积雪草”的基原。

1.《本草图经》：该书“积雪草”（图2）植株分枝校多，叶对生，叶片卵形（《大观》图1的叶片稍长），不似钱形。茎枝亦不匍匐蔓延。其枝叶形状粗似薄荷。此图无进献地名，有可能是当时民间已经少用本品，但因《天宝单方药图》有记载，也许苏颂另寻图片，其来源有多种可能性（如有唐代药图残存、就近请人绘制等），因无证据，不妄猜测。《本草纲目》仿绘图（图7）亦似薄荷图，这与李时珍正文意见不合。但因《纲目·附图》乃时珍儿子们绘制，不能视为时珍自我矛盾。

2.《本草品汇精要》：该书彩绘“积雪草”（图4）为原创图。图中植株有主根，茎细长柔弱似蔓生。叶片近圆形，边缘无锯齿，有叶柄，叶腋间聚生小花，紫色。此植物之图从大体形态，尤其是数花聚生叶腋，类似唇形科植物*G. longituba*。按此

1 陈重明、黄胜白等：《本草学》，南京：东南大学出版社，2005：317.

2 陈重明、黄胜白等：《本草学》，南京：东南大学出版社，2005：318.

书画士的认药水平，是无法想象绘成此图的。有可能是该书编纂班子里的医药官员提供了北京地区所用的积雪草若干信息。

3.《太乙仙制本草药性大全》：该书“积雪草”（图5）十分简略，但却示意此草茎柔弱，甚至铺地而生。单叶有长柄、叶片多为倒卵形。虽然凭此图无法推导其基原，但整个形态更偏向于伞形科的天胡荽属（*Hydrocotyle* L.）植物。

4.《植物名实图考》：该书“积雪草”（图13）在本条上文已经说过，左下心形全缘叶者，或考为积雪草*C. asiatica*，右上叶心形有锯齿者或考为破铜钱*H. sibthorpioides*,两者均为伞形科植物。

【小结】

《本经》所载“积雪草”清热毒，其性当寒。其叶如钱、茎匍匐蔓延而生，或考为伞形科植物天胡荽*Hydrocotyle sibthorpioides* Lam.及天胡荽属*Hydrocotyle* L.其他植物。宋《图经》并入了唐《天宝单方药图》名称近似的连钱草，此种或考为唇形科植物活血丹*Glechoma longituba*（Nakai）Kupr。明《本草品汇精要》所绘“积雪草”或为唇形科植物活血丹*G. longituba*。《植物名实图考》所绘积雪草有伞形科植物两种，一为积雪草*Centella asiatica*（L.）Urban.，一为破铜钱*H. sibthorpioides* var. *batrachium*。

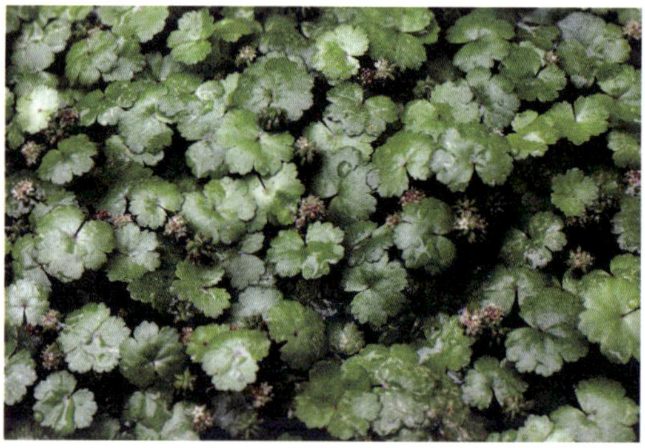

图 14　天胡荽 *Hydrocotyle sibthorpioides*

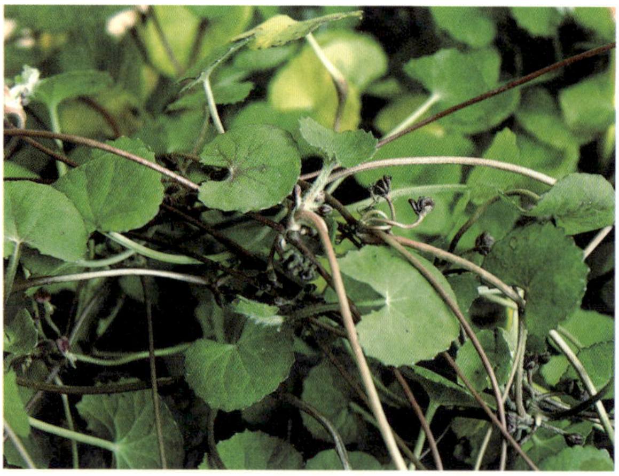

图 15　积雪草 *Centella asiatica*

14-49 苏

【品图】

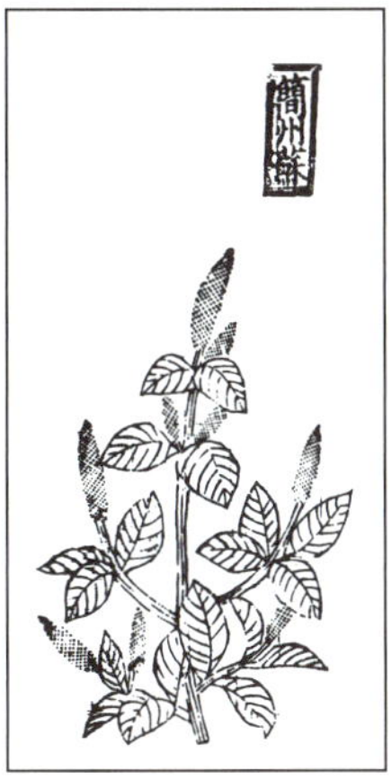

图 1 图经（大）·简州苏

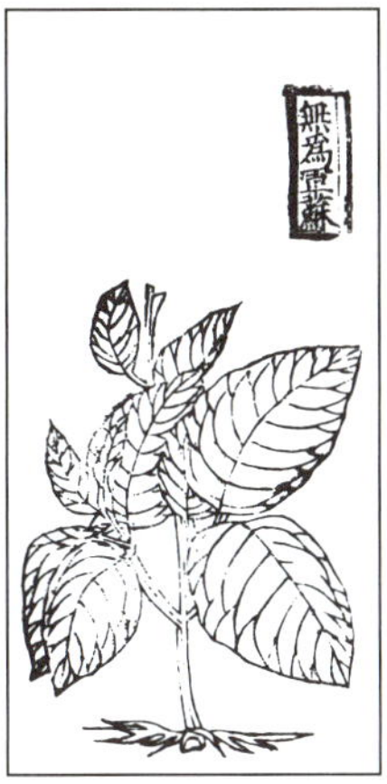

图 2 图经（大）·无为军苏

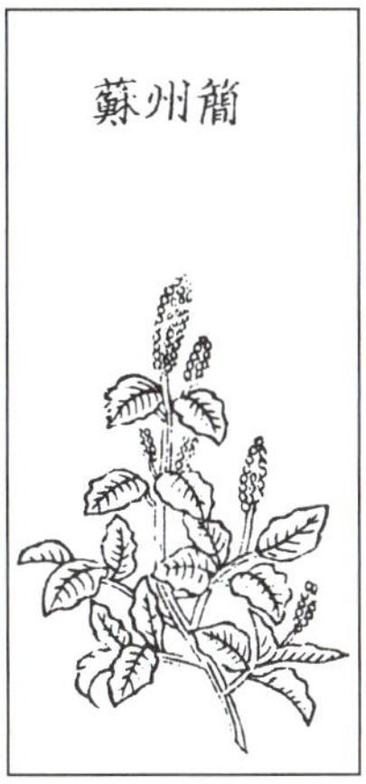

图 3 图经（政）·简州苏

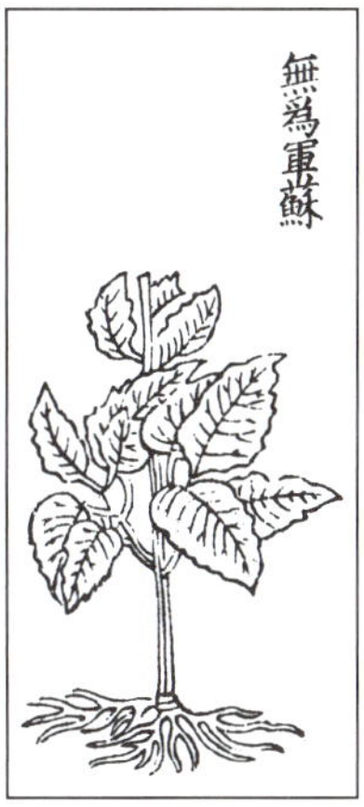

图 4 图经（政）·无为军苏

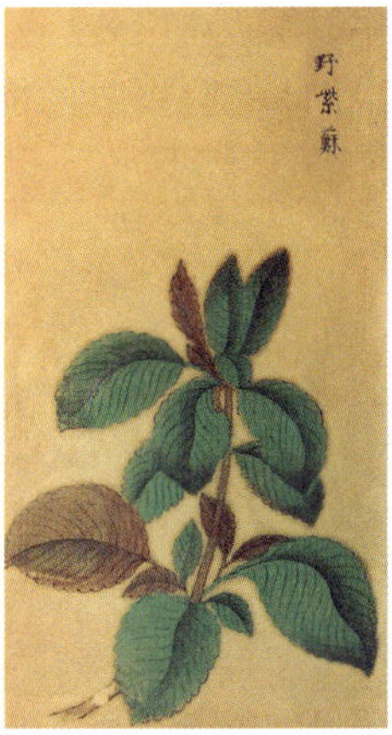

图 5 履巉岩·野紫苏

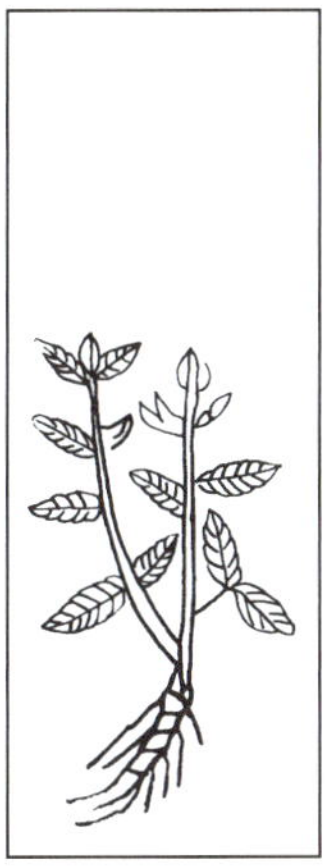

图 6 歌括·苏

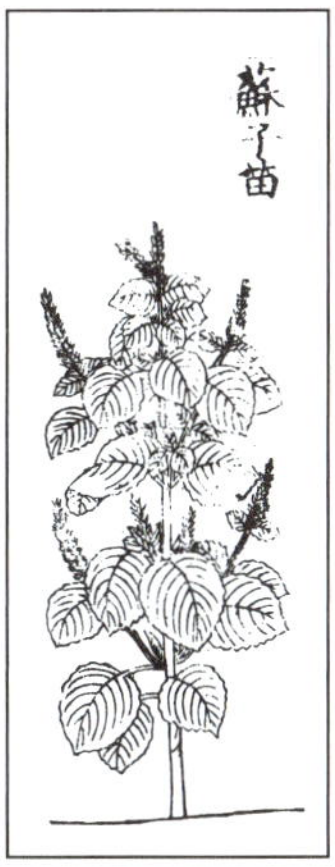

图 7 救荒·苏子苗

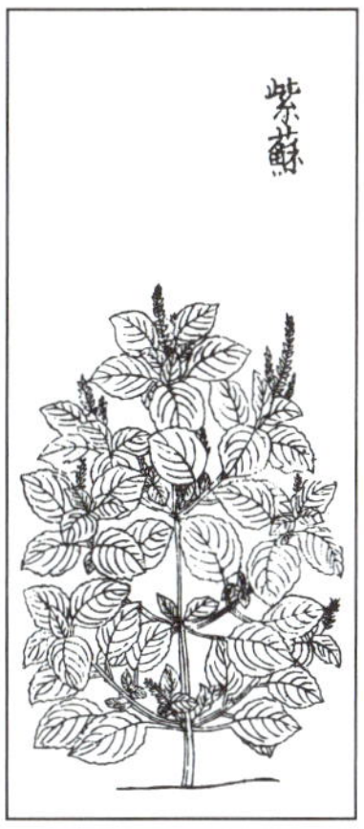

图 8 救荒·紫苏

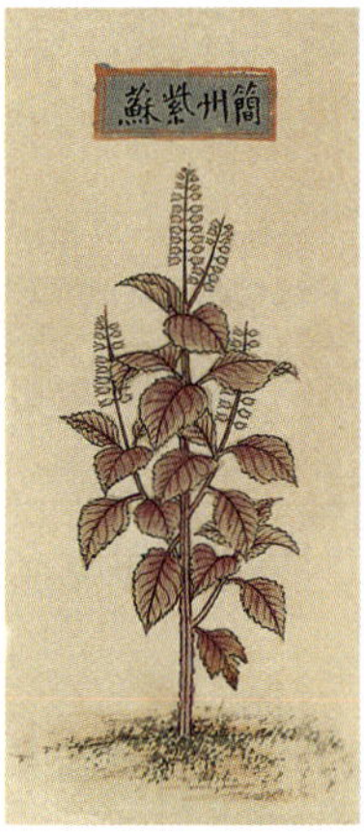

图 9 品汇·简州紫苏

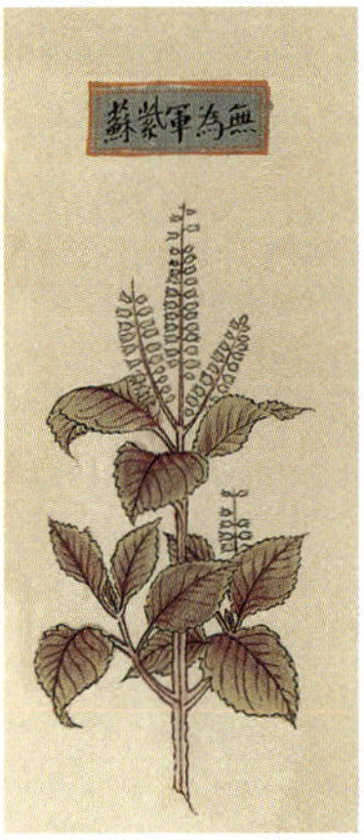

图 10 品汇·无为军紫苏

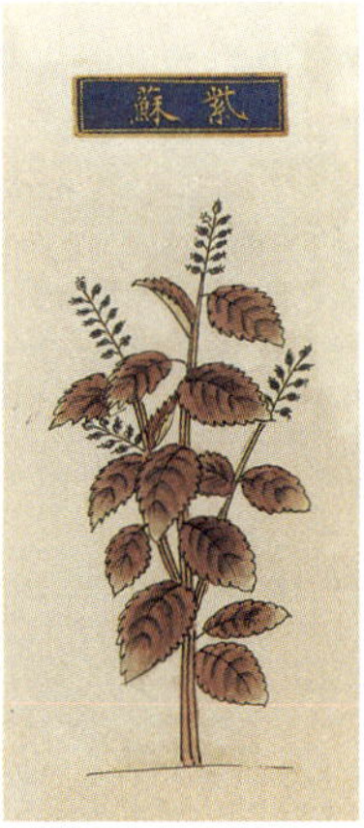

图 11 食物·紫苏

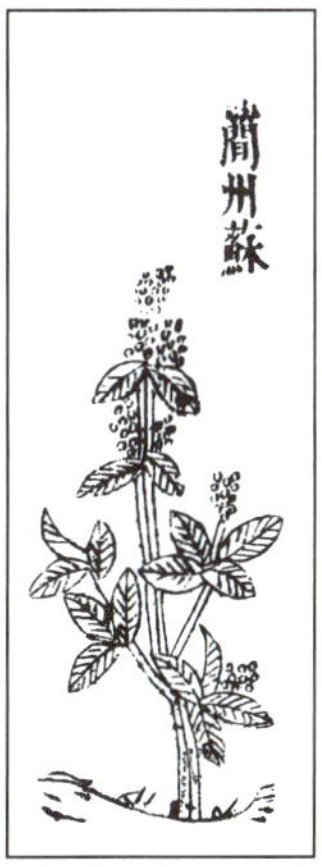

图 12 蒙筌·简州苏

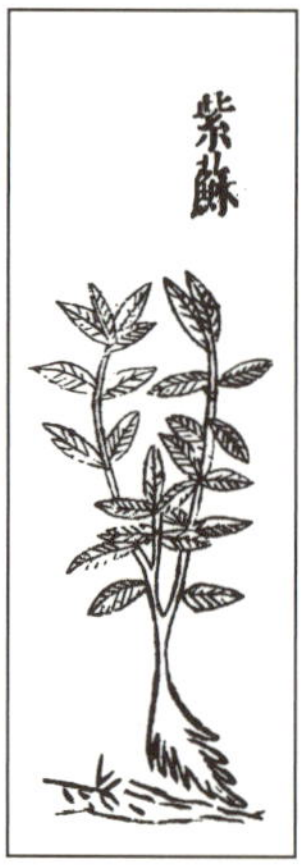

图 13 蒙筌·紫苏

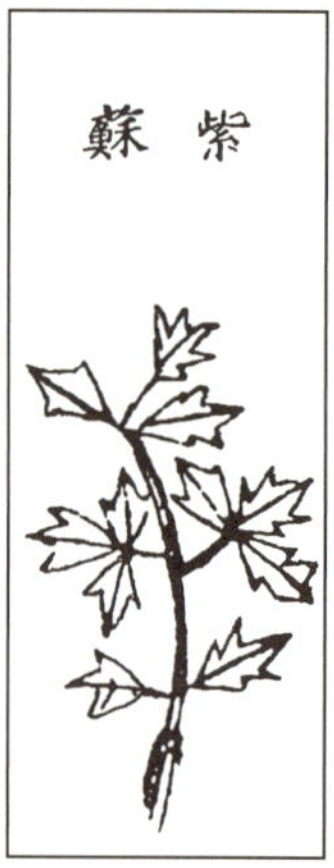

图 14 太乙·紫苏

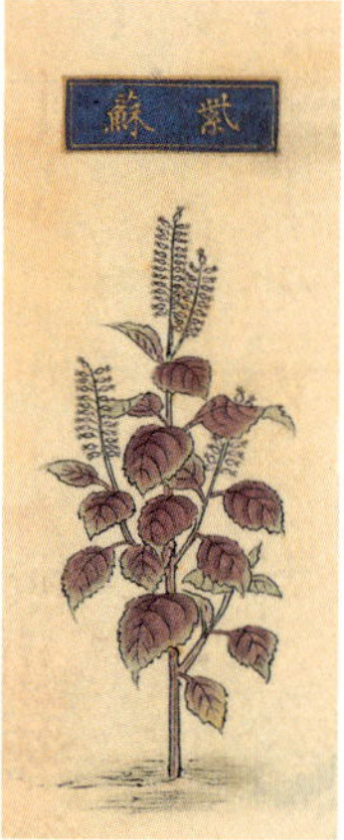

图 15 雷公·紫苏

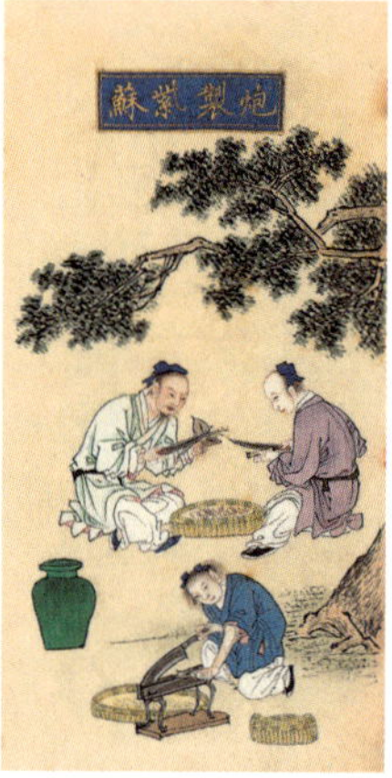

图 16 雷公·炮制紫苏

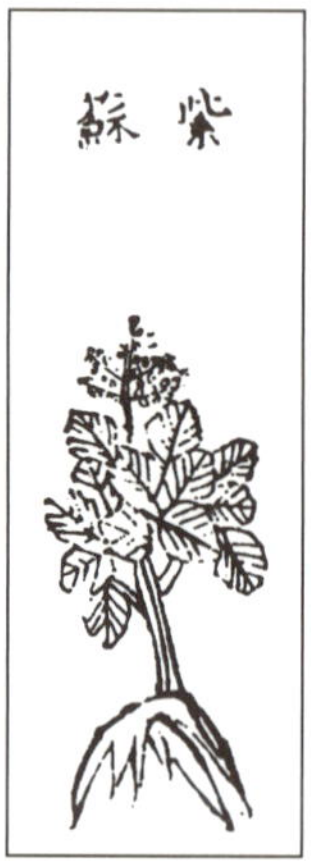

图 17 纲目（金）·紫苏

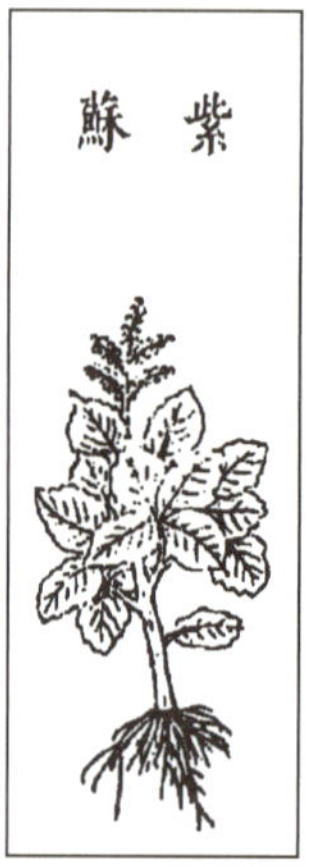

图 18 纲目（钱）·紫苏

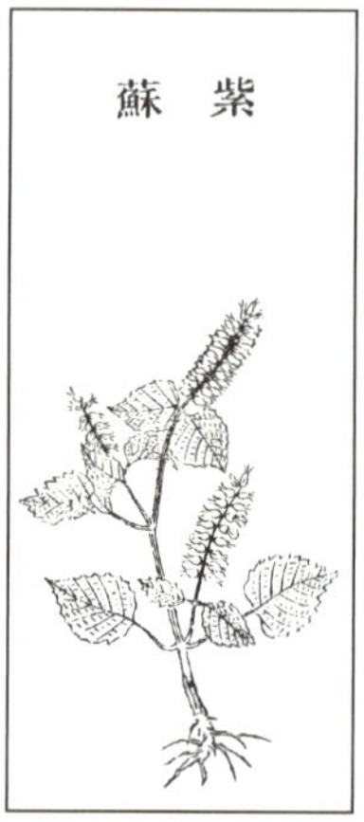

图 19 纲目（张）·紫苏

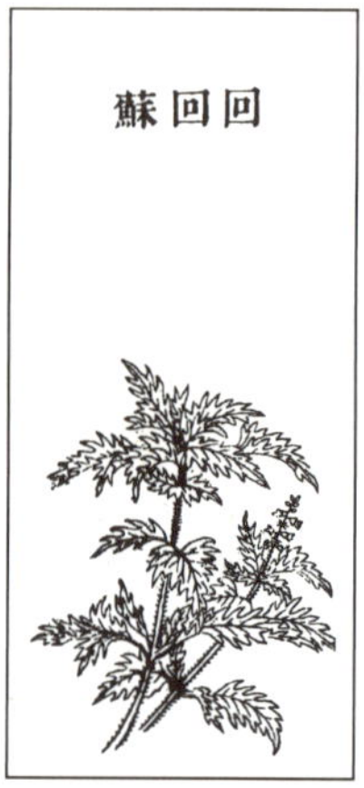

图 20 纲目（张）·回回苏

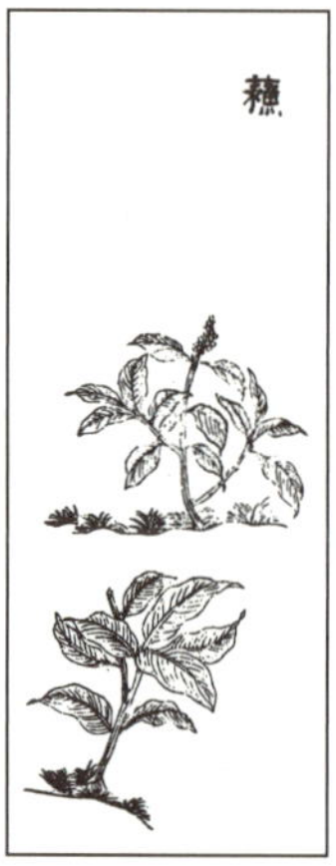

图 21 三才·苏

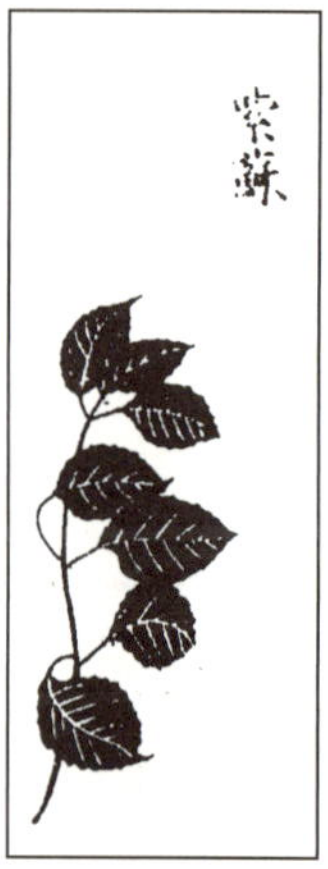

图 22 原始·紫苏

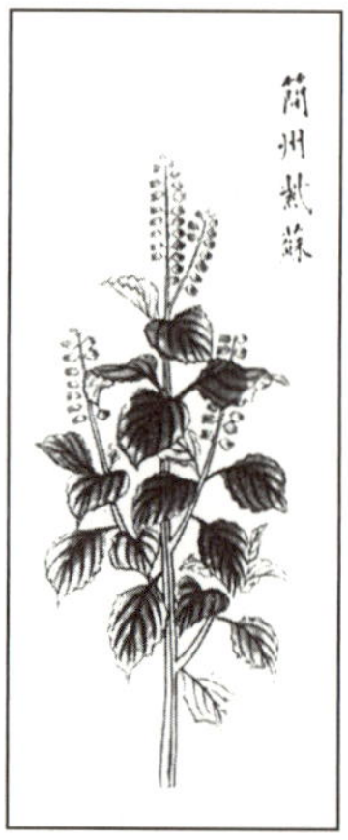

图 23 金石·简州紫苏

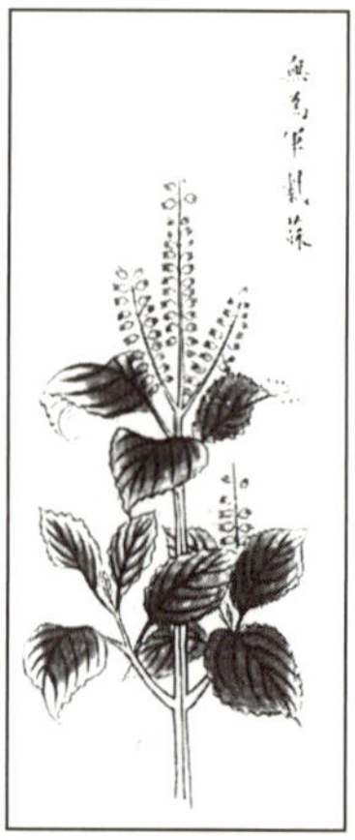

图 24 金石·无为军紫苏

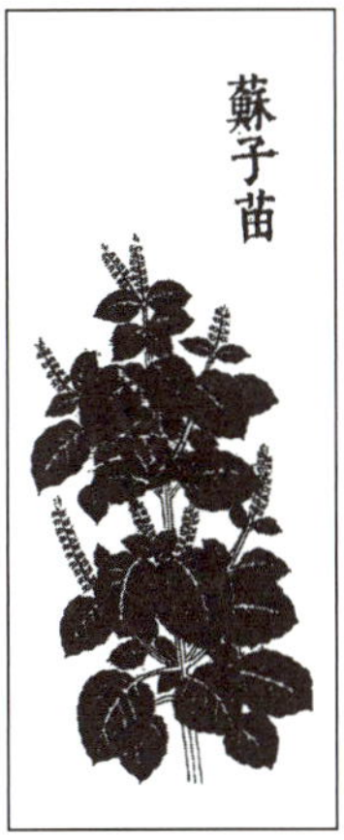

图 25 博录·苏子苗

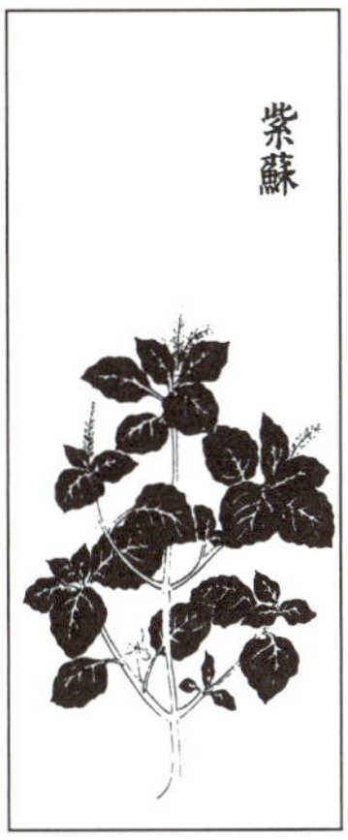

图 26 博录·紫苏

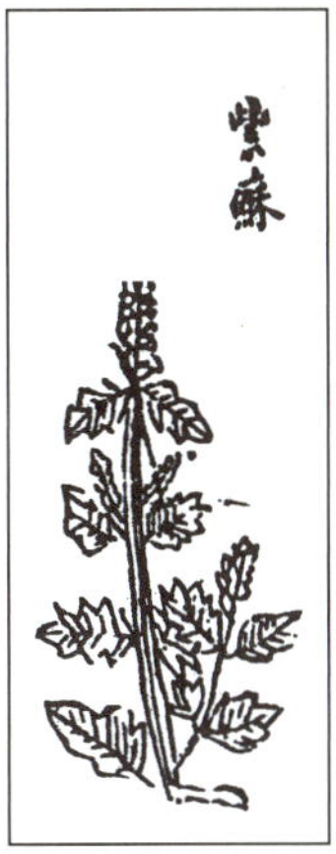

图 27 汇言·紫苏

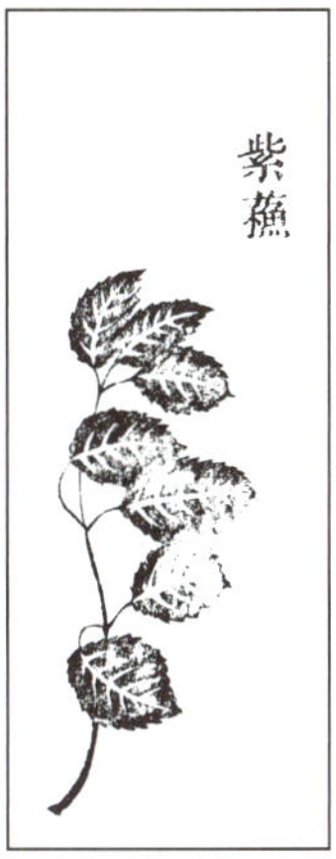

图 28 类纂·紫苏

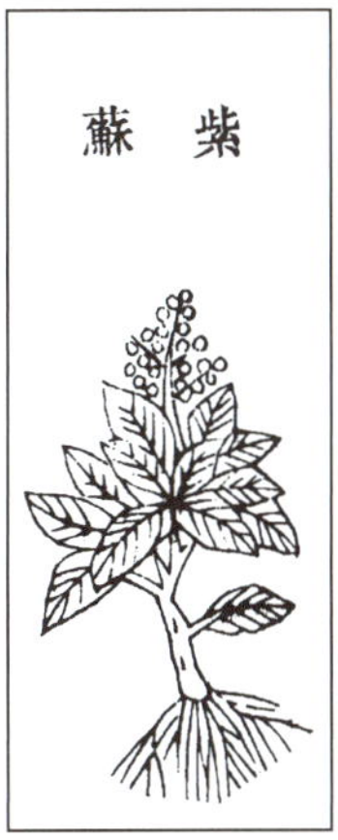

图 29 备要·紫苏

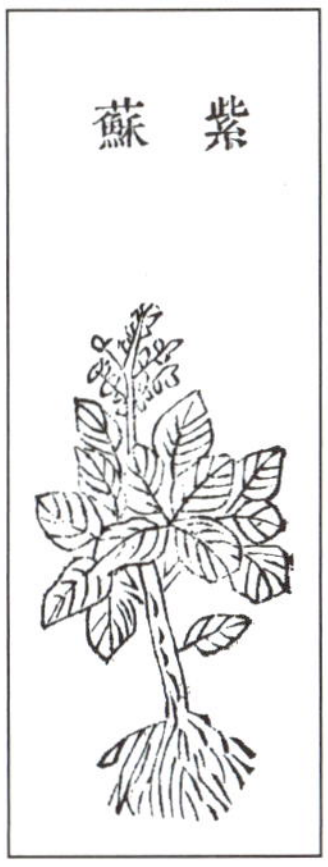

图 30 会纂·紫苏

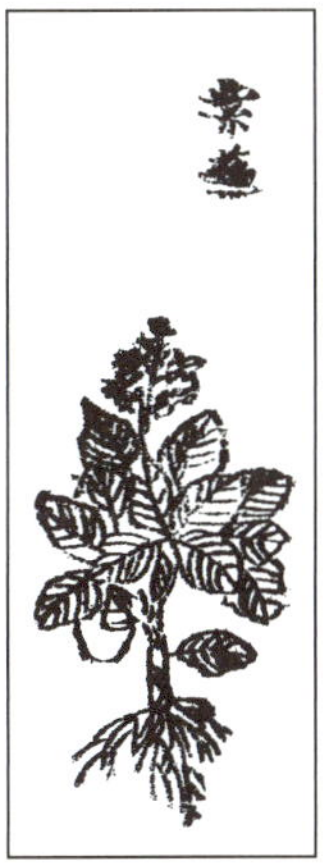

图 31 求真·紫苏

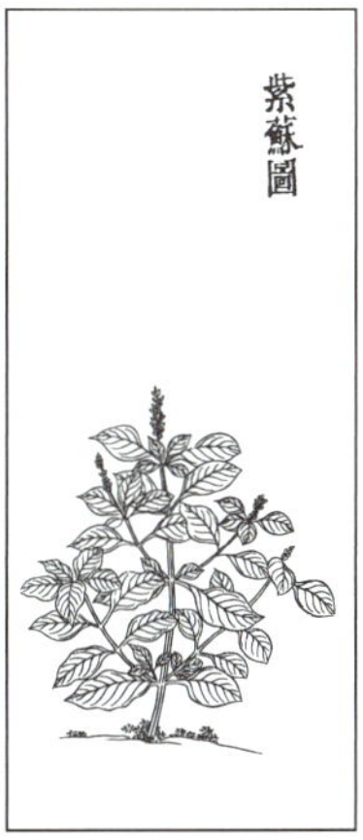

图 32 草木典·紫苏图

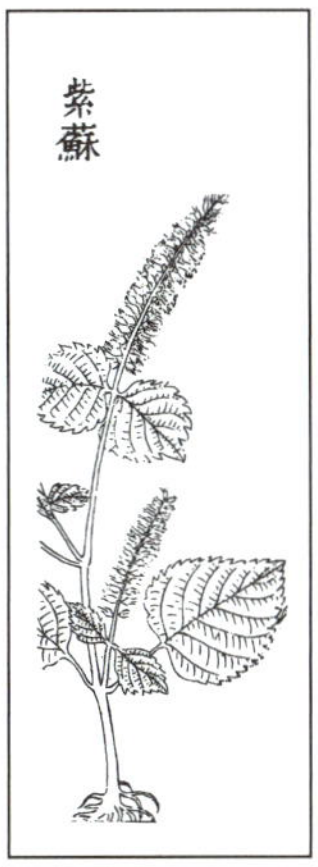

图 33 图考·紫苏

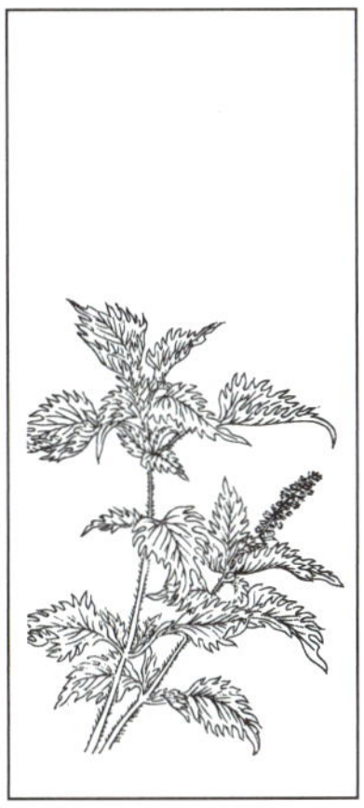

图 34 图考·回回苏

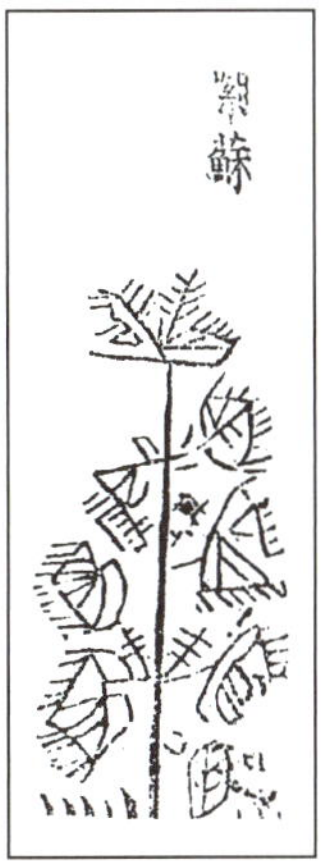

图 35 便方·紫苏

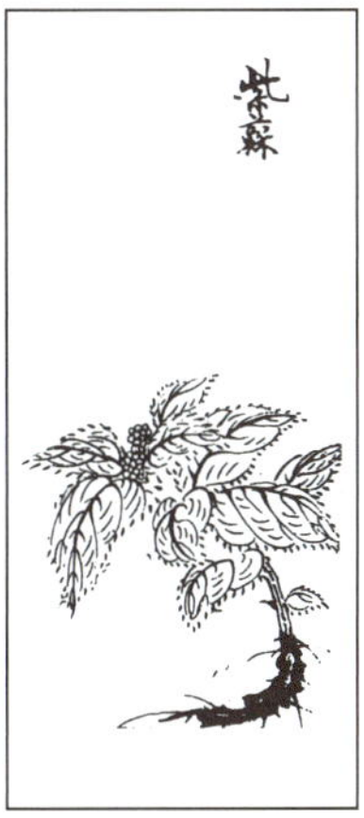

图 36 图说·紫苏

以上36图，取自26书，其中8幅彩图。有承继关系及仿绘图可分以下6个书类。

《本草图经》：该书“简州苏”“无为军苏”2图分别存于《大观本草》（图1、图2）、《政和本草》（图3、图4）。此二传本药图基本一致。今以《政和》图3、图4为《图经》图的代表。

仿绘“简州苏”图的有：《本草歌括》“苏”（图6）原图中有小字注“简州”。此图大大削减，几无原貌。《本草纲目》金陵本“紫苏”（图17）仿“简州苏”而加以简化，但茎秆有棱线，增绘粗大根部。《纲目》钱本“紫苏”（图18）又仿《图经》图3，且增补根部。此后同名图《本草备要》图29、《食物本草会纂》图30、《本草求真》图31均再仿《纲目》钱本图18。《本草简明图说》“紫苏”（图36）虽然变形很大，将叶缘锯齿绘成毛刺状，但其构图大致仍是仿《纲目》钱本图18。另《三才图会》“苏”（图21）将《图经》图3、图4合绘于一图，上为简州苏，下为无为军苏，各加背景，删减枝叶、叶形叶脉均有较大改变，大为失真。

《救荒本草》：该书有“苏子苗”（图7）、“紫苏”（图8）二图。仿绘此二图的有《野菜博录》“苏子苗”（图25）、“紫苏”（图26）。此二图均将叶片改为阴刻。《古今图书集成·草木典》“紫苏图”（图32）仿《救荒》“紫苏”（图8）。

《本草品汇精要》：该书彩绘图“简州紫苏”（图9）的仿绘图有《食物本草》“紫苏”（图11）。该图的叶片、花序均有所删减，但大体形状仍同图9。《补遗雷公炮制便览》“紫苏”（图15）亦在仿绘时对枝叶花序加以精简、《金石昆虫草木状》“简州紫苏”（图23）、“无为军紫苏”（图24）均仿绘《品汇》图9、图10“无为军紫苏”。

《本草蒙筌》：该书“简州苏”（图13）的仿绘者有《本草汇言》“紫苏”（图27）。

《本草原始》：该书“紫苏”（图22）的仿绘图有《本草纲目类纂必读》同名图（图28）。

《植物名实图考》：该书“紫苏”（图33）、“回回苏”（图34）的仿绘图有《本草纲目》张本图19及图20。

以上36图中，除21幅属仿绘图外，尚有原创图或新增创意的插图15幅（图3、4、5、7、8、9、10、12、13、14、16、22、33、34、35）。详见下“鉴药”项。

【文录】

梁《本草经集注》（见《证类》卷28“苏”） 陶隐居云：叶下紫色而气甚香。其无紫色不香似荏者，名野苏，不堪用。

唐《食疗本草》（同上） 紫苏，除寒热，治冷气。

宋《本草图经》（同上） 《图经》曰：苏，紫苏也。旧不著所出州土，今处处有之。叶下紫色而气甚香，夏采茎叶，秋采实……然而苏有数种，有水苏、白苏、鱼苏、山鱼苏，皆是荏类。水苏别条见下。白苏方茎，圆叶不紫，亦甚香，实亦入药。鱼苏似茵蔯，大叶而香，吴人以煮鱼者，一名鱼蕛。生山石间者名山鱼苏。

明《救荒本草》卷下“苏子苗” 人家园圃中多种之。苗高二三尺，茎方，窊（五化切）面四楞，上有涩毛，叶皆对生，似紫苏叶而大，开淡紫花，结子比紫苏子亦大。/ **“紫苏”** ……今处处有之。苗高二尺许，茎方，叶似苏子叶微小，茎叶背面皆紫色而气甚香，开粉红花，结小蒴，其子状如黍颗。

明《本草纲目》卷14“苏” 【释名】赤苏（《肘后方》）、桂荏。【时珍曰】“蘇”从穌，音酥，舒畅也。苏性舒畅，行气和血，故谓之苏。曰紫苏者，以别白苏也。苏乃荏类，而味更辛如桂，故《尔雅》谓之桂荏。【集解】【时珍曰】紫苏、白苏皆以二三月下种，或宿子在地自生。其茎方，其叶团而有尖，四围有巨齿，肥地者面背皆紫，瘠地者面青背紫，其面背皆白者即白苏，乃荏也。紫苏嫩时采叶，和蔬茹之。或盐及梅卤作菹食甚香，夏月作熟汤饮之。五六月连根采收，以火煨其根，阴干则经久叶不落。八月开细紫花，成穗作房，如荆芥穗。九月半枯时收子，子细如芥子而色黄赤，亦可取油如荏油，《务本新书》云：凡地畔近道可种苏，以遮六畜，收子打油燃灯甚明，或熬之以油器物。《丹房镜源》云：苏子油，能柔五金八石。《沙州记》云：乞弗虏之地，不种五谷，惟食苏子。故王祯云，苏有遮护之功。又有灯油之用，不可阙也。今有一种花紫苏，其叶细齿密纽，如剪成之状，香色茎子并无异者，人称回回苏云。

清《植物名实图考》卷25“苏” 有面背俱紫、面紫背青二种，湖南以为常茹，谓之层紫菜，以烹鱼尤美。

【鉴药】

“苏”首载《别录》。《说文·艸部》：“荏，桂荏，苏。”《方言》卷3：“苏亦荏也。关之东西或谓之俗，或谓之荏。”《本草图经》将各种“苏”（茎方、叶圆、种子有油可食）通称“荏类”。时珍“释名”曰：“蘇从穌，音酥，舒畅也。苏性舒畅，行气和血，故谓之苏。曰紫苏者，以别白苏也。”可作菜蔬，味辛，性温。为下气温中常用药。

关于本品形态，陶弘景云：“叶下紫色而气甚香。”苏颂《图经》称“白苏方茎，圆叶不紫，亦甚香”。《救荒本草》“苏子苗”云：“茎方，窊面四楞，上有涩毛，叶皆对生，似紫苏叶而大，开淡紫花，结子比紫苏子亦大。”既以“紫苏”为对比物，则“苏子”当属“白苏”。又“紫苏”条曰：“茎方，叶似苏子叶微小，茎叶背面皆紫色而气甚香，开粉红花，结小蒴，其子状如黍颗。”可见《救荒》区分“苏子”与“紫苏”重在叶的大小、花色、果实的大小，不重视叶色。李时珍《纲目》云：“其茎方，其叶团而有尖，四围有巨齿，肥地者面背皆紫，瘠地者面青背紫，其面背皆白者即白苏，乃荏也。”可见不论紫苏、白苏，都具有方茎、圆叶、叶缘有齿、气香的共同特点。按时珍的观点，紫苏、白苏的区别在于叶色。但现代植物学认为本植物变异极大，据近代分类学者E. D. Merrill的意见，认为二者同属一种植物，其变异不过因栽培而起。其区别亦不仅在叶色，但差别微细，故将紫苏、白苏合并为一种，[1]即唇形科紫苏属植物紫苏*Perilla frutescens*（L.）Britt.。李时珍还提到："今有一种花紫苏，其叶细齿密纽，如剪成之状，香色茎子并无异者，人称回回苏云。"此即紫苏的变种回回苏*Perilla frutescens*（L.）Britt.var. *crispa*（Thunb.）Hand.-Mazz.。

由于本品处处有，易得易辨，故历代本草插图虽精粗不一，多能表达其特点。

1.《本草图经》：该书有"简州苏"（图3）、"无为军苏"（图4）两幅。简州即今四川简阳。无为军即今安徽无为县。"简州苏"所绘为植株的上半部，茎有棱（方茎），叶椭圆形，对生，茎顶或叶腋有总状花序。"无为军苏"则绘一植株的下半部，有根，一茎直上，茎有棱线，有分支。叶对生而大，卵形。此二苏的叶片虽然都没有本草文字叙述的"圆形"，但从茎方、花序等特点来看，都应该是唇形科植物紫苏*P. frutescens*。

2.《履巉岩本草》：该书的彩色"野紫苏"（图5）绘植株的上半部。叶片甚大，阔卵形，先端尖，叶背紫面青。此图虽名"野紫苏"，但其基原仍是紫苏*P. frutescens*。

3.《救荒本草》：该书有"苏子苗"（图7）、"紫苏"（图8）两图。原书此二图不在同一条中，其形态特征基本相同，均为方茎、叶对生，叶片阔卵形，顶生或叶腋生总状花序。该书"苏子苗"与紫苏相比，叶大、结子（蒴果）亦大。"苏子"开淡紫花，"紫苏"开粉红花。但在今植物分类学中，这两图所绘的植物均为紫苏*P. frutescens*。

4.《本草品汇精要》：该书的"简州紫苏"（图9）、"无为军紫苏"（图10）虽然图名均因袭《图经》图3、图4。但其图全系原创。此二图通体均为紫色，方茎、叶阔卵形，叶缘有锯齿，先端尖，茎顶及叶腋均有紫色总状花序。二图仅"无为军紫苏"未绘根部而已。故其基原均为紫苏*P. frutescens*。

5.《本草蒙筌》：该书药图大多仿绘《图经》图，但其"简州苏"（图12）、"紫苏"（图13）虽图名还有因袭的痕迹，其图却为原创。其"简州苏"图夸张地表现方茎，而把有些叶片绘成轮生状、总状花序也不明显，几乎成穗状。"紫苏"则绘一粗根，茎从基部分枝，方茎不明显，也披针形，对生。此二图虽然形状不似《图经》图，但并不比《图经》所绘更高明，不能准确反映苏的最主要特点（如叶大、圆形等），仅凭其图很难鉴定植物基原。

6.《太乙仙制本草药性大全》：该书的"紫苏"（图14）所示，叶对生，单叶或三小叶，叶片均有3深裂或5深裂。此非唇形科紫苏应有的特征，当为错误图。

7.《补遗雷公炮制便览》：该书的"炮制紫苏"（图16）是按《雷公炮炙论》所载方法绘制的示意图。雷公法为："凡使，勿用薄荷根茎，真似紫苏茎，但叶不同……凡使，刀刮上青薄皮，剉用也。"图上方2人，左白衣者似在鉴别植物，右紫衣者在用小刀刮削紫苏表皮。图下方蓝衣童子在用铡刀将药材切段。

1　中国科学院《中国植物志》编辑委员会：《中国植物志》，北京：科学出版社，1977，第66卷，282.

8.《本草原始》：该书的“紫苏”（图22）仅绘一茎枝。茎细瘦，对生叶，叶片宽卵形，先端锐尖。此图采用阴刻，示意其色不同普通叶，大约是指其色为紫色。故本图示意是指唇形科的植物紫苏。

9.《植物名实图考》：该书有“紫苏”（图33）、“回回苏”（图34）两图。其中“紫苏”图绘紫苏全株，突出显示对生叶，叶片阔卵形，叶片在基部以上有锯齿。茎顶或叶腋均有总状花序，此为紫苏*P. frutescens*。“回回苏”图显示茎有毛刺，叶对生，叶片具有多数狭而深的锯齿，此即时珍所云“其叶细齿密纽，如剪成之状”，为紫苏的变种回回苏*P. frutescens* var. *crispa*。

10.《草木便方》：该书的“紫苏”（图35）多用或长或短的直线，其茎直立，叶对生，阔卵形，叶缘有毛刺。其图过于粗糙，据其药名，尚能猜度其示意为紫色，但图形过于粗糙。

【小结】

“苏”为《名医别录》所载，进入本草很早。为“荏类”最多用的品种之一。可作菜蔬，亦为下气温中常用药。其形态除具有茎方、叶圆、种子有油可食等基本“荏类”植物的特点外，茎叶紫色（或叶背紫色）是其特征。与之对应的是白苏（一名荏），叶非紫色，叶片、花色、果实大小或有小异。紫苏与白苏的分类问题，长期未能得到妥善解决。今《中国植物志》认为二者皆为今唇形科植物紫苏*Perilla frutescens*（L.）Britt.，但亦有主张将给予“荏”以适当的分类位置。另有一种花紫苏（回回苏），叶片锯齿狭而深，为紫苏的变种回回苏*Perilla frutescens*（L.）Britt.var. *crispa*（Thunb.）Hand.-Mazz.。《本草图经》《救荒本草》《本草品汇精要》《植物名实图考》均有较准确的插图。

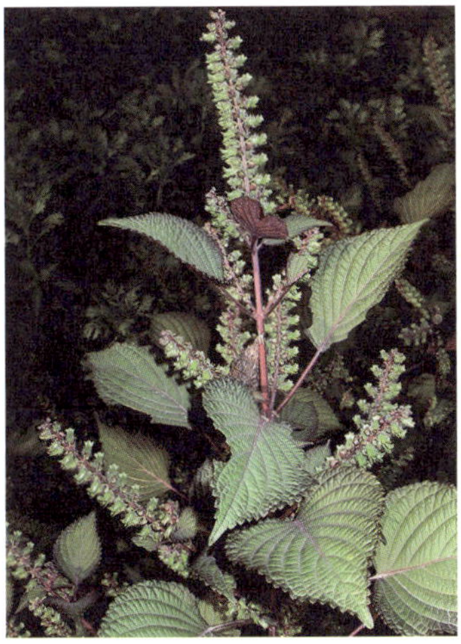

图 37　紫苏 *Perilla frutescens* var. *arguta*

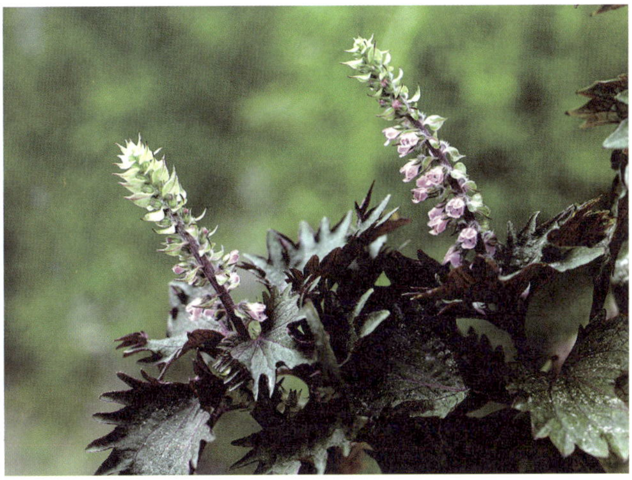

图 38　回回苏 *Perilla frutescens* var. *crispa*

14–50 荏

【品图】

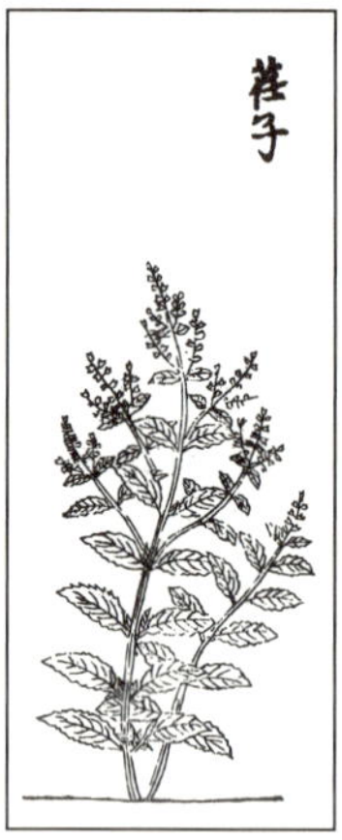

图1 救荒·荏子

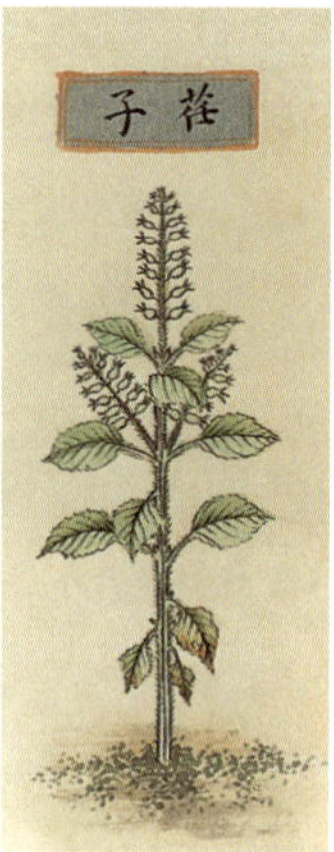

图2 品汇·荏子

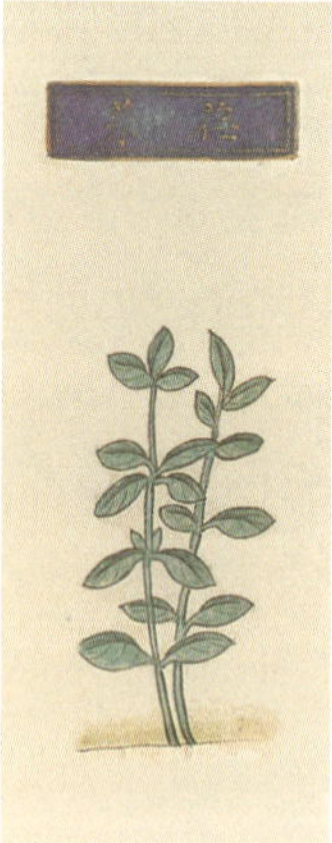
图3 食物·荏菜

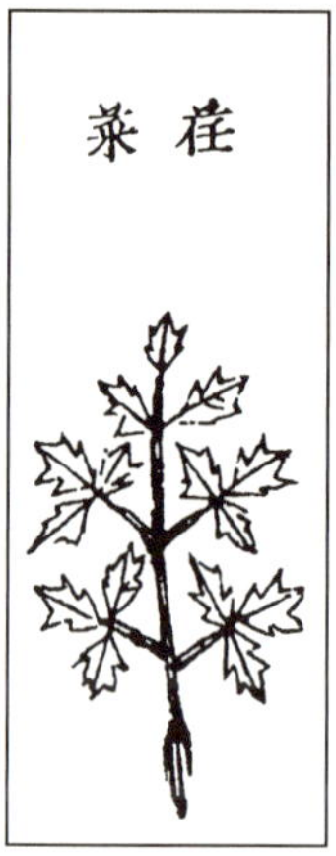

图4 太乙·荏菜

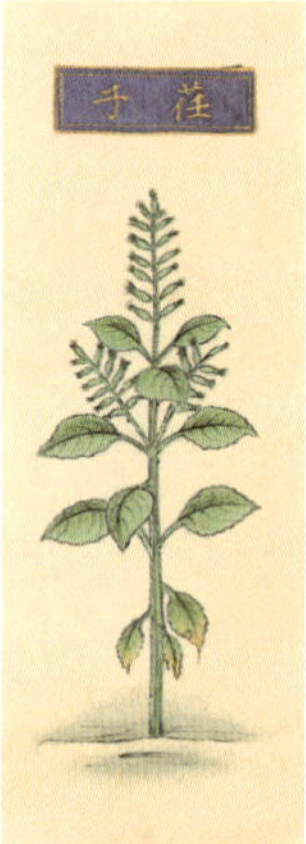

图5 雷公·荏子

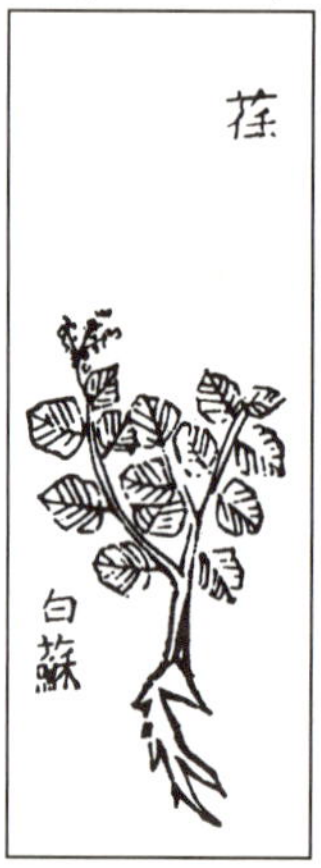

图6 纲目（金）·荏

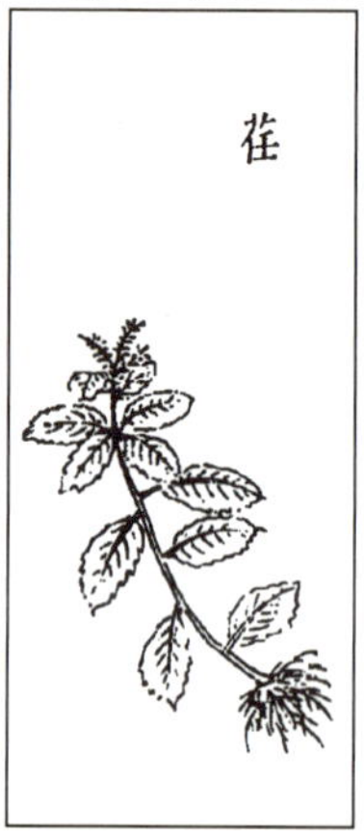

图7 纲目（钱）·荏

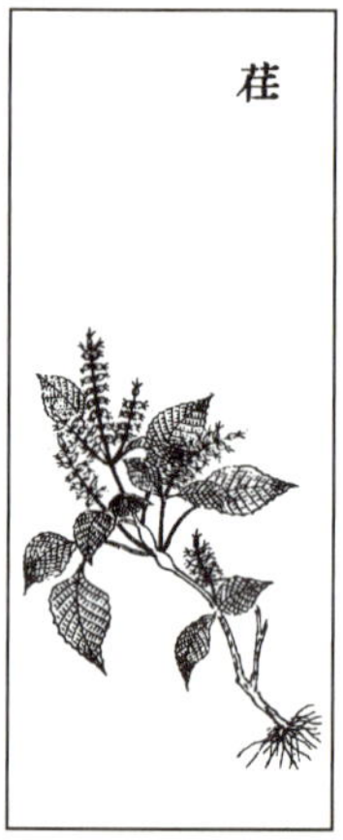

图8 纲目（张）·荏

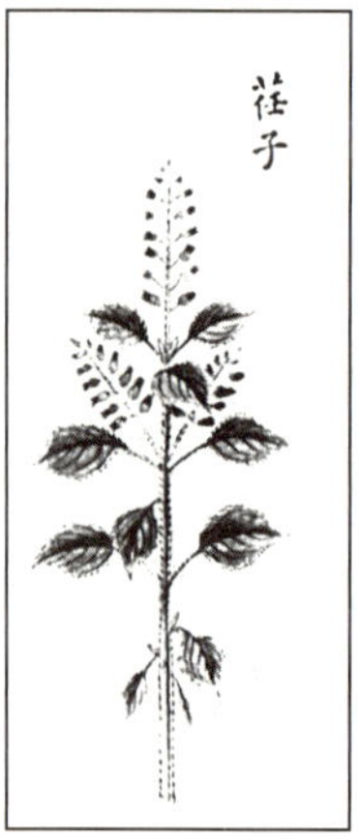

图9 金石·荏子

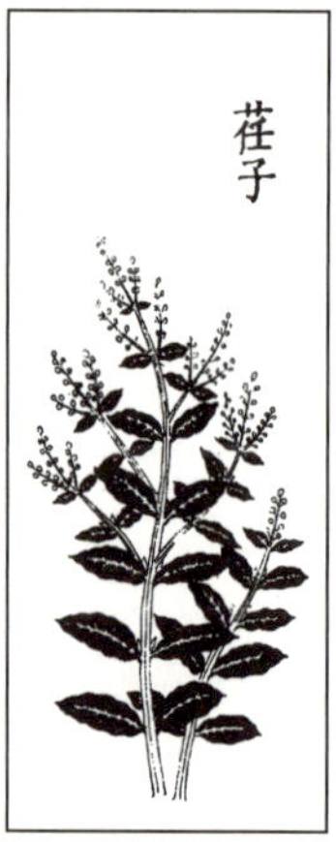

图10 博录·荏子

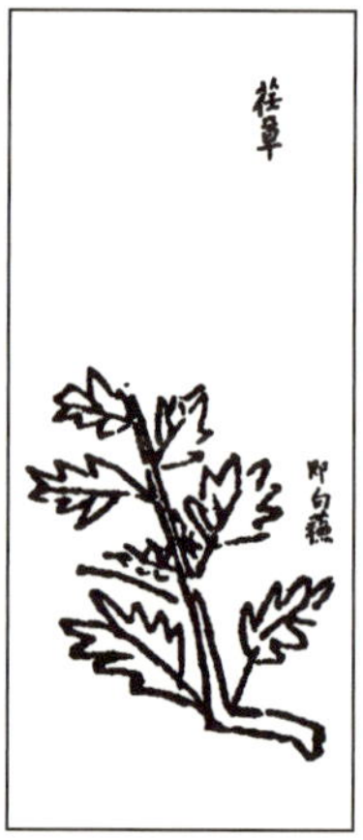

图11 汇言·荏草

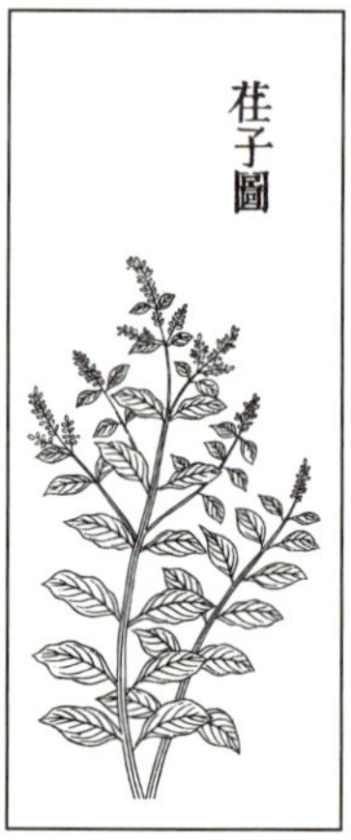

图12 草木典·荏子图

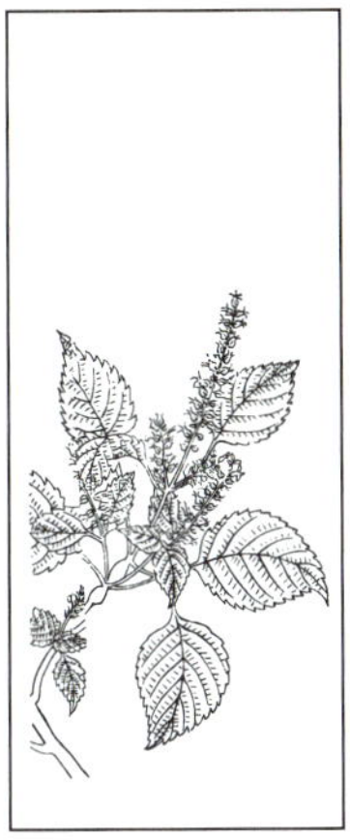
图 13　图考·荏

本品13图，取自13书，其中4幅彩图。有承继关系及仿绘图可分以下3个书类。

《救荒本草》：该书的“荏子”（图1）的仿绘图有《野菜博录》同名图（图10），后者唯将叶片阴刻，其余多同。《古今图书集成·草木典》“荏子图”（图12）亦仿《救荒》图，但花序有所删减。

《本草品汇精要》：该书彩绘“荏子”（图2）的仿绘图有《补遗雷公炮制便览》“荏子”（图5）、《金石昆虫草木状》“荏子”（图9）。

《植物名实图考》：该书“荏子”（图13）的仿绘图有《本草纲目》张本“荏”（图8）。后者有所改变，但主要特点并无更改。

以上13图中，除5幅属仿绘图外，尚有原创图或新增创意的插图8幅（图1、2、3、4、6、7、11、13）。详见下“鉴药”项。

【文录】

梁《本草经集注》（见《证类》卷27“荏子”） 陶隐居云：荏状如苏，高大白色，不甚香……东人呼为蕉（音鱼），以其似苏字，但除禾边故也。笮其子作油，日煎之，即今油帛及和漆所用者，服食断谷亦用之，名为重油。

唐《唐本草》（同上）《唐本》注云：《别录》荏叶，人常生食，其子故不及苏也。

唐《本草拾遗》（同上）《陈藏器本草》云：荏叶，捣傅虫咬及男子阴肿。江东以荏子为油，北土以大麻为油，此二油俱堪油物，若其和漆，荏者为强尔。

唐《四声本草》（同上） 萧炳云：又有大荏，形似野荏高大，叶大小荏一倍，不堪食。人收其子，以充油绢帛，与大麻子同。其小荏子欲熟，人采其角食之，甚香美。大荏叶不堪食。

明《救荒本草》卷下“荏子” 所在有之，生园圃中。苗高一二尺，茎方，叶似薄荷叶，极肥大，开淡紫花，结穗似紫苏穗，其子如黍粒，其枝茎对节生。

清《植物名实图考》卷25“荏” 荏……白苏也，南方野生，北地多种之，谓之家苏子，可作糜作油。《齐民要术》谓雀嗜食之。《益部方物记》略有荏雀，谓荏熟而雀肥也。李时珍合苏荏为一，但紫者入药作饮，白者充饥供用，性虽同而用异。

【鉴药】

“荏”与“苏”均首载《名医别录》，分别见于《证类本草》卷27、卷28，均属菜部。《纲目》将“苏”移到卷14“草部·芳草类”。据《纲目》同卷分目录，“苏”之后当为“荏”。但正文却无“荏”条，时珍也没有说明是否并入“苏”条。今“苏”条下时珍虽也论及“荏”，但没有收录《证类》“荏子”的全部资料。据此，《纲目》有可能脱漏此药。

关于荏与苏的区分，上条已有部分论述。据梁·陶弘景所云："荏状如苏，高大白色，不甚香。"陶氏没有提到它的治疗作用，但却记载荏"笮其子作油，日煎之，即今油帛及和漆所用者，服食断谷亦用之，名为重油。"《唐本草》云："荏叶，人常生食，其子故不及苏也。"唐·陈藏器亦不言荏的治疗作用，仅云："江东以荏子为油，北土以大麻为油，此二油俱堪油物，若其和漆，荏者为强尔。"唐·萧炳谈及"大荏"与"小荏"："又有大荏，形似野荏高大，叶大小荏一倍，不堪食。人收其子，以充油绢帛，与大麻子同。其小荏子欲熟，人采其角食之，甚香美。大荏叶不堪食。"这种大荏的特点是叶子大，但叶不堪食。此与陶弘景所云"高大白色"是一致的。《救荒本草》"苏子苗"也是叶大于紫苏。因此萧炳说的大荏，应当也属于白苏。此前"紫苏"条已经提到，"白苏"原植物按《中国植物志》现行的分类处理，二者属于同一种植物，即唇形科紫苏属植物紫苏*Perilla frutescens*（L.）Britt.。但自古以来此两种苏的用途区分明细。中医书中多用紫苏，少用荏、白苏或荏子。相反，其种子作为榨油原料、其叶供食用则更为多用。故清·吴其濬云："紫者入药作饮，白者充饥供用，性虽同而用异。"现代某些著作（如《新编中药志》）与植物学家也认为荏和苏都应该在紫苏属中有适当的分类地位。

虽然古今都认为紫苏、白苏（荏）的形性多同，但是仍有十余种本草书绘制了专门的荏子图。

1.《救荒本草》：该书"荏子"（图1）与同书的"苏子苗""紫苏"相比，方茎、对生叶、花序皆同，但叶片呈椭圆状披针形，而不是较大的阔卵形。这一点与该书此条的文字叙述略有差距。其正文云"荏子……苗高一二尺，茎方，叶似薄荷叶，极肥大，开淡紫花，结穗似紫苏穗，其子如黍粒，其枝茎对节生"。"高一二尺"可能有误，如果只有这么高，是谈不上高大的。同书"苏子苗"高二三尺，比较正确。其叶并非"极肥大"。故据文字考释，此图所示当是唇形科植物紫苏*P. frutescens*，但绘图尚不到位。

2.《本草品汇精要》：该书"荏子"（图2）一茎直立，中有棱线，示意方茎。茎秆上有明显小毛刺。其叶近对生，阔卵形，先端尖。下部叶前半截微紫，上部叶均为绿色。茎顶与叶腋有总状花序。据此图，其原植物亦当为紫苏*P. frutescens*中的白苏。

3.《食物本草》：该书"荏菜"（图3）绘两植株，叶绿色，单叶多为互生，叶片椭圆状披针形，全缘。从形态来说，此图不似唇形科的紫苏。

4.《太乙仙制本草药性大全》：该书"荏菜"（图4）绘一植物，有根有茎，叶对生，三小叶，此非紫苏，当为错误图。

5.《本草纲目》（金陵本）：该书"荏"（图6）有注文"白苏"，其形态与同书的"紫苏"基本相同。绘制粗糙，没有清晰表现方茎、叶对生的特点，很难令人一眼就将其归“荏类”植物。

6.《本草纲目》(钱本)：该书“荏”(图7)绘一单株植物，其叶互生，叶椭圆状披针形。总状花序顶生。严格地说，该图不具备唇形科植物的基本特点，更无“荏类”植物的共同点。

7.《本草汇言》：该书“荏草”(图11)有文字注“即白苏”。其茎未示意有棱，其叶近似对生，但有数个深锯齿、假如图名为“回回苏”，尚能意会。但作为白苏，其叶形相差太远。

8.《植物名实图考》：该书“荏子”(图13)仅示一分枝。其叶对生，叶片款卵形，边缘有粗锯齿，叶先端尖。枝端及叶腋有总状花序。此图所示或即荏*Perilla frutescens*(L.)Britt.。

【小结】

“荏”首载《名医别录》。《纲目》芳草类分目录有“荏”一药，但正文脱此条。“荏”作为具体物种，本草记载其“状如苏，高大白色，不甚香”。叶大于紫苏。其形性虽多同紫苏，但少用于医药，多用于充饥、油物等。其原植物按《中国植物志》现行的分类处理，仍是唇形科植物紫苏*Perilla frutescens*(L.)Britt.。但白苏在古代历史上的区分与用法提示：荏和苏在紫苏属中都应有适当的分类地位。《植物名实图考》所绘“荏”图比较准确。

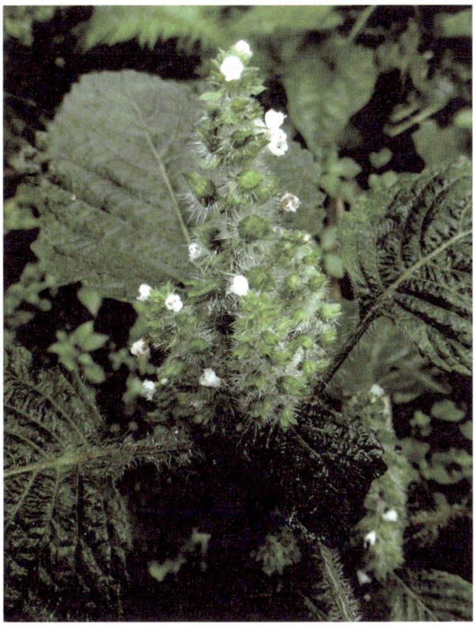

图14　白苏 *Perilla frutescens*

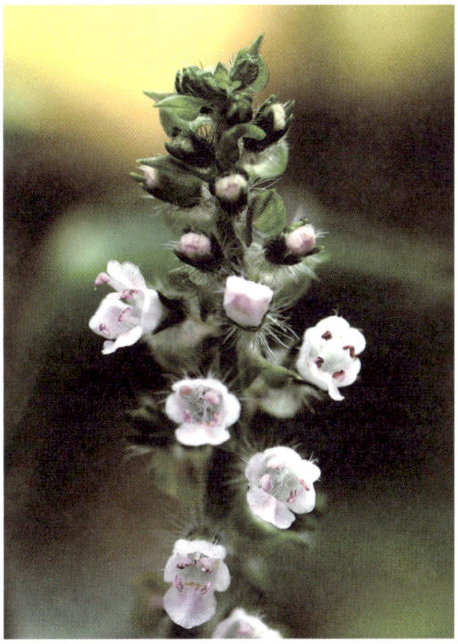

图15　白苏 *Perilla frutescens* 的花序

14–51 水苏

【品图】

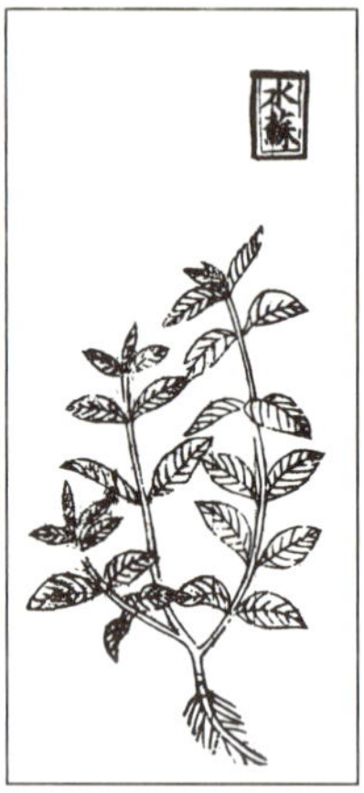

图1 图经（大）·水苏

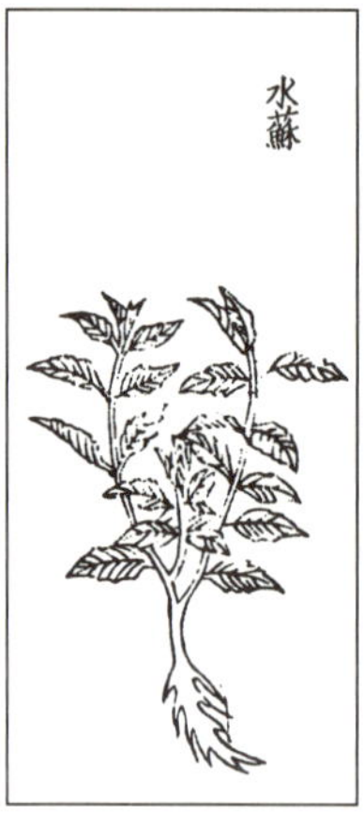

图2 图经（政）·水苏

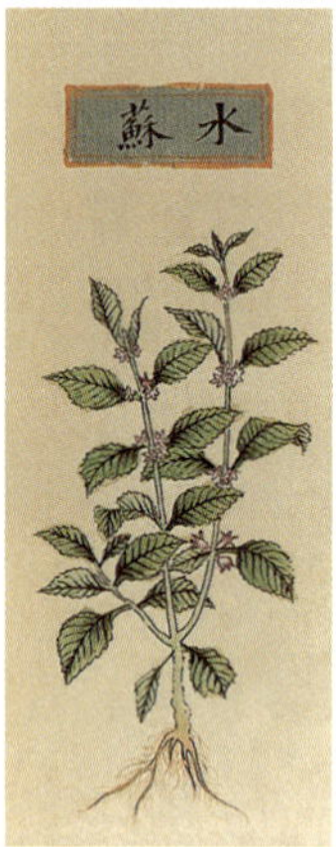

图3 品汇·水苏

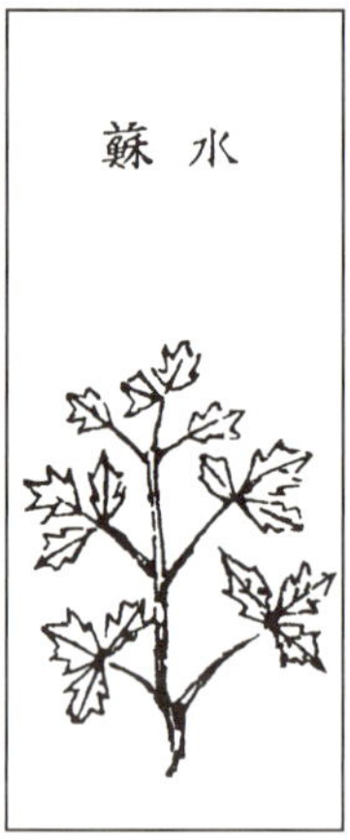

图4 太乙·水苏

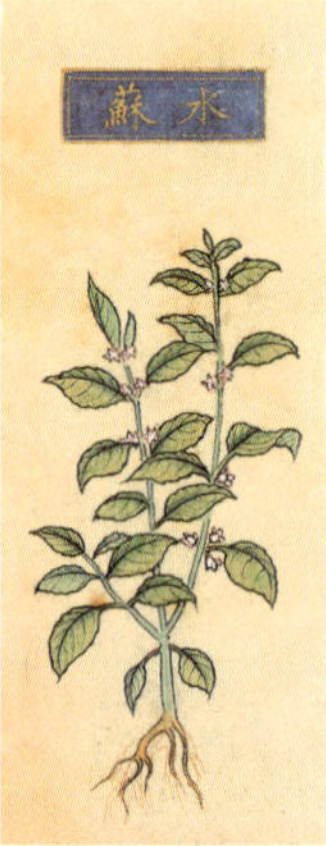

图5 雷公·水苏

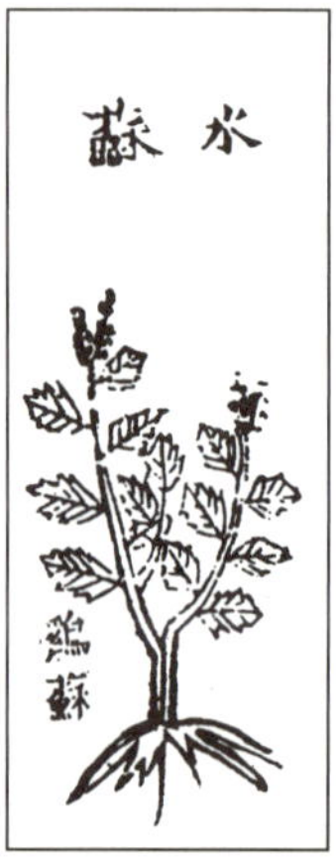

图6 纲目（金）·水苏

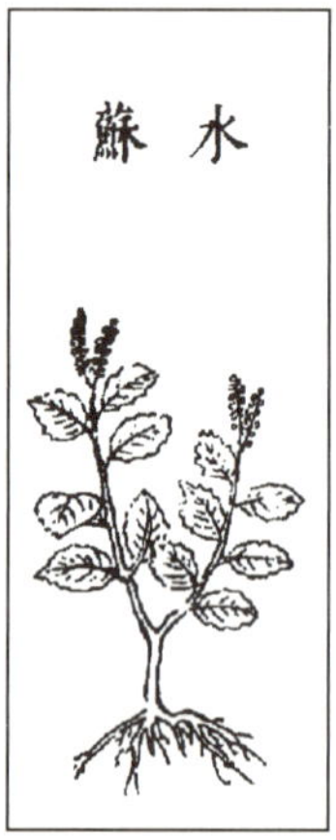

图7 纲目（钱）·水苏

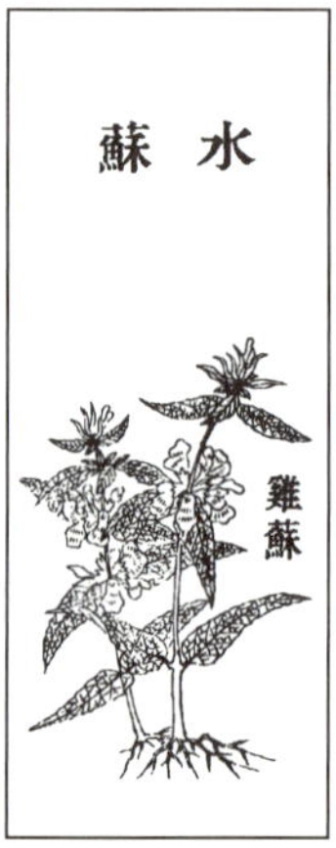

图8 纲目（张）·水苏

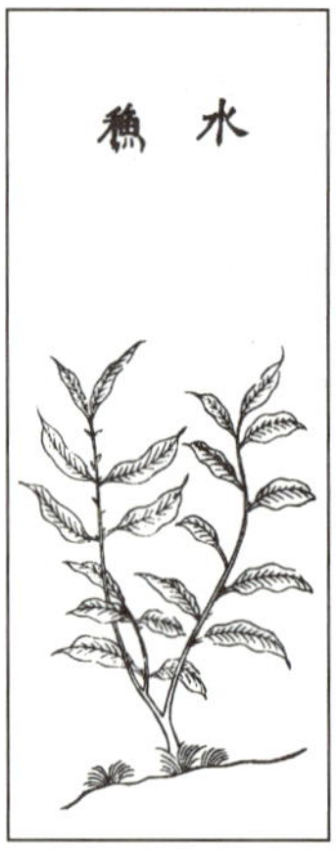

图9 三才·水苏

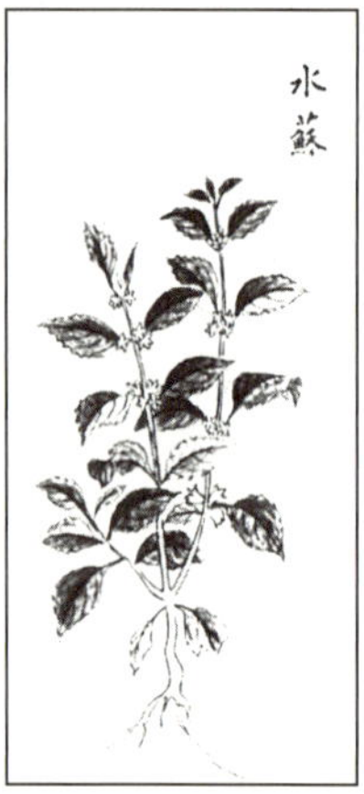

图10 金石·水苏

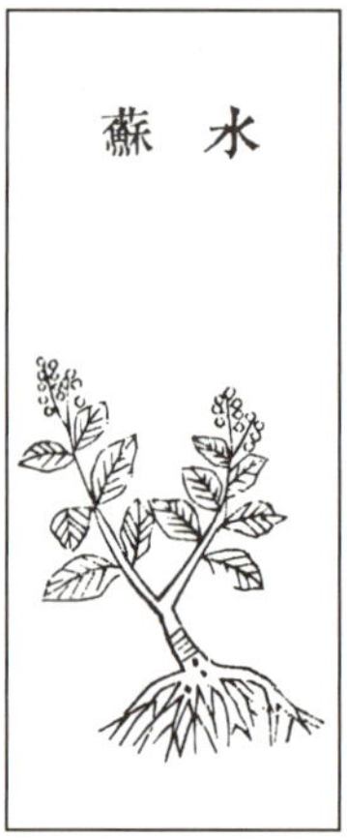

图11 备要·水苏

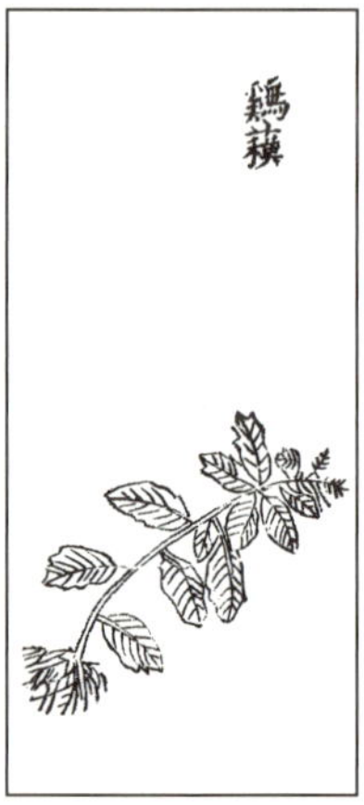

图12 求真·鸡苏

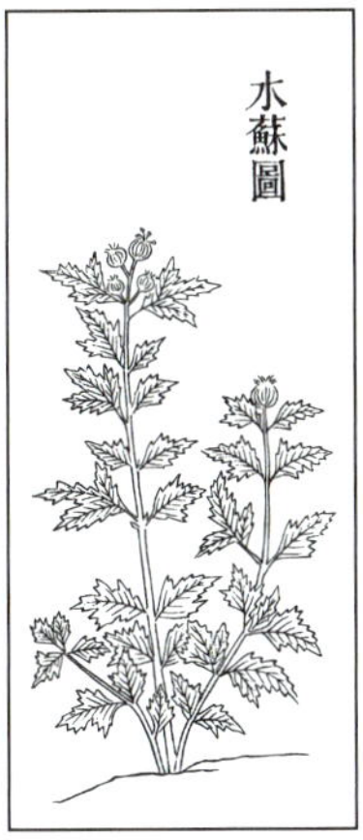

图13　草木典·水苏图

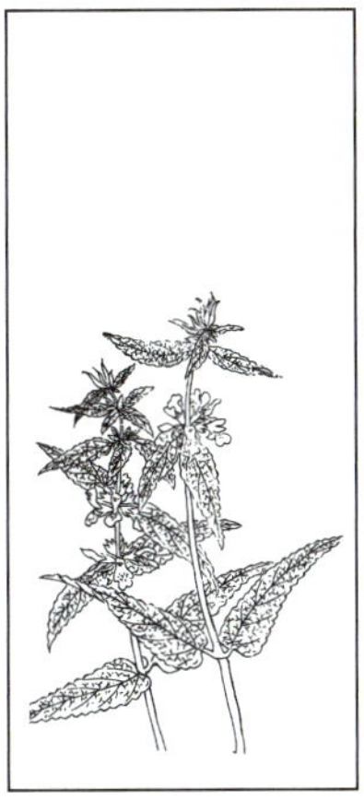

图14　图考·水苏

本品14图，取自14书，其中3幅彩图。有承继关系及仿绘图可分以下3个书类。

《本草图经》：该书的“水苏”图分别存于《大观本草》（图1）、《政和本草》（图2）。此二传本药图大同小异。今以《政和》图2为《图经》图的代表。

仿绘该图本草书有：《本草纲目》金陵本“水苏”（图6）。该图在枝端添加了花序，但叶片仿绘得不成对生，并未能反映原图的特征。《纲目》钱本“水苏”（图7）又仿绘金陵本图，将原模糊的花序绘成总状花序，叶片也再加润饰。《本草备要》“水苏”（图11）又仿绘《纲目》钱本图7。《本草求真》“鸡苏”（图12）则系仿绘《纲目》钱本“薄荷”（图15，见11-47“薄荷”条）。另《三才图会》“水苏”图9亦仿绘《图经》图2，然修饰太过，已完全失真，难以作为考察之用。

《本草品汇精要》：该书彩绘“水苏”（图3）的仿绘者有《补遗雷公炮制便览》“水苏”（图5），《金石昆虫草木状》“水苏”（图10）。后二书仿绘时均无甚改变。

《植物名实图考》：该书“水苏”（图14）的仿绘者有《本草纲目》张本“水苏”（图8）。

以上14图中，除9幅属仿绘图外，尚有原创图或新增创意的插图5幅（图2、3、4、13、14）。详见下“鉴药”项。

【文录】

《吴普本草》（见《御览》卷980“芥”）《吴氏本草》曰：芥葅，一名水苏，一名劳祖。

《别录》（见《证类》卷28“水苏”） 一名鸡苏，一名劳祖，一名芥蒩（音祖），一名芥苴（七余切）。生九真池泽。七月采。

梁《本草经集注》（同上） 陶隐居云：方药不用，俗中莫识。九真辽远，亦无能访之。

唐《唐本草》（同上）《唐本》注云：此苏生下湿水侧，苗似旋复，两叶相当，大香馥。青、齐、河间人名为水苏，江左名为荠苧，吴会谓之鸡苏……而陶更于菜部出鸡苏，误矣。

后蜀《蜀本草》（同上）《蜀本》：《图经》云：叶似白薇，两叶相当，花生节间，紫白色，味辛而香，六月采茎叶，日干。

宋《本草图经》（同上）《图经》曰：水苏，生九真池泽，今处处有之。多生水岸傍，苗似旋复，两叶相当，大香馥，青、济间呼为水苏，江左名为荠苎，吴会谓之鸡苏。南人多以作菜。主诸气疾及脚肿。江北甚多，而人不取食。又江左人谓鸡苏、水苏是两种。陈藏器谓荠苎自是一物，非水苏。水苏叶有雁齿，香薷气辛，荠苎叶上有毛，稍长，气臭。

宋《本草衍义》卷19"水苏" 气味与紫苏不同，辛而不和。然一如苏，但面不紫，及周围槎牙如雁齿，香少。

《日用本草》卷7"水苏" 一名鸡苏，俗呼为龙脑薄荷。

明《本草纲目》卷14"水苏"【释名】香苏（《肘后》）。【时珍曰】此草似苏而好生水旁，故名水苏，其叶辛香，可以煮鸡，故有龙脑、香苏、鸡苏诸名。芥葅、芥苴当作芥苏，乃是一名而误录尔。亦因味辛如芥，故名。宋《惠民和剂局方》，有龙脑薄荷丸，专治血病。元吴瑞《日用本草》谓即水苏，必有所据也。周定王《救荒本草》，言薄荷即鸡苏，以生东平龙脑冈者为良，故名；陈嘉谟《本草蒙筌》，以薄荷种于苏州府学地名龙脑者，得名俱不同，何哉。【集解】【时珍曰】水苏、荠苧一类二种尔。水苏气香，荠苧气臭为异。水苏三月生苗，方茎中虚，叶似苏叶而微长，密齿，面皱色青，对节生，气甚辛烈。六七月开花成穗，如苏穗，水红色。穗中有细子，状如荆芥子，可种易生，宿根亦自生。沃地者苗高四五尺。

清《植物名实图考》卷25"水苏" 水苏，《本经》中品，即鸡苏。泽地多有之。李时珍辨别水苏、荠苧，一类二种，极确。昔人煎鸡苏为饮，今则紫苏盛行，而菜与饮皆不复用鸡苏矣。雩娄农曰：水苏、鸡苏，自是一物。《日用本草》亦云尔，然谓即龙脑薄荷。今吴中以糖制之为饵，味即薄荷，而叶颇宽，无有知为水苏者。东坡诗：道人解作鸡苏水，稚子能煎莺粟汤。《本草衍义》：紫苏气香，味辛甘，能散，今人朝暮饮紫苏汤，甚无益。医家谓芳草致豪贵之疾，此有一焉。水苏气薄味平，何堪作饮？或取属对之工。

【鉴药】

"水苏"首载于《本经》，未述形态。本品能"辟口臭，去毒，辟恶气"，据此推断，应该具有香气。《别录》补充记载了其别名及生境："一名鸡苏，一名劳祖，一名芥葅（音祖），一名芥苴（七余切）。生九真池泽。"时珍推测其名之来由云："此草似苏而好生水旁，故名水苏，其叶辛香，可以煮鸡，故有龙脑、香苏、鸡苏诸名。芥葅、芥苴当作芥苏，乃是一名而误录尔。亦因味辛如芥，故名。"

本品在唐代以前还很少进入医方，多作为菜蔬。故梁·陶弘景说"方药不用，俗中莫识"。《唐本草》首次介绍其来源："此苏生下湿水侧，苗似旋复，两叶相当，大香馥。青、齐、河间人名为水苏，江左名为荠苧，吴会谓之鸡苏。”“旋复”即菊科植物旋覆花（*Inula japonica* Thunb.），其叶长圆形或长圆状披针形。“两叶相当”即对生，有浓烈香气。不同地区有不同的名字。这些名字容易与其他植物混淆。唐本《图经》（见《蜀本草》引）进一步描述其形态：“叶似白薇，两叶相当，花生节间，紫白色，味辛而香。”“白薇”之叶似柳而阔短，亦近似于长圆状披针形。“花生节间”则表示叶腋间生轮伞花序。花色紫白，有香气。此与《唐本草》的介绍吻合，且更细致。

宋《本草图经》除复述前人意见外，还补充如下资料：“江北甚多，而人不取食。又江左人谓鸡苏、水苏是两种。陈藏器谓荠苧自是一物，非水苏。水苏叶有雁齿，香薷气辛，荠苧叶上有毛，稍长，气臭。”这段话表明，宋代有人表示鸡苏、水苏是两种植物，陈藏器也说“荠苧自是一物，非水苏”。不能因其水苏有鸡苏、荠苧的别名而混为一谈。鸡苏也是薄荷的别名（见《救荒本草》《本草蒙筌》）。“龙脑薄荷”的“龙脑”是地名，不是因辛香如龙脑（冰片）而得名。宋·寇宗奭比较了水苏与紫苏：“气味与紫苏不同，辛而不和。然一如苏，但面不紫，及周围槎牙如雁齿，香少。”这就使水苏的来源更贴近唇形科紫苏，只不过叶缘周围有锯齿，叶面不是紫色，香味少而已。

李时珍对本品的辨析意见是：“水苏、荠苧，一类二种尔。水苏气香，荠苧气臭为异。水苏三月生苗，方茎中虚，叶似苏叶而微长，密齿，面皱色青，对节生，气甚辛烈。六七月开花成穗，如苏穗，水红色。穗中有细子，状如荆芥子。”清·吴其濬称赞李时珍的辨析“极确”。他还认为水苏即鸡苏，那是“苏类”的一种。“昔人煎鸡苏为饮，今则紫苏盛行，而菜与饮皆不复用鸡苏矣。”又批驳“龙脑薄荷”之说，认为吴中制作的薄荷糖就是薄荷味，“无有知为水苏者”。

综合以上各家的介绍，水苏即今唇形科水苏属植物水苏*Stachys japonica* Miq.。此植物茎四棱，叶对生，叶片长圆状宽披针形，叶缘有圆齿状锯齿，叶腋间有轮伞花序，茎上部的花序密集组成穗状花序。此均与古代所云“叶似白薇，两叶相当，花生节间”相吻合。

1.《本草图经》：该书“水苏”（图2）绘植株有分枝，叶对生，叶片宽披针形，叶缘似有浅锯齿。未表示茎方特性，无花序。此植物与唇形科水苏*S.japonica*有近似之处，然不够典型准确。

2.《本草品汇精要》：该书“水苏”（图3）茎直立，叶对生，长圆状宽披针形，叶缘有浅锯齿，下部叶柄较长，上部叶柄短。叶腋间有轮伞花序，花冠紫色。此图较《图经》图2更接近唇形科水苏*S.japonica*。

3.《太乙仙制本草药性大全》：该书“水苏”（图4）如同此书所绘其他唇形科植物（如紫苏、薄荷、荏菜等），均为一茎直立，三小叶对生。不解为何将唇形科植物的单叶全绘成三小叶，且小叶有数个深锯齿。不明其所示何意。

4.《古今图书集成·草木典》：该书“水苏”（图13）有数茎从根部抽出，叶对生，叶片有多有三深裂，裂片边缘又有众多不规则锯齿。茎顶有圆球形蒴果。此植物基原不明。

5.《植物名实图考》：该书“水苏”（图14）为精绘写生图。有两株植物的茎上部，叶对生，长圆状宽披针形，叶基部微心形，叶缘有圆齿状锯齿，轮伞花序生于叶腋。此图可知为唇形科水苏*S.japonica*。

【小结】

“水苏”首载《本经》，《别录》有“鸡苏”等众多别名。医方少用，多作菜蔬。《唐本草》、唐本《图经》均载本品有“苗似旋复，两叶相当，大香馥”“叶似白薇，两叶相当，花生节间，紫白色，味辛而香”特征。今考为唇形科植物水苏*Stachys japonica* Miq.。《本草品汇精要》《植物名实图考》所绘皆为水苏*S. japonica* 。

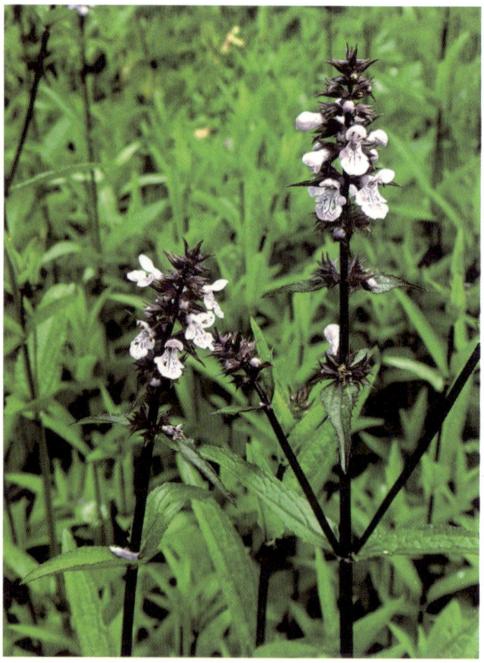

图15　水苏 *Stachys japonica*

14-52　荠苧

【品图】

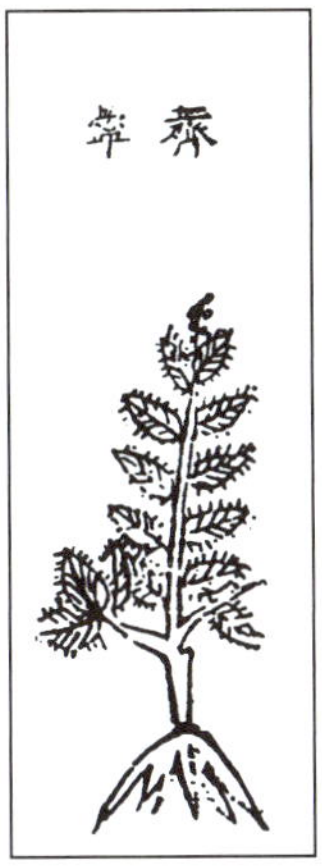

图1　纲目（金）·荠苧

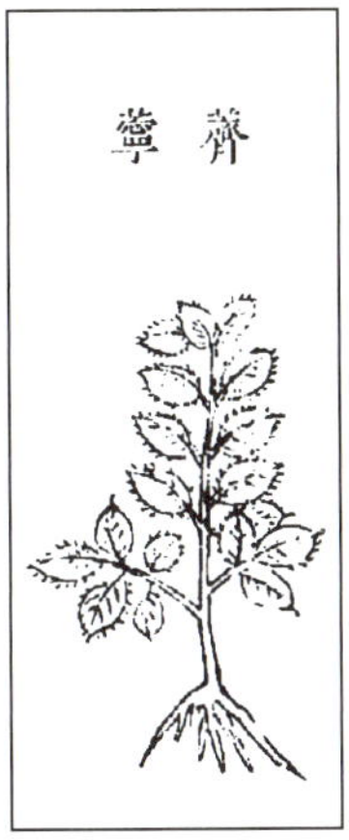

图2　纲目（钱）·荠苧

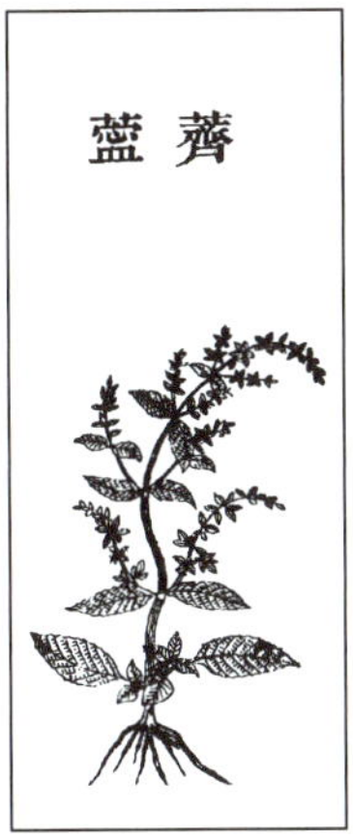

图3　纲目（张）·荠苧

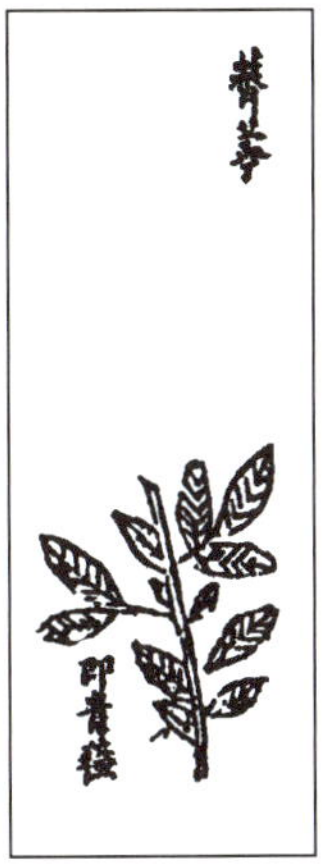

图4　汇言·荠苧

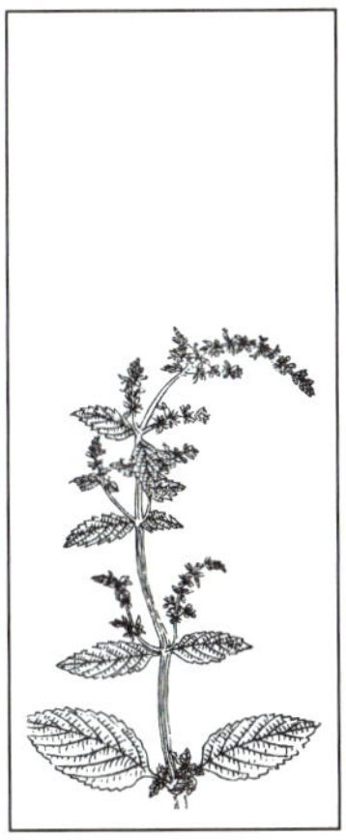

图5　图考·荠苧

本品5图，取自5书，有承继关系及仿绘图有以下2个书类。

《本草纲目》（金陵本）：该书“荠苧”（图1）仿绘图为《纲目》钱本“荠苧”（图2）。后者将图1予以润饰，但不改其主要特征。

《植物名实图考》：该书“荠苧”（图5）的仿绘者为《本草纲目》张本“荠苧”（图3）。

以上5图中，除2幅属仿绘图外，还有3幅原创图（图1、4、5），详见下“鉴药”项。

【文录】

唐《唐本草》（见《证类》卷28“水苏”）《唐本》注云：此苏……江左名为荠苧。

唐《本草拾遗》（同上） 陈藏器云：荠苧，叶上有毛，稍长，气臭，除蚁瘘，按碎傅之。亦主冷气泄痢，可为生菜，除胃间酸水。

吴越《日华子本草》（同上）《日华子》云：鸡苏，暖……又名臭苏、青白苏。

宋《本草图经》（同上）《图经》曰……陈藏器谓荠苧自是一物，非水苏。水苏叶有雁齿，香薷气辛，荠苧叶上有毛，稍长，气臭。

明《本草纲目》卷14“荠苧”【释名】臭苏（《日华》）、青白苏。【时珍曰】《日华子》释水苏云，一名臭苏，一名青白苏，正此草也，误作水苏尔。其形似水苏而臭，似白苏而青，故有二名。【集解】【时珍曰】荠苧处处平地有之。叶似野苏而稍长，有毛气臭。山人茹之，味不甚佳。

清《植物名实图考》卷25“荠苧” 荠苧，《本草拾遗》始著录。今河壖平野多有之。形状如《拾遗》及李时珍所述。

【鉴药】

“荠苧”首见于《拾遗》。此药在《证类本草》中并未单立条，而是见于“水苏”条《嘉祐本草》所引“陈藏器”中。其命名意义不明。《本草纲目》将本品单独立条，但古代医方未见使用，仅民间用作草药。

古代关于本品形态的记载甚少。陈藏器云：“叶上有毛，稍长，气臭。”此是与水苏相比较而言。李时珍认为：“《日华子》释‘水苏’云：‘一名臭苏，一名青白苏’，正此草也，误作水苏尔。其形似水苏而臭，似白苏而青，故有二名。”时珍补充说：“荠苧处处平地有之。叶似野苏而稍长，有毛气臭。山人茹之，味不甚佳。”《中华本草》据以上文字记载，考本品为唇形科石荠苧属荠苧*Mosla grosseserrata* Maxim.。[1]《新注校定国译本草纲目》考为同科鼠尾草属植物荔枝草*Salvia plebeia* R. Br.。[2]古代本草此药插图不多，原创之图更少。

1.《本草纲目》(金陵本)：该书“荠苧”(图1)所绘植物根粗大，一茎直立，有分枝。叶近对生，叶片椭圆形，叶缘有毛刺。此图大概是绘图者据时珍曰：荠苧“叶似野苏而稍长，有毛气臭”绘制的。此简单图形无法作考察用。

2.《本草汇言》：该书“荠苧”(图4)中有文字注“即青苏”。其图截取一枝条中段。生于茎枝的叶片有单叶、“二小叶”、三小叶，小叶披针形，全缘。此等图乃随意绘制，甚至无法作示意图用。

3.《植物名实图考》：该书“荠苧”(图5)绘一茎枝上部。茎有棱线。叶对生，叶片椭圆状披针形，叶缘具牙齿。轮伞花序，在叶腋及茎、枝顶端形成总状花序。将此图与现代学者考订的两种来源比较，此图当为唇形科荔枝草*S. plebeia*。

【小结】

“荠苧”首载《本草拾遗》。《本草纲目》将其单独立条。医方罕用。据陈藏器、李时珍的记载，今或据文字记载，考本品为唇形科荠苧*Mosla grosseserrata* Maxim.，或考为同科植物荔枝草*Salvia plebeia* R. Br.。后者似更符合《植物名实图考》“荠苧”图。

1 国家中医药管理局《中华本草》编委会：《中华本草》(7)，上海：上海科学技术出版社，1999：96.

2 ［日］木村康一等：《新注校定国译本草纲目》(4)，东京：春阳堂书店，1975：649.

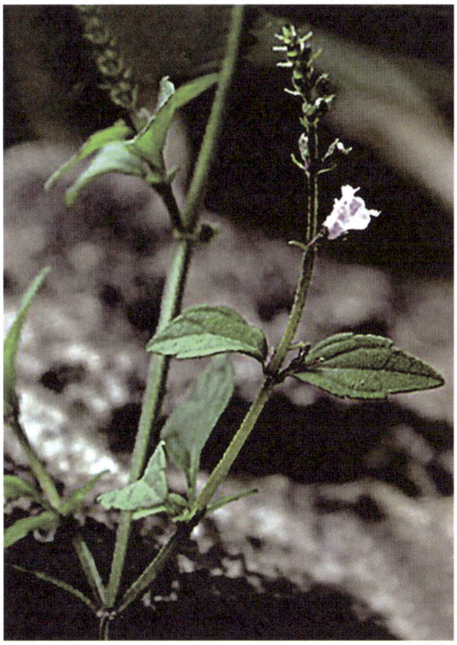

图 6　荠苎 *Mosla grosseserrata*

14–53　石荠苧

【品图】

本品2图，取自2书，只有《植物名实图考》“石荠苧”（图2）是原创图。《本草纲目》张本同名图（图1）是图2的仿绘图。详见下“鉴药”项。

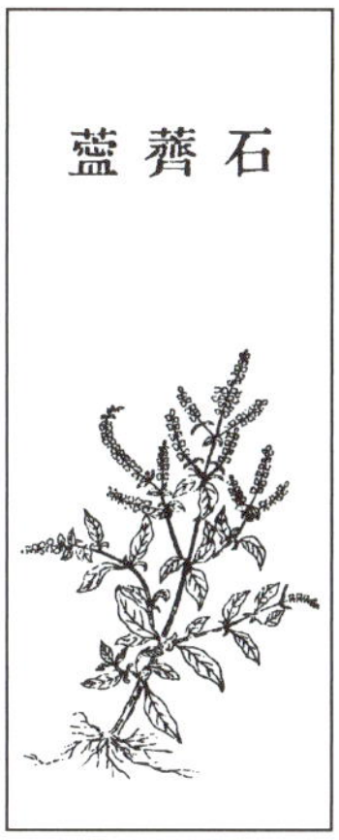

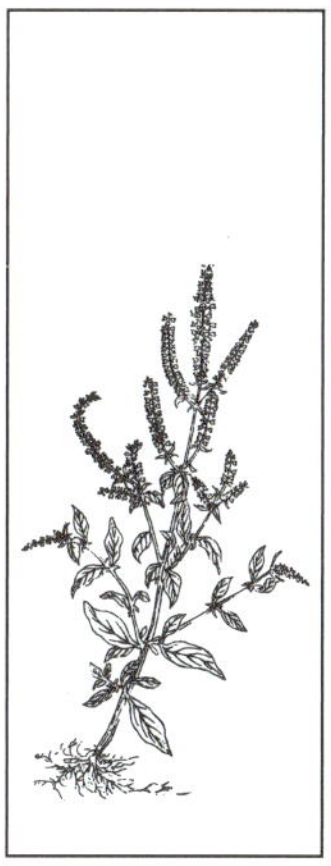

图 1　纲目（张）·石荠苧　图 2　图考·石荠苧

【文录】

唐《本草拾遗》（见《证类》卷6“四十六种陈藏器馀·石荠宁”） 陈藏器云：味辛，温，无毒。主风冷气，并疮疥瘙，野鸡漏下血。煮汁服。生山石间，细叶紫花，高一二尺，山人用之。

清《植物名实图考》卷25“石荠苧” 石荠苧，《本草拾遗》始著录。方茎对节，正似水苏，高仅尺余，叶大如指甲，有小毛。滇南呼为小鱼仙草。或以其似苏而小，因苏字从鱼，而为隐语耶？

【鉴药】

“石荠宁”首见《本草拾遗》。《证类本草》置于“陈藏器馀”之下，可见这是一味《唐本草》未曾选用而民间使用的药物。《本草纲目》将其置于“荠苧”之后作为附录药，以石荠苧为名。民间用于祛风解毒，但古代医方未见使用。

有关本品的形态，只有两家之说。一为唐·陈藏器云：“生山石间，细叶紫花，高一二尺。”另一为清·吴其濬云：“方茎对节，正似水苏，高仅尺余，叶大如指甲，有小毛。”可见此植物当属唇形科。

《植物名实图考》：该书“石荠苧”（图2）为写生图。小草本，有分枝。茎枝有棱线。叶卵状披针形，全缘。主茎及侧枝端有总状花序。现代学者均订其为唇形科石荠苧属植物石荠苧*Mosla scabra*（Thunb.）C. Y. Wu et H. W. Li。[1]

【小结】

“石荠宁”首载《本草拾遗》。《本草纲目》以“石荠苧”为名将其放在“荠苧”后作附录药。医方罕用，民间用之。据陈藏器的描述及吴其濬《植物名实图考》的图文，中日学者考本品为唇形科植物石荠苧*Mosla scabra*（Thunb.）C. Y. Wu et H. W. Li。

1 ［日］木村康一等：《新注校定国译本草纲目》（4），东京：春阳堂书店，1975：649.（该书定名为*Moslapunctata*（Thunb.）Maxim.。此种现已修订为*M. scabra*。）

第十五章　草部

草之四　隰草类上

15-1　菊

【品图】

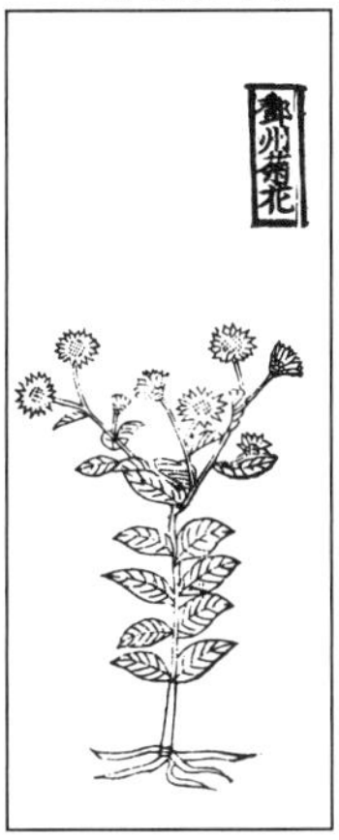

图 1　图经（大）·邓州菊花

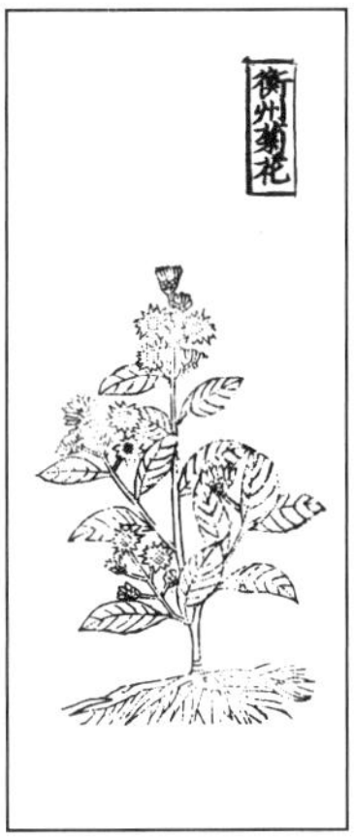

图 2　图经（大）·衡州菊花

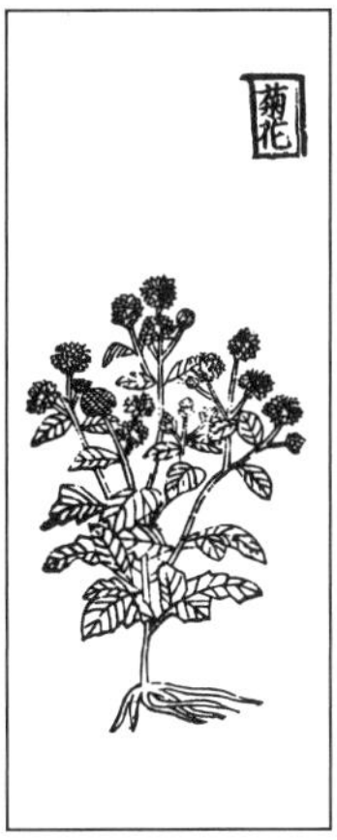

图 3　图经（大）·菊花

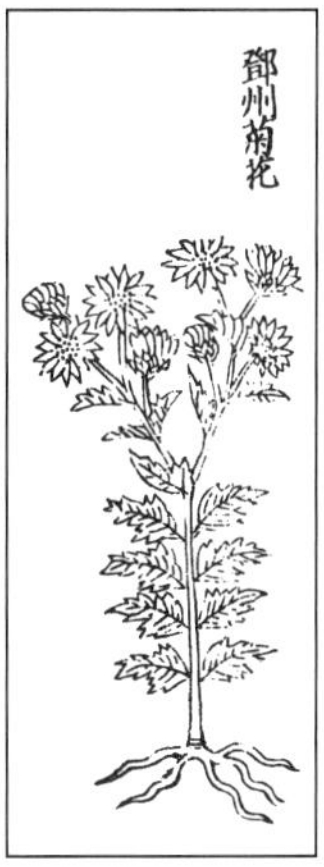

图 4　图经（政）·邓州菊花

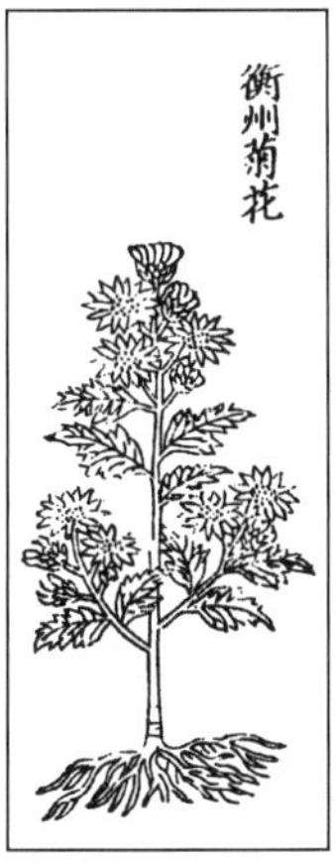

图 5　图经（政）·衡州菊花

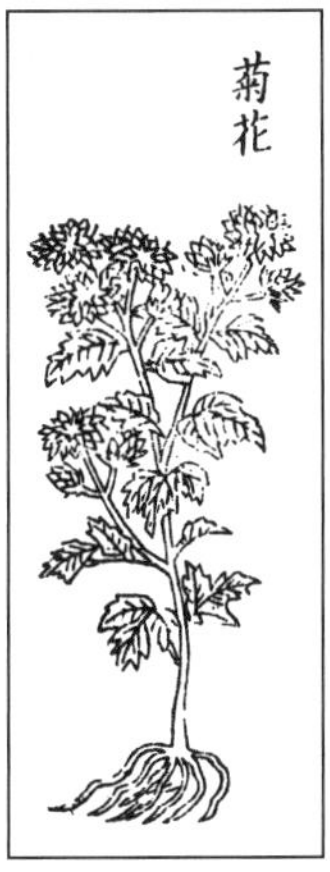

图 6　图经（政）·菊花

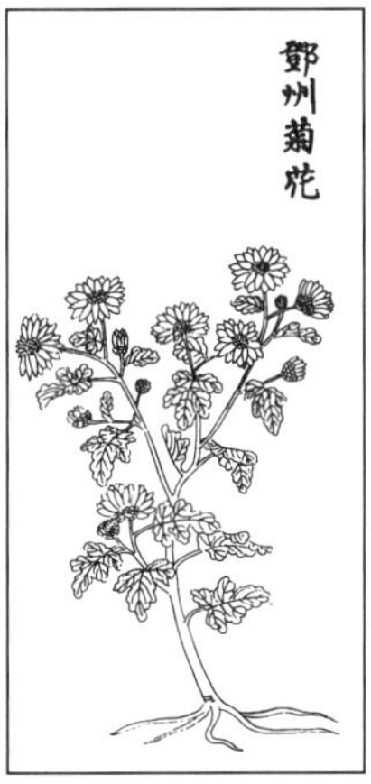

图 7　图经（绍）·邓州菊花

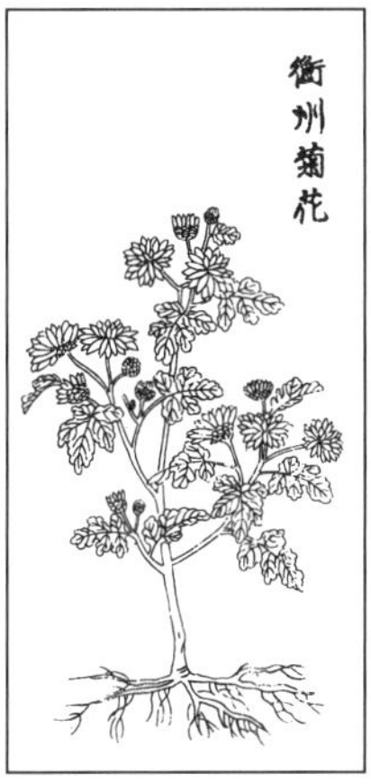

图 8　图经（绍）·衡州菊花

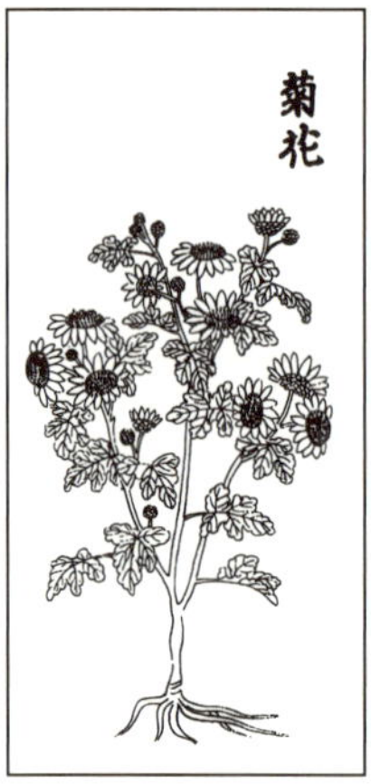

图 9 图经（绍）· 菊花

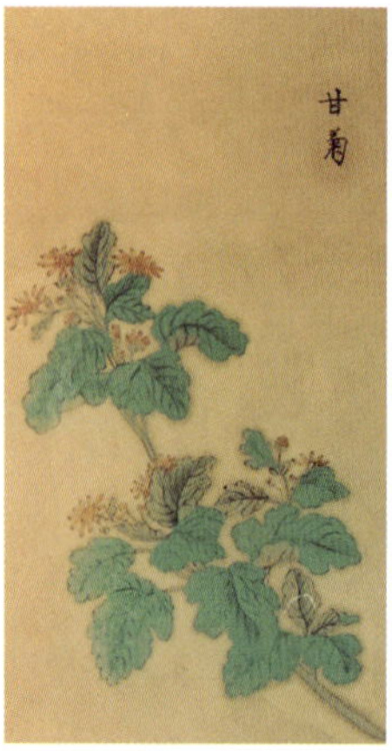

图 10 履巉岩 · 甘菊

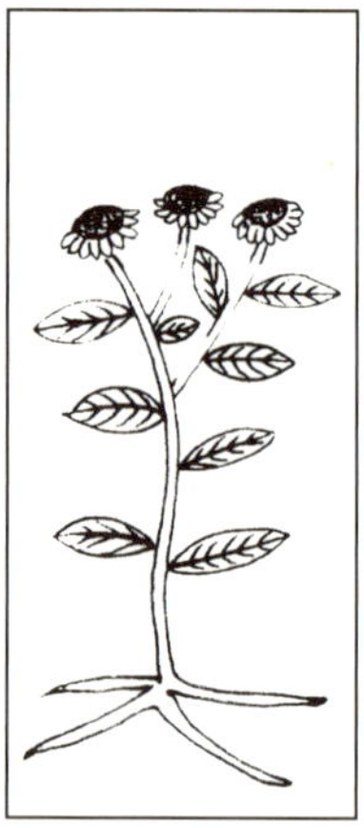

图 11 歌括 · 菊花

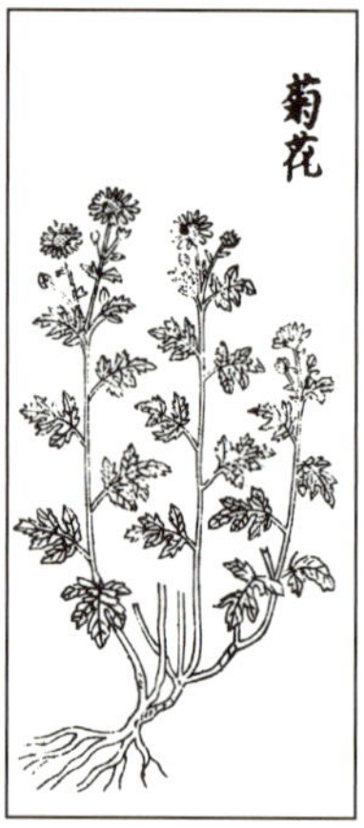

图 12 救荒 · 菊花

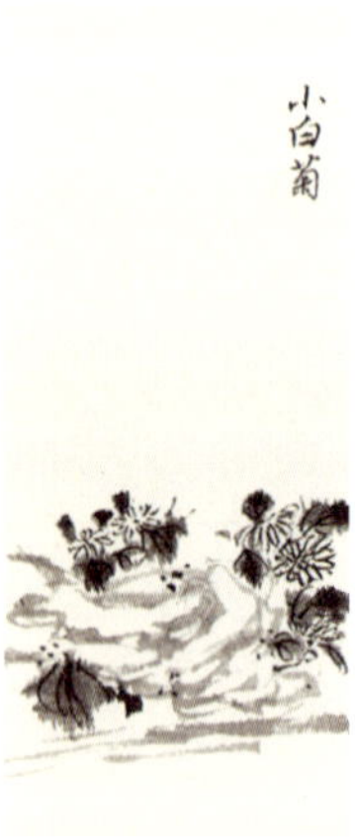

图 13 滇南图 · 小白菊

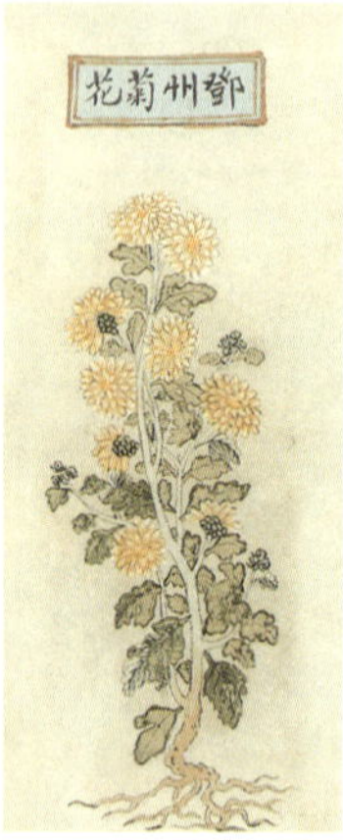

图 14 品汇 · 邓州菊花

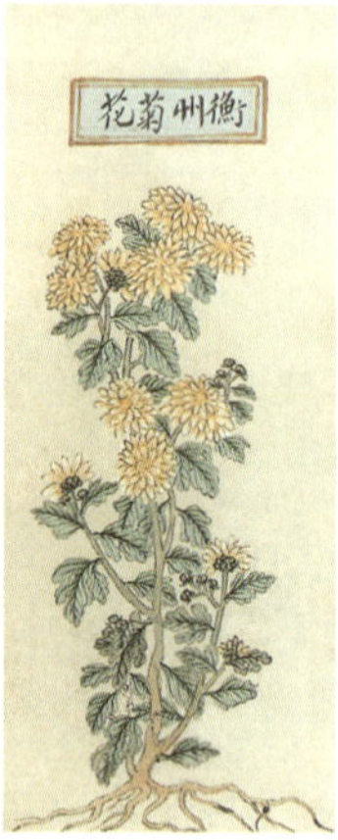

图 15 品汇 · 衡州菊花

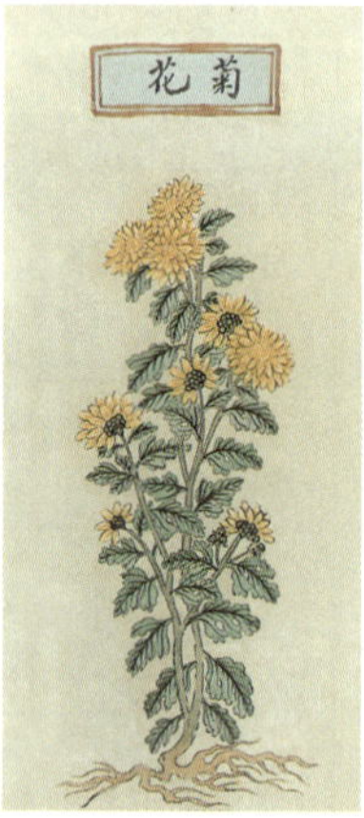

图 16 品汇 · 菊花

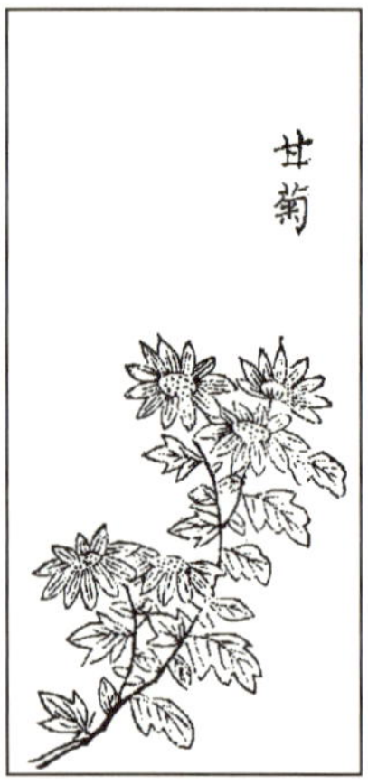

图 17 茹草 · 甘菊

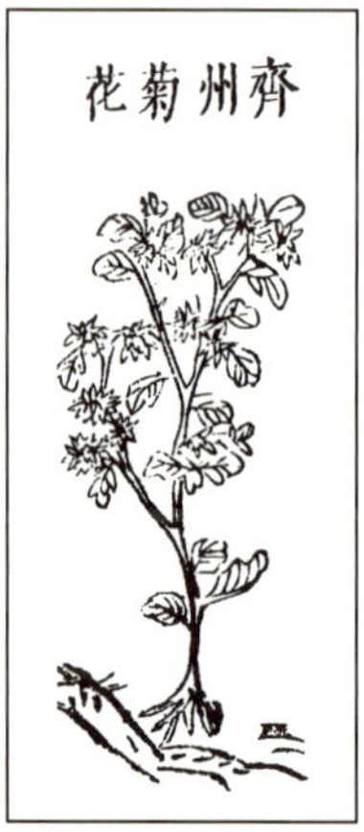

图 18 蒙筌 · 齐州菊花

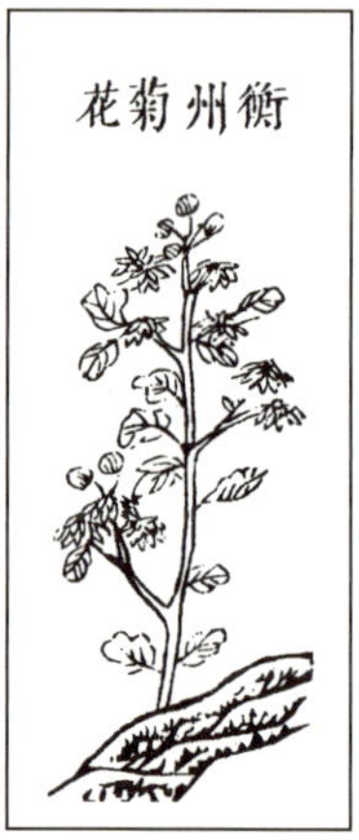

图 19 蒙筌 · 衡州菊花

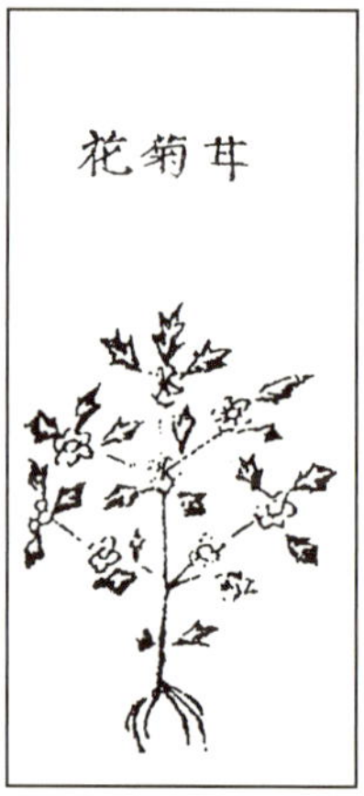

图 20 太乙 · 甘菊花

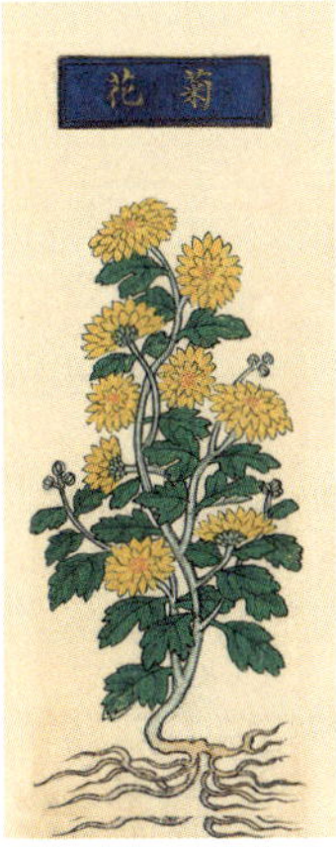

图 21　雷公 · 菊花

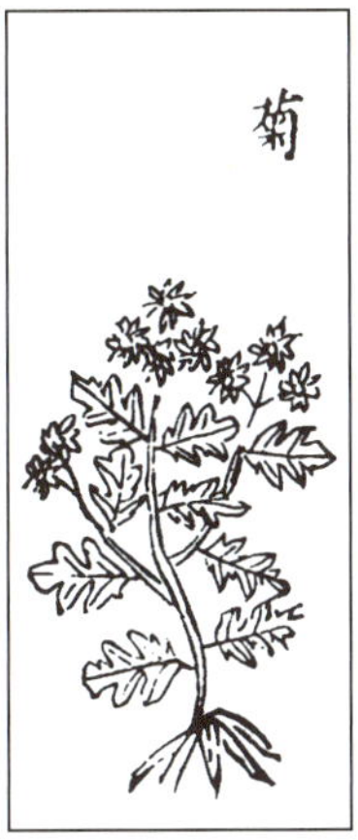

图 22　纲目（金）· 菊

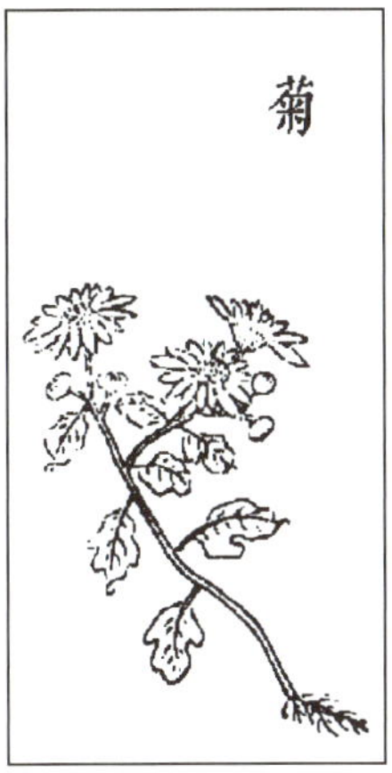

图 23　纲目（钱）· 菊

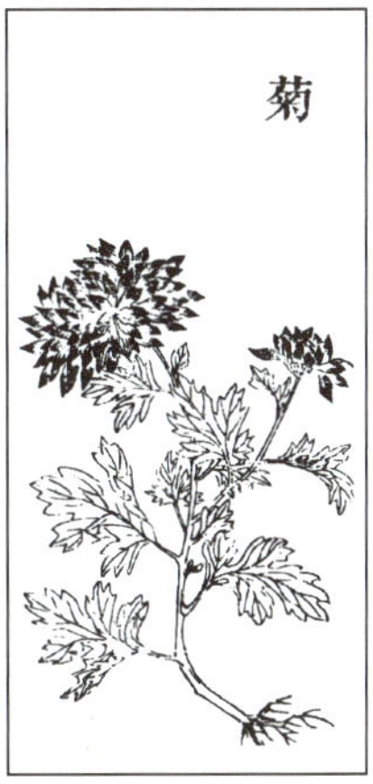

图 24　纲目（张）· 菊

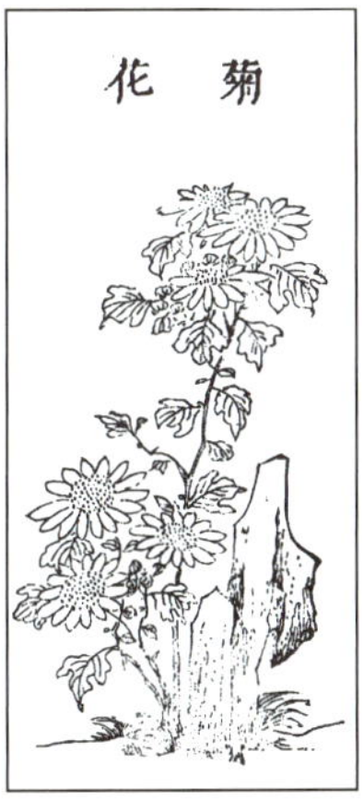

图 25　三才 · 菊花

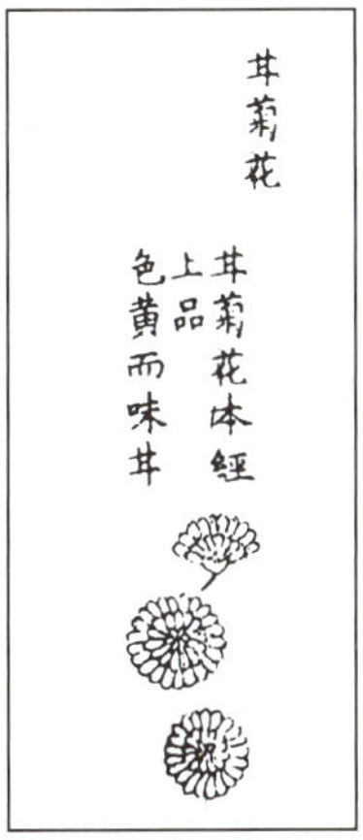

图 26　原始 · 甘菊花

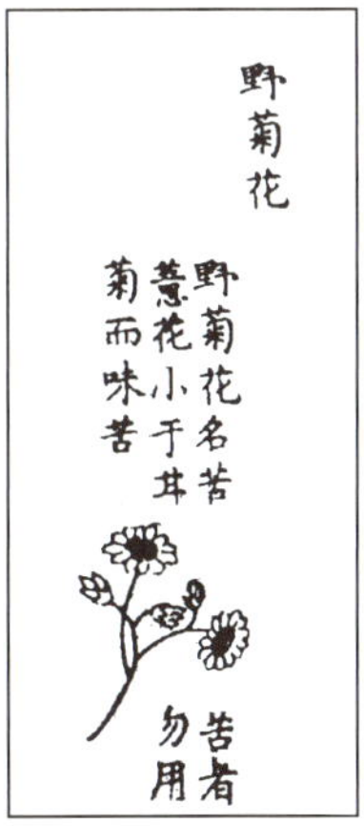

图 27　原始 · 野菊花

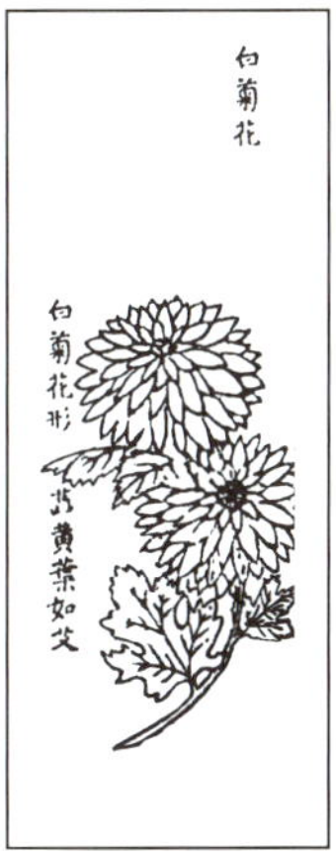

图 28　原始 · 白菊花

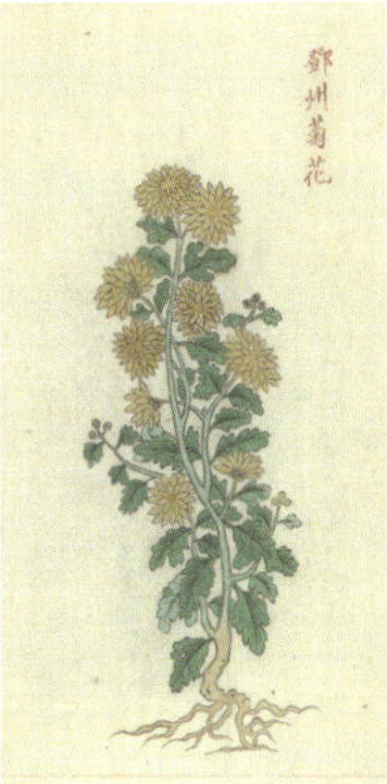

图 29　金石 · 邓州菊花

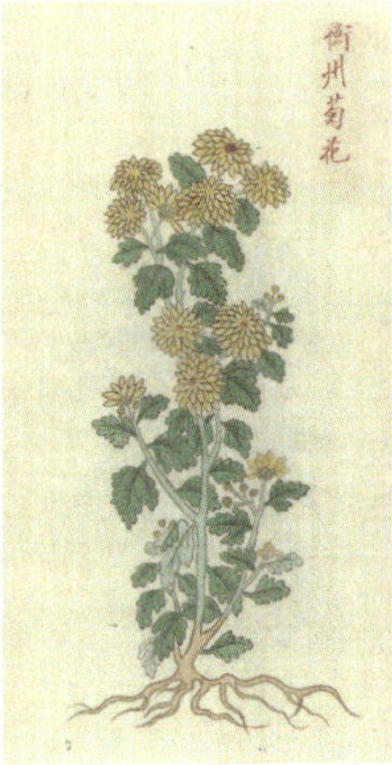

图 30　金石 · 衡州菊花

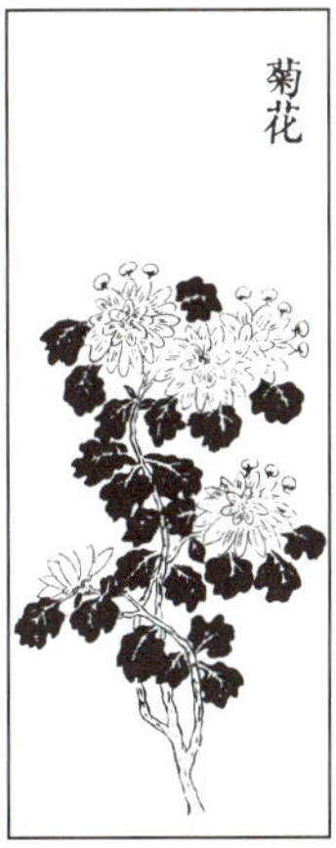

图 31　博录 · 菊花

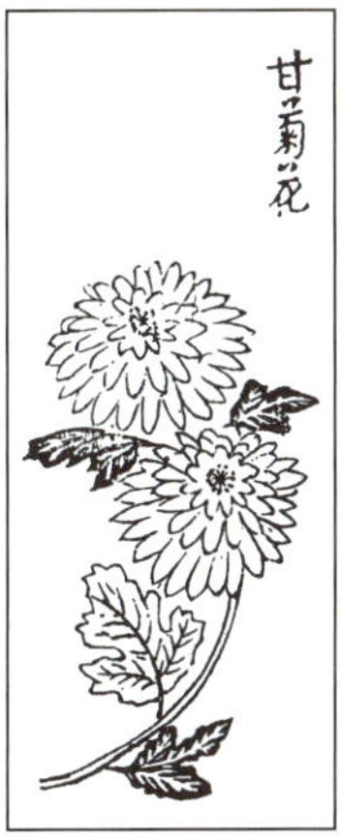

图 32　汇言 · 甘菊花

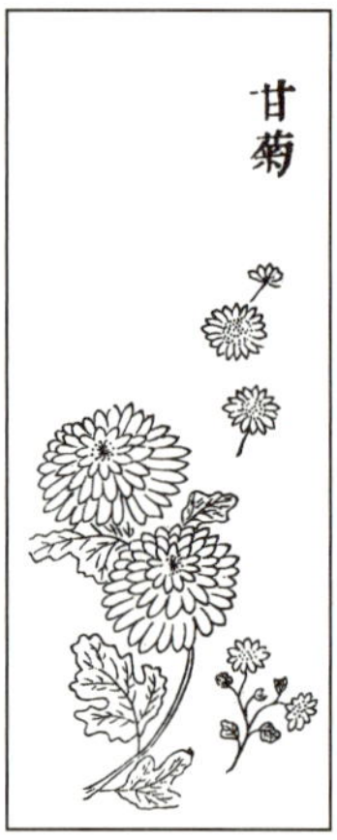

图 33　类纂 · 甘菊

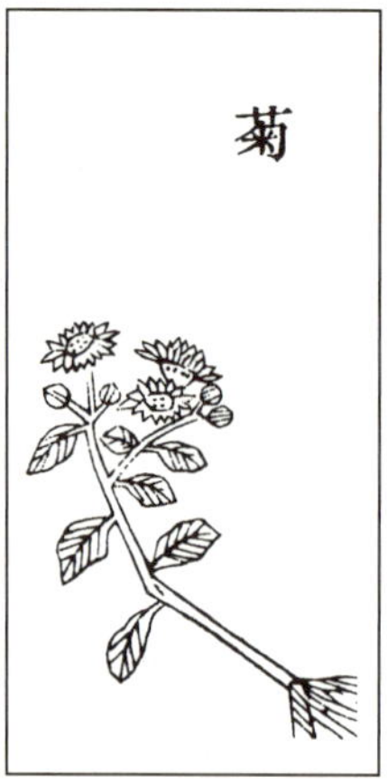

图 34　备要 · 菊

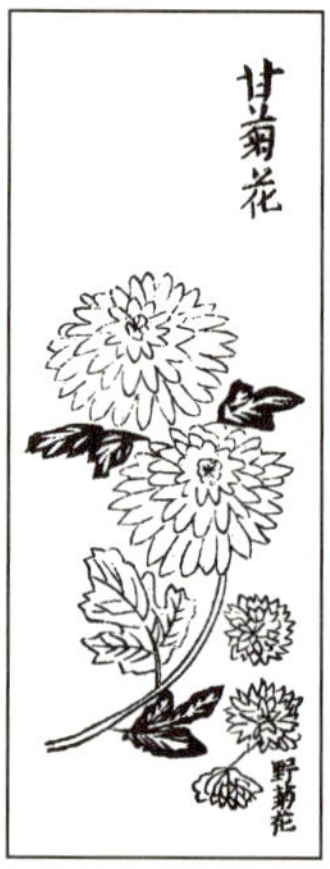

图 35　求真 · 甘菊花野菊花

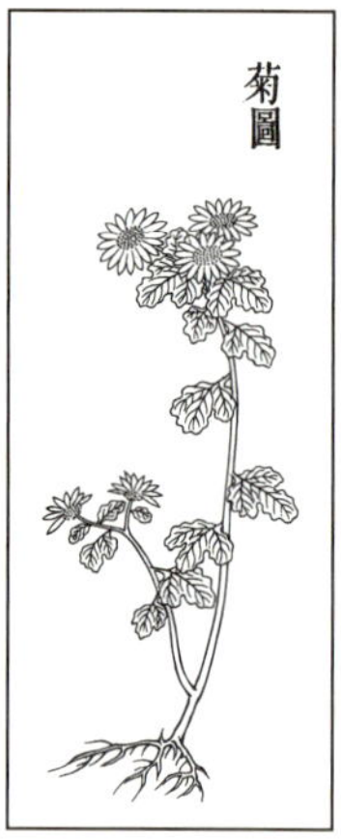

图 36　草木典 · 菊图

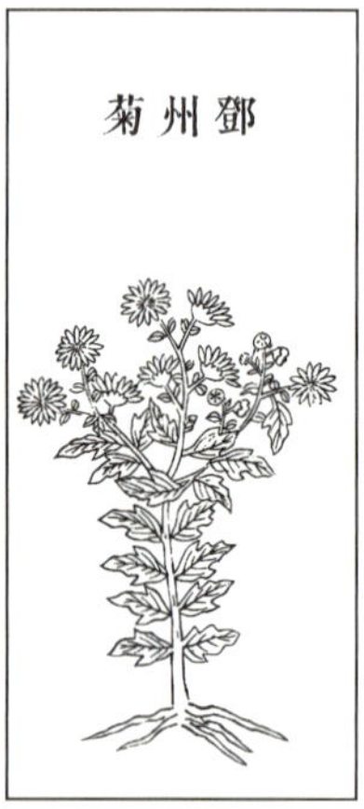

图 37　草木典 · 邓州菊

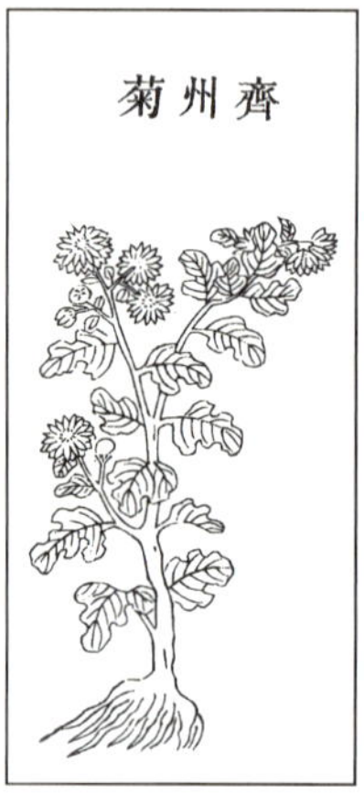

图 38　草木典 · 齐州菊

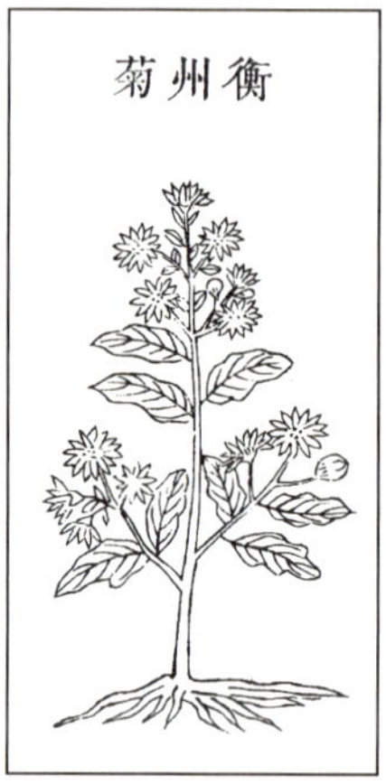

图 39　草木典 · 衡州菊

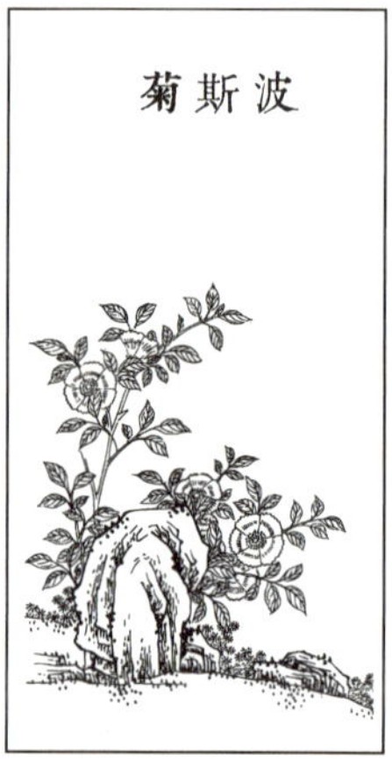

图 40　草木典 · 波斯菊

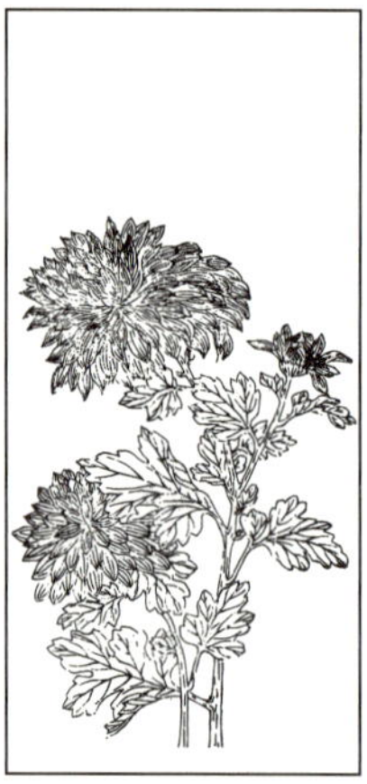

图 41　图考 · 菊 -1

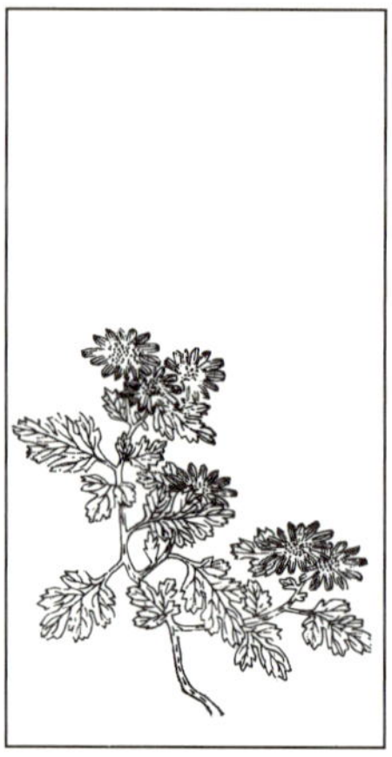

图 42　图考 · 菊 -2

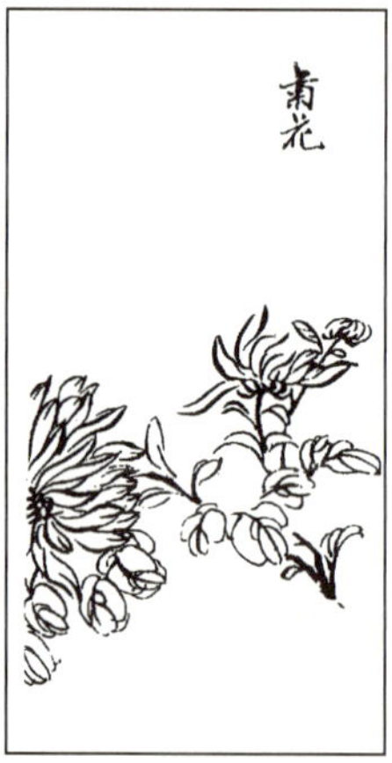

图 43　图说 · 菊花

本品43图，取自26书，其中6幅彩图。有承继关系的图可分以下4个书类。

《本草图经》：该书的"邓州菊花""衡州菊花""菊花"图分别存于《大观本草》（图1、2、3）、《政和本草》（图4、5、6）、《绍兴本草》（图7、8、9）。此三传本药图大同小异（详见"鉴药"项下）。今以《政和》图4、图5、图6为《图经》图的代表。

仿绘《图经》3图者有：《本草歌括》"菊花"（图11）虽高度简略，但其叶全缘，结合其形，当仿绘自《大观》"邓州菊花"（图1）。《本草蒙筌》"衡州菊花"（图19）大体仿绘自《政和》图名图（图5），但增加了坡地背景，花叶皆有简略。"齐州菊花"（图18）之形大体如《政和》"菊花"（图6），亦增加了土地背景，却未掩盖根部。其图名有"齐州"2字，不同于《图经》三传本。原因不明。《本草纲目》金陵本"菊"（图22）大体仿绘《图经》"菊花"（图6），但其叶片的羽状分裂表现得非常明显，头状花序皆为单瓣，此与图6仍有区别。《纲目》钱本"菊"（图23）不同于金陵本。其大体仍似简化《图经》图6，但将花序放大精绘，其总苞及花蕾的表现，或许是写生所得。《本草备要》"菊"（图34）仿绘自《纲目》钱本图23。《古今图书集成·草木典》有5图，可以明确为仿绘图的是其"邓州菊"（图37），仿绘《图经》同名图（图4）。"衡州菊"（图39），仿绘《图经》同名图（图5），但叶片夸大，花叶均有简约。"齐州菊"（图38）的图名与大体图形都近似《本草蒙筌》同名图（图18），且加润饰。所有古本草图中，只有《蒙筌》《草木典》有"齐州菊"。

《本草品汇精要》：仿绘该书彩图"邓州菊花"（图14）的有《补遗雷公炮制便览》"菊花"（图21）、《金石昆虫草木状》同名图（图29）。后者的"衡州菊花"图（图30）也仿绘自《品汇》图15。

《本草原始》：该书"菊花"绘有"甘菊花"（图26）、"野菊花"（图27）、"白菊花"（图28）3小图。《本草汇言》"甘菊花"（图32）系仿绘《原始》"白菊花"（图28），但叶片为黑底白脉。另该书将《原始》"甘菊花"（图26）作"野菊花"，将原"野菊花"改作"苦薏"。其图本书放到15-2"野菊"条下。《本草纲目类纂必读》"甘菊"（图33）全仿《原始》图，但将3图合为一图，图中亦无注文。《本草求真》"甘菊花"（图35）仿绘自《本草汇言》图32，但其"野菊花"却是《原始》"甘菊花"（图26）。

《植物名实图考》：该书"菊-1"（图41）的仿绘图有《本草纲目》张本"菊"（图24），后者增加了根部。舌状花改为阴刻。

以上43图中，除22幅属仿绘图外，尚有原创图或新增创意的插图21幅（图4、5、6、10、12、13、14、15、16、17、20、25、26、27、28、31、36、40、41、42、43）。详见下"鉴药"项。

【文录】

《本经》《别录》（见《证类》卷6“菊花”） ……一名节华，一名日精，一名女节，一名女华，一名女茎，一名更生，一名周盈，一名傅延年，一名阴成。生雍州川泽及田野。正月采根，三月采叶，五月采茎，九月采花，十一月采实，皆阴干。

梁《本草经集注》（同上） 陶隐居云：菊有两种：一种茎紫，气香而味甘，叶可作羹食者，为真。一种青茎而大，作蒿艾气，味苦不堪食者名苦薏，非真。其华正相似，唯以甘、苦别之尔。南阳郦县最多，今近道处处有，取种之便得。又有白菊，茎、叶都相似，唯花白，五月取。亦主风眩，能令头不白。《仙经》以菊为妙用，但难多得，宜常服之尔。

唐《本草拾遗》（同上） 陈藏器：又云：白菊，味苦……生平泽，花紫白，五月花。

宋《本草图经》（同上）《图经》曰：菊花，生雍州川泽及田野，今处处有之，以南阳菊潭者为佳。初春布地生细苗，夏茂、秋花、冬实。然菊之种类颇多，有紫茎而气香，叶厚至柔，嫩可食者，其花微小，味甚甘，此为真。有青茎而大，叶细作蒿艾气味苦者，华亦大，名苦薏，非真也。南阳菊亦有两种：白菊，叶大似艾叶，茎青根细，花白蕊黄。其黄菊，叶似茼蒿，花蕊都黄。然今服饵家多用白者。南京又有一种开小花，花瓣下如小珠子，谓之珠子菊，云入药亦佳。正月采根，三月采叶，五月采茎，九月采花，十一月采实，皆阴干用。唐《天宝单方图》载白菊云：味辛，平，无毒。元生南阳山谷及田野中，颖川人呼为回蜂菊，汝南名荼苦蒿，上党及建安郡、顺政郡并名羊欢草，河内名地薇蒿，诸郡皆有。

宋《本草衍义》卷7“菊花” 近世有二十余种，惟单叶花小而黄绿，叶色深小而薄，应候而开者是也。《月令》所谓菊有黄花者也。又邓州白菊，单叶者亦入药，余皆医经不用。

元《日用本草》卷8“菊花” 花大而香者名甘菊花，花小而黄者为黄菊花，花小而气烈者为野菊。

明《本草纲目》卷15“菊”【释名】治蘠（《尔雅》）、金蕊（《纲目》）。【时珍曰】按陆佃《埤雅》云：菊，本作蘜，从鞠。鞠，穷也。《月令》：九月，菊有黄华。华事至此而穷尽，故谓之蘜。节华之名，亦取其应节候也。崔寔《月令》云：女节、女华，菊华之名也；治蘠、日精，菊根之名也。《抱朴子》云：仙方所谓日精、更生、周盈，皆一菊而根、茎、花、实之名异也。【集解】【时珍曰】菊之品凡百种，宿根自生，茎叶花色，品品不同。宋人刘蒙、范致能、史正志皆有《菊谱》，亦不能尽收也。其茎有株蔓、紫赤、青绿之殊，其叶有大小、厚薄、尖秃之异，其花有千叶单叶、有心无心、有子无子、黄白红紫、间色深浅、大小之别，其味有甘、苦、辛之辨。又有夏菊、秋菊、冬菊之分。大抵惟以单叶味甘者入药。《菊谱》所载甘菊、邓州黄、邓州白者是矣。甘菊始生于山野，今则人皆栽植之。其花细碎，品不甚高。蕊如蜂窠，中有细子，亦可捺种。嫩叶及花皆可爍食。白菊花稍大，味不甚甘，亦秋月采之。菊之无子者，谓之牡菊。烧灰撒地中，能死蛙黾，说出《周礼》。

明《本草原始》卷1“菊花” 予曰：菊，鞠。必鞠养而后得称佳菊，故名菊……今人惟用花，故予惟画花形。

【鉴药】

“菊花”入药首见于《本经》。《别录》补充记载其根、叶、茎、花、实皆可入药，主产雍州（今陕西西安）。其名之来由，明·李时珍曰：“按陆佃《埤雅》云：菊，本作蘜，从鞠。鞠，穷也。《月令》：‘九月，菊有黄华。’华事至此而穷尽，故谓之蘜。”此说颇为曲折隐晦。明·李中立则云：“菊，鞠。必鞠养而后得称佳菊，故名菊。”此亦是一家之言。

菊的植物种有多个来源，经人工栽培后会产生许多变异，以至种类更多，用途不一。梁·陶弘景最早从形态、气味、用途等入手，把菊划分为“两种”（两大类）。一类是“茎紫，气香而味甘，叶可作羹食者，为真”，另一类是“青茎而大，作蒿艾气，味苦不堪食者名苦薏，非真”。“苦薏”亦是菊花的一种，但作为伪品被提及。前者即《本经》菊花正品，味甘，故唐《药性论》称之为“甘菊”。本品可用治头风目眩，祛风清热，为古今常用药。

《日华子本草》云：“菊有两种：花大气香，茎紫者为甘菊；花小气烈，茎青小者名野菊，味苦。然虽如此，园蔬内种肥沃后同一体。”按此说法，则不论甘菊、野菊，只要种植之后都可以一样使用。元代《日用本草》则谓：“花大而香者名甘菊花，花小而黄者为黄菊花，花小而气烈者为野菊。”此从药材角度将菊花分作三类。其中的“气烈”可能是指气味浓烈，但未必是香气。

至于花色，《礼记·月令》：“九月，菊有黄华。”可见黄菊出现很早。陶弘景云：“又有白菊，茎、叶都相似，唯花白，五月取。亦主风眩，能令头不白。”从“又有”“亦”字，可推测白菊属于另类，最早入药应该多用黄菊。唐·陈藏器单独将“白菊”立条，云其“味苦……花紫白，五月花”，主要用于养生服食，而不是作为治疗用药。宋《图经》云：“今处处有之，以南阳菊潭者为佳。”南阳菊潭即今河南内乡县北十里郦城。苏颂又云：“南阳菊亦有两种：白菊，叶大似艾叶，茎青根细，花白蕊黄。其黄菊，叶似茼蒿，花蕊都黄。然今服饵家多用白者。”此说明当时入药有白菊、黄菊两种。白菊多用于“服饵家”，此与陈藏器所云相符。黄菊应该是医家所用的正品。此外，宋代还有多种药用菊。苏颂云：“南京又有一种开小花，花瓣下如小珠子，谓之珠子菊，云入药亦佳……唐《天宝单方图》载白菊云：味辛，平，无毒。元生南阳山谷及田野中，颍川人呼为回蜂菊，汝南名荼苦蒿，上党及建安郡、顺政郡并名羊欢草，河内名地薇蒿，诸郡皆有。”这些都是不同产地菊的变异。然苏颂之言多据文献与传闻，未必是亲自考察所得。

宋·寇宗奭则云："近世有二十余种，惟单叶花小而黄绿，叶色深小而薄，应候而开者是也。《月令》所谓菊有黄花者也。又邓州白菊，单叶者亦入药，余皆医经不用。”寇宗奭所说是经过市场调查的。因此宋代虽然有20余种菊花，但药用的菊花只用单叶（仅一层舌状花）、花小、黄绿色的菊花，即今黄菊花。邓州（今属河南）白菊也可作菊花入药，亦用单叶者。可见到北宋末，菊花形成了黄白皆用，惟需“单叶花小”。

至明代李时珍，对菊花又有新的总结："菊之品凡百种，宿根自生，茎叶花色，品品不同……其茎有株蔓、紫赤、青绿之殊，其叶有大小、厚薄、尖秃之异，其花有千叶单叶、有心无心、有子无子、黄白红紫、间色深浅、大小之别，其味有甘、苦、辛之辨。又有夏菊、秋菊、冬菊之分。大抵惟以单叶味甘者入药。《菊谱》所载甘菊、邓州黄、邓州白者是矣。甘菊始生于山野，今则人皆栽植之。其花细碎，品不甚高。蕊如蜂窠，中有细子，亦可捺种。嫩叶及花皆可煠食。白菊花稍大，味不甚甘，亦秋月采之。”其中最重要的一句话是“大抵惟以单叶味甘者入药”，即不论其植株形态、颜色、味道、开花时节、花色、舌状花层数如何变异，作为菊花入药者，必须符合“单叶”“味甘”两个基本条件。其中甘菊多为栽培，花形不怎么好看，但嫩叶和花都可以“煠食”（沸水焯过可食）。此种菊花适合养肝明目，清透疏风。白菊花味道甘味不多，但古代服食家多用，后世一般认为此菊花养肝明目功能更佳。

由于菊花为最常见的花卉之一，所以历代本草并不刻意去描述其最主要的特征头状花序、叶如艾，有羽状浅裂或半裂等特征。但在本草插图中，这是判断是否菊花的最主要的依据。又因为菊花尽人皆知，故但凡略通绘画者，都愿意根据自己所见所好，绘制菊花图，因此今存菊花的原创药图甚多。

1.《本草图经》：该书有三幅菊花图。其中《大观》本“邓州菊花”（图1）、“衡州菊花”（图2）的植株构图虽然不一样，但在描述单叶（舌状花一层）头状花序方面是相同的。此2图最大的弊病是将叶片绘成了全缘，此与菊花不符。但其“菊花”（图3）的下部叶有了缺刻或深裂。《政和》本“邓州菊花”（图4）、“衡州菊花”（图5）、“菊花”（图6）保留了《大观》本对头状花序的准确描绘，又纠正了其叶片全缘的弊病。同样，《绍兴》本的三菊花图也纠正了《大观》全缘叶的错误。这三幅菊图的植物均为菊科菊属植物菊*Chrysanthemum morifolium* Ramat.［*Dendranthema morifolium*（Ramat.）Tzvel.］。

2.《履巉岩本草》：该书（明抄绘本）“甘菊”（图10）的叶片边缘浅裂显得过于圆润，但其头状花序准确，为舌状花单层（单叶）、黄色，属于药用的黄菊花。

3.《救荒本草》：该书“菊花”（图12）从分枝较多的菊花植株中截取了3枝，准确地表现了头状花序、舌状花单层、叶羽状半裂等特征。除味甘无法通过图画表现外，图中菊花亦符合药用菊的主要特征。

4.《滇南本草图说》：该书“小白菊”（图13）采用的是写意画笔法，植株低矮，故以“小白菊”为名。其花为头状花序、舌状花单层的特点十分突出。其花虽为白色，仍属药用菊。

5.《本草品汇精要》：该书有彩图3幅，“邓州菊花”（图14）、“衡州菊花”（图15）、“菊花”（图16），图名因袭自《图经》三菊花图，但此三图的花叶形状基本相同，且花色均为黄色、花为千叶（舌状花多层）。按李时珍所云的药用菊标准，此菊花属于观赏菊。考虑到绘画者为专业画士，未必了解药用菊花的特点，故此千叶菊花不能说明是当时的入药种类。

6.《茹草编》：该书“甘菊”（图17）仅取一花枝，其叶片、头状花序（单叶）均为药用菊花。

7.《太乙仙制本草药性大全》：该书“甘菊花”（图20）分枝规整如对称图案画，叶为三深裂或羽状分裂。尽管其图名“甘菊花”，但大花单瓣，5—6出，并不能认定为菊花。

8.《三才图会》：该书“菊花”（图25）经过艺术加工，添加山石背景，夸大花序的直径。图示为菊花无疑，但画家不理解入药所用的菊花并无观赏菊那样硕大的花序。

9.《本草原始》：该书“菊花”有三个小图，其一为“甘菊花”（图26），文字注云“色黄而味甘”。花形小，头状花。上面一朵显示总苞多层。下面两朵为俯视图，似为千叶（舌状花多层）。此似与李时珍所云“单叶”不同。有可能在明代药用甘菊花逐渐培育了千叶的品种。当今的黄菊、白菊均为千叶，可能就是明代的遗存。在此以前，都是强调菊花要用“单叶”者。其二为“野菊花”（图27），花比甘菊要小，舌状花单层（单叶）。图注“野菊花名苦薏，花小于甘菊而味苦”“苦者勿用”。其三为“白菊花”（图28），花甚大，数倍于甘菊。舌状花层数更多，管状花缩成一小点。此花似乎是观赏用的白菊。现代一般不用此类大花千叶的菊花入药。

10.《野菜博录》：该书“菊花”（图31）一反常态，没有仿《救荒本草》之图，而是自绘一菊花。叶片用阴刻法，花较大。舌状花多层。此亦似观赏用的菊花。

11.《古今图书集成·草木典》：该书“菊图”（图36）花枝虽少，但花、叶特点均符合药用菊，舌状花单层。另有“波斯菊”（图40），为单生头状花序，舌状花的舌片呈扇形，5或6片不等。此即菊科植物秋英属植物秋英*Cosmos bipinnata* Cav.。原产美洲。哥伦布沟通美洲大陆后传入中国，作为观赏植物广为栽培。此花首见于《草木典》。其花特征明显，但叶片画成单叶互生、全缘，与原植物叶二次羽状深裂，裂片线形或丝状线形不符。古今未见将本品作菊花入药。

12.《植物名实图考》：该书“菊”条有图2幅，其“菊-1”（图41）为大花千叶，原书并未指明此为甘菊。作为植物专著，亦可收载观赏菊。其花甚大，当非药用。《本草纲目》张本仿绘此图，易使人误解药用菊花亦用大花之菊。“菊-2”（图42）花小单叶。按李时珍以“单叶味甘”为甘菊特点，故此单叶花若不知其味，并不能决定其究竟是甘菊还是野菊。《纲目》张本仿绘此图，冠名“野菊”。此举未顾及《植物名实图考》并非本草专著，即以此作为野菊图，并不妥当。

13.《本草简明图说》：该书“菊花”（图43）从美术角度处理构图。其菊花甚大，舌状花狭长。乃观赏品种。

【小结】

“菊花”是中国最早的药物与观赏花卉之一。梁·陶弘景以气香味甘、叶可为羹者为真，以气如蒿艾、味苦不堪食的苦薏为假。至明代演变为以“单叶味甘”者为甘菊。古代菊花原创图较多，其来源均为菊科植物菊花*Chrysanthemum morifolium* Ramat.。明《本草原始》所用甘菊的花小、舌状花多层，说明其时已经使用千叶小朵菊花作为甘菊入药。今所用为白甘菊*Chrysanthemum lavandulifolium*（Fisch.ex Trautv.）Ling et Shih与黄甘菊*Ch. lavandulifolium*。古本草相关书籍中常可见观赏菊花，包括美洲传入的波斯菊（即秋英*Cosmos bipinnata* Cav.），但均非药用。

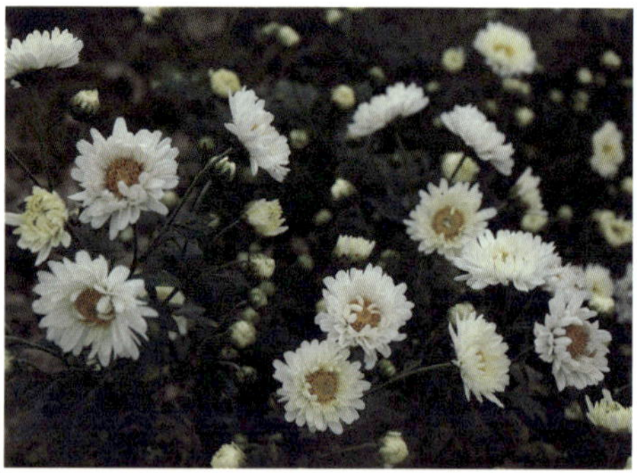
图 44　白甘菊 *Chrysanthemum lavandulifolium*

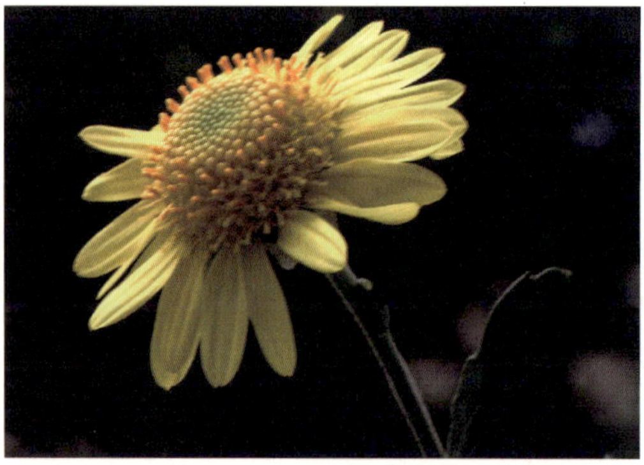
图 45　黄甘菊 *Ch. lavandulifolium*

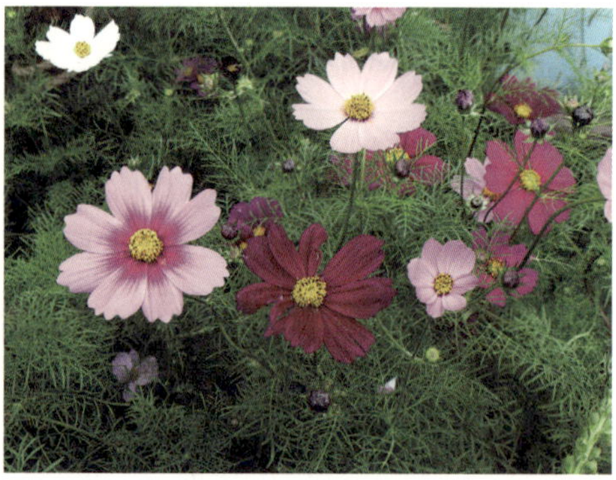
图 46　秋英 *Cosmos bipinnata*

15-2　野菊

【品图】

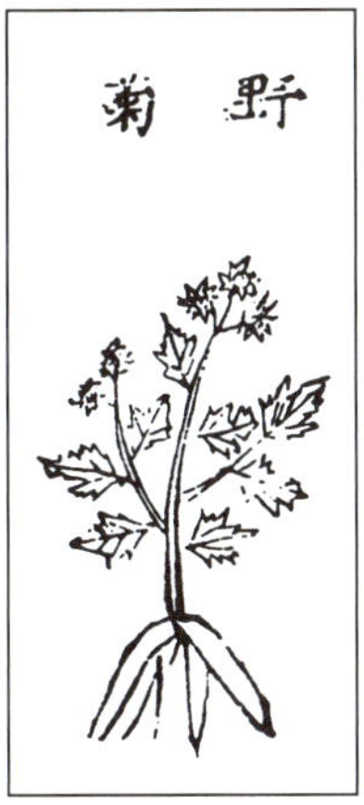

图 1　纲目（金）·野菊

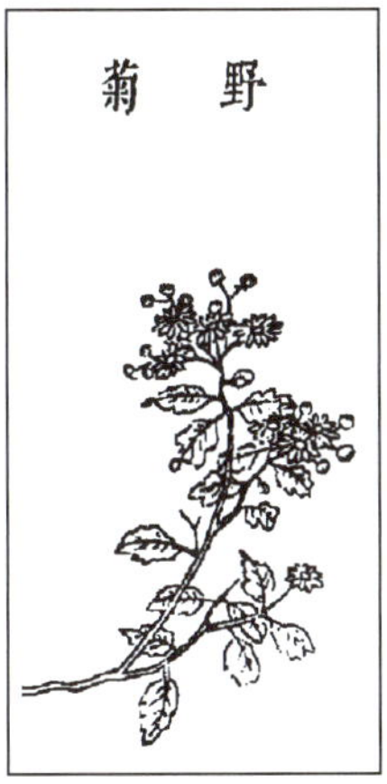

图 2　纲目（钱）·野菊

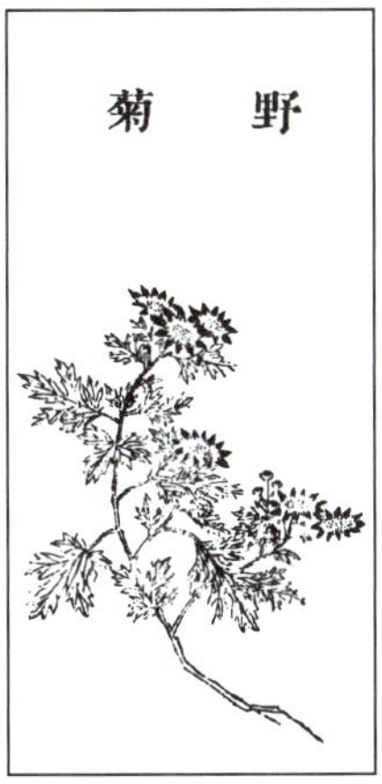

图 3　纲目（张）·野菊

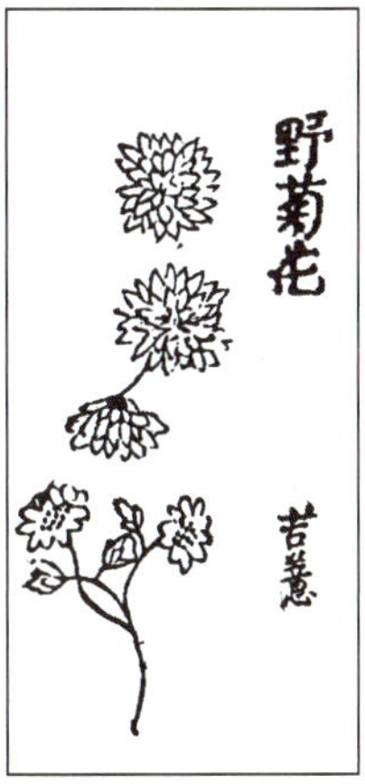

图 4　汇言·野菊花

本品6图，取自6书，相互之间无承继仿绘关系。但其中《本草汇言》“野菊花·苦薏”系仿绘《本草原始》“菊花”条的“甘菊花”“野菊花”图；《本草纲目》张本“野菊”则仿绘《植物名实图考》“菊”条图“菊-2”。故此6图中，还有4幅原创图（图1、2、5、6）详见下“鉴药”项。

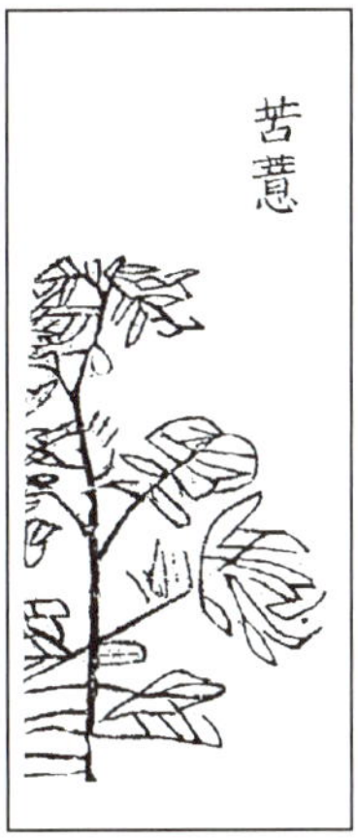

图 5　便方·苦薏

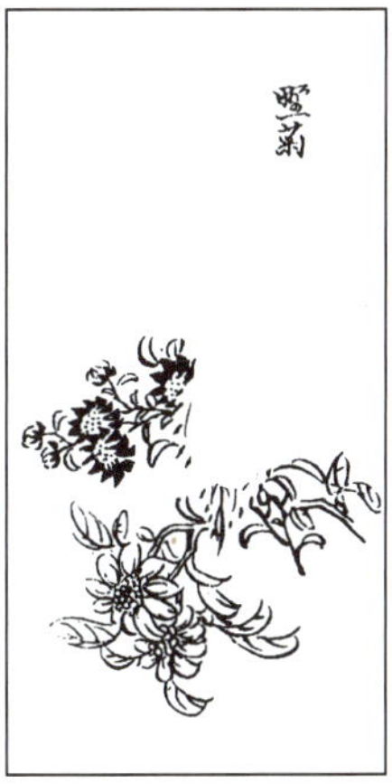

图 6　图说·野菊

【文录】

梁《本草经集注》（见《证类》卷6“菊花”） 一种青茎而大，作蒿艾气，味苦不堪食者名苦薏，非真。其华正相似，唯以甘、苦别之尔。

唐《本草拾遗》（同上） 陈藏器云：苦薏，味苦破血。妇人腹内宿血食之。又调中止泄。花如菊，茎似马兰，生泽畔，似菊，菊甘而薏苦。《语》曰“苦如薏”是也。

吴越《日华子本草》（同上） 菊有两种：花大气香，茎紫者为甘菊；花小气烈，茎青小者名野菊，味苦。然虽如此，园蔬内种肥沃后同一体。

明《本草纲目》卷15“野菊” 【释名】苦薏。【时珍曰】薏乃莲子之心，此物味苦似之，故与之同名。【集解】【时珍曰】苦薏处处原野极多，与菊无异，但叶薄小而多尖，花小而蕊多，如蜂窠状，气味苦辛惨烈。

明《本草原始》卷1“菊” 野菊花名苦薏，花小于甘菊而味苦。

【鉴药】

“野菊”最早用名为“苦薏”。“苦薏”作为一味独立药物始见于《本草拾遗》。但此名的出现更早。《本草经集注》“菊花”条下陶弘景注云：“一种青茎而大，作蒿艾气，味苦不堪食者名苦薏。”当时苦薏是作为“菊花”的伪品附述之。李时珍释其名曰：“薏乃莲子之心，此物味苦似之，故与之同名。”《嘉祐本草》引用了陈藏器《本草拾遗》“苦薏”一药，但未分条专立。《本草纲目》将此药单立，更名“野菊”。其依据是明代医方书多用此名。实际上“野菊”之名并不严谨。甘菊亦有野生，“苦薏”亦可栽培。但元明医方多用“野菊”，约定俗成，已积重难返。

在陈藏器之前，苦薏只是一种易与菊花相混的菊品。后世诸家以其味苦，相戒不得以其充甘菊。《牧竖闲谈》甚至有“真菊延龄，野菊泻人”之说。陈藏器首次记载“苦薏”能作为破血药，使苦薏获得自己的治疗地位。李时珍根据元明医方书将野菊花用治外科痈疡的诸多记载，归纳野菊花有“治痈肿疔毒，瘰疬眼瘜”之功。后世用野菊多本李时珍之说，用其清热解毒，少用于破血。

李时珍引用《博物志》之说，云“魏文帝所记诸物相似乱真者……菊有二种，苗花如一，唯味小异，苦者不中食”。说明苦薏的植物来源与菊一样，皆为菊科植物菊*Chrysanthemum morifolium* Ramat.［*Dendranthema morifolium*（Ramat.）Tzvel.］。但苦薏的植物形态、气味、功用仍有独特之处。归纳诸家之说，其特点有：“青茎而大，作蒿艾气，味苦不堪食”（陶弘景）；“花如菊，茎似马兰……似菊，菊甘而薏苦”（陈藏器）；“花小气烈，茎青小者名野菊，味苦”（《日华子》）；“叶薄小而多尖，花小而蕊多，如蜂窠状，气味苦辛惨烈”（李时珍）。简而言之：花（头状花序）小、单叶（一层舌状花）、“蕊”（管状花）多、气劣（蒿艾气）、味苦。现代植物分类学订名为野菊*Chrysanthemum indicum* L.［*Dendranthema indicum*（L.）Des Moul.］。

古本草药图能表现其部分特征。

《本草纲目》（金陵本）：该书“野菊”（图1）绘一草本植物，根粗大，茎有分枝，叶有分裂，茎枝近顶部有小花，“蕊”（管状花）大，边缘有一圈舌状花。此图虽然粗糙，但“苦薏”头状花序甚小的特点得以充分表现。

《本草纲目》（钱本）：该书“野菊”（图2）绘一茎枝，上部有较多小头状花序，舌状花一层，尚有众多未开放的花蕾，与野菊实物非常接近，较金陵本更为传神。

《草木便方》：该书“苦薏”（图5）笔法拙劣，花序都很难寻到，无法判断此即苦薏。

《本草简明图说》：该书“野菊”（图6）原来是与“紫苏、菊花”同一页面（见“图7　图说·野菊书页”）。该页有三种形态的菊花。从其大体形态来看，似乎参考了《本草原始》“菊”条的三个图，左上当为原“白菊”，左中的“花瓣”（舌状花）

黑色者当为原“野菊”，左下单叶头状花序当为“甘菊”。其画技甚佳，其中左中野菊表现亦颇到位。

又《本草汇言》“野菊花·苦薏”（图4）乃据《本草原始》“菊花”条仿绘，但错误地将原“甘菊”改注“野菊花”,将原“野菊花名苦薏”简化为“苦薏”。此图“苦薏”固然为野菊花，但“野菊花”却是“甘菊”，其花千叶，“蕊”（管状花）小，与野菊不同。

又,《本草纲目》张本“野菊”（图3）颇为生动。其花叶形状皆为菊花,“花瓣”（舌状花）用黑色表示，更为显目。但细索其图来源，当仿绘自《植物名实图考》“菊-2”。《植物名实图考》为植物专书，并不专绘入药之菊花。原文并未注明系野菊花，且甘菊在宋明之时也要求是“单叶”者。在没有办法尝味之时，很难确定此图就是野菊。

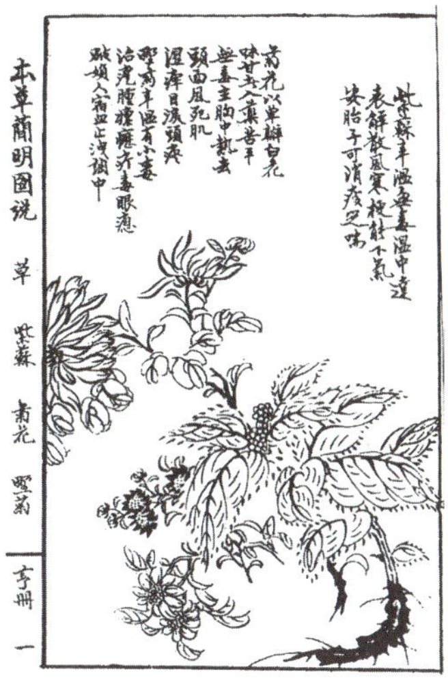

图 7　图说·野菊书页

【小结】

“野菊”一名“苦薏”,以味如“薏”（莲子心）得名。其形易与甘菊相混,并不入药。唐·陈藏器首次将其单立条，云可破血。李时珍归纳野菊能治痈肿疔毒，后世多用其清热解毒。其来源同甘菊，为菊科植物菊*Chrysanthemum morifolium* Ramat.，但已变异，以花小、单叶、“蕊”多、气劣、味苦为特征，即今野菊*Chrysanthemum indicum*（L.）Des Moul.。诸家药图多能反映其花小、单叶等特征。

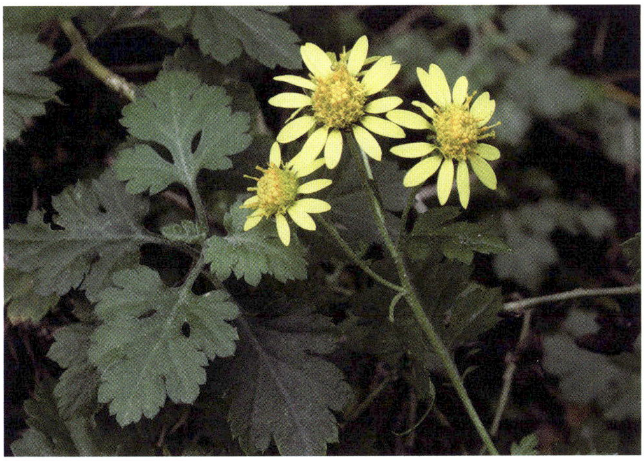

图 8　野菊 *Chrysanthemum indicum*

15-3 庵蕳子

【品图】

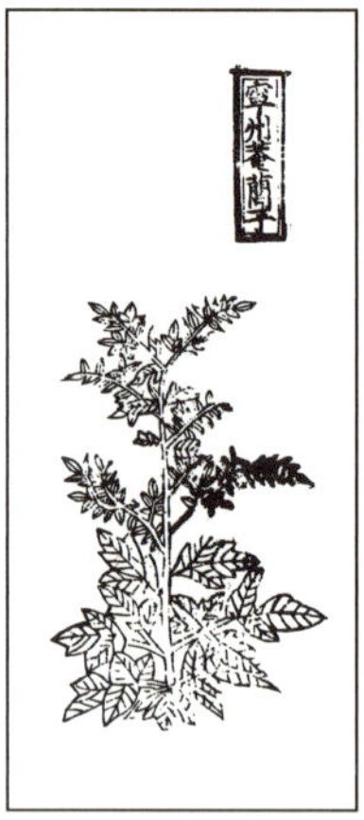

图 1 图经（大）· 宁州庵蕳子

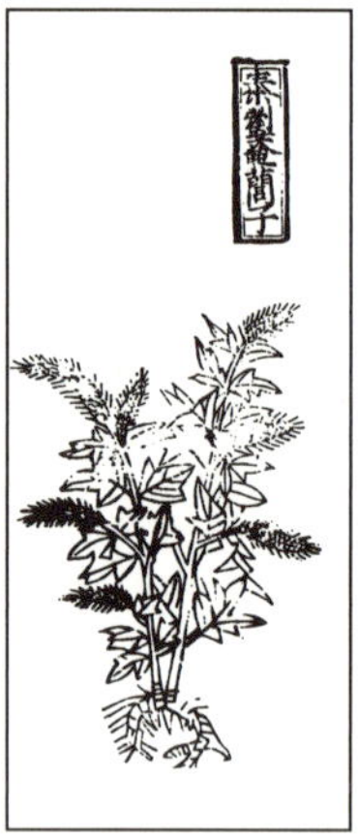

图 2 图经（大）· 秦州庵蕳子

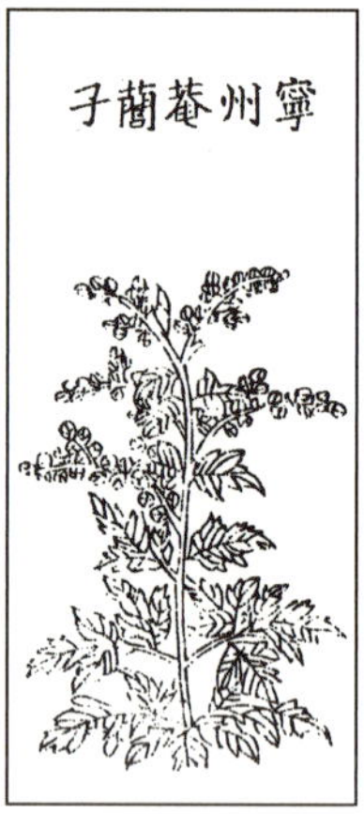

图 3 图经（政）· 宁州庵蕳子

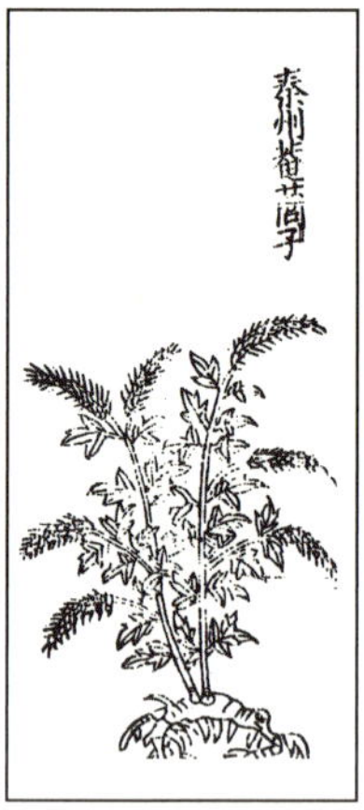

图 4 图经（政）· 秦州庵蕳子

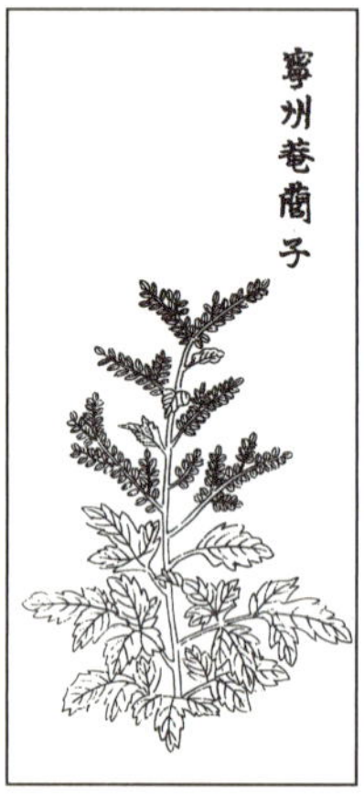

图 5 图经（绍）· 宁州庵蕳子

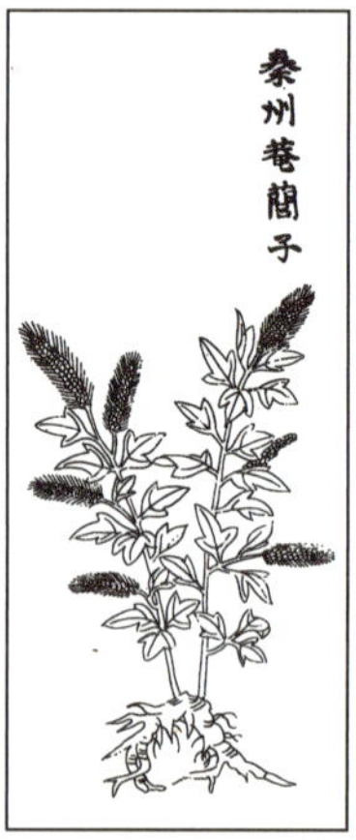

图 6 图经（绍）· 秦州庵蕳子

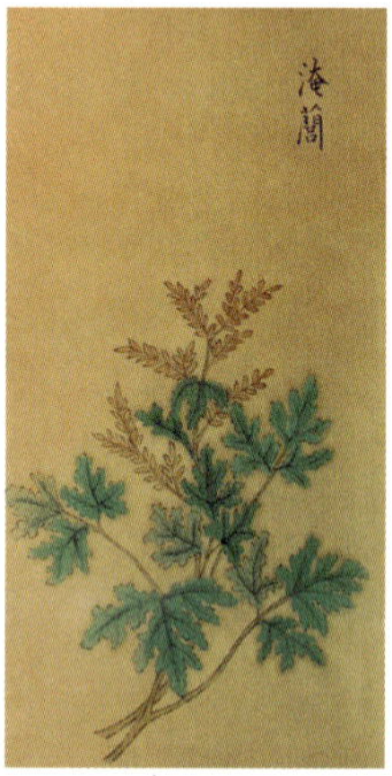

图 7 履巉岩 · 淹蕳

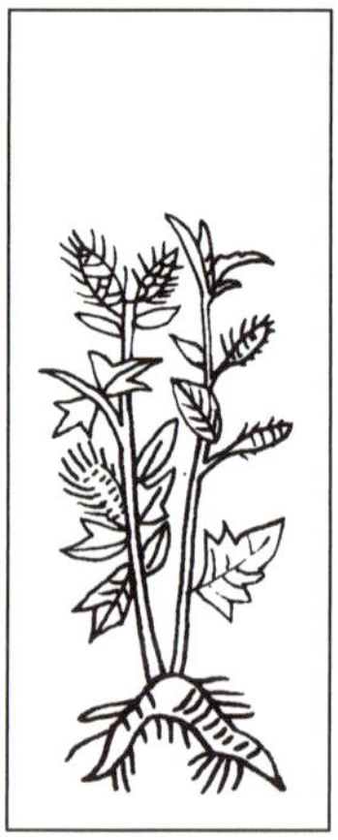

图 8 歌括 · 庵蕳

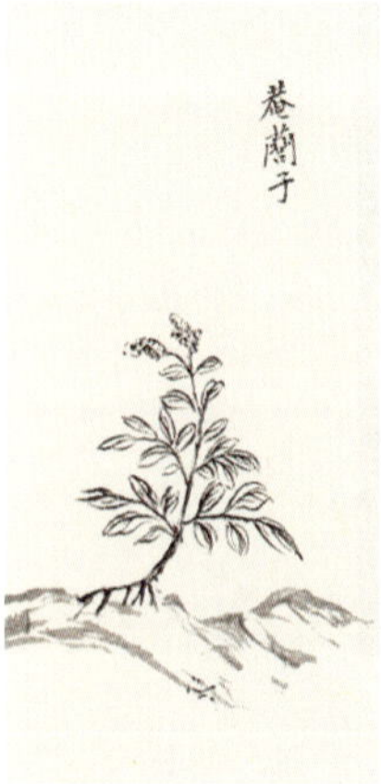

图 9 滇南图 · 庵蕳子

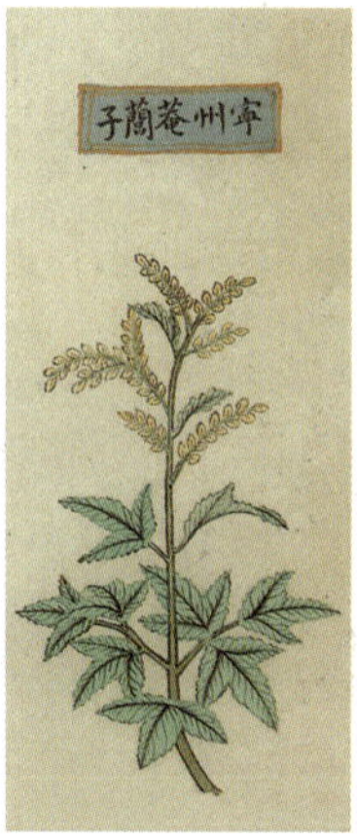

图 10 品汇 · 宁州庵蕳子

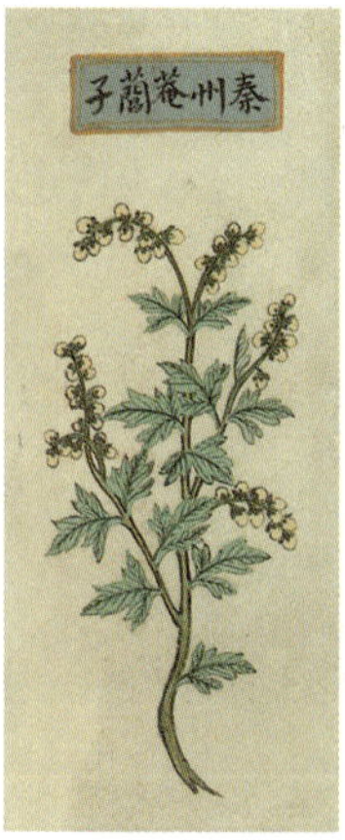

图 11 品汇 · 秦州庵蕳子

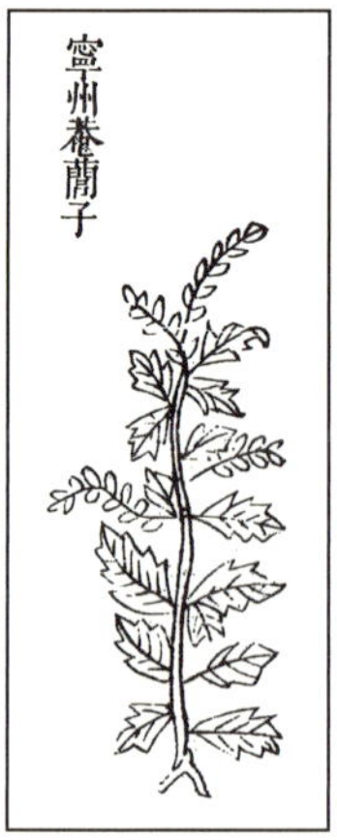

图 12 蒙筌 · 宁州庵蕳子

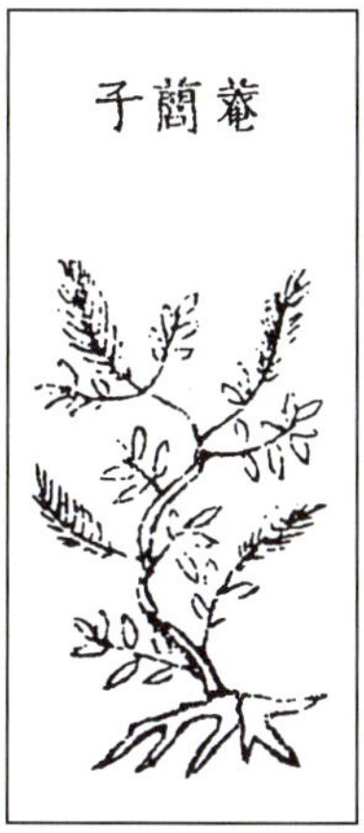

图 13　太乙・庵蔄子

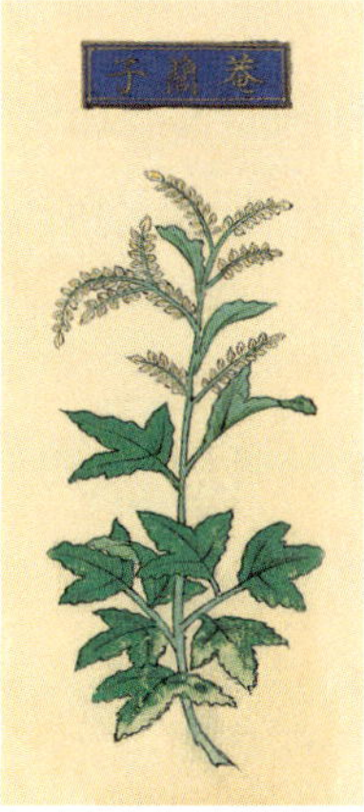

图 14　雷公・庵蔄子

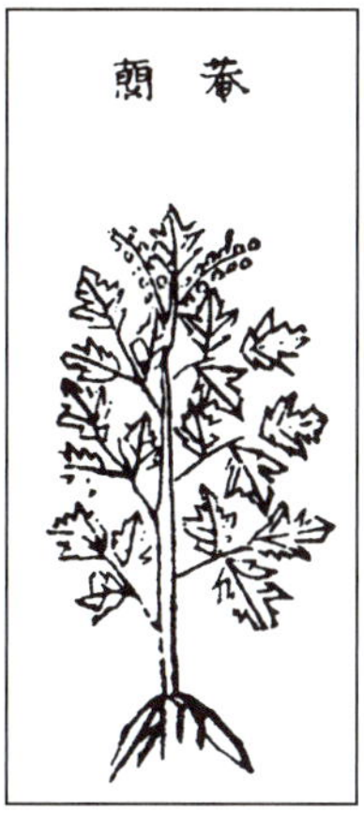

图 15　纲目（金）・庵蔄

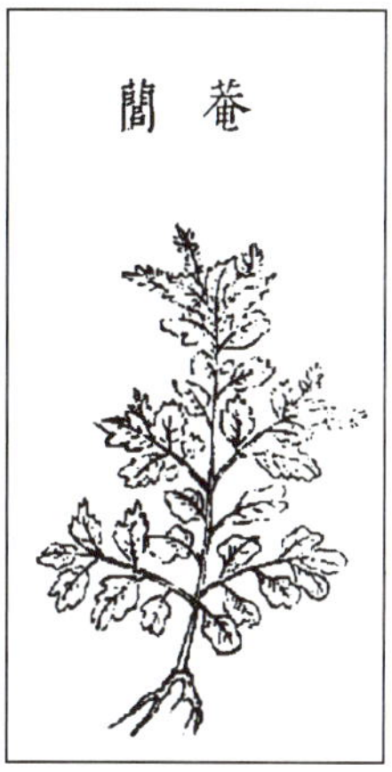

图 16　纲目（钱）・庵蔄

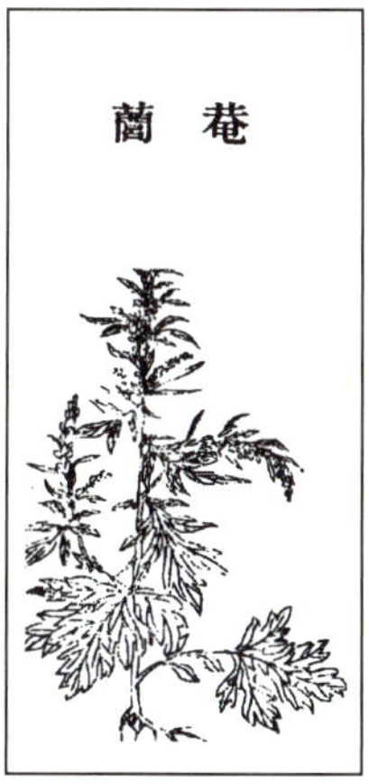

图 17　纲目（张）・庵蔄

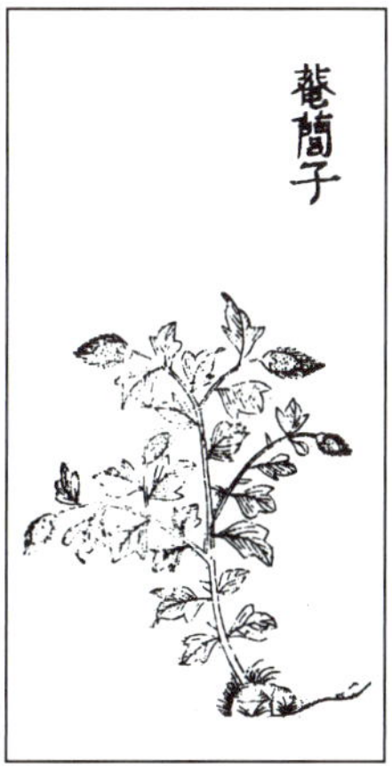

图 18　三才・庵蔄子

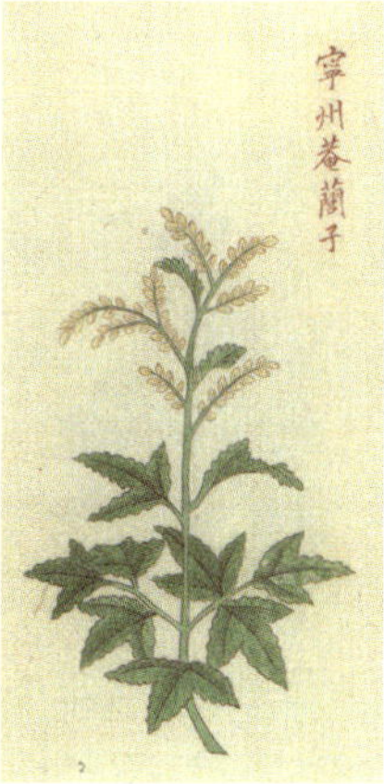

图 19　金石・宁州庵蔄子

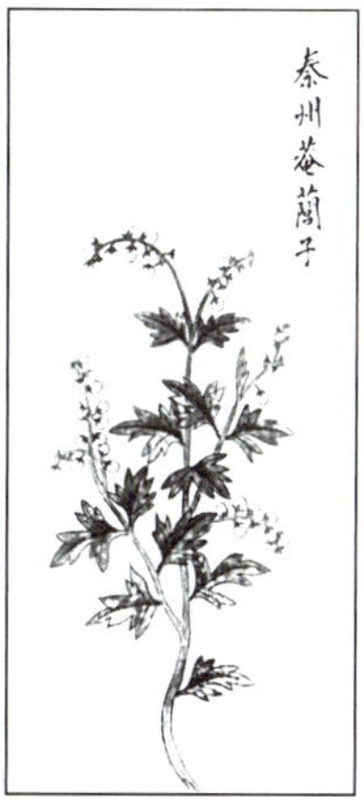

图 20　金石・秦州庵蔄子

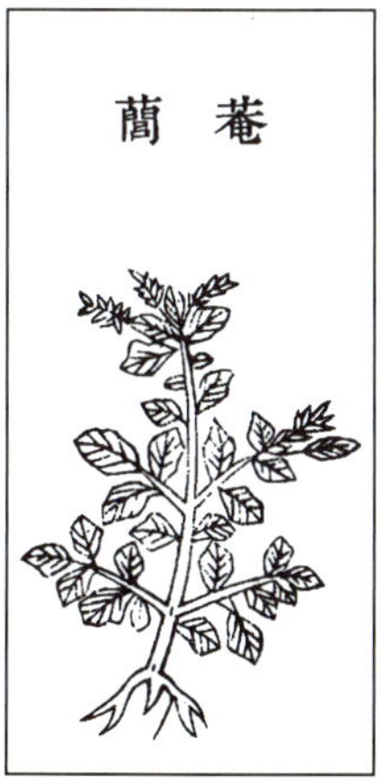

图 21　备要・庵蔄

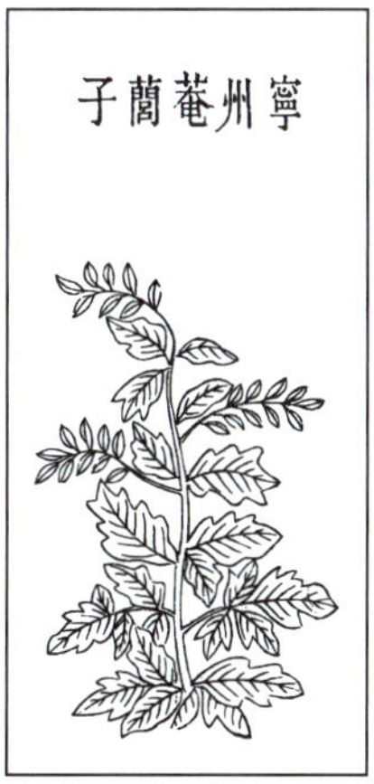

图 22　草木典・宁州庵蔄子

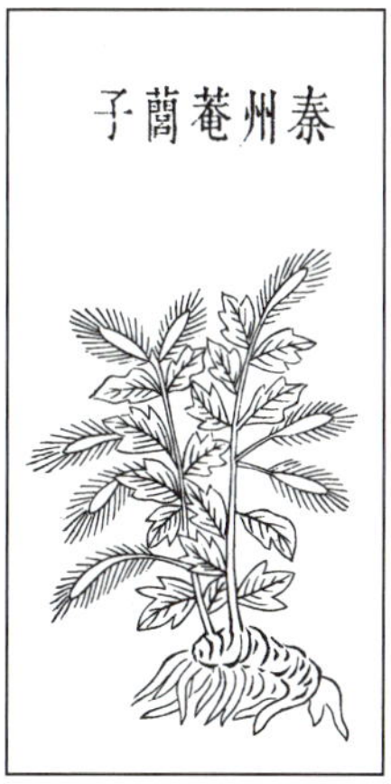

图 23　草木典・秦州庵蔄子

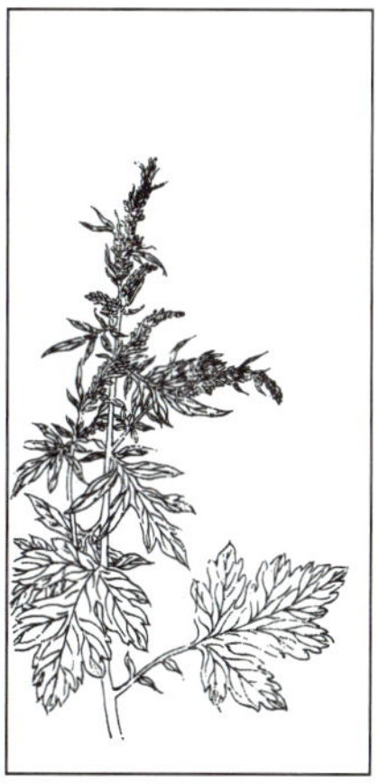

图 24　图考・庵蔄

本品24图，取自18书，其中6幅彩图。有承继关系的图可分以下2个书类。

《本草图经》：该书的“宁州庵蕳子”“秦州庵蕳子”图分别存于《大观本草》（图1、2）、《政和本草》（图3、4）、《绍兴本草》（图5、6）。此三传本药图大同小异，详见“鉴药”项下解说。今以《政和》图3、图4为《图经》图的代表，必要时另加说明所用传本。

仿绘《图经》2图的彩色图有：《履巉岩本草》“淹蕳”（图7），该书构图看似原创，但其花序的表现法类似单数羽状复叶，此与《图经》“宁州庵蕳子”（图1、5）相同。该书为南宋本草，只能见到《大观》《绍兴》二本草，因此有条件仿绘，并在构图方法略加改变。《本草品汇精要》“宁州庵蕳子”（图10），据其花序表现法，即仿绘自《图经》同名图（图1），但加以简化、美化，叶片变形甚大。“秦州庵蕳子”（图11）的花序则系仿绘《政和》本“宁州庵蕳子”（图3）。《品汇》画士有机会见到《图经》三个传本的图，故能随意取舍。此后《补遗雷公炮制便览》“庵蕳子”（图14）则系仿绘《品汇》“宁州庵蕳子”（图10）。《金石昆虫草木状》的“宁州庵蕳子”（图19）、“秦州庵蕳子”（图20）完全仿绘《品汇》两幅同名图。

仿绘《图经》2图的墨线图有：《本草歌括》“庵蕳”（图8），从所绘植物花序有芒刺来看，此图仿绘自《图经》图4。《本草蒙筌》“宁州庵蕳子”（图12）的花序是《图经》“宁州庵蕳子”（图1、5）特有，故知其仿绘自《大观》。《太乙仙制本草药性大全》“庵蕳子”（图13）非常奇特，植株花序似羽毛状，叶细小对生。此似将《图经》（图1）、图2的花序糅合而成的奇怪植物，无法知其植物来源。《本草纲目》金陵本“庵蕳”（图15）花序中的小花圆形，此仿绘自《图经》“宁州庵蕳子”（图3）。《纲目》钱本“庵蕳”（图16）将金陵本图15再加美化。《滇南本草图说》图9（另增土地背景）、《本草备要》“庵蕳”（图21）均仿绘自钱本“庵蕳”（图16）。《三才图会》“庵蕳子”（图18）仿绘自《图经》“秦州庵蕳子”（图4）。《古今图书集成·草木典》“宁州庵蕳子”（图22）、“秦州庵蕳子”（图23）仿绘自《图经》两幅同名图（图1、2）。

《植物名实图考》：该书“庵蕳”（图24）的仿绘图有《本草纲目》张本“庵蕳”（图17）。

以上24图中，除21幅属仿绘图外，还有3幅原创图（图3、4、24），详见下“鉴药”项。

【文录】

《别录》（见《证类》卷6“庵蕳子”） 生雍州川谷，亦生上党及道边。十月采实，阴干。

梁《本草经集注》（同上） 陶隐居云：状如蒿艾之类，近道处处有。仙经亦时用之，人家种此辟蛇也。

宋《本草图经》（同上）《图经》曰：庵蔄子，生雍州川谷及上党道边，今江淮亦有之。春生苗，叶如艾蒿，高三二尺。七月开花，八月结实，十月采，阴干。今人通以九月采。江南人家多种此辟蛇。

明《本草纲目》卷15“庵蔄”【释名】覆闾。【时珍曰】庵，草屋也。闾，里门也。此草乃蒿属，老茎可以盖覆庵闾，故以名之。《贞元广利方》谓之庵蔄蒿云。【集解】【时珍曰】庵蔄叶不似艾，似菊叶而薄，多细丫，面背皆青。高者四五尺，其茎白色，如艾茎而粗。八九月开细花，淡黄色。结细实如艾实，中有细子，极易繁衍。艺花者以之接菊。

【鉴药】

“庵蔄子”首见《本经》。时珍释其名曰：“庵，草屋也。闾，里门也。此草乃蒿属，老茎可以盖覆庵闾，故以名之。”本品出现年代早，据《本经》所载主治，当有祛瘀、利水、清热、去湿之功，且云“久服轻身延年不老”。唐代医方多用治瘀血，宋元以后渐次稀用。李时珍在《濒湖集简方》尚载其可治产后血痛。此后至现代，罕见使用，亦无商品药材行世，但苏州民间有用香蒿、茵陈蒿作“安吕草”使用者。[1]

本品最早见诸记载的产地是雍州（今陕西西安）、上党（今山西长治）。梁·陶弘景谓本品“近道处处有”。宋《图经》谓“今江淮亦有之”，可见分布甚广。陶弘景最早提到其形态“状如蒿艾之类”。《贞元广利方》称之为“庵蔄蒿”。宋·苏颂云：“春生苗，叶如艾蒿，高三二尺。七月开花，八月结实。”据此本品当属菊科植物。李时珍记载甚详：“庵蔄叶不似艾，似菊叶而薄，多细丫，面背皆青。高者四五尺，其茎白色，如艾茎而粗。八九月开细花，淡黄色。结细实如艾实，中有细子，极易繁衍。艺花者以之接菊。”据以上记载，或考本品为菊科蒿属植物庵蔄*Artemisia keiskeana* Miq.。[2]或为同属植物白苞蒿*Artemisia lactiflora* Wall. ex DC.。[3]古代本草插图可为以上考证提供旁证。

1.《本草图经》：该书有“宁州庵蔄子”“秦州庵蔄子”图两幅。其茎叶皆与菊科植物相似。但“宁州庵蔄子”的《大观》本图1、《绍兴》本图5有共同之点，即花序绘成类似单数羽状复叶，小叶细小。《政和》本“宁州庵蔄子”（图3）的花序小花圆形，总苞明显，与《大观》《政和》迥异。后世仿绘时仅凭花序表现法，就可区分仿绘自哪一传本。《政和》“宁州庵蔄子”图3与今菴闾*A. keiskeana*更为接近。

1　谢宗万：《中药材品种论述》中册，上海：上海科学技术出版社，1994：325.（此页提到：“香蒿*Artemisia caruifolia* Buch.-Ham.现时江苏苏州商品作安吕草出售……古代庵闾*Artemisia keiskeana* Miq.有青蒿之名，而今日青蒿（香蒿）亦有安吕草之名，实际上这都是错误的。《江苏省植物药材志》记载安吕草为茵陈蒿，亦属错误。”此调查原出姚家祥：《苏州地产药材（植物药部分）问题讨论》，1984：4-6.内部资料。今转引之。）

2　国家中医药管理局《中华本草》编委会：《中华本草》（7），上海：上海科学技术出版社，1999：682.（中国科学院《中国植物志》编辑委员会：《中国植物志》，北京：科学出版社，1991，第76（2）卷，146.亦持此说。）

3　谢宗万：《本草纲目药物彩色图鉴》，北京：人民卫生出版社，2000：91.

《图经》“秦州庵蕳子”图在三个传本中，形态基本一致。其花序被绘成带芒刺的粗大穗状，宛如粟穗。但茎叶均为菊科植物，故《中国植物志》认定《政和本草》“秦州庵蕳子”的来源为白苞蒿*A. lactiflora*。其花序确实更接近白苞蒿的头状花序排成的密穗状花序。

2.《植物名实图考》：该书“庵蕳”条有图一幅，叶二回羽状全裂，花小，数十枚排成密穗状花序。此为菊科蒿属植物。《中国植物志》谓“《本草纲目》及《植物名实图考》等还将五月艾*A. indica* Willd. 作‘庵间’入药”。[1]查《植物名实图考》对“庵蕳”并无具体描述，仅有此图。《中国植物志》“五月艾”条云出《植物名实图考》“野艾蒿”，并未提及“庵蕳”图。今据焦伯函博士考订，[2]此图所示植物为菊科南毛蒿*Artemisia chingii* Pamp。

【小结】

“庵蕳”为中国本草最早使用的药物之一。唐以前医方或用治瘀血。宋明以后使用日稀。本品分布甚广，据本草所载形态，或考为菊科蒿属植物庵间*Artemisia keiskeana* Miq.，或考为同属植物白苞蒿*A. lactiflora* Wall. ex DC.。《图经》（《政和》本）“宁州庵蕳子”图近似于庵间*A. keiskeana*，“秦州庵蕳子”图近似白苞蒿*A. lactiflora* 。或谓《植物名实图考》“庵蕳”图来源于同属植物南毛蒿*Artemisia chingii* Pamp。

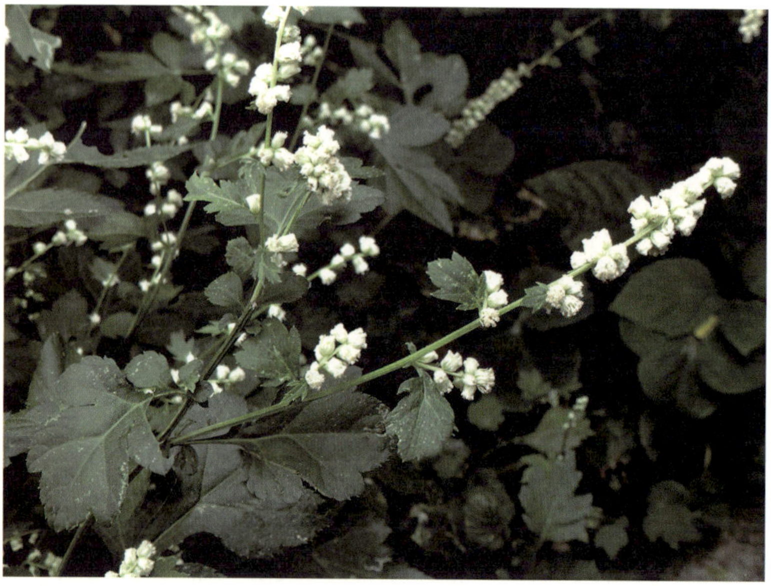

图 25　白苞蒿 *Aster lactiflora*

1　中国科学院《中国植物志》编辑委员会：《中国植物志》，北京：科学出版社，1991，第76（2）卷，146.

2　承中国科学院植物研究所王锦秀博士转告其所焦伯涵博士研究结果。

15-4 蓍

【品图】

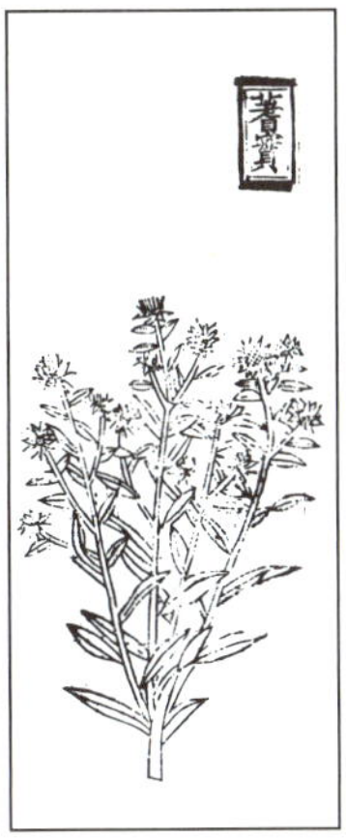

图1 图经（大）·蓍实

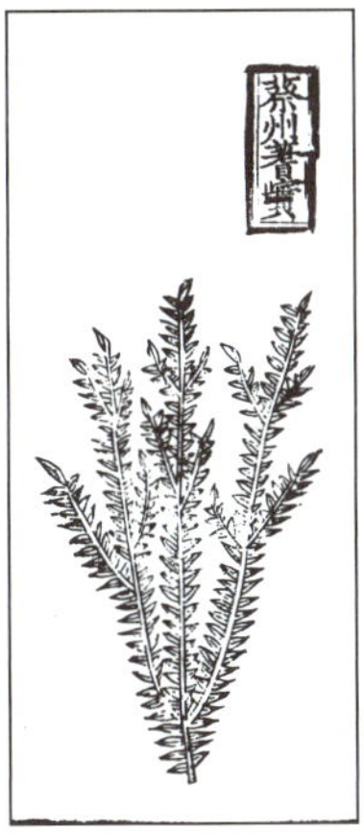

图2 图经（大）·蔡州蓍实

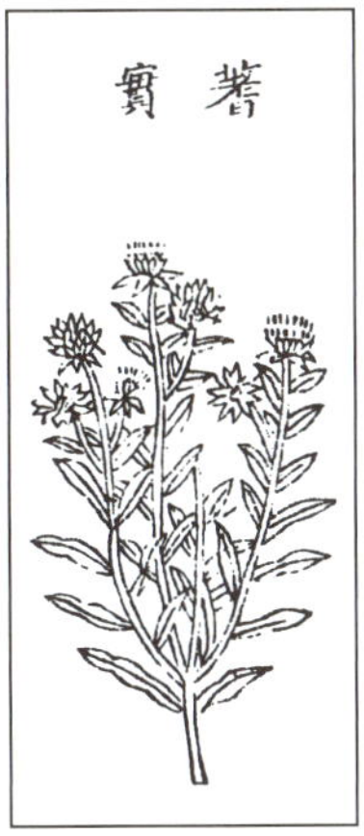

图3 图经（政）·蓍实

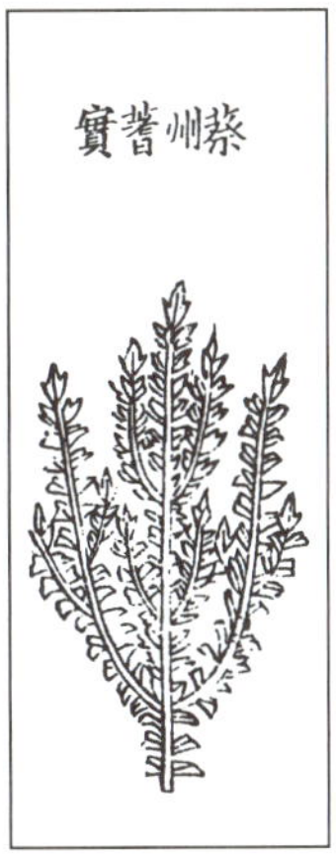

图4 图经（政）·蔡州蓍实

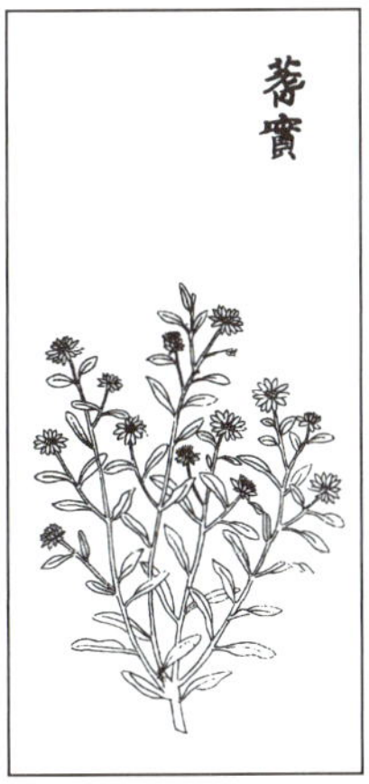

图5 图经（绍）·蓍实

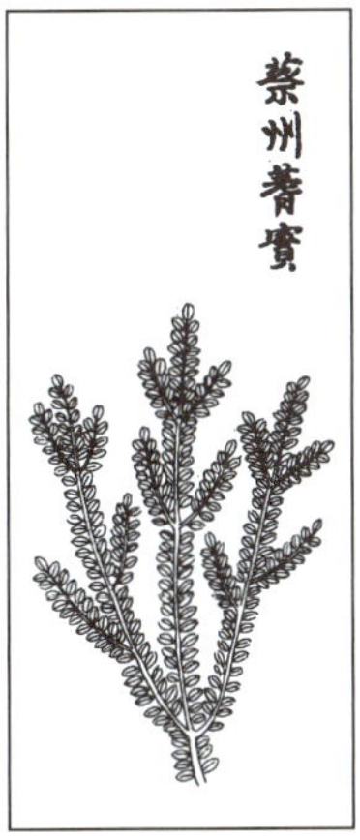

图6 图经（绍）·蔡州蓍实

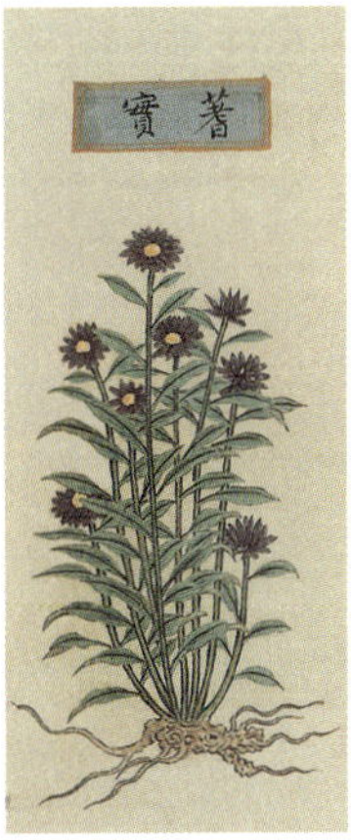

图7 品汇·蓍实

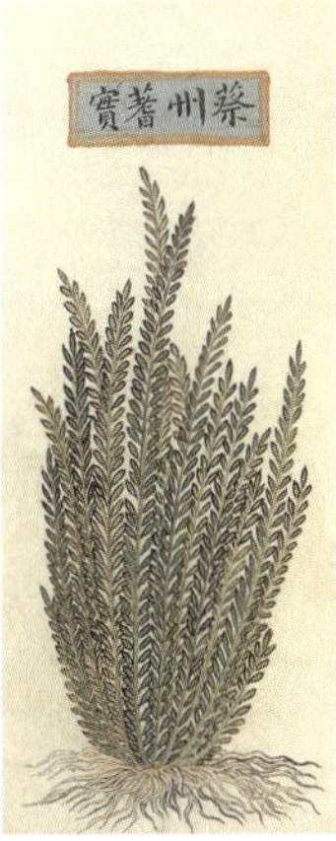

图8 品汇·蔡州蓍实

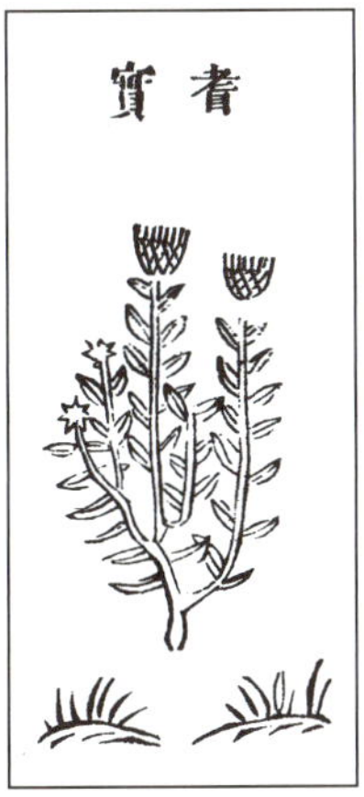

图9 蒙筌·蓍实

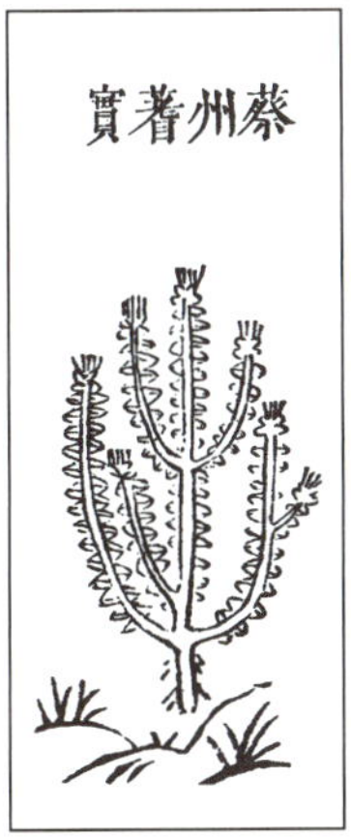

图10 蒙筌·蔡州蓍实

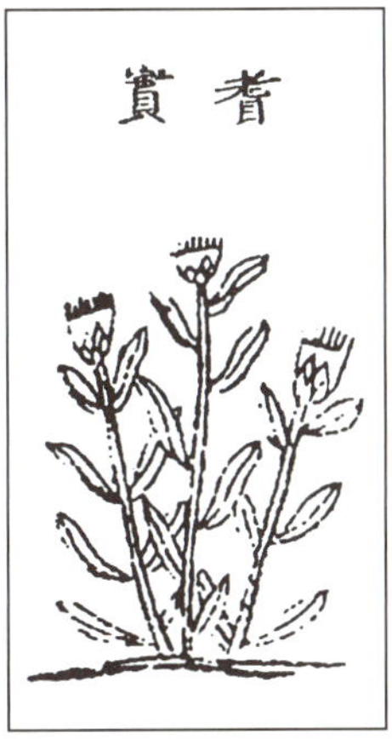

图11 太乙·蓍实

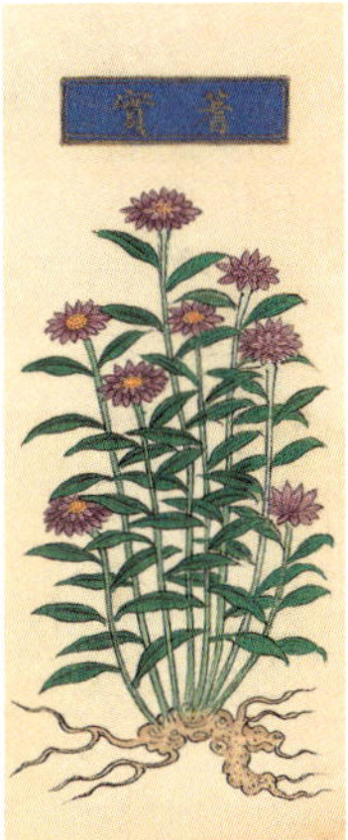

图12 雷公·蓍实

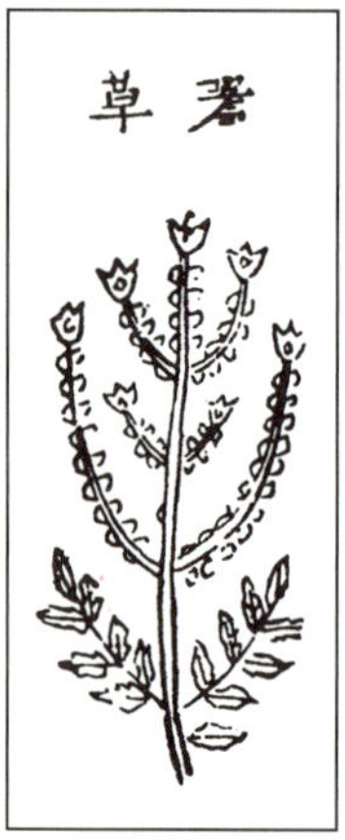

图 13 纲目（金）·蓍草

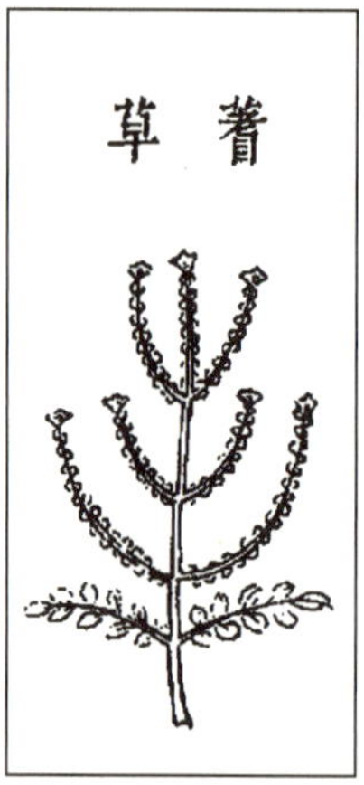

图 14 纲目（钱）·蓍草

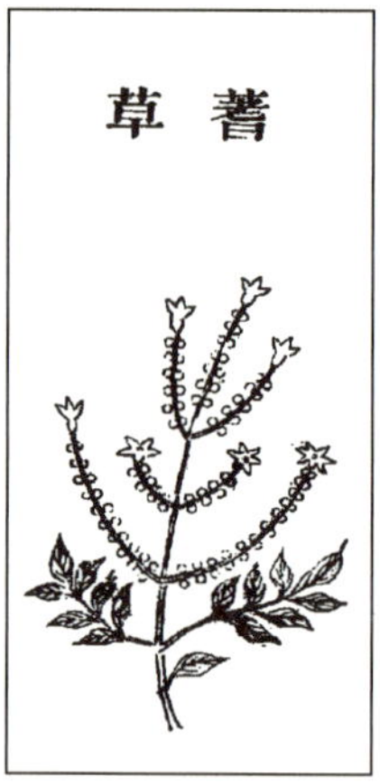

图 15 纲目（张）·蓍草

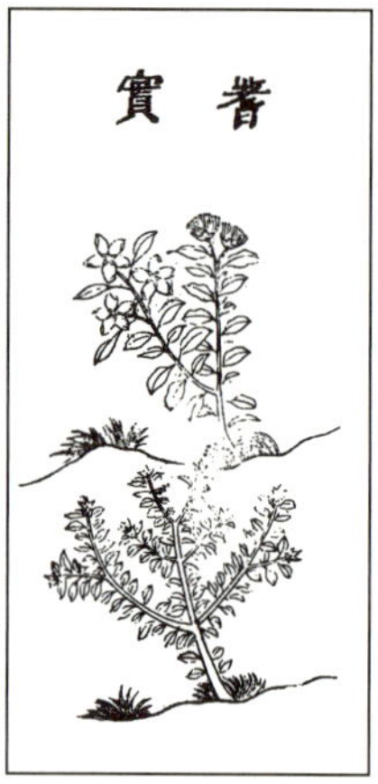

图 16 三才·蓍实

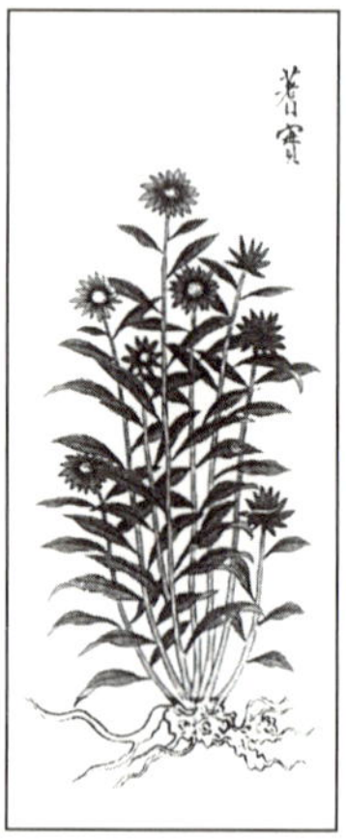

图 17 金石·蓍实

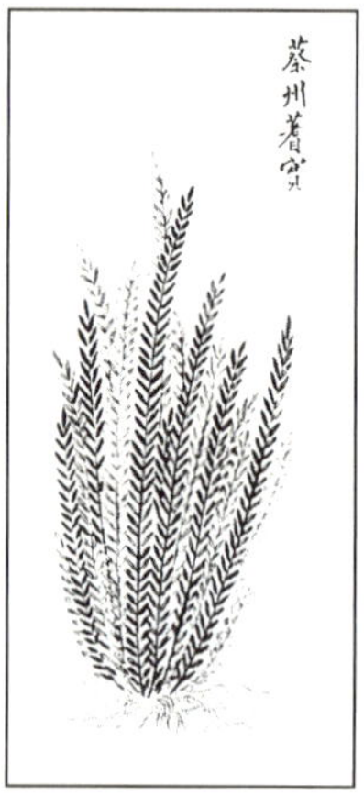

图 18 金石·蔡州蓍实

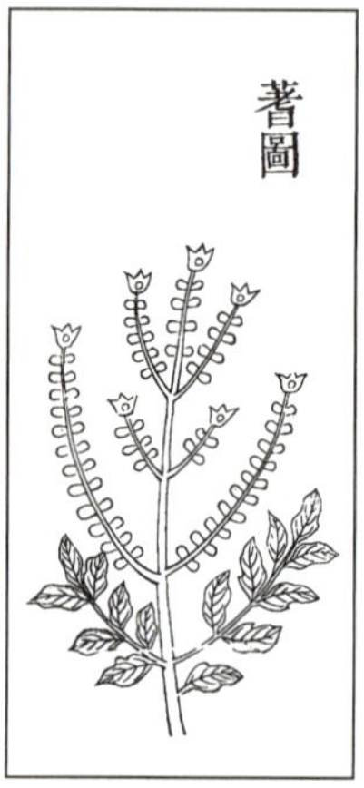

图 19 草木典·蓍图

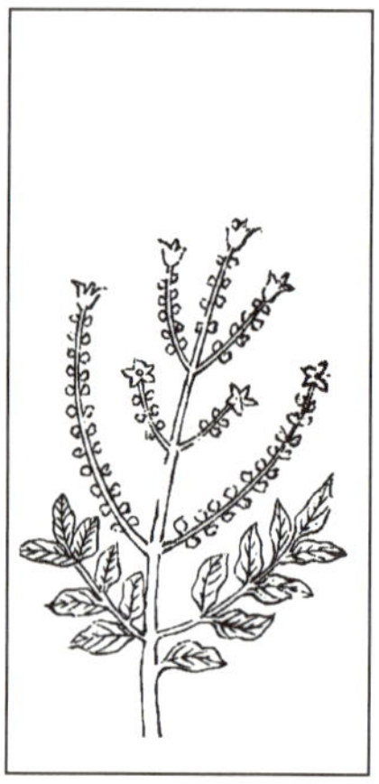

图 20 图考·蓍

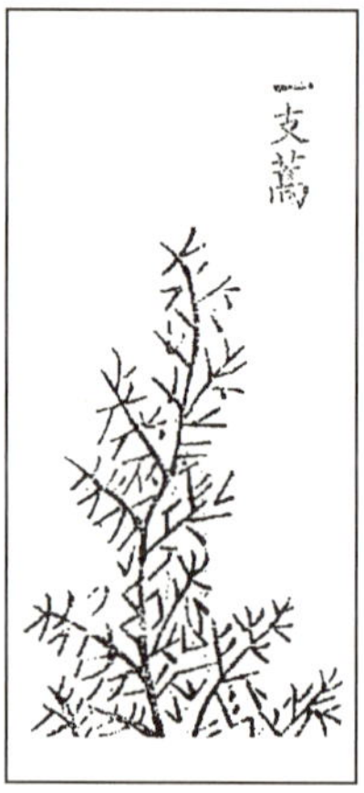

图 21 便方·一支蒿

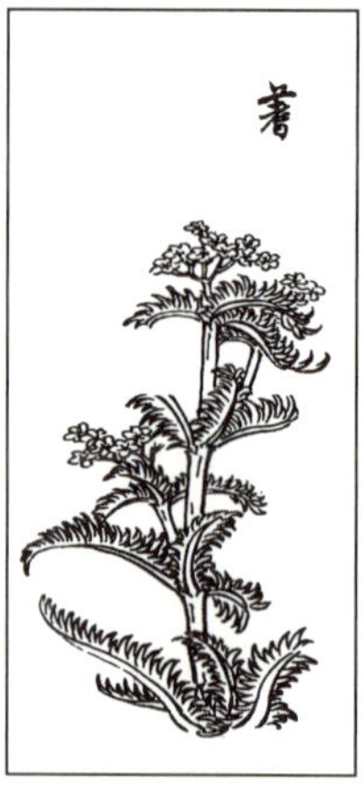

图 22 图说·蓍

本品22图，取自16书，其中5幅彩图。有承继关系之图仅1个书类。

《本草图经》：该书的“蓍实”“蔡州蓍实”图分别存于《大观本草》（图1、2）、《政和本草》（图3、4）、《绍兴本草》（图5、6）。此三传本药图基本一致。今以《政和》图3、图4为《图经》2图的代表。

仿绘《图经》2图的彩色图有：《本草品汇精要》“蓍实”（图7），该图在《图经》同名图（图3）基础上添加根部，将头状花序的管状花绘成黄色，舌状花绘成黄绿色，别无新创意。又“蔡州蓍实”（图8）亦仿绘《图经》同名图（图4），但将所有叶片绘成基生，无茎枝，大失原图之真。《补遗雷公炮制便览》“蓍实”（图12）仿绘《品汇》图7，舌状花改绘成褐黄色。《金石昆虫草木状》“蓍实”（图17）亦仿绘《品汇》图7，舌状花颜色变为紫红。“蔡州蓍实”（图18）仿绘《品汇》图8，无大改变。

仿绘《图经》2图的墨线图有：《本草蒙筌》图9、图10，仿绘《图经》2图，但有所变更。此二图均加土地背景（其中图9“蓍实”误作“耆实”），其上显示截取的植株上部分枝及花序状态。这是一种示意植株甚高的表现法。其植株形态大致同《图经》图3、图4，但更简略。《太乙仙制本草药性大全》“蓍实”（图11，误作“耆实”）仿《图经》同名图（图3）。《本草纲目》金陵本“蓍草”（图13）是一幅《图经》“蓍实”“蔡州蓍实”的拼凑图。该图枝顶的花与枝下部的叶都类似《图经》“蓍实”（图3），但中间的叶片却与《图经》“蔡州蓍实”（图4）相似。如此拼凑之图，毫无学术意义。《纲目》钱本“蓍草”（图14）又仿效金陵本的图，再加润饰。《三才图会》“蓍实”（图16）内含2小图，各加土地背景。上面一幅乃仿绘《图经》图3，下面一幅则仿绘《图经》图4，但皆有美化修改处。《古今图书集成·草木典》“蓍图”（图19）仿绘自《纲目》金陵本图13，唯线条更细腻流畅。《植物名实图考》“蓍”条下有图（图20），非原创。吴其濬提到他曾经经过陈州、上蔡，都未能发现蓍草，“蓍之不多见者，其野火殄燔，萧艾同烬耶？”因未见蓍草实物，故吴其濬摹绘了《草木典》的“蓍图”（图19）。《纲目》张本“蓍草”（图15）又摹绘《植物名实图考》图20。

以上22图中，除18幅属仿绘图外，还有4幅原创图（图3、4、21、22），详见下“鉴药”项。

【文录】

《别录》见（《证类》卷6“蓍实”） 生少室山谷。八月、九月采实，日干。

唐《唐本草》（同上） 《唐本》注云：此草所在有之，以其茎为筮。陶误用楮实为之。《本经》云味苦，楮实味甘。

宋《本草图经》（同上） 《图经》曰：今蔡州上蔡县白龟祠傍，其生如蒿作丛，高五六尺，一本一二十茎，至多者三五十茎，生便条直，所以异于众蒿也。秋后有花出于枝端，红紫色，形如菊，八月、九月采其实，日干入药。今医家亦稀用。其茎为筮，以问鬼神知吉凶，故圣人赞之，谓之神物。《史记·龟策传》曰：龟千岁，乃游于莲叶之上，蓍百茎共一根，又其所生，兽无虎狼，虫无毒螫。徐广注曰：刘向云：龟千岁而灵，蓍百年而一本生百茎。又褚先生云：蓍生满百茎者，其下必有神龟守之，其上常有青云覆之。传曰：天下和平，王道得而蓍茎长丈，其丛生满百茎。方今世取蓍者，不能中古法度，不能得满百茎长丈者，取八十茎已上，蓍长八尺即难得也。人民好用卦者取满六十茎以上，长满六尺者，即可用矣。今蔡州所上者，皆不言如此。然则此类，其神物乎，故不常有也。

明《本草纲目》卷15“蓍”【释名】【时珍曰】按班固《白虎通》载：孔子云“蓍之为言耆也”。老人历年多，更事久，事能尽知也。陆佃《埤雅》云：草之多寿者，故字从耆。《博物志》言：蓍千岁而三百茎，其本已老，故知吉凶。【集解】【时珍曰】蓍乃蒿属，神草也。故《易》曰：蓍之德，圆而神。天子蓍长九尺，诸侯七尺，大夫五尺，士三尺。张华《博物志》言：以末大于本者为主，次蒿，次荆，皆以月望浴之。然则无蓍揲卦，亦可以荆、蒿代之矣。

清《植物名实图考》卷11“蓍” 蓍，《本经》上品。《白虎通》谓：天子蓍长九尺；《史记》谓：长丈者百茎，不可得，得六尺者六十茎用之。此神物也。八尺以上之蓍，诚不可得。而《家语》有妇人刈蓍薪而亡蓍簪者；《老子》以蓍艾为席；《下泉》之诗，浸蓍与萧稂同，则蓍亦非奇卉矣。《唐本草》注亦云：处处有之。宋《图经》始云出上蔡。明杨埙《蓍草台记》：台畔二十顷皆产蓍。洪武中，禁民樵采，厥后台荒地侵，汝太守重修之。《上蔡县志》：旧时生蓍草台庙圈，圈废，今生旷野，唯《陈州志》物产：蓍，义陵者佳。余豫人也，一舟过陈州，再驱上蔡，皆未得登故墟而揽灵莽。陈之人断蓍尺余，以通馈问，而曲阜之蓍，时时见于筮者，此外盖无闻焉。天地灵秀之气，今古如一，古今人不相及，此亦不然之论，何独至于物而斉之……然则蓍之不多见者，其野火殄燔，萧艾同烬耶？

【鉴药】

“蓍”（shi）为《本经》药，入药用果实。故《证类》药名为“蓍实”。《白虎通义》卷3“蓍龟”云：“《尚书》曰……蓍之为言耆也，久长意也。”《埤雅》卷16“释草·蓍”：“蓍，蒿属也，从耆，草之寿者也。”《本经》载其可“主益气，充肌肤，明目，聪慧先知。久服不饥，不老，轻身”。此“聪慧先知”之功可能源于其用于卜筮。

“蓍”之茎在秦汉及其以前被作为卜筮之用，非常有名。宋·陆佃《埤雅》谓此草为“蒿属”。但古代详细描述蓍之形态者甚少。先秦汉魏之间的文献唯重其长度和茎的形状。《说文·艹部》：“《易》以为数，天子蓍九尺，诸侯七尺，大夫五尺，士三尺。”《博物志》“蓍，一千岁而三百茎，其本以老，故知吉凶。蓍末大于本，为上吉。”《唐本草》云：“此草所在有之，以其茎为筮。陶误用楮实为之。”今查“楮实”条，并无陶弘景以“楮实”为筮的说法。宋《图经》对蓍的产地形态有具体描述：“今蔡州上蔡县白龟祠傍，其生如蒿作丛，高五六尺，一本一二十茎，至多者三五十茎，生便条直，所以异于众蒿也。秋后有花出于枝端，红紫色，形如菊，八月、九月采其实，日干入药。今医家亦稀用。其茎为筮，以问鬼神知吉凶，故圣人赞之，谓之神物……方今世取蓍者，不能中古法度，不能得满百茎长丈者，取八十茎已上，蓍长八尺即难得也。人民好用卦者取满六十茎以上，长满六尺者，即可用矣。今蔡州所上者，皆不言如此。然则此类，其神物乎，故不常有也。”可见如古代卜筮所用长茎、多茎的蓍，已经难得。以至于蓍草产地蔡州所上的资料，根本不谈卜筮用蓍的事。苏颂所言，作丛“如蒿”，花“形如菊”，可知本品当为菊科蒿属植物。

明·李时珍对蓍的释名与集解多为引述，没有新的补充意见。清·吴其濬为了采访蓍草，查到明《蓍草台记》及《上蔡县志》《陈州志》有关蓍草的记载，但未能实地采访。“陈之人断蓍尺余，以通馈问，而曲阜之蓍，时时见于筮者，此外盖无闻焉。”可见当时已经没有长茎的蓍草。因“蓍之不多见”，吴其濬未能绘得原草图形，只好仿绘了一幅《草木典》的图。故古本草中关于蓍草的形态多出传闻，少见实物。若从古代本草记载的蓍草形态来看，是无法确定其来源的。

《中华本草》“从《本草图经》所附蓍实、蔡州蓍实图及《纲目》《植物名实图考》之附图，和《本草图经》对原植物形态的描述（如多茎丛生、花似菊花等特征）来看，和今入药高山蓍特征相似”。[1]高山蓍即*Achillea alpina* L.。按，《中华本草》所引诸书之图未必皆能作为鉴定植物种的依据。

1.《本草图经》：该书有图2幅。其中“蓍实”（图3）为植株上部，有分枝，单叶互生，叶披针形，全缘。头状花序，花较大，总苞多层。此图花、叶无一处与今菊科蓍属（*Achillea* L.）相似。“蔡州蓍实”（图4）沿着茎枝着生对生的小叶，小叶似钝头，中有微缺。若再看《图经》（《绍兴》本）图6，其小叶密集，均为椭圆形。据苏颂《图经》，蔡州曾有进上的该药图文。其文提到“其生如蒿作丛，高五六尺，一本一二十茎，至多者三五十茎，生便条直，所以异于众蒿也。秋后有花出于枝端，红紫色，形如菊”。所谓多茎，从此图形来看，实为多分枝。蓍草之叶为篦齿状羽状浅裂至深裂，这对于非专职画家来说是很难表现的。若将蔡州蓍实图的密集小叶体会成羽状深裂叶，则此“蔡州蓍实”（图4）确实接近蓍草，但也无法据此确定植物种。《本草纲目》金陵本“蓍草”（图13）乃将《图经》图3、图4拼接而成，并非据实写生。《古今图书集成·草木典》“蓍图”（图19）又仿绘金陵本图13。吴其濬无法找到蓍草实物，只好转绘《草木典》的蓍草图19，故以上数书均非原创图，难以为凭。

2.《草木便方》：该书“一支蒿”（图21），又名“益志根”。其图似为一草本植物的上部茎枝，分枝较多，叶多以小短直线表示。仅凭此图难以鉴定来源。该书为川东草药书，据整理者调查考订，本品为菊科蓍属植物云南蓍（一名西南蓍草）*Achillea wilsoniana* Heimerl.。图21所示外形与此植物大体相似。

3.《本草简明图说》：该书“蓍”（图22）茎直立粗壮，叶条状披针形，无叶柄，叶缘为篦齿状羽状深裂，茎顶端诸花形成伞房花序。此图绘出了蓍草的典型叶片与

1 国家中医药管理局《中华本草》编委会：《中华本草》（7），上海：上海科学技术出版社，1999：633.

花序，据此，本图似为菊科植物高山蓍*Achillea alpina* L.。该书绝大多数图都是仿绘图，但此图却能准确绘出蓍草的特点，疑其参考了近代植物图谱。

【小结】

《纲目》“蓍”条即《本经》“蓍实”。蓍草茎为古代卜筮所用,罕见古医方书记载。《唐本草》云所在有之。宋《图经》言其作丛“如蒿”，花“形如菊”，可知本品为菊科植物。李时珍未补充更为详细的植物特征。《图经》“蔡州蓍实”的茎叶，有可能是蓍草羽状深裂叶的示意画法，但无法作为鉴定植物种的依据。《本草简明图说》“蓍”图近似菊科植物高山蓍*Achillea alpina* L.。

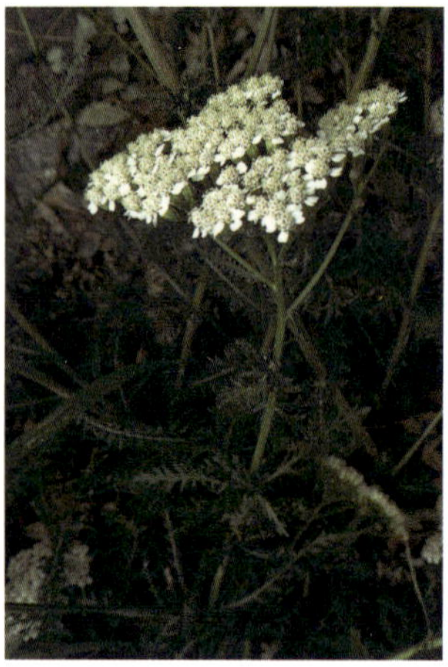

图 23　高山蓍 *Achillea alpina*

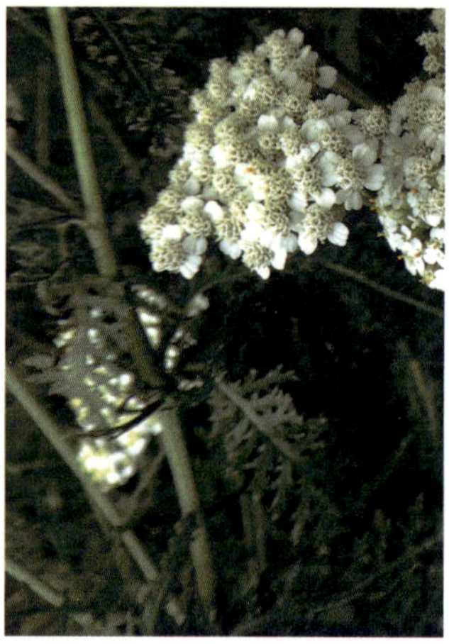

图 24　云南蓍（西南蓍草）*Achillea wilsoniana*

15–5　艾

【品图】

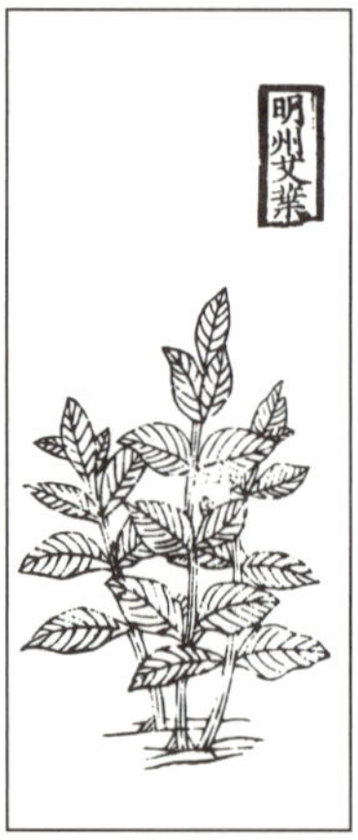

图 1　图经（大）·明州艾叶

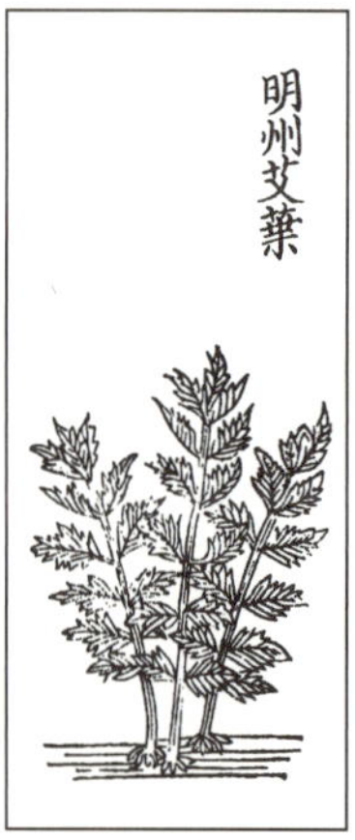

图 2　图经（政）·明州艾叶

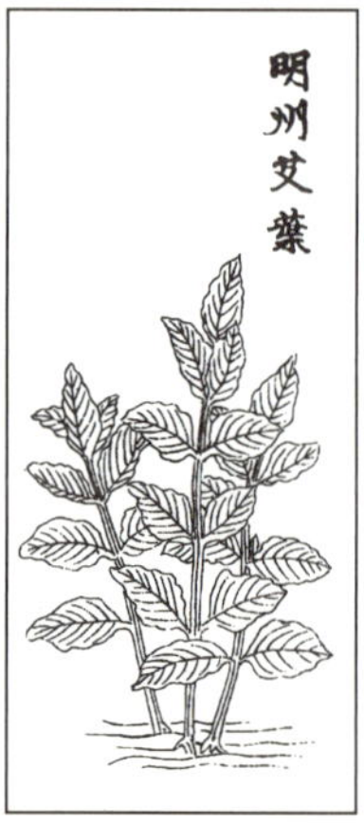

图 3　图经（绍）·明州艾叶

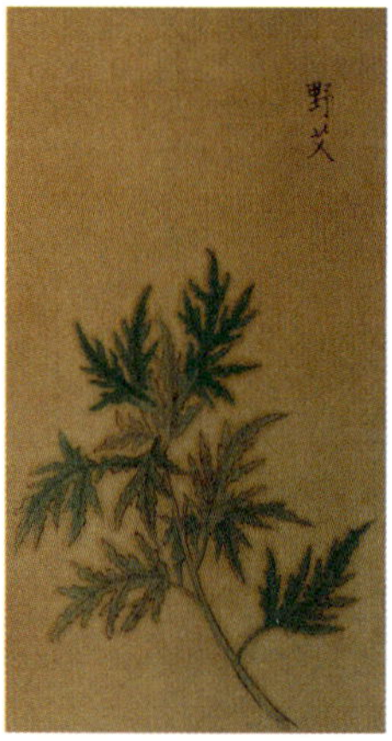

图 4　履巉岩·野艾

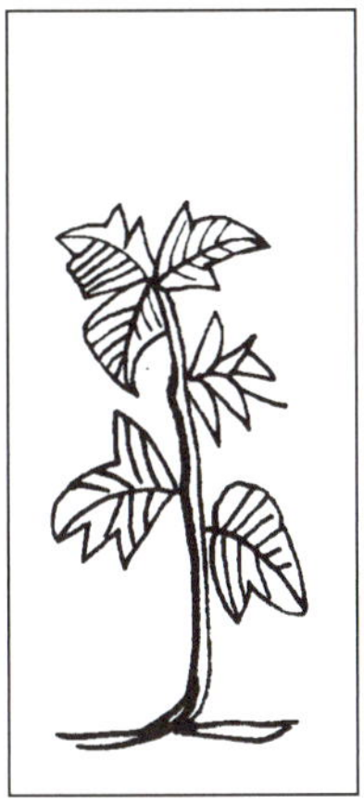

图 5　歌括·艾叶

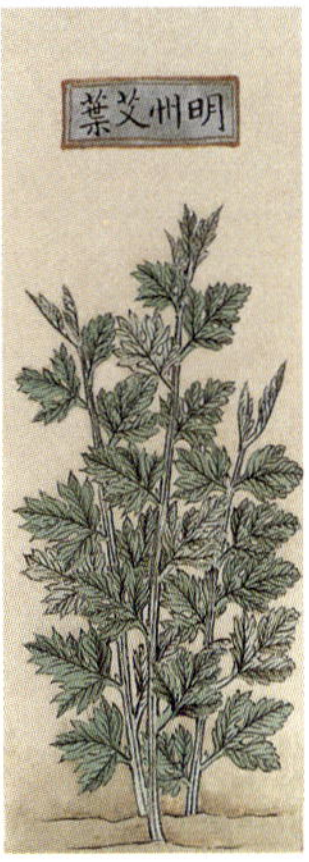

图 6　品汇·明州艾叶

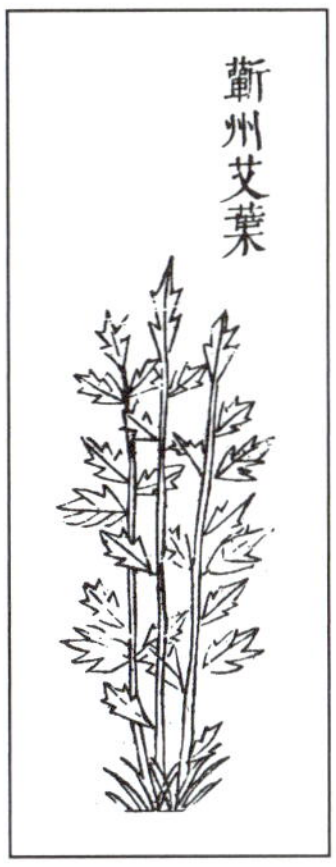

图 7　蒙筌·蕲州艾叶

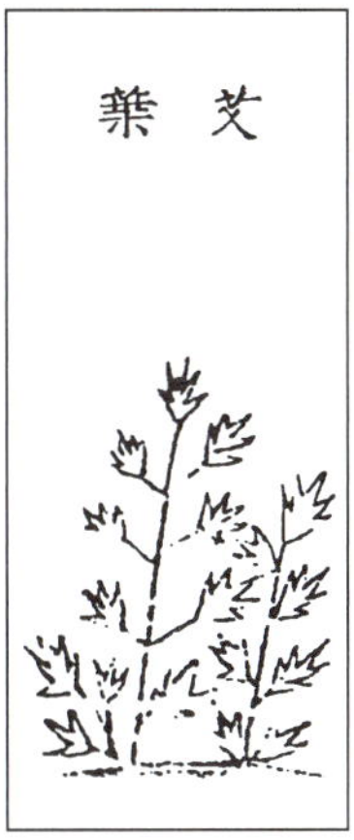

图 8　太乙·艾叶

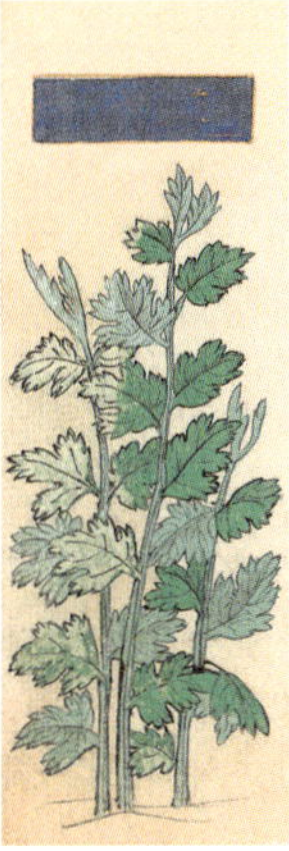

图 9　雷公·艾叶

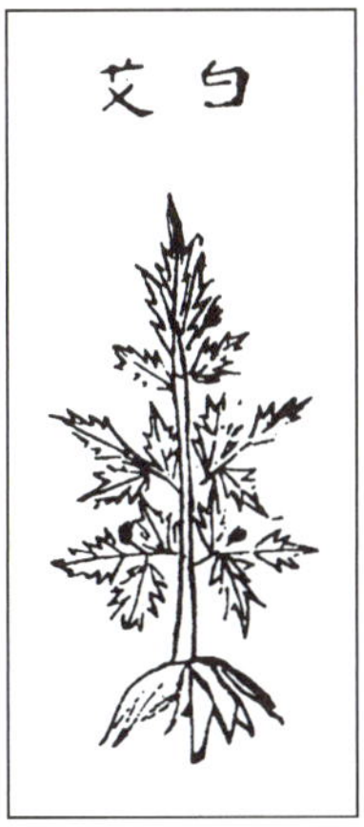

图 10　纲目（金）·白艾

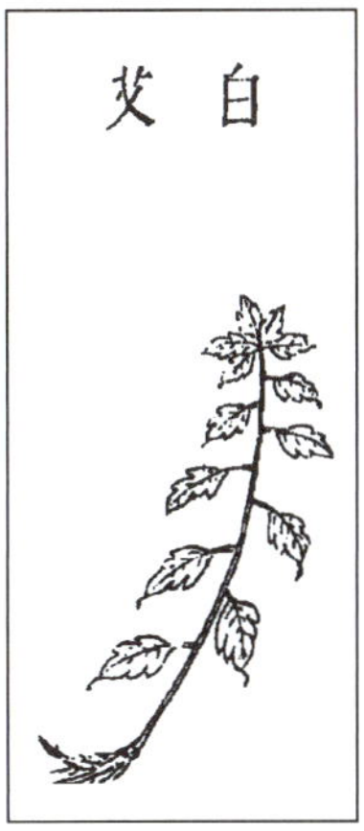

图 11　纲目（钱）·白艾

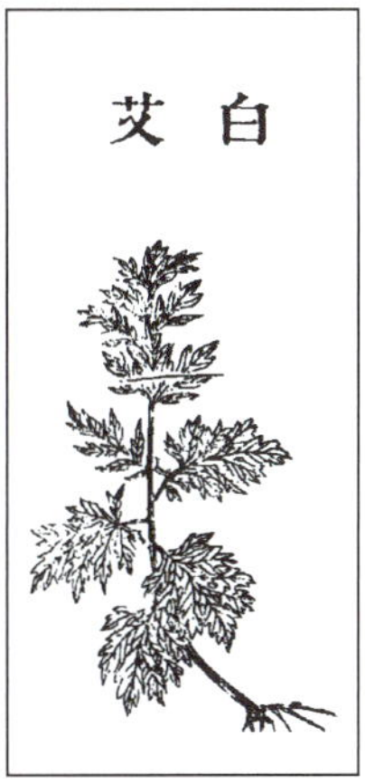

图 12　纲目（张）·白艾

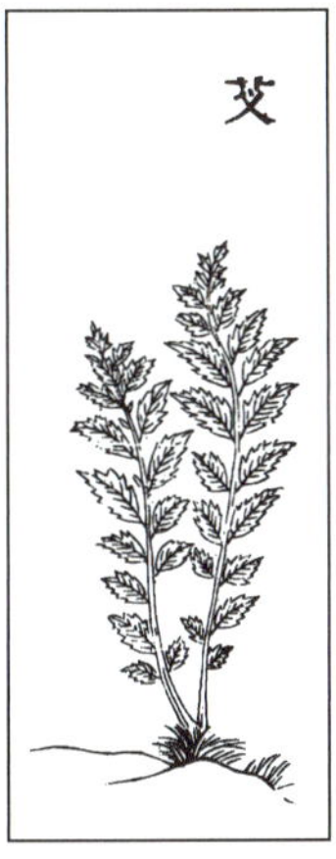

图 13　三才·艾

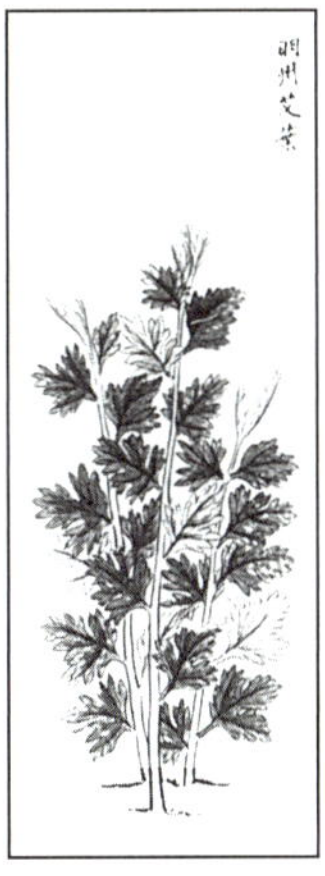

图 14　金石·明州艾叶

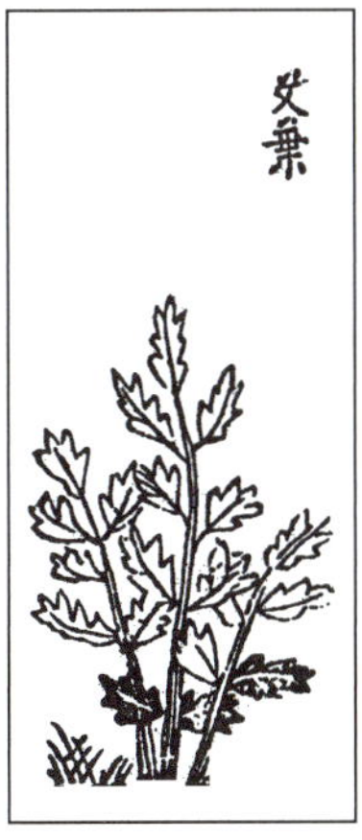

图 15　汇言·艾叶

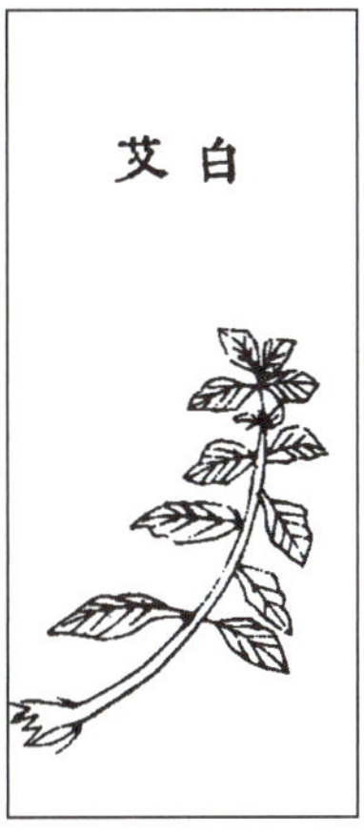

图 16　备要·白艾

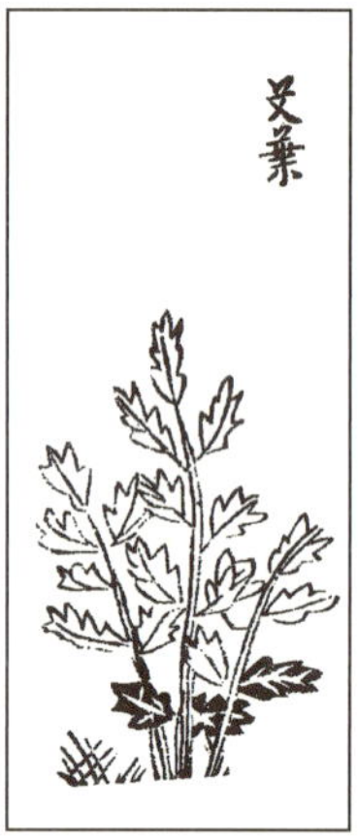

图 17　求真 · 艾叶

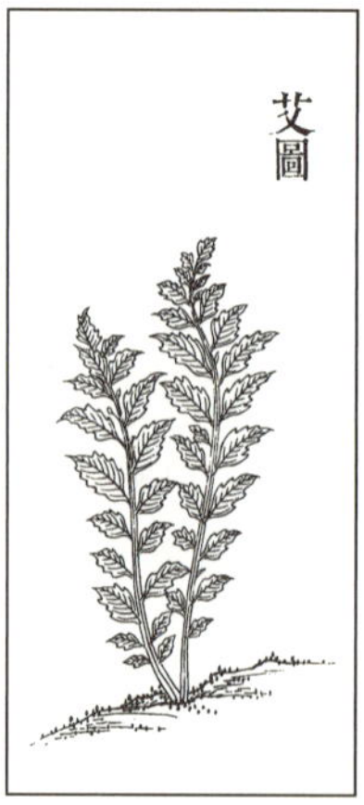

图 18　草木典 · 艾图

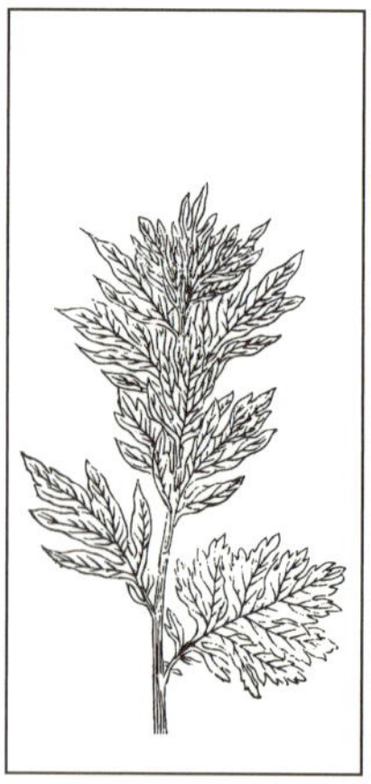
图 19　图考 · 艾 -1

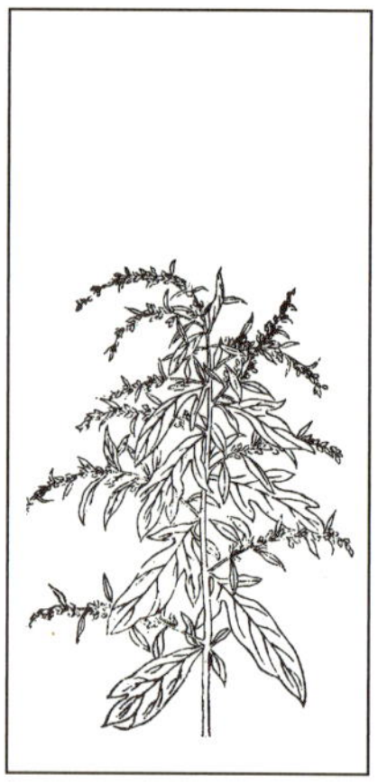
图 20　图考 · 艾 -2

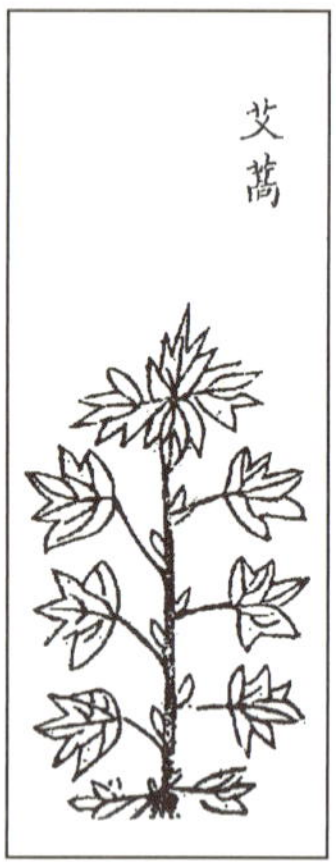

图 21　便方 · 艾蒿

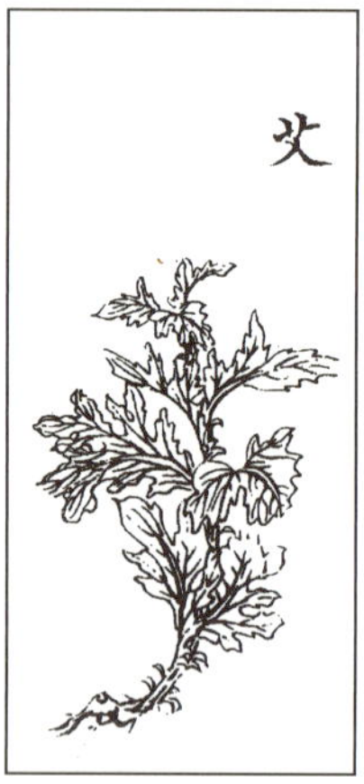

图 22　图说 · 艾

本品22图，取自21书，其中4幅彩图。有承继关系的图可分以下3个书类。

《本草图经》：该书的“明州艾叶”图分别存于《大观本草》（图1）、《政和本草》（图2）、《绍兴本草》（图3）。此三传本药图构图虽然大同小异，但《大观》图1、《绍兴》图3所绘植物的叶均为全缘，与《政和》图2叶有缺刻或深裂不同。然而后世仿绘则均以《政和》图2为准，故今仍以《政和》图为代表。

仿绘《图经》的彩色图有：《本草品汇精要》“明州艾叶”（图6）仿绘自《图经》的同名图（图2），但注意将叶背面绘成白绿色，以示有白毛。《补遗雷公炮制便览》“艾叶”（图9）、《金石昆虫草木状》“明州艾叶”（图14）均仿绘自《品汇》“明州艾叶”（图6）。

仿绘《图经》的墨线图有：《本草歌括》“艾叶”（图5）虽高度简略，且只选择了原图三枝中的一枝，但据枝叶形态，可知仿绘自《图经》的“明州艾叶”（图2）。《本草蒙筌》“蕲州艾叶”（图7）的图名不同，但图形仍可辨仿绘自《图经》图2。《太乙仙制本草药性大全》“艾叶”（图8）虽然简陋，但其构图及叶有数个深裂表明仍属仿绘《图经》图2。《三才图会》“艾”（图13）虽然只有两枝，且添加土地背景，但叶形表明仍仿绘自《图经》图2。《古今图书集成·草木典》“艾图”（图18）则沿袭《三才》“艾”（图13）。《本草汇言》“艾叶”（图15）仿绘自《图经》“明州艾叶”（图2）。《本草求真》“艾叶”（图17）又仿绘《汇言》图15。

《本草纲目》（钱本）：仿绘该书“白艾”（图11）有《本草备要》同名图（图16）。

《植物名实图考》：该有两幅同名“艾”图，《本草纲目》张本“白艾”（图12）仿绘自《植物名实图考》“艾-1”（图19），但添加根须。《本草简明图说》“艾”（图22），亦可以辨认为据《图考》之图19仿绘，然增添根部，加以美化。

以上22图中，除15幅属仿绘图外，尚有原创图或新增创意的插图7幅（图2、4、10、11、19、20、21）。见下“鉴药”项。

【文录】

《别录》（见《证类》卷9“艾叶”）《别录》：生田野。三月三日采，暴干。

宋《本草图经》（同上）《图经》曰：艾叶，旧不著所出州土，但云生田野，今处处有之，以复（複）道者为佳，云此种灸百病尤胜。初春布地生苗，茎类蒿而叶背白，以苗短者为佳。三月三日、五月五日，采叶，暴干。经陈久方可用。

明《本草蒙筌》卷3“艾叶” 又九牛草，产均州山。（属湖广。）叶圆长背白有芒，茎独植高二尺许。气香似艾，采亦端阳。治诸般风劳，止遍身疼痛。（谟）按：艾叶，《本经》及诸注释悉云：生于田野，类蒿，复（複）道者为佳，未尝以州土拘也。世俗反指此为野艾，至贱视之。端午节临，仅采悬户，辟疫而已。其治病症，遍求蕲州所产独茎、圆叶、背白、有芒者，称为艾之精英。倘有收藏，不吝价买。彼处仕宦，亦每采此。两京送人，重纸包封，以示珍贵。名益传远，四方尽闻。今以形状考之，九牛草者即此。人多不识，并以艾呼。经注明云：气虽艾香，实非艾种。医用作炷，以灸风湿痹疼、痨热积聚。尝获效者，亦因辛窜可以通利关窍而已。谓之全胜真艾，未必能然。

明《本草纲目》卷15“艾”【释名】冰台（《尔雅》）、医草（《别录》）、黄草（《埤雅》）、艾蒿。【时珍曰】王安石《字说》云：艾可乂疾，久而弥善，故字从乂。陆佃《埤雅》云：《博物志》言削冰令圆，举而向日，以艾承其影则得火。则艾名冰台，其以此乎？医家用灸百病，故曰灸草。一灼谓之一壮，以壮人为法也。【集解】【时珍曰】艾叶，本草不著土产，但云生田野。宋时以汤阴複道者为佳，四明者图形。近代惟汤阴者谓之北艾，四明者谓之海艾。自成化以来，则以蕲州者为胜，用充方物，天下重之，谓之蕲艾。相传他处艾灸酒坛不能透，蕲艾一灸则直透彻，为异也。此草多生山原。二月宿根生苗成丛，其茎直生，白色，高四五尺。其叶四布，状如蒿，分为五尖，桠上复有小尖，面青背白，有茸而柔厚。七八月叶间出穗如车前穗，细花，结实累累盈枝，中有细子，霜后始枯。皆以五月五日连茎刈取，暴干收叶。先君月池子讳言闻，尝著《蕲艾传》一卷。有赞云：产于山阳，采以端午。治病灸疾，功非小补。

清《植物名实图考》卷11“艾” 今以蕲州产者良。

【鉴药】

“艾叶”首见于《名医别录》。《纲目》取“艾”为正名。时珍引“王安石《字说》云：艾可乂疾,久而弥善,故字从乂”。颇为牵强。艾见于《诗经》等先秦文献中。《别录》载其主灸百病，止血止痢。民间端午多悬艾于门，以辟诸疫。

本品分布甚广。宋《图经》云：“艾叶旧不著所出州土，但云生田野，今处处有之。”但不同时代，亦有不同的道地品。北宋“以複道者为佳”。“複道”，时珍云是“汤阴複道”，或即今河南汤阴县伏道乡。[1]艾为寻常易得之物，且有特殊的艾香，故一般不难辨认。宋·苏颂云“初春布地生苗，茎类蒿而叶背白”，已指明其形态特点。所谓“背白”，指叶的背面密被灰白色蛛丝状密绒毛。艾的茎枝及叶均有柔毛，故艾供灸治，多取艾绒，即艾之茎叶经捶打后、去杂质后所得的绒毛。李时珍对艾的记载尤详：“此草多生山原。二月宿根生苗成丛，其茎直生，白色，高四五尺。其叶四布，状如蒿，分为五尖，桠上复有小尖，面青背白，有茸而柔厚。七八月叶间出穗如车前穗，细花，结实累累盈枝，中有细子，霜后始枯。皆以五月五日连茎刈取，暴干收叶。”此种艾即菊科蒿属植物艾*Artemisia argyi* Levl. et Van.。

宋代艾重“複道”，或即“伏道艾”。河南汤阴伏道乡有扁鹊墓，故宋人重“伏道艾”非因艾为道地品，而是出于传闻。至明代则有道地之说。李时珍云：“近代惟汤阴者谓之北艾，四明者谓之海艾。自成化以来，则以蕲州者为胜，用充方物，天下重之，谓之蕲艾。”但明·陈嘉谟则认为“叶圆长背白有芒，茎独植高二尺许。气香似艾”的蕲艾实际上是九牛草。[2]李时珍评曰：“陈嘉谟《本草蒙筌》以此为蕲艾，谬矣。”李时珍为蕲州人，其父李言闻撰《蕲艾传》，对其乡土特产知之甚详。九牛草据考为菊科植物奇蒿*Artemisia anomala* S. Moore。[3]古代本草插图可作为考察艾之来源的参考。

1.《本草图经》：该书“明州艾叶”（图2）为《政和》本。其构图与《大观》（图1）《绍兴》（图3）最大的差别，就是叶片有缺刻或深裂，非为全缘。此图所示，符合艾*Artemisia argyi*的基本特征。唯墨线图难以表现叶背白的特点。后世仿绘的彩图《本草品汇精要》（图6）弥补了墨线图的缺陷。

2.《履巉岩本草》：该书“野艾”（图4）仅示一枝条，但其叶互生，羽状分裂、

1 宋《图经》提到的“複道”，未见有此地名。宋·范成大《揽辔录》(《丛书集成初编》3110册3页）载曰：“壬申过伏道，有扁鹊墓。墓上有幡竿。人传云四傍土可以为药。或于土中得小团，黑褐色，以治疾。伏道艾，医家最贵之。十里即汤阴县。”疑宋时艾重伏道产者，时珍称“汤阴複道”亦源于此。

2 《本草蒙筌》附图是明末翻刻者所绘，其图虽有“蕲州艾叶”之名，但所示植物并非九牛草，不代表陈嘉谟的观点。

3 陈重明、黄胜白等：《本草学》，南京：东南大学出版社，2005：256-257.

叶背色白的特点，足以证明此为艾*A. argyi*。

3.《本草纲目》(金陵本)：该书"白艾"(图10)的侧根较多，粗大，然主根不明显。一茎直立，下部叶有柄，叶卵形，羽状深裂。时珍云其叶"分为五尖，桠上复有小尖"，即指其叶的羽状分裂，裂片又有少数裂齿。此图虽简单，但仍可知为艾*A. argyi*。

4.《本草纲目》(钱本)：该书"白艾"(图11)未仿金陵本图10，另行改绘。其艾主根明显，一茎直立，但无分枝，单叶互生，叶缘有浅锯齿。其图形与钱本的黄花蒿、白苏、薄荷等图构图与表现法近似，无法作为认定艾叶来源的依据。

5.《植物名实图考》：该书有"艾-1"(图19)、"艾-2"(图20)两图。其中图19为幼嫩的艾，其茎有细纵棱，叶羽状深裂。图20表现上部叶及分枝上小头状花排成的穗状花序很准确。此亦为艾*A. argyi*。

6.《草木便方》：该书"艾蒿"(图21)构图死板对称，一茎直立，叶互生，有长柄，叶片有5个深裂。茎顶叶密集，未示花序。此图虽简，但可知示意为艾*A. argyi*。

【小结】

艾为古老的药物之一，有特殊香气，多用于辟疫。入药可外灸、内服，为古今常用药。本品分布广泛。明代有蕲艾、北艾与海艾之分，以蕲艾为道地。艾"类蒿而叶背白"，即今菊科蒿属植物艾*Artemisia argyi* Levl. et Van.。《本草图经》《本草纲目》金陵本、《植物名实图考》等插图均能突出艾的特征。

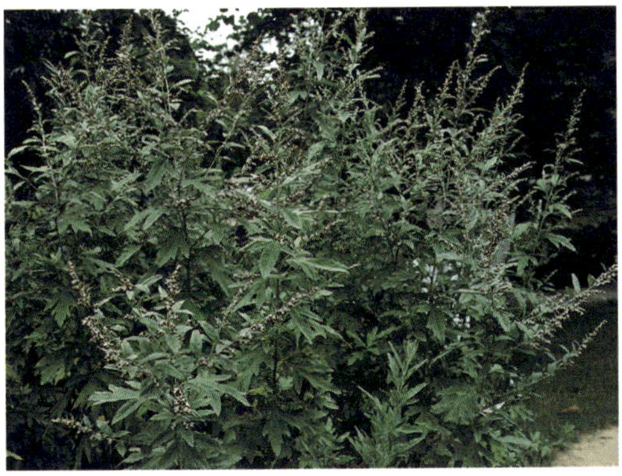

图23　艾 *Artemisia argyi*

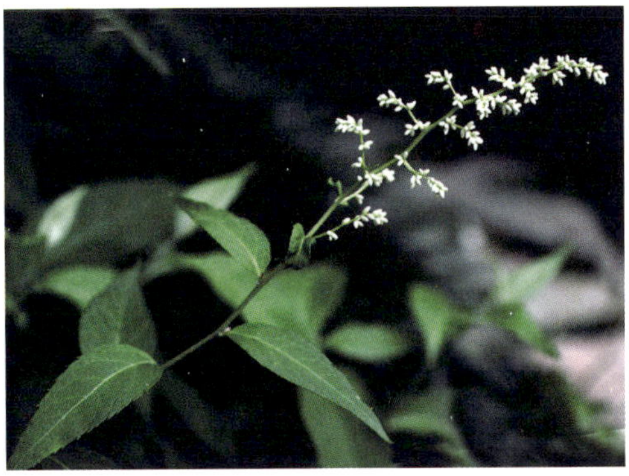

图24　奇蒿 *Artemisia anomala*

15-6 千年艾

【品图】

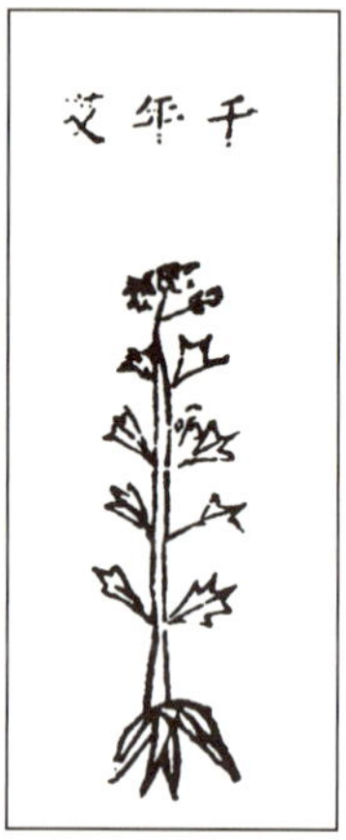

图1 纲目(金)·千年艾

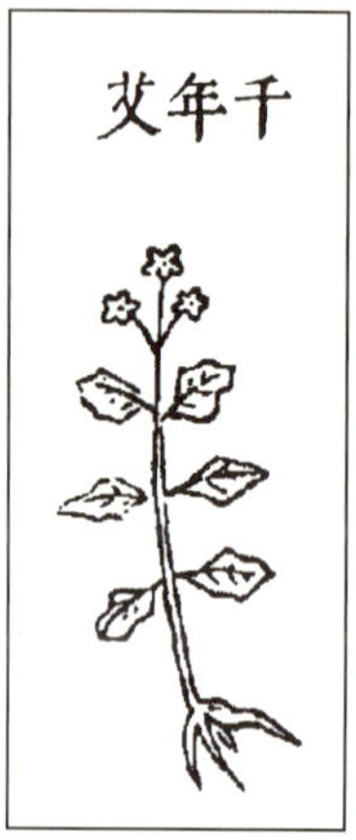

图2 纲目(钱)·千年艾

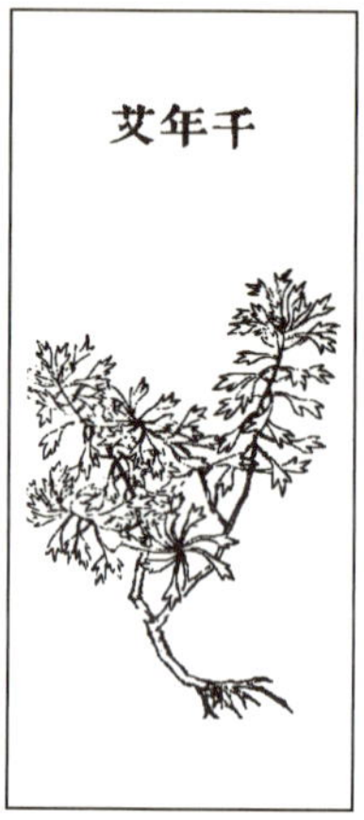

图3 纲目(张)·千年艾

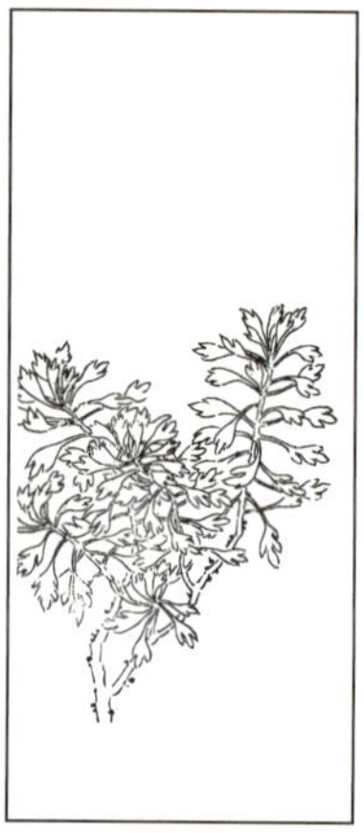
图4 图考·千年艾

本品4图，取自4书，均为墨线图。有承继关系的图可分以下2个书类。

《本草纲目》(金陵本):《本草纲目》钱本“千年艾”(图2)仿绘自《本草纲目》“千年艾”(图1)，稍加美化。

《植物名实图考》:《本草纲目》张本“千年艾”(图3)仿绘自《植物名实图考》“千年艾”(图4)，添加根须。

以上4图中，除2幅属仿绘图外，尚有原创图或新增创意的插图2幅(图1、4)。见下“鉴药”项。

【文录】

明《本草纲目》卷15“千年艾”【集解】【时珍曰】千年艾出武当太和山中。小茎高尺许，其根如蓬蒿，其叶长寸余，无尖桠，面青背白。秋开黄花，如野菊而小，结实如青珠丹颗之状。三伏日采叶，暴干。叶不似艾，而作艾香，搓之即碎，不似艾叶成茸也。羽流以充方物。

清《植物名实图考》卷14“千年艾” 按《南越笔记》：洋艾，本不甚高，宜种盆盎，绿叶茸茸如车盖，可疗疾，兼却火灾。当即此草。而俗间以广中所植皆呼为“洋”，作记者仍其陋习，殆未深考。今京师多蓄于暖室，经冬不凋，尚呼为“蕲艾”。

【鉴药】

“千年艾”首出《本草纲目》。此药原见《太岳太和山志》：“千年艾：玄帝存此以济四方之民。艾叶，菊花，蓬根，木干（幹）。秋清叶生青珠，如丹之颗。伏日采之，治男子虚耗，妇人血气之疾。”[1]故时珍云：“羽流以充方物。”此物虽可作药，但古今罕见运用。

时珍描述的本品形状，比《太和山志》更详：“小茎高尺许，其根如蓬蒿，其叶长寸余，无尖桠，面青背白。秋开黄花，如野菊而小，结实如青珠丹颗之状。三伏日采叶，暴干。叶不似艾，而作艾香，搓之即碎，不似艾叶成茸也。”其中“秋开黄花，如野菊而小，结实如青珠丹颗之状”，更有助于鉴定来源。今考为菊科芙蓉菊属植物芙蓉菊*Crossostephium chinense* (L.) Makino。

1.《本草纲目》（金陵本）：该书“千年艾”（图1）绘一草本植物，一茎直立，单叶对生，叶前段有3—5锯齿。茎顶有花。此图形态与《太和山志》及李时珍所说，本品应该是木本，叶不分裂。因此该图乃想象绘图，不能作为鉴定之用。

2.《植物名实图考》：该书“千年艾”（图4）所绘为植株的地上部分。茎秆木质状，多分枝。叶狭匙形，前端多3裂，钝而不尖，基部渐狭。此即吴其濬所云“本不甚高，宜种盆盎，绿叶茸茸如车盖”。其图或依据盆栽的千年艾写生绘成。据此图及其描述，该植物即芙蓉菊*C. chinense*。

【小结】

“千年艾”为李时珍据《太和山志》描述及其所见编成的新药。该药为道家的方物，但很少见于药用。据时珍所述及《植物名实图考》图文，可知千年艾即菊科植物芙蓉菊*Crossostephium chinense*（L.）Makino。

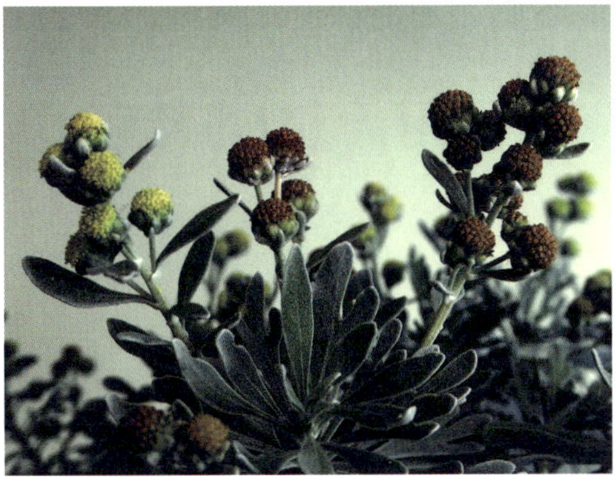

图5　芙蓉菊 *Crossostephium chinense* 盆栽

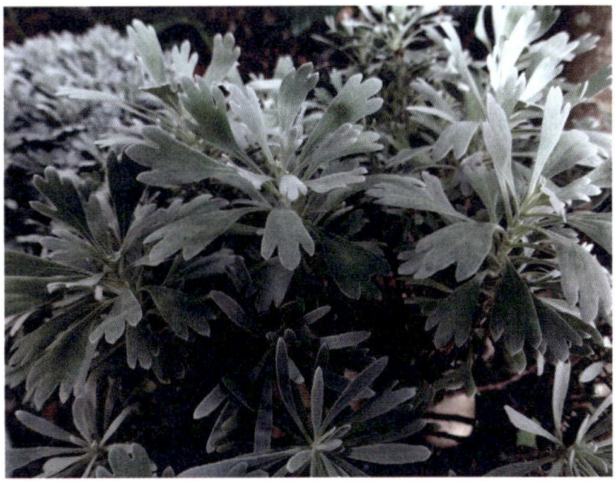

图6　芙蓉菊 *C. chinense* 盆景

1 ［明］任自垣撰：《太岳太和山志》，明宣德六年（1431）刻本。

15-7 茵蔯蒿

【品图】

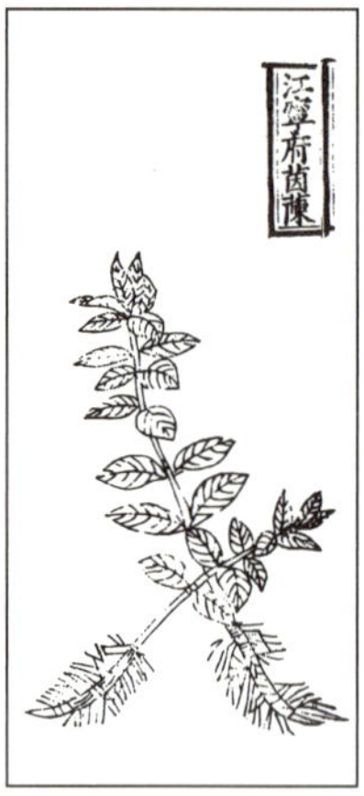

图 1 图经（大）· 江宁府茵蔯

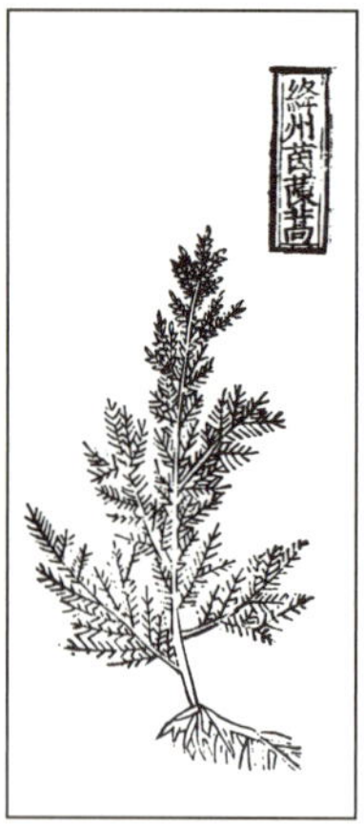

图 2 图经（大）· 绛州茵蔯蒿

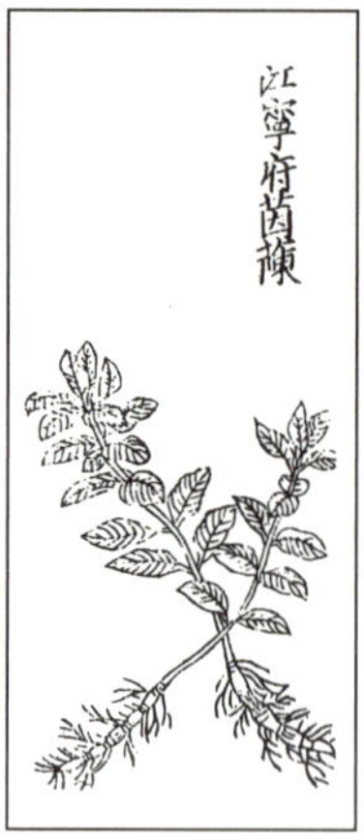

图 3 图经（政）· 江宁府茵蔯

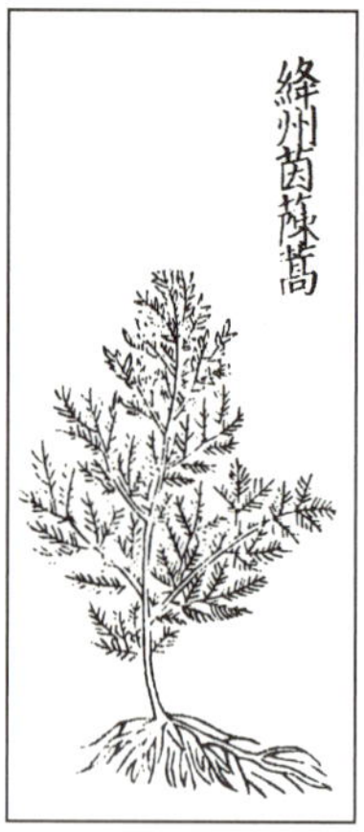

图 4 图经（政）· 绛州茵蔯蒿

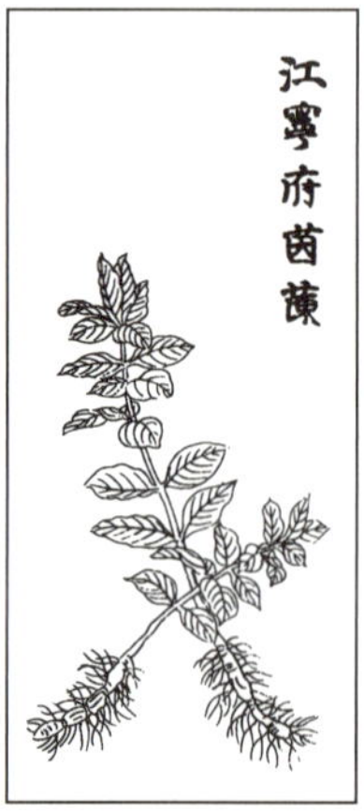

图 5 图经（绍）· 江宁府茵蔯

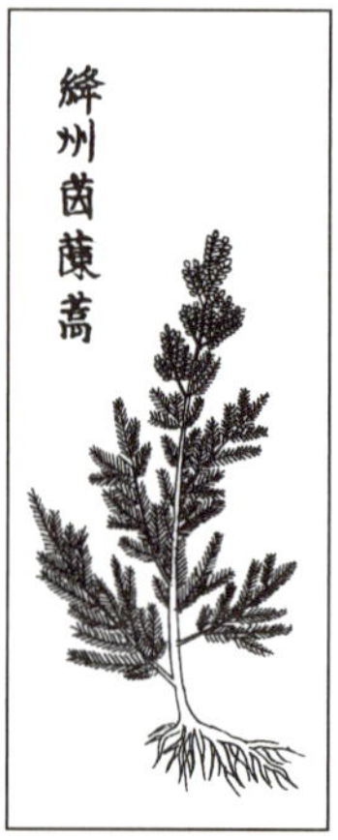

图 6 图经（绍）· 绛州茵蔯蒿

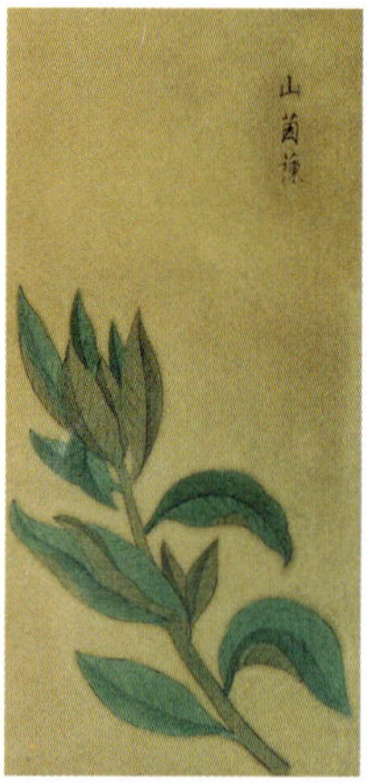

图 7 履巉岩 · 山茵蔯

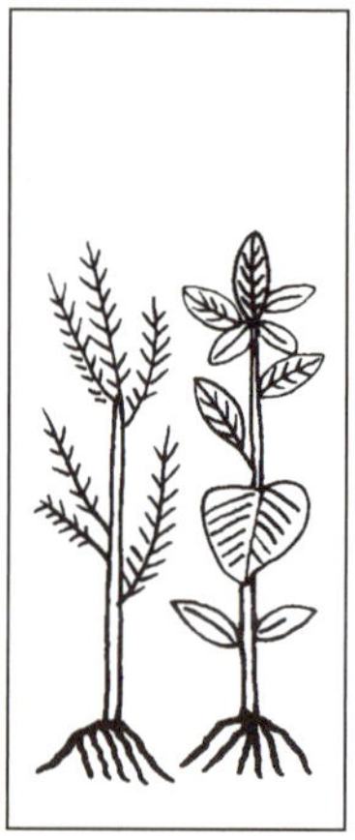

图 8 歌括 · 茵蔯蒿

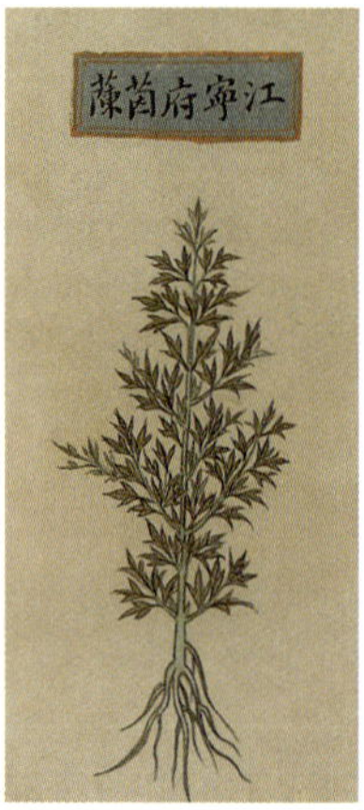

图 9 品汇 · 江宁府茵蔯

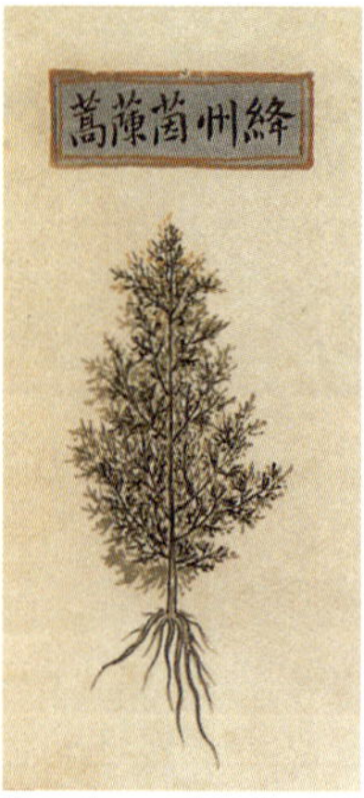

图 10 品汇 · 绛州茵蔯蒿

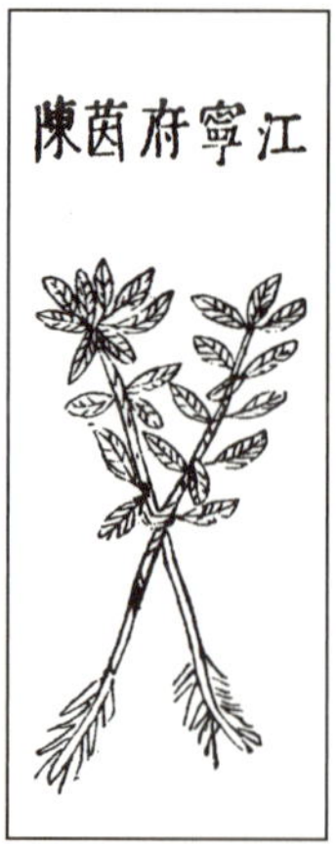

图 11 蒙筌 · 江宁府茵陈

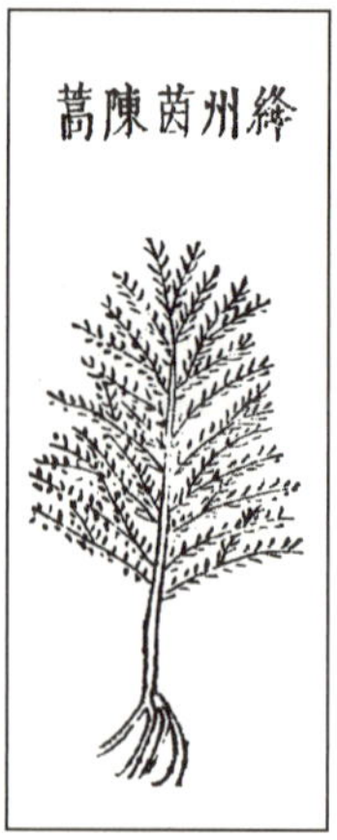

图 12 蒙筌 · 绛州茵陈蒿

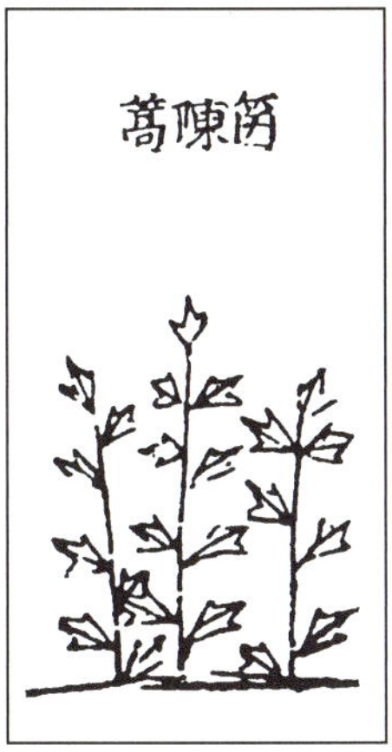

图 13　太乙・茵陈蒿

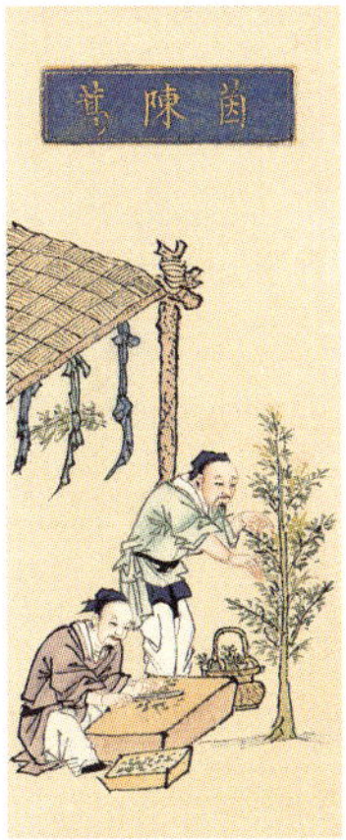

图 14　雷公・茵陈蒿

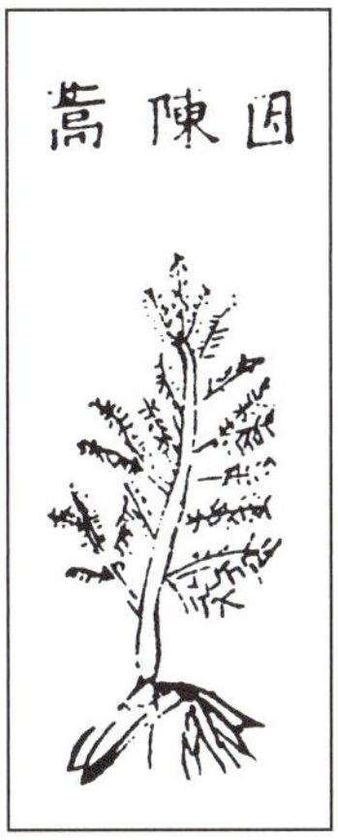

图 15　纲目（金）・因陈蒿

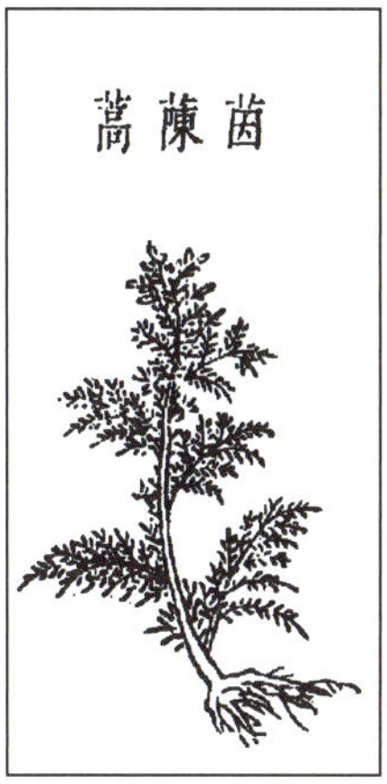

图 16　纲目（钱）・茵蔯蒿

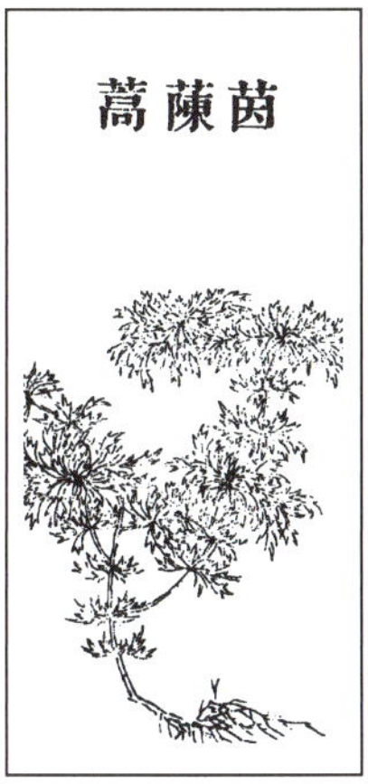

图 17　纲目（张）・茵蔯蒿

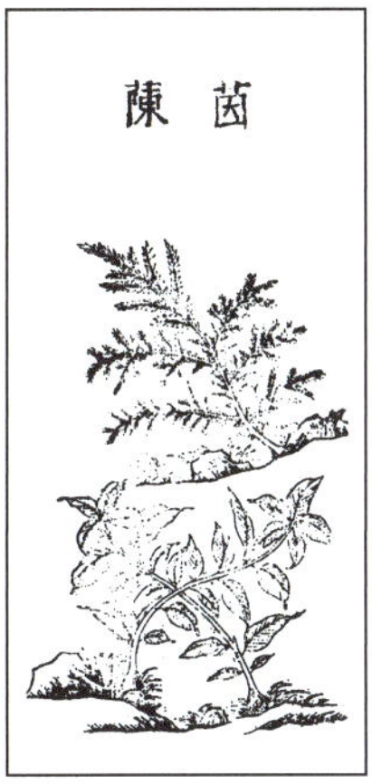

图 18　三才・茵蔯

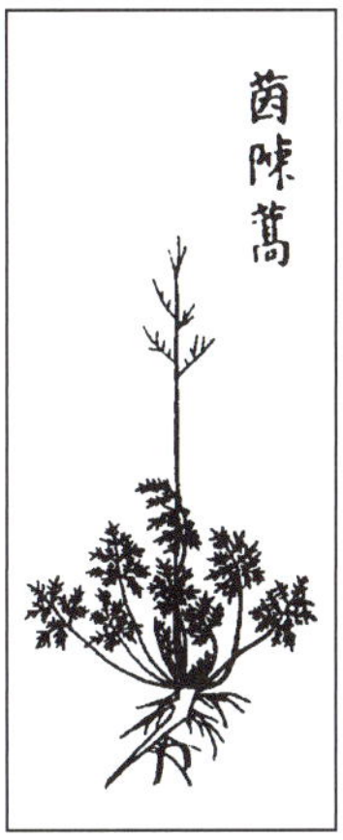

图 19　原始・茵陈蒿

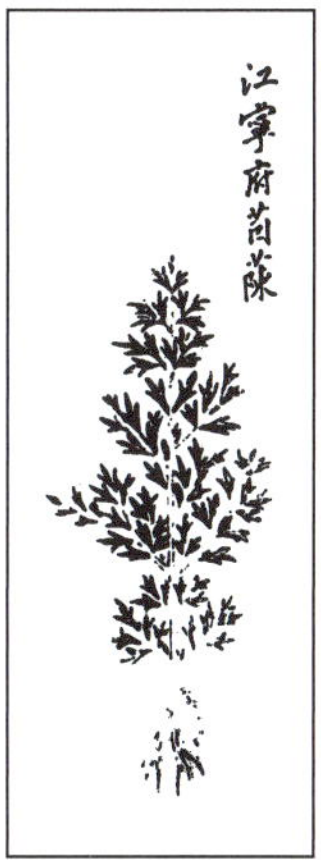

图 20　金石・江宁府茵蔯

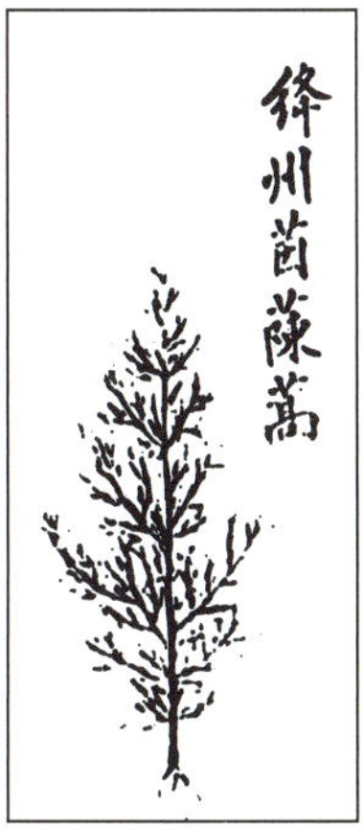

图 21　金石・绛州茵蔯蒿

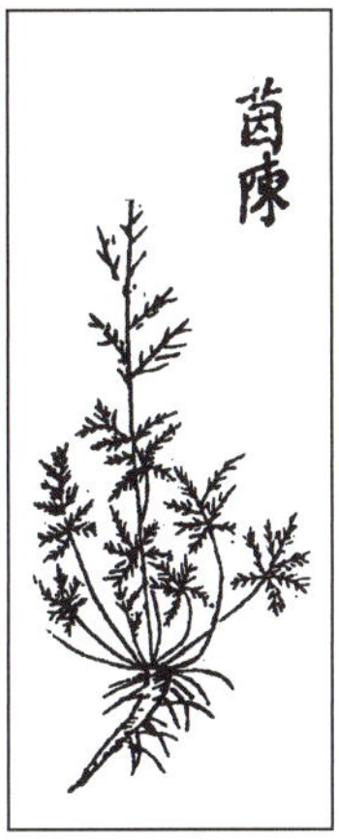

图 22　汇言・茵陈

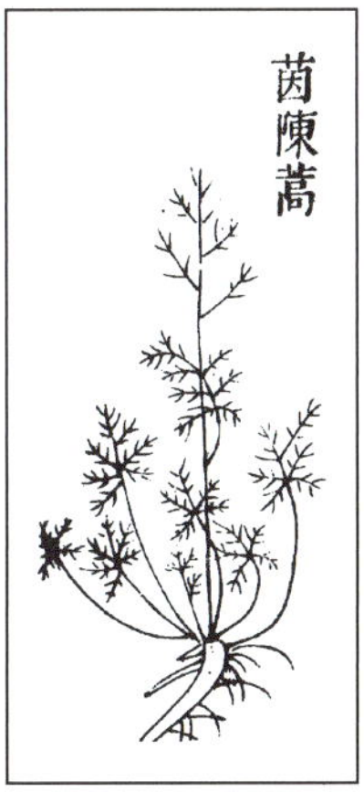

图 23　本草汇・茵陈蒿

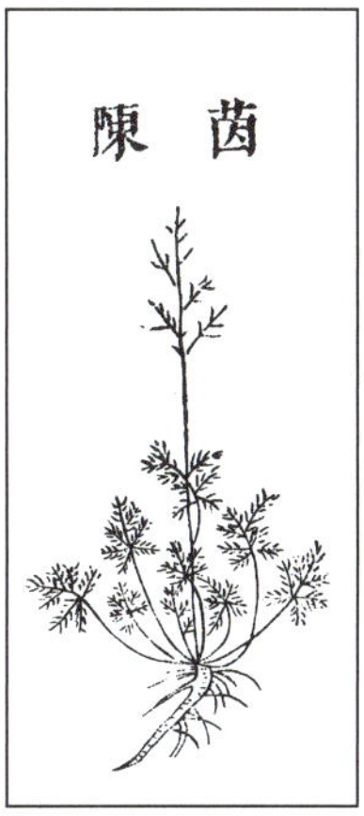

图 24　类纂・茵陈

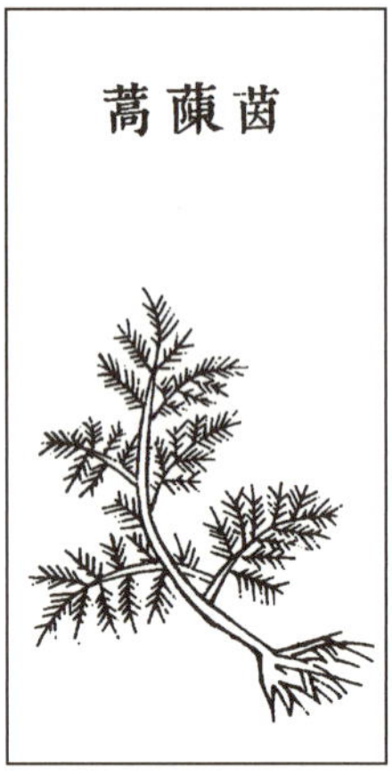

图 25　备要·茵蔯蒿

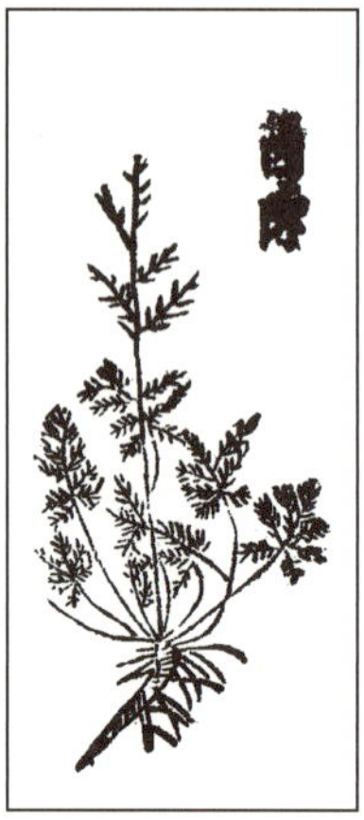

图 26　求真·茵陈

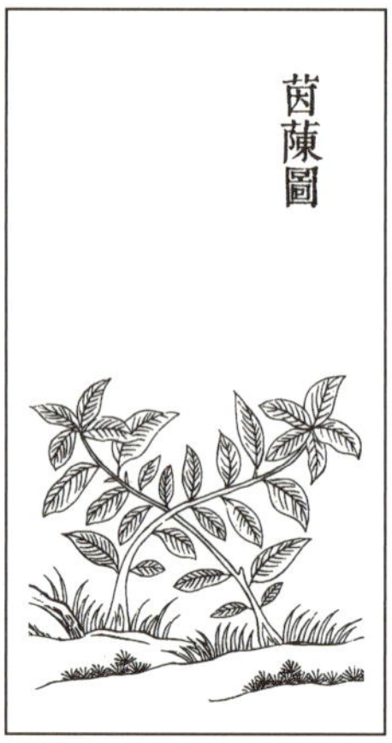

图 27　草木典·茵蔯图

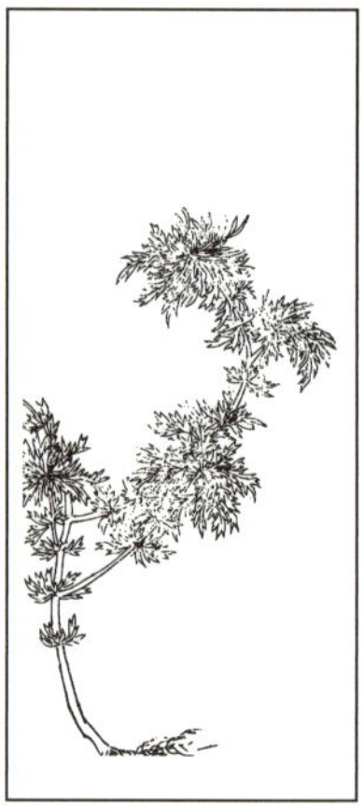

图 28　图考·茵陈

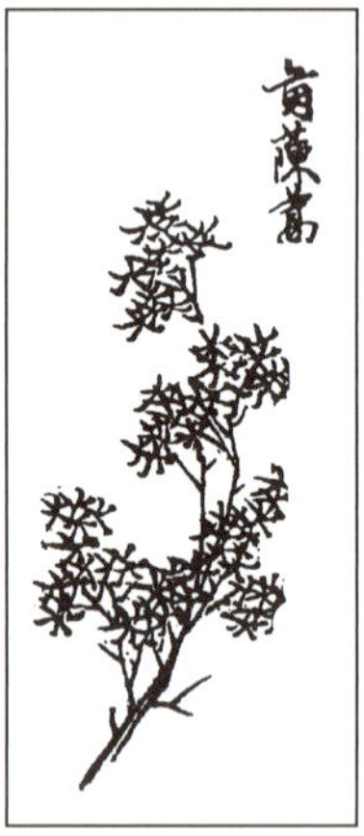

图 29　图说·茵蔯蒿

本品29图，取自23书，其中6幅彩图。有承继关系的图可分以下4个书类。

《本草图经》：该书的“江宁府茵蔯”“绛州茵蔯蒿”图分别存于《大观本草》（图1、2）、《政和本草》（图3、4）、《绍兴本草》（图5、6）。此三传本药图大同小异（详见“鉴药”项下）。今以《政和》图3、图4为《图经》图的代表。

仿绘《图经》2图的彩色图有：《本草品汇精要》“绛州茵蔯蒿”（图10）虽为彩色药图，但其图形大体仿绘自《图经》的同名图（图4）。《金石昆虫草木状》“绛州茵蔯蒿”（图21）则沿袭《品汇》同名彩图（图10）。

仿绘《图经》2图的墨线图有：《本草歌括》“茵蔯蒿”（图8）虽高度简略，并将《图经》原两图合并为一图，但据其2图的枝叶形态，可知分别仿绘自《图经》的图3和图4。《本草蒙筌》两图（图11、12），也均仿绘自《图经》同名图（图3、4），枝叶略有简化。《纲目》金陵本“因陈蒿”（图15）仿绘自《图经》图4，但图形粗略。《纲目》钱本“茵蔯蒿”（图16）亦仿绘《图经》图4，但图形较金陵本精细。《三才图会》“茵蔯”（图18）含上下两株植物，各加土地背景。上株仿绘自《图经》“绛州茵蔯蒿”（图4），下株仿绘“江宁府茵蔯”（图3）。《本草备要》“茵蔯蒿”（图25）简略，仿绘自《纲目》钱本图（图16）。《古今图书集成·草木典》“茵蔯图”（图27），仿绘《图经》“江宁府茵蔯”（图3），惟增添了草石背景。《本草简明图说》“茵蔯蒿”（图29），仿绘《纲目》钱本图16，但略有修饰。

《本草品汇精要》：仿绘该书彩图“江宁府茵蔯”（图9）的有《金石昆虫草木状》同名图（图20）。

《本草原始》：该书“茵陈蒿”（图19）的仿绘图有《本草汇言》“茵陈”（图22）、《本草汇》“茵陈蒿”（图23）、《本草纲目类纂必读》“茵陈”（图24）、《本草求真》（图26）等4图。

《植物名实图考》：该书“茵陈”（图28）的仿绘图有《纲目》张本“茵蔯蒿”（图17），后者增加了部分枝叶及根须。

以上29图中，除21幅属仿绘图外，尚有原创图或新增创意的插图8幅（图3、4、7、9、13、14、19、28）。见下“鉴药”项。

【文录】

三国魏《吴普本草》（见《御览》卷993“因尘”） 生田中。叶如蓝。十一月采。

《别录》（见《证类》卷7“茵蔯蒿”） 《别录》曰：生太山及丘陵坡岸上。五月及立秋采，阴干。

梁《本草经集注》（同上） 陶隐居云：今处处有，似蓬蒿而叶紧细，茎，冬不死，春又生。

题·刘宋《雷公炮炙论》（同上） 雷公云：凡使，须用叶有八角者，采得阴干，去根细剉用，勿令犯火。

唐《本草拾遗》（同上） 藏器云：虽蒿类，苗细经冬不死，更因旧苗而生，故名因陈，后加蒿字也。今又详此非菜中茵蔯也。

吴越《日华子本草》（同上） 《日华子》云：石茵蔯……又名茵蔯蒿、山茵蔯。本出和州及南山岭上皆有。

后蜀《蜀本草》（同上） 《蜀本》：叶似青蒿而背白。

宋《本草图经》（同上） 《图经》曰：茵蔯蒿，生泰山及丘陵坡岸上，今近道皆有之，而不及泰山者佳。春初生苗，高三五寸，似蓬蒿而叶紧细，无花实，秋后叶枯，茎秆经冬不死，至春更因旧苗而生新叶，故名茵蔯蒿。五月、七月采茎叶阴干，今谓之山茵蔯。江宁府又有一种茵蔯，叶大根粗，黄白色，至夏有花实。阶州有一种名白蒿，亦似青蒿而背白，本土皆通入药用之。今南方医人用山茵蔯，乃有数种。或著其说云：山茵蔯，京下及北地用者，如艾蒿，叶细而背白，其气亦如艾，味苦，干则色黑。江南所用，茎叶都似家茵蔯而大，高三四尺，气极芬香，味甘、辛，俗又名龙脑薄荷。吴中所用，乃石香葇也，叶至细，色黄，味辛，甚香烈，性温。误作解脾药服之，大令人烦。以本草论之，但有茵蔯蒿，而无山茵蔯。《本草注》云：茵蔯蒿叶似蓬蒿而紧细。今京下北地用为山茵蔯者是也。大体世方用山茵蔯疗脑痛，解伤寒发汗，行肢节滞气，化痰利膈，治劳倦最要。详本草正经，惟疗黄疸，利小便，与世方都不应。今试取京下所用山茵蔯，为解肌发汗药，灼然少效；江南山茵蔯，疗伤寒脑痛绝胜。此见诸医议论，谓家茵蔯亦能解肌下膈，去胸中烦。方家少用，但可研作饮服之。本草所无，自出俗方。茵蔯蒿复当别是一物，主疗自异，不得为山茵蔯，此说亦未可据。但以功较之，则江南者为胜；以经言之，则非本草所出。医方所用，且可计较功效，本草之义，更当考论尔。

明《本草蒙筌》卷2“草蒿” 谟按：谚云“三月茵陈四月蒿”，人每诵之。只疑两药一种，因分老嫩而异名也。殊不知叶虽近似，种却不同。草蒿叶背面俱青，且结花实；茵陈叶面青背白，花实全无。况遇寒冬，尤大差异。茵陈茎干不凋，至春复旧干上发叶，因干陈老，故名茵陈。草蒿茎干俱凋，至春再从根下起苗，如草重出，乃名草蒿。发旧干者三月可采，产新苗者四月才成。是指采从先后为云，非以苗分老嫩为说也。

明《本草纲目》卷15“茵蔯蒿”【释名】【时珍曰】茵蔯昔人多莳为蔬，故入药用山茵蔯，所以别家茵蔯也，洪舜俞《老圃赋》云“酣糟紫姜之掌，沐酰青蔯之丝”是也。今淮扬人二月二日犹采野茵蔯苗，和粉面作茵蔯饼食之。后人各据方土所传，遂致淆乱。今山茵蔯二月生苗，其茎如艾。其叶如淡色青蒿而背白，叶歧紧细而扁整。九月开细花黄色，结实大如艾子，花实并与庵蕳花实相似，亦有无花实者。

清《植物名实图考》卷11“茵陈蒿” 茵陈蒿……宋《图经》列叙数种，讫无定论。今以《蜀本草》注，叶似青蒿而背白、中州俗呼茵陈者当之。江南所用，或石香葇，或大叶薄荷，皆非蒿类。雩娄农曰：因陈，昔医皆谓因陈根而生，故名。日南多暑，冬草不死，北地之蒿，冻涂如涤。其陈根不拔者，唯此耳。循名责实，何庸聚讼？杜诗：茵陈春藕香。吾乡亦摘其嫩芽食之，谚曰：“四月茵陈五月蒿。”言至五月则老不中啖……此草春为茵陈，盛夏则蒿矣。

【鉴药】

“茵蔯蒿”首见《本经》。唐·陈藏器释其名曰：“虽蒿类，苗细，经冬不死，更因旧苗而生，故名‘因陈’，后加蒿字也。”陈藏器认为原名“因陈”，“蒿”字是后来加上去的。《太平御览》“因尘”条下所引，《本草经》名“因尘蒿”，内容与传世《神农本草经》多同。“尘”与“陈”或因同音假借。但《吴氏本草》则云：“因尘……生田中，叶如蓝，十一月采。”《广雅》释名：“因尘，马先也。”[1]这说明早在汉代或稍后，“因陈”这个药名就存在着“蒿”类（菊科）、马先蒿（玄参科）、“如蓝”（蓝有多种来源）等不同来源。

《本经》的“茵蔯蒿”当为多年生，属菊科蒿类。此种茵蔯蒿为古今常用药，能清利湿热，治黄疸、小便不利等症。梁·陶弘景云“今处处有”，说明其分布很广。陶弘景还描述其形状为：“似蓬蒿而叶紧细。”《蜀本草》引唐《图经》云：“叶似青

1 此条《太平御览》卷993“因尘”引作“《尔雅》：因尘，马生”。核查《尔雅》无此文，文见魏·张揖《广雅》卷10“释草”。

蒿而背白。”宋·苏颂《本草图经》除复述前人关于产地形态之言外，补充“春初生苗，高三五寸”一句。李时珍则云：“今山茵蔯二月生苗，其茎如艾。其叶如淡色青蒿而背白，叶歧紧细而扁整。九月开细花黄色，结实大如艾子，花实并与庵蔄花实相似，亦有无花实者。”据此，《中国药用植物志》结合《本草纲目》《植物名实图考》绘图确定此为菊科蒿属植物茵陈蒿*Artemisia capillaris* Thunb.。或考《名医别录》“生太山及丘陵坡岸”的茵陈，即今猪毛蒿*Artemisia scoparia* Waldst. et Kit.。且云《本草图经》中“绛州茵陈蒿”从产地分布来看似为此种。[1]以上两种为近缘植物，幼苗“似青蒿而背白”，干燥后柔软如绵，这是古今传统使用的茵陈蒿来源，习称“绵茵陈”。《日华子本草》提到“石茵陈，味苦凉”“又名茵蔯蒿、山茵蔯”，此种亦当为菊科蒿属（*Artemisia*）的茵陈蒿。

北宋时期，上述来源的茵陈被称之为“山茵蔯”。苏颂认为：“以本草论之，但有茵蔯蒿，而无山茵蔯。本草注云：‘茵蔯蒿叶似蓬蒿而紧细’。今京下北地用为山茵蔯者是也。”这种山茵陈“如艾蒿，叶细而背白，其气亦如艾，味苦，干则色黑”。可见“京下北地”（今河南开封及北方）所用的山茵蔯就是本草中的茵蔯蒿。但苏颂也发现：“大体世方用山茵蔯疗脑痛，解伤寒发汗，行肢节滞气，化痰利膈，治劳倦最要。详本草正经惟疗黄疸、利小便，与世方都不应。今试取京下所用山茵蔯，为解肌发汗药，灼然少效；江南山茵蔯，疗伤寒脑痛绝胜。”当时医方以山茵蔯为发汗理气行滞，这与本草只用茵陈蒿除黄利尿的功效不相符合。苏颂观察到，京下山茵蔯解肌发汗效果并不好，江南的山茵蔯却“疗伤寒脑痛绝胜”。由此可知，江南山茵蔯从疗效来看，是具有发汗作用的其他植物，并非本草疗黄利尿的正品茵陈蒿（亦即京下山茵蔯）。其实含有“茵陈”二字的药用植物很多，但多数并非菊科植物。

例如唐·陈藏器《本草拾遗》提到一种“菜中茵蔯”，云有别于药用茵陈。又李时珍提到：“茵蔯昔人多莳为蔬，故入药用山茵蔯，所以别家茵蔯也……今淮扬人二月二日犹采野茵蔯苗，和粉面作茵蔯饼食之。后人各据方土所传，遂致淆乱。”上述栽培的“菜中茵陈”“家茵陈”，据陈重明等考证，当为唇形科香薷属植物海州香薷*Elsholtzia splendens* Nakai。[2]陈重明等认为，古代药用正品的茵陈蒿野生资源广泛，无须栽培。此类家茵陈实际是唇形科植物的茎叶。

又，宋·苏颂提到下列与茵陈相关的植物：

“江宁府又有一种茵蔯，叶大根粗，黄白色，至夏有花实。”《本草图经》附有“江宁府茵蔯”图（图3），据考即唇形科牛至属植物牛至*Origanum vulgare* L.。[1]

“阶州有一种名白蒿，亦似青蒿而背白，本土皆通入药用之。”宋代“阶州”即

1 谢宗万：《中药材品种论述》中册，上海：上海科学技术出版社，1994：336.

2 陈重明、黄胜白等：《本草学》，南京：东南大学出版社，2005：251.

今甘肃陇南。据此，当地所用白蒿也是菊科蒿属（*Artemisia*）植物。

"江南所用，茎叶都似家茵蔯而大，高三四尺，气极芬香，味甘、辛，俗又名龙脑薄荷。""龙脑"是苏州府儒学前的小地名，所产薄荷最佳。此即唇形科植物薄荷*Mentha haplocalyx* Briq.，故与"家茵陈"（唇形科海州香薷）有相似之处。

"吴中所用，乃石香菜也，叶至细，色黄，味辛，甚香烈，性温。误作解脾药服之，大令人烦。"这种叶细辛香的植物即唇形科石荠苧属植物石香薷*Mosla chinensis* Maxim.。

由此可知，含有"茵陈"二字的药物虽多，但以治黄疸、利小便作用为主要功效的茵陈蒿正品是菊科蒿属（*Artemisia*）的植物。而以发汗解表，治伤寒湿滞、辛香、可食用的南方多种"茵陈"，皆为唇形科植物。

1.**《本草图经》**：该书有图两幅。其一"江宁府茵蔯"（图3）有根状茎，叶对生，其形态与《图经》"香薷"图（见本书"14-42香薷"图2）几乎全同。故此图所示，即前文提到的唇形科植物海州香薷*Elsholtzia splendens* Nakai。

其二"绛州茵蔯蒿"（图4）一茎独立，多分枝，枝上密生小叶，茎和分枝上部有穗状花序，今多以此图所示为猪毛蒿*Artemisia scoparia* Waldst. et Kit.。

2.**《履巉岩本草》**：该书"山茵蔯"（图7）示一枝条，单叶，或互生，或对生。叶椭圆形，表面绿，背面灰绿。从形态来看，此植物与古代茵陈蒿正品（菊科蒿属）、家茵陈或其他南方多用的茵陈（多为唇形科植物）都不相同。来源不明，待考。

3.**《本草品汇精要》**：该书"江宁府茵蔯"（图9）不同于《图经》同名图（图3），另行绘制了一幅可能是写生的茵陈图。此图形态表明本品近似菊科植物猪毛蒿*A. scoparia*。鉴于《图经》"江宁府茵蔯"（图3）所示来源不是茵陈蒿的正名。《品汇》编者根据当时用药实际，放弃《图经》原图，另行绘制。

4.**《太乙仙制本草药性大全》**：该书"茵陈蒿"（图13）绘3株草本植物，一茎直立，单叶互生。叶片三深裂。目前没有发现古代有此形态的茵陈。来源不明。

5.**《补遗雷公炮制便览》**：该书"茵陈蒿"（图14）实际上是将原植物与炮制合绘于一图。然画士竟然别出心裁，将仿绘的《品汇》"江宁府茵蔯"图掩去根部，变为一生长着的小树，再绘一人站在此树旁采集枝叶。"茵陈蒿"本是不高的草本植物，如此处理则大失其真。左边的炮制图乃据《雷公炮炙论》所示炮制法新绘。雷公法为："凡使，须用叶有八角者，采得阴干，去根，细剉用。勿令犯火。"故图中一人在切药。左草棚下悬挂此药，示意须风干。

6.**《本草原始》**：该书"茵陈蒿"（图19）写生绘成该图。主根单一，叶基生者多，二至三回羽状全裂，小叶细碎。其植株大体形态与菊科植物猪毛蒿*A. scoparia*相似。

7.**《植物名实图考》**：该书"茵陈"（图28）截取部分枝条，显示了其叶片着生的位置。《中国药用植物志》考本图所示来源当为菊科蒿属植物茵陈蒿*Artemisia* *capillaris* Thunb.。

另，关于此药的采收季节，《名医别录》记载是“五月及立秋采”。宋《本草图经》记载是“五月、七月采茎叶阴干”。但后世有“谚曰：四月茵陈五月蒿”之说。茵陈生长地区越往南，此谚语所云采集的月份越提前，故或云“三月茵陈四月蒿，五月茵陈当柴烧”。对此，陈嘉谟认为这是“茵陈”“青蒿”两种不同植物生长习性造成的。“茵陈茎干不凋，至春复旧干上发叶，因干陈老，故名茵陈。草蒿茎干俱凋，至春再从根下起苗，如草重出，乃名草蒿。发旧干者三月可采，产新苗者四月才成。是指采从先后为云，非以苗分老嫩为说也。”此说是将“蒿”作为“青蒿”解。还有一说，是将“蒿”作为长成之“蒿”，老则仅可作柴烧。对此，吴其濬的看法是：“吾乡亦摘其嫩芽食之，谚曰：‘四月茵陈五月蒿’。言至五月则老不中啖……此草春为茵陈，盛夏则蒿矣。”两相比较，似以吴氏所言为是。嫩茵陈乃合于食用，非为入药而言。取茵陈嫩苗入药，并不为古代所有药家认可。现代《日本药局方》以带花的全草入药，此符合中国古本草的记载。据某些学者研究，茵陈蒿利胆成分以花蕾待放时最高，幼苗期并不含这种成分。但也有学者研究结果认为，我国现时药用茵陈幼苗的习惯已有科学实验获得证明其具有利胆作用。因此，谢宗万认为，从保护药源的角度出发，用花穗、果穗是值得提倡的。[1]

【小结】

“茵陈蒿”为《本经》药，以治黄疸、利小便见长，为古今常用药。其命名与此植物“经冬不死，更因旧苗而生”苗，且为蒿类有关。据历代本草所载形态及功用，本品当为菊科植物茵陈蒿*Artemisia capillaris* Thunb.或猪毛蒿*Artemisia scoparia* Waldst. et Kit.。据考证，宋代用于解肌发汗、辛香理气的“茵陈”，均非菊科植物。其中可作菜蔬的“家茵陈”为唇形科植物海州香薷*Elsholtzia splendens* Nakai。此外苏颂提到的宋代南方有关药物亦多为唇形科植物。《本草图经》两幅茵蔯蒿图为两类不同来源的植物。《本草品汇精要》据用药实际，将《图经》“江宁府茵蔯”（原为唇形科植物）改绘为菊科蒿属植物，说明古代茵陈蒿的正品一贯来自菊科植物。

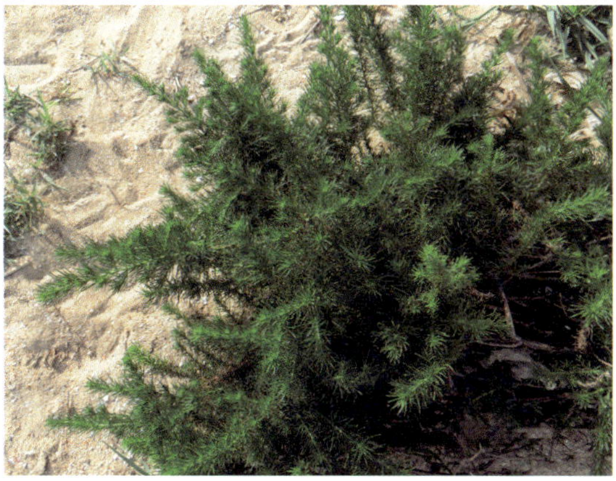

图 30　茵陈蒿 *Artemisia capillaris* 因干陈老而生

1　谢宗万：《中药材品种论述》中册，上海：上海科学技术出版社，1994：338.

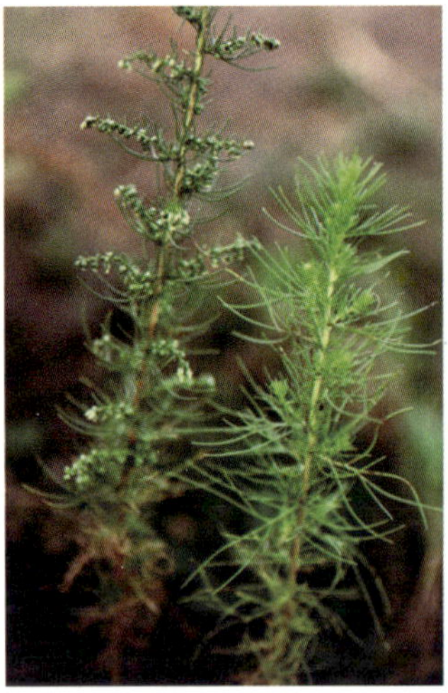
图 31　茵陈蒿

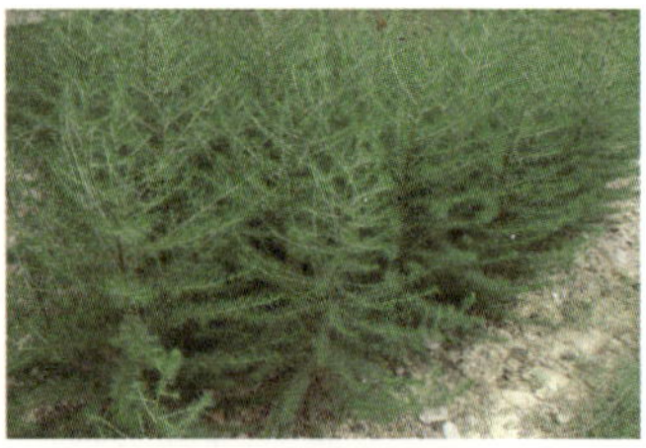
图 32　茵陈蒿栽培基地

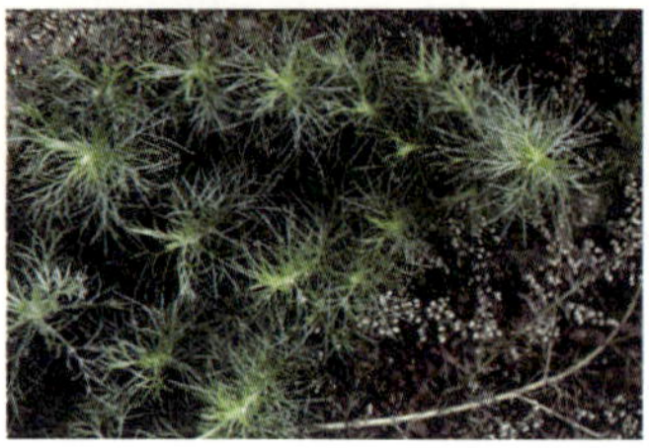
图 33　猪毛蒿 *Artemisia scoparia*

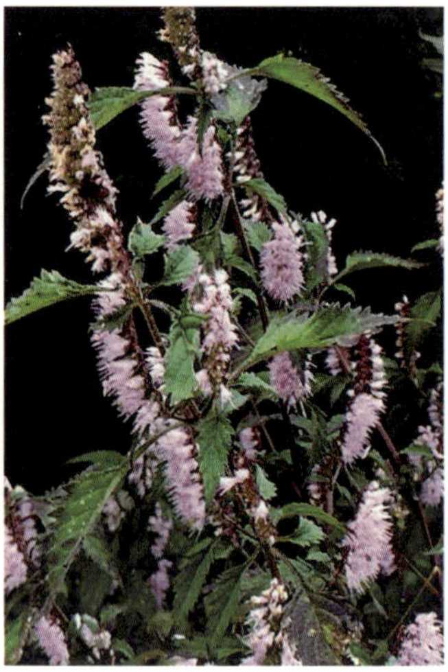
图 34　海州香薷 *Elsholtzia splendens*

15–8　青蒿

【品图】

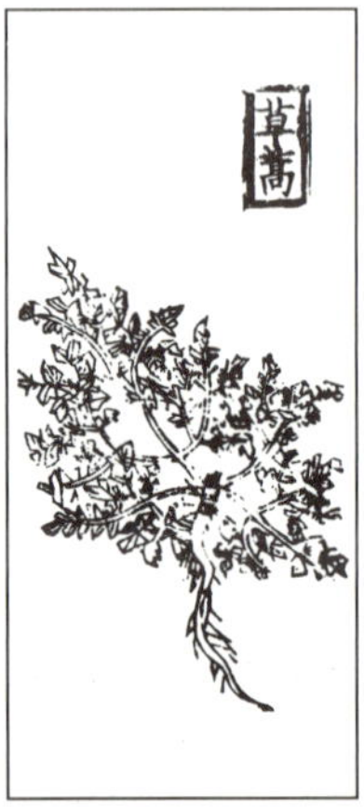

图 1　图经（大）· 草蒿 -1

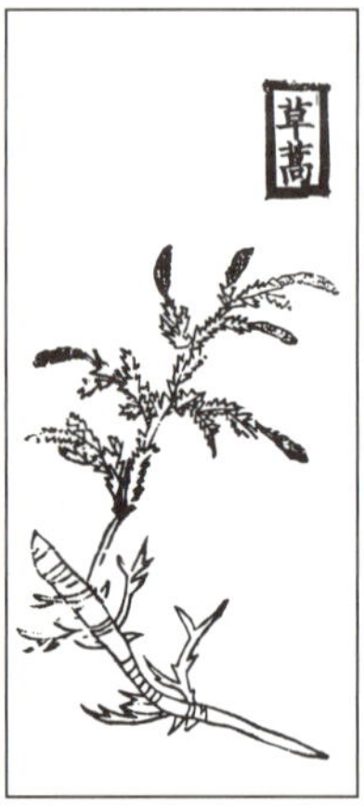

图 2　图经（大）· 草蒿 -2

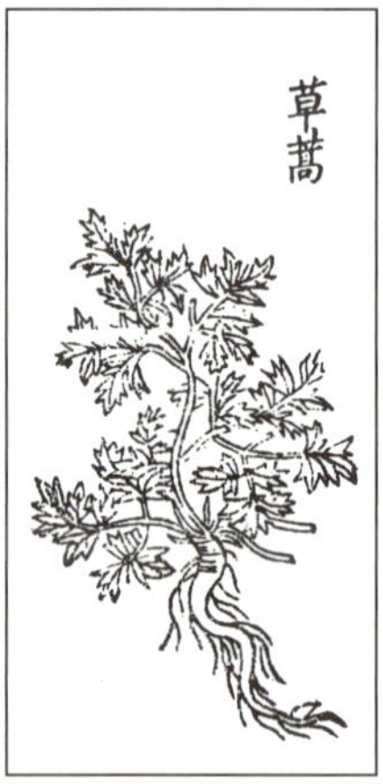

图 3　图经（政）· 草蒿 -1

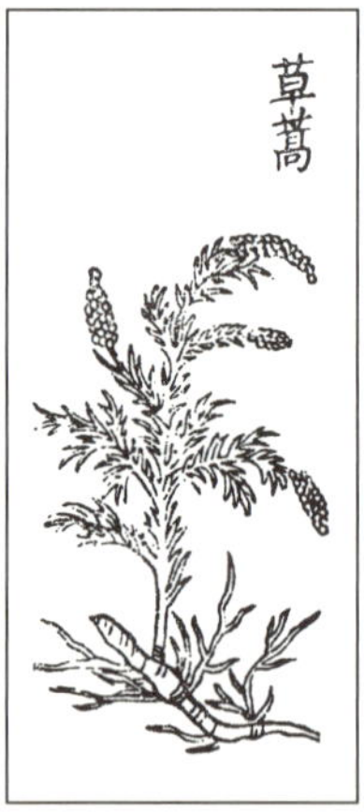

图 4　图经（政）· 草蒿 -2

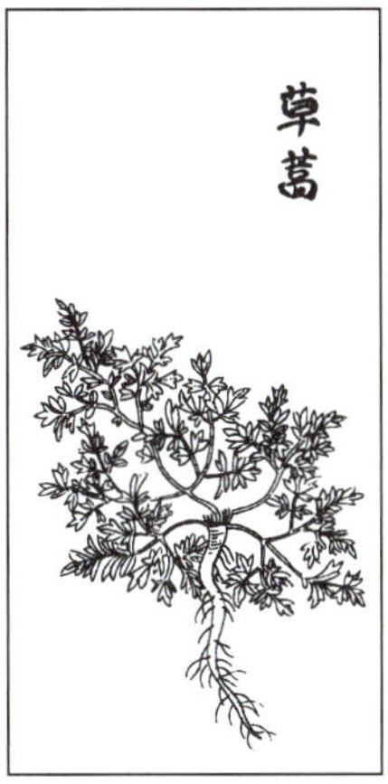

图 5　图经（绍）· 草蒿 -1

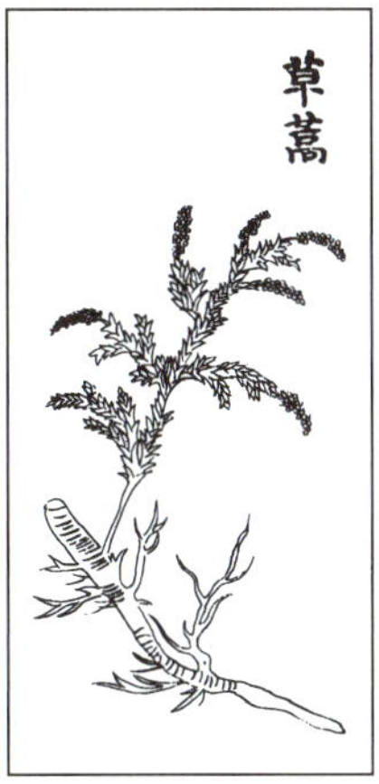

图 6　图经（绍）· 草蒿 -2

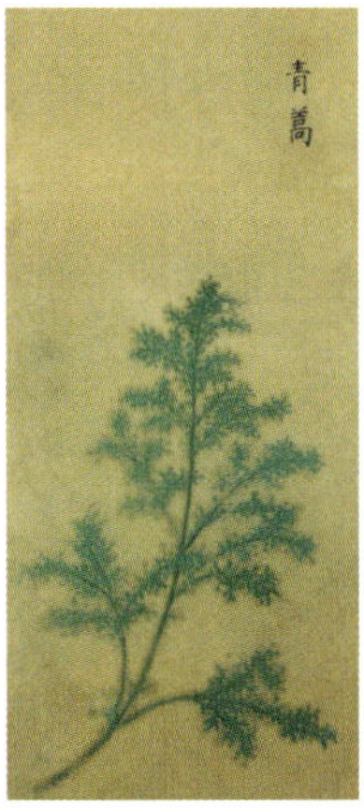

图 7　履巉岩 · 青蒿

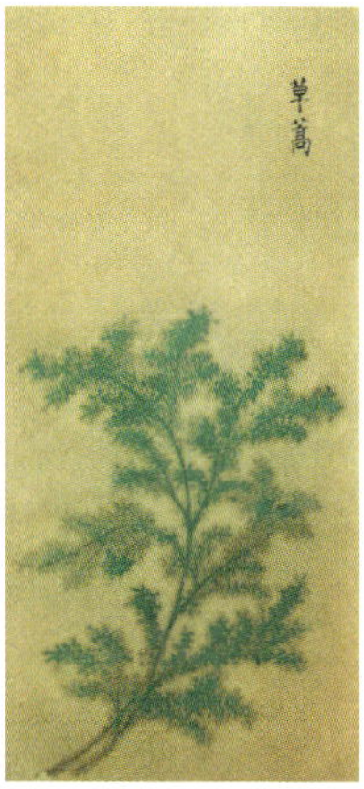

图 8　履巉岩 · 草蒿

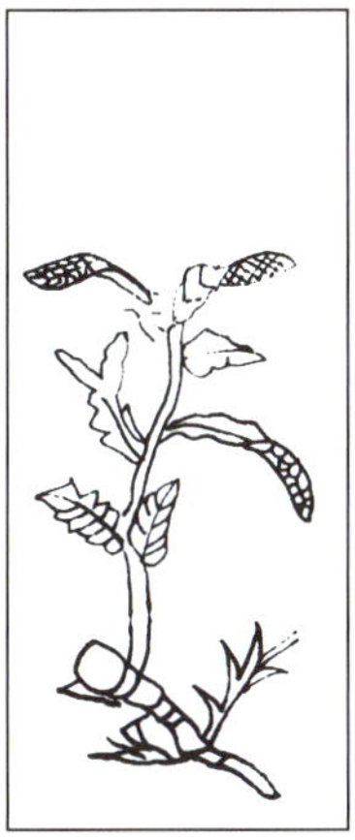
图 9　歌括 · 草蒿

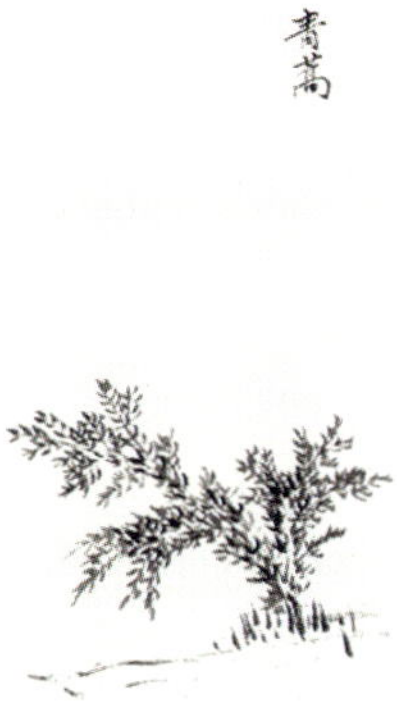

图 10　滇南图 · 青蒿

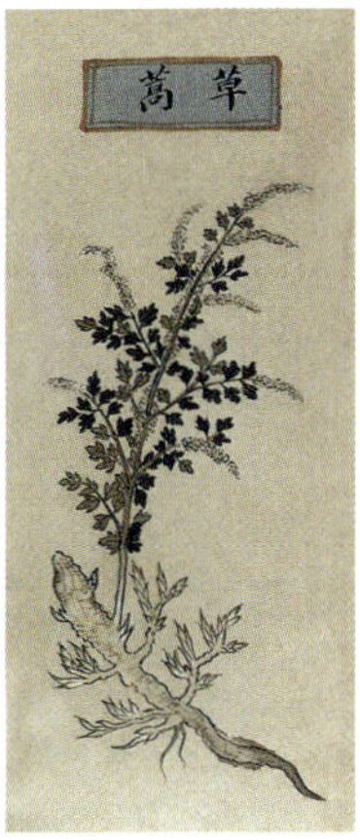

图 11　品汇 · 草蒿 -1

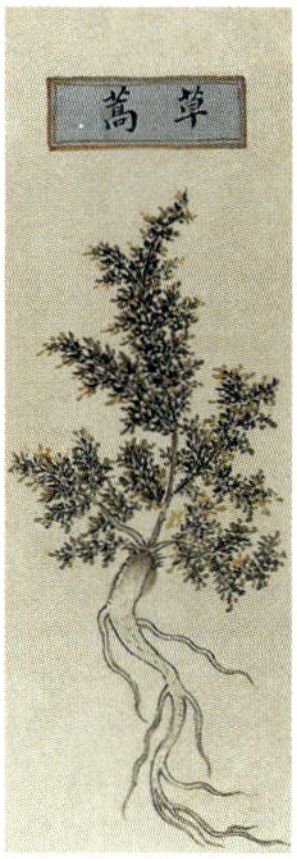

图 12　品汇 · 草蒿 -2

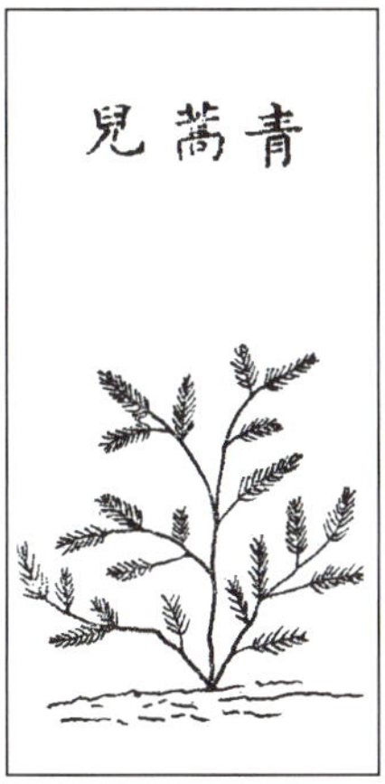

图 13　野菜谱 · 青蒿儿

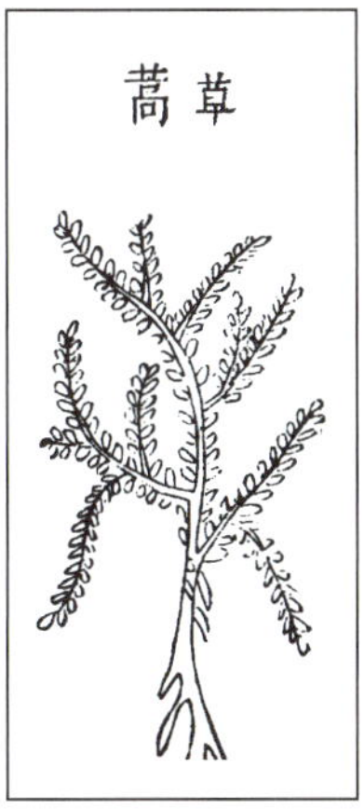

图 14　蒙筌 · 草蒿

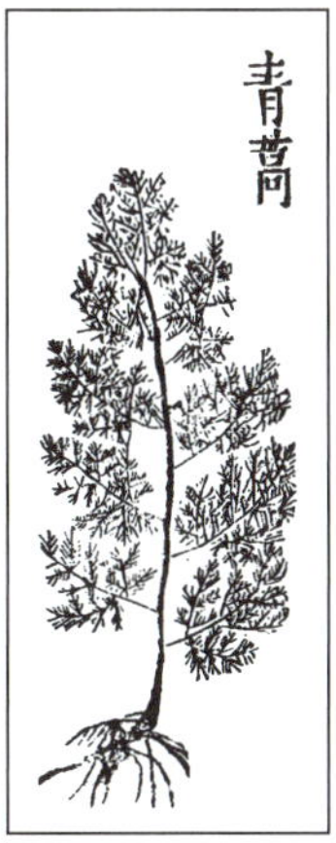

图 15　蒙筌 · 青蒿

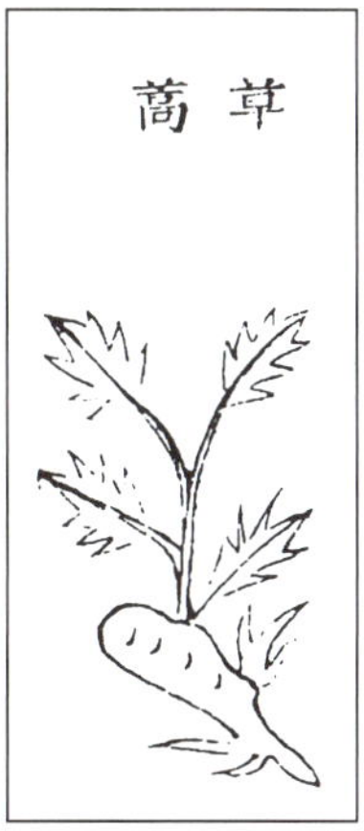

图 16　太乙 · 草蒿

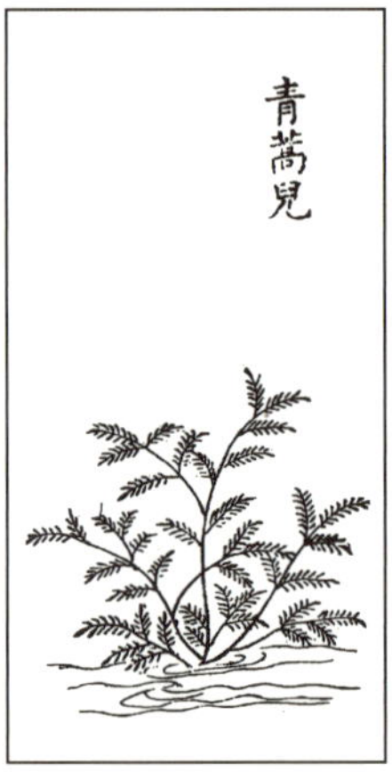

图 17　茹草·青蒿儿

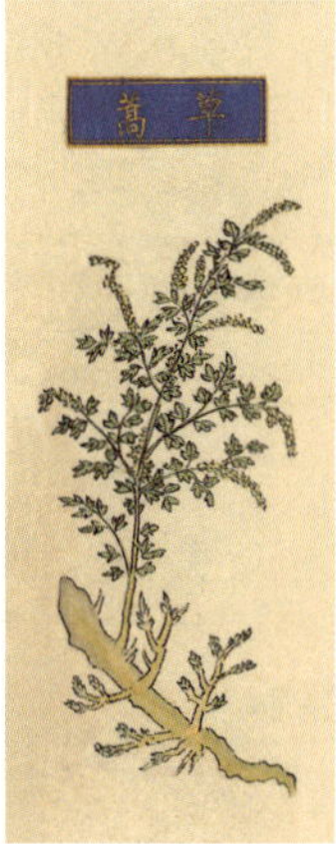

图 18　雷公·草蒿

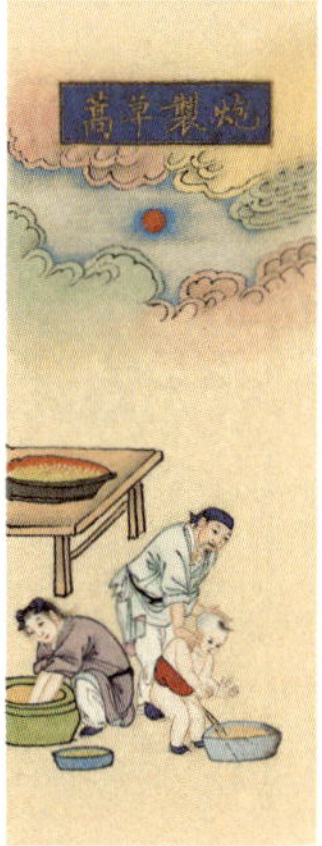

图 19　雷公·炮制草蒿

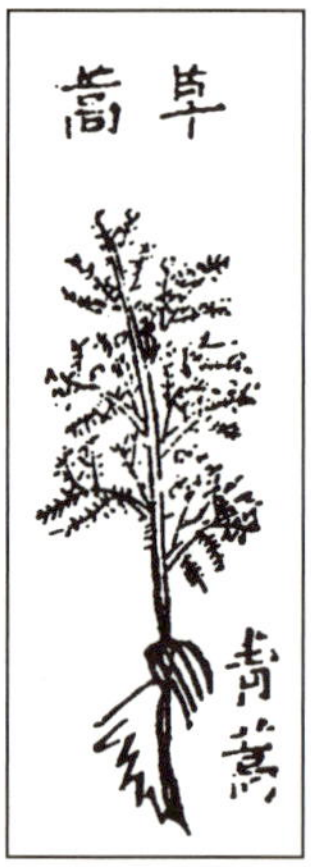

图 20　纲目（金）·草蒿

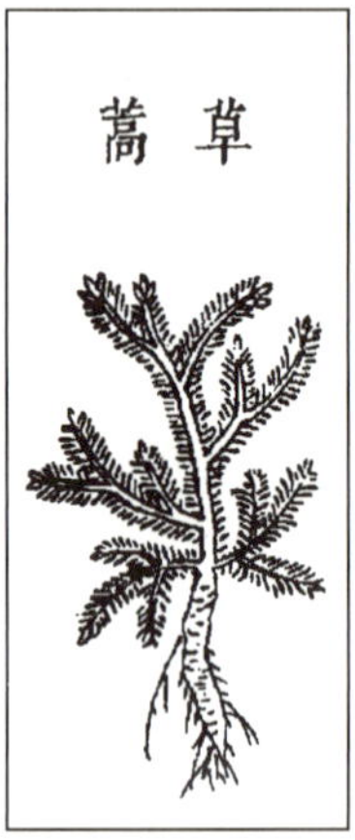

图 21　纲目（钱）·草蒿

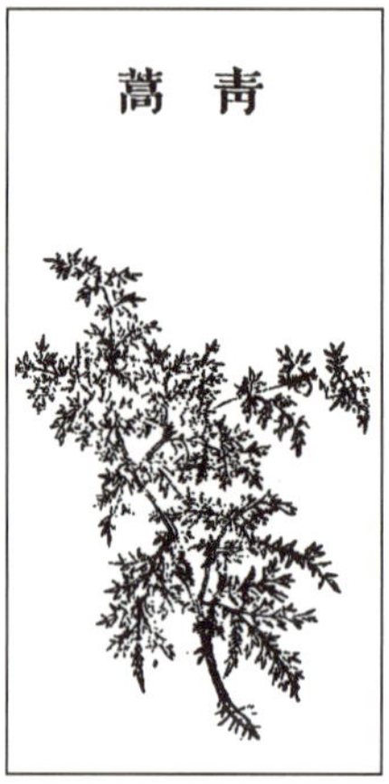

图 22　纲目（张）·青蒿

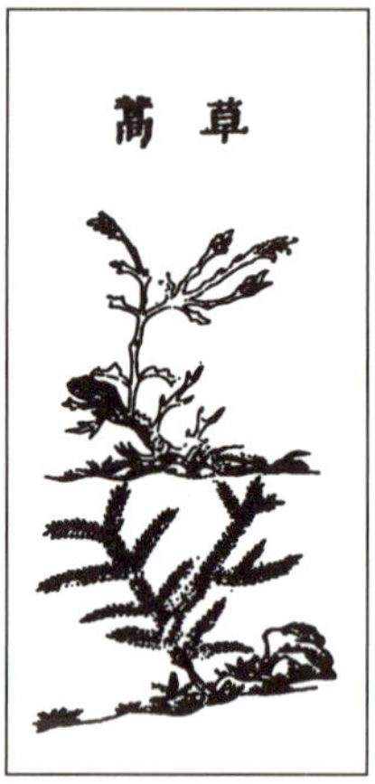

图 23　三才·草蒿

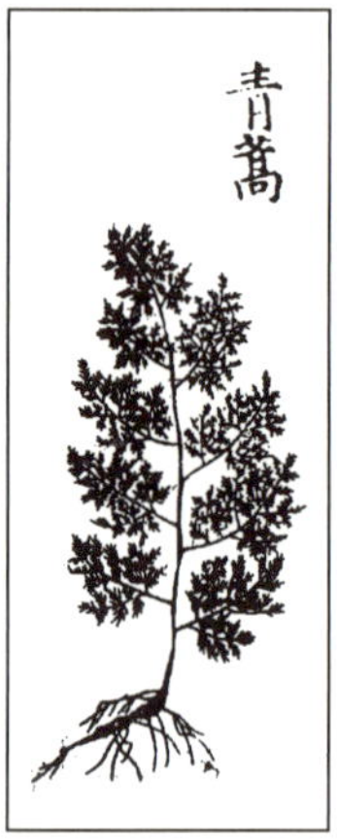

图 24　原始·青蒿

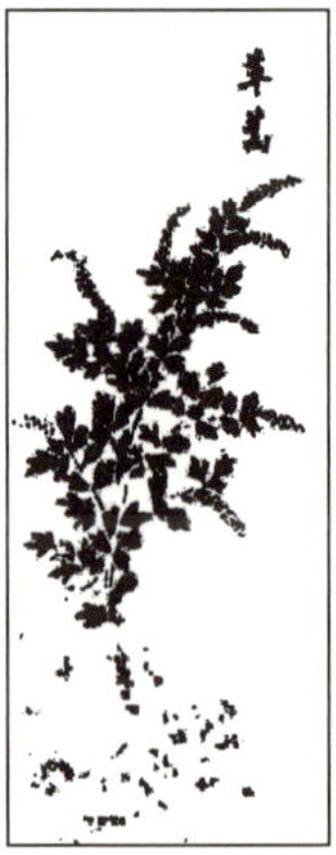

图 25　金石·草蒿 -1

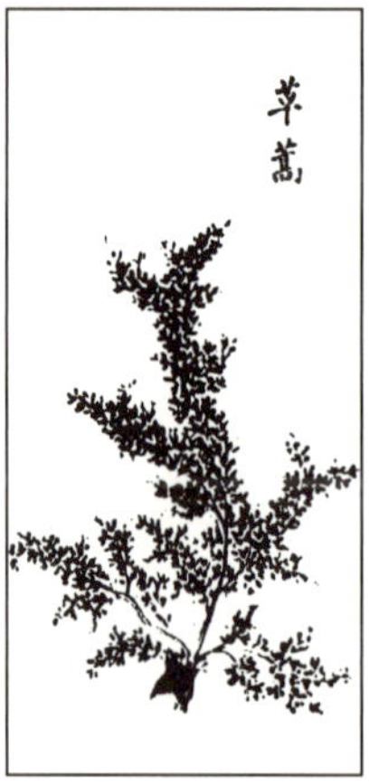

图 26　金石·草蒿 -2

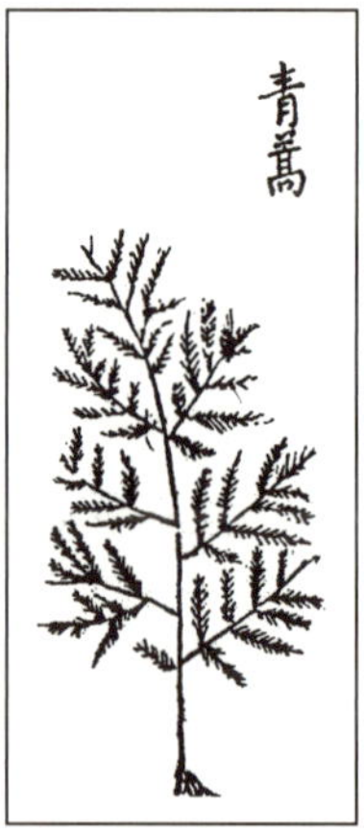

图 27　汇言·青蒿

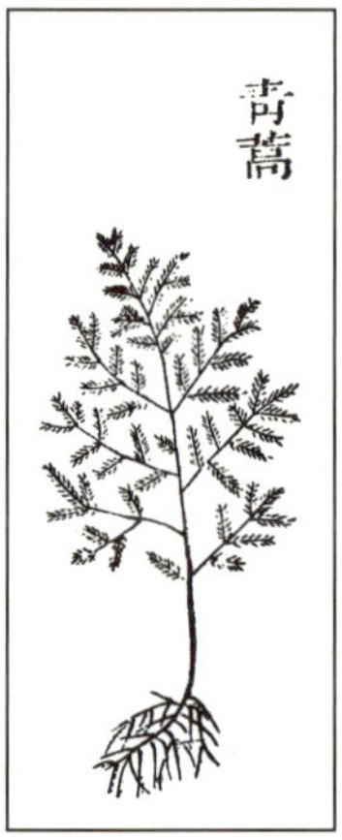

图 28　类纂·青蒿

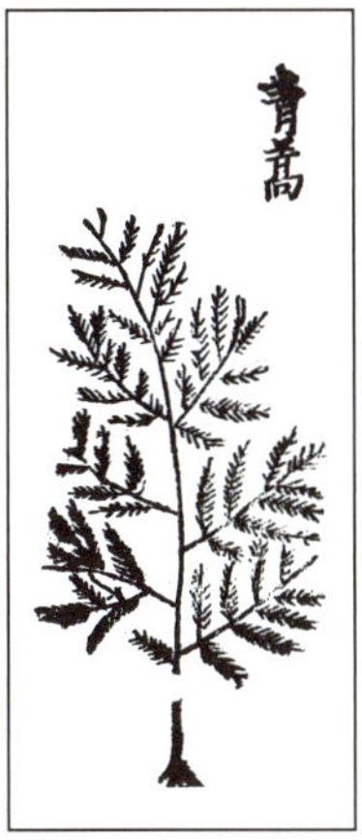

图 29　求真·青蒿

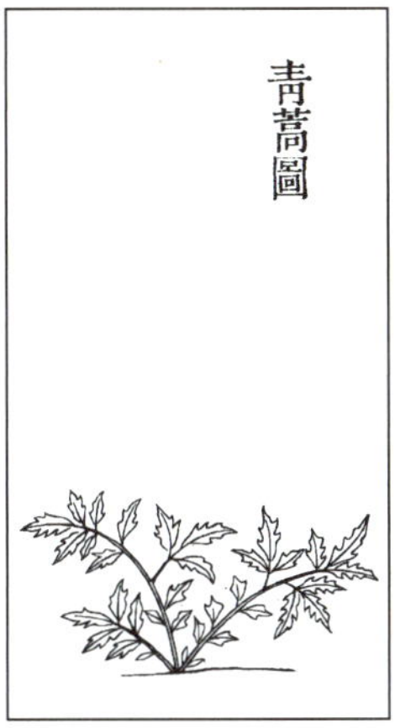

图 30　草木典·青蒿图

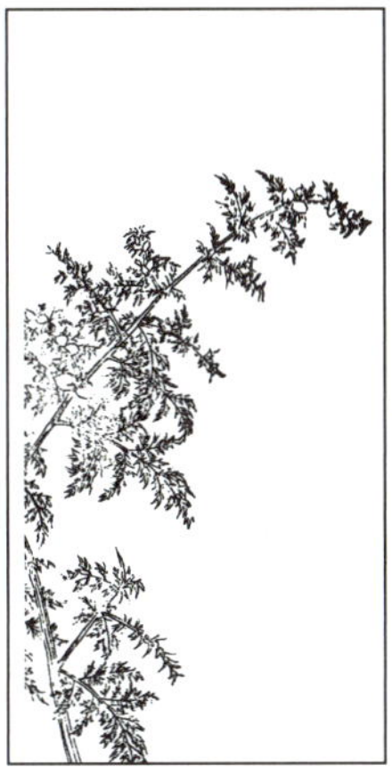

图 31　图考·青蒿

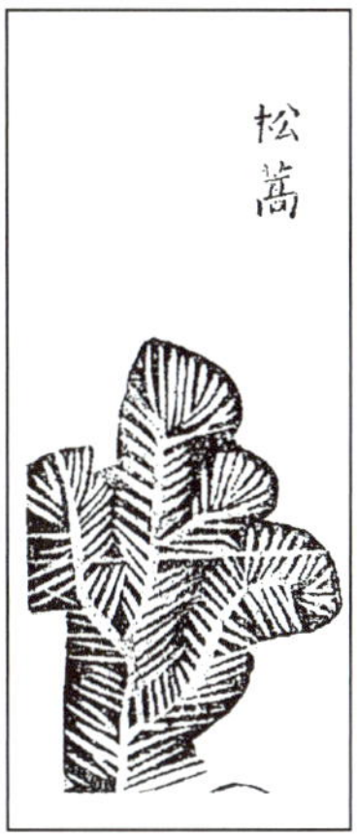

图 32　便方·松蒿

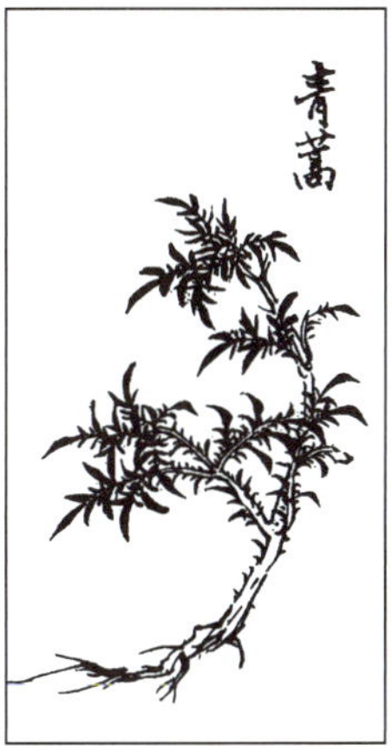

图 33　图说·青蒿

本品33图，取自25书，其中8幅彩图。有承继关系的图可分以下5个书类。

《本草图经》：该书的“草蒿”2图分别存于《大观本草》（图1、2）、《政和本草》（图3、4）、《绍兴本草》（图5、6）。此三传本药图大同小异（详见“鉴药”项下）。今以《政和》图3、图4为《图经》图的代表。

仿绘《图经》2图的墨线图有：《本草歌括》“草蒿”（图9）、《太乙仙制本草药性大全》“草蒿”（图16）均仿绘自《图经》的图4，两图高度简略，且图16无端将根状茎夸张放大。《三才图会》“草蒿”（图23）含各加土地背景的上下两个部分，其上部植物图形仿绘自《图经》“草蒿-2”（图4），但对其叶及花序简化处理。其下部植物图的分枝似亦仿绘自图4，但将叶片绘成沿着茎枝生长的整齐小叶，与原图叶片表示法大不相同。但这种改动是随意的，并无鉴定意义。《本草蒙筌》2幅图，绘成时代比较晚（1640年）。其中“草蒿”（图14）与《三才图会》“草蒿”（图23）下部植物表现法多同，但增绘了主根。“青蒿”（图15）则仿绘自《本草原始》“青蒿”（图24）。《本草简明图说》“青蒿”（图33）的图形乍看不同于前人所绘，但其茎枝均有密生小叶的特点，泄露其仿绘《图经》“草蒿-2”（图4）的痕迹。经该书美化后的“青蒿”图与实物并无相似之处。

值得注意的是《本草纲目》三系版本完全不同的3幅药图。其中《纲目》金陵本“草蒿”（图20）有注文“青蒿”，其图与该书“因陈蒿”（见本章15-7“因陈蒿”图15）基本一致。其“因陈蒿”（图15）乃仿绘简化自《图经》“绛州茵蔯蒿”图，并非原创。由此可见绘图者将茵陈蒿与青蒿视为一物，故所绘亦同。《纲目》钱本“草蒿”

（图21）看似不同于前人任何药图，但其所绘植物有主根，此同《图经》图3；其细小叶片沿着茎枝密布，此又似《图经》图4茎叶的简易表现法。这种表现法在《本草蒙筌》“草蒿”（图14）、《三才图会》图23（下部植株）亦可见到。因此，《纲目》钱本图21并非原创，而是拼凑多图而成的一个怪图。

《本草品汇精要》：《补遗雷公炮制便览》“草蒿”（图18）仿绘自《品汇》之“草蒿-1”（图11）。《金石昆虫草木状》的两幅“草蒿”（图25、26）均沿袭《品汇》同名彩图（图11、12）。

《野菜谱》：该书“青蒿儿”（图13）的仿绘图有《茹草编》同名图（图17）。另《草木典》“青蒿图”（图30）虽然叶片形状有了改变，但其图的构图方式表明此图乃取法《野菜谱》图13，但将原图简略的分裂叶予以美化，并非另行写生。

《本草原始》：该书“青蒿”（图24）的仿绘图有《本草蒙筌》“青蒿”（图15）、《本草汇言》“青蒿”（图27）、《本草纲目类纂必读》“青蒿”（图28）、《本草求真》“青蒿”（图29）等4图。

《植物名实图考》：该书的“青蒿”（图31）仿绘者有《本草纲目》张本“青蒿”（图22）。后者描绘枝叶手法全同图31，但却另仿《纲目》钱本图21，增绘了主根。

以上33图中，除21幅属仿绘图外，尚有原创图或新增创意的插图12幅（图3、4、7、8、10、11、12、13、19、24、31、32）。见下“鉴药”项。

【文录】

《本经》《别录》（见《证类》卷10“草蒿”） ……**一名青蒿，一名方溃。**生华阴川泽。

梁《本草经集注》（同上） 陶隐居云：处处有之。即今青蒿。人亦取杂香菜食之。

后蜀《蜀本草》（同上）《蜀本》：《图经》云叶似茵蔯蒿而背不白，高四尺许。四月、五月采苗，日干。江东人呼为犼蒿，为其臭似犼，北人呼为青蒿。《尔雅》云：蒿，菣。释曰：蒿一名菣。《诗·小雅》云“食野之蒿”。陆机云“青蒿也”。荆、豫之间，汝南、汝阴皆云菣。孙炎云：荆楚之间谓蒿为菣。郭云“今人呼青蒿香中炙啖者为菣”是也。

吴越《日华子本草》（同上）《日华子》云：臭蒿子……又名草蒿。

宋《本草图经》（同上）《图经》曰：春生苗，叶极细嫩，时人亦取杂诸香菜食之。至夏，高三五尺。秋后开细淡黄花，花下便结子，如粟米大，八、九月间采子，阴干。根、茎、子、叶并入药用，干者炙作饮香尤佳。

宋《梦溪笔谈》卷26“药议” 蒿之类至多。如青蒿一类，自有两种：有黄色者，有青色者。《本草》谓之青蒿，亦恐有别也。陕西绥、银之间有青蒿，在蒿丛之间，时有一两株，迥然青色，土人谓之香蒿，茎华与常蒿悉同，但常蒿色绿，而此蒿色青翠一如松桧之色至深，余蒿并黄，此蒿独青，气稍芬芳，恐古人所用，以此为胜。

宋《本草衍义》卷11“草蒿” 今青蒿也。在处有之，得春最早，人剔以为蔬，根赤叶香。

宋《履巉岩本草》卷上“青蒿” 一名三庚草……于三伏内，每遇庚日，日未出时采摘一握，挂于宅庭，可以辟邪气。一名草蒿，一名方溃。春初嫩时亦可作菜食。

题·明《滇南本草图说》卷3“青蒿” 形似蒿，开黄花，生子如粟米大。

明《本草纲目》卷15“青蒿” 【释名】【时珍曰】《晏子》云：蒿，草之高者也。按《尔雅》诸蒿，独菣得单称为蒿，岂以诸蒿叶背皆白，而此蒿独青，异于诸蒿故耶？【集解】【时珍曰】青蒿二月生苗，茎粗如指而肥软，茎叶色并深青。其叶微似茵蔯而面背俱青。其根白硬。七八月开细黄花颇香。结实大如麻子，中有细子。

清《本经逢原》卷2“青蒿” 发明：青蒿亦有二种，一种发于早春，叶青如绵茵陈，专泻丙丁之火，能利水道，与绵茵陈之性不甚相远。一种盛于夏秋，微黄如地肤子，专司甲乙之令，为少阳、厥阴血分之药。故茎紫者为良。

清《植物名实图考》卷11“青蒿” 与黄花蒿无异。《梦溪笔谈》以色深青为别。李时珍云：青蒿结实大如麻子，中有细子。湖南园圃中极多，结实如芡实大。北地颇少。

【鉴药】

“青蒿”首见于《本经》，原正名“草蒿”。或云青蒿之名最早见于《五十二病方》，从医方书记载确实如此。但药物最早出处一般以本草专著单独立条为准。“青蒿”在《本经》“草蒿”条作为别名，因此本草书仍以“青蒿”首见《本经》。

“蒿”是野外最常见的植物之一。《蜀本草》在“草蒿”条引录了早期有关“蒿”的主要文献记载，其中提到：“《图经》云叶似茵蔯蒿而背不白，高四尺许。四月、五月采苗，日干。”突出了“草蒿”最主要的特点是“叶似茵蔯蒿而背不白”，可知本品为菊科植物茵陈蒿*Artemisia capillaris* Thunb.的近缘植物。

早期本草书所记载的药物，从现代眼光来看，有不少是一类有某种相似特点的药，而不是动植物分类学中的一个种。《诗经·小雅》有“呦呦鹿鸣，食野之蒿”之句。在“蒿”一名之下，《蜀本草》就曾引用了多种先秦至魏晋时期各地关于“蒿”的记载。《尔雅》云：“蒿，菣。”菣，音qin。郭璞注：“今人呼青蒿，香中炙啖者为菣。”陆机《草木鸟兽虫鱼疏》则云：“食野之蒿：蒿，青蒿也。香中炙啖。荆豫之间，汝南、汝阴皆云菣也。”此外，“江东人呼为犼蒿，为其臭似犼，北人呼为青蒿”（见《蜀本草》引）。犼，音xin。《中华字海》引《正字通》：“一种似狸猫而比之更小的动物。有臭气，黄斑色，吃虫、鼠和草根。”以上叙述中，既有“香中炙啖”的青蒿，也有臭似狝的青蒿。因此，在本草发展早期，“草蒿”（青蒿）的植物来源就非单一植物种。

梁·陶弘景注释“草蒿”云：“处处有之。即今青蒿。人亦取杂香菜食之。”宋·苏颂综合前人及当时之人之说：“春生苗，叶极细嫩，时人亦取杂诸香菜食之。至夏，高三五尺。秋后开细淡黄花，花下便结子，如粟米大，八九月间采子，阴干。根、茎、子、叶并入药用，干者炙作饮香尤佳。”宋·寇宗奭云：“今青蒿也。在处有之，得春最早，人剔以为蔬，根赤叶香。”宋《履巉岩本草》“青蒿”载：“春初嫩时亦可作菜食。”以上皆属古代“香中炙啖”类的青蒿，可作菜作饮。

但具有臭味青蒿也入药用。《日华子本草》云：“臭蒿子……又名草蒿。”宋·沈括《梦溪笔谈》则云：“蒿之类至多。如青蒿一类，自有两种：有黄色者，有青色者。《本草》谓之青蒿，亦恐有别也。”这是以颜色偏黄、偏青来区分种类。沈氏又云：“陕西绥、银之间有青蒿，在蒿丛之间，时有一两株，迥然青色，土人谓之香蒿，茎华与常蒿悉同，但常蒿色绿，而此蒿色青翠，一如松桧之色至深，余蒿并黄，此蒿独青，气稍芬芳，恐古人所用，以此为胜。”据此，其中色青者因气稍芬芳又被称之为“香蒿”，很明显，此非臭似狝的青蒿。李时珍对青蒿的描述是：“青蒿二月生苗，茎粗如指而肥软，茎叶色并深青。其叶微似茵蔯而面背俱青。其根白硬。七八月开细黄花颇香。结实大如麻子，中有细子。”但李时珍另立黄花蒿，将臭似狝的青蒿归入黄花蒿。清·吴其濬则云：青蒿“与黄花蒿无异。《梦溪笔谈》以色深青为别。李时珍云‘青蒿结实大如麻子，中有细子。’湖南园圃中极多，结实如芡实大。北地颇少”。可见不同地区的青蒿来源也会有差别。

李时珍在“黄花蒿”条提到了香、臭两种蒿的区别：“香蒿、臭蒿，通可名草蒿。此蒿与青蒿相似，但此蒿色绿带淡黄，气辛臭不可食，人家采以罨酱黄、酒曲者是也。”据此可知，香蒿气稍芬芳，色青绿，嫩时可作菜作饮；臭蒿绿带淡黄，气辛臭，可配合做酱黄、酒曲。现代中外学者据以上记载，以及《植物名实图考》等书之图，将原来同存于草蒿（青蒿）名下的这两种蒿区分开来，其中香蒿即菊科蒿属植物青蒿*Artemisia carvifolia* Buch.-Ham.［*A. apiacea* Hance］，臭蒿即同属植物黄花蒿 *Artemisia annua* Linn.。近据研究，植物学黄花蒿具有浓烈的挥发性香气。据其形态及“气辛臭”气味推断，此种黄花蒿为现代植物学所说的蒿属植物臭蒿*Artemisia hedinii* Ostenf et Pauls.。[1]但据古今用药传承实际，植物学中的黄花蒿确实多用于罨酱黄、酒曲，且“气辛臭”相对于“气稍芬芳”而言，并未特指某种气味。古代辨认青蒿来源并不十分精细，不排除黄花蒿的来源中还有臭蒿*A. hedinii*。但在没有完成现实品种使用调查之前，无法认定《纲目》黄花蒿的来源就是植物学的臭蒿

1 向丽、张卫、陈士林：中药青蒿本草考证及DNA鉴定，药学学报，2016，51（03）：490.

A. hedinii。

由于植物青蒿资源稀少，黄花蒿资源量大，且含有截疟功效的青蒿素,故当今学者多将植物黄花蒿作为中药青蒿来源。[1]从古本草记载来看，此举并非不可。但古本草中黄花蒿只是草蒿（青蒿）的来源之一，不是唯一 。青蒿因为现代青蒿素的发现而声名远播。现代研究证明，植物分类学中的青蒿*A. carvifolia*不含青蒿素。此结果不等于说古代医药书记载有误。传统药物（尤其是在本草发展早期）来源往往是具有某种特点的一类物体。本条前述史实可知，当今植物分类学中的黄花蒿*A. annua*很早就是“草蒿”或“青蒿”的正品来源之一。本草中的药物功效主治记载多来源于医方书,故医方书记载的药效要比本草书更早,如《肘后方》就已记载青蒿可治疟，但晚到明代才逐渐进入本草。青蒿治疟究竟是早期青蒿中的香蒿还是臭蒿，古人的认识还没有到如此精细的程度。因此李时珍将抗疟的记载都集中到含有多来源的青蒿条无可厚非。

发现具有抗疟作用的青蒿素存在于黄花蒿中，是我国当代科学家的杰出功绩。但在讨论古代“青蒿”来源时，应该尊重历史记载，不能因为现代从植物学之黄花蒿中发现抗疟成分青蒿素而影响到对本草记载公正评述。古代青蒿来源非单一，古今均无疑义。今或根据《本草纲目》关于青蒿开“细黄花，大如麻子”等形态特征，以及味苦、截疟等，认定青蒿应为*Artemisia annua* Linn.。[2]古本草中李时珍之言只是一家之言，不能抹杀历代众多本草学家的所见所论。李时珍从来没有专门描述过能截疟的青蒿形态，历史上的青蒿不是以李时珍家乡所产为主，因此凭一家之言的考证结果有失偏颇。自古青蒿的主要功效并不在于治疟，不能以治疟作为本草来源考证的基点。古今植物分布、商品药材来源并非一成不变，不能以当今所见认定古代青蒿来源之一的*A. carvifolia*［*A. apiacea*］属于“混淆或误用”。

“草蒿”（青蒿）是常见之品，不会因资源问题产生伪品。但蒿属植物很多，且形态近似，却易造成误认。本草记载最接近青蒿的是茵陈蒿，两者叶形相似，唯青蒿叶背不白。此外明·陈嘉谟指出，有人因“三月茵陈四月蒿”的谚语，怀疑是嫩者为茵陈蒿，老者为青蒿。“殊不知叶虽近似，种却不同。草蒿叶背面俱青，且结花实；茵陈叶面青背白，花实全无。况遇寒冬，尤大差异。茵陈茎干不凋，至春复旧干上发叶，因干陈老，故名茵陈。草蒿茎干俱凋，至春再从根下起苗，如草重出，乃名草蒿。发旧干者三月可采，产新苗者四月才成。是指采从先后为云，非以苗分老嫩为说也。”可见两者的生长季节亦有差别。清末民初张锡纯也曾误认为“茵陈者，青蒿之嫩苗也”，[3]可见这两者在幼苗期是非常相像的。清·张璐《本经逢原》提到：

1 向丽、张卫、陈士林：中药青蒿本草考证及DNA鉴定，药学学报，2016，51（03）：486.

2 胡世林：青蒿的本草考证，亚太传统医药，2006（01）：28.

3 张锡纯：《医学衷中参西录》，石家庄：河北人民出版社，1977：360.

"青蒿亦有二种，一种发于早春，叶青如绵茵陈……一种盛于夏秋，微黄如地肤子。"这是综合了生长习性与形态来区分青蒿的不同来源。但这种区分毕竟是粗线条的，难以据此确定其种。古代留下的药图能为草蒿（青蒿）的来源提供某些参考。

1.《本草图经》：该书有图2幅，均以"草蒿"为名。名前未冠产地，可能是因寻常多见之物，无须标明产地。"草蒿-1"（图3）绘一植株，主根弯曲，较膨大。其茎秆柔曲，叶为二回羽状复叶。花、果形态缺如。关于此图的植物来源，或云近似菊科植物，可推定为青蒿；或云叶形为艾叶状，叶形接近野艾。[1]古代名为"蒿"者，以蒿属（*Artemisia*）植物为多。图3所示不排除为菊科植物，但很难确定其近似何种植物，待考。

"草蒿-2"（图4）植物形态比较奇特。下有横走、具节的根状茎，其上抽出茎枝。整个茎枝有贴伏生长的叶状物，颇似示意有绒毛。茎枝顶端有膨大、近似肉穗状的花序。其叶形、花（果？）序之形都不像是想象绘成。近人或云近似南牡蒿，[1]但非常牵强。蒿属植物中，作为茵陈蒿来源之一的植物猪毛蒿*Artemisia scoparia* Waldst. et Kit.，其营养枝上密生细叶，其花序也能成复总状或复穗状花序，但与此图的形状仍相差很大。此图所示究竟属于何种植物，尚难遽定。

2.《履巉岩本草》：该书有两味独立的药物，一名"青蒿"（图7），一名"草蒿"（图8）。此二图构图略有不同，但都是截取枝条，表现枝叶。其中采用绘图中的点柳法表现其细碎的叶片，属于艺术手法。图示植株外形确实近似今菊科植物青蒿*A. carvifolia*及黄花蒿*A.annua*，但无法据此确定具体的物种。

3.《滇南本草图说》：该书"青蒿"（图10）绘土地上长出的草本"青蒿"。此图亦采用写意手法，表现细小的密集的叶片，无法作为考求植物来源之用。

4.《本草品汇精要》：该书为彩图两幅，图名与《图经》2"草蒿"图相同。其中"草蒿-1"（图11）从根部形态来看，系仿绘《图经》"草蒿-1"（图4），但植株地上部分则完全改绘，茎枝无贴伏而生的毛状物，为二回羽状分裂的叶片，头状花序小球形，在枝端排成穗状。改绘后的图形更近似菊科植物，但无法作为定种之用。"草蒿-2"（图12）根部系仿绘《图经》同名图（图3），但地上部分亦系完全改绘。其叶片并未采用白描法，而是写意的点染法。整体形状与《图经》图完全不同，更接近菊科植物。

5.《野菜谱》：该书的"青蒿儿"（图13）用笔简练，示意为一草本植物，有分枝。叶片呈羽状复叶，小叶细小。仅凭此图无法鉴定其植物来源。

6.《补遗雷公炮制便览》：该书的"炮制草蒿"（图19）乃依据《雷公炮炙论》所载草蒿炮制法想象绘图。雷公法为："采得叶不计多少，用七岁儿童溺，浸七日

1 孙启明：苏图研究，见《本草纲目研究札记》，北京：科学出版社，2019：643.

七夜后，漉出，晒干用之。”故图中一白衣男子在令一小童朝盆里撒尿，示意用童便浸药。左下紫衣人蹲着，在一缸中用手捞物。图中有一木桌，上有大匾摊药，背景为一轮红日，示意日中晒干药材。此图所绘人物颇精致，但为这样的炮制法绘图，意义不大。

7.《本草原始》：该书的“青蒿”（图24），一茎直立，有分枝。叶宽卵形，三回羽状深裂，每侧有裂片数枚。此图为写生图，据其图形，似为菊科植物黄花蒿 *A. annua*。

8.《植物名实图考》：该书的“青蒿”（图31）为本品中上部植株的写生图。茎有棱线，有分枝。叶多为二回栉齿状羽状分裂。现代植物学家据此图将本品定为菊科植物青蒿*Artemisia carvifolia* Buch.-Ham.［*A. apiacea* Hance］。这也是古本草图中最能提供鉴定来源的青蒿图。

9.《草木便方》：该书的“松蒿”（图32）似为阴刻图案，草本植物，茎枝均有密集的松针状的叶片。该药文字以“青蒿”为名，功效亦属古青蒿。但此图不解其含义。

【小结】

“草蒿”为华夏最古老的药物之一，又名青蒿。先秦以降，本品就有“香中炙啖”与“臭似犱”的不同来源。其叶形似茵陈蒿而背不白。明代李时珍据前人所述及其亲历，将草蒿（青蒿）归纳为香蒿、臭蒿两类，并将臭蒿从草蒿条分出，另立“黄花蒿”条。但明以前此两种蒿的功能主治仍多置于《纲目》“草蒿”条下。现代植物学家将叶色深青，气稍芬芳的草蒿来源订为菊科植物青蒿*Artemisia carvifolia* Buch.-Ham.，《植物名实图考》之图所示当为此种。色带淡黄，气辛臭不可食，可罨酱黄、酒曲者被订为菊科植物黄花蒿*Artemisia annua* Linn.。后者含青蒿素，现代学者研究证明青蒿抗疟的植物来源即此种。

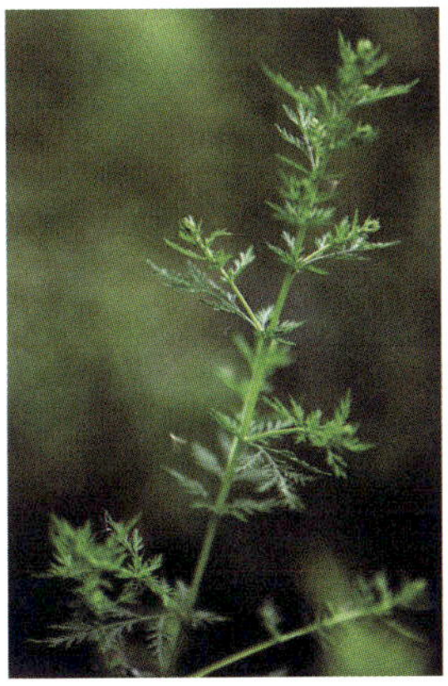

图 34　青蒿 *Artemisia carvifolia* 幼苗

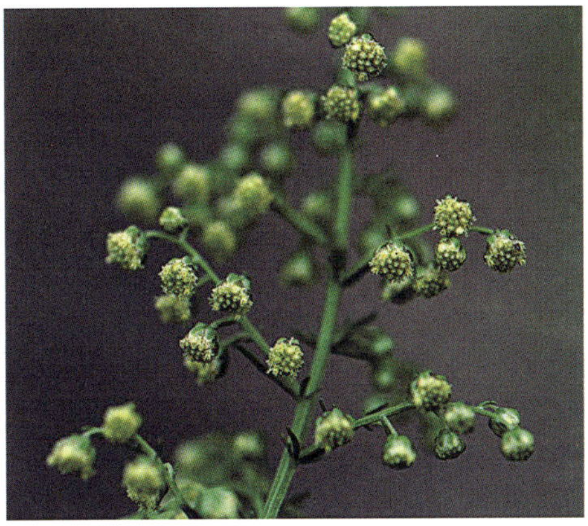

图 35　青蒿 *A. carvifolia* 花序

15-9 黄花蒿

【品图】

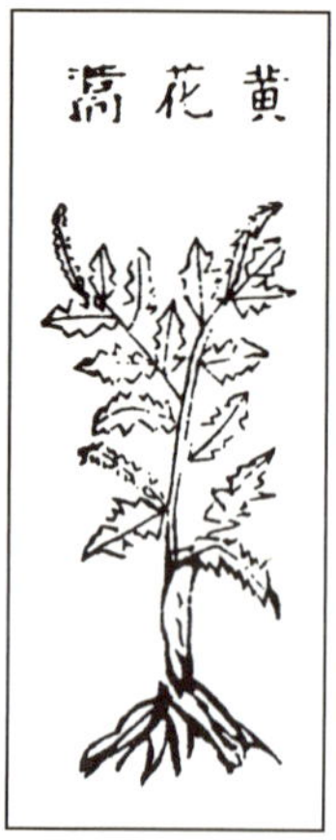

图1 纲目（金）· 黄花蒿

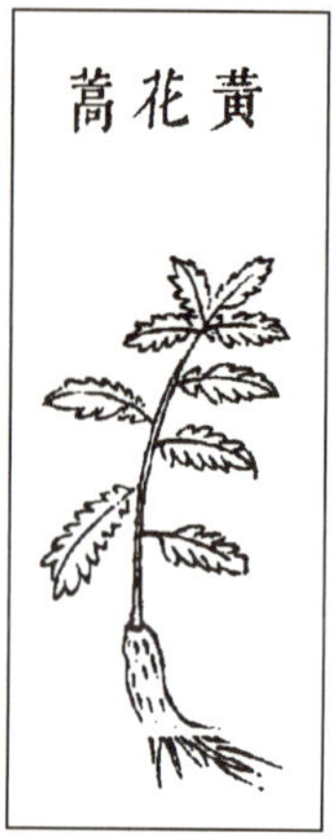

图2 纲目（钱）· 黄花蒿

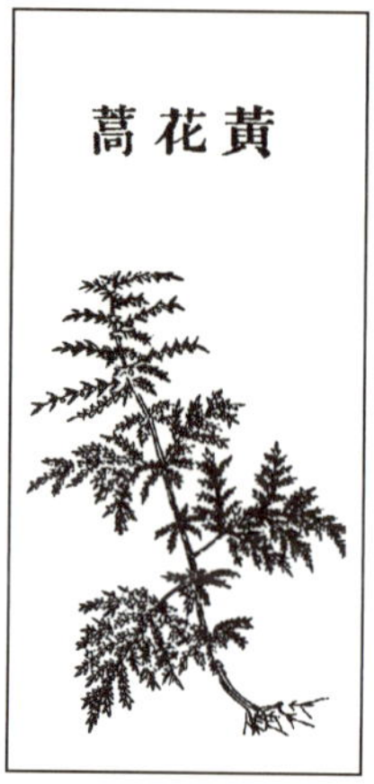

图3 纲目（张）· 黄花蒿

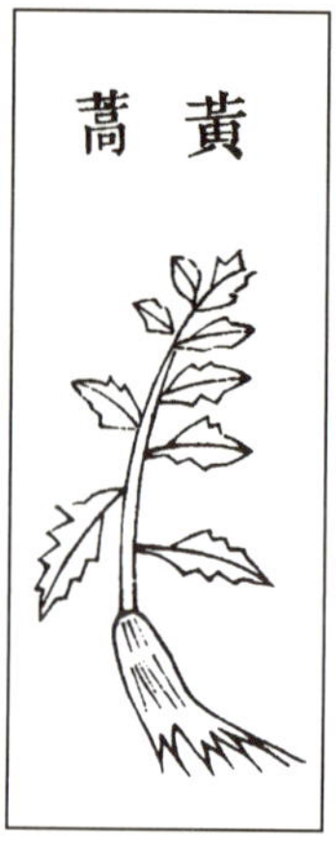

图4 备要 · 黄蒿

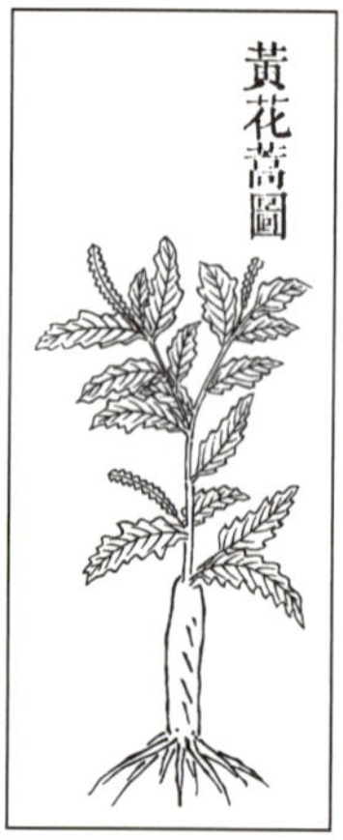

图5 草木典 · 黄花蒿图

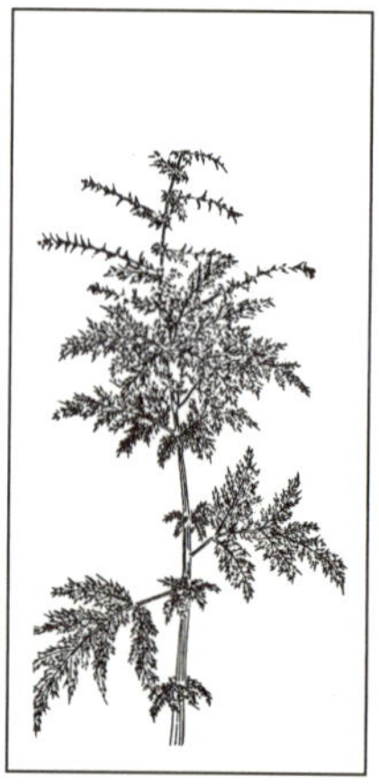
图6 图考 · 黄花蒿

本品6图，取自6书，无彩图。有承继关系的图可分以下2个书类。

《本草纲目》（金陵本）：该书“黄花蒿”（图1）的全仿图有《古今图书集成·草木典》“黄花蒿”（图5），后者线条更为圆润细致。《纲目》钱本“黄花蒿”（图2）的构图、叶片均仿绘金陵本，唯将金陵本图1异常粗大的茎下部消除，转绘成正常的茎。其图本质还是与金陵本一样。《本草备要》“黄蒿”（图4）又仿绘《纲目》钱本“黄花蒿”（图2）。

《植物名实图考》：该书“黄花蒿”（图6）的仿绘图有《本草纲目》张本“黄花蒿”（图3），后者将图倾斜，并增加根部。

以上6图中，除4幅属仿绘图外，尚有原创图或新增创意的插图2幅（图1、6）。见下“鉴药”项。

【文录】

吴越《日华子本草》（见《证类》卷10“草蒿”）《日华子》云：臭蒿子……又名草蒿。

明《本草纲目》卷15“黄花蒿”【集解】【时珍曰】香蒿、臭蒿，通可名草蒿。此蒿与青蒿相似，但此蒿色绿带淡黄，气辛臭不可食，人家采以罨酱黄、酒曲者是也。

【鉴药】

“黄花蒿”首见于《本草纲目》。但在释名中，李时珍并没有解释此蒿何以名之为“黄花”。《本草纲目》卷2“药名同异·二物同名”载“黄蒿（鼠麴、黄花蒿）”，但在“黄花蒿”条并未载此别名。

五代吴越《日华子本草》云“臭蒿子”，应当是本品最早的名称。时珍云“香蒿、臭蒿，通可名草蒿”；又将“此蒿”（黄花蒿、臭蒿）与“青蒿”对言，可见李时珍所称的“臭蒿”即是黄花蒿，青蒿属于狭义，广义的青蒿是草蒿的别名，包括香、臭两种蒿。本条内容简单，这是因为李时珍新立的“黄花蒿”条并没有从“草蒿”条中划分出本品的特有主治用方。在形态用途上，时珍指出“此蒿与青蒿相似，但此蒿色绿带淡黄，气辛臭不可食，人家采以罨酱黄、酒曲者是也”，现代植物学者将本品订为菊科蒿属植物黄花蒿*Artemisia annua* Linn.。现代学者研究青蒿治疟取得卓越成果，从植物黄花蒿中提取出青蒿素。这一成果与古代用青蒿治疟并不矛盾。因为黄花蒿在明《本草纲目》之前，一直是青蒿的来源之一。青蒿治疟的经验始于晋·葛洪《肘后方》，此后历代民间皆有运用。其中部分用法见《纲目》“青蒿”条转载（详参上条“青蒿”）。

1.《本草纲目》（金陵本）：该书“黄花蒿”（图1）有众多粗大的根，茎下部异常粗大，原因不明。单叶互生，叶椭圆形，边缘有粗大锯齿。茎枝顶端似有穗状花序。时珍提到“此蒿与青蒿相似”。但《本草纲目·附图》所绘（图1）与同书的“青蒿”图（见上条“青蒿”图20）相差太大，完全不像是青蒿，倒与同书的角蒿、马先蒿类似。故此图乃误图，无法作为考证用。

2.《植物名实图考》：该书“黄花蒿”（图6）为写生图。图中出示黄花蒿上部枝，茎单生，有纵棱。其叶为三回羽状深裂，每侧有裂片数枚。茎枝顶端有小圆形物，当为头状花序，排成总状花序。现代植物学家据此图鉴定本品为菊科植物黄花蒿*Artemisia annua* L.。此与文字考证结果一致。

【小结】

“黄花蒿”为李时珍新设立的药条。本条的植物来源即《证类》“草蒿”（青蒿）条中涉及的植物来源之一的“臭蒿”。时珍将其单立，并补充形态特点、用途、性味功治等内容。据时珍所述及《植物名实图考》附图，本品当为菊科植物黄花蒿*Artemisia annua* L.。《本草纲目·附图》所出图形与时珍所述不合。现代研究本种含抗疟有效成分青蒿素，但在古代，本品抗疟的用法与疗效见于“青蒿”条。

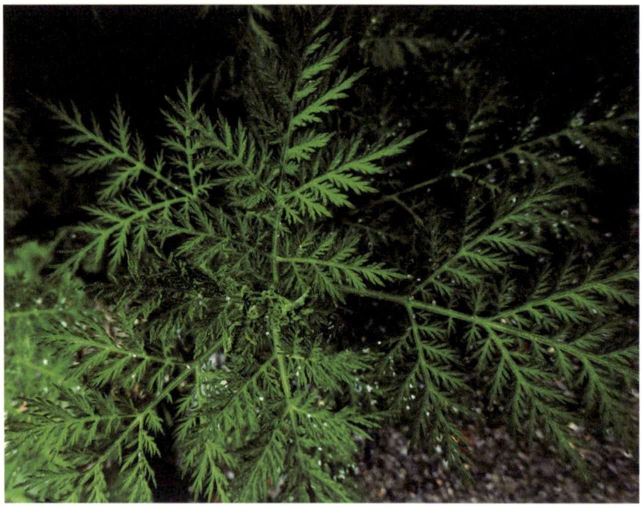

图 7　黄花蒿 *Artemisia annua*

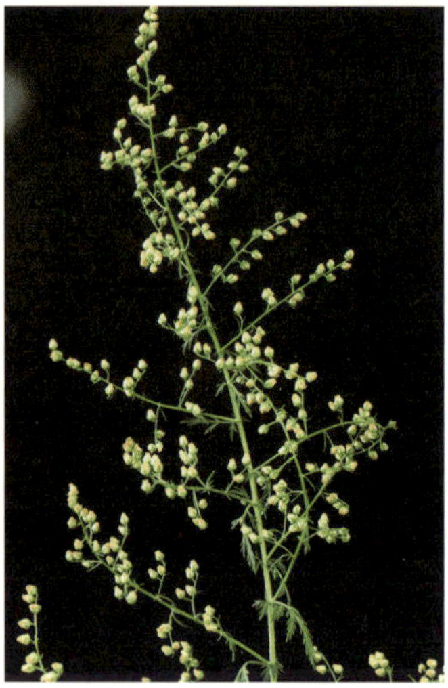

图 8　黄花蒿 *A. annua* 花序

15-10　白蒿

【品图】

白蒿

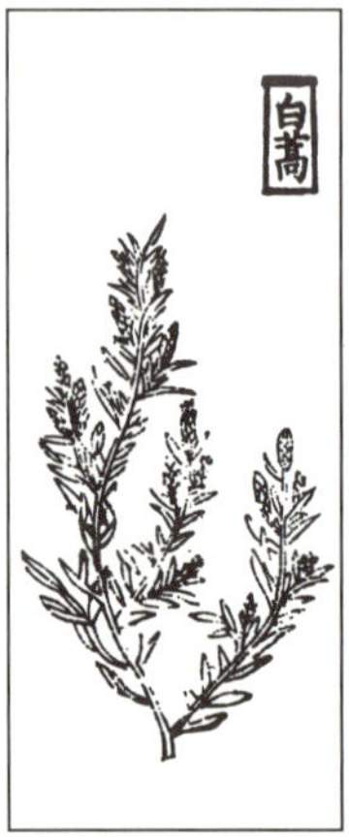

图 1　图经（大）· 白蒿 -1

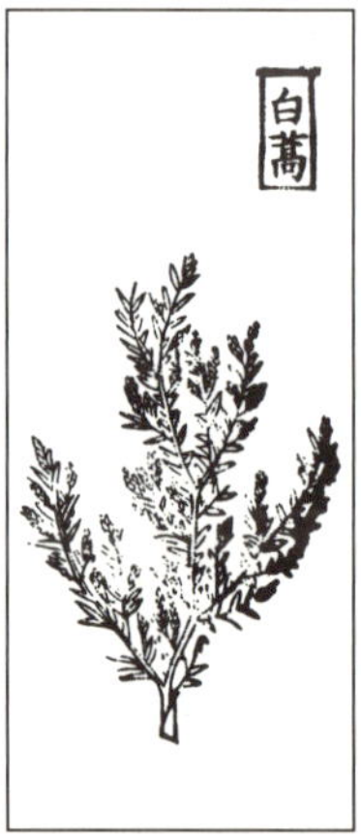

图 2　图经（大）· 白蒿 -2

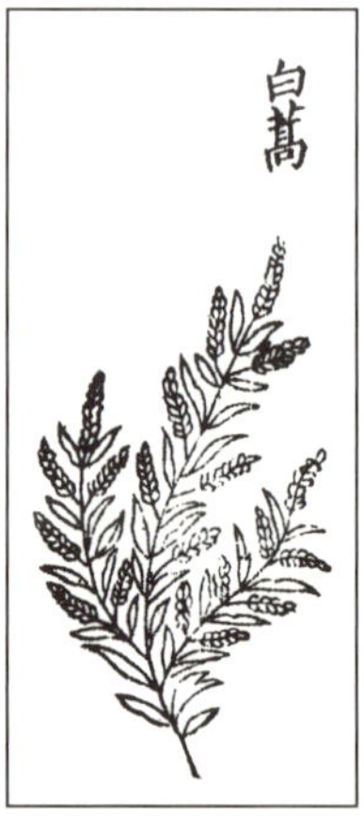

图 3　图经（政）· 白蒿 -1

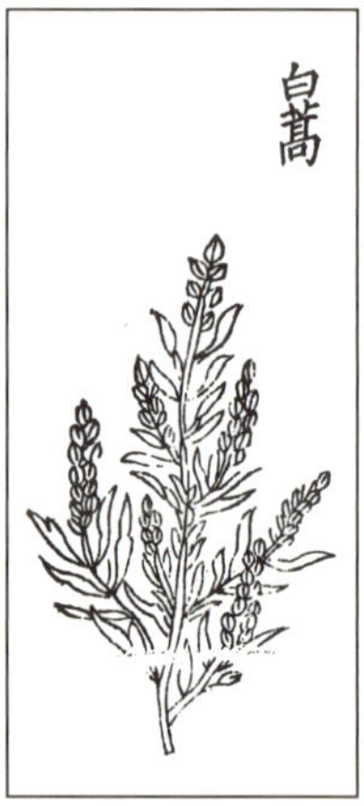

图 4　图经（政）· 白蒿 -2

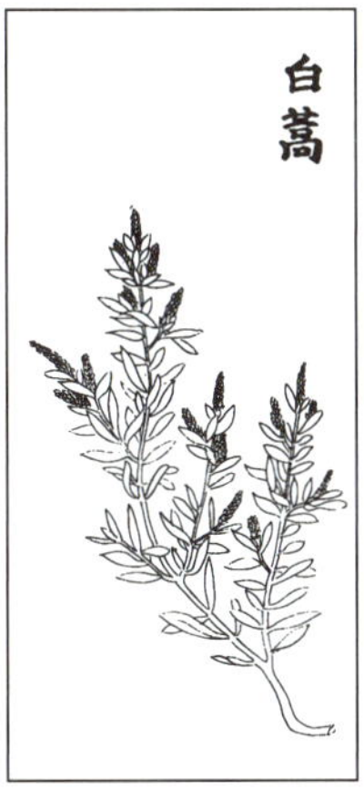

图 5　图经（绍）·白蒿 -1

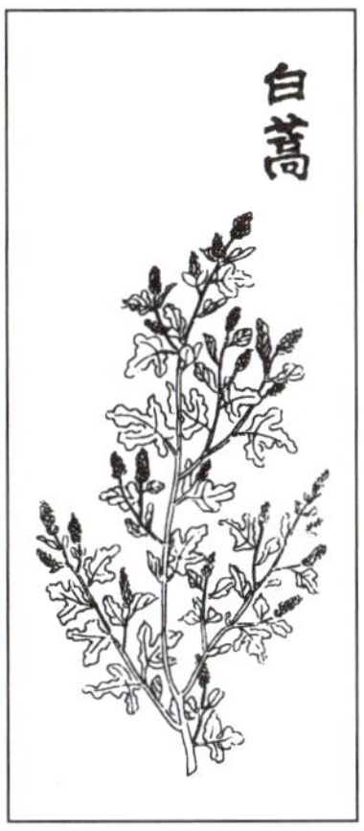

图 6　图经（绍）·白蒿 -2

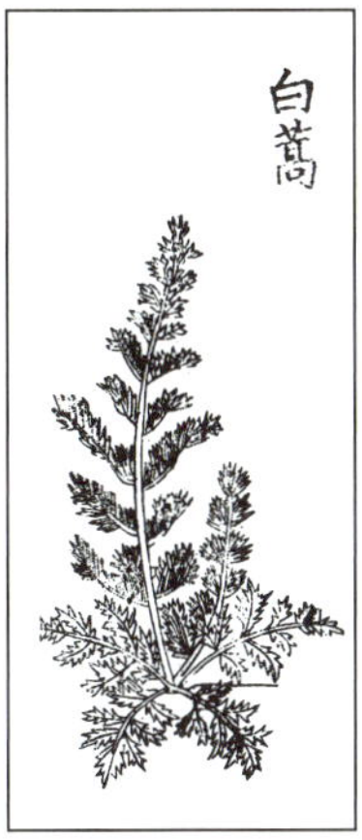

图 7　救荒·白蒿

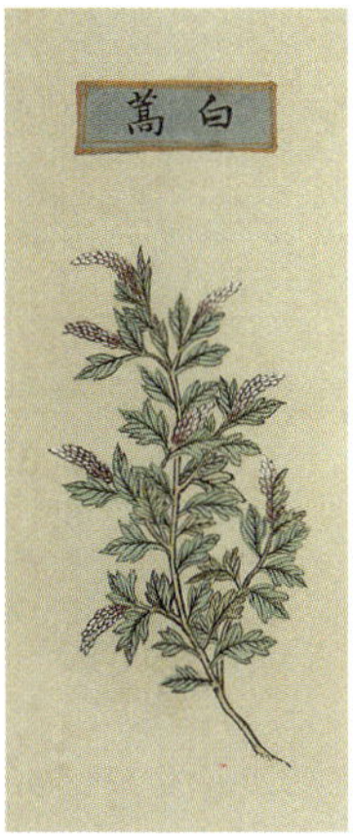

图 8　品汇·白蒿 -1

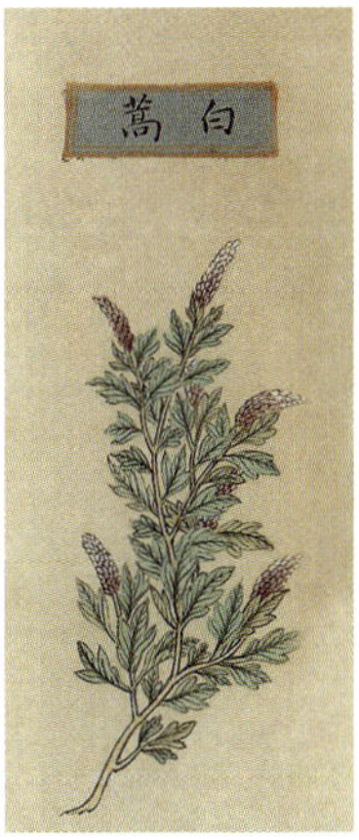

图 9　品汇·白蒿 -2

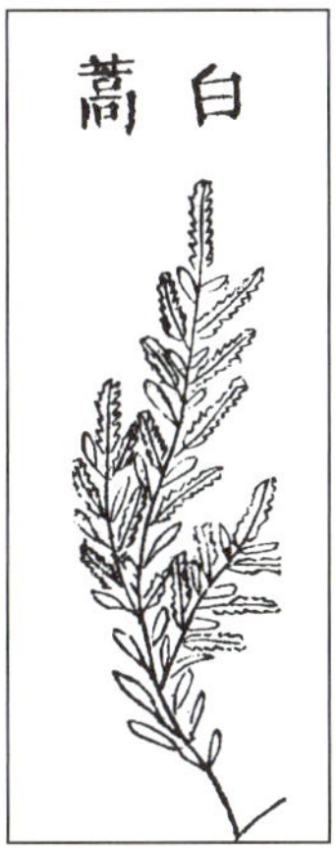

图 10　蒙筌·白蒿

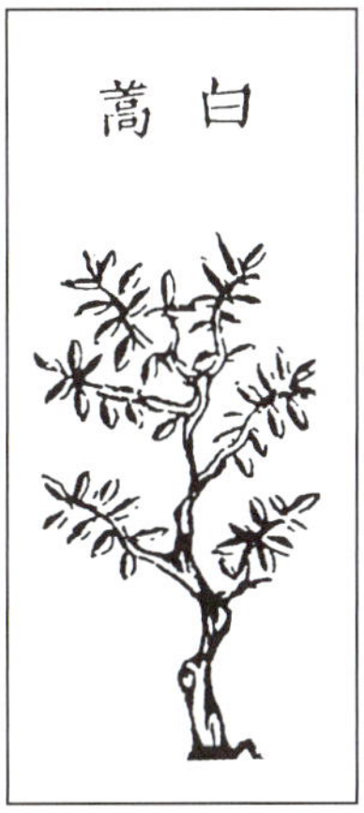

图 11　太乙·白蒿

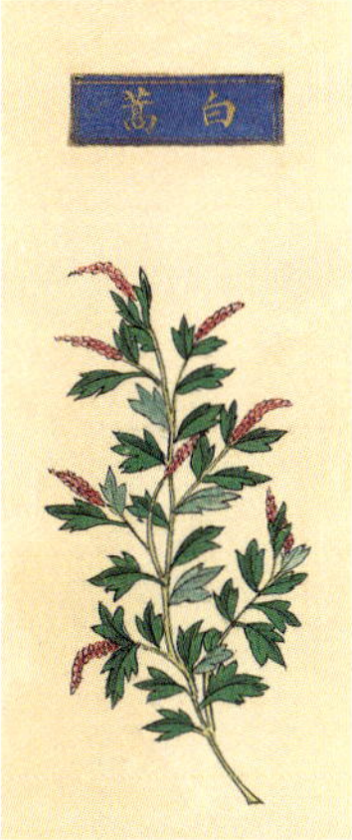

图 12　雷公·白蒿

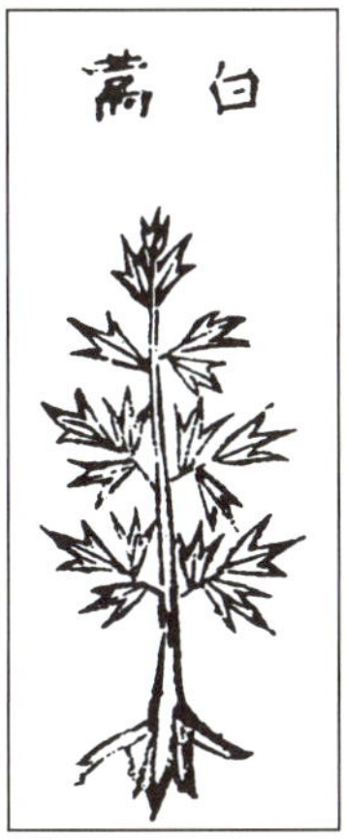

图 13　纲目（金）·白蒿

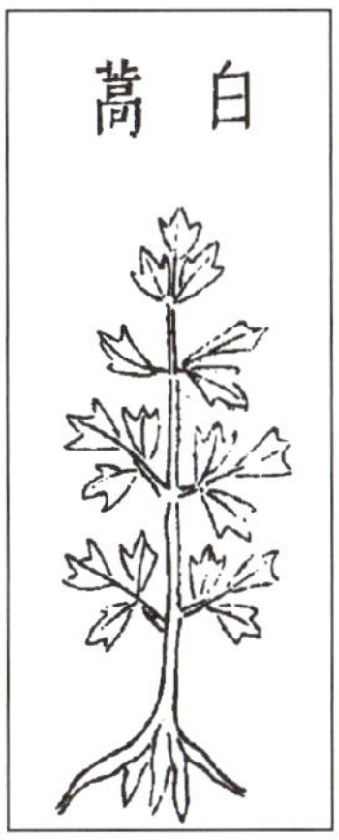

图 14　纲目（钱）·白蒿

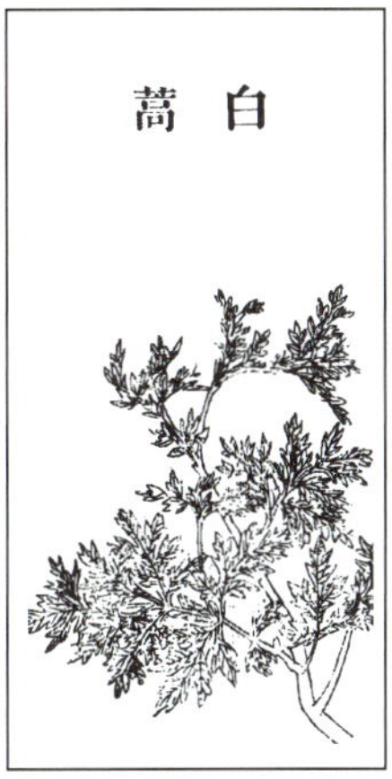

图 15　纲目（张）·白蒿

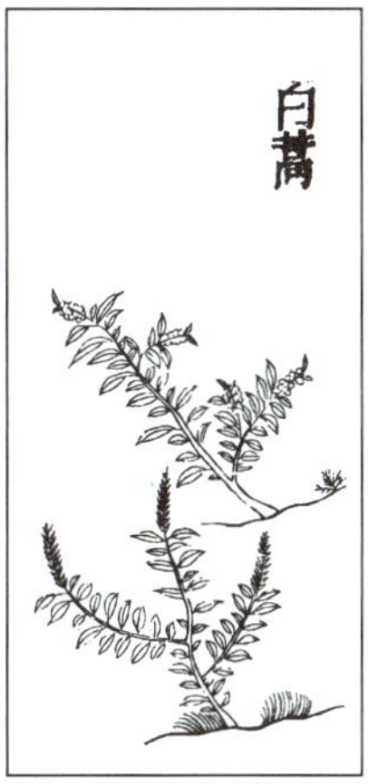

图 16　三才·白蒿

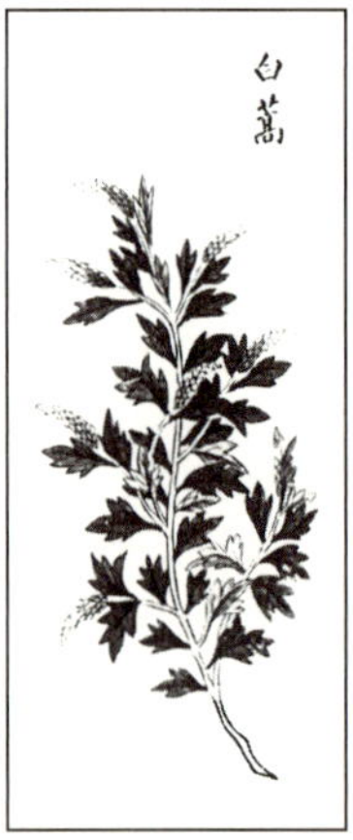

图 17　金石·白蒿

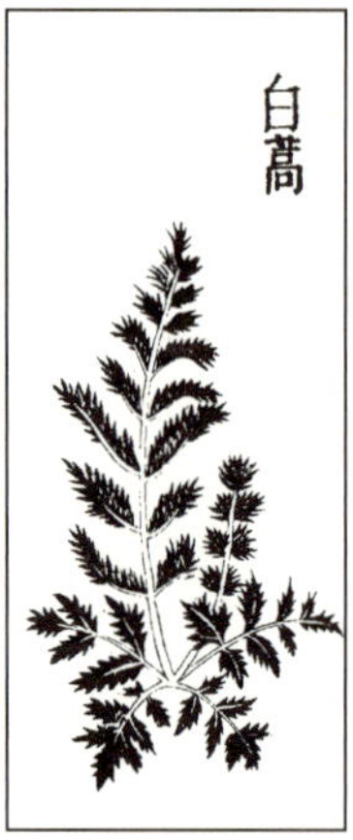

图 18　博录·白蒿

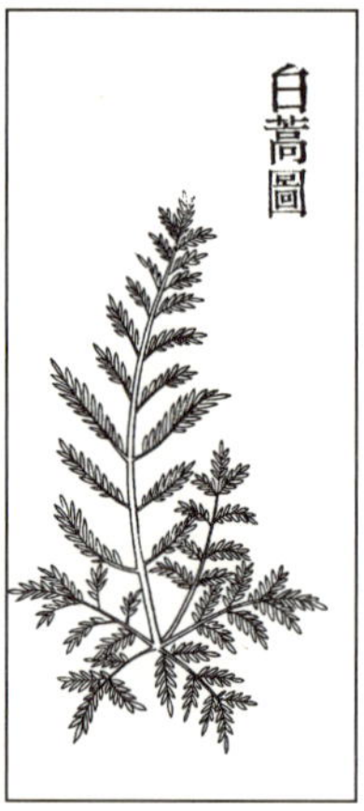

图 19　草木典·白蒿图

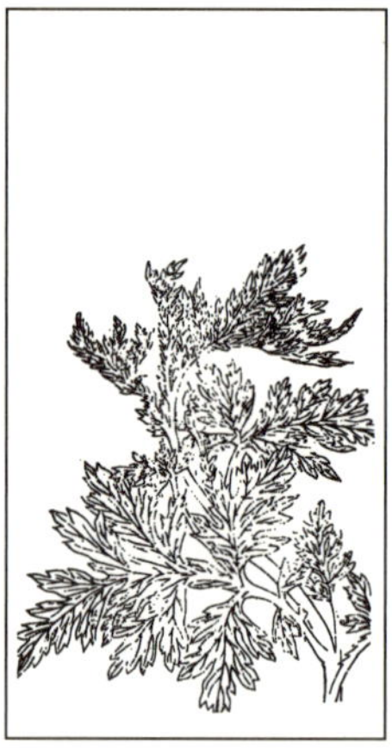
图 20　图考·白蒿

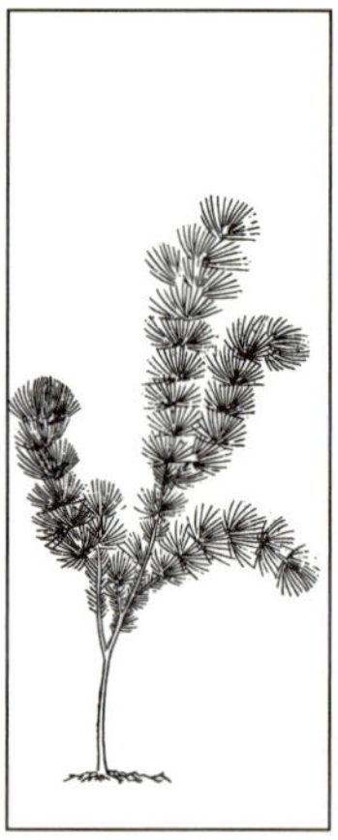
图 21　图考·白蒿

蒌蒿

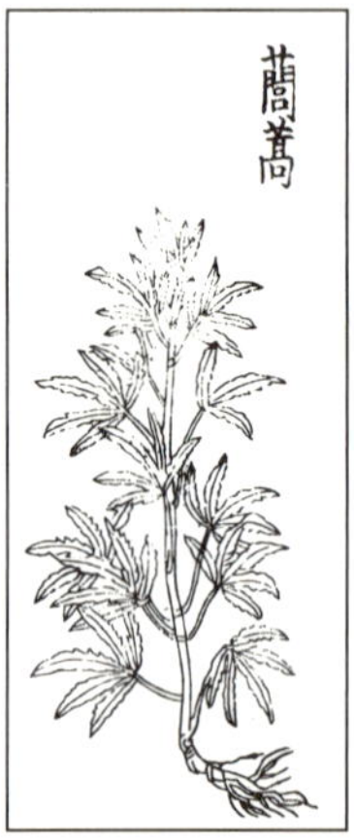

图 22　救荒·蔄蒿

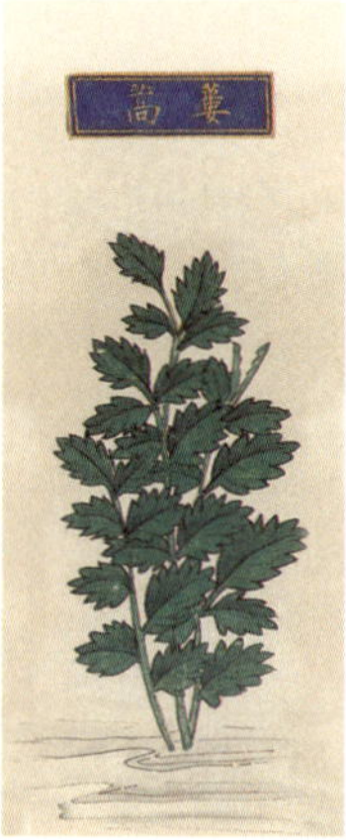
图 23　食物·蒌蒿

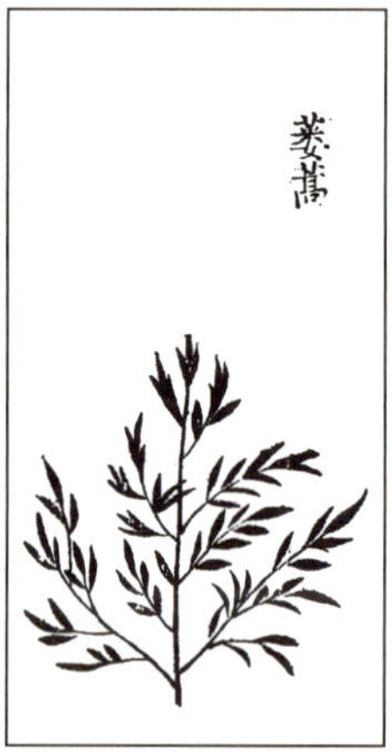

图 24　茹草·蒌蒿

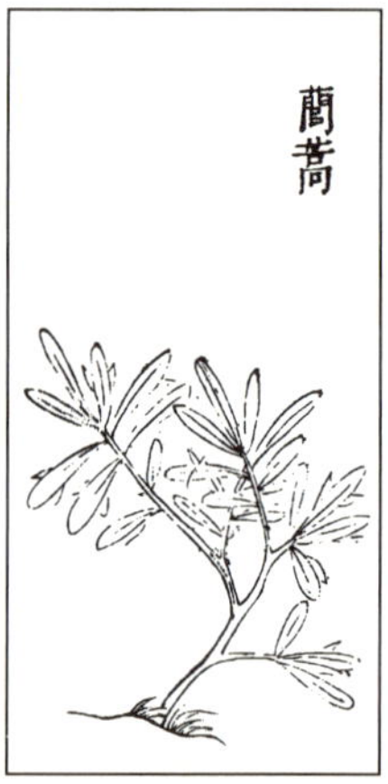

图 25　三才·蔄蒿

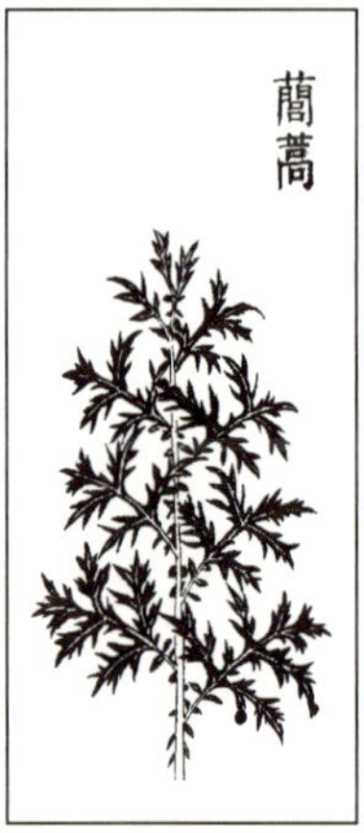

图 26　博录·蔄蒿

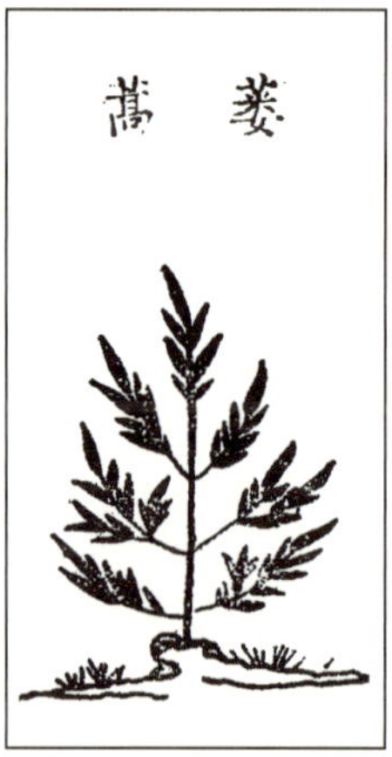

图 27　野谱补·蒌蒿

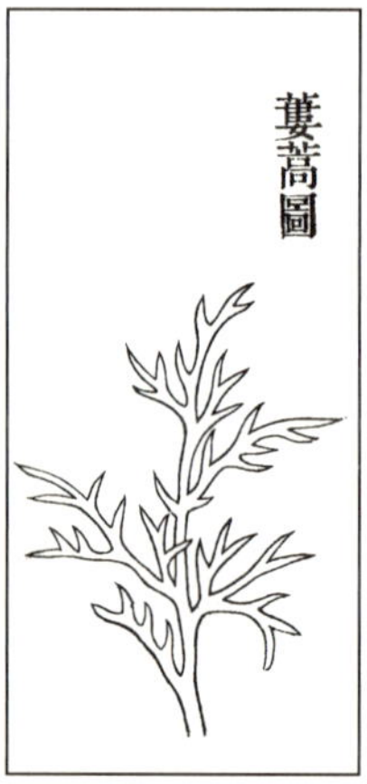

图 28　草木典·蒌蒿图

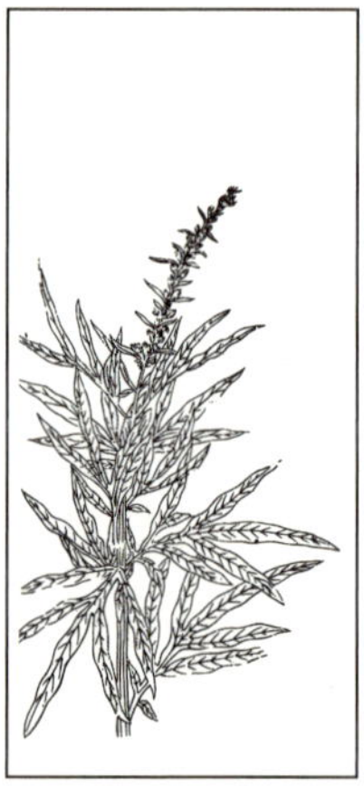
图 29　图考·蒌蒿

本品29图，取自18书，其中5幅彩图。有承继关系的图可分以下6个书类。

《本草图经》：该书的2幅“白蒿”图分别存于《大观本草》（图1、2）、《政和本草》（图3、4）、《绍兴本草》（图5、6）。此三传本的药图，除《绍兴》“白蒿”之一（图6）外，其余大同小异（详见“鉴药”项下）。今以《政和》图3、图4为《图经》图的代表，《绍兴》图6作为有创意图另行讨论。

仿绘《图经》2图的本草书有：《本草蒙筌》“白蒿”（图10）仿绘《图经》图3。《三才图会》“白蒿”（图16）则将《政和》的两幅“白蒿”（图3、4）并入一图，分上下两个部分，加上土地背景，图形亦有若干改变。

《绍兴本草》：该书“白蒿-2”（图6）叶片均有3—5深裂，与《大观》（图2）、《政和》（图4）完全不同。明《本草品汇精要》“白蒿”两幅彩色同名图（图8、9），其构图大致同《图经》2图，但图中之叶亦有分裂（类羽状分裂）。考虑到《品汇》曾参考过《绍兴本草》，故有可能仿《绍兴》“白蒿”图6，或据实物修改叶片形状。此后《补遗雷公炮制便览》“白蒿”（图12）仿绘自《品汇》“白蒿-1”（图8），枝叶花穗略为疏朗。《金石昆虫草木状》仅有一幅“白蒿”（图17），乃沿袭《品汇》“白蒿-1”（图8）。

《救荒本草》：该书“白蒿”（图7）的仿绘图有《野菜博录》“白蒿”（图18，叶片阴刻）、《古今图书集成·草木典》“白蒿”（图19）。

《本草纲目》（金陵本）：该书“白蒿”（图13）的仿绘图有《本草纲目》钱本“白蒿”（图14）。

《植物名实图考》：该书有两幅“白蒿”同名图（图20、21），《本草纲目》张本“白蒿”（图15）仿绘自《图考》“白蒿-1”（图20）。

以上29图中，除13幅属仿绘图外，尚有原创图或新增创意的插图16幅（图3、4、6、7、11、13、20、21、22、23、24、25、26、27、28、29）。见下“鉴药”项。

【文录】

《别录》（见《证类》卷6“白蒿”）《别录》云：生中山川泽。二月采。

梁《本草经集注》（同上） 陶隐居云：蒿类甚多，而俗中不闻呼白蒿者，方药家既不用，皆无复识之。所主疗既殊佳，应更加研访。

唐《唐本草》（同上）《唐本》注云：《尔雅》：蘩（音烦），皤（音婆）蒿。即白蒿也。此蒿叶粗于青蒿，从初生至枯，白于众蒿，欲似细艾者，所在有之也。

宋《嘉祐本草》（同上）《尔雅疏》云：蓬蒿可以为菹，故《诗笺》云：以豆荐蘩菹。陆机云：凡艾，白色为皤蒿。今白蒿，春始生，及秋香美，可生食又可蒸。一名游胡，北海人谓之旁勃，故《大戴礼·夏小正传》曰：蘩，游胡。游胡，旁勃也。

宋《本草图经》（同上）《图经》曰：此草古人以为菹。唐孟诜亦云：生挼醋食。今人但食蒌蒿，不复食此。或疑此蒿即蒌蒿。而孟诜又别著蒌蒿条，所说不同，明是二物，乃知古今食品之异也。又今阶州以白蒿为茵蔯蒿，苗、叶亦相似，然以入药，恐不可用也。

明《救荒本草》上卷“蔄蒿” 田野中处处有之。苗高二尺余，茎秆似艾，其叶细长锯齿，叶抪茎而生。/ **“白蒿”** 生荒野中。苗高二三尺，叶如细丝，似初生松针，色微青白，稍似艾香。味微辣。

明《本草蒙筌》卷2“草蒿” 白蒿即蓬蒿别名。(似青蒿而叶粗，上有白毛错涩)。

明《本草纲目》卷15“白蒿”【释名】白蒿有水陆二种，《尔雅》通谓之蘩，以其易蘩衍也。曰“蘩，皤蒿”，即今陆生艾蒿也，辛熏不美。曰“蘩，由胡”，即今水生蒌蒿也，辛香而美。曰“蘩之丑，秋为蒿”，则通指水陆二种而言，谓其春时各有种名，至秋老则皆呼为蒿矣。曰籁，曰萧，曰萩，皆老蒿之通名，象秋气肃赖之气。【集解】【时珍曰】白蒿处处有之，有水陆二种。本草所用，盖取水生者，故曰生中山川泽，不曰山谷平地也。二种形状相似，但陆生辛熏，不及水生者香美尔。《诗》云：“呦呦鹿鸣，食野之苹。”苹即陆生皤蒿，俗呼艾蒿是矣。鹿食九种解毒之草，白蒿其一也。《诗》云：“于以采蘩，于沼于沚。”《左传》云：“苹蘩蕰藻之菜，可以荐于鬼神，羞于王公。”并指水生白蒿而言，则本草白蒿之为蒌蒿无疑矣。郑樵《通志》谓苹为蒌蒿，非矣。鹿乃山兽，蒌乃水蒿。陆机《诗疏》谓苹为牛尾蒿，亦非矣。牛尾蒿色青不白，细叶直上，状如牛尾也。蒌蒿生陂泽中，二月发苗，叶似嫩艾而歧细，面青背白。其茎或赤或白，其根白脆。采其根茎，生熟菹曝皆可食，盖嘉蔬也。景差《大招》云：吴酸蒿蒌不沾薄。谓吴人善调酸，瀹蒌蒿为齑，不沾不薄而甘美，此正指水生者也。

清《植物名实图考》卷11“白蒿” 白蒿，《本经》上品。陆玑《诗疏》以蘩为白蒿。《唐本草》以为大蓬蒿，叶上有白毛错涩者是。李时珍以蒌蒿为即白蒿，不知《诗疏》言刈其蒌，释状甚详，分明两种。《图经》亦辨之。**/卷12“白蒿”**（《救荒本草》文略）按此白蒿是细叶者，与野同蒿相类，而茎黑褐色，叶如丝，青白相间，稍长则软弱纷披；盖初发则青老则白，因陈根而生，不至秋即枯，或即以为山茵陈。宋《图经》云：阶州以白蒿当茵陈，其所谓白蒿，乃《唐本草》大蓬蒿，非此蒿也。**/卷12“蒌蒿”**《诗经》：言刈其蒌。陆玑《疏》：蒌，蒌蒿也。其叶似艾，白色，长数寸，高丈余。好生水边及泽中。正月根芽生，旁茎正白，生食之，香而脆美，其叶又可蒸为茹。/按蒌蒿古今皆食之，水陆俱生，俗传能解河豚毒。《救荒本草》谓之蔄蒿。洞庭湖濒，根长尺余，居民掘而煮食之，俭岁恃以为粮。与蒌蒿满地，河豚欲上，风景同而滋味异矣。

【鉴药】

“白蒿”首见于《本经》。《唐本草》释其名曰：“从初生至枯，白于众蒿，欲似细艾者。”先秦之时，众多可食蒿类进入人们生活，《诗经》中多涉此类植物。如《小雅·鹿鸣》：“呦呦鹿鸣，食野之苹。”“呦呦鹿鸣，食野之蒿。”《召南·采蘩》：“于以采蘩，于沚于沼。”《召南·汉广》：“翘翘错薪，言刈其蒌。”《豳风·七月》：“春日迟迟，采蘩祁祈。”后世关于释“苹”“蒿”“蒌”“蘩”的说法甚多，涉及的植物名称亦或有交叉，颇难折衷取舍。但它们作食用者多，供药用者少。以“白蒿”为名的药物在后世医方书中偶或见之，现代只有局部地区自产自销。[1]

本草书中陶弘景首次谈到白蒿的来源：“蒿类甚多，而俗中不闻呼白蒿者，方药家既不用，皆无复识之。所主疗既殊佳，应更加研访。”可知在南北朝时，《本经》所载“白蒿”的功效虽然很诱人，但实际用于医药还很少。

《唐本草》具体介绍了“白蒿”的形态：“此蒿叶粗于青蒿，从初生至枯，白于众蒿，欲似细艾者，所在有之也。”该书还引《尔雅》及其注解，云“《尔雅》：蘩（音烦），皤（音婆）蒿。即白蒿也”。这样的解说毕竟还很粗糙，难以确定其种属。宋初《开宝本草》引“别本注”，云“叶似艾，叶上有白毛粗涩，俗呼为蓬蒿”。但蓬蒿也是多来源的植物，仍不便于辨认与使用。

宋《嘉祐本草》则多引前人对《尔雅》《诗经》之注来探讨其来源：“《尔雅疏》云：蓬蒿，可以为菹，故《诗笺》云：以豆荐蘩菹。陆机云：凡艾，白色为皤蒿。今白蒿，春始生，及秋香美，可生食又可蒸。一名游胡，北海人谓之旁勃，故《大戴礼·夏小正传》曰：蘩，游胡。游胡，旁勃也。”这样的旁征博引无非是说明白蒿有过许多名称（如蓬蒿、蘩、皤蒿、游胡、旁勃等），可以作菹（腌菜），但还是不便辨识与采集。

宋·苏颂《图经》的探讨更切实用。他根据白蒿可以为菹的事实，推想“今人但食蒌蒿，不复食此。或疑此蒿即蒌蒿。而孟诜又别著蒌蒿条，所说不同，明是二物”。“蒌蒿”是古今民间香美野菜，识之者多。苏颂虽然怀疑白蒿就是蒌蒿，但因《食疗本草》同时著录了这两种植物，这又使得苏颂将白蒿、蒌蒿作为两物对待。苏颂提到：“又今阶州以白蒿为茵蔯蒿，苗、叶亦相似，然以入药，恐不可用也。”阶州即今甘肃陇南。《图经》药图没有阶州白蒿图，且此种白蒿在当时阶州是作茵陈蒿使用的。根据以上文字记载，《中华本草》认为其来源为菊科蒿属植物大籽蒿 *Artemisia sieversiana* Ehrhart ex Willd.。但《图经》两幅“白蒿”图的叶片、花序均与大籽蒿有些差距。

明代《救荒本草》收载了可食用的“白蒿”，云“生荒野中。苗高二三尺，叶如细丝，似初生松针，色微青白，稍似艾香。味微辣”。同书又收了“蔄蒿”，云“田野中处处有之。苗高二尺余，茎秆似艾，其叶细长锯齿，叶揜茎而生”。其图文显示，白蒿、

1　国家中医药管理局《中华本草》编委会：《中华本草》（7），上海：上海科学技术出版社，1999：694.

蒿蒿（蒌蒿）显然不是一种植物。其图文考证见下。

《本草纲目》中的“白蒿”实际上包括了蒌蒿。李时珍云：“白蒿有水陆二种”，“本草所用，盖取水生者……二种形状相似，但陆生辛熏，不及水生者香美尔。”按此观点，他把《诗经》《尔雅》中的有关词句予以归类阐释。如云：“《诗》云：‘呦呦鹿鸣，食野之苹。’苹即陆生皤蒿，俗呼艾蒿是矣。鹿食九种解毒之草，白蒿其一也。《诗》云：‘于以采蘩，于沼于沚。’《左传》云：‘苹蘩蕴藻之菜，可以荐于鬼神，羞于王公。’并指水生白蒿而言，则本草白蒿之为蒌蒿无疑矣。”也就是说，时珍认为白蒿来源有水陆两种，但陆生白蒿味辛熏，水生白蒿（蒌蒿）气香味美，本草用的白蒿，自然是香美的蒌蒿。

时珍且指出历史上种种关于《诗经》诠释的错误，如谓“郑樵《通志》谓苹为蒌蒿，非矣。鹿乃山兽，蒌乃水蒿。陆机《诗疏》谓苹为牛尾蒿，亦非矣。牛尾蒿色青不白，细叶直上，状如牛尾也。”蒌蒿古今传承不绝，时珍详细描述了其形态：“蒌蒿生陂泽中，二月发苗，叶似嫩艾而歧细，面青背白。其茎或赤或白，其根白脆。采其根茎，生熟菹曝皆可食，盖嘉蔬也。”至今多数地区（长江流域尤多）以此为野菜之美者，其名称各异（如芦蒿、藜蒿、水蒿等）。此即今菊科蒿属植物蒌蒿*Artemisia selengensis* Turcz. ex Bess.。

清代植物学家吴其濬云：“李时珍以蒌蒿为即白蒿，不知《诗疏》‘言刈其蒌’释状甚详，分明两种。”吴氏所绘两种“白蒿”图明显不是蒌蒿。吴氏论“蒌蒿”云：“《诗经》：言刈其蒌。陆玑《疏》：蒌，蒌蒿也。其叶似艾，白色，长数寸，高丈余。好生水边及泽中。正月根芽生，旁茎正白，生食之，香而脆美，其叶又可蒸为茹。”此说谓《诗经》中“蒌”蒿即独立存在。吴氏认为：“蒌蒿古今皆食之，水陆俱生，俗传能解河豚毒。《救荒本草》谓之蒿蒿。洞庭湖濒，根长尺余，居民掘而煮食之，俭岁恃以为粮。”按吴氏的观点，白蒿为陆生，蒌蒿则“水陆俱生”，亦有叶白、茎白的特点，是非常多见的菜蔬与救荒品。

1.《本草图经》（政）：该书“白蒿-1”（图3）、“白蒿-2”（图4），图名一致，图形特点也一致，均出示一植株近花序部分。其叶均为披针形至线形，多不分裂，花序排成总状。此图不似大籽蒿，也不像未开花的蒌蒿。但若视为蒌蒿的上部花枝，其叶亦为线形，尚有几分相似。此2图无地名。《图经》图不冠地名，或为前代遗存，或为极常见之物。蒌蒿为古今著名野菜，分布甚广，可以不需注明产地。或云此为菊科植物地肤子，[1]其叶形确有相似之处。但地肤*Kochia scoparia*（L.）Schrad.为藜科地肤属（*Kochia*）植物，并非蒿类，且亦寻常可见之品，一般药家皆识得，未必会误会为白蒿。

1 孙启明：《苏图研究》，见：张志斌、郑金生主编：《本草纲目研究札记》，北京：科学出版社，2019：634.

2.《本草图经》(绍):该书“白蒿-2”(图6)为南宋时改绘,与《大观》《政和》所存“白蒿”图均不一样。此图最大的改变是叶形变为指状或三分裂,这就接近菊科植物蒌蒿*A. selengensis*。此后的《本草品汇精要》白蒿(图8、9)又可能是依据《绍兴》本,或依据蒌蒿实物改绘成此图。

3.《救荒本草》:该书“白蒿”(图7)所示植物一茎直立,叶为二回羽状复叶。现代学者王作宾考为菊科植物茵陈蒿*Artemisia capillaris* Thunb.。《河南野菜野果》载郑州、洛阳、嵩县、许昌等地茵陈蒿的地方名就是“白蒿”。故现代《救荒本草》校释本中有同意此图为茵陈蒿者。[1]或云接近同属的莳萝蒿*Artemisia anethoides* Mattf.。[2]但均不认为大籽蒿为本图所绘之种。该书“蔄蒿”(图22)为一草本植物全株。其茎下部叶宽卵形或卵形,叶有长柄,有掌状或指状全裂或深裂。今多以此为蒌蒿*A. selengensis*。

4.《食物本草》:该书“蒌蒿”(图23)绘有水线,示意生长于水中。其叶片宽卵形,叶缘有粗锯齿,无花序。但其叶与菊科蒌蒿*A. selengensis*的5或3个叶全裂或深裂相差太远,无法认定为蒌蒿。此图可能是画士据简单的文字描述想象绘成。

5.《太乙仙制本草药性大全》:该书“白蒿”(图11)绘成一小木本植物,叶单生,椭圆形而小。此等植物与草本的白蒿或蒌蒿毫无相像之处。

6.《茹草编》:该书“蒌蒿”(图24)的叶片分裂状况说明此即蒌蒿*A. selengensis*。

7.《本草纲目》(金陵本):该书“白蒿”(图13)为一植株茎单立,叶有三深裂。此图非常简单粗糙,但据其文字所述“叶似嫩艾而歧细”,则此图或示意为蒌蒿*A. selengensis*。

8.《三才图会》:该书“蔄蒿”(图25)类似一小木本植物。其叶有分裂,但杂乱无章。此图难以考其植物来源。

9.《野菜博录》:该书“蔄蒿”(图26)采用阴刻法表现叶片。该植株一茎直立,叶为二回羽状分裂。其叶基部有若干小叶,似为菊科植物大籽蒿*A. sieversiana*。该书之图多数仿《救荒本草》,此图为少数例外之一。

10.《救荒野谱补遗》:该书“蒌蒿”(图27)图有土地(似为水边)背景,所绘或为嫩苗,植株不高,叶多分裂,裂片成线状披针形,此类似菊科蒌蒿*A. selengensis*幼嫩之时。

11.《古今图书集成·草木典》:该书“蒌蒿图”(图28)一反其常,过于简单粗放,甚至看不出茎叶的区别。无法凭此鉴定原植物。

12.《植物名实图考》:该书有图3幅与“白蒿”相关的药图。其中“白蒿-1”

1 [明]朱橚著,倪根金校注、张翠君参注:《救荒本草校注》,北京:中国农业出版社,2008:92-93;[明]朱橚著,王锦秀、汤彦承译注:《救荒本草译注》,上海:上海古籍出版社,2015:114.

2 [明]朱橚著,王家葵、张瑞贤、李敏校注:《救荒本草校释与研究》,北京:中医古籍出版社,2007:81.

（图20）茎粗壮，叶肥厚，为3回羽状复叶。全株无花序，似为嫩苗。据推测本图疑似蒿属植物大籽蒿*Artemisia sieversiana* Ehrh. ex Willd.。[1]“白蒿-2”（图21）是在评述《救荒本草》时所绘。此图主根不明显，茎有分枝，叶线形，如松针般簇生。此图《中国植物志》考订为菊科植物猪毛蒿。[2]

“蒌蒿”（图29）绘其植株上部，茎有明显纵棱，叶有5个深裂，分裂叶的裂片成线状披针形。头状花序在分枝上排成穗状花序。据此形态，当为菊科植物蒌蒿*A. selengensis*。

【小结】

“白蒿”早见于《本经》，但到梁《本草经集注》即少见用于医药，来源不明。宋《嘉祐本草》谓其为《诗经》等书记载的可作菹的蘩。宋《图经》疑白蒿即蒌蒿，且提到阶州以白蒿为茵陈蒿。《中华本草》考宋代及其以前白蒿即菊科植物大籽蒿*Artemisia sieversiana* Ehrhart ex Willd.。李时珍谓“白蒿有水陆二种”，水生白蒿即蒌蒿，今订为菊科同属植物蒌蒿*A. selengensis* Turcz. ex Bess. 。本草插图表现其来源为蒌蒿者比较多，但白蒿图形尚难考其来源。

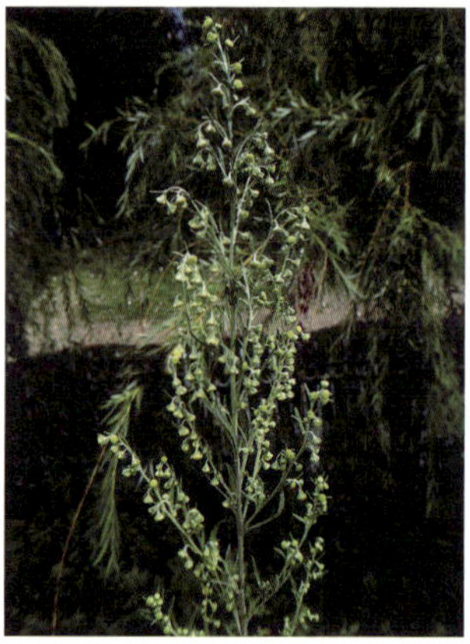

图 31　大籽蒿 *A. sieversiana* 上部

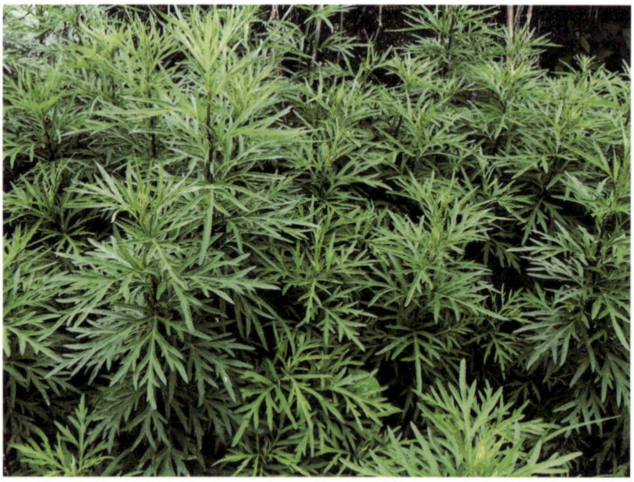

图 30　蒌蒿 *Artemisia selengensis*

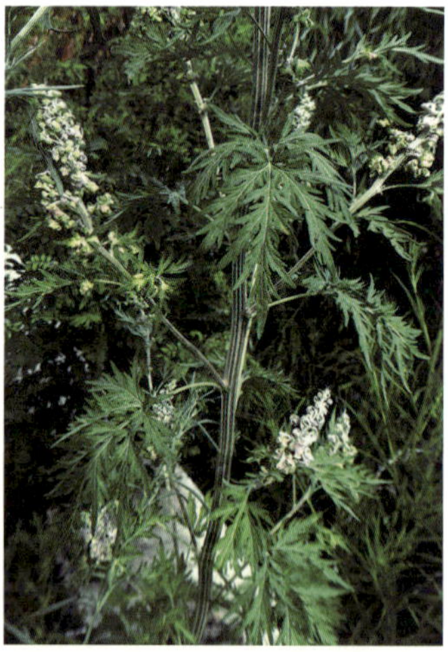

图 32　大籽蒿 *A. sieversiana* 下部

1　此承蒙王锦秀博士提供其研究结果，云疑似蒿属植物大籽蒿，尚不能完全肯定为本种。

2　中国科学院《中国植物志》编辑委员会：《中国植物志》，北京：科学出版社，1991，第76（2）卷，220.

15-11 角蒿

【品图】

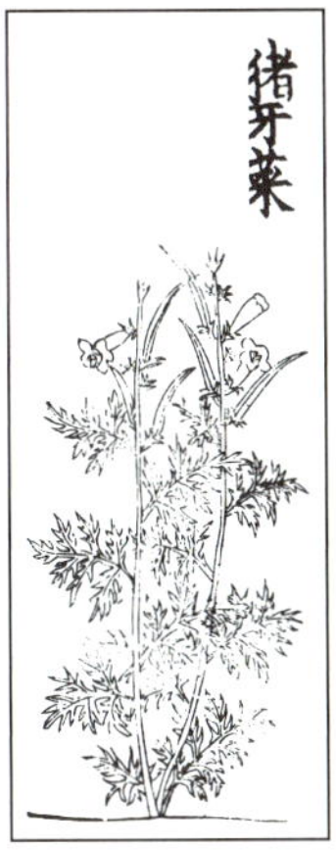

图1 救荒·猪牙菜

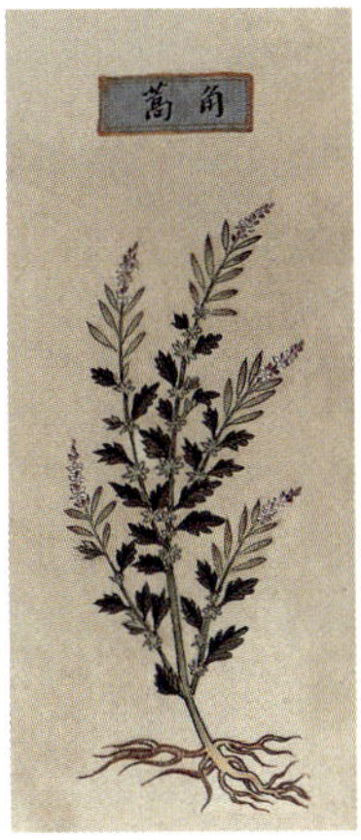

图2 品汇·角蒿

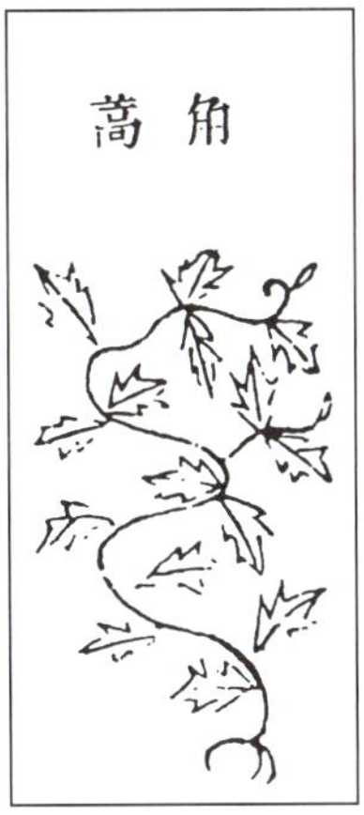

图3 太乙·角蒿

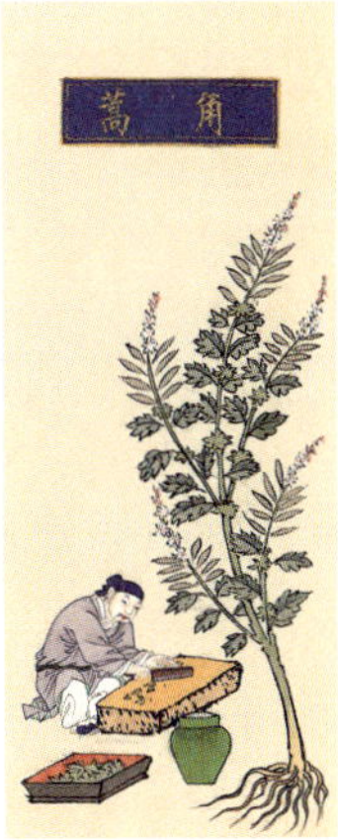

图4 雷公·角蒿

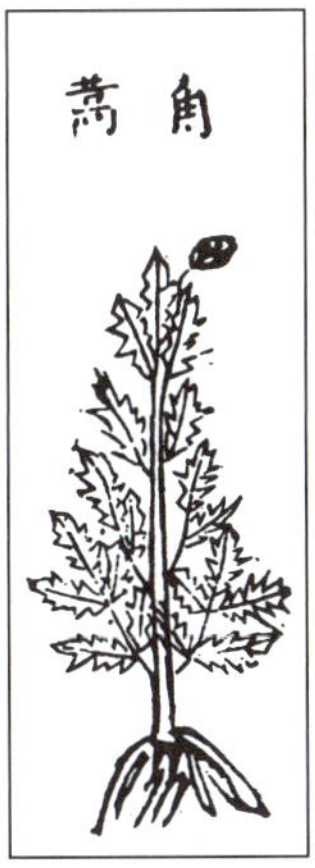

图5 纲目（金）·角蒿

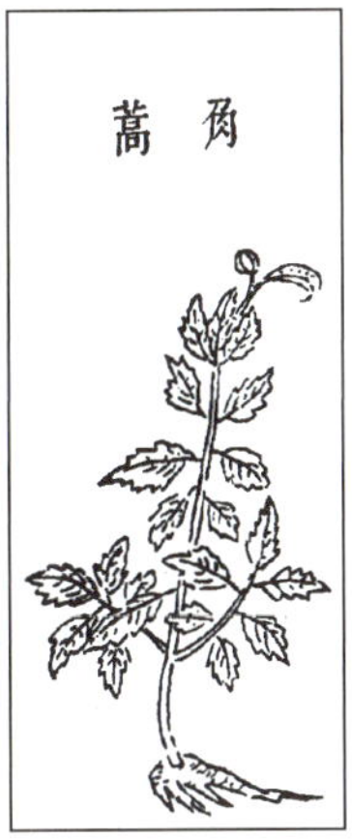

图6 纲目（钱）·角蒿

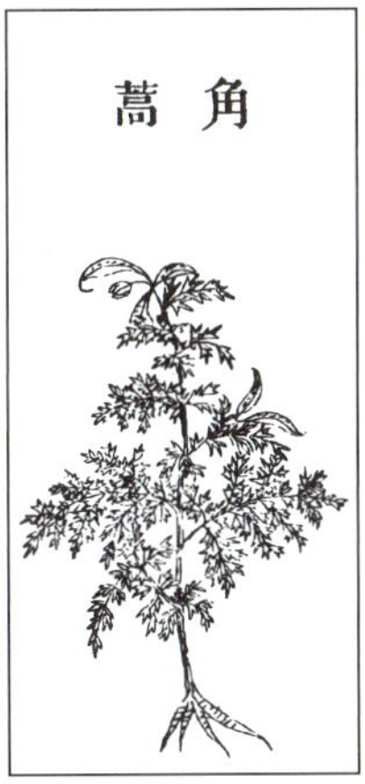

图7 纲目（张）·角蒿

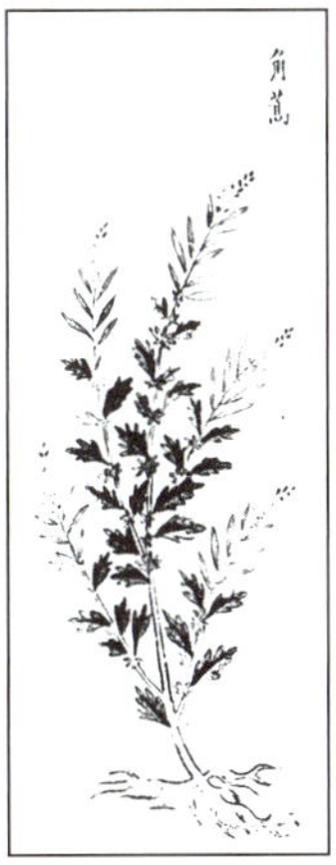

图8 金石·角蒿

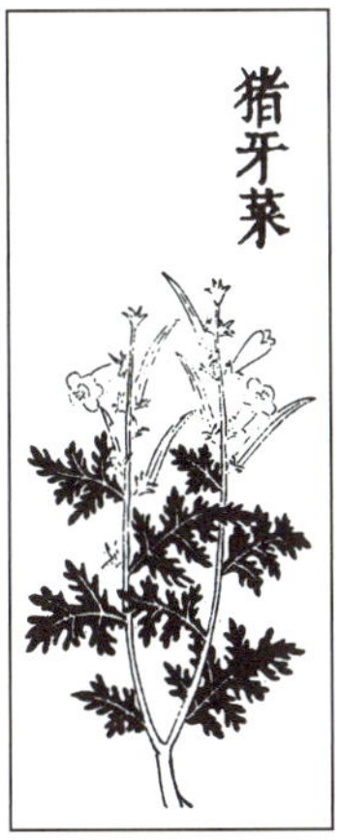

图9 博录·猪牙菜

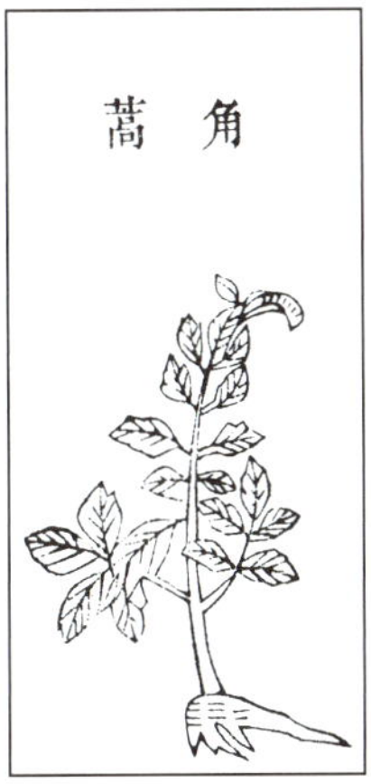

图10 备要·角蒿

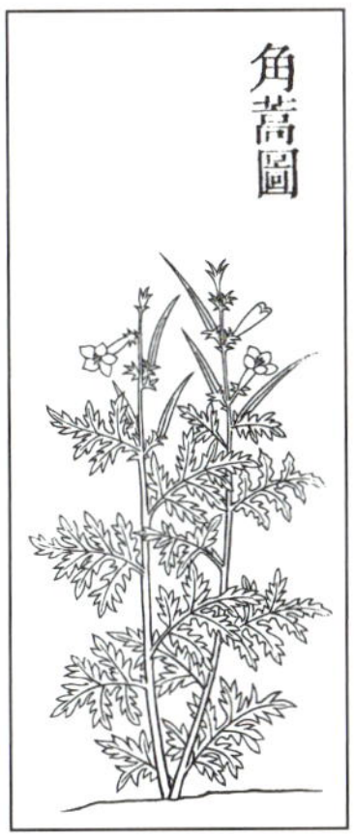

图11 草木典·角蒿图

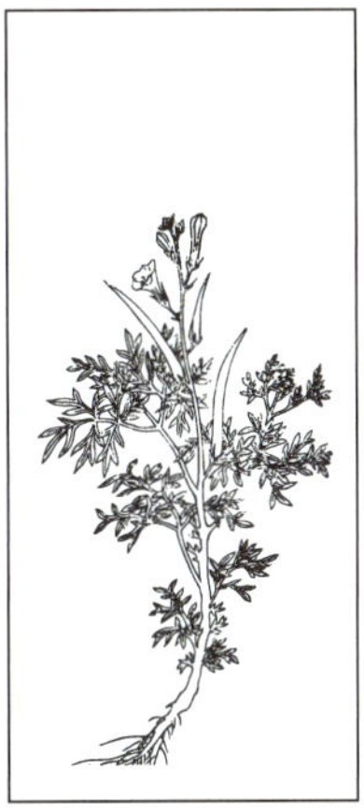

图12 图考·马先蒿

本品12图，取自12书，其中3幅彩图。有承继关系的图可分以下3个书类。

《救荒本草》：该书“猪芽菜”（图1）的仿绘图有：《野菜博录》“猪芽菜”（图9），仅将叶片转为阴刻。《古今图书集成·草木典》“角蒿图”（图11）完全仿绘《救荒》“猪芽菜”（图1）。

《本草品汇精要》：《金石昆虫草木状》“角蒿”（图8）沿袭《品汇》“角蒿”（图2）。

《本草纲目》（金陵本）：该书“角蒿”（图5）的仿绘图有《本草纲目》钱本“角蒿”（图6），略加润饰。《本草备要》“角蒿”（图10）又仿绘自《纲目》钱本“角蒿”（图6）。

《本草纲目》张本“角蒿”（图7）系集取多药图拼凑而成，改变甚大，今列入有创意之图内，以便解说。

以上12图中，除5幅属仿绘图外，尚有原创图或新增创意的插图7幅（图1、2、3、4、5、7、12）。见下“鉴药”项。

【文录】

题·刘宋《雷公炮炙论》（见《证类》卷11“角蒿”） 雷公云：凡使，勿用红蒿并邪蒿，二味真似角蒿，只是上香角短。采得并于槐砧上细剉用之。

唐《唐本草》（同上） 《唐本》注云：角蒿似白蒿，花如瞿麦，红赤可爱，子似王不留行，黑色作角，七月、八月采。

后蜀《蜀本草》（同上） 《蜀本》：《图经》云：叶似蛇床、青蒿等。子角似蔓菁，实黑细，秋熟，所在皆有之。

宋《本草衍义》卷12“角蒿” 茎叶如青蒿，开淡红紫花，花大约径三四分。花罢，结角子，长三寸许，微弯。

明《救荒本草》上卷“猪牙菜” 本草名角蒿，一名莪蒿、一名萝蒿，又名藘（音廪）蒿。旧云生高岗及泽田，漸洳处多有，今在处有之，生田野中。苗高一二尺，茎叶如青蒿，叶似邪蒿叶而细，又似蛇床子叶颇壮，梢间开花，红赤色，鲜明可爱，花罢结角子，似蔓菁角，长二寸许，微弯，中有子黑色，似王不留行子。

清《植物名实图考》卷11“马先蒿”（即角蒿） 陆玑《诗疏》：蔚，牡蒿。三月始生，七月华，华似胡麻，华而紫赤；八月为角，角似小豆角锐而长，一名马新蒿。据此则马新蒿即角蒿。《唐本草》角蒿系重出，李时珍但以陆释牡蒿为非，而不知所述形状即是角蒿，则亦未细审。今以马先蒿为正，而附角蒿诸说于后。

【鉴药】

“角蒿”首见于《唐本草》，或因果实“黑色作角”得名。古代用其治恶疮有虫，后世稀见使用。或云《雷公炮炙论》首见“角蒿”一名，其出典当推《雷公炮炙论》。《雷公炮炙论》年代尚有争议，故不采此说。该药在《嘉祐本草》时，增添了唐·陈藏器《本草拾遗》“藁蒿”的内容。李时珍或因“藁蒿”与角蒿无关，遂将“藁蒿”剔出，让其单独立条。

《唐本草》载角蒿形态为：“角蒿似白蒿，花如瞿麦，红赤可爱，子似王不留行，黑色作角，七月、八月采。”唐本《图经》（见《蜀本草》引）云：“叶似蛇床、青蒿等。子角似蔓菁，实黑细，秋熟，所在皆有之。”综合二书之说，角蒿之叶当似白蒿、青蒿、蛇床等，叶有分裂或叶为复叶。花较大，红赤。果实似蔓菁，为角果；种子小而黑。花果期为秋季。宋·寇宗奭描述更细：“茎叶如青蒿，开淡红紫花，花大约径三四分。花罢，结角子，长三寸许，微弯。”与唐代本草所述吻合。根据上述记载，或考为紫葳科角蒿属植物角蒿*Incarvillea sinensis* Lam.。[1]

此药宋《本草图经》无图，但明、清本草为之绘图。

1.《救荒本草》：该书“猪牙菜”文字记载云：“本草名角蒿，一名莪蒿、一名萝蒿，又名藁（音廪）蒿。”可见作者认为此药就是本草记载的“角蒿”。但“莪蒿”及此后的别名并非角蒿所有，而是《本草拾遗》藁蒿的别名。该书有“猪牙菜”（图1），其叶二回羽状深裂，枝梢开花结果，花冠如钟状漏斗形，果实如细长之角，确如其文所述，“结角子，似蔓菁角”。据此精确的写生图形，该植物即紫葳科植物角蒿*I. sinensis*。

2.《本草品汇精要》：该书“角蒿”（图2）为一根茎叶花果俱全的草本植物，其茎枝下部叶互生，有3—5个分裂；上部叶则成披针形，灰黄色。叶腋间有小白花，类菊花。枝梢之花成总状花序。该书画士可能没有见过角蒿，其图所据的只有《证类本草》“角蒿”条的文字。故此图按菊科蒿类想象绘成，现实中并无此类的“角蒿”植物。

3.《太乙仙制本草药性大全》：该书“角蒿”（图3）为一蔓生草本，根部有圆形块根。单叶互生，叶有5—7个分裂。无法揣测此图所示为何物。

4.《补遗雷公炮制便览》：该书“角蒿”（图4）右为高过一人的植物，其图仿绘自《本草品汇精要》“角蒿”（图2）。左下为一人蹲坐在槐砧前用刀切药。此即表现《雷公炮炙论》所言炮制角蒿法：“采得并于槐砧上细剉用之。”

5.《本草纲目》（金陵本）：该书“角蒿”（图5）绘一完整草本植物。一茎直立，支根多数。基部叶为二回羽状分裂，上部叶为单叶，叶缘多深锯齿。顶端为一枣核状物，不明为花序抑或果实。李时珍在“角蒿”条无任何形态补充，此可能是时珍未见过角蒿实物，故只引述前人之言“叶似白蒿”。故此图亦与金陵本附图“白蒿”

1　国家中医药管理局《中华本草》编委会：《中华本草》（7），上海：上海科学技术出版社，1999：427；谢宗万：《本草纲目药物彩色图鉴》，北京：人民卫生出版社，2000：95.

有几分相似。但该植物结实作角，角似蔓菁等特点均未表现，并非写实之作，无法做考证之用。

6.《本草纲目》（张本）：该书“角蒿”（图7）看似没有仿绘“角蒿”任何一家的图，其实不然。其主体枝叶，与该书白艾、青蒿图非常相似，可见其精细的叶片乃移植而来。其依据大概是《纲目》“角蒿”文字有“叶似白蒿”“叶似蛇床、青蒿”等语。其右枝梢有2个豆荚状物，茎顶有3个弯豆荚状物，一朵未放小花。此实为从《纲目》钱本植株顶端转绘而来。故此图乃是拼凑而成，并非写实图，无法做考证用。

7.《植物名实图考》：该书“马先蒿”一药下，注明“即角蒿”。吴氏且引陆玑《诗疏》，谓此即“蔚，牡蒿……一名马新蒿”，云“据此则马新蒿即角蒿。《唐本草》角蒿系重出，李时珍但以陆释牡蒿为非，而不知所述形状即是角蒿”。李时珍之言，见《纲目》卷15“马先蒿”条下。吴氏所绘“马先蒿”（图12），其叶形、花形及细角状果实，无一不与紫葳科植物角蒿*I. sinensis*同。马先蒿乃玄参科马先蒿属（*Pedicularis* Linn.）植物。其花与蒴果均远远短小于角蒿。此图说明吴其濬是把角蒿与马先蒿混为一谈，其文采马先蒿，图实为角蒿。

【小结】

“角蒿”为《唐本草》首载，为治疮毒药，后世罕用。《唐本草》及唐本《图经》载本品叶似青蒿等，花如瞿麦，子角似蔓菁等。宋《本草衍义》云其角子“长三寸许，微弯”。据此本品为紫葳科植物角蒿*Incarvillea sinensis* Lam.。《救荒本草》“猪牙菜”、《植物名实图考》“马先蒿”图均为本品。

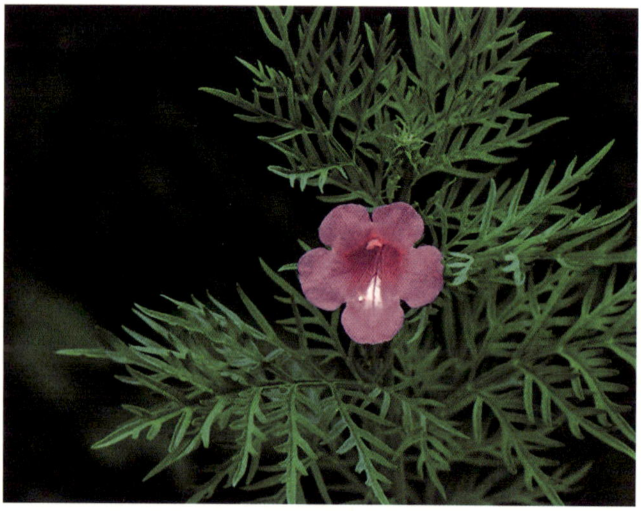

图13　角蒿 *Incarvillea sinensis* 初花期

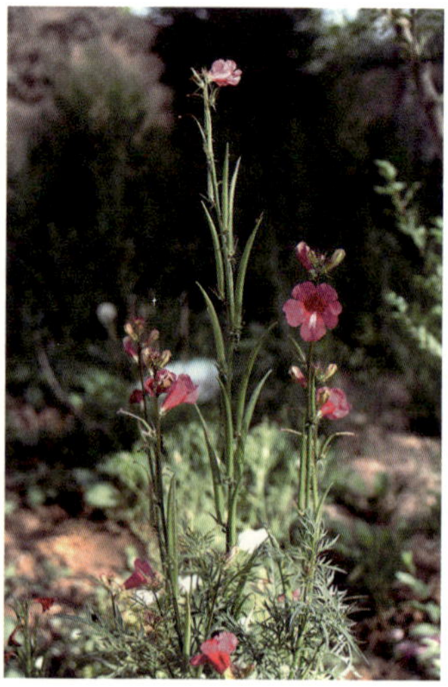

图14　角蒿 *I. sinensis* 果期

15-12 蘪蒿

【品图】

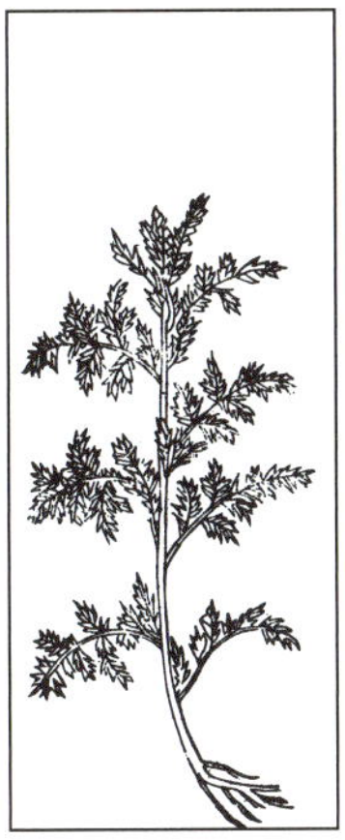
图1 救荒·抪娘蒿

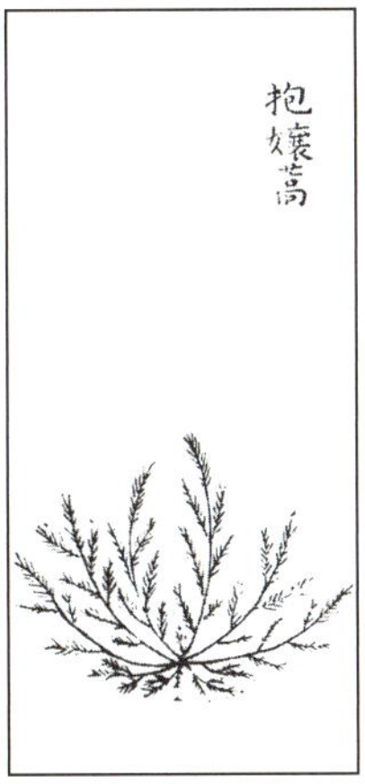

图2 野菜谱·抱娘蒿

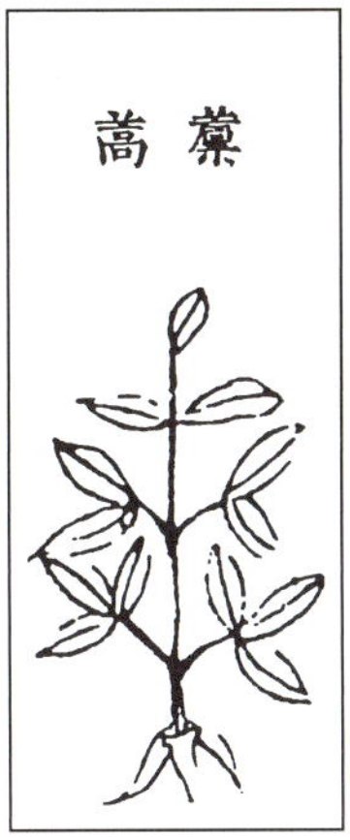
图3 太乙·蘪蒿

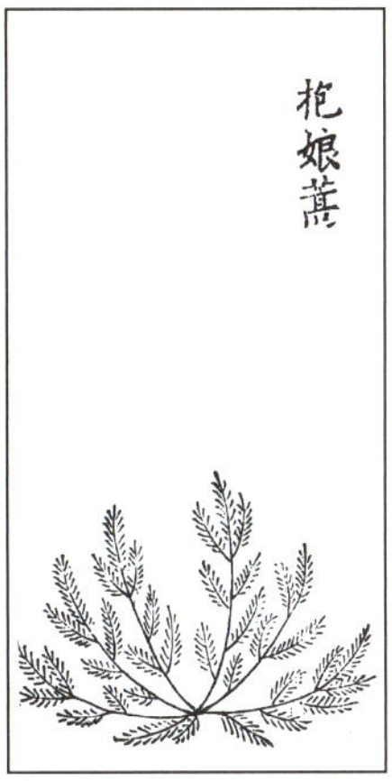

图4 茹草·抱娘蒿

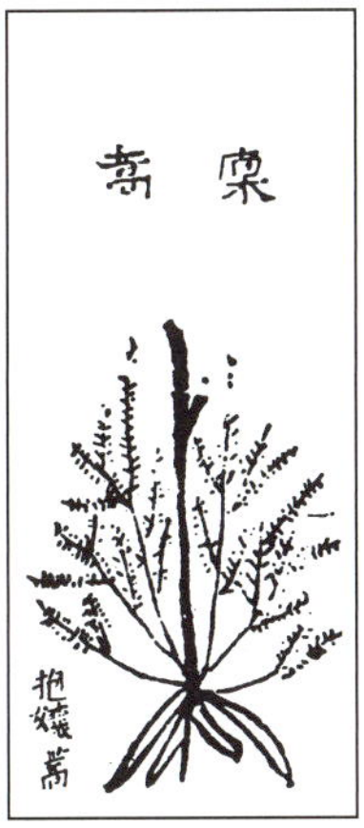

图5 纲目（金）·廪蒿

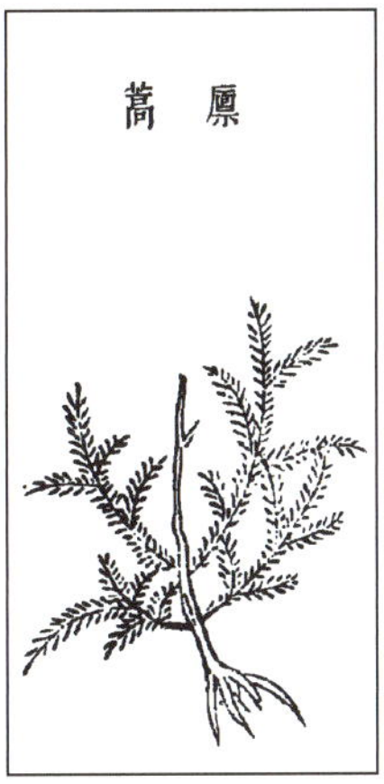
图6 纲目（钱）·廪蒿

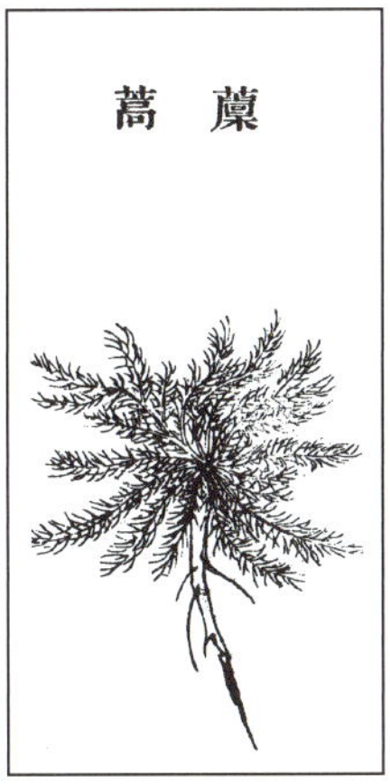
图7 纲目（张）·廪蒿

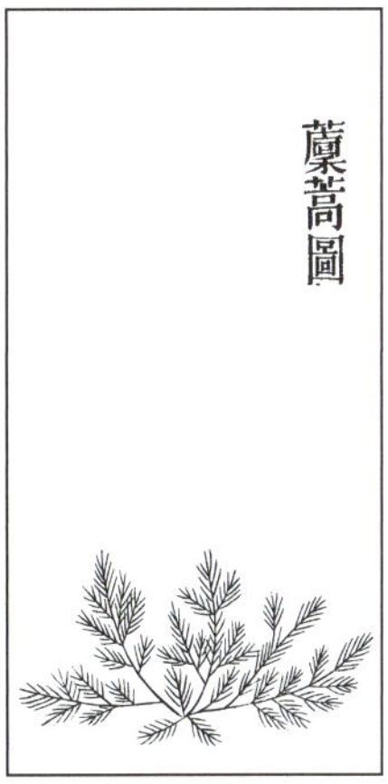

图8 草木典·蘪蒿图

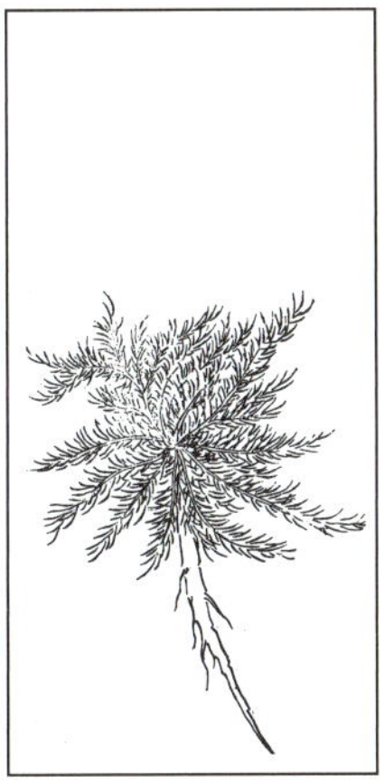
图9 图考·莪蒿

本品9图，取自9书，有承继关系的图可分以下3个书类。

《野菜谱》：该书“抱娘蒿”（图2）的仿绘图有《茹草编》同名图（图4）及《古今图书集成·草木典》的“蘪蒿图”（图8）。

《本草纲目》（金陵本）：该书“廪蒿”（图5）的仿绘图有《本草纲目》钱本“廪蒿”（图6），图形基本相同，加以美化。

《植物名实图考》：《本草纲目》张本“蘪蒿”（图7）仿绘自《植物名实图考》之同名图（图9）。

以上9图中，除4幅属仿绘图外，尚有原创图或新增创意的插图5幅（图1、2、3、5、9）。见下“鉴药”项。

【文录】

唐《本草拾遗》(见《证类》卷11“角蒿”) 陈藏器云：䕡蒿，味辛，温，无毒。主破血下气，煮食之似小蓟。生高岗。宿根先于白草。一名莪蒿。《尔雅》云：莪，萝。注：䕡蒿也。释曰《诗·小雅》云：菁菁者莪。陆机云：莪蒿也，一名萝蒿。生泽田渐洳处。叶似邪蒿而细科，生三月中。茎可食，又可蒸，香美，味颇似蒌蒿是也。

明《救荒本草》卷上“抪娘蒿” 生田野中。苗高二尺许，茎似黄蒿茎，其叶碎小，茸细如针，色颇黄绿，嫩则可食，老则为柴。苗叶味苦。

明《野菜谱》“抱娘蒿” 丛生，故名。二三月采。抱娘蒿，结根牢。解不散，如漆胶。

明《本草纲目》卷15“䕡蒿” 【释名】莪蒿(《尔雅》)、萝蒿(同上)、抱娘蒿。【时珍曰】陆农师云：䕡之为言高也。莪，亦峨也。莪，科高也。可以覆蚕，故谓之萝。抱根丛生，故曰抱娘。【集解】【时珍曰】䕡蒿生高岗，似小蓟，宿根先于百草。《尔雅》云“莪，萝”是也。《诗·小雅》云：“菁菁者莪。”陆机注云：即莪蒿也。生泽国渐洳处，叶似斜蒿而细科，二月生。茎、叶可食，又可蒸，香美颇似蒌蒿。但味带麻，不似蒌蒿甘香。

清《植物名实图考》卷14“莪蒿” 《诗经》：菁菁者莪。陆疏：莪，蒿也。《尔雅》：莪，罗。郭注：䕡蒿。《本草拾遗》始著录。《本草纲目》以为即抱娘蒿。《救荒本草》作抪娘蒿。叶碎，茸细如针，色黄绿。嫩则可食。与陆疏符合。《埤雅》以角蒿为䕡蒿，殊为臆说。

【鉴药】

“䕡蒿”首见于《本草拾遗》，原载主破血下气，嫩茎叶可食，后世医方书罕见此药名。原由《嘉祐本草》引录于“角蒿”条下。李时珍将“䕡蒿”从“角蒿”条摘出单立条，并在“释名”中增加“抱娘蒿”一名，从而将此两个不同名称的植物联系在一起。

关于“䕡蒿”，陈藏器记载“煮食之似小蓟。生高岗。宿根先于白草。一名莪蒿。《尔雅》云：莪，萝。注：䕡蒿也。释曰《诗·小雅》云：菁菁者莪。陆机云：莪蒿也，一名萝蒿。生泽田渐洳处。叶似邪蒿而细科，生三月中。茎可食，又可蒸，香美，味颇似蒌蒿是也”。其中用于比拟的小蓟、邪蒿、蒌蒿，都是菊科植物。但掌禹锡凭什么将“䕡蒿”并入“角蒿”？

李时珍没有解释为什么他要将“抱娘蒿”与“䕡蒿”作为一种植物。但在明代，“抱娘蒿”一名却多处出现。首先是《救荒本草》“抪娘蒿”，云其“生田野中。苗高二尺许，茎似黄蒿茎，其叶碎小，茸细如针，色颇黄绿，嫩则可食，老则为柴。苗叶味苦”。此书且配有插图(图1)。又稍后明·王磐《野菜谱》“抱娘蒿”亦云：“丛生，故名。

二三月采。抱娘蒿，结根牢。解不散，如漆胶。”该书亦配有图形（图2）。李时珍没有引用上述二书，他所描述的本品形态，基本上是复述陈藏器所引，唯在陈氏所云“又可蒸，香美，味颇似蒌蒿是也”一句之后，加了一句“但味带麻，不似蒌蒿甘香”。现代学者据《救荒本草》所载“㧡娘蒿”图文，考订其为十字花科播娘蒿属植物播娘蒿*Descurainia sophia*（L.）Webb. ex Prantl。[1]《救荒本草》还有一种“米蒿”，据载“苗高尺许，叶似园荽叶微细，叶丛间分生茎叉，梢上开小青黄花，结小细角，似葶苈角儿。叶味微苦”。据考此亦为播娘蒿*D. sophia*，[2]但此图展示的是有花、果的植株。

播娘蒿又名抱娘蒿、㧡娘蒿，方言不同用字，故有多种别名。王磐云“丛生，故名”。李时珍云：“抱根丛生，故曰抱娘。”此植物的叶为3回羽状深裂，与蒿类植物叶形相似。其茎叶嫩时可食，故用作野菜救荒。清·吴其濬在“莪蒿”云：“《诗经》：菁菁者莪。陆疏：莪，蒿也。《尔雅》：莪，罗。郭注：蘪蒿。《本草拾遗》始著录。《本草纲目》以为即抱娘蒿。《救荒本草》作㧡娘蒿。叶碎，茸细如针，色黄绿。嫩则可食。与陆疏符合。《埤雅》以角蒿为蘪蒿，殊为臆说。”可见吴其濬也同意以抱娘蒿作“莪蒿”（蘪蒿）。但吴氏认为“《埤雅》以角蒿为蘪蒿，殊为臆说”。其实未必是“臆说”。播娘蒿为十字花科植物，其果实为圆筒状长角果，其叶如蒿，故被视为角蒿，并非毫无依据。掌禹锡《嘉祐本草》将“蘪蒿”放在“角蒿”下，也许是因为其果实同为角果的缘故。但本品的花为黄色，与紫葳科角蒿花色红紫不同，本品的角果也不如紫葳科角蒿的角果长大。故时珍将“蘪蒿”另立条目，且与抱娘蒿合并，确有见地。

1.《救荒本草》：该书“㧡娘蒿”（图1）描绘的是一株未开花的植物，其茎直立，叶为二回羽状深裂。其文字记述云：“苗高二尺许，茎似黄蒿茎，其叶碎小，茸细如针，色颇黄绿，嫩则可食。”今考为十字花科植物播娘蒿*D. sophia*。[3]

2.《野菜谱》：该书“抱娘蒿”（图2）为一简单示意图。该植物有主根及基生叶，叶为二回羽状深裂，乃是幼苗时期，故能供食用。此亦是播娘蒿*D. sophia*一类的植物。[4]

3.《太乙仙制本草药性大全》：该书“蘪蒿”（图3）绘一图案式植物，一茎直立，左右各有数叶。从上到下依次为单叶对生、二歧叶对生，三小叶对生。无法揣测其示意为何种植物。

4.《本草纲目》（金陵本）：该书“廪蒿”（图5）有粗大直立但无叶无花的茎。

1 国家中医药管理局《中华本草》编委会：《中华本草》（3），上海：上海科学技术出版社，1999：706.

2 ［明］朱橚著，王家葵、张瑞贤、李敏校注：《救荒本草校释与研究》，北京：中医古籍出版社，2007：59；［明］朱橚著，倪根金校注、张翠君参注：《救荒本草校注》，北京：中国农业出版社，2008：67.（后者注释云：“《河南植物志》第一册55页载，在河南方言中，米米蒿就是播娘蒿的别名。”）

3 国家中医药管理局《中华本草》编委会：《中华本草》（3），上海：上海科学技术出版社，1999：706.

4 ［明］朱橚著，王家葵、张瑞贤、李敏校注：《救荒本草校释与研究》，北京：中医古籍出版社，2007：90.（其中引《野菜谱》抱娘蒿，云“亦是本类植物”。）

基生数叶。李时珍云“抱根丛生，故曰抱娘”，当指基生叶抱根丛生。但此图乃基生叶抱茎基生，似不合时珍之意。其叶的表现法类似《野菜谱》，但看不出复叶之形。故此图不似写生得来，乃凭文字及猜度绘成，无法作考证之用。

5.《植物名实图考》：该书“莪蒿”（图9）主根粗大，根头有众多基生叶，此真正符合时珍所云叶“抱根丛生”。叶片为二回羽状深裂。其叶柔软，裂片“茸细如针”。据考不是播娘蒿*D. sophia*嫩苗，而似菊科蒿属之一种*Artemisia* sp.。[1]

【小结】

“藁蒿”首出《本草拾遗》，云可破血下气，后世罕用。宋《嘉祐本草》将其并入“角蒿”条。《本草纲目》将其单独立条，并与抱娘蒿合为一药。抱娘蒿即《救荒本草》“扡娘蒿”，其图文显示即十字花科植物播娘蒿*Descurainia sophia*（L.）Webb. ex Prantl。其花黄、角果细小，与紫葳科角蒿不同。

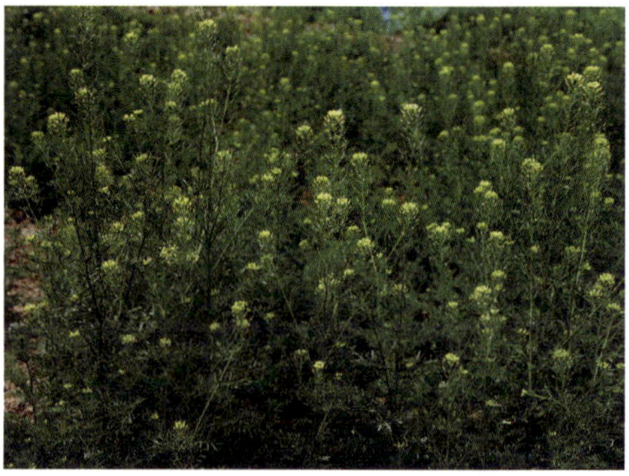

图10 播娘蒿 *Descurainia sophia*

15-13 马先蒿

【品图】

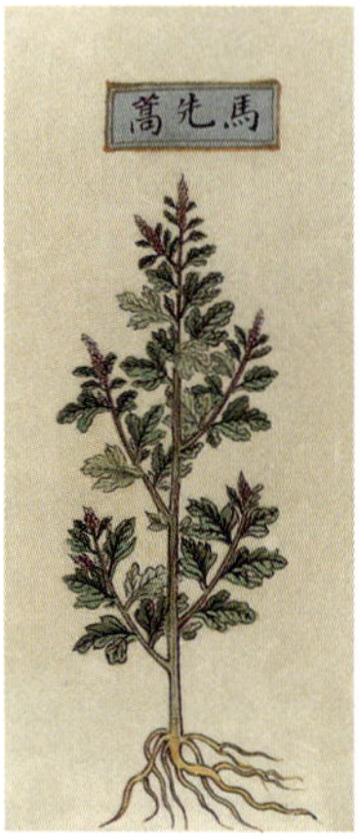

图1 品汇·马先蒿

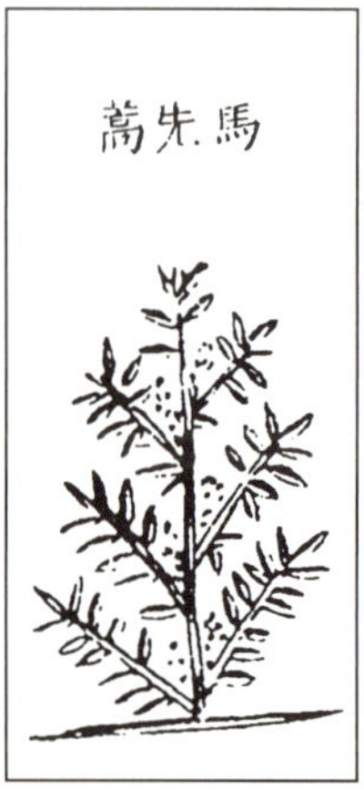

图2 太乙·马先蒿

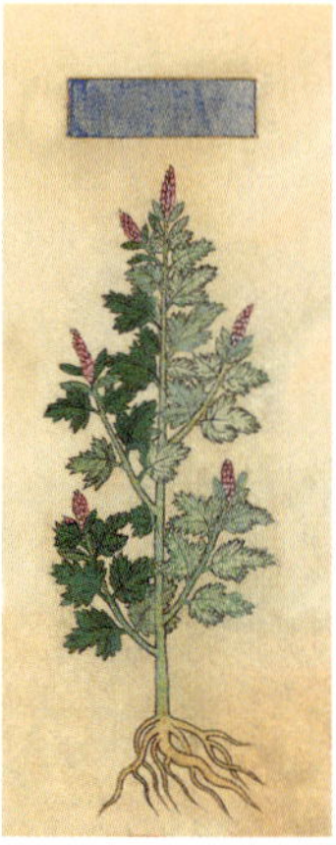

图3 雷公·马先蒿

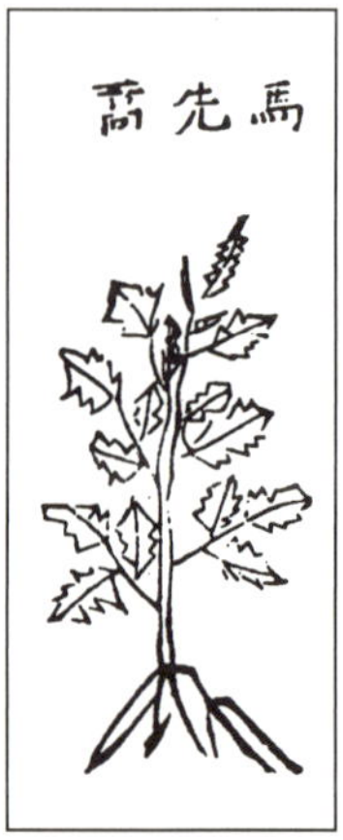

图4 纲目（金）·马先蒿

1 此据中国科学院植物研究所王锦秀教授指正。

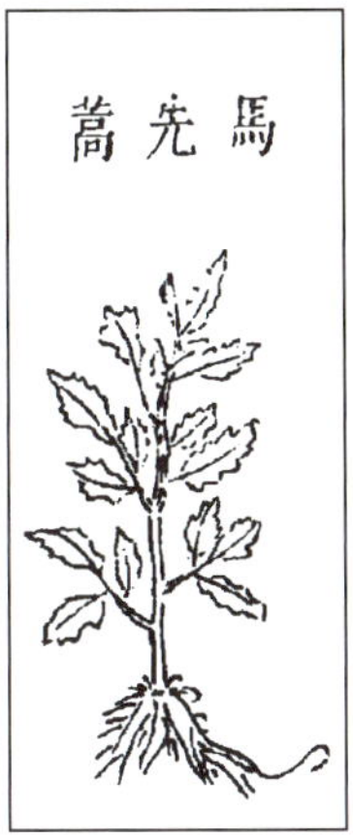

图5 纲目（钱）·马先蒿

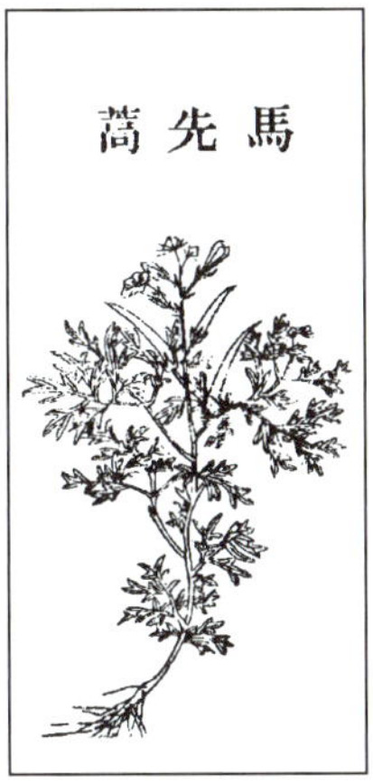

图6 纲目（张）·马先蒿

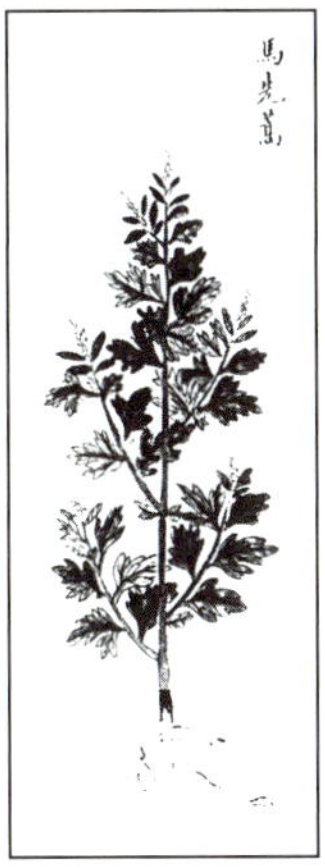

图7 金石·马先蒿

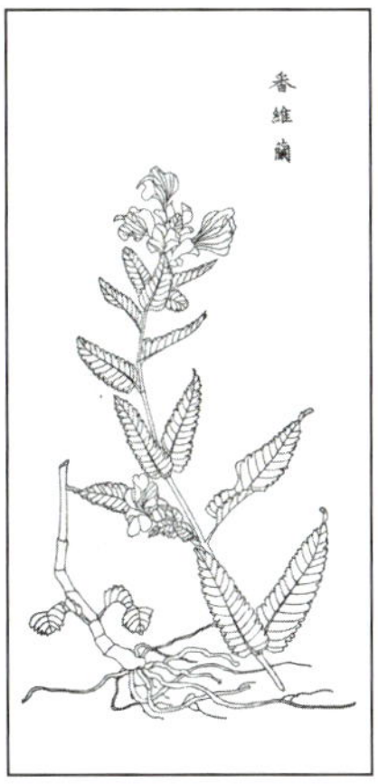

图8 质问·番维兰

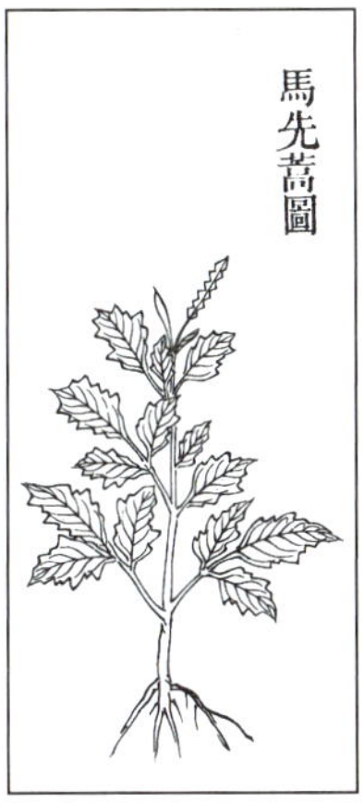

图9 草木典·马先蒿图

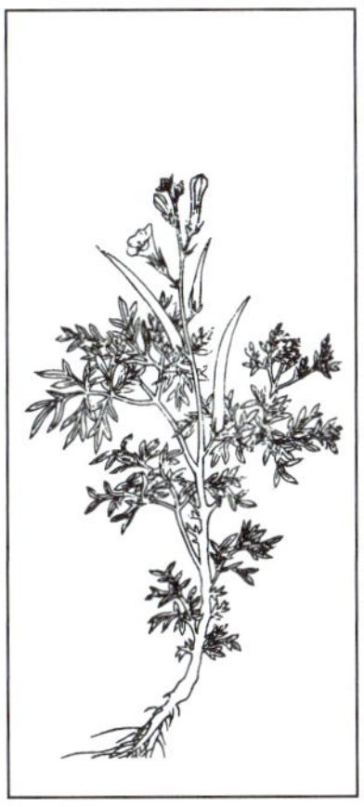

图10 图考·马先蒿

以上10书共10图，其中3幅彩图。有承继关系的图可分以下3个书类。

《本草品汇精要》：仿绘该书彩图“马先蒿”（图1）的有《补遗雷公炮制便览》“马先蒿”（图3）与《金石昆虫草木状》“马先蒿”（图7）。

《本草纲目》（金陵本）：《本草纲目》钱本“马先蒿”（图5）仿绘自金陵本同名图（图4），但有润饰。《古今图书集成·草木典》“马先蒿图”（图9）则仿绘自《纲目》金陵本“马先蒿”（图4），又更为精细。

《植物名实图考》：该书“马先蒿”（图10）的仿绘图有《本草纲目》张本“马先蒿”（图6）。

以上10图中，除5幅属仿绘图外，尚有原创图或新增创意的插图5幅（图1、2、4、8、10）。见下“鉴药”项。

【文录】

《本经》《别录》（见《证类》卷9“马先蒿”） **一名马屎蒿。**生南阳川泽。

梁《本草经集注》（同上） 弘景曰：方云一名烂石草。主恶疮。方药亦不复用。**/（见《证类》卷30“练石草”）** 陶隐居云：练石草，一名烂石草，即马矢蒿。

唐《唐本草》（见《证类》卷9“马先蒿”）《唐本》注云：此叶大如茺蔚，花红白色。实，八月、九月熟，俗谓之虎麻是也。一名马新蒿。所在有之。茺蔚苗短小，子夏中熟。而初生，二种极相似也。

宋《嘉祐本草》（同上） 禹锡曰：《尔雅》云：蔚，牡菣。释曰：蔚，即蒿之雄无子者。又曰：蔚，一名牡菣。《诗·蓼莪》云：匪莪伊蔚。陆机云：牡蒿也。三月始生，七月华，华似胡麻华而紫赤，八月为角，角似小豆角，锐而长。一名马新蒿是也。

宋《本草图经》（见《证类》卷6“白蒿”） 《图经》曰：中品有马先蒿，云生南阳川泽，叶如益母草，花红白，八九月有实，俗谓之虎麻，亦名马新蒿。《诗·小雅》所谓匪莪伊蔚是也。陆机云：蔚，牡蒿。牡蒿，牡菣（愆刃切）也。三月始生，七月华，似胡麻花而紫赤，八月为角，角似小豆角，锐而长，一名马新蒿。郭璞注《尔雅》：蔚，牡菣。谓无子者。而陆云有子，二说小异。今当用有子者为正。

明《本草纲目》卷15“马先蒿” 【释名】【时珍曰】蒿气如马矢，故名。马先，乃马矢字讹也。马新，又马先之讹也。【集解】【时珍曰】《别录》牡蒿、马先蒿，原是二条。陆机所谓有子者，乃马先蒿，而复引无子之牡蒿释之，误矣。牡蒿详见本条。

琉球《质问本草》外篇卷2“番维兰（马先蒿）” 生原野，春生苗，秋开花。俗名番维兰。

清《植物名实图考》卷11“马先蒿”（即角蒿） 陆玑《诗疏》：蔚，牡蒿。三月始生，七月华，华似胡麻，华而紫赤；八月为角，角似小豆角锐而长，一名马新蒿。据此则马新蒿即角蒿。《唐本草》角蒿系重出，李时珍但以陆释牡蒿为非，而不知所述形状即是角蒿，则亦未细审。今以马先蒿为正，而附角蒿诸说于后。

【鉴药】

“马先蒿”首载《本经》，同时有一个别名“马屎蒿”，或作“马矢蒿”。李时珍云：“蒿气如马矢，故名。马先，乃马矢字讹也。马新，又马先之讹也。”梁·陶弘景云“方药亦不复用”，但唐宋医方书还可见以其治大风癞疾（麻风），后世稀用。

关于本品形态，《唐本草》载：“叶大如茺蔚，花红白色。实，八月、九月熟，俗谓之虎麻是也。一名马新蒿。所在有之。茺蔚苗短小，子夏中熟。而初生，二种极相似也。”此段提示本品与茺蔚（益母草）近似，花色红白。宋《嘉祐本草》引经据典，谓即《尔雅》《诗经》中的“蔚”。陆机《毛诗草木鸟兽虫鱼疏》云：“蔚，牡蒿也。三月始生，七月华，华似胡麻而紫赤，八月为角，角似小豆角，锐而长。一名马新蒿是也。”此段描述比较详细，但其中的“牡蒿”与《别录》“牡蒿”同名。陆机所云是果实“似小豆角”者，《别录》“牡蒿”又名“齐头蒿”，乃其叶形特点。后者为菊科植物，果实乃细小瘦果，相差甚大。故陆机所云的“蔚，牡蒿”，可能是玄参科马先蒿属（*Pedicularis* Linn.）植物。谢宗万“据日本人松村任三《植物名汇》前编记载，本品又名马尿烧，现山西名马尿柴。马尿与马矢（屎）气味相近”，推测可能即玄参科植物返顾马先蒿*Pedicularis resupinata* Linn.或其近缘植物。[1]

清·吴其濬据前述陆机《诗疏》所载，推断出“马新蒿即角蒿”。这两者的叶都似蒿，花色皆红紫，且都有角果，于是吴氏认为“《唐本草》角蒿系重出”，“李时珍……不知所述形状即是角蒿，则亦未细审”。其实是吴氏没有注意到寇宗奭所说的角蒿“结角子，长三寸许，微弯”，而马先蒿的角果短小，约为角蒿的1/5。所以吴其濬所绘的马先蒿，其实就是角蒿，而不是马先蒿。下面的古代插图可以进行比较。

1.《本草品汇精要》：该书“马先蒿”（图1）绘一直立植物，茎有中棱，有分枝，单叶互生，叶有三五深裂（略似《图经》“茺蔚子”图）。茎枝顶端有穗状红白色花序。按《品汇》画士的认药水平，无法绘出识者甚少的马先蒿。此图只能是据文字及想象绘成，无法作为鉴定植物来源之用。

2.《太乙仙制本草药性大全》：该书“马先蒿”（图2）的植株直立多分枝（亦似单数羽状复叶），小叶披针形；枝（叶？）腋间似有穗状花序。此图无法知其示意及来源。

3.《本草纲目》（金陵本）：该书“马先蒿”（图4）与同书“庵蕳”“白蒿”“角蒿”的构图及叶片相似，无任何特异之处。恐亦系绘图者据文字想象绘成。

4.《质问本草》：该书“番维兰”条注明即“马先蒿”，称“俗名番维兰”。其图（图8）根多细长，茎秆单一而粗壮。截取的植株上部叶长圆状披针形，先端渐狭。尤其是叶边缘的钝圆的重齿，表现得非常到位。其花序生于茎枝顶端。据此图可知该植物即玄参科马先蒿属植物返顾马先蒿*P. resupinata* Linn.。

5.《植物名实图考》：该书“马先蒿”（图10）即紫葳科植物角蒿*Incarvillea sinensis* Lam.。本章“15-11角蒿”条已经辨析此图及致误原因，不赘。

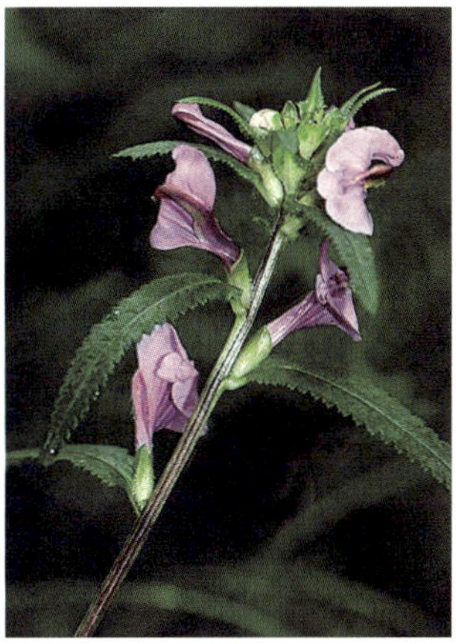

图11　返顾马先蒿 *Pedicularis resupinata*

【小结】

“马先蒿”为华夏最早运用的药物之一，曾在唐宋时用治麻风，宋以后稀用。据陆机注释《诗经》“蔚”及《唐本草》描述本品的形态，或考为玄参科返顾马先蒿*Pedicularis resupinata* Linn.及其近缘植物。古本草图中唯《质问本草》所绘“番维兰”（即马先蒿俗名）为精确的马先蒿属植物图。《植物名实图考》所绘“马先蒿”图实为紫葳科角蒿图。

1　谢宗万：《本草纲目药物彩色图鉴》，北京：人民卫生出版社，2000：95.

15-14 阴地厥

【品图】

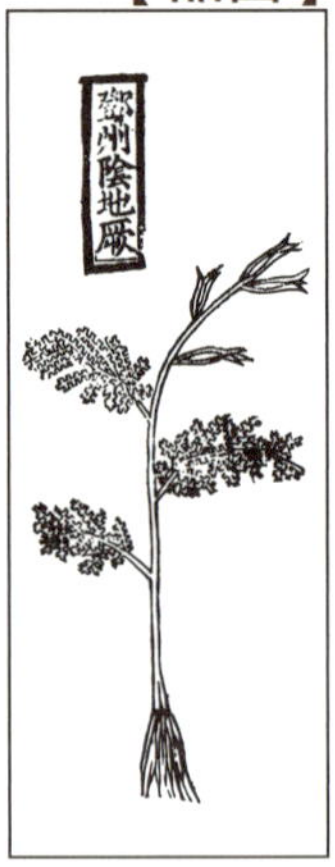

图 1 图经(大)·邓州阴地厥

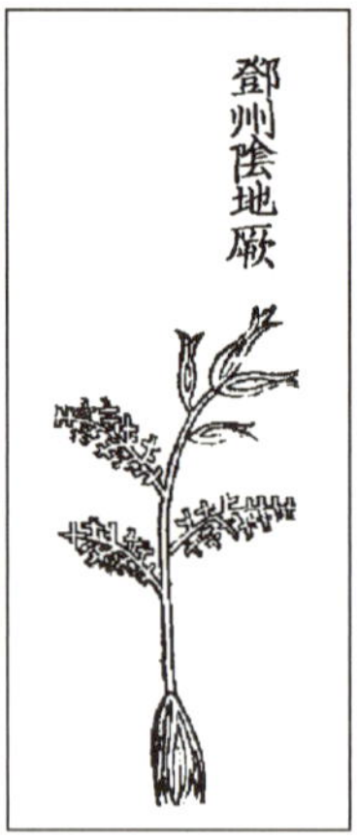

图 2 图经(政)·邓州阴地厥

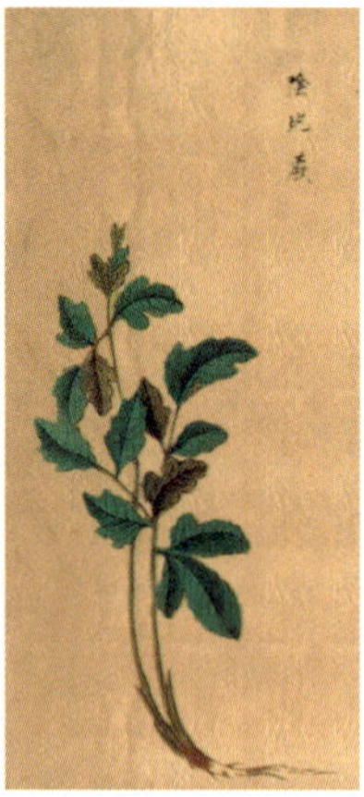

图 3 履巉岩·阴地蕨

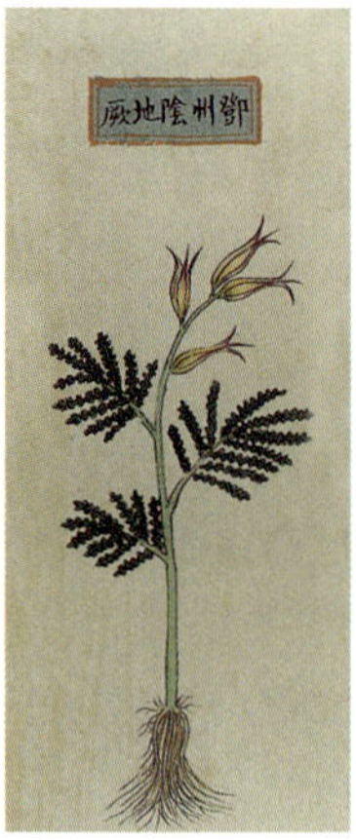

图 4 品汇·邓州阴地厥

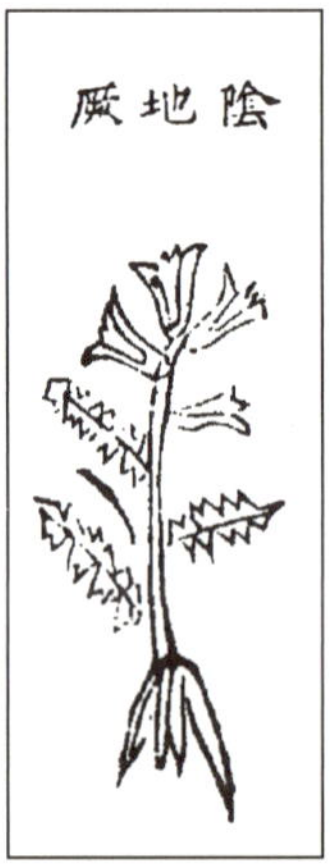

图 5 纲目(金)·阴地厥

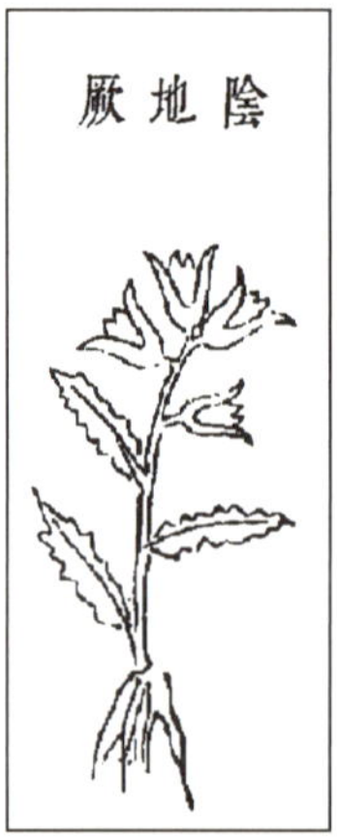

图 6 纲目(钱)·阴地厥

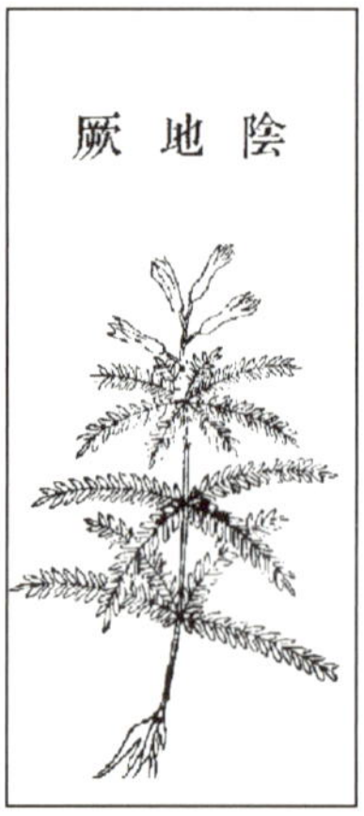

图 7 纲目(张)·阴地厥

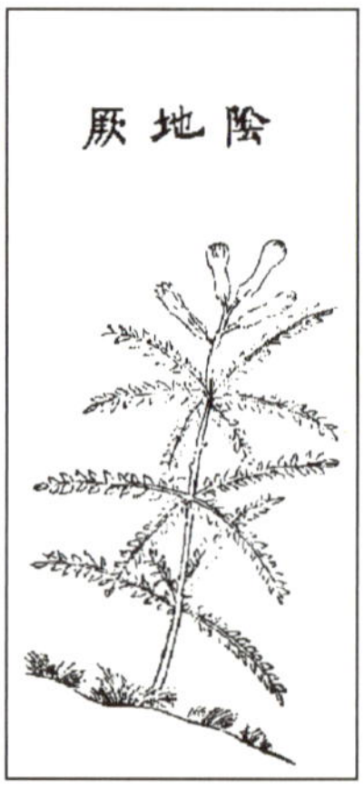

图 8 三才·阴地厥

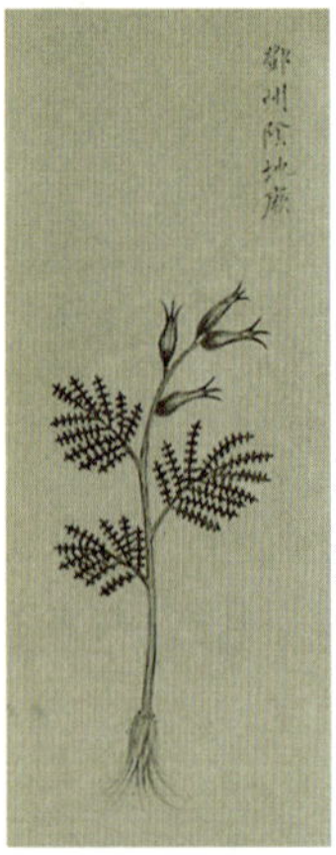

图 9 金石·邓州阴地厥

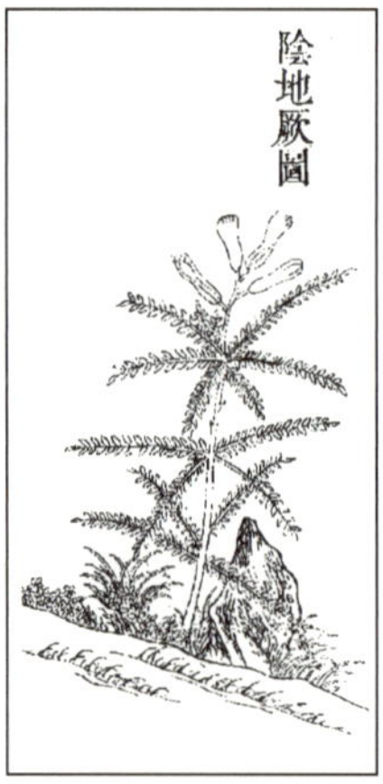

图 10 草木典·阴地厥图

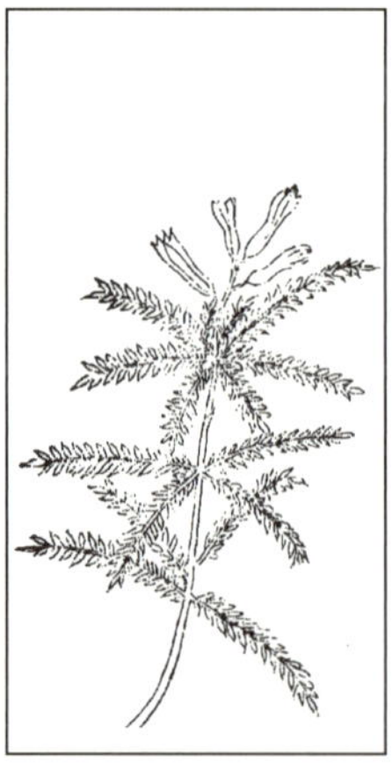

图 11 图考·阴地厥

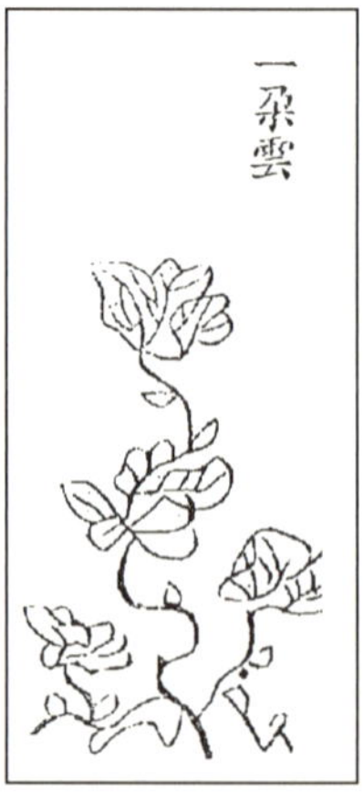

图 12 便方·一朵云

本品13图，取自13书，其中3幅彩图。有承继关系的图仅1个书类。

《本草图经》：该书的“邓州阴地厥”图分别存于《大观本草》（图1）、《政和本草》（图2）。两个传本药图大同小异（详见“鉴药”项下）。今以《政和》图2为《图经》图的代表。

仿绘《图经》的彩色图有：《本草品汇精要》“邓州阴地厥”（图4），该图除将“果实”敷以橙黄色外，还将叶片增长，叶缘的分裂增多。《金石昆虫草木状》“邓州阴地厥”（图9）则沿袭《品汇》同名图（图4）。

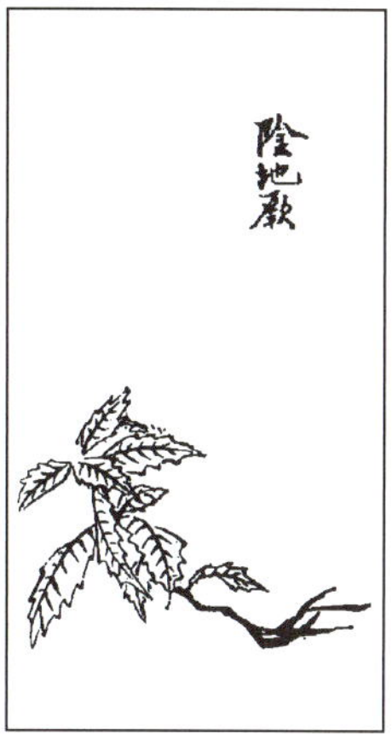

图13　图说·阴地厥

仿绘《图经》的墨线图有：《本草纲目》金陵本“阴地厥”（图5），该图将原图枝端物绘成钟状花，将原二回羽状分裂的叶片改绘成单叶多粗大锯齿。《纲目》钱本同名图（图6）又在金陵本图5基础上再加润饰，使“花朵”更大。《三才图会》的“阴地厥”（图8）茎顶的“花”、羽状分裂的叶形都沿袭自《图经》图2，但将叶片改绘成轮生叶，并增加了2层轮生叶。鉴于改绘后的药图并未增加具有鉴定意义的特点，相反使此图更加离奇，因此虽有重大改变，亦不列入有创意的图类。此后仿绘《三才图会》图8的图有《古今图书集成·草木典》“阴地厥图”（图10）。《植物名实图考》“阴地厥”（图11）未加考证，竟也仿绘《草木典》图10。而《本草纲目》张本“阴地厥”（图7）又仿绘《图考》同名图。以讹传讹，愈传愈讹。

以上13图中，除9幅属仿绘图外，尚有原创图或新增创意的插图4幅（图2、3、12、13）。见下“鉴药”项。

【文录】

宋《本草图经》（《证类》卷30“阴地厥”）《图经》曰：生邓州顺阳县内乡山谷……叶似青蒿，茎青紫色，花作小穗，微黄。根似细辛。七月采根、苗用。

明《本草纲目》卷15“阴地厥”【集解】【时珍曰】江浙亦有之。外家采制丹砂、硫黄。

【鉴药】

“阴地厥”见于宋《本草图经》，今存于《证类本草》（政和本）卷30“外草类”，属于《图经》新收载的北宋民间草药。《圣济总录》“抵圣汤”中曾用此药。此后医方书较少记载该药，但民间仍多使用本品，有清热解毒等功效。

《图经》记载本品的形态为：“叶似青蒿，茎青紫色，花作小穗，微黄。根似细辛。”结合该书所附“邓州阴地厥”图（图2），本品被鉴定为阴地蕨科植物阴地蕨

Botrychium ternatum（Thunb. ）Sw.。[1]该植物的叶片三回羽状分裂，在《图经》图1中被绘成二回羽状分裂。图中将叶片绘在孢子叶的长柄上，圆锥状的孢子囊穗被绘成狭长栀子果实样。植物学家从该图中找到了鉴定的关键点，从而使这味药物不致湮没。后世本草书由于对蕨类植物认知水平限制，故将《图经》的原始图改绘得不伦不类。

1.《本草图经》：该书“邓州阴地厥”（图2）是本品最早、也是最具有鉴别特征的一幅图。《图经》解说中的“邓州顺阳县”，即今河南邓州市。解说见上文。

2.《履巉岩本草》：该书“阴地厥”记载本品“性寒，有毒。能死硫黄，朱砂”。故《本草纲目》时珍曰“江浙亦有之。外家采制丹砂、硫黄”，可能是间接引用了该书之说。其“阴地蕨”（图3）所绘的叶片为二回羽状分裂，各羽片分裂显得肥厚和缓。该书绘制细碎叶片时，往往只绘其大体，故本图亦有可能仍是表现阴地蕨*B. ternatum*。

3.《草木便方》：该书“一朵云”（图12）所绘似柔弱蔓生草本植物。蔓生茎上绘似叶似花之物，实无法想象该图的意旨。《草木便方》整理者将本品来源订为阴地蕨科阴地蕨*Botrychium ternatum*（Thunb. ）Sw.，[2]未出示考订依据。

4.《本草简明图说》：该书“阴地厥”（图13）所绘完全是双子叶植物，单叶互生，羽状脉，叶缘有大锯齿，叶片簇生枝顶。该图植物不明其依据，无法考求其来源。

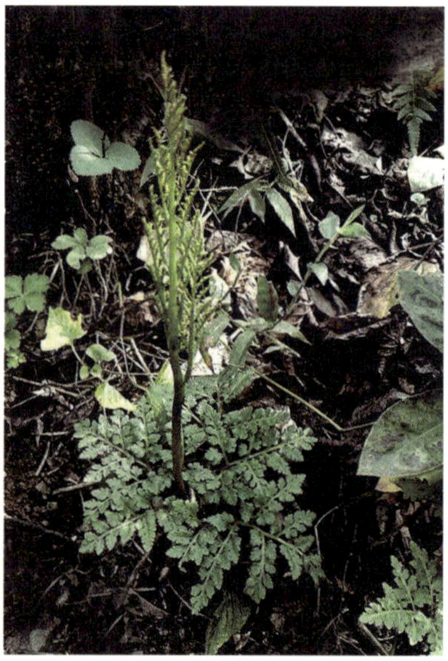

图14　阴地蕨 *Botrychium ternatum*

【小结】

“阴地厥”为北宋民间草药，《圣济总录》等书亦偶见使用。《本草图经》“邓州阴地厥”图虽然简单粗糙，但现代植物学家据其主要特点，鉴定为阴地蕨科植物阴地蕨*Botrychium ternatum*（Thunb. ）Sw.。此后诸本草插图多系仿绘，少有写生原创图。

1　中国科学院《中国植物志》编辑委员会：《中国植物志》，北京：科学出版社，1991，第76（2）卷，220.
2　［清］刘善述原著，赵素云、李文虎、孙西整理：《草木便方》，重庆：重庆出版社，1988：165.

15-15　牡蒿

【品图】

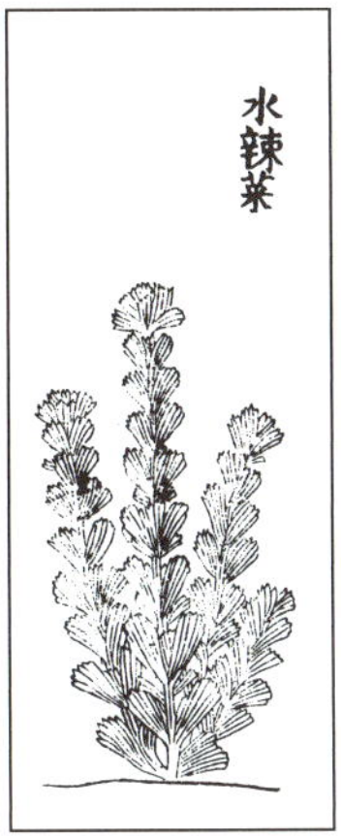

图1　救荒·水辣菜

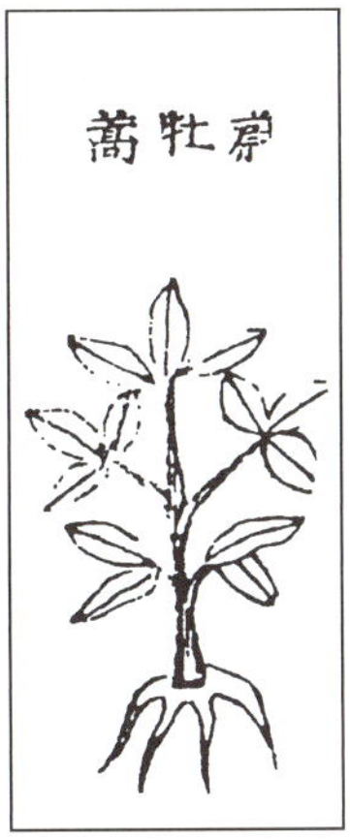

图2　太乙·蔚牡蒿

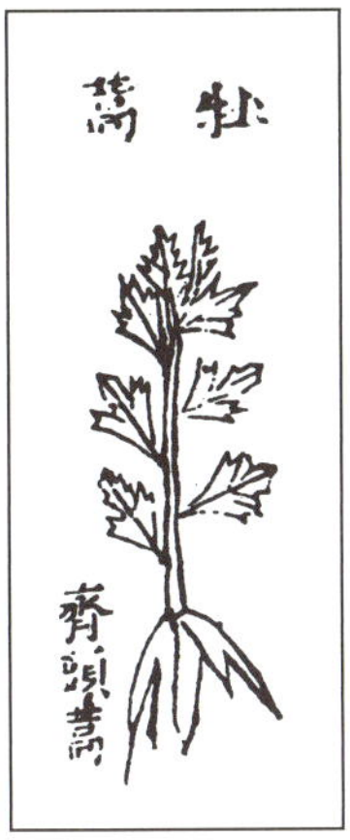

图3　纲目（金）·牡蒿

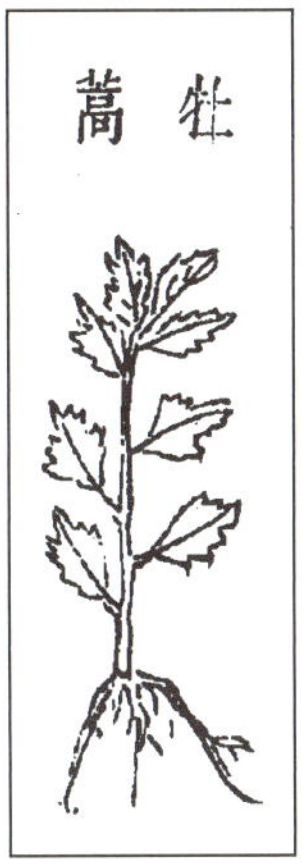

图4　纲目（钱）·牡蒿

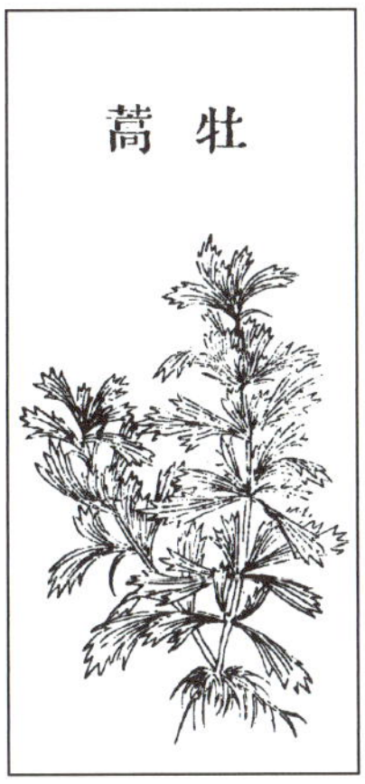

图5　纲目（张）·牡蒿

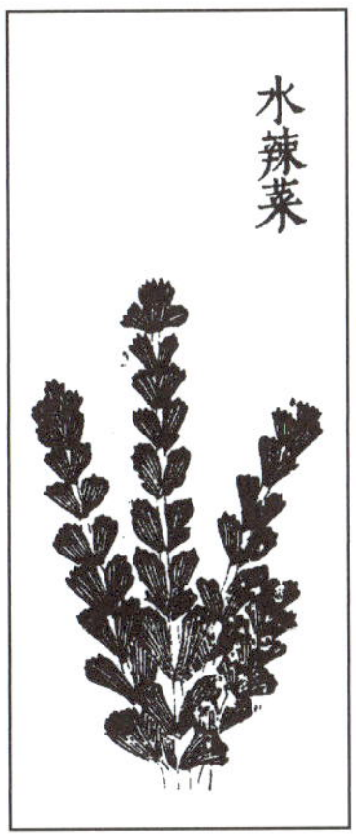

图6　博录·水辣菜

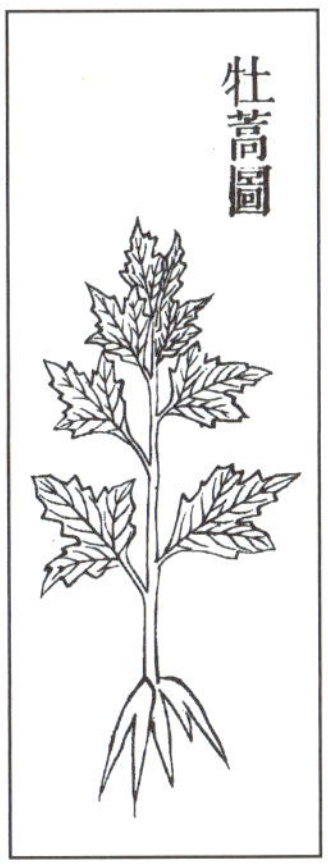

图7　草木典·牡蒿图

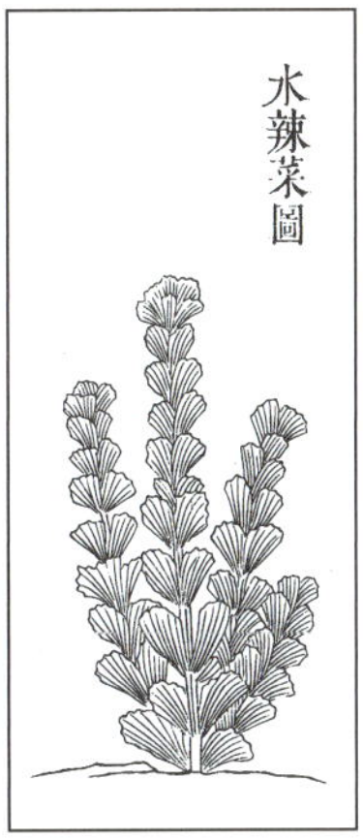

图8　草木典·水辣菜图

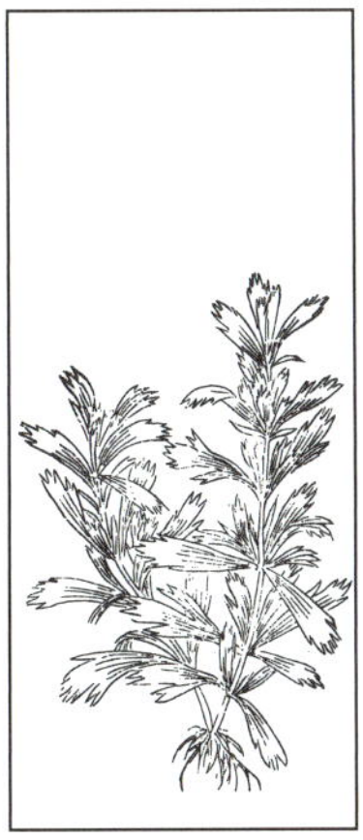

图9　图考·牡蒿

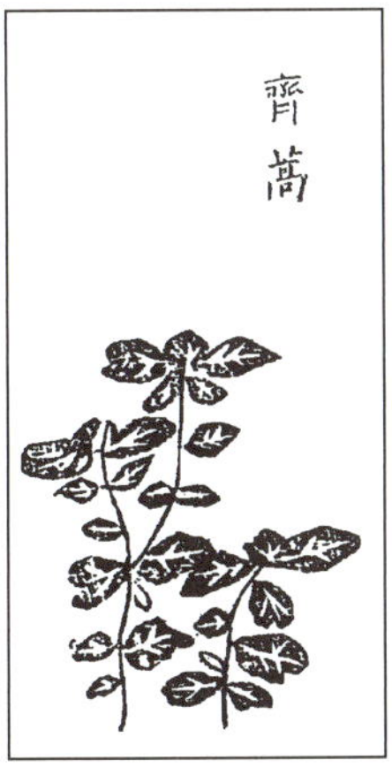

图10　便方·齐蒿

本品10图，取自9书，均为墨线图。有承继关系的图可分以下2个书类。

《救荒本草》：仿绘该书“水辣菜”（图1）的有：《野菜博录》“水辣菜”（图6），该图将叶片改为阴刻。《古今图书集成·草木典》“水辣菜图”（图8），线条更为细致。《植物名实图考》“牡蒿”（图9）的枝叶虽有若干改变，但其图形大体亦仿绘自《救荒》“水辣菜”图。《本草纲目》张本“牡蒿”（图5）则仿绘自《图考》“牡蒿”（图9）。

《本草纲目》(金陵本)：仿绘该书“牡蒿”(图3)者，有《本草纲目》钱本“牡蒿”(图4)。《古今图书集成·草木典》“牡蒿”(图7)则仿绘自《纲目》金陵本“牡蒿”(图3)，但为美化而在叶片上增绘网状叶脉，更失其真。

以上10图中，除6幅属仿绘图外，尚有原创或新增创意的插图4幅(图1、2、3、10)。详见下“鉴药”项。

【文录】

《别录》(见《证类》卷30“牡蒿”) 《别录》曰：牡蒿生田野，五月、八月采。

梁《本草经集注》(同上) 陶隐居云：方药不复用。

唐《唐本草》(同上) 《唐本》注云：齐头蒿也，所在有之。叶似防风，细薄无光泽。

明《救荒本草》上卷“水辣菜” 生水边下湿地中。苗高一尺余，茎圆，叶似鸡儿肠叶，头微齐短，又似马蓝头叶，以更齐短，其叶抪茎生，梢间出穗，如黄蒿穗。其叶味辣。

明《本草纲目》卷15“牡蒿” 【释名】【时珍曰】《尔雅》：蔚，牡菣。蒿之无子者。则牡之名以此也。诸蒿叶皆尖，此蒿叶独奓而秃，故有齐头之名。【集解】【时珍曰】齐头蒿三四月生苗，其叶扁而本狭、末奓有秃岐。嫩时可茹。鹿食九草，此其一也。秋开细黄花，结实大如车前实，而内子微细不可见，故人以为无子也。

清《植物名实图考》卷5“水辣菜” 按：此草江西、湖南河濒亦有之。作蒿气，与《唐本草》注齐头蒿相类，殆即一草。**/卷14“牡蒿”** 《尔雅》：“蔚，牡蒿。”陆玑《诗疏》以为即马新蒿。《本经》《别录》分为二物。《唐本草》注以为齐头蒿。李时珍所述形状正似《救荒本草》之水辣菜。今泽濒亦有之，微作蒿气，姑存之。

【鉴药】

“牡蒿”首见《别录》。时珍释其名曰：“《尔雅》：蔚，牡菣。蒿之无子者。则牡之名以此也。”但实际上牡蒿亦结实，时珍曰：“结实大如车前实，而内子微细不可见，故人以为无子也。”《别录》载本品可令人暴肥，血脉满盛，不可久服。梁·陶弘景云“方药不复用”，后世用者甚稀。

关于本品形态，《唐本草》云：“齐头蒿也，所在有之。叶似防风，细薄无光泽。”李时珍解释“齐头蒿”曰：“诸蒿叶皆尖，此蒿叶独奓而秃，故有齐头之名。”“奓”音zhà，有张开之意。一般的叶片前端缩尖，此叶前端反而如稍开的折扇般前大后小、叶头齿钝(所谓“秃”)，故名“齐头”。这是本品叶的一大特点。故李时珍曰：“齐头蒿三四月生苗，其叶扁而本狭，末奓有秃岐。嫩时可茹……秋开细黄花，结实大如车前实，而内子微细不可见。”清·吴其濬云：“李时珍所述形状正似《救荒本草》

之水辣菜。今泽濒亦有之，微作蒿气。”

《救荒本草》有写生绘制的“水辣菜”（图1）。其形态描述为：“苗高一尺余，茎圆，叶似鸡儿肠叶，头微齐短，又似马蓝头叶，以更齐短，其叶抪茎生，梢间出穗，如黄蒿穗。其叶味辣。”据此，水辣菜（即牡蒿）当为今菊科蒿属植物牡蒿*Artemisia japonica* Thunb.。

今存相关本草插图如下：

1.《救荒本草》：该书“水辣菜”（图1）所绘植株密生叶片。其叶呈倒卵形或宽匙形，叶头大而叶基狭，宛如有纵向叶脉。叶端有小缺齿，不尖锐。此即菊科蒿属植物牡蒿*A. japonica*。

2.《太乙仙制本草药性大全》：该书“蔚牡蒿”（图2）图名“蔚”即“牡蒿”，乃两名。其图程式化地绘一植株，或三小叶，或二歧叶对生。根部支根粗壮。此图不明其意，存疑。

3.《本草纲目》（金陵本）：该书“牡蒿”（图3）中注云“齐头蒿”。其图亦如多数蒿类图一样，茎直立，单叶互生，其叶类似3深裂，裂片先端或如“齐头”状。该图利用文字注及图形，表达本品之叶有“齐头”特点。其示意本图即牡蒿*A. japonica*。

4.《草木便方》：该书“齐蒿”（图10）植株采用阴刻法，可知为小草本植物，但其叶椭圆形，先端尖，毫无“齐头”特点，基原不明。该书整理者据正文有药名“齐头蒿”，将本品订为菊科牡蒿*A. japonica*，并未考虑其图形不合。

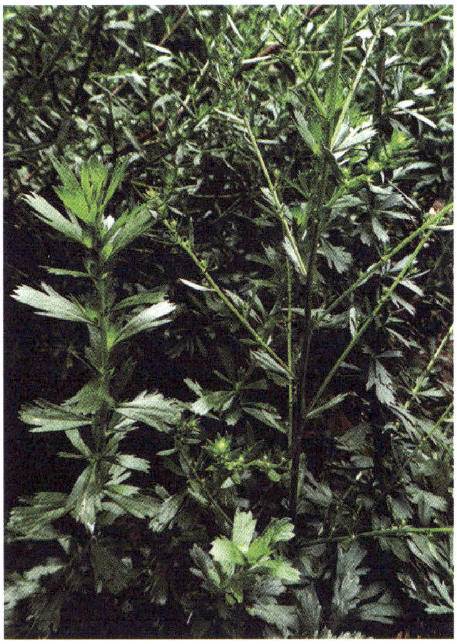

图11　牡蒿 *Artemisia japonica*

【小结】

“牡蒿”虽早见于《别录》，但后世较少运用。《唐本草》载本品又名“齐头蒿”。时珍云此指“其叶扁而本狭、末奓有秃歧”。吴其濬指出此即《救荒本草》“水辣菜”。现代学者据此考本品即菊科植物牡蒿*Artemisia japonica* Thunb.。《救荒本草》之写生图最能表现本品特征。

15-16 九牛草

【品图】

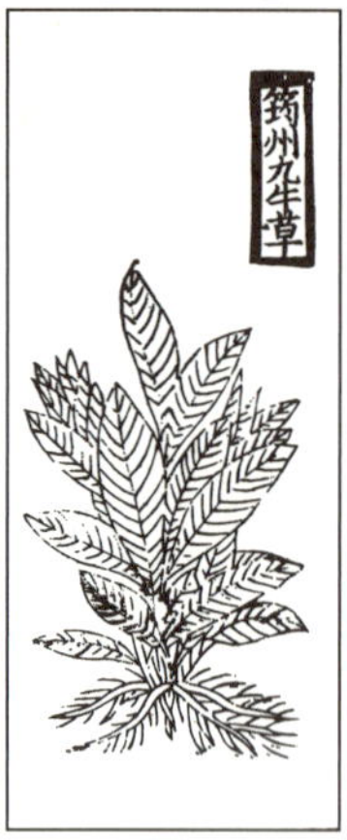

图1 图经（大）· 筠州九牛草

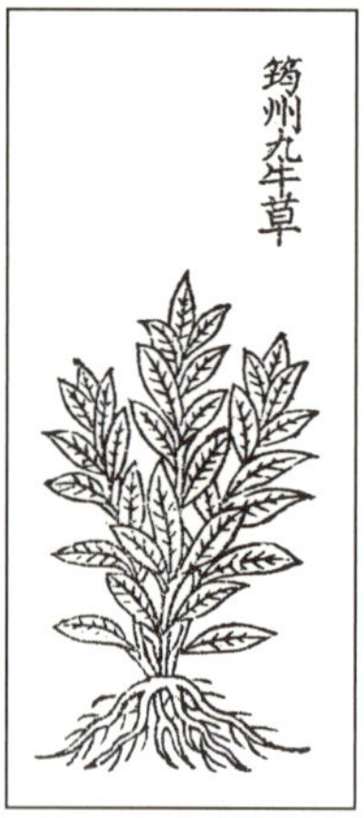

图2 图经（政）· 筠州九牛草

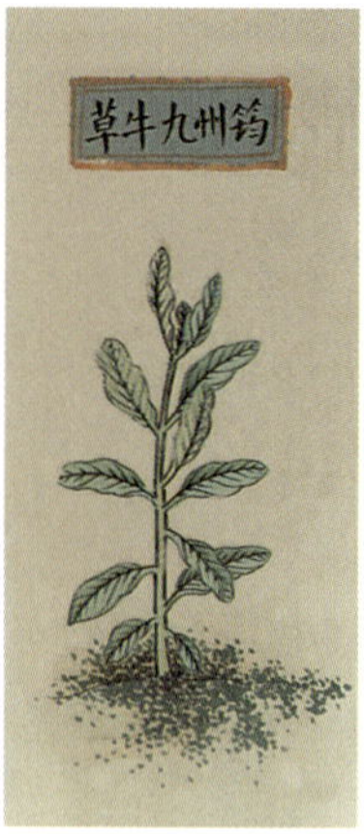

图3 品汇 · 筠州九牛草

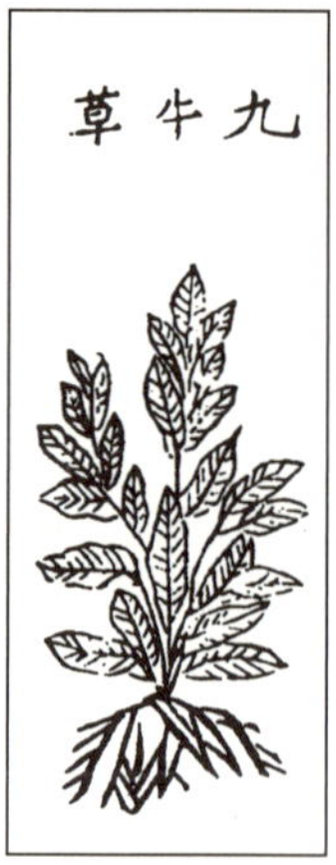

图4 纲目（金）· 九牛草

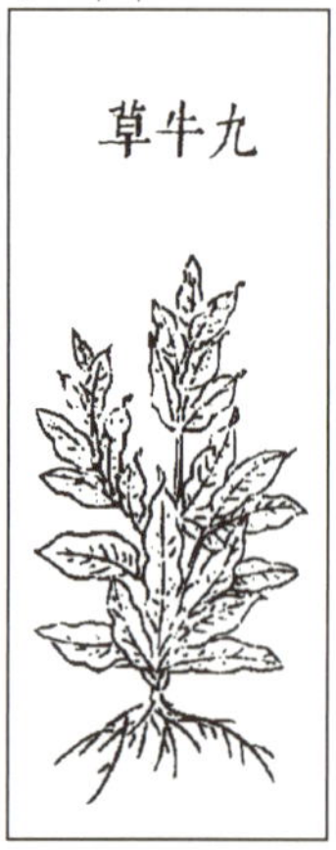

图5 纲目（钱）· 九牛草

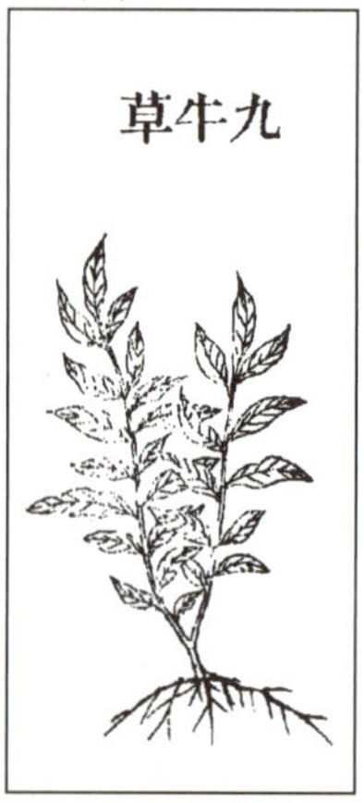

图6 纲目（张）· 九牛草

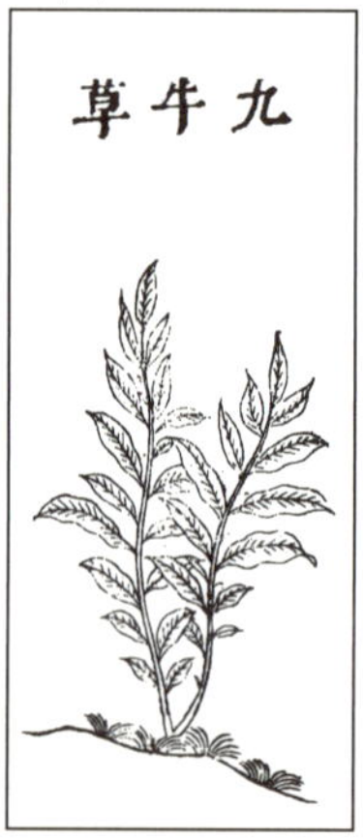

图7 三才 · 九牛草

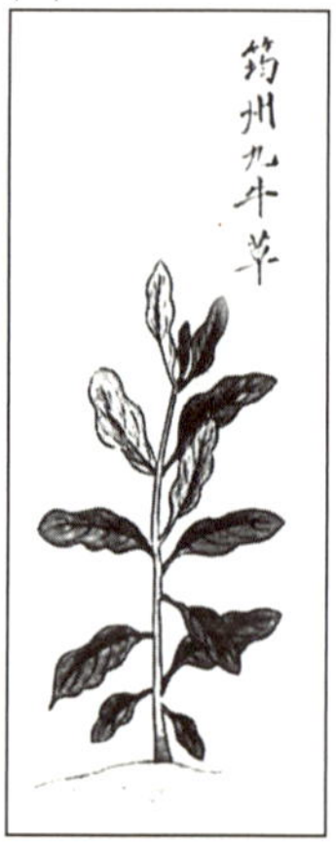

图8 金石 · 筠州九牛草

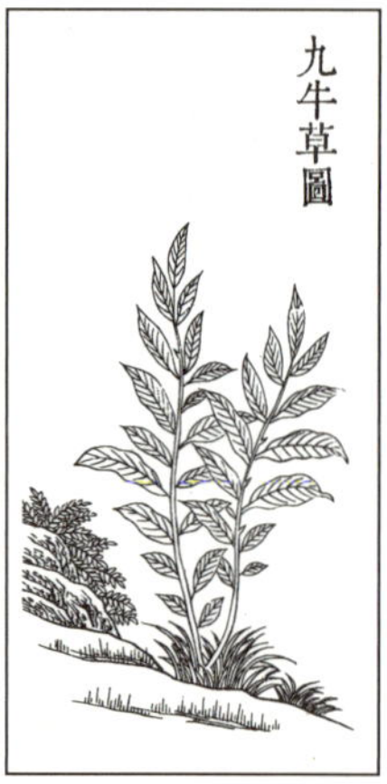

图9 草木典 · 九牛草图

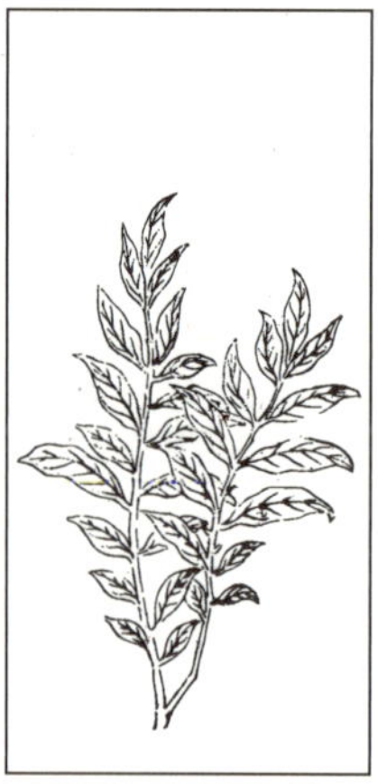
图10 图考 · 九牛草

本品10图，取自10书，含2幅彩图。其中有承继关系或仿绘图仅一个书类。

《本草图经》：该书的“筠州九牛草”图分别存于《大观本草》（图1）、《政和本草》（图2）。此二传本药图大同小异（详见“鉴药”项下）。今以《政和》图2为《图经》图的代表。

仿绘《图经》的彩色图有：《本草品汇精要》“筠州九牛草”（图3），该图除一般敷色外，减少枝叶，增加土地背景，掩盖了根部。《金石昆虫草木状》“筠州九牛草”（图8）又仿绘《品汇》同名图（图3）。

仿绘《图经》的墨线图大致可分为两类。其一，《本草纲目》金陵本“九牛草”（图4）仿绘时取其形（如叶片全同）而不拘于构图方式，《本草纲目》钱本“九牛草”（图5）又据《纲目》金陵本（图4）仿绘，略加润饰。其二，《三才图会》“九牛草”（图7）亦仿绘自《图经》图2，唯将三枝简化成两枝，并以土地背景覆盖根部。《古今图书集成·草木典》“九牛草”（图9）完全仿绘《三才》图7，唯背景又增绘若干草石。《植物名实图考》“九牛草”（图10）则仿绘《草木典》图9，但去背景，亦未补绘根部。《本草纲目》张本“九牛草”（图6）仿绘《植物名实图考》图10，但又据《纲目》钱本增绘了根须。

以上10图中，除9幅属仿绘图外，只有原创图1幅（图2）。见下“鉴药”项。

【文录】

宋《本草图经》（见《证类》卷30“九牛草”）《图经》曰：生筠州山岗上……二月生苗，独茎，高一尺，叶似艾叶，圆而长，背有白毛，面青。五月采。与甘草同煎服，不入众药用。

明《本草蒙筌》卷3“艾叶” 又九牛草，产均州山（属湖广）。叶圆长背白有芒，茎独植高二尺许。气香似艾，采亦端阳。治诸般风劳，止遍身疼痛。（谟）按：艾叶，《本经》及诸注释悉云：生于田野，类蒿，複道者为佳，未尝以州土拘也。世俗反指此为野艾，至贱视之。端午节临，仅采悬户，辟疫而已。其治病症，遍求蕲州所产独茎、圆叶、背白、有芒者，称为艾之精英。倘有收藏，不吝价买。彼处仕宦，亦每采此。两京送人，重纸包封，以示珍贵。名益传远，四方尽闻。今以形状考之，九牛草者即此。人多不识，并以艾呼。经注明云：气虽艾香，实非艾种。医用作炷，以灸风湿痹疼、痨热积聚。尝获效者，亦因辛窜可以通利关窍而已。谓之全胜真艾，未必能然。

明《本草纲目》卷15“九牛草”【集解】【时珍曰】陈嘉谟《本草蒙筌》以此为蕲艾，谬矣。

清《植物名实图考》卷14“九牛草” 李时珍斥《蒙筌》以为蕲艾之误，甚确。余至瑞州访之未得。《滇本草》有九古牛草……治症相类。未知即此草否也。仍分图之。

【鉴药】

“九牛草”首见《图经·外草类》，属宋代新增的民间草药。据传可解风劳，治身体痛。后世亦稀用。其名义不详。

宋《本草图经》云“生筠州山岗上”。筠州即今江西高安县。其形及习性为：“二月生苗，独茎，高一尺，叶似艾叶，圆而长，背有白毛，面青。五月采。”据其图（图2）、文，或考本品为菊科植物密毛奇蒿*Artemisia anomala* S. Moore var. *tomentella* Hand.-Mazz.。[1]日本《国译本草纲目》考作菊科同属植物柳叶蒿*Artemisia integrifolia* L.。[2]

明代陈嘉谟《本草蒙筌》"艾叶"条记载："其治病症，遍求蕲州所产独茎、圆叶、背白、有芒者，称为艾之精英……今以形状考之，九牛草者即此。人多不识，并以艾呼。经注明云：气虽艾香，实非艾种。"李时珍之父著有《蕲艾传》，对此深有研究。故李时珍敢于点名批评："陈嘉谟《本草蒙筌》以此为蕲艾，谬矣！"清·吴其濬同意李时珍的意见，但他亲自到瑞州（今江西高安）访求九牛草未获。故其书所附本品图形乃仿绘《古今图书集成·草木典》而成。

《本草图经》：该书"筠州九牛草"（图2）是本品最早、最可靠的图形。现代学者考证结论见上文。宋以后本草学者因不识此物，所绘之图皆属仿绘，无一图是原创。

【小结】

"九牛草"是北宋新出的民间草药，后世稀用。据《本草图经》"筠州九牛草"图文，今或考其来源为菊科植物密毛奇蒿*Artemisia anomala* S. Moore var. *tomentella* Hand.-Mazz.，或考为柳叶蒿*Artemisia integrifolia* L.。

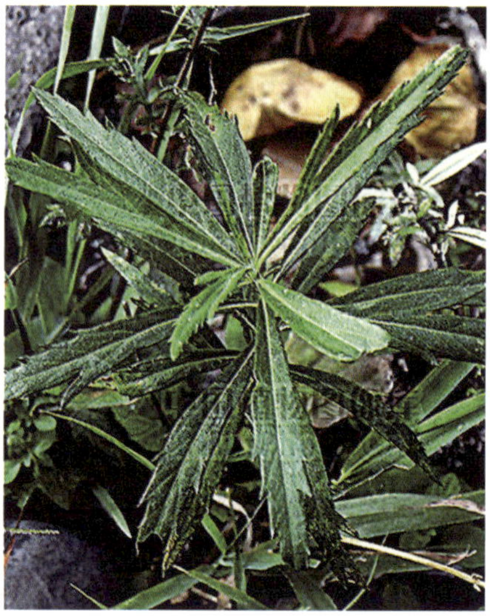

图 11　柳叶蒿 *Artemisia integrifolia*

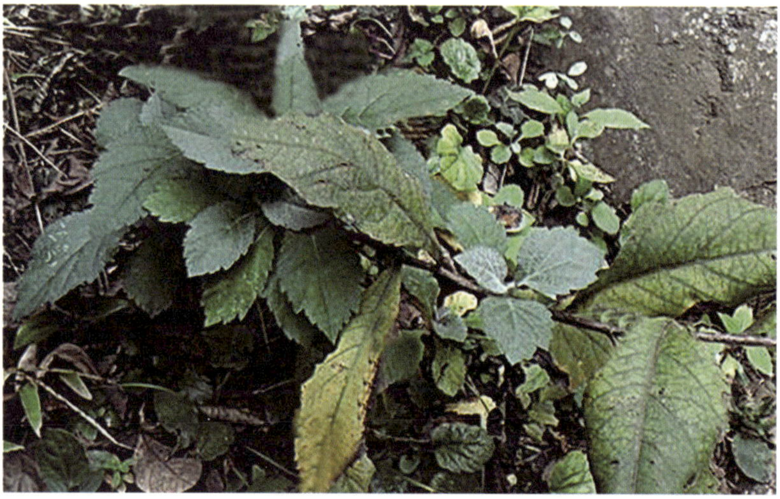

图 12　密毛奇蒿 *Artemisia anomala* var. *tomentella*

1　陈重明、黄胜白等：《本草学》，南京：东南大学出版社，2005：256-257.

2　［日］木村康一新注校定，铃木真海译：《新注校定国译本草纲目》（5），东京：春阳堂书店，1974：61.

15-17 茺蔚

【品图】

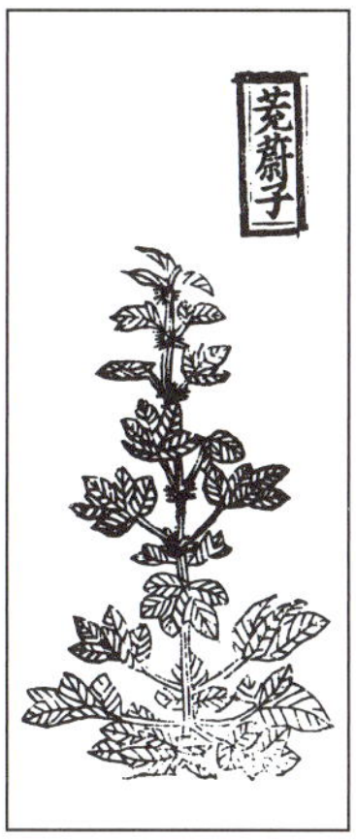

图 1 图经（大）· 茺蔚子

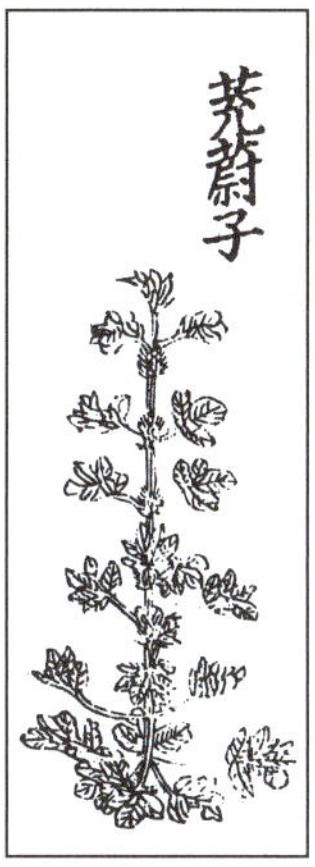

图 2 图经（政）· 茺蔚子

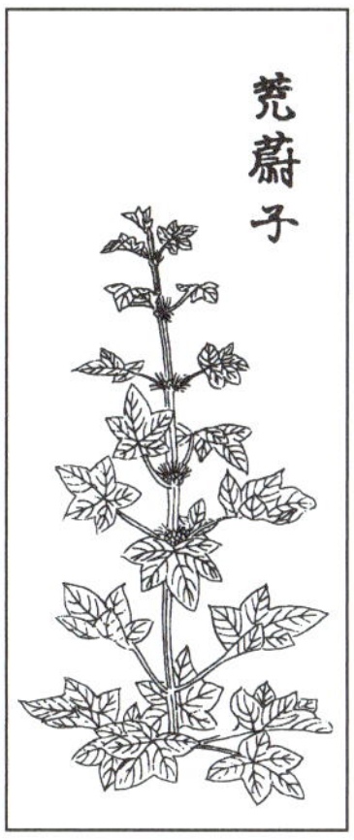

图 3 图经（绍）· 茺蔚子

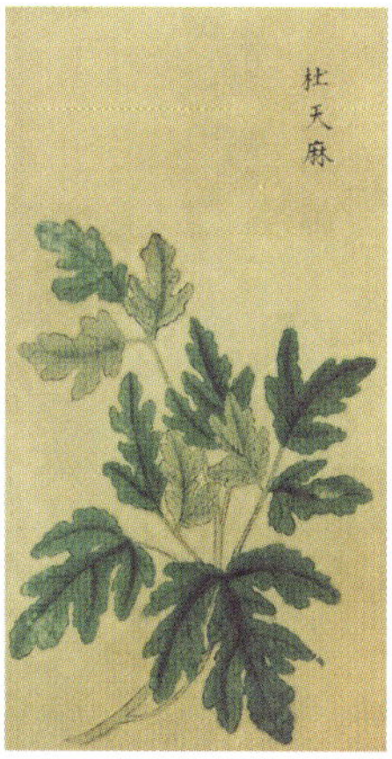

图 4 履巉岩 · 杜天麻

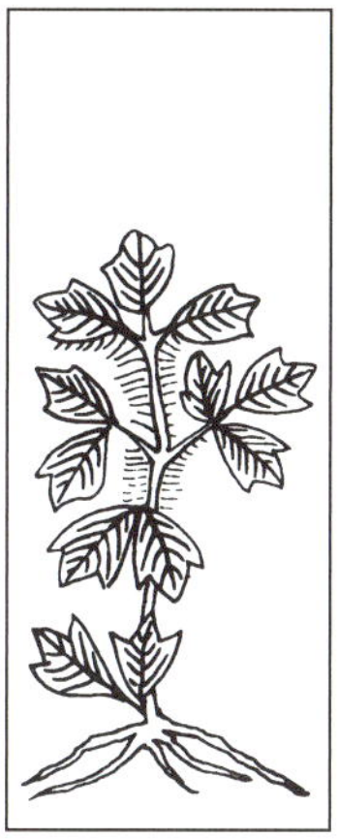

图 5 歌括 · 茺蔚子

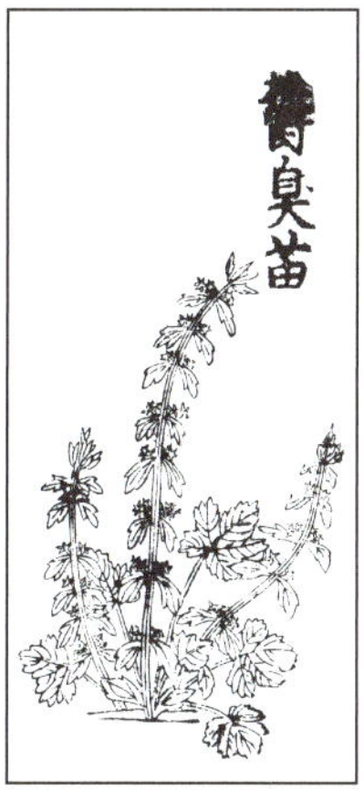

图 6 救荒 · 郁臭苗

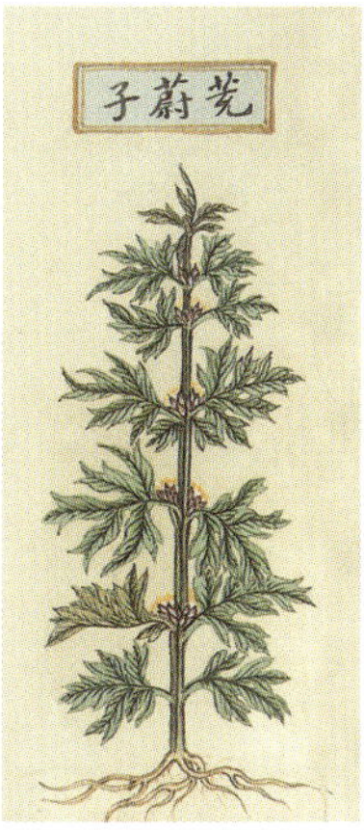

图 7 品汇 · 茺蔚子

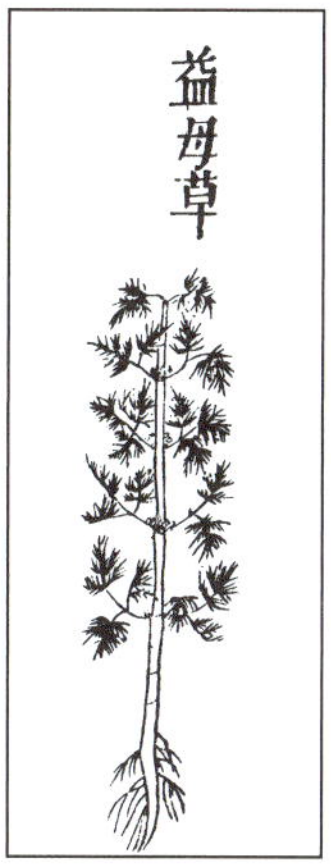

图 8 蒙筌 · 益母草

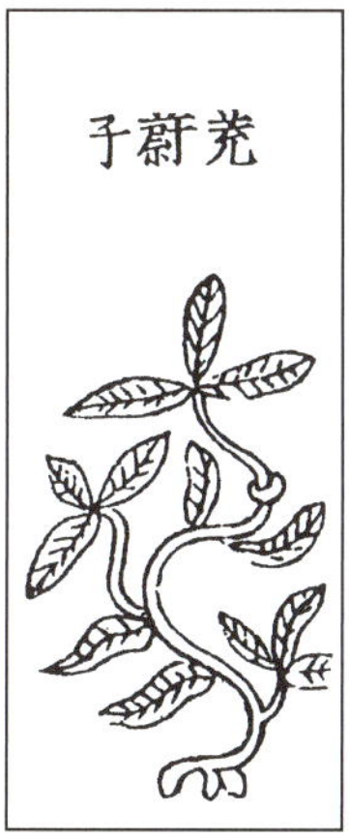

图 9 太乙 · 茺蔚子

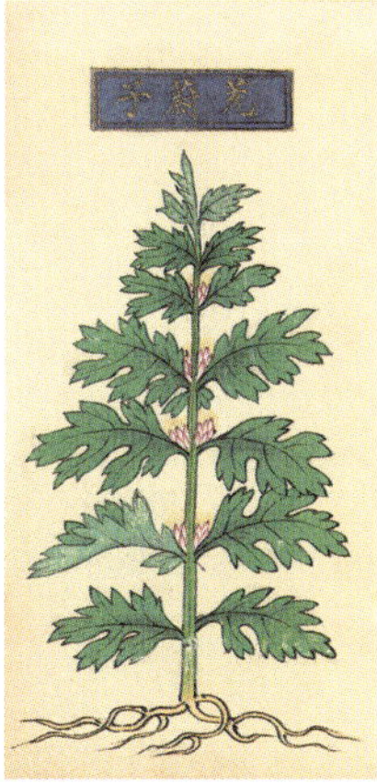

图 10 雷公 · 茺蔚子

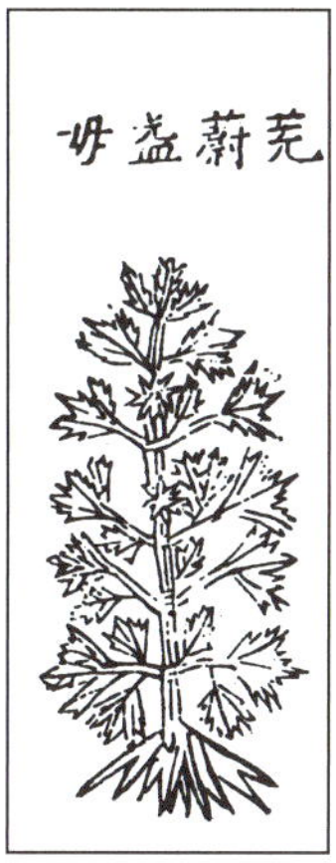

图 11 纲目（金）· 茺蔚益母

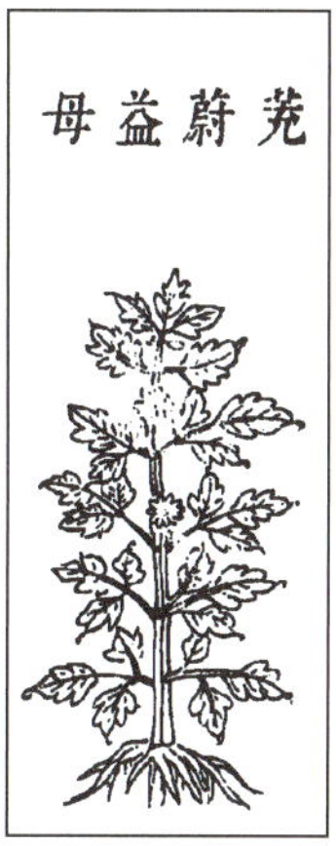

图 12 纲目（钱）· 茺蔚益母

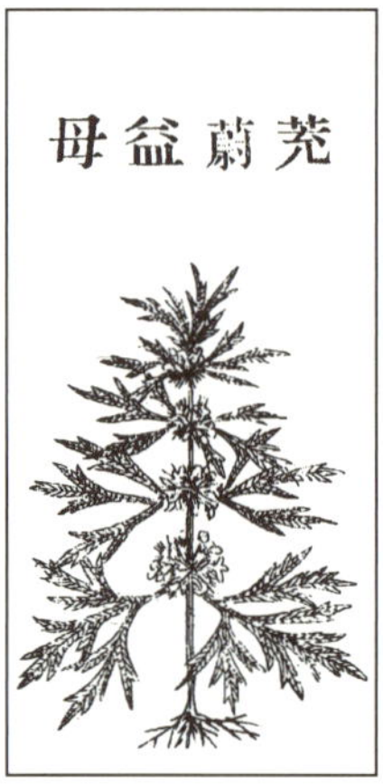

图 13 纲目（张）· 茺蔚益母

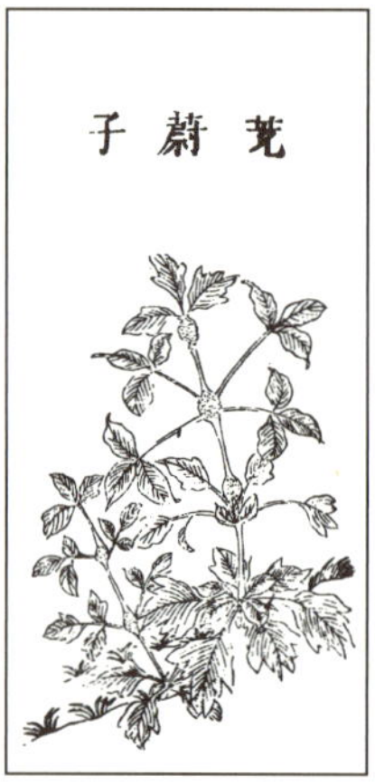

图 14 三才 · 茺蔚子

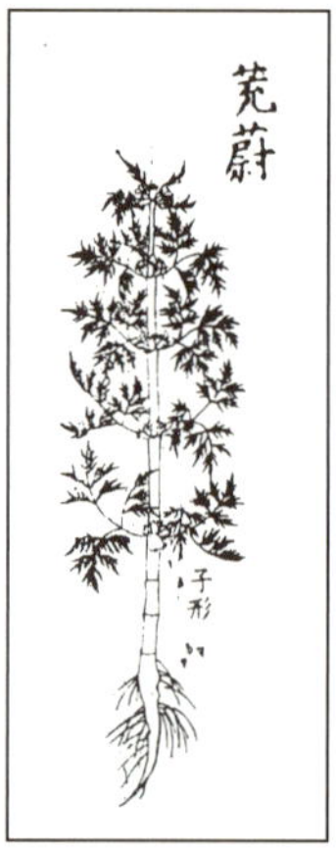

图 15 原始 · 茺蔚

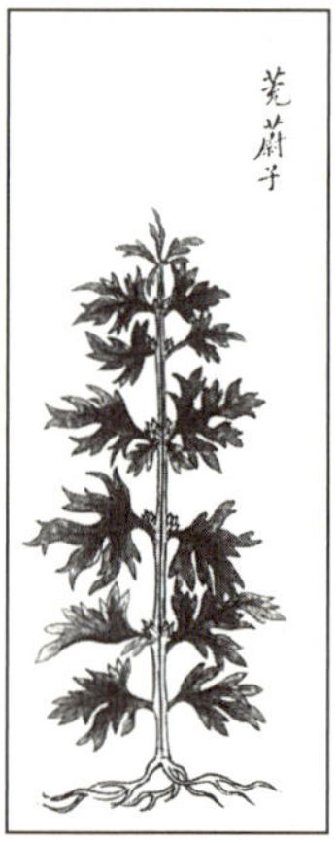

图 16 金石 · 茺蔚子

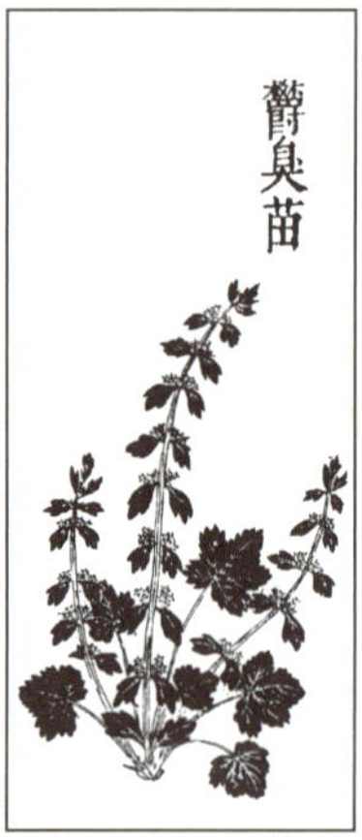

图 17 博录 · 郁臭苗

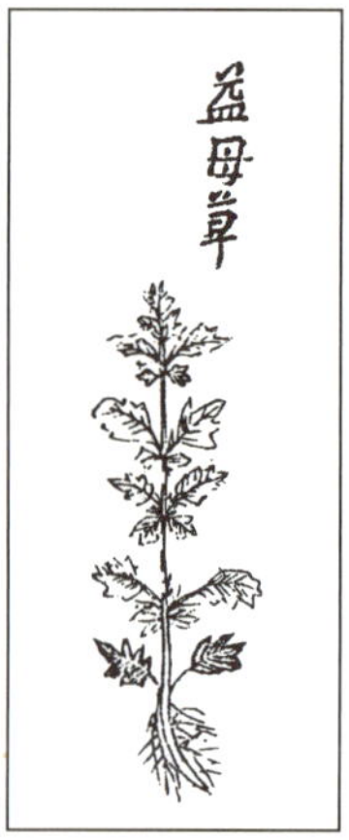

图 18 汇言 · 益母草

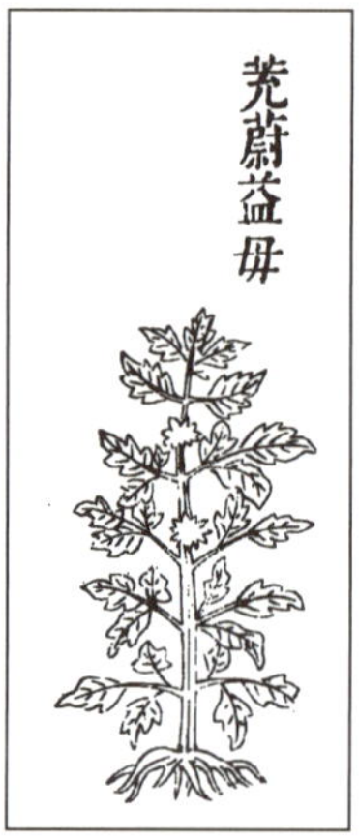

图 19 本草汇 · 茺蔚益母

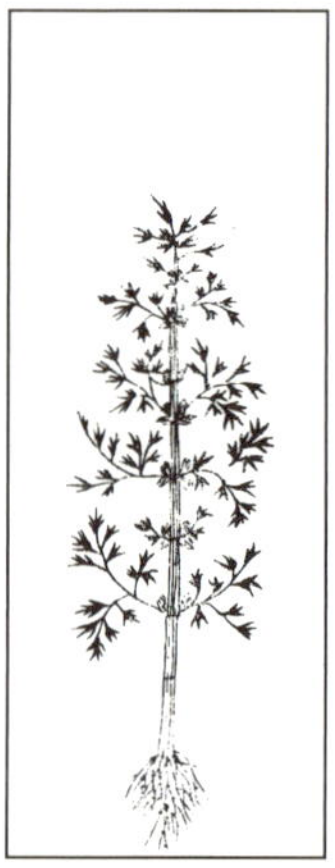

图 20 类纂 · 益母草

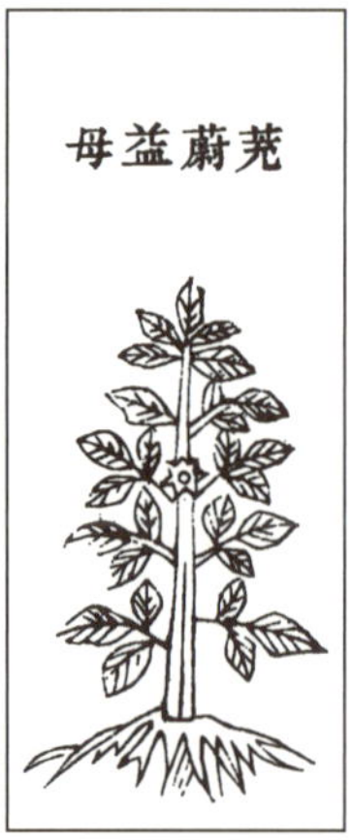

图 21 备要 · 茺蔚益母

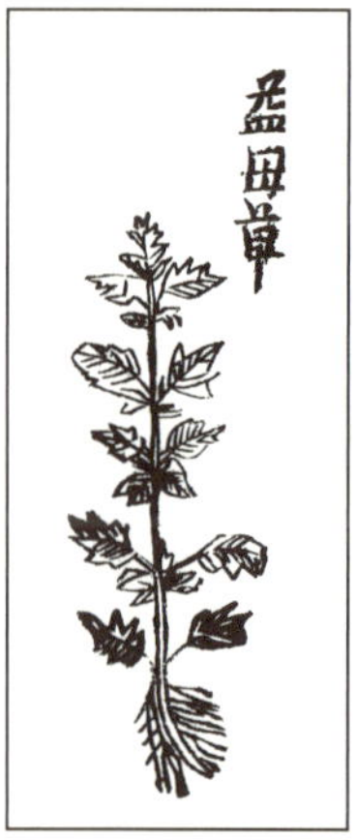

图 22 求真 · 益母草

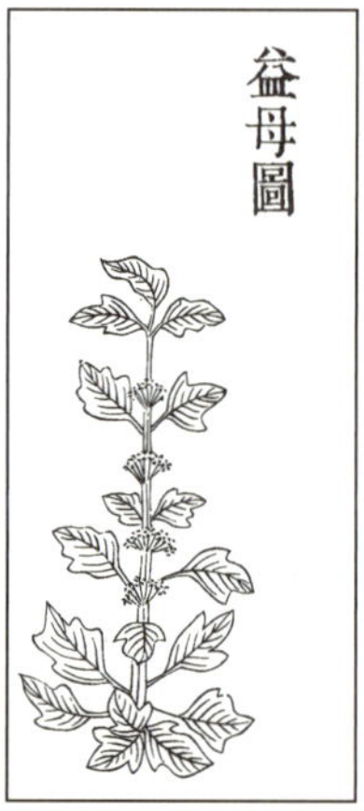

图 23 草木典 · 益母图

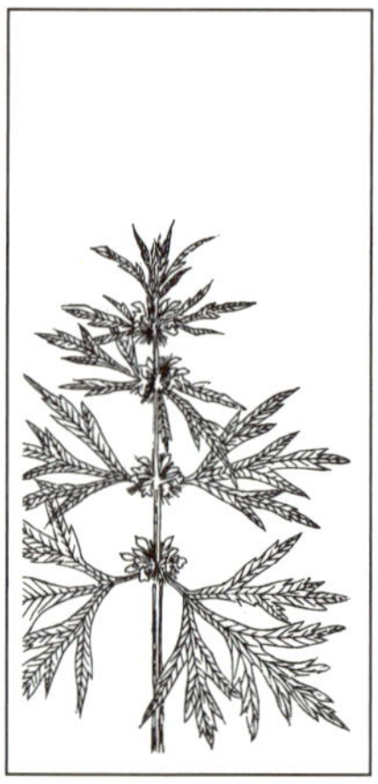

图 24 图考 · 茺蔚

以上26书共26图，其中4幅彩图。有承继关系的图可分以下5个书类。

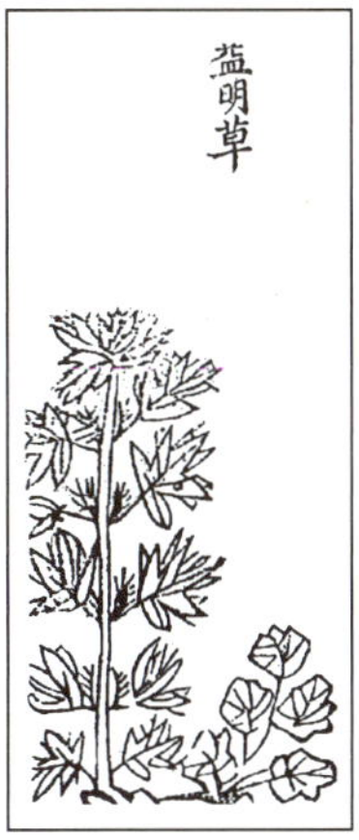

图25　便方·益明草

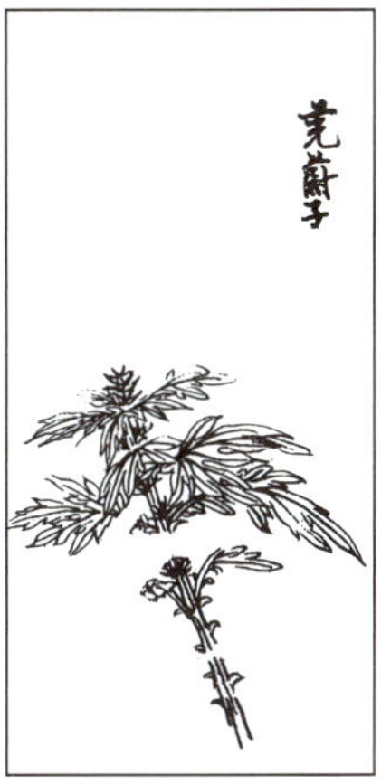

图26　图说·茺蔚子

《本草图经》：该书的“茺蔚子”图分别存于《大观本草》（图1）、《政和本草》（图2）、《绍兴本草》（图3）。此三传本药图大同小异（详见“鉴药”项下）。今以《政和》图2为《图经》图的代表。

仿绘《图经》的墨线图有：《本草歌括》“茺蔚子”（图5）仿绘时大加删削，其叶片更类似《图经》图1，未绘出叶腋间的花序，但夸张地绘出了茎部的糙毛。《本草纲目》金陵本“茺蔚益母”（图11）仿绘时突出了方茎，叶片分裂更明显，但抹去了基生叶。《纲目》钱本同名图（图12）仿绘时兼参《图经》图2与《纲目》金陵本图11。《三才图会》“茺蔚子”（图14）仿绘时作了一些无谓的改动，例如将叶腋间的花序绘成膨大的茎节，将原对生叶变为轮生，叶片的分裂则部分改为三小叶，并添加了植株与土地背景。这些改动并非依据实物，而是画士师心自用的妄改，无益于鉴定基原。《本草汇言》“益母草”（图18）植株地方部分仿绘自《纲目》钱本图12，但根部却仿绘《本草原始》图15。《本草求真》“益母草”（图22）则仿绘自《本草汇言》图18。仿绘《纲目》钱本图12的还有《本草汇》“茺蔚益母”（图19）、《本草备要》“茺蔚益母”（图21）。另《古今图书集成·草木典》“茺蔚子”（图23）亦仿绘《图经》图2，但有润饰。

《救荒本草》：仿绘该书彩图“郁臭苗”（图6）的有《野菜博录》“郁臭苗”（图17），仅将叶片改为阴刻。

《本草品汇精要》：《品汇》“茺蔚子”（图7）看似仿绘，但其叶的裂片甚深，茎方棱明显，花序紫红，此与《图经》同名图叶分裂少或不分裂有别，应该视为有新创意。《补遗雷公炮制便览》“茺蔚子”（图10）构图与《品汇》图7多同，但其叶裂片比较柔和，方茎也不如《品汇》明显。《金石昆虫草木状》“茺蔚子”（图16）则全仿袭《品汇》同名图（图7）。

《本草原始》：该书“茺蔚”（图15）的仿绘图有《本草蒙筌》“益母草”（图8）及《本草纲目类纂必读》“益母草”（图20）。

《植物名实图考》：该书“茺蔚”（图24）只绘了植株的上部。《本草纲目》张本“茺蔚益母”（图13）仿绘时直接在上部植株之下，仿钱本图12增加了根须。

以上26图中，除17幅属仿绘图外，尚有原创图或新增创意的插图9幅（图2、4、6、7、9、15、24、25、26）。见下“鉴药”项。

【文录】

《本经》《别录》（见《证类》卷6“茺蔚子”） **一名益母，一名益明，一名大札，**一名贞蔚。生海滨池泽。五月采。

梁《本草经集注》（同上） 陶隐居云：今处处有。叶如荏，方茎，子形细长、三棱。方用亦稀。

唐《本草拾遗》（同上）《陈藏器本草》云：此草田野间人呼为郁臭草。

吴越《日华子本草》（同上）《日华子》云：治产后血胀，苗、叶同功。乃益母草子也。节节生花如鸡冠，子黑色，九月采。

宋《开宝本草》（同上） 又按：别本注云：其子状如菥蓂子而稍粗大，微有陈气，作煎及捣绞取汁服之，下死胎也。

宋《嘉祐本草》（同上）《尔雅·释草》注云：萑蓷，今茺蔚也。叶似荏，方茎，白华，华生节间。又名益母。《疏》引刘歆曰：萑，臭秽。臭秽即茺蔚也。

宋《本草图经》（同上）《图经》曰：今处处有之。谨按《毛诗》云：中谷有蓷（他回切）。《尔雅》云：萑（音佳），蓷。郭璞云：今茺蔚也。叶似荏，方茎白华，华生节间……今园圃及田野见者极多，形色皆如郭说，而苗叶上节节生花，实似鸡冠子，黑色，茎作四方棱，五月采。又云：九月采实，医方中稀见用实者……陆机云：《韩诗》及《三苍》皆云，蓷，益母也。故曾子见之感恩。刘歆亦谓：蓷，臭秽。臭秽即茺蔚也。今园圃及田野见者极多，形色皆如郭说，而苗叶上节节生花，实似鸡冠子，黑色，茎作四方棱，五月采。又云：九月采实，医方中稀见用实者……又名郁臭草，又名苦低草。

宋《本草衍义》卷7“茺蔚子” 叶至初春，亦可煮作菜食，凌冬不凋悴。

明《救荒本草》卷上“郁臭苗” 本草茺蔚子是也。一名益母、一名益明、一名大札、一名贞蔚，皆云蓷（音推），益母也。亦谓蓷，臭秽。生海滨池泽，今田野处处有之。叶似荏子叶，又似艾叶而薄小，色青，茎方，节节开小白花，结子黑茶褐色，三棱细长。

明《本草蒙筌》卷1“益母草” 方梗凹面，对节生枝。叶如火麻，花开紫色。此草有二种，开白花者不入药。川泽随处俱有，端午连根拔收。风际阴干，忌犯铁器。

明《本草纲目》卷15“茺蔚”【释名】野天麻（《会编》）、猪麻（《纲目》）、火杴[1]（《本经》）、夏枯草（《外台》）、土质汗（《纲目》）。【时珍曰】此草及子皆充盛密蔚，故名茺蔚。其功宜于妇人及明目益精，故有益母之称。其茎方类麻，故谓之野天麻。俗呼为猪麻，猪喜食之也。夏至后即枯，故亦有夏枯之名。《近效方》谓之土质汗。《林亿》云：质汗出西番，乃热血合诸药煎成，治金疮折伤。益母亦可作煎治折伤，

1 火杴：《本经》“茺蔚子”无此名，疑时珍误置于此。

故名为土质陆汗也。【集解】【时珍曰】茺蔚，近水湿处甚繁。春初生苗如嫩蒿，入夏长三四尺，茎方如黄麻茎。其叶如艾叶而背青，一梗三叶，叶有尖歧。寸许一节，节节生穗，丛簇抱茎。四五月间，穗内开小花，红紫色，亦有微白色者。每萼内有细子四粒，粒大如茼蒿子，有三棱，褐色，药肆往往以作巨胜子货之。其草生时有臭气，夏至后即枯，其根白色。苏颂《图经》谓其"叶似荏，其子黑色，似鸡冠子，九月采实"，寇宗奭衍义谓其"凌冬不凋"者，皆误传也。此草有白花、紫花二种，茎、叶、子、穗皆一样。但白者能入气分，红者能入血分，别而用之可也。按《闺阁事宜》云：白花者为益母，紫花者为野天麻。返魂丹注云：紫花者为益母，白花者不是。《陈藏器本草》云：茺蔚生田野间，人呼为郁臭草。天麻生平泽，似马鞭草，节节生紫花，花中有子，如青葙子。孙思邈《千金方》云：天麻草，茎如火麻，冬生苗，夏着赤花，如鼠尾花。此皆似以茺蔚、天麻为二物，盖不知其是一物二种。凡物花皆有赤白，如牡丹、芍药、菊花之类是矣。又按郭璞《尔雅注》云：萑，音推，即茺蔚，又名益母。叶似荏，白华，华生节间。又云：蓷，音推，方茎，叶长而锐，有穗，穗间有花紫缥色，可以为饮，江东呼为牛蘈。据此则是萑、蓷名本相同，但以花色分别之，其为一物无疑矣。宋人重修本草，以天麻草误注天麻，尤为谬失。《陈藏器本草》又有蘩菜，云生江南阴地，似益母，方茎对节白花，主产后血病。此即茺蔚之白花者，故其功主血病亦相同。

清《植物名实图考》卷11"茺蔚" 今南方湿地，春时生一种野脂麻，其叶与红花益母叶如艾叶有杈歧者不类，俗名谓之白益母草，殆即《尔雅注》所谓叶如荏，白华，华生节间。雩娄农曰：益母草，乡人皆识之，而诸书乃多异同。紫花、白花，陆生、泽生，夏枯、夏花，彼此是非，各执其说……余至滇南，时已岁暮，满圃星星，则白花益母也，土人皆呼为夏枯草。其别一种。夏枯草则曰麦穗夏枯，然白花益母，高仅尺余，茎叶俱瘦，至夏果枯；其紫花者，高大叶肥。湘中夏花，滇南则冬亦不枯，二物形状虽近，然枯荣肥瘠，迥不相同。前人各执其说，未可全非。《本草》以为生池泽，《毛传》云陆草，生谷中。余所见陆泽皆饶，未可执《本草》以驳《毛传》。此草虽生池泽，然不生于水，伤水之说，乃格物之至者也。故知郁臭、夏枯诸名，洵非误载……《救荒本草》：叶似荏，又似艾叶而薄小，开小白花。乃旧说之益母也。

【鉴药】

"茺蔚子"首见于《本经》，一名"益母"。时珍释"茺蔚"曰："此草及子皆充盛密蔚，故名茺蔚。"但古代亦有"萑又茺蔚之合声也"之说，即在音韵学上，"茺蔚"

急呼为“蓷”。[1]“蓷”是“茺蔚”的古名。时珍释“益母”之名曰：“其功宜于妇人及明目益精，故有益母之称。”益母草的古代用药实践及现代药理实验均证明该药能用于调经、治女人孕产诸病，故该药至今仍为常用妇科要药。

关于本品的来源，古代文献记载甚多，文字每多抵牾。当今现实品种使用调查表明，开紫花的唇形科植物益母草*Leonurus artemisia*（Laur.）S. Y. Hu［*Leonurus japonicus* Houtt.］是药用益母草的正品。[2]古代对该种植物描述最准确的是李时珍：“茺蔚，近水湿处甚繁。春初生苗如嫩蒿，入夏长三四尺，茎方如黄麻茎。其叶如艾叶而背青，一梗三叶，叶有尖歧。寸许一节，节节生穗，丛簇抱茎。四五月间，穗内开小花，红紫色，亦有微白色者。每萼内有细子四粒，粒大如茼蒿子，有三棱，褐色。”其中最关键的是“茎方”“节节生穗，丛簇抱茎”（轮伞花序）、“小花，红紫色”、“子有三棱”。因此，本条探讨茺蔚来源，将依据现实使用品种，上溯历代文献记载。

古代记载的与茺蔚相关的记述中，最大的问题是花色。益母草有紫花、白花两种。按植物分类学，有益母草的变种白花益母草*Leonurus artemisia*（Laur.）S. Y. Hu var. *albiflorus*（Migo）S. Y. Hu。李时珍自己也说益母草花“亦有微白色者”。且云“此草有白花、紫花二种，茎、叶、子、穗皆一样。但白者能入气分，红者能入血分，别而用之可也。”可见李时珍认为开白花的益母草也可入药。但明·陈嘉谟《本草蒙筌》的记载是：“方梗凹面，对节生枝。叶如火麻，花开紫色。此草有二种，开白花者不入药。”从医方运用的情况来看，益母草并非如赤芍、白芍那样强调区分花色入药，当今药材也无白花益母草的规格。但问题是古代存在着形似益母草、但开白花的其他植物，不得不辨。

清末吴其濬已经发现这个问题：“今南方湿地，春时生一种野脂麻，其叶与红花益母叶如艾叶有杈歧者不类，俗名谓之白益母草，殆即《尔雅注》所谓叶如荏，白华，华生节间。/雩娄农曰：益母草乡人皆识之，而诸书乃多异同。紫花、白花，陆生、泽生，夏枯、夏花，彼此是非，各执其说。”吴氏所说“野脂麻”类的“白益母草”，是唇形科野芝麻属植物野芝麻*Lamium barbatum* Sieb. et Zucc.。吴其濬怀疑它就是郭璞注《尔雅》提到的那种“叶如荏，白华”的那种植物。但现时商品未见有以此充益母草入药者。[2]

古代錾（zàn）菜*Leonurus pseudomacranthus* Kitagawa（唇形科益母草属）或被用作白花益母草，其花序着生方式相似，但花白、茎中部的叶通常不裂，与益母草有别。从《中国植物志》记载的产地来看，本种植物以北方、西北为主，最南方的

1　王家葵等《本草纲目图考》（北京：科学出版社，2018：563.）引郝懿行《尔雅义疏》“萑，蓷”条综述，其中有李巡“臭秽即茺蔚之转声，蓷又茺蔚之合声”的说明。《图考》谓“在音韵学上，“茺蔚”急呼为“蓷”，此说更近古义。

2　谢宗万：《中药材品种论述》中册，上海：上海科学技术出版社，1994：272.

省份是安徽及江苏。益母草变种白花益母草的产地以南方及西南诸省为主。李时珍家乡居中，可能两种植物都有分布。但古代某些文献所载开白花、似益母草植物很可能是錾菜。

例如《尔雅》郭璞注云："萑，蓷。（今茺蔚也。叶似荏，方茎白华，华生节间，又名益母。）/蕢，牛蘈。（今江东呼草为牛蘈者，高尺余许，方茎，叶长而锐，有穗，穗间有华，华紫缥色。可淋以为饮者。）"此记述可能包括两种植物。郭璞，河东闻喜（今属山西）人。他所说"叶似荏，方茎白华"的"萑，蓷"，叶片应该不裂，又是白花，则非常可能是錾菜*L. pseudomacranthus*。而其中江东的"蕢，牛蘈"，其特点是方茎，叶长而锐、华紫缥色，则有可能是开紫花的益母草*L. artemisia* 。本草书中，梁·陶弘景云："今处处有。叶如荏，方茎，子形细长、三棱。"从"叶如荏"一句推断，仍近似于錾菜。"錾菜"也是一味独立的药物，见陈藏器《本草拾遗》："生江南国荫地。似益母，方茎，对节，白花，花中甜汁，饮之如蜜"。其花有甜汁，可见与益母草还有不同。

宋·苏颂《本草图经》关于"茺蔚"的文字，多为综述前人之言，并非皆出亲见。其文引《毛诗》《尔雅》、郭璞等言，且云"今园圃及田野见者极多，形色皆如郭说，而苗叶上节节生花，实似鸡冠子，黑色，茎作四方棱，五月采"。其实这段话综合了郭璞、《日华子》诸家之说，并没有紫花益母草的信息。其中"鸡冠子"即鸡冠花的种子，如苋菜子，小圆黑亮，与"子有三棱"的唇形科益母草属（*Leonurus* Linn.）植物并不相似。宋《图经》所附的"茺蔚子"（图1、2、3），据考与錾菜*L. pseudomacranthus*相符。此种植物现时也不做益母草用。[1]

还有"郁臭草"，陈藏器《本草拾遗》云：（茺蔚）"此草，田野间人呼为郁臭草"。这也可能是混淆品。《开宝本草》"茺蔚"引"别本注云：其子状如菥蓂子而稍粗大，微有陈气"。又《嘉祐本草》引"刘歆曰：萑，臭秽。臭秽即茺蔚也。"所谓"郁臭""陈气""臭秽"，均指特殊的气嗅。其子如菥蓂子（*Thlaspi arvense* L.）的"茺蔚"，其种子小而扁，甚至可能不是益母草属的植物。宋·寇宗奭提到："夏枯草，今又谓之郁臭。自秋便生，经冬不瘁。春开白花，中夏结子，遂枯。"这也是一种开白花、有郁臭的唇形科植物。但其花穗形状很难与益母草相混。《救荒本草》有"郁臭苗"（图6），表现的是唇形科植物夏至草（参下《救荒本草》绘图辨析）。

古代医药文献中益母草因有"天麻草""野天麻"之名，故导致本品与天麻因名近而致误。例如"天麻"条，掌禹锡引陈藏器："天麻，寒。主热毒痈肿。捣茎、叶傅之。亦取子作饮，去热气。生平泽。似马鞭草，节节生紫花，花中有子，如青葙子。"天麻是兰科植物，不可能似马鞭草。所以李时珍说："宋人重修本草，以天

1 谢宗万：《中药材品种论述》中册，上海：上海科学技术出版社，1994：271.

麻草误注天麻，尤为谬失。”益母草的天麻别名多见于医方书，如《千金方》“天麻汤方”，云“右用天麻草……此草叶如麻，冬生，夏著花，赤如鼠尾花也。”又南宋《直指方》“返魂丹”下载：“野天麻（一名益母草），方梗，四五月节间开紫花时，采花叶子阴干。”其实这些“天麻”都是紫花益母草，与兰科天麻毫无相似之处。

古代茺蔚（益母草）的插图也存在某些混乱，可比较下面原创图。

1.《本草图经》：该书“茺蔚子”（图2）一茎直立，有棱（示意方茎），基生也较大，分裂亦多，中部叶呈卵形，分裂较浅。叶腋间有花序及毛刺状物。据其叶片形状，谢宗万认为此图所示乃与益母草同属的錾菜*L. pseudomacranthus*相符。

2.《履巉岩本草》：该书“杜天麻”条的文字取自《证类》卷9“天麻”。但其附图（图4）却完全不是兰科天麻。其中“杜天麻”是当时益母草的别名。李时珍云：“（益母）其茎方类麻，故谓之野天麻。”《咸淳临安志》云：“益母草，生龙井山谷，亦名草天麻。”至今浙江还有称茺蔚子为“六角天麻”者。[1]所绘图形无主茎及花序，乃益母草下部叶，叶卵形，掌状3裂，当为益母草*L. artemisia*的初生叶。

3.《救荒本草》：该书“郁臭苗”的文字记载多取《证类本草》之文，云“本草茺蔚子是也……叶似荏子叶，又似艾叶而薄小，色青，茎方，节节开小白花，结子黑茶褐色，三棱细长。”现代学者据其图（图6）之形，认为此乃唇形科夏至草属植物夏至草*Lagopsis supina*（Steph.）Ik.-Gal.。[2]吴其濬认为：“《救荒本草》叶似荏，又似艾叶而薄小，开小白花。乃旧说之益母也。”即该书所示郁臭，是古代“益母草”的一种旧说，并非正品益母草。

4.《本草品汇精要》：该书“茺蔚子”（图7）与《图经》同名图比较，其构图虽然近似，但本图茎秆方形明显，叶腋有轮伞花序，花紫红，叶片有3个或多个分裂，裂片细瘦。此图可能取益母草*L. artemisia*实物予以写生，非单纯仿绘。

5.《太乙仙制本草药性大全》：该书“茺蔚子”（图9）为一蔓生草本，叶片以三小叶居多，亦有单叶者。茺蔚子古代记载，并无此类植物来源，无可考。

6.《本草原始》：该书“茺蔚”（图15）绘一草木植株，一茎直立，中下部茎节明显。叶对生，叶片3分裂，裂片又再分裂，花序腋生。另绘有三角形的种子，且注云“子形”。此图叶片特细，有可能描绘的是细叶益母草*Leonurus sibiricus* L。

7.《植物名实图考》：该书“茺蔚”（图24）为益母草的茎上部，茎有棱线。叶片为3分裂，裂片又再有3个或更多分裂，小裂片线形。轮伞花序腋生明显。此为益母草*L. artemisia*精细的写生图。

1　郑金生：《南宋珍稀本草三种》，北京：人民卫生出版社，2007：14.（见《履巉岩本草》整理本“杜天麻”。）

2　谢宗万：《中药材品种论述》中册，上海：上海科学技术出版社，1994：271（其中提到《救荒本草》的郁臭苗颇似夏至草。“透骨草”则很像益母草。）；[明]朱橚著，王家葵、张瑞贤、李敏校注：《救荒本草校释与研究》，北京：中医古籍出版社，2007：22.（该书引夏纬瑛《植物名释札记》亦有夏至草说。）

8.《草木便方》：该书“益明草”（图25）一茎直立，叶对生，每叶有众多裂片。叶腋间有毛刺状物，可能示意有花。其图粗糙，但仍具有益母草*L. artemisia*的主要特征。“益明”在《神农本草经》中就是茺蔚的别名，远在川东地区的草药书还保留此古名。

9.《本草简明图说》：该书“茺蔚子”（图26）将长茎的益母草断为两截，其茎方，叶片有多个分裂。叶腋间生花。整个图形仍可知源于益母草*L. artemisia*。

【小结】

“茺蔚子”一名“益母”，为《本经》所载最早的药物之一。自古至今为妇科要药。明·李时珍所述形态为唇形科植物益母草*Leonurus artemisia*（Laur.）S. Y. Hu正品，开紫花。此种植物有变种白花益母草，但不是益母草的主流。古代文献所载开白花的似益母草植物有多种，如野芝麻*Lamium barbatum* Sieb. et Zucc.、錾菜*Leonurus pseudomacranthus* Kitagawa、夏至草*Lagopsis supina*（Steph.）Ik.-Gal.等多种。益母草分布广泛，容易辨认，上述植物当今一般不作益母草使用。《本草品汇精要》《本草原始》《植物名实图考》所绘皆为正品。但《本草图经》《救荒本草》所绘则为其他植物。

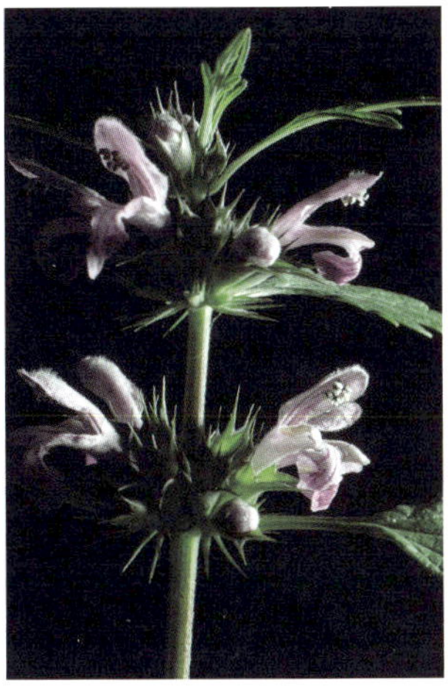

图27　益母草 *Leonurus artemisia*

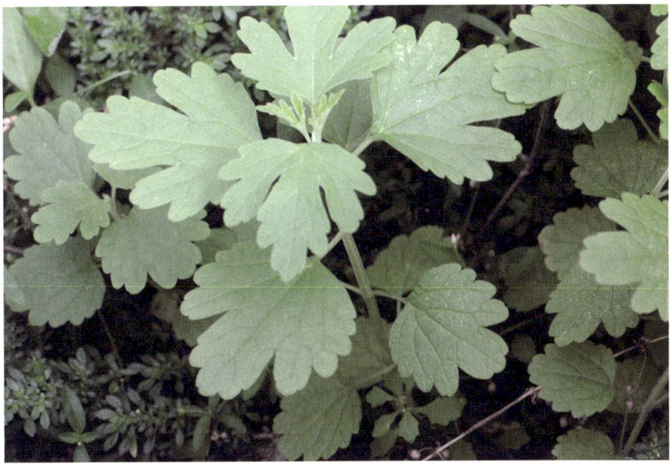

图28　益母草 *L. artemisia* 幼苗

15-18 錾菜

【品图】

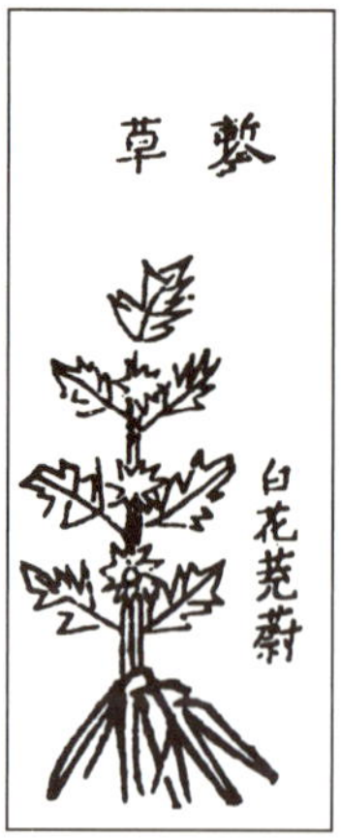

图1 纲目（金）·錾草

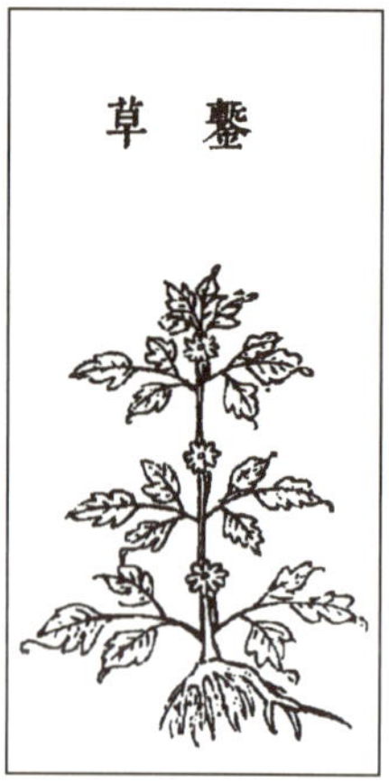

图2 纲目（钱）·錾草

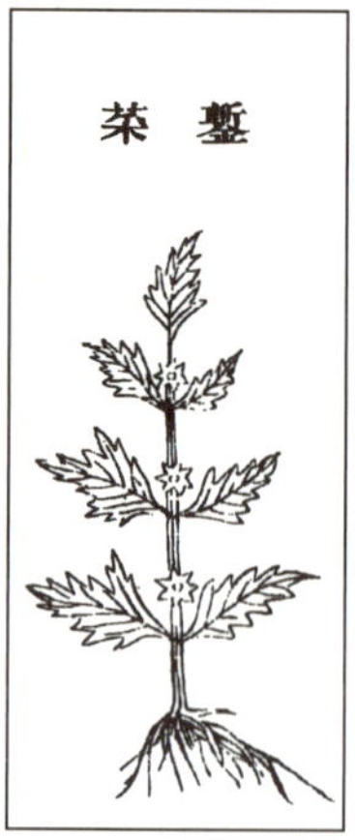

图3 纲目（张）·錾菜

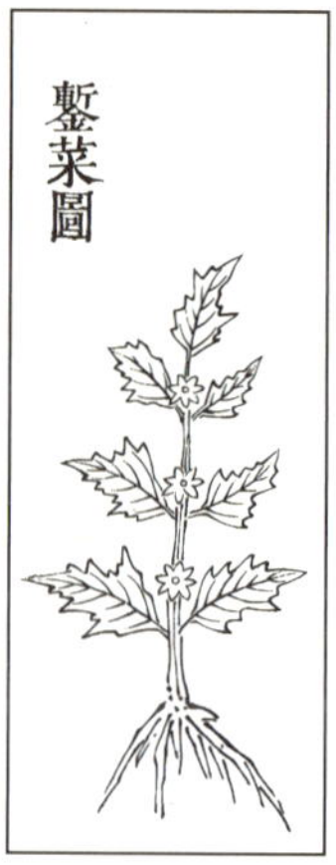

图4 草木典·錾菜图

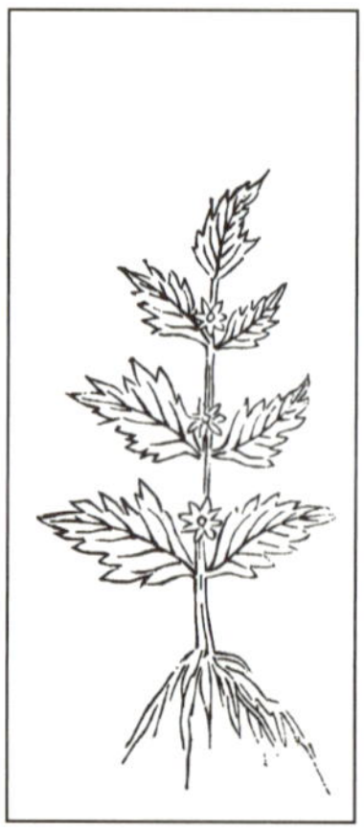

图5 图考·錾菜

以上5书共5图，均为墨线图。且自图2到图5，均与《本草纲目》金陵本图1有承继关系。

《本草纲目》(金陵本)：该书“錾草”(图1)的仿绘者有：《本草纲目》钱本“錾草”(图2)，该图构图与图1同，但多处予以改绘，如将单叶改为三小叶，将茎顶一叶改为数叶聚生。原图花近叶腋改作上下两叶中间的茎上开花，随心所欲乱改。《古今图书集成·草木典》“錾菜图”(图4)仿绘时加以润饰，故线条柔和流畅，但无重大改绘。《植物名实图考》“錾菜”(图5)则保存《草木典》图4以备考；《本草纲目》张本“錾菜”(图3)又仿绘《图考》图5。

以上5图中，4幅属仿绘图外，原创图只有一幅(图1)。详见下“鉴药”项。

【文录】

唐《本草拾遗》(见《证类》卷6“錾菜”) 陈藏器云：生江南国荫地。似益母，方茎，对节，白花，花中甜汁，饮之如蜜。

明《本草纲目》卷15“錾菜” 【集解】【时珍曰】此即益母之白花者，乃《尔雅》所谓“蓷”是也。其紫花者，《尔雅》所谓“蓷”是也。蓷、蓷皆同一音，乃一物二种。故此条亦主血病，与益母功同。郭璞独指白花者为益母，昝殷又谓白花者非益母，皆欠详审。嫩苗可食，故谓之菜。寇宗奭言茺蔚嫩苗可煮食，正合此也。

清《植物名实图考》卷14“錾菜” 錾菜，《本草拾遗》始著录。李时珍以其似益母草白花，遂以为白花益母草。然原书谓味甜有汁，则非益母一类，存原图俟考。

【鉴药】

“錾菜”首见于唐《本草拾遗》。名义不详。原载能“破血，产后腹痛”，捣汁可敷疔疮。但古医方书未见此药名。今民间可见使用。

陈藏器载其形态为：“似益母，方茎，对节，白花，花中甜汁，饮之如蜜。”李时珍云是“益母之白花者”，并进而推导：“乃《尔雅》所谓‘萑’是也。其紫花者，《尔雅》所谓‘蓷’是也。萑、蓷皆同一音，乃一物二种。故此条亦主血病，与益母功同。”吴其濬对时珍此论持异议：“然原书谓味甜有汁，则非益母一类。”但吴其濬亦不识錾菜，故只好“存原图俟考”。

关于“錾菜”与植物学上的“白花益母草”的形态、产区的差别，已见上条“茺蔚”鉴药时论及。李时珍没有认识到这种“白花，花中甜汁，饮之如蜜”的植物是与益母草不同的另种植物，故有此误。今考錾菜为唇形科益母草属植物錾菜*Leonurus pseudomacranthus* Kitagawa，现时并不作益母草人药。[1]

《本草图经》“茺蔚子”图，现代学者或考其来源为錾菜*L. pseudomacranthus*。[1]古代图名为“錾菜”的药图甚少，原创图仅1幅。

《本草纲目》（金陵本）：该书“錾菜”（图1）为今存唯一以“錾菜”为名的原创图。该图的根部、方茎、叶对生都与金陵本“茺蔚益母”图相同。最大的不同是錾菜图叶为单叶，不分裂，有粗大锯齿。茎之上下叶之间有大花一朵。图中旁注“白花茺蔚”，显示其花为白色。此注与李时珍将其视为白花益母草的看法是一致的。此图既注为“白花茺蔚”，则叶形不能相差如此大。錾菜之叶确实不如茺蔚叶多分裂，但绘图者未必能知道这一特征。观其将本应在叶腋间的轮伞花序画成茎上开单花，可知此图乃据文字想象绘图，不能作为鉴定錾菜的依据。后之仿绘者不考前人图的来源，以讹传讹，遂至谬种流传。

【小结】

“錾菜”由唐《本草拾遗》首次立条，所载功治与益母草近似，但后世罕用。陈藏器将本品作为“似益母”的另一种植物，李时珍却将本品视为与益母“一物二种”。现代学者据“茺蔚”相关文字及《本草图经》“茺蔚子”图，考本品为唇形科植物錾菜*Leonurus pseudomacranthus* Kitagawa。《本草纲目》金陵本附图乃据文字绘成之图，无法作考证基原之用。

---

1 谢宗万：《中药材品种论述》中册，上海：上海科学技术出版社，1994：271.

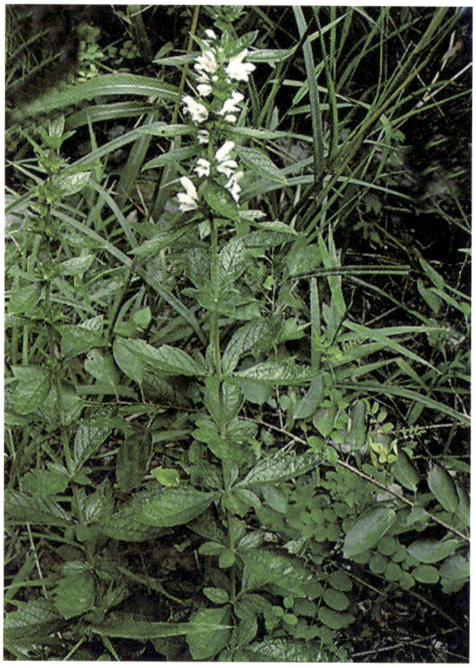

图 6　錾菜 *Leonurus pseudomacranthus*

15-19　薇衔

【品图】

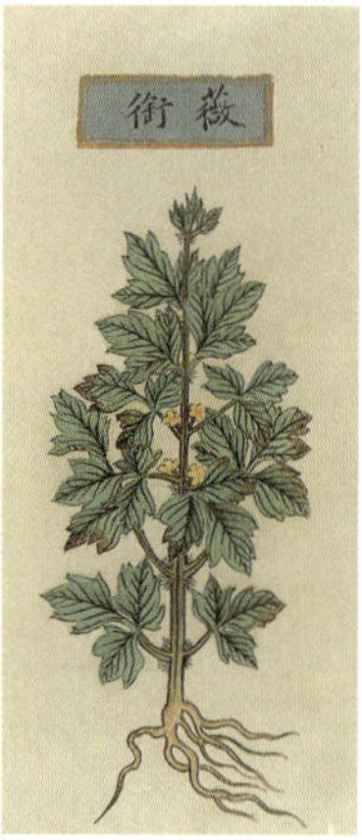

图 1　品汇 · 薇衔

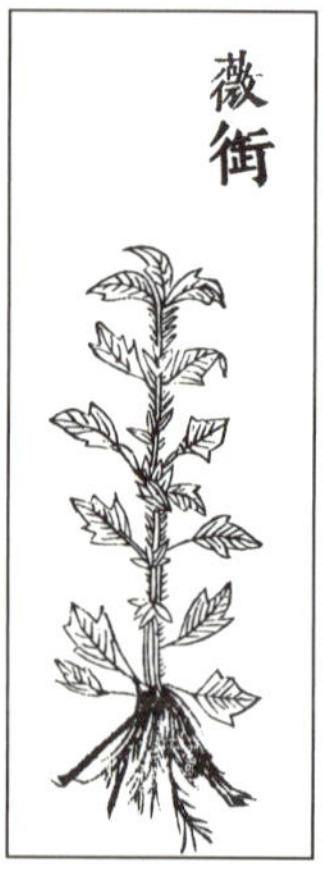

图 2　蒙筌 · 薇衔

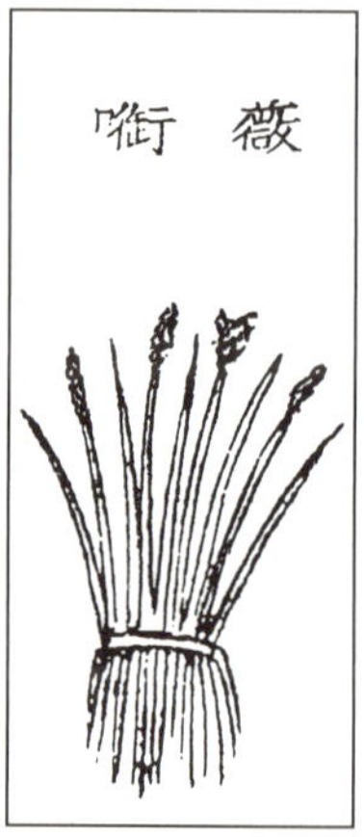

图 3　太乙 · 薇衔

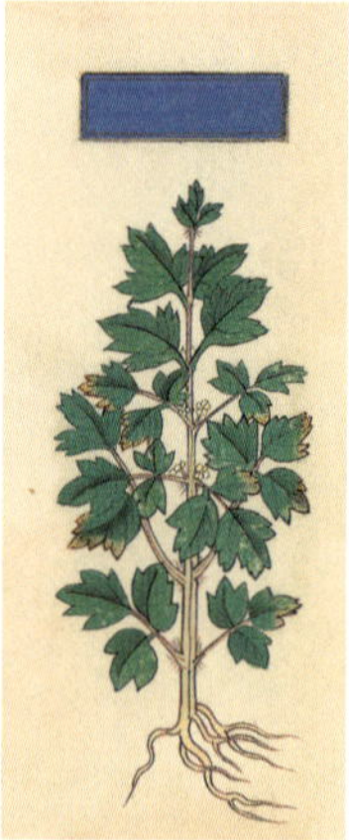

图 4　雷公 · 薇衔

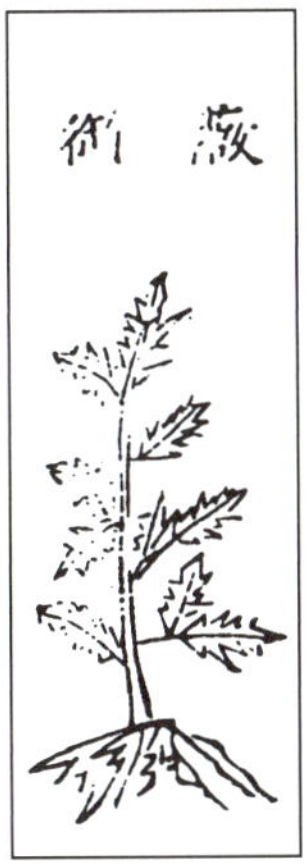

图 5　纲目（金）· 薇衔

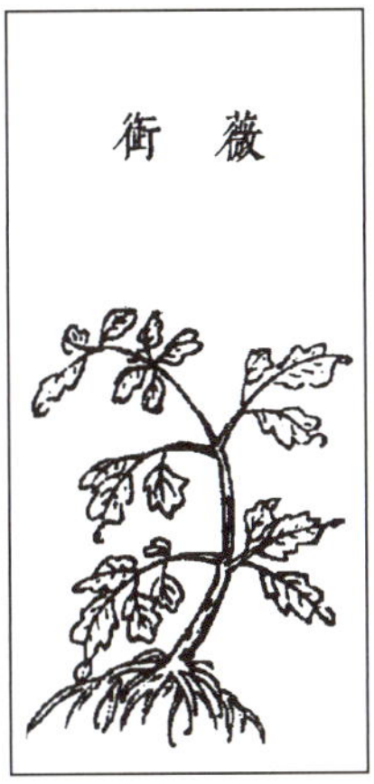

图 6　纲目（钱）· 薇衔

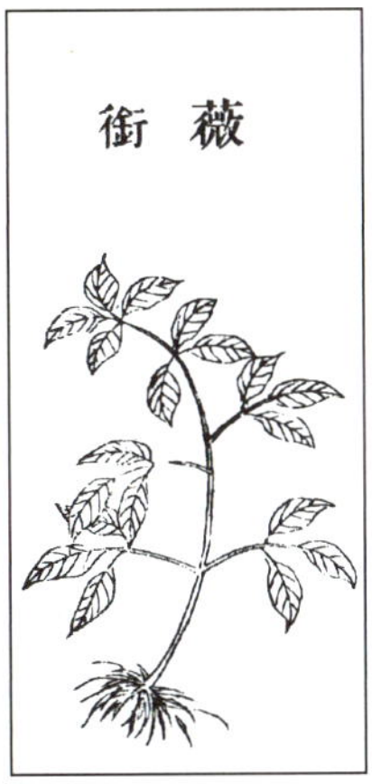

图 7　纲目（张）· 薇衔

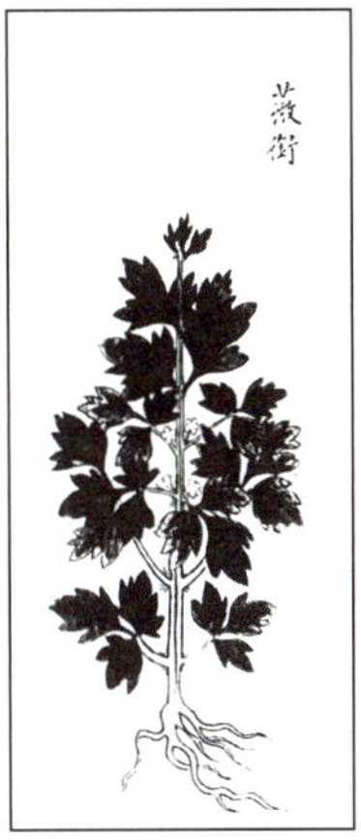

图 8　金石 · 薇衔

本品10图，取自10书，其中3幅彩图。有承继关系的图可分以下2个书类。

《本草品汇精要》：仿绘该书彩图“薇衔”（图1）的有《补遗雷公炮制便览》“薇衔”（图4）与《金石昆虫草木状》“薇衔”（图8）。

《本草纲目》（金陵本）：金陵本“薇衔”（图5）与该本“鬈菜”根、叶相似，唯茎无棱线，叶腋无花。《纲目》钱本“薇衔”（图6）对图5进行的改绘，与钱本改绘的“鬈菜”如出一辙。可见钱本的改绘，或许是觉得如茺蔚则叶必须有分裂，或许就是其改绘此类图的套路，并无新意。《古今图书集成·草木典》“薇衔”（图9）又仿绘《纲目》钱本“薇衔”（图6），增加土地背景，予以润饰。《植物名实图考》并非赞同《草木典》图9所绘，不过是因为“诸家图说不晰，方药少用，姑存其名”而照绘“薇衔”图（图10）而已。《本草纲目》张本“薇衔”（图7）又仿绘《图考》图10，更是舍近求远。

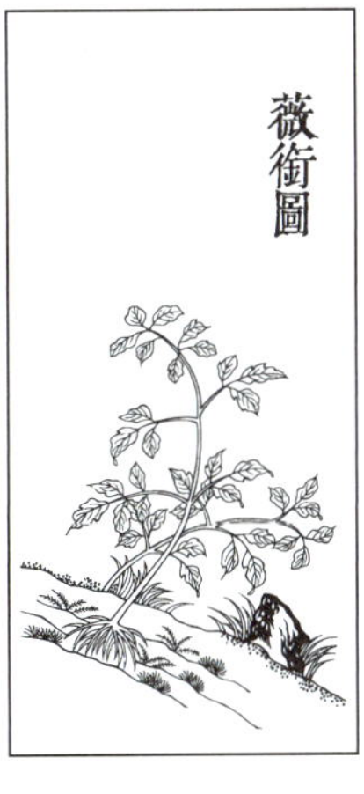

图 9　草木典 · 薇衔图

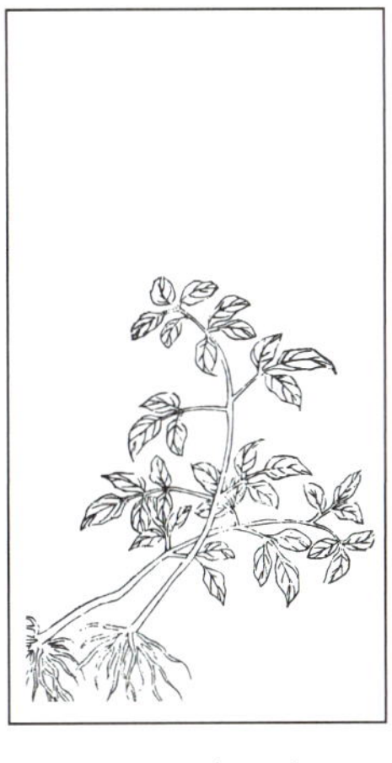

图 10　图考 · 薇衔

以上10图中，除6幅属仿绘图外，尚有原创图或新增创意的插图4幅（图1、2、3、5）。见下“鉴药”项。

【文录】

《本经》（见《证类》卷7“薇衔”） **一名麋衔**，一名承膏，一名承肌，一名无心，一名无颠。生汉中川泽及冤句、邯郸。七月采茎、叶，阴干。

梁《本草经集注》（同上） 俗用亦少。

唐《唐本草》（同上）《唐本》注云：此草丛生，似茺蔚及白头翁，其叶有毛，茎赤。疗贼风大效。南人谓之吴风草，一名鹿衔草，言鹿有疾，衔此草差。又有大小二种，楚人犹谓大者为大吴风草，小者为小吴风草也。

唐《本草拾遗》（同上） 陈藏器云：一名无心草，非草无心者。南人名吴风草，方药不用之。

后蜀《蜀本草》（同上）《蜀本》:《图经》云：叶似茺蔚，丛生，有毛，黄花，根赤黑也。

明《本草蒙筌》卷2“薇衔”《素问》名曰麋衔，南人谓之吴风草也。根茎赤黑，花开浅黄。叶丛生似茺蔚有毛，种两般分大小各唤。大者名大吴风草，小者名小吴风草。麋鹿有疾，衔此草差。《素问》之名，又因此出。产汉中川谷及冤句邯郸。秋采茎叶荫干。

明《本草纲目》卷15“薇衔”【释名】【时珍曰】据苏说，则薇衔、麋衔当作鹿衔也。鹿、麋一类也。按郦道元《水经注》云：魏兴锡山多生薇衔草，有风不偃，无风独摇。则吴风亦当作无风，乃通。

清《植物名实图考》卷11“薇衔” 今鹿衔草《安徽志》载之，治血病有殊功，而形状与丛生似茺蔚者迥别。《本草拾遗》“一名无心草”。今无心草，平野春时多有，形状既与《唐本草》不符，与《图经》无心草亦异。皆别图绘之，未敢合并。盖诸家图说不晰，方药少用，姑存其名而已。

【鉴药】

“薇衔”首见于《本经》。药名意义不详。《本经》载其治风湿痹痛。鼠瘘痈肿等疾，但梁·陶弘景言“俗用亦少”、唐·陈藏器言“方药不用”。时珍在该药下所出2方，用的是“无心草”“没心草”之名。但无心草也是鼠麴草的别名，不能确证为“薇衔”。此药在后世少有运用，来源不明是一大原因。

《唐本草》首次谈及其形态：“此草丛生，似茺蔚及白头翁，其叶有毛，茎赤。疗贼风大效。南人谓之吴风草，一名鹿衔草，言鹿有疾，衔此草差。又有大小二种，楚人犹谓大者为大吴风草，小者为小吴风草也。”唐本《图经》(《蜀本草》所引）亦云：“叶似茺蔚，丛生，有毛，黄花，根赤黑也。”以上描述，只能提示其叶有分裂、有毛、茎赤、花黄、根赤黑。其他别名，皆是传说。关于产地，《别录》载汉中（今属陕西）、冤句（今山东曹县）、邯郸（今属河南)。《唐本草》提到“南人”“楚人”，则本品主要分布在长江流域及其以南地区。

明·陈嘉谟《本草蒙筌》收载了此药。综观其文，并不是因为陈氏识得此药，而是因为陈氏认为《素问》“麋衔”就是“薇衔”。即便如此，陈氏还是感叹：“中古以来，咸溺酒色，病之着体，虚损居多，药宜补调，难行攻击。由是鸡矢淬酒，无复下咽。麋衔之名，绝不闻耳。”可见到明代之时，“麋衔”也再也无人谈起。李时珍博闻多识，在该条别无发挥，唯言“麋衔当作鹿衔”“吴风亦当作无风，乃通”。但这些药名的推论，亦无助于考求基原。故至明代后期，此药仍然是无人可识。

清末植物学家吴其濬也对“薇衔”的别名进行了一番考证，未找到与《唐本草》记载相符者。最后总结说：“盖诸家图说不晰，方药少用，姑存其名而已。”

古代本草所载文字无法解决的问题，看看其插图能否给予启示。

1.《本草品汇精要》：该书“薇衔”（图1）所绘植物一茎直上，茎方，叶对生。三深裂，裂片又有3—5浅裂。叶腋间开2朵小黄花。茎节下还有少许毛刺。观此图形，则知是画士们据唐本《图经》所言的“叶似茺蔚……有毛，黄花”绘成此图，并非实有此植物。炫技之作，毋庸多考。

2.《太乙仙制本草药性大全》：该书“薇衔”（图3）所绘乃单子叶植物，线形叶从根部发出，另根部抽出花葶，顶端各有一穗状花序。此与本草所言“薇衔”，唯有叶丛生相符，其余皆不相符。此图拙劣，无须多议。

3.《本草蒙筌》：该书成书虽早于《纲目》，但其“薇衔”（图2）绘成已晚。该图与前《汇言》《纲目》金陵本图一样，都是据文字云叶似茺蔚想象绘成。但该图除绘成方茎、叶有分裂、根黑色之外，还将整个茎枝绘出短而密的毛刺。叶腋及茎上有若干簇生的小叶状物，可能是示意有花。但无论如何增加示意成分，终属想象绘图，无法用于考证。

4.《本草纲目》（金陵本）：该书“薇衔”（图5）与该本“錾菜”（一名白花茺蔚）图十分相似，唯茎不方、无花而已。故此图也是据文字记载想象绘成，无法依凭以考基原。

以上所示古代本草的图，无一能供考证之用。谢宗万“根据吴风草之名及花黄色等，本种似应为菊科植物大头橐吾*Ligularia japonica*（Thunb.）Less.”。谢氏又指出有人考为鹿蹄草科植物鹿蹄草则属药物重出。[1]大头橐吾基生叶片甚宽大，掌状全裂，裂片再作掌状浅裂。其茎及幼叶均有柔毛，花序梗亦有柔毛、舌状花黄色等，确与唐本《图经》所述有若干相似之处。但此物整体形态很难令人作出叶如“似茺蔚及白头翁”的联想。更主要的是，目前尚缺乏古代关于此物运用的历史为佐证。又国外尚有人将本品考为菊科千里光属植物林荫千里光*Senecio nemorensis* L.。[2]此结论同样需要古代运用的历史为佐证。对于这样一味沉沦已久、对其认知已形成千余年断层的药物，仅凭寥寥几句无特异鉴别点的文字作出的推断，尚需要寻找更多的旁证。

1 谢宗万：《本草纲目药物彩色图鉴》，北京：人民卫生出版社，2000：98.

2 Bernard E. Read, Chinese Medicinal Plants from the Pen Ts’ao Kang Mu, 3rd edition. Peking Natural History Bulletin 1936, repr. Taipei 1977.Entry no. 43.

【小结】

“薇衔”是见于《本经》的早期药物之一。但在南北朝至唐代已逐渐无人使用。《唐本草》及唐本《图经》记载其叶似茺蔚及白头翁、有毛，黄花等特征。明清亦无人识得此药。古代本草插图都是据文字描述想象绘图。现代学者或考本品为菊科植物大头橐吾*Ligularia japonica*（Thunb.）Less.，或考为菊科植物林荫千里光*Senecio nemorensis* L.。目前尚缺乏此类植物在古代运用的历史佐证。

15-20　无心草

【品图】

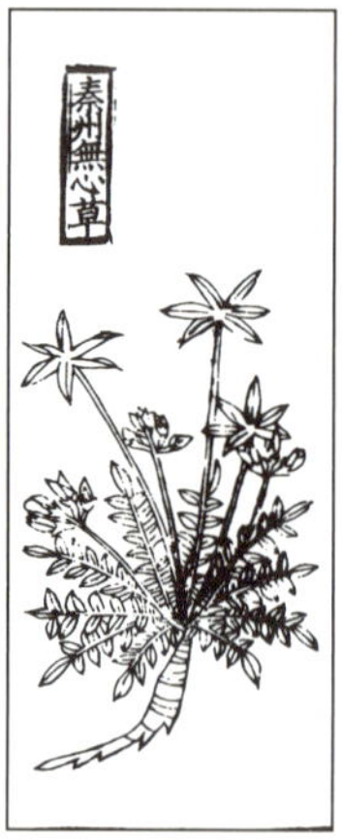

图1　图经（大）·秦州无心草

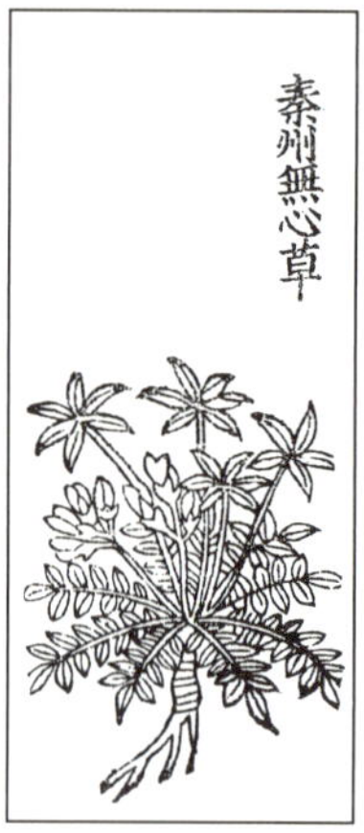

图2　图经（政）·秦州无心草

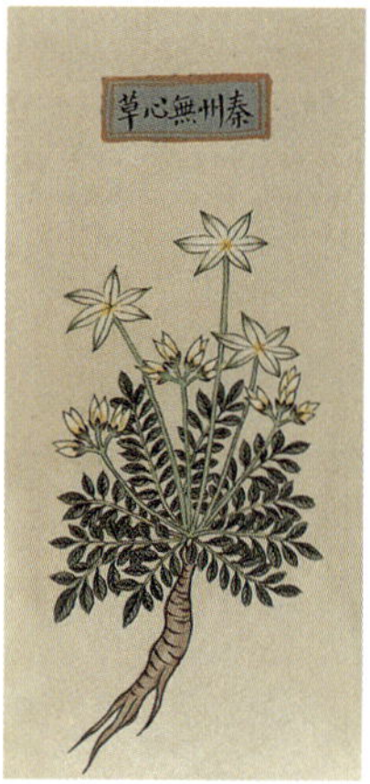

图3　品汇·秦州无心草

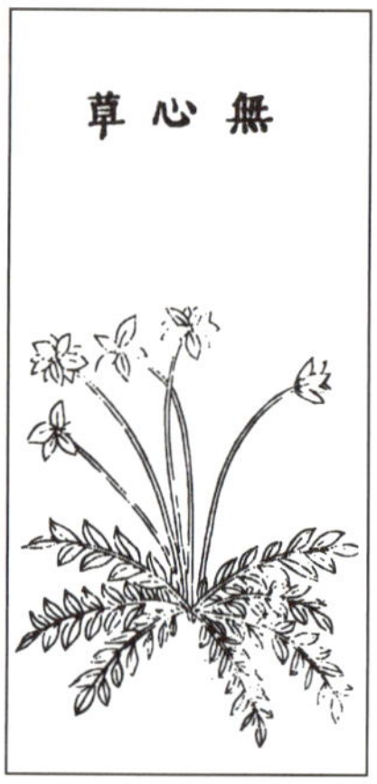

图4　三才·无心草

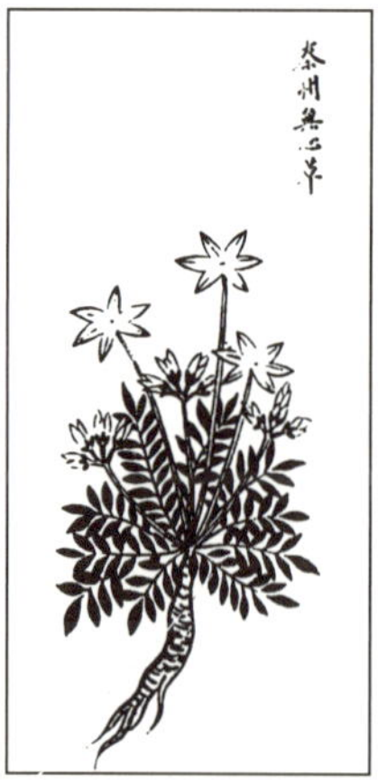

图5　金石·秦州无心草

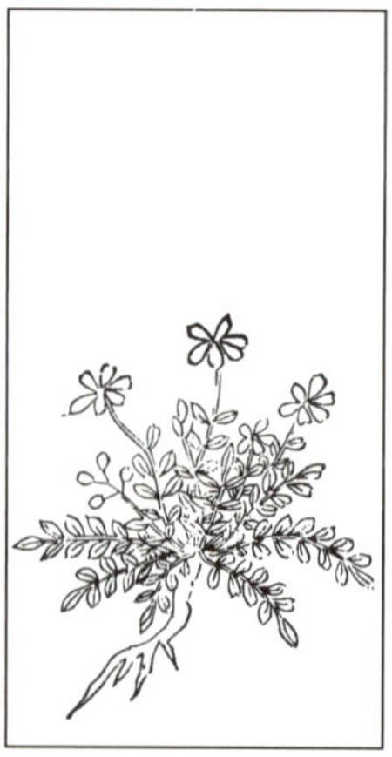

图6　图考·秦州无心草

本品6图，取自6书，其中2幅彩图。有承继关系的图仅1个书类。

《本草图经》：该书的“秦州无心草”图分别存于《大观本草》（图1）、《政和本草》（图2）。此二传本药图大同小异（详见“鉴药”项下）。今以《政和》图2为《图经》图的代表。

仿绘《图经》的彩色图有：《本草品汇精要》“秦州无心草”（图3），该书除花敷以黄色为其创意外，其余部分多与《图经》图2相同。《金石昆虫草木状》"秦州无心草"（图5）则沿袭《品汇》同名图（图3）。

仿绘《图经》的墨线图有：《三才图会》"无心草"（图4）仿绘时去掉了花蕾、主根，花则增加3朵重瓣花，其余同《图经》图2。《植物名实图考》"秦州无心草"（图6）仿绘自《图经》同名图（图2），花蕾、花瓣略有小改变。

以上6图中，除5幅属仿绘图外，仅有原创图1幅（图2）。见下"鉴药"项。

【文录】

宋《本草图经》（见《证类》卷30"无心草"）《图经》曰：生商州及秦州。性温，无毒。主积血，逐气块，益筋节，补虚损，润颜色，疗澼泄腹痛。三月开花，五月结实，六、七月采根、苗，阴干用之。

明《本草纲目》卷15"无心草"【时珍曰】麋衔一名无心草，此草功用与之相近，其图形亦相近，恐即一物也，故附之俟访考焉。鼠耳草亦名无心，与此不同。

清《植物名实图考》卷11"薇衔"《本草拾遗》：一名无心草。今无心草，平野春时多有，形状既与《唐本草》不符，与《图经》无心草亦异。皆别图绘之，未敢合并。盖诸家图说不断，方药少用，姑存其名而已。

【鉴药】

"无心草"见宋《本草图经》，为北宋新出的民间草药，故被置于"外草类"。

"无心草"一名最早见于唐·陈藏器《本草拾遗》，云薇衔"一名无心草，非草无心者，南人名吴风草，方药不用之"。此言并没有解释"无心草"何以名"无心"，但却排除是指草类无心。

李时珍因"薇衔"有"无心草"别名，故将本品缀于"薇衔"之后作为附录，且加评述："麋衔一名无心草，此草功用与之相近，其图形亦相近，恐即一物也，故附之俟访考焉。鼠耳草亦名无心，与此不同。"比较无心草与薇衔的功用，并无多少相近处。又"其图形亦相近"，更无依据。清·吴其濬认为："今无心草，平野春时多有，形状既与《唐本草》不符，与《图经》无心草亦异。皆别图绘之，未敢合并。"吴氏所说的"今无心草"，指菊科鼠麴草。他认为薇衔、今无心草（鼠麴）、《图经》无心草，三者并无相同之处，所以"未敢合并"。《图经》"无心草"图乃秦州进献，形态生动，可能是写生得来，值得研究。

《本草图经》：该图名"秦州无心草"（图2）。宋代秦州即今甘肃天水市。《图经》解说云商州亦产，商州即今陕西商县。薇衔在《本草图经》无图，其形态的文字记载"此草丛生，似茺蔚及白头翁，其叶有毛，茎赤"（《唐本草》）、"叶似茺蔚，丛生，有毛，黄花，根赤黑也"（唐本《图经》）。但《图经》无心草图主根粗大，基生叶众多，为单数羽状复叶，小叶多数为11枚、椭圆形、全缘。故本品之叶与茺蔚、白头翁毫无相似之处。该植物无主茎，花葶7、8根，从根头部抽出。其花蕾枝为伞形花序，但另有花葶之顶开着单花，花大，多为6瓣，每瓣披针形。花萼钟形，将此图与薇衔的文字描述比较，并无甚相似之处。李时珍怀疑本品与薇衔“恐即一物”纯属臆测。

现代学者唯孙启明对此有考证意见，云为豆科植物米口袋（甜地丁）。[1]比较今豆科米口袋属植物米口袋*Gueldenstaedtia verna*（Georgi）Boriss. subsp. *multiflora*（Bunge）Tsui，其形态确实相符。例如该种植物主根圆锥状，全同图2。该植物分茎极缩短，叶及总花梗于分茎上丛生，此点图2无法表现，绘成根头丛生基生叶、数个花葶自根部抽出。古图画成这样是完全可以理解的。也正因为分茎极缩短，容易被误认为无茎。故其名“无心”，或即由中心“无茎”而来。《图经》图2中的单花五六瓣，看似奇怪，实际上是长圆筒状荚果的误绘。了解此点，原图已开花为单花、花序为伞形的矛盾就迎刃而解了。孙启明先生认为无心草是米口袋的见解确有见地。据《中国植物志》[2]，米口袋（原变型）产东北、华北、华东、陕西中南部、甘肃东部等地区，这与《图经》所载秦州、商州也完全符合。

当今《中华本草》载米口袋多用治痈肿疔毒、肠炎痢疾，此与《图经》载“无心草”可“主积血，逐气块”“疗澼泄腹痛”亦相吻合。

【小结】

“无心草”为北宋新出民间草药。李时珍谓其与薇衔相似，故将其附录在薇衔一药之后。比较无心草与薇衔的文字记载，并无相似之处。孙启明考本品为豆科植物米口袋*Gueldenstaedtia verna*（Georgi）Boriss. subsp. *multiflora*（Bunge）Tsui，经比较核实，产地及形态均相吻合。此考证亦可映证《本草图经》“无心草”图确系写生，但将簇生的角果绘成了花朵状。

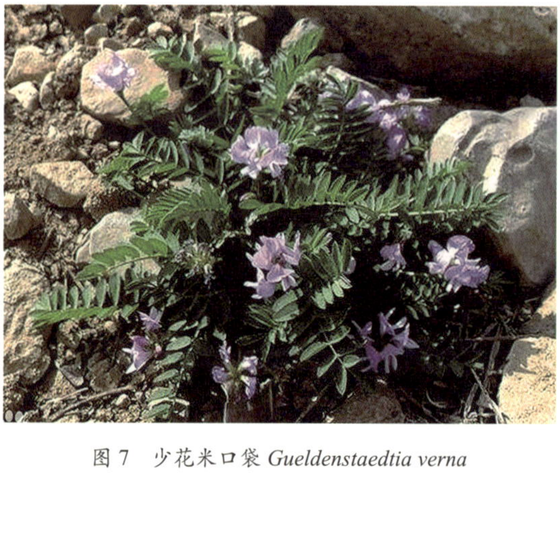

图 7　少花米口袋 *Gueldenstaedtia verna*

1　孙启明：《苏图研究》，见：张志斌，郑金生主编：《本草纲目研究札记》，北京：科学出版社，2019：680.
2　中国科学院《中国植物志》编辑委员会：《中国植物志》，北京：科学出版社，1998，第42（2）卷，150.

15-21　夏枯草

【品图】

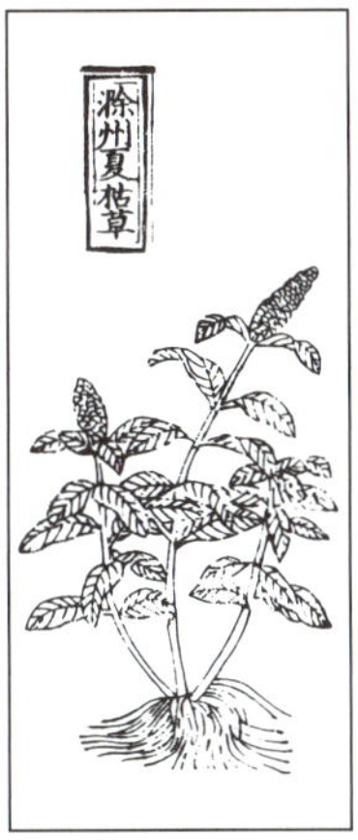

图 1　图经（大）·滁州夏枯草

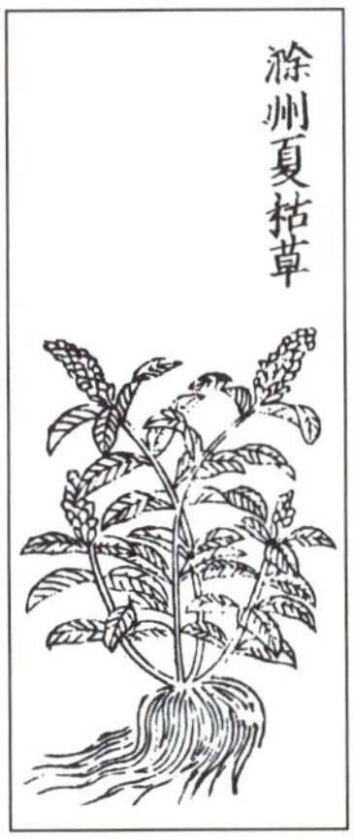

图 2　图经（政）·滁州夏枯草

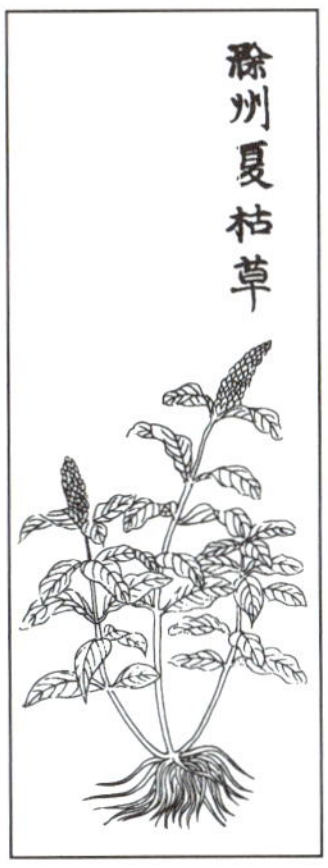

图 3　图经（绍）·滁州夏枯草

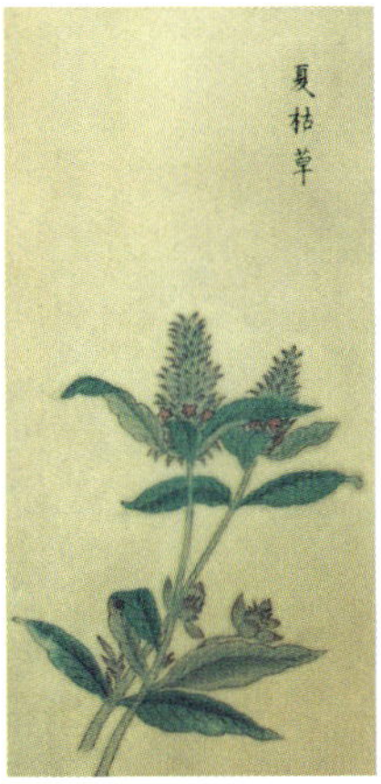

图 4　履巉岩·夏枯草

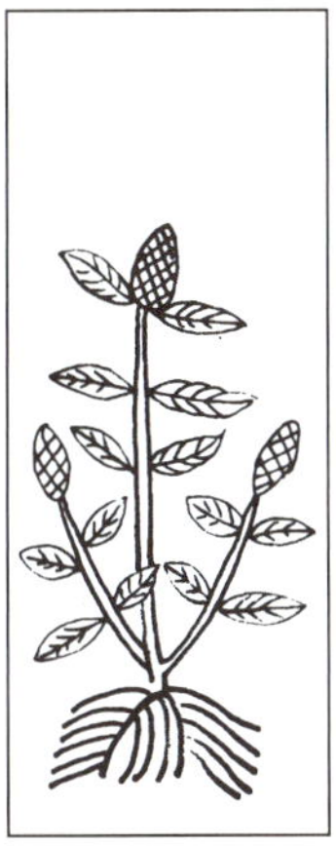

图 5　歌括·夏枯草

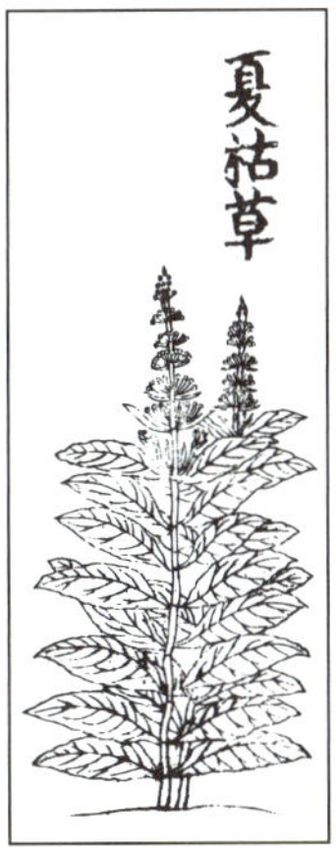

图 6　救荒·夏枯草

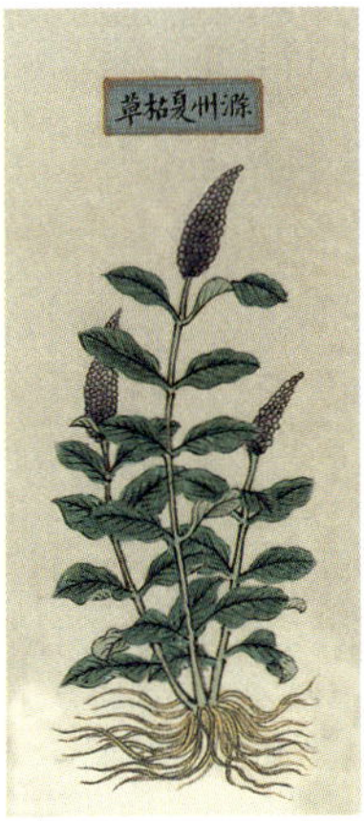

图 7　品汇·滁州夏枯草

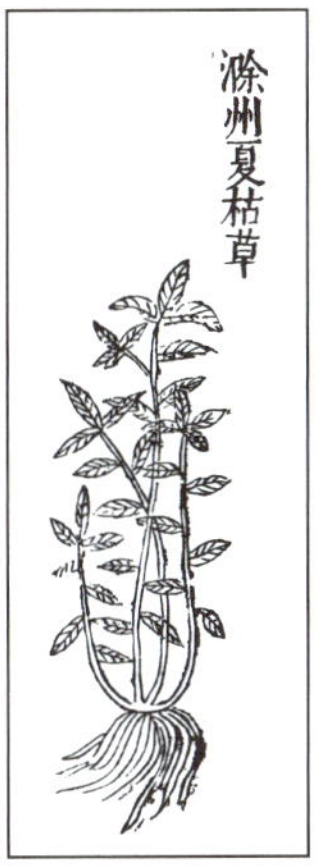

图 8　蒙筌·滁州夏枯草

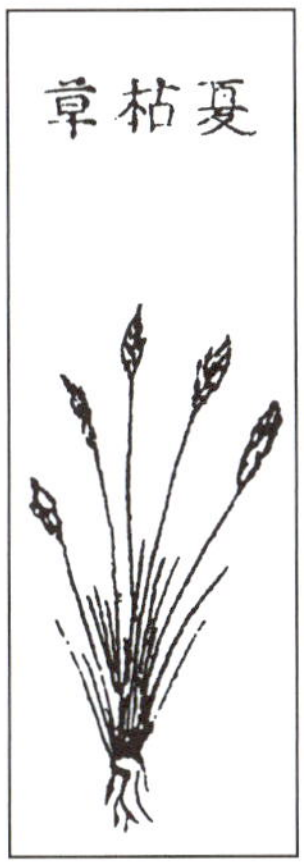

图 9　太乙·夏枯草

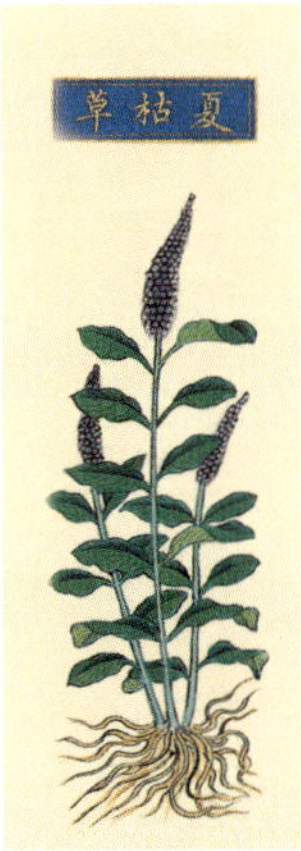

图 10　雷公·夏枯草

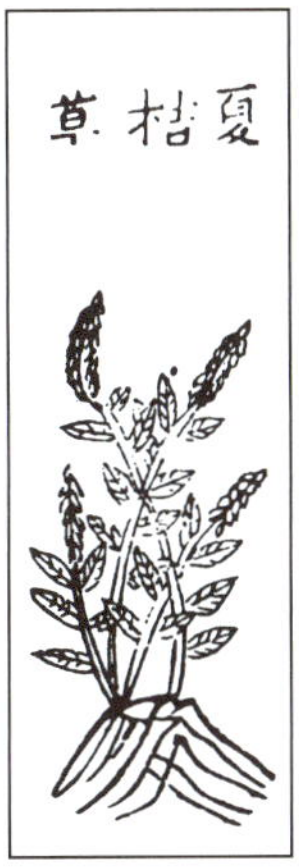

图 11　纲目（金）·夏枯草

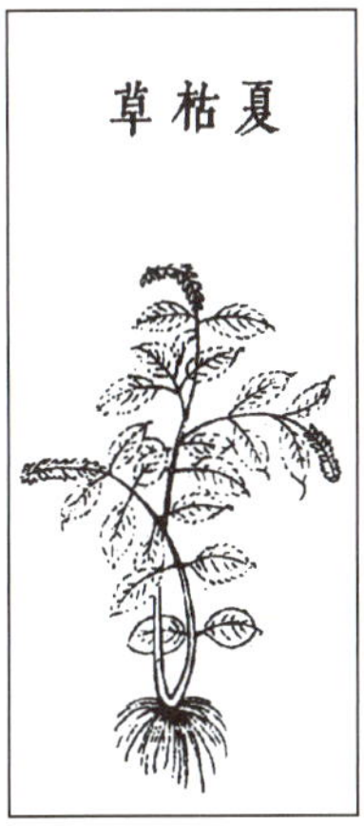

图 12　纲目（钱）·夏枯草

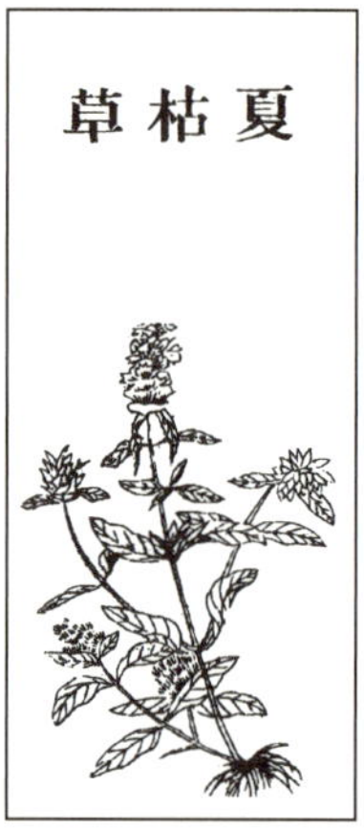

图 13 纲目（张）· 夏枯草

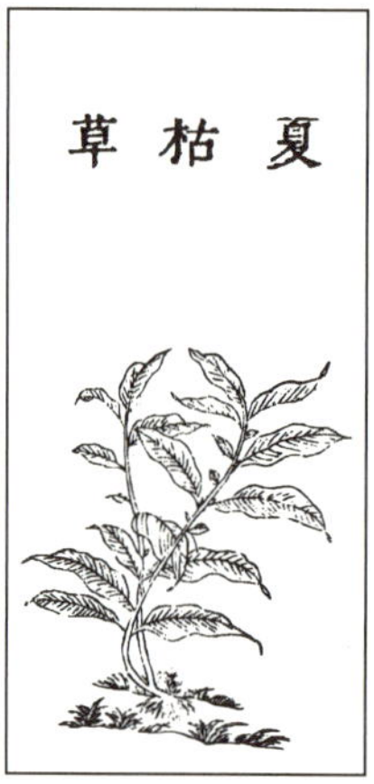

图 14 三才 · 夏枯草

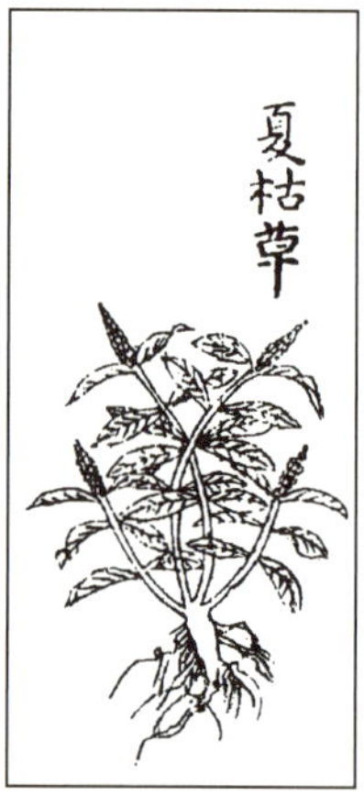

图 15 原始 · 夏枯草

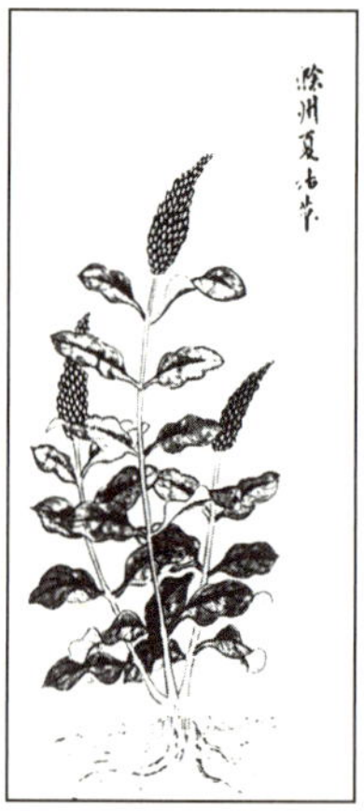

图 16 金石 · 滁州夏枯草

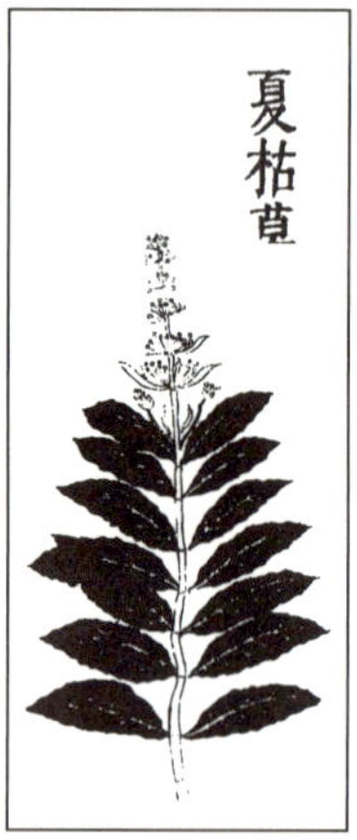

图 17 博录 · 夏枯草

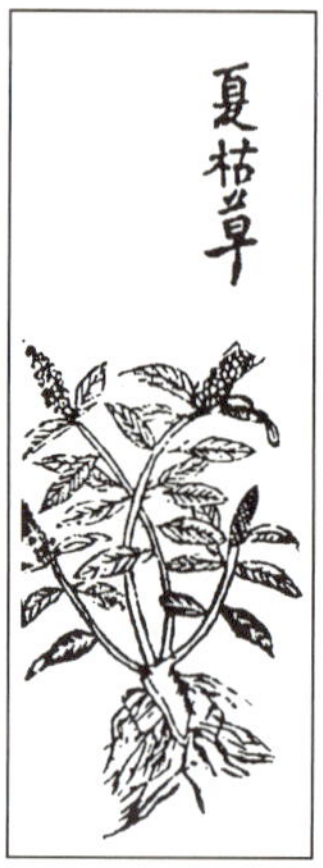

图 18 汇言 · 夏枯草

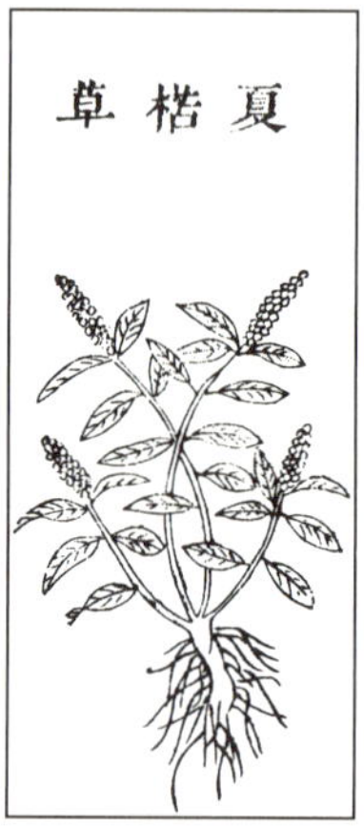

图 19 类纂 · 夏枯草

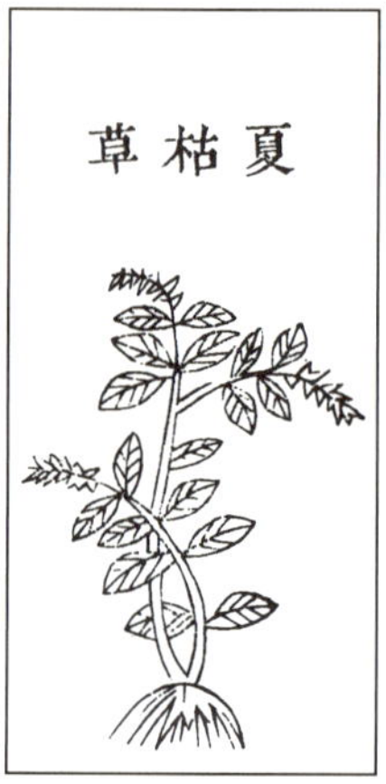

图 20 备要 · 夏枯草

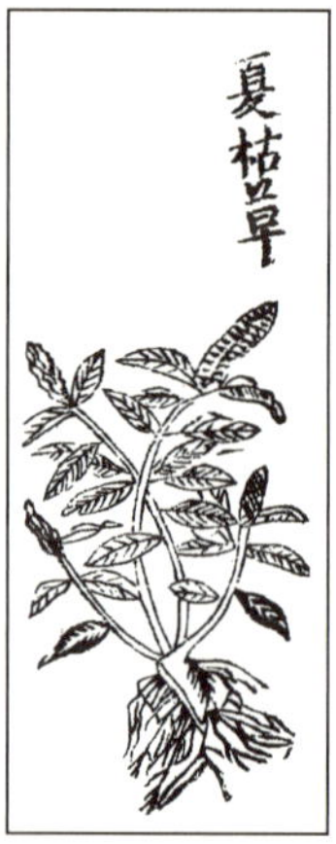

图 21 求真 · 夏枯草

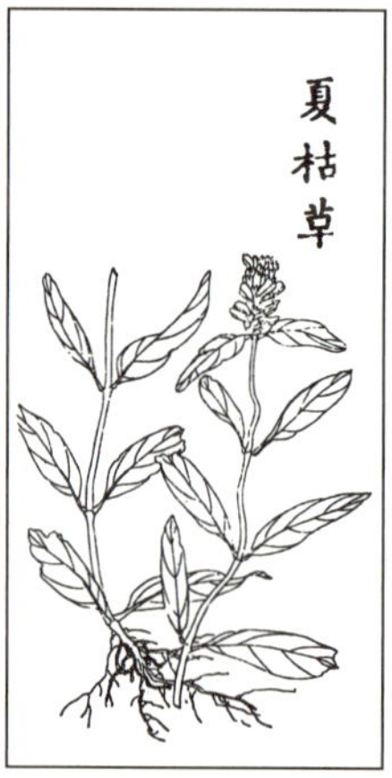

图 22 质问 · 夏枯草

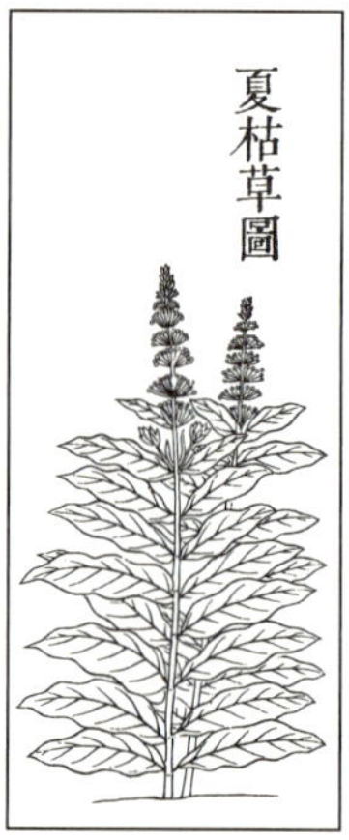

图 23 草木典 · 夏枯草图

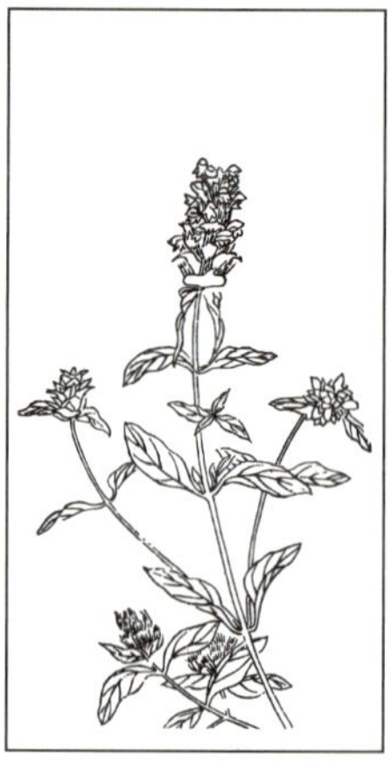
图 24 图考 · 夏枯草

本品26图，取自26书，其中4幅彩图。有承继关系的图可分以下3个书类。

《本草图经》：该书的“滁州夏枯草”图分别存于《大观本草》（图1）、《政和本草》（图2）、《绍兴本草》（图3）。此三传本药图基本相同（详见“鉴药”项下）。今以《政和》图2为《图经》图的代表。

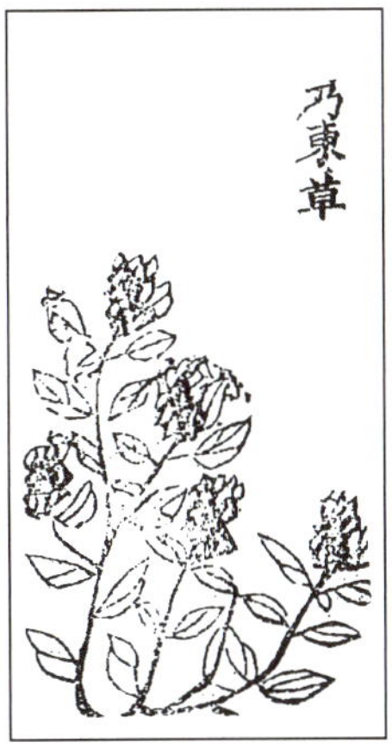

图25　便方·乃东草

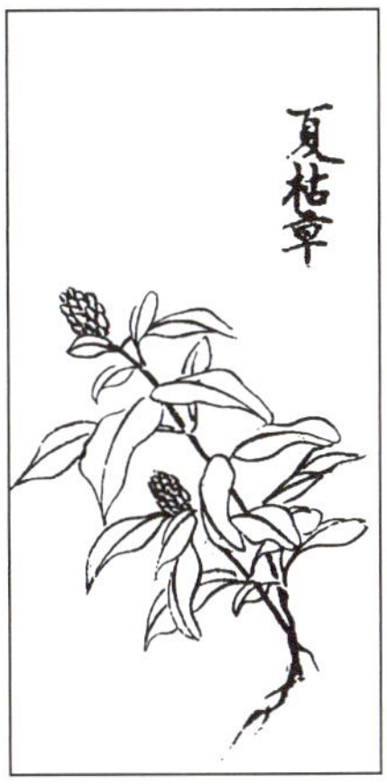

图26　图说·夏枯草

仿绘《图经》的彩色图有：《本草品汇精要》“滁州夏枯草”（图7）构图仿《图经》图2，但从其拙劣的穗状花序，可知画士并未见过夏枯草。《补遗雷公炮制便览》“夏枯草”（图10）、《金石昆虫草木状》“滁州夏枯草”（图16）又仿绘自《品汇》“滁州夏枯草”（图7）。

仿绘《图经》的墨线图有：《本草歌括》“夏枯草”（图5）高度简略，粗具《图经》图2之形。《本草纲目》金陵本“夏枯草”（图11，“枯”字误作“桔”），亦属仿绘，但图形粗略。《纲目》钱本“夏枯草”（图12）又在金陵本（图11）的基础上重绘，疏减枝叶，且将枝叶美化。《本草原始》“夏枯草”（图15）仿绘《图经》图2的地上部分，但将原图多分枝根改为粗壮的主根。此后仿绘《纲目》钱本图12的有《三才图会》“夏枯草”（图14，增添土地背景）、《本草备要》“夏枯草”（图20）、《本草简明图说》“夏枯草”（图26）。仿绘《本草原始》（图15）的有《本草汇言》“夏枯草”（图18）、《本草纲目类纂必读》“夏枯草”（图19）、《本草求真》“夏枯草”（图21）。另《本草蒙筌》“滁州夏枯草”（图8）乃直接据《图经》图2仿绘，枝叶略有简省。

《救荒本草》：该书“夏枯草”（图6）的仿绘图有《野菜博录》“夏枯草”（图17），但独取其中一枝，且将叶片改为阴刻。《古今图书集成·草木典》“夏枯草图”（图23）亦仿绘自《救荒》“夏枯草”（图6），图形基本一致。

《植物名实图考》：该书“夏枯草”（图24）的仿绘图有《本草纲目》张本“夏枯草”（图13），后者仿《纲目》钱本增绘了根部。

以上26图中，除19幅属仿绘图外，尚有原创图或新增创意的插图7幅（图2、4、6、9、22、24、25）。详见下“鉴药”项。

【文录】

《本经》（见《证类》卷11“**夏枯草**”）　**一名夕句，一名乃东，**一名燕面。生蜀郡川谷。四月采。

唐《唐本草》（同上）《唐本》注云：此草生平泽。叶似旋复，首春即生，四月穗出，其花紫白似丹参花，五月便枯。处处有之。

宋《本草图经》(同上)《图经》曰：夏枯草，生蜀郡川谷，今河东、淮、浙州郡亦有之。冬至后生，叶似旋復。三月、四月开花，作穗紫白色，似丹参花，结子亦作穗。至五月枯，四月采。

宋《本草衍义》卷12“夏枯草” 夏枯草，今又谓之郁臭。自秋便生，经冬不瘁。春开白花，中夏结子，遂枯。

元《本草衍义补遗·夏枯草》 震亨曰：三月四月开花，五月夏至时候复枯。盖禀纯阳之气，得阴气则枯也。

明《救荒本草》卷上“夏枯草” 生蜀郡山谷及河、淮、浙、滁平泽，今祥符西田野中亦有之。苗高二三尺，其叶对节生，叶似旋覆叶，而极长大，边有细锯齿，背白，上多气脉纹路，叶端开花作穗，长二三寸许，其花紫白，似丹参花……俗又谓之郁臭苗，非是。

明《本草蒙筌》卷3“夏枯草” 旷野平原，随处俱有。叶类旋覆，花似丹参。冬至后发生，夏至时枯瘁，故谓夏枯草也。四月收采，洗净阴干。

明《本草纲目》卷15“夏枯草”【释名】铁色草。【集解】【时珍曰】原野间甚多，苗高一二尺许，其茎微方。叶对节生，似旋复叶而长大，有细齿，背白多故。[1] 茎端作穗，长一二寸，穗中开淡紫小花，一穗有细子四粒。丹溪云无子，亦欠察矣。嫩苗瀹过，浸去苦味，油盐拌之可食。

【鉴药】

“夏枯草”首见于《本经》。明·陈嘉谟云：“夏至时枯瘁，故谓夏枯草也。”《本经》载其可治寒热、瘰疬、鼠瘘、头疮等。至今仍为解散肝经郁热，补肝名目常用药。

关于本品形态习性,《唐本草》云：“此草生平泽。叶似旋復，首春即生，四月穗出，其花紫白似丹参花，五月便枯。处处有之。”“五月便枯”，即夏枯。似丹参花，提示可能为唇形科植物。宋《本草图经》综述前人之言，云“今河东、淮、浙州郡亦有之。”明《救荒本草》记载更详：“苗高二三尺，其叶对节生，叶似旋覆叶，而极长大，边有细锯齿，背白，上多气脉纹路，叶端开花作穗，长二三寸许，其花紫白，似丹参花。”李时珍又补充曰：“苗高一二尺许，其茎微方。叶对节生，似旋复叶而长大，有细齿，背白多故。茎端作穗，长一二寸，穗中开淡紫小花，一穗有细子四粒。”综上所述，本品最主要的特点是方茎、叶对生、似旋覆花叶、花紫白，茎端作穗、五月便枯。据此，本品为唇形科夏枯草属植物夏枯草*Prunella vulgaris* L.或其同属近缘植物。

《本草衍义》提到夏枯草一名郁臭，“自秋便生，经冬不瘁。春开白花，中夏结子，遂枯”。这种花期与夏枯草接近，但开白花的植物，并非夏枯草，而是同科夏至草

1 故：张本作“纹”，义长。

属植物夏至草*Lagopsis supina*(Steph.)Ik.-Gal.。与夏枯草相关的古代本草插图见下。

1.**《本草图经》**：该书“滁州夏枯草”(图2)多须根，自基部多分枝，叶卵状长圆形，对生，全缘。穗状花序顶生。除茎部未能显示有棱外，其余均为夏枯草*P. vulgaris*.的特征。

2.**《履巉岩本草》**：该书“夏枯草”(图4)取两花枝，单叶对生、卵状长圆形，全缘。顶生密集花组成的穗状花序，花冠紫红色。此图乃写生所得，可知基原为夏枯草*P. vulgaris*.。

3.**《救荒本草》**：该书“夏枯草”(图6)绘2株生长状态下的夏枯草植株，单叶卵状长圆形，对生。茎有节，顶端为轮伞花序，比较稀疏，尚未集成穗状花序。此图所示依然为夏枯草*P. vulgaris*.。

4.**《太乙仙制本草药性大全》**：该书“夏枯草”(图9)完全是单子叶植物模样，线状叶基生，根头部抽出花果穗。来源不明。

5.**《质问本草》**：该书“夏枯草”(图22)根茎斜向匍匐,有较多须根。单叶对生，卵状长圆形，全缘。茎顶有轮伞花序集成为穗状。此图精确，为夏枯草*P. vulgaris*.。

6.**《植物名实图考》**：该书“夏枯草”(图24)绘花枝上部，对生叶及叶形、花序位置与形状均十分准确，可考为夏枯草*P. vulgaris*.。

7.**《草木便方》**：该书“乃东草”(图25)使用的是《本经》就有的别名“乃东”，说明2000多年的古名仍在民间使用。其图虽粗糙，但仍可见对生叶、穗状花的特征。此皆可证明本品即夏枯草*P. vulgaris*.。

【小结】

“夏枯草”为《本经》记载的早期药物之一,以“夏至时枯瘁”得名。古今常用药，可清肝经热，补肝明目。本品特征明显，叶对生，花紫白，花序穗状。为今唇形科植物夏枯草*Prunella vulgaris* L.或其同属近缘植物。《本草图经》《履巉岩本草》《救荒本草》《质问本草》《植物名实图考》所绘夏枯草均能准确反映本品特征。

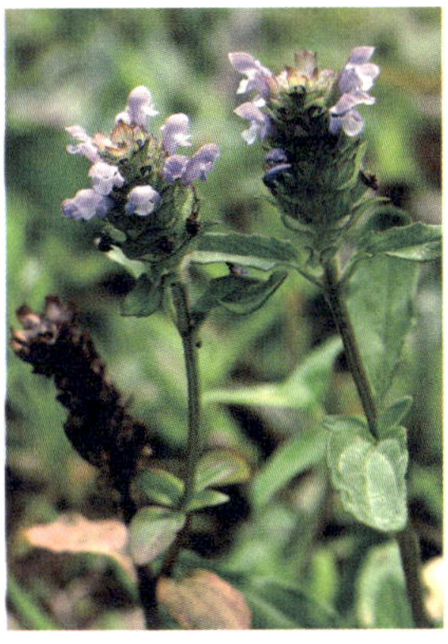

图 27　夏枯草 *Prunella vulgaris*

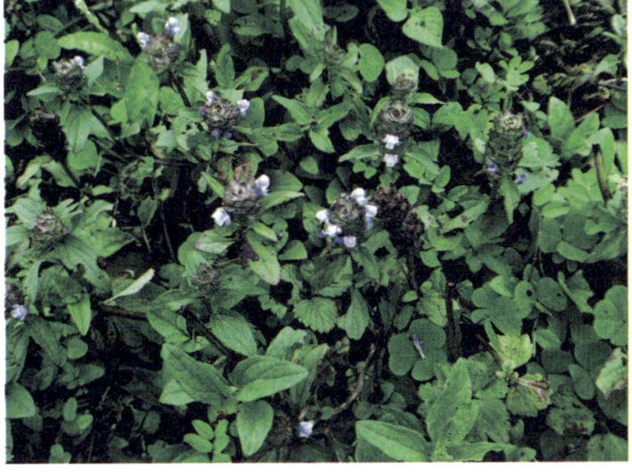

图 28　夏枯草 *P. vulgaris* 群丛

15-22 刘寄奴草

【品图】

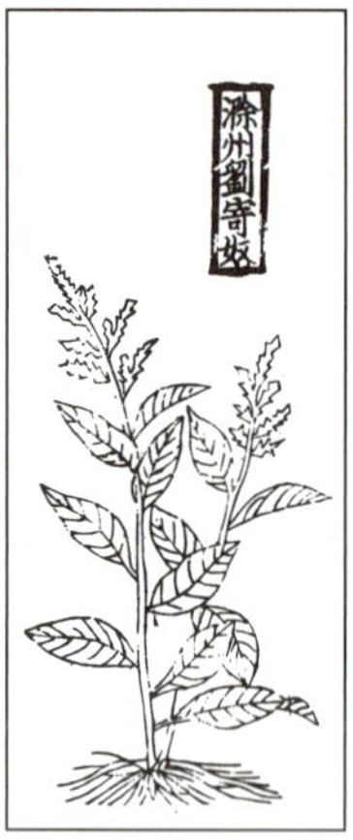

图1 图经(大)·滁州刘寄奴

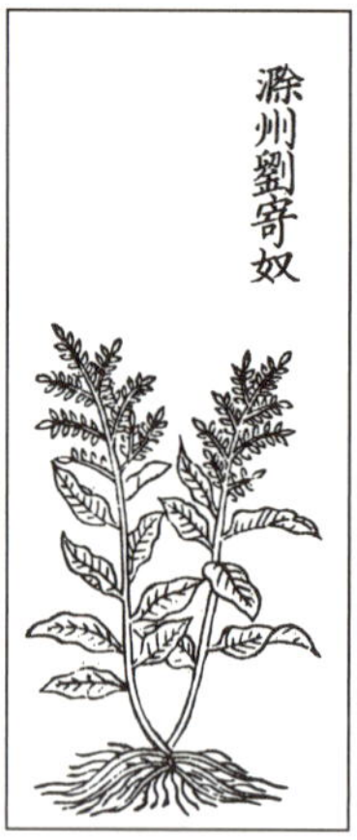

图2 图经(政)·滁州刘寄奴

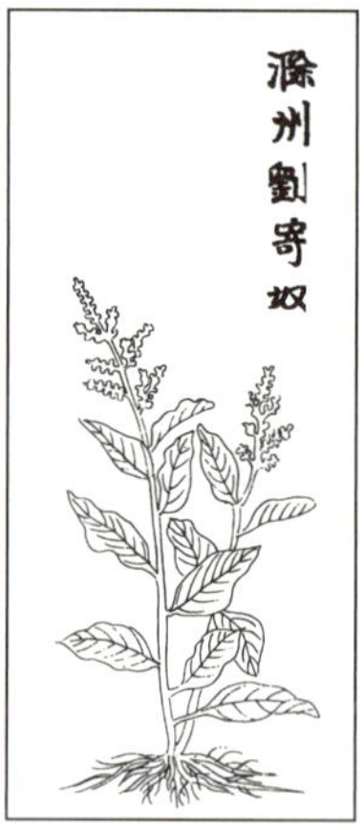

图3 图经(绍)·滁州刘寄奴

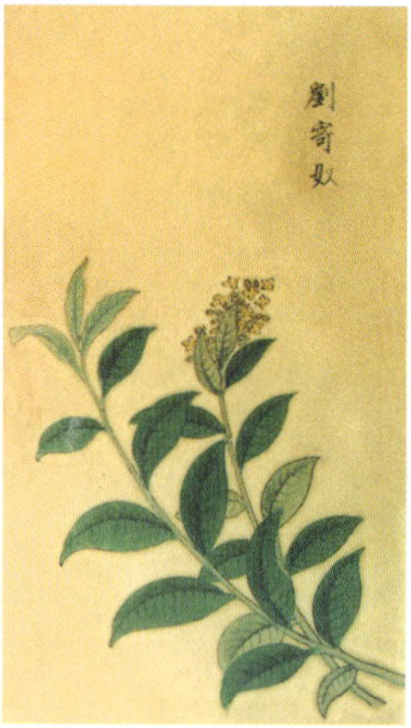

图4 履巉岩·刘寄奴

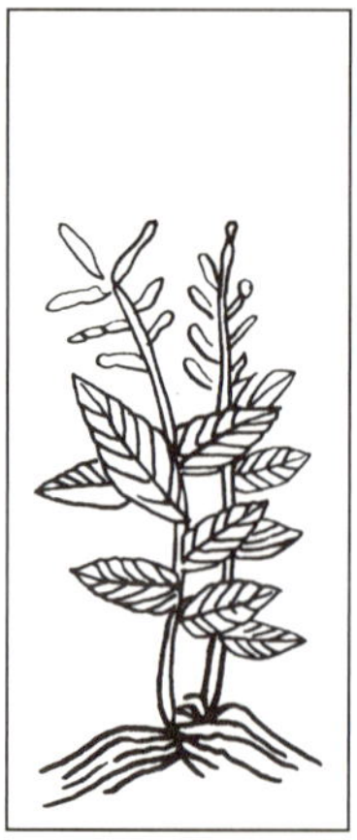

图5 歌括·刘寄奴

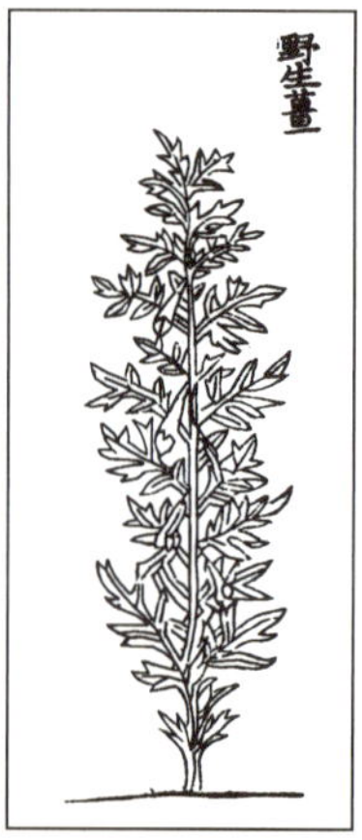

图6 救荒·野生姜

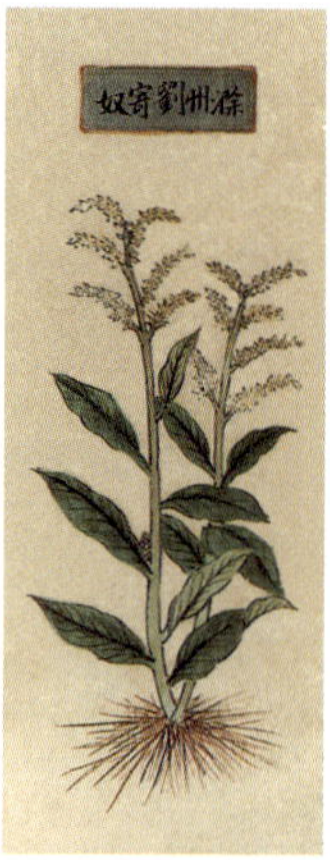

图7 品汇·滁州刘寄奴

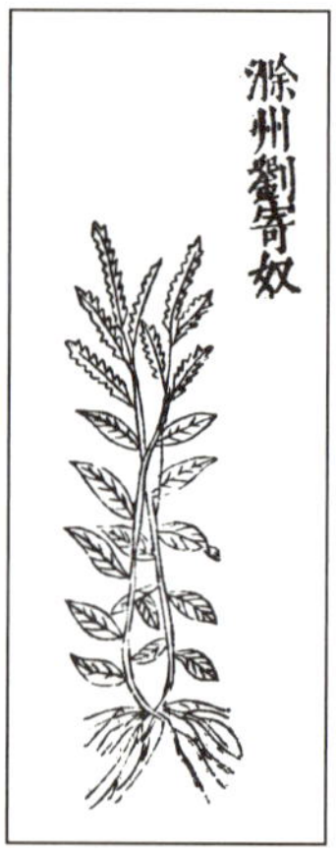

图8 蒙筌·滁州刘寄奴

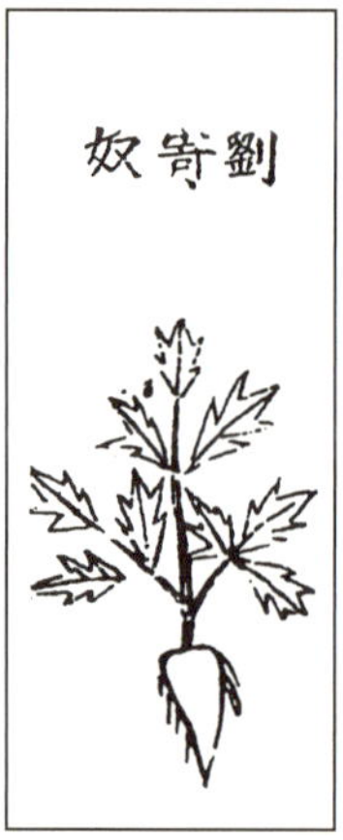

图9 太乙·刘寄奴

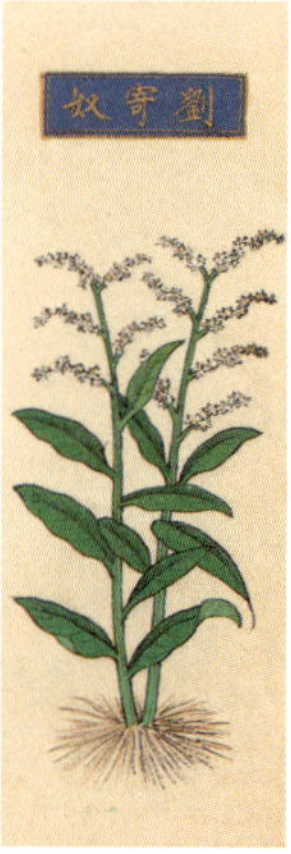

图10 雷公·刘寄奴

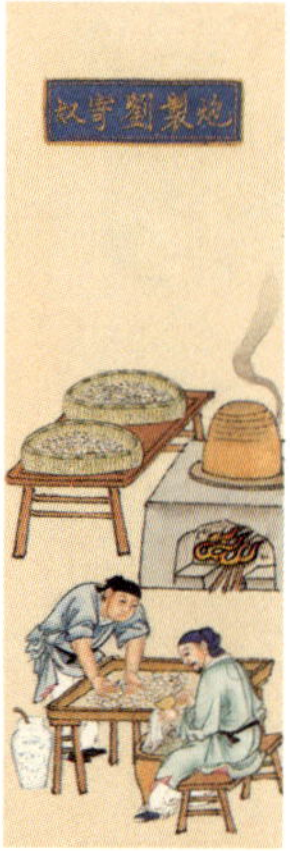

图11 雷公·炮制刘寄奴

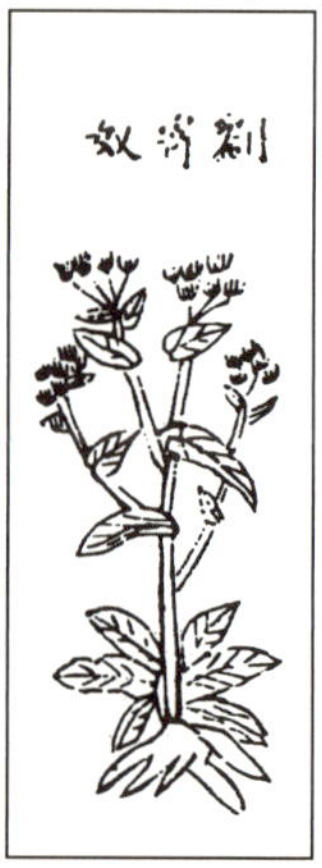

图12 纲目(金)·刘寄奴

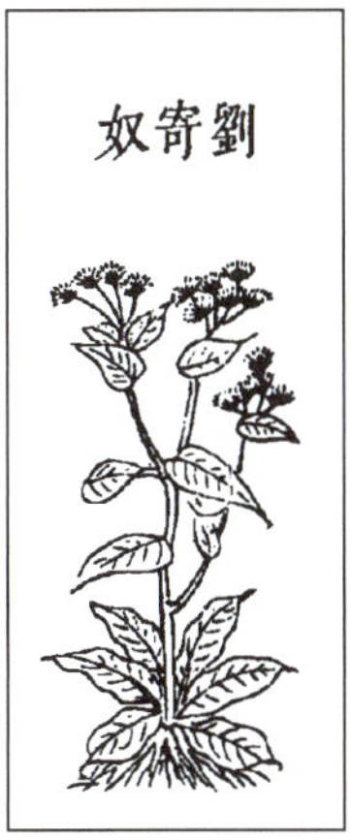

图 13　纲目（钱）· 刘寄奴

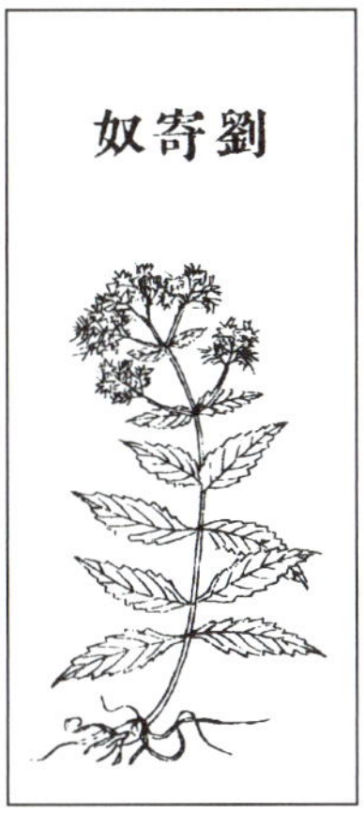

图 14　纲目（张）· 刘寄奴

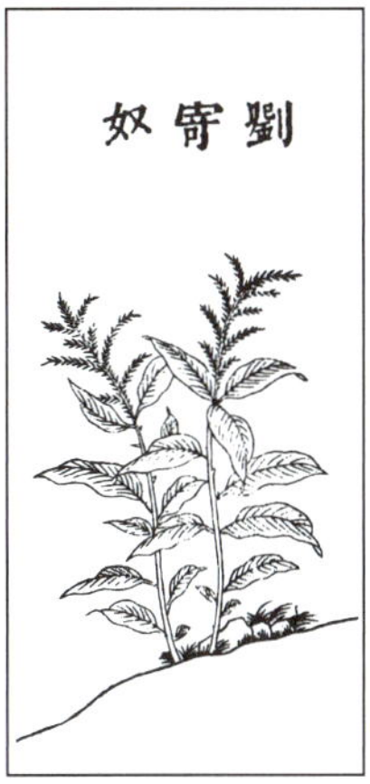

图 15　三才 · 刘寄奴

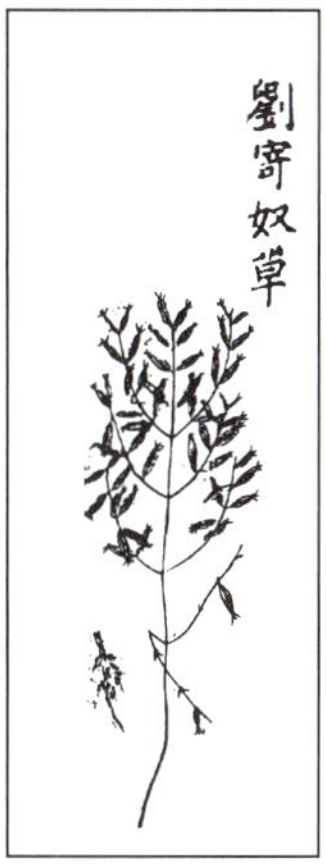

图 16　原始 · 刘寄奴草

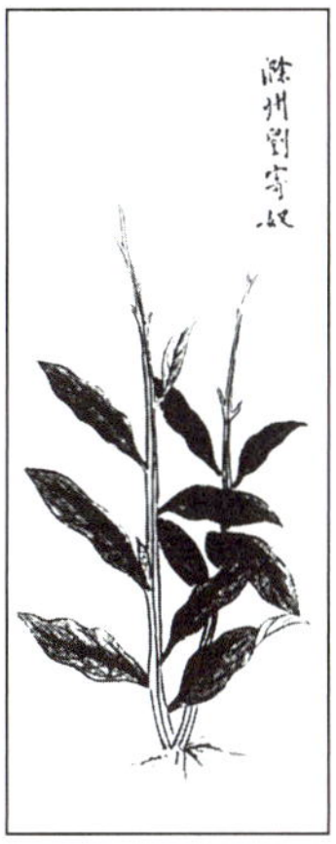

图 17　金石 · 滁州刘寄奴

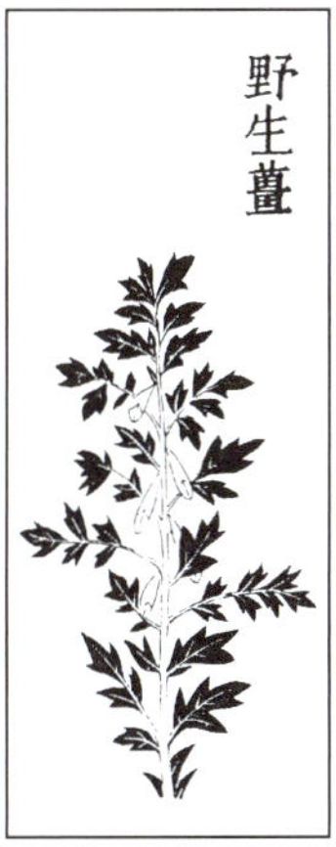

图 18　博录 · 野生姜

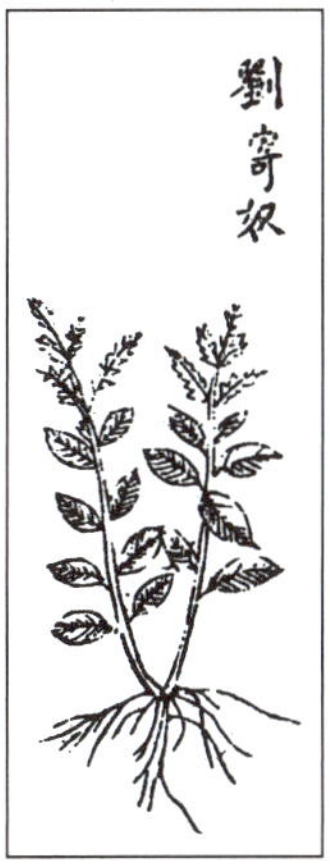

图 19　汇言 · 刘寄奴

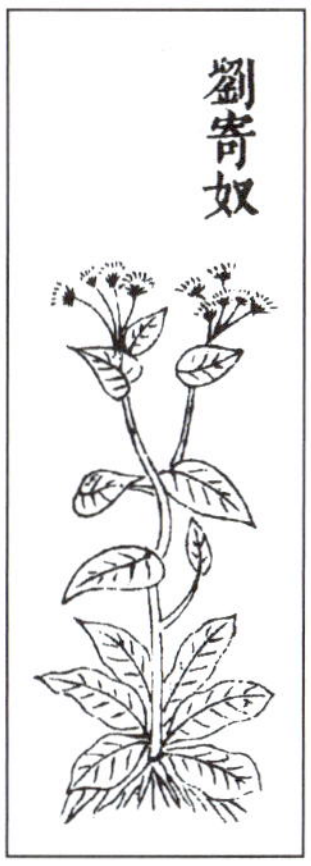

图 20　本草汇 · 刘寄奴

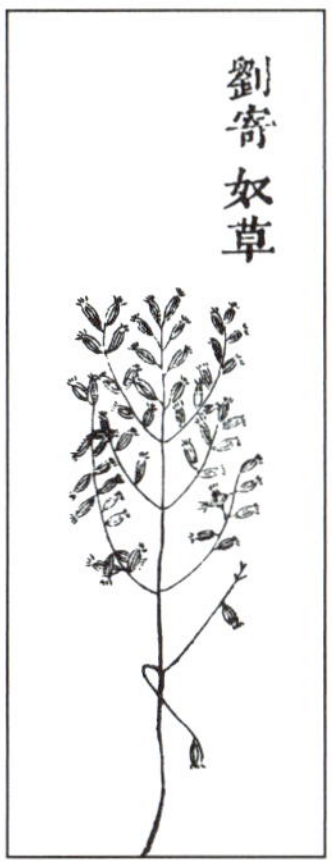

图 21　类纂 · 刘寄奴草

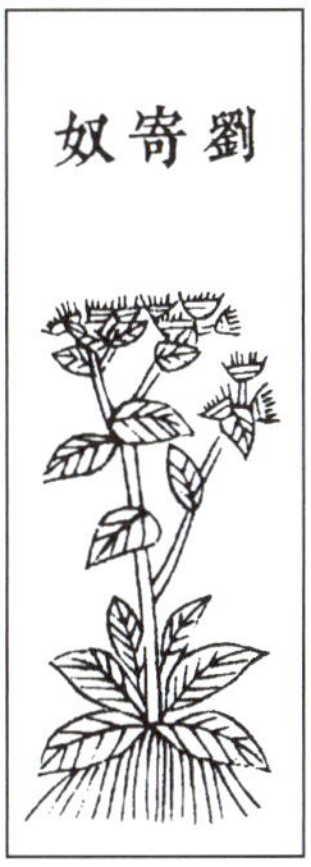

图 22　备要 · 刘寄奴

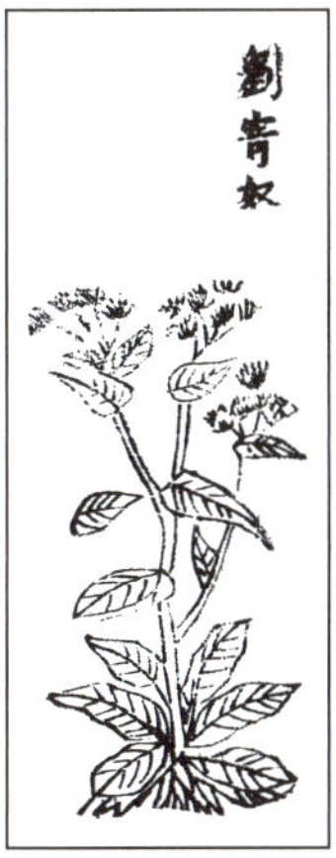

图 23　求真 · 刘寄奴

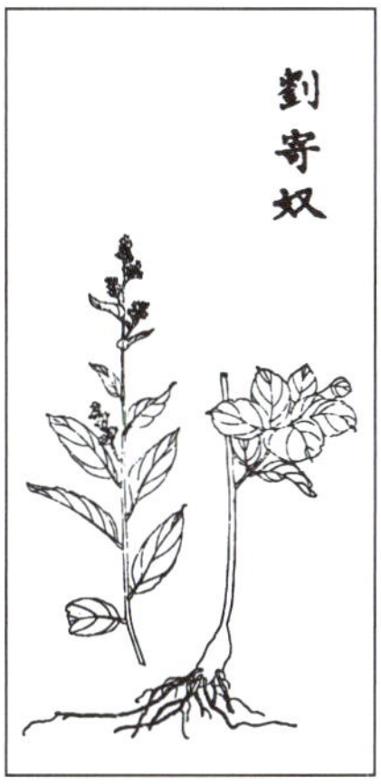

图 24　质问 · 刘寄奴

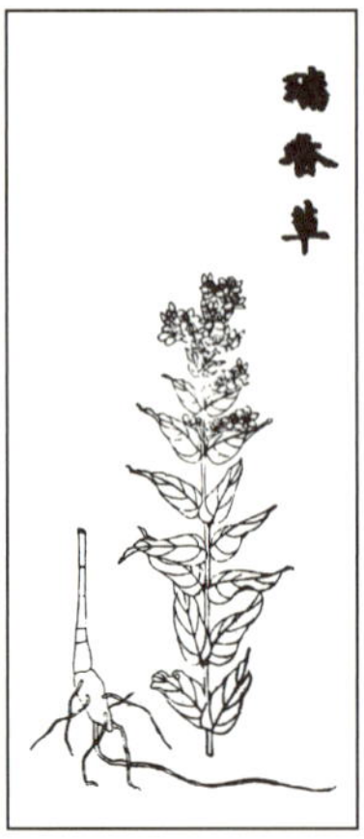

图 25 质问 · 瑞香草

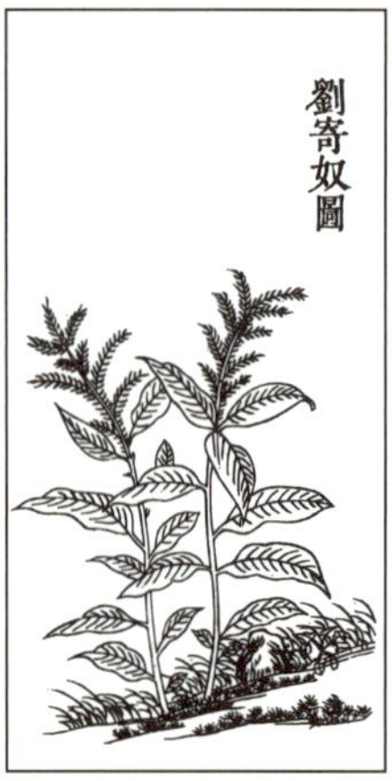

图 26 草木典 · 刘寄奴图

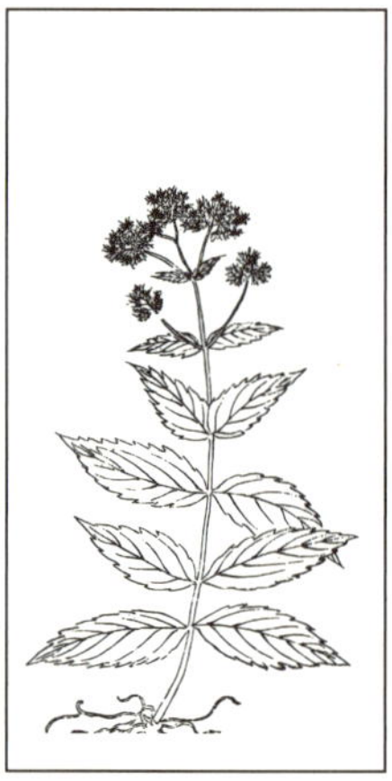

图 27 图考 · 刘寄奴 -1

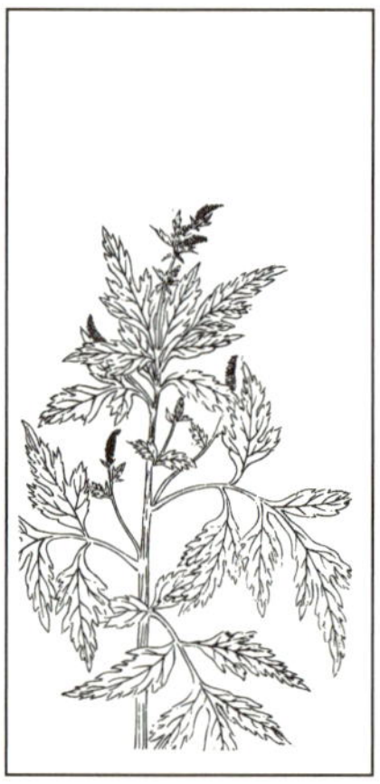

图 28 图考 · 刘寄奴 -2

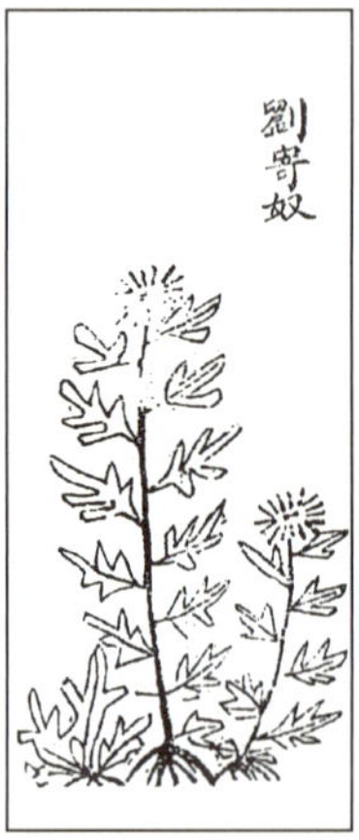

图 29 便方 · 刘寄奴

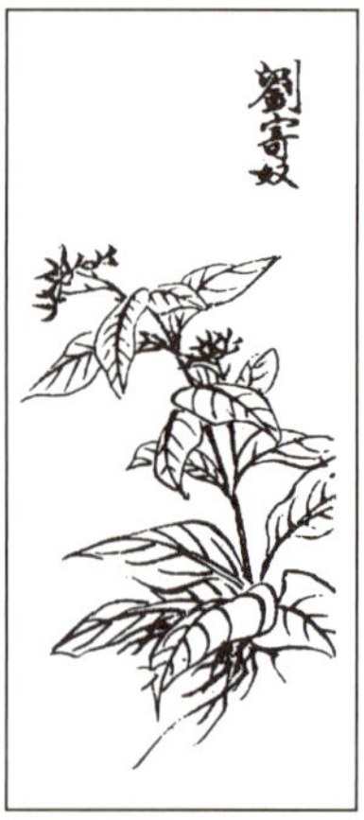

图 30 图说 · 刘寄奴

本品30图，取自27书，其中5幅彩图。有承继关系的图可分以下5个书类。

《本草图经》：该书的“滁州刘寄奴”图分别存于《大观本草》（图1）、《政和本草》（图2）、《绍兴本草》（图3）。此三传本药图大同小异（详见“鉴药”项下）。今以《政和》图2为《图经》图的代表。

仿绘《图经》的彩色图有：《本草品汇精要》“滁州刘寄奴”（图7），叶与花均有所简略。《补遗雷公炮制便览》“刘寄奴”（图10）、《金石昆虫草木状》“滁州刘寄奴”（图17）则仿绘自《品汇》图10。

仿绘《图经》的墨线图有：《本草歌括》“刘寄奴”（图5）枝叶简省，花序变形，但其构图仍可知仿绘《图经》图2。《本草蒙筌》“滁州刘寄奴”（图8）仿绘时两枝有交叉，花序亦简化，但大体结构仍可看出系仿绘《图经》图2。《三才图会》“刘寄奴”（图15）仿绘添加土石背景，图形予以美化。《古今图书集成·草木典》“刘寄奴图”（图26），完全仿绘《三才》“刘寄奴”（图15），只是增加了更多地面上的草。《本草汇言》“刘寄奴”（图19）亦仿绘自《政和》之“滁州刘寄奴”（图2）。

《救荒本草》：《野菜博录》“野生姜”（图18）仿绘自《救荒》的“野生姜”（图6），但将叶片阴刻，故花序更加凸显。

《本草纲目》（金陵本）：该书“刘寄奴”（图12）的仿绘图为《本草纲目》钱本“刘寄奴”（图13），后者再加润饰。此后仿绘钱本“刘寄奴”（图13）者有《本草汇》

图20、《本草备要》图22、《本草求真》图23、《本草简明图说》图30。

《本草原始》：该书“刘寄奴”（图16）的仿绘图有《本草纲目类纂必读》“刘寄奴草”（图21）。

《植物名实图考》：该书绘有两幅图形不同的“刘寄奴”图（图27、28），《本草纲目》张本“刘寄奴”（图14）仿绘自其中“刘寄奴-2”（图28）。

以上30图中，除18幅属仿绘图外，尚有原创图或新增创意的插图12幅（图2、4、6、9、11、12、16、24、25、27、28、29）。见下“鉴药”项。

【文录】

唐《唐本草》（见《证类》卷11“刘寄奴草”） 生江南。/《唐本》注云：茎似艾蒿，长三四尺，叶似兰草尖长，子似稗而细，一茎上有数穗，叶互生。

后蜀《蜀本草》（同上）《蜀本》:《图经》云：叶似菊，高四五尺，花白，实黄白作穗，蒿之类也。今出越州。夏收苗，日干之。

宋《本草图经》（同上）《图经》曰：刘寄奴草，生江南，今河中府、孟州、汉中亦有之。春生苗，茎似艾蒿，上有四棱，高三二尺已来。叶青似柳，四月开碎小黄白花，形如瓦松，七月结实似黍而细，一茎上有数穗，互生，根淡紫色似莴苣。六月、七月采，苗、花、子通用也。

明《救荒本草》卷上“野生姜” 本草名刘寄奴。生江南，其越州、滁州皆有之，今中牟南沙岗间亦有之。茎似艾蒿，长二三尺余，叶似菊叶而瘦细，又似野艾蒿叶，亦瘦细，开花白色，结实黄白色，作细筒子蒴儿，盖蒿之类也。其子似稗而细。

明《本草纲目》卷15“刘寄奴草”【释名】金寄奴（大明）、乌藤菜（《纲目》）。【时珍曰】按李延寿《南史》云：宋高祖刘裕，小字寄奴。微时伐荻新洲，遇一大蛇，射之。明日往，闻杵臼声。寻之，见童子数人皆青衣，于榛林中捣药。问其故。答曰：我主为刘寄奴所射，今合药傅之。裕曰：神何不杀之？曰：寄奴王者，不可杀也。裕叱之，童子皆散，乃收药而反。每遇金疮傅之即愈。人因称此草为刘寄奴草。郑樵《通志》云：江南人因汉时谓刘为卯金刀，乃呼刘为金，是以又有金寄奴之名。江东人谓之乌藤菜云。【集解】【时珍曰】刘寄奴一茎直上。叶似苍术，尖长糙涩而深背淡。九月茎端分开数枝，一枝攒簇十朵小花，白瓣黄蕊，如小菊花状。花罢有白絮，如苦荬花之絮。其子细长，亦如苦荬子。所云实如黍、稗者，似与此不同，其叶亦非蒿类。

琉球《质问本草》内篇3“刘寄奴” 春生苗，高四五尺，秋开花作穗。此一种系是中国之刘寄奴，俗名六月霜也。其生苗开花，俱与方书颇合。茎叶花子俱可通用，第尝其气味莫辨，恐亦地土各别。要体书酌用，庶不至误。/**外篇卷2“瑞香草**（刘寄奴一种）” 生原野，春生苗，夏开花着子。瑞香草，江西省名唤七层兰，敝地俗名茵藤。

清《植物名实图考》卷14“刘寄奴” 刘寄奴，《南史》载宋高祖射蛇事，故名刘寄奴。《唐本草》始著录。所述形状与《本草纲目》微相类。今江西、湖南，人皆识之。《蜀本草》：叶似菊花白色，与《救荒本草》野生姜一名刘寄奴相类，盖别一种，即菊叶蒿也。南方草药治损伤有效者，多呼刘寄奴，别无他名，皆附于后。/刘寄奴（又一种）：刘寄奴即野生姜。《蜀本草》以为刘寄奴。叶如菊，排生，茎花俱如蒿，而花色白，结黄白小蒴，俗呼菊叶蒿。

【鉴药】

“刘寄奴”首见于《唐本草》，云“主破血下胀。多服令人痢”，其主治与创伤无关。宋《开宝本草》引“别本注”才提到“昔人将此草疗金疮，止血为要药”，但未指明“昔人”是谁。《南史·宋本纪》记载宋高祖武皇帝刘裕，小字寄奴，曾伤大蛇，蛇用药自疗，其药为寄奴所得，以傅金创甚验，故名此草为刘寄奴。《本草纲目》将此故事引于该药“释名”下。清·吴其濬云：“南方草药治损伤有效者，多呼刘寄奴。”由此导致本品来源极度混乱。此药来源不同于一般药物，每因书籍不同则来源有异。故本药的考求法改为按书求源。

《唐本草》记载本品“生江南”，“茎似艾蒿，长三四尺，叶似兰草尖长，子似稗而细，一茎上有数穗，叶互生。”其中“兰草”，谢宗万认为当“指菊科佩兰属（*Eupatorium*）植物而言”。此描述与宋《图经》三传本的“滁州刘寄奴”（图1-3）接近，当为菊科蒿属植物奇蒿*Artemisia anomala* S. Moore。目前华东地区销售的奇蒿亦是此种。[1]后世多以此为正品。

唐本《图经》（见《蜀本草》引）则云：“叶似菊，高四五尺，花白，实黄白作穗，蒿之类也。今出越州。”越州即今浙江绍兴市。此种亦是菊科植物，其形态与前《唐本草》所载近似。或考此描述与菊科蒿属植物白苞蒿*Artemisia lactiflora* Wall. ex DC.相接近。[1]

宋《本草图经》记载的刘寄奴，其产地形态有所不同：“今河中府、孟州、汉中亦有之。春生苗，茎似艾蒿，上有四棱，高三二尺已来。叶青似柳，四月开碎小黄白花，形如瓦松，七月结实似黍而细，一茎上有数穗，互生，根淡紫色似莴苣。六月、七月采，苗、花、子通用也。”河中府即今山西永济市。孟州即今河南孟州市。汉中今属陕西。故此种刘寄奴主产北方地区。此种植物“似艾蒿”，当亦为菊科蒿属植物。据日本学者考证，似为菊科一枝黄花属植物毛果一枝黄花*Solidago virgaurea* L.。[1]我国学者考为唇形科植物毛地笋*Lycopus lucidus* Turcz. var. *hirtus*

1 谢宗万：《中药材品种论述》中册，上海：上海科学技术出版社，1994：372.

Regel.。[1]其茎为四棱形，与苏颂所言符合，但其他特征则未必贴合。

明代《救荒本草》"野生姜"，云"本草名刘寄奴"。其文字多抄录《证类本草》所引诸本草。另该书云："今中牟南沙岗间亦有之。茎似艾蒿，长二三尺余，叶似菊叶而瘦细，又似野艾蒿叶，亦瘦细，开花白色，结实黄白色，作细筒子蒴儿，盖蒿之类也。其子似稗而细。"清·吴其濬《植物名实图考》"刘寄奴（又一种）"云："刘寄奴即野生姜。《蜀本草》以为刘寄奴。叶如菊，排生，茎花俱如蒿，而花色白，结黄白小蒴，俗呼菊叶蒿。"

《救荒本草》的条文与附图"野生姜"（图6）形态大致相符。此图据载王作宾和伊博恩均认为是菊科千里光属植物麻叶千里光*Senecio palmatus* Pall.［*S. cannabifolius Less.*］。[2]但据《中国植物志》记载，本品主要分布黑龙江、吉林、内蒙古（大兴安岭），[3]未必是野生姜。且本种果实不作"细筒子蒴儿"，未必是菊科植物。今或推测为玄参科植物阴行草*Siphonostegia chinensis* Benth.。[4]《中药志》亦疑为玄参科植物阴行草，惟其花白，与阴行草花为黄色者不符。[5]但考虑到《救荒本草》的植物形态文字描述每多糅合或迁就前人本草所载，故原书云"开花白色"未必可依凭，还是应该以写生图形为准。河南地区用阴行草为刘寄奴，亦可从《本草原始》药材图（图16）得到旁证。

明《本草纲目》李时珍曰介绍的本品形态又有不同："刘寄奴一茎直上。叶似苍术，尖长糙涩，而深背淡。九月茎端分开数枝，一枝攒簇十朵小花，白瓣黄蕊，如小菊花状。花罢有白絮，如苦荬花之絮。其子细长，亦如苦荬子。所云实如黍、稗者，似与此不同，其叶亦非蒿类。"由此可知该植物虽然也是菊科植物，但其叶、种子都与"实如黍、稗者"不同。或考《纲目》上述刘寄奴为菊科紫菀属三脉叶马兰（*Aster ageratoides* Turcz.）和毛茎马兰（*Aster ageratoides* Turcz. var. laciocladis Hand.-Mazz.）。[1]但此结论似乎并未顾及时珍所云"花罢有白絮，如苦荬花之絮"等记载。考察《本草纲目》金陵本所附"刘寄奴"（图12），该图所示植物有粗壮的根，基生叶长椭圆形，不分裂。茎生叶基部抱茎，头状花序排列成伞形，此似为菊科苦荬菜属（*Ixeris* Cass.）植物的一种。

《质问本草》"刘寄奴"的文字记载云："春生苗，高四五尺，秋开花作穗。此一种系是中国之刘寄奴，俗名六月霜也。"参照其写生绘成的图形（图24），可知即

1 何铸：中药刘寄奴的考证，中药材科技，1981，（4）42.

2 ［明］朱橚著，倪根金校注、张翠君参注：《救荒本草校注》，北京：中国农业出版社，2008：51.

3 中国科学院《中国植物志》编辑委员会：《中国植物志》，北京：科学出版社，1999，第77（1）卷，236.

4 ［明］朱橚著，王家葵、张瑞贤、李敏校注：《救荒本草校释与研究》，北京：中医古籍出版社，2007：43；［明］朱橚著，王锦秀、汤彦承译注：《救荒本草译注》，上海：上海古籍出版社，2015：66.（后一书谓"该种河南俗称刘寄奴，现代本草称'北刘寄奴'。"）

5 转引自谢宗万：《中药材品种论述》中册，上海：上海科学技术出版社，1994：372.

菊科植物奇蒿*Artemisia anomala* S. Moore。该书另有"瑞香草"（图25），注云"刘寄奴一种"，且云"江西省名唤七层兰，敝地俗名茵藤。"据其图形，此植物主根较粗，茎单一，不分枝，叶无柄，叶片披针状长圆形，基部浅心形而略抱茎，全缘；花序顶生，多花，聚伞花序。此似为藤黄科金丝桃属（*Hypericum*）植物。根据江西分布的该属植物种类，初步认为此图所示为挺茎遍地金*Hypericum elodeoides* Choisy。[1] 其产地也与"瑞香草"相符。金丝桃属的植物有很多在民间被作为刘寄奴使用。[2]

以上按书籍记载分别考求刘寄奴的不同来源，其中已经涉及部分药图。以下从原创附图再予以分析。

1.《本草图经》：该书"滁州刘寄奴"（图2）形态，结合《唐本草》的文字记载（见上文），其图所示当为菊科植物奇蒿*Artemisia anomala* S. Moore。

2.《履巉岩本草》：该书"刘寄奴"（图4）属杭州山地植物。此图系写生图。此图大体形态与《大观》"滁州刘寄奴"（图1）非常接近。据其图中植物叶互生、长椭圆形，花黄，成圆锥状花序等亦与奇蒿*A. anomala*相符。

3.《救荒本草》：该书"野生姜"（图6）的产地、形态，再结合《救荒本草》文字介绍，及现时河南地区用药习惯，可推测其基原为玄参科植物阴行草*Siphonostegia chinensis* Benth.。

4.《太乙仙制本草药性大全》：该书"刘寄奴"（图9）图为示意图。主根肥大如胡萝卜。茎直立，叶有4分裂。该书的叶片表示法与此类似的可见于大小蓟、艾，因此可推测该书的刘寄奴大概也是属于菊科植物。但此图过简，无法考其来源。

5.《补遗雷公炮制便览》：该书"炮制刘寄奴"（图11）是按《雷公炮炙论》中的文字想象绘图。雷公法为："采得后去茎、叶，只用实。凡使，先以布拭上薄壳皮令净，拌酒蒸，从巳至申出，暴干用之。"故其图右下一人在用揩拭药材令净。至于"拌酒蒸"，则在左下绘一酒瓮，右上有炉灶，其下燃火，其上有蒸笼，示意蒸药。左下一人在竹匾摊晒蒸好的药材，左上竹匾盛有药材，示意曝干。

6.《本草纲目》（金陵本）：该书"刘寄奴"（图12）似乎为写生所得，其叶抱茎。花序形态等均能清楚地予以表现。结合《本草纲目》李时珍介绍形态的文字，初步认为该图中的植物似为菊科苦荬菜属（*Ixeris* Cass.）的一种。

7.《本草原始》：该书"刘寄奴"（图16）为药材写生图。叶片基本脱落殆尽，但其果实对生于茎枝上部，可推想其花序为总状花序。蒴果披针状长圆形，有纵线。据考此即玄参科植物阴行草*Siphonostegia chinensis* Benth.。此考证结果与《救荒本草》"野生姜"（图6）可互相呼应。

1　"瑞香草"的考订承药用植物研究所林余霖研究员提供鉴定意见。

2　谢宗万：《中药材品种论述》中册，上海：上海科学技术出版社，1994：364-369.

8.《质问本草》：该书2图的考证已见上文。其中“刘寄奴”（图24）所示为菊科植物奇蒿*Artemisia anomala* S. Moore。又，其中“瑞香草”（图25）的产地、形态似为藤黄科挺茎遍地金*Hypericum elodeoides* Choisy。

9.《植物名实图考》：该书有两幅药图，其中“刘寄奴-1”（图27）绘一茎，其叶对生，无柄，叶缘有锯齿。茎顶及枝端有复伞房花序。据考此图形很像华泽兰*Eupatorium chinense* L.［*Eupatorium japonicum* Thunb.］。[1]“刘寄奴-2”（图28）绘一植物茎上部，叶互生，单数羽状分裂。叶腋及茎端有小穗状花序。据载小叶兰山谓刘寄奴即羽叶狗舌草*Senecio palmatus* Pall.,很可能与《植物名实图考》之“刘寄奴-2”有关。[2]但经比较，二者并不相似。亦有考此图即菊科白苞蒿*Artemisia lactiflora* Wall. ex DC.者[3]，经比较，此种与原图多有相似处。

10.《草木便方》：该书“刘寄奴”（图29）所绘植物茎直立,叶互生,有羽状分裂。茎顶有一花，头状花序。此当为菊科植物。原书此药又名鱼鳅串。据该书现代整理者考订，以鱼鳅串作刘寄奴使用仅限于合川一带的草医，鱼鳅串即菊科马兰属植物马兰*Kalimeris indica*（L.）Sch. -Bip.。

【小结】

“刘寄奴”首见于《唐本草》，但此药名源于《南史》刘裕（小字寄奴）得蛇药敷金疮的传奇故事,故古代“南方草药治损伤有效者,多呼刘寄奴”,以致其种类甚多。诸书所载刘寄奴来源多不相同。《唐本草》、宋《本草图经》“滁州刘寄奴”图、《履巉岩本草》《质问本草》“刘寄奴”均为菊科奇蒿*Artemisia anomala* S. Moore。唐本《图经》《植物名实图考》“刘寄奴-2”图所载与菊科白苞蒿*Artemisia lactiflora* Wall. ex DC.接近。宋《本草图经》所述刘寄奴或考为菊科毛果一枝黄花*Solidago virgaurea* L.，或考为唇形科毛地笋*Lycopus lucidus* Turcz. var. *hirtus* Regel.。《救荒本草》“野生姜”及《本草原始》附图多考作玄参科阴行草*Siphonostegia chinensis* Benth.。《本草纲目》所述或考为菊科三脉叶马兰*Aster ageratoides* Turcz.及其近缘植物。但《纲目》金陵

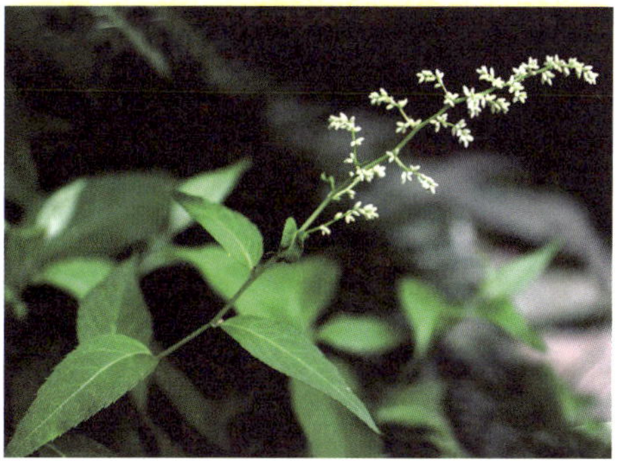

图31　刘寄奴（奇蒿）*Artemisia anomala*

1　何铸：中药刘寄奴的考证，中药材科技，1981，（4）：42-44.（原引华泽兰，今《中国植物志》作“多须公”，曾用“白头婆”一名。）

2　同上。（按羽叶狗舌草的拉丁学名即今麻叶千里光*Senecio cannabifolius* Less.。其形态与《图考》刘寄奴二并无相似之处。存疑。）

3　何铸：中药刘寄奴的考证，中药材科技，1981，（4）：42-44.

本附图则似为菊科苦荬菜属（*Ixeris* Cass.）植物。《质问本草》“瑞香草”似为藤黄科挺茎遍地金*Hypericum elodeoides* Choisy。《植物名实图考》“刘寄奴-1”图很像华泽兰*Eupatorium chinense* L.。《草木便方》“鱼鳅串”的附图为菊科马兰*Kalimeris indica*（L.）Sch. -Bip.。

15-23 曲节草

【品图】

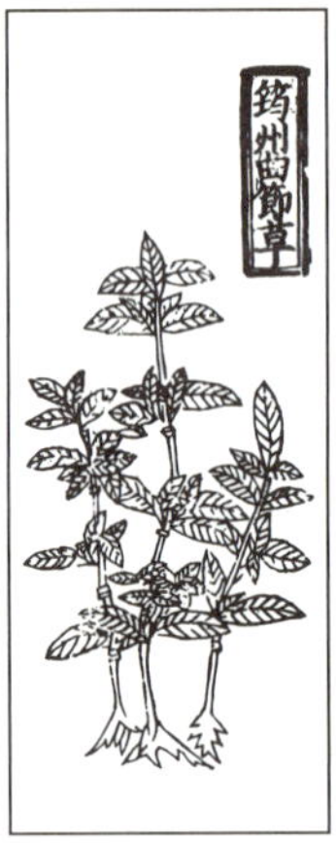

图1 图经（大）·筠州曲节草

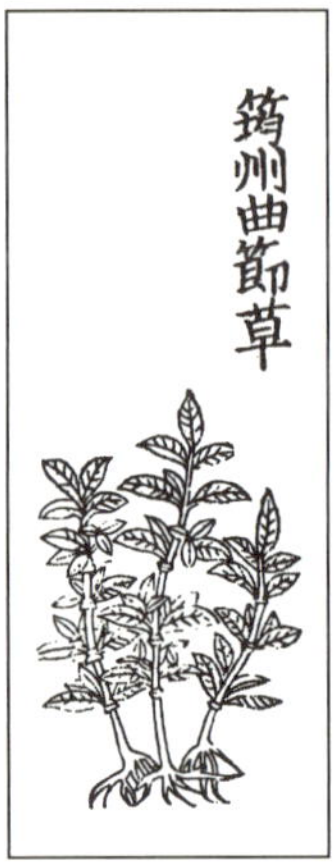

图2 图经（政）·筠州曲节草

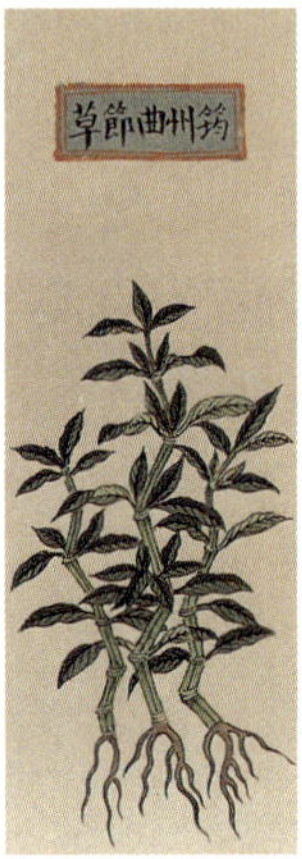

图3 品汇·筠州曲节草

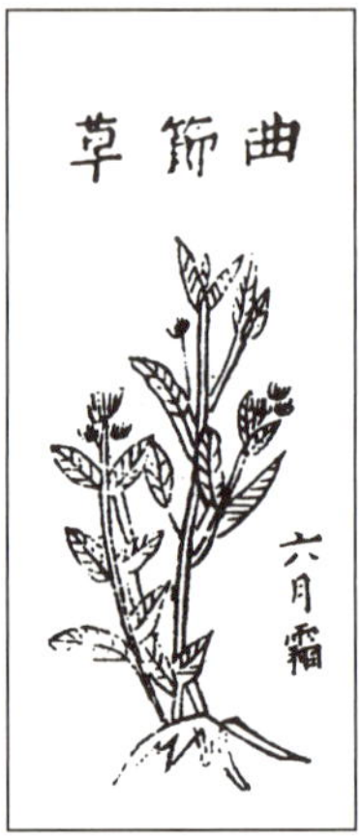

图4 纲目（金）·曲节草

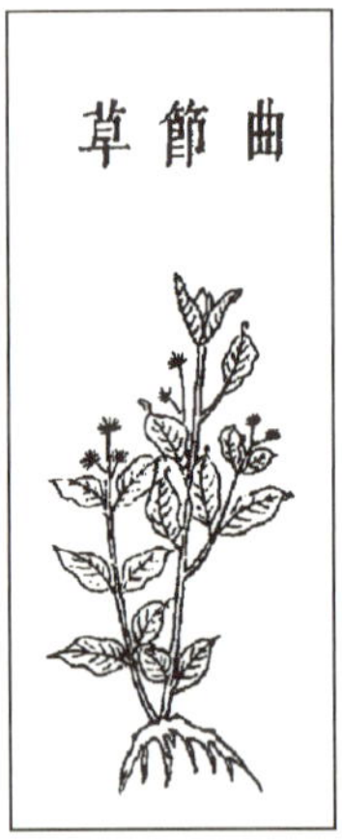

图5 纲目（钱）·曲节草

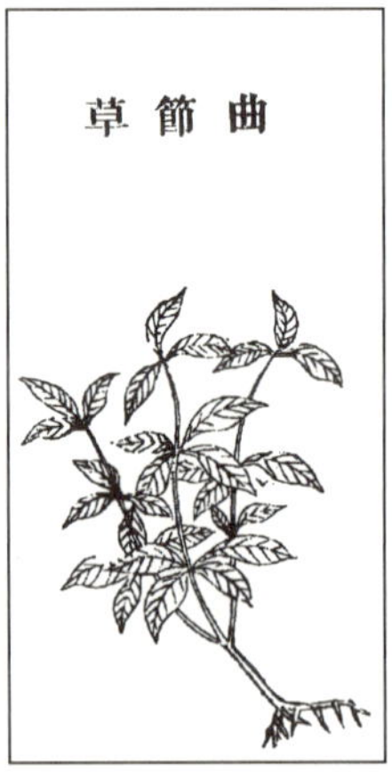

图6 纲目（张）·曲节草

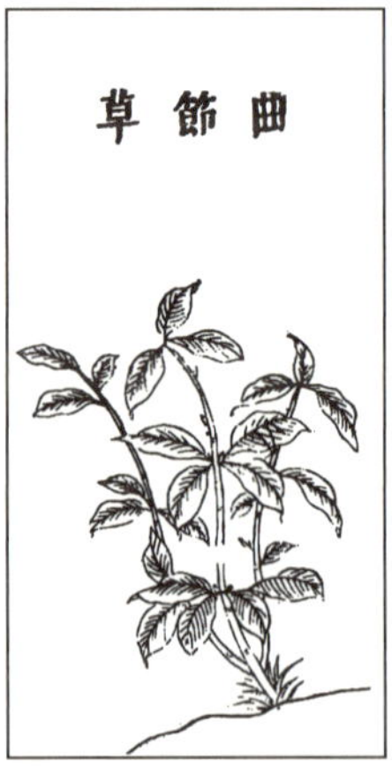

图7 三才·曲节草

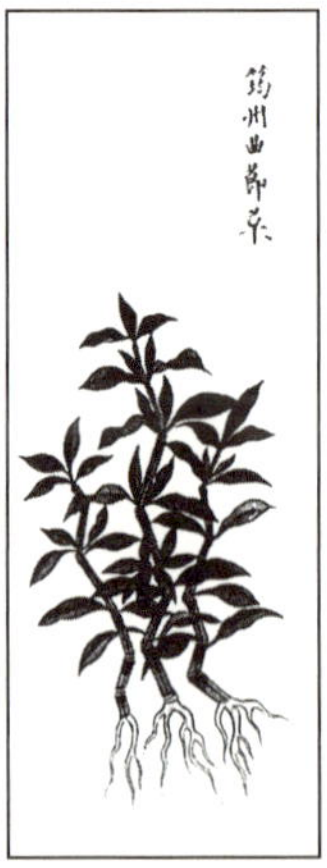
图8 金石·筠州曲节草

本品10图，取自10书，其中2幅彩图。有承继关系的图可分以下2个书类。

《本草图经》：该书的“筠州曲节草”图分别存于《大观本草》（图1）、《政和本草》（图2）。此二传本药图大同小异（详见“鉴药”项下）。今以《政和》图2为《图经》图的代表。

仿绘《图经》的彩色图有：《本草品汇精要》“筠州曲节草”（图3）在将《图经》“筠州曲节草”（图2）改为彩绘时，除一般敷色润饰外，特别突出茎方、有节、略扭曲。《金石昆虫草木状》“筠州曲节草”（图8）则沿袭《品汇》图3。

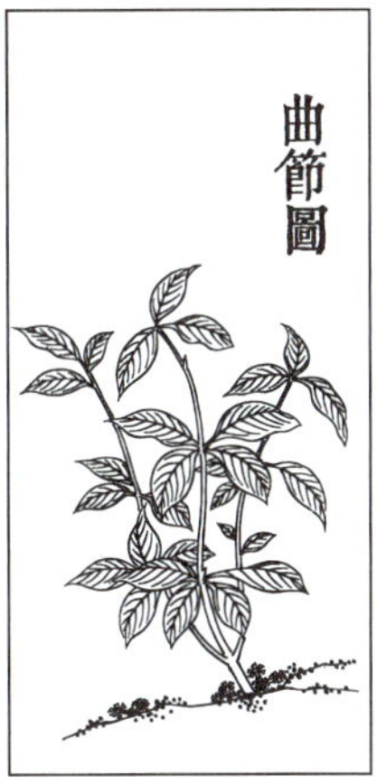

图9　草木典・曲节图

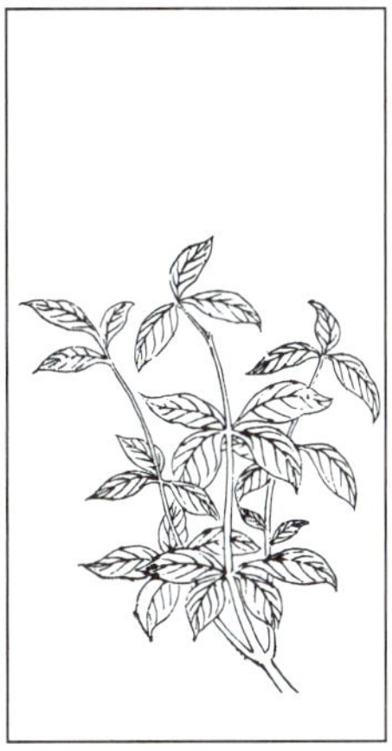

图10　图考・曲节草

仿绘《图经》的墨线图有：《三才图会》“曲节草”（图7）在仿绘美化时，将原各自独立3株植物改绘为一株三分枝，再加土地背景，掩盖根部。但其枝叶形状仍可知仿绘自《图经》“筠州曲节草”（图2）。《古今图书集成・草木典》“曲节图”（图9）又仿绘《三才》“曲节草”（图7）。《植物名实图考》“曲节草”（图10）则摹绘《草木典》“曲节图”（图9），除去土地背景。《本草纲目》张本“曲节草”（图6）又据《图考》“曲节草”（图10）仿绘，再仿《纲目》钱本图5为此草增加根须。

《本草纲目》金陵本：《本草纲目》钱本“曲节草”（图5）仿绘《纲目》金陵本“曲节草”（图4），再加润饰。

以上10图中，除8幅属仿绘图外，尚有原创图2幅（图2、4）。见下“鉴药”项。

【文录】

宋《本草图经》（见《证类》卷30“曲节草”）《图经》曰：生筠州……四月生苗，茎方，色青，有节。七月、八月着花，似薄荷，结子无用，叶似刘寄奴而青软。一名蛇蓝，一名绿豆青，一名六月冷。五月、六月采茎叶，阴干。

明《本草纲目》卷15“曲节草”【释名】六月凌（音令。《图经》）、六月霜（《纲目》）。【时珍曰】此草性寒，故有凌、霜、绿豆之名。

清《植物名实图考》卷14“曲节草”　李时珍以为六月霜不知何草。按鬼箭羽，湖南呼为六月冷，亦结青实，或恐一物。原图不晰，存以备考。

【鉴药】

“曲节草”首见宋《本草图经》，为北宋新出的民间草药，故被置于“外草类”。本品功能“治发背疮，消痈肿，拔毒”，但后世不知其来源，故医方书不载其名。

宋・苏颂载本品“生筠州”，即今江西高安。其形态为：“四月生苗，茎方，色青，有节。七月、八月着花，似薄荷，结子无用，叶似刘寄奴而青软。”陈修源据此考本品为爵床科观音草属植物九头狮子草*Peristrophe japonica*（Thunb.）Bremek.。此草为草本植物，花期夏秋间，聚伞花序短，集生于枝梢的叶腋，合乎“七月、八月着花，似薄荷”。其蒴果成熟时种子弹出，正合乎“结子无用”。晚清《分类草药性》称“九头狮子草”为“绿豆青”，亦与曲节草名“绿豆青”暗合。其产地、功效也完全与曲节草相合。[1]郑金生指出本品茎成方形，有明显的茎节；叶片似刘寄奴叶（长椭圆形或披针形）、对生、色青；花似薄荷，即唇形花或花似唇形，这些都具有爵床科植物的特点。但因未深入考求其花果细部等特点，故误将曲节草考为爵床科板蓝属植物马蓝（板蓝）*Baphicacanthus cusia*（Nees）Bremek.。[2]亦有学者考本品为茜草科白马骨属植物六月雪*Serissa japonica*（Thunb.）Thunb.［*Serissa foetida* Comm.］者，恐是从其别名入手，相差更远。

1.《本草图经》：该书“筠州曲节草”（图2）绘草本植物3株。茎节明显，叶对生，长椭圆形，全缘。无花序。结合《图经》文字描述，其产地、花期、花形等综合考察，其基原当为爵床科植物九头狮子草*P. japonica*（详参上文）。

2.《本草纲目》（金陵本）：该书“曲节草”（图4）有文字注“六月霜”，其中植物亦为草本，单叶对生，叶长椭圆形，全缘，羽脉明显。茎枝顶端或叶腋有花，长柄，似为头状花。《本草纲目》李时珍未补充曲节草的形态。清·吴其濬云：“时珍以为六月霜，不知何草”。可见李时珍、吴其濬都未必亲见曲节草。此草叶形虽似《本草图经》“曲节草”，但其茎、花均不似爵床科植物，来源不明。

【小结】

“曲节草”为北宋民间草药，可治疮毒。因来源不明，不见后世使用。据《本草图经》所载形态及所附“筠州曲节草”图，今考为爵床科植物九头狮子草*Peristrophe japonica*（Thunb.）Bremek.。

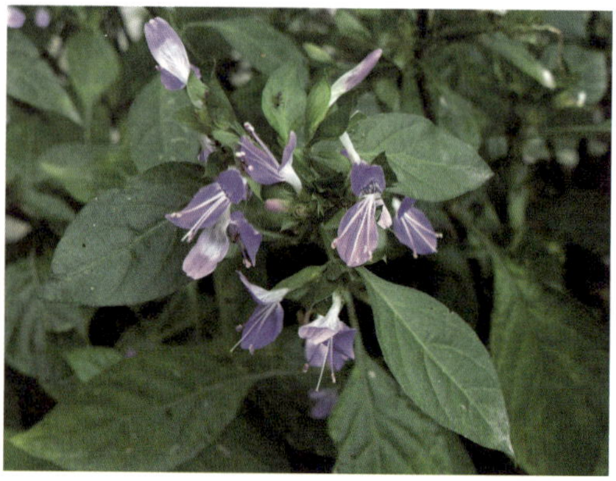

图 11　九头狮子草 *Peristrophe japonica*

1　陈修源：曲节草之本草重考证，中药材，1992，15（6）：37.

2　郑金生：曲节草的本草考证，中药材，1991，14（10）：44-45.

15-24 丽春草

【品图】

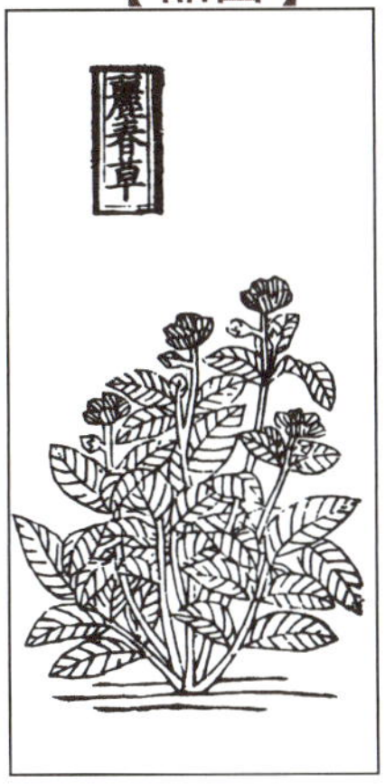

图1 图经（大）·丽春草

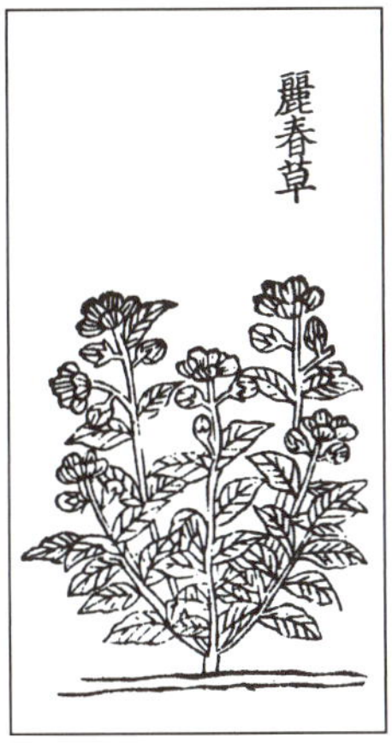

图2 图经（政）·丽春草

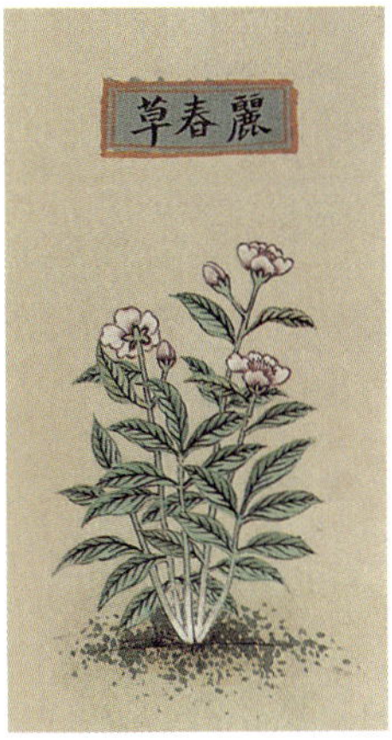

图3 品汇·丽春草

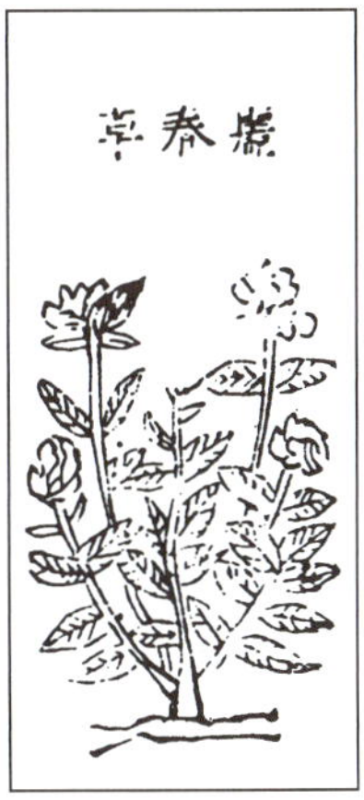

图4 纲目（金）·丽春草

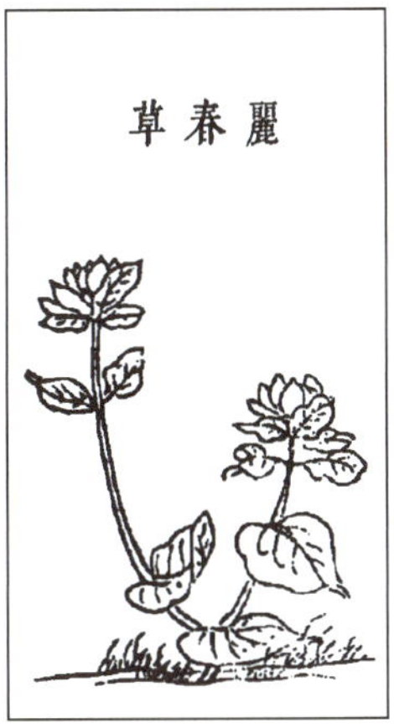

图5 纲目（钱）·丽春草

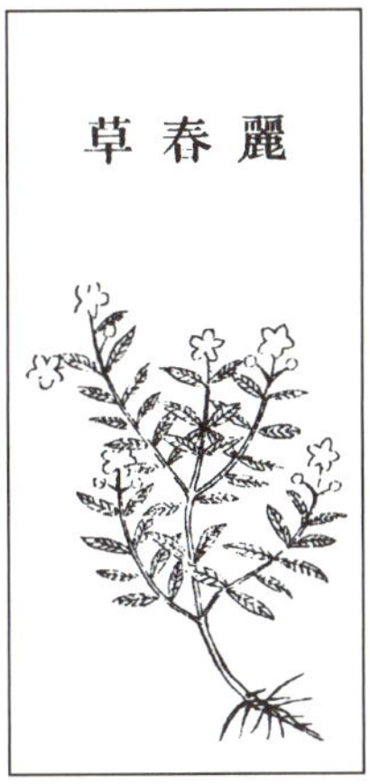

图6 纲目（张）·丽春草

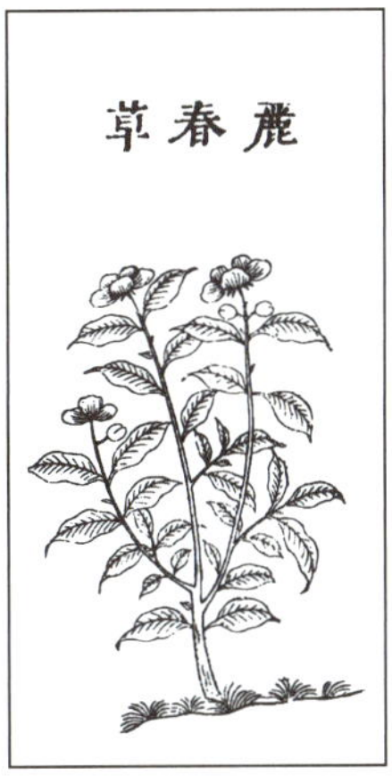

图7 三才·丽春草

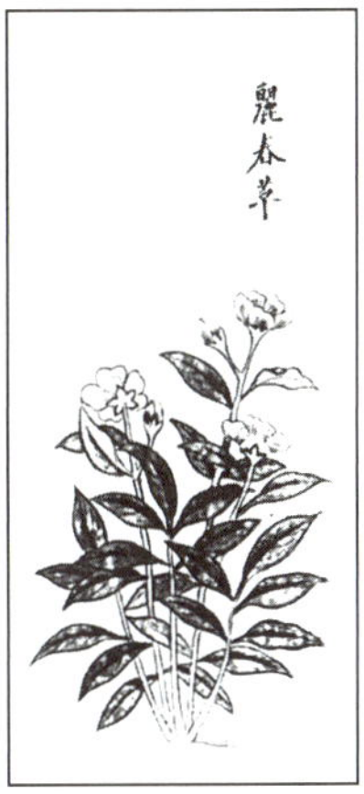

图8 金石·丽春草

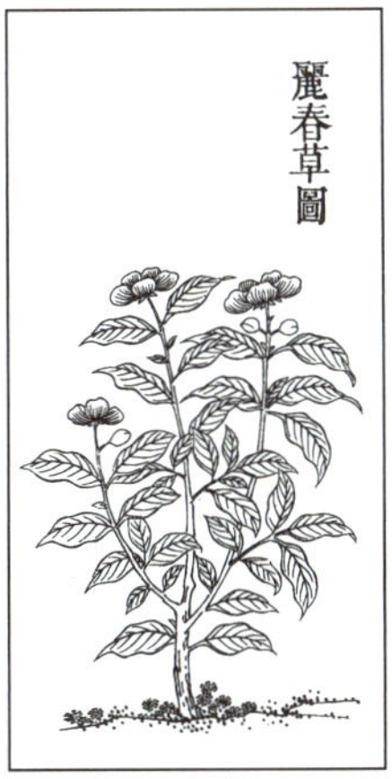

图9 草木典·丽春草图

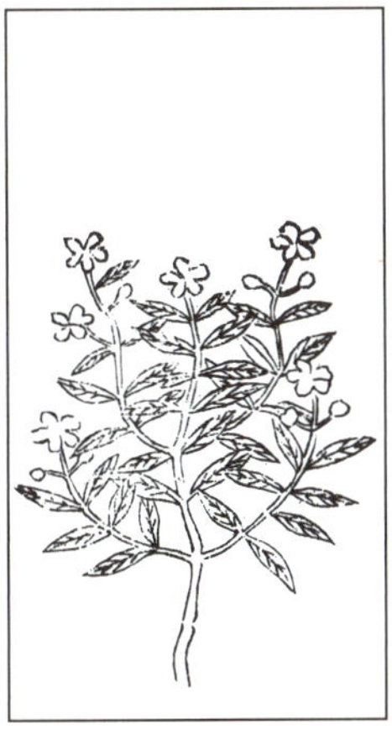

图10 图考·丽春草

本品10图，取自10书，其中2幅彩图。有承继关系的图为1个书类。

《本草图经》：该书的“丽春草”图分别存于《大观本草》（图1）、《政和本草》（图2）。此二传本药图大同小异（详见“鉴药”项下）。今以《政和》图2为《图经》图的代表。

仿绘《图经》的彩色图有：《本草品汇精要》“丽春草”（图3）将《图经》“丽春草”（图2）改绘成彩图，简省枝叶，将花敷以白紫色。《金石昆虫草木状》“丽春草”（图8）则沿袭《品汇》同名彩图（图3）。

仿绘《图经》的墨线图有：《本草纲目》金陵本“丽春草”（图4）仿绘自《图经》图2，图形较粗糙。《纲目》钱本“丽春草”（图5）在金陵本图4上改绘，结构大变，叶绘成阔卵形，柔弱，抱茎，枝梢唯有一类似荷花的大花，大失其真，毫无新创意。《三才图会》“丽春草”（图7）亦仿绘自《图经》图2，除添加土地背景外，将原草本绘成小木本状，叶绘成长卵状披针形，枝顶大花，花瓣3或5。《古今图书集成·草木典》“丽春草图”（图9）则全仿《三才》同名图（图7）。《植物名实图考》“丽春草”（图10）又仿绘自《草木典》图9，去土地背景，叶片成披针形，花小，5瓣。《纲目》张本“丽春草”（图6）再仿绘《图考》图10，叶片几成线形，另添加了根须。以上诸图虽均源自《图经》图2，但辗转仿绘修改，终致面目全非。

以上10图中，有9幅属仿绘图，原创图仅1幅（图2）。见下“鉴药”项。

【文录】

宋《本草图经》（见《证类》卷30“丽春草”）《图经》曰：出檀嵎山在川谷，檀嵎山在高密界。河南淮阳郡、颍川及谯郡汝南郡等，并呼为龙芊草。河北近山、邺郡、名蕒兰艾。上党紫团山亦有，名定参草，亦名仙女蒿。今所在有。甚疗阴黄，人莫能知。

明《本草纲目》卷15“丽春草”【释名】【时珍曰】此草有殊功，而不著其形状。今罂粟亦名丽春草，九仙子亦名仙女娇，与此同名，恐非一物也。当俟博访。

清《植物名实图考》卷14“丽春草”《游默斋花谱》：丽春紫二品，深者须青，淡者须黄。白亦二品。叶大者微碧，叶细者窃黄。而窃黄尤奇。素衣黄里芳秀，茸若新鹅之毳。窃红似芍药中粉红楼，特差小，视凡花之粉红十倍。

【鉴药】

《本草纲目》载“丽春草”首见《本草图经》。但据考证，此药最早见于唐《天宝单方药图》。[1]宋·苏颂完整地在《本草图经》保留了该药的图文。唐天宝中，名医杨正进用其治黄疸，据称有效。后世因来源欠明，甚少运用。

关于产地，苏颂转载：“出檀嵎山川谷，檀嵎山在高密界。”即今山东高密市界。但从各地别名可以窥知，本品在唐代已经遍及河南、河北、山西上党，以至“今所在有”。其别名有龙芊草、蒉兰艾、定参草、仙女蒿。虽然该药的文字没有形态描述内容，但从这些别名，可大致知道此为草本、形似艾、蒿。李时珍也不明此草来源，故云：“此草有殊功，而不著其形状。今罂粟亦名丽春草，九仙子亦名仙女娇，

1 郑金生：《天宝单方药图》考略，中华医史杂志，1993（23）3：158-161.

与此同名，恐非一物也。当俟博访。”与李时珍同时代的高濂《遵生八笺》载此花名：“罂粟类也。其花单瓣，瓣常飞舞，俨如蝶翅扇动，亦草花中之妙品也。”[1]据此记载，则丽春草当为罂粟类的观赏花卉。其形态可以参考其附图。

《本草图经》：该书“丽春草”的《大观》本（图1）无主茎，基生叶与花葶均从根部抽出。《政和》本（图2）则为主茎短小，分枝多。单叶对生或互生，叶片狭卵形，先端尖。茎枝顶端生花，单花，较大。其花《大观》本图1分瓣不明确，《政和》本图2明确为5花瓣，宽卵形。此植物的大体形状确类罂粟科罂粟属植物虞美人*Papaver rhoeas* L.。《中华本草》认为“宋《本草图经》有丽春草，据其附图，单叶对生，全缘，花瓣多数或5，与今罂粟壳丽春花并非一物”。[2]但如果知道此附图的流传过程，也许就不会计较这些细节的差异。“丽春草”图在唐《天宝单方药图》中是彩色图。宋《图经》将其改绘为墨线图。这改绘过程必然会造成信息丢失。画士们不懂药物的鉴别特征，每求其轮廓相似。因此叶分裂或锯齿有可能在改绘时就被改为全缘。至于花瓣数，《大观》图1的并非全是5花瓣，有的花瓣特别宽大。但到了《政和》本图2，花形就变成清晰的5瓣花。因此，图形转绘造成的差异，对于古本草图来说是常见的，不可过于苛求。《图经》转录的别名有“艾”“蒿”字样，可以推测其叶形有分裂。从其植物的整体形态与花着生的位置、名称的传承来看，此丽春花为罂粟科植物虞美人当无疑问。或谓此图与山茶科的山茶*Camellia japonica* L.相似，[3]实则颇为牵强。

【小结】

“丽春草”最早见于唐《天宝单方药图》。其图文可考为罂粟科植物虞美人*Papaver rhoeas* L.。本品为古代观赏花卉，唐代曾用治黄疸，后世未见传承此用法。《本草图经》今存不同传本的药图虽有差异，但其整体形态表明仍可知此为虞美人。

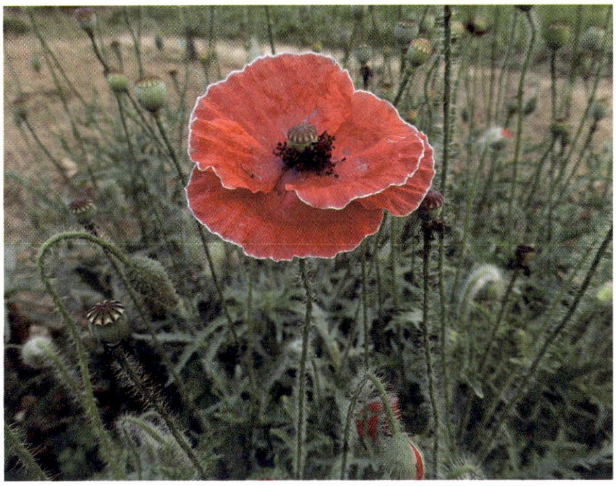

图 11　虞美人 *Papaver rhoeas*

1 ［明］高濂著，赵立勋等校注：《遵生八笺校注》，北京：人民卫生出版社，1994：617.

2 国家中医药管理局《中华本草》编委会：《中华本草》（3），上海：上海科学技术出版社，1999：665.

3 孙启明：三幅唐《天宝单方药图》考订，中药材，2002，（10）：743.

15-25 旋覆花

【品图】

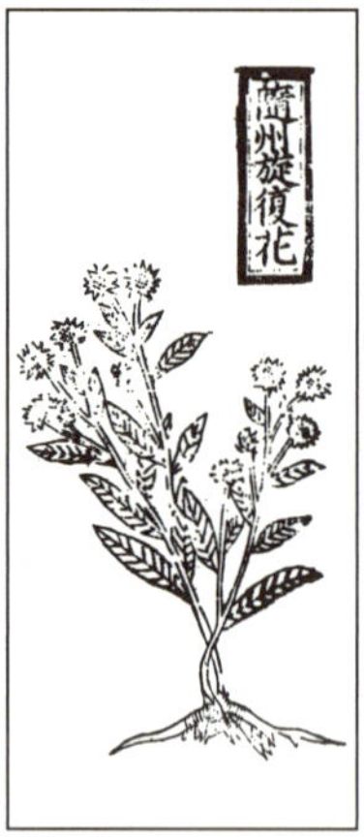

图 1 图经（大）· 随州旋复花

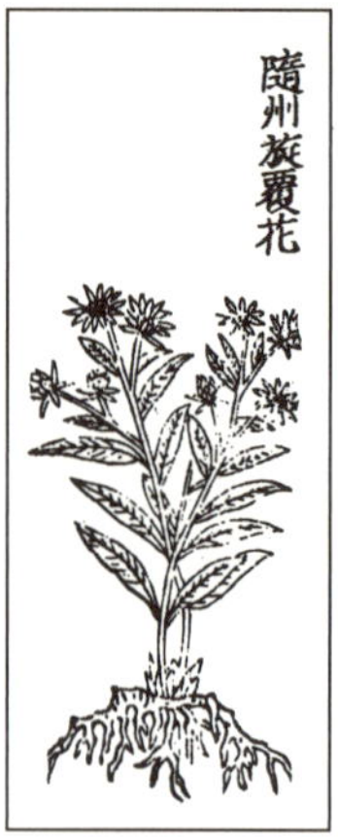

图 2 图经（政）· 随州旋覆花

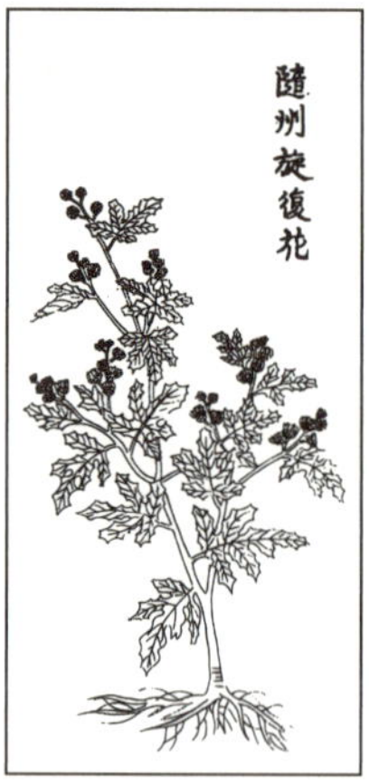

图 3 图经（绍）· 随州旋复花

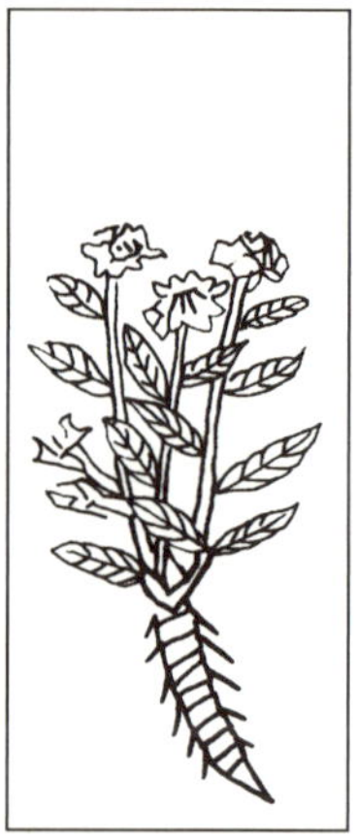

图 4 歌括 · 旋复花

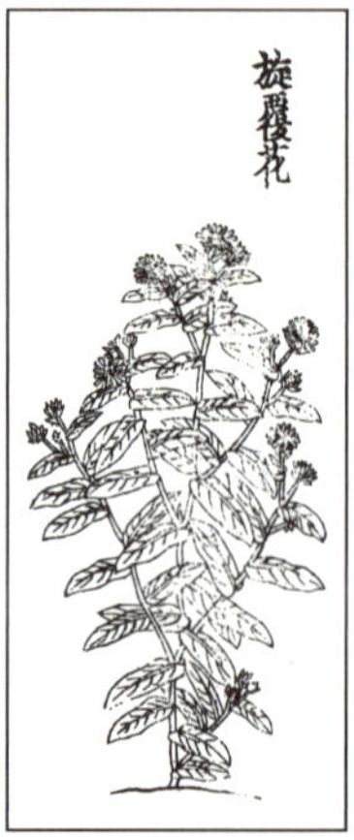

图 5 救荒 · 旋覆花

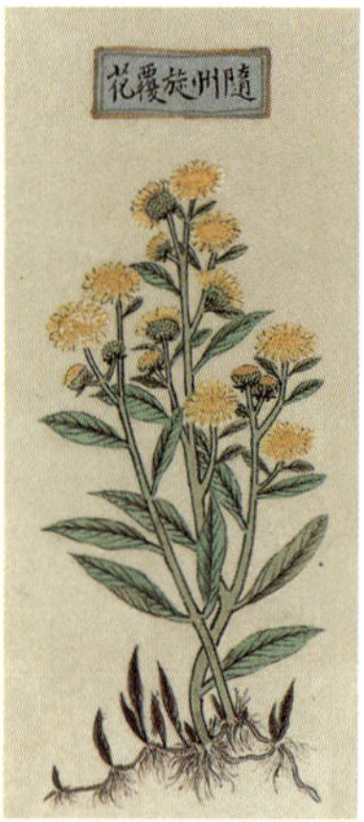

图 6 品汇 · 随州旋覆花

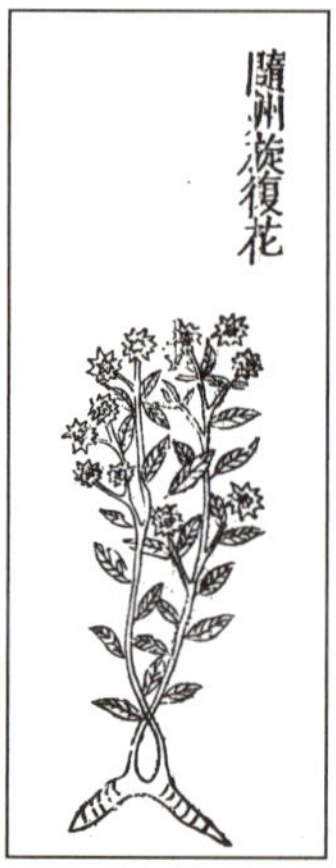

图 7 蒙筌 · 随州旋复花

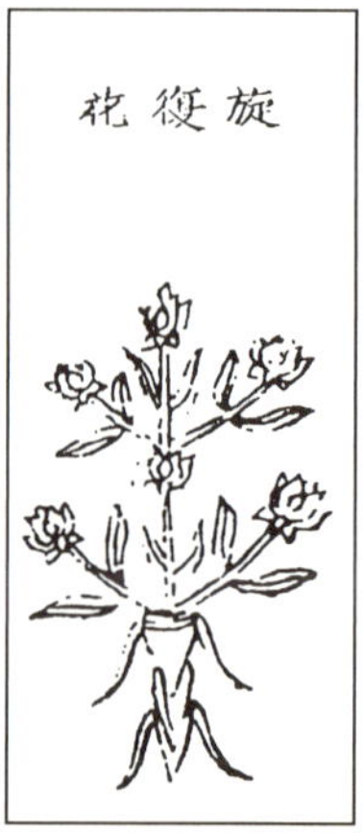

图 8 太乙 · 旋复花

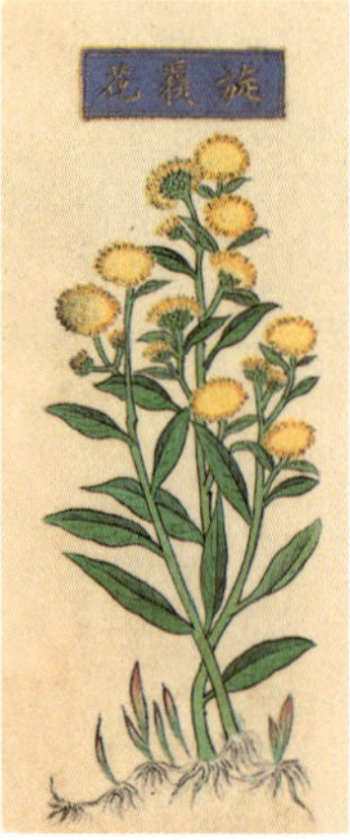

图 9 雷公 · 旋覆花

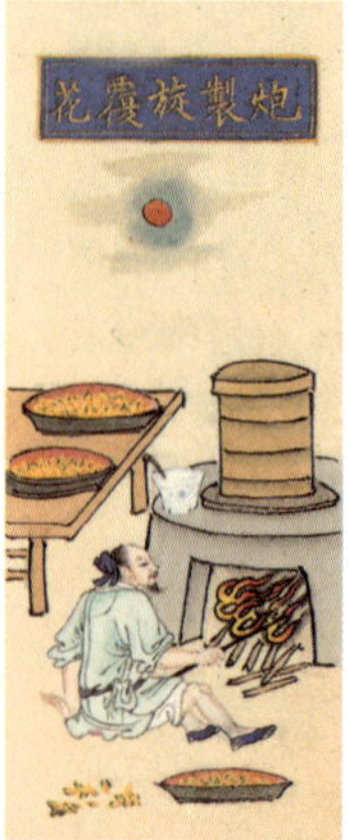

图 10 雷公 · 炮制旋覆花

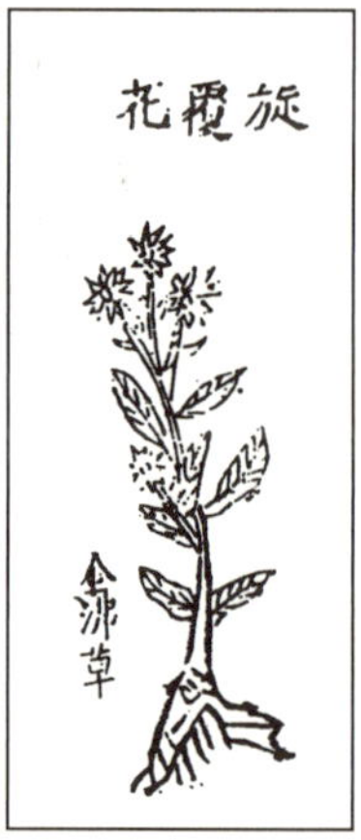

图 11 纲目（金）· 旋覆花

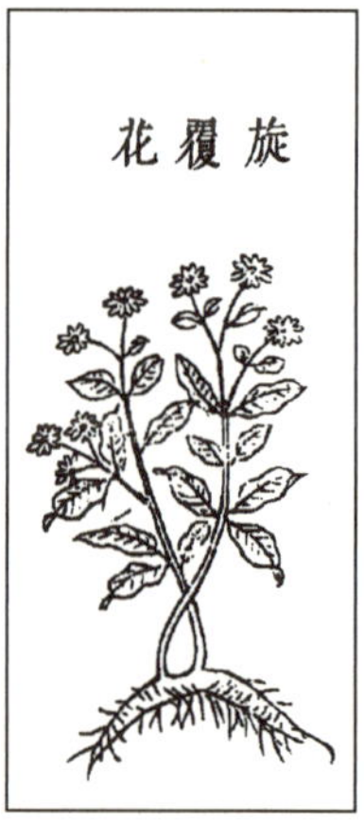

图 12 纲目（钱）· 旋覆花

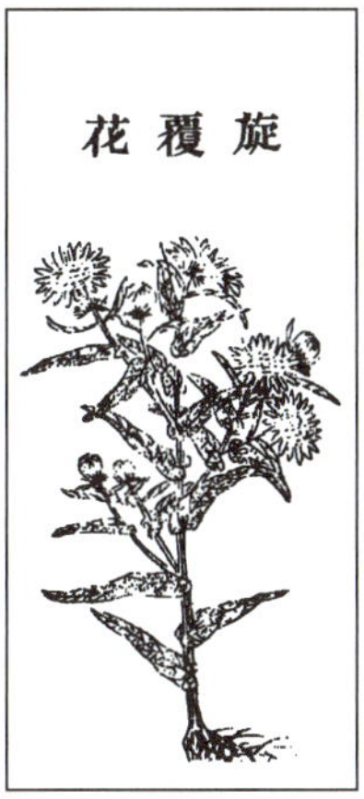

图 13　纲目（张）·旋覆花

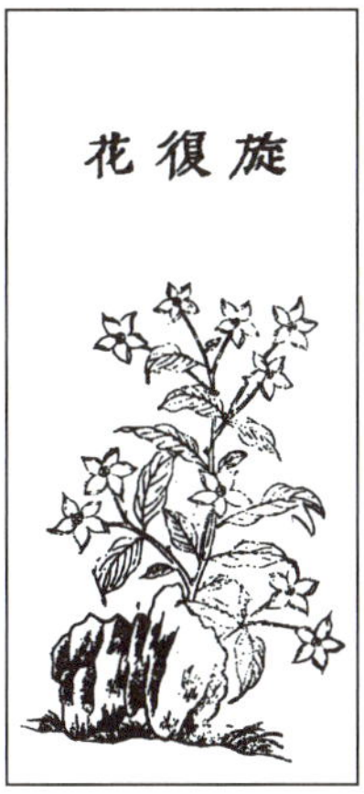

图 14　三才·旋复花

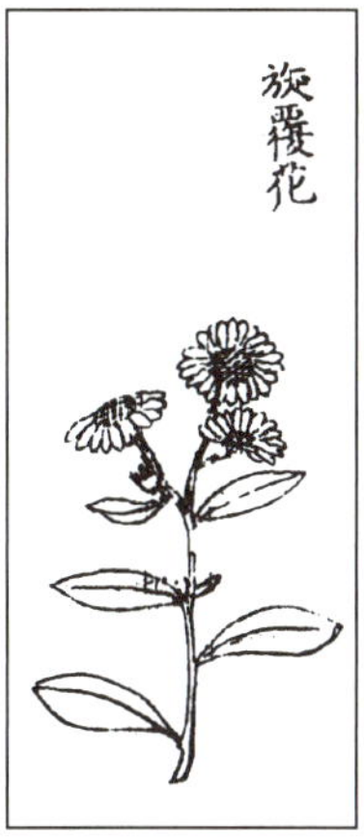

图 15　原始·旋覆花

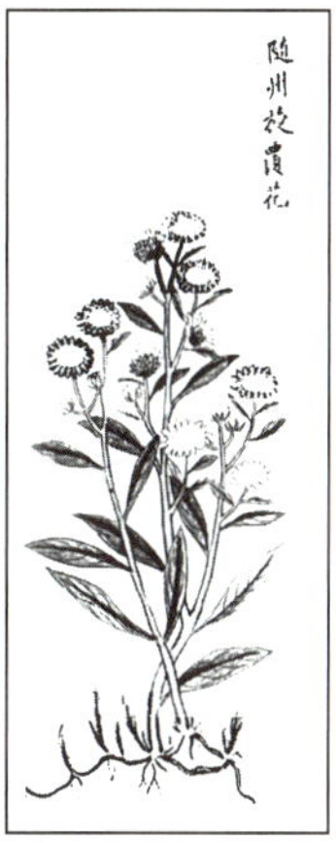

图 16　金石·随州旋覆花

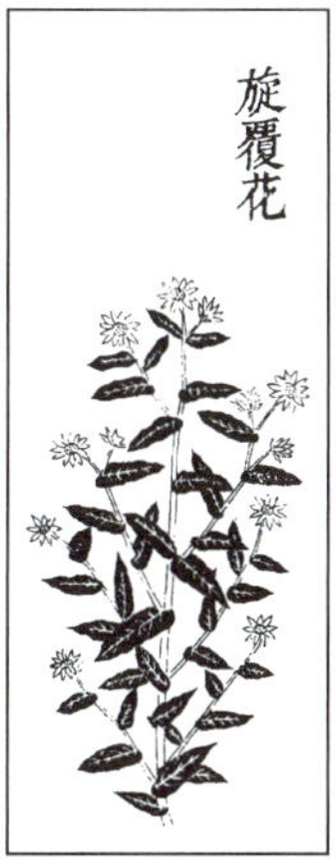

图 17　博录·旋覆花

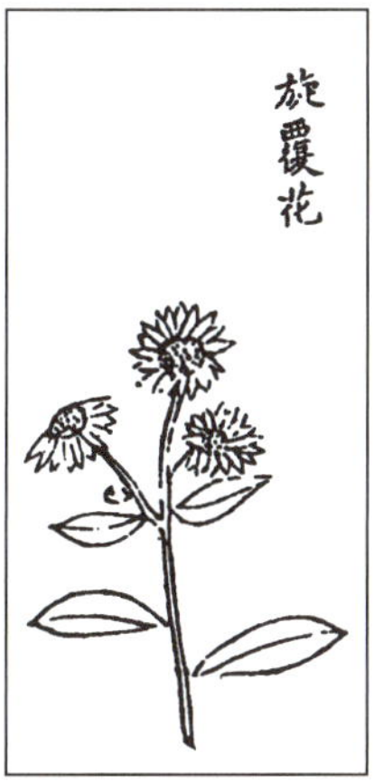

图 18　汇言·旋覆花

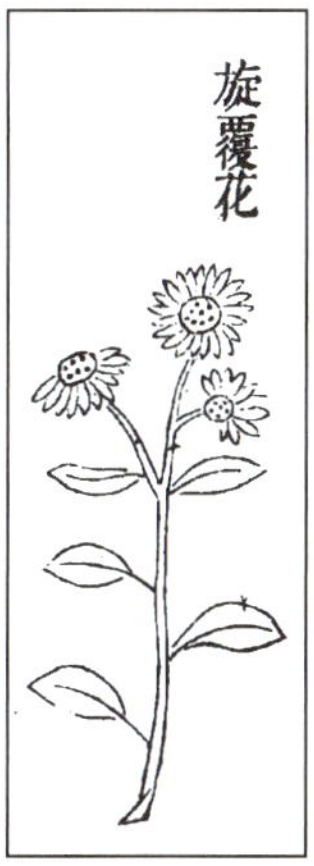

图 19　本草汇·旋覆花

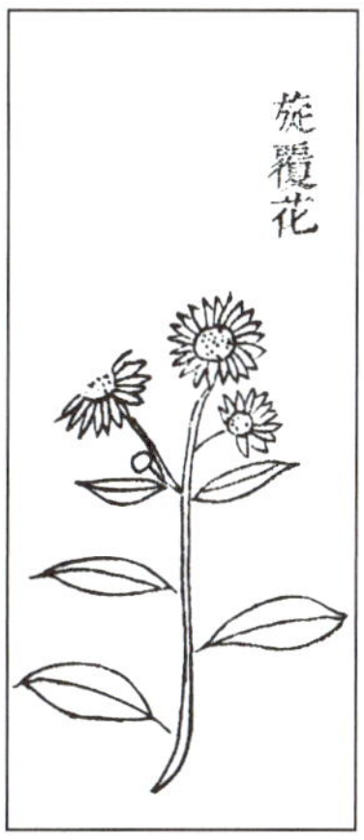

图 20　类纂·旋覆花

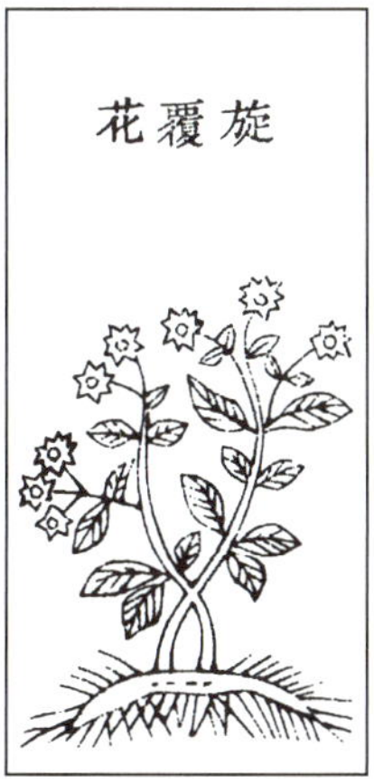

图 21　备要·旋覆花

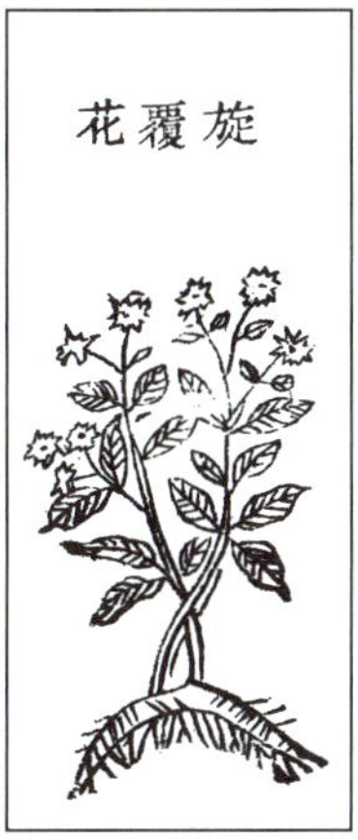

图 22　求真·旋覆花

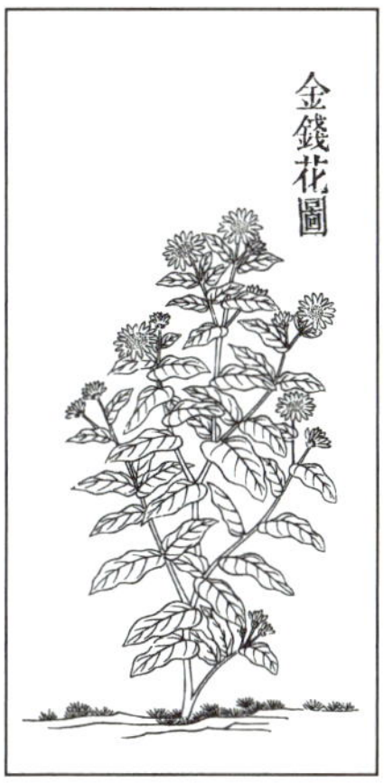

图 23　草木典·金钱花图

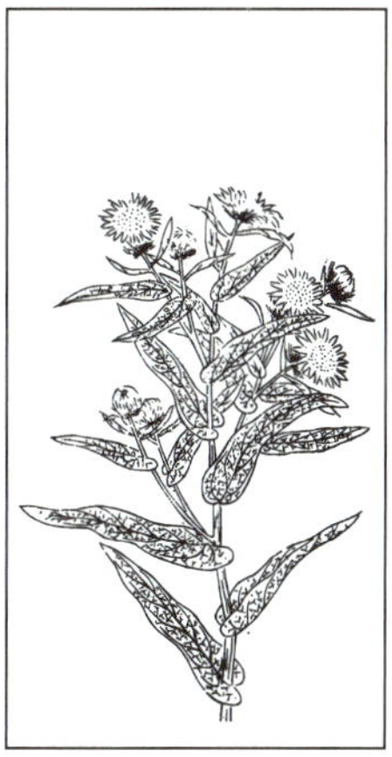
图 24　图考·旋覆花

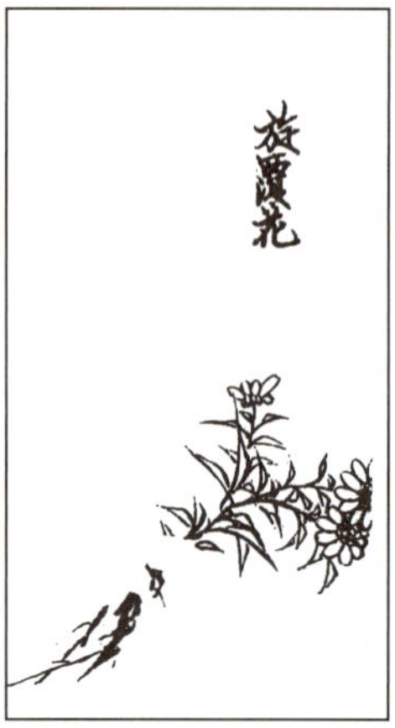

图 25　图说 · 旋覆花

本品25图，取自25书，其中彩图3幅。有承继关系的图为4个书类。

《本草图经》：该书的“随州旋覆花”图分别存于《大观本草》（图1）、《政和本草》（图2）。此二传本药图大同小异（详见“鉴药”项下）。今以《政和》图2为《图经》图的代表。

仿绘《图经》的彩色图有：《本草品汇精要》“随州旋覆花”（图6）将《图经》图2敷色改绘时，将花敷以黄色，根则改为根状茎，且茎上有嫩芽。花、叶之形大致依旧。此后《补遗雷公炮制便览》“旋覆花”（图9）、《金石昆虫草木状》“随州旋覆花”（图16）则仿绘自《品汇》图6。

仿绘《图经》的墨线图有：《本草歌括》“旋复花”（图4）高度简略，且将根部改为膨大的主根，但枝叶形态仍仿《图经》图2。《本草纲目》金陵本“旋覆花”（图11）仿绘《图经》图2中的一枝，形态简略，但仍存其形。《纲目》钱本“旋覆花”（图12）、《本草蒙筌》“随州旋复花”（图7）均直接仿绘《图经》图2。《三才图会》“旋复花”（图14）仿绘《图经》图2时，图形改变较大，并添加土石背景，但植物主要特征没变。《本草备要》图21及《本草求真》之“旋覆花”（图22）图均仿绘自《纲目》钱本图12。

《救荒本草》：《野菜博录》“旋覆花”（图17）仿绘自《救荒本草》“旋覆花”（图5），唯将叶片阴刻。《古今图书集成·草木典》“金钱花图”（图23）亦仿绘自《救荒》“旋覆花”（图5），添加了草地。

《本草原始》：该书“旋覆花”（图15）的仿绘图有《本草汇言》图18、《本草汇》图19，及《本草纲目类纂必读》图20三个同名图。《本草简明图说》“旋覆花”（图25）亦可视为据《原始》“旋覆花”（图15）仿绘，然加以美化。

《植物名实图考》：《本草纲目》张本“旋覆花”（图13）仿绘自《植物名实图考》“旋覆花”（图24），添加根须。

以上25图中，除18幅属仿绘图外，尚有原创图或新增创意的插图7幅（图2、3、5、8、10、15、24）。见下“鉴药”项。

【文录】

《本经》（见《证类》卷10“旋覆花”）一名戴椹，一名金沸草，一名盛椹。其根主风湿。生平泽川谷。五月采花，日干，二十日成。

梁《本草经集注》（同上） 陶隐居云：出近道下湿地，似菊花而大。又别有旋葍根，出河南，来北国亦有，形似芎䓖，惟合旋葍膏用之，余无所入，非此旋覆花根也。

后蜀《蜀本草》（同上）《蜀本》：《图经》云：旋复花，叶似水苏，花黄如菊。

今所在皆有，六月至九月采花。

宋《本草图经》（同上）《图经》曰：旋复花，生平泽川谷，今所在有之。二月已后生苗，多近水傍，大似红蓝而无刺，长一二尺已来，叶如柳，茎细。六月开花如菊花，小铜钱大，深黄色。上党田野人呼为金钱花，七月、八月采花。暴干，二十日成。今近都人家园圃所莳金钱花，花、叶并如上说，极易繁盛，恐即此旋复也。

宋《本草衍义》卷11“旋覆花” 宗奭曰：叶如大菊，又如艾蒿。八九月有花，大如梧桐子，花淡黄绿，繁茂，圆而覆下，亦一异也。其香过于菊，行痰水，去头目风。其味甘、苦、辛，亦走散之药也。其旋花，四月、五月有花，别一种，非此花也。

明《救荒本草》卷上“旋覆花” 一名戴椹、一名金沸草、一名盛椹，上党田野人呼为金钱花，《尔雅》云：“蕧，盗庚”。出随州，生平泽川谷，今处处有之。苗多近水傍，初生大如红花叶而无刺，苗长二三尺已来，叶似柳叶稍宽大，茎细如蒿干，开花似菊花，如铜钱大，深黄色。

明《本草纲目》卷15“旋覆花”【释名】滴滴金（《纲目》）、盗庚（《尔雅》）、夏菊（《纲目》）。【时珍曰】诸名皆因花状而命也。《尔雅》云：蕧，盗庚也。盖庚者金也，谓其夏开黄花，盗窃金气也。《酉阳杂俎》云：金钱花一名毘尸沙，自梁武帝时始进入中国。【集解】【时珍曰】花状如金钱菊。水泽边生者，花小瓣单。人家栽者，花大蕊簇，盖壤瘠使然。其根细白。俗传露水滴下即生，故易繁，盖亦不然。

【鉴药】

“旋覆花”首见《本经》，药用根、花。宋·寇宗奭云：花“繁茂，圆而覆下”，或以此得名。“覆”，古代或作“復”，后者今多简化为“复”。《本经》载其功效甚多，后世多用其降气、平喘、止呕逆。

关于本品生境、形态，梁·陶弘景云：“出近道下湿地，似菊花而大。”据此可能是菊科植物。唐本《图经》（见《蜀本草》引）：“旋复花，叶似水苏，花黄如菊。今所在皆有，六月至九月采花。”宋《图经》云：“旋复花，生平泽川谷，今所在有之。二月已后生苗，多近水傍，大似红蓝而无刺，长一二尺已来，叶如柳，茎细。六月开花如菊花，小铜钱大，深黄色。上党田野人呼为金钱花，七月、八月采花。暴干，二十日成。今近都人家园圃所莳金钱花，花、叶并如上说，极易繁盛，恐即此旋复也。”该书附“随州旋覆花”（图1-2）叶长圆状披针形，基部渐窄的特征与菊科旋覆花属旋覆花*Inula japonica* Thunb.一致。[1]宋·寇宗奭云：“叶如大菊，又如艾蒿。八九月有花，大如梧桐子，花淡黄绿，繁茂，圆而覆下，亦一异也。其香过于菊。”此种旋覆花的叶片并不如柳，而是如菊、艾，可见当时也有菊科其他植物的花被作为旋覆花入药。

本品因特征明显，少有不同科属植物的混淆品。但古本草常提到名称容易相混

1 谢宗万：《中药材品种论述》中册，上海：上海科学技术出版社，1994：487.

的药物有旋菖或旋花。如陶弘景云“又别有旋菖根，出河南，来北国亦有，形似芎䓖，惟合旋菖膏用之，余无所入，非此旋覆花根也。”寇宗奭云：“其旋花，四月、五月有花，别一种，非此花也。”后者是旋花科打碗花属植物旋花*Calystegia sepium*（L.）R. Br.。名称虽近旋覆花，但花形似牵牛花，不易混淆。

据明代以后的本草附图，入药所用的旋覆花种类并非单一，以下结合附图讨论。

1.《本草图经》（政和本）：该书“随州旋覆花”（图2）叶似柳、花如菊，结合文字（参上文）考证，其基原当为菊科旋覆花*Inula japonica* Thunb.

2.《本草图经》（绍兴本）：该书“随州旋复花”（图3）植株从构图到花叶均与《大观》图1、《政和》图2不同。其叶互生，掌状深裂。头状花，数朵集于茎枝顶端。此与寇宗奭所云“叶如大菊”“花繁茂”的菊科植物近似。具体植物种待考。

3.《救荒本草》：该书“旋覆花”条的文字记载：“苗多近水傍，初生大如红花叶而无刺，苗长二三尺已来，叶似柳叶稍宽大，茎细如蒿干，开花似菊花，如铜钱大，深黄色。”据此，该书所载的植物依然是菊科旋覆花属植物。谢宗万据该书附图(图5)中，叶多为矩圆形，基部宽而抱茎，认为此与欧亚旋覆花*Inula britanica* L.的特征相符。[1]

4.《太乙仙制本草药性大全》：该书“旋复花”（图8）类似一个对称的图案。该图根粗大如锥形，茎直立，多分枝。茎枝顶端有大朵的花。叶片披针形，对生。也许绘图者是想示意菊科的旋覆花，但凭此图形，实在无法推断出其确切来源。

5.《补遗雷公炮制便览》：该书“炮制旋覆花”（图10）是依据《雷公炮炙论》记载的方法想象绘图。雷公炮炙旋覆花的方法是：“凡采得后，去里花蕊壳皮并蒂子，取花蕊蒸，从巳至午，晒干用。”此图中没有“去里花蕊壳皮并蒂子”的动作，但图的左下角有丢弃在地上的残花、皮壳，也许是示意这是被去掉的非药用部分。图中一人坐在灶前烧火，灶上有蒸笼，可能是示意“取花蕊蒸”。左上大桌上有大竹匾，内有摊开的花类药材。图中央有红日，示意在太阳底下晒干旋覆花。

6.《本草原始》：该书“旋覆花”（图15）取一条花枝，顶端为菊花样的花，枝条上有单生长椭圆形的叶，叶互生。图形非常简洁，具有“叶似柳、花如菊”的特征，当为菊科旋覆花*I. japonica*。

7.《植物名实图考》：该书“旋覆花”（图24）描绘茎枝上端的头状花。叶为单叶、互生，基部抱茎。谢宗万认为，此图殊为精致，特别是叶基的情况，显然较“随州旋覆花”为宽而且抱茎，可以考订为菊科欧亚旋覆花*I. Britannica.*。[1]

1　谢宗万：《中药材品种论述》中册，上海：上海科学技术出版社，1994：487.

【小结】

“旋覆花”是《本经》使用的最早的药物之一。其名“覆”字或“復”(复)。为古今常用降气平喘药。历代本草记载及图形表明，古代最常用的是菊科植物旋覆花*Inula japonica* Thunb.，或欧亚旋覆花*Inula britanica* L.。《本草图经》《救荒本草》《本草原始》《植物名实图考》都有较好的绘图。

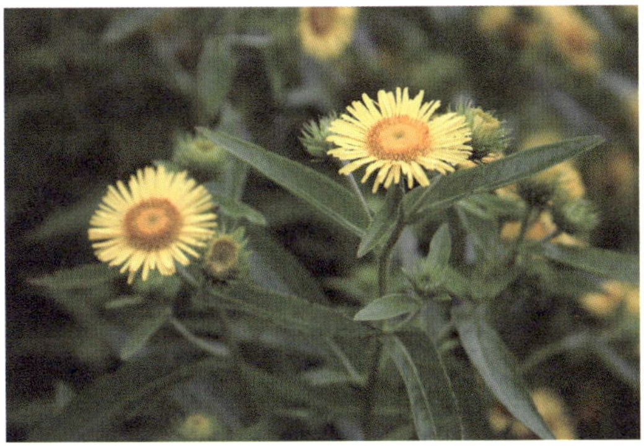

图 26　旋覆花 *Inula japonica*

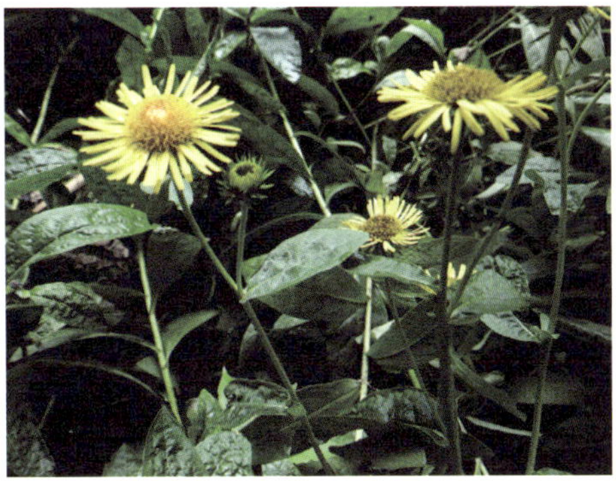

图 27　欧亚旋覆 *Inula britanica*

15-26　青葙

【品图】

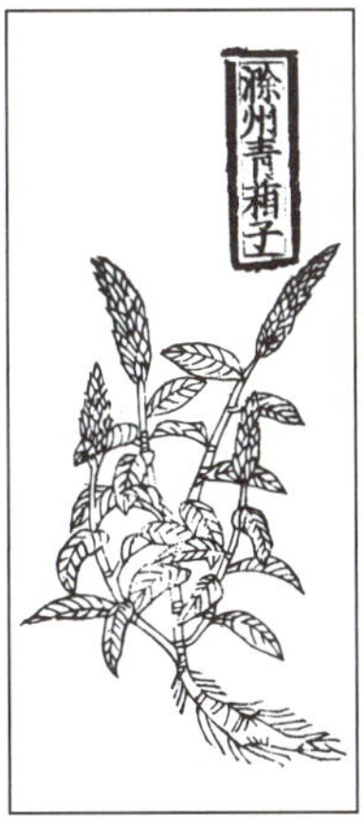

图 1　图经（大）· 滁州青葙子

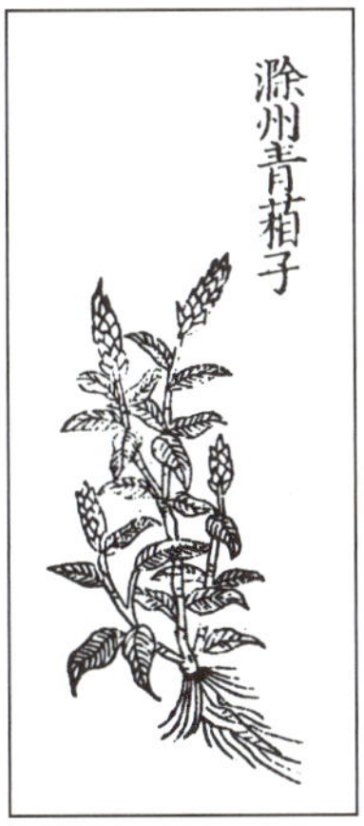

图 2　图经（政）· 滁州青葙子

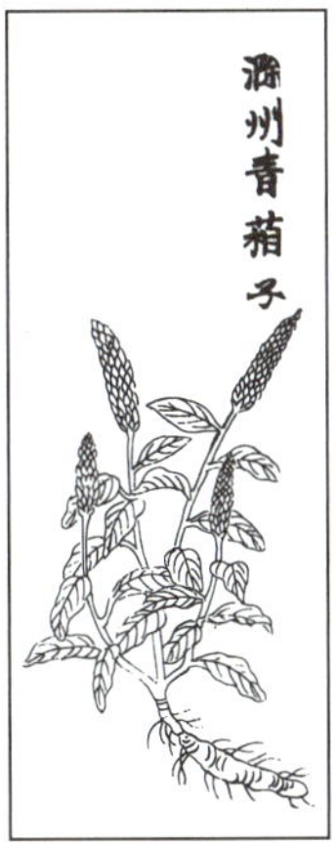

图 3　图经（绍）· 滁州青葙子

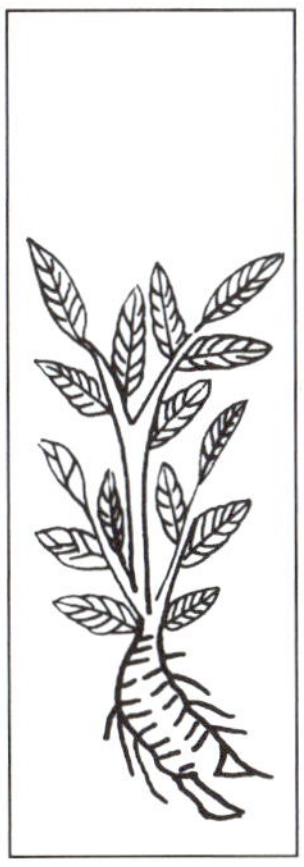

图 4　歌括 · 青葙子

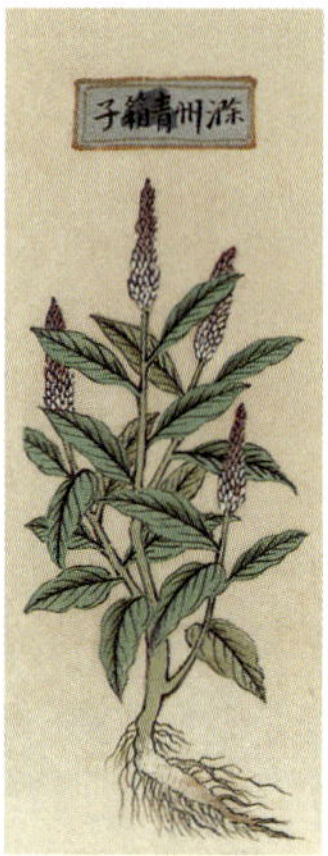

图 5 品汇・滁州青葙子

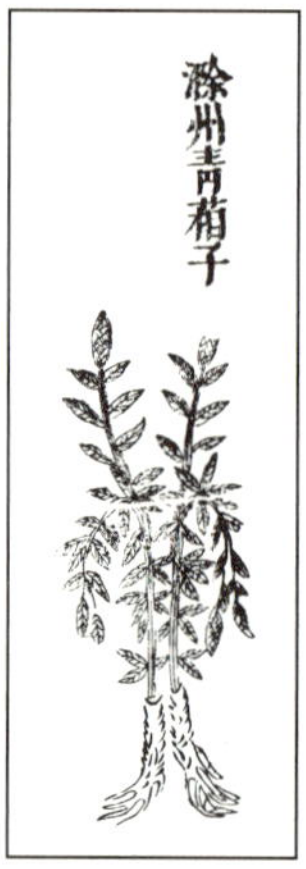

图 6 蒙筌・滁州青葙子

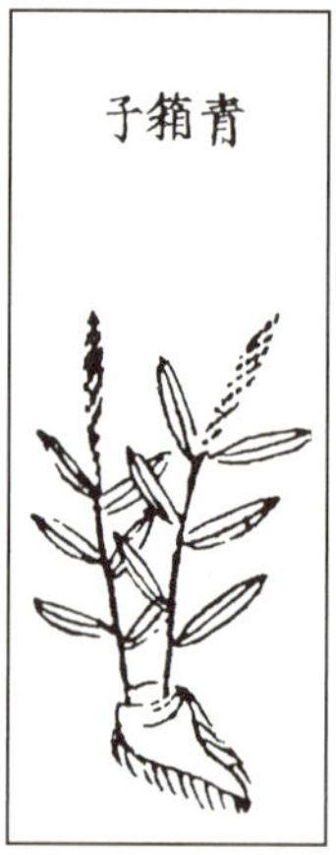

图 7 太乙・青葙子

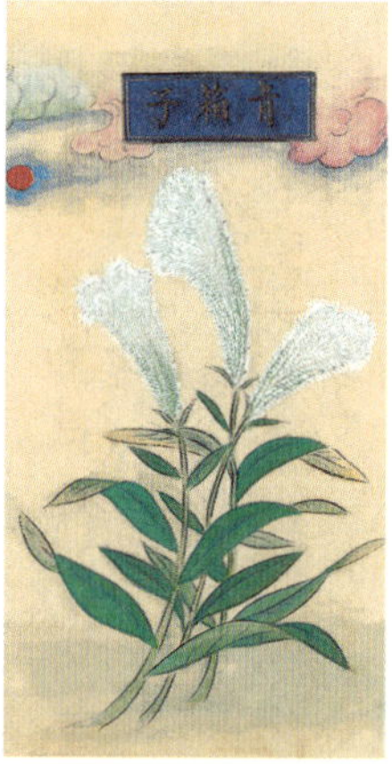

图 8 雷公・青葙子

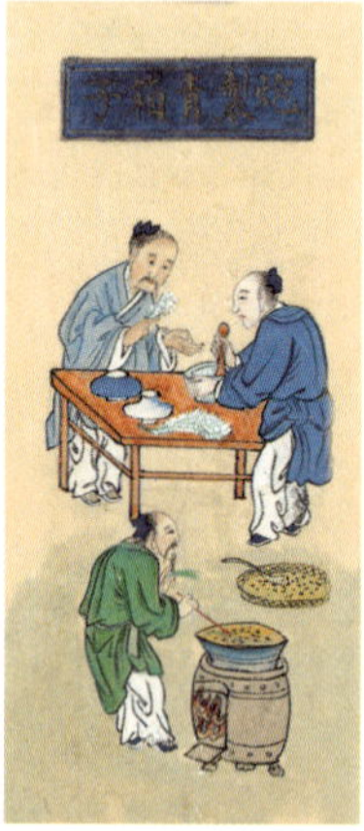
图 9 雷公・炮制青葙子

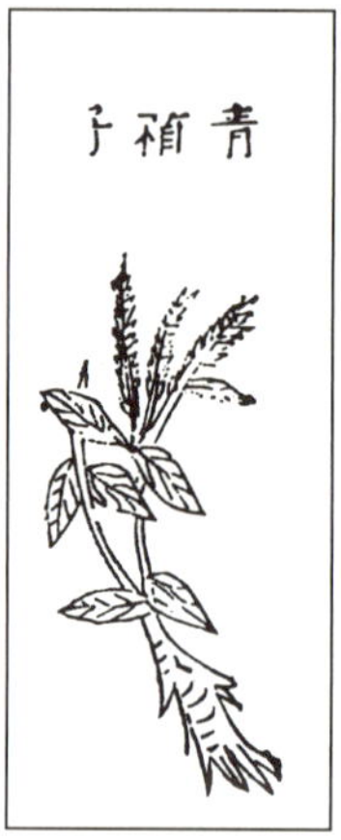

图 10 纲目（金）・青葙子

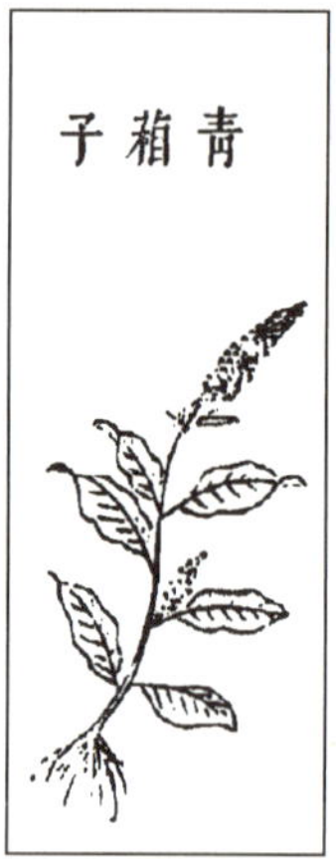

图 11 纲目（钱）・青葙子

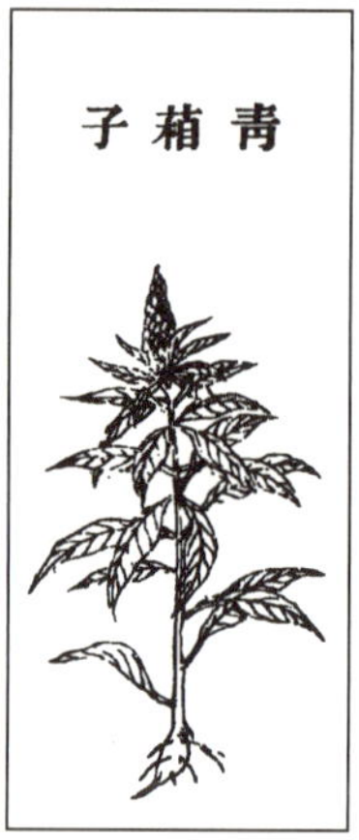

图 12 纲目（张）・青葙子

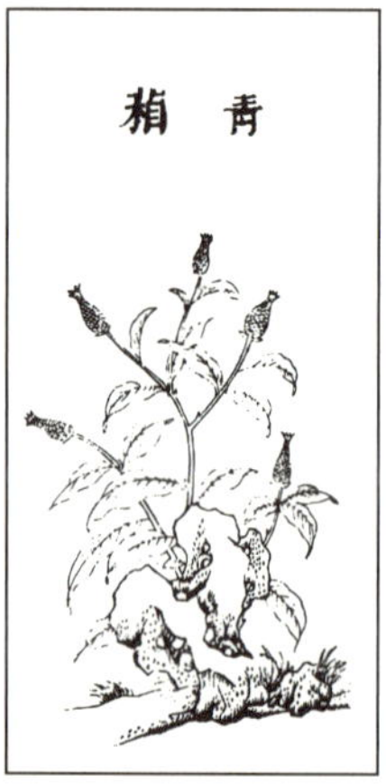

图 13 三才・青葙

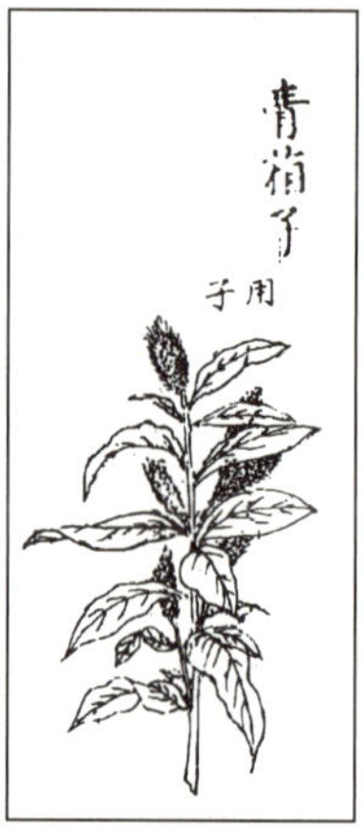

图 14 原始・青葙子

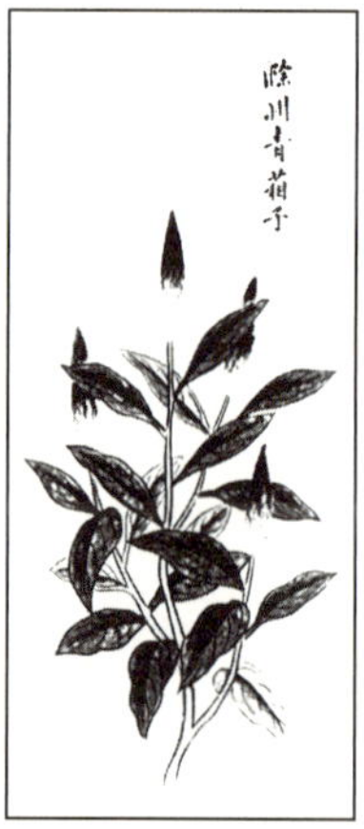

图 15 金石・滁州青葙子

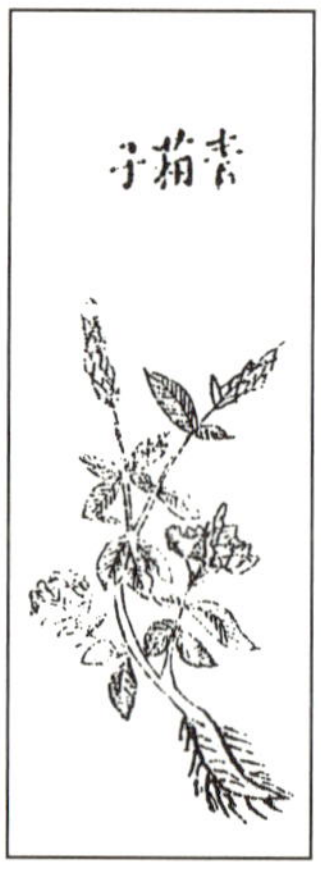

图 16 汇言・青葙子

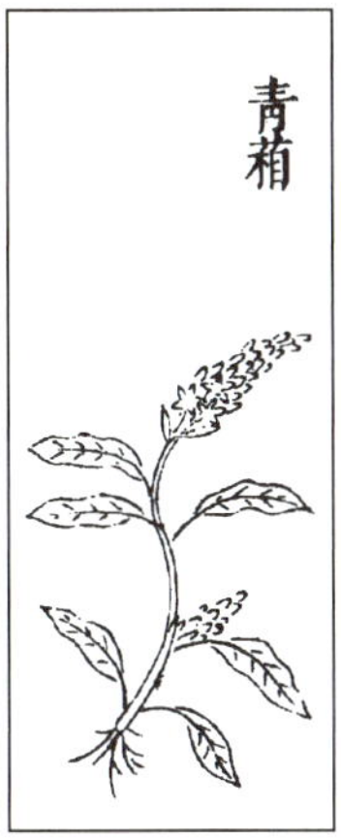

图 17　本草汇 · 青葙

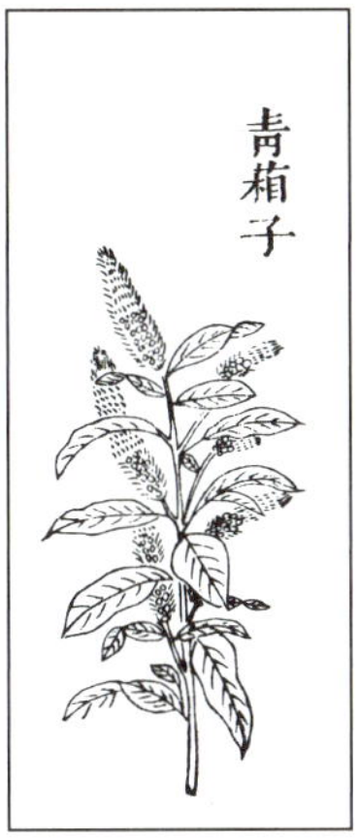

图 18　类纂 · 青葙子

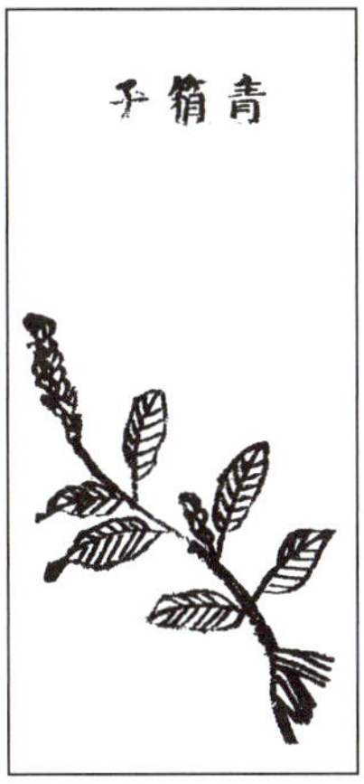

图 19　求真 · 青箱子

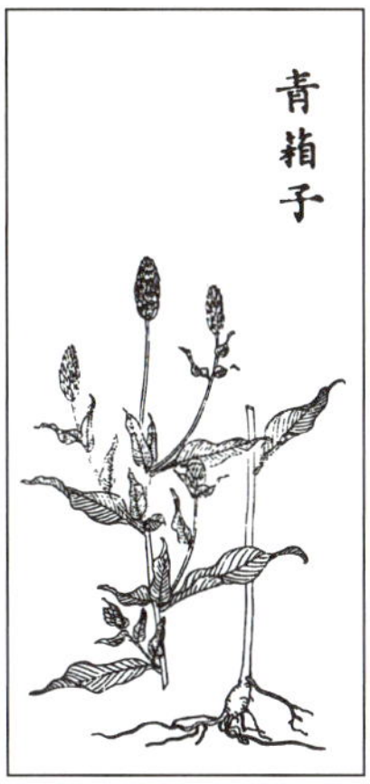

图 20　质问 · 青葙子

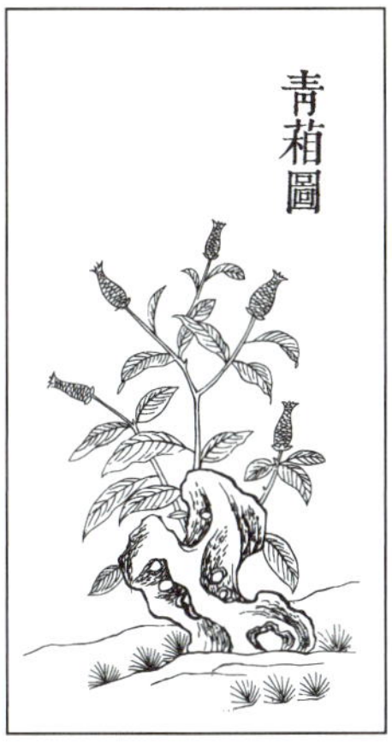

图 21　草木典 · 青葙图

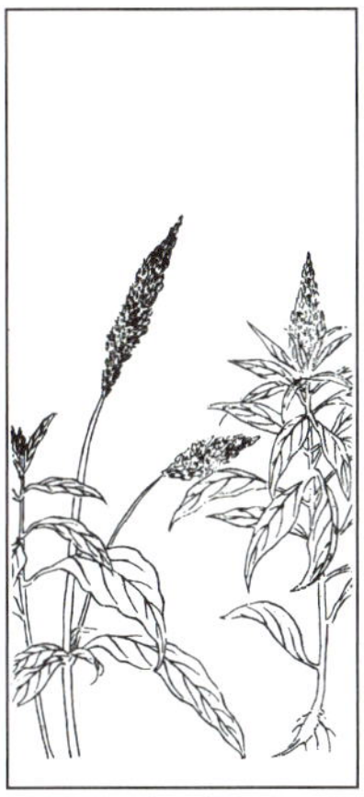

图 22　图考 · 青葙子

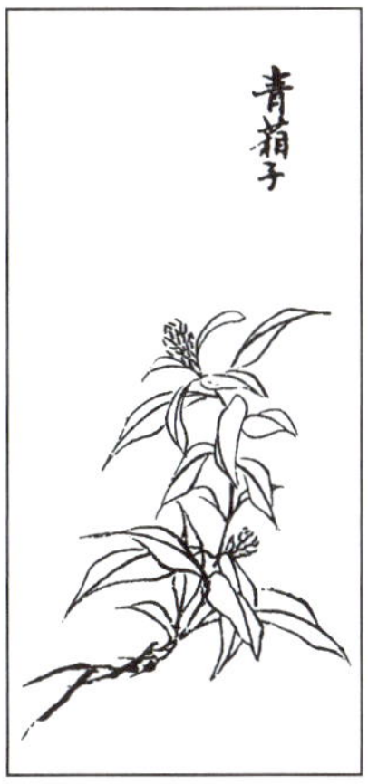

图 23　图说 · 青葙子

本品23图，取自22书，其中4幅彩图。有承继关系的图可分以下3个书类。

《本草图经》：该书的“滁州青葙子”图分别存于《大观本草》(图1)、《政和本草》(图2)、《绍兴本草》(图3)。此三传本药图基本一致。今以《政和》图2为《图经》图的代表。

仿绘该图的彩色图有：《本草品汇精要》“滁州青葙子”(图5)，该图将穗状花序敷以上淡红下白色，此与实物相合，当参考了实物敷色。此后《金石昆虫草木状》“滁州青葙子”(图15)又仿绘《品汇》图5。

仿绘该图的墨线图有：《本草歌括》“青葙子”(图4)仿绘时根部加粗，茎杆亦加粗，未绘花序，但叶形基本未变。《本草蒙筌》“滁州青葙子”(图6)仿绘时加绘一株，形成左右对称的两株青葙子，花序及叶形特征未变。《太乙仙制本草药性大全》“青箱子”(图7)的图形看似变动很大，其根粗大如胡萝卜，上抽两枝，其叶形与花序仍同《图经》图2。《本草纲目》金陵本“青葙子”（图10）仿绘时简约枝叶，但基本特征未变。《纲目》钱本同名图（图11）未仿金陵本图，另仿《图经》图2，较金陵本更加简约，仅一根、一茎、6叶、大小花序各一。此后仿绘《纲目》钱本同名图（图11）者有《本草汇》图17、《本草求真》图19（但图形左右颠倒）、《本草简明图说》图23。清代直接仿绘《图经》图2的还有《本草汇言》“青葙子”（图16），图形有所简约。《三才图会》“青葙”（图13）将《图经》图2再加修饰，将原穗状花序改绘成花序整个如金樱子果实样。另加假山石以作背景。《古今图书集成·草木典》“青葙图”（图21）又仿绘《三才》图13，其图更为清晰美观。

《本草原始》：该书的“青葙子”（图14）仿绘者有《本草纲目类纂必读》同名图（图18）。

《植物名实图考》：该书的“青葙子”（图22）有左（茎枝上部）、右（全株）两株植物。《本草纲目》张本同名图（图12）仿绘其右侧一株。

以上23图中，除17幅属仿绘图外，还有6幅原创图（图2、8、9、14、20、22），详见下“鉴药”项。

【文录】

《本经》（见《证类》卷10“**青葙子**”） **子名草决明，疗唇口青。一名草蒿，一名萋蒿。**生平谷道傍。三月采茎叶，阴干。**五月、六月采子。**

梁《本草经集注》（同上） 陶隐居云：处处有。似麦栅花，其子甚细。后又有草蒿，别本亦作草藁。今即主疗殊相类，形名又相似极多，足为疑，而实两种也。

唐《唐本草》（同上）《唐本》注云：此草苗高尺许，叶细软，花紫白色，实作角，子黑而扁光，似苋实而大，生下湿地，四月、五月采。荆、襄人名为昆仑草。

后蜀《蜀本草》（同上）《蜀本》:《图经》云：叶细软长，亦为蔓。今所在下湿地有。

宋《本草图经》（同上）《图经》曰：青葙子，生平谷道傍，今江淮州郡近道亦有之。二月内生青苗，长三四尺。叶阔似柳细软，茎似蒿，青红色。六月、七月内生花，上红下白。子黑光而扁，有似莨菪。根似蒿根而白，直下独茎生根。六月、八月采子。

明《本草蒙筌》卷2“青葙子” 园圃俱有，江淮独多。茎直似蒿青红，叶大如柳柔软。花上红下白，形类鸡冠（即野鸡冠花纯白者胜）。子黑扁而光，粒同苋实。六月收取。

明《本草纲目》卷15“青葙”【释名】野鸡冠（《纲目》）。【时珍曰】青葙名义未详。胡麻叶亦名青蘘，此草又多生于胡麻地中，与之同名，岂以其相似而然耶？青蒿亦名草蒿，其功相似，而名亦相同，何哉？其子明目，与决明子同功，故有草决明之名。其花叶似鸡冠，嫩苗似苋，故谓之鸡冠苋。郑樵《通志》言俗名牛尾蒿者，误矣。【集解】【时珍曰】青葙生田野间，嫩苗似苋可食，长则高三四尺。苗叶花实与鸡冠花一样无别。但鸡冠花穗或有大而扁或团者，此则梢间出花穗，尖长四五寸，状如兔尾，水红色，亦有黄白色者。子在穗中，与鸡冠子及苋子一样，难辨。苏恭言其结角，误矣。萧炳言黄花者名陶珠术，与陈藏器所说不同。又有天灵草，亦此类也，并附于下。

明《本草原始》卷3“青葙子”《医学入门》曰：葙，囊箧也。药虽微而治眼之功大，青囊中不可缺也，故名青葙子。其花、叶似鸡冠，故《纲目》名野鸡冠。其子明目，与决明子同功，故《本经》名草决明。

琉球《质问本草》内篇卷3“青箱子” 春生苗，高一二尺，夏作穗开花，结小细子……鸡冠苋，花叶似鸡冠，嫩苗似苋，故名……俗名鸡冠花，子，青箱子，俱载在《本草纲目》。（甲辰，戴道光、戴昌兰。）观其形势，乃中国之白鸡冠，处处有之。但其花有红、白、黄三色。其性用可于方书中尊酌。（甲辰，陈文锦。）

清《植物名实图考》卷11“青葙子” 青葙子……即野鸡冠，有赤白各种。叶可作茹，胜于家鸡冠叶。一名草决明，乡人皆知以治目疾。

【鉴药】

“青葙子”首见于《本经》。李时珍释名曰：“青葙名义未详。胡麻叶亦名青蘘，此草又多生于胡麻地中，与之同名，岂以其相似而然耶？”明·李梴《医学入门》释其名云：“葙，囊箧也。药虽贱而治眼功大，青囊箱中不可缺也。”[1]此说颇牵强。本品早期多用于祛风杀虫，但有“草决明”之异名。宋·寇宗奭云：“《经》中并不言治眼。《药性论》始言之，能治肝脏热毒冲眼、赤障、青盲。萧炳亦云‘理眼’。《日华子》云‘益脑髓，明耳目，镇肝’。今人多用治眼，殊不与经意相当。”后世为治眼常用药。

本品分布广泛，形态特征明显。梁·陶弘景云：“处处有。似麦栅花，其子甚细。”此处仅言种子甚细小。《唐本草》云：“此草苗高尺许，叶细软，花紫白色，实作角，子黑而扁光，似苋实而大，生下湿地。”其中重要的是提到其“花紫白色”（“花”当指“花序”）“子黑而扁光，似苋实而大”。至于“实作角”，可能有误。唐本《图经》提到本品“叶细软长，亦为蔓。今所在下湿地有”。宋《本草图经》云：“今江淮州郡近道亦有之。二月内生青苗，长三四尺。叶阔似柳细软，茎似蒿，青红色。六月、七月内生花，上红下白。子黑光而扁，有似莨菪。根似蒿根而白，直下独茎生根。六月、八月采子。”此处的“花”仍指“花序”。《本草蒙筌》的归纳简而要：“江淮独多。茎直似蒿青红，叶大如柳柔软。花上红下白，形类鸡冠（即野鸡冠花纯白者

1 ［明］李梴：《医学入门》卷2“本草分类·治风门”，明万历刻本。

胜）。子黑扁而光，粒同苋实。”此处所云花“形类鸡冠”，“子黑扁而光，粒同苋实”，就已经点明了此为苋科植物。

明·李时珍对青葙子知之甚详：“青葙生田野间，嫩苗似苋可食，长则高三四尺。苗叶花实与鸡冠花一样无别。但鸡冠花穗或有大而扁或团者，此则梢间出花穗，尖长四五寸，状如兔尾，水红色，亦有黄白色者。子在穗中，与鸡冠子及苋子一样，难辨。苏恭言其结角，误矣。”据此，本品即苋科青葙属植物青葙*Celosia argentea* L.

历代本草绘图亦能形象地表现本品特点。

1.《本草图经》：该书的“滁州青葙子”（图2）叶为椭圆转披针形，先端尖，茎枝顶生穗状花序。结合《图经》的文字描述（参上文），此图所示为苋科青葙*C. argentea*。

2.《补遗雷公炮制便览》：该书的“青箱子”（图8）与《本草品汇精要》图完全不同，当为宫廷画士据北京地区所用青葙子习惯写生绘图。其植物的叶如柳，花序白色，其形状表明此即苋科青葙属植物鸡冠花*Celosia cristata* L.。本品另有“炮制青箱子”（图9），乃据该药正文之末“炒研用”想象绘图。图上方左边一人手持鸡冠花，右边一人在用研钵研磨药物。图下方炉灶前的绿衣人在翻炒锅内的药。

3.《本草原始》：该书的“青葙子”（图14）写生绘制青葙子植株的花序部分。其叶如柳，花序穗状，且注明“用子”。据其形状，可知本品为苋科青葙*C. argentea*。

4.《质问本草》：该书的“青葙子”云本品即中国的白鸡冠花：“春生苗，高一二尺，夏作穗开花，结小细子”其“青葙子”（图20）采用分截绘图法。青葙茎秆甚高，该图中的叶片、花序形状均为精确的写生。其基原为苋科青葙*C. argentea*。

5.《植物名实图考》：该书“青葙子”条云：“即野鸡冠，有赤白各种”。其“青葙子”（图22）绘两株植物，左边仅示上部花序与叶片，右边为全株，均展示了柳叶状叶，穗状花。其基原即苋科青葙*C. argentea*。

【小结】

“青葙子”为《本经》记载的早期药物之一。早期功效较多，最晚在唐代开始，成为治眼要药。据历代本草所述形态，本品即苋科青葙属植物青葙*Celosia argentea* L.。《本草图经》《本草原始》《质问本草》《植物名实图考》均有较准确的写生药图。《补遗雷公炮制便览》展示的是苋科鸡冠花*Celosia cristata* L.。以上青葙子的来源与当今实际用药完全相符。

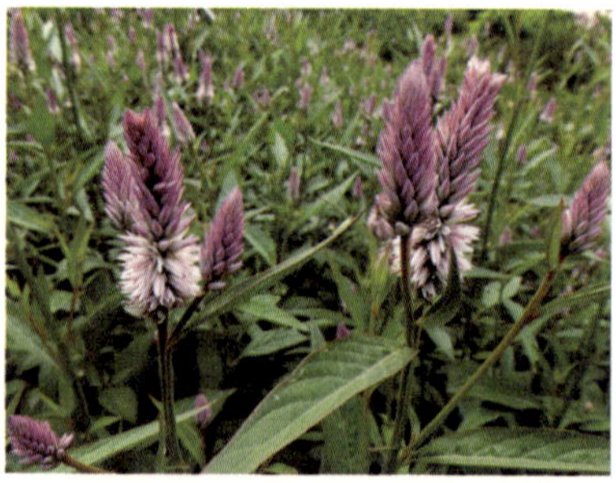

图 24　青葙 *Celosia argentea*

15–27　雁来红

【品图】

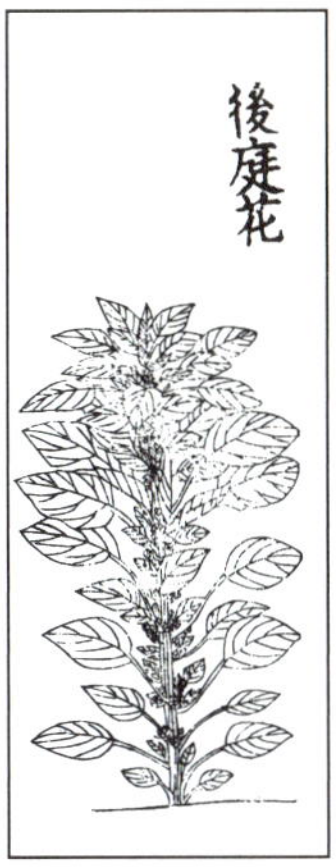

图 1　救荒 · 后庭花

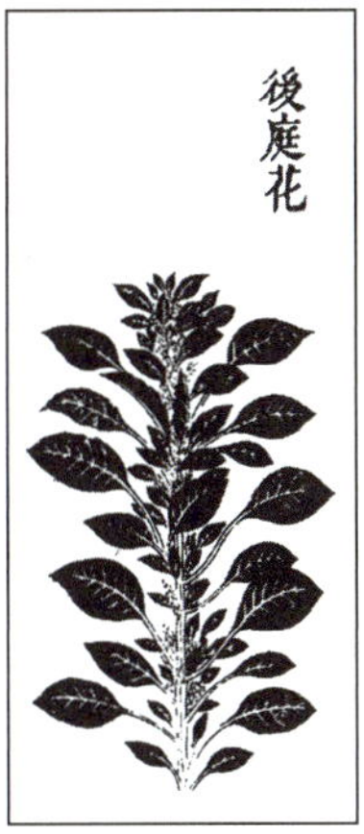

图 2　博录 · 后庭花

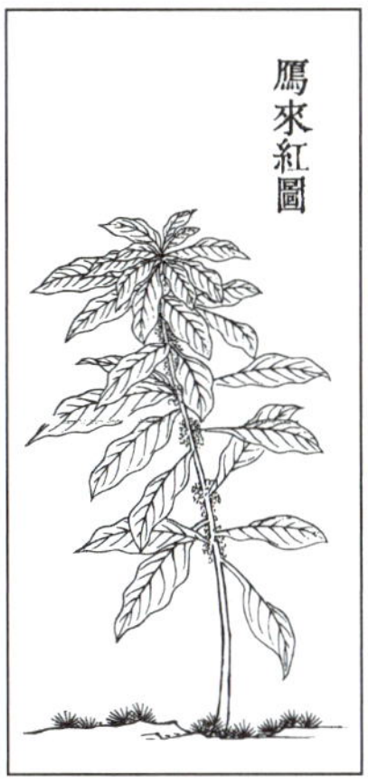

图 3　草木典 · 雁来红图

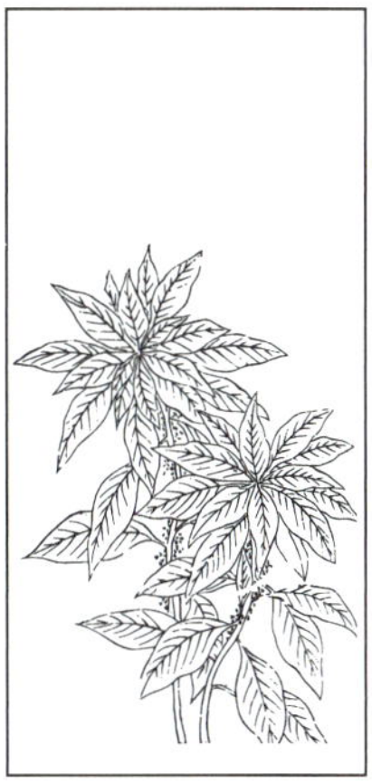

图 4　图考 · 雁来红

本品4图，取自4书。除《野菜博录》图2仿绘图1之外（叶片阴刻），其余三图的图形不一，但又不能排除他们之间的承继关系。今统归于《救荒本草》名下，详见下“鉴药”项。

【文录】

明《救荒本草》卷下“后庭花”　一名雁来红。人家园圃多种之。叶似人苋叶，其叶中心红色，又有黄色相间，亦有通身红色者，亦有紫色者，茎叶间结实，比苋实微大，其叶众叶攒聚，状如花朵，其色娇红可爱，故以名之。

明《本草纲目》卷15“雁来红”【时珍曰】茎、叶、穗、子并与鸡冠同。其叶九月鲜红，望之如花，故名。吴人呼为老少年。一种六月叶红者，名十样锦。

【鉴药】

“雁来红”在《本草纲目》中作为附录药，附在“青葙”一药之后。时珍云：“茎、叶、穗、子并与鸡冠同。其叶九月鲜红，望之如花，故名。”未载药用，乃观赏植物。

“雁来红”一名更早可见于《救荒本草》，作为“后庭花”的别名。该书对其形态描述颇详：“叶似人苋叶，其叶中心红色，又有黄色相间，亦有通身红色者，亦有紫色者，茎叶间结实，比苋实微大，其叶众叶攒聚，状如花朵，其色娇红可爱。”可见本品供观赏的不是其花，而是色彩多变、状如花朵的攒聚众叶。李时珍提到的“十样锦”，也可见于明·高濂《遵生八笺》：“十样锦，枝头乱叶，有红、紫、黄、绿四色，故名。其雁来红，以雁来而色娇红；老少年，至秋深，脚叶省紫而顶红……”故知“雁来红”只是苋科苋属植物苋*Amaranthus tricolor* L.经人工培育形成的一种秋季叶娇红的观赏植物。《中国植物志》提到本种“叶杂有各种颜色者供观赏”。因为其本身就是苋，故可作为救荒的食品。

《救荒本草》：该书的“后庭花”（图1）所绘植物茎粗壮有棱，叶卵形，有叶柄。从下到上，花簇腋生。此即苋科植物苋A. tricolor。《古今图书集成·草木典》“雁来红图”（图3）虽似重绘，但不排除其曾取法《救荒本草》。由于此为观赏植物，画士们亦可据此写生，其图特点一如《救荒》图1，但叶片更长，呈卵状披针形。《植物名实图考》“雁来红”（图4）图形亦不似图1、图3，但其书“雁来红”条下之文全摘《救荒本草》之文，可知亦参考过《救荒》。其图重在上部攒聚的叶片，花序不明显。

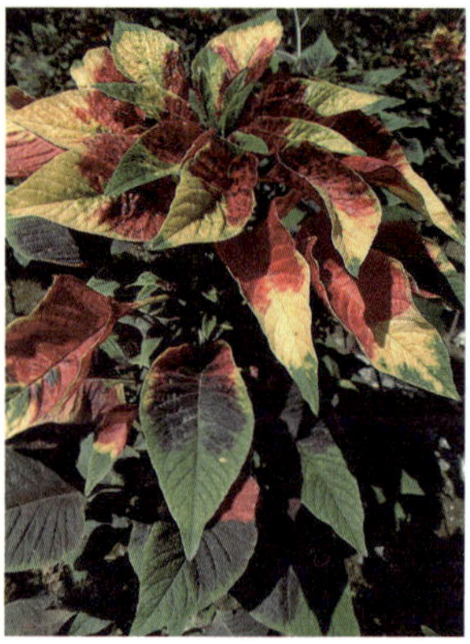

图5　苋（雁来红）*Amaranthus tricolor*

【小结】

“雁来红”是《本草纲目·青葙》后的附录品。其名又为观赏植物“后庭花”的别名。其原植物即苋科植物苋*Amaranthus tricolor* L.，以雁来之时色娇红得名。

15-28　鸡冠

【品图】

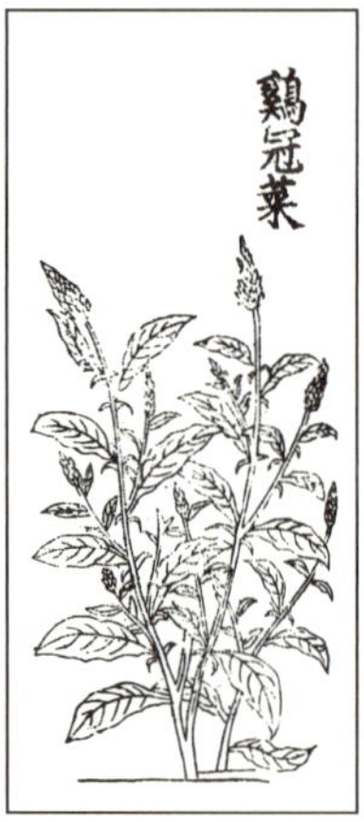

图1　救荒·鸡冠菜

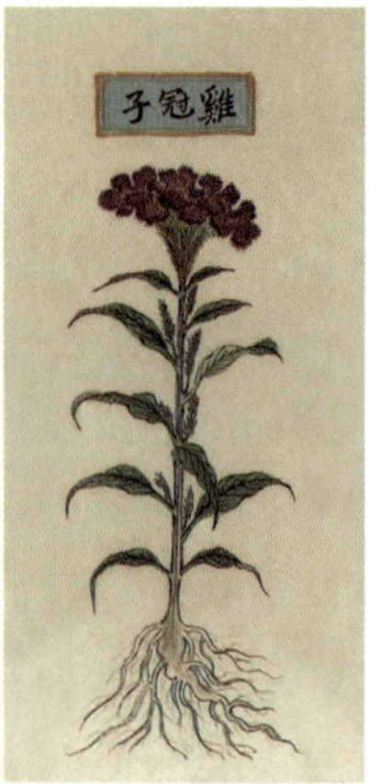

图2　品汇·鸡冠子

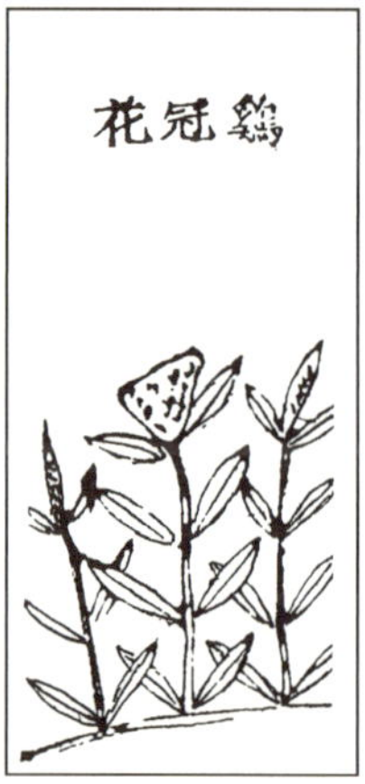

图3　太乙·鸡冠花

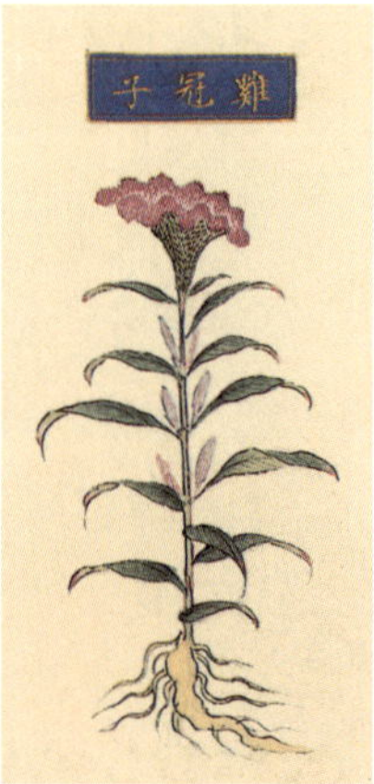

图4　雷公·鸡冠子

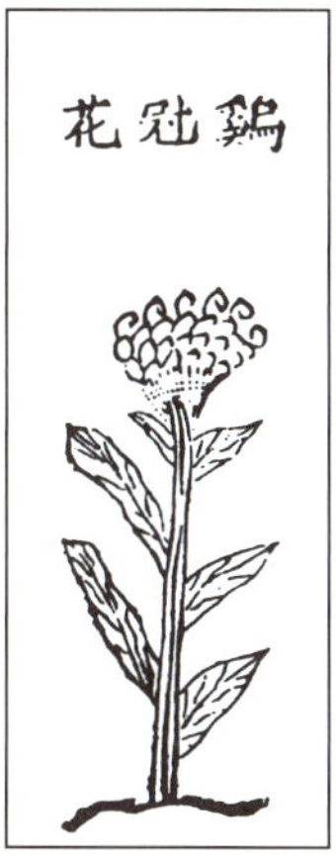

图 5 纲目（金）·鸡冠花

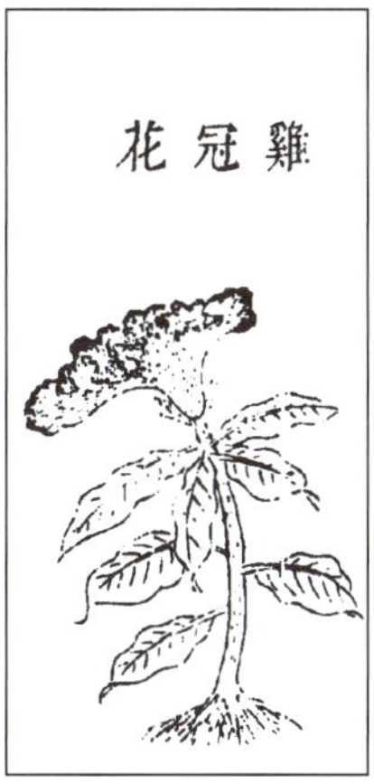

图 6 纲目（钱）·鸡冠花

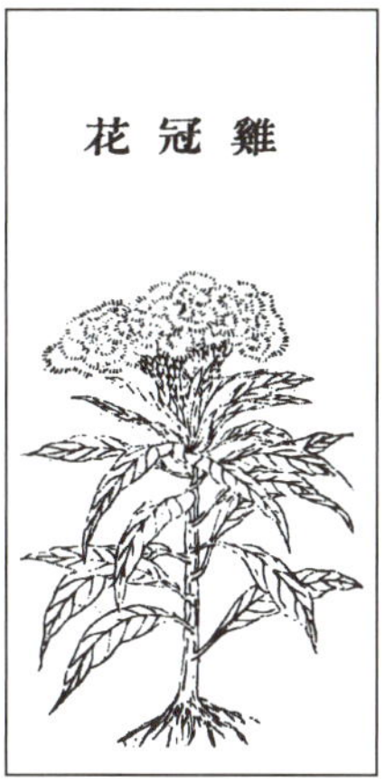

图 7 纲目（张）·鸡冠花

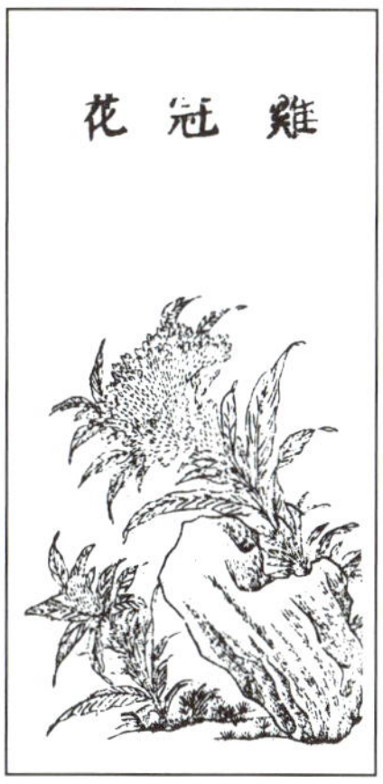

图 8 三才·鸡冠花

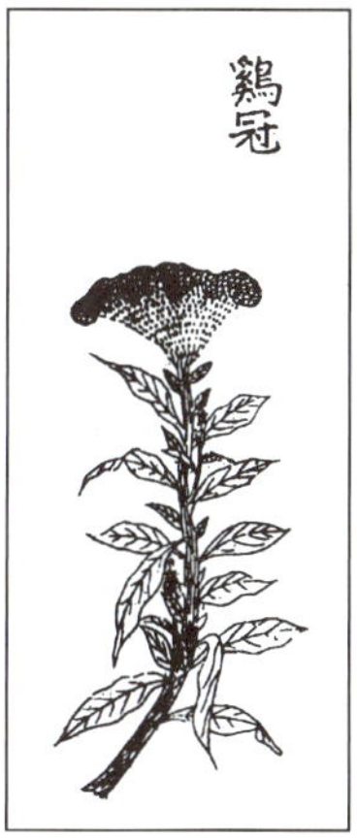

图 9 原始·鸡冠

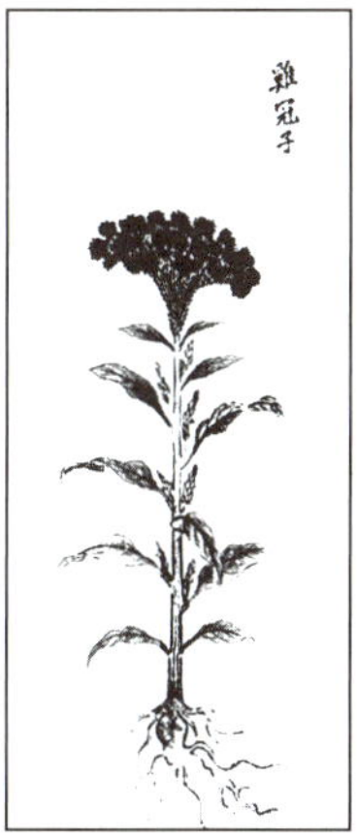

图 10 金石·鸡冠子

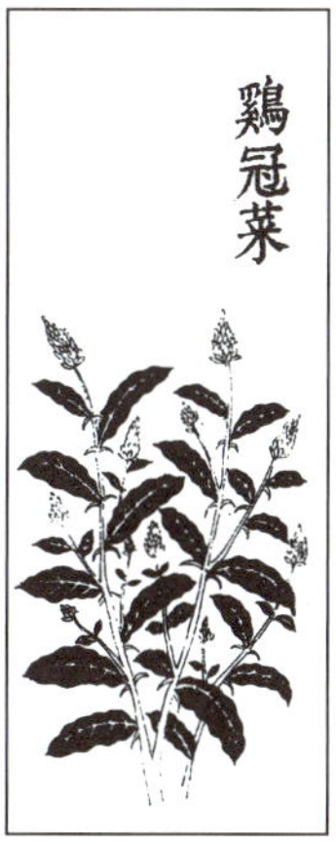

图 11 博录·鸡冠菜

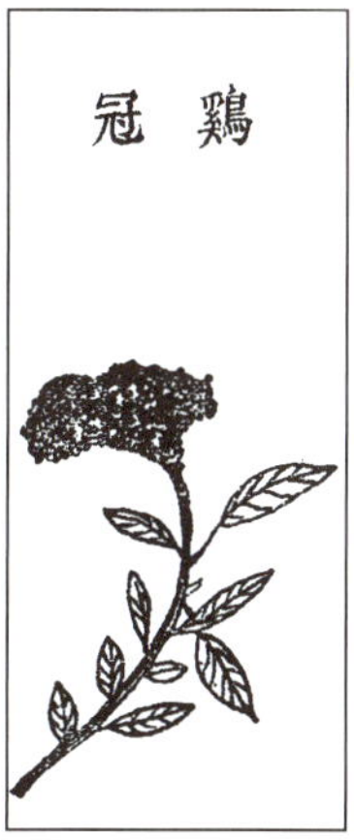

图 12 野谱补·鸡冠

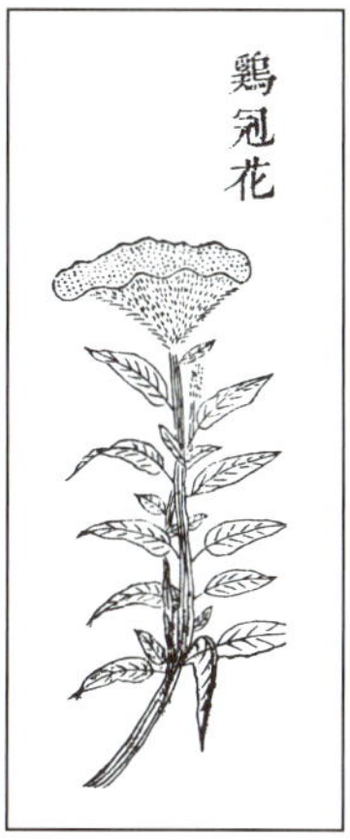

图 13 类纂·鸡冠花

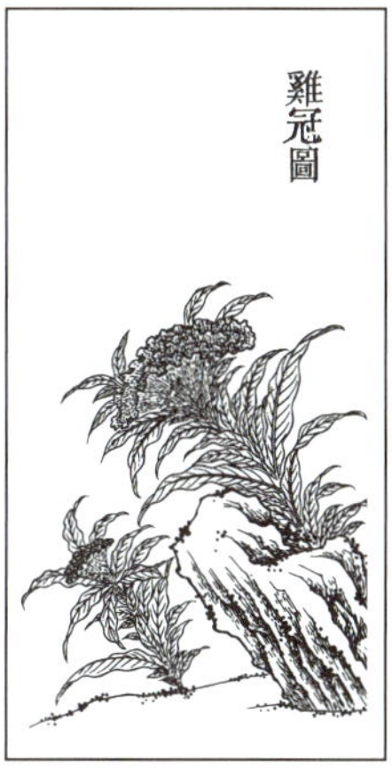

图 14 草木典·鸡冠图

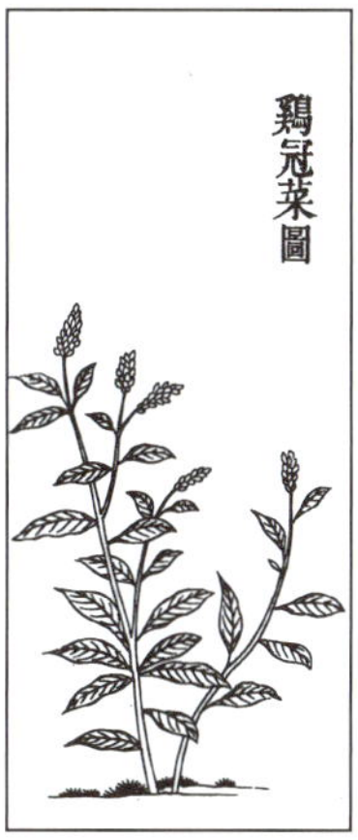

图 15 草木典·鸡冠菜图

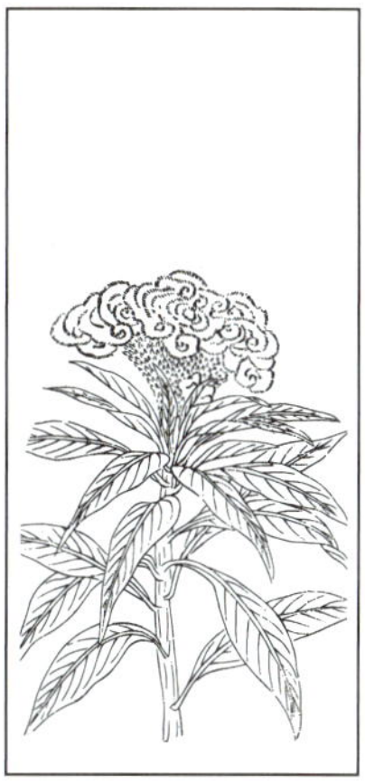
图 16 图考·鸡冠

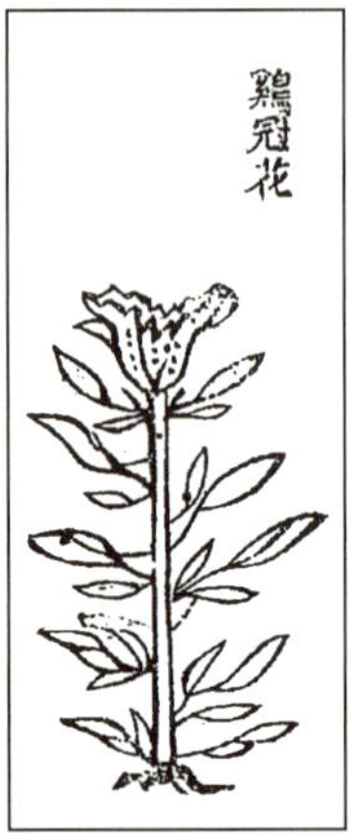

图 17　便方 · 鸡冠花

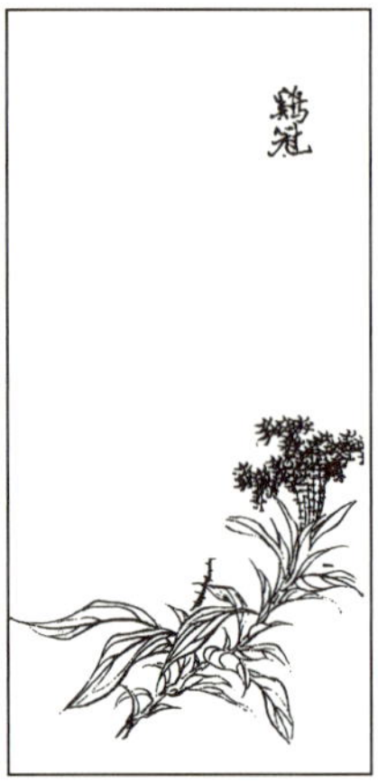

图 18　图说 · 鸡冠

本品18图，取自17书，其中3幅彩图。有承继关系的图可分以下5个书类。

《救荒本草》：该书的“鸡冠菜”（图1）的仿绘者有《野菜博录》同名图（图11），后者仅将叶片改为阴刻，并消除地线。《古今图书集成 · 草木典》“鸡冠菜图”（图15）亦属仿图，但茎叶大加简省。

《本草品汇精要》：该书的“鸡冠子”（图2）的仿绘图有《补遗雷公炮制便览》同名图（图4）、《金石昆虫草木状》同名图（图10）。

《三才图会》：该书的“鸡冠花”（图8）的仿绘图有《古今图书集成·草木典》“鸡冠图”（图14），后者更为清晰美观。

《本草原始》：该书的“鸡冠”（图9）的仿绘图有《本草纲目类纂必读》“鸡冠花”（图13）。

《本草纲目》（钱本）：该书“鸡冠花”（图6）的仿绘者有《救荒野谱补遗》“鸡冠”（图12），该图仅取其枝。《本草简明图说》“鸡冠”（图18）构图与《救荒野谱补遗》图12相似，唯《图说》花序的描绘反而不如图12精确。虽无文字资料表明《图说》曾参考过《救荒野谱补遗》，但《图说》参考过《纲目》钱本是肯定的，故将此图附于此书后。

《植物名实图考》：该书的“鸡冠”（图16）仿绘者有《本草纲目》张本“鸡冠花”（图7）。后者仿绘时添加了根部。

以上18图中，除9幅属仿绘图外，还有9幅原创图（图1、2、3、5、6、8、9、16、17），详见下“鉴药”项。

【文录】

宋《嘉祐本草》（见《证类》卷11“鸡冠子”） 凉，无毒。止肠风泻血，赤白痢，妇人崩中带下，入药炒用。（新补见陈藏器、《日华子》）

明《救荒本草》卷上“鸡冠菜” 生田野中。苗高尺余，叶似青荚菜叶而窄小，又似山菜叶而窄艄，梢间出穗，似兔儿尾穗，却微细小，开粉红花，结实如苋菜子。苗叶味苦。

明《本草纲目》卷15“鸡冠” 【释名】【时珍曰】以花状命名。【集解】【时珍曰】鸡冠处处有之。三月生苗，入夏高者五六尺，矬者才数寸。其叶青柔，颇似白苋菜而窄，艄有赤脉。其茎赤色，或圆或扁，有筋起。六七月梢间开花，有红、白、黄三色。其穗圆长而尖者，俨如青葙之穗；扁卷而平者，俨如雄鸡之冠。花大有围一二尺者，层层卷出可爱。子在穗中，黑细光滑，与苋实一样。其穗如秕麦状。花最耐久，霜后始蔫。

【鉴药】

“鸡冠”为《嘉祐本草》新分条之药。原见唐·陈藏器《本草拾遗》、五代吴越《日华子本草》。故其出典实应为《本草拾遗》。时珍曰：“以花状命名。”其花序（鸡冠花）用于止血止痢，但应用者不是很多。

明《救荒本草》“鸡冠菜”详载本品的形态：“苗高尺余，叶似青荚菜叶而窄小，又似山菜叶而窄艄，梢间出穗，似兔儿尾穗，却微细小，开粉红花，结实如苋菜子。”李时珍亦详述本品形态：“三月生苗，入夏高者五六尺，矬者才数寸。其叶青柔，颇似白苋菜而窄，艄有赤脉。其茎赤色，或圆或扁，有筋起。六七月梢间开花，有红、白、黄三色。其穗圆长而尖者，俨如青葙之穗；扁卷而平者，俨如雄鸡之冠……子在穗中，黑细光滑，与苋实一样。”据此两家之说，鸡冠即苋科苋属植物鸡冠花*Celosia cristata* L.。该种植物的叶片与苋菜、青葙均相似，其最具有鉴别意义的特征是有花多数，密生成扁平肉质鸡冠状的穗状花序。此特征见于诸多本草的“鸡冠”插图中。

1.**《救荒本草》**：该书“鸡冠菜”（图1）所示植物花冠如兔尾，茎叶似苋。此实为苋科植物青葙*Amaranthus tricolor* L.。

2.**《本草品汇精要》**：该书“鸡冠子”（图2）为彩色写生图。其茎有棱，叶卵状披针形，穗状花序成扁平肉质鸡冠状，红色。此即鸡冠花*C. cristata*。

3.**《太乙仙制本草药性大全》**：该书“鸡冠花”（图3）绘3株植物，叶如竹叶，茎枝顶端2株为穗状花序，一株为倒三角状花序。观其示意，当为苋科青葙*A. tricolor*及鸡冠花*C. cristata*。

4.**《本草纲目》（金陵本）**：该书“鸡冠花”（图5）颇为粗糙。所绘植株茎粗壮有棱线，叶长矩圆形，茎顶花冠倒三角形，知其示意为鸡冠状花序，具备鸡冠花*C. cristata*的主要特征。

5.**《本草纲目》（钱本）**：该书“鸡冠花”（图6）的鸡冠状花序非常逼真，同时绘出了粗壮的茎与柳叶般的叶片。此亦示意其基原为鸡冠花*C. cristata*。

6.**《三才图会》**：该书“鸡冠花”（图8）非常生动准确。鸡冠花对于画家来说，是常见的绘画对象，因此本的叶片与花序均很准确，可知为鸡冠花*C. cristata*。

7.**《本草原始》**：该书“鸡冠”（图9）所绘为药材鸡冠的写生图。整个鸡冠状花序采用点点衬阴法，表现得非常到位。茎枝、叶片也都栩栩如生。其基原即鸡冠花*C. cristata*。

8.《植物名实图考》：该书“鸡冠”（图16）取植株上部近花序的部分。其茎、叶、花序均表明此图为鸡冠花*C. cristata*的写生图。

9.《草木便方》：该书“鸡冠花”（图17）线条简单，但却准确地表现了鸡冠花*C. cristata*的茎、叶、鸡冠状花序的特征。

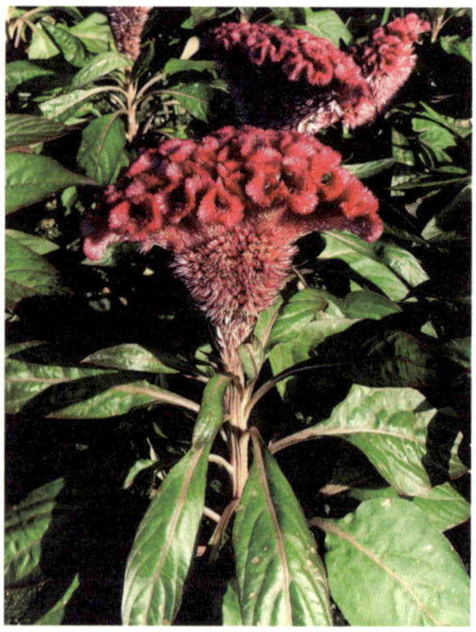

图 19　鸡冠花 *Celosia cristata*

【小结】

“鸡冠”首见于《本草拾遗》。宋《嘉祐本草》将其条文与五代《日华子本草》糅合后单独立条。多作为观赏植物，亦可入药。本品扁平肉质鸡冠状的穗状花序是其重要的鉴别点。《救荒本草》《本草品汇精要》《本草原始》《植物名实图考》等古代本草书都有非常准确的鸡冠花*Celosia cristata* L.图片，其中也包括与之近缘的青葙*Amaranthus tricolor* L.图片。

15-29　红蓝花

【品图】

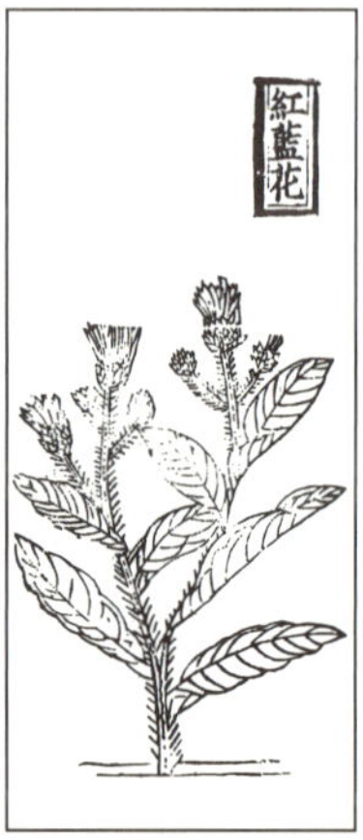

图 1　图经（大）·红蓝花

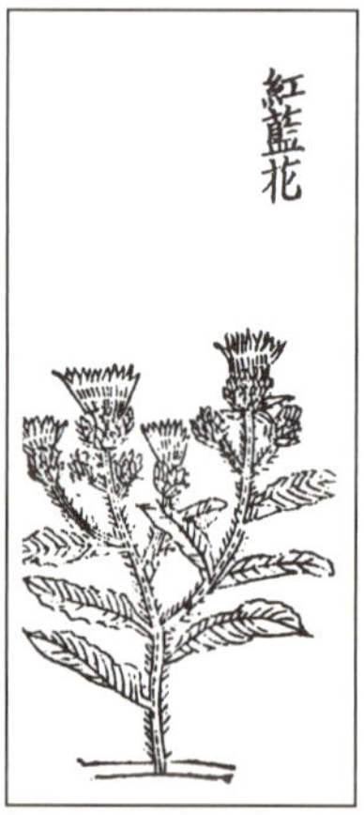

图 2　图经（政）·红蓝花

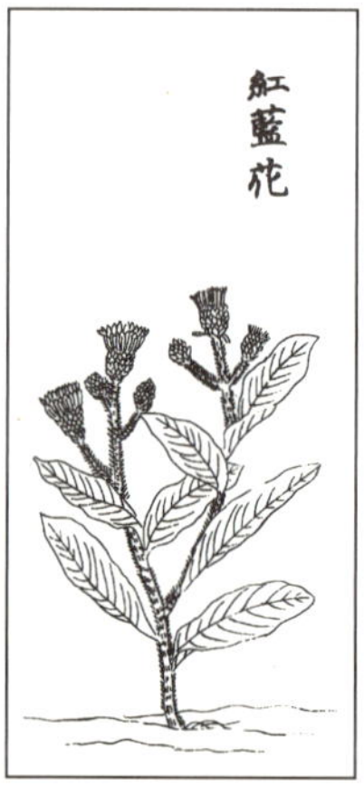

图 3　图经（绍）·红蓝花

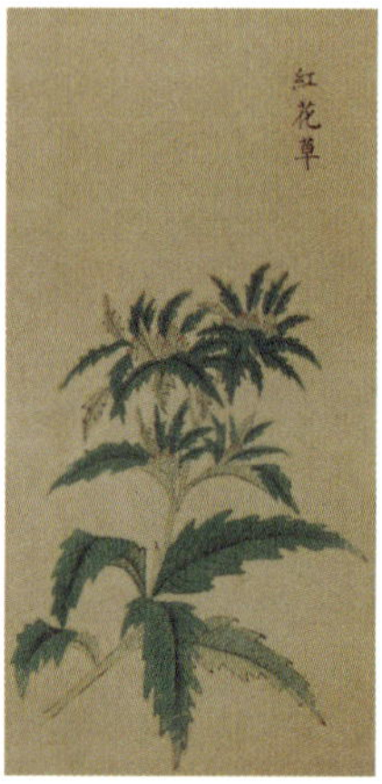

图 4　履巉岩·红花草

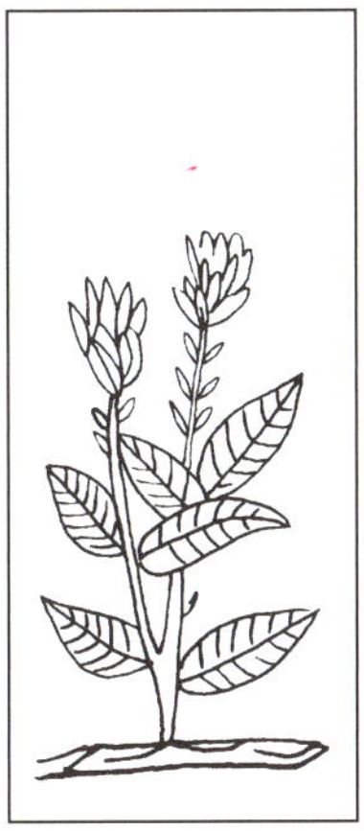

图 5　歌括·红蓝花

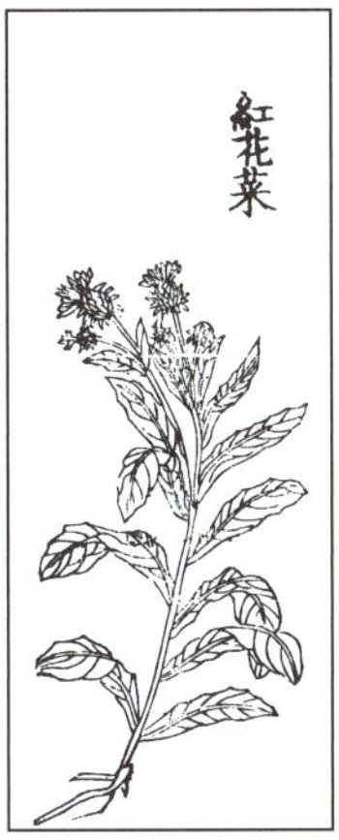

图 6　救荒·红花菜

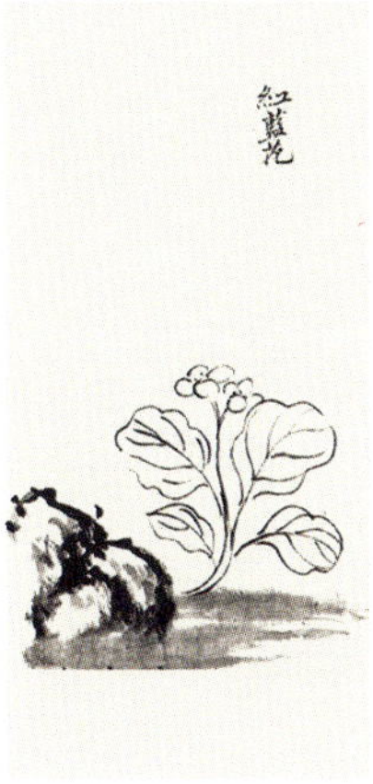

图 7　滇南图·红蓝花

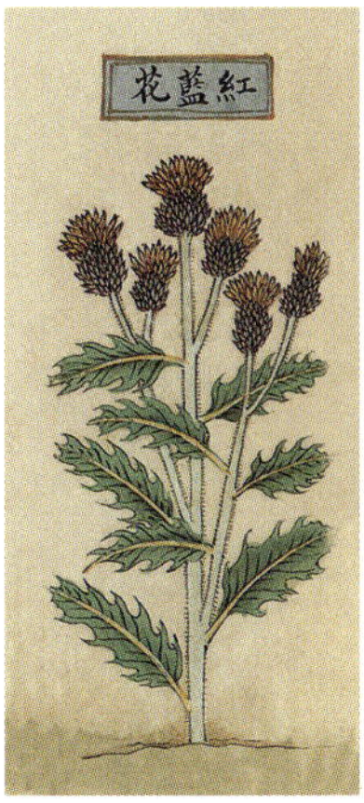

图 8　品汇·红蓝花

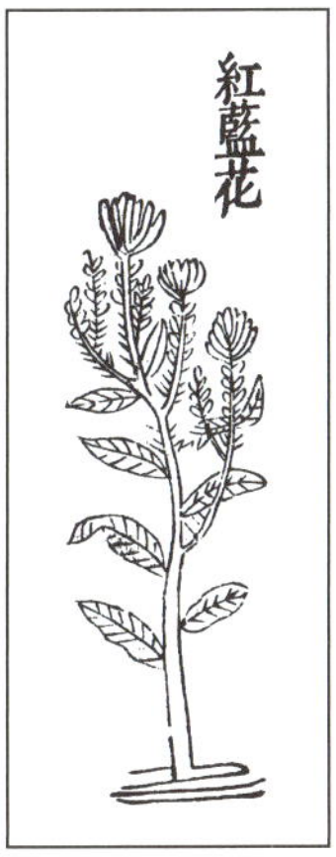

图 9　蒙筌·红蓝花

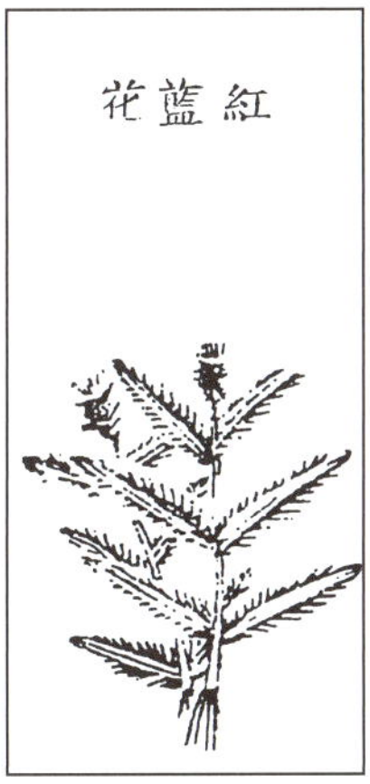

图 10　太乙·红蓝花

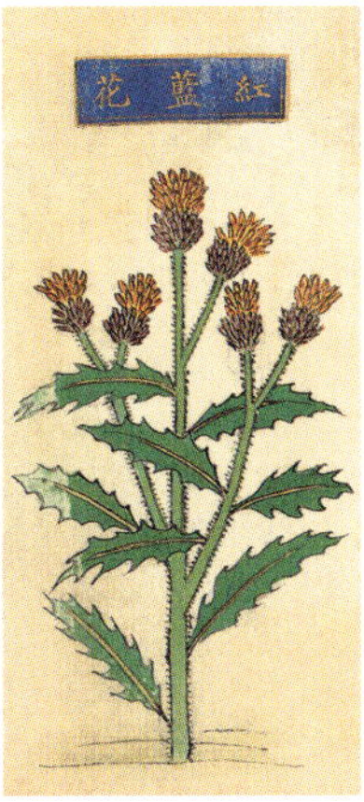

图 11　雷公·红蓝花

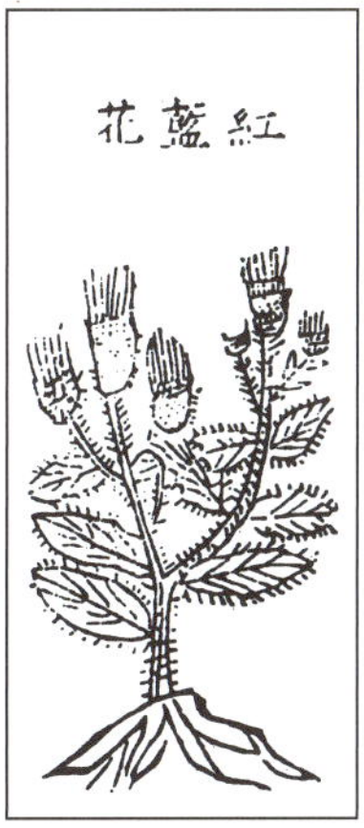

图 12　纲目（金）·红蓝花

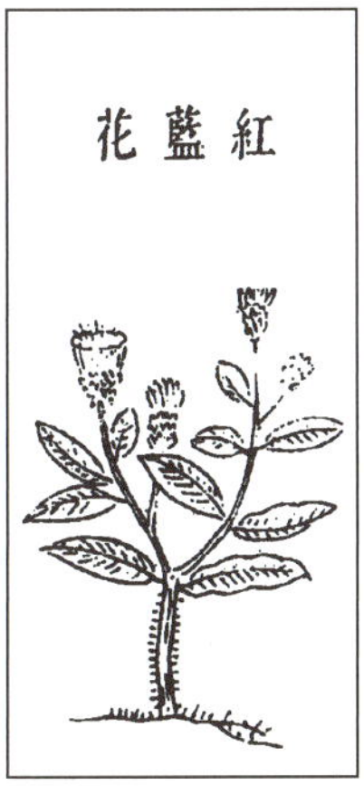

图 13　纲目（钱）·红蓝花

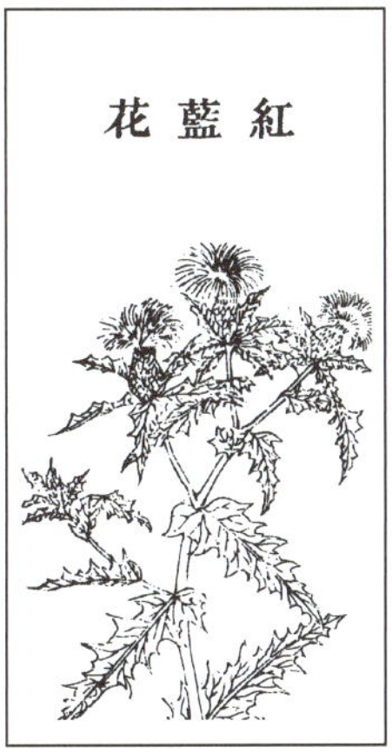

图 14　纲目（张）·红蓝花

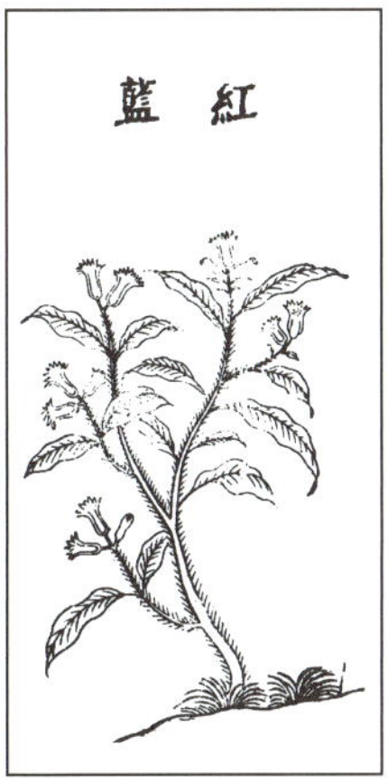

图 15　三才·红蓝

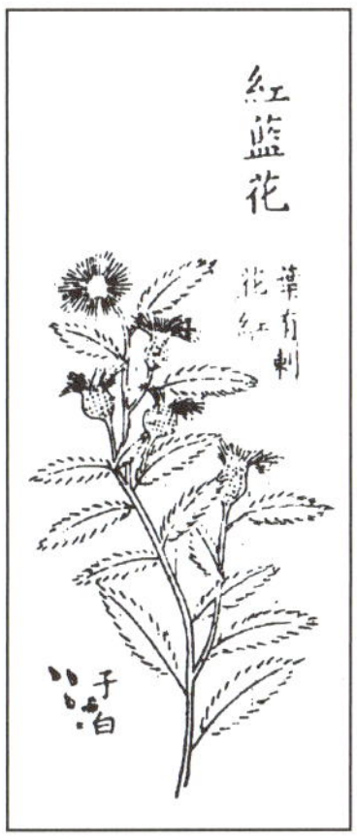

图 16　原始·红蓝花

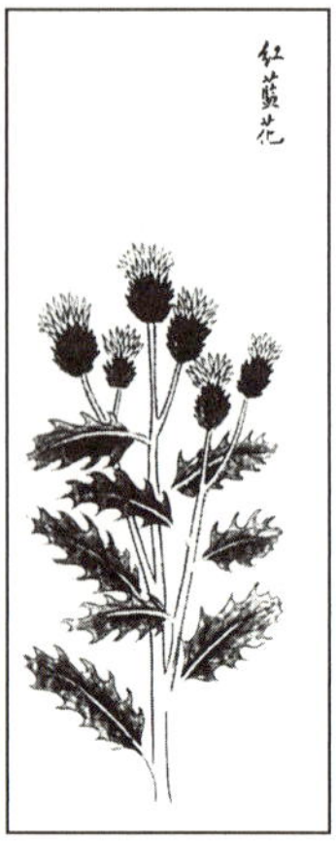

图 17　金石·红蓝花

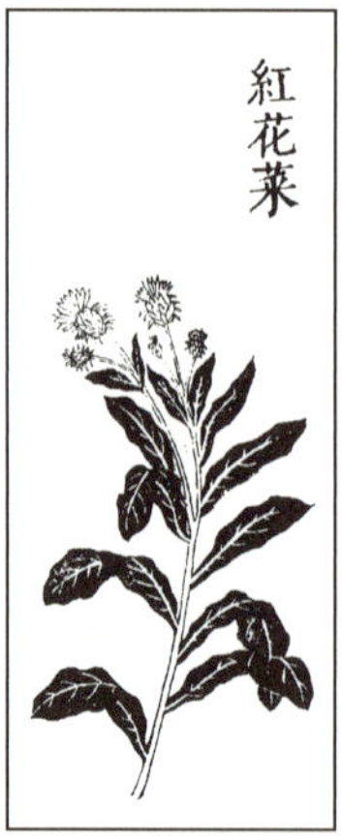

图 18　博录·红花菜

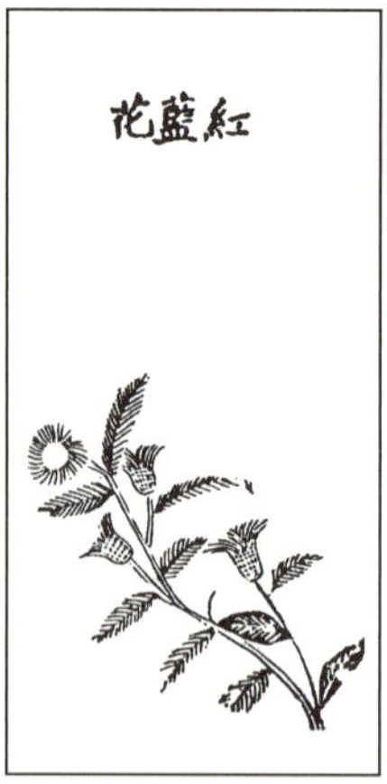

图 19　汇言·红蓝花

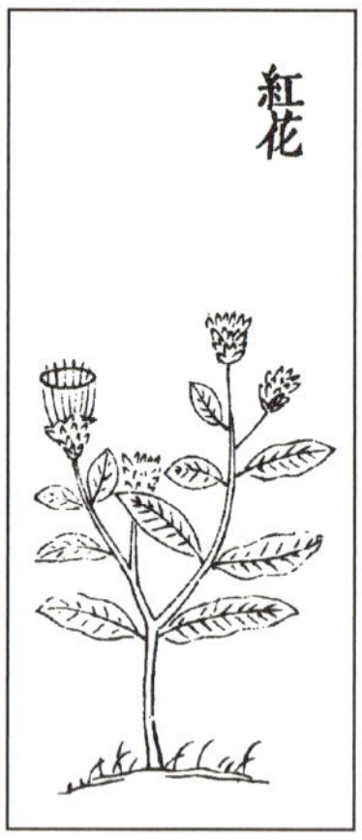

图 20　本草汇·红花

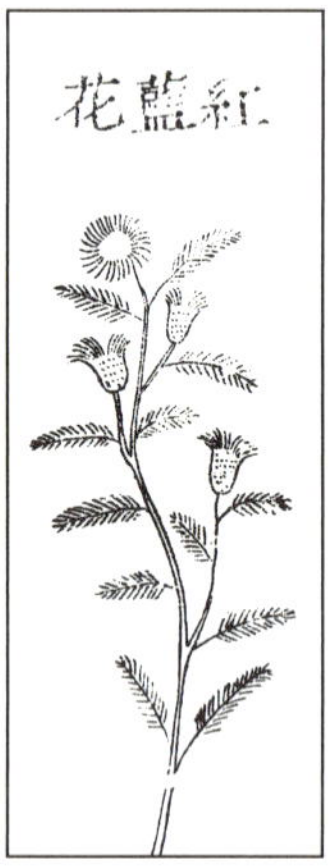

图 21　类纂·红蓝花

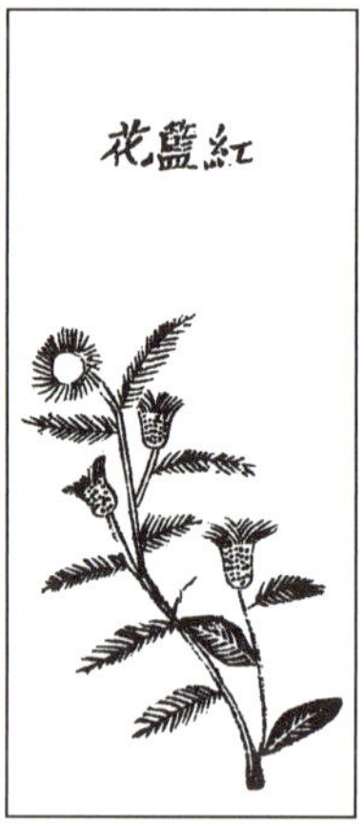

图 22　求真·红蓝花

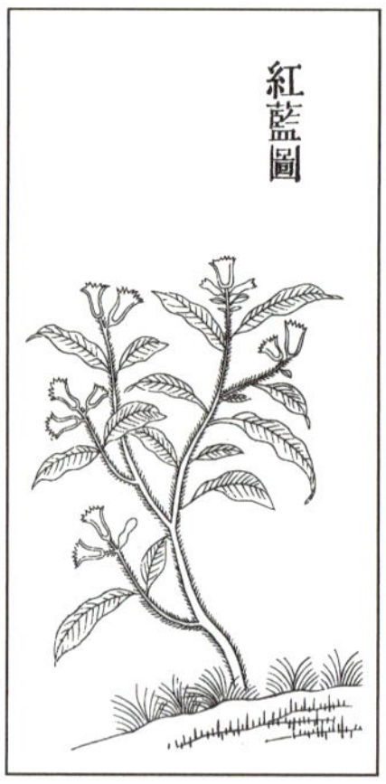

图 23　草木典·红蓝图

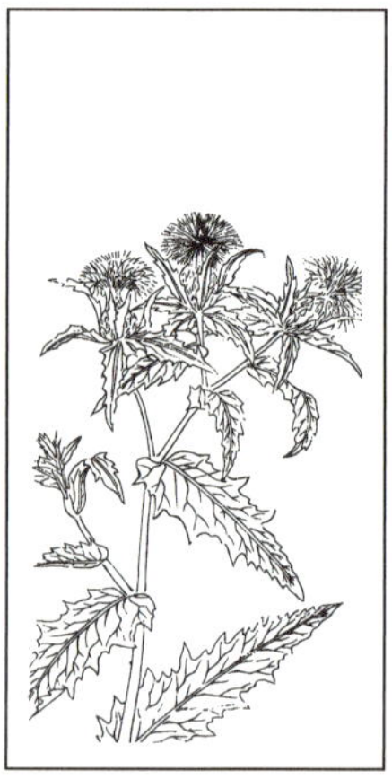
图 24　图考·红花

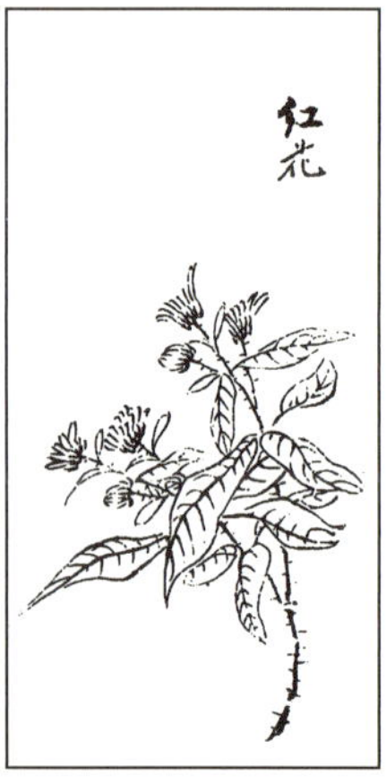

图 25　图说·红花

本品25图，取自25书，其中4幅彩图。有承继关系的图可分以下5个书类。

《本草图经》：该书的“红蓝花”图分别存于《大观本草》（图1）、《政和本草》（图2）、《绍兴本草》（图3）。此三传本药图大同小异。今以《政和》图2为《图经》图的代表。

仿绘该图的墨线图有：《本草歌括》“红蓝花”（图5），该图未能表达原图头状花序之真，简约过度。《本草蒙筌》“红蓝花”（图9）仿绘时同样没有绘好头状花序。《本草纲目》金陵本“红蓝花”（图12）仿绘时参照了实物，为叶缘锯齿增添了针刺。《纲目》钱本同名图（图13）未仿《纲目》金陵本图，直接仿绘《图经》图2，但更简约。此后仿《纲目》钱本图13

的本草书有《本草汇》“红花”（图20）、《本草简明图说》“红花”（图25），后者颇多修饰。另《三才图会》“红蓝”（图15）仿绘《图经》图2，再加美化，且增添土地背景。《古今图书集成·草木典》“红蓝图”（图23）又仿绘《三才》图15。

《救荒本草》：该书的“红花菜”（图6）的仿绘图有《野菜博录》同名图（图18）。该图除将叶片改为阴刻之外，还去除原图的根部。

《本草品汇精要》：该书的“红蓝花”（图8）除一般敷色外，将原近乎全缘的叶改绘为大锯齿，先端尖锐，此与《图经》“红蓝花”图中的全缘叶有较大差异，似据实物予以增添。仿绘此图的有《补遗雷公炮制便览》同名图（图11）、《金石昆虫草木状》同名图（图17）。

《本草原始》：该书“红蓝花”（图16）的仿绘图有《本草纲目类纂必读》同名图（图21），此图仿绘时将叶片绘成羽毛状。《本草汇言》“红蓝花”（图19）亦仿《原始》图8，但或将叶片阴刻，或画成羽毛状。《本草求真》“红蓝花”（图22）又仿绘《汇言》图19。

《植物名实图考》：仿绘该书“红花”（图24）的有《本草纲目》张本“红蓝花”（图14）。

以上25图中，除17幅属仿绘图外，尚有原创图或新增创意的插图8幅（图2、4、6、7、8、10、16、24），详见下“鉴药”项。

【文录】

宋《开宝本草》（见《证类》卷9“红蓝花”） 生梁、汉及西域。一名黄蓝。《博物志》云：黄蓝，张骞所得。今仓魏地亦种之。

宋《本草图经》（同上）《图经》曰：红蓝花，即红花也。生梁汉及西域，今处处有之。人家场圃所种，冬而布子于熟地，至春生苗，夏乃有花。下作梂彙，多刺，花蕊出梂上。圃人承露采之，采已复出，至尽而罢。梂中结实，白颗如小豆大。其花暴干，以染真红及作燕脂……叶颇似蓝，故有蓝名，又名黄蓝。

明《救荒本草》卷上“红花菜” 本草名红蓝花，一名黄蓝。出梁汉及西域，沧魏亦种之，今处处有之。苗高二尺许，茎叶有刺，似刺蓟叶而润泽窊（五化切）面，梢结梂彙（音求胃），亦多刺，开红花，蕊出梂上，圃人采之，采已复出，至尽而罢。梂中结实，白颗如小豆大。其花暴干，以染真红及作胭脂。

题·明《滇南本草图说》卷9“红蓝花”《本草》亦谓之红蓝花。蓝叶，红花，滇中处处有之……产天祝者，叶似苋菜。产滇者，叶圆。入药神妙，须细辨之。

明《本草纲目》卷15“红蓝花”【集解】【时珍曰】红花二月、八月、十二月皆可以下种，雨后布子，如种麻法。初生嫩叶、苗亦可食。其叶如小蓟叶。至五月开花，如大蓟花而红色。侵晨采花捣熟，以水淘，布袋绞去黄汁又捣，以酸粟米泔清又淘，又绞袋去汁，以青蒿覆一宿，晒干，或捏，成薄饼，阴干收之。入药搓碎用。其子五月收采，淘净捣碎煎汁，入醋拌蔬食，极肥美。又可为车脂及烛。

【鉴药】

“红蓝花”原产中亚。《开宝本草》引《博物志》：“黄蓝，张骞所得。”宋·苏颂《本草图经》引“张仲景治六十二种风，兼腹内血气刺痛。用红花一大两”云云，但今本仲景医书未见用红花之文。唐代《外台秘要》引《近效方》，内有开元（713—741年）间含红蓝花的医方。又《医心方》卷1“诸药和名·本草外药”提到“红蓝花，作燕支者……出《本草拾遗》。”[1]故本品最早当见于唐·陈藏器《本草拾遗》。《证类本草》引“唐本注”，据考此“唐本”乃“重广英公本草”，亦即《蜀本草》。[2]北宋初《开宝本草》将本品收入，其时视后蜀为“伪蜀”，故不提亦见《蜀本草》之名。本品一名“黄蓝”“红花”。苏颂释名云：“叶颇似蓝，故有蓝名。”本品的花在古代主要作为染料，种子作为油料。花入药以后一直是活血化瘀的常用药品。

关于其形态，宋·苏颂《本草图经》云：“今处处有之。人家场圃所种。冬而布子于熟地，至春生苗，夏乃有花。下作梂彙，多刺，花蕊出梂上。圃人承露采之，采已复出，至尽而罢。梂中结实，白颗如小豆大。”但苏颂言其叶似蓝，不知何据。《救荒本草》则云：“苗高二尺许，茎叶有刺，似刺蓟叶而润泽窊（五化切）面，梢结梂彙（音求胃），亦多刺，开红花，蕊出梂上。”李时珍云：“初生嫩叶、苗亦可食。其叶如小蓟叶。至五月开花，如大蓟花而红色。”据以上记载，此即菊科红花属植物红花*Carthamus tinctorius* L.。绘有本品之图属原创者有如下本草书。

1.《本草图经》：该书“红蓝花”（图2）绘一草本植物，茎直立，有分枝，茎枝有小刺毛。叶长椭圆形，互生，无柄，叶缘呈微波状。头状花序集于枝顶，花冠管长出于总苞之上。此即菊科红花*C. tinctorius*。

2.《履巉岩本草》：该书“红花草”（图4）为写生彩图，但头状花序的苞片等描绘有差误。叶片卵状披针形，边缘大锯齿，花序顶生等特征来看，似亦为红花*C. tinctorius*。

3.《救荒本草》：该书“红花菜”（图6）所示为茎直立，叶长椭圆形，无叶柄，头状花序顶生，花冠管甚长。据该书文字记载，“茎叶有刺，似刺蓟叶而润泽”，但实际所绘叶片并非如刺蓟。“蕊出梂上”当指花冠管长出总苞之上。综合图文所示，此该植物当为菊科红花*C. tinctorius*。

4.《滇南本草图说》：该书“红蓝花”（图7）绘一小草本，主茎不明显，叶近圆形，有长柄，中抽一花葶，顶端有2花，花瓣4。旁有山石背景。据此图所示近似十字花

1 ［日］丹波康赖：《医心方》，北京：人民卫生出版社，1955：34.

2 郑金生：《证类本草》中“唐本馀”的考证，浙江中医杂志，1984，19（6）：282-283.

科植物，与菊科红花无关。来源不明。

5.《本草品汇精要》：该书“红蓝花”（图8）为彩绘，图示茎直立，粗壮，茎枝有微细毛刺。叶长椭圆形，大锯齿。头状花序集于茎枝顶端。花冠管橙黄色。此图叶如刺蓟，不同于《图经》之图，或参实物绘制。其基原为红花*C. tinctorius*。

6.《太乙仙制本草药性大全》：该书“红蓝花”（图10）虽然简单粗拙，但特征明显。其茎直立，叶坚挺，或示意为革质叶，无柄，边缘多毛刺，头状花序顶生。此具备红花*C. tinctorius*的主要特征。

7.《本草原始》：该书“红蓝花”（图16）为药材写生图。图中注文为“叶有刺，花红”“子白”（当指瘦果白色）。叶披针形，边缘有毛刺。茎枝顶端头状花序非常准确地表明此即菊科红花*C. tinctorius*。

8.《植物名实图考》：该书“红花”（图24）为写生图。绘接近花序的茎枝部分。叶卵状披针形，边缘多大锯齿，叶基无柄，抱茎。头状花序顶生，众多花冠管伸出总苞外。此为古代墨线图中最为精确的红花*C. tinctorius*图。

【小结】

“红蓝花”旧载首出《开宝本草》，今考当首出唐《本草拾遗》。本品约在汉代从西域传入中国，唐代以后为活血祛瘀常用药品。据宋《本草图经》、明《救荒本草》所载形态，此为菊科植物红花*Carthamus tinctorius* L.。《救荒本草》《本草品汇精要》《本草原始》《植物名实图考》等书所绘图形甚佳。

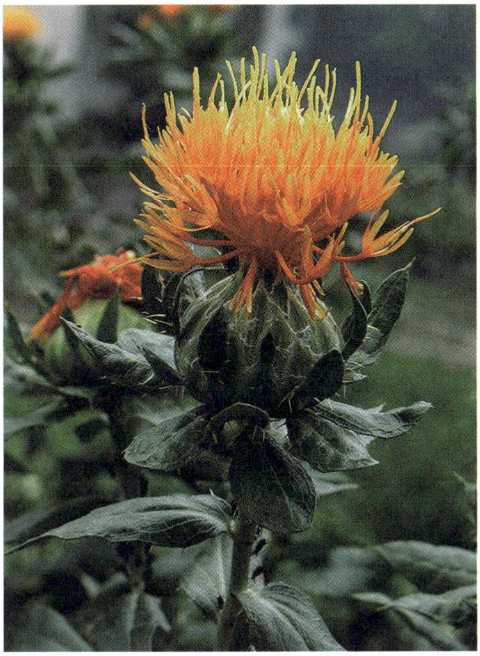

图 26　红花 *Carthamus tinctorius*

15-30 番红花

【品图】

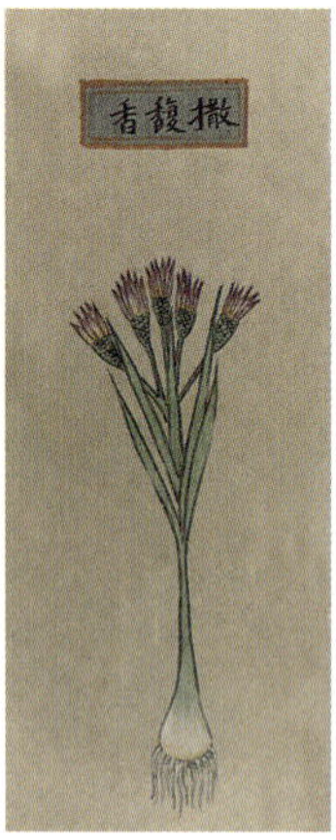

图1 品汇·撒馥香

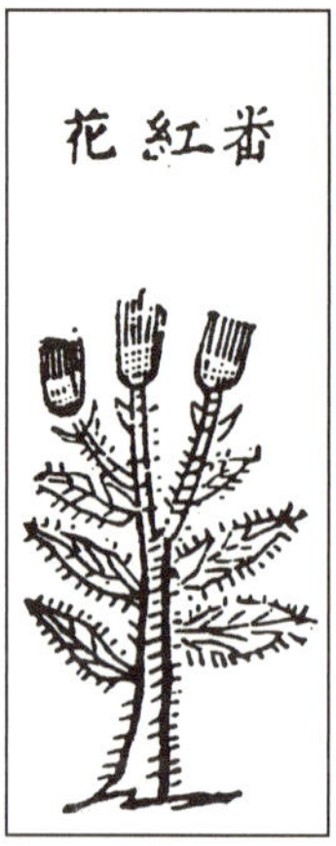

图2 纲目（金）·番红花

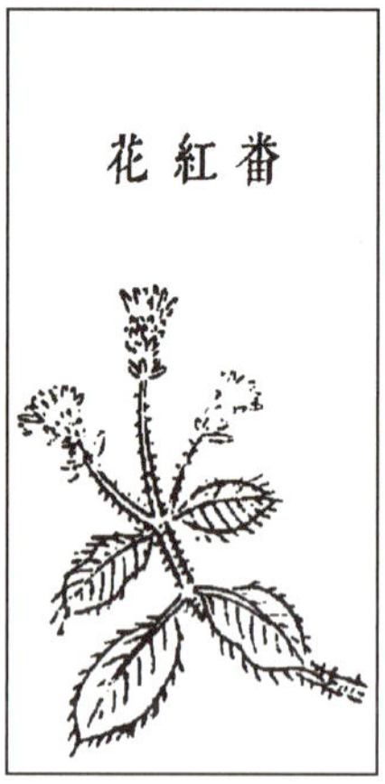

图3 纲目（钱）·番红花

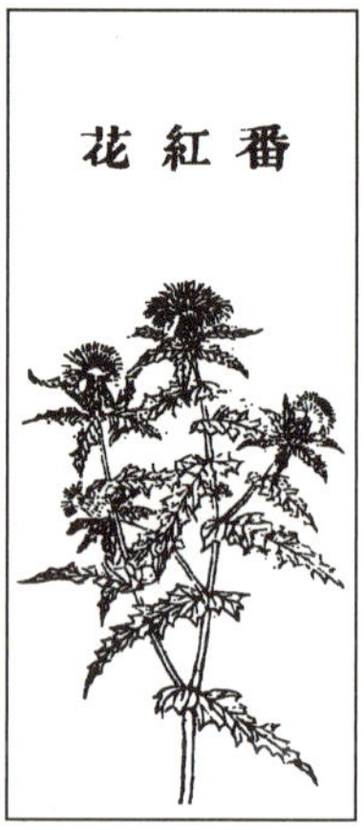

图4 纲目（张）·番红花

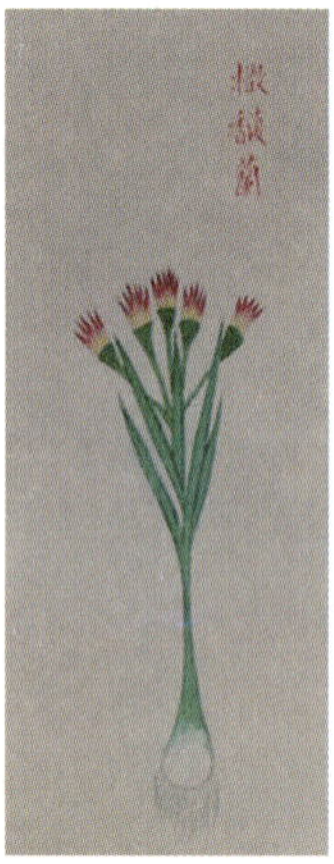

图5 金石·撒馥兰

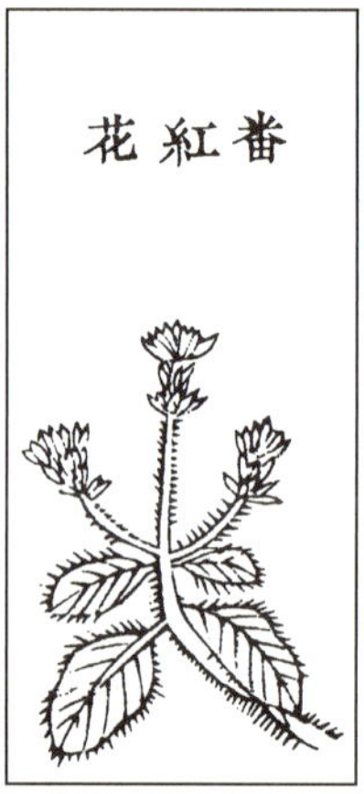

图6 备要·番红花

本品6图，取自6书，其中2幅彩图。有承继关系的图可分以下2个书类。

《本草品汇精要》：该书“撒馥香”（图1）的仿绘者有《金石昆虫草木状》“撒馥兰”（图5）。

《本草纲目》（金陵本）：该书“番红花”（图2）的仿绘图有《纲目》钱本同名图（图3），后者将原直立之类似木本的植株及其茎叶，均改绘成草本，枝条弯曲、叶片柔弱下垂。但茎叶有刺、头状花等一仍其旧。《本草备要》“番红花”（图6）又仿绘《纲目》钱本图3。

另《本草纲目》张本“番红花”（图4）乃据《植物名实图考》“红花”图（见上条“红蓝花”图24）仿绘。

以上6图中，除4幅属仿绘图外，还有2幅原创图（图1、2），详见下“鉴药”项。

【文录】

元《饮膳正要》卷3“咱夫兰” 即是回回地面红花，未详是否。

明《本草品汇精要》卷41“撒馥兰”【名】番红花。【苗】谨按：撒馥兰，三月莳种于阴处。其根如蒜，硬而有须，抽一茎高六七寸，上着五六叶，亦如蒜叶，细长，绿色。五月茎端开花五六朵，如红蓝花，初黄渐红。六月结子，大如黍。花能疗疾，彼土人最珍重。今亦入贡，合香多用之。【地】出忽剌散，并怯里慢黑里撒马儿罕。【质】类红蓝花而长。

明《本草纲目》卷15“番红花”【释名】洎夫蓝（《纲目》）、撒法即。【集解】【时珍曰】番红花出西番、回回地面及天方国，即彼地红蓝花也。元时以入食馔用。按张华《博物志》言，张骞得红蓝花种于西域，则此即一种，或方域地气稍有异耳。

清《植物名实图考》卷14“红花” 出西藏者为藏红花，即《本草纲目》番红花。

【鉴药】

“番红花”原注出《纲目》。实则在此之前，《饮膳正要》“咱夫兰”已作为独立药物立条。明《本草品汇精要》也将“撒馥兰”作为“新补”药著录，并配有插图。因《品汇》深藏宫中，未能流传于医药界，故李时珍仍将此药作为《纲目》首出。

“番红花”一名之义，李时珍曰：“番红花出西番、回回地面及天方国，即彼地红蓝花也。”其实本品与“红蓝花”并非是异地生长的同一种植物。《纲目》列举的两个别名均有误。其一“洎夫蓝”，当为“咱夫兰”（《饮膳正要》）、“咱法兰”（《回回药方》）同样的音译。“洎”与“咱”发音不同，但字形相似，当以“咱”字为正。其二“撒法即”，此乃沿袭《医林集要》之误。《回回药方》使用“撒法郎”一名多达60余次。[1]据研究，番红花（Saffron）一词来自阿拉伯，称之为调味品（Azaferan），公元前11—前10世纪就见于文献记载。[2]西方各国本品名称虽然各不相同，但音译大致相似。故汉文名有“咱夫兰”“撒馥兰”“咱法兰”“撒法郎”等，音皆相似。“撒法即”的“即”乃“郎”字缺一点，据发音，当以“郎”为正。本品原产欧洲南部，由于传入途径不一，我国古本草所载外国地名或统称“西蕃”“回回地面”，或用当时小地名的音译，今不作繁考。

本品在《饮膳正要》功治为“主心忧郁积，气闷不散，久食令人心喜”。《品汇》中的功效为“散郁调血”。在西方为历史悠久的饮食调味品，在中国为活血祛瘀的名贵药材。

关于本品的形态，李时珍仅云：“番红花出西番、回回地面及天方国，即彼地红蓝花也……按张华《博物志》言，张骞得红蓝花种于西域，则此即一种，或方域地气稍有异耳。”可见李时珍根本不知道此物真实形态，故与菊科红蓝花混为一谈。直到清末，植物学家吴其濬还认为“出西藏者为藏红花，即《本草纲目》番红花。”仍把番红花与红花混称。

在李时珍之前，《本草品汇精要》对“撒馥兰”有比较详细的记载：“撒馥兰，三月莳种于阴处。其根如蒜，硬而有须，抽一茎高六七寸，上着五六叶，亦如蒜叶，细长，绿色。五月茎端开花五六朵，如红蓝花，初黄渐红。六月结子，大如黍。”

1　宋岘考释：《回回药方考释》，北京：中华书局，2000：436.
2　陈重明、黄胜白等：《本草学》，南京：东南大学出版社，2005：144-145.

此段介绍似为传闻，并未见到实物。因此对花的具体描述依然错误。如谓花“如红蓝花”，质“类红蓝花而长”。不过其大体形状（根如蒜、叶亦如蒜叶，“茎”端开花五六朵等）当是指鸢尾科番红花属植物番红花*Crocus sativus* L.。

古代本草由于对番红花缺乏正确认识，因此其附图的真实性也就可想而知了。

1.《本草品汇精要》：该书（18世纪初安乐堂本）“撒馥香”（图1）图名中的“香”字是错误的。该书弘治原本作“兰”，与正文之名相合。“撒馥兰”乃外来名Saffron的音译。其中“馥”字暗喻有香气，“兰”字指示其形。可以说音义均贴合，是本品最精彩的译名。该图绘一草本植物，下半部类似大蒜，此与正文所言形态合。上半部有花5朵，整体形态类似菊科红蓝花的头状花序，但总苞与花冠管之间不缢缩。此明显是依据传闻花“如红蓝花”想象绘成。番红花*C. sativus*。为多年生草本，下有球茎，此与正文“根如蒜”大致相合。其叶基生，条形，此与正文叶“如蒜叶”亦合。但本品无主茎，叶不是长在茎上的。每株番红花仅有花1、2朵，类似马蔺花，并非如红蓝花有多个头状花序。番红花入药是用其花中雌蕊的柱头，并非全花。故按原植物形态，《品汇》图1是想象绘成的错误图。

2.《本草纲目》（金陵本）：该书“番红花”（图2）亦为错误图。由于李时珍不知道番红花的来源，其子孙只有依照李时珍说“彼地红蓝花”的样式，画出了类似红花的怪图形。此图茎秆宛如木本小树，茎叶皆有毛刺。花为头状花序，与鸢尾科番红花毫无相似处。

【小结】

“番红花”原出《本草品汇精要》。此书在明清医药界未见流传，故《本草纲目》将其作为新增药。本品原产南欧，其原植物不为我国本草学家详知。据《本草品汇精要》正文所载大致形态，可推知其所指当为鸢尾科植物番红花*Crocus sativus* L.。但具体图形则无一幅能准确反映本品原貌。

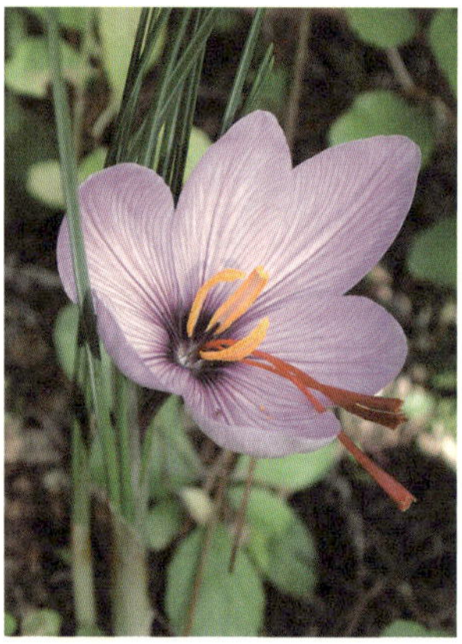

图7　番红花 *Crocus sativus*

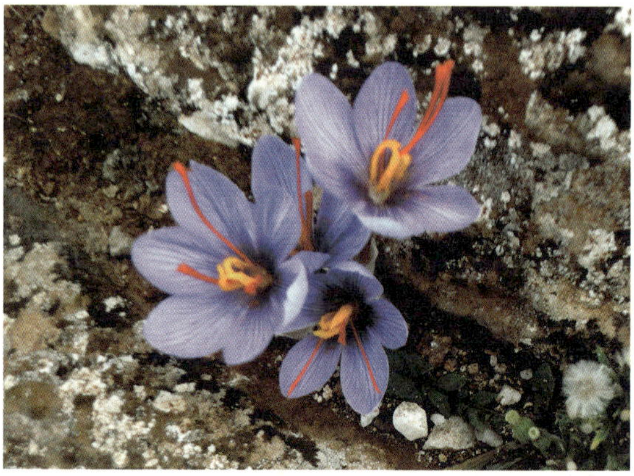

图8　番红花 *C. sativus* 野生

15-31 大蓟 小蓟

【品图】

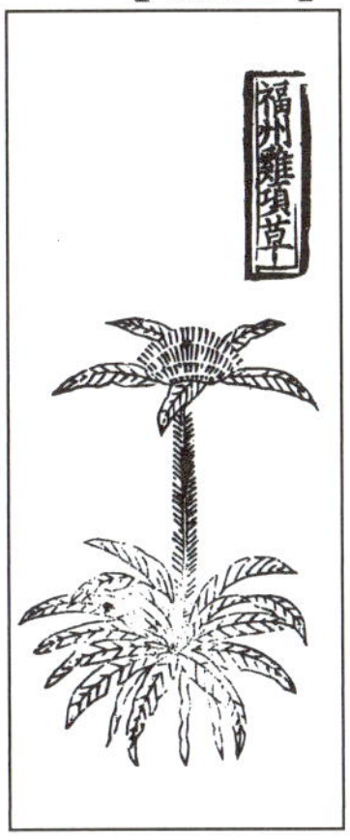

图1 图经(大)·福州鸡项草

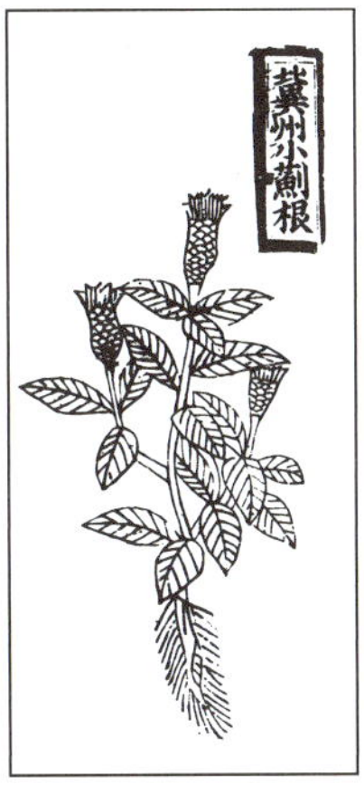

图2 图经(大)·冀州小蓟根

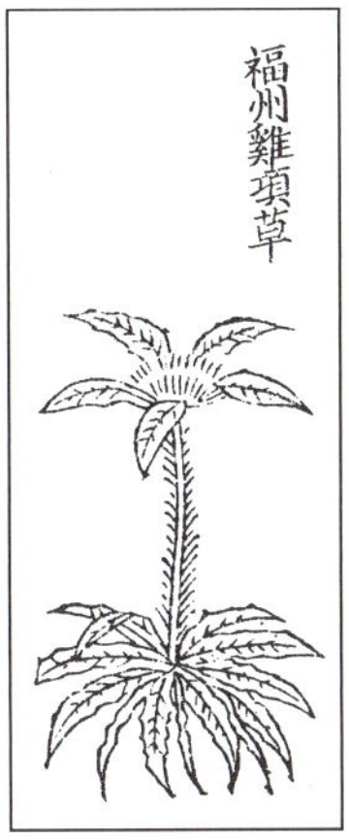

图3 图经(政)·福州鸡项草

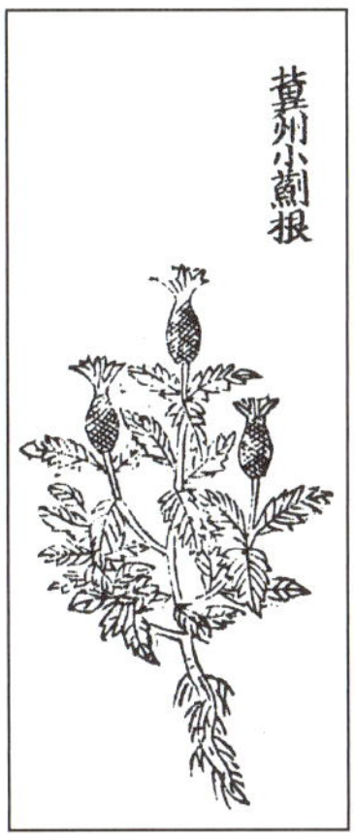

图4 图经(政)·冀州小蓟根

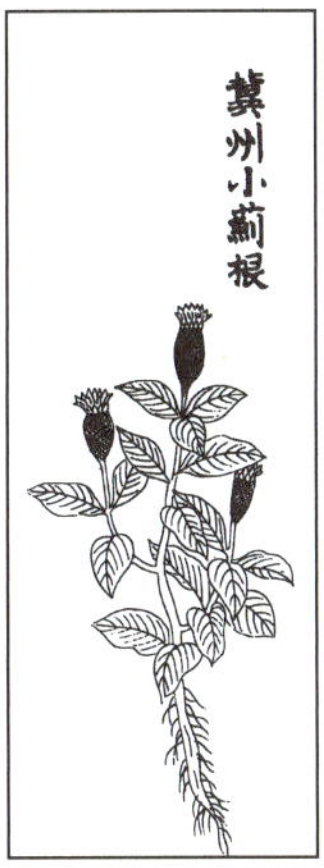

图5 图经(绍)·冀州小蓟根

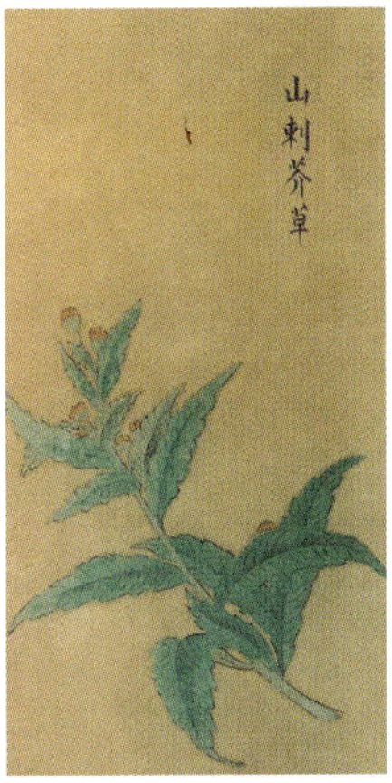

图6 履巉岩·山刺芥草

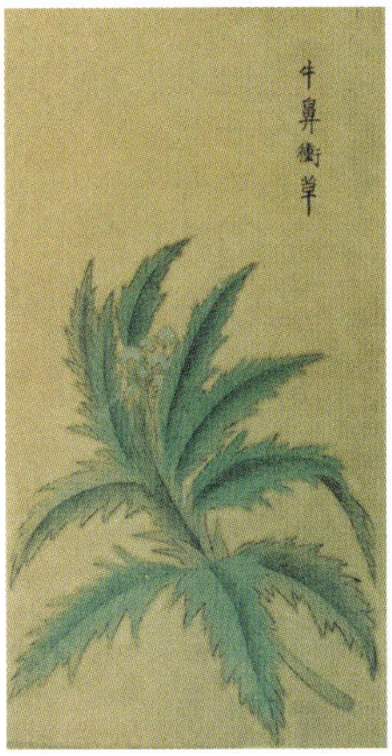

图7 履巉岩·牛鼻冲草

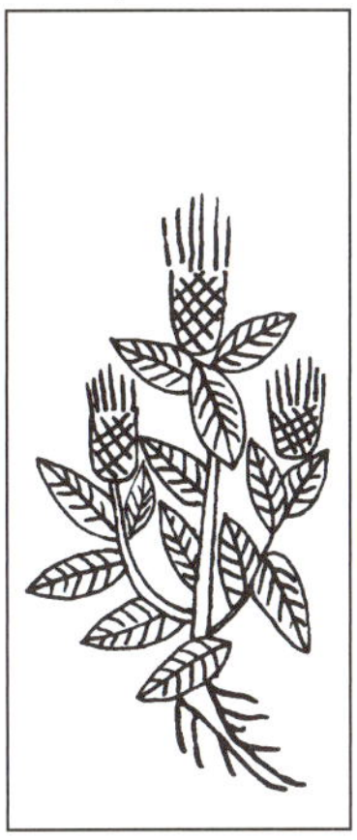

图8 歌括·大小蓟根

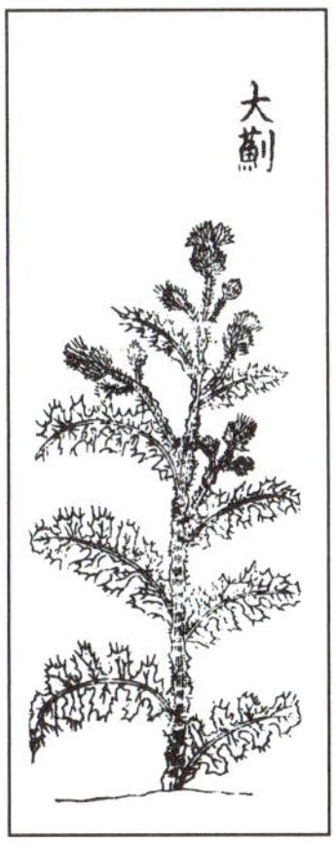

图9 救荒·大蓟

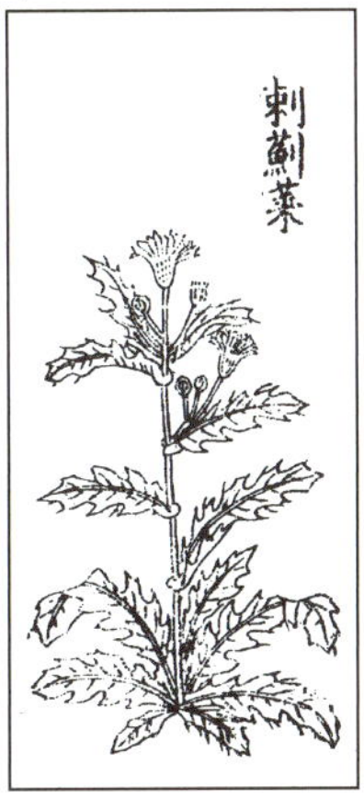

图10 救荒·刺蓟菜

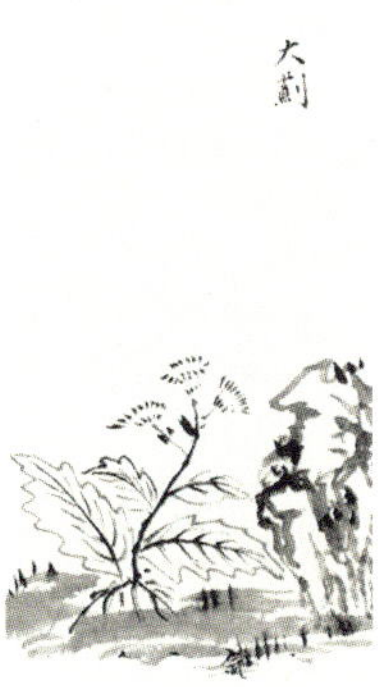

图11 滇南图·大蓟

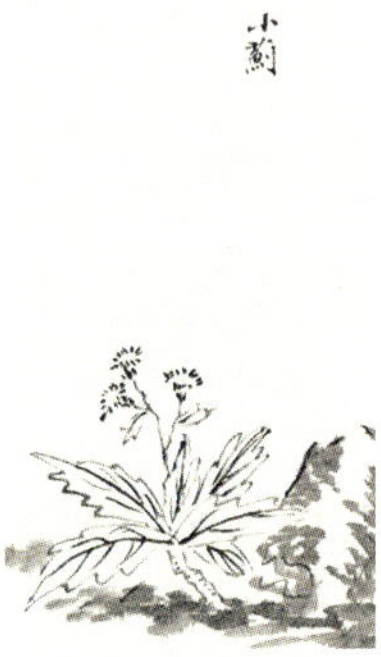

图12 滇南图·小蓟

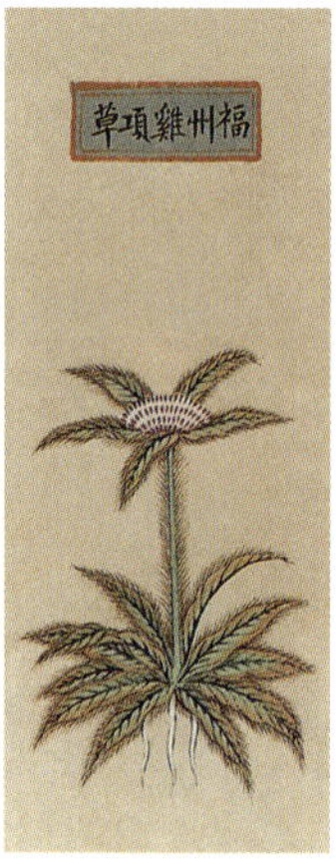

图 13　品汇·福州鸡项草

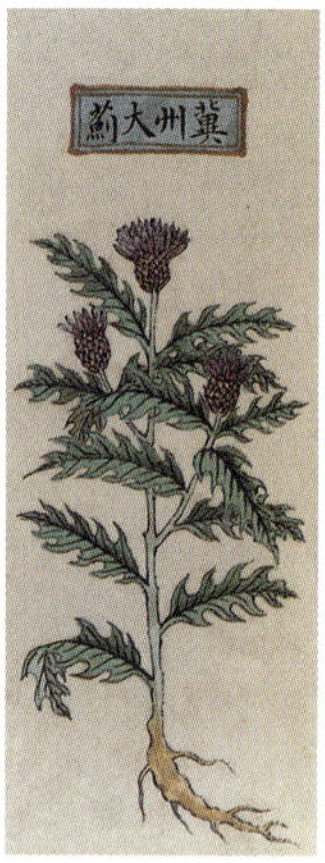

图 14　品汇·冀州大蓟

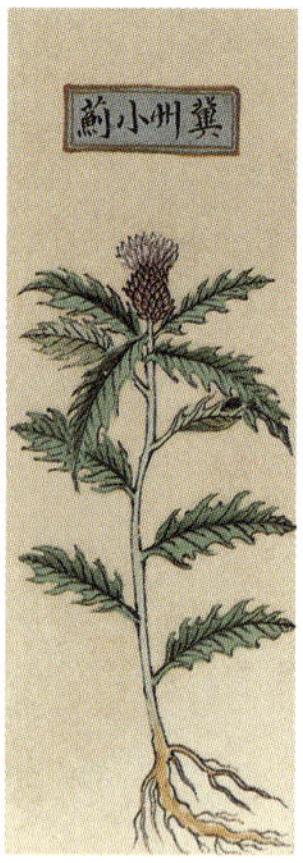

图 15　品汇·冀州小蓟

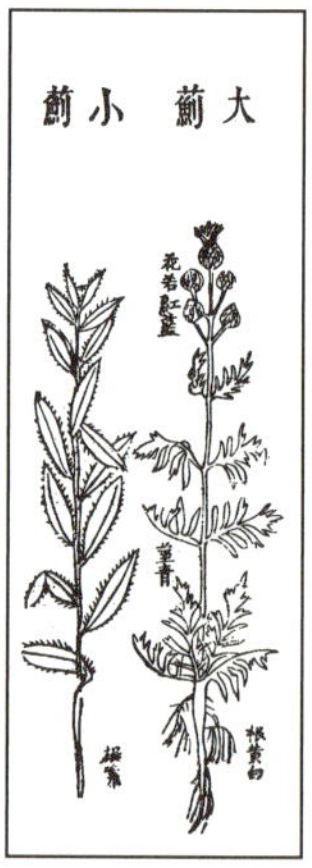

图 16　蒙筌·大蓟小蓟

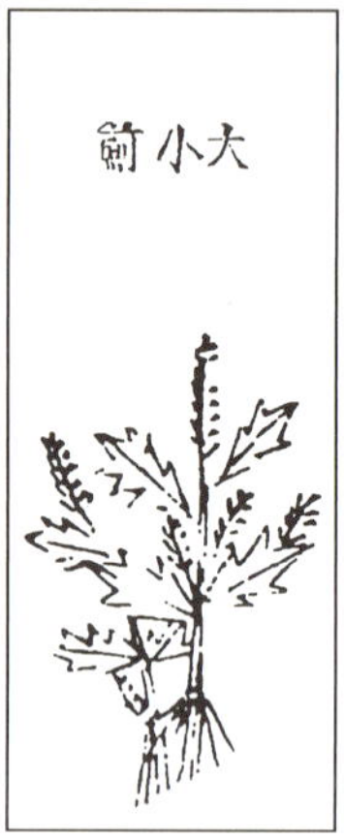

图 17　太乙·大小蓟

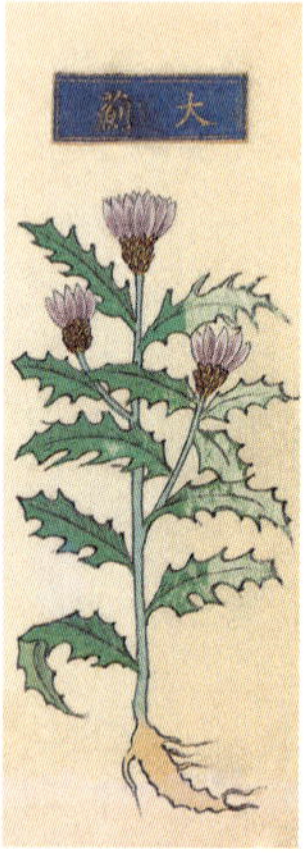

图 18　雷公·大蓟

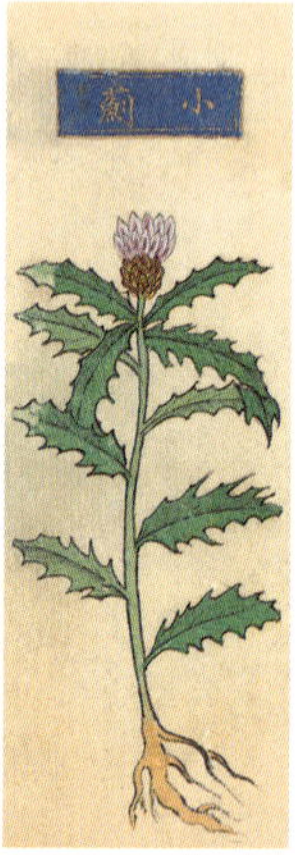

图 19　雷公·小蓟

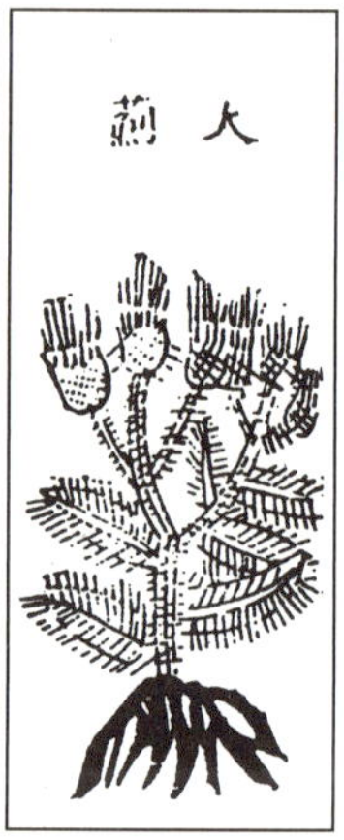

图 20　纲目（金）·大蓟

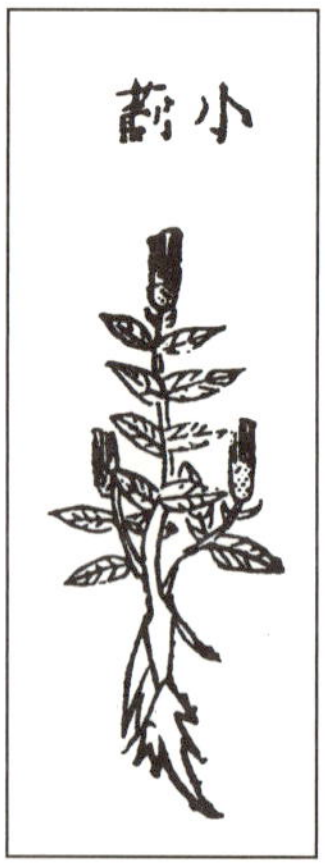

图 21　纲目（金）·小蓟

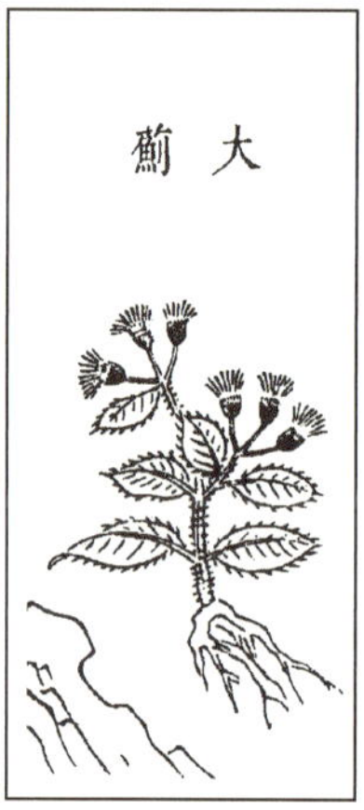

图 22　纲目（钱）·大蓟

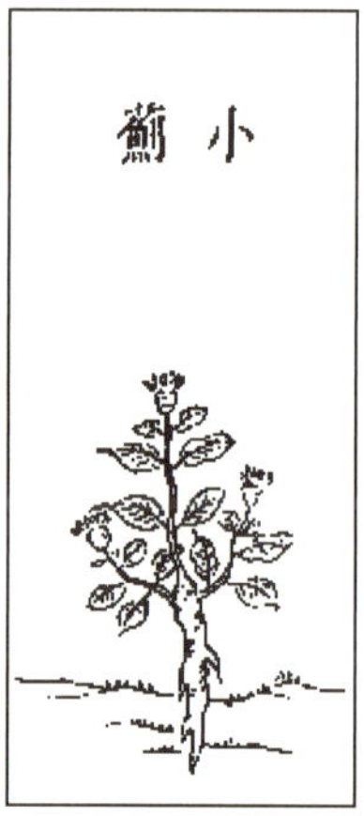

图 23　纲目（钱）·小蓟

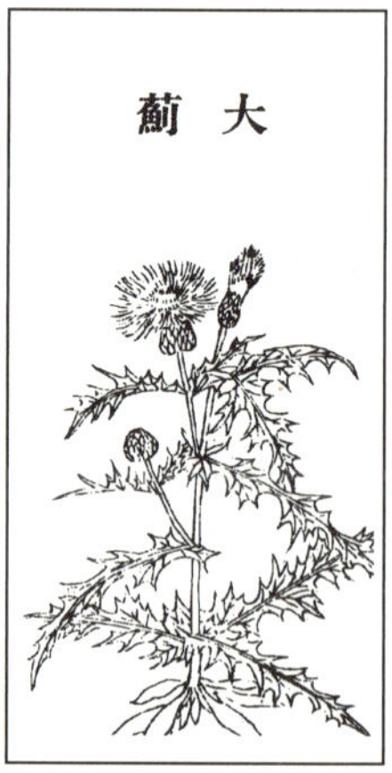

图 24　纲目（张）·大蓟

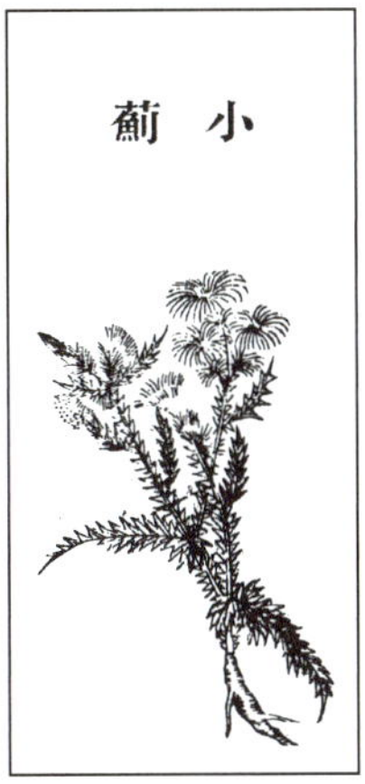

图 25　纲目（张）·小蓟

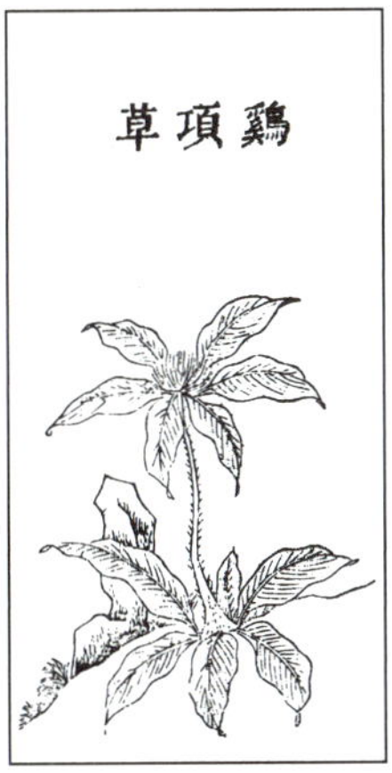

图 26　三才·鸡项草

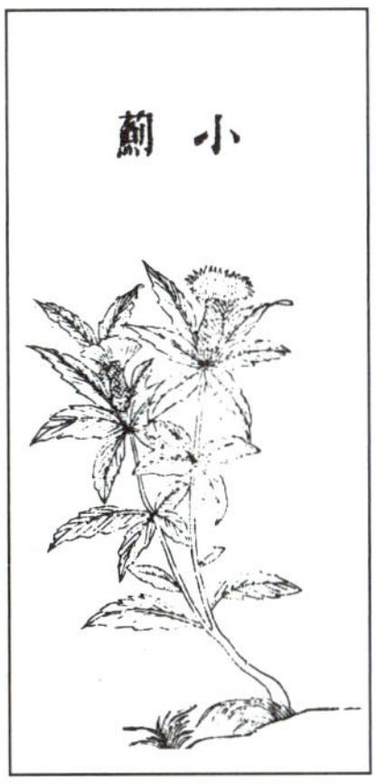

图 27　三才·小蓟

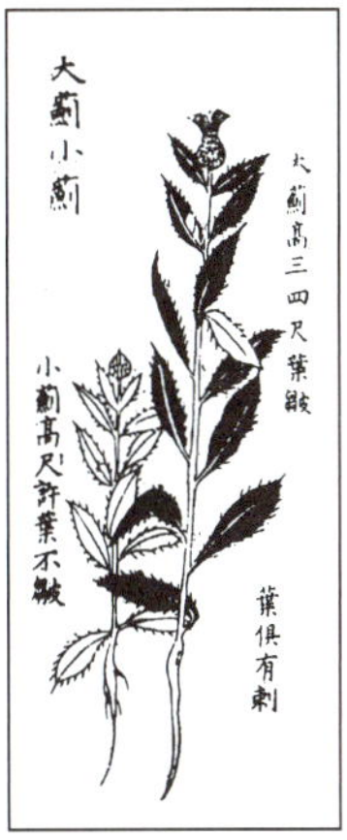

图 28　原始·大蓟　小蓟

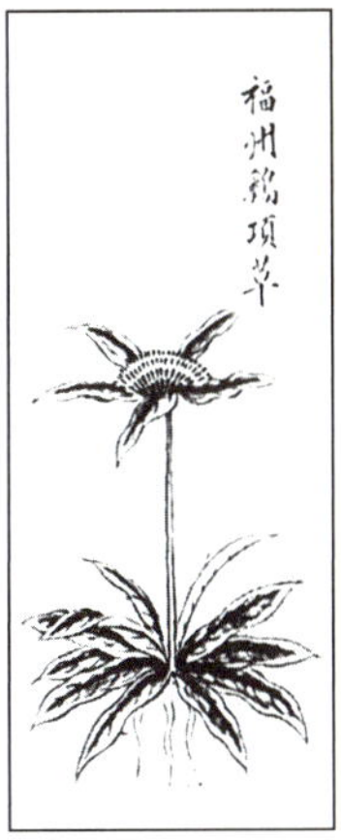

图 29　金石·福州鸡项草

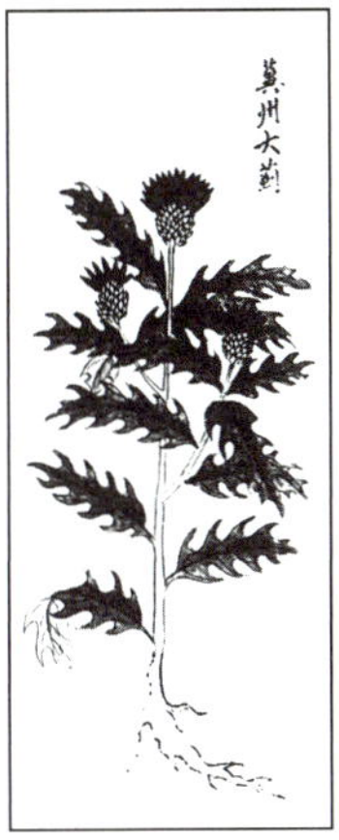

图 30　金石·冀州大蓟

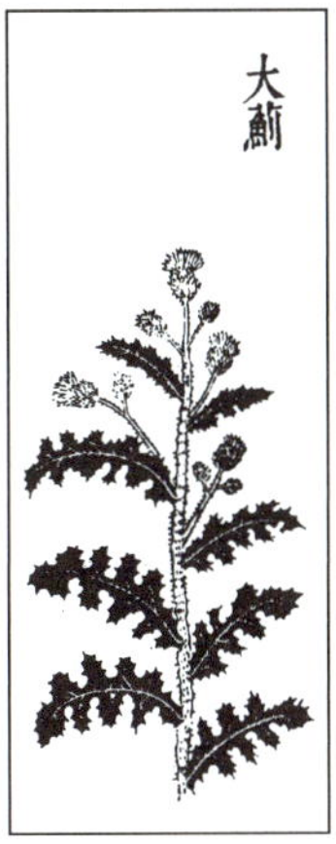

图 31　博录·大蓟

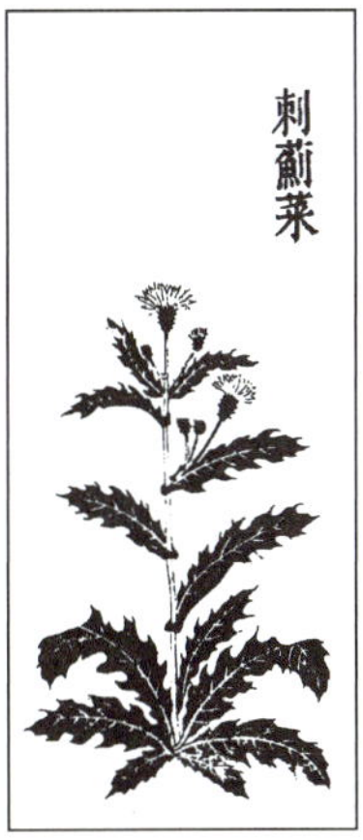

图 32　博录·刺蓟菜

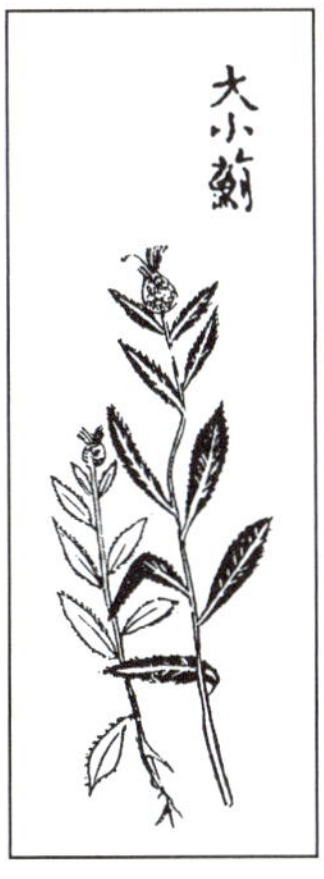

图 33　汇言·大小蓟

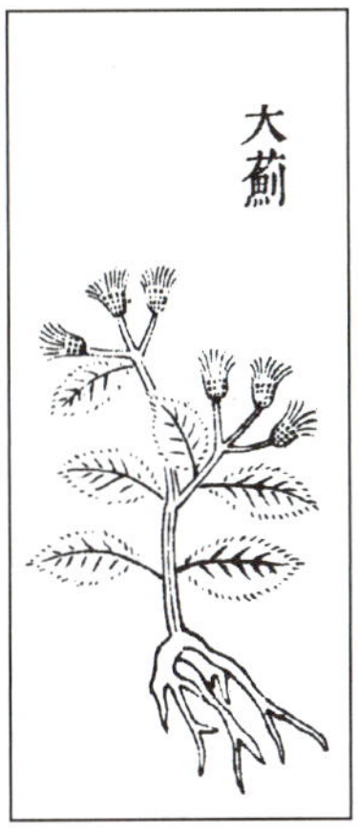

图 34　本草汇·大蓟

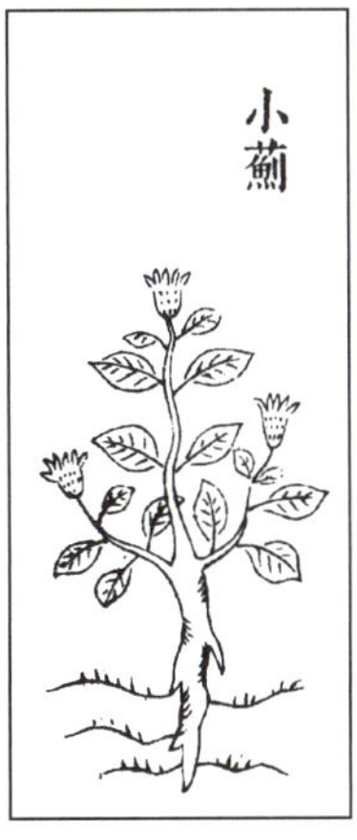

图 35　本草汇·小蓟

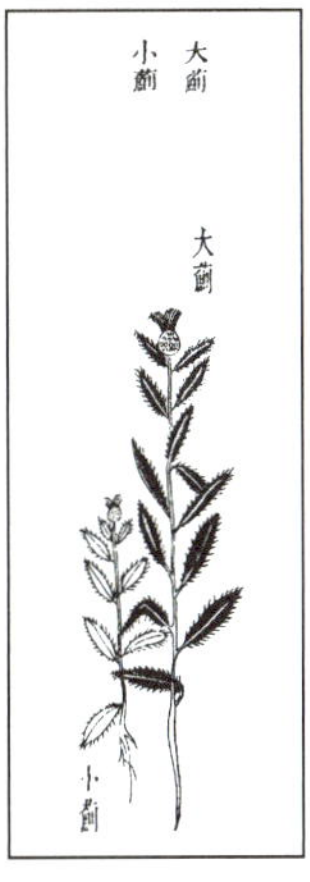

图 36　类纂·大蓟　小蓟

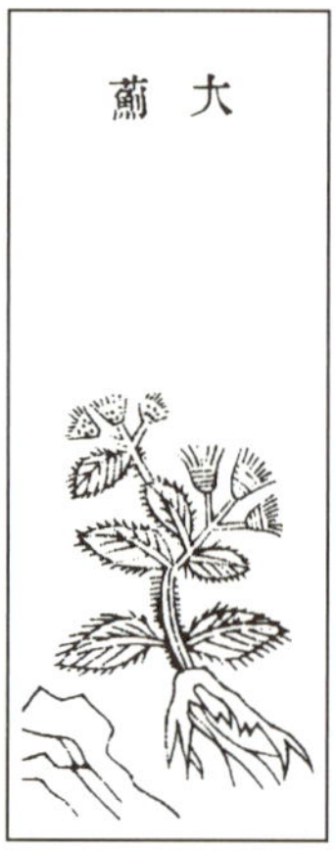

图 37　备要 · 大蓟

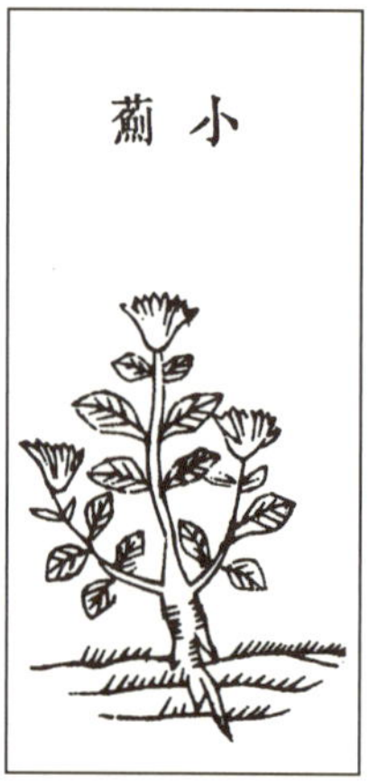

图 38　备要 · 小蓟

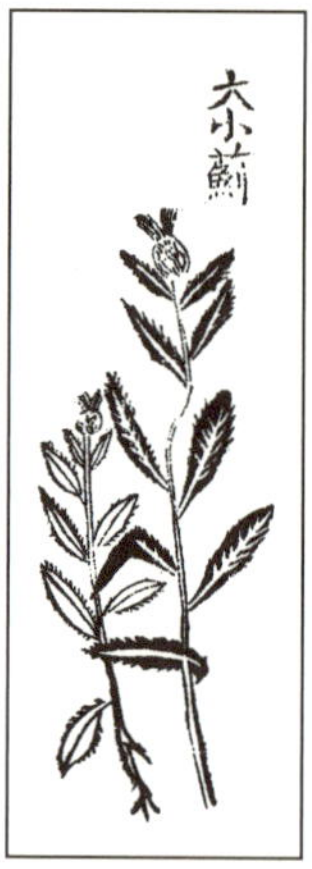

图 39　求真 · 大小蓟

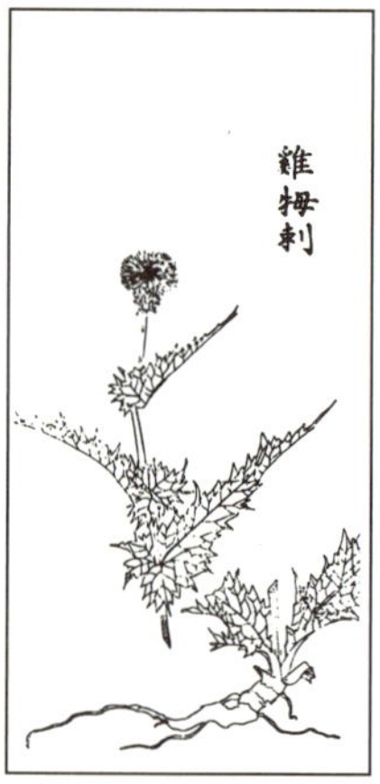

图 40　质问 · 鸡㭲刺

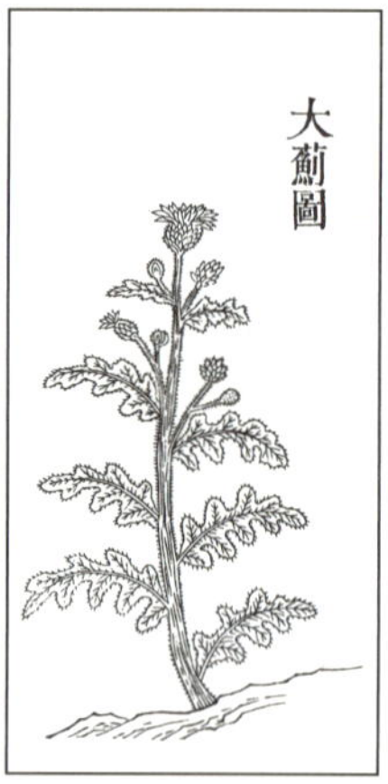

图 41　草木典 · 大蓟图

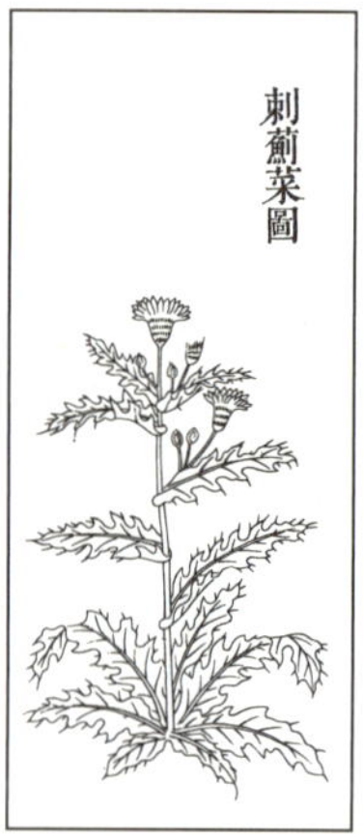

图 42　草木典 · 刺蓟菜图

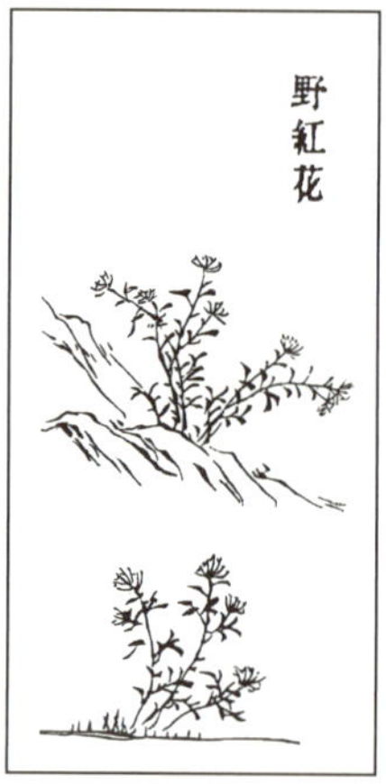

图 43　草药 · 野红花

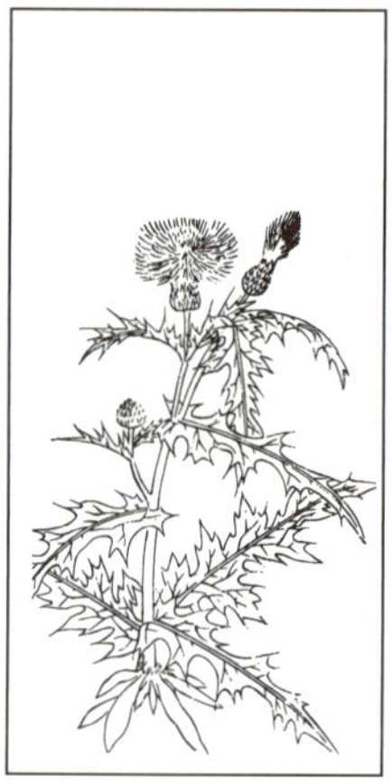

图 44　图考 · 大蓟 -1

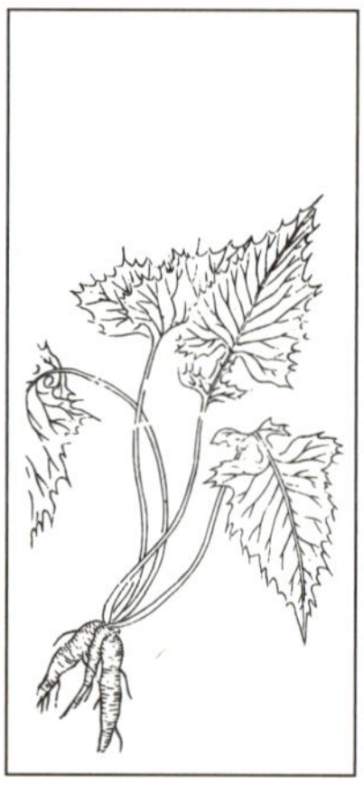

图 45　图考 · 大蓟 -2

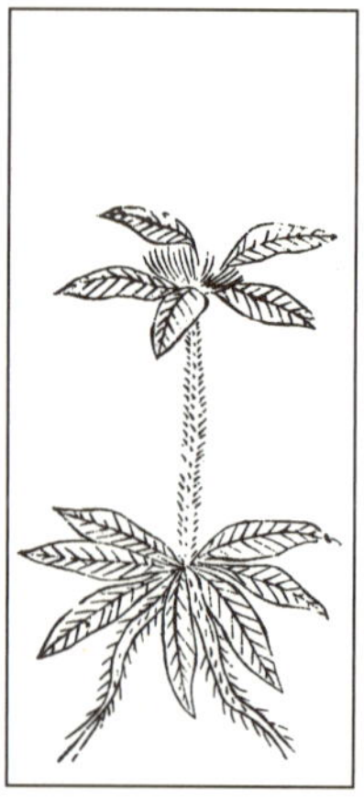

图 46　图考 · 福州鸡项草

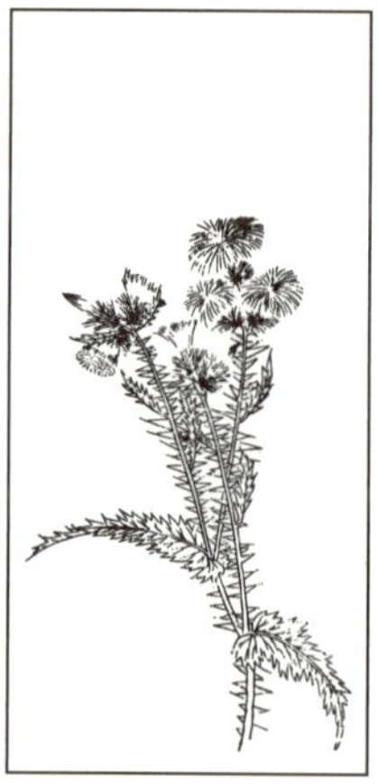

图 47　图考 · 小蓟

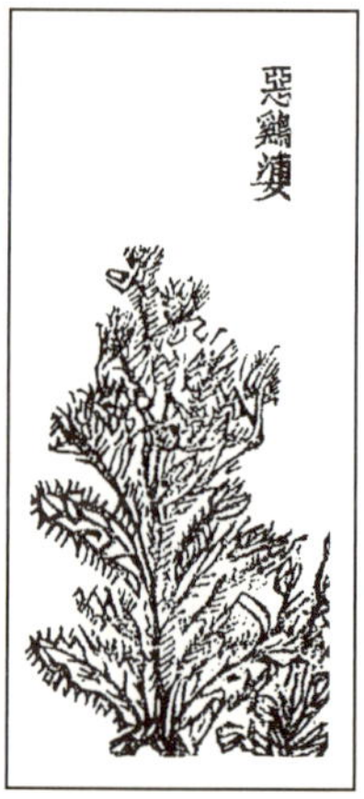

图 48　便方 · 恶鸡婆

本品49图，取自29书，其中9幅彩图。有承继关系的图可分以下6个书类。

《本草图经》：该书有图两幅，“大小蓟”药条下的“冀州小蓟”图分别存于《大观本草》（图2）、《政和本草》（图4）、《绍兴本草》（图5）。另“福州鸡项草”图或考为大蓟，此图归入“外草类”，存《大观》者为图1，存《政和》者为图3。以上诸图三传本基本一致。今以《政和》图3、图4为《图经》图的代表。

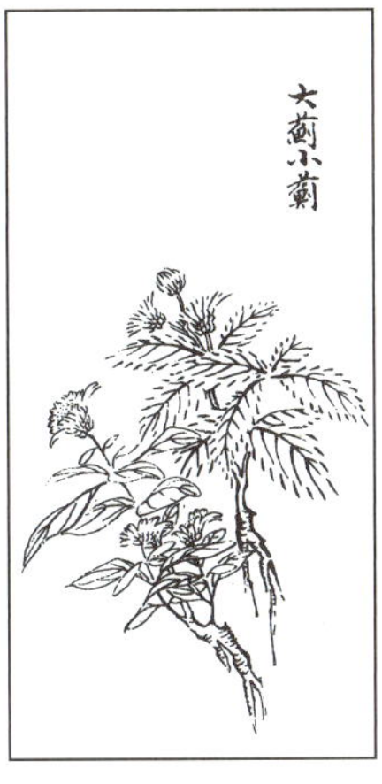

图49 图说·大蓟 小蓟

仿绘《图经》图的彩图有：《本草品汇精要》“福州鸡项草”（图13）仿绘《图经》同名图（图3），并予以美化。如将叶片边缘敷以褐红色，花为紫白色。此后《金石昆虫草木状》“福州鸡项草”（图29）又仿绘《品汇》图13。《本草品汇精要》“冀州小蓟”（图15）参考《图经》同名图（图4），简略其图，仅绘主茎。其叶、花特征均同图4。仿绘《品汇》图15者有《补遗雷公炮制便览》“小蓟”（图19）。

仿绘《图经》“福州鸡项草”（图3）的墨线图有：《三才图会》“鸡项草”（图26）仿绘时予以修饰，使植株更加柔美，毛刺短少，且增加土地背景。《植物名实图考》“福州鸡项草”（图46）仿绘时增加两条粗根，茎毛更多。

仿绘《图经》“冀州小蓟根”（图4）的墨线图有：《本草歌括》“大小蓟根”（图8），其图简略，叶缘皆改为全缘，花序亦予简化。《本草纲目》金陵本“小蓟”（图21）与《图经》图4构图基本相同，但有所简略，如叶片改为全缘，头状花序绘成毛刷状等。《纲目》钱本“小蓟”（图23）仿绘金陵本图21，再加修饰，且添加土地背景，示意平地生长。其形态距离小蓟实物更远。此后仿绘钱本图23者有《本草汇》“小蓟”（图35）、《本草备要》“小蓟”（图38）。《三才图会》“小蓟”（图27）仿绘时添加土地背景，茎叶花序均加润饰。

《救荒本草》：该书有“大蓟”（图9）、“刺蓟菜”（图10）各一幅。仿绘者有《野菜博录》，其“大蓟”（图31）将叶片阴刻，且消除地线；其“刺蓟菜”（图32）亦将叶片改为阴刻。《古今图书集成·草木典》的“大蓟图”（图41）仿绘时线条柔和，毛刺减少。“刺蓟菜图”（图42）则忠实仿绘。

《本草品汇精要》：该书的“冀州大蓟”（图14）为原创，但其形颇类《图经》“冀州小蓟根”（图4）。仿绘其图者有《补遗雷公炮制便览》“大蓟”（图18）、《金石昆虫草木状》“冀州大蓟”（图30）。

《本草纲目》（金陵本）：该书“大蓟”（图20）不见于前代本草。仿绘此图者有《纲目》钱本“大蓟”（图22），其图中植株体态柔和，毛刺少而短，但增添了山岭为背景，示意山中生长。此后仿绘钱本图22者有《本草汇》“大蓟”（图34，无山岭背景）、《本草备要》“大蓟”（图37）。《本草简明图说》“大蓟　小蓟”（图49）则将《纲目》钱本图22、图23合为一图，再加改绘，面貌大变。

《本草原始》：该书“大蓟　小蓟”（图28）将两药对比绘成一图。仿绘此图的有《本草蒙筌》“大蓟小蓟”（图16），但只右侧大蓟改绘叶形为羽状分裂，且加注文“花若红蓝”“茎青”“根黄白”。左侧小蓟无大变，注云“根紫”。《本草汇言》“大小蓟”（图33）仿绘时叶片简略。《本草纲目类纂必读》“大蓟　小蓟”（图36）基本照绘，各注“大蓟”“小蓟”。《本草求真》“大小蓟”（图39）又仿绘《本草汇言》图33。

《植物名实图考》：该书“大蓟-1”（图44）的仿绘图为《本草纲目》张本“大蓟”（图24），后者增添根部。此外，张本“小蓟”（图25）则仿绘《图考》“小蓟”（图47）。

以上49图中，除31幅属仿绘图外，尚有原创图或新增创意的插图18幅（图3、4、6、7、9、10、11、12、14、17、20、28、40、43、44、45、47、48），详见下“鉴药”项。

【文录】

《别录》（见《证类》卷9“大小蓟根”）　五月采。

梁《本草经集注》（同上）　陶隐居云：大蓟是虎蓟，小蓟是猫蓟，叶并多刺相似。田野甚多，方药不复用，是贱之故。

唐《唐本草》（同上）《唐本》注云：大、小蓟，叶欲相似，功力有殊，并无毒，亦非虎、猫蓟也。大蓟生山谷，根疗痈肿，小蓟生平泽，俱能破血，小蓟不能消肿也。

唐《本草拾遗》（同上）　陈藏器云：蓟门以蓟为名，北方者胜也。

宋《本草图经》（同上）《图经》曰：小蓟根，《本经》不著所出州土，今处处有之。俗名青刺蓟。苗高尺余，叶多刺，心中出花头，如红蓝花而青紫色，北人呼为千针草。当二月苗初生二三寸时，并根作茹，食之甚美。四月采苗，九月采根……大蓟根、苗，与此相似，但肥大耳。

宋《本草衍义》卷10“大小蓟”　宗奭曰：皆相似，花如髻。但大蓟高三四尺，叶皱。小蓟高一尺许，叶不皱，以此为异。小蓟，山野人取为蔬，甚适用。虽有微芒，亦不能害人。

明《本草品汇精要》卷11“大蓟”【名】刺蓟、山牛蒡。【苗】谨按：《本经》大小蓟混名同条。然大蓟生山谷，而小蓟生平泽。二蓟茎叶相似，比小蓟但肥大耳。

明《救荒本草》卷上“刺蓟菜”　本草名小蓟，俗名青刺蓟，北人呼为千针草。出冀州，生平泽中，今处处有之。苗高尺余，叶似苦苣叶，茎叶俱有刺，而叶不皱，叶中心出花头，如红蓝花而青紫色。/ **“大蓟”**　旧不著所出州土，云生山谷中，今郑州山野间亦有之。苗高三四尺，茎五棱，叶似大花苦苣菜，茎叶俱多刺，其叶多皱，叶中心开淡紫花。

题·明《滇南本草图说》卷4“大蓟”　高尺余，二月生苗，开红蓝花，有刺，处处有之。俗呼为青刺蓟。/ **“小蓟”** 二月生苗，高二三寸许，开红蓝花，有刺，俗呼为鸡脚刺。处处有之。

明《本草蒙筌》卷3“大小蓟” 虽系两种，气味不殊。随处田野俱生，北平今改顺天出者力胜。盖蓟门以蓟取名，则可征矣。凡资治疗，用须采根。大蓟高三四尺余，叶多青刺而皱。花开如髻，赤若红蓝，北人因之，呼为千针草也……小蓟苗高尺许，花亦如前，但叶略差，有刺不皱。

明《本草纲目》卷15“大蓟　小蓟”【释名】马蓟（范汪）、山牛蒡（《日华》）、鸡项草（《图经》）、野红花（《纲目》）。【时珍曰】蓟犹髻也，其花如髻也。曰虎、曰猫，因其苗状狰狞也。曰马者，大也。牛蒡，因其根似牛蒡根也。鸡项，因其茎似鸡之项也。千针、红花，皆其花状也。郑樵《通志》谓“《尔雅》之蘩曰狗毒”者即此，未知是否？

清《植物名实图考》卷11“小蓟” 北人谓之千针草，与红蓝花相类而青紫色，叶为茹甚美。/大蓟……性与小蓟同，叶大多皱。《救荒本草》：叶可煠食，根有毒。医书相承，多以续断为即大蓟根。今江西、南赣产者根较肥。土医呼为土人参，或以欺人，其即郑樵所云南续断耶？

【鉴药】

《本草纲目》以“大蓟、小蓟”为名。《名医别录》称为“大小蓟”，二物同条。时珍释“蓟”曰：“蓟犹髻也，其花如髻也。”聊备一说。此二物叶并多刺，“虽系两种，气味不殊”（陈嘉谟）。皆可治血疾，大蓟兼能疗痈肿。古今皆用，然用之不甚广。

蓟为古代常见之物，北方多见，故“蓟门”即以“蓟”为名。梁·陶弘景云：“田野甚多，方药不复用，是贱之故。”可见本品易得多见，被人视为低贱之物。蓟无论大、小，共同点是“叶并多刺”。但如何区分大小蓟，则各有各的说法。陶弘景云；“大蓟是虎蓟，小蓟是猫蓟。”李时珍解释说：“曰虎、曰猫，因其苗状狰狞也。”《唐本草》云：“大蓟生山谷……小蓟生平泽。”似乎是生长环境不同。宋·苏颂云：“大蓟根、苗，与此（小蓟）相似，但肥大耳。”寇宗奭则云：“皆相似，花如髻。但大蓟高三四尺，叶皱。小蓟高一尺许，叶不皱，以此为异。”此说流传最广。

宋《图经》描述小蓟根，云“俗名青刺蓟。苗高尺余，叶多刺，心中出花头，如红蓝花而青紫色，北人呼为千针草。当二月苗初生二三寸时，并根作茹，食之甚美。四月采苗，九月采根”。此即菊科蓟属植物刺儿菜*Cirsium setosum*（Willd.）MB.。《救荒本草》描述大蓟的形态：“苗高三四尺，茎五棱，叶似大花苦苣菜，茎叶俱多刺，其叶多皱，叶中心开淡紫花。”此即菊科蓟属植物蓟*Cirsium japonicum* Fisch. ex DC.。

大蓟、小蓟在古代能辨识者多，故药图较多，且原创者亦复不少。但能将大小蓟绘出准确特征却并非易事。以下列述诸家所绘之图。

1.《本草图经》：该书“大小蓟”条下只有“冀州小蓟根”1图。此图在《大观》（图2）中，叶为全缘，不裂无刺。《绍兴》同名图（图5）同《大观》图2。如此则其叶片与本草记述及实物不符。《政和》（图4）予以修正，将长椭圆形叶片绘成叶缘有锯齿。其头状花序表明此植物为菊科植物。小蓟在古代为常见野菜，其图虽然不很准确，但可能还是指菊科刺儿菜*C. setosum*。大蓟并非难认之物，该书的“福州鸡项草”（图3）被放在“外草类”，说明当时并不把它作为大蓟。但《本草纲目》将“鸡项草”作为大蓟的别名。《中华本草》也将此名放在大蓟别名内。该图基生叶长而大，有稀疏浅锯齿，不分裂。一茎直上，茎上密布长刺，茎顶数叶聚生，中有一大花，也看不出是头状花序。据此图形无法确定为菊科大蓟。

2.《履巉岩本草》：该书药图乃据杭州慈云岭一带山地植物写生绘成。其中“山刺芥草”（图6）茎生叶互生，长椭圆状披针形，有波状疏锯齿，齿端钝而有刺毛（需放大看始能见），无柄，此似为菊科植物刺儿菜*C. setosum*.。但其头状花序不典型，还值得进一步考订。该书“牛鼻冲草”（图7）之叶有羽状深裂，边缘具不等长的浅裂及斜刺，似与菊科植物蓟*C. japonicum*相符。现代浙江民间仍有称大蓟为牛口刺者（《浙江中药手册》）。[1]

3.《救荒本草》：该书药图亦据写生得来。其“大蓟”（图9）茎直立，有明显棱线及茎翼，其叶羽状深裂，叶缘有刺。头状花序10个。据此图形，王作宾考为菊科蓟属植物魁蓟*Cirsium leo* Nakai et Kitag。或认为是同属植物蓟*C. japonicum*。[2]此说都没有注意到其茎翼的特点。或据其茎上翅状棱隐约可见，考此图植物来源为菊科飞廉属植物丝毛飞廉（*Carduus crispus*）一类。[3]该书“刺蓟菜”（图10）的形态如书中正文描述，“叶似苦苣叶，茎叶俱有刺，而叶不皱，叶中心出花头”。此植物一般都考为刺儿菜 *Cirsium setosum*（Willd.）MB.，或考为蓟属刺儿菜*Cirsium arvense*（L.）Scop. var. *integrifolium* Wimm. et Grab.。[4]即丝路蓟的变种。

4.《滇南本草图说》：该书有2图，其中“大蓟”（图11）所绘为一小草本，茎弯曲，基生叶卵形，有粗锯齿，叶缘无刺，茎端有3朵头状花序。此图知其示意为菊科植物，但若无图名指示，很难令人联想到大蓟。其“小蓟”（图12）亦然，全为基生叶，中抽花葶，数个头状花序，整体与蒲公英近似。此种写意加示意的植物图无法供考求来源之用。其“大蓟”正文云“高尺余，二月生苗，开红蓝花，有刺，处处有之。俗呼为青刺蓟。”小蓟正文云：“二月生苗，高二三寸许，开红蓝花，有刺，俗呼为

---

1 ［宋］王介撰绘，郑金生校注：《履巉岩本草》，见《南宋珍稀本草三种》，北京：人民卫生出版社，2007：45、24.

2 ［明］朱橚著，倪根金校注、张翠君参注：《救荒本草校注》，北京：中国农业出版社，2008：3.

3 ［明］朱橚著，王家葵、张瑞贤、李敏校注：《救荒本草校释与研究》，北京：中医古籍出版社，2007：3；［明］朱橚著，王锦秀、汤彦承译注：《救荒本草译注》，上海：上海古籍出版社，2015：13.

4 ［明］朱橚著，王锦秀、汤彦承译注：《救荒本草译注》，上海：上海古籍出版社，2015：11.

鸡脚刺。处处有之。”其高度似乎均偏低。

5.《本草品汇精要》：该书3图，其中2图参考了《图经》同名图，唯“冀州大蓟”（图14）为新绘。但比较其大蓟、小蓟图，除大蓟叶片稍多一两片之外，其余无大区别。故此图虽为新绘，其实无多少新信息。

6.《太乙仙制本草药性大全》：该书“大小蓟”（图17）有两株植物，右稍大，左稍小，叶均有分裂，花序为穗状。此等图案无法供鉴定用。

7.《本草纲目》（金陵本）：该书“大蓟”（图20）的构图与同书“红蓝花”近似，唯本图叶片毛刺既多且长，遍及叶面。大蓟与红蓝花本来就比较相似，此图只能体会其示意大蓟较红蓝花毛刺更多，难以确指其属种来源。

8.《本草原始》：该书“大蓟小蓟”（图28）合二蓟于一图，各加注文。左云“小蓟高尺许叶不皱”。右云“大蓟高三四尺叶皱”“叶俱有刺”。若仅从图形来看，左右表现的都似小蓟（刺儿菜*C. setosum*），完全没有表现大蓟（蓟*C. japonicum*）基部叶宽大、全株叶片均有深裂的特点，给人印象大蓟就是稍高一点。也许作者就是深信大小蓟的区别仅在高度，或其所据的药材标本实际全是高低不同的小蓟。

9.《质问本草》：该书“鸡㹀刺”的文字简单：“鸡㹀刺（蓟）：辛丑清舶漂到，采此种问之。鸡姆刺。（陈宜春）。”从此图（图40）来看，植株高大（以截断其茎示意），根较粗，茎断面示有条棱。近花序的叶片有分裂，裂片尖端尖锐，叶面皱，基部扩大半抱茎。茎基部叶片似更宽大，叶裂更深。顶生头状花序。除仅一个花序之外，其余特征类似菊科蓟*C. japonicum*，即大蓟。

10.《草药图经》：该书“野红花”正文云：“野红花，即大蓟、小蓟。五月采叶。虽相似，功力各殊。”其余皆抄录前人本草。据此再考察“野红花”图（图43），就知道绘图者未必见过大蓟、小蓟。其图写意手法，无论花、叶，均未体现蓟属植物的特征，忽而不论。

11.《植物名实图考》：该书“小蓟”“大蓟”分条。“小蓟”（图47）绘上部茎叶，叶披针形，基部抱茎，多较大的刺齿，茎部亦有多数锥形刺。茎顶端头状花多数。与同卷的“飞廉”相比较，则可意识到茎上的刺可能是吴其濬有意夸大。吴氏精于植物，小蓟为常见植物，故其所绘，仍当为小蓟（刺儿菜*C. setosum*）。该书的“大蓟-1”（图44）叶深裂、裂片尖端有刺，叶基半抱茎。头状花序描绘精致。唯其下部所绘纺锤形根，使植株显得很短。此图所示当为大蓟（蓟*C. japonicum*）。其“大蓟-2”（图45）根为胡萝卜形，基生叶具长柄，也近三角形，有分裂及刺齿。疑此为大蓟初生嫩叶。

12.《草木便方》：该书“恶鸡婆”正文名“野红花”，且有注云：“恶鸡婆，野红花，大小二蓟。二种同性。”似以恶鸡婆作为大蓟别名。其图（图48）线条粗犷，茎叶密布针刺，叶面粗皱，花序形状不明显。观此图整体，与大蓟（蓟*C. japonicum*）近似，但无法据此定种。

【小结】

大蓟、小蓟出《名医别录》,同在一个药条。本草学家皆知道此为二物,但因其形、性相似，茎叶都有刺，皆可用于治血疾，故不以为悖。古代此二物常见易得，其形态描述可知大蓟为菊科植物蓟*Cirsium japonicum* Fisch. ex DC.，小蓟为同属植物刺儿菜*Cirsium setosum*（Willd.）MB.。但在古本草图中，能精确表示此二种植物的并不多见。其中《救荒本草》的刺蓟菜图、《植物名实图考》的大蓟图是本品药图的佼佼者。

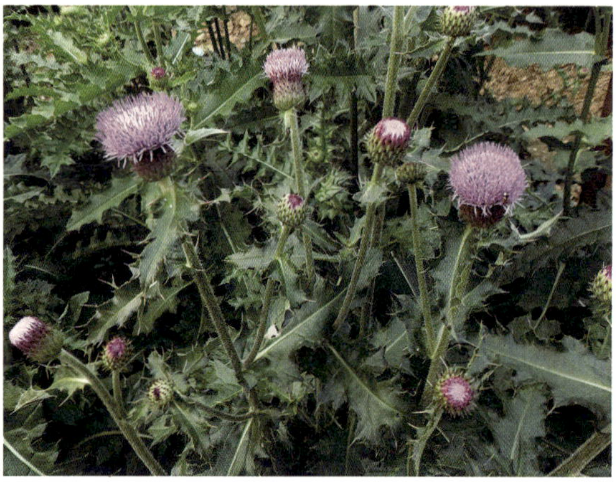

图 50　蓟 *Cirsium japonicum*

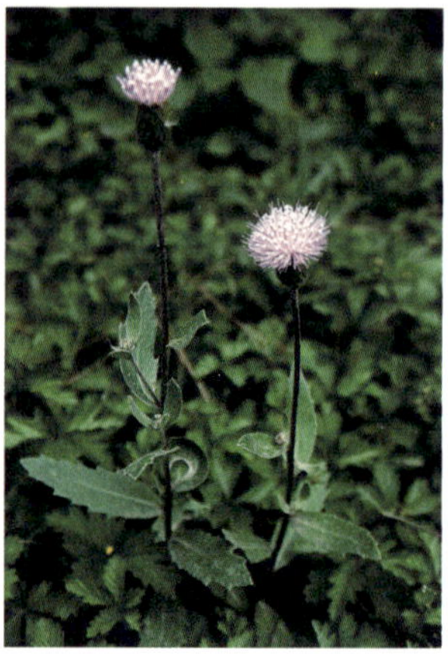

图 51　刺儿菜 *C. setosum*

15–32　续断

【品图】

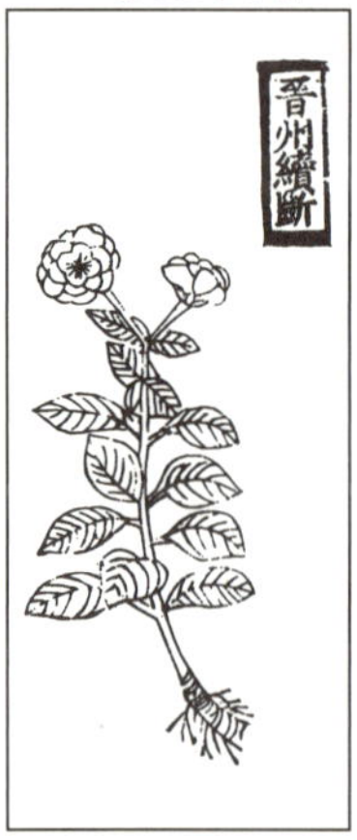

图 1　图经（大）· 晋州续断

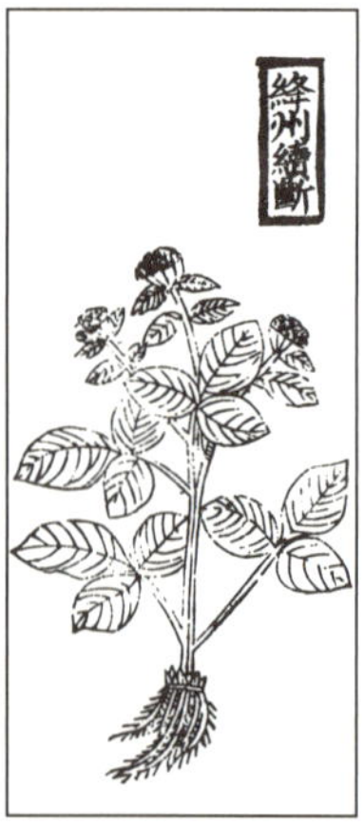

图 2　图经（大）· 绛州续断

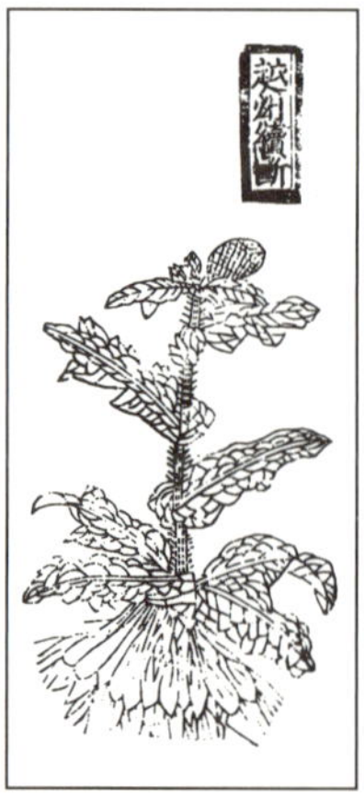

图 3　图经（大）· 越州续断

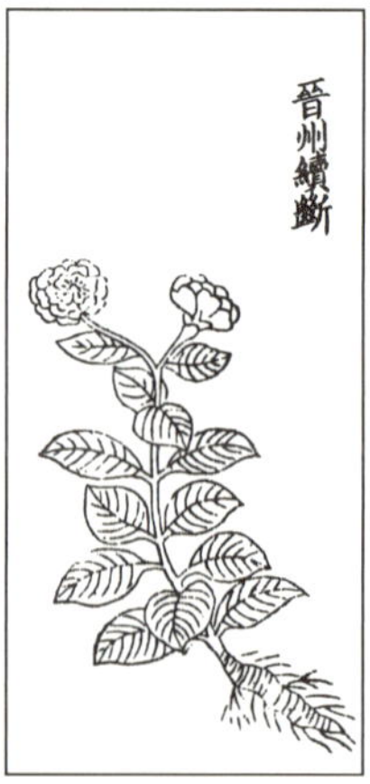

图 4　图经（政）· 晋州续断

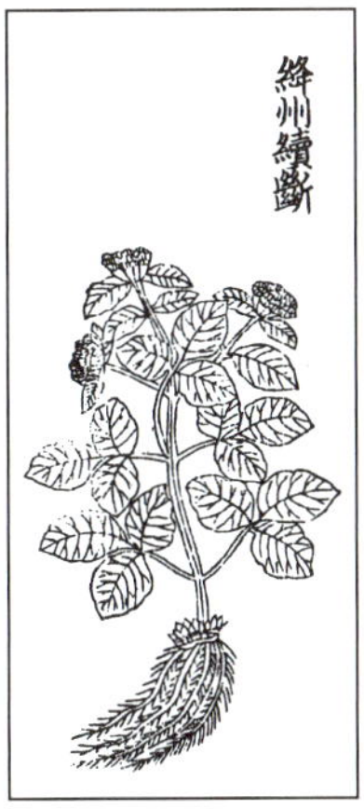

图 5 图经（政）· 绛州续断

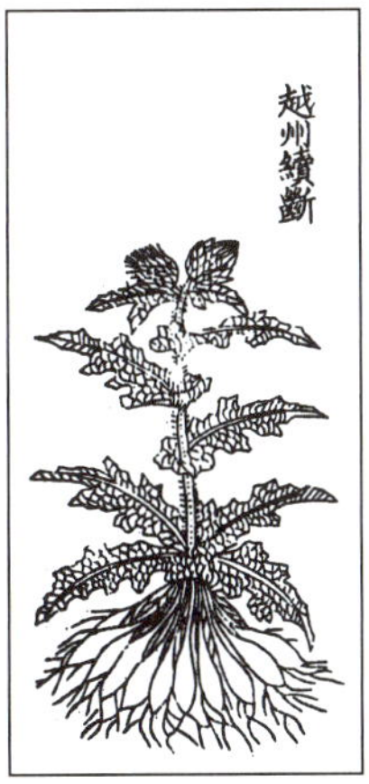

图 6 图经（政）· 越州续断

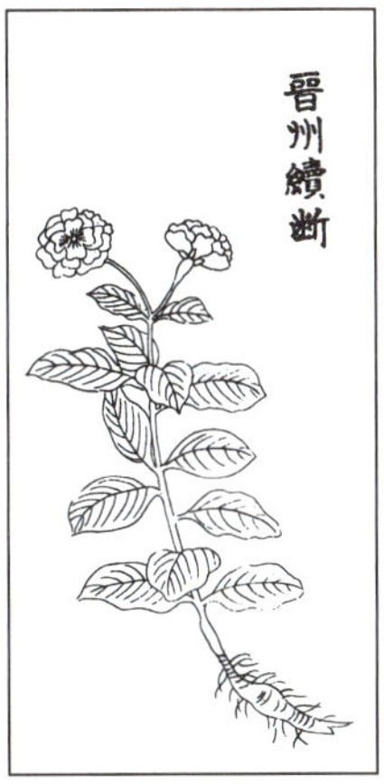

图 7 图经（绍）· 晋州续断

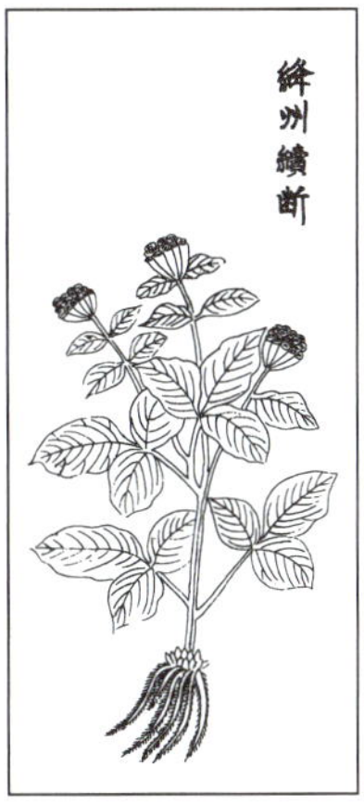

图 8 图经（绍）· 绛州续断

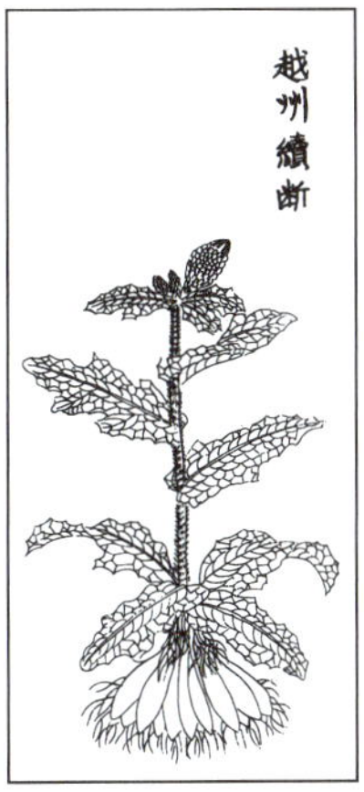

图 9 图经（绍）· 越州续断

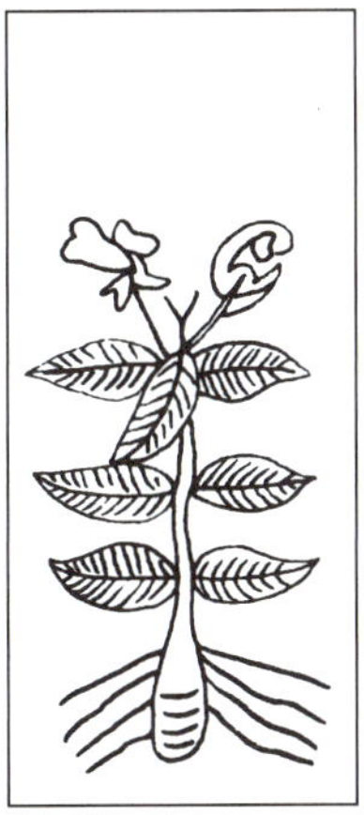

图 10 歌括 · 续断

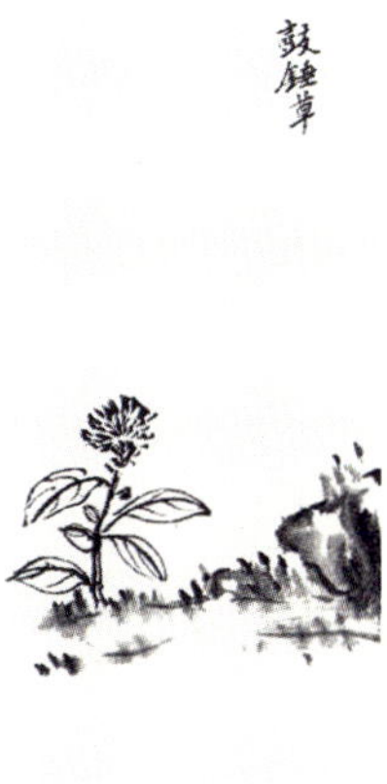

图 11 滇南图 · 鼓锤草

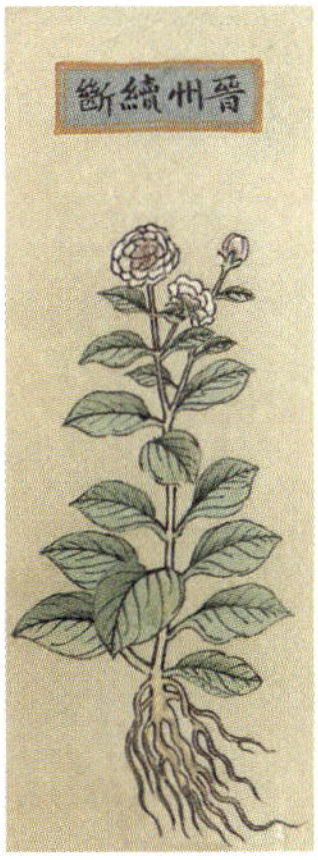

图 12 品汇 · 晋州续断

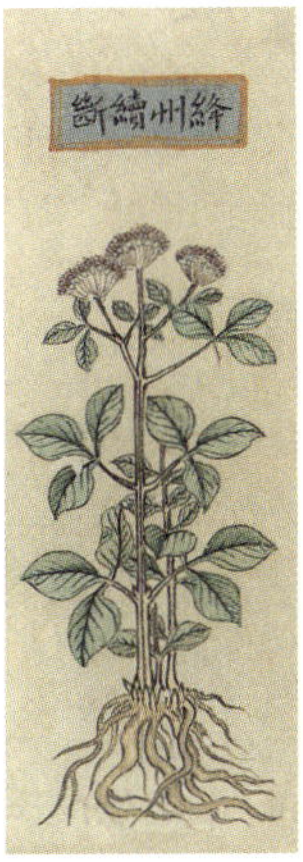

图 13 品汇 · 绛州续断

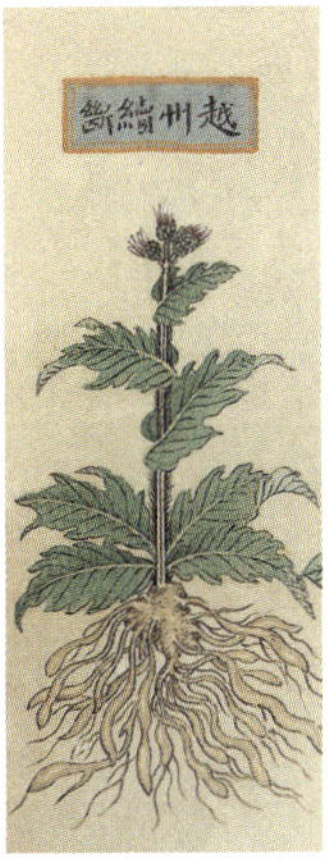

图 14 品汇 · 越州续断

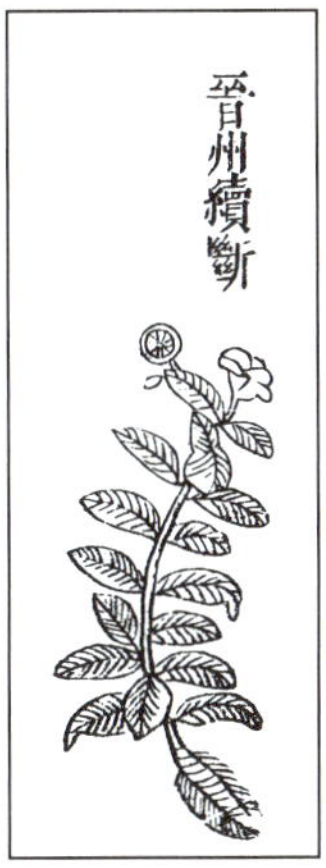

图 15 蒙筌 · 晋州续断

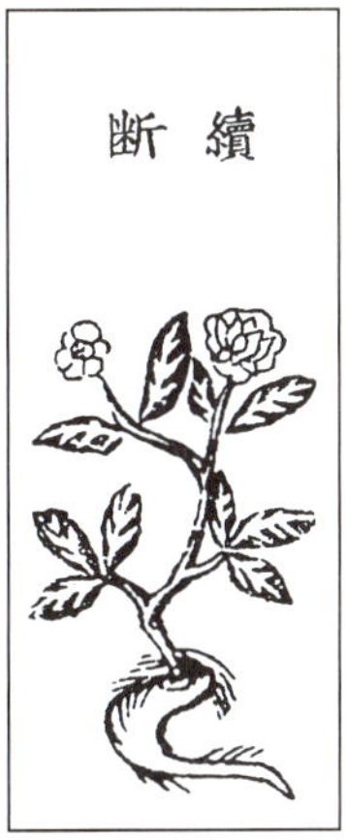

图 16 太乙 · 续断

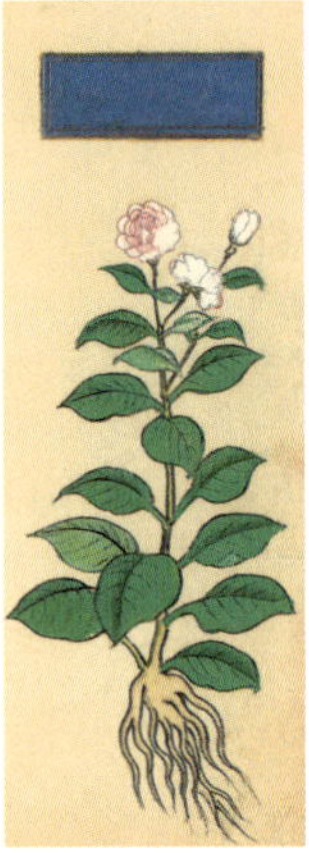
图 17　雷公・续断

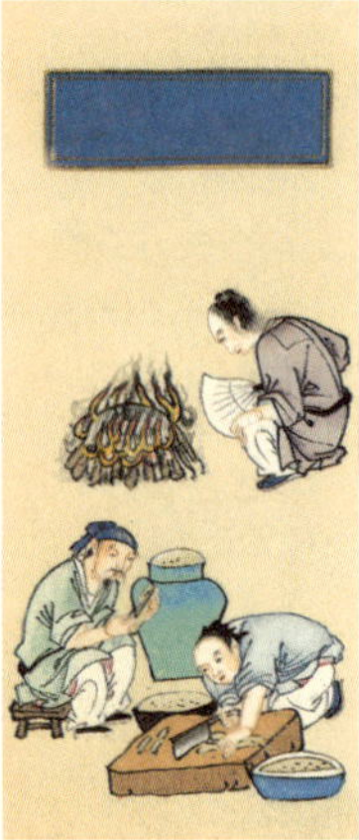
图 18　雷公・炮制续断

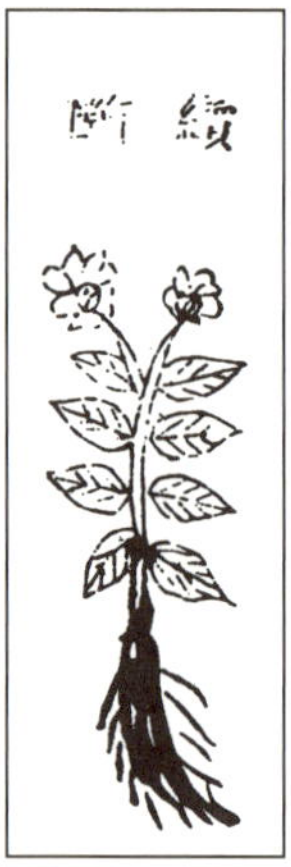

图 19　纲目（金）・续断

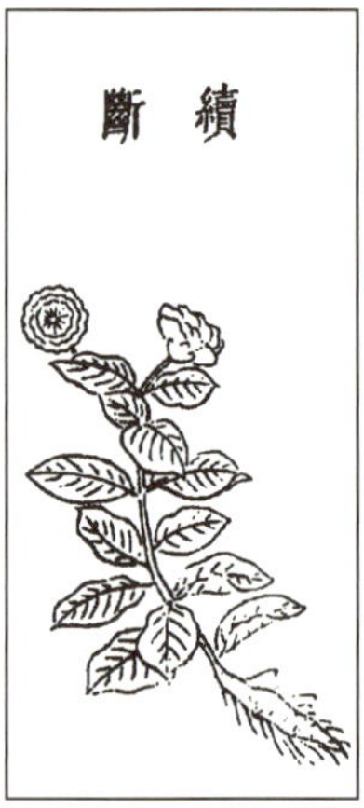

图 20　纲目（钱）・续断

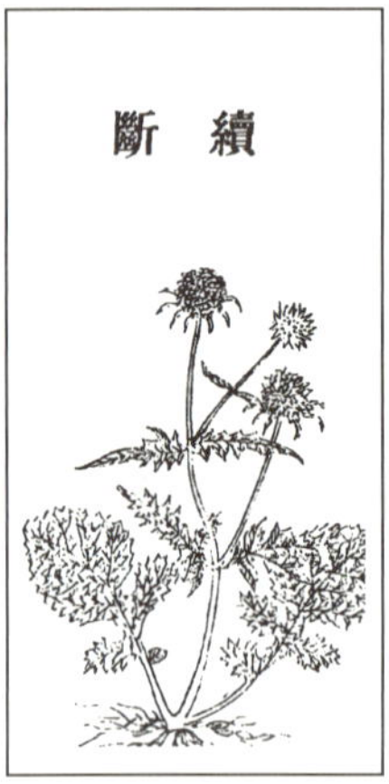

图 21　纲目（张）・续断

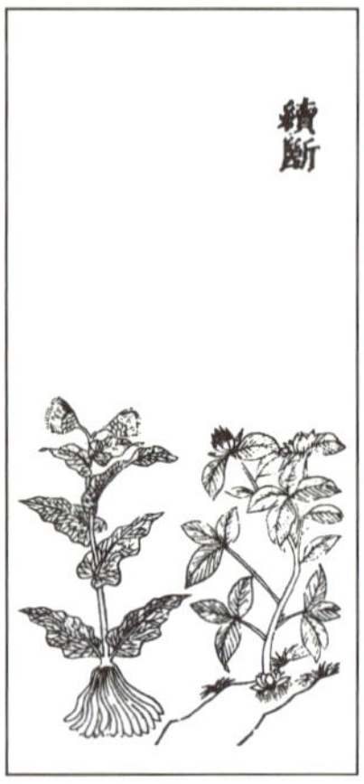

图 22　三才・续断

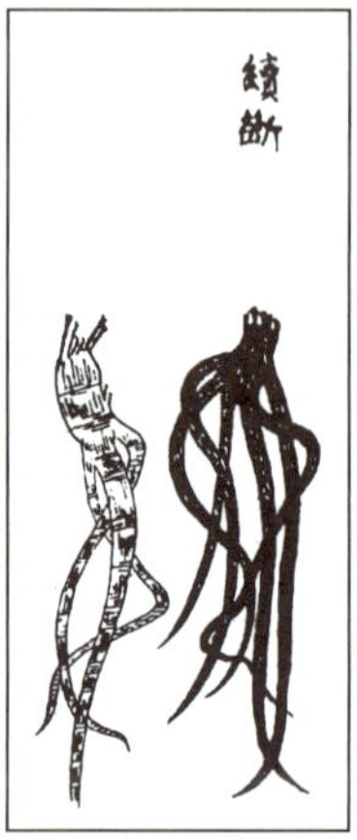

图 23　原始・续断

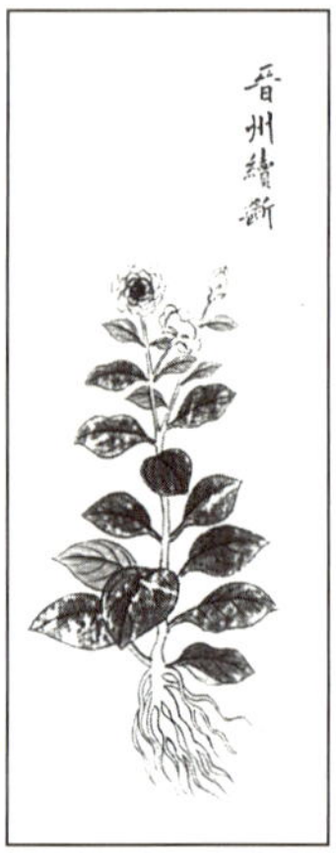

图 24　金石・晋州续断

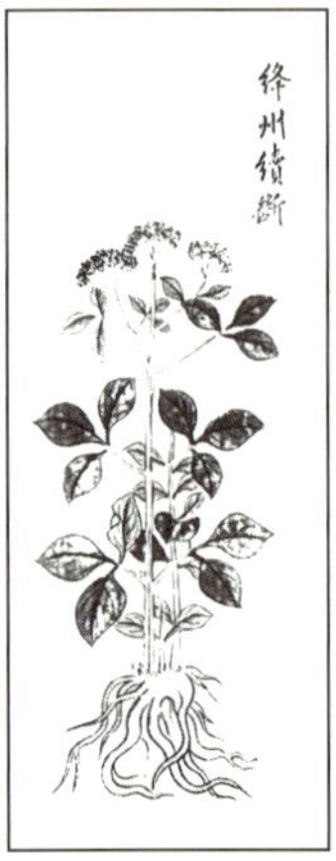

图 25　金石・绛州续断

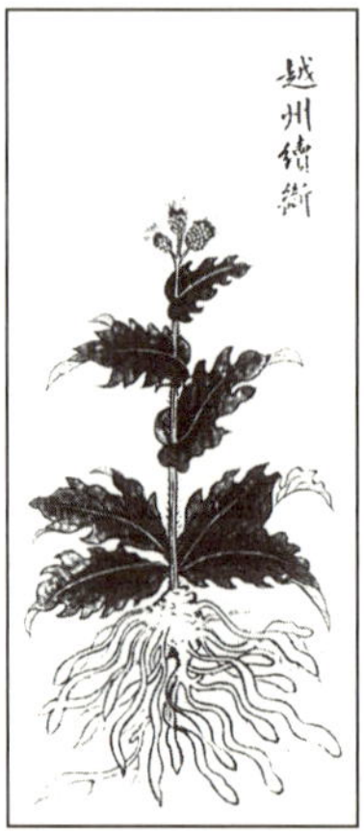

图 26　金石・越州续断

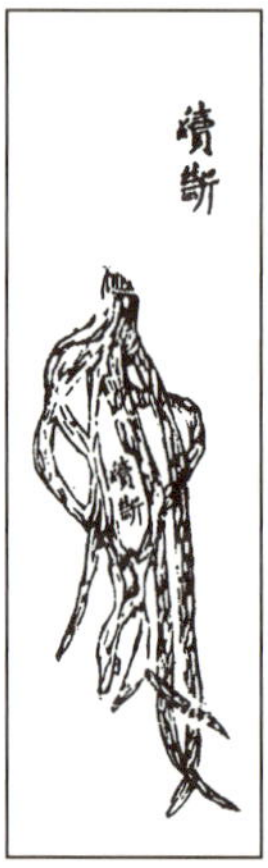

图 27　汇言・续断

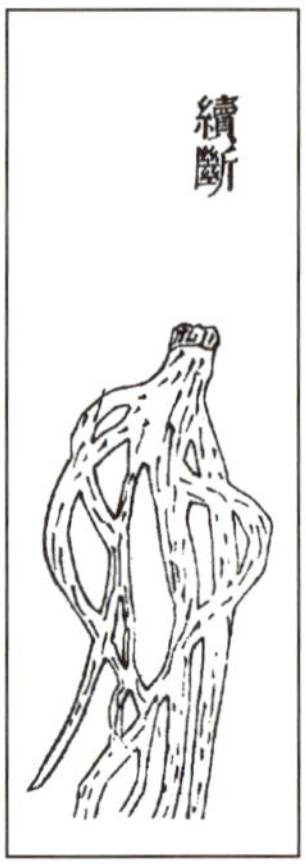

图 28　本草汇・续断

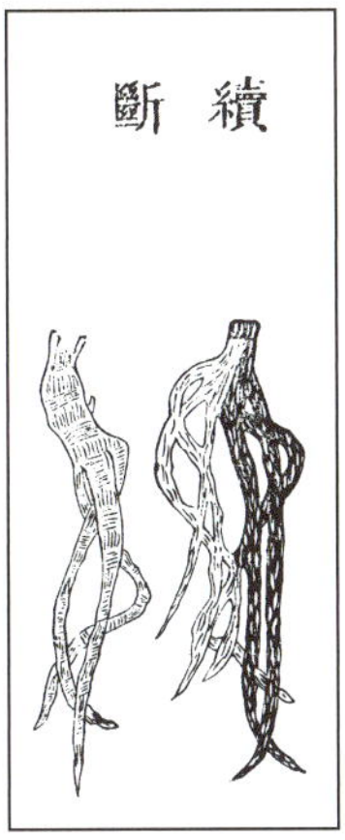

图 29　类纂·续断

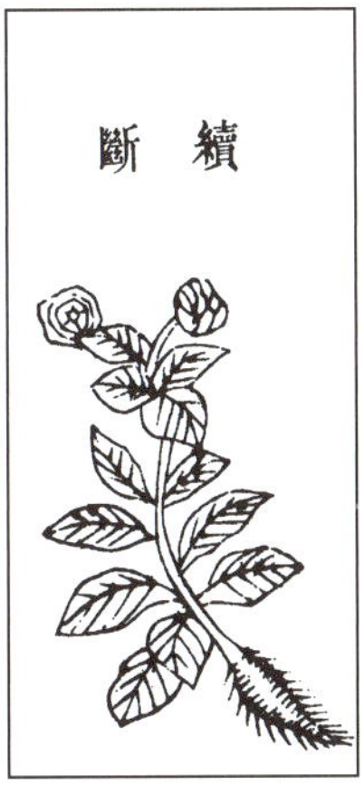

图 30　备要·续断

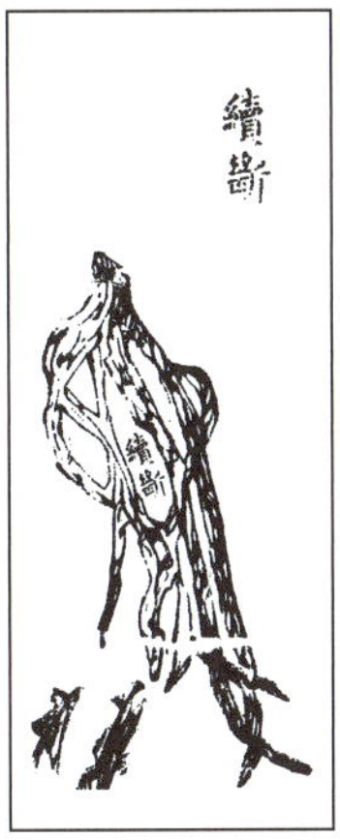

图 31　求真·续断

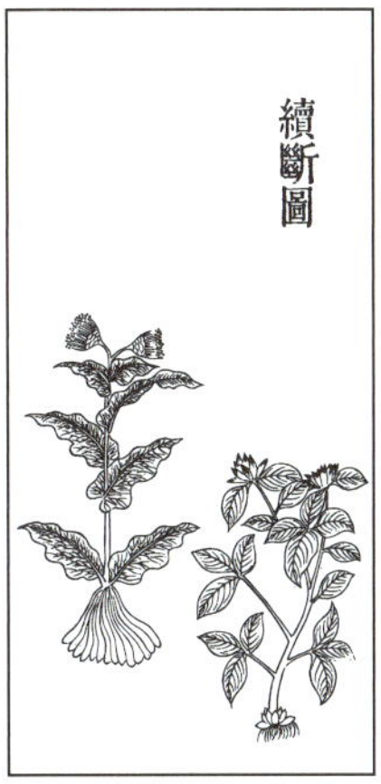

图 32　草木典·续断图

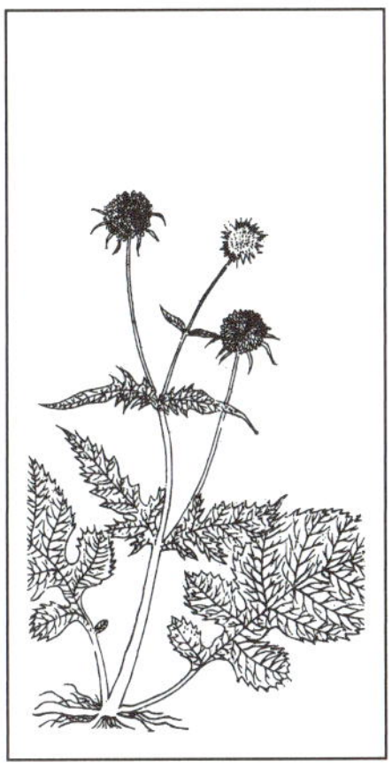

图 33　图考·续断

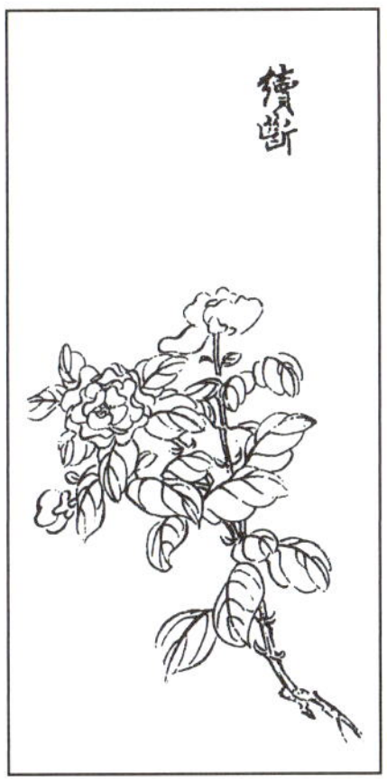

图 34　图说·续断

本品34图，取自23书，其中8幅彩图。有承继关系的图可分以下3个书类。

《本草图经》：该书有3图："晋州续断""绛州续断""越州续断"。此3图分别存于《大观本草》（图1、2、3）、《政和本草》（图4、5、6）、《绍兴本草》（图7、8、9）。此三传本药图基本一致。今以《政和》图4—6为《图经》图的代表。

仿绘《图经》3图的彩色图有：《本草品汇精要》"晋州续断"（图12）、"绛州续断"（图13）、"越州续断"（图14）。此3图构图无大改变，多据想象将花序敷色。其中"绛州续断"增绘了从根部抽出的一小茎枝。此后《补遗雷公炮制便览》"续断"（图17）即仿《品汇》"晋州续断"（图12）。《金石昆虫草木状》的"晋州续断"（图24）、"绛州续断"（图25）、"越州续断"（图26）依次仿绘《品汇》的3幅同名图。

仿绘《图经》3图的墨线图有：《本草歌括》"续断"（图10）系仿绘《图经》"晋州续断"（图4），但除结构、叶片全缘等大致相似以外，其花变形甚大。《本草蒙筌》"晋州续断"（图15）亦属仿绘图4，但增加了土地背景。《太乙仙制本草药性大全》"续断"（图16）虽然主茎弯曲，但其叶、花着生位置等仍表明此图仿绘《图经》同名图（图4）。《本草纲目》金陵本"续断"（图19）基本仿绘《图经》"晋州续断"（图4）。《纲目》钱本（图20）直接仿绘《图经》图4。此后《本草备要》"续断"（图30）、《本草简明图说》"续断"（图34）均仿绘《纲目》钱本图20。《三才图会》"续断”（图22）将《图经》“绛州续断”（图5）、“越州续断”（图6）二图绘于一图之中，并增加土地背景。《古今图书集成·草木典》“续断图”（图32）又仿绘《三才图会》图22，但消除了土地背景。

《本草原始》：该书“续断”（图23）绘有两个根类药材。其中右边一根为黑底白纹。《本草汇言》“续断”（图27）仅仿绘《原始》图23中的右支，将其图反白，注以文字“续断”。此后《本草汇》“续断”（图28）又仿绘《汇言》图27。《本草纲目类纂必读》“续断”（图29）仿绘《原始》图23。但其右边根形药材一半为白底、一半为黑底。《本草求真》“续断”（图31）亦仿绘《原始》图23的右支，并有文字注“续断”。

《植物名实图考》：该书“续断”（图33）的仿绘图有《本草纲目》张本（图21）。

以上34图中，除27幅属仿绘图外，还有7幅原创图（图4、5、6、11、18、23、33），详见下“鉴药”项。

【文录】

三国《吴普本草》（见《御览》卷989“续断”）《吴氏本草》曰：生梁州，七月七日采。

《本经》《别录》（见《证类》卷7“续断”） **一名龙豆，一名属折，**一名接骨，一名南草，一名槐。生常山山谷。七月、八月采，阴干。

梁《本草经集注》（同上） 陶隐居云：按《桐君药录》云：续断生蔓延，叶细，茎如荏大，根本黄白有汁，七月、八月采根。今皆用茎叶，节节断，皮黄皱，状如鸡脚者，又呼为桑上寄生。恐皆非真。时人又有接骨树，高丈余许，叶似蒴藋（音朔、音濯）。皮，主疗金疮，有此接骨名，疑或是。而广州又有一藤名续断，一名诺藤，断其茎，器承其汁饮之，疗虚损绝伤；用沐头，又长发。折枝插地即生，恐此又相类。李云是虎蓟，与此大乖，而虎蓟亦自疗血尔。

题·刘宋《雷公炮炙论》（同上） 雷公云：凡使，勿用草茆根，缘真似续断，若误用服之，令人筋软，采得后横切剉之，又去向里硬筋了，用酒浸一伏时，焙干用。

唐《唐本草》（同上）《唐本》注云：此药所在山谷皆有。今俗用者，是叶似苎而茎方，根如大蓟，黄白色。陶注者非也。

后蜀《蜀本草》（同上）《蜀本》:《图经》云：叶似苎，茎方，两叶对，花红白色，根如大蓟，一株有五六枝。

吴越《日华子本草》（同上）《日华子》云……又名大蓟、山牛蒡。

宋《本草图经》（同上）《图经》曰：续断，生常山山谷，今陕西、河中、兴元府、舒、越、晋州亦有之。三月已后生苗，秆四棱，似苎麻，叶亦类之，两两相对而生。

四月开花，红白色，似益母花。根如大蓟，赤黄色，七月、八月采。谨按 :《范汪方》云 : 续断即是马蓟，与小蓟菜相似，但大于小蓟耳。叶似旁翁菜而小厚，两边有刺，刺人，其花紫色，与今越州生者相类。而市之货者，亦有数种，少能辨其粗良。医人用之，但以节节断皮黄皱者为真。

题 · 明《滇南本草图说》卷6“鼓锤草” 独苗对叶，苗上开花似锤。

明《本草品汇精要》卷9“续断” 【地道】蜀川者佳。【用】根脂润，肥大者为好。【质】类玄参而黄皱。【色】赤黄。

明《本草蒙筌》卷1“续断” 陕蜀最盛，三月才生。似苎麻叶，苗干四棱。类大蓟根，皮色黄赤。资之入药，取根于秋。多有粗良，务择精细。但认状如鸡脚者为上，节节断皮黄皱者方真。去向里硬筋，以醇酒浸宿。烈日曝过，薄片咀成。

明《本草原始》卷1“续断” 川续断，皮微白，肉微皂，一根二三枝及五六枝。今入药惟用川。八月采根，阴干。

明《本草纲目》卷15“续断” 【时珍曰】续断、属折、接骨，皆以功命名也。【集解】【时珍曰】续断之说不一。桐君言是蔓生，叶似荏。李当之、范汪并言是虎蓟。《日华子》言是大蓟，一名山牛蒡。苏恭、苏颂皆言叶似苎麻，根似大蓟。而《名医别录》复出大小蓟条，颇难依据。但自汉以来，皆以大蓟为续断，相承久矣。究其实，则二苏所云似与桐君相符，当以为正。今人所用，以川中来，色赤而瘦，折之有烟尘起者为良焉。郑樵《通志》谓范汪所说者乃南续断，不知何据？盖以别川续断耳。

清《植物名实图考》卷11“续断” 诸说既异，图列两种，又无蔓生似苎、两叶相当者。此药惯用，并非珍品，不识前人何以未能的识。川中所产，往往与本草刺戾，今滇中生一种续断，极似芥菜，亦多刺，与大蓟微类，梢端夏出一苞，黑刺如球，大如千日红花苞，开花白，宛如葱花，茎劲，经冬不折。土医惯用。滇蜀密迩，疑川中贩者即此种，绘之备考，原图俱别存。

【鉴药】

“续断”首见于《本经》，是早期药物中以功效为名的药物之一。其别名“属折”“接骨”也均与“续断”之名相关，可见其功用专于理伤续断。此药至今仍多用于伤外科。

关于本品来源的探讨，首见于梁·陶弘景《本草经集注》。其中涉及好几个来源。

其一 :“按《桐君药录》云 : 续断生蔓延，叶细，茎如荏大，根本黄白有汁，七月、八月采根。”这种蔓生、细叶、茎如白苏梗大、根黄白有汁的续断至今无人知道其来源。

其二 :“今皆用茎叶，节节断，皮黄皱，状如鸡脚者，又呼为桑上寄生。恐皆非真。”这是陶弘景所在地区所用的种类。此种陶氏自己都怀疑是否是正品。现代学者推测此植物即今桑寄生科植物槲寄生*Viscum coloratum*（Kom.）Nakai。[1]这种来源的续断直到北宋《本草图经》还记载当时“医人用之，但以节节断皮黄皱者为真”。

其三：“时人又有接骨树，高丈余许，叶似蒴藋（音朔音濯）。皮，主疗金疮，有此接骨名，疑或是。”此或是忍冬科接骨木属植物接骨木*Sambucus williamsii* Hance。

其四：“广州又有一藤名续断，一名诺藤，断其茎，器承其汁饮之，疗虚损绝伤；用沐头，又长发。折枝插地即生，恐此又相类。”此种“诺藤”，据考即买麻藤科植物买麻藤*Gnetum montanum* Markgr.。[2]

其五：“而李云是虎蓟，与此大乖，而虎蓟亦自疗血尔。”陶弘景说“李云”，可能是指三国时的“李当之”。陶认为说虎蓟即大蓟（蓟*Cirsium japonicum* Fisch. ex DC.）属“大乖”之论，其实后世用蓟属（*Cirsium*）植物作续断者大有其人，未必乖违。详见下文。陶弘景罗列了他所知道的5种来源的续断，究竟哪一种应该是真正的续断，陶氏并无定论。

《唐本草》认为：“此药所在山谷皆有。今俗用者，是叶似苎而茎方，根如大蓟，黄白色。陶注者非也。”与《唐本草》注同属一书的唐本《图经》（见《蜀本草》引）亦云：“叶似苎，茎方，两叶对，花红白色，根如大蓟，一株有五六枝。”看来唐代的续断正品就是此种。宋·苏颂《本草图经》也提到了这种续断：“今陕西、河中、兴元府、舒、越、晋州亦有之。三月已后生苗，秆四棱，似苎麻，叶亦类之，两两相对而生。四月开花，红白色，似益母花。根如大蓟，赤黄色，七月、八月采。”谢宗万考证，这种续断相当于唇形科糙苏属植物糙苏*Phlomis umbrosa* Nakai。此外还引用日本学者的考证结果。日人石户勉认为此续断相当于大叶糙苏*Phlomis maximowiczii* Regel及短柄野芝麻*Lamium album* L.。[1]

此外，大约成书于唐代或稍早的《雷公炮炙论》提到一种与续断相似的“草茆根”，据云服之可令人筋软。但雷公并没有介绍他使用的续断来源，故无法考究“草茆根”来源。

另，苏颂还提到两种续断，其中有东晋《范汪方》的说法：“续断即是马蓟，与小蓟菜相似，但大于小蓟耳。叶似旁翁菜而小厚，两边有刺，刺人，其花紫色。”苏颂认为“与今越州生者相类。而市之货者，亦有数种，少能辨其粗良。”此说与陶弘景提到的“李云是虎蓟”一致。虎蓟、马蓟都是大蓟。三国魏·李当之（其师华佗为今安徽亳州人）与东晋·范汪（浙江东阳人）的时代与活动范围都很接近。这说明最晚在公元三四世纪，安徽、浙江一带所用的续断是大蓟（蓟*Cirsium*

1　谢宗万：《中药材品种论述》中册，上海：上海科学技术出版社，1994：540.

2　郑金生：诺藤、含水藤与大瓠藤原植物的考订，中国中药杂志，1989，14（3）：6-7.

japonicum Fisch. ex DC.)。五代吴越时《日华子本草》亦云续断"又名大蓟、山牛蒡"。可见这种来源的大蓟直到五代时吴越境内、北宋越州（今浙江绍兴）等东南地区还在使用。

面对以上历代所用不同来源的续断，博学如李时珍，也颇费踌躇："续断之说不一。桐君言是蔓生，叶似荏。李当之、范汪并言是虎蓟。《日华子》言是大蓟，一名山牛蒡。苏恭、苏颂皆言叶似苎麻，根似大蓟。而《名医别录》复出大小蓟条，颇难依据。但自汉以来，皆以大蓟为续断，相承久矣。究其实，则二苏所云似与桐君相符，当以为正。"也就是说，从实际运用角度来看，李时珍认为"二苏所云"（即苏敬、苏颂所说，其基原当为唇形科糙苏类）应该是正品。但此说与"桐君"所说的蔓延、叶细、茎如荏大的续断并不相类。

历史考据敌不过市场实际运用。在宋代及其以前，关于续断的来源虽多，但无一种说法涉及蜀川。归纳自古续断的分布区，有梁州（山西勉县）、绛州（今山西闻喜）、晋州（今山西临汾）、河中府（今山西永济）、兴元府（今陕西汉中）、常山（恒山，今河北曲阳大茂山）、舒州（安徽潜山）、越州（今浙江绍兴）等。但自明代开始，川产者异军突起。

明《本草品汇精要》虽然列举了很多前代的地名，但在"地道"一项，却云"蜀川者佳"。此必有所据。其所依据的药材是"根脂润，肥大者为好"，"类玄参而黄皱"，"赤黄"。没有原植物描述。明《本草蒙筌》也说"陕蜀最盛"，但其形态描述乃综合前代不同来源的续断："三月才生。似苎麻叶，苗干四棱。类大蓟根，皮色黄赤……认状如鸡脚者为上，节节断皮黄皱者方真。"此形态描述揉合数家之说，无法依凭。

明《本草原始》据实描述："川续断，皮微白，肉微皂，一根二三枝及五六枝。今入药惟用川。八月采根，阴干。"此说与其绘图（图23）是一致的。李时珍亦云："今人所用，以川中来，色赤而瘦，折之有烟尘起者为良焉。郑樵《通志》谓范汪所说者乃南续断，不知何据？盖以别川续断耳。"李时珍对川续断的描述也只限于所见药材。

清·吴其濬对续断自古来源多头同样感到困惑："诸说既异，图列两种，又无蔓生似苎、两叶相当者。此药惯用，并非珍品，不识前人何以未能的识。"这样常用的药物，不是珍稀之物，怎么会如此混乱呢？他认为："川中所产，往往与本草刺戾。"故谢宗万认为川续断是药用历史上的新兴品种。[1]吴其濬所绘续断图，标本来自云南："今滇中生一种续断，极似芥菜，亦多刺，与大蓟微类，梢端夏出一苞，黑刺如球，大如千日红花苞，开花白，宛如葱花，茎劲，经冬不折。土医惯用。滇蜀密迩，疑川中贩者即此种，绘之备考。"此图（图33）即今通行多用的川续断科

1 谢宗万：《中药材品种论述》中册，上海：上海科学技术出版社，1994：541.

川续断属植物川续断*Dipsacus asperoides* C. Y. Cheng et T. M. Ai。

综上所述，续断在明以前的来源多种，需要考虑用药者的时代与地区。但明代及其以后，新兴的川续断占据了市场主流。这时出现的医方所用续断，应以此种为来源。原创写实的古本草药图的变化也与此用药历史相仿佛。

1.《本草图经》：该书3图。其中“晋州续断”（图4）根粗壮，一茎直立，叶卵圆形、对生，花大，顶生。此与《图经》所述产晋州、叶似苎麻、两两相对相符，今考为唇形科糙苏*Phlomis umbrosa* Nakai或大叶糙苏*Phlomis maximowiczii* Regel（参上文所言）。“绛州续断”（图5）根多数，茎有棱，小叶3片，卵圆形。茎顶似为伞形花序。日本学者小野兰山认为此“绛州续断”为唇形科野芝麻属植物野芝麻*Lamium barbatum* Sieb. et Zucc. var. *barbatum*［*Lamium barbatum* Sieb. et Zucc.］。其花序当为今所谓轮伞花序。“越州续断”（图6）根部多纺锤形根，基生叶长大多分裂，茎生叶抱茎，头状花序顶生。此图所示，近似大蓟（蓟*Cirsium japonicum* Fisch. ex DC.）。古代自三国到宋代东南之地多用此种。

2.《滇南本草图说》：该书“鼓锤草”（图11）写意笔法绘山石旁一株植物，叶大小不一，卵状披针形，无缺刻或分裂。顶生大花，类似头状花序。从此图是很难看出其种类。考该书正文云：“独苗对叶，苗上开花似锤。”此与该图相似。又《滇南本草》（务本）卷下“续断”小字注云：“一名鼓槌草，又名和尚头。”因此，所谓“鼓锤”，是指其球形头状花序。结合吴其濬所绘的滇中续断图，则此图与今川续断科植物川续断*Dipsacus asperoides*并不相悖。

3.《补遗雷公炮制便览》：该书有2图，其植物图乃仿绘《图经》“晋州续断”图。但“炮制续断”（图18）为新绘，乃据《雷公炮炙论》所示炮制法想象绘图。雷公法为：“采得后横切剉之，又去向里硬筋了，用酒浸一伏时，焙干用。”故该图中的三人，各按法炮制。右下一人在切药。左下一人在用小刀去根里的“硬筋”。旁边有一酒瓮，示意用酒浸药。右上一人在扇火，火中有锅，大概示意供焙干药物用。

4.《本草原始》：该书“续断”（图23）绘两支根，其中一支为黑底白纹。此两根均呈圆柱形，略弯曲，上有明显的横皱及纵沟纹。此药材图似为川续断*D. asperoides*的根。之所以一白一黑，或如其正文所云“皮微白，肉微皂，一根二三枝及五六枝”。白者带皮，黑者去了皮。

5.《植物名实图考》：该书“续断”（图33）描绘精致。据其正文所载，此标本取自与川蜀邻近的云南。“极似芥菜，亦多刺，与大蓟微类，梢端夏出一苞，黑刺如球”，此与所绘完全符合。此即是今多用的川续断*D. asperoides*。

【小结】

“续断”是以功效命名的早期药物之一。具有相似功效而被称为“续断”的植物很多，在《本草经集注》中就有5个来源。《唐本草》、宋《本草图经》所用的续断据考即唇形科糙苏*Phlomis umbrosa* Nakai及同属近缘植物，以及短柄野芝麻*Lamium album*L.。魏晋至宋在东南地区使用的续断为菊科大蓟（蓟*Cirsium japonicum* Fisch. ex DC.）。明代蜀川一种新兴的川续断科植物川续断*Dipsacus asperoides* C. Y. Cheng et T. M. Ai，占据了市场主流，并流传至今。以上传承史可以在《本草图经》《本草原始》《植物名实图考》中的药图得到印证。

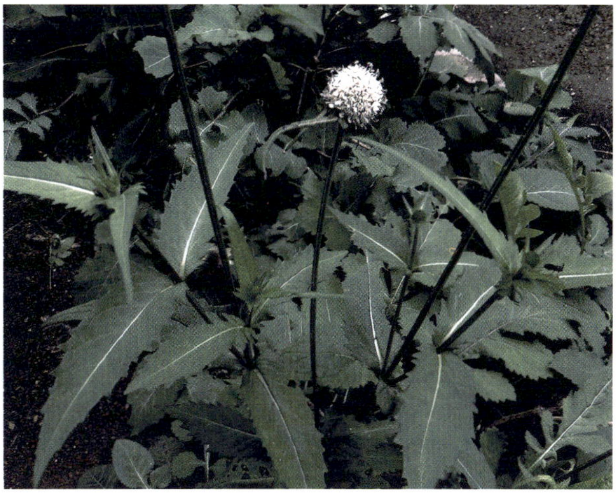

图35　川续断 *Dipsacus asperoides*

15–33　苦芙

【品图】

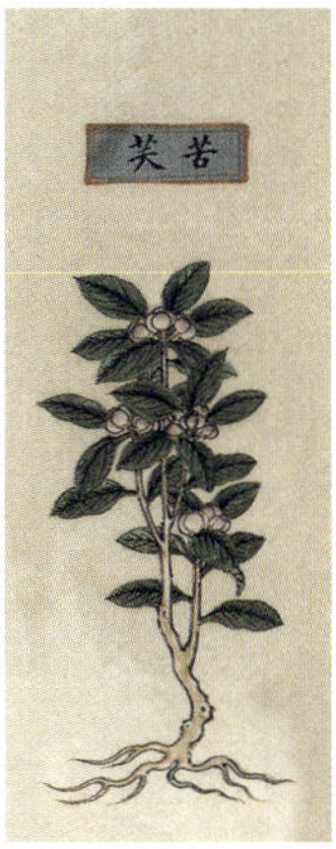

图1　品汇·苦芙

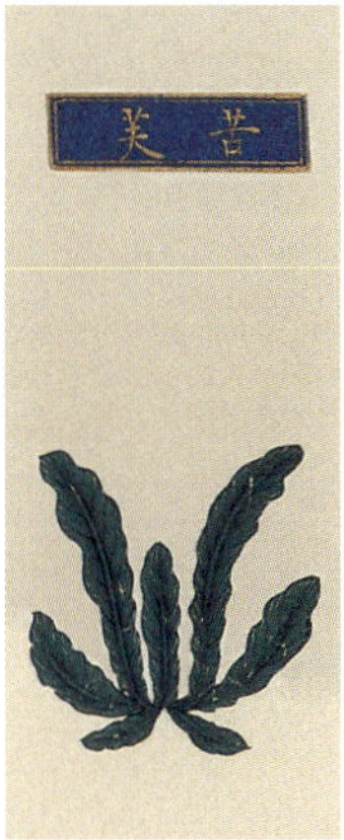

图2　食物·苦芙

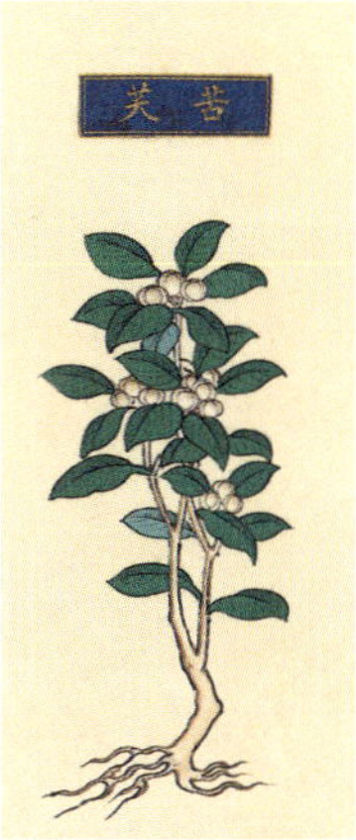

图3　雷公·苦芙

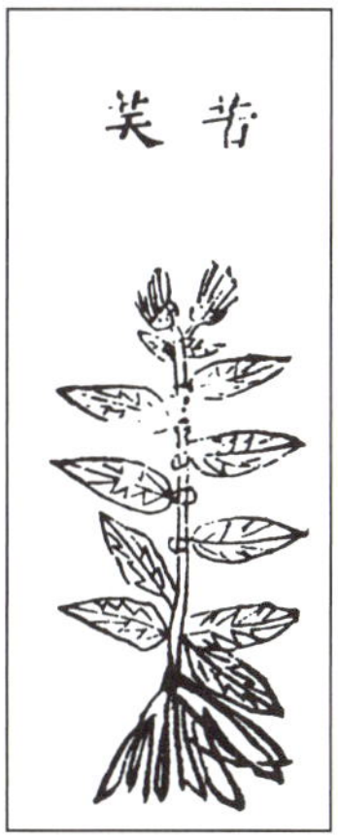

图4　纲目（金）·苦芙

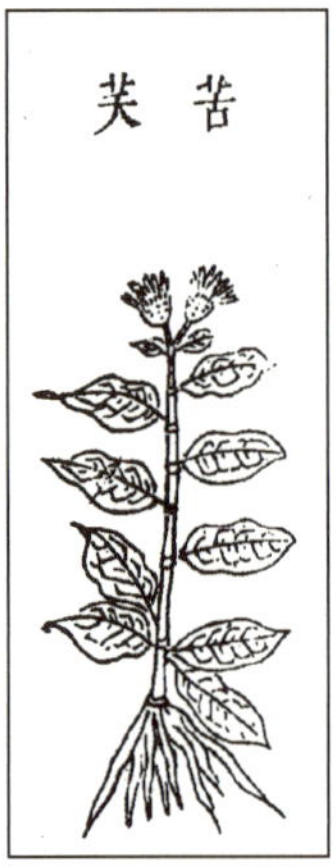

图5 纲目(钱)·苦芺

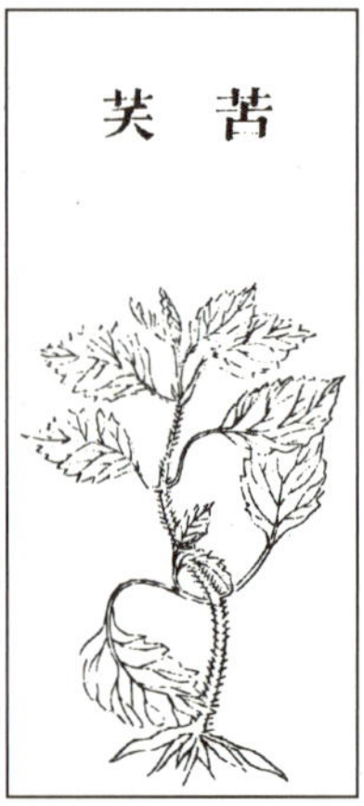

图6 纲目(张)·苦芺

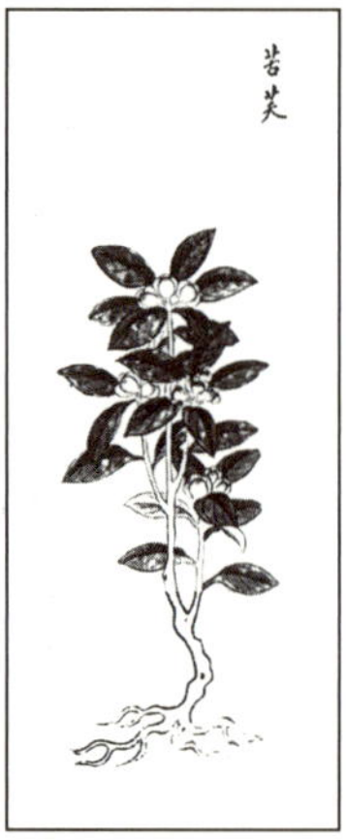

图7 金石·苦芺

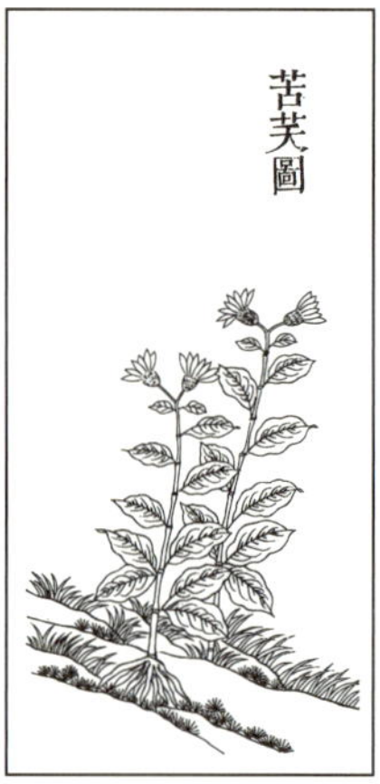

图8 草木典·苦芺图

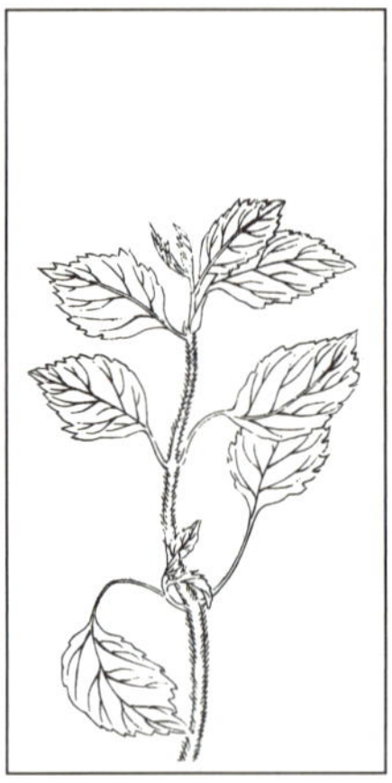
图9 图考·苦芺

本品9图，取自9书，其中4幅彩图。有承继关系的图可分以下3个书类。

《本草品汇精要》：该书的“苦芺”（图1）的仿绘图有《补遗雷公炮制便览》同名图（图3）、《金石昆虫草木状》同名图（图7）。

《本草纲目》（金陵本）：该书“苦芺”（图4）的仿绘图有《纲目》钱本同名图（图5）。另《古今图书集成·草木典》“苦芺图”（图8）又仿绘《纲目》钱本图5，且增加一株同形之植物，添加山坡地背景。

《植物名实图考》：该书“苦芺”（图9）的仿绘者为《本草纲目》张本“苦芺”（图6）。

以上9图中，除5幅属仿绘图外，还有4幅原创图（图1、2、4、9），详见下“鉴药”项。

【文录】

梁《本草经集注》（见《证类》卷11“苦芺”） 陶隐居云：处处有之。伧人取茎生食之。五月五日采，暴干。

唐《唐本草》（同上） 《唐本》注云：今人以为漏芦，非也。

后蜀《蜀本草》（同上） 《蜀本》:《图经》有云：子若猫蓟。茎圆无刺。五月采苗，堪生啖，所在下湿地有之。

明《本草纲目》卷15“苦芺” 【释名】钩芺（《尔雅》）、苦板。【时珍曰】凡物稺曰芺，此物嫩时可食，故以名之。【集解】【时珍曰】《尔雅》“钩芺”即此苦芺也。芺大如拇指，中空，茎头有薹似蓟，初生可食。许慎《说文》言：江南人食之下气。

今浙东人清明节采其嫩苗食之，云一年不生疮疥。亦捣汁和米为食，其色清，久留不败。《造化指南》云：苦板大者名苦藉，叶如地黄，味苦，初生有白毛，入夏抽茎有毛，开白花甚繁，结细实。其无花实者，名地胆草，汁苦如胆也。处处湿地有之。入炉火家用。

清《植物名实图考》卷14“苦芙” 今江西有一种野苦菜，南安谓之地胆草，与李说符。

【鉴药】

“苦芙”见于《名医别录》。“芙”，音ǎo。时珍释名曰：“凡物穉曰芙，此物嫩时可食，故以名之。”本品专治漆疮，后世罕见使用。

梁·陶弘景云：“处处有之。伧人取茎生食之。”“伧人”指北方粗鄙之人。陶氏未言其形态。《唐本草》云：“今人以为漏芦，非也。”唐本《图经》又云：“子若猫蓟。茎圆无刺。五月采苗，堪生啖，所在下湿地有之。”似小蓟而茎圆无刺，嫩时可食，当为菊科植物。李时珍补充所见：“芙大如拇指，中空，茎头有薹似蓟，初生可食。”据此，今考为菊科乳苣属植物乳苣*Mulgedium tataricum*（L.）DC.，即蒙山莴苣*Lactuca tatarica*（L.）C. A. Mey.。[1]

李时珍同时提到一种地胆草：“《造化指南》云：苦板大者名苦藉，叶如地黄，味苦，初生有白毛，入夏抽茎有毛，开白花甚繁，结细实。其无花实者，名地胆草，汁苦如胆也。”汁苦如胆，自然不能生食。苦板、苦藉，也未言就是苦芙。今或考为败酱科败酱属植物攀倒甑（白花败酱）*Patrinia villosa*（Thunb.）Juss.。嫩叶亦可充蔬。

1.《本草品汇精要》：该书“苦芙”（图1）画的是一株小树，单叶互生，茎枝顶端有数朵花成伞形排列。此与本草文字记载无任何相似处，不明为何画成无法生食其茎的小树状物。

2.《食物本草》：该书“苦芙”（图2）未沿袭《品汇》错图，另绘了一草本植物。全为基生叶。叶长柔嫩，边缘微波状。仅凭此初生叶无法鉴定来源。

3.《本草纲目》（金陵本）：该书“苦芙”（图4）所示多粗大支根，一茎直立，叶长椭圆形，互生，全缘。顶生头状花序如蓟。其中花序符合时珍所云“茎头有薹似蓟”，或据时珍所云绘成图形。但此图形只能说是菊科植物，具体属种不明。

4.《植物名实图考》：该书“苦芙”（图9）仅绘茎枝上部，茎枝有密生细毛，单叶对生，叶卵圆形，边缘有锯齿，长柄。此图乃据江西名叫“地胆草”的野苦菜绘成，与李时珍所说苦板相似，或即败酱科攀倒甑（白花败酱）*P. villosa*。

1 谢宗万：《本草纲目药物彩色图鉴》，北京：人民卫生出版社，2000：104.（《中华本草》亦同此说。）

【小结】

“苦芙”为《别录》所载治漆疮之品，可作野菜，后世少用。《唐本草》及李时珍所见似小蓟、茎圆无刺、有薹似蓟者，据考为菊科植物乳苣*Mulgedium tataricum*(L.) DC.。另李时珍引述《造化指南》的地胆草，或即败酱科植物攀倒甑（白花败酱）*Patrinia villosa*(Thunb.) Juss.。《植物名实图考》所绘之图可能即此种败酱的嫩苗。

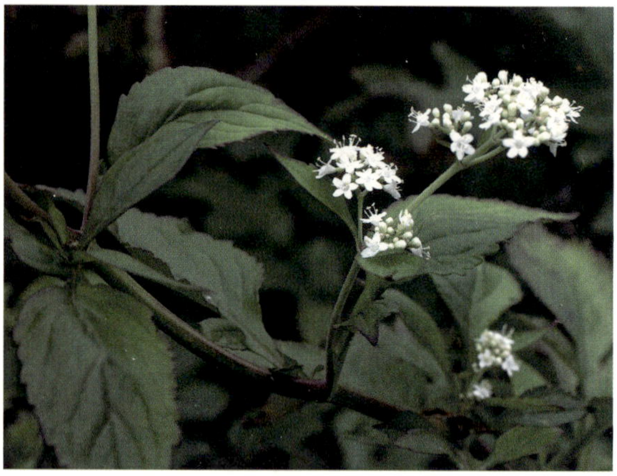

图 10　攀倒甑（白花败酱）*Patrinia villosa*

15–34　漏卢

【品图】

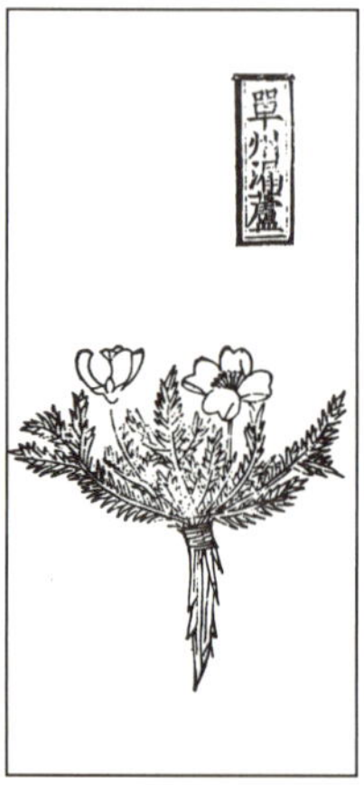

图 1　图经（大）· 单州漏芦

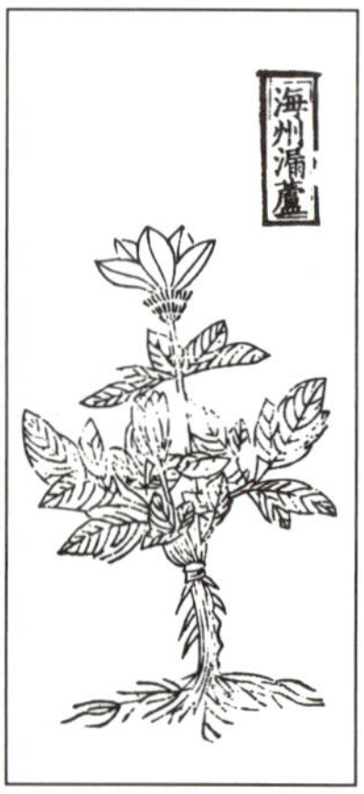

图 2　图经（大）· 海州漏芦

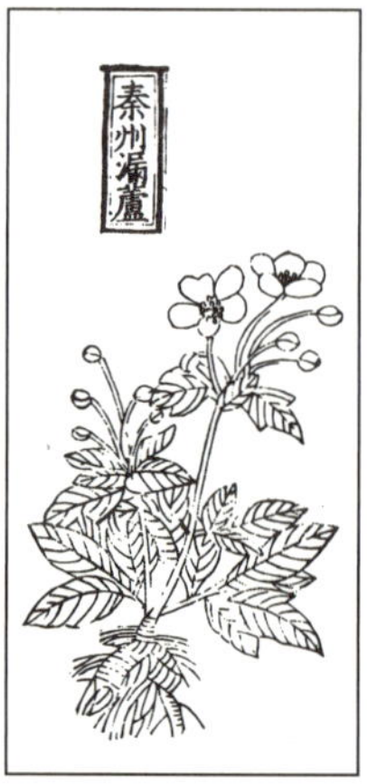

图 3　图经（大）· 秦州漏芦

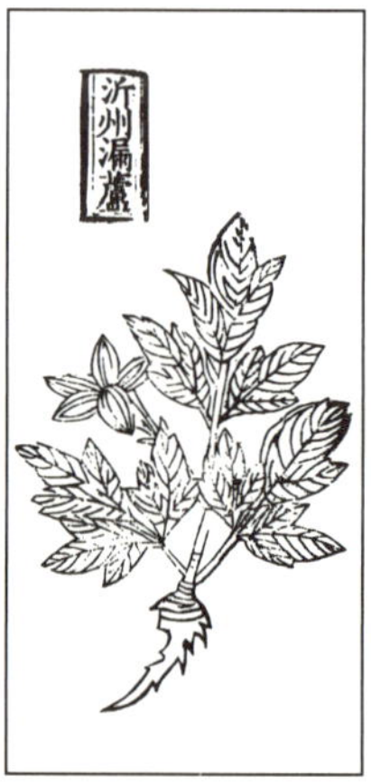

图 4　图经（大）· 沂州漏芦

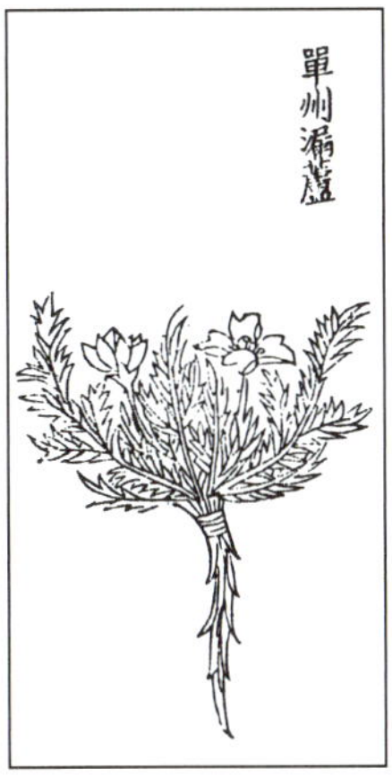

图 5 图经（政）· 单州漏芦

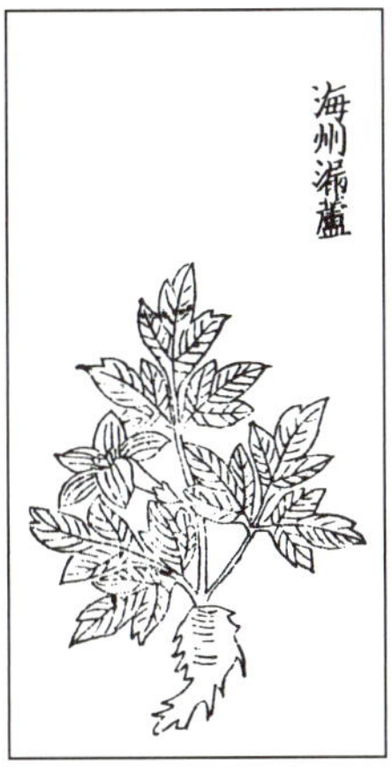

图 6 图经（政）· 海州漏芦

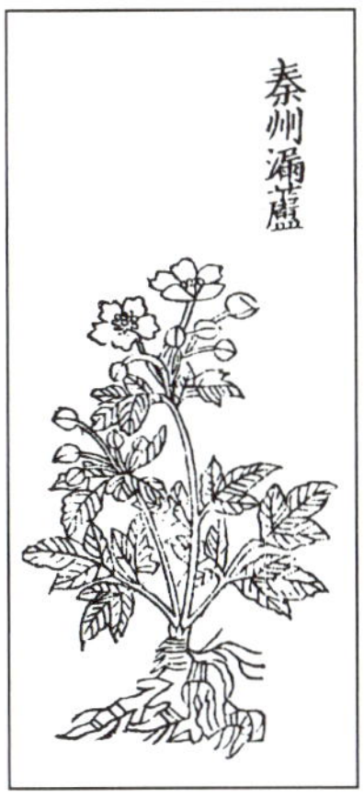

图 7 图经（政）· 秦州漏芦

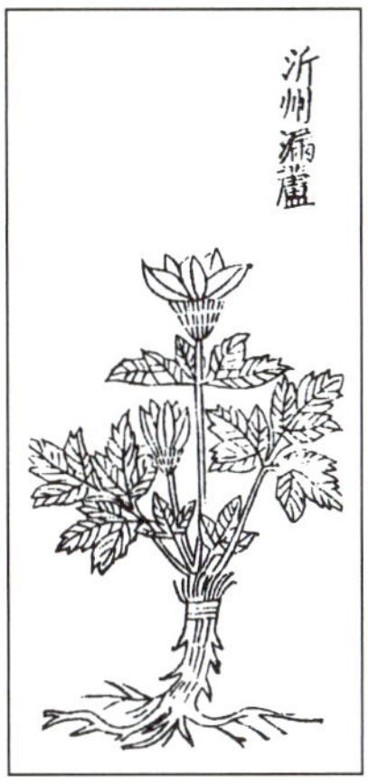

图 8 图经（政）· 沂州漏芦

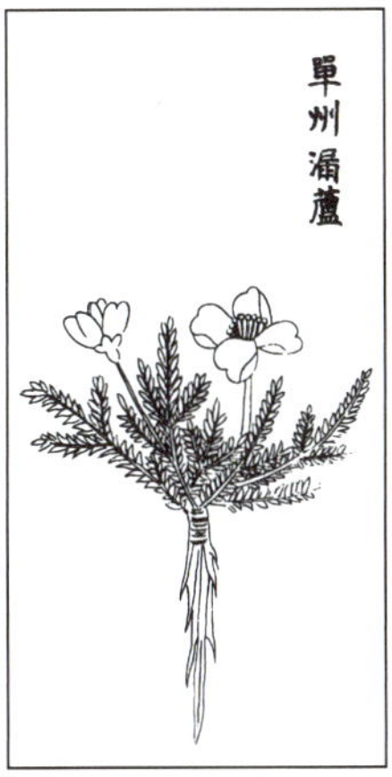

图 9 图经（绍）· 单州漏芦

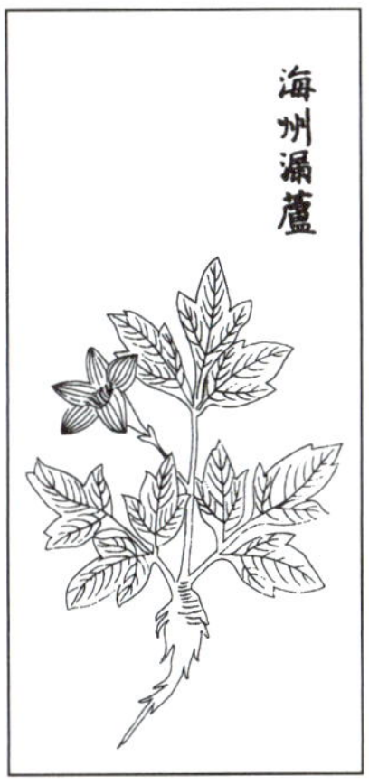

图 10 图经（绍）· 海州漏芦

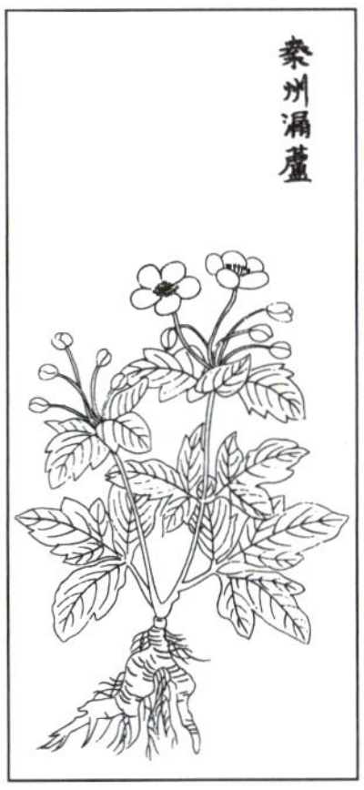

图 11 图经（绍）· 秦州漏芦

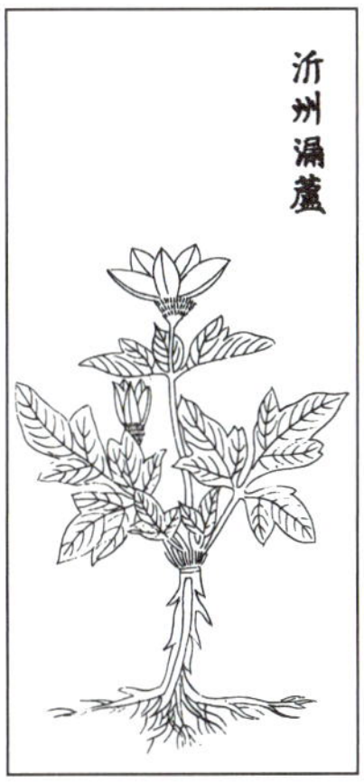

图 12 图经（绍）· 沂州漏芦

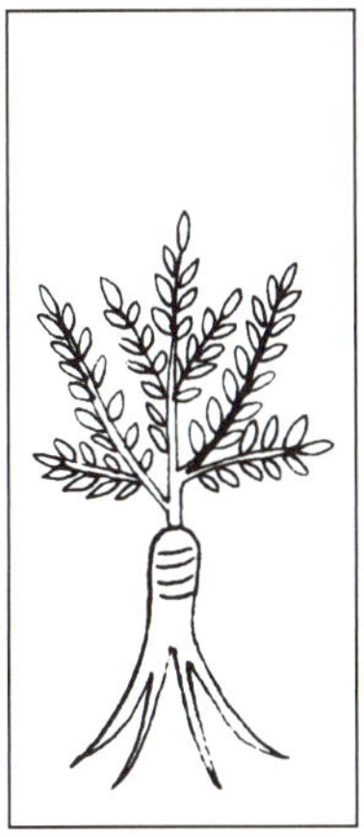

图 13 歌括 · 漏芦

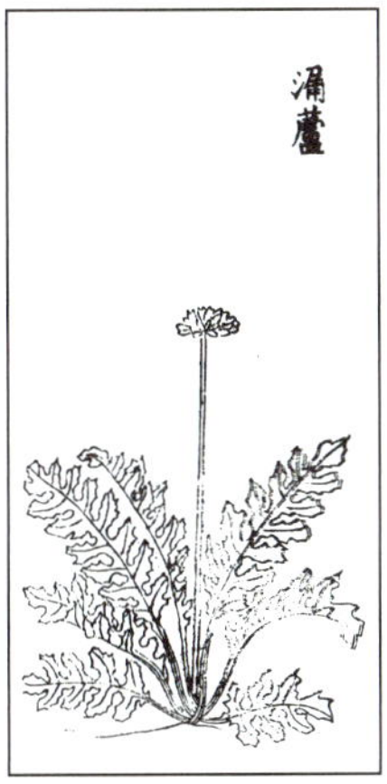

图 14 救荒 · 漏芦

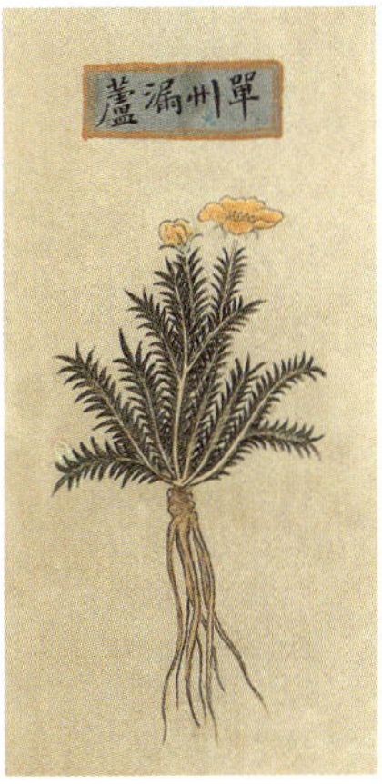

图 15 品汇 · 单州漏芦

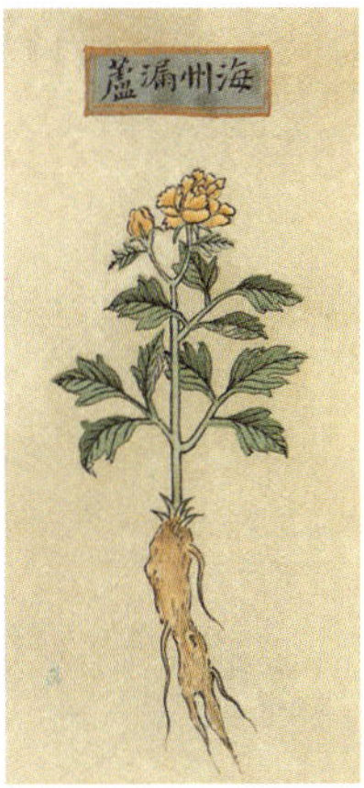

图 16 品汇 · 海州漏芦

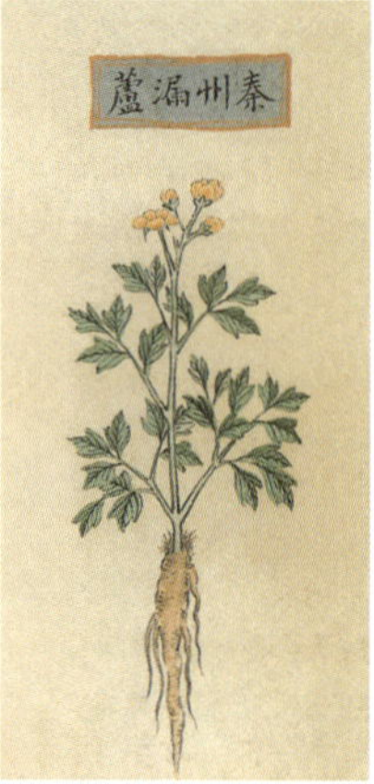

图 17 品汇 · 秦州漏芦

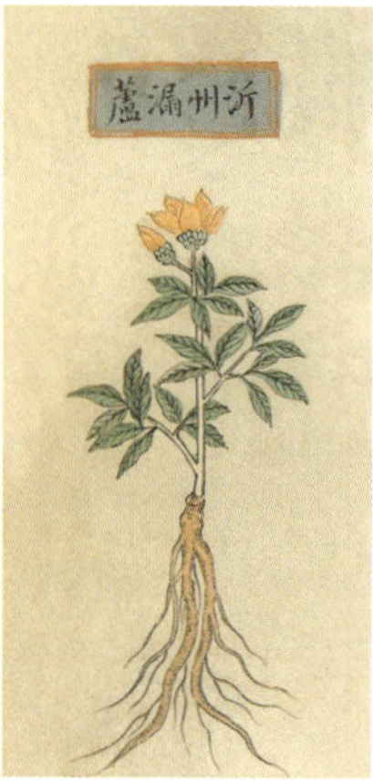

图 18 品汇 · 沂州漏芦

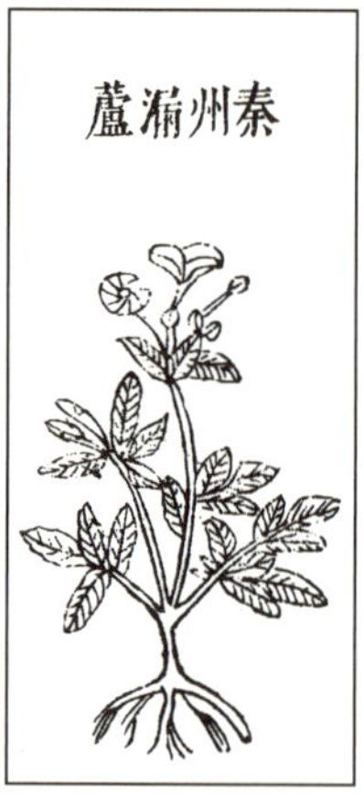

图 19 蒙筌 · 秦州漏芦

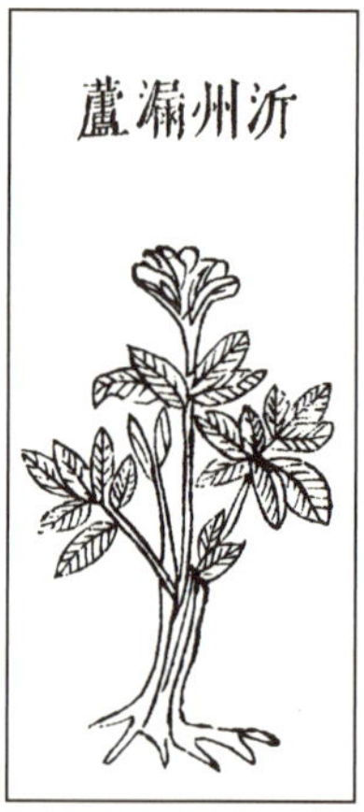

图 20 蒙筌 · 沂州漏芦

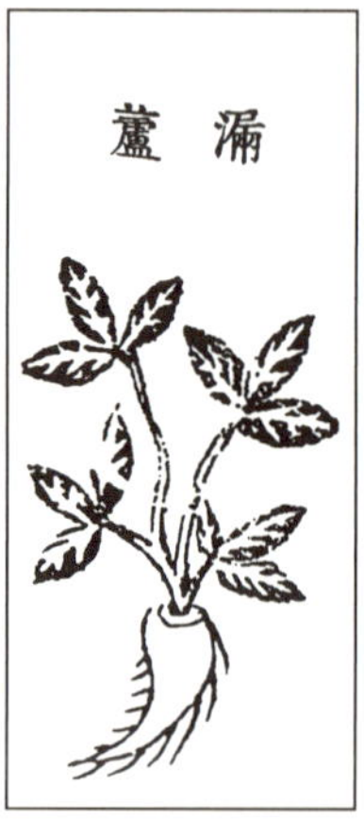

图 21 太乙 · 漏芦

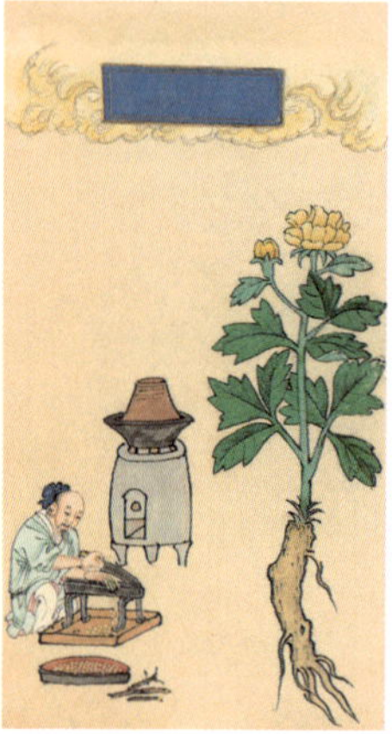
图 22 雷公 · 漏芦、炮制漏芦

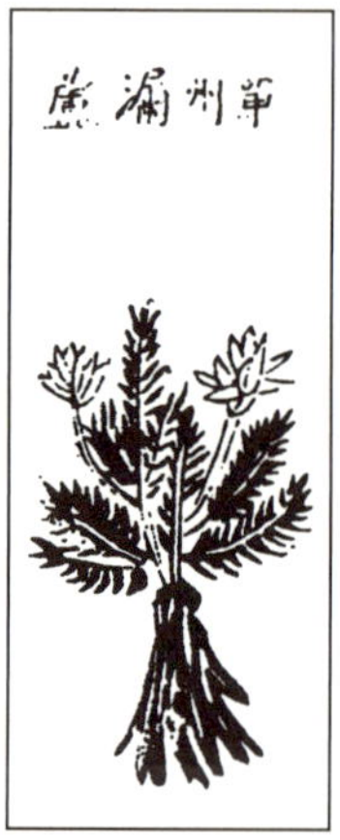

图 23 纲目（金）· 单州漏芦

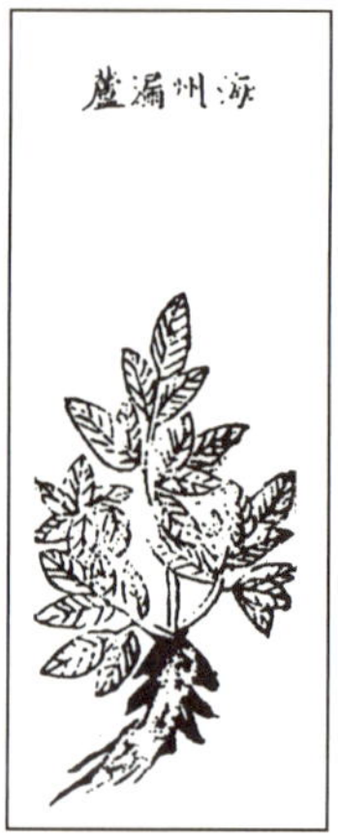

图 24 纲目（金）· 海州漏芦

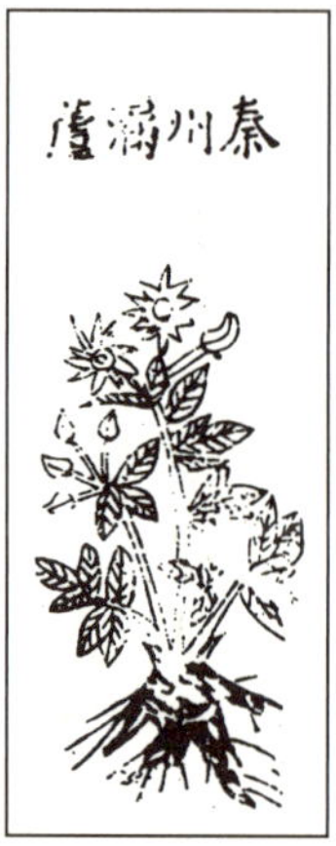

图 25 纲目（金）· 秦州漏芦

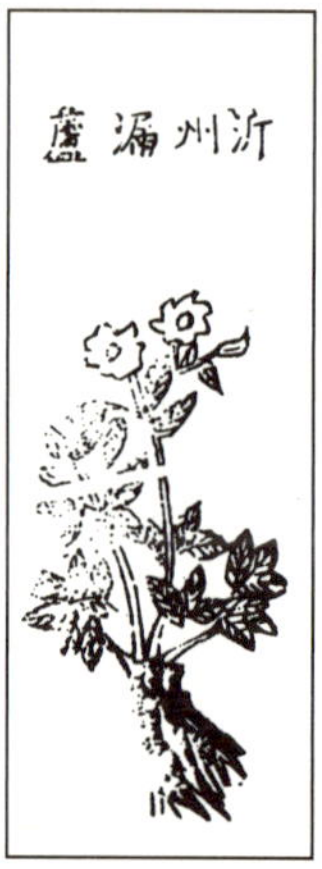

图 26 纲目（金）· 沂州漏芦

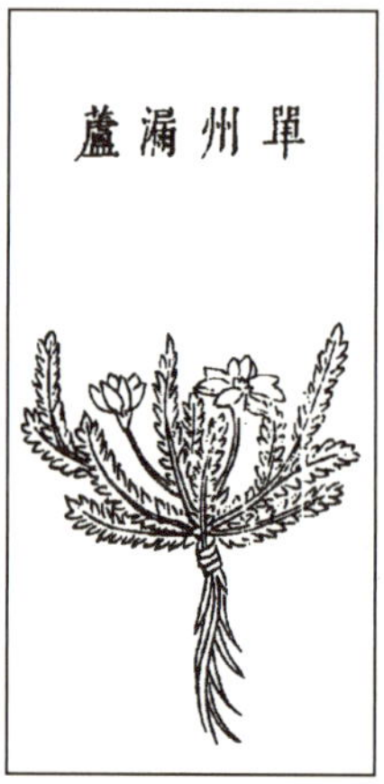

图 27 纲目（钱）· 单州漏芦

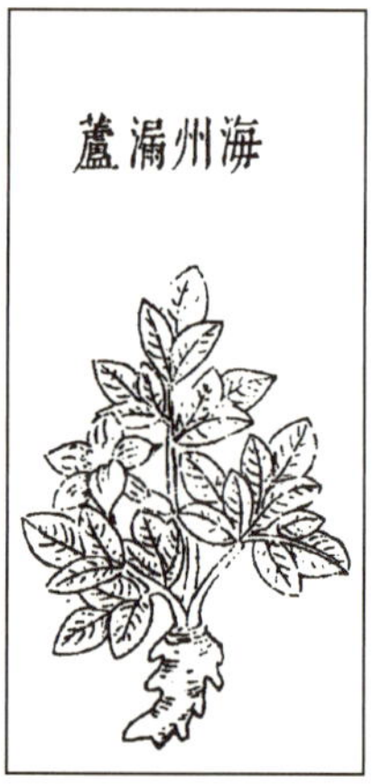

图 28 纲目（钱）· 海州漏芦

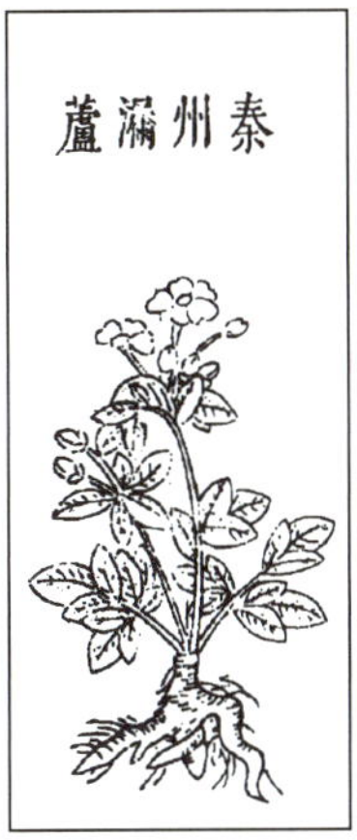

图 29　纲目（钱）·秦州漏芦

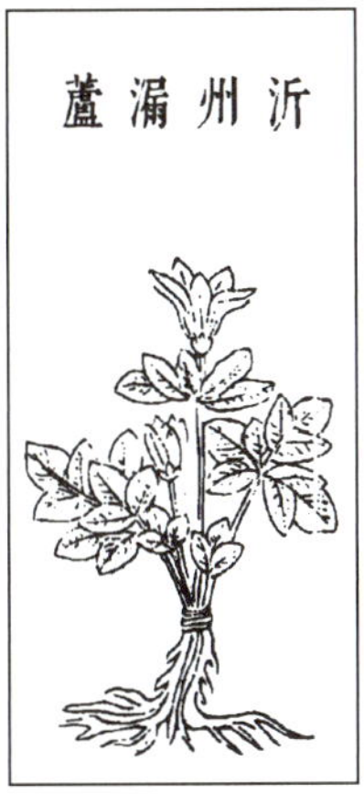

图 30　纲目（钱）·沂州漏芦

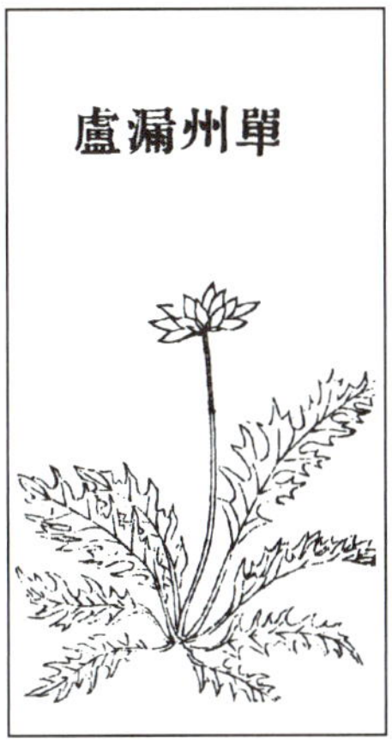

图 31　纲目（张）·单州漏芦

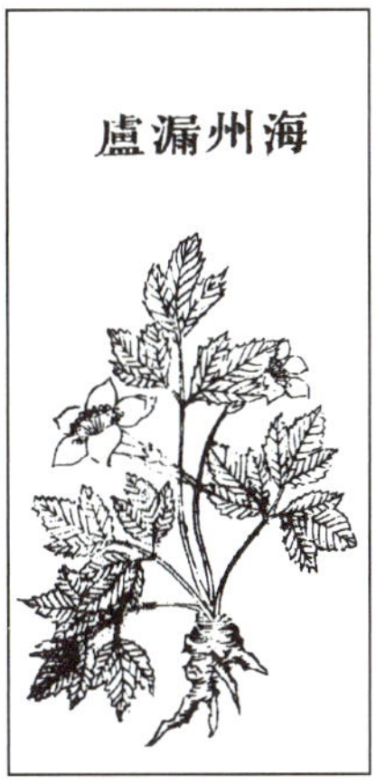

图 32　纲目（张）·海州漏芦

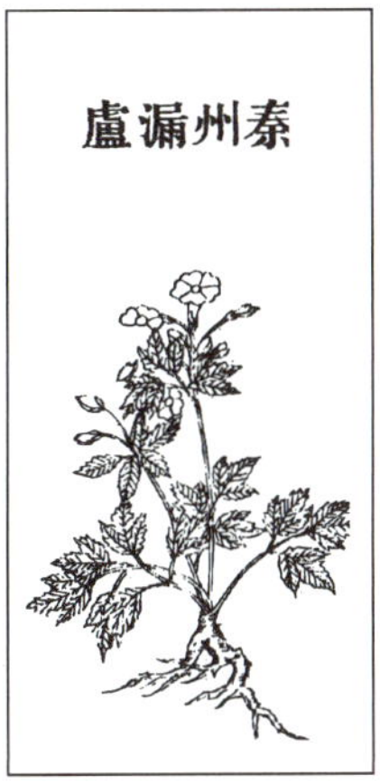

图 33　纲目（张）·秦州漏芦

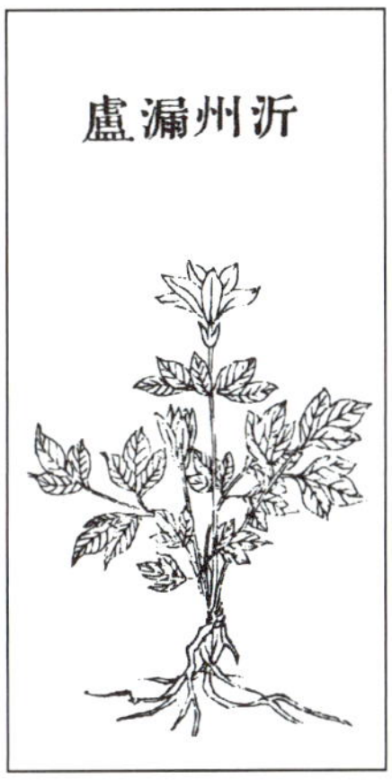

图 34　纲目（张）·沂州漏芦

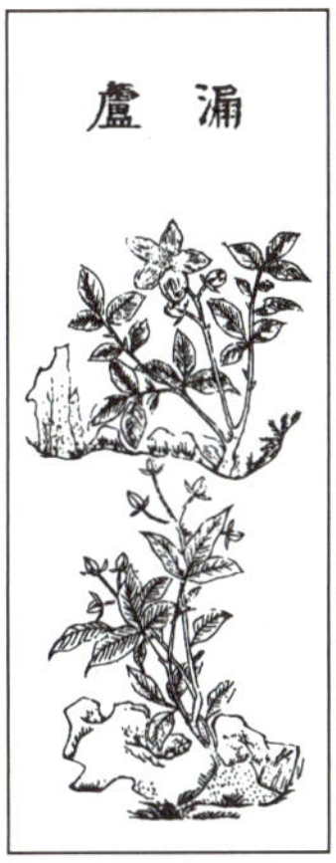

图 35　三才·漏芦

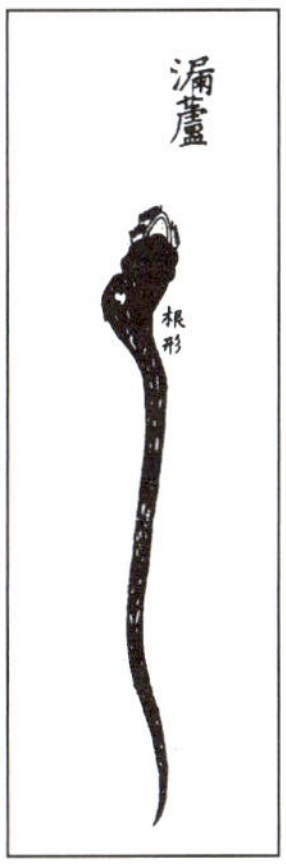

图 36　原始·漏芦

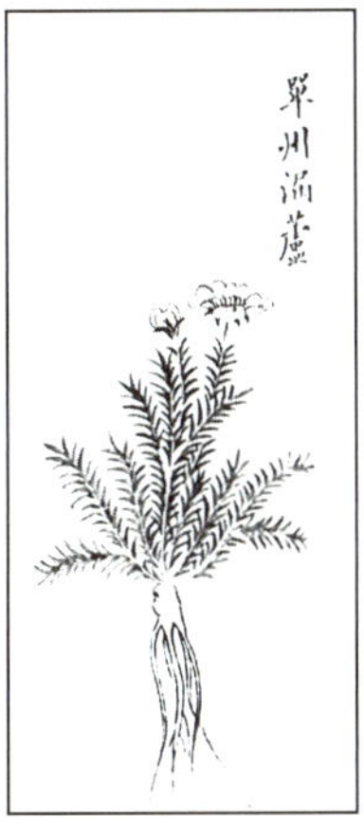

图 37　金石·单州漏芦

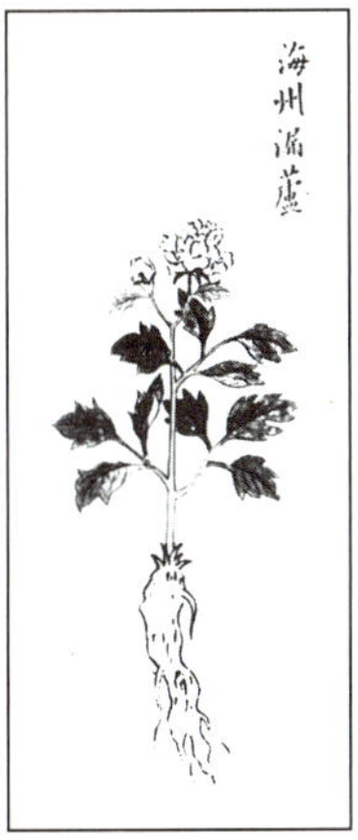

图 38　金石·海州漏芦

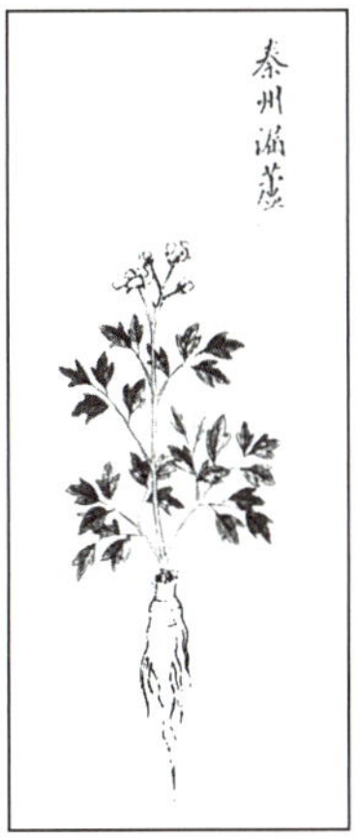

图 39　金石·秦州漏芦

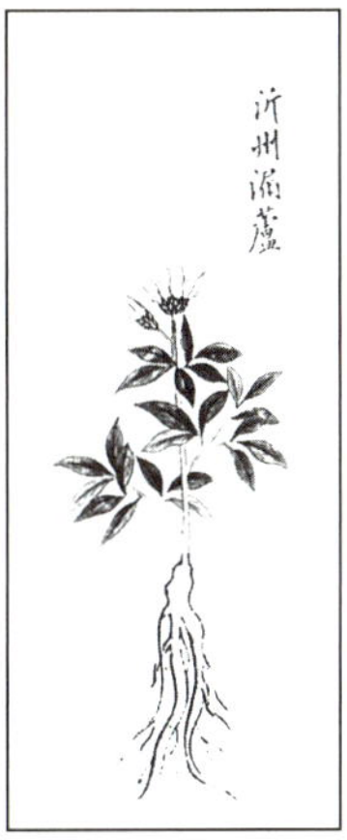

图 40　金石·沂州漏芦

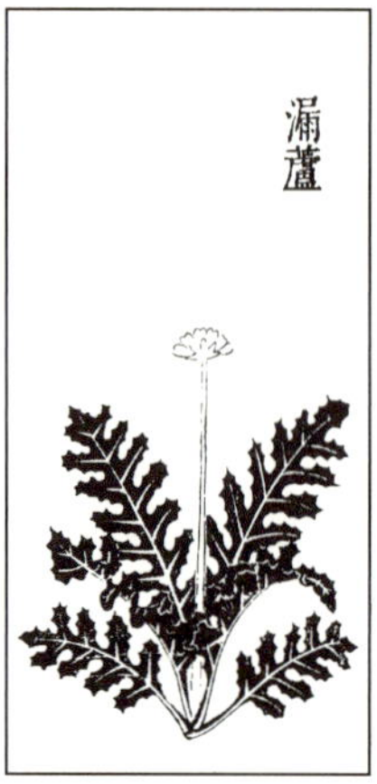

图 41 博录·漏芦

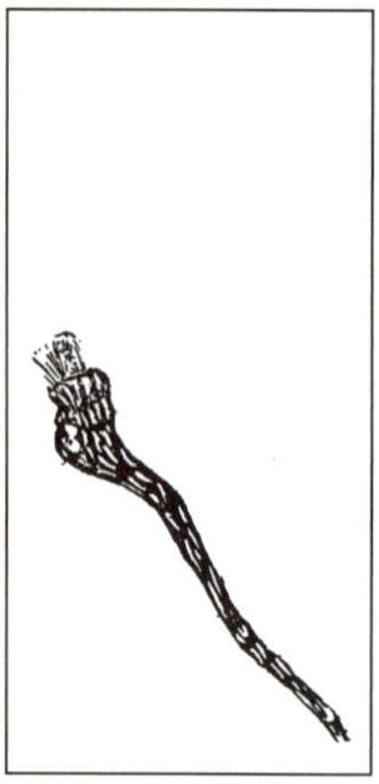

图 42 汇言·漏卢

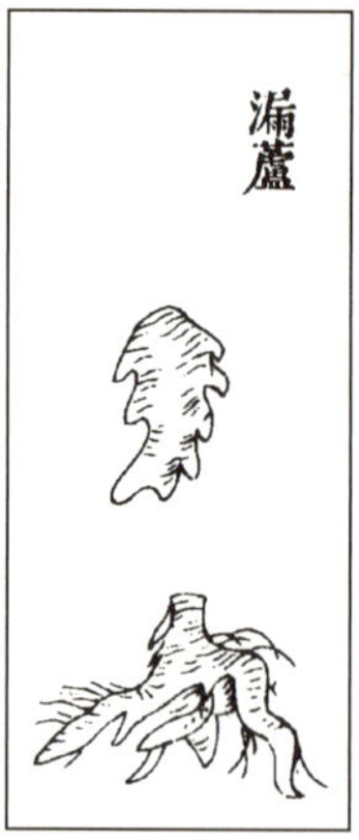

图 43 本草汇·漏芦

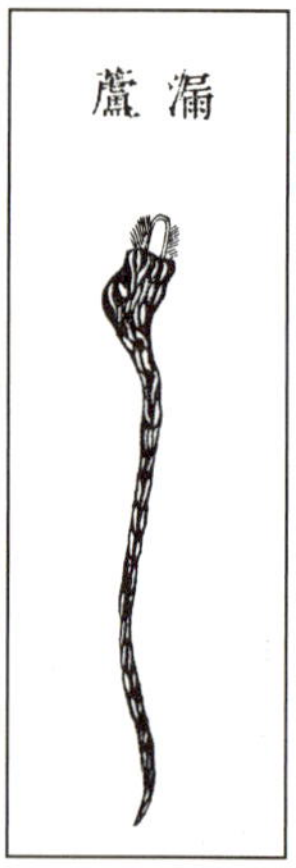

图 44 类纂·漏芦

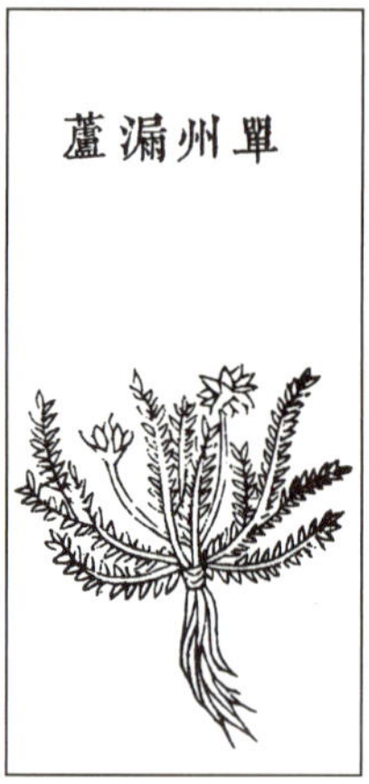

图 45 备要·单州漏芦

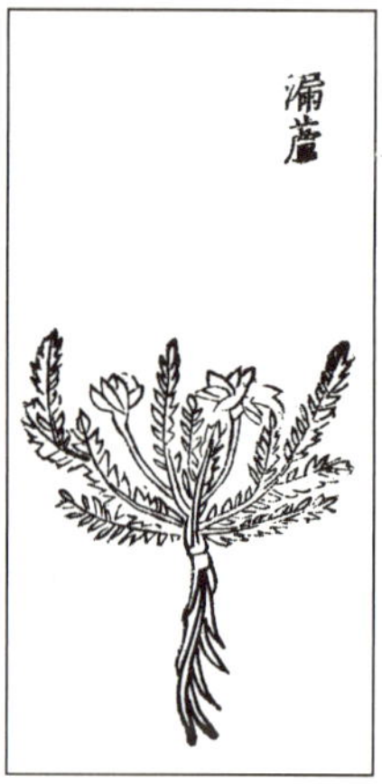

图 46 求真·漏芦

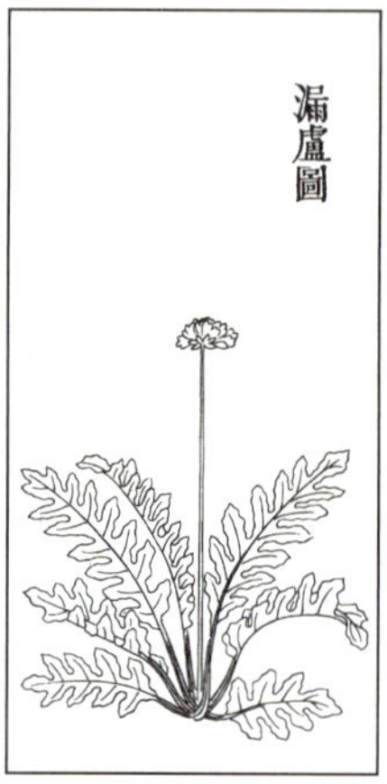

图 47 草木典·漏卢图

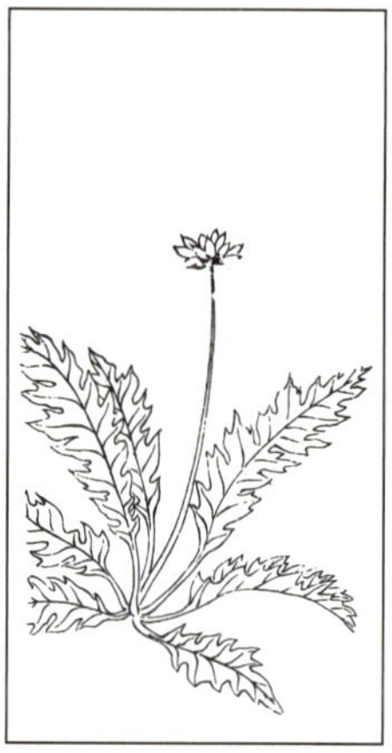

图 48 图考·漏芦

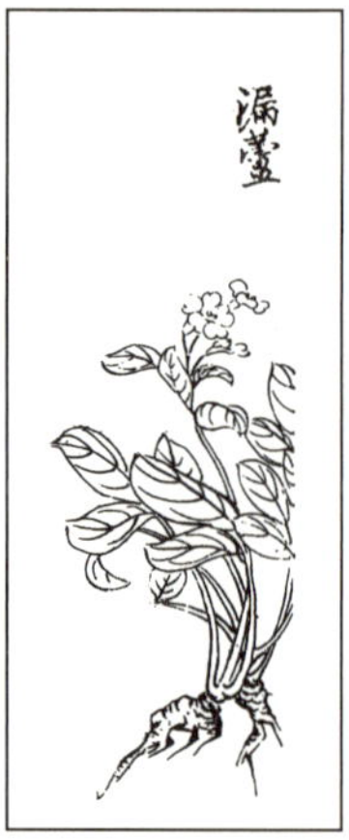

图 49 图说·漏芦

本品49图，取自24书，其中8幅彩图。有承继关系的图可分以下3个书类。

《本草图经》：该书4个漏芦，依次为“单州漏芦”“海州漏芦”“秦州漏芦”“沂州漏芦”。分别存于《大观本草》（图1、2、3、4）、《政和本草》（图5、6、7、8）、《绍兴本草》（图9、10、11、12）。但《大观》的“海州漏芦”（图2）、“沂州漏芦”（图4）与《政和》《绍兴》此二图的图像互相颠倒。考虑到《政和》本流传影响最大，故以《政和》图5、图6、图7、图8作为《图经》图的代表。若有依从《大观》4图图序者另加说明。

仿绘《图经》此4图的彩色图有：《本草品汇精要》。该书“单州漏芦”（图15）因叶片形态特殊，故仿绘后的形状改变不大。

但此外的3图，原图叶片形状相似，故《品汇》改绘后的图形与原图相差较大。如“海州漏芦”（图16）原根短粗被绘成粗长，原花管状花瓣5裂、从根头抽出，被改绘成与“秦州漏芦”（图17）、“沂州漏芦”（图18）一样，均为黄花生于茎顶。花形亦改成类似牡丹。其余两种漏芦的花形大致与《图经》同名图相似，但亦加润饰。《品汇》此4个漏芦图的根形与《图经》图相比更改较大。其中“单州漏芦”（图15）、“沂州漏芦”（图18）主根短缩，支根较粗长。海州漏芦”（图16）、“秦州漏芦”（图17）则均为粗大主根，有小须根，但不分支。总之《品汇》图虽然敷色仿绘，但别无新意，无法供鉴定植物基原之用。此后《补遗雷公炮制便览》“漏芦、炮制漏芦”[1]（图22）的右边仿绘了《品汇》的“海州漏芦”图16，左边增绘了炮制图。今计入新增创意图内。《金石昆虫草木状》的“单州漏芦”（图37）、“海州漏芦”（图38）、“秦州漏芦”（图39）、“沂州漏芦”（图40）依次全仿《品汇》4漏芦图。

仿绘《图经》4幅漏芦图的墨线图很多：《本草歌括》“漏芦”（图13）一如既往地简单仿绘，甚至省略了花朵。《本草蒙筌》只仿绘了《图经》两图，即“秦州漏芦”（图19）、“沂州漏芦”（图20）。比较奇怪的是，《本草纲目》金陵本仿绘《图经》一药多图时，大多是加以选择，且不录地名。但漏芦图例外，4幅全仿，且全用带地名的图名。如《纲目》金陵本“单州漏芦”（图23）仿绘时将叶片改为阴刻；“海州漏芦”（图24）仿绘时将左侧一花误绘成聚生叶；“秦州漏芦”（图25）基本无大改变；“沂州漏芦”（图26）则将直立茎顶的大朵头状花序改成两朵小花。以上4图的根部全用阴刻，突出根为黑色。《纲目》钱本此4图（“单州漏芦”图27、“海州漏芦”图28、“秦州漏芦”图29、“沂州漏芦”图30）亦保留《图经》图的图名，且直接仿绘《图经》4图，形态无甚改变。《纲目》张本“单州漏芦”（图31）[2]辗转仿绘的是《救荒本草》“漏芦”（图14）。此后的“海州漏芦”（图32）、“秦州漏芦”（图33）、“沂州漏芦”（图34）则分别仿绘《图经》同名图（图6、7、8），但经修饰后，较原图更为精致。《三才图会》“漏芦”（图35）含有《图经》两图。上图为“海州漏芦”（图2）、下图为“秦州漏芦”（图3），分别增以山石，润饰枝叶，但别无新意。清代诸临床药书的绣像图中，《本草汇》“漏芦”（图43）中的两根形药材，上一根截取自《纲目》钱本“海州漏芦”图28，下一图截取自同书“秦州漏芦”（图29）。《本草备要》“单州漏芦”（图45）、《本草求真》“漏芦”（图46）均仿《纲目》钱本同名图。《本草简明图说》“漏芦”（图49）虽美化变形甚大，但仍可看出是仿绘《纲目》钱本“秦州漏芦”图29。

1　漏芦、炮制漏芦：原图名漫漶磨灭，今据其内容新拟。

2　果德安、楼之岑：中药漏芦的本草考证，中国中药杂志，1992，17（10）：580.（此文认为《本草纲目》附图中的“单州漏芦”叶形有所变动，但花的特征仍不失为祁州漏芦的可能。此附图乃《纲目》张本附图。该本此图仿绘自《救荒本草》，故与祁州漏芦相似。张本药图非原创，不能引以为证。）

《救荒本草》：该书“漏芦”（图14）的仿绘图有：《野菜博录》同名图（图41）全袭《救荒》图，但将叶片改为阴刻。《古今图书集成·草木典》“漏卢图”（图47）亦仿《救荒》图14。《植物名实图考》“漏芦”（图48）又仿绘自《草木典》图47。《本草纲目》张本“单州漏卢”（图31）则再仿《图考》图48。

《本草原始》：该书“漏芦”（图36）的仿绘图有：《本草汇言》“漏芦”（图42）、《本草纲目类纂必读》“漏芦”（图44）。此二仿绘图均无大改变。

以上49图中，除41幅属仿绘图外，尚有原创图或新增创意的插图8幅（图5、6、7、8、14、21、22、36）。详见下“鉴药”项。

【文录】

《本经》《别录》（见《证类》卷7“漏芦”）　一名野兰。生乔山山谷。八月采根，阴干。

梁《本草经集注》（同上）　陶隐居云：乔山应是黄帝所葬处，乃在上郡。今出近道亦有，疗诸瘘疥，此久服甚益人，而服食方罕用之。今市人皆取苗用之。俗中取根，名鹿骊（力支切）根，苦酒摩，以疗疮疥。

题·刘宋《雷公炮炙论》（同上）　雷公云：凡使，勿用独漏，缘似漏芦，只是味苦、酸，误服令人吐不止，须细验。

唐《唐本草》（同上）《唐本》注云：此药俗名荚蒿，茎叶似白蒿，花黄，生荚长似细麻，如箸许，有四五瓣，七月、八月后皆黑，异于众草蒿之类也。常用其茎、叶及子，未见用根。其鹿骊，山南谓之木藜芦，有毒，非漏芦也。/**（见《证类》卷7“飞廉”）**《唐本》注云……今俗以马蓟以苦芙为漏芦，并非是也。

唐《本草拾遗》（见《证类》卷7“漏芦”）　陈藏器云：按漏芦，南人用苗，北土多用根。树生如茱萸。树高二三尺，有毒，杀虫。山人洗疮疥用之。

后蜀《蜀本草》（同上）《蜀本》：《图经》云：叶似角蒿，今曹、兖州下湿地最多。六月、七月采茎，日干之，黑于众草。

吴越《日华子本草》（同上）《日华子》云：花、苗并同用，俗呼为鬼油麻，形并气味似干牛蒡，头上有白花子。

宋《开宝本草》（同上）　志曰：别本注云：漏芦，茎箸大，高四五尺，子房似油麻房而小。江东人取其苗用，胜于根。江宁及上党者佳。陶注云：根名鹿骊，唐注云：山南人名木藜芦，皆非也。漏芦自别尔。

宋《本草图经》（同上）《图经》曰：漏芦，生乔山山谷，今京东州郡及秦、海州皆有之。旧说茎叶似白蒿，有荚，花黄，生荚端，茎若箸大，其子作房，类油麻房而小，七、八月后皆黑，异于众草。今诸郡所图上，惟单州者差相类，沂州者花叶颇似牡丹。秦州者花似单叶寒菊，紫色，五、七枝同一秆干上。海州者花紫碧，如单叶莲花，花萼下及根傍有白茸裹之，根黑色如蔓菁而细，又类葱本，淮甸人呼为老翁花。三州所生，花虽别而叶颇相类，但秦、海州者，叶更作锯齿状耳。一物而殊类此，医家何所适从，当依旧说，以单州出者为胜，六月、七月采茎苗，日干，八月采根，阴干，南方用苗，北土多用根。又此下有飞廉条云：生河内川泽，一名漏芦，与苦芺（乌老切）相类，惟叶下附茎,有皮起似箭羽，又多刻缺，花紫色，生平泽。又有一种生山岗上，叶颇相似而无疏缺，且多毛，茎亦无羽，根直下更傍枝生，则肉白皮黑，中有黑脉，日干则黑如玄参。《经》云：七月、八月采花阴干用。苏恭云：用茎叶及疗痈蚀杀虫有验。据此所说，与秦州、海州所谓漏芦者，花叶及根颇相近，然彼人但谓之漏芦，今医家罕有用飞廉者。既未的识，故不复分别，但附其说于下。

宋《梦溪笔谈》卷26“药议” 今方家所用漏芦，乃飞廉也。飞廉一名漏芦，苗似箬叶，根如牛蒡绵头者是也。采时用根。今闽中所用漏芦，茎如油麻，高六七寸，秋深枯黑如漆。采时用苗。《本草》自有条，正谓之漏芦。

明《救荒本草》卷上“漏芦” 一名野兰，俗名荚蒿，根名鹿骊根，俗呼为鬼油麻。生乔山山谷及秦州、海州、单州、曹、兖州，今钧州新郑沙岗间亦有之。苗叶就地丛生，叶似山芥菜叶而大，又多花叉，亦似白屈菜叶，又似大蓬蒿叶，及似风花菜脚叶而大，叶中撺葶，上开红白花。

明《本草蒙筌》卷1“漏芦” 一名野兰，茎若箸大。叶似白蒿有荚，花绽荚端色黄。子结类油麻作房，根生如蔓菁细黑。单州出者为胜，八月采根阴干。

明《本草纲目》卷15“漏卢” 【释名】【时珍曰】屋之西北黑处谓之漏。凡物黑色谓之卢。此草秋后即黑，异于众草，故有漏卢之称。《唐韵》作蘆。其荚如麻，故俗呼为鬼油麻云。【集解】【时珍曰】按沈存中《笔谈》云：今方家所用漏卢乃飞廉也。飞廉一名漏卢，苗似苦芺，根如牛蒡，绵头者是也。采时用根。今闽中所谓漏卢，茎如油麻，高六七寸，秋深枯黑如漆，采时用苗，乃真漏卢也。余见“飞廉”下。

【鉴药】

“漏芦”首出《本经》,《本草纲目》改作“漏卢”。时珍释名曰：“屋之西北黑处谓之漏。凡物黑色谓之卢。此草秋后即黑，异于众草，故有漏卢之称。”在《本经》所用“漏芦”的基原尚且不明的前提下，认定此草秋黑而改“芦”为“卢”，未免有削足适履之嫌。《本经》将此药列为上品，是因为它能不老延年。后世则取用《本经》已载的疗诸疮疥功用。尽管现代本品进入了药典，但临床实际运用并不太多。

古代漏芦来源相当混乱，宋代苏颂曾为之感叹：“一物而殊类此，医家何所适从！”从梁·陶弘景开始，就发现本品补益功效被人忽视，“服食方罕用”。其次是“市人皆取苗用之，俗中取根……以疗疮疥”。即市场上用苗（全草），民间用根，此根另名为“鹿骊根”。这究竟是发音不同造成的异名，还是药物来源改变？陶氏并未正面回答。

《唐本草》开始讨论不同的来源。当时所用的漏芦"俗名荚蒿，茎叶似白蒿，花黄，生荚长似细麻，如箸许，有四五瓣，七月、八月后皆黑，异于众草蒿之类也。"唐本《图经》（见《蜀本草》引）云："叶似角蒿，今曹、兖州下湿地最多。六月、七月采茎，日干之，黑于众草。"《别本》注（见《开宝本草》引）云：漏芦，茎箸大，高四五尺，子房似油麻房而小。江东人取其苗用，胜于根。江宁及上党者佳。"宋·沈括《梦溪笔谈》亦云："今闽中所用漏芦，茎如油麻，高六七寸，秋深枯黑如漆。采时用苗。《本草》自有条，正谓之漏芦。"李时珍说此种"乃真漏芦也"。以上诸说涉及的植物皆出一源。此种茎或荚（蒴果）似油麻、干枯后变黑特点的植物，以玄参科阴行草属阴行草*Siphonostegia chinensis* Benth.的可能性最大。此草不高大，根不发达，因此《唐本草》说"常用其茎、叶及子，未见用根"是有道理的。以上条文涉及的植物，日人难波恒雄认为是禹州漏芦*Echinops lutifolius* Tausch.。其主要依据禹州漏芦的茎叶似蒿，表面生蛛丝状绵毛，阴干后变黑，花球形，果期苞片呈黄色以及产地与诸家所述相符。但反对意见另有多种理由，例如蓝刺头属植物最明显的特征是其密集成圆球形的天蓝色复头状花序，而以上古人所述花黄、生荚及头上有白花子等特征明显与蓝刺头不符。根据茎叶7—8月后变黑及花的特征，果德安、楼之岑认为与祁州漏芦*Rhaponticum uniflorum*（L.）DC.[1]的特征比较吻合。但7、8月变黑的植物并非祁州漏芦一种，因此很难判断上述古人之论究竟为何物。[2]

《唐本草》还评论陶弘景之说："其鹿骊，山南谓之木藜芦，有毒，非漏芦也。"这种木藜芦，陈藏器有解释："按漏芦，南人用苗，北土多用根。树生如茱萸。树高二三尺，有毒，杀虫。山人洗疮疥用之。"现代或考为杜鹃花科木藜芦属植物木藜芦*Leucothoe grayana* Maxim.。木藜芦与漏芦之所以混淆，可能因为都有治疮疥的作用。其形态相差太大，故只在民间使用。《唐本草》在"飞廉"条还指出："今俗以马蓟、以苦芙为漏芦，并非是也"。马蓟即大蓟，它与苦芙皆为菊科植物。由此也提示，当时所用漏芦正品与菊科多种植物相似，可能漏芦也是菊科植物。

宋代嘉祐年间举行了全国药物普查。普查的资料（包括绘图）都集中在苏颂手里，由他加以整理。苏颂检视各地进上的材料，写下了这段话："漏芦……今京东州郡及秦、海州皆有之。旧说茎叶似白蒿，有荚，花黄，生荚端，茎若箸大，其子作房，类油麻房而小，七八月后皆黑，异于众草。今诸郡所图上，惟单州者差相类，沂州者花叶颇似牡丹。秦州者花似单叶寒菊，紫色，五、七枝同一秆干上。海州者花紫碧，如单叶莲花，花萼下及根傍有白茸裹之，根黑色如蔓菁而细，又类葱本，

1 该种名现改为*Stemmacantha uniflora*（L.）Dittrich.

2 果德安、楼之岑：中药漏芦的本草考证，中国中药杂志，1992，17（10）：579-581.

淮甸人呼为老翁花。三州所生，花虽别而叶颇相类，但秦、海州者，叶更作锯齿状耳。一物而殊类此，医家何所适从？”仅宋代就有好几个不同的来源。其中单州、秦州、海州、沂州都有药图，下面将结合图形分别辨析。先谈谈苏颂提到的另外几种漏芦来源。

又，苏颂提到：“此下有飞廉条云：生河内川泽，一名漏芦，与苦芙（乌老切）相类，惟叶下附茎,有皮起似箭羽，又多刻缺，花紫色，生平泽……今医家罕有用飞廉者。”菊科飞廉属植物飞廉*Carduus nutans* L.，其一大特点是叶基部无柄，两侧沿茎下延成茎翼，且茎翼连续，边缘有刺齿。这就是苏颂所说“叶下附茎,有皮起似箭羽”。以飞廉充漏芦，又见于北宋·沈括《梦溪笔谈》:“今方家所用漏芦，乃飞廉也。飞廉一名漏芦，苗似箬叶，根如牛蒡绵头者是也。采时用根。”[1]所谓“绵头”，可能是指其茎上部或接头状花序下部常呈灰白色，被密厚的蛛丝状绵毛。这一特点，又可与五代吴越《日华子诸家本草》所用漏芦联系起来。《日华子》云：漏芦“花、苗并同用，俗呼为鬼油麻，形并气味似干牛蒡，头上有白花子”。这“白花子”可能指菊科飞廉茎头部的白色绵毛，也可能是花序有类似白花的东西。《唐本草》曾提到当时有用马蓟、苦芙充漏芦的现象。由此看来，同为菊科植物的飞廉冒充漏芦并非偶然，在五代宋初的南方确有此用法，但后来少有用此种者。日本学者难波恒雄等认为沈括《梦溪笔谈》的漏芦是菊科植物华东蓝刺头*Echinops grijsii Hance*，并认为《本草汇言》的漏芦也是蓝刺头属植物。在植物描述粗略的古代，马蓟、苦芙、飞廉、蓝刺头等同科植物混淆的情况确实不能排除，但也难确定其具体属种。至于《本草汇言》，其文乃是综述前人之言，并无新见。其图乃仿绘《本草原始》药材图，亦非新创，可参下《本草原始》图36的分析。

苏颂还提到：“又有一种生山岗上，叶颇相似而无疏缺，且多毛，茎亦无羽，根直下更傍枝生，则肉白皮黑，中有黑脉，日干则黑如玄参。《经》云：七月、八月采花阴干用。苏恭云：用茎叶及疗疳蚀杀虫有验。据此所说，与秦州、海州所谓漏芦者，花叶及根颇相近，然彼人但谓之漏芦，今医家罕有用飞廉者。既未的识，故不复分别,但附其说于下。”苏颂所云叶无疏缺、无羽、干则色黑的植物，在“飞廉”条《唐本》注也提到过，是一种飞廉的相似植物。总之，苏颂所见的漏芦混乱局面，令他无所适从，只好说“既未的识，故不复分别”“当依旧说，以单州出者为胜”。

宋代以后，除《救荒本草》《本草原始》的写生图提供新证据外，其他文字记载大多承袭前人之言，甚至糅合臆断，不足为凭。李时珍也不过是集录前人资料，并无个人新见。清·吴其濬对此也未置一词，只说“宋《图经》有数种，今从《救荒本草》。”以下结合历代原创药图逐一分析其植物基原。

1 ［宋］沈括：《元刊梦溪笔谈》卷26“药议”，北京：文物出版社，1975：20.

1.《本草图经》：该药有4图。首为“单州漏芦”（图5）主根粗短，有多数支根。叶基生，披针状椭圆形，二回羽状分裂。基部抽出二花葶，顶生大花，花萼半球形。单州即今山东单县。苏颂在谈此图时云：“旧说茎叶似白蒿，有荚，花黄，生荚端，茎若箸大，其子作房，类油麻房而小，七八月后皆黑，异于众草。今诸郡所图上，惟单州者差相类。”此图既不似蒿类，也看不到主茎，更无类油麻房的荚（蒴果）。因此，关于单州漏芦的图文是不相应的，只能舍文从图。据此图的形状，近现代有几种意见。其一谓即今菊科植物蓝刺头*Echinops dahuricus* Fisch.。[1]其二日人熊谷玄随认为是菊科麻花头属植物*Serratula coronate* L. subsp. *insularis*（Iljin.）Kitam.（伪泥胡菜）。赵燏黄认为此与蔷薇科的委陵菜 Potentilla chinensis Ser.相似。或以为从《证类本草》附图看，叶形的确与委陵菜相似，但花序有别。要从“单州漏芦”这粗放的附图准确判断植物属种是有困难的。[2]但蓝刺头*E . dahuricus*为当今现实使用的品种之一，即禹州漏芦。苏颂认为“诸郡所图上，惟单州者差相类”，说明菊科的蓝刺头属植物作为漏芦的正品是有历史依据的。但也有相反意见，认为禹州漏芦可能是由于后人对本草中“单州漏芦”附图的误解所致。[3]

《政和》“海州漏芦”（图6）的图形与《大观》“沂州漏芦”（图4）同形。“海州”即今江苏连云港市。《政和》图6所绘植物主根膨大，主茎不明显。基生叶三全裂，裂片又再三深裂。花葶1，有花萼筒，花5瓣。谢宗万认为，此图叶似白头翁但又同时有花，似有矛盾。但据《图经》文字描述，“海州者花紫碧，如单叶莲花，花萼下及根傍有白茸裹之，根黑色如蔓菁而细，又类葱本，淮甸人呼为老翁花。”则此图仍不失为毛茛科白头翁属植物白头翁 *Pulsatilla chinensis*（Bunge）Regel的可能性。但此来源肯定是错误的。[4]《图经》所说“花紫碧，如单叶莲花”，当以《政和》“沂州漏芦”（图7）、《大观》“海州漏芦”（图2）的花更似“单叶莲花”。“根傍有白茸裹之”也只出现在《大观》图2、《政和》图7。因此若据《图经》的文字表述，则“海州漏芦”的图形当以《大观》所载“海州漏芦”图为准。但《图经》三传本中，唯《大观》有此图名与另两传本不一致的问题，个中原因尚待探讨。

《政和》“沂州漏芦”（图7）的图形与《大观》“海州漏芦”（图2）同形。“沂州”即今山东临沂。苏颂云“沂州者花叶颇似牡丹。”从叶片来看，的确如此。但无论是“沂州漏芦”还是“海州漏芦”，其花都不似牡丹。牡丹为重瓣花，这两种漏芦都是单瓣花。也正因为有《图经》所说“沂州者花叶颇似牡丹”，《本草品汇精要》仿绘的“海州

1 ［日］木村康一新注校定，铃木真海译：《新注校定国译本草纲目》（5），东京：春阳堂书店，1974：121.（按：蓝刺头，《中国植物志》中文名为驴欺口*Echinops latifolius* Tausch.。该志认为“本种原中名称蓝刺头，显然不宜。蓝刺头应该是本属模式种的中文名称。”故本药以下遇引用前人考察结果，仍用原文“蓝刺头”。）

2 果德安、楼之岑：中药漏芦的本草考证，中国中药杂志，1992，17（10）：579-581.

3 果德安、楼之岑：中药漏芦的本草考证，中国中药杂志，1992，17（10）：580.

4 谢宗万：《中药材品种论述》中册，上海：上海科学技术出版社，1994：532.

漏芦”（其按《政和》转绘，实际当为《大观》的“沂州牡丹”）就改绘成牡丹花形了。本种来源，谢宗万亦将其与“海州漏芦”同归于类似毛茛科白头翁*P. chinensis*。

“秦州漏芦”（图8）的根粗壮，基生叶有长柄，也是三全裂，裂片又再三深裂。茎直立，花生茎枝顶端，成伞形花序状。秦州即今甘肃天水市。谢宗万据其产地和植物图形，认为其来源很像毛茛科银莲花属植物大火草*Anemone tomentosa*（Maxim.）Pei或其同属植物。可见此种在西北地区混作漏芦使用是有历史根源的。[1]

综上所述，《图经》4幅漏芦图，只有“单州漏芦”与今传承使用的品种禹州漏芦相似。其基原可能是蓝刺头*E . dahuricus*或其同属近缘植物。其余海州漏芦、沂州漏芦、秦州漏芦都是毛茛科植物，不属正品，或在局部地区使用。

2.《救荒本草》：该药“漏芦”（图14）基生叶羽状深裂，裂片4-7对，叶柄较长。从根头抽出一花葶，顶生单个头状花序。此与《救荒》文字描述相符：“苗叶就地丛生，叶似山芥菜叶而大，又多花叉……叶中撺葶，上开红白花。”对此植物，或认为是菊科漏芦属植物漏芦（祁州漏芦）*Stemmacantha uniflora*（L.）Dittrich。[2]此种总苞半球形，图中未很好表现。此种花紫红色，与原书描述“红白花”也不尽相同。伊博恩认为此为菊科蓝刺头属植物蓝刺头*Echinops latifolius* Tausch.。[3]此种即现时商品禹州漏芦的主要品种。但此种小花为蓝色，裂片顶端尖头如针刺，与图文不尽相同。现代学者对本图的基原虽然有不同看法，但上述祁州漏芦、禹州漏芦均为民间代代传承的现实商品漏芦的主要品种。古代药图再精致，也很难做到如现代科学绘图那样精确，因此某些细节的误差有时可以服从经验传承。

3.《太乙仙制本草药性大全》：该药“漏芦”（图21）有胡萝卜样的主根。无主茎，均为根出三小叶。凭此图形难以鉴定其来源。但若与前述各种漏芦的来源相比，此更有点接近毛茛科植物的基生叶。

4.《补遗雷公炮制便览》：该药“漏芦、炮制漏芦”（图22）中，右侧植物乃仿绘《品汇》“海州漏芦”图。此图乃据《图经》文字描述，将其花改为牡丹花形。左侧为漏芦的炮制图，乃据《雷公炮炙论》所载方法想象新绘之图。雷公法为：“夫使漏芦，细剉，拌生甘草相对蒸，从巳至申，去甘草净拣用。”故图中仅一人在用药刀切药（细剉）。旁有炉灶，灶上有蒸笼，示意此药要经过蒸制。

5.《本草原始》：该药“漏芦”（图36）仅绘一枝根类药材。根头部及靠近根头的根膨大，中部及下部渐细。根头有少数茎基及残叶基，无分枝。该图用黑色为底，

1 谢宗万：《中药材品种论述》中册，上海：上海科学技术出版社，1994：533.

2 谢宗万：《中药材品种论述》中册，上海：上海科学技术出版社，1994：532.（果德安、楼之岑的文章也支持这一看法。谢老在考查《救荒本草》药图时，还将《野菜博录》《植物名实图考》与此书并列。后二书漏芦图实为《救荒》的仿绘之图，非原创。）

3 以上关于此图的鉴别意见综述，参考王家葵等校释、倪根金、张翠君注、王锦秀、汤彦承译注的《救荒本草》，不一一详注具体出处。

示意此根颜色黑色或深色。据此图形，与今祁州漏芦（漏芦*S. uniflora*）非常吻合。[1]

【小结】

“漏芦”为《本经》早期用药之一，列为上品。但后世多用于治疮疥。古代本品来源非常混乱。唐、宋本草提及一种茎、荚（蒴果）似油麻、干后变黑的植物，用苗，此似为玄参科阴行草*Siphonostegia chinensis* Benth.。用根治疮的混淆品“鹿骊”（木藜芦）或考为杜鹃花科木藜芦*Leucothoe grayana* Maxim.。宋《本草图经》详论当时漏芦种类的混乱，并收录4幅漏芦图。其中只有“单州漏芦”的植物与今传承使用的禹州漏芦相似，其来源或为蓝刺头 *Echinops dahuricus* Fisch.及其同属近缘植物。其余海州漏芦、沂州漏芦、秦州漏芦都是毛茛科植物，不属正品，或仅在局部地区使用。此外宋代还有用菊科飞廉*Carduus nutans* L.作漏芦者，亦非正品。明代《救荒本草》“漏芦”图或考为菊科漏芦（祁州漏芦）*Stemmacantha uniflora*（L.）Dittrich。明《本草原始》“漏芦”药材图所示亦似今所用祁州漏芦。故尽管古代漏芦来源多头，但流传至今的禹州漏芦在宋代被视为正品。《救荒本草》《本草原始》写生绘图的植物与药材也似为今多用的祁州漏芦。

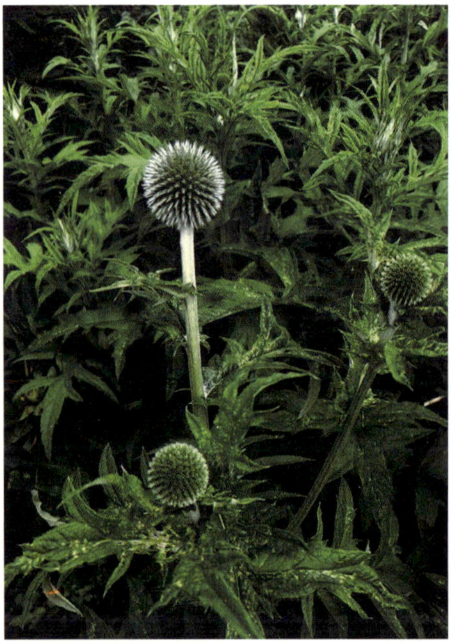

图 50　漏芦（祁州漏芦）*Stemmacantha uniflora*

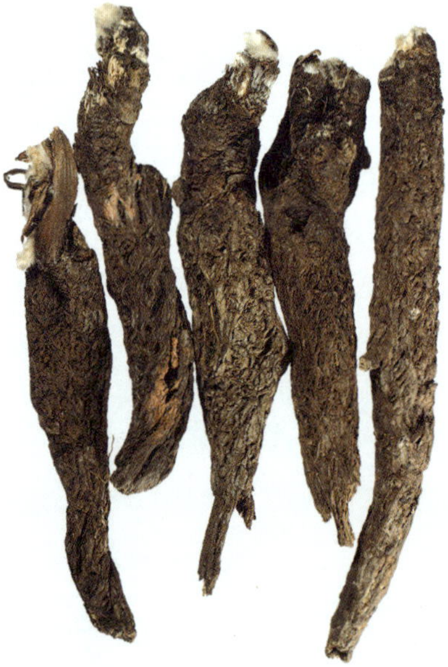

图 51　漏芦药材图

1　果德安、楼之岑：中药漏芦的本草考证，中国中药杂志，1992，17（10）：580.

15-35　飞廉

【品图】

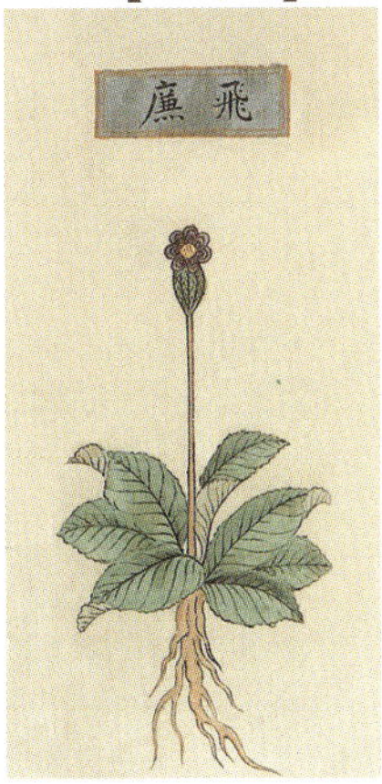

图1　品汇·飞廉

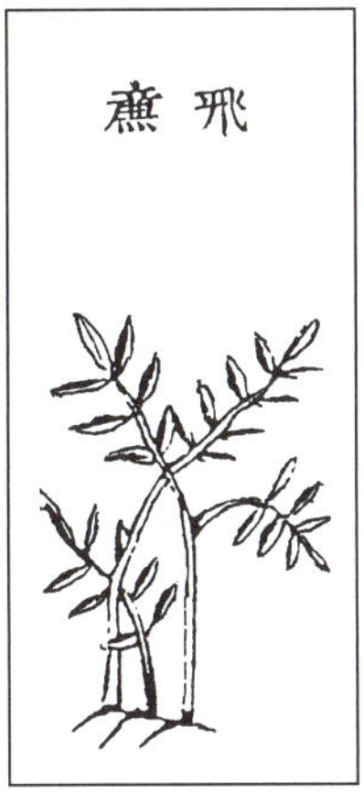

图2　太乙·飞廉

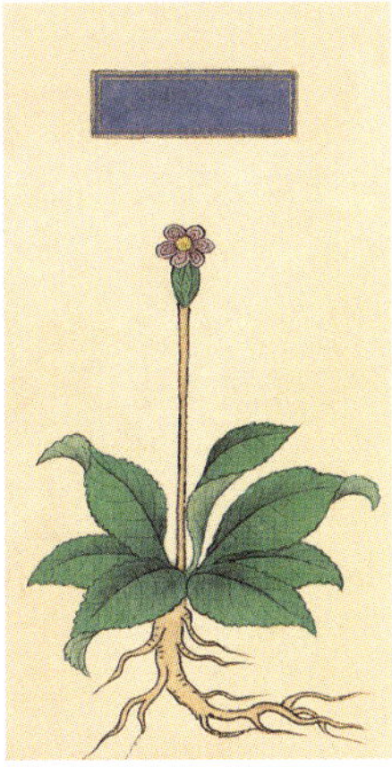

图3　雷公·飞廉

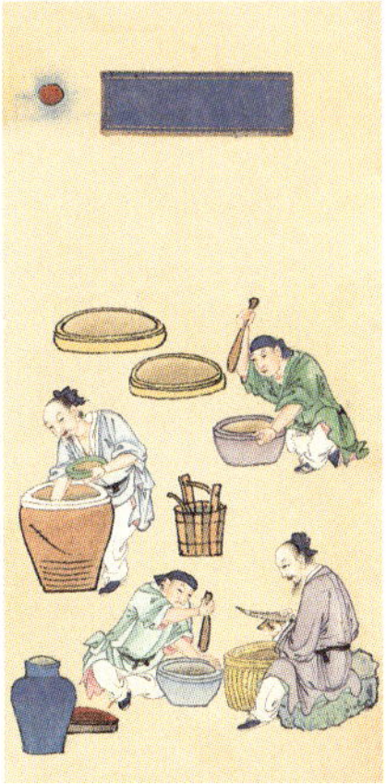

图4　雷公·炮制飞廉

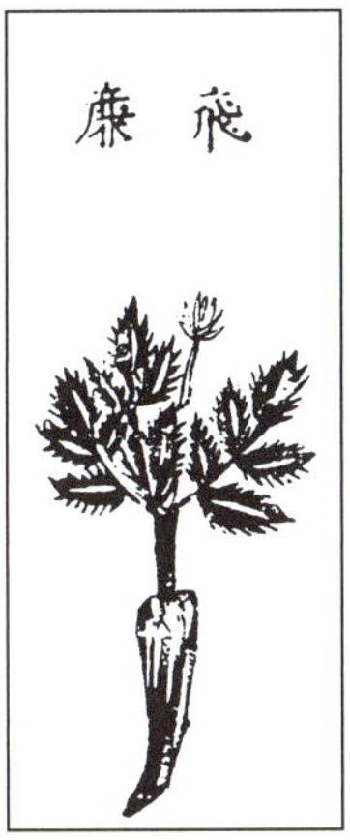

图5　纲目（金）·飞廉

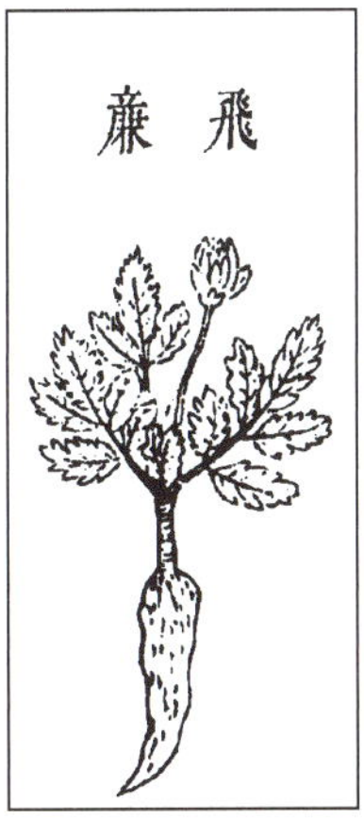

图6　纲目（钱）·飞廉

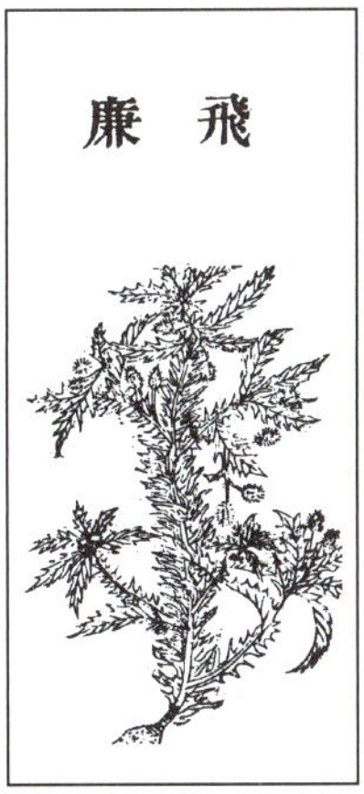

图7　纲目（张）·飞廉

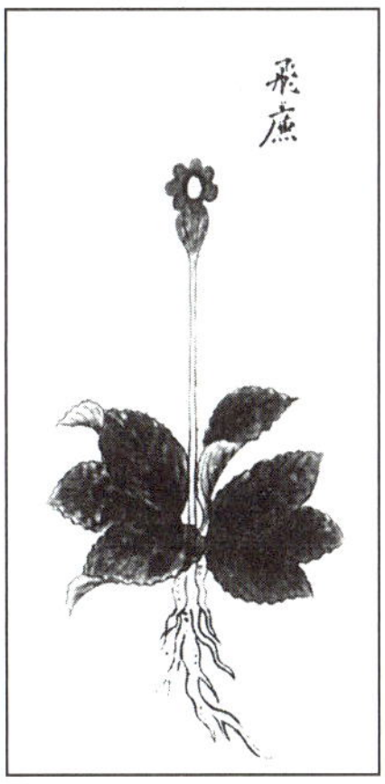

图8　金石·飞廉

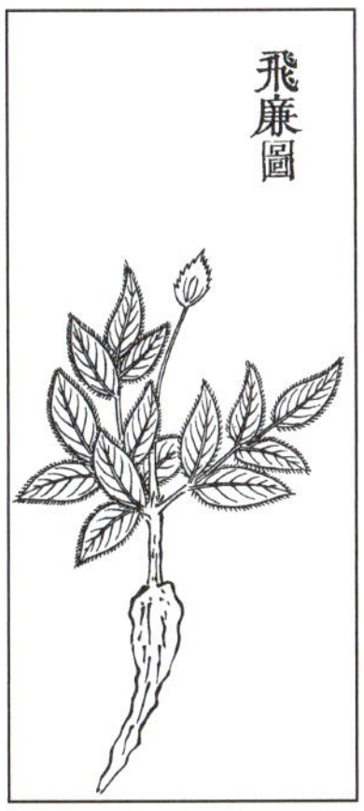

图9　草木典·飞廉图

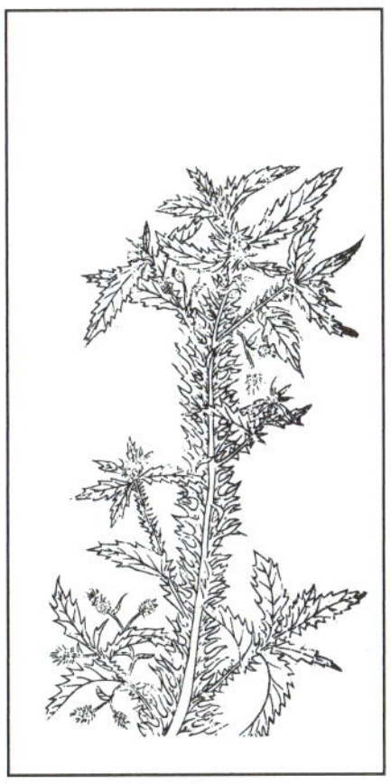

图10　图考·飞廉

本品10图，取自9书，其中4幅彩图。有承继关系的图可分以下3个书类。

《本草品汇精要》：仿绘该书“飞廉”（图1）的同名图有《补遗雷公炮制便览》图3、《金石昆虫草木状》图8。

《本草纲目》（金陵本）：该书“飞廉”（图5）全为阴刻，《纲目》钱本同名图（图6）不用阴刻法，图形结构一样，但叶裂片前端无针刺。《古今图书集成·草木典》“飞廉图”（图9）仿金陵本图5，改用阳刻，线条更细腻，但将原有缺刻的叶缘改为全缘，保留了密集的细毛刺。花的形状也有所改变。

《植物名实图考》：该书“飞廉”（图10）的仿绘者为《纲目》张本同名图（图7）。后者增添了根部。

以上10图中，除5幅属仿绘图外，还有5幅原创图（图1、2、4、5、10），详见下“鉴药”项。

【文录】

《本经》《别录》（见《证类》卷7“飞廉”） 一名漏芦，一名天荠，一名伏猪，一名飞轻，一名伏兔，一名飞雉，一名木禾。生河内川泽。正月采根，七月、八月采花，阴干。

梁《本草经集注》（同上） 陶隐居云：处处有，极似苦芺（乌老切），惟叶下附茎，轻有皮起似箭羽，叶又多刻缺，花紫色。俗方殆无用，而道家服其枝茎，可得长生，又入神枕方。今既别有漏芦，则非此别名尔。

题·刘宋《雷公炮炙论》（同上） 雷公云：凡使，勿用赤脂蔓，与飞廉形状相似，只赤脂蔓见酒色便如血色，可表之。

唐《唐本草》（同上）《唐本》注云：此有两种：一是陶证生平泽中者；其生山岗上者，叶颇相似，而无疏缺，且多毛，茎亦无羽，根直下，更无傍枝，生则肉白皮黑，中有黑脉，日干则黑如玄参。用叶茎及根，疗疳蚀，杀虫，与平泽者俱有验。今俗以马蓟以苦芺为漏芦，并非是也。

后蜀《蜀本草》（同上）《蜀本》：叶似苦芺，茎似软羽，紫花，子毛白。今所在平泽皆有，五月、六月采，日干。

宋《本草图经》（见《证类》卷7“漏芦”）《图经》曰：今诸郡所图上，惟单州者差相类，沂州者花叶颇似牡丹。秦州者花似单叶寒菊，紫色，五、七枝同一簳上。海州者花紫碧，如单叶莲花，花萼下及根傍有白茸裹之，根黑色，如蔓菁而细，又类葱本，淮甸人呼为老翁花……据此所说，与秦州、海州所谓漏芦者，花叶及根颇相近，然彼人但谓之漏芦，今医家罕有用飞廉者。既未的识，故不复分别，但附其说于下。

明《本草纲目》卷15“飞廉”【释名】【时珍曰】飞廉，神禽之名也。其状鹿身豹文，雀头蛇尾，有角，能致风气。此草附茎有皮如箭羽，复疗风邪，故有飞廉、飞雉、飞轻诸名。【集解】【时珍曰】飞廉亦蒿类也。苏颂《图经》疑海州所图之漏芦是飞廉。沈存中《笔谈》亦言飞廉根如牛蒡而绵头。古方漏芦散下云“用有白茸者”，则是有白茸者乃飞廉无疑矣。今考二物气味功用俱不相远，似可通用。岂或一类有数种，而古今名称各处不同乎？

清《植物名实图考》卷11“飞廉” 雩娄农曰：今医家罕用飞廉者，不能的识。宋《图经》已云然。然则后之医者，并其名而不知宜矣。余至滇，见土人惯用治寒热毒疮以臭灵丹为要药，园圃中多有之，就而审视，乃飞廉也……今滇中所产，独茎高三四尺，叶似商陆辈，粗糙多齿，齿长如针，茎旁生羽，宛如古方鼎棱角所铸翅羽形……梢端叶际开花，正如小蓟，色深紫而柔，刺不甚放展。

【鉴药】

“飞廉”首见于《本经》。别名甚多。时珍释其名曰：“飞廉，神禽之名也。其状鹿身豹文，雀头蛇尾，有角，能致风气。此草附茎有皮如箭羽，复疗风邪，故有飞廉、飞雉、飞轻诸名。”梁·陶弘景云：“俗方殆无用，而道家服其枝茎，可得长生，又入神枕方。”可见在药学发展早期，该药多用于道家。故《本经》载其“久服令人身轻”，将其列为上品药。《别录》载其治热疮、湿痹，后世用者甚稀。

本品分布广泛，形态颇有特点。陶弘景云：“处处有，极似苦芙，惟叶下附茎，轻有皮起似箭羽，叶又多刻缺，花紫色。”所谓“叶下附茎，轻有皮起似箭羽”，按《中国植物志》的表述法，是茎叶基部两侧沿茎下延成茎翼，茎翼连续。其形态宛如箭杆末段有羽毛的部分。植物鬼箭羽也是因小枝有数列宽阔的木栓翅而得名。在菊科植物里，茎有翼是该属植物的特点之一。因此，陶弘景所说的飞廉，即为菊科飞廉属植物飞廉*Carduus nutans* L.。

唐本《图经》（见《蜀本草》引）表述的飞廉：“叶似苦芙，茎似软羽，紫花，子毛白。今所在平泽皆有。”特点简洁，与陶弘景所言相合。但《唐本》注提到飞廉有两种，以上所说是生平泽的飞廉。“其生山岗上者，叶颇相似，而无疏缺，且多毛，茎亦无羽，根直下，更无傍枝，生则肉白皮黑，中有黑脉，日干则黑如玄参。用叶茎及根，疗疳蚀，杀虫，与平泽者俱有验。”茎无羽，即非飞廉属植物。完全符合上述特点的植物还有待考证。《雷公炮炙论》提到一种“赤脂蔓”与飞廉相似，且指出检验方法是“赤脂蔓见酒色便如血色”。后世未见再言“赤脂蔓”混作飞廉者。道家用药多用隐名，难以考索。李时珍引用前人文献，提到漏芦有用飞廉混充之例。但作为飞廉，并无其他植物可以混充，故本条不予赘述。

1.《本草品汇精要》：该书“飞廉”（图1）绘一草本植物，基生叶多数，长卵圆形，叶缘有浅小而钝的锯齿。无茎枝，花葶从叶中抽出。顶生一花，花下膨大。此植物大体形状轮廓类蒲公英，但其叶及花形均非蒲公英。不明画士依据什么绘出此图。

2.《太乙仙制本草药性大全》：该书“飞廉”（图2）绘三支从土中抽出的植物，又似从根茎中抽出的叶片，小叶披针形，对生。此图无一处与飞廉相似。

3.《补遗雷公炮制便览》：该书“炮制飞廉”（图4）为依据《雷公炮炙论》文字新绘想象图。雷公炮制飞廉法为：“先刮去粗皮了，杵，用苦酒拌之一夜，至明漉出，日干，细杵用之。”故右下紫衣人在用刀刮去粗皮，其对面一人在用杵捣烂其根，其旁有一蓝色酒坛，可能示意装苦酒（醋）用。左上一人在大缸边伸手入缸，似乎在拌和或捞取浸过夜的药材。图上方放在地上的竹匾，图左上角的红日，共同示意“日干”。右上一人也在用杵捣药，示意“细杵用之”。

4.《本草纲目》（金陵本）：该书“飞廉”（图5）此图除花外，俱用阴刻，大概是示意其色带黑。尽管李时珍释名中突出了“此草附茎有皮如箭羽”，但本图丝毫没表现此特点。其叶为单数羽状复叶，叶缘多刺齿而非一般缺刻。花形类单花而非头状花序。故无法定其为飞廉，亦不知其示意为何物。

5.《植物名实图考》：该书“飞廉”条吴其濬讲述了绘图的经过。他是在云南考察百姓治疗毒疮的臭灵丹时，发现此物“独茎高三四尺，叶似商陆辈，粗糙多齿，齿长如针，茎旁生羽，宛如古方鼎棱角所铸翅羽形……梢端叶际开花，正如小蓟，色深紫而柔，刺不甚放展”，即本草之飞廉，故为之绘图（图10）。据该图文字及写生图形，可知此即菊科植物飞廉*C. nutans*。

【小结】

“飞廉”为《本经》上品，早期道家多用，后世民间用治疮毒。据陶弘景所载本品“叶下附茎，轻有皮起似箭羽，叶又多刻缺，花紫色”，可知本即菊科植物飞廉Carduus nutans L.。古本草图中，唯《植物名实图考》的文字及写生图能表现飞廉特征。

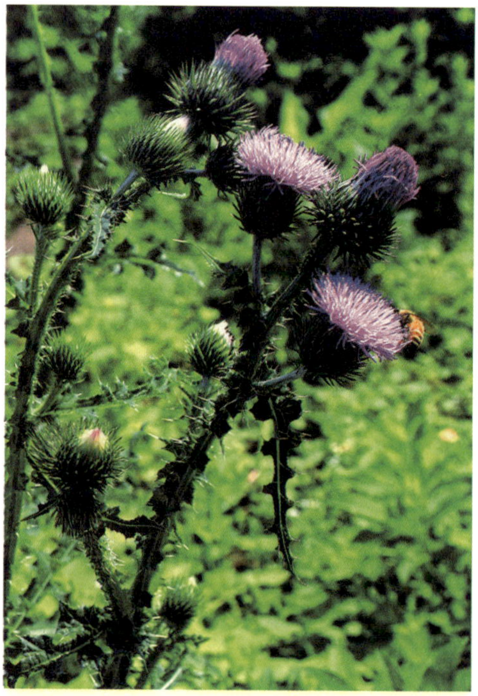

图 11　飞廉 *Carduus nutans*

15-36 苎麻

【品图】

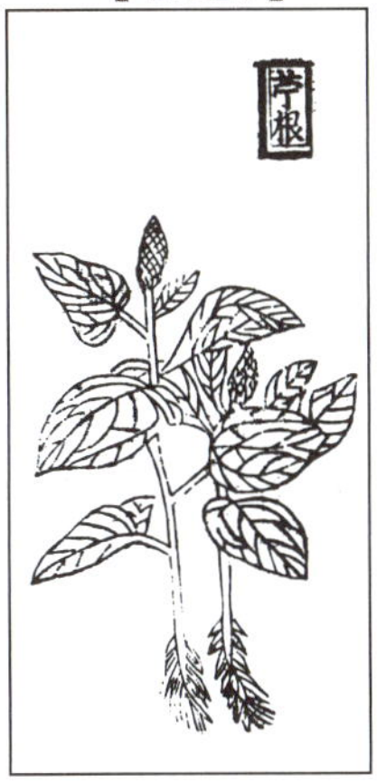

图 1　图经（大）· 苎根

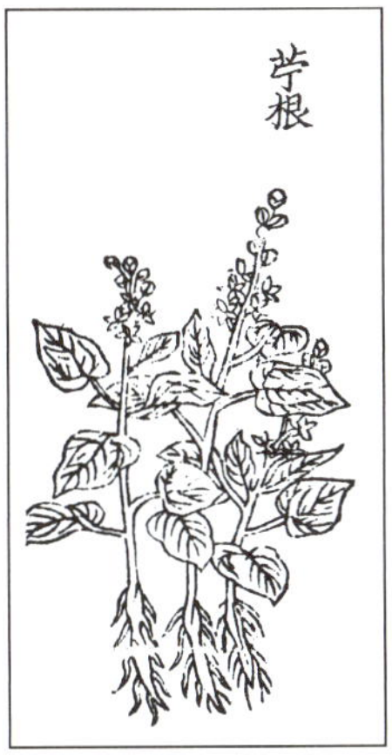

图 2　图经（政）· 苎根

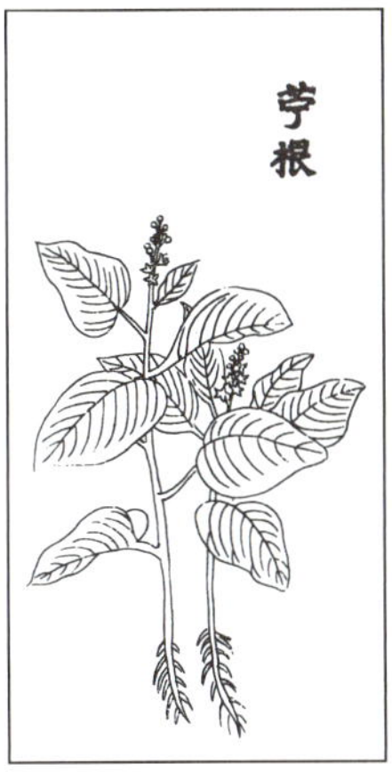

图 3　图经（绍）· 苎根

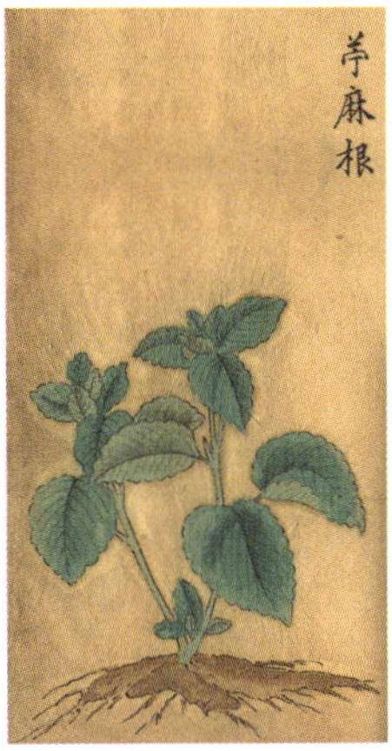

图 4　履巉岩 · 苎麻根

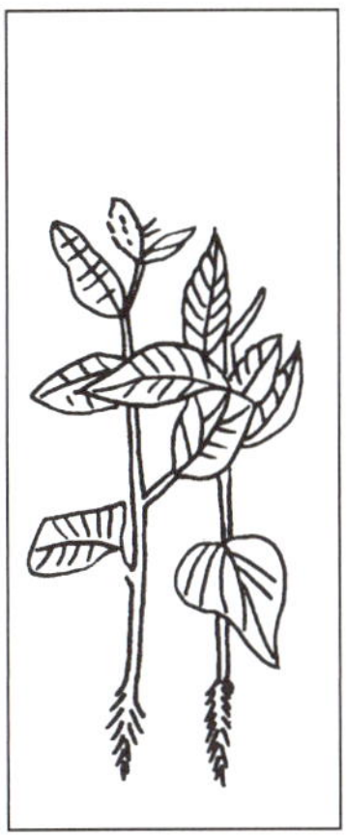

图 5　歌括 · 苎根

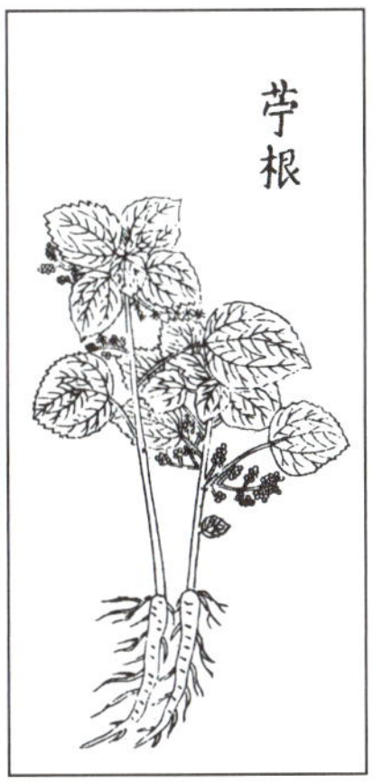

图 6　救荒 · 苎根

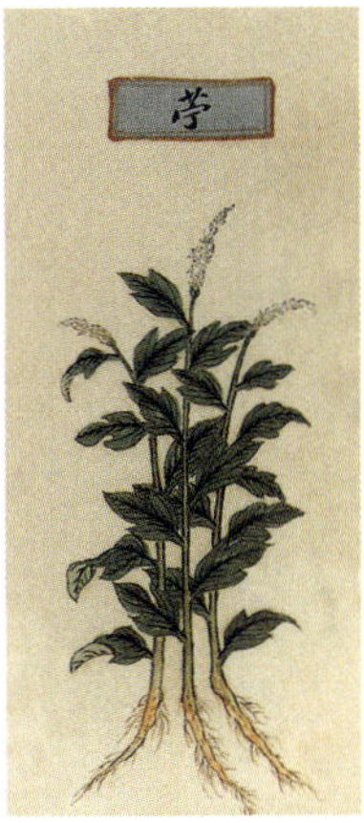

图 7　品汇 · 苎

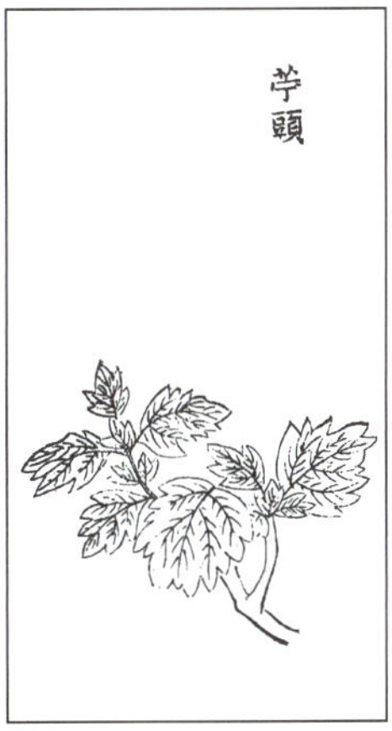

图 8　茹草 · 苎头

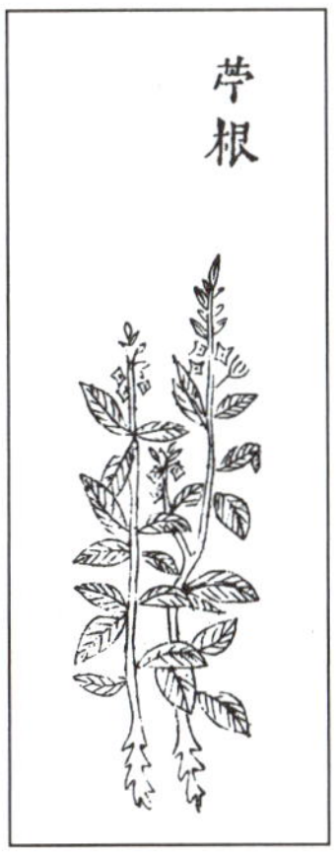

图 9　蒙筌 · 苎根

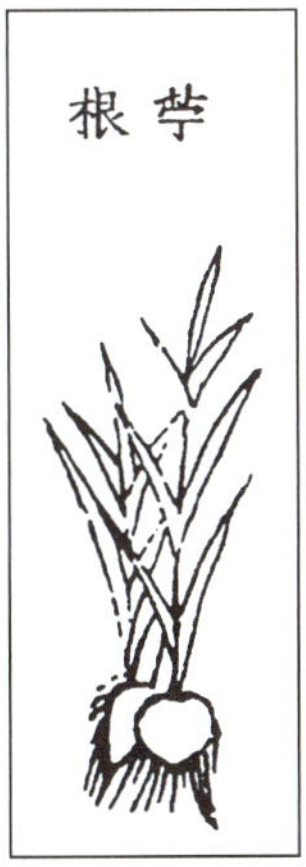

图 10　太乙 · 苎根

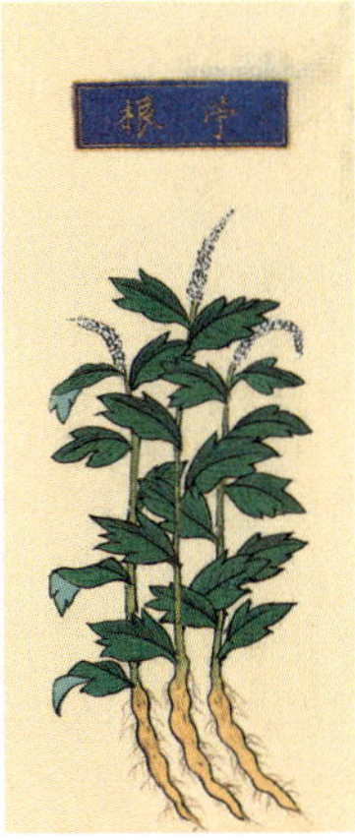

图 11　雷公 · 苎根

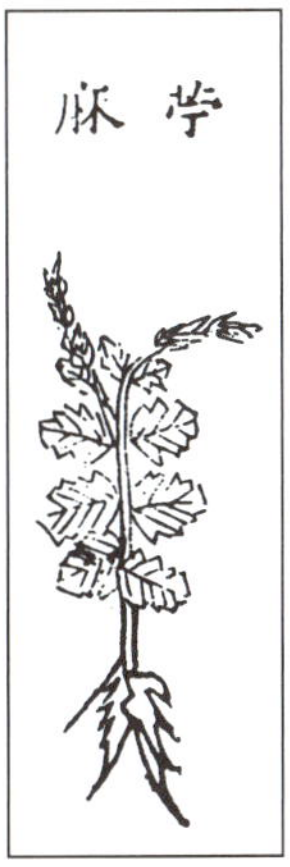

图 12　纲目（金）· 苎麻

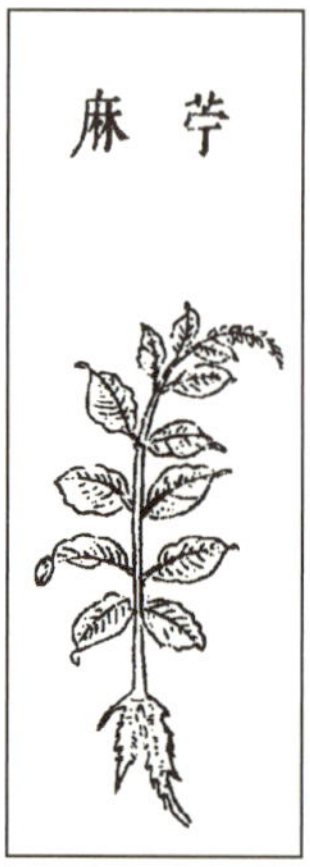

图 13 纲目（钱）· 苎麻

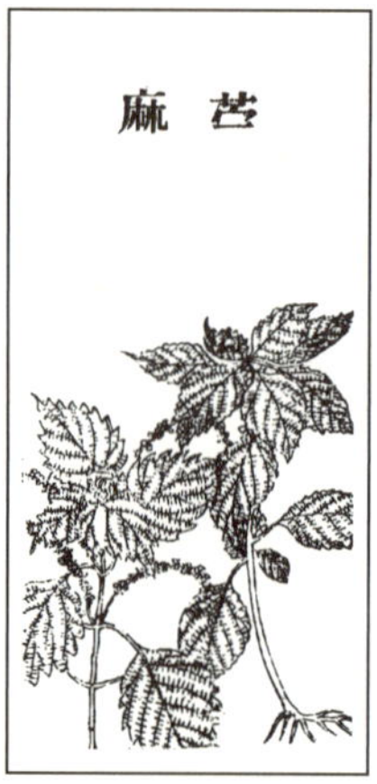

图 14 纲目（张）· 苎麻

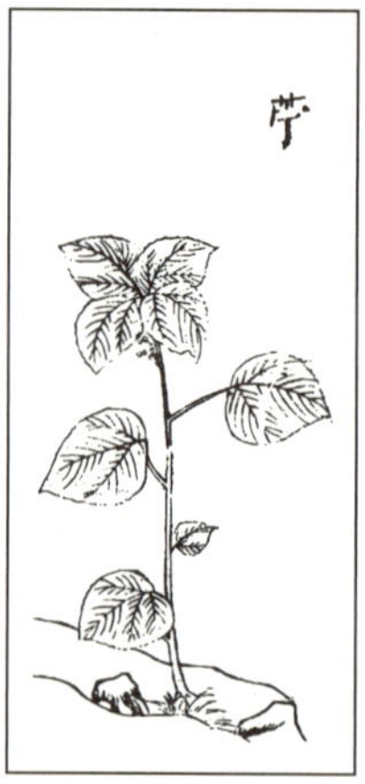

图 15 三才 · 苎

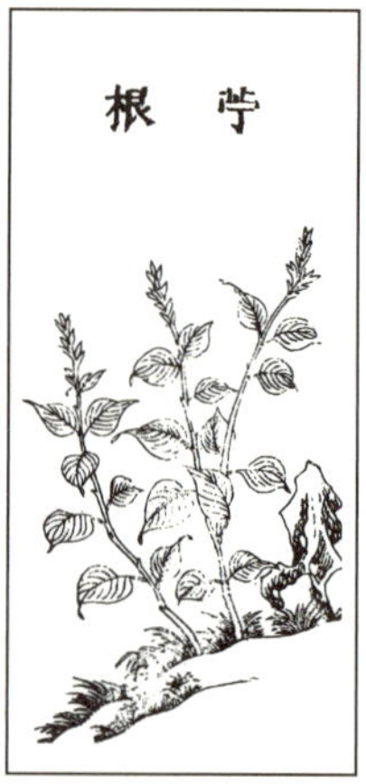

图 16 三才 · 苎根

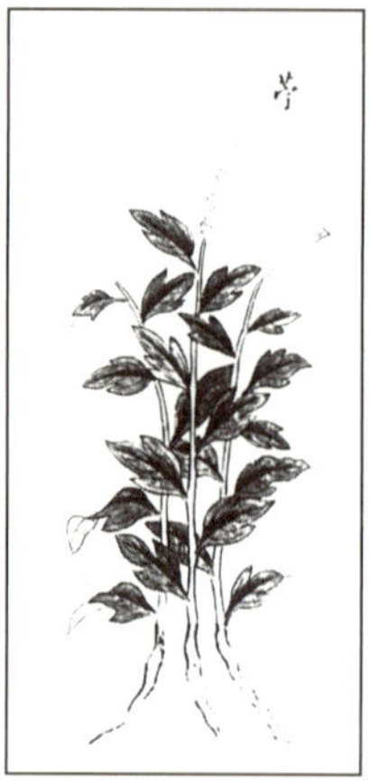

图 17 金石 · 苎

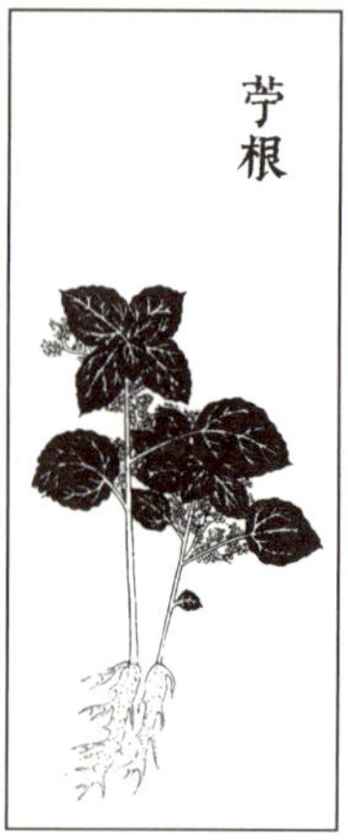

图 18 博录 · 苎根

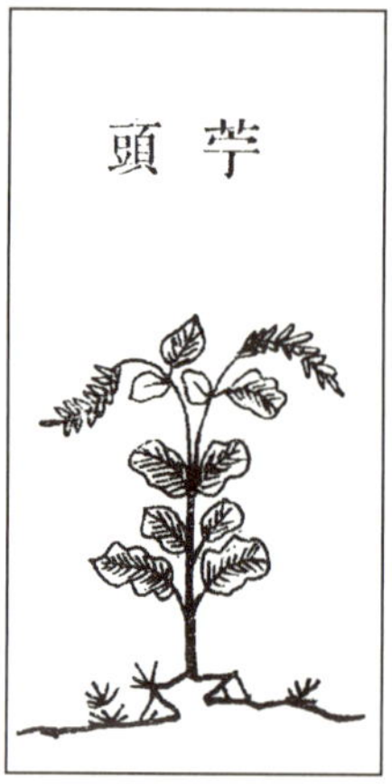

图 19 野谱补 · 苎头

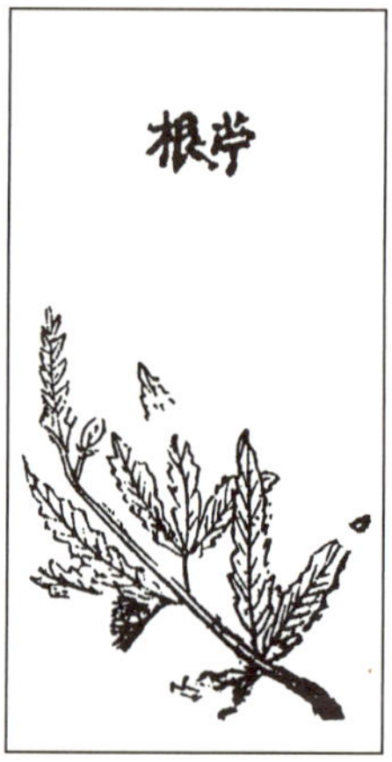

图 20 汇言 · 苎根

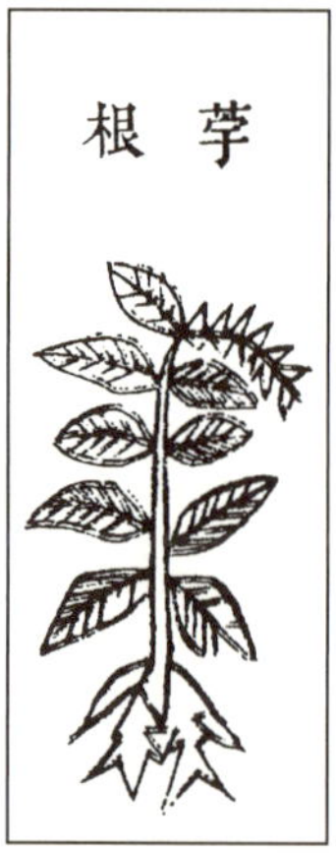

图 21 备要 · 苎根

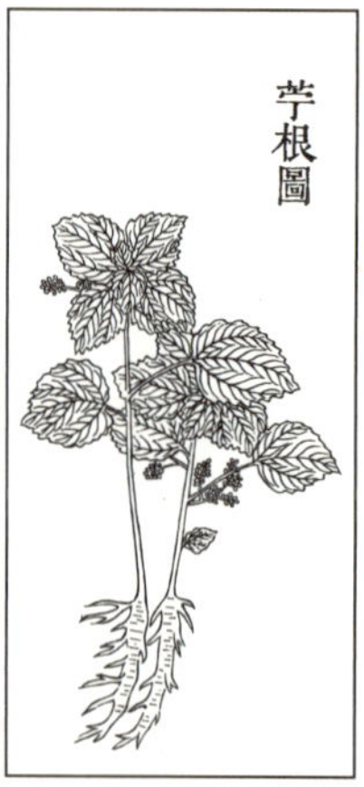

图 22 草木典 · 苎根图

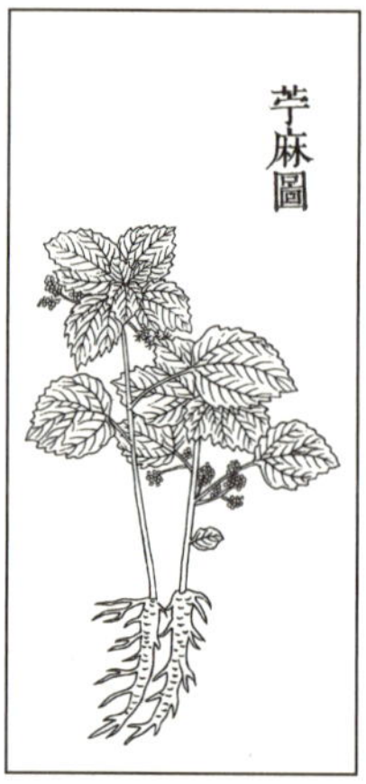

图 23 草木典 · 苎麻图

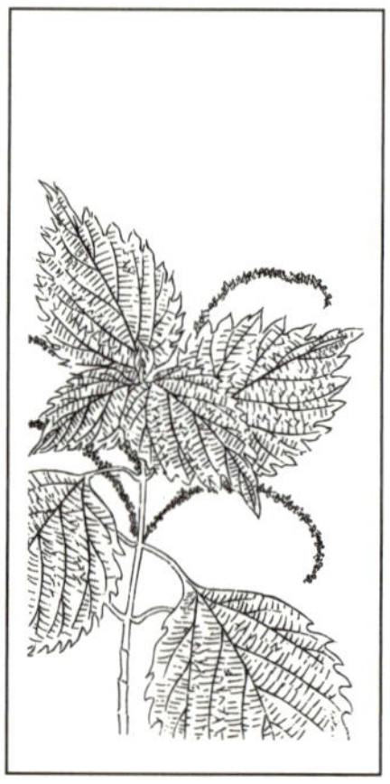

图 24 图考 · 苎麻 -1

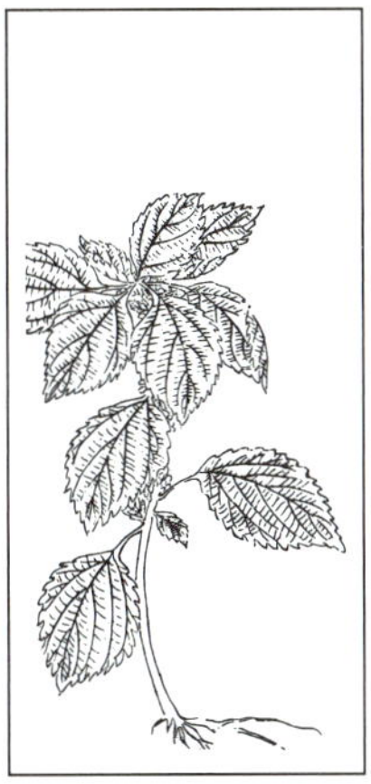

图 25　图考 · 苎麻 -2

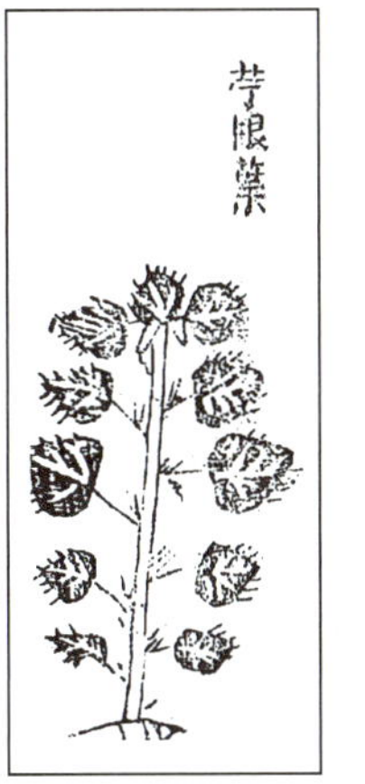

图 26　便方 · 苎根叶

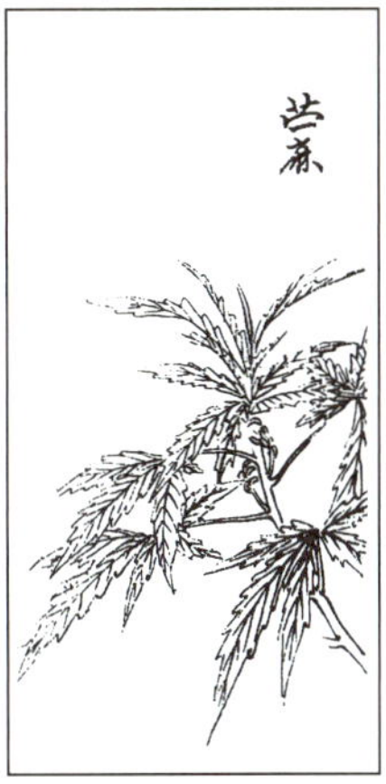

图 27　图说 · 苎麻

本品27图，取自24书，其中4幅彩图。有承继关系的图可分以下4个书类。

《本草图经》：该书的“苎根”图分别存于《大观本草》（图1）、《政和本草》（图2）、《绍兴本草》（图3）。此三传本药图大同小异。今以《政和》图2为《图经》图的代表。

仿绘该图的彩色图有：《本草品汇精要》“苎”（图7），该图虽仿绘《图经》图2，但将叶片改成三裂，花序改成细穗状，大失其真。转绘《品汇》图7的同名图有《补遗雷公炮制便览》图11、《金石昆虫草木状》图17。

仿绘该图的墨线图有：《本草歌括》图5仿绘《大观》“苎根”（图1），再加简略。《本草蒙筌》图9仿绘《政和》“苎根”（图2），但减少1株，叶片绘成卵状披针形。《三才图会》“苎根”（图16）亦仿《图经》图2，但多加润饰，并增添山石。

《救荒本草》：该书“苎根”（图6）的仿绘图有：《野菜博录》“苎根”（图18）全袭图6，但将叶片改为阴刻。《三才图会》“苎”（图15）亦仿图6，但增添土地背景，大大减少花序。《古今图书集成 · 草木典》“苎根图”（图22）、“苎麻图”（图23）均直接仿绘《救荒》图6，两图几乎全同，属重复绘制。

《本草纲目》（金陵本）：该书“苎麻”（图12）的仿绘图有《纲目》钱本同名图（图13），该图将图12叶缘粗锯齿改作微波状，花序减少一支，但根形、叶对生等仍可知仿绘图12。此后《救荒野谱补遗》“苎头”（图19）仿绘金陵本图12时添加土地背景，叶缘形状亦加柔化。《本草备要》“苎根”（图21）则仿绘钱本图13。

《植物名实图考》：该书有“苎麻-1”（图24）、“苎麻-2”（图25），《本草纲目》张本“苎麻”（图14）将两图合绘成一图。

以上27图中，除16幅属仿绘图外，还有11幅原创图（图2、4、6、8、10、12、20、24、25、26、27），详见下“鉴药”项。

【文录】

梁《本草经集注》（见《证类》卷11“苎根”） 陶隐居云：即今绩苎尔。又有山苎亦相似，可入用也。

后蜀《蜀本草》（同上） 苗高丈已来，南人剥其皮为布，二月、八月采。江左山南皆有之。

宋《本草图经》（同上）《图经》曰：苎根，旧不载所出州土，今闽、蜀、江、浙多有之。其皮可以绩布。苗高七八尺。叶如楮叶，面青背白，有短毛。夏秋间着细穗青花。其根黄白而轻虚，二月、八月采。又有一种山苎亦相似。谨按陆机《草木疏》云：苎，一科数十茎，宿根在地中，至春自生，不须栽种。荆、杨间岁三刈，官令诸园种之，岁再刈，便剥取其皮，以竹刮其表，厚处自脱，得里如筋者煮之，用辑。今江浙、闽中尚复如此。

宋《本草衍义》卷12“苎根” 如荨麻，花如白杨而长，成穗生，每一朵凡数十穗，青白色。

明《救荒本草》卷上“苎根” 旧云闽蜀江浙多有之，今许州人家田园中亦有种者。皮可绩布。苗高七八尺，一科十数茎，叶如楮叶而不花叉，面青背白，上有短毛，又似苏子叶，其叶间出细穗，花如白杨而长，每一朵凡十数穗，花青白色，子熟茶褐色，其根黄白色，如手指粗，宿根地中至春自生，不须藏种。荆扬间一岁二三刈，剥其皮，以竹刀刮其表，厚处自脱，得里如筋者煮之，用缉。以苎近蚕种之，则蚕不生。

明《本草纲目》卷15“苎麻”【释名】【时珍曰】苎麻作纻，可以绩纻，故谓之纻。凡麻丝之细者为絟，粗者为纻。陶弘景云：苎即今绩苎麻是也。麻字从广，从林，音派，象屋下林麻之形。广音掩。【集解】【时珍曰】苎，家苎也。又有山苎，野苎也。有紫苎叶面紫，白苎叶面青，其背皆白。可刮洗煮食救荒，味甘美。其子茶褐色，九月收之，二月可种。宿根亦自生。

清《植物名实图考》卷14“苎麻” 苎麻……盖自淮而北，近时皆致力于棉花，御寒时久，而御暑时暂。絺绤之用，唯城市为殷，故种莳者少耳。

【鉴药】

“苎根”之名首见《别录》，《纲目》改以“苎麻”为药名。时珍释名曰：“苎麻作纻，可以绩纻，故谓之纻。凡麻丝之细者为絟，粗者为纻。”苎麻茎皮纤维细长，用于织布是其主要用途。浸渍苎麻之汁被用作药，止渴、安胎等。后世罕用。

梁·陶弘景云：“即今绩苎尔。”苎麻为古代重要的经济作物，故其来源广为人知。清·吴其濬云：“北地寒不宜。”故韩保昇云：“苗高丈已来，南人剥其皮为布，二月、八月采。江左山南皆有之。”其形态以宋《本草图经》描述最详：“苎根，旧不载所出州土，今闽、蜀、江、浙多有之。其皮可以绩布。苗高七八尺。叶如楮叶，面青背白，有短毛。夏秋间着细穗青花。其根黄白而轻虚，二月、八月采。又有一种山苎亦相似。”寇宗奭云："如荨麻，花如白杨而长，成穗生，每一朵凡数十穗，青白色。”此即今荨麻科苎麻属植物苎麻*Boehmeria nivea*（L.）Gaudich.。时珍曰："苎，家苎也。又有山苎，野苎也。有紫苎叶面紫，白苎叶面青，其背皆白。”陶弘景认为“山苧亦相似，可入用也。”但后世种植有减少的趋势。吴其濬分析说："自淮而北，近时皆致力于棉花。御寒时久而御暑时暂。絺绤之用，唯城市为殷，故种苧者少耳。”

苎麻因寻常易见，故古代所绘苎图，较多为原创图。

1.《本草图经》：该书《大观》本“苎根”（图1）绘2株苎麻，花序为顶生粗大穗状。《政和》“苎根”（图2）改为小花密集、集成圆锥花序。《绍兴》图3为小花，稀疏近总状花序。图2最接近苎麻*B. nivea*，叶卵圆形，顶尖基部阔，近截形。

2.《履巉岩本草》：该书“苎麻根”（图4）的根粗大，单叶互生，卵圆形，先端尖，叶背灰白。未绘花序。此图为写生，当为苎麻*B. nivea*。

3.《救荒本草》：该书“苎根”（图6）叶如上两书之形，但侧脉3对，边缘有细锯齿。其中更准确的是小花集成圆锥花序，生于叶腋。此为出色的写生苎麻*B. nivea*图。

4.《茹草编》：该书“苎头”（图8）绘一枝茎叶，其叶卵圆形，有3—5对较大裂片，且叶对生。此图与苎麻大体相似，但细部仍有差别。

5.《太乙仙制本草药性大全》：该书“苎根”（图10）为单子叶植物，下有圆球形的块茎，上抽茎，叶如线状披针形，与苎麻相差甚大。

6.《本草纲目》（金陵本）：该书“苎麻”（图12）绘一枝植物，根粗大，一茎直上，单叶对生，叶宽卵圆，边缘缺刻较大，花顶生或腋生，花小、集成穗状。其图或示意为苎麻，但绘图者未能把握苎麻的特点，故叶绘成对生，且夸大叶缘锯齿。

7.《本草汇言》：该书“苎根”条下关于植物形态的描述皆集取前人言，并无谬误，但其“苎根”（图20）却完全是另外的植物，叶三全裂，裂片披针形，有锯齿。若叶为掌状五全裂，则可认为此图所示为大麻*Cannabis sativa* L.，而非苎麻。

8.《植物名实图考》：该书有两图，皆为写生。“苎麻-1”（图24），其叶形及腋生花序均表明其基原为苎麻*B. nivea*。“苎麻-2”（图25）的图形则似乎仿《救荒本草》“苎根”图6，两图基原相同。

9.《草木便方》：该书“苎根叶”（图26）虽然简陋，但特征明显。其茎直立，其叶采用阴刻。单叶互生，阔卵形，叶基近截形，3—5主脉，边缘有刺齿。叶腋有刺毛状物，或许是示意花序。此图可大致看出示意为苎麻*B. nivea*。

10.《本草简明图说》：该书“苎麻”（图27）截取一茎枝，叶三全裂或掌状全裂，裂片披针形，小叶有锯齿。此非苎麻，或许亦是大麻*C. sativa*之误。

【小结】

“苎根”入药首见《别录》，苎麻作为纤维作物的历史远早于药物。早期用浸渍苎麻的汁液止渴、安胎等，现代罕见使用。此物多生于南方，常见易得，故本草对其形态描述准确，可知为荨麻科植物苎麻*Boehmeria nivea*（L.）Gaudich.。《本草图经》《救荒本草》《植物名实图考》等书有较好的写生绘图。但亦有误绘为大麻的插图。

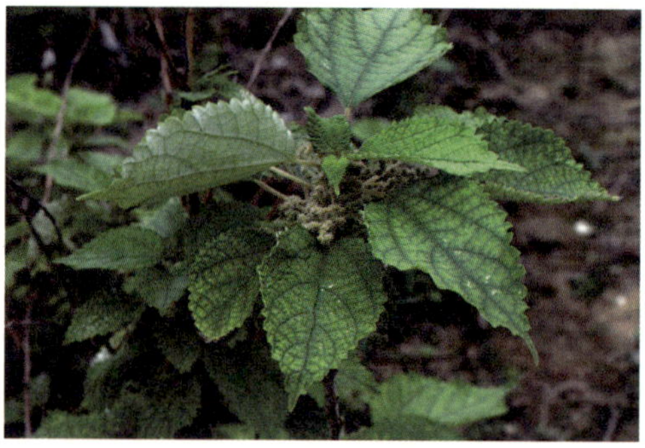

图 28 苎麻 *Boehmeria nivea*

15-37 苘麻

【品图】

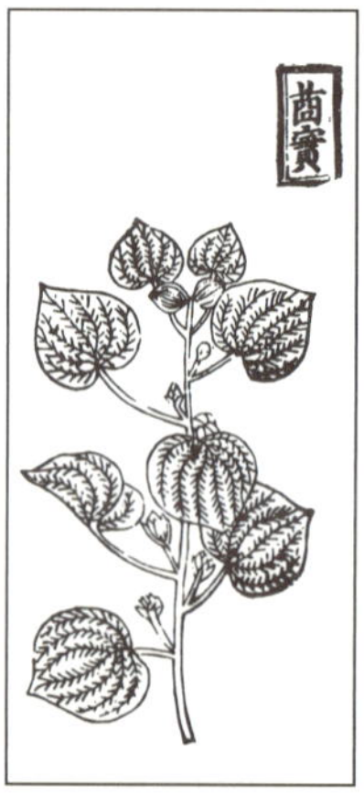

图 1 图经（大）· 苘实

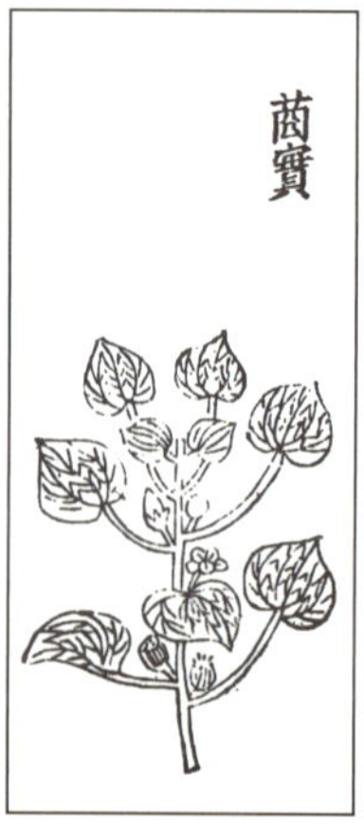

图 2 图经（政）· 苘实

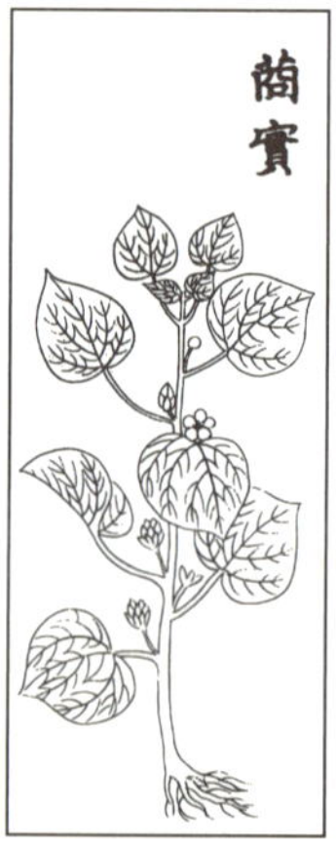

图 3 图经（绍）· 苘实

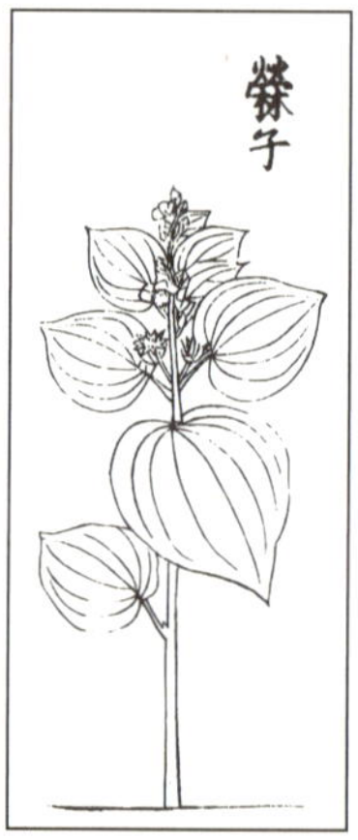

图 4 救荒 · 苘子

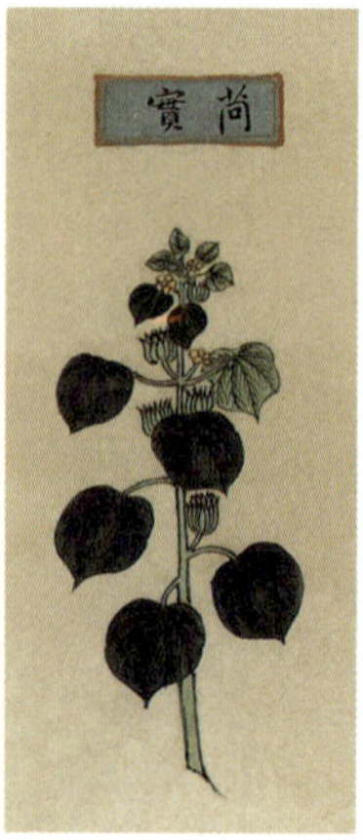

图 5 品汇 · 苘实

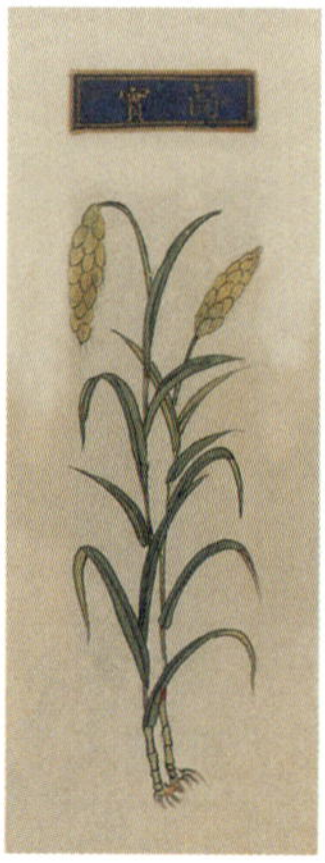

图 6 食物 · 苘实

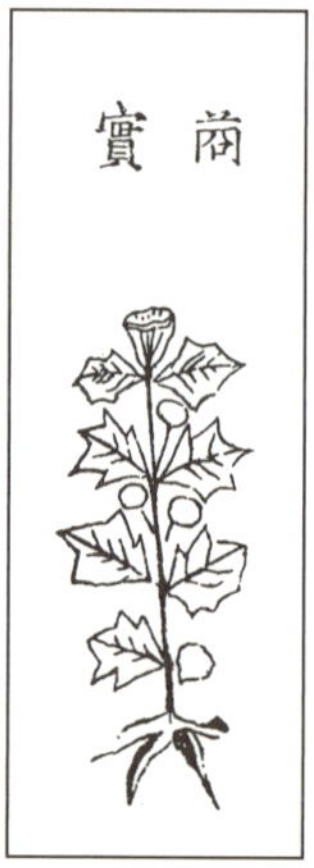

图 7 太乙 · 苘实

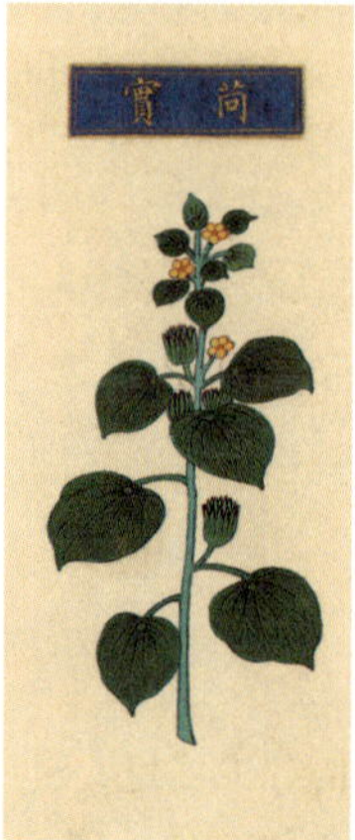

图 8 雷公 · 苘实

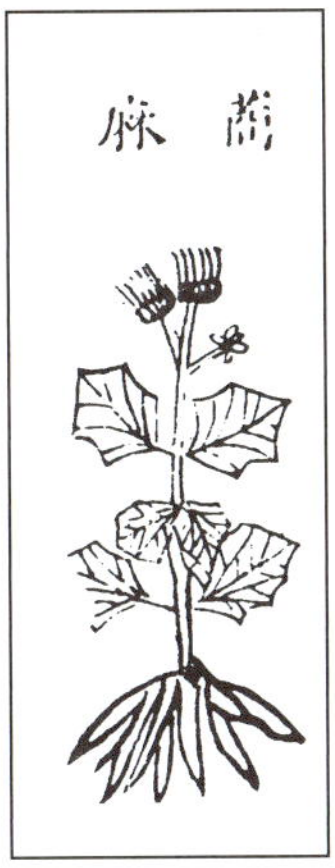

图 9 纲目（金）· 苘麻

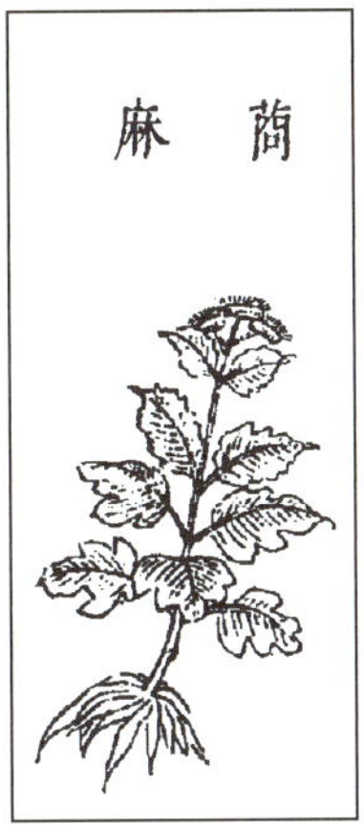

图 10 纲目（钱）· 苘麻

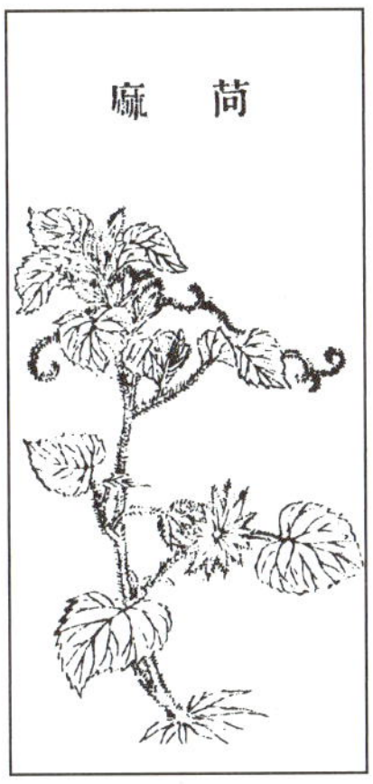

图 11 纲目（张）· 苘麻

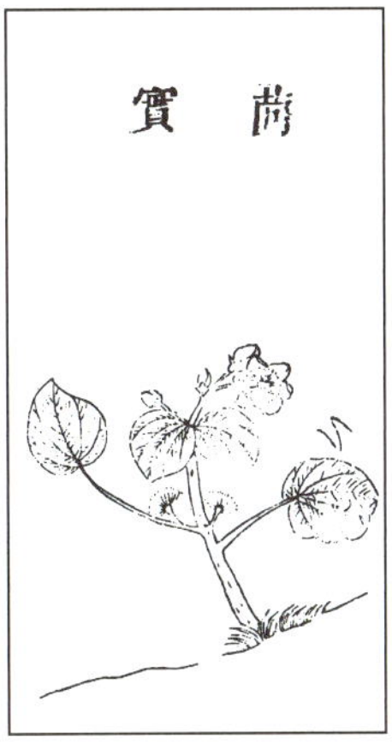

图 12 三才 · 苘实

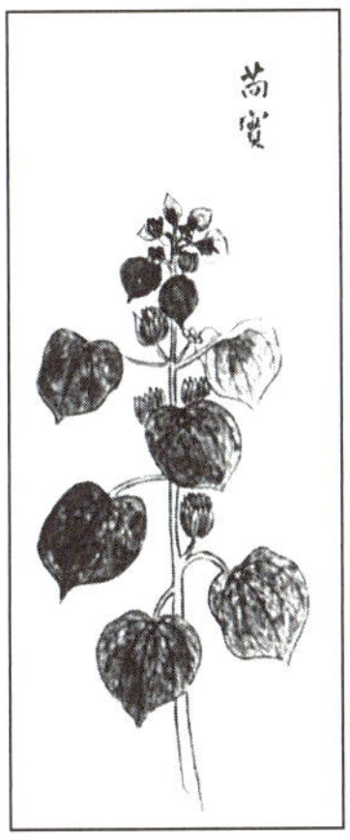

图 13 金石 · 苘实

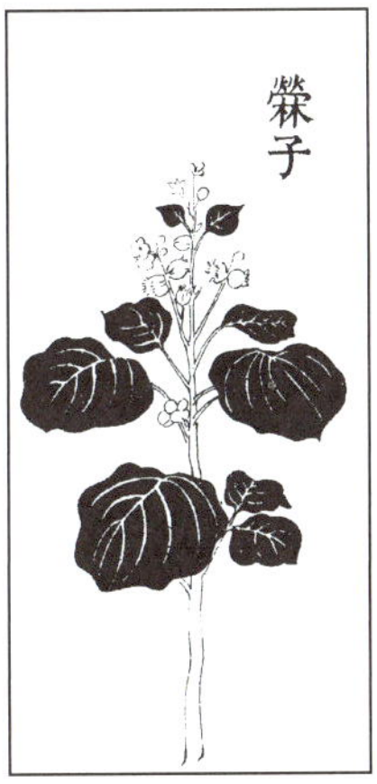

图 14 博录 · 苘子

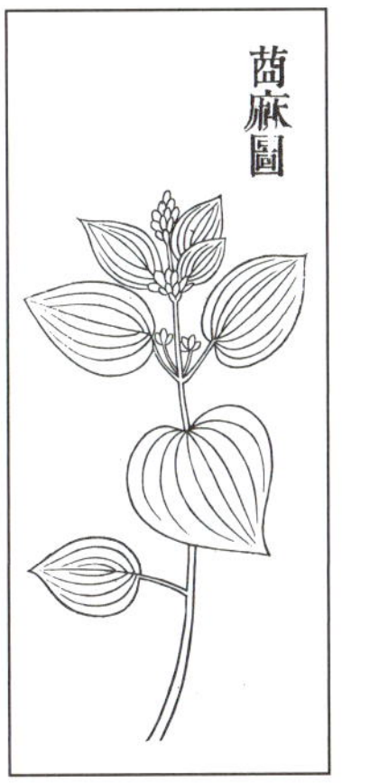

图 15 草木典 · 苘麻图

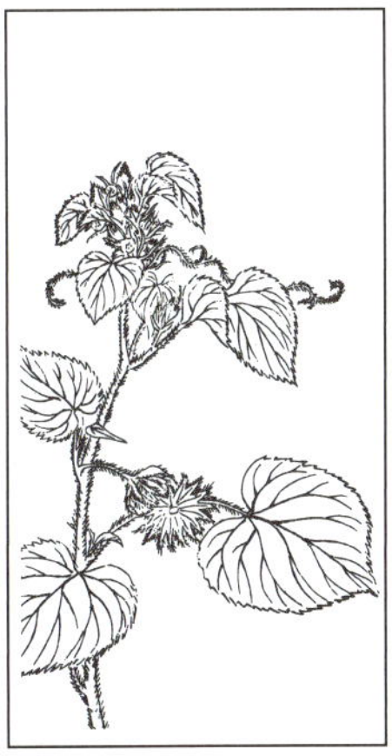

图 16 图考 · 苘麻

本品16图，取自16书，其中4幅彩图。有承继关系的图可分以下5个书类。

《本草图经》：该书的“苘实”图分别存于《大观本草》（图1）、《政和本草》（图2）、《绍兴本草》（图3）。此三传本药图大同小异。今以《政和》图2为《图经》图的代表。仿绘该图的只有《三才图会》“苘实”（图12）。该图从图形大体来看，似乎与《图经》图2相差很大，但实际上该图只仿绘图2的下半部分，茎秆绘成木质样，原来的果实也被绘成伞形毛绒状，是一幅很失败的仿绘图。

《救荒本草》：该书“苘子”（图4）的仿绘者有《野菜博录》同名图（图14），该图将叶片改为阴刻。叶形边缘改为微波状。《古今图书集成·草木典》“苘麻图”（图15）亦仿《救荒》图4，全用白描。花序、果实严重失真。

《本草品汇精要》：该书“苘实”（图5）的仿绘同名图有《补遗雷公炮制便览》图8、《金石昆虫草木状》图13。

《本草纲目》（金陵本）：该本“苘麻”（图9）的仿绘图为《纲目》钱本图10。

该本将原图的叶片柔化处理，且绘出数个深裂。花序及果实也未加区别，大失其真。

《植物名实图考》：该本“苘麻”（图16）的仿绘图为《本草纲目》张本同名图（图11），后者另增加根部。

以上16图中，除9幅属仿绘图外，还有7幅原创图（图2、4、5、6、7、9、16），详见下“鉴药”项。

【文录】

唐《唐本草》（见《证类》卷11“苘实”） 一作䔛字。人取皮为索者也。

后蜀《蜀本草》（同上）《蜀本》：图经云：树生，高四尺，叶似苎，花黄，实壳如蜀葵，子黑。古方用根。八月采实。

宋《开宝本草》（同上）《别本》注云：今人作布及索，䔛麻也。实似大麻子……九月、十月采实，阴干。

宋《本草图经》（同上）《图经》曰：苘实，旧不载所出州土，今处处有之。北人种以绩布及打绳索。苗高四五尺或六七尺，叶似苎而薄，花黄，实带壳如蜀葵，中子黑色。九月、十月采实，阴干用。古方亦用根。

明《救荒本草》卷上“苘子” 本草名莔（与荣[1]同）实。处处有之，北人种以打绳索。苗高五六尺，叶似芋叶而短薄，微有毛涩，开金黄花，结实壳似蜀葵实壳而圆大，俗呼为苘馒头，子黑色如䓻豆大。

明《本草纲目》卷15“苘麻” 【释名】白麻。【时珍曰】苘一作䔛，又作檾。种必连顷，故谓之䔛也。【集解】【时珍曰】苘麻，今之白麻也。多生卑湿处，人亦种之。叶大似桐叶，团而有尖。六七月开黄花。结实如半磨形，有齿，嫩青老黑。中子扁黑，状如黄葵子。其茎轻虚洁白。北人取皮作麻。以茎蘸硫黄作焠灯，引火甚速。其嫩子小儿亦食之。

清《植物名实图考》卷14“苘麻” 苘麻……作绳索者，北地种之为业。/雩娄农曰：《说文》苘，枲属。《周礼》：典枲掌布，缌缕纻麻草之物。注：麻枲苴草葛䔛。今枲苴已不列于谷食，衣棉花而绨葛、苎麻之为用贱矣。独苘以捆缚取用多。河滨数百里广种之，以备堤工之购。

【鉴药】

“苘麻”，《唐本草》原名“莔（音顷）实”，注云：“一作䔛字”。“莔”当为“苘”之误。据《说文》，原字即“檾”。故本草“苘”“䔛”“檾”发音与意义均同，今简体均作“苘”。时珍释名曰：“苘一作䔛，又作檾。种必连顷，故谓之䔛也。”此亦一家之言。苘麻主要用作纤维作物，即《别本》注云：“今人作布及索。”《唐本草》以

1 荣：原文如此。《四库全书》本改作“檾”。《救荒本草》目录云：“檾子，即苘实”。

其种子入药，云可治痢破痈。后世亦用于清热、利湿、解毒，但用之不多。或将其子误作冬葵子[1]，冬葵子乃葵菜种子。

本品形态特征明显。唐本《图经》(《蜀本草》引）云："树生，高四尺，叶似苎，花黄，实壳如蜀葵，子黑。"宋本《图经》云："苗高四五尺或六七尺，叶似苎而薄，花黄，实带壳如蜀葵，中子黑色。九月、十月采实，阴干用。古方亦用根。"李时珍描述最为准确形象："苘麻，今之白麻也。多生卑湿处，人亦种之。叶大似桐叶，团而有尖。六七月开黄花。结实如半磨形，有齿，嫩青老黑。中子扁黑，状如黄葵子。其茎轻虚洁白。"据以上形态描述，可知本品即今锦葵科苘麻属苘麻*Abutilon theophrasti* Medicus。本品为一年生草本，唐本《图经》云"树生"，是指其呈亚灌木状。

1.《本草图经》：该书"苘实"（图2）的叶形、下部叶腋间的果实及上部叶腋间的单花，均表明此图源于写生。此即苘麻*A. theophrasti*。

2.《救荒本草》：该书"苘子"（图4）亦为写生图，其果实仅绘一个，但仍可看出大概形象"如半磨形、有齿"。其文字介绍："苗高五六尺，叶似芋叶而短薄，微有毛涩，开金黄花，结实壳似蜀葵实壳而圆大，俗呼为苘馒头，子黑色如䓍豆大。"图文结合考察，即今苘麻*A. theophrasti*。

3.《本草品汇精要》：该书"苘实"（图5）亦当为写生图，其叶形及着生方式、花黄、果实"半磨形、有齿"等均能表现特征，证明此即今苘麻*A. theophrasti*。

4.《食物本草》：该书"苘实"条的内容取自《唐本草》，但"苘实"图（图6）所绘乃禾本科植物，与该书的"粱米"相似，属于误图。

5.《太乙仙制本草药性大全》：该书"苘实"（图7）十分简陋，但图中单叶互生、叶大、单花着生于叶腋，以及茎顶部特意绘出的如莲蓬般的果实，可知其示意为苘麻*A. theophrasti*。

6.《本草纲目》(金陵本)：该书"苘麻"（图9）所绘亦属示意图，无法按写生图强求细节。其单叶大，茎顶有2果一花，果实形状近似"半磨"，其上数短线大概示意有齿。故凭此图并不能说是苘麻（如叶形呈多边形、叶缘无锯齿、对生，花非腋生等均误），但其某些特点可知其示意所绘为苘麻*A. theophrasti*。

7.《植物名实图考》：该书"苘麻"（图16）为写生图，茎被柔毛，叶互生，圆心形，基部心形，边缘有锯齿，果实的形状及生于叶腋等，均可考订本品为苘麻*A. theophrasti*。

【小结】

"苘麻"作为纤维作物历史悠久，作为药用始见于《唐本草》。今或用其种子（苘麻子）清热、利湿、解毒。据宋《本草图经》、明《本草纲目》所载，本品即今锦葵科植物苘麻*Abutilon theophrasti* Medicus。《本草图经》《本草品汇精要》《植物名

1　中国科学院《中国植物志》编辑委员会：《中国植物志》，北京：科学出版社，1984，第49（2）卷，36.

实图考》诸书有出色的写生图。

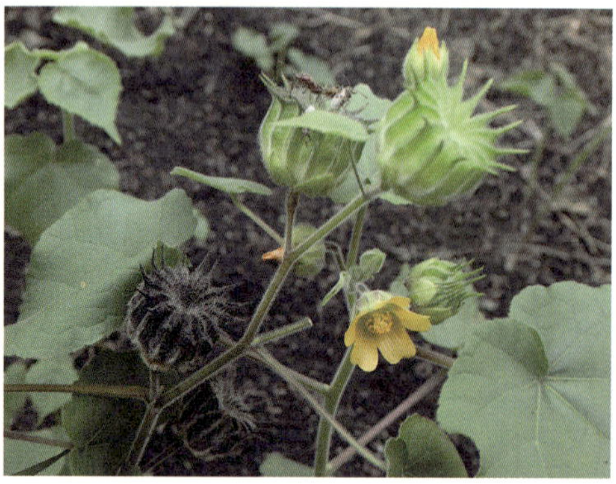

图 17　苘麻 *Abutilon theophrasti*

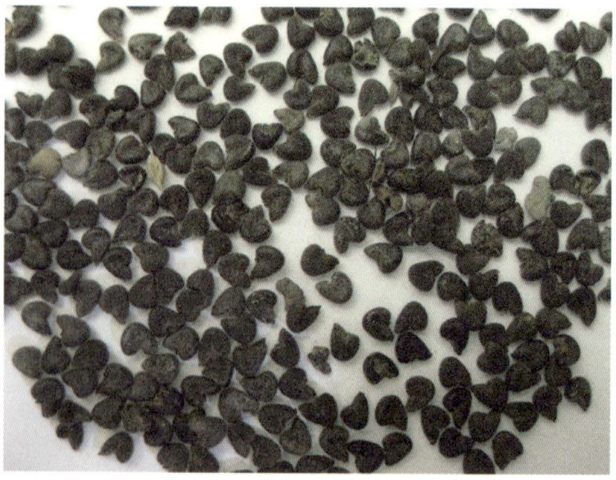

图 18　苘麻子

15-38　大青

【品图】

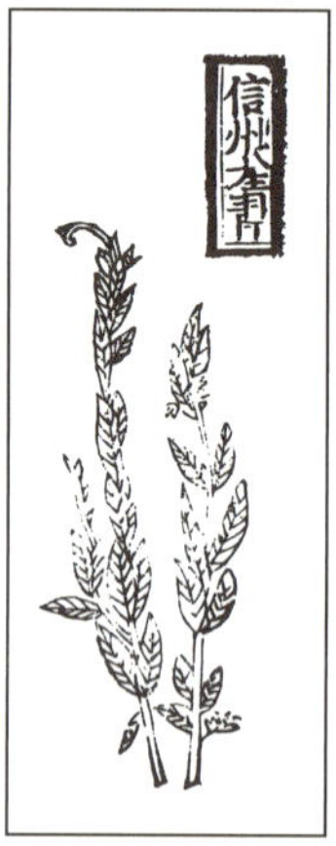

图 1　图经（大）·信州大青

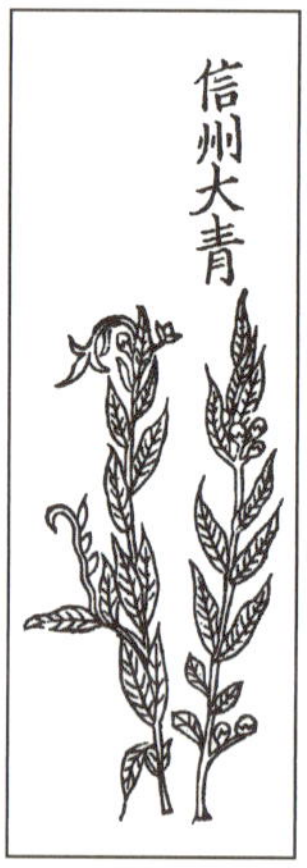

图 2　图经（政）·信州大青

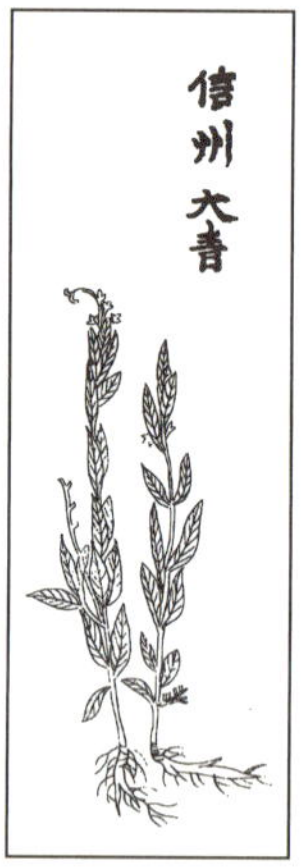

图 3　图经（绍）·信州大青

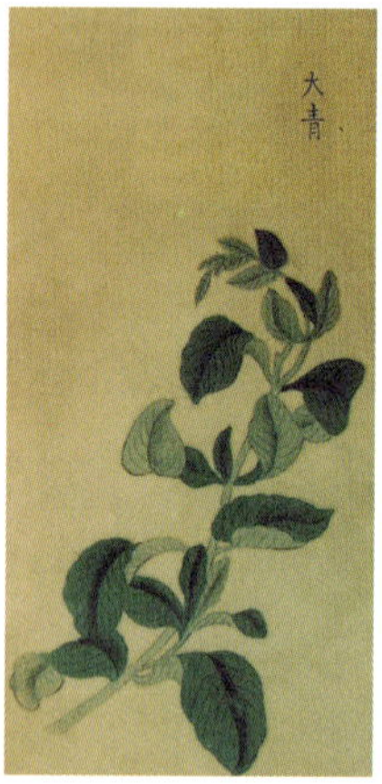

图 4　履巉岩·大青

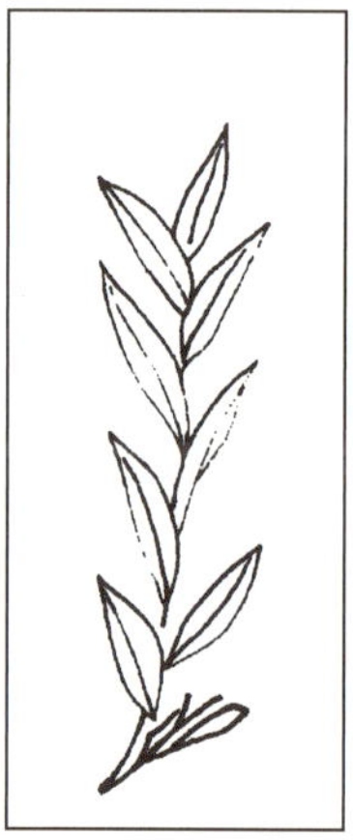

图 5　歌括·大青

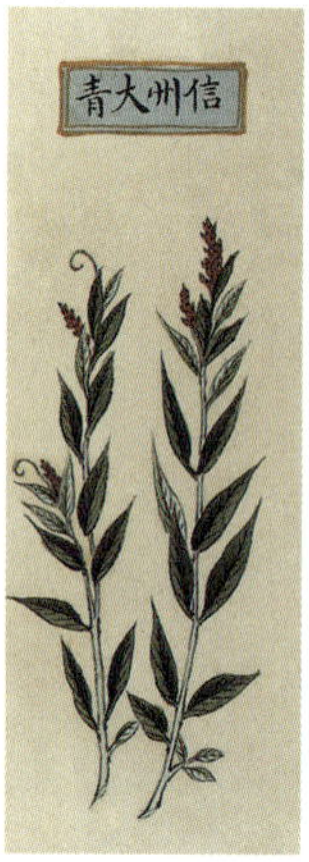

图 6　品汇·信州大青

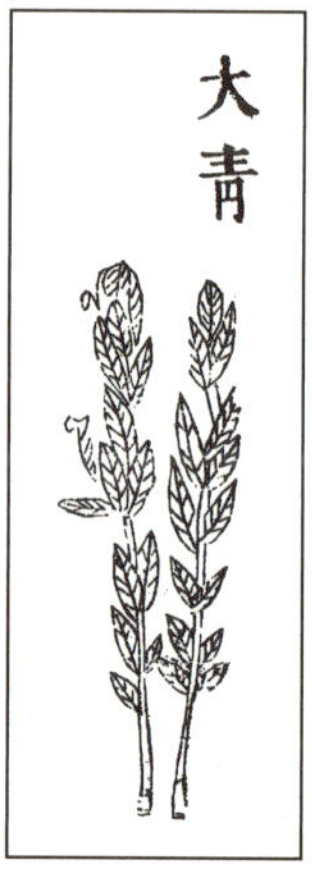

图 7　蒙筌·大青

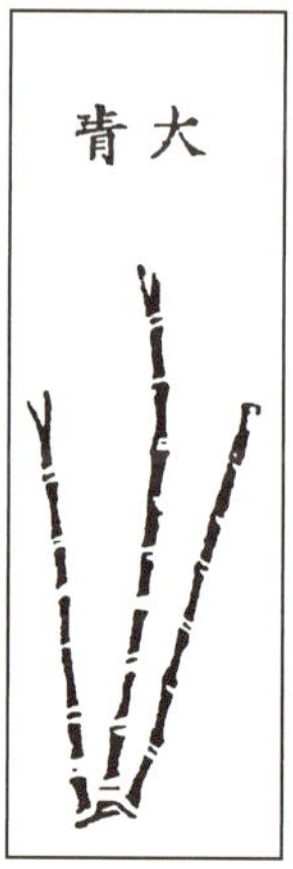

图 8　太乙·大青

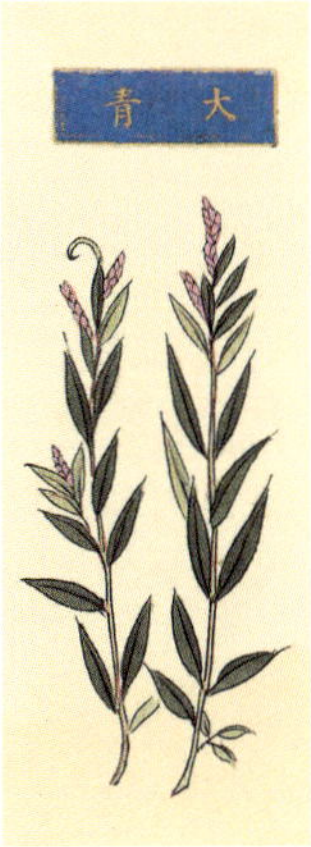

图 9　雷公・大青

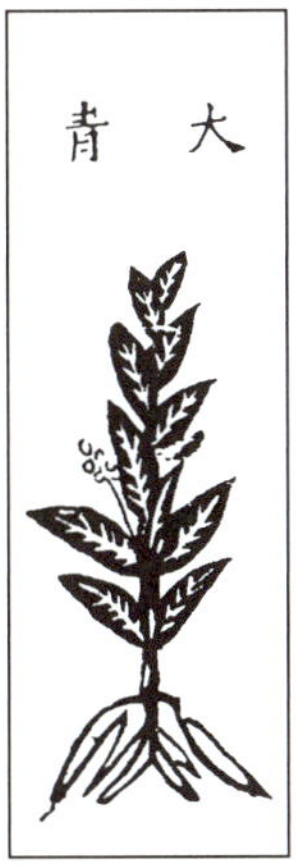

图 10　纲目（金）・大青

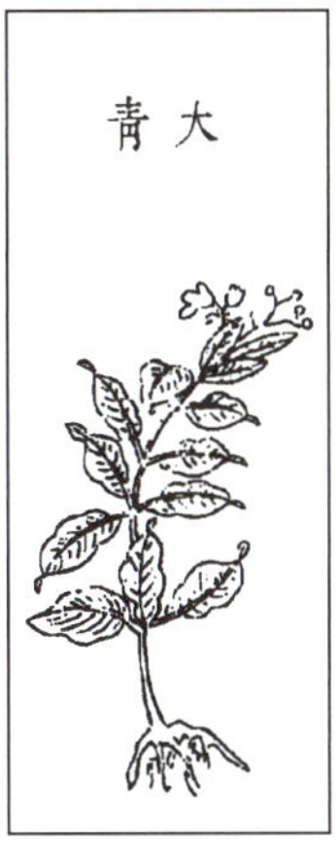

图 11　纲目（钱）・大青

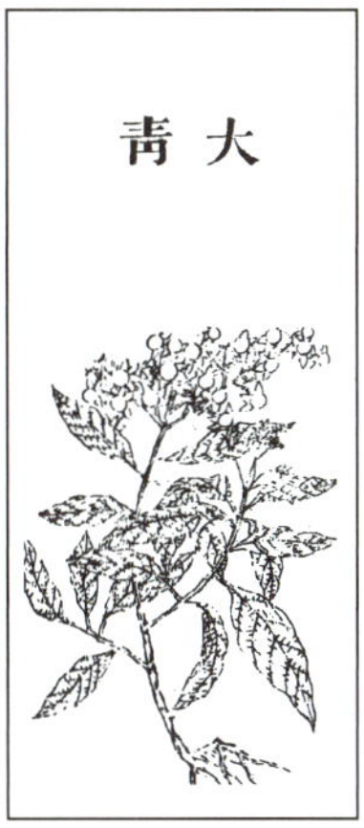

图 12　纲目（张）・大青

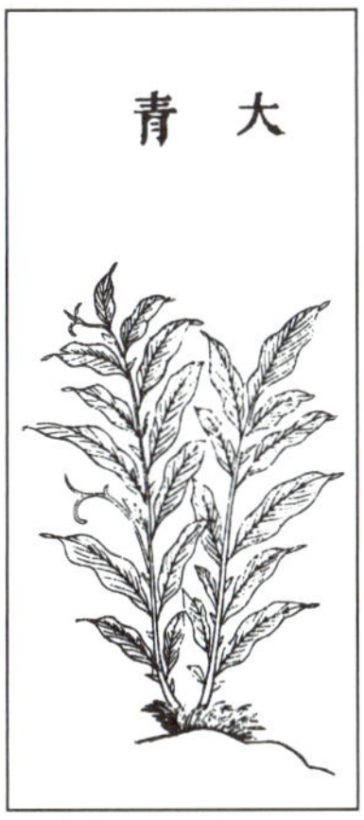

图 13　三才・大青

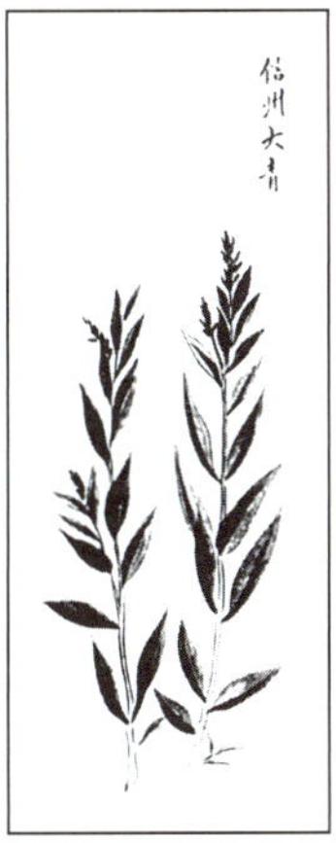

图 14　金石・信州大青

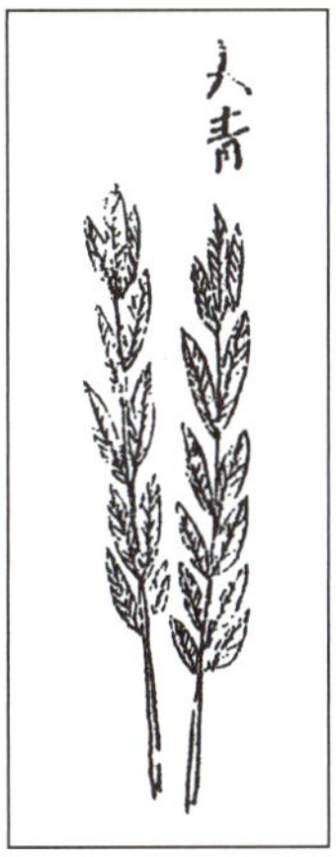

图 15　汇言・大青

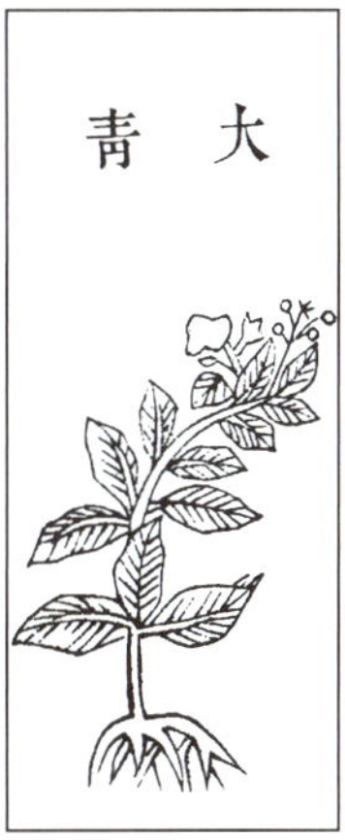

图 16　备要・大青

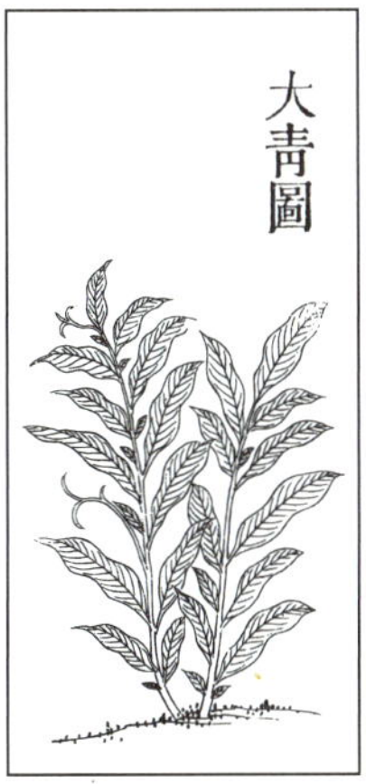

图 17　草木典・大青图

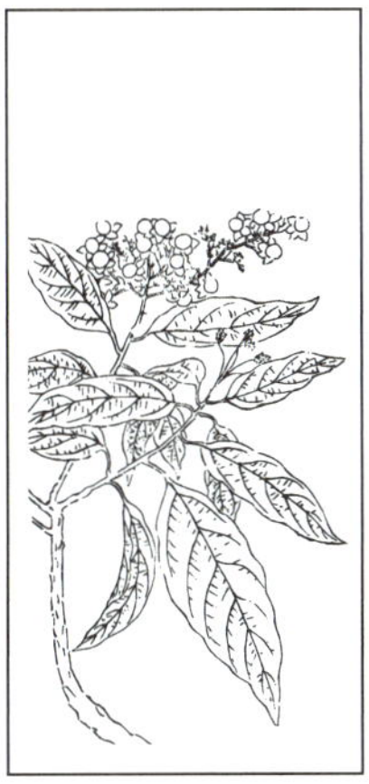

图 18　图考・大青

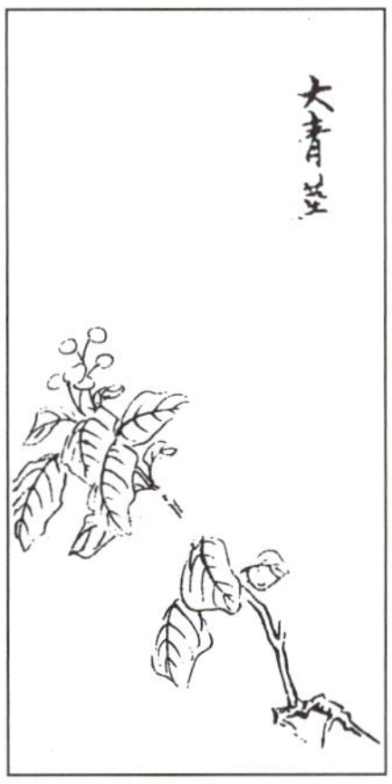

图 19　图说・大青茎

本品19图，取自19书，其中4幅彩图。有承继关系的图可分以下2个书类。

《本草图经》：该书的“信州大青”图分别存于《大观本草》（图1）、《政和本草》（图2）、《绍兴本草》（图3）。此三传本药图唯图3增加了根部，其余基本一致。今以《政和》图2为《图经》图的代表。

仿绘该图的彩色图有：《本草品汇精要》“信州大青”（图6），该图将花序绘成红色。此后《补遗雷公炮制便览》“大青”（图9）、《金石昆虫草木状》“信州大青”（图14）又仿绘《品汇》图6。

仿绘该图的墨线图有：《本草歌括》“大青”（图5）仅仿绘其中1支，且不绘花序。《本草蒙筌》“大青”（图7）基本属于转绘。《本草纲目》金陵本“大青”（图10）仿《图经》图2之意，将披针形叶改用阴刻（可能是为了表现“深青”），另添加粗大分支根，绘出一个腋生花序。《纲目》钱本图11又仿金陵本之意，将叶片柔化，不用阴刻，并仿《图经》原图，将花序移到茎顶。《本草汇言》“大青”（图15）仿绘自《图经》图2。《本草备要》“大青”（图16）、《本草简明图说》“大青茎”（图19）则仿绘自《纲目》钱本图11。另《三才图会》“大青”（图13）仿绘《图经》图2，除修饰茎叶外，另加土地背景，掩盖根部。《古今图书集成·草木典》“大青图”（图17）又仿绘《三才》图13，并再加修润。

《植物名实图考》：该书“大青”（图18）的仿绘图有《本草纲目》张本同名图（图12），后者又增加根部。

以上19图中，除15幅属仿绘图外，还有4幅原创图（图2、4、8、18），详见下“鉴药”项。

【文录】

《别录》（见《证类》卷8“大青”） 三、四月采茎，阴干。

梁《本草经集注》（同上） 陶隐居云：今出东境及近道。长尺许，紫茎。

唐《唐本草》（同上）《唐本》注云：大青用叶兼茎，不独用茎也。

宋《本草图经》（同上）《图经》曰：大青，旧不载所出州土，今江东州郡及荆南，眉、蜀、濠、淄诸州皆有之。春生青紫茎似石竹，苗、叶、花红紫色似马蓼，亦似芫花。根黄。三月、四月采茎、叶，阴干用。

明《本草蒙筌》卷3“大青” 多生鄜蜀濠淄，亦产江东州郡。叶绿似石竹，茎紫，花红如马蓼，根黄。入药用叶兼茎，春末夏初收采。仲景书内，每每擅名。

明《本草纲目》卷15“大青” 【释名】【时珍曰】其茎叶皆深青，故名。【集解】【时珍曰】处处有之。高二三尺，茎圆。叶长三四寸，面青背淡，对节而生。八月开小花，红色成簇。结青实大如椒颗，九月色赤。

清《植物名实图考》卷11“大青” 大青，《别录》中品。今江西、湖南山坡多有之。叶长四五寸，开五瓣圆紫花，结实生青熟黑，唯实成时花瓣尚在，宛似托盘。土人皆识之，暑月为饮以解渴。湘人有《三指禅》一书，以淡婆婆根治偏头风有奇效。余询而采之，则大青也。乡音转讹耳。

【鉴药】

“大青”首见于《名医别录》。时珍释名云：“其茎叶皆深青，故名。”明·陈嘉谟谓“仲景书内，每每擅名”。今存张仲景医书未见使用大青。但六朝隋唐医方经常使用本品治伤寒时疫，为热病常用药。

关于本品的形态来源，在明以前尚无精详的介绍。《名医别录》仅说“采茎”用。梁·陶弘景则云“今出东境及近道。长尺许，紫茎”，似乎是一种小草本植物。《唐本草》也只有寥寥几个字：“大青用叶兼茎，不独用茎也。”但扩大了大青使用的部位。

宋《本草图经》补充了很多具体产地，包括江东（今安徽芜湖以下的长江南岸地区）州郡及荆南（含今湖北石首、荆州以西，重庆市垫江、丰都以东的长江流域及湖南洞庭湖以西的澧、沅二水下游一带），眉州（今四川眉县）、蜀州（今四川崇州）、濠州（今安徽凤阳）、淄州（今山东淄博）。关于形态，《图经》曰：“春生青紫茎似石竹，苗、叶、花红紫色似马蓼，亦似芫花。根黄。”观此言，大青仍是小草本，其比拟之物涉及石竹、马蓼、芫花，为当今不同科的植物。苏颂所言，多综合诸家之说。宋代的青、蓝有多种来源。故苏颂所言之形，可能是蓼科植物，也可能是十字花科植物，难以揣测。

古代以李时珍对大青来源的介绍最有意义：“高二三尺，茎圆。叶长三四寸，面青背淡，对节而生。八月开小花，红色成簇。结青实大如椒颗，九月色赤。”但其中还有疑义。例如花的介绍就很难与实物相符。清·吴其濬为之补缺：“今江西、湖南山坡多有之。叶长四五寸，开五瓣圆紫花，结实生青熟黑，唯实成时花瓣尚在，宛似托盘。土人皆识之，暑月为饮以解渴。”将两家之说结合起来考察，就可知本品即马鞭草科大青属植物大青*Clerodendrum cyrtophyllum* Turcz.。李时珍说的“小花红色成簇”，吴其濬说的“实成时花瓣尚在，宛似托盘”，其实都是指大青红色的宿萼。

1.《本草图经》：该书“信州大青”（图2）仅绘两支茎枝，其叶披针形，对生，有腋生或顶生的小花蕾，似为小草本植物。孙启明认为大青叶有多个来源。此图之叶形似蓼科植物。[1]或考此种大青为爵床科植物马蓝*Baphicaacanthus cusia*（Nees）Bremek.。[2]亦有认为此图即马鞭草科植物大青*C. cyrtophyllum* 者。[3]本书倾向于爵床科植物马蓝。

1 孙启明：《苏图研究》，见：张志斌，郑金生主编：《本草纲目研究札记》，北京：科学出版社，2019：606.

2 郑金生：《南宋珍稀本草三种》，北京：人民卫生出版社，2007：17.

3 王家葵、蒋淼、胡颖翀：《本草纲目图考》，北京：科学出版社，2018：599.

2.《履巉岩本草》：该书“大青”（图4）为柔弱的草本植物，叶片柔软，卵圆形，基部楔形，叶柄甚短。此类似爵床科植物马蓝*B. cusia*。[1]亦有学者认为此图所绘乃营养期枝条，未见开花，叶互生，因此与爵床科植物、马鞭草科的大青特征皆有差距。全株类似蓼科的荭草，但因图中未见托叶鞘、叶形与叶柄长短亦有差距，故此图基原尚难遽定。[2]

3.《太乙仙制本草药性大全》：该书“大青”（图8）绘3枝无叶竹竿样物，不明其意。

4.《植物名实图考》：该书“大青”（图18）为写生图。其图来源于湖南：“湘人有《三指禅》一书，以淡婆婆根治偏头风有奇效。余询而采之，则大青也。乡音转讹耳。”此图与吴其濬描述的大青相符，所绘为马鞭草科大青*C. cyrtophyllum*。

【小结】

“大青”首见于《名医别录》为六朝隋唐常用治伤寒时疫药。但其来源在明代以前似为小草本，可能有多种来源。其中《本草图经》“信州大青”的来源就有蓼科、爵床科马蓝、马鞭草科大青等多种说法。《履巉岩本草》“大青”图所示似为爵床科马蓝*Baphicaacanthus cusia*（Nees）Bremek.。明·李时珍、清·吴其濬所述大青即今常用的马鞭草科大青*Clerodendrum cyrtophyllum* Turcz.。《植物名实图考》写生“大青”图所示即为本种。

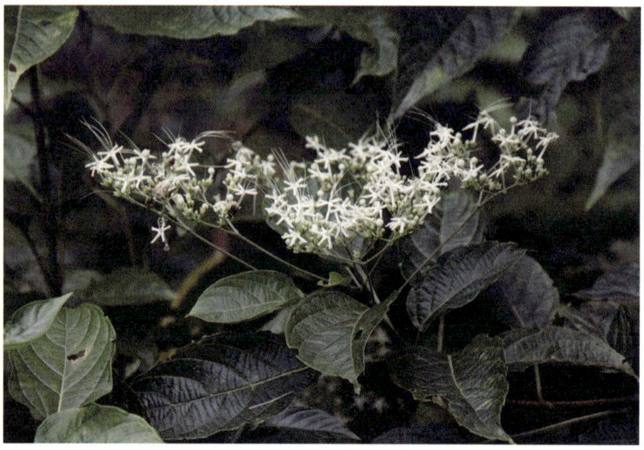

图20　大青 *Clerodendrum cyrtophyllum*

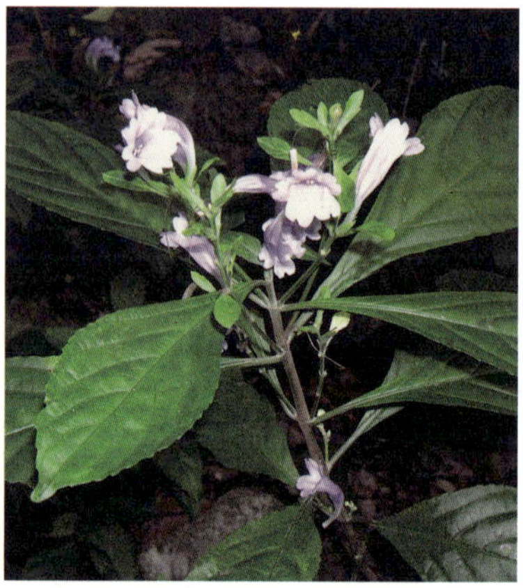

图21　马蓝 *Baphicaacanthus cusia*

1　郑金生：《南宋珍稀本草三种》，北京：人民卫生出版社，2007：17.

2　此承浙江中医药大学张水利教授提供考察意见。

15-39 小青

【品图】

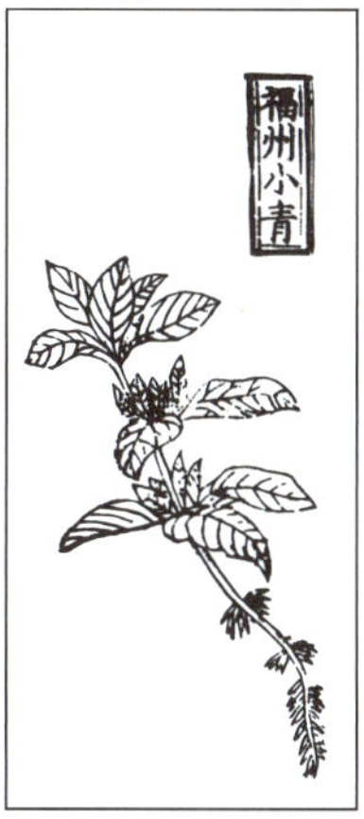

图 1 图经（大）· 福州小青

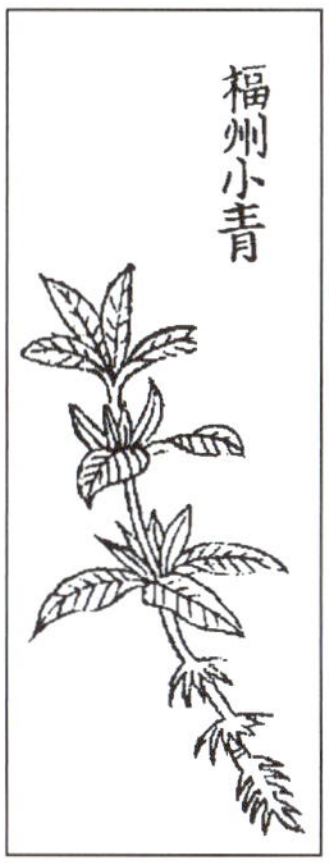

图 2 图经（政）· 福州小青

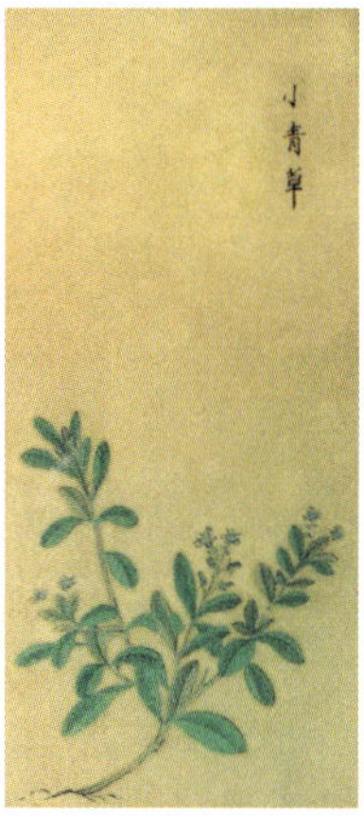

图 3 履巉岩 · 小青草

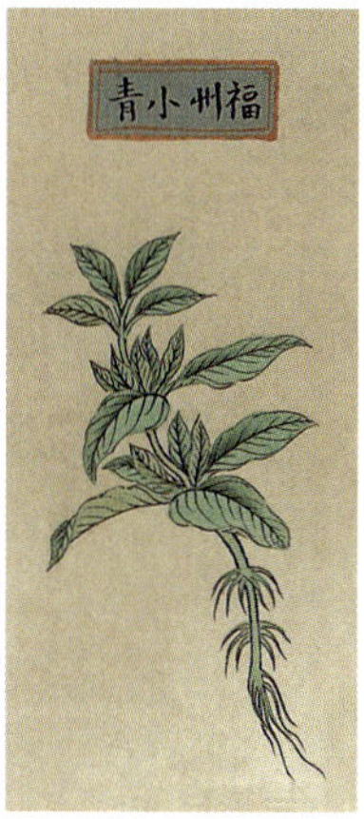

图 4 品汇 · 福州小青

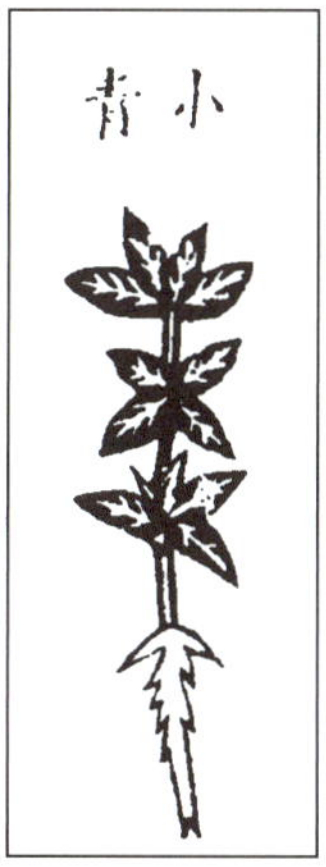

图 5 纲目（金）· 小青

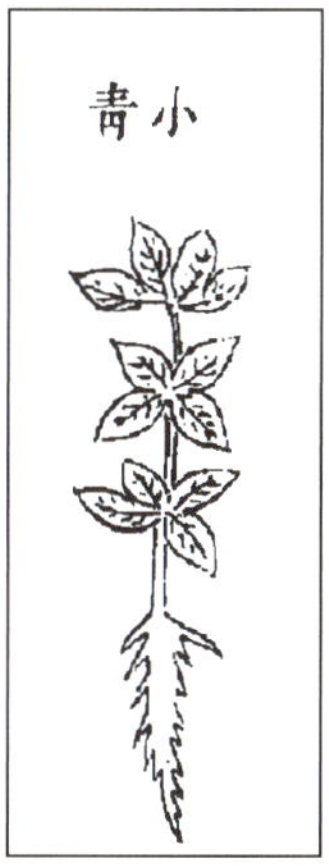

图 6 纲目（钱）· 小青

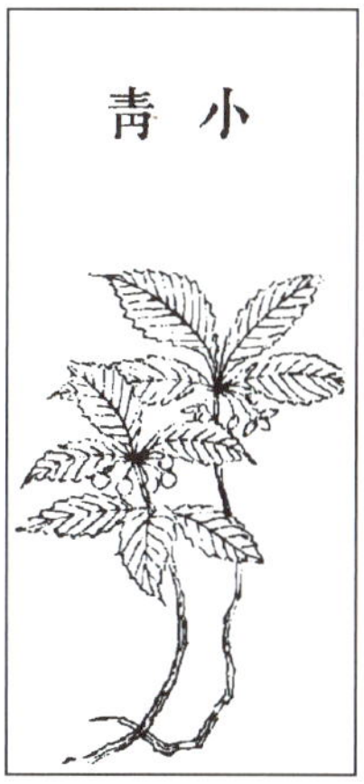

图 7 纲目（张）· 小青

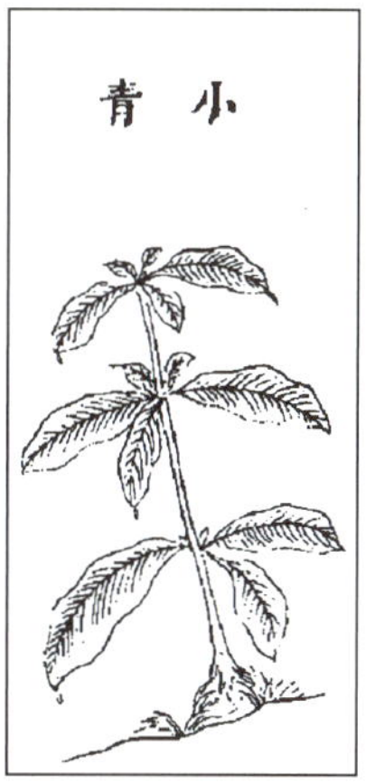

图 8 三才 · 小青

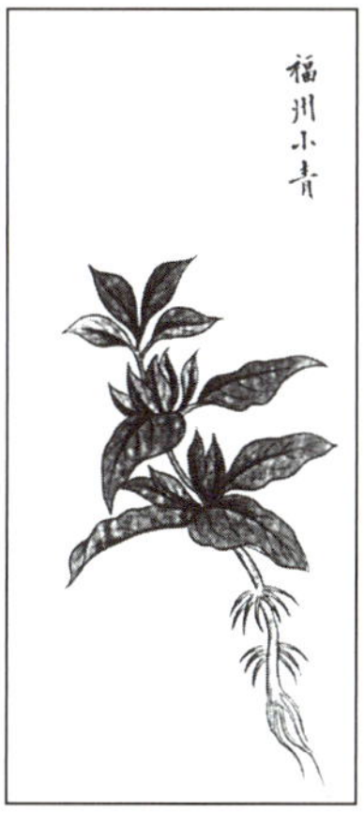

图 9 金石 · 福州小青

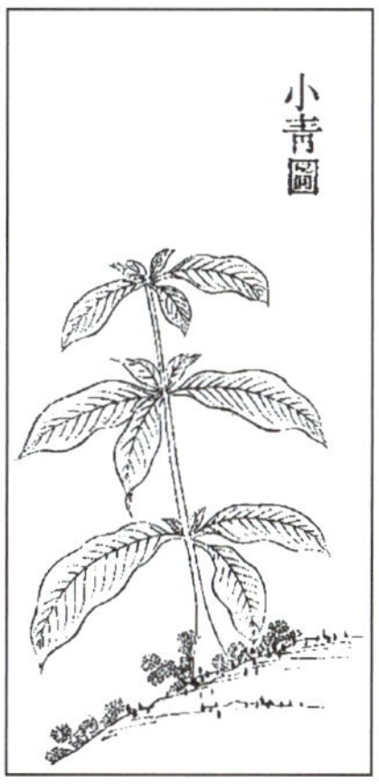

图 10 草木典 · 小青图

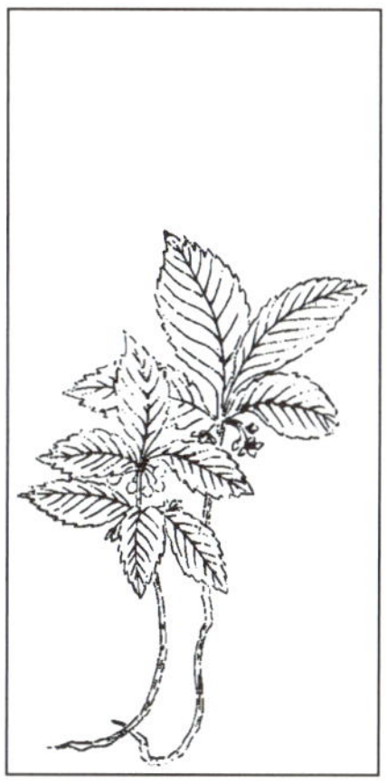

图 11 图考 · 小青

本品11图，取自11书，其中3幅彩图。有承继关系的图可分以下2个书类。

《本草图经》：该书的“福州小青”图分别存于《大观本草》（图1）、《政和本草》（图2）。此二传本药图基本一致。今以《政和》图2为《图经》图的代表。

仿绘该图的彩色图有：《本草品汇精要》“福州小青”（图4）。此后《金石昆虫草木状》“福州小青”（图9）又仿绘《品汇》图4。

仿绘该图的墨线图有：《本草纲目》金陵本“小青”（图5）仿绘时将原叶片采用阴刻方式，且绘成轮生叶模样。《纲目》钱本同名图（图6）在金陵本图5基础上予以润饰，叶片改为阳刻。《三才图会》“小青”（图8）仿绘《图经》图2，将原图叶片延长，绘成轮生叶状，且增添土地背景。《古今图书集成·草木典》“小青图”（图10）又仿绘《三才》图8，并再加修饰。

《植物名实图考》：该书“小青”（图11）的仿绘图为《本草纲目》张本“小青”（图7）。

以上11图中，除8幅属仿绘图外，还有3幅原创图（图2、3、11），详见下“鉴药”项。

【文录】

宋《本草图经》（见《证类》卷30“小青”）《图经》曰：生福州。三月生花，当月采叶。

清《植物名实图考》卷14“小青”　小青，宋《图经》始著录。亦无形状，今江西、湖南多有之。生沙壖地，高不盈尺，开小粉红花，尖瓣下垂，冬结红实。俗呼矮茶。

【鉴药】

“小青”见于《本草图经》。因是北宋时新出现的治痈疮草药，故置于“外草类”。该药除留下一幅图外，只说了“生福州。三月生花，当月采叶”。因描述简单，后世对其来源不甚明了。虽然后世医方有用此名之药，但本草界并不能确定为何种植物。

《本草纲目》将此药收入，没有增添关于其名称、产地、形态的资料，仅增补了3个使用本品的明代方剂。其中《卫生易简方》所收药方，经溯源乃出自南宋《履巉岩本草》卷上“小青”一药之下。该药条同样转录了《图经》“福州小青”的文字。此外有作者王介手绘写生彩色图“小青草”一幅。

清代吴其濬《植物名实图考》“小青”条下亦提到此药由宋《图经》始著录，且根据他在江西、湖南的考察，绘图一幅，并记下了其生境形态：“生沙壖地，高不盈尺，开小粉红花，尖瓣下垂，冬结红实。俗呼矮茶。”

以上文献所载的文字甚少，但却有3幅写生得来的图，成为考察“小青”来源的重要依据。

1.《本草图经》：该书“小青”（图2）根部逐节生根。单叶，长椭圆形，近轮生。据此，《中华本草》据产地、花期及附图，谓与今福州等地所用小青（九节龙）的情况相近，定为紫金牛科紫金牛属植物九节龙*Ardisia pusilla* A. DC.。[1]

2.《履巉岩本草》：该书“小青草”（图3）所示：叶多对生，长椭圆形，花3—6朵出于枝顶，花色灰蓝，颇似瑞香科芫花*Daphne genkwa* Sieb.et Zucc.。结合其外用治疮疖等功效，初步认定小青即芫花。[2]

3.《植物名实图考》：该书“小青”（图11）的形态与该书的文字记载相符：“高不盈尺，开小粉红花，尖瓣下垂，冬结红实。俗呼矮茶。”《中华本草》认为此图所示当为紫金牛科植物紫金牛*Ardisia japonica*（Thunb.）Blume。

以上3图，有两图考为紫金牛科紫金牛（*Ardisia*）属植物，可见“小青”当来自紫金科。《履巉岩本草》的绘图者并非医药人士，其所绘“小青”或系同名之药，或为误认小青。

【小结】

“小青”为宋《本草图经》“外草类”药，用治痈疮。今据其产地、花期及附图，考订本品为紫金牛科九节龙*Ardisia pusilla* A. DC.。《植物名实图考》所见江西、湖南的小青实为同科植物紫金牛*Ardisia japonica*（Thunb.）Blume。南宋《履巉岩本草》“小青草”图或考为瑞香科芫花*Daphne genkwa* Sieb.et Zucc.。

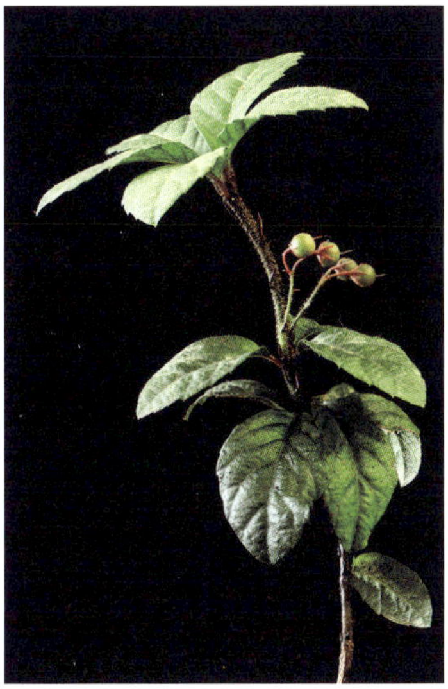

图12　九节龙 *Ardisia pusilla*

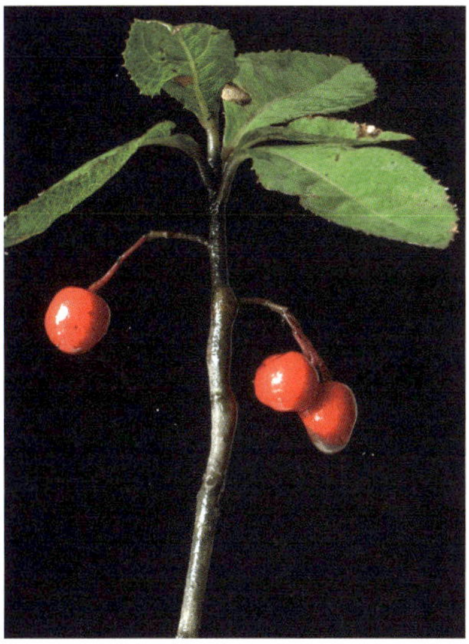

图13　紫金牛 *A. japonica*

1　国家中医药管理局《中华本草》编委会：《中华本草》（6），上海：上海科学技术出版社，1999：5322.

2　郑金生：《南宋珍稀本草三种》，北京：人民卫生出版社，2007：23-24.

15-40 胡卢巴

【品图】

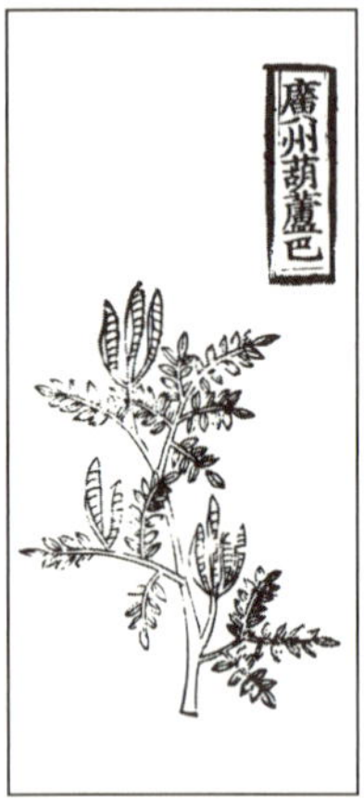

图 1 图经（大）·广州葫芦巴

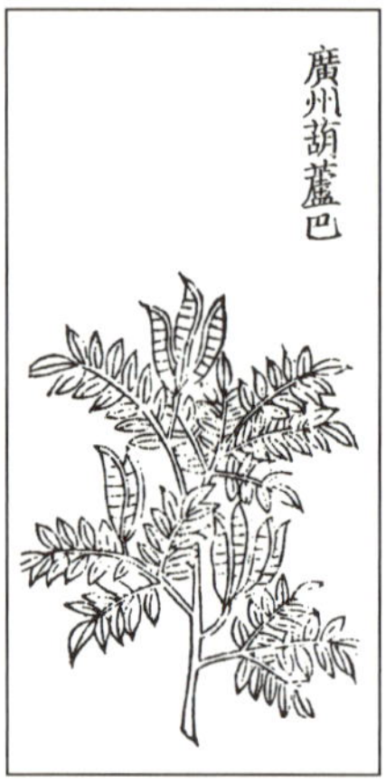

图 2 图经（政）·广州葫芦巴

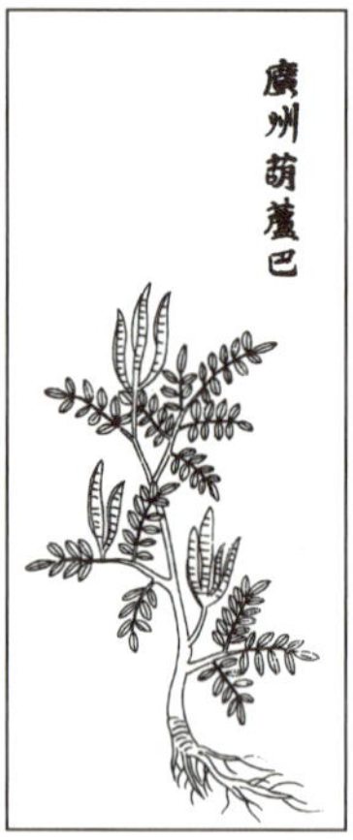

图 3 图经（绍）·广州葫芦巴

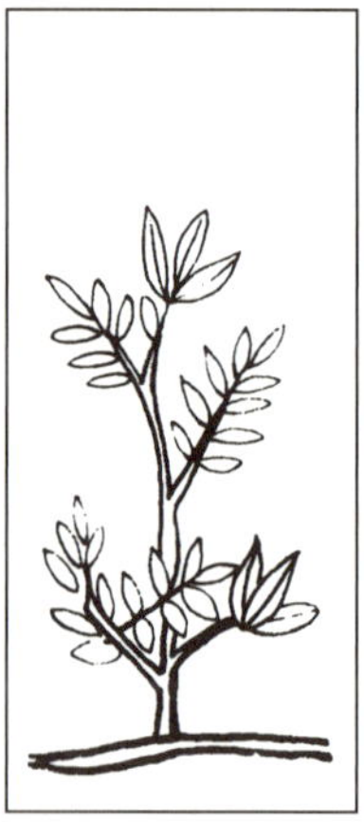

图 4 歌括·葫芦巴

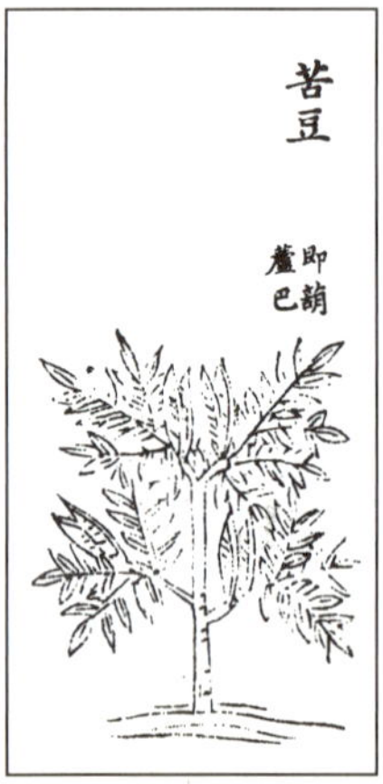

图 5 饮膳·苦豆

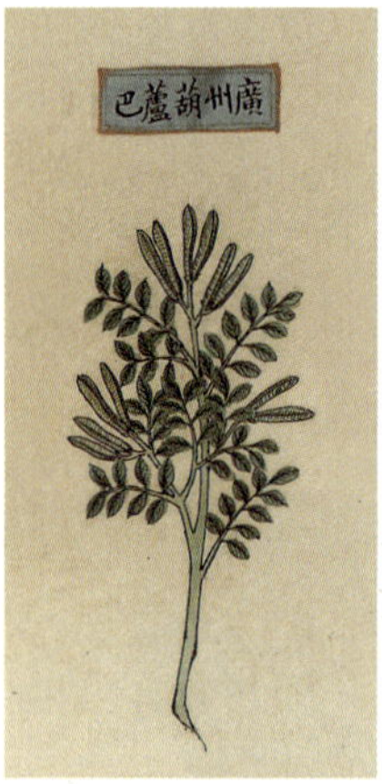

图 6 品汇·广州葫芦巴

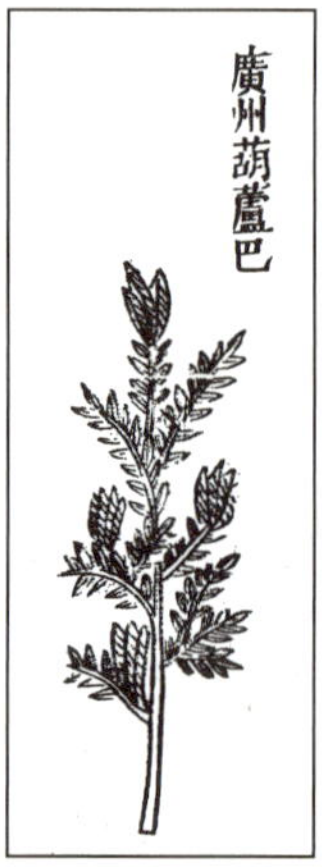

图 7 蒙筌·广州葫芦巴

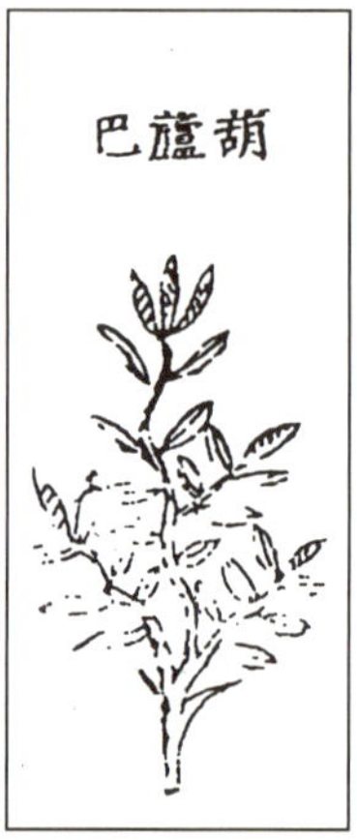

图 8 太乙·葫芦巴

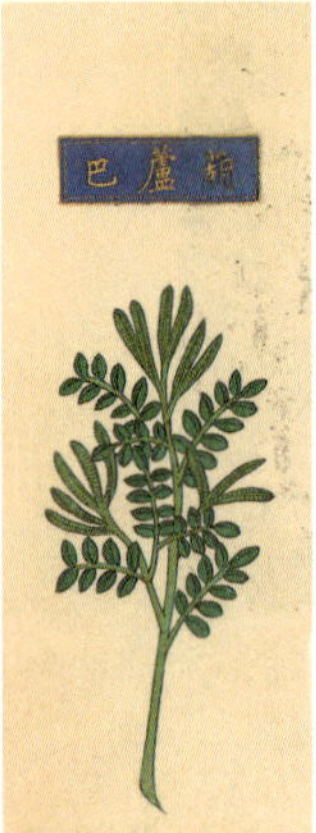

图 9 雷公·葫芦巴

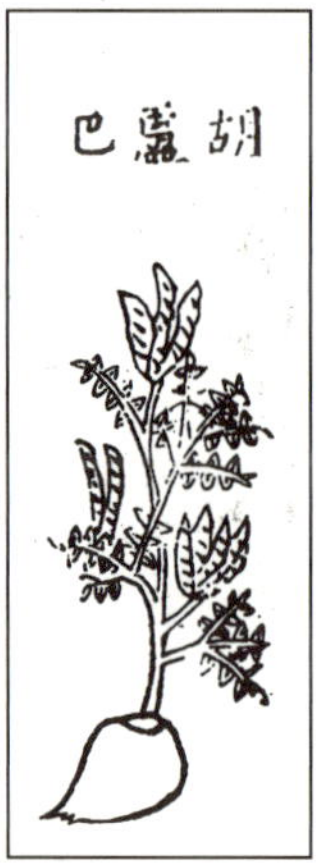

图 10 纲目（金）·胡卢巴

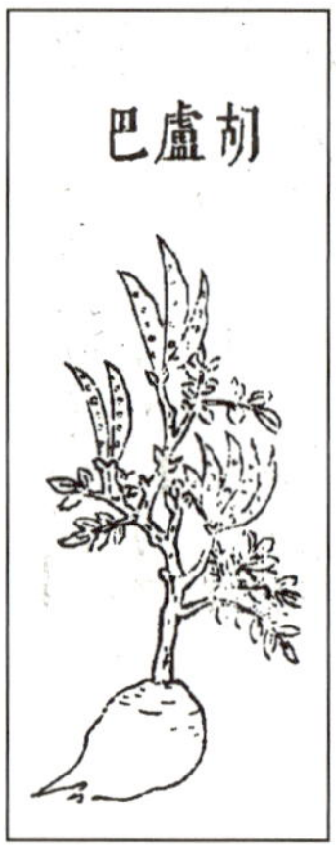

图 11 纲目（钱）·胡卢巴

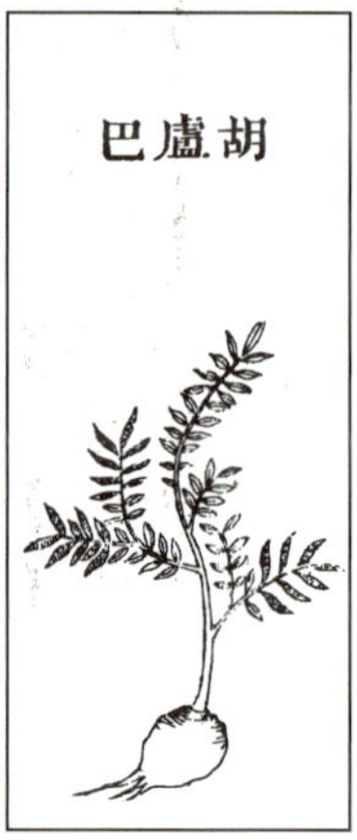

图 12 纲目（张）·胡卢巴

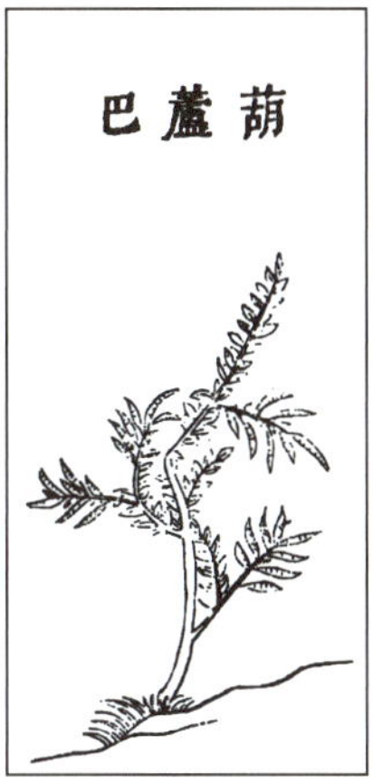

图 13　三才·葫芦巴

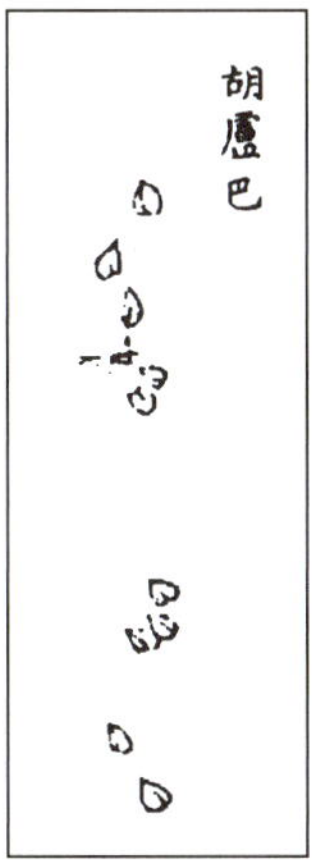

图 14　原始·胡卢巴

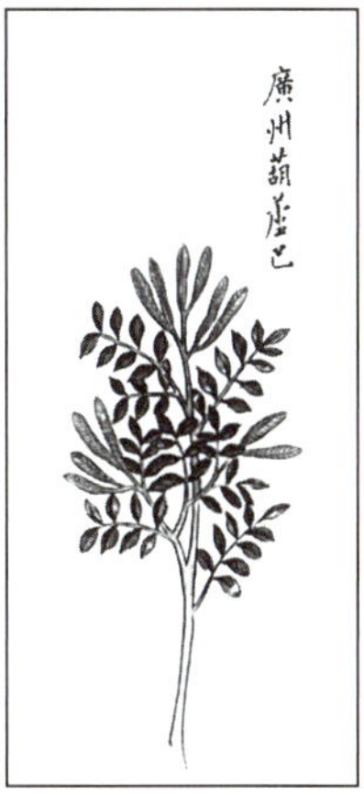

图 15　金石·广州葫芦巴

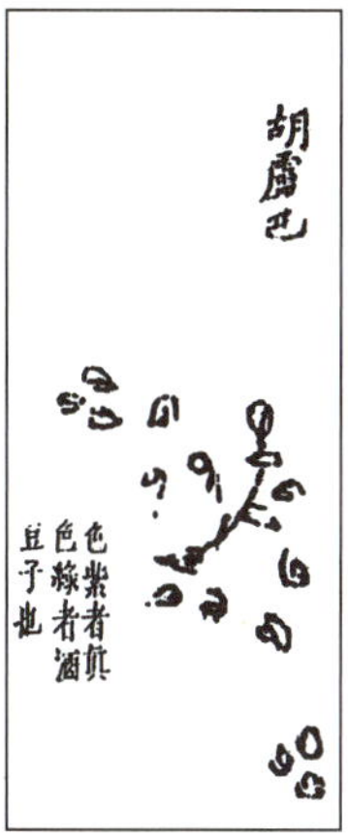

图 16　汇言·胡卢巴

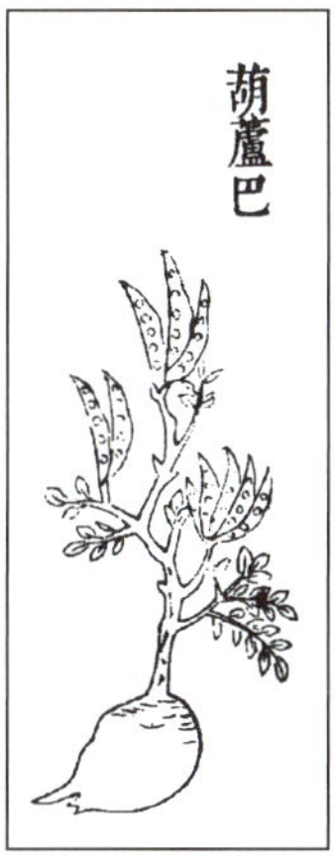

图 17　本草汇·葫芦巴

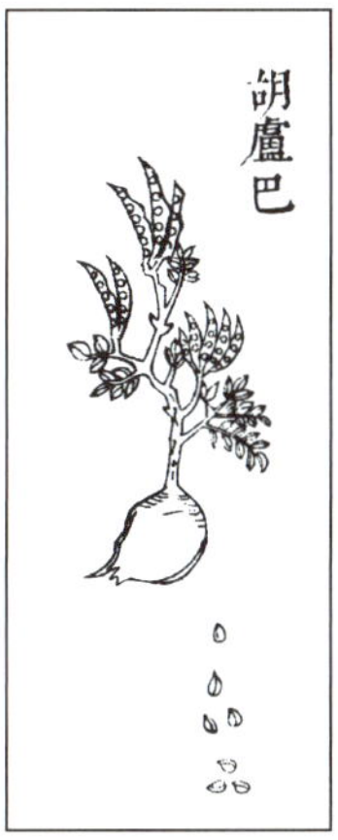

图 18　类纂·胡卢巴

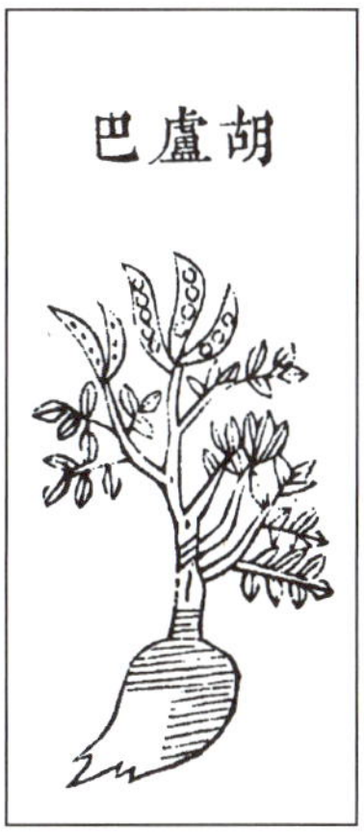

图 19　备要·胡卢巴

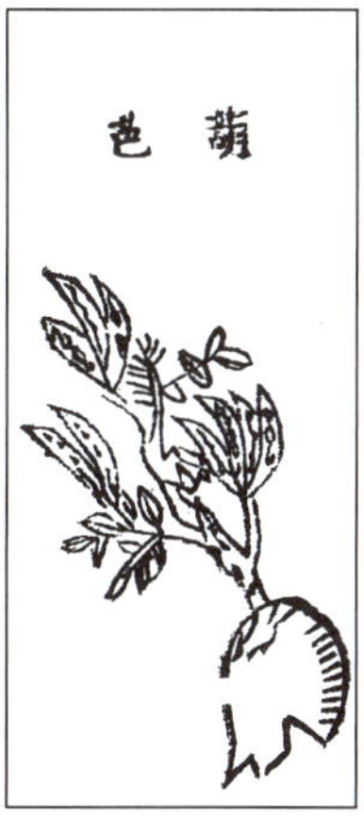

图 20　求真·葫芭

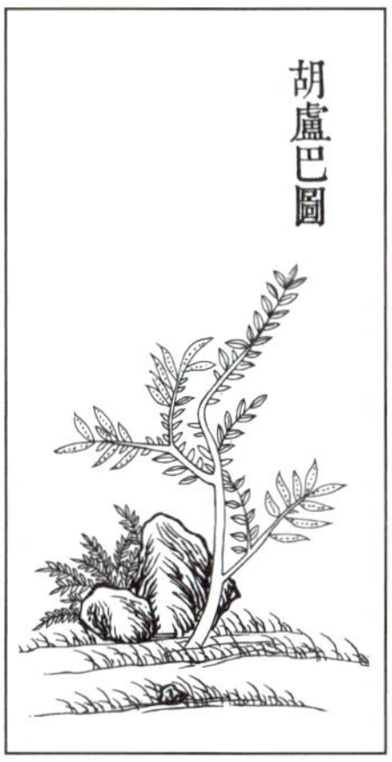

图 21　草木典·胡卢巴图

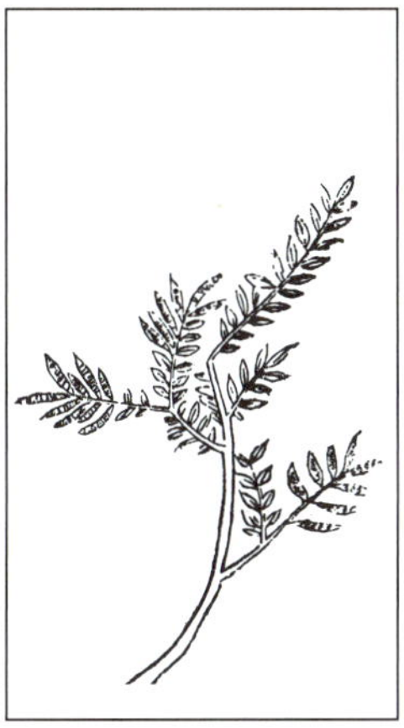

图 22　图考·葫芦巴

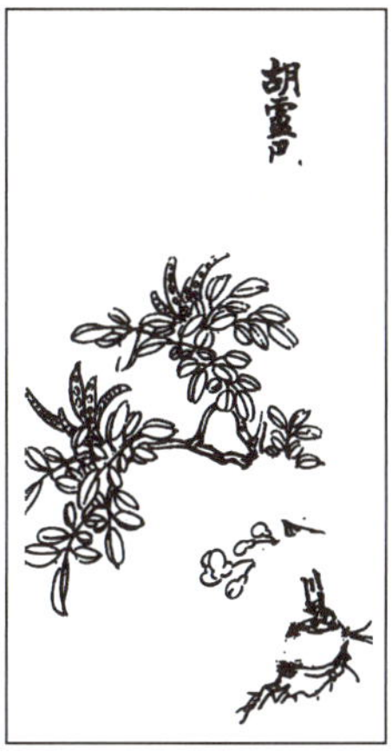

图 23　图说·胡卢巴

本品23图，取自23书，其中3幅彩图。有承继关系的图可分以下2个书类。

《本草图经》：该书的“广州葫芦巴”图分别存于《大观本草》(图1)、《政和本草》(图2)、《绍兴本草》(图3)。此三传本药图基本一致。今以《政和》图2为《图经》图的代表。

仿绘该图的彩色图有：《本草品汇精要》“广州葫芦巴”(图6)，该图将原图予以修饰，构图略似该本。此后仿绘《品汇》图者有《补遗雷公炮制便览》“葫芦巴”(图9)、《金石昆虫草木状》“广州葫芦巴”(图15)。

仿绘该图的墨线图有：《本草歌括》“葫芦巴”(图4)仅得原图粗形，且叶与荚果不分，又增添地线。《本草蒙筌》“广州葫芦巴”(图7)基本仿绘图2，但图形窄而长。《太乙仙制本草药性大全》“葫芦巴”(图8)亦仿《图经》图2，且能保持原图特征。《本草纲目》金陵本“胡卢巴”(图10)在仿《图经》图2时，增添一萝卜状块根。《纲目》钱本图11又仿绘金陵本图10，略加修饰。《纲目》张本图12所绘植株上半部仿绘《植物名实图考》“葫芦巴”(图22)，下半部仿绘钱本图11的大块根。此后仿绘《纲目》钱本图11的有《本草汇》“葫芦巴”(图17)、《本草纲目类纂必读》“胡芦巴”(图18，见图上部，图下部乃仿《本草原始》)、《本草备要》图19、《本草求真》图20、《本草简明图说》“胡卢巴”(图23，构图多加美化。)

本书系另一小传承系统是：《三才图会》“葫芦巴”(图13)仿绘时增绘坡地背景。《古今图书集成·草木典》“胡卢巴图”(图21)又仿绘《三才》图13，并将坡地改为草、石平地。《植物名实图考》“葫芦巴”(图22)又仿《草木典》图21，仅取其植物茎枝。《本草纲目》张本“胡卢巴”(图12)上半部仿绘《图考》图22。

《本草原始》：该书“胡卢巴”(图14)的仿绘图有《本草汇言》“胡卢巴”(图16)，该图加注云：“色紫者真，色绿者酒豆子也。”又《本草纲目类纂必读》“胡卢巴”(图18)的下部仿绘《原始》图14，绘几颗胡卢巴种子，上部乃仿《纲目》钱本图11原植物图。

以上23图中，除20幅属仿绘图外，还有3幅原创图(图2、5、14)，详见下“鉴药”项。

【文录】

宋《嘉祐本草》(见《证类》卷11“葫芦巴”) 禹锡曰：出广州并黔州。春生苗，夏结子，子作细荚，至秋采。今人多用岭南者。/而或者云：葫芦巴，蕃萝卜子也。当附芦菔之次。此世俗相传之谬，未知审的，不可依据。

宋《本草图经》(同上) 《图经》曰：葫芦巴，生广州，或云种出海南诸蕃，盖其国芦菔子也。舶客将种莳于岭外亦生，然不及蕃中来者真好，春生苗，夏结子，作荚，至秋采之。今医方治元藏虚冷气为最要。然《本经》不著，唐以前方亦不见者，盖是出甚近也。

明《本草蒙筌》卷3"葫芦巴"《本经》云：乃番国萝卜子也。原本产诸胡地，今亦莳于岭南。春月生苗，夏间结子。子作细荚，至秋采收。

明《本草纲目》卷15"胡卢巴"【释名】苦豆。

清《植物名实图考》卷14"胡卢巴" 胡卢巴，《嘉祐本草》始著录。《图经》云：生广州。盖番芦菔子种之而生，不具形状。

【鉴药】

"葫芦巴"首见《嘉祐本草》。《纲目》改作"胡卢巴"。名义不详。古今皆用作温肾阳要药。今存《药谱》，传云"天成中进士侯宁极戏造"。天成即后唐年号，相当于公元926到929年。其中提到"肾曹都尉（葫芦巴）"，可见本品最初就是以温肾著称。但《药谱》并非正规本草著作，故"葫芦巴"作为药物首出的书还应该是《嘉祐本草》。

《嘉祐本草》正文载其产地及形态云："出广州并黔州。春生苗，夏结子，子作细荚，至秋采。今人多用岭南者。"如此简单的形态，可适合任何豆科植物。可见该书主持人掌禹锡未必见过原植物。掌禹锡又加注云："或者云：葫芦巴，蕃萝卜子也。当附芦菔之次。此世俗相传之谬，未知审的，不可依据。"这就肯定了本品在从海外传入之初，人们只见到其种子，不见其原植物，故有"葫芦巴，蕃萝卜子"的臆测。据此传闻，《本草纲目·附图》的绘图者又在《本草图经》所附图形下添加萝卜状的大根。

宋《本草图经》对葫芦巴的形态也没有任何新的补充，只是在其产地有所补充："生广州，或云种出海南诸蕃，盖其国芦菔子也。舶客将种莳于岭外亦生，然不及蕃中来者真好。"唯一可以窥见其形的，是广州提供的一幅"广州葫芦巴"的图画。此后明代李时珍、清代吴其濬都没有补充新的资料。存世的相关本草图多达23幅，原创者仅以下3幅。

1.《本草图经》：该书"广州葫芦巴"（图2）为一茎枝，叶为2回羽状复叶。茎枝上生有豆荚。其为豆科植物无疑。但《中华本草》认为今豆科植物胡卢巴 *Trigonella foenum-graecum* L.形态为三出复叶，与此图不合，故该书认为古代葫芦巴的具体品种尚待进一步考证。[1]

2.《饮膳正要》：该书"苦豆"（图5）中有注文："即葫芦巴"。其图所示为树状，亦为二回羽状复叶，叶间有大荚果。此图与《图经》"广州葫芦巴"（图2）有很多相似之处，或许也是据《图经》图2复制。若按《中华本草》意见，此图所示植物亦无法确定品种。

---

1 国家中医药管理局《中华本草》编委会：《中华本草》（4），上海：上海科学技术出版社，1999：674.

3.《本草原始》: 该书“胡卢巴”（图14）所绘为药材种子。其形如小豆，一头尖。每粒种子皆有1条斜沟。此与今豆科植物胡卢巴*T. foenum-graecum*完全吻合。

此外，或有谓《救荒本草》“草零陵香”图所示为胡卢巴*Trigonella caerulea*（L.）Ser.者[1]，但或考为豆科草木犀属植物蓝香草木樨*Melilotus coerules* Desr.［*M. coerules* Lam.］。[2]因《救荒本草》未言及与胡卢巴有任何联系，故本条不予讨论。

【小结】

“葫芦巴”为《嘉祐本草》首载的新药，此后成为温肾阳的常用药。对其形态，从宋至清末，未有能详细描述其形态者，多据传闻云其为“蕃萝卜子”。古代本品相关药图虽多，然多辗转仿绘《本草图经》“广州葫芦巴”图。该图所示为豆科植物，与今所用胡卢巴叶形不合。《本草原始》所绘胡卢巴药材（种子）与今胡卢巴*Trigonella foenum-graecum* L.的种子完全符合。

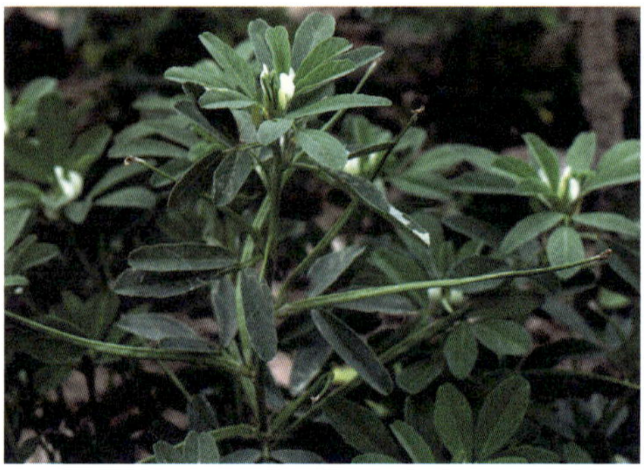

图 24　胡卢巴 *Trigonella foenum-graecum*

15-41　蠡实

【品图】

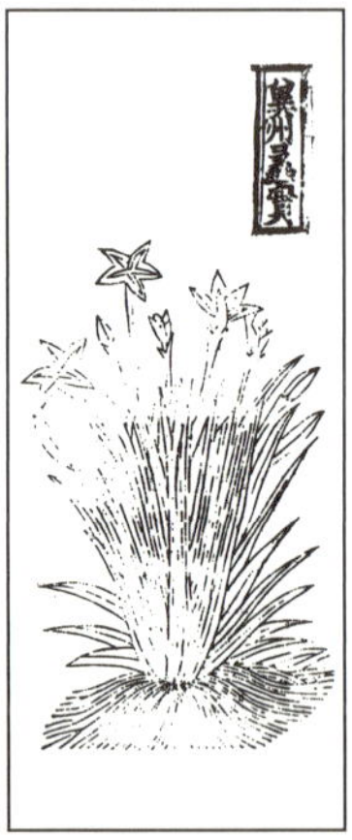

图1　图经（大）·冀州蠡实

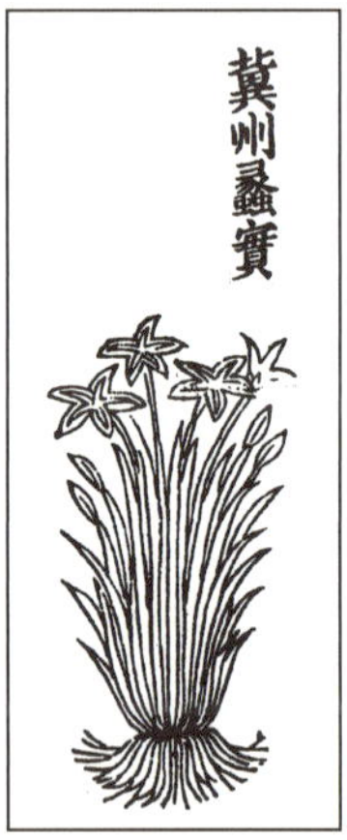

图2　图经（政）·冀州蠡实

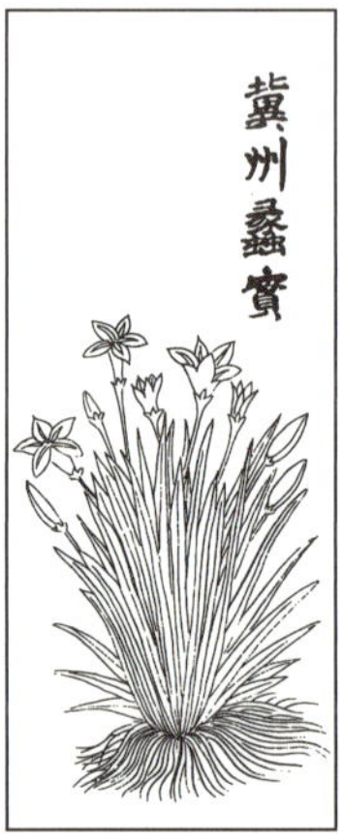

图3　图经（绍）·冀州蠡实

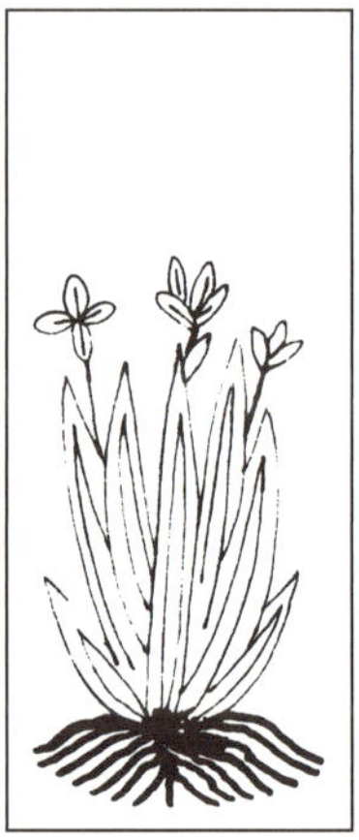

图4　歌括·蠡实

1 ［明］朱橚著，王锦秀、汤彦承译注：《救荒本草译注》，上海：上海古籍出版社，2015：106.

2 谢宗万：《中药材品种论述》中册，上海：上海科学技术出版社，1994：276.（其中引松村任三《植物名汇》的记载。）

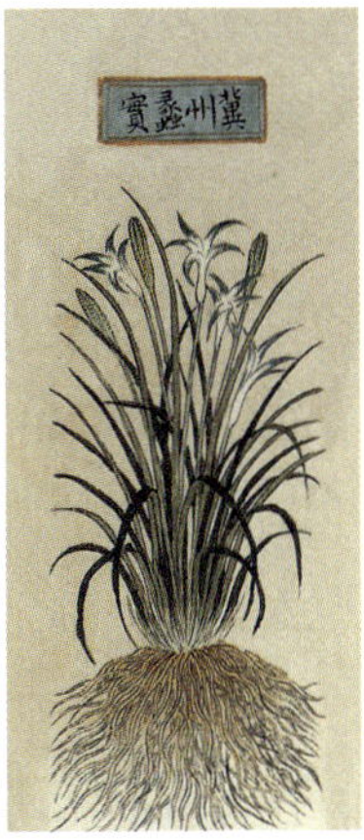

图 5　品汇 · 冀州蠡实

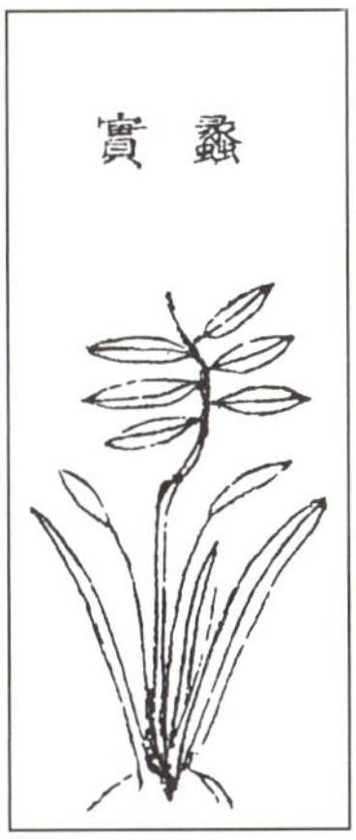

图 6　太乙 · 蠡实

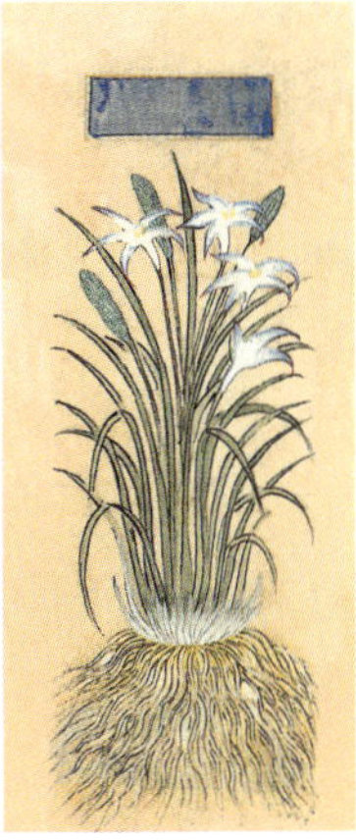

图 7　雷公 · 蠡实

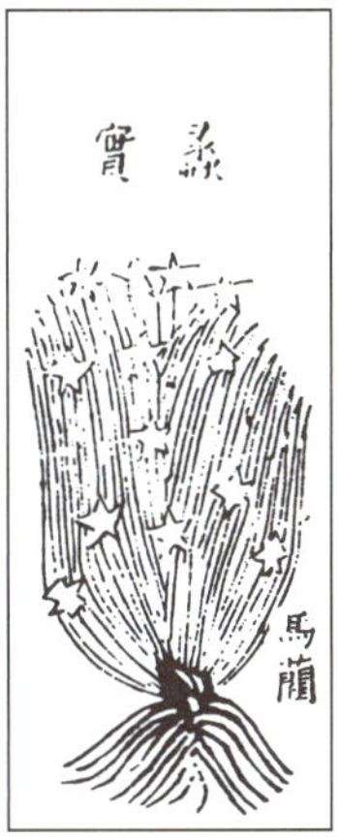

图 8　纲目（金）· 蠡实

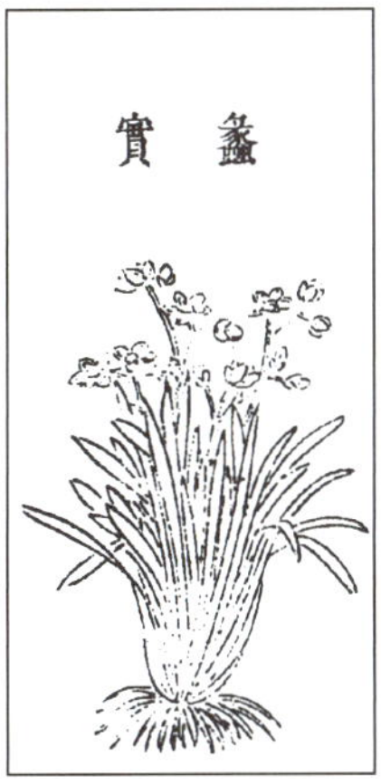

图 9　纲目（钱）· 蠡实

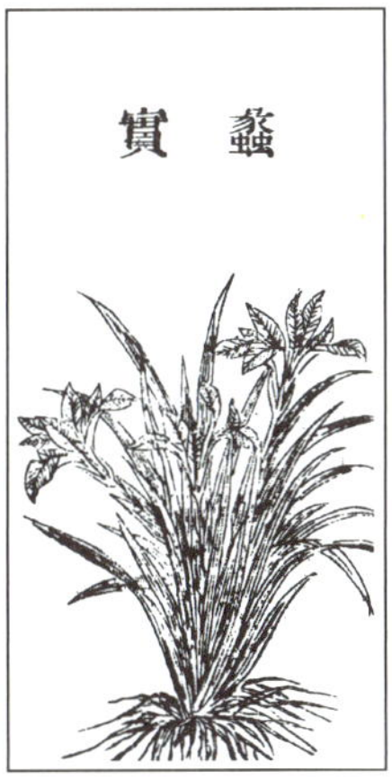

图 10　纲目（张）· 蠡实

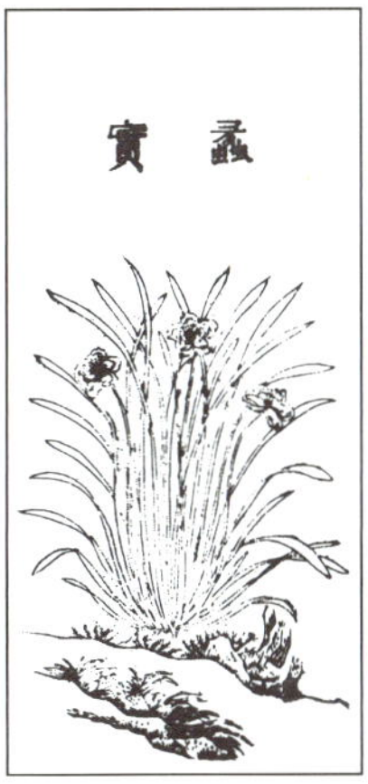

图 11　三才 · 蠡实

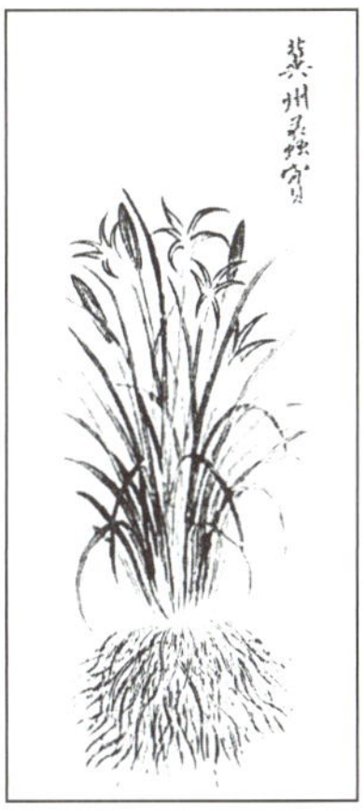

图 12　金石 · 冀州蠡实

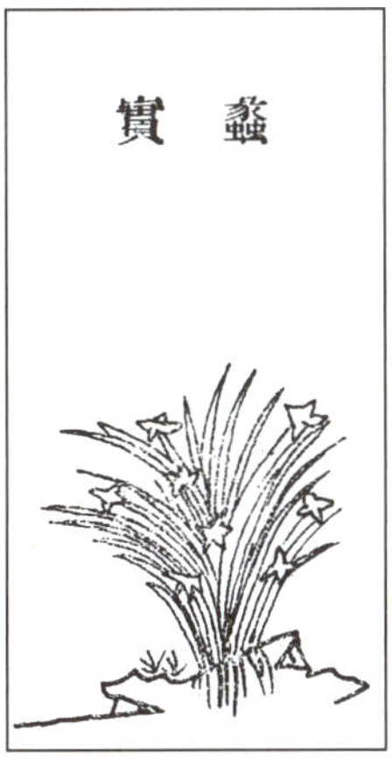

图 13　野谱补 · 蠡实

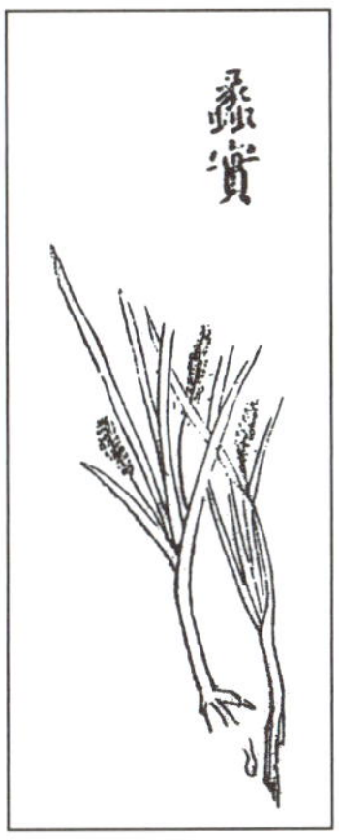

图 14　汇言 · 蠡实

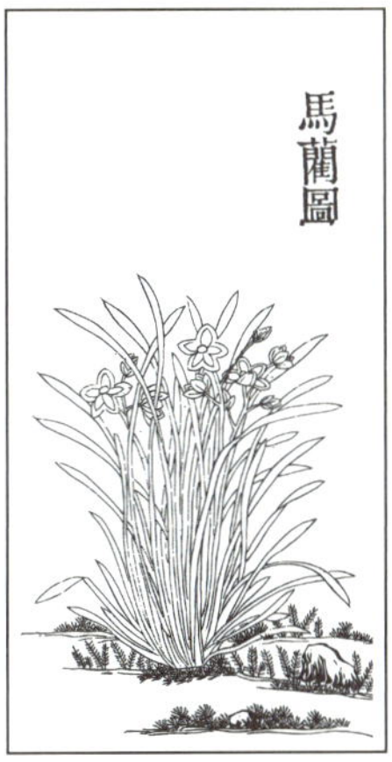

图 15　草木典 · 马蔺图

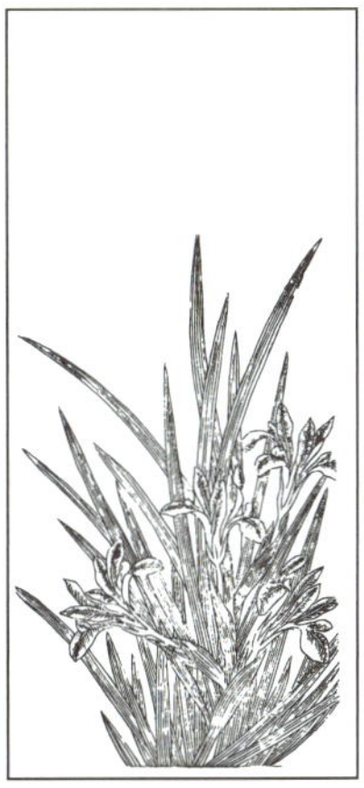

图 16　图考 · 蠡实

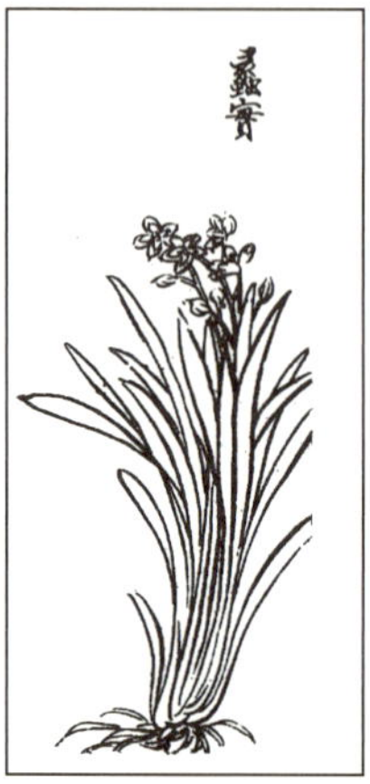

图 17　图说·蠡实

本品17图，取自17书，其中3幅彩图。有承继关系的图可分以下3个书类。

《本草图经》：该书的“冀州蠡实”图分别存于《大观本草》（图1）、《政和本草》（图2）、《绍兴本草》（图3）。此三传本药图基本一致。今以《政和》图2为《图经》图的代表。

仿绘该图的彩色图有：《本草品汇精要》“冀州蠡实”（图5），该图除美化、敷色外，其花可能对照实物敷以淡蓝紫色。此后《补遗雷公炮制便览》“蠡实”（图7）、《金石昆虫草木状》“冀州蠡实”（图12）又仿绘《品汇》图5。

仿绘该图的墨线图有：《本草歌括》“蠡实”（图4）仿绘成几乎左右对称的图案，叶片加宽；《纲目》钱本“蠡实”（图9）直接仿绘《图经》图2，但诸花改绘失真。《三才图会》“蠡实”（图11）仿绘时加土地背景，花亦改绘失真，且高度低于叶片。《古今图书集成·草木典》“马蔺图”（图15）又仿绘《三才》图11，并再加修润。《本草简明图说》“蠡实”（图17）乃据《纲目》钱本图9予以改绘美化，故其花已失真。

《本草纲目》（金陵本）：该书“蠡实”（图8）并非原创，乃将《图经》“冀州蠡实”图与《救荒本草》“铁扫箒”糅合而成。其根、叶仿“蠡实”图，但花则成五角星状，实从“铁扫箒”叶片变化而来。仿此图者有《救荒野谱补遗》“蠡实”（图13），且将叶片有所纠正，并添加土地背景。

《植物名实图考》：该书“蠡实”（图16）的仿绘者为《本草纲目》张本“蠡实”（图10）。

以上17图中，除14幅属仿绘图外，尚有原创图或改绘的插图5幅（图2、6、8、14、16），详见下“鉴药”项。

【文录】

《本经》《别录》（见《证类》卷8“蠡实”）　一名荔实，一名剧草，一名三坚，一名豕首。生河东川谷。五月采实，阴干。

梁《本草经集注》（同上）　陶隐居云：方药不复用，俗无识者。天名精亦名豕首也。

唐《唐本草》（同上）《唐本》注云：此即马蔺子也。《月令》云：荔挺出。郑注云：荔，马薤也。《说文》云：荔，似蒲根，可为刷。《通俗文》：一名马蔺。《本经》：一名荔实子。

宋《本草图经》（同上）《图经》曰：蠡实，马蔺子也，北人音讹呼为马楝子。生河东川谷，今陕西诸郡及鼎、澧州亦有之，近京尤多。叶似薤而长厚，三月开紫碧花，五月结实作角子，如麻大而赤色有棱，根细长，通黄色，人取以为刷。三月采花，五月采实，并阴干用。谨按《颜氏家训》云：《月令》曰荔挺出。郑康成云：荔挺，马薤也。《易统验玄图》云：荔挺不出，则国多火灾。《说文》云：荔似蒲而小，根可为刷。《广雅》云：马薤，荔也。蔡邕、高诱皆云：荔以挺出，然则郑以荔挺为名，误矣。此物河北平泽北率生之，江东颇多，种于阶庭，但呼为旱蒲，故不识马薤。讲礼者，乃以为马苋，且马苋亦名豚耳，俗曰马齿者是也。其花、实皆入药。

宋《本草衍义》卷9"蠡实" 陶隐居云：方药不复用，俗无识者。本经诸家所注不相应，若果是马蔺，则《日华子》不当更言亦可为蔬菜食。盖马蔺，其叶马牛皆不食，为才出土叶已硬，况又无味，岂可更堪人食也。今不敢以蠡实为马蔺子，更俟博识者。

明《本草纲目》卷15"蠡实"【释名】马帚（《尔雅》）、铁扫帚（《救荒》）、剧草（《本经》）、旱蒲（《礼记》）、三坚。【时珍曰】《尔雅》云：荓，音瓶，马帚也。此即荔草，谓其可为马刷，故名。今河南北人呼为铁扫帚，是矣。【集解】【时珍曰】蠡草生荒野中，就地丛生，一本二三十茎，苗高三四尺，叶中抽茎，开花结实。【正误】【时珍曰】《别录》蠡实亦名荔实，则"蠡"乃"荔"字之讹也。张揖《广雅》云"荔又名马蔺"，其说已明。又按周定王《救荒本草》言其嫩苗味苦，煠熟换水浸去苦味，油盐调食，则马蔺亦可作菜矣。寇氏但据陶说疑之，欠考矣。陶氏不识之药多矣。今正其误。

清《植物名实图考》卷11"蠡实" 蠡实……北人呼为马楝子……余曾以叶、实治喉痹，良验。北地人今犹以其根为刷，柔韧细洁，用久不敝，凡裹角黍、缚花、接木，皆用其叶，亦便。/雩娄农曰：马蔺，贱草……其叶可绳，其实可药，其根可刷。

【鉴药】

"蠡实"首见于《本经》，是一味古老的药物。一名荔实。先秦文献中是具有季节象征的植物，故《礼记·月令》云："仲冬……荔挺出。"名义不详。《本经》《别录》记载本品功用甚多，且云可"久服轻身"。唐以后偏于止血疗痈，用者不广，处方多用"马蔺"一名。

从古本草记载的出产地名来看，马蔺主要分布在北方。《别录》云"生河东"，即今山西西南地区。宋·苏颂云："今陕西诸郡及鼎、澧州亦有之，近京尤多。"鼎州即今湖南常德，澧州即湖南澧县。"近京"指河南开封一带。宋《图经》有"冀州蠡实"图，冀州即今河北冀州市。梁·陶弘景说"方药不复用，俗无识者"，可能与他所处的地区有关。

宋《本草图经》对本品的描述甚详："蠡实，马蔺子也，北人音讹呼为马楝子……叶似薤而长厚，三月开紫碧花，五月结实作角子，如麻大而赤色有棱，根细长，通黄色，人取以为刷。三月采花，五月采实，并阴干用……此物河北平泽率生之，江东颇多，种于阶庭，但呼为旱蒲。”据此即可确定蠡实为鸢尾科鸢尾属植物马蔺 *Iris lactea* Pall. var. *chinensis*（Fisch.）Koidz.。

但是宋代著名药学家寇宗奭对蠡实为马蔺提出反对意见 ：“若果是马蔺，则《日华子》不当更言亦可为蔬菜食。盖马蔺，其叶马牛皆不食，为才出土叶已硬，况又无味，岂可更堪人食也。今不敢以蠡实为马蔺子，更俟博识者。”问题的癥结在于 :《日华子》说可为蔬菜食者，是马兰而不是马蔺，繁体“蘭”“藺”形误也。今考其误如下。

掌禹锡《嘉祐本草》“蠡实”下引“《日华子》云 ：马蔺，治妇人血气烦闷，产后血运并经脉不止，崩中，带下，消一切疮疖肿毒，止鼻洪吐血，通小肠，消酒毒，治黄病，傅蛇虫咬，杀蕈毒。亦可蔬菜食，茎、叶同用。”另外，《嘉祐》新补药“马兰”条云 :“马兰 ：味辛，平，无毒。主破宿血，养新血，合金疮，断血痢，蛊毒，解酒疸，止鼻衄，吐血及诸菌毒。生捣傅蛇咬。生泽傍，如泽兰气臭，《楚辞》以恶草喻恶人。北人见其花，呼为紫菊，以其花似菊而紫也……”，且注云“新补见陈藏器及《日华子》”。可见此新补药是综合陈藏器《本草拾遗》及《日华子本草》两书的内容而成。那么，此条哪些内容出陈藏器、哪些出《日华子》？苏颂《本草图经》“泽兰”条云 ：“又有一种马兰，生水泽傍，颇似泽兰，而气臭，味辛。亦主破血，补金创，断下血。陈藏器以为《楚辞》所喻恶草即是也。北人呼为紫菊，以其花似菊也。”可见此条前半部的功效主治出自《日华子》，后半出陈藏器。再以“马兰”前半部内容与《日华子》“马蔺”的功效相比较，就可以知道，二者基本相同，由此可知“马蔺”确是“马兰”之误。既然如此，就不存在马蔺叶可为蔬菜之说了，蠡实为马蔺，寇氏当无疑矣！

马兰与马蔺的混同并非只有孤证。明彩色《食物本草》存在着同样的问题。该书“马兰”药下的附图（图18）名为“马兰”。正文云“采为菜茹”。其图所示绝非菊科的马兰，而是鸢尾科的马蔺。又《齐民要术》引《广州记》“东风”（菜），云“香气似马蔺”。李时珍引时改“蔺”为“兰”，缘马蔺无香。这说明不仅北宋掌禹锡会有这个错误，其他书中也会把马兰当成马蔺，皆因“蘭”“藺”繁体形误也。

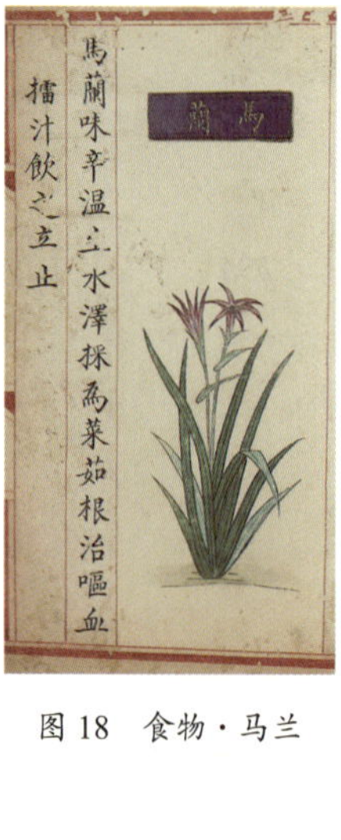

图 18　食物 · 马兰

李时珍也试图解除寇宗奭的疑惑，他的意见是 ：“又按周定王《救荒本草》言其嫩苗味苦，煠熟换水浸去苦味，油盐调食，则马蔺亦可作菜矣。寇氏但据陶说疑之，欠考矣。陶氏不识之药多矣。今正其误。”《救荒本草》记载了马蔺吗？没有。但《纲目》“蠡实·释名”下注云 :“铁扫帚（《救荒》）。”时珍解释说 ：“《尔雅》云 ：荓，音瓶，马帚也。此即荔草，谓其可为马刷，故名。今河南北人呼为铁扫帚，是矣。”由此可知，李时珍认为马蔺可以为刷，据此推断《救荒》的“铁扫帚”就是马蔺。

时珍没有细审《救荒》"铁扫帚"（图19）。近现代研究《救荒本草》的学者一致认为此图所示为豆科胡枝子属（*Lespedza* spp.）植物，只是在具体植物种方面小有不同。[1]李时珍误认《救荒本草》"铁扫帚"为马蔺，不等于说李时珍将豆科植物作为马蔺的来源。时珍云："蠡草生荒野中，就地丛生，一本二三十茎，苗高三四尺，叶中抽茎，开花结实。""叶中抽茎"，很明白是单子叶植物，与豆科植物毫无关联。

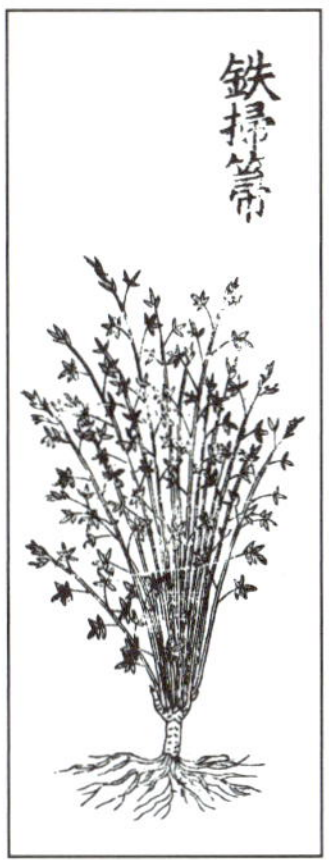

图 19　救荒·铁扫箒

又，李时珍将"铁扫帚""马蔺"混为一谈，进而据"铁扫帚"嫩苗可食，推断马蔺也可作蔬菜。可见李时珍并不十分了解马蔺的特性。寇宗奭认定马蔺叶不可食是符合实际的。吴其濬谈及蠡实叶的用途甚详，独不言嫩叶可食。《中国植物志》云马蔺"叶基生，坚韧……叶在冬季可作牛、羊、骆驼的饲料，并可供造纸及编织用"。[2]亦未载嫩叶可作野菜。今北方称此草为马莲草，常用作扎粽绳（即吴其濬所言"裹角黍"），或包裹肉类进行烹调，却无直接食用此草者。

1.《本草图经》：该书"冀州蠡实"（图2）所绘植物须根众多，叶条形，中抽数枝花茎，茎顶有单花，外花被裂片5。据此图形，结合《图经》的文字叙述："叶似薤而长厚，三月开紫碧花，五月结实作角子，如麻大而赤色有棱"，此当为鸢尾科植物马蔺*Iris lactea* Pall. var. *chinensis*（Fisch.）Koidz.。

2.《太乙仙制本草药性大全》：该书"蠡实"（图6）粗略，但可见叶条形，叶中抽出茎。其中央一长歪曲的茎上有对生的叶状（或蒴果）3对。此虽不能认定为马蔺，但其示意的大致图形还是与马蔺接近。

3.《本草纲目》金陵本：该书"蠡实"（图8）中注为"马蔺"。其根、叶之形均与《图经》"冀州蠡实"（图2）相似，为单子植物甚明。但花却改为四处冒出之五角星状物。对比《救荒本草》"铁扫箒"图（图19），可知其五角星状花与"铁扫帚"细枝上的叶片形状有几分相似。乃糅合二图而成，非有此等植物也。李时珍描述的蠡实形态仍属马蔺。

4.《本草汇言》：该书"蠡实"（图14）绘两株类韭菜之植物，但无球茎，乃须根。叶条形，中抽花葶，顶端为穗状花序。原植物不明。该书文字所述未涉及此图中之植物。

5.《植物名实图考》：该书"蠡实"（图16）为丛生草本，叶基生、条形，其花着生形式及形状等，无一不表明此图所示为鸢尾科植物马蔺*I. lactea*或其变种。

1　此见王家葵、张瑞贤、李敏《救荒本草校释与研究》、倪根金、张翠君《救荒本草校注》、王锦秀、汤彦承《救荒本草译注》三书。其中也引录了王作宾、伊博恩的意见，均认为铁扫帚是豆科胡枝子属植物。

2　中国科学院《中国植物志》编辑委员会：《中国植物志》，北京：科学出版社，1985，第16（1）卷，157.

【小结】

“蠡实”为《本经》药，早期记载功用甚多，唐代及其以后偏于止血疗痈。一名马蔺。据宋《本草图经》的描述，乃今鸢尾科马蔺*Iris lactea* Pall. var. *chinensis* (Fisch.) Koidz.。“马蔺”条下《日华子本草》称其叶可作蔬菜。据考证，此乃《嘉祐本草》误将《日华子》“马兰”条文误置于“马蔺”之下。《本草图经》《植物名实图考》所绘“蠡实”药图均为鸢尾科马蔺*I. lactea*或其变种。

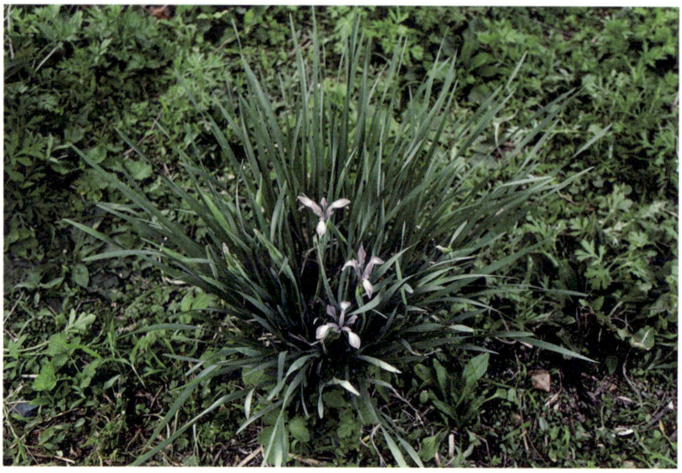

图 20　马蔺 *Iris lactea* var. *chinensis*

15-42　恶实

【品图】

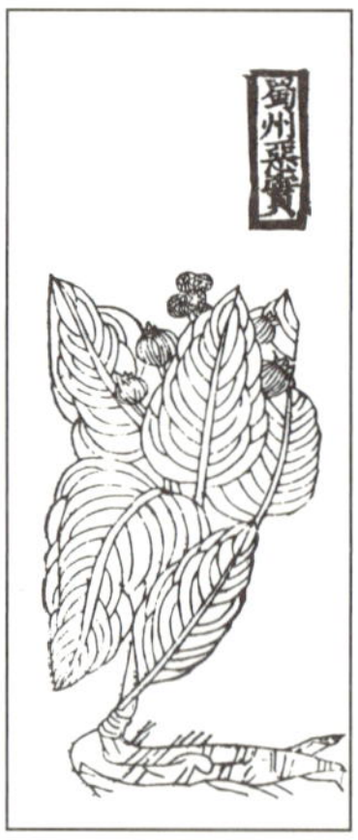

图 1　图经（大）·蜀州恶实

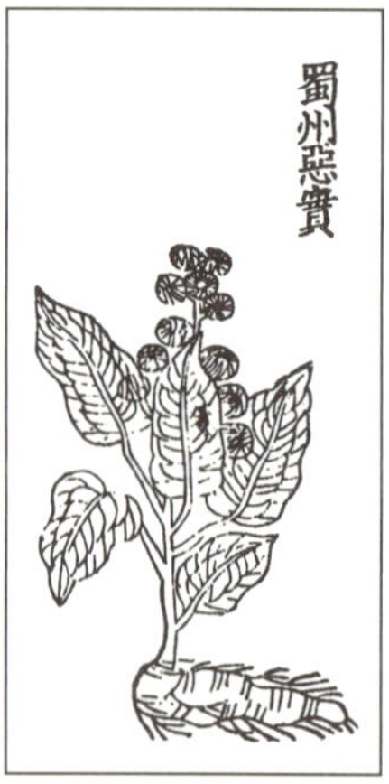

图 2　图经（政）·蜀州恶实

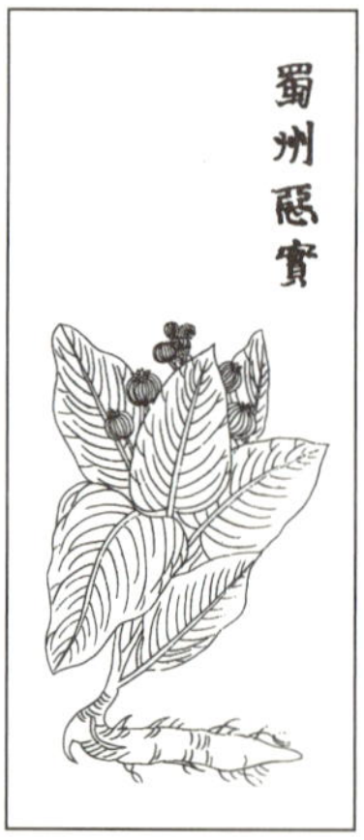

图 3　图经（绍）·蜀州恶实

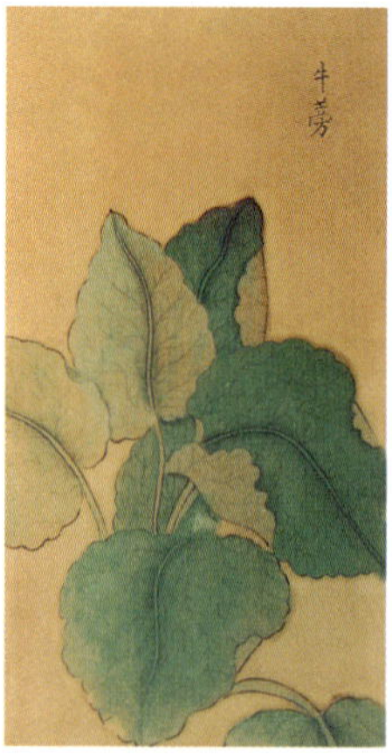

图 4　履巉岩·牛蒡

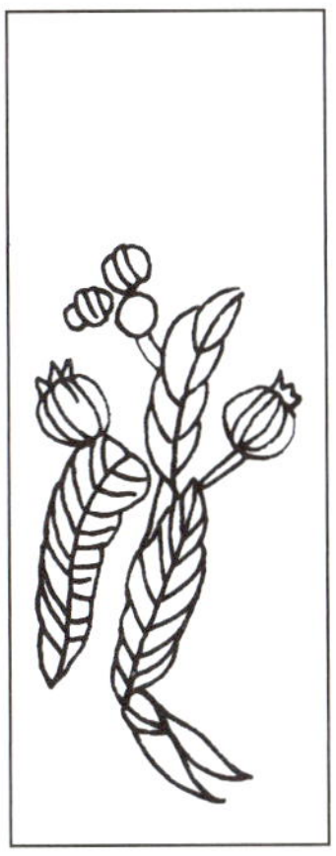
图 5 歌括 · 恶实

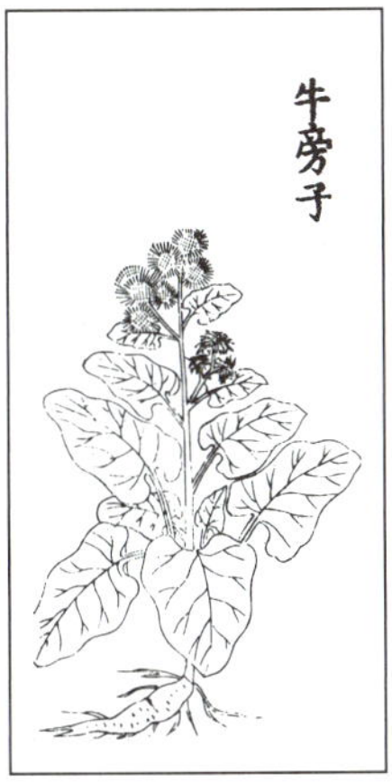

图 6 救荒 · 牛旁子

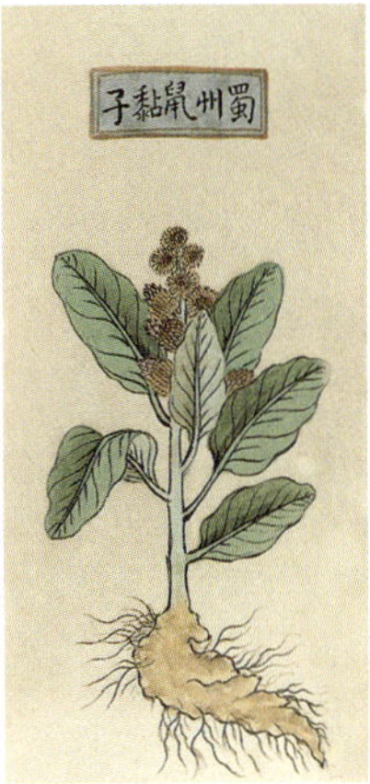

图 7 品汇 · 蜀州鼠黏子

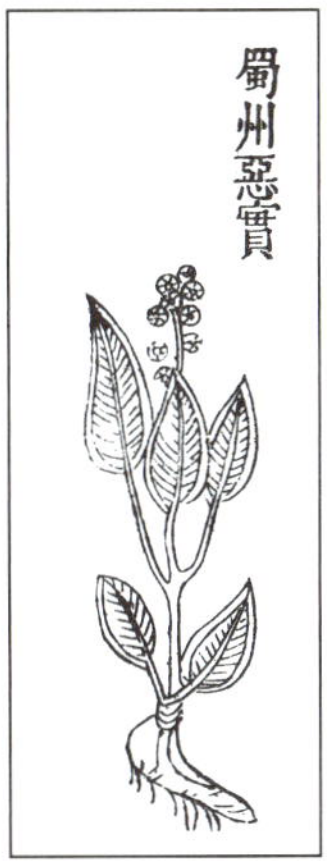

图 8 蒙筌 · 蜀州恶实

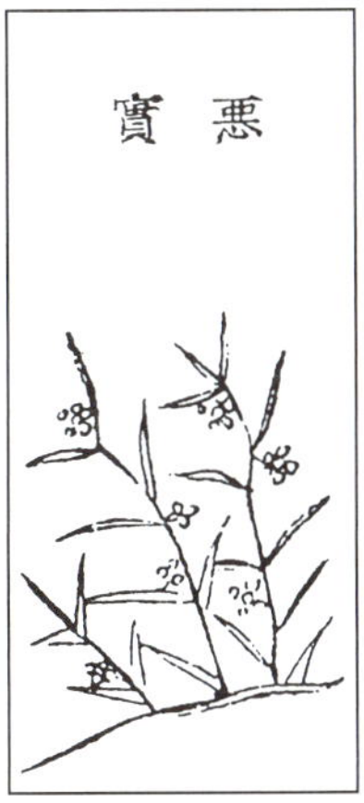

图 9 太乙 · 恶实

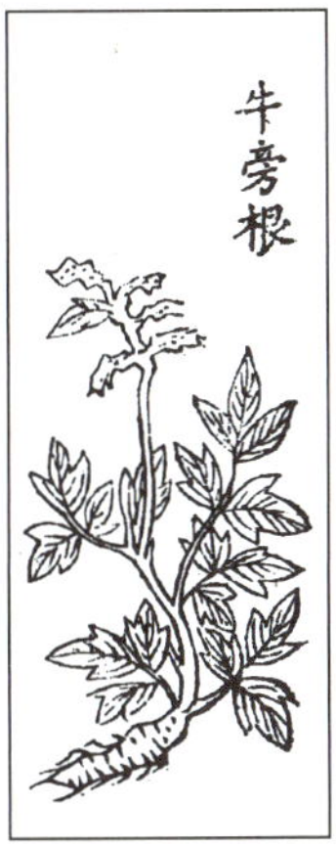

图 10 茹草 · 牛旁根

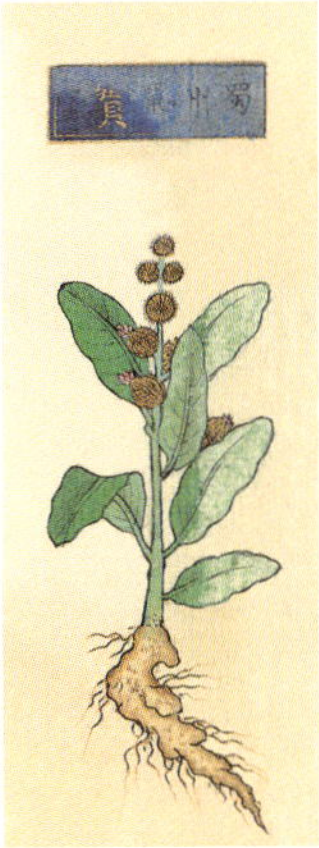
图 11 雷公 · 蜀州恶实

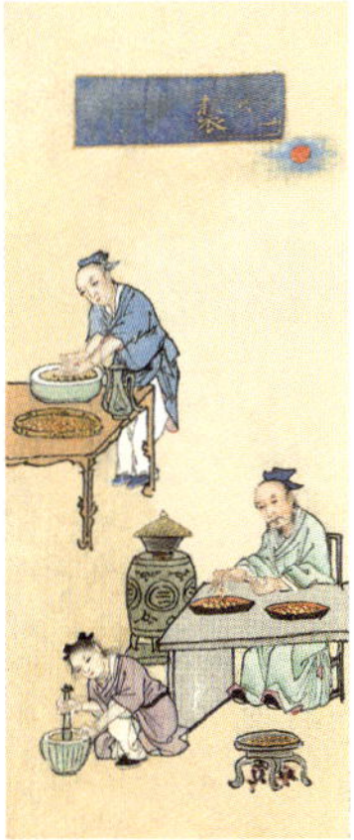
图 12 雷公 · 炮制恶实

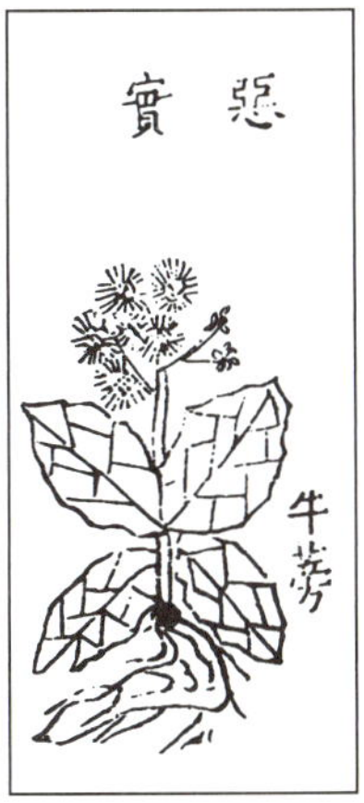

图 13 纲目（金）· 恶实

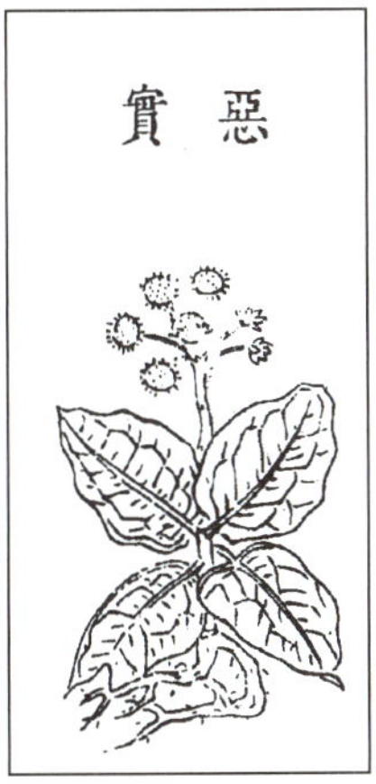

图 14 纲目（钱）· 恶实

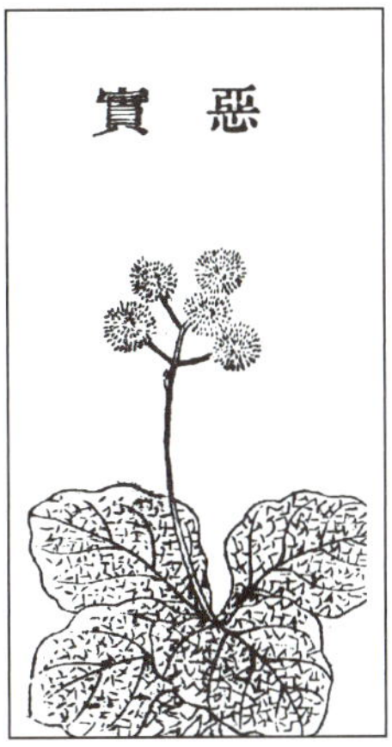

图 15 纲目（张）· 恶实

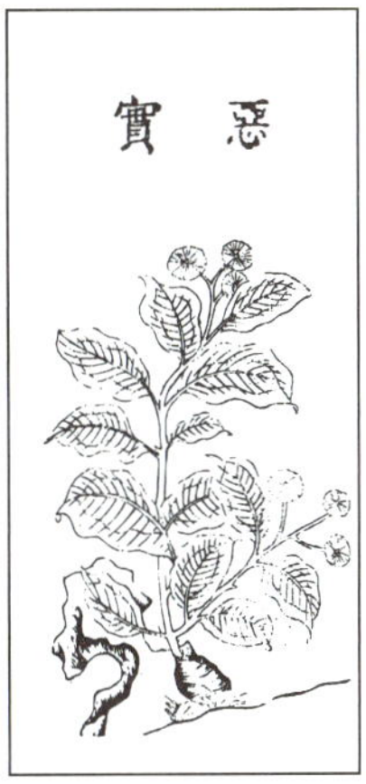

图 16 三才 · 恶实

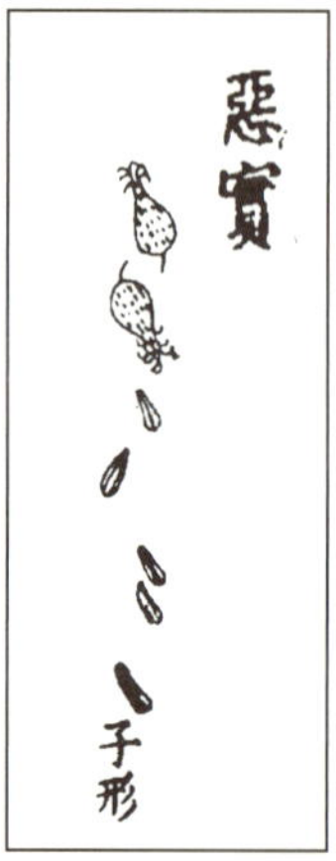

图 17　原始 · 恶实

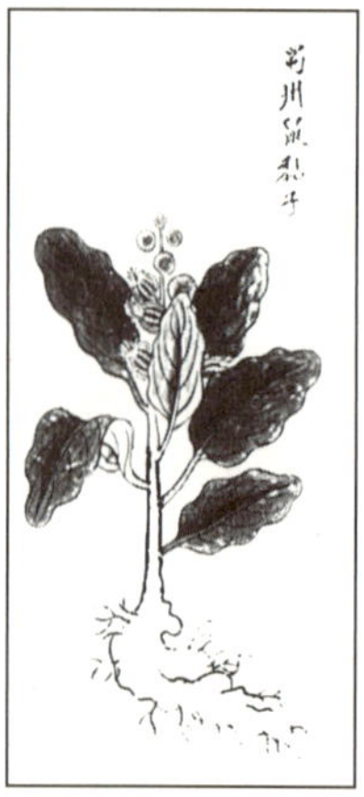

图 18　金石 · 蜀州鼠黏子

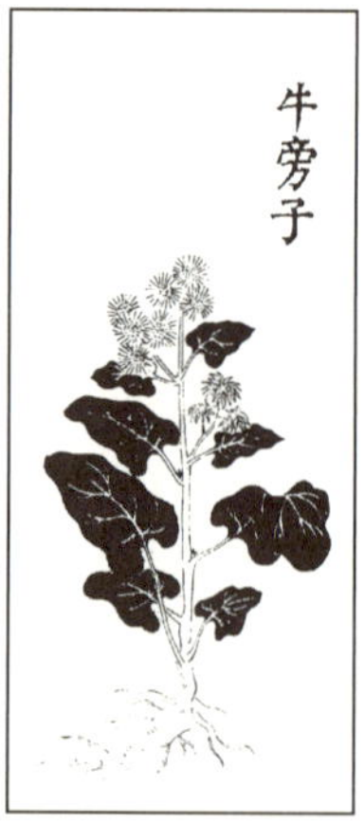

图 19　博录 · 牛旁子

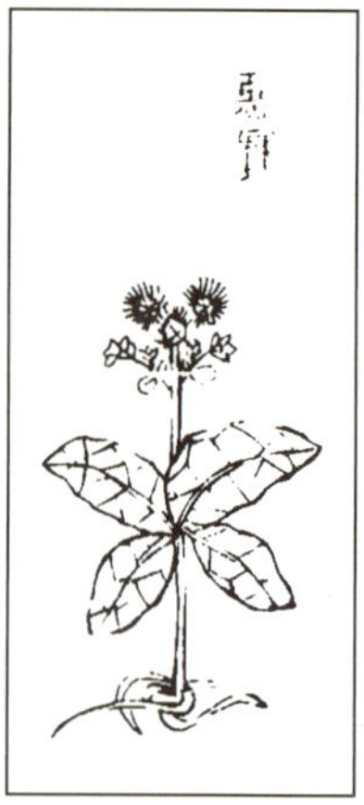

图 20　野谱补 · 恶实

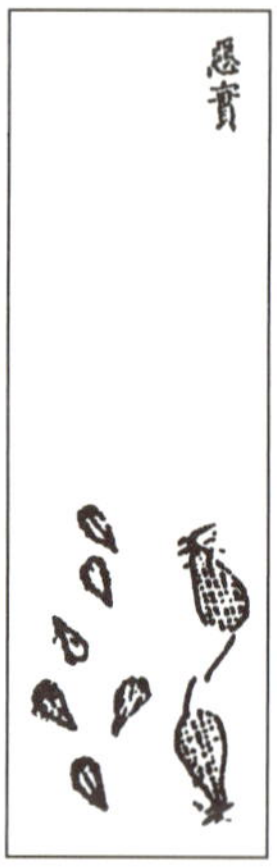

图 21　汇言 · 恶实

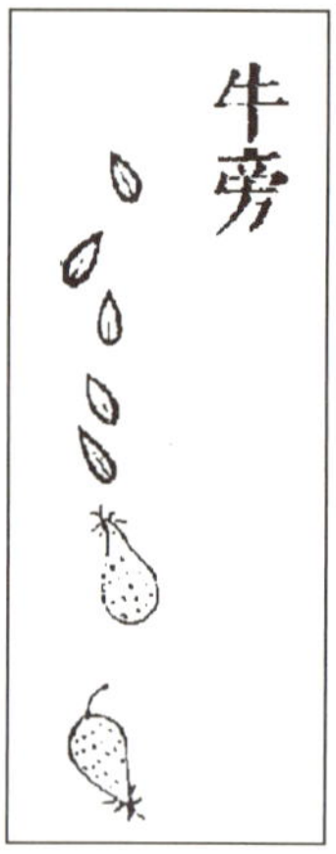

图 22　本草汇 · 牛旁

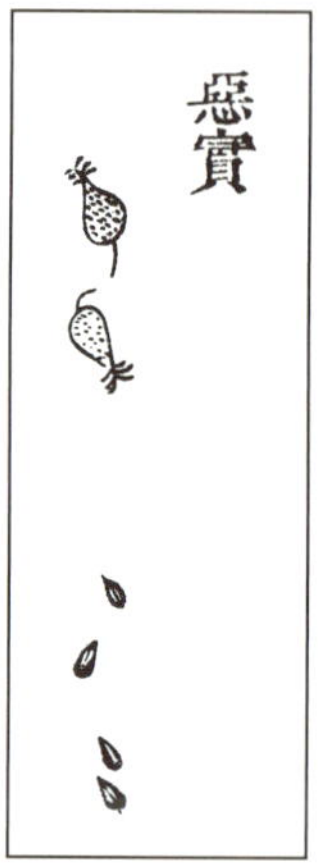

图 23　类纂 · 恶实

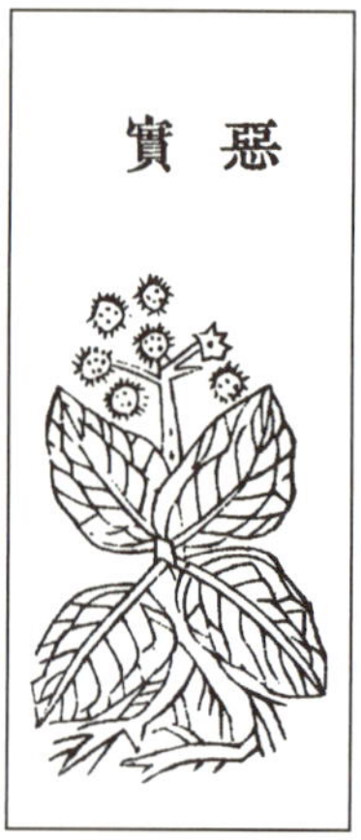

图 24　备要 · 恶实

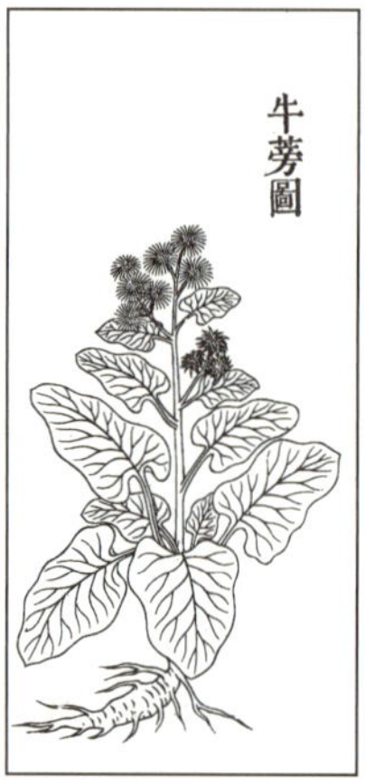

图 25　草木典 · 牛蒡图

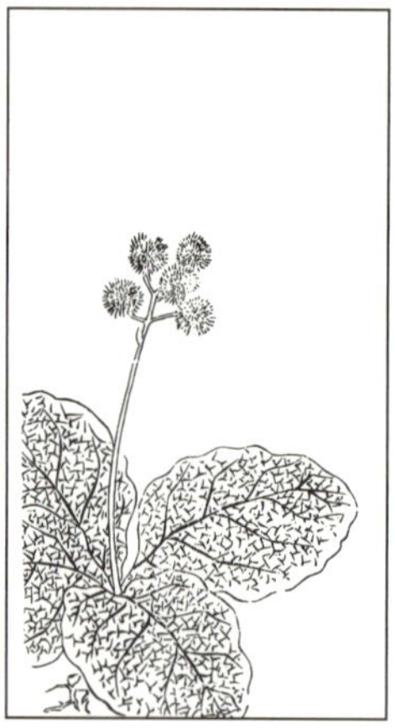
图 26　图考 · 恶实

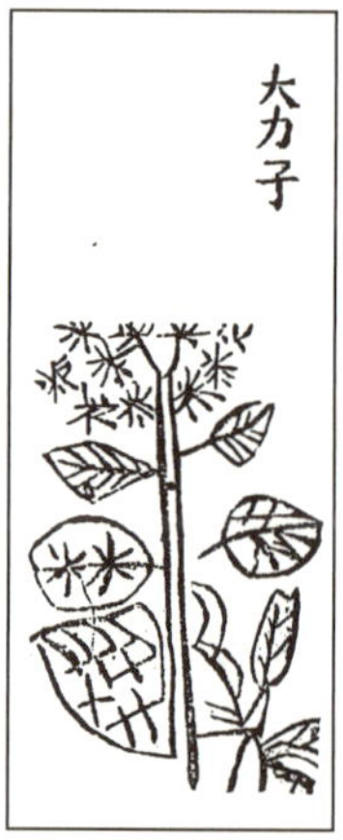

图 27　便方 · 大力子

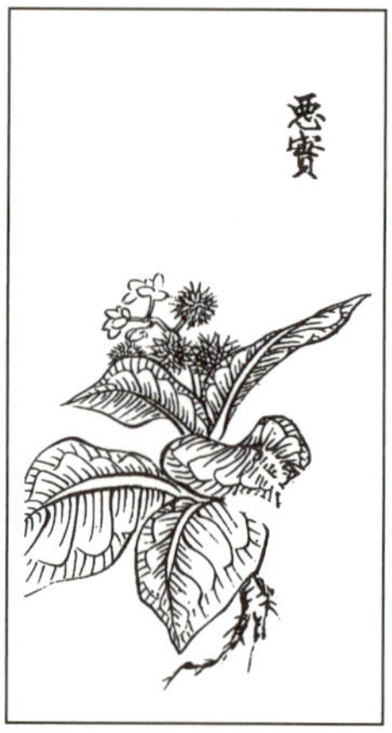

图 28　图说 · 恶实

本品28图，取自27书，其中5幅彩图。有承继关系的图可分5个书类。

《本草图经》：该书“蜀州恶实”图分别存于《大观本草》（图1）、《政和本草》（图2）、《绍兴本草》（图3）。其中图1与图3形状最接近，其花序被叶片部分遮蔽，总苞绘成罂粟果形。图2的花序高于大叶，头状花序简略，其余皆同图1、图3。今以图2为《图经》图的代表。

仿绘《图经》图的墨线图有：《本草歌括》“恶实”（图5）仿绘图1，图形简略。《本草蒙筌》图8仿绘图2，亦加以简略。《纲目》钱本“恶实”图14兼参《图经》与《纲目》金陵本图13而成。《三才图会》“恶实”（图16）仿绘时有所修润，但花冠变形。

仿绘《图经》图的彩图系列有：《本草品汇精要》“蜀州鼠黏子”（图7），除敷色外，根形等变动甚大，有失原意。此后仿绘《品汇》图7的有《补遗雷公炮制便览》“恶实”（图11）、《金石昆虫草木状》“蜀州鼠黏子”（图18）。

《救荒本草》：该书“牛蒡子”（图6）的仿绘图有：《野菜博录》图19（叶片改为阴刻）、《古今图书集成·草木典》“牛蒡图”（图25）。

《本草纲目》（金陵本）：该书“恶实”图（图13）大体结构同《图经》图2，但绘出带刺的总苞，有新的创意。此后仿绘该图的有：《纲目》钱本图14（叶片、总苞均有所润饰，且兼参了《图经》图2）、《救荒野谱补遗》图20（但根瘦小盘曲，大失其真）、《本草备要》图24、《本草简明图说》图28（兼参金陵本图13与钱本图14，再加修饰）。

《本草原始》：该书“恶实”（图17）的仿绘者有：《本草汇言》（图21）、《本草汇》“牛旁”（图22）、《本草纲目类纂必读》（图23）。

《植物名实图考》：该书“恶实”（图26）的仿绘者只有《纲目》张本图15。

以上28图，除外18幅仿绘图，尚有10幅原创或有新创意的图（图2、4、6、9、10、12、13、17、26、27），详见下“鉴药”项。

【文录】

《别录》（见《证类》卷9“恶实”） 生鲁山平泽。

唐《唐本草》（同上） 《唐本》注云：鲁山在邓州东北。其草、叶大如芋，子壳似栗状，实细长如茺蔚子……《别录》名牛蒡。一名鼠黏草。

唐《本草拾遗》（同上） 恶实……子名鼠黏，上有芒，能缀鼠。

宋《本草图经》（同上） 《图经》曰：恶实，即牛蒡子也，生鲁山平泽，今处处有之。叶如芋而长。实似葡萄核而褐色，外壳如栗球，小而多刺。鼠过之则缀惹不可脱，故谓之鼠粘子，亦如羊负来之比。根有极大者，作菜茹尤益人。

明《救荒本草》卷上“恶实” 《本草》名恶实。未去萼名鼠粘子。俗名夜叉头，根谓之牛菜。生鲁山平泽，今处处有之。苗高二三尺，叶如芋叶，长大而涩，花淡紫色，实似葡萄而褐色，外壳如栗梂而小，多刺，鼠过之则缀惹不可脱，故名。壳中有子如半麦粒而匾小，根长尺余，粗如拇指，其色灰黪。

明《本草纲目》卷15“恶实”【释名】大力子（《纲目》）、蒡翁菜（《纲目》）、便牵牛（《纲目》）、蝙蝠刺。【时珍曰】其实状恶而多刺钩，故名。其根叶皆可食，人呼为牛菜，术人隐之，呼为大力也。俚人谓之便牵牛。河南人呼为夜叉头。【集解】【时珍曰】牛蒡古人种子，以肥壤栽之。剪苗汋淘为蔬，取根煮曝为脯，云甚益人，今人亦罕食之。三月生苗，起茎高者三四尺。四月开花成丛，淡紫色。结实如枫梂而小，萼上细刺百十攒簇之，一梂有子数十颗。其根大者如臂，长者近尺，其色灰黪。七月采子，十月采根。

【鉴药】

“恶实”首见于《别录》，一名“鼠黏”。陈藏器释名云：“子名鼠黏，上有芒，能缀鼠。”李时珍释名云：“其实状恶而多刺钩，故名。”其子（果实）主明目、补中，根亦可药用。后世多用其子疏风散结、利咽透疹。

关于本品形态，《唐本草》指出：“叶大如芋，子壳似栗状，实细长如茺蔚子。”苏颂《图经》补充说明：“实似葡萄核而褐色，外壳如栗球，小而多刺。鼠过之则缀惹不可脱，故谓之鼠粘子”，“根有极大者，作菜茹尤益人”。其中栗球状“外壳”指头状花序球形总苞。苞内藏有多而小的瘦果。“多刺”指覆盖在总苞外的先端有钩刺的苞片。如果多刺总苞沾惹老鼠等动物，总苞就会钩住皮毛，故称“鼠黏”。总苞具刺是菊科植物牛蒡属（*Arctium*）的特征之一。李时珍描述更为细致：“结实如枫梂而小，萼上细刺百十攒簇之，一梂有子数十颗。其根大者如臂，长者近尺。”以上记载表明恶实即菊科植物牛蒡*Arctium lappa* L.。

1.《本草图经》：《大观》《绍兴》“蜀州恶实”（图1、3）的基生叶大，叶缘浅波浪状，叶脉明显。根粗长横生。该图将恶实的总苞与头状花绘成球状、类似罂粟果，画法欠佳。《政和》“蜀州恶实”（图2）大体与上两图相似，但叶片更疏朗，叶脉更密集，花序中无罂粟果样物，但有多数圆形的头状花序。从图形来看，上述《图经》三传本的图大体形状都符合叶大如芋，根粗大、子壳（总苞）似栗球的特征。此即菊科植物牛蒡*A. lappa* L.。

2.《履巉岩本草》：该图为写生彩色图（图4），未表现根与花，只描绘了基生叶宽大且叶背面灰白色，可知亦是菊科植物牛蒡*A. lappa* L.。

3.《救荒本草》：该书“牛旁子”（图6）亦为写生图，笔触细腻。除表现了大根、大叶（多为茎生叶）外，较好地表现了带刺栗球形及开放的头状花。所示仍为牛蒡*A. lappa* L.。

4.《太乙仙制本草药性大全》：其“恶实”（图9）绘三株纤细小草本，茎细瘦，细披针形叶片，叶腋生小花，原植物不明，但肯定与牛蒡无关。

5.《茹草编》：该书“牛旁根”（图10）可能将其他植物图误置于此，其叶为复叶，花形亦非菊科植物，故为误图。

6.《补遗雷公炮制便览》：该“炮制恶实”（图12）乃依据《雷公炮炙论》条文绘制。雷公法云：“采之净拣，勿令有杂子，然后用酒拌蒸，待上有薄白霜重出，却用布拭上，然后焙干。别捣如粉用。”故图右一坐者在拣去杂子。其旁有小炉灶，示意须蒸过。右下角有小铁锅，下有炭火，示意焙干药材。左下一童子在杵捣焙好的药物。左上角一男子在取药入竹匾，背景有红日，示意须晒干。

7.《本草纲目》（金陵本）：其“恶实”（图13）虽然简陋，但上中下三部，依次表现了本品的主要特征。上部由总苞及花组成疏松的伞房花序，中部是四片大叶，下部是较粗长的根（有失真之处）。此图比《救荒本草》更简单，但可判断其表现的是牛蒡*A. lappa* L.。

8.《本草原始》：该书“恶实”（图17）为写生果实药材图。上部为刚从总苞中打出来的果实，尚带有残存冠毛及花柱。下部是已经曝干脱粒、扬净干燥后的牛蒡子果实。此与牛蒡*A. lappa*入药果实完全相符。

9.《植物名实图考》：该书牛蒡图（图26）只描绘了基生叶和花序，花序画得非常细致准确，叶片的质感很强，其叶脉的画法在古代药图十分少见。但此图的整个结构未能表现（或暗示）牛蒡有高大的植株，尤其是左下方暧昧的几笔，未能体现牛蒡大根的特征，故此图在吴其濬写生图中不算佳品，但其花序及叶片已足以表达其植物是牛蒡*A. lappa* L.。

10.《草木便方》：该书“大力子”（图27）中的植物直立高大、叶片大。有类似头状花序简单示意，未示根部。图形过于简陋，难作鉴定凭据，但其示意尚可理解为“大力子”。

【小结】

牛蒡在古代本草中所用植物来源单一，特征突出，未见伪品或混淆品。古本草文字描述与药图所示均为菊科植物牛蒡*Arctium lappa* L.，药用果实。诸药图之中，影响较大的有《本草图经》《本草纲目》《救荒本草》与《本草原始》。

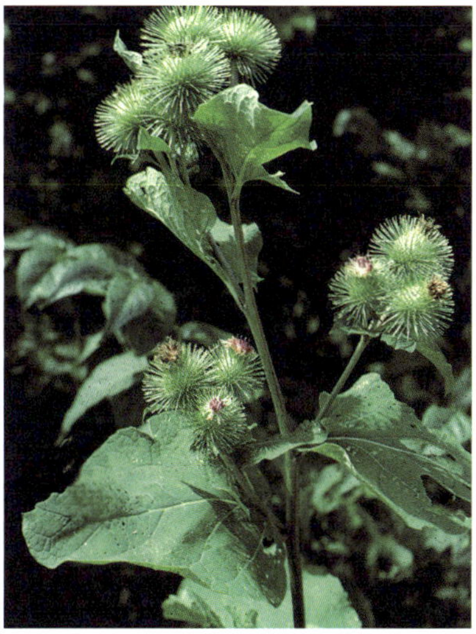

图 29　恶实 *Arctium lappa*

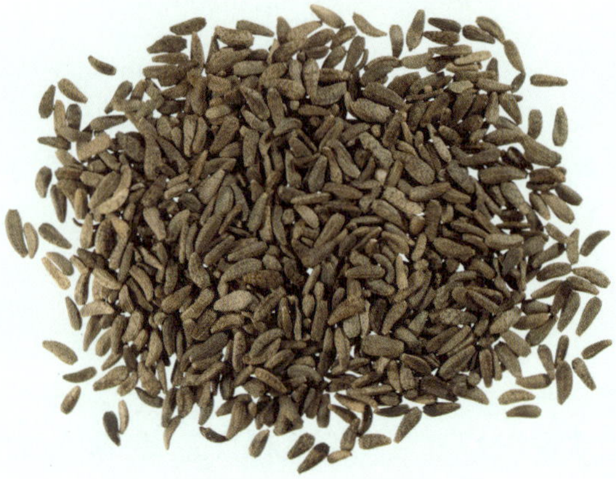

图 30 牛蒡子

15-43 葈耳

【品图】

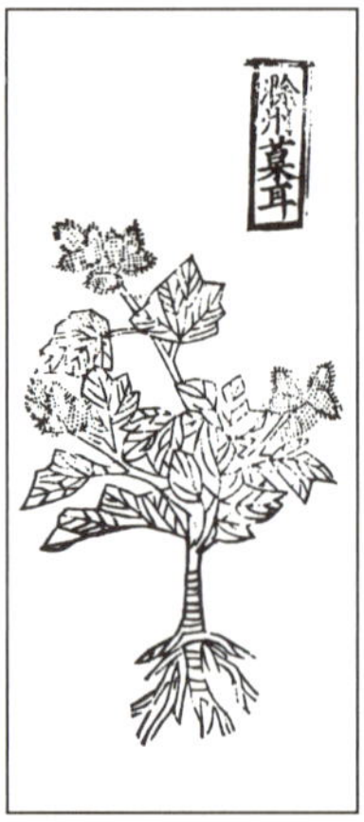

图 1 图经（大）·滁州葈耳

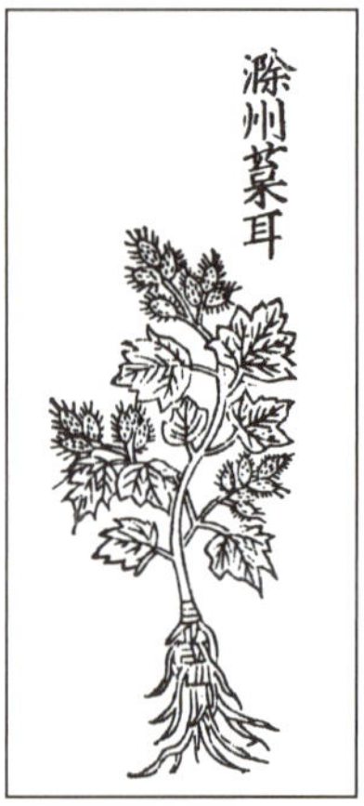

图 2 图经（政）·滁州葈耳

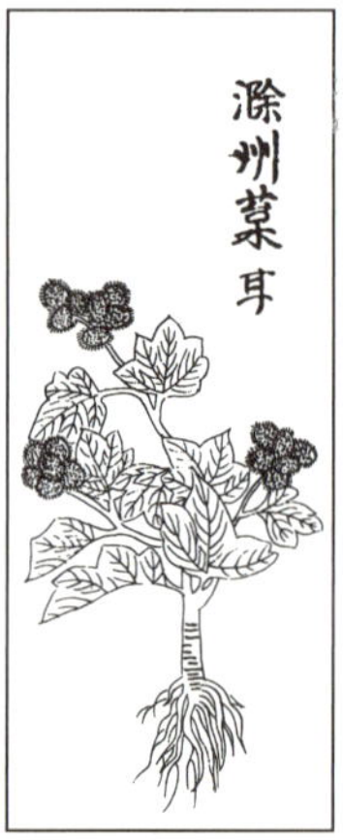

图 3 图经（绍）·滁州葈耳

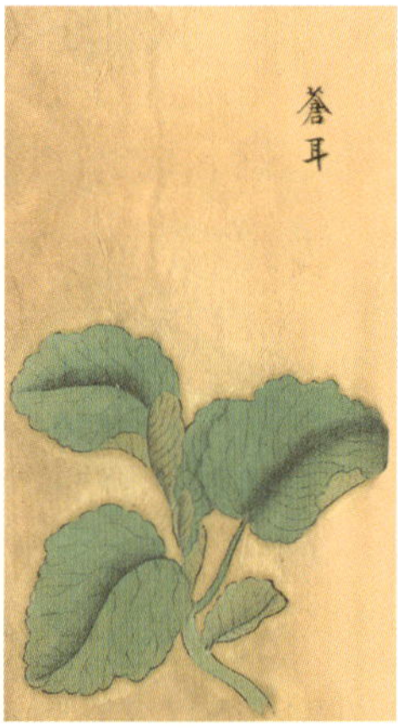

图 4 履巉岩·苍耳

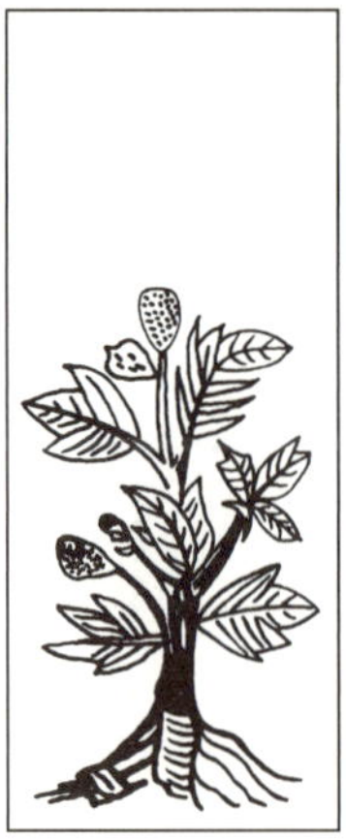

图 5 歌括·葈耳实

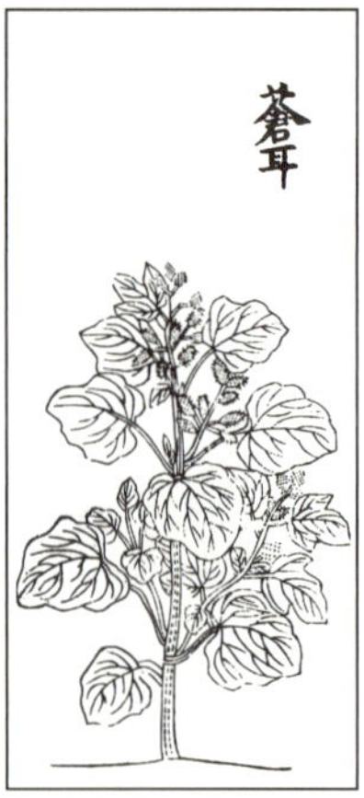

图 6 救荒·苍耳

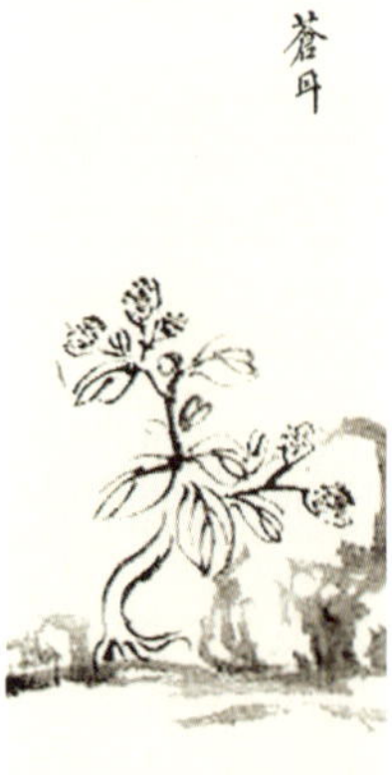

图 7 滇南图·苍耳

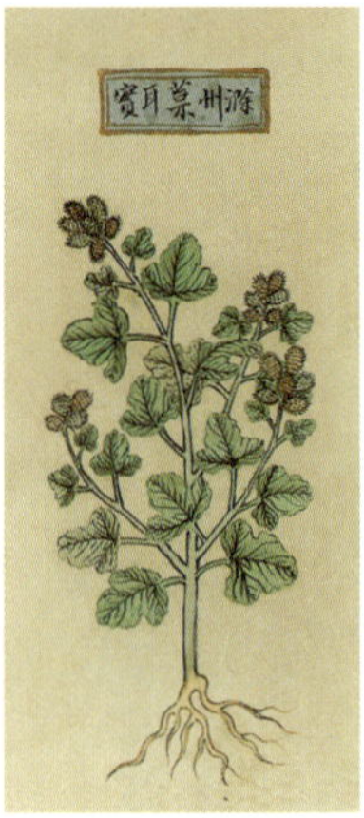

图 8 品汇·滁州葈耳实

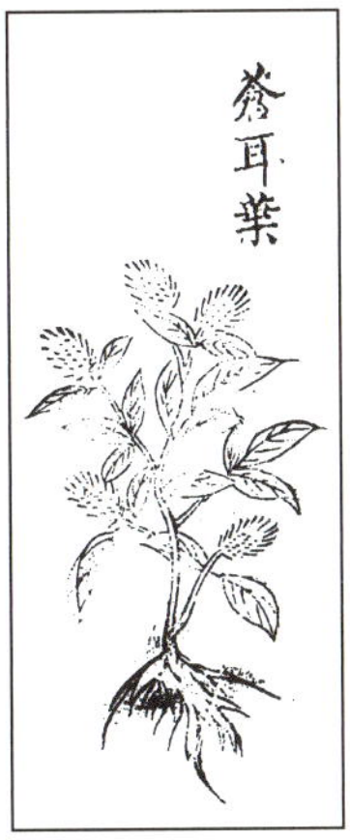

图 9　茹草·苍耳叶

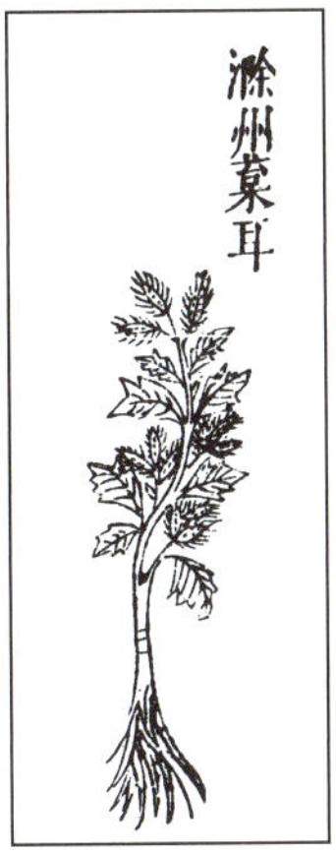

图 10　蒙筌·滁州葈耳

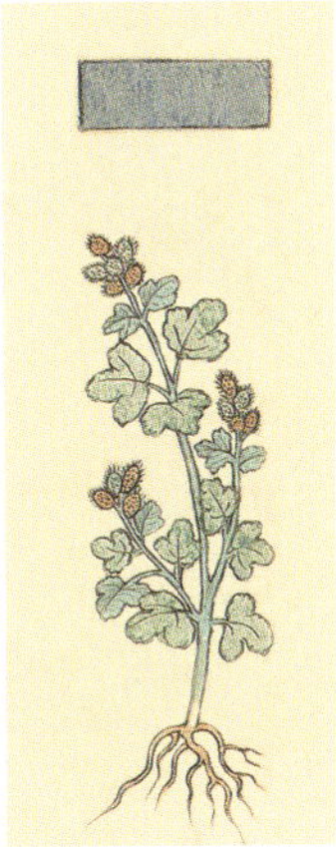

图 11　雷公·葈耳

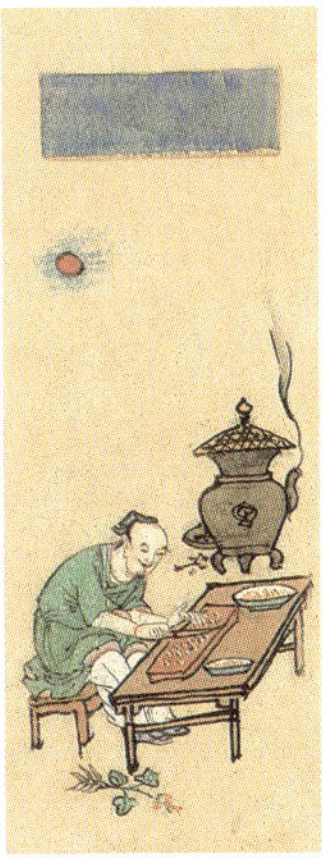

图 12　雷公·炮制葈耳

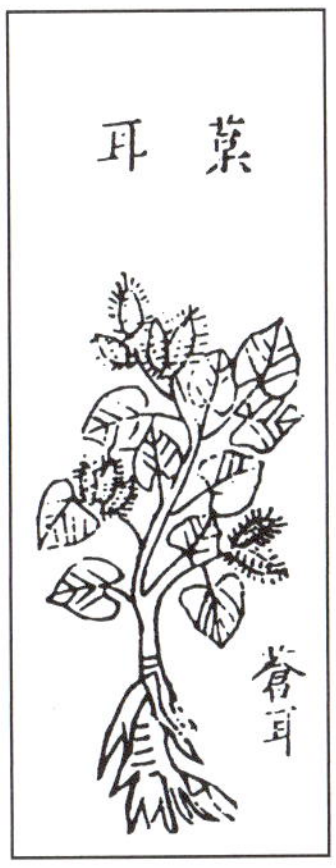

图 13　纲目（金）·葈耳

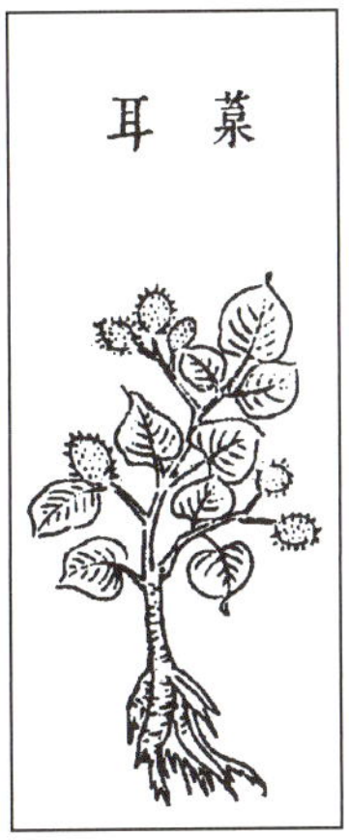

图 14　纲目（钱）·葈耳

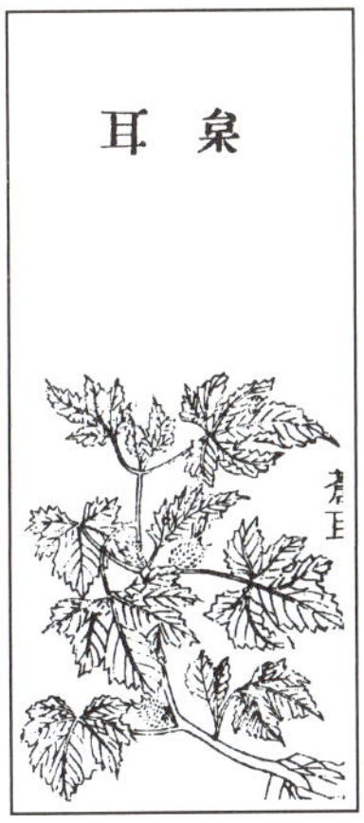

图 15　纲目（张）·葈耳

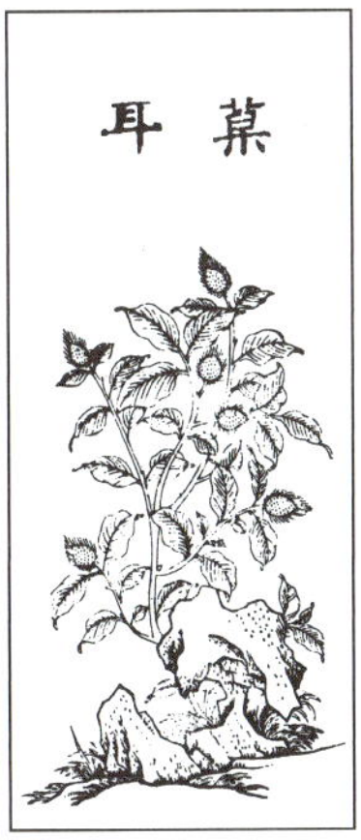

图 16　三才·葈耳

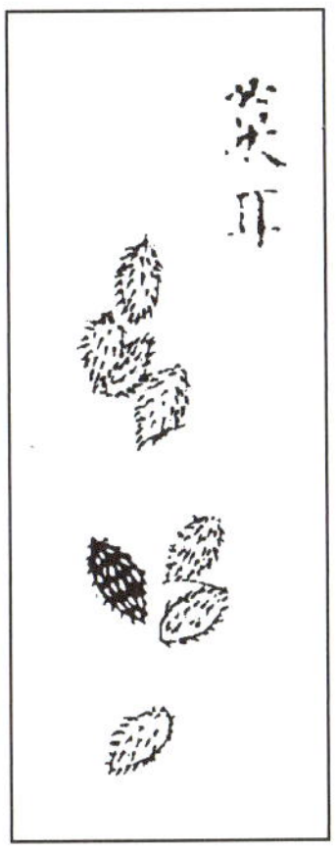

图 17　原始·葈耳

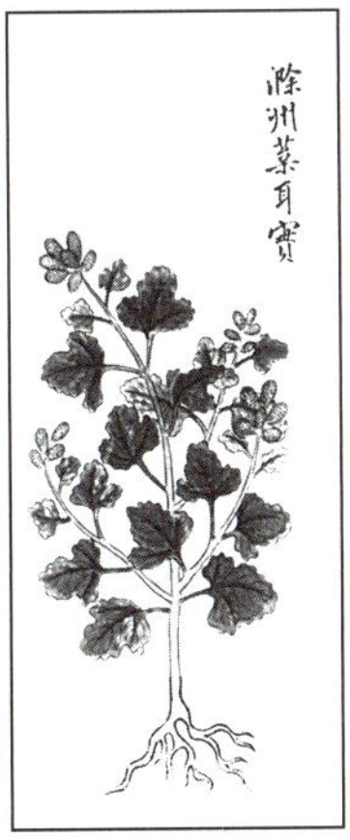

图 18　金石·滁州葈耳实

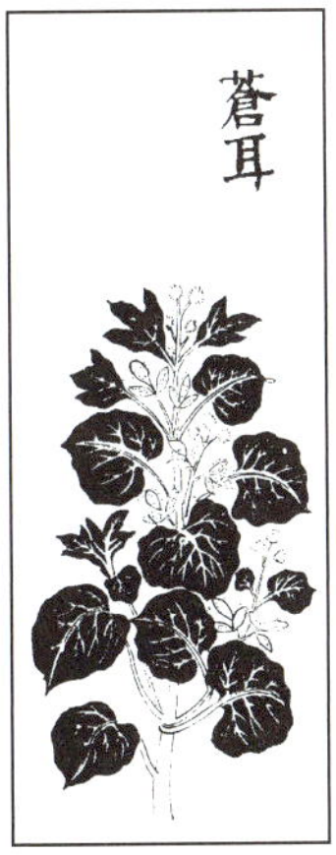

图 19　博录·苍耳

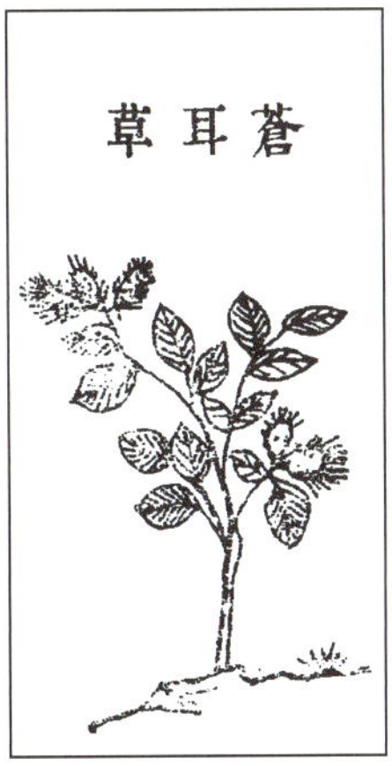

图 20　野谱补·苍耳草

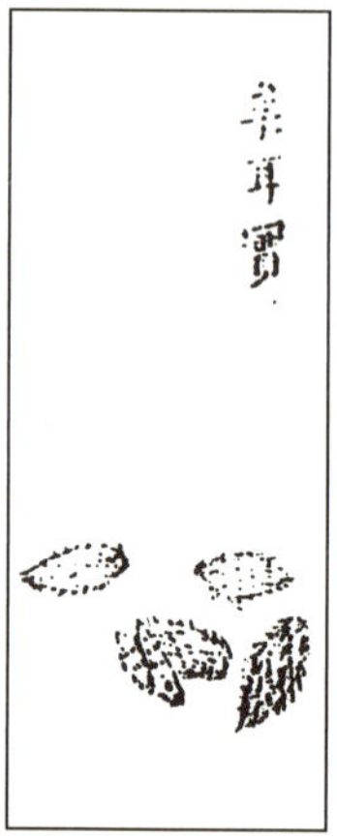

图21 汇言·葈耳实

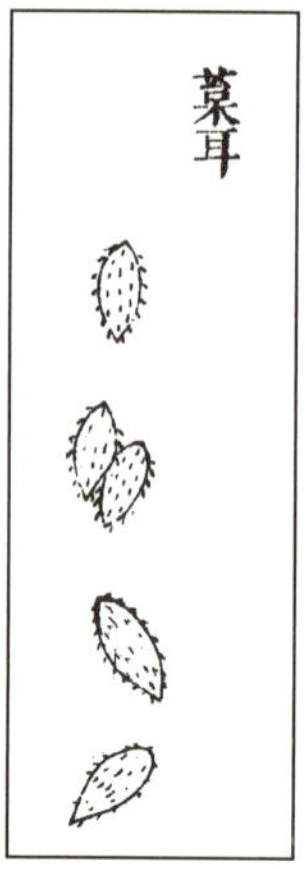

图22 本草汇·葈耳

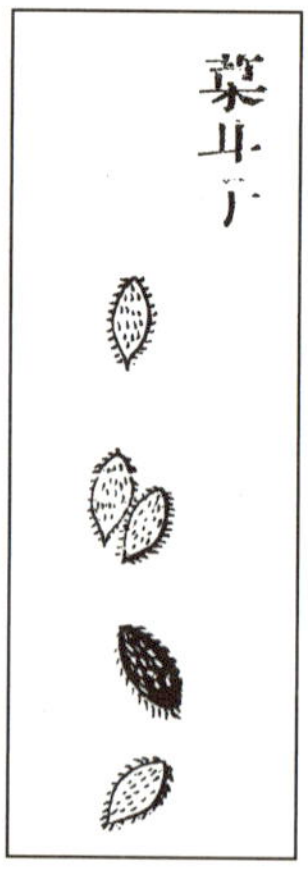

图23 类纂·葈耳子

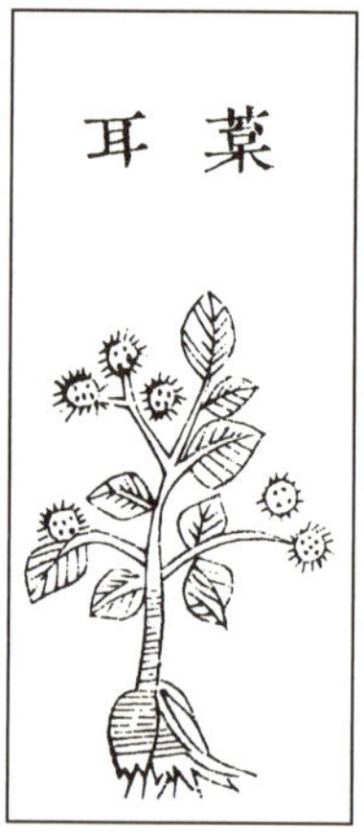

图24 备要·葈耳

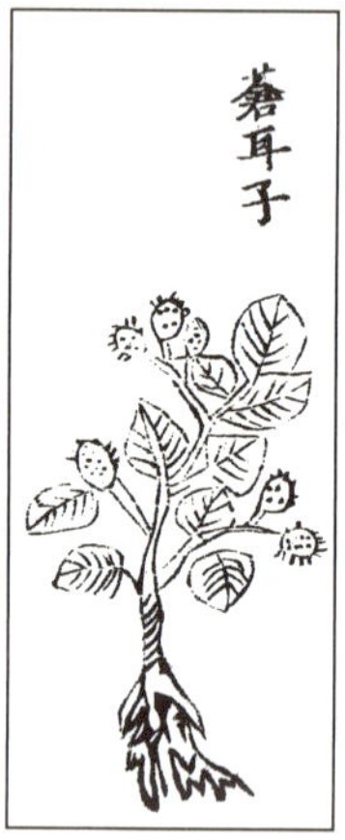

图25 求真·苍耳子

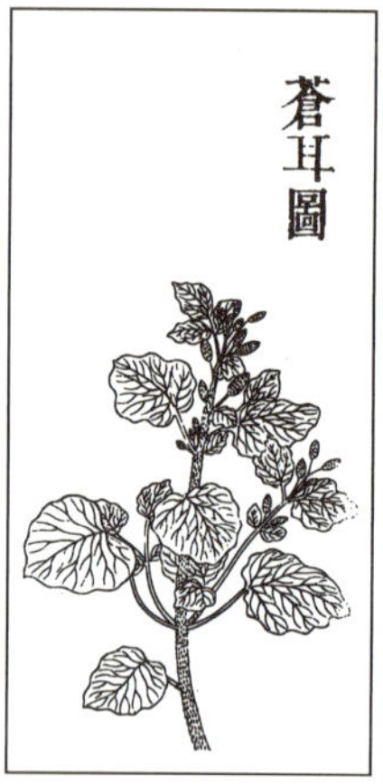

图26 草木典·苍耳图

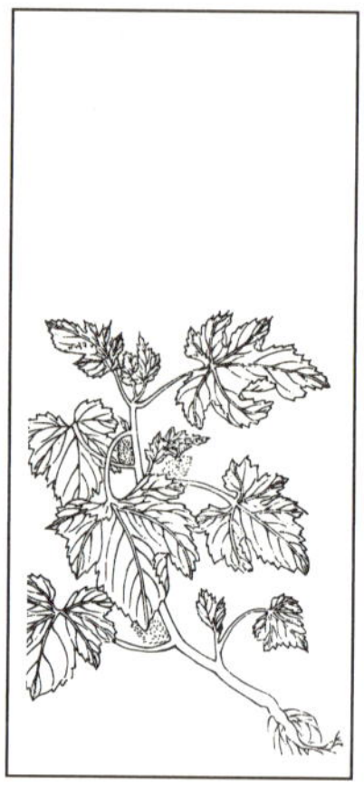

图27 图考·葈耳

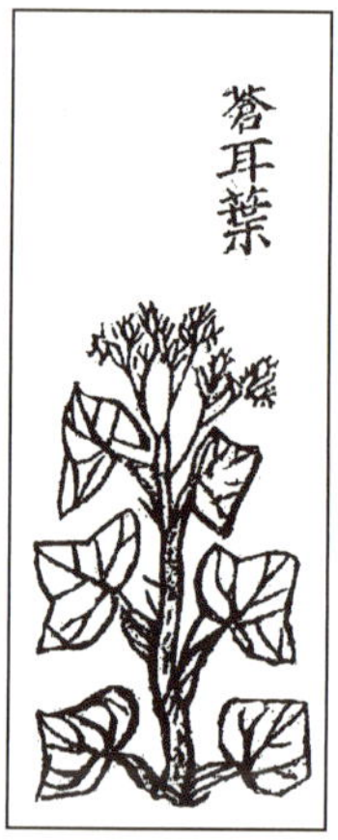

图28 便方·苍耳叶

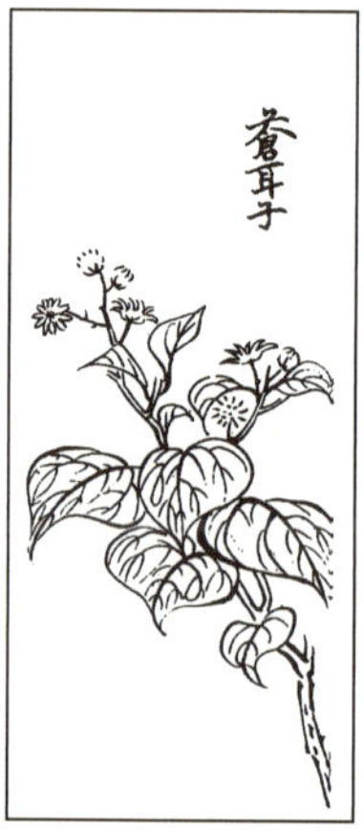

图29 图说·苍耳子

本品29图，取自28书，其中5幅彩图。有承继关系的图可分5个书类。

《本草图经》：该书“滁州葈耳”图分别存于《大观》（图1）、《政和》（图2）、《绍兴》（图3）。此三传本图大同小异，今以图2为《图经》图的代表。

仿绘《图经》图的墨线图有：《本草歌括》“葈耳实”（图5，大加简略）、《本草蒙筌》“滁州葈耳”（图10）图像狭长，枝叶删削较多。《纲目》金陵本“葈耳”（图13）注为“苍耳”。仿绘时改叶为三角状卵形，叶基部心形，这是据实物改绘的。《救荒野谱补遗》“苍耳草”（图20）仿绘图13时增绘了土地。《纲目》钱本图14仿绘图13，但加修润。此后《本草备要》图24、《本草求真》图25、《简明本草图说》图29（花果失真）又仿绘《纲目》钱本图14。《三才图会》“葈耳”（图16）仿绘时将叶片改为椭圆状披针形，显然是没见过实物。

仿绘《图经》图的彩图系列有：《本草品汇精要》“滁州葈耳实”（图8）敷色仿绘，但将根改细。此后仿绘《品汇》图8的有《补遗雷公炮制便览》图11（画面窄，删减枝叶）、《金石昆虫草木状》图18。

《救荒本草》：该书“苍耳”（图6）的仿绘图有：《野菜博录》图19（叶片改为阴刻，去地线）、《古今图书集成·草木典》“苍耳图”（图26）。

《茹草编》：该书“苍耳叶”（图9）的叶片为披针形，与此相类的有《救荒野谱补遗》图20。但后者茎直立，另加土地背景，构图不尽与图9相符。

《本草原始》：该书“葈耳”（图17）的仿绘者有：《本草汇言》“葈耳实”图21（果实数量减少、排列稍变）、《本草汇》图22、《本草纲目类纂必读》图23。

《植物名实图考》：该书“葈耳”（图27）的仿绘者只有《纲目》张本图15。

以上29图，除外20幅仿绘图，尚有9幅原创或有新创意的图（图2、4、6、7、9、12、17、27、28），详见下“鉴药”项。

【文录】

《本经》《别录》（见《证类》卷8“葈耳实”） **一名胡葈，一名地葵，**一名葹（音施），一名常思。生安陆川谷及六安田野。实熟时采。

梁《本草经集注》（同上） 陶隐居云：此是常思菜，伧（士行切）人皆食之。以叶覆麦作黄衣者，一名羊负来，昔中国无此，言从外国逐羊毛中来，方用亦甚稀。

宋《本草图经》（见《证类》卷8“葈耳实”）《图经》曰：谨按：诗人谓之卷耳，《尔雅》谓之苍耳，《广雅》谓之葈耳，皆以实得名也。陆机疏云：叶青白似胡荽，白华细茎，蔓生，可煮为茹，滑而少味。四月中生子，正如妇人耳珰，今或谓之耳珰草。郑康成谓是白胡荽，幽州人呼为爵耳。郭璞云：形似鼠耳，丛生如盘，今之所有，皆类此，但不作蔓生耳。或曰此物本生蜀中，其实多刺，因羊过之。毛中粘缀，遂至中国，故名羊负来。俗呼为道人头。实熟时采之，古今方书多单用。

明《救荒本草》卷上“苍耳”《本草》名葈（音徙）耳。俗名道人头，又名喝起草。一名胡葈，一名地葵，一名葹音诗，一名常思，一名羊负来。诗谓之卷耳。《尔雅》谓之苓耳。生安陆川谷及六安田野，今处处有之。叶青白，类黏糊菜叶，茎叶梢间结实，比桑椹短小而多刺，其实味苦、甘，性温。

明《本草纲目》卷15“枲耳”【释名】猪耳（《纲目》）、进贤菜（《记事珠》）、野茄（《纲目》）、缣丝草。【时珍曰】其叶形如葈麻，又如茄，故有葈耳及野茄诸名。其味滑如葵，故名地葵，与地肤同名。诗人思夫赋《卷耳》之章，故名常思菜。张揖《广雅》作常葈，亦通。【集解】【时珍曰】按周定王《救荒本草》云：苍耳叶青白，类粘糊菜叶。秋间结实，比桑椹短小而多刺。嫩苗煠熟，水浸淘拌食，可救饥。其子炒，去皮，研为面，可作烧饼食，亦可熬油点灯。

【鉴药】

“葈耳实”首出《本经》。“葈”，音xǐ。时珍释为“其叶形如葈麻”。《本经》载其主风寒头痛、风湿周痹。古医方常用作发汗通窍、散风除痹药，今亦有用者。

本品为常见植物，其名很早就见于《诗经》(卷耳)、《尔雅》(苍耳)记载。梁·陶弘景云“昔中国无此，言从外国逐羊毛中来”，恐怕是传闻。早期的非医药文献虽然也简述其形，或用其他植物来比拟其形，但所述皆不具备特异性。宋·苏颂《本草图经》在综述前人之言后提到：“或曰此物本生蜀中，其实多刺，因羊过之。毛中粘缀，遂至中国，故名羊负来。俗呼为道人头。实熟时采之。”这是本品的重要特点。所谓“其实多刺”，是指其雌头状花序总苞片外面的具钩状的刺，容易钩挂在动物毛或人身上。陶弘景云“逐羊毛中来”，与苏颂所说“羊负来”意思相同。明《救荒本草》“苍耳”条云：“叶青白，类黏糊菜叶，茎叶梢间结实，比桑椹短小而多刺。”据以上描述，本品即菊科苍耳属植物苍耳*Xanthium sibiricum* Patrin ex Widder[*Xanthium strumarium* L.]。

本草诸多插图中，特别注意突出“其实多刺”的特点，甚至不惜夸张描绘其刺。

1.《本草图经》：该书“滁州葈耳”(图2)所绘植株具膨大的根，茎直立，叶片呈不规则的三角形，边缘有数个浅裂，茎枝先端有数个带刺之“实”(雌花序)。此即菊科植物苍耳*X. sibiricum*。仿绘此图者甚多，其中《本草纲目》金陵本“葈耳”(图13)的叶片形状突出了基部心形，叶三角状卵形，亦有创意。

2.《履巉岩本草》：该书“苍耳”(图4)所绘植物叶具长柄，叶片宽卵形，基部近心形，此或为苍耳*X. sibiricum*的幼苗。

3.《救荒本草》：该书“苍耳”(图6)所绘植株茎直立，茎具棱线，叶三角状卵形，基部心形。“茎叶梢间结实，比桑椹短小而多刺”。此亦苍耳*X. sibiricum*。

4.《滇南本草图说》：该书“苍耳”(图7)用写意笔法绘一小草本，叶椭圆状披针形、茎枝顶端有头状花序，略似桑椹。据其花序示意，可能是指苍耳，但叶形相差较大。

5.《茹草编》：该书“苍耳叶”(图9)的图名用“叶”字，可能是因为其叶嫩时可食。此图虽想表现苍耳，但将叶绘成披针形、对生，将雌花序总苞外的小钩刺绘成麦芒，均未能准确表现苍耳之形。

6.《补遗雷公炮制便览》：该书“炮制葈耳”(图12)按《雷公炮炙论》所载炮制法绘图。雷公法云：“凡采得，去心，取黄精，用竹刀细切拌之，同蒸，从巳至亥，去黄精。取出，阴干用。”图中一人在几案前切药。其旁有一炉，炉上有带盖的蒸笼，示意须将药蒸过。

7.《本草原始》：该书“葈耳”(图17)所绘为其“实”，即苍耳*X. sibiricum*表面带稀疏钩刺的总苞形成的囊，内有瘦果2枚，未能击破予以表现。

8.《植物名实图考》：该书“葈耳”（图27）为苍耳*X. sibiricum*的写生图，清晰地表现了其叶片具三基出脉，叶边缘有不规则的粗锯齿。

9.《草木便方》：该书“苍耳叶”（图28）线条粗糙，但特征明确。其叶互生，具长柄，叶片不规则三角状，基部近心形，头状花序，总苞外有小刺等，均表明此图为苍耳*X. sibiricum*的写生图。

【小结】

“葈耳”为《本经》所用最早的药物之一，古今沿用不替，亦早见于《诗经》《尔雅》等文献记载。“其实多刺”，易粘缀动物毛中，即菊科植物苍耳*Xanthium sibiricum* Patrin ex Widder。《本草图经》《救荒本草》《植物名实图考》《草木便方》等书均有较好的写生图。

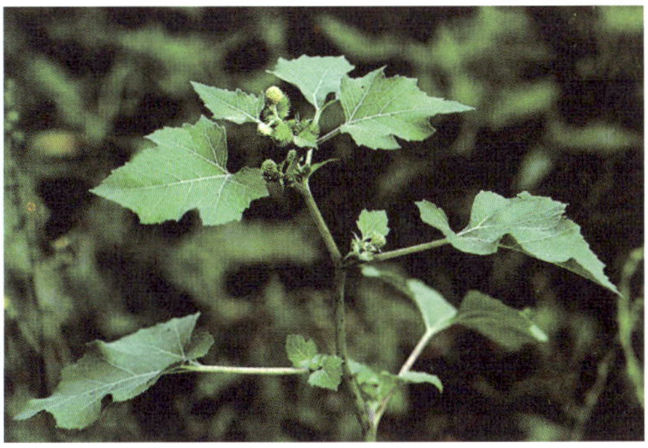

图 30　苍耳 *Xanthium sibiricum*

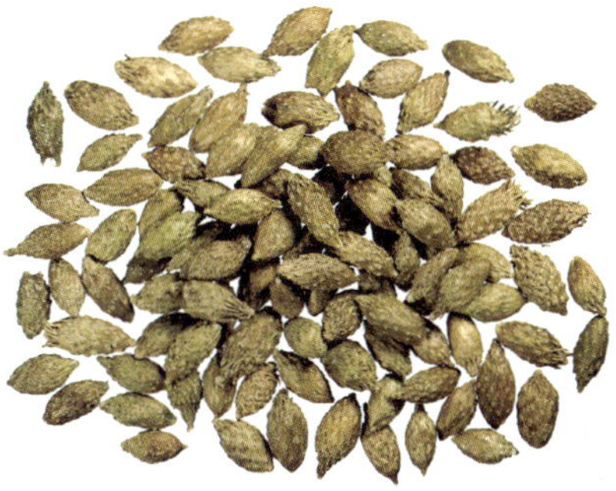

图 31　苍耳药材

15-44　天名精

【品图】

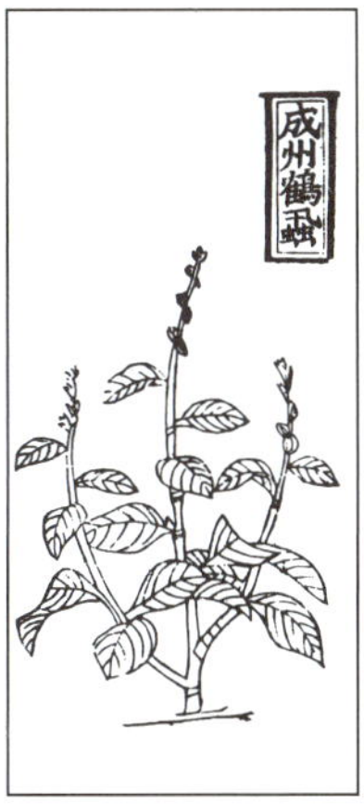

图1　图经（大）· 成州鹤虱

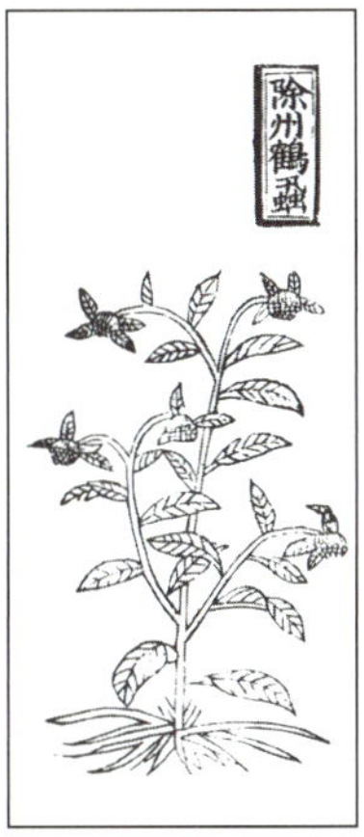

图2　图经（大）· 滁州鹤虱

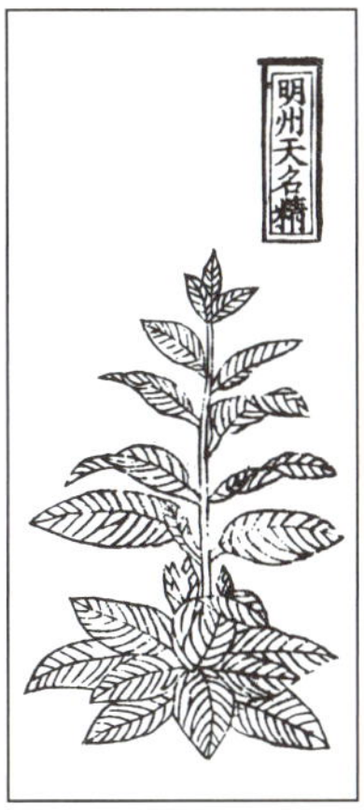

图3　图经（大）· 明州天名精

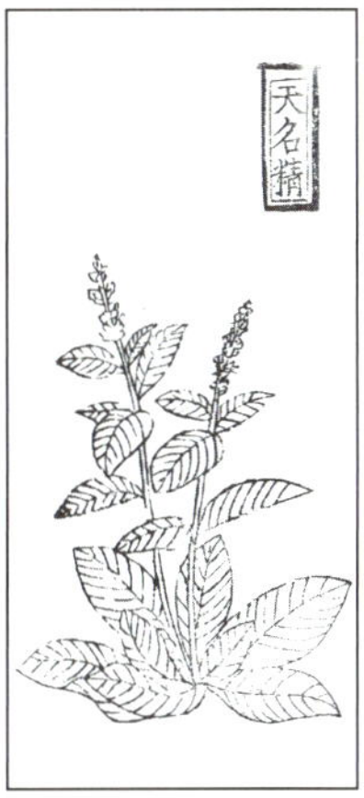

图4　图经（大）· 天名精

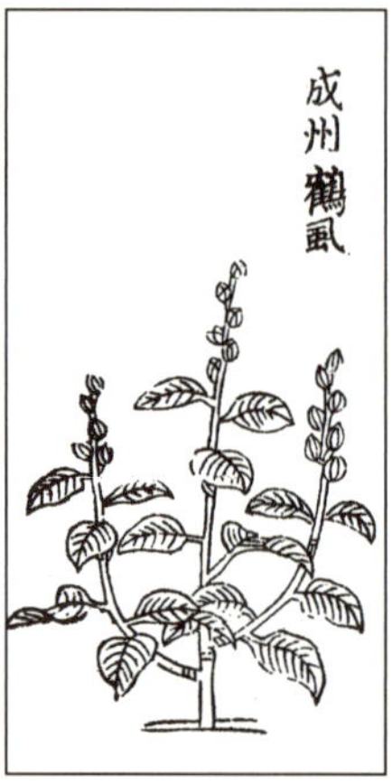

图5 图经（政）·成州鹤虱

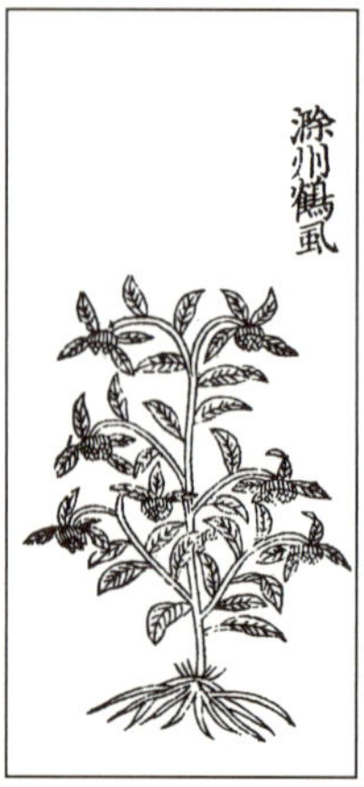

图6 图经（政）·滁州鹤虱

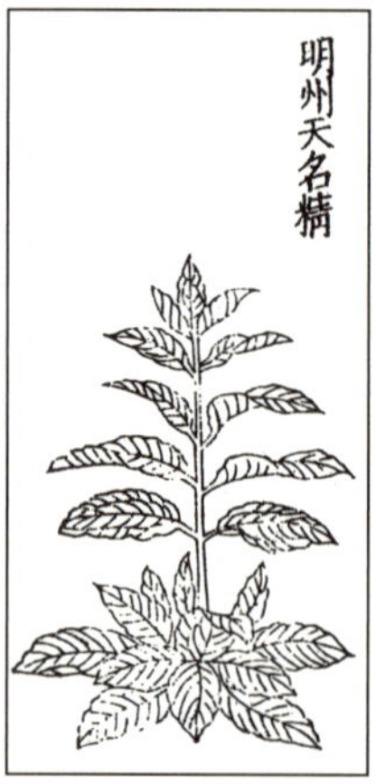

图7 图经（政）·明州天名精

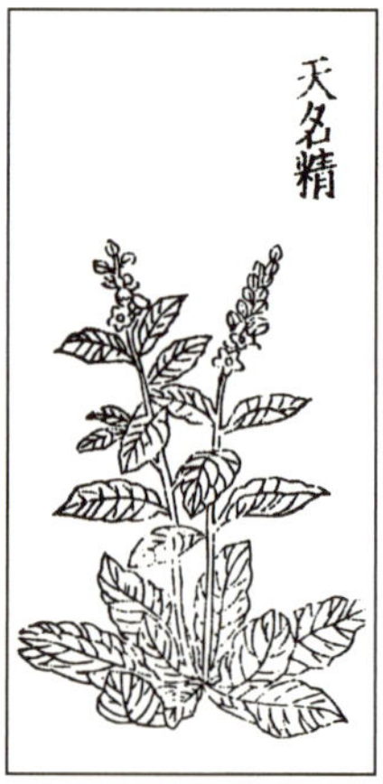

图8 图经（政）·天名精

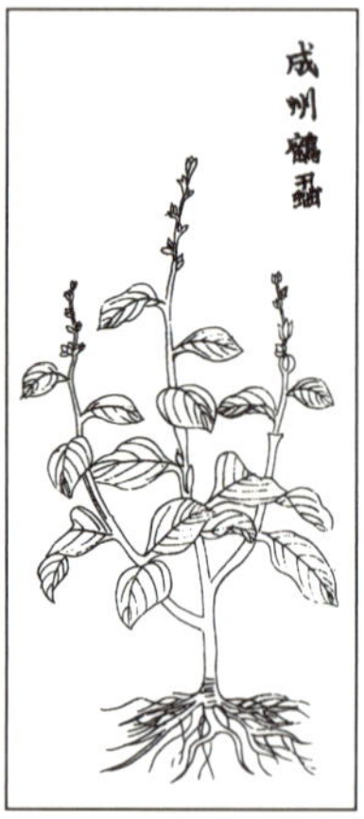

图9 图经（绍）·成州鹤虱

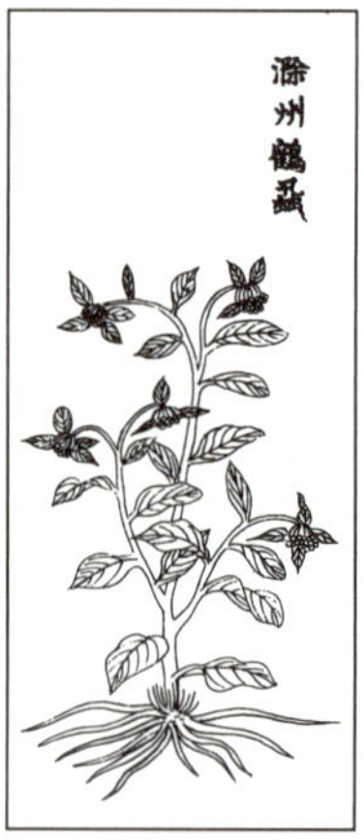

图10 图经（绍）·滁州鹤虱

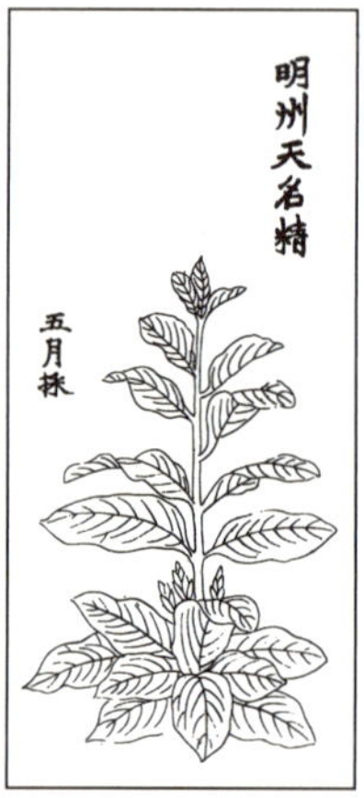

图11 图经（绍）·明州天名精

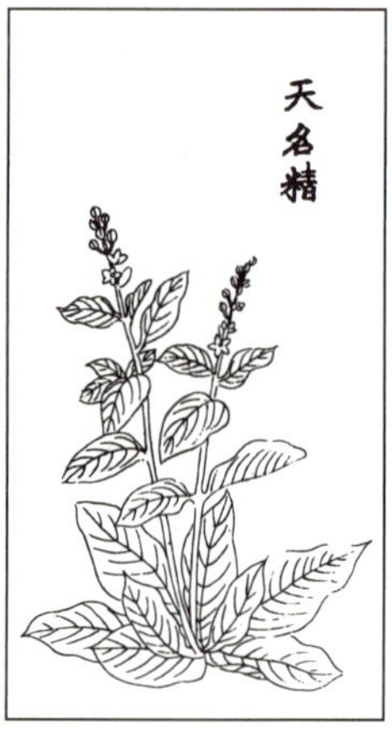

图12 图经（绍）·天名精

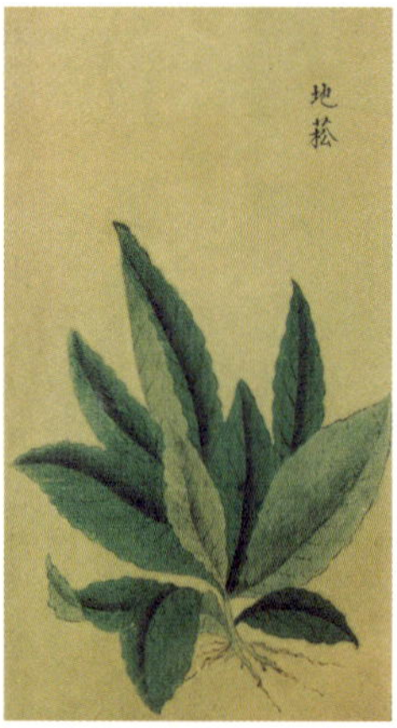

图13 履巉岩·地菘

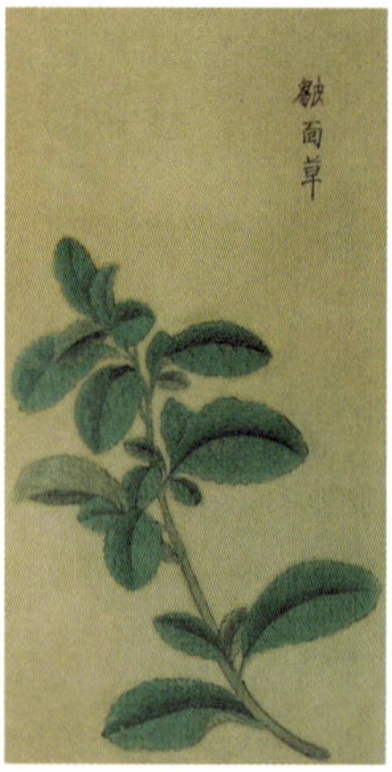

图14 履巉岩·皱面草

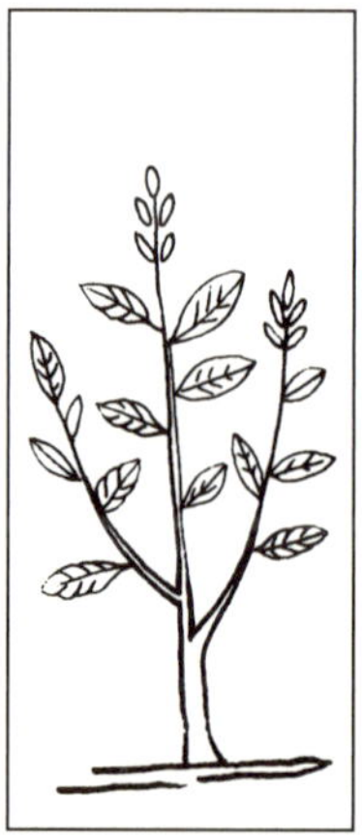

图15 歌括·鹤虱

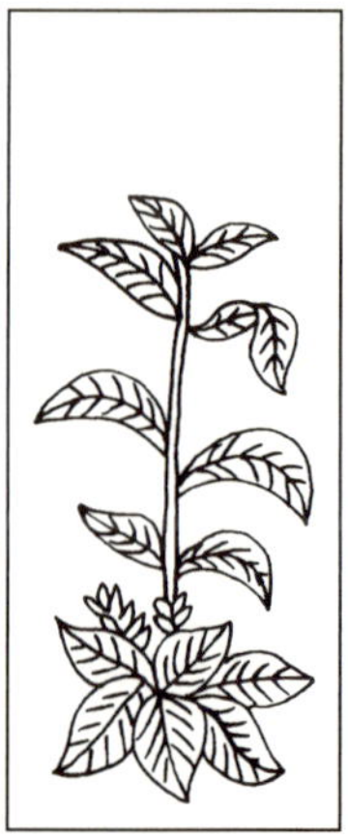

图16 歌括·天名精

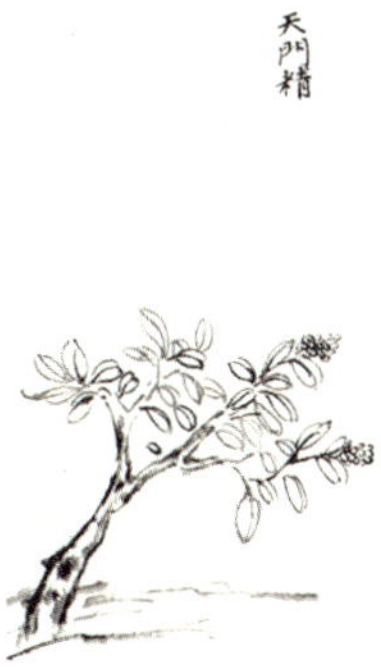

图 17　滇南图·天门精

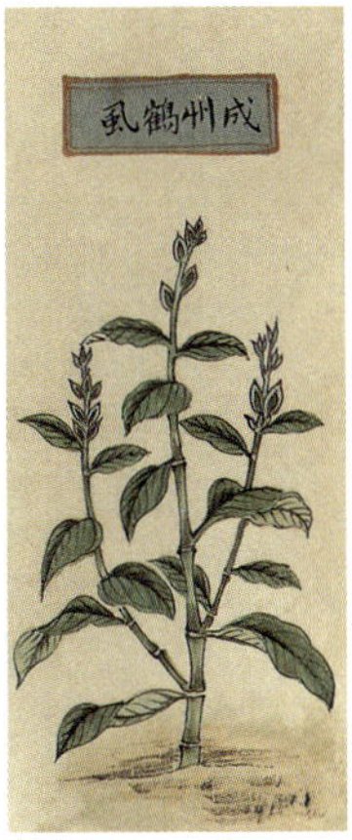

图 18　品汇·成州鹤虱

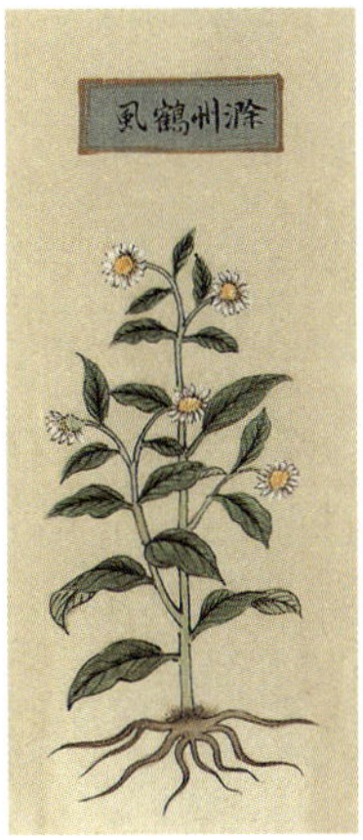

图 19　品汇·滁州鹤虱

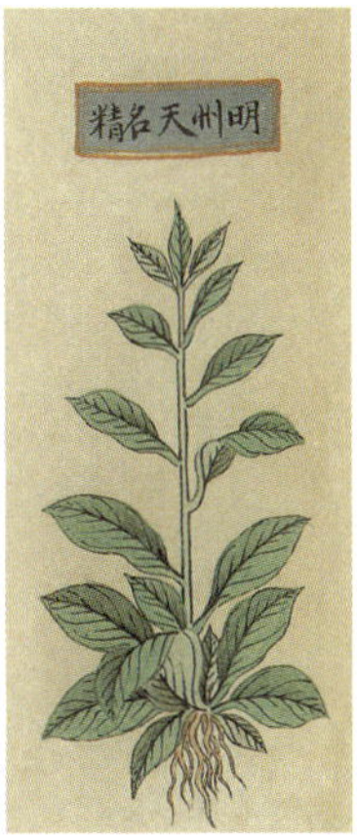

图 20　品汇·明州天名精

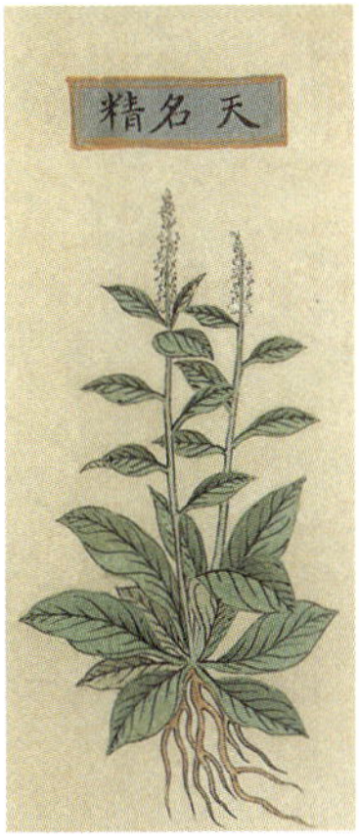

图 21　品汇·天名精

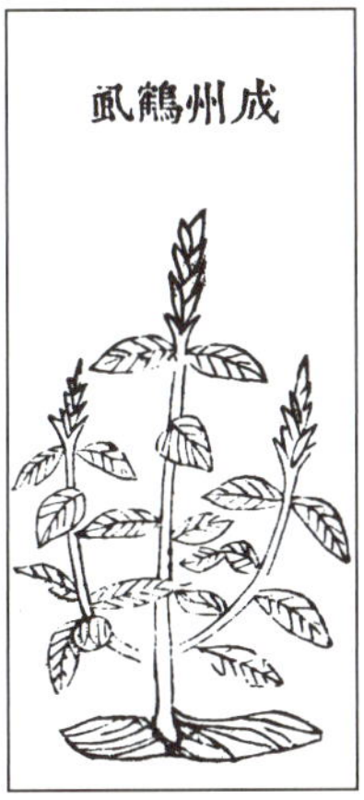

图 22　蒙筌·成州鹤虱

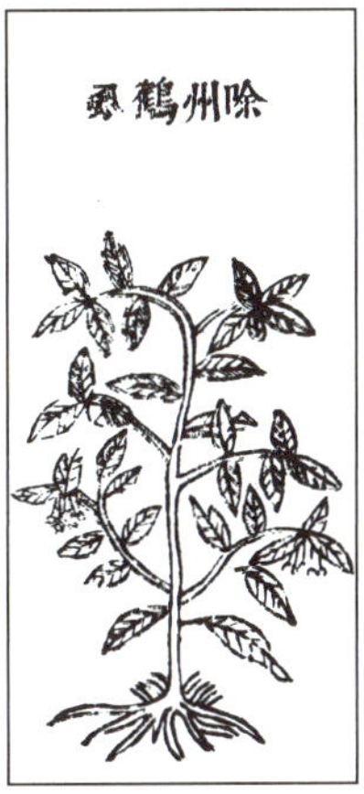

图 23　蒙筌·滁州鹤虱

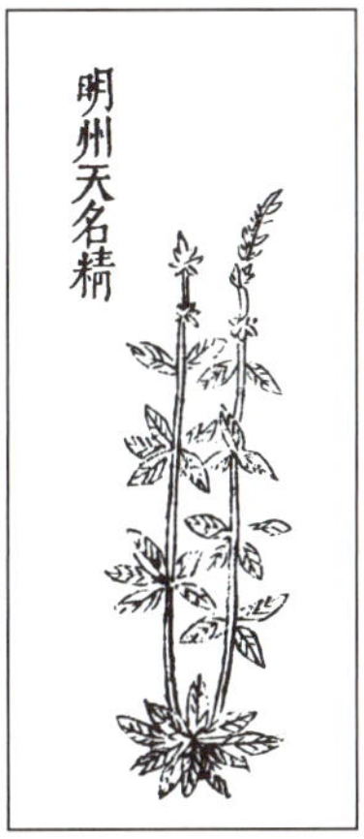

图 24　蒙筌·明州天名精

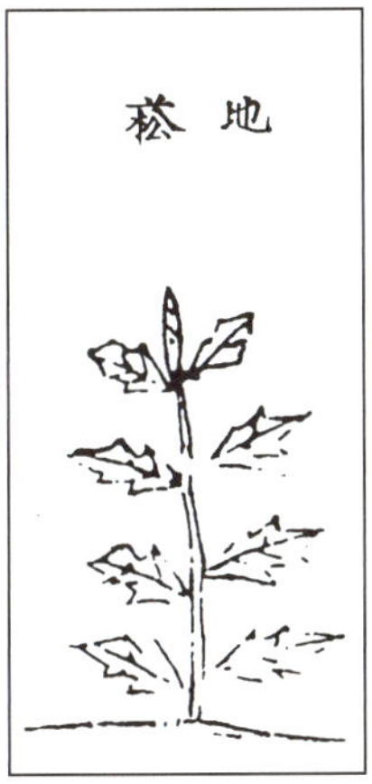

图 25　太乙·地菘

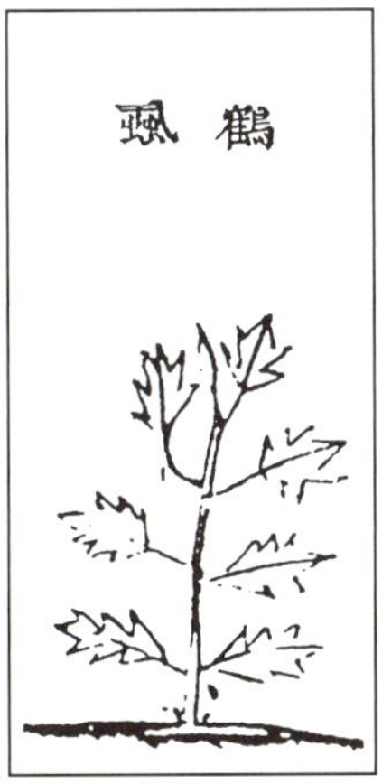

图 26　太乙·鹤虱

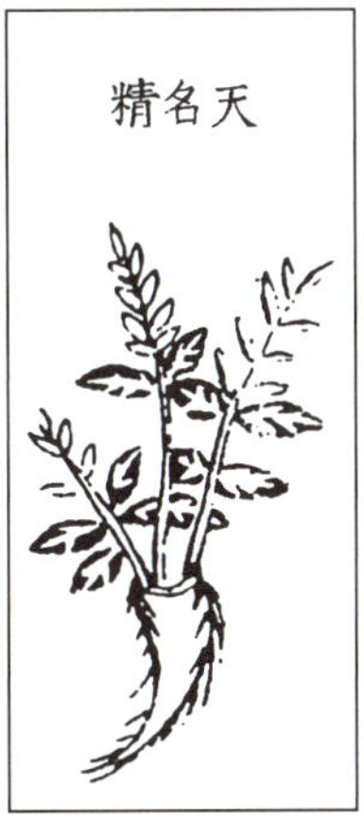

图 27　太乙·天名精

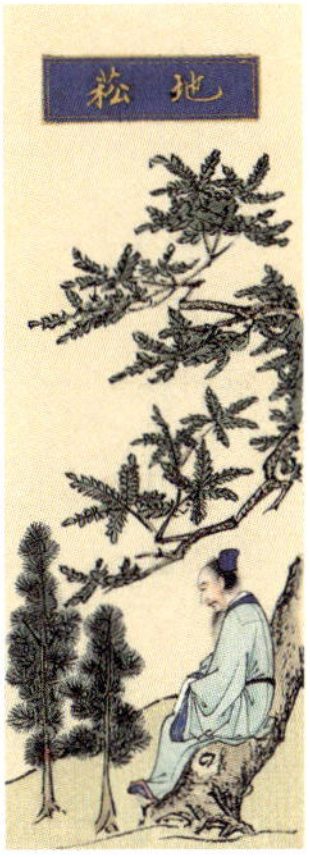

图 28　雷公·地菘

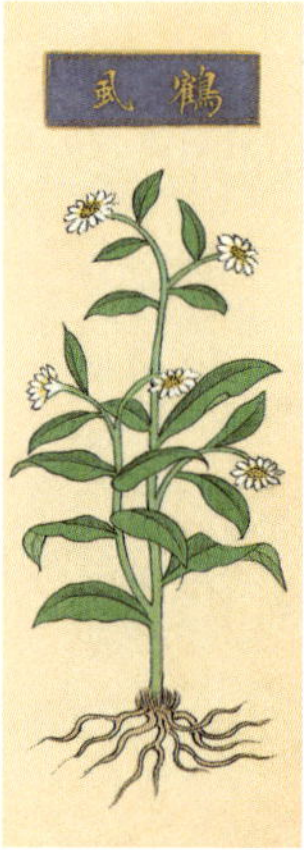

图 29 雷公·鹤虱

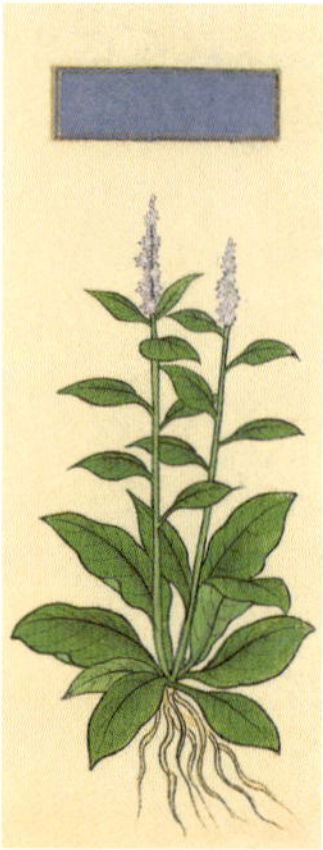
图 30 雷公·天名精

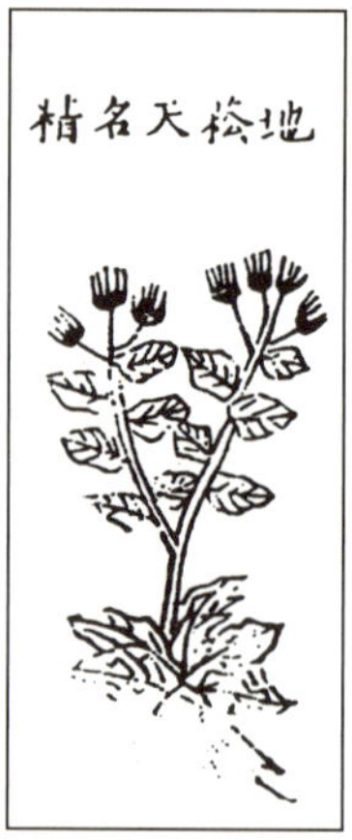

图 31 纲目（金）·地菘天名精

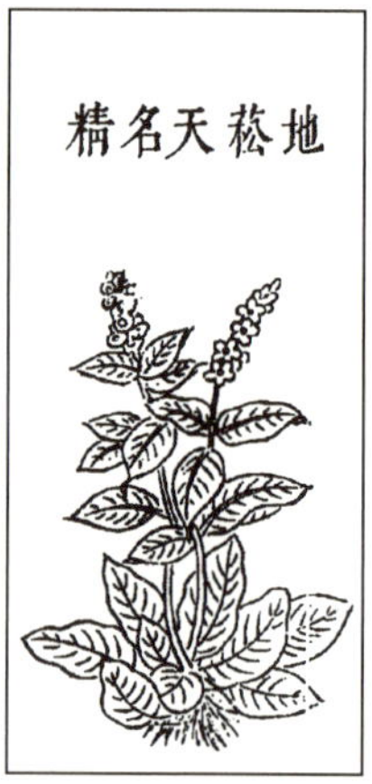

图 32 纲目（钱）·地菘天名精

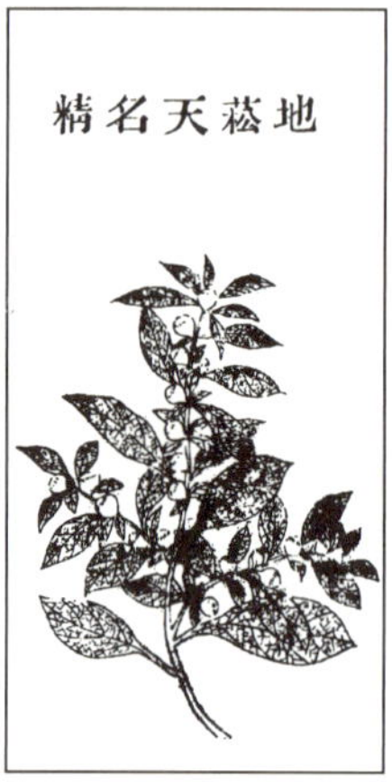

图 33 纲目（张）·地菘天名精

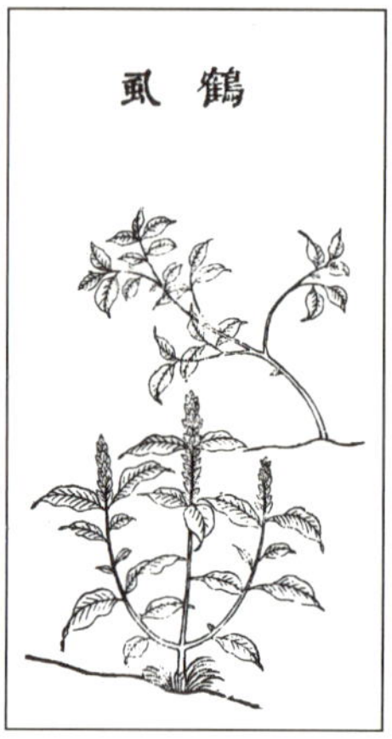

图 34 三才·鹤虱

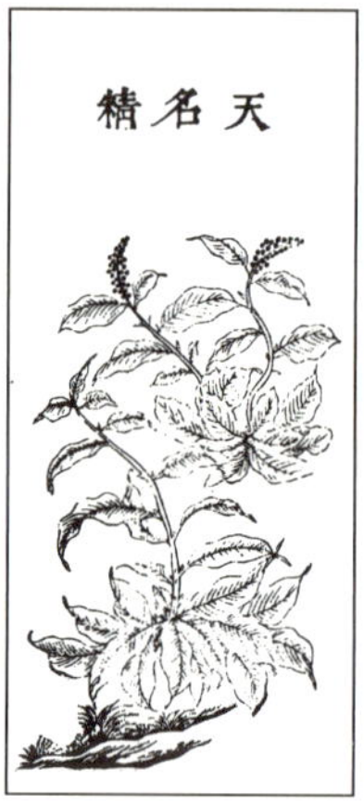

图 35 三才·天名精

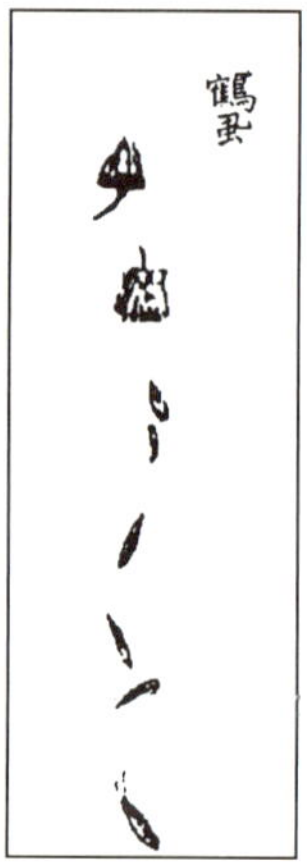

图 36 原始·鹤虱

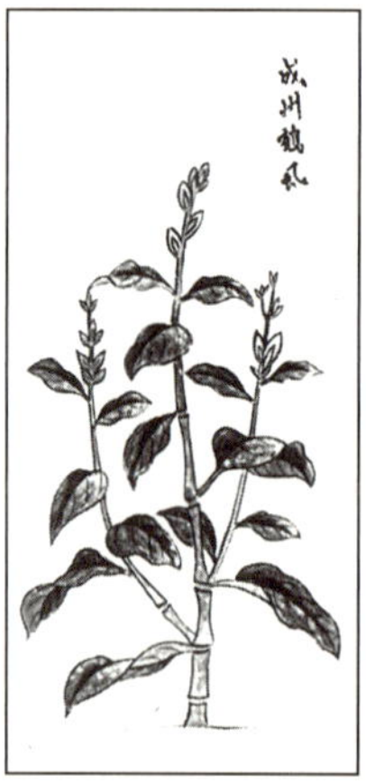

图 37 金石·成州鹤虱

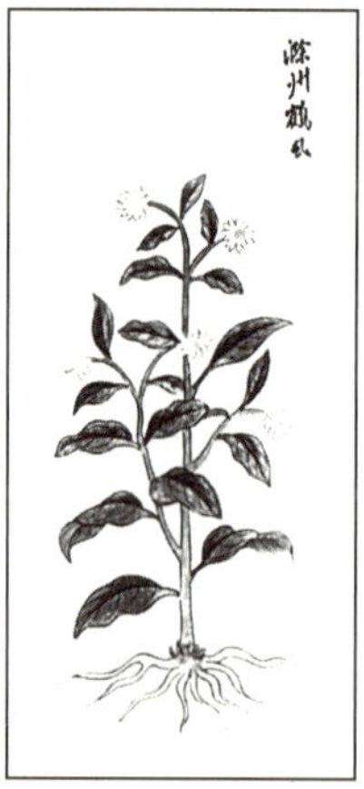

图 38 金石·滁州鹤虱

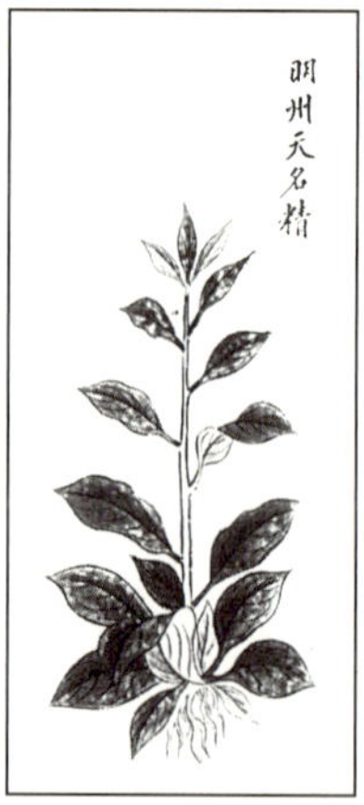

图 39 金石·明州天名精

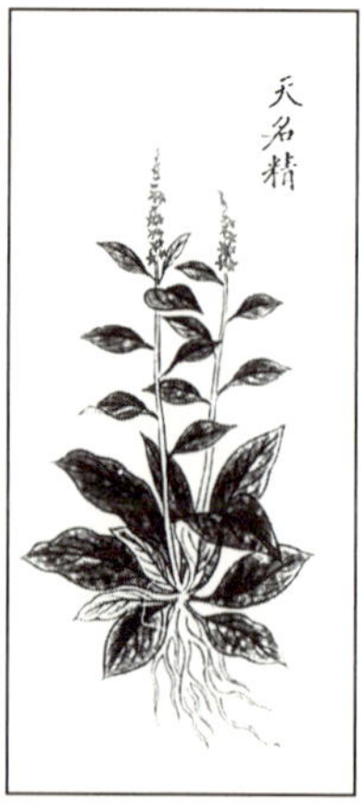

图 40 金石·天名精

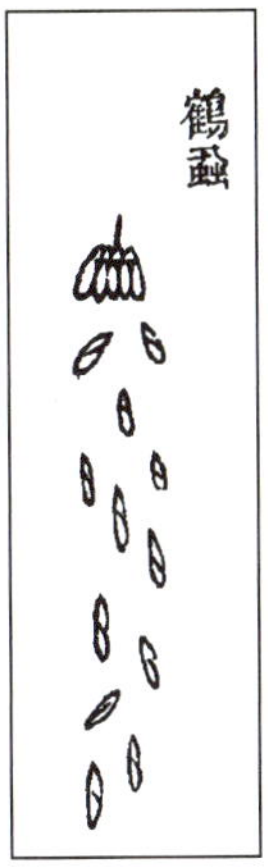

图41　本草汇·鹤虱

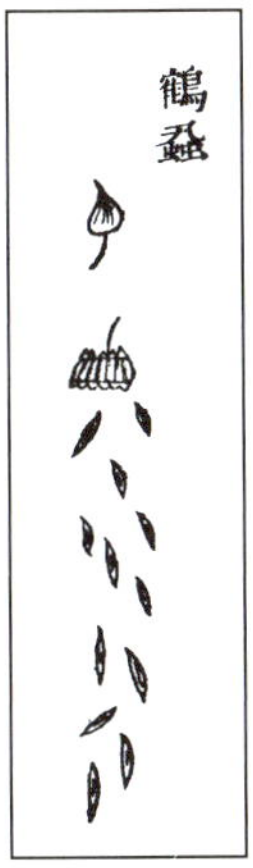

图42　类纂·鹤虱

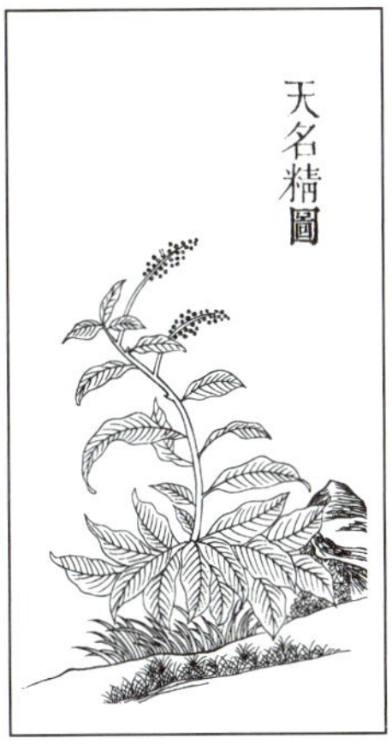

图43　草木典·天名精图

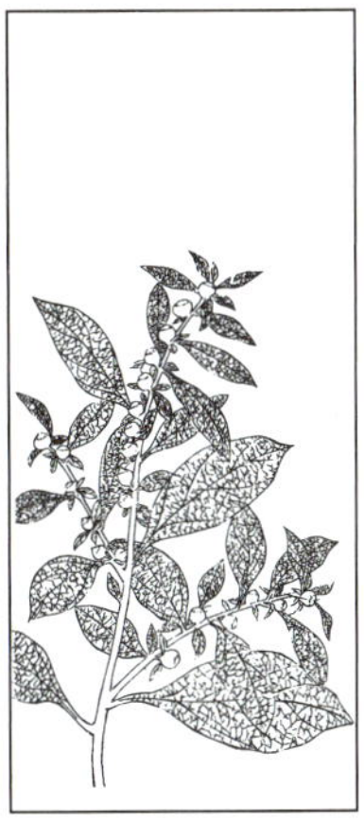

图44　图考·天名精

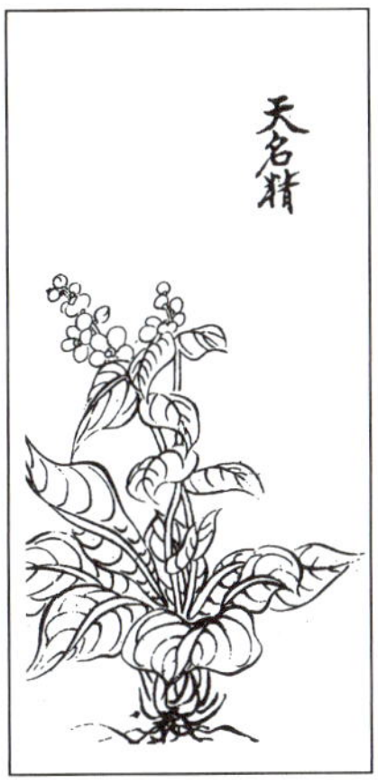

图45　图说·天名精

本品45图，取自22书，其中12幅彩图。有承继关系的图可分3书类。

《本草图经》：该书“鹤虱”有“成州鹤虱”“滁[1]州鹤虱”2图，“天名精”下有“明州天名精”“天名精”2图。此4图分别依次存于《大观本草》（图1—4）、《政和本草》（图5—8）、《绍兴本草》（图9—12）。此三传本的4图基本一致。今以《政和》图5—8为《图经》图的代表。

此4图全仿的本草书有：《本草品汇精要》彩图18—21。彩图转绘，多少会有一些粉饰改动的地方，但都不能改变原图植物种类。再转绘《品汇》4图的是《金石昆虫草木状》图37—40。《三才图会》将《图经》4图合为两图，其中图34绘有“滁州鹤虱”“成州鹤虱”（未绘花序）；图35绘有“明州天名精”“天名精”。仿绘时大加修饰，增添背景。仿绘《图经》3图的有《本草蒙筌》“成州鹤虱”（图22）、“滁州鹤虱”（图23）、“明州天名精”（图24）。仿绘《图经》2图的有：《本草歌括》图15仿绘的是“成州鹤虱”；图16仿绘的是“明州天名精”，均大加简略。《补遗雷公炮制便览》“鹤虱”（图29）仿绘的是“滁州鹤虱”。“天名精”（图30）仿绘的是《图经》图8。此外，仿绘《图经》一图的有《纲目》钱本“地菘天名精”（图32），仿绘的是《图经》“天名精”（图8）。此后《本草简明图说》图45又仿绘《纲目》钱本图32。《古今图书集成·草木典》“天名精图”（图43）仿绘的是《图经》同名图（图8），将原两株合并为一株。

《本草原始》：该书的“鹤虱”（图36）的仿绘图有《本草汇》图41、《本草纲目

1　滁：《大观本草》《本草蒙筌》2图误作“除”字。

类纂必读》图42。

《植物名实图考》：该书的“天名精”（图44）仿绘图仅《纲目》张本图33。

以上45图中，除外31幅仿绘图，原创图尚有14幅（图5、6、7、8、13、14、17、25、26、27、28、31、36、44），详见下“鉴药”项。

【文录】

《本经》《别录》（见《证类》卷7“天名精”） 一名麦句姜，一名虾蟆蓝，一名豕首，一名天门精，一名玉门精。一名彘颅，一名蟾蜍兰，一名觐。生平原川泽，五月采。

梁《本草经集注》（同上） 陶隐居云：此即今人呼为豨（音喜）莶（音枕），亦名豨首。夏月捣汁服之，以除热病。味至苦，而云甘，恐或非是。

唐《唐本草》（同上）《唐本》注云：鹿活草是也。《别录》一名天蔓菁，南人名为地菘，味甘、辛，故有姜称。状如蓝，故名虾蟆蓝，香气似兰，故名蟾蜍兰……其豨莶苦而臭，名精乃辛而香，全不相类也。

唐《本草拾遗》（同上） 陈藏器云：天名精，《本经》一名麦句姜。苏云：鹿活草也。《别录》云：一名天蔓菁，南人呼为地菘，与蔓菁相似，故有此名。《尔雅》云：大鞠，蘧麦。注云：麦句姜，蘧麦，即今瞿麦，然终非麦句姜，《尔雅》注错如此。陶公注钩樟条云：有一草，似狼牙，气辛臭，名为地菘，人呼为刘烬草，主金疮，言刘烬昔曾用之。《异苑》云：青州刘烬，宋元嘉中，射一麞，剖五藏，以此草塞之，蹶然而起。烬怪，而拔草便倒，如此三度。烬密录此草种之，主折伤多愈，因以名焉。既有活鹿之名，雅与麞事相会。陶、苏两说俱是地菘，功状既同，定非二物。

宋《本草图经》（同上）《图经》曰：天名精，生平原川泽，今江湖间皆有之。/（见《证类》卷11“鹤虱”） 鹤虱，生西戎，今江淮、衡湘间皆有之。春生苗，叶皱似紫苏，大而尖长，不光。茎高二尺许。七月生黄白花，似菊。八月结实，子极尖细，干即黄黑色。采无时。南人呼其叶为火枕。谨按豨莶即火枕是也。虽花实相类，而别是一物，不可杂用也。杀虫方中，此为最要。

唐《唐本草》（见《证类》卷11“鹤虱”）《唐本》注云：子似蓬蒿子而细，合叶、茎用之。胡名鹄虱。

后蜀《蜀本草》（见《证类》卷11“地菘”）《蜀本》：地菘也。《小品方》名天芜菁，一名天蔓菁，声并相近。夏秋抽条，颇似薄荷，花紫白色，味辛而香，其叶似山南菘菜。

宋《开宝本草》（同上） 生人家及路傍阴处，所在有之。高二三寸，叶似菘叶而小。/（见《证类》卷11“鹤虱”） 今按《别本》注云：心痛。以淡醋和半匕，服之立差。出波斯者为胜，今上党亦有。力势薄于波斯者。

宋《嘉祐本草》（同上） 禹锡等谨按《本经》草部上品天名精。唐注云：南人名为地菘。又寻所主功状，与此正同，及据陈藏器解纷合陶、苏二说，亦以天名精为地菘。则今此条不当重出。虽陈藏器《拾遗》别立地菘条，此乃藏器自成一书，务多条目尔。解纷、拾遗亦自差互。后人即不当仍其谬而重有新附也。今补注立例，无所刊削，故且存而注之。

明《本草蒙筌》卷3“鹤虱” 平原旷野俱有，茎圆一二尺高。叶皱大仿佛紫苏，花白黄俨若甘菊。八月结子，粒细而尖。

明《本草纲目》卷15“天名精”【校正】【时珍曰】据苏、沈二说，并入《唐本》鹤虱，《开宝》地菘，《别录》有名未用“埊松”。【释名】蚵蚾草（《纲目》）、活鹿草（《异苑》）、皱面草（《纲目》）、母猪芥（《纲目》）。实名鹤虱。根名杜牛膝。【时珍曰】天名精乃天蔓菁之讹也。其气如豕彘，故有豕首、彘颅之名。昔人谓之活鹿草，俗人因其气臊，讹为狐狸臊者是也。《尔雅》云：茢薽，豕首也。郭璞注云：江东呼为豨首，可以熁蚕蛹食。【正误】【时珍曰】按沈括《笔谈》云：世人既不识天名精，又妄认地菘为火杴，本草又出“鹤虱”一条，都成纷乱。不知地菘即天名精，其叶似菘，又似蔓菁，故有二名，鹤虱即其实也。又《别录·有名未用·埊松》，即此地菘，亦系误出，今并正之，合而为一。【集解】【时珍曰】天名精嫩苗绿色，似皱叶菘芥，微有狐气。淘浸煠之，亦可食。长则起茎，开小黄花，如小野菊花。结实如同蒿，子亦相似，最粘人衣，狐气尤甚。炒熟则香，故诸家皆云辛而香，亦巴人食负蠜，南人食山柰之意尔。其根白色，如短牛膝。此物最贱，而《唐本草》言鹤虱“出西戎”，《宋本草》言“出波斯”者何哉？盖当时人不知用之，惟西戎、波斯始知入药，且土产所宜故尔。亦苜蓿云出西域，而不知中国饲马者即是也。详见“豨莶”下。

【鉴药】

“天名精”首载《本经》。《本草纲目》又并入《唐本草》“鹤虱”，《开宝》“地菘”、《名医别录》“埊松”。

首先发现“天名精”即“地菘”的是唐·苏敬《唐本草》，云“一名天蔓菁，南人名为地菘”。时珍认为“天名精乃天蔓菁之讹”。“地菘”只是地方用名。唐·陈藏器《本草拾遗》“天名精”条云：“陶、苏两说俱是地菘，功状既同，定非二物。”

宋·沈括《梦溪笔谈》专论此药：“地菘即天名精也。世人既不识天名精，又妄认地菘为火蔹，《本草》又出鹤虱一条，都成纷乱。今按地菘即天名精，盖其叶似菘，又似名精（名精即蔓精也），故有二名。鹤虱即其实也。”李时珍“据苏、沈二说”并入“鹤虱”“地菘”。又因《名医别录》“坔[1]松”音义皆同“地菘”，又把“埊松”并入。

1 坔：dì，同“地”。见《集韵》。李时珍改作“埊”。“埊”亦同“地”，见《玉篇》。

虽然诸家都各自表述了“天名精”的某些形态特征，但比较详细的介绍见于宋《本草图经》“鹤虱”：“今江淮、衡湘间皆有之。春生苗，叶皱似紫苏，大而尖长，不光。茎高二尺许。七月生黄白花，似菊。八月结实，子极尖细，干即黄黑色。”李时珍再加补充：“天名精嫩苗绿色，似皱叶菘芥，微有狐气。淘浸煠之，亦可食。长则起茎，开小黄花，如小野菊花。结实如同蒿，子亦相似，最粘人衣，狐气尤甚。炒熟则香，故诸家皆云辛而香……其根白色，如短牛膝。”其中小黄花似小野菊、叶似皱叶菘芥、子（果实）极尖细、粘人衣等，均表明此即菊科天名精属植物天名精*Carpesium abrotanoides* L.。

本品的茎叶古代多用于吐痰止血，杀虫解毒，今用者少。但其果实鹤虱，是自古以来用于杀虫（主要是肠道寄生虫）的要药之一。其效果已为实验研究证实。

在确定植物基原之后，就更方便品鉴古代本草图的写实与否了。

1.《本草图经》：该书有图4幅。“成州鹤虱”（图5）花序生于枝顶而非叶腋，此与菊科天名精不同，来源不明。成州即今甘肃成县。“滁州鹤虱”（图6）茎叶与成州鹤虱相似，但单个较大的头状花序生于茎枝顶端，此为菊科植物，但不是天名精。滁州即今安徽滁州市。“明州天名精”（图7）叶对生，基生叶丛生，无花序，难以考证基原。明州即今浙江宁波。“天明精”（图8）植株形态与图7近似，但顶生穗状花序，花冠5裂，此非菊科植物所应有。孙启明谓是苋科植物，[1]亦是一家之见。

2.《履巉岩本草》：该书“地菘”（图13）仅示基下部叶，似菘，与菊科植物天名精相符（长椭圆形），未示茎枝及花果。沈括谓“地菘即天名精，盖其叶似菘，又似蔓青”。故此图有可能是描绘天名精的幼苗。“皱面草”（图14）之名不见于本草。但宋《卫生家宝方》有皱面地菘草，谓即天名精。李时珍亦提及天名精“似皱叶菘芥”。此图叶皱，叶片形状及着生方式与天名精*C. abrotanoides* L.相似，故该图所示可能是天名精。

3.《滇南本草图说》：该书“天门精”（图17）以写意笔法绘一小木本植物，花序集中与顶端。故虽然其名类似天名精，但此图却不敢鉴定为菊科植物。

4.《太乙仙制本草药性大全》：该书“地菘”（图25）与“鹤虱”（图26）两图的叶片形状（有若干分裂）、着生均同。图25似有长椭圆形“花序”（？）生于枝顶，此肯定不是菊科天名精。“天名精”（图27）有粗大主根，叶对生，枝顶似为花序。此图亦非菊科天名精，其基原难于考订。

5.《补遗雷公炮制便览》：该书“地菘”（图28）纯属画士凭遐想绘成。图中一人面对两棵小松树，是误把“地菘”当成“地松”。

6.《本草纲目》（金陵本）：该书“地菘天名精”（图31）构图略似《图经》“天名精”（图8），基生叶丛生，但其枝顶数朵较大的头状花序，只能证明其可能依据李时珍说开花如小野菊绘成，没有顾及其他特征。故其所绘非天名精。

1　孙启明：《苏图研究》，见：张志斌、郑金生主编：《本草纲目研究札记》，北京：科学出版社，2019：636.

7.《本草原始》：该书“鹤虱”（图36）绘2个小头状花序，数粒瘦长尖长的果实，此可认为是菊科植物*C. abrotanoides* L.的药材“鹤虱”。

8.《植物名实图考》：该书“天名精”（图44）为精细的写生图，其皱面单叶、花序生于小枝叶腋等均证明此即菊科植物*C. abrotanoides* L.。

【小结】

“天名精”为《本经》所载早期药物之一。经历代本草学家的考证，至明·李时珍，已知其与“地菘”“鹤虱”“杢松”皆为一物。其中“鹤虱”为本品果实，为古代杀虫要药。其植物基原即菊科植物天名精*Carpesium abrotanoides* L.。古本草图中唯有《本草原始》写生绘出了其果实药材图，《植物名实图考》写生绘制其植物图。

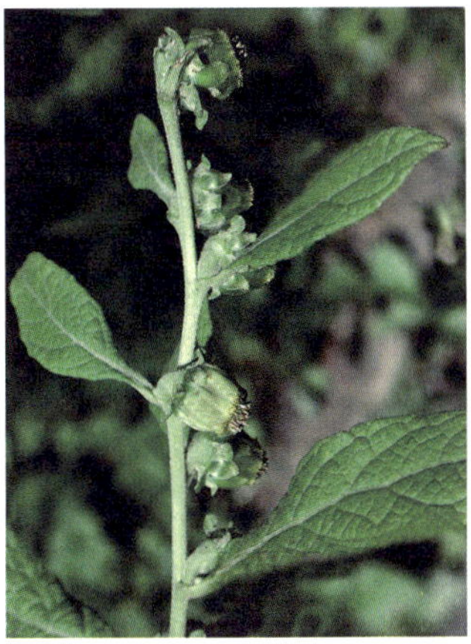

图46　天名精 *Carpesium abrotanoides*

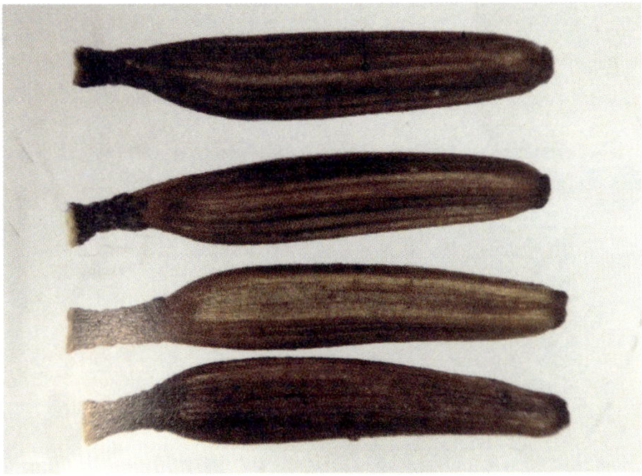

图47　鹤虱（天名精）药材（放大，原长3-4mm）

15-45　豨莶

【品图】

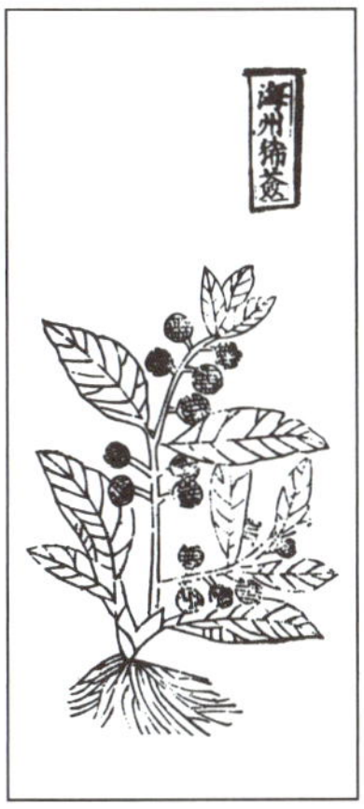

图1　图经（大）·海州豨莶

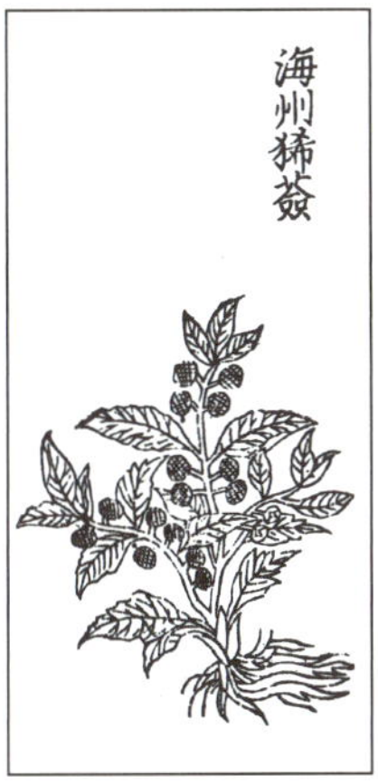

图2　图经（政）·海州豨莶

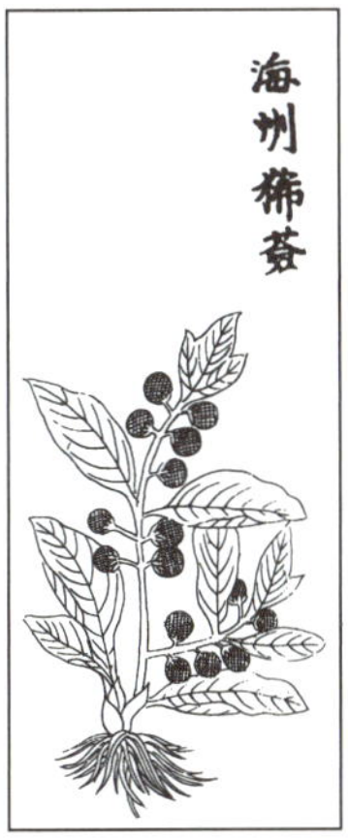

图3　图经（绍）·海州豨莶

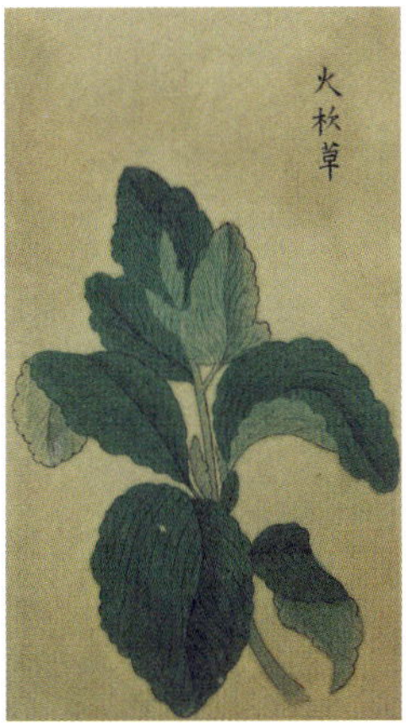

图4　履巉岩·火杴草

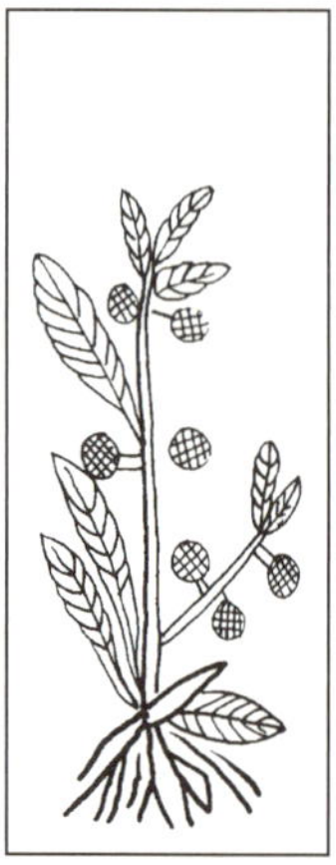
图 5 歌括 · 豨莶

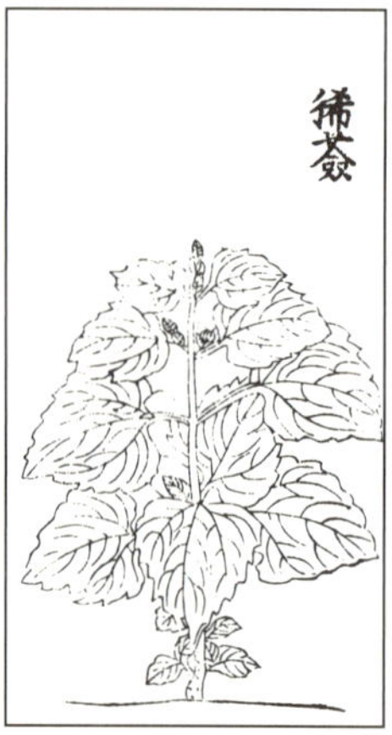

图 6 救荒 · 豨莶

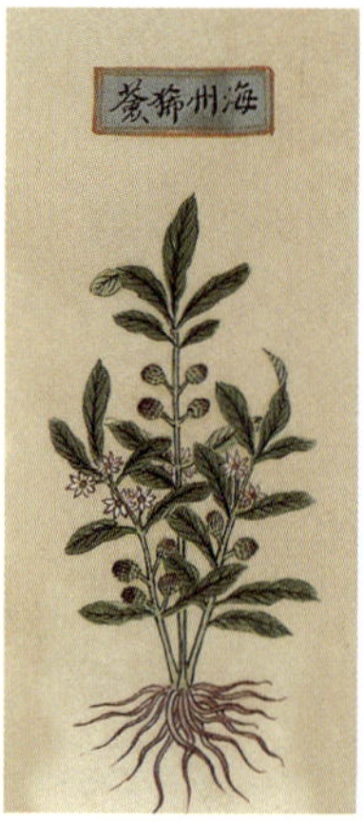

图 7 品汇 · 海州豨莶

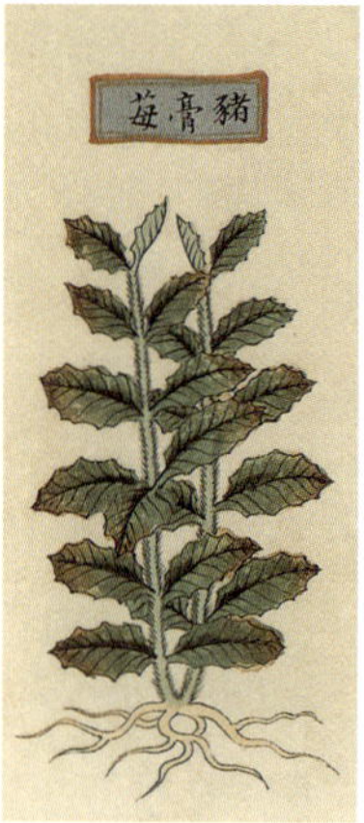

图 8 品汇 · 猪膏莓

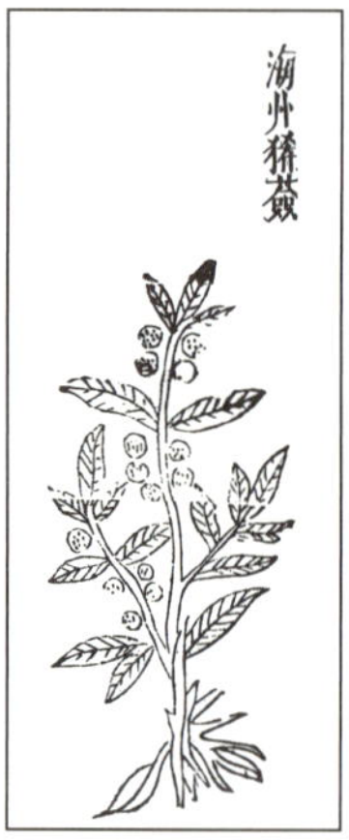

图 9 蒙筌 · 海州豨莶

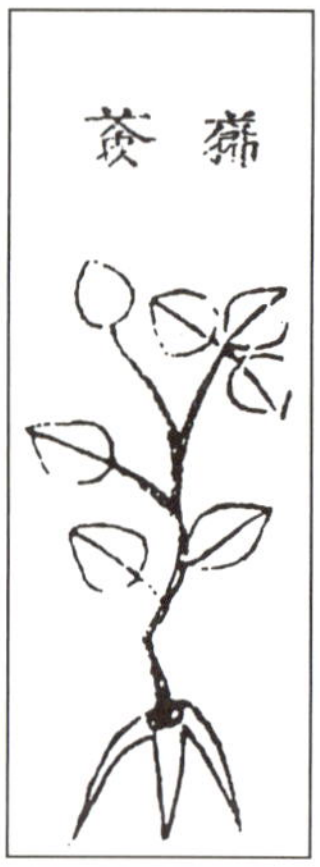

图 10 太乙 · 豨莶

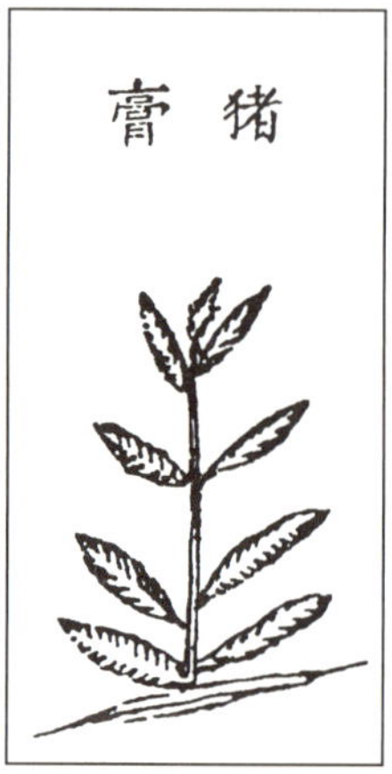

图 11 太乙 · 猪膏

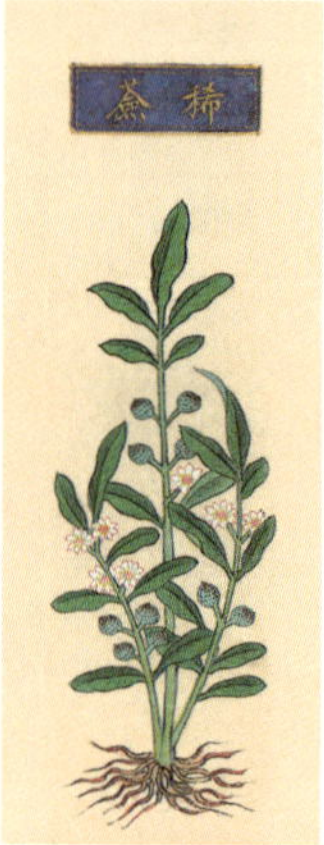

图 12 雷公 · 豨莶

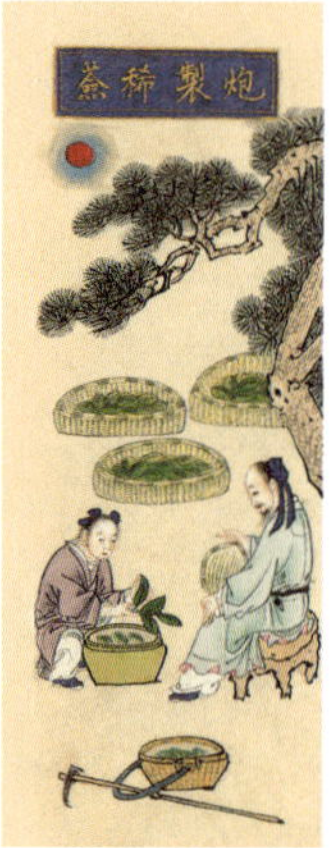

图 13 雷公 · 炮制豨莶

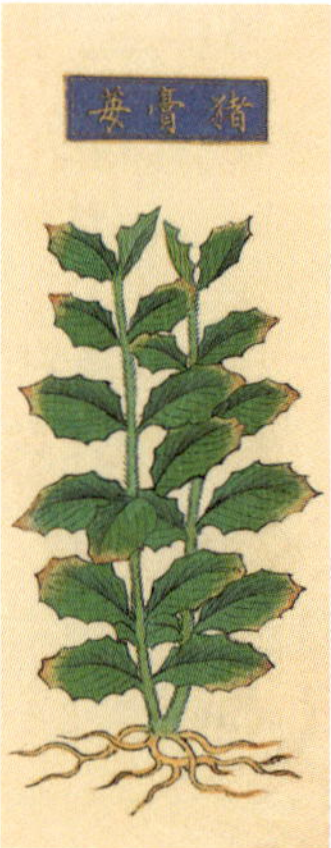

图 14 雷公 · 猪膏莓

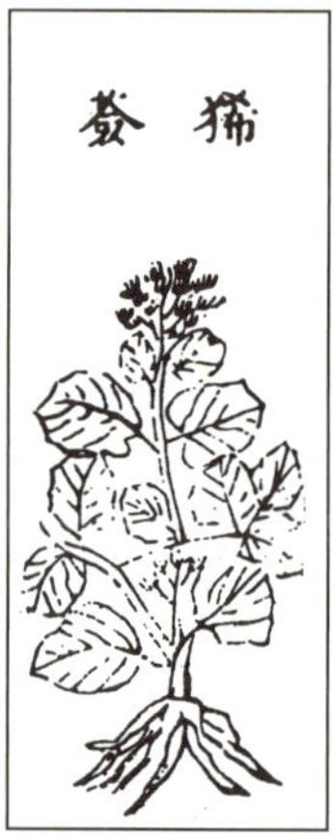

图 15 纲目（金）· 豨莶

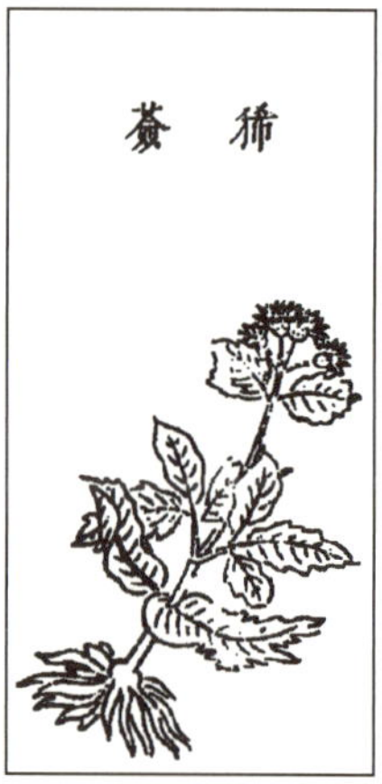

图 16 纲目（钱）· 豨莶

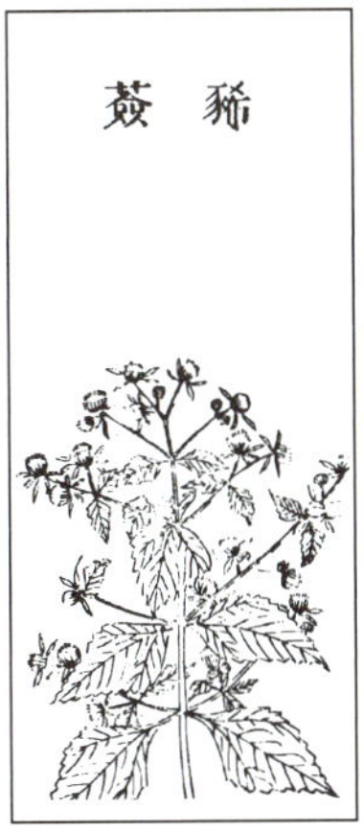
图 17　纲目（张）·豨莶

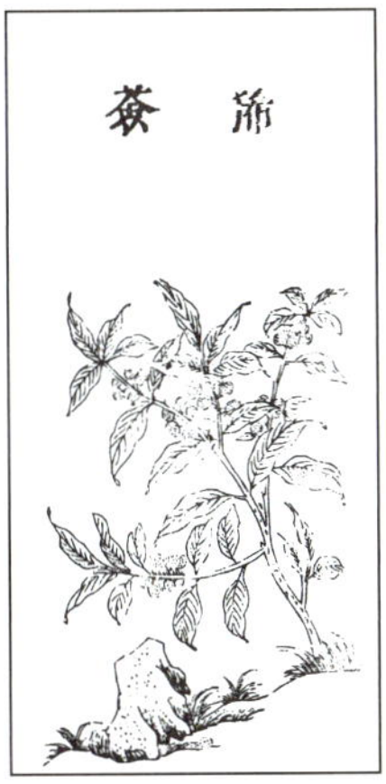
图 18　三才·豨莶

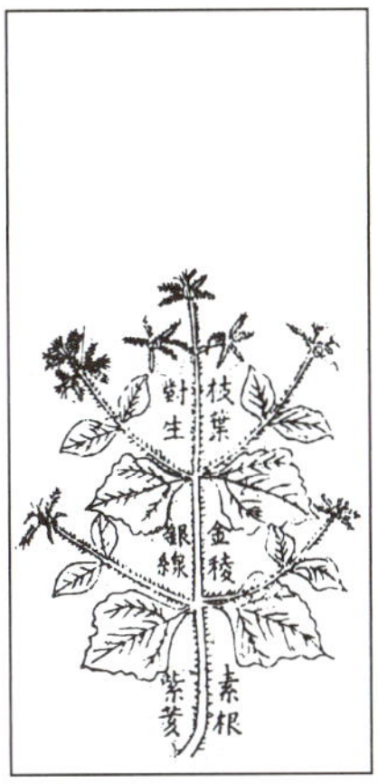
图 19　原始·豨莶

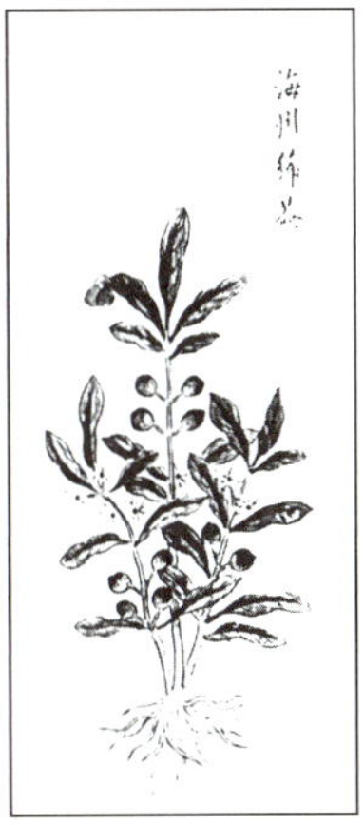
图 20　金石·海州豨莶

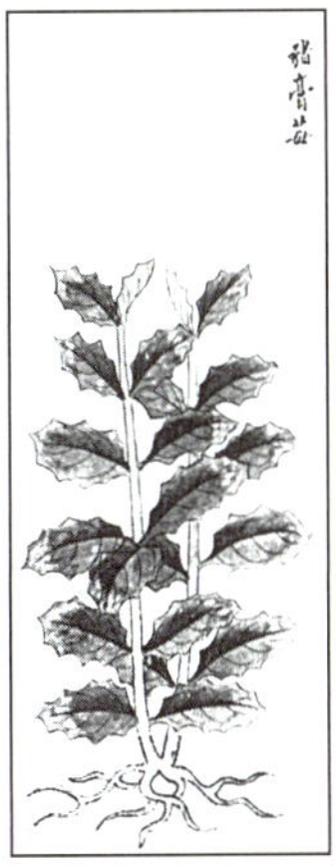
图 21　金石·猪膏莓

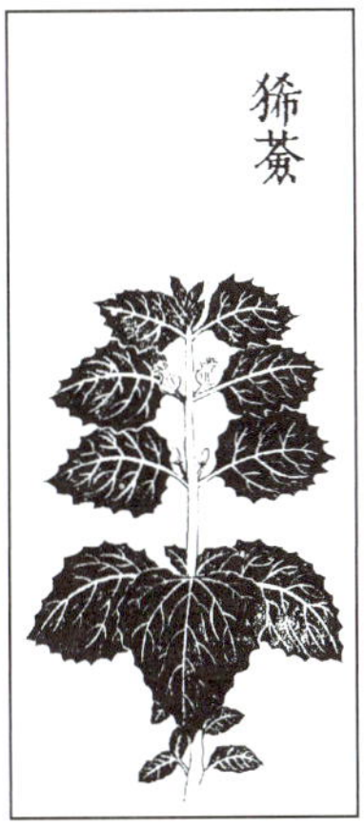
图 22　博录·豨莶

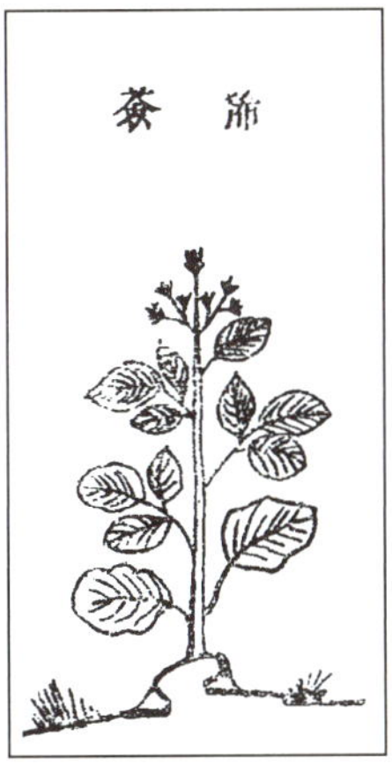
图 23　野谱补·豨莶

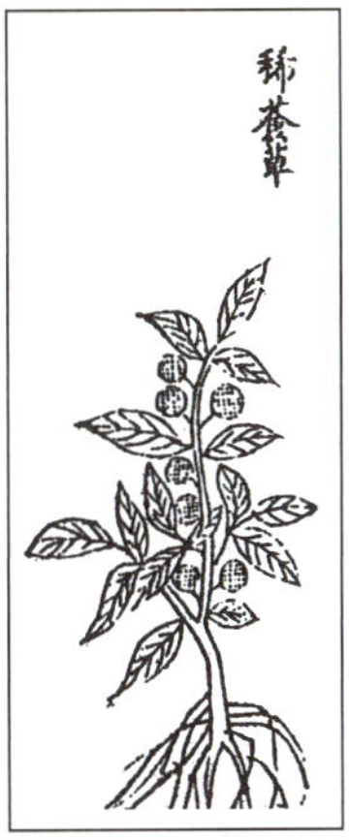
图 24　汇言·豨莶草

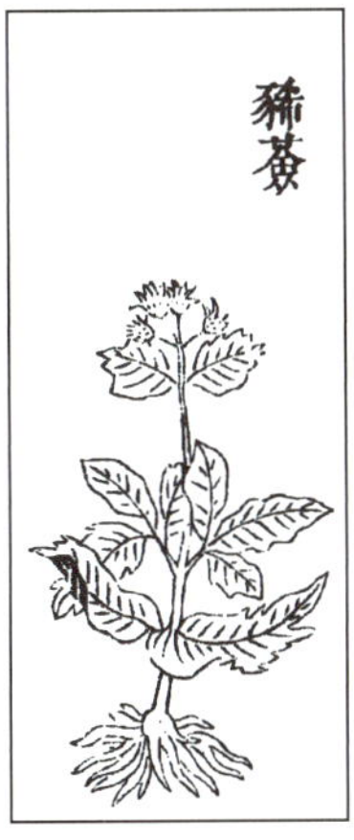
图 25　本草汇·豨莶

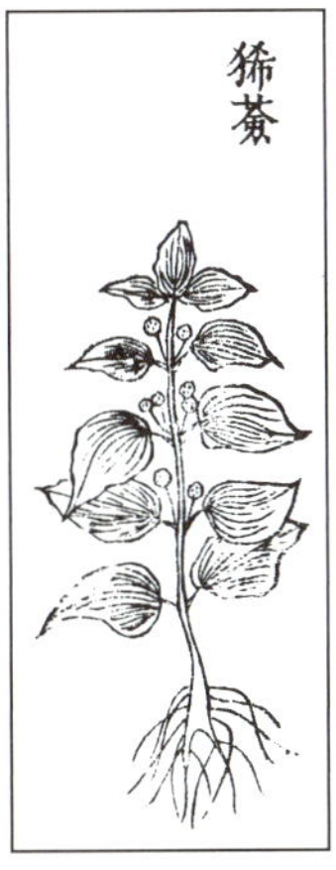
图 26　类纂·豨莶

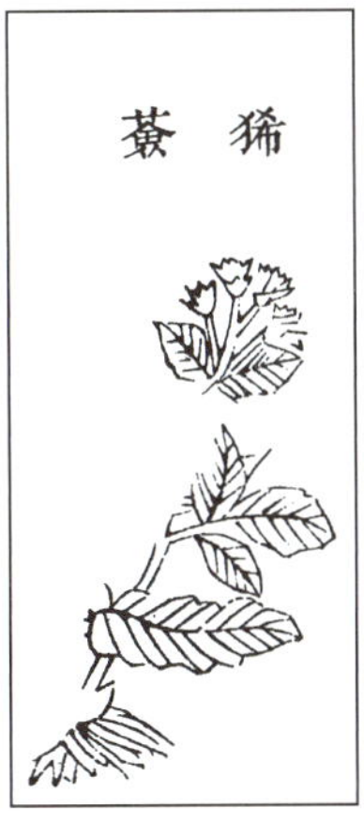
图 27　备要·豨莶

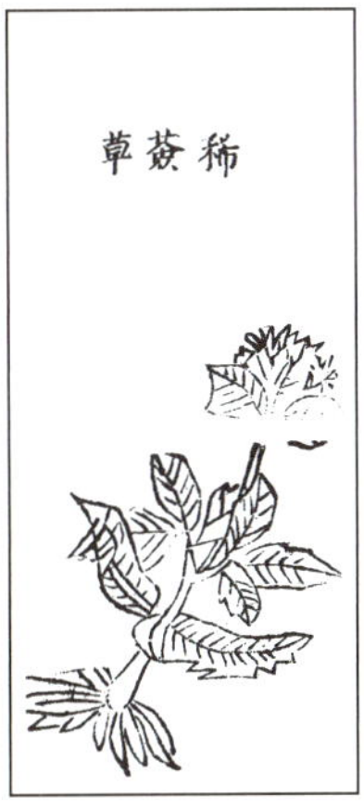
图 28　求真·豨莶草

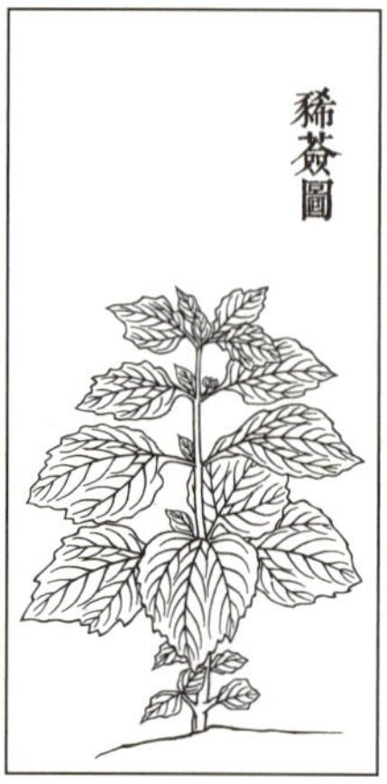

图 29　草木典·豨莶图

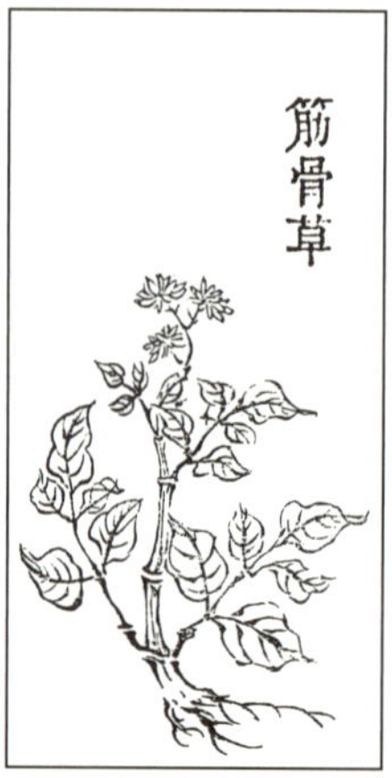

图 30　草药·筋骨草

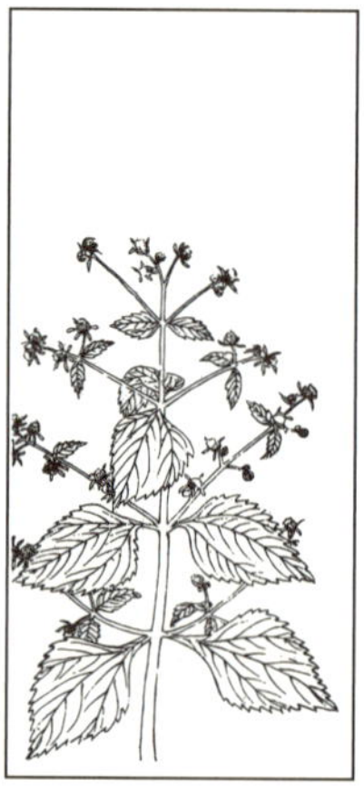
图 31　图考·豨莶

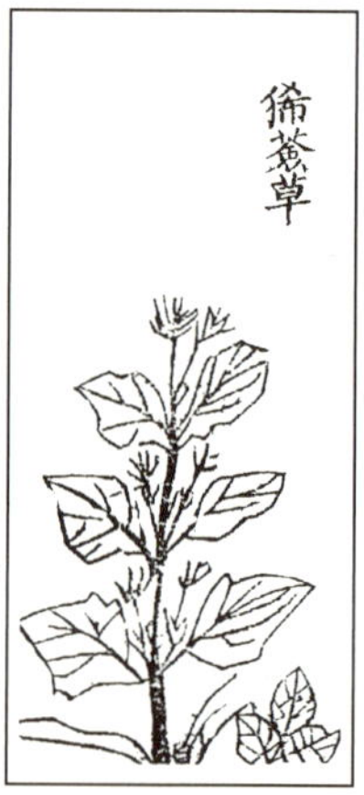

图 32　便方·豨莶草

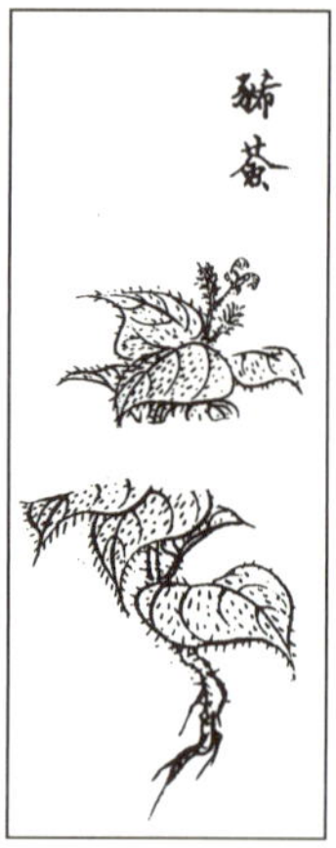

图 33　图说·豨莶

本品33图，取自28书，其中8幅彩图。有承继关系的图可分5个书类。

《本草图经》：该书的“海州豨莶”图分别存于《大观》（图1）、《政和》（图2）、《绍兴》（图3）。此三传本药图基本一致。今以《政和》图2为《图经》图的代表。

仿绘该图的彩色图有：《本草品汇精要》“海州豨莶”（图7），该图在敷色之余，在叶腋增绘了数朵小头状花序。此后《补遗雷公炮制便览》“豨莶”（图12）、《金石昆虫草木状》“海州豨莶”（图20）又仿绘《品汇》图7。

仿绘该图的墨线图有：《本草歌括》“豨莶”（图5，大加简略）、《本草蒙筌》“海州豨莶”（图9）、《三才图会》“豨莶”（图18，修饰美化，增添土地背景）、《本草汇言》“豨莶草”（图24）。

《救荒本草》：该书“豨莶”（图6）的仿绘图有：《野菜博录》图22，叶片采用阴刻；《古今图书集成·草木典》“豨莶图”（图29）。

《本草品汇精要》：该书“猪膏苺”（图8）的仿绘图有：《补遗雷公炮制便览》图14、《金石昆虫草木状》图21。

《本草纲目》（金陵本）：该书“豨莶”（图15）的仿绘图有：《纲目》钱本图16、《救荒野谱补遗》图23。此后，《本草汇》图25、《本草备要》图27、《本草求真》“稀莶草”（图28）又仿绘《纲目》钱本图16。

《植物名实图考》：该书“海州豨莶”（图31）的仿绘图有《纲目》张本“豨莶”（图17）。

以上33图中，除外19幅仿绘图，原创图尚有14幅（图2、4、6、8、10、11、

13、15、19、26、30、31、32、33），详见下“鉴药”项。

【文录】

唐《唐本草》（见《证类》卷11“豨莶”）《唐本》注云：叶似酸浆而狭长，花黄白色。一名火莶。田野皆识之。

宋《本草图经》（同上）《图经》曰：豨莶，俗呼火杴草。《本经》不著所出州郡，今处处有之。春生苗，叶似芥菜而狭长，文粗。茎高二三尺。秋初有花如菊。秋末结实，颇似鹤虱。夏采叶，暴干用。

唐《唐本草》（见《证类》卷11“猪膏莓”）《唐本》注云：叶似苍耳，茎圆有毛。生下湿地，所在皆有。一名虎膏，一名狗膏。

唐《本草拾遗》（同上） 陈藏器云：猪膏草，有小毒……似荏叶有毛。苏云无毒，误耳。

后蜀《蜀本草》（同上）《蜀本》:《图经》云：叶似苍耳，两枝相对，茎、叶俱有毛，黄白色。五月、六月采苗，日干之。

明《救荒本草》卷上“豨莶” 俗名粘糊菜。俗又呼火杴草。旧不著所出州郡，今处处有之。苗高二四尺，金棱银线，素根紫秸，茎叉对节而生，茎叶颇类苍耳，茎叶绞脉竖直，梢叶间开花深黄色。又有一种，苗叶似芥叶而尖狭，开花如菊，结实颇似鹤虱，科苗味苦。

明《本草纲目》卷15“豨莶”【释名】希仙（《纲目》）。【时珍曰】韵书楚人呼猪为豨，呼草之气味辛毒为莶。此草气臭如猪而味莶螫，故谓之豨莶。猪膏、虎膏、狗膏，皆因其气似，及治虎狗伤也。火杴当作虎莶，俗音讹尔，近人复讹豨莶为希仙矣。《救荒本草》言其嫩苗煠熟，浸去苦味，油盐调食，故俗谓之粘糊菜。【集解】【时珍曰】按苏恭《唐本草》谓，豨莶似酸浆，猪膏莓似苍耳，列为二种。而成讷《进豨莶丸表》言此药与本草所述相异，多生沃壤，高三尺许，节叶相对。张咏《豨莶丸表》言此草金棱银线，素茎紫荄，对节而生，蜀号火杴，茎叶颇同苍耳。又按沈括《笔谈》云：世人妄认地菘为火杴。有单服火杴法者，乃是地菘，不当用火杴。火杴乃本草名猪膏莓者，后人不识，重复出条也。按此数说各异，而今人风痹多用豨莶丸，将何适从耶？时珍常聚诸草订视，则猪膏草素茎有直棱，兼有斑点，叶似苍耳而微长，似地菘而稍薄，对节而生，茎叶皆有细毛。肥壤一株分枝数十。八九月开小花，深黄色，中有长子如同蒿子，外萼有细刺粘人。地菘则青茎，圆而无棱，无斑无毛，叶皱似菘、芥，亦不对节。观此则似与成、张二氏所说相合。今河南陈州采豨莶充方物，其状亦是猪膏草，则沈氏谓豨莶即猪膏莓者，其说无疑矣。苏恭所谓似酸浆者，乃龙葵，非豨莶，盖误认尔。但沈氏言世间单服火杴，乃是地菘，不当用猪膏莓，似与成、张之说相反。今按豨莶、猪膏莓条，并无治风之说。惟本经“地菘”条，有“去痹除热，久服轻身耐老”之语，则治风似当用地菘。然成、张进御之方，必无虚谬之理。或者二草皆有治风之功乎？而今服猪膏莓之豨莶者，复往往有效。其地菘不见有服之者。则豨莶之为猪膏，尤不必疑矣。

清《植物名实图考》卷11“豨莶” 雩娄农曰……豨莶花时，茎跗有腻黏人手，故有猪膏母之名。《救荒本草》谓之粘糊菜亦以此。

【鉴药】

“豨莶”首见于《唐本草》。《本草纲目》又并入同样出《唐本草》的“猪膏莓”。围绕此二药，宋明诸家各抒已见。

豨（𧉨）莶	猪膏莓（苺）
《唐本草》：叶似酸浆而狭长，花黄白色。一名火莶。	（同左）叶似苍耳，茎圆有毛。一名虎膏，一名狗膏。
唐本《图经》(《蜀本草》引）：高二尺许，子青黄。	（同左）叶似苍耳，两枝相对，茎叶俱有毛，黄白色。
唐末·成讷：高三尺许，节叶相对……土人呼猪为豨，呼臭为莶气，缘此药如猪莶气，故以为名。	《拾遗》：似荏叶有毛。
唐宋间·张诙：金棱银线，素根紫亥，对节而生。蜀号火枚，茎、叶颇同苍耳。	
宋《图经》：春生苗，叶似芥菜而狭长，文粗。茎高二三尺。秋初有花如菊。秋末结实，颇似鹤虱。	宋·沈括《梦溪笔谈》：火蔹，本草名稀蔹，即是猪膏苗。后人不识，亦重复出之。
明《救荒》：苗高二四尺，金棱银线，素根紫秸，茎叉对节而生，茎叶颇类苍耳，茎叶绞脉竖直，梢叶间开花深黄色。又有一种，苗叶似芥叶而尖狭，开花如菊，结实颇似鹤虱，科苗味苦。	明《纲目》：猪膏草素茎有直棱，兼有斑点，叶似苍耳而微长，似地菘而稍薄，对节而生，茎叶皆有细毛。肥壤一株分枝数十。八九月开小花，深黄色，中有长子如同蒿子，外萼有细刺粘人。

比较二药的有关记载，就会发现除《唐本草》、唐本《图经》的描述有叶似酸浆、叶似苍耳之不同外，其他诸家往往有交叉相似处。如节叶相对、对节而生、有毛等。李时珍从当时治风痹有效方“豨莶丸”入手，见当时河南陈州采豨莶充方物，其状就是猪膏草。他详细观察了猪膏草的形态，证明此物就是成讷、张诙所说的豨莶。两者都有“气臭如猪”的特点，故有“豨莶”“猪膏”之名。经过文献与用药实际调查，李时珍认为苏恭（敬）“似酸浆者，乃龙葵，非豨莶，盖误认尔”。李氏的结论是：“沈氏谓豨莶即猪膏莓者，其说无疑！”“豨莶之为猪膏，尤不必疑矣。”根据《救荒本草》《本草纲目》等的形态描述，今确定本品即菊科植物豨莶*Siegesbeckia orientalis* L.，也包括同属的腺梗豨莶*S. glabrescens* Makino。[1]

至于本品的功效，在《唐本草》中，“豨莶”去热除烦，“猪膏莓”则多用于金疮止血止痛、除疮消肿。但在宋《证类本草》载入成讷、张诙所进豨莶丸之后，豨莶遂成为去风痹、明目轻身要药。现代应用渐稀。

1 谢宗万：《本草纲目药物彩色图鉴》，北京：人民卫生出版社，2000：109.

古代的本草图在明代及其以前多分别绘制“豨莶”“猪膏莓”图，今合而评述。

1.**《本草图经》**：该书“海州豨莶”（图2）的花序（或为果？）两两相对、上下接连着生在两对生叶之间，十分奇特，与豨莶不合，原植物不明。海州即今江苏连云港市。

2.**《履巉岩本草》**：该书“火枕草”（图4）未示花序，叶对生，叶片形态不一，基部下延成翼柄，与今菊科豨莶属植物（*Siegesbeckia*）有近似之处。

3.**《救荒本草》**：该书“豨莶”（图6）茎直立，叶对生，叶形及花序等均表明此为豨莶*S.orientalis*或腺梗豨莶*S. glabrescens*之类。

4.**《本草品汇精要》**：该书“猪膏莓”（图8）的植株非常奇特，茎密被毛刺、叶对生，边缘有波状缺刻，此据文字描述绘成，并无实物依据，可忽而不论。

5.**《太乙仙制本草药性大全》**：该书“豨莶”（图10）高度抽象，这样的植物无法考订。“猪膏”（图11）同样抽象，一茎直立，叶披针形，对生，无花序。无法考其基原。

6.**《补遗雷公炮制便览》**：该书“炮制豨莶”（图13）据该药正文后有“采苗叶曝干”绘制。图中老小二人在清理药材，旁有晒药的筐箩，天上有红日，示意晒干。

7.**《本草纲目》（金陵本）**：该书“豨莶”（图15）叶阔卵形、对生。茎顶的头状花序集成总状序样。虽然其花序与实物相比，还相差很远，但难得绘成此图，已比较接近豨莶*S.orientalis*类植物了。

8.**《本草原始》**：该书“豨莶”（图19）为豨莶*S.orientalis*的写生图，其茎叶、花序形态，无一不与实物相合，且注明特点是“枝叶对生”“金棱银线”“素根紫荄”。此图极佳。

9.**《本草纲目类纂必读》**：该书“豨莶”（图26）所绘叶为弧形叶脉。叶腋间有果实。其地上部分类似玉竹、黄精类植物，与豨莶无关，恐此图误置。该书一般是转绘《本草原始》图，此药例外。

10.**《草药图经》**：该书“筋骨草”（图30）的茎叶、花序皆类似菊科豨莶属（*Siegesbeckia*）植物，但图形毕竟过简，无法作定种依据。

11.**《植物名实图考》**：该书“豨莶”（图31）为豨莶精美写生图，茎叶花序已类似今之科学绘图。此图所示为豨莶*S. orientalis*或腺梗豨莶*S. glabrescens*。

12.**《草木便方》**：该书“豨莶草”（图32）粗糙简略，但叶卵状三角形、对生。主茎叶腋间有花序枝，此均符合菊科豨莶属（*Siegesbeckia*）植物特征。

13.**《本草简明图说》**：该书“豨莶”（图33）与另一图交叉，其茎叶密布毛刺，茎顶有花序。此图的豨莶原植物特征不够明显，无法作考订基原用。

【小结】

“豨莶”与“猪膏莓”同为《唐本草》所载药。但宋代或考为同一物。李时珍从文献与用药实际两方面考订此二药乃一物。此即菊科植物豨莶*Siegesbeckia orientalis* L.以及腺梗豨莶*S. glabrescens* Makino。《本草原始》《植物名实图考》有精确的写生图。

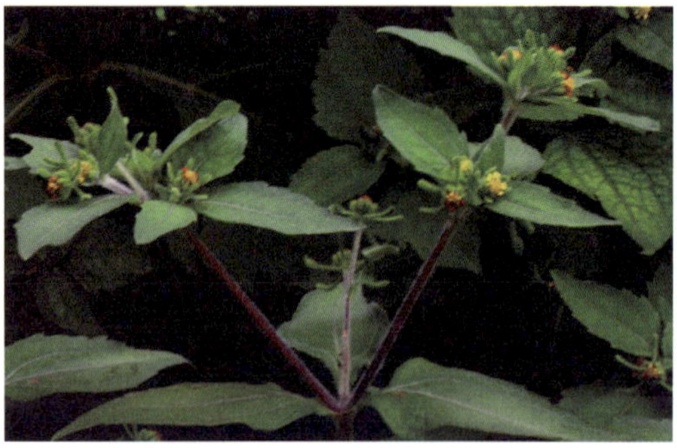

图 34　豨莶 *Siegesbeckia orientalis*

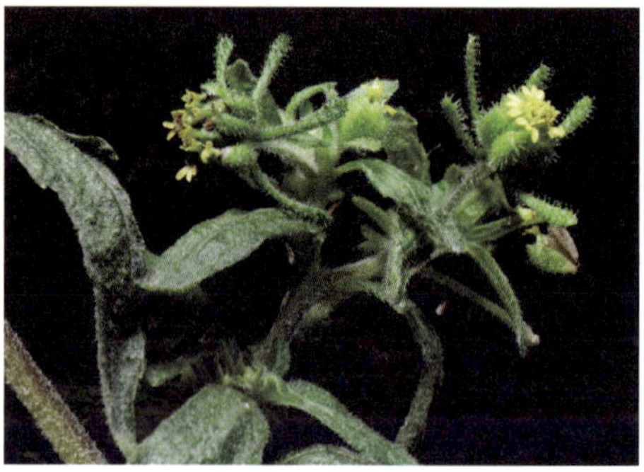

图 35　腺梗豨莶 *S. glabrescens*

15-46　箬

【品图】

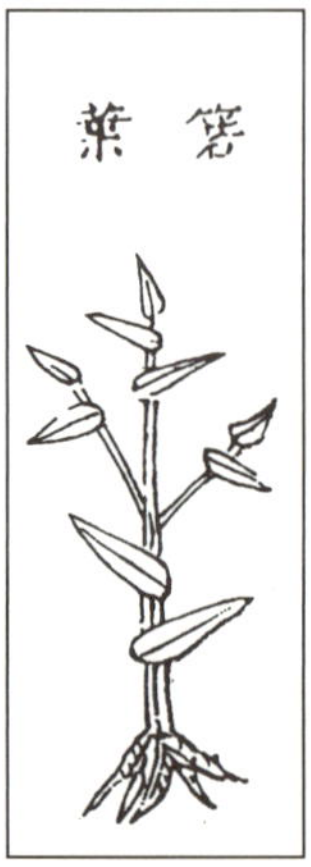

图 1　纲目（金）·箬叶

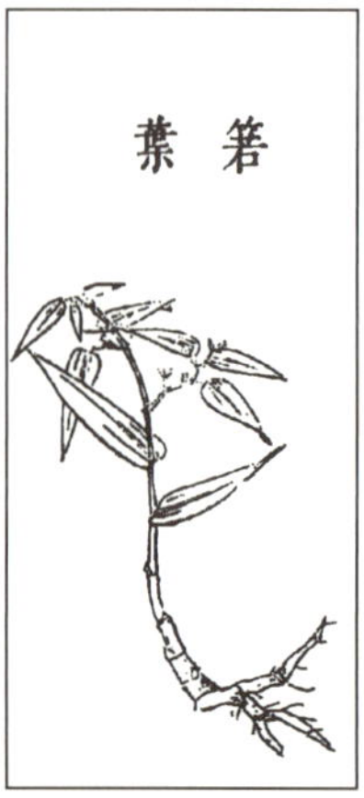

图 2　纲目（钱）·箬叶

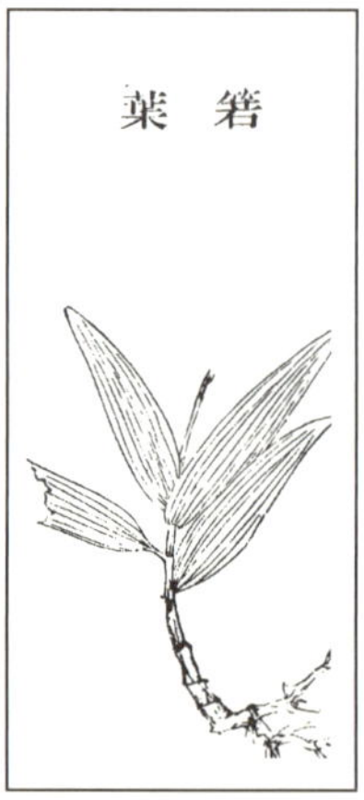

图 3　纲目（张）·箬叶

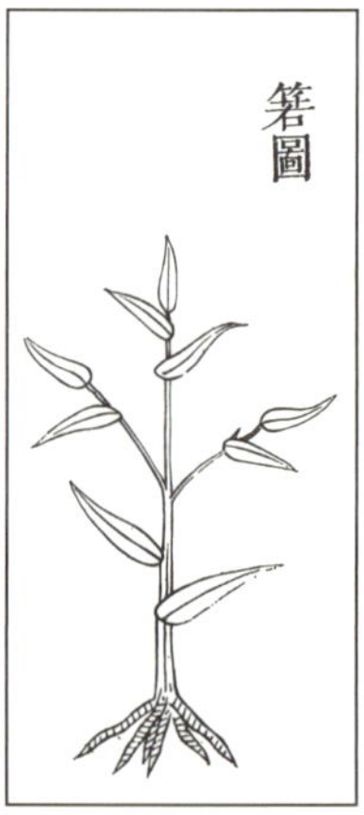

图 4　草木典·箬图

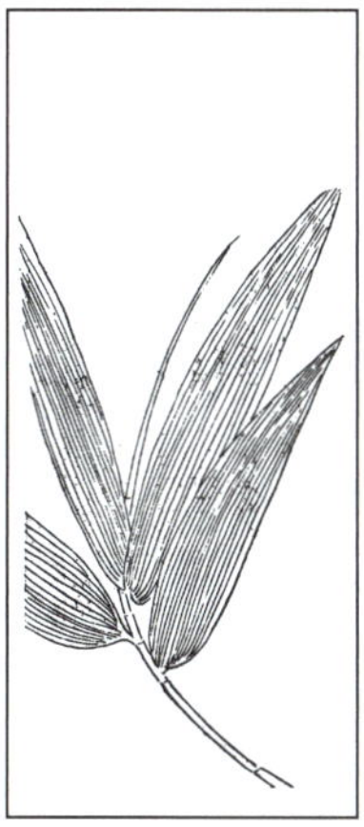

图 5　图考 · 箬

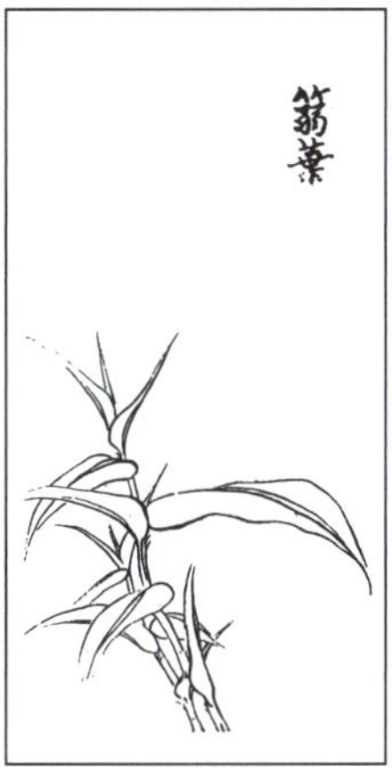

图 6　图说 · 篛叶

本品6图，取自6书。有承继关系的图可分2个书类。

《本草纲目》（金陵本）：该书“箬叶”（图1）的仿绘图有《古今图书集成·草木典》“箬图”（图4）。

《植物名实图考》：该书“箬”（图5）的仿绘图有《纲目》张本“箬叶”（图3，增添的根部仿绘《纲目》钱本图2）。

以上6图中，除外2幅仿绘图，原创图尚有4幅（图1、2、5、6），详见下“鉴药”项。

【文录】

明《本草纲目》卷15“箬”【释名】篛（与箬同）、蓧叶。【时珍曰】箬若竹而弱，故名。其生疏辽，故又谓之辽。【集解】【时珍曰】箬生南方平泽。其根与茎皆似小竹，其节箨与叶皆似芦荻，而叶之面青背淡，柔而韧，新旧相代，四时常青。南人取叶作笠及裹茶、盐，包米粽，女人以衬鞋底。

【鉴药】

“箬”首见于《纲目》。时珍释名曰：“箬若竹而弱，故名。”古医方多用于止血利水，清热疗痈。今药方少用，多用于包米粽。

关于本品形态，时珍曰：“其根与茎皆似小竹，其节箨与叶皆似芦荻，而叶之面青背淡，柔而韧，新旧相代，四时常青。”其作用则有作笠、裹茶、盐，包粽，衬鞋底等。据此，本品即是禾本科箬竹属植物箬竹*Indocalamus tessellatus*（Munro）Keng f.。其叶俗称粽叶。

本品的原创药图中，《纲目》金陵本“箬叶”（图1）、钱本“箬叶”（图2）、《植物名实图考》“箬”（图5）均能较好反映箬竹*I. tessellatus*的特征，唯《本草简明图说》“篛叶”（图6）过于讲究线条柔和，有失箬竹叶片如竹的特点，使之宛如鸭跖草般柔弱。

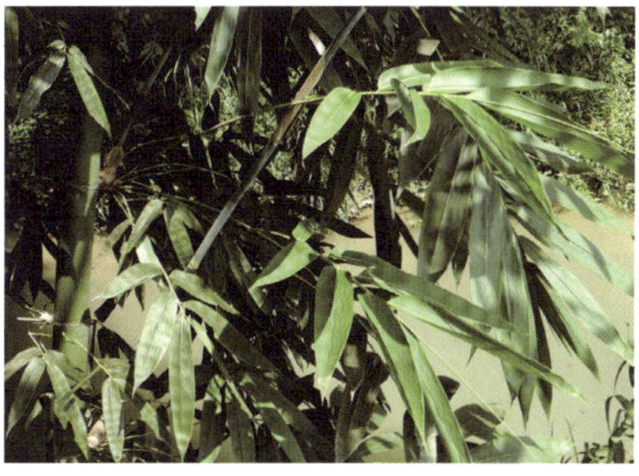

图 7　箬竹 *Indocalamus tessellatus*

【小结】

“箬”为禾本科植物箬竹*Indocalamus tessellatus*（Munro）Keng f.。其叶为常用之物，俗称粽叶，但入药甚少。

15-47 芦

【品图】

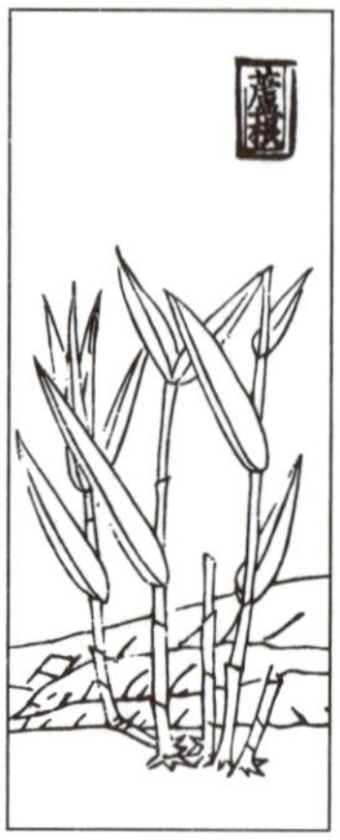

图 1 图经（大）·芦根

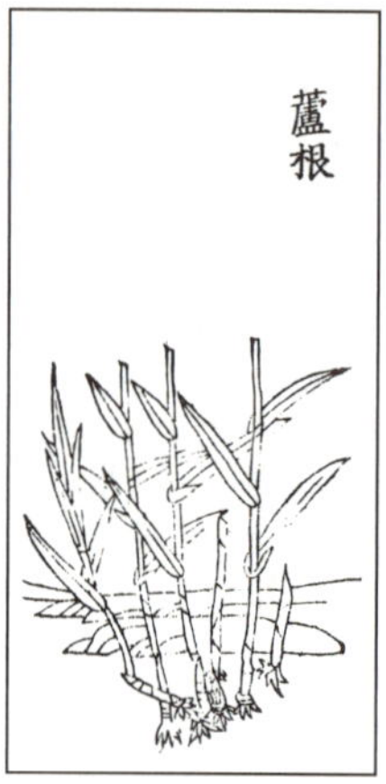

图 2 图经（政）·芦根

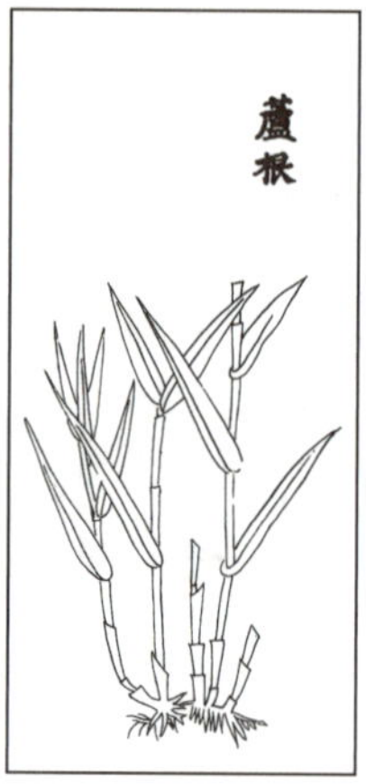

图 3 图经（绍）·芦根

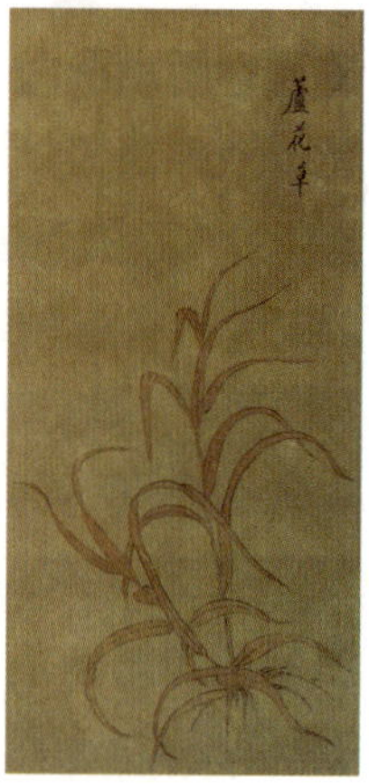

图 4 履巉岩·芦花草

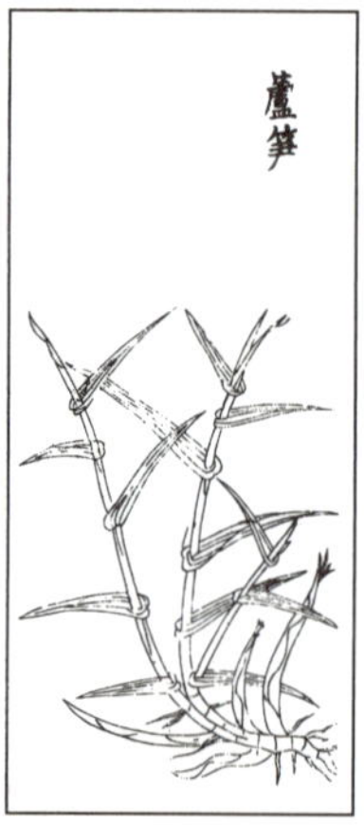

图 5 救荒·芦笋

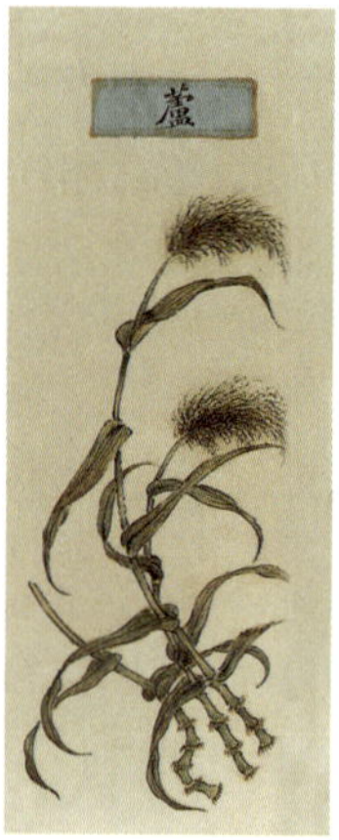

图 6 品汇·芦

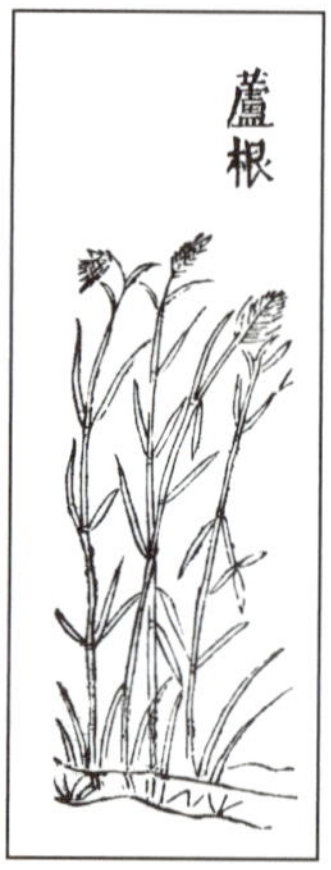

图 7 蒙筌·芦根

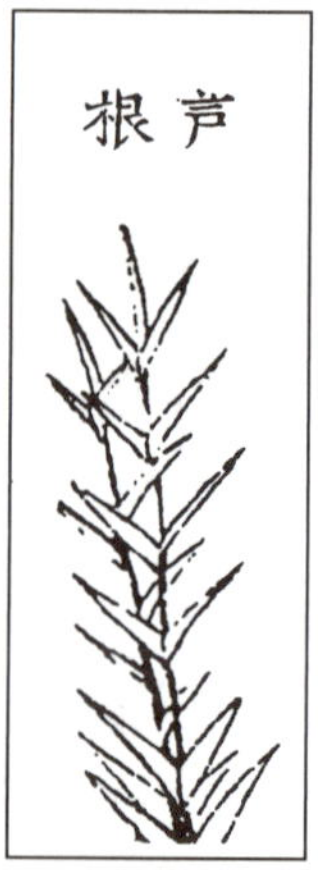

图 8 太乙·芦根

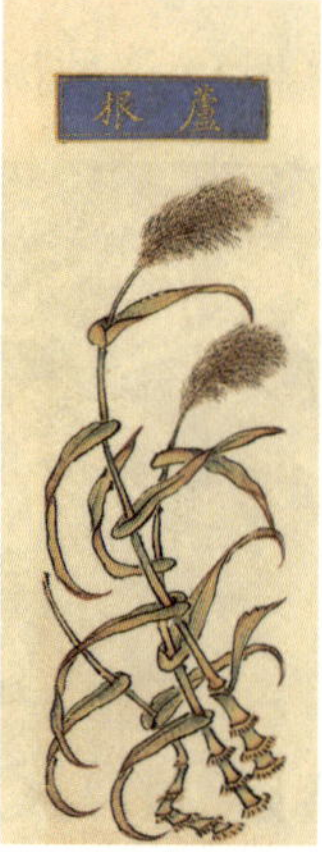

图 9 雷公·芦根

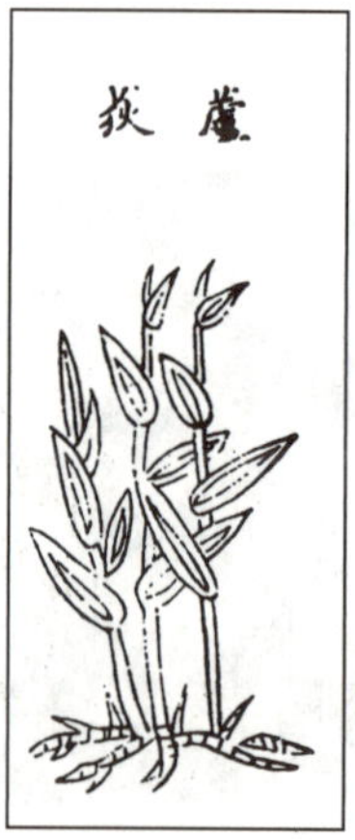

图 10 纲目（金）·芦荻

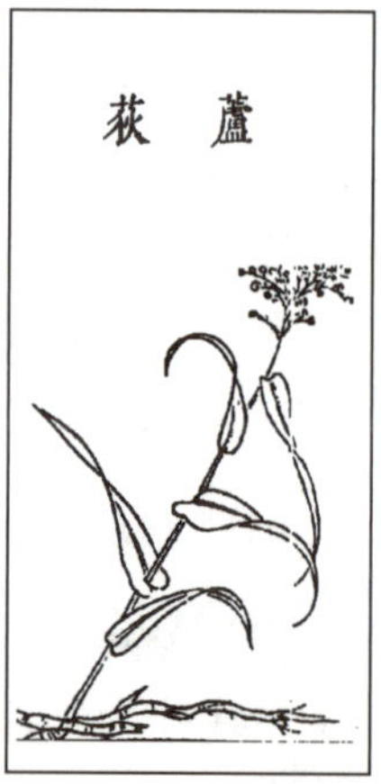

图 11 纲目（钱）·芦荻

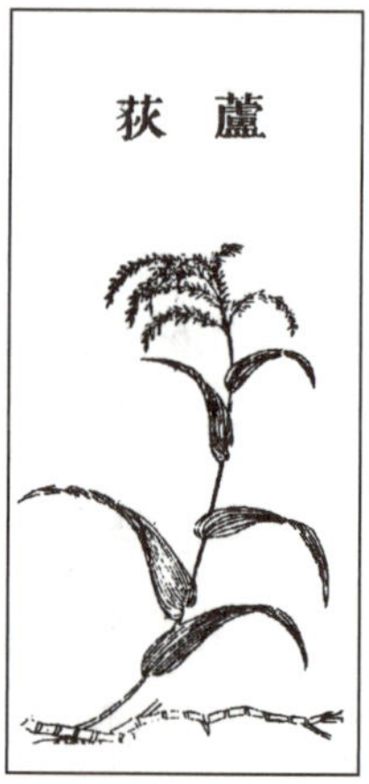

图 12 纲目（张）·芦荻

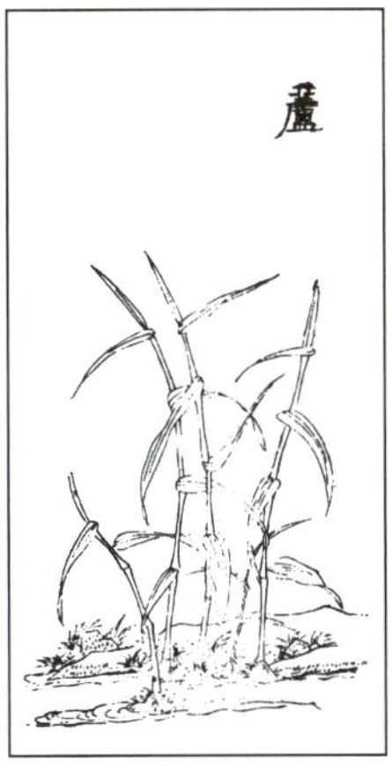

图 13　三才・芦

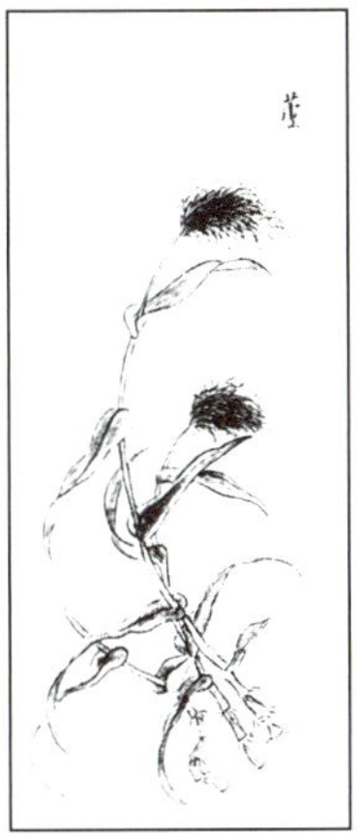

图 14　金石・芦

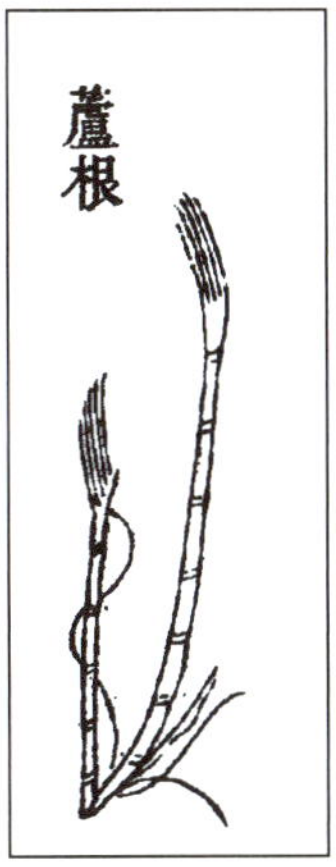

图 15　本草汇・芦根

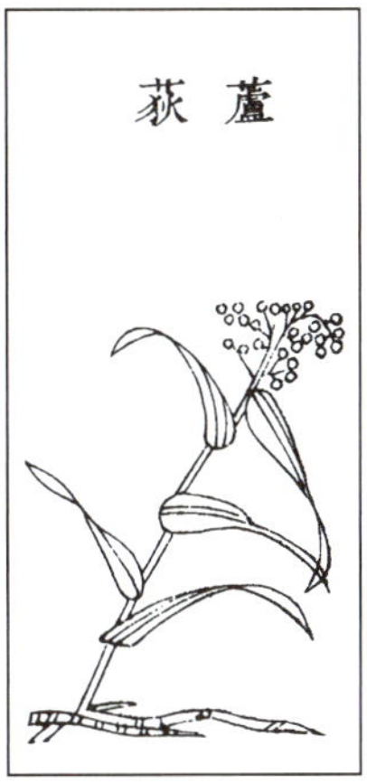

图 16　备要・芦荻

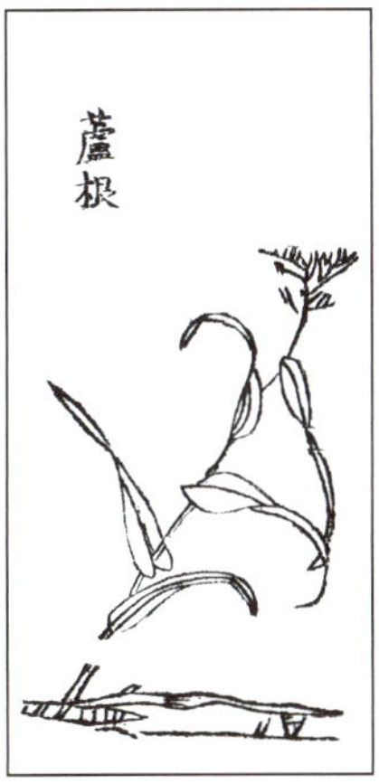

图 17　求真・芦根

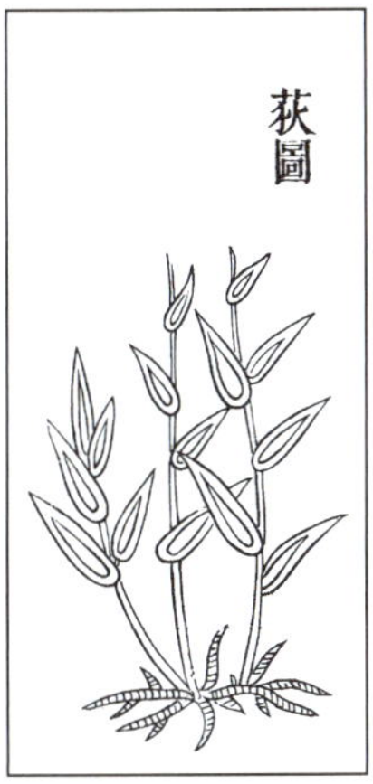

图 18　草木典・荻图

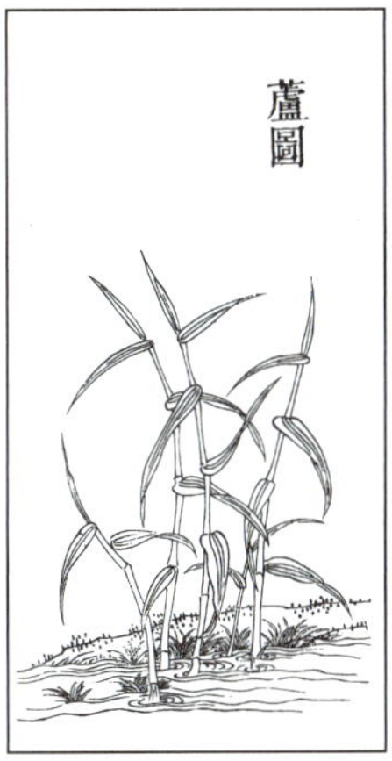

图 19　草木典・芦图

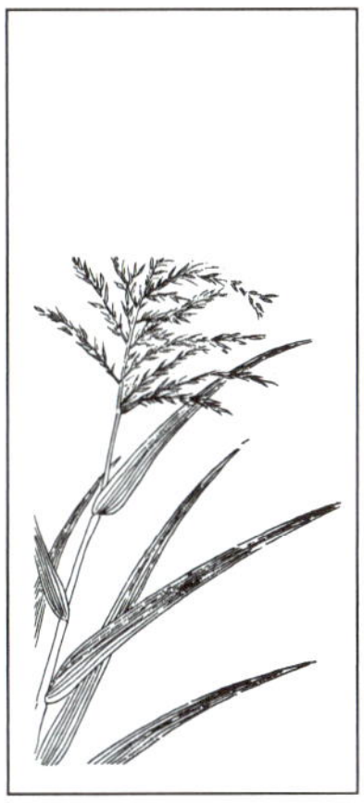

图 20　图考・芦

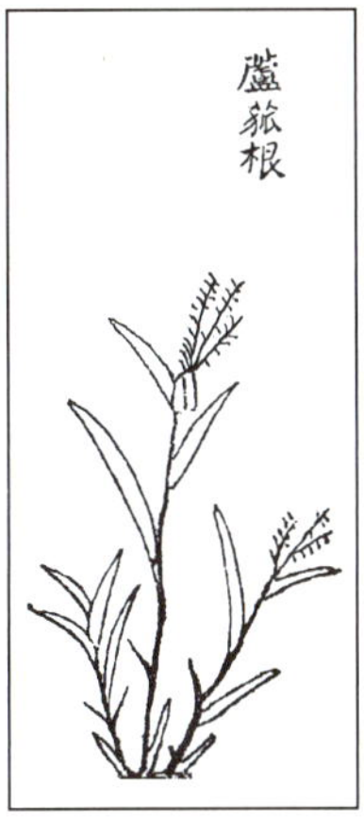

图 21　便方・芦菰根

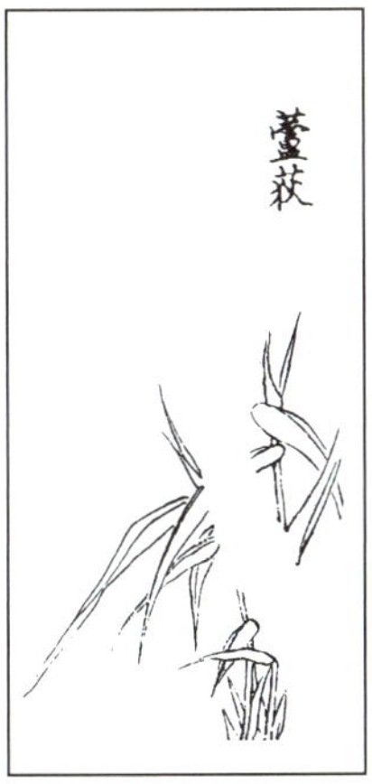

图 22　图说・芦荻

本品22图，取自21书，其中4幅彩图。有承继关系的图可分4书类。

《本草图经》：该书的“芦根”图分别存于《大观》（图1）、《政和》（图2）、《绍兴》（图3）。此三传本药图基本一致。今以《政和》图2为《图经》图的代表。仿绘该图的有《三才图会》“芦”（图13）。《古今图书集成・草木典》“芦图”（图19）又仿绘《三才图会》图13。

《本草品汇精要》：该书“芦”（图6）仿绘者有《补遗雷公炮制便览》“芦根”

（图9）、《金石昆虫草木状》“芦”（图14）。

《本草纲目》（金陵本）：该书“芦荻”（图10）的仿绘者有《古今图书集成·草木典》“荻图”（图18）。

《本草纲目》（钱本）：该书“芦荻”（图11）的仿绘者有《纲目》张本“芦荻”（图12），该本的横走根茎、构图仿绘图11，但花序及叶脉则仿绘自《植物名实图考》“芦”（图20）。另《本草备要》“芦荻”（图16）、《本草求真》“芦根”（图17）亦仿绘《纲目》钱本图11。

以上22图中，除外10幅仿绘图，原创图尚有12幅（图2、4、5、6、7、8、10、11、15、20、21、22），详见下“鉴药”项。

【文录】

梁《本草经集注》（见《证类》卷11“芦根”） 陶隐居云：当掘取甘辛者，其露出及浮水中者，并不堪用也。

唐《唐本草》（同上）《唐本》注：此草根……其花名蓬蕽（音农）。

后蜀《蜀本草》（同上）《唐本馀》：生下湿地。茎、叶似竹，花若荻花，二月、八月采根，日干用之。

宋《本草图经》（同上）《图经》曰：芦根，旧不载所出州土，今在处有之，生下湿陂泽中。其状都似竹，而叶抱茎生，无枝。花白作穗若茅花。根亦若竹根而节疏。二月、八月采，日干。用之当极取水底甘辛者，其露出及浮水中者，并不堪用。谨按《尔雅》谓：芦根为葭华。郭璞云：芦，苇也，苇即芦之成者。谓蒹为薕（与廉同），蒹似萑（音桓）而细长，高数尺，江东人呼为薕。蔏（与荻同）者谓菼（他敢切），为薍（五患切）。薍似苇而小中实，江东呼为乌蓲（音丘）者，或谓之荻。荻至秋坚成，即谓之萑，其华皆名苕（徙雕切），其萌笋皆名虇（音绻）。若然，所谓芦苇，通一物也。所谓薕，今作蒹者是也。所谓菼，人以当新爨者是也。今人罕能别蒹菼与芦苇。又北人以苇与芦为二物。水傍下温所生者皆名苇；其细不及指，人家池圃所植者为芦。其秆差大，深碧色者，谓之碧芦，亦难得。然则本草所用芦，今北地谓苇者，皆可通用也。

明《救荒本草》卷上“芦笋” 其苗名苇子草。《本草》有芦根。《尔雅》谓之葭華。生下湿陂泽中。其状都似竹，但差小，而叶抱茎生，无枝叉，花白作穗如茅花；根如竹根，亦差小而节疏，露出浮水者不堪用。

明《本草纲目》卷15“芦” 【释名】苇（音伟）、葭（音加）。花名蓬蕽（《唐本》），笋名虇（音拳）。【时珍曰】按毛苌《诗疏》云：苇之初生曰葭，未秀曰芦，长成曰苇。苇者，伟大也。芦者，色卢黑也。葭者，嘉美也。【集解】【时珍曰】芦有数种：其长丈许中空皮薄色白者，葭也，芦也，苇也。短小于苇而中空皮厚色青苍者，菼也，蒹也，荻也，萑也。其最短小而中实者蒹也，薕也。皆以初生、已成得名。其身皆如竹，其叶皆长如箬叶，其根入药，性味皆同。其未解叶者，古谓之紫萚。

清《植物名实图考》卷14“芦” 芦，《别录》下品。《梦溪笔谈》以为芦、苇是一物，药中宜用芦，无用荻理，然今江南之荻，通呼为芦，俗方殆无别也。毛晋《诗疏广要》引证颇核，附以备考。

【鉴药】

“芦根”首出《名医别录》。《尔雅》（郭璞注）：“葭，芦（苇也）”。李时珍以“芦”为名，又并入《本草拾遗》“江中采出芦”。且释名曰：“苇之初生曰葭，未秀曰芦，长成曰苇。苇者，伟大也。芦者，色卢黑也。”为古今常用清肺胃热，止呕除烦药。

芦苇是常见植物，所以见于本草的形态描述反而相对要晚一些。《蜀本草》云：“生下湿地。茎、叶似竹，花若荻花。”宋《本草图经》云：“今在处有之，生下湿陂泽中。其状都似竹，而叶抱茎生，无枝。花白作穗若茅花。根亦若竹根而节疏……用之当极取水底甘辛者，其露出及浮水中者，并不堪用。”此外还介绍了芦苇在不同地区、不同生长期、不同部位的不同称呼（参上“文录”），最后结论是：“本草所用芦，今北地谓苇者，皆可通用。”李时珍将前人各种名称又再加以整理，比《图经》所言更加明晰（参上“文录”）。清·吴其濬还提示：“《梦溪笔谈》以为芦、苇是一物，药中宜用芦，无用荻理，然今江南之荻，通呼为芦，俗方殆无别也。”也就是说，芦、苇、荻从药用的角度来看，都是一物，无须区分。以上所言的芦、苇、荻，即今禾本科芦苇属植物芦苇*Phragmites communis* Trin.［*P. australis*（Cav.）Trin.］。由于本品极为常见，因此具有绘画基础的人往往喜欢施展技艺按自己所见绘图，故原创图较多。

1.**《本草图经》**：该书“芦根”（图2）为水际生长的植物，根茎相连，有节，叶宽大披针形，基部抱茎。虽未绘花序，但顶端均作人工截断样，示意植株高大，图中无法容纳。此图所示当为禾本科植物芦苇*P. communis*。

2.**《履巉岩本草》**：该书“芦花草”（图4）所绘根部为须根，未绘花序，但其他部分皆似芦苇*P. communis*。

3.**《救荒本草》**：该书“芦笋”（图5）的根茎、芦笋、茎叶形状皆为芦苇*P. communis*。但未绘花序。

4.**《本草品汇精要》**：该书“芦”（图6）为新绘图，绘出了大型密集的花序，但过于浓密，以至于近似穗状。其茎、叶形状均为芦苇*P. communis*，但未绘根茎。

5.**《本草蒙筌》**：该书“芦根”（图7）近似《图经》图2，但茎端增绘圆锥花序，是新创意。根部似乎采用了水线上下表现法，可能是示意用水下之根茎。该书以仿绘图居多，此图别出创意，是为例外。

6.**《太乙仙制本草药性大全》**：该书“芦根”（图8）绘两株具对生剑形叶的植物，

此图拙劣，不能反映芦苇的特点。

7.《本草纲目》(金陵本)：该书“芦荻”(图10)可见有参考《图经》图2之处，但其绘出了横走发达的根茎，上有数个嫩笋，是本图的新创意。叶脉形状独异，无特别意义。

8.《本草纲目》(钱本)：该书“芦荻”(图11)为全新绘图，根茎、茎叶、花序均与芦苇*P. communis*相符。

9.《本草汇》：该书“芦根”(图15)似乎应该顺时针转90度,此当为根茎的特写。有可能是截取《纲目》钱本图11的根茎，再略加变更而成。

10.《植物名实图考》：该书“芦”(图20)截取芦苇的上半部，着力描绘了其圆锥花序，是古代药图中芦苇*P. communis*花序最准确者。

11.《草木便方》：该书“芦菰根”(图21)图形简略，但其花序、茎叶突出了芦苇*P. communis*的特点。

12.《本草简明图说》：该书“芦荻”(图22)与其他植物合绘在一页，未能较好表现芦苇的特征。

【小结】

“芦”在古代名称甚多，不同的地区、生长期、部位有不同的名称。其中芦、苇、荻均为同种植物，即禾本科植物芦苇*Phragmites communis* Trin.。药用根茎，为古今常用药。多数本草图能反映本品的主要特征。

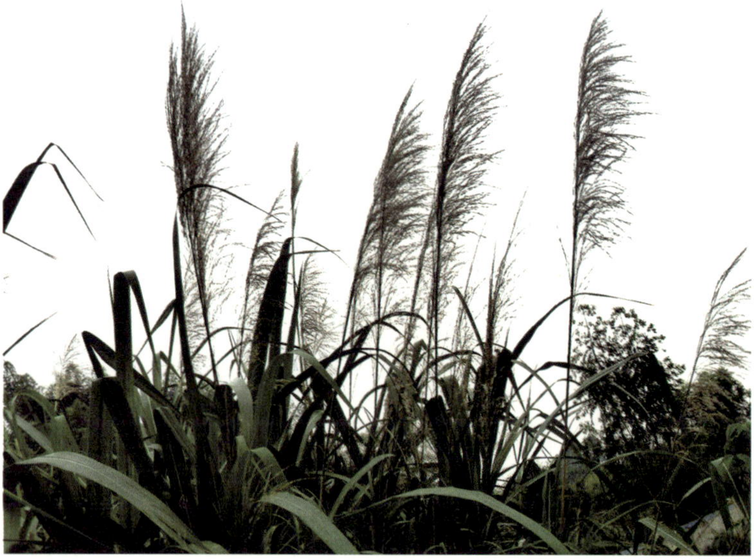

图 23　芦 *Phragmites communis* Trin.

15-48 甘蕉

【品图】

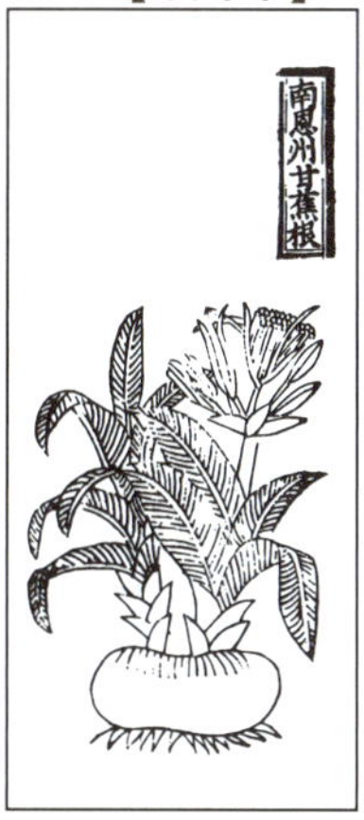

图1 图经（大）·南恩州甘蕉根

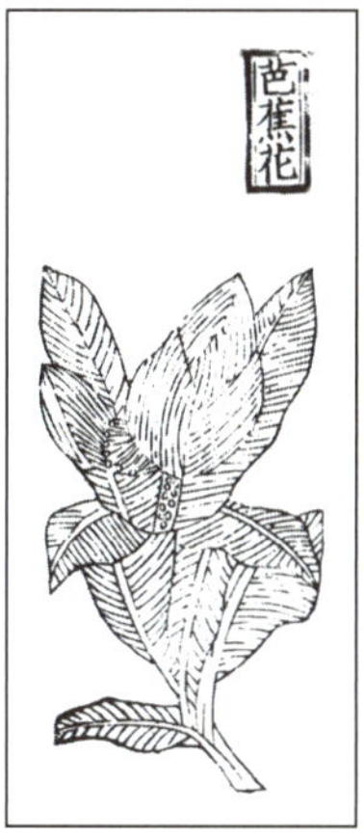

图2 图经（大）·芭蕉花

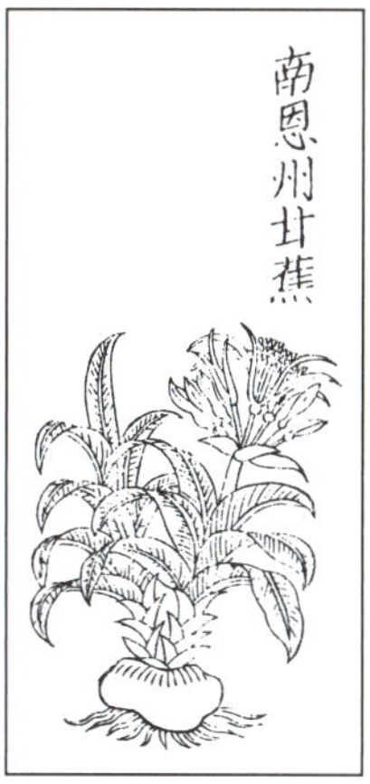

图3 图经（政）·南恩州甘蕉

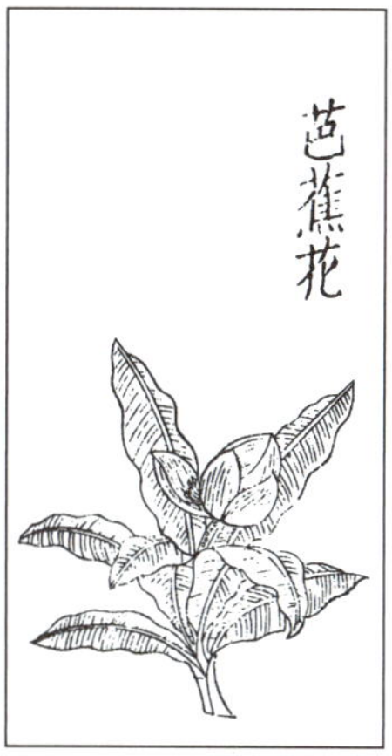

图4 图经（政）·芭蕉花

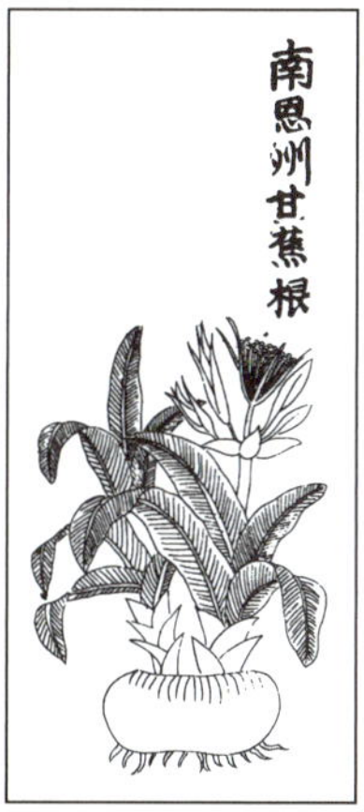

图5 图经（绍）·南恩州甘蕉根

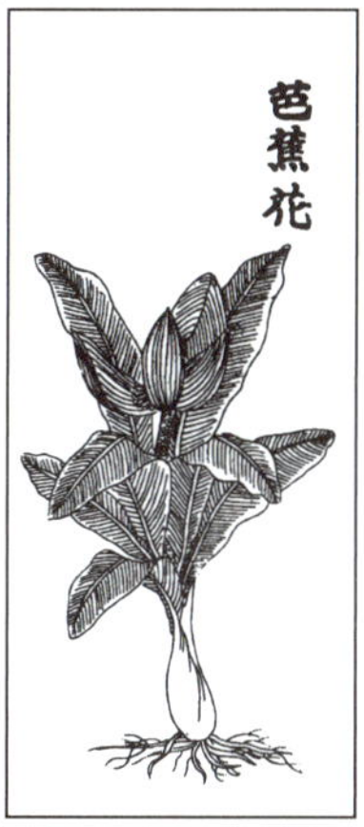

图6 图经（绍）·芭蕉花

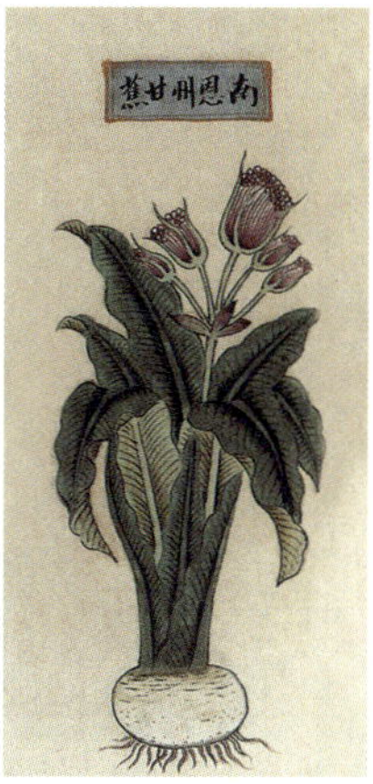

图7 品汇·南恩州甘蕉

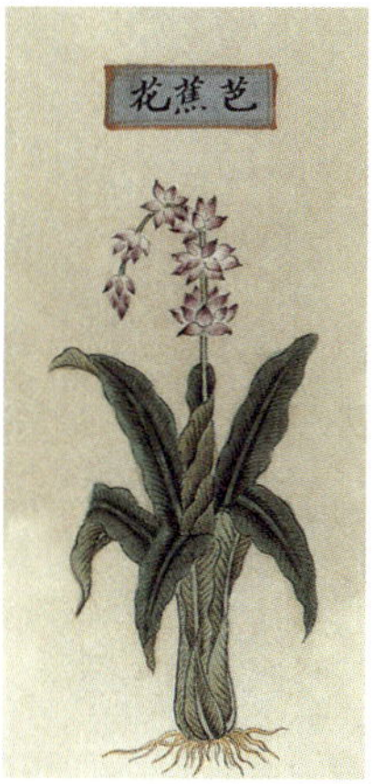

图8 品汇·芭蕉花

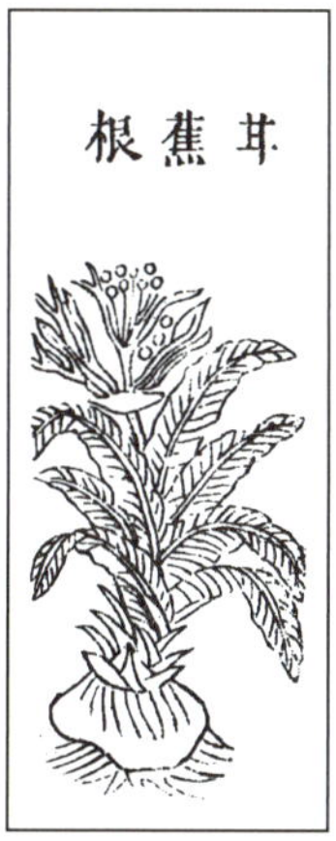

图9 蒙筌·甘蕉根

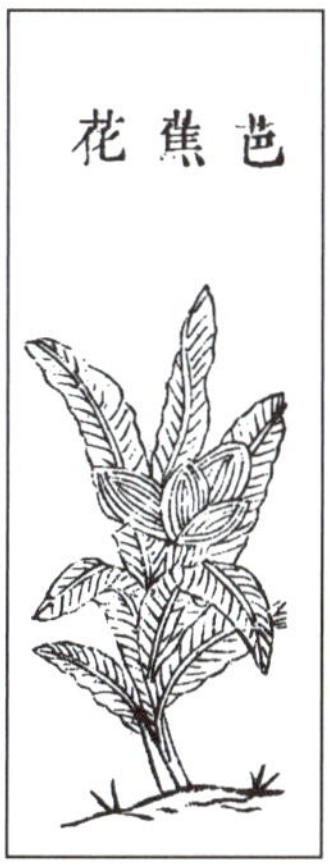

图10 蒙筌·芭蕉花

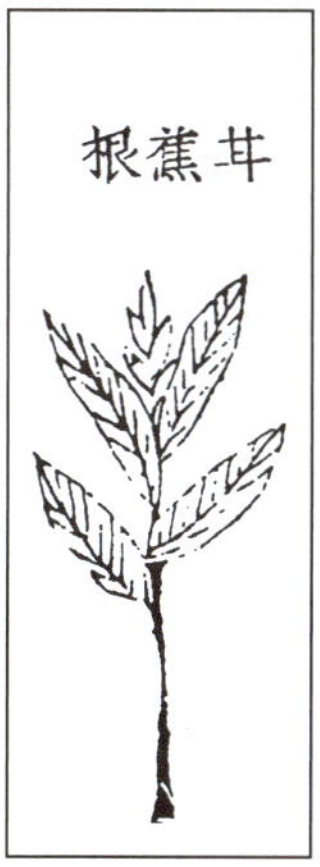

图11 太乙·甘蕉根

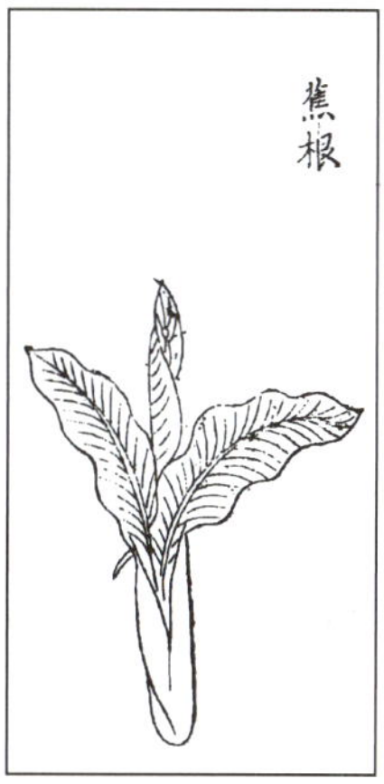

图12 茹草·蕉根

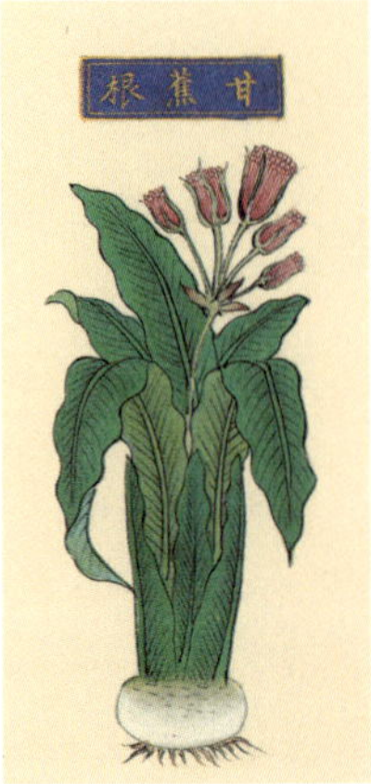

图 13 雷公·甘蕉根

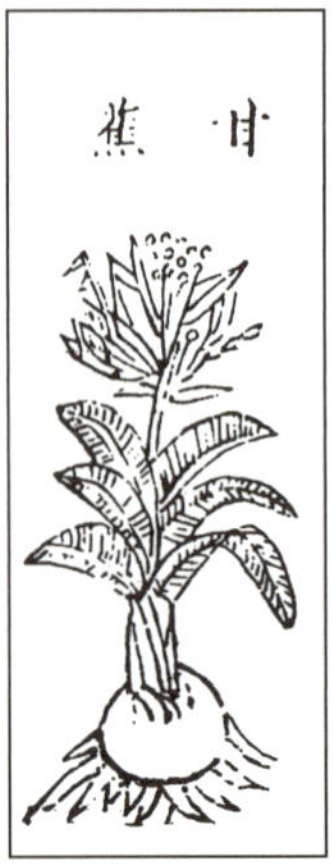

图 14 纲目（金）·甘蕉

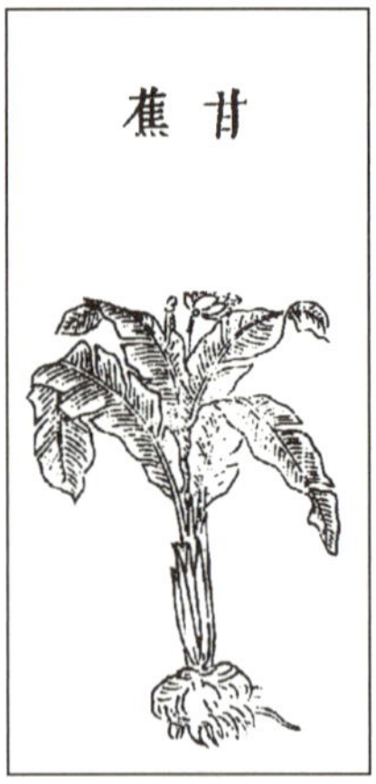

图 15 纲目（钱）·甘蕉

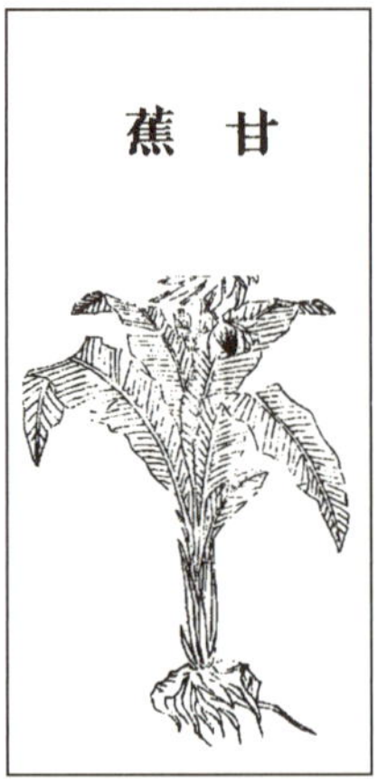

图 16 纲目（张）·甘蕉

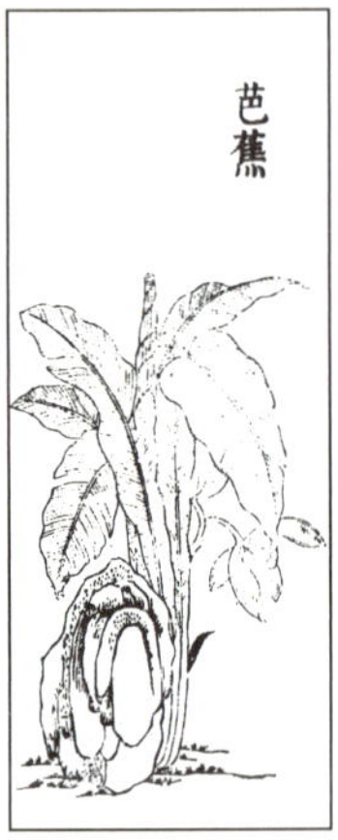

图 17 三才·芭蕉

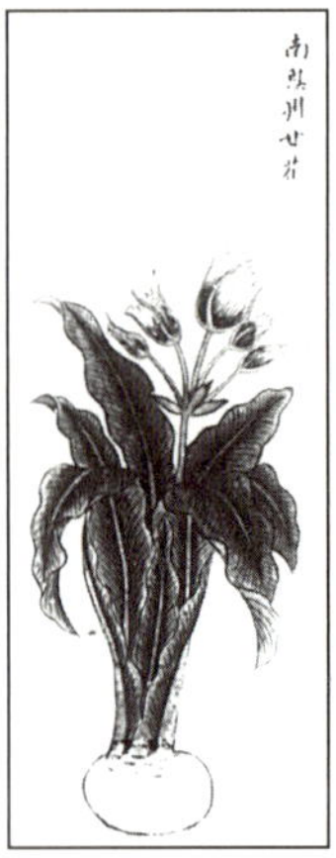

图 18 金石·南恩州甘蕉

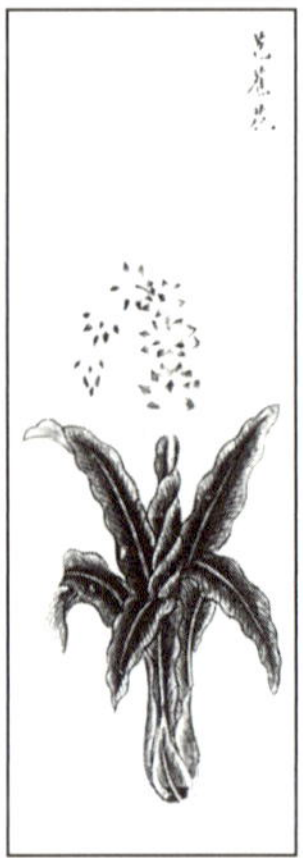

图 19 金石·芭蕉花

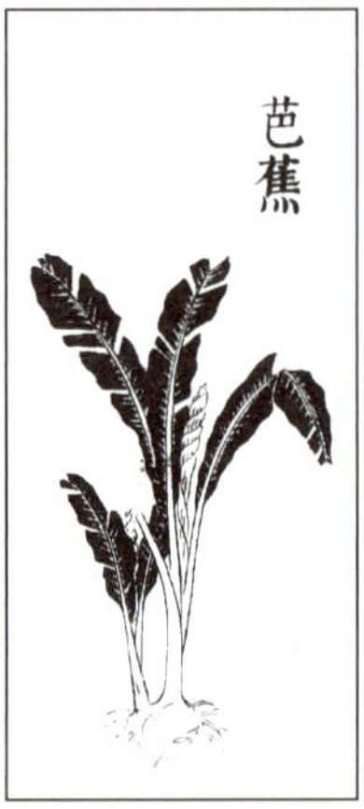

图 20 博录·芭蕉

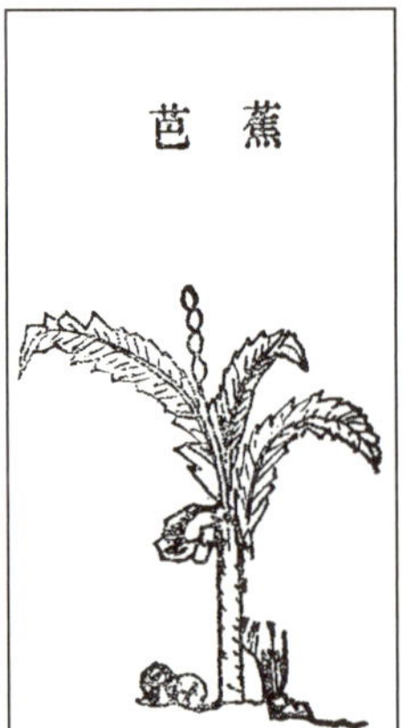

图 21 野谱补·芭蕉

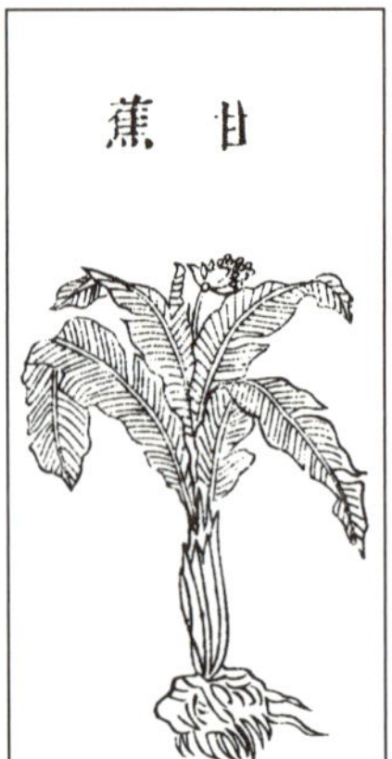

图 22 类纂·甘蕉

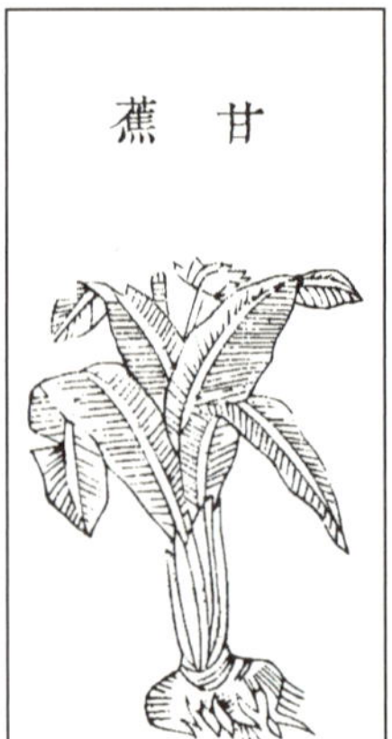

图 23 备要·甘蕉

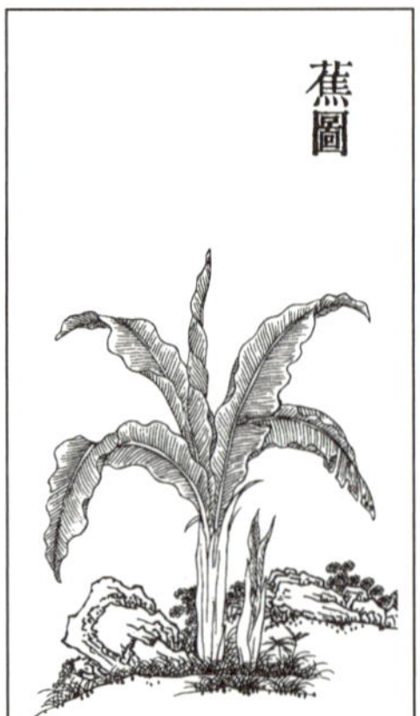

图 24 草木典·蕉图

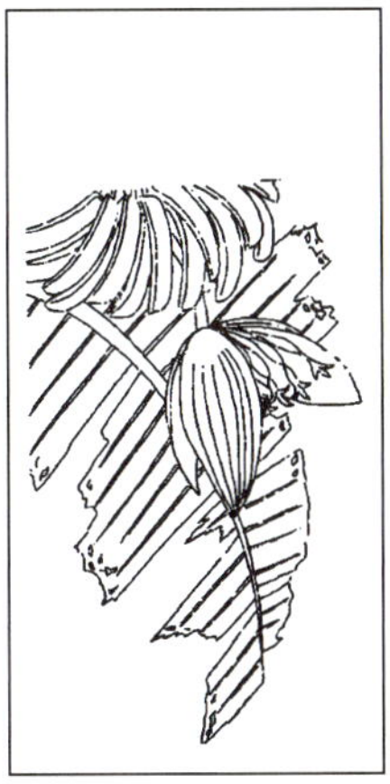

图 25　图考·甘蕉

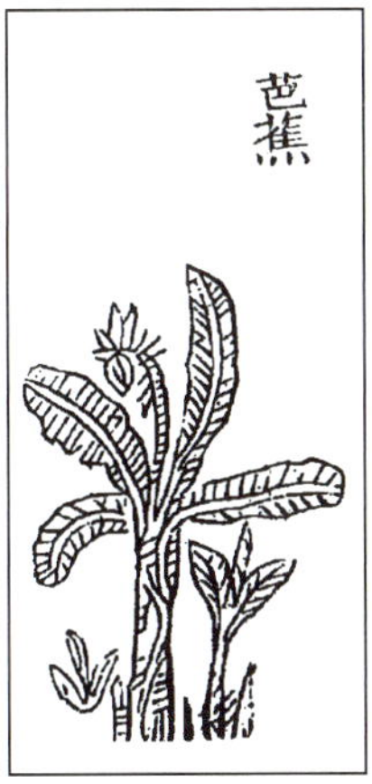

图 26　便方·芭蕉

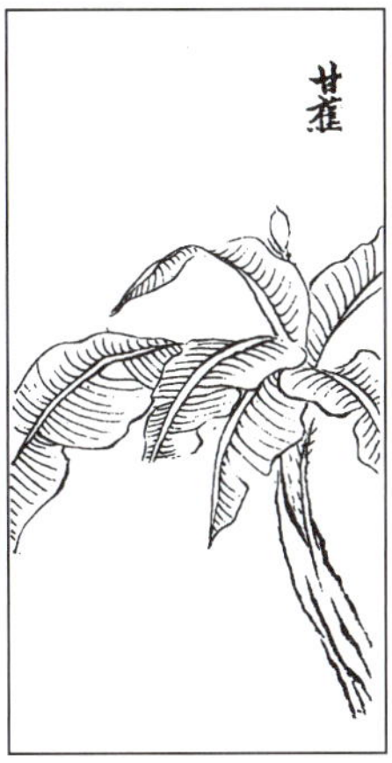

图 27　图说·甘蕉

本品27图，取自21书，其中5幅彩图。有承继关系的图可分4个书类。

《本草图经》：该书的“南恩州甘蕉”“芭蕉花”图分别存于《大观》(图1、2)、《政和》(图3、4)、《绍兴》(图5、6)。此三传本药图基本一致。今以《政和》图3、图4为《图经》图的代表。

仿绘《图经》“南恩州甘蕉”(图3)的彩色图有：《本草品汇精要》图7，其构图大体同《图经》图3，但将原两枝缩减为一枝，花序大加敷色美化，形色均与实物相差甚大。其叶片则似乎参照实物予以修饰，叶基部完全不同于图3。此后仿绘《品汇》图7的有《补遗雷公炮制便览》“甘蕉根”(图13)、《金石昆虫草木状》同名图(图18)。仿绘《图经》“南恩州甘蕉”(图3)的墨线图有：《本草蒙筌》“甘蕉根”(图9)，但合并原图两枝为一枝。有所简略。《纲目》金陵本“甘蕉”(图14)亦减去左侧一枝，花序叶基部亦有改变，但大体仍同《图经》图3。另仿绘《图经》“芭蕉花”(图4)的有《本草蒙筌》图10(另增土地背景)。

《本草品汇精要》：该书“芭蕉花”(图8)完全属于新绘，其仿绘者有《金石昆虫草木状》图19。

《本草纲目》(钱本)：该书“甘蕉”(图15)的仿绘图有《纲目》张本图16，但此图地上叶片等仿绘图15，花序、果实却仿绘了《植物名实图考》图25，另根部也将原球茎状改为分枝根。完全仿绘钱本图15的有《本草纲目类纂必读》图22、《本草备要》图23。

《三才图会》：该书“芭蕉”(图17)很难看出仿他人图，可能是画士新绘，其蕉叶生长的姿态，中心叶卷曲，右下侧的大花，均表明此有新创意。仿绘此图的有《古今图书集成·草木典》“蕉图”(图24)，但此图未绘花，增绘一刚冒芽的新植株。

以上27图中，除外15幅仿绘图，原创图尚有12幅(图3、4、8、11、12、15、17、20、21、25、26、27)，详见下“鉴药”项。

【文录】

梁《本草经集注》（见《证类》卷11“甘蕉根”） 陶隐居云：本出广州，今都下、东间并有。根、叶无异，惟子不堪食尔。

唐《唐本草》（同上）《唐本》注云：岭南者子大，味甘，冷，不益人。北间但有花汁无实。

后蜀《蜀本草》（同上）《蜀本》:《图经》云：俗为芭蕉，多生江南，叶长丈许，阔二尺余，茎虚软，根可生用，不入方药。

宋《本草图经》（同上）《图经》曰：今出二广、闽中、川蜀者有花，闽、广者实极美，可啖。他处虽多，而作花者亦少，近岁都下，往往种之甚盛，皆芭蕉也。蕉类亦多，此云甘蕉，乃是有子者，叶大抵与芭蕉相类但其卷心中抽秆作花，初生大萼，如倒垂菡萏，有十数层，层皆作瓣，渐大则花出瓣中，极繁盛。红者如火炬，谓之红蕉。白者如蜡色，谓之水蕉。其花大类象牙，故谓之牙蕉。其实亦有青、黄之别，品类亦多，食之大甘美。亦可暴干寄远，北土得之，以为珍果。闽人灰理其皮，令锡滑绩，以为布，如古之锡衰焉。

宋《本草衍义》卷12“芭蕉” 三年已上，即有花自心中出，一茎止一花，全如莲花。叶亦相似，但其色微黄绿，从下脱叶。花心但向上生，常如莲样，然未尝见其花心，剖而视之亦无蕊，悉是叶。但花头常下垂，每一朵，自中夏开，直到中秋后方尽。凡三叶开则三叶脱落。

明《本草蒙筌》卷2“甘蕉根” 种类不一，地产亦殊。川蜀者作花，大萼堪观。（卷叶中抽干作花，初生大萼，如倒垂菡萏。）闽广者结实，极美可啖。他处虽有，花实俱无。近岁都下往往种之，并系芭蕉茎叶颇同，实非其一种也。此指有子者为是，须待立秋后采根。

明《本草纲目》卷15“甘蕉”【释名】天苴（《史记注》）、芭苴。【时珍曰】按陆佃《埤雅》云：蕉不落叶，一叶舒则一叶焦，故谓之蕉。俗谓干物为巴，巴亦蕉意也。《稽圣赋》云：竹布实而根苦，蕉舒花而株槁。芭苴乃蕉之音转也。蜀人谓之天苴。曹叔雅《异物志》云：芭蕉结实，其皮赤如火，其肉甜如蜜，四五枚可饱人，而滋味常在牙齿间，故名甘蕉。【集解】【时珍曰】按万震《南州异物志》云：甘蕉即芭蕉，乃草类也。望之如树，株大者一围余。叶长丈许，广尺余至二尺。其茎虚软如芋，皆重皮相裹。根如芋魁，青色，大者如车毂。花着茎末，大如酒杯，形色如莲花。子各为房，实随花长，每花一阖，各有六子，先后相次，子不俱生，花不俱落也。蕉子凡三种，未熟时皆苦涩，熟时皆甜而脆，味如葡萄，可以疗饥。一种子大如拇指，长六七寸，锐似羊角，两两相抱者，名羊角蕉，剥其皮黄白色，味最甘美。一种子大如鸡卵，有类牛乳者，名牛乳蕉，味微减。一种子大如莲子，长四五寸，形正方者，味最弱也。并可蜜藏为果。又顾玠《海槎录》云：海南芭蕉常年开花结实，有二种。板蕉大而味淡，佛手蕉小而味甜，通呼为蕉子。不似江南者，花而不实。又范成大《虞衡志》云：南中芭蕉有数种。极大者凌冬不凋，中抽一条，长数尺，节节有花，花褪叶根有实，去皮取肉，软烂如绿柹，味极甘冷，四季恒实。土人以饲小儿，云去客热，谓之蕉子，又名牛蕉子。以梅汁渍，曝，压扁，味甘酸，有微霜，名芭蕉干。一种鸡蕉子，小于牛蕉，亦四季实。一种牙蕉子，小于鸡蕉，尤香嫩甘美，惟秋初结子。一种红蕉，叶瘦，类芦箬，花色正红，如榴花，日拆一两叶，其端有一点鲜绿可爱，春开至秋尽犹芳，俗名美人蕉。一种胆瓶蕉，根出土时肥饱，状如胆瓶也。又费信《星槎胜览》云：南番阿鲁诸国，无米谷，惟种芭蕉、椰子，取实代粮也。

清《植物名实图考》卷14“甘蕉” 甘蕉，《别录》下品。生岭北者开花，花苞有露极甘，通呼甘露。生岭南者有实，通呼蕉子，种类不一，具详《桂海虞衡志》诸书。

【鉴药】

“甘蕉根”首出《名医别录》。李时珍以“甘蕉”为名，且释名曰：“按陆佃《埤雅》云：蕉不落叶，一叶舒则一叶焦，故谓之蕉。俗谓干物为巴，巴亦蕉意也。”本草书言其果主要供食用，药用则以根与根茎为主。古医方书用得少，民间多用。

本品见于文献记载甚早。司马相如《子虚赋》提到的良果“巴苴”就是芭蕉。内地本草学家对栽培品种甘蕉的形态较少记载，多言其子（果实）的香甜。在讨论植物形态时，多用芭蕉一名。例如《齐民要术》引《异物志·芭蕉》云：其实“剥其皮，食其肉如饴蜜，甚美，食之四五枚可饱，而余滋味犹在齿牙间。一名甘蕉”。可见甘蕉、芭蕉同为一物。同有“蕉”名的美人蕉，见载于《本草纲目》。因此“甘蕉”之下，实际上涉及芭蕉（包括了甘蕉以及各种栽培品种）、美人蕉两类植物。

甘蕉（芭蕉）主要分布在岭南，岭北虽也可栽培，但一般难以结实，或结实亦不堪供食。故梁·陶隐居云：“出广州，今都下、东间并有。根、叶无异，惟子不堪食尔。”《唐本草》云：“岭南者子大……北间但有花汁无实。”唐本《图经》描述芭蕉：“多生江南，叶长丈许，阔二尺余，茎虚软。”宋《图经》曰：“今出二广、闽中、川蜀者有花，闽、广者实极美，可啖。他处虽多，而作花者亦少，近岁都下，往往种之其盛，皆芭蕉也。”以上皆提到能结实的芭蕉在二广、岭南、闽中。

对甘蕉（芭蕉）描述既早且详的是三国吴国万震的《南州异物志》（佚文见《御览》卷975）：“甘蕉，草类。望之如树，株大者一围余。叶长一丈，或七八尺，广尺余二尺许。花大如酒杯，形色如芙蓉，着茎末，百余。子大名为房，根似芋，块大者如车毂。实随华，每华一阖，各有六子，先后相次。子不俱生，花不俱落。”宋·寇宗奭云：“芭蕉，三年已上，即有花自心中出，一茎止一花，全如莲花。叶亦相似，但其色微黄绿，从下脱叶。花心但向上生，常如莲样，然未尝见其花心，剖而视之亦无蕊，悉是叶。但花头常下垂，每一朵，自中夏开，直到中秋后方尽。”根据以上或简或详的介绍，可知此即芭蕉科芭蕉属的芭蕉*Musa basjoo* Sieb. & Zucc.。

芭蕉的栽培品种甚多。《南州异物志》提到“羊角蕉”等三种，宋·苏颂提到的“牙焦”等种，李时珍又补充引录了“板蕉”“佛手蕉”“牛蕉子”“鸡蕉子”“牙蕉子”等(参上“文录”)。今芭蕉科的大蕉*Musa sapientum* L.就是其中的栽培品之一。另时珍提到“一种红蕉，叶瘦，类芦箬，花色正红，如榴花，日拆一两叶，其端有一点鲜绿可爱，春开至秋尽犹芳，俗名美人蕉。”此即美人蕉科美人蕉属植物美人蕉*Canna indica* L.。此乃观赏植物，根茎亦入药。

芭蕉虽是众所周知的植物，但要准确绘出其图形亦非易事。

1.**《本草图经》**:该书“南恩州甘蕉根”(图3)根茎粗大如球，主脉粗大，侧面平行，花序顶生，虽然其形过于局促，但基本具备了芭蕉*M. basjoo* 的特征。“芭蕉花”(图4)仅绘一花，形如莲花，其叶如图3，此为芭蕉*M. basjoo*花的特写。

2.**《本草品汇精要》**:该书“芭蕉花”(图8)为新绘图，其叶片直立而长，花序如穗，花如莲花。但花开一般不同时开出数层，而是先后相次。此可能是画士凭想象绘成。总体仍可知所绘植物为芭蕉*M. basjoo*。

3.**《太乙仙制本草药性大全》**:该书“甘蕉根”(图11)长叶，顶花，但有独茎，无法视为芭蕉。

4.**《茹草编》**:该书“蕉根”(图12)绘长叶及叶鞘包裹形成假茎，此与芭蕉*M. basjoo*相符。

5.**《本草纲目》(钱本)**:该书“甘蕉”(图15)的蕉叶明显参照实物写生。其花序描绘着力较少，但仍可知此图所绘为芭蕉*M. basjoo*。

6.**《三才图会》**:该书“芭蕉”(图17)亦似写生，叶片描绘生动，右侧有大花，虽略夸张，但形态准确，可知为芭蕉*M. basjoo*。

7.**《野菜博录》**:该书“芭蕉”(图20)叶片阴刻，形态准确生动，乃芭蕉*M. basjoo*也。

8.**《救荒野谱补遗》**:该书“芭蕉”(图21)叶片上部尚如芭蕉,但茎粗大,雄花、雌花不在一束，叶聚生茎顶，此又颇似棕榈科的植物。故此图不能反映芭蕉特征。

9.**《植物名实图考》**:该书“甘蕉”(图25)仅绘一叶、一花、数果，颇能表现芭蕉*M. basjoo*特征。

10.**《草木便方》**:该书“芭蕉”(图26)虽然简陋，但植株、叶片的特征，顶生花序，无一不突出芭蕉*M. basjoo*特征。左下尚有甘蕉3只。

11.**《本草简明图说》**:该书“甘蕉”(图27)所绘亦为芭蕉*M. basjoo*。叶形描绘生动，颇有质感。

【小结】

"甘蕉"汉代即为佳果。《名医别录》以其根与根茎入药。甘蕉即芭蕉，其果俗称香蕉，栽培品种甚多，原植物即芭蕉科植物芭蕉*Musa basjoo* Sieb. & Zucc.。江南虽可生长，但唯闽、广者可结实。本草图多数能表现芭蕉的特性。李时珍提及美人蕉，乃美人蕉科植物美人蕉*Canna indica* L.。主要作观赏用。

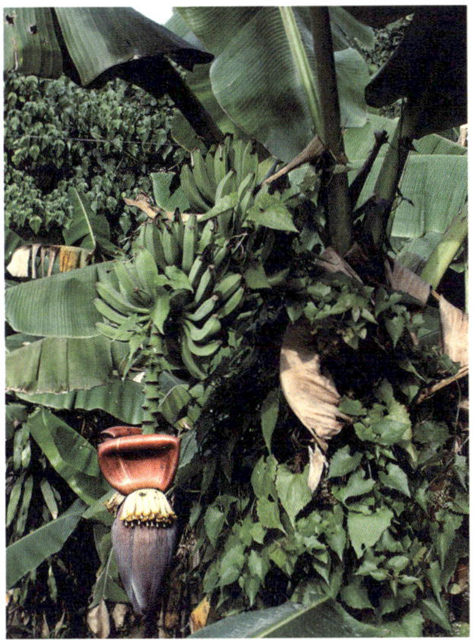

图 28　芭蕉 *Musa basjoo*

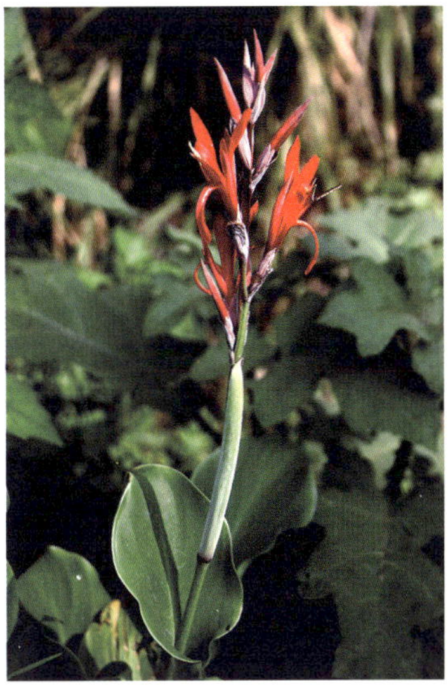

图 29　美人蕉 *Canna indica*

15-49　蘘荷

【品图】

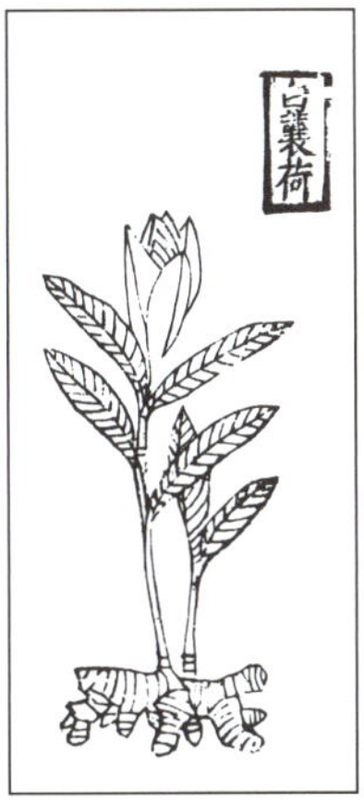

图 1　图经（大）· 白蘘荷

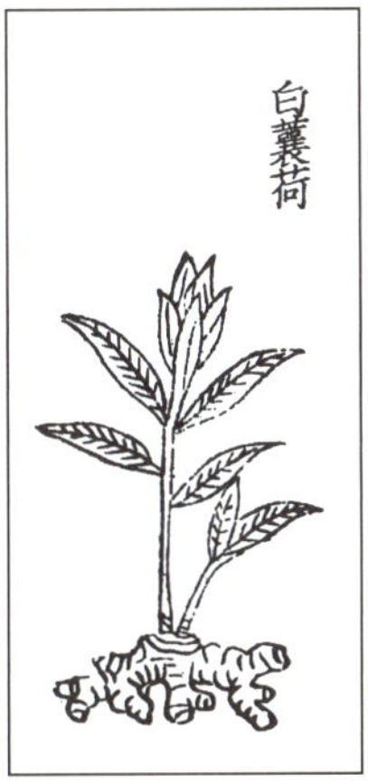

图 2　图经（政）· 白蘘荷

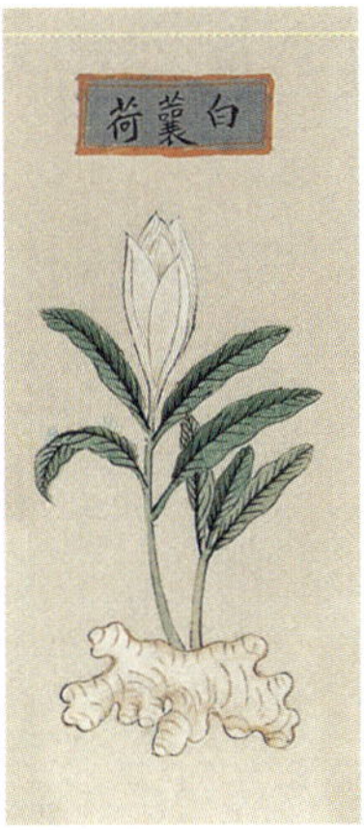

图 3　品汇 · 白蘘荷

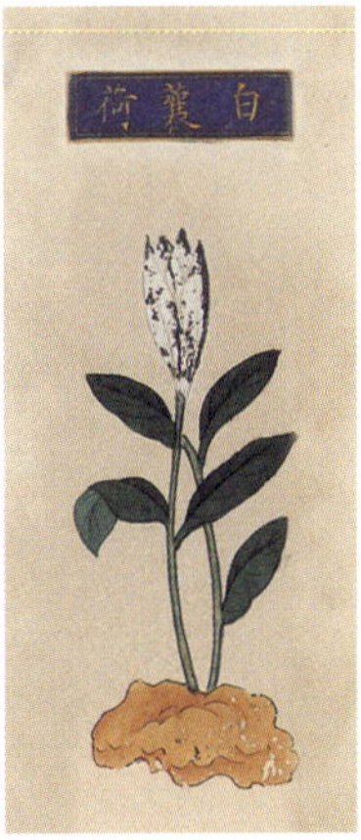

图 4　食物 · 白蘘荷

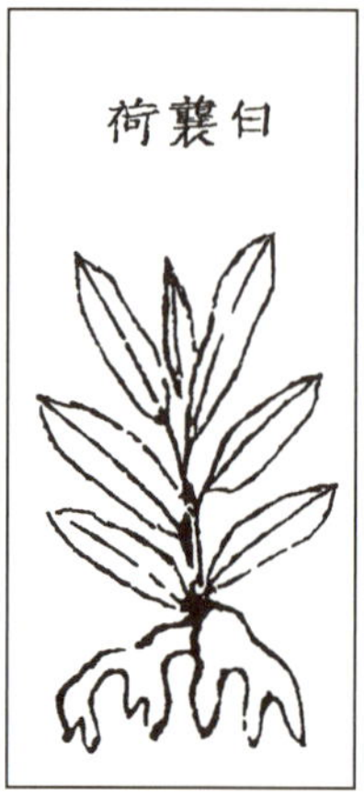

图5　太乙·白蘘荷

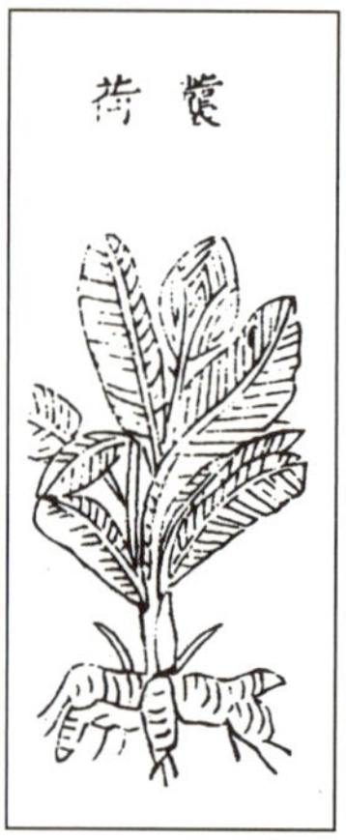

图6　纲目（金）·蘘荷

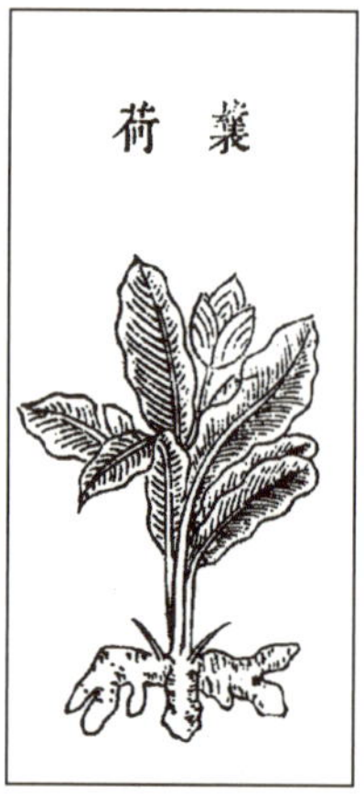

图7　纲目（钱）·蘘荷

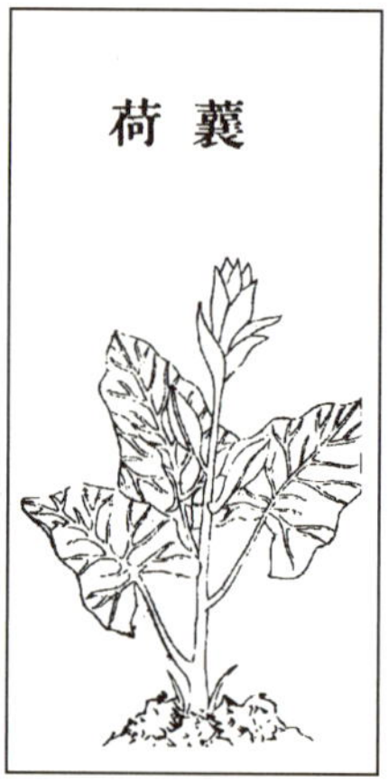

图8　纲目（张）·蘘荷

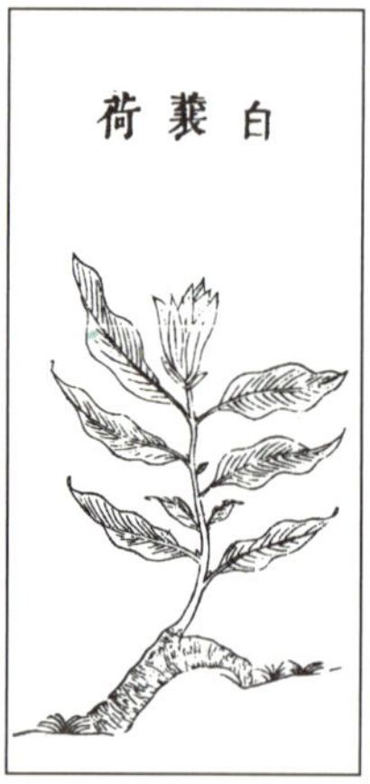

图9　三才·白蘘荷

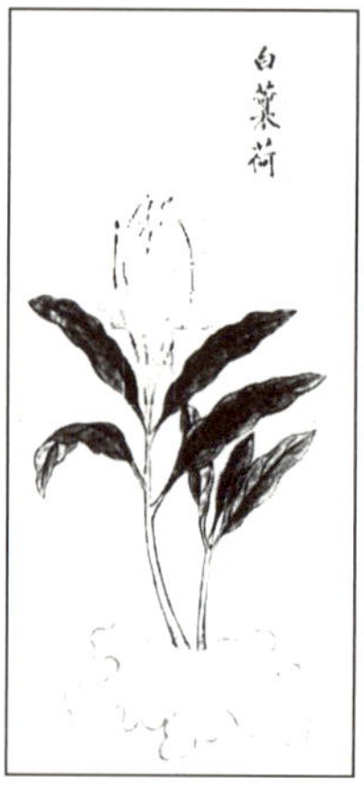

图10　金石·白蘘荷

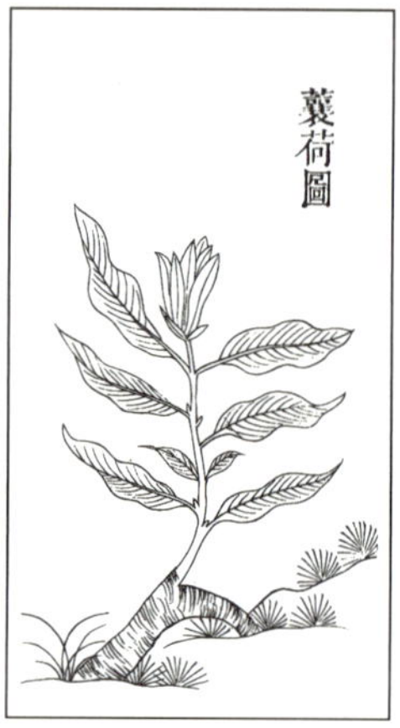

图11　草木典·蘘荷图

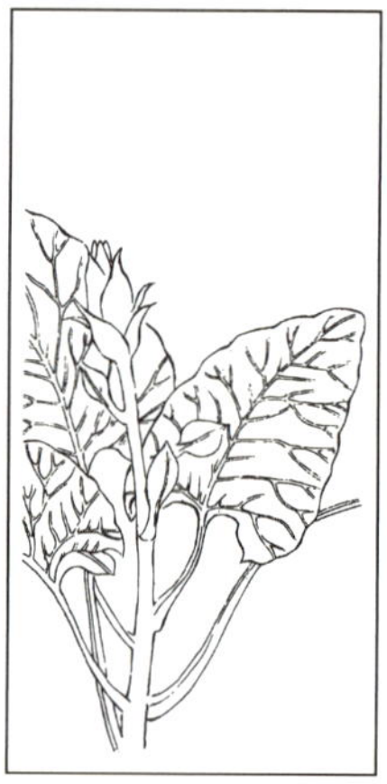

图12　图考·蘘荷

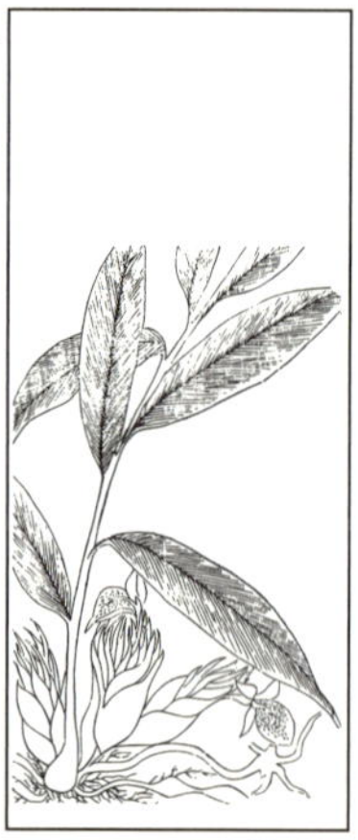

图13　图考·阳藿

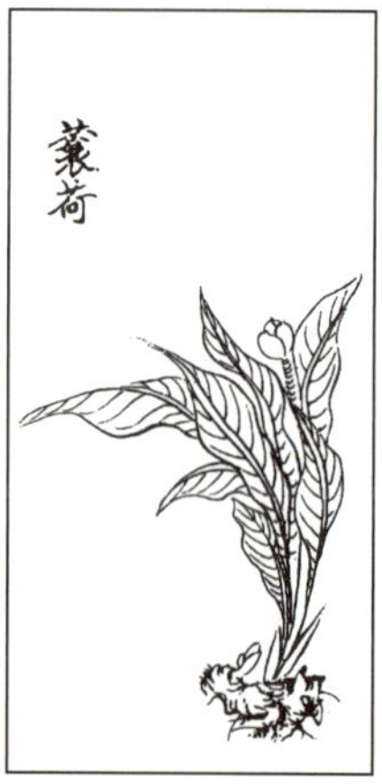

图14　图说·蘘荷

本品14图，取自13书，其中3幅彩图。有承继关系的图可分2个书类。

《本草图经》：该书的“白蘘荷”图分别存于《大观》（图1）、《政和》（图2）。此二传本药图基本一致。今以《政和》图2为《图经》图的代表。

仿绘该图的彩色图有：《本草品汇精要》图3，该图将根茎敷以姜黄色，花为白色。此后《食物本草》图4、《金石昆虫草木状》图10均仿绘《品汇》图3。

仿绘该图的墨线图有：《太乙仙制本

草药性大全》图5，该图简略，花被绘成叶状。《纲目》金陵本“蘘荷”（图6）将叶绘如芭蕉，但根茎、顶花仍似《图经》图2。《纲目》钱本图7在金陵本图6基础上，将叶片完全绘成芭蕉样。《三才图会》图9仿绘时将姜状根绘成粗根，再添加背景。《古今图书集成·草木典》“蘘荷图”（图11）又仿绘《三才》图9。《本草简明图说》“蘘荷”（图14）仿绘《纲目》钱本图7。

《植物名实图考》：该书“蘘荷”（图12）的仿绘图有《纲目》张本“蘘荷”（图8），后者另增加了根茎。

以上14图，除外11幅仿绘图，尚有原创图3幅（图2、12、13），详见下“鉴药”项。

【文录】

《别录》（见《证类》卷30“蘘草”） 生淮南山谷。

梁《本草经集注》（见《证类》卷28“白蘘荷”） 陶隐居云：今人乃呼赤者为蘘荷，白者为覆菹，叶同一种尔。于人食之，赤者为胜。药用白者。

题·刘宋《雷公炮炙论》（同上） 雷公云：凡使，勿用革牛草，真相似，其革牛草腥、涩。凡使白蘘荷，以铜刀刮上粗皮一重了，细切，入砂盆中研如膏，只收取自然汁，炼作煎，却于新盆器中摊，令冷如干胶煎，刮取研用。

宋《本草图经》（同上）《图经》曰：白蘘荷，旧不著所出州土，今荆襄、江湖间多种之，北地亦有。春初生叶似甘蕉，根似姜而肥，其根茎堪为菹。其性好阴，在木下生者尤美。潘岳《闲居赋》云：蘘荷依阴，时藿向阳是也。宗懔《荆楚岁时记》曰：仲冬以盐藏蘘荷，以备冬储，又以防蛊。史游《急就篇》云：蘘荷冬日藏。其来远矣。

宋《本草衍义》卷19“白蘘荷” 八九月间淹贮之，以备冬月作蔬果。治疗只用白者。

明《本草纲目》卷15“蘘荷”【释名】猼苴（音博）、蒚苴（《说文》）、嘉草。【时珍曰】覆苴，许氏《说文》作蒚苴，司马相如《上林赋》作猼苴，与芭蕉音相近。《离骚·大招》云：醢豚苦狗脍苴蓴。王逸注云：苴蓴，音博，蘘荷也，见本草。而今之本草无之，则脱漏亦多矣。【集解】【时珍曰】苏颂图经言“荆、襄江湖多种”，今访之无复识者。惟杨慎《丹铅录》云：《急就章》注蘘荷即今甘露。考之本草形性相同，甘露即芭蕉也。崔豹《古今注》云：蘘荷似芭蕉而白色，其子花生根中，花未败时可食，久则消烂矣。根似姜。宜阴翳地，依荫而生。又按王旻《山居录》云：蘘荷宜树阴下，二月种之。一种永生，不须锄耘，但加粪耳。八月初踏其苗令死，则根滋茂。九月初取其傍生根为菹，亦可酱藏。十月中以糠覆其根下，则过冬不冻死也。

清《植物名实图考》卷3“蘘荷” 蘘荷，《别录》中品。古以为蔬。宋《图经》引据极晰，他说亦多纪其种植之法。惟《本草纲目》退入隰草，而蔬谱不复品列矣。《滇本草》图其形，贵州诸志皆载之，此蔬固犹在老圃也。余前至江西建昌，土医有所谓八仙贺寿草者，即疑其为蘘荷。以示滇学使家编修荔裳，编修曰：此正是矣。吾乡植之南墙下，抽茎开花青白色，如荷而小，未舒时摘而酱渍之，细瓣层层如剥蕉也。**/卷6“阳藿”** 阳藿，湖南、云南皆有之。《黔志》作阳荷，叶如姜而肥，根如姜而瘦，夏时根傍发苞如笋箨，色紫，箨拆有纤笋十余枝，笋中开花，微似兰花，色深紫，三瓣，一大二小，其跗有嫩箨反卷，如淡黄花瓣。湘中摘其笋并花。与姜芽同腌食之，味亦辛。《辰溪志》载里谚曰：八月阳藿拌紫姜。以为珍味。长沙人但呼为姜花，亦曰姜笋。《广西志》：洋百合形如百合，色紫，与姜同器则色亦紫。又曰洋百合，即蘘荷，未识与此种同异……然则长沙以此为姜花者。道其实，而辰溪、黔中则相承以为阳藿、阳荷，荷、藿一声轻重耳。考《说文》蘘荷一名蒚租；《子虚赋》作猼苴；《汉书》作巴且；王逸作莼菹；颜师古云：根傍生笋，可以为菹；《古今注》蘘荷似蒚苴而白，蒚苴色紫，花生根中，花未败时可食，久置则烂。今湘中亦呼此为姜笋，而按其形状正与《古今注》蒚苴相肖，则此菜其即蒚苴矣。顾《说文》以蒚苴为即蘘荷，而黔呼阳荷，湘中呼阳藿，皆为蘘、荷转音，似蒚苴、蘘荷为一物。惟《古今注》谓蘘荷似蒚苴色白，则一类而异。然则吴中所谓蘘荷者，其即《古今注》之蘘荷欤？其茎叶殊不相似，要皆人家圃中所莳，与《急就篇》冬日藏之语相合，二种皆分别图之，必有一当于蘘荷者，不似芭蕉、甘露，非可盐藏冬储也。

【鉴药】

“白蘘荷”首见《名医别录》，《证类》原置于菜部。李时珍将其移到隰草类，又将《唐本草》退入“有名未用”的“蘘草”并入“白蘘荷”条。吴其濬云：“其叶如荷，故名以荷。”此循名责实，未可信也。《别录》载本品治中蛊及疟。唐宋犹有用其根治恶疮、咽喉不利等。《纲目》未增新方，此后罕见运用。

关于本品的形态、生境等，《别录》唯载“生淮南山谷”。梁·陶弘景云：“今人乃呼赤者为蘘荷，白者为覆菹，叶同一种尔。”似乎陶氏亲见。宋《图经》曰：“白蘘荷……今荆襄、江湖间多种之，北地亦有。春初生叶似甘蕉，根似姜而肥，其根茎堪为菹。其性好阴，在木下生者尤美。”苏颂又引曰：“宗懔《荆楚岁时记》曰：仲冬以盐藏蘘荷，以备冬储，又以防蛊。史游《急就篇》云：蘘荷冬日藏。其来远矣。”可见此物在宋代还是很常见的家种蔬菜，使用其根茎。宋·寇宗奭亦云：“八九月间淹贮之，以备冬月作蔬果。”此可为旁证。今或考本品即姜科姜属植物蘘荷*Zingiber mioga*(Thunb.)Rosc.。[1]

奇怪的是到了明代，李时珍“访之无复识者。”明代大学问家杨慎的《丹铅总录》

1 中国科学院《中国植物志》编辑委员会：《中国植物志》，北京：科学出版社，1981，第16（2）卷，145.

云："按《松江志》引《急就章》注曰：白蘘荷即今甘露。考之《本草》，其形性正同。"时珍补注云："甘露即芭蕉也。"也许这就是李时珍将蘘荷排在芭蕉之后的缘故。李时珍又引崔豹《古今注》，其原文云："蘘荷似藸苴而白，藸苴色紫，花生根中，花未散时可食，久置则销烂不为实矣。叶似姜，宜阴翳地种之，常依阴而生。"此非芭蕉甚明！《中华本草》认为此与姜属植物蘘荷*Z. mioga*近似。[1]但没有注意到藸苴是食用未散之花，而非食用根茎。

清·吴其濬批评李时珍"以甘露为蘘荷，说本杨慎，殊不确。"吴氏在"蘘荷"条听从同僚的意见，将在江西建昌（今南城）所得"八仙贺寿草"作为蘘荷，且绘成图（图12）。此图据考为百合科植物荞麦叶大百合*Cardiocrinum cathayanum*（Wils.）Stearn[2]，或大百合*Cardiocrinum giganteum*（Wallich）Makin.。[3]但古本草言蘘荷"叶似甘蕉，根似姜而肥"，与百合科植物相差太远。

吴氏在"阳藿"条又提出一种意见。他认为湖南、云南、贵州皆有一种"阳藿"或"阳荷"，"叶如姜而肥，根如姜而瘦，夏时根傍发苞如笋箨，色紫，箨拆有纤笋十余枝，笋中开花，微似兰花，色深紫，三瓣，一大二小，其跗有嫩箨反卷，如淡黄花瓣。湘中摘其笋并花。与姜芽同腌食之，味亦辛"。据吴氏考证文献（参上"文录"），此阳藿与《古今注》葍苴相肖，《说文》以葍苴为即蘘荷，"而黔呼阳荷，湘中呼阳藿，皆为蘘、荷转音，似葍苴、蘘荷为一物"。所以吴氏将此物绘成图（图13），谓与"蘘荷"条所绘（图12）"必有一当于蘘荷者，不似芭蕉、甘露，非可盐藏冬储也"。这种"阳藿"，《中华本草》考为姜科姜属植物阳荷*Zingiber striolatum* Diels。[1]这种阳藿也是食用其嫩花，非同蘘荷食用根茎。姜科姜属（*Zingiber*）、豆蔻属（*Amomum*）植物的嫩花（未开散）均可腌作菹食用，与古代蘘荷食用嫩根茎有所不同。

《本草图经》：该书"白蘘荷"（图2）有粗大横走的根茎，叶披针形，大花顶生。此可能是姜科植物，却不是姜属（*Zingiber*）植物。姜属植物多为穗状花序，通常生于由根茎发出的总花梗上。今考订的蘘荷*Z. mioga*另有总花梗，而非花序顶生于具叶的茎上，故此图表现的不是蘘荷*Z. mioga*，而是其他姜科植物。

《植物名实图考》：该书"蘘荷"（图12）的考证已见上文，此图所示乃百合科植物荞麦叶大百合*C. cathayanum*。另"阳藿"（图13）的考证亦见上文，此图所示乃姜科植物阳荷*Z. striolatum*，其花序另生从根茎发出，膨大可腌作菹食。

【小结】

"白蘘荷"在宋以前属于蔬菜类，多食用，少作药用。故宋代多加种植，

1 国家中医药管理局《中华本草》编委会：《中华本草》（8），上海：上海科学技术出版社，1999：650.

2 国家中医药管理局《中华本草》编委会：《中华本草》（8），上海：上海科学技术出版社，1999：76.

3 此据中国科学院植物研究所王锦秀副教授考订《植物名实图考》的初步意见。

根茎堪为菹。今考此即姜科植物蘘荷 *Zingiber mioga*（Thunb.）Rosc.。明代已无人识得此物。李时珍同意杨慎的考证，谓蘘荷即是甘露（芭蕉别名）。清·吴其濬反对蘘荷为芭蕉说，但他所绘蘘荷乃百合科植物，与古之蘘荷相差太远。吴其濬又谓“阳藿”可能是《古今注》的“蒚苴”（蘘荷别名），民间食用其嫩花序。今考此种为姜科植物阳荷*Z. striolatum* Diels，与蘘荷*Z. mioga*同属。

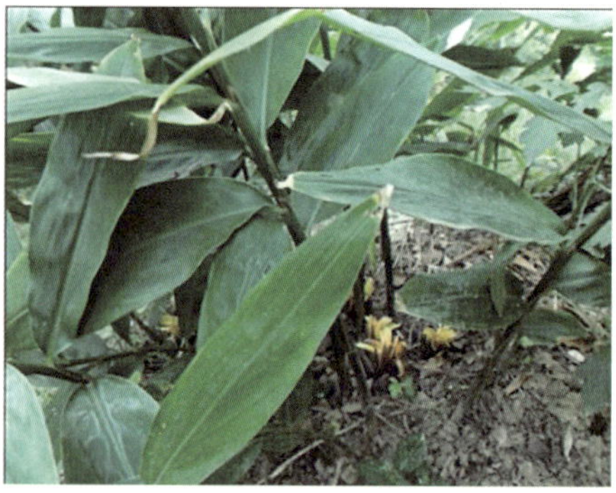

图 15　蘘荷 *Zingiber mioga*

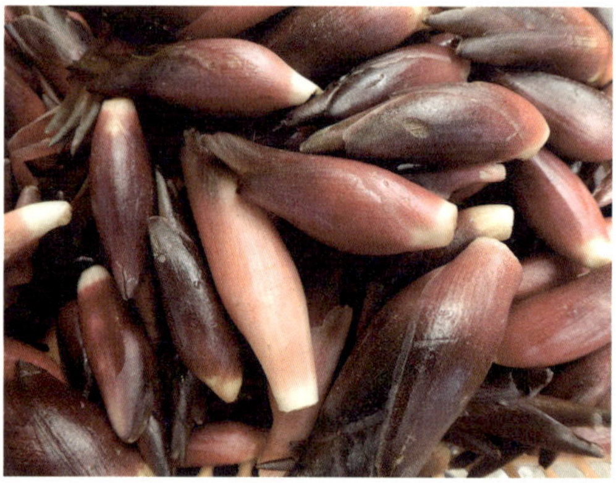

图 16　蘘荷的花苞

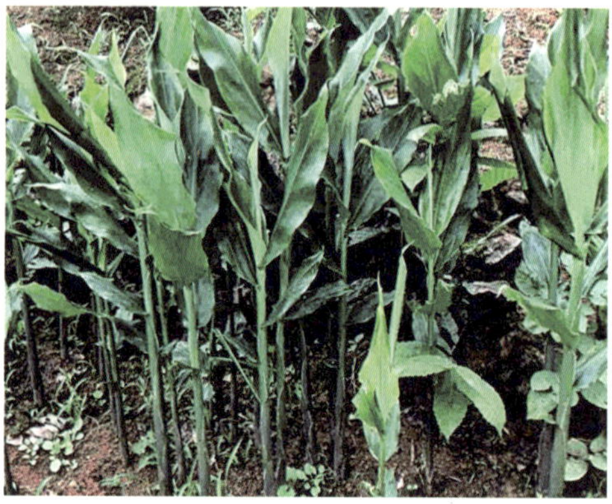

图 17　阳荷 *Z. striolatum*

15-50　麻黄

【品图】

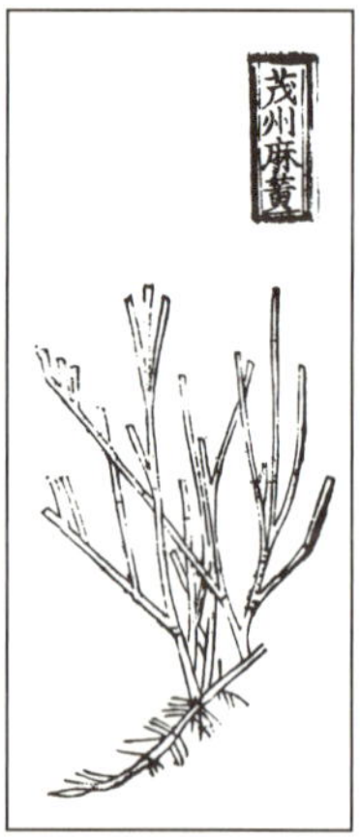

图 1　图经（大）·茂州麻黄

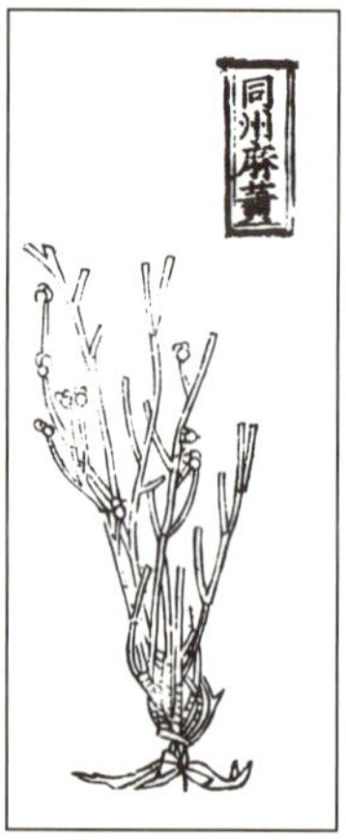

图 2　图经（大）·同州麻黄

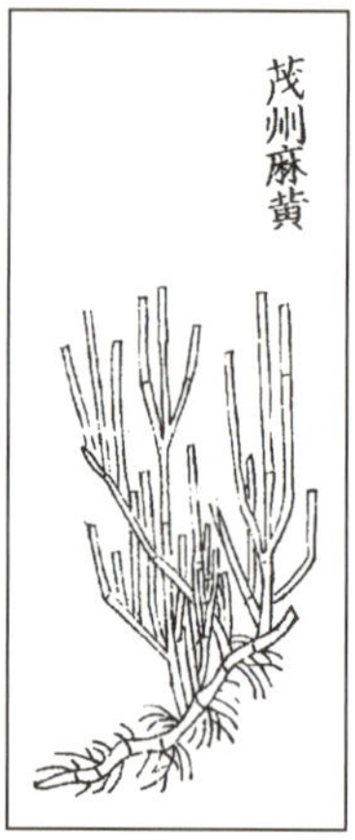

图 3　图经（政）·茂州麻黄

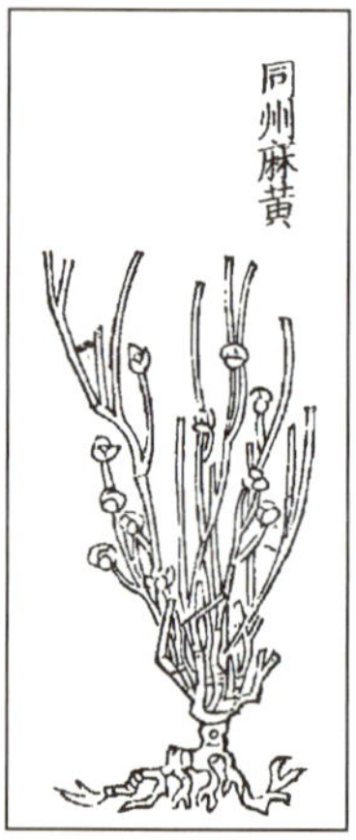

图 4　图经（政）·同州麻黄

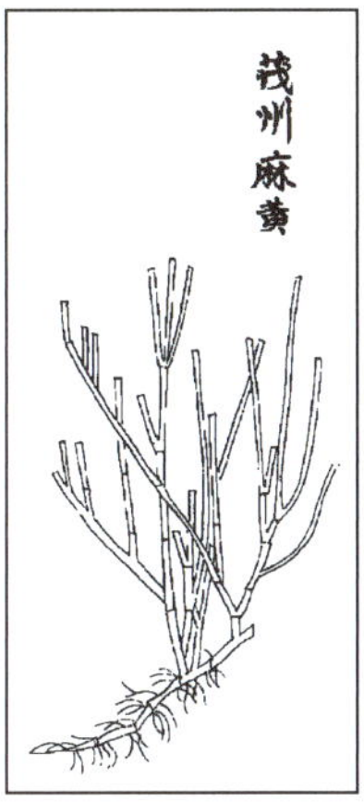

图 5　图经（绍）· 茂州麻黄

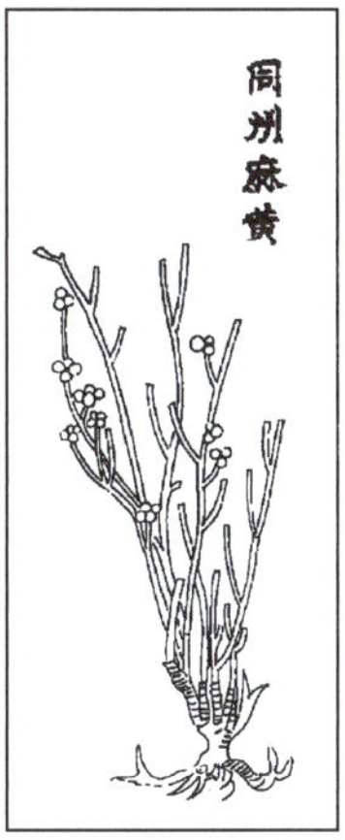

图 6　图经（绍）· 同州麻黄

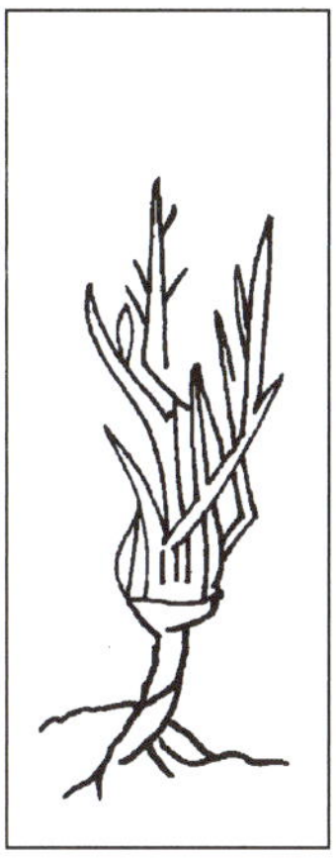

图 7　歌括 · 麻黄

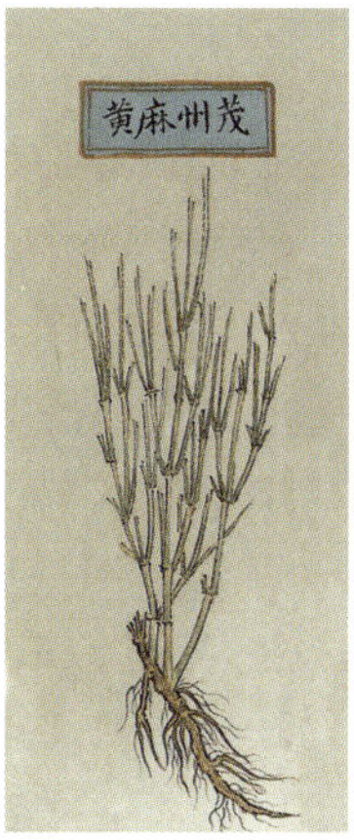

图 8　品汇 · 茂州麻黄

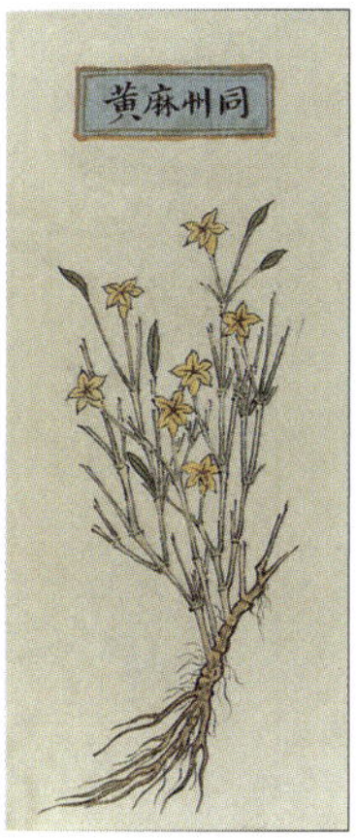

图 9　品汇 · 同州麻黄

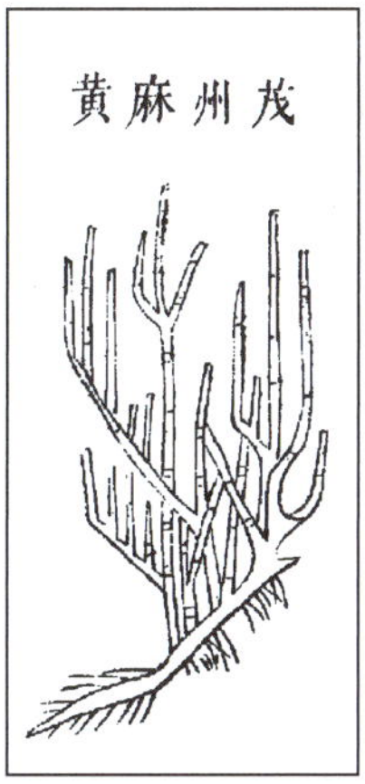

图 10　蒙筌 · 茂州麻黄

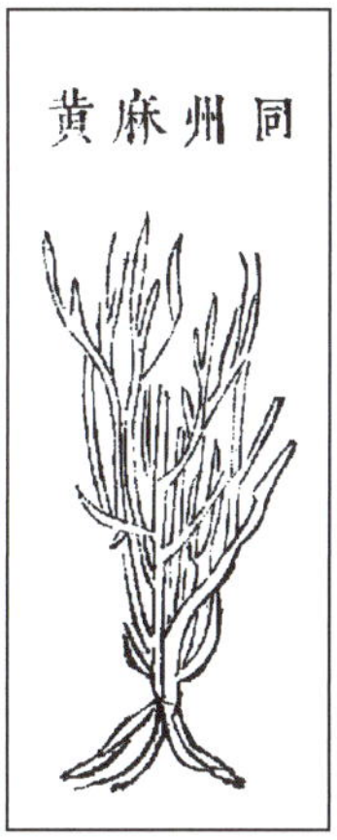

图 11　蒙筌 · 同州麻黄

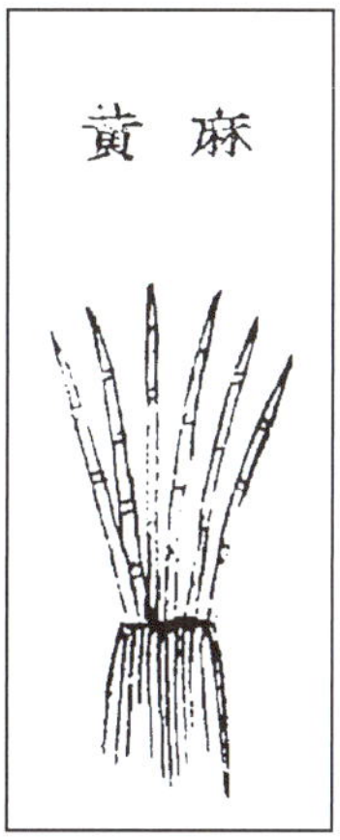

图 12　太乙 · 麻黄

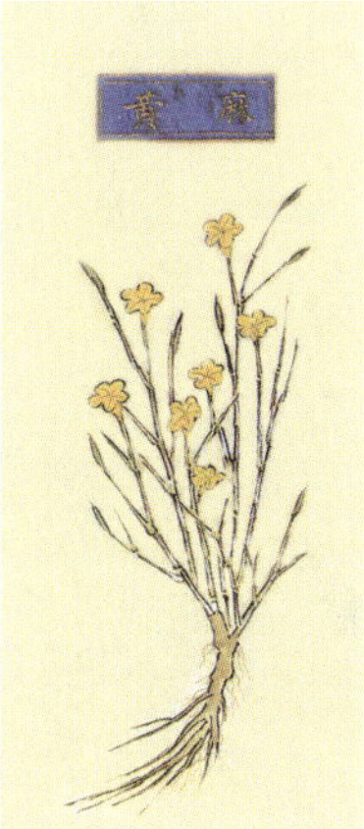

图 13　雷公 · 麻黄

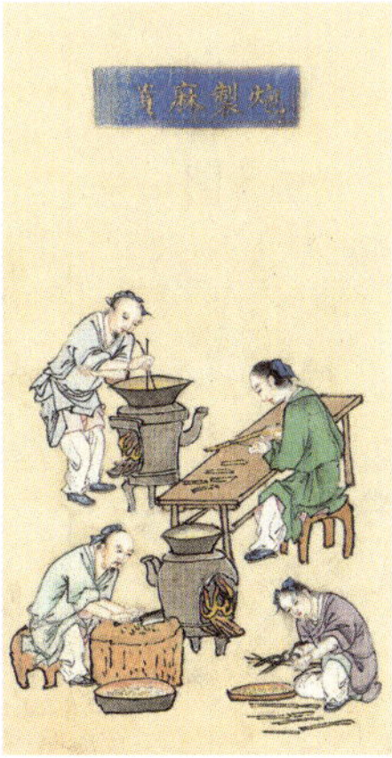

图 14　雷公 · 炮制麻黄

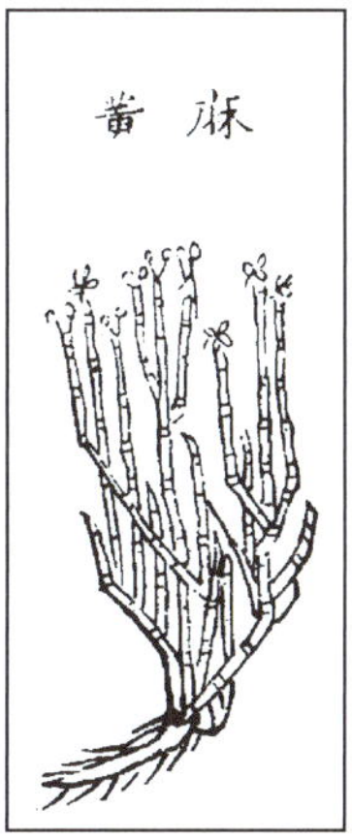

图 15　纲目（金）· 麻黄

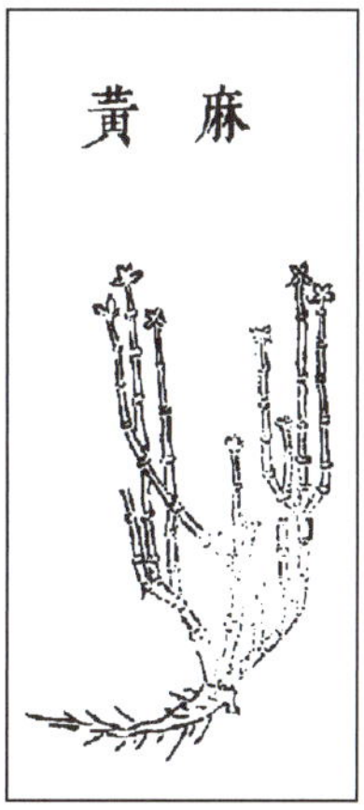

图 16　纲目（钱）· 麻黄

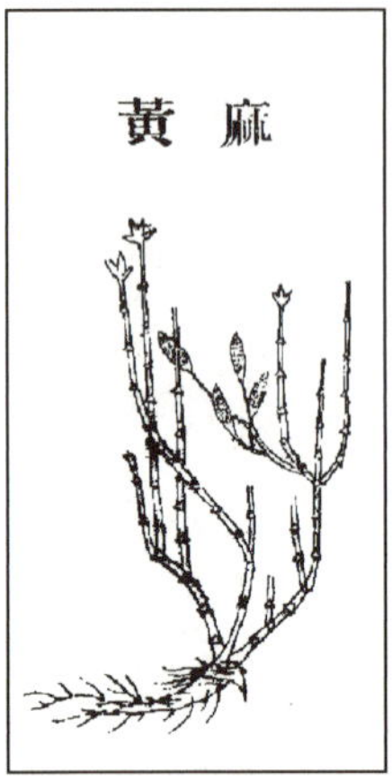

图 17 纲目（张）·麻黄

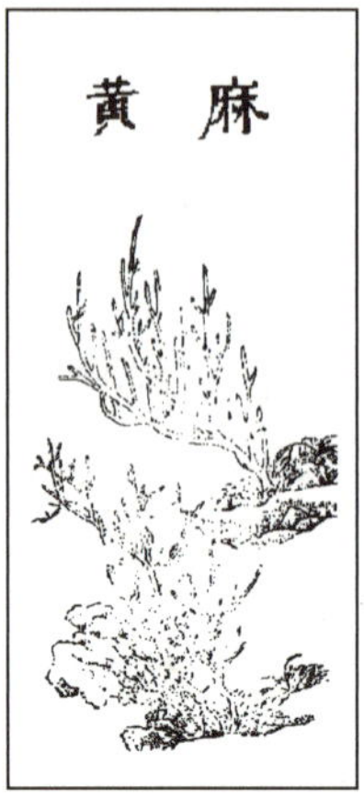

图 18 三才·麻黄

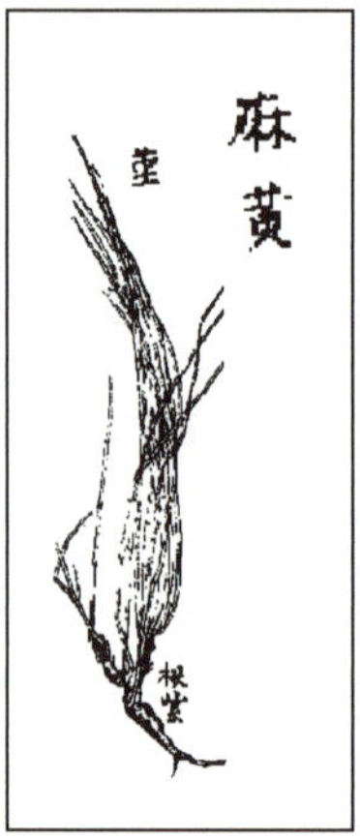

图 19 原始·麻黄

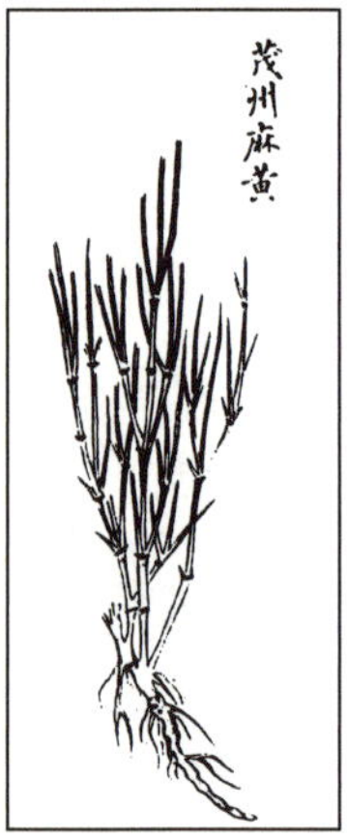

图 20 金石·茂州麻黄

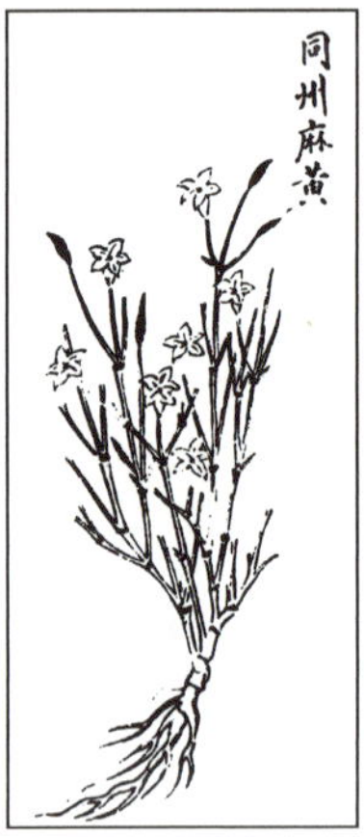

图 21 金石·同州麻黄

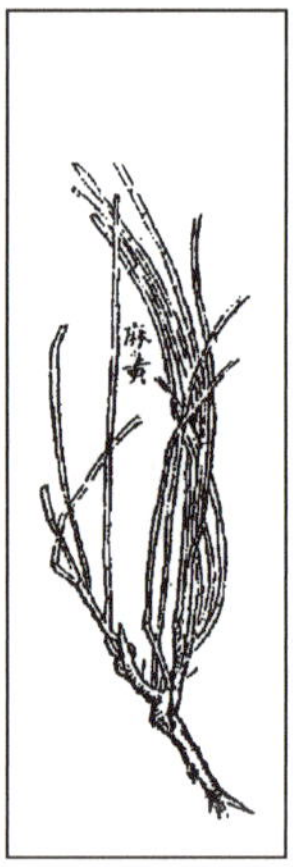

图 22 汇言·麻黄

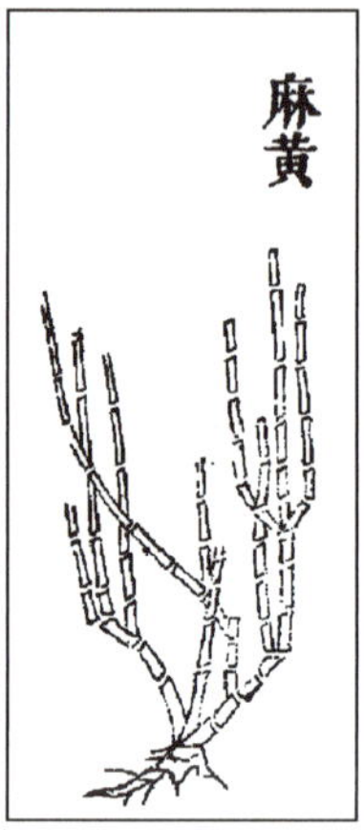

图 23 本草汇·麻黄

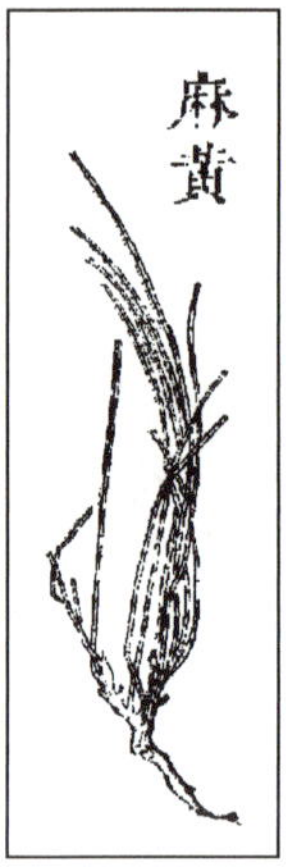

图 24 类纂·麻黄

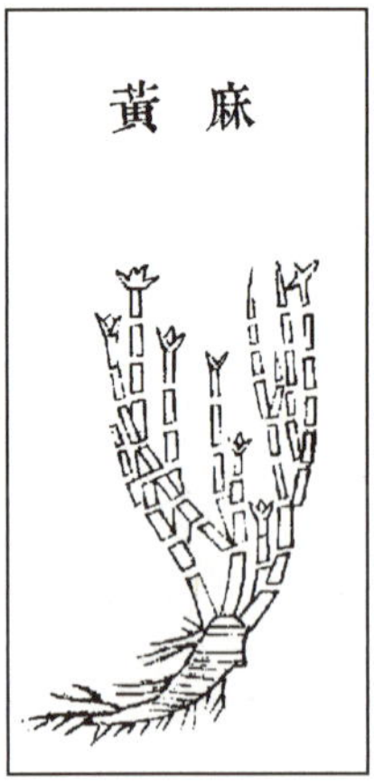

图 25 备要·麻黄

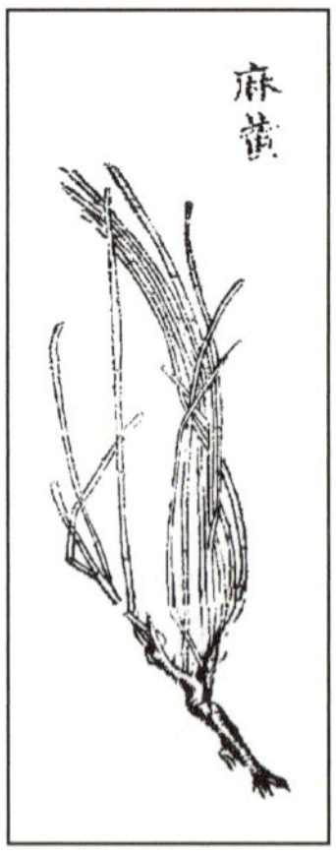

图 26 求真·麻黄

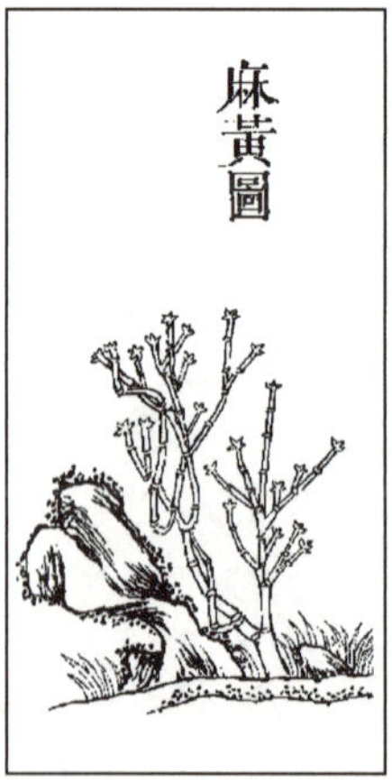

图 27 草木典·麻黄图

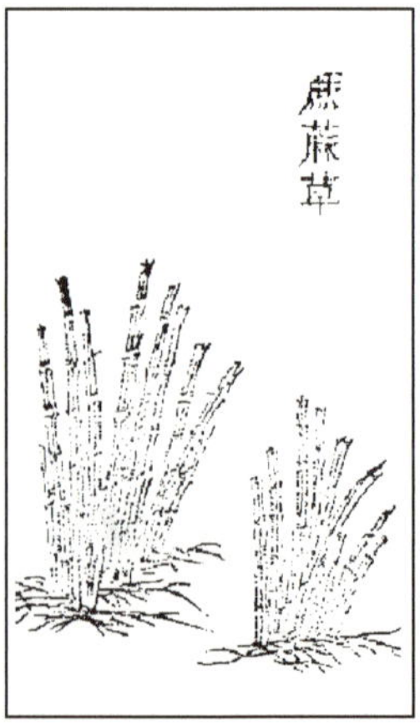

图 28 草药·蔗藨草

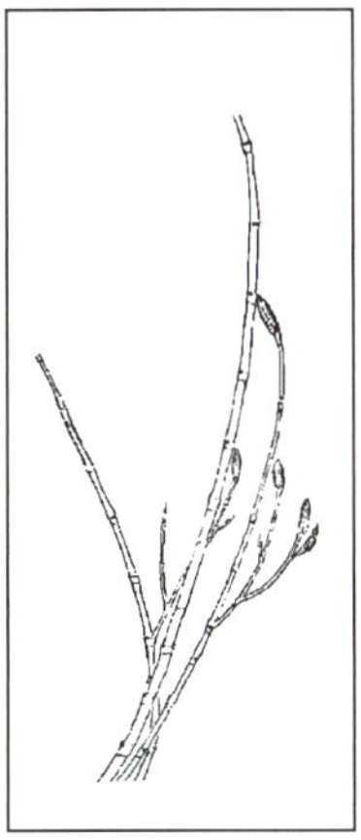

图 29　图考 · 麻黄

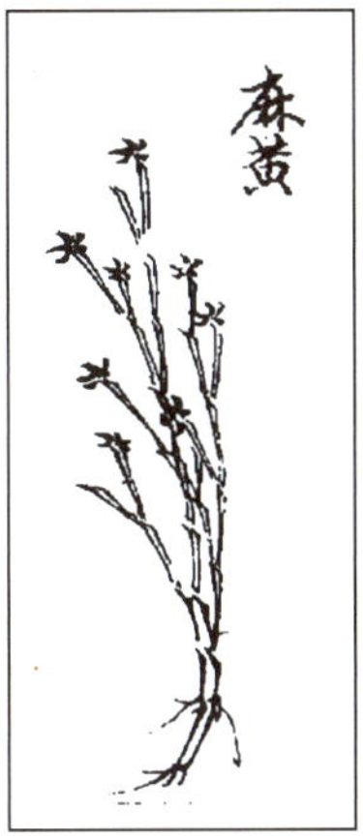

图 30　图说 · 麻黄

本品30图，取自23书，其中6幅彩图。有承继关系的图可分2个书类。

《本草图经》：该书的“茂州麻黄”“同州麻黄”图分别存于《大观》（图1、2）、《政和》（图3、4）、《绍兴》（图5、6）。此三传本药图基本一致。今以《政和》图3、图4为《图经》2图的代表。

仿绘《图经》2图的彩色图有：《本草品汇精要》“茂州麻黄”（图8），该图根部重绘，无节间，根位置与原图成水平镜像。“同州麻黄”（图9）将原图雄球花改绘成黄色钟状花，花冠5裂。根部重绘。此后《补遗雷公炮制便览》“麻黄”（图13）仿绘《品汇》图9。《金石昆虫草木状》图20、图21分别仿绘《品汇》图8、图9。

仿绘《图经》2图的墨线图有：《本草歌括》“麻黄”（图7）仿绘《图经》“同州麻黄”（图4），但草率拙劣，严重失真。《本草蒙筌》图10、图11分别仿绘《图经》图3、图4。《纲目》金陵本“麻黄”（图15）仿绘《图经》“茂州麻黄”，但在茎顶增绘了花（或球状，或花冠5裂）。《纲目》钱本图16又仿绘金陵本图15，但茎顶之花几全为花冠5裂，此与实物不符。《三才图会》图18合《图经》2图于一图之中。《古今图书集成·草木典》“麻黄图”（图27）仿绘金陵本图15，再加修饰，增添土石背景。《纲目》张本图17又在钱本图16的基础上，仿《植物名实图考》于右枝顶端补绘梭状物，可能是木贼的孢子囊穗。仿绘《纲目》钱本图16的还有《本草汇》图23（未在枝顶绘花）、《本草备要》图25、《本草简明图说》图30（细瘦，多有简略）。

《本草原始》：该书“麻黄”（图19）的仿绘图有：《本草汇言》图22、《本草纲目类纂必读》图24、《本草求真》图26。

以上30图中，除外23幅仿绘图，原创图尚有7幅（图3、4、12、14、19、28、29），详见下“鉴药”项。

【文录】

《本经》《别录》（见《证类》卷8“麻黄”） 一名卑相，**一名龙沙，**一名卑盐。生晋地及河东。立秋采茎，阴干令青。

梁《本草经集注》（同上） 陶隐居云：今出青州、彭城、荥阳、中牟者为胜，色青而多沫。蜀中亦有，不好。

唐《唐本草》（同上）《唐本》注云：郑州鹿台及关中沙苑河傍沙洲上太多。其青、徐者，今不复用。同州沙苑最多也。

宋《嘉祐本草》（同上） 段成式《酉阳杂俎》云：麻黄，茎端开花，花小而黄，蔟生。子如覆盆子，可食。

宋《本草图经》（同上）《图经》曰：麻黄，生晋地及河东，今近京多有之，以荥阳、中牟者为胜。苗春生，至夏五月则长及一尺已来。梢上有黄花，结实如百合瓣而小，又似皂荚子，味甜，微有麻黄气，外红皮，里人子黑，根紫赤色。俗说有雌雄二种：雌者于三月、四月内开花，六月内结子；雄者无花，不结子。至立秋后，收采其茎，阴干令青。

明《本草纲目》卷15“麻黄”【释名】【时珍曰】诸名殊不可解。或云其味麻，其色黄，未审然否？张揖《广雅》云：龙沙，麻黄也。狗骨，麻黄根也。不知何以分别如此？【集解】【时珍曰】其根皮色黄赤，长者近尺。

清《植物名实图考》卷11“麻黄” 今江西南安亦有之，土人皆以为木贼，与麻黄同形、同性，故亦能发汗解肌。俚医用木贼，皆不去节，故误用麻黄，亦不至亡阳耳。

【鉴药】

“麻黄”首见《本经》。时珍曰：“诸名殊不可解。或云其味麻，其色黄，未审然否？”为古今常用解表发汗、宣肺平喘药，汉·张仲景《伤寒论》多用本品。

本品主要分布在北方地区。古本草涉及的地名有晋地及河东、荥阳、中牟、郑州、关中、青州、彭城、蜀中等地。以同州（今陕西大荔）最多。

关于本品的形态，《嘉祐本草》引唐·段成式《酉阳杂俎》，云“麻黄，茎端开花，花小而黄，蔟生。子如覆盆子，可食。”“茎端开花”可见于麻黄科麻黄属植物草麻黄*Ephedra sinica* Stapf，其雌球花单生，在幼枝上顶生。[1]宋·苏颂《本草图经》所述亦详：“苗春生，至夏五月则长及一尺已来。梢上有黄花，结实如百合瓣而小，又似皂荚子，味甜，微有麻黄气，外红皮，里人子黑，根紫赤色。”该书云“俗说有雌雄二种”，说明已知麻黄是雌雄异株，其雌、雄球花生长的部位与颜色等有所差别。根据以上记载，可知宋代的麻黄主要为草麻黄*E. sinica* Stapf，也或包括木贼麻黄*Ephedra equisetina* Bge.等同属近缘植物。李时珍在麻黄形态方面只补充了一句话：“其根皮色黄赤，长者近尺。”这大概是依据药材麻黄根补充的。

1.《本草图经》：该书“茂州麻黄”（图3）有横走的根状茎，小枝直立，无叶，未绘花。茂州即今四川茂县。梁·陶弘景云：“蜀中亦有，不好。”据研究四川茂县及其周边分布较多者主要是麻黄科麻黄属植物异株矮麻黄*Ephedra minuta* Florin var. *dioeca* C. Y. Cheng 和单子麻黄*Ephedra monosperma* Gmel. ex Mey.，但不能确认此即“茂州麻黄”。[2]“同州麻黄”（图4）的根、茎及球花着生位置等均表明本品为

1 中国科学院《中国植物志》编辑委员会：《中国植物志》，北京：科学出版社，1978，第7卷，477.

2 王家葵、蒋淼、胡颖翀：《本草纲目图考》（上），北京：科学出版社，2018：619-620.

麻黄科麻黄属植物草麻黄*E. sinica* Stapf或木贼麻黄*E. equisetina* Bge.。

2.《太乙仙制本草药性大全》：该书“麻黄”（图12）为简单示意图。其须根众多，茎直立，无分枝。此很难说是麻黄，也可能是木贼或其他形似植物。

3.《补遗雷公炮制便览》：该书“炮制麻黄”（图14）据《雷公炮炙论》法绘制。右边绿衣、紫衣人分别剪去麻黄茎节与根头，左下一人细切麻黄，左上一人煮麻黄、去上沫。

4.《本草原始》：该书“麻黄”（图19）所绘为麻黄药材，下部有较粗的木质茎与根（有注文“根紫”），上部为众多细而成束的茎枝（有注文“茎”）。此可能是木贼麻黄*E. equisetina*或草麻黄*E. sinica*。

5.《草药图经》：该书“蔗蔴草”条下载：“蔗麻草，出西北地区，即麻黄。”但其所绘（图28）的两丛植物，茎直立，粗壮，节间明显，无分枝，其形更类似木贼科植物木贼*Equisetum hyemale* L.。

6.《植物名实图考》：该书“麻黄”条云：“今江西南安亦有之，土人皆以为木贼。与麻黄同形、同性，故亦能发汗解肌。”南安即今江西大余，无麻黄分布。图29显示该植物直茎有节，小枝顶端有稍膨大的穗状物，此当为孢子囊穗。结合文字提及“木贼”名，则此图应是木贼科植物木贼*Equisetum hyemale* L.。

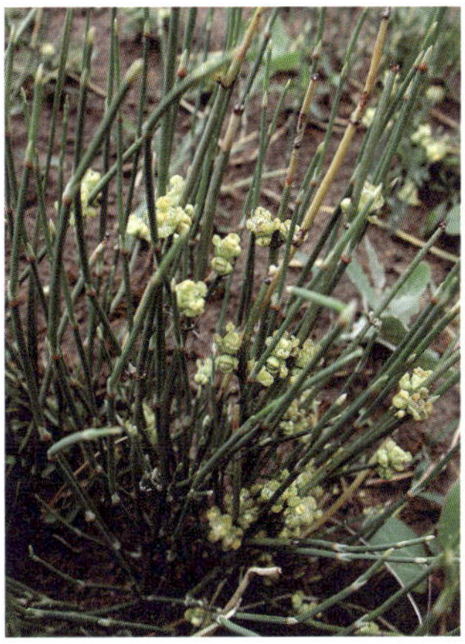

图31　草麻黄*Ephedra sinica*（雄）

【小结】

麻黄为早期药物之一，至今仍为常用药。据史料所载，本品为麻黄科植物草麻黄*Ephedra sinica* Stapf，也包括木贼麻黄*Ephedra equisetina* Bge.等同属近缘植物。《本草图经》《本草原始》所绘印证了史料所载。但古本草中亦有将木贼误作麻黄的插图。

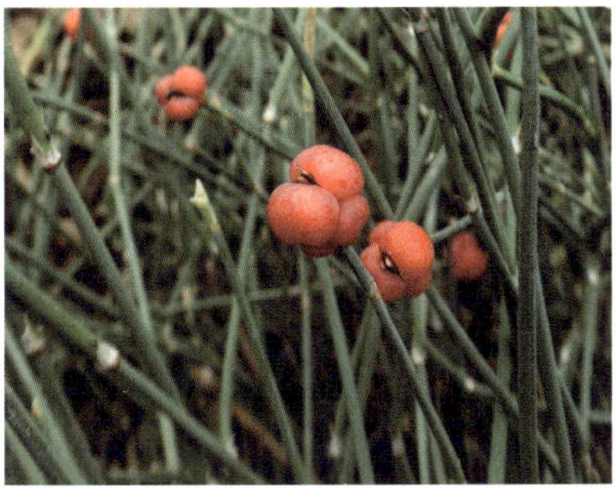

图32　草麻黄*E. sinica*（雌）

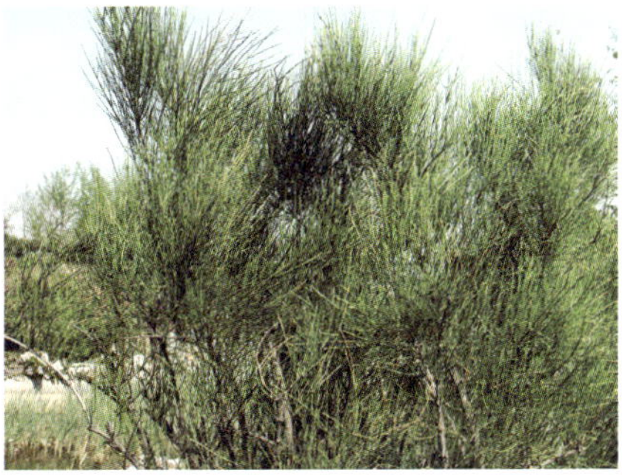

图33　木贼麻黄*E. equisetina*

15-51 木贼

【品图】

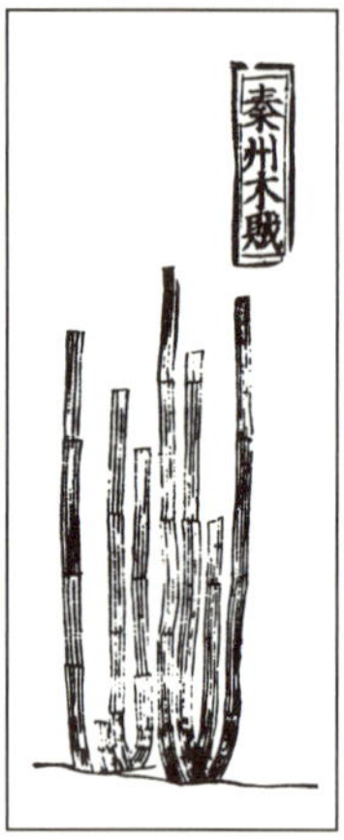

图 1 图经（大）· 秦州木贼

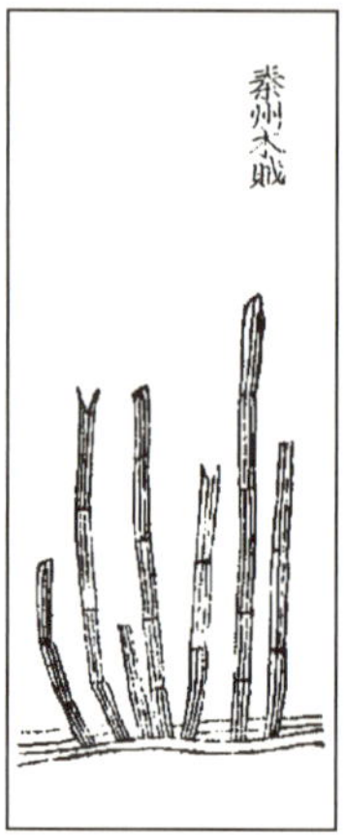

图 2 图经（政）· 秦州木贼

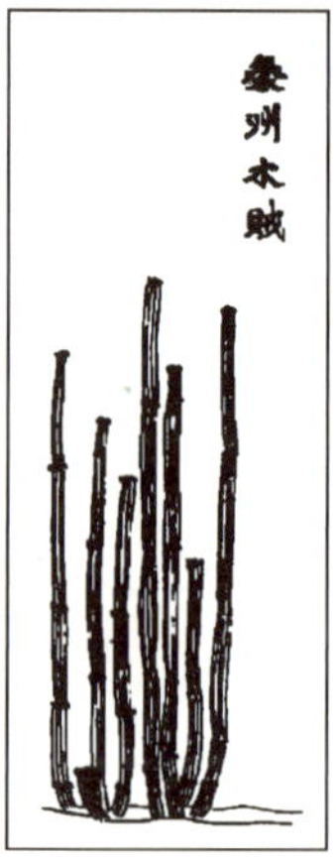

图 3 图经（绍）· 秦州木贼

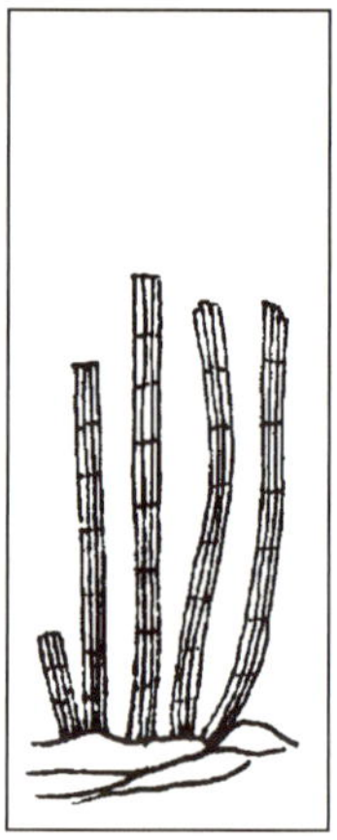
图 4 歌括 · 木贼

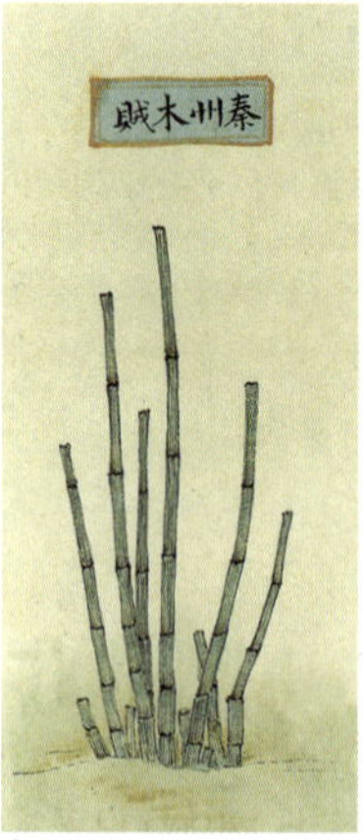

图 5 品汇 · 秦州木贼

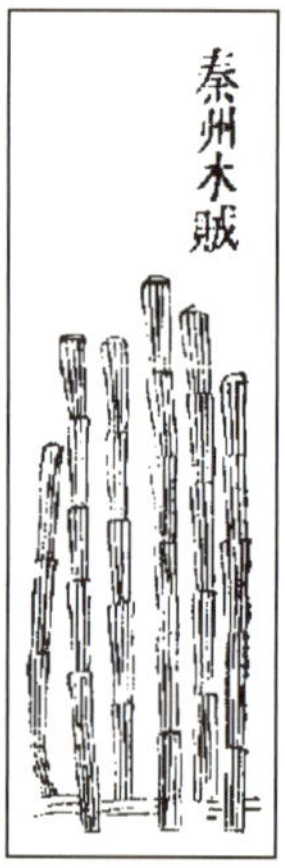

图 6 蒙筌 · 秦州木贼

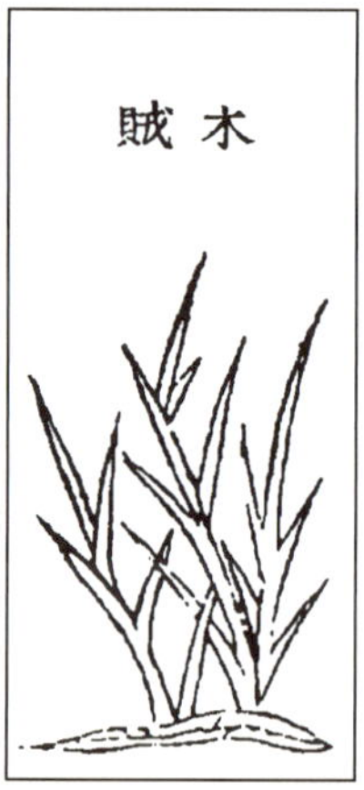

图 7 太乙 · 木贼

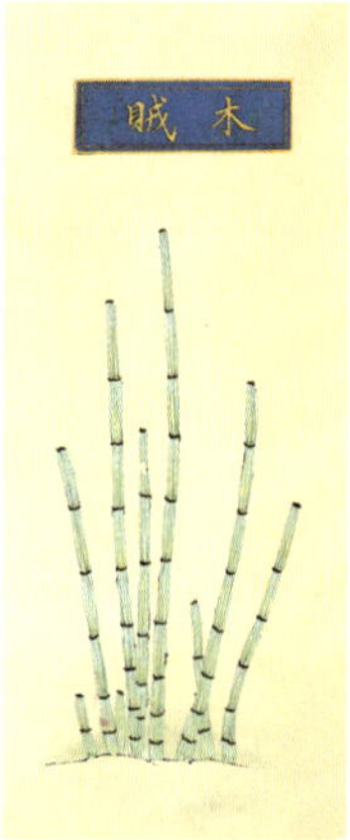

图 8 雷公 · 木贼

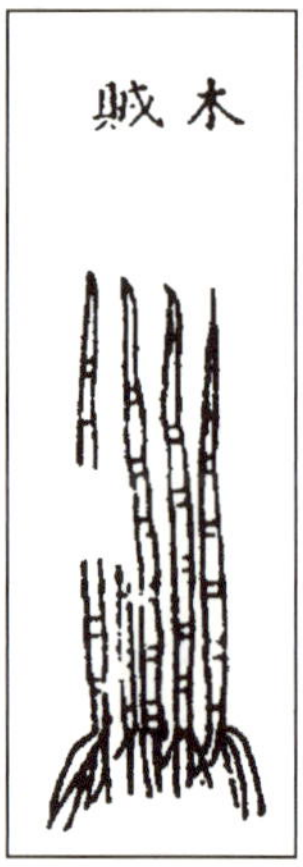

图 9 纲目（金）· 木贼

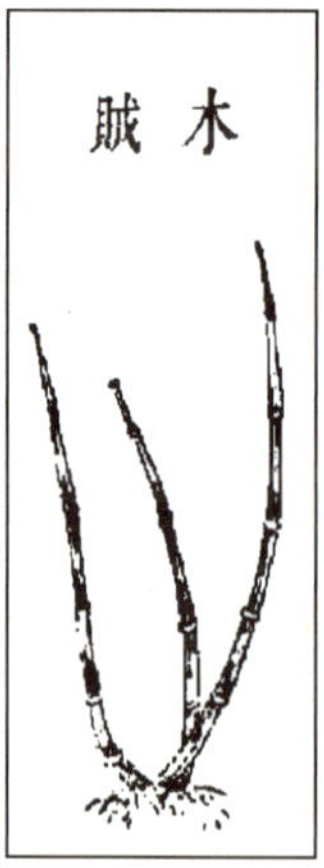

图 10 纲目（钱）· 木贼

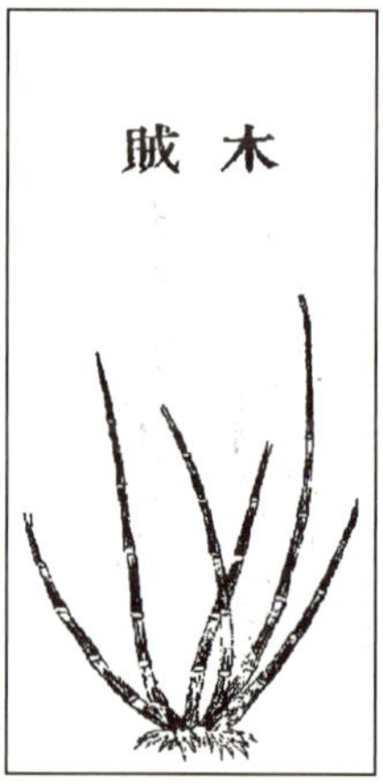

图 11 纲目（张）· 木贼

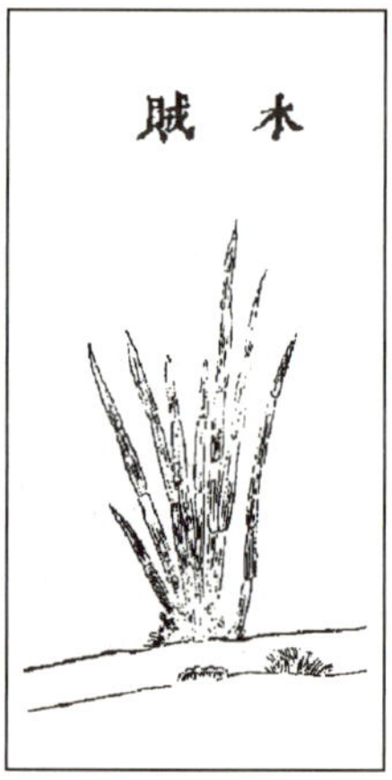

图 12 三才 · 木贼

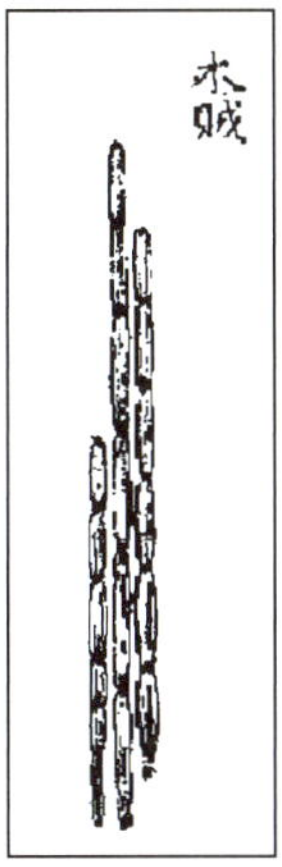

图 13　原始 · 木贼

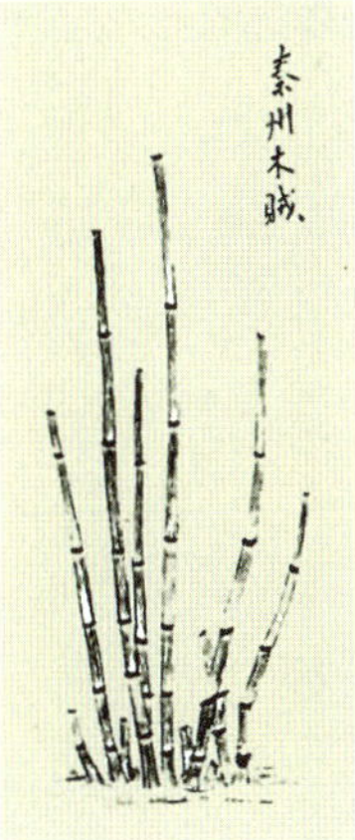

图 14　金石 · 秦州木贼

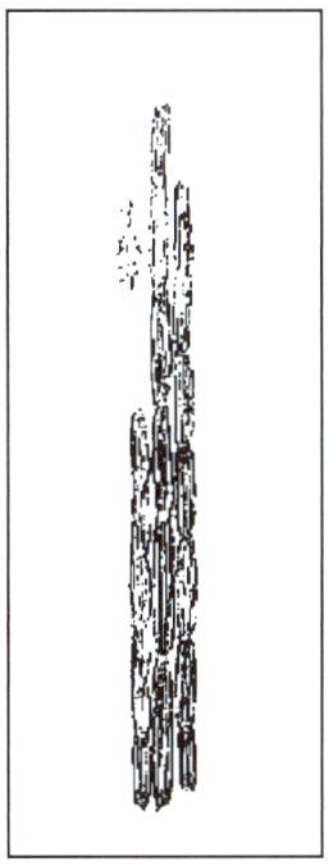

图 15　汇言 · 木贼草

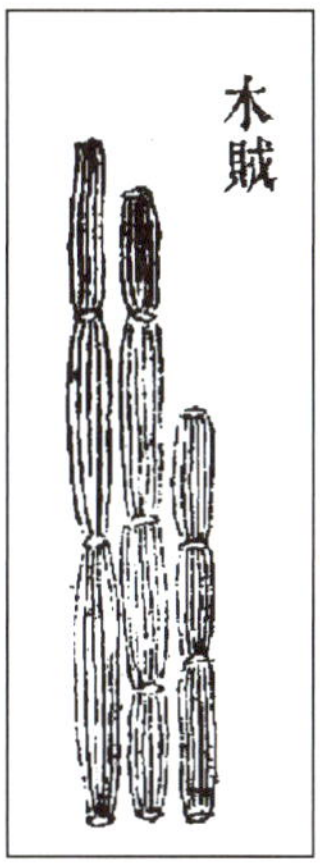

图 16　本草汇 · 木贼

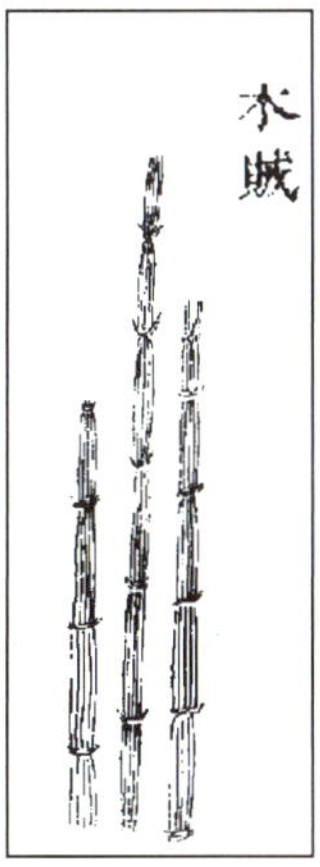

图 17　类纂 · 木贼

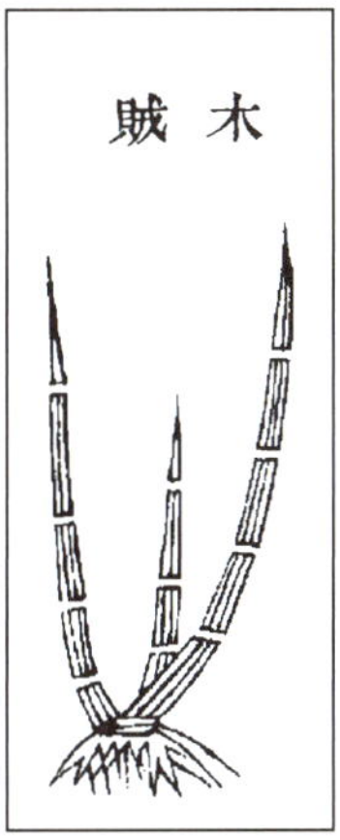

图 18　备要 · 木贼

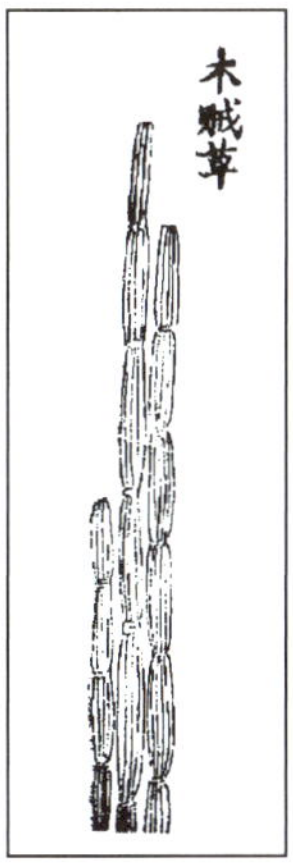

图 19　求真 · 木贼草

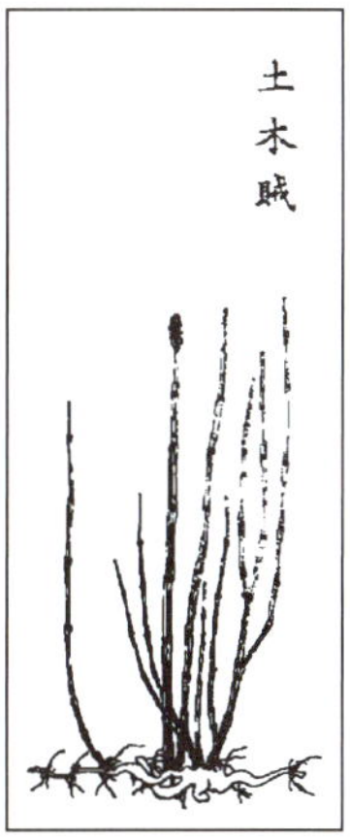

图 20　质问 · 土木贼

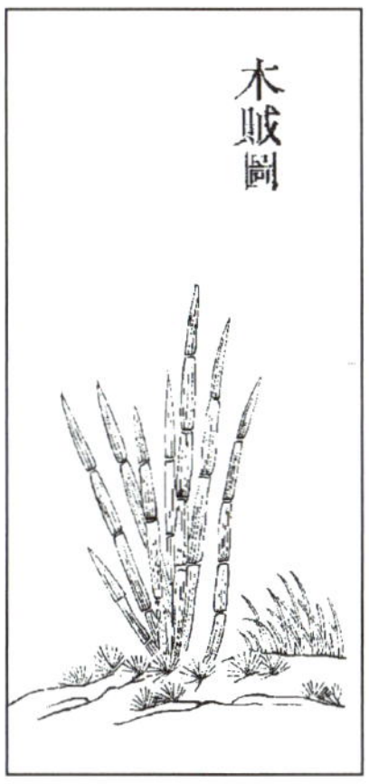

图 21　草木典 · 木贼图

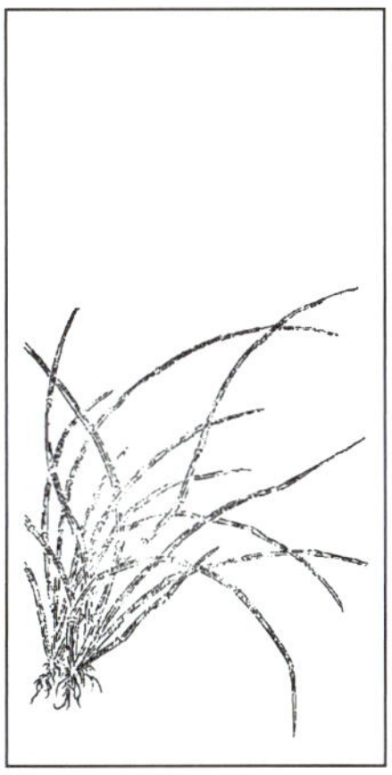

图 22　图考 · 木贼

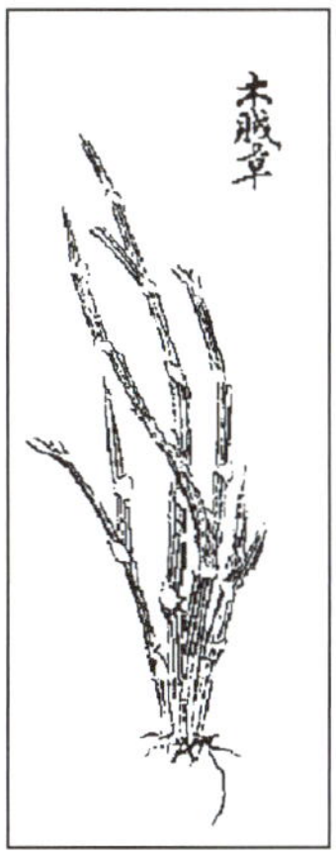

图 23　图说 · 木贼草

本品23图，取自23书，其中6幅彩图。有承继关系的图可分2个书类。

《本草图经》：该书的“秦州木贼”图分别存于《大观》（图1）、《政和》（图2）、《绍兴》（图3）。此三传本药图基本一致。今以《政和》图2为《图经》图的代表。

仿绘该图的彩色图有：《本草品汇精要》图5（略增数茎）。此后仿绘《品汇》图5者有《补遗雷公炮制便览》“木贼”（图8）、《金石昆虫草木状》图14。

仿绘该图的墨线图有：《本草歌括》“木贼”（图4）、《本草蒙筌》图6、《本草纲目》金陵本“木贼”（图9，但增绘须根，用双线表示节间）。《纲目》钱本图10又仿绘金陵本图9，再予美化。《纲目》张本图11又在钱本图10基础上增绘3茎。仿绘《纲目》钱本图10的还有《本草备要》图18、《本草简明图说》图23。另《三才图会》“木贼”（图12）仿《图经》图2，再加地线背景。《古今图书集成·草木典》“木贼图”（图21）又仿绘《三才图会》图12。

《本草原始》：该书“木贼”（图13）的仿绘图有：《本草汇言》图15、《本草汇》图16、《本草纲目类纂必读》图17、《本草求真》图19。

以上23图中，除外18幅仿绘图，原创图尚有5幅（图2、7、13、20、22），详见下“鉴药”项。

【文录】

宋《嘉祐本草》（见《证类》卷11“木贼”） 出秦、陇、华、成诸郡近水地。苗长尺许，丛生。每根一秆，无花叶，寸寸有节，色青，陵冬不凋。四月采用之。

宋《本草图经》（同上）《图经》曰：所生山谷近水地有之。独茎，苗如箭笴，无叶，长一二尺，青色，经冬不枯，寸寸有节，采无时。今医用之最多。

明《本草纲目》卷15“木贼”【释名】【时珍曰】此草有节，面糙涩。治木骨者，用之磋擦则光净，犹云木之贼也。【集解】【时珍曰】丛丛直上，长者二三尺，状似凫茈苗及粽心草而中空有节，又似麻黄茎而稍粗，无枝叶。

琉球《质问本草》外篇卷2“土木贼” 生水滨，六七月茎叉头开小花。木贼近水地，苗长尺许，或二三尺，丛生，每根一干，无花叶，中空，寸寸有节，色青，凌冬不凋。/俗名土木贼草。木贼有两种，一种川木贼，一种土木贼。以此观之，有芒无芒而已，非麻黄也。此有两辨，生在岩穴，地土丰厚，其物粗大。生在水滨，地气不足，不过苗软而已。此二件俱可用也。吴先生所见为麻黄，非也。陆先生认作木贼是矣。其性与用，载在《纲目》。

清《植物名实图考》卷14“木贼” 通呼为节节草，亦肖其形。

【鉴药】

“木贼”首出《嘉祐本草》。李时珍释其名曰：“此草有节，面糙涩。治木骨者，用之磋擦则光净，犹云木之贼也。”《嘉祐》载其主目疾，退翳膜，治诸血症等。后世亦用。

关于本品产地、形态，《嘉祐本草》云："出秦、陇、华、成诸郡近水地。苗长尺许，丛生。每根一秆，无花叶，寸寸有节，色青，陵冬不凋。"宋《图经》补充："独茎，苗如箭笴，无叶，长一二尺，青色，经冬不枯，寸寸有节。"李时珍亦云："丛丛直上，长者二三尺，状似凫茈苗及粽心草而中空有节，又似麻黄茎而稍粗，无枝叶。"据以上所载，本品即木贼科木贼属植物木贼 *Equisetum hyemale* L.。

1.**《本草图经》**：该书"秦州木贼"（图2）绘数条茎，有棱线、节间，无轮生分枝及花果。此即木贼科植物木贼 *E. hyemale*。秦州即今甘肃天水。

2.**《太乙仙制本草药性大全》**：该书"木贼"（图7）所绘为水际生长的植物，剑形叶，二列式排列，此非木贼科植物，原植物不明。

3.**《本草原始》**：该书"木贼"（图13）绘3根木贼茎，节间明显、略抽缢。此即木贼*E. hyemale*的干燥茎。

4.**《质问本草》**：该书"土木贼"（图20）绘根茎横走，茎直立，无分枝、叶片。中有一茎，顶端成穗状，即孢子囊穗。此为木贼 *E. hyemale*无疑。

5.**《植物名实图考》**：该书"木贼"（图22）绘两株木贼，茎细长柔弱，有棱线及节间。此书"麻黄"条下的"麻黄"（图29），据考即木贼图，其茎、孢子囊穗特点明确，为木贼科植物木贼 *E. hyemale*。本图反而不如上一药"麻黄"条图29准确。

【小结】

"木贼"为首见宋《嘉祐本草》的药物，以主目疾，退翳膜等见长。据《嘉祐》《图经》记载，本品即木贼科植物木贼*Equisetum hyemale* L.。《本草图经》《本草原始》都有较好的该药绘图。

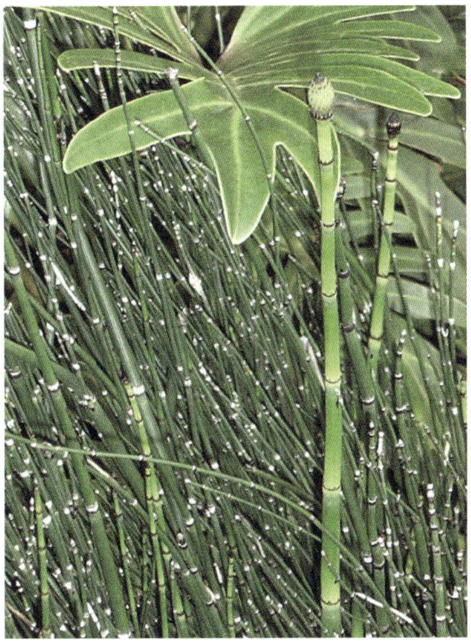

图 24　木贼 *Equisetum hyemale*

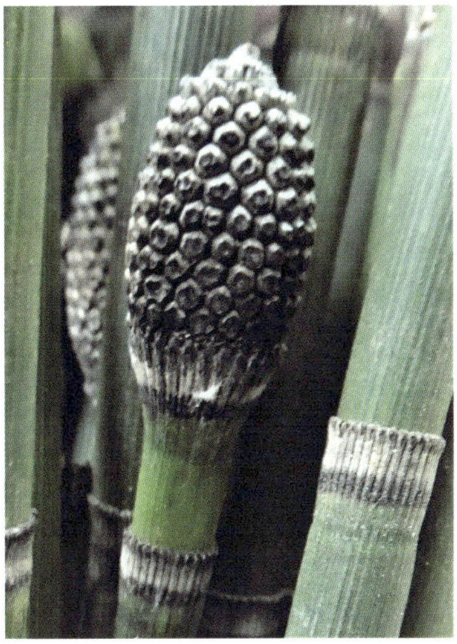

图 25　木贼 *E. hyemale*（局部放大）

15-52 石龙刍

【品图】

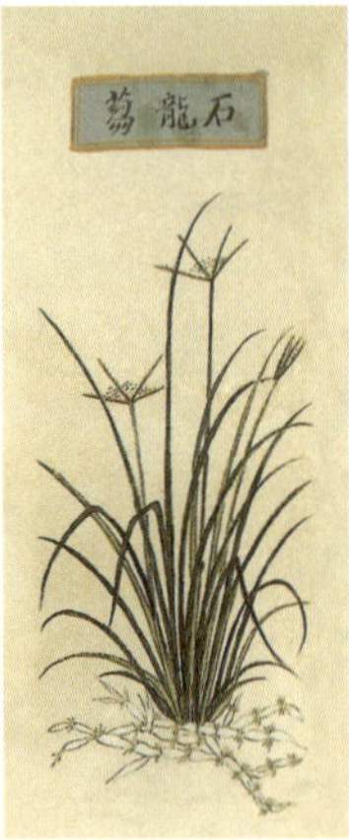

图 1 品汇·石龙蒭

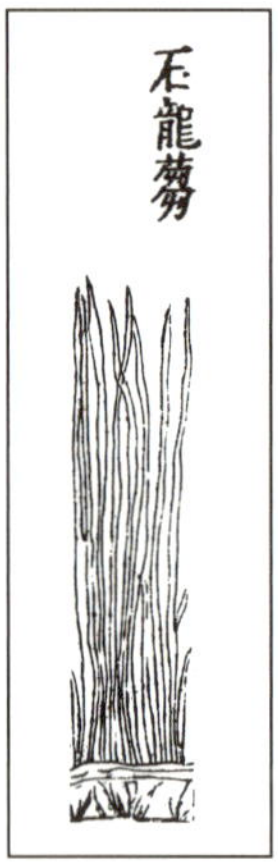

图 2 蒙筌·石龙蒭

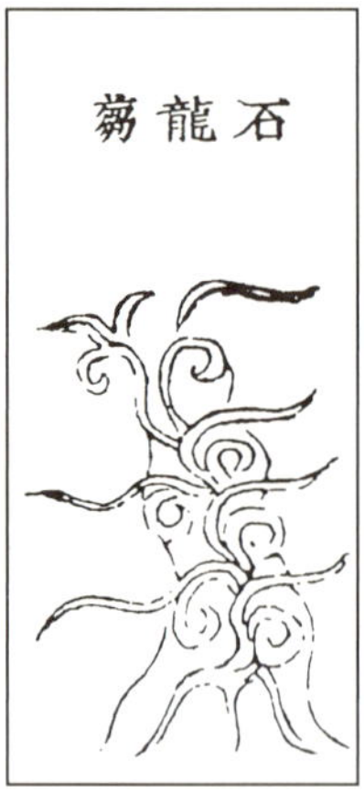

图 3 太乙·石龙蒭

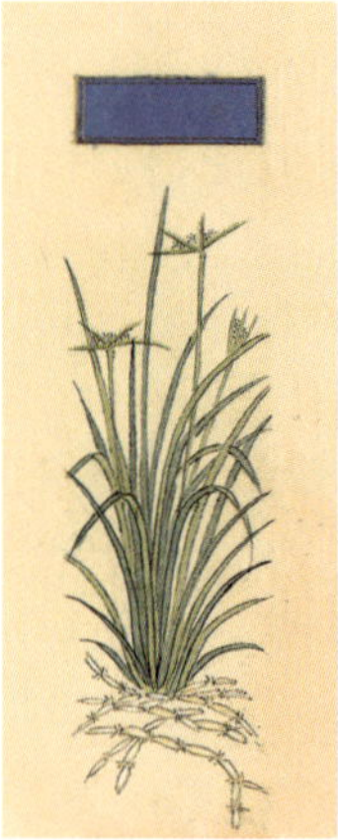

图 4 雷公·石龙蒭

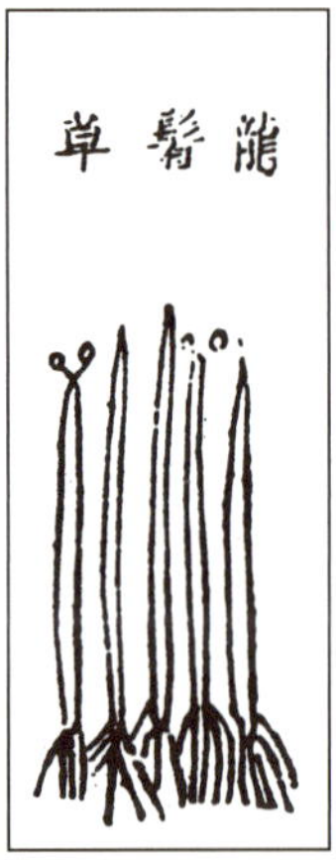

图 5 纲目（金）·龙须草

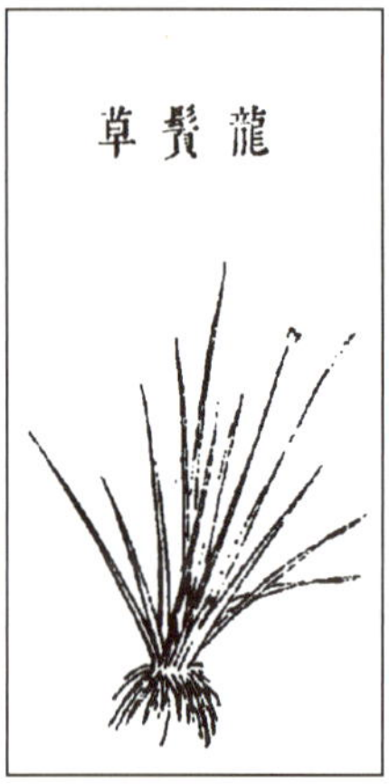

图 6 纲目（钱）·龙须草

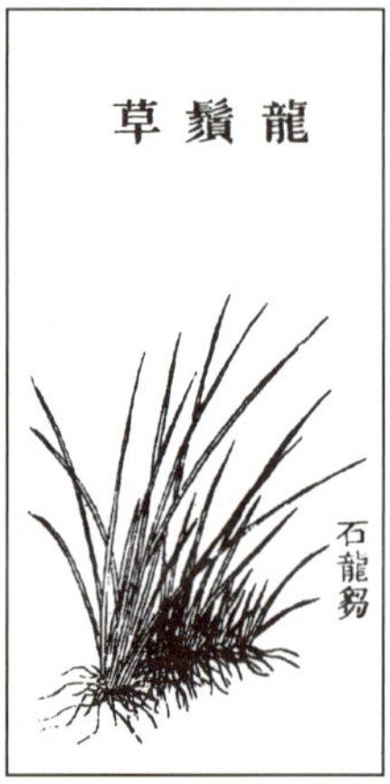

图 7 纲目（张）·龙须草

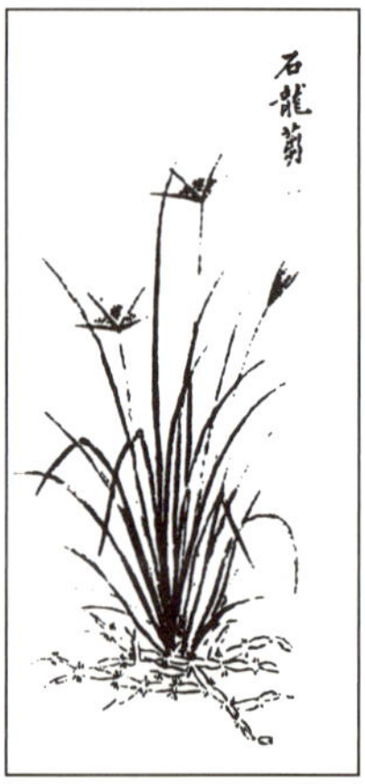

图 8 金石·石龙蒭

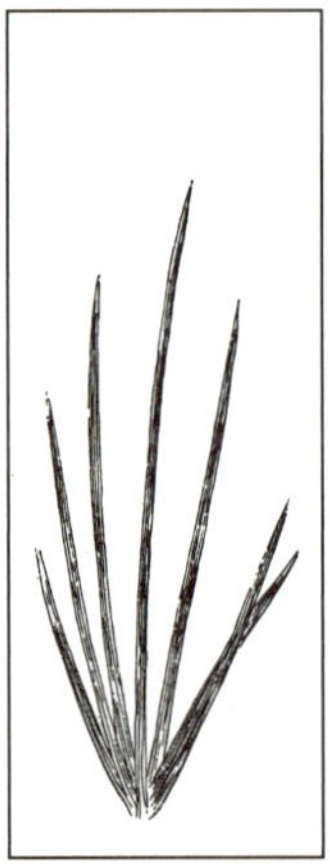

图 9 图考·石龙刍

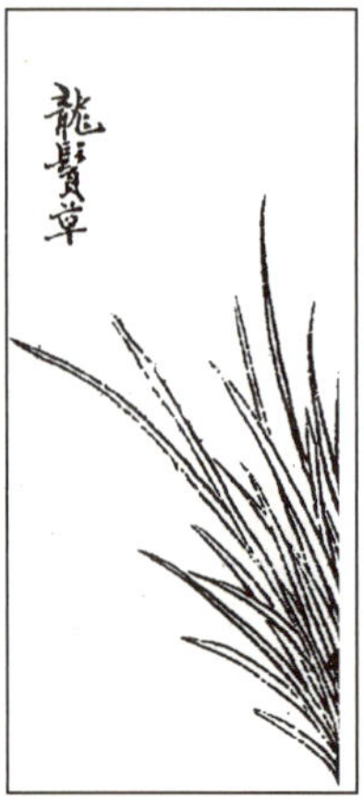

图 10 图说·龙须草

本品10图，取自10书，其中3幅彩图。有承继关系的图可分2个书类。

《本草品汇精要》：仿绘该书“石龙蒭”（图1）者有《补遗雷公炮制便览》图4、《金石昆虫草木状》图8。

《本草纲目》（钱本）：仿绘该书“龙须草”（图6）者为《纲目》张本图7，但后者增绘若干具同样形态的植株。《本草简明图说》图10虽然图形结构大变，但其所绘条形叶丛生，可知乃仿钱本图6。

以上10图中，除外4幅仿绘图，原创图尚有6幅（图1、2、3、5、6、9），详见下“鉴药”项。

【文录】

《本经》《别录》（见《证类》卷7“石龙蒭”） **一名龙须，一名草续断，一名龙珠，**一名龙华，一名悬莞，一名草毒。九节多味者良，生梁州山谷湿地。五月、七月采茎，暴干。

梁《本草经集注》（同上） 陶隐居云：茎青细相连，实赤，今出近道水石处，似东阳龙须以作席者，但多节尔。

唐《唐本草》（同上）《唐本》注云：《别录》云：一名方宾。

唐《本草拾遗》（同上） 陈藏器云：今出汾州，亦处处有之。

后蜀《蜀本草》（同上）《蜀本》:《图经》云：茎如綖，丛生，俗名龙须草。今人以为席者，所在有之。八月、九月采根，暴干。

明《本草纲目》卷15“石龙刍”【释名】龙修（《山海经》）、缙云草（《纲目》）、西王母簪。【时珍曰】刈草包束曰刍。此草生水石之处，可以刈束养马，故谓之龙刍。《述异记》周穆王东海岛中养八骏处，有草名龙刍，是矣。故古语云：一束龙刍，化为龙驹。亦孟子刍豢之义。龙须、王母簪，因形也。缙云，县名，属今处州，仙都山产此草，因以名之。崔豹《古今注》云：世言黄帝乘龙上天，群臣攀龙须坠地生草，名曰龙须者，谬也。江东以草织席，名西王母席，亦岂西王母骑虎而堕其须乎？【集解】【时珍曰】龙须丛生，状如棕心草及凫茈，苗直上，夏月茎端开小穗花，结细实，并无枝叶。今吴人多栽莳织席，他处自生者不多也。《本经》明言龙刍一名龙须，而陶弘景言龙刍似龙须但多节，似以为二物者，非矣。

清《植物名实图考》卷11“石龙刍” 今龙须草，湖南、广西植之田中，织席上供。《山海经》曰龙蓨；《别录》龙常草，有名未用。李时珍以为即鼠莞，似龙须之小者，俗呼棕心草云。/雩娄农曰：龙须草生永州，或云广西富川尤佳。其草长而无节，清而不寒。故为任土之贡。

【鉴药】

“石龙蒭”首见《本经》。李时珍改作“石龙刍”，且释其名曰：“刈草包束曰刍。此草生水石之处，可以刈束养马，故谓之龙刍。”聊备一说。古代多用本品织席，亦可入药，用于利水通淋、祛风湿等，今亦少用。

《本经》载本品别名甚多，其中有“龙须”，时珍曰：“因形也。”可能是因其茎细而长得名。《名医别录》云“九节多味者良”。陶弘景云：“茎青细相连，实赤，今出近道水石处，似东阳龙须以作席者，但多节尔。”李时珍认为这样的说法，就将石龙刍与龙须对立起来，“似以为二物者，非矣”！“九节”可能是指根状茎，非指其茎，故九节与龙须并不矛盾。

唐本《图经》(《蜀本草》引)对本品描述简洁："茎如綖，丛生，俗名龙须草。今人以为席者，所在有之。"李时珍再予补充："龙须丛生，状如粽心草及凫茈，苗直上，夏月茎端开小穗花，结细实，并无枝叶。今吴人多栽莳织席，他处自生者不多也。"有以上记载，或考本品即灯心草科灯心草属植物石龙刍*Juncus effusus* Linn. var. *decipiens* Buch. f. utilis Makino。[1]《中华本草》则考为灯心草属植物野灯心草*Juncus setchuensis* Buchen. [*J. setchuensis* Buchen. var. *effusoides* Buchen.][2]

1.**《本草品汇精要》**：该书"石龙蒭"(图1)所绘有白色藕状的根茎，线形叶丛生，其花序枝顶端有辐射枝，与灯心草科植物迥然不同，当为莎草科莎草属(*Cyperus*)或薹草属(*Carex*)植物，后者亦能用来编织鞋履。

2.**《本草蒙筌》**：该书"石龙蒭"(图2)水线上为线状茎直立，无节。水线下为鳞片状叶或根状茎。此图当为灯心草科灯心草属(*Juncus*)植物。

3.**《太乙仙制本草药性大全》**：该书"石龙蒭"(图3)绘出的如意纹堆集的图案，令人不知为何物，无法猜测。

4.**《本草纲目》(金陵本)**：该书"龙须草"(图5)所绘植物一茎直立，无叶，有须根，其茎无节，有两茎顶有双球状物。此图之茎虽似灯心草属(*Juncus*)植物，但其茎顶之物非灯心草属植物所应有。基原不明。

5.**《本草纲目》(钱本)**：该书"龙须草"(图6)须根丛生，条形叶基生，先端锐尖。此图非灯心草科植物，或为禾本科某植物的图误置于此。

6.**《植物名实图考》**：该书"石龙刍"(图9)所绘条状物，似茎似叶。吴其濬在"石龙刍"条提到："今龙须草，湖南、广西植之田中，织席上供……其草长而无节。"据此，吴氏当熟知此草。故此图应该视为是几支石龙刍*Juncus sp.*的圆筒状茎。

【小结】

"石龙刍"(原作"石龙蒭")是古代织席的主要原料。今或考为灯心草科植物石龙刍*Juncus effusus* Linn. var. *decipiens* Buch. f. utilis Makino，或同属植物野灯心草*Juncus setchuensis* Buchen.。本草图多能表现其圆筒状茎，但亦有数种混淆品种。

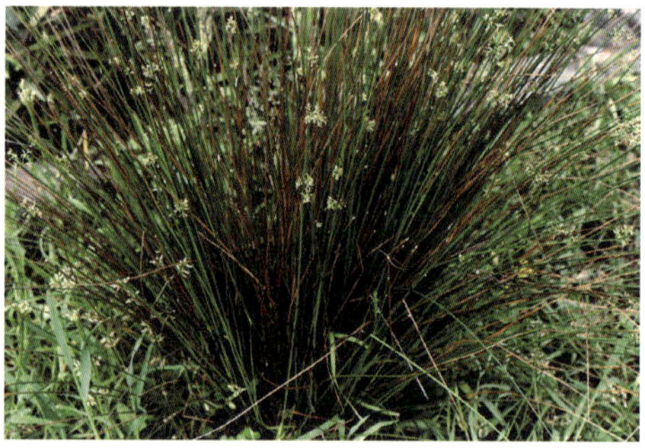

图 11　野灯心草 *Juncus setchuensis*

1　谢宗万：《本草纲目药物彩色图鉴》，北京：人民卫生出版社，2000：113.

2　国家中医药管理局《中华本草》编委会：《中华本草》(8)，上海：上海科学技术出版社，1999：293-294.

15-53 龙常草

【品图】

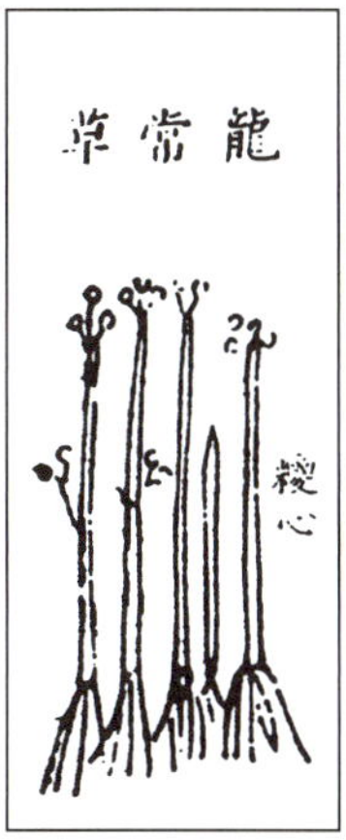

图 1 纲目（金）·龙常草

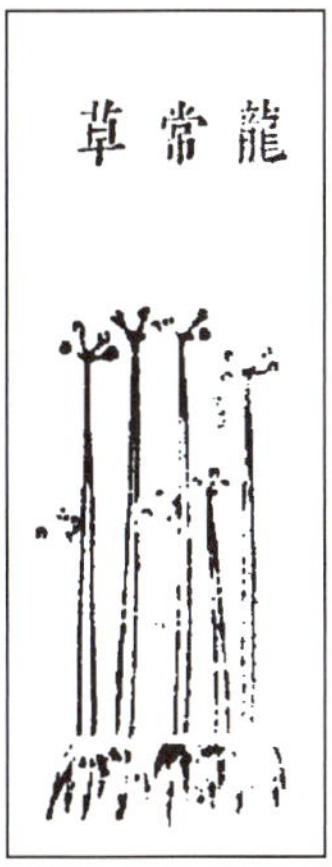

图 2 纲目（钱）·龙常草

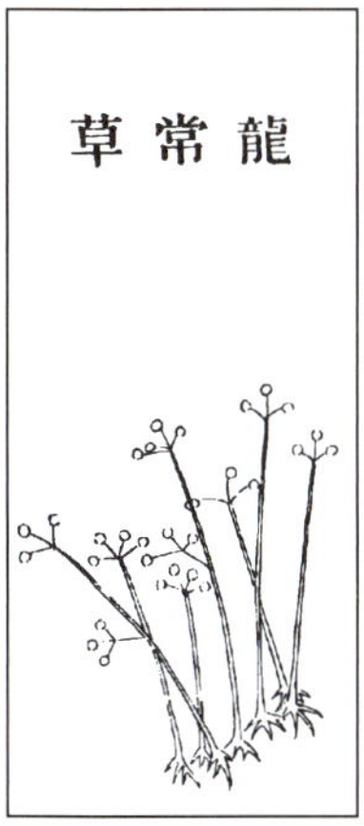

图 3 纲目（张）·龙常草

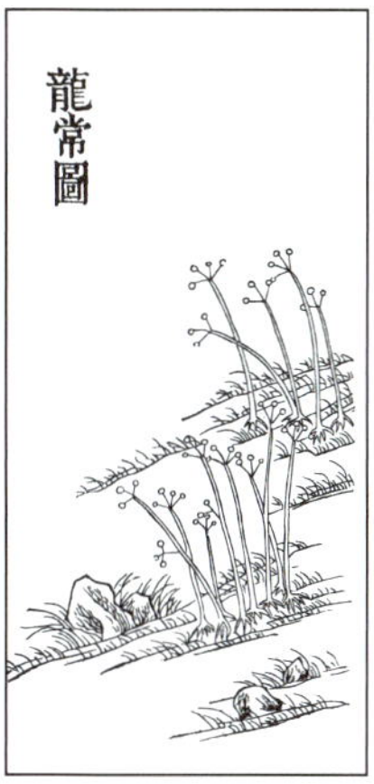

图 4 草木典·龙常图

本品5图，取自5书，其中仅《本草纲目》金陵本“龙常草”（图1）为原创图。《纲目》钱本图2仿绘图1，略加修饰。《古今图书集成·草木典》“龙常图”（图4）又在图2基础上再加修饰，增绘植株及土地背景。《植物名实图考》图5仿绘图4，但去掉土地背景。《本草纲目》（张本）图3又再仿《图考》图5。

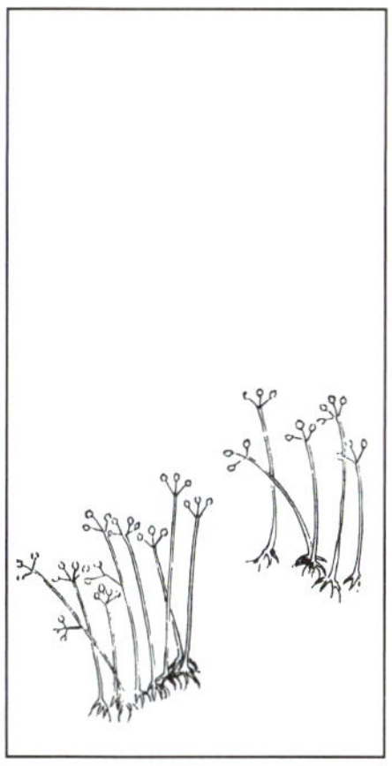
图 5 图考·龙常草

【文录】

《别录》（见《证类》卷30“有名未用·龙常草”） 生河水傍，如龙蒴，冬夏生。

明《本草纲目》卷15“龙常草” 【释名】粽心草。【时珍曰】俚俗五月采，系角黍之心，呼为粽心草是也。【集解】【时珍曰】按《尔雅》云：蓾，鼠莞也。郑樵解为龙刍。郭璞云：纤细似龙须，可为席，蜀中出者好。恐即此龙常也。盖是龙须之小者尔，故其功用亦相近云。

【鉴药】

“龙常草”首见于《名医别录》。名义不详。本品在梁·陶弘景《本草经集注》中就被退入“有名未用”类，可知很早就已无人使用。李时珍将其归入“隰草类”，依据的就是《别录》有一句“生河水傍，如龙蒴，冬夏生”，将其列在“石龙刍”之后。

李时珍并没有出示认定此草的更多依据，仅言“俚俗五月采，系角黍之心，呼为粽心草是也”。他引证《尔雅》及郭璞注、郑樵解，最后结论是：“恐即此龙常也。盖是龙须之小者尔，故其功用亦相近云。”因此，将本品从“有名未用”类拔出来，只是李时珍的猜测。所以清・吴其濬说：“龙常草，有名未用。李时珍以为即鼠莞，似龙须之小者，俗呼粽心草云。”今或考为灯心草科灯心草属植物野灯心草*Juncus setchuensis* Buchen.，此与龙须草之小者相符。[1]或考为禾本科植物龙常草*Diarrhena manshurica* Maxim.。[2]此种主要分布在东北、河北、陕西各地，可能非李时珍所能得见，亦不符合“如龙蒭”的记载。

《本草纲目》（金陵本）：该书之“龙常草”（图1）与同书“龙须草”基本相同，茎圆无节，似为灯心草科植物。但其茎顶花序为数个小圆球状物，与龙须草（石龙刍）的花序相差甚大。龙常草本是李时珍猜测之物，绘图者又据文字去想象绘图。此等药图不能为证。

【小结】

“龙常草”为《名医别录》之药，陶弘景不识，将其退入“有名未用”。李时珍据其中有“如龙刍”之语，猜测可能是龙须草之小者。今学者或考本品为灯心草科植物野灯心草*Juncus setchuensis* Buchen.，或考为禾本科植物龙常草*Diarrhena manshurica* Maxim.。

15-54　灯心草

【品图】

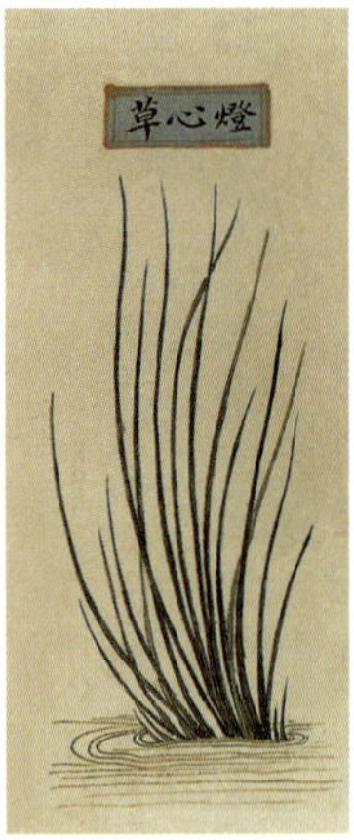

图1　品汇・灯心草

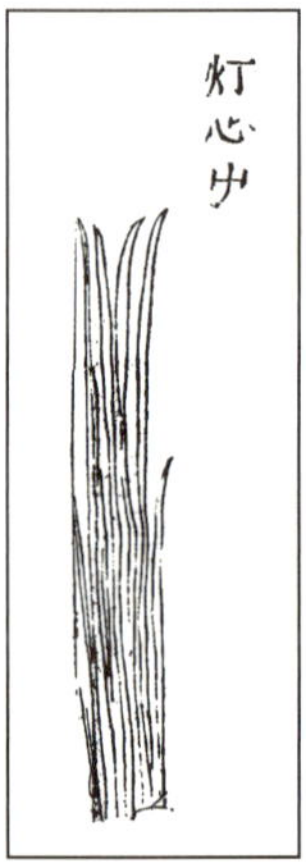

图2　蒙筌・灯心草

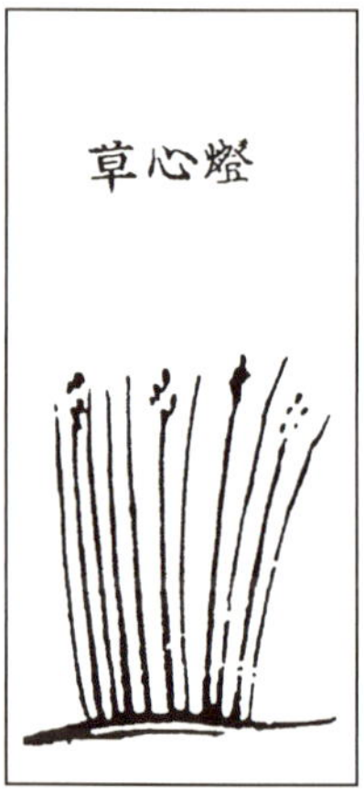

图3　太乙・灯心草

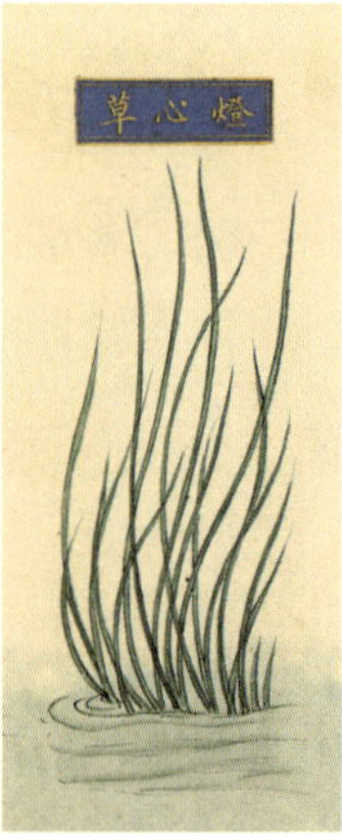

图4　雷公・灯心草

1　谢宗万：《本草纲目药物彩色图鉴》，北京：人民卫生出版社，2000：113.

2　国家中医药管理局《中华本草》编委会：《中华本草》（8），上海：上海科学技术出版社，1999：342.

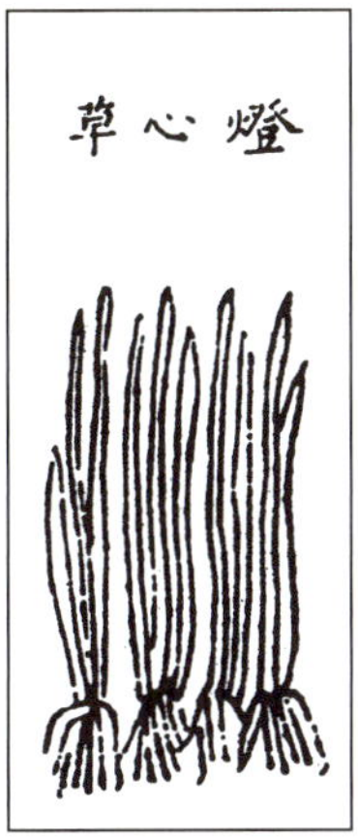

图 5　纲目（金）· 灯心草

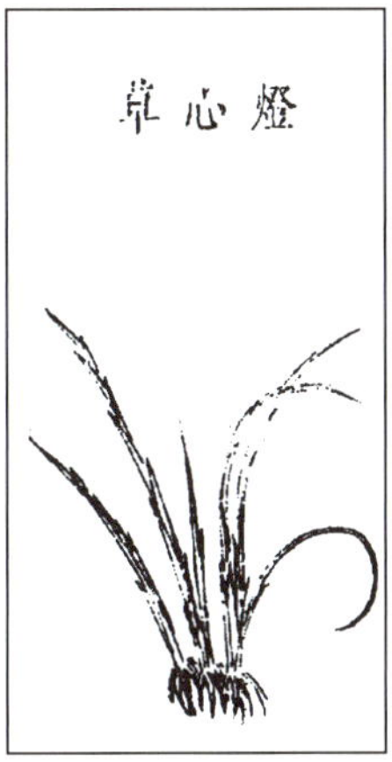

图 6　纲目（钱）· 灯心草

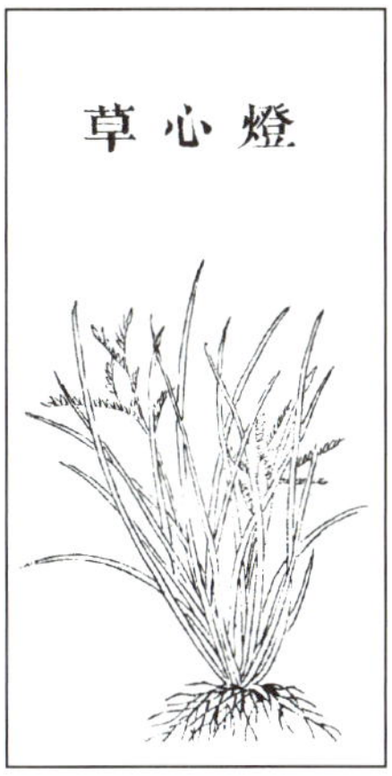

图 7　纲目（张）· 灯心草

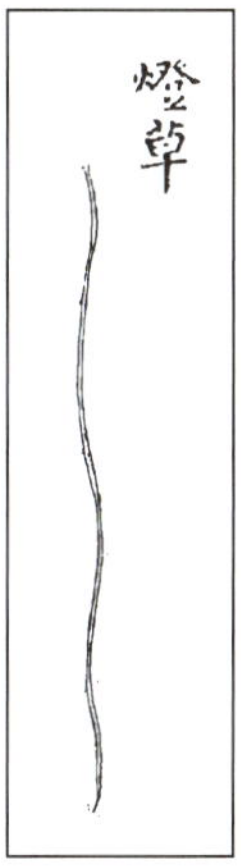

图 8　原始 · 灯草

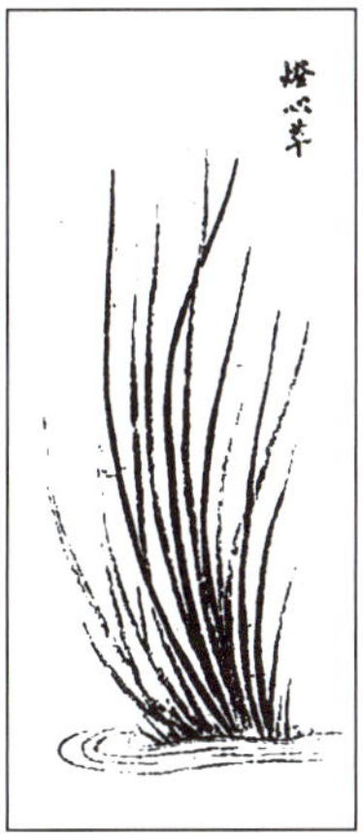

图 9　金石 · 灯心草

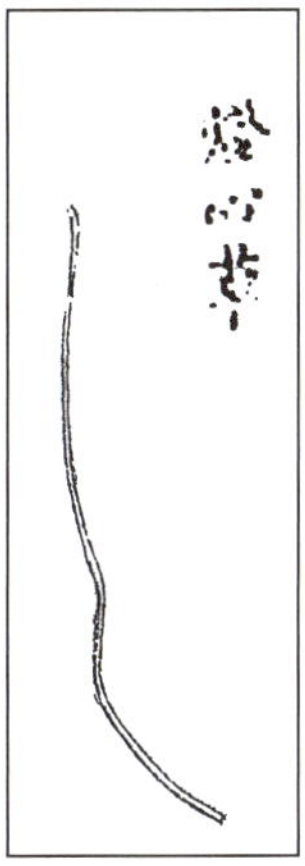

图 10　汇言 · 灯心草

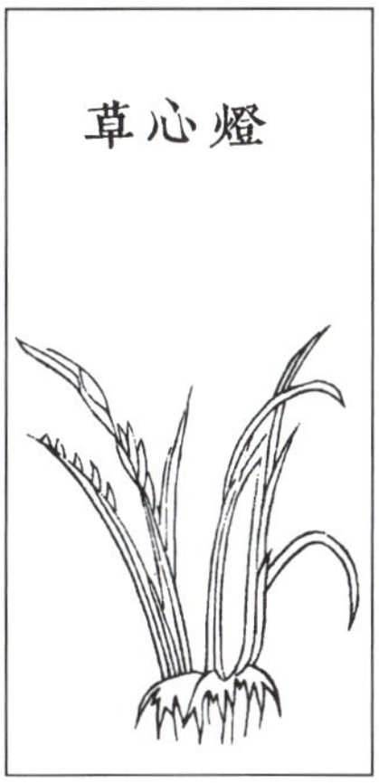

图 11　备要 · 灯心草

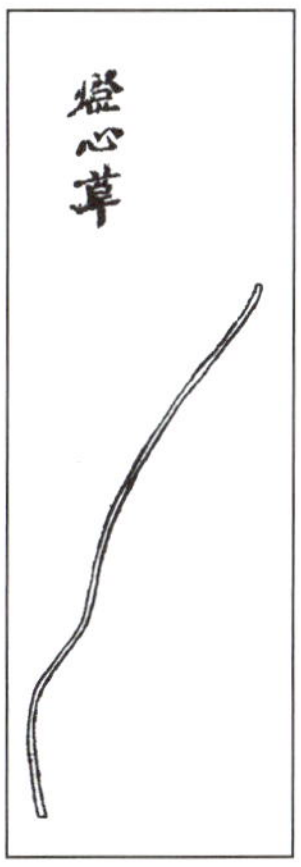

图 12　求真 · 灯心草

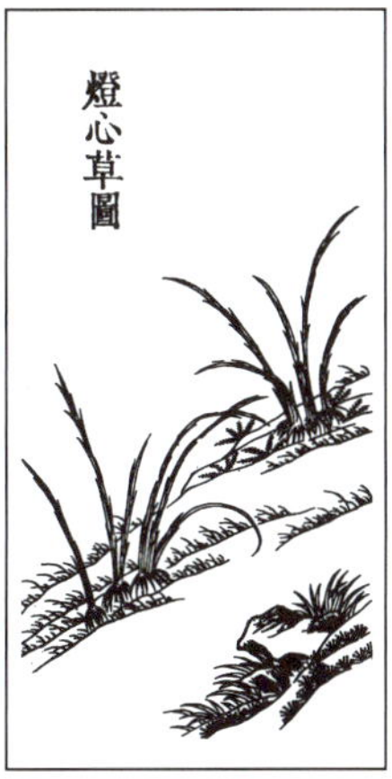

图 13　草木典 · 灯心草图

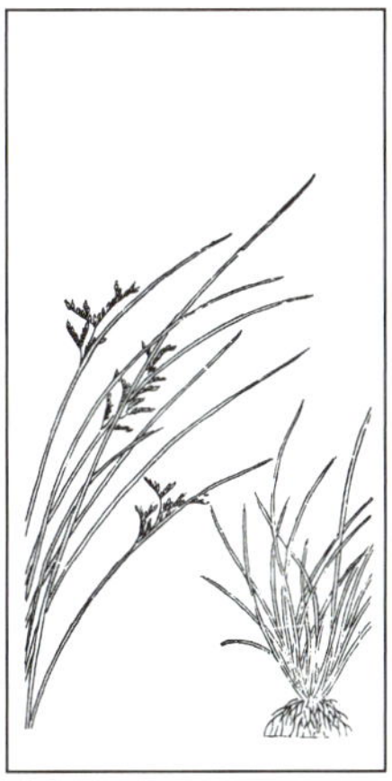

图 14　图考 · 灯心草

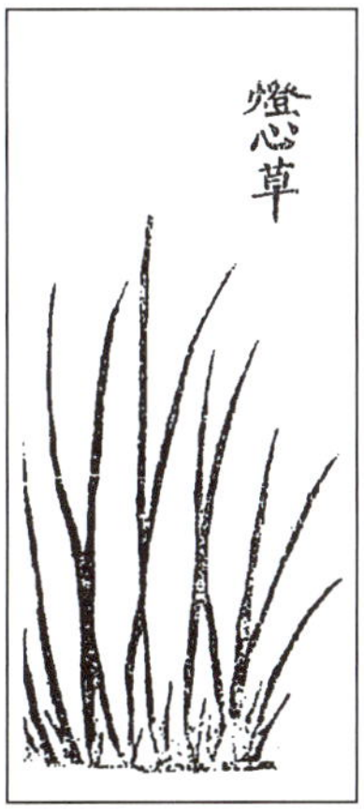

图 15　便方 · 灯心草

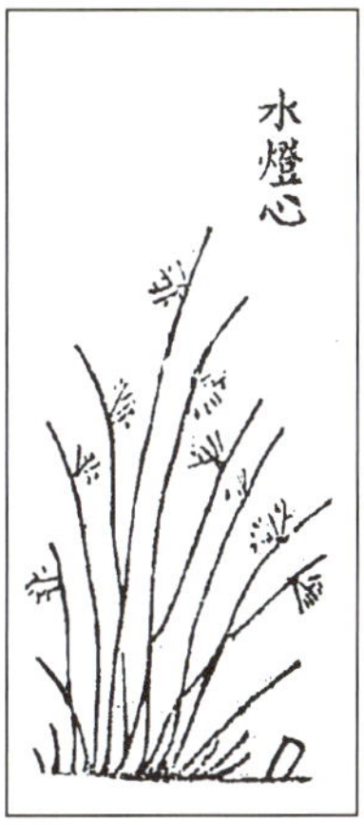

图 16　便方 · 水灯心

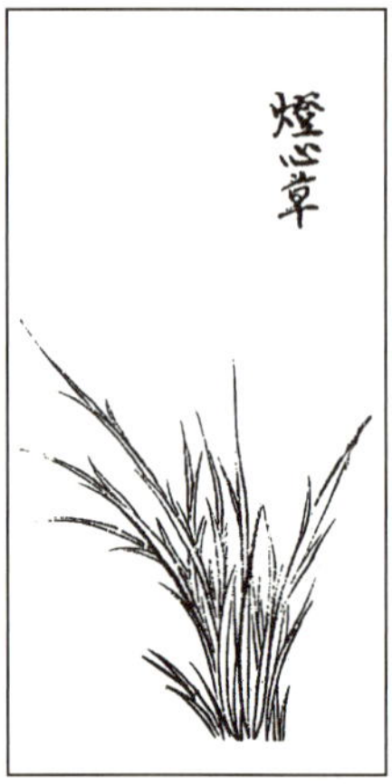

图 17　图说・灯心草

本品17图，取自16书，其中3幅彩图。有承继关系的图可分4个书类。

《本草品汇精要》：仿绘该书“灯心草”（图1）者有《补遗雷公炮制便览》图4、《金石昆虫草木状》图9。

《本草纲目》（钱本）：该书的“灯心草”（图6）仿绘图有《本草备要》图11、《古今图书集成·草木典》图13。《本草简明图说》图17亦仿图6，但图的结构变化甚大。图6本是个错误图，但仿绘者煞有介事予以润饰，实则错上加错。

《本草原始》：该书“灯草”（图8）的仿绘图有《本草汇言》“灯心草”（图10）、《本草求真》“灯心草”（图12）。

《植物名实图考》：该书“灯心草”（图14）有两株植物，左株有花序，右株示全体。《本草纲目》张本“灯心草”（图7）将图14左株花序转绘到右株之中。

以上17图中，除外8幅仿绘图，原创图尚有9幅（图1、2、3、5、6、8、14、15、16），详见下“鉴药”项。

【文录】

宋《开宝本草》（见《证类》卷11“灯心草”） 生江南泽地，丛生。茎圆，细而长直。人将为席，败席煮服更良。

宋《本草衍义》卷12“灯心草” 陕西亦有。蒸熟，干则拆取中心穰然灯者，是谓之熟草。又有不蒸，但生干剥取者，为生草。入药宜用生草。

明《本草纲目》卷15“灯心草” 【释名】虎须草（《纲目》）、碧玉草（《纲目》）。【集解】【时珍曰】此即龙须之类，但龙须紧小而瓤实，此草稍粗而瓤虚白。吴人栽莳之，取瓤为灯炷，以草织席及蓑。他处野生者不多。外丹家以之伏硫、砂。《雷公炮炙论·序》云：“硇遇赤须，永留金鼎。”注云：“赤须亦呼虎须草，煮硇能住火。”不知即此虎须否也。

清《植物名实图考》卷14“灯心草” 灯心草……草以为席，瓤以为灯炷，江西泽畔极多，细茎绿润，夏从茎傍开花如穗，长不及寸，微似莎草花。俚医谓之水灯心，盖野生者，性尤清凉。

【鉴药】

“灯心草”首见于《开宝本草》。李时珍云：“此草稍粗而瓤虚白……取瓤为灯炷。”瓤即此草茎中的白色空虚的髓心，可以做油灯的灯心，故名。《开宝》载本品“根及苗主五淋”，茎可为席，“败席”亦入药。后世多直接取髓心入药，即“灯心”或“灯草心”。多用于清心热、利水通淋。

灯心为古代常用之物。此草多有种植，人所共知。《开宝》云："生江南泽地，丛生。茎圆，细而长直。"宋·寇宗奭云："蒸熟，干则拆取中心穰然灯者，是谓之熟草。又有不蒸，但生干剥取者，为生草。入药宜用生草。"皆取草茎中的髓心供做灯心或入药。李时珍云："此即龙须之类，但龙须紧小而瓤实，此草稍粗而瓤虚白。吴人栽莳之……他处野生者不多。"清·吴其濬则云："细茎绿润，夏从茎傍开花如穗，长不及寸，微似莎草花。"第一次详述其花的形状。据此，本品即灯心草科灯心草属植物灯心草*Juncus effusus* L.［*J. effusus* L. var. *decipiens* Buchen.］。

1.**《本草品汇精要》**：该书“灯心草”（图1）绘水中所生众多细茎（过于柔弱），示意此为灯心草*J. effusus*。

2.**《本草蒙筌》**：该书“灯心草”（图2）极为简单，绘成丛的细长草茎，示意此为灯心草*J. effusus*。

3.**《太乙仙制本草药性大全》**：该书“灯心草”（图3）绘水中生植物，茎细长，茎顶有花序。图虽简陋，尚知其示意为灯心草*J. effusus*。

4.**《本草纲目》（金陵本）**：该书“灯心草”（图5）与同书“龙须草”基本相似，唯不示花序。此足以知其示意所绘为灯心草*J. effusus*。

5.**《本草纲目》（钱本）**：该书“灯心草”（图6）所绘有须根，叶线形，先端尖锐，互相抱生。此类禾本科植物，非灯心草科植物，乃是误图。

6.**《本草原始》**：该书“灯草”（图8）仅绘一线状细圆柱体，示意灯心，即灯心草*J. effusus*茎的干燥髓心。

7.**《植物名实图考》**：该书“灯心草”（图14）为写生图，准确绘出了灯心草的花序形状，可知此植物即灯心草*J. effusus*茎。

8.**《草木便方》**：该书有两图。“灯心草”（图15）用实心线条表示灯心草*J. effusus*的直立圆茎。“水灯心”（图16）其花序偏向一侧，类似聚伞花序。可知此或为野生的灯心草*J. effusus*。

【小结】

“灯心草”虽晚至《开宝本草》才进入本草，但此物早就被用于织席与做油灯的灯心。宋以后为较常用药。据诸家所述形态，其基原即灯心草科植物灯心草*Juncus effusus* L.。《植物名实图考》等多种本草图具有鉴定意义。

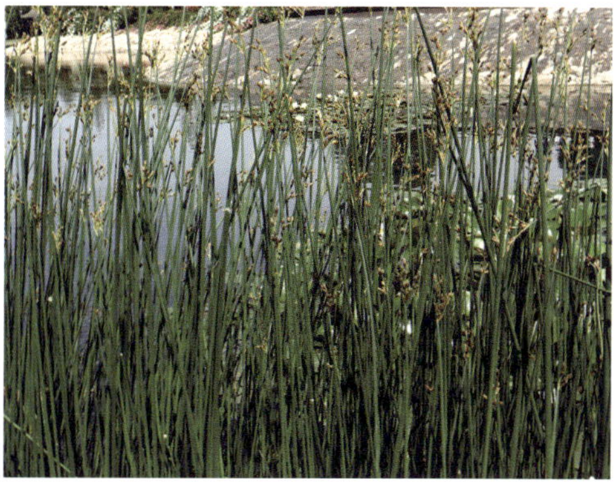
图 18　灯心草 *Juncus effusus*

科学出版社中医药出版分社
联系电话:010-64019031　　010-64037449
E-mail:med-prof@mail.sciencep.com

(R-0026.01)

ISBN 978-7-5088-5562-2

定　价:1350.00元(全2册)

国家出版基金项目
NATIONAL PUBLICATION FOUNDATION

“十三五”国家重点出版物出版规划项目

本草纲目研究集成

总主编 张志斌 郑金生

本草纲目药物古今图鉴 二

草部 下

郑金生 张志斌 编著

科学出版社
龍門書局
北京

内 容 简 介

《本草纲目药物古今图鉴》是“本草纲目研究集成”丛书的子书之一。书中以《本草纲目》中的药物（古代有药图者）为单元，图文结合，以鉴定诸药来源为主旨。全书52章。“总论”4章，介绍古代本草药图发展史及相关书籍的概况与特色。“各论”48章，论药1 459种，汇集古代药图近20 000幅。药物分类及各章药物排列与《本草纲目》48卷各论相对应。每药下分4项：【品图】大致按时代先后出示相关药图，再经比较品评，遴选原创药图供鉴药之用。【文录】摘取古本草中论述药物来源的主要条文。【鉴药】运用古本草资料与原创药图，结合现代研究成果，鉴定药物基原。【小结】出示鉴药结论，附以现代药物彩照辅助认药。全书有现代药物彩照1 200余幅。本书有益于了解古代药物来源及主要运用历史，也有助于阅读使用《本草纲目》。

本书适合中医药研究与爱好者，以及动物、植物、矿物研究人员参阅。

图书在版编目（CIP）数据

本草纲目药物古今图鉴. 二，草部（全2册） / 郑金生，张志斌编著. —北京：龙门书局，2020.4

（本草纲目研究集成）

国家出版基金项目　“十三五”国家重点出版物出版规划项目

ISBN 978-7-5088-5562-2

Ⅰ.①本…　Ⅱ.①郑…　②张…　Ⅲ.①《本草纲目》－图集　Ⅳ.①R281.3-64

中国版本图书馆CIP数据核字（2019）第090458号

责任编辑：鲍　燕　曹丽英 / 责任校对：王晓茜

责任印制：肖　兴 / 封面设计：黄华斌

科学出版社
龙门书局　出版

北京东黄城根北街16号

邮政编码：100717

http://www.sciencep.com

北京汇瑞嘉合文化发展有限公司 印刷

科学出版社发行　各地新华书店经销

*

2020年4月第　一　版　开本：787×1092　1/16

2020年4月第一次印刷　印张：138 1/4

字数：3278 000

定价：1350.00元（全2册）

（如有印装质量问题，我社负责调换）

二　草部

草部　上

第十二章　草部

草之一　山草类上…………………… 566

12-1　甘草 ………………………… 566
12-2　黄耆 ………………………… 573
12-3　人参 ………………………… 580
12-4　沙参 ………………………… 590
12-5　荠苨 ………………………… 598
12-6　桔梗 ………………………… 606
12-7　长松 ………………………… 613
12-8　黄精 ………………………… 615
12-9　萎蕤 ………………………… 630
12-10　鹿药 ………………………… 637
12-11　知母 ………………………… 638
12-12　肉苁蓉 ……………………… 645
12-13　列当 ………………………… 651
12-14　锁阳 ………………………… 654
12-15　赤箭　天麻 ………………… 657
12-16　术 …………………………… 666
12-17　狗脊 ………………………… 680
12-18　贯众 ………………………… 686
12-19　巴戟天 ……………………… 692
12-20　远志 ………………………… 699
12-21　百脉根 ……………………… 708
12-22　淫羊藿 ……………………… 710
12-23　仙茅 ………………………… 716
12-24　玄参 ………………………… 722
12-25　地榆 ………………………… 729
12-26　丹参 ………………………… 734
12-27　紫参 ………………………… 739
12-28　王孙 ………………………… 746
12-29　紫草 ………………………… 751
12-30　白头翁 ……………………… 757
12-31　白及 ………………………… 765
12-32　三七 ………………………… 770

第十三章　草部

草之二　山草类下…… 775

13-1　黄连 …… 775
13-2　胡黄连 …… 783
13-3　黄芩 …… 787
13-4　秦艽 …… 793
13-5　茈胡 …… 799
13-6　前胡 …… 812
13-7　防风 …… 822
13-8　独活 …… 830
13-9　土当归 …… 841
13-10　都管草 …… 845
13-11　升麻 …… 847
13-12　苦参 …… 856
13-13　白鲜 …… 862
13-14　延胡索 …… 867
13-15　贝母 …… 874
13-16　山慈姑 …… 882
13-17　石蒜 …… 889
13-18　水仙 …… 895
13-19　白茅 …… 897
13-20　地筋 …… 903
13-21　芒 …… 906
13-22　龙胆 …… 908
13-23　细辛 …… 916
13-24　杜衡 …… 924
13-25　及己 …… 928
13-26　鬼督邮 …… 932
13-27　徐长卿 …… 936
13-28　白微 …… 943
13-29　白前 …… 948
13-30　钗子股 …… 953
13-31　辟虺雷 …… 954
13-32　锦地罗 …… 957
13-33　紫金牛 …… 959
13-34　拳参 …… 962
13-35　铁线草 …… 965

第十四章　草部

草之三　山草类下…… 968

14-1　当归 …… 968
14-2　芎䓖 …… 975
14-3　蛇床 …… 983
14-4　藁本 …… 989
14-5　蜘蛛香 …… 995
14-6　白芷 …… 997
14-7　芍药 …… 1003
14-8　牡丹 …… 1010
14-9　木香 …… 1017
14-10　甘松香 …… 1025
14-11　山柰 …… 1029
14-12　廉姜 …… 1033
14-13　杜若 …… 1035
14-14　山姜 …… 1040
14-15　高良姜 …… 1045
14-16　豆蔻 …… 1052
14-17　白豆蔻 …… 1059
14-18　缩砂蔤 …… 1064
14-19　益智子 …… 1071
14-20　荜茇 …… 1077
14-21　蒟酱 …… 1082
14-22　肉豆蔻 …… 1088

第十五章 草部

14-23 补骨脂 ········ 1094
14-24 姜黄 ········ 1099
14-25 郁金 ········ 1107
14-26 蓬莪茂 ········ 1114
14-27 荆三稜 ········ 1121
14-28 莎草香附子 ········ 1134
14-29 瑞香 ········ 1142
14-30 茉莉 ········ 1144
14-31 素馨 ········ 1147
14-32 郁金香 ········ 1148
14-33 茅香 ········ 1152
14-34 白茅香 ········ 1159
14-35 排草香 ········ 1161
14-36 迷迭香 ········ 1163
14-37 藿香 ········ 1165
14-38 薰草零陵香 ········ 1172
14-39 兰草 ········ 1179
14-40 泽兰 ········ 1188
14-41 马兰 ········ 1198
14-42 香薷 ········ 1204
14-43 石香菜 ········ 1209
14-44 爵床 ········ 1214
14-45 赤车使者 ········ 1217
14-46 假苏 ········ 1220
14-47 薄荷 ········ 1227
14-48 积雪草 ········ 1233
14-49 苏 ········ 1239
14-50 荏 ········ 1246
14-51 水苏 ········ 1250
14-52 荠苎 ········ 1255
14-53 石荠苎 ········ 1257

草之四 隰草类上 ········ 1259

15-1 菊 ········ 1259
15-2 野菊 ········ 1269
15-3 庵蕳子 ········ 1272
15-4 蓍 ········ 1277
15-5 艾 ········ 1282
15-6 千年艾 ········ 1288
15-7 茵蔯蒿 ········ 1290
15-8 青蒿 ········ 1298
15-9 黄花蒿 ········ 1308
15-10 白蒿 ········ 1310
15-11 角蒿 ········ 1319
15-12 藘蒿 ········ 1323
15-13 马先蒿 ········ 1326
15-14 阴地厥 ········ 1330
15-15 牡蒿 ········ 1333
15-16 九牛草 ········ 1336
15-17 茺蔚 ········ 1339
15-18 錾菜 ········ 1348
15-19 薇衔 ········ 1350
15-20 无心草 ········ 1354
15-21 夏枯草 ········ 1357
15-22 刘寄奴草 ········ 1362
15-23 曲节草 ········ 1370
15-24 丽春草 ········ 1373
15-25 旋覆花 ········ 1376
15-26 青葙 ········ 1381
15-27 雁来红 ········ 1387
15-28 鸡冠 ········ 1388
15-29 红蓝花 ········ 1392
15-30 番红花 ········ 1398

15-31 大蓟、小蓟 …………………… 1401
15-32 续断 …………………… 1410
15-33 苦芙 …………………… 1419
15-34 漏卢 …………………… 1422
15-35 飞廉 …………………… 1435
15-36 苎麻 …………………… 1439
15-37 苘麻 …………………… 1444
15-38 大青 …………………… 1448
15-39 小青 …………………… 1453
15-40 胡卢巴 …………………… 1456
15-41 蠡实 …………………… 1460
15-42 恶实 …………………… 1466
15-43 葈耳 …………………… 1472
15-44 天名精 …………………… 1477
15-45 豨莶 …………………… 1485
15-46 箬 …………………… 1492
15-47 芦 …………………… 1494
15-48 甘蕉 …………………… 1499
15-49 蘘荷 …………………… 1505
15-50 麻黄 …………………… 1510
15-51 木贼 …………………… 1516
15-52 石龙刍 …………………… 1520
15-53 龙常草 …………………… 1523
15-54 灯心草 …………………… 1524

草部 下

第十六章 草部

草之五 隰草类下 …………………… 1531

16-1 地黄 …………………… 1531
16-2 牛膝 …………………… 1539
16-3 紫菀 …………………… 1547
16-4 女菀 …………………… 1553
16-5 麦门冬 …………………… 1556
16-6 萱草 …………………… 1563
16-7 捶胡根 …………………… 1568
16-8 淡竹叶 …………………… 1570
16-9 鸭跖草 …………………… 1573
16-10 葵 …………………… 1576
16-11 蜀葵 …………………… 1582
16-12 菟葵 …………………… 1586
16-13 黄蜀葵 …………………… 1590
16-14 龙葵 …………………… 1594
16-15 酸浆 …………………… 1599
16-16 蜀羊泉 …………………… 1605
16-17 鹿蹄草 …………………… 1608
16-18 败酱 …………………… 1611
16-19 迎春花 …………………… 1616
16-20 款冬花 …………………… 1618
16-21 鼠曲草 …………………… 1625
16-22 决明 …………………… 1630
16-23 茳芒 …………………… 1637
16-24 合明草 …………………… 1640
16-25 地肤 …………………… 1642
16-26 瞿麦 …………………… 1648
16-27 王不留行 …………………… 1653
16-28 剪春罗 …………………… 1661
16-29 金盏草 …………………… 1664
16-30 葶苈 …………………… 1668
16-31 车前 …………………… 1676
16-32 狗舌草 …………………… 1681

16-33　马鞭草 …………………… 1684
16-34　蛇含 …………………… 1689
16-35　女青 …………………… 1694
16-36　鼠尾草 …………………… 1696
16-37　狼把草 …………………… 1700
16-38　狗尾草 …………………… 1703
16-39　鳢肠 …………………… 1706
16-40　连翘 …………………… 1712
16-41　陆英 …………………… 1722
16-42　蒴藋 …………………… 1726
16-43　水英 …………………… 1728
16-44　蓝 …………………… 1731
16-45　青黛 …………………… 1742
16-46　甘蓝 …………………… 1744
16-47　蓼 …………………… 1746
16-48　水蓼 …………………… 1751
16-49　马蓼 …………………… 1753
16-50　荭草 …………………… 1755
16-51　毛蓼 …………………… 1760
16-52　火炭母草 …………………… 1762
16-53　三白草 …………………… 1764
16-54　虎杖 …………………… 1768
16-55　莸 …………………… 1774
16-56　萹蓄 …………………… 1778
16-57　荩草 …………………… 1782
16-58　蒺藜 …………………… 1785
16-59　谷精草 …………………… 1792
16-60　海金沙 …………………… 1797
16-61　地杨梅 …………………… 1802
16-62　地蜈蚣草 …………………… 1804
16-63　半边莲 …………………… 1807
16-64　紫花地丁 …………………… 1809
16-65　鬼针草 …………………… 1813
16-66　见肿消 …………………… 1814
16-67　攀倒甑 …………………… 1818
16-68　水甘草 …………………… 1820

第十七章　草部

草之六　毒草类…………………… 1823

17-1　大黄 …………………… 1823
17-2　商陆 …………………… 1830
17-3　狼毒 …………………… 1837
17-4　防葵 …………………… 1842
17-5　狼牙 …………………… 1847
17-6　蔄茹 …………………… 1852
17-7　大戟 …………………… 1857
17-8　泽漆 …………………… 1865
17-9　甘遂 …………………… 1870
17-10　续随子 …………………… 1875
17-11　莨菪 …………………… 1880
17-12　云实 …………………… 1884
17-13　蓖麻 …………………… 1888
17-14　博落回 …………………… 1893
17-15　常山　蜀漆 …………………… 1896
17-16　杜茎山 …………………… 1905
17-17　土红山 …………………… 1906
17-18　藜芦 …………………… 1908
17-19　马肠根 …………………… 1914
17-20　附子 …………………… 1915
17-21　天雄 …………………… 1928
17-22　侧子 …………………… 1930
17-23　乌头 …………………… 1933
17-24　白附子 …………………… 1946
17-25　虎掌　天南星 …………………… 1951
17-26　由跋 …………………… 1963
17-27　蒟蒻 …………………… 1966

17-28 菩萨草 …………………… 1970
17-29 半夏 …………………… 1972
17-30 蚤休 …………………… 1978
17-31 鬼臼 …………………… 1983
17-32 射干 …………………… 1991
17-33 鸢尾 …………………… 1998
17-34 玉簪 …………………… 2001
17-35 凤仙 …………………… 2004
17-36 坐拏草 …………………… 2007
17-37 曼陀罗花 …………………… 2011
17-38 羊踯躅 …………………… 2014
17-39 山踯躅 …………………… 2018
17-40 芫花 …………………… 2021
17-41 荛花 …………………… 2027
17-42 醉鱼草 …………………… 2031
17-43 莽草 …………………… 2033
17-44 茵芋 …………………… 2038
17-45 石龙芮 …………………… 2042
17-46 毛茛 …………………… 2047
17-47 牛扁 …………………… 2050
17-48 荨麻 …………………… 2053
17-49 格注草 …………………… 2056
17-50 海芋 …………………… 2058
17-51 钩吻 …………………… 2060

第十八章 草部

草之七 蔓草类…………………… 2069

18-1 菟丝子 …………………… 2069
18-2 五味子 …………………… 2077
18-3 蓬蘽 …………………… 2084
18-4 覆盆子 …………………… 2089
18-5 悬钩子 …………………… 2095
18-6 蛇莓 …………………… 2097
18-7 使君子 …………………… 2101
18-8 木鳖子 …………………… 2107
18-9 番木鳖 …………………… 2112
18-10 马兜铃 …………………… 2114
18-11 榼藤子 …………………… 2122
18-12 预知子 …………………… 2126
18-13 牵牛子 …………………… 2130
18-14 旋花 …………………… 2138
18-15 紫葳 …………………… 2144
18-16 营实 墙蘼 …………………… 2149
18-17 月季花 …………………… 2154
18-18 栝楼 …………………… 2156
18-19 王瓜 …………………… 2164
18-20 葛 …………………… 2171
18-21 黄环 狼跋子 …………………… 2179
18-22 天门冬 …………………… 2184
18-23 百部 …………………… 2194
18-24 何首乌 …………………… 2201
18-25 萆薢 …………………… 2211
18-26 菝葜 …………………… 2219
18-27 土茯苓 …………………… 2225
18-28 白敛 …………………… 2231
18-29 女萎 …………………… 2236
18-30 赭魁 …………………… 2239
18-31 鹅抱 …………………… 2243
18-32 伏鸡子根 …………………… 2245
18-33 千金藤 …………………… 2246
18-34 九仙子 …………………… 2249
18-35 山豆根 …………………… 2250
18-36 黄药子 …………………… 2257
18-37 解毒子 …………………… 2266
18-38 药实根 …………………… 2269
18-39 白药子 …………………… 2271

18-40 突厥白 2277
18-41 威灵仙 2279
18-42 茜草 2288
18-43 血藤 2295
18-44 剪草 2297
18-45 防己 2302
18-46 通草 2310
18-47 通脱木 2318
18-48 天寿根 2323
18-49 钓藤 2324
18-50 倒挂藤 2329
18-51 白兔藿 2330
18-52 白花藤 2333
18-53 白英 2336
18-54 萝摩 2340
18-55 赤地利 2345
18-56 紫葛 2350
18-57 乌蔹莓 2354
18-58 葎草 2358
18-59 羊桃 2362
18-60 络石 2367
18-61 木莲 2372
18-62 地锦 2375
18-63 常春藤 2377
18-64 千岁藥 2379
18-65 忍冬 2384
18-66 甘藤 2390
18-67 甘露藤 2391
18-68 含水藤 2392
18-69 鼠藤 2394
18-70 天仙藤 2395
18-71 紫金藤 2398
18-72 南藤 2400
18-73 烈节 2405
18-74 清风藤 2407
18-75 百棱藤 2410
18-76 紫藤 2412
18-77 落雁木 2414
18-78 折伤木 2416
18-79 每始王木 2417
18-80 千里及 2418
18-81 藤黄 2422
18-82 地龙藤 2425
18-83 龙手藤 2425
18-84 瓜藤 2426
18-85 金棱藤 2428
18-86 含春藤 2430
18-87 独用藤 2432
18-88 祁婆藤 2434
18-89 野猪尾 2436
18-90 石合草 2438

第十九章 草部

草之八 水草类........................ 2440

19-1 泽泻 2440
19-2 蔛草 2447
19-3 羊蹄 2450
19-4 酸模 2455
19-5 龙舌草 2458
19-6 菖蒲 2460
19-7 白昌 2467
19-8 香蒲 蒲黄 2473
19-9 菰 2480
19-10 水萍 2487
19-11 蘋 2493
19-12 萍蓬草 2497

19-13　莕菜 ………………………… 2499
19-14　莼 ……………………………… 2504
19-15　水藻 ………………………… 2508
19-16　海藻 ………………………… 2510
19-17　海蕴 ………………………… 2516
19-18　海带 ………………………… 2518
19-19　昆布 ………………………… 2522
19-20　越王馀算 …………………… 2527

第二十章　草部

草之九　石草类……………………… 2532

20-1　石斛 ………………………… 2532
20-2　骨碎补 ……………………… 2541
20-3　石韦 ………………………… 2549
20-4　金星草 ……………………… 2554
20-5　石长生 ……………………… 2559
20-6　红茂草 ……………………… 2562
20-7　石苋 ………………………… 2564
20-8　石垂 ………………………… 2566
20-9　景天 ………………………… 2568
20-10　佛甲草 …………………… 2572
20-11　虎耳草 …………………… 2576
20-12　石胡荽 …………………… 2579
20-13　螺厣草 …………………… 2583
20-14　酢浆草 …………………… 2585
20-15　地锦 ……………………… 2591
20-16　金疮小草 ………………… 2597
20-17　离鬲草 …………………… 2598
20-18　仙人草 …………………… 2600
20-19　仙人掌草 ………………… 2601
20-20　崖棕 ……………………… 2605
20-21　鸡翁藤 …………………… 2607
20-22　半天回 …………………… 2608
20-23　野兰根 …………………… 2610
20-24　紫背金盘草 ……………… 2612

第二十一章　草部

草之十　苔类……………………… 2616

21-1　陟厘 ………………………… 2616
21-2　干苔 ………………………… 2621
21-3　井中苔及萍蓝 ……………… 2623
21-4　船底苔 ……………………… 2624
21-5　石蕊 ………………………… 2625
21-6　地衣草 ……………………… 2628
21-7　垣衣 ………………………… 2631
21-8　屋游 ………………………… 2634
21-9　昨叶何草 …………………… 2635
21-10　乌韭 ……………………… 2639
21-11　百蕊草 …………………… 2642
21-12　土马鬃 …………………… 2644
21-13　卷柏 ……………………… 2647
21-14　地柏 ……………………… 2654
21-15　玉柏 ……………………… 2656
21-16　石松 ……………………… 2658
21-17　桑花 ……………………… 2660
21-18　艾纳 ……………………… 2661
21-19　马勃 ……………………… 2663

草之十一　杂草　有名未用……… 2667

21-20　燕蓐草 …………………… 2667
21-21　鸡窠草 …………………… 2668
21-22　鸠鸟浆 …………………… 2669
21-23　吉祥草 …………………… 2671

21-24 筋子根 …………………… 2672
21-25 宜南草 …………………… 2674
21-26 陀得花 …………………… 2676
21-27 建水草 …………………… 2677
21-28 百药祖 …………………… 2679
21-29 催风使 …………………… 2681
21-30 刺虎 …………………… 2682
21-31 石逍遥草 …………………… 2686
21-32 黄寮郎 …………………… 2687
21-33 黄花了 …………………… 2690
21-34 百两金 …………………… 2692
21-35 地茄子 …………………… 2694
21-36 田母草 …………………… 2696
21-37 田麻 …………………… 2697
21-38 芥心草 …………………… 2699
21-39 苦芥子 …………………… 2701
21-40 布里草 …………………… 2703
21-41 茆质汗 …………………… 2705
21-42 胡堇草 …………………… 2706
21-43 小儿群 …………………… 2709
21-44 独脚仙 …………………… 2711
21-45 撮石合草 …………………… 2713
21-46 露筋草 …………………… 2714
21-47 蛇眼草 …………………… 2716
21-48 天仙莲 …………………… 2717
21-49 双头莲 …………………… 2718
21-50 天芥菜 …………………… 2719
21-51 羊屎柴 …………………… 2720
21-52 满江红 …………………… 2722
21-53 隔山消 …………………… 2723
21-54 石见穿 …………………… 2725
21-55 墓头回 …………………… 2726

二 草部 下

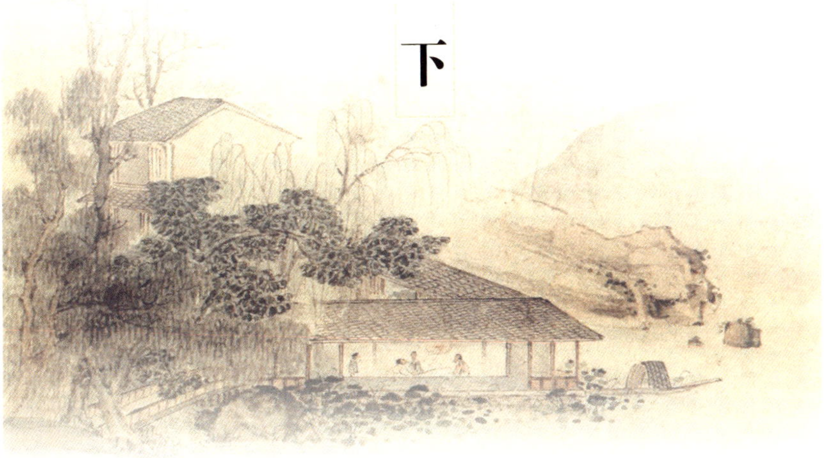

第十六章　草部

草之五　隰草类下

16-1　地黄

【品图】

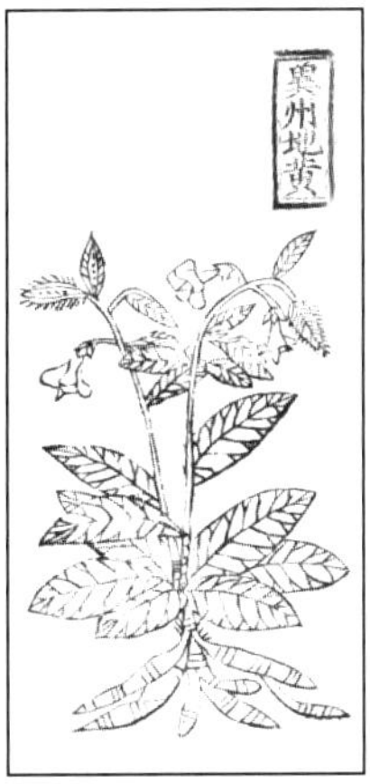

图 1　图经（大）·冀州地黄

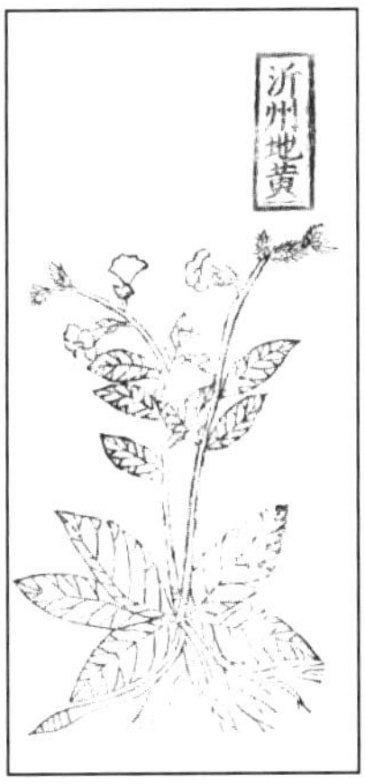

图 2　图经（大）·沂州地黄

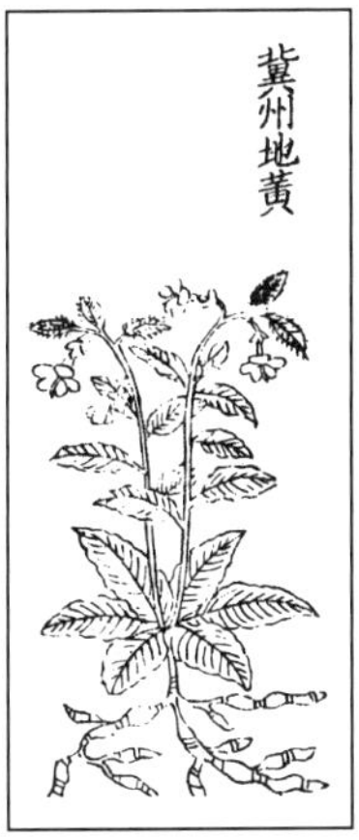

图 3　图经（政）·冀州地黄

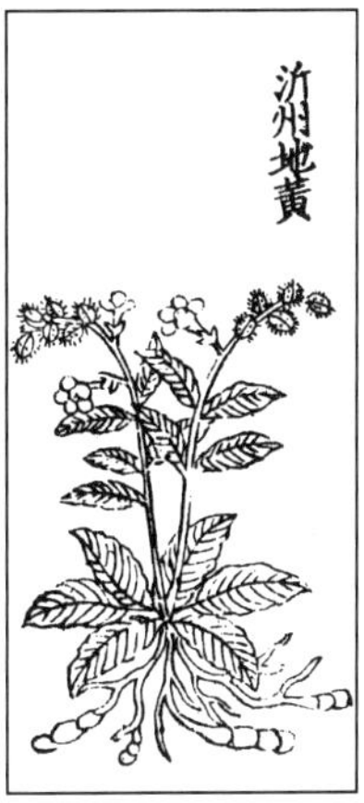

图 4　图经（政）·沂州地黄

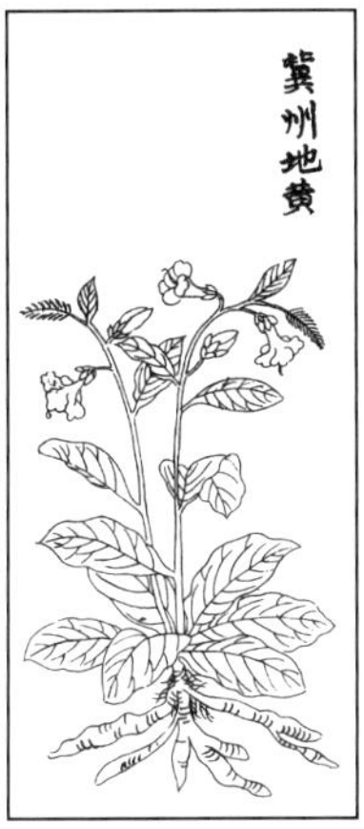

图 5　图经（绍）·冀州地黄

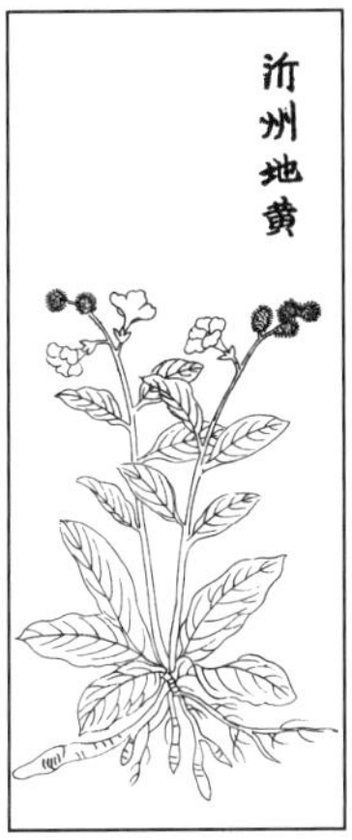

图 6　图经（绍）·沂州地黄

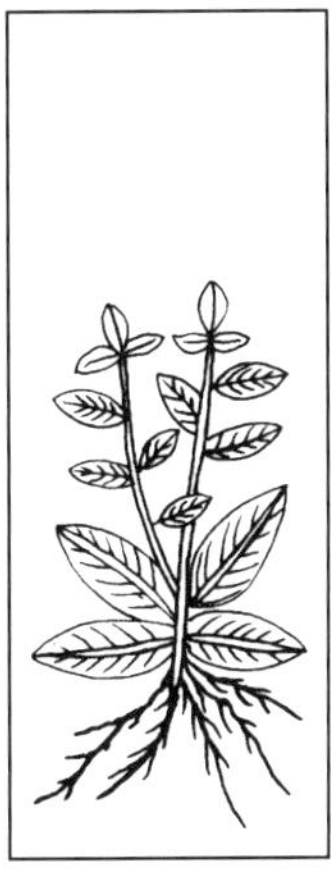

图 7　歌括·生地黄

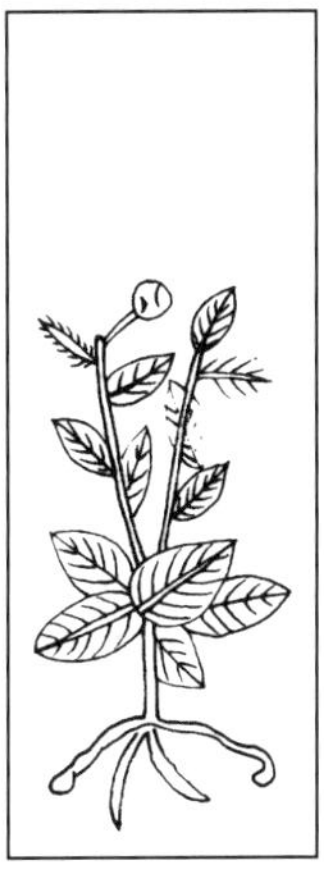

图 8　歌括·熟地黄

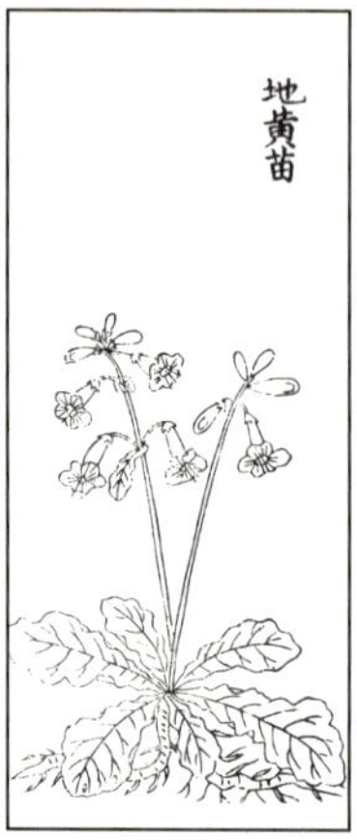

图 9　救荒·地黄苗

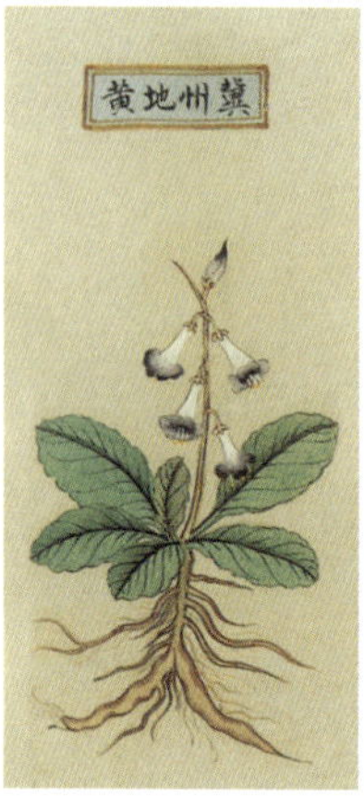

图 10　品汇·冀州地黄

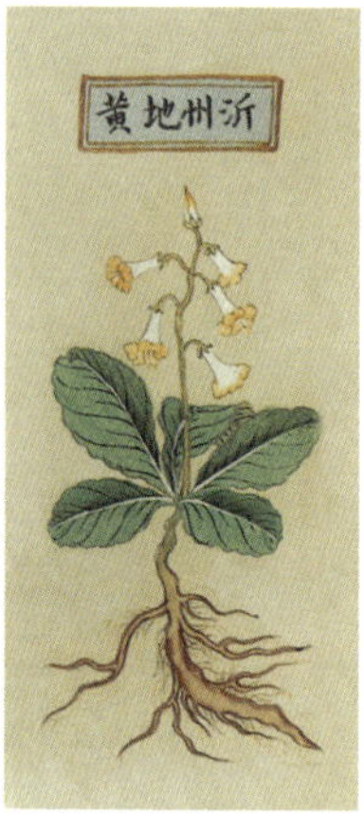

图 11　品汇·沂州地黄

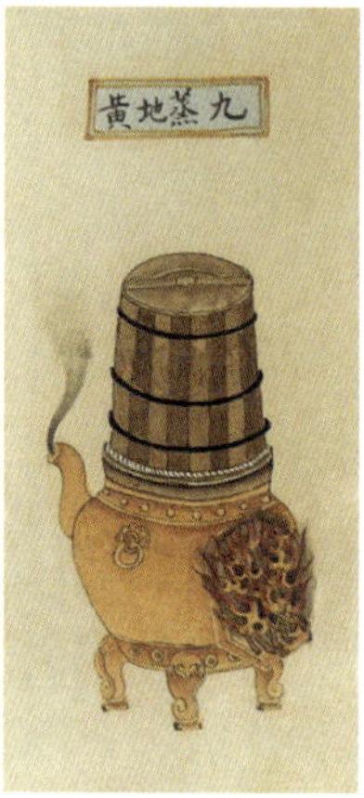

图 12　品汇·九蒸地黄

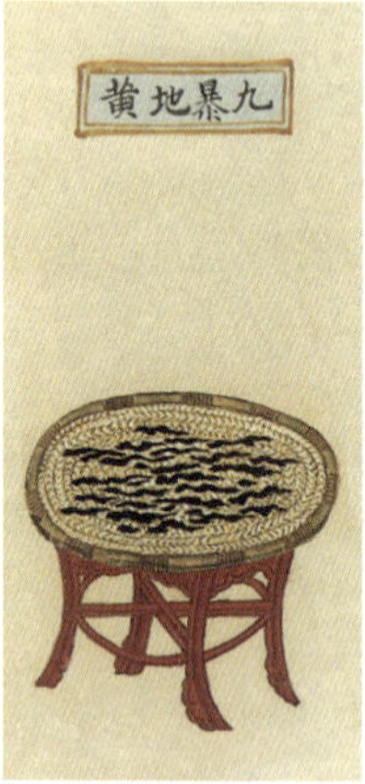

图 13　品汇·九暴地黄

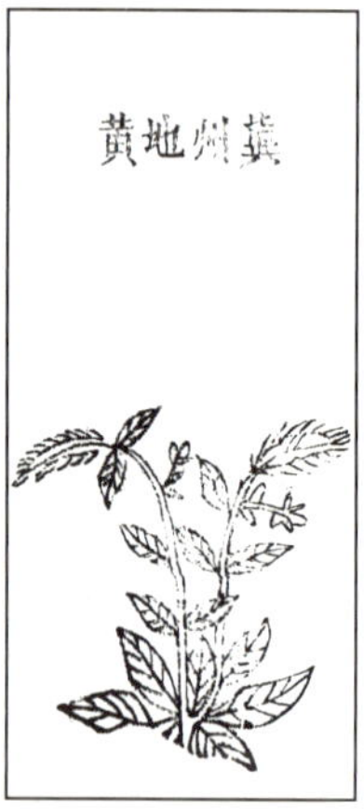

图 14　蒙筌·冀州地黄

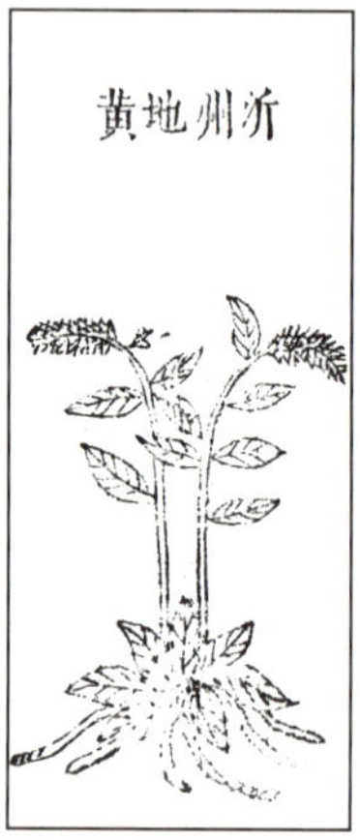

图 15　蒙筌·沂州地黄

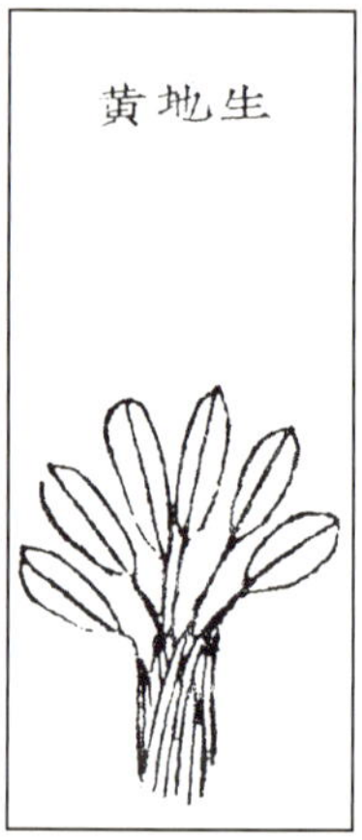

图 16　太乙·生地黄

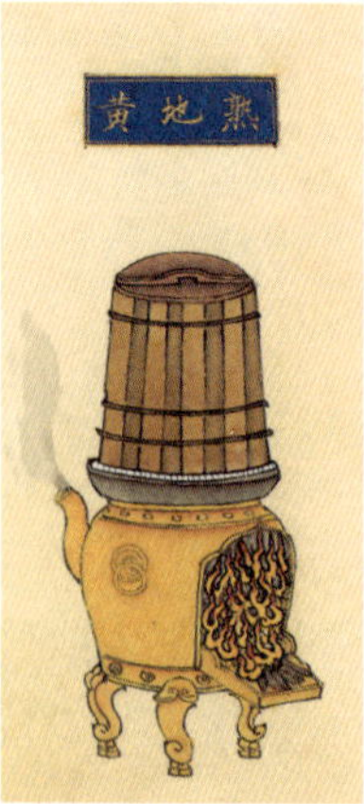

图 17　雷公·熟地黄

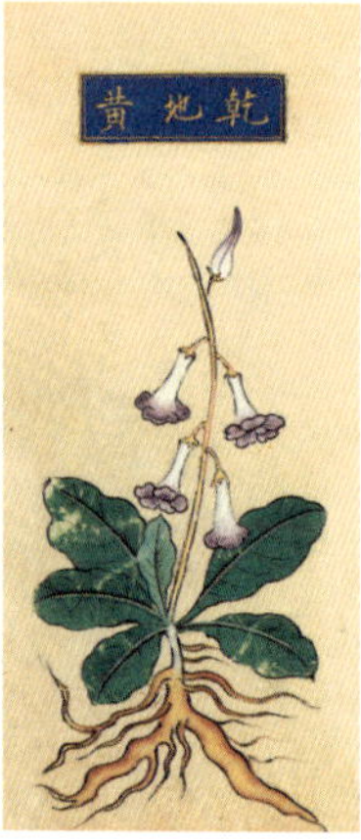

图 18　雷公·干地黄

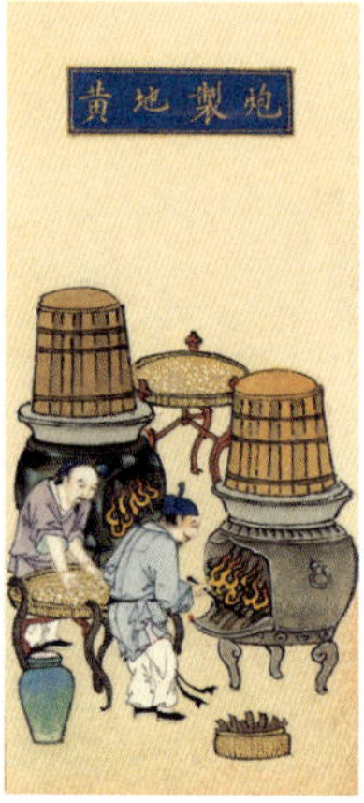

图 19　雷公·炮制地黄

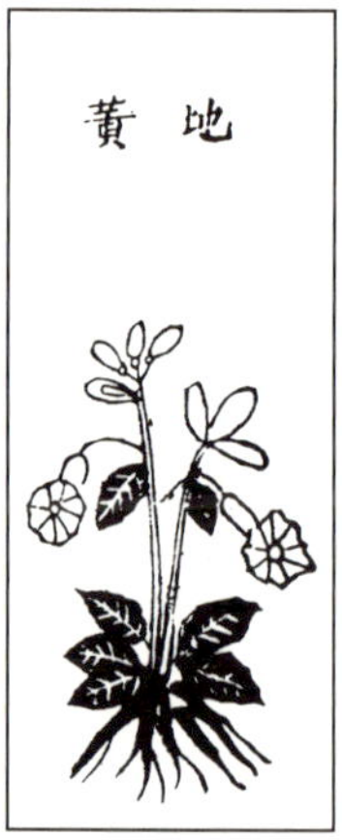

图 20　纲目（金）·地黄

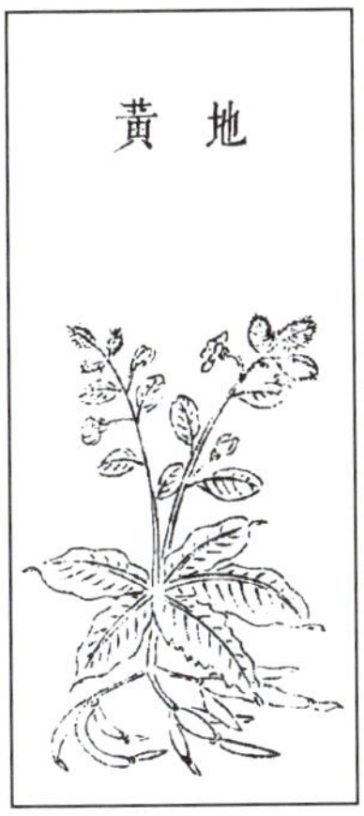

图 21 纲目（钱）·地黄

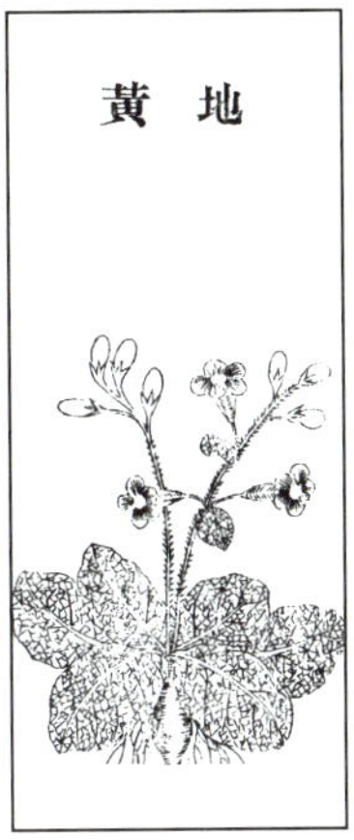

图 22 纲目（张）·地黄

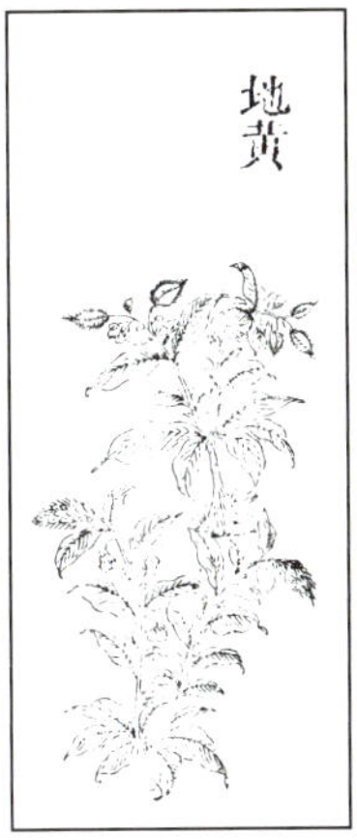

图 23 三才·地黄

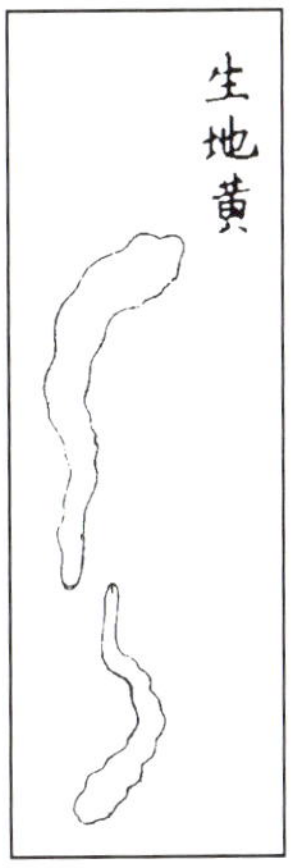

图 24 原始·生地黄

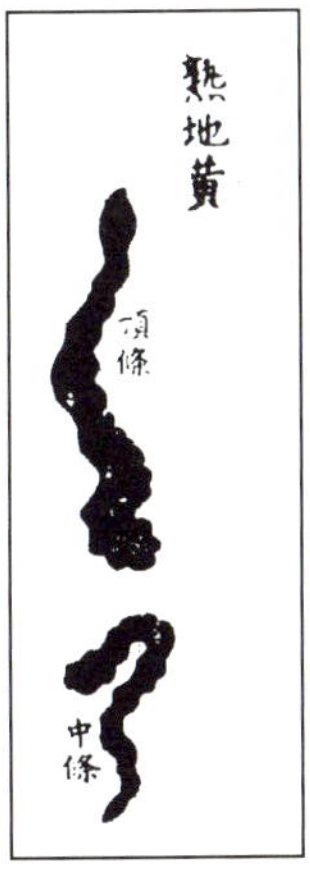

图 25 原始·熟地黄

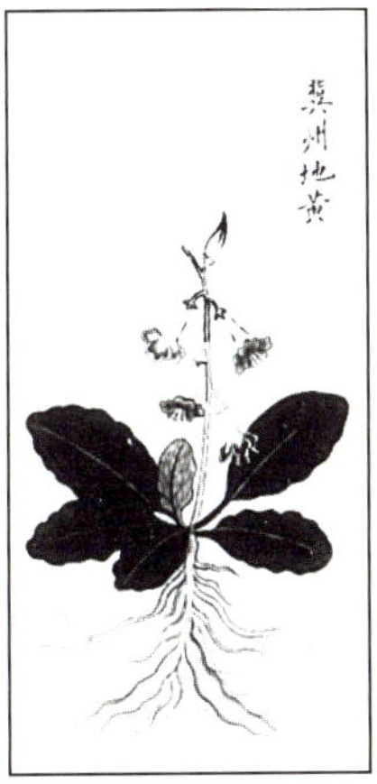

图 26 金石·冀州地黄

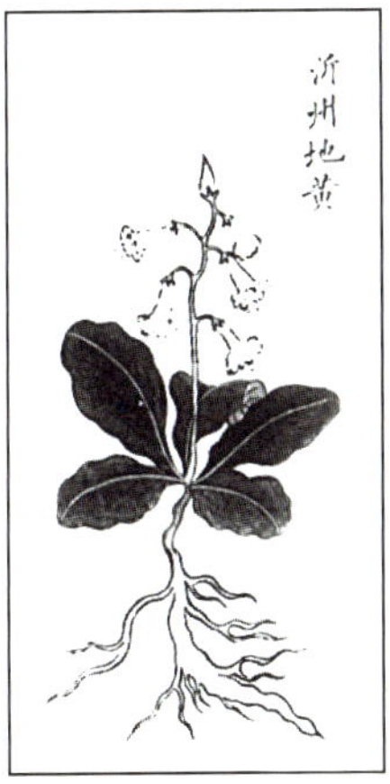

图 27 金石·沂州地黄

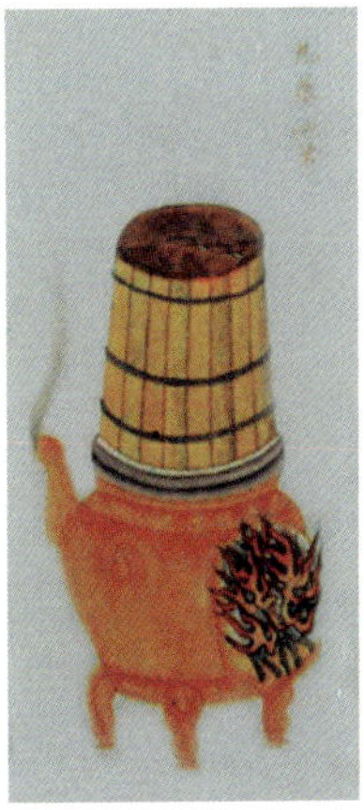

图 28 金石·九蒸地黄

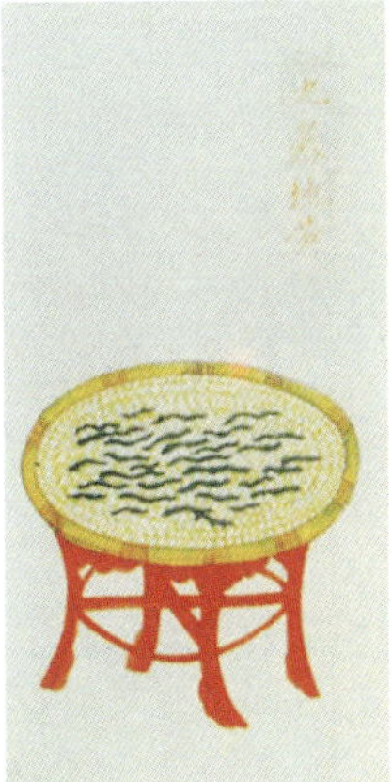

图 29 金石·九暴地黄

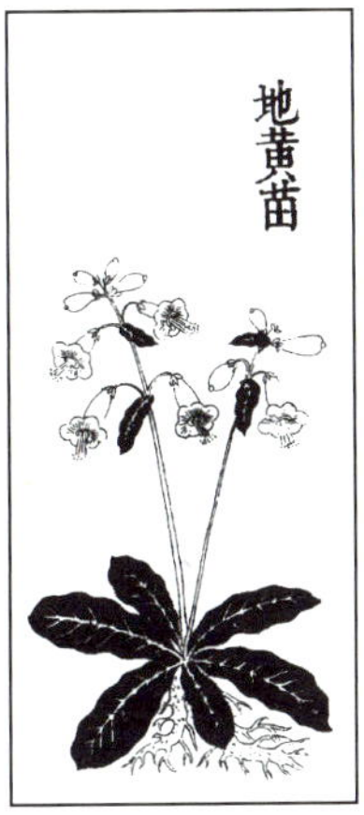

图 30 博录·地黄苗

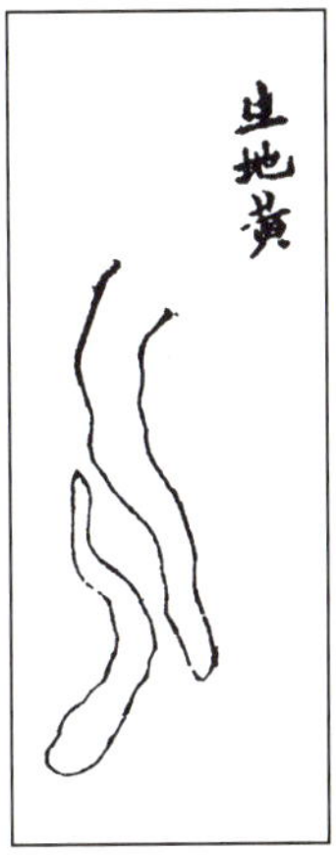

图 31 汇言·生地黄

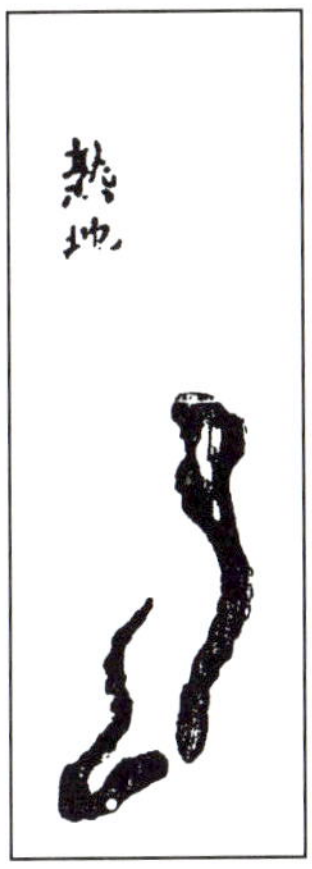

图 32 汇言·熟地

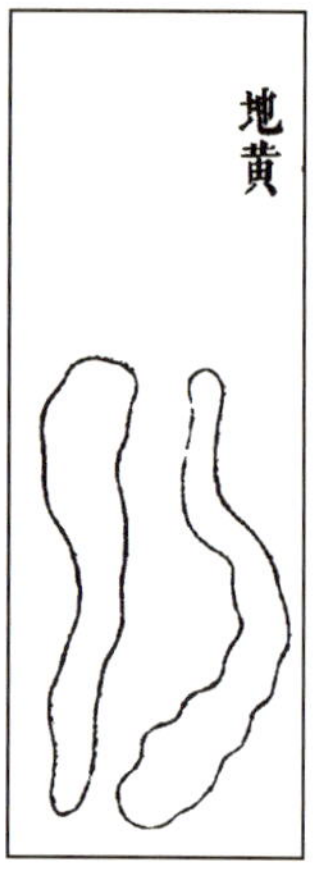

图 33　本草汇 · 地黄

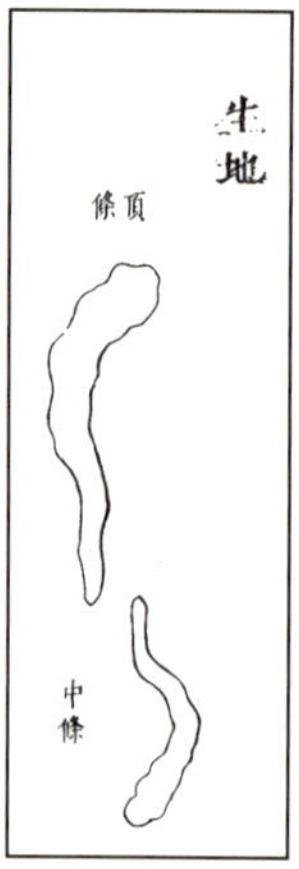

图 34　类纂 · 生地

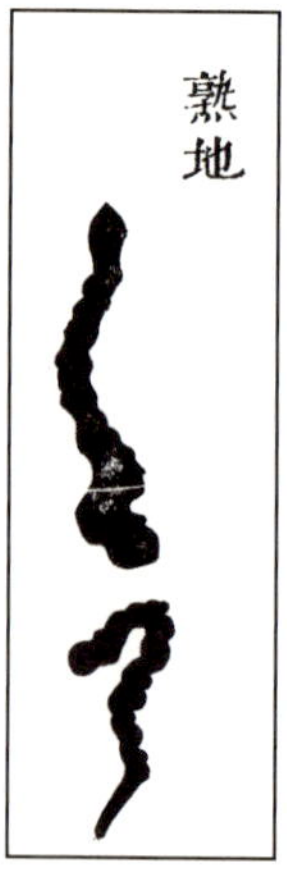

图 35　类纂 · 熟地

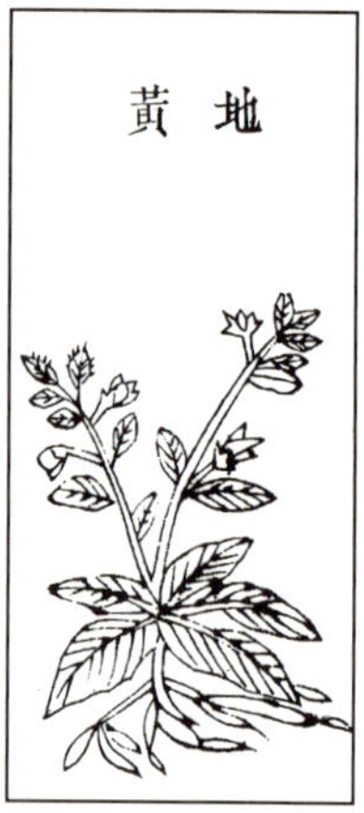

图 36　备要 · 地黄

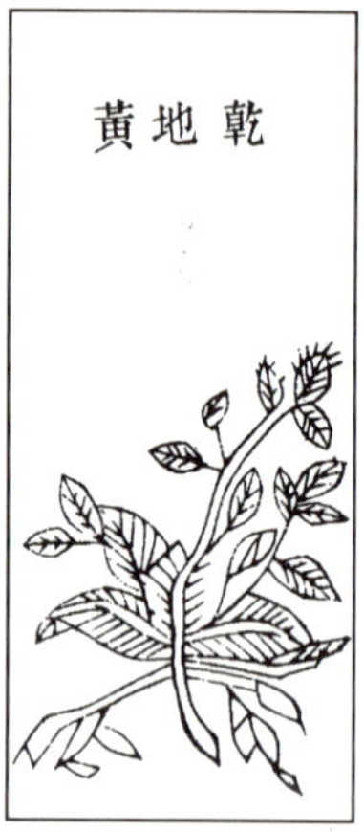

图 37　备要 · 干地黄

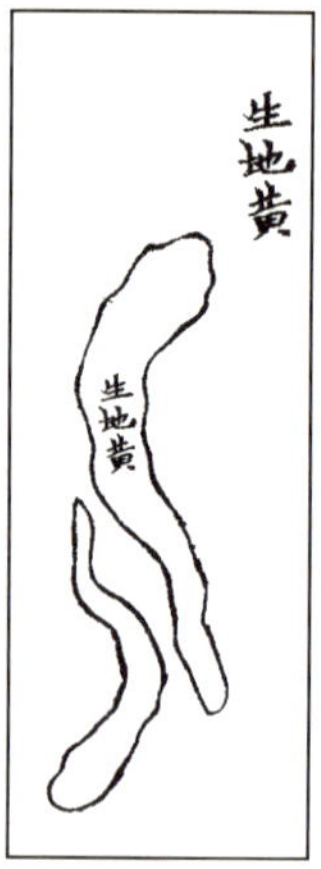

图 38　求真 · 生地黄

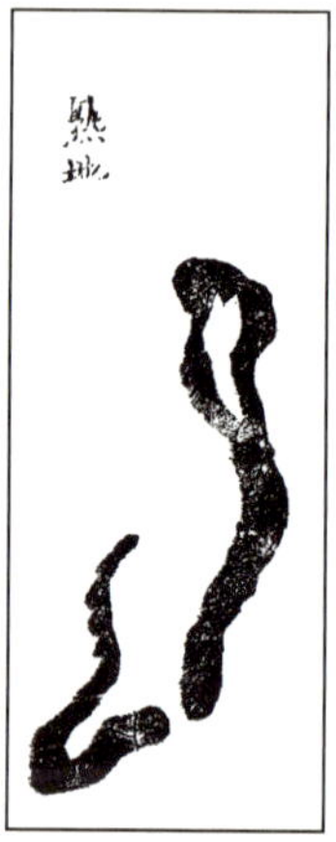

图 39　求真 · 熟地

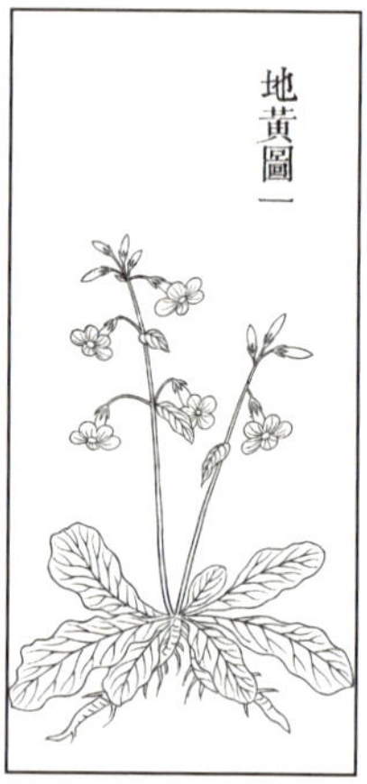

图 40　草木典 · 地黄图一

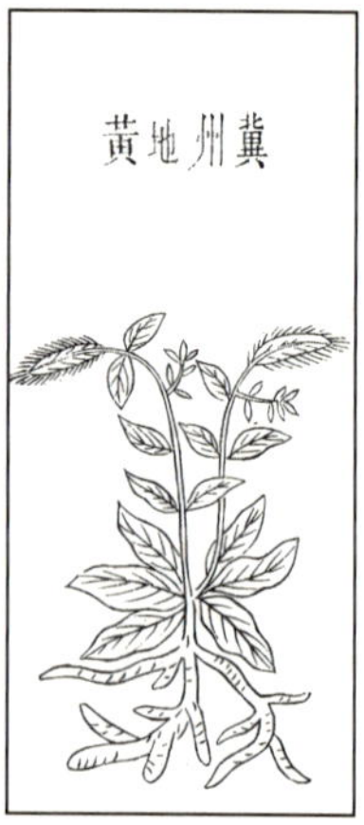

图 41　草木典 · 冀州地黄

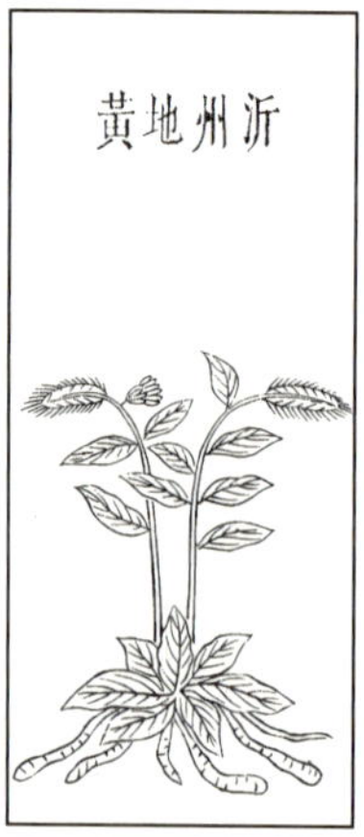

图 42　草木典 · 沂州地黄

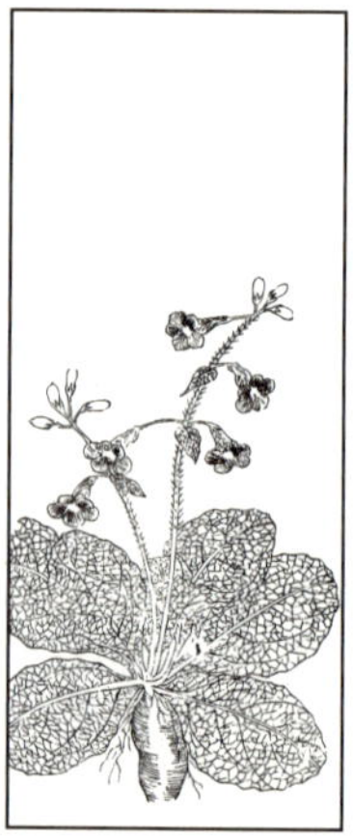

图 43　图考 · 地黄 -1

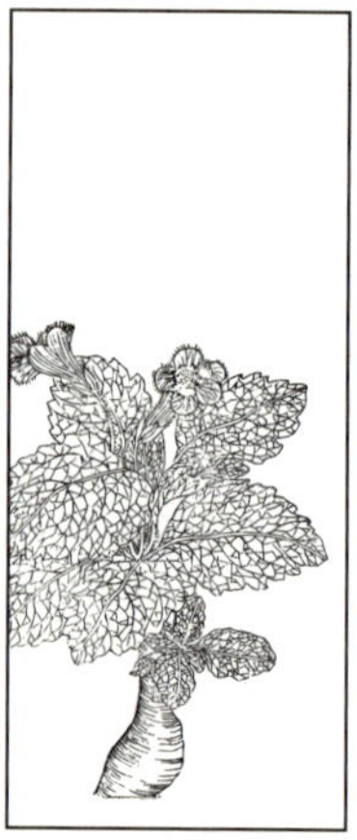

图 44　图考 · 地黄 -2

本品45图，取自24书，其中11幅彩图。有承继关系的图可分5个书类。

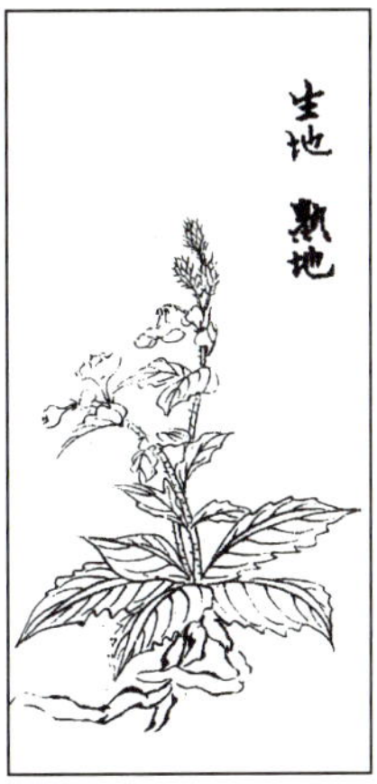

图 45　图说 · 生地熟地

《本草图经》：该书的“冀州地黄”“沂州地黄”图分别存于《大观》(图1、2)、《政和》(图3、4)、《绍兴》(图5、6)。此三传本药图基本一致。今以《政和》图3、图4为《图经》图的代表。

仿绘《图经》2图的墨线图有：《本草歌括》“生地黄”(图7)仿自“冀州地黄”(图3)、“熟地黄”(图8)仿自“沂州地黄”(图4),但均高度简略抽象。《本草蒙筌》图14、图15分别仿绘《图经》图3、图4，但均将原单花改为穗状花序，大失其真。《纲目》钱本“地黄”(图21)仿绘“冀州地黄”(图3)。此后仿钱本图21者有《本草备要》图36。该书“干地黄”(图37)则将图36稍加改动重绘，拙劣不堪。《本草简明图说》“生地熟地”(图45)亦仿钱本图21，再加修饰。《三才图会》“地黄”(图23)将《图经》的两图合绘成一图，予以美化，并加土地背景。《古今图书集成·草木典》“冀州地黄”(图41)仿绘自《本草蒙筌》图14,“沂州地黄”(图42)仿绘自《本草蒙筌》图15。

《救荒本草》：该书“地黄苗”(图9)的仿绘者有《本草纲目》金陵本“地黄”(图20)。后者极少仿绘《救荒》图，此图例外。仿绘时将叶片、根部阴刻，花冠等略有改动。《野菜博录》“地黄苗”(图30)仿绘精细，叶片阴刻。《古今图书集成·草木典》“地黄图一”(图40)亦仿绘《救荒》图9。

《本草品汇精要》：该书有地黄相关彩图4幅。其中两幅虽然袭取《图经》图的名称，但已重新写生绘制。此4图为“冀州地黄”(图10)、“沂州地黄”(图11)、“九蒸地黄”(图12)、“九暴地黄”(图13)。依次全仿此4图者为《金石昆虫草木状》图26、27、28、29。《补遗雷公炮制便览》有图3幅，其中2幅为仿绘图。“干地黄”(图18)仿绘《品汇》“冀州地黄”(图10)。“熟地黄”(图17)仿绘《品汇》“九蒸地黄”(图12)。

《本草原始》：该书“生地黄”(图24)、“熟地黄”(图25)的仿绘图有《本草汇言》图31、图32。另《本草汇》“地黄”(图33)仅仿绘《原始》“生地黄”(图24)。《本草纲目类纂必读》“生地”(图34)、“熟地”(图35),《本草求真》“生地黄”(图38)、“熟地”(图39)也分别仿绘《原始》图24、图25。

《植物名实图考》：该书“地黄-1”(图43)的仿绘图为《本草纲目》张本“地黄”(图22)。后者略加改动。

以上45图中，除外32幅仿绘图，原创图尚有13幅(图3、4、9、10、11、12、13、16、19、24、25、43、44)，详见下“鉴药”项。

【文录】

《本经》《别录》（见《证类》卷6“干地黄”） **一名地髓，**一名芐，一名芑。生咸阳川泽黄土地者佳。二月、八月采根，阴干。

梁《本草经集注》（同上） 陶隐居云：咸阳，即长安也。生渭城者乃有子实，实如小麦，淮南七精散用之。中间以彭城干地黄最好，次历阳，今用江宁板桥者为胜。作干者有法，捣汁和蒸，殊用工意；而此直云阴干，色味乃不相似，更恐以蒸作为失乎？大贵时乃取牛膝、萎蕤作之，人不能别。

吴越《日华子本草》（同上） 又云：生者水浸验，浮者名天黄，半浮半沉者名人黄，沉者名地黄，沉者力佳，半沉者次，浮者劣。煎忌铁器。

宋《本草图经》（同上）《图经》曰：地黄，生咸阳川泽黄土地者佳，今处处有之，以同州为上。二月生叶，布地便出似车前，叶上有皱文而不光。高者及尺余，低者三四寸。其花似油麻花而红紫色，亦有黄花者。其实作房如连翘，子甚细而沙褐色。根如人手指，通黄色，粗细长短不常。二月、八月采根，蒸三二日，令烂，暴干，谓之熟地黄。阴干者是生地黄。种之甚易，根入土即生。一说：古称种地黄宜黄土，今不然，大宜肥壤虚地，则根大而多汁。其法：以苇席圆编如车轮，径丈余，以壤土实苇席中为坛。坛上又以苇席实土为一级，比下坛径减一尺。如此数级如浮屠也。乃以地黄根节多者寸断之，莳坛上，层层令满，逐日以水灌之，令茂盛。至春秋分时，自上层取之，根皆长大而不断折，不被斸伤故也。得根暴干之。熟干地黄最上出同州，光润而甘美。

宋《本草衍义》卷7“地黄” 叶如甘露子，花如脂麻花，但有细斑点，北人谓之牛奶子花，茎有微细短白毛。

明《救荒本草》卷上“地黄苗” 俗名婆婆奶，一名地髓、一名芐（音户）、一名芑（音杞）。生咸阳川泽，今处处有之。苗初搨地生，叶如山白菜叶而毛涩，叶面深青色，又似芥菜叶而不花叉，比芥菜叶颇厚，叶中撺茎，上有细毛，茎稍开筒子花，红黄色，北人谓之牛奶子花，结实如小麦粒，根长四五寸，细如手指，皮赤黄色。

明《本草蒙筌》卷1“生干地黄” 地产南北相殊，药力大小悬隔。江浙种者（多种肥壤），受南方阳气，质虽光润力微。怀庆（郡名，属河南）生者（多生深谷），禀北方纯阴，皮有疙瘩，力大。

明《本草纲目》卷16“地黄” 【释名】【时珍曰】《尔雅》云：芐，地黄。郭璞云，江东呼为芐。罗愿云：芐以沈下珍为贵，故字从下。【集解】【时珍曰】今人惟以怀庆地黄为上，亦各处随时兴废不同尔。其苗初生塌地，叶如山白菜而毛涩，叶面深青色，又似小芥叶而颇厚，不叉丫。叶中撺茎，上有细毛。茎稍开小筒子花，红黄色。

结实如小麦粒。根长四五寸，细如手指，皮赤黄色，如羊蹄根及胡萝卜根，曝干乃黑，生食作土气。俗呼其苗为婆婆奶。古人种子，今惟种根。王旻《山居录》云：地黄嫩苗，摘其旁叶作菜，甚益人。本草以二月、八月采根，殊未穷物性。八月残叶犹在，叶中精气，未尽归根。二月新苗已生，根中精气已滋于叶。不如正月、九月采者殊好，又与蒸曝相宜。《礼记》云：羊苄豕薇，则自古已食之矣。

清《植物名实图考》卷11“地黄” 雩娄农曰：地黄旧时生咸阳、历城、金陵、同州。其为怀庆之产自明始。今则以一邑供天下矣。怀之人以地黄故，遂多业宋清之业，而善贾轶于洛阳。然植地黄者必以上上田，其用力勤，而虑水旱尤甚。千亩地黄，其人与千户侯等；怀之谷，亦以此减于他郡。

【鉴药】

“干地黄”首见《本经》。“生地黄”首见《名医别录》。李时珍以“地黄”为总名，下分干地黄、生地黄、熟地黄三类。“干地黄”指阴干（风干）、日干（晒干）、火干（烘烤）而得之干燥地黄。《别录》“生地黄”，未经干燥，可捣汁饮，即后世之“鲜生地”。“熟地黄”出现较晚，专指经过蒸晒，其色转黑的地黄。早期本草中“干地黄”或与“熟地黄”混称。后世医方“生地黄”多指干燥后、未经蒸晒的“干生地”。若需捣汁用，须指明“鲜生地”。三者皆可益血生精滋阴。鲜生地大寒兼可凉血，熟地黄微温补肾填精。

早期地黄有单名曰“苄”（音hù）。时珍释名曰：“《尔雅》云：苄，地黄。郭璞云，江东呼为苄。罗愿云：苄以沈下珍为贵，故字从下。”此名多见古方，后世罕用。

地黄之形，宋《本草图经》曰：“二月生叶，布地便出似车前，叶上有皱文而不光。高者及尺余，低者三四寸。其花似油麻花而红紫色，亦有黄花者。其实作房如连翘，子甚细而沙褐色。根如人手指，通黄色，粗细长短不常。”宋·寇宗奭云：“叶如甘露子，花如脂麻花，但有细斑点，北人谓之牛奶子花，茎有微细短白毛。”李时珍综合《救荒本草》及所见，予以详介：“其苗初生塌地，叶如山白菜而毛涩，叶面深青色，又似小芥叶而颇厚，不叉丫。叶中撺茎，上有细毛。茎稍开小筒子花，红黄色。结实如小麦粒。根长四五寸，细如手指，皮赤黄色，如羊蹄根及胡萝卜根，曝干乃黑，生食作土气。”观诸家所说，此即今玄参科地黄属植物地黄 *Rehmannia glutinosa*（Gaetn.）Libosch. ex Fisch. et Mey.［*Digitalis glutinosa* Gaertn.］。

地黄药用甚早，故早有栽培，其产地亦随时代不同而变更。汉代以咸阳（今属陕西）黄土地者为佳。南朝梁时初以彭城（今江苏徐州）干地黄最好，次历阳（今安徽和县），后以江宁（今江苏南京）为胜。北宋又以同州（今陕西大荔）为上。至明代则以怀庆（今河南沁阳）为道地，至今犹然。

1.《本草图经》：该书“冀州地黄”（图3）有连珠状的根，叶基生成丛，两花茎从叶丛抽出，顶端有花，花萼钟状，花冠管较长。此即玄参科植物地黄*R. glutinosa*。冀州今属河北。“沂州地黄”（图4）所绘与“冀州地黄”（图3）主体相似，唯花茎顶端有带毛刺的几个圆球（不明为何物），但其基原仍属地黄。沂州为今山东临沂。

2.《救荒本草》：该书“地黄苗”（图9）为写生图，叶与花茎、花序均表明原植物为地黄*R. glutinosa*。

3.《本草品汇精要》：该书“冀州地黄”（图10）、“沂州地黄”（图11）虽袭用《图经》2图的名字，但其构图更为简洁，基部叶丛生、花序及花的形态等表明此2图原植物均为地黄*R. glutinosa*。两图最大差别是图10花冠带紫色，图11花冠为黄色。花色不同，不等于说宋代冀州、沂州地黄即有此差别。地黄确有花色不同的变异，此画士将此变异表现在此二图中而已。“九蒸地黄”（图12）乃炮制熟地的场景。鼎炉上有大木甑，炉中燃着火，示意在蒸制熟地。“九暴地黄”（图13）的笸箩里有黑色条状的熟地。示意需要晒干。此二图均为制作熟地的示意图。

4.《太乙仙制本草药性大全》：该书“生地黄”（图16）绘数株仅有一叶的植物，不明所指。

5.《补遗雷公炮制便览》：该书“炮制地黄”（图19）为新绘图，其图不过是在《品汇》“九蒸地黄”（图12）基础上，炉灶数量加倍，再添两个人物，一个在拨弄炉中火，一个在摊平笸箩中蒸好的地黄。按雷公炮炙地黄法，当“采生地黄去白皮，瓷锅上柳木甑蒸之，摊令气歇，拌酒再蒸，又出令干。”此图为简略图。

6.《本草原始》：该书“生地黄”（图24）、“熟地黄”（图25）都是药材地黄的简易图。熟地黄用黑色，显示经过炮制变黑。其中注文云“顶条”“中条”，是当时药物的规格。地黄以大为好，故“顶条”块大。

7.《植物名实图考》：该书有图2幅，均为写生图，非常细致，连花茎上的细毛，叶的皱面也均表现无遗。“地黄-1”（图43）与“地黄-2”（图44）原植物皆为地黄*R. glutinosa*。但“地黄-2”花茎更短、花冠亦有较多刺毛。这是地黄的栽培变异。毛多而长的是野生类群，栽培类群则毛少地下块茎发达，植物分类上曾作为变型处理*R. glutinosa* Libosch. var. *huechingensis* Chao et Schih，后《中国植物志》作了合并。

【小结】

“地黄”为最早应用的药物之一，为古今常用药。据本草记载，本品为玄参科植物地黄*Rehmannia glutinosa*（Gaertn.）Libosch. ex Fisch et Mey.。药用其块根。干燥后的药材称“干地黄”“干生地”“生地”。未经干燥者称“鲜生地”“鲜地黄”，早期亦称“生地黄”。经蒸制变黑者为“熟地黄”“熟地”，早期曾与“干地黄”混称。古本草药图大多能表现其基原的特点。

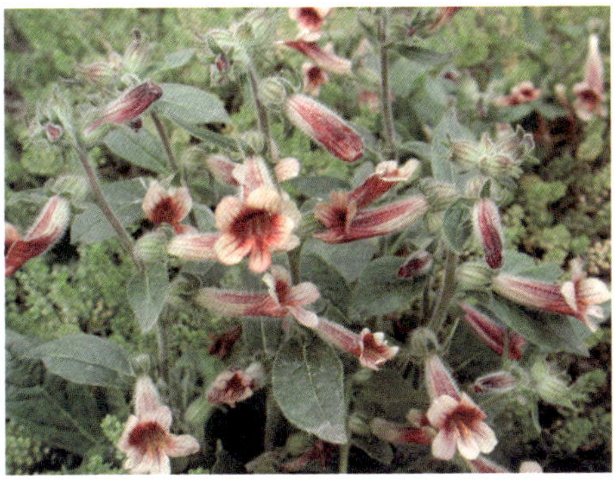

图 46　地黄 *Rehmannia glutinosa*

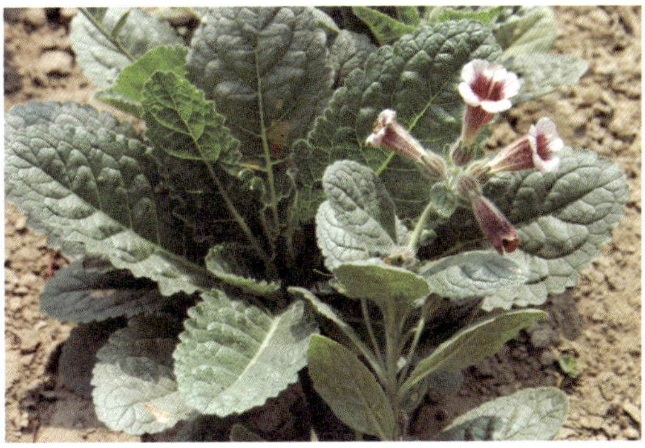

图 47　地黄 *R. glutinosa* 栽培种

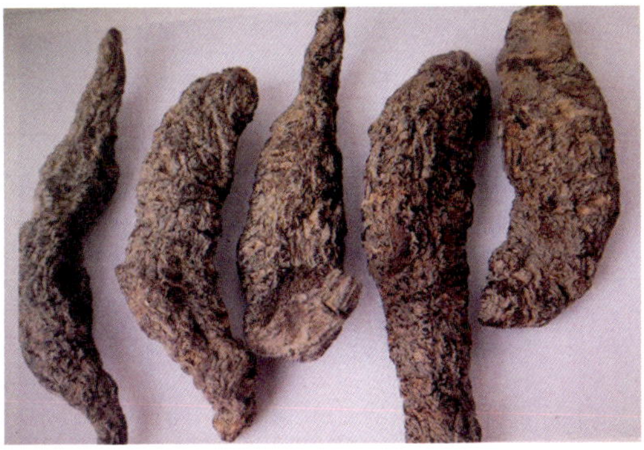

图 48　干生地药材

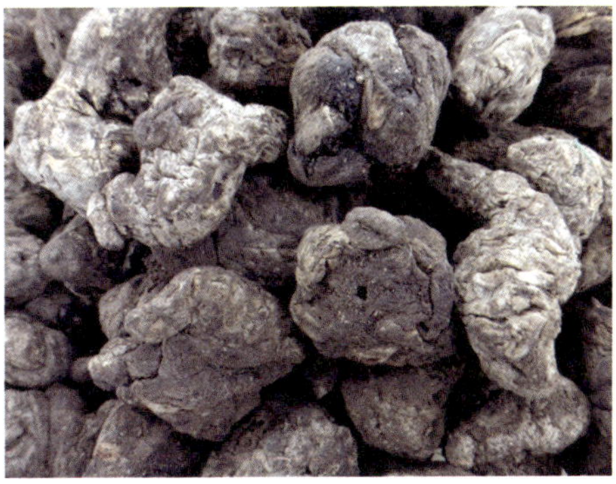

图 49　熟地黄药材

16-2　牛膝

【品图】

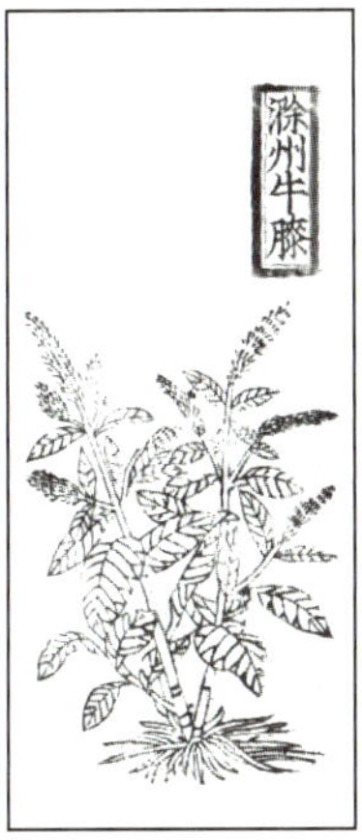

图 1　图经（大）·滁州牛膝

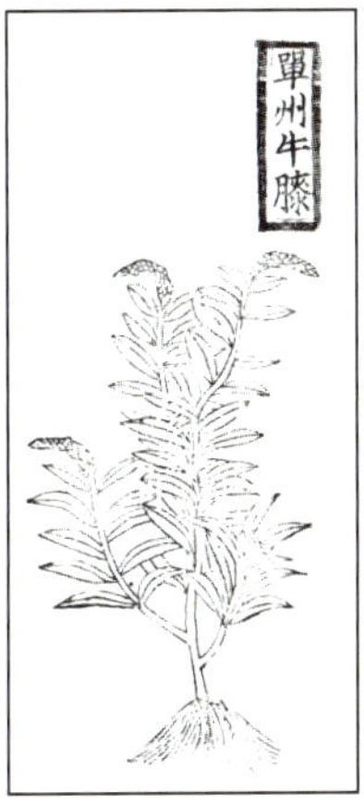

图 2　图经（大）·单州牛膝

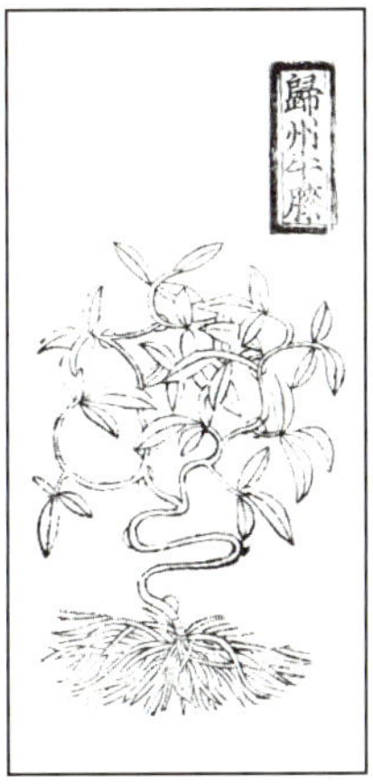

图 3　图经（大）·归州牛膝

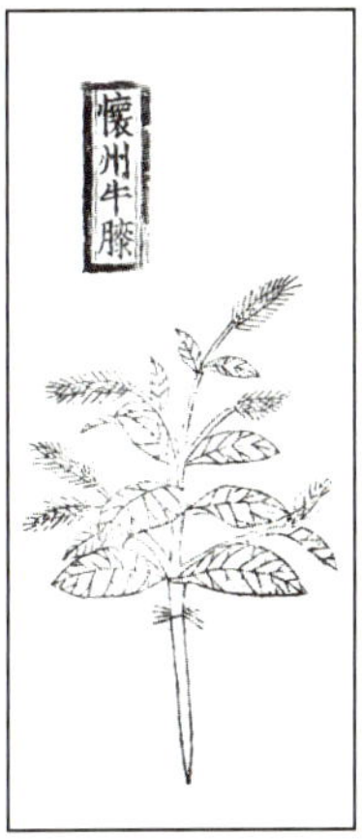

图 4　图经（大）·怀州牛膝

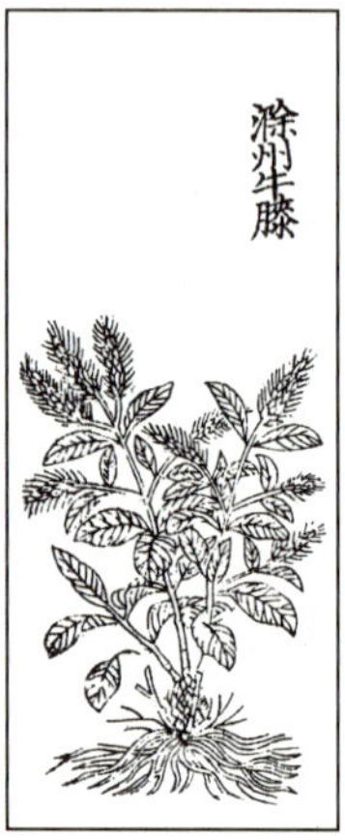

图5 图经(政)·滁州牛膝

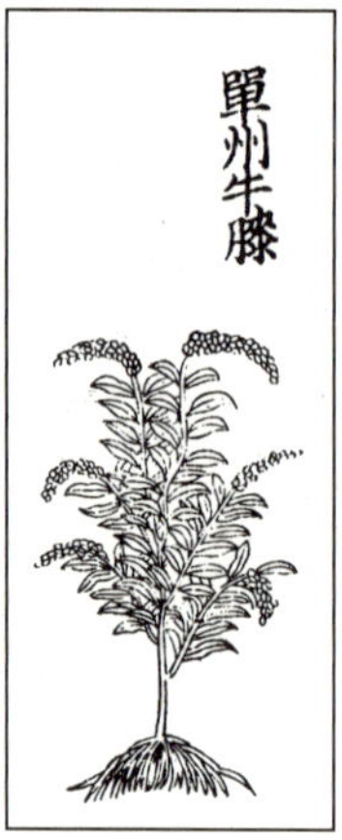

图6 图经(政)·单州牛膝

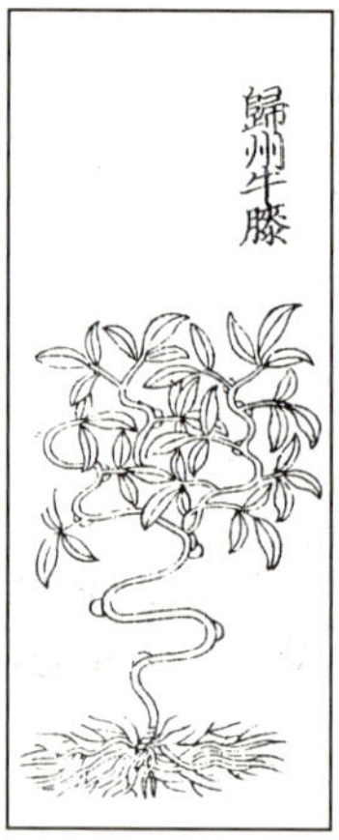

图7 图经(政)·归州牛膝

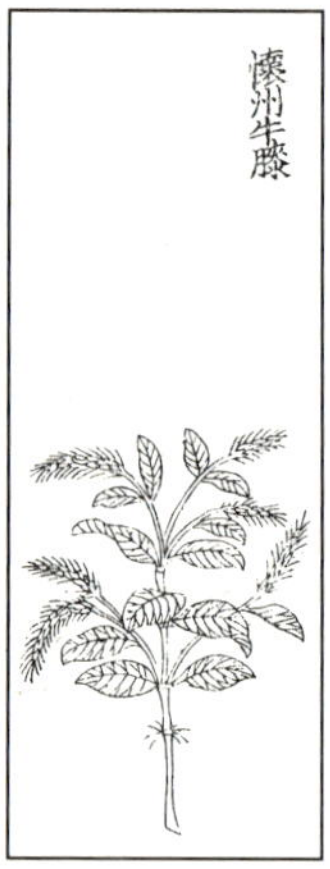

图8 图经(政)·怀州牛膝

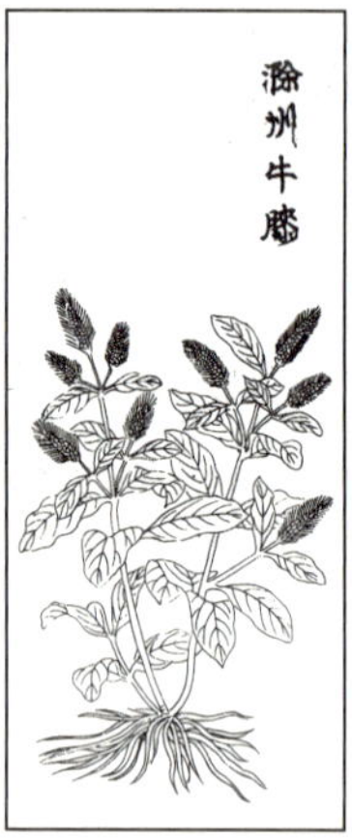

图9 图经(绍)·滁州牛膝

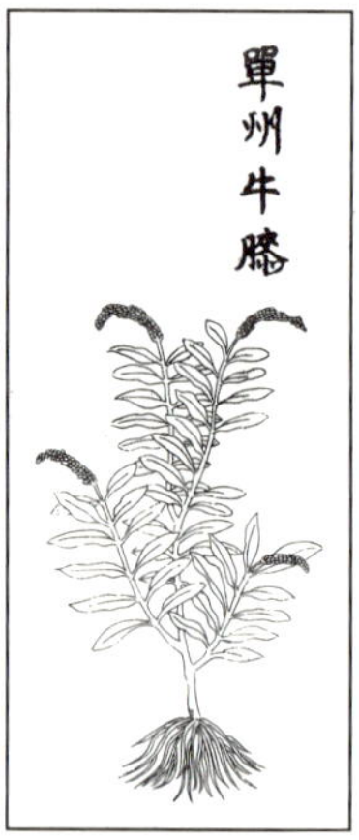

图10 图经(绍)·单州牛膝

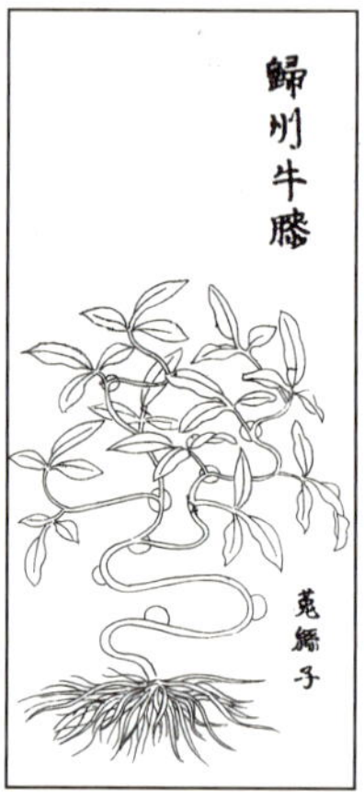

图11 图经(绍)·归州牛膝

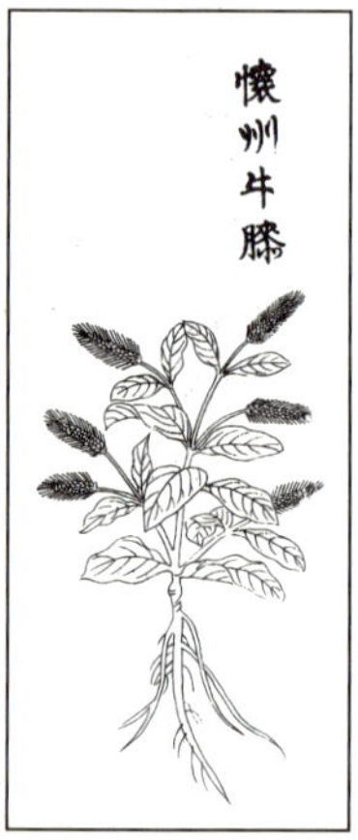

图12 图经(绍)·怀州牛膝

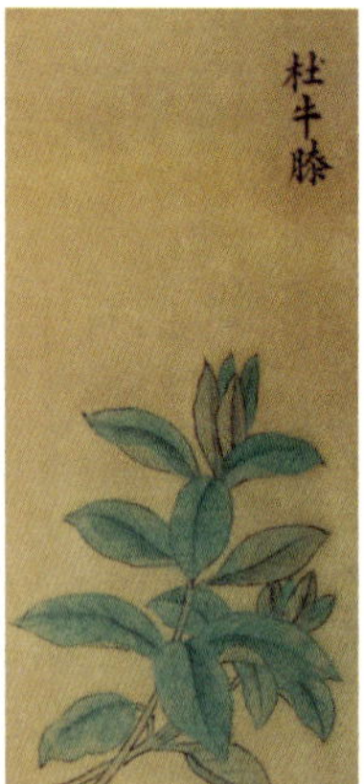

图13 履巉岩·杜牛膝

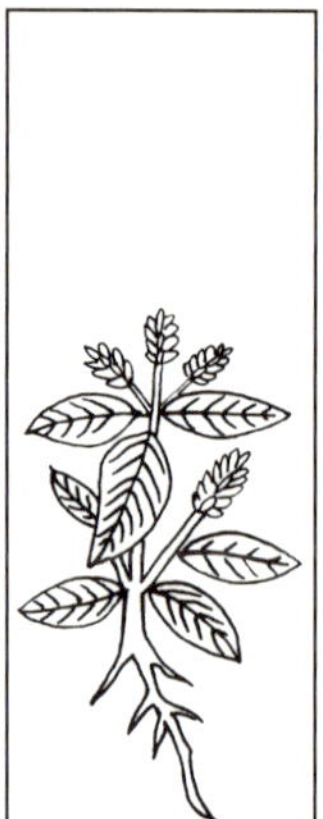

图14 歌括·牛膝

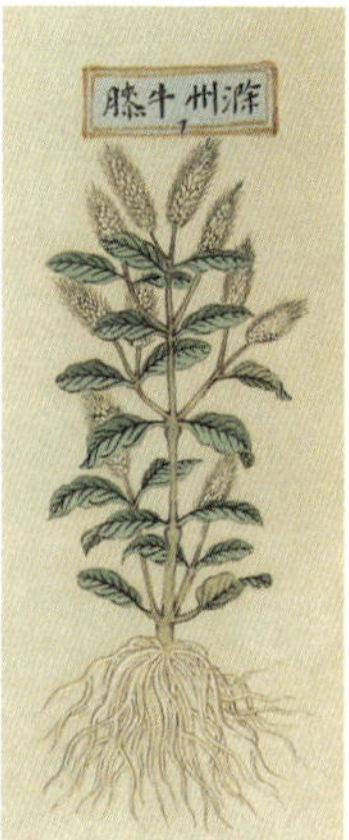

图15 品汇·滁州牛膝

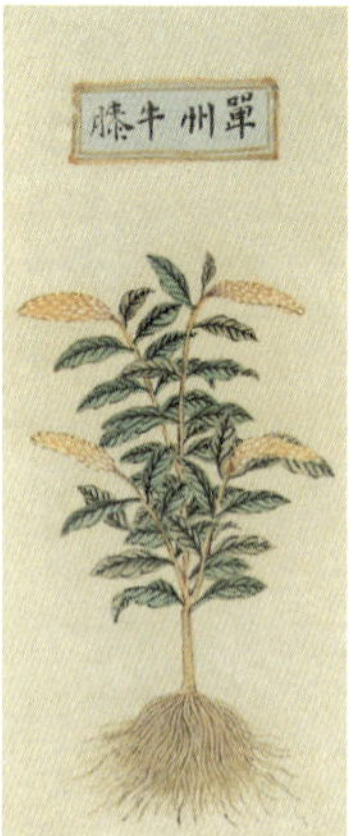

图16 品汇·单州牛膝

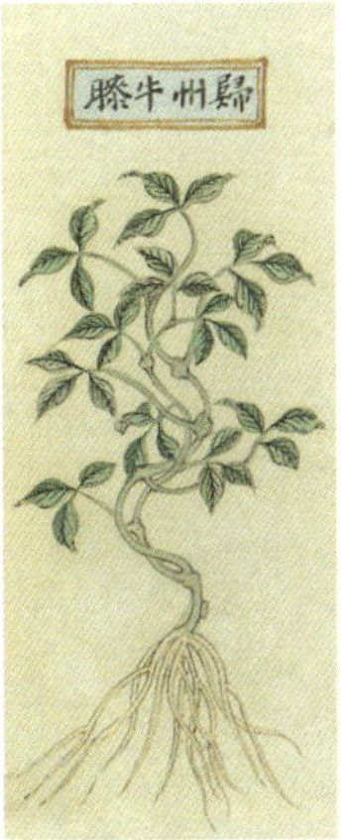

图 17　品汇·归州牛膝

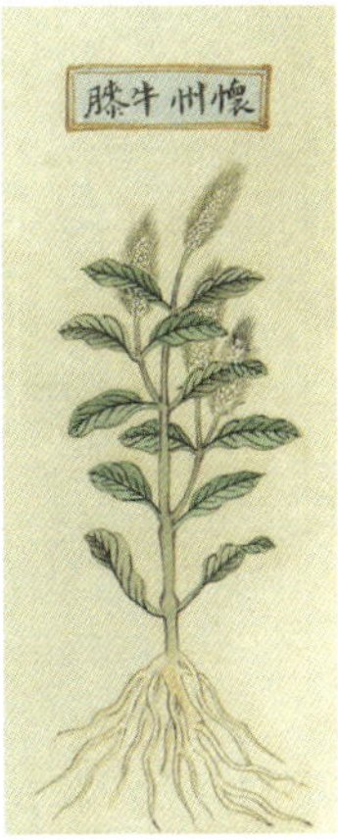

图 18　品汇·怀州牛膝

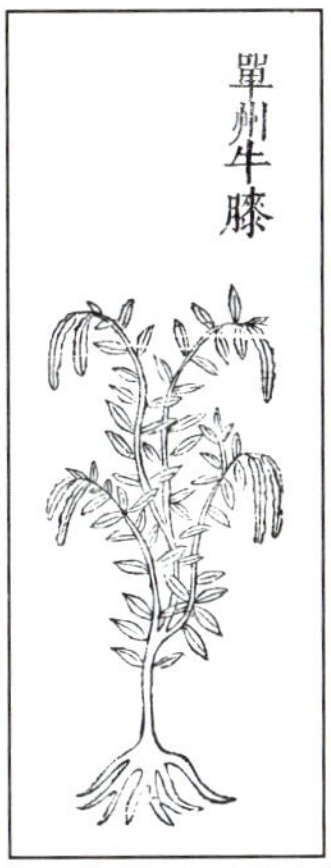

图 19　蒙筌·单州牛膝

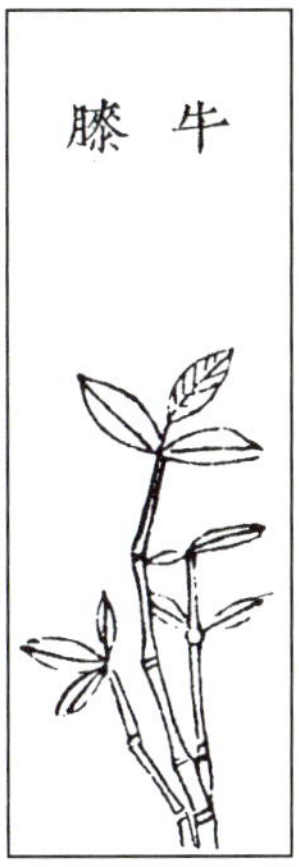

图 20　太乙·牛膝

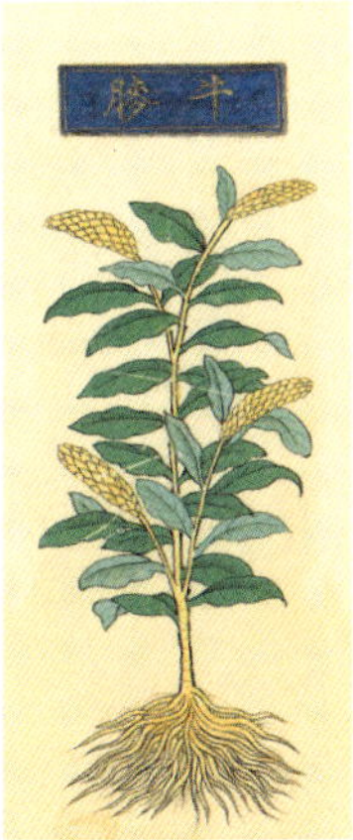

图 21　雷公·牛膝

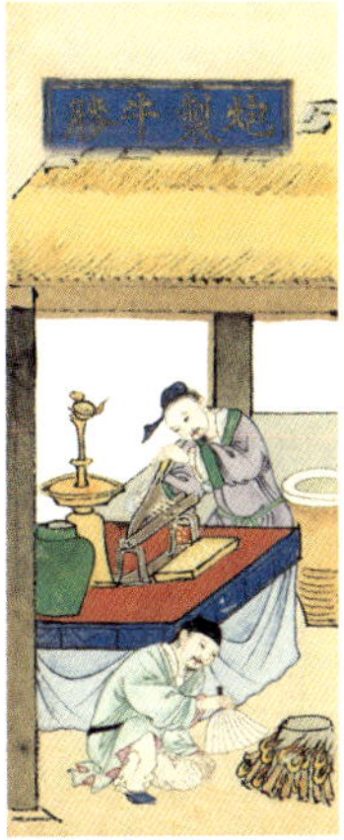

图 22　雷公·炮制牛膝

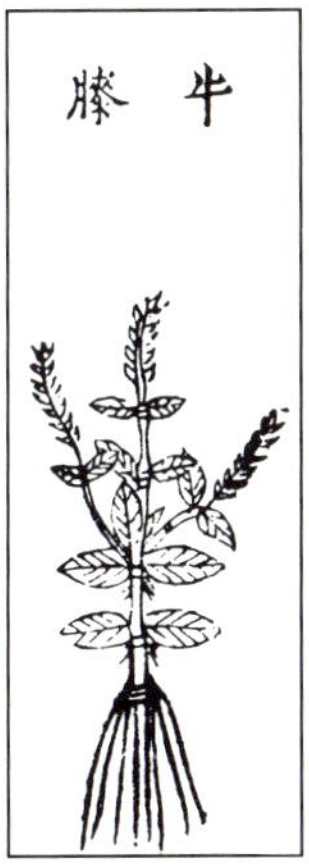

图 23　纲目（金）·牛膝

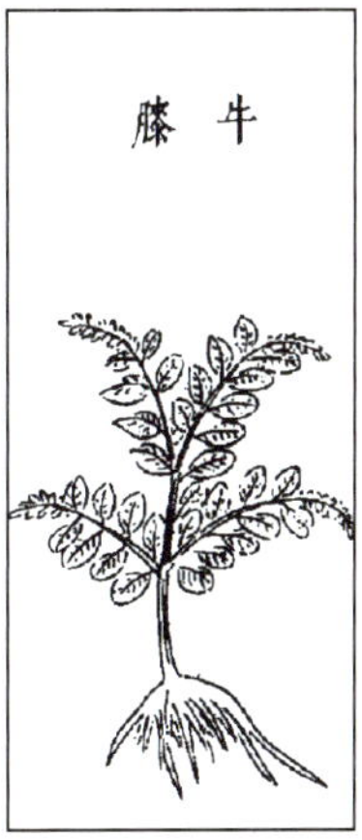

图 24　纲目（钱）·牛膝

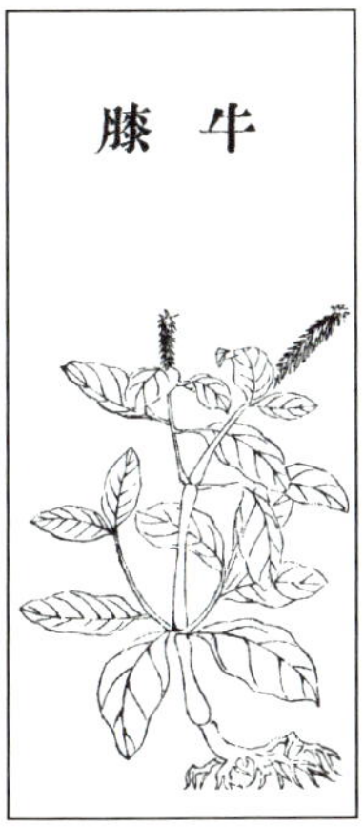

图 25　纲目（张）·牛膝

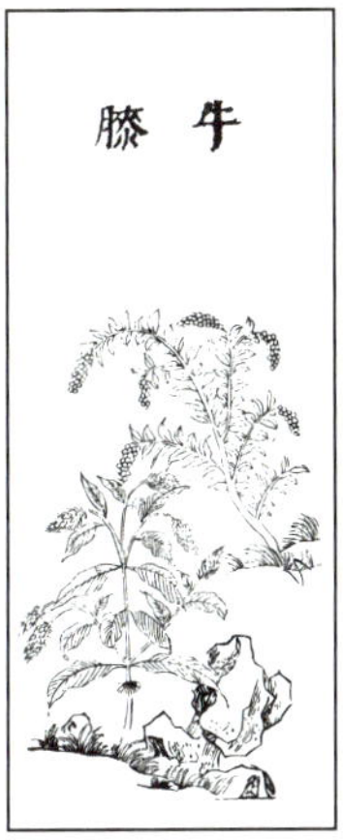

图 26　三才·牛膝

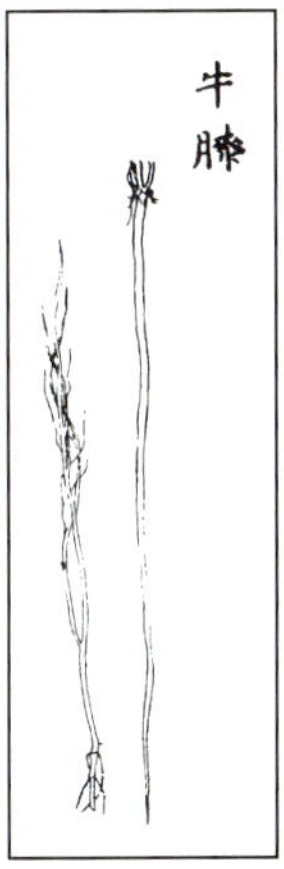

图 27　原始·牛膝

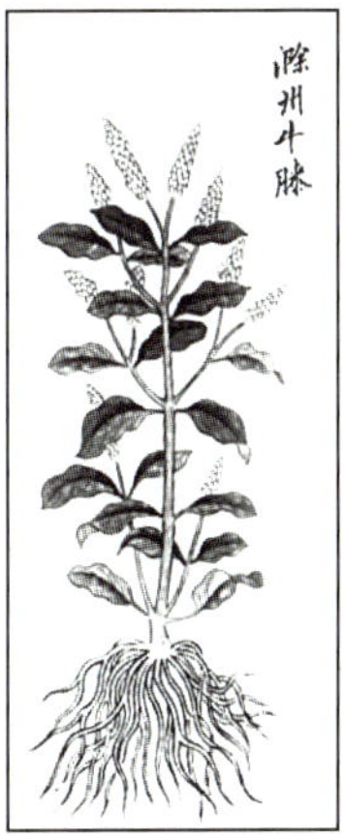

图 28　金石·滁州牛膝

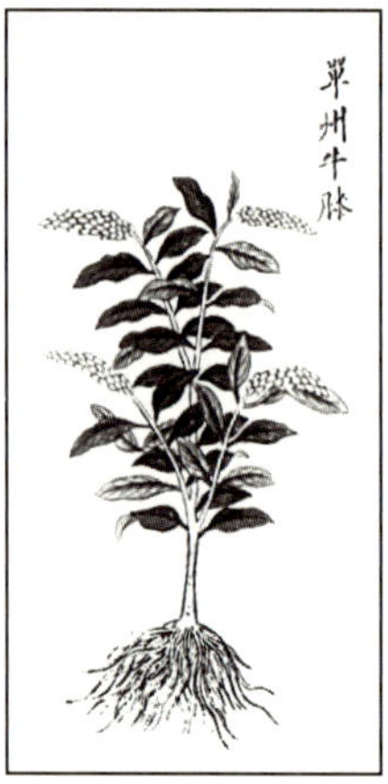

图 29 金石 · 单州牛膝

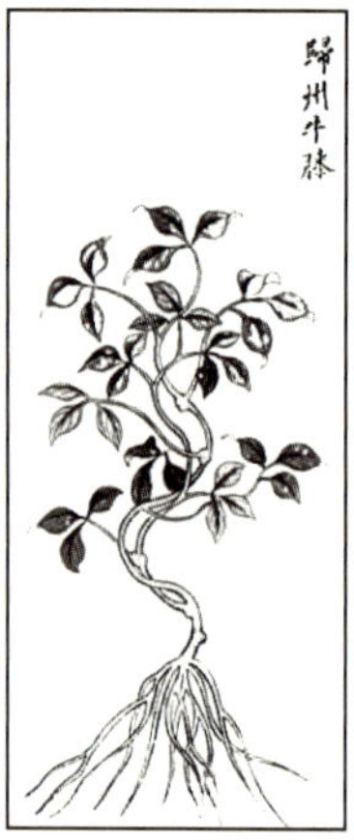

图 30 金石 · 归州牛膝

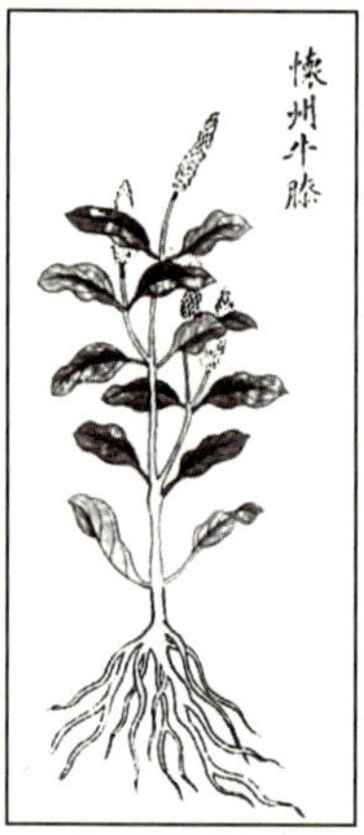

图 31 金石 · 怀州牛膝

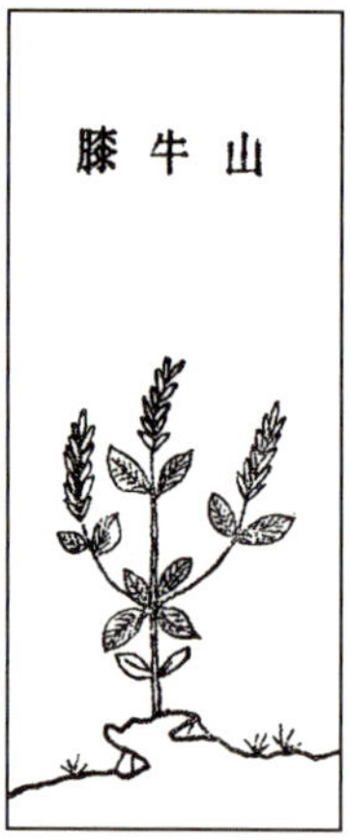

图 32 野谱补 · 山牛膝

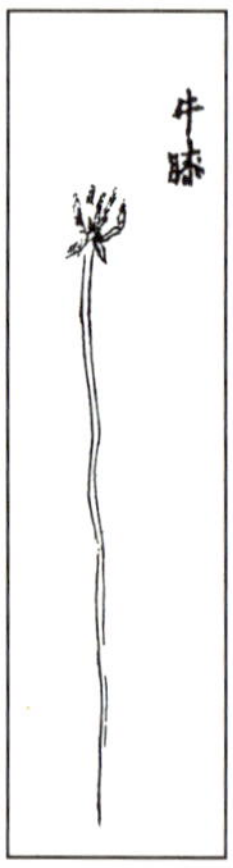

图 33 汇言 · 牛膝

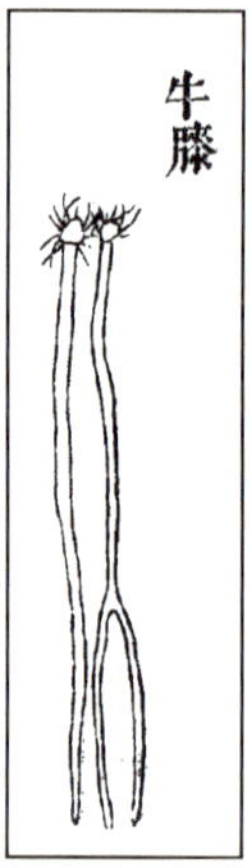

图 34 本草汇 · 牛膝

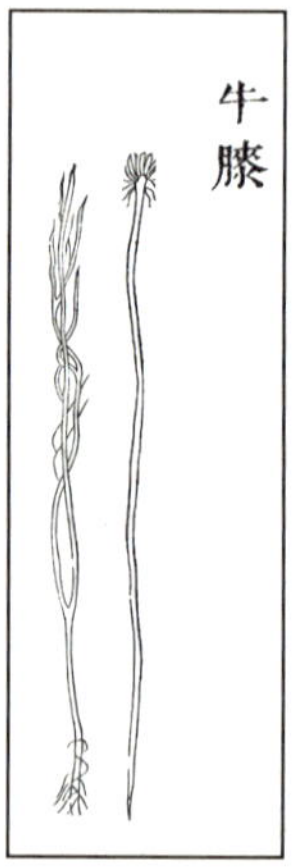

图 35 类纂 · 牛膝

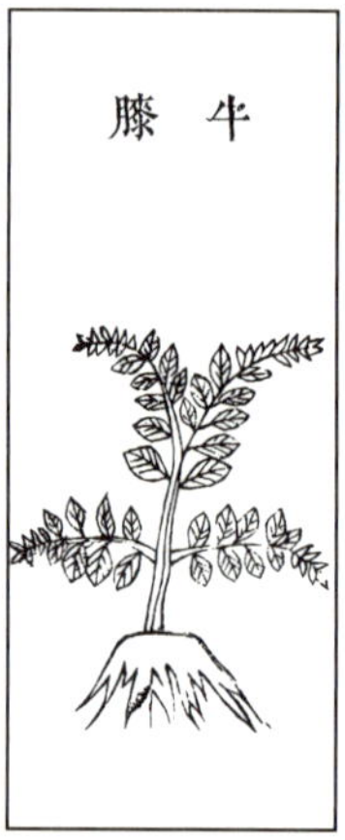

图 36 备要 · 牛膝

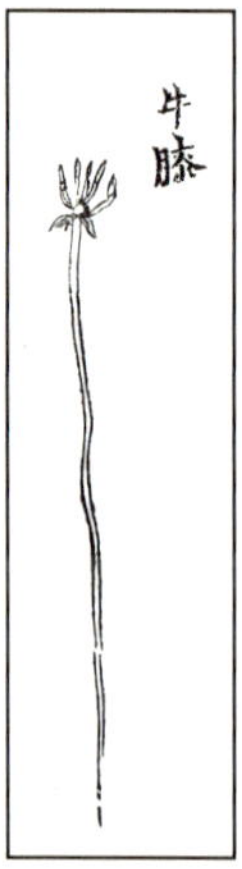

图 37 求真 · 牛膝

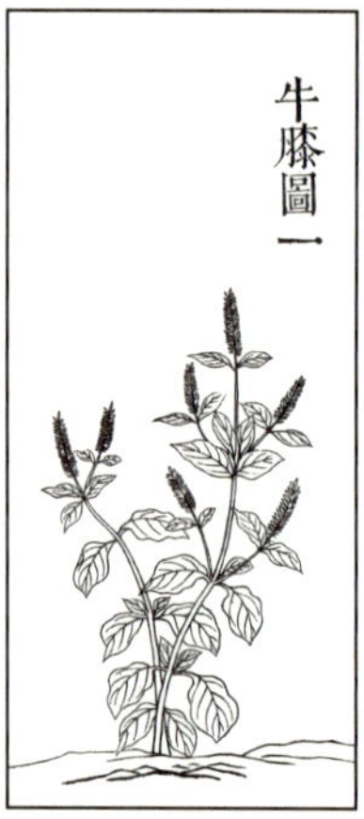

图 38 草木典 · 牛膝图一

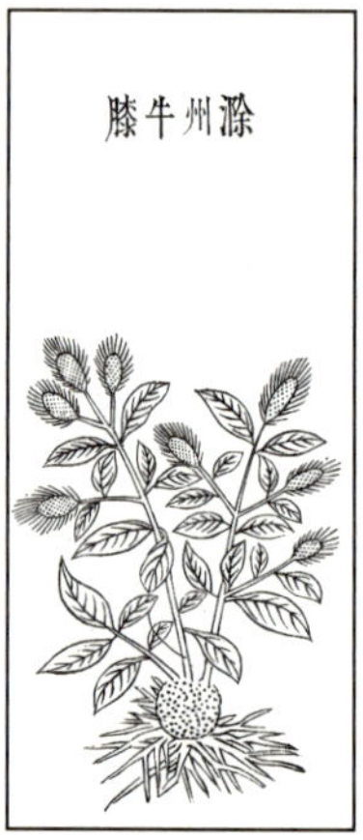

图 39 草木典 · 滁州牛膝

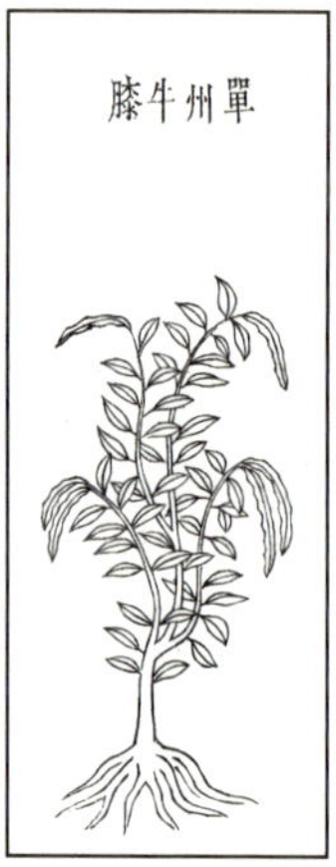

图 40 草木典 · 单州牛膝

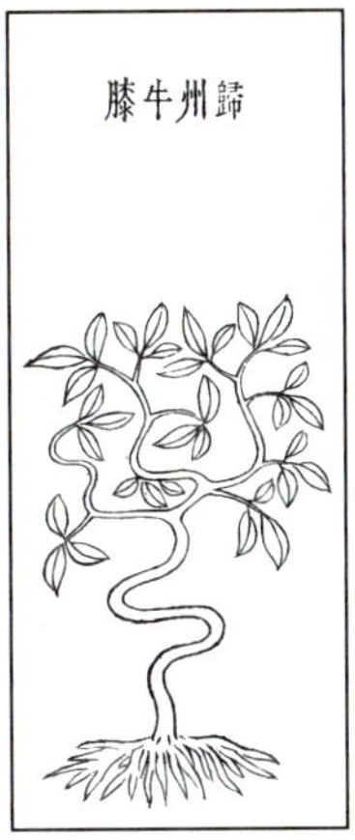

图 41　草木典・归州牛膝

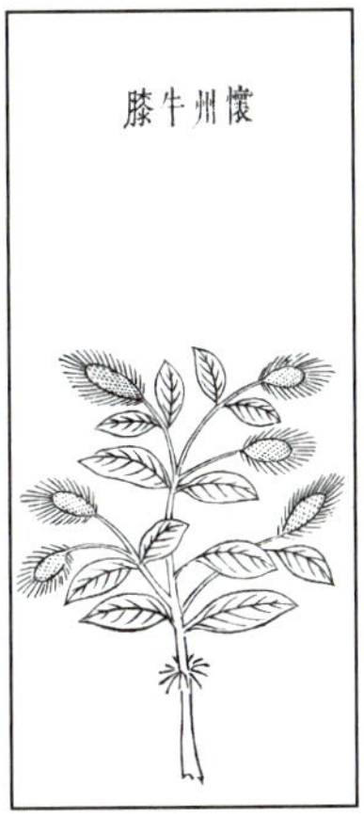

图 42　草木典・怀州牛膝

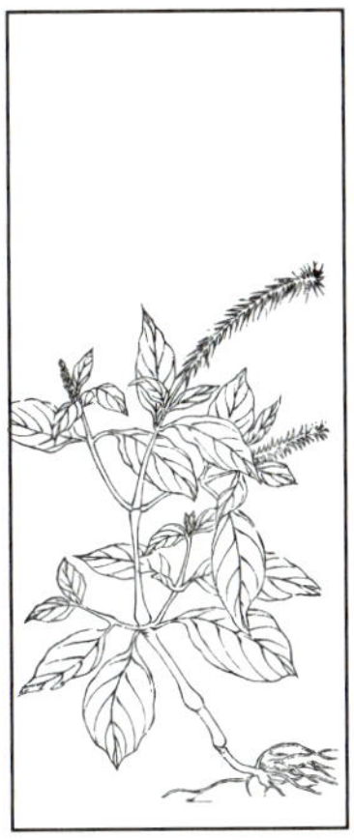
图 43　图考・牛膝 -1

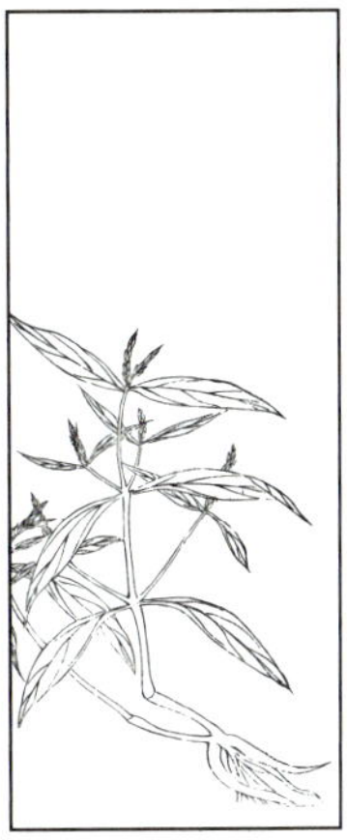
图 44　图考・牛膝 -2

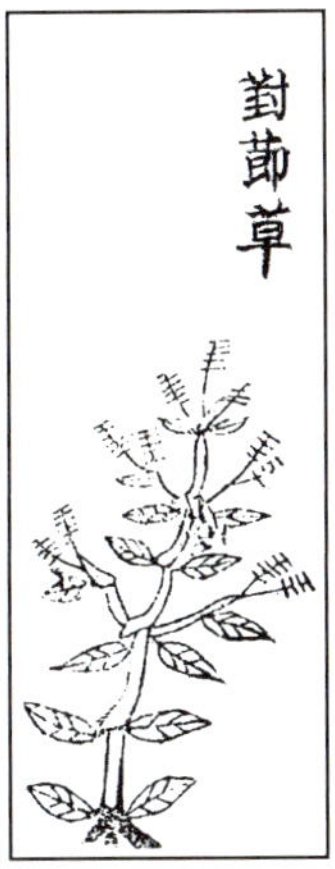

图 45　便方・对节草

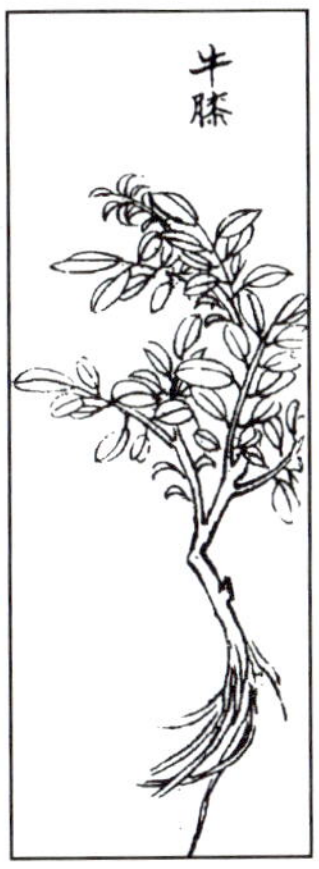

图 46　图说・牛膝

本品46图，取自25书，其中11幅彩图。有承继关系的图可分3个书类。

《本草图经》：该书有图4幅，其“滁州牛膝”“单州牛膝”“归州牛膝”“怀州牛膝”分别存于《大观》(图1、2、3、4)、《政和》(图5、6、7、8)、《绍兴》(图9、10、11、12)。此三传本药图大同小异。今以《政和》4图（图5、6、7、8）为《图经》图的代表。

依次分别仿绘《图经》4图的彩色图有：《本草品汇精要》图15、图16、图17、图18。此4图仿绘时不同程度地有若干改变，尤其是根部，与原图差别较大，但又都没有根本的变化，故不详述。此后《金石昆虫草木状》图28、图29、图30、图31又依次仿绘《品汇》上述4图。《补遗雷公炮制便览》“牛膝”(图21)仿绘的是《品汇》“单州牛膝”(图16)。仿绘《图经》图的墨线图有：《本草歌括》“牛膝”(图14)仿绘《图经》“怀州牛膝”(图8)，但根部略有改变。《本草蒙筌》“单州牛膝”(图19)仿绘《图经》同名图(图6)。《本草纲目》(金陵本)“牛膝”(图23)仿绘《图经》“怀州牛膝”(图8)，但将单一主根改为数条较粗的直长支根。此后仿绘金陵本图的有《救荒野谱补遗》“山牛膝”(图32)，但增加了山石背景。《本草纲目》(钱本)“牛膝”(图24)仿绘的是《图经》“单州牛膝”(图6)。此后仿绘钱本图24者有《本草备要》图36、《本草简明图说》图46(多加修饰)。另《三才图会》“牛膝”(图26)将《图经》“单州牛膝”(图6)、“怀州牛膝”(图8)仿绘于同一图，再予修饰并增添土地背景。

此外，依次仿绘《图经》4图的有《古今图书集成·草木典》图39、图40、图41、图42。该书“牛膝图一”（图38）的结构与《图经》“滁州牛膝”（图5）结构相似，但花序则参考了《本草纲目》金陵本“牛膝”（图23）。

《本草原始》：仿绘该书“牛膝”（图27）者有《本草汇言》图33（仅绘根1支）、《本草汇》图34、《本草纲目类纂必读》图35、《本草求真》图37。

《植物名实图考》：仿绘该书“牛膝-1”（图43）者仅《本草纲目》张本“牛膝”（图25）。

以上46图中，除外35幅仿绘图，原创图尚有11幅（图5、6、7、8、13、20、22、27、43、44、45），详见下“鉴药”项。

【文录】

北宋《太平御览》卷992“牛膝” 《吴氏本草》：生河内或临邛，叶如夏蓝，茎本赤。

《本经》《别录》（见《证类》卷6“牛膝”） **一名百倍。**生河内川谷及临朐。二月、八月、十月采根，阴干。

梁《本草经集注》（同上） 陶隐居云：今出近道，蔡州者最良大、柔润，其茎有节似牛膝，故以为名也。乃云有雌雄，雄者茎紫色而节大为胜尔。

吴越《日华子本草》（同上） 《日华子》云：怀州者长白，近道苏州者色紫。

宋《本草图经》（同上） 《图经》曰：牛膝，生河内川谷及临朐，今江、淮、闽、粤、关中亦有之，然不及怀州者为真。春生苗，茎高二三尺，青紫色，有节如鹤膝，又如牛膝状，以此名之。叶尖圆如匙，两两相对。于节上生花作穗，秋结实甚细。此有二种：茎紫节大者为雄；青细者为雌。二月、八月、十月采根，阴干。根极长大而柔润者佳。茎叶亦可单用。

明《救荒本草》卷上“山苋菜” 《本草》名牛膝，一名百倍，俗名脚斯蹬，又名对节菜。生河内川谷及临朐、江淮、闽粤、关中、苏州皆有之。然皆不及怀州者为真，蔡州者最长大柔润。今钧州山野中亦有之。苗高二尺已来，茎方青紫色，其茎有节如鹤膝，又如牛膝状，以此名之。叶似苋菜叶而长，颇尖艄（音哨），叶皆对生，开花作穗，根味苦酸，性平无毒。

明《本草蒙筌》卷1“牛膝” 地产尚怀庆。种类有雌雄。雌牛膝节细，茎青根短，坚脆无力；雄牛膝节大，茎紫根长，柔润有功。秋后采根，曝干待用。去蚀烂黑黯，选肥壮鲜明。因与牛膝同形，人故假此为誉。

明《本草纲目》卷16“牛膝” 【释名】牛茎（《广雅》）。【时珍曰】《本经》又名百倍，隐语也。言其滋补之功，如牛之多力也。其叶似苋，其节对生，故俗有山苋、对节之称。【集解】【时珍曰】牛膝处处有之，谓之土牛膝，不堪服食。惟北土及川中人家栽莳者为良。秋间收子，至春种之。其苗方茎暴节，叶皆对生，颇似苋叶而长且尖艄。秋月开花，作穗结子，状如小鼠负虫，有涩毛，皆贴茎倒生。九月末取根，水中浸两宿。挼去皮，裹扎暴干，虽白直可贵，而挼去白汁入药，不如留皮者力大也。嫩苗可作菜茹。

【鉴药】

"牛膝"首见于《本经》。陶弘景释名曰："其茎有节似牛膝，故以为名也。"《本经》用治痿痹，四肢拘挛、月水不通等症，后世用其补肾填精，逐恶血流结，下死胎等，为古今常用补益肝肾、破血消癥药。

关于本品的形态，历代本草均有介绍。梁·陶弘景云："今出近道，蔡州者最良大、柔润，其茎有节似牛膝。"宋《本草图经》则云："春生苗，茎高二三尺，青紫色，有节如鹤膝，又如牛膝状，以此名之。叶尖圆如匙，两两相对。于节上生花作穗，秋结实甚细……根极长大而柔润者佳。"李时珍的归纳更为简练："其叶似苋，其节对生，故俗有山苋、对节之称。"又云："其苗方茎暴节，叶皆对生，颇似苋叶而长且尖艄。秋月开花，作穗结子，状如小鼠负虫，有涩毛，皆贴茎倒生。"时珍一再提到本品叶似苋，并详细描述其花果形态，据此可知本品当为苋科牛膝属植物牛膝*Achyranthes bidentata* Blume。至于古本草中屡次提到本品颜色有青、有紫，此是苋科植物常见的色素变异现象，非本品有雌雄之分。

《名医别录》记载本品"生河内川谷及临朐"。河内即今河南沁阳，临朐今属山东。陶弘景云"今出近道，蔡州者最良大、柔润"。蔡州即今河南汝南。五代吴越《日华子本草》云："怀州者长白，近道苏州者色紫。"怀州即今河南沁阳。宋·苏颂云："今江、淮、闽、粤、关中亦有之，然不及怀州者为真。"可见古河内、后世怀庆府、怀州，从汉末至今，一直是牛膝的主产区，故"怀牛膝"为古来名品。宋《图经》4幅牛膝图中有"怀州牛膝"（图8），亦可证其为当时道地之品。宋·寇宗奭云："今西京作畦种，有长三尺者最佳。"西京即陕西西安。可见当时的栽培名品还不止怀州一处。李时珍云："牛膝处处有之，谓之土牛膝，不堪服食。惟北土及川中人家栽莳者为良。"所谓"川中"栽莳者，今谓之"川牛膝"。

1.《本草图经》：该书《绍兴本草》本的图形线条纤细精致，但花序夸大，几成禾本科狗尾巴草的果穗。《绍兴》本"怀州牛膝"（图12）另增绘了分枝根，此乃不明《图经》原图的用意。以下分别辨析其4图的基原与表现方法。

"滁州牛膝"（图5）根茎花叶具备，单叶对生，穗状花序或生叶腋，茎有节等，证明此植物是苋科植物牛膝*A. bidentata*或其同属近缘植物。滁州今属安徽。

"单州牛膝"（图6）单叶对生，有穗状花序，但茎枝未表现茎节，花序并非生在叶腋，而是生在小枝顶端。其根形类似密集的须根，无主根，此不符合牛膝的特征，原植物不明。单州即今山东单县。

“归州牛膝”（图7）为蔓生植物，三小叶，互生，无花，其根众多而不直立。其茎蔓上有赘瘤物，或许绘画人将赘瘤当成肿节。此乃伪品，原植物不明。或云此物与菊科植物三叶崖爬藤（蛇附子）相似。[1]归州即今湖北秭归县。

“怀州牛膝”的《大观》本图4下半部末梢尖，示意为根。《政和》本图8根的末梢为截切状。此二图的上部都有一圈须根，可证明此下为单一的直根。故截切是示意根过长，无法绘制。此图植株无论是根还是茎枝，都不合比例。但宋代官府要求在一图之内表现根茎叶花果，为了表现植物主要特征，只能不按比例绘图，才能最大限度突出鉴别特征。该图近花的茎枝，清晰地表现了本品单叶对生，节间膨大、叶腋抽出穗状花序的关键特征，同时又展示了怀牛膝独根直下而长的特点。不愧是千年牛膝的主产地，所进献的图形也非常精到。

2.《履巉岩本草》：该书彩色“杜牛膝”（图13）仅绘出两条茎枝，无花，也未突出其膨大的茎节。但本品的叶形及单叶对生表现得很清楚，结合其名称，知其示意此图为牛膝。其名“杜牛膝”，“杜”就是“土”，可见此为当地土牛膝的写生图。

3.《太乙仙制本草药性大全》：该书“牛膝”（图20）茎节膨大，但叶片集中在枝端（最上的“叶”可能是花穗的误绘），稀稀拉拉，有几分类似石斛，完全不似牛膝。

4.《补遗雷公炮制便览》：该书“炮制牛膝”（图22）为新绘图。乃按《雷公炮炙论》所示炮制法绘图。雷公法为：“凡使，去头并尘土了，用黄精自然汁浸一宿，漉出，细剉，焙干用之。”故图中绘两人，一人在案桌上用铡刀切牛膝。其身后有大缸，示意药物须经浸渍。另一人蹲在地上烧火，示意须焙干牛膝。

5.《本草原始》：该书“牛膝”（图27）绘两支根，右侧一支根甚长而粗细较均匀，此为怀牛膝的特征。左侧一支倒置，其主根之下有分枝及须根，可能是示意土牛膝或其他地区所产牛膝。

6.《植物名实图考》：该书2图，均为写生图。“牛膝-1”（图43）非常到位地表现了茎节膨大，单叶对生，以及“作穗结子，状如小鼠负虫，有涩毛，皆贴茎倒生”的花果穗特征。其原植物为苋科植物牛膝*A. bidentata*。美中不足的是根呈须根状，未顾及药材特征。“牛膝-2”（图44）所绘植物茎节膨大、单叶细长如柳叶，对生，叶腋抽出穗状花序。此当为苋科植物柳叶牛膝*Achyranthes longifolia* Makino。

7.《草木便方》：该书“对节草”（图45）示意植物茎节膨大，单叶互生、穗状花序着生叶腋等，可知其表现的是牛膝*A. bidentata*或其同属近缘植物。

1 孙启明：《苏图研究》，见：张志斌，郑金生主编：《本草纲目研究札记》，北京：科学出版社，2019：631.

【小结】

“牛膝”为最古老的药物之一，为古今常用补益肝肾、破血消癥药。本品茎节膨大如牛膝，其叶似苋，其节对生，为苋科植物牛膝*Achyranthes bidentata* Blume，也包括柳叶牛膝*A. longifolia* Makino等同属植物。依据其产地又有怀牛膝、川牛膝之分。本草图中，以《本草图经》《本草原始》《植物名实图考》等书所绘图的鉴别价值最大。

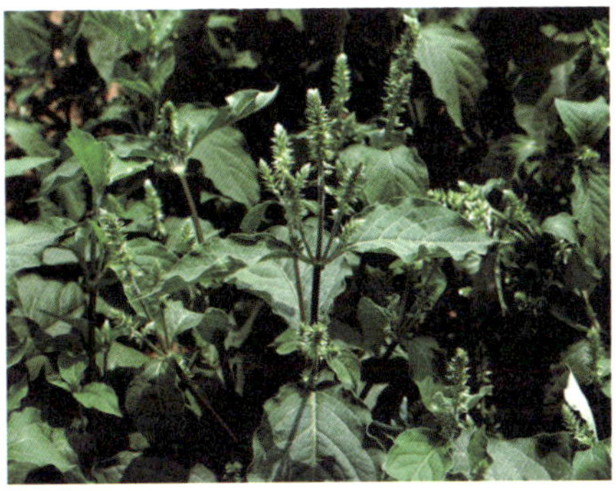

图 47　牛膝 *Achyranthes bidentata*

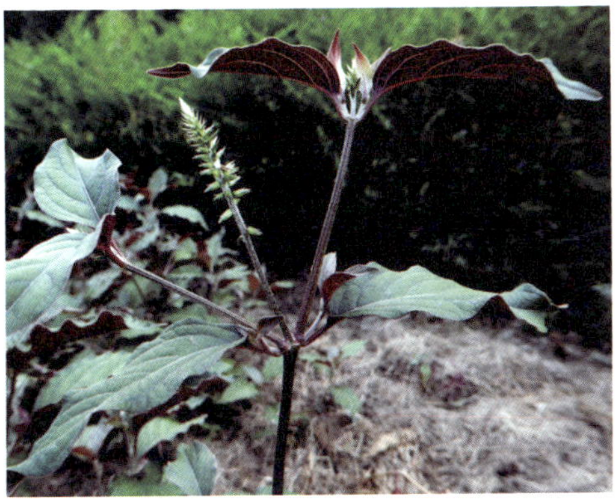

图 48　柳叶牛膝 *A. longifolia*

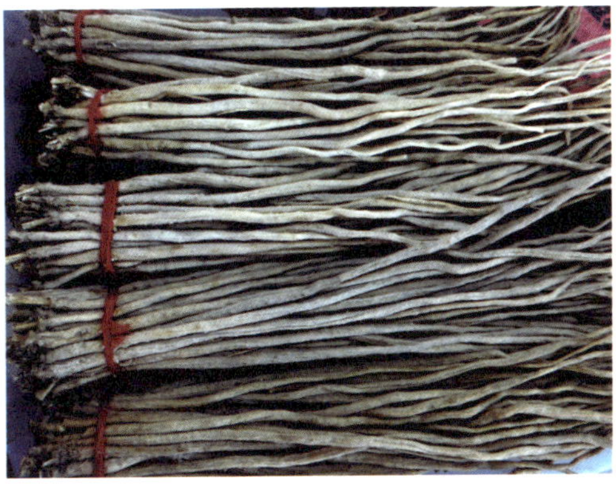

图 49　怀牛膝药材

16-3　紫菀

【品图】

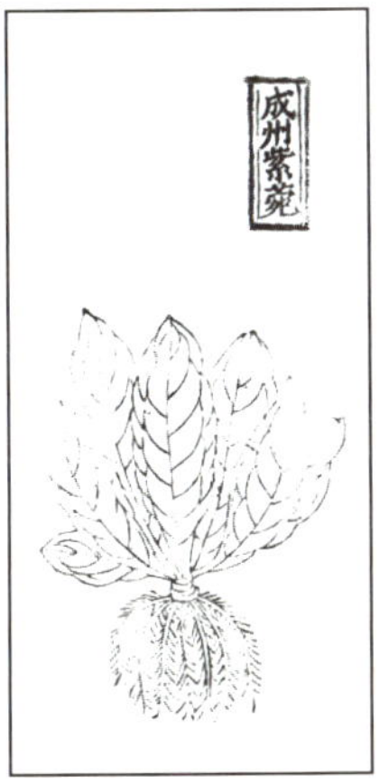

图 1　图经（大）· 成州紫菀

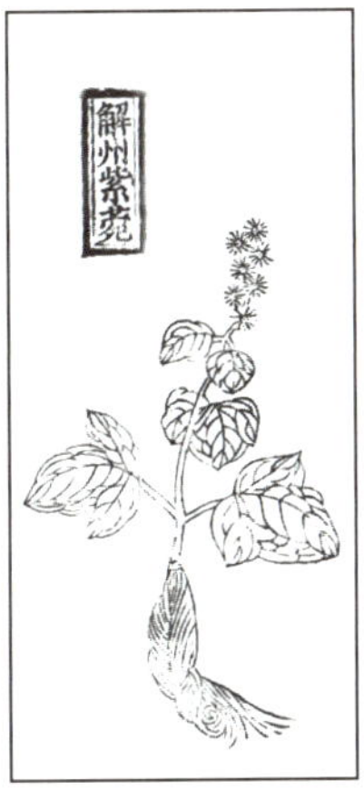

图 2　图经（大）· 解州紫菀

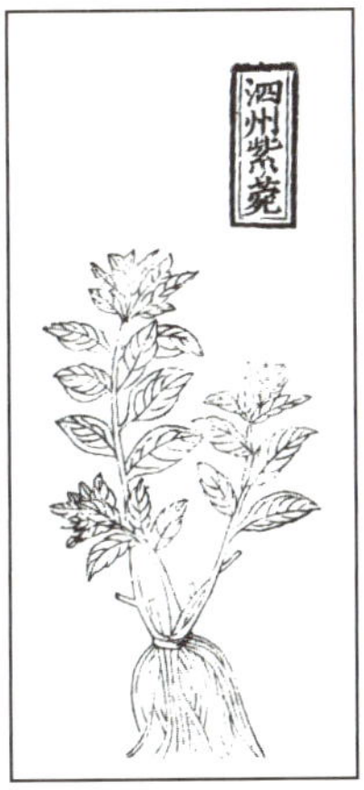

图 3　图经（大）· 泗州紫菀

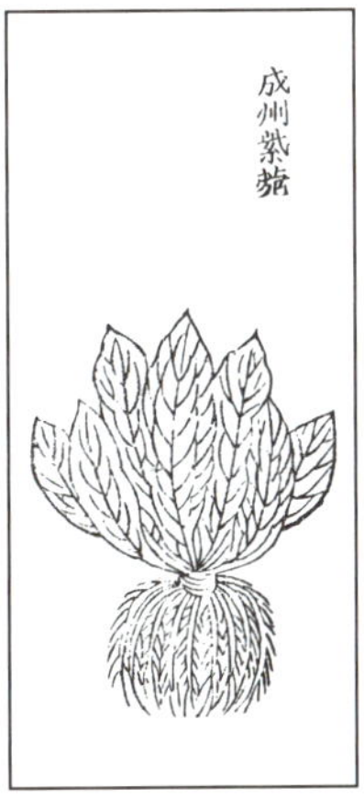

图 4　图经（政）· 成州紫菀

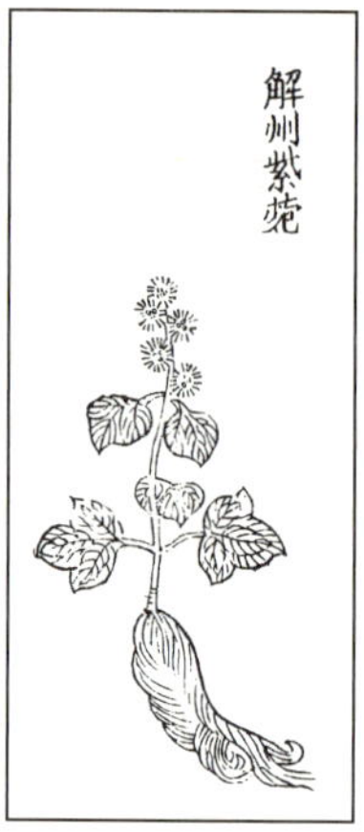

图 5 图经（政）·解州紫菀

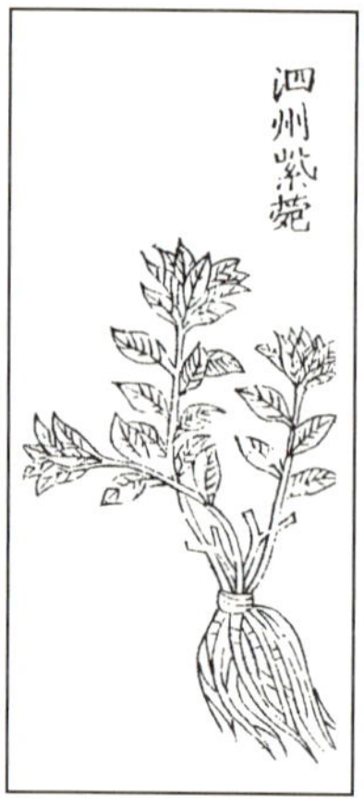

图 6 图经（政）·泗州紫菀

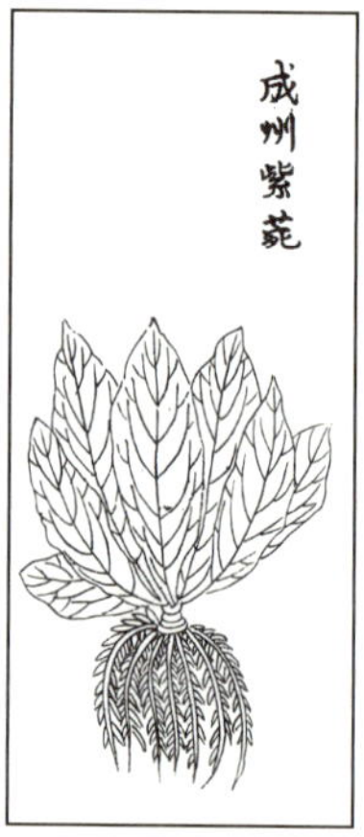

图 7 图经（绍）·成州紫菀

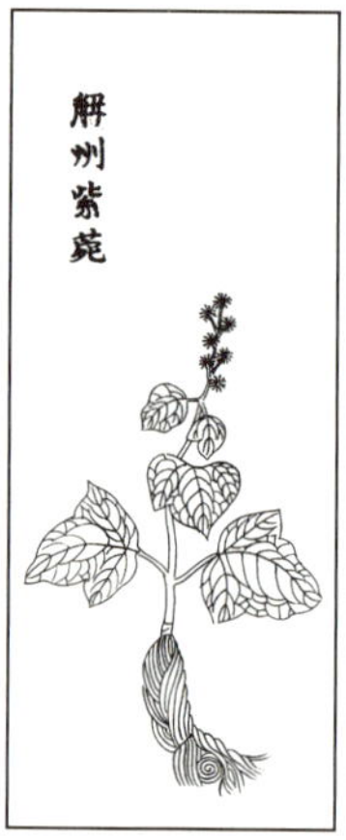

图 8 图经（绍）·解州紫菀

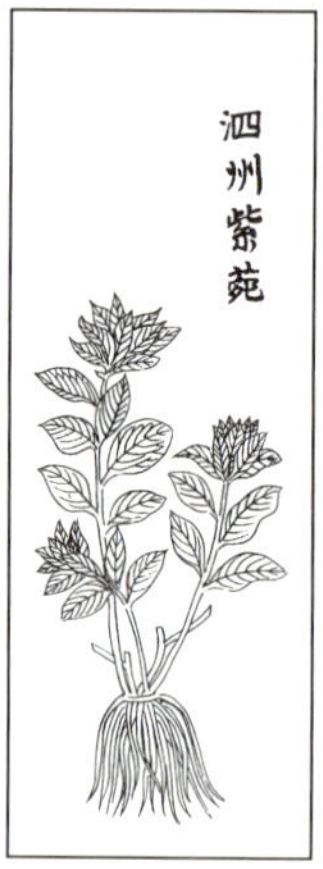

图 9 图经（绍）·泗州紫菀

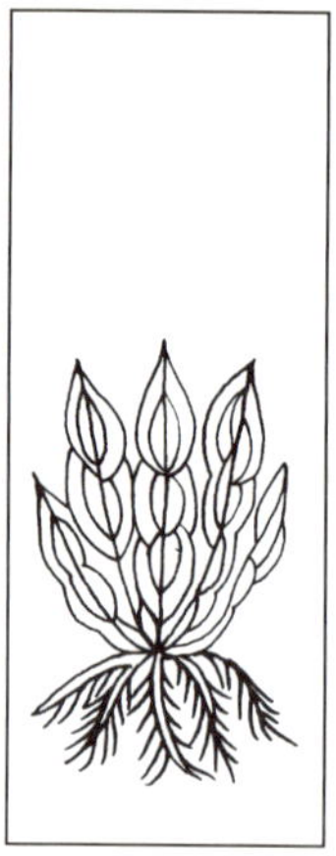

图 10 歌括·紫菀

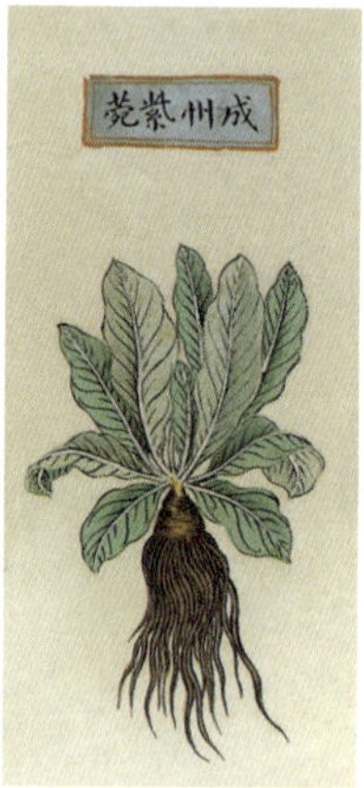

图 11 品汇·成州紫菀

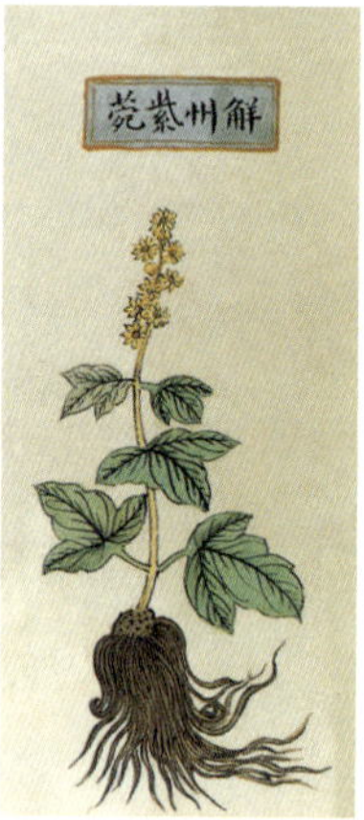

图 12 品汇·解州紫菀

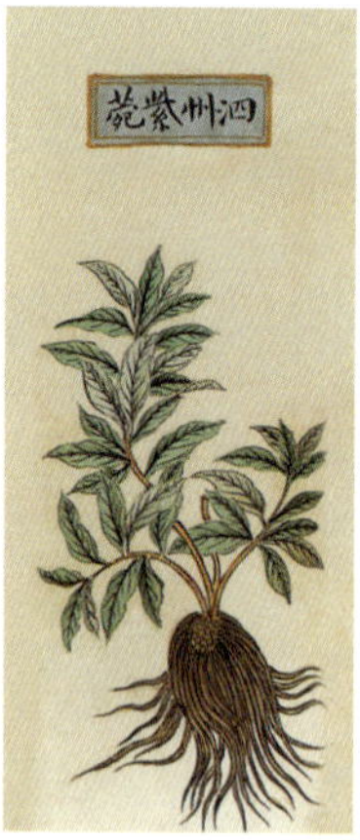

图 13 品汇·泗州紫菀

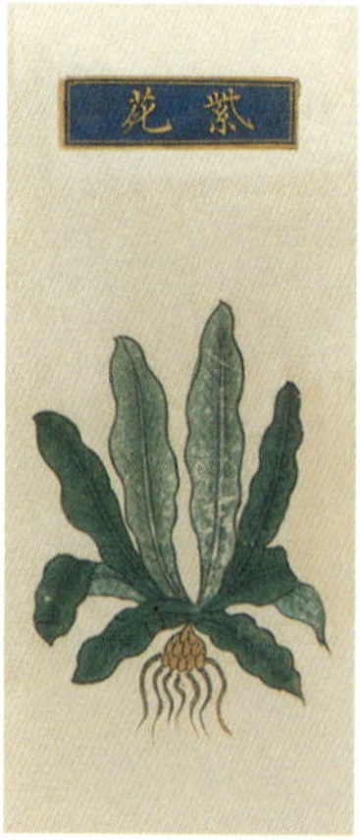

图 14 食物·紫花

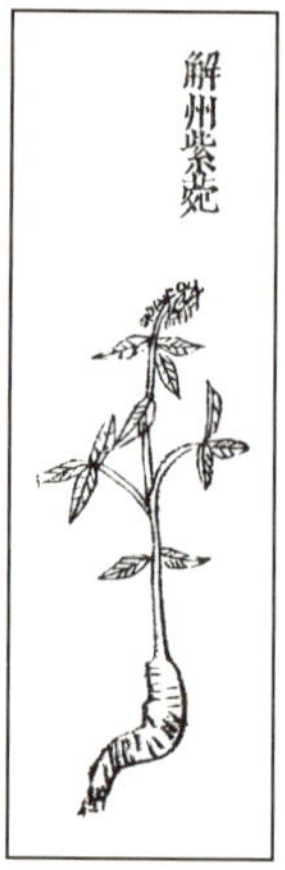

图 15 蒙筌·解州紫菀

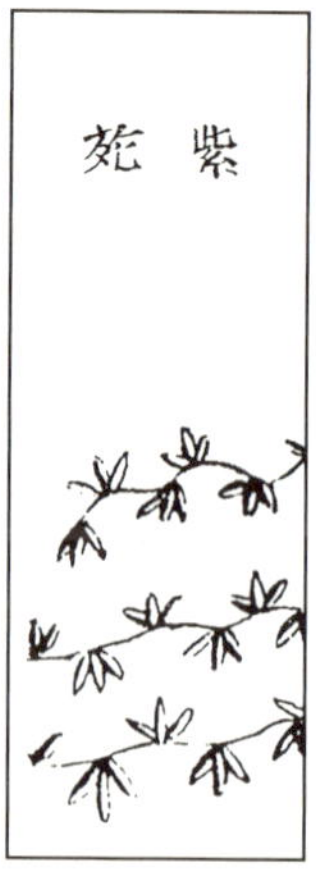

图 16 太乙·紫菀

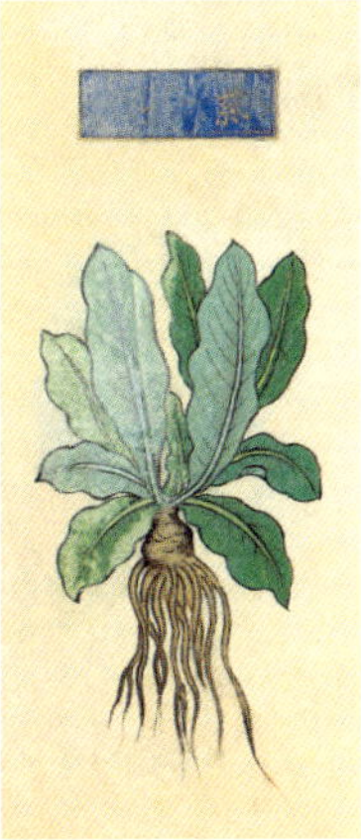

图 17　雷公·紫菀

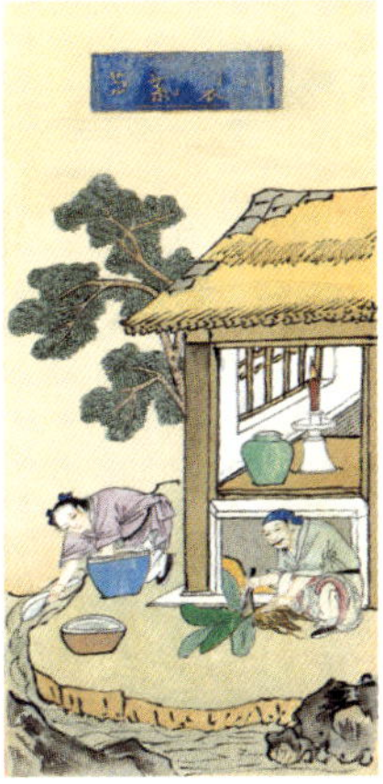

图 18　雷公·炮制紫菀

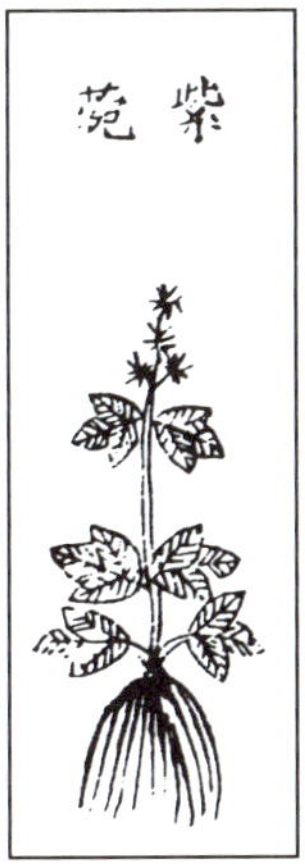

图 19　纲目（金）·紫菀

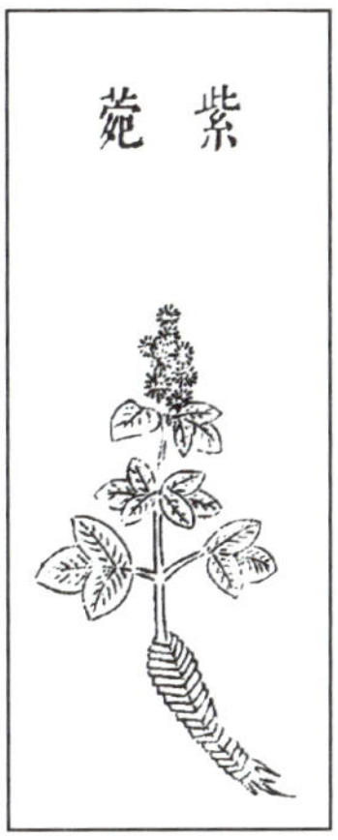

图 20　纲目（钱）·紫菀

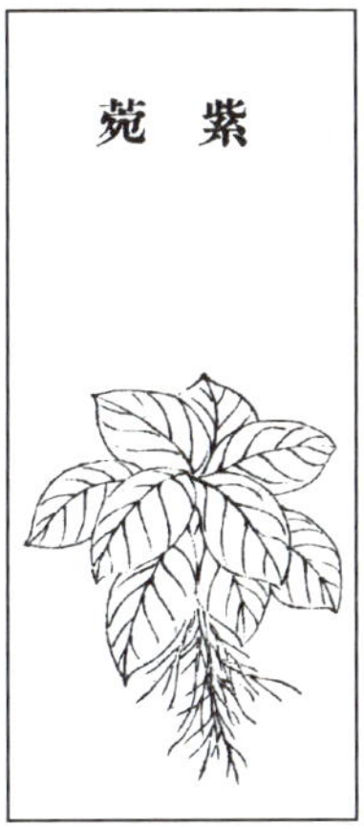

图 21　纲目（张）·紫菀

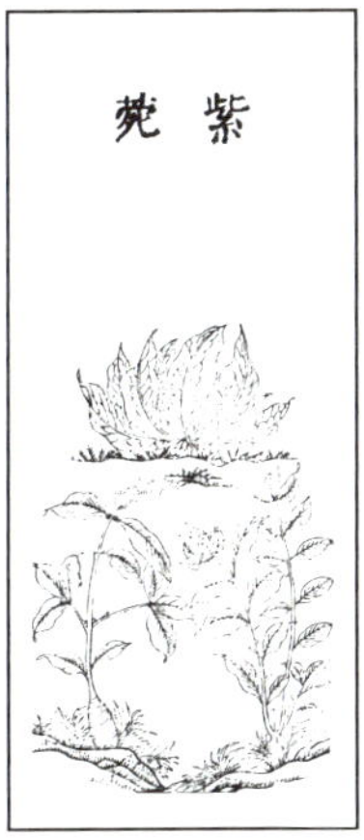

图 22　三才·紫菀

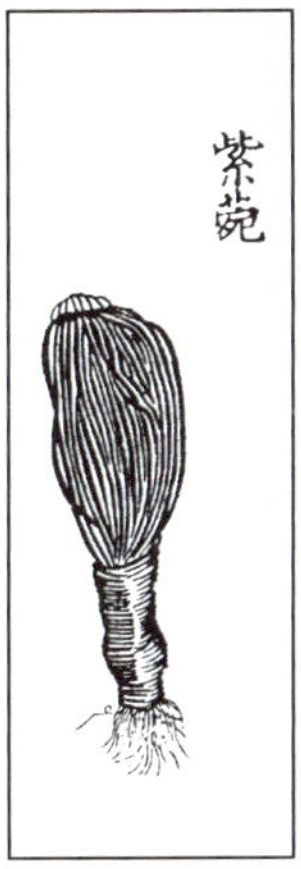

图 23　原始·紫菀

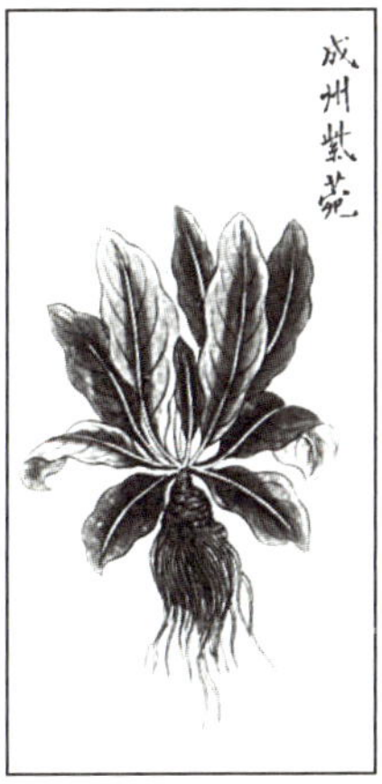

图 24　金石·成州紫菀

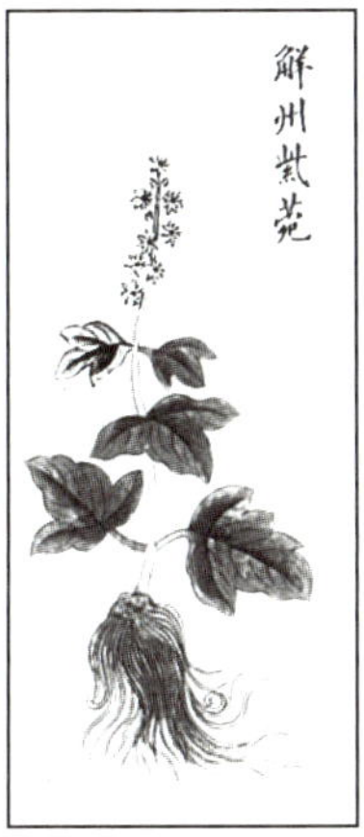

图 25　金石·解州紫菀

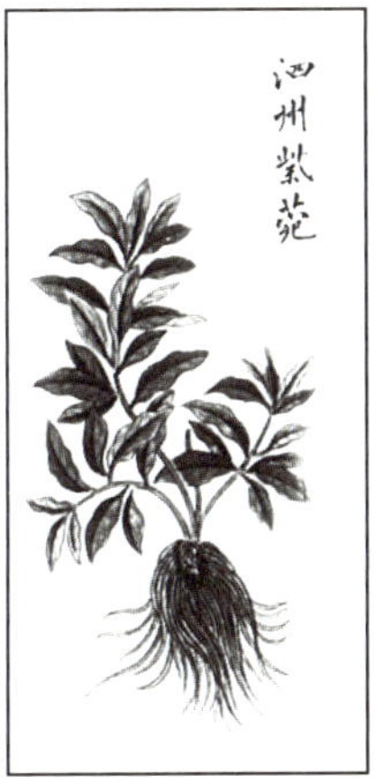

图 26　金石·泗州紫菀

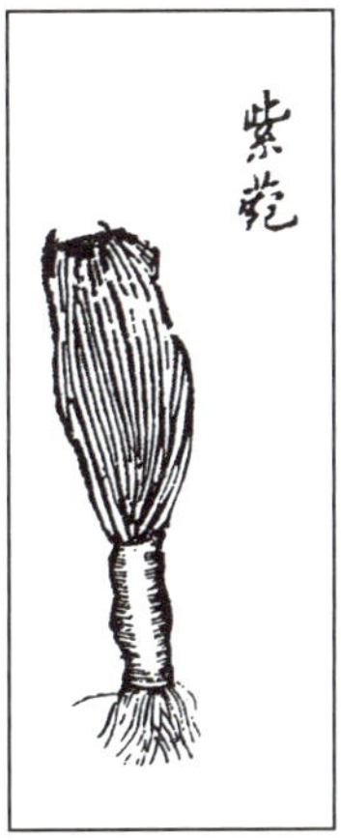

图 27　汇言·紫菀

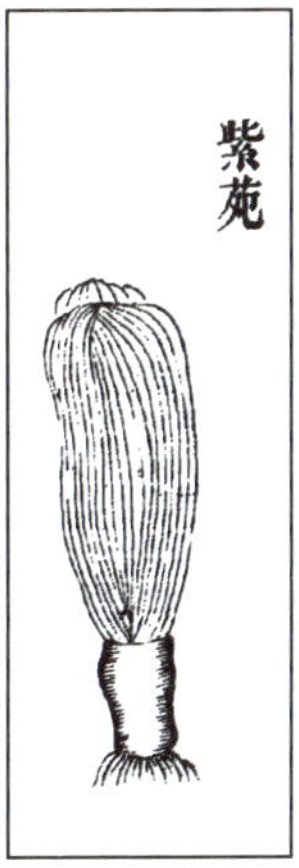

图 28　本草汇·紫菀

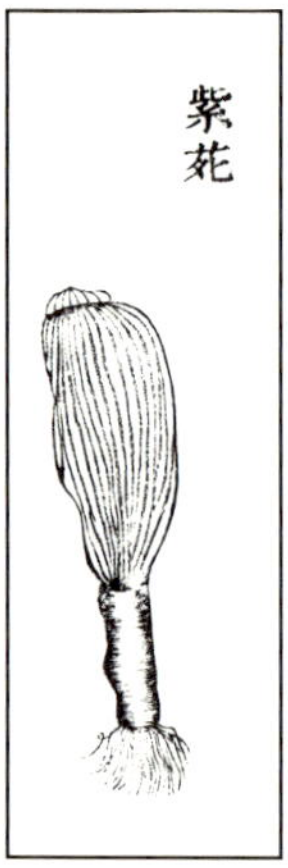

图 29　类纂·紫菀

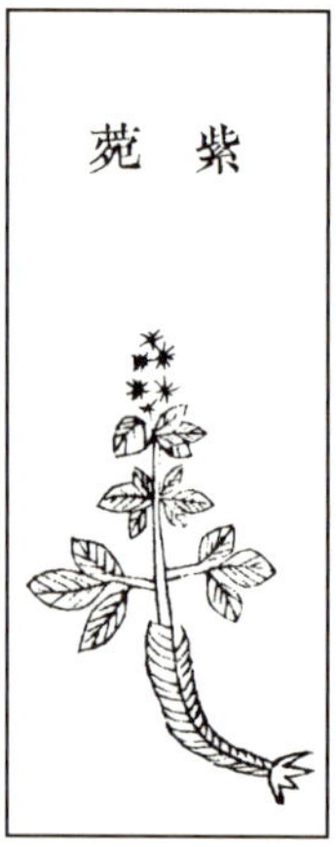

图 30　备要·紫菀

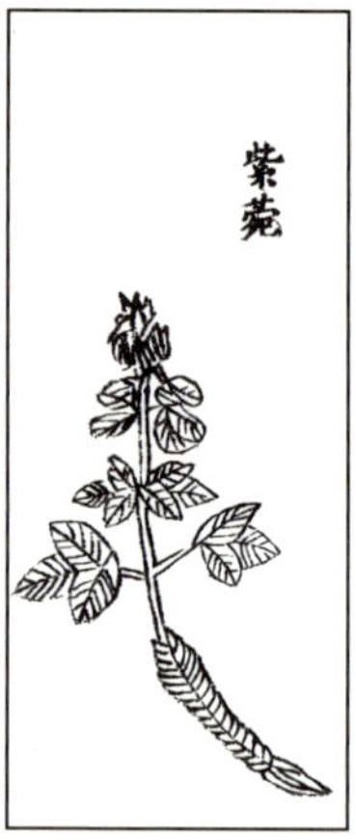

图 31　求真·紫菀

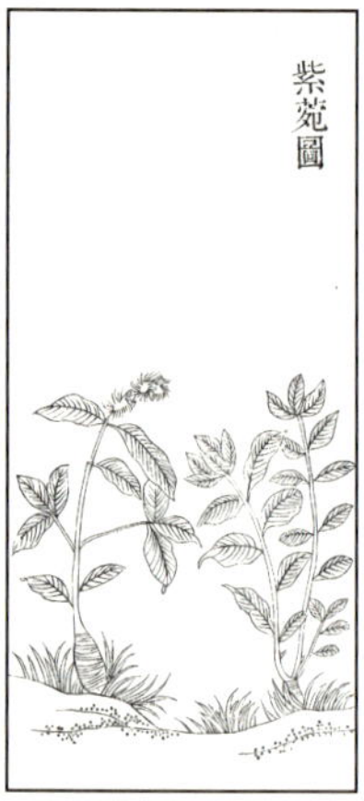

图 32　草木典·紫菀图

本品34图，取自23书，其中9幅彩图。有承继关系的图可分3个书类。

《本草图经》：该书3图。“成州紫菀”“解州紫菀”“泗州紫菀”图依次分别存于《大观》（图1、2、3）、《政和》（图4、5、6）、《绍兴》（图7、8、9）。此三传本药图基本一致。今以《政和》图4、图5、图6为《图经》3图的代表。

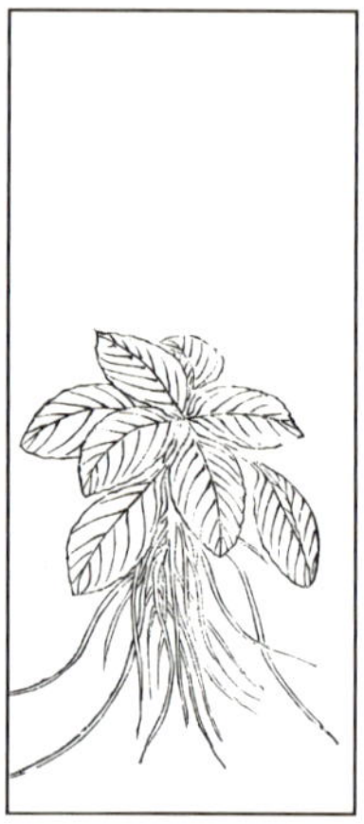

图 33　图考·紫菀

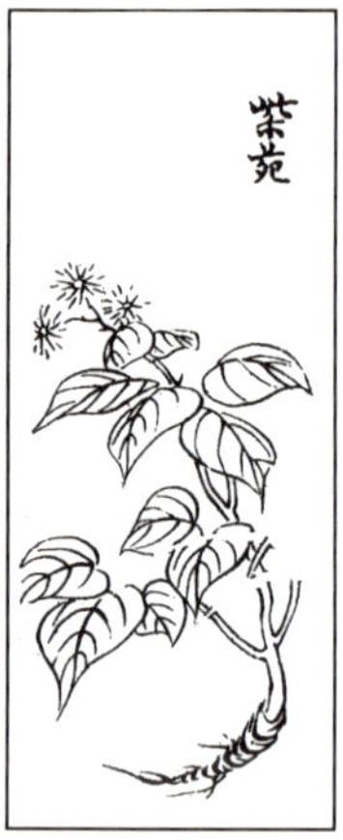

图 34　图说·紫菀

仿绘《图经》3图的彩色图有：《本草品汇精要》3图（图11、12、13）。此3图的地上部分均仿绘《图经》原图，但其下的根须则按照药材写生，再“嫁接”替换原图的根部。此后《食物本草》“紫菀”（图14）仿绘的是《图经》“成州紫菀”（图4），大概是画士不了解紫菀的药材形状，根部改绘失真。《补遗雷公炮制便览》“紫菀”（图17）仿绘的是《品汇》“成州紫菀”（图11）。《金石昆虫草木状》的3图（图24、25、26）则依次分别仿绘《品汇》的3图（图11、12、13）。

仿绘《图经》3图的墨线图有：《本草歌括》“紫菀”（图10）仿绘《图经》“成州紫菀”（图1），多有失真处。《本草蒙筌》“解州紫菀”（图15）仿绘时多有简略。《本草纲目》金陵本“紫菀”（图19）仿绘《图经》“解州紫菀”（图5），将原图辫状根须改为众多支根。《纲目》钱本“紫菀”（图20）亦仿“解州紫菀”（图5），却将根部改为匪夷所思的方砖塔似的根。仿绘钱本此图的有《本草备要》图30、《本草求真》图31、《本草简明图说》图34。另《三才图会》“紫菀”（图22）将《图经》3图绘在一图之中，各增土地背景。《古今图书集成·草木典》“紫菀图”（图32）则仿绘《图经》的“解州紫菀”“泗州紫菀”图，并将此2图合为一图，各加土地背景。

《本草原始》：该书“紫菀”（图23）的仿绘者有《本草汇言》图27、《本草汇》图28、《本草纲目类纂必读》图29。

《植物名实图考》：该书“紫菀”（图33）仿绘者唯有《本草纲目》张本图21。

以上34图中，除外27幅仿绘图，原创图尚有7幅（图4、5、6、16、18、23、33），详见下“鉴药”项。

【文录】

《别录》（见《证类》卷8“紫菀”） 一名紫蒨，一名青苑。生房陵山谷及真定、邯郸。二月、三月采根，阴干。

梁《本草经集注》（同上） 陶隐居云：近道处处有，生布地，花亦紫，本有白毛，根甚柔细。有白者名白菀，不复用。

唐《唐本草》（同上）《唐本》注云：白苑即女苑也，疗体与紫菀同，无紫菀时亦用白菀。陶云不复用，或是未悉。

吴越《日华子本草》（同上）《日华子》云：形似重臺，根作节，紫色，润软者佳。

宋《本草图经》（同上）《图经》曰：紫菀，生房陵山谷及真定、邯郸，今耀、成、泗、寿、台、孟州，兴国军皆有之。三月内布地生苗叶，其叶三四相连，五月、六月内开黄、紫、白花，结黑子。本有白毛，根甚柔细。二月、三月内取根阴干用。

明《本草纲目》卷16“紫菀”【释名】返魂草（《纲目》）、夜牵牛。【时珍曰】其根色紫而柔宛，故名。许慎《说文》作茈菀。《斗门方》谓之返魂草。【集解】【时珍曰】按陈自明云：紫菀以牢山所出根如北细辛者为良，沂、兖以东皆有之。今人多以车前、旋复根赤土染过伪之。紫菀肺病要药，肺本自亡津液，又服走津液药，为害滋甚，不可不慎。

清《植物名实图考》卷11“紫菀” 紫菀，《本经》中品。江西建昌谓之关公须，肖其根形。初生铺地，秋抽方紫茎，开紫花，微似丹参。俚医治嗽犹用之。

【鉴药】

“紫菀”首见于《本经》。李时珍释名云：“其根色紫而柔宛，故名。”古今皆用本品治咳逆，消痰下气，为较常用药。

关于本品形态，梁·陶弘景云：“生布地，花亦紫，本有白毛，根甚柔细。”五代吴越《日华子本草》云：“形似重台，根作节，紫色，润软者佳。”宋·苏颂云：“三月内布地生苗叶，其叶三四相连，五月、六月内开黄、紫、白花，结黑子。本有白毛，根甚柔细。”清·吴其濬云：“江西建昌谓之关公须，肖其根形。初生铺地，秋抽方紫茎，开紫花，微似丹参。”综合诸家之说，本品以叶布地而生，花紫，根紫而柔细为特点，今订其为菊科紫菀属植物紫菀*Aster tataricus* L. f.。

至于本品的产地，自古多变迁。《别录》载本品出房陵（今湖北房县）山谷及真定（今河北正定）、邯郸（今属河北）。陶弘景说“近道处处有”。宋《本草图经》曰耀（今陕西铜川市耀州区）、成（今甘肃礼县）、泗（今江苏泗阳）、寿（今安徽寿县）、台（今浙江台州）、孟州（今河南孟州市）、兴国军（今湖北阳兴）皆有之。李时珍则云：“按陈自明云：紫菀以牢山所出根如北细辛者为良，沂、兖以东皆有之。”“牢山”即今山东崂山，沂州今山东临沂，兖州今属山东。明代以后无特别有名的产区，故本品未形成著名的道地品。

本品古代的混乱品种亦有之，如陶弘景所说的“白菀”（女菀），苏颂提到的开黄花、白花的紫菀，以及用赤土染过的车前根、旋复根冒充紫菀等，但都未形成严重的品种混乱。古代本草图中也有紫菀之外的植物来源。

1.《本草图经》：该书“成州紫菀”（图4）仅示丛生的基生叶，按说此图很难了解其基原。但其突出表现了粗短的根茎下众多须根，这是紫菀的特点。紫菀开花时，基生叶皆凋落，所以不绘花枝正是此特性的表现。故仍可认为此图示意的基原为菊科的紫菀*A. tataricus*。[1]

“解州紫菀”（图5）单叶对生，三裂，头状花呈总状排列，根部须根甚多，纠结成辫状。今或考此与菊科橐吾属（*Ligularia* Cass.）植物相近，此种开黄花。解州即今山西运城。现今西北地区所用紫菀多为橐吾属植物。[1]

“泗州紫菀”（图6）根部同成州紫菀，无基生叶，但上部茎叶较多，无花序。还是从根部判断此或为紫菀*A. tataricus* 类植物。

2.《太乙仙制本草药性大全》：该书“紫菀”（图16）所绘为纤细匍匐生长的小草本植物，与紫菀毫无关系，可能是误置于此。

3.《补遗雷公炮制便览》：该书“炮制紫菀”（图18）为新绘图。该图是按《雷公炮炙论》所示炮制法想象绘图。雷公法为：“采得后，去头土了，用东流水淘洗令净，用蜜浸一宿，至明于火上焙干用。”故图中一人在流水中淘洗药物，另一人在用刷子去根部的泥土。但图中未涉及“火上焙干”。

4.《本草原始》：该书“紫菀”（图23）绘的是药材图。此图展示根头部极短，须根众多而长，故将下部的须根捆扎起来。其基原当为紫菀*A. tataricus*。

5.《植物名实图考》：该书“紫菀”（图33）仅绘基生叶及众多的须根。结合其书正文所云“初生铺地，秋抽方紫茎，开紫花，微似丹参”，可知该图选择的正是

1　国家中医药管理局《中华本草》编委会：《中华本草》（7），上海：上海科学技术出版社，1999：703.

初生铺地时的标本予以写生。其基原仍是紫菀*A. tataricus* 。

【小结】

“紫菀”是最早使用的药物之一，为古今常用治咳逆药。本品叶布地而生，花紫，根紫而柔细，为菊科植物紫菀*Aster tataricus* L. f.。《本草原始》《植物名实图考》诸书有本品较好的插图。

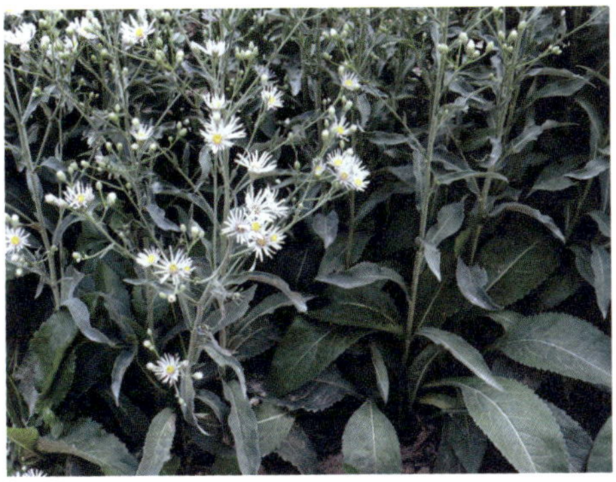

图 35　紫菀 *Aster tataricus*

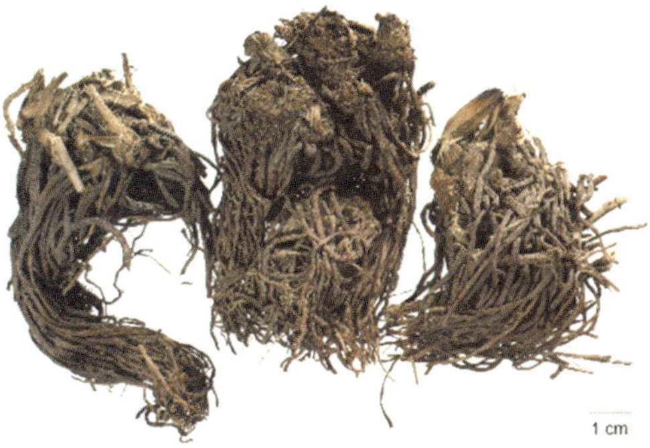

图 36　紫菀药材

16-4　女菀

【品图】

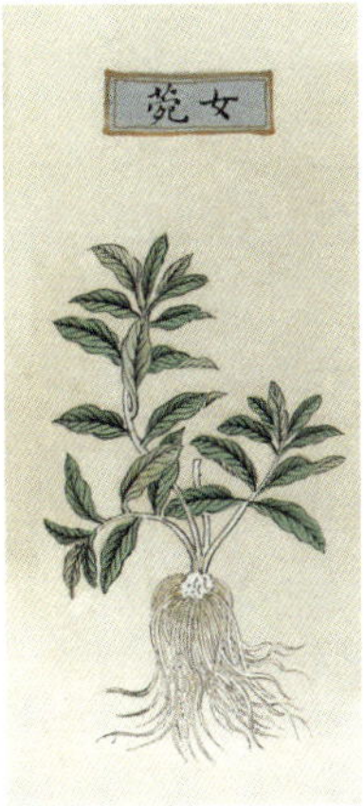

图 1　品汇 · 女菀

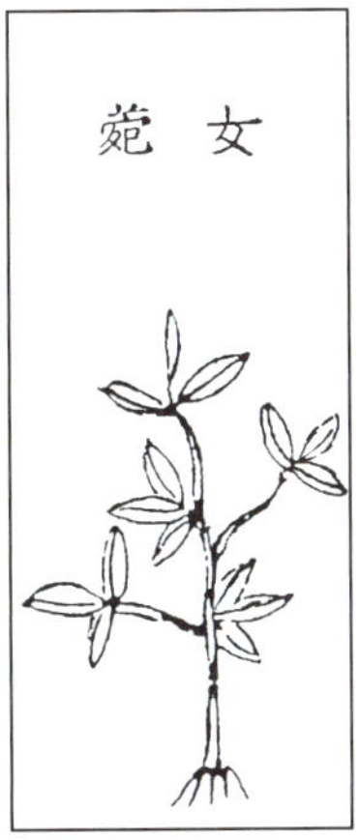

图 2　太乙 · 女菀

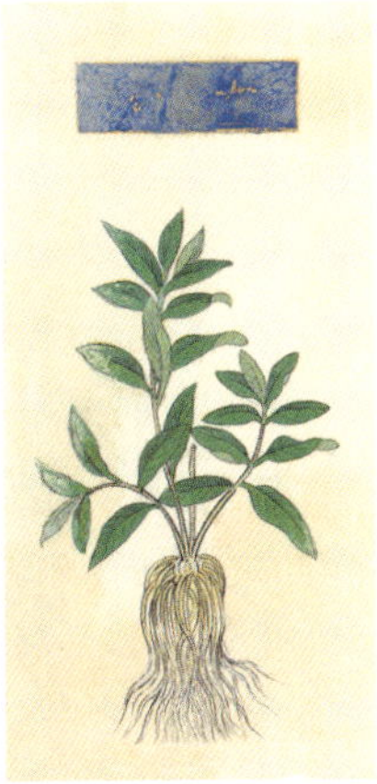

图 3　雷公 · 女菀

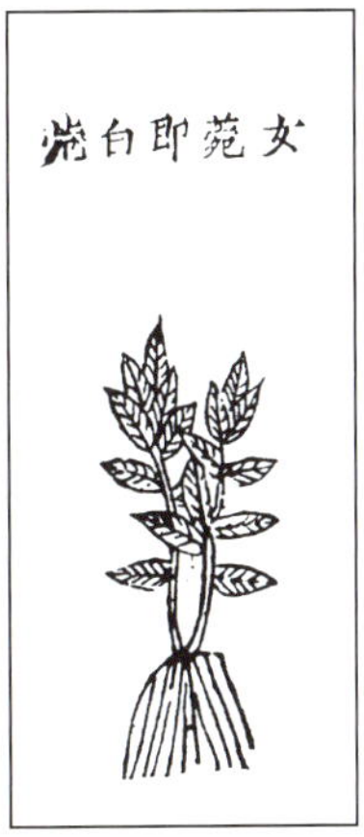

图 4　纲目（金）· 女菀

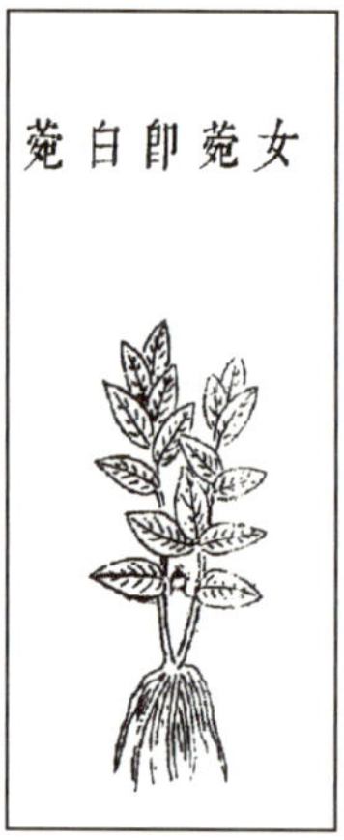

图5　纲目（钱）·女菀

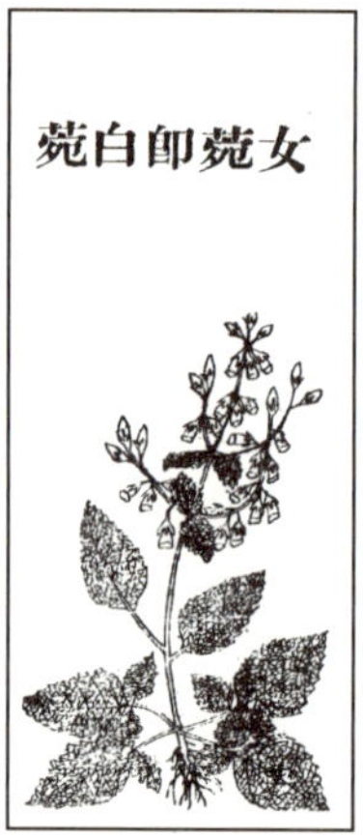

图6　纲目（张）·女菀

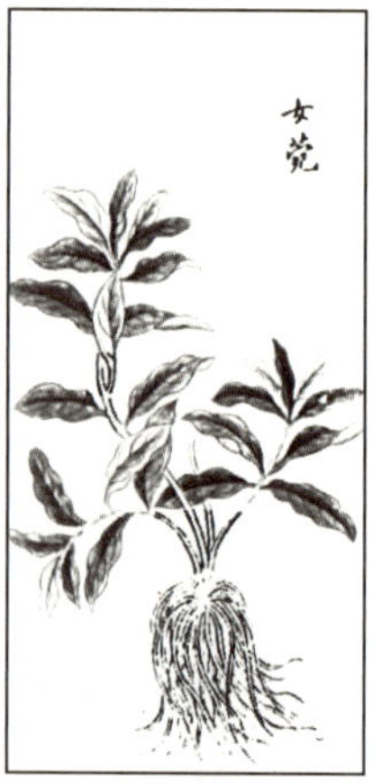

图7　金石·女菀

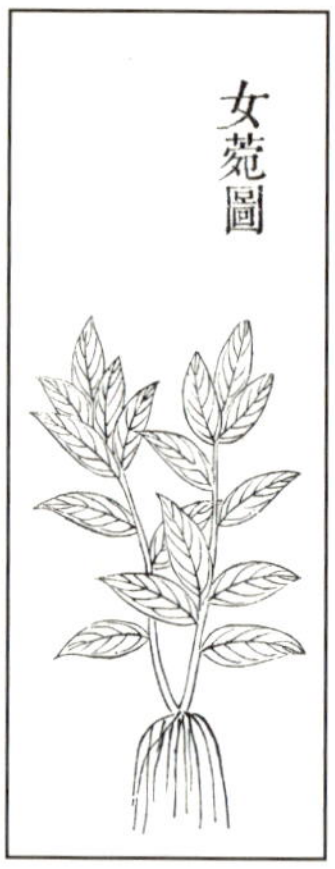

图8　草木典·女菀图

本品9图，取自9书，其中3幅彩图。有承继关系的图可分3个书类。

《本草品汇精要》：该书“女菀”（图1）的仿绘者有《补遗雷公炮制便览》图3、《金石昆虫草木状》图7。

《本草纲目》（金陵本）：该书“女菀”（图4）的仿绘者有《纲目》钱本图5。另《古今图书集成·草木典》“女菀图”（图8）亦仿图4。

《植物名实图考》：该书“女菀”（图9）的仿绘者有《本草纲目》张本图6，后者增添了根部，须根不长。

以上9图中，除外5幅仿绘图，原创图尚有4幅（图1、2、4、9），详见下“鉴药”项。

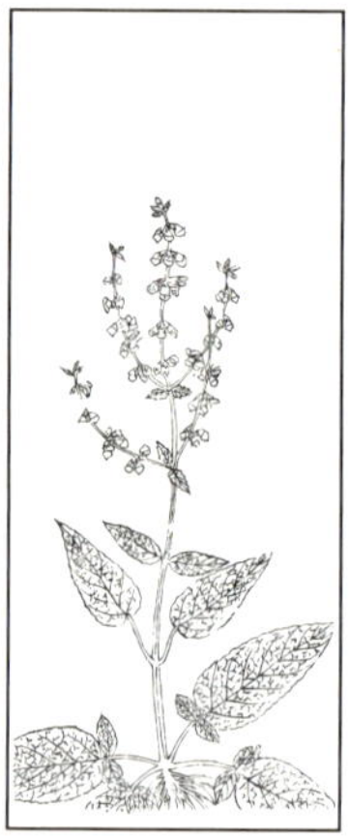

图9　图考·女菀

【文录】

《别录》（见《证类》卷9“女菀”） 一名白菀，一名织女菀，一名茆。生汉中川谷或山阳。正月、二月采，阴干。

梁《本草经集注》（同上） 陶隐居云：比来医方都无复用之。市人亦少有，便是欲绝。别复有白菀似紫菀，非此之别名也。

唐《唐本草》（同上） 《唐本》注云：白菀即女菀，更无别者，有名未用中浪出一条。无紫菀时亦用之，功效相似也。

宋《本草衍义》卷9“紫菀” 《唐本》注言：无紫菀时，亦用白菀。白菀即女菀也。今《本草》无白菀之名，盖唐修《本草》时已删去。/**卷10“女菀”** 女菀，一名白菀。或者谓为二物，非也。唐删去白菀之条，甚合宜。陶能言，不能指说性状。

明《本草纲目》卷16“女菀” 【释名】女复（《广雅》）。【时珍曰】其根似女体柔婉，故名。【集解】【时珍曰】白菀，即紫菀之色白者也。雷敩言，紫菀白如练色者，名羊须草，恐即此物也。

清《植物名实图考》卷11“女菀” 女菀……《唐本草》注以为即白菀，功用与紫菀相似，今湖南岳麓多有之。

【鉴药】

“女菀”首见于《本经》。李时珍释名曰：“其根似女体柔婉，故名。”《本经》载其治风寒泻痢，寒热百疾。唐宋医方或载此名，明清罕见用者。

关于本品的名实，早期本草已有争议。本品一名白菀。梁·陶弘景注“紫菀”云：“有白者名白菀，不复用。”“女菀”条云：“比来医方都无复用之。市人亦少有，便是欲绝。别复有白菀似紫菀，非此之别名也。”陶氏认为医家都不用女菀了，市场也少有此物，可见是一味要消亡的药了，别把它与似紫菀的白菀扯在一起。但《唐本草》不以为然，云“白苑即女苑也，疗体与紫菀同，无紫菀时亦用白菀”。宋·苏颂的评价是：“女菀下自有条，今人亦稀用。”那意思似紫菀的白菀尽管也可用作紫菀，但女菀肯定是很少有人使用了。考《本经》记载的女菀，性温，以散寒为主，其治与紫菀并不完全相同。《唐本草》说“疗体与紫菀同”，但女菀的主治与紫菀并不相同。这段官司最后还是没有结果，后世依然没人使用女菀，紫菀还是以色紫而润者为佳。李时珍对女菀没有增添新的内容。因此，唐宋以来，关于女菀的形态、产地等并没有新的研究进展。

现代考证女菀的原植物来源，主要是依据《唐本草》“白苑即女苑也，疗体与紫菀同”一句话。李时珍说“白菀即紫菀之色白者也”，也是据《唐本草》所言的推断。究竟“白”是指根白？还是花白？古本草没说清楚。紫菀是以根紫而得名，按说白菀应该是根白得名才对。现代将女菀考作菊科女菀属植物女菀*Turczaninowia fastigiata*（Fisch.）DC.［*Aster fastigiatus* Fisch. et Max.］，[1]此种与紫菀不同属，其叶迥然不同，其花白色，而不是根白色。白菀“疗体与紫菀同”，需要形态与主治疾病的双重依据。否则考证结果除给*Turczaninowia*属植物寻个中文名字之外，并不能令人信服地解决本草遗留的女菀名实问题。

1.**《本草品汇精要》**：该书“女菀”（图1）就是“紫菀”条下的“泗州紫菀”图，将须根的颜色改成白色而已。可见画士的理解，女菀一名白菀，其白在根。此非据实物的想象图，不能作为考据之用。

2.**《太乙仙制本草药性大全》**：该书“女菀”（图）绘一植物，须根稀少，有茎节，叶为三小叶，与菊科植物毫无关联。凭图无法知其为何物。

3.**《本草纲目》（金陵本）**：该书“女菀”（图4）图名后有“即白菀”3字。其图形类似《本草图经》“泗州紫菀”图（见上“紫菀”条）。但金陵本“紫菀”仿绘的

1 国家中医药管理局《中华本草》编委会：《中华本草》（7），上海：上海科学技术出版社，1999：993.

是《图经》“解州紫菀”，其叶形明显不同于“泗州紫菀”。既然古本草云白菀与紫菀疗体相同，何以金陵本不选同一幅《图经》图？可见此图也是绘图人的随意选择，并非依据实物。

4.《植物名实图考》：该书“女菀”（图9）根部须根较多，一茎直上，方茎，叶对生，叶面皱，有较长叶柄，花为总状花序集成伞房状。将此图与《图考》“小丹参”图相比，两者相似，则此图当为唇形科鼠尾草属（*Salvia* Linn.）植物。

以上诸原创图，或据文字记载想象绘图，或非菊科植物，没有一家所绘植物与现代考证女菀 *Turczaninowia fastigiata* 相同。

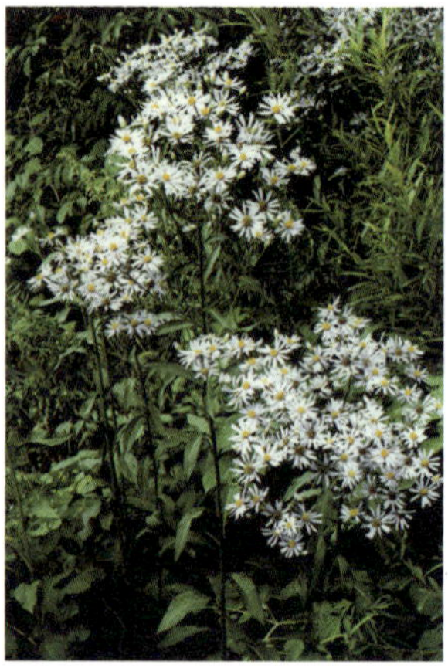

图 10　女菀 *Turczaninowia fastigiata*

【小结】

“女菀”首见于《本经》，但在梁代已经少有人用。《唐本草》认为此即是“疗体与紫菀同”的白菀。现代考订为菊科植物女菀 *Turczaninowia fastigiata*（Fisch.）DC.，但未能证明此植物“疗体与紫菀同”。古本草图或据文字记载绘图，或所绘非菊科植物，说明古本草无论文字还是药图，都无法为考订其基原提供充分的材料。

16–5　麦门冬

【品图】

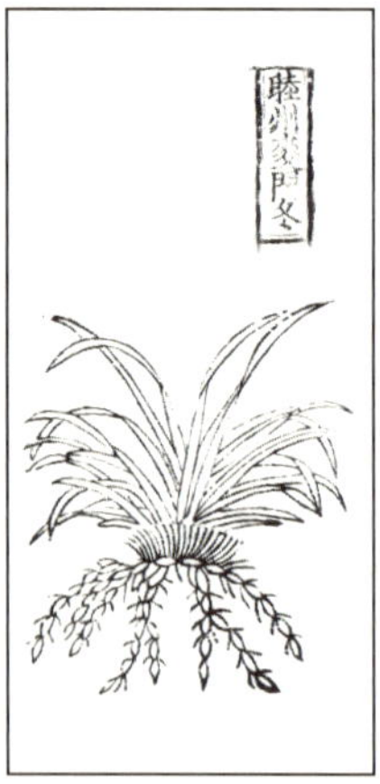

图 1　图经（大）·睦州麦门冬

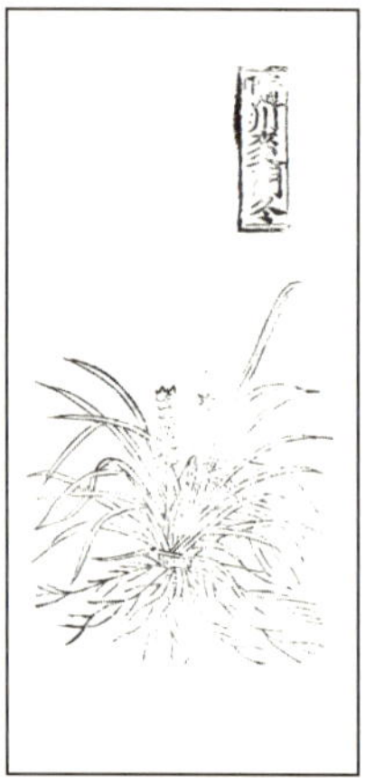

图 2　图经（大）·随州麦门冬

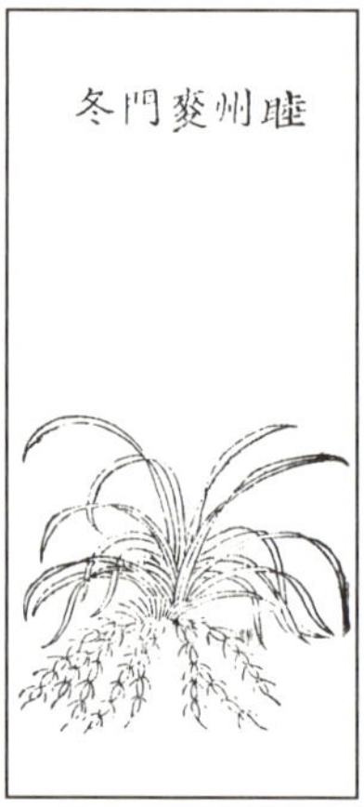

图 3　图经（政）·睦州麦门冬

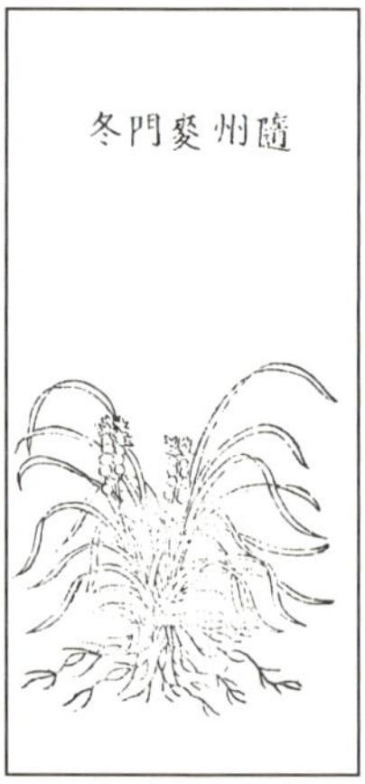

图 4　图经（政）·随州麦门冬

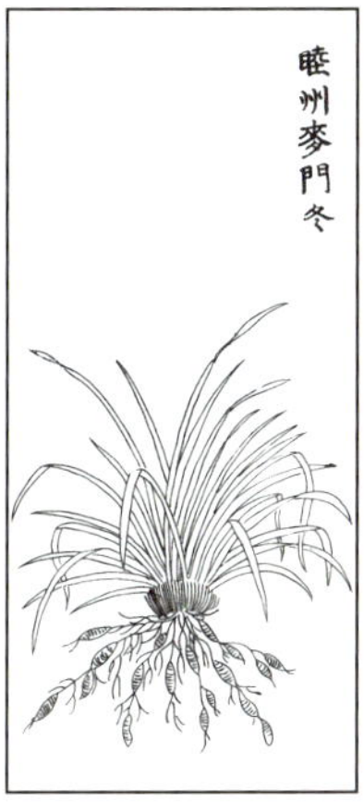

图5　图经（绍）·睦州麦门冬

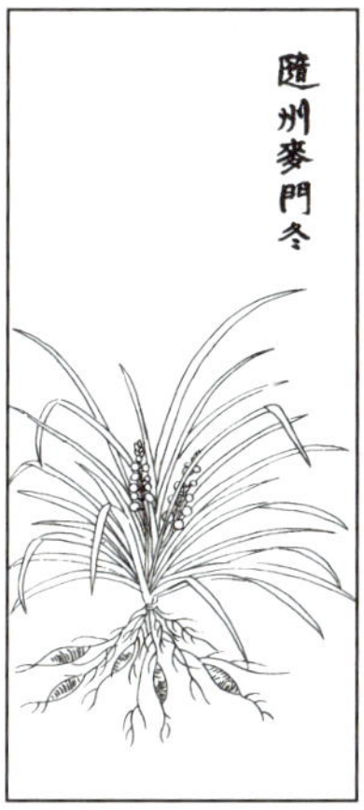

图6　图经（绍）·随州麦门冬

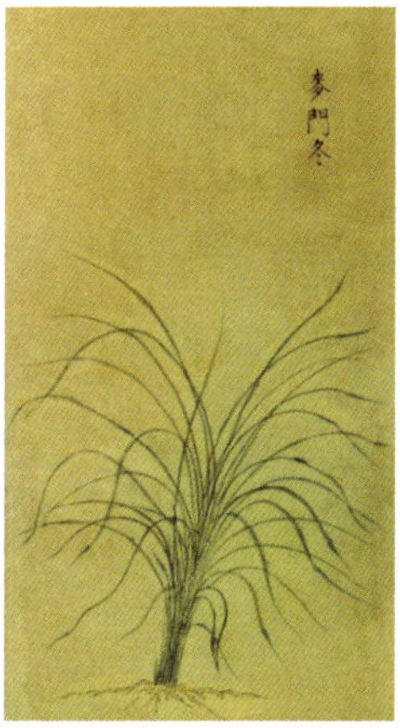

图7　履巉岩·麦门冬

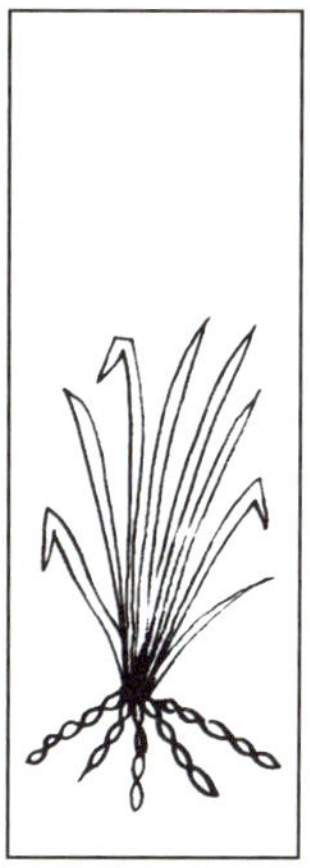

图8　歌括·麦门冬

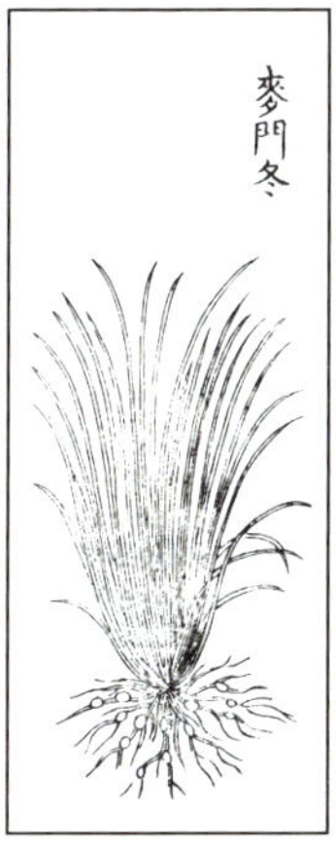

图9　救荒·麦门冬

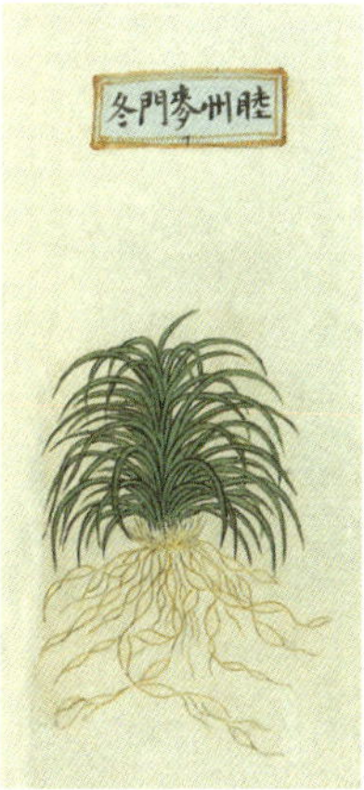

图10　品汇·睦州麦门冬

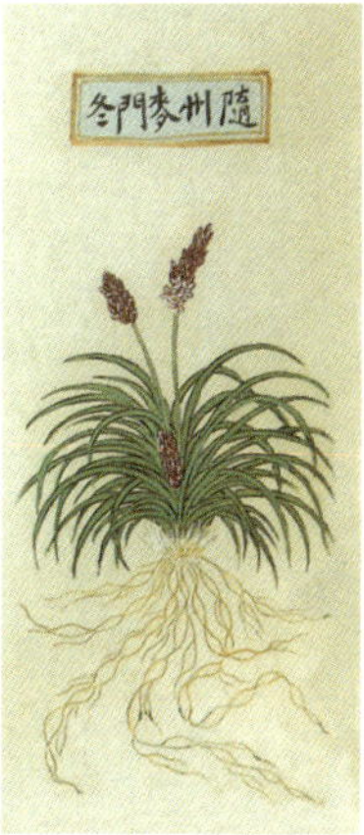

图11　品汇·随州麦门冬

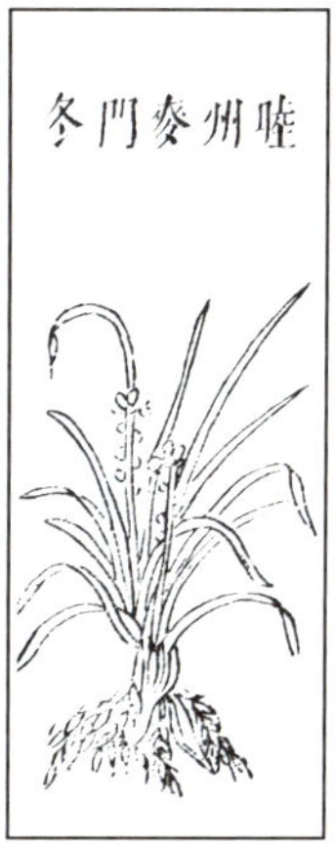

图12　蒙筌·睦州麦门冬

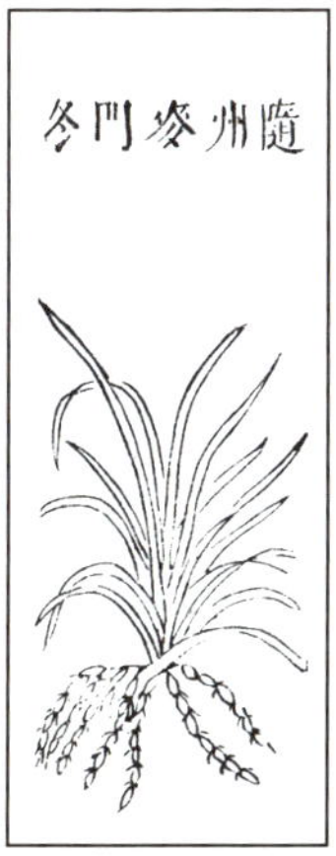

图13　蒙筌·随州麦门冬

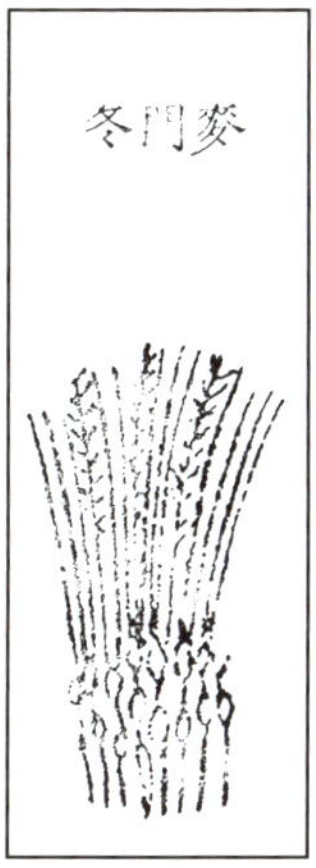

图14　太乙·麦门冬

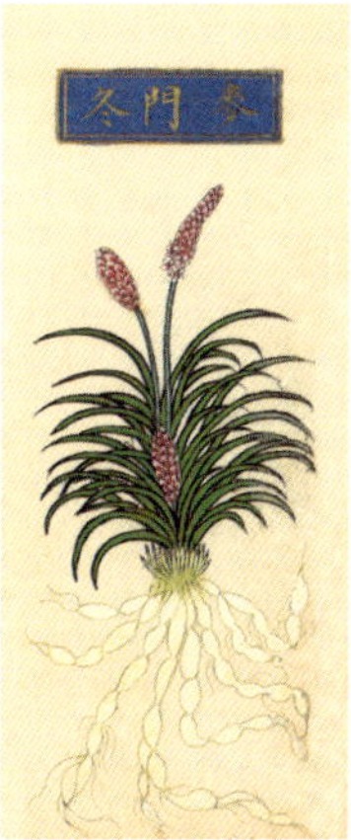

图15　雷公·麦门冬

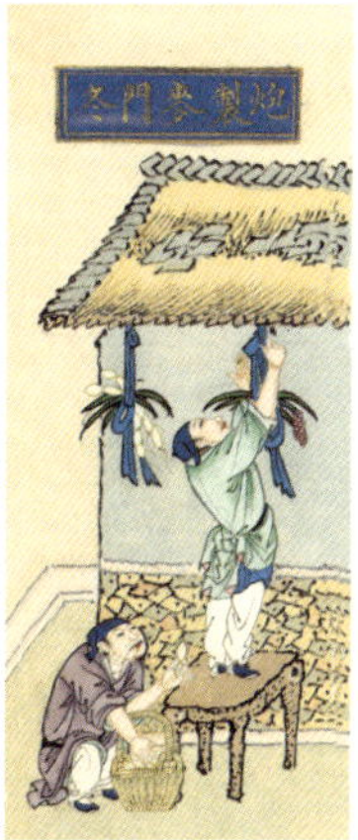

图16　雷公·炮制麦门冬

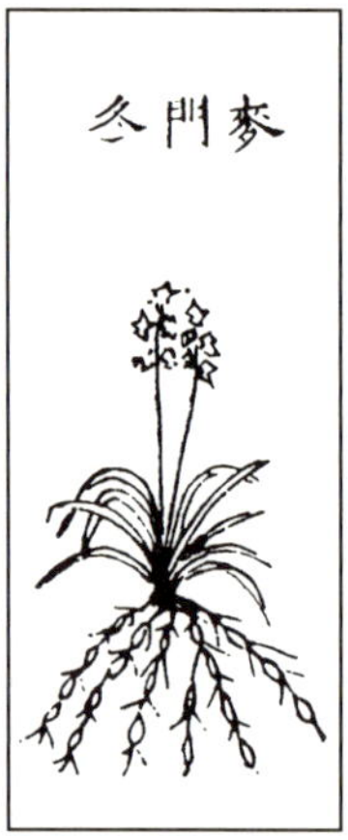

图17 纲目(金)·麦门冬

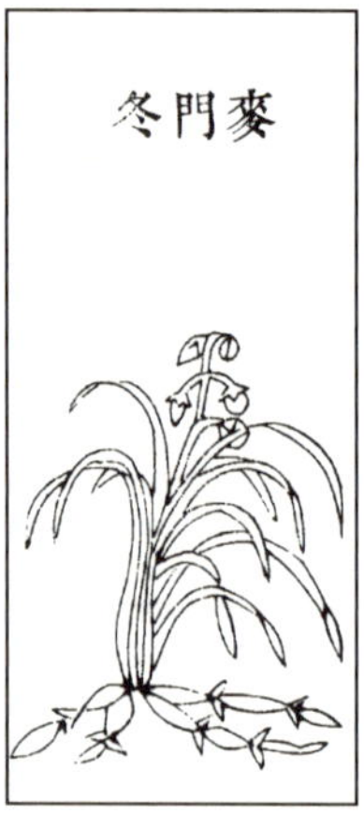

图18 纲目(钱)·麦门冬

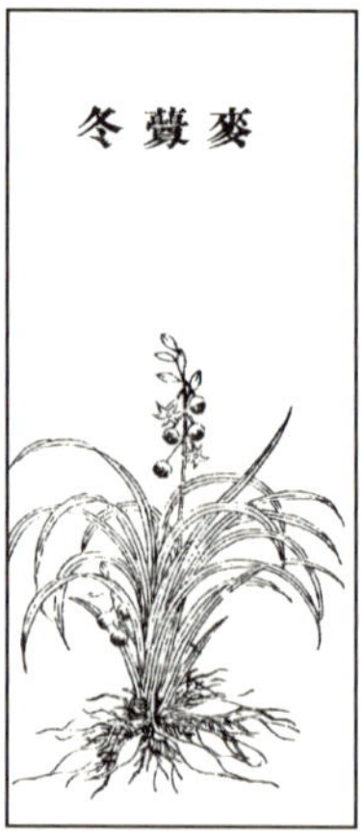

图19 纲目(张)·麦虋冬

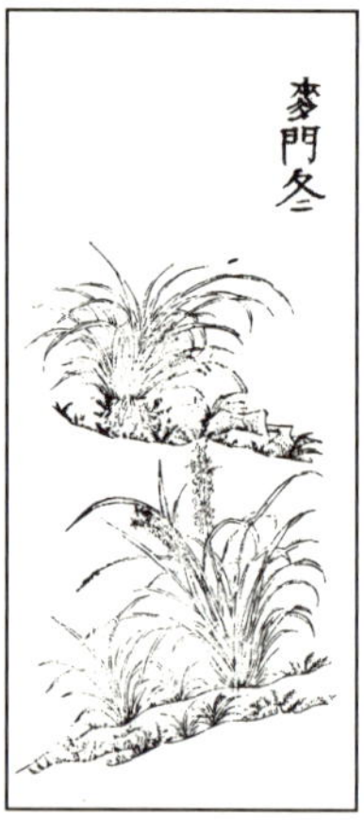

图20 三才·麦门冬

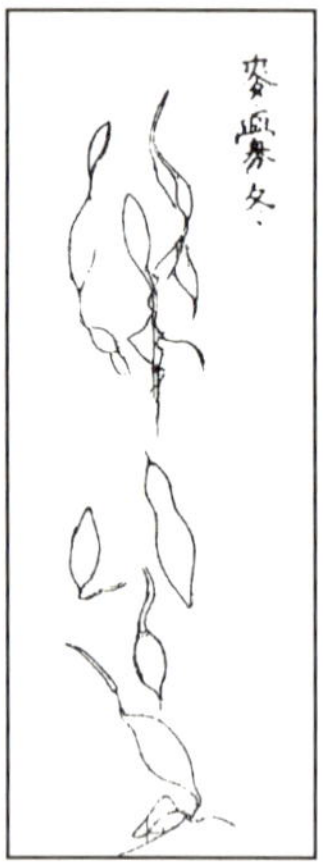

图21 原始·麦虋冬

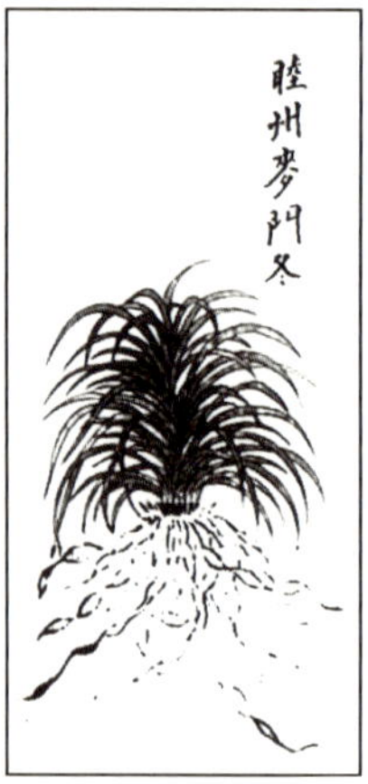

图22 金石·睦州麦门冬

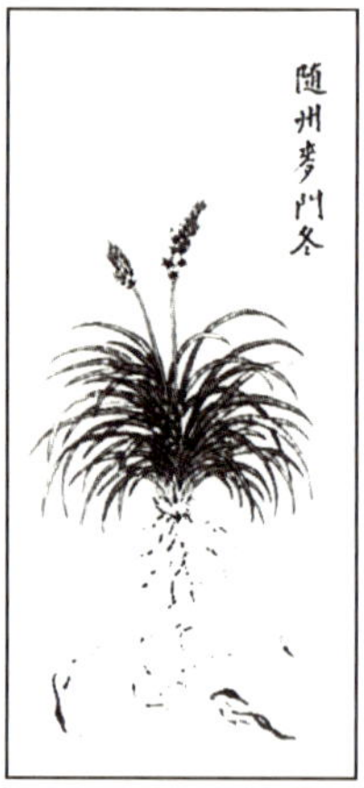

图23 金石·随州麦门冬

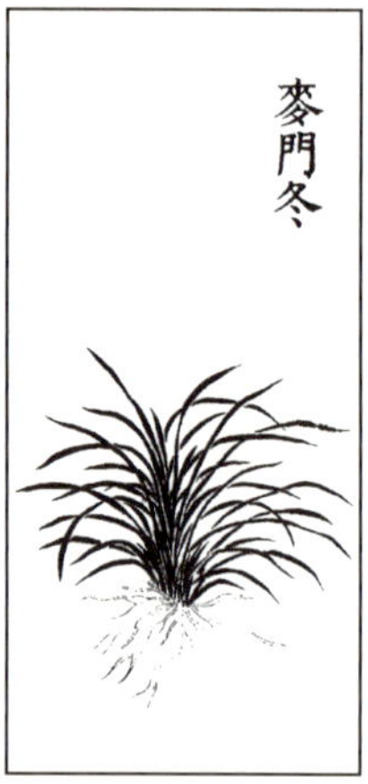

图24 博录·麦门冬

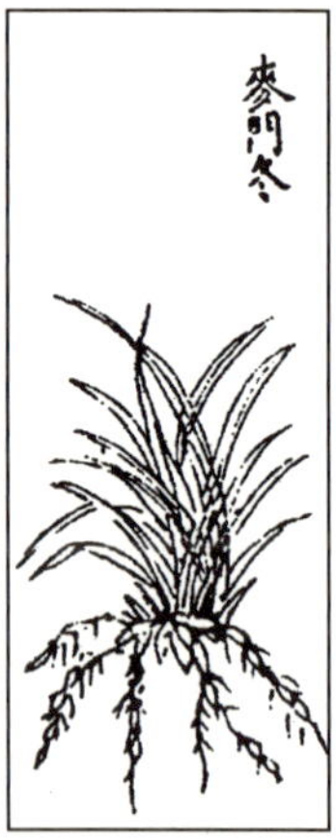

图25 汇言·麦门冬

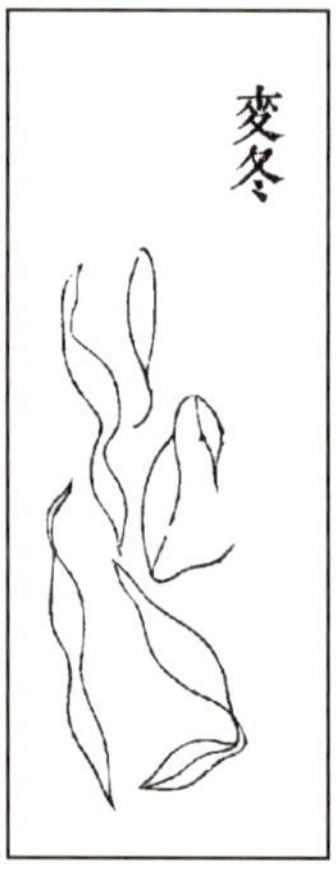

图26 本草汇·麦冬

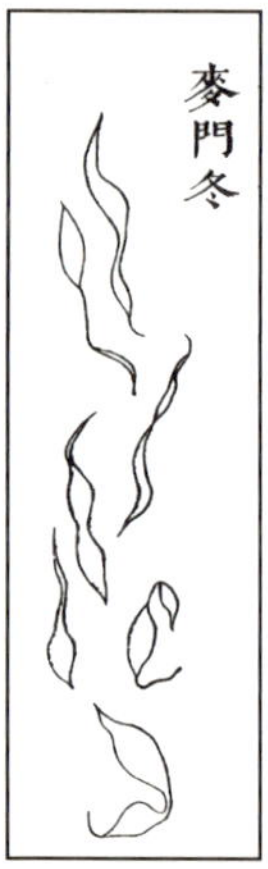

图27 类纂·麦门冬

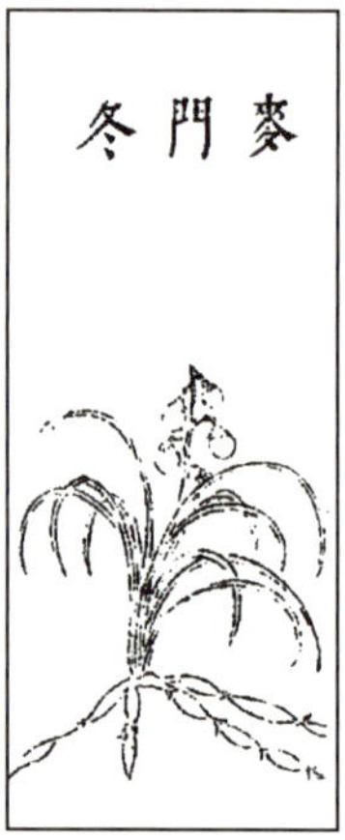

图28 备要·麦门冬

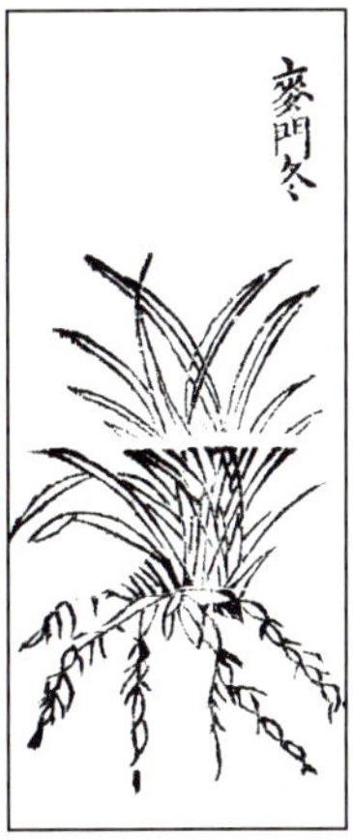

图 29　求真 · 麦门冬

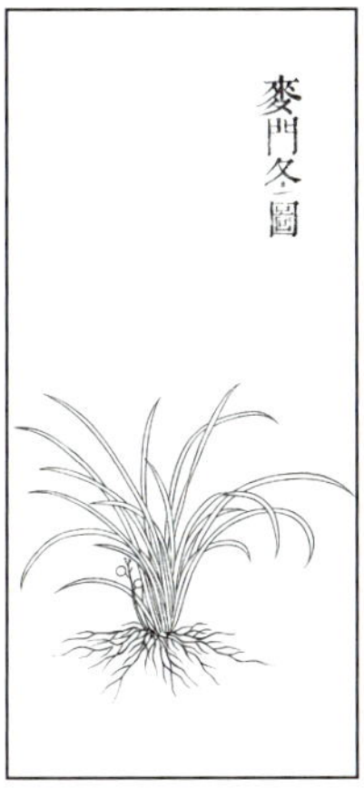

图 30　草木典 · 麦门冬图

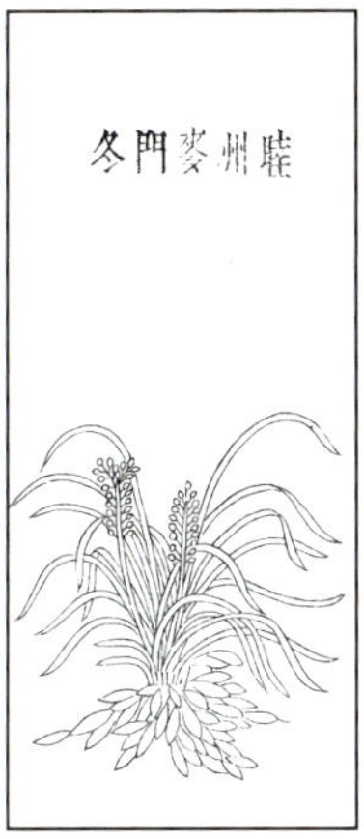

图 31　草木典 · 睦州麦门冬

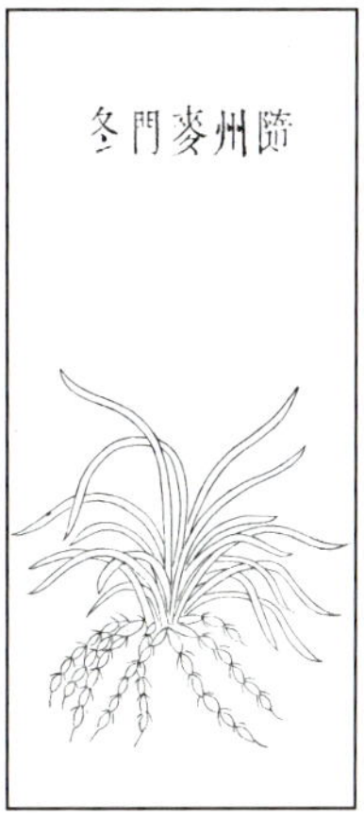

图 32　草木典 · 随州麦门冬

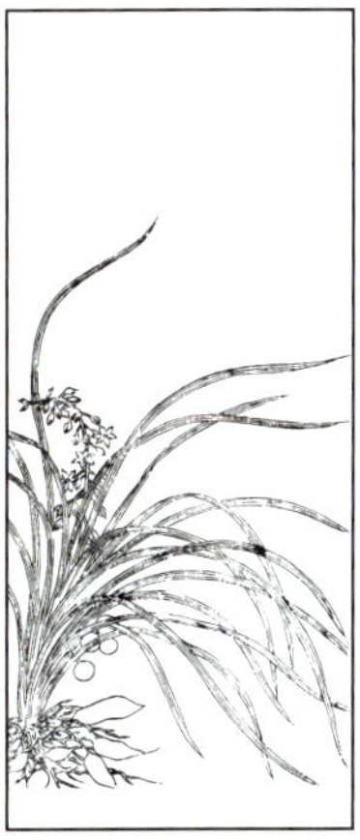

图 33　图考 · 麦门冬

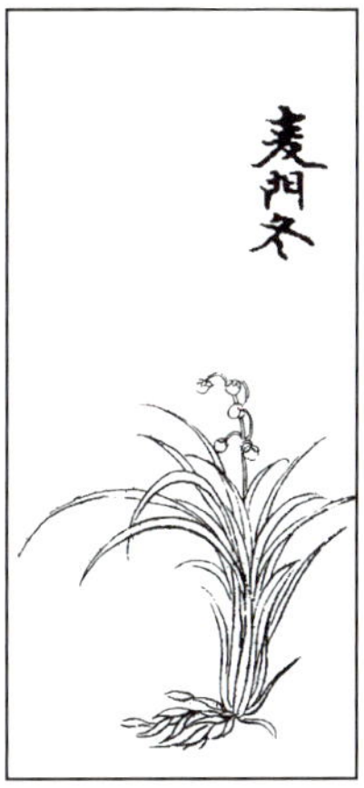

图 34　图说 · 麦门冬

本品34图，取自25书，其中7幅彩图。有承继关系的图可分4个书类。

《本草图经》：该书2图。"睦州麦门冬""随州麦门冬"图依次分别存于《大观》（图1、2）、《政和》（图3、4）、《绍兴》（图5、6）。此三传本药图基本一致。今以《政和》图3、图4为《图经》2图的代表。

仿绘《图经》2图的彩色图有：《本草品汇精要》"睦州麦门冬"（图10）、"随州麦门冬"（图11，花序敷以紫红色）。此后《补遗雷公炮制便览》"麦门冬"（图15）仿绘《品汇》"随州麦门冬"（图11）。《金石昆虫草木状》图22、图23依次分别仿绘《品汇》图10、图11。

仿绘《图经》2图的墨线图有：《本草歌括》"麦门冬"（图8）仿绘《图经》"睦州麦门冬"（图3）。《本草蒙筌》的"睦州麦门冬"（图12）、"随州麦门冬"（图13）仿绘《图经》图3、图4，但图的内容与图名互相颠倒。《本草纲目》金陵本"麦门冬"（图17）仿绘《图经》"随州麦门冬"（图4），但花葶要高于叶片。《纲目》钱本图18又仿绘金陵本图17，但地下块根如藕状，花序亦稍加改变。此后《本草备要》图28、《本草简明图说》图34均仿绘钱本图18。《三才图会》"麦门冬"（图20）则将《图经》2图仿绘于一图之中，各加土地背景。《本草汇言》"麦门冬"（图25）似仿绘《图经》"睦州麦门冬"（图3）。此后《本草求真》图29又仿绘《汇言》图25。《古今图书集成·草木典》"睦州麦门冬"（图31）、"随州麦门冬"（图32）均仿绘《图经》

2图，但图中所绘植物与图名颠倒。

《救荒本草》：该书“麦门冬”（图9）的仿绘图有《野菜博录》图24，该图将叶片阴刻。《古今图书集成·草木典》“麦门冬图”（图30）亦似仿《救荒》图9，且左下增绘一小果枝。

《本草原始》：该书“麦蘖冬”（图21）的仿绘者有《本草汇》“麦冬”（图26）、《本草纲目类纂必读》“麦门冬”（图27）。

《植物名实图考》：该书“麦门冬”（图33）的仿绘图仅《本草纲目》张本“麦蘖冬”（图19）。

以上34图中，除外26幅仿绘图，原创图尚有8幅（图3、4、7、9、14、16、21、33），详见下“鉴药”项。

【文录】

《别录》（《证类》卷6“麦门冬”） 秦名羊韭，齐名爱韭，楚名马韭，越名羊蓍，一名禹葭，一名禹余粮。叶如韭，冬夏生长。生函谷川谷及堤坂肥土石间久废处。二月、三月、八月、十月采，阴干。

三国《吴普本草》（同上） 吴氏云：一名马韭，一名虋（音门）火冬，一名忍冬，一名忍陵，一名不死药，一名仆垒，一名随脂……生山谷肥地，叶如韭，肥泽，丛生，采无时，实青黄。

梁《本草经集注》（同上） 陶隐居云：函谷即秦关。而麦门冬异于羊韭之名矣。处处有，以四月采，冬月作实如青珠，根似穬麦，故谓麦门冬，以肥大者为好。

唐《本草拾遗》（同上） 陈藏器云：出江宁小润，出新安大白，其大者苗如鹿葱。小者如韭叶。大小有三四种，功用相似。其子圆碧。

宋《本草图经》（同上）《图经》曰：今所在有之。叶青似莎草，长及尺余，四季不凋。根黄白色，有须根作连珠，形似穬麦颗，故名麦门冬。四月开淡红花，如红蓼花。实碧而圆如珠。江南出者，叶大者苗如鹿葱，小者如韭，大小有三四种，功用相似。或云吴地者尤胜。二月、三月、八月、十月采，阴干。

明《救荒本草》卷上“麦门冬” 生随州、陆州及函谷堤坂土石间，久废处有之，今辉县山野中亦有。叶似韭叶而长，冬夏长生，根如穬（音矿）麦而白色。

明《本草纲目》卷16“麦门冬” 【释名】禹韭（《吴普》）、阶前草。【时珍曰】麦须曰虋，此草根似麦而有须，其叶如韭，凌冬不凋，故谓之麦虋冬，及有诸韭、忍冬诸名，俗作门冬，便于字也。可以服食断谷，故又有余粮、不死之称，《吴普本草》一名仆垒，一名随脂。【集解】【时珍曰】古人惟用野生者。后世所用多是种莳而成。其法：四月初采根，于黑壤肥沙地栽之。每年六月、九月、十一月三次上粪及芸灌，夏至前一日取根，洗晒收之。其子亦可种，但成迟尔。浙中来者甚良，其叶似韭而多纵文，且坚韧为异。

清《植物名实图考》卷11“麦门冬” 麦门冬，《本经》上品。处处有之，蜀中种以为业……今所用有大小二种，其余似麦冬者，尚有数种。医书不具其状，皆入草药。

【鉴药】

“麦门冬”首见于《本经》。或作“麦虋冬”。陶弘景释名曰：“冬月作实如青珠，根似穬麦，故谓麦门冬。”李时珍释名曰：“此草根似麦而有须，其叶如韭，凌冬不凋，故谓之麦虋冬……俗作门冬，便于字也。”早期本草所载其功治甚多，后世多用其养阴清热、润肺止咳。

本品叶丛生，长条形，古本草形容为“叶如韭”，因而有别名“羊韭”“爱韭”“马韭”等（见《别录》）。梁·陶弘景云：“冬月作实如青珠，根似穬麦……以肥大者为好。”所谓“根似穬麦”，当是指纤细根近末端的纺锤形的小块根。这种块根能小到似穬麦粒那么大，那是太小点了。医家还是“以肥大者为好”。由此推测，当时麦门冬可能因来源不同，块根也会有“似穬麦”与“肥大”的不同。

至唐代，陈藏器就说：“出江宁小润，出新安大白，其大者苗如鹿葱。小者如韭叶。大小有三四种，功用相似。”江宁即今江苏南京一代，新安在今浙江千岛湖一带。这些不同产地、不同形态的麦冬可能来源于不同种的近缘植物。麦门冬植物来源多种的状态持续到现代依然如此，但从宏观来看，主要分大小两类。清·吴其濬云：“今所用有大小二种，其余似麦冬者，尚有数种。医书不具其状，皆入草药。”此言市场所用分大小，其他地区所用，都作为民间草药。

宋·苏颂云：“今所在有之。叶青似莎草，长及尺余，四季不凋。根黄白色，有须根作连珠，形似穬麦颗，故名麦门冬。四月开淡红花，如红蓼花。实碧而圆如珠。”李时珍曰：“古人惟用野生者。后世所用多是种莳而成。其法：四月初采根，于黑壤肥沙地栽之。每年六月、九月、十一月三次上粪及芸灌，夏至前一日取根，洗晒收之。其子亦可种，但成迟尔。浙中来者甚良，其叶似韭而多纵文，且坚韧为异。”综上所述，其原植物可以是百合科沿阶草属（*Ophiopogon* Ker-Gawl.）或山麦冬属（*Liriope* Lour.）植物。此类植物野生与家种变异很大，一般的本草考证仅据文字（形态、产地等）或图形，只能大概推测其种类，无法确指某种。根据现实品种使用情况来看，浙江产麦冬当为百合科沿阶草属植物麦冬（沿阶草）*Ophiopogon japonicus*（L. f.）Ker-Gawl.。[1]或谓川麦冬的来源也应该是麦冬 *O. japonicus*。这是我国药材市场用的最多的一个植物来源。[2]《中华本草》将与之同

1 谢宗万：《中药材品种论述》中册，上海：上海科学技术出版社，1994：556-558.

2 陈重明、黄胜白等：《本草学》，南京：东南大学出版社，2005：152.

属的沿阶草*Ophiopogon bodinieri* Levl.也作为麦门冬的来源之一。[1]

1.《本草图经》：该书“睦州麦门冬”（图3）和“随州麦门冬”（图4）的根与叶基本相似，唯图4绘出了花序。但这构成不了区分种的依据。因为图3不是植物不开花，而是绘图时未表现而已。睦州即今浙江建德，随州今属湖北。这两处的麦门冬来源可能都是百合科植物麦冬*O. japonicus*。

2.《履巉岩本草》：该书“麦门冬”（图7）绘细长的叶，但没有表现根部的小块根。此图以杭州山地植物为标本绘制，其来源也应该是麦冬*O. japonicus*。

3.《救荒本草》：该书“麦门冬”（图9）绘出了小卵形的块根，以及丛生细长的叶片。从目前对《救荒本草》植物的研究来看，此种河南野生的麦门冬究竟是百合科沿阶草属（*Ophiopogon*）还是山麦冬属（*Liriope*）植物还很难确定。[2]或调查今河南辉县用作麦门冬的植物就是麦冬*O. japonicus*。[3]若能排除后世引种的可能，则此调查有助于确定该图基原。

4.《太乙仙制本草药性大全》：该书“麦门冬”（图14）宛如图案画。但其示意是细根下有小块根，线形叶，叶丛中有花葶。鉴定属种则难以此图为据。

5.《补遗雷公炮制便览》：该书“炮制麦门冬”（图16）为新绘图。该书“麦门冬”条云本品须“阴干”。故图中绘一人在悬挂用绳子捆好的麦门冬的花叶及块根。另一人手持大如鸡卵麦冬药材。悬挂的麦冬块根则粗似莲藕。画士不懂医药，不知道麦门冬的花叶是不入药用，也不知麦冬药材有多大，故有此蛇足之笔。

6.《本草原始》：该书“麦虋冬”（图21）绘数个大大小小的麦冬块根，上面数个偏小，下面数个稍大。可能是当时市场的大小两种麦冬药材。

7.《植物名实图考》：该书“麦门冬”（图33）是写生精绘，可以鉴定为麦冬*O. japonicus*。

【小结】

“麦门冬”为最早使用的药物之一，为古今常用药。本品以叶长条形，丛生，根下有纺锤体状的小块根，此为百合科沿阶草属（*Ophiopogon* Ker-Gawl.）或山麦冬属（*Liriope* Lour.）植物。浙产、川产麦冬当为百合科植物麦冬*Ophiopogon japonicus*（L. f.）Ker-Gawl.。《植物名实图考》所绘亦为此种。此为麦门冬的主要植物来源。或谓同属的沿阶草*O. bodinieri* Levl.也是古代麦门冬的来源之一。

1 国家中医药管理局《中华本草》编委会：《中华本草》(8)，上海：上海科学技术出版社，1999：122.（谢宗万《中药材品种论述》中册称此种中文名为“云南书带草”。）

2 ［明］朱橚著，王家葵、张瑞贤、李敏校注：《救荒本草校释与研究》，北京：中医古籍出版社，2007：134-136.

3 ［明］朱橚著，王锦秀、汤彦承译注：《救荒本草译注》，上海：上海古籍出版社，2015：177.

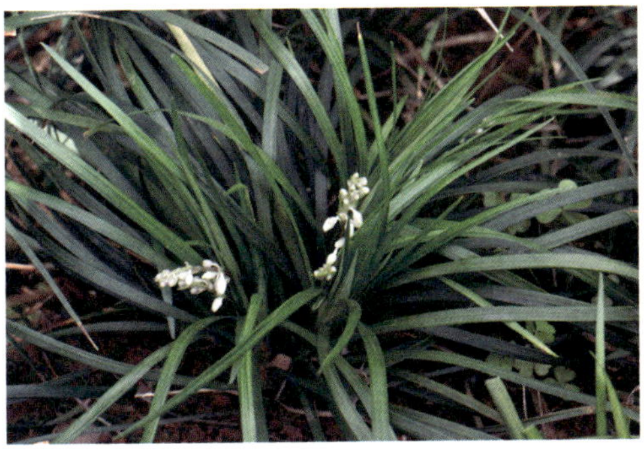

图 35　麦冬 *Ophiopogon japonicus*

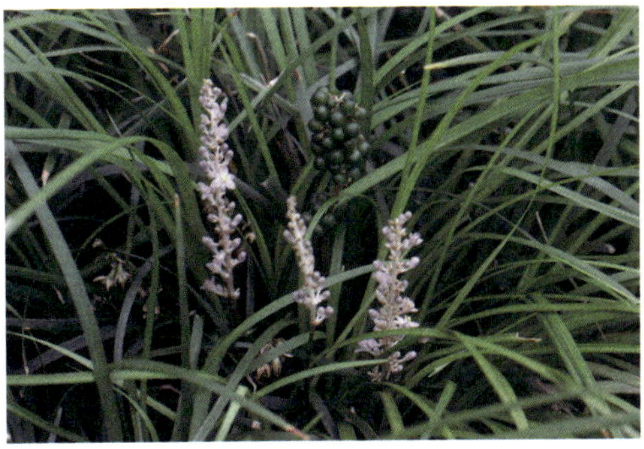

图 36　沿阶草 *O. bodinieri*

16–6　萱草

【品图】

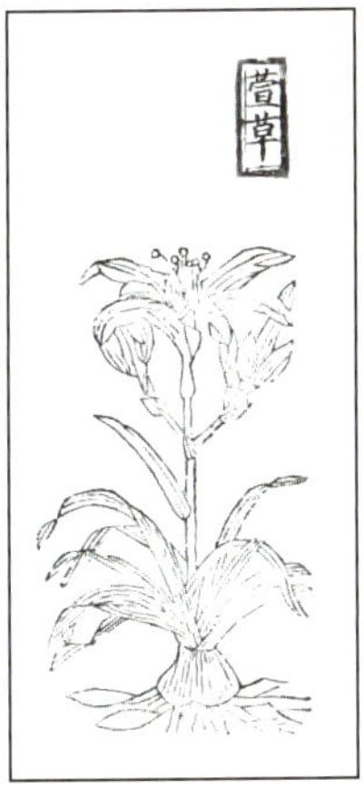

图 1　图经（大）· 萱草

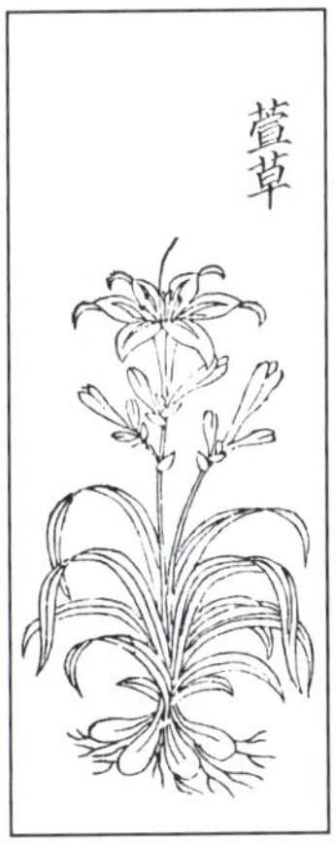

图 2　图经（政）· 萱草

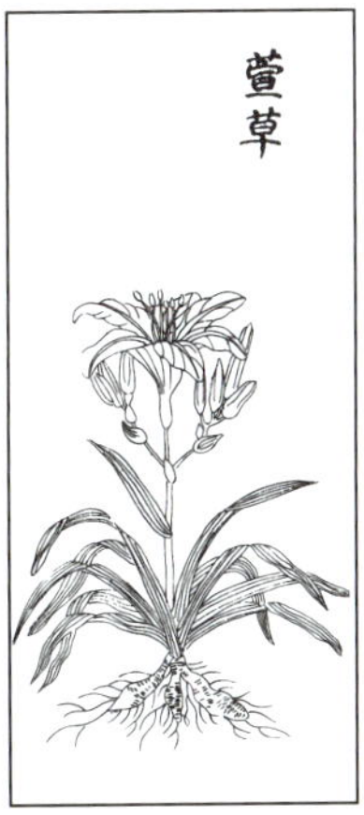

图 3　图经（绍）· 萱草

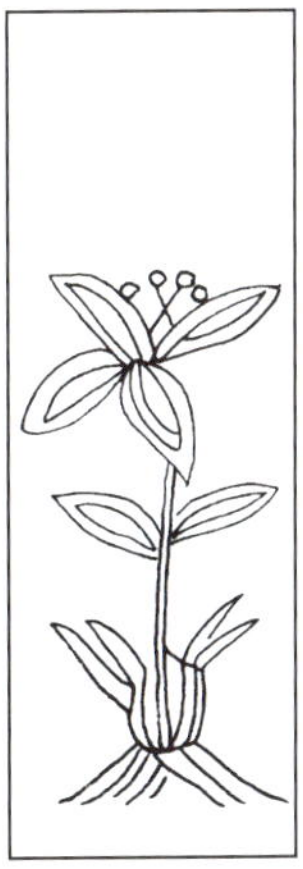

图 4　歌括 · 萱草根

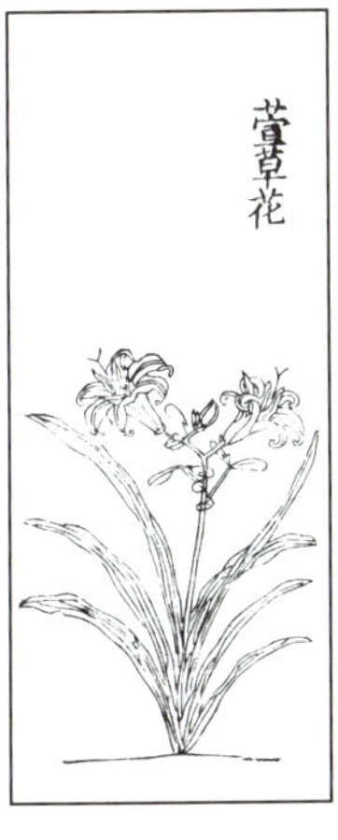

图 5　救荒 · 萱草花

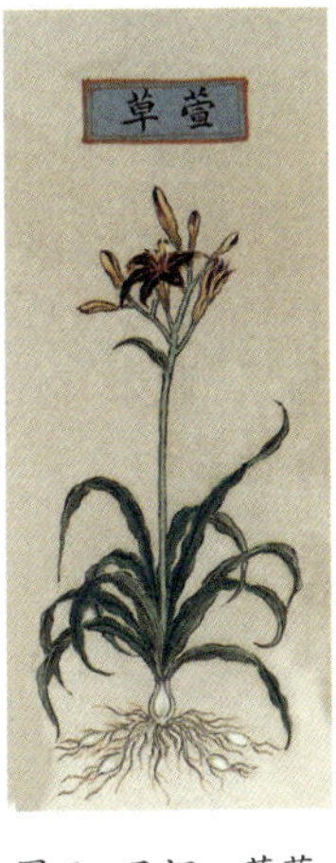

图 6　品汇 · 萱草

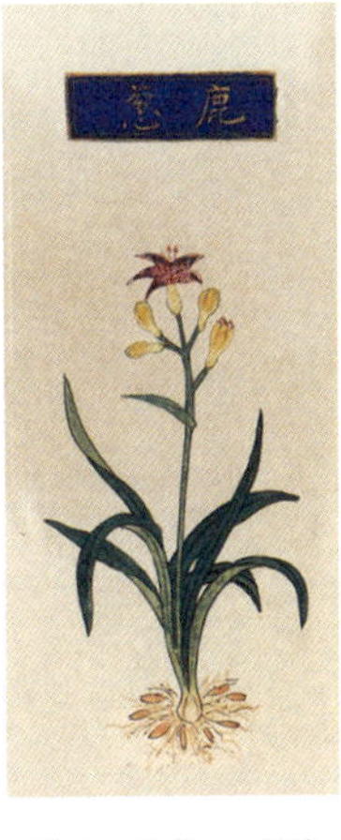

图 7　食物 · 鹿葱

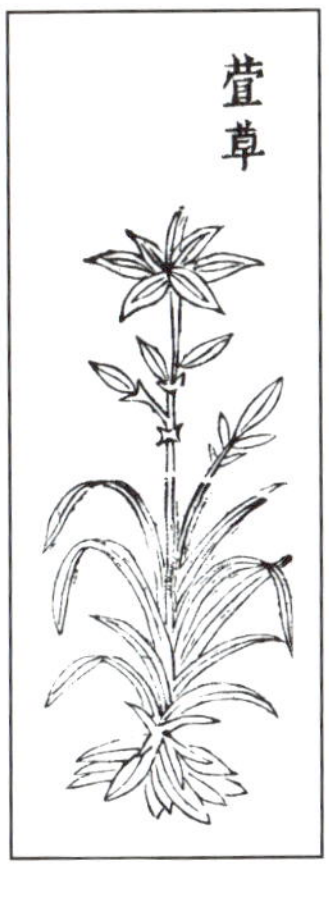

图 8　蒙筌 · 萱草

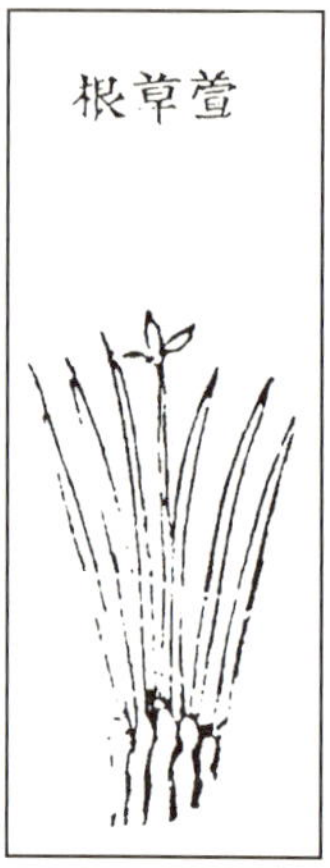

图 9　太乙・萱草根

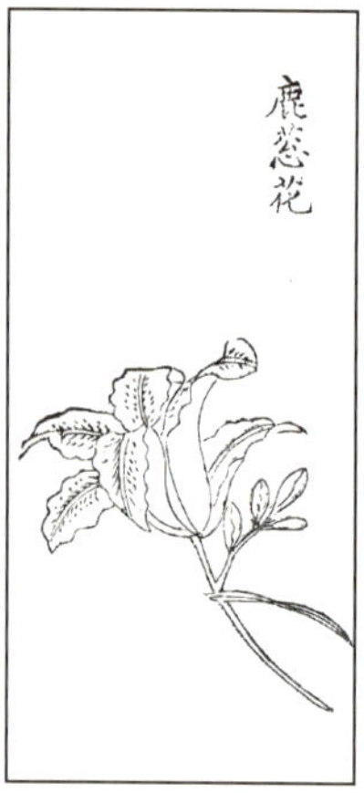

图 10　茹草・鹿葱花

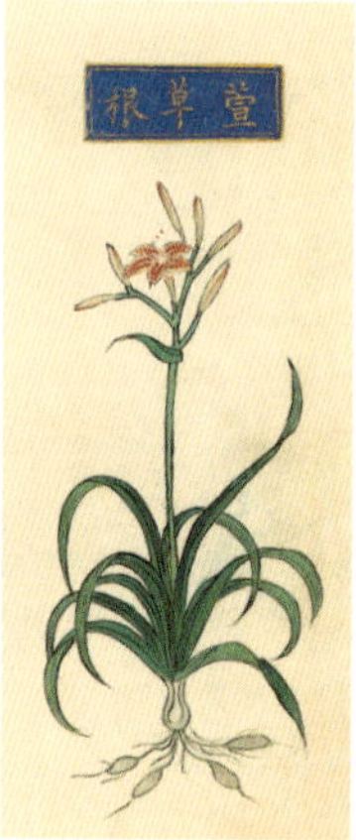

图 11　雷公・萱草根

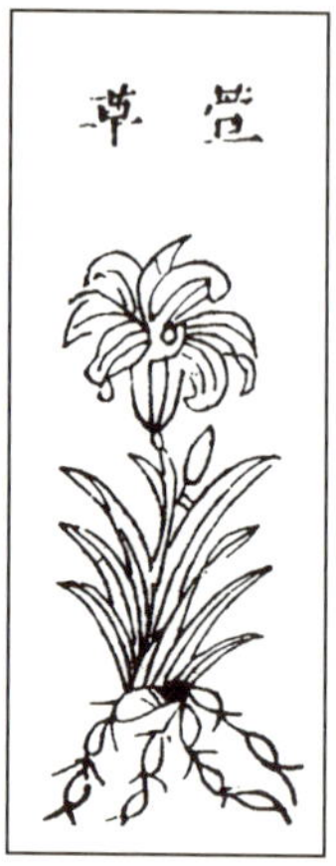

图 12　纲目（金）・萱草

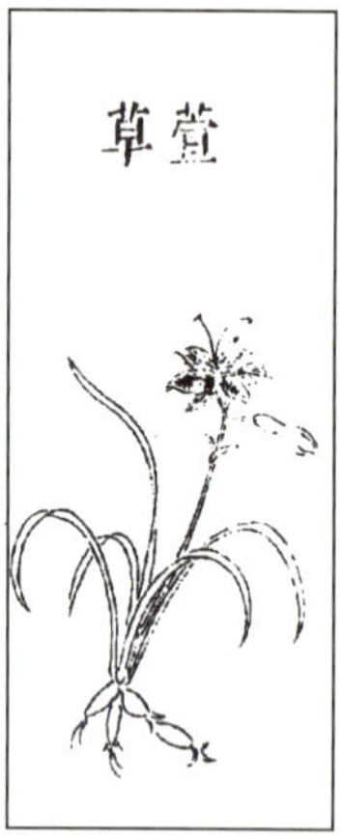

图 13　纲目（钱）・萱草

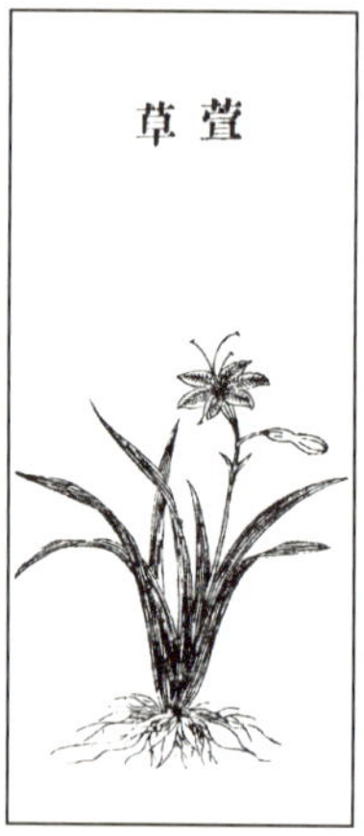

图 14　纲目（张）・萱草

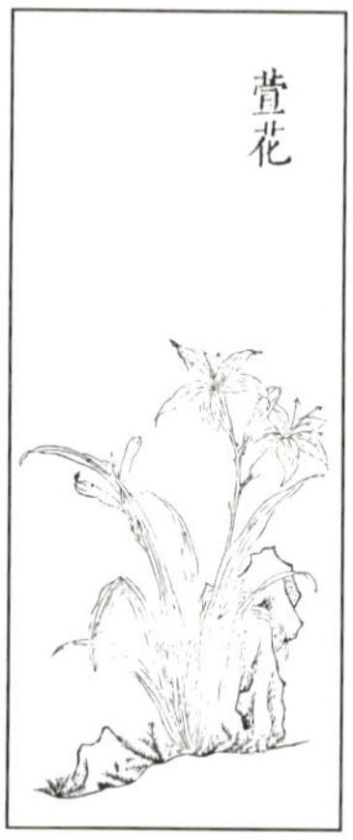

图 15　三才・萱花

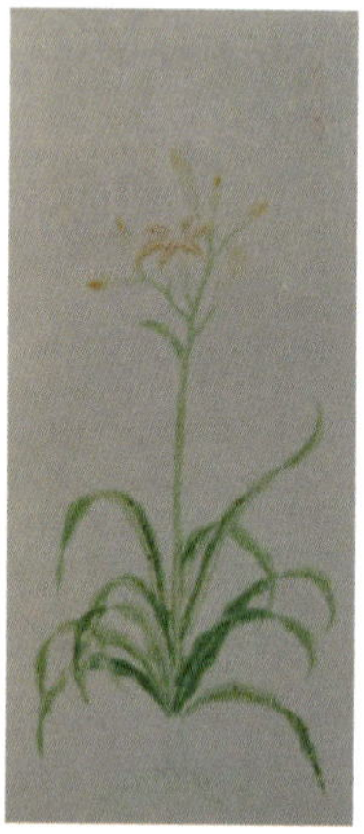

图 16　金石・萱草

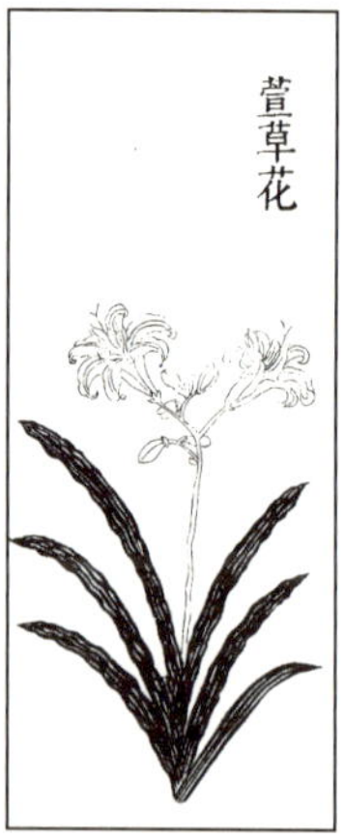

图 17　博录・萱草花

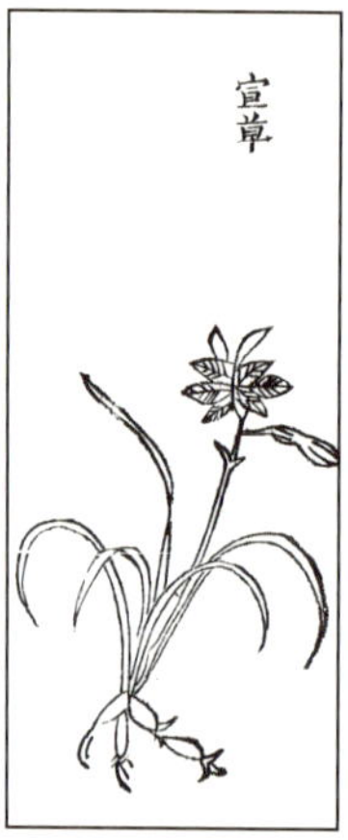

图 18　求真・宣（萱）草

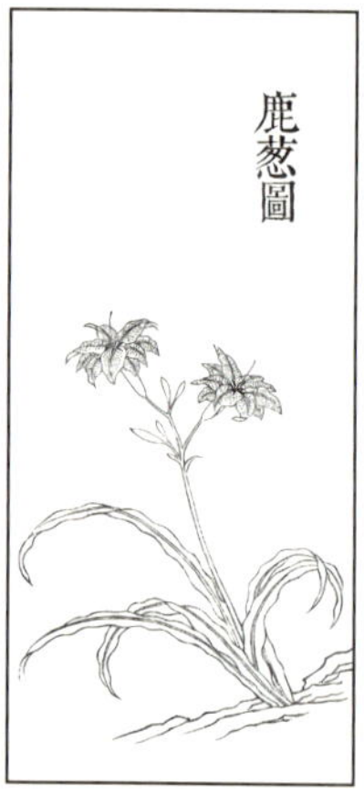

图 19　草木典・鹿葱图

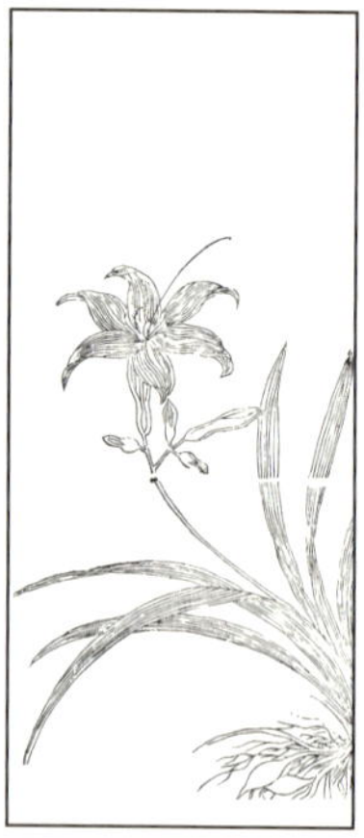

图 20　图考・萱草

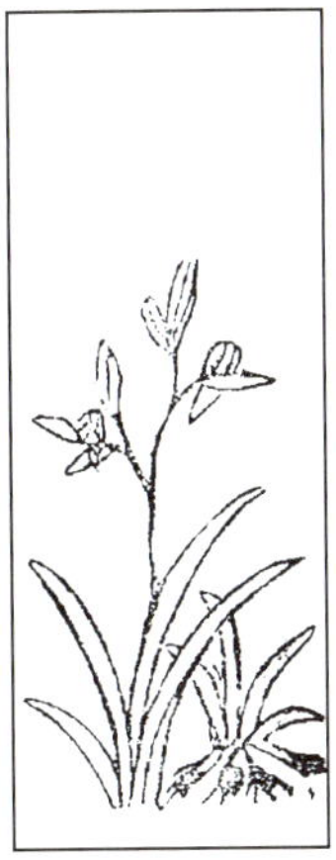

图21 便方·萱草

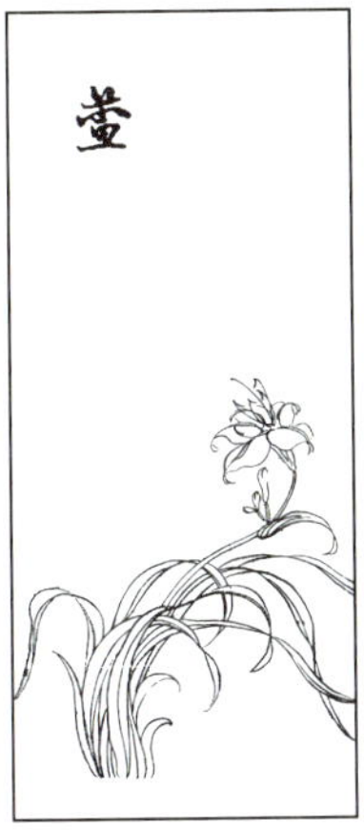

图22 图说·萱

本品22图，取自22书，其中4幅彩图。有承继关系的图可分4个书类。

《本草图经》：该书的“萱草”图分别存于《大观》（图1）、《政和》（图2）、《绍兴》（图3）。此三传本药图基本一致。今以《政和》图2为《图经》图的代表。

仿绘该图的墨线图有：《本草歌括》“萱草根”（图4），仿绘时予以抽象简略。《本草蒙筌》图8仿绘时花冠走形，其余尚可。《本草纲目》金陵本图12仿绘笔法粗糙，根、叶、花都有失真之处。《纲目》钱本图13取《图经》图2重仿绘，有所简略，亦汲取金陵本图12根部为连珠状或莲藕状的绘法。此后仿绘《纲目》钱本图者有《本草备要》图18、《本草简明图说》图22。《三才图会》图15绘一株萱草，可能是仿绘《图经》，但不排除为重新写生，另添加山石背景。

《救荒本草》：该书的“萱草花”（图5）的仿绘图有《野菜博录》图17，叶片改为阴刻。《古今图书集成·草木典》“鹿葱图”（图19）亦仿绘图5。

《本草品汇精要》：仿绘该书“萱草”（图6）者有《食物本草》“鹿葱”（图7）。该图虽不完全与《品汇》图6相同，但大体仍参照图6绘制。另《补遗雷公炮制便览》“萱草根”（图11）、《金石昆虫草木状》“萱草”（图16）均仿绘自《品汇》图6。

《植物名实图考》：该书“萱草”（图20）的仿绘图唯有《本草纲目》张本“萱草”（图14）。

以上22图中，除外15幅仿绘图，原创图尚有7幅（图2、5、6、9、10、20、21），详见下“鉴药”项。

【文录】

宋《嘉祐本草》（见《证类》卷11“萱草根”） 一名鹿葱。花名宜男。（新补见陈藏器、《日华子》。）

宋《本草图经》（见《证类》卷11“萱草根”） 《图经》曰：萱草，俗谓之鹿葱，处处田野有之。味甘而无毒。主安五藏，利心志，令人好欢乐，无忧，轻身明目。五月采花，八月采根用。今人多采其嫩苗及花跗作菹，云利胸鬲甚佳。

明《救荒本草》卷上“萱草” 俗名川草花，本草一名鹿葱，谓生山野，花名宜男。《风土记》云怀妊妇人佩其花生男故也。人家园圃中多种，其叶就地丛生，两边分垂，叶似菖蒲叶而柔弱，又似粉条儿菜叶而肥大，叶间撺葶，开金黄花。

明《本草纲目》卷16“萱草” 【释名】忘忧（《说文》）、疗愁（《纲目》）、丹棘（《古今注》)、鹿剑(《土宿》)、妓女(《吴普》)。【时珍曰】萱本作谖。谖，忘也。《诗》云：焉得谖草，言树之背。谓忧思不能自遣，故欲树此草玩味以忘忧也。吴人谓之疗愁。董子云：欲忘人之忧，则赠之丹棘，一名忘忧故也。其苗烹食，气味如葱，而鹿食九种解毒之草，萱乃其一，故又名鹿葱。周处《风土记》云：怀妊妇人佩其花，则生男，故名宜男。李九华《延寿书》云：嫩苗为蔬，食之动风，令人昏然如醉，因名忘忧。此亦一说也。嵇康《养生论》：神农经言中药养性，故"合欢蠲忿，萱草忘忧"，亦谓食之也。郑樵《通志》乃言萱草一名合欢者，误矣。"合欢"见木部。【集解】【时珍曰】萱宜下湿地，冬月丛生。叶如蒲、蒜辈而柔弱，新旧相代，四时青翠。五月抽茎开花，六出四垂，朝开暮蔫，至秋深乃尽，其花有红、黄、紫三色。结实三角，内有子大如梧子，黑而光泽。其根与麦门冬相似，最易繁衍。《南方草木状》言，广中一种水葱，状如鹿葱，其花或紫或黄，盖亦此类也。或言鹿葱花有斑文，与萱花不同时者，谬也。肥土所生，则花厚色深，有斑文，起重台，开有数月；瘠土所生，则花薄而色淡，开亦不久。嵇含《宜男花序》亦云"荆楚之士号为鹿葱，可以荐菹"，尤可凭据。今东人采其花跗干而货之，名为黄花菜。

清《植物名实图考》卷14"萱草" 萱草，《诗经》作藼。《嘉祐本草》始著录。有单瓣、重瓣，兖州、亳州种以为菜。皋苏蠲忿，萱草忘忧。《尔雅翼》以焉得藼草，谓安得善忘之草，世岂有此物哉？萱、藼同音，遂以命名。但《说文》蕙，令人忘忧草，引《诗》作蕙，又作蕿，则忘忧之名其来已古。《南方草木状》：水葱，花、叶皆如鹿葱，出始兴。妇人佩其花生男，非鹿葱也，则所谓宜男者，又他属矣。萱与鹿葱一类，晏文献云：鹿葱花中有鹿斑，又与萱小同大异。则是以层多有点者为鹿葱，单瓣者为萱。《群芳谱》有黄、白、红、紫、麝香数种，然皆以黄色分浅深。蜜萱色如蜜，浅黄色，黄紫则深黄而近赤。至谓鹿葱叶枯而后花，花五六朵，并开于顶，得毋以石蒜之黄花者为鹿葱耶？忘忧宜男，乡曲托兴，何容刻舟胶柱？世但知呼萱草，摘花作蔬。惟滇南妇稚皆指多层者为鹿葱，边地人质其名，宜有所自。

【鉴药】

"萱草根"为《嘉祐本草》新补药，注云"见陈藏器、《日华子》"。据此作为该药首次在本草书立条，应以唐·陈藏器《本草拾遗》为最早。萱草本名"谖"(xuān)。《毛传》："谖，忘也。""《诗经·卫风·伯兮》："焉得谖草，言树之背。"又名"蕙"。《说文·艸部》："蕙，令人忘忧草也。"故本品很早就作为民俗中的抒情示意植物，然未涉及医药。陈藏器首次将其根入药，云可"治沙淋，下水气，主酒疸"。宋元间医方亦见有用者。其根有毒，用之宜慎。宋《本草图经》言本品"主安五藏，利心志，令人好欢乐，无忧，轻身明目"，乃复制《本经》"合欢"之功效，不可信。《图经》又载："今人多采其嫩苗及花跗作菹。"李时珍亦云："今东人采其花跗干而货之，名为黄花菜。”至今黄花菜多用作食品。

关于本品的形态，陈藏器云“一名鹿葱”。宋《本草图经》云“萱草，俗谓之鹿葱，处处田野有之”，可见是常见易得之物。《图经》附有“萱草”图（图1），准确绘出其形态。《救荒本草》则云：“人家园圃中多种，其叶就地丛生，两边分垂，叶似菖蒲叶而柔弱，又似粉条儿菜叶而肥大，叶间撺葶，开金黄花。”李时珍所述更详：“萱宜下湿地，冬月丛生。叶如蒲、蒜辈而柔弱，新旧相代，四时青翠。五月抽茎开花，六出四垂，朝开暮蔫，至秋深乃尽，其花有红、黄、紫三色。结实三角，内有子大如梧子，黑而光泽。其根与麦门冬相似，最易繁衍。”据此，本品当为百合科萱草属植物萱草*Hemerocallis fulva*（L.）L.。

1.**《本草图经》**：该书“萱草”（图2）下有纺锤形根，叶条状披针形，如时珍所云“两边分垂，叶似菖蒲叶而柔弱”。其花“六出”。可知此即萱草*H. fulva*。

2.**《救荒本草》**：该书“萱草花”（图5）为写生图，植物特征全如《图经》“萱草”（图2），唯根部被地线遮蔽。此亦为萱草*H. fulva*。

3.**《本草品汇精要》**：该书“萱草”（图6）的花序敷以红黄色，此非见实物不可为，故当为原创图。其根有如麦冬似的块根，此恐是据文字描述而绘，与萱草*H. fulva*实物仍有差距。

4.**《太乙仙制本草药性大全》**：该书“萱草根”（图9）为示意图，根部似有膨大块根，叶长条状，花葶顶端有花。但图形过简，难以作为鉴定植物来源之依凭。

5.**《茹草编》**：该书“鹿葱花”（图10）仅绘花一朵，花被6片，略向内反转，边缘波状。此为萱草*H. fulva*之花。

6.**《植物名实图考》**：该书“萱草”（图20）为写生图，其根、叶、花序均表明此为萱草*H. fulva*。

7.**《草木便方》**：该书“萱草”（图21）图形简陋，但膨大块根（绘成黑色），条状叶，花茎顶端的花序均可示意此为萱草*H. fulva*。

【小结】

“萱草”在《诗经》中就被作为抒情示意植物。其根被唐《本草拾遗》收作药物。宋代其花已作为蔬菜，俗称黄花菜。据文字描述及药图，可知其为百合科植物萱草*Hemerocallis fulva*（L.）L.。《本草图经》《救荒本草》《本草品汇精要》《植物名实图考》等有较精确的图形。

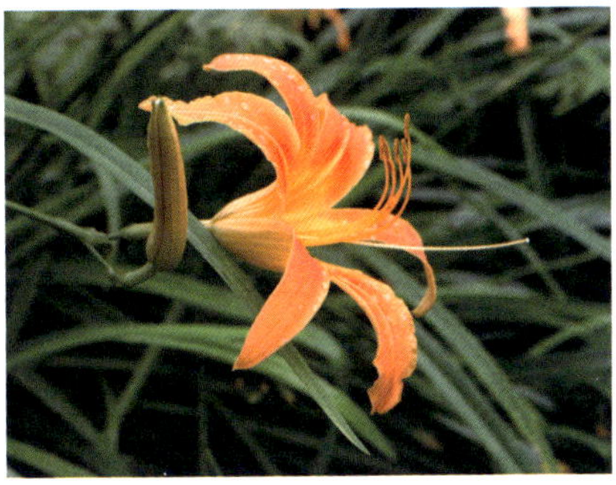
图23　萱草 *Hemerocallis fulva*

16-7 搥胡根

【品图】

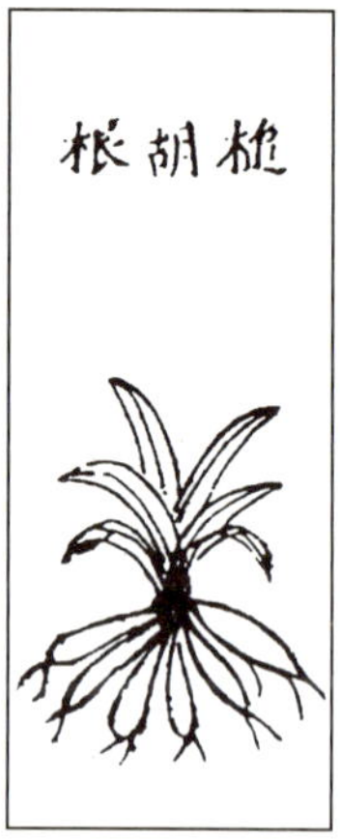

图1 纲目（金）·槌胡根

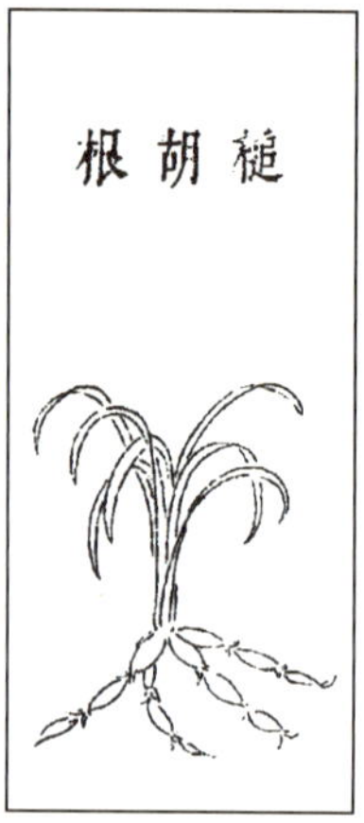

图2 纲目（钱）·槌胡根

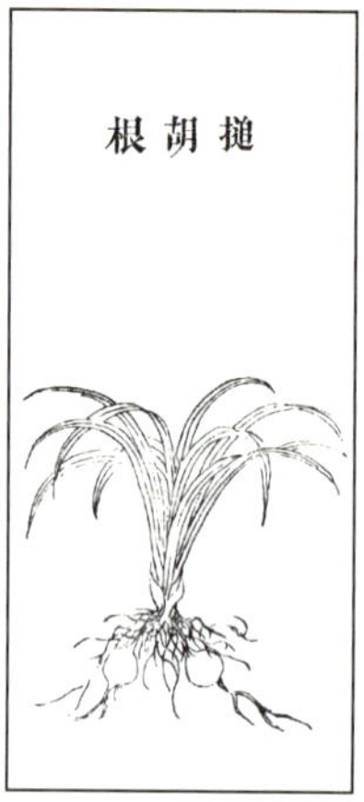

图3 纲目（张）·搥胡根

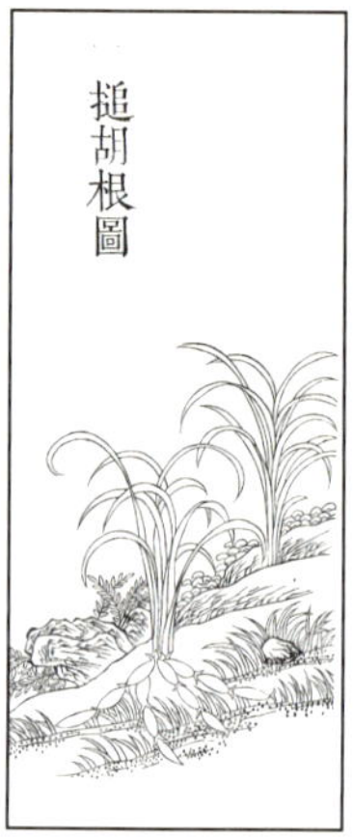

图4 草木典·搥胡根图

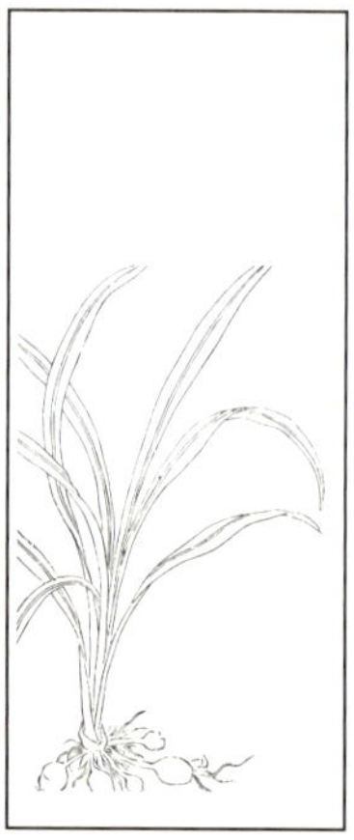

图5 图考·搥胡根

本品5图，取自5书。有承继关系的图可分2个书类。

《本草纲目》（金陵本）：该书的“槌胡根”（图1）被《纲目》钱本图2仿绘，叶片更细瘦，粗大而长的块根被改绘为莲藕状。此后《古今图书集成·草木典》“槌胡根图”（图4）又仿绘《纲目》钱本图2，增绘一株，且增添山石背景。

《植物名实图考》：该书“搥胡根”（图5）的仿绘者有《纲目》张本“搥胡根”（图3），其块根被修饰为圆球形。

以上5图中，除外3幅仿绘图，原创图尚有2幅（图1、5），详见下“鉴药”项。

【文录】

唐《本草拾遗》（《证类》卷6“搥胡根”） 陈藏器云：生江南川谷荫地，苗如萱草，根似天门冬，用之去心。

清《植物名实图考》卷14“搥胡根” 搥胡根，《本草拾遗》始著录。今江西、湖南亦有之，俗皆谓之土当归。根似麦门冬而微黄，亦甜。

【鉴药】

“搥胡根”首见于《本草拾遗》。名义不明。原载本品可“润五藏，止消渴，除烦，去热，明目，功用如麦门冬。”然未见古今医方使用。

唐·陈藏器介绍其形态为“生江南川谷荫地，苗如萱草，根似天门冬，用之去心”。李时珍未补充任何意见。清·吴其濬云：“今江西、湖南亦有之，俗皆谓之土当归。根似麦门冬而微黄，亦甜。”现代或云是百合科山麦冬属植物阔叶麦冬[1]*Liriope spicata*（Thunb.）Lour.。[2]

1.《本草纲目》（金陵本）：该书“槌胡根”（图1）所绘根如天门冬，叶剑形，二列式。李时珍并没有对此植物有任何评述，其子孙何能得知此植物形态？可知此图乃据陈藏器文字记载想象绘图，不可依凭。

2.《植物名实图考》：该书“捶胡根”（图5）绘一植物，叶长条形，中脉清晰，根部有膨大的块根。此图可能是依据江西、湖南所见标本绘制的。其形与百合科山麦冬属植物阔叶山麦冬*Liriope platyphylla* Wang et Tang非常接近。此种江西、湖南都有分布，且南京草药医大量采用此种作麦冬用，并用其熬制“二冬膏”。[3]其形、用均符合陈藏器所说，或许此即吴其濬认定为“捶胡根”的原因。

【小结】

“搥胡根”为唐代始见之药，功用如麦门冬，苗如萱草，根似天门冬，用之去心。或考本品为百合科山麦冬属植物山麦冬*Liriope spicata*（Thunb.）Lour.。《植物名实图考》所绘或考为其同属植物阔叶山麦冬*L. platyphylla* Wang et Tang。

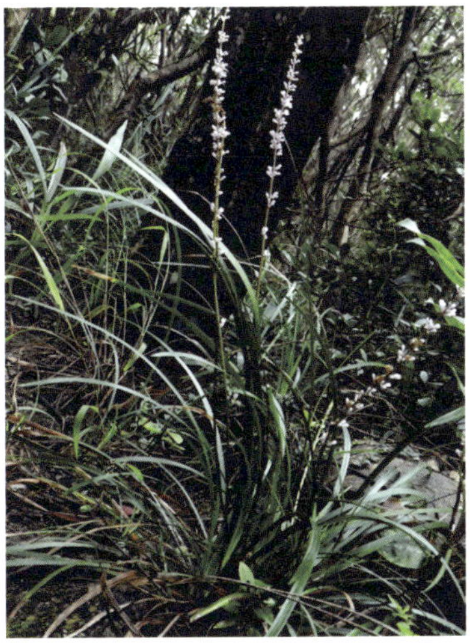

图6　山麦冬 *Liriope spicata*

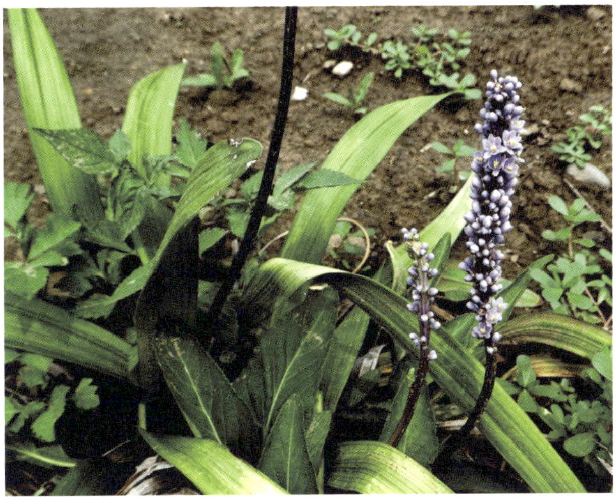

图7　阔叶山麦冬 *L. platyphylla*

1　阔叶麦冬：《中国植物志》名山麦冬。

2　沈连生：《本草纲目彩色图谱》，北京：华夏出版社，1998：107.

3　谢宗万：《中药材品种论述》中册，上海：上海科学技术出版社，1994：559.

16-8　淡竹叶

【品图】

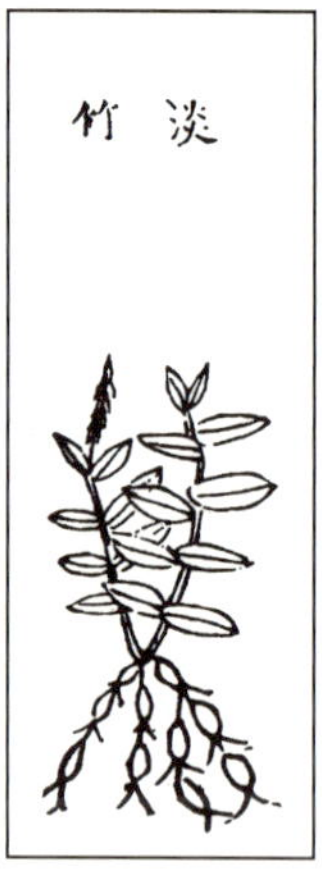

图 1　纲目（金）· 淡竹

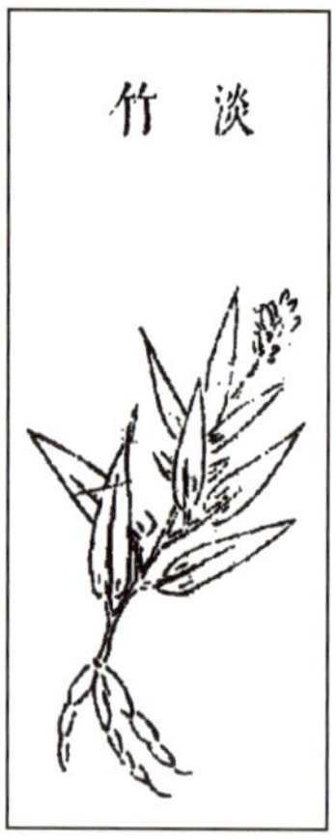

图 2　纲目（钱）· 淡竹

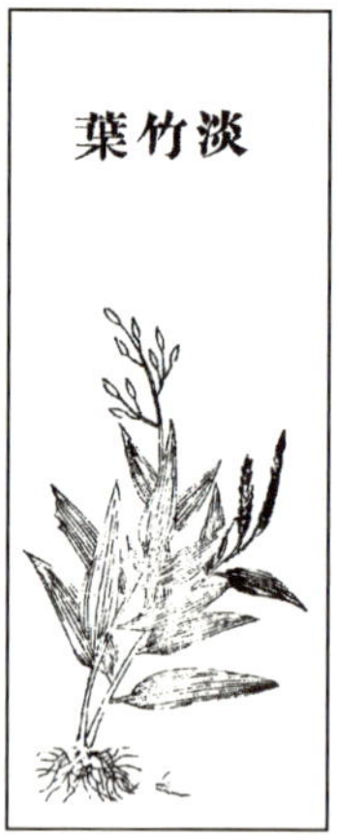

图 3　纲目（张）· 淡竹叶

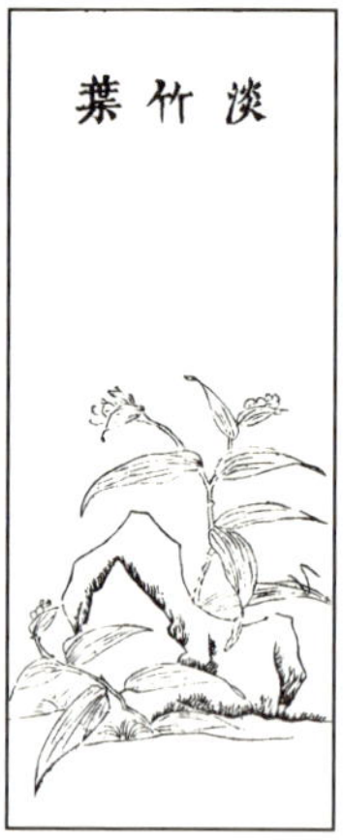

图 4　三才 · 淡竹叶

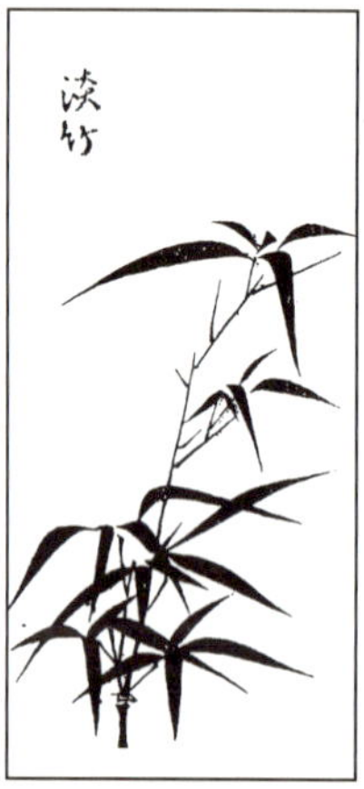

图 5　原始 · 淡竹

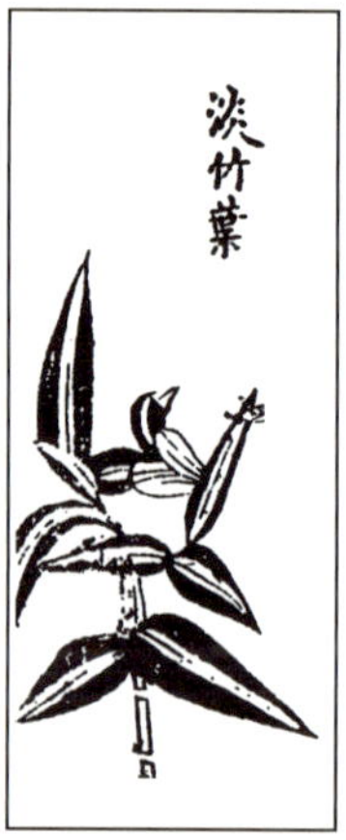

图 6　汇言 · 淡竹叶

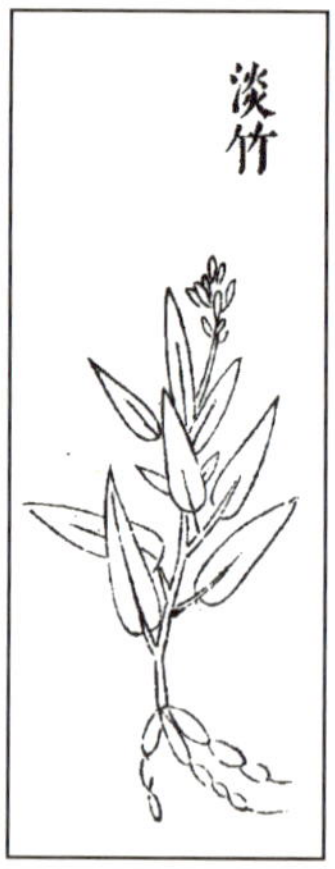

图 7　本草汇 · 淡竹

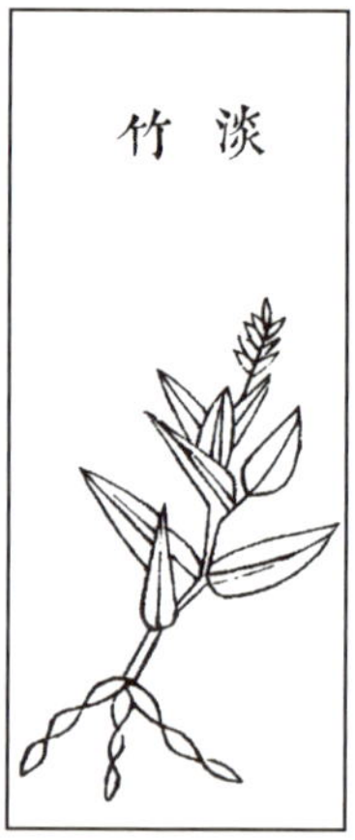

图 8　备要 · 淡竹

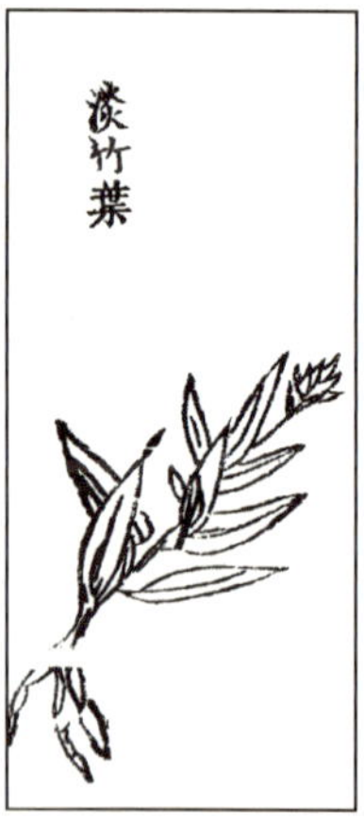

图 9　求真 · 淡竹叶

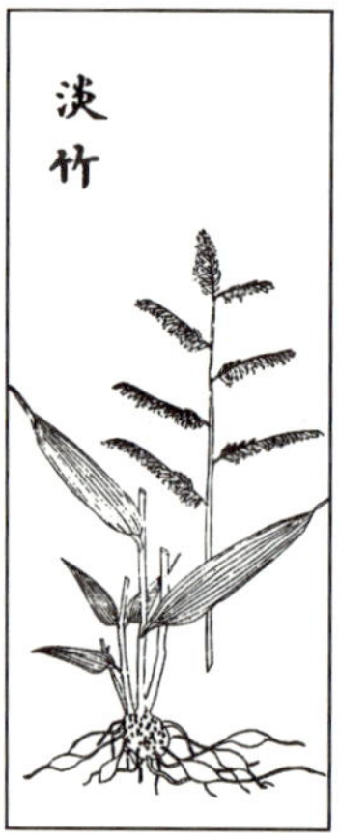

图 10　质问 · 淡竹

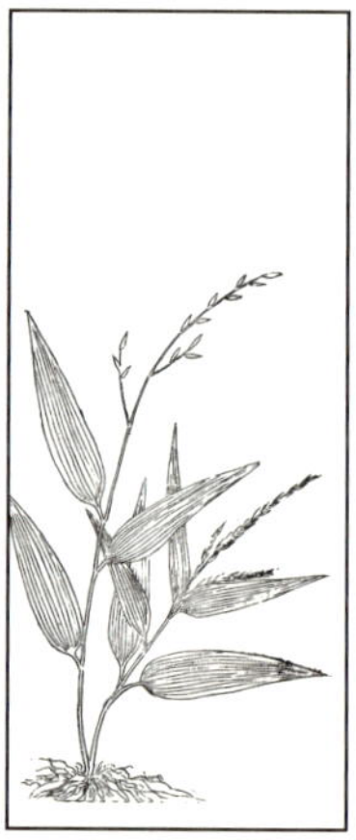

图 11　图考 · 淡竹叶

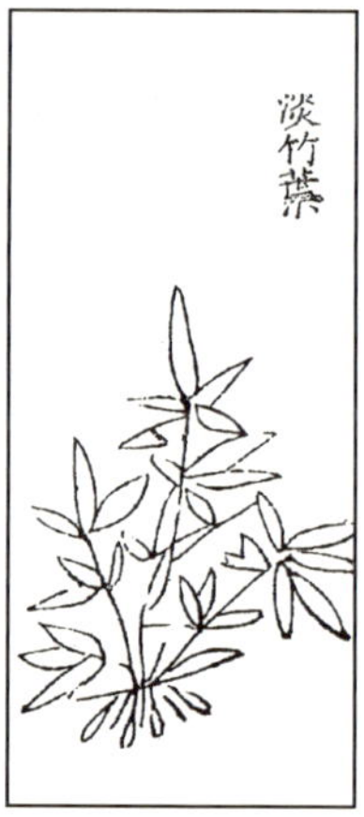

图 12　便方 · 淡竹叶

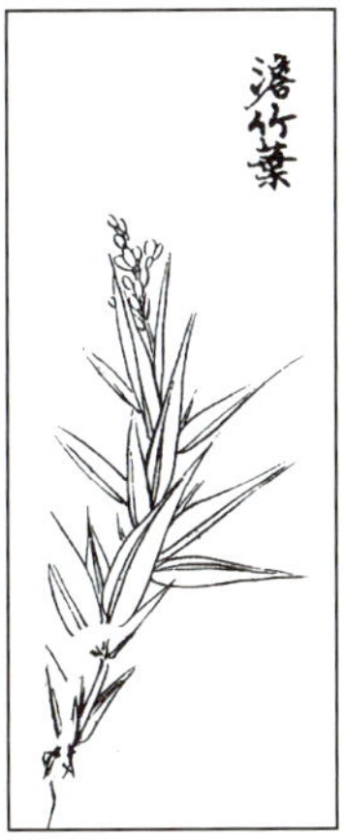

图 13　图说·淡竹叶

本品13图，取自13书。有承继关系的图可分2个书类。

《本草纲目》（钱本）：仿绘该书“淡竹”（图2）者有《本草汇》图7、《本草备要》图8、《本草求真》图9、《本草简明图说》图13。

《植物名实图考》：仿绘该书“淡竹叶”（图11）者有《本草纲目》张本“淡竹叶”（图3）。

另《本草汇言》“淡竹叶”（图6）系仿绘《本草原始》“鸭跖草”（见“16-9鸭跖草”条下图9。）

以上13图中，除外6幅仿绘图，原创图尚有7幅（图1、2、4、5、10、11、12），详见下“鉴药”项。

【文录】

明《本草纲目》卷16“淡竹叶”【释名】根名碎骨子。【时珍曰】竹叶象形，碎骨言其下胎也。【集解】【时珍曰】处处原野有之。春生苗，高数寸，细茎绿叶，俨如竹米落地所生细竹之茎叶。其根一窠数十须，须上结子，与麦门冬一样，但坚硬尔，随时采之。八九月抽茎，结小长穗。俚人采其根苗，捣汁和米作酒曲，甚芳烈。

琉球《质问本草》内篇卷3“淡竹”　生树阴，春生苗，夏作穗结子，高尺许。淡竹叶，春生苗，高数寸，细茎绿叶，俨如竹米落地所生细竹之茎叶，其根名碎骨子。言其能下胎也。一窠数十须，须上结子如麦门冬，俱坚硬尔。随时采之。八九月抽茎，结小长穗。

清《植物名实图考》卷14“淡竹叶”　淡竹叶，详《本草纲目》。今江西、湖南原野多有之。考古方淡竹叶，《梦溪笔谈》谓对苦竹而言；或又谓自有一种淡竹。唯李时珍以此草定为淡竹叶。又有竹头草与此相类，《竹谱》亦谓可代淡竹叶。

【鉴药】

“淡竹叶”首出《本草纲目》。李时珍释名曰：“竹叶象形。”时珍谓其“叶去烦热，利小便，清心。根能堕胎催生。”现代此淡竹叶已经取代禾本科竹亚科淡竹的叶应用于临床，且进入药典。其根极少用。

李时珍详细介绍了本品的形态：“处处原野有之。春生苗，高数寸，细茎绿叶，俨如竹米落地所生细竹之茎叶。其根一窠数十须，须上结子，与麦门冬一样，但坚硬尔，随时采之。八九月抽茎，结小长穗。”据此，本品即禾本科淡竹叶属植物淡竹叶*Lophatherum gracile* Brongn.。

在《本草纲目》以前，诸医书本草所言淡竹叶属于禾本科竹亚科淡竹*Phyllostachys nigra*（Lodd.）Munro var. *henonis*（Mitf.）Stapf ex Rendle的叶，即是

一般所说竹子的叶。明代以后逐渐采用李时珍所说的淡竹叶。[1]对明代及其以前医方出现的竹叶或淡竹叶，都应该使用竹亚科的竹叶，而非淡竹叶属（*Lophatherum* Brongn.）植物的叶。此外，鸭跖草科植物鸭跖草*Commelina communis* L，也有别名为淡竹叶，但一般不作竹叶或淡竹叶使用。

1.《本草纲目》（金陵本）：该书“淡竹”（图1）所绘植物具有连珠状的块根，叶近对生，椭圆形，茎端有穗状花序。其叶片与实物差距太大，难以作为考其为淡竹叶属（*Lophatherum*）植物依据。

2.《本草纲目》（钱本）：该书“淡竹”（图2）所绘植物根如莲藕，叶如竹叶，茎枝顶端有穗状花序。此图较接近淡竹叶属（*Lophatherum*）植物，但仍有差距。

3.《三才图会》：该书“淡竹叶”（图4）茎枝、叶片及花序提示此为鸭跖草科植物鸭跖草*C. communis* L.。

4.《本草原始》：该书“淡竹”（图5）绘是竹子，属种无法确定，其形状宛如小山竹。此图说明，在李时珍《本草纲目》问世后的数十年间，市面主要还是使用与古代一样的竹亚科的竹叶。另《本草汇言》“淡竹叶”（图6）为鸭跖草*C. communis* L.。其图仿绘《本草原始》“鸭跖草”图（见下条）。

5.《质问本草》：该书“淡竹”（图10）的文字基本上转载自《本草纲目》“淡竹叶”。其图为写生图，图中植株的块根、茎叶及花序的形状表明此即淡竹叶属植物淡竹叶*Lophatherum gracile* Brongn.。

6.《植物名实图考》：该书“淡竹叶”（图11）为写生图，非常精准地表现了淡竹叶*L. gracile* 的植物特点。

7.《草木便方》：该书“淡竹叶”（图12）图形简陋，但可见根部有纺锤状的块根，叶如竹，此亦示意为淡竹叶*L. gracile*。

【小结】

《本草纲目》所载“淡竹叶”为禾本科淡竹叶属植物淡竹叶*Lopatherum gracile* Brongn.，与此前使用的禾本科竹亚科植物淡竹的叶并非同种植物。在明末及清代的淡竹叶绘图中，可见竹亚科植物淡竹、淡竹叶属植物淡竹叶以及鸭跖草科植物鸭跖草3种来源。

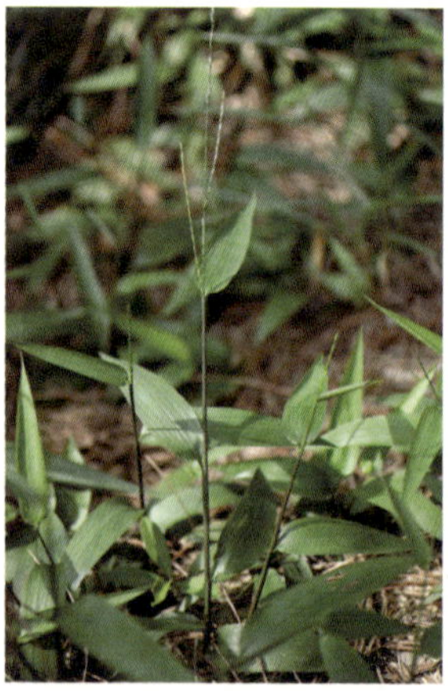

图 14 淡竹叶 *Lopatherum gracile*

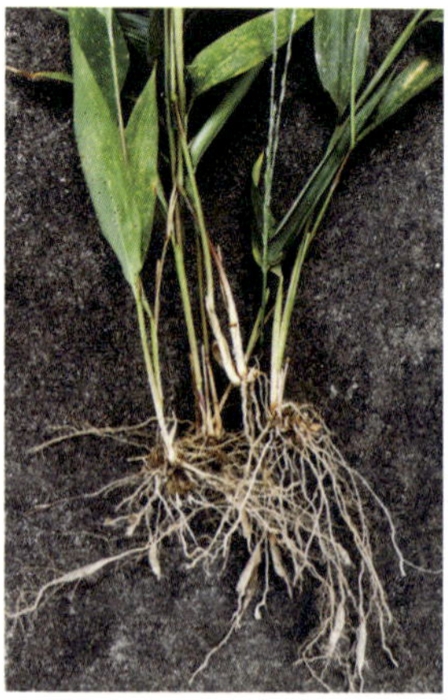

图 15 淡竹叶块根

1 陈重明、黄胜白等：《本草学》，南京：东南大学出版社，2005：214.

16-9　鸭跖草

【品图】

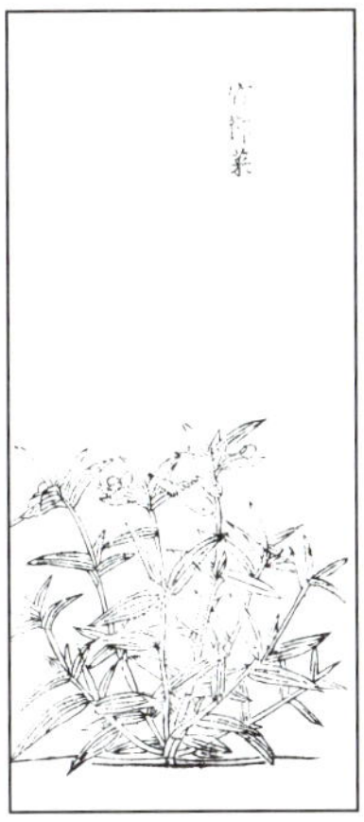

图 1　救荒・竹节菜

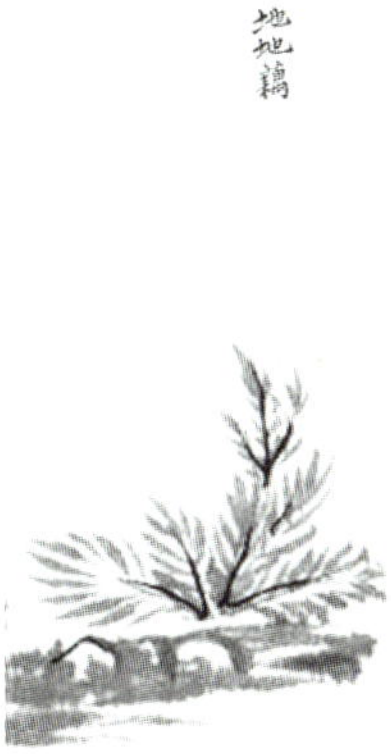

图 2　滇南图・地地藕

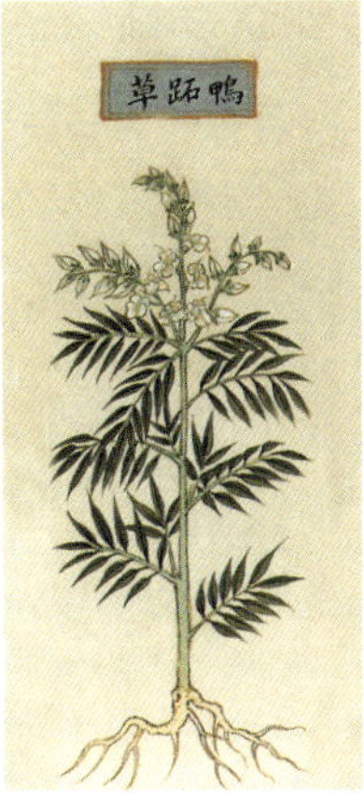

图 3　品汇・鸭跖草

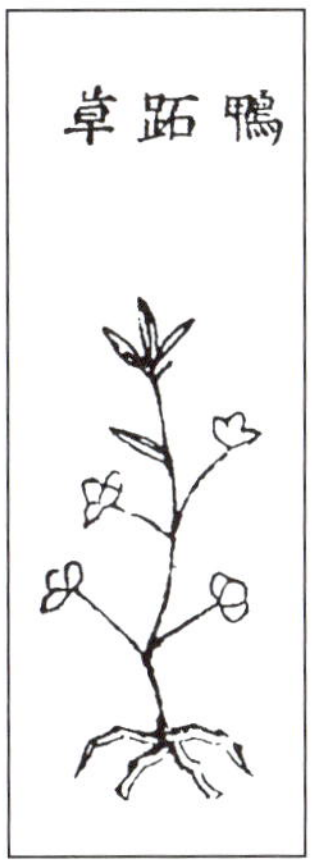

图 4　太乙・鸭跖草

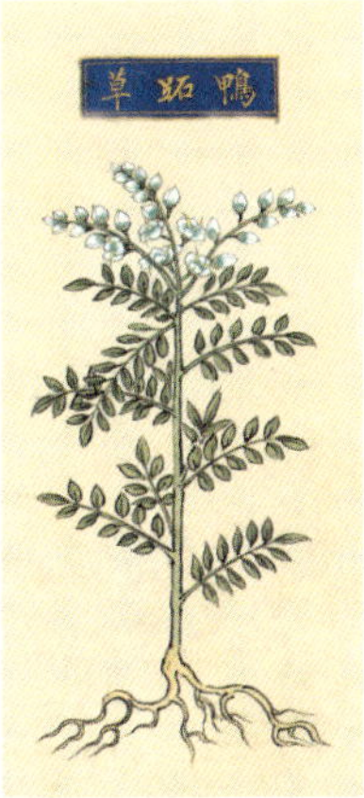

图 5　雷公・鸭跖草

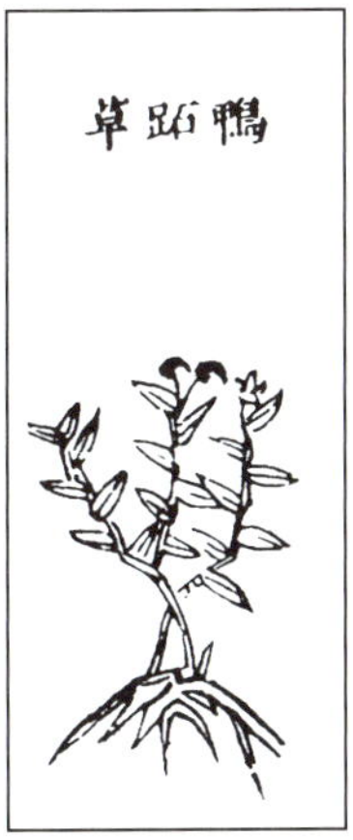

图 6　纲目（金）・鸭跖草

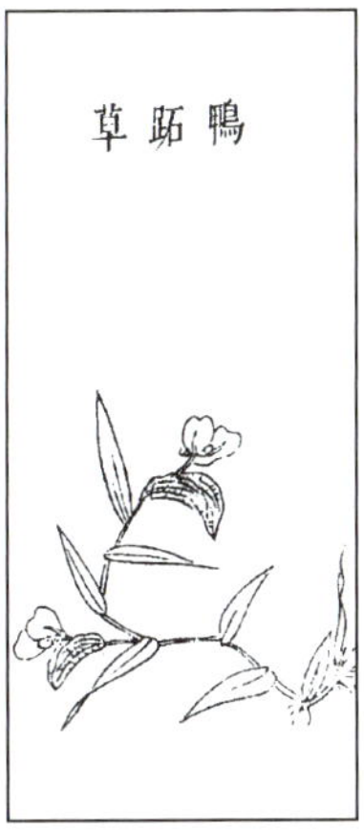

图 7　纲目（钱）・鸭跖草

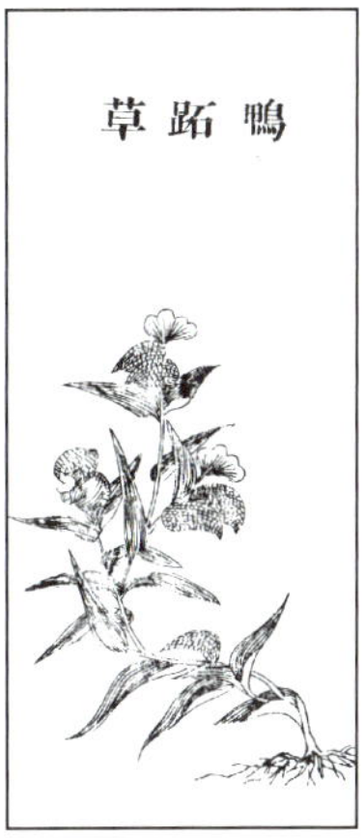

图 8　纲目（张）・鸭跖草

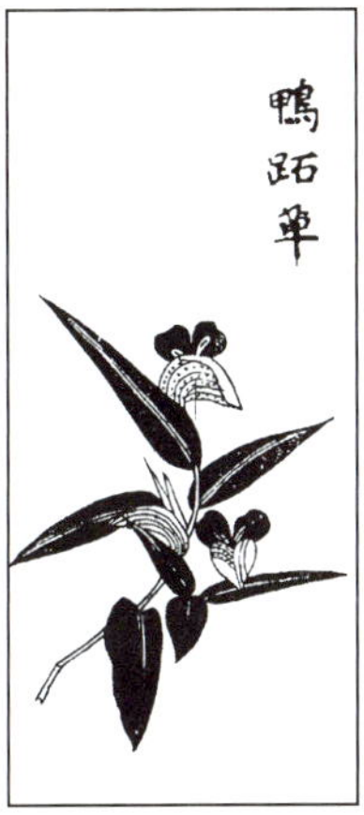

图 9　原始・鸭跖草

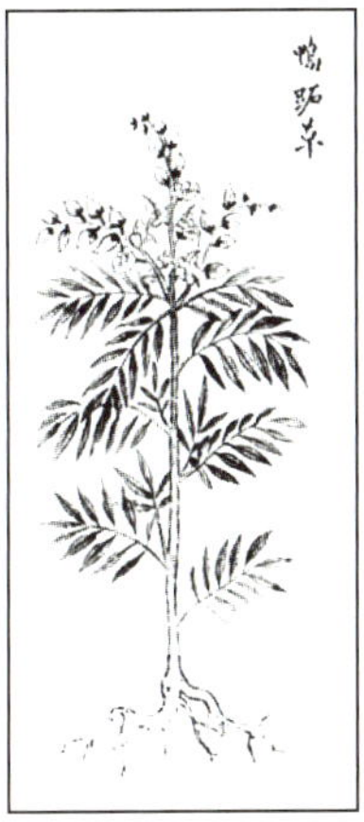

图 10　金石・鸭跖草

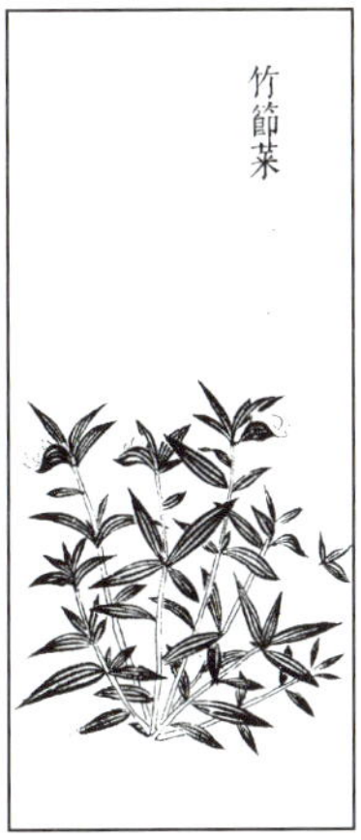

图 11　博录・竹节菜

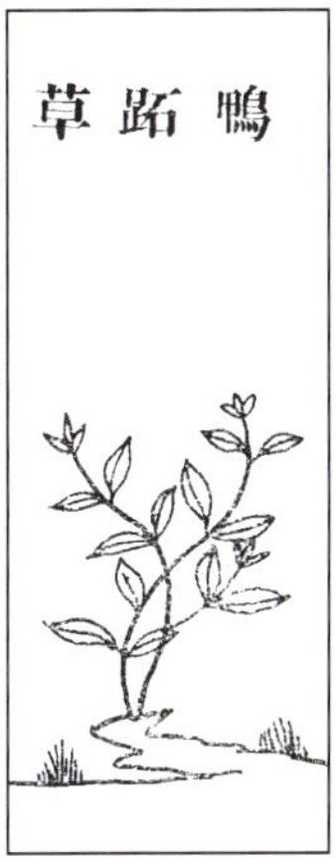

图 12　野谱补・鸭跖草

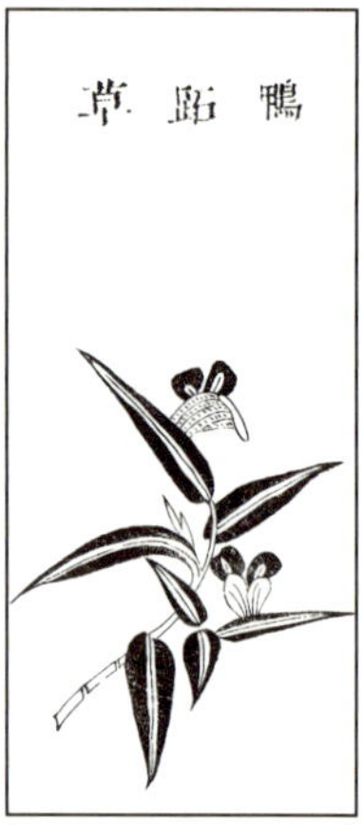

图 13　类纂·鸭跖草

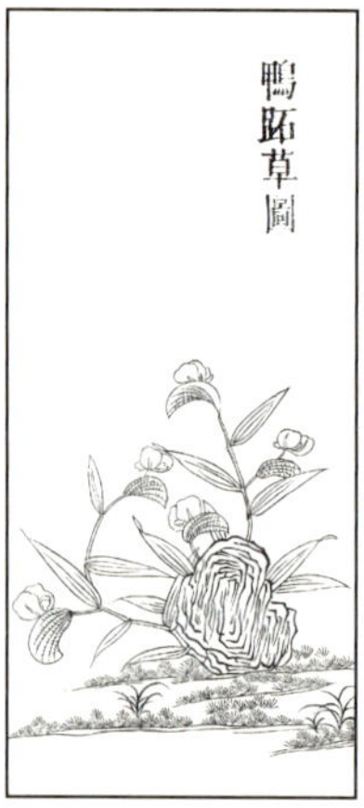

图 14　草木典·鸭跖草图

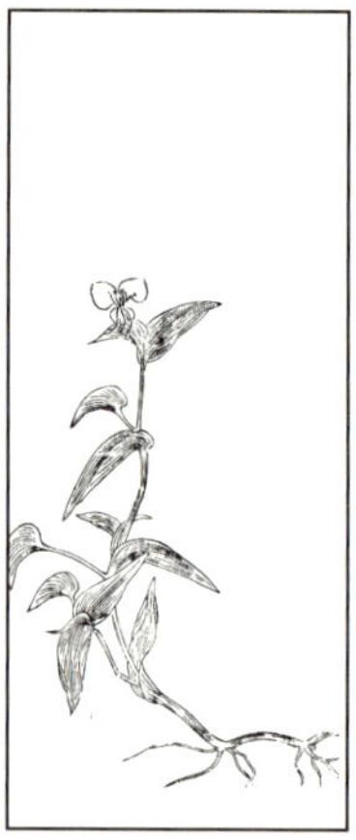
图 15　图考·鸭跖草

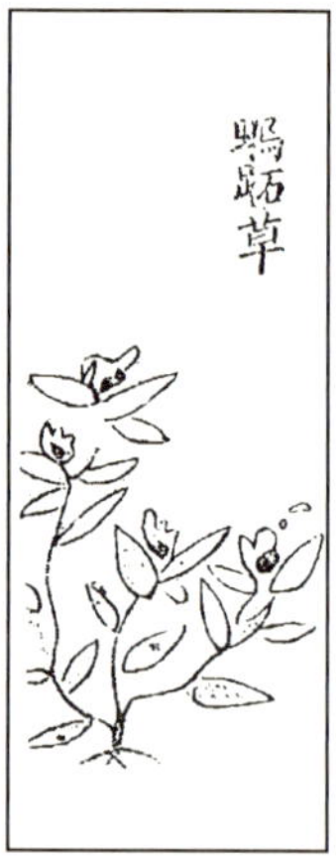

图 16　便方·鸭跖草

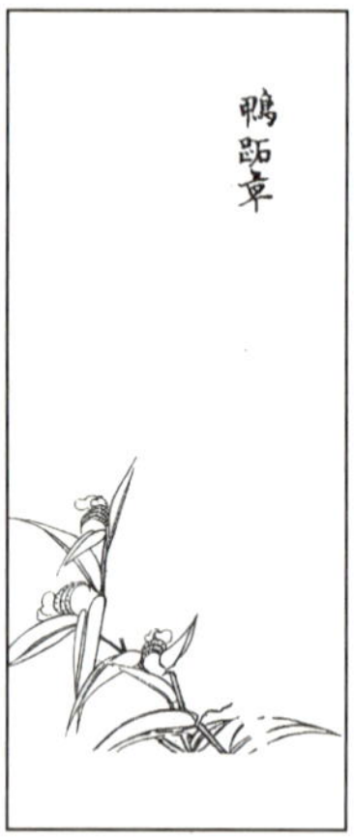

图 17　图说·鸭跖草

本品17图，取自17书，其中3幅彩图。有承继关系的图可分6个书类。

《救荒本草》：该书“竹节菜”（图1）的仿绘图有《野菜博录》图11（叶片阴刻）。

《本草品汇精要》：仿绘该书“鸭跖草”（图3）者有《补遗雷公炮制便览》图5、《金石昆虫草木状》图10。

《本草纲目》（金陵本）：该书“鸭跖草”（图6）的仿绘图有《救荒野谱补遗》图12。该书将图6修饰简省，并加土地背景。

《本草纲目》（钱本）：该书“鸭跖草”（图7）的仿绘图有《古今图书集成·草木典》（图14（增添1株鸭跖草及土地背景）、《本草简明图说》图17。

《本草原始》：该书“鸭跖草”（图9）的仿绘图有《本草纲目类纂必读》图13。另上条“淡竹叶”有《本草汇言》“淡竹叶”图，亦是仿《原始》图9。

《植物名实图考》：该书“鸭跖草”（图15）的仿绘图有《本草纲目》张本“鸭跖草”（图8），后者增绘花数朵，叶更繁茂。

以上17图中，除外8幅仿绘图，原创图尚有9幅（图1、2、3、4、6、7、9、15、16），详见下“鉴药”项。

【文录】

宋《嘉祐本草》（见《证类》卷11“鸭跖草”） 生江东、淮南平地。叶如竹，高一二尺。花深碧，有角如鸟嘴。北人呼为鸡舌草，亦名鼻斫草，吴人呼为跖。跖、斫声相近也。一名碧竹子。花好为色。（新补，见陈藏器、《日华子》。）

明《救荒本草》卷上“竹节菜” 一名翠蝴蝶，又名翠娥眉，又名笪竹花，一名倭青草。南北皆有，今新郑县山野中亦有之。叶似竹叶，微宽短，茎淡红色，就地丛生，擗节似初生嫩苇节，稍间开翠碧花，状类蝴蝶。其叶味甜。

明《本草纲目》卷16“鸭跖草”【释名】竹鸡草（《纲目》）、竹叶菜（同上）、淡竹叶（同上）、耳环草（同上）、碧蝉花（同上）、蓝姑草。【时珍曰】竹叶菜处处平地有之。三四月生苗，紫茎竹叶，嫩时可食。四五月开花，如蛾形，两叶如翅，碧色可爱。结角尖曲如鸟喙，实在角中，大如小豆。豆中有细子，灰黑而皱，状如蚕屎。巧匠采其花，取汁作画色及彩羊皮灯，青碧如黛也。

清《植物名实图考》卷14“鸭跖草” 鸭跖草，《本草拾遗》始著录。《救荒本草》谓之竹节菜，一名翠蝴蝶，又名笪竹。叶可食。今皆呼为淡竹，无竹处亦用之。

【鉴药】

“鸭跖草”为《嘉祐本草》新补药，云“见陈藏器、《日华子》”，故此药最早在本草单独立条应始于唐《本草拾遗》。“鸭跖草”名义不详，然其别名“竹叶菜”“竹节菜”“翠蝴蝶”“翠娥眉”“碧蝉花”等，皆与其叶形如竹，花翠碧，类蝴蝶有关。其主治甚多，主要用其清热解毒、利水消痹之功。少入医方，民间多使用鲜药。亦可为蔬。

本品的形态特殊，较易辨认。陈藏器曰（见《嘉祐》新补）：“生江东、淮南平地。叶如竹，高一二尺。花深碧，有角如鸟嘴。北人呼为鸡舌草，亦名鼻斫草，吴人呼为跖。跖、斫声相近也。一名碧竹子。花好为色。”《救荒本草》云：“叶似竹叶，微宽短，茎淡红色，就地丛生，擗节似初生嫩苇节，稍间开翠碧花，状类蝴蝶。其叶味甜。”李时珍云：“竹叶菜处处平地有之。三四月生苗，紫茎竹叶，嫩时可食。四五月开花，如蛾形，两叶如翅，碧色可爱。结角尖曲如鸟喙，实在角中，大如小豆。豆中有细子，灰黑而皱，状如蚕屎。巧匠采其花，取汁作画色及彩羊皮灯，青碧如黛也。”其中提到本品的花色青碧、翠碧，“有角如鸟嘴”“状类蝴蝶”等，都是指本品深蓝色的花生在二叉状聚伞花序柄上的佛焰苞内。此即鸭跖草科植物鸭跖草*Commelina communis* L.。

1.《救荒本草》：该书“竹节菜”（图1）绘一丛茎叶，叶如竹，花在茎顶，状如飞蝶。此即鸭跖草*C. communis*。

2.《滇南本草图说》：该书“地地藕”（图2）用大写意笔法，绘一丛生复叶，与鸭跖草无关。《中华本草》将此名收入“鸭跖草”名下，[1]不明依据。原植物不明。

3.《本草品汇精要》：该书“鸭跖草”（图3）绘一植物，一茎直上，单数羽状复叶，枝顶有总状花序聚成伞房状。此植物完全不具备鸭跖草科植物的特点，无法猜测其绘图依据。

1 国家中医药管理局《中华本草》编委会：《中华本草》(8)，上海：上海科学技术出版社，1999：299.

4.《太乙仙制本草药性大全》：该书“鸭跖草”（图4）绘一纤细植物，叶在上，花在下，看不出与鸭跖草有何相似之处。

5.《本草纲目》(金陵本)：该书“鸭跖草”（图6）注“竹叶菜”，当是别名。根粗壮，茎有节，叶如竹叶，互生，茎顶有花。此图虽粗糙，大体形态近似鸭跖草*C. communis*。

6.《本草纲目》（钱本）：该书“鸭跖草”（图7）应该是一幅写生图，非常简洁，特征突出，可断定是鸭跖草*C. communis*。

7.《本草原始》：该书“鸭跖草”（图9）为写生图。其叶片采用阴刻，两个花序也非常显目，此亦表明其基原是鸭跖草*C. communis*。

8.《植物名实图考》：该书“鸭跖草”（图15）为写生图，整株植物气韵生动，描绘精细，特点突出，可知是鸭跖草*C. communis*。

9.《草木便方》：该书“鸭跖草”（图16）图形简略，但其叶似竹叶，有大而如带翅的花，可知是示意为鸭跖草*C. communis*。

【小结】

“鸭跖草”由唐《本草拾遗》首次记载。为民间常用草药。本品花色青碧、状类蝴蝶，叶如竹叶，可考订为鸭跖草科植物鸭跖草*Commelina communis* L.。《救荒本草》《本草纲目》钱本、《本草原始》《植物名实图考》等都绘有较好的图形。

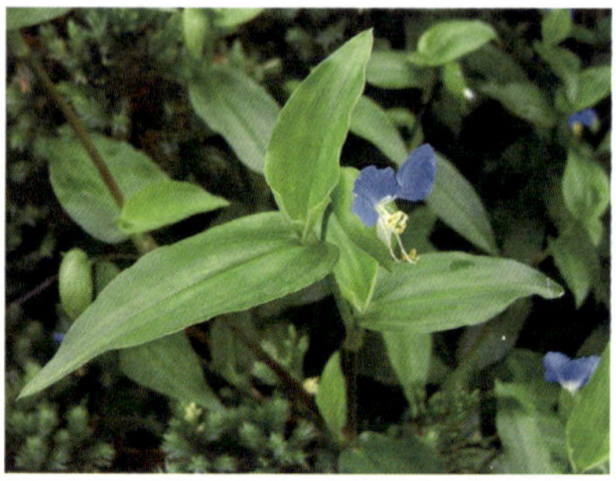

图 18　鸭跖草 *Commelina communis*

16-10　葵

【品图】

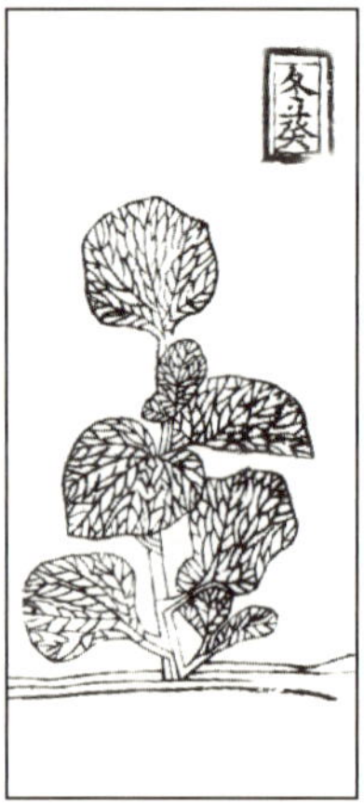

图 1　图经（大）· 冬葵

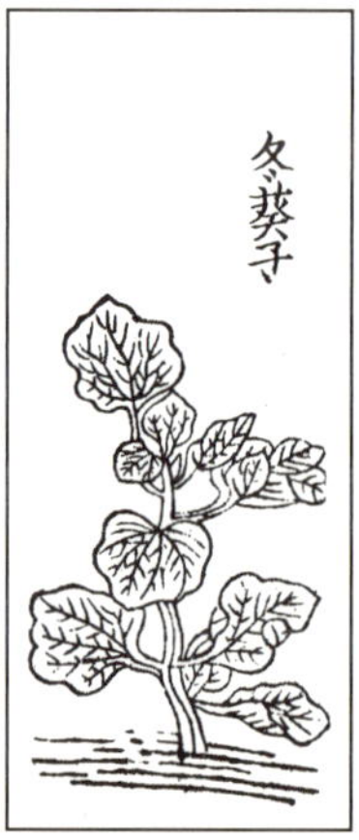

图 2　图经（政）· 冬葵子

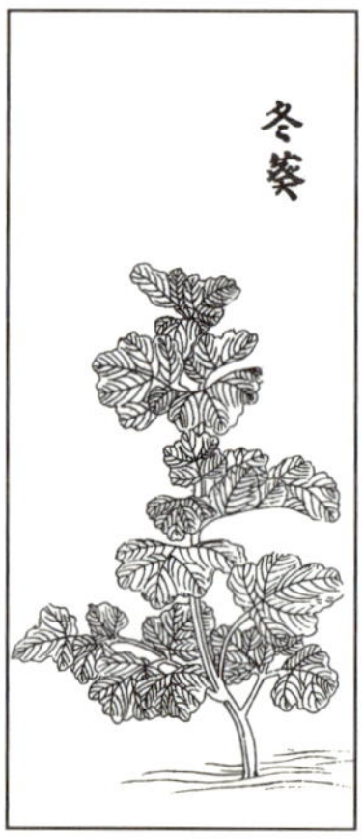

图 3　图经（绍）· 冬葵

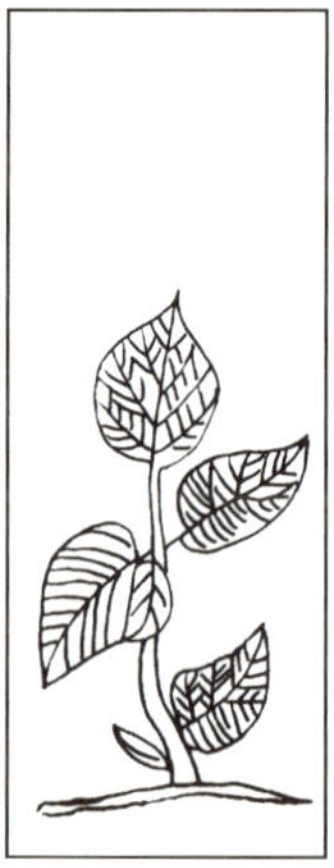

图 4　歌括 · 葵子

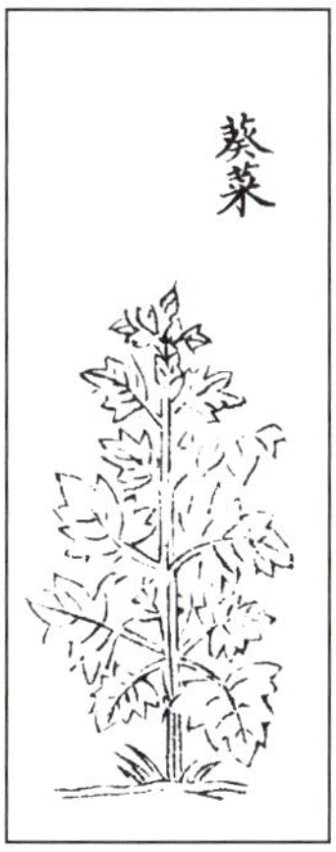

图 5 饮膳·葵菜

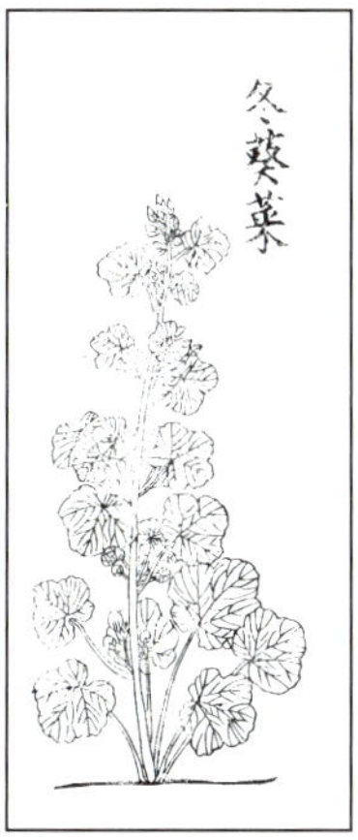

图 6 救荒·冬葵菜

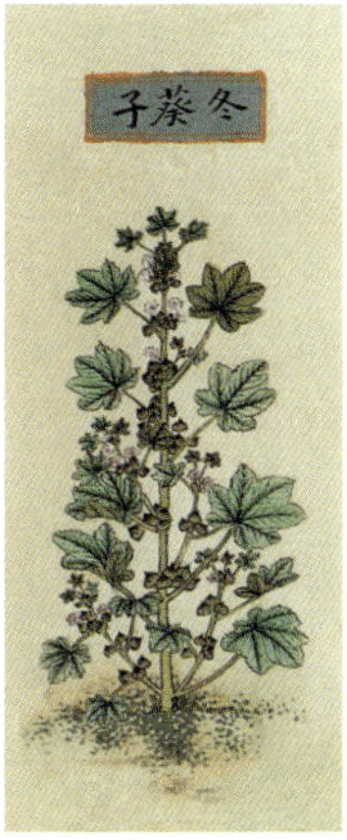

图 7 品汇·冬葵子

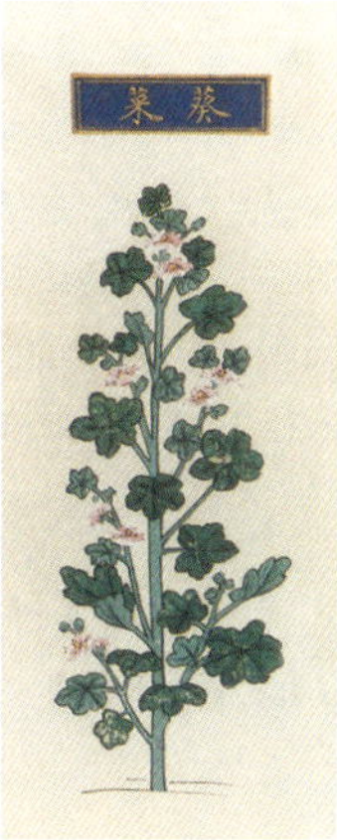

图 8 食物·葵菜

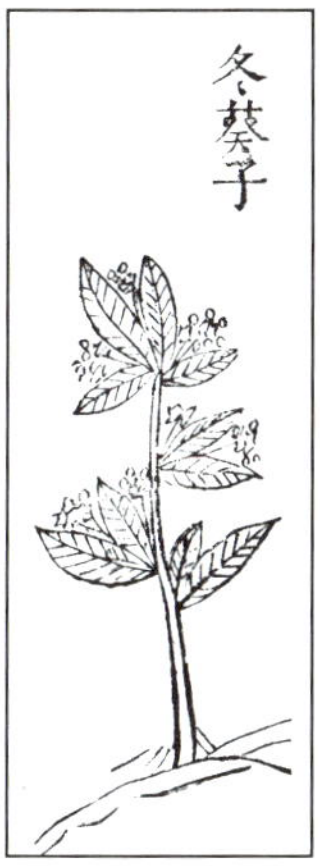

图 9 蒙筌·冬葵子

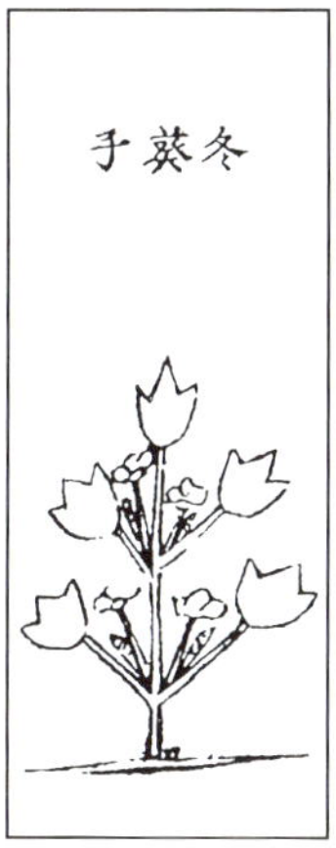

图 10 太乙·冬葵子

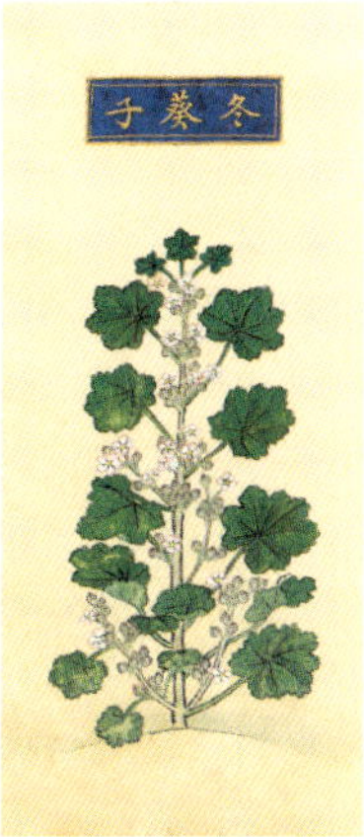

图 11 雷公·冬葵子

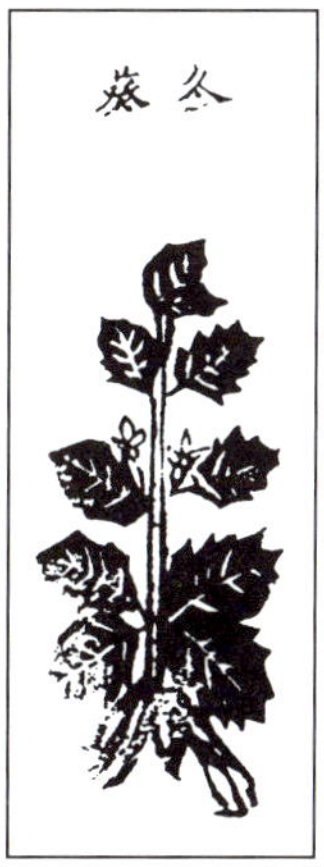

图 12 纲目（金）·冬葵

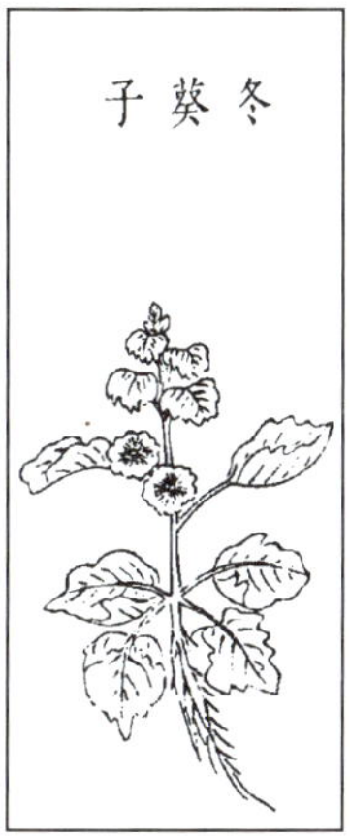

图 13 纲目（钱）·冬葵子

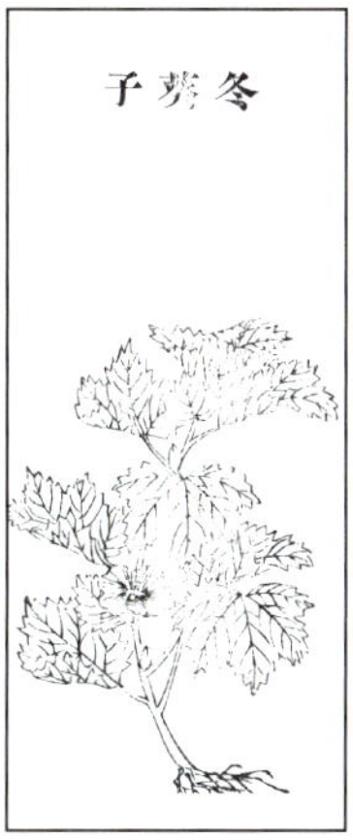
图 14 纲目（张）·冬葵子

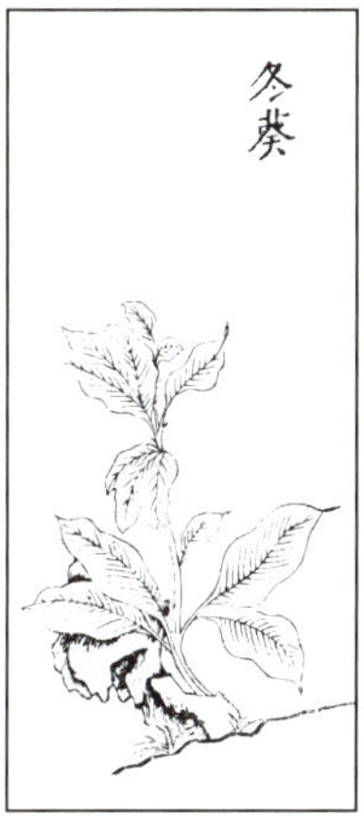

图 15 三才·冬葵

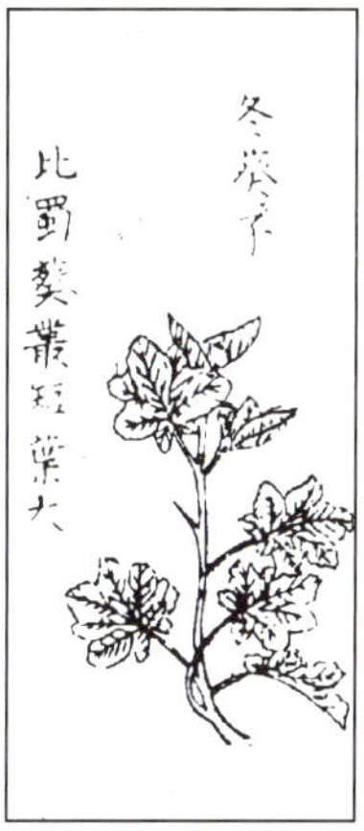
图 16 原始·冬葵子

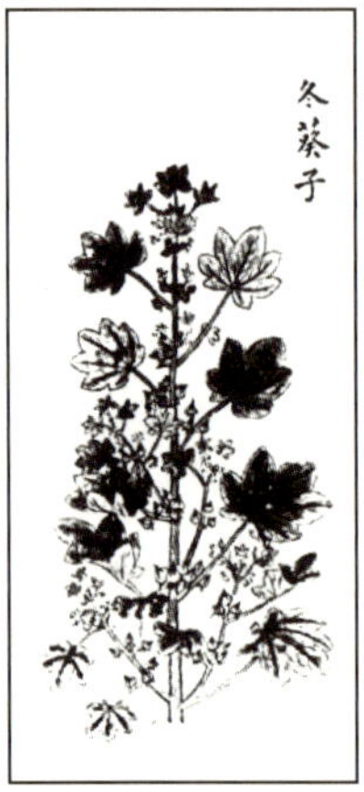

图 17 金石 · 冬葵子

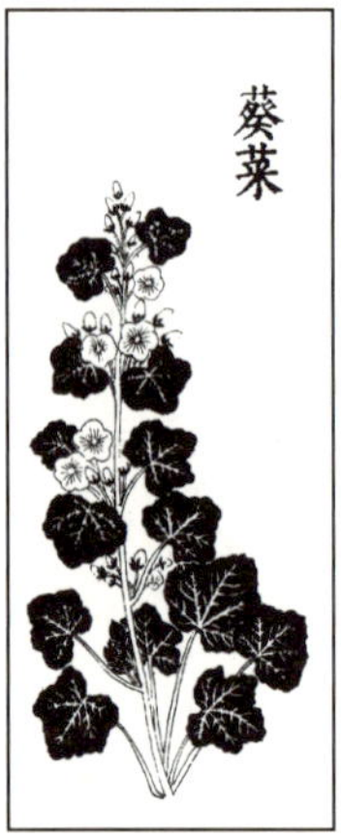

图 18 博录 · 葵菜

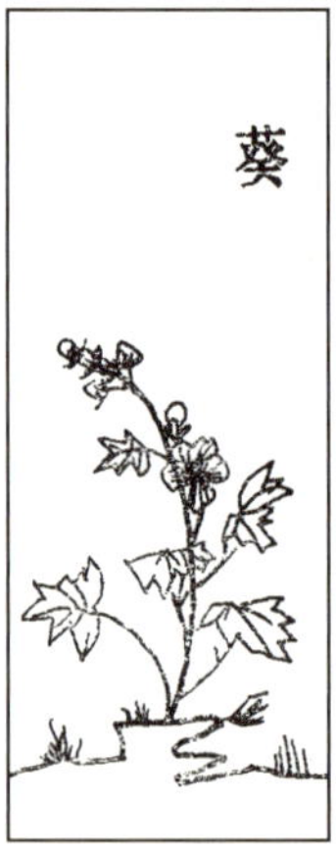

图 19 野谱补 · 葵

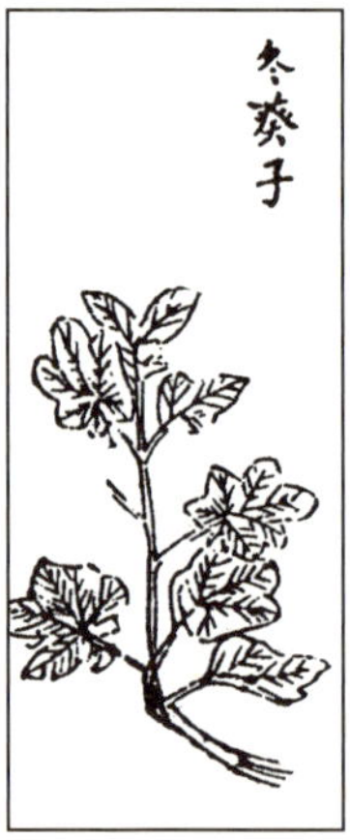

图 20 汇言 · 冬葵子

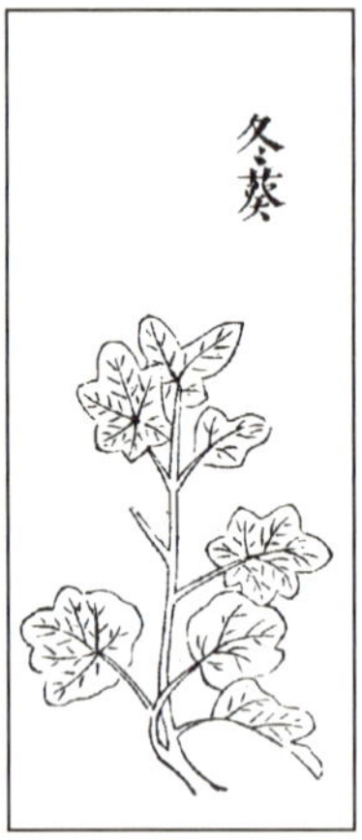

图 21 本草汇 · 冬葵

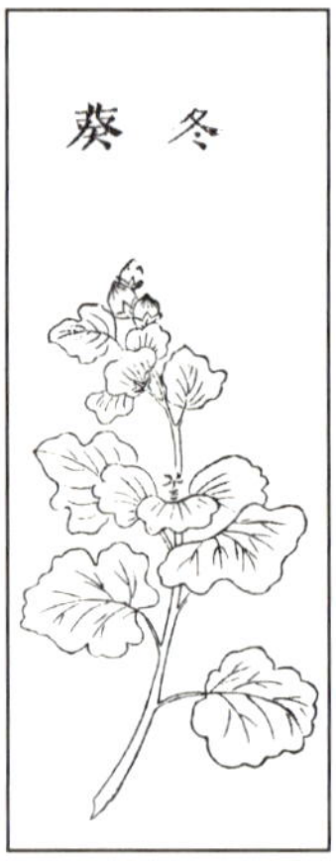

图 22 类纂 · 冬葵

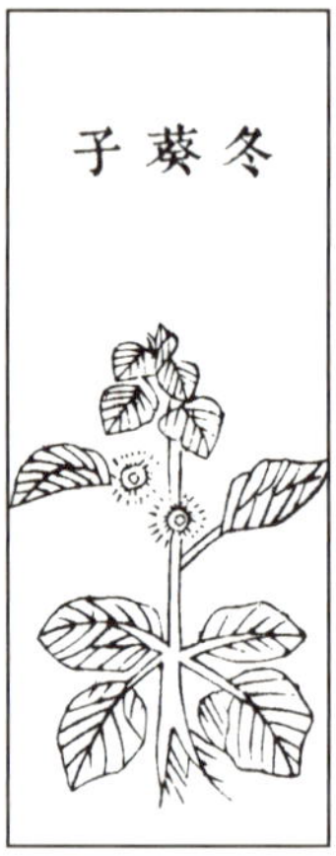

图 23 备要 · 冬葵子

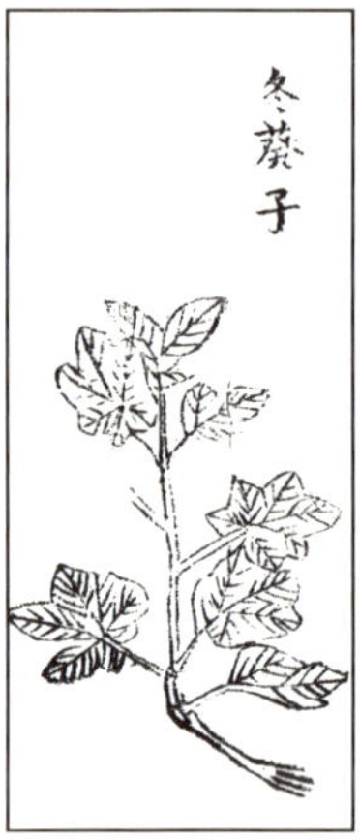

图 24 求真 · 冬葵子

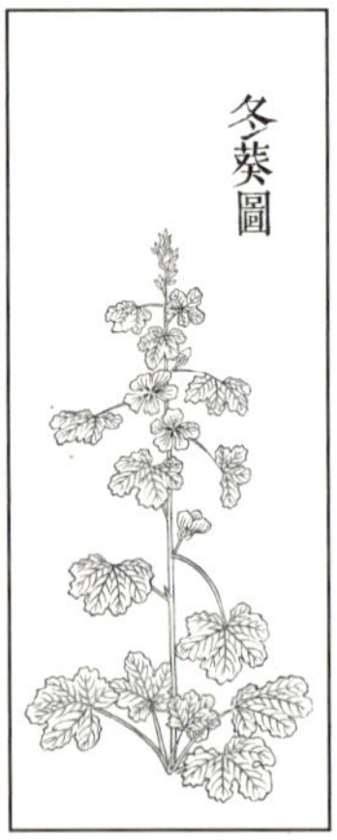

图 25 草木典 · 冬葵图

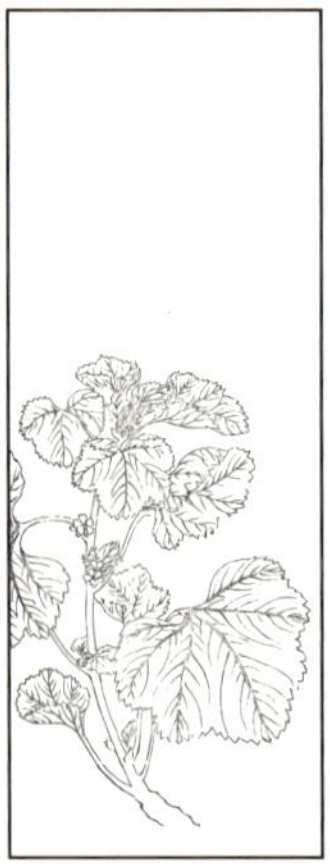
图 26 图考 · 冬葵

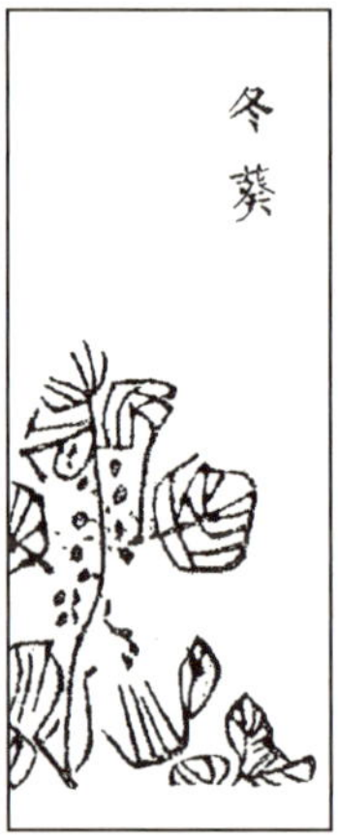

图 27 便方 · 冬葵

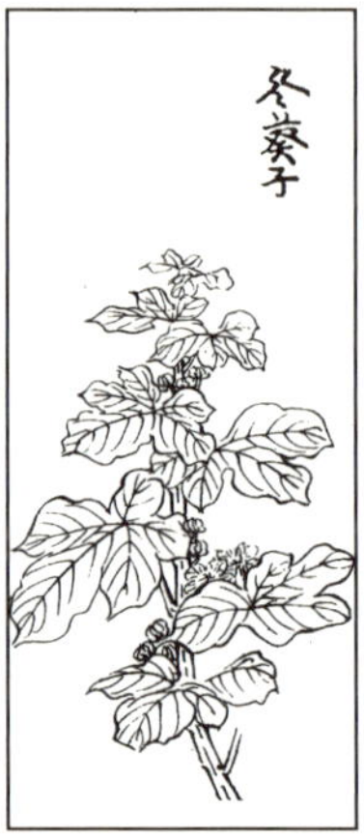

图 28 图说 · 冬葵子

本品28图，取自28书，其中4幅彩图。有承继关系的图可分6个书类。

《本草图经》：该书的“冬葵”图分别存于《大观》“冬葵”（图1）、《政和》“冬葵子”（图2）、《绍兴》“冬葵”（图3）。此三传本药图大同小异，其中图3叶片增多，且有个别叶片绘成复叶状，与图1、图2不同。今以《政和》图2为《图经》图的代表。仿绘该图的有《本草歌括》“葵子”（图4），大加简略。另有《三才图会》“冬葵”（图15），仿绘时将叶片改为椭圆状披针形。

《救荒本草》：该书“冬葵菜”（图6）的仿绘图有《野菜博录》图18（叶片改为阴刻）、《古今图书集成·草木典》图25（多有润饰修改）。

《本草品汇精要》：该书“冬葵子”（图7）仿绘图有《补遗雷公炮制便览》图11、《金石昆虫草木状》图17。

《本草纲目》（金陵本）：该书“冬葵”（图12）的仿绘图有《纲目》钱本图13。该图取金陵本之结构，但多加润饰，改分支根为单一主根，叶片边缘波状，花可能是照实物写生绘成。《本草备要》“冬葵子”（图23）又仿绘钱本图13。

《本草原始》：该书“冬葵子”（图16）的仿绘图有《本草汇言》图20、《本草汇》图21、《本草纲目类纂必读》图22、《本草求真》图24。

《植物名实图考》：该书“冬葵”（图26）的仿绘图有《本草纲目》张本图14，此本另增根部。

以上28图中，除外15幅仿绘图，原创图尚有13幅（图2、5、6、7、8、9、10、12、16、19、26、27、28），详见下“鉴药”项。

【文录】

《别录》（见《证类》卷27“冬葵子”） 生少室山。十二月采之。

梁《本草经集注》（同上） 陶隐居云：以秋种葵，覆养经冬，至春作子，谓之冬葵，多入药用，至滑利，能下石。春葵子亦滑，不堪余药用。根，故是常葵尔。叶尤冷利，不可多食。术家取此葵子，微炒令熚（音毕）炨（音咤），散着湿地，遍踏之。朝种暮生，远不过宿。

唐《唐本草》（同上） 《唐本》注云：此即常食者葵根了。《左传》能卫其足者是也。据此有数种，多不入药用。

宋《本草图经》（同上） 《图经》曰：冬葵子，生少室山，今处处有之。其子是秋种葵，覆养经冬至春作子者，谓之冬葵子，古方入药用最多……凡葵有数种，有蜀葵，《尔雅》所谓菺（古田切），戎葵者是也。郭璞云：似葵，华如槿华，戎、蜀盖其所自出，因以名之，花有五色。白者主痎疟及邪热，阴干末服之，午日取花，挼手亦去疟。黄者主疮痈，干末水调涂之立愈。小花者名锦葵，功用更强。黄葵子主淋涩，又令妇人易产。又有终葵，大茎小叶，紫黄色，吴人呼为繁露，即下品落葵。《尔雅》所谓终葵，繁露者是也。一名承露，俗呼曰胡燕脂，子可作妇人涂面及作口脂。又有菟葵，似葵而叶小，状若藜，有毛，为而啖之甚滑。《尔雅》：所谓莃，菟葵是也。亦名天葵，叶主淋沥热结，皆有功效，故并载之。

明《救荒本草》卷下“冬葵菜” 本草冬葵子，是秋种葵，覆养经冬，至春结子，故谓冬葵子。生少室山，今处处有之。苗高二三尺，茎及花叶似蜀葵而差小。

明《本草纲目》卷16“葵”【释名】露葵（《纲目》）、滑菜。【时珍曰】按《尔雅翼》云：葵者，揆也。葵叶倾日，不使照其根，乃智以揆之也。古人采葵必待露解，故曰露葵。今人呼为滑菜，言其性也。古者葵为五菜之主，今不复食之，故移入此。【集解】【时珍曰】葵菜古人种为常食，今之种者颇鲜。有紫茎、白茎二种，以白茎为胜。大叶小花，花紫黄色，其最小者名鸭脚葵。其实大如指顶，皮薄而扁，实内子轻虚如榆荚仁。四五月种者可留子，六七月种者为秋葵，八九月种者为冬葵，经年收采。正月复种者为春葵。然宿根至春亦生。按王祯《农书》云：葵，阳草也。其菜易生，郊野甚多，不拘肥瘠地皆有之。为百菜之主，备四时之馔。本丰而耐旱，味甘而无毒。可防荒俭，可以菹腊，其枯枿可为榜族，根子又能疗疾，咸无遗弃。诚蔬茹之要品，民生之资益者也。而今人不复食之，亦无种者。

清《植物名实图考》卷3“冬葵” 冬葵，《本经》上品，为百菜之主。江西、湖南皆种之。湖南亦呼葵菜，亦曰冬寒菜；江西呼蕲菜。葵、蕲，一声之转，志书中亦多载之。李时珍谓今人不复食，殊误……惟金钱紫花葵及秋葵叶可食。而金钱紫花葵尤肥厚而滑，乃为古之正葵，此花高不过二尺许，花紫色，单瓣，大如钱，叶虽有五歧而多骈，诚有如鲍明远所谓鸭掌者，异于秋葵之叶大，多歧不骈，如鹤爪也。《齐民要术》称葵菜花紫。今金钱葵花皆紫，无二色，不似蜀葵具各色、秋葵色淡黄也……按仪征相国以金钱葵为即葵菜，是真知葵者。

【鉴药】

“冬葵子”首见于《本经》。梁·陶弘景释其名曰：“以秋种葵，覆养经冬，至春作子，谓之冬葵。”其叶可为蔬，故原在菜部。李时珍云：“古者葵为五菜之主，今不复食之，故移入此。”即移到草部。本品性滑利，可利小肠、下奶汁，滑胎等。后世较少用，也少栽培。

古代以“葵”为名的植物甚多，此冬葵除秋种经冬的特点之外，形态上也有自己的特点。《救荒本草》云：“苗高二三尺，茎及花叶似蜀葵而差小。”李时珍云：“有紫茎、白茎二种，以白茎为胜。大叶小花，花紫黄色，其最小者名鸭脚葵。其实大如指顶，皮薄而扁，实内子轻虚如榆荚仁。四五月种者可留子，六七月种者为秋葵，八九月种者为冬葵，经年收采。正月复种者为春葵。然宿根至春亦生。”据此介绍，及历代本草药图，本品即锦葵科锦葵属植物冬葵*Malva crispa* Linn.和野葵

M. verticillata Linn.。[1]此两种形态相似，但冬葵不分枝，叶片圆形，裂片三角状圆形，边缘细锯齿，花白色，种子暗黑色。

1.《本草图经》：该书“冬葵子”（图2）绘一植株，茎直上，叶大掌状，边缘有数个大波，互生。未绘花序。此示意为食用的葵菜，即冬葵*M. crispa*。

2.《饮膳正要》：该书“葵菜”（图5）所绘也是一茎直上，叶片掌状或三角状，边缘有数个深裂，亦未绘花序。此亦示意为冬葵*M. crispa*。

3.《救荒本草》：该书“冬葵菜”（图6）为写生图，其叶片近圆形，有掌状浅裂，长柄。叶腋有数花簇生。此即冬葵*M. crispa*。

4.《本草品汇精要》：该书“冬葵子”（图7）没有因袭《图经》图，另外写生绘制冬葵图。其图准确表现分枝多，叶掌状5—7分裂，叶腋间簇生众多小花。花瓣5，色淡红。此为精美的野葵*M. verticillata*原植物图。

5.《食物本草》：该书“葵菜”（图8）构图形状同《品汇》图6，叶稍小，亦有掌状分裂。但其花较大，粉红色，单花生于叶腋。此非冬葵，乃同属植物蜀葵*Althaea rosea*（Linn.）Cavan.。

6.《本草蒙筌》：该书一般都是仿绘《图经》图。但此“冬葵子”（图9）为例外之一。其叶为披针形，叶腋间生数花，花有长柄。此非锦葵科植物，原植物不明。

7.《太乙仙制本草药性大全》：该书“冬葵子”（图10）绘对称图案式的植物，叶与长柄，对生，叶先端三裂，叶腋间有2花，具长柄。不明其图示意为何植物。

8.《本草纲目》（金陵本）：该书“冬葵”（图12）根有粗大分枝，叶片阴刻，宽卵形，边缘有粗大锯齿，下部叶近轮生。叶腋左右各有一小花。画士可能是想表现冬葵，但几个特征都似有而不到位。其后钱本图13在此基础上改绘，将花扩大，又似乎在表现蜀葵*Althaea rosea*。总之此系列图拙劣而难以达意。

9.《本草原始》：该书“冬葵子”（图16）未绘全体，仅绘其枝，叶片为典型葵叶，未绘花序。图中有注文曰：“比蜀葵丛短叶大”，则此为冬葵*M. crispa*。

10.《救荒野谱补遗》：该书“葵”（图19）不似仿绘前人图，茎叶似葵，但其花大，单生叶腋，花柄长，此当为蜀葵*A. rosea*，非冬葵也。

11.《植物名实图考》：该书“冬葵”（图26）为写生图，其叶圆形，边缘有浅波状状裂，边缘有锯齿，小花数朵簇生叶腋的冬葵*M. crispa*特点。

12.《草木便方》：该书“冬葵”（图27）图形拙劣，构图凌乱，仅能看出一两片近圆形的叶片，无法识别植物各部分。从叶片形状来看，此近似冬葵*M. crispa*。

13.《本草简明图说》：该书“冬葵子”（图28）一般也是仿绘改造前人图，但此图毕竟是描绘常见的植物，故能较好地表现野葵*M. verticillata*的叶、花特点。

1　国家中医药管理局《中华本草》编委会：《中华本草》（5），上海：上海科学技术出版社，1999：363.

【小结】

“冬葵子”为《本经》所载早期药物之一，其叶为蔬则运用更早，为古代“五菜”之一。然后世逐渐弃而不种，故李时珍将其移到草部。冬葵子自古至今皆用入药，用者不广。冬葵具秋种经冬的特点，原植物为锦葵科植物冬葵*Malva crispa* Linn.和野葵*M. verticillata*。本草图中多有能较好表现其特点的插图。然亦有个别误将蜀葵作冬葵之误图。

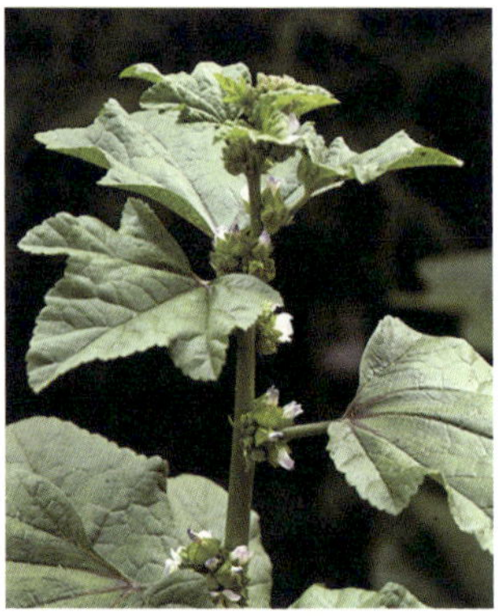

图 29 冬葵 *Malva crispa* Linn.

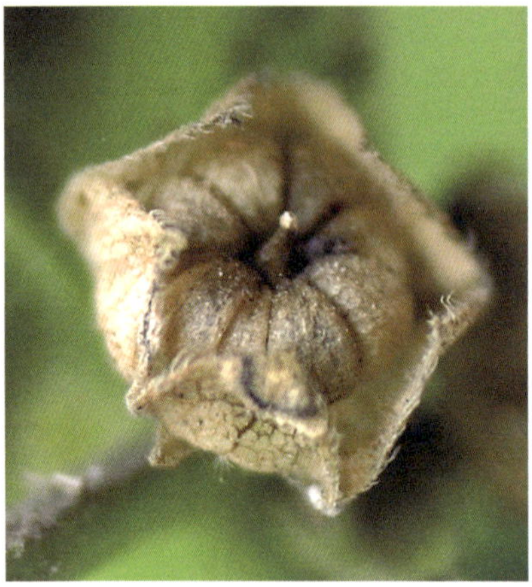

图 30 冬葵果盘

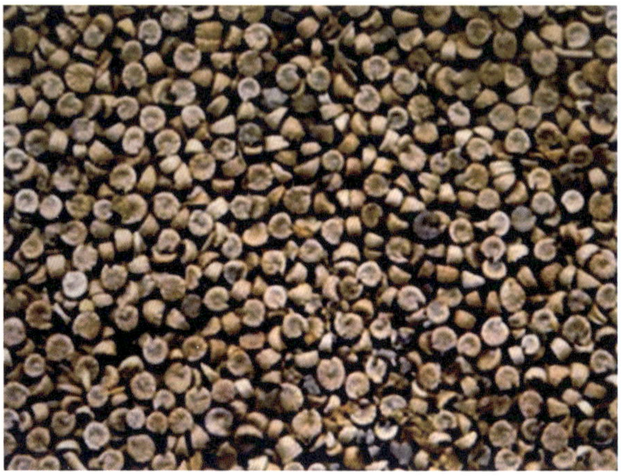

图 31 冬葵子药材

16-11 蜀葵

【品图】

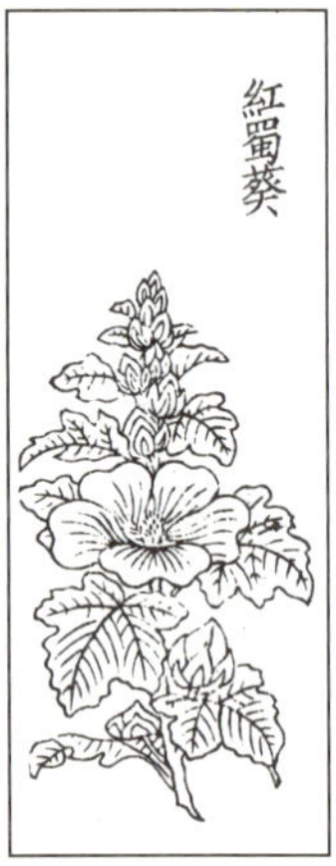

图 1 图经（政）· 红蜀葵

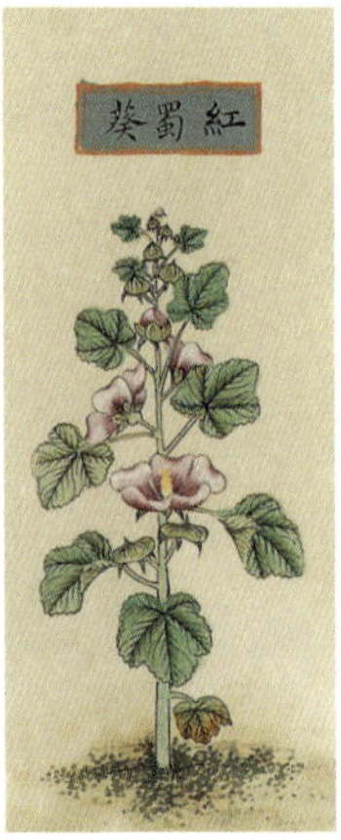

图 2 品汇 · 红蜀葵

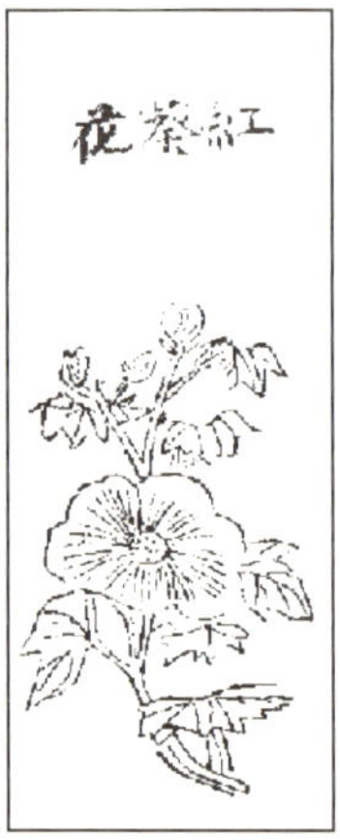

图 3 蒙筌 · 红葵花

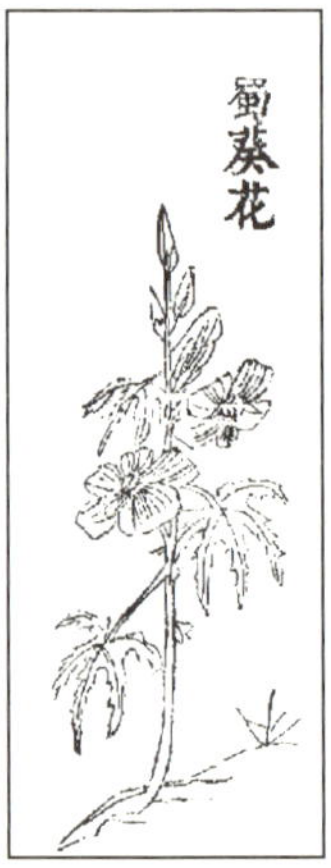

图 4 蒙筌 · 蜀葵花

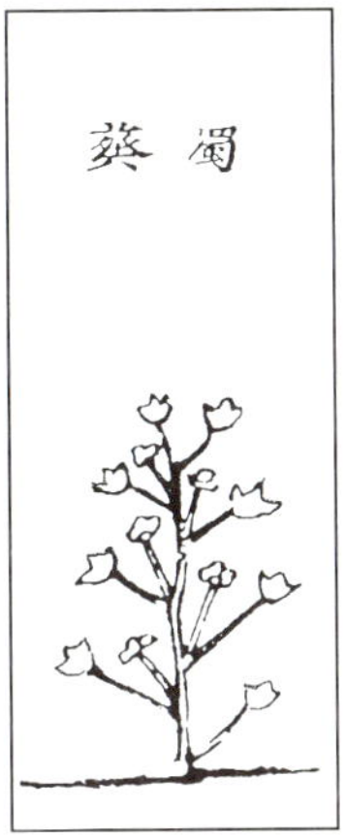

图 5　太乙·蜀葵

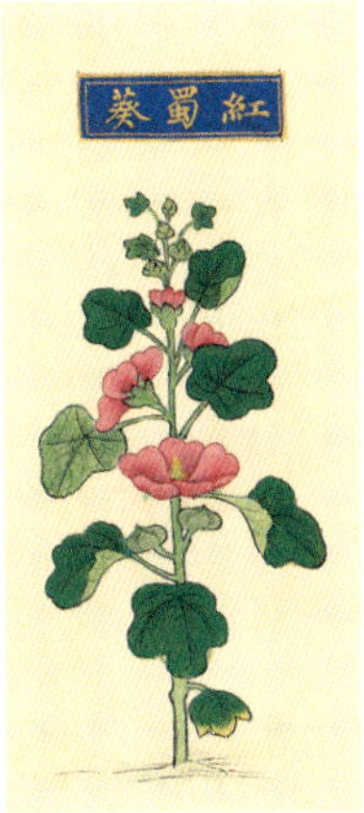

图 6　雷公·红蜀葵

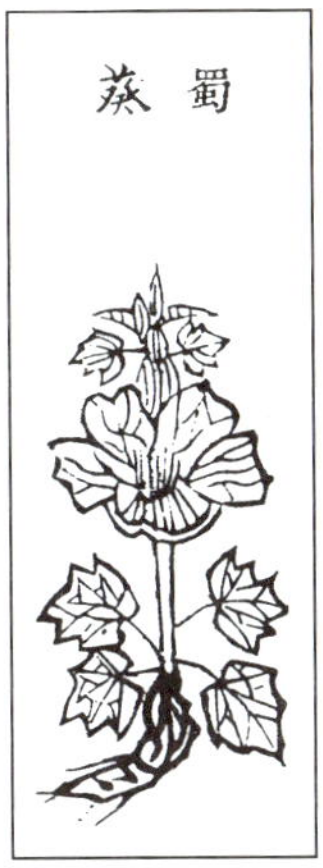

图 7　纲目(金)·蜀葵

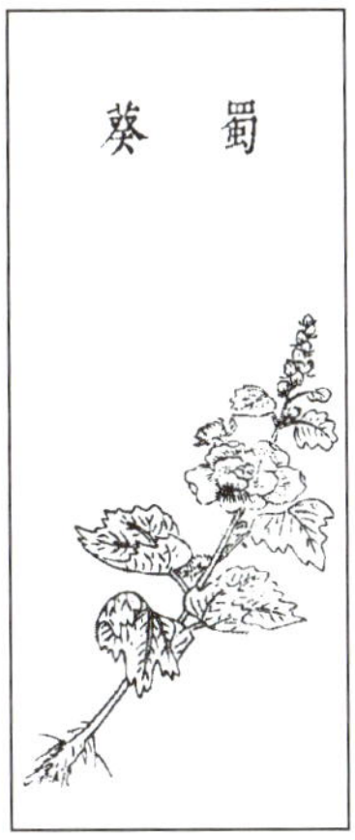

图 8　纲目(钱)·蜀葵

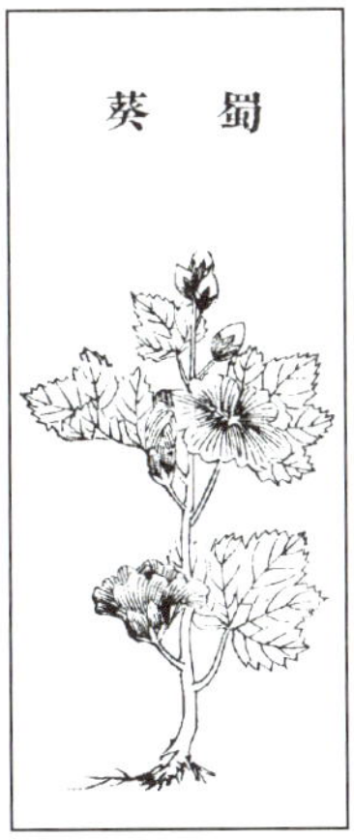

图 9　纲目(张)·蜀葵

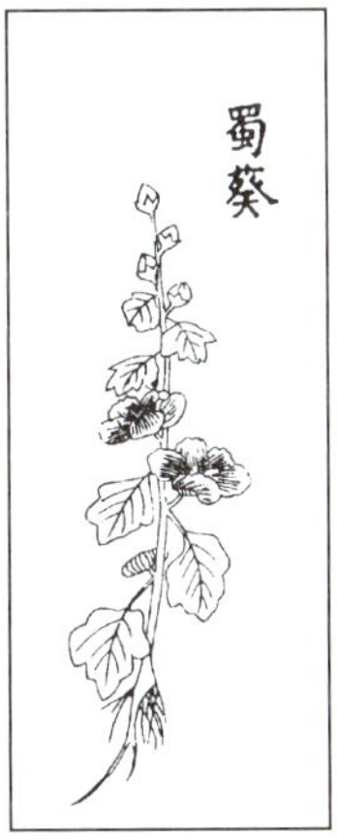

图 10　原始·蜀葵

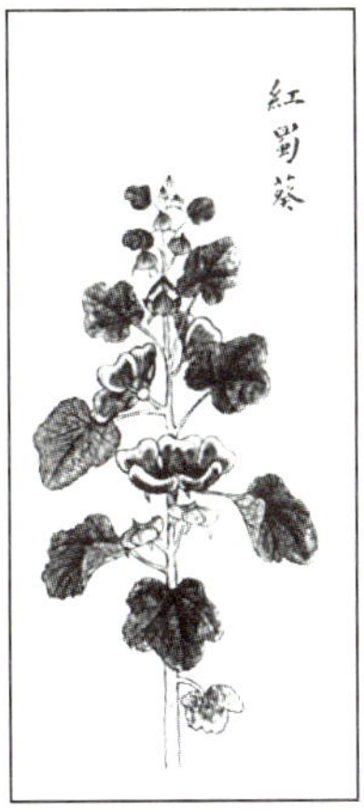

图 11　金石·红蜀葵

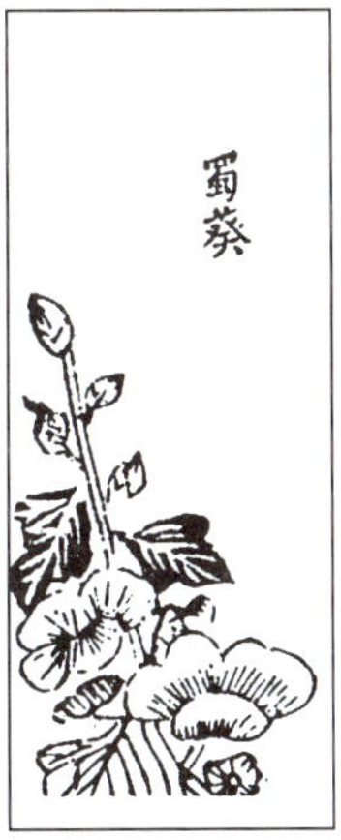

图 12　汇言·蜀葵

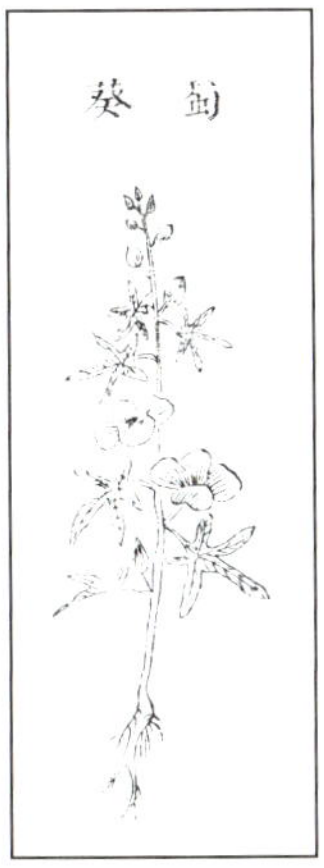

图 13　类纂·蜀葵

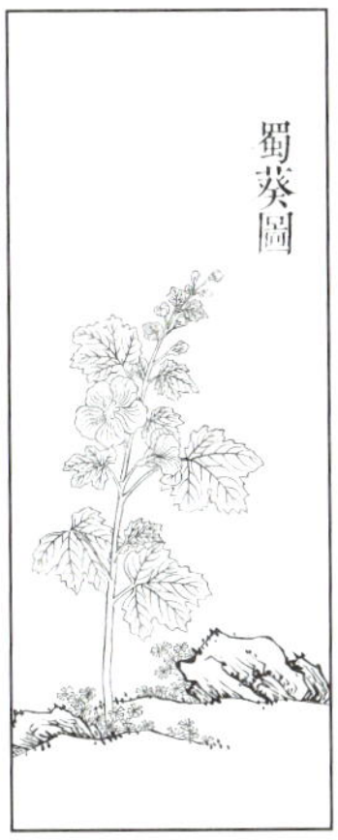

图 14　草木典·蜀葵图

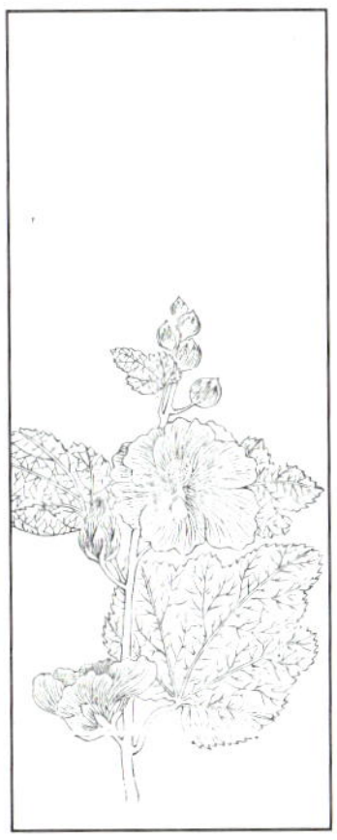

图 15　图考·蜀葵

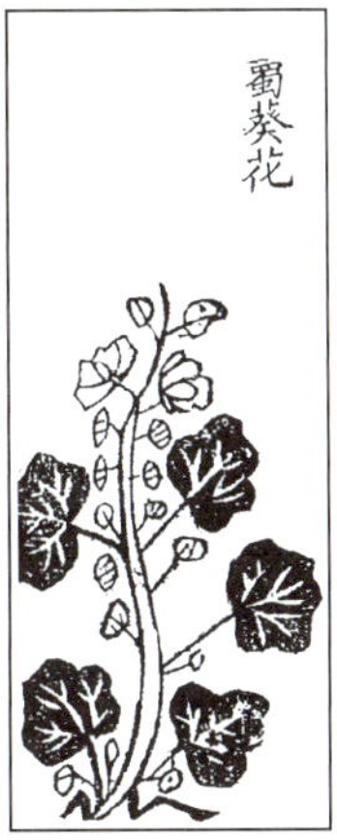

图 16　便方·蜀葵花

本品17图，取自16书，其中3幅彩图。有承继关系的图可分4个书类。

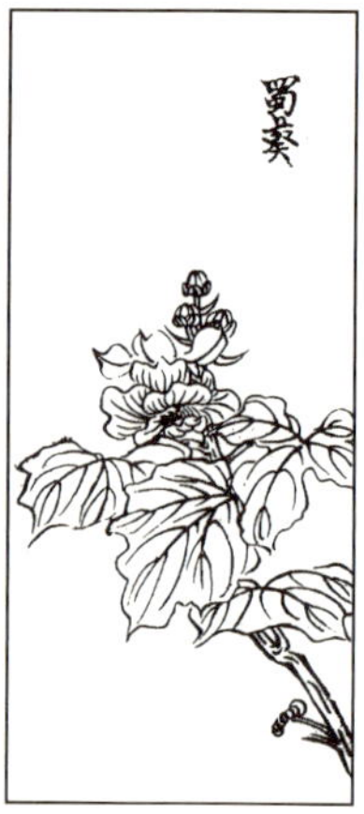

图17 图说·蜀葵

《本草图经》：该书的“红蜀葵”（图1）存于《政和本草》。仿绘该图的有《本草蒙筌》“红葵花”（图3）、《本草纲目》金陵本“蜀葵”（图7）。《纲目》钱本“蜀葵”（图8）在金陵本图7基础上予以重绘，改变颇大，更接近实物。此后仿绘钱本图8的有《古今图书集成·草木典》“蜀葵图”（图14）、《本草简明图说》“蜀葵”（图17），此两书均有修饰或部分改动。

《本草品汇精要》：该书“红蜀葵”（图2）的仿绘图有《补遗雷公炮制便览》图6、《金石昆虫草木状》图12。

《本草原始》：该书“蜀葵”（图10）的仿绘图有《本草汇言》图11。

《植物名实图考》：该书“蜀葵”（图15）的仿绘图为《本草纲目》张本图9，后者再增绘根部。

以上17图中，除外9幅仿绘图，原创图尚有8幅（图1、2、4、5、10、13、15、16），详见下“鉴药”项。

【文录】

宋《嘉祐本草》（见《证类》卷27“蜀葵”） 《尔雅》云：菺，戎葵。释曰：菺，一名戎葵。郭曰：蜀葵也，似葵，华如槿华。戎、蜀盖其所自也，因以名之。

宋《本草图经》（见《证类》卷27“冬葵子”） 《图经》曰：凡葵有数种，有蜀葵，《尔雅》所谓菺（古田切），戎葵者是也。郭璞云：似葵，华如槿华，戎、蜀盖其所自出，因以名之，花有五色……小花者名锦葵，功用更强。

宋《本草衍义》卷19“蜀葵” 蜀葵，四时取红单叶者根阴干。

明《本草蒙筌》卷3“蜀葵花” 即家园红白葵花，惟川蜀产者最胜。色因有二，治亦不同。

明《本草纲目》卷16“蜀葵” 【释名】吴葵。【时珍曰】罗愿《尔雅翼》：吴葵作胡葵，云胡，戎也。《夏小正》云，四月小满后五日，吴葵华，《别录》吴葵，即此也。而唐人不知，退入“有名未用”。《嘉祐本草》重于菜部出“蜀葵”条。盖未读《尔雅注》及《千金方》“吴葵一名蜀葵”之文故也。今并为一。【集解】【时珍曰】蜀葵处处人家植之。春初种子，冬月宿根亦自生苗，嫩时亦可茹食。叶似葵菜而大，亦似丝瓜叶，有歧叉。过小满后长茎，高五六尺。花似木槿而大，有深红、浅红、紫、黑、白色，单叶、千叶之异。昔人谓其疏茎密叶、翠萼艳花、金粉檀心者，颇善状之。惟红、白二色入药。其实大如指头，皮薄而扁，内仁如马兜铃仁及芜荑仁，轻虚易种。其秸剥皮，可缉布作绳。一种小者名锦葵，即荆葵也。《尔雅》谓之荍，音乔。其花大如五铢钱，粉红色，有紫缕文。掌禹锡《补注本草》谓此即戎葵，非矣。然功用亦相似。

清《植物名实图考》卷3“蜀葵” 叶亦可食，滇南四时有花，根坚如木，滇花中耐久朋也。

【鉴药】

“蜀葵”为《嘉祐本草》新补药，原注“见陈藏器、《日华子》”，则此药最早见于本草应出唐《本草拾遗》。李时珍谓《别录》吴葵即蜀葵。“唐人不知，退入‘有名未用’。《嘉祐本草》重于菜部出‘蜀葵’条。盖未读《尔雅注》及《千金方》‘吴葵一名蜀葵’之文故也。今并为一。”若按李时珍之见，则“蜀葵”最早当见于《别录》。唐宋间用以治带下，排脓血恶物。后世医方少见运用，多作观赏植物栽培。

古代葵类植物甚多。本品的特点，最早见于郭璞注《尔雅》“菺，戎葵”，云“蜀葵也，似葵，华如槿华”。“槿华”即木槿花，花大，紫红色。宋·苏颂云：“花有五色。”此可能是栽培的变异。宋·寇宗奭云：“蜀葵，四时取红单叶者根阴干。”即药用取单瓣的红蜀葵根。明·陈嘉谟则云：“即家园红白葵花，惟川蜀产者最胜。色因有二，治亦不同。”李时珍描述本品最详：“蜀葵处处人家植之。春初种子，冬月宿根亦自生苗，嫩时亦可茹食。叶似葵菜而大，亦似丝瓜叶，有歧叉。过小满后长茎，高五六尺。花似木槿而大，有深红、浅红、紫、黑、白色，单叶、千叶之异。昔人谓其疏茎密叶、翠萼艳花、金粉檀心者，颇善状之。惟红、白二色入药。其实大如指头，皮薄而扁，内仁如马兜铃仁及芜荑仁，轻虚易种。”据此描述，本品即锦葵科蜀葵属植物蜀葵*Althaea rosea*（Linn.）Cavan.。

1.**《本草图经》**：该书“红蜀葵”（图1）绘植株上部，其叶如葵，花大，单瓣。此即药用所需的蜀葵*A. rosea*。

2.**《本草品汇精要》**：该书“红蜀葵”（图2）乃重新写生彩绘。其叶如葵、单叶互生。花大，紫红，单生叶腋。此即蜀葵*A. rosea*。

3.**《本草蒙筌》**：该书有3图，分别为“红葵花”（图3）、“黄蜀葵”（见16-13“黄蜀葵”图3）“蜀葵花”（图4）。据其文云“黄蜀葵花各种，叶狭多缺而尖”，图4属于“黄蜀葵”，即锦葵科植物黄蜀葵*Abelmoschus manihot*（L.）Medic.。

4.**《太乙仙制本草药性大全》**：该书“蜀葵”（图5）图形简略。其叶先端三裂，单花生于叶腋，花柄长，但花不大。无法凭此图知其基原。

5.**《本草原始》**：该书“蜀葵”（图10）此图符合叶似葵、花如木槿的特点，当为蜀葵*A. rosea*。

6.**《本草纲目类纂必读》**：该书一般都是仿绘《本草原始》的图，但“蜀葵”

（图13）例外，似乎为写生图。从其叶有深裂、花大，似为黄蜀葵*A. manihot*。

7.《植物名实图考》：该书“蜀葵”（图15）所绘为枝干上部，其叶形及花形（重瓣）均表明此即蜀葵*A. rosea*。

8.《草木便方》：该书“蜀葵花”（图16）之叶为阴刻，叶形似葵，花较大，但其着生部位不在叶腋。该图示意可能是蜀葵，但图形不佳，难以为凭。

【小结】

“蜀葵”在晋·郭璞注《尔雅》就已经指出了其“似葵，华如槿华”的特点。但其进入本草最早见唐《本草拾遗》。据本草所述，此即锦葵科植物蜀葵*Althaea rosea*（Linn.）Cavan.。《本草品汇精要》《植物名实图考》等书有较好的写生绘图。

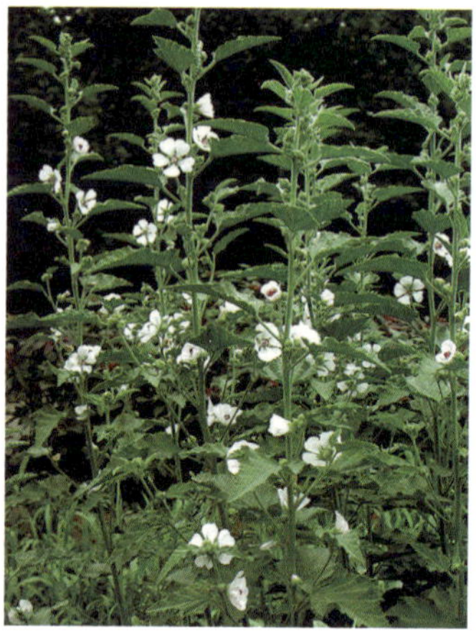

图18　蜀葵 *Althaea rosea* 单瓣品种

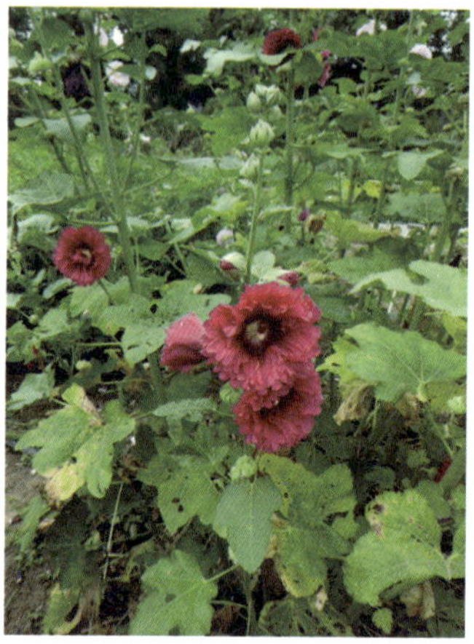

图19　蜀葵 *A. rosea* 复瓣品种

16–12　菟葵

【品图】

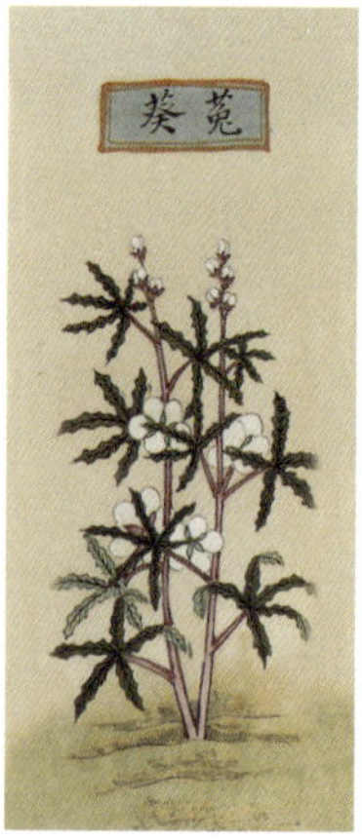

图1　品汇·菟葵

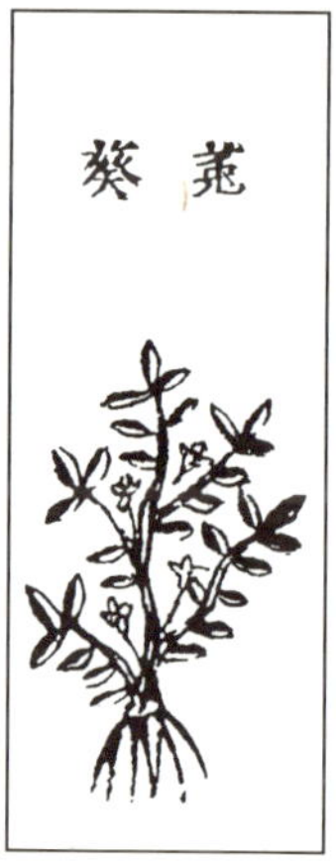

图2　太乙·菟葵

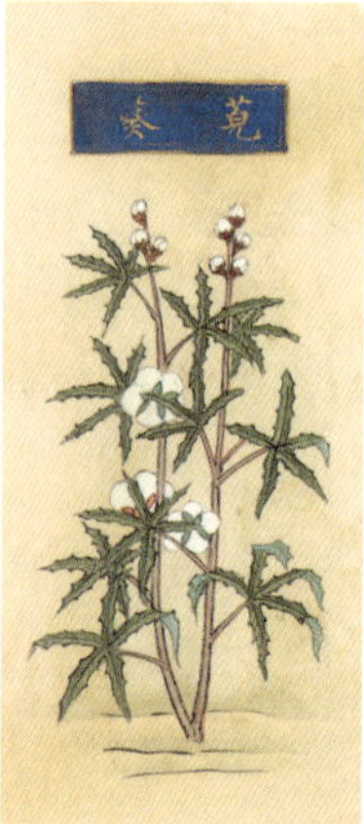

图3　雷公·菟葵

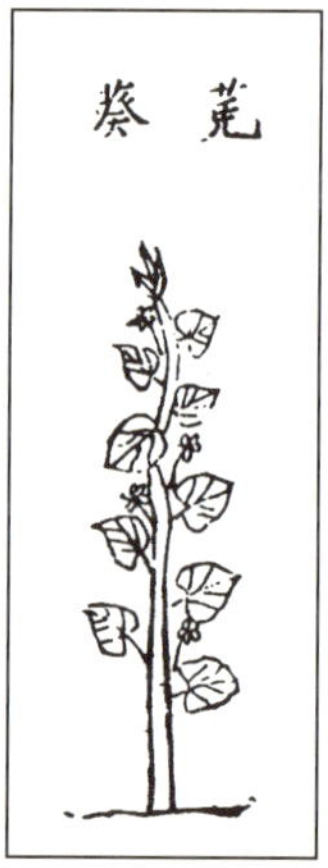

图4　纲目（金）·菟葵

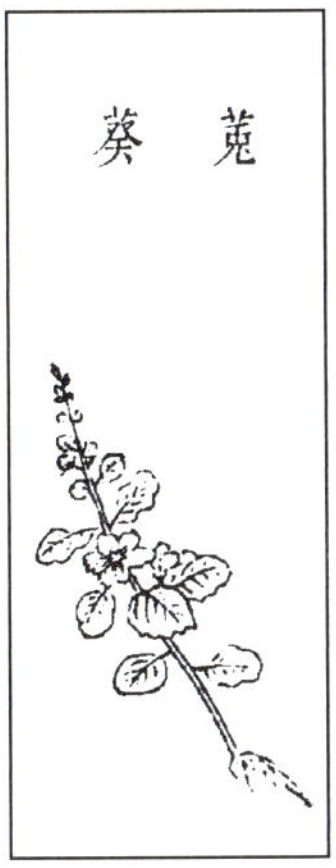

图5　纲目（钱）·菟葵

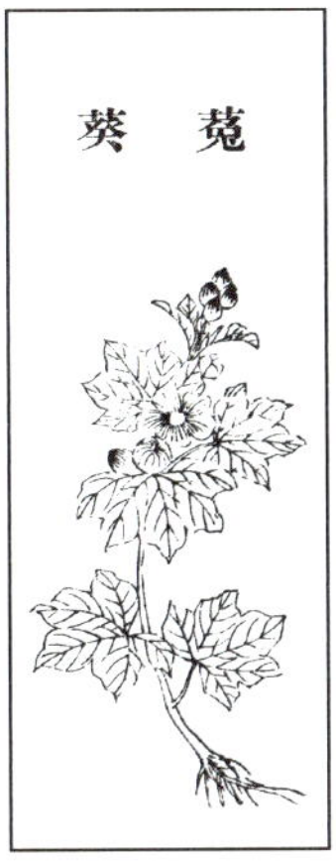

图6　纲目（张）·菟葵

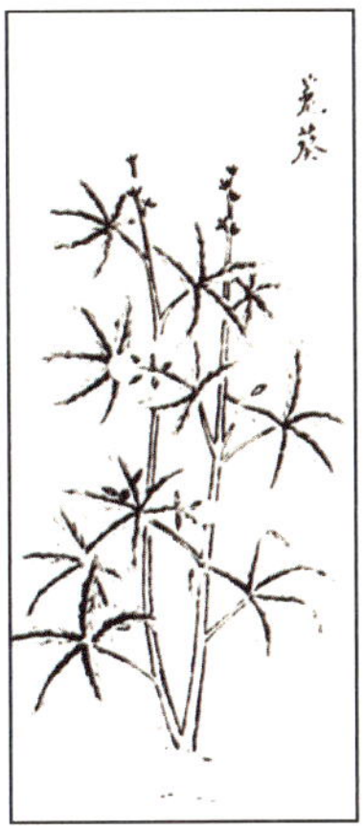

图7　金石·菟葵

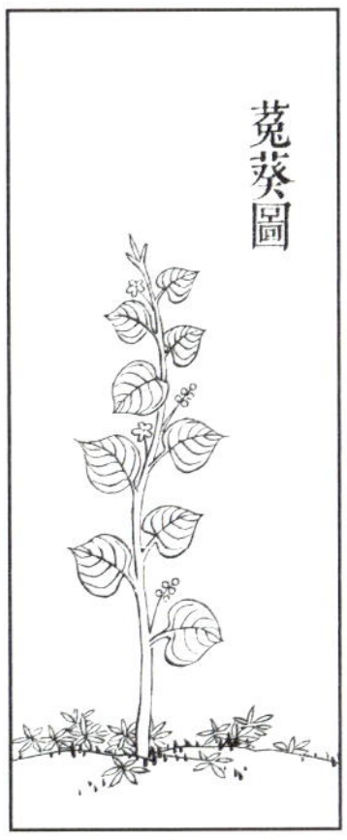

图8　草木典·菟葵图

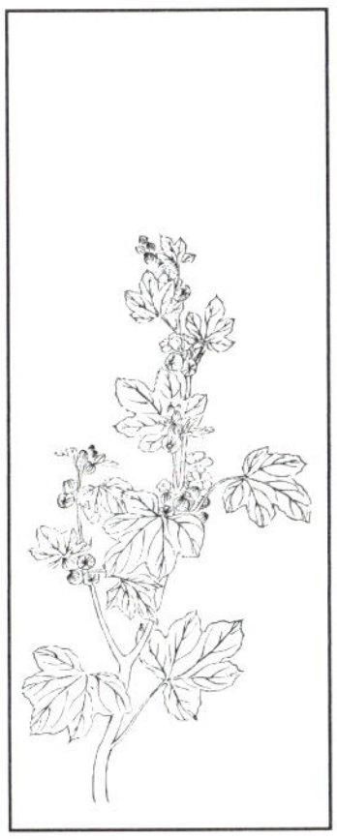

图9　图考·菟葵

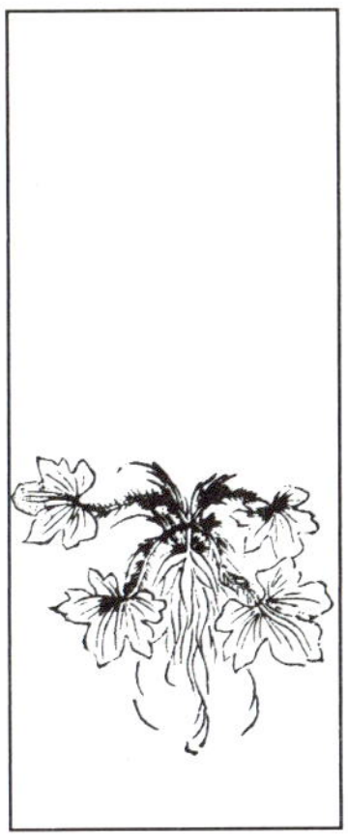

图10　图考·夏无踪

本品10图，取自10书，其中3幅彩图。有承继关系的图可分3个书类。

《本草品汇精要》：该书“菟葵”（图1）的仿绘图有《补遗雷公炮制便览》图3、《金石昆虫草木状》图7。

《本草纲目》（金陵本）：该书“菟葵”（图4）的仿绘图有《古今图书集成·草木典》“菟葵图”（图8）。

《植物名实图考》：该书“菟葵”（图9）的仿绘图有《本草纲目》张本图6。该本仿绘时又参《纲目》钱本，补绘一大花。

以上10图中，除外4幅仿绘图，原创图尚有6幅（图1、2、4、5、9、10），详见下“鉴药”项。

【文录】

唐《唐本草》（见《证类》卷9“菟葵”）《唐本》注云：苗如石龙芮，叶光泽，花白似梅，茎紫色，煮汁极滑，堪啖。《尔雅·释草》：一名莃，所在平泽皆有，田间人多识之。

宋《嘉祐本草》（同上）《尔雅》云：莃，菟葵。注：颇似葵而小，叶状如藜，有毛，汋啖之，滑疏。汋，煮也。

宋《本草图经》卷27“冬葵子”　又有菟葵，似葵而叶小，状若藜，有毛，为而啖之甚滑。《尔雅》：所谓莃，菟葵是也。亦名天葵，叶主淋沥热结，皆有功效，故并载之。

宋《本草衍义》卷10“菟葵” 绿叶如黄蜀葵，花似拗霜甚雅，形如至小者初开单叶蜀葵，有檀心，色如牡丹，姚黄蕊，则蜀葵也。唐刘梦得还京云：唯菟葵、燕麦动摇春风者是也。

明《本草纲目》卷16“菟葵”【释名】天葵（《图经》）、雷丸草（《外丹本草》）。【集解】【时珍曰】按郑樵《通志》云：菟葵，天葵也。状如葵菜。叶大如钱而厚，面青背微紫，生于崖石。凡丹石之类，得此而后能神。所以《雷公炮炙论》云：“如要形坚，岂忘紫背。”谓其能坚铅也。此说得于天台一僧。又按南宫从《岣嵝神书》云：紫背天葵出蜀中，灵草也，生于水际。取自然汁煮汞则坚，亦能煮八石拒火也。又按初虞世《古今录验》云：五月五前斋戒。看桑下有菟葵者，至五日午时至桑下，呪曰“系黎乎俱当苏婆诃”。呪毕，乃以手摩桑阴一遍，口啮菟葵及五叶草嚼熟，以唾涂手，熟揩令遍。再斋七日，不得洗手。后有蛇虫蝎虿咬伤者，以此手摩之即愈也。时珍窃谓古有呪由一科，此亦其类，但不知必用菟葵取何义也。若谓其相制，则治毒虫之草亦多矣。

清《本草纲目拾遗》卷首“正误” 濒湖《纲目》菟葵，列于黄蜀葵上，蜀葵之下，必以其形状与蜀葵不甚相远。较之秋葵，叶作鸡爪，花则单黄而大，迥非蜀葵之状者可比也。然细阅其集解下，如苏公所说，苗如石龙芮，花白如梅。郭璞所注则又以为似葵而小，叶状如藜有毛。如寇宗奭所说，又以菟葵为锦葵。纷纷聚讼，迄无定识。濒湖于释名下引《图经》云：菟葵即天葵。而于集解中又不载《图经》所云形状，而独取郑氏《通志》云：菟葵，天葵也，状如葵菜，叶大如钱而厚，面青背紫，生于崖石。按：此即紫背天葵也，其叶分三歧，如三叶酸草而大，有根，根下有子，年深者其子大如指，俗呼千年老鼠屎，以其形黑皮粗，如鼠屎状也。故《外丹本草》曰雷丸草，以其根下有子如雷丸也。此则全非葵类，不过有葵之名而已。不知濒湖何所据而以为即菟葵，援引诸说，又无折衷。盖濒湖本未识菟葵，且亦不识天葵，故释名引《外丹本草》雷丸之名，而释名下亦不能注出其所以得此名之故，不皆失之疏略乎？考紫背天葵，其功用全在根，而濒湖于主治条仅言其苗，不著其根之用，予故于《拾遗》中补之，而备其说于此。

清《植物名实图考》卷3“菟葵” 唐宋本草皆详晰，唯郑樵以为天葵生于崖石，殊谬。天葵不可食，江西、湖南山中有之。菟葵即野葵，比家葵瘦小耳。武昌谓之棋盘菜，云南无种葵菜者，野葵浸淫，覆畦被陇，霜中作花，奚止动摇春风？山西尤多，试以南方葵种种之，亦肥美。则有菟葵之处，即可种葵。

【鉴药】

“菟葵”首见于《唐本草》。名义不详。原载可下诸石五淋，止虎、蛇毒。后世医方罕见使用。

关于本品的形态，古本草所述多不同。《唐本草》云："苗如石龙芮，叶光泽，花白似梅，茎紫色，煮汁极滑，堪啖。《尔雅·释草》：一名莃，所在平泽皆有。"据考此即毛茛科菟葵属植物白花菟葵*Eranthis albiflora* France。

宋《嘉祐本草》则云："颇似葵而小，叶状如藜，有毛，汋啖之，滑疏。"宋《图经》补充曰："亦名天葵。"宋·寇宗奭描述较详："绿叶如黄蜀葵，花似拗霜甚雅，形如至小者初开单叶蜀葵，有檀心，色如牡丹，姚黄蕊，则蜀葵也。唐刘梦得还京云：唯菟葵、燕麦动摇春风者是也。"如此则宋代本草学家认为本品似葵而小的一种植物。

南宋·郑樵《通志》据《图经》一名天葵，则谓"《雷公炮炙》所用紫背天葵是矣。叶如钱而厚嫩，背微紫，生于崖石。凡丹石之类，得此而后能神。"或考此为锦葵科植物小花菟葵*Malva parvflora* L.。但谢宗万认为此种植物中国未有分布，故认为可能是锦葵科植物中华野葵*Malva verticillata* Linn. var. *chinensis*（Mill.）S. Y. Hu。[1]

清·赵学敏对李时珍引郑樵《通志》表示异议："此即紫背天葵也，其叶分三歧，如三叶酸草而大，有根，根下有子，年深者其子大如指，俗呼千年老鼠屎，以其形黑皮粗，如鼠屎状也。故《外丹本草》曰雷丸草，以其根下有子如雷丸也。此则全非葵类，不过有葵之名而已。"此植物或谓即毛茛科天葵属植物天葵*Semiaquilegia adoxoides*（DC.）Makino。但也可能是紫堇科植物夏天无*Corydalis decumbens*（Thunb.）Pers.。清·吴其濬反对将天葵作为菟葵："唐宋本草皆详晰，唯郑樵以为天葵生于崖石，殊谬。天葵不可食，江西、湖南山中有之。菟葵即野葵，比家葵瘦小耳。武昌谓之棋盘菜。"即吴其濬认为菟葵就是比家葵瘦点的野葵。此见解与谢宗万所考中华野葵不谋而合。天葵有毒不可食，此足以证明郑樵所云不可信。

1.《本草品汇精要》：该书"菟葵"（图1）茎干紫红色，叶片5深裂，花大、白色，生于叶腋。此为锦葵科植物，其叶深裂似为秋葵属（*Abelmoschus*）植物，其花白，似为黄秋葵*Abelmoschus maniho*（Linn.）Medicus的淡黄近白品种。

2.《太乙仙制本草药性大全》：该书"菟葵"（图2）所绘为小草本，多分枝，小叶对生，叶瓜子状。单花生于叶腋，长柄。此与上述诸说均不符，原植物不明。

3.《本草纲目》（金陵本）：该书"菟葵"（图4）与该书"冬葵"图构图有相似之处。但本图叶小，基部心形，花亦小，单花生于叶腋。此似为锦葵属（*Malva*）植物，具体种不明。

4.《本草纲目》（钱本）：该书"菟葵"（图5）所绘与金陵本图4不同。其花甚大，与该书"蜀葵"图相似。故此图所示，或为蜀葵属（*Althaea*）植物，具体种不明。

1　谢宗万：《本草纲目药物彩色图鉴》，北京：人民卫生出版社，2000：120.

5.《植物名实图考》：该书“菟葵”（图9）为写生图。其叶如葵，5深裂，花小，簇生于叶腋。此当为锦葵科锦葵属植物中华野葵*Malva verticillata* Linn. var. *chinensis*（Mill.）S. Y. Hu。另该书还有“夏无踪”（图10）基生叶多数，为掌状分裂。此似为毛茛科天葵属（*Semiaquilegia*）植物。吴其濬并非将其作为菟葵，只是认为郑樵所说“天葵”即此类植物。

【小结】

“菟葵”唐代始进入本草，但后世罕见使用。其来源可能有多种。《唐本草》载“苗如石龙芮，叶光泽，花白似梅”者，可能是毛茛科植物白花菟葵*Eranthis albiflora* France。郑樵《通志》所云“叶如钱而厚嫩，背微紫”的紫背天葵，或考为锦葵科植物中华野葵*Malva verticillata* Linn. var. *chinensis*（Mill.）S. Y. Hu。或考为毛茛科属植物天葵*Semiaquilegia adoxoides*（DC.）Makino。清·吴其濬所绘“夏无踪”似为此类植物。本草插图或有似冬葵者，或有似蜀葵，甚或如黄蜀葵者，莫衷一是。

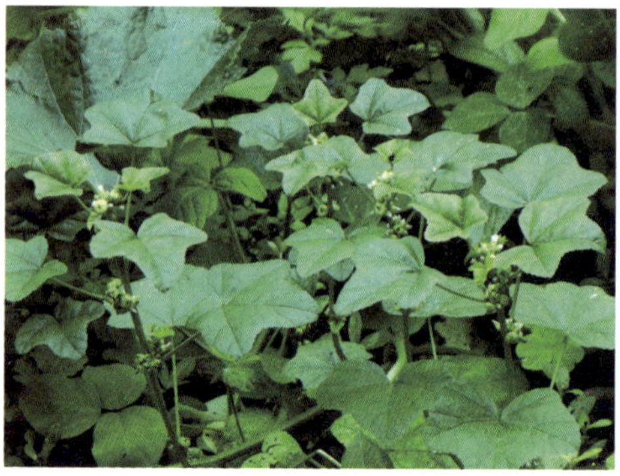

图 11　中华野葵 *Malva verticillata* var. *chinensis*

16–13　黄蜀葵

【品图】

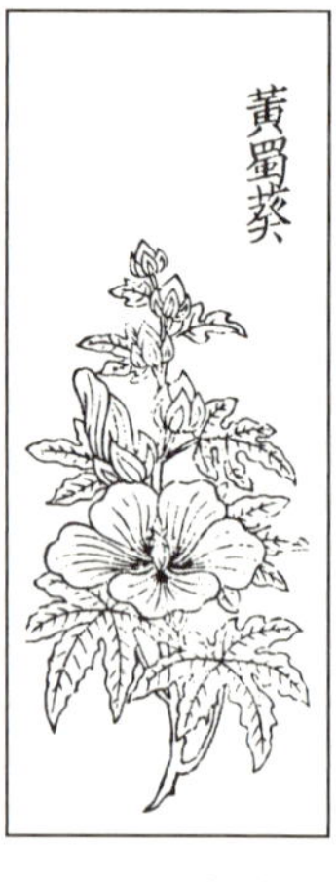

图 1　图经（政）·黄蜀葵

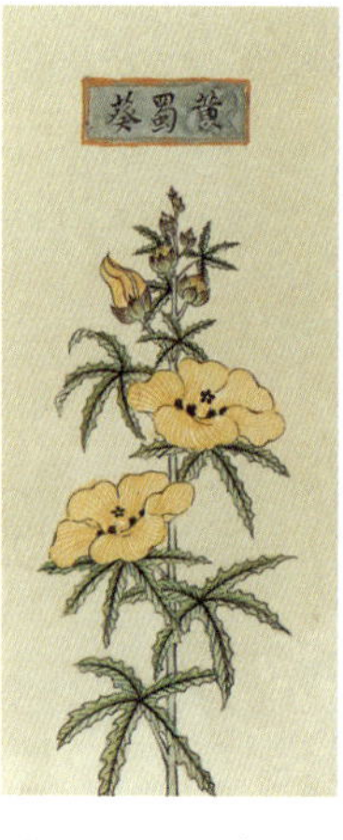

图 2　品汇·黄蜀葵

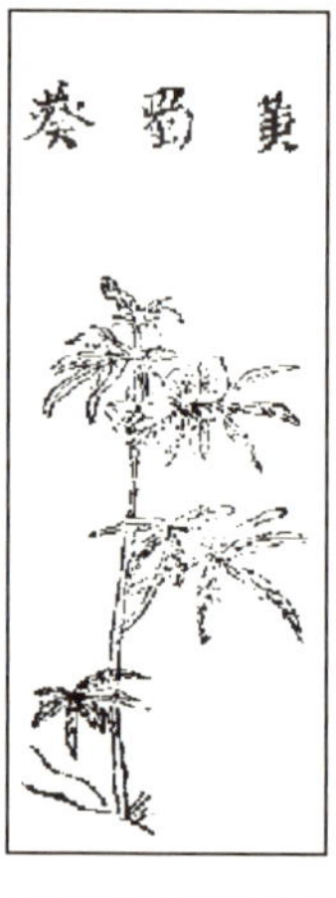

图 3　蒙筌·黄蜀葵

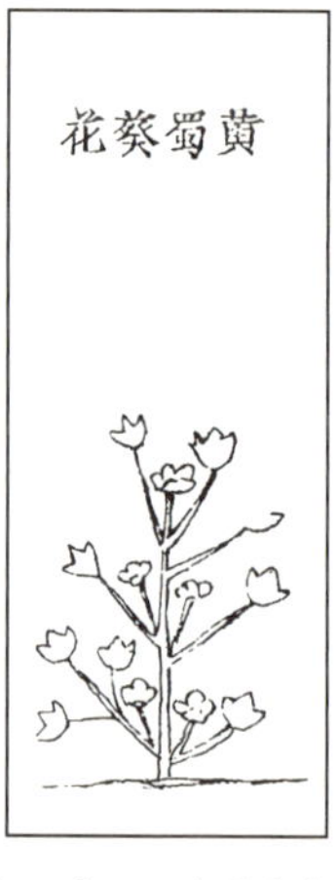

图 4　太乙·黄蜀葵花

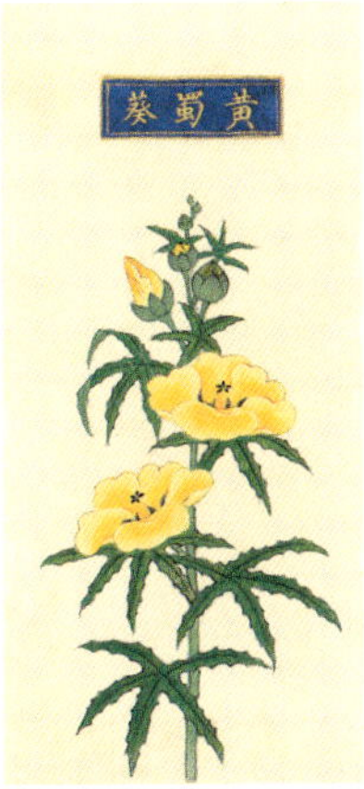

图5　雷公·黄蜀葵

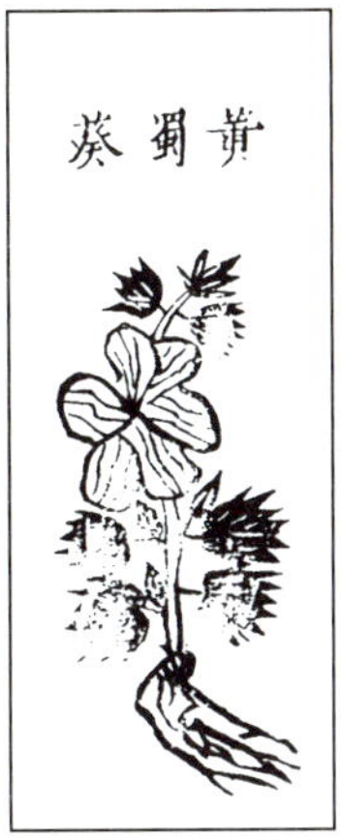

图6　纲目（金）·黄蜀葵

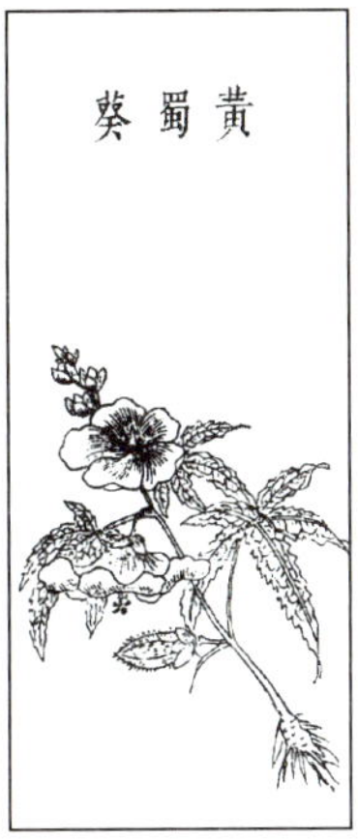

图7　纲目（钱）·黄蜀葵

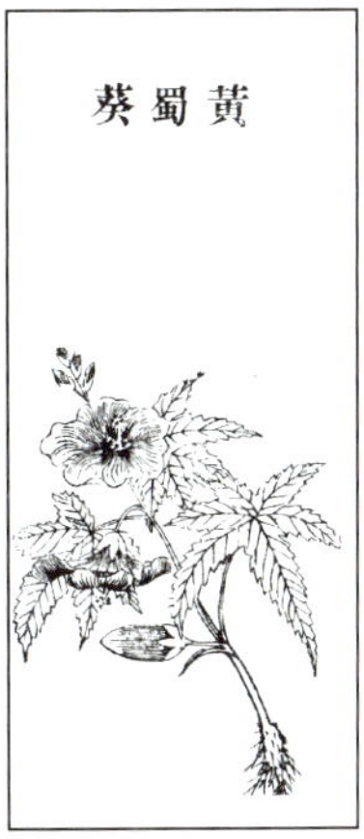

图8　纲目（张）·黄蜀葵

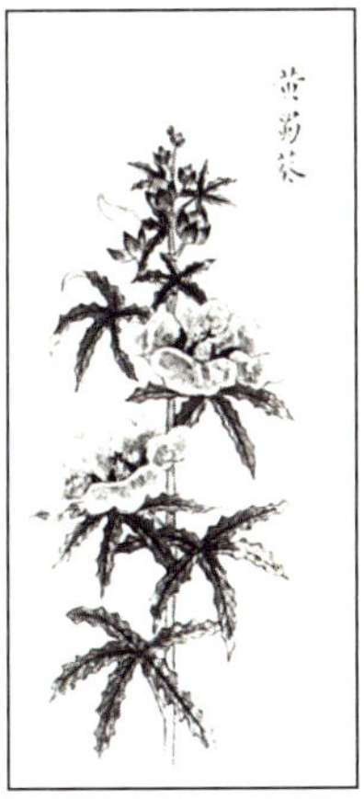

图9　金石·黄蜀葵

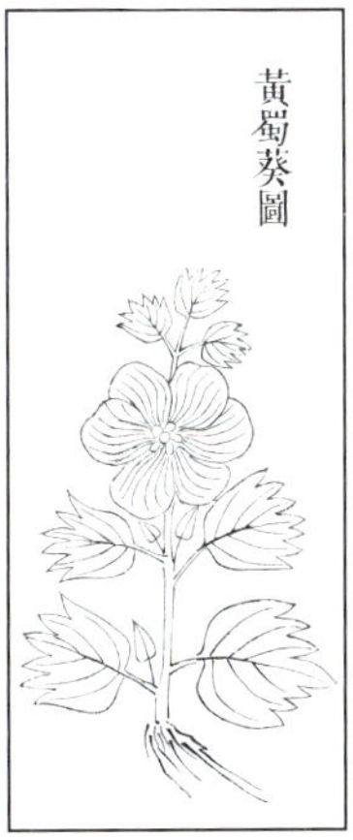

图10　草木典·黄蜀葵图

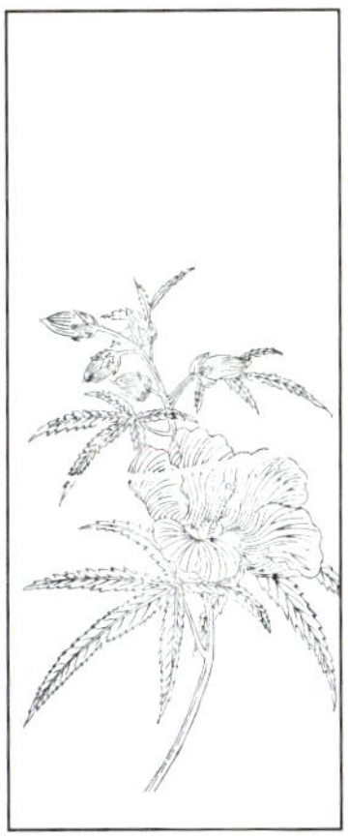

图11　图考·黄蜀葵

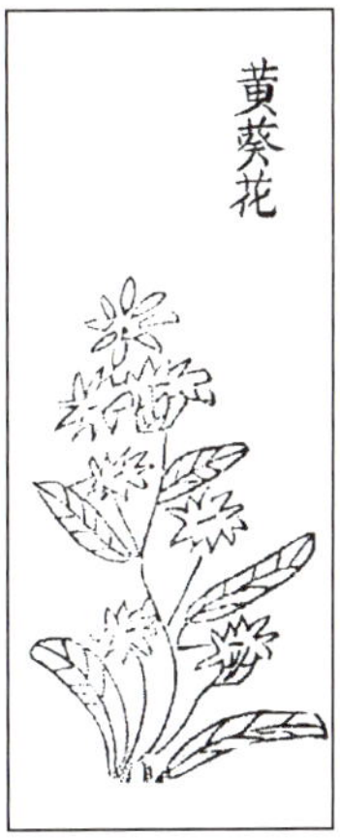

图12　便方·黄葵花

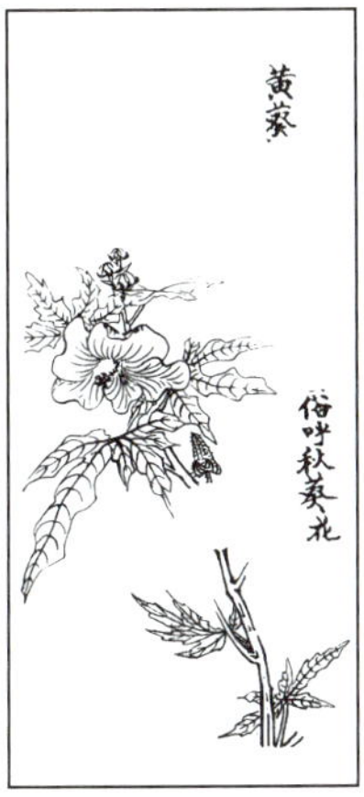

图13　图说·黄葵

本品13图，取自13书，其中3幅彩图。有承继关系的图可分3个书类。

《本草品汇精要》：该书“黄蜀葵”（图2）的仿绘者有《补遗雷公炮制便览》图5、《金石昆虫草木状》图9。

《本草纲目》（金陵本）：该书“黄蜀葵”（图6）的仿绘者为《古今图书集成·草木典》“黄蜀葵图”（图10）。

《本草纲目》（钱本）：该书“黄蜀葵”（图7）的仿绘者为《纲目》张本图8、《本草简明图说》“黄葵”（图13）。

以上13图中，除外5幅仿绘图，原创图尚有8幅（图1、2、3、4、6、7、11、12），详见下“鉴药”项。

【文录】

宋《嘉祐本草》(见《证类》卷27“黄蜀葵花”) 近道处处有之。春生苗叶，与蜀葵颇相似，叶尖狭，多刻缺，夏末开花，浅黄色，六七月采之，阴干用。

宋《本草衍义》卷19“黄蜀葵花” 与蜀葵别种，非为蜀葵中黄者也。叶心下有紫檀色，摘之剔为数处，就日干之。不尔，即浥烂。

明《本草纲目》卷16“黄蜀葵” 【释名】【时珍曰】黄蜀葵别是一种，宜入草部，而《嘉祐本草》定入菜部，为其与蜀葵同名，而气味主治亦同故也。今移于此。【集解】【时珍曰】黄葵二月下种，或宿子在土自生，至夏始长，叶大如蓖麻叶，深绿色，开岐丫，有五尖如人爪形，旁有小尖。六月开花，大如椀，鹅黄色，紫心六瓣而侧，旦开午收暮落，人亦呼为侧金盏花。随即结角，大如拇指，长二寸许，本大末尖，六棱有毛，老则黑色。其棱自绽，内有六房，如脂麻房。其子累累在房内，状如茼麻子，色黑。其茎长者六七尺，剥皮可作绳索。

清《植物名实图考》卷14“黄蜀葵” 黄蜀葵，《嘉祐本草》始著录。与蜀葵绝不类，俗通呼为棉花葵，以其色似木棉花也。

【鉴药】

“黄蜀葵花”首见于《嘉祐本草》。与蜀葵相似，花浅黄，故名。宋·寇宗奭指出：“与蜀葵别种，非为蜀葵中黄者也。”宋代为疮家要药，后世用者亦稀。

关于本品的形态，《嘉祐本草》云：“近道处处有之。春生苗叶，与蜀葵颇相似，叶尖狭，多刻缺，夏末开花，浅黄色。”李时珍云：“黄葵二月下种，或宿子在土自生，至夏始长，叶大如蓖麻叶，深绿色，开岐丫，有五尖如人爪形，旁有小尖。六月开花，大如椀，鹅黄色，紫心六瓣而侧，旦开午收暮落，人亦呼为侧金盏花。随即结角，大如拇指，长二寸许，本大末尖，六棱有毛，老则黑色。其棱自绽，内有六房，如脂麻房。其子累累在房内，状如茼麻子，色黑。其茎长者六七尺，剥皮可作绳索。”如此详尽的形态描述，可知其原植物为锦葵科秋葵属植物黄蜀葵 *Abelmoschus manihot*(Linn.)Medicus。

1.《本草图经》(政和本)：该书“黄蜀葵”(图1)绘植株上部，形似蜀葵，但叶掌状深裂，花大，无法显示花的颜色。此当示意为黄蜀葵*A. manihot*。

2.《本草品汇精要》：该书“黄蜀葵”(图2)为彩绘，一茎直立，叶掌状深裂，叶腋生单花，色淡黄。此为黄蜀葵*A. manihot*。

3.《本草蒙筌》：该书一般都是仿绘《图经》图，但“黄蜀葵”(图3)为例外之一。叶有数个分裂，花大。此亦为黄蜀葵*A. manihot*。

4.《太乙仙制本草药性大全》：该书“黄蜀葵花”(图4)为示意图。长柄叶，先端3裂，花生叶腋，花较大，有长柄。此图虽然似乎有少许黄蜀葵的特点，但难以作为依凭。

5.《本草纲目》(金陵本)：该书“黄蜀葵”(图6)绘粗大的根，一茎直上，叶为阴刻，呈扇面状深裂。花大。此图叶形与实物差距太大，仅能知其示意为黄蜀葵。

6.《本草纲目》(钱本)：该书“黄蜀葵”(图7)叶形与花形均准确表现了黄蜀葵*A. manihot* 的特征。尤其是其叶缘具粗钝锯齿，花苞被长硬毛等皆予以表现，足证此图乃写生绘成。

7.《植物名实图考》：该书“黄蜀葵”(图11)为写生图，叶裂、大花均绘得十分生动，可知此植物为黄蜀葵*A. manihot* 。

8.《草木便方》：该书“黄葵花”(图12)叶为长椭圆形，茎纤细弯曲等均与黄蜀葵实物不合。故此图不能作为判断其基原的依据。

也许因为黄蜀葵是常见的观赏植物，故其写生图较其他植物为多。

【小结】

“黄蜀葵花”至北宋才进入本草，当时为疮家要药，但后世少用。本草有关其形态的描述非常准确，可知其基原为锦葵科植物黄蜀葵*Abelmoschus manihot*(Linn.) Medicus。《本草品汇精要》《本草蒙筌》《本草纲目》钱本、《植物名实图考》等书均有较准确的图形。

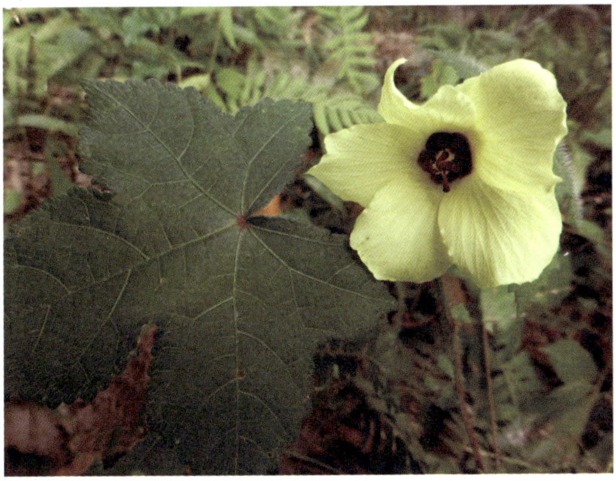

图 14　黄蜀葵 *Abelmoschus manihot*

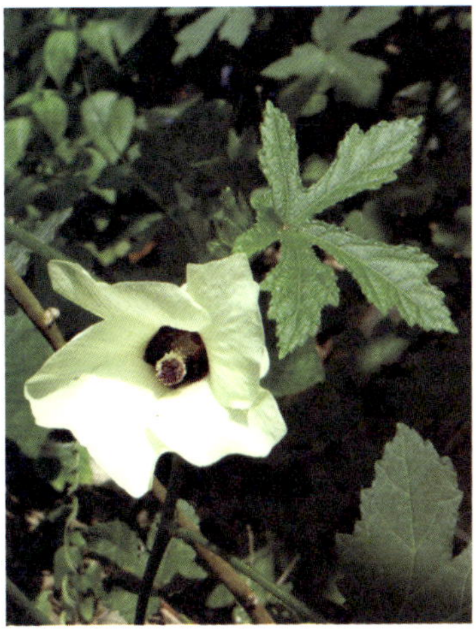

图 15　黄蜀葵的白花品种

16-14 龙葵

【品图】

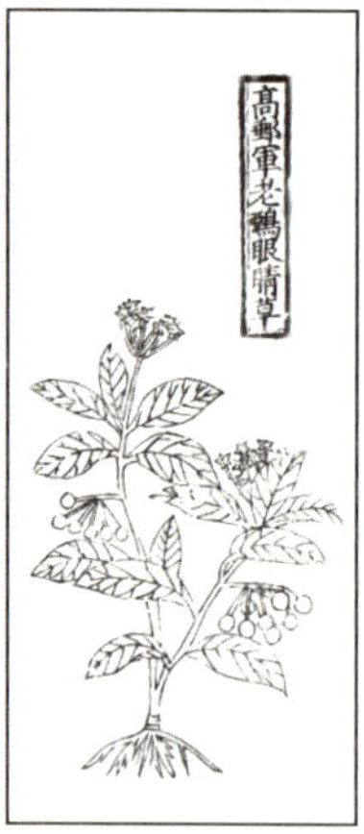

图1 图经（大）·高邮军老鸦眼睛草

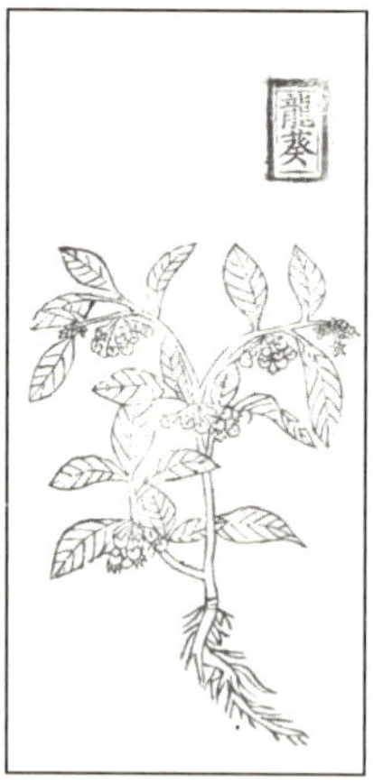

图2 图经（大）·龙葵

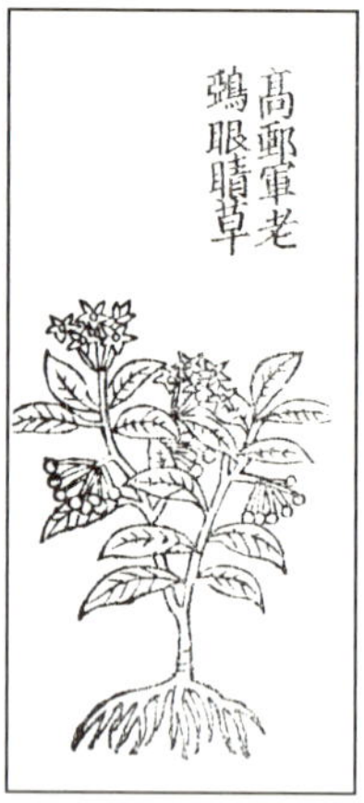

图3 图经（政）·高邮军老鸦眼睛草

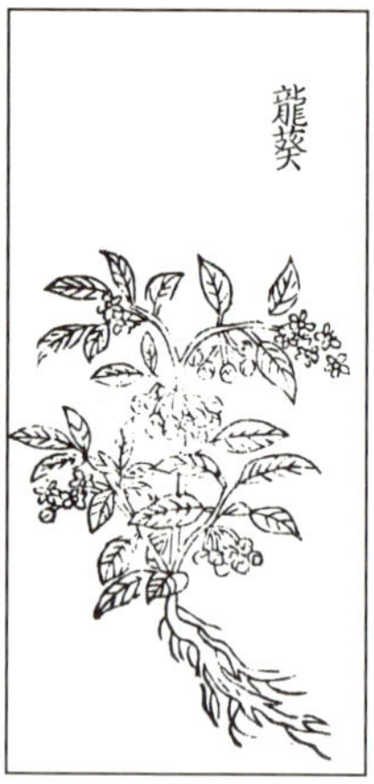

图4 图经（政）·龙葵

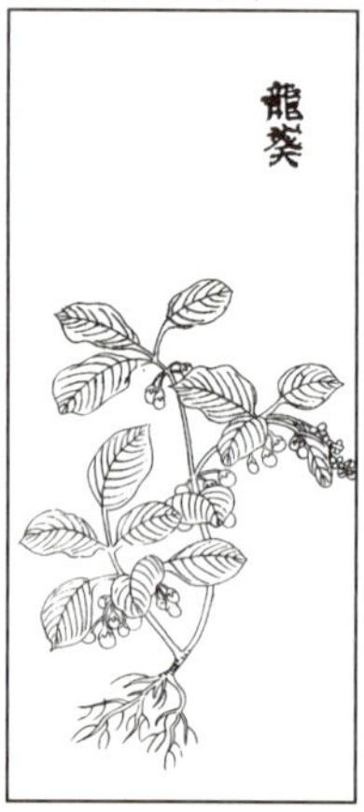

图5 图经（绍）·龙葵

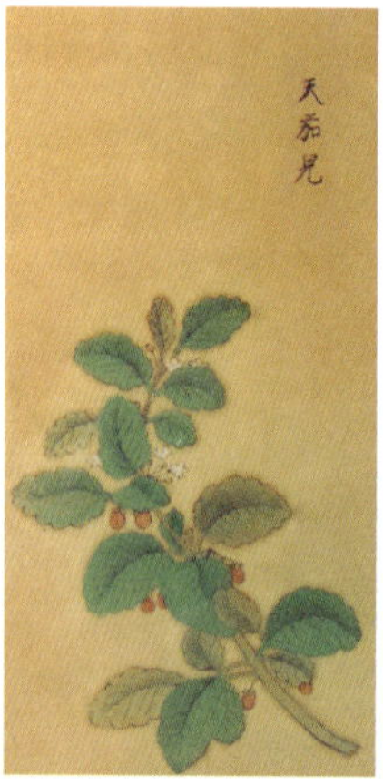

图6 履巉岩·天茄儿

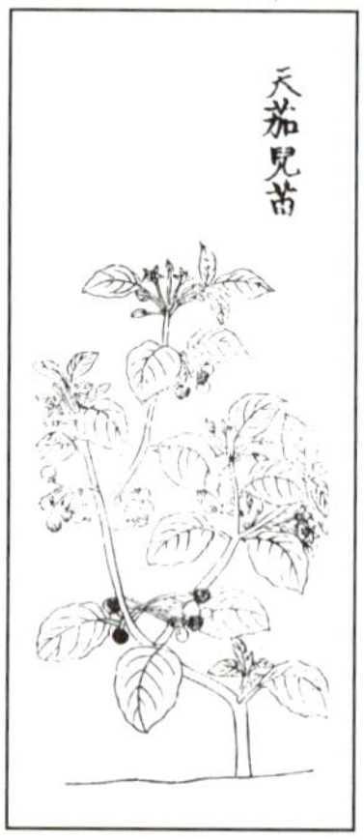

图7 救荒·天茄儿苗

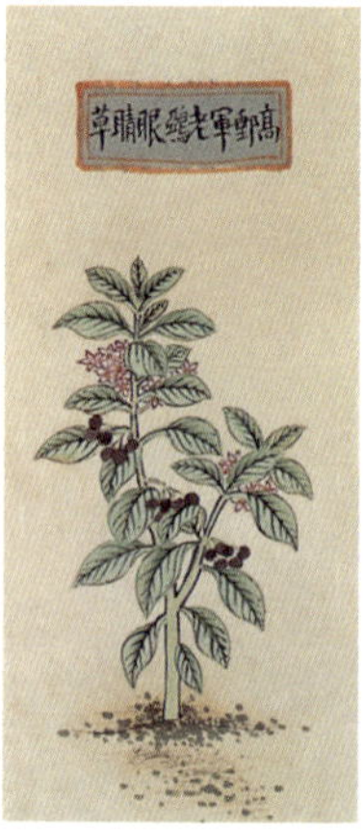

图8 品汇·高邮军老鸦眼睛草

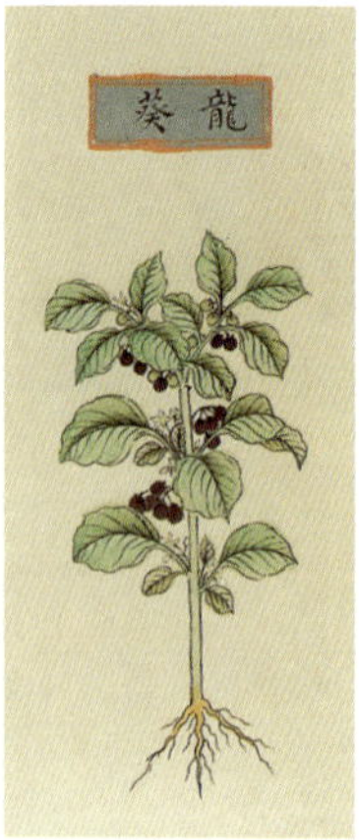

图9 品汇·龙葵

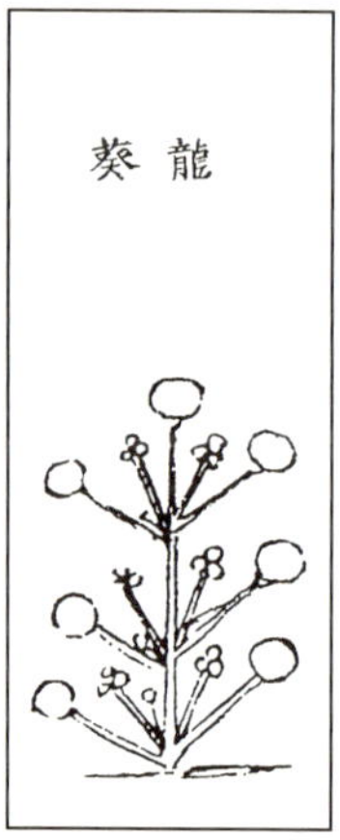

图10 太乙·龙葵

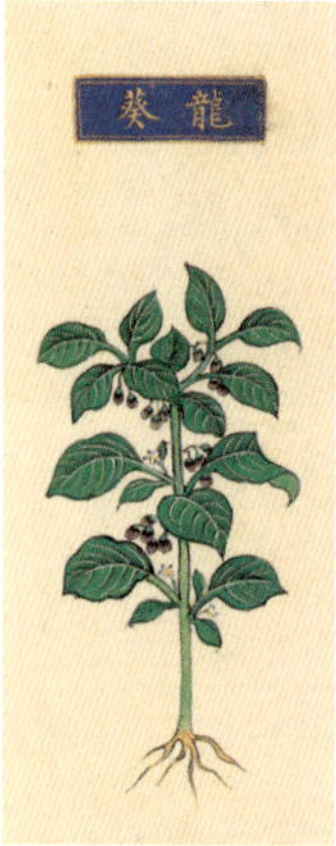

图11 雷公·龙葵

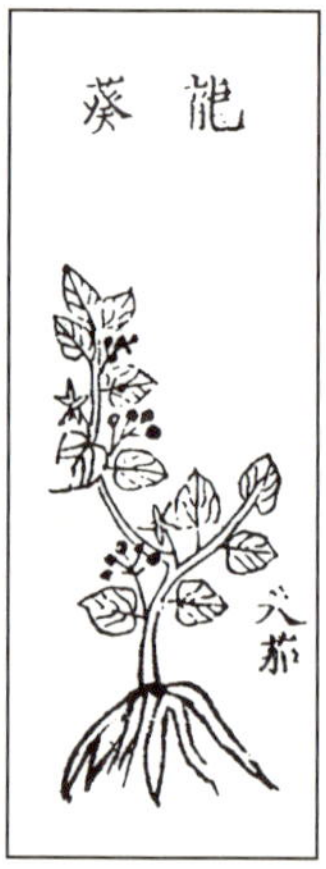

图12 纲目（金）·龙葵

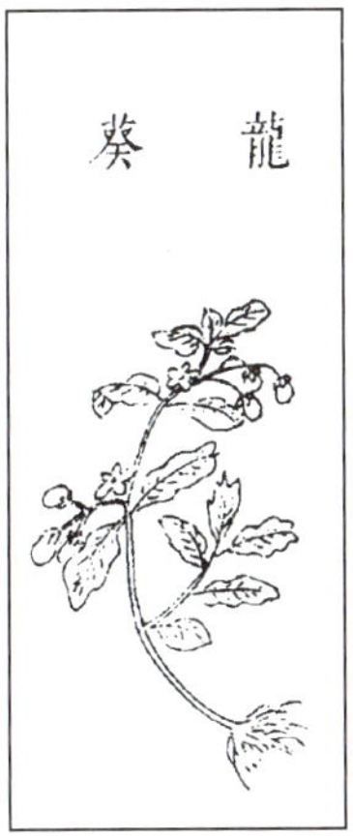

图 13　纲目(钱)·龙葵

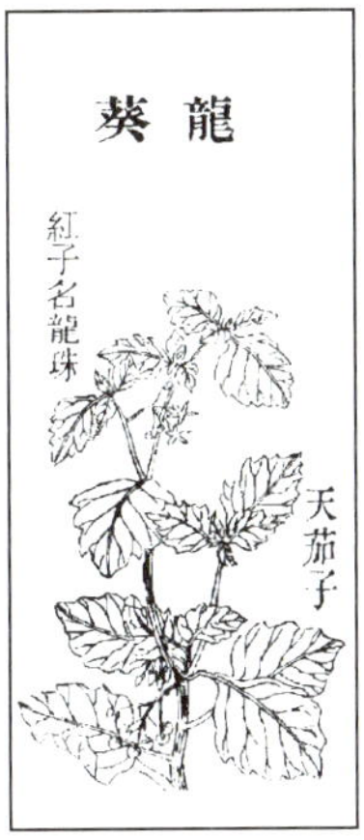

图 14　纲目(张)·龙葵

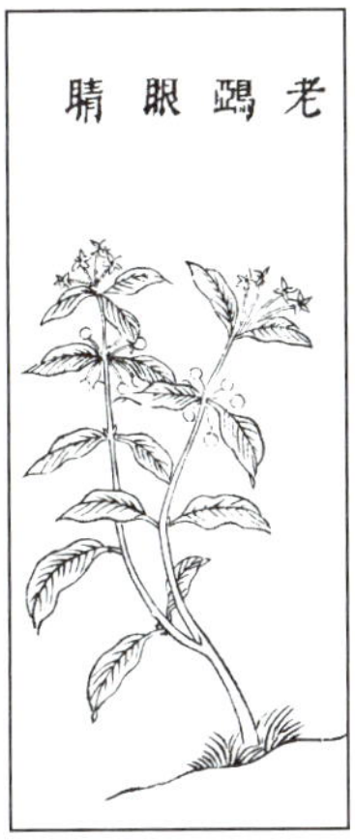

图 15　三才·老鸦眼睛

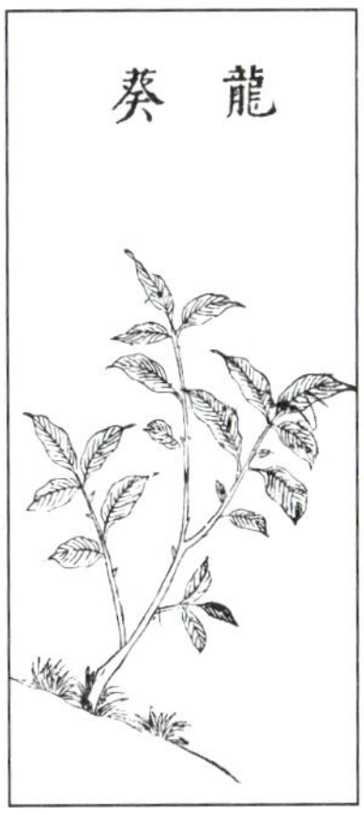

图 16　三才·龙葵

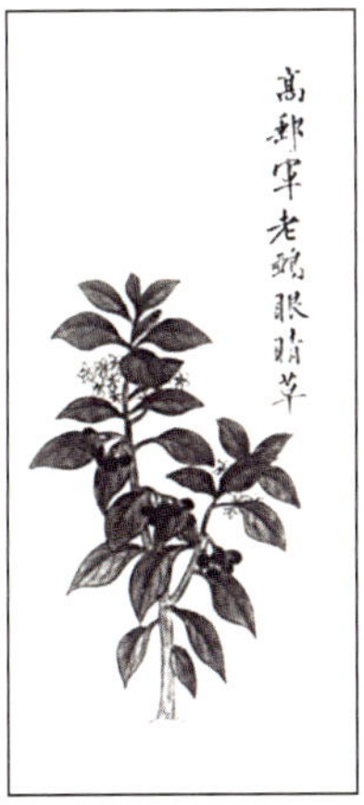

图 17　金石·高邮军老鸦眼睛草

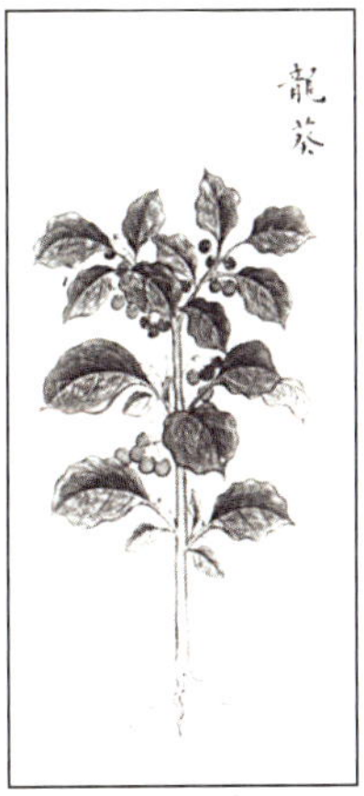

图 18　金石·龙葵

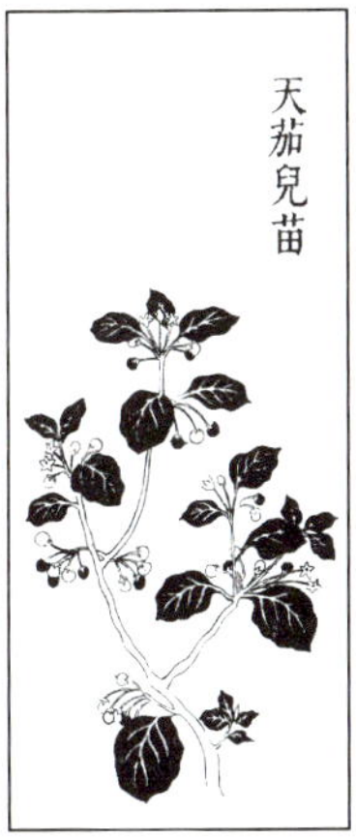

图 19　博录·天茄儿苗

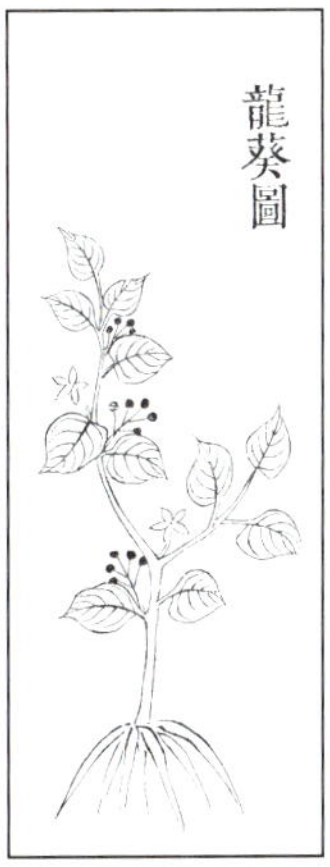

图 20　草木典·龙葵图

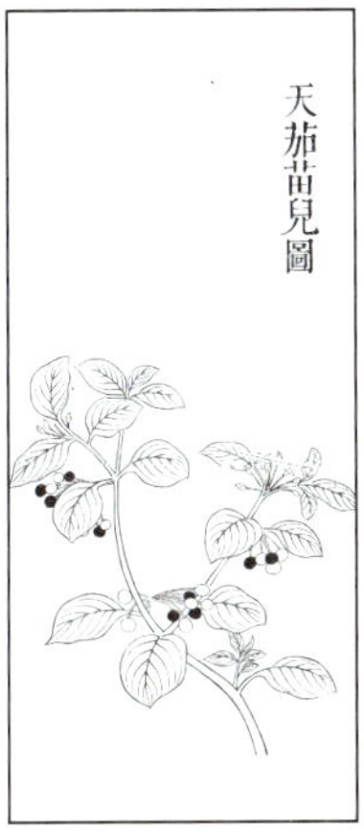

图 21　草木典·天茄苗儿图

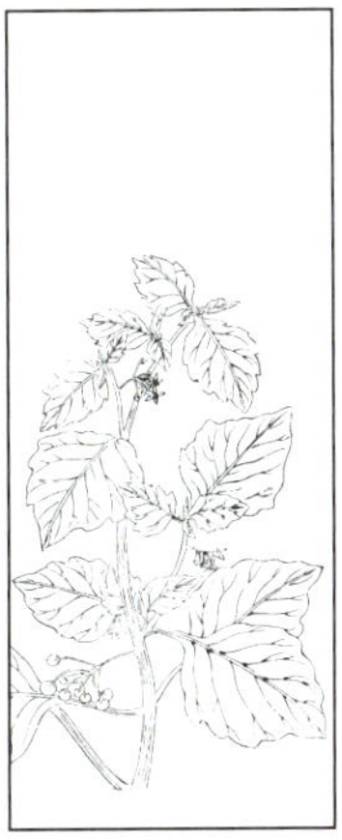

图 22　图考·龙葵

本品22图，取自16书，其中6幅彩图。有承继关系的图可分4个书类。

《本草图经》：该书2图，“高邮军老鸦眼睛草”“龙葵”图依次分别存于《大观》（图1、2）、《政和》（图3、4）、《绍兴》（图5）。此三传本药图基本一致。今以《政和》图3、图4为《图经》图的代表。

仿绘《图经》“高邮军老鸦眼睛草”（图3）的彩色图有《本草品汇精要》图8，大致将原图敷色重绘。此后《金石昆虫草木状》图17又仿绘《品汇》图8。

仿绘《图经》2图的墨线图有：《三才图会》"老鸦眼睛"（图15）仿绘时多加修润。"龙葵"（图16）则仅绘其叶，忽略其花果，但却添加土地背景。

《救荒本草》：该书"天茄儿苗"（图7）的仿绘者有《本草纲目》金陵本"龙葵"（图12），其图中注别名"天茄"。此后《野菜博录》图19仿《救荒》图7，但将叶片改为阴刻。《古今图书集成·草木典》有2图，其中"龙葵图"（图20）仿绘《纲目》金陵本图12，"天茄儿苗图"（图21）则仿绘《救荒》图7，不取地线。

《本草品汇精要》：该书"龙葵"（图9）的仿绘者有《补遗雷公炮制便览》图11、《金石昆虫草木状》图18。

《植物名实图考》：该书"龙葵"（图22）的仿绘图有《本草纲目》张本图14。该图有注"天茄子""红子名龙珠"。

以上22图中，除外14幅仿绘图，原创图尚有8幅（图3、4、6、7、9、10、13、22），详见下"鉴药"项。

【文录】

梁《本草经集注》（见《证类》卷27"苦菜"） 陶隐居云：益州乃有苦菜，正是苦蘵（音式）尔。

唐《唐本草》（同上）《唐本》注云：苦蘵乃龙葵尔。俗亦名苦菜，非荼也。

唐《唐本草》（见《证类》卷27"龙葵"）《唐本》注云：即关、河间谓之苦菜者，叶圆花白，子若牛李子，生青熟黑，但堪煮食，不任生啖。

宋《本草图经》（同上）《图经》曰：今近处亦稀，惟北方有之，北人谓之苦葵。叶圆似排风而无毛，花白，实若牛李子，生青熟黑，亦似排风子，但堪煮食，不任生啖。其实赤者名赤珠，服之变白令黑，不与葱、薤同食，根亦入药用。

宋《本草图经》（见《证类》卷30"老鸦眼睛草"） 生江湖间……叶如茄子叶，故名天茄子。或云即漆姑草也。漆姑即蜀羊泉，已见本经，人亦不能决识之。

明《救荒本草》卷上"天茄儿苗" 生田野中。苗高二尺许，茎有线楞，叶似姑娘草叶而大；又似和尚菜叶却小。开五瓣小白花，结子似野葡萄大，紫黑色。味甜。

明《本草纲目》卷16"龙葵" 【释名】水茄（《纲目》）、天泡草（《纲目》）、老鸦酸浆草（《纲目》）。【时珍曰】龙葵，言其性滑如葵也。苦以菜味名，茄以叶形名，天泡、老鸦眼睛皆以子形名也。与酸浆相类，故加老鸦以别之。五爪龙亦名老鸦眼睛草，败酱、苦苣并名苦菜，名同物异也。【集解】【时珍曰】龙葵、龙珠，一类二种也，皆处处有之。四月生苗，嫩时可食，柔滑。渐高二三尺，茎大如箸，似灯笼草而无毛，叶似茄叶而小。五月以后，开小白花，五出黄蕊。结子正圆，大如五味子，上有小蒂，数颗同缀，其味酸。中有细子，亦如茄子之子。但生青熟黑者为龙葵，生青熟赤者为龙珠，功用亦相仿佛，不甚辽远。苏颂《图经》"菜部"既注龙葵，复于“外类”重出“老鸦眼睛草”，盖不知其即一物也。又谓老鸦眼睛是蜀羊泉，误矣。蜀羊泉叶似菊，开紫花，子类枸杞，详见草部本条。杨慎《丹铅录》谓龙葵即吴葵，反指本草为误，引《素问》《千金》四月吴葵华为证，盖不知《千金方》言吴葵即蜀葵，已自明白矣。今并正之。

清《植物名实图考》卷14“龙葵” 龙葵，《唐本草》始著录。李时珍以为《图经》老鸦眼睛草。俚医亦曰天泡果，其赤者为龙珠，处处有之。

【鉴药】

“龙葵”首见于《唐本草》。李时珍释名曰：“龙葵，言其性滑如葵也。”亦是一家之言。李时珍指出苏颂《图经》“菜部”的“老鸦眼睛草”属重出，不知其与龙葵即一物。故并入“老鸦眼睛草”。《唐本草》载其“解劳少睡，去虚热肿。其子，疗丁肿。”后世医方时有用者，但用之不广。民间草药多用。

关于本品的形态，《唐本草》载“所在有之”。注云：“即关、河间谓之苦菜者，叶圆花白，子若牛李子，生青熟黑，但堪煮食，不任生啖。”宋《本草图经》在复述《唐本草》所言形态之后，云“其实赤者名赤珠”，此乃误论。实赤者是另种近似植物，非龙葵果实有黑有赤。

明代《救荒本草》“天茄儿苗”之文曰：“生田野中。苗高二尺许，茎有线楞……开五瓣小白花，结子似野葡萄大，紫黑色。味甜。”李时珍则曰：“处处有之。四月生苗，嫩时可食，柔滑。渐高二三尺，茎大如箸，似灯笼草而无毛，叶似茄叶而小。五月以后，开小白花，五出黄蕊。结子正圆，大如五味子，上有小蒂，数颗同缀，其味酸。中有细子，亦如茄子之子。但生青熟黑者为龙葵，生青熟赤者为龙珠，功用亦相仿佛，不甚辽远。”据此，龙葵即茄科茄属植物龙葵*Solanum nigrum* L.。时珍所言“生青熟赤者为龙珠”是另种植物（见下“龙珠”条）。

1.《本草图经》：该书“高邮军老鸦眼睛草”（图3）原在《本草图经·外类》，李时珍谓其乃龙葵之重出，故予以合并。高邮军即今江苏高邮。此图所示单叶、互生、全缘，花果腋生，果枝下垂等，均表明此即龙葵*S. nigrum*。“龙葵”（图4）与“高邮军老鸦眼睛草”（图3）植物形态全同，仅图形结构有别，可见是同种植物龙葵*S. nigrum*。

2.《履巉岩本草》：该书“天茄儿”（图6）为写生彩绘。仅绘一茎枝，叶形及花果着生的位置均与龙葵相似。但本图显示果实为红色，则当为茄科龙珠属植物龙珠*Tubocapsicum anomalum*（Franch. et Sav.）Makino。

3.《救荒本草》：该书“天茄儿苗”（图7）绘一植株地上部分。此为写生图，较好地表现了龙葵的叶、花、果（果用黑色，突出其果实黑色）。故此植物当为龙葵*S. nigrum*。

4.《本草品汇精要》：该书“龙葵”（图9）为新绘彩图。此图的叶形、花白、实黑及着生部位均表明此植物乃龙葵*S. nigrum*。

5.《太乙仙制本草药性大全》：该书“龙葵”（图10）乃该书惯常使用的图案式示意法：圆叶、长柄、对生。花或果着生于叶腋，亦具长柄。其示意此为龙葵，确实有若干相似处，但整体看来还不能作为判定为龙葵*S. nigrum*的依据。

6.《本草纲目》（钱本）：该书“龙葵”（图13）与金陵本大不一样。其叶互生，叶腋生花果，果实下垂。故此图虽简，尚能示意此图表现的是龙葵*S. nigrum*。

7.《植物名实图考》：该书“龙葵”（图22）为写生图，其茎有细棱，叶卵形，互生，边缘有波状粗齿，花序腋外生等，均表明此即龙葵*S. nigrum*。

【小结】

“龙葵”为《唐本草》著录。民间草药多用。据本草所载形态描述，本品乃茄 科植物龙葵*Solanum nigrum* L.。《本草图经》《救荒本草》《本草品汇精要》《植物名实图考》等书均有写实的插图。其中《履巉岩本草》所绘乃茄科植物龙珠*Tubocapsicum anomalum*（Franch. et Sav.）Makino的图。

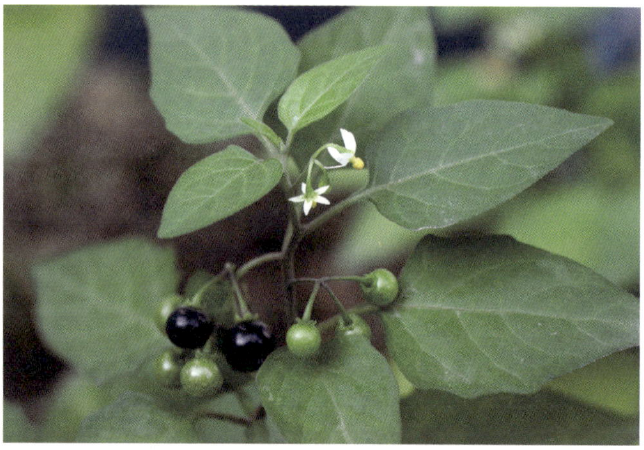

图 23　龙葵 *Solanum nigrum*

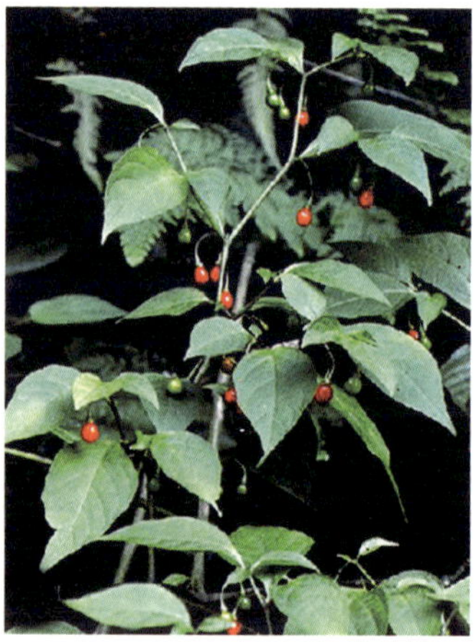

图 24　龙珠 *Tubocapsicum anomalum*

16-15　酸浆

【品图】

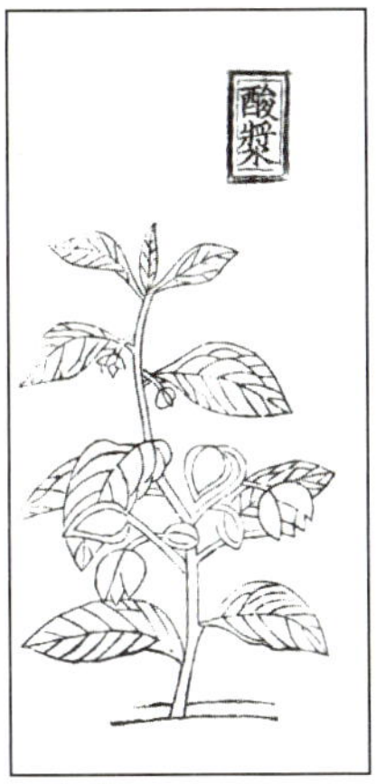

图 1　图经（大）·酸浆

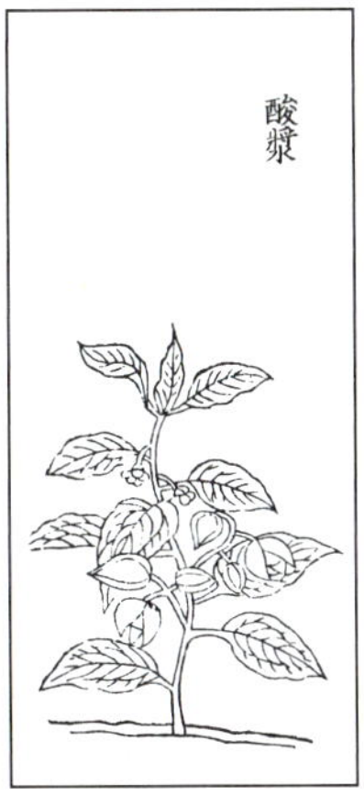

图 2　图经（政）·酸浆

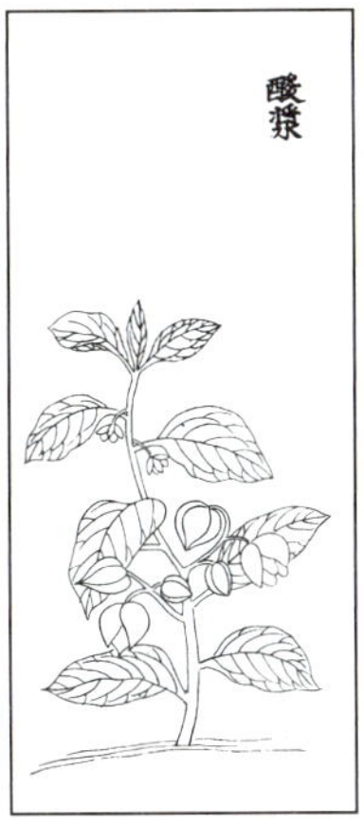

图 3　图经（绍）·酸浆

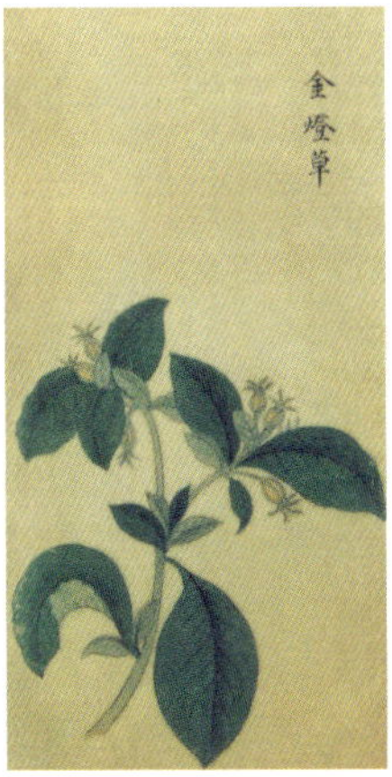

图 4　履巉岩·金灯草

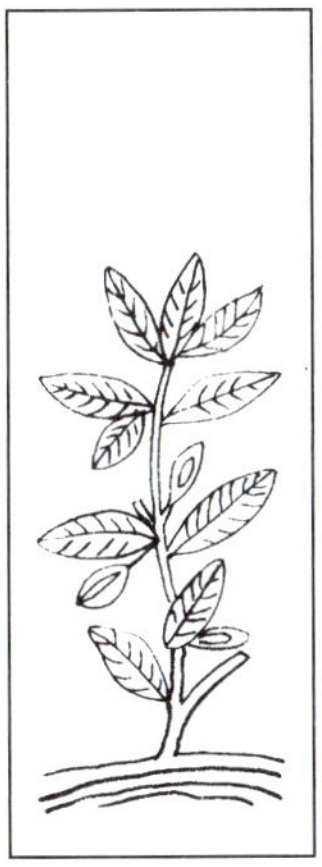

图 5　歌括·酸浆

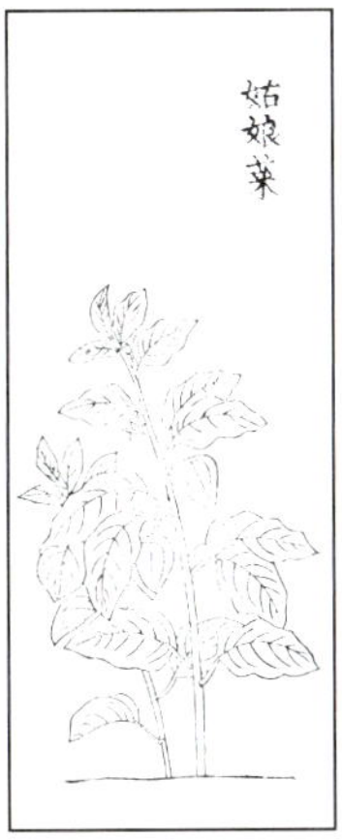

图 6　救荒·姑娘菜

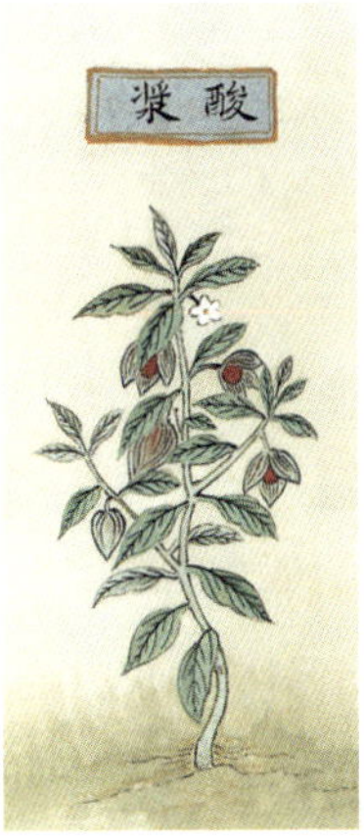

图 7　品汇·酸浆

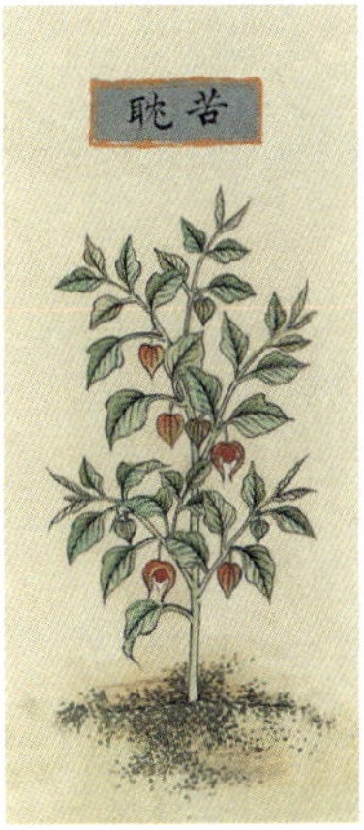

图 8　品汇·苦耽

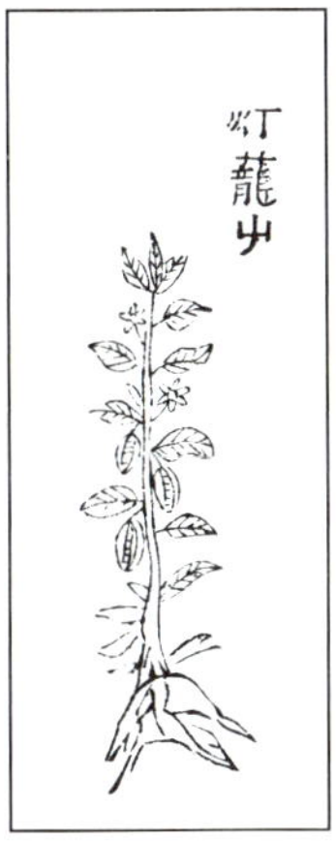

图 9　蒙筌·灯笼草

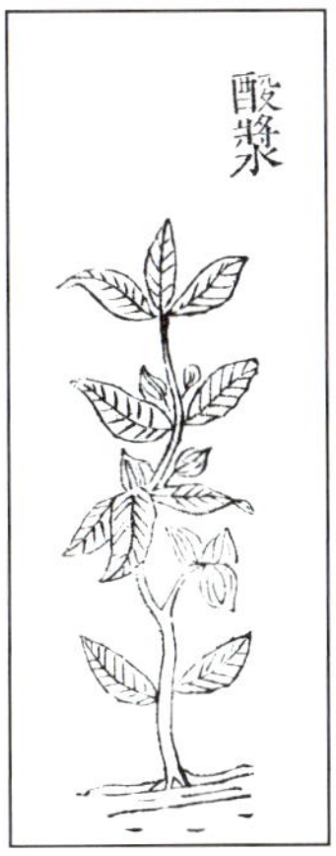

图 10　蒙筌·酸浆

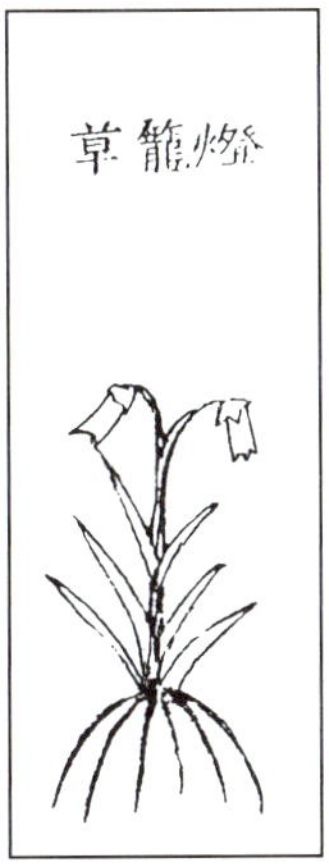

图 11　太乙·灯笼草

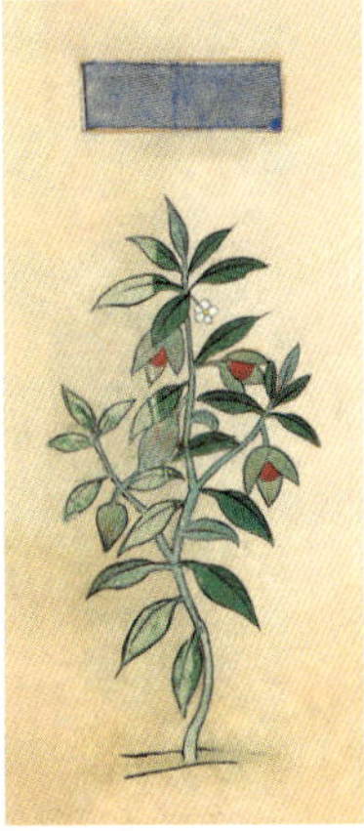

图 12　雷公·酸浆

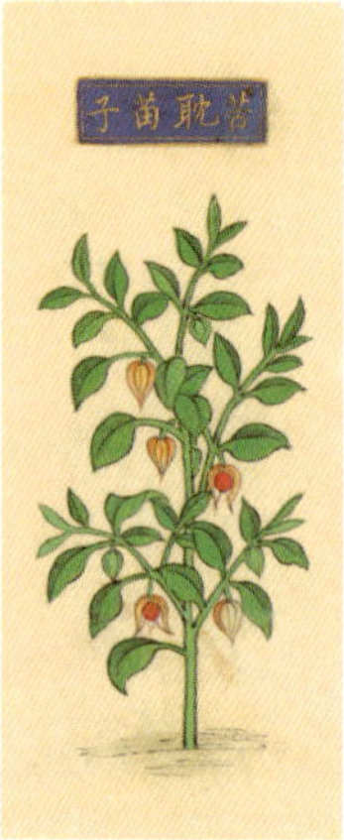

图 13 雷公·苦耽苗子

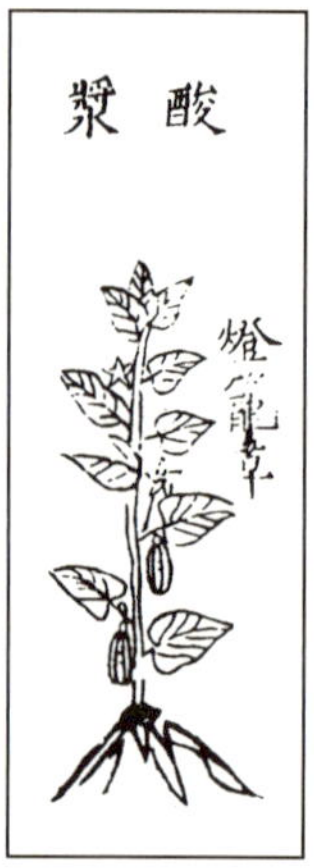

图 14 纲目(金)·酸浆

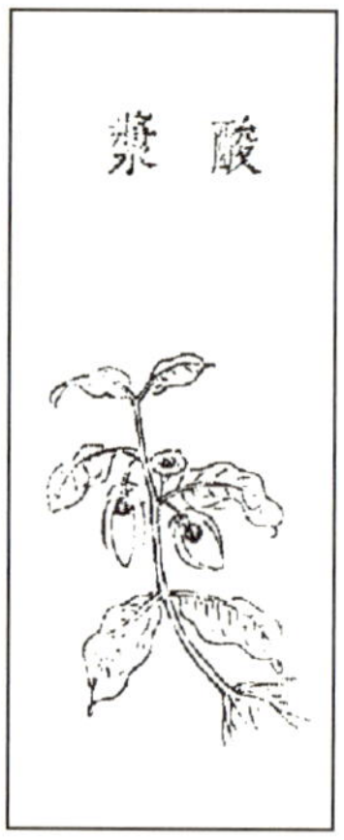

图 15 纲目(钱)·酸浆

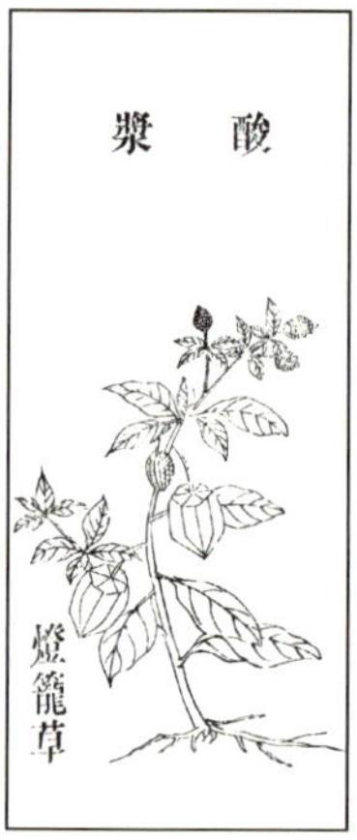

图 16 纲目(张)·酸浆

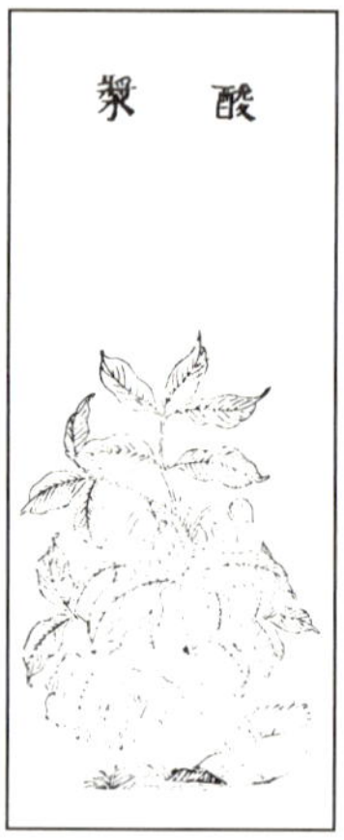

图 17 三才·酸浆

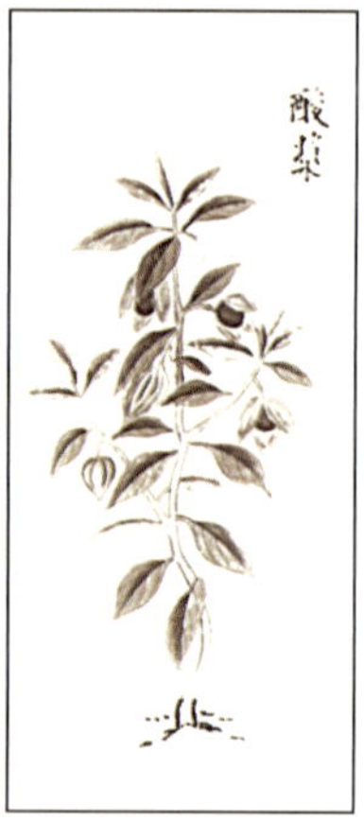

图 18 金石·酸浆

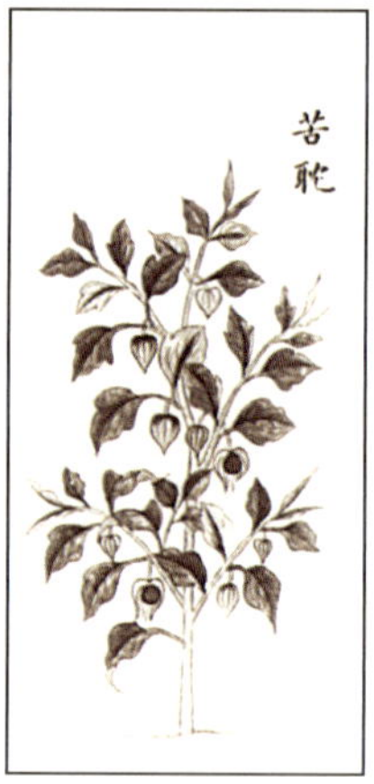

图 19 金石·苦耽

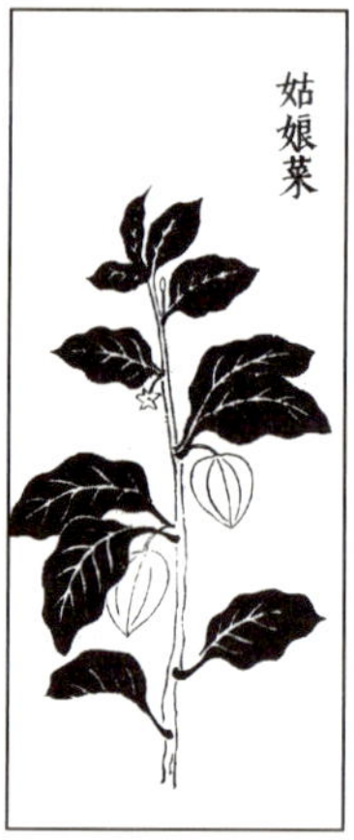

图 20 博录·姑娘菜

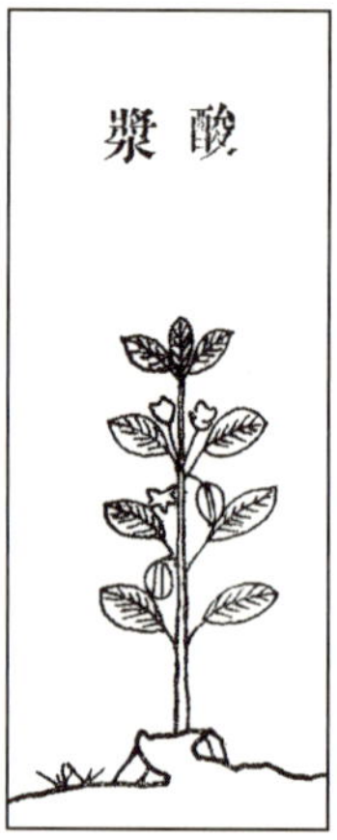

图 21 野谱补·酸浆

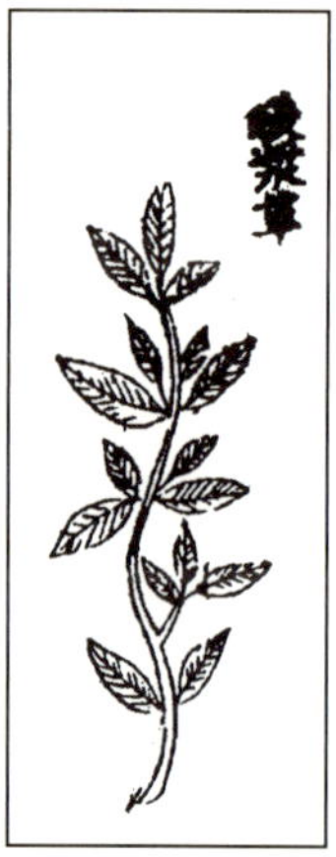
图 22 汇言·酸浆草

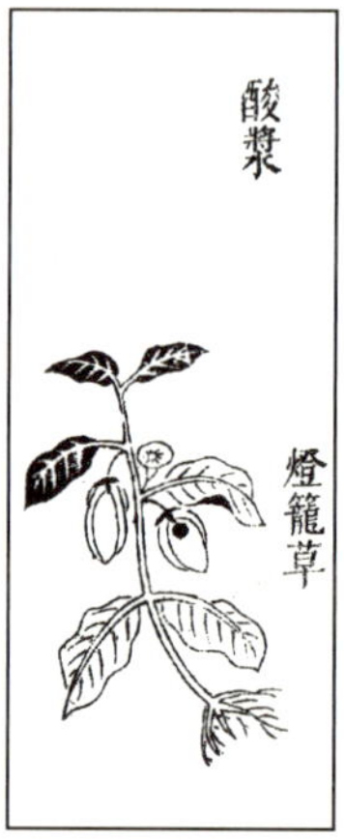

图 23 本草汇·酸浆

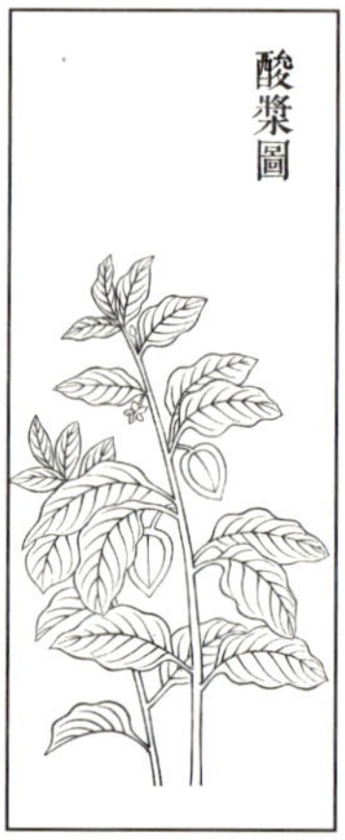

图 24 草木典·酸浆图

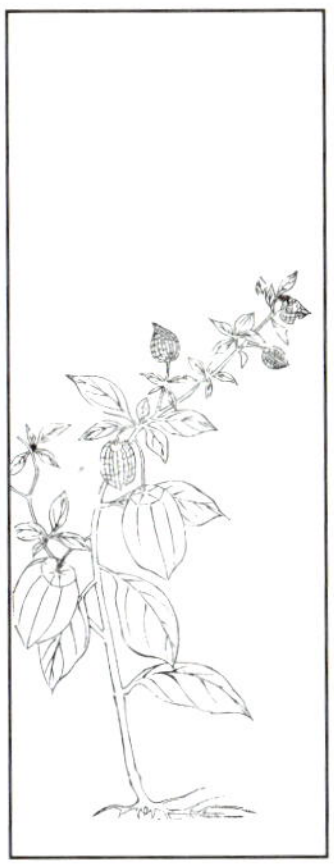

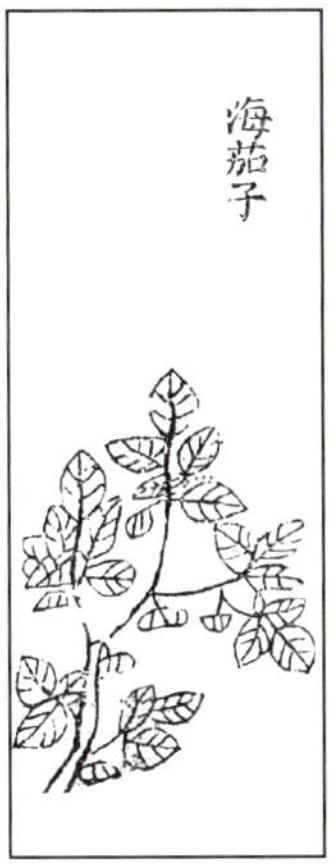

图 25　图考 · 酸浆　　图 26　使方 · 海茄子

本品26图，取自22书，其中7幅彩图。有承继关系的图可分4个书类。

《本草图经》：该书的“酸浆”图依次分别存于《大观》（图1）、《政和》（图2）、《绍兴》（图3）。此三传本药图基本一致。今以《政和》图2为《图经》图的代表。

仿绘该图的彩色图有：《本草品汇精要》“酸浆”（图7），该图将花敷以白色，果实红色。从其对膜质灯笼状宿存花萼的处理，可知画士曾参照实物绘图。此后《补遗雷公炮制便览》图12、《金石昆虫草木状》图18又仿绘《品汇》图7。

仿绘该图的墨线图有：《本草歌括》图5，仿绘过于简略，未能表现果实的原貌。《本草蒙筌》图10亦然，图中甚至很难看出果实的模样。如此拙劣的仿绘图，居然被《本草汇言》“酸浆草”（图22）再次仿绘。《本草纲目》金陵本“酸浆”（图14）有注文“灯笼草”。该图仿绘时增添根部，灯笼状的宿萼被绘成悬瓜状。仿绘金陵本图14的有《救荒野谱补遗》图21，该图将根部换成土地背景。《本草纲目》钱本图15兼参金陵本图14及《图经》图2，予以改绘。构图仿图14，果实仿图2。钱本图15的仿绘者有《本草汇》图23，图中亦注“灯笼草”。《三才图会》图17仿绘《图经》图2时再加修润，增添土地背景。

《救荒本草》：该书“姑娘菜”（图6）的仿绘者有《野菜博录》图20（叶片阴刻）、《古今图书集成 · 草木典》“酸浆图”（图24）。

《本草品汇精要》：该书“苦耽”（图8）为新绘彩图。其仿绘者有《补遗雷公炮制便览》图13、《金石昆虫草木状》图19。

《植物名实图考》：该书“酸浆”（图25）的仿绘者为《本草纲目》张本图16（图中注曰“灯笼草”）。

以上26图中，除外18幅仿绘图，原创图尚有8幅（图2、4、6、8、9、11、25、26），详见下“鉴药”项。

【文录】

《本经》《别录》见《证类》卷8“酸浆” **一名醋浆。**生荆楚川泽及人家田园中。五月采，阴干。

梁《本草经集注》（同上） 陶隐居云：处处人家多有。叶亦可食，子作房，房中有子，如梅李大，皆黄赤色。小儿食之能除热，亦主黄病，多效。

宋《本草图经》（同上）《图经》曰……《尔雅》所谓葴（音针），寒浆。郭璞注云：今酸浆草，江东人呼为苦葴是也。

唐《本草拾遗》（见《证类》卷27“苦菜”） 陈藏器云：苦蘵……人亦呼为小苦耽。崔豹《古今注》云：苦蘵，一名蘵子，有实，形如皮弁子，圆如珠。

后蜀《蜀本草》（见《证类》卷7“五种唐本馀·灯笼草”） 所在有之。八月采。枝干高三四尺，有花红色，状若灯笼，内有子，红色可爱。根、茎、花、实并入药使。

宋《嘉祐本草》（见《证类》卷27“苦耽”） ……生故墟垣堑间，高二三尺，子作角，如撮口袋，中有子如珠，熟则赤色。人有骨蒸多服之。关中人谓之洛神珠，一名王母珠，一名皮弁草。又有一种小者，名苦蘵。

宋《本草衍义》卷9“酸浆” 今天下皆有之。苗如天茄子，开小白花，结青壳，熟则深红，壳中子大如樱，亦红色。樱中腹有细子，如落苏之子，食之有青草气。此即苦耽也。今《图经》又立苦耽条，显然重复。本经无苦耽。

明《救荒本草》卷上“姑娘菜” 俗名灯笼儿，又名挂金灯，本草名酸浆，一名醋浆。生荆楚川泽及人家田园中，今处处有之。苗高一尺余，苗似水莨而小，叶似天茄儿叶窄小，又似人苋叶，颇大而尖，开白花，结房如囊，似野西瓜蒴，形如撮口布袋，又类灯笼样，囊中有实，如樱桃大，赤黄色。味酸，性平、寒，无毒。叶味微苦。别条又有一种三叶酸浆草，与此不同，治证亦别。

明《本草蒙筌》卷3“酸浆实” 园圃田阪，处处有生。春开白花，旋结青壳。子藏壳内，大若樱珠。临熟尽变深红，五月堪取啖食。**/卷3“灯笼草”** 在处俱有，八月采收。花实根茎，并堪入药。苗高三四尺许，花红而类灯笼，故此为名。

明《本草纲目》卷16“酸浆”【释名】天泡草（《纲目》）。【时珍曰】酸浆，以子之味名也。苦葴、苦耽，以苗之味名也。灯笼、皮弁，以角之形名也。王母、洛神珠，以子之形名也。按杨慎《卮言》云：本草灯笼草、苦耽、酸浆，皆一物也。修本草者非一时一人，故重复耳。燕京野果名红姑娘，外垂绛囊，中含赤子如珠，酸甘可食，盈盈绕砌，与翠草同芳，亦自可爱。盖姑娘乃瓜囊之讹，古者瓜、姑同音，娘、囊之音亦相近耳。此说得之，故今以《本经·酸浆》、《唐本草·灯笼草》、宋《嘉祐本草·苦耽》，俱并为一焉。【集解】【时珍曰】龙葵、酸浆，一类二种也。酸浆、苦蘵一种二物也。但大者为酸浆，小者为苦蘵，以此为别。败酱亦名苦蘵，与此不同。其龙葵、酸浆苗叶一样，但龙葵茎光无毛，五月入秋开小白花，五出黄蕊，结子无壳，累累数颗同枝，子有蒂盖，生青熟紫黑。其酸浆同时开小花黄白色，紫心白蕊，其花如杯状，无瓣，但有五尖，结一铃壳，凡五棱，一枝一颗，下悬如灯笼之状，壳中一子，状如龙葵子，生青熟赤。以此分别，便自明白。按《庚辛玉册》云：灯笼草四方皆有，惟川、陕者最大。叶似龙葵，嫩时可食。四五月开花结实，有四叶盛之如灯笼，河北呼为酸浆。据此及杨慎之说，则灯笼、酸浆之为一物，尤可证矣。唐慎微以三叶酸草附于酸浆之后，盖不知其名同物异也。其草见草之八“酢浆”下。

清《植物名实图考》卷11“酸浆” 滇产高不及丈，而叶肥绿有圭棱，异于北地。俗呼九古牛，亦红姑娘之讹也。又有一种微矮小，即苦耽。其根横长蔓延，数十茎丛茁，花如盏而五角，色白，与《蜀本草》王不留行同，但彼经秋子绿不红，以此为别。

【鉴药】

“酸浆”首见于《本经》。李时珍据明·杨慎的考证，谓“本草灯笼草、苦耽、酸浆，皆一物也……故今以《本经·酸浆》、《唐本草[1]·灯笼草》、宋《嘉祐本草·苦耽》，俱并为一焉”。时珍又释其名曰：“酸浆，以子之味名也。苦葴、苦耽，以苗之味名也。灯笼、皮弁，以角之形名也。王母、洛神珠，以子之形名也。”《本经》虽载其有“主热烦满，定志，益气，利水道。产难”等功效，但医方稀用。民间多食其果。

关于本品形态，苗叶与龙葵相似，最突出的特点是其果实形状。其果实被宿存的膜质花萼包着，状如灯笼里包着一颗红果。所以有灯笼草之名。古本草用不同的方式来表述酸浆的这一特征。例如梁·陶弘景云：“子作房，房中有子，如梅李大，皆黄赤色。”《唐本馀》(即《蜀本草》)云：“高二三尺，子作角，如撮口袋，中有子如珠，熟则赤色。”宋·寇宗奭云：“苗如天茄子，开小白花，结青壳，熟则深红，壳中子大如樱，亦红色。樱中腹有细子，如落苏之子，食之有青草气。此即苦耽也。”明《救荒本草》云：“苗高一尺余，苗似水莨而小，叶似天茄儿叶窄小，又似人苋叶，颇大而尖，开白花，结房如囊，似野西瓜蒴，形如撮口布袋，又类灯笼样，囊中有实，如樱桃大，赤黄色。味酸。”明《本草蒙筌》曰：“春开白花，旋结青壳。子藏壳内，大若樱珠。临熟尽变深红，五月堪取啖食。”

对龙葵与酸浆辨析最清楚的是李时珍《本草纲目》(详见上“文录”)。时珍对酸浆的介绍是：“其酸浆同时开小花黄白色，紫心白蕊，其花如杯状，无瓣，但有五尖，结一铃壳，凡五棱，一枝一颗，下悬如灯笼之状，壳中一子，状如龙葵子，生青熟赤。”据以上诸家的描述，本品即茄科酸浆属植物酸浆*Physalis alkekengi* L.。结合历代本草的插图，更能了解酸浆的原植物形态。

1.《本草图经》：该书“酸浆”(图2)是在小空间绘制酸浆全株。除单叶互生，花生叶腋等特征外，突出了其果实的灯笼状。其原植物即酸浆*P. alkekengi* L.。

2.《履巉岩本草》：该书“金灯草”(图4)其叶形类似酸浆，果实生于叶腋，但外形却像栀子。栀子为茜草科植物，叶对生，与此图不同。疑作者将酸浆宿存增大的花萼(具5楞角)误绘成栀子状。

3.《救荒本草》：该书“姑娘草”(图6)的文字描述(见上“文录”)及图形均表明此植物为酸浆*P. alkekengi* L.，右株绘有两个灯笼状的果实。

1　唐本草：此在《证类本草》卷7原作“五种唐本馀”。“唐本馀”实为《蜀本草》，时珍误作《唐本草》。

4.《本草品汇精要》：该书“苦耽”（图8）为新绘彩图。其叶形均同酸浆，尤其是单独生于叶腋的灯笼状的果实，证明此即酸浆*P. alkekengi* L.。

5.《本草蒙筌》：该书“灯笼草”（图9）为新绘图。该书已有酸浆及图（仿绘《图经》），又另出“灯笼草”一药，云“苗高三四尺许，花红而类灯笼”。所述与其图相似，花、果均见于叶腋。此亦为酸浆*P. alkekengi* L.。

6.《太乙仙制本草药性大全》：该书“灯笼草”（图11）绘一单子叶植物，叶剑形，二列式排列，顶端生两朵下垂的管状花，不明其植物来源。考其文字，乃抄自《本草蒙筌》“灯笼草”，却不取其图，另绘此误图。

7.《植物名实图考》：该书“酸浆”（图25）为写生图，其中对“灯笼”的描绘尤其细致，可知其原植物即酸浆*P. alkekengi* L.。

8.《草木便方》：该书“海茄子”（图26）绘一植物的上半部分，茎不直立，有分枝，叶很难分出是单叶抑或复叶。叶腋间有下垂的果样物，不似灯笼。《草木便方》的整理者鉴定为茄科植物酸浆的变种挂金灯*Physalis alkekengi* L.var. *franchetii*（Mast.）Makino。[1]姑从其说。

【小结】

“酸浆”为见于《本经》的早期药物之一。后世重出的“灯笼草”“苦耽”与其皆为一物。故《本草纲目》将三物并为一条。后世医方稀用。其果实外有灯笼状的宿存花萼包拢，成为本品最显著的特点。此即今茄科植物酸浆*Physalis alkekengi* L.及其变种。多数药图都能表现这一特点，其中《救荒本草》《本草品汇精要》《植物名实图考》的插图最佳。

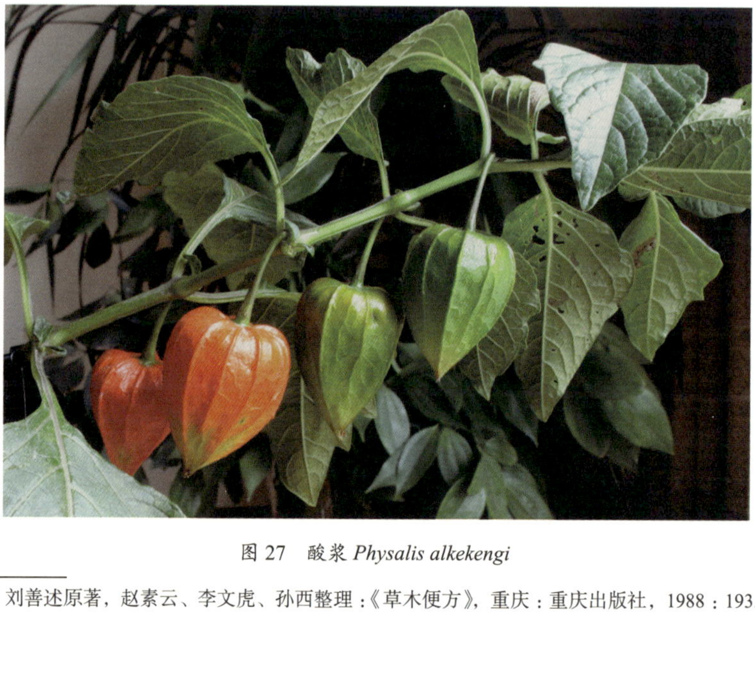

图 27　酸浆 *Physalis alkekengi*

1　［清］刘善述原著，赵素云、李文虎、孙西整理：《草木便方》，重庆：重庆出版社，1988：193.

16-16　蜀羊泉

【品图】

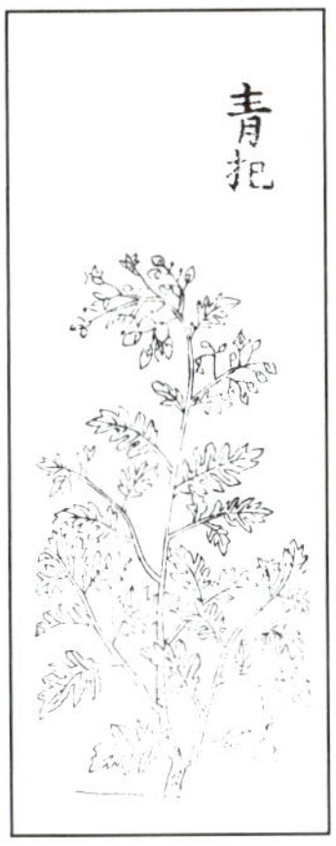

图 1　救荒・青杞

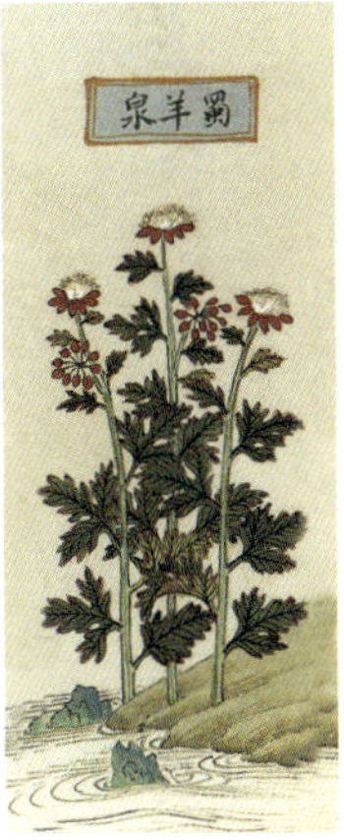

图 2　品汇・蜀羊泉

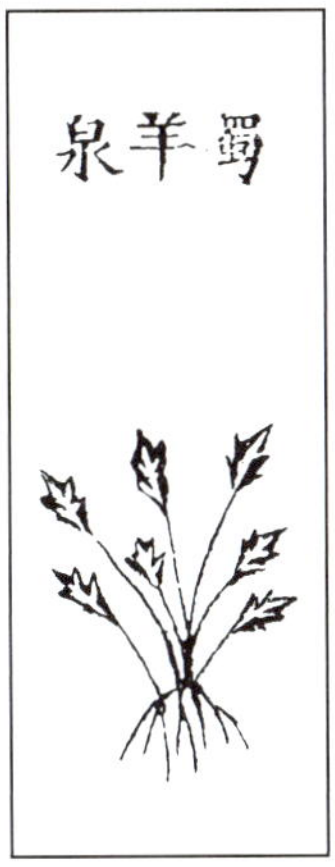

图 3　太乙・蜀羊泉

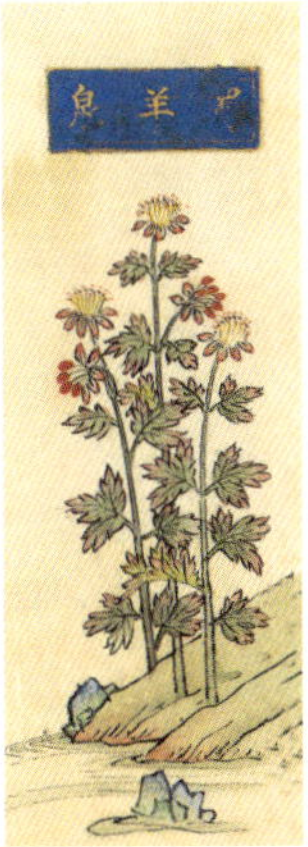
图 4　雷公・蜀羊泉

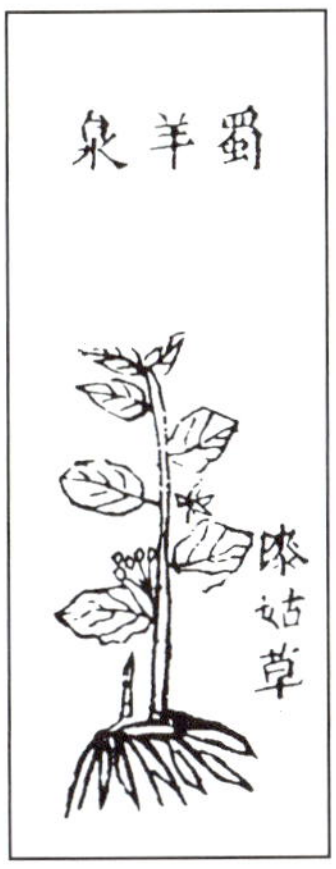

图 5　纲目（金）・蜀羊泉

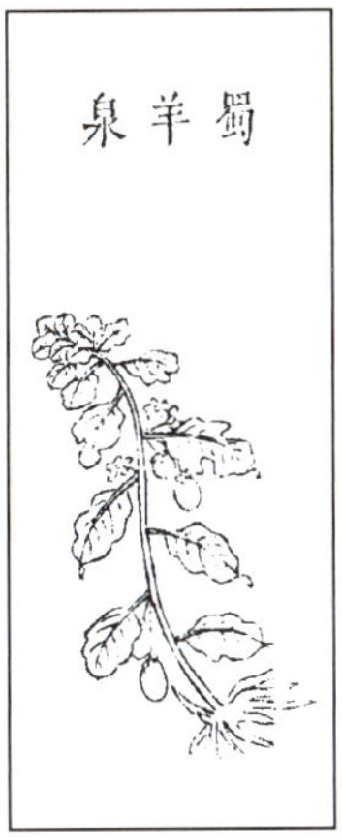

图 6　纲目（钱）・蜀羊泉

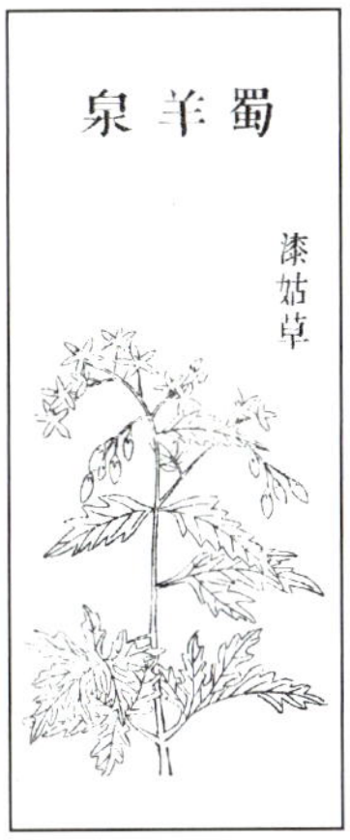

图 7　纲目（张）・蜀羊泉

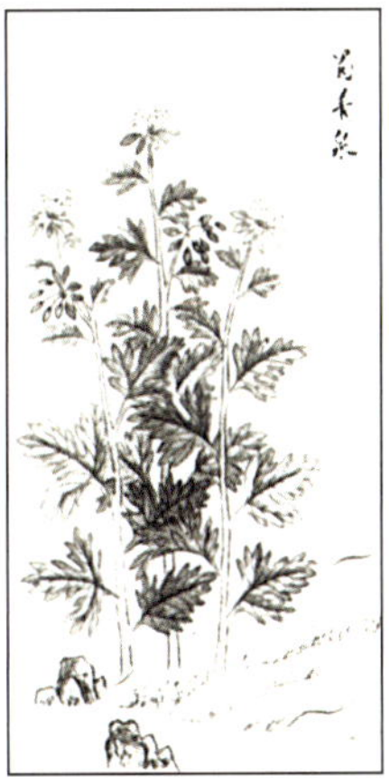
图 8　金石・蜀羊泉

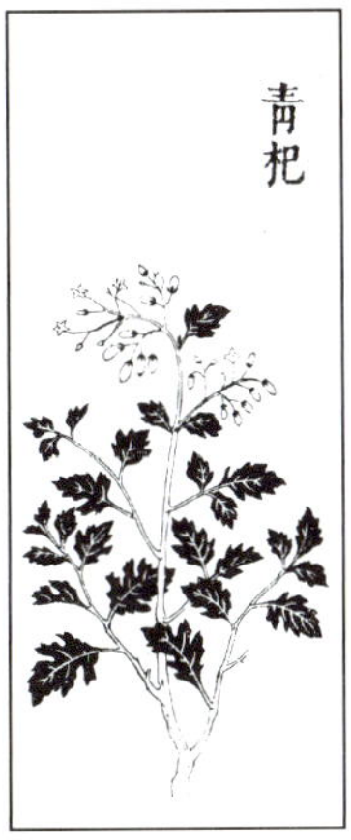

图 9　博录・青杞

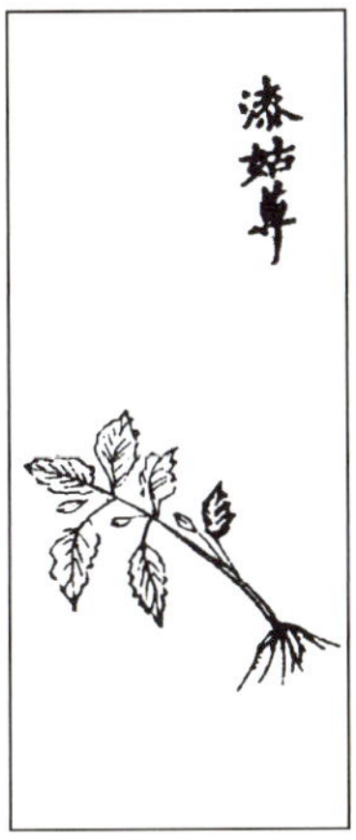

图 10　汇言・漆姑草

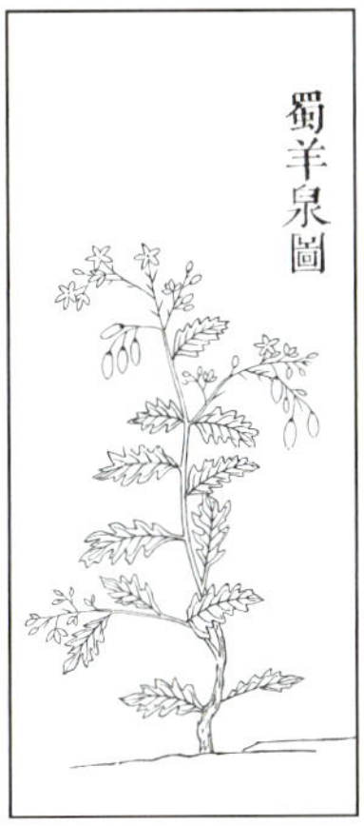

图 11　草木典・蜀羊泉图

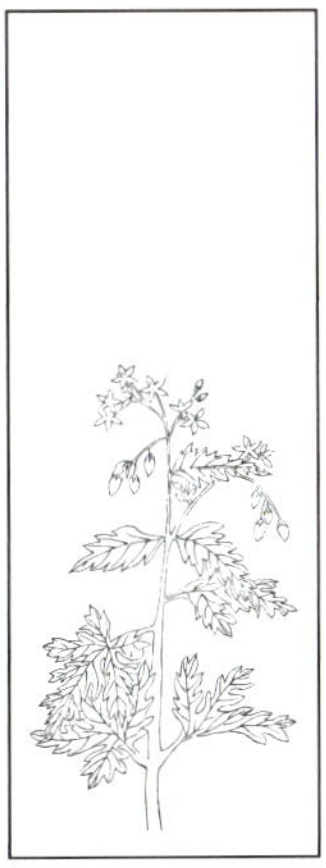
图 12　图考・蜀羊泉

本品12图，取自12书，其中3幅彩图。有承继关系的图可分3个书类。

《救荒本草》：该书“青杞”（图1）的仿绘图有《野菜博录》图9，该图将叶片阴刻。《古今图书集成·草木典》“蜀羊泉图”（图11）也是仿绘《救荒》图1。《植物名实图考》“蜀羊泉”（图12）又仿绘《草木典》图11。《本草纲目》张本“蜀羊泉”（图7）又仿绘《图考》图12。

《本草品汇精要》：该书“蜀羊泉”（图2）的仿绘图有《补遗雷公炮制便览》图4、《金石昆虫草木状》图8。

《本草纲目》（金陵本）：该书“蜀羊泉”（图5）的仿绘图有《本草汇言》“漆姑草”（图10），该图取图5附注药名“漆姑草”为图名，仿绘时亦有修饰之处。

以上12图中，除外7幅仿绘图，原创图尚有5幅（图1、2、3、5、6），详见下“鉴药”项。

【文录】

《别录》（见《证类》卷9“蜀羊泉”） 一名羊泉，一名羊饴。生蜀郡川谷。

梁《本草经集注》（同上） 陶隐居云：方药亦不复用，彼土人时有采识者。

唐《唐本草》（同上）《唐本》注云：此草俗名漆姑。叶似菊，花紫色，子类枸杞子，根如远志，无心有糁。苗主小儿惊，兼疗漆疮，生毛发，所在平泽皆有之。

宋《开宝本草》（同上） 今处处有，生阴湿地，三月、四月采苗、叶，阴干之。

唐《本草拾遗》见《证类》卷11“一十一种陈藏器馀·漆姑草” 杉木注陶云：叶细细，多生石间。按漆姑草如鼠迹大，生阶墀间阴处，气辛烈。主漆疮，挪碎傅之，热更易。亦主溪毒疮。苏云：此蜀羊泉，羊泉是大草，非细者，乃同名耳。

宋《本草图经》（见《证类》卷30“老鸦眼睛草”） ……或云即漆姑草也。漆姑即蜀羊泉，已见《本经》，人亦不能决识之。

明《救荒本草》卷上“青杞” 本草名蜀羊泉，一名羡泉、一名羊饴，俗名漆姑。生蜀郡山谷，及所在平泽皆有之，今祥符县西田野中亦有。苗高二尺余，叶似菊叶稍长，花开紫色，子类枸杞子，生青熟红，根如远志，无心有糁（疏锦切）。

明《本草纲目》卷16“蜀羊泉”【释名】【时珍曰】诸名莫解。能治漆疮，故曰漆姑。【集解】【时珍曰】漆姑有二种。苏恭所说是羊泉，陶、陈所说是小草。苏颂所说老鸦眼睛草，乃龙葵也。又黄蜂作窠，衔漆姑草汁为蒂，即此草也。

【鉴药】

“蜀羊泉”首见于《本经》。名义不详。《本经》载其治头秃恶疮，热气，疥瘙痂癣虫等，但梁·陶弘景云：“方药亦不复用，彼土人时有采识者。”这种状况至今犹然。

关于本品的形态，《唐本草》云："此草俗名漆姑。叶似菊，花紫色，子类枸杞子，根如远志，无心有糁。"此"漆姑"之名，带来了混乱。但此种蜀羊泉与《救荒本草》"青杞"就是一物。《救荒》关于形态几乎全引《唐本草》："所在平泽皆有之，今祥符县西田野中亦有。苗高二尺余，叶似菊叶稍长，花开紫色，子类枸杞子，生青熟红，根如远志，无心有糁。"此即今茄科茄属植物青杞（蜀羊泉）*Solanum septemlobum* Bunge。

陶弘景在"杉材"条谈到洗漆疮时，提到"又有漆姑，叶细细，多生石边。亦疗漆疮"。唐·陈藏器将"漆姑草"单独立条，且云："按漆姑草如鼠迹大，生阶墀间阴处，气辛烈，主漆疮……苏云此蜀羊泉。羊泉是大草，非细者，乃同名耳。"可见苏敬所云蜀羊泉与陈藏器所云并非一物。宋·苏颂说："老鸦眼睛草……叶如茄子菜，故名天茄子。或云即漆姑草也。漆姑即蜀羊泉，已见《本经》，人亦不能决识之。"可见漆姑草与蜀羊泉、老鸦眼睛草都有一个相同的别名，形体相差很大。现代将漆姑草定为石竹科漆姑草属植物漆姑草*Sagina japonica*（Sw.）Ohwi。此植物与苏敬提到的叶似菊，子类枸杞子的蜀羊泉完全不同。

李时珍对蜀羊泉可能也缺乏定见。他在"蜀羊泉"条下，不谈此为何物，倒大谈漆姑草："漆姑有二种。苏恭所说是羊泉，陶、陈所说是小草……又黄蜂作窠，衔漆姑草汁为蒂，即此草也。"那究竟能为黄蜂窠蒂的是漆姑草汁是大草蜀羊泉还是小草漆姑草？时珍并没有说清楚。

1.《救荒本草》：该书"青杞"（图1）的植物形态文字记载与《唐本草》几乎全同，唯多了苗高二尺余、子生青熟红而已。上文已提及，此种植物即茄科植物青杞*Solanum septemlobum*。

2.《本草品汇精要》：该书"蜀羊泉"（图2）虽然看似美丽的植物，但其形态都是按照《唐本草》《救荒本草》的文字想象绘成的。所以叶如菊，花也如菊，开在茎顶，宛如菊花，果实如枸杞子，也是结在茎顶。此与茄科茄属植物花果生于叶腋完全不同。故此图没有鉴定意义。

3.《太乙仙制本草药性大全》：该书"蜀羊泉"（图3）示意图绘一小草本，基生数叶，各有粗锯齿。原植物不明，与蜀羊泉、漆姑草均没有任何关系。

4.《本草纲目》（金陵本）：该书"蜀羊泉"（图5）茎叶与"酸浆""天茄"有点相似。根粗壮，一茎直上，单叶互生，叶卵形，边缘波状。花果生于叶腋。但其叶不如菊（叶有较多裂片），果实亦不似枸杞，不知此图示意为何植物。图中注有"漆姑草"，但所绘并非小草。

5.《本草纲目》（钱本）：该书"蜀羊泉"（图6）的结构与金陵本图5有相似之处。但本图叶或有深裂，花及果实生于叶腋，下垂，形如枸杞，此与茄科的蜀羊泉有几分相似，与实物还是有较大差距。

金陵本所绘，枝干造型近似所绘酸浆，叶略卵圆；钱本重绘，构图亦略同于所绘酸浆，小浆果，与金陵本一样，皆不反映真实物种；张本据《图考》蜀羊泉图例（实则辗转仿绘《救荒》图1）翻绘，其原植物即是青杞 *S. septemlobum*。

【小结】

"蜀羊泉"是见于《本经》的古老药物，但到南梁时医方中就不再用。据《唐本草》所述的形态，结合《救荒本草》的青杞图，此药当为茄科植物青杞（蜀羊泉）*Solanum septemlobum* Bunge。《唐本草》提到本品有别名"漆姑"。另有专门的漆姑草，陶弘景、陈藏器记载此草的形态属于小草，今考为石竹科植物漆姑草 *Sagina japonica*（Sw.）Ohwi。

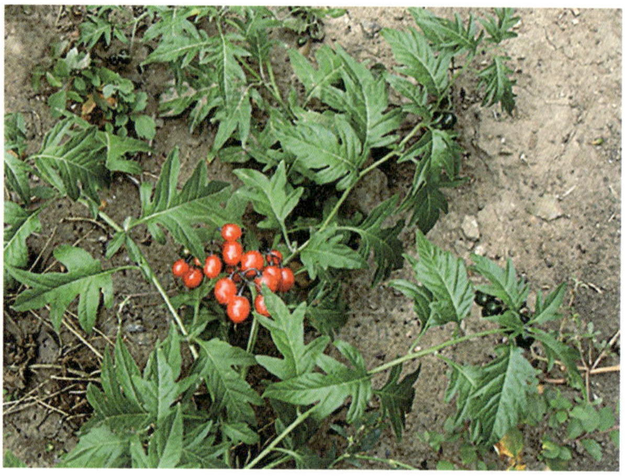

图 13　青杞（蜀羊泉）*Solanum septemlobum*

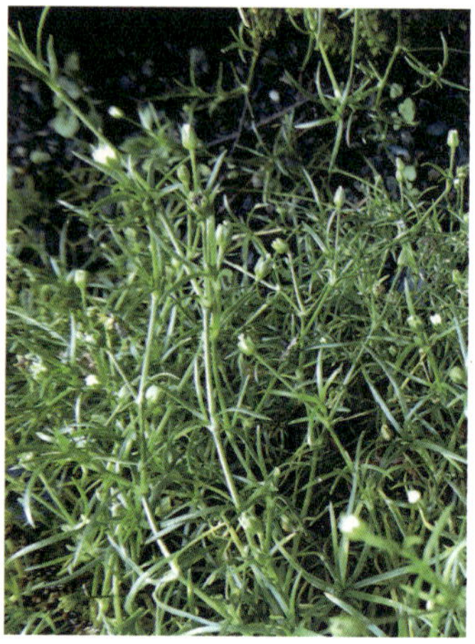

图 14　漆姑草 *Sagina japonica*

16-17　鹿蹄草

【品图】

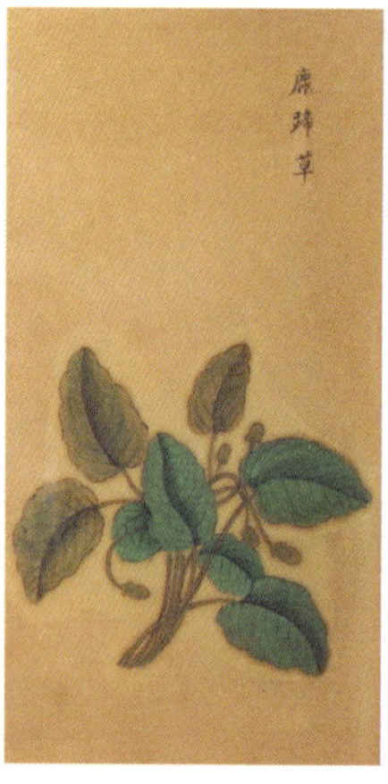

图 1　履巉岩 · 鹿蹄草

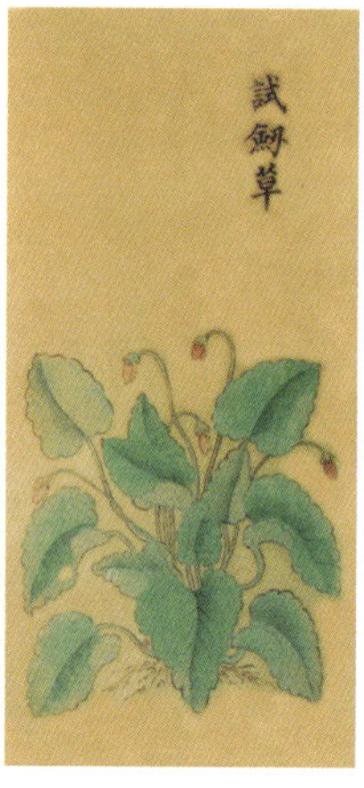

图 2　履巉岩 · 试剑草

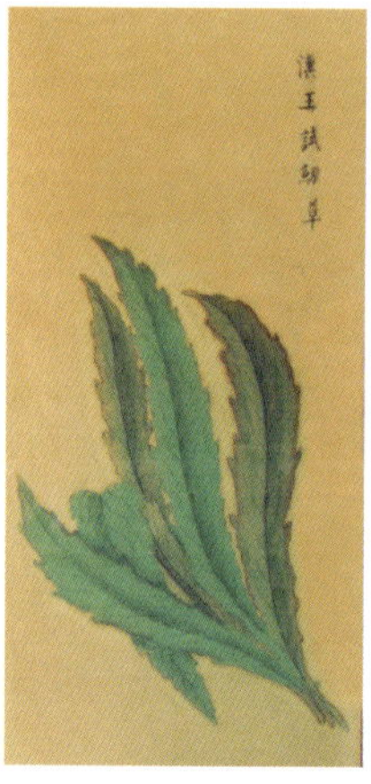

图 3　履巉岩 · 汉王试剑草

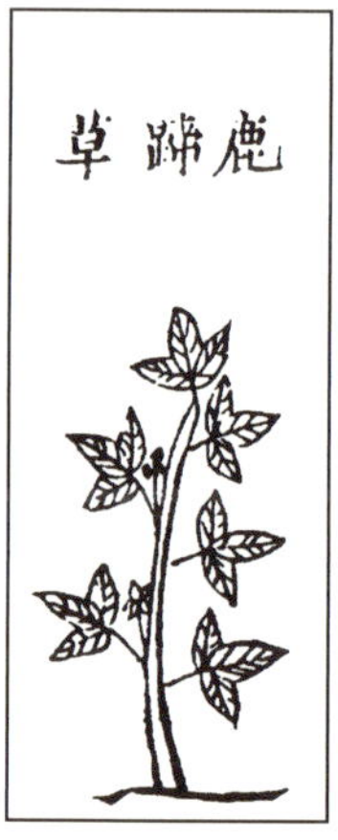

图 4　纲目（金）· 鹿蹄草

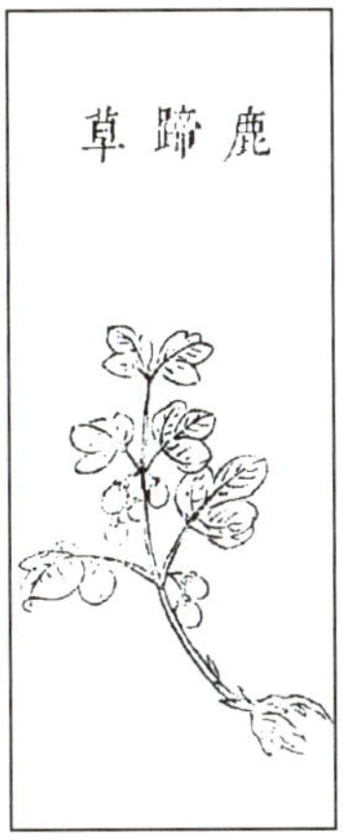

图 5　纲目（钱）·鹿蹄草

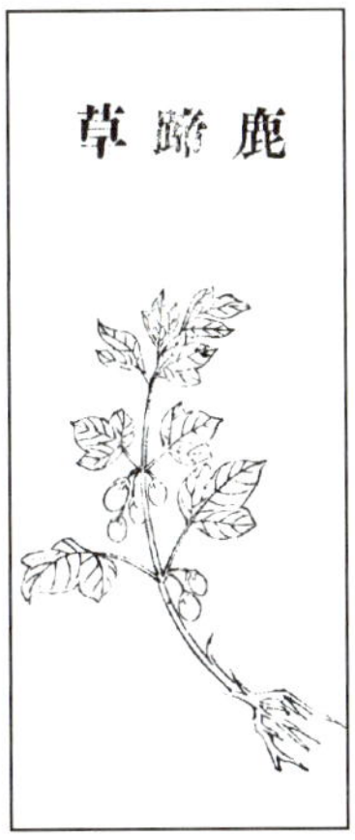

图 6　纲目（张）·鹿蹄草

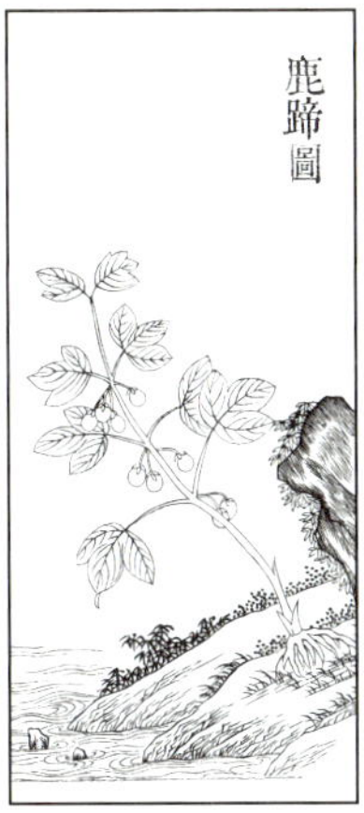

图 7　草木典·鹿蹄图

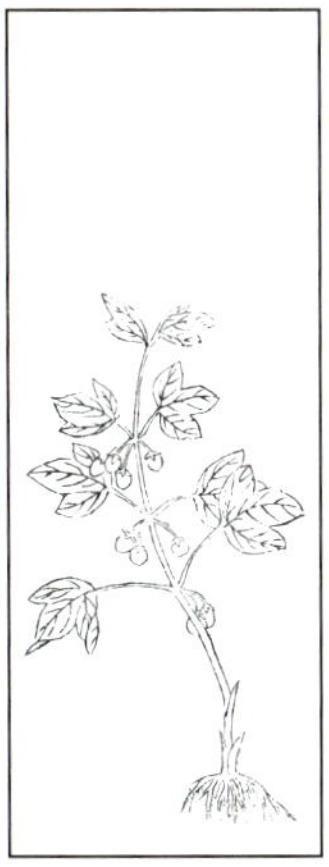

图 8　图考·鹿蹄草

本品8图，取自6书，其中彩图3幅。有承继关系的图仅1个书类。

《本草纲目》（金陵本）：该书“鹿蹄草”（图4）的仿绘者有以下4书：《本草纲目》钱本图5、《古今图书集成·草木典》图7、《植物名实图考》图8、《本草纲目》张本图6。此4书不是尽从金陵本图4仿制，而是后一书仿绘前一书。

以上8图中，除外4幅仿绘图，原创图尚有4幅（图1、2、3、4），详见下“鉴药”项。

【文录】

明《本草纲目》卷16“鹿蹄草”【释名】小秦王草（《纲目》）、秦王试剑草。【时珍曰】鹿蹄象叶形。能合金疮，故名试剑草。又山慈姑亦名鹿蹄，与此不同。【集解】【时珍曰】按轩辕述《宝藏论》云：鹿蹄多生江广平陆及寺院荒处，淮北绝少，川、陕亦有。苗似堇菜而叶颇大，背紫色。春生紫花。结青实如天茄子。可制雌黄、丹砂。

【鉴药】

李时珍云“鹿蹄草”首见《本草纲目》。其实南宋《履巉岩本草》“鹿蹄草”已经单独立条，并附有图形。李时珍释名（包括异名）云：“鹿蹄象叶形。能合金疮，故名试剑草。又山慈姑亦名鹿蹄[1]，与此不同。”此皆循名责实，未必亲见。本品是民间草药，由于基原不明，医药书罕见运用。

关于鹿蹄草的形态，李时珍引轩辕述《宝藏论》云：“鹿蹄多生江广平陆及寺院荒处，淮北绝少，川、陕亦有。苗似堇菜而叶颇大，背紫色。春生紫花。结青实如天茄子。可制雌黄、丹砂。”《宝藏论》已佚，无法核对原文。现代学者据此引文，认为其“春生紫花”是描述有误，而叶大，鹿蹄形，叶背紫的特征与现代鹿蹄草科植物鹿蹄草相符。此外，卵叶鹿蹄草在形态特征上与描述也极相似，在生境分

1　山慈姑亦名鹿蹄：此见于《普济方》卷426“本草药性异名”。

布上也与“江、广、川、陕”相符，故鹿蹄草的原植物至少包括二种，一为鹿蹄草*Pyrola calliantha* H.Andres，另一为卵叶鹿蹄草*P. decorata* H. Andres.。[1]

但自从《履巉岩本草》在20世纪50年代复出后，为考证鹿蹄草提供了新的史料。该书鹿蹄草仅云：“性寒，无毒。治便毒，用少许捣碎罨患处。”然后附一图（图1），图中只有叶片数枚，花数朵，面青背紫。时珍提到的“秦王试剑草”在《履巉岩本草》中也有同名植物，如“试剑草”（图2），一看其形状，就知道此为堇菜科堇菜属（*Viola* L.）植物。另有“汉王试剑草”（图3），仅出示几片带锯齿的叶片，无法确定其科属。考此三幅与鹿蹄草相关的图，可知关系最大的是图1、图2。这两幅图都应该是堇菜科堇菜属（*Viola* L.）植物，且形态、分布、功用均与《宝藏论》所言符合。《宝藏论》明确指出“苗似堇菜”而叶颇大，这就指明方向是堇菜类植物。堇菜属植物背紫色、春开紫花的非常多，著名的紫花地丁就是该属植物。其蒴果圆形或长圆形的种也很多。这类植物在宋代及其以前常被道家作为草类伏制丹药用。《履巉岩本草》画家王介据杭州慈云岭一带的植物写生绘制，这一地区堇菜属植物分布甚多。因此，鹿蹄草为堇菜属植物（*Viola* spp.）比鹿蹄草科植物鹿蹄草的概率要大得多。且堇菜属植物作为药用的记载很多，鹿蹄草科的运用却远不如堇菜属。因此，有《履巉岩本草》“鹿蹄草”“试剑草”的图形为证，则《本草纲目》“鹿蹄草”应为杭州所产的堇菜属植物（*Viola* spp.）

1.《履巉岩本草》：该书3图，“鹿蹄草”（图1）的名称、形态均与《宝藏论》所载相同。尤其是花序，不像是鹿蹄草科植物。“试剑草”（图2）明显是堇菜属植物（*Viola* sp.），可作为鹿蹄草为同属植物的旁证。浙江广泛分布，能合金疮的蔓茎堇菜*Viola diffusa* Ging.即与之相似。“汉王试剑草”（图3）只是名称与李时珍所载“秦王试剑草”相似，但图形与《宝藏论》所载完全不同。

2.《本草纲目》（金陵本）：该书“鹿蹄草”（图4）为叶互生，三深裂，花果腋生。此与《宝藏论》所载鹿蹄草形态毫无相似之处。大概因为此药排在“蜀羊泉”之后，故绘图者臆测鹿蹄草也当是与蜀羊泉相似植物而杜撰此图。

【小结】

“鹿蹄草”并非首见《本草纲目》，而是南宋《履巉岩本草》。关于本品的形态，唯有李时珍所引轩辕述《宝藏论》文。据其文或考为鹿蹄草科植物鹿蹄草*Pyrola calliantha* H.Andres，另一为卵叶鹿蹄草*P. decorata* H. Andres.。但据《履巉岩本草》“鹿蹄草”“试剑草”的写生图形，鹿蹄草当为堇菜科堇菜属植物（*Viola* spp.），蔓茎堇菜*Viola diffusa* Ging.与之相似。《履巉岩本草》的写生图为考证“鹿蹄草”提供了可靠的资料。

---

1 谢宗万：《本草纲目药物彩色图鉴》，北京：人民卫生出版社，2000：122.

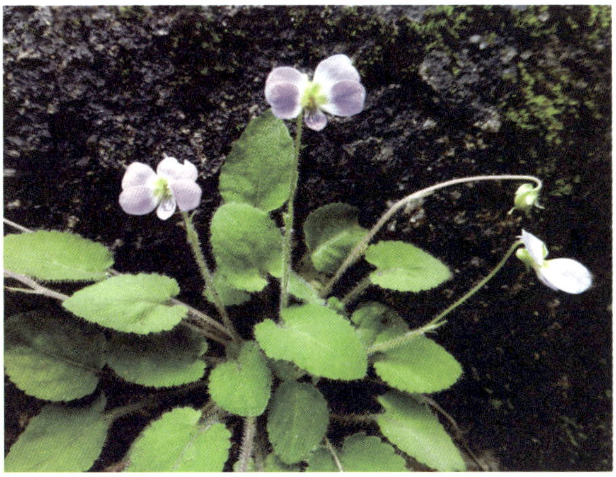

图 9　蔓茎堇菜 *Viola diffusa*

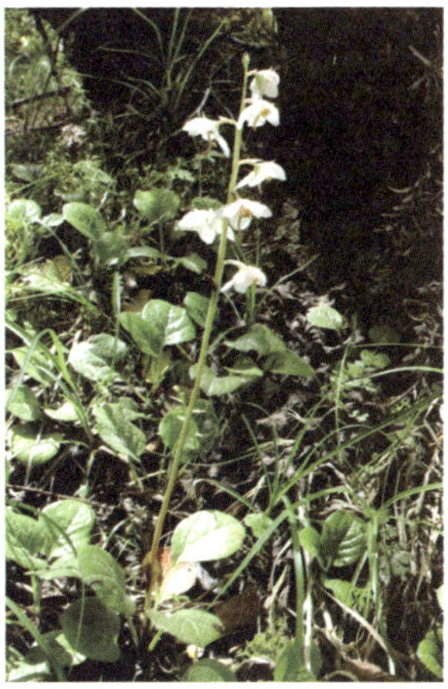

图 10　鹿蹄草 *Pyrola calliantha*

16-18　败酱

【品图】

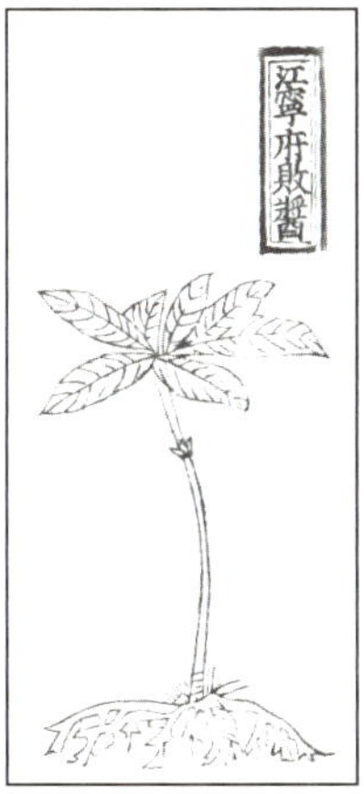

图 1　图经（大）·江宁府败酱

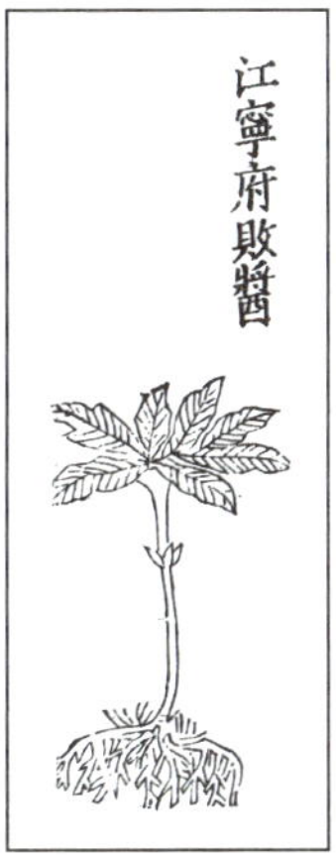

图 2　图经（政）·江宁府败酱

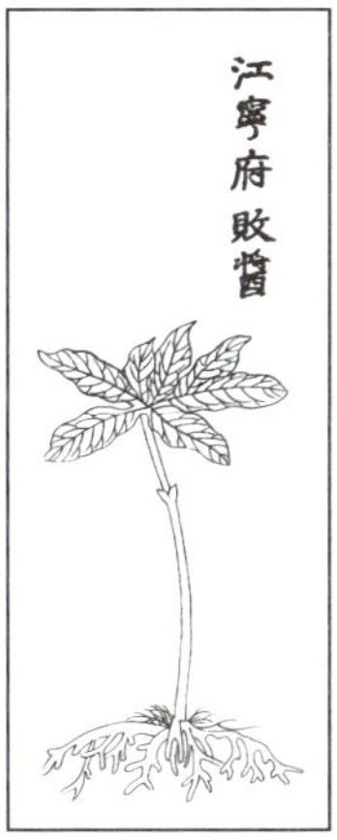

图 3　图经（绍）·江宁府败酱

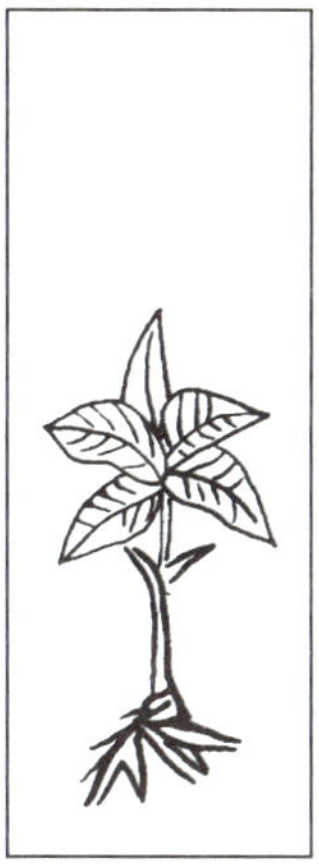

图 4　歌括 · 败酱

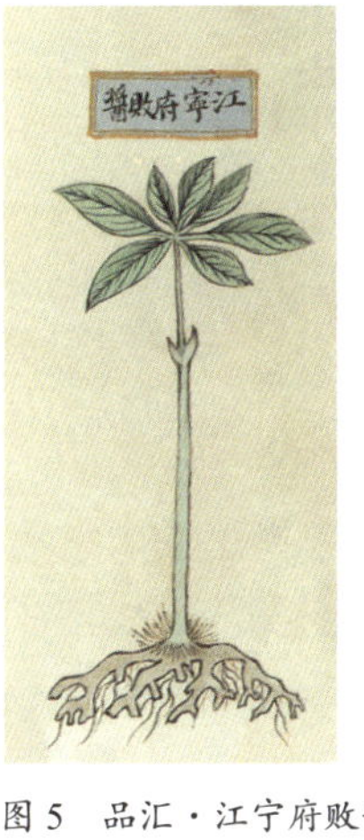

图 5　品汇 · 江宁府败酱

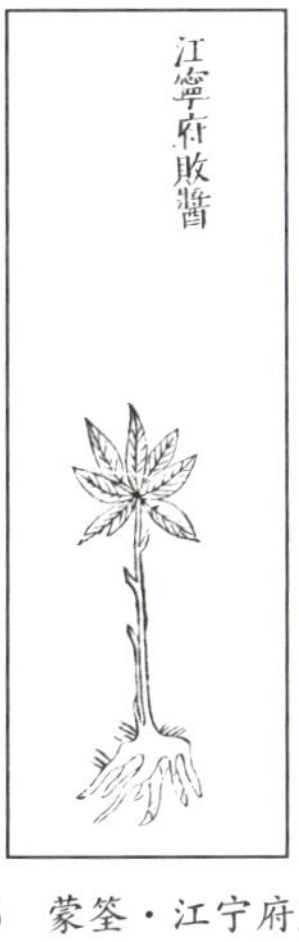

图 6　蒙筌 · 江宁府败酱

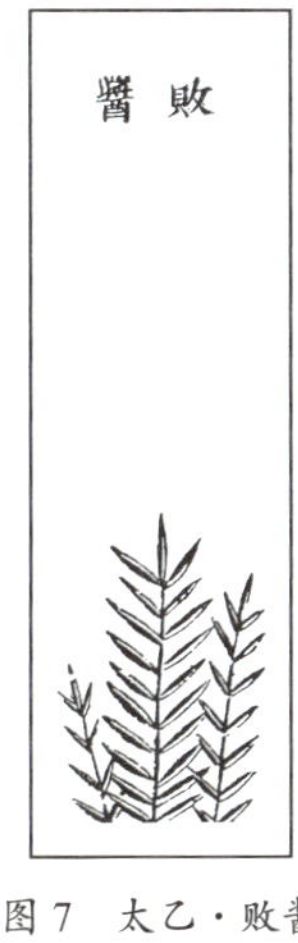

图 7　太乙 · 败酱

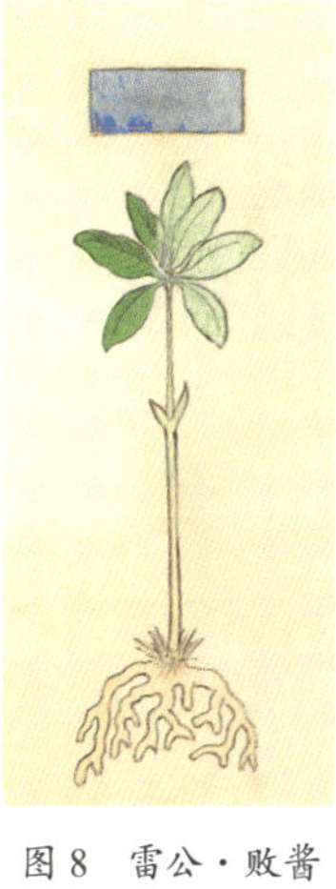

图 8　雷公 · 败酱

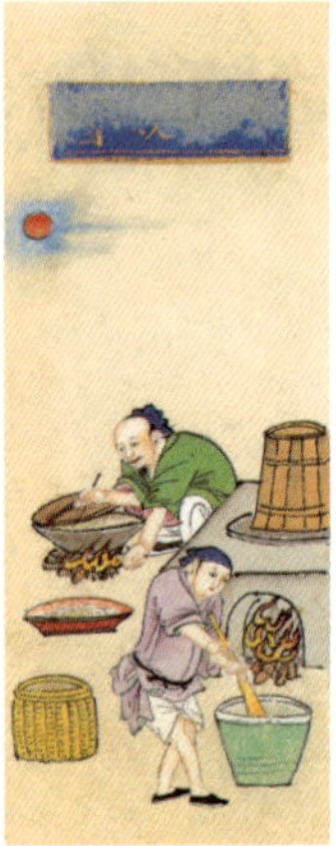

图 9 雷公 · 炮制败酱

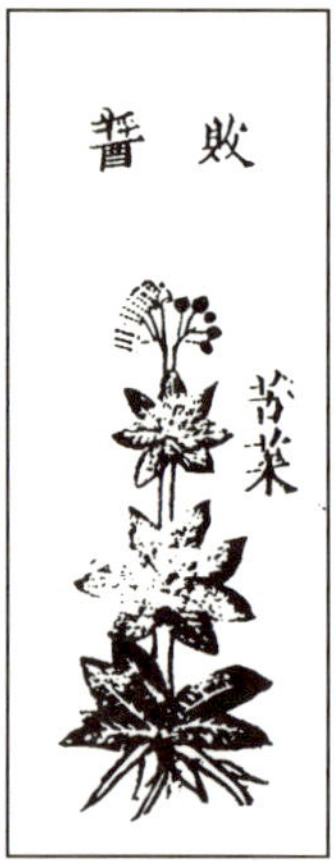

图 10 纲目（金）· 败酱

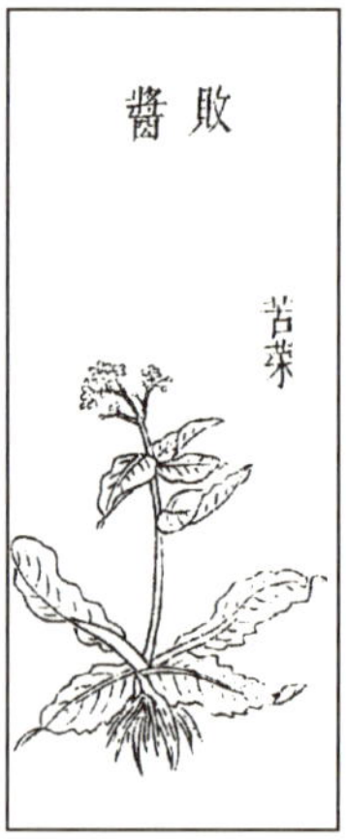

图 11 纲目（钱）· 败酱

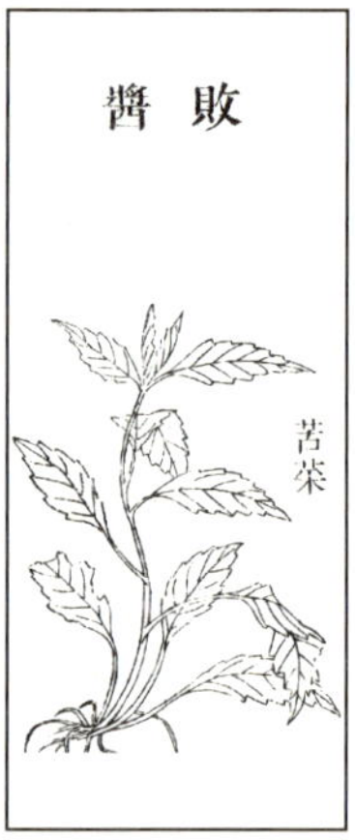

图 12 纲目（张）· 败酱

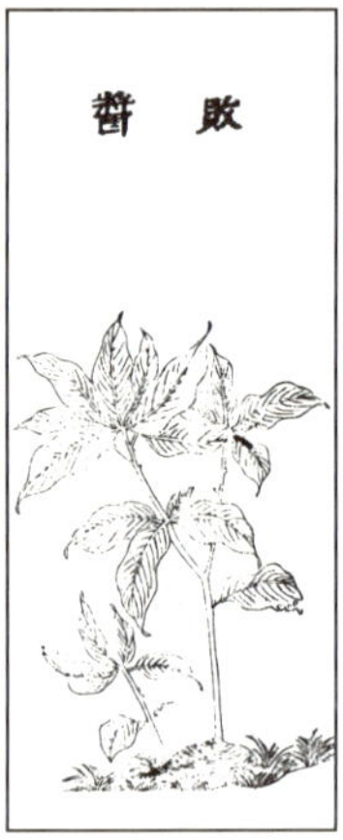

图 13 三才 · 败酱

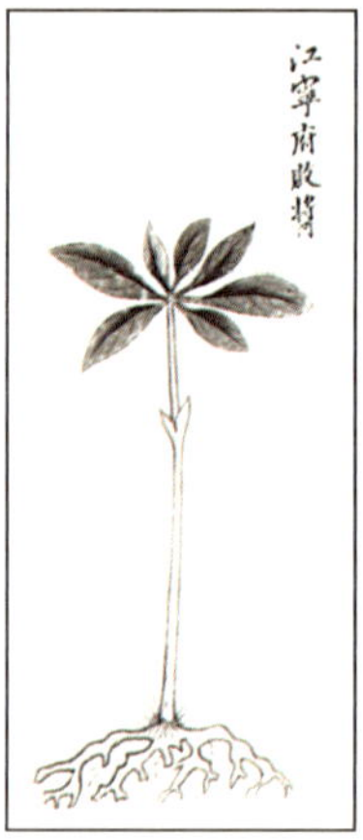

图 14 金石 · 江宁府败酱

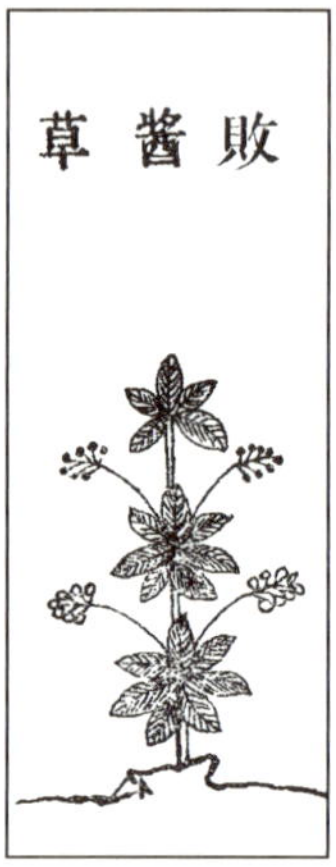

图 15 野谱补 · 败酱草

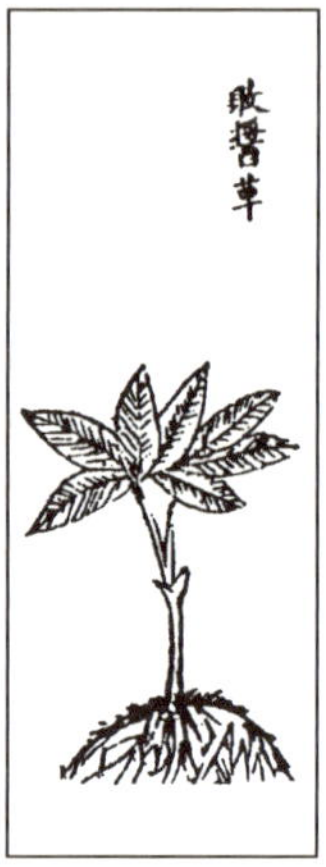

图 16 汇言 · 败酱草

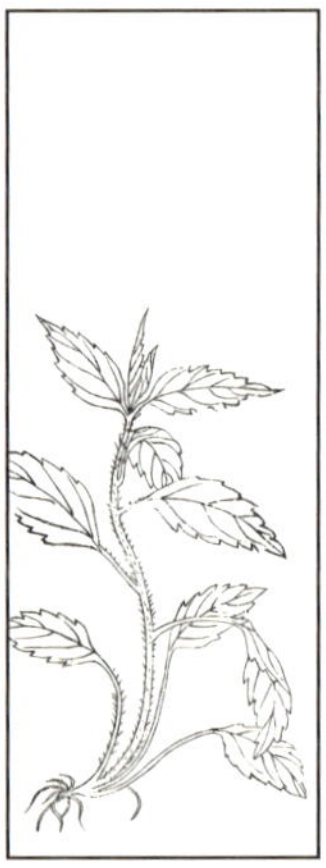

图 17 图考 · 败酱

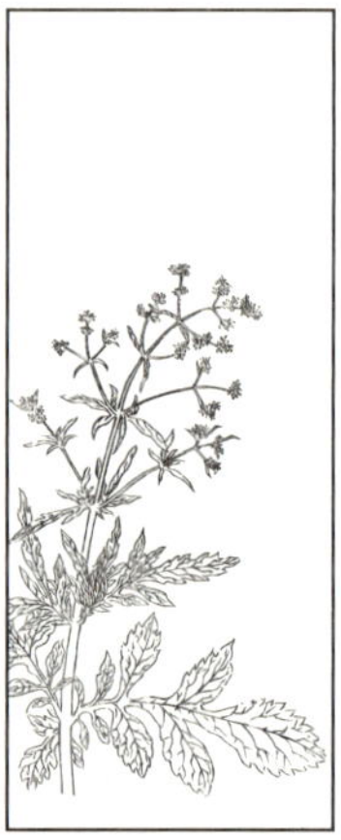

图 18 图考 · 黄花龙芽 -1

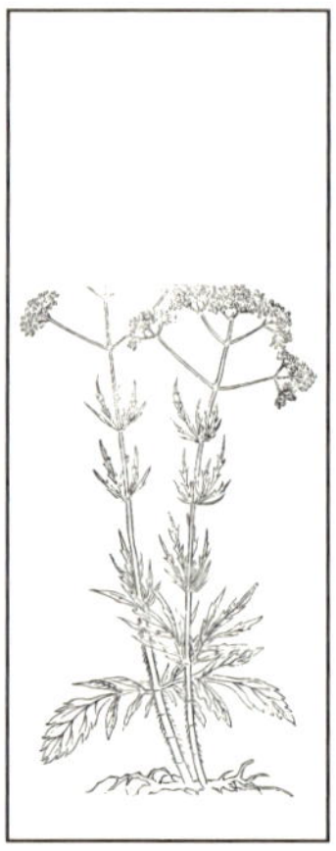

图 19 图考 · 黄花龙芽 -2

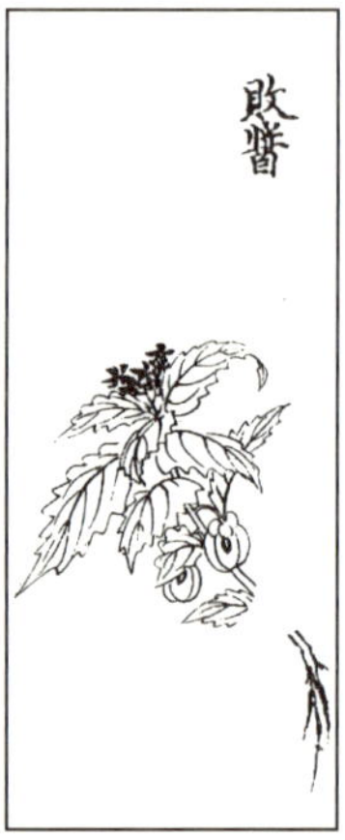

图 20 图说 · 败酱

本品20图，取自17书，其中4幅彩图。有承继关系的图可分3个书类。

《本草图经》：该书的“江宁府败酱”图依次分别存于《大观》（图1）、《政和》（图2）、《绍兴》（图3）。此三传本药图基本一致。今以《政和》图2为《图经》图的代表。

仿绘该图的彩色图有：《本草品汇精要》“江宁府败酱”（图5）。此后《补遗雷公炮制便览》“败酱”（图8）、《金石昆虫草木状》“江宁府败酱”（图14）均仿绘《品汇》图5。

仿绘该图的墨线图有：《本草歌括》“败酱”（图4），高度简略，仅得其粗形。《本草蒙筌》“江宁府败酱”（图6）基本仿绘其图。《三才图会》“败酱”（图13）将《图经》图2的图形复杂化，原本茎顶聚生叶被改绘成多个枝条顶端叶聚生，再加背景。另《本草汇言》“败酱草”（图16）亦仿绘《图经》图2。

《本草纲目》（金陵本）：仿绘该书“败酱”（图10）者有《纲目》钱本图11，叶片加以美化，并改阴刻为阳刻。《救荒野谱补遗》“败酱草”（图15）不取原图的阴刻，且将图形改绘成对称图案样，又增添土地背景。

《植物名实图考》：仿绘该书“败酱”（图17）的唯有《本草纲目》张本图12。

以上20图中，除外12幅仿绘图，原创图尚有8幅（图2、7、9、10、17、18、19、20），详见下“鉴药”项。

【文录】

《本经》《别录》（见《证类》卷8“败酱”） **一名鹿肠，**一名鹿首，一名马草，一名泽败。生江夏川谷。八月采根，暴干。

梁《本草经集注》（同上） 陶隐居云：出近道，叶似豨莶，根形似茈胡，气如败豆酱，故以为名。

唐《唐本草》（同上）《唐本》注云：此药不出近道，多生岗岭间。叶似水莨及薇衔，丛生，花黄根紫，作陈酱色，其叶殊不似豨莶也。

宋《本草图经》（同上）《图经》曰：败酱，生江夏川谷，今江东亦有之，多生岗岭间。叶似水莨及薇衔，丛生，花黄根紫色，似柴胡，作陈败豆酱气，故以为名。八月采根，暴干用。

明《本草蒙筌》卷2“败酱” 俗呼苦菜，多生深谷中。入剂用之，夏初收采。因似败豆酱气，故以败酱为名。

明《本草纲目》卷16“败酱” 【释名】苦菜（《纲目》）、苦蘵（《纲目》）。【时珍曰】南人采嫩者暴蒸作菜食，味微苦而有陈酱气，故又名苦菜，与苦荬、龙葵同名。亦名苦蘵，与酸浆同名，苗形则不同也。【集解】【时珍曰】处处原野有之，俗名苦菜，野人食之。江东人每采收储焉。春初生苗，深冬始凋。初时叶布地生，似菘菜叶而狭长，有锯齿，绿色，面深背浅。夏秋茎高二三尺而柔弱，数寸一节，节间生叶，四散如伞。颠顶开白花成簇，如芹花、蛇床子花状。结小实成簇。其根白紫，颇似柴胡。吴普言其根似桔梗，陈自明言其根似蛇莓根者，皆不然。

清《植物名实图考》卷11“败酱” 败酱，《本经》中品。李时珍以为即苦菜。今江西所谓野苦菜也。秋开花如芹菜、蛇床子花。

【鉴药】

“败酱”首出于《本经》。陶弘景释其名曰：“气如败豆酱，故以为名。”《本经》载其“主暴热，火疮赤气，疥瘙疽痔”等。《伤寒论》有“薏苡附子败酱汤”，可见也用于治肠痈。后世沿用不替。

气味如败酱，是本品最具有特异性的鉴别依据。没有此特点的植物都非本品。梁·陶弘景最早描述了本品是形态：“出近道，叶似豨莶，根形似茈胡，气如败豆酱。”《唐本草》对陶弘景之说提出意见：“此药不出近道，多生岗岭间。叶似水莨及薇衔，丛生，花黄根紫，作陈酱色，其叶殊不似豨莶也。”此后宋《本草图经》亦持此说。现代学者据此考证，本品即败酱科败酱属植物败酱（黄花败酱）*Patrinia scabiosaefolia* Fisch. ex Trev.。清《植物名实图考》“黄花龙牙-1”（图18）、“黄花龙牙-2”（图19）所绘的形态就是黄花败酱。

明·李时珍对本品也有较详细的叙述：“春初生苗，深冬始凋。初时叶布地生，似菘菜叶而狭长，有锯齿，绿色，面深背浅。夏秋茎高二三尺而柔弱，数寸一节，节间生叶，四散如伞。颠顶开白花成簇，如芹花、蛇床子花状。结小实成簇。其根白紫，颇似柴胡。”此文可能糅合了其他植物的形态。其中提到“颠顶开白花成簇，如芹花、蛇床子花状”，据考与败酱科白花败酱*Patrinia villosa*（Thunb.）Juss.［*Valeriana villosa* Thunb.］的特征非常吻合。[1]

1.《本草图经》：该书“江宁府败酱”（图2）绘一株植物，多粗分枝根，一茎直上，长椭圆披针形叶，全缘，聚生枝顶。此图非败酱科植物，原植物不明。

2.《太乙仙制本草药性大全》：该书“败酱”（图7）绘3株小草本，披针形叶，对生。此植物图不明来源，与败酱科植物更无关系。

3.《补遗雷公炮制便览》：该书“炮制败酱”（图9）为新绘彩图，乃据《雷公炮炙论》之炮制法绘成。雷公法为：“凡使，收得后便粗杵，入甘草叶相拌对蒸，从巳至未，出，焙干去甘草叶，取用。”故其图下方紫衣人在用杵捣药，图中有炉灶木甑，示意药物要拌蒸。图上方绿衣人蹲在一铁锅前，锅下燃着火，示意在焙干药物。

4.《本草纲目》（金陵本）：该书“败酱”（图10）一茎直立，除基生叶外，茎叶分两层聚节轮生，茎顶有花序及果，此是据《纲目》文字“数寸一节，节间生叶，

1 谢宗万：《中药材品种论述》中册，上海：上海科学技术出版社，1994：297-298.

四散如伞”想象绘成的，不能作为依凭。

5.《植物名实图考》：该书与败酱相关的药图有三。“败酱”（图17），图注：“苦菜”。其基生叶有长柄，先端尖，边缘有锯齿。茎生叶对生，叶柄短。此为黄花败酱*P. scabiosaefolia*的幼苗。此外，该书“黄花龙芽-1”（图18）为植株上半部。其茎生叶对生，羽状深裂，顶生裂片椭圆形或椭圆状披针形，具粗锯齿。花序为聚伞花序组成的大型伞房花序，顶生。“黄花龙芽-2”（图19）图形茎叶、花序与图18一样，其茎被有倒生色粗毛表现无遗。此二图均为黄花败酱*P. scabiosaefolia*写生图。

6.《本草简明图说》：该书“败酱”（图20）绘众叶聚生枝顶，且有类似酸浆的灯笼形果实。此不伦不类之图无法考知其来源。

【小结】

“败酱”因气如败豆酱得名，为古今沿用的清热疗痈药。败酱科植物具有此特殊气味，《唐本草》的形态描述提示此为败酱科植物败酱（黄花败酱）*Patrinia scabiosaefolia* Fisch. ex Trev.。李时珍描述的本品则为白花败酱*P. villosa*（Thunb.）Juss.。《植物名实图考》所绘均为写生黄花败酱*P. scabiosaefolia*图。

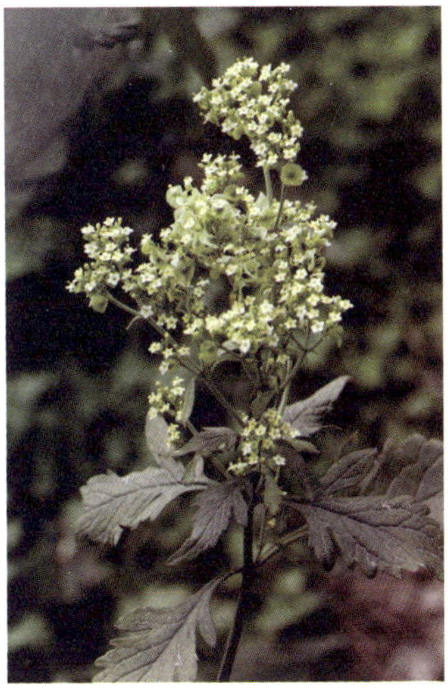

图 21　黄花败酱 *Patrinia scabiosaefolia*

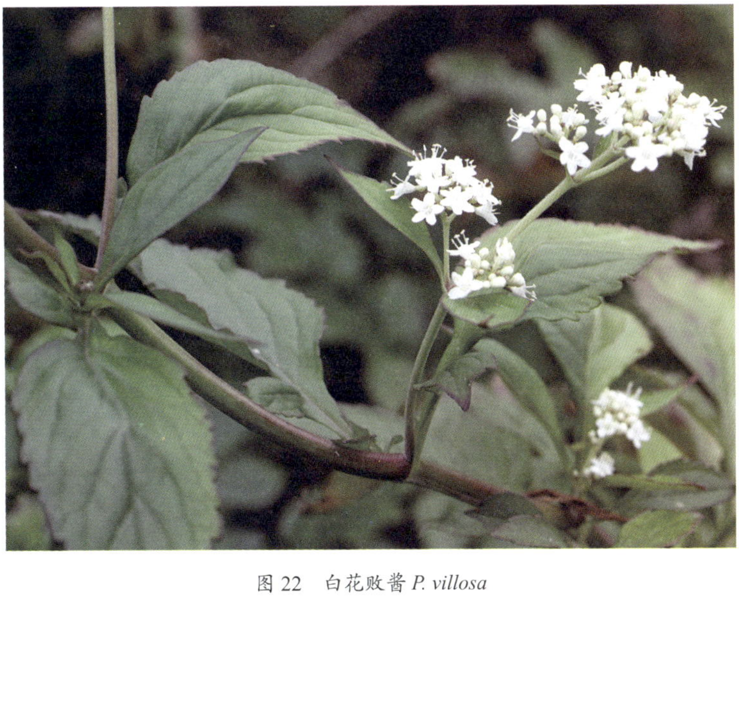

图 22　白花败酱 *P. villosa*

16-19 迎春花

【品图】

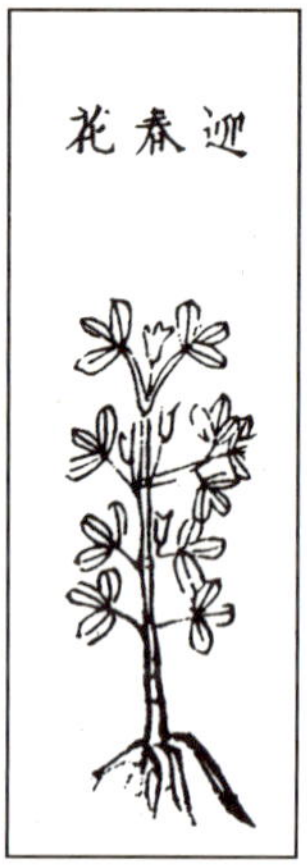

图1 纲目(金)·迎春花

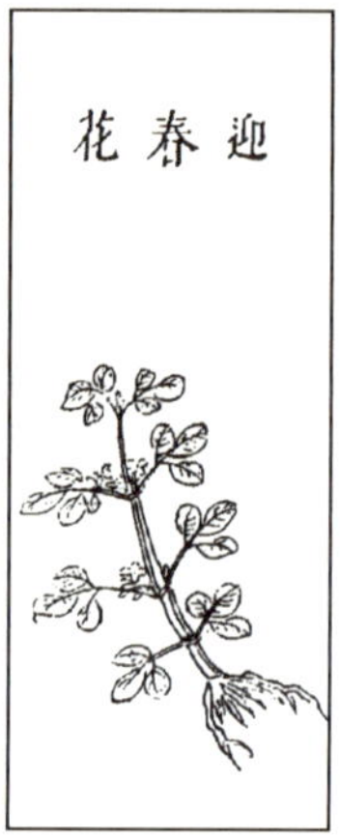

图2 纲目(钱)·迎春花

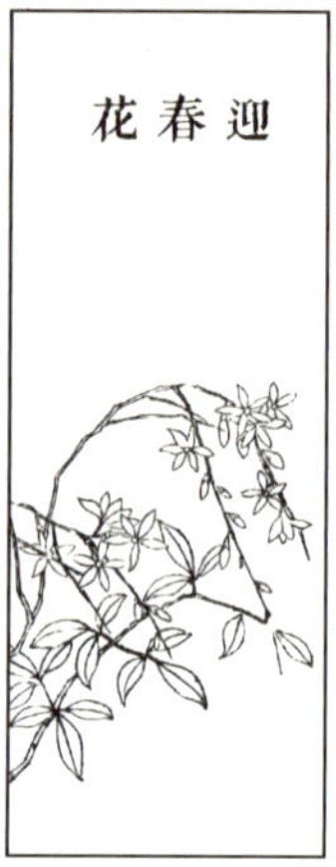

图3 纲目(张)·迎春花

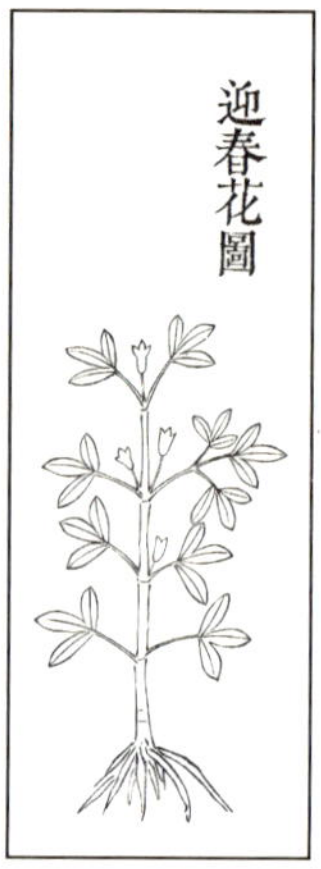

图4 草木典·迎春花图

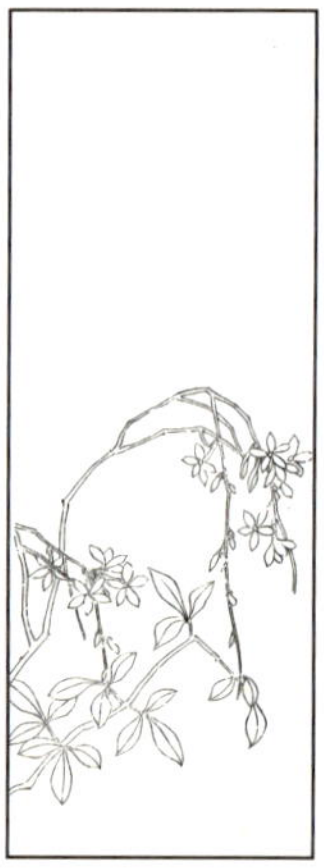
图5 图考·迎春花

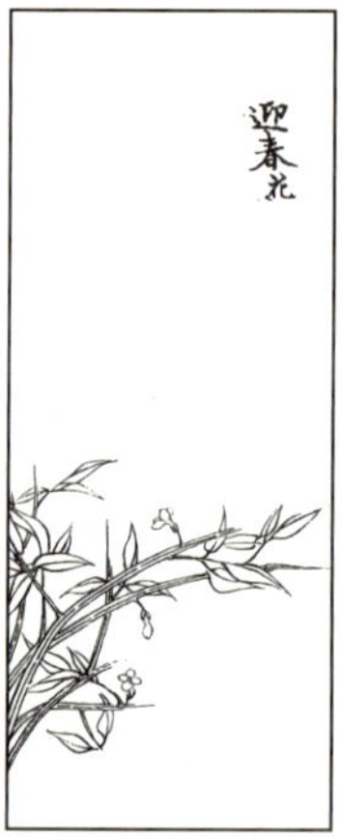

图6 图说·迎春花

本品6图，取自6书。有承继关系的图可分2个书类。

《本草纲目》(金陵本)：该书“迎春花”(图1)的仿绘图为《纲目》钱本图2，但叶片过于柔媚，有失其真。茎枝绘出棱线。《古今图书集成·草木典》图4仍仿金陵本图1，再加修润。

《植物名实图考》：该书“迎春花”(图5)的仿绘者有《纲目》张本图3。

以上6图中，除外3幅仿绘图，原创图尚有3幅(图1、5、6)，详见下“鉴药”项。

【文录】

明《本草纲目》卷16“迎春花”【集解】【时珍曰】处处人家栽插之。丛生，高者二三尺，方茎厚叶。叶如初生小椒叶而无齿，面青背淡。对节生小枝，一枝三叶。正月初开小花，状如瑞香，花黄色，不结实。

清《植物名实图考》卷14“迎春花”《滇志》云：花黄色，与梅同时，故名金梅。

【鉴药】

“迎春花”首见于《本草纲目》。以早春则花得名。本条仅录《卫生易简方》治肿毒恶疮1方。后世医方罕见用此物。

李时珍介绍其形态：“处处人家栽插之。丛生，高者二三尺，方茎厚叶。叶如初生小椒叶而无齿，面青背淡。对节生小枝，一枝三叶。正月初开小花，状如瑞香，花黄色，不结实。”迎春花可插枝，通常不育，极少结实。其余特点均十分准确，此即木犀科素馨属植物迎春花 *Jasminum nudiflorum* Lindl.。

1.《本草纲目》(金陵本)：该书“迎春花”(图1)叶对生，三出复叶，花单生叶腋，此皆具备迎春花的特点。但图形过于粗糙简单，只能说此为迎春花的简略示意图。

2.《植物名实图考》：该书“迎春花”(图5)枝条下垂，叶对生，三出复叶，花生叶腋，花冠叶片5枚，此即木犀科植物迎春花 *J. nudiflorum* 的写生图。

3.《本草简明图说》：该书“迎春花”(图6)所绘茎枝弯曲下垂，有棱，三出复叶，叶腋生花，此皆似迎春花。但此撰绘者仅取其形容之大者，不注意细节，故花冠绘成4裂，此与迎春花不合。小叶片叶柄过长，且如竹叶状。其图艺术性大于科学性。

【小结】

“迎春花”为《本草纲目》首载，医家罕用。据李时珍所述之形，此即木犀科植物迎春花 *Jasminum nudiflorum* Lindl.。《植物名实图考》所绘尤其精确。

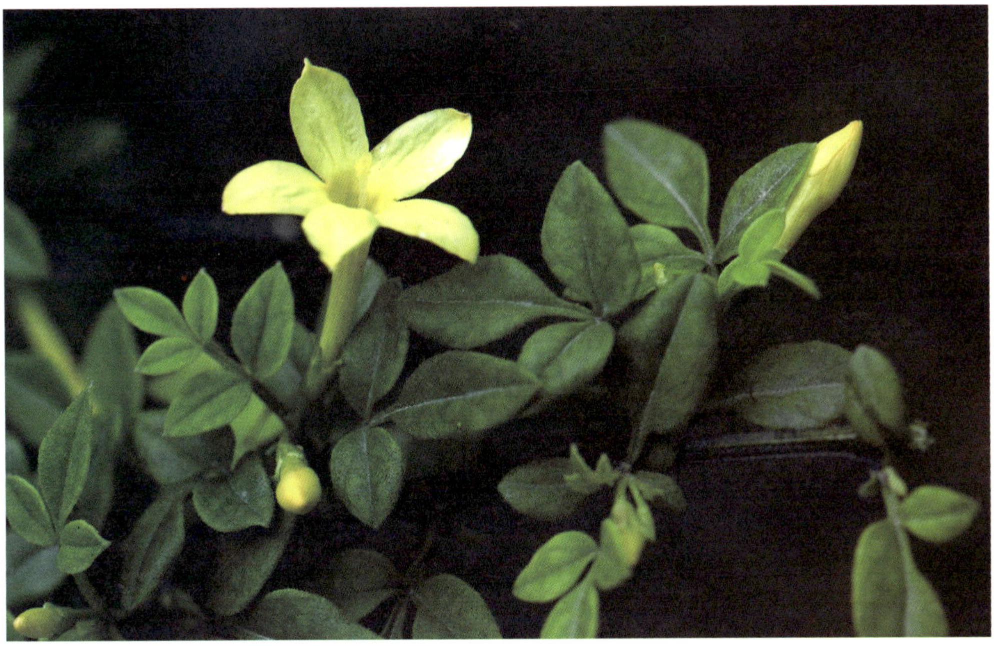

图7　迎春花 *Jasminum nudiflorum*

16–20　款冬花

【品图】

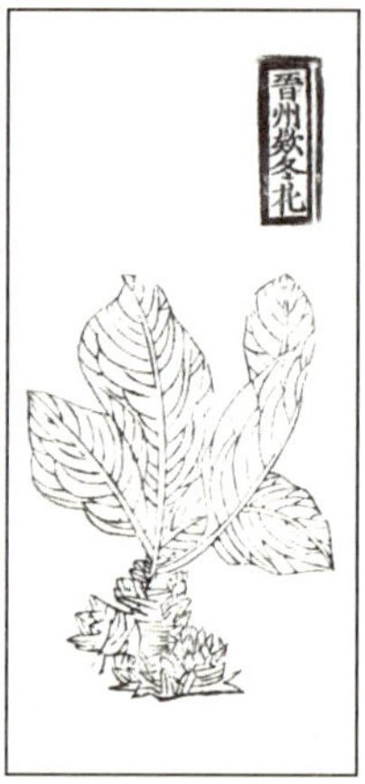

图 1　图经（大）·晋州款冬花

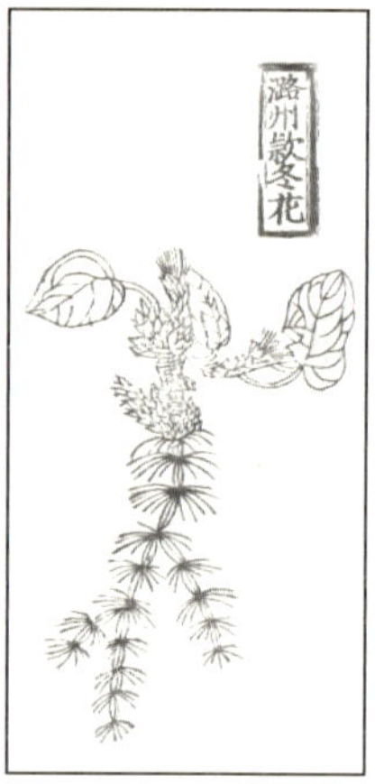

图 2　图经（大）·潞州款冬花

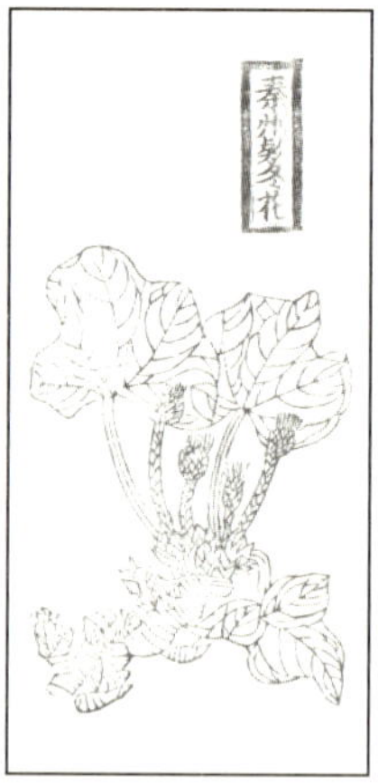

图 3　图经（大）·秦州款冬花

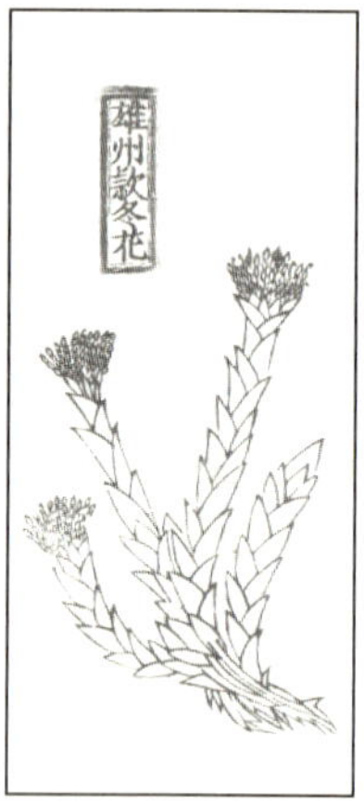

图 4　图经（大）·雄州款冬花

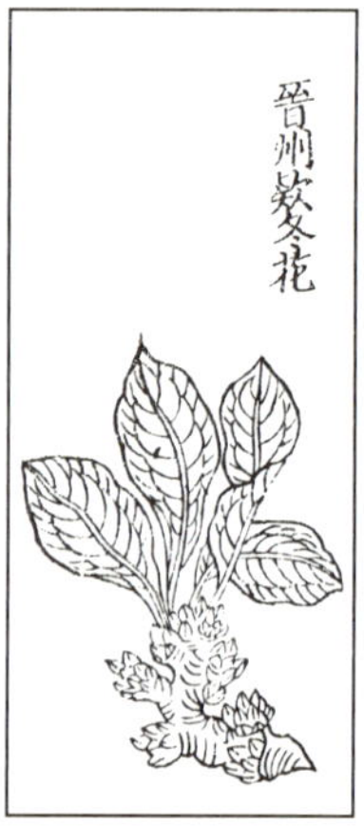

图 5　图经（政）·晋州款冬花

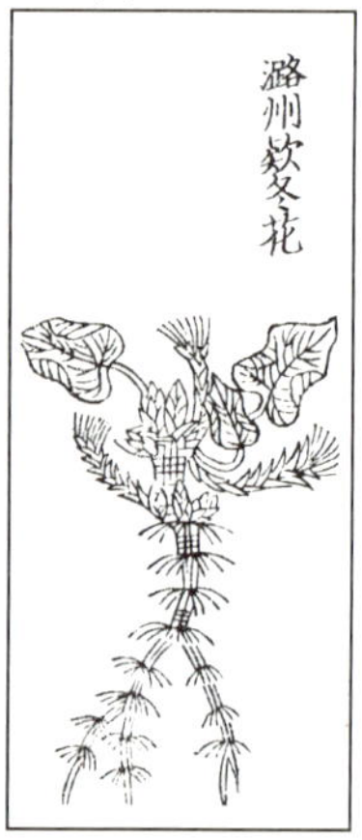

图 6　图经（政）·潞州款冬花

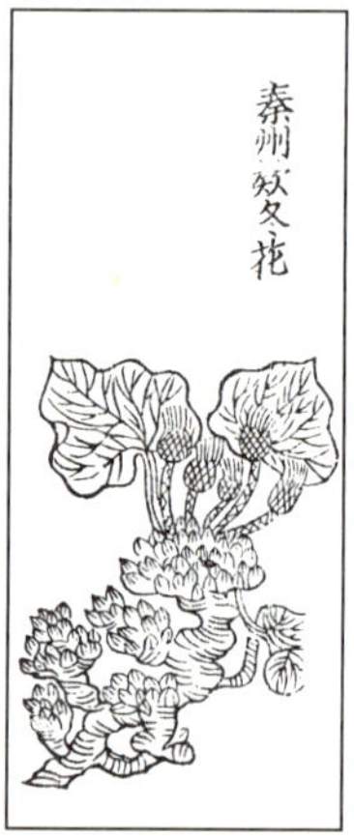

图 7　图经（政）·秦州款冬花

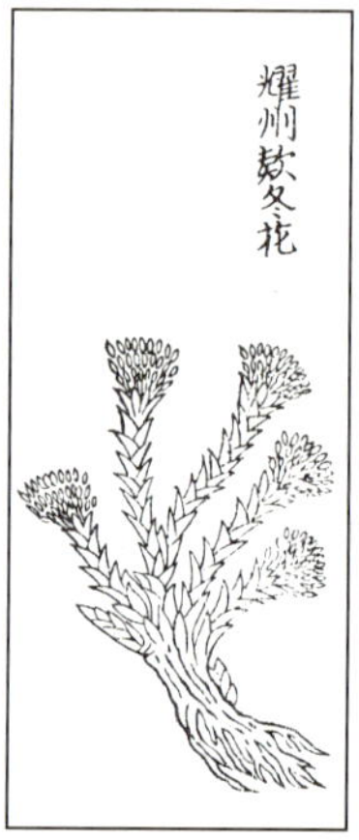

图 8　图经（政）·耀州款冬花

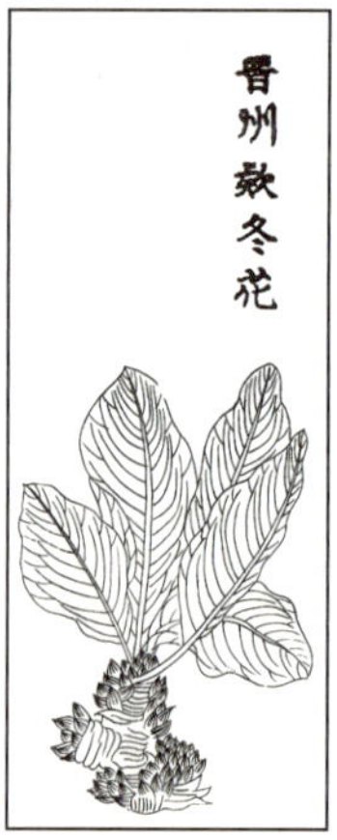

图 9　图经（绍）·晋州款冬花

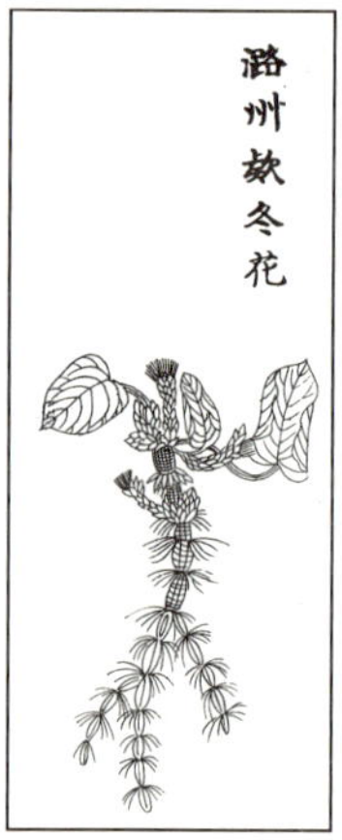

图 10　图经（绍）·潞州款冬花

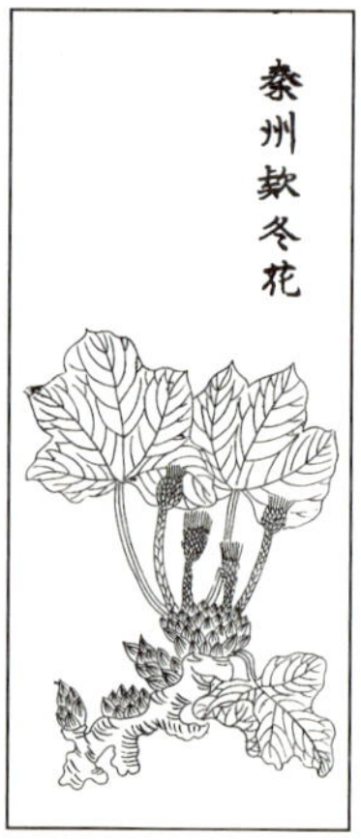

图 11　图经（绍）·秦州款冬花

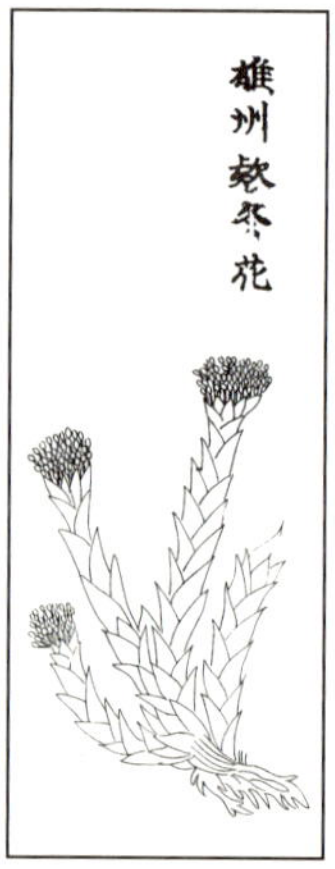

图 12　图经（绍）·雄州款东花

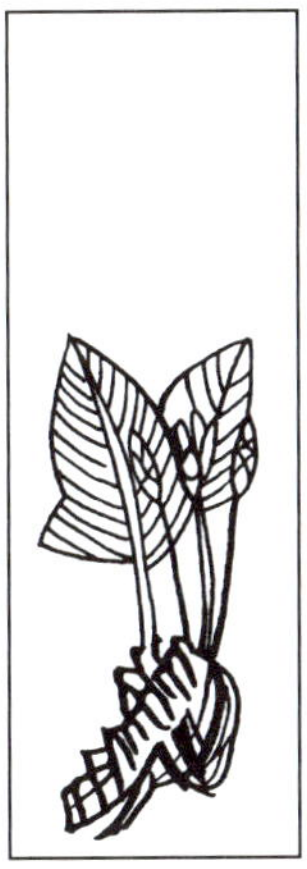

图 13　歌括・款冬花

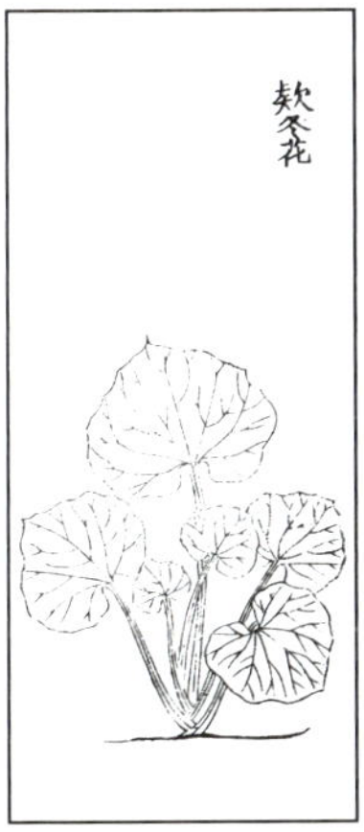

图 14　救荒・款冬花

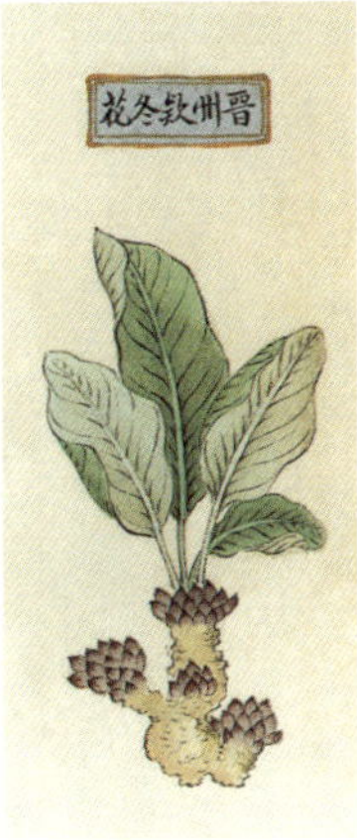

图 15　品汇・晋州款冬花

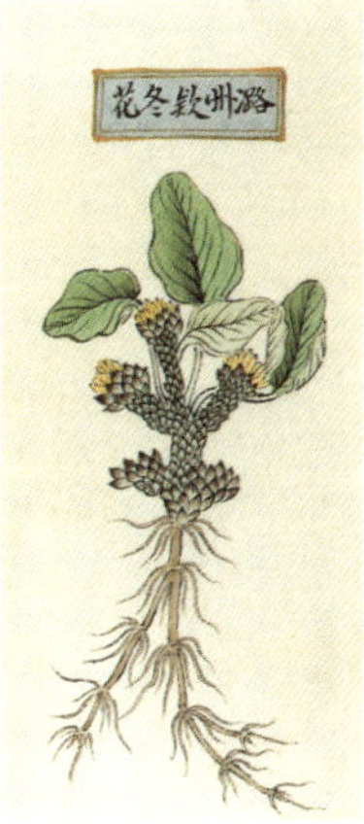

图 16　品汇・潞州款冬花

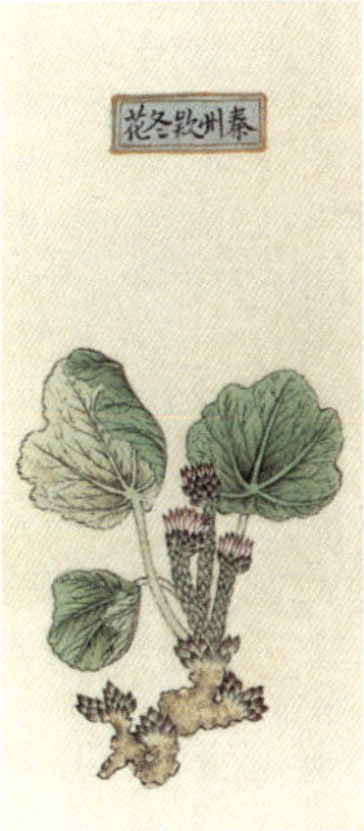

图 17　品汇・秦州款冬花

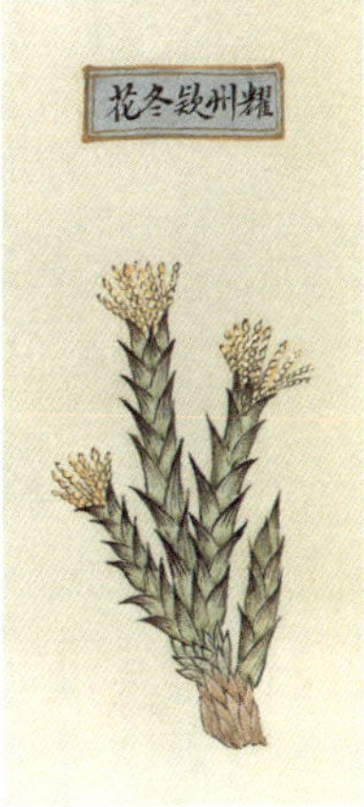

图 18　品汇・耀州款冬花

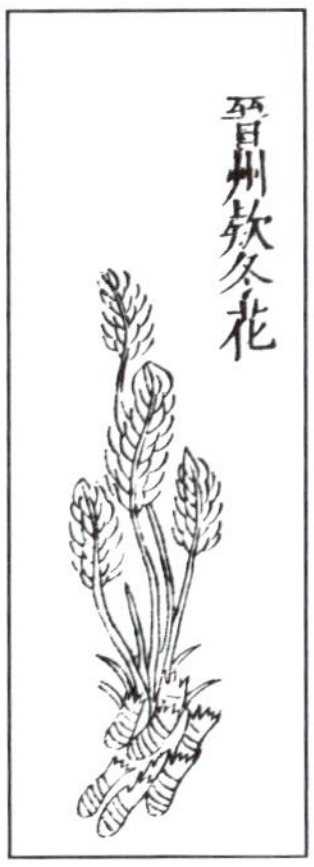

图 19　蒙筌・晋州款冬花

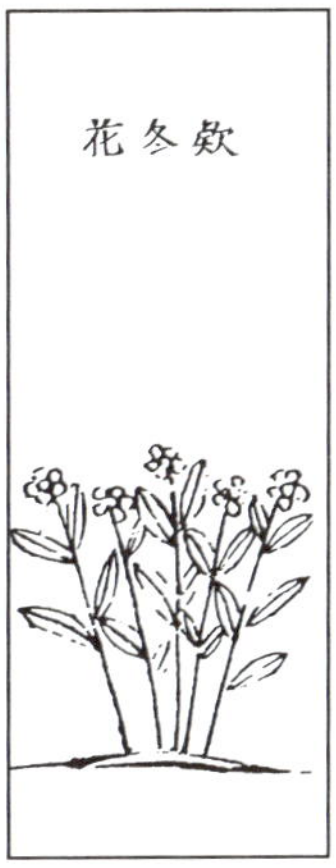

图 20　太乙・款冬花

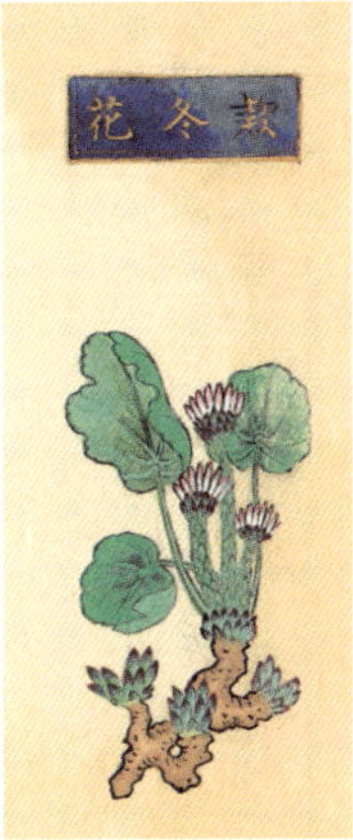

图 21　雷公・款冬花

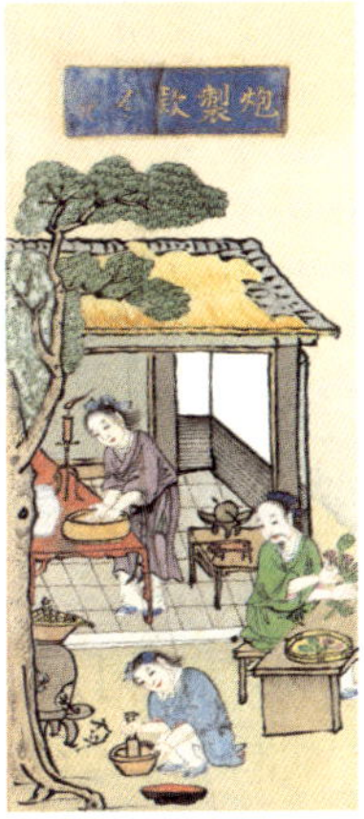

图 22　雷公・炮制款冬花

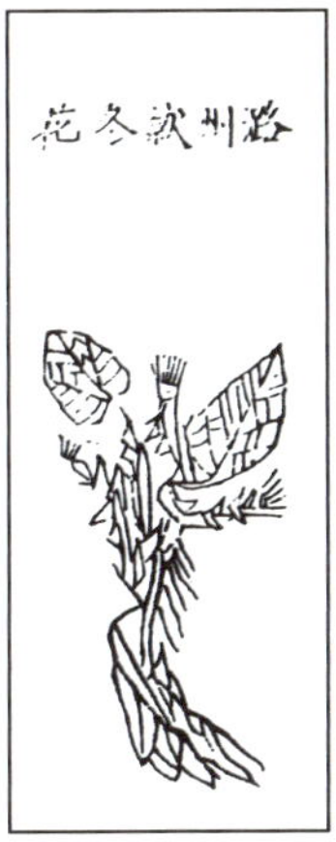

图 23　纲目（金）・潞州款冬花

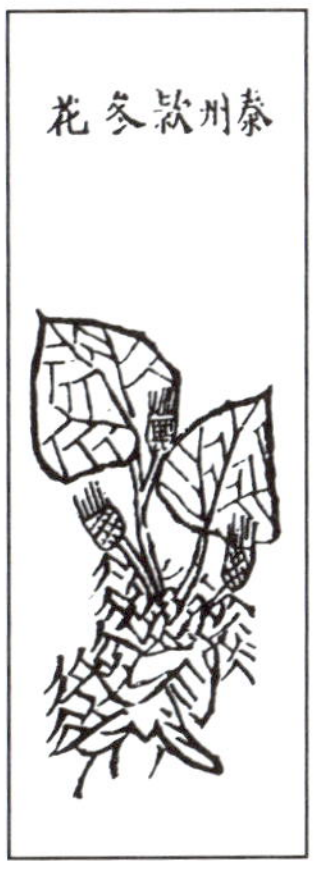

图 24　纲目（金）・秦州款冬花

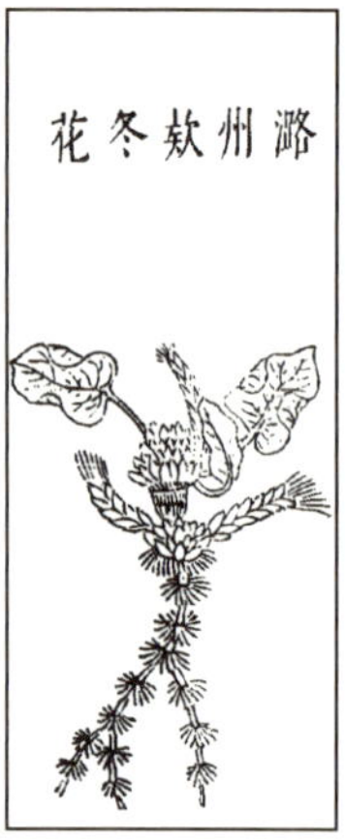

图25　纲目(钱)·潞州款冬花

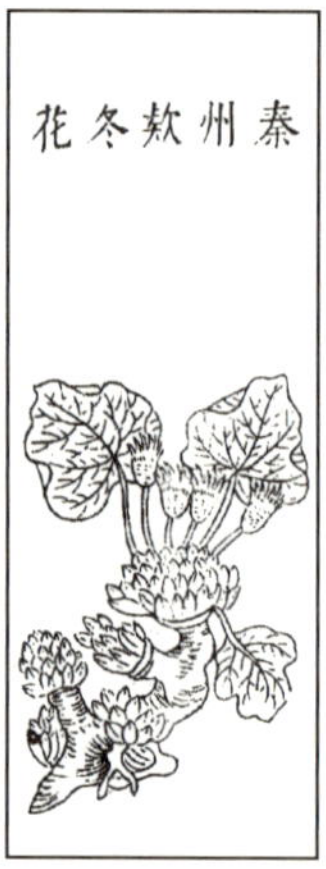

图26　纲目(钱)·秦州款冬花

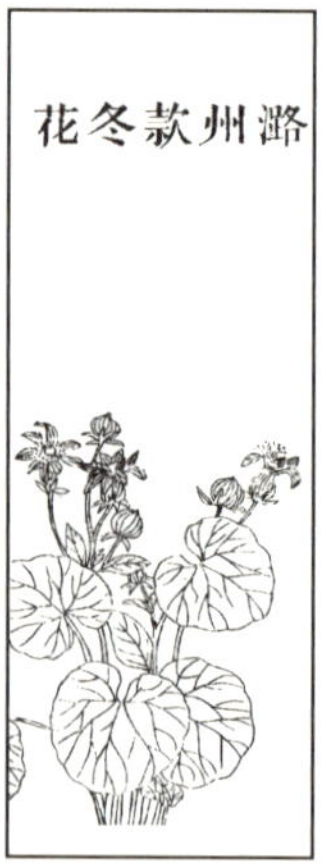

图27　纲目(张)·潞州款冬花

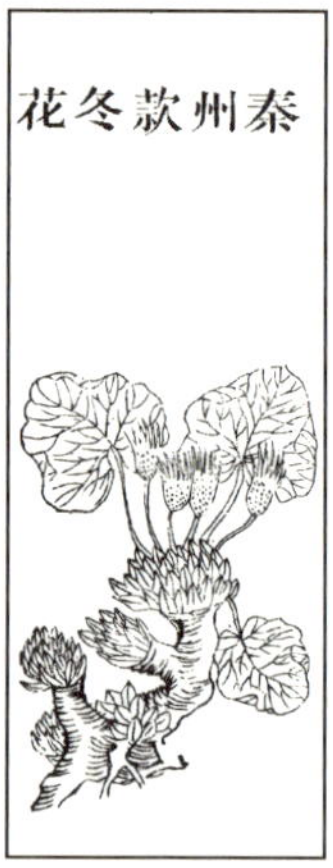

图28　纲目(张)·秦州款冬花

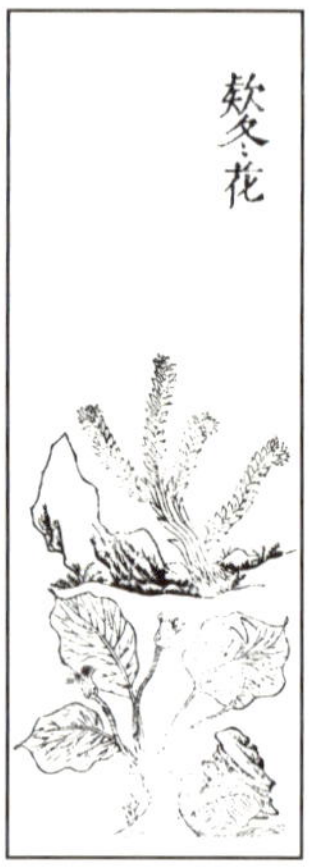

图29　三才·款冬花

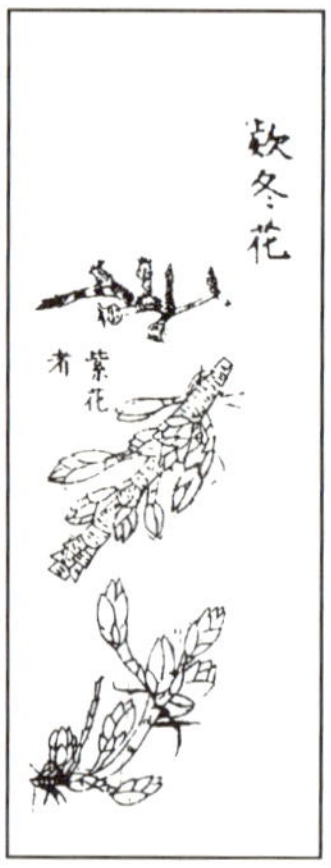

图30　原始·款冬花

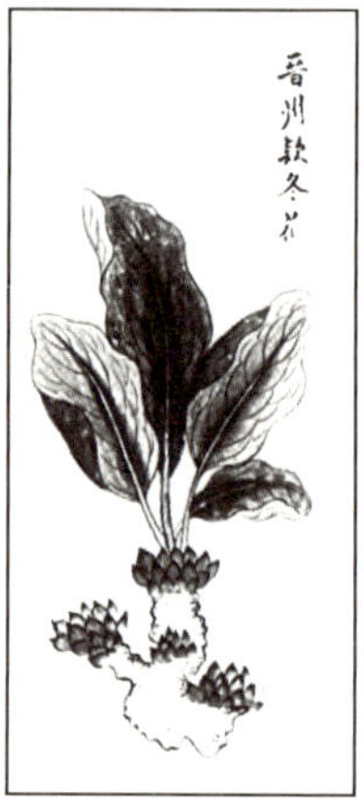

图31　金石·晋州款冬花

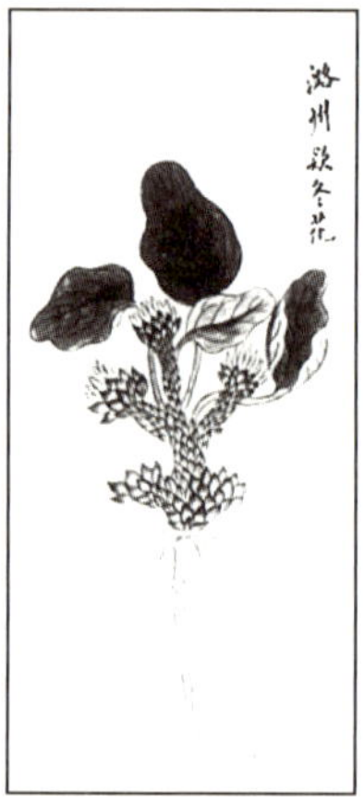

图32　金石·潞州款冬花

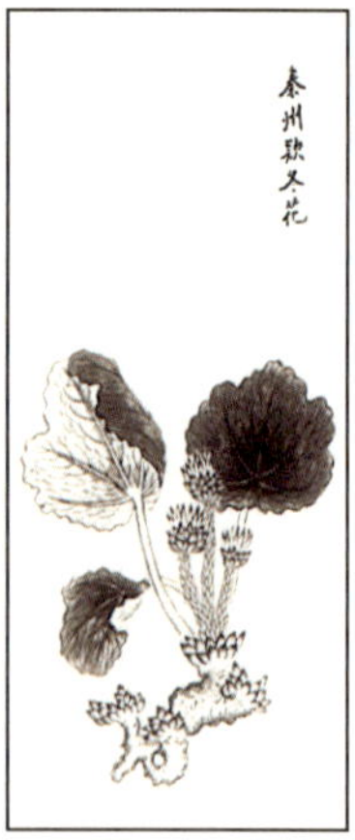

图33　金石·秦州款冬花

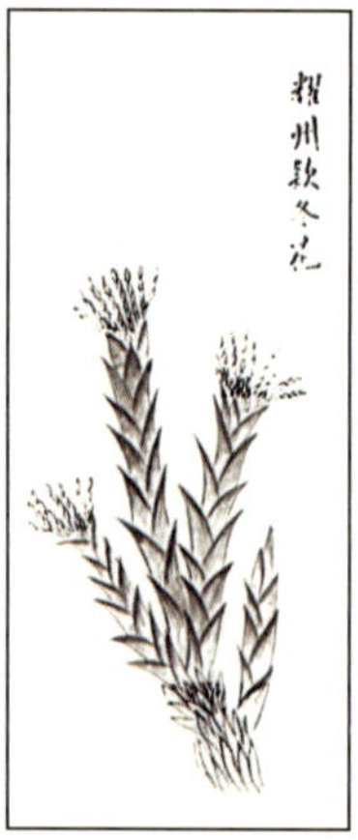

图34　金石·耀州款冬花

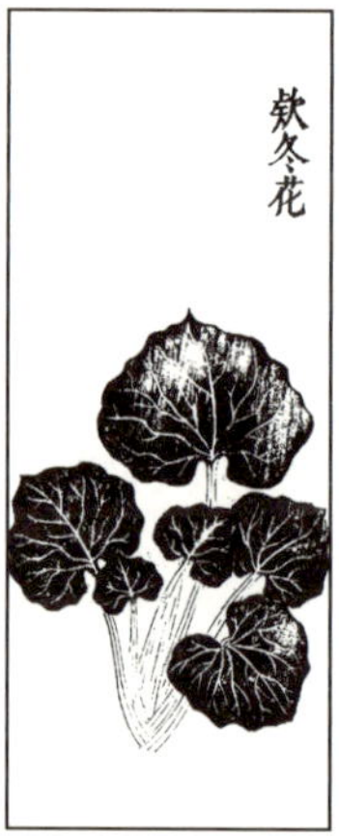

图35　博录·款冬花

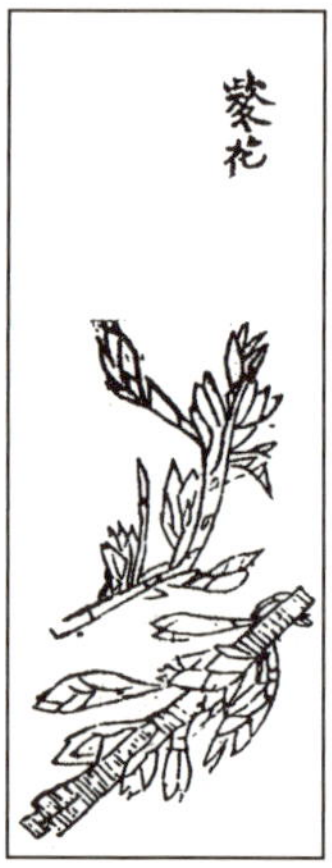

图36　汇言·款冬花

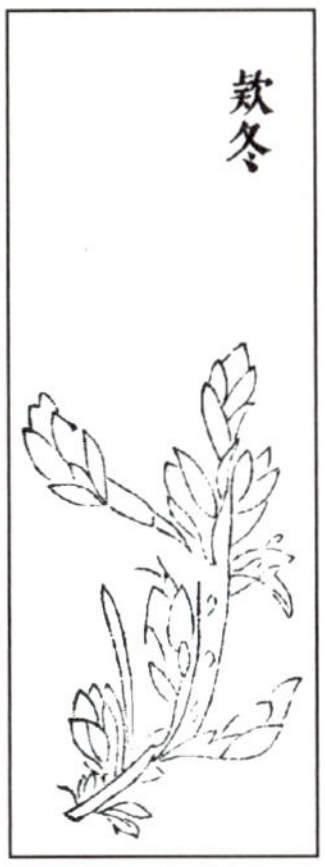

图 37　本草汇 · 款冬

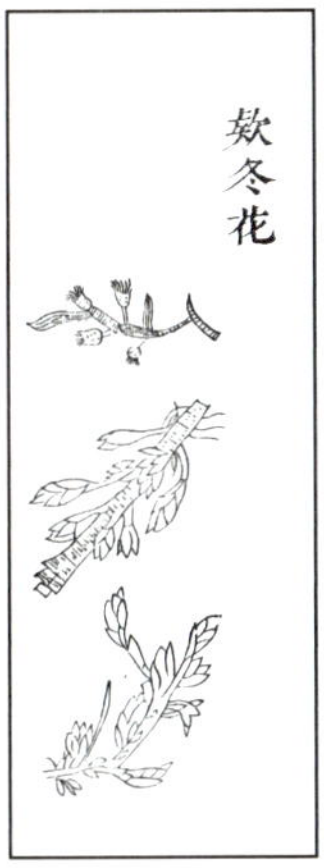

图 38　类纂 · 款冬花

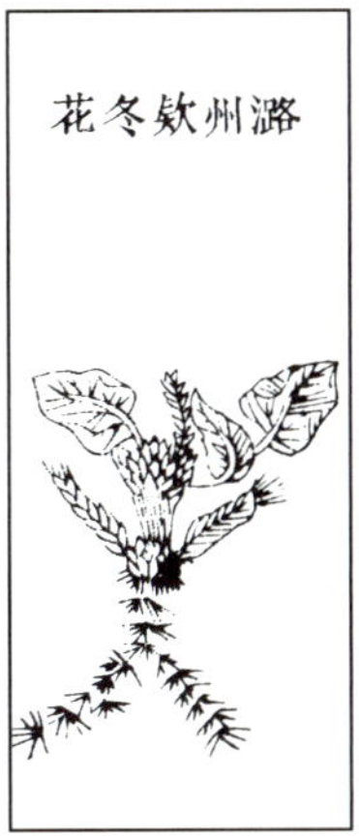

图 39　备要 · 潞州款冬花

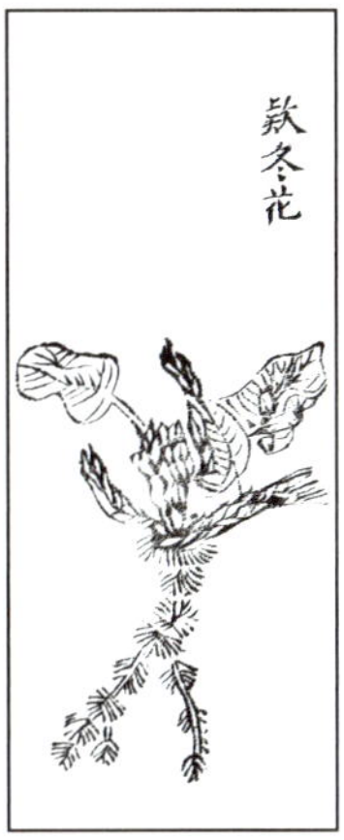

图 40　求真 · 款冬花

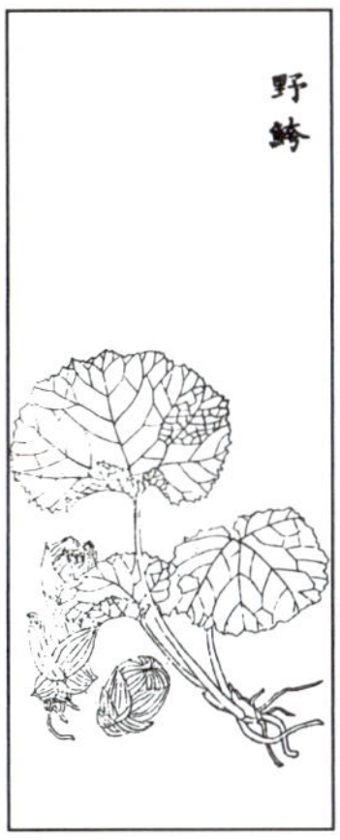

图 41　质问 · 野蛉

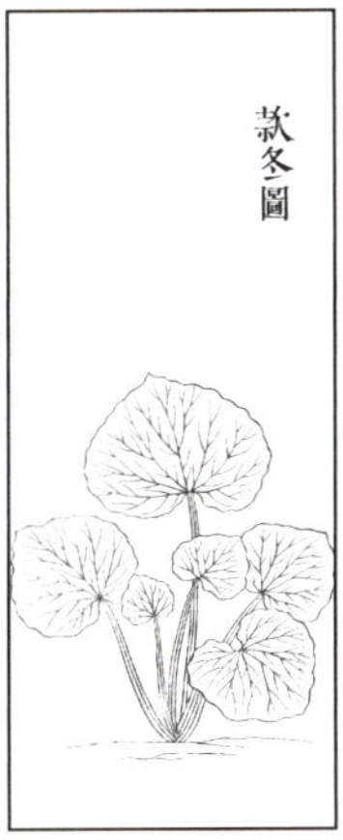

图 42　草木典 · 款冬图

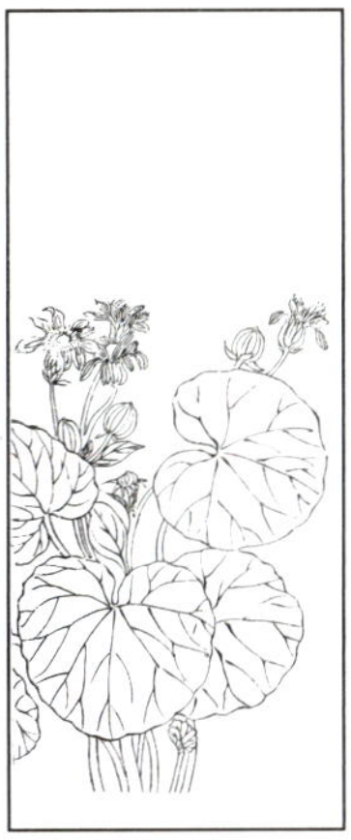

图 43　图考 · 款冬花

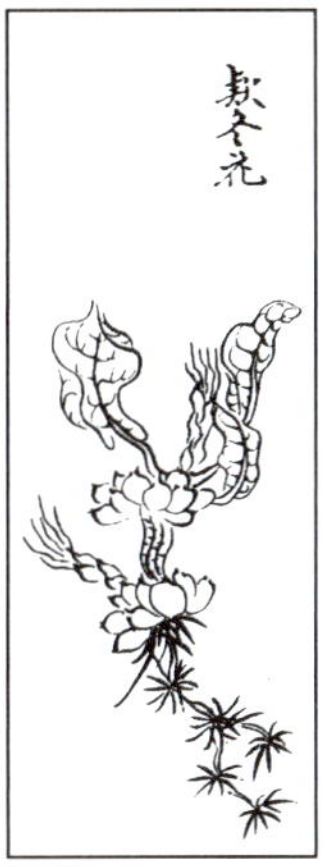

图 44　图说 · 款冬花

本品44图，取自25书，其中10幅彩图。有承继关系的图可分4个书类。

《本草图经》：该书有图4幅，依次为“晋州款冬花”“潞州款冬花”“秦州款冬花”“耀州[1]款冬花”图。此4图依次分别存于《大观》（图1—4）、《政和》（图5—8）、《绍兴》（图9—12）。此三传本药图基本一致。今以《政和》图5—8为《图经》4图的代表。

仿绘《图经》的彩色图有：《本草品汇精要》图15—18，此4图除敷色外，细部描绘更为精致，但对判断物种没有任何新创意。此后《金石昆虫草木状》图31—34又全盘仿绘了《品汇》款冬花4图。《补遗雷公炮制便览》“款冬花”（图21）仿绘的是《品汇》“秦州款冬花”（图17）。

仿绘《图经》的墨线图有：《本草歌括》“款冬花”（图13）仿绘《图经》“秦州

1　耀州：《大观》《绍兴》作“雄州”。“雄州”即今河北雄县。“耀州”即今陕西铜川市耀州区，均有款冬分布。

款冬花”（图7），但简略草率。《本草蒙筌》“晋州款冬花”（图19）仿绘《图经》同名图（图5），亦简略失真。《本草纲目》金陵本“潞州款冬花”（图23）、“秦州款冬花”（图24）仿绘得极为拙劣。《纲目》钱本“潞州款冬花”（图25）、“秦州款冬花”（图26）仿绘《图经》原图甚佳。此后仿绘《纲目》钱本“秦州款冬花”（图26）有《纲目》（张本）同名图（图28）。仿绘《纲目》（钱本）“潞州款冬花”（图25）的本草书又有《本草备要》“潞州款冬花”（图39）、《本草求真》“款冬花”（图40）、《本草简明图说》“款冬花”（图44）。另《三才图会》“款冬花”（图29）将《图经》的“秦州款冬花”（图7）、“耀州款冬花”（图8）合绘于一图，再增添土地背景。

《救荒本草》：仿绘该书“款冬花”（图14）者，有《野菜博录》图35（叶片阴刻）、《古今图书集成·草木典》“款冬图”（图42）略加修润。

《本草原始》：该书“款冬花”（图30）的仿绘者有《本草汇言》图36、《本草汇》图37、《本草纲目类纂必读》图38。

《植物名实图考》：该书“款冬花”（图43）的仿绘图为《本草纲目》张本“潞州款冬花”（图27）。

以上44图中，除外34幅仿绘图，原创图尚有10幅（图5、6、7、8、14、20、22、30、41、43），详见下“鉴药”项。

【文录】

《本经》《别录》（见《证类》卷9“款冬花”） 一名橐吾，一名颗东，一名虎须，一名菟奚，一名氐冬。生常山山谷及上党水傍。十一月采花，阴干。

梁《本草经集注》（同上） 陶隐居云：第一出河北，其形如宿莼未舒者佳，其腹里有丝。次出高丽百济，其花乃似大菊花。次亦出蜀北部宕昌，而并不如。其冬月在冰下生，十二月、正月旦取之。

题·刘宋《雷公炮炙论》（同上） 雷公云：凡采得，须去向里裹花蕊壳，并向里实如粟零壳者，并枝、叶用，以甘草水浸一宿，却取款冬花，叶相伴裛一夜，临用时即干晒去两件拌者叶了用。

唐《唐本草》（同上） 《唐本》注云：今出雍州南山溪水及华州山谷涧间。叶似葵而大，丛生，花出根下。

宋《本草图经》（同上） 《图经》曰：款冬花，出常山山谷及上党水傍，今关中亦有之。根紫色，茎青紫，叶似萆薢。十二月开黄花，青紫萼，去土一二寸，初出如菊花萼，通直而肥实无子。则陶隐居所谓出高丽百济者，近此类也。又有红花者，叶如荷而斗直，大者容一升，小者容数合，俗呼为蜂斗叶，又名水斗叶。则唐注所谓大如葵而丛生者，是也。十一月采花，阴干。或云花生于冰下，正月旦采之。郭璞注《尔雅》颗冻云：紫赤，花生水中。冰、水字近，疑一有误。而傅咸《款冬赋序》

曰：余曾逐禽，登于北山，于时仲冬之月也，冰凌盈谷，积雪被崖，顾见款冬炜然，始敷华艳，当是生于冰下为正也。

宋《本草衍义》卷10“款冬花” 百草中惟此不顾冰雪，最先春也。世又谓之钻冻。虽在冰雪之下，至时亦生芽。春时，人或采以代蔬，入药须微见花者良。如已芬芳，则都无力也。今人又多使如箸头者，恐未有花尔。

明《救荒本草》卷上“款冬花” 关中、蜀北宕（音荡）昌、秦州、雄州皆有，今钧州密县山谷间亦有之。茎青，微带紫色，叶似葵叶，甚大而丛生，又似石葫芦叶，颇团。开黄花，根紫色。

明《本草纲目》卷16“款冬花”【释名】款冻（郭璞）。【时珍曰】按《述征记》云：洛水至岁末凝厉时，款冬生于草冰之中，则颗冻之名以此而得。后人讹为款冬，即款冻尔。款者至也，至冬而花也。

琉球《质问本草》外篇卷3“野螃（款冬）” 辛丑之冬清舶漂到，采此种问之。野螃。

清《植物名实图考》卷11“款冬花” 今江西、湖南亦有此草，俗呼八角乌，与《救荒本草》图符，从之。

【鉴药】

“款冬”首出于《本经》。李时珍云：“款冬生于草冰之中，则颗冻之名以此而得。后人讹为款冬，即款冻尔。款者至也，至冬而花也。”古今皆用为治咳逆上气药。

《别录》云“十一月采花”，此为本品生长习性的特点之一，即至冬则花，此亦其名之来由。关于本品的分布与形态，梁·陶弘景云：“第一出河北，其形如宿莼未舒者佳，其腹里有丝。次出高丽百济，其花乃似大菊花。次亦出蜀北部宕昌，而并不如。其冬月在冰下生，十二月、正月旦取之。”据其花似菊花，可知本品可能是菊科植物。

《唐本草》增补了若干关于本品生境形态的资料：“今出雍州南山溪水及华州山谷涧间。叶似葵而大，丛生，花出根下。”宋《本草图经》所述更详：“款冬花，出常山山谷及上党水傍，今关中亦有之。根紫色，茎青紫，叶似萆薢。十二月开黄花，青紫萼，去土一二寸，初出如菊花萼，通直而肥实无子。则陶隐居所谓出高丽百济者，近此类也。又有红花者，叶如荷而斗直，大者容一升，小者容数合，俗呼为蜂斗叶，又名水斗叶。则唐注所谓大如葵而丛生者，是也。”其中提到款冬花、蜂斗菜两种来源。今考款冬花为菊科款冬属植物款冬*Tussilago farfara* L.，蜂斗菜则为同科蜂斗菜属植物蜂斗菜*Petasites japonicus*（Sieb. et Zucc.）Maxim.。这种状况一直延续到现代，药用正品仍是款冬花，而蜂斗菜也在某些地区当作款冬花使用。谢宗万认为这可能是因其均在冬季不顾冰雪之寒而生花芽之故。[1]

1.《本草图经》：该书4图。其图名所涉及的地区，多在华北、西北一带。其中晋州即今山西临汾，潞州即今山西长治，秦州即今甘肃天水，耀州即今陕西铜川市耀州区。《大观》《绍兴》所存有“雄州款冬花”，《政和》作“耀州款冬花”。雄州即今河北雄县。

“晋州款冬花”（图5）根茎粗壮，从中抽出基生叶，无叶柄，叶片基部渐狭下延，此非菊科款冬属的特点。其根茎冒出的芽头甚短，非花蕾。故其原植物不明。“潞州款冬花”（图6）有细长的根茎，从根茎抽出的基生叶具长柄、卵状，基部心形。另有花穗从根茎抽出，此即菊科款冬属植物款冬*T. farfara*。“秦州款冬花”（图7）根茎粗大扭曲，基生叶宽卵形，基部心形。花穗从根部抽出。此似与潞州款冬花一样，皆为款冬*T. farfara*。“耀州款冬花”（图8）仅有花穗，其表面被有大鳞状苞片。此与蜂斗菜*P. japonicus*的花穗相似。

2.《救荒本草》：该书“款冬花”（图14）仅示基生叶，具长柄，叶宽大，基部心形。此图虽未绘花序，但据该书文字描述：“今钧州密县山谷间亦有之。茎青，微带紫色，叶似葵叶，甚大而丛生，又似石葫芦叶，颇团。开黄花，根紫色。”则可补图画的不足，可知此植物当为款冬*T. farfara*。

3.《太乙仙制本草药性大全》：该书“款冬花”（图20）似插花般绘数支茎叶。叶披针形，互生。茎顶开单花，5瓣。此图示意不明，可以肯定的是与菊科植物款冬花无任何关系。

4.《补遗雷公炮制便览》：该书“炮制款冬花”（图22）是依据《雷公炮炙论》的方法想象绘图。雷公法为：“凡采得，须去向里裹花蕊壳，并向里实如粟零壳者，并枝、叶用，以甘草水浸一宿，却取款冬花、叶相伴裛一夜，临用时即干晒去两件拌者叶了用。”故此图中3人，绿衣人在净选药物，紫衣人在拌和药物，蹲着的蓝衣人在杵捣药物。

5.《本草原始》：该书“款冬花”（图30）为药材图，绘有3个干燥花序。上一支黑而细瘦。下两支较粗壮，是连带着根茎的花蕾，有注文“紫花者”。此3支款冬均与款冬*T. farfara*干燥的紫色花蕾不大相同。款冬*T. farfara*的花是黄色的，蜂斗菜的雄花有紫色、黄色。若此“紫花”是指开放的花色，则此药材款冬当为蜂斗菜*P. japonicus*的干燥花穗。

6.《质问本草》：该书“野菚”（图41）有别名“款冬”。从其叶形及左边的花蕾形态来看，此原植物当为款冬*T. farfara*。

7.《植物名实图考》：该书“款冬花”（图43）未绘根部，其花已经盛开，非冬季的花蕾。款冬花头状花序单一顶生，与此植物不合。此为数花集为伞房状排列。

1　谢宗万：《中药材品种论述》上册，上海：上海科学技术出版社，1980：468.

叶基部深心形，似为菊科的蜂斗菜*P. japonicus*。另或考证为菊科大吴风草属植物大吴风草*Farfugium japonicum*（L. f.）Kitam.。[1]此种花期8月至翌年3月，与款冬、蜂斗菜均不同，且无用作款冬的报道。吴其濬是否以此为标本绘图，尚待进一步考证。

【小结】

“款冬”为首见《本经》的早期药物之一，古今常用治咳嗽。此花冬开，花似菊。但叶有似萆薢的菊科植物款冬*Tussilago farfara* L.，也有似葵似荷的蜂斗菜*Petasites japonicas*（Sieb. et Zucc.）Maxim.。其中款冬为药用正品。

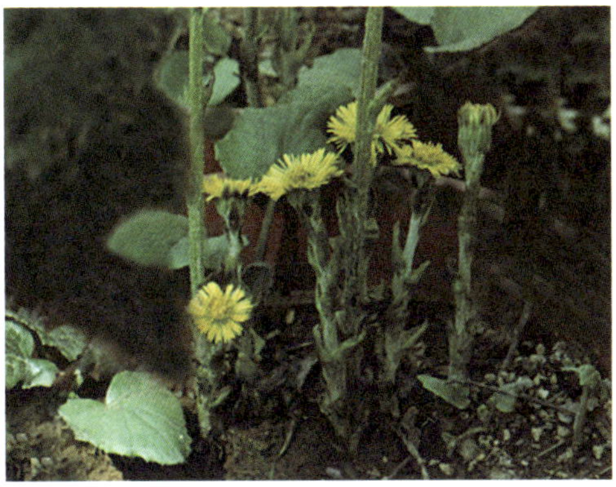

图 45　款冬 *Tussilago farfara*

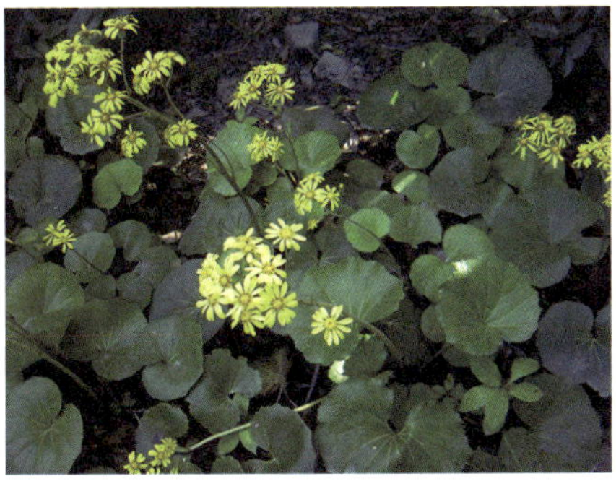

图 46　大吴风草 *Farfugium japonicum*

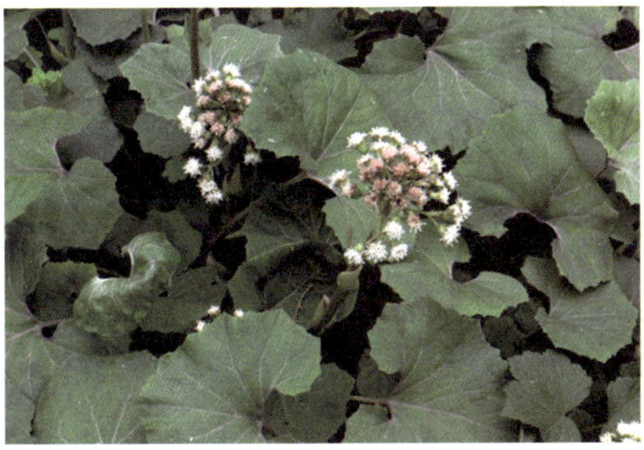

图 47　蜂斗菜 *Petasites japonicas*

16-21　鼠曲草

【品图】

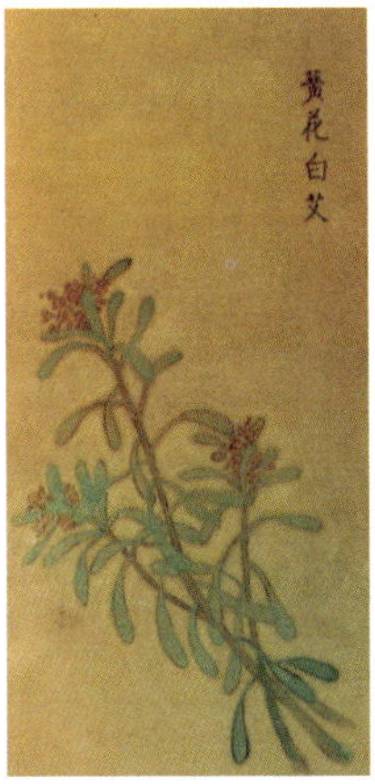

图 1　履巉岩 · 黄花白艾

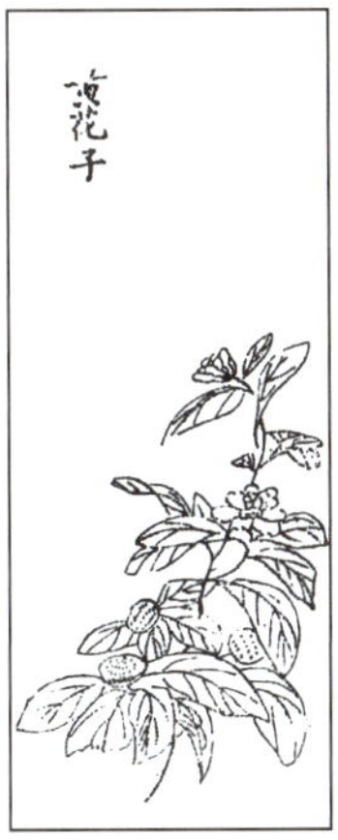

图 2　滇南（务）· 黄花子

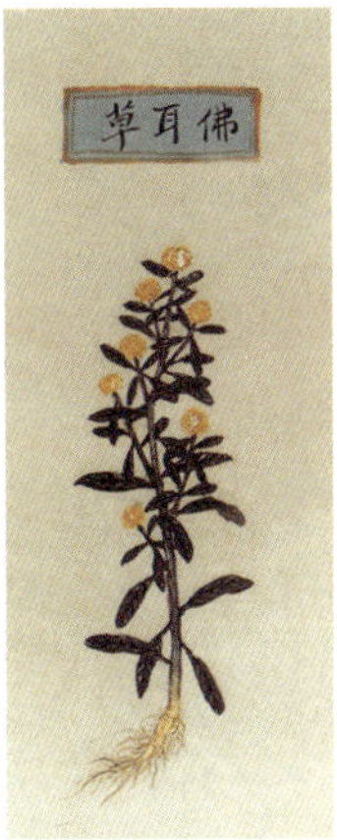

图 3　品汇 · 佛耳草

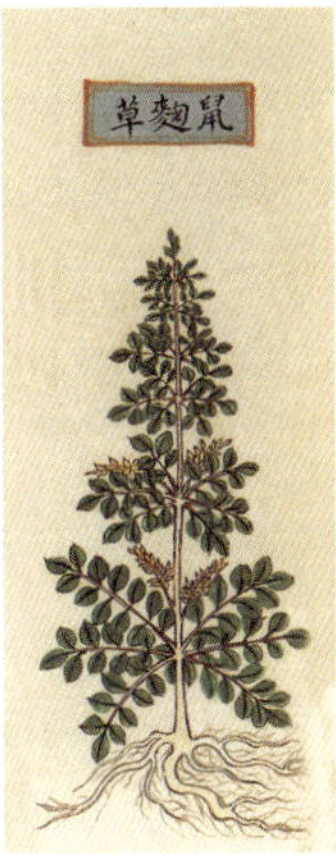

图 4　品汇 · 鼠曲草

1　此承中国科学院植物研究所副研究员王锦秀博士告知其研究《植物名实图考》所得。

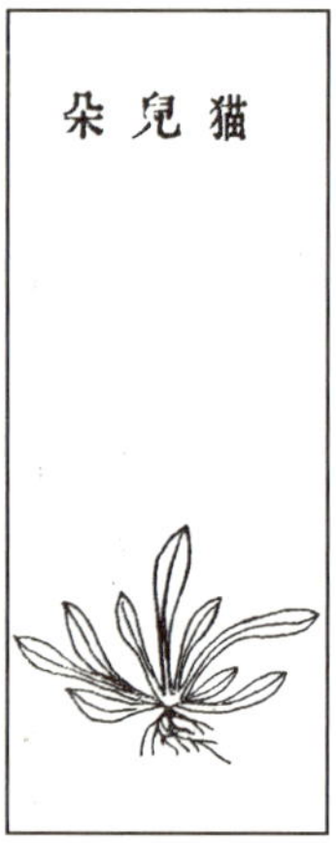

图 5 野菜谱·猫儿朵

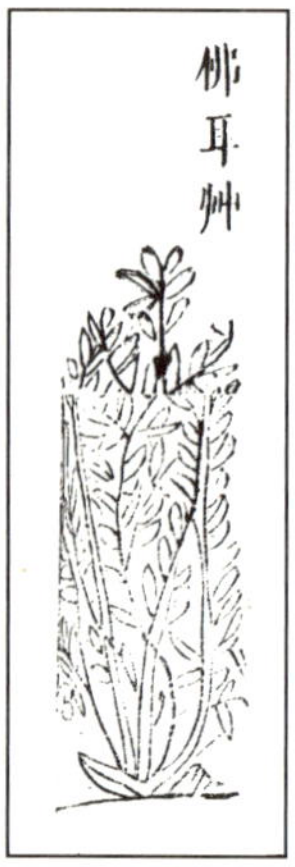

图 6 蒙筌·佛耳草

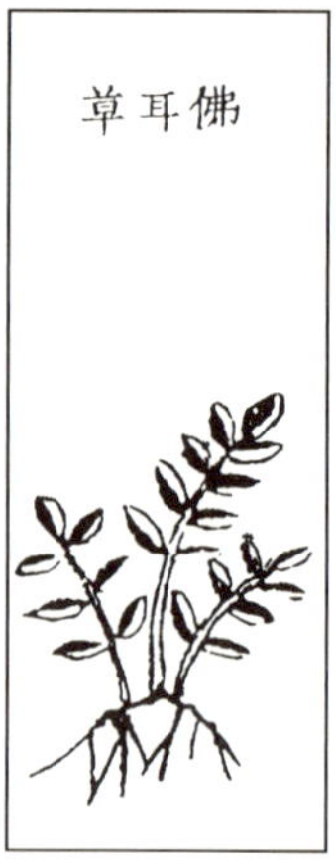

图 7 太乙·佛耳草

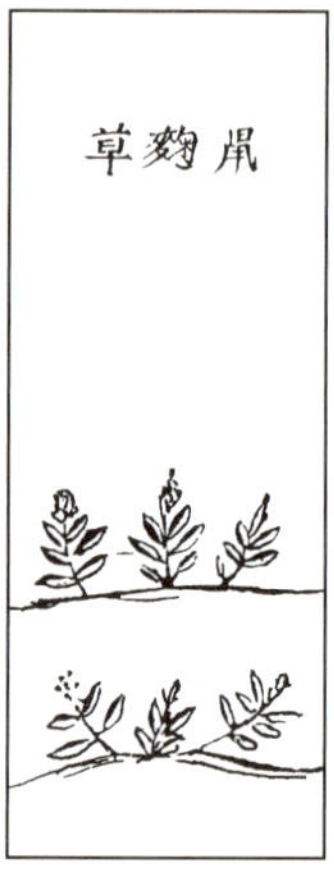

图 8 太乙·鼠曲草

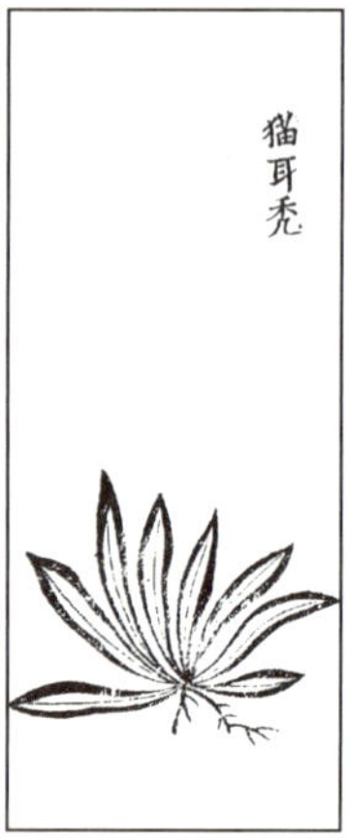

图 9 茹草·猫耳秃

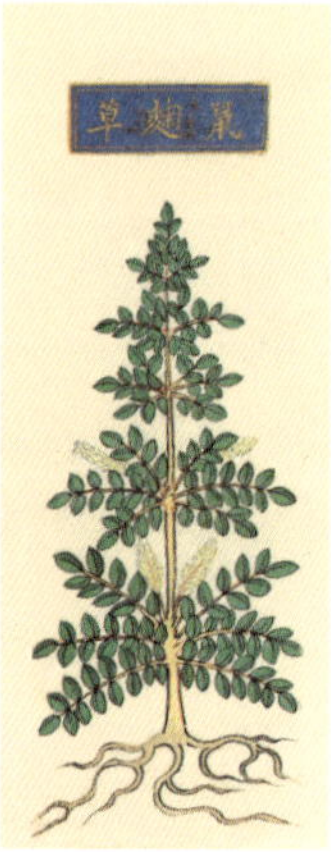

图 10 雷公·鼠曲草

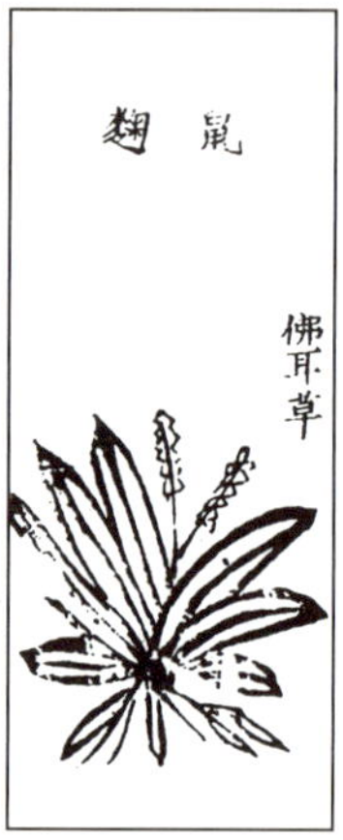

图 11 纲目（金）·鼠曲

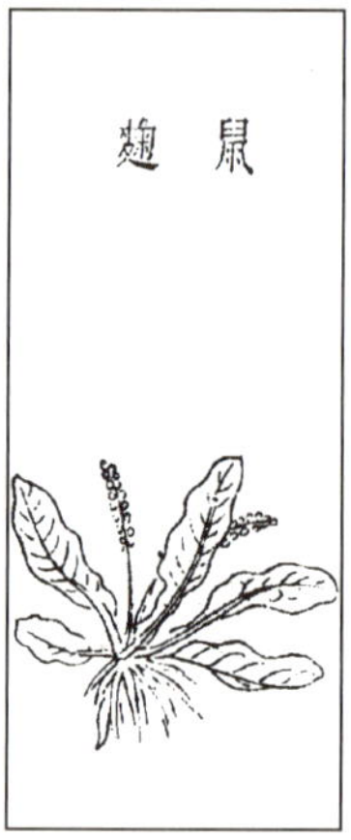

图 12 纲目（钱）·鼠曲

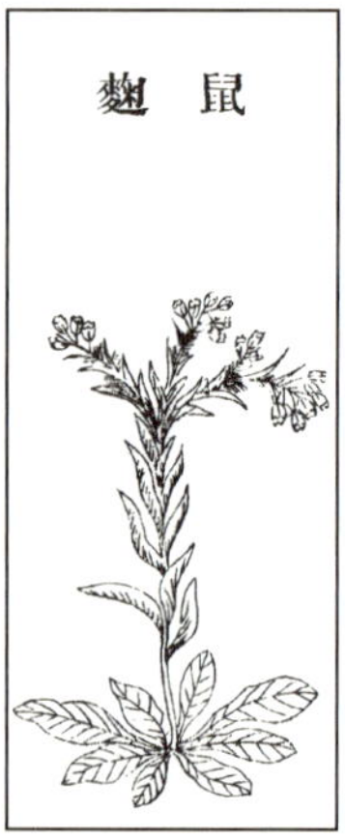

图 13 纲目（张）·鼠曲

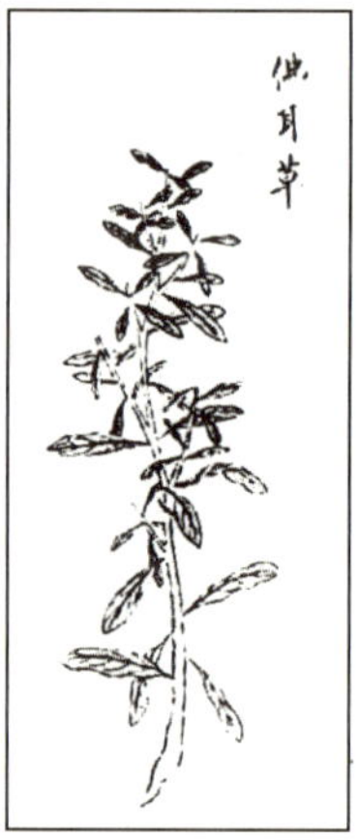

图 14 金石·佛耳草

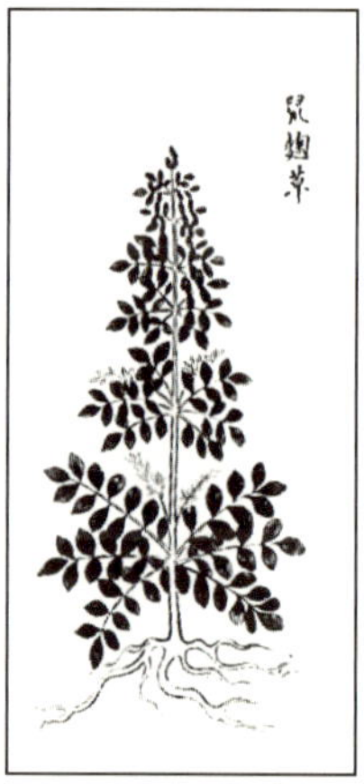

图 15 金石·鼠曲草

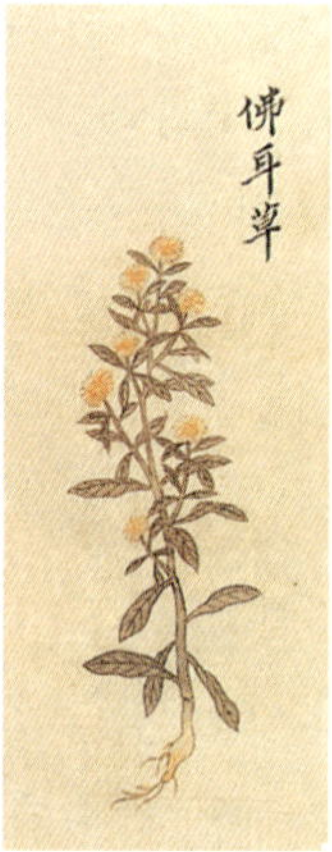

图 16 图谱·佛耳草

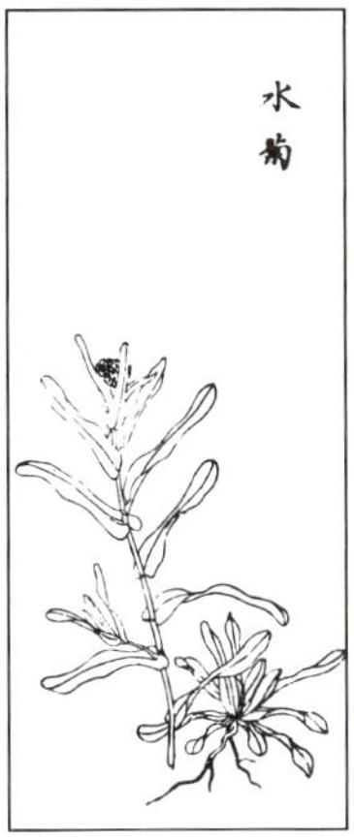

图 17　质问·水菊

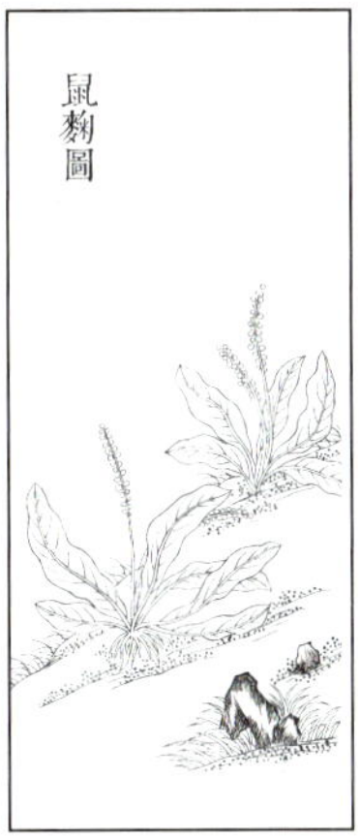

图 18　草木典·鼠曲图

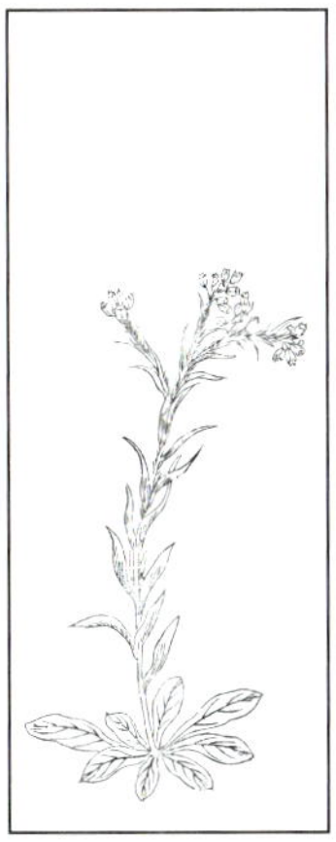

图 19　图考·鼠曲草

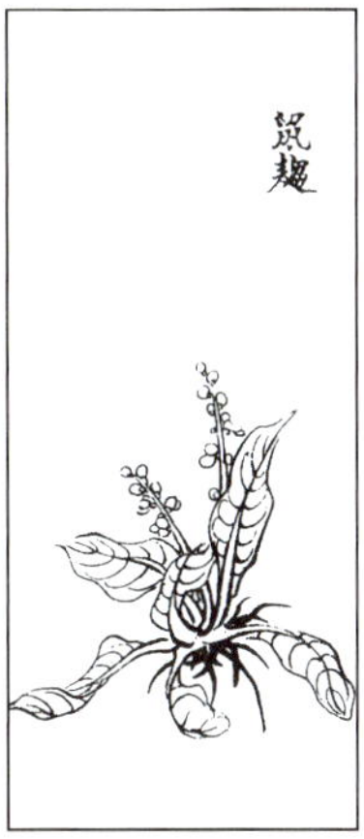

图 20　图说·鼠曲

本品20图，取自17书，其中7幅彩图。有承继关系的图可分4个书类。

《本草品汇精要》：该书有2图，其一“佛耳草”（图3），见于卷13，为新绘图。其仿绘者有《金石昆虫草木状》图14。《本草图谱》图16则又仿绘《金石昆虫草木状》图14。其二“鼠曲草”（图4），仿绘图有《补遗雷公炮制便览》图10、《金石昆虫草木状》图15。

《野菜谱》：该书“猫儿朵”（图5）的仿绘者有《茹草编》“猫耳秃”（图9）。

《本草纲目》（金陵本）：该书“鼠曲”（图11）的仿绘图有《纲目》钱本图12。《古今图书集成·草木典》“鼠曲图”（图18）里，上一株仿绘自金陵本图11，下一株仿绘钱本图12，均加修润，增补土地背景。《本草简明图说》“鼠曲”（图20）则仿绘钱本图12，但多加修饰。

《植物名实图考》：该书“鼠曲草”（图19）的仿绘图为《纲目》张本“鼠曲”（图13）

以上20图中，除外9幅仿绘图，原创图尚有11幅（图1、2、3、4、5、6、7、8、11、17、19），详见下“鉴药”项。

【文录】

《别录》（见《证类》卷30“有名未用·鼠耳”）　一名无心。生田中下地，厚叶肥茎。

宋《嘉祐本草》（见《证类》卷11“鼠曲草”）　杂米粉作糗，食之甜美。生平岗熟地，高尺余，叶有白毛，黄花。《荆楚岁时记》云：三月三日取鼠曲汁，蜜和为粉，谓之龙舌料，以压时气。山南人呼为香茅，取花杂榉皮染褐，至破犹鲜。江西人呼为鼠耳草。（新补，见陈藏器、《日华子》。）

题·明《滇南本草》（务本）卷上“黄花子”　上品仙菜。味甘酸，无毒。生荒野中。大叶黄子，子上黑点，开黄花，可作菜食。

明《本草品汇精要》卷13“佛耳草” 谨按：此草春生苗，高尺余，茎叶颇类旋复而遍有白毛，折之有绵如艾且柔韧，茎端分歧，着小黄花，十数作朵瓣极茸细。今医家治寒嗽多用之。由其能升肺气而散寒邪故也。

明《本草蒙筌》卷3“佛耳草” 郊原野陂，处处有之。春生苗尺余，夏开花黄色。叶与马齿苋类，细小微有白毛。俗呼黄蒿，人每收采。

明《本草纲目》卷16“鼠曲草”【释名】米曲（《纲目》）、茸母。【时珍曰】曲，言其花黄如曲色，又可和米粉食也。鼠耳，言其叶形如鼠耳，又有白毛蒙茸似之，故北人呼为茸母。佛耳，则鼠耳之讹也。今淮人呼为毛耳朵，则香茅之茅，似当作毛。按段成式《杂俎》云：蚍蜉酒草，鼠耳也，一名无心草。岂蚍蜉食此，故有是名耶。【集解】【时珍曰】《日华本草》鼠曲，即《别录》鼠耳也。唐宋诸家不知，乃退“鼠耳”入“有名未用”中。李杲《药类法象》用佛耳草，亦不知其即鼠耳也。原野间甚多。二月生苗，茎叶柔软，叶长寸许，白茸如鼠耳之毛。开小黄花成穗，结细子。楚人呼为米曲，北人呼为茸母。故邵桂子《瓮天语》云：北方寒食，采茸母草和粉食。宋徽宗诗“茸母初生认禁烟”者，是也。

明《本草会编》（同上）【汪机曰】佛耳草，徽人谓之黄蒿。二三月苗长尺许，叶似马齿苋而细，有微白毛，花黄。土人采茎叶和米粉，捣作粑果食。

琉球《质问本草》外篇卷3“水菊（鼠曲草）” 辛丑清舶漂到，拈此种问之。水菊。

清《植物名实图考》卷14“鼠曲草” 今江西、湖南皆呼为水蚁草，或即蚍蜉酒之意，煎饼犹用之。

【鉴药】

“鼠曲草”为《嘉祐本草》新补药，注“见陈藏器、《日华子》”。李时珍又考《别录》“有名未用·鼠耳”、《药类法象》“佛耳草”均为本品，故将二药并入此条。故若按此药实际出典，可推到《名医别录》“鼠耳”。若就论“鼠曲草”最早出典，当为唐《本草拾遗》。时珍释“鼠曲”名曰：“曲，言其花黄如曲色，又可和米粉食也。”《别录》载本品“主痹寒，寒热，止咳”。后世多用其治寒痰咳嗽，但少入处方，为民间多用的草药。

本品分布广泛，易得易认。《别录》“鼠耳”载其“生田中下地，厚叶，肥茎”。可谓言简意赅。《嘉祐》新补云：“生平岗熟地，高尺余，叶有白毛，黄花。”并提到本品可“杂米粉作糗”，或“蜜和为粉，谓之龙舌料”。此后诸家本草都从不同角度补充其形态。李时珍云：“二月生苗，茎叶柔软，叶长寸许，白茸如鼠耳之毛。开小黄花成穗，结细子。”据以上描述，此即菊科鼠曲草属植物鼠曲草 *Gnaphalium affine* D. Don。本品乃常见植物，故原创图较多。

1.《履巉岩本草》：该书“黄花白艾”（图1）为写生彩图。其叶无柄，匙状倒披针形，头状花序集生于枝顶。此即鼠曲草*G. affine*。

2.《滇南本草》（务本堂本）：该书“黄花子”（图2）枝叶凌乱，虽可看出其头状花，但或不在枝顶。故此图作为鼠曲草*G. affine*图没有突出鉴别特点。

3.《本草品汇精要》：该书“佛耳草”（图3）在卷13“佛耳草”下，是该书的一个新药，但作者没有意识到此与“鼠曲草”是同一物。其文曰：“此草春生苗，高尺余，茎叶颇类旋复而遍有白毛，折之有绵如艾且柔韧，茎端分歧，着小黄花，十数作朵瓣极茸细。”其图未能表现茎叶白毛的状况，只是描绘“茎端分歧，着小黄花”。鼠曲一般上部不分枝，此图正相反，分枝甚多。但其叶无柄还是保持了本品的特征。据此该图所示即鼠曲草*G. affine*。另外，该书的“鼠曲草”（图4）则完全按想象绘成：单数羽状复叶分层轮生，穗状花生叶腋。此图与小草本、柔弱的鼠麴草相差太多，实属误图。

4.《野菜谱》：该书“猫儿朵”（图5）只绘出幼嫩的基生叶，可供食用。但单凭此叶也很难确定植物基原。

5.《本草蒙筌》：该书“佛耳草”（图6）绘出了鼠曲草*G. affine*的整体形状，茎直立，上部不分枝，叶无柄等，但未示花，初步可知是鼠曲草*G. affine*。

6.《太乙仙制本草药性大全》：该书有2图。“佛耳草”（图7）绘一茎直立，无分枝，叶小无柄，但将叶绘成对生则误。无花序，图形极简单，无法作为鉴定之用。“鼠曲草”（图8）的枝叶与“佛耳草”相同，其中有一棵顶端开一花。图形简陋，无法考原。

7.《本草纲目》（金陵本）：该书“鼠曲”（图11）基生叶长而宽大，花葶从中心抽出，此类车前，不似“鼠曲”。图中注“佛耳草”，然图形不支持此名称。

8.《质问本草》：该书“水菊”（图17）为写生图，准确地描绘了基生叶，上部茎叶及茎顶花序的形态。此为鼠曲草*G. affine*。

9.《植物名实图考》：该书“鼠曲草”（图19）所绘全株生动准确，可考其原植物确为鼠曲草*G. affine*。

【小结】

“鼠曲草”“鼠耳”“佛耳草”均为一药，李时珍将其并为一条。历代本草对本品的来源无异议，其植物形态描述表明即菊科植物鼠曲草*Gnaphalium affine* D. Don。《履巉岩本草》《植物名实图考》绘有较好的图形。

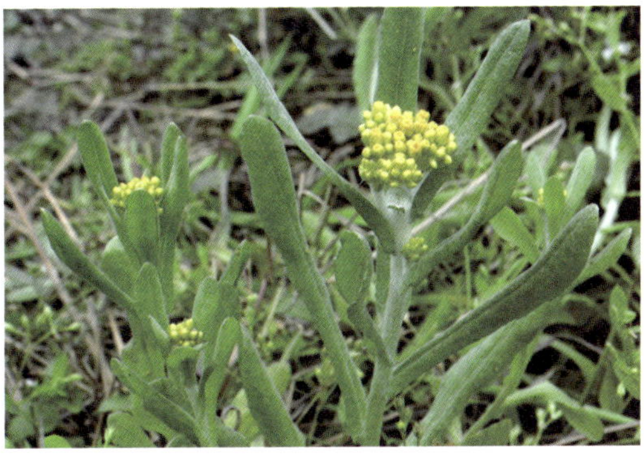

图 21　鼠曲草 *Gnaphalium affine*

16–22 决明

【品图】

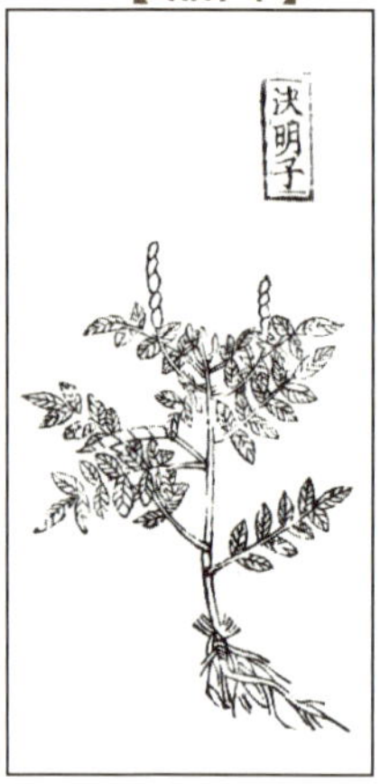

图 1 图经（大）· 决明子

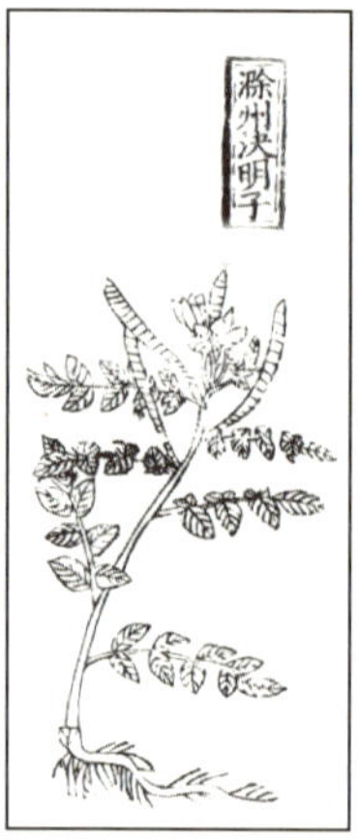

图 2 图经（大）· 滁州决明子

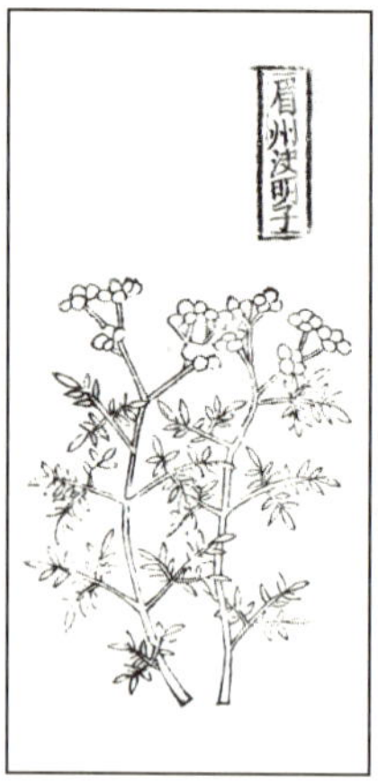

图 3 图经（大）· 眉州决明子

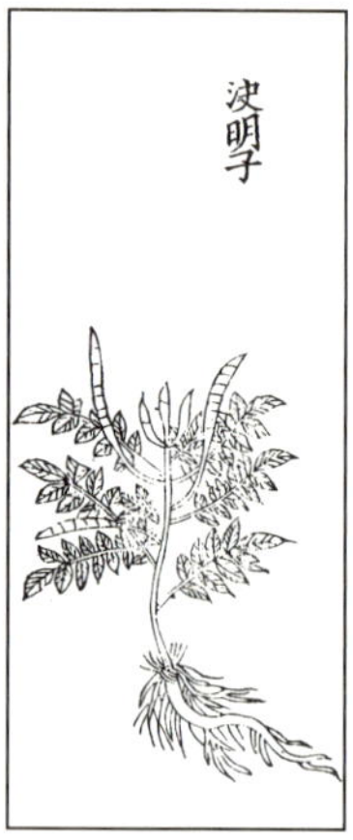

图 4 图经（政）· 决明子

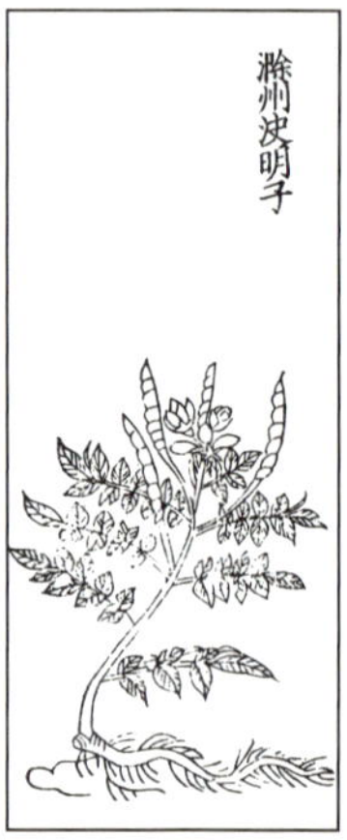

图 5 图经（政）· 滁州决明子

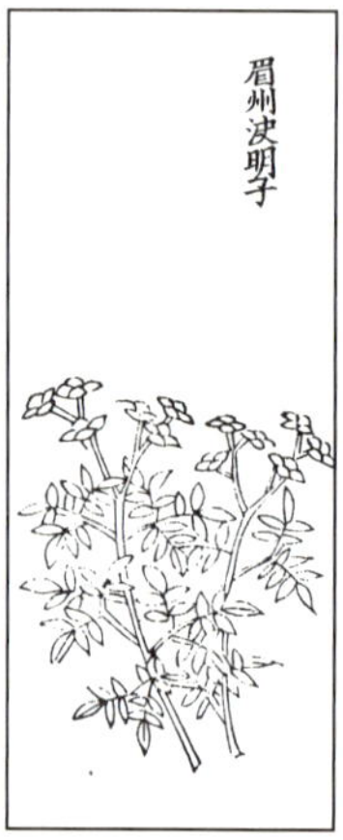

图 6 图经（政）· 眉州决明子

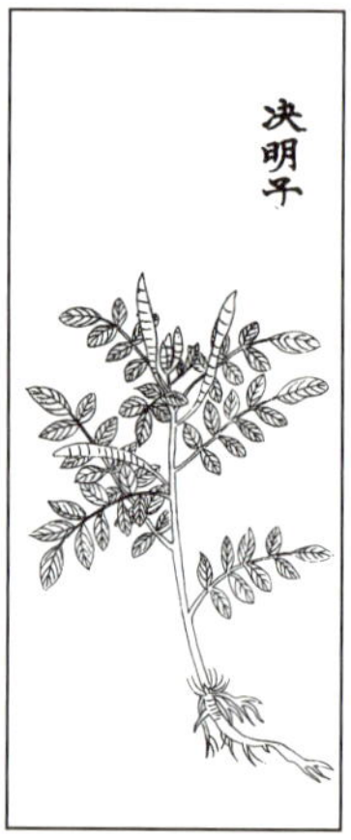

图 7 图经（绍）· 决明子

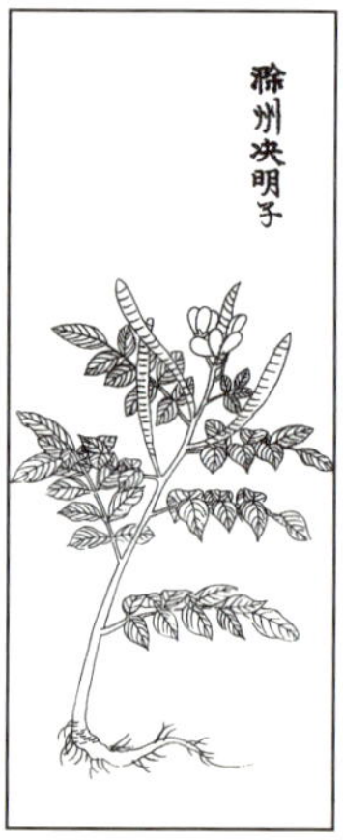

图 8 图经（绍）· 滁州决明子

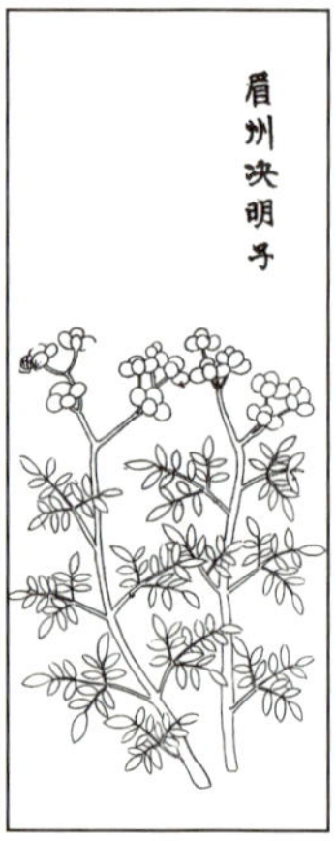

图 9 图经（绍）· 眉州决明子

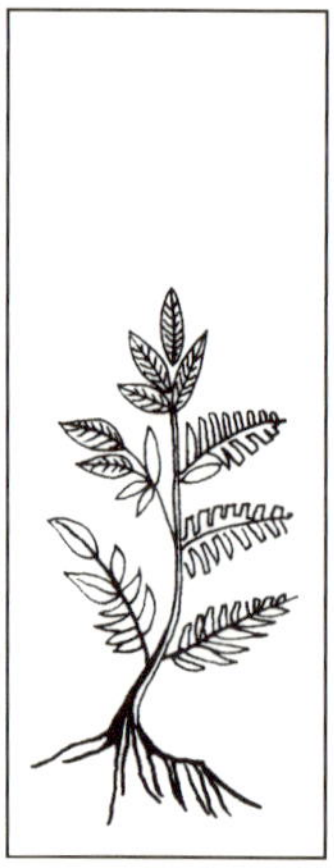

图 10 歌括 · 决明子

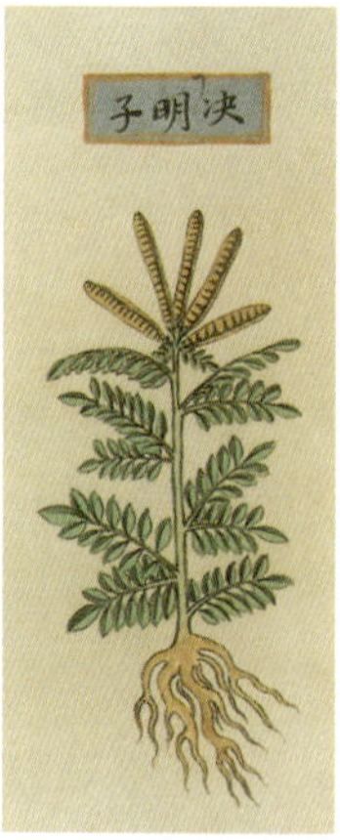

图 11 品汇 · 决明子

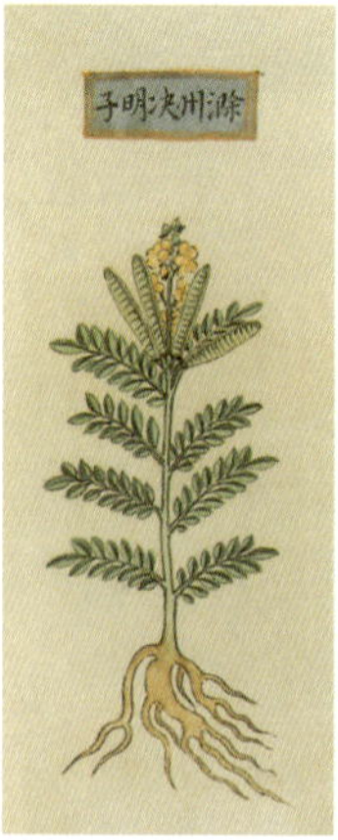

图 12 品汇 · 滁州决明子

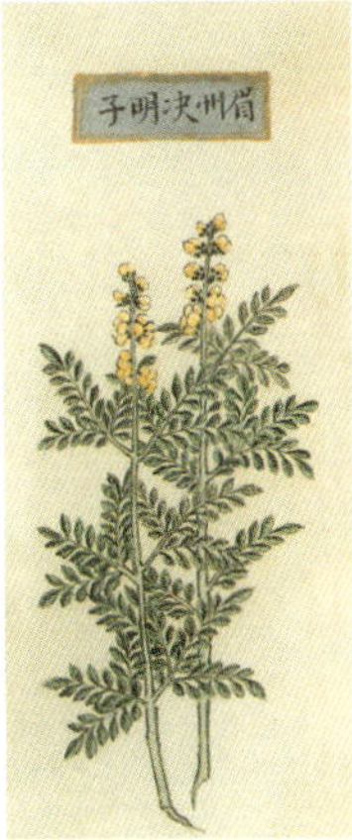

图 13 品汇·眉州决明子

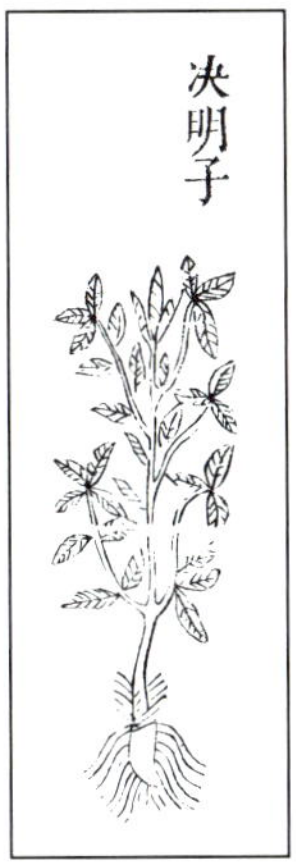

图 14 蒙筌·决明子

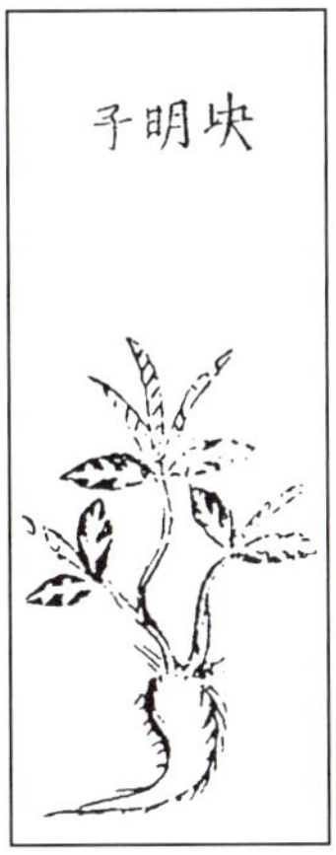

图 15 太乙·决明子

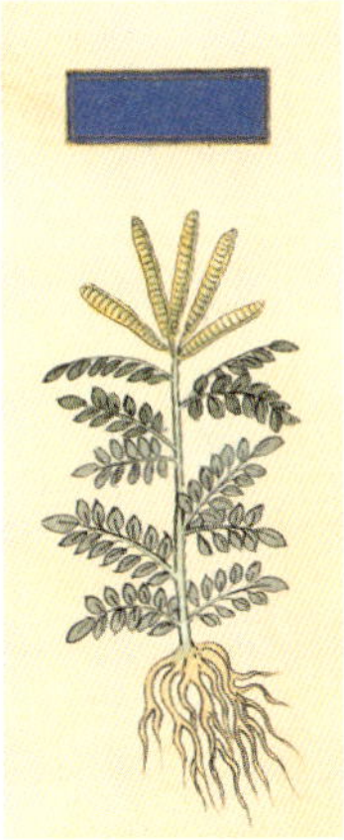

图 16 雷公·决明子

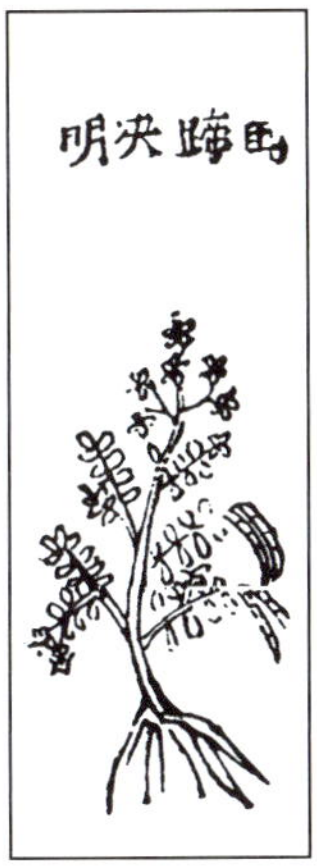

图 17 纲目(金)·马蹄决明

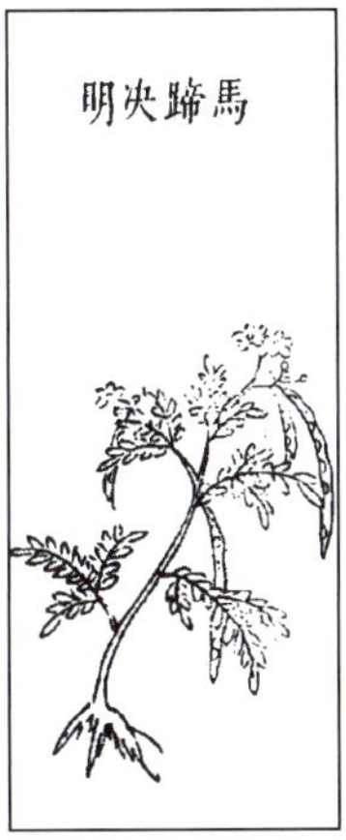

图 18 纲目(钱)·马蹄决明

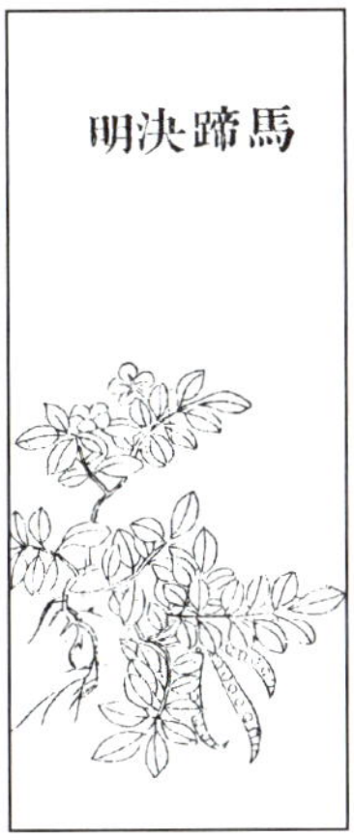

图 19 纲目(张)·马蹄决明

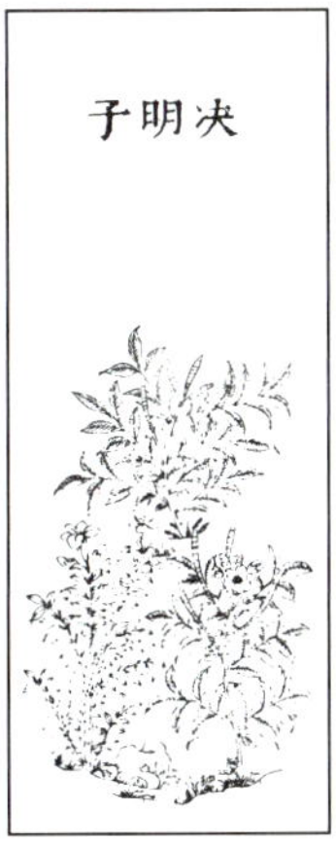

图 20 三才·决明子

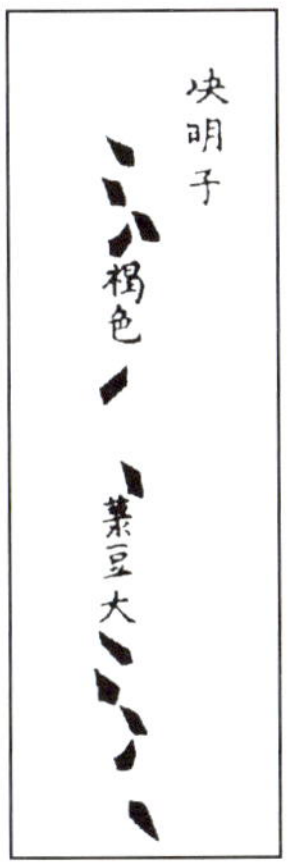

图 21 原始·决明子

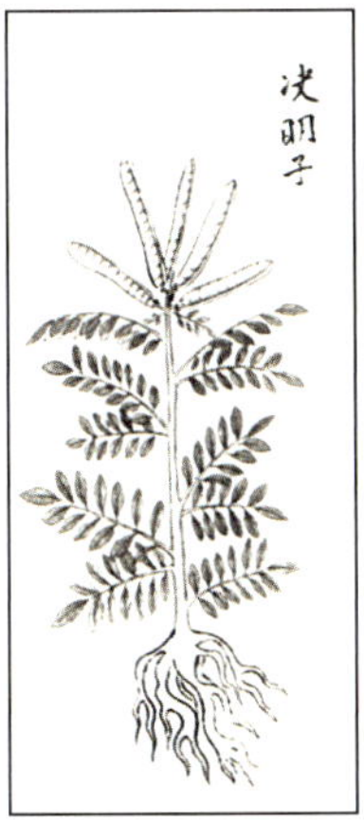

图 22 金石·决明子

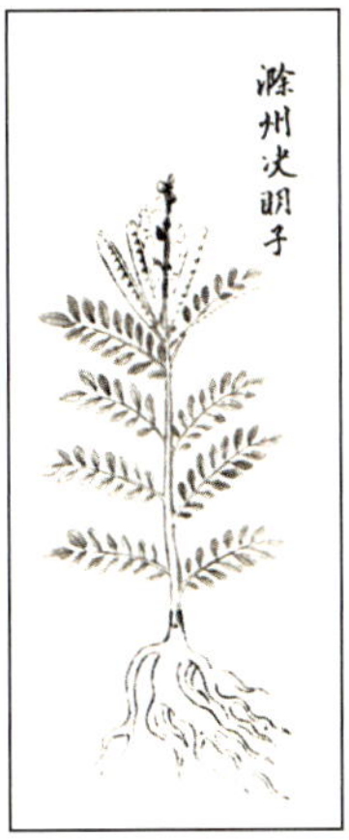

图 23 金石·滁州决明子

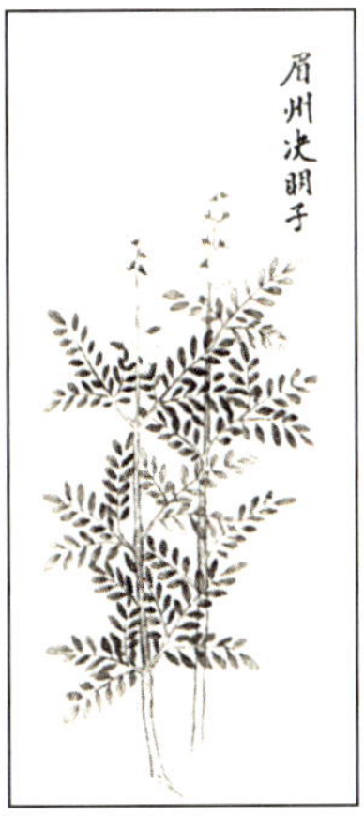

图 24 金石·眉州决明子

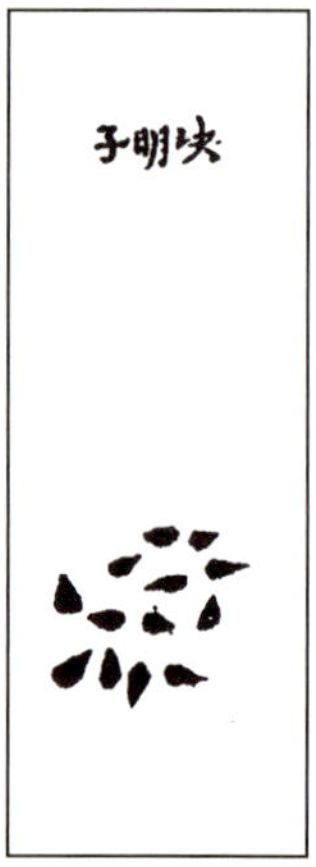

图 25　汇言 · 决明子

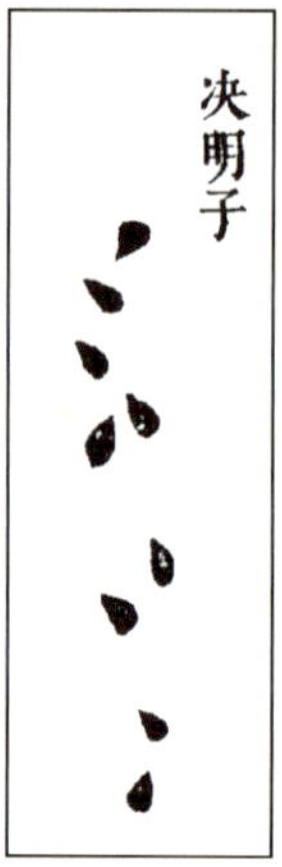

图 26　本草汇 · 决明子

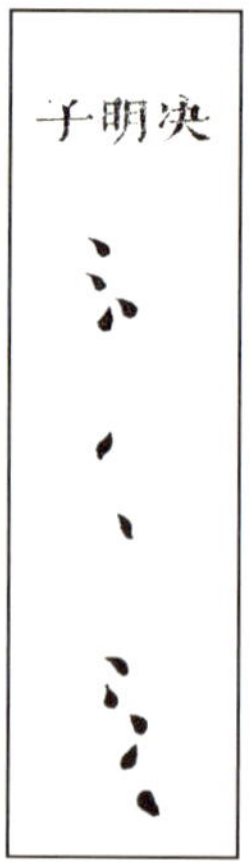

图 27　类纂 · 决明子

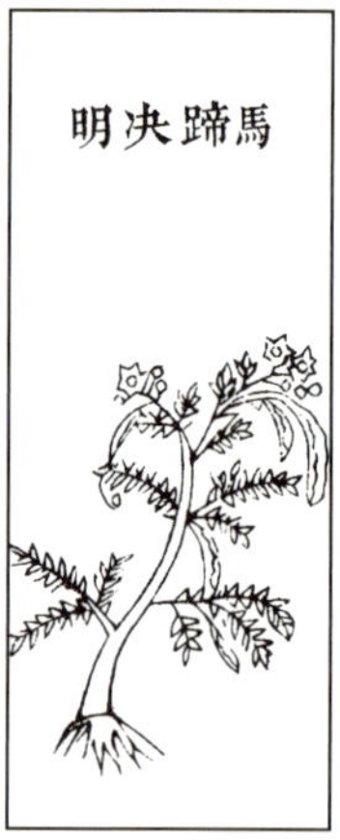

图 28　备要 · 马蹄决明

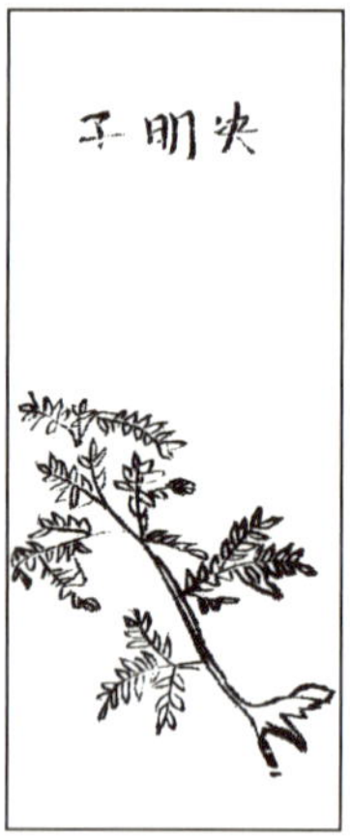

图 29　求真 · 决明子

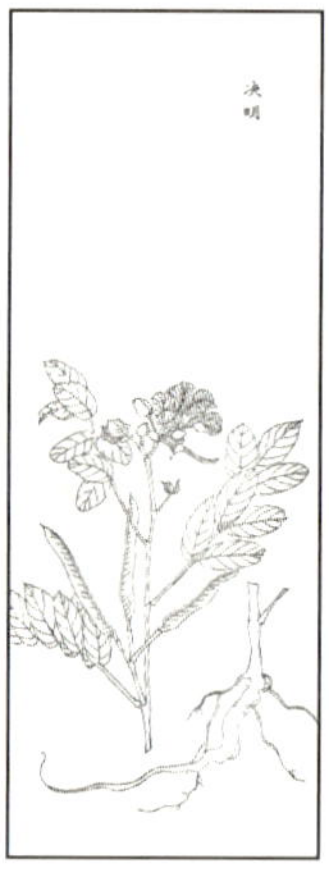

图 30　质问 · 决明

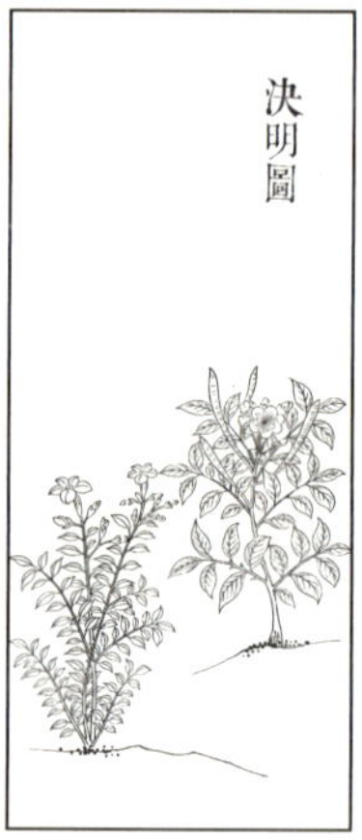

图 31　草木典 · 决明图

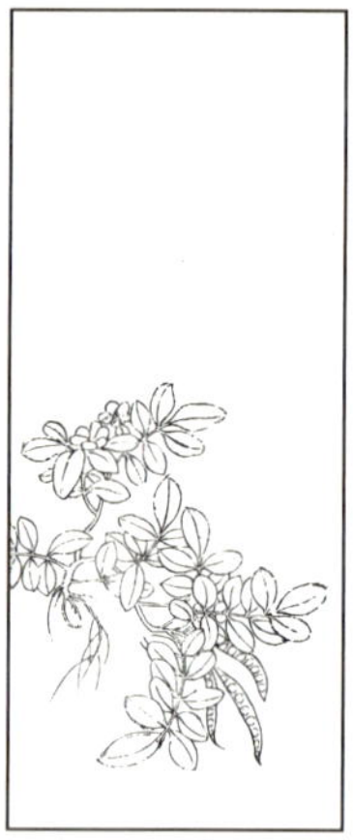

图 32　图考 · 决明

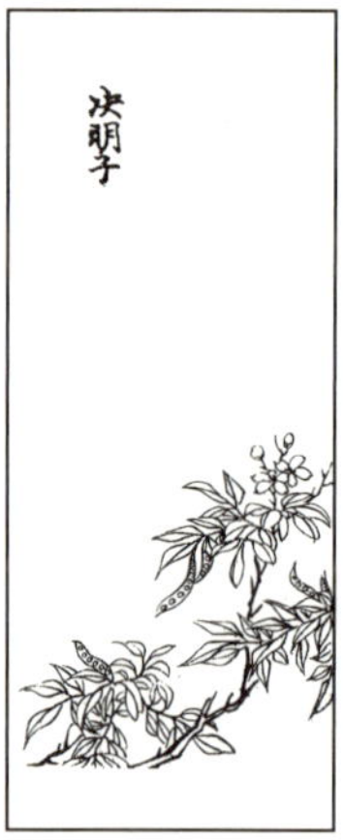

图 33　图说 · 决明子

本品33图，取自23书，其中7幅彩图。有承继关系的图可分4个书类。

《本草图经》：该书3图，“决明子”“滁州决明子”“眉州决明子”图依次分别存于《大观》（图1、2、3）、《政和》（图4、5、6）、《绍兴》（图7、8、9）。此三传本药图基本一致。今以《政和》图4、5、6为《图经》图的代表。

仿绘《图经》3图的彩色图有：《本草品汇精要》图11、图12、图13。此3图在原有药名之下仿绘相应的药图，但也作了一些修饰，将图中植物拉长，尽量对称或美化。此后《金石昆虫草木状》图22、图23、图24又依次仿绘《品汇》的3图。《补遗雷公炮制便览》“决明子”（图16）则仿绘《品汇》同名图（图12）。

仿绘《图经》3图的墨线图有：《本草歌括》“决明子”（图10）仿绘时糅合《图经》图4、图5，再加简化。《本草蒙筌》“决明子”（图14）仿绘的是《图经》同名图4。《太乙仙制本草药性大全》一般都是师心自用画1幅示意图，但其“决明子”（图15）很明显是将《图经》图4予以高度简化，并将根绘成胡萝卜样。另《三才图会》“决明子”（图20）将《图经》3幅图拥挤绘制在同一图中，再加土地背景。《古今图书集成·草木典》“决明图”（图31）则仿绘《图经》“滁州决明”“眉州决明”2图，修饰美化，再添土地背景。

《本草纲目》（金陵本）：该书“马蹄决明”（图17）的仿绘图有《纲目》钱本图18。该图在金陵本图17基础上再加修润。此后仿绘钱本图18的有：《本草备要》图28、《本草求真》“决明子”（图29，左右反转）、《本草简明图说》“决明子”（图33，多加发挥美化）。

《本草原始》：该书“决明子”（图21）的仿绘者有《本草汇言》图25、《本草汇》图26、《本草纲目类纂必读》图27。

《植物名实图考》：该书“决明子”（图32）的仿绘图只有《本草纲目》张本“马蹄决明”（图19）

以上33图中，除外26幅仿绘图，原创图尚有7幅（图4、5、6、17、21、30、32），详见下“鉴药”项。

【文录】

《别录》（见《证类》卷7“决明子”） 生龙门川泽。石决明生豫章。十月十日采，阴干百日。

梁《本草经集注》（同上） 陶隐居云：龙门乃在长安北。今处处有。叶如茳芏，子形似马蹄，呼为马蹄决明。用之当捣碎。又别有草决明，是萋（音妻）蒿子，在下品中也。

后蜀《蜀本草》（同上） 《蜀本》:《图经》云：叶似苜蓿而阔大，夏花，秋生子作角，实似马蹄，俗名马蹄决明。今出广州、桂州，十月采子，阴干。

宋《本草图经》（同上） 《图经》曰：决明子，生龙门川泽，今处处有之，人家园圃所莳。夏初生苗，高三四尺许，根带紫色。叶似苜蓿而大。七月有花，黄白色。其子作穗，如青绿豆而锐，十月十日采，阴干百日。按《尔雅》薢茩，芵茪。释曰：药草，芵明也。郭璞注云：叶黄锐，赤华，实如山茱萸。关西谓之薢茩与此种颇不类。又有一种马蹄决明，叶如江豆，子形似马蹄，故得此名。

宋《本草衍义》卷8“决明子” 苗高四五尺，春亦为蔬。秋深结角，其子生角中如羊肾。今湖南北人家园圃所种甚多，或在村野，或成段种。《蜀本图经》言，叶似苜蓿而阔大，甚为允当。

明《本草蒙筌》卷1“决明子” 川泽多生，苗高数尺。叶类苜蓿阔大，堪作菜蔬；子如绿豆锐圆，可入药剂。冬月采曝，捣碎才煎。

明《本草纲目》卷16“决明”【释名】【时珍曰】此马蹄决明也，以明目之功而名。又有草决明、石决明，皆同功者。草决明即青葙子，陶氏所谓萋蒿是也。【集解】【时珍曰】决明有二种。一种马蹄决明，茎高三四尺，叶大于苜蓿而本小末奓，昼开夜合，两两相帖。秋开淡黄花五出，结角如初生细豇豆，长五六寸。角中子数十粒，参差相连，状如马蹄，青绿色，入眼目药最良。一种茳芒决明，《救荒本草》所谓山扁豆是也。苗茎似马蹄决明，但叶之本小末尖，正似槐叶，夜亦不合。秋开深黄花五出，结角大如小指，长二寸许。角中子成数列，状如黄葵子而扁，其色褐，味甘滑。二种苗叶皆可作酒曲，俗呼为独占缸。但茳芒嫩苗及花与角子，皆可瀹茹及点茶食；而马蹄决明苗角皆韧苦，不可食也。苏颂言薢茩即决明，殊不类，恐别一物也。【发明】【时珍曰】《相感志》言：圃中种决明，蛇不敢入。丹溪朱氏言决明解蛇毒，本于此也。王旻《山居录》言：春月种决明，叶生采食，其花阴干亦可食。切忌泡茶，多食无不患风。按马蹄决明苗角皆韧而苦，不宜于食。纵食之，有利五脏明目之功，何遂至于患风耶？又镏绩《霏雪录》言：人家不可种决明，生子多跛。此迂儒误听之说也，不可信。

琉球《质问本草》外篇2“决明（决明一种）” 春生苗，高三四尺，秋开花结角。此一种，辨其花叶角子，系《纲目》中名决明也。处处皆有。生莳颇异，细查《集解》中，惟宗奭、时珍二家所辨与贵图甚合。求其性用，谅亦不差，只恐风土各别，自宜酌用。

清《植物名实图考》卷11“决明” 决明，《本经》上品。《尔雅》：薢茩，芵光。《注》：芵明也。有茳芒、马蹄二种。茳芒决明，《救荒本草》谓之山扁豆角，豆可食。马蹄决明，《救荒本草》谓之望江南，叶可食。今京师花圃犹呼为望江南，栽莳盆中也。

【鉴药】

“决明子”首见于《本经》。李时珍释名曰：“此马蹄决明也，以明目之功而名。又有草决明、石决明，皆同功者。草决明即青葙子。”《本经》载其“主青盲，目淫，肤赤，白膜，眼赤痛，泪出”，皆与眼疾有关。为古今常用明目药。

关于本品的生境与形态，在梁·陶弘景整理《本经》各传本而成《本草经集注》，并由此书奠定中国本草主流之起始，此决明即马蹄决明。陶弘景云：“今处处有。叶如茳芒，子形似马蹄，呼为马蹄决明。”同时陶氏又指出：“又别有草决明，是萋（音妻）蒿子，在下品中也。”这种萋蒿子即青葙子（见《证类》卷10“青葙子”条），乃苋科植物。

北宋嘉祐间编修本草时，《嘉祐本草》主持人掌禹锡、《本草图经》主笔苏颂，都同时从文史书中引用了相关的资料，其中提到《尔雅》及其注。《尔雅·释草》:“薢茩，芵茪。”郭璞注：“芵明也。叶黄锐，赤华，实如山茱萸，或曰薐也。关西谓之薢茩。”这种关西（今陕西、甘肃等地）的“薢茩”，别名“芵茪”“芵明”，“实如山茱萸”，显然不是种子如马蹄的决明子。陶弘景是饱学之士，不至于不读《尔雅》。以他的亲历所见，当时所用就是马蹄决明。“薢茩”或是某个时期局部地区所用“芵明”，郭璞之注，并非注《本经》决明之来源，因此不能据郭注就认定陶弘景之前的《本经》“决明”并非马蹄决明。

《唐本草》没有介绍决明子的形态。但唐本《图经》（见《蜀本草》引）进一步介绍此马蹄决明：“叶似苜蓿而阔大，夏花，秋生子作角，实似马蹄，俗名马蹄决明。今出广州、桂州。”“苜蓿”为豆科植物，更为常见。“作角”即结荚果。则此马蹄决明为豆科植物就更明确了。宋《图经》则曰：“今处处有之，人家园圃所莳。夏初生苗，高三四尺许，根带紫色。叶似苜蓿而大。七月有花，黄白色。其子作穗，如青绿豆而锐……又有一种马蹄决明，叶如江豆，子形似马蹄，故得此名。”苏颂是综合诸家之说，他在介绍“其子作穗，如青绿豆而锐”的决明时，竟没有觉察这种豆科的决明子就是马蹄决明。

宋·寇宗奭云：“苗高四五尺，春亦为蔬。秋深结角，其子生角中如羊肾。今湖南北人家园圃所种甚多，或在村野，或成段种。《蜀本图经》[1]言，叶似苜蓿而阔大，甚为允当。”寇氏用“羊肾”形容其种子。李时珍则苞综前人之说，指出正品决明为：“决明有二种。一种马蹄决明，茎高三四尺，叶大于苜蓿而本小末奓，昼开夜合，两两相帖。秋开淡黄花五出，结角如初生细豇豆，长五六寸。角中子数十粒，参差相连，状如马蹄，青绿色，入眼目药最良。”这种决明，即本草一以贯之的正品豆科决明属植物决明*Cassia tora* Linn.。［按：决明学名最新更改为*Senna tora*（L.）Roxb.，为与原有研究衔接，本品内的属、种名均仍其旧，特此说明。］决明的特点是叶为偶数复叶，小叶3对。花腋生，通常2朵聚生。荚果纤细，近四棱形，两端渐尖。种子菱形（俗称马蹄形），光亮。

李时珍另外提到茳芒决明，云“《救荒本草》所谓山扁豆是也。苗茎似马蹄决明，但叶之本小末尖，正似槐叶，夜亦不合。秋开深黄花五出，结角大如小指，长二寸许。角中子成数列，状如黄葵子而扁，其色褐，味甘滑。二种苗叶皆可作酒曲，俗呼为独占缸。但茳芒嫩苗及花与角子，皆可瀹茹及点茶食；而马蹄决明苗角皆韧苦，不可食也。”这种茳芒的一个特点就是嫩苗与花可食用。李时珍认为茳芒决明就是《救荒本草》的“山扁豆”。但现代学者对山扁豆的考证结果仍不统一，或云是豆科含羞草属植物含羞草决明*Cassia mimosoides* L.，或云是同属豆茶决明

1　蜀本图经：此实为《蜀本草》所引《图经》。此《图经》即《唐本草》之《图经》。

C. namame（Sieb.）Honda。[1]《中国植物志》则把茳芒决明定为决明属植物槐叶决明 *Cassia sophera* Linn.，[2]并注明其嫩叶和嫩荚供食用。

1.《本草图经》：该书3图。“决明子”（图4）绘一株植物，单数羽状复叶，小叶4—5对，荚果。决明属（*Cassia* Linn.）植物皆为偶数羽状复叶。另决明子*C. tora*花成对腋生，在此图中也未能得到表现。故大致可认为此乃豆科植物，却无法判定属种。“滁州决明子”（图5）的图形与图4相似，故亦存在同样的问题。“眉州决明子”（图6）为植株的上部枝叶花序，其叶亦为单数羽状复叶，但其花顶生，花瓣4。此图更无法确定为豆科决明属植物。由于《图经》图来自各地进献，绘图者也许对复叶数目的奇偶并不关注。总之此3图都很难供做鉴定之用。

2.《本草纲目》（金陵本）：该书“马蹄决明”（图17）绘一直立植物，单数羽状复叶，小叶4对。有豆角状果荚。枝顶开花，成伞房状。此图或许是依据李时珍描述的马蹄决明绘制的，并非写生所得，故与实物决明子*C. tora*形态仍有较大差距。

3.《本草原始》：该书“决明子”（图21）为种子药材图。此种子看似普通的墨点，实际上其棱角已经示意为马蹄状。其注文曰：“褐色”“菉豆大”，更辅助说明此即决明子*C. tora*的种子。

4.《质问本草》：该书“决明”（图30）为写生图，其叶仍为单数羽状复叶，叶腋间有荚果3枚。清代人认为此即决明。今人或考为槐叶决明*Cassia sophera* L.，[3]然其小叶数量过少，似不相合。存疑。

5.《植物名实图考》：该书“决明子”（图32）为写生图，但所绘依然是单数羽状复叶，小叶4对，有荚果3枚，由于枝叶交错，其花果着生位置不清楚。因此该图虽可视为豆科植物，却也难以确定属种。从吴其濬在“决明”条云：“决明……有茳芒、马蹄二种。茳芒决明，《救荒本草》谓之山扁豆角，豆可食。马蹄决明，《救荒本草》谓之望江南，叶可食。今京师花圃犹呼为望江南，栽莳盆中也。”然其图与山扁豆、望江南相比，皆非同种。

【小结】

“决明子”为首见《本经》的早期用药之一。为古今常用明目药。梁·陶弘景已经指出其种子似马蹄，故名马蹄决明。据唐本《图经》、宋《图经》及李时珍所载，此马蹄决明即豆科决明属植物决明*Cassia tora* L.［最新更改名为*Senna tora*（L.）Roxb.］。李时珍所云茳芒决明则为决明属植物槐叶决明*Cassia sophera* Linn.。今存古代本草所绘决明图，无一能提供准确的鉴别特征。

1 参［明］朱橚著，王家葵、张瑞贤、李敏校注：《救荒本草校释与研究》，北京：中医古籍出版社，2007：285.［明］朱橚著，倪根金校注、张翠君参注：《救荒本草校注》，北京：中国农业出版社，2008：300.［明］朱橚著，王锦秀、汤彦承译注：《救荒本草译注》，上海：上海古籍出版社，2015：340.

2 中国科学院《中国植物志》编辑委员会：《中国植物志》，北京：科学出版社，1988，第39卷，125.

3 ［琉球］吴继志著，原田禹雄译注，高津孝解说：译注质问本草，琉球国冲绳：榕树书林，2002：333.

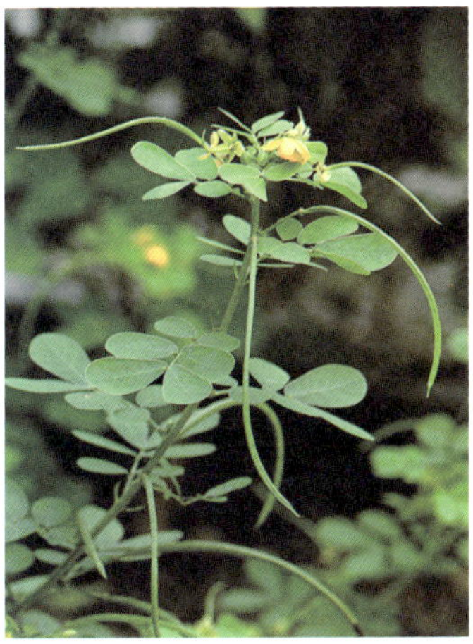

图 34　决明 *Cassia tora*

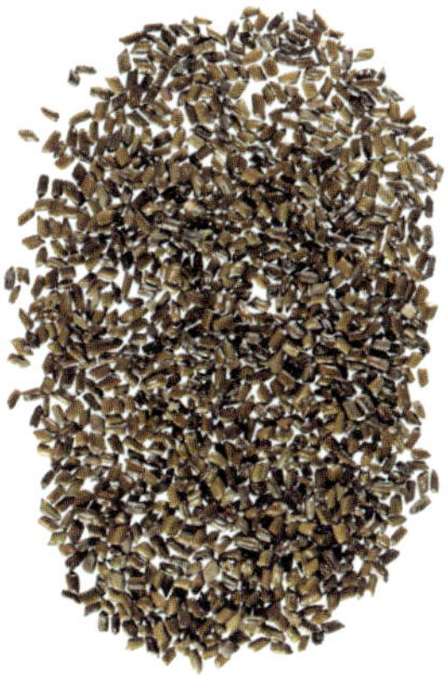

图 35　决明子药材

16-23　茳芒

【品图】

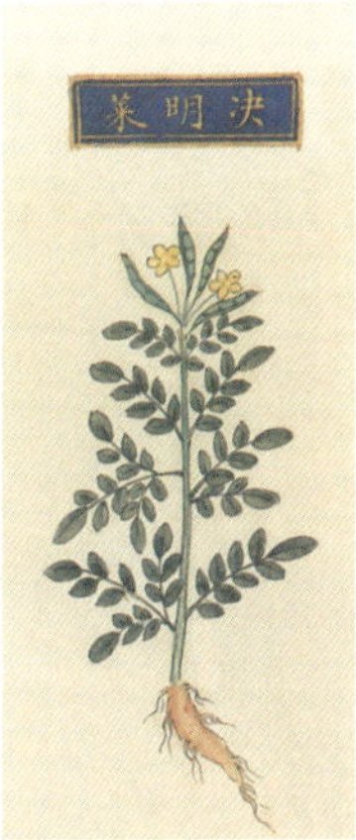

图 1　食物·决明菜

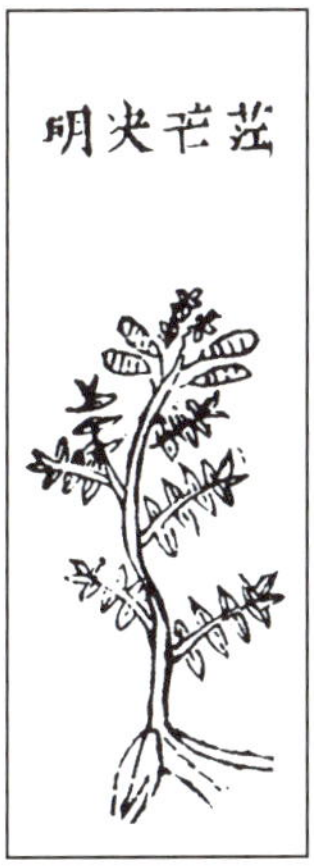

图 2　纲目（金）·茳芒决明

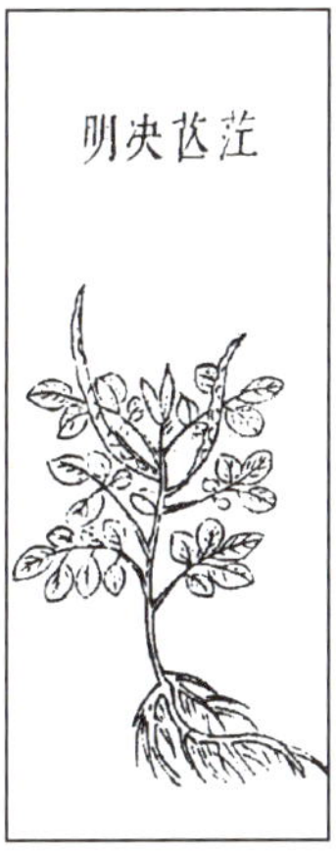

图 3　纲目（钱）·茳芒决明

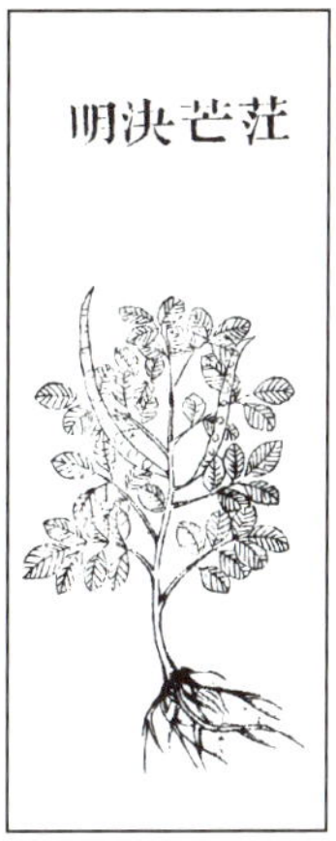

图 4　纲目（张）·茳芒决明

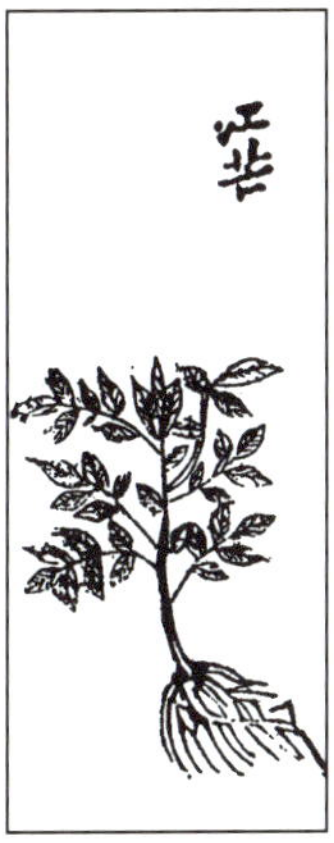

图 5　汇言·茳芒

本品5图，取自5书，其中1幅彩图。有承继关系的图仅1个书类。

《本草纲目》（钱本）：该书的“茳芒决明”（图3）仿绘图有《纲目》张本图4,《本草汇言》图5。故本品5图中，有2幅仿绘图，原创图3幅（图1、2、3）。详见下“鉴药”项。

【文录】

唐《本草拾遗》（见《证类》卷7“决明子”） 陈藏器云：茳芏，是江蓠子。芏字音吐，草也。似莞，生海边，可为席。又与决明叶不类。本草决明注又无，好事者更详之。陶云：决明叶如茳芏。按：茳芏性平，无毒。火炙作饮极香，除痰止渴，令人不睡，调中。生道傍，叶小于决明。隋稠禅师作五色饮，以为黄饮进，炀帝嘉之。（按："芒""芏"字形极似，疑传刻之误。）

明《本草纲目》卷16"茳芒"【藏器曰】陶云：决明叶如茳芒。按茳芒生道旁，叶小于决明，性平无毒。火炙作饮极香，除痰止渴，令人不睡，调中，隋稠禅师采作五色饮以进炀帝者，是也。又有茳芏，字从土，音吐，一名江蓠子，乃草似莞，生海边，可为席者，与决明叶不相类。【时珍曰】茳芒亦决明之一种，故俗犹称独占缸。说见前[1]"集解"下。

【鉴药】

"茳芒"，首见梁·陶弘景"决明子"注（主要见于《政和证类》系统的版本）。"芒"字在《大观证类》宋、元、柯本及《政和》梧、隆本作"芏"。[2]同条《嘉祐本草》引陈藏器关于陶注的评述亦作"芏"，藏器且云"芏字音吐"，故"芒"字当误。但因元明间《政和证类》影响最大，时珍《纲目》以《政和证类》为底本，亦因袭此误。故以"芏"为"芒"之误已积重难返。

唐·陈藏器专设"茳芏"条，认为此物是"江蓠子"，乃"草也。似莞，生海边，可为席。又与决明叶不类"。他认为《唐本草》没对"决明"加注，但有好事者（不明出自何书）为陶注中的"茳芏"加注，谓其"叶小于决明""可火炙作饮"云云（参上"文录"《本草拾遗》条）。李时珍引陈藏器此文时，颠倒原文顺序，又将"茳芏"改为"茳芒"，使人误解"按茳芒生道旁，叶小于决明"是陈藏器所云。其实陈藏器是说"茳芏……生海边，可为席。又与决明叶不类"，怎么会立即改口说"按茳芒生道旁，叶小于决明"呢？

正因为李时珍的引文出现了茳芒"叶小于决明"的说法，所以他在"决明子"条下提到一种"茳芒决明"，且认为该植物即"《救荒本草》所谓山扁豆是也。苗茎似马蹄决明，但叶之本小末尖，正似槐叶，夜亦不合。秋开深黄花五出，结角大如小指，长二寸许。角中子成数列，状如黄葵子而扁，其色褐，味甘滑"（见前条"决明子"下的"文录"）。此种茳芒决明在上一条"决明子"下已经考证，其形态之外的特点是嫩苗与花可食用。《中国植物志》将茳芒决明定为豆科决明属植物槐叶决明*Cassia sophera* Linn.。李时珍认为是《救荒本草》的"山扁豆"。现代学者或考"山扁豆"为豆科含羞草属植物含羞草决明*Cassia mimosoides* L.，或云是同属豆茶决明*C. namame*（Sieb.）Honda。

令人不解的是：《本草拾遗》"茳芏"有独立条目，李时珍对"茳芒决明"的形

1 前：即前条"决明"。

2 ［明］李时珍编纂，刘衡如、刘山永校注：《新校注本本草纲目》，北京：华夏出版社，2013：729.

态与用途（可瀹茹及点茶食）都很熟悉，为什么他还将此物置于“决明子”后的“附录”中？一般只有不明来源的近似物才作为“附录”药。《本草纲目·附图》有此“茳芒决明”图，故本书将其单作一药予以解说。

1.《食物本草》：该书“决明菜”有文云：“明目清心，去头眩风。味甘，温。苗高三二尺，春取为蔬。花、子可点茶，又堪入蜜煎。”李时珍云“茳芒决明”“可瀹茹及点茶食”，“马蹄决明”之“苗角皆韧苦，不可食”，则该“决明菜”当为“茳芒决明”。其图（图1）与《本草品汇精要》“滁州决明”构图相似，但其叶为单数羽状复叶，花果均在枝顶，可知乃画士凭想象绘制的，非据实物写生，故考之无益。

2.《本草纲目》（金陵本）：该书“茳芒决明”（图2）的叶为偶数羽状复叶，这一叶形在所有古本草决明类药图仅此一图，与决明属（*Cassia*）的实物相符。其小叶仅4—5对，与槐叶决明（茳芒决明）*Cassia sophera* Linn.小叶5—10对不合，但却与同属植物望江南*Cassia occidentalis* Linn.非常接近。

3.《本草纲目》（钱本）：该书“茳芒决明”（图3）不取金陵本图，却仿绘《本草图经》“决明子”图。其叶为单数羽状复叶，与决明属（*Cassia*）叶形不符。故此图对鉴定基原裨益不大。

【小结】

“茳芒”在《纲目》“决明子”条为附录药，原出《本草拾遗》，名“茳芏”，并谓其为海边的江蓠子草，与决明叶不同。但好事者将“茳芏”说成是“叶小于决明”，可为茶饮的一种植物。后世《证类》传本又误“茳芏”为“茳芒”。李时珍专出“茳芒决明”一名，今或考为豆科植物槐叶决明*Cassia sophera* Linn.。李时珍谓是《救荒本草》“山扁豆”，此种或考为豆科植物含羞草决明*Cassia mimosoides* L.，或豆茶决明*C. namame*（Sieb.）Honda。《本草纲目》（金陵本）附图“茳芒决明”则类似豆科望江南*C. occidentalis* Linn.。

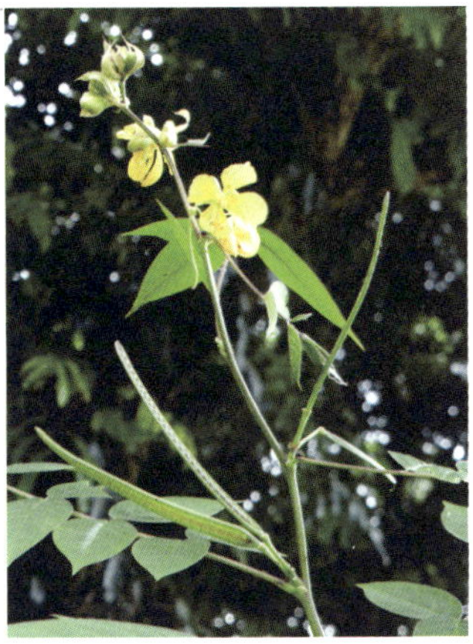

图6　望江南 *Cassia occidentalis*

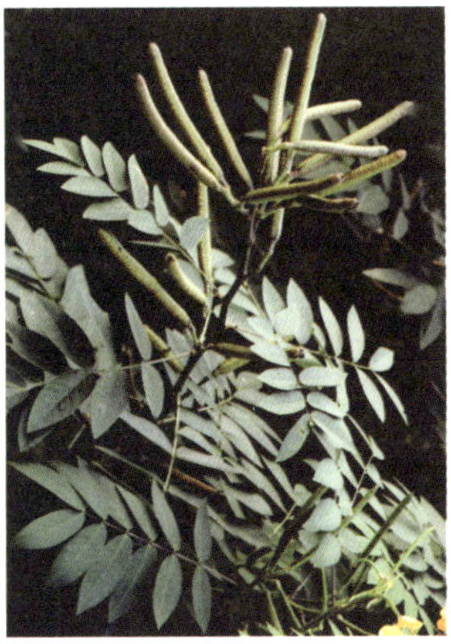

图7　槐叶决明 *C. sophera*

16-24　合明草

【品图】

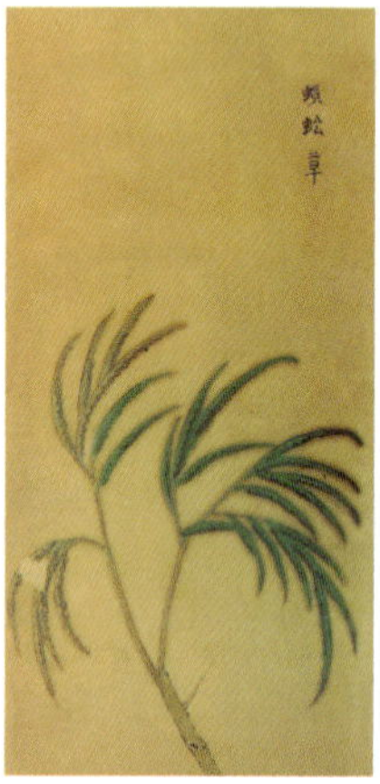

图 1　履巉岩·蜈蚣草

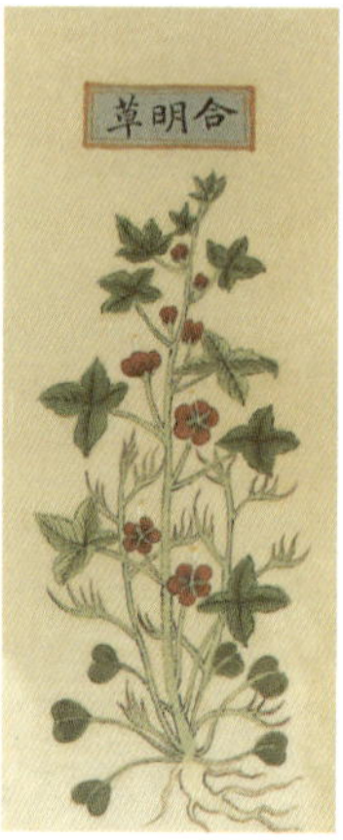

图 2　品汇·合明草

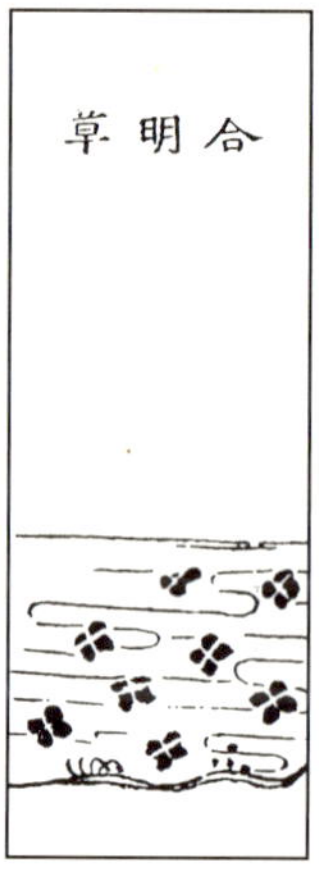

图 3　太乙·合明草

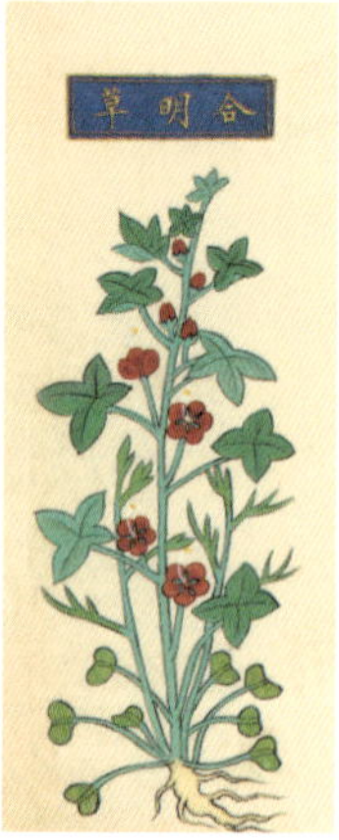

图 4　雷公·合明草

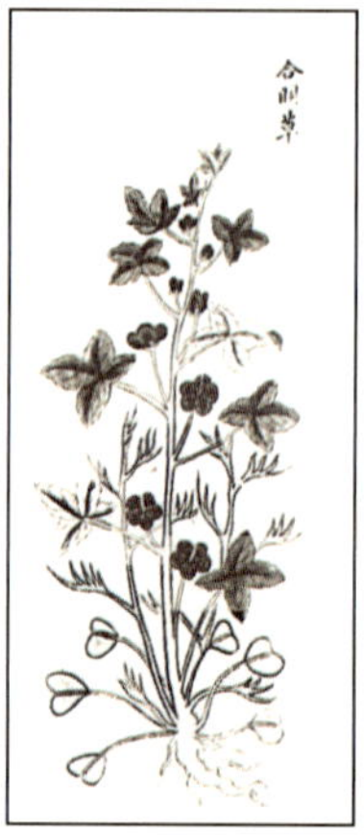

图 5　金石·合明草

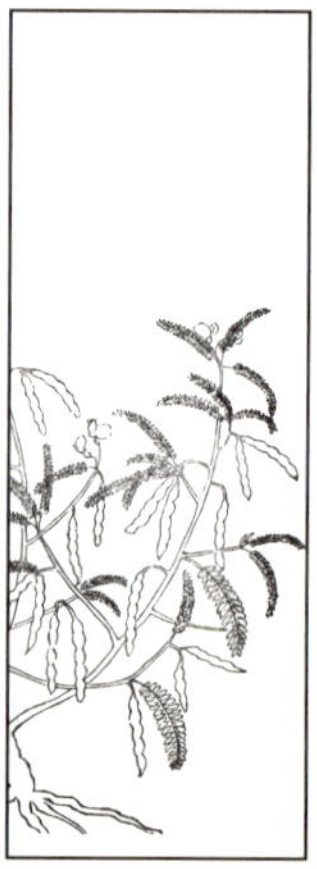

图 6　图考·田皂角

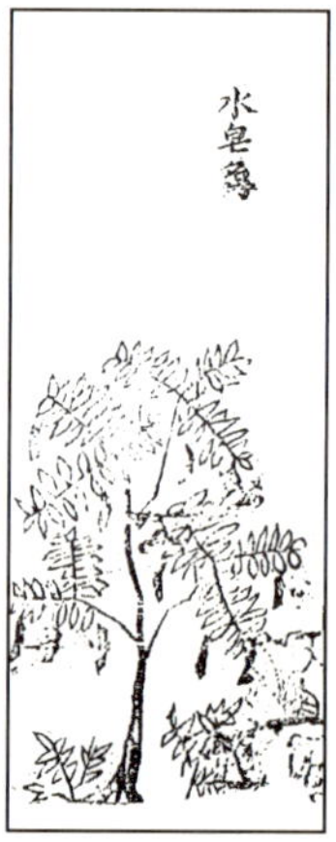

图 7　便方·水皂角

本品7图，取自7书，其中4幅彩图。有承继关系的图仅一个书类。

《本草品汇精要》：该书“合明草”（图2）的仿绘者有《补遗雷公炮制便览》图4、《金石昆虫草木状》图5。

以上7图中，除外2幅仿绘图，原创图尚有5幅（图1、2、3、6、7），详见下“鉴药”项。

【文录】

宋《嘉祐本草》（见《证类》卷11“合明草”）　生下湿地，叶如四出花，向夜即叶合。（新补，见陈藏器。）

清《植物名实图考》卷15“田皂角” 田皂角，江西、湖南坡阜多有之。丛生绿茎，叶如夜合树叶，极小而密，亦能开合；夏开黄花如豆花；秋结角如菉豆，圆满下垂。土人以其形如皂角树故名。俚医以为去风杀虫之药。

【鉴药】

“合明草”为《嘉祐本草》新补药，原注“见陈藏器”，则当首见于唐《本草拾遗》。李时珍将此药置于“决明子”条下，作为“附录”。陈藏器原载本品主暴热淋，小便赤涩，小儿瘈病，明目，下水，止血痢等，医方书少见用此药。

唐·陈藏器载其生境形态云：“生下湿地，叶如四出花，向夜即叶合。”“叶如四出花”，意义不明。但“向夜即叶合”却是豆科某些科属的特点。清《植物名实图考》“田皂角”的形态与此有相似之处：“丛生绿茎，叶如夜合树叶，极小而密，亦能开合；夏开黄花如豆花；秋结角如菉豆。”此即豆科合萌属植物合萌*Aeschynomene indica* Linn.。

1.《履巉岩本草》：该书“蜈蚣草”功能“解诸毒。治蜈蚣伤”。其图（图1）为写生彩图，所绘叶片呈闭合状，茎木质，此与豆科植物合萌*A. indica*体用相符。

2.《本草品汇精要》：该书“合明草”（图2）是一幅据文字想象绘制的。因原文有“叶如四出花”，故图中之叶皆如花瓣4数的花。但在基部又有小豆芽瓣似的叶片，不伦不类。其花红色，5瓣，不知所据。此等药图皆系杜撰，看着漂亮，却无考证价值。

3.《太乙仙制本草药性大全》：该书“合明草”（图3）所绘为田字萍，生活于水中。之所以出此图，大概是因陈藏器云“叶如四出花”。但绘图者没继续读下句“向夜即叶合”，如此水生之物，其叶如何合？

4.《植物名实图考》：该书“田皂角”（图6）为写生图。其茎直立，多分枝。叶为复叶，小叶多者达20对，荚果线状长圆形，观此图则治所知为豆科合萌属植物合萌*Aeschynomene indica* Linn.。

5.《草木便方》：该书“水皂角”（图7）为小树状，叶为羽状复叶，小叶密集，有下垂的荚果。观此亦知此植物即豆科植物合萌*A. indica*。

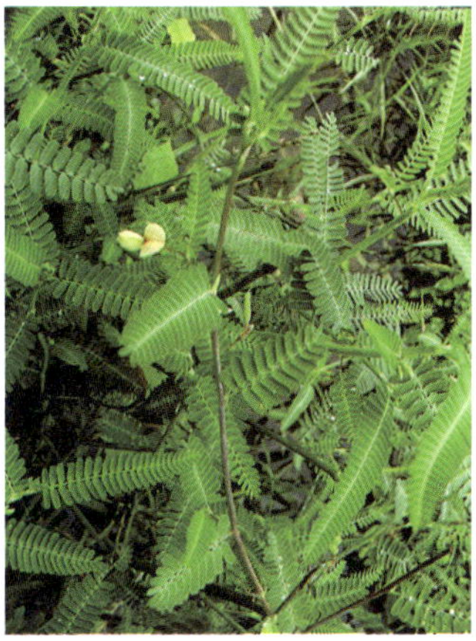

图8 合萌 *Aeschynomene indica*

【小结】

“合明草”首见唐《本草拾遗》，但《本草纲目》中被置于“决明子”条下“附录”中。据其叶“向夜即叶合”的特点，以及清《植物名实图考》“田皂角”的图文，考本品即豆科植物合萌*Aeschynomene indica* Linn.。

16–25 地肤

【品图】

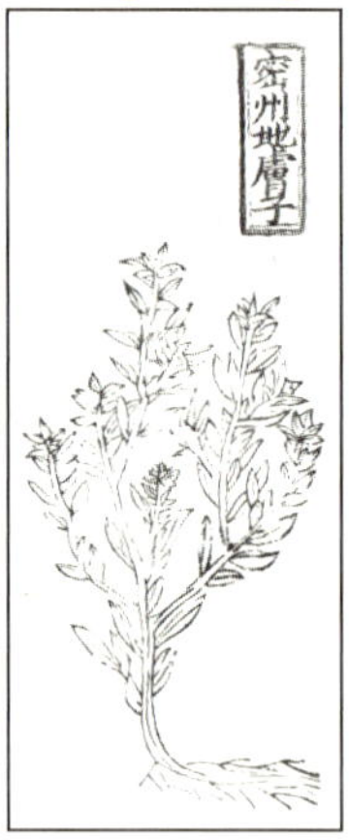

图 1 图经（大）· 密州地肤子

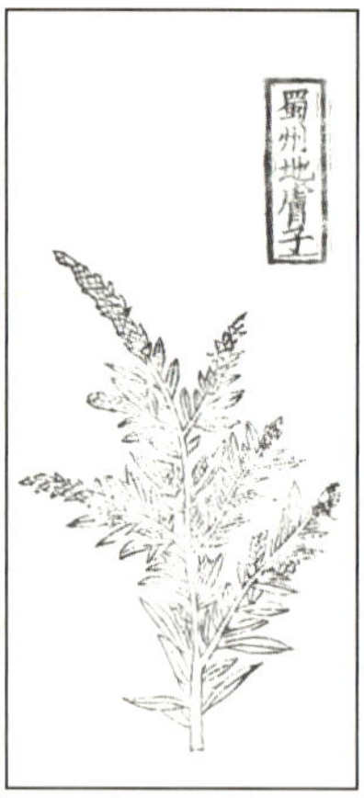

图 2 图经（大）· 蜀州地肤子

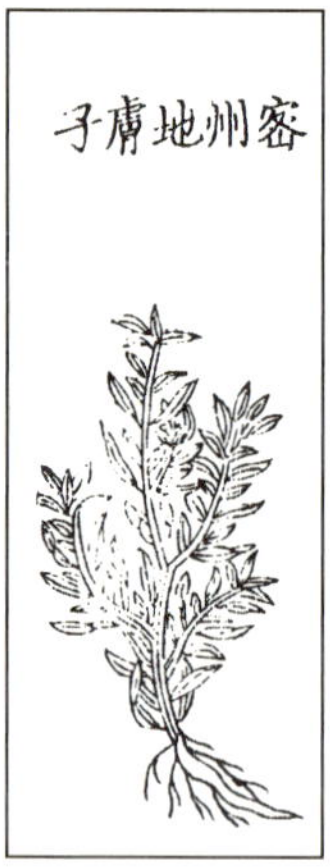

图 3 图经（政）· 密州地肤子

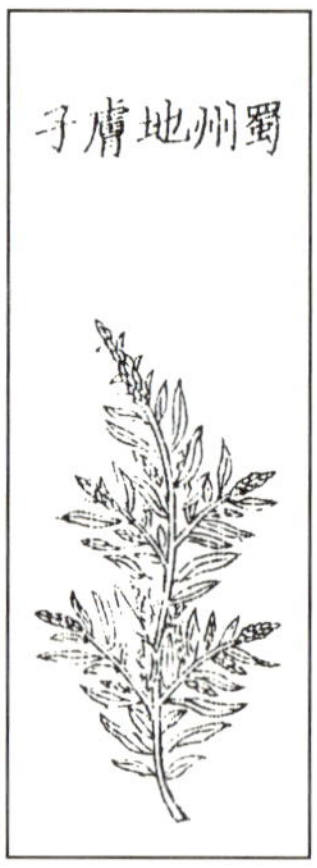

图 4 图经（政）· 蜀州地肤子

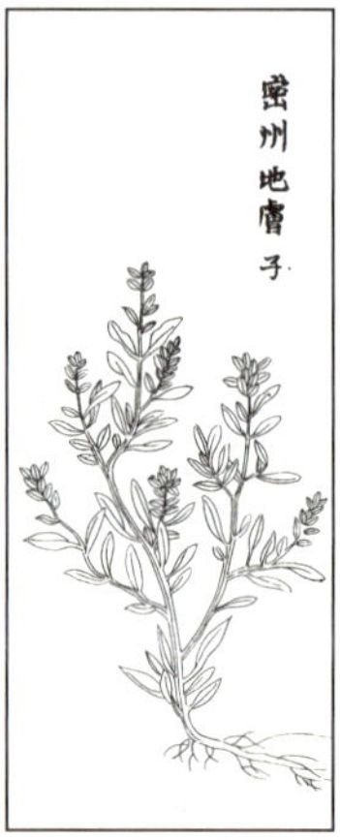

图 5 图经（绍）· 密州地肤子

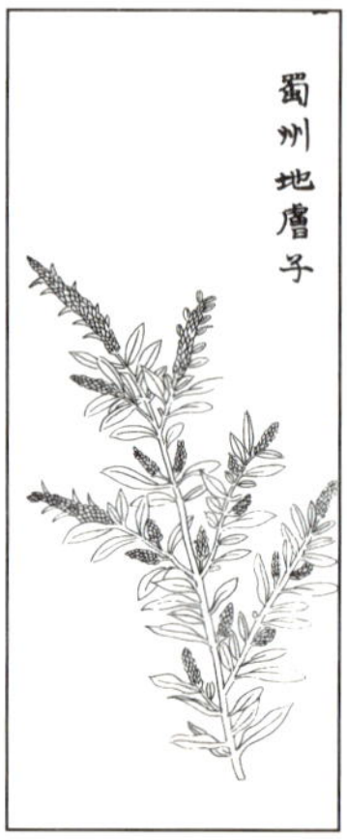

图 6 图经（绍）· 蜀州地肤子

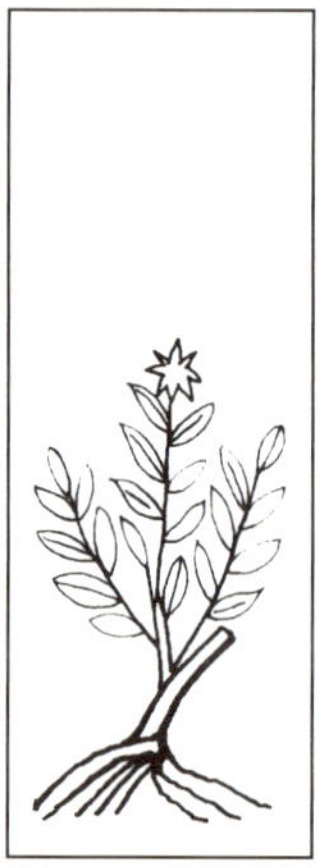

图 7 歌括 · 地肤子

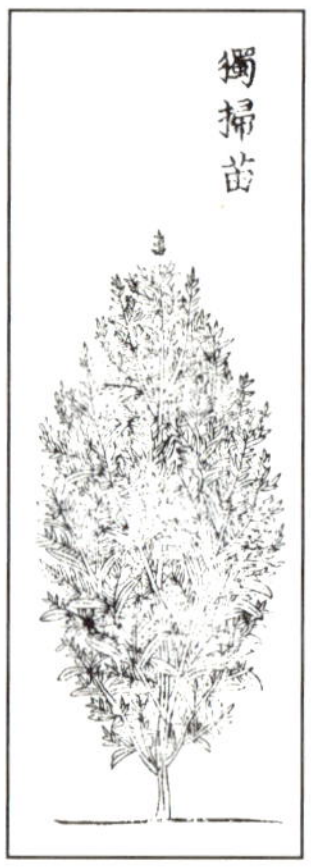

图 8 救荒 · 独扫苗

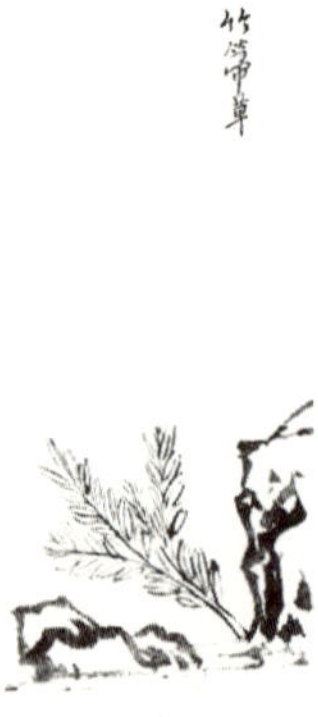

图 9 滇南图 · 竹帚草

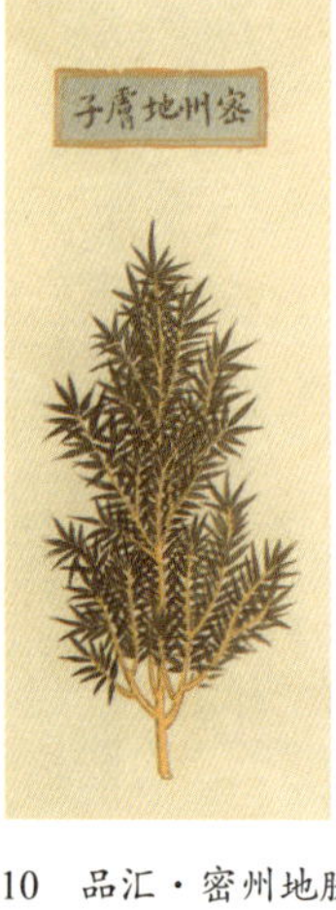

图 10 品汇 · 密州地肤子

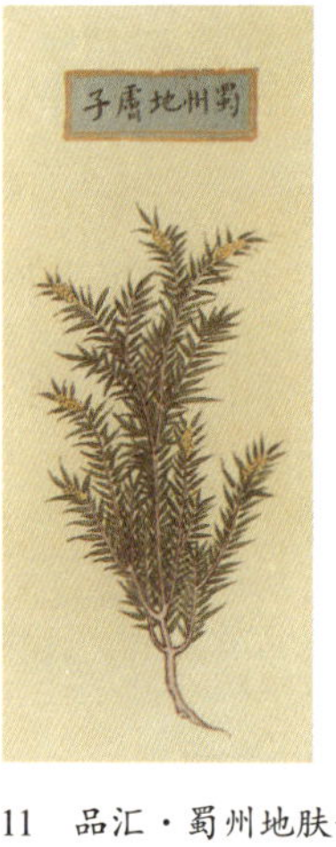

图 11 品汇 · 蜀州地肤子

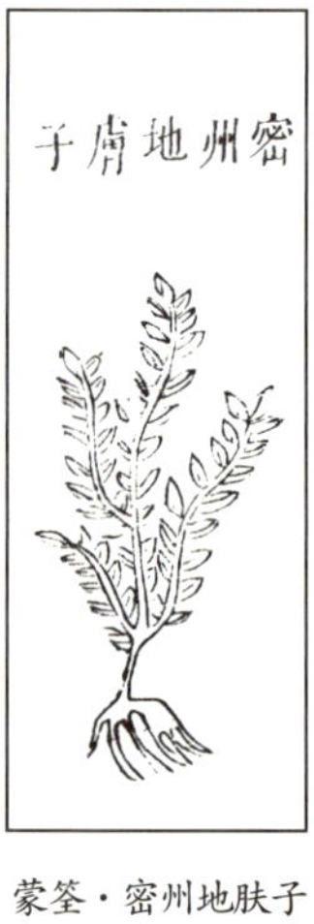

图 12 蒙筌 · 密州地肤子

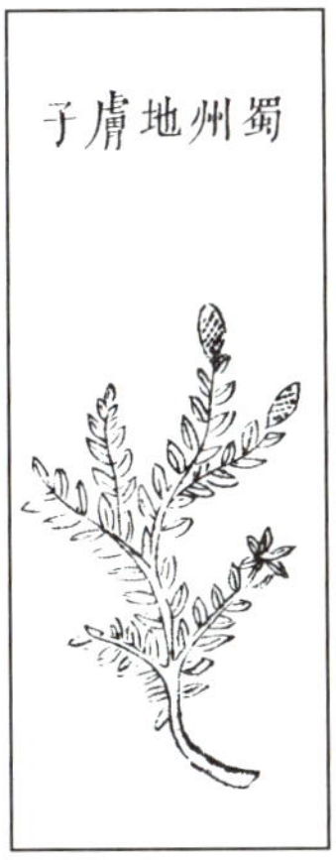

图 13 蒙筌·蜀州地肤子

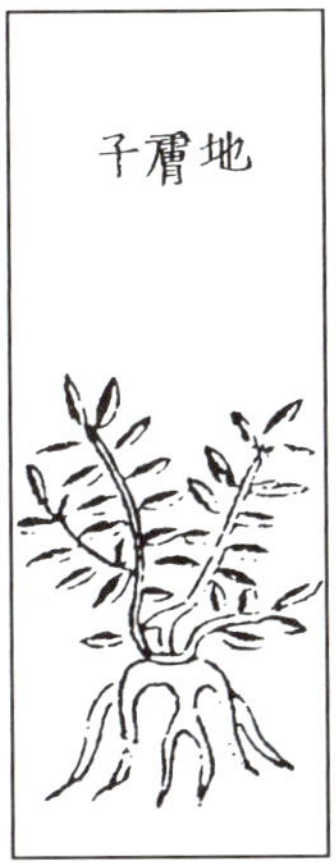

图 14 太乙·地肤子

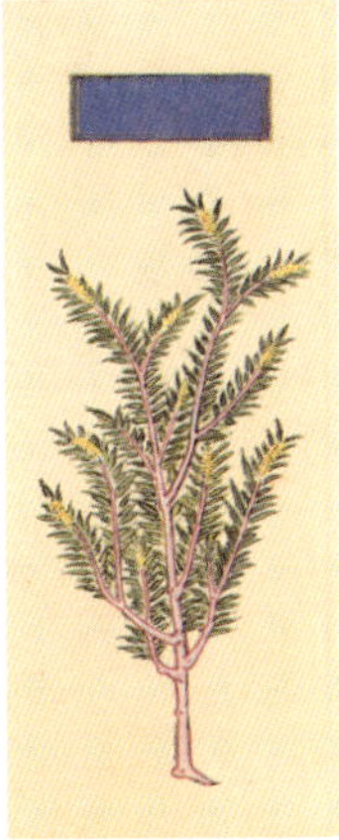
图 15 雷公·地肤

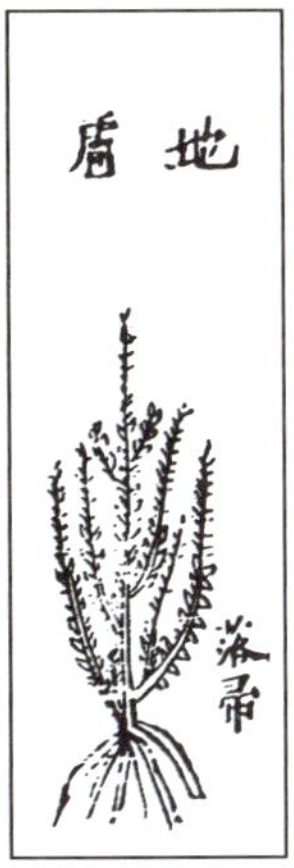

图 16 纲目（金）·地肤

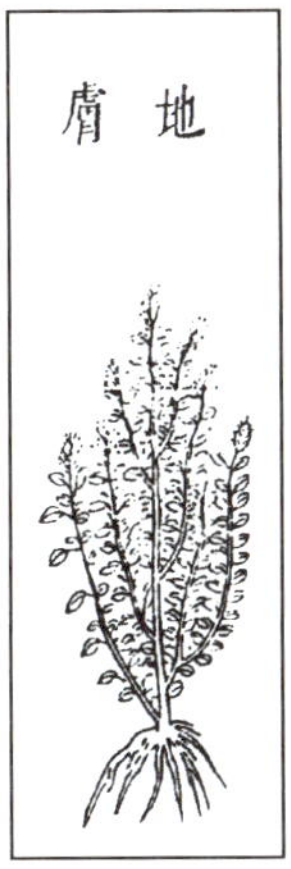

图 17 纲目（钱）·地肤

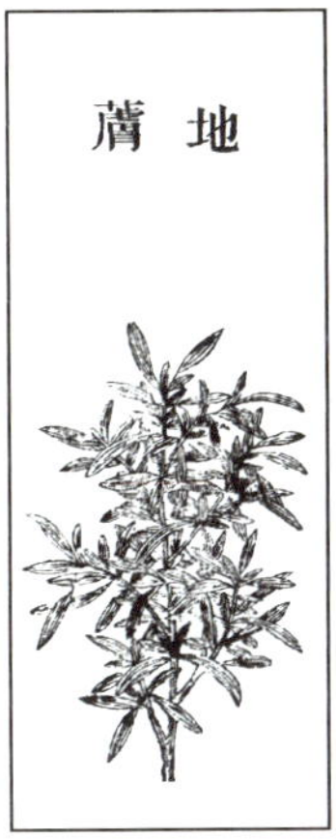

图 18 纲目（张）·地肤

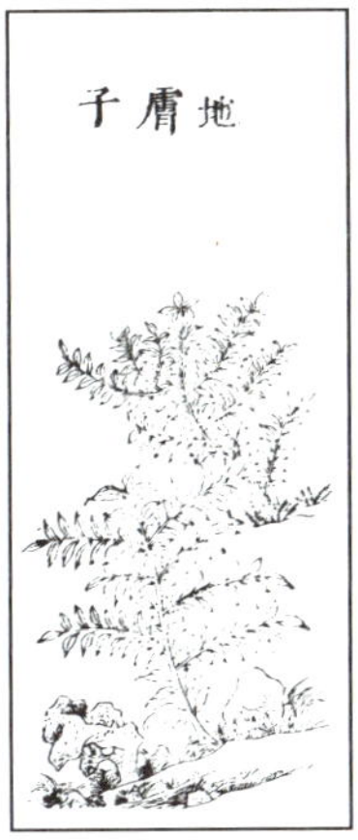

图 19 三才·地肤子

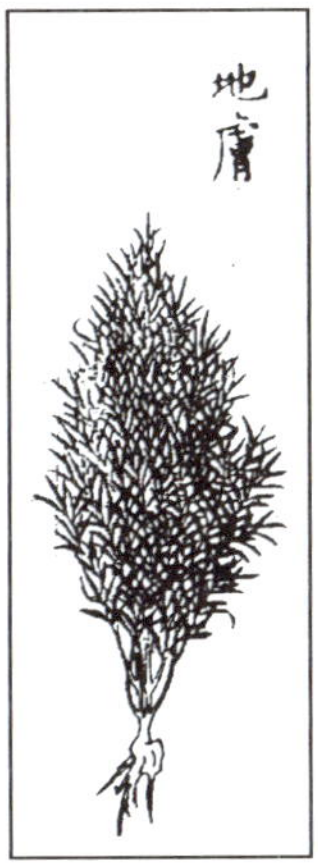

图 20 原始·地肤

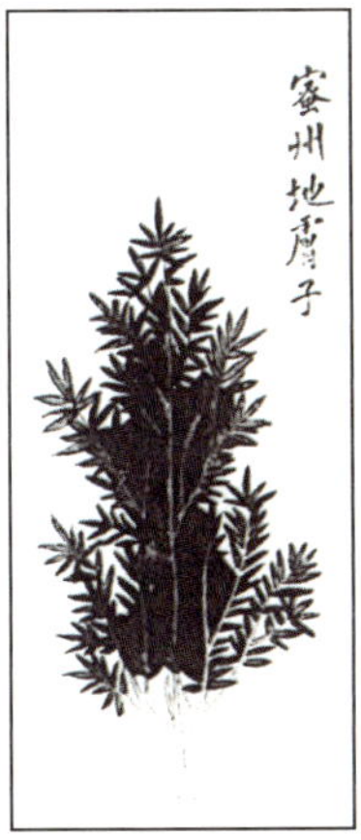

图 21 金石·密州地肤子

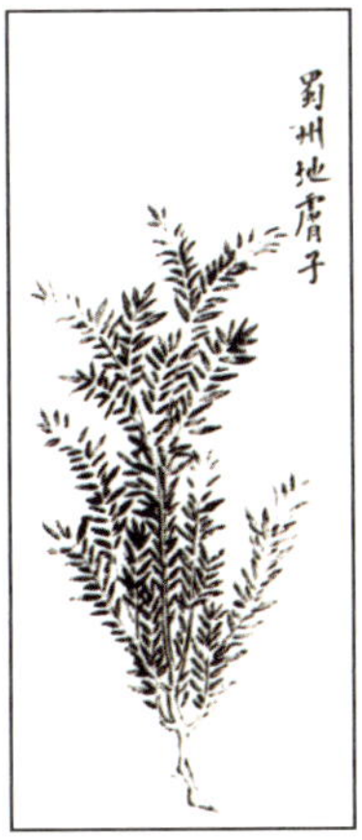

图 22 金石·蜀州地肤子

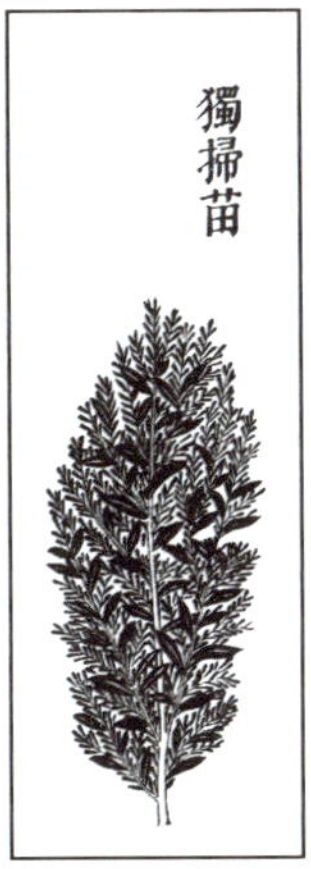

图 23 博录·独扫苗

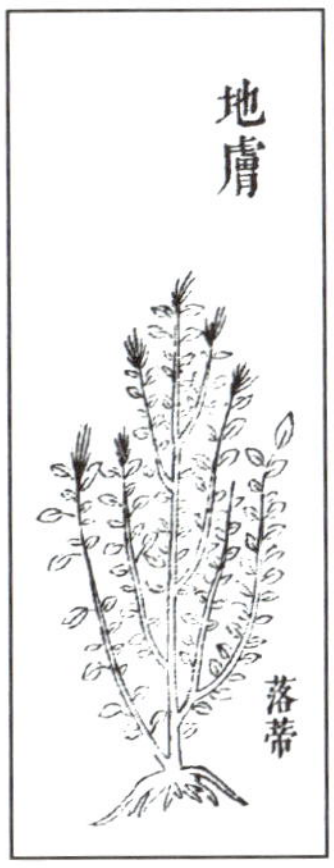

图 24 本草汇·地肤

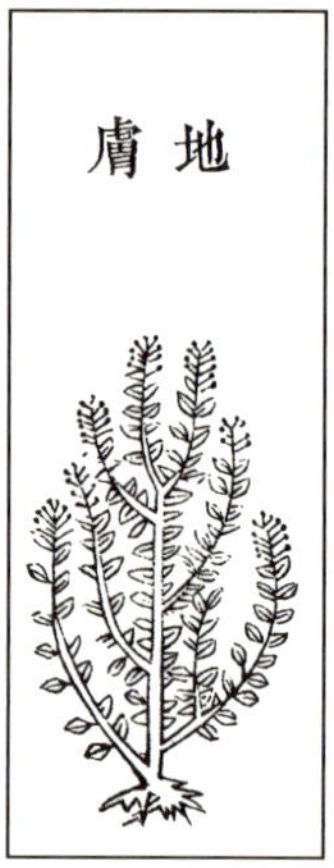

图 25　备要 · 地肤

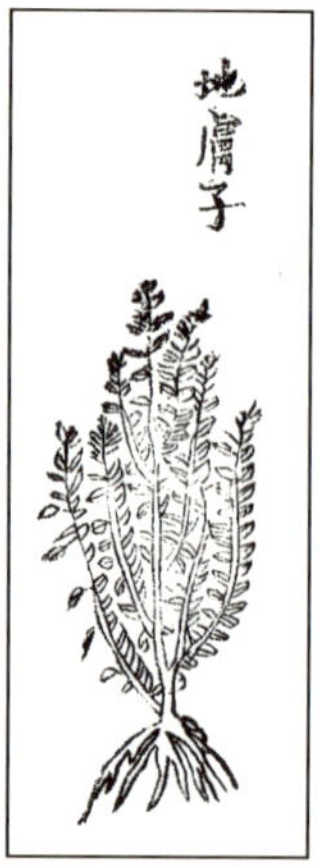

图 26　求真 · 地肤子

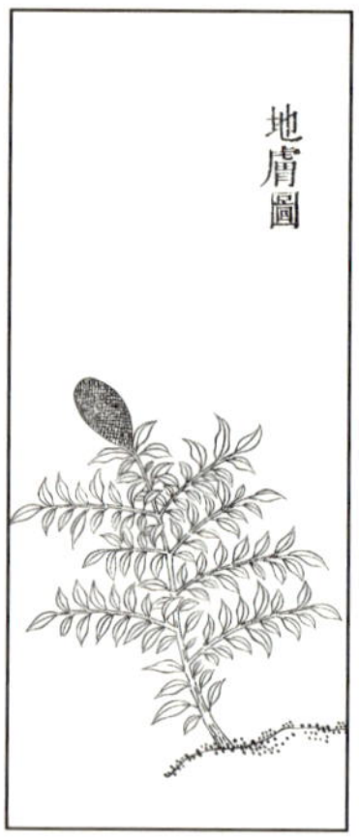

图 27　草木典 · 地肤图

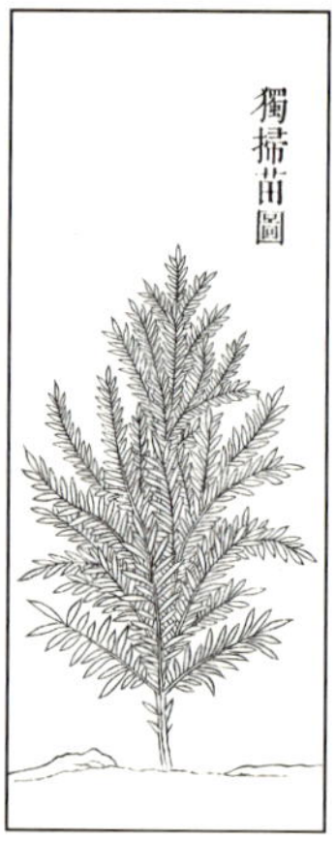

图 28　草木典 · 独扫苗图

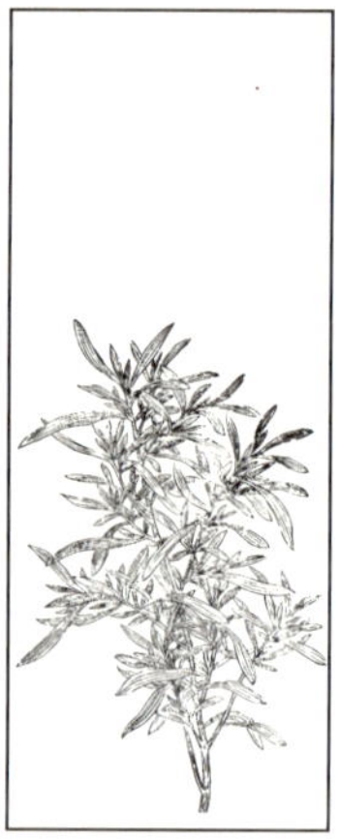
图 29　图考 · 地肤

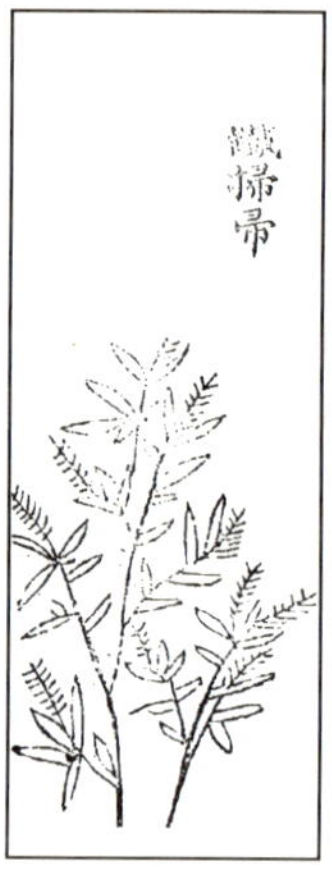

图 30　便方 · 铁扫帚

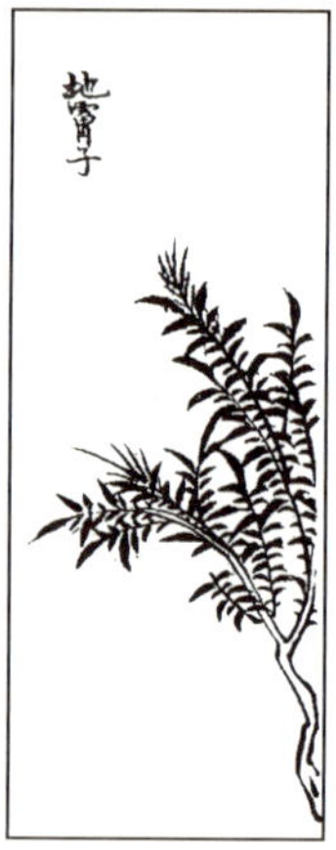

图 31　图说 · 地肤子

本品31图，取自24书，其中5幅彩图。有承继关系的图可分4个书类。

《本草图经》：该书2图。“密州地肤子”“蜀州地肤子”图依次分别存于《大观》（图1、2）、《政和》（图3、4）、《绍兴》（图5、6）。此三传本药图基本一致。今以《政和》图3、图4为《图经》图的代表。

仿绘《图经》2图的彩色图有：《本草品汇精要》“密州地肤子”（图10），该图将原柔弱的叶片绘得坚挺锐利如竹叶、松针，大失其真。“蜀州地肤子”（图11）亦然。此后《补遗雷公炮制便览》“地肤”（图15）仿绘《品汇》“蜀州地肤子”（图11）。《金石昆虫草木状》图21、图22则分别仿绘《品汇》图10、图11。

仿绘《图经》2图的墨线图有：《本草歌括》“地肤子”（图7）仿绘《图经》图3，但大加简略。《本草蒙筌》图12、图13分别仿绘了《图经》图3、图4，亦有简略。《三才图会》图19则在一幅图中，仿绘了《图经》2图，且分别增添土地背景。

《救荒本草》：该书“独扫苗”（图8）的仿绘图有：《野菜博录》图23，但叶片用阴刻。此后《古今图书集成·草木典》“独扫苗图”（图28）仿绘时将原繁密团结的茎叶改绘成枝叶疏朗，亦失其真。

《本草纲目》（金陵本）：该书“地肤”（图16）的仿绘者有《纲目》钱本图17。此后《本草汇》图24、《本草备要》图25、《本草求真》图26、《本草简明图说》图31均仿绘《纲目》钱本图17。

《植物名实图考》：该书“地肤”（图29）的仿绘本仅有《本草纲目》张本图18。

以上31图中，除外21幅仿绘图，原创图尚有10幅（图3、4、8、9、14、16、20、27、29、30），详见下“鉴药”项。

【文录】

《本经》《别录》（见《证类》卷7“地肤子”） **一名地葵，**一名地麦。生荆州平泽及田野。八月、十月采实，阴干。

梁《本草经集注》（同上） 陶隐居云：今田野间亦多，皆取茎苗为扫帚。子微细，入补丸散用，《仙经》不甚须。

唐《唐本草》（同上）《唐本》注云：地肤子，田野人名为地麦草，叶细茎赤，多出熟田中。苗极弱，不能胜举。今云堪为扫帚，恐人未识之……北人亦名涎衣草。

吴越《日华子本草》（同上）《日华子》云：又名落帚子。色青，似一眠起蚕沙矣。

宋《本草图经》（同上）《图经》曰：地肤子，生荆州平泽及田野，今蜀川、关中近地皆有之。初生薄地五六寸，根形如蒿，茎赤叶青，大似荆芥。三月开黄白花，八月、九月采实，阴干用。神仙七精散云：地肤子，星之精也。或曰其苗即独扫也，一名鸭舌草。陶隐居谓茎苗可为扫帚者。苏恭云：苗极弱，不能胜举。二说不同，而今医家便以为独扫是也。密州所上者，其说益明。云根作丛生，每窠有二三十茎，茎有赤有黄，七月开黄花，其实地肤也。至八月而藍秆成，可采，正与此地独扫相类。若然，恐西北所出者短弱，故苏注云尔。

明《救荒本草》卷上“独扫苗” 生田野中，今处处有之。叶似竹形而柔弱细小，抪（音布）茎而生，茎叶稍间结小青子，小如粟粒，科茎老时可为扫帚。叶味甘。

题·明《滇南本草图说》卷11“竹帚草” 形似扫帚，叶似竹而嫩，老时其叶脱落，可以为帚扫地，子即地肤子也。

明《本草蒙筌》卷1“地肤子（一名落帚子）” 生于平泽中，苗名铁扫帚。叶如荆芥，子类蚕沙。秋末采收，阴干入药。

明《本草纲目》卷16“地肤”【释名】王蔧（《尔雅》）、王帚（郭璞）、益明（《药性》）、白地草（《纲目》）、千心妓女（《土宿本草》）。【时珍曰】地肤、地麦，因其子形似也。地葵，因其苗味似也。鸭舌，因其形似也。妓女，因其枝繁而头多也。益明，因其子功能明目也。子落则老，茎可为帚，故有帚、篲诸名。【集解】【时珍曰】地肤嫩苗可作蔬茹，一科数十枝，攒簇团团直上，性最柔弱，故将老时可为帚，耐用。苏恭云不可帚，止言其嫩苗而已。其子最繁。《尔雅》云：葥，王篲。郭璞注云：王帚也，似藜，可以为扫帚，江东呼为落帚。此说得之。

清《植物名实图考》卷11“地肤” 江东呼之曰落帚，今河南北通呼扫帚菜。《救荒本草》谓之独帚，可为恒蔬，茎老则以为扫帚。

【鉴药】

“地肤子”首见于《本经》。本品别名甚多，时珍曰：“地肤、地麦，因其子形似也……子落则老，茎可为帚，故有帚、篲诸名。”《本经》载其子（果实）主膀胱热，利小便等，后世沿用不替。其老熟茎枝可以为扫帚。

关于本品的生境、形态，梁·陶弘景云其“子微细”。《唐本草》云：“叶细茎赤，多出熟田中。苗极弱，不能胜举。”五代吴越《日华子本草》形容其果实“色青，似一眠起蚕沙矣”。宋·苏颂《图经》则曰：“生荆州平泽及田野，今蜀川、关中近地皆有之。初生薄地五六寸，根形如蒿，茎赤叶青，大似荆芥。三月开黄白花，八月、九月采实，阴干用。”明·陈嘉谟云：“叶如荆芥，子类蚕沙。”李时珍则曰：“地肤嫩苗可作蔬茹，一科数十枝，攒簇团团直上，性最柔弱，故将老时可为帚，耐用。”综上所述，此即藜科地肤属植物地肤*Kochia scoparia*（L.）Schrad.。药用地肤子，即其果实。

1.《本草图经》：该书2图。其中“密州地肤子”（图3）在《图经》正文还有记载：“密州所上者，其说益明。云根作丛生，每窠有二三十茎，茎有赤有黄，七月开黄花，其实地肤也。至八月而藁秆成，可采，正与此地独扫相类。”将其图形与随图所上的说明对照，其叶小而无柄，披针形，与藜科植物地肤*K. scoparia*相符。“蜀州地肤子”（图4）未示整株，只绘制了一个枝条，叶形如密州地肤子，绘出花序，生于在上部叶腋（《绍兴》图6更加清晰）。此图亦与地肤*K. scoparia*相符。

2.《救荒本草》：该书“独扫苗”（图8）绘一株完整的植株，枝叶稠密。其书正文描述为：“叶似竹形而柔弱细小，拖茎而生，茎叶稍间结小青子，小如粟粒。”此图虽然难以一目了然看清楚密集成簇的枝叶及小花、细果，但其植株颇得藜科植物地肤*K. scoparia*之全貌。《唐本草》曾表示怀疑本品可以为扫帚，其实做扫帚用的是其老秸秆，观此图可知其用矣。

3.《滇南本草图说》：该书“竹帚草”（图9）采用写意笔法，绘山石中生长的一株植物，小叶密集贴茎而生，无柄。此图未示花果，仅是一简单的示意图。其正文云：“形似扫帚，叶似竹而嫩，老时其叶脱落，可以为帚扫地，子即地肤子也。”由此可窥知所绘为地肤*K. scoparia* 。

4.《太乙仙制本草药性大全》：该书“地肤子”（图14）为简单的示意图，枝条密生小叶。凭此难以鉴定其基原。

5.《本草纲目》（金陵本）：该书“地肤”（图16）绘一直立植株，多分枝，单叶。其图甚简，无法供鉴定基原之用。但整株之形颇类地肤。

6.《本草原始》：该书“地肤”（图20）一反其常，未绘单个地肤子之形，却绘了密叶丛生的整个植株。此图无法表现细部，故凭此图难以鉴定基原。

7.《古今图书集成·草木典》：该书之图多为仿绘，但此“地肤图”（图27）似为原创。此植物茎端有一膨大纺锤状的花（果？）序，与藜科植物地肤无关，不知为何冠以“地肤”之名。

8.《植物名实图考》：该书“地肤”（图29）为写生图，茎直立，多分枝，单叶互生，无叶柄，叶面有3条明显的主脉。虽未绘花果，亦可知此即藜科植物地肤*K. scoparia* 。

9.《草木便方》：该书“铁扫帚”（图30）图形简单，其枝叶、花序虽似示意为铁扫帚，但凭借此图难以确认。

【小结】

“地肤子”为首见《本经》的早期药物之一，至今仍为清湿热，利小便之药。古本草之描述可考本品为藜科植物地肤*Kochia scoparia*（L.）Schrad.。《本草图经》《救荒本草》《植物名实图考》等书有较好的写生绘图。

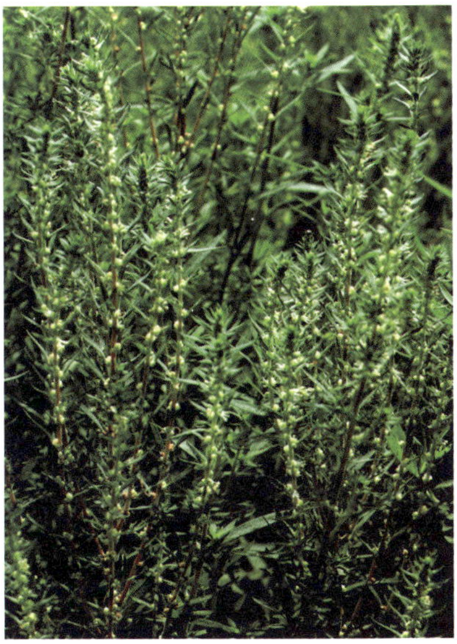

图 32　地肤 *Kochia scoparia*

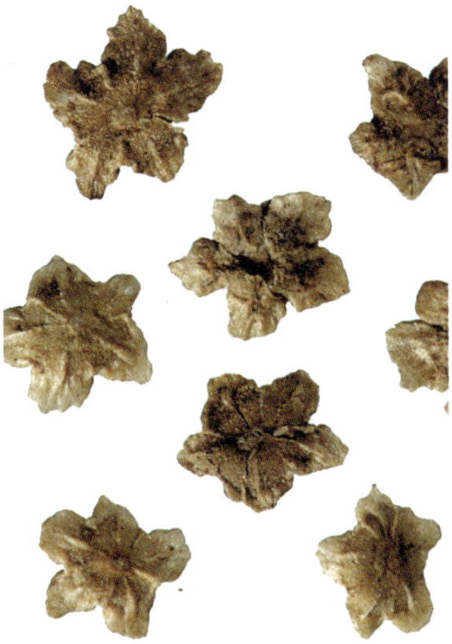

图 33　地肤子药材（放大）

16–26 瞿麦

【品图】

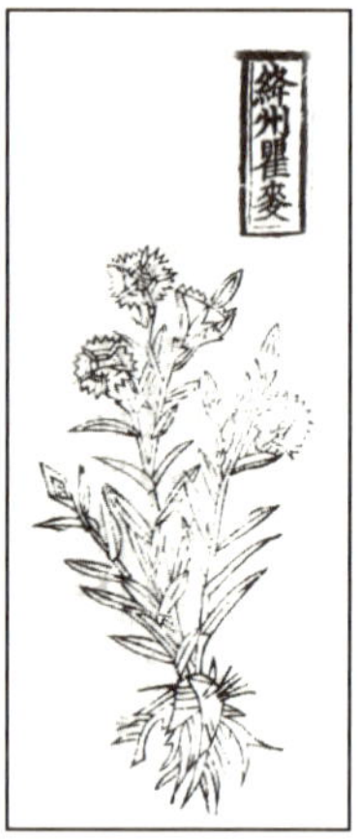

图 1 图经（大）· 绛州瞿麦

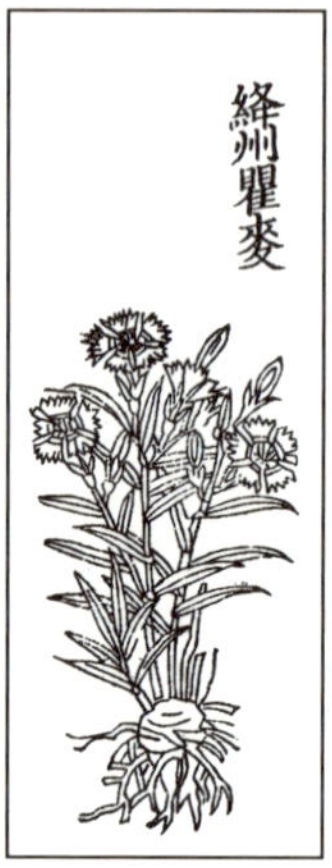

图 2 图经（政）· 绛州瞿麦

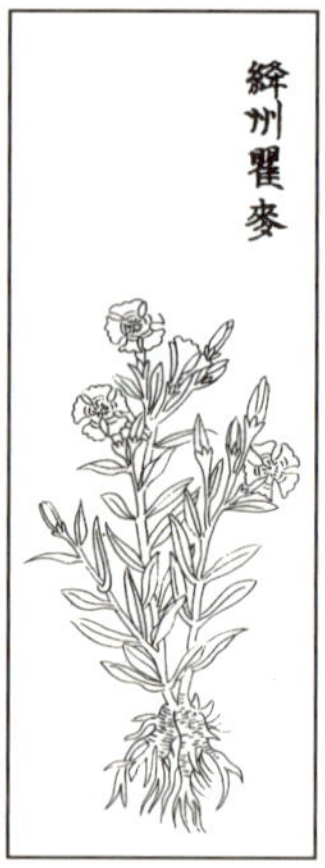

图 3 图经（绍）· 绛州瞿麦

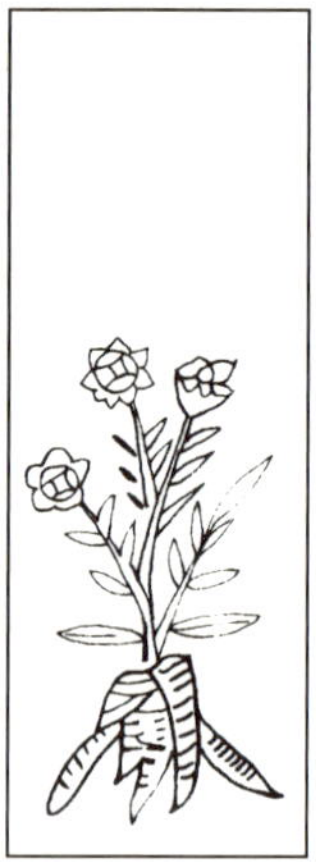

图 4 歌括 · 瞿麦

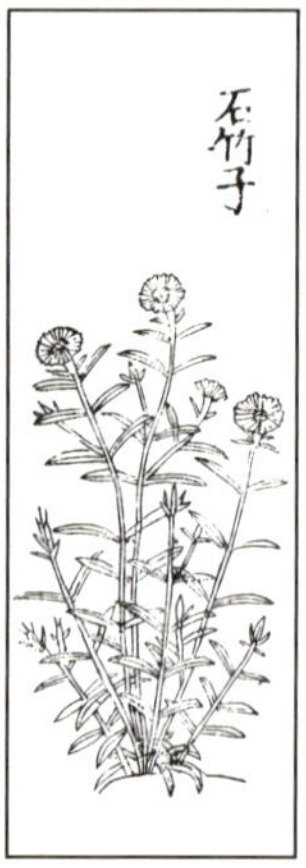

图 5 救荒 · 石竹子

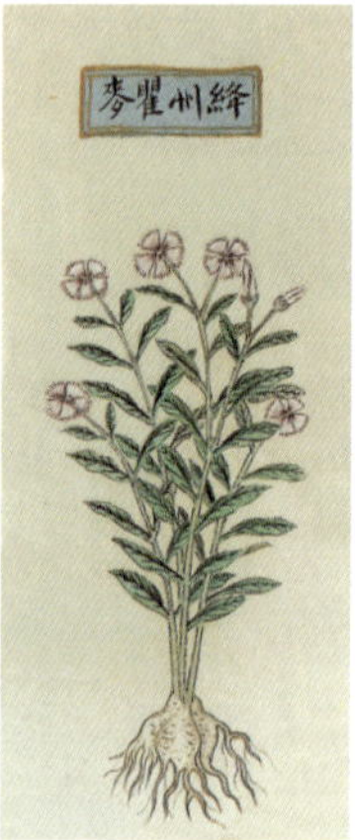

图 6 品汇 · 绛州瞿麦

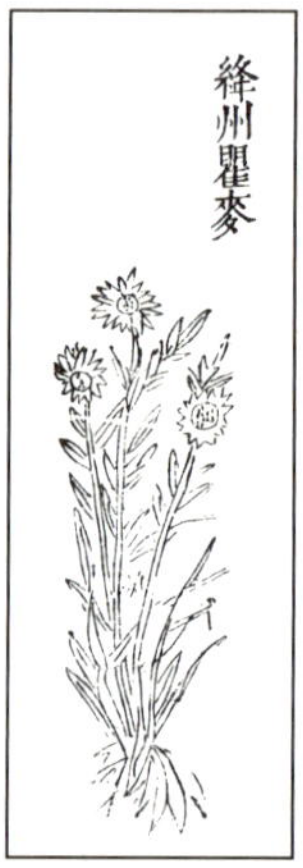

图 7 蒙筌 · 绛州瞿麦

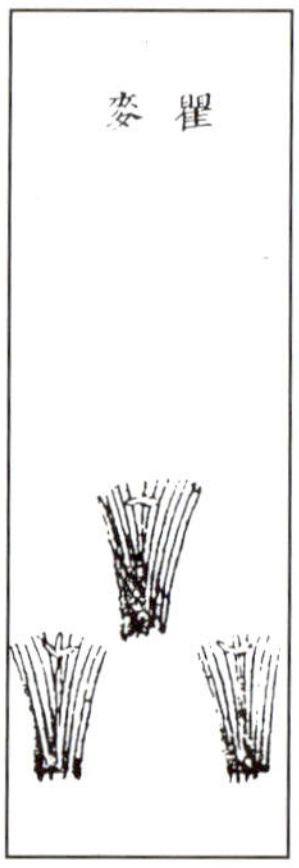

图 8 太乙 · 瞿麦

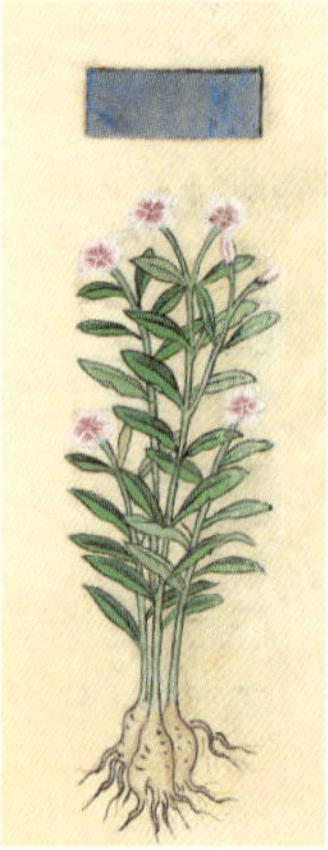

图 9 雷公 · 瞿麦

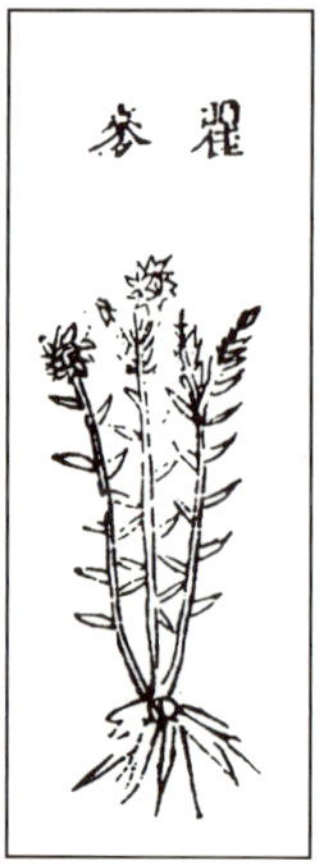

图 10 纲目（金）· 瞿麦

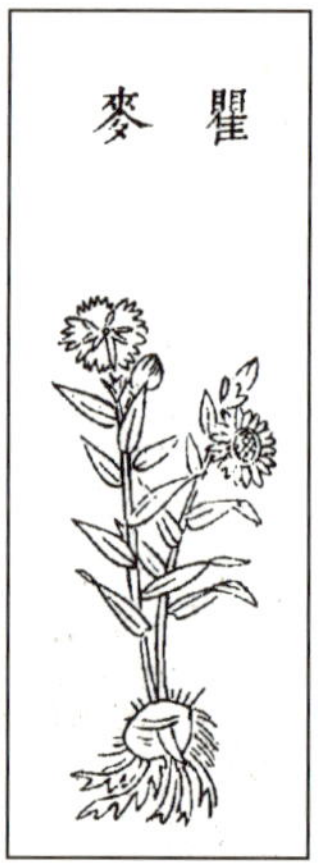

图 11 纲目（钱）· 瞿麦

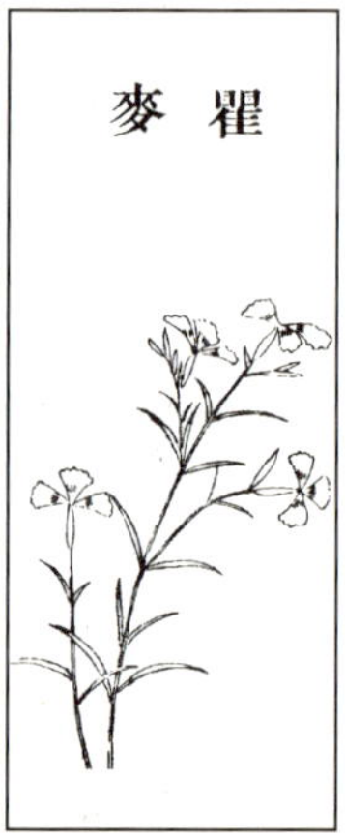

图 12 纲目（张）· 瞿麦

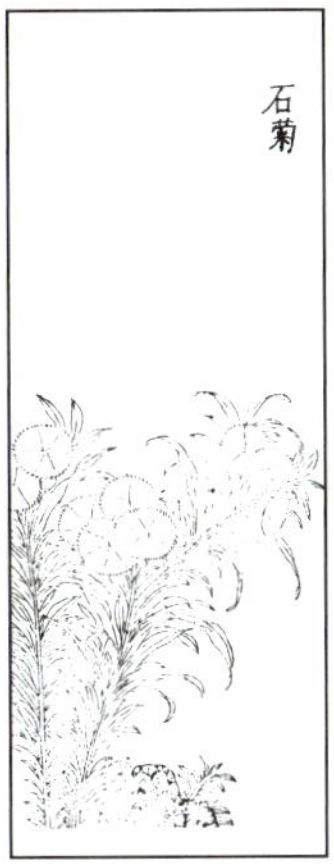

图 13　三才·石菊

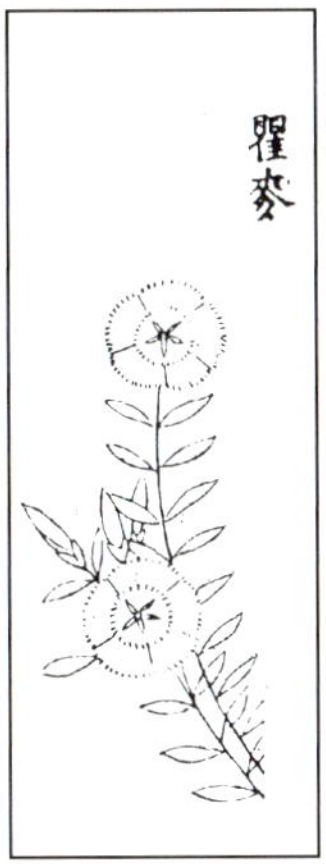

图 14　原始·瞿麦

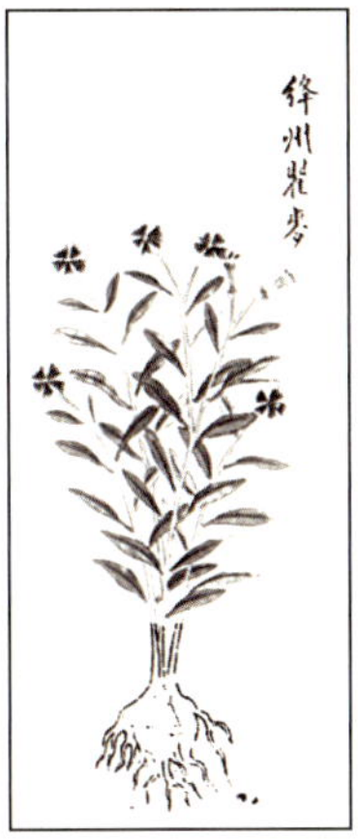

图 15　金石·绛州瞿麦

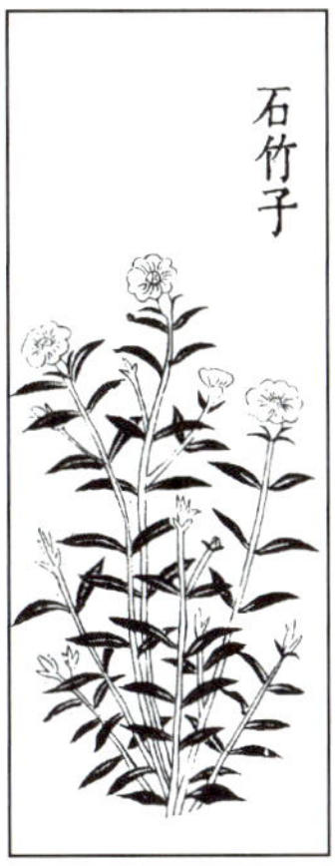

图 16　博录·石竹子

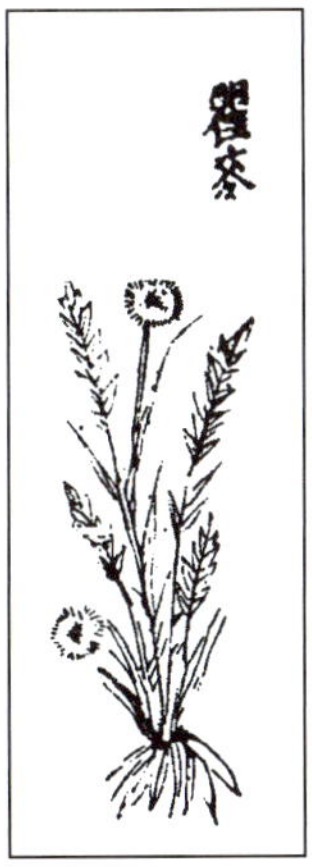

图 17　汇言·瞿麦

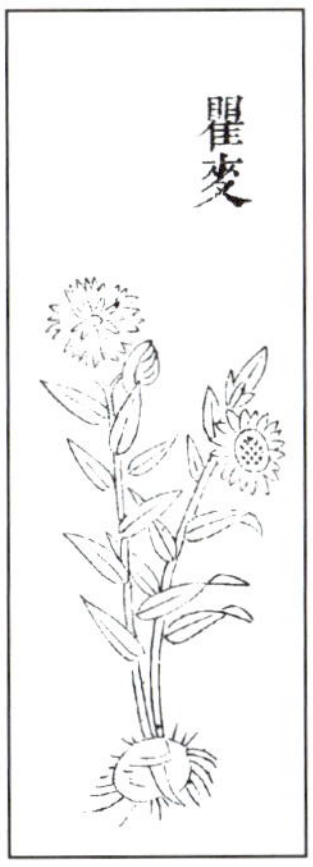

图 18　本草汇·瞿麦

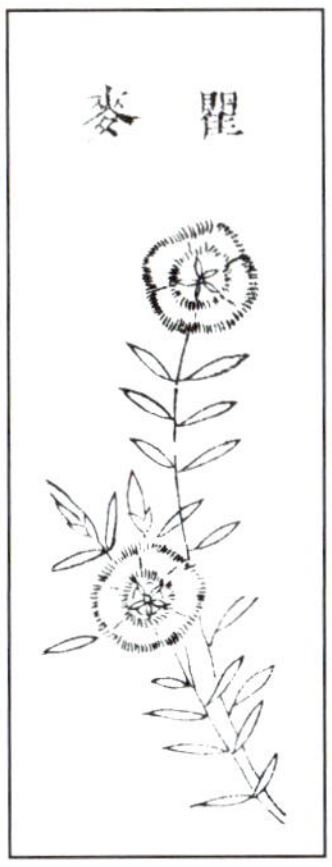

图 19　类纂·瞿麦

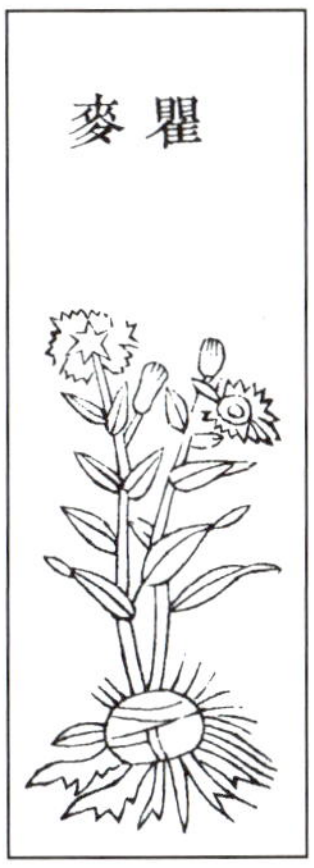

图 20　备要·瞿麦

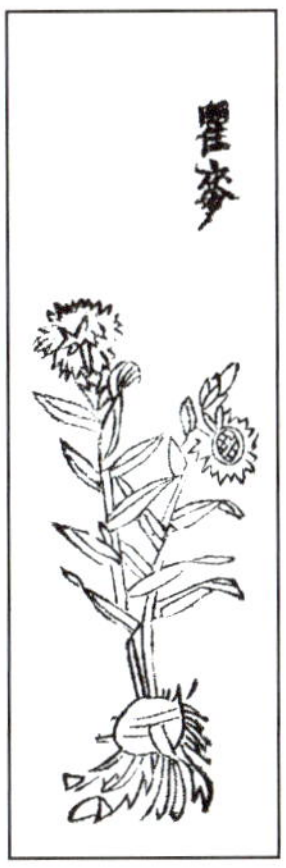

图 21　求真·瞿麦

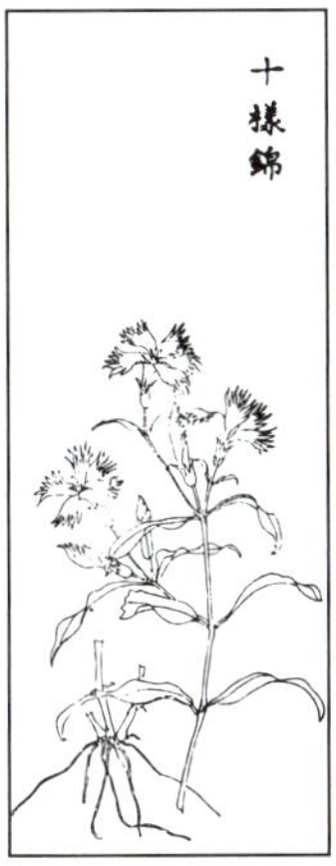

图 22　质问·十样锦

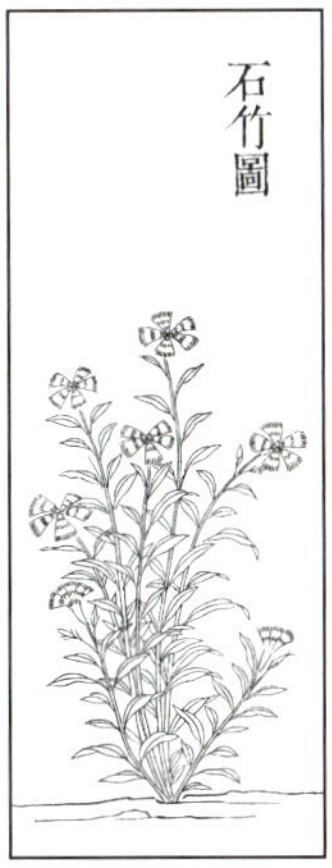

图 23　草木典·石竹图

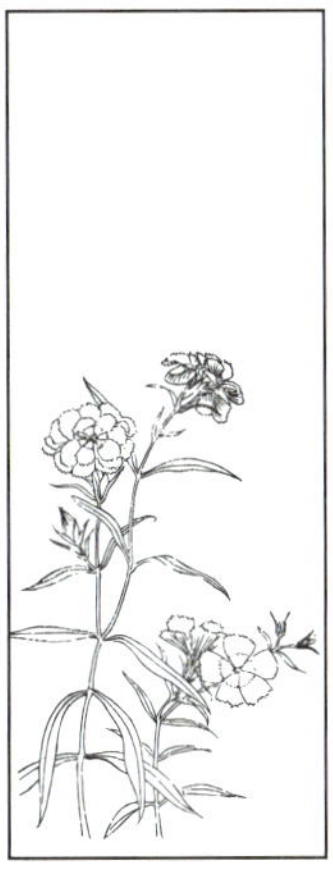

图 24　图考·瞿麦

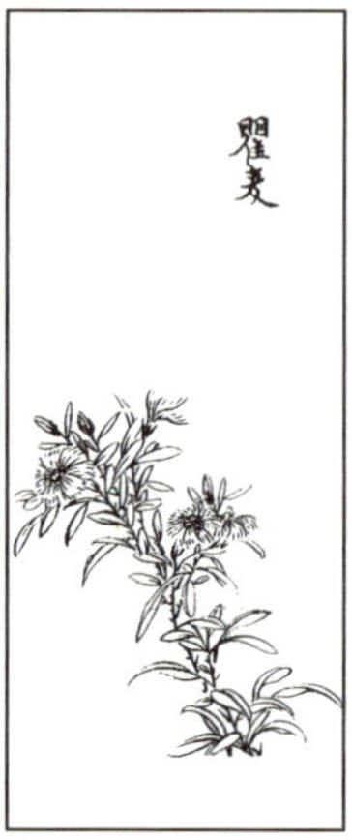

图 25　图说·瞿麦

本品25图，取自25书，其中3幅彩图。有承继关系的图可分4个书类。

《本草图经》：该书的“绛州瞿麦”图存于《大观》（图1）、《政和》（图2）、《绍兴》（图3）。此三传本药图基本一致。今以《政和》图2为《图经》图的代表。

仿绘该图的彩色图有：《本草品汇精要》“绛州瞿麦”（图6），该图将花敷以淡紫色。此后《补遗雷公炮制便览》“瞿麦”（图9）、《金石昆虫草木状》“绛州瞿麦”（图15）又仿绘《品汇》图6。

仿绘该图的墨线图有：《本草歌括》“瞿麦”（图4），根部膨大夸张，地上茎叶花仅粗得《图经》图1之形，简略甚多。《本草蒙筌》“绛州瞿麦”（图7）仿绘时将花绘成菊花形。《本草纲目》金陵本“瞿麦”（图10）仿绘时将叶绘成互生，花亦似菊。《纲目》钱本“瞿麦”（图11）基本仿绘自《图经》图2，枝叶简省，仅留2花，一花如石竹花，另一花似菊花。此后《本草汇》“瞿麦”（图18）图名下注云“即石竹”，仿绘《纲目》钱本图11时，将左右两朵花均绘成菊花状。《本草备要》“瞿麦”（图20）、《本草求真》“瞿麦”（图21）的花朵均失真。《本草简明图说》“瞿麦”（图25）师《纲目》（钱本）图11之意，但却挥洒过度，已全无瞿麦之形。

《救荒本草》：该书“石竹子”（图5）的仿绘者有《野菜博录》图16，但将叶片改为阴刻。《古今图书集成·草木典》图23取《救荒》图5之构图，但花改为花瓣5深裂。

《本草原始》：该书“瞿麦”（图14）的仿绘者有《本草纲目类纂必读》图19。

《植物名实图考》：该书“瞿麦”（图24）的仿绘者有《本草纲目》张本图12，后者将参照《图考》构图，但花朵细节多有不同（如将花瓣绘成3瓣，恐误）。

以上25图中，除外17幅仿绘图，原创图尚有8幅（图1、5、8、13、14、17、22、24），详见下“鉴药”项。

【文录】

《本经》《别录》（见《证类》卷8“瞿麦”） 一名巨句麦，一名大菊，一名大兰。生太山川谷。立秋采实，阴干。

梁《本草经集注》（同上） 陶隐居云：今出近道。一茎生细叶，花红紫赤可爱，合子、叶刈取之，子颇似麦，故名瞿麦。此类乃有两种：一种微大，花边有叉桠，未知何者是？今市人皆用小者；复一种叶广相似而有毛，花晚而甚赤。按经云“采实”，中子至细，燥熟便脱尽。

宋《本草图经》（同上） 《图经》曰：瞿麦，生泰山川谷，今处处有之。苗高一尺以来，叶尖小，青色，根紫黑色，形如细蔓菁。花红紫赤色，亦似映山红，二月至五月开。七月结实作穗，子颇似麦，故以名之。立秋后合子、叶收采阴干用。河阳河中府出者，苗可用。淮甸出者根细，村民取作刷帚。《尔雅》谓之大菊。《广雅》谓之茈萎是也。

明《救荒本草》卷上“石竹子” 本草名瞿麦，一名巨句麦、一名大菊、一名大兰，又名杜母草、燕麦、蘥（音叶）麦。生太山川谷，今处处有之。苗高一尺已来，叶似独扫叶而尖小，又似小竹叶而细窄，茎亦有节，稍间开红白花而结蒴，内有小黑子。

明《本草纲目》卷16“瞿麦”【释名】蘧麦（《尔雅》）、石竹（《日华》）、南天竺草（《纲目》）。【时珍曰】按陆佃解《韩诗外传》云：生于两旁谓之瞿。此麦之穗旁生故也。《尔雅》作蘧，有渠、衢二音。《日华本草》云“一名燕麦，一名杜姥草”者，误矣。燕麦即雀麦，雀、瞿二字相近，传写之讹尔。【集解】【时珍曰】石竹叶似地肤叶而尖小，又似初生小竹叶而细窄，其茎纤细有节，高尺余，稍间开花。田野生者，花大如钱，红紫色。人家栽者，花稍小而妩媚，有细白、粉红、紫赤、斑烂数色，俗呼为洛阳花。结实如燕麦，内有小黑子。其嫩苗煠熟水淘过。可食。

琉球《质问本草》外篇卷2“十样锦（瞿麦）” 生荒野，春生苗，夏开花，作小菁葖，结小细子。花名十样锦。

清《植物名实图考》卷11“瞿麦”《救荒本草》谓之石竹子，苗叶可食。今南北多呼洛阳花。

【鉴药】

“瞿麦”首见于《本经》。李时珍释其名曰：“按陆佃解《韩诗外传》云：生于两旁谓之瞿。此麦之穗旁生故也。”此凭字面猜度，未必得其原义。《本经》载其功效甚多，似为通利之药。宋代苏颂谓本品“古今方通心经、利小肠为最要。张仲景治小便不利，有水气，栝楼瞿麦丸主之。”寇宗奭亦谓“八政散用瞿麦，今人为至要药”。现代亦用而不甚广。

关于本品的生境、形态，梁·陶弘景云：“今出近道。一茎生细叶，花红紫赤可爱，合子、叶刈取之，子颇似麦，故名瞿麦。此类乃有两种：一种微大，花边有叉桠，未知何者是？今市人皆用小者；复一种叶广相似而有毛，花晚而甚赤。”此说明当时所用的瞿麦有两种，“微大、花边有叉桠”者，今考系指花瓣先端细裂呈丝状的石竹科植物瞿麦*Dianthus superbus*；另一种“叶广相似而有毛”者，或考为同属植物石竹*Dianthus chinensis* L.。药用其地上部分。故“瞿麦”一药，似乎很早就包括了石竹科植物“石竹”等同属近缘植物在内。药用其地上部分（含茎叶花果）。

本品的分布范围非常广泛。宋·苏颂《图经》曰：“今处处有之。苗高一尺以来，叶尖小，青色，根紫黑色，形如细蔓菁。花红紫赤色，亦似映山红，二月至五月开。

七月结实作穗，子颇似麦，故以名之。立秋后合子、叶收采阴干用。”《救荒本草》也提到“今处处有之”，并云“苗高一尺已来，叶似独扫叶而尖小，又似小竹叶而细窄，茎亦有节，稍间开红白花而结蒴，内有小黑子。”

明代本品作为观赏植物，栽培品大行于世。李时珍将“石竹”也纳入“瞿麦”条，谓“石竹叶似地肤叶而尖小，又似初生小竹叶而细窄，其茎纤细有节，高尺余，稍间开花。田野生者，花大如钱，红紫色。人家栽者，花稍小而妩媚，有细白、粉红、紫赤、斑烂数色，俗呼为洛阳花。结实如燕麦，内有小黑子”。“洛阳花”即成了石竹科某些栽培观赏植物的总称。

1.《本草图经》：该书“绛州瞿麦”（图1）是一幅写实图。图中茎丛生，直立，线状披针形叶片对生，叶基抱茎。花生枝顶，或顶下腋生，花萼圆筒形，花瓣5，瓣片倒梯形，先端浅裂成不整齐的锯齿状。如此精细的图形，可知其为石竹科石竹属植物石竹*Dianthus chinensis* L.。

2.《救荒本草》：该书“石竹子”（图5）虽然绘画手法与上《图经》图稍异，但其形态特征基本相似，唯单花生于枝顶，其花瓣裂缝不很明显。凭此写实图可确定本种亦是石竹科植物石竹*Dianthus chinensis* L.。

3.《太乙仙制本草药性大全》：该书“瞿麦”（图8）所绘为单子叶植物，线状叶基生，中抽一花葶，顶端有花，花瓣3。不明为何将此图视为瞿麦？该图所示原植物不明。

4.《三才图会》：该书“石菊”（图13）的图名与图形均不见此前本草所载。从该图所示的叶与花来看，其原植物仍属石竹*D. chinensis*。

5.《本草原始》：该书“瞿麦”（图14）仅绘出一两支“瞿麦”花。其叶片及花皆为石竹*D. chinensis*。

6.《本草汇言》：该书“瞿麦”（图17）当为原创图。但此图绘出单独抽出的花葶，单花开于顶上。花冠不裂，周边毛刺状。叶片有线状叶，似为禾本科植物，又有麦穗状物从旁抽出。此等怪图也许是将石竹科的瞿麦与禾本科的大麦混为一谈。据调查。四川、云南地区尚有以禾本科植物野燕麦*Avena fatua* L.的全草混充瞿麦者，[1]不明此图是否受地区混充品的影响。

7.《质问本草》：该书“十样锦”（图22）为写生图。该植物茎有节，对生线状披针形叶，茎顶开花数朵，花瓣5，瓣片先端呈流苏状分裂。此或为陶弘景所云“花边有叉桠”者。据此图其基原或为石竹科植物瞿麦*Dianthus superbus* L.。

8.《植物名实图考》：该书“瞿麦”条下云：“《救荒本草》谓之石竹子，苗叶可食。今南北多呼洛阳花。”其图（图24）为写生图，左右各一枝。其茎叶、花之形表明

1 谢宗万：《中药材品种论述》中册，上海：上海科学技术出版社，1994：224.

此乃石竹科植物。左边一枝花为重瓣，右边一枝为单瓣。可见吴其濬可能是以栽培的“洛阳花”作为写生标本。从花形来看似均属于石竹*D. chinensis*。

【小结】

“瞿麦”为首见《本经》之早期药物之一。为古今皆用的利水通淋药。最晚从梁·陶弘景时开始，药用瞿麦就包括了石竹科植物瞿麦*Dianthus superbus* L.与同属植物石竹*Dianthus chinensis L.*。《本草图经》《救荒本草》《质问本草》《植物名实图考》均有较准确的药图。

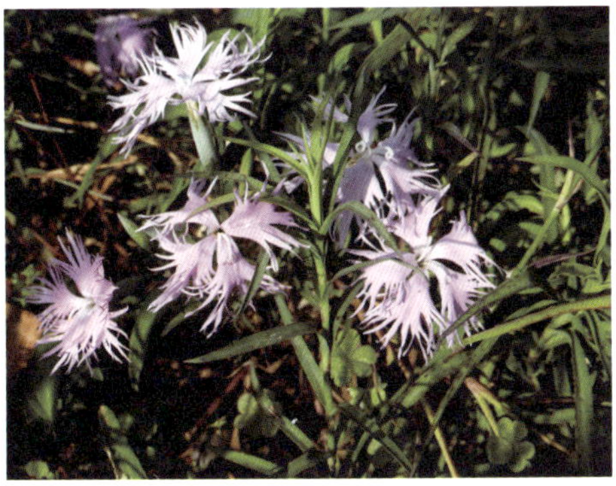

图 26　瞿麦 *Dianthus superbus*

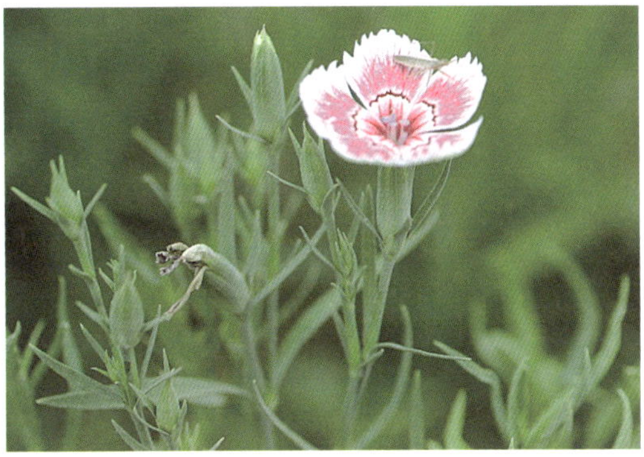

图 27　石竹 *D. chinensis*

16-27　王不留行

【品图】

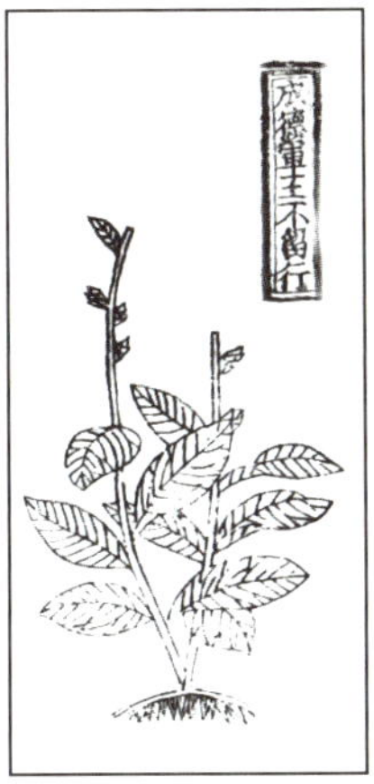

图 1　图经（大）·成德军王不留行

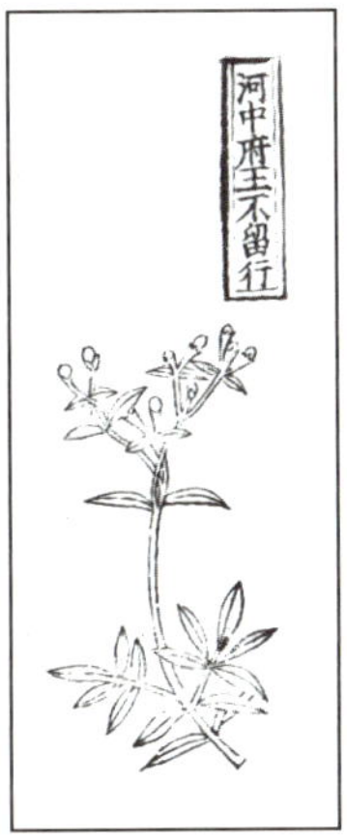

图 2　图经（大）·河中府王不留行

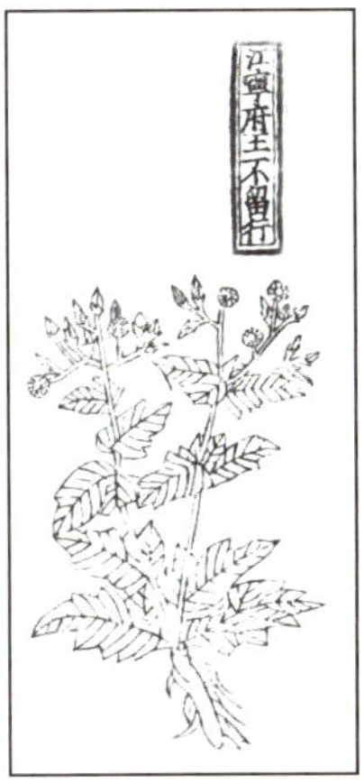

图 3　图经（大）·江宁府王不留行

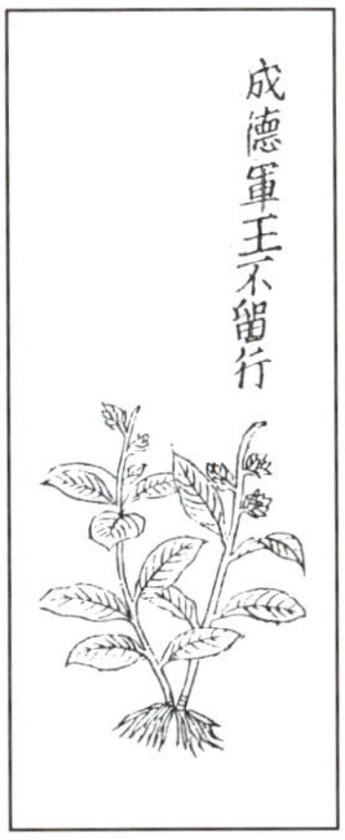

图 4　图经（政）·成德军王不留行

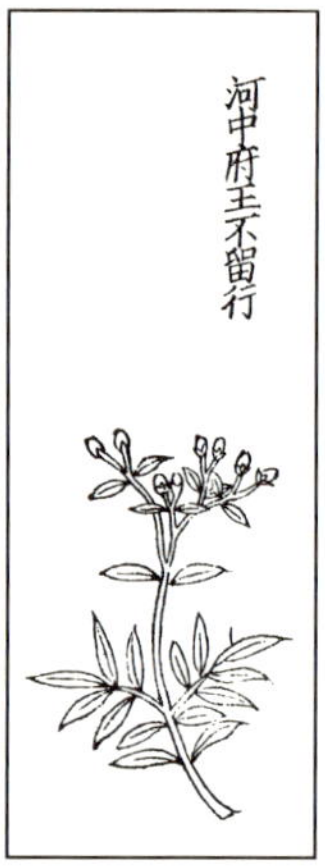

图5 图经(政)·河中府王不留行

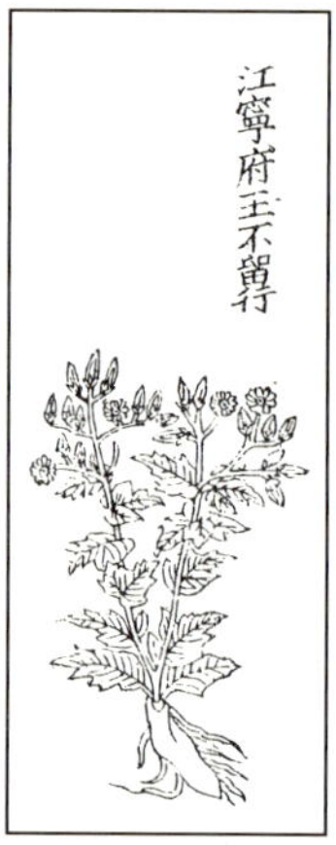

图6 图经(政)·江宁府王不留行

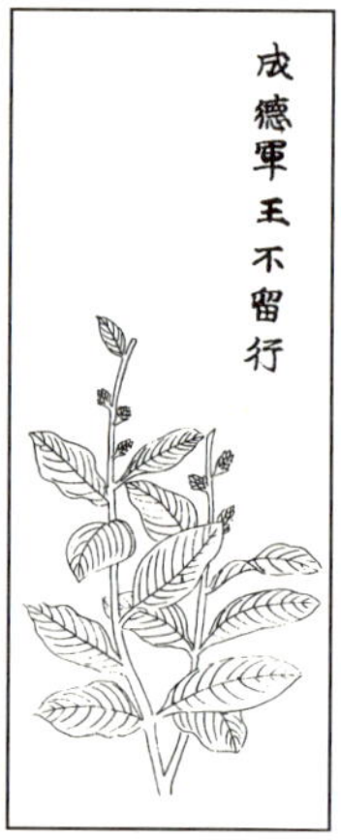

图7 图经(绍)·成德军王不留行

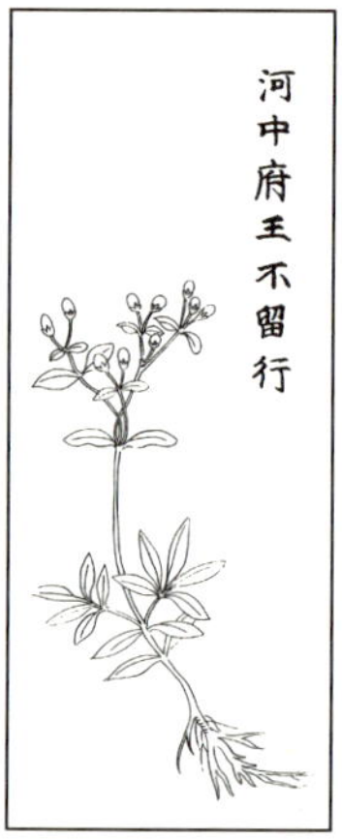

图8 图经(绍)·河中府王不留行

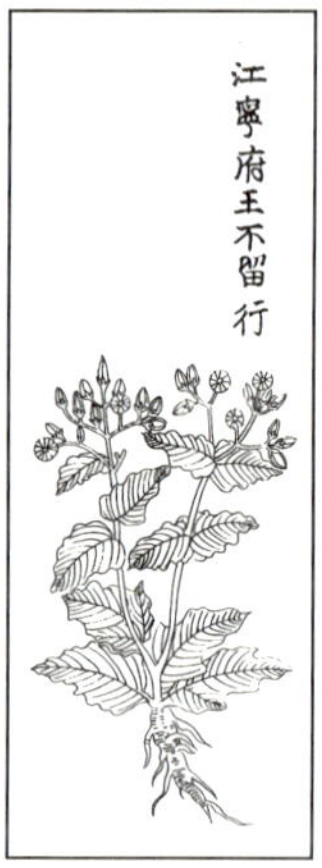

图9 图经(绍)·江宁府王不留行

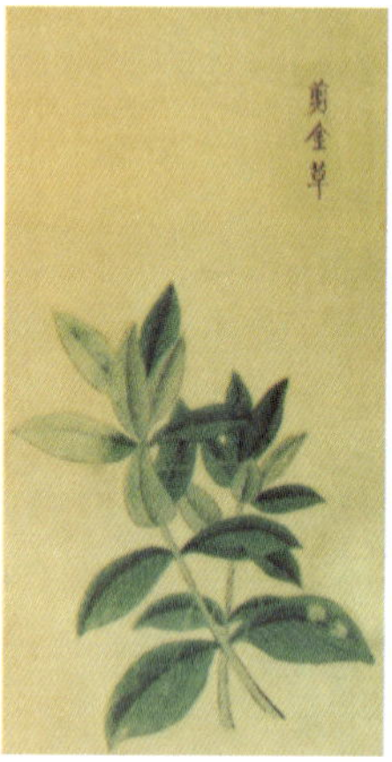

图10 履巉岩·剪金草

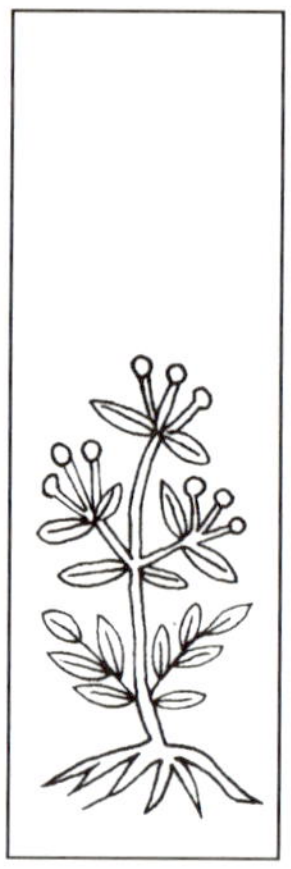

图11 歌括·王不留行

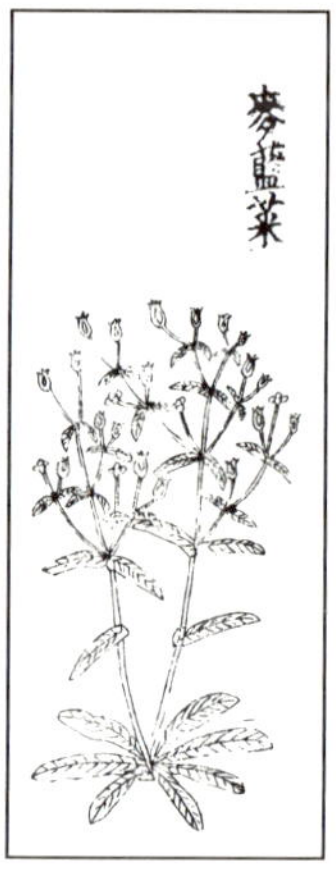

图12 救荒·麦蓝菜

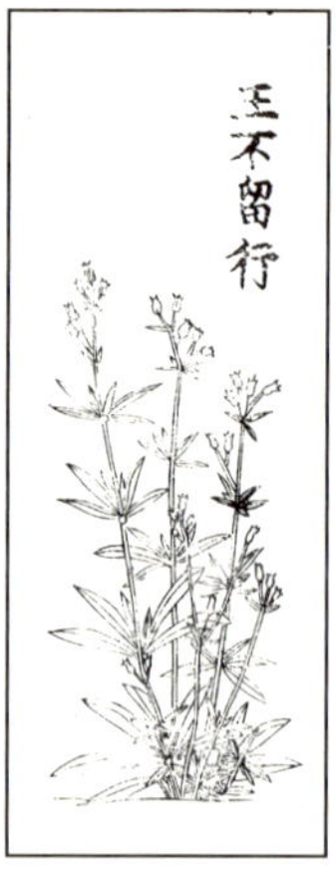

图13 救荒·王不留行

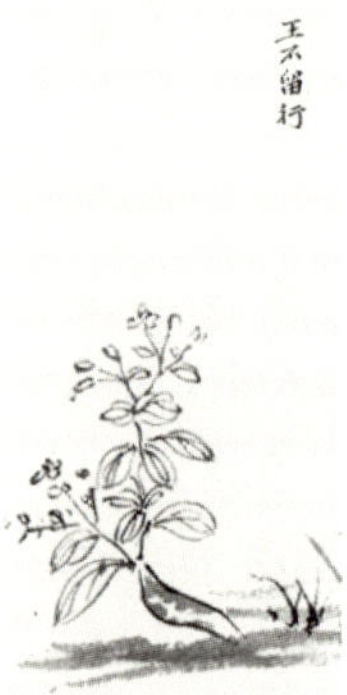

图14 滇南图·王不留行

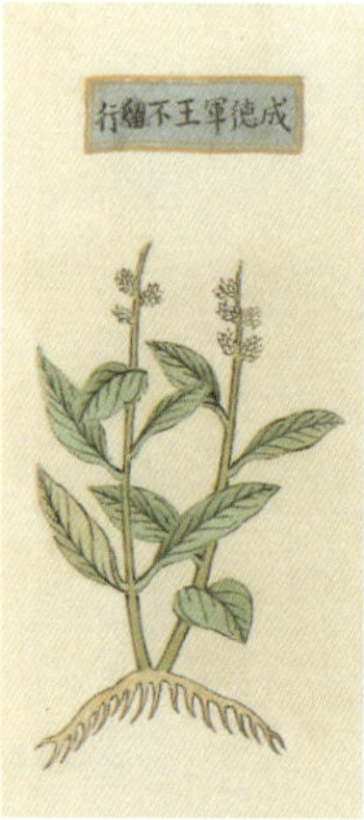

图15 品汇·成德军王不留行

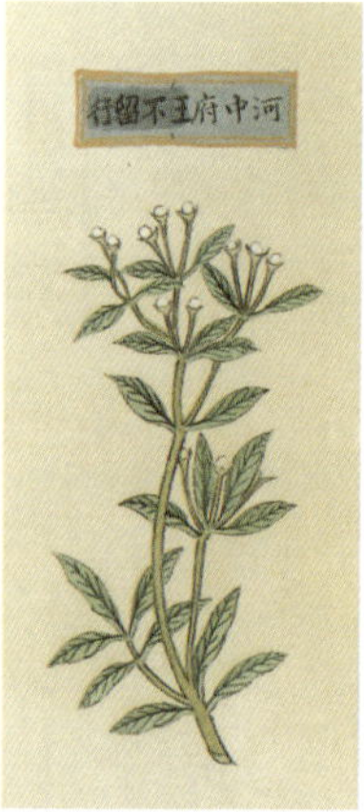

图16 品汇·河中府王不留行

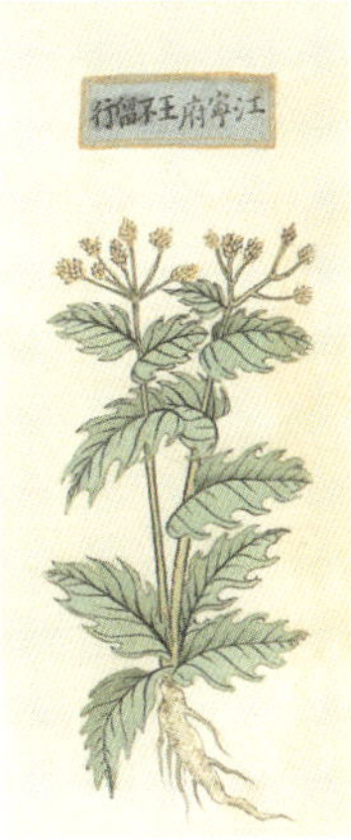

图 17 品汇·江宁府王不留行

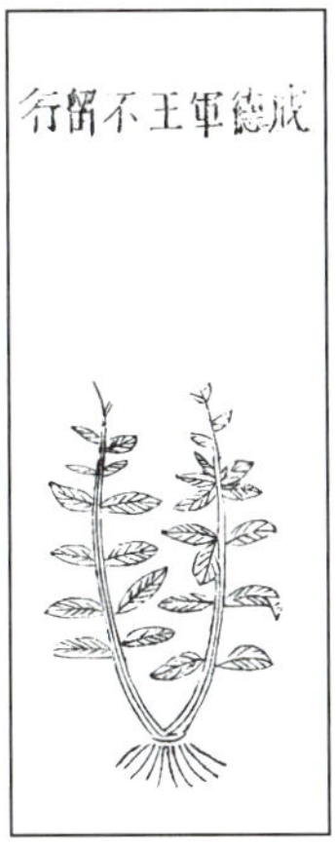

图 18 蒙筌·成德军王不留行

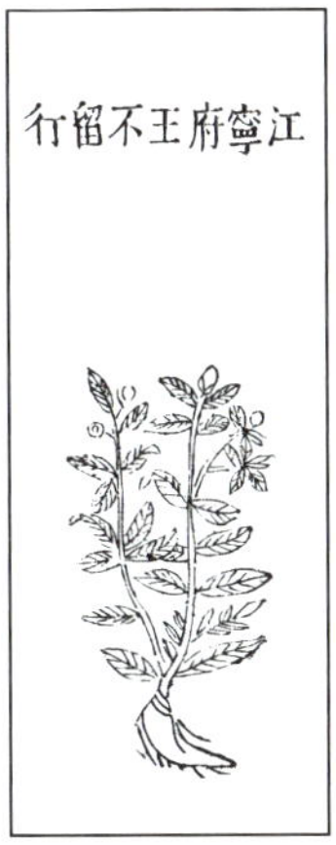

图 19 蒙筌·江宁府王不留行

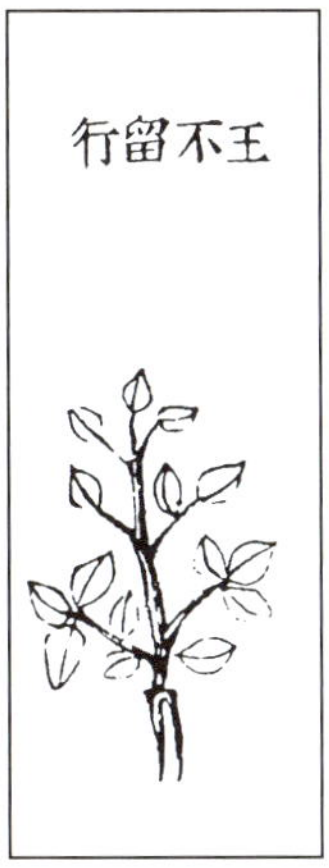

图 20 太乙·王不留行

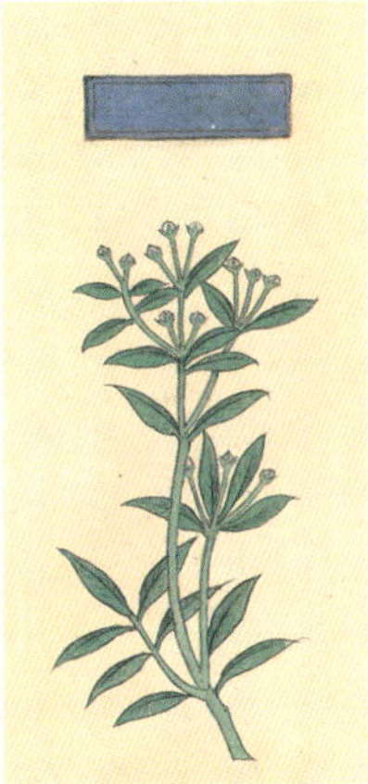

图 21 雷公·王不留行

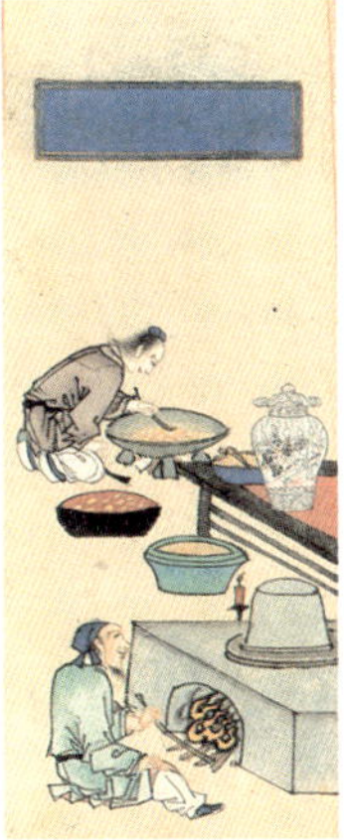

图 22 雷公·炮制王不留行

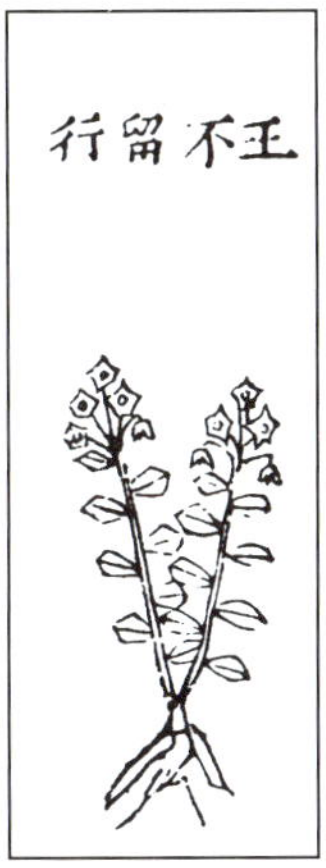

图 23 纲目(金)·王不留行

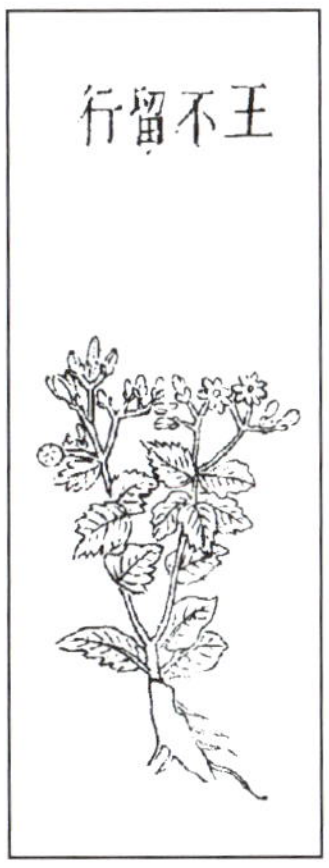

图 24 纲目(钱)·王不留行

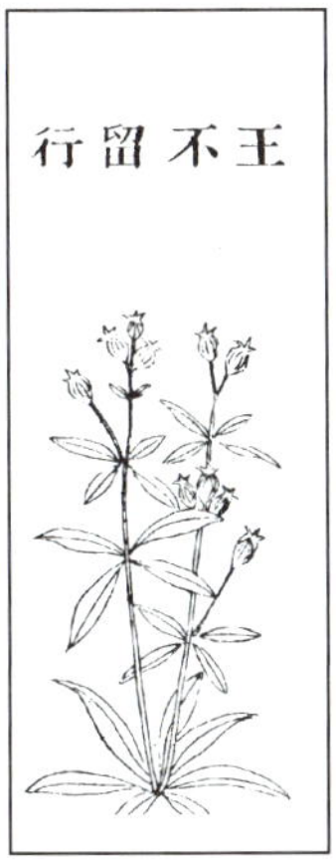

图 25 纲目(张)·王不留行

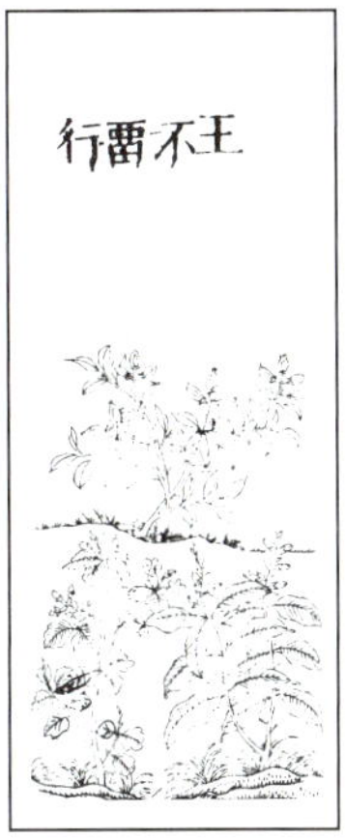

图 26 三才·王不留行

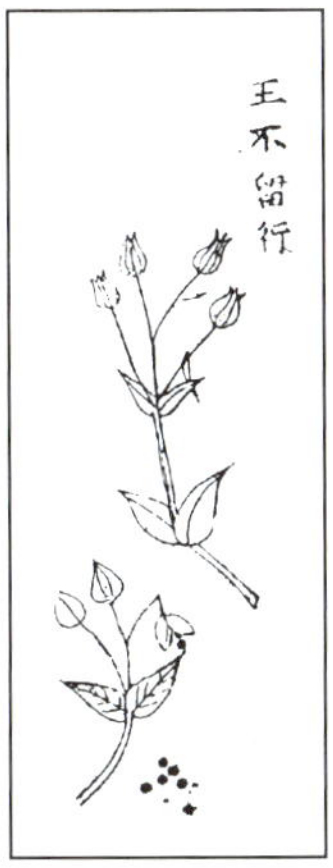

图 27 原始·王不留行

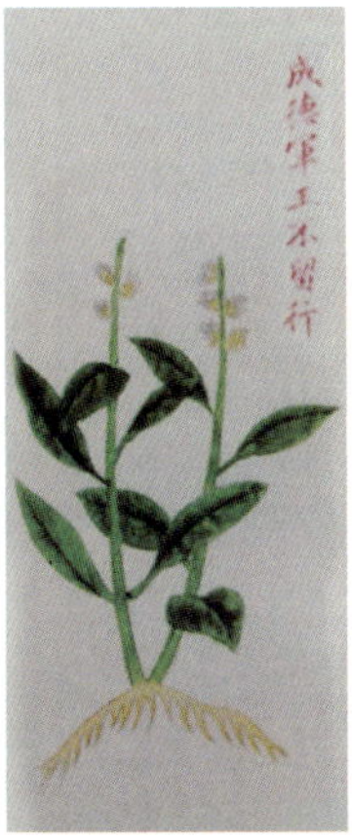

图 28 金石·成德军王不留行

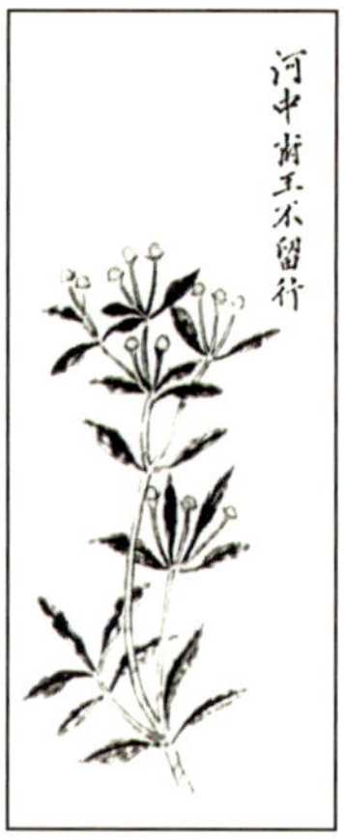

图 29　金石·河中府王不留行

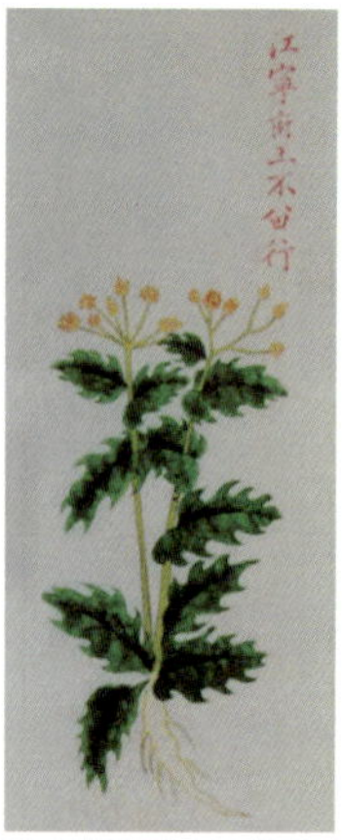

图 30　金石·江宁府王不留行

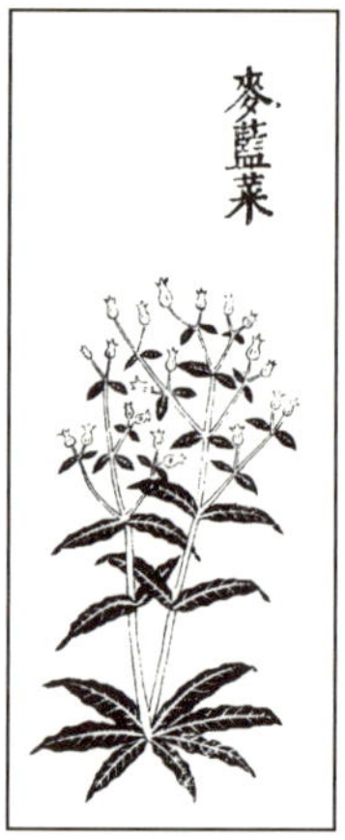

图 31　博录·麦蓝菜

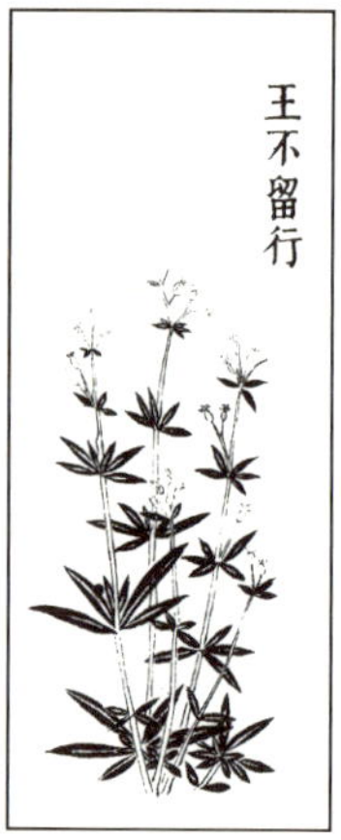

图 32　博录·王不留行

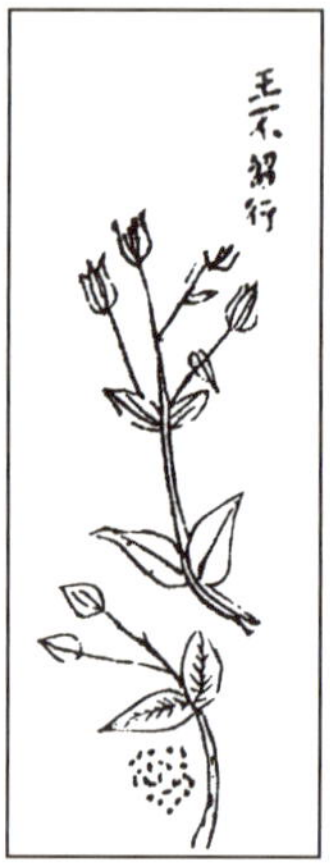

图 33　汇言·王不留行

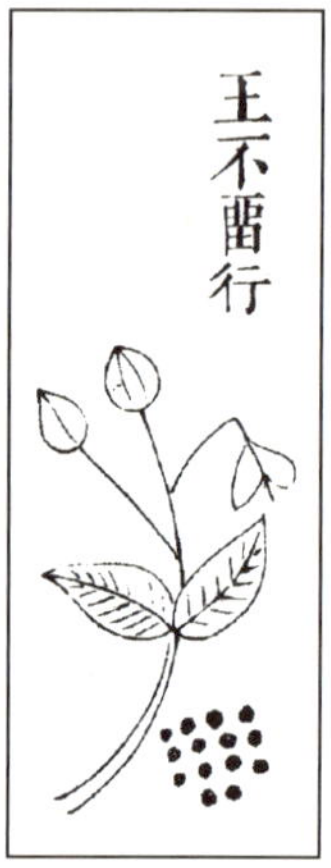

图 34　本草汇·王不留行

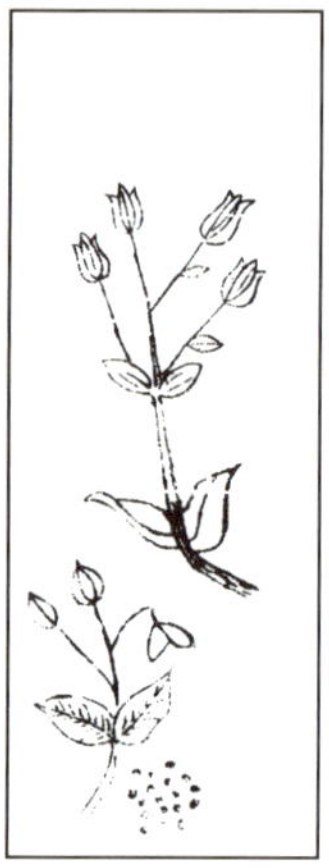

图 35　类纂·王不留行

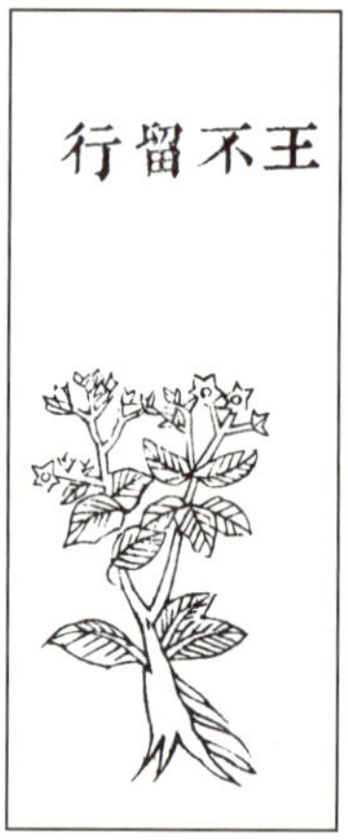

图 36　备要·王不留行

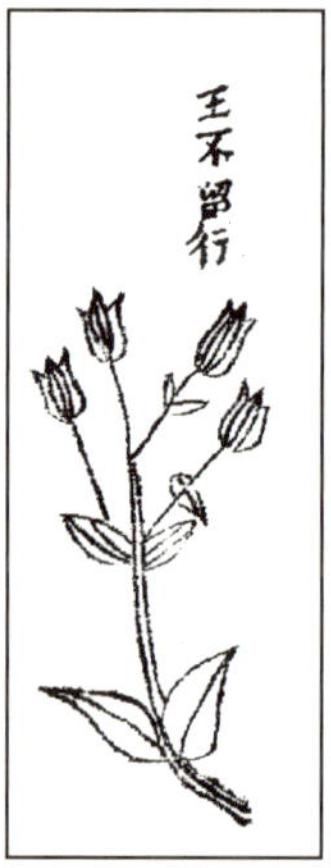

图 37　求真·王不留行

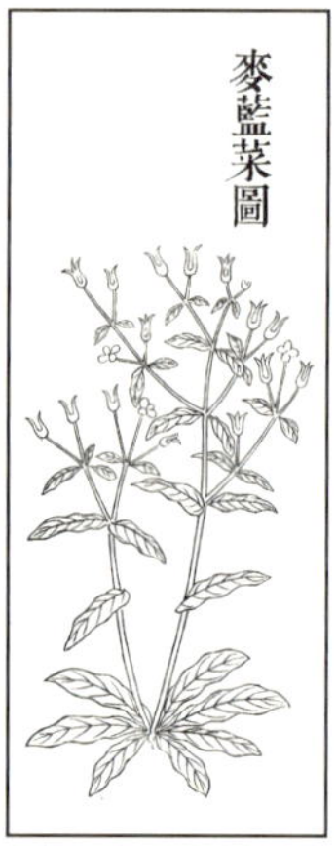

图 38　草木典·麦蓝菜图

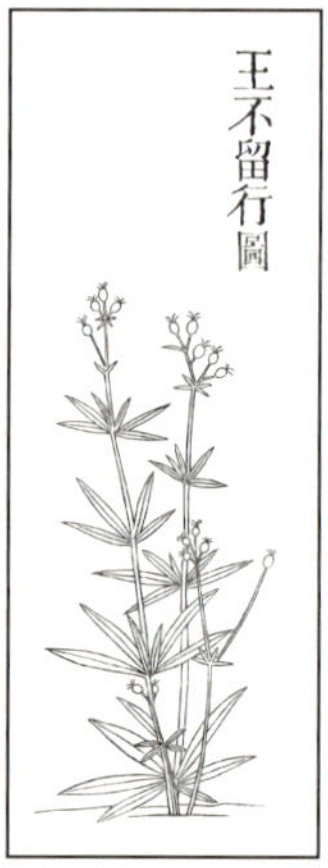

图 39　草木典·王不留行图

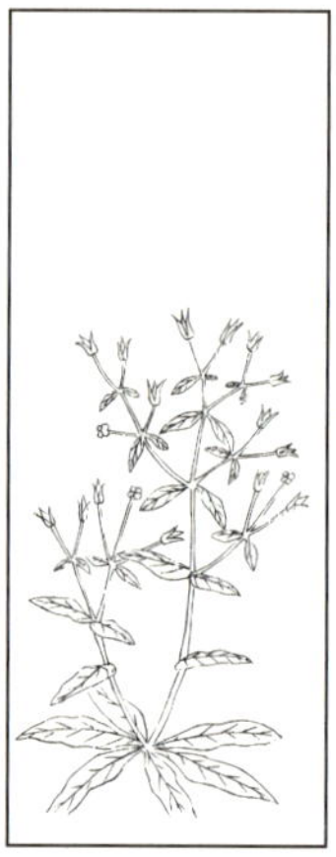

图 40　图考·麦蓝菜

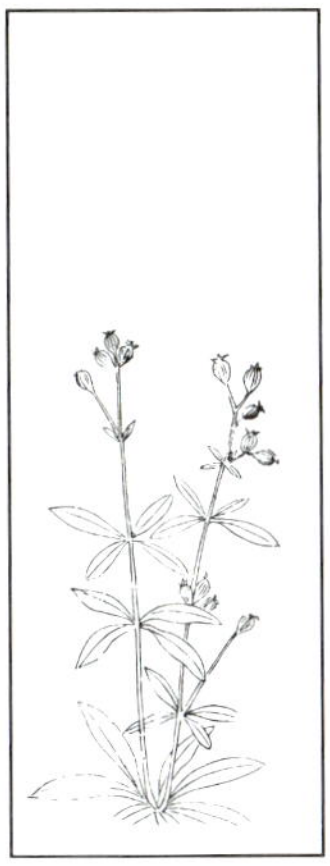
图 41 图考 · 王不留行 -1

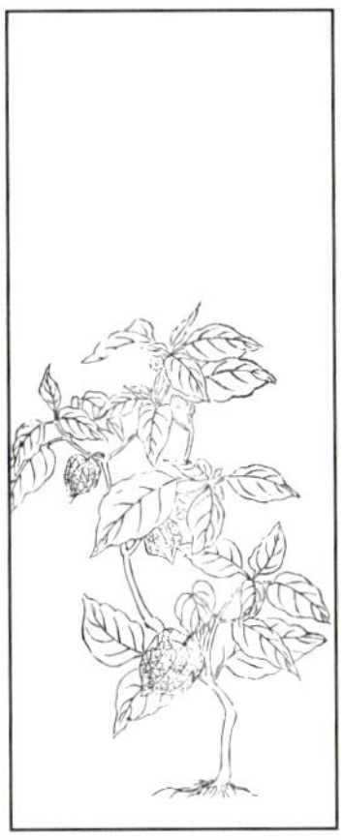
图 42 图考 · 王不留行 -2

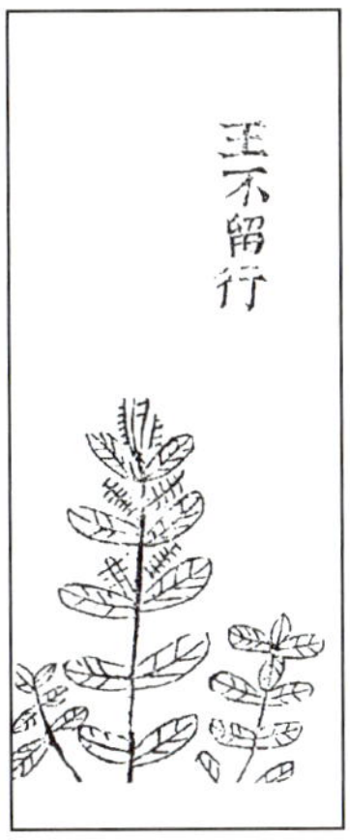

图 43 便方 · 王不留行

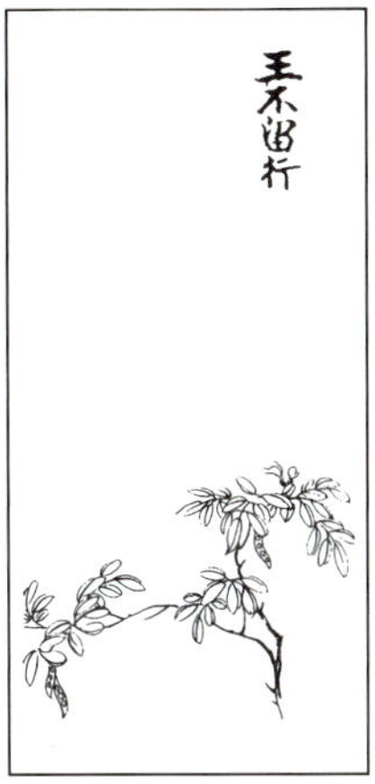

图 44 图说 · 王不留行

本品44图，取自27书，其中9幅彩图。有承继关系的图可分5个书类。

《本草图经》：该书“成德军王不留行”“河中府王不留行”“江宁府王不留行”3图，依次分别存于《大观》（图1、2、3）、《政和》（图4、5、6）、《绍兴》（图7、8、9）。此三传本药图基本一致。今以《政和》图4、图5、图6为《图经》图的代表。

仿绘《图经》3图的彩色图有：《本草品汇精要》图15、图16、图17，此3图除敷色美化外，无特别改动。此后《补遗雷公炮制便览》“王不留行”（图21）仿绘《品汇》“河中府王不留行”（图16）。《金石昆虫草木状》图28、图29、图30则依次仿绘《品汇》图15、图16、图17。

仿绘《图经》3图的墨线图有：《本草歌括》“王不留行”（图11）仿绘《图经》“河中府王不留行”（图5），增加根部。《本草蒙筌》“成德军王不留行”（图18）、“江宁府王不留行”（图19）仿绘《图经》同名图。《本草纲目》金陵本“王不留行”（图23）糅合《图经》“成德军王不留行”之叶、“江宁府王不留行”之花，再加修改而成。《纲目》钱本“王不留行”（图24）则单仿《图经》“江宁府王不留行”（图6）。此后《本草备要》图36又仿绘钱本图24。《三才图会》“王不留行”（图26）则将《图经》3图合绘一图，多加修饰。

《救荒本草》：该书与本品有关的图2幅，即“麦蓝菜”（图12）、“王不留行”（图13）。仿绘此2图者有《野菜博录》同名图（图31、图32）、《古今图书集成·草木典》“麦蓝菜图”（图38）、“王不留行图”（图39）。《植物名实图考》“麦蓝菜”（图40）、“王不留行-1”（图41）则分别仿绘自《草木典》图38、图39。《本草纲目》张本图25又仿绘《植物名实图考》“王不留行-1”（图41）。

《本草原始》：该书“王不留行”（图27）的仿绘者有《本草汇言》图33、《本草汇》图34、《本草纲目类纂必读》图35、《本草求真》图37（仅仿绘上面一枝）。

以上44图中，除外31幅仿绘图，原创图尚有13幅（图4、5、6、10、12、13、14、20、22、27、42、43、44），详见下“鉴药”项。

【文录】

《别录》（见《证类》卷7“王不留行”） 生太山山谷，二月、八月采。

梁《本草经集注》（同上） 陶隐居云：今处处有。人言是蓼子，亦不尔。叶似酸浆，子似菘子。而多入痈瘘方用之。

后蜀《蜀本草》（同上）《蜀本》:《图经》云：叶似菘蓝等，花红白色，子壳似酸浆，实圆黑似菘子，如黍粟。今所在有之。三月收苗，五月收子，晒干。

宋《本草图经》（同上）《图经》曰：王不留行……今江浙及并河近处皆有之。苗茎俱青，高七八寸已来。根黄色如荠根。叶尖如小匙头，亦有似槐叶者。四月开花，黄紫色，随茎而生，如松子状，又似猪蓝花。五月内采苗茎，晒干用。俗间亦谓之剪金草。河北生者，叶圆花红，与此小别。

宋《履巉岩本草》卷上“剪金草” 一名王不留行。

明《救荒本草》卷上“麦蓝菜” 生田野中。茎叶俱深莴苣色，叶似大蓝稍叶而小，颇尖，其叶抱茎对生，每一叶间撺生一叉，稍头开小肉红花，结蒴，有子似小桃红子。苗叶味微苦。/**“王不留行”** 又名剪金草，一名禁官花，一名剪金花。生太山山谷。今祥符沙堌间亦有之。苗高一尺余，其茎对节生叉，叶似石竹子叶而宽短，抪茎对生，脚叶似槐叶而狭长，开粉红花，结蒴如松子大，似罂粟壳样，极小，有子如葶苈子大而黑色。

明《本草蒙筌》卷3“王不留行” 江浙近道俱有，茎青七八寸长。叶尖如小匙豆，花开系黄紫色。子如黍粟，谷黑微圆。三月采根茎，五月取花子。

明《本草纲目》卷16“王不留行”【释名】禁宫花（《日华》）、金盏银台。【时珍曰】此物性走而不住，虽有王命不能留其行，故名。《吴普本草》作一名不流行，盖误也。【集解】【时珍曰】多生麦地中。苗高者一二尺，三四月开小花，如铎铃状，红白色。结实如灯笼草子，壳有五棱，壳内包一实，大如豆。实内细子，大如菘子，生白熟黑，正圆如细珠可爱。陶氏言叶似酸浆，苏氏言花如菘子状者，皆欠详审，以子为花叶状也。灯笼草即酸浆也。苗、子皆入药。

清《植物名实图考》卷11“王不留行”《蜀本草》所述乃俗呼天泡果，又名灯笼科。囊似酸浆而短，实青白不红，南方极多。

【鉴药】

“王不留行”首见于《本经》。李时珍释其名曰：“此物性走而不住，虽有王命不能留其行，故名。”《本经》记载本品功效甚多，可用于金疮止血、痈疽恶疮瘘乳等，后世用其下乳、通淋等。

关于本品的来源，早期本草有不同的说法。梁·陶弘景云："今处处有。人言是蓼子，亦不尔。叶似酸浆，子似菘子。"蓼子乃蓼科植物，酸浆乃茄科植物，菘是十字花科植物，差别较大。唐本《图经》（见《蜀本草》引）云："叶似菘蓝等，花红白色，子壳似酸浆，实圆黑似菘子，如黍粟。今所在有之。"清·吴其濬认为其"所述乃俗呼天泡果，又名灯笼科。囊似酸浆而短，实青白不红，南方极多。"吴氏所绘的"王不留行-2"（图42）或即此种。

宋·苏颂综合各地资料，云本品"今江浙及并河近处皆有之。苗茎俱青，高七八寸已来。根黄色如荠根。叶尖如小匙头，亦有似槐叶者。四月开花，黄紫色，随茎而生，如松子状，又似猪蓝花。五月内采苗茎，晒干用。俗间亦谓之剪金草。河北生者，叶圆花红，与此小别。"其中再也不提"叶似酸浆""子壳似酸浆"等，转而言其叶"叶尖如小匙头，亦有似槐叶者"，并提到"剪金草"等别名。今存南宋《履巉岩本草》"剪金草"（图19）叶对生，无柄，卵状披针形、全缘等，与石竹科麦蓝菜*Vaccaria segetalis*（Neck.）Garcke相似，且其别名为王不留行。[1]

明代王不留行的来源渐趋明朗统一。《救荒本草》"麦蓝菜"云："生田野中。茎叶俱深莴苣色，叶似大蓝稍叶而小，颇尖，其叶抱茎对生，每一叶间撺生一叉，稍头开小肉红花，结蒴，有子似小桃红子。苗叶味微苦。"另该书"王不留行"条又云："又名剪金草，一名禁官花，一名剪金花……今祥符沙堈间亦有之。苗高一尺余，其茎对节生叉，叶似石竹子叶而宽短，抪茎对生，脚叶似槐叶而狭长，开粉红花，结蒴如松子大，似罂粟壳样，极小，有子如葶苈子大而黑色。"考证其图文，此两种植物的基原皆为石竹科麦蓝菜属植物麦蓝菜*Vaccaria segetalis*（Neck.）Garcke［*Saponaria sagitalis* Neck.; *Vaccaria pyramidata* Medic.］。[2]李时珍所述则为："多生麦地中。苗高者一二尺，三四月开小花，如铎铃状，红白色。结实如灯笼草子，壳有五棱，壳内包一实，大如豆。实内细子，大如菘子，生白熟黑，正圆如细珠可爱。"其中对花、果、种子的介绍尤其细致入微，更进一步坐实本品即麦蓝菜*Vaccaria segetalis*。但在民间，王不留行植物来源的混乱，一直延续到现代才有学者对此系统深入地进行调查。[3]

1.《本草图经》：该书3图，徐炳声最早逐一考证过。"成德军王不留行"（图4）单叶互生，茎上部有短穗状花序，当为一种蓼属（*Polygonum*）植物，此恐与陶弘景云"人言是蓼子"有关。成德军在今河北正定一带。"河中府王不留行"（图5）绘一植株上部，其叶对生，全缘。其花生茎枝顶端，作缴房花序排列。徐炳声认为可能是石竹科植物女娄菜*Melandrium apricum*（Turcz.）Rohrb.之类。该图中下部之

1 郑金生：《南宋珍稀本草三种》，北京：人民卫生出版社，2007：17.

2 国家中医药管理局《中华本草》编委会：《中华本草》（2），上海：上海科学技术出版社，1999：802.

3 徐炳声：中药"王不留行"的原植物研究，药学通报，1959，7（2）：65-77.

叶作复叶状排列，大概系描绘之误。[1]“江宁府王不留行”（图6）主根粗大，单叶互生，叶有不规则深裂或缺刻，似为抱茎。花生枝端，已开之花类菊花。徐炳声认为是菊科植物，但花蕾却不似菊花。或云其似酸浆，[2]或云似菊科植物野菊（苦薏）[3]，莫衷一是。

2.《履巉岩本草》：该书“剪金草”（图10）前已提及，与今所用王不留行的原植物麦蓝菜相似。

3.《救荒本草》：该书“麦蓝菜”（图12）、“王不留行”（图13）的图文考释见上文，其基原均为石竹科植物麦蓝菜*V. segetalis*。

4.《滇南本草图说》：该书“王不留行”（图14）采用写意画法，粗放、简洁，观其大体之形，仍似石竹科植物。

5.《太乙仙制本草药性大全》：该书“王不留行”（图20）为示意图案式，过于疏简，无法做考证基原用。

6.《补遗雷公炮制便览》：该书“炮制王不留行”（图22）为新绘图，依据《雷公炮炙论》所载方法绘图。雷公法为：“凡采得，拌浑蒸，从巳至未，出，却下浆水浸一宿。至明，出，焙干用之。”故图中绘一人坐在灶前烧火蒸药，另一人蹲踞在锅前焙干药物。

7.《本草原始》：该书“王不留行”（图27）为写生图。上下各绘一果枝，有带棱蒴果与果枝对生双小叶。下图亦然，但示意蒴果开裂，有黑色圆形果实。据此可知其基原即石竹科植物麦蓝菜*V. segetalis*。

8.《植物名实图考》：该书“王不留行-2”（图42）所绘植物有如灯笼的膨大宿萼。吴其濬介绍此植物“囊似酸浆而短，实青白不红”，则此或为茄科酸浆属植物苦蘵*Physalis angulate* L.。

9.《草木便方》：该书“王不留行”（图43）又名“对叶草”。茎单一，叶对生无柄，其基部合生为一体而茎贯穿其中。叶长圆形。花序顶生，其下有腋生花枝。故此图虽然十分简略，但大体似为今藤黄科金丝桃属植物元宝草*Hypericum sampsonii* Hance。原书整理者订为石竹科王不留行属植物王不留行*Vaccaria segetalis*（Neck.）Garcke，[4]也许有实地调查为基础。

10.《本草简明图说》：该书“王不留行”（图44）不似草本，其叶为单数羽状复叶，有荚果垂下，此似为豆科植物，不知为何名之为“王不留行”。

【小结】

“王不留行”是见于《本经》的早期药物之一，古今常用药。在唐宋以前，本

1　徐炳声：中药“王不留行”的原植物研究，药学通报，1959，7（2）：68.

2　王家葵、蒋淼、胡颖翀：《本草纲目图考》，北京：科学出版社，2018：665.

3　孙启明：《苏图研究》，见：张志斌，郑金生主编：《本草纲目研究札记》，北京：科学出版社，2019：637.

4　［清］刘善述原著，赵素云、李文虎、孙西整理：《草木便方》，重庆：重庆出版社，1988：197.

品来源尚有多种说法，可能涉及蓼科、茄科、石竹科等不同植物。明代本品来源则集中在石竹科植物麦蓝菜*Vaccaria segetalis*(Neck.)Garcke。《救荒本草》《本草原始》之图皆为此种。

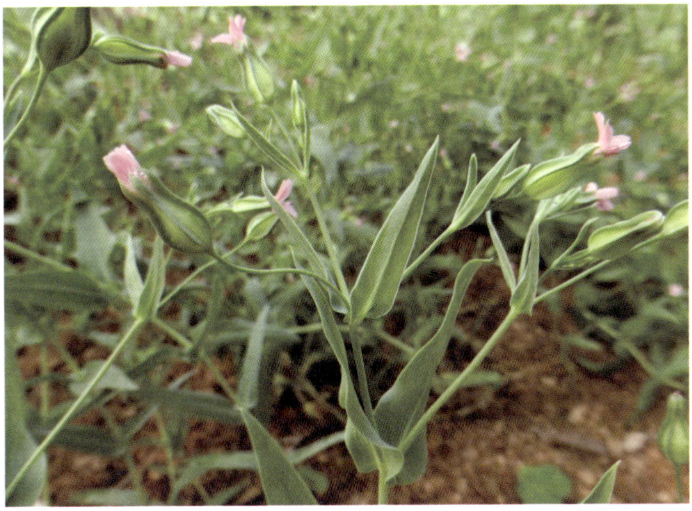

图 45　麦蓝菜 *Vaccaria segetalis*

16-28　剪春罗

【品图】

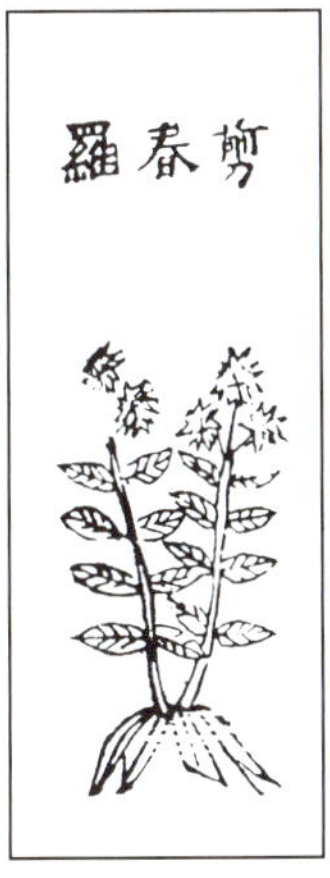

图 1　纲目（金）·剪春罗

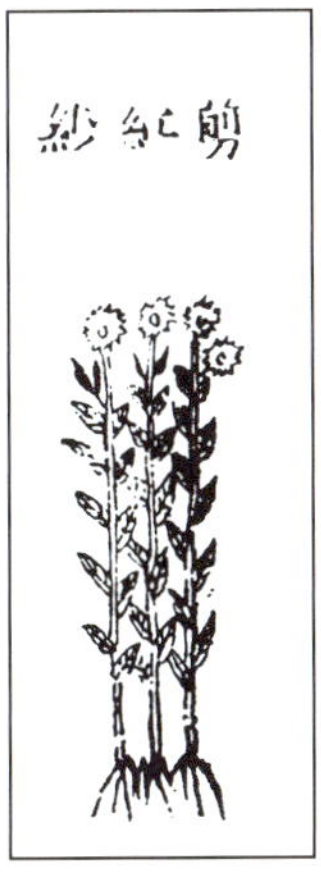

图 2　纲目（金）·剪红纱

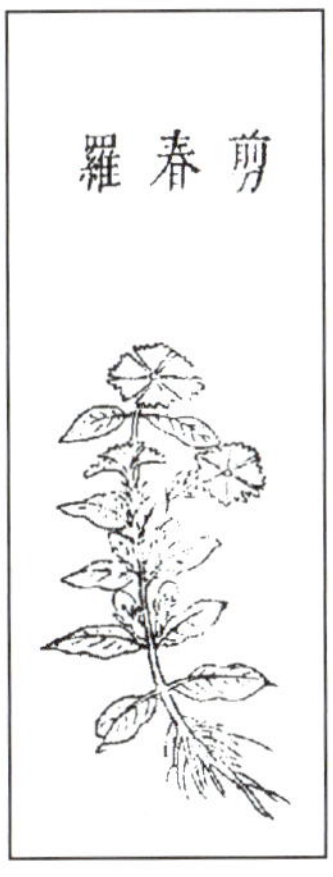

图 3　纲目（钱）·剪春罗

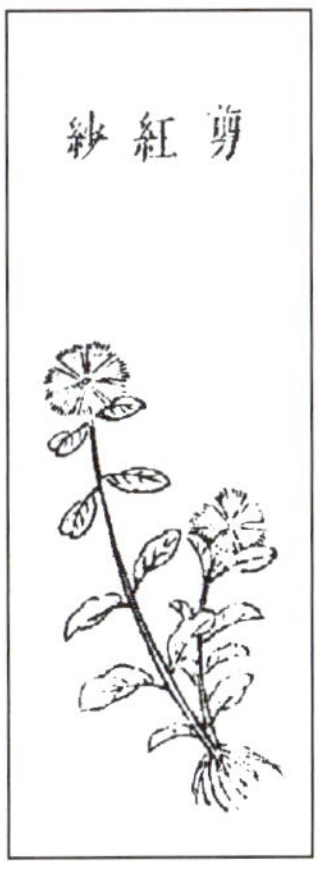

图 4　纲目（钱）·剪红纱

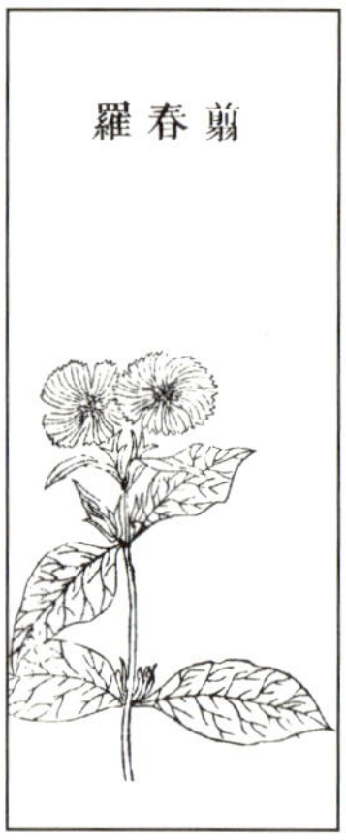

图5 纲目（张）·剪春罗

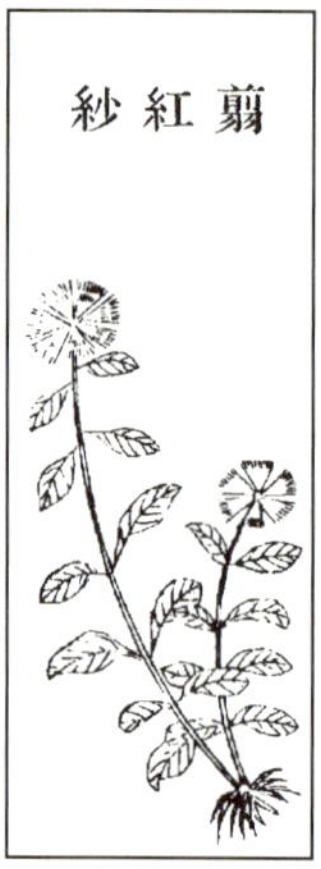

图6 纲目（张）·剪红纱

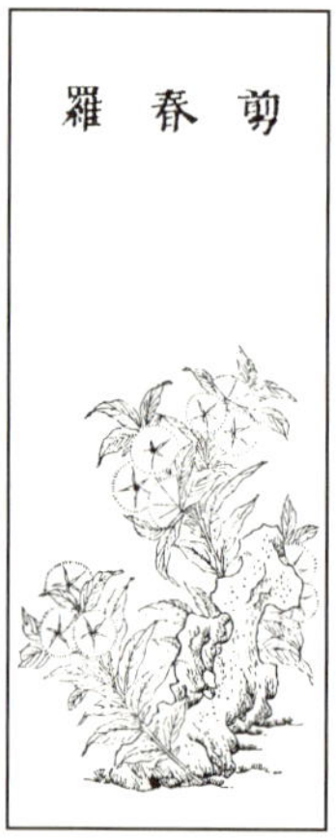

图7 三才·剪春罗

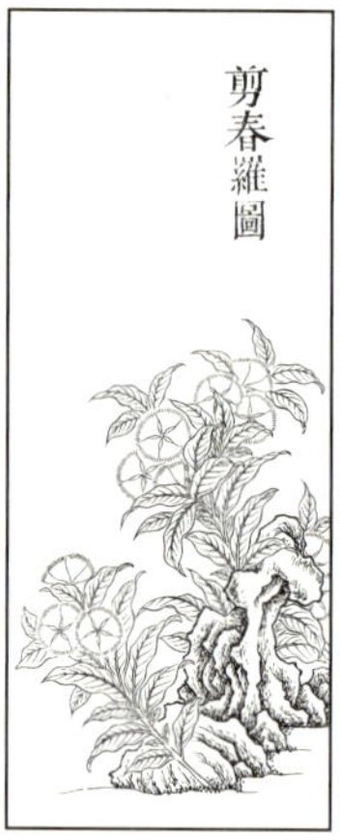

图8 草木典·剪春罗图

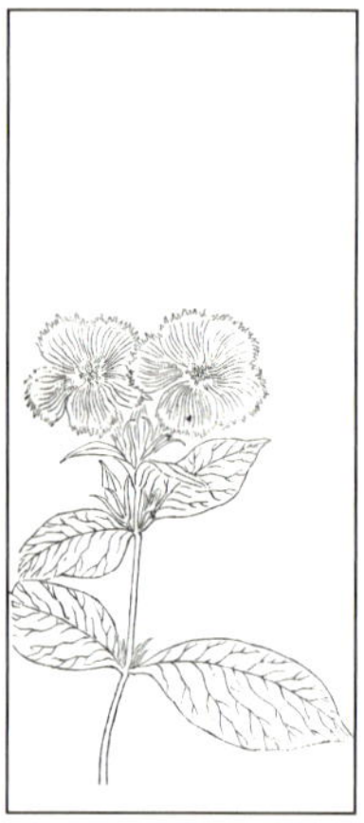

图9 图考·剪春罗

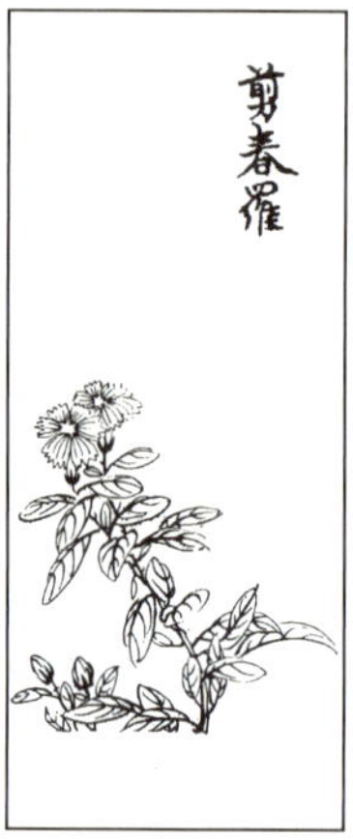

图10 图说·剪春罗

本品10图，取自7书。有承继关系的图可分3个书类。

《本草纲目》（钱本）：该书“剪春罗”（图3）的仿绘图为《本草简明图说》图10，其构图看似大不相同，但叶形、花及花蕾都保留图3的特点。“剪红纱”（图4）的仿绘者为《纲目》张本图6。

《三才图会》：仿绘该书“剪春罗”（图7）者为《古今图书集成·草木典》图8。

《植物名实图考》：该书“剪春罗”（图9）仿绘者为《本草纲目》张本图5。

以上10图中，除外4幅仿绘图，原创图尚有6幅（图1、2、3、4、7、9），详见下“鉴药”项。

【文录】

明《本草纲目》卷16“剪春罗”【释名】剪红罗。【集解】【时珍曰】剪春罗二月生苗，高尺余。柔茎绿叶，叶对生，抱茎。入夏开花，深红色，花大如钱，凡六出，周回如剪成可爱。结实大如豆，内有细子。人家多种之为玩。又有剪红纱花，茎高三尺，叶旋覆，夏秋开花，状如石竹花而稍大，四围如剪，鲜红可爱。结穗亦如石竹，穗中有细子。方书不见用者。计其功，亦应利小便、主痈肿也。

【鉴药】

“剪春罗”首见于《本草纲目》。因其习性形态得名。本为观赏植物，明代用者极少。时珍云："方书不见用者。计其功，亦应利小便、主痈肿也。"可见其功效是时珍推想出来的。

本品形态（详见"文录"）最明显的特点是"叶对生，抱茎。入夏开花，深红色，花大如钱，凡六出，周回如剪成可爱。"除"花六出"之外，其余均与今石竹科剪秋罗属植物剪春罗*Lychnis coronate* Thunb.相同。此种别称剪夏罗。

李时珍在同条提到"剪红纱"，云其"叶旋覆，夏秋开花，状如石竹花而稍大，四围如剪，鲜红可爱。结穗亦如石竹，穗中有细子。"今或考此即同属植物剪红纱花*Lychnis senno* Sieb. et Zucc.。[1]剪秋罗*Lychnis fulgens* Fisch.亦与此种近似。

1.《本草纲目》（金陵本）："剪春罗"虽是罕用之药，但该书《附图》却为之绘了2幅图。其中"剪春罗"（图1）除叶对生之外，并没有按李时珍所述表现花瓣边缘如剪成的特点。草草绘成，毫无可爱之态。"剪红纱"（图2）亦然，连叶也绘成互生。故此2图均无供鉴定价值。

2.《本草纲目》（钱本）：该书"剪春罗"（图3）不取金陵本之图，另行绘过。该图之花近似该书"瞿麦"花，6出，此同李时珍所述。但本图叶对生、根不膨大，又与"瞿麦"图不同。该图基本表现了李时珍所述的剪春罗*L. coronate*的特征。"剪红纱"（图4）的构图虽与图3不同，但基本特点一样，从墨线图看不出分种的特点。

3.《三才图会》：该书"剪春罗"（图7）似为写生图，其花瓣5，此与《纲目》所云"六出"不同。据此图可知其原植物为剪春罗*L. coronate*。

4.《植物名实图考》：该书"剪春罗"（图9）为写生图，其叶片及花（5瓣）的形态均表明此为剪春罗*L. coronate*。

【小结】

"剪春罗"为《本草纲目》新出药，但古今均罕见入药。据李时珍所述形态，此药提到了两种植物，一为石竹科植物剪春罗*Lychnis coronate* Thunb.，另一为同属植物剪红纱花*Lychnis senno* Sieb. et Zucc.。《三才图会》《植物名实图考》所绘剪春罗与实物相符。

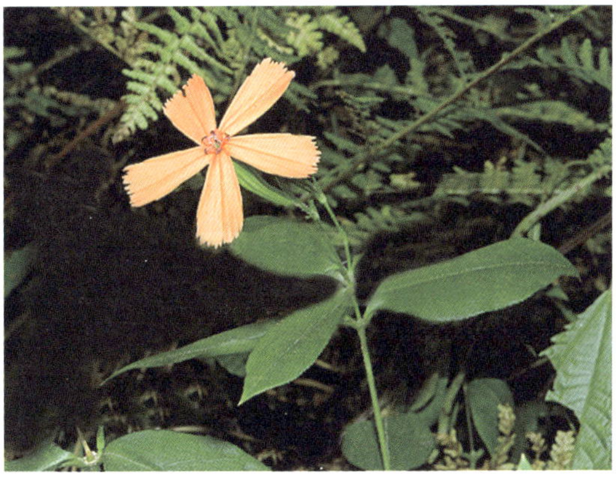

图 11　剪春罗 *Lychnis coronate*

1　谢宗万：《本草纲目药物彩色图鉴》，北京：人民卫生出版社，2000：126.（剪红纱*Lychnis senno*在谢宗万之书使用剪秋罗中文名，与《中国植物志》不同。《中国植物志》剪秋罗学名为*Lychnis fulgens* Fisch.。）

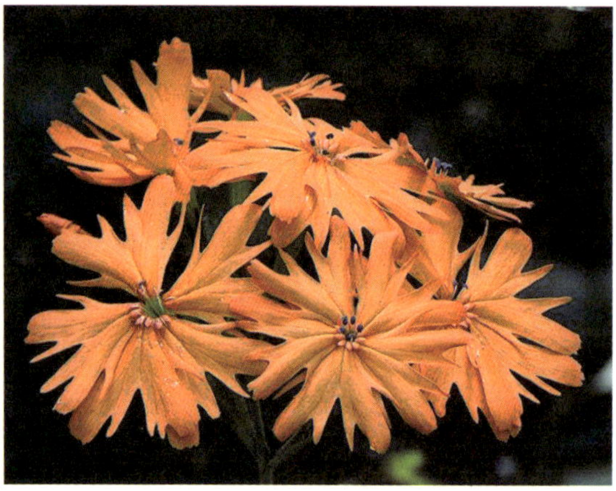

图 12 剪秋罗 *L. fulgens*

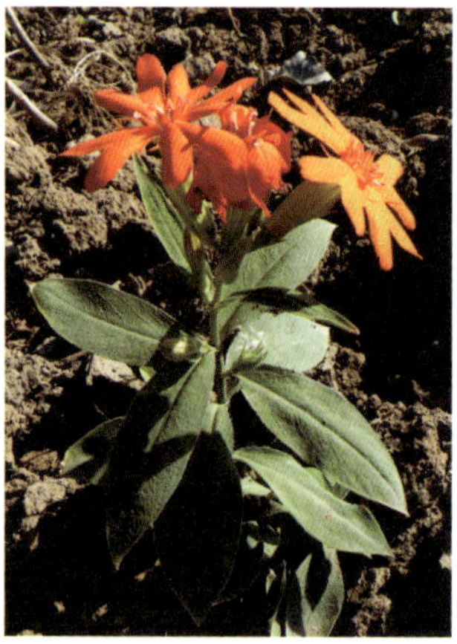

图 13 剪红纱花 *L. senno*

16–29 金盏草

【品图】

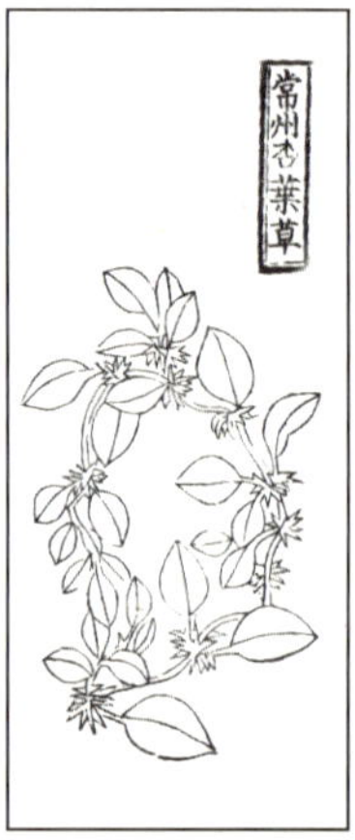

图 1 图经（大）·常州杏叶草

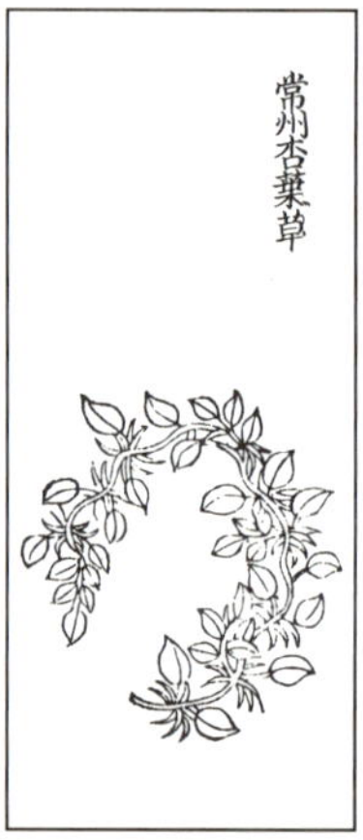

图 2 图经（政）·常州杏叶草

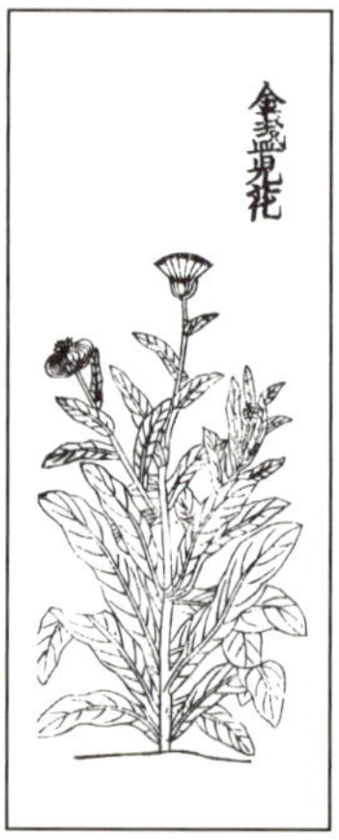

图 3 救荒·金盏儿花

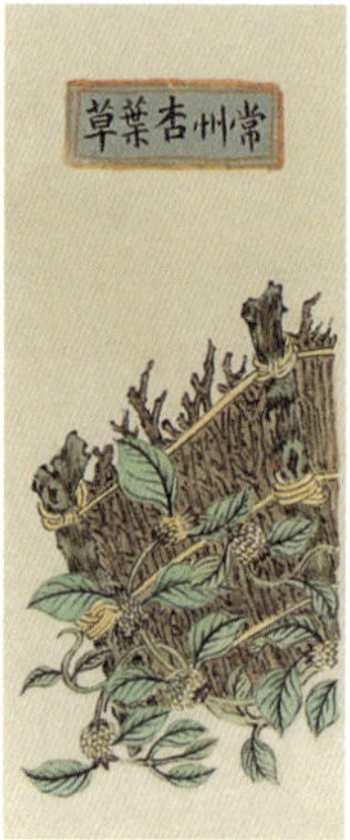

图 4 品汇·常州杏叶草

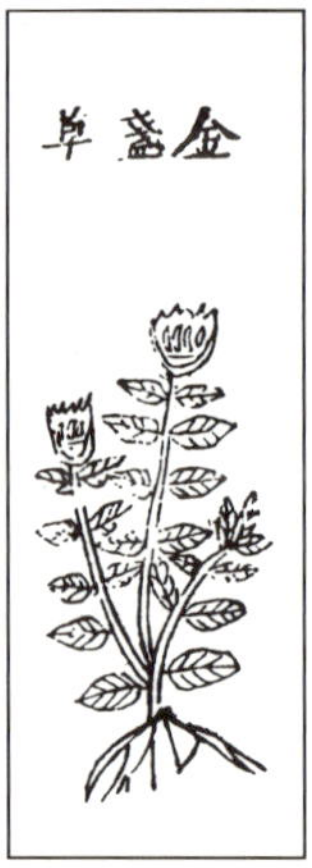

图 5 纲目（金）·金盏草

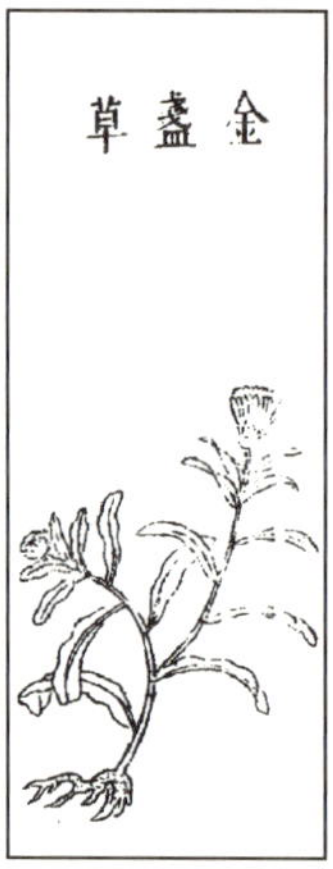

图 6 纲目（钱）·金盏草

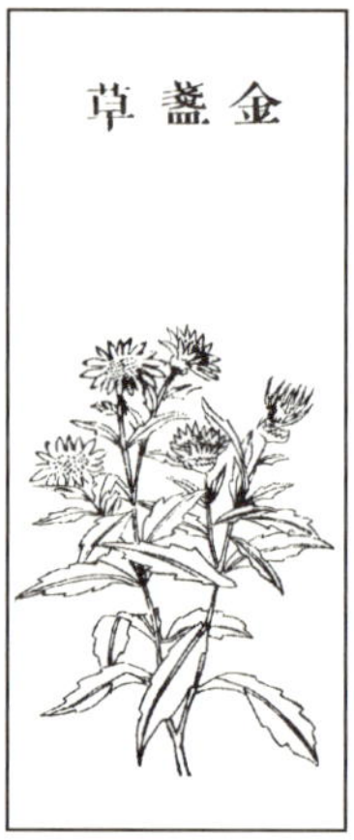

图 7 纲目（张）·金盏草

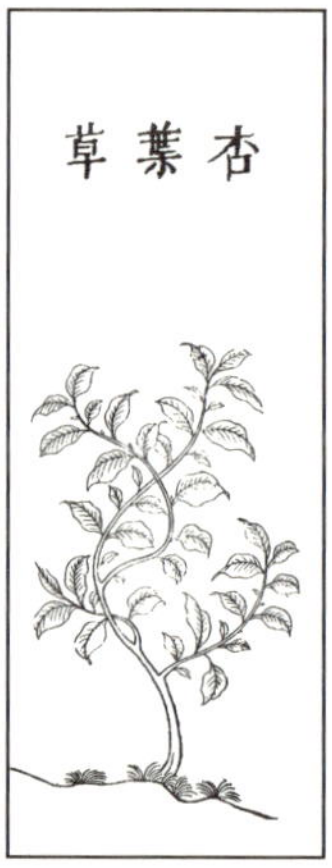

图 8 三才·杏叶草

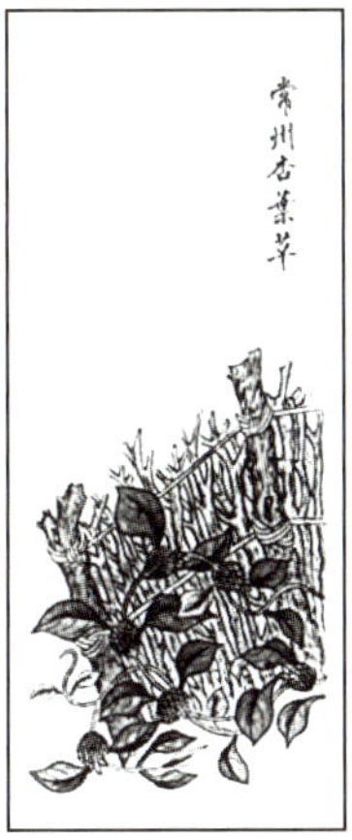

图 9　金石·常州杏叶草

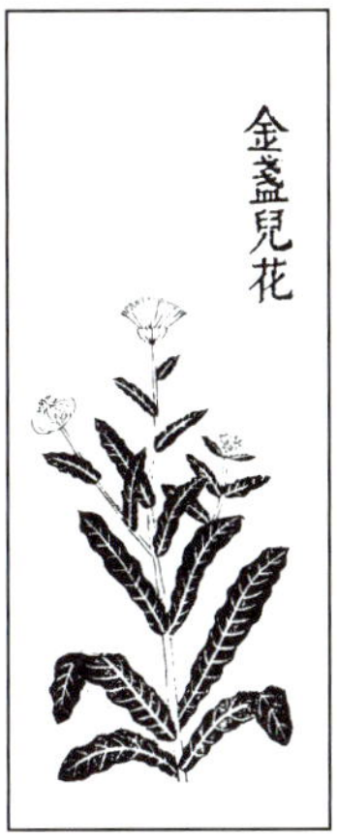

图 10　博录·金盏儿花

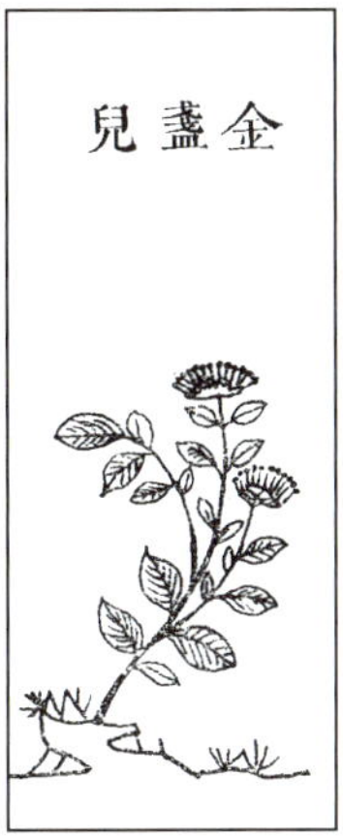

图 11　野谱补·金盏儿

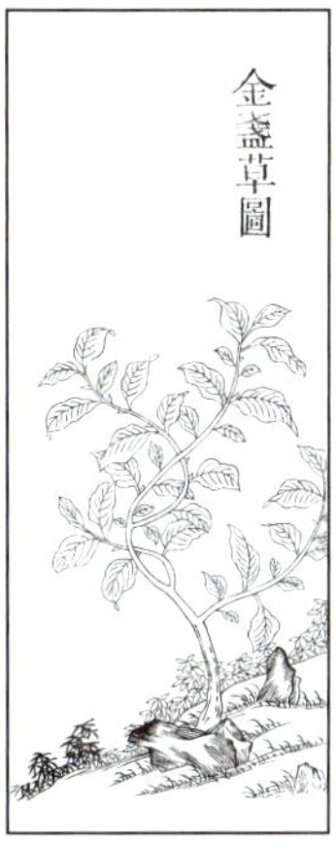

图 12　草木典·金盏草图

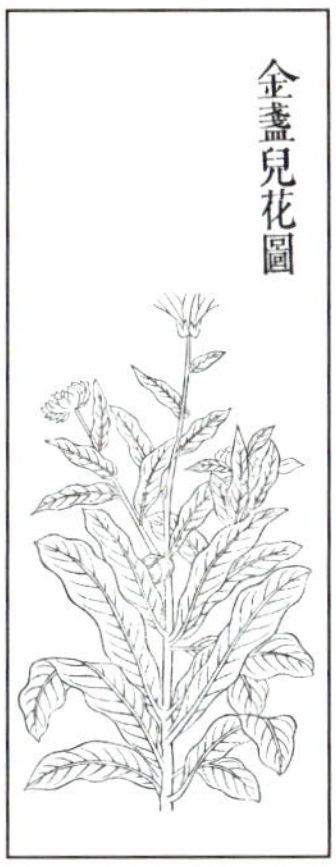

图 13　草木典·金盏儿花图

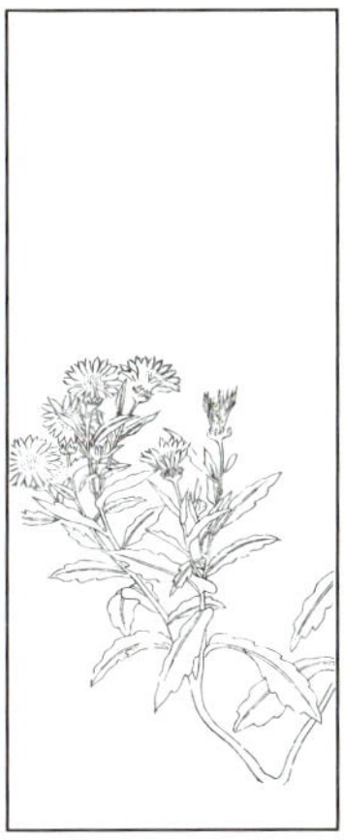

图 14　图考·金盏草

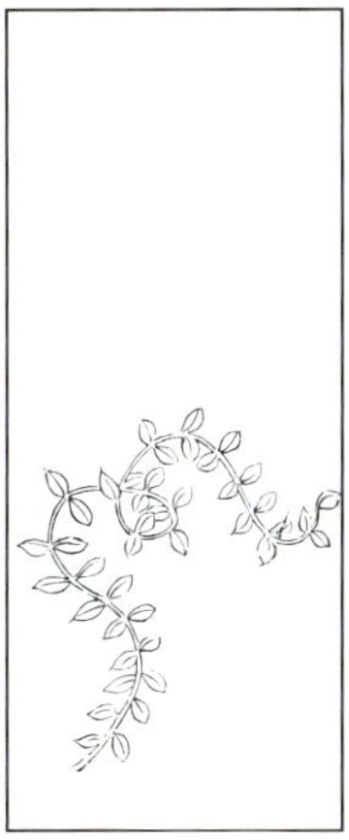

图 15　图考·杏叶草

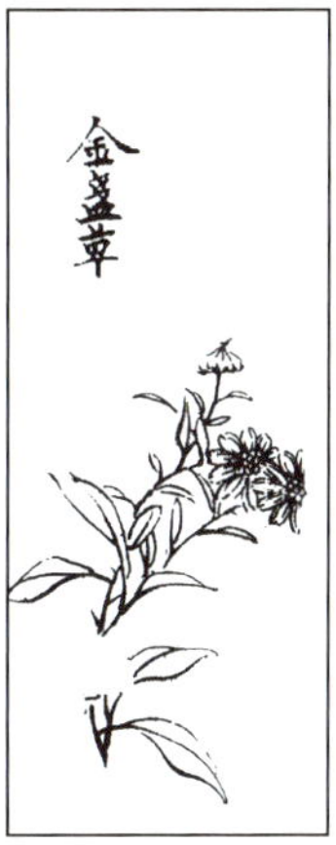

图 16　图说·金盏草

本品16图，取自16书，其中2幅彩图。有承继关系的图可分7个书类。

《本草图经》：该书的“常州杏叶草”图存于《大观本草》（图1）、《政和本草》（图2）。此二传本药图基本一致。今以《政和》图2为《图经》图的代表。仿绘该图的有《植物名实图考》“杏叶草”（图15），简略其节间须根等。

《救荒本草》：该书“金盏儿花”（图3）的仿绘图有《野菜博录》图10（叶片阴刻）、《古今图书集成·草木典》“金盏儿花图”（图13，消除地线）。

《本草品汇精要》：该书“常州杏叶草”（图4）的仿绘图有《金石昆虫草木状》图9。

《本草纲目》（金陵本）：该书“金盏草”（图5）的仿绘图有《救荒野谱补遗》“金盏儿”（图11）。

《本草纲目》（钱本）：该书“金盏草”（图6）的仿绘图有《本草简明图说》

图16。

《三才图会》：该书“杏叶草”（图8）的仿绘图有《古今图书集成·草木典》“金盏草图”（图12）。

《植物名实图考》：该书“金盏草”（图14）的仿绘图有《本草纲目》张本“金盏草”（图7）。

以上16图中，除外9幅仿绘图，原创或改变原图之意者尚有7幅（图2、3、4、5、6、8、14），详见下“鉴药”项。

【文录】

宋《本草图经》（见《证类》卷30“杏叶草”） 一名金盏草。蔓生篱下，叶叶相对，秋后有子，如鸡头实，其中变生一小虫子，脱而能行，中夏采花用。

明《救荒本草》卷上“金盏儿花” 人家园圃中多种。苗高四五寸，叶似初生莴苣叶，比莴苣叶狭窄而厚，抪（音布）茎生叶，茎端开金黄色盏子样花。其叶味酸。

明《本草纲目》卷16“金盏草” 【释名】杏叶草（《图经》）、长春花。【时珍曰】金盏，其花形也。长春，言耐久也。【集解】【时珍曰】夏月结实在萼内，宛如尺蠖虫数枚蟠屈之状，故苏氏言其化虫，实非虫也。

清《植物名实图考》卷12“金盏草” 按：宋《图经》杏叶草一名金盏草……李时珍以为即金盏花。夏月结实在萼内，宛如尺蠖虫数枚蟠屈之状。故苏氏言其化虫，实非虫云。但此草之实不似鸡头，其叶如莴苣，不应有杏叶之名，未敢并入。

【鉴药】

李时珍注“金盏草”出《救荒本草》，原名“金盏儿花”。李时珍又将《图经》“外草类·杏叶草”并入本条，理由可能是《图经》杏叶草原文载“一名金盏草”。比较“金盏儿花”与“杏叶草”的图形，两者形态相差甚远。《救荒》“金盏儿花”未言疗效，《图经》“杏叶草”人多不识，故两者都不见医方使用。

关于形态，李时珍引用苏颂《图经》与周定王《救荒》各自的记载，且加评述云：“其中变生一小虫子，脱而能行”一句，云是“夏月结实在萼内，宛如尺蠖虫数枚蟠屈之状，故苏氏言其化虫，实非虫也”。李时珍这一评论，针对苏颂言“杏叶草”而言。但时珍并未见过杏叶草，他说的果实内“宛如尺蠖虫数枚”，实际上是指《救荒》“金盏儿花”（菊科金盏花属植物）而言。此植物的瘦果异形向内卷曲，大概就是时珍所说如“尺蠖虫”。但问题是苏颂所言并非针对金盏花而来。所以此条因合并而影响到基原考订。清·吴其濬评论说：“杏叶草……李时珍以为即金盏花……但此草之实不似鸡头，其叶如莴苣，不应有杏叶之名，未敢并入。”可见将杏叶草与金盏草合作一药，没有道理。试看古本草所绘插图，再逐一品鉴。

1.《本草图经》：该书“常州杏叶草”形态为：“蔓生篱下，叶叶相对，秋后有子，如鸡头实，其中变生一小虫子，脱而能行，中夏采花用。”其图（图2）显示，似为匍匐蔓生草本，叶小如瓜子。孙启明认为此种茎纤弱。节上生根，叶对生，卵形，先端急尖，基部楔形，全缘。叶脉明显。具短柄。与萝摩科植物瓜子金（旧名眼树莲）*Dischidia chinensis* Champ. Ex Benth.酷肖。[1]若为此种，疑点仍复不少，如萝摩科植物乃蓇葖果，不似鸡头实。

2.《救荒本草》：该书“金盏儿花”形态为：“人家园圃中多种。苗高四五寸，叶似初生莴苣叶，比莴苣叶狭窄而厚，抪茎生叶，茎端开金黄色盏子样花。其叶味酸。”结合“金盏儿花”（图3）所示，或考订为小金盏草*Calendula arvensis* Linn.，[2]或考订为金盏花*Calendula officinalis* L.。[3]

3.《本草品汇精要》：该书“常州杏叶草”（图4）按理除《图经》图2之外，没有任何可以借鉴的图形。但此图只取图2的藤本、单叶，然后按《图经》的文字“蔓生篱下……有子，如鸡头实”新绘一篱笆，再在各茎节间绘一如鸡头莲似的果实，创造出了新的“杏叶草”。此等药图毫无学术价值。

4.《本草纲目》（金陵本）：该书“金盏草”（图5）初看似乎有借鉴《救荒本草》“金盏儿花”之处，但其重大改变是将叶片缩短、对生，其头状花序也改成内含数个弯曲瘦果。总之绘图者是希冀将“杏叶草”与“金盏儿花”糅合在一起，从而形成此图模样。

5.《本草纲目》（钱本）：该书“金盏草”（图6）不取金陵本图，另绘此图。此图叶互生、长圆状，近匙形，头状花序，此更接近金盏花*Calendula officinalis* L.。

6.《三才图会》：该书“杏叶草”（图8）与《本草品汇精要》图4一样，都没有忠实仿绘《图经》图2，仅略取其形，再加想象发挥。此图取原图叶形，改蔓生为直立，大失其真。

7.《植物名实图考》：该书“金盏草”（图14）为写生图，其叶形、花序无一不与金盏花*C. officinalis*相符。

【小结】

“金盏儿花”（原出《救荒本草》）与“杏叶草”（原出《图经》，别名金盏草）形态相差甚大，被李时珍合并在“金盏草”名下。《救荒》“金盏儿花”图文详实，

1　孙启明：《苏图研究》，见：张志斌，郑金生主编：《本草纲目研究札记》，北京：科学出版社，2019：678，689.

2　谢宗万：《本草纲目药物彩色图鉴》，北京：人民卫生出版社，2000：127.（按：此种《中国植物志》定中文名为“欧洲金盏花”，即小金盏草*Calendula arvensis* Linn.。我国常见的栽培品仅一种，即金盏花*Calendula officinalis* L.。）

3　中国科学院《中国植物志》编辑委员会：《中国植物志》，北京：科学出版社，1999，第77（1）卷，327.

又有《植物名实图考》写生图佐证，今订为小金盏草*Calendula arvensis* Linn.，或金盏花*C. officinalis* L.。“杏叶草”原属《图经》“外草类”，后世本草不识其原，后出图形皆属仿绘或篡改发挥。今或云此草可能是萝摩科植物瓜子金，然仍多疑问。

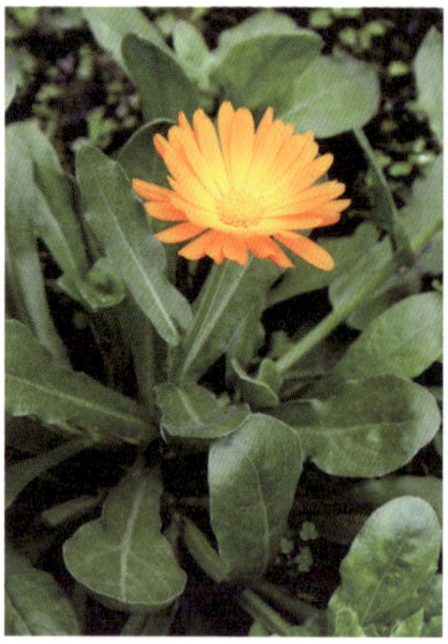

图 17　小金盏草 *C. arvensis*

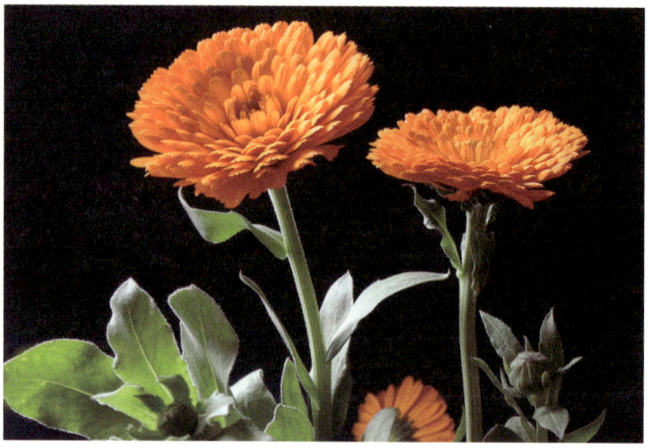

图 18　金盏花 *Calendula officinalis*

16-30　葶苈

【品图】

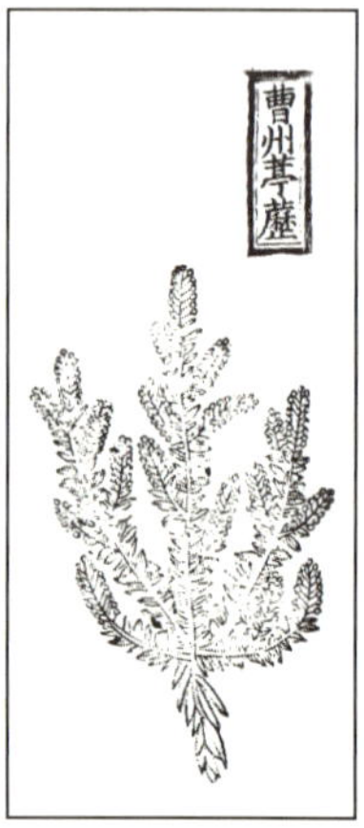

图 1　图经（大）· 曹州葶苈

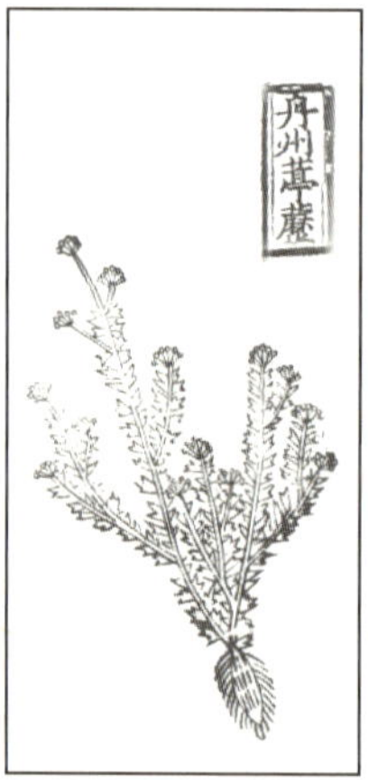

图 2　图经（大）· 丹州葶苈

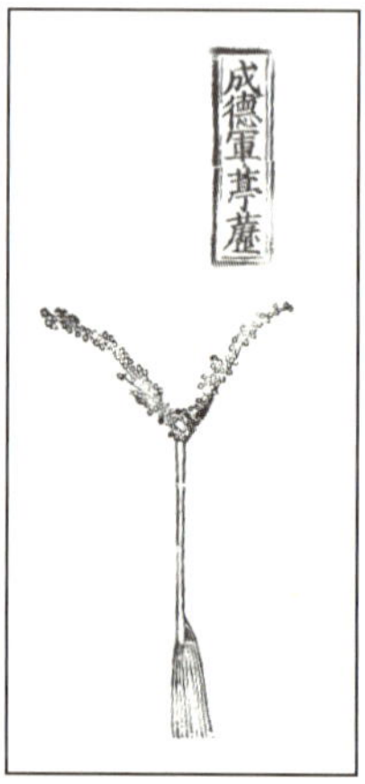

图 3　图经（大）· 成德军葶苈

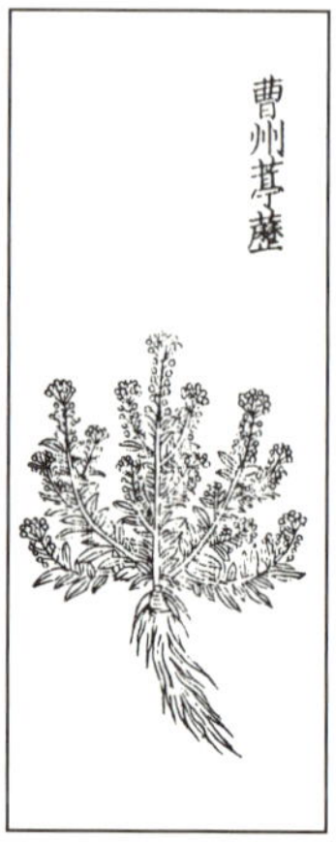

图 4　图经（政）· 曹州葶苈

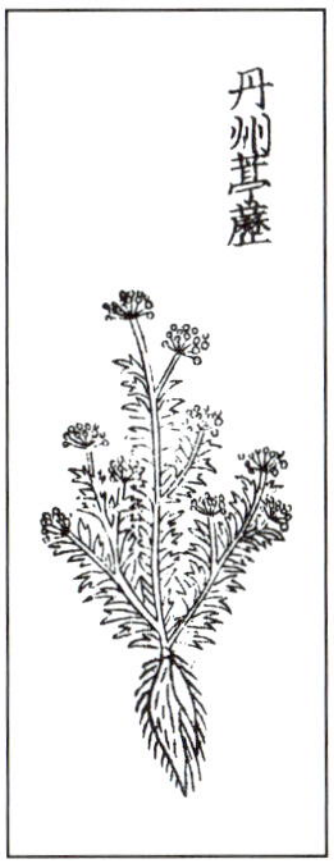

图5 图经(政)·丹州葶苈

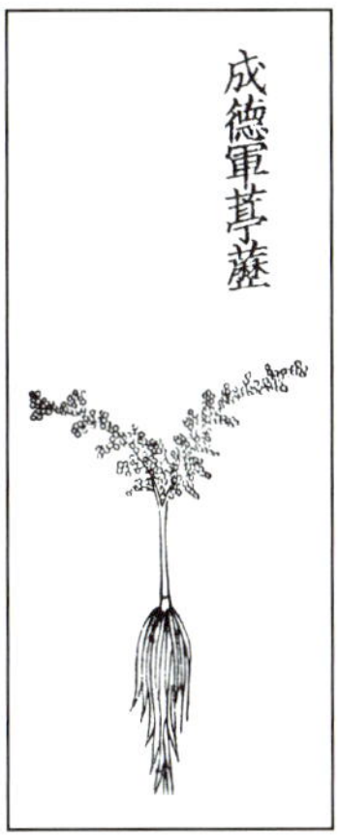

图6 图经(政)·成德军葶苈

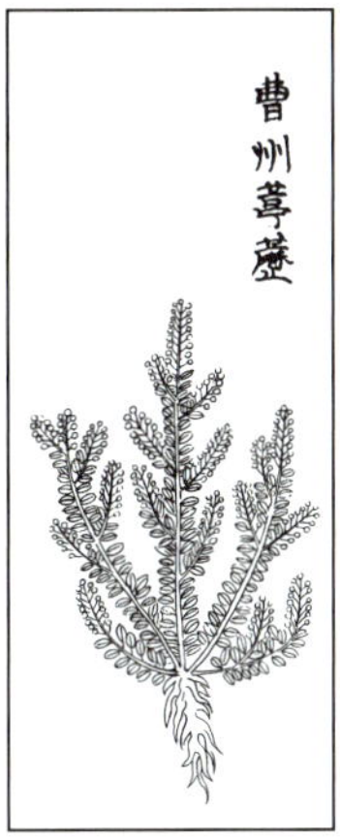

图7 图经(绍)·曹州葶苈

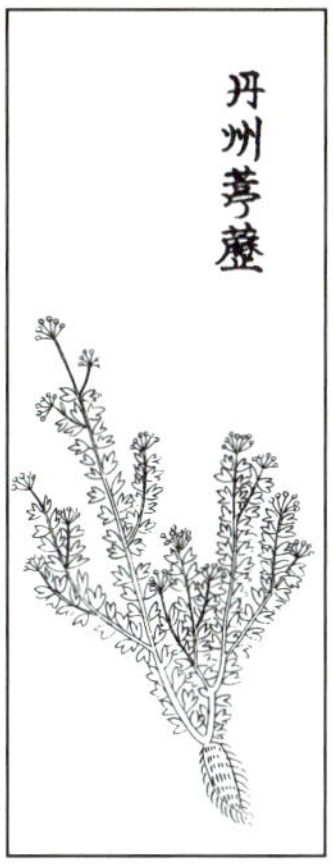

图8 图经(绍)·丹州葶苈

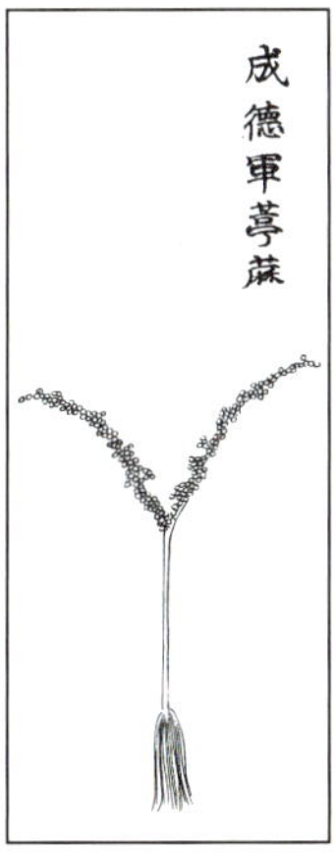

图9 图经(绍)·成德军葶苈

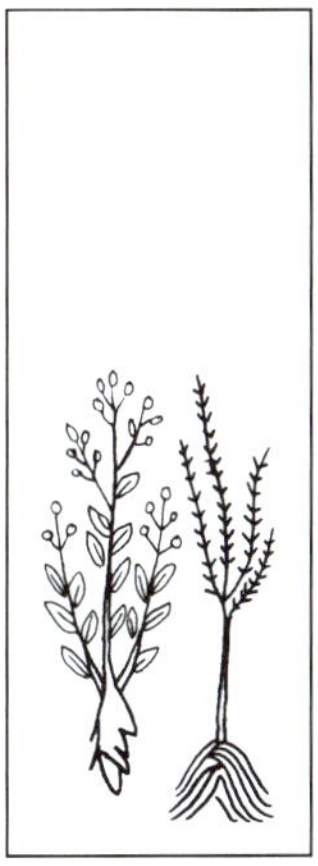

图10 歌括·葶苈

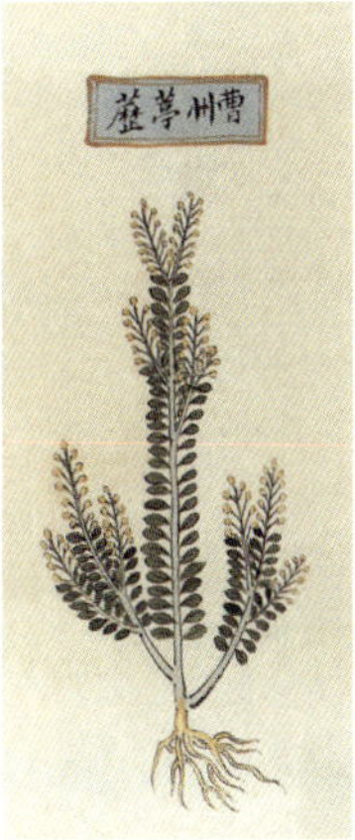

图11 品汇·曹州葶苈

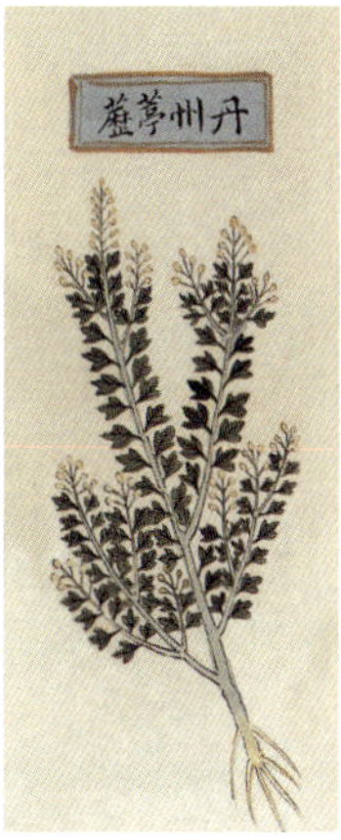

图12 品汇·丹州葶苈

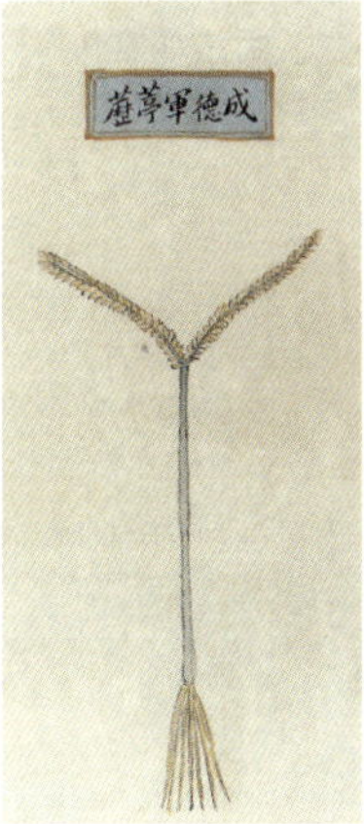

图13 品汇·成德军葶苈

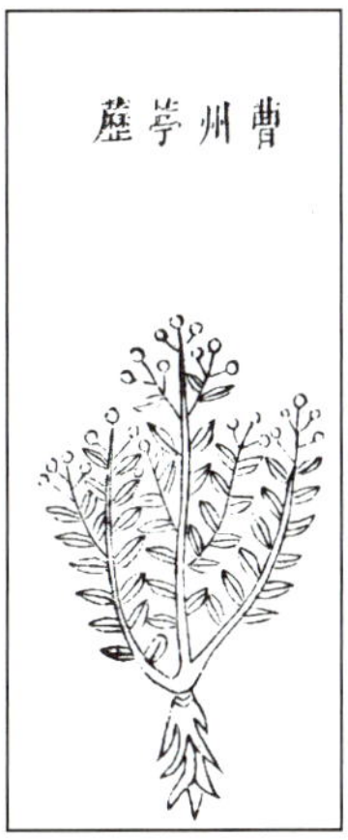

图14 蒙筌·曹州葶苈

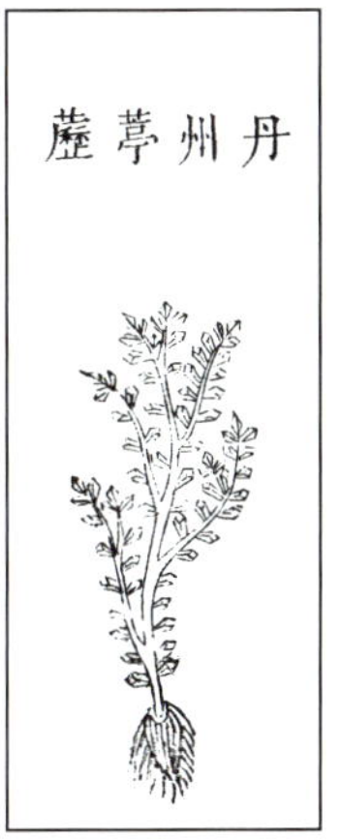

图15 蒙筌·丹州葶苈

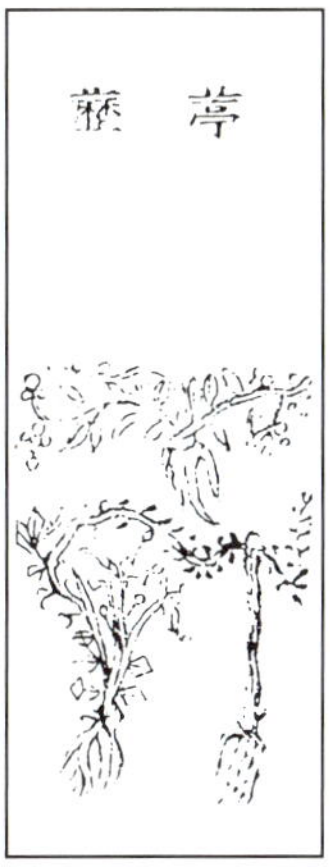

图16 太乙·葶苈

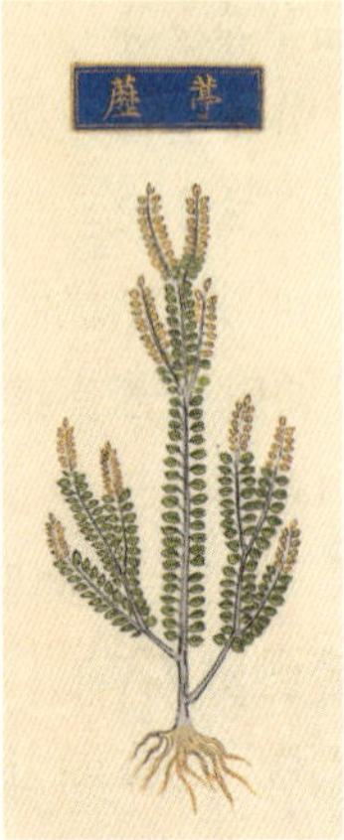

图 17 雷公·葶苈

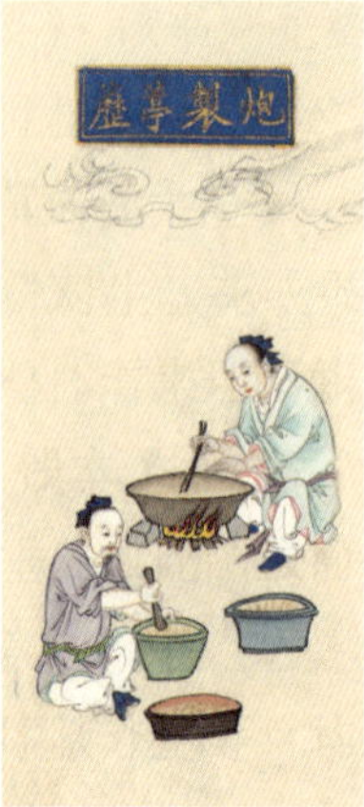

图 18 雷公·炮制葶苈

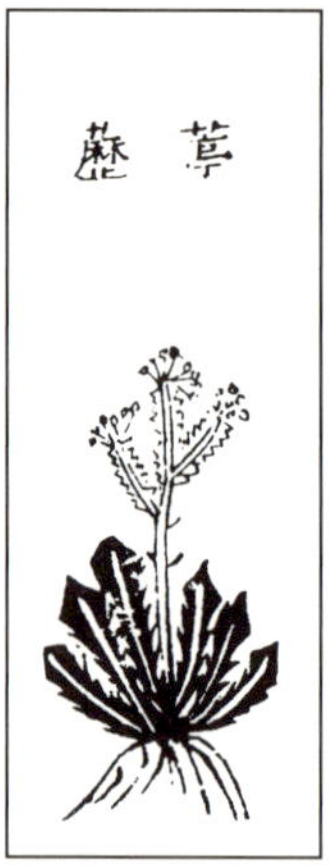

图 19 纲目(金)·葶苈

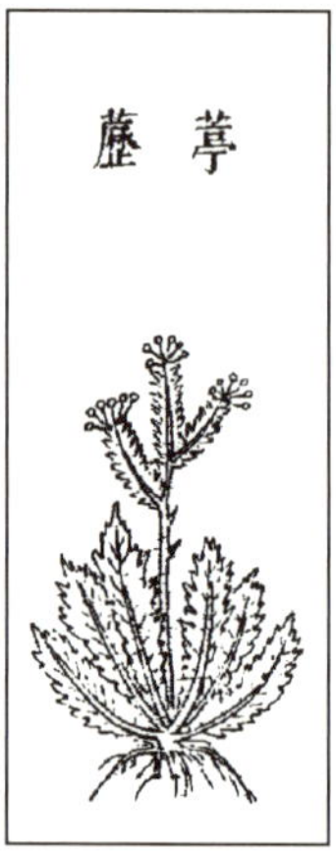

图 20 纲目(钱)·葶苈

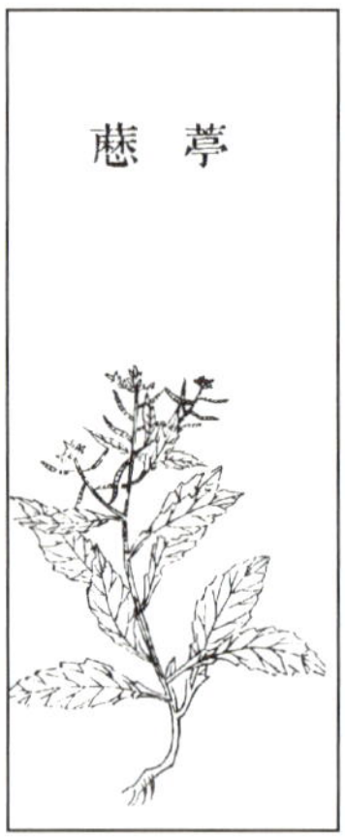

图 21 纲目(张)·葶苈

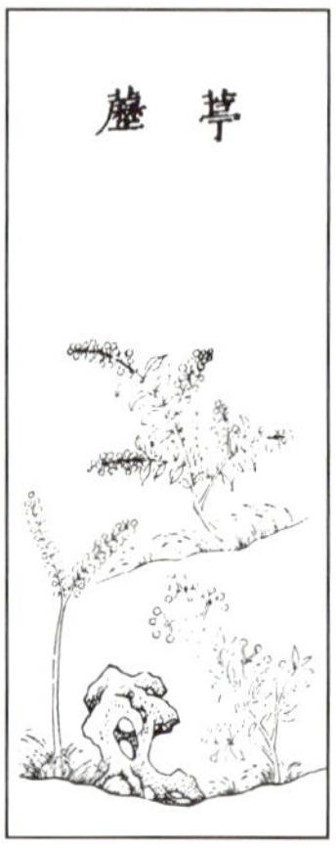

图 22 三才·葶苈

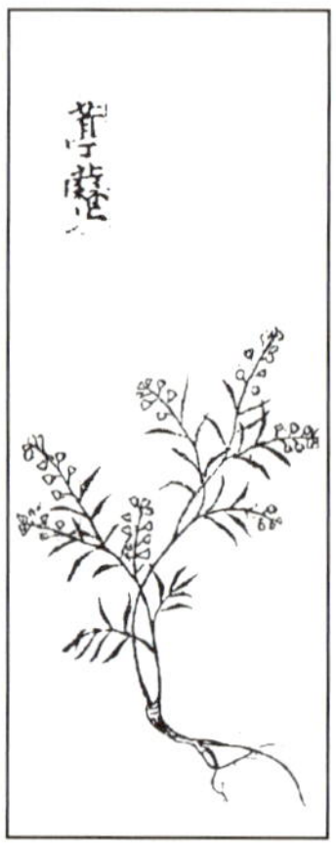

图 23 原始·葶苈

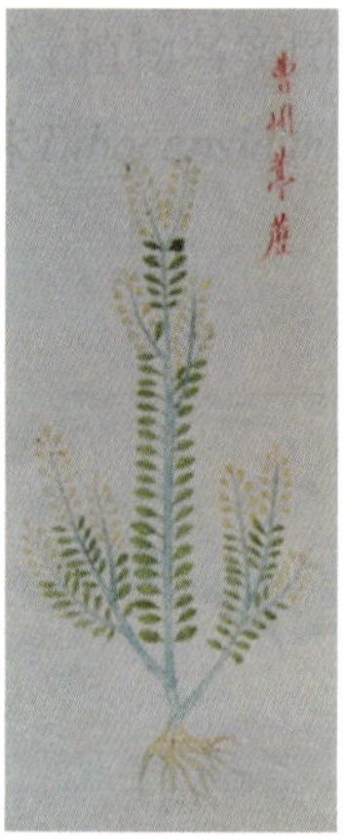

图 24 金石·曹州葶苈

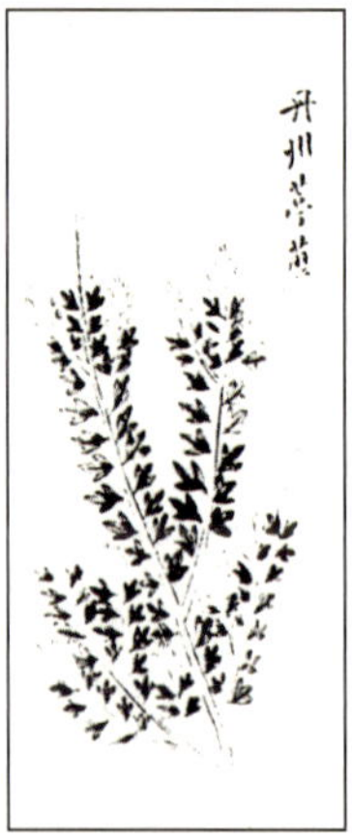

图 25 金石·丹州葶苈

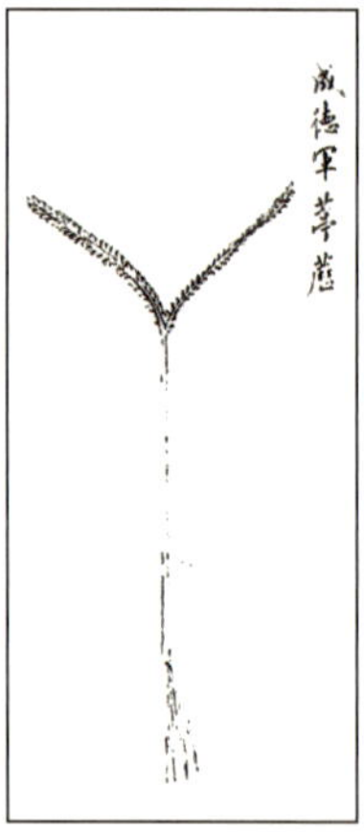

图 26 金石·成德军葶苈

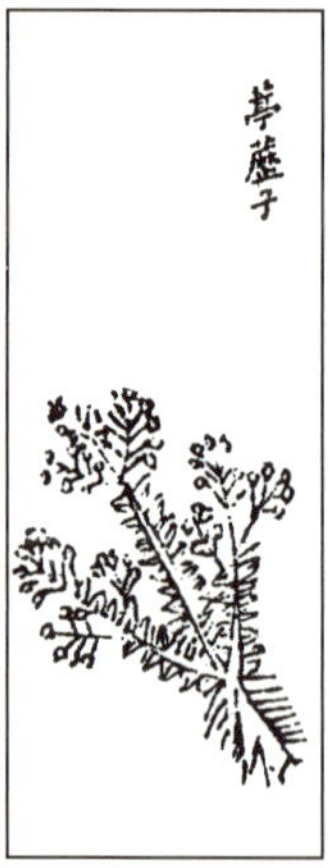

图 27 汇言·葶苈子

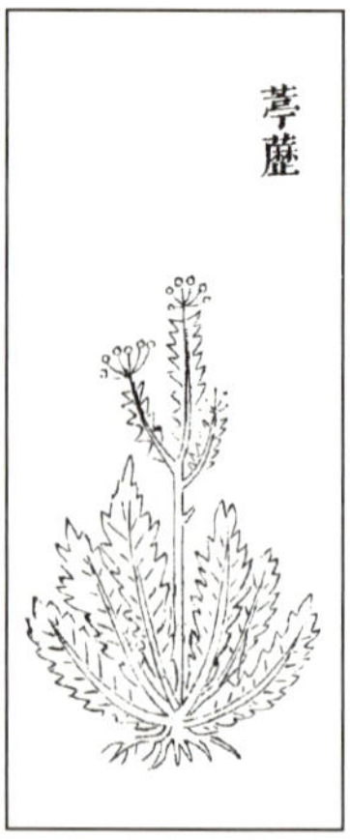

图 28 本草汇·葶苈

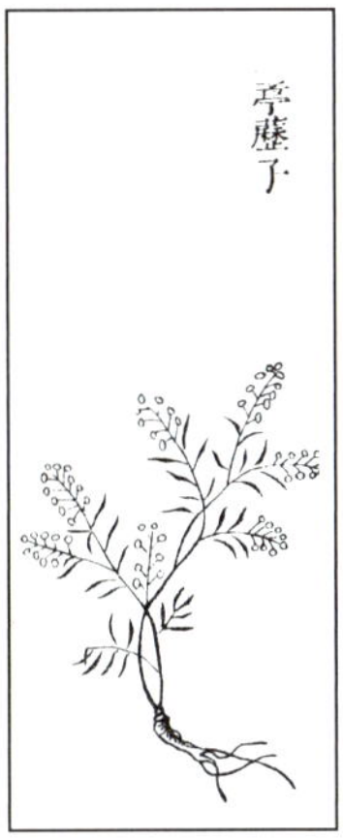

图 29　类纂·葶苈子

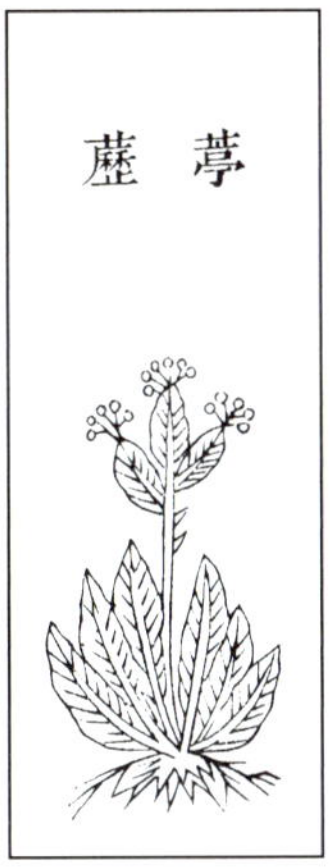

图 30　备要·葶苈

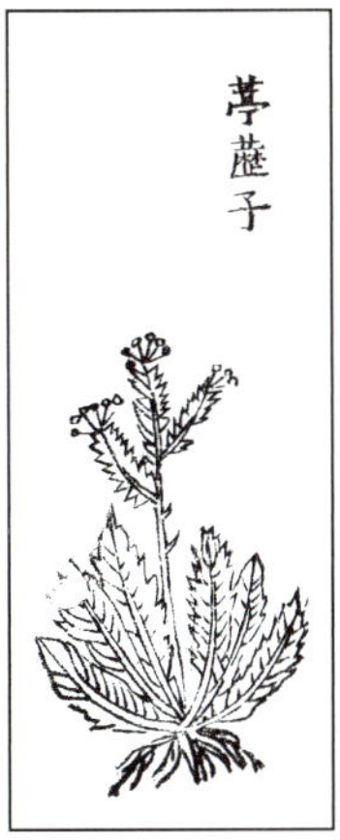

图 31　求真·葶苈子

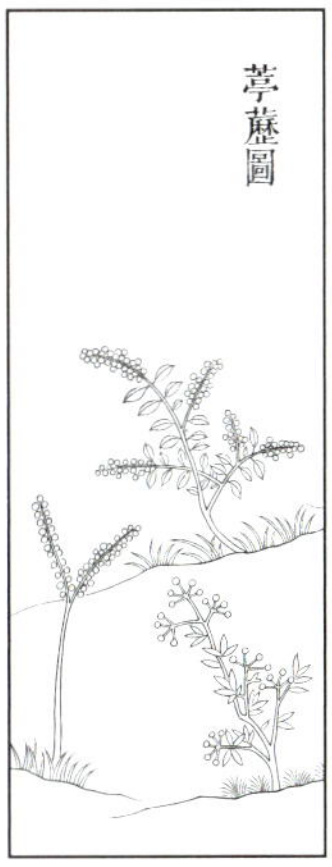

图 32　草木典·葶苈图

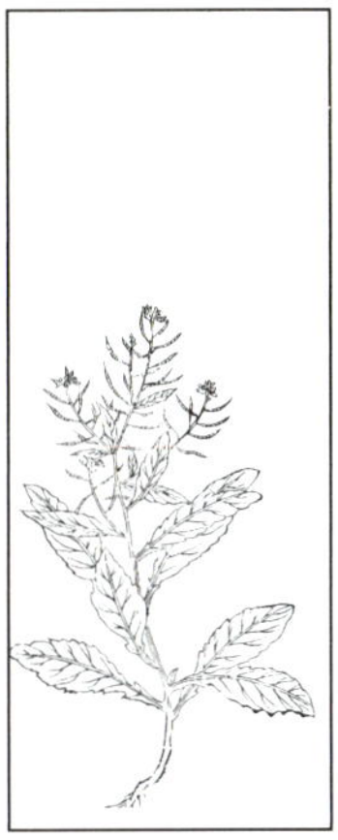

图 33　图考·葶苈

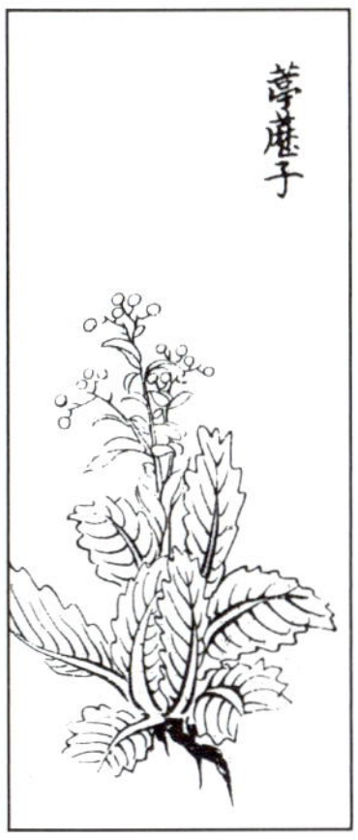

图 34　图说·葶苈子

本品34图，取自22书，其中8幅彩图。有承继关系的图可分4个书类。

《本草图经》：该书3图，“曹州葶苈”“丹州葶苈”“成德军葶苈”依次分别存于《大观》（图1、2、3）、《政和》（图4、5、6）、《绍兴》（图7、8、9）。此三传本药图基本一致。今以《政和》图4、图5、图6为《图经》图的代表。

仿绘《图经》3图的彩色图有：《本草品汇精要》“曹州葶苈”（图11）将原图经截取、删减、美化，形成近于对称图案般的新图。“丹州葶苈”（图12）采用同样的手法，再将原图伞形花序改造成类似“曹州葶苈”的图形。“成德军葶苈”（图13）因原图就很简单，故无多大变化。此后《补遗雷公炮制便览》“葶苈”（图17）仿绘的是《品汇》“曹州葶苈”（图11）。《金石昆虫草木状》图24、图25、图26则依次仿绘《品汇》图11、图12、图13。

仿绘该图的墨线图有：《本草歌括》“葶苈”（图10）将《图经》“丹州葶苈”（图5）“成德军葶苈”（图6）合绘于1图。其中“丹州葶苈”被高度简化，“成德军葶苈”却还增添了两枝条。《本草蒙筌》“曹州葶苈”（图14）枝叶、花序均被简化，“丹州葶苈”（图15）干脆连花序都删了。叶片也变形了。惯于别出心裁的《太乙仙制本草药性大全》，其“葶苈”（图16）一反高度简略的风格，将《图经》3图挤满了画面，以至难辨原形。《三才图会》“葶苈”（图22）也将《图经》3图绘于一图，但错落有致，再加修润与土石背景。《古今图书集成·草木典》“葶苈图”（图

32）又仿绘《三才》图22，再加简化。《本草汇言》“葶苈子”（图27）仿绘“丹州葶苈”为主，却又糅合了“曹州葶苈”的花序。

《本草纲目》（金陵本）：该书“葶苈”（图19）的叶片为阴刻，《纲目》钱本图20仿绘时改叶为阳刻，同时改变了叶片轮廓与锯齿形状。此后仿绘《纲目》钱本图20的有：《本草汇》图28、《本草备要》图30（叶改为全缘）、《本草求真》图31、《本草简明图说》图34（基生叶过度夸张其叶脉）。

《本草原始》：仿绘该书“葶苈”（图23）者只有《本草纲目类纂必读》图29。

《植物名实图考》：仿绘该书“葶苈”（图33）者有《本草纲目》张本图21。

以上34图中，除外27幅仿绘图，原创图尚有7幅（图4、5、6、18、19、23、33），详见下“鉴药”项。

【文录】

《尔雅·释草》（郭璞注） 蕇，亭历。（实、叶皆似芥，一名狗荠。）

《本经》《别录》（见《证类》卷10“葶苈”） 一名丁历，一名蕇（音典）蒿，一名大室，一名大适。生藁城平泽及田野。立夏后采实，阴干，得酒良。

梁《本草经集注》（同上） 陶隐居云：出彭城者最胜，今近道亦有。母则公荠，子细黄至苦，用之当熬。

题·刘宋《雷公炮炙论》（同上） 雷公云：凡使，勿用赤须子，真相似葶苈子，只是味微甘苦。葶苈子入顶苦。

后蜀《蜀本草》（同上）《蜀本》云：苗似荠苨，春末生，高二三尺，花黄，角生子黄细。五月熟，采子暴干。

宋《本草图经》（同上）《图经》曰：葶苈，生藁城平泽及田野，今京东、陕西、河北州郡皆有之，曹州者尤胜。初春生苗叶，高六七寸，有似荠。根白，枝茎俱青。三月开花，微黄。结角，子扁小如黍粒微长，黄色。立夏后采实，暴干。《月令》：孟夏之月靡草死。许慎、郑康成注皆云：靡草，荠，葶苈之属是也。至夏则枯死，故此时采之。张仲景治肺痈，喘不得卧，葶苈大枣泻肺汤主之……其葶苈单茎向上，叶端出角，角粗且短。又有一种苟芥草，叶近根下作奇，生角细长。取时必须分别前件二种也。

宋《本草衍义》卷11“葶苈” 用子。子之味有甜、苦两等，其形则一也。经既言味辛、苦，即甜者不复更入药也。大概治体皆以行水走泄为用，故曰久服令人虚。盖取苦泄之义，其理甚明。

明《本草纲目》卷16“葶苈”【释名】狗荠（《别录》）。【时珍曰】名义不可强解。【集解】【时珍曰】按《尔雅》云：蕇，葶苈也。郭璞注云：实叶皆似芥，一名狗荠。然则狗芥即是葶苈矣。盖葶苈有甜苦二种。狗芥味微甘，即甜葶苈也。或云甜葶苈是菥蓂子，考其功用亦似不然。

清《植物名实图考》卷11“葶苈” 今江西犹谓之狗荠。李时珍谓有甜苦二种，此似因《炮炙论》赤须子味甘而云然也。

【鉴药】

“葶苈”首见《本经》。名义不明。与其时代相近的《尔雅》即载其名。早期医方如西汉初《五十二病方》，东汉末张仲景《伤寒论》《金匮要略》均用本品，且在大陷胸汤、葶苈大枣泻肺汤等方中作为主药。西汉初《淮南子》就提到“大戟去水，亭历愈张”，可知本品是早期药物里很有名的“愈张”（消除胀满）药，有泻肺定喘、祛痰行水之功，古今沿用不替。

葶苈子的原植物是什么，古今论述虽多，或语焉不详，或疑义甚多，到现代各地用作葶苈子的植物有10种以上。植物学家们在考订基原时亦各抒己见。前辈学者在探求葶苈子运用历史方面厥功甚伟。[1]本书无法面面俱到予以综述，以下仅以与葶苈论述紧密相关的内容为主，探讨古代最多见、可能性最大的传统用药来源。后世各地涌现的地区用药，不在本草记录者，皆不涉及。

最早提到葶苈来源的是晋·郭璞注《尔雅》：“蕇，亭历。（实、叶皆似芥，一名狗荠。）”芥是十字花科植物，种子辛辣。别名“狗荠”的葶苈或属此类植物。

梁·陶弘景云：“出彭城者最胜，今近道亦有。母则公荠，子细黄至苦。”“母则公荠”未见前人解释。“细黄至苦”与鉴定“荠”（有此名者多为十字花科植物）有关。雷敩提到“葶苈子入顶苦”，故味苦是葶苈子药材的重要特征。

唐代本草学家苏敬、陈藏器对这样一味重要药物未置一辞，不明原因。五代后蜀《蜀本草》云：“苗似荠苨，春末生，高二三尺，花黄，角生子黄细。五月熟，采子暴干。”此较前人又进了一步。“花黄”“角生子黄细”，说是角果，这也是十字花科植物常见的果形。但“荠苨”一名非常可疑。葶苈子来源虽多，但基本都在十字花科范围内，故比拟用的植物也多不出此范围。“荠苨”为桔梗科植物，其苗不似十字花科植物，疑“荠苨”或为以“荠”为名的其他植物名之误。

关于本品的产地，汉末《别录》云出“藁城”（今河北藁城县，1989年改为藁城市）。梁·陶弘景云：“出彭城者最胜，今近道亦有。”彭城（今江苏灌云县）。陶氏主要活动是在今南京周边地区，其所称“近道”大概在今江苏一带。北宋《本草图经》记载是“今京东、陕西、河北州郡皆有之，曹州者尤胜”。曹州即今山东菏泽。可见当时的产区主要是在河南、陕西、河北、山东等地。

苏颂综合的葶苈基原调查结果是：“初春生苗叶，高六七寸，有似荠。根白，枝茎俱青。三月开花，微黄。结角，子扁小如黍粒微长，黄色。立夏后采实，暴干。”

1 其中论述最详者为谢宗万《中药材品种论述》中册，上海：上海科学技术出版社，1994：72-84.

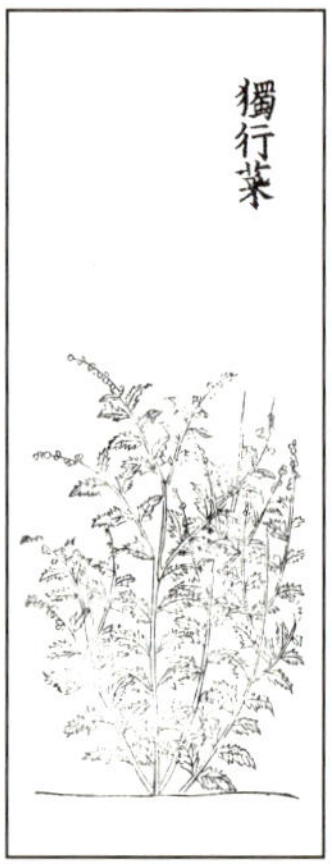

图 35　救荒 · 独行菜

主要特点还是“似荠”“花黄”“结角”“子扁小……黄色”。各地进上的图有“曹州葶苈”“丹州葶苈”“成德军葶苈”3图，其中“曹州葶苈”（图4）的形状最为真切。谢宗万将本草所言产地，结合现时该地使用的葶苈子实际情况，认为十字花科*Lepidium*属的独行菜*Lepidium apetalum* Willd.是传统药用正品葶苈子。[1]此即《救荒本草》“独行菜”，有图（图35）为证。从汉 · 张仲景到唐代诸家所用方中的葶苈，都属于此种。此种葶苈“单茎向上，叶端出角，角粗且短。”

苏颂又提到一种葶苈：“又有一种苟芥草，叶近根下作奇，生角细长。取时必须分别前件二种也。”这种“苟芥草”的特点就是“生角细长”，与曹州的“角粗且短”有些区别。李时珍把“苟芥草”与郭璞注《尔雅》中的“狗荠”联系起来，说“然则狗芥即是葶苈矣。盖葶苈有甜苦二种。狗芥味微甘，即甜葶苈也。或云甜葶苈是菥蓂子，考其功用亦似不然。”这种长角果的葶苈子，谢宗万考作《救荒本草》的米蒿（图36）。且认为米蒿即十字花科植物播娘蒿*Descurainia sophia*（L.）Webb. ex Prantl。《救荒本草》亦有播娘蒿的图（图37）文。谢宗万调查现实华东地区多以播娘蒿的种子作“甜葶苈子”（又称南葶苈子）[2]。

“甜葶苈”的最早记载，见于北宋初的《圣惠方》，但直到北宋末寇宗奭才对此予以解释：“子之味有甜、苦两等，其形则一也。经既言味辛、苦，即甜者不复更入药也。”按寇氏的看法，传统的葶苈子是以苦味为特点，要的就是“苦泄”作用。因此甜葶苈不应该与苦葶苈等同用药。不过寇氏以为甜、苦葶苈味道虽然不同，外形还是一样的，不免有失详考。

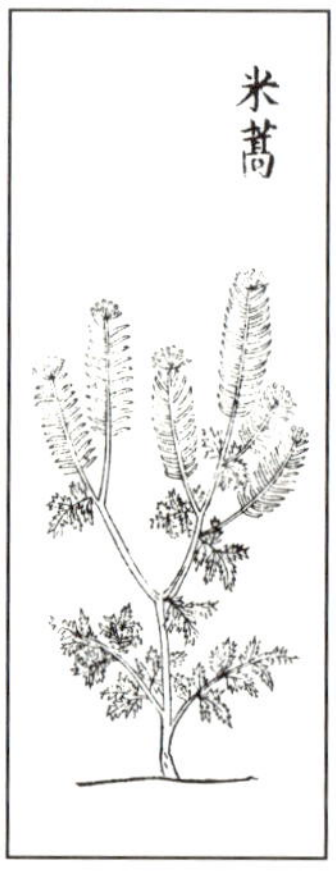

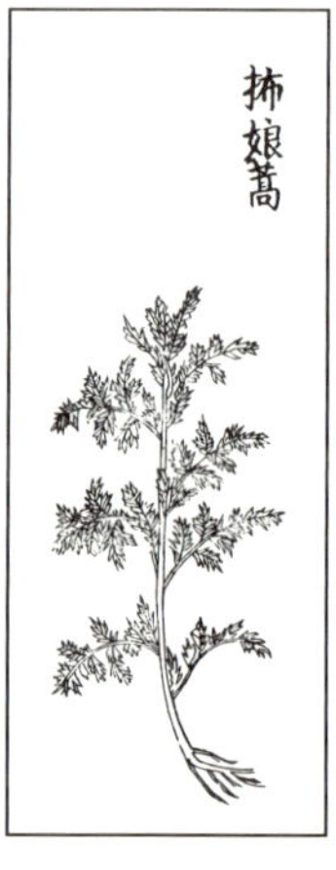

图 36　救荒 · 米蒿　图 37　救荒 · 抪娘蒿

元代有的医家为甜葶苈的使用寻找依据。王好古《汤液本草》云：“《液》云：苦、甜二味，主治同。仲景用苦，余方或有用甜者，或有不言甜苦者。大抵苦则下泄，甜则少缓，量病虚实用之，不可不审。《本草》虽云治同，甜、苦之味安得不异？”好古此说法将甜葶苈作为虚证痰喘的选用药，无疑为甜葶苈的使用提供了理论依据。李时珍又对此加以评述：“大抵甜者下泄之性缓，虽泄肺而不伤胃。”后世甜葶苈沿用不衰，看来也是顺应临床的需要。至于后世

1　谢宗万：《中药材品种论述》中册，上海：上海科学技术出版社，1994：72.
2　谢宗万：《中药材品种论述》中册，上海：上海科学技术出版社，1994：73.

因形似而导致的诸多葶苈子来源混乱，《纲目》未载，宋以后的各种本草插图可以窥豹一斑。

1.《本草图经》：该书3图。其中“曹州葶苈”（图4）被考订为十字花科植物独行菜*Lepidium apetalum* Willd.，已见前说，此属短角果的苦葶苈。“丹州葶苈”（图5）构图与图4相仿佛。但其叶先端有裂片，伞形花序，此与十字花科植物不合。丹州即今陕西宜川县。“成德军葶苈”（图6）根为多条下垂的支根、无叶，茎上分出两条布满小圆球的枝条，不明为何种植物。成德军在今河北正定一带。

2.《补遗雷公炮制便览》：该书“炮制葶苈”（图18）乃据《雷公炮炙论》绘图。雷公法为：“凡使，以糯米相合，于燠上微微焙，待米熟，去米，单捣用。”故图中右上一人在简易灶上焙干本品，再经左下一人用杵臼捣碎。

3.《本草纲目》（金陵本）：该书“葶苈”（图19）基生叶有羽状深裂，花葶从根部抽出，顶端为伞形花序。日本《新注校定国译本草纲目》据《纲目》钱本图考订其植物来源为*Nastnrtium indicum* DC.（即十字花科焯菜属植物焯菜*Rorippa indica*（L.）Hiern.）。[1]由于《纲目》钱本图是仿绘金陵本图，故也可以说此图19的基原是焯菜。

4.《本草原始》：该书“葶苈”（图23）的短角果呈倒三角状者，结合其茎叶的形态，初步认为此即十字花科荠属植物荠*Capsella* bursa-pastoris（Linn.）Medic.。荠菜子古今都有以其充甜葶苈使用者，此图即是证明。

5.《植物名实图考》：该书“葶苈”（图33）有人考证为十字花科焯菜属植物无瓣焯菜*Rorippa montana*（Wall.）Small，陈重明指出此种果实细而长直，《图考》“葶苈”附图的果实短而略弯，应该订正为焯菜*R. indica*。[2]日本《新注校定国译本草纲目》考订的结果亦为焯菜*R. indica*。[3]

【小结】

“葶苈”为首见《本经》的早期药物之一，以愈胀行水功效著称，古今常用。本品为十字花科植物的种子，“细黄至苦”。据古本草所述形态、产地及《图经》“曹州葶苈”图，结合其产地当今使用葶苈子实况，或考其正品基原为十字花科植物独行菜*Lepidium apetalum* Willd.。汉、唐诸家医方之葶苈皆属此种。宋代始有甜葶苈，或考为十字花科植物播娘蒿*Descurainia sophia*（L.）Webb. ex Prantl。《本草纲目》金陵本、《植物名实图考》的附图证明，明清有以十字花科植物焯菜*Rorippa indica*（L.）Hiern.的种子充葶苈子使用者。《本草原始》附图则提示明代已有用十字花科植物荠*Capsella* bursa-pastoris（Linn.）Medic.作葶苈子使用之先例。

1 ［日］木村康一新注校定，铃木真海译：《新注校定国译本草纲目》（第五册），东京：春阳堂书店，1974：359.

2 陈重明、黄胜白等：《本草学》，南京：东南大学出版社，2005：130-131.

3 ［日］木村康一新注校定，铃木真海译：《新注校定国译本草纲目》（第五册），东京：春阳堂书店，1974：360.

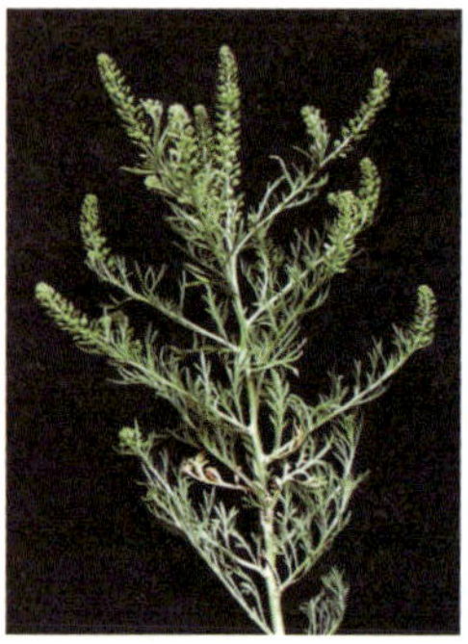

图 38　独行菜 *Lepidium apetalum*

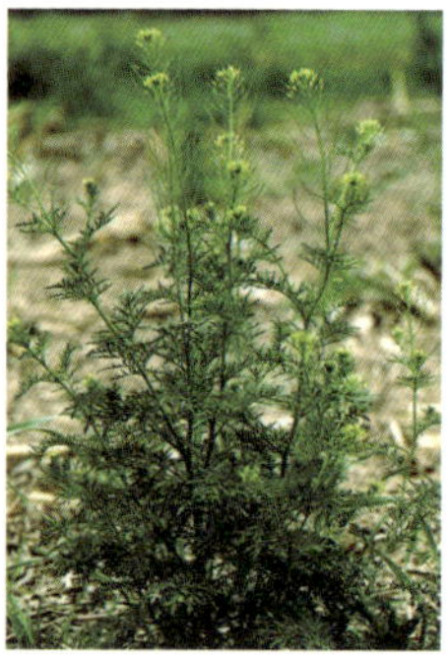

图 39　播娘蒿 *Descurainia sophia*

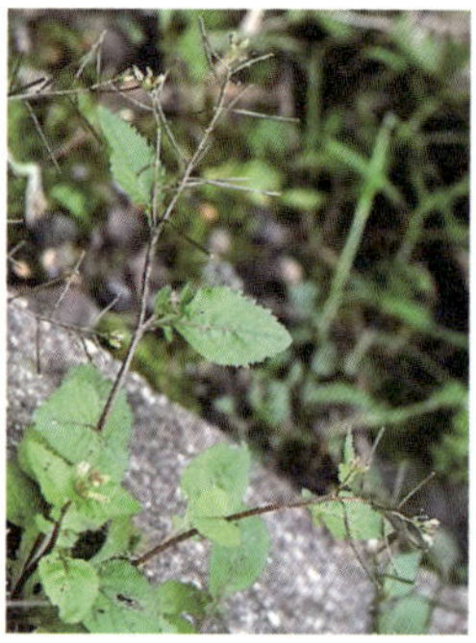

图 40　蔊菜 *Rorippa indica*

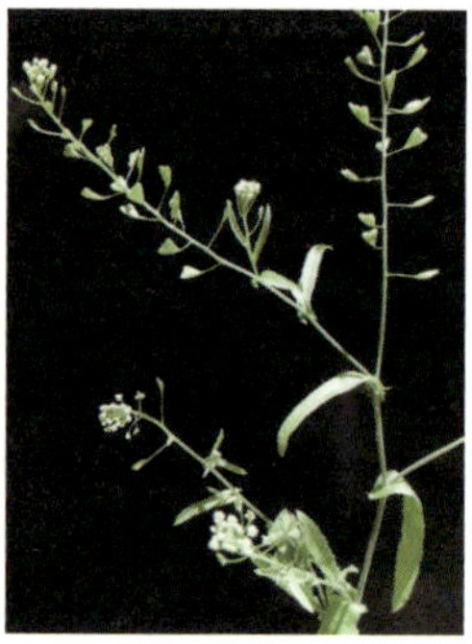

图 41　荠 *Capsella bursa-pastoris*

16-31　车前

【品图】

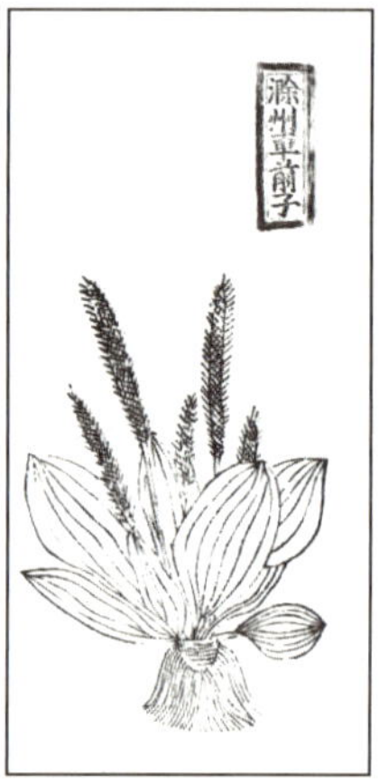

图 1　图经（大）·滁州车前子

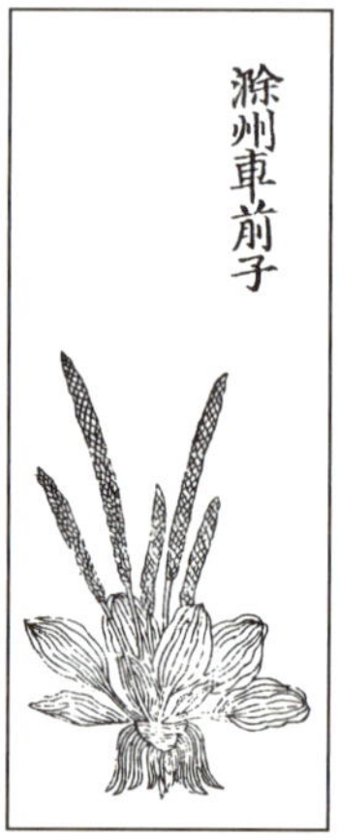

图 2　图经（政）·滁州车前子

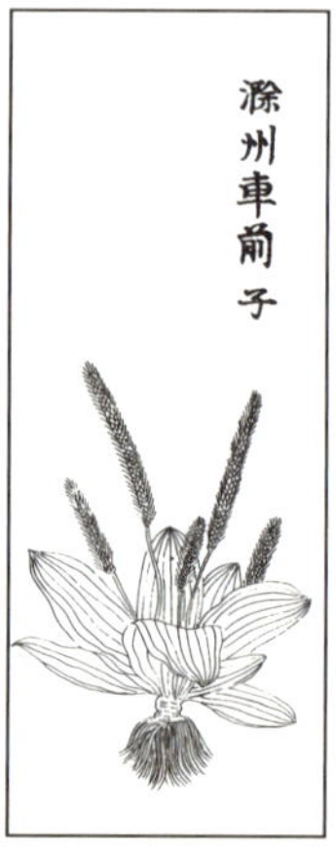

图 3　图经（绍）·滁州车前子

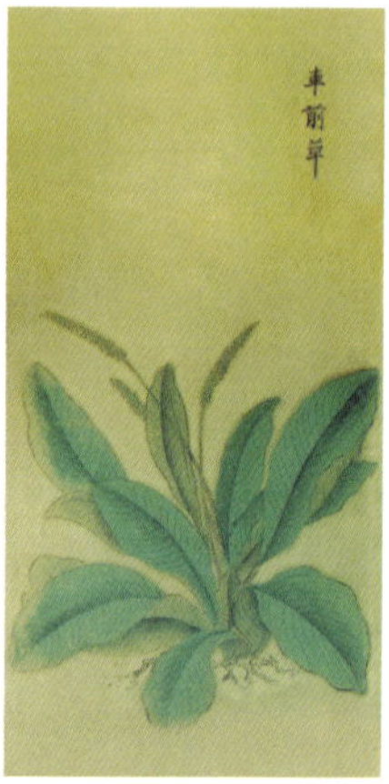

图 4　履巉岩·车前草

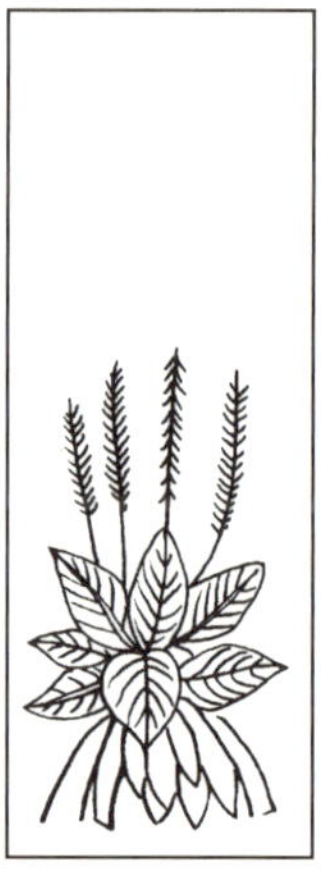

图 5　歌括·车前子

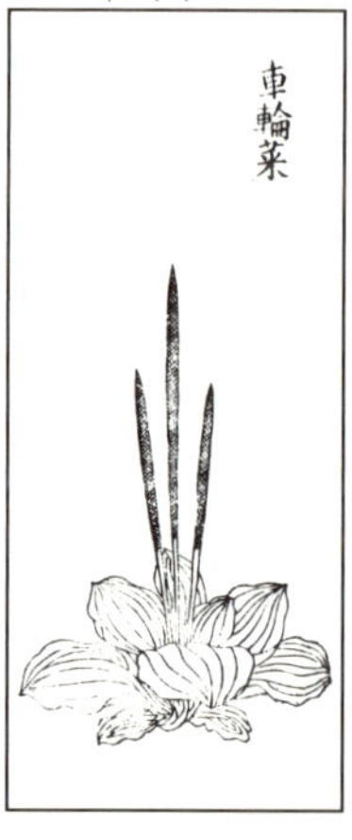

图 6　救荒·车轮菜

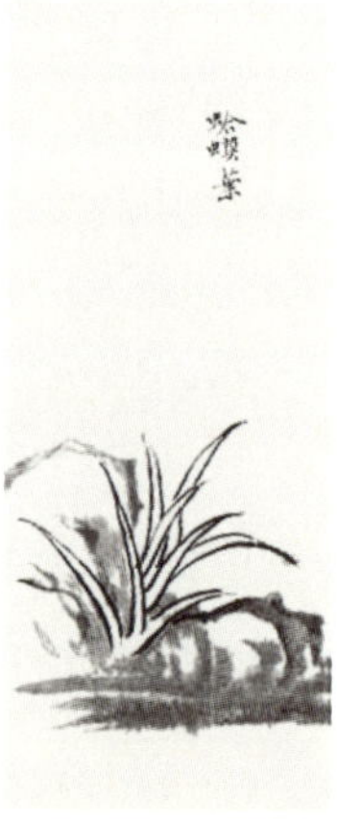

图 7　滇南图·蛤蟆叶

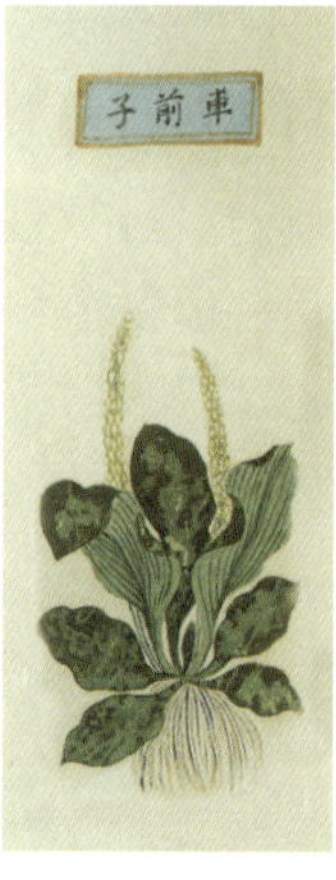

图 8　品汇·车前子

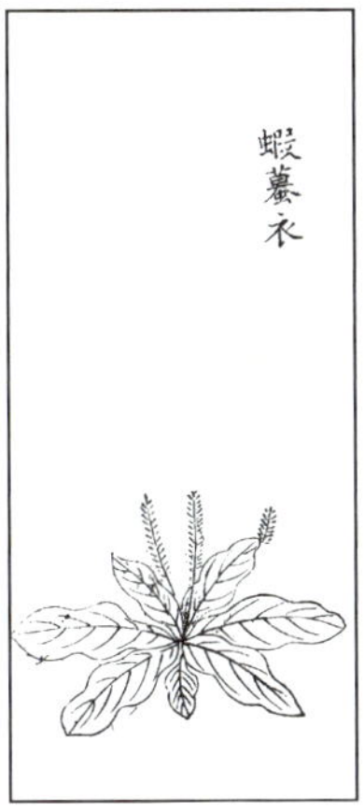

图 9　茹草·虾蟆衣

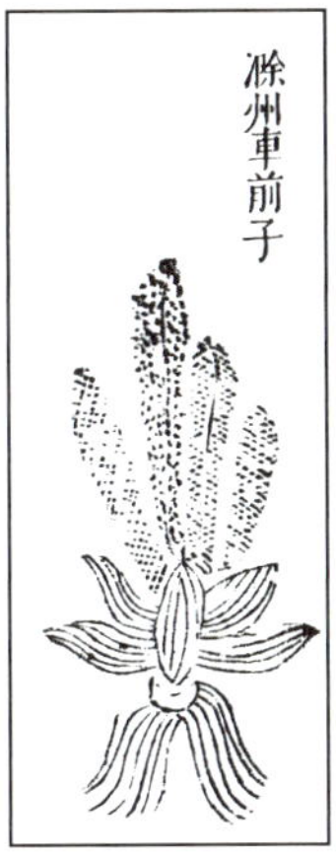

图 10　蒙筌·滁州车前子

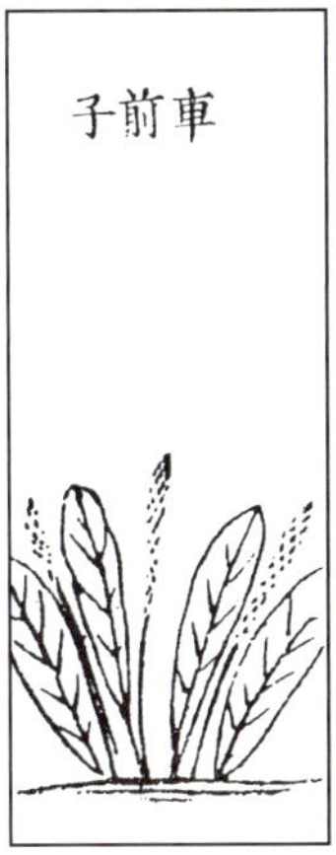

图 11　太乙·车前子

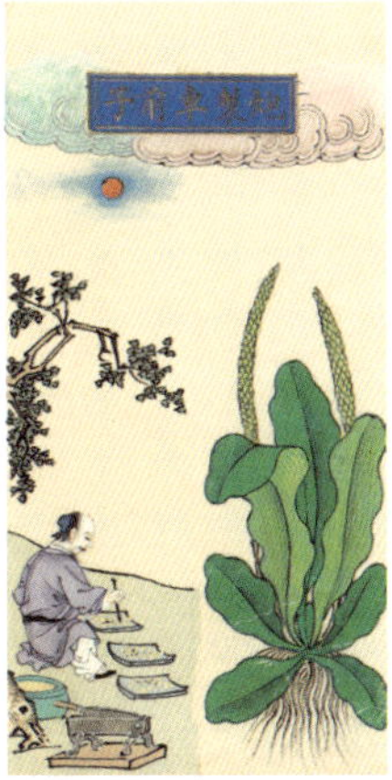

图 12　雷公·炮制车前子

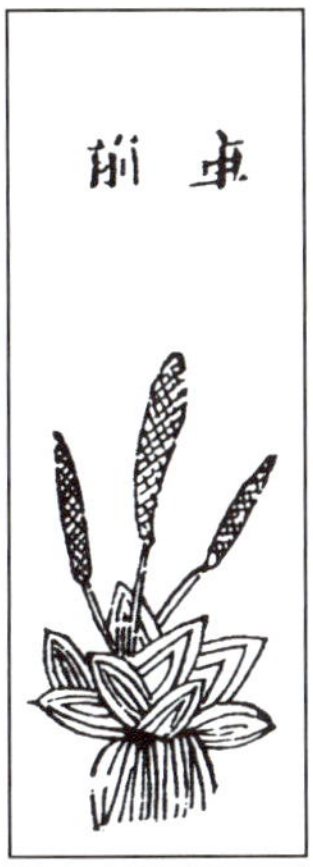

图 13　纲目（金）·车前

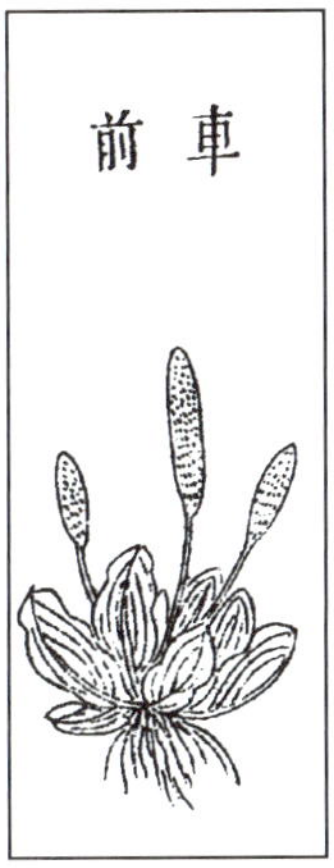

图 14　纲目（钱）·车前

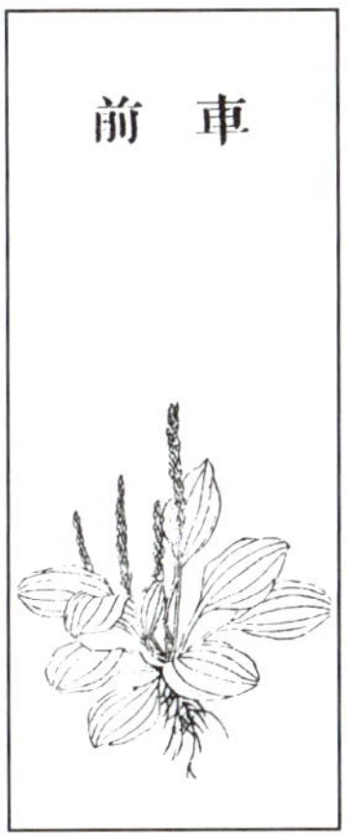

图 15　纲目（张）·车前

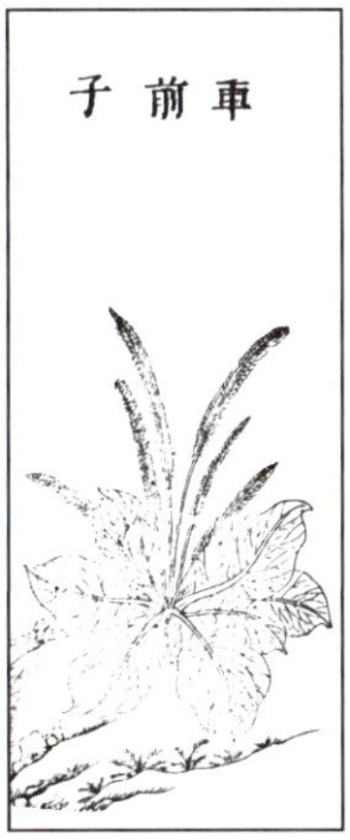

图 16　三才·车前子

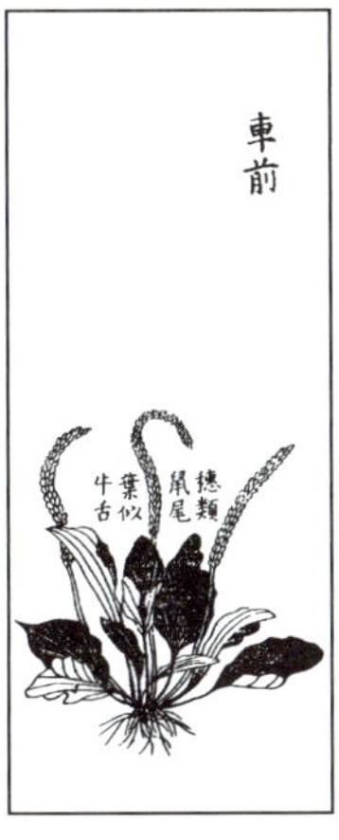

图 17　原始·车前

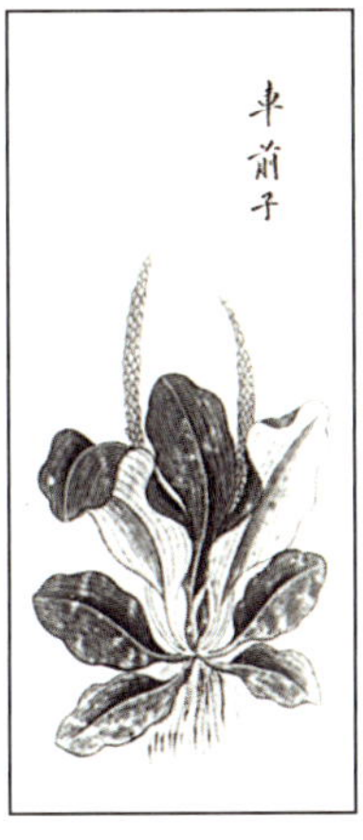

图 18　金石·车前子

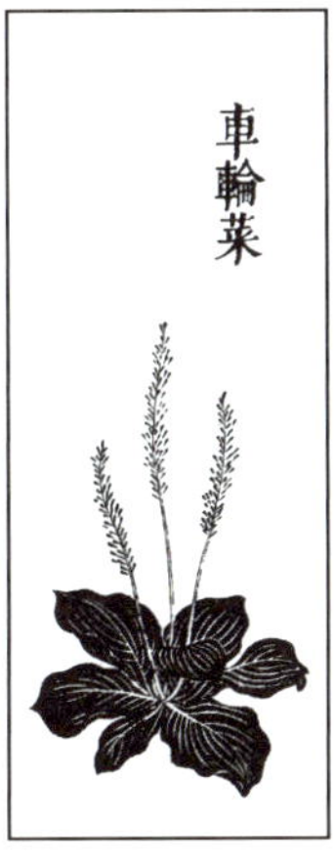

图 19　博录·车轮菜

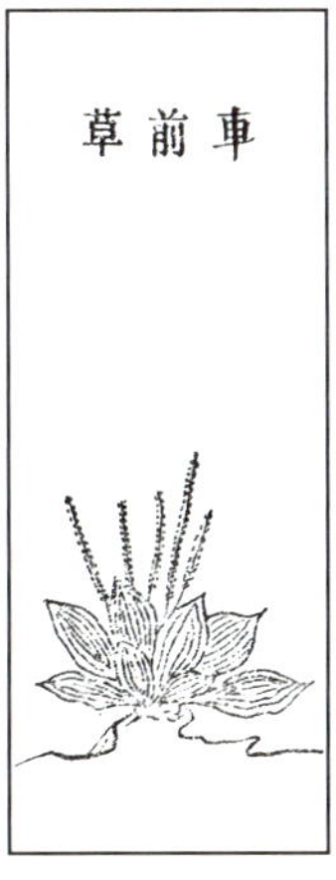

图 20　野谱补·车前草

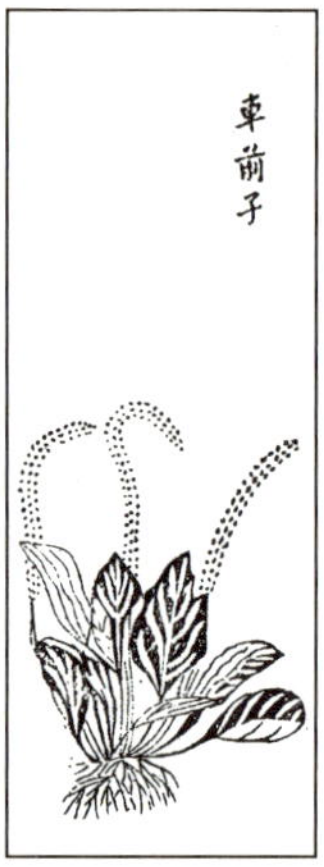

图 21　汇言・车前子

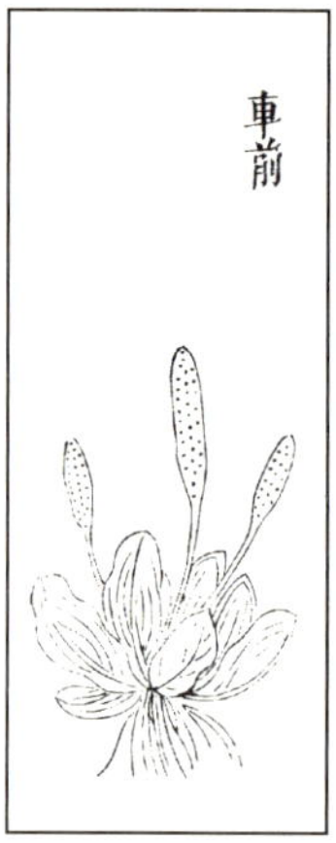

图 22　本草汇・车前

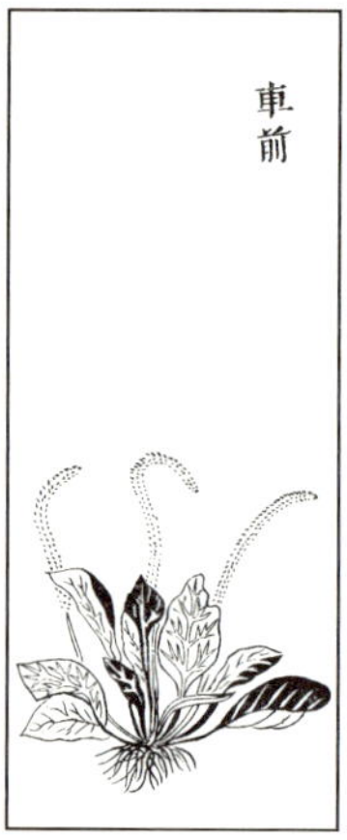

图 23　类纂・车前

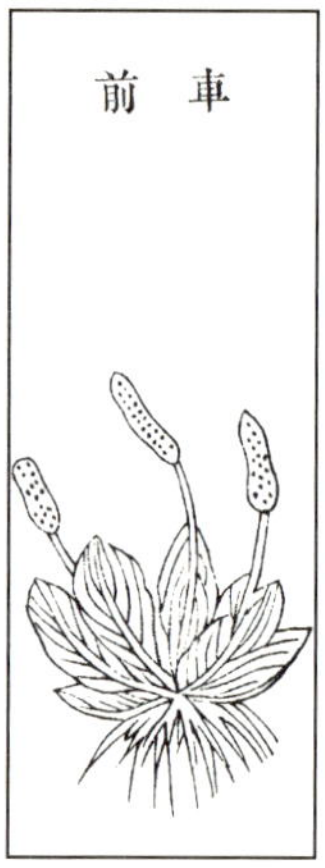

图 24　备要・车前

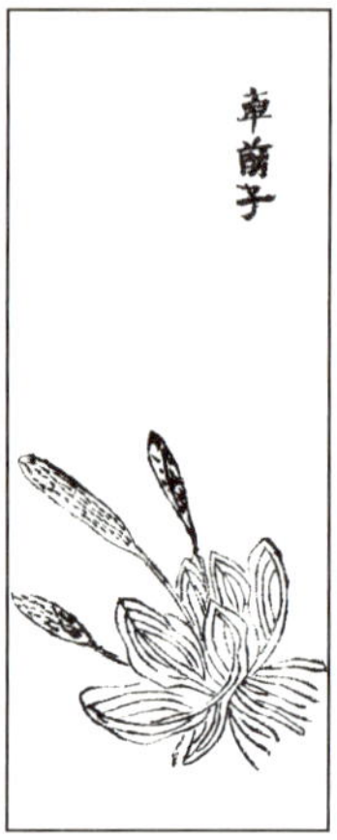

图 25　求真・车前子

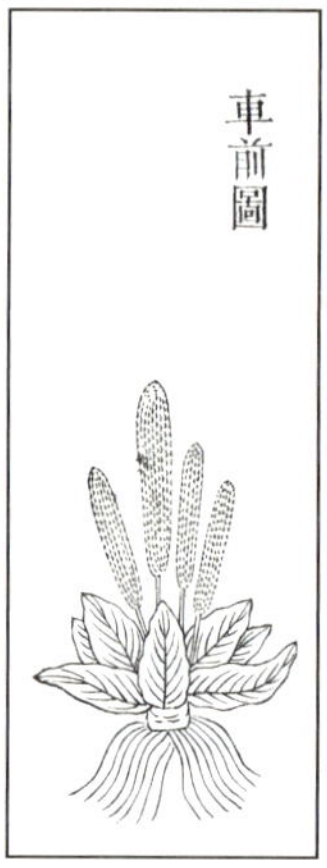

图 26　草木典・车前图

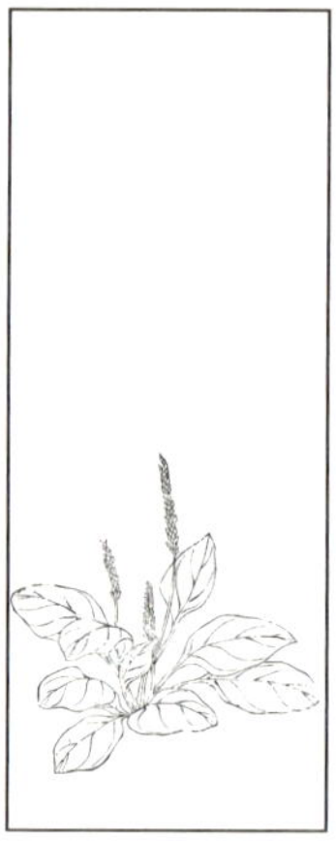
图 27　图考・车前

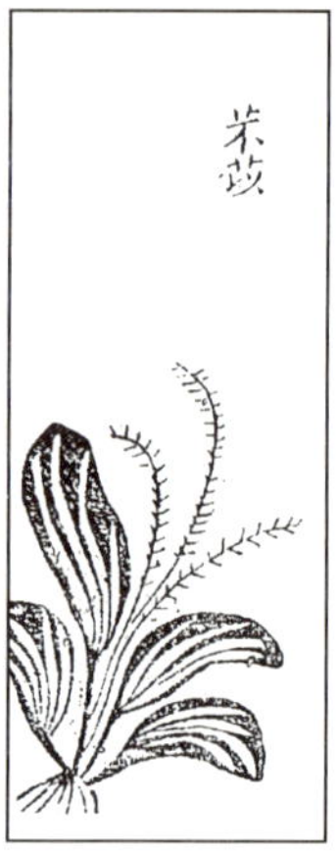

图 28　便方・芣苡

本品30图，取自29书，其中4幅彩图。有承继关系的图可分4个书类。

《本草图经》：该书的“滁州车前子”图分别存于《大观》（图1）、《政和》（图2）、《绍兴》（图3）。此三传本药图大同小异。今以《政和》图2为《图经》图的代表。

仿绘该图的彩色图有：《本草品汇精要》“车前子”（图8），该图较原图少3支花穗。此后《补遗雷公炮制便览》“炮制车前子”（图12）右半边仿绘了图8。《金石昆虫草木状》“车前子”（图18）亦仿绘《品汇》图8。

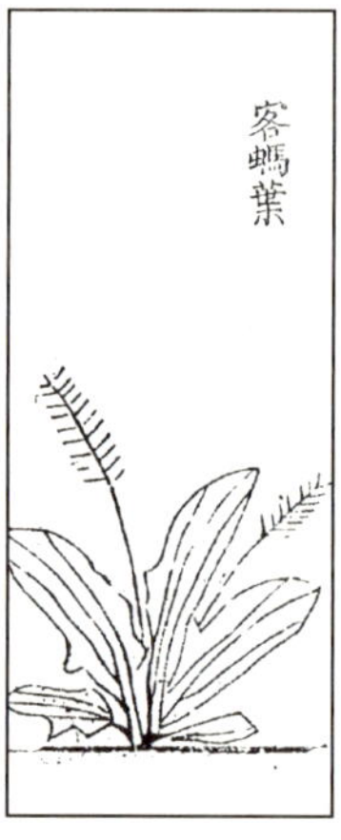

图 29　便方・客蚂叶

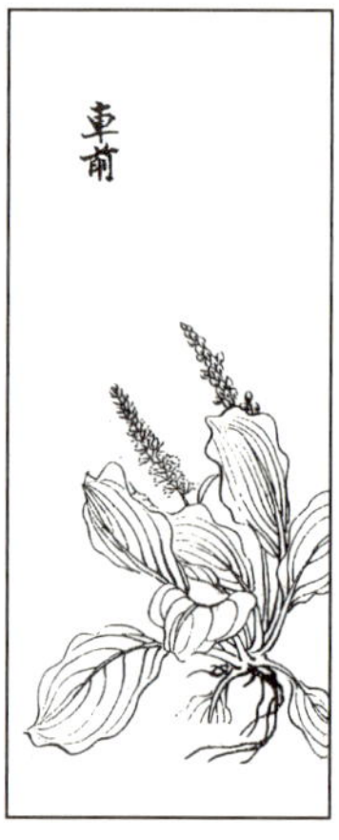

图 30　图说・车前

仿绘该图的墨线图有：《本草歌括》“车前子”（图5）简化原图，根部线条连接，形成粗大根部。《本草蒙筌》“滁州车前子”（图10）仿绘拙劣。《本草纲目》金陵本“车前”（图13）仿绘拙劣，花穗简省。《纲目》钱本“车前”（图14）重新仿绘，叶形稍好，花穗短粗依旧。此后仿绘《纲目》钱本图14者有：《本草汇》图22、《本草备要》图24、《本草求真》图25、《本草简明图说》图30。另《三才图会》“车前子”（图16）将《图经》原图大加修润，添加山石背景，却将叶脉改为羽状脉，大失其真。《古今图书集成·草木典》“车前图”（图26）仍仿《图经》图，亦将叶脉误绘成羽状脉。《救荒野谱补遗》“车前草”（图20）仿绘《图经》图，花穗略有改进。

《救荒本草》：该书“车轮菜”（图6）的仿绘图有《野菜博录》图19。后者将叶片改为阴刻，又将原如蒲棒的花序改为穗状。

《本草原始》：该书“车前”（图17）的仿绘者有《本草汇言》图21、《本草纲目类纂必读》图23。

《植物名实图考》：该书“车前”（图27）的仿绘者有《本草纲目》张本图15，后者将原图中的羽状脉改正为弧形叶脉。

以上30图中，除外19幅仿绘图，原创图尚有11幅（图2、4、6、7、9、11、12、17、27、28、29），详见下“鉴药”项。

【文录】

《本经》《别录》（见《证类》卷6“车前子”） **一名当道，**一名芣苢（上音浮，下音以），一名虾蟆衣，一名牛遗，一名胜舄。生真定平泽丘陵阪道中。五月五日采，阴干。

梁《本草经集注》（同上） 陶隐居云：人家及路边甚多……《韩诗》乃言芣苢是木，似李，食其实，宜子孙，此为谬矣。

唐《唐本草》（同上）《唐本》注云：今出开州者为最。

宋《本草图经》（同上）《图经》曰：车前子，生真定平泽丘陵道路中，今江湖、淮甸、近京、北地处处有之。春初生苗，叶布地如匙面，累年者长及尺余如鼠尾。花甚细，青色微赤。结实如葶苈，赤黑色。五月五日采，阴干。今人五月采苗，七月、八月采实。人家园圃中或种之，蜀中尤尚。北人取根日干，作紫菀卖之，甚误所用。谨按：《周南诗》云：“采采芣苢”。《尔雅》云：“芣苢，马舄。马舄，车前。”郭璞云：今车前草，大叶当道，长穗，好生道边，江东人呼为虾蟆衣。陆机云：马舄，一名车前，一名当道，喜在牛迹中生，故曰车前、当道也。幽州人谓之牛舌草，可鬻（与煮同）作茹，大滑。其子治妇人难产是也。然今人不复有啖者，其子入药最多。

明《救荒本草》卷上“车轮菜”《本草》名车前子……今处处有之。春初生苗，叶布地如匙面，累年者长及尺余；又似玉簪，叶稍大而薄，叶丛中心撺葶三四茎，作长穗如鼠尾，花甚密，青色微赤，结实如葶苈子，赤黑色。生道傍。

题·明《滇南本草图说》卷“蛤蟆叶” 即大车前草，叶性寒，味苦咸。

明《本草纲目》卷16“车前”【释名】牛舌(《诗疏》)、地衣(《纲目》)。【时珍曰】按《尔雅》云：芣苡，马舄。马舄，车前。陆玑《诗疏》云：此草好生道边及牛马迹中，故有车前、当道、马舄、牛遗之名。舄，足履也。幽州人谓之牛舌，蛤蟆喜藏伏于下，故江东称为蛤蟆衣。又《韩诗外传》言：直曰车前，瞿曰芣苡，恐亦强说也。瞿乃生于两旁者。

【鉴药】

“车前子”首见于《本经》。吴·陆机《毛诗草木鸟兽虫鱼疏》云：“芣苢……一名车前，一名当道。喜在牛迹中生，故曰车前、当道也。”本品为古今常用利水通淋药。

本品为常见植物，《诗经》中提到其古名“芣苢”，其叶可采为蔬。宋《图经》描述其形曰：“今江湖、淮甸、近京、北地处处有之。春初生苗，叶布地如匙面，累年者长及尺余如鼠尾。花甚细，青色微赤。结实如葶苈，赤黑色。”据此，本品为车前科车前属植物车前*Plantago asiatica* L.及其同属近缘植物。药用其种子（车前子）或全草（车前草）。

1.**《本草图经》**：该书“滁州车前子”（图2）莲座状的基生叶，中间抽出鼠尾似的穗状花序，可知为车前*P. asiatica*。

2.**《履巉岩本草》**：该书“车前草”（图4）为写生图，基生叶莲座状，但叶脉绘成了羽状脉。穗状花序描绘准确，可知此植物为车前*P. asiatica*。

3.**《救荒本草》**：该书“车轮菜”（图6）亦为写生图，叶片描绘准确，穗状花序，但表现手法欠佳，以至类似细的蒲棒状。其文曰：“叶布地如匙面，累年者长及尺余，又似玉簪叶稍大而薄，叶丛中心撺葶三四茎，作长穗如鼠尾，花甚密，青色微赤，结实如葶苈子，赤黑色。”此即车前*P. asiatica*。

4.**《滇南本草图说》**：该书“蛤蟆叶”（图7）采用写意画法，其叶不成莲座状，亦未绘花穗。但其文曰：“即大车前草。”其名亦为车前常见别名。然其图未能达意。

5.**《茹草编》**：该书“蛤蟆衣”（图9）虽然简洁，但特征突出，可知为车前*P. asiatica*。“蛤蟆衣”为车前别名。李时珍云：“蛤蟆喜藏伏于下，故江东称为蛤蟆衣。”

6.**《太乙仙制本草药性大全》**：该书“车前子”（图11）十分简略。但诸叶从根部生长，穗状花序亦从根部抽出，此符合车前的基本特点。

7.**《补遗雷公炮制便览》**：该书“炮制车前子”（图12）包括左右两部分，右侧植物乃仿绘《品汇》“车前子”（图8）。左侧依据《雷公炮炙论》所示方法绘制炮制图。

雷公法须将车前草去土了，于新瓦上摊干用之。故其图绘一人将切好的车前草摊在瓦上，令其晒干。旁有切药刀，为切制工具。

8.《**本草原始**》：该书“车前”（图17）用阴刻示意叶的正面，阳刻示意反面。图中文字注：“穗类鼠尾，叶似牛舌”。此植物为车前*P. asiatica* 。

9.《**植物名实图考**》：该书“车前”（图27）是古本草插图中描绘车前*P. asiatica* 穗状花序最准确的。但将叶脉绘成羽状，对精于植物的吴其濬来说，也许算是一次疏忽。

10.《**草木便方**》：该书“芣苡”（图28）使用车前的古名作图名。其图形虽简，但特征突出，仍可知为车前*P. asiatica* 。“客蚂叶”（图29）图名中的“客蚂”即蛤蟆的土名。此图亦简，但基生叶的形状、花穗生长方式及形状均可知是车前*P. asiatica*。

【小结】

“车前子”为首见《本经》的早期药物之一。为古今常用利水通淋药。本品特征突出，为车前科植物车前*Plantago asiatica* L.及其同属近缘植物。古代本草原创的“车前”药图十余幅，绝大部分都能突出其鉴别特征。

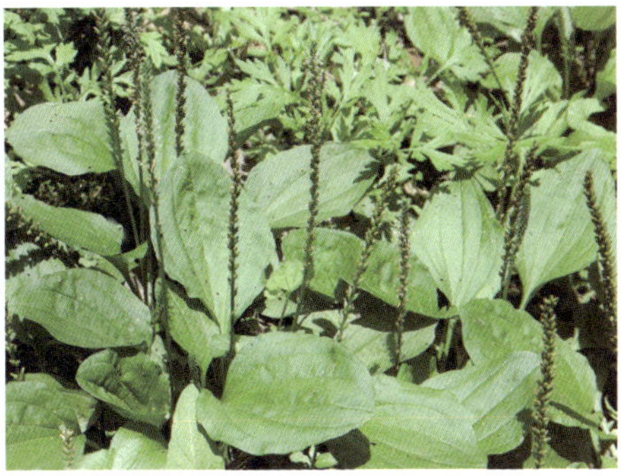

图31　车前草 *Plantago asiatica*

16-32　狗舌草

【品图】

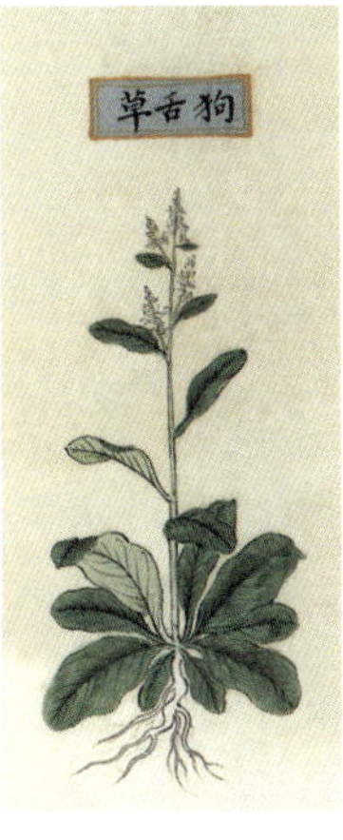

图1　品汇·狗舌草

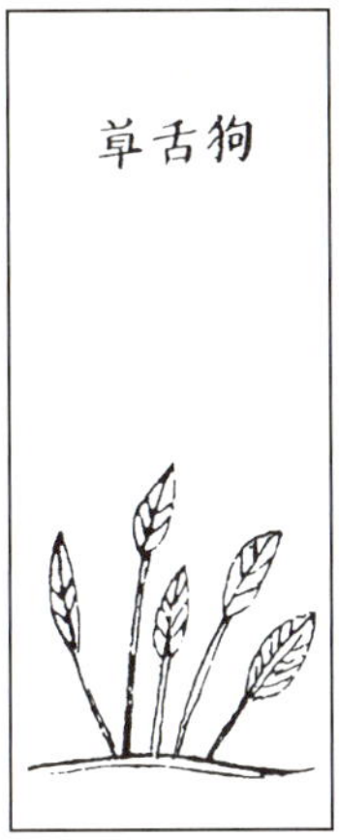

图2　太乙·狗舌草

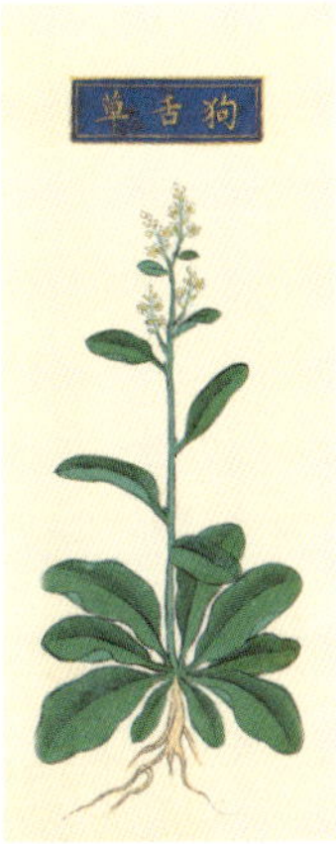

图3　雷公·狗舌草

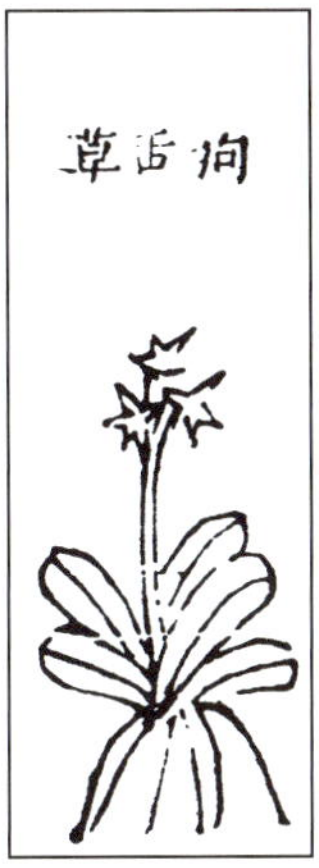

图4　纲目（金）·狗舌草

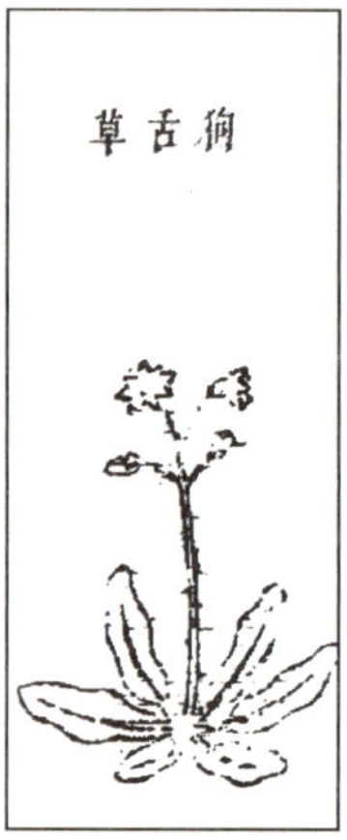

图5 纲目（钱）·狗舌草

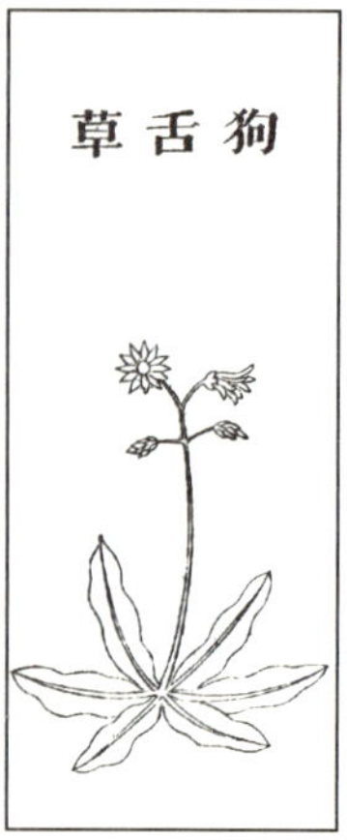

图6 纲目（张）·狗舌草

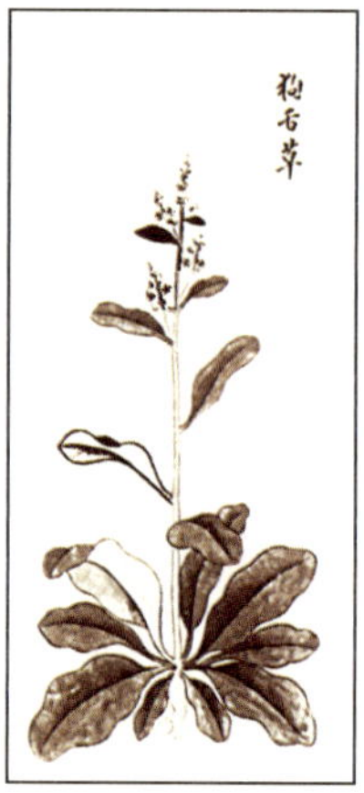

图7 金石·狗舌草

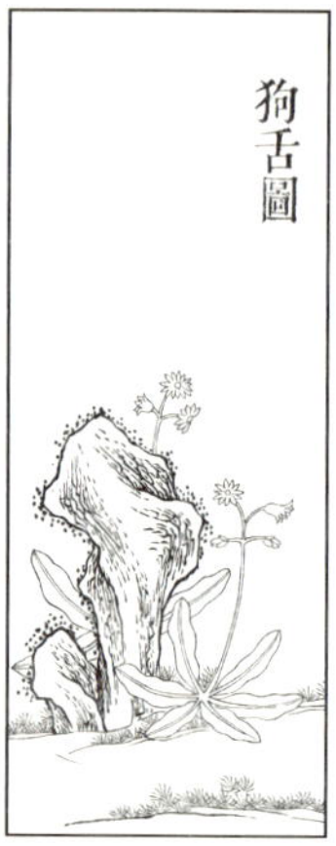

图8 草木典·狗舌图

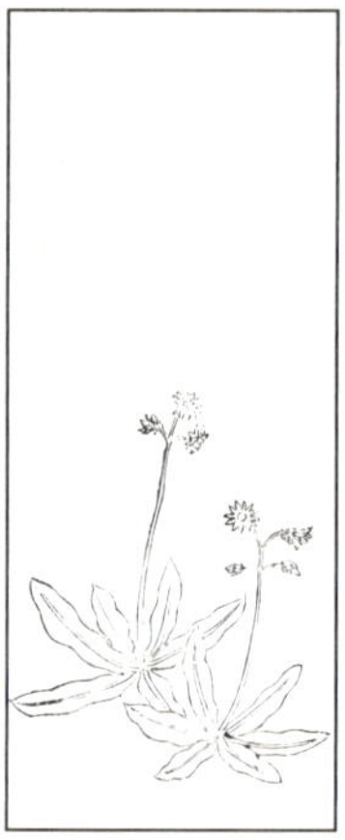

图9 图考·狗舌草

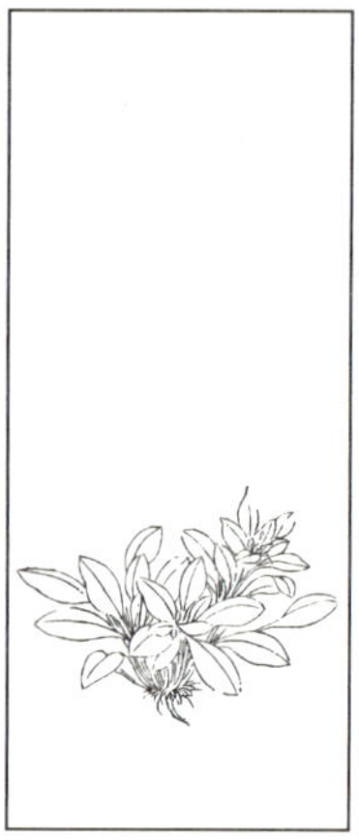

图10 图考·金瓜草

本品10图，取自9书，其中3幅彩图。有承继关系的图可分2个书类。

《本草品汇精要》：该书“狗舌草”（图1）的仿绘者有《补遗雷公炮制便览》图3、《金石昆虫草木状》图7。

《本草纲目》（金陵本）：该书“狗舌草”（图4）的仿绘图有《纲目》钱本图5（多加修润）。此后《古今图书集成·草木典》“狗舌图”（图8）又仿绘《纲目》钱本图5。《植物名实图考》图9又仿绘《草木典》图8。《本草纲目》张本图6又仿绘《图考》图9。

以上10图中，除外6幅仿绘图，原创图尚有4幅（图1、2、4、10），详见下“鉴药”项。

【文录】

唐《唐本草》（见《证类》卷11“狗舌草”）《唐本》注云：叶似车前，无文理，抽茎，花黄白细，丛生渠堑湿地。

宋《开宝本草》（同上） 今按《别本》注云……四月、五月采茎，暴干。

清《植物名实图考》卷13“金瓜草” 金瓜草，南昌平隰有之。铺地抱叶，似初生车前，糙涩无纹。按《唐本草》：狗舌草生渠堑湿地，似车前而无文理，抽茎开花黄白色，疑即此。

【鉴药】

“狗舌草”首见《唐本草》。或云其叶形似狗舌而得名。原载有小毒，主蛊疥瘙疮，杀小虫，后世无用此药者。

《唐本草》云：“叶似车前，无文理，抽茎，花黄白细，丛生渠堑湿地。”此为唯一的鉴定其来源的依据。《中华本草》定其名为菊科千里光属植物狗舌草 *Tephroseris kirilowii*（Turcz. ex DC.）Holub［*Senecio kirilowii* Turcz.；*Senecio campestris*（Retz.）DC.］。[1]似这样应用不广，仅一家本草有载其形的草药，后世大抵无人识得。但古代却留下了4幅原创药图。

1.《本草品汇精要》：该书“狗舌草”（图1）按照《唐本草》的文字记载，创造出所绘植物。其基生叶类车前草，但叶脉不对。花淡紫色，茎顶或上部叶腋生总状花序。这显然与现代所定菊科植物不相吻合。

2.《太乙仙制本草药性大全》：该书“狗舌草”（图2）绘几个叶片插在地上。按其示意规律，这就是叶丛生了。此等杜撰之图，无法当真。

3.《本草纲目》（金陵本）：该书“狗舌草”（图4）有基生叶数片，叶片确如“狗舌”。花葶顶端有花3朵，看不出是什么花。这也是据文字臆测出来的植物，无足为凭。

4.《植物名实图考》：该书“金瓜草”（图10）据吴其濬自述：“南昌平隰有之。铺地抱叶，似初生车前，糙涩无纹。”吴氏怀疑就是《唐本草》所说的“狗舌草”。据此图形，王锦秀[2]认为确似菊科狗舌草属*Tephroseris*植物。但此图无花果，很难确定其种。吴征镒释《图考》狗舌草为江浙狗舌草*Tephroseris pierotii*（Miq.）Holub。该种产江苏（天平山、紫金山、苏州）、浙江（宁波、龙泉）、福建（古田、沙县），今江西不产。《图考》言“南昌平隰有之”，据《中国植物志》所载分布，宜订为菊科千里光属植物西南千里光*Senecio pseudo-sonchus* Vaniot。

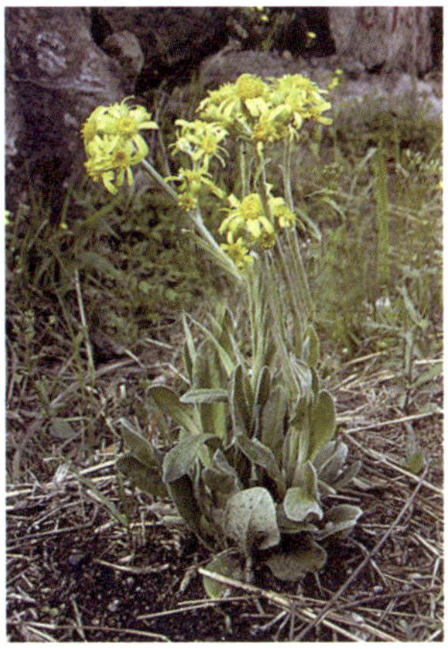

图 11　狗舌草 *Tephroseris kirilowii*

【小结】

“狗舌草”仅见与《唐本草》，虽有主治、形态记载，后世无使用者。依据《唐本草》介绍的本品形态，

1　国家中医药管理局《中华本草》编委会：《中华本草》（7），上海：上海科学技术出版社，1999：946.（谢宗万：《本草纲目药物彩色图鉴》，北京：人民卫生出版社，2000：129. 所定拉丁学名为*Senecio pseudo-sonichus* Vaniot。其旧名相同，当为同一种植物。）

2　此下文字乃据中国科学院植物研究所副研究员王锦秀博士函告其研究所得。

后世或鉴定为菊科植物狗舌草*Tephroseris kirilowii*（Turcz. ex DC.）Holub［*Senecio kirilowii* Turcz.］，或据产地订其为同属近缘植物西南千里光*Senecio pseudo-sonchus* Vaniot。古代与此相关的原创图，除《植物名实图考》外，皆依据文字记载想象绘图，无法作为鉴定参考证据。

16–33　马鞭草

【品图】

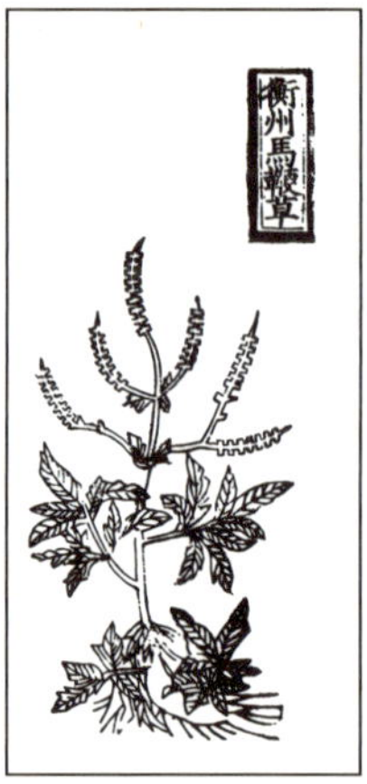

图1　图经（大）·衡州马鞭草

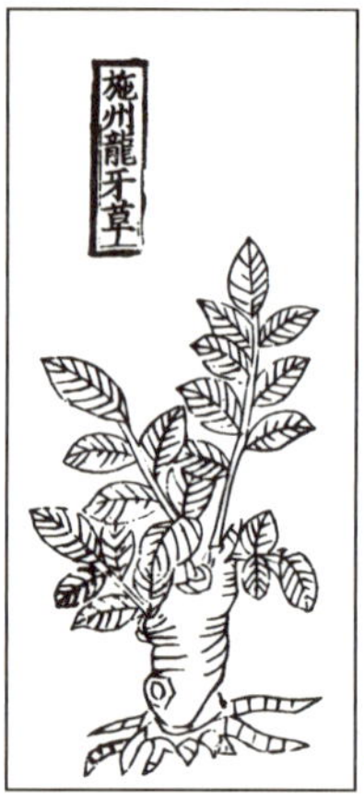

图2　图经（大）·施州龙牙草

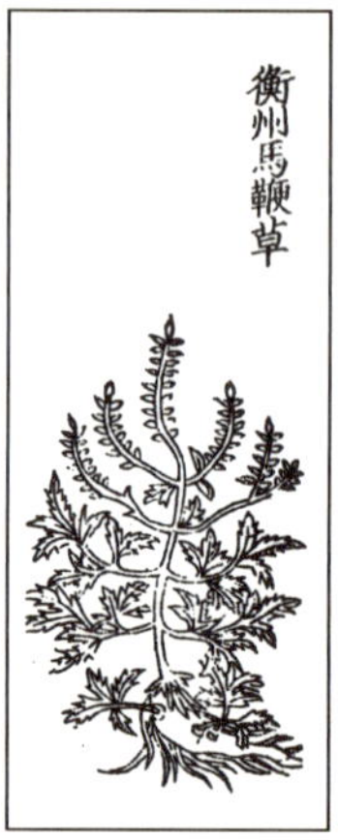

图3　图经（政）·衡州马鞭草

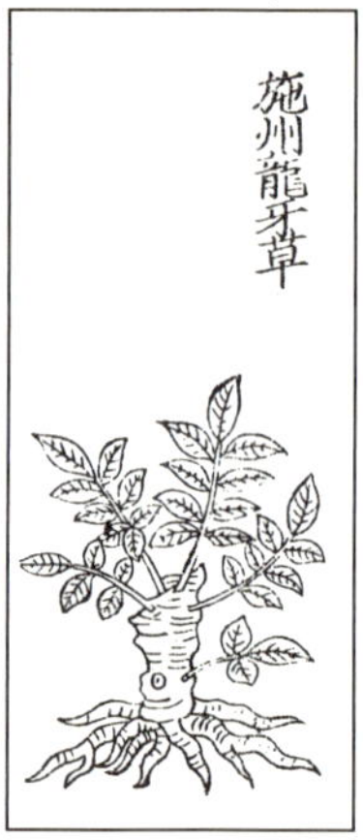

图4　图经（政）·施州龙牙草

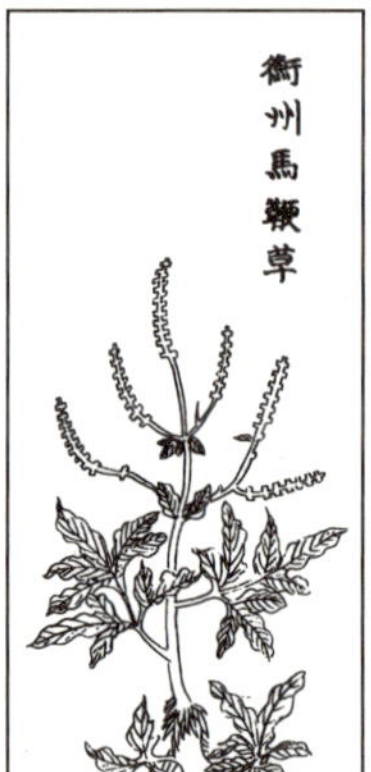

图5　图经（绍）·衡州马鞭草

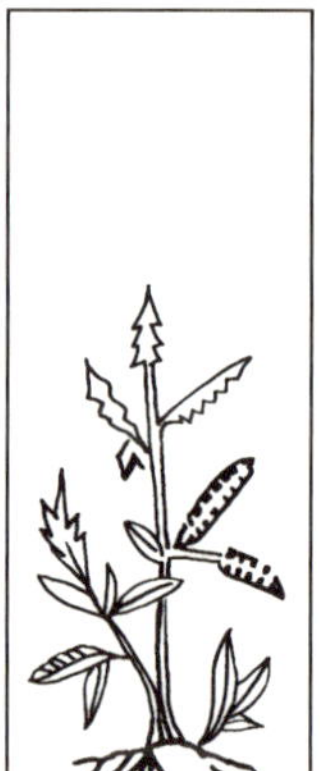

图6　歌括·马鞭草

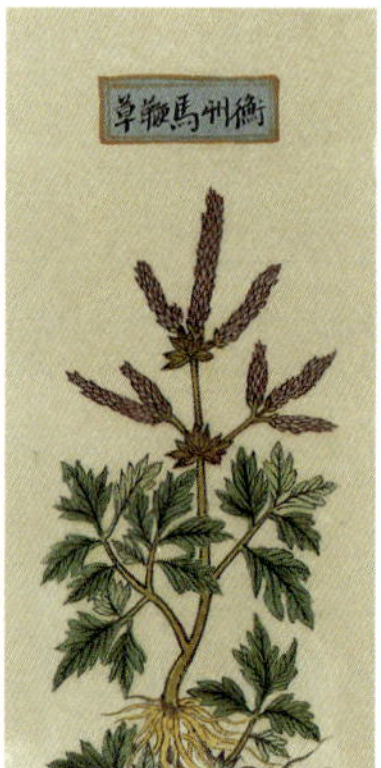

图7　品汇·衡州马鞭草

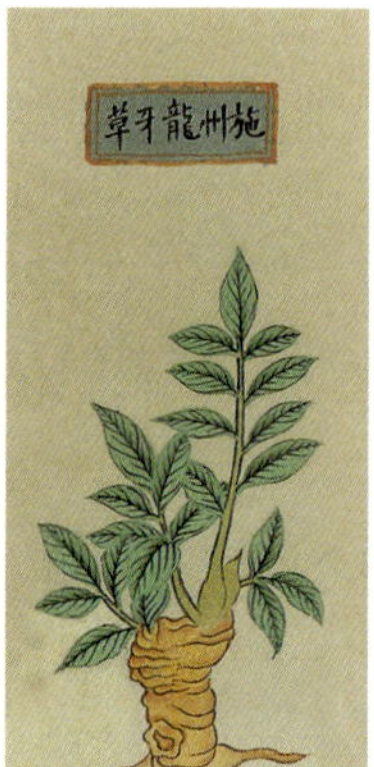

图8　品汇·施州龙牙草

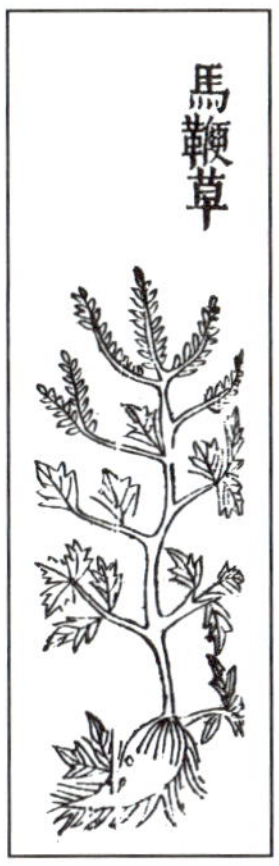

图 9　蒙筌 · 马鞭草

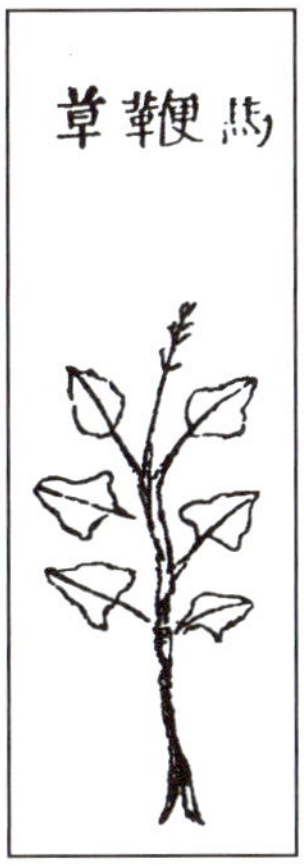

图 10　太乙 · 马鞭草

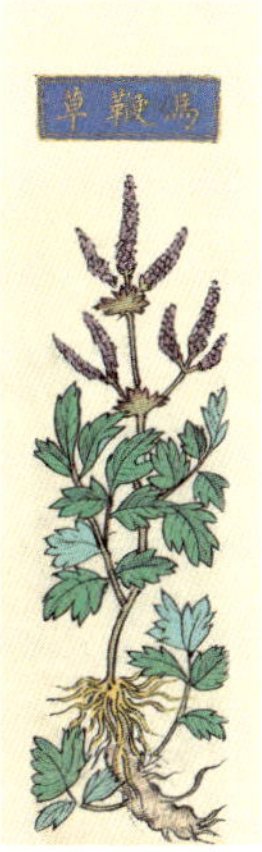

图 11　雷公 · 马鞭草

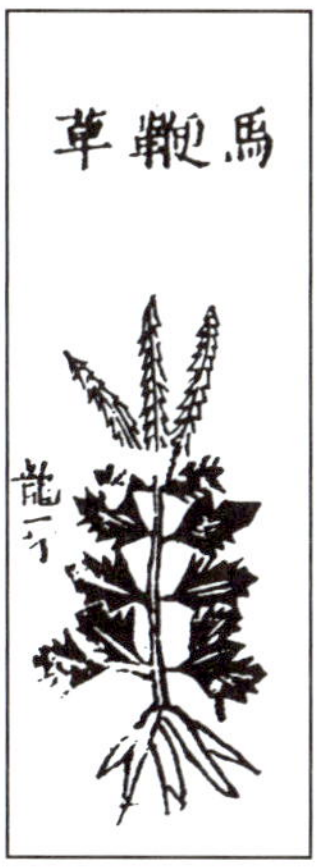

图 12　纲目（金）· 马鞭草

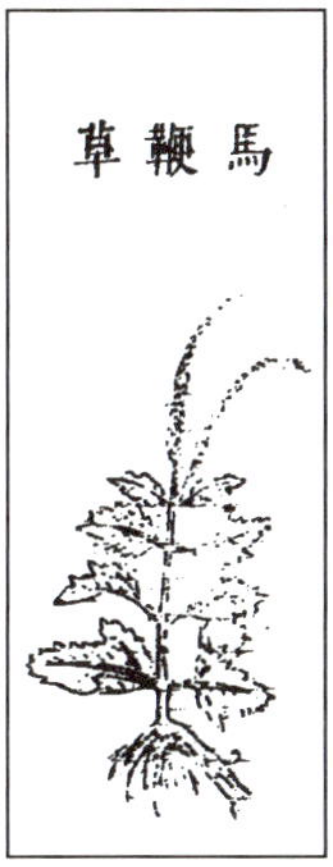

图 13　纲目（钱）· 马鞭草

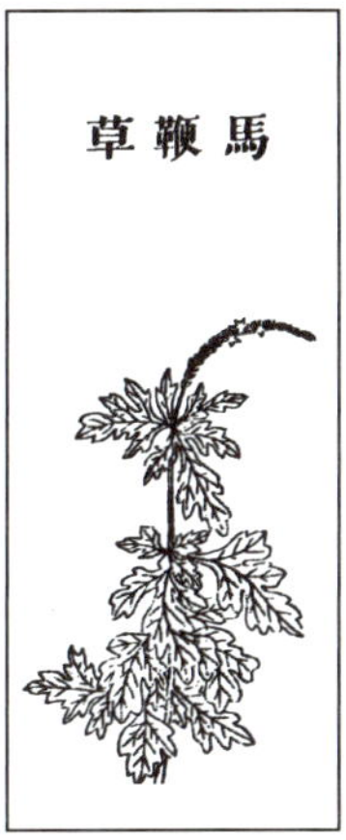

图 14　纲目（张）· 马鞭草

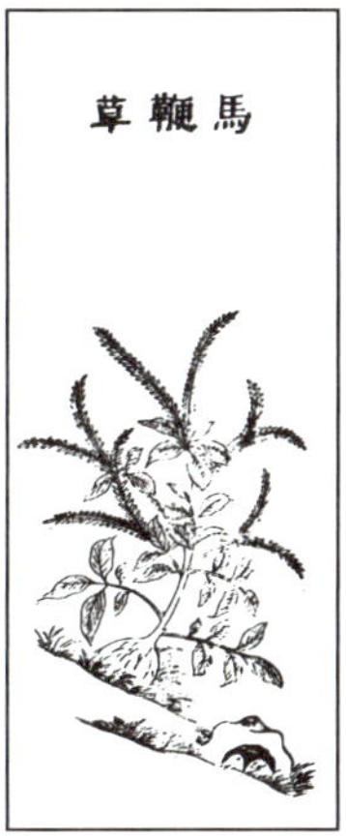

图 15　三才 · 马鞭草

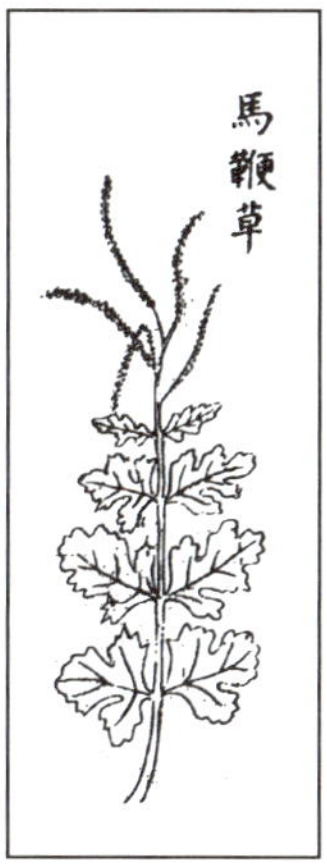

图 16　原始 · 马鞭草

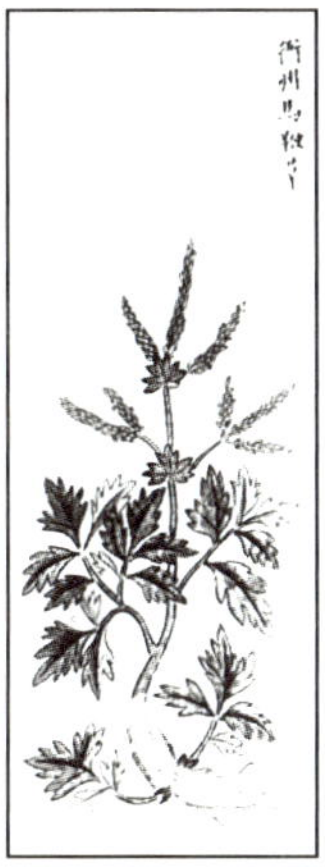

图 17　金石 · 衡州马鞭草

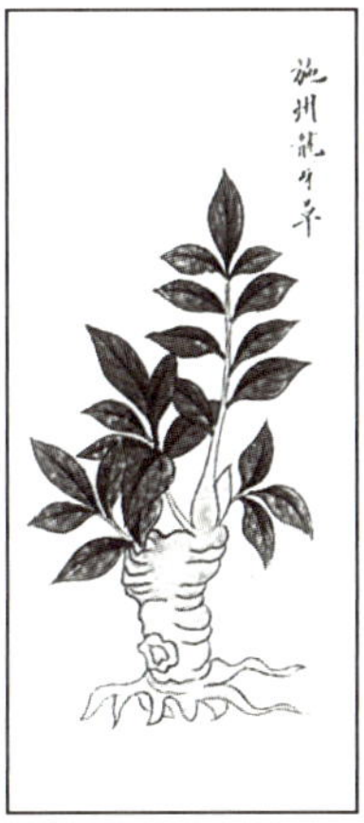

图 18　金石 · 施州龙牙草

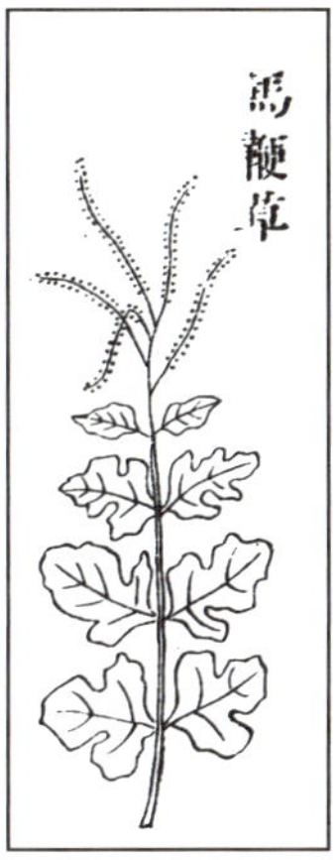

图 19　类纂 · 马鞭草

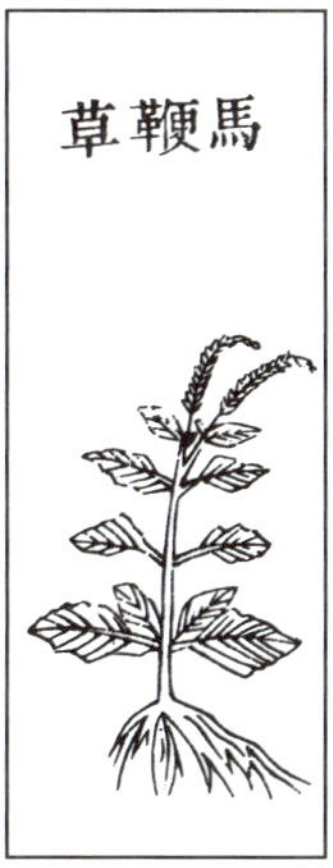

图 20　备要 · 马鞭草

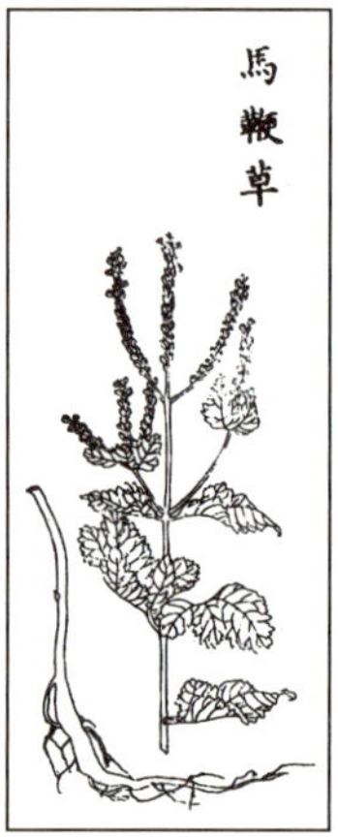

图 21 质问·马鞭草

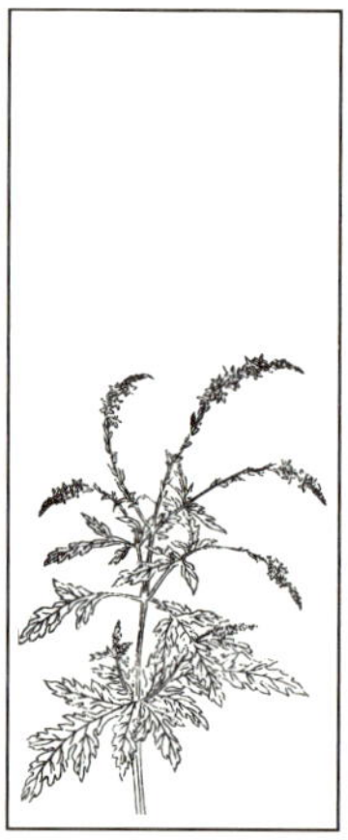

图 22 图考·马鞭草

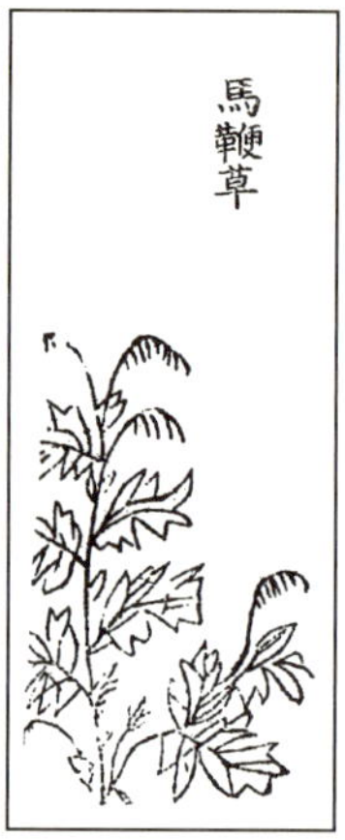

图 23 便方·马鞭草

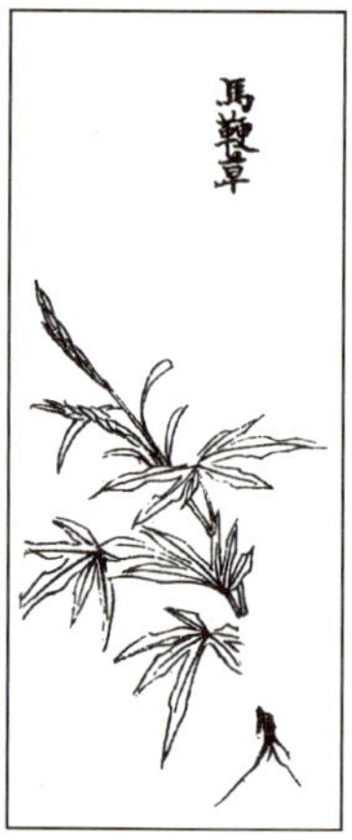

图 24 图说·马鞭草

本品24图，取自20书，其中5幅彩图。有承继关系的图可分3个书类。

《本草图经》：该书的“衡州马鞭草”“施州龙牙草”图依次分别存于《大观》（图1、2）、《政和》（图3、4）、《绍兴》（图5）。此三传本药图基本一致。仿绘《图经》2图的彩色图有《本草品汇精要》“衡州马鞭草”（图7）。从该图将叶片画成互生，可见此乃仿绘《大观》图1；“施州龙牙草”（图8）亦仿绘《大观》图2。又此后《补遗雷公炮制便览》“马鞭草”（图11）仿绘《品汇》图7。《金石昆虫草木状》图17、图18分别仿绘《品汇》图7、图8。

仿绘《图经》图的墨线图有：《本草歌括》“马鞭草”（图6）仿绘《大观》图1，但高度简略。《本草蒙筌》“马鞭草”（图9）则仿绘《图经》图3。《本草纲目》金陵本“马鞭草”（图12）仿绘时将原图3深裂叶改绘成叶有粗锯齿和缺刻，并采用阴刻方式，花穗简化。《纲目》钱本图13又仿绘金陵本图12，再加修饰。此后《本草备要》图20又仿绘钱本图13。另《三才图会》“马鞭草”（图15）仿绘时将穗状花序增多，并添加土地背景。

《本草原始》：该书“马鞭草”（图16）的仿绘图有《本草纲目类纂必读》图19。

《植物名实图考》：该书“马鞭草”（图22）的仿绘者有《本草纲目》张本图14。《本草简明图说》图24虽然变形很大，但其深裂叶仍似仿绘《图考》图22。

以上24图中，除外17幅仿绘图，原创图尚有7幅（图3、4、10、16、21、22、23），详见下“鉴药”项。

【文录】

梁《本草经集注》（见《证类》卷11“马鞭草”） 陶隐居云：村墟陌甚多。茎似细辛，花紫色，叶微似蓬蒿也。

唐《唐本草》（同上）《唐本》注云：苗似狼牙及茺蔚，抽三四穗，紫花，似车前，穗类鞭鞘，故名马鞭，都不似蓬蒿也。

唐《本草拾遗》（同上）《陈藏器本草》云：马鞭草……若云似马鞭鞘，亦未近之。其节生紫花，如马鞭节。

后蜀《蜀本草》（同上）《蜀本》……又《图经》云：生湿地。花白色，抽三四穗，以七月、八月采苗，日干。所在皆有之。

宋《本草图经》（同上）《图经》曰：马鞭草，旧不载所出州土，今衡山、庐山、江淮州郡皆有之。春生苗似狼牙，亦类益母而茎圆，高三二尺。抽三四穗子，七月、八月采苗叶，日干用。/**（见《证类》卷30“龙牙草”）** 龙牙草：生施州。株高二尺已来。春夏有苗叶，至秋冬而枯。

明《本草蒙筌》卷3“马鞭草” 江淮州郡多，村墟陌路有。苗叶类菊，又若狼牙。高二三尺茎圆，抽四五穗花紫。（春开细碎紫色，秋复再花。）穗较鞭鞘不异，故以马鞭为名。

明《本草纲目》卷16“马鞭草”【释名】凤颈草。【时珍曰】龙牙、凤颈，皆因穗取名。苏颂《图经》外类重出“龙牙”，今并为一。又今方士谬立诸草为各色龙牙之名，甚为淆乱，不足凭信。【集解】【时珍曰】马鞭下地甚多，春月生苗，方茎，叶似益母，对生，夏秋开细紫花，作穗如车前穗，其子如蓬蒿子而细，根白而小。陶言花似蓬蒿，韩言花色白，苏言茎圆，皆误矣。

琉球《质问本草》内篇卷3“马鞭草” 生田野，春生苗，夏作穗，开花结子。马鞭草，下地甚多，春月生苗，方茎，叶似益母，对生，夏秋开细紫花，作穗，如车前子，细根白而小……俗名蜻蜓饭，因蜻蜓好食其花，故号之。药名马鞭草，在《纲目》。

【鉴药】

“马鞭草”首见于《名医别录》。《唐本草》释名云：“穗类鞭鞘，故名马鞭。”唐《本草拾遗》：“其节生紫花，如马鞭节。”《别录》仅载本品主下部䘌疮，后世或用其活血祛瘀。民间草药多用。李时珍谓“苏颂《图经》外类重出‘龙牙’，”故将两者合并为一条。

关于本品的生境、形态，梁·陶弘景云：“村墟陌甚多。茎似细辛，花紫色，叶微似蓬蒿也。”此说除“花紫色”外，其余都不甚确。《唐本草》云：“苗似狼牙及茺蔚，抽三四穗，紫花，似车前，穗类鞭鞘……都不似蓬蒿也。”“狼牙”即蔷薇科植物仙鹤草，“茺蔚”即唇形科植物益母草，此二者茎叶都与马鞭草相似，而与陶弘景所云“茎似细辛”“叶微似蓬蒿”相差太远。唐本《图经》云：“生湿地。花白色，抽三四穗。”其中“白花”当误，李时珍后来指出此误。唐·陈藏器又补充马鞭草一个特点“其节生紫花，如马鞭节”。宋《本草图经》补充说明：“今衡山、庐山、江淮州郡皆有之。春生苗似狼牙，亦类益母而茎圆，高三二尺。抽三四穗子，七月、八月采苗叶，日干用。”明·李时珍的描述更为准确：“春月生苗，方茎，叶似益母，对生，夏秋开细紫花，作穗如车前穗，其子如蓬蒿子而细，根白而小。陶言花似蓬蒿，韩言花色白，苏言茎圆，皆误矣。”其中“韩言”是指后蜀韩保昇引唐本《图经》之言。苏指苏颂《本草图经》。马鞭草以方茎为主，仅近基部之茎可为圆形。时珍所评诚是！据以上历代本草学家不断修正补充，可知本品即马鞭草科马鞭草属植物马鞭草*Verbena officinalis* L.。

至于《图经》“施州龙牙草”，李时珍将其并入“马鞭草”的理由，是因为“龙牙”乃“因穗取名”。马鞭草作穗如车前穗，如何能像“龙牙”？又，“施州龙牙草”（图2、4）均为单数羽状复叶（但未绘出叶柄另有小叶着生），其图根粗大，根头部有牙状物（地下芽），故名龙牙或狼牙，这是蔷薇科植物龙牙草（仙鹤草）*Agrimonia pilosa* Ldb.的特征，与马鞭草叶的羽状深裂并不相同。两者花序、花色更是大不相同。故李时珍将“施州龙牙草”并入马鞭草实属错误。

1.《本草图经》：该书“衡州马鞭草”（图3）叶对生，三深裂，穗状花序顶生或腋生。虽然此图未能显示方茎等特点，但依然可以认为此植物即马鞭草科植物马鞭草*V. officinalis*。《大观》图1、《绍兴》图5的叶片乃互生，《政和》图3予以纠正。

“施州龙牙草”（图4）显示粗大的根茎与支根，根头右侧有“牙”（地下芽）。基生也为单数羽状复叶。虽然此图的叶片还没有更细致地绘此复叶成间断状，两小叶之间还会更小的叶着生于叶柄，也无花序，但其根茎与复叶、地下芽均提示此为蔷薇科植物龙牙草*Agrimonia pilosa*。

2.《太乙仙制本草药性大全》：该书“马鞭草”（图10）有可能是《图经》“衡州马鞭草”（图3）的高度简略，但也有可能是此书惯常所用的抽象图案式的示意图。此图单叶，多数对生，茎顶有穗。可能是示意马鞭草。但毕竟此图过简，无法作鉴定用。

3.《本草原始》：该书“马鞭草”（图16）所示为植株上半部分，单叶对生，叶三分裂，顶生细穗状花序，此即马鞭草*V. officinalis*写生图。

4.《质问本草》：该书“马鞭草”（图21）亦为写生图，具备上图所有的特点，且更为精细。其文云：“方茎，叶似益母，对生，夏秋开细紫花，作穗，如车前子，细根白而小。”此植物即马鞭草*V. officinalis*。

5.《植物名实图考》：该书“马鞭草”（图22）显示茎为方茎，叶对生，叶三深裂明显，裂片边缘甚多不整齐的锯齿。穗状花序顶生和腋生。此亦为马鞭草*V. officinalis*。

6.《草木便方》：该书“马鞭草”（图23）图形简陋，其叶互生，多分裂，茎顶及叶腋有穗状花序。除叶互生（恐系误绘）外，其他都符合马鞭草*V. officinalis*的特征。

【小结】

“马鞭草”在《名医别录》中仅用治下部䘌疮，后世医方亦用其活血祛瘀等。古本草记述的形态，可知本品为马鞭草科植物马鞭草*Verbena officinalis* L.。李时珍误将《图经》“施州龙牙草”并入“马鞭草”条。“施州龙牙草”当为蔷薇科植物龙牙草*Agrimonia pilosa* Ldb.。《本草图经》《本草原始》《质问本草》《植物名实图考》均能准确表现马鞭草的形态特征。

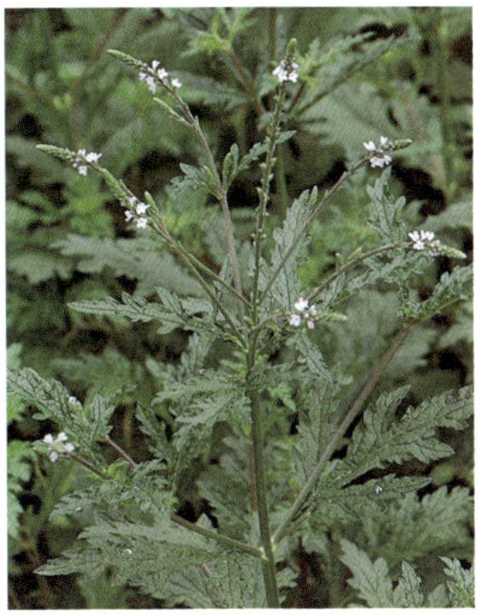

图 25　马鞭草 *Verbena officinalis*

16–34　蛇含

【品图】

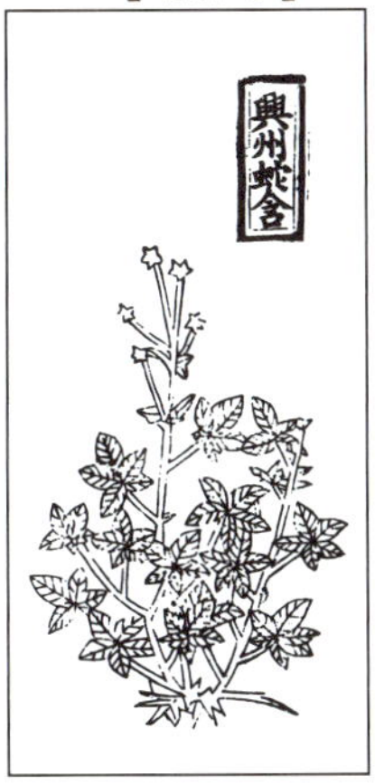

图 1　图经（大）· 兴州蛇含

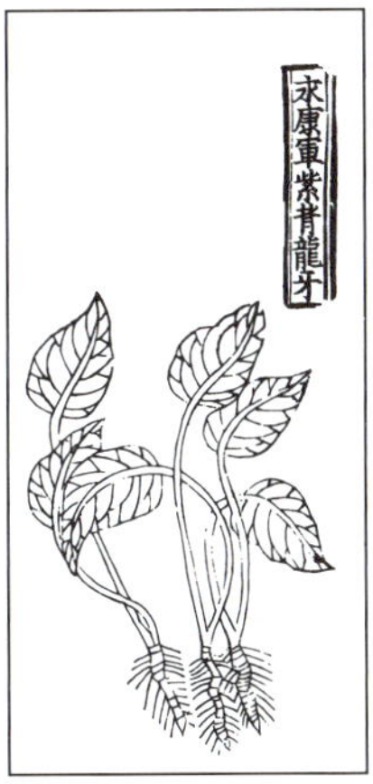

图 2　图经（大）· 永康军紫背龙牙

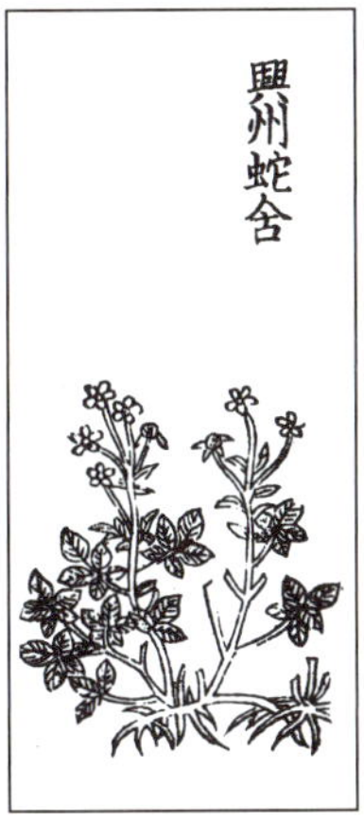

图 3　图经（政）· 兴州蛇含

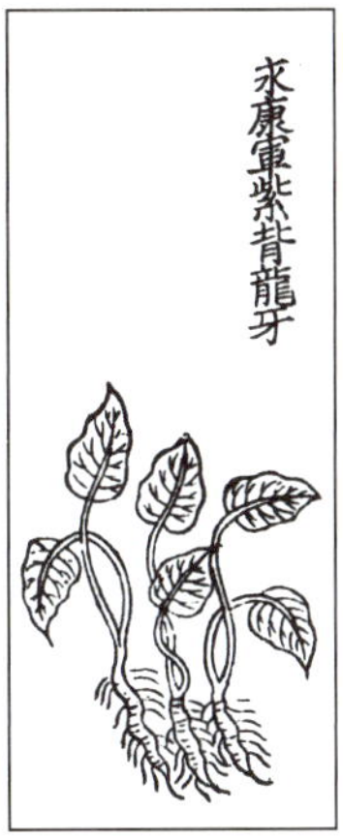

图 4　图经（政）· 永康军紫背龙牙

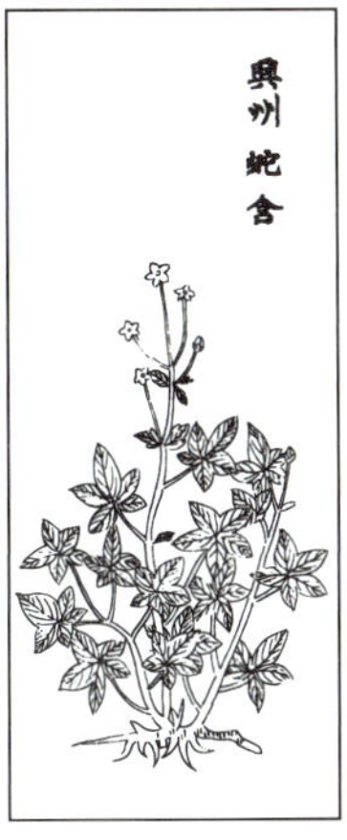

图 5　图经（绍）· 兴州蛇含

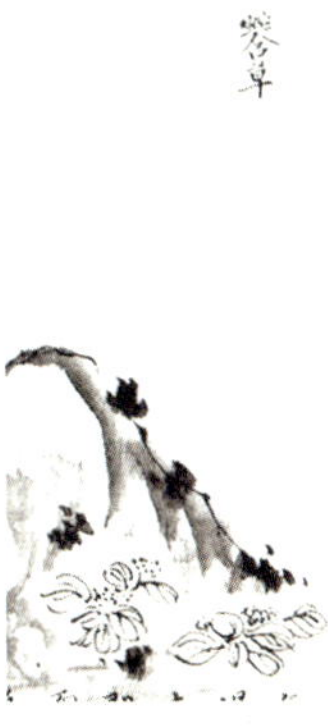

图 6　滇南图 · 蛇含草

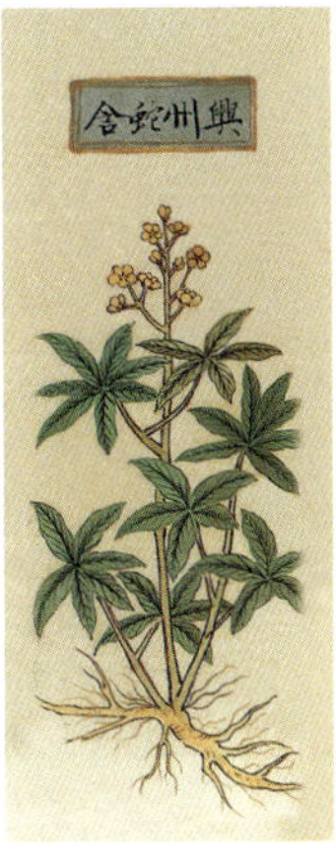

图 7　品汇 · 兴州蛇含

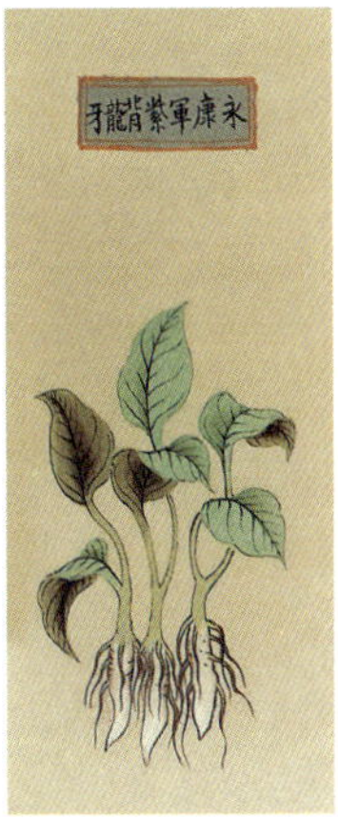

图 8　品汇 · 永康军紫背龙牙

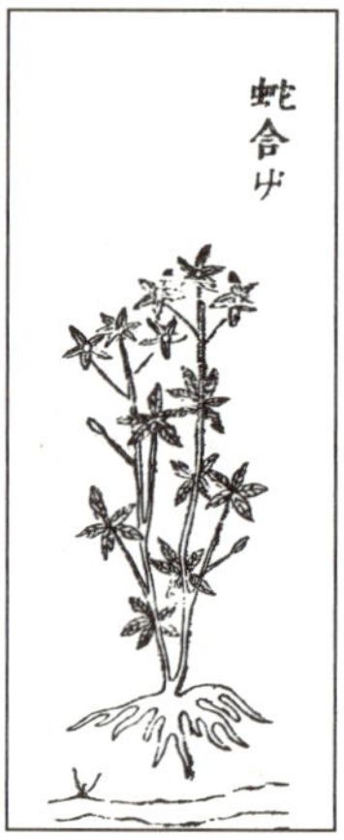

图 9 蒙筌·蛇含草

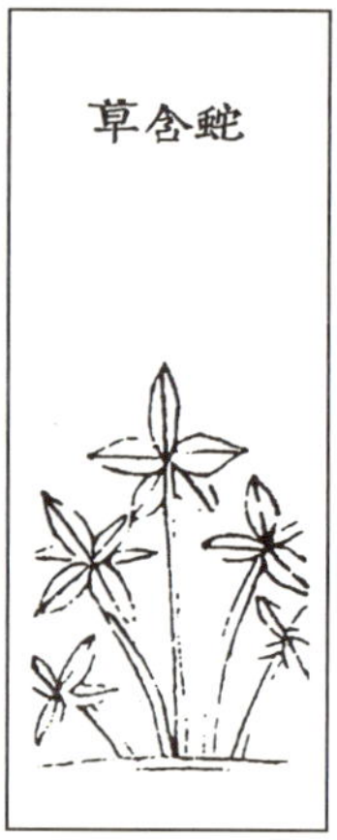

图 10 太乙·蛇含草

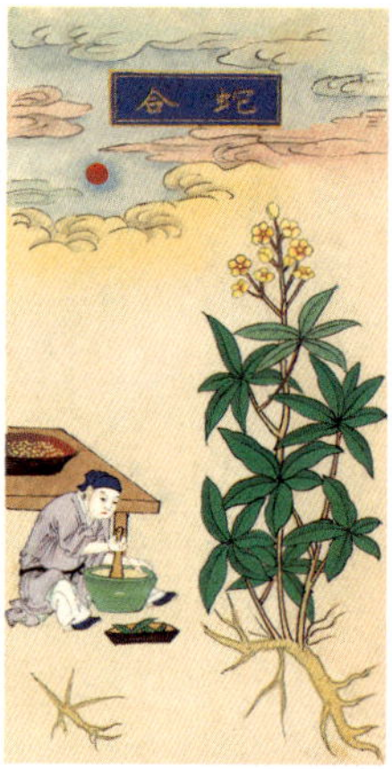

图 11 雷公·蛇含

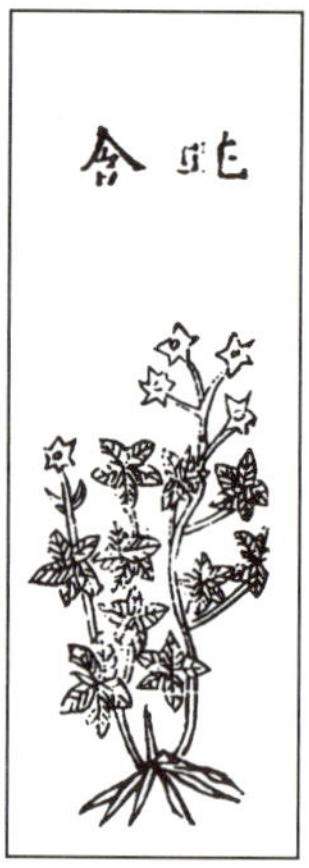

图 12 纲目（金）·蛇含

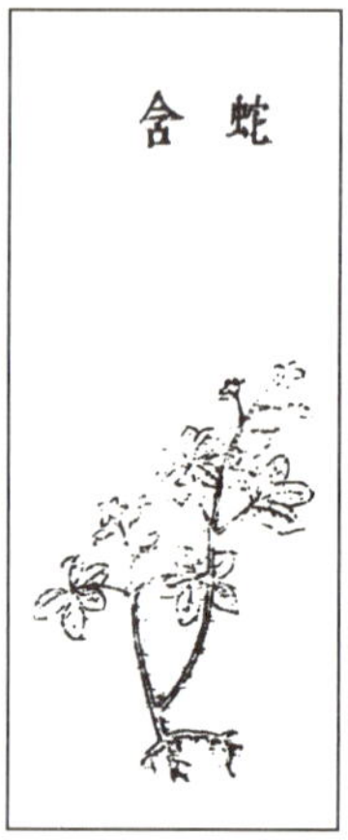

图 13 纲目(钱)·蛇含

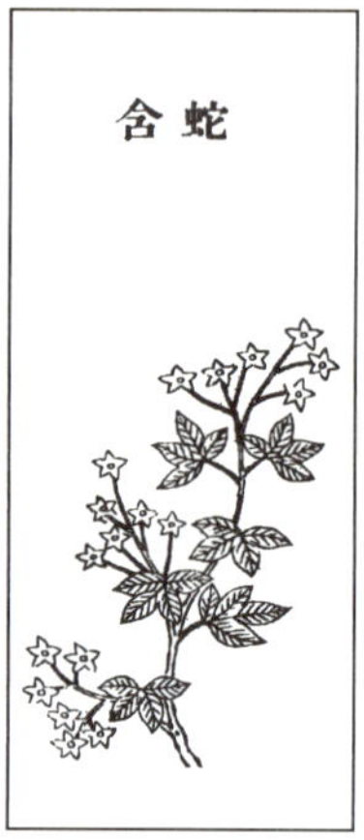

图 14 纲目(张)·蛇含

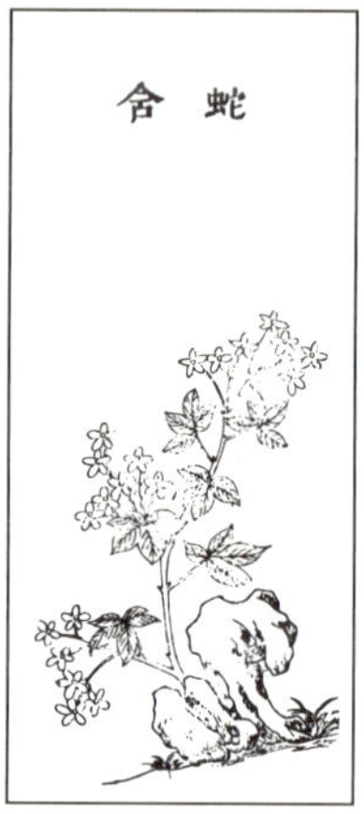

图 15 三才·蛇含

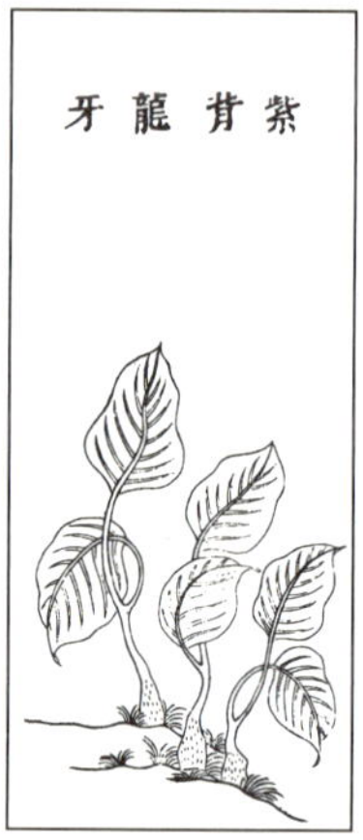

图 16 三才·紫背龙牙

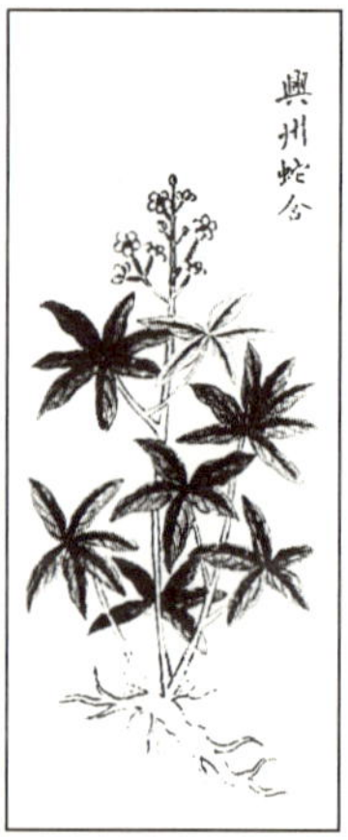

图 17 金石·兴州蛇含

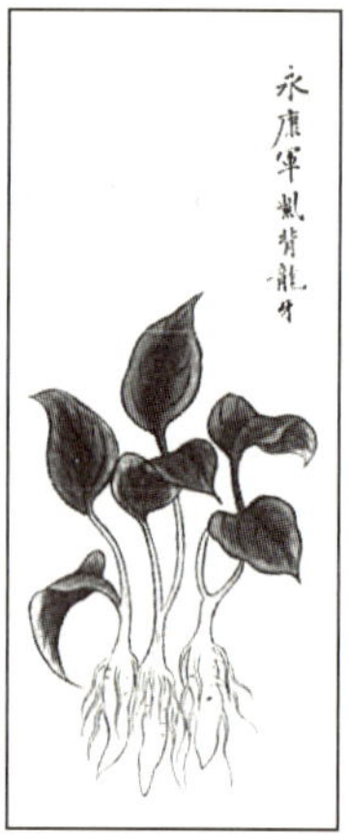

图 18 金石·永康军紫背龙牙

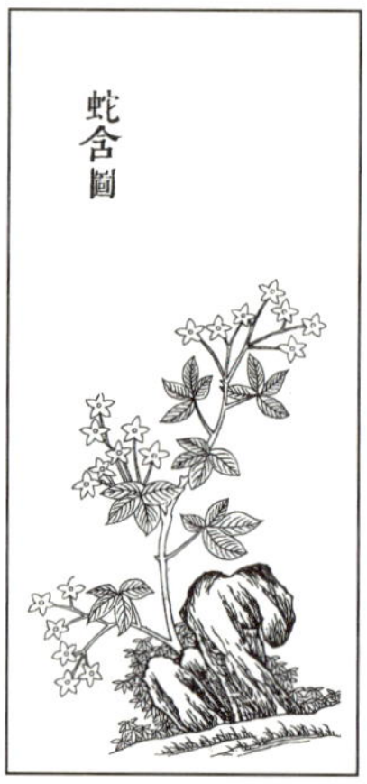

图 19 草木典·蛇含图

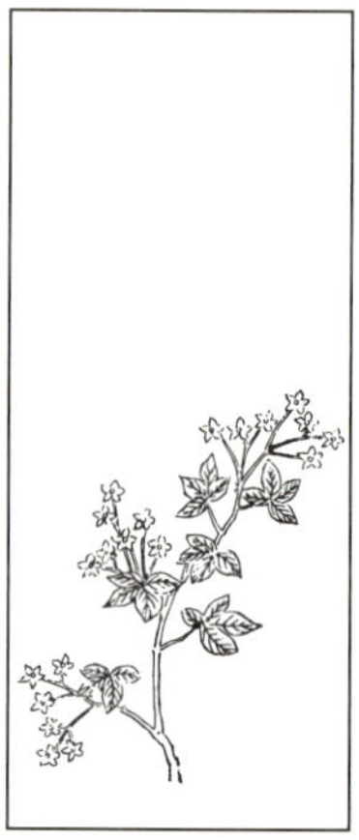

图 20 图考·蛇含

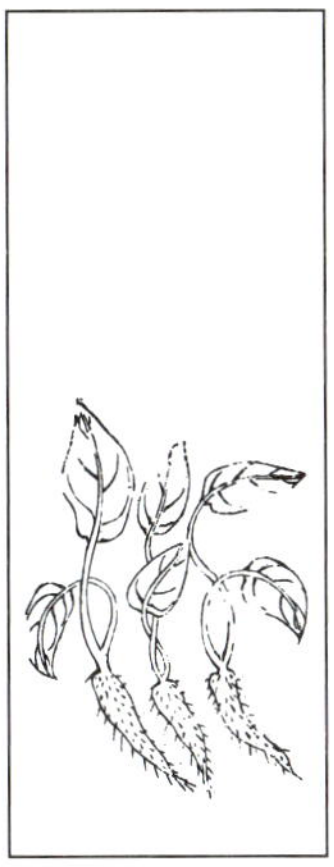

图21 图考·永康军紫背龙牙

本品21图,取自15书,其中5幅彩图。有承继关系的图仅1个书类。

《本草图经》:该书的“兴州蛇含”“永康军紫背龙牙”2图依次分别存于《大观》(图1、2)、《政和》(图3、4)、《绍兴》(图5)。此三传本药图基本相同。今以《政和》图3、图4为《图经》图的代表。

仿绘《图经》2图的彩色图有:《本草品汇精要》“兴州蛇含”(图7)。该图将原图枝叶略加简省,将花敷以黄色;“永康军紫背龙牙”(图8)仿绘时将叶背敷以紫色。此后《补遗雷公炮制便览》“蛇含”(图11)的右侧植株系仿绘《品汇》“兴州蛇含”(图7)。左侧图为新绘加工图。故该图有一半属于仿绘。《金石昆虫草木状》图17、图18分别仿绘《品汇》图7、图8。

仿绘《图经》2图墨线图有:《本草蒙筌》“蛇含草”(图9)仿绘《图经》图3时,另加水滨线。《本草纲目》金陵本“蛇含”(图12)将原图3略加简省。《纲目》钱本图13又仿绘金陵本图12,再加修饰。另《三才图会》“蛇含”(图15)仿绘《图经》图3时,除保留叶形、花形外,改变构图方式,添加土石背景。《古今图书集成·草木典》“蛇含图”(图19)又仿绘《三才》图15。《植物名实图考》“蛇含”(图20)再仿绘《草木典》图19。其后《本草纲目》张本图14又仿绘《图考》图20。此外,《三才图会》“紫背龙牙”(图16)系仿绘《图经》“永康军紫背龙牙”(图4),并增添山石背景。《植物名实图考》“永康军紫背龙牙”(图21)亦仿绘《图经》图4。

以上21图中,除外16幅半图系仿绘图,原创图尚有4幅半图(图3、4、6、10、11),详见下“鉴药”项。

【文录】

《本经》《别录》(见《证类》卷10“蛇全”) **一名蛇衔。**生益州山谷。八月采,阴干。

梁《本草经集注》(同上) 陶隐居云:即是蛇衔。蛇衔有两种,并生石上,当用细叶黄花者,处处有之。亦生黄土地,不必皆生石上也。

唐《唐本草》(同上)《唐本》注云:全字乃是含字。陶见误本,宜改为含。含、衔义同,见古本草也。

吴越《日华子本草》(同上)《日华子》云:茎、叶俱用。又名威蛇。

宋《本草图经》(同上)《图经》曰:蛇含,生益州山谷,今近处亦有之。生土石上,或下湿地。蜀中人家亦种之。一茎五叶或七叶。此有两种。当用细叶黄色花者为佳。八月采根,阴干。/**(见《证类》卷30“紫背龙牙”)** 其药冬夏长生,采无时。

题·明《滇南本草图说》卷9"蛇含草" 生田野间有水处。软皮细藤，叶绿，结子色赤，鲜艳似荔枝，鲜而润者佳。

明《本草蒙筌》卷3"蛇含草" 石土上并生，远近处咸有，一茎五叶七叶。两种略殊，当用细叶黄花，此品才妙。昔田父见蛇含着别伤，蛇即活。尝采此治痈肿，去内恶毒立痊。由此得名，外科多用。

明《本草纲目》卷16"蛇含" 【释名】小龙牙(《纲目》)。【时珍曰】按刘敬叔《异苑》云：有田父见一蛇被伤，一蛇衔一草着疮上，经日伤蛇乃去。田父因取草治蛇疮皆验，遂名曰蛇衔草也。其叶似龙牙而小，背紫色，故俗名小龙牙，又名紫背龙牙。苏颂《图经》重出"紫背龙牙"，今并为一。【集解】【时珍曰】此二种，细叶者名蛇衔，大叶者名龙衔。龙衔亦入疮膏用。

清《植物名实图考》卷11"蛇含" 蛇含，《本经》下品。李时珍以为即紫背龙牙。又女青，《本经》下品，《别录》以为即蛇含根。《唐本草》非之。宋《图经》：蛇含，一茎或五叶，或七叶。有两种，当用细叶黄花者，似即《救荒本草》之龙牙草，未能决定。

【鉴药】

"蛇全"首见于《本经》。《唐本草》订正曰："全字乃是含字。陶见误本，宜改为含。含、衔义同，见古本草也。"一名蛇衔。李时珍释其名曰："按刘敬叔《异苑》云：有田父见一蛇被伤，一蛇衔一草着疮上，经日伤蛇乃去。田父因取草治蛇疮皆验，遂名曰蛇衔草也。"此乃传闻附会之言。《本经》记载其功效甚多，可主惊痫、寒热邪气、金疮疽痔等。后世多用治蛇虫伤，敷断指等。现代医方罕见此药，多为民间草药。

李时珍云："其叶似龙牙而小，背紫色，故俗名小龙牙，又名紫背龙牙。苏颂《图经》重出'紫背龙牙'，今并为一。"蛇含之叶怎么会似龙牙而小？按时珍云"俗名小龙牙"，乃见《证类》所引《斗门方》，其中提到小龙牙根，"蛇含是也"。李时珍遂联想"紫背龙牙"亦当为蛇含别名。于是将《图经》紫背龙牙与蛇含合二而一。

关于本品的生境即形态，梁·陶弘景虽然说"处处有之"，似乎很常见，但他却没有详细记录其形态，仅说"蛇衔有两种，并生石上，当用细叶黄花者"。宋代《本草图经》对此的介绍也无多大的新意："一茎五叶或七叶。此有两种。当用细叶黄色花者为佳。"除"一茎五叶或七叶"外，其余产地、采收等都是重复前人之言。李时珍云："其叶似龙牙而小，背紫色，故俗名小龙牙，又名紫背龙牙……此二种，细叶者名蛇衔，大叶者名龙衔"。结合前面提到的一茎五叶或七叶、黄花等，确似蔷薇科植物。《中华本草》列述以上诸家之见，再参考有关附图，认为此种植物因生长环境不同而有所差异，但主要特征与蔷薇科委陵菜属植物蛇含委陵菜*Potentilla* *kleiniana* Wight et Arn.。[1]

问题是李时珍认为蛇含“叶似龙牙而小，背紫色”，以及其别名小龙牙、紫背龙牙的依据是什么？调查所得还是依据文献？李时珍并没有介绍。在此基础上，李时珍以名同的理由，把《图经》外草类的“永康军紫背龙牙”合并到“蛇含”条下，完全无视“永康军紫背龙牙”（图4）毫无蔷薇科特点的事实，难以令人信服。所以清·吴其濬经过反复比较梳理，只能谨慎地说：“蛇含，《本经》下品。李时珍以为即紫背龙牙。”作为一家之见，尚须进一步验证。

1.《本草图经》：该书“兴州蛇含”（图3）叶片以掌状复叶，小叶5片为主。花瓣亦为5，此同蔷薇科植物蛇含委陵菜*Potentilla kleiniana*。兴州即今陕西略阳县。该植物无任何部分似龙牙，亦不明除《本草纲目》外，有任何书籍载其别名中含“龙牙”2字。

“永康军紫背龙牙”（图4）有小草3株。每株主根1，根头长叶两片，卵形，叶缘波状。此植物基原不明，但肯定不是蔷薇科植物。永康军即今四川都江堰市。《图经》虽载此图，但未言形态，仅云此物“冬夏长生”。将此图与图3比较，可知二者形态相差很大，不明李时珍何以将此两种植物视为一种。

2.《滇南本草图说》：该书“蛇含草”（图6）用写意笔法，绘山石下生长两株小草本植物单叶阔卵形，似伏地而生。有花，细节不清。此与蔷薇科植物亦不相关。但该药条之文云：“生田野间有水处。软皮细藤，叶绿，结子色赤，鲜艳似荔枝，鲜而润者佳。”若依其文，则此结果红色似荔枝般的藤本植物有可能是蔷薇科蛇莓属（*Duchesnea* J. E. Smith）之类的植物。

3.《太乙仙制本草药性大全》：该书“蛇含草”（图10）的示意为数片掌状叶聚生根部。未绘花序。此与今蛇含委陵菜有相似之处，却因图形过简，无法供鉴定之用。

4.《补遗雷公炮制便览》：该书“蛇含”（图11）左半边示意炮制蛇含。该药有雷公炮炙法（取叶细切），但此图未按法绘图，仅绘一人在大钵中捣研药物。其背景为红日，示意药物须经晒干。

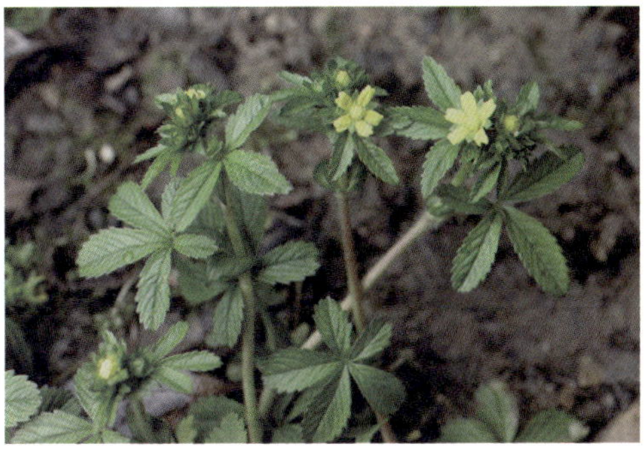

图 22　蛇含 *Potentilla kleiniana*

【小结】

“蛇含”原名“蛇全”，一名蛇衔。为首见《本经》的早期药物之一。《本经》记载功效甚多，古代医方稀见使用，现代主要在民间用作草药。据古本草所述形态及《本草图经》“兴州蛇含”，今或

1　国家中医药管理局《中华本草》编委会：《中华本草》（4），上海：上海科学技术出版社，1999：187.

考本品为蔷薇科植物蛇含委陵菜*Potentilla kleiniana* Wight et Arn.。李时珍将本品与紫背龙牙合为一条，但据“永康军紫背龙牙”图，可证二者并非一物。

16-35　女青

【品图】

本品2图，取自2书。其中图1为原创图，图2仿绘图1。详见下“鉴药”项。

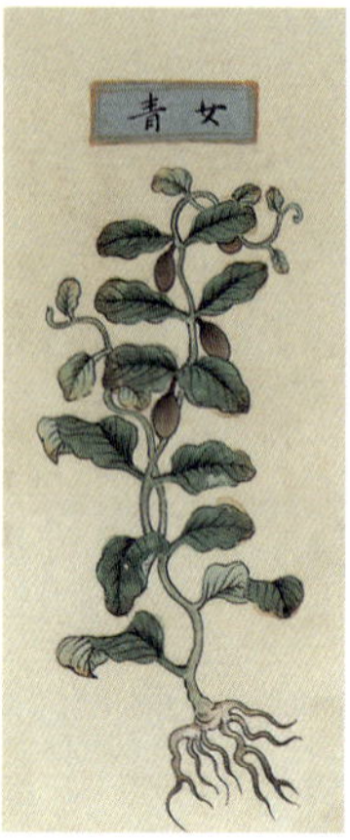

图1　品汇·女青

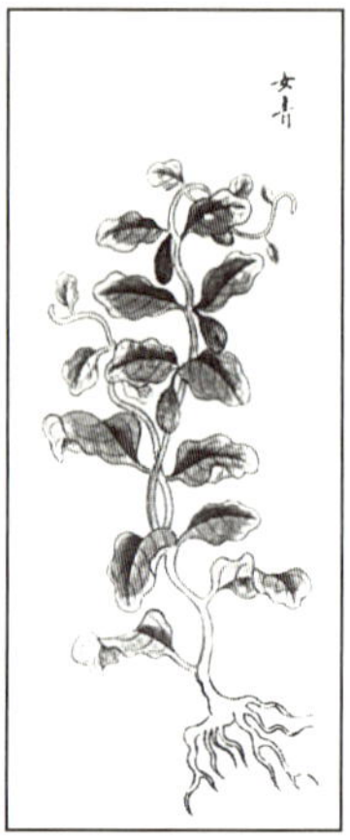

图2　金石·女青

【文录】

《本经》《别录》（见《证类》卷11“女青”） 一名雀瓢。蛇衔根也，生朱崖。八月采，阴干。

梁《本草经集注》（同上） 陶隐居云：若是蛇衔根，不应独生朱崖。俗用是草叶，别是一物，未详孰是。术云：带此屑一两，则疫疠不犯，弥宜识真者。

唐《唐本草》（同上）《唐本》注云：此草即雀瓢也。叶似萝摩，两叶相对。子似瓢形，大如枣许，故名雀瓢。根似白薇。生平泽。茎、叶并臭。其蛇衔根，都非其类。又《别录》云：叶嫩时似萝摩，圆端大茎，实黑，茎、叶汁黄白。亦与前说相似。若是蛇衔根，何得苗生益州，根在朱崖，相去万里余也。

梁《本草经集注》（见《证类》卷6“女萎”） 今市人别用一种物，根形状如续断茎，味至苦，乃言是女青根，出荆州。

唐《本草拾遗》（见《证类》卷9“萝摩子”） 按陶注枸杞条云：傅肿。东人呼为白环，藤生篱落间，折有白汁，一名雀瓢。此注又云：雀瓢是女青，然女青终非白环，二物相似，不能分别。

明《本草纲目》卷16“女青”【集解】【时珍曰】女青有二：一是藤生，乃苏恭所说似萝摩者；一种草生，则蛇衔根也。蛇衔有大、小二种：叶细者蛇衔，用苗茎叶；大者为龙衔，用根。故王焘《外台秘要》龙衔膏，用龙衔根煎膏治痈肿金疮者，即此女青也。陈藏器言女青、萝摩不能分别，张揖《广雅》言女青是葛类，皆指藤生女青，非此女青也。《别录》明说女青是蛇衔根，一言可据。诸家止因其生朱厓致疑，非矣。方土各有相传不同尔，况又不知有两女青乎？又《罗浮山记》云：山有男青似女青。此则不知是草生、藤生者也。

明《本草会编》（见《本草纲目》卷16“女青”）【机】曰：萝摩以子言，女青以根言，蛇衔以苗言，三者气味功用大有不同。诸注因其同名雀瓢而疑为一物。又因其各出州郡，而复疑为二物。本草明言女青是蛇衔根，岂可以根苗异地而致疑？如蘼芜、芎䓖所产不同，亦将分为二物乎？如赤箭、徐长卿同名鬼督邮，亦将合为一物耶？

【鉴药】

“女青”首见于《本经》。名义不详。一名雀瓢。《唐本草》云：“子似瓢形，大如枣许，故名雀瓢。”《本经》载其“主蛊毒，逐邪恶气，杀鬼，温疟，辟不祥”。从其主治，多治鬼病。医方偶见运用，亦多为辟禳鬼气瘟疫。疑多为巫医所用。后世未见用者。

关于女青来源，古代争议不休。最早言其基原者为《名医别录》，云是“蛇衔根也”。但《证类》“蛇全”（一名蛇含、蛇衔）条未见提及此有“女青”别名。蛇含用茎叶，或亦用根。《雷公炮炙论》则云“去根、茎，只取叶”。女青、蛇含同为《本经》药，二药同为一物的可能性很小。

梁·陶弘景对“女青”是蛇衔根提出异议，认为“若是蛇衔根，不应独生朱崖”。这是一个符合逻辑的推论。蛇含处处有之，其根则特意指出生朱崖（即琼崖郡，汉代治所在今海南岛海口市琼山区），这是不可能的事。更重要的是，陶弘景时，“俗用是草叶，别是一物”。在“女萎”条下，陶弘景提到：“今市人别用一种物，根形状如续断茎，味至苦，乃言是女青根，出荆州。”以上记载说明，梁代实际运用的女青并非蛇含根，而是另一种植物的根。

《唐本草》提出了一物，云“此草即雀瓢也。叶似萝摩，两叶相对。子似瓢形，大如枣许，故名雀瓢。根似白薇。生平泽。茎、叶并臭。其蛇衔根，都非其类。又《别录》云：叶嫩时似萝摩，圆端大茎，实黑，茎、叶汁黄白。亦与前说相似。若是蛇衔根，何得苗生益州，根在朱崖，相去万里余也”？这又从另一个角度否定了女青是蛇衔根的说法。据《唐本草》的描述，现代学者考此雀瓢即萝摩科鹅绒藤属植物地梢瓜 *Cynanchum thesinides*（Freyn）K. Schum. [*C. sibiricum*（L.）R. Br.; *Vincetoxicum thesioides* Freyn]。地梢瓜首见于《救荒本草》，有图（图3）有文，故能确定为此种。或将此种的变种定名为雀瓢 *Cynanchum thesioides*（Freyn）K. Schum. var. *australe*（Maxim.）Tsiang et P. T. Li。雀瓢既是女青的别名，也是萝摩的别名。因此女青为萝摩科植物应是顺理成章的。

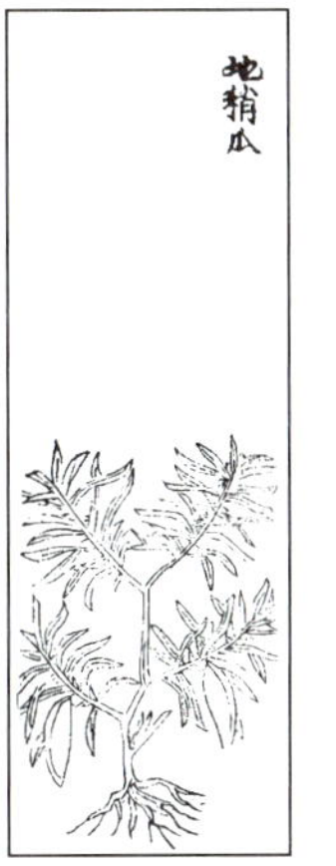

图3　救荒·地梢瓜

面对女青不同来源的说法，宋·苏颂采用的方法是罗列诸说，不断是非。且云“医家鲜用，亦稀识别，故但附著于此。”

那意思是反正也没人用，没人认识，搁置起来吧。

李时珍则认为谁都没错，谁都有理，办法是提出："女青有二：一是藤生，乃苏恭所说似萝摩者；一种草生，则蛇衔根也。蛇衔有大、小二种：叶细者蛇衔，用苗茎叶；大者为龙衔，用根。"他不敢否定女青是蛇衔根的说法，因为"《别录》明说女青是蛇衔根，一言可据"。说白了还是因为此说出自《别录》，不敢相违。

《本草品汇精要》：该书"女青"（图1）绘一藤蔓类植物，叶对生，叶腋间吊着个紫色的茄子状物。这是按《唐本草》女青即雀瓢的说法绘制的，并非画家见到了实物。若其识得实物，就不会把"子似瓢形，大如枣许"的萝摩科植物蓇葖果画成紫茄子了。雀瓢实物参见图4地梢瓜现代图。

【小结】

"女青"为首见《本经》的早期药物之一。一名雀瓢。古本草载本品之功多偏于辟禳鬼气瘟疫，后世不用。其来源自古有争议。最早的女青即蛇衔根说遭到陶弘景、苏敬的反对。苏敬提出女青即雀瓢说，并详述其形，现代考证为萝摩科植物地梢瓜*Cynanchum thesinides*（Freyn）K. Schum.，或同属植物雀瓢*Cynanchum thesioides*（Freyn）K. Schum. var. *austral*（Maxim.）Tsiang et P. T. Li。李时珍则提出"女青"藤生、草生两种的调和之说。

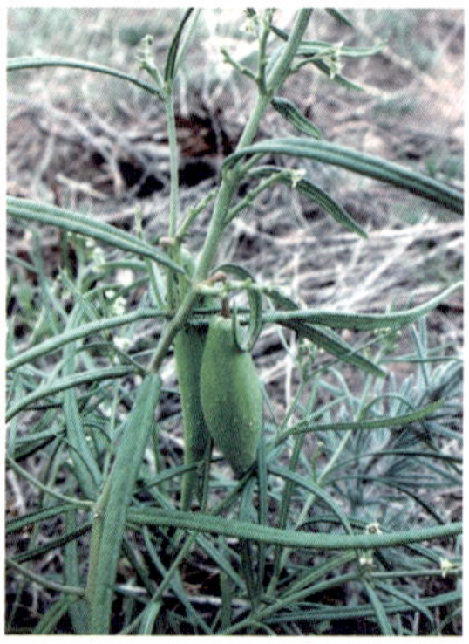

图4　地梢瓜 *Cynanchum thesinides*

16-36　鼠尾草

【品图】

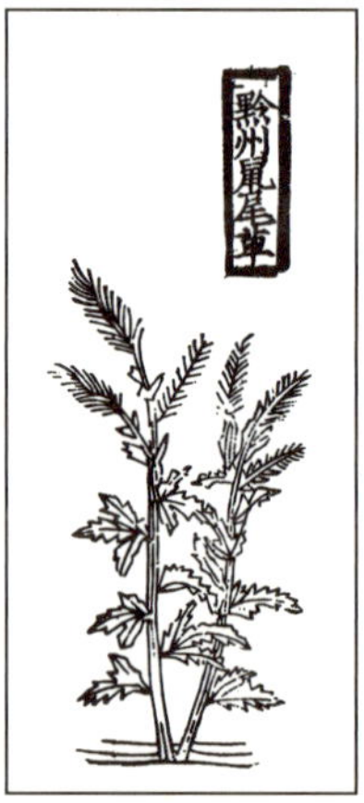

图1　图经（大）· 黔州鼠尾草

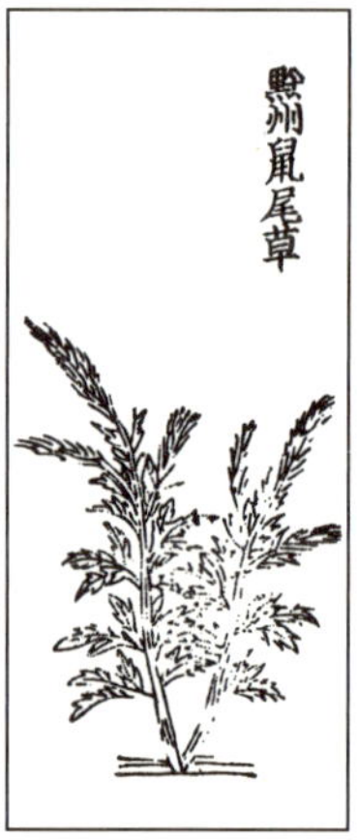

图2　图经（政）· 黔州鼠尾草

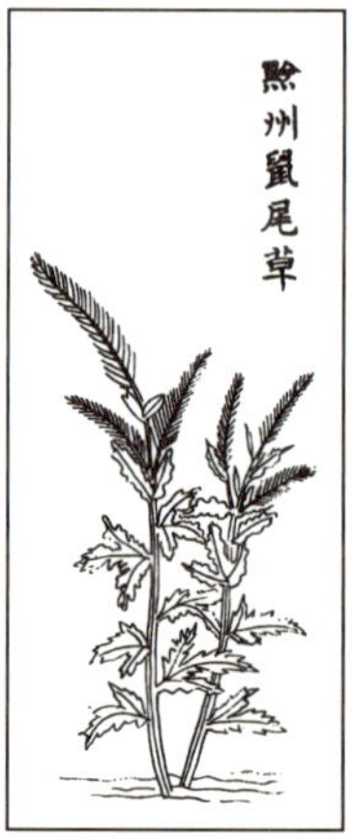

图3　图经（绍）· 黔州鼠尾草

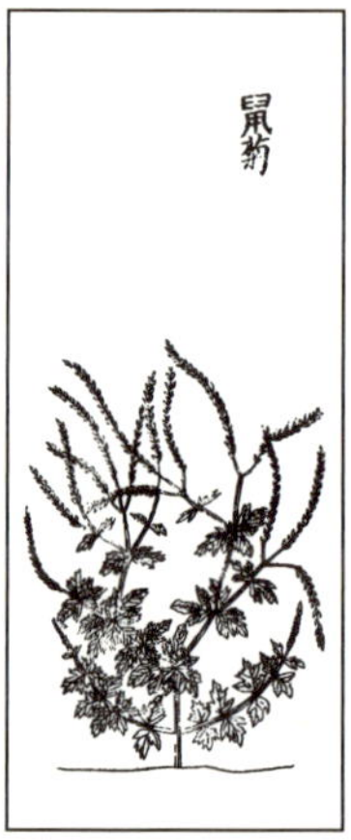

图4　救荒 · 鼠菊

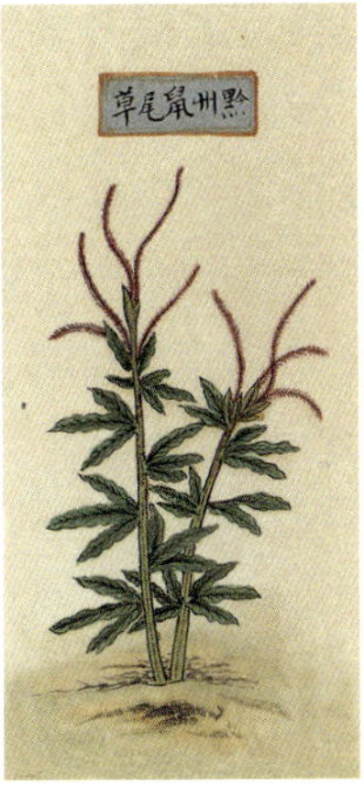

图 5　品汇 · 黔州鼠尾草

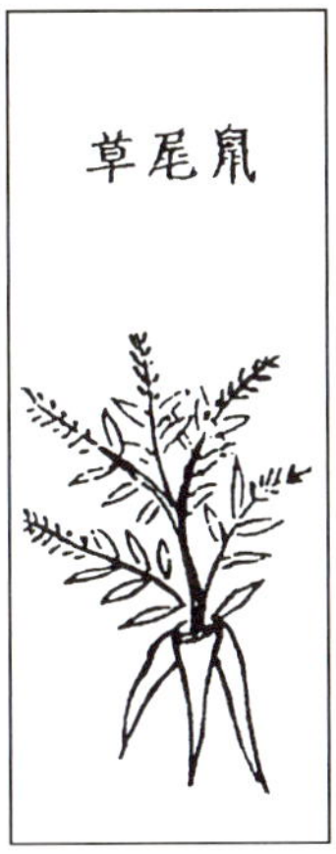

图 6　太乙 · 鼠尾草

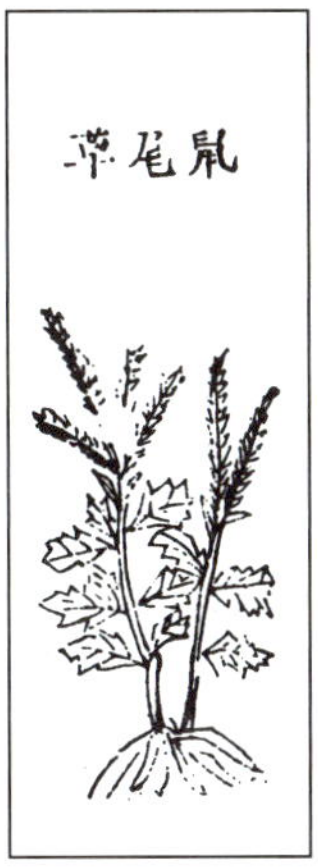

图 7　纲目（金）· 鼠尾草

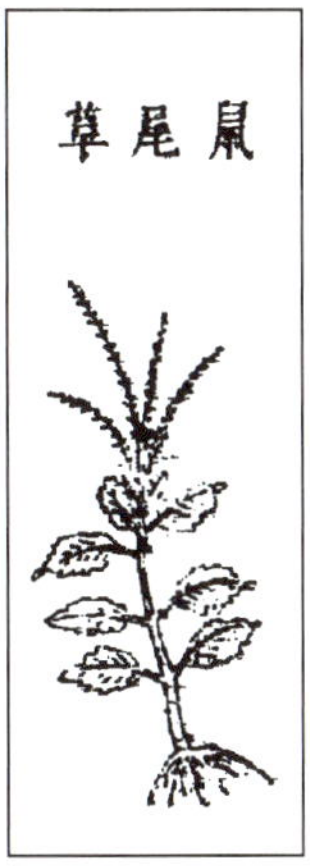

图 8　纲目（钱）· 鼠尾草

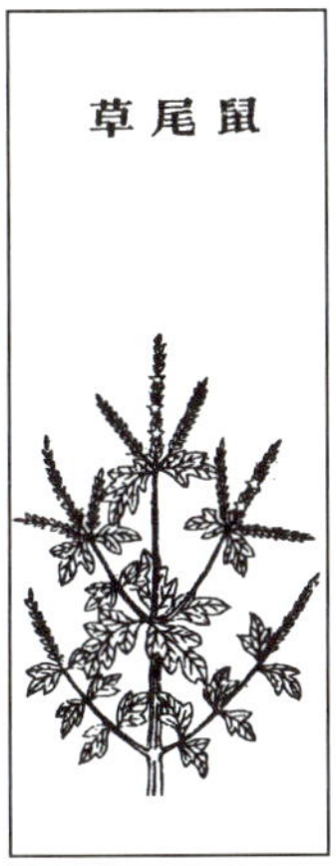

图 9　纲目（张）· 鼠尾草

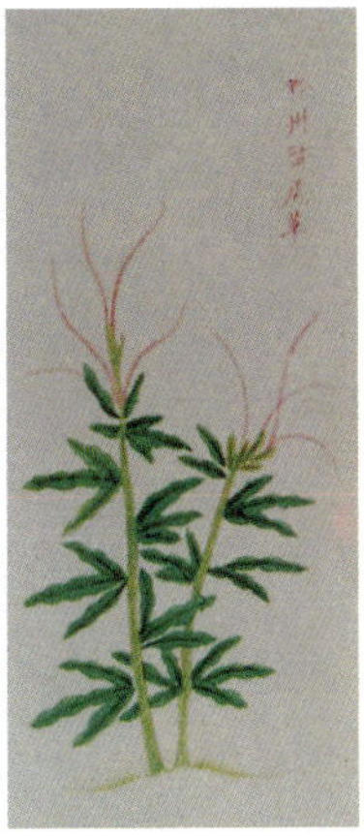

图 10　金石 · 黔州鼠尾草

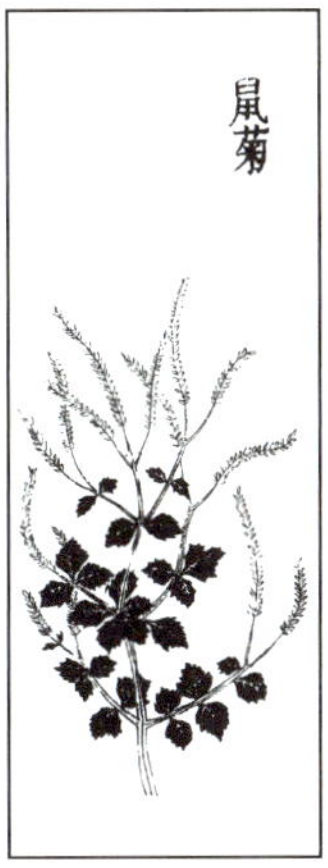

图 11　博录 · 鼠菊

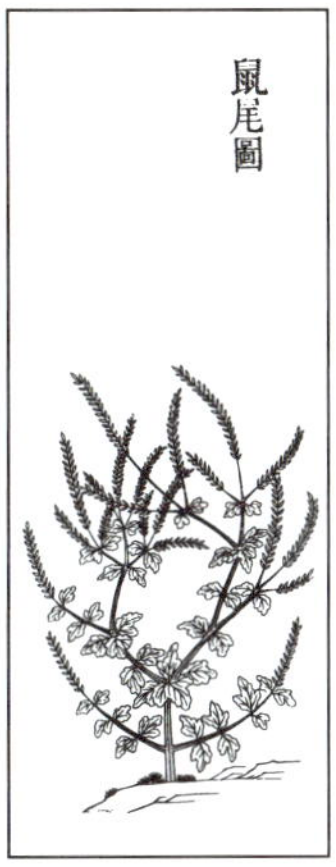

图 12　草木典 · 鼠尾图

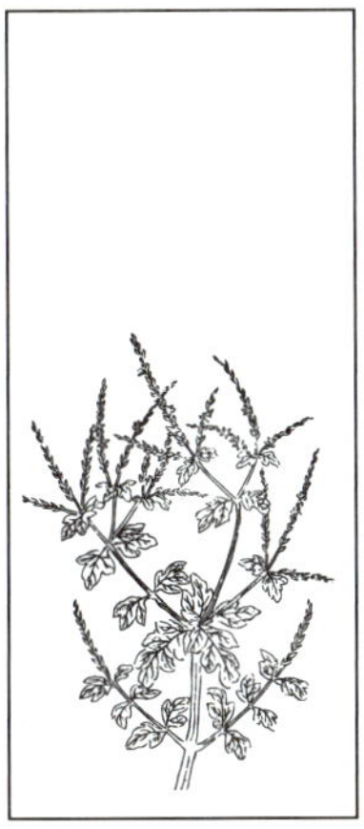

图 13　图考 · 鼠尾草

本品13图，取自13书，其中2幅彩图。有承继关系的图可分2个书类。

《本草图经》：该书“黔州鼠尾草”图分别存于《大观》（图1）、《政和》（图2）、《绍兴》（图3）。此三传本药图基本一致。今以《政和》图2为《图经》图的代表。

仿绘该图的彩色图有《本草品汇精要》“黔州鼠尾草”（图5），该图将花穗敷以紫红色，茎有明显的棱。此后《金石昆虫草木状》图10即仿绘《品汇》图5。

仿绘该图的墨线图有：《本草纲目》金陵本“鼠尾草”（图7）基本仿绘了《图经》图2。《纲目》钱本图8又在金陵本图7的基础上选其中一枝予以重绘。

《救荒本草》：该书“鼠菊”（图4）为鼠尾草的写生图。仿绘者有《野菜博录》图11。《古今图书集成·草木典》“鼠尾图”（图12）仿绘时增添了土地。《植物名实图考》“鼠尾草”（图13）又仿绘了《草木典》图12。《本草纲目》张本“鼠尾草”（图9）即仿绘《图考》图13。

以上13图中，除外10幅仿绘图，原创图尚有3幅（图2、4、6），详见下“鉴药”项。

【文录】

《别录》（见《证类》卷11“鼠尾草”） 一名葝（音勃），一名陵翘。生平泽中。四月采叶，七月采花，阴干。

梁《本草经集注》（同上） 陶隐居云：田野甚多，人采作滋染皂。

唐《本草拾遗》（同上） 陈藏器云：紫花，茎、叶堪染皂。一名乌草，又名水青也。

后蜀《蜀本草》（同上）《蜀本》:《图经》云：所在下湿地有之。叶如蒿，茎端夏生四五穗，穗若车前，有赤、白二种花。七月采苗，日干用之。

宋《本草图经》（同上） ……今所在有之，惟黔中人采为药。苗如蒿，夏生，茎端作四五穗，穗若车前，花有赤白二色。

明《救荒本草》卷上“鼠菊” 本草名鼠尾草，一名葝（音勍），一名陵翘。出黔州及所在平泽有之。今钧州新郑岗野间亦有之。苗高一二尺，叶似菊花叶微小而肥厚，又似野艾蒿叶而脆，色淡绿，茎端作四五穗，穗似车前子穗而极疏细，开五瓣淡粉紫花，又有赤白二色花者。黔中者苗如蒿。

明《本草纲目》卷16“鼠尾草”【释名】【时珍曰】鼠尾以穗形命名。《尔雅》云：葝，鼠尾也。可以染皂，故名乌草，又曰水青。苏颂《图经》谓鼠尾一名陵时者，乃陵翘之误也。

清《植物名实图考》卷14“鼠尾草”《救荒本草》谓之鼠菊，叶可煠食，细核所绘形状，与马鞭草相仿佛。

【鉴药】

“鼠尾草”首见于《名医别录》。李时珍释其名曰：“鼠尾以穗形命名。”《别录》载其功效为主鼠瘘寒热，下痢脓血，尤以治痢见长。宋以后其用日稀。

关于本品的来源，梁·陶弘景云“田野甚多，人采作滋染皂”。唐本《图经》（见《蜀本草》引）云：“所在下湿地有之。叶如蒿，茎端夏生四五穗，穗若车前，有赤、白二种花。”此形态亦如马鞭草，但马鞭草唯有紫花，无白花者。宋《图经》对鼠尾草的介绍，多沿袭唐本《图经》之文，言“惟黔中人采为药”，这大概是该书附图有“黔州鼠尾草”的缘故。据以上形态介绍，鼠尾草当为唇形科鼠尾草属植物鼠尾草*Salvia japonica* Thunb.。鼠尾草与马鞭草的花序均为穗状，叶形也相似，容易混淆。但鼠尾草的茎下部叶为二回羽状复叶，上部叶为一回羽状复叶；马鞭草茎生叶多数3深裂，此为二者最明显的区别。

1.《本草图经》：该书“黔州鼠尾草”（图2）茎有棱线，示意方茎。叶3深裂，而非羽状复叶。因此该图不是唇形科的鼠尾草，而应该是马鞭草科植物马鞭草*Verbena officinalis* L.。

2.《救荒本草》：该书“鼠菊”（图4）的植株看似较高大，茎有棱线，叶对生，多数叶三深裂，叶缘有粗锯齿和缺刻，穗状花序顶生和腋生。清·吴其濬云：“细核所绘形状，与马鞭草相仿佛。”吴氏所见不差，此为比较标准的马鞭草科植物马鞭草*Verbena officinalis* L.的图形。

3.《太乙仙制本草药性大全》：该书“鼠尾草”（图6）所绘植物根分支粗大，茎分支较多，茎枝顶端有穗状花序，单叶，披针形，对生。此与马鞭草、鼠尾草都不相合。基原不明。

【小结】

“鼠尾草”是《名医别录》药，古代曾以治痢闻名，但后世渐稀用。据古本草的文字描述，本品当为唇形科植物鼠尾草*Salvia japonica* Thunb.。但今存的《本草图经》《救荒本草》所绘鼠尾草，其原植物皆为马鞭草科植物马鞭草*Verbena officinalis* L.。

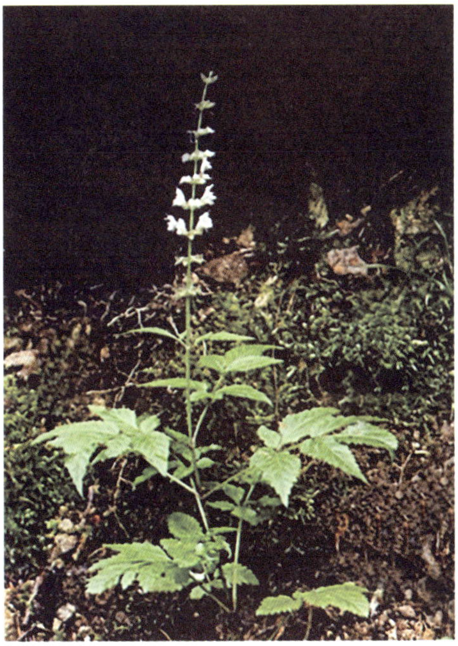

图 14　鼠尾草 *Salvia japonica*

16-37 狼把草

【品图】

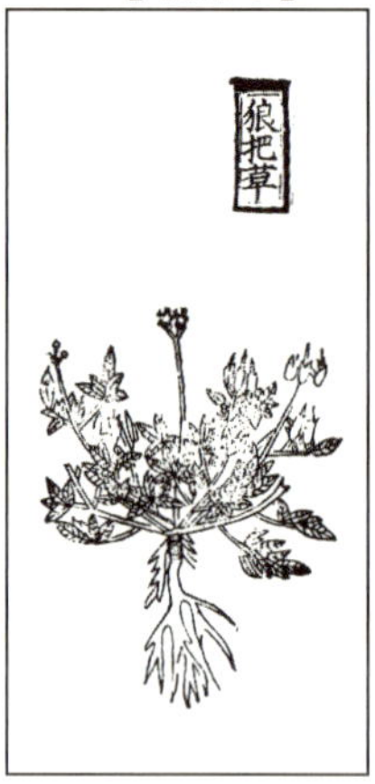

图 1 图经（大）· 狼把草

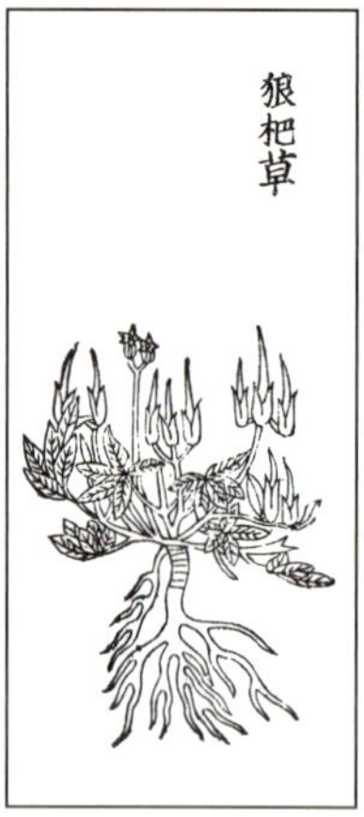

图 2 图经（政）· 狼把草

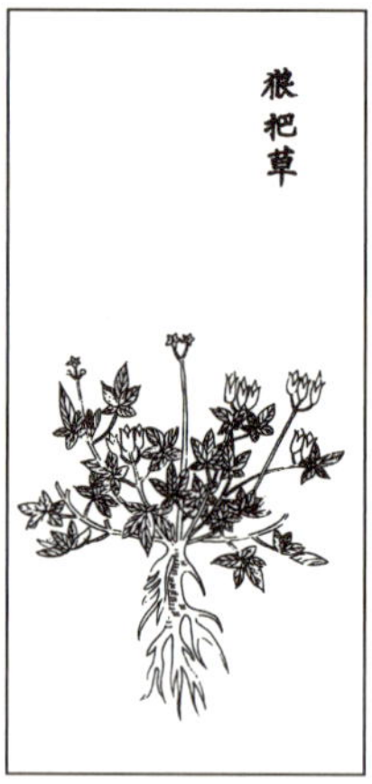

图 3 图经（绍）· 狼把草

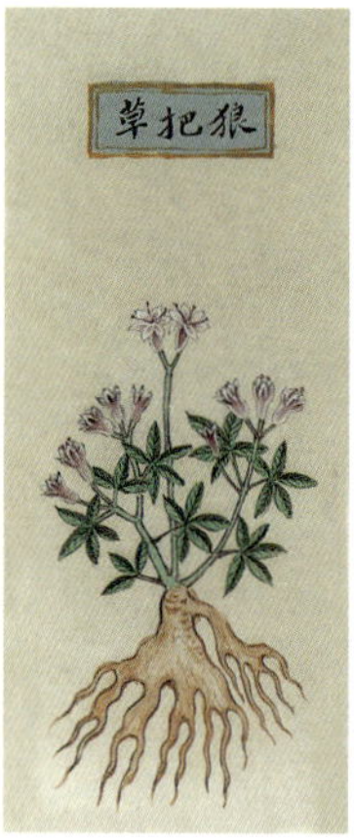

图 4 品汇 · 狼把草

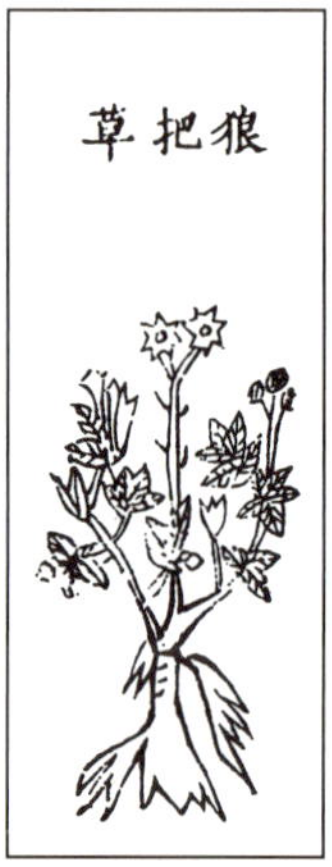

图 5 纲目（金）· 狼把草

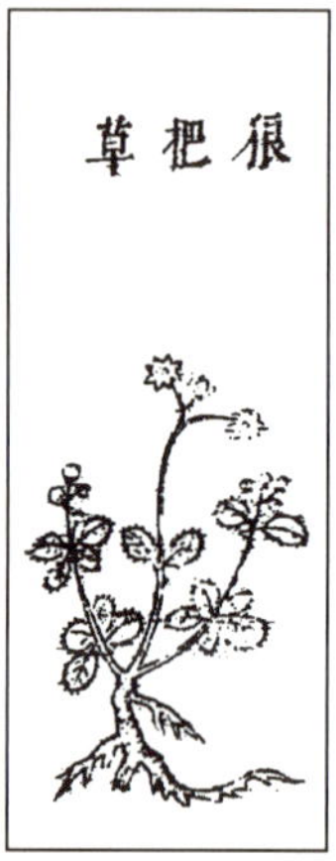

图 6 纲目（钱）· 狼把草

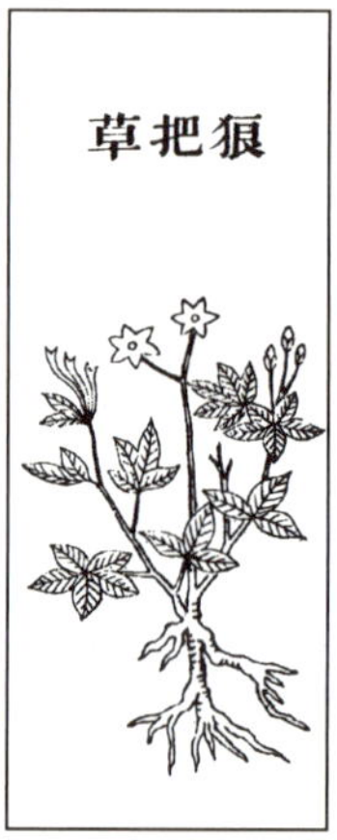

图 7 纲目（张）· 狼把草

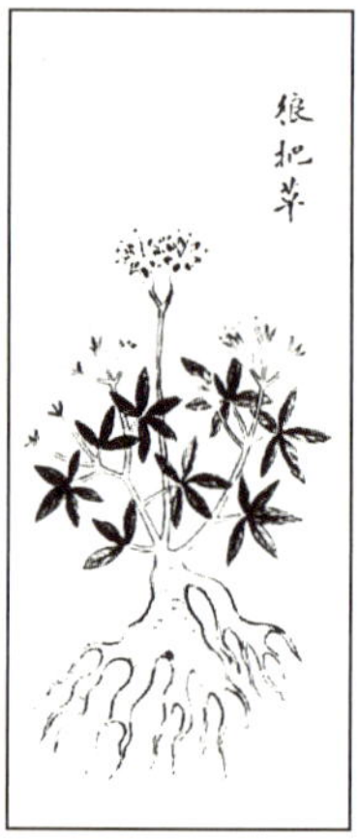

图 8 金石 · 狼把草

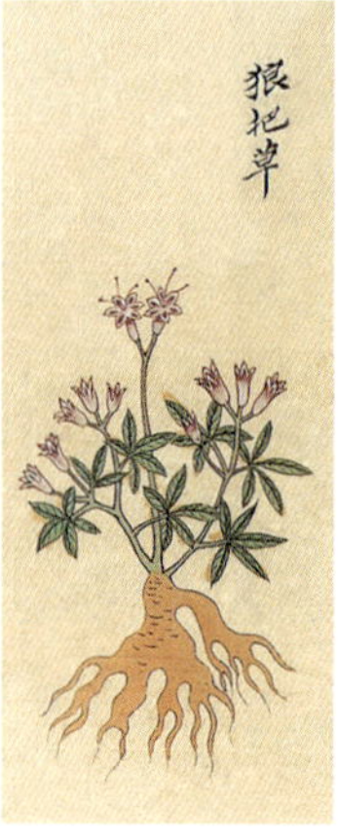

图 9 图绘 · 狼把草

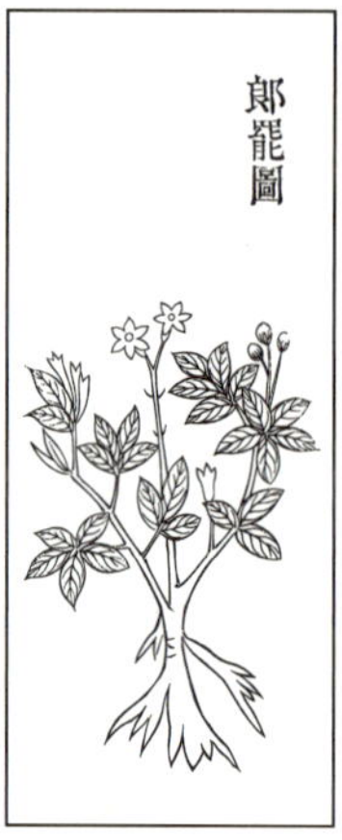

图 10 草木典 · 郎罢图

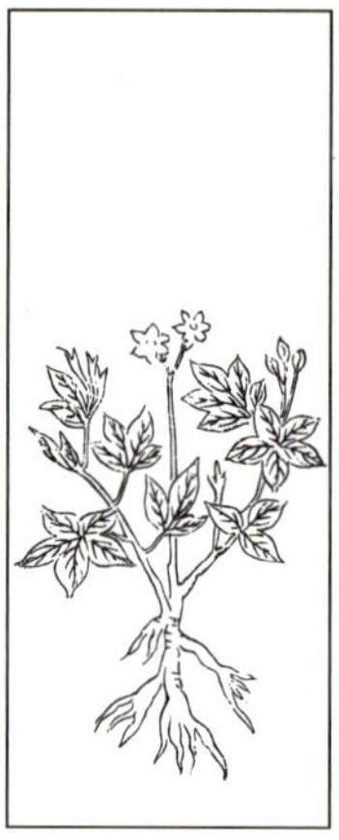

图 11 图考 · 狼把草

本品11图，取自11书，其中3幅彩图。有承继关系的图仅1个书类。

《本草图经》: 该书的“狼杷草”图分别存于《大观》(图1)、《政和》(图2)、《绍兴》(图3)。此三传本药图基本一致。今以《政和》图2为《图经》图的代表。

仿绘该图的彩色图有《本草品汇精要》“狼把草”(图4)，仿绘时将原花序改变形态，面目全非。此后《金石昆虫草木状》图8仿绘《品汇》图4。《本草图谱》图9则又仿绘《金石昆虫草木状》图8。仿绘该图的墨线图有:《本草纲目》金陵本“狼把草”(图5)基本仿绘《图经》图2，但有简略或不到位之处。《本草纲目》钱本图6在金陵本图5的基础上重绘，将原掌裂清楚的叶片改成卵圆形的单叶聚生，或对生，叶缘有毛刺。这种改动不是据实物修改的，因此不具备鉴定价值。《古今图书集成·草木典》“郎罢图”(图10)将金陵本图5予以仿绘修润。《植物名实图考》“狼杷草”(图11)又仿绘《草木典》图10。《本草纲目》张本图7又仿绘《图考》图11。因此从《本草图经》之后的所有本品的图，都不适合做鉴定基原之用。

以上11图中，除外10幅仿绘图，原创图仅有1幅(图2)，详见下“鉴药”项。

【文录】

唐《本草拾遗》(《证类》卷10“狼杷草”) 秋穗子并染皂，黑人鬓发，令人不老。生山道傍。

宋《嘉祐本草》(同上) 狼杷草，出近世，古方未见其用者。虽陈藏器尝言其黑人鬓发，令不老。生道傍。然未甚详悉。太宗皇帝御书，记其主疗甚为精至，谨用书于《本草图经》外类篇首云。

唐《本草拾遗》(《证类》卷6“郎耶草”) 生山泽间，三四尺，叶作雁齿，如鬼针苗。

明《本草纲目》卷16“狼把草” 【释名】郎耶草。【时珍曰】此即《陈藏器本草》郎耶草也。闽人呼“爷”为“郎罢”，则“狼把”当作“郎罢”乃通。又方士言此草即鼠尾草，功用亦近之，但无的据耳。

清《植物名实图考》卷14“狼杷草” 狼杷草……疗血痢至精。《尔雅》[1]：欋，乌阶。注：乌杷也，子连着，状如杷，可以染皂。疏：今俗谓之狼杷是也。李时珍并入《拾遗》郎耶亦可，但欋、杷注释甚晰，改杷为罢，出于臆断，亦近轻侮。

【鉴药】

李时珍注“狼把[2]草”出《开宝本草》，误也。此药本出唐·陈藏器《本草拾遗》。

1　尔雅：此段文字在《尔雅注疏·释草》原文为：“欋，乌阶。(注：即乌杷也，子连相著，状如杷齿，可以染皂……疏……今俗谓之狼杷是也。)”“注”为晋·郭璞注。“疏”为宋·邢昺疏。

2　把：《大观证类》《绍兴本草》均同。《政和证类》作“杷”。《本草纲目》作“把”，此下凡引文各引原文，此外则统作“杷”。

宋·掌禹锡注云："狼杷草出近世，古方未见其用者。虽陈藏器尝言其黑人鬓发，令不老。生道傍。然未甚详悉。太宗皇帝御书记其主疗，甚为精至，谨用书于《本草图经》外类篇首云。"可见在北宋嘉祐年间，为了突出宋太宗亲自记载本品主治的荣耀，掌禹锡明知唐代《本草拾遗》记载此药在先，还是将它放在《本草图经》"外类"篇首，并亲自在苏颂主笔的《本草图经》中加注说明。据此推测，在《本草图经》最早的单行本中，沾了御书之光的"狼杷草"是摆在"外类"篇的第一个药。

但是到宋·唐慎微编写《证类本草》时，在卷10之末附上了"二十五种陈藏器馀"，其中就有掌禹锡不载的"狼杷草"。狼杷草既属"旧经"已载，按例就不能再排在"外类"篇首了，于是狼杷草的御书主治及掌禹锡注就被移到陈藏器原文之后。其实宋太宗御书的主疗，不过就是狼把草治痢的一个方子罢了。后世也无人再使用过。

李时珍编《本草纲目》时，认为狼把草"即《陈藏器本草》'郎耶草'也。闽人呼'爷'为'郎罢'，则'狼把'当作'郎罢'乃通。"于是时珍又把陈藏器《本草拾遗》的"郎耶草"与"狼把草"合并为一条。这"郎耶草"的功效是"主赤白久痢，小儿大腹痞满，丹毒，寒热"，与"狼把草"治痢吻合。对时珍改"杷"为"罢"，清·吴其濬认为是"出于臆断，亦近轻侮"（参上"文录"）。"狼杷"一名亦见宋·邢昺注《尔雅》，他认为晋·郭璞所说的"子连相著，状如杷齿，可以染皂"的"乌杷"，即"今俗谓之狼杷是也"。按邢昺的说法，则狼杷草的历史最晚可以上推到晋代。本品以染皂著称，谓之"乌杷"是顺理成章的。《中华本草》"狼杷草"释"杷"："本品瘦果扁平，边有倒刺，状似杷齿。"故其名可能蕴含着植物特征。

关于狼把草的来源，陈藏器只说了"生山道傍"。而在"郎耶草"条，陈藏器云："生山泽间，三四尺，叶作雁齿，如鬼针苗。"宋·苏颂《图经》按体例，应该记录狼把草的生境、形态，但因宋太宗已御书主疗，苏颂只好破例照抄御书，不再多言。李时珍大概也不认识狼把草，没有增添任何新的形态描述。但他提到："方士言此草即鼠尾草，功用亦近之，但无的据耳。"鼠尾草能染黑、治痢，狼把草花穗可染皂黑发，也以治痢著称，这可能是李时珍说功用亦近之的原因。但李时珍终因"无的据"而未采纳此说。

《中华本草》考狼杷草的基原，除引述陈藏器"郎耶草"形态外，主要依据《植物名实图考》附图，云其特征与今菊科植物狼杷草*Bidens tripartite* L.［*B.tripartita* L. f. *limosa* Kom.; *B. shimadai* Hayata］、矮狼杷草*Bidens tripartita* L. var. *repens*（D.Don.）Scherff.相符合。[1]但《图考》的附图实际上也是辗转仿绘自《本草图经》。

《本草图经》：该书"狼杷草"（图2）绘一植物，主根粗壮。地上茎多分枝，叶掌状分裂。将《图经》"狼杷草"（图2）与今菊科植物狼杷草*B. tripartita*对照，基本

1　国家中医药管理局《中华本草》编委会：《中华本草》（7），上海：上海科学技术出版社，1999：735.

相符。该图的枝顶上几束杷齿状的东西，有可能是夸大的瘦果，借以体现“杷”的形状。

值得注意的是，该药由最初的尽人皆知，到后世濒临失传，主要还是基原不明。现在植物学家从形态上确定的种是否正确，可能还要辅助验证本品能否染皂、可否治痢。如果现在确定的狼杷草*B.tripartita*确能染皂、治痢，此种才算是最后确定。

【小结】

“狼把草”或作“狼杷草”，唐《本草拾遗》首次立条，云可染黑发。北宋时因宋太宗记其治痢而著称。李时珍将《拾遗》“郎耶草”并入“狼杷草”条。现代学者考狼杷草为菊科植物狼杷草*Bidens tripartite* L.及矮狼杷草*Bidens tripartita* L. var. *repens*（D.Don.）Scherff.。

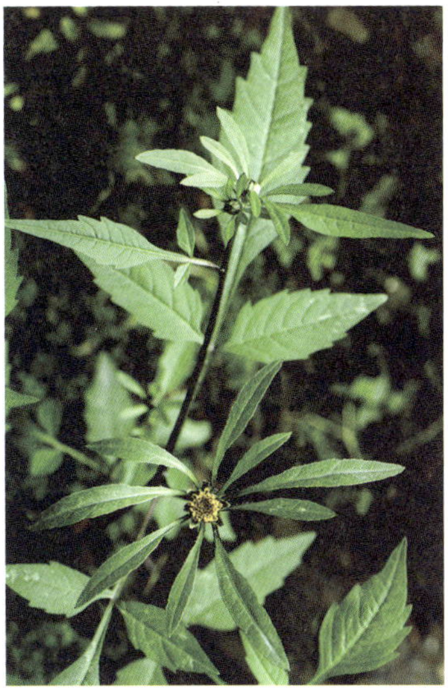

图 12　狼杷草 *Bidens tripartite*

16-38　狗尾草

【品图】

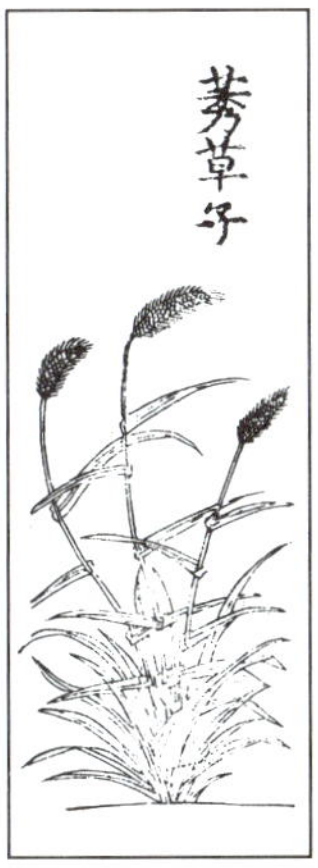

图 1　救荒・莠草子

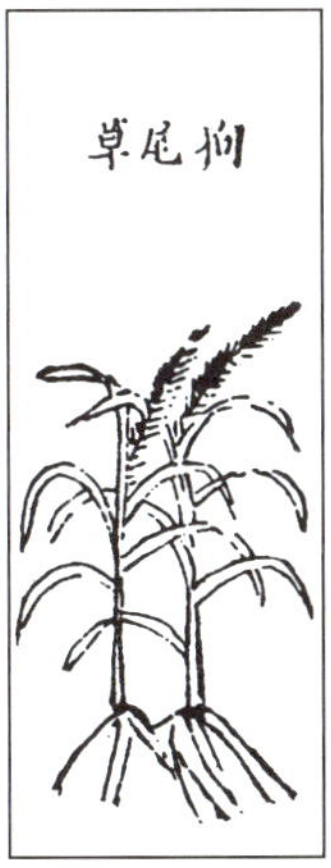

图 2　纲目（金）・狗尾草

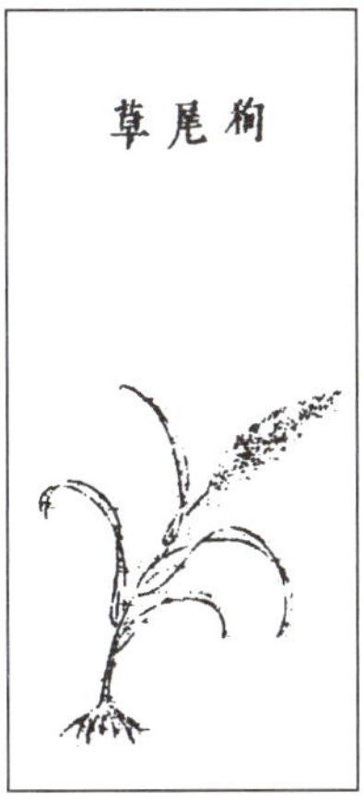

图 3　纲目（钱）・狗尾草

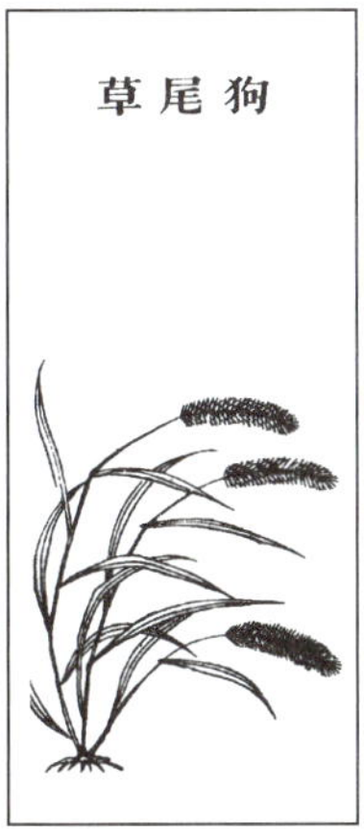

图 4　纲目（张）・狗尾草

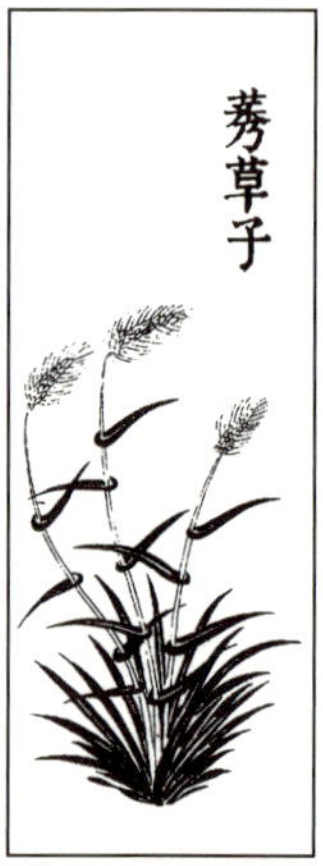

图5 博录·莠草子

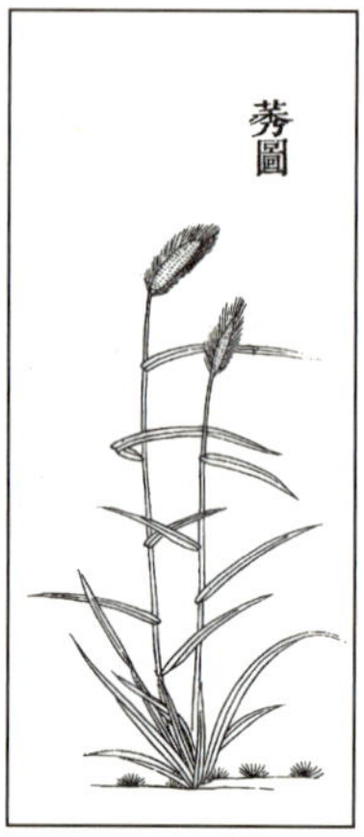

图6 草木典·莠图

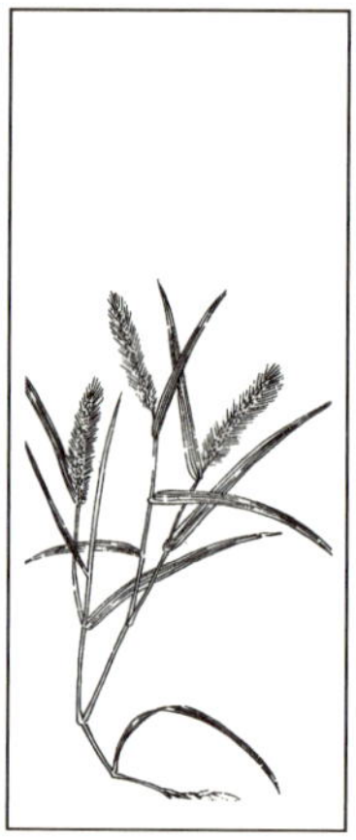

图7 图考·莠

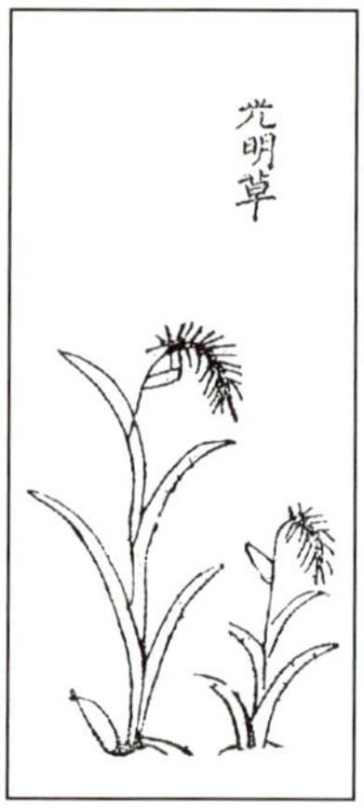

图8 便方·光明草

本品8图，取自8书。有承继关系的图可分2个书类。

《救荒本草》：该书“野黍”（图1）的仿绘图有《野菜博录》图5，阴刻叶片。《古今图书集成·草木典》“莠图”（图6）仿绘时秆、叶有所删减。

《本草纲目》（金陵本）：该书“狗尾草”（图2）的仿绘图有《纲目》钱本图3。

以上8图中，除外3幅仿绘图，原创图尚有5幅（图1、2、4、7、8），详见下“鉴药”项。

【文录】

明《救荒本草》卷上“莠草子” 生田野中。苗叶似谷而叶微瘦，稍间结茸（音戎）细毛穗，其子比谷细小，舂米类折米，熟时即收，不收即落。

明《本草纲目》卷16“狗尾草” 【释名】莠（音酉）、光明草（《纲目》）、阿罗汉草。【时珍曰】莠草秀而不实，故字从秀。穗形象狗尾，故俗名狗尾。其茎治目痛，故方士称为光明草、阿罗汉草。【集解】【时珍曰】原野垣墙多生之。苗叶似粟而小，其穗亦似粟，黄白色而无实。采茎筒盛，以治目病。恶莠之乱苗，即此也。

清《植物名实图考》卷12“莠” 莠，俗呼狗尾草。《救荒本草》收之。今北地饥年，亦碾其实作饭充腹，亦呼曰莠草子。其茎可去赘瘤，具《本草纲目》。按《说文系传》：蒌草也。臣锴按字书云：狗尾草也。又莠，禾粟下扬生莠，臣锴曰：粟下扬，谓禾粟实下播扬而生，出于粟秕。以蒌为狗尾草，不审出何字书，其说莠乃与稂皇同类，则非似苗之草矣

【鉴药】

“狗尾草”首见于《本草纲目》。又名“莠”。李时珍释名曰：“莠草秀而不实，故字从秀。穗形象狗尾，故俗名狗尾。”本品入药非内服，乃外用其茎戛去睑内恶血，

故又名光明草。

时珍介绍狗尾草的来源为："原野垣墙多生之。苗叶似粟而小，其穗亦似粟，黄白色而无实。"据此则本品为禾本科狗尾草属植物狗尾草*Setaria viridis*（L.）Beauv.［*Panicum viride* L.］。[1]古本草相关的图形有如下几幅原创图。

1.《救荒本草》：该书"莠草子"条记载："苗叶似谷而叶微瘦，稍间结茸细毛穗，其子比谷细小"。结合其图（图1），可知其基原亦为狗尾草*Setaria viridis*。

2.《本草纲目》（金陵本）：该书"狗尾草"（图2）图形虽简，但其圆锥花序及秆、叶形状皆与狗尾草*S. viridis*相符。

3.《本草纲目》（张本）：该书很多图都仿绘自《植物名实图考》。此"狗尾草"（图4）虽似与《图考》图7有相像之处，但其狗尾状花序、叶脉、整株形态都有自己的特点，展示了狗尾草*S. viridis*风貌，故有可能是画士写生绘制。

4.《植物名实图考》：该书"莠"（图7）为写生图。描绘精确，所绘植物即狗尾草*S. viridis*。

5.《草木便方》：该书"光明草"（图8）图形简朴，茎叶、花序都很粗糙，但仍能示意此植物为狗尾草*S. viridis*。

【小结】

"狗尾草"为《本草纲目》新增药，其茎可外治眼疾用。此植物即禾本科植物狗尾草*Setaria viridis*（L.）Beauv.。

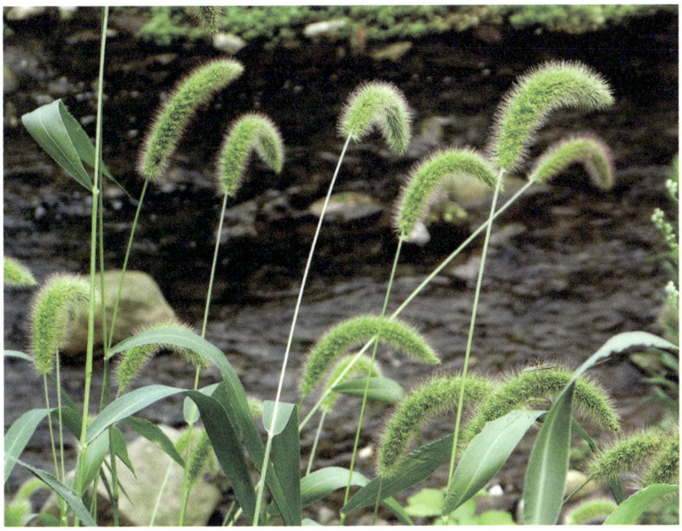

图9　狗尾草 *Setaria viridis*

1　国家中医药管理局《中华本草》编委会：《中华本草》（8），上海：上海科学技术出版社，1999：423.

16–39 鳢肠

【品图】

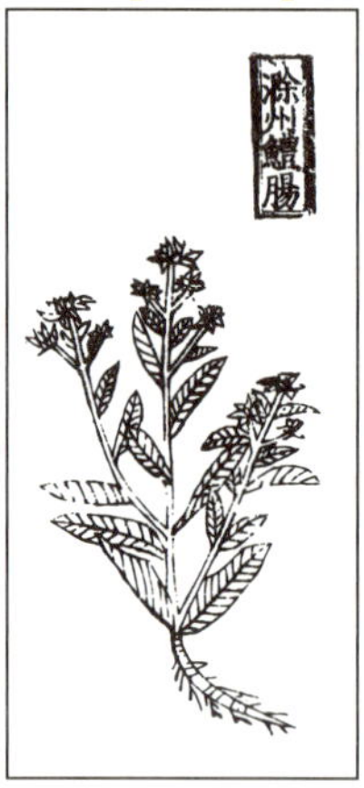

图 1 图经（大）·滁州鳢肠

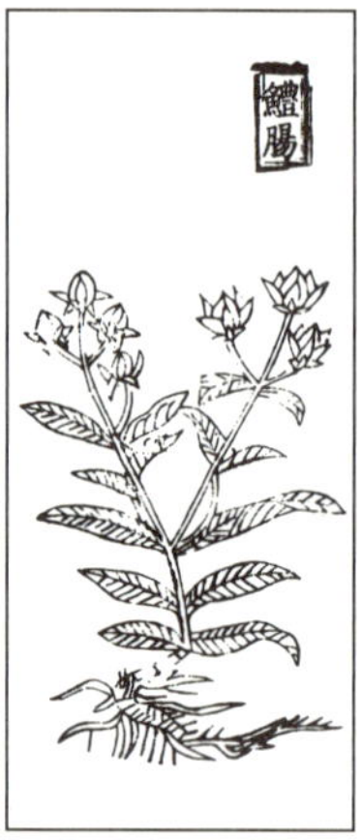

图 2 图经（大）·鳢肠

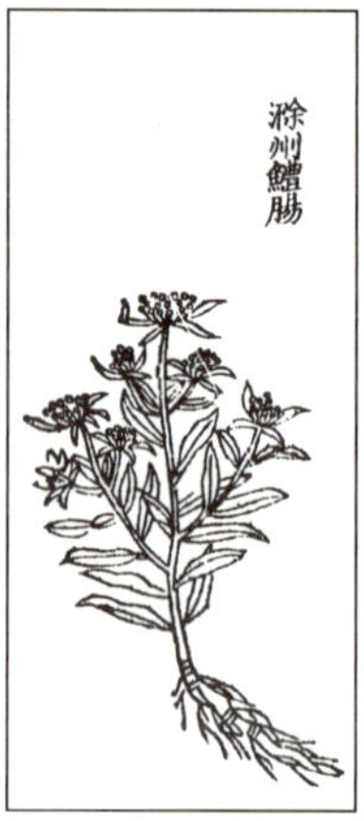

图 3 图经（政）·滁州鳢肠

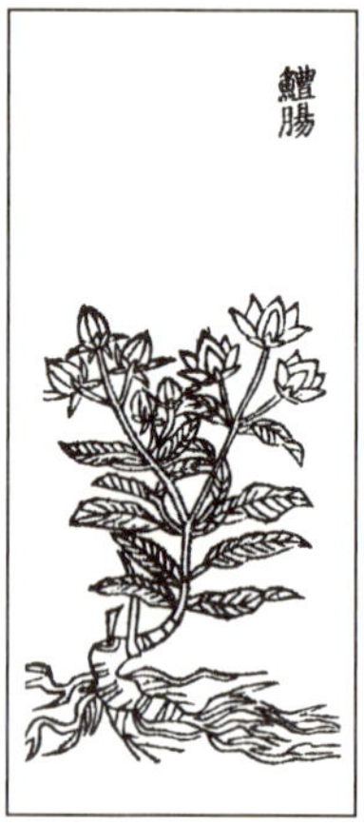

图 4 图经（政）·鳢肠

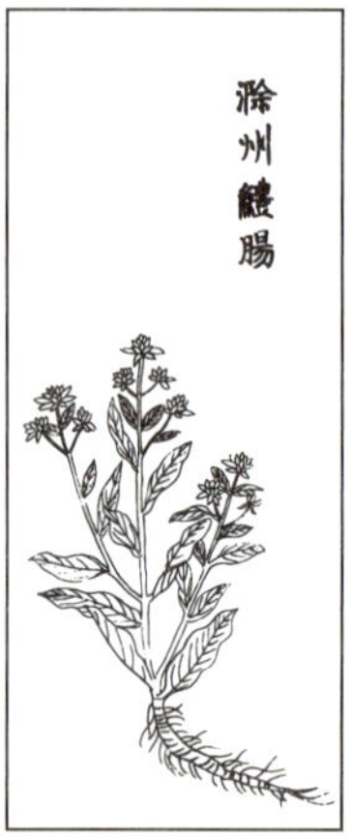

图 5 图经（绍）·滁州鳢肠

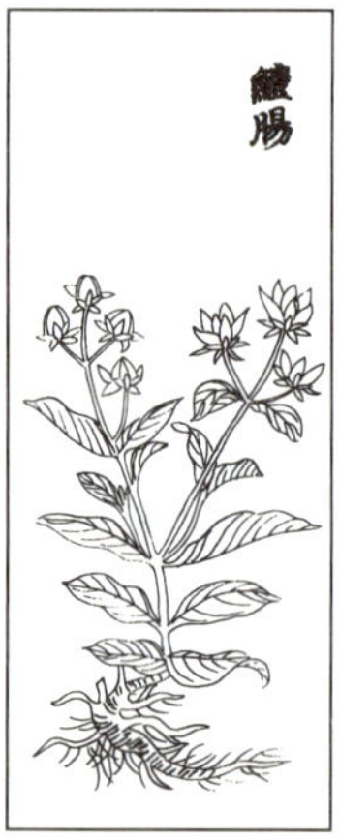

图 6 图经（绍）·鳢肠

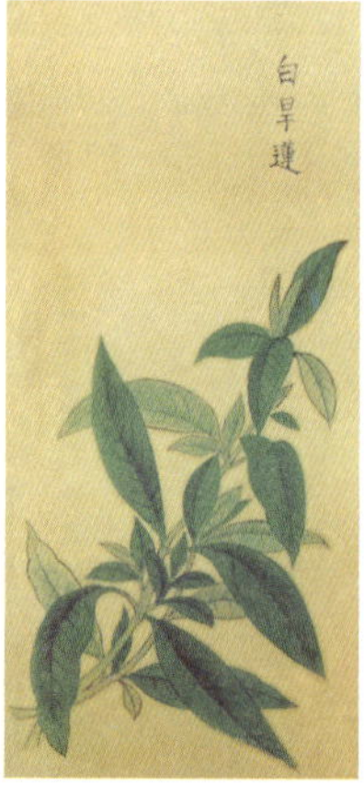

图 7 履巉岩·白旱莲

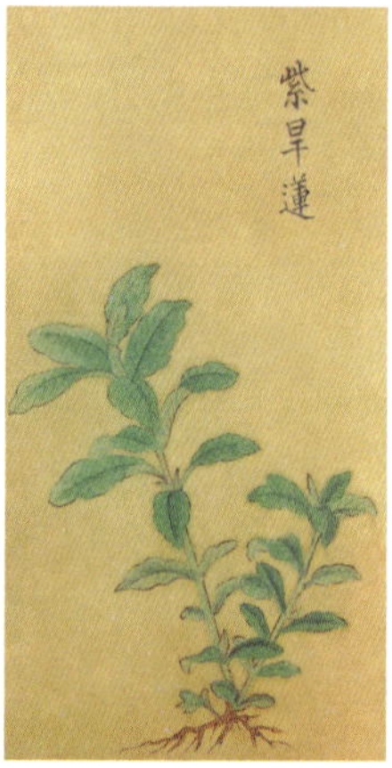

图 8 履巉岩·紫旱莲

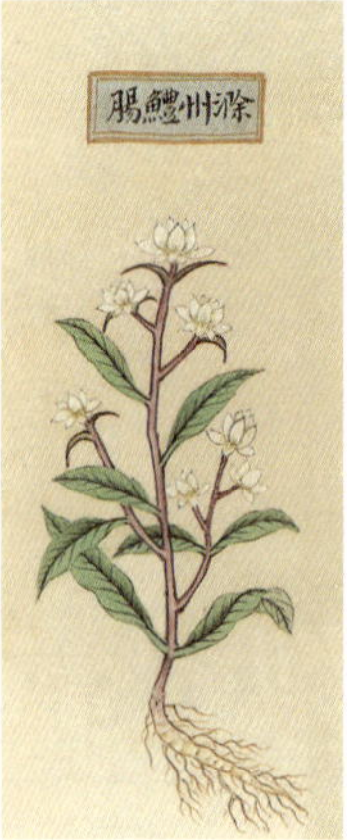

图 9 品汇·滁州鳢肠

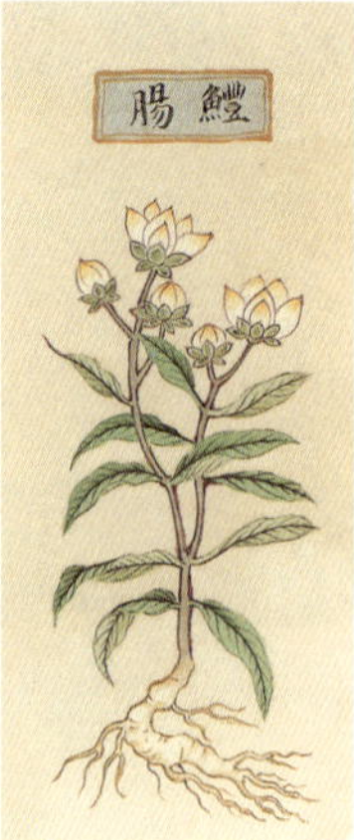

图 10 品汇·鳢肠

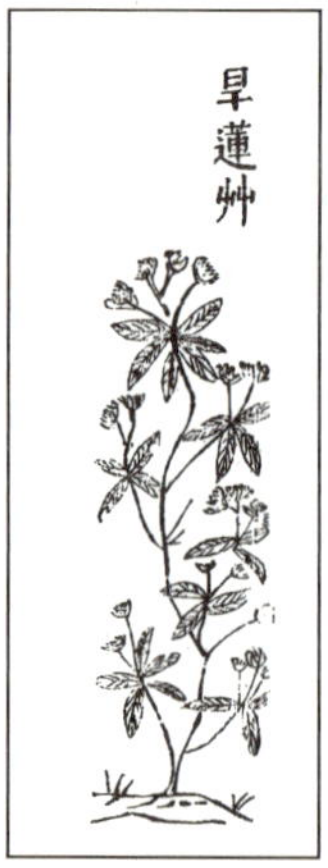

图 11 蒙筌·旱莲草

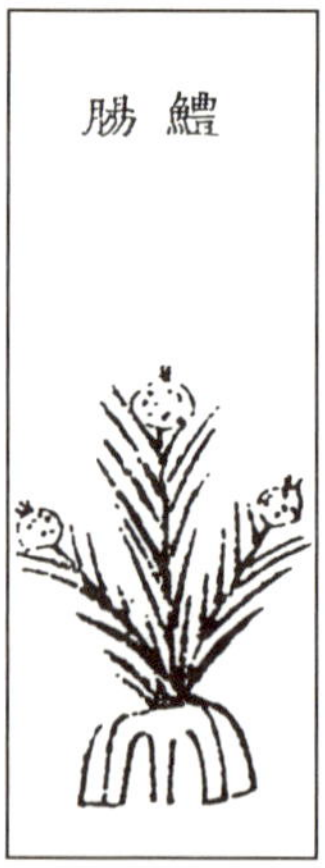

图 12 太乙·鳢肠

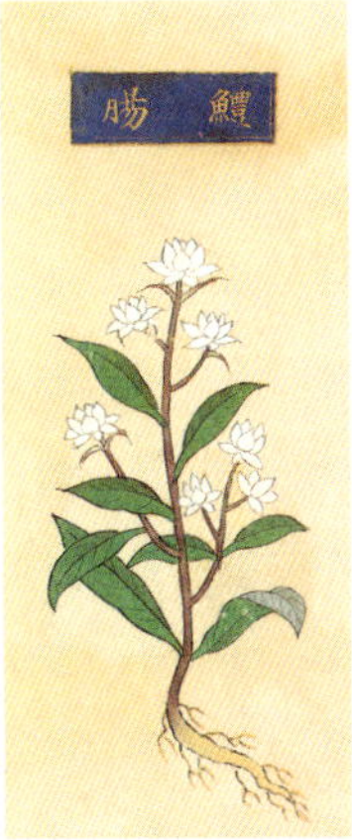

图 13　雷公·鳢肠

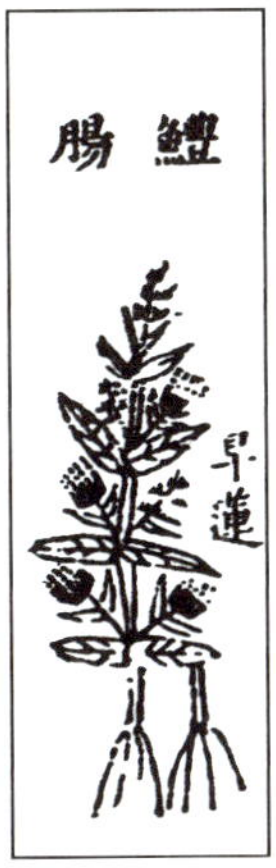

图 14　纲目(金)·鳢肠

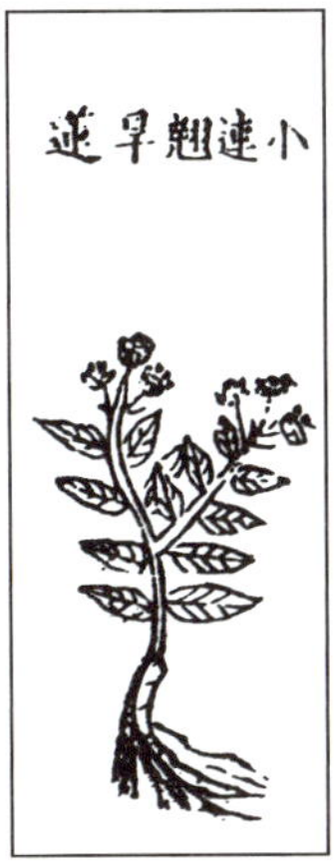

图 15　纲目（金）·小连翘旱莲

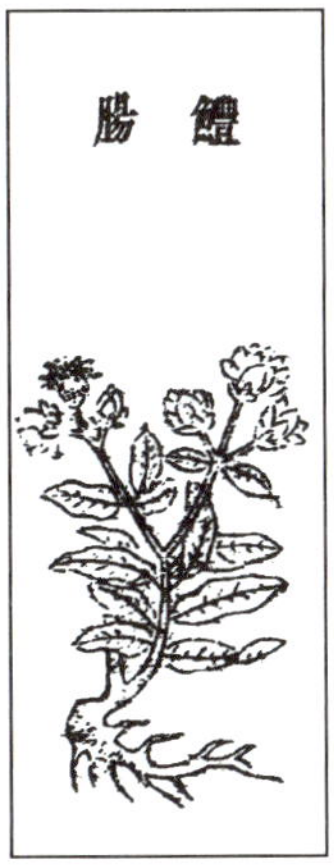

图 16　纲目(钱)·鳢肠

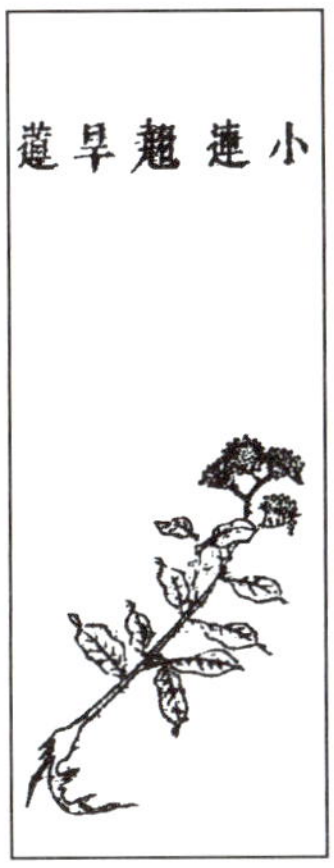

图 17　纲目(钱)·小连翘旱莲

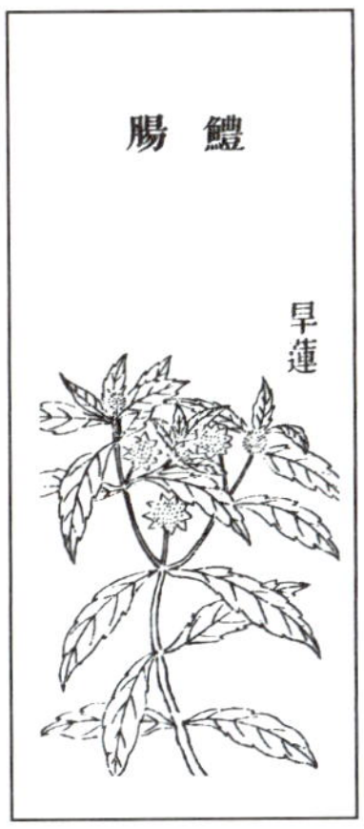

图 18　纲目（张）·鳢肠

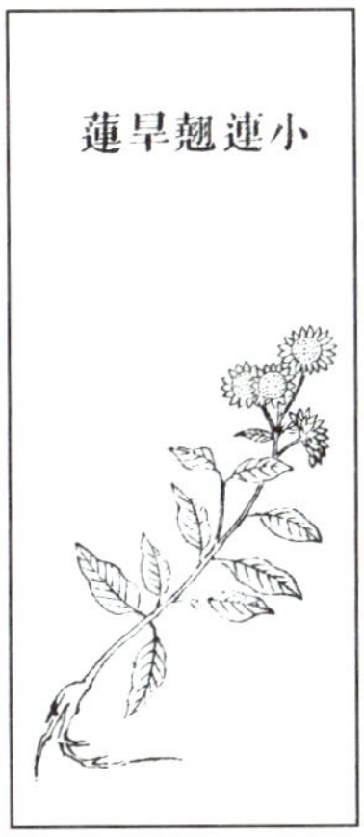

图 19　纲目(张)·小连翘旱莲

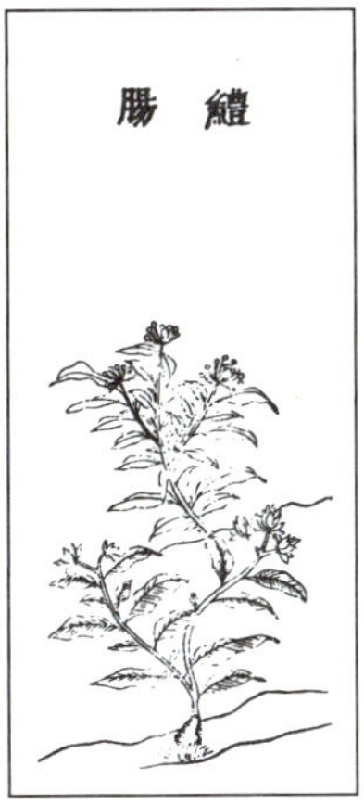

图 20　三才·鳢肠

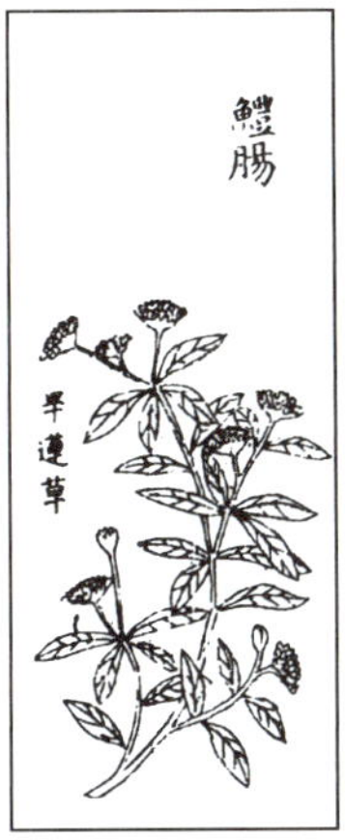

图 21　原始·鳢肠

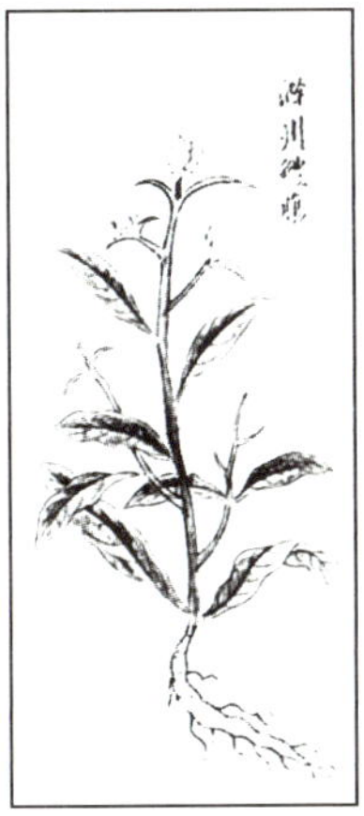

图 22　金石·滁州鳢肠

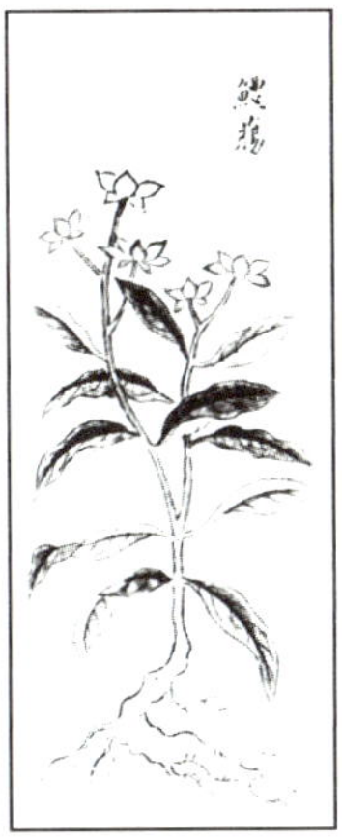

图 23　金石·鳢肠

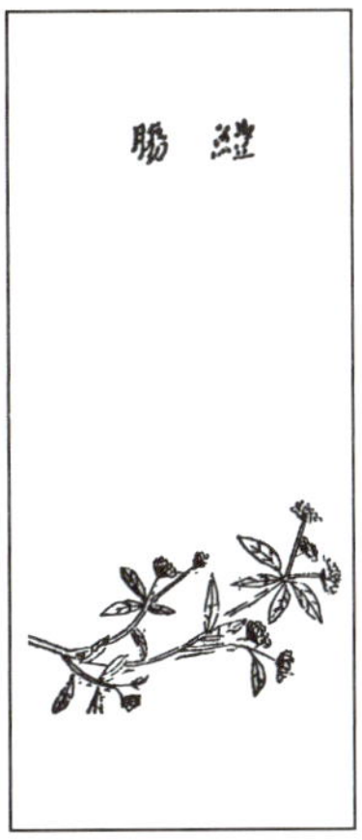

图 24　汇言·鳢肠

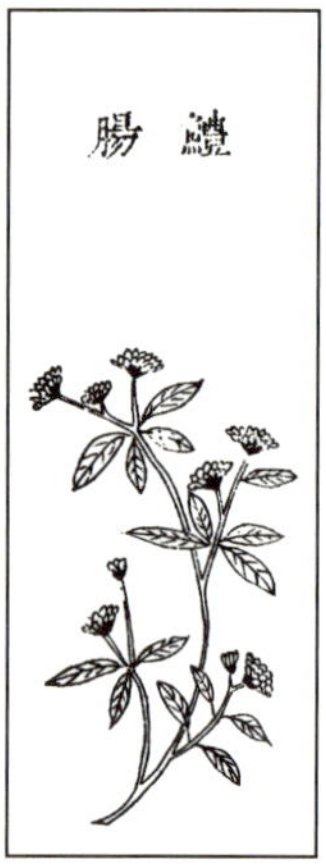

图 25　类纂 · 鳢肠

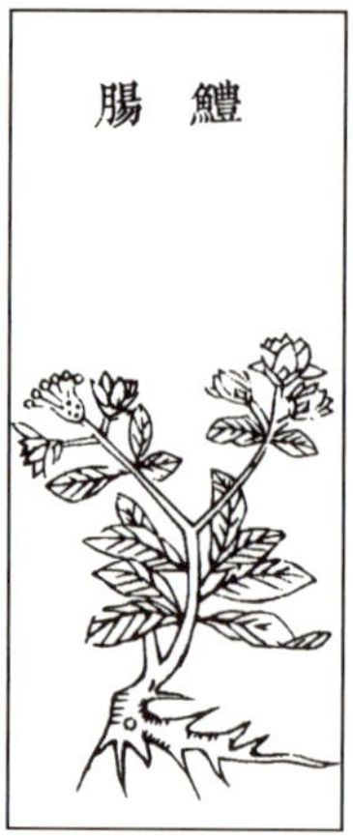

图 26　备要 · 鳢肠

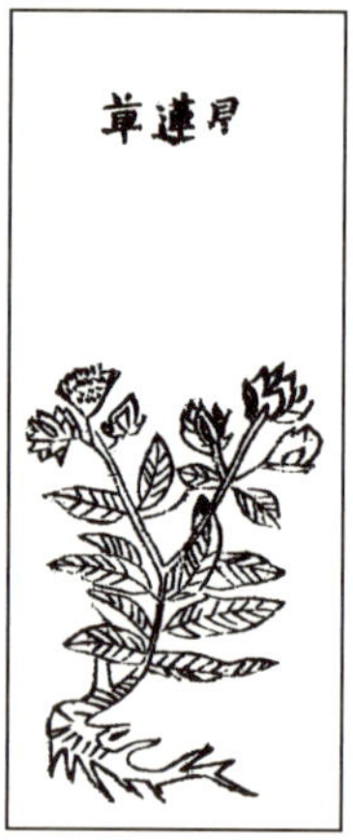

图 27　求真 · 旱莲草

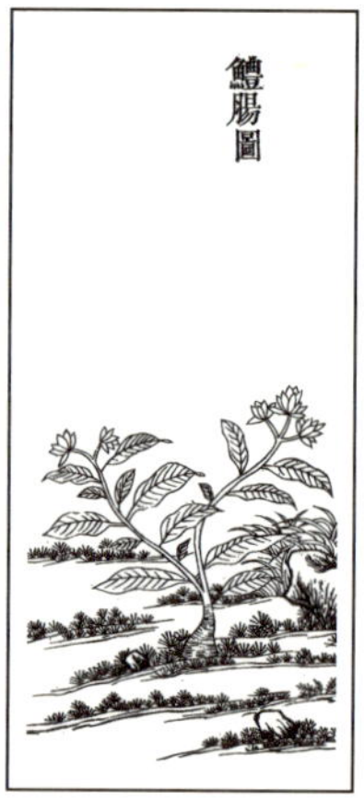

图 28　草木典 · 鳢肠图

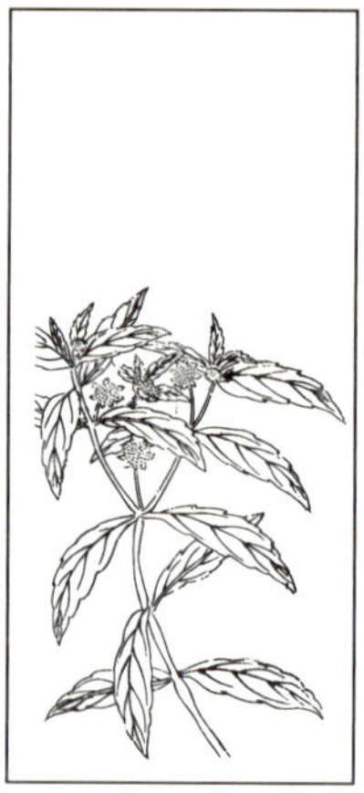
图 29　图考 · 鳢肠

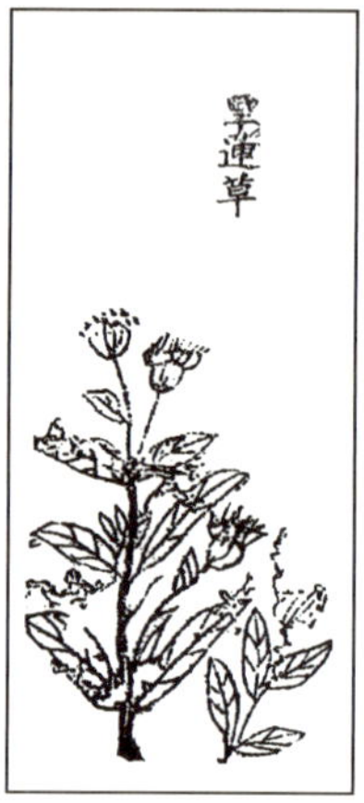

图 30　便方 · 旱莲草

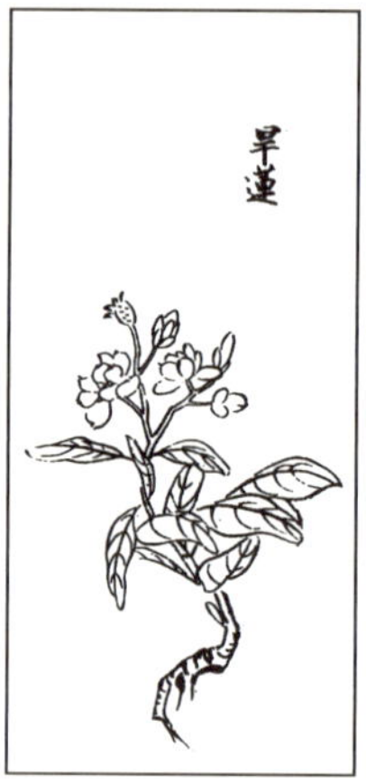

图 31　图说 · 旱莲

本品31图，取自22书，其中7幅彩图。有承继关系的图可分3个书类。

《本草图经》：该书2图。“滁州鳢肠”“鳢肠”图依次分别存于《大观》（图1、2）、《政和》（图3、4）、《绍兴》（图5、6）。此三传本药图基本一致。今以《政和》图3、图4为《图经》图的代表。

仿绘《图经》2图的彩色图有：《本草品汇精要》“滁州鳢肠”（图9）将其茎枝绘成紫红色，与实物相符。但花却以意为之，夸大失真。“鳢肠”（图10）花更夸大失真。此后《补遗雷公炮制便览》“鳢肠”（图13）仿绘《品汇》图9。《金石昆虫草木状》图22、图23则分别仿绘《品汇》图9、图10。

仿绘《图经》2图的墨线图有：《本草纲目》金陵本“小连翘旱莲”（图15）仿绘《图经》“鳢肠”（图4），将原单花改为头状花序。《本草纲目》钱本“鳢肠”（图16）仿绘《图经》图4；“小连翘旱莲”（图17）则仿金陵本图15，改变图结构，茎不分枝，茎顶仍是头状花序。《本草纲目》张本“小连翘旱莲”（图19）又仿钱本图17，再加修润，使头状花序更为清晰。此后仿绘《纲目》钱本图17的书有：《本草备要》图26、《本草求真》图27、《本草简明图说》图31（虽变形较大，仍可看出仿绘痕迹）。此外，《三才图会》“鳢肠”（图20）将《图经》2图合绘于一图，上为“滁州鳢肠”，下为“鳢肠”，各加土地背景。《古今图书集成·草木典》“鳢肠图”（图28）又从《三才图会》图20中选下面的“鳢肠”图予以仿绘。

《本草原始》：该书“鳢肠”（图21）的仿绘图有：《本草蒙筌》“旱莲草”（图11）仿绘时将此图中的植物往上多绘了两个枝条。《本草汇言》图24中原直立的植物被放平了。《本草纲目类纂必读》图25基本照原仿绘了图21。

《植物名实图考》：该书“鳢肠”（图29）的仿绘图为《本草纲目》张本图18。

以上31图中，除外22幅仿绘图，原创图尚有9幅（图3、4、7、8、12、14、21、29、30），详见下“鉴药”项。

【文录】

唐《唐本草》（见《证类》卷9“鳢肠”）《唐本》注云：苗似旋复，一名莲子草，所在坑渠间有之。

宋《开宝本草》（同上） 今按《别本》注云：二月、八月采，阴干。（唐本先附）

宋《本草图经》（同上）《图经》曰：鳢肠，即莲子草也。旧不载所出州郡，但云生下湿地，今处处有之，南方尤多。此有二种：一种叶似柳而光泽，茎似马齿苋，高一二尺许，花细而白，其实若小莲房。苏恭云：苗似旋复者是也，一种苗梗枯瘦，颇似莲花而黄色，实亦作房而圆，南人谓之莲翘者。二种摘其苗皆有汁出，须臾而黑，故多作乌髭发药用之，俗谓之旱莲子。三月、八月采，阴干。亦谓之金陵草。

明《本草蒙筌》卷3“旱莲草” 湿地多生，苗若旋覆。花细而白色，实圆而作房。摘断枝茎，汁出渐黑。

明《本草纲目》卷16“鳢肠”【释名】墨烟草（《纲目》）、墨头草（《纲目》）、墨菜（《纲目》）、猢孙头（《必用》）、猪牙草。【时珍曰】鳢，乌鱼也，其肠亦乌。此草柔茎，断之有墨汁出，故名，俗呼墨菜是也。细实颇如莲房状，故得莲名。【集解】【时珍曰】旱莲有二种。一种苗似旋覆而花白细者，是鳢肠。一种花黄紫而结房如莲房者，乃是小连翘也。炉火家亦用之。见“连翘”条。

清《植物名实图考》卷14“鳢肠”《救荒本草》：莲子草结实如莲房，即此。**/卷38“旱莲”** 旱莲生南昌西山。赭干绿枝，叶如楮叶之无花杈者；秋结实作齐头筒子，百十攒聚如球，大如莲实。

【鉴药】

“鳢肠”首见于《唐本草》。李时珍释名曰：“鳢，乌鱼也，其肠亦乌。此草柔茎，断之有墨汁出，故名。”其别名莲子草、旱莲草，则“以其花之青荚状似小莲蓬样，故名”(《救荒本草》“耐惊菜”)。此“小莲蓬”是指其头状花中心结果后的形状。在《唐本草》时，本品的主要功效还是治血痢、止血，汁涂生毛发还在其次。但在李时珍补充其功效为“乌髭发,益肾阴”之后,本品更多用于滋肾阴,为常用药之一。

关于本品的形态,《唐本草》云："苗似旋复，一名莲子草，所在坑渠间有之。”从而点明了苗叶、花形，以及生境。但此时其来源只是此种。

宋·苏颂《本草图经》对本品的介绍出现了两种来源："鳢肠，即莲子草也。旧不载所出州郡，但云生下湿地，今处处有之，南方尤多。此有二种：一种叶似柳而光泽，茎似马齿苋，高一二尺许，花细而白，其实若小莲房。苏恭云：苗似旋复者是也。一种苗梗枯瘦，颇似莲花而黄色，实亦作房而圆，南人谓之莲翘者。二种摘其苗皆有汁出，须臾而黑，故多作乌髭发药用之，俗谓之旱莲子。”苏颂并没有说哪一种是正品，似乎不偏不倚。

苏颂提到的第一种鳢肠，特点是叶似柳或旋复、茎似马齿苋、摘苗有汁出须臾而黑，花细而白、实若小莲房，具备这些特征的植物今考为菊科鳢肠属植物鳢肠 *Eclipta prostrata*（L.）L.。这就是《唐本草》提到的那一种。

第二种花似黄莲花、果实作房而圆，南人称作“莲翘”。此种今考为藤黄科（金丝桃科）金丝桃属植物红旱莲*Hypericum ascyron* L.。这两种植物一直到现在还都在不同地区当作鳢肠或旱莲草使用。

但在此后的本草书中,一般来说,使用的是从唐代沿袭下来的菊科植物。南宋·郑樵《通志·昆虫草木略》云："其连翘亦曰旱莲，植于庭院，其花可爱，非鳢肠也。”一般的临床本草书也多使用菊科的鳢肠。例如《本草蒙筌》采用的就是苗若旋复、花白的鳢肠。大型综合性本草则两种鳢肠来源都提到。例如《本草品汇精要》《本草纲目》等，多兼采两种来源说。李时珍云："旱莲有二种。一种苗似旋覆而花白细者，是鳢肠。一种花黄紫而结房如莲房者，乃是小连翘也。炉火家亦用之。”“炉火家”是指炼丹术士。但从本草图来看，鳢肠的描绘对象还是以菊科植物为多。

1.《本草图经》：该书2图。“滁州鳢肠”（图3）植株有分枝，叶对生，披针形，无柄；似为头状花序，有花序跟。此图所示，近似菊科植物鳢肠*Eclipta prostrata*（L.）L.。仿绘此图的《本草品汇精要》“滁州鳢肠”（图3）在敷色时将茎梗涂上紫红色,此与实物非常接近。能如此准确地给鳢肠茎枝敷色,可能是因为《图经》有“茎似马齿苋”的记载，也不排除曾参照实物。但此图将某些叶片绘成互生，将花改绘成白莲花样，透露了画士原来还是依据文字记载，篡改《图经》原图，难以作为考订之用。

“鳢肠”（图4）的茎叶与滁州鳢肠近似，不同的是其花为单花（见右枝），另有蒴果圆锥形,与苏颂所说南人谓之莲翘、作房而圆相符。今多订此种植物为藤黄科（金丝桃科）植物红旱莲（湖南连翘）*Hypericum ascyron* L.。

2.《履巉岩本草》：该书名“旱莲”的植物3种。其中的黄旱莲花序总状，与鳢肠无关，今不取其图。另“白旱莲”（图7）未绘花序，但其叶形及着生方式，颇类似菊科植物鳢肠*E. prostrata*。“紫旱莲”（图8）叶片较白旱莲短而先端钝，着生方式皆同。谢宗万认为此种似为金丝桃植物红旱莲*H. ascyro*。

3.《太乙仙制本草药性大全》：该书“鳢肠”（图12）又是对称图案式的示意图。根分支粗大，从根头抽出3茎，叶线形，茎枝顶端有类似山楂果样的果实。无法臆测其所示植物来源。

4.《本草纲目》（金陵本）：该书“鳢肠”（图14）图形拙劣，茎直立，单叶对生，无柄。叶腋间似有两种花序，以头状花序居多，但也有总状花序。严格地说此图难以考察植物来源。但在此图名下，应该说还是比较接近菊科植物鳢肠*E. prostrata*。该书附图另有“小连翘旱莲”图。一药出两图的现象在此附图并不多见，此属少数例外之一。但其图系仿绘再加改动，已经完全没有原创意义及鉴定价值，故不多议。

5.《本草原始》：该书“鳢肠”（图21）为药材写生图。鳢肠使用全草，故其所绘之图的叶片与花序的形状及着生方式均可认为是菊科植物鳢肠*E. prostrata*，较《本草图经》“滁州鳢肠”更为精确。

6.《植物名实图考》：该书“鳢肠”（图29）亦为写生图。虽然该书“鳢肠”条提到：“《救荒本草》：莲子草结实如莲房，即此。”但此图并未转绘《救荒本草》“耐惊菜”图，而是另行写生。该图的形状与《本草原始》基本相同，且头状花序明显，故所示亦为鳢肠*E. prostrata*。该书另有“旱莲”一药，但其形态描述（参上“文录”）及图形均表明是江西南昌所产的蓝果树科喜树属植物喜树*Camptotheca acuminata* Decne.。[1]因与鳢肠无关，故略而不述。

7.《草木便方》：该书“旱莲草”（图30）画技虽差，鳢肠*E. prostrata*的基本特点皆能清晰表达，头状花序尤其典型。

【小结】

“鳢肠”在《唐本草》首出时，其植物来源只有一种，即菊科植物鳢肠*Eclipta prostrata*（L.）L.。至宋代《本草图经》，又出现了另一种名“莲翘”者，为藤黄科（金丝桃科）植物黄海棠（红旱莲、湖南连翘）*Hypericum ascyron* L.。这两个来源的鳢肠（旱莲草）一直沿用到今。但从历史与功用来看，应以菊科鳢肠为正品。

1　谢宗万：《本草纲目药物彩色图鉴》，北京：人民卫生出版社，2000：320.陈重明、黄胜白等：《本草学》，南京：东南大学出版社，2005：289.

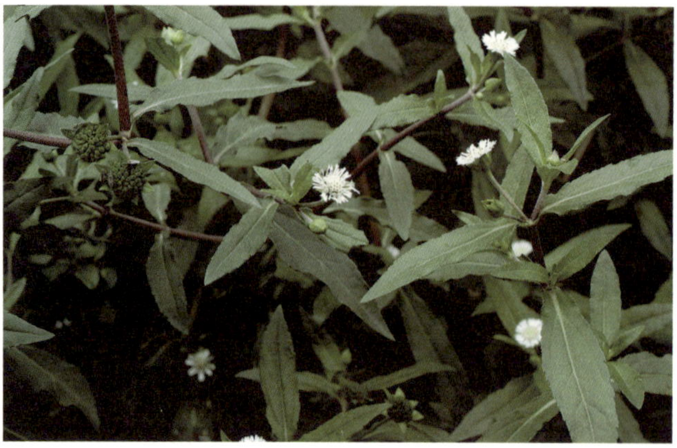

图 32　鳢肠 *Eclipta* prostrata

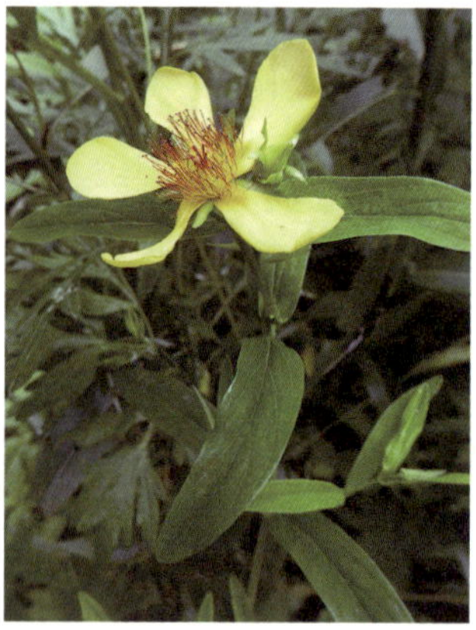

图 33　黄海棠 *Hypericum ascyron*

16–40　连翘

【品图】

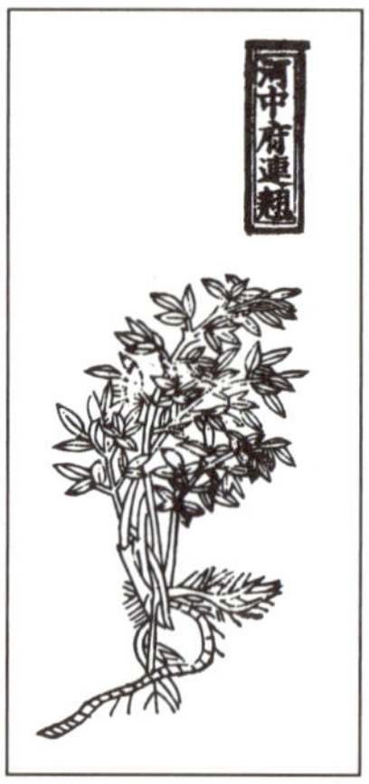

图 1　图经（大）· 河中府连翘

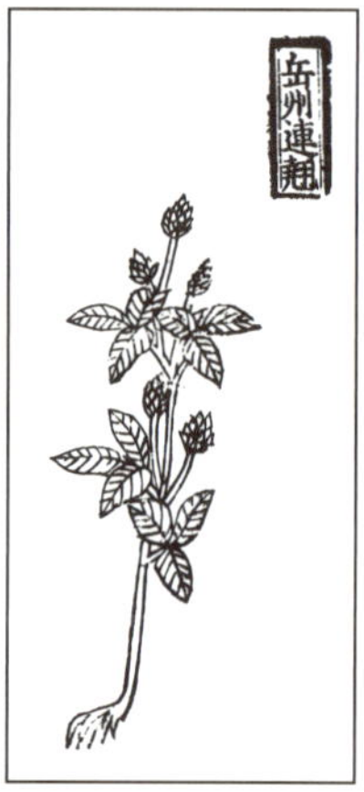

图 2　图经（大）· 岳州连翘

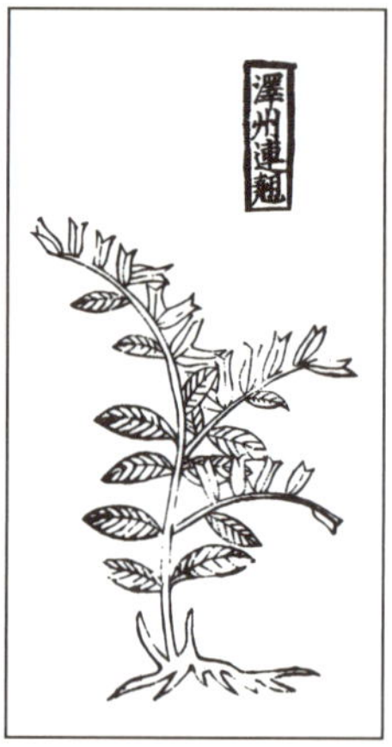

图 3　图经（大）· 泽州连翘

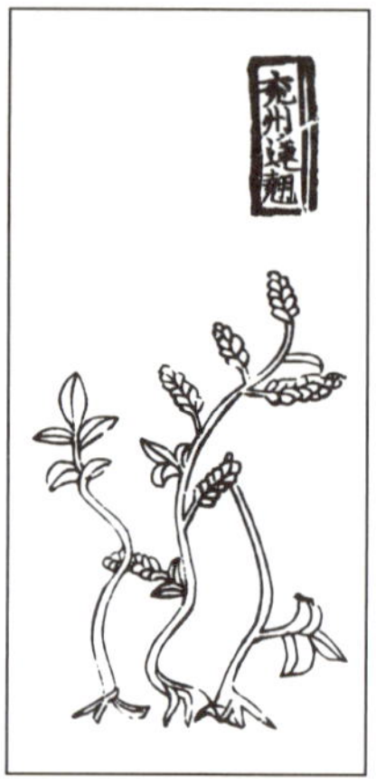

图 4　图经（大）· 兖州连翘

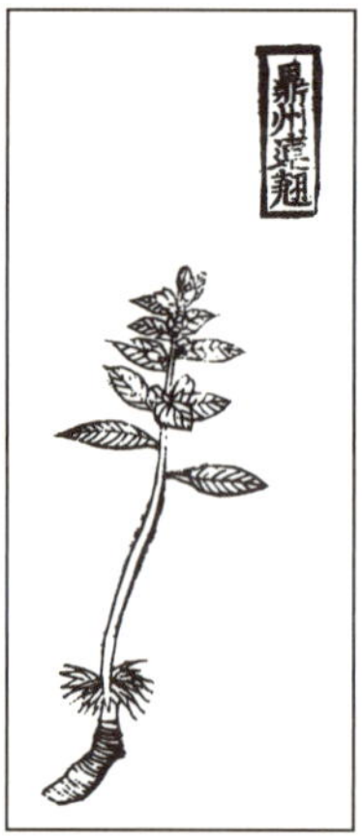

图 5　图经（大）· 鼎州连翘

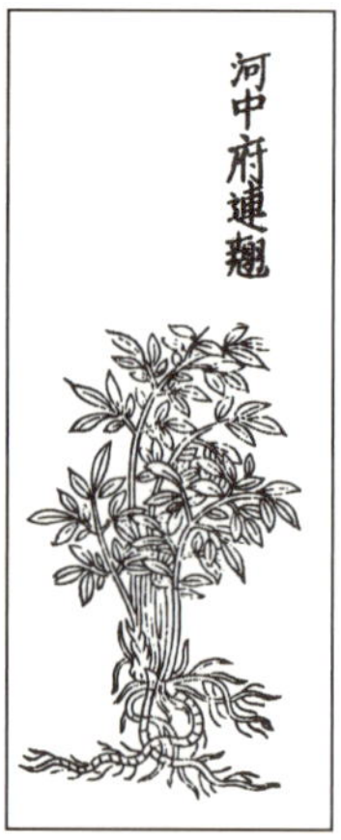

图 6　图经（政）· 河中府连翘

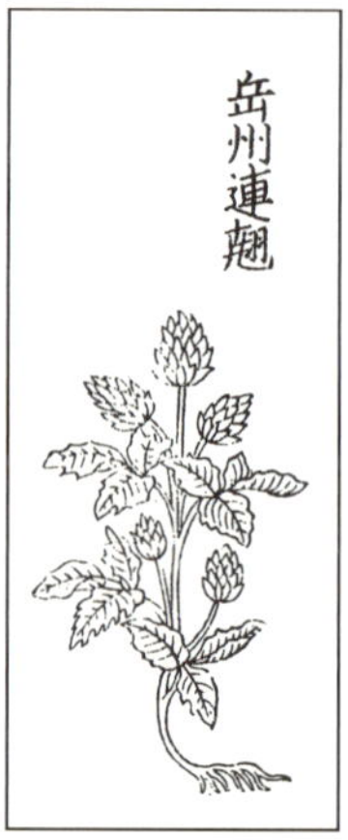

图 7　图经（政）· 岳州连翘

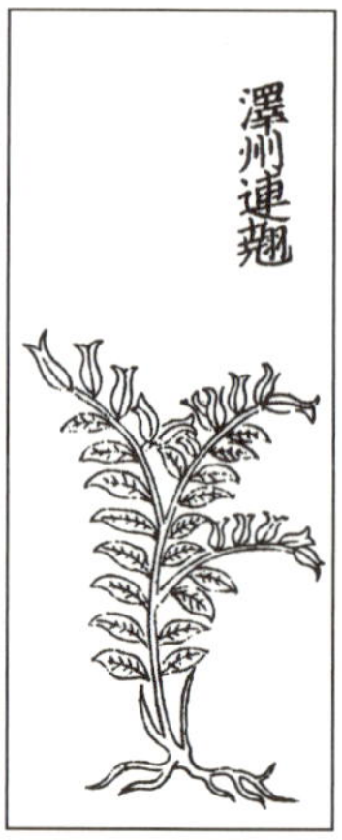

图 8　图经（政）· 泽州连翘

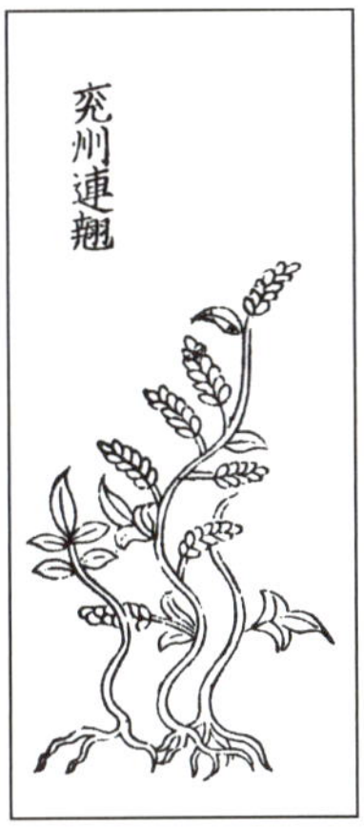

图 9　图经（政）·兖州连翘

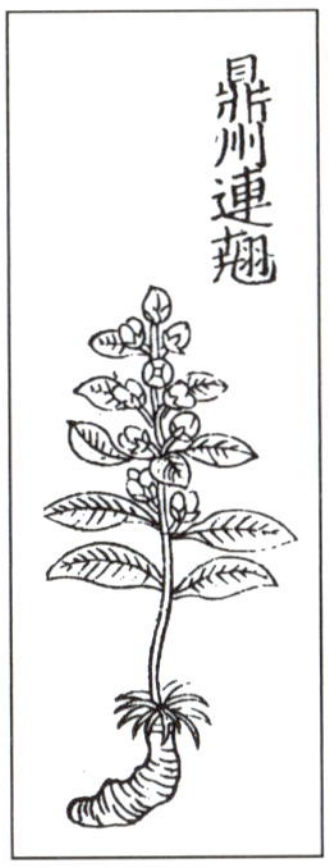

图 10　图经（政）·鼎州连翘

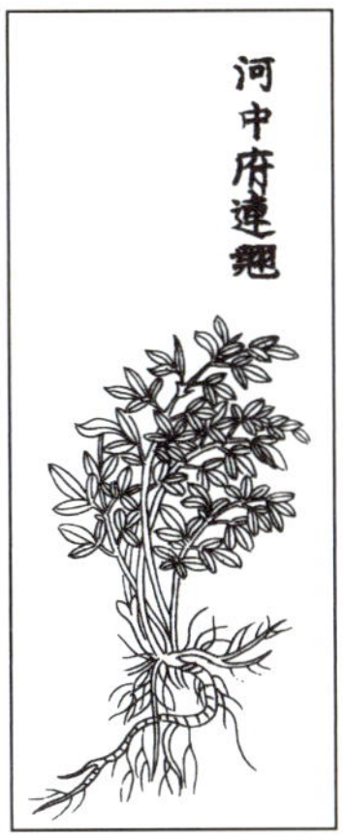

图 11　图经（绍）·河中府连翘

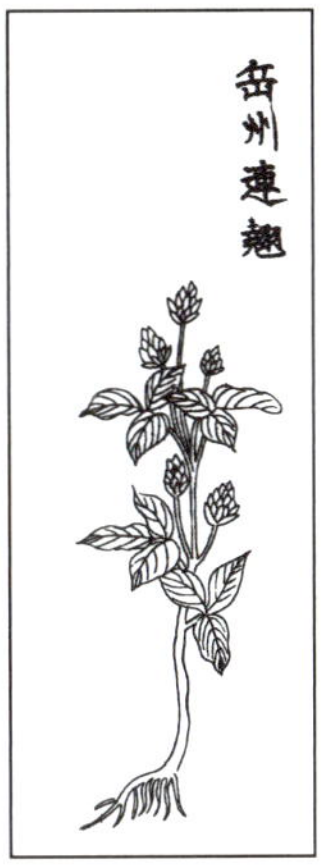

图 12　图经（绍）·岳州连翘

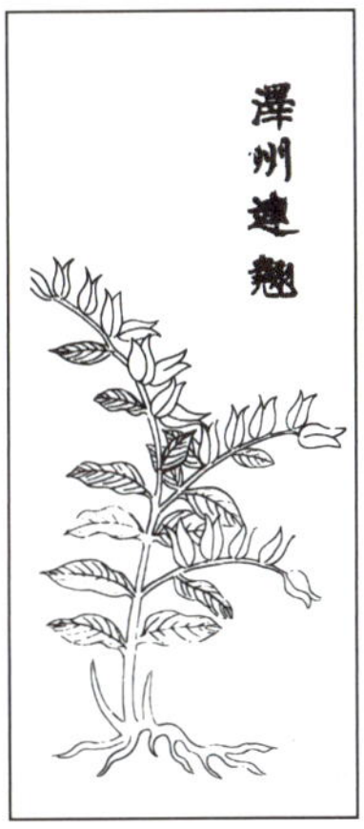

图 13　图经（绍）·泽州连翘

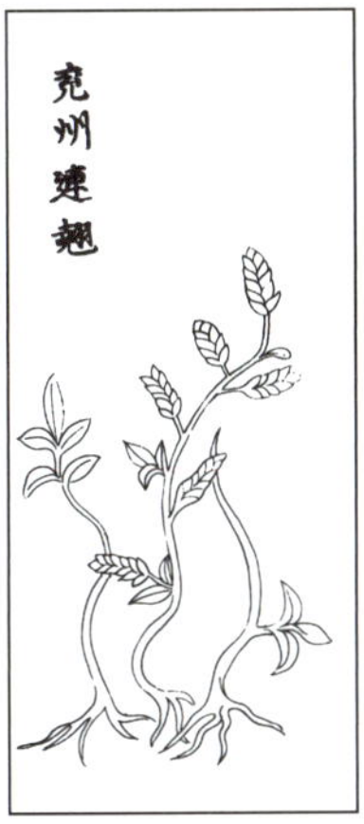

图 14　图经（绍）·兖州连翘

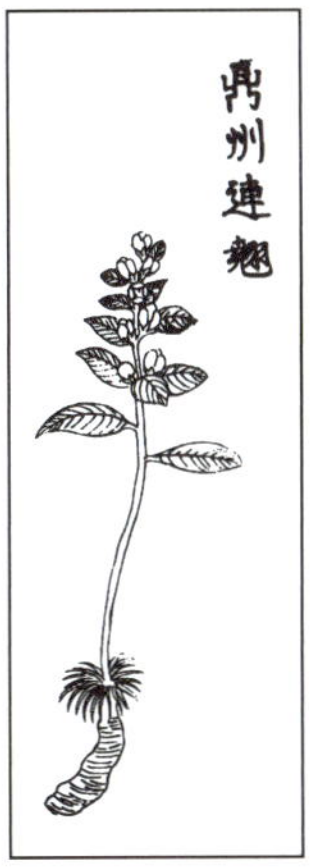

图 15　图经（绍）·鼎州连翘

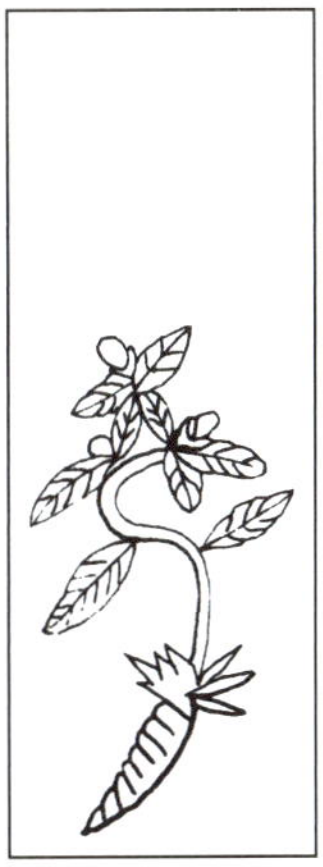

图 16　歌括·连翘

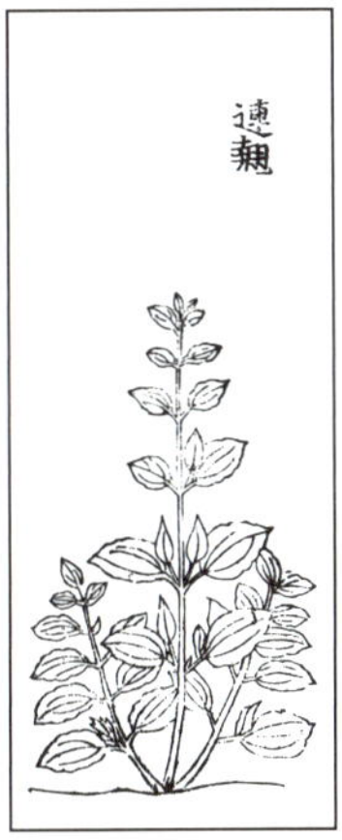

图 17　救荒·连翘

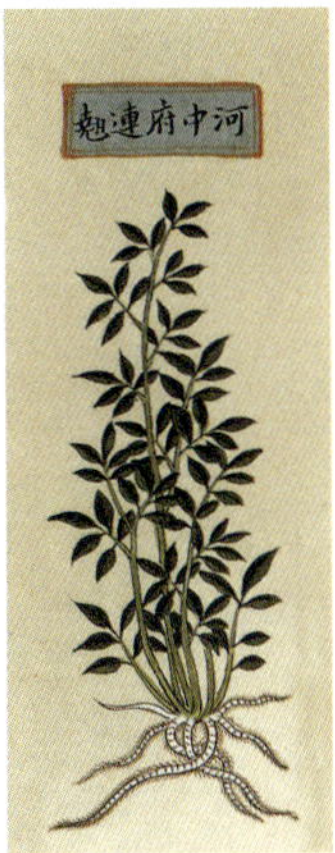

图 18　品汇·河中府连翘

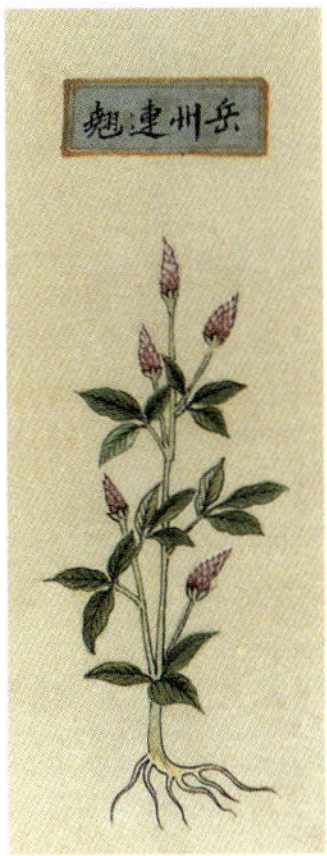

图 19　品汇·岳州连翘

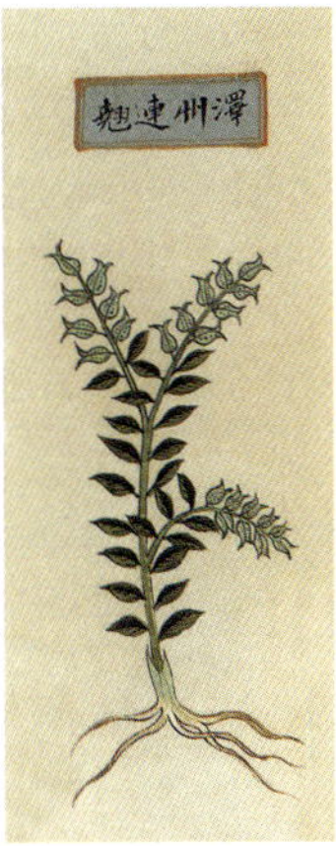

图 20　品汇·泽州连翘

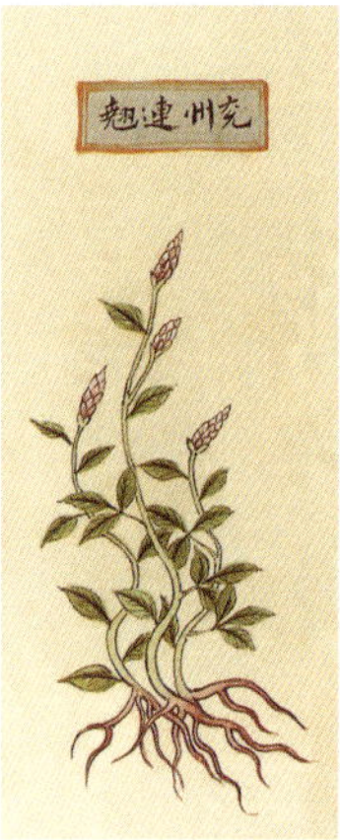

图 21　品汇·兖州连翘

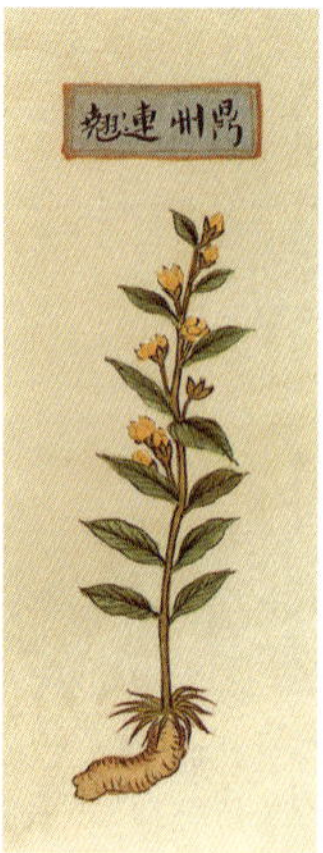

图 22　品汇·鼎州连翘

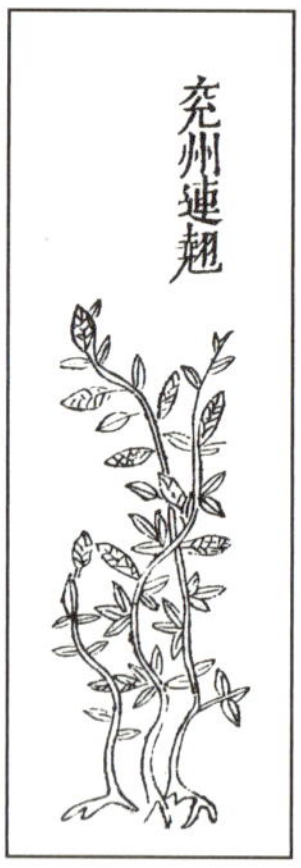

图 23　蒙筌·兖州连翘

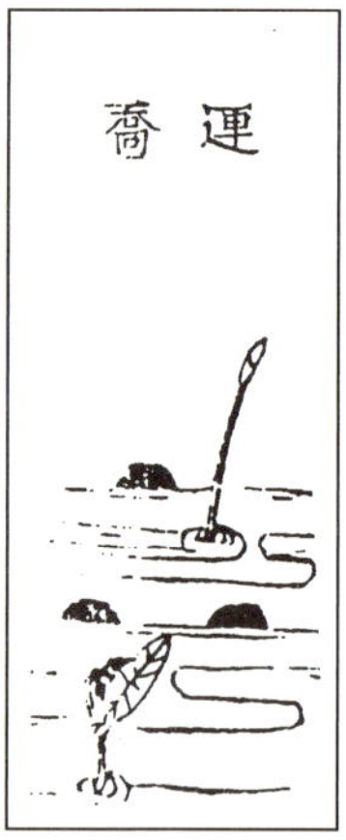

图 24　太乙·连乔

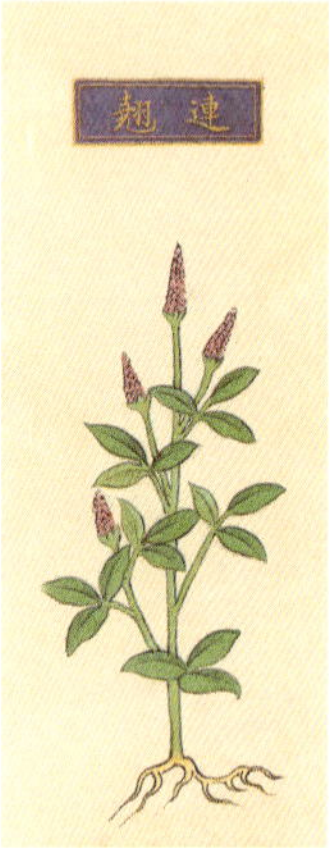

图 25　雷公·连翘

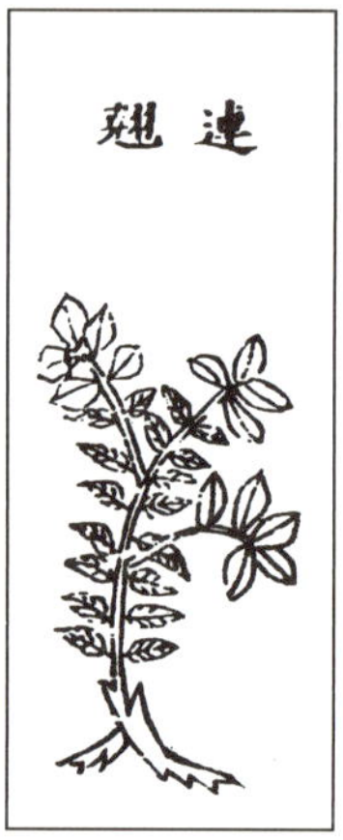

图 26　纲目(金)·连翘

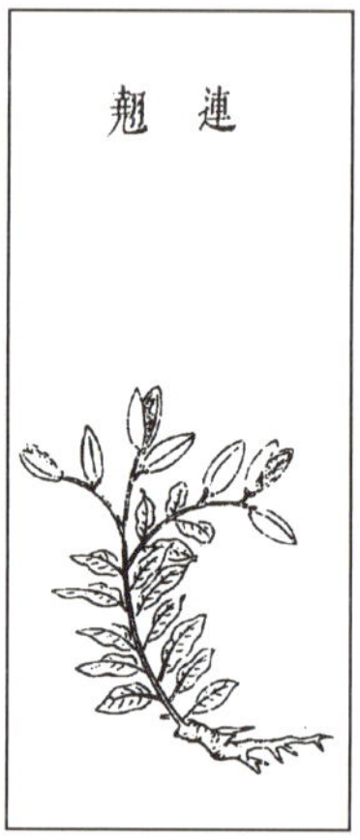

图 27　纲目(钱)·连翘

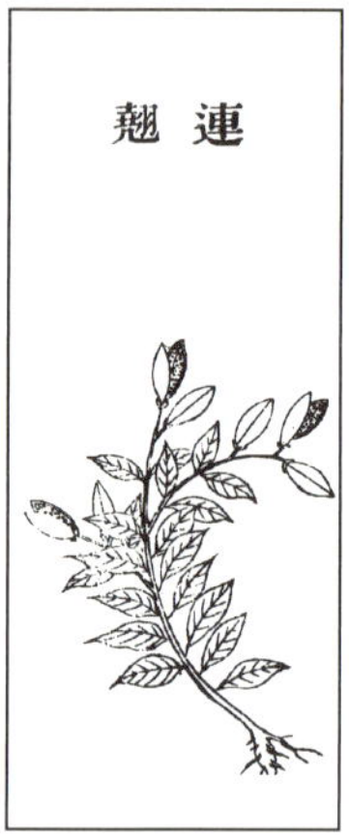

图 28　纲目(张)·连翘

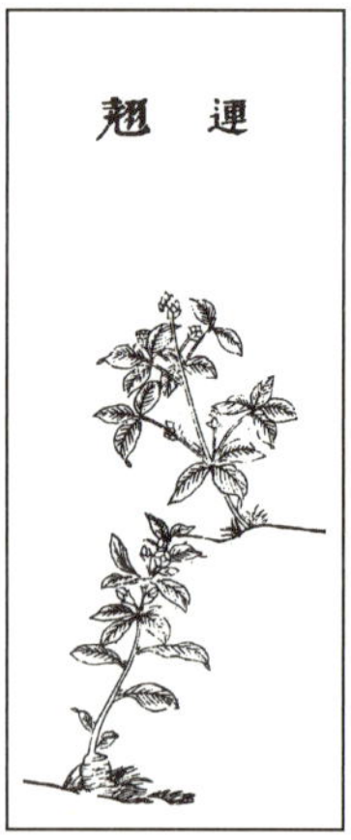

图 29　三才·连翘

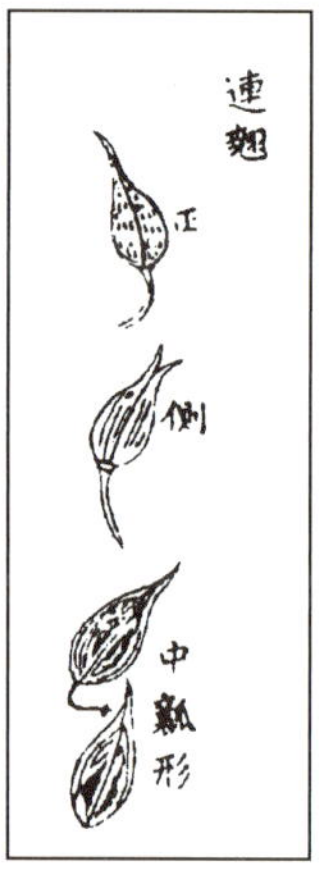

图 30　原始·连翘

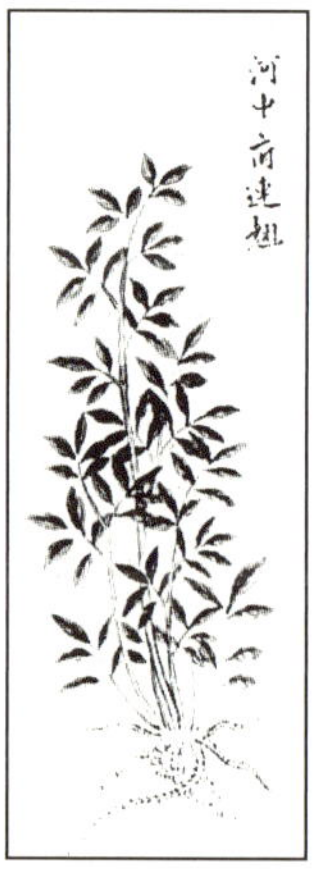

图 31　金石·河中府连翘

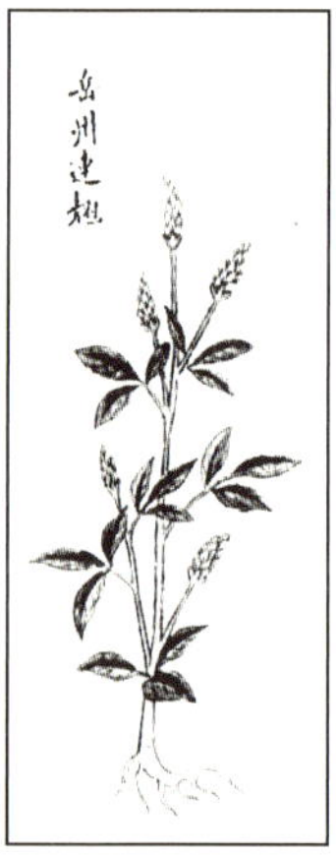

图 32　金石·岳州连翘

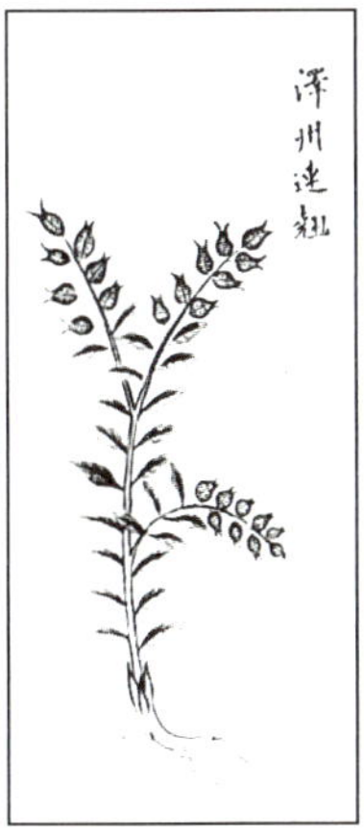

图 33　金石・泽州连翘

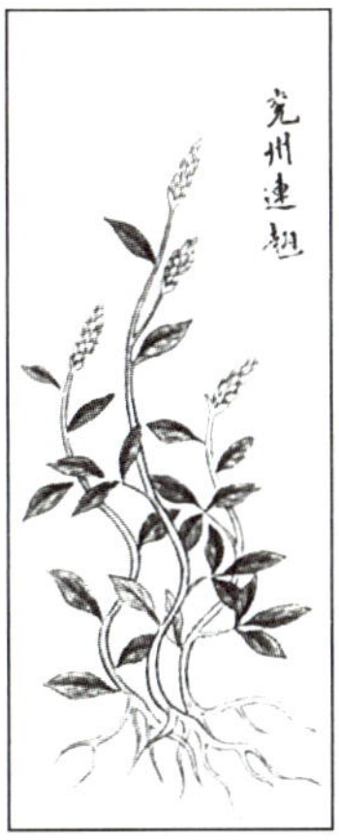

图 34　金石・兖州连翘

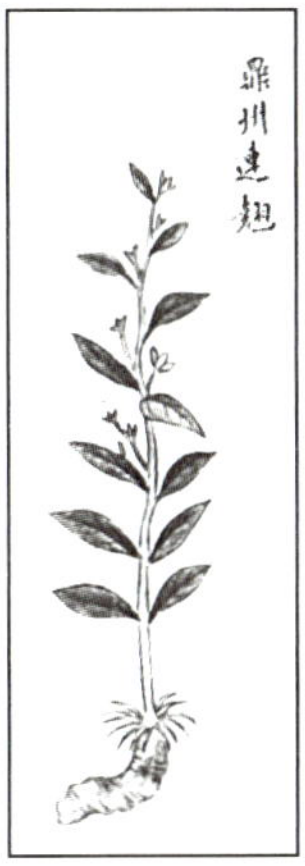

图 35　金石・鼎州连翘

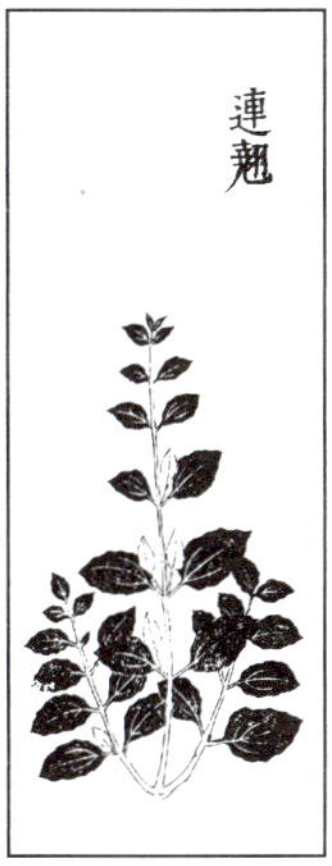

图 36　博录・连翘

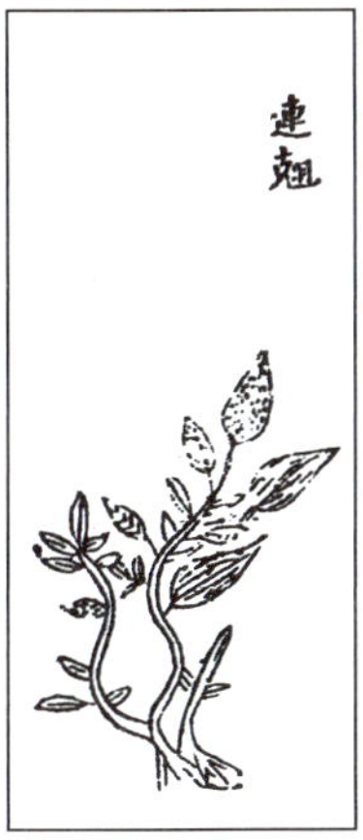

图 37　汇言・连翘

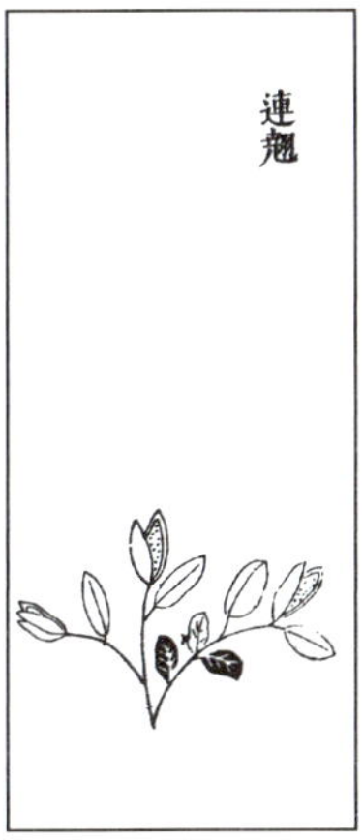

图 38　本草汇・连翘

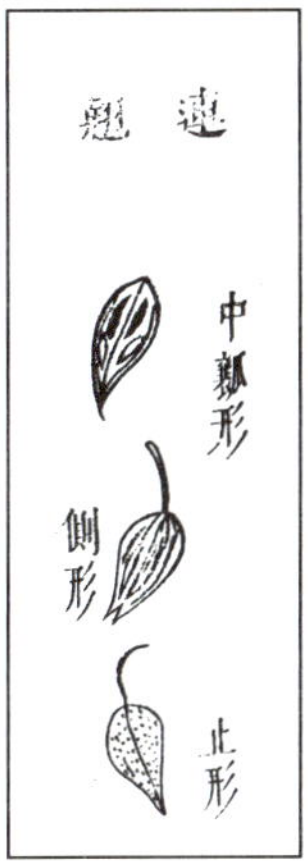

图 39　类纂・连翘

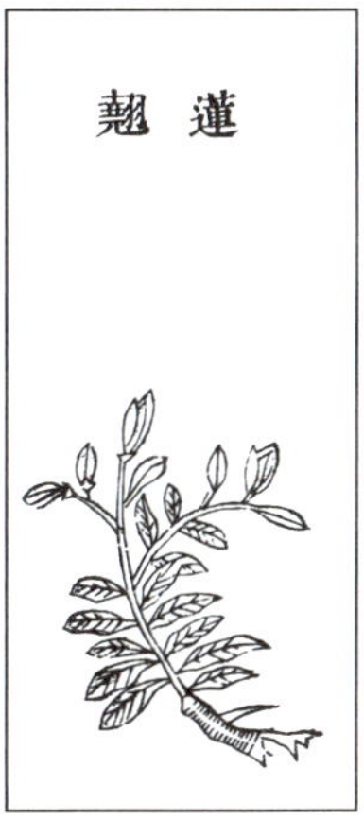

图 40　备要・连翘

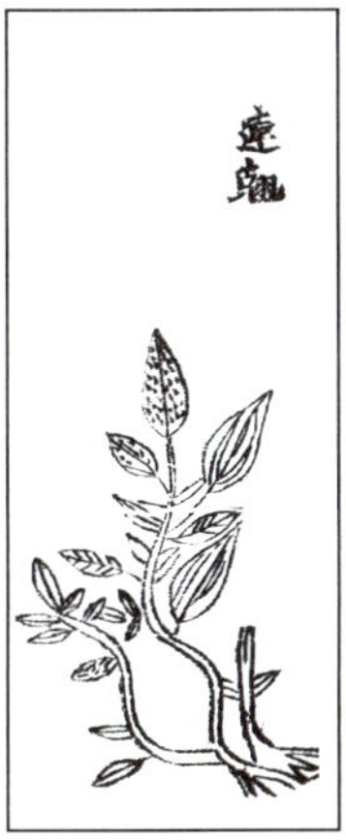

图 41　求真・连翘

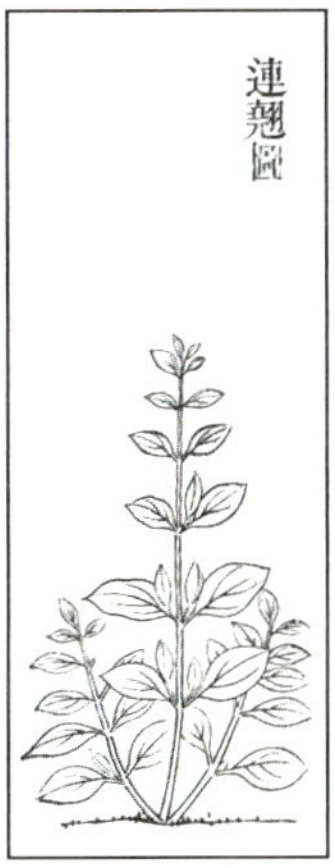

图 42　草木典・连翘图

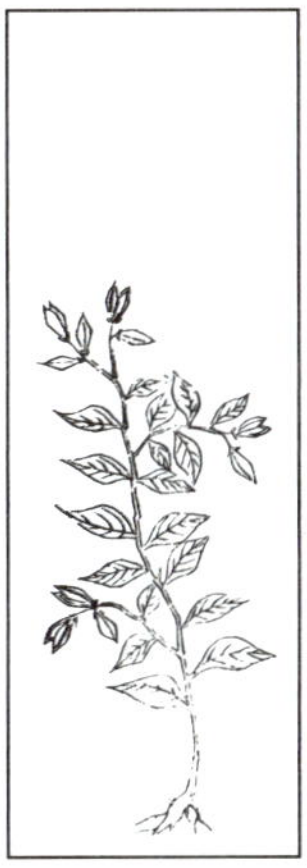

图 43　图考・连翘

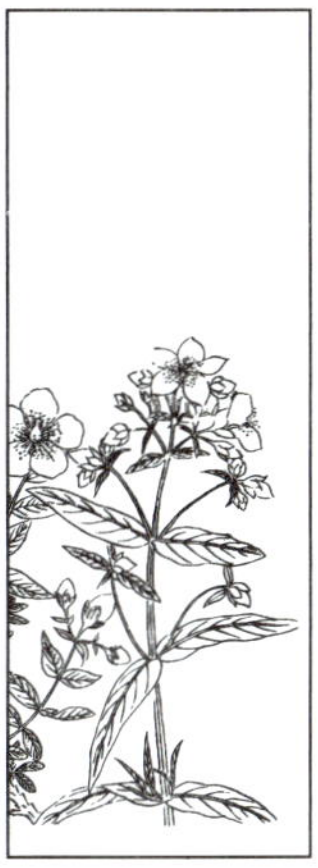

图 44　图考・湖南连翘云南连翘

本品44图，取自24书，其中11幅彩图。有承继关系的图可分3个书类。

《本草图经》：该书5图。“河中府连翘”“岳州连翘”“泽州连翘”“兖州连翘”“鼎州连翘”图依次分别存于《大观》（图1—5）、《政和》（图6—10）、《绍兴》（图11—15）。此三传本药图基本一致。今以《政和》图6、图7、图8、图9、图10为《图经》图的代表。

仿绘《图经》5图的彩色图有：《本草品汇精要》5幅同名图（图18—22）。此5图分别敷色修润，某些局部加以简省、美化。其中“岳州连翘”（图19）“兖州连翘”（图21）的花序敷以淡紫红色。“泽州连翘”（图20）蒴果外壳加点表示皱纹、瘤点。“鼎州连翘”（图22）的茎敷以紫红色，花敷以黄色。这些颜色可能是依据文字确定的。此后《补遗雷公炮制便览》“连翘”（图25）仿绘的是《品汇》“岳州连翘”（图19）。《金石昆虫草木状》图31—35）又依次分别仿绘《品汇》图18—22。

仿绘该图的墨线图有：《本草歌括》“连翘”（图16）仿绘《图经》“鼎州连翘”（图10），大加简省，茎弯曲，叶互生，多处改变。《本草蒙筌》“连翘”（图23）仿绘《图经》“鼎州连翘”（图9），将图形拉长以适应狭长书页。《本草纲目》金陵本“连翘”（图26）仿绘《图经》“泽州连翘”（图8），但将原蒴果改成卵形叶片状。《纲目》钱本图27又将金陵本图26的叶片状物改绘成椭圆的蒴果，其中2枚已开裂。《纲目》张本图28又仿绘钱本图26。此后《本草汇》“连翘”（图38）截取钱本图27果枝部分。《本草备要》“莲翘”（图40）亦仿图27。另《三才图会》“连翘”（图29）将《图经》“岳州连翘”（图7）、“鼎州连翘”（图10）合绘于一图，各加土地背景。《本草汇言》“连翘”（图37）仿绘《图经》“兖州连翘”（图9），但将穗状花序改为圆锥状。此后《本草求真》“连翘”（图41）又仿绘《汇言》图37。

《救荒本草》：该书“连翘”（图17）的仿绘者有《野菜博录》图36，叶片采用阴刻。《古今图书集成·草木典》“连翘图”（图42）亦仿绘《救荒》图17。

《本草原始》：该书“连翘”（图30）的仿绘者有《本草纲目类纂必读》图39。

以上44图中，除外34幅仿绘图，原创图尚有10幅（图6、7、8、9、10、17、24、30、43、44），详见下“鉴药”项。

【文录】

《本经》《别录》（见《证类》卷11连翘”） **一名异翘，一名兰华，一名折根，一名轵，一名三廉。**生太山山谷。八月采。阴干。

梁《本草经集注》（同上） 陶隐居云：处处有，今用茎连花、实也。

唐《唐本草》（同上）《唐本》注云：此物有两种：大翘，小翘。大翘叶狭长如水苏，花黄可爱生下湿地，着子似椿实之未开者，作房翘出众草。其小翘生岗原之上，叶、花、实皆似大翘而小细。山南人并用之，今京下惟用大翘子，不用茎、花也。

后蜀《蜀本草》（同上） 蜀本云：连翘，微寒。《图经》云：苗高三四尺，今所在下湿地有，采实，日干用之。

吴越《日华子本草》（同上） 所在有。独茎，梢开三四黄花，结子内有房瓣子。五月、六月采。

宋《本草图经》（同上）《图经》曰：连翘，生泰山山谷，今近京及河中、江宁府、泽、润、淄、兖、鼎、岳、利州，南康军皆有之，有大翘、小翘二种，生下湿地或山岗上，叶青黄而狭长，如榆叶、水苏辈，茎赤色，高三四尺许，花黄可爱，秋结实似莲，作房，翘出众草，以此得名，根黄如蒿根。八月采房，阴干。其小翘生岗原之上，叶、花、实皆似大翘而细，南方生者，叶狭而小，茎短，才高一二尺，花亦黄，实房黄黑，内含黑子如粟粒，亦名旱连草，南人用花、叶。中品鳢肠亦名旱连，人或以此当旱连，非也。《尔雅》谓之连，一名异翘，一名连苕，又名连草。今南中医家说云：连翘盖有两种：一种似椿实之未开者，壳小坚而外完，无跗萼，剖之则中解，气甚芬馥，其实才干，振之皆落，不着茎也；一种乃如菡萏，壳柔，外有跗萼抱之，无解脉，亦无香气，干之虽久，着茎不脱，此甚相异也。今如菡萏者，江南下泽间极多。如椿实者，乃自蜀中来，用之亦胜江南者。据本草言：则蜀中来者为胜，然未见其茎、叶如何也。

宋《本草衍义》卷12“连翘” 亦不至翘出众草，下湿地亦无。太山山谷间甚多。今止用其子，折之，其间片片相比如翘，应以此得名尔。

明《救荒本草》卷上“连翘” 今密县梁家冲山谷中亦有。科苗高三四尺，茎秆赤色，叶如榆叶，大而面光，色青黄，边微细锯齿。又似金银花叶，微尖艄，开花黄色可爱，结房状似山栀，子蒴微匾而无棱，瓣蒴中有子如雀舌样，极小，其子折之间，片片相比如翘，以此得名。

明《本草纲目》卷16“连翘”【释名】旱莲子（《药性》），根名连轺（仲景）。【时珍曰】按《尔雅》云：连，异翘。则是本名连，又名异翘，人因合称为连翘矣。连轺亦作连苕，即《本经》下品翘根是也。唐苏恭修本草退入“有名未用”中，今并为一。旱莲乃小翘，人以为鳢肠者，故同名。

清《植物名实图考》卷11“湖南连翘、云南连翘” 湖南连翘生山坡。独茎方棱，长叶对生，极似刘寄奴；梢端叶际开五瓣黄花，大如杯，长须迸露，中有绿心，如壶卢形；一枝三花，亦有一花者。土人即呼为黄花刘寄奴，以治损伤败毒。云南连翘俗呼芒种花。赭茎如树，叶短如柳叶而柔厚，花与湘中无异。按宋《图经》大翘青叶，狭长如榆叶、水苏辈，湖南生者同水苏，云南生者如榆。《滇黔纪游》所谓洱海连翘，遍于篱落，黄色可观是也。滇湖皆取茎根用之。

【鉴药】

“连翘”首见于《本经》。苏颂释其名曰：“作房，翘出众草，以此得名”。李时珍释名曰："按《尔雅》云：连，异翘。则是本名连，又名异翘，人因合称为连翘矣。"此二说皆是一家之见。汉·张仲景《伤寒杂病论》有"连轺"，李时珍认为是连翘的根，与《本经》原被退入"有名未用"的"翘根"是同一味药，于是又把"翘根"合并到"连翘"条。"连翘"在《本经》中的主治是"寒热鼠瘘瘰疬，痈肿恶疮瘿瘤，结热蛊毒"，"翘根"主治是"主下热气，益阴精，令人面悦好，明目。久服轻身，耐老"。两者的作用似不全同。元代尊连翘为疮家圣药，至今本品仍为清热解毒、消痈散结常用药。

关于本品的来源，梁·陶弘景只说"处处有"，且云当时用茎、花、果实，但没有提供其他形态资料。《唐本草》则云"此物有两种：大翘，小翘。大翘叶狭长如水苏，花黄可爱生下湿地，着子似椿实之未开者，作房翘出众草。其小翘生岗原之上，叶、花、实皆似大翘而小细。山南人并用之，今京下惟用大翘子，不用茎、花也。"唐本《图经》亦云"苗高三四尺，今所在下湿地有，采实"。可见到唐代时，其药用部位从茎、花、果实缩小到只用果实。同时唐代连翘分大小两种。后世据其描述的叶狭长、花黄、果实似椿实等，判断此种为藤黄科（金丝桃科）金丝桃属植物红旱莲*Hypericum ascyron* L.，也就是宋代开始被作为鳢肠之一的旱莲草。一般认为所谓大翘、小翘，只是形体大小之别，非物种有别。五代吴越《日华子本草》所用的连翘，"独茎，梢开三四黄花，结子内有房瓣子"，也属于这种红旱莲。

宋《本草图经》在《唐本草》内容的基础上，更详细地解说了连翘的生境与形态："今近京及河中、江宁府、泽、润、淄、兖、鼎、岳、利州，南康军皆有之，有大翘、小翘二种，生下湿地或山岗上，叶青黄而狭长，如榆叶、水苏辈，茎赤色，高三四尺许，花黄可爱，秋结实似莲，作房翘出众草，以此得名，根黄如蒿根。八月采房，阴干。其小翘生岗原之上，叶、花、实皆似大翘而细，南方生者，叶狭而小，茎短，才高一二尺，花亦黄，实房黄黑，内含黑子如粟粒，亦名旱连草，南人用花、叶。中品鳢肠亦名旱连，人或以此当旱连，非也。"以上的大翘、小翘，也与唐代一样，都是属于藤黄科（金丝桃科）植物红旱莲*H. ascyron*。

接着苏颂又讲述了当时南方医家的连翘分种法："今南中医家说云：连翘盖有两种：一种似椿实之未开者，壳小坚而外完，无跗萼，剖之则中解，气甚芬馥，其实才干，振之皆落，不着茎也；一种乃如菡萏，壳柔，外有跗萼抱之，无解脉，亦无香气，干之虽久，着茎不脱，此甚相异也。今如菡萏者，江南下泽间极多。如椿实者，乃自蜀中来，用之亦胜江南者。据本草言：则蜀中来者为胜，然未见其茎、叶如何也。"

苏颂所说前一种"其实才干，振之皆落"的连翘，《中华本草》认为属于木犀科连翘属植物连翘*Forsythia suspense*（Thunb.）Vahl。[1]但陈重明等认为这种植物"如

1　国家中医药管理局《中华本草》编委会：《中华本草》（6），上海：上海科学技术出版社，1999：155.

椿实”，椿实是指香椿*Toona sinensis*（A. Juss.）Roem.的果实，据实际观察，红旱莲*Hypericum ascyron* L.的果实与椿实确实相仿，都似圆锥形，而且比较光滑，而不像木犀科连翘*Forsythia suspense*（Thunb.）Vahl的果实那样扁尖。[1]

对同一植物的描述，出现了完全不同的解释。问题出在苏颂据传闻，糅合诸说，未亲自辨验？还是出在现代学者只取某一特点，忽略其他描述，因而导致观点对立？苏颂的描述肯定是混乱的。他先介绍大翘、小翘，在引述《唐本草》所说的同时予以细化。大翘、小翘皆属藤黄科（金丝桃科）红旱莲 *H. ascyron*，大家都无争议。可是其中有一处重要改动，不为人注意。《唐本草》说大翘“着子似椿实之未开者”，苏颂改成了“秋结实似莲”。随后苏颂在引述南人两种连翘时，第一种就是“似椿实之未开者”，此种自蜀中来。苏颂说“未见其茎、叶如何”。假如此种就是红旱莲 *H. ascyron*，则是寻常之物，苏颂怎么能不知道其茎叶如何呢？现代学者把注意力都集中在“如椿实者”,但却未见探讨“如菡萏者”是哪种植物。只注意“椿实”的形状，却不注意“其实才干，振之皆落”的特点。对以上争议，本着求同存异的原则，暂存其异。

关于唐代连翘的来源为藤黄科（金丝桃科）红旱莲 *H. ascyron*，已获公认。问题在于何时出现以木犀科植物连翘 *Forsythia suspense*（Thunb.）Vahl的果实作为连翘来源?《中华本草》“连翘”（木犀科）的文献依据有二,一为《本草图经》“似椿实”者(此有争议)，二为《本草衍义》。谢宗万认为《本草衍义》所云“其子折之，其间片片相比如翘,应以此得名尔”,指的就是木犀科植物连翘 *F. suspense*。[2]将木犀科的果实加压，它就会一片一片拆开，略向外反曲“如翘”。目前尚未见有与谢宗万意见相反者。那么至少可以说，在北宋末，木犀科的连翘已经是本草连翘的来源之一。

下至《本草纲目》，没有为连翘实物增添任何新资料，故或推测李时珍对于真正的连翘是不认识的。[3]若时珍认识古代争议的两种连翘，以其秉性，绝不会不断是非。宋代开始有版刻本草图,因此,文字纠缠不清的问题,也许可以参考原创图画。

1.《本草图经》：该书5图。“河中府连翘”（图6）有地下根茎与须根。地上部分基生叶丛生，二回羽状复叶，小叶披针形，3—5枚，未见花序。此图形与古本草所述不同连翘都无相似之处，基原不明。河中府即今山西永济。

“岳州连翘”（图7）绘一植株，掌状三小叶，有柄，互生；花腋生。基原不明。岳州即今湖南岳阳。

“泽州连翘”（图8）茎直立，有分枝，单叶对生，分枝上端有成排的开裂的老翘果实。此当为木犀科植物连翘 *F. suspense*。此植物是先花后叶，但所绘植株已经

1 陈重明、黄胜白等：《本草学》，南京：东南大学出版社，2005：287.
2 谢宗万：《本草纲目药物彩色图鉴》，北京：人民卫生出版社，2000：132.
3 陈重明、黄胜白等：《本草学》，南京：东南大学出版社，2005：285.

结果，是可以果、叶并存的。泽州即今山西晋城。有此图为证，可以证明北宋嘉祐年间的药物调查证明泽州已使用木犀科的连翘。

“兖州连翘”（图9）绘出3株植物，茎柔弱如蔓生，下部叶有三深裂，上部为单叶不分裂。茎有花序，似为穗状。其植物基原不明。兖州即今山东兖州市。

“鼎州连翘”（图10）根粗大，一茎直立。叶长圆状披针形，无柄。花序顶生。此植物清晰地表明此即藤黄科（金丝桃科）植物红旱莲（黄海棠）*H. ascyron*。鼎州即今湖南常德市。

以上5图，能比较肯定其来源的有“泽州连翘”（图8）及“鼎州连翘”（图10），此二图客观地证明宋代有来自藤黄科（金丝桃科）与木犀科的两种植物来源。

2.《救荒本草》：该书“连翘”（图17）所绘植物疏茎从根部抽出。单叶对生，有柄，基生三主脉，无花序。该图为写生绘图，但现代学者考其基原有两种意见，一是认为此植物为木犀科植物连翘*F. suspense*，另一种意见是藤黄科（金丝桃科）植物红旱莲（黄海棠）*H. ascyron*。[1]但该图所示叶脉为三出脉、无花序，不支持上述两种植物来源的任何一种。不排除该书插图误置的可能。如果从该书的文字描述着眼，应该是木犀科植物连翘。其果实描述十分精细：“结房状似山栀，子蒴微匾而无棱，瓣蒴中有子如雀舌样，极小，其子折之间，片片相比如翘，以此得名。”后半句可能是引用了寇宗奭《本草衍义》的说法，肯定是木犀科植物。此前形容果实的用词，也都与木犀科植物连翘相似。遇到这样图文不合的情况，舍图从文是一种选择。

3.《太乙仙制本草药性大全》：该书“连乔”（图24）绘两水生植物，其一独茎，上有梭形物。其二似为荷叶的初出水幼叶。此与药用连翘毫无关联。不明其示意。

4.《本草原始》：该书“连翘”（图30）写生绘制了木犀科植物连翘*F. suspense*果实的药材图，而且绘制了本品的正面、侧面、“中瓤形”（即内部剖面图），十分准确地表明此药来源。由此联想到《本草纲目》钱本“连翘”（图27）改绘所增的开裂蒴果，实际上也是将木犀科连翘果实的药材图“嫁接”到本不是木犀科植物的顶端。有《原始》此图为证，明代社会商品药材中，木犀科连翘应该占了重要地位。

5.《植物名实图考》：该书“连翘”（图43）是一幅颇多疑问的图。所绘叶片、茎枝草率，尤其是茎枝的线条，断续趑趄。所绘叶片，互生为多，也有对生。茎枝顶端有类似《本草纲目》钱本图27的蒴果模样，但其茎叶、果实着生的方式完全不同于木犀科灌木植物连翘*F. suspense*。无论是画法与图形，此图完全不像是吴其濬的写生图。即便此图有类似连翘的蒴果，也无法断言此植物是木犀科植物。该书的“湖南连翘、云南连翘”（图44）与“连翘”（图43）对比，精粗立判。据此写生图，陈重明考为*Hypericum ascyron* L.[2]（藤黄科红旱莲）。《中华本草》考作芒种花

1　支持为木犀科植物者有王作宾、伊博恩、王锦秀，支持为金丝桃科植物的学者有陈重明，王家葵、倪根金等。
2　陈重明、黄胜白等：《本草学》，南京：东南大学出版社，2005：286.

Hypericum uralum Buch.-Ham.Don［*H. patulum* Thunb. Ex Murray var. *uralum* Buch.-Ham.ex D. Don］。[1]《中国植物志》订作藤黄科（金丝桃科）金丝桃属植物西南金丝梅*Hypericum henryi* Levl. et Fan.。[2]

【小结】

"连翘"是《本经》所载早期药物之一。李时珍认为张仲景所用"连轺"即连翘根。为古今常用药。唐代本品的来源只有一种，即藤黄科（金丝桃科）植物红旱莲*Hypericum ascyron* L.。入药部分由全体转向果实。宋代新出一种连翘(药用果实)，其基原为木犀科植物连翘*Forsythia suspense*（Thunb.）Vahl。《图经》"泽州连翘"图可以为证。明·李中立写生绘制的连翘药材图证实其来源即木犀科连翘*F. suspense*。现代连翘主要来源于木犀科植物，但在某些局部地区仍有使用藤黄科（金丝桃科）植物红旱莲*H. ascyron* 者。

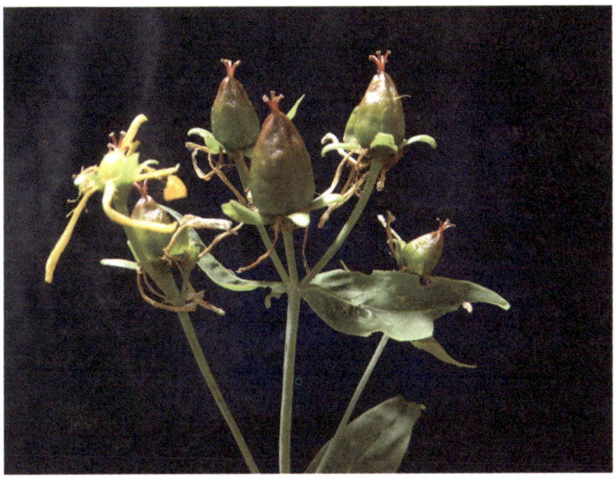

图 45　黄海棠（红旱莲）*H. ascyron* 未成熟的果枝

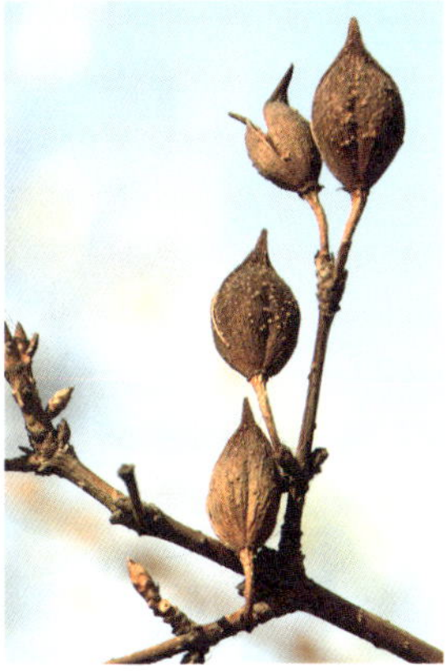

图 46　连翘成熟的果枝

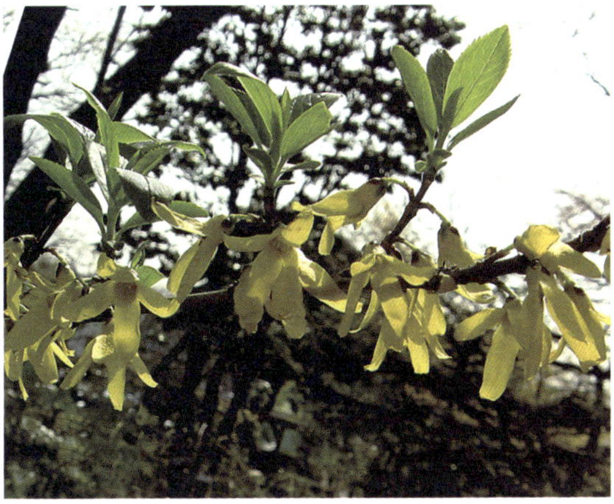

图 47　连翘 *Forsythia suspense*

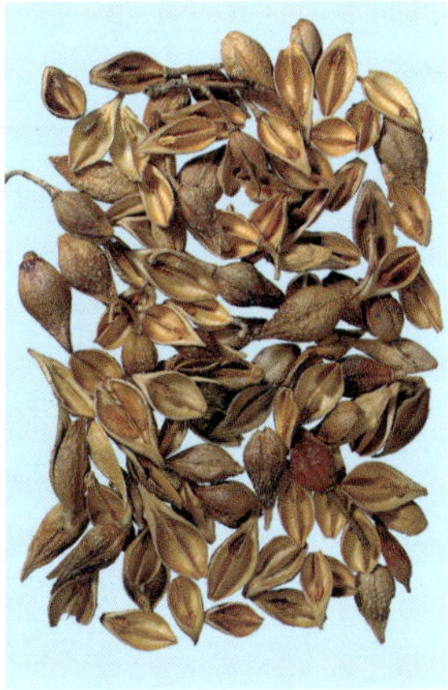

图 48　连翘药材

1　国家中医药管理局《中华本草》编委会：《中华本草》(3)，上海：上海科学技术出版社，1999：607.

2　中国科学院《中国植物志》编辑委员会：《中国植物志》，北京：科学出版社，1990，第50（2）卷，24.

16-41 陆英

【品图】

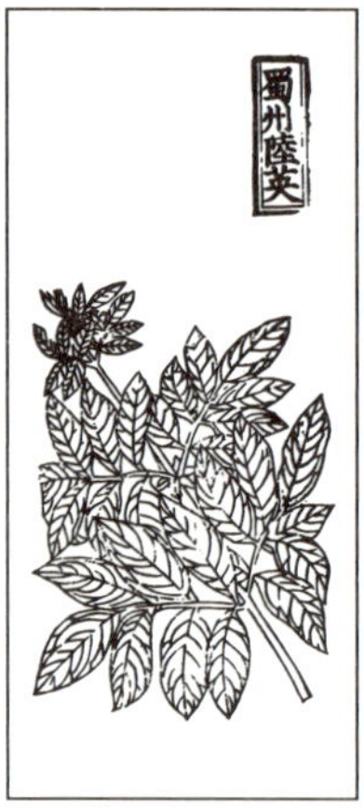

图 1 图经（大）· 蜀州陆英

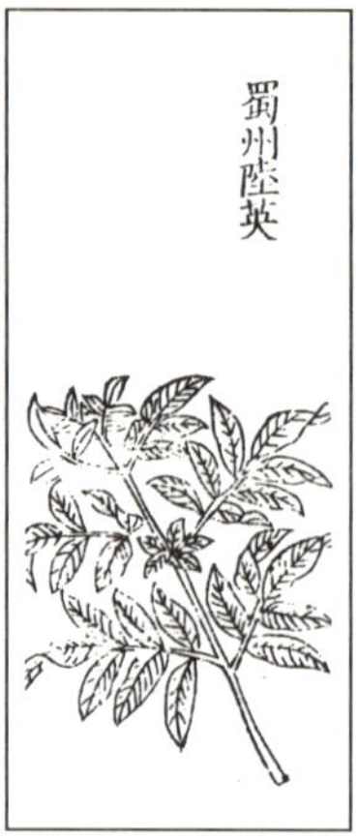

图 2 图经（政）· 蜀州陆英

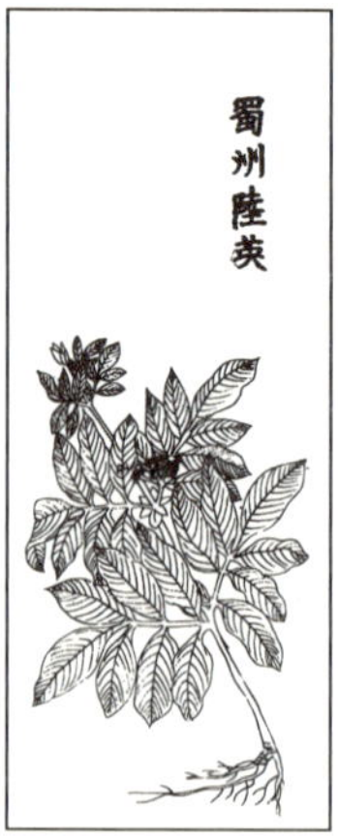

图 3 图经（绍）· 蜀州陆英

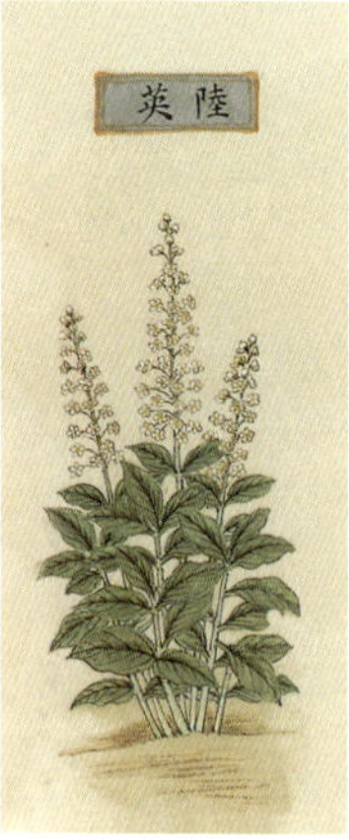

图 4 品汇 · 陆英

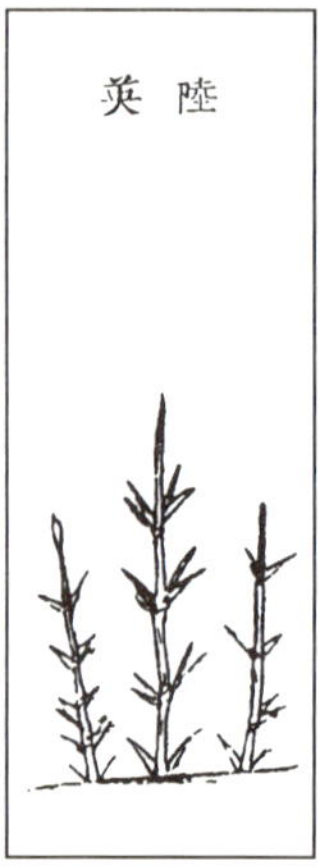

图 5 太乙 · 陆英

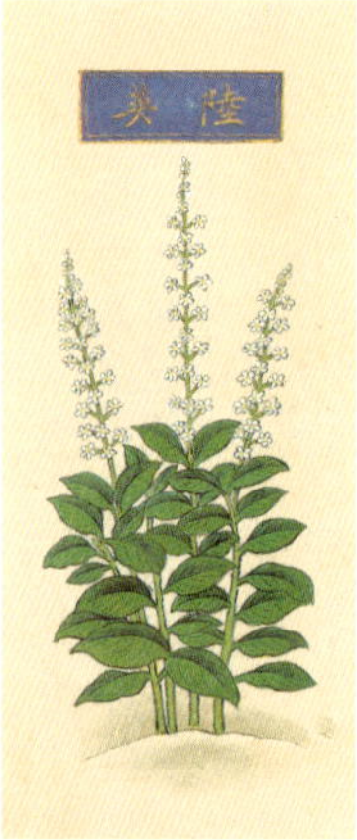

图 6 雷公 · 陆英

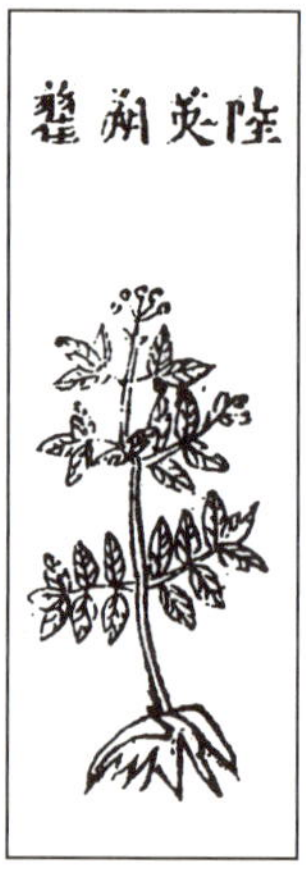

图 7 纲目（金）· 陆英蒴藋

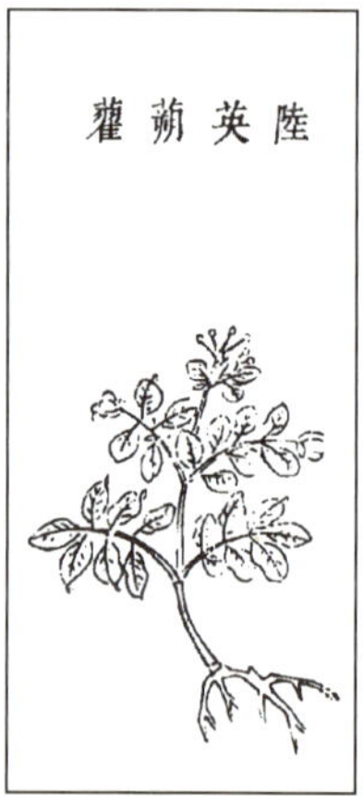

图 8 纲目（钱）· 陆英蒴藋

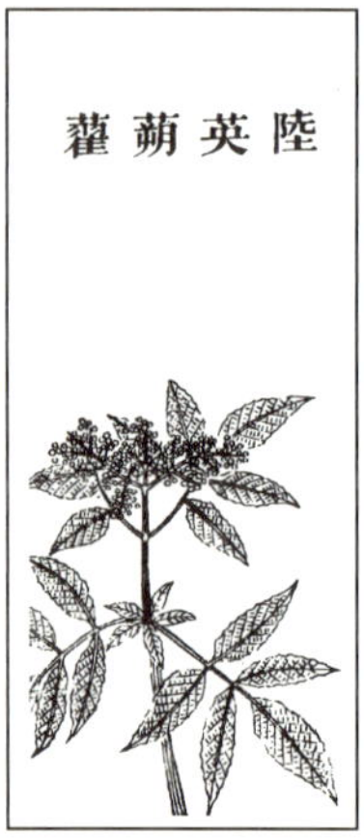

图 9 纲目（张）· 陆英蒴藋

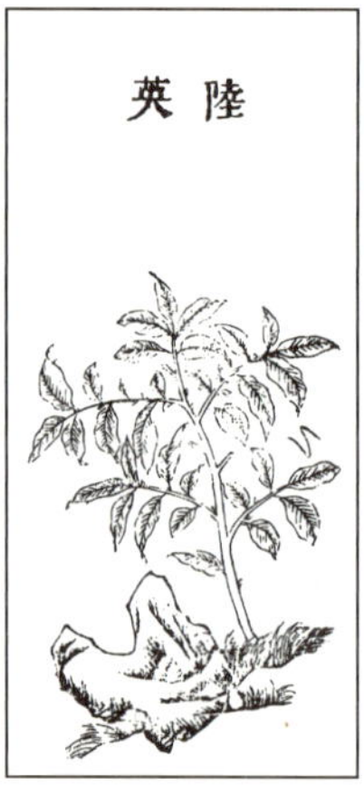

图 10 三才 · 陆英

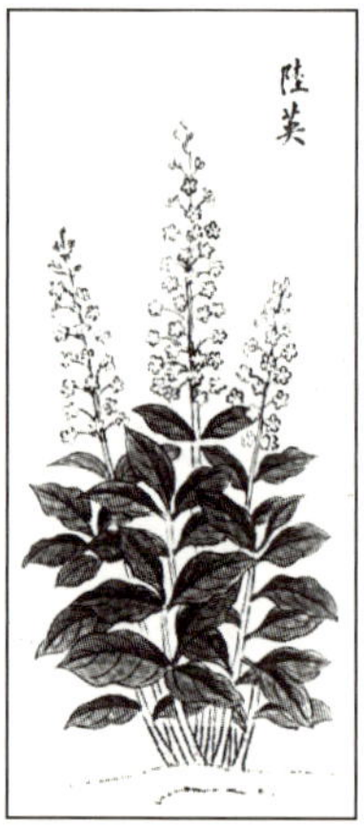

图 11 金石 · 陆英

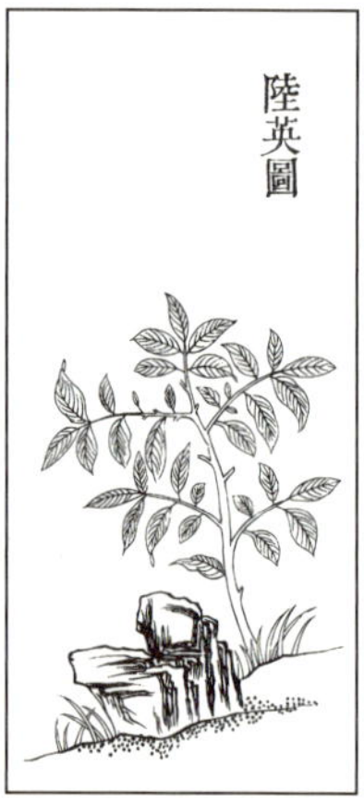

图 12 草木典 · 陆英图

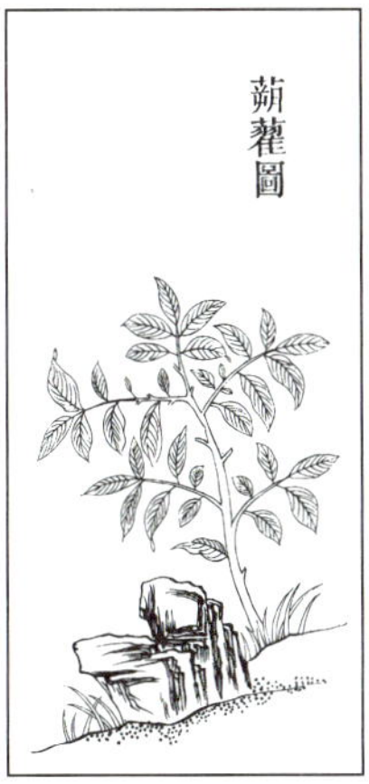

图 13　草木典·蒴藋图

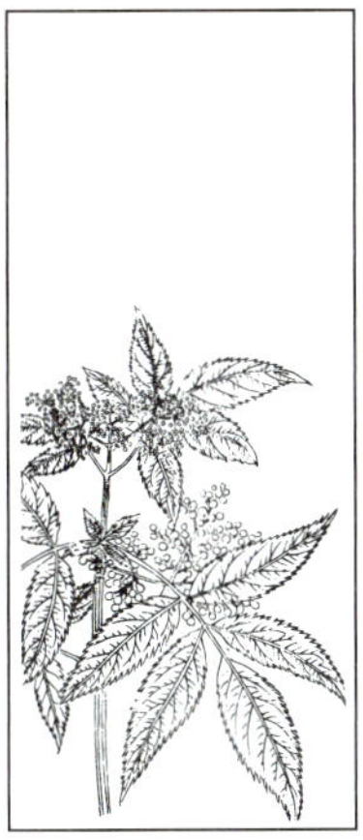
图 14　图考·陆英

本品14图，取自14书，其中3幅彩图。有承继关系的图可分4个书类。

《本草图经》：该书“蜀州陆英”图分别存于《大观》（图1）、《政和》（图2）、《绍兴》（图3）。此三传本药图基本一致。今以《政和》图2为《图经》图的代表。

仿绘该图的墨线图有：《三才图会》“陆英”（图10）仿绘《图经》图2，多加修润，增添土地背景。《古今图书集成·草木典》“陆英图”（图12）又仿绘《三才》图10。其“蒴藋图”（图13）与“陆英图”完全一致，系重复放置此图。

《本草纲目》（金陵本）：该书“陆英蒴藋”（图7）的茎叶主体似仿绘《图经》图2，但增添根部与花序，有新的创意。《纲目》钱本图8又仿绘金陵本图7。

《本草品汇精要》：该书“蜀州陆英”（图4）虽袭取《图经》图2的名字，但其图完全重绘。仿绘《品汇》图4者有《补遗雷公炮制便览》“陆英”（图6）、《金石昆虫草木状》“陆英”（图11）。

《植物名实图考》：该书“陆英”（图14）的仿绘图有《本草纲目》张本“陆英蒴藋”（图9）。

以上14图中，除外9幅仿绘图，原创图尚有5幅（图2、4、5、7、14），详见下“鉴药”项。

【文录】

《别录》（见《证类》卷11“陆英”） 生熊耳川谷及冤句，立秋采。

唐《唐本草》（同上）《唐本》注云：此即蒴藋是也，后人不识，浪出蒴藋条。此叶似芹及接骨花，亦一类，故芹名水英，此名陆英，接骨树名木英，此三英也，花、叶并相似。

宋《本草图经》（同上）《图经》曰：陆英，生熊耳川谷及冤句，蒴藋不载所出州土，但云生田野，今所在有之。春抽苗，茎有节，节间生枝，叶大似水芹及接骨。春夏采叶，秋冬采根、茎。或云即陆英也。《本经》别立一条，陶隐居亦以为一物。苏恭云：《药对》及古方无蒴藋，惟言陆英，明非别物。今注以性味不同，疑非一种，谓其类耳，然亦不能细别……又按《尔雅》云：华，荂（音敷）也。华、荂，荣也。木谓之华，草谓之荣，不荣而实者为之秀，荣而不实者谓之英。然则此物既有英名，当是其花耳。故《本经》云：陆英立秋采。立秋正是其花时也。

宋《开宝本草》（见《证类》卷11“蒴藋”） 今注：蒴藋条，《唐本》编在狼跋子之后，而与陆英条注解并云剩出一条。今详：陆英，味苦，寒，无毒。蒴藋，味酸，温，有毒。既此不同，难谓一种，盖其类尔。

宋《本草衍义》卷12“蒴藋” 蒴藋与陆英既性味及出产处不同，治疗又别，自是二物，断无疑焉。况蒴藋花白，子初青如绿豆颗，每朵如盏面大，又平生，有一二百子，十月方熟红，岂得言剩？出此条，孟浪之甚也。

明《本草纲目》卷16“陆英” 【集解】【时珍曰】陶、苏本草、甄权《药性论》，皆言陆英即蒴藋，必有所据。马志、寇宗奭虽破其说，而无的据。仍当是一物，分根、茎、花、叶用，如苏颂所云也。

清《植物名实图考》卷11“陆英” 详考各说，盖即今之接骨草。俚医以为治跌伤要药，谓之排风草。固始谓之珊瑚花，象其实；亦曰珍珠花，象其花也。俗名甚伙，不可殚举。

【鉴药】

“陆英”首见于《本经》。《本经》用治“骨间诸痹，四肢拘挛疼酸，膝寒痛”，后世亦多于骨伤痹痛等，然少见于医方书，民间医用作伤折要药。

陆英与蒴藋（diào）是否同一物的争议，自古至今不断。《唐本草》云：“此即蒴藋是也，后人不识，浪出蒴藋条。此叶似芹及接骨花，亦一类，故芹名水英，此名陆英，接骨树名木英，此三英也，花、叶并相似。”按此说法，水英、陆英、木英都是因为叶形相似而分别得名。那么其叶形如何呢？苏颂云：“春抽苗，茎有节，节间生枝，叶大似水芹及接骨。”但又云“亦不能细别”。所以《别录》另外设立了“蒴藋”条。主张“陆英”“蒴藋”为两物的本草学家有马志、寇宗奭等大家。认为两药为一物的有苏敬、李时珍这样的大家。李时珍虽然同意“陆英”“蒴藋”为一物，但还是另设了“蒴藋”条，将有关资料分别处理。《本草纲目》金陵本附图似乎采用了李时珍的意见，采用“陆英蒴藋”为名。图中所绘是接骨木*S. chinensis*的示意图，可见附图也是将“陆英”“蒴藋”作为一物。

诸家争议涉及本品的产地、性味、主治、形态等，详细列举诸家争议的依据既烦琐且意义不大，最关键的问题，是从物种的角度看看此二物是否就是一物。

清代植物学大家吴其濬云：“详考各说，盖即今之接骨草。俚医以为治跌伤要药……俗名甚伙，不可殚举。”《中国植物志》将陆英、蒴藋划入一个种，即忍冬科接骨木属植物接骨草*Sambucus chinensis* Lindl.。且谓接骨木属植物在习性、叶形、果实颜色等多方面有不同程度的种间连续过渡，因此鉴定和命名方面比较混乱。为方便使用，该志对本属植物种划得大一些。由此也可知古代对陆英、蒴藋的争议，其实也是事出有因。

苏颂说本品“春抽苗，茎有节，节间生枝”只有寥寥几个字。“春抽苗”是因为本品为多年生高大草本，每年要抽新的枝条。至于说“茎有节”，并非如竹有节，而是本品的叶为单数羽状复叶，叶片大，对生，这样在叶对生部位就显得略膨大如节。寇宗奭所云“蒴藋”的形态为：“花白，子初青如绿豆颗，每朵如盏面大，又平生，有一二百子，十月方熟红。”这就补充说明了本品具有顶生大而疏散的复伞形花序、果实红色的特点。观看古本草所绘本品图形可以增强感性认识。

1.《本草图经》：该书“蜀州陆英”（图2）仅示一枝条，两边皆为单数羽状复叶，此与忍冬科植物接骨木*S. chinensis*相符。

2.《本草品汇精要》：该书对《图经》原有药图者，多敷色仿绘。但此“陆英”（图4）却另绘了“陆英”的全体。其茎多数从地下抽出，此尚可解释为灌木状的草本，无主茎。但茎上之叶全为单叶，对生或互生，花虽为白色，但花序为总状，不是大而疏散的复伞形花序。因此该图全系虚构。画士根本就没见过原植物，妄自多事画此误图。

3.《太乙仙制本草药性大全》：该书“陆英”（图5）更是奇怪，绘3支竹竿状植物，有节，无叶，大概是见苏颂说“茎有节，节间生枝”想象出如此奇葩植物。

4.《本草纲目》（金陵本）：该书“附图”为“陆英蒴藋”（图7），从图名可知绘图者也是倾向于此二名实为一物的。其图几乎就是取《图经》图2的单枝条，竖立起来，再加根部与花序（伞形花序）。图形虽简，但比《品汇》画士高明。其花序能绘成伞形，说明是见过原植物的。故此图可以作为接骨木*S. chinensis*的示意图。

5.《植物名实图考》：该书“陆英”（图14）是写生绘成的陆英图。茎有棱线，单数羽状复叶，小叶2对，亦对生，边缘具细锯齿。花序可能因画面容纳不下的缘故，未能展开。此即忍冬科植物接骨木*S. chinensis*。

【小结】

“陆英”首见《本经》。其形与《别录》药“蒴藋”酷似。今一般将此二名作为一物，即忍冬科植物接骨草*Sambucus chinensis* Lindl.。《本草图经》《植物名实图考》均有较好的该药图形。

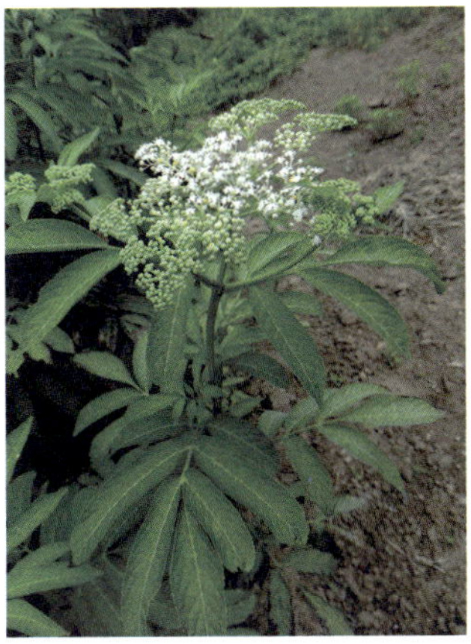

图15　接骨草 *Sambucus chinensis* 的花枝

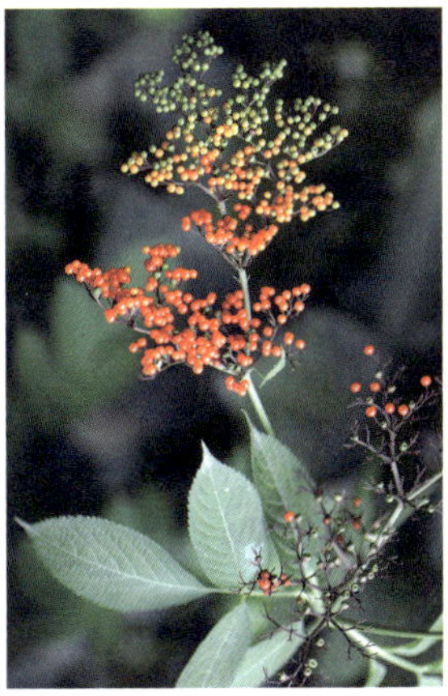

图16　接骨草 *S. chinensis* 的果枝

16-42 蒴藋

【品图】

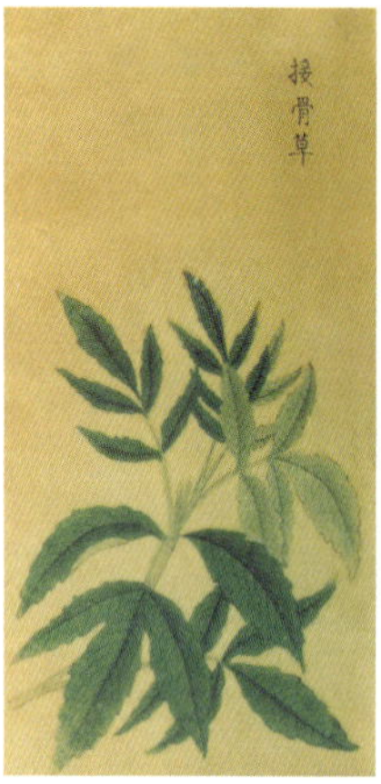

图 1 履巉岩 · 接骨草

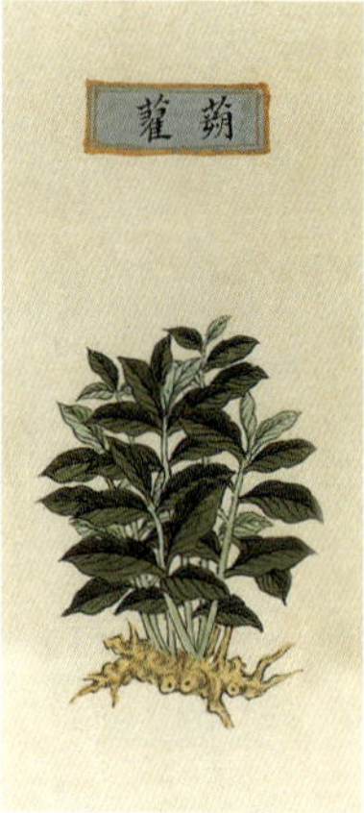

图 2 品汇 · 蒴藋

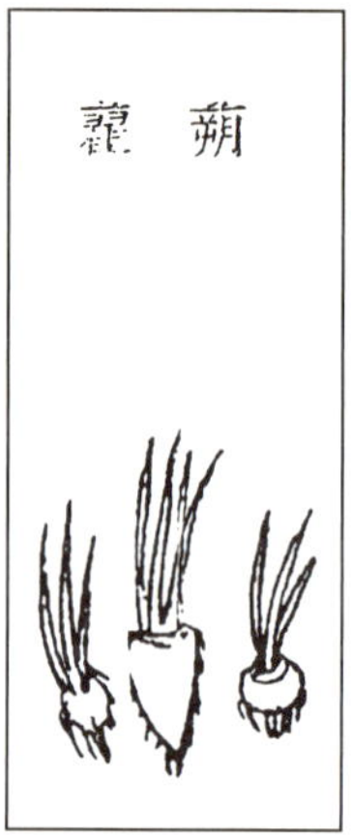

图 3 太乙 · 蒴藋

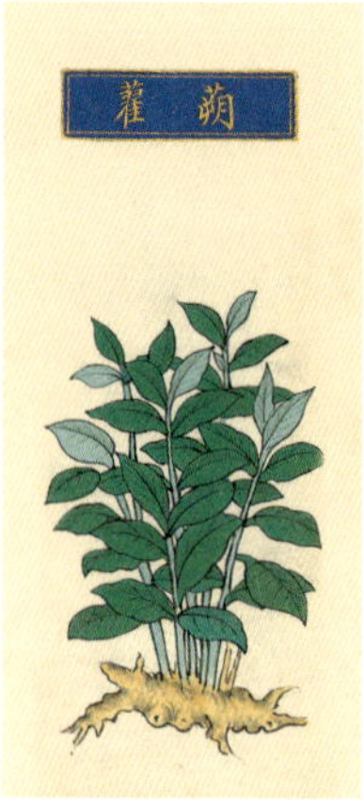

图 4 雷公 · 蒴藋

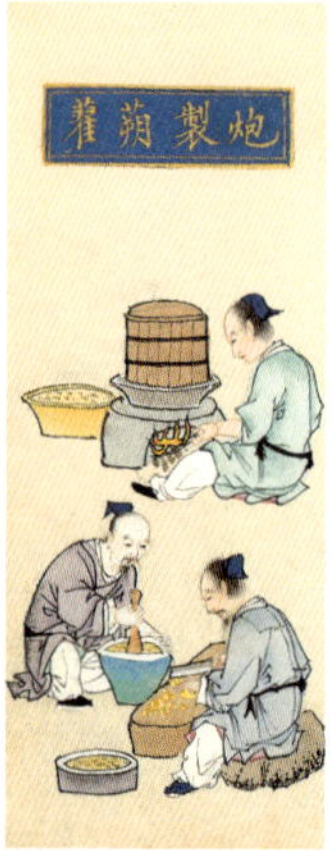

图 5 雷公 · 炮制蒴藋

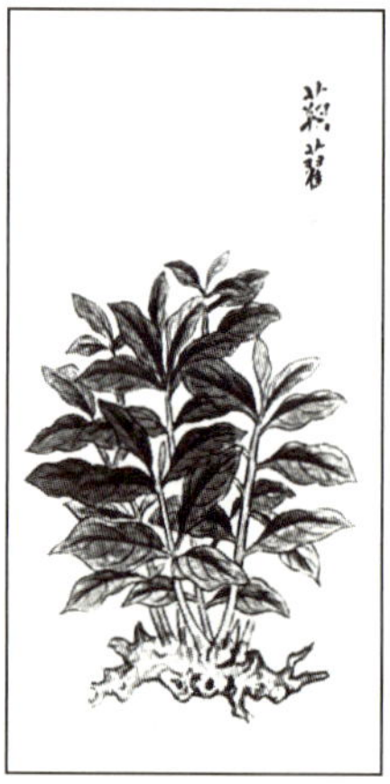

图 6 金石 · 蒴藋

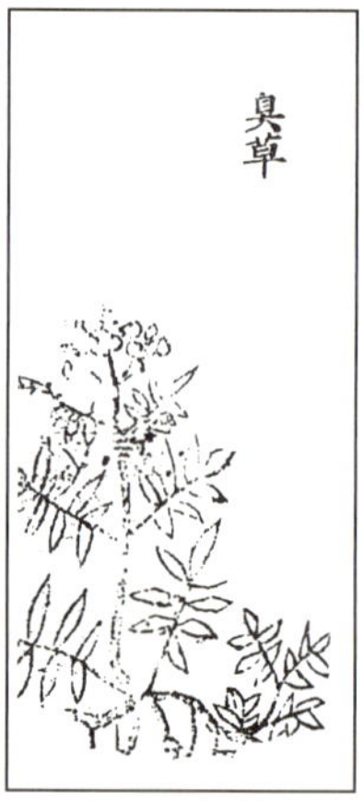

图 7 便方 · 臭草

本品7图，取自6书，其中3幅彩图。有承继关系的图仅1个书类。

《本草品汇精要》：该书“蒴藋”（图2）的仿绘图有《补遗雷公炮制便览》图4、《金石昆虫草木状》图6。

以上7图中，除外2幅仿绘图，原创图尚有5幅（图1、2、3、5、7），详见下“鉴药”项。

【文录】

《别录》（见**《证类》**卷11 **“蒴藋”**） 一名堇草，一名芨。生田野，春夏采叶，秋冬采茎、根。

梁《本草经集注》(同上) 陶隐居云：田野墟村中甚多。

唐《唐本草》(同上)《唐本》注云：此陆英也，剩出此条。《尔雅》云：芨，堇草。郭注云：乌头苗也。检三堇别名。又无此者，蜀人谓乌头苗为堇草。陶引此条，不知所出处。《药对》及古方无蒴藋，惟言陆英也。

宋《履巉岩本草》卷上“接骨草” 一名蒴藋。

宋《本草衍义》卷12“蒴藋” 况蒴藋花白，子初青如绿豆颗，每朵如盏面大，又平生，有一二百子，十月方熟红。

明《本草纲目》卷16“蒴藋”【释名】接骨草。【集解】【时珍曰】每枝五叶。说见“陆英”下。

【鉴药】

“蒴藋”首见于《名医别录》。“蒴藋”,《纲目》注音为“朔吊”(shuò diào),名义不详。《别录》载本品作浴汤治“风瘙瘾疹，身痒湿痹”。唐代诸方用此治头风、脚气、水肿等，似乎有祛风利湿的作用，此与陆英主伤折大不相同。

关于本品与陆英是否为一物之争，已见前条详论。其植物基原即忍冬科接骨木属植物接骨草*Sambucus chinensis* Lindl.，本条也不再赘述。但所有采用蒴藋为名的原创药图，将集中在本条予以解说。

1.**《履巉岩本草》**:该书上卷“接骨草”正文有“一名蒴藋”,主治与《证类本草》所载“蒴藋”一致。因此可知其“接骨草”(图1)表现的是蒴藋。该图仅示一单数羽状复叶，但比《本草图经》的“陆英”图要生动准确得多。其原植物当为忍冬科植物接骨草*S. chinensis*。

2.**《本草品汇精要》**:该书“陆英”图是师心自用绘了一幅想象图。此“蒴藋”(图2)也如出一辙。图中植物有粗大横走的根茎。地上部分茎上有或对生、或互生的单叶。此非蒴藋，不知画士绘此图的依据。

3.**《太乙仙制本草药性大全》**:该书“蒴藋”(图3)与上一药“陆英”图又大不一样：根或如胡萝卜，或如荸荠，根头为3片线形叶，与“蒴藋”风马牛不相及。

4.**《补遗雷公炮制便览》**:该书“炮制蒴藋”(图5)依据《雷公炮炙论》所示雷公法绘图。雷公法为：“只取根，用铜刀细切，于柳木臼中捣取自然汁，缓缓于锅子中煎如稀饧任用也。”故图中三人，从下到上依次为一人在木砧上切药，一人用杵臼捣汁，还有一人坐灶前用笼屉蒸药。

5.**《草木便方》**:该书“臭草”(图7)虽然简单，但其茎直立，单数羽状复叶对上，顶端是伞形花序，主要特点俱全，可知表现的是接骨草*S. chinensis*。

【小结】

“蒴藋”为《名医别录》药，但其原植物据考与陆英同为忍冬科植物接骨草 *Sambucus chinensis* Lindl.。其主治为头风、脚气、水肿等。《履巉岩本草》《草木便方》所绘图与实物相符。

16-43　水英

【品图】

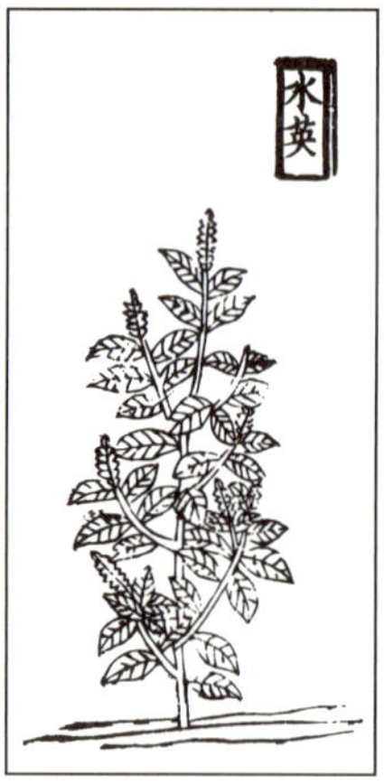

图 1　图经（大）· 水英

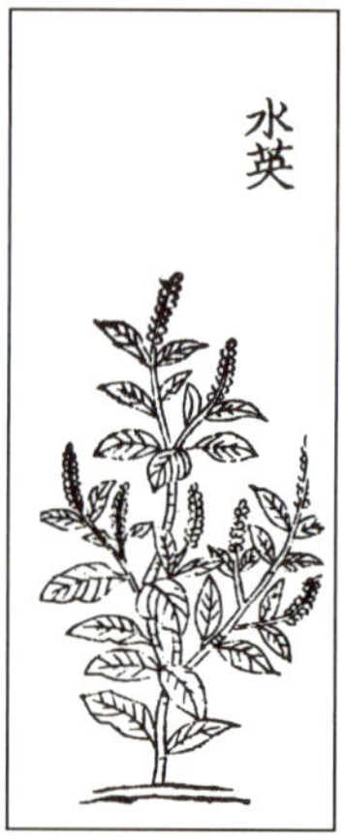

图 2　图经（政）· 水英

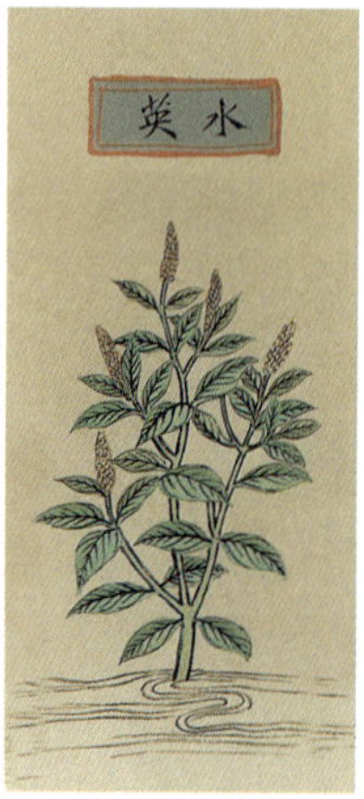

图 3　品汇 · 水英

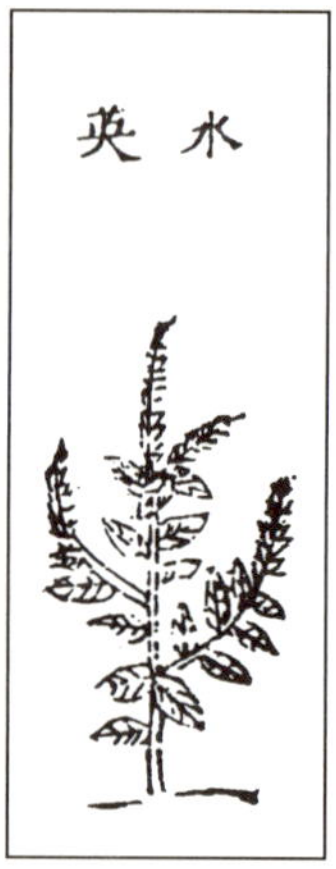

图 4　纲目（金）· 水英

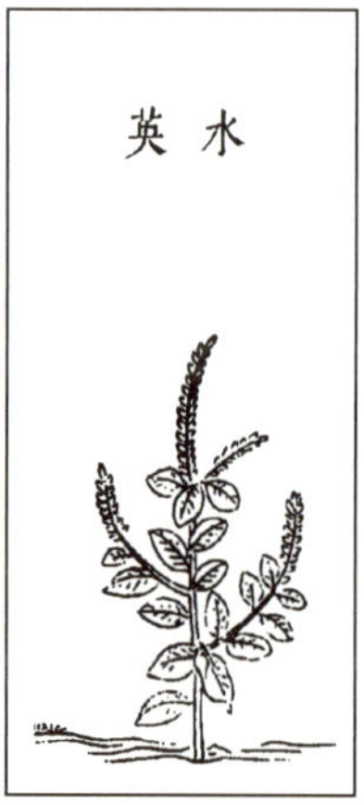

图 5　纲目（钱）· 水英

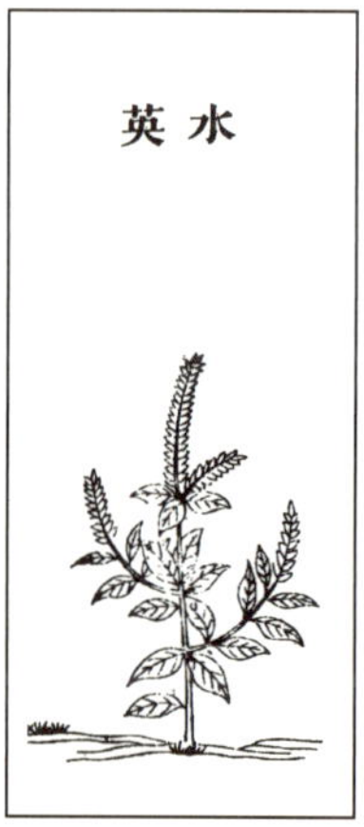

图 6　纲目（张）· 水英

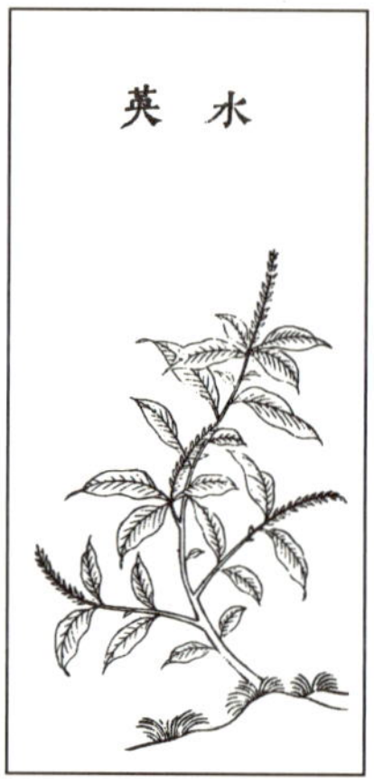

图 7　三才 · 水英

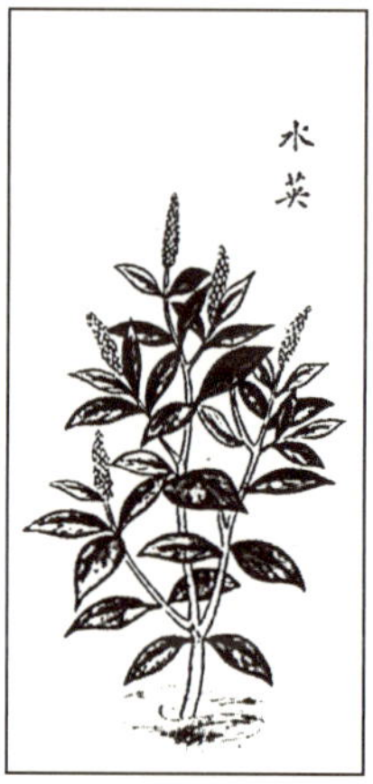

图 8　金石 · 水英

本品10图，取自10书，其中2幅彩图。有承继关系的图仅1个书类。

《本草图经》：该书“水英”图分别存于《大观本草》(图1)、《政和本草》(图2)。此二传本药图基本一致。今以《政和》图2为《图经》图的代表。

仿绘该图的彩色图有《本草品汇精要》图3。此后《金石昆虫草木状》图8又仿绘《品汇》图3。

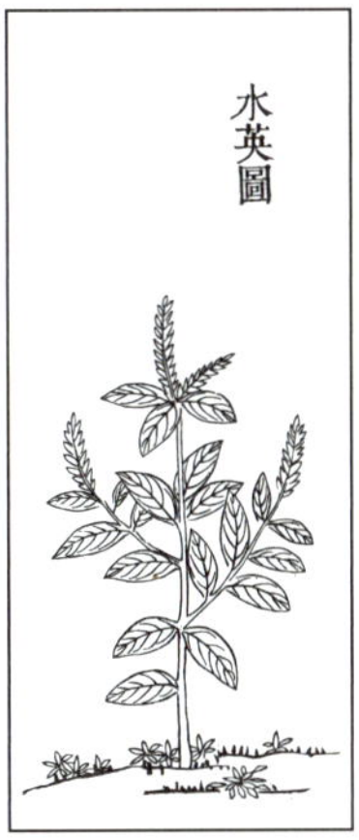

图9　草木典·水英图

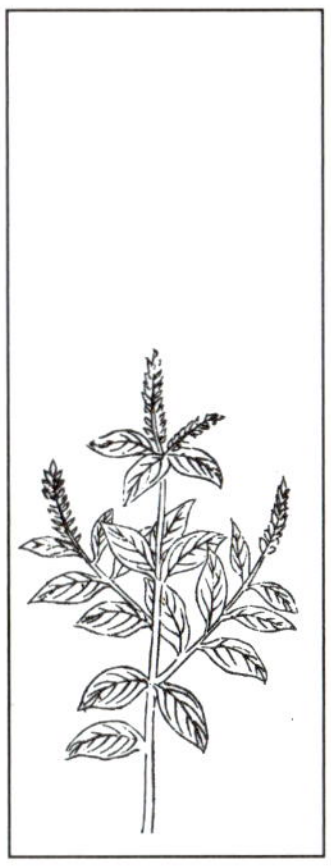

图10　图考·水英

仿绘该图的墨线图有：《本草纲目》金陵本图4，图形粗糙。《纲目》钱本图5又将金陵本图4予以修饰。《纲目》(张本)图6又仿绘钱本图5。《三才图会》图7将《图经》图2予以改绘修饰，添加土地背景。《古今图书集成·草木典》“水英图”(图9)将《本草纲目》金陵本图4予以修润，亦略加土地背景。《植物名实图考》“水英”(图10)又仿绘《草木典》图9，但未取土地背景。

以上10图中，除外9幅仿绘图，原创图只有1幅(图2)，详见下“鉴药”项。

【文录】

宋《本草图经》(见《证类》卷30“水英”) 元生永阳池泽及河海边。临汝人呼为牛荭草，河北信都人名水节，河内连内黄呼为水棘，剑南、遂宁等郡名龙移草。蜀郡人采其花合面药。淮南诸郡名海荏。岭南亦有，土地尤宜，茎、叶肥大，名海精木，亦名鱼津草。所在皆有。

明《本草纲目》卷16“水英” 【释名】【时珍曰】此草不著形状气味，无以考证。芹菜亦名水英，不知是此否也。

清《植物名实图考》卷14“水英” 按水英当对陆英而言。滇南有草，绝类蒴藋而实黑，茎中有红汁，俗名血满草，浸脚气湿肿甚效，或即此。别入草药，按图形不类也。

【鉴药】

“水英”为《本草图经》“外草类”药。李时珍引“颂曰”，在其文前加“《天宝单方图》言”，可见李时珍认为此药出自唐《天宝单方药图》。现代的研究证实，水英确实出自该书。[1]该药主治骨风，后世因基原不明，此药始终沉沦不起。

本草“水英”来源，至少有两种。一是《名医别录》“水斳”的别名。“水斳”

1　郑金生：《天宝单方药图》考略，中华医史杂志，1993，(23)3：158-161.

就是伞形科植物水芹*Oenanthe javanica*（Bl.）DC.。这一意义的“水英”是《雷公药对》中为石胆之使的“水英”，也是《唐本草》“陆英”条下与“陆英”（接骨草）、“木英”（接骨木）并称三英的“水英”。

第二种即本条，源于唐《天宝单方药图》的“水英”。据《图经》所引佚文，本品“元生永阳池泽及河海边。临汝人呼为牛荭草，河北信都人名水节，河内连内黄呼为水棘，剑南、遂宁等郡名龙移草。蜀郡人采其花合面药。淮南诸郡名海茌。岭南亦有，土地尤宜，茎、叶肥大，名海精木，亦名鱼津草。所在皆有。”而且还配有药图（图2）。李时珍认为这些资料不够，“不著形状气味，无以考证”。但既然配了图，就不能说“不著形状”了。清·吴其濬云：“按水英当对陆英而言。滇南有草，绝类蒴藋而实黑，茎中有红汁，俗名血满草，浸脚气湿肿甚效，或即此。”但他无奈的是“按图形不类也”，苏颂给出的图不像是“血满草”。“血满草”是忍冬科接骨木属植物血满草*Sambucus adnata* Wall. ex DC.。此植物与陆英、木英（接骨木）为同属植物，自然是非常相像，可惜的是该种植物从来没有进入本草的记载，也不是专门生活在水中。因此“血满草”毫无可能是本条的水英。现在最大的希望，是考察留存下来的“水英”图。

《本草图经》：该书“水英”（图1）属唐《天宝单方药图》留下的图，其构图方式取地上部分的全体。单叶，长椭圆状披针形，互生。茎枝顶端有较长的穗状花序。孙启明《苏图研究》认为此即蓼科植物红蓼（荭草）*Polygonum orientale* L.。[1]将此图与《图经》的“荭草”图（参16-50“荭草”图2）相比，确实非常相像。《天宝单方药图》还提到了“临汝人呼为牛荭草”，这更是一个旁证。又，本品“遂宁等郡名龙移草”。“荭草”条陶弘景注云：“《诗》称隰有游龙，注云：荭草。”“游龙”与“龙移”之名也似有联系。因此，初步可以认为，孙启明的“水英为荭草”说是有道理的。

【小结】

“水英”今存《本草图经》“外草类”。据考原出唐《天宝单方药图》。据今存该药的图形及其别名，或考水英即蓼科植物红蓼（荭草）*Polygonum orientale* L.。

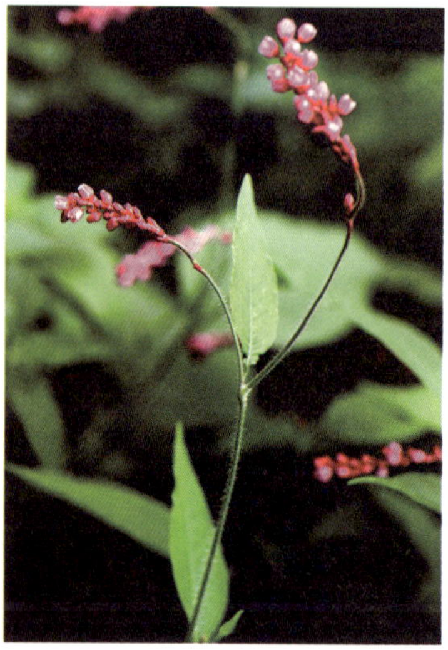

图 11　红蓼（荭草）*Polygonum orientale*

1　孙启明：《苏图研究》，见：张志斌，郑金生主编：《本草纲目研究札记》，北京：科学出版社，2019：678.

16-44 蓝

【品图】

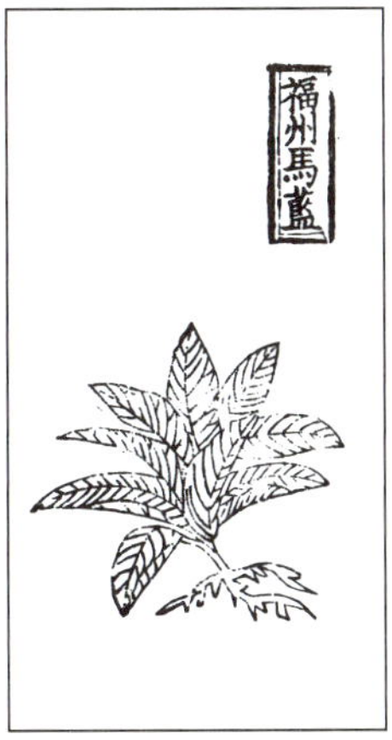

图1 图经（大）·福州马蓝

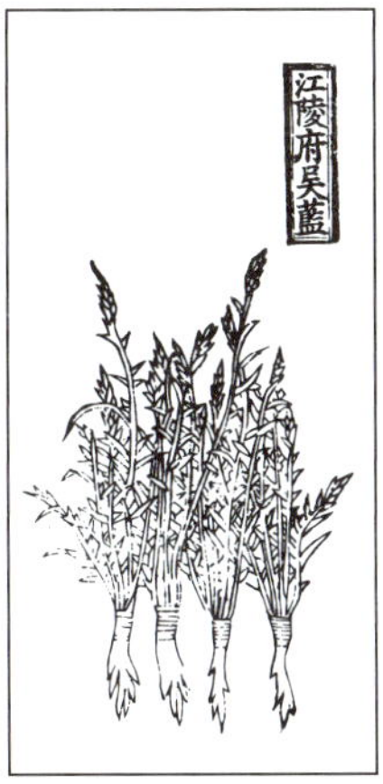

图2 图经（大）·江陵府吴蓝

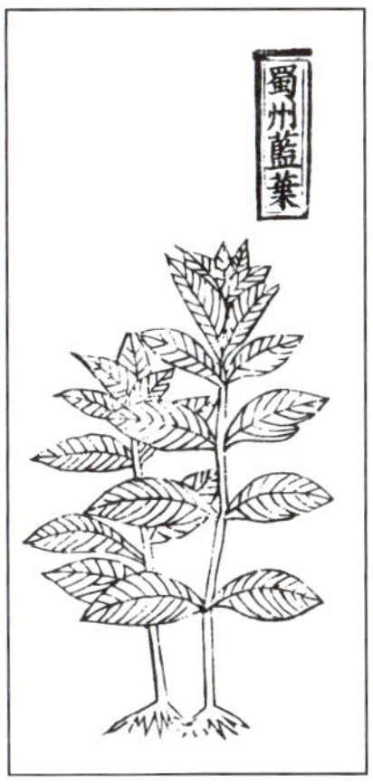

图3 图经（大）·蜀州蓝叶

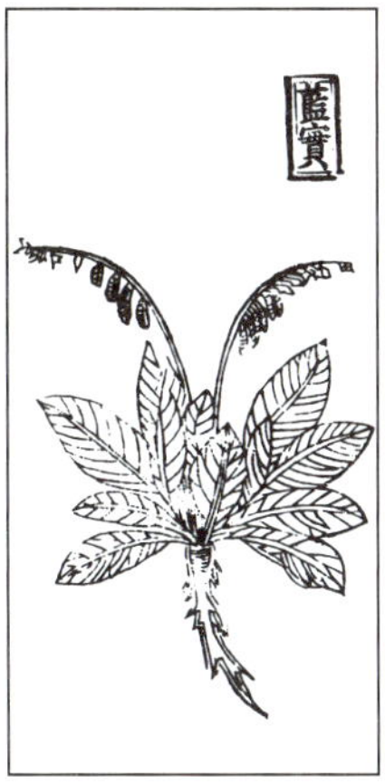

图4 图经（大）·蓝实

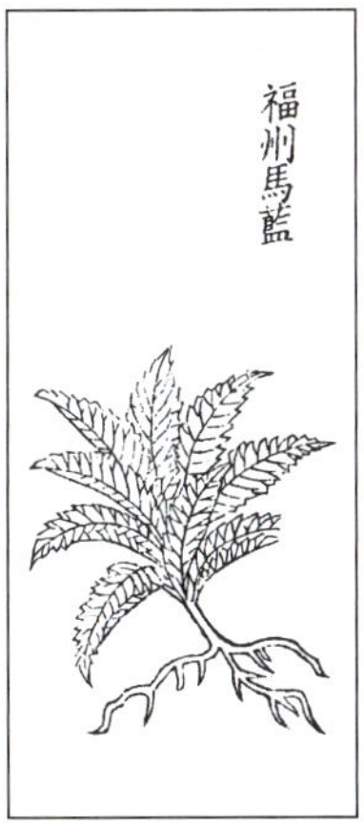

图5 图经（政）·福州马蓝

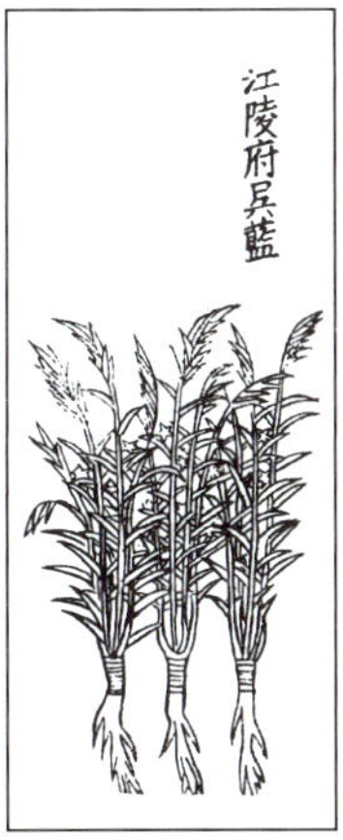

图6 图经（政）·江陵府吴蓝

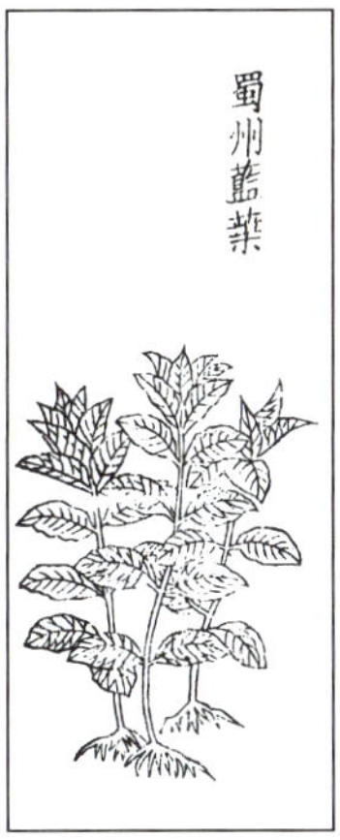

图7 图经（政）·蜀州蓝叶

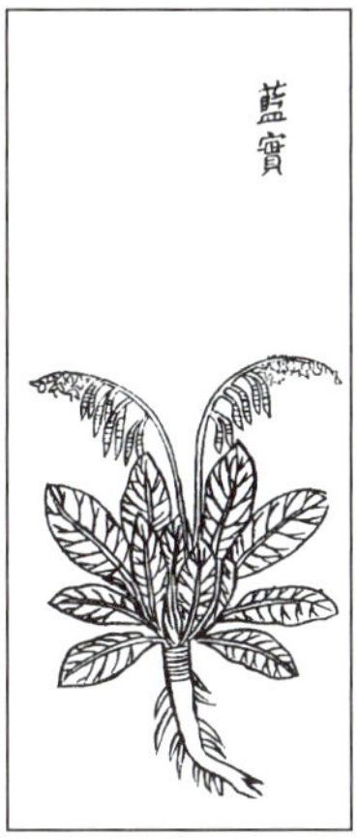

图8 图经（政）·蓝实

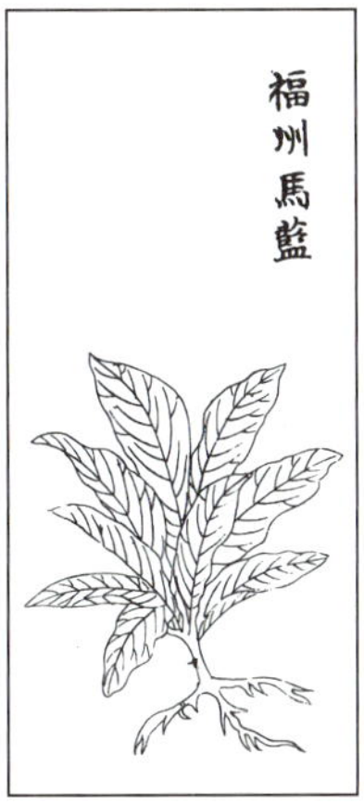

图9 图经（绍）·福州马蓝

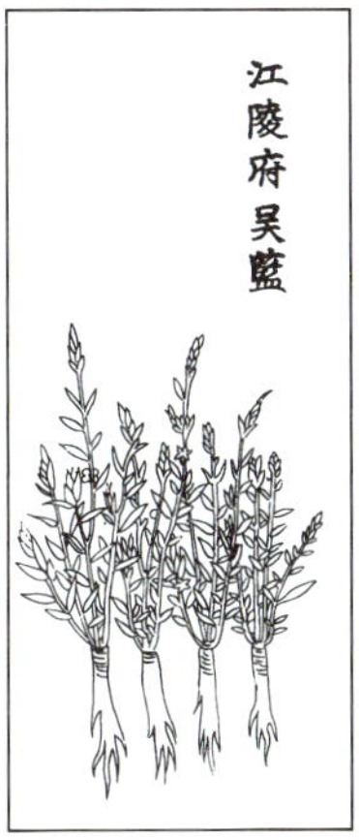

图10 图经（绍）·江陵府吴蓝

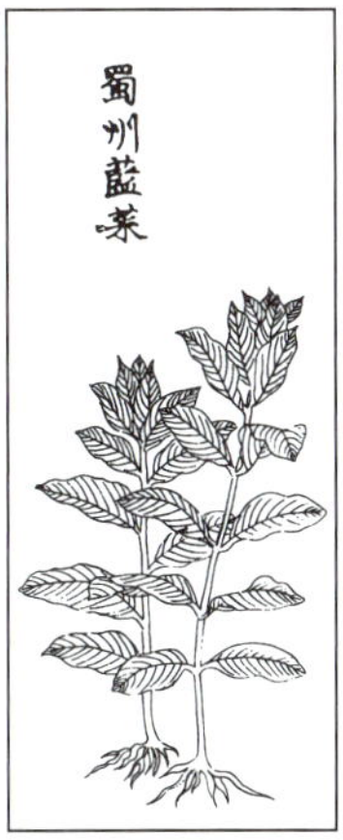

图11 图经（绍）·蜀州蓝叶

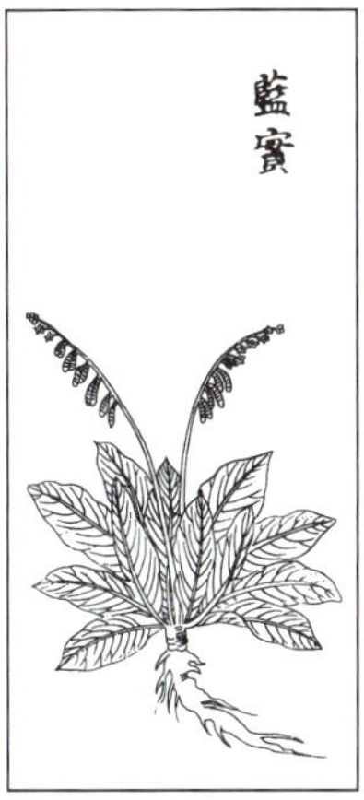

图12 图经（绍）·蓝实

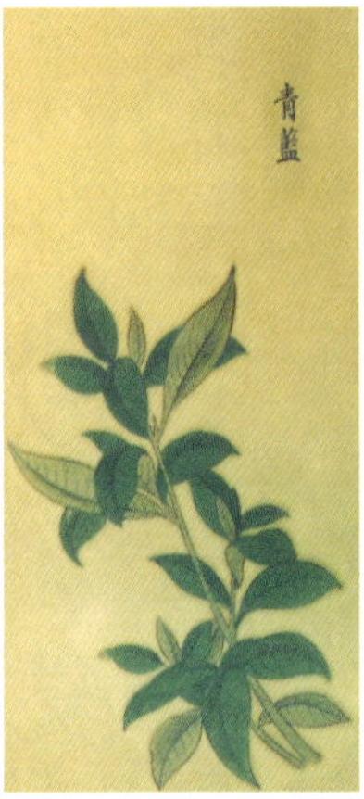

图 13 履巉岩·青蓝

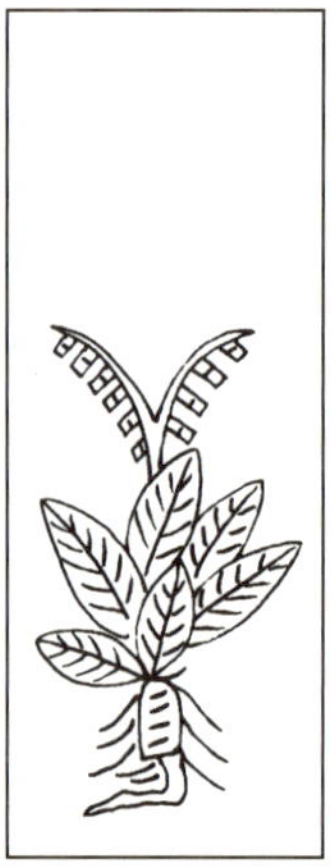

图 14 歌括·蓝实

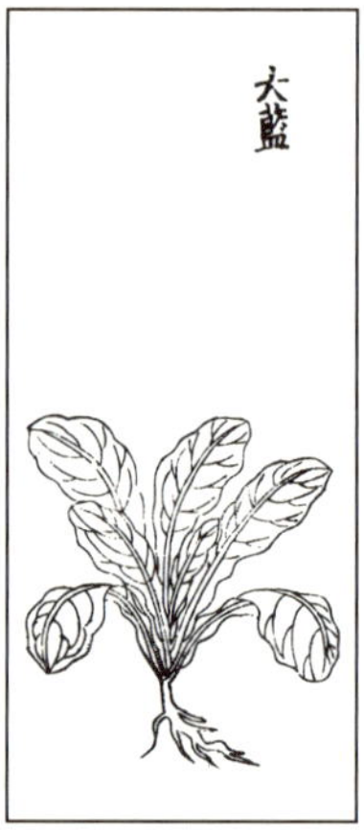

图 15 救荒·大蓝

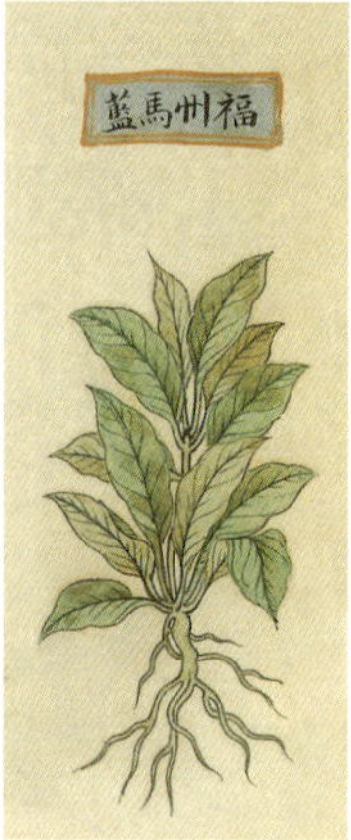

图 16 品汇·福州马蓝

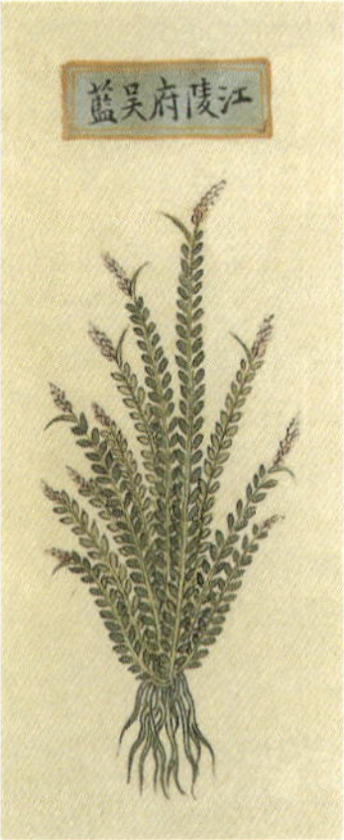

图 17 品汇·江陵府吴蓝

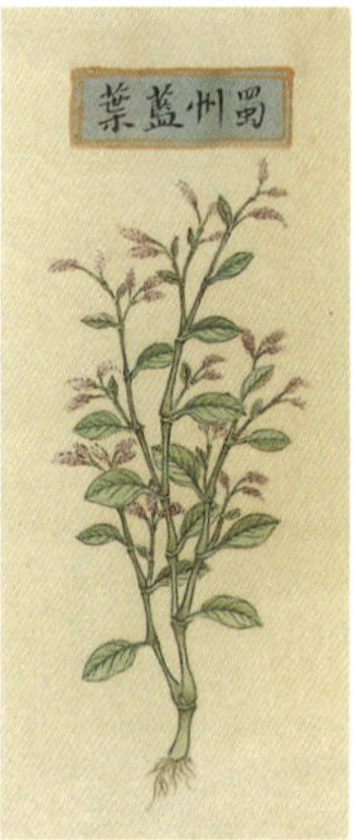

图 18 品汇·蜀州蓝叶

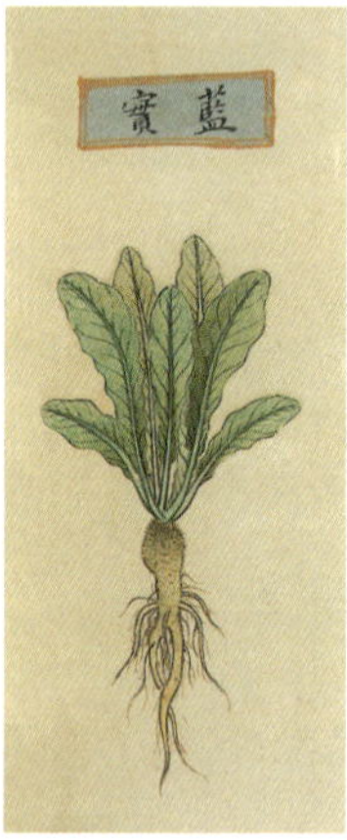

图 19 品汇·蓝实

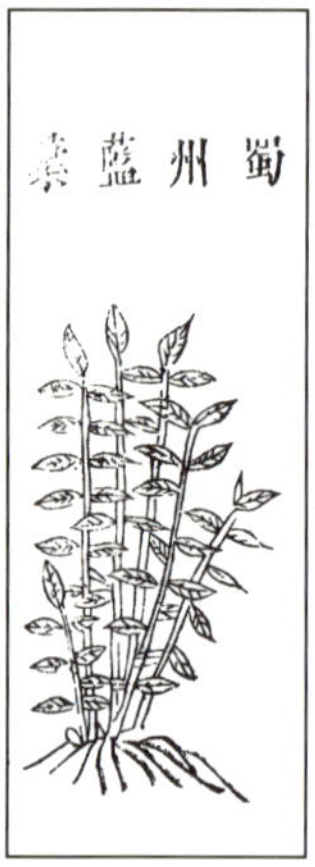

图 20 蒙筌·蜀州蓝叶

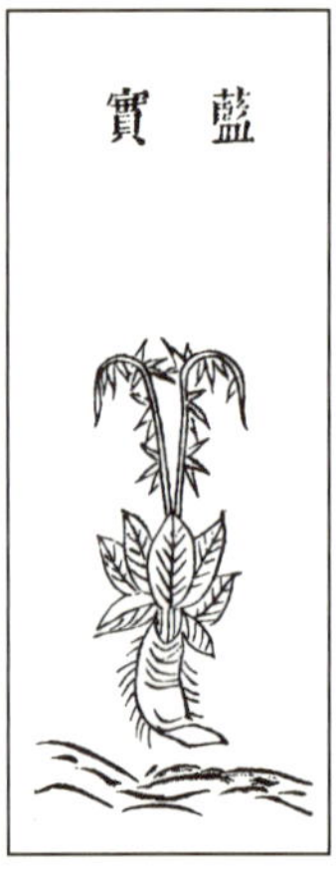

图 21 蒙筌·蓝实

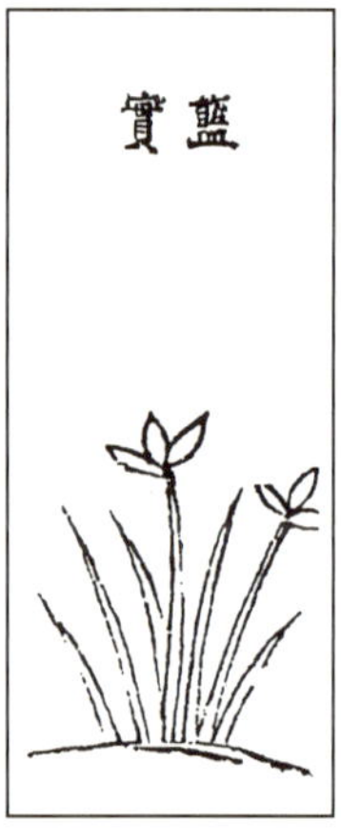

图 22 太乙·蓝实

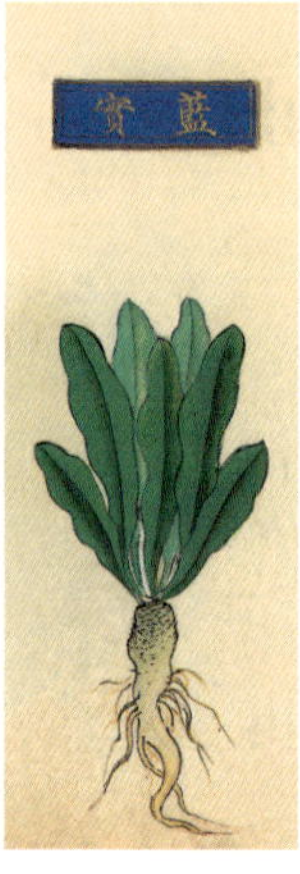

图 23 雷公·蓝实

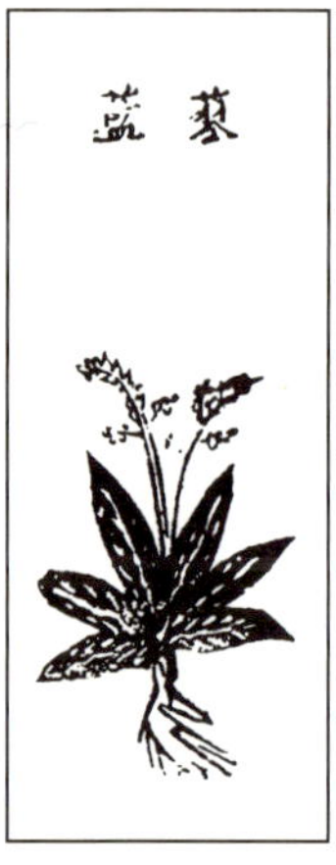

图 24 纲目(金)·蓼蓝

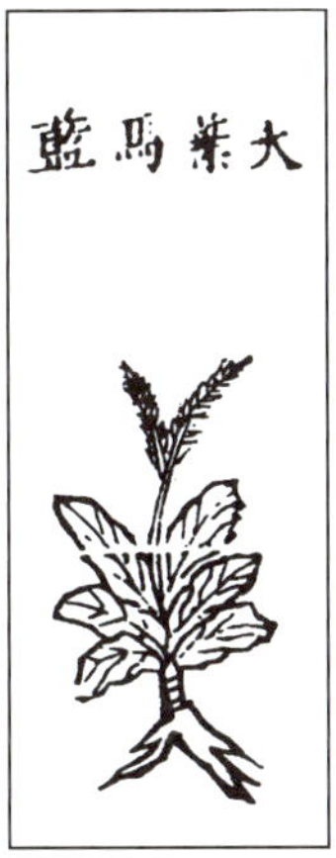

图25　纲目(金)·大叶马蓝

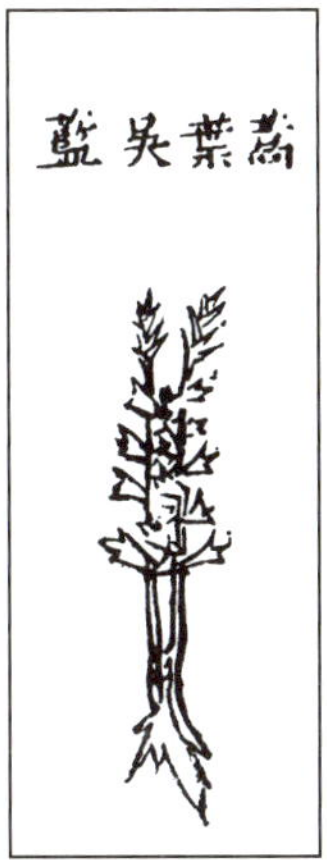

图26　纲目(金)·蒿叶吴蓝

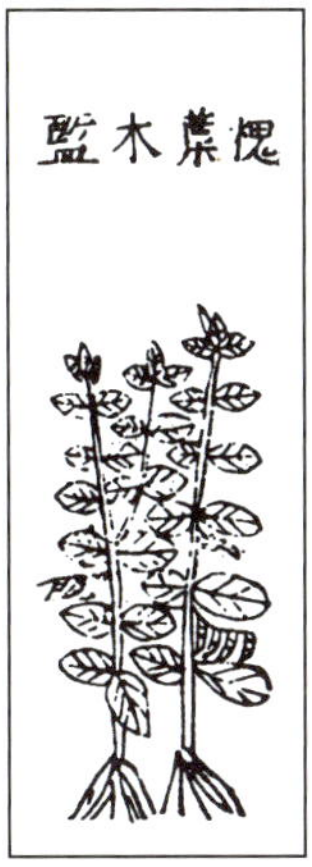

图27　纲目(金)·槐叶木蓝

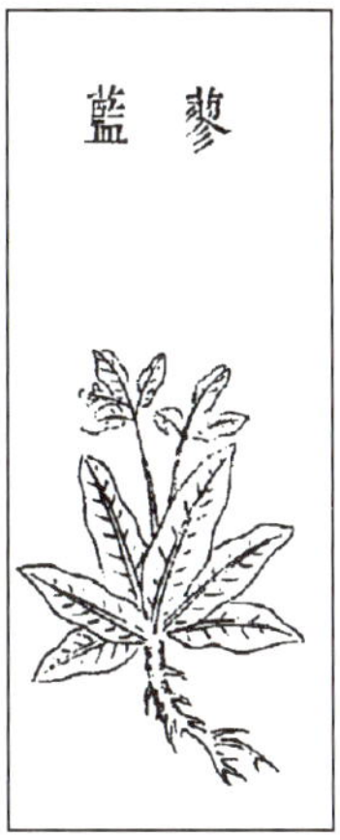

图28　纲目(钱)·蓼蓝

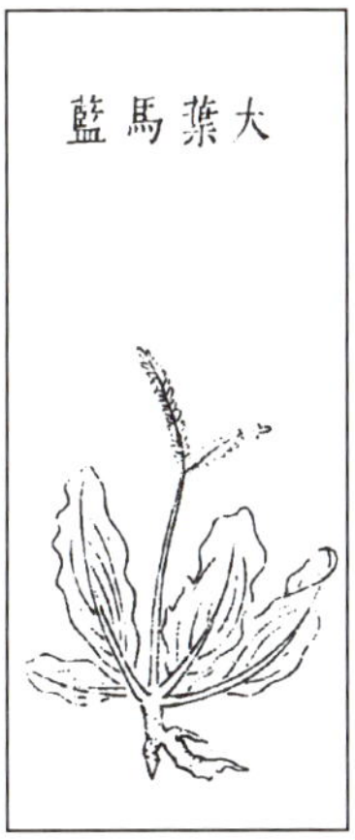

图29　纲目(钱)·大叶马蓝

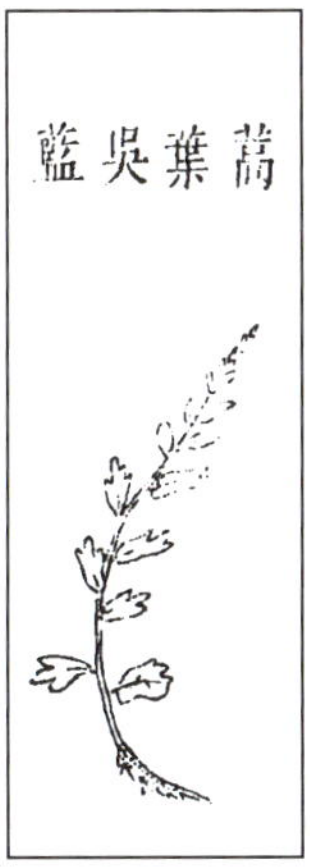

图30　纲目(钱)·蒿叶吴蓝

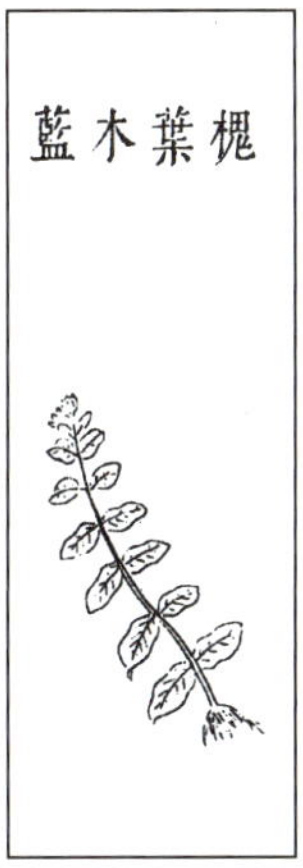

图31　纲目(钱)·槐叶木蓝

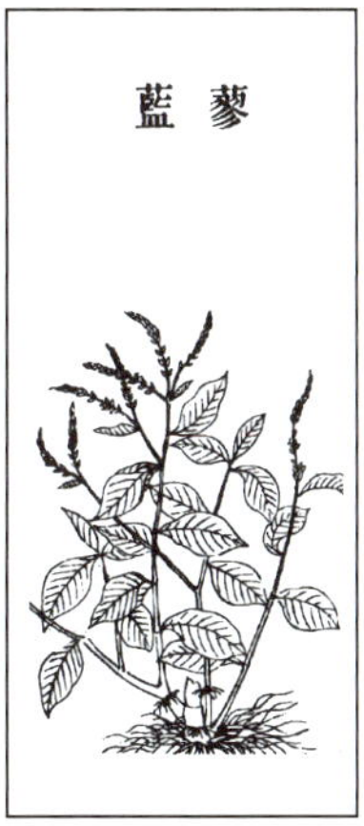

图32　纲目(张)·蓼蓝

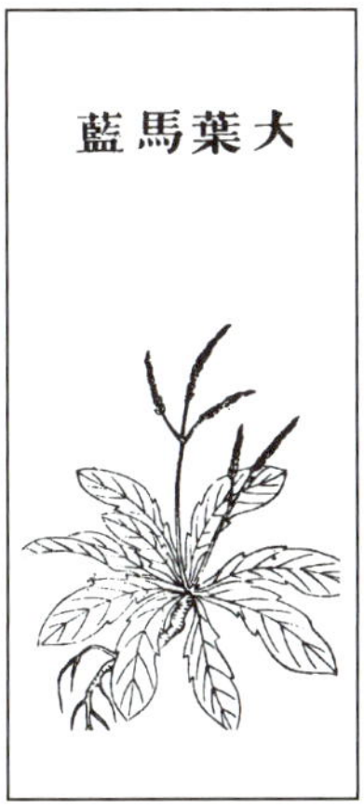

图33　纲目(张)·大叶马蓝

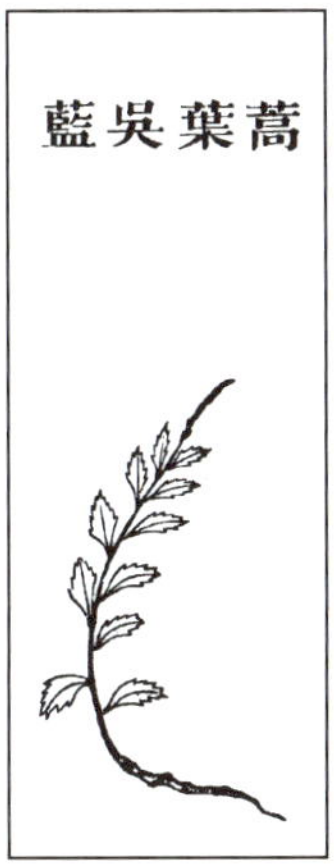

图34　纲目(张)·蒿叶吴蓝

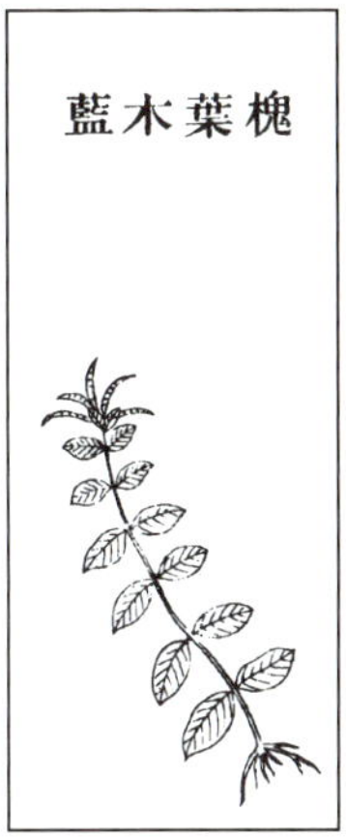

图35　纲目(张)·槐叶木蓝

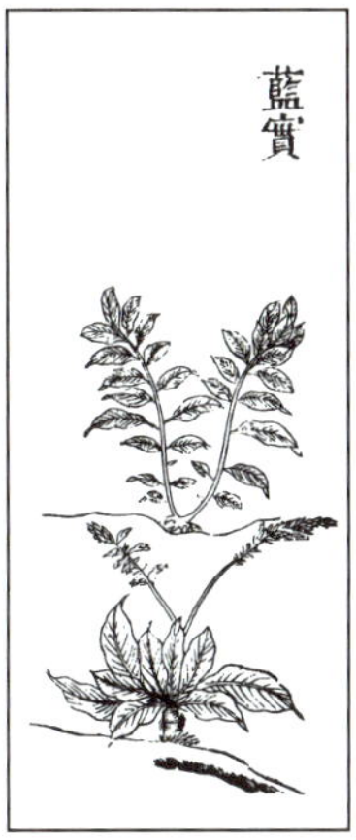

图36　三才·蓝实

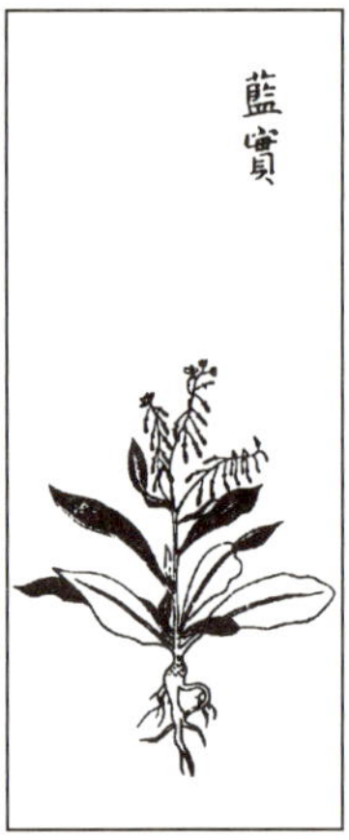

图 37　原始 · 蓝实

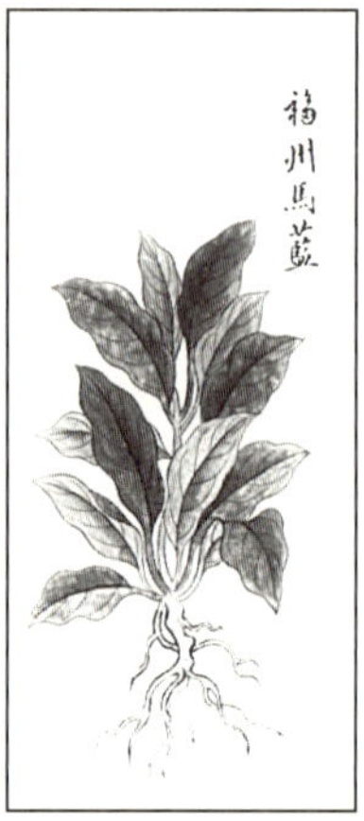

图 38　金石 · 福州马蓝

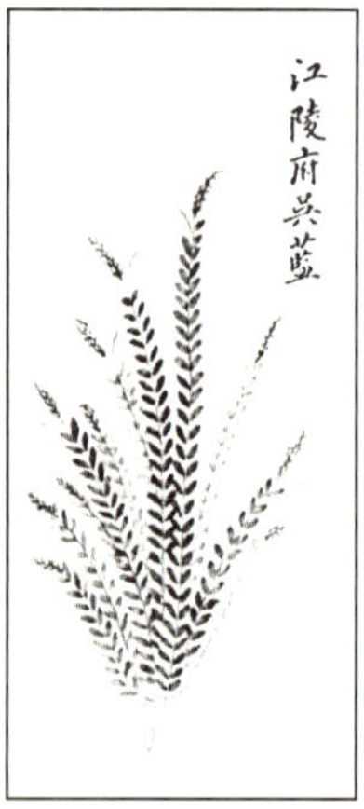

图 39　金石 · 江陵府吴蓝

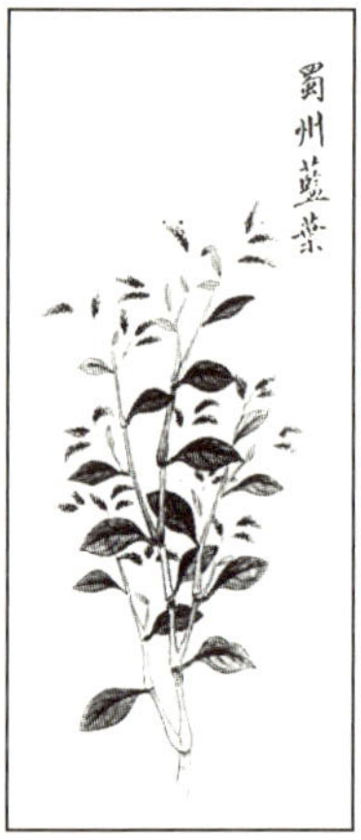

图 40　金石 · 蜀州蓝叶

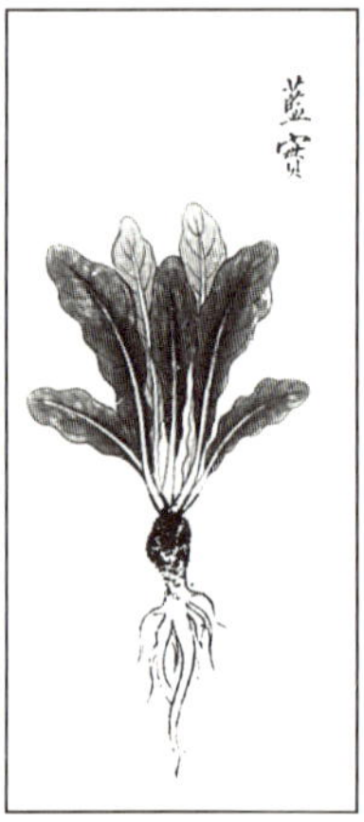

图 41　金石 · 蓝实

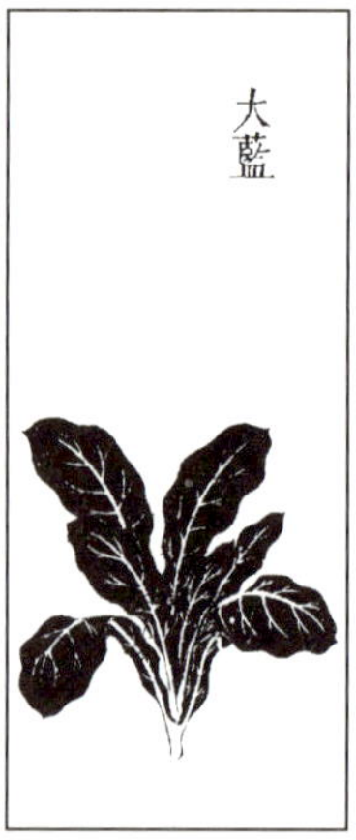

图 42　博录 · 大蓝

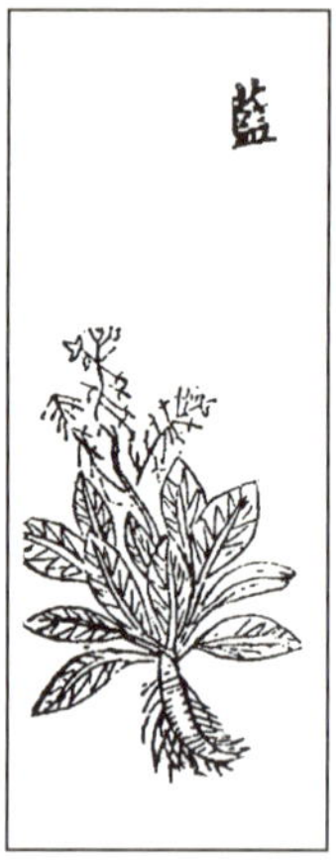

图 43　汇言 · 蓝

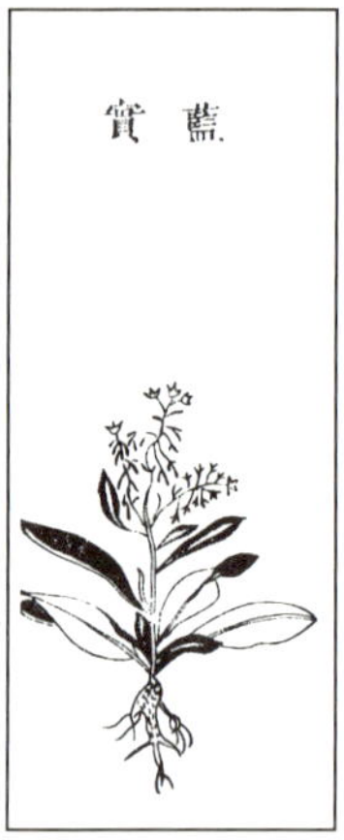

图 44　类纂 · 蓝实

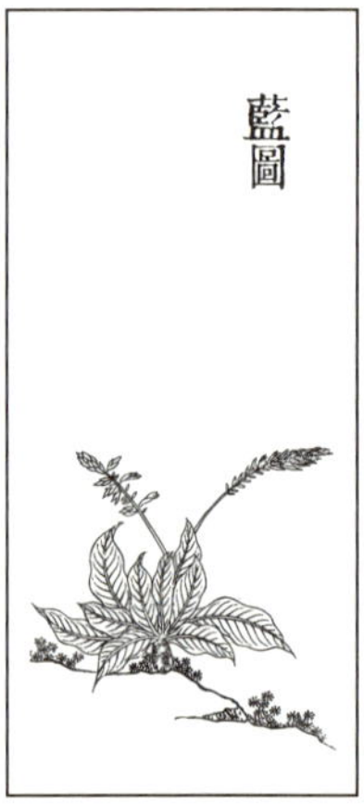

图 45　草木典 · 蓝图

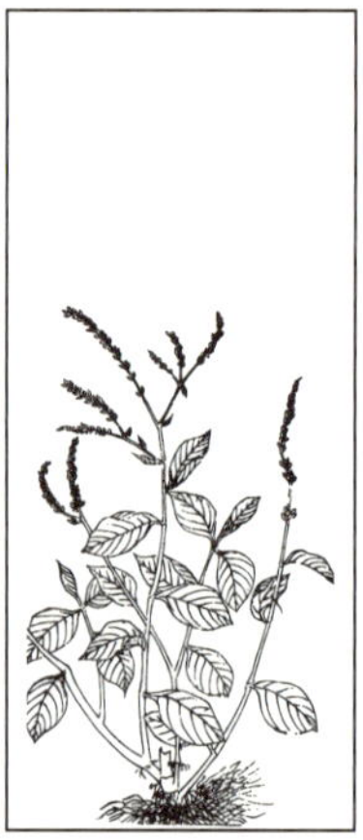

图 46　图考 · 蓝 -1

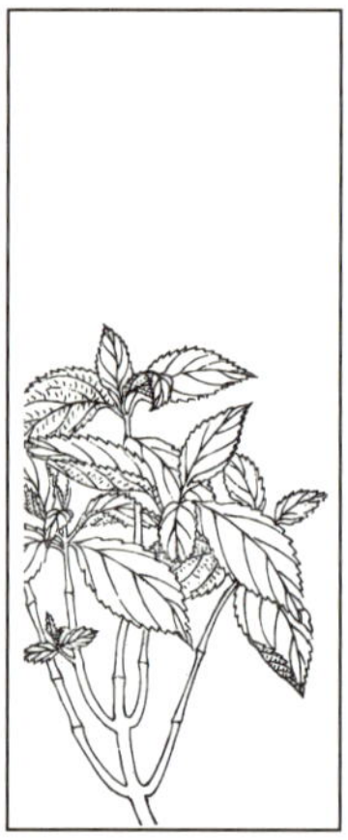

图 47　图考 · 蓝 -2

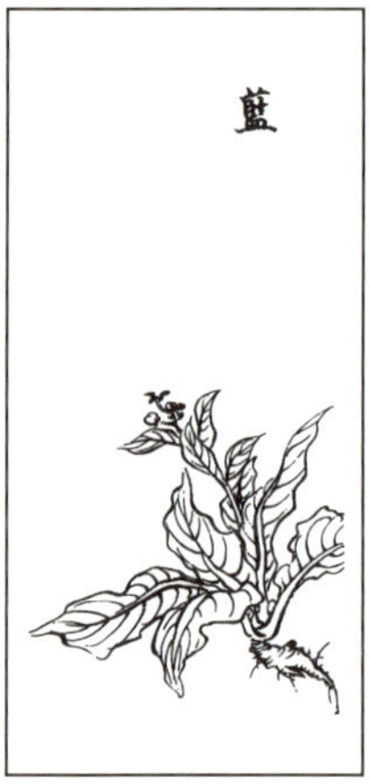

图 48　图说 · 蓝

本品48图，取自22书，其中9幅彩图。有承继关系的图可分5个书类。

《本草图经》：该书4图。“福州马蓝”“江陵府吴蓝”“蜀州蓝叶”“蓝实”图依次分别存于《大观》（图1—4）、《政和》（图5—8）、《绍兴》（图9—12）。此三传本药图基本一致。今以《政和》图5、图6、图7、图8为《图经》图的代表。

仿绘《图经》4图的彩色图有：《本草品汇精要》4图，属仿绘图的有2幅。其中“福州马蓝”（图16）仿绘《图经》同名图（图5），但消除了原图叶缘的锯齿。“蓝实”（图19）仿绘《图经》同名图（图8），但消除了原图的花序。此后《补遗雷公炮制便览》“蓝实”（图23）仿绘《品汇》图19。《金石昆虫草木状》图38、图41分别仿绘《品汇》图16、图19。

仿绘《图经》4图的墨线图有：《本草歌括》“蓝实”（图14）仿绘《图经》图8，但大为简略。《本草蒙筌》“蜀州蓝叶”（图20）仿绘《图经》图7，但叶片细瘦，且原图3株植物被绘成了一棵丛生枝，严重变形。“蓝实”（图21）基本仿绘《图经》图8，但果穗的荚果被绘成叶状。《三才图会》“蓝实”（图36）在1图之中，仿绘了《图经》“蜀州蓝叶”（图7）、“蓝实”（图8），多加润饰，增添土地背景。《古今图书集成·草木典》“蓝图”（图45）仅仿绘《三才图会》下面的那株植物（即《图经》“蓝实”图）。

《本草纲目》金陵本有4幅“蓝”系列的图。其中属于仿绘的图有：“蓼蓝”（图24）基生叶仿绘《图经》“蓝实”（图8，为菘蓝），但叶片采用阴刻，将原两角果枝改绘成穗状花序。“大叶马蓝”（图25）似仿绘《图经》“福州马蓝”（图5），但为其增加了一花葶，顶端为穗状花序。“蒿叶吴蓝”（图26）植株大体如《图经》“江陵府吴蓝”（图6），但只有一株植物，叶为单叶，倒卵形，先端戟形分裂，与图6线形叶完全不同，类似牡蒿叶。茎顶有花序，大致同图6。“槐叶木蓝”（图27）基本仿绘自《图经》“蜀州蓝叶”（图7），仅叶片更短。以上4图无一为原创，仿绘时又多加改动。《本草纲目》钱本4图基本仿绘金陵本4图，但其中“蓼蓝”（图28）改花序为两片三小叶。“大叶马蓝”（图29）仿绘时改叶片网状脉为弧形脉，使之成为车前叶状。“蒿叶吴蓝”（图30）取图26的一支，略加修饰。“槐叶木蓝”（图31）亦仅取图27的一枝，略加修润。《本草纲目》张本“蓼蓝”（图32）仿绘的是《图考》图。其余3图则根据钱本仿绘。其中“大叶马蓝”（图33）仿绘图29时，改正了叶脉，增添了花穗枝。“蒿叶吴蓝”（图34）基本仿绘图30，但将叶缘改为细锯齿。“槐叶木蓝”（图35）基本仿绘图31。此三种《纲目》附图，不仅没有好好领会《本草纲目》的原意，同时也没有看懂《图经》4图的意义，似这等插图，只能贻误后学。《本草简明图说》图48似仿绘《纲目》钱本图28。

《救荒本草》：该书“大蓝”（图15）的仿绘图有《野菜博录》图42，叶片改为阴刻。

《本草品汇精要》：该书4图，有2幅（“江陵府吴蓝”图17、“蜀州蓝叶”图18）虽承袭《图经》图6、图7的图名，但已改绘得面目全非。《金石昆虫草木状》图39、

图40分别仿绘《品汇》图17、图18。

《本草原始》：该书的“蓝实”（图37）的仿绘图有：《本草汇言》“蓝”（图43）花序仿《原始》图37，基生叶与根仿《图经》“蓝实”图8。《本草纲目类纂必读》“蓝实”（图44）全仿图37。

《植物名实图考》：该书的“蓝-1”（图46）的仿绘图为《本草纲目》张本“蓼蓝”（图32）。

以上48图中，除外36幅仿绘图，原创图尚有12幅（图5、6、7、8、13、15、17、18、22、37、46、47），详见下“鉴药”项。

【文录】

《别录》见《证类》卷7“蓝实” 其茎叶，可以染青。生河内平泽。

梁《本草经集注》（同上） 陶隐居云：此即今染襟（音禁）碧所用者。至解毒，人卒不能得生蓝汁，乃浣襟布汁以解之亦善……尖叶者为胜。

唐《唐本草》（同上） 《唐本》注云：蓝实有三种：一种围径二寸许，厚三四分。出岭南，云疗毒肿，太常名此草为木蓝子。如陶所引，乃是菘蓝，其汁抨（普更切）为淀（音殿）者。按《经》所用，乃是蓼蓝实也，其苗似蓼，而味不辛者。此草汁疗热毒，诸蓝实非比，且二种蓝，今并堪染，菘蓝为淀，惟堪染青；其蓼蓝不堪为淀，惟作碧色尔。

唐《本草拾遗》（同上） 陈藏器云：苏云菘蓝造淀。按：淀多是槐蓝、蓼蓝作者，入药胜槐蓝……蓝有数种，蓼蓝最堪入药。

后蜀《蜀本草》（同上） 《蜀本草》:《图经》云：叶似水蓼，花红白色，子若蓼子而大，黑色。今所在下湿地有，人皆种之。

宋《本草图经》（同上） 《图经》曰：蓝实，生河内平泽，今处处有之。人家蔬圃中作畦种莳，三月、四月生苗，高三二尺许，叶似水蓼，花红白色，实亦若蓼子而大，黑色，五月、六月采实。按，蓝有数种：有木蓝，出岭南，不入药；有菘蓝，可以为淀者，亦名马蓝，《尔雅》所谓葴，马蓝是也；有蓼蓝，但可染碧，而不堪作淀，即医方所用者也。又福州有一种马蓝，四时俱有，叶类苦益菜，土人连根采之，焙捣，下筵酒服钱匕，治妇人败血甚佳。又江宁有一种吴蓝，二、三月内生，如蒿状，叶青花白，性寒，去热解毒，止吐血。此二种虽不类，而俱有蓝名。又古方多用吴蓝者，或恐是此，故并附之……又中品著青黛条云：从胡国来，及太原、庐陵、南康等染淀，亦堪傅热毒等。染瓮上池沫，紫碧色者，同青黛功。

宋《本草衍义》卷8“蓝实” 即大蓝实也。谓之蓼蓝，非是，《尔雅》所说是。解诸药等毒，不可阙也。实与叶两用，注不解实，只解蓝叶为未尽。《经》所说尽矣。

明《救荒本草》卷上“大蓝” 今处处有之，人家园圃中多种。苗高尺余，叶类白菜叶，微厚而狭窄尖觧，淡粉青色，茎叉稍间开黄花，结小荚，其子黑色。本草谓菘蓝可以为靛染青，以其叶似菘菜，故名菘蓝，又名马蓝。《尔雅》所谓“葴，马蓝”是也。

明《本草纲目》卷16“蓝”【释名】【时珍曰】按陆佃《埤雅》云：《月令》仲夏令民无刈蓝以染。郑玄言恐伤长养之气也。然则刈蓝先王有禁，制字从监，以此故也。【集解】【时珍曰】蓝凡五种，各有主治，惟蓝实专取蓼蓝者。蓼蓝：叶如蓼，五六月开花，成穗细小，浅红色，子亦如蓼，岁可三刈，故先王禁之。菘蓝：叶如白菘。马蓝：叶如苦荬，即郭璞所谓大叶冬蓝，俗中所谓板蓝者。二蓝花子并如蓼蓝。吴蓝：长茎如蒿而花白，吴人种之。木蓝：长茎如决明，高者三四尺，分枝布叶，叶如槐叶，七月开淡红花，结角长寸许，累累如小豆角，其子亦如马蹄决明子而微小，迥与诸蓝不同，而作淀则一也。别有甘蓝，可食，见本条。苏恭以马蓝为木蓝，苏颂以菘蓝为马蓝，寇宗奭以蓝实为大叶蓝之实，皆非矣。今并开列于下。

清《植物名实图考》卷11“蓝” 蓝，《本经》上品。李时珍分别五种，极确晰。为淀则一，而花叶全别。今俗所种多是蓼蓝、菘蓝，马蓝即板蓝；其吴地种之木蓝，俗谓之槐叶蓝，亦间种之……《救荒本草》：“大蓝叶类白菜”，则菘蓝亦可名大蓝。《本草衍义》：蓝实即大蓝实，谓之蓼蓝，非是。《尔雅》所说则蓼蓝，亦得为大蓝矣。宋《图经》马蓝谓即菘蓝，惟李时珍以叶如苦荬为马蓝。《图经》明云“福州又有一种马蓝，叶似苦荬”，恐非《尔雅》之冬蓝也。

【鉴药】

“蓝实”首见于《本经》，取“蓝”之果实入药。《别录》随后增加其茎叶之汁，用“可染青”的植物茎叶入药，故李时珍以“蓝”为药条总名，不限于用“实”。本品最早的功效为解诸毒，包括蛊毒、螫毒、百药毒等，后世为清热解毒常用药。古代处方中可见用“蓝”（茎叶）、“青蓝汁”“干蓝”“蓝叶”“板蓝汁”“板蓝根”诸名。现代多用“板蓝根”。

《本经》《别录》没有言及蓝的植物来源，只言茎叶“可染青”的植物。汉以前的文献已见“蓝”名，多以能生成“青”色为标志，故《说文》定义是：“蓝，染青草也。”早期本草并不关注于蓝为何种植物，能染“青”、产“青”（青黛、蓝淀）的植物就是“蓝”。虽然《尔雅》《说文》都有“葴”[1]的解释，但这仅是“蓝”的一种，不能视为早期“蓝”的唯一来源。

梁·陶弘景对“蓝”的解释沿袭了早期的含义：“此即今染𦇯碧所用者。”“𦇯”即青色（见《集韵》）。但他添加了一句：“尖叶者为胜。”但后世蓝的植物来源，叶都是尖的，所以此说无法确定植物来源。

---

1 葴：《尔雅》：“葴，马蓝。”郭璞注：“大叶冬蓝也。”邢昺疏：“今为靛者也。”《说文》：“葴，马蓝也。”因无形态描述，并不一定与后世马蓝等同。

《唐本草》开始对蓝的植物来源有新的归纳："蓝实有三种：一种围径二寸许，厚三四分。出岭南，云疗毒肿，太常名此草为木蓝子。如陶所引，乃是菘蓝，其汁抨为淀者。按《经》所用,乃是蓼蓝实也,其苗似蓼,而味不辛者。"即"木蓝子""菘蓝""蓼蓝"。唐·陈藏器云："苏云菘蓝造淀。按：淀多是槐蓝、蓼蓝作者，入药胜槐蓝……蓝有数种，蓼蓝最堪入药。"

宋《本草图经》对蓝有进一步的阐释。首先是明确医方所用"蓝实"即是蓼蓝。又提出"蓝有数种"：木蓝、菘蓝（马蓝）、蓼蓝,并介绍各自的特点。另提到福州马蓝、江宁吴蓝，"此二种虽不类，而俱有蓝名"，实际并不是医用"蓝"的范围。

宋《本草衍义》认为"蓝实""即大蓝实也。谓之蓼蓝,非是。《尔雅》所说是。"《尔雅》所说的"马蓝",郭璞注为"大叶冬蓝也"。他还认为,蓝的果实与叶两者都入药,只注解"蓝叶"，不解"实"是不够的。

明·李时珍归纳："蓝凡五种，各有主治，惟蓝实专取蓼蓝者。"也就是说，李时珍认为《本经》记载的"蓝实",专取蓼蓝。这五种蓝的来源是："蓼蓝""菘蓝""马蓝""吴蓝""木蓝"。李时珍还评述说："苏恭以马蓝为木蓝，苏颂以菘蓝为马蓝，寇宗奭以蓝实为大叶蓝之实，皆非矣。"

清·吴其濬认为"李时珍分别五种,极确晰。为淀则一,而花叶全别。"清代"蓝"的实际状况是："今俗所种多是蓼蓝、菘蓝，马蓝即板蓝；其吴地种之木蓝，俗谓之槐叶蓝，亦间种之。"即栽培的蓝只有4种。

以上是历代"蓝"的植物来源演变总脉络。但每一种蓝的植物基原，还需要分别讨论。以下按蓝的具体来源再讨论。

蓼蓝：《唐本草》云："按《经》所用，乃是蓼蓝实也。其苗似蓼，而味不辛者。此草汁疗热毒,诸蓝实非比,且二种蓝,今并堪染……其蓼蓝不堪为淀,惟作碧色尔。"唐本《图经》（《蜀本草》所引）云："叶似水蓼，花红白色，子若蓼子而大，黑色。今所在下湿地有,人皆种之。"陈藏器也认为"蓝有数种,蓼蓝最堪入药"。宋《图经》也将本品作为"蓝实"的主流来源，云"今处处有之。人家蔬圃中作畦种莳，三月、四月生苗，高三二尺许，叶似水蓼，花红白色，实亦若蓼子而大，黑色，五月、六月采实"。此种"蓼蓝，但可染碧，而不堪作淀，即医方所用者也"。"作淀"即制作染料"蓝淀"。李时珍云："蓼蓝：叶如蓼，五六月开花，成穗细小，浅红色，子亦如蓼。"以上所述蓼蓝，即今蓼科植物蓼蓝*Polygonum tinctorium* Ait.，是自古以来蓝的主要来源之一。寇宗奭《本草衍义》认为"蓝实,即大蓝实也。谓之蓼蓝,非是。《尔雅》所说是"。李时珍认为此说是错误的。

菘蓝：《唐本草》认为陶弘景所说的蓝即此菘蓝，属"其汁抨为淀者"。"菘蓝为淀，惟堪染青"，是重要的染青原料。"可为淀"是此种蓝的重要特点。"菘"即菘菜,属十字花科植物。据考该科植物中只有菘蓝属（*Isatis* L.）可以用来染纺织物。

该属原产中国的有菘蓝*Isatis indigotica* Fortune。宋·苏颂云："有菘蓝，可以为淀者，亦名马蓝。《尔雅》所谓'葴，马蓝'是也。"但李时珍认为苏颂此说错误。菘蓝不是马蓝，"菘蓝叶如白菘"，与叶类苦荬的马蓝不同。

马蓝：苏颂云："又福州有一种马蓝，四时俱有，叶类苦益菜，土人连根采之，焙捣，下簁酒服钱匕，治妇人败血甚佳。"李时珍认为："马蓝叶如苦荬，即郭璞所谓大叶冬蓝，俗中所谓板蓝者。"此即爵床科板蓝属植物板蓝*Baphicacanthus cusia*（Nees）Bremek。板蓝的叶含蓝靛染料，吴其濬云"马蓝即板蓝"，清代多种植。可见马蓝也是运用甚多的一种蓝。但吴氏认为："《图经》明云'福州又有一种马蓝，叶似苦荬'，恐非《尔雅》之冬蓝也。"

木蓝：《唐本草》提出的三种蓝中，有一种围径二寸许，厚三四分。出岭南，云疗毒肿，太常名此草为木蓝子。唐·陈藏器所云"淀多是槐蓝"，入药不如蓼蓝者，即此木蓝。苏颂认为"有木蓝，出岭南，不入药"，大概只能提取蓝淀。李时珍云："木蓝：长茎如决明，高者三四尺，分枝布叶，叶如槐叶，七月开淡红花，结角长寸许，累累如小豆角，其子亦如马蹄决明子而微小，迥与诸蓝不同，而作淀则一也。"此种即豆科植物木蓝*Indigofera tinctoria* L.。此种植物的叶可供提取蓝靛染料，在医药中的地位不如以上诸蓝。李时珍认为"苏恭以马蓝为木蓝"，不知有何依据。

吴蓝：苏颂云："又江宁有一种吴蓝，二、三月内生，如蒿状，叶青花白，性寒，去热解毒，止吐血……又古方多用吴蓝者，或恐是此，故并附之。"苏颂将此吴蓝与前述福州马蓝视为另类，只是附在其他蓝的后面。但李时珍还是将其作为五种蓝的一种，且云"吴蓝：长茎如蒿而花白，吴人种之。"但此种吴蓝至今还没有获得确切的考证结论。[1]

以上5种蓝，除去基原不明的吴蓝，实际使用的只有4种蓝。在哪一种蓝是最古老的《本经》"蓝实"的问题上，古代本草学家多有争议。现代学者亦有不同的意见。陈重明在排除了吴蓝、福州马蓝和木蓝之外（古代本草学家也或视此3种为较晚甚至是另类的蓝），就菘蓝与蓼蓝进行了比较，认为菘蓝"其汁抨为淀者"，蓼蓝"但可染碧，而不堪作淀"。又进而从分布、现代使用等方面进行了考证，最后结论是菘蓝为是古代最早记载的蓝。[2]王家葵等从蓝的种植历史与地区入手，又据《齐民要术》序引东汉仲长统语："斯何异蓼中之虫，而不知蓝之甘乎。"谓此能证明东汉之"蓝"确为蓼科之蓼蓝*Polygonum tinctorium*。[3]比较此两说之依据，后一说更为可靠。

历代本草中，强调蓼蓝为医药主流来源着居多。如《唐本草》谓"按《经》所用，乃是蓼蓝实也"。陈藏器云"蓼蓝最堪入药"。苏颂谓蓼蓝"即医方所用者也"。

1 陈重明、黄胜白等：《本草学》，南京：东南大学出版社，2005：224.

2 陈重明、黄胜白等：《本草学》，南京：东南大学出版社，2005：224-226.

3 王家葵、蒋淼、胡颖翀：《本草纲目图考》，北京：科学出版社，2018：691.

蓼蓝不堪作淀，影响它作染料，但不影响它在医药上的运用。至于近代以来菘蓝的根作为板蓝根广泛运用，此与考证古代蓝的基原演变无关。当今运用古方，仍当以古代所用主流品种为主。以下分析历代“蓝”图所表现的植物来源。

1.《本草图经》：该书“福州马蓝”（图5）在《图经》正文提到：“又福州有一种马蓝，四时俱有，叶类苦益菜。”但“苦益菜”是什么菜？《证类本草》《本草纲目》均无解释。李时珍云“马蓝叶如苦荬”。不明苦荬与苦益菜有无关联。此“福州马蓝”未绘出主茎，但叶又不似丛生或基生叶，单叶长圆状披针形，边缘有粗锯齿，无花序。或云此福州马蓝有可能是爵床科的马蓝*Baphicacanthus cusia*（Nees）Bremek，此图叶形有相似之处，但因没有花序，不敢肯定。

“江陵府吴蓝”（图6）绘3株植物，整个形态颇似禾本科植物，类似此植物的“蓝”从未见本草记载，原植物不明。苏颂云：“又江宁有一种吴蓝，二三月内生，如蒿状。”与此图亦不合。苏颂认为吴蓝仅有“蓝”之名，与其他蓝不相类，故附带提及，可能是一种混充品。

“蜀州蓝叶”（图7）一茎直立，单叶对生，叶片卵形或椭圆形。此与本草提及的几种蓝都无相似之处。孙启明认为与马鞭草科植物路边青（叶名大青叶、根名大青根），亦即大青属植物大青*Clerodendrum cyrtophyllum* Turcz.。[1]姑存此说。

“蓝实”（图8）有较粗大的主根，基生叶莲座状，叶片长圆形，基部渐狭，全缘。叶中抽出两果枝，上端微下垂，悬挂着多数小角果。据此形状，似与十字花科菘蓝属植物菘蓝*Isatis indigotica* Fortune相符。

2.《履巉岩本草》：该书“青蓝”的正文节自《证类本草》“蓝实”条。该书另有“大青”条，其图显示乃爵床科植物板蓝*Baphicacanthus cusia*（Nees）Bremek.。本条“青蓝”（图13）与前“大青”图叶片略相似，惟叶对生不明显。或认为此亦是爵床科植物马蓝。[2]

3.《救荒本草》：该书“大蓝”（图15）仅绘基生叶。但其正文介绍了本品的花实：“茎叉稍间开黄花，结小荚，其子黑色。”结合其图形显示的叶形，可以判断此即十字花科菘蓝属植物菘蓝*I. indigotica*。

4.《本草品汇精要》：该书原有4图。其中有两幅沿袭《图经》图名，但却另行改绘。其中“江陵府吴蓝”（图17）对应的是《图经》同名图（图6），该图仅绘1株植物，无根茎，叶片为细小密集排列的椭圆形对生叶，茎顶有细瘦穗状花序，从茎叶来说。此图完全重绘，仅采用了穗状花序的特点。但经改绘后的图不伦不类，毫无鉴定价值。又“蜀州蓝叶”（图18）对应的是《图经》同名图（图7），改绘成一株三分枝，茎节膨大，互生叶，叶腋增加了穗状花序。与原图相比，毫无相像之处，却颇似写

1　孙启明：《苏图研究》，见：张志斌，郑金生主编：《本草纲目研究札记》，北京：科学出版社，2019：635.

2　谢宗万：《中药材品种论述》中册，上海：上海科学技术出版社，1994：201.

生图。据该图的形态，茎直立，有分枝，叶为卵形，顶生或腋生穗状花序等，此当为蓼科植物蓼蓝*Polygonum tinctorium* Ait.。

5.《太乙仙制本草药性大全》：该书“蓝实”（图22）所绘为单子叶植物，剑形叶丛生，花葶顶端有单花，3瓣。完全不理解此图如何与“蓝实”联系得上。

6.《本草原始》：该书“蓝实”（图37）为写生图。有较粗的主根，基生叶莲座样，叶片长椭圆形，基部渐狭，全缘。茎顶花序下部有下垂的多数小角果。此即十字花科植物菘蓝*I indigotica*。

7.《植物名实图考》：该书“蓝-1”（图46）为写生图，其茎叶、花序无一不精确地表明此即蓼科植物蓼蓝*P. tinctorium*。“蓝-2”（图47）亦为该植物上部茎枝的写生图。图中可见其成对分枝，叶椭圆形，基部楔形，叶缘有明显的锯齿。该图虽无花序，仍大致可确定为爵床科植物板蓝*B. cusia*。

【小结】

“蓝”为《本经》早期药物之一，最初用实，即“蓝实”。后逐渐扩大到用茎叶及其汁液、根部。最初以“可染青”的植物入药。《唐本草》始明其来源有菘蓝、蓼蓝、木蓝3种，谓蓼蓝为最早所用。宋《本草图经》除上述3种外，又提到有福州马蓝、江宁吴蓝。李时珍归纳为5种，即蓼蓝（今蓼科植物蓼蓝*Polygonum tinctorium* Ait.）、菘蓝（今十字花科植物菘蓝*Isatis indigotica* Fortune。）、马蓝（今爵床科植物马蓝*Baphicacanthus cusia*（Nees）Bremek）、木蓝（今豆科植物木蓝*Indigofera tinctoria* L.）、吴蓝（基原不明）。其中使用最久、最广泛的是蓼蓝与菘蓝。本草图中涉及古代最常用的3种“蓝”。菘蓝：《本草图经》《本草原始》“蓝实”、《救荒本草》“大蓝”。蓼蓝：《本草品汇精要》“蜀州蓝叶”、《植物名实图考》“蓝-1”。马蓝：《履巉岩本草》“青蓝”。

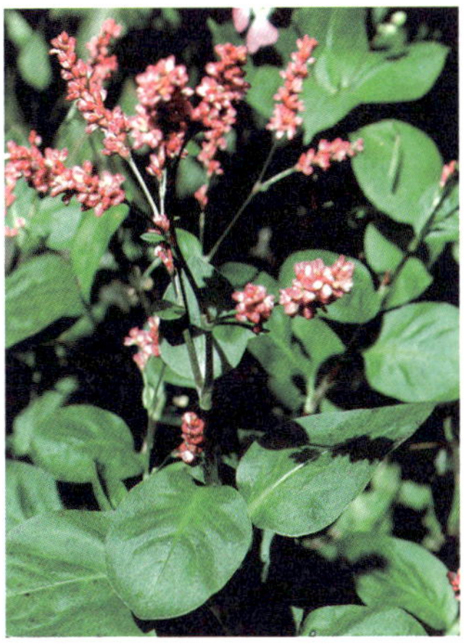

图 49　蓼蓝 *Polygonum tinctorium*

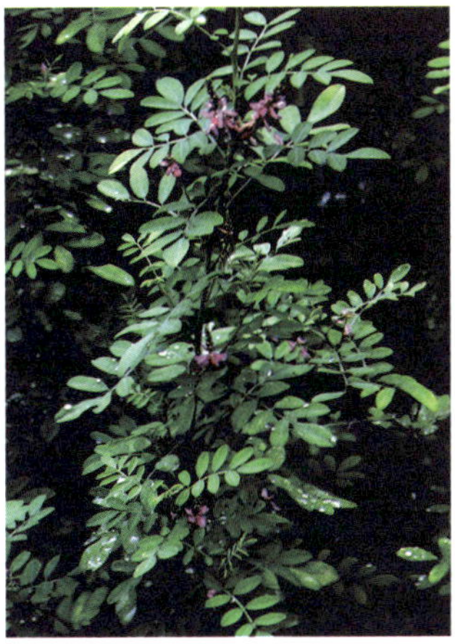

图 50　木蓝 *Indigofera tinctoria*

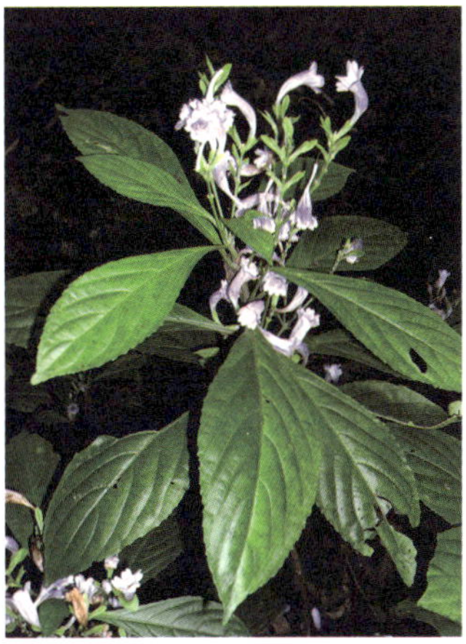

图 51　马蓝 *Baphicacanthus cusia*

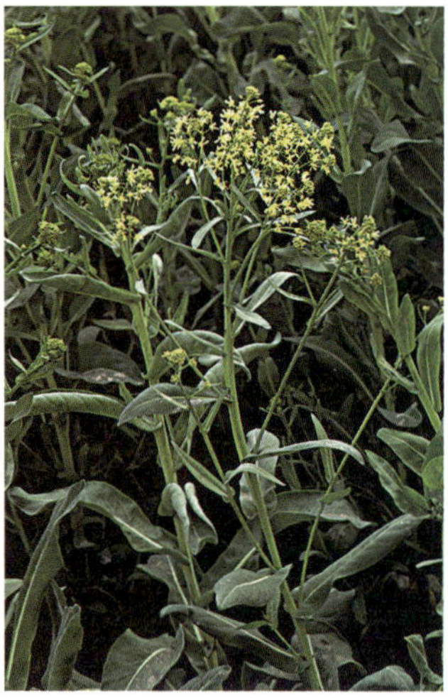

图 52 菘蓝 *Isatis indigotica* 花枝

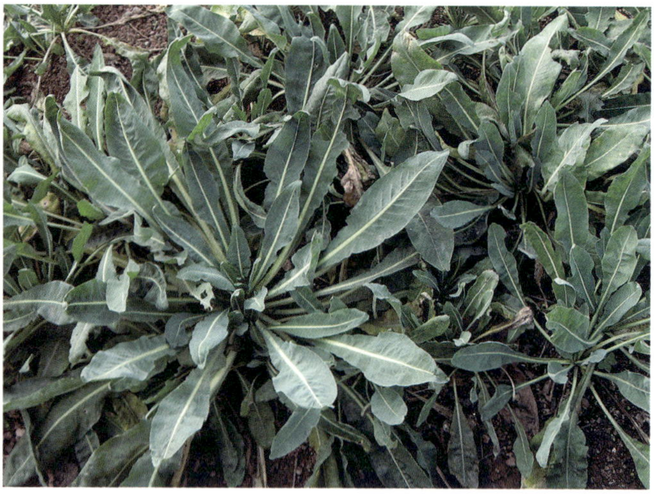

图 53 菘蓝苗 *I. Indigotica* 苗

16–45 青黛

【品图】

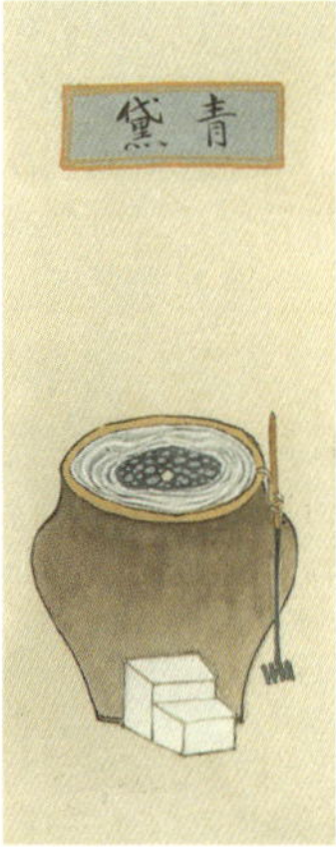

图 1 品汇 · 青黛

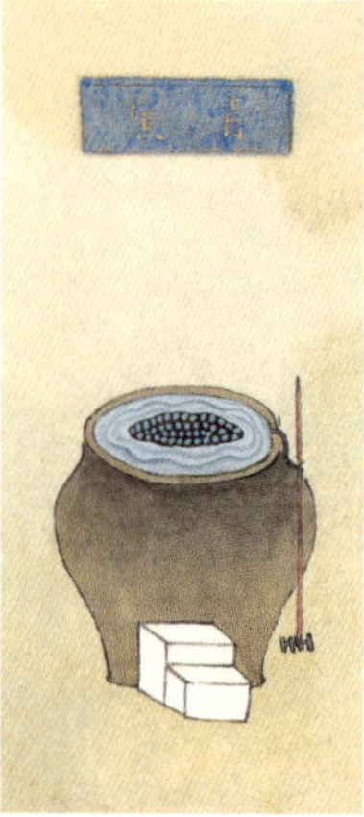

图 2 雷公 · 青黛

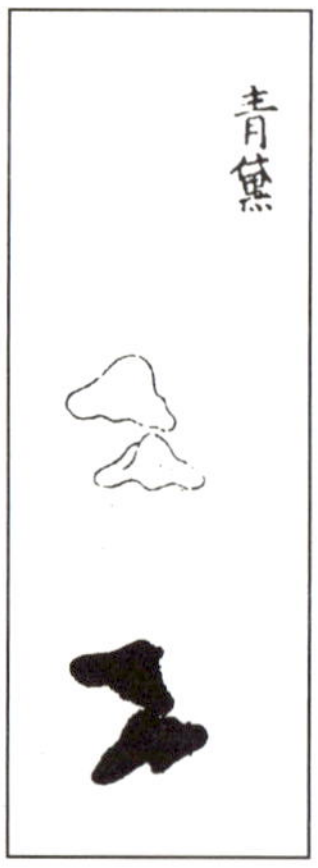

图 3 原始 · 青黛

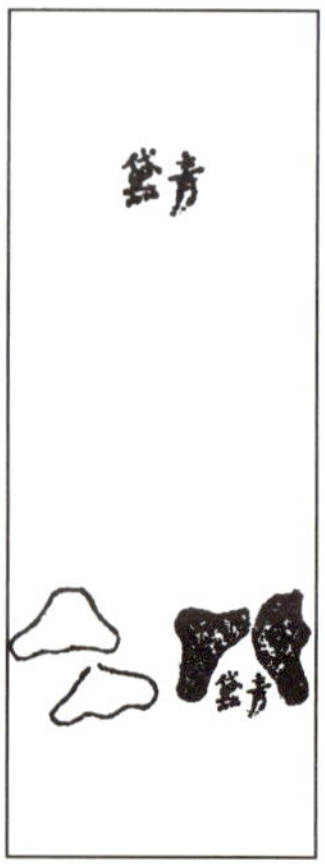

图 4 汇言 · 青黛

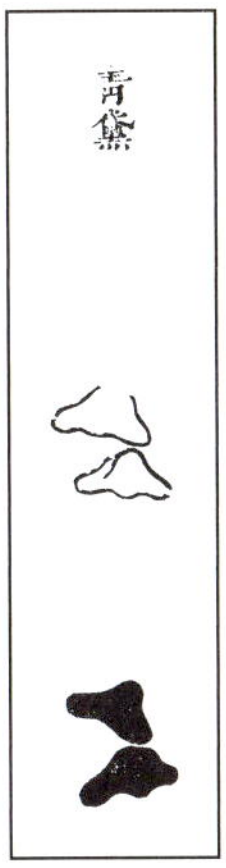

图5　类纂·青黛

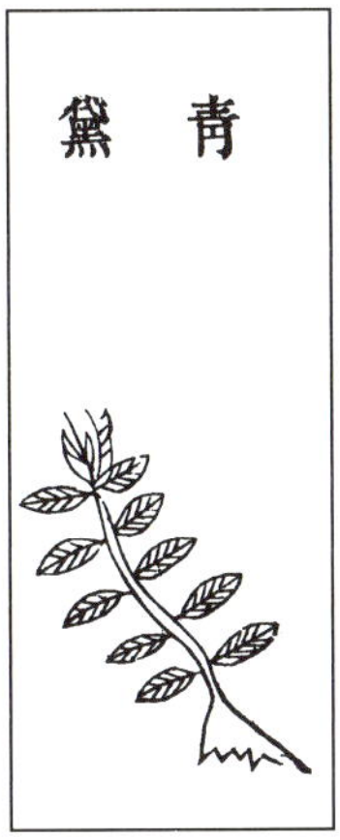

图6　备要·青黛

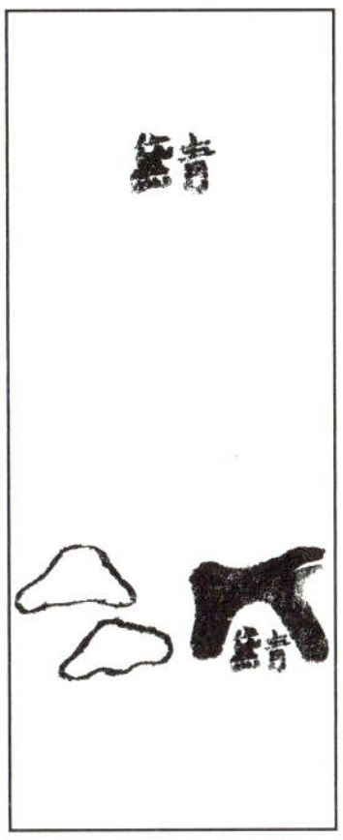

图7　求真·青黛

本品7图，取自7书，其中2幅彩图。有承继关系的图可分2个书类。

《本草品汇精要》：该书“青黛”（图1）的仿绘者有《补遗雷公炮制便览》图2。

《本草原始》：该书“青黛”（图3）的仿绘者有《本草汇言》图4、《本草纲目类纂必读》图5、《本草求真》图7。

《本草备要》“青黛”（图6）实际上是仿绘上条（16-44“蓝”条）《本草纲目》钱本“槐叶木蓝”（图11）。

以上7图中，除外5幅仿绘图，原创图尚有2幅（图1、3），详见下“鉴药”项。

【文录】

宋《开宝本草》见《证类》卷9“青黛” 从波斯国来，及太原并庐陵、南康等。染淀亦堪傅热恶肿，蛇虺螫毒。染瓮上池沫紫碧色者，用之同青黛功。

明《本草蒙筌》卷1“蓝实” 又染瓮上浮沫（即靛花），虽名青黛非真。真者出波斯国间（真青黛形状与靛花不同类），路远罕有。此却因功效相类，(《本经》注云：靛花主治与青黛同功。)特假为名。旋收曝干，色甚紫碧。市家多取干靛充卖，殊不知靛枯黑重实。花娇嫩轻浮，不可不细择尔。

明《本草纲目》卷16“青黛” 【释名】靛花（《纲目》）、青蛤粉。【时珍曰】黛，眉色也。刘熙《释名》云：灭去眉毛，以此代之，故谓之黛。【集解】【时珍曰】波斯青黛，亦是外国蓝靛花，既不可得，则中国靛花亦可用。或不得已，用青布浸汁代之。货者复以干淀充之，然有石灰，入服饵药中当详之。

【鉴药】

“青黛”首见于《开宝本草》。李时珍释其名曰：“黛，眉色也。刘熙《释名》云：灭去眉毛，以此代之，故谓之黛。”古今皆用其作为清热解毒药。

本品为“蓝”的制取物。宋·寇宗奭云：“青黛，乃蓝为之。”即青出于蓝。时珍在“蓝淀”条介绍制法：“南人掘地作坑，以蓝浸水一宿，入石灰搅至千下，澄去水则青黑色。亦可干收，用染青碧。其搅刘[1]浮沫，掠出阴干，谓之靛花，即青黛。”此即将蓝浸泡后与石灰同搅拌，澄清后取其沉淀即为“蓝淀”（或蓝靛），可作染料。在搅拌过程中浮于水面的泡沫，掠取阴干，即为“靛花”，亦即“青黛”。至于“蓝”的来源，可参上条“蓝”。

1.《本草品汇精要》：该书“青黛”（图1）绘一口硕大的缸，须登级而上。缸中有水，示意浸蓝草于内。缸旁有特制的耙，可搅可刈。缸面浮着的青色泡沫，掠取出来晾干，即是青黛。

2.《本草原始》：该书“青黛”（图3）绘两块不规则的团状物。其上白色疑为刚掠起的泡沫状物，故绘成白色。下面黑色团状物即干燥后的青黛。

【小结】

“青黛”即将蓝草水浸一夜，入石灰搅动。在此过程中，掠取浮于水面的泡沫，阴干即为“靛花”，亦即“青黛”。其蓝草来源参上条“蓝”。

16–46　甘蓝

【品图】

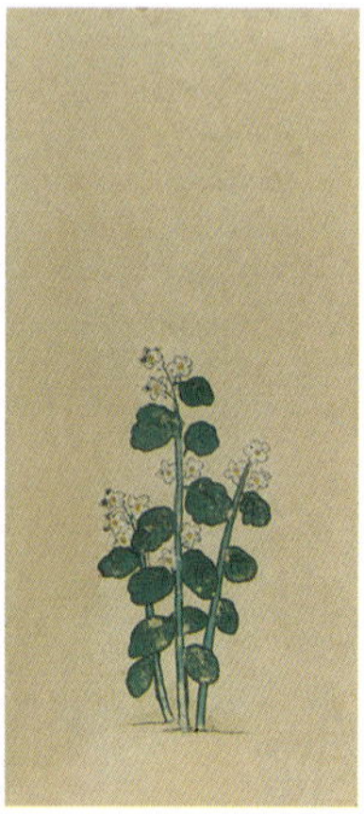

图1　食物·甘蓝

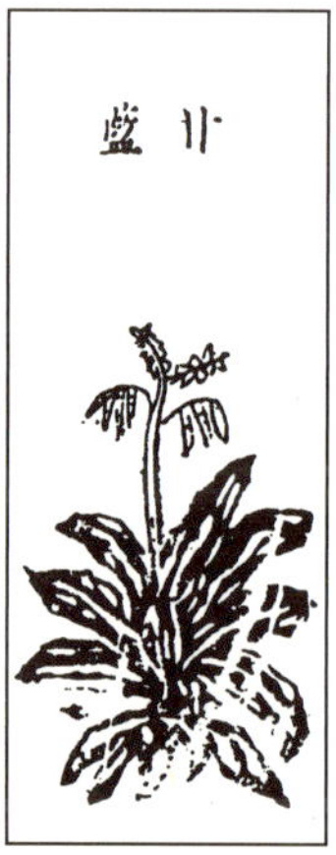

图2　纲目（金）·甘蓝

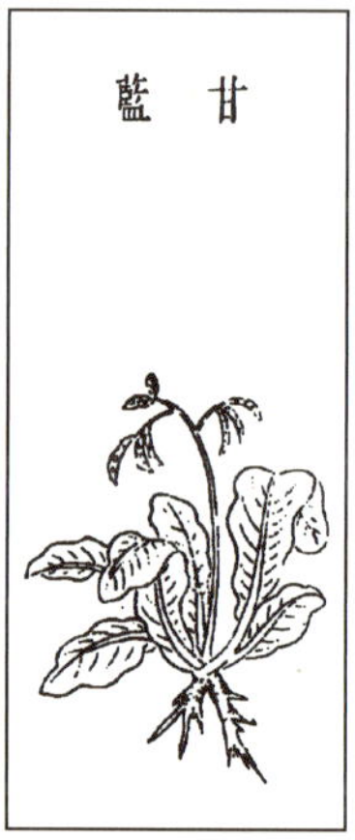

图3　纲目（钱）·甘蓝

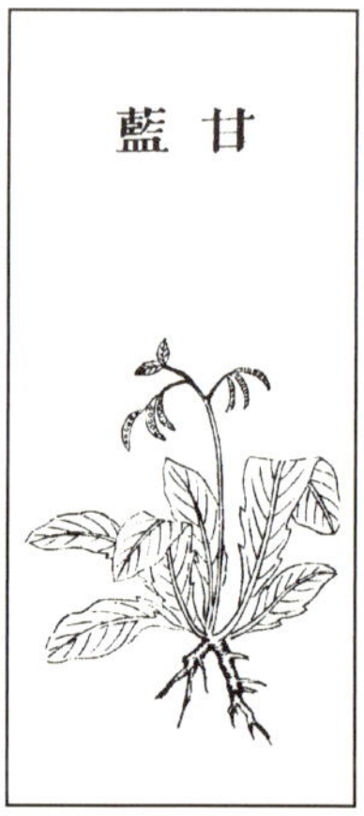

图4　纲目（张）·甘蓝

1　刘：《纲目》金陵本原文用此简体字。《纲目》湖北本、张本径改作“起”，未示依据。“刘”或为“刈”之形误。“刈”有“割取”之义。故此“搅刘”或为将浸泡的蓝草搅动令碎的过程。

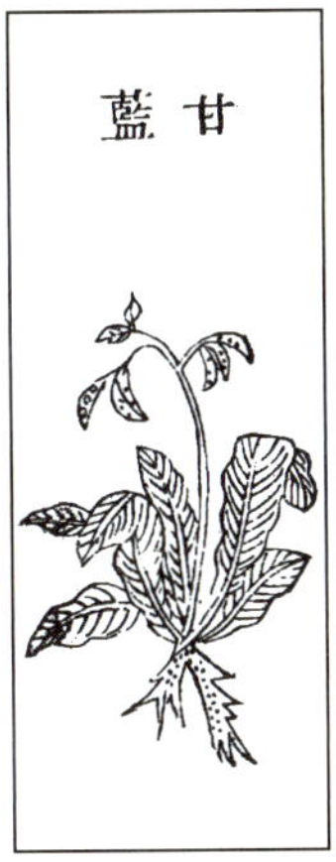

图5　会纂·甘蓝

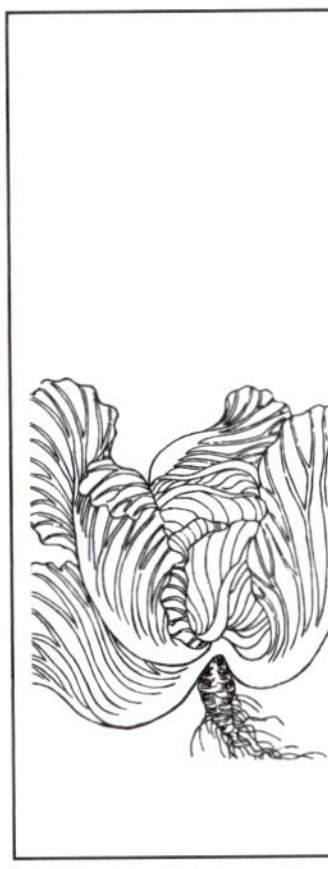

图6　图考·葵花白菜

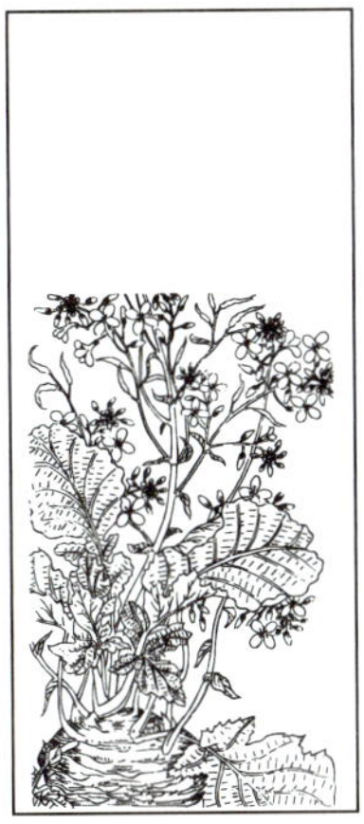

图7　图考·甘蓝

本品7图，取自6书，其中1幅彩图。有承继关系的图仅1个书类。

《本草纲目》(金陵本)：该书“甘蓝”（图2）的仿绘图有：《纲目》钱本图3、《纲目》张本图4、《食物本草会纂》图5。

以上7图中，除外3幅仿绘图，原创图尚有4幅（图1、2、6、7），详见下“鉴药”项。

【文录】

唐《本草拾遗》(《证类》卷27“甘蓝”)　陈藏器云：此者是西土蓝，阔叶，可食。

明《本草纲目》卷16“甘蓝”【释名】蓝菜(《千金》)。【集解】【时珍曰】此亦大叶冬蓝之类也。案胡洽居士云：河东、陇西羌胡多种食之，汉地少有。其叶长大而厚，煮食甘美。经冬不死，春亦有英。其花黄，生角结子，其功与蓝相近也。

清《植物名实图考》卷3“葵花白菜”　葵花白菜，生山西。大叶青蓝如劈蓝，四面披离，中心叶白如黄芽白菜，层层紧抱如覆碗，肥脆可爱，汾、沁之间，菜之美者，为齑、为羹，无不宜之。《山西志》无纪者，日食菜根，乃缺蔬谱，俗讹为回子白菜。**/卷4“甘蓝”**《农政全书》：北人谓之擘蓝，按此即今北地撇蓝，根大有十数斤者，生食、酱食，不宜烹饪也。《山西志》谓之玉蔓菁，缕以为丝，皓若烂银，浸之井华，剂以酰醢，脆美爽喉。

【鉴药】

“甘蓝”首见于《本草拾遗》。李时珍曰：“煮食甘美……功与蓝相近。”《拾遗》所载功效甚多，均与补益脏腑，通络壮筋等有关。后世多作蔬菜，不作处方药。

唐·陈藏器云：“此者是西土蓝，阔叶，可食。”《证类本草》引“壶居士”云：“陇西多种食之，汉地少有。”然后世广泛种植，成为日常蔬菜。李时珍云：“其叶长大而厚，煮食甘美。经冬不死，春亦有英。其花黄，生角结子。”据此可知，本品即十字花科芸薹属植物甘蓝*Brassica oleracea* L.。

1.《食物本草》：该书“甘蓝”（图1）绘一茎丛生，叶阔卵形、互生，花为5瓣的植物。可知宫廷画士真似不食人间烟火，连甘蓝都不认识。此乃误图，无烦多议。

2.《本草纲目》（金陵本）：该书“甘蓝”（图2）与同书“蓼蓝”图（见16-44“蓝”）颇为相似。唯本图花序下结小角果。此图只能示意为十字花科植物，不能定其为甘蓝。甘蓝别名卷心菜、包菜、圆白菜等，其叶包卷，非似一般菘菜。

3.《植物名实图考》：该书“葵花白菜”（图6）才是真正的甘蓝，但吴其濬未用此名。其正文描述为：“四面披离，中心叶白如黄芽白菜，层层紧抱如覆碗，肥脆可爱。”此即今甘蓝*B. oleracea* var. *capitata*。该书的“甘蓝”图7及文，谈的不是真正的甘蓝，而是北方多见的撇蓝。吴其濬云：“根大有十数斤者，生食、酱食，不宜烹饪也。”其膨大短茎形成一个实心扁球体或长圆形球体，可供食用。此即今十字花科芸薹属植物擘蓝*Brassica caulorapa* Pasq.。

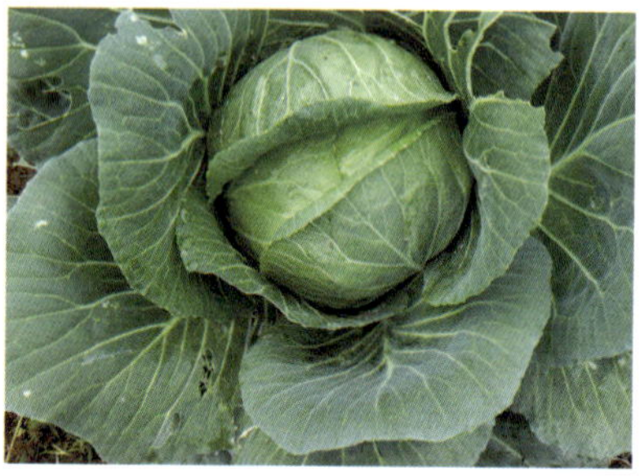

图8 甘蓝 *Brassica oleracea* var. *capitata*

【小结】

“甘蓝”为唐代西土传入的阔叶蔬菜。据陈藏器、李时珍的记述，此即十字花科植物甘蓝*Brassica oleracea* L. var. *capitata* L.。《植物名实图考》有本品的写生图。

16-47 蓼

【品图】

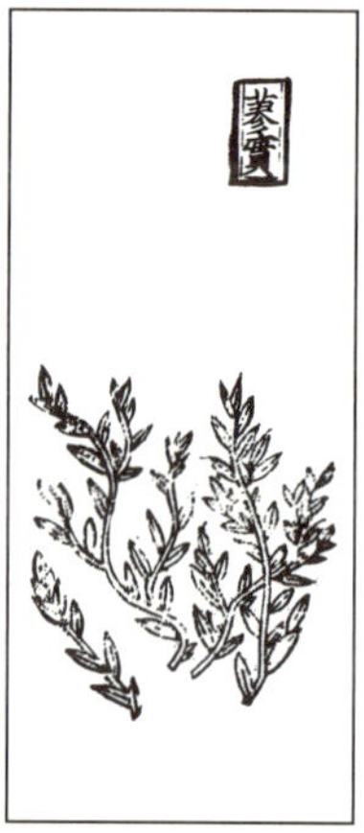

图1 图经（大）·蓼实

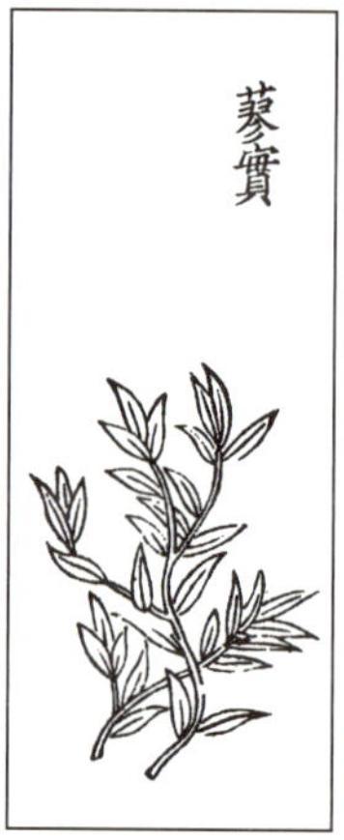

图2 图经（政）·蓼实

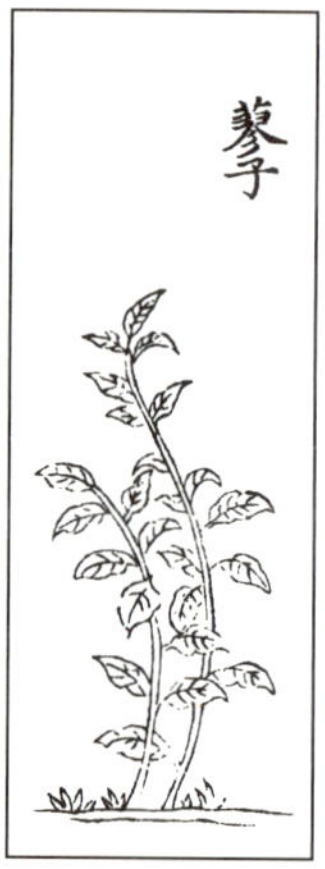

图3 饮膳·蓼子

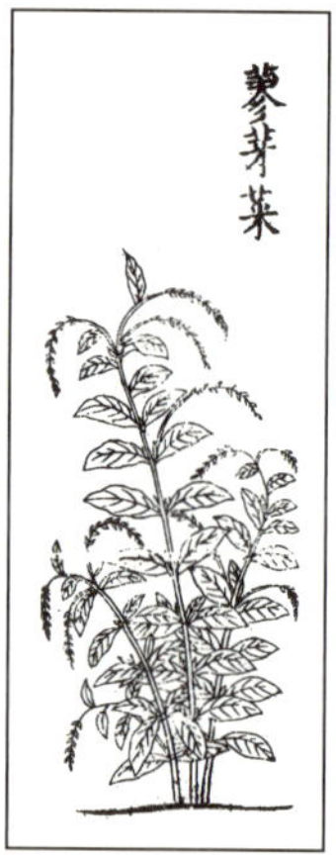

图4 救荒·蓼芽菜

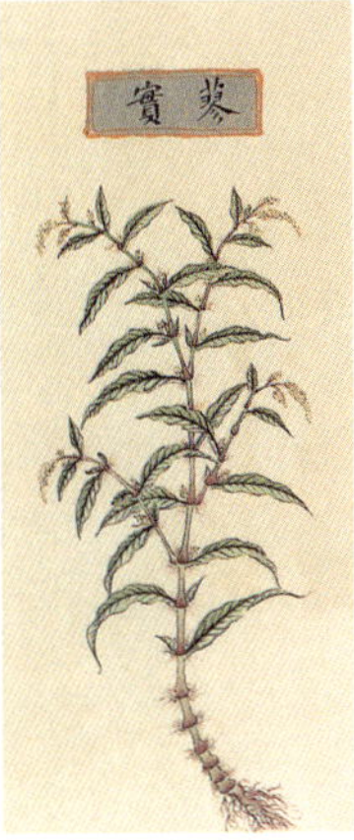

图 5 品汇·蓼实

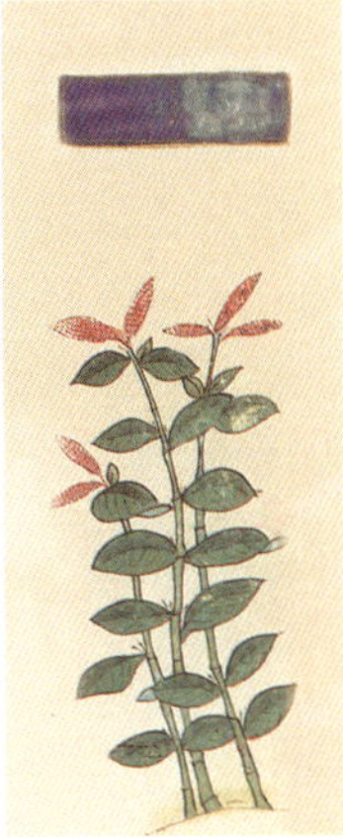

图 6 食物·蓼实

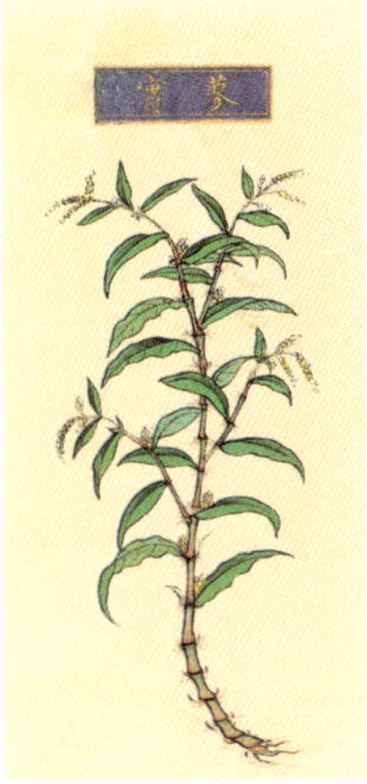

图 7 雷公·蓼实

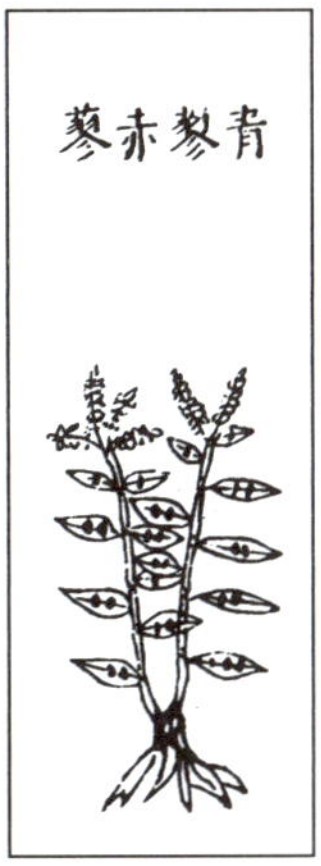

图 8 纲目(金)·青蓼赤蓼

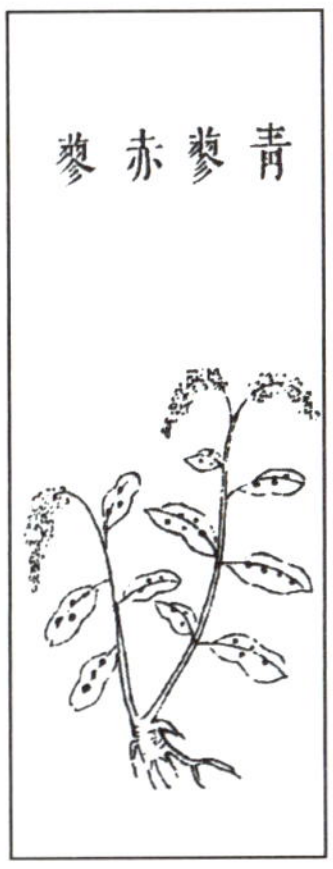

图 9 纲目(钱)·青蓼赤蓼

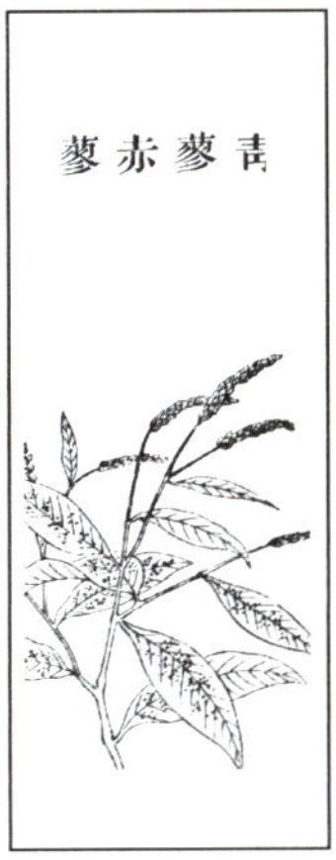

图 10 纲目(张)·青蓼赤蓼

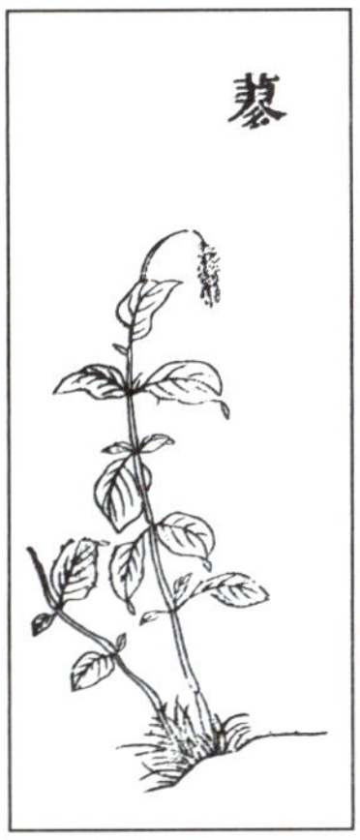

图 11 三才·蓼

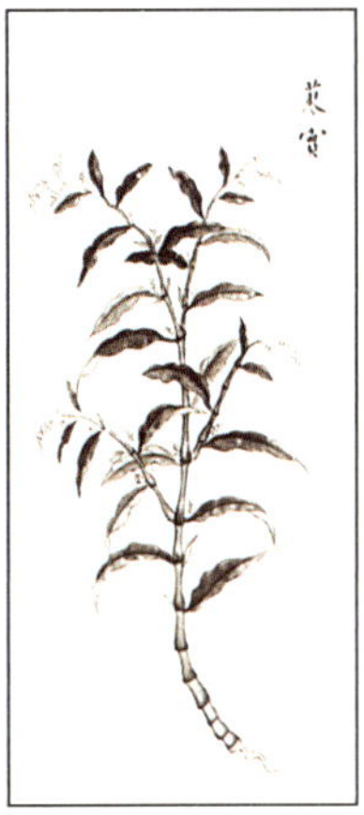

图 12 金石·蓼实

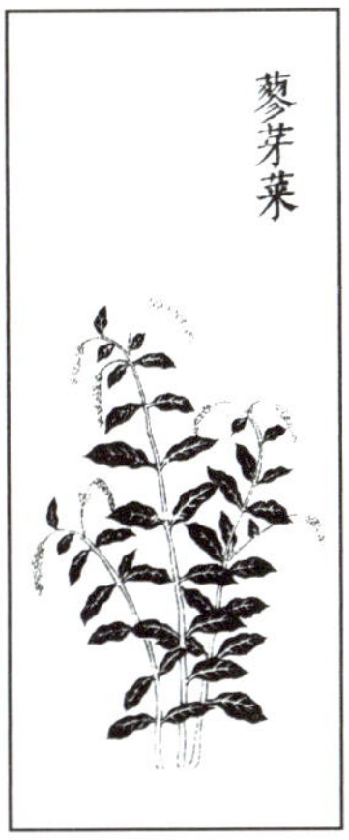

图 13 博录·蓼芽菜

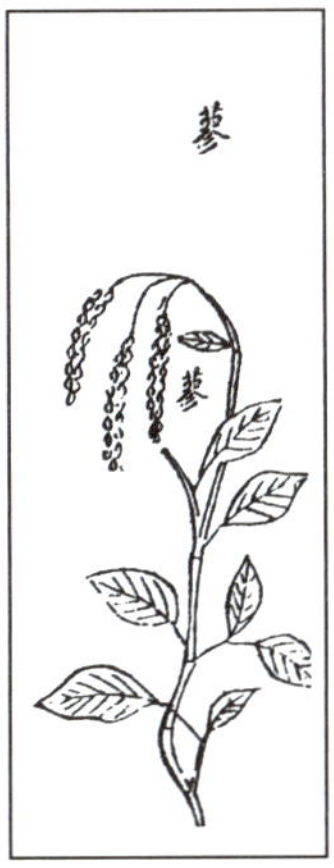

图 14 汇言·蓼

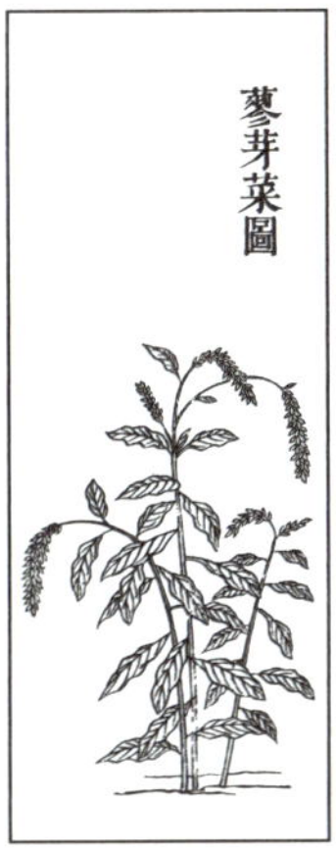

图 15 草木典·蓼芽菜图

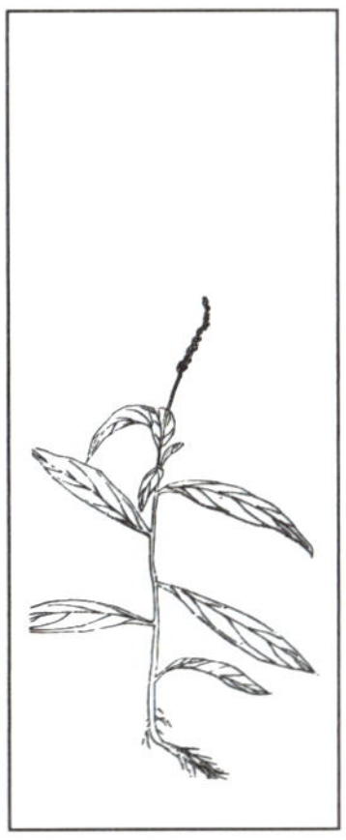

图 16 图考·蓼

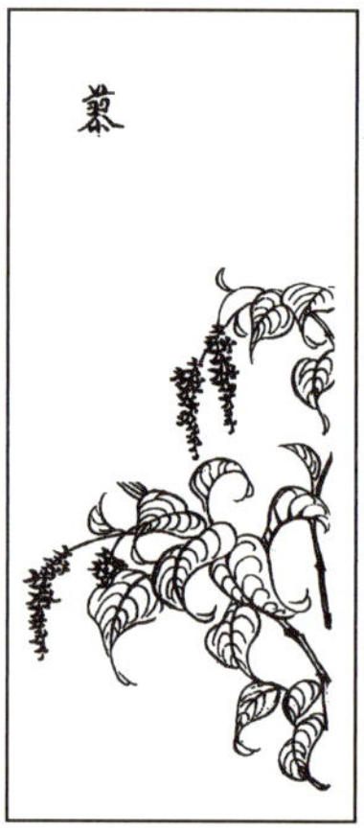

图 17　图说·蓼

本品17图，取自17书，其中4幅彩图。有承继关系的图可分4个书类。

《本草图经》：该书的“蓼实”图分别存于《大观》（图1）、《政和》（图2）。其中图1有4枝茎叶，图2取其中两枝。今以图2为《图经》图代表。后世绘图者无仿绘本图者。

《救荒本草》：该书的“蓼芽菜”（图4）仿绘图有《野菜博录》图13、《古今图书集成·草木典》图15。

《本草品汇精要》：该书“蓼实”（图5）的仿绘图有《补遗雷公炮制便览》图7、《金石昆虫草木状》图12。

《本草纲目》（金陵本）：该书“青蓼赤蓼”（图8）的仿绘图有《纲目》钱本图9。

附带一提的是，《本草纲目》张本“青蓼赤蓼”（图10）其茎节、叶形、花序描绘精致。其叶面中脉附近有微细点点，与实物叶中略带暗紫色相符。该图虽不同于《图考》“蓼”图，却与《图考》“马蓼”图相同（参16-49“马蓼”条）。另《本草汇言》“蓼”（图14）乃仿绘《本草原始》“荭草”图（见16-50“荭草”），并非原创。

以上17图中，除外8幅仿绘图，原创图尚有9幅（图2、3、4、5、6、8、11、16、17），详见下“鉴药”项。

【文录】

《别录》（见《证类》卷28“蓼实”）　生雷泽川泽。

梁《本草经集注》（同上）　陶隐居云：此类又多，人所食有三种：一是紫蓼，相似而紫色；名香蓼，亦相似而香，并不甚辛而好食；一是青蓼，人家常有，其叶有圆者、尖者，以园者为胜，所用即是此。干之以酿酒，主风冷，大良。马蓼，生下湿地，茎斑，叶大有黑点。亦有两三种，其最大者名笼蓛（音鼓），即是荭草，已在上卷中品。

唐《唐本草》（同上）《尔雅》云：荭，一名茏蓛，大者名蘬（丘轨切），则最大者不名笼蓛，陶误呼之。又有水蓼，叶大似马蓼而味辛。

唐《本草拾遗》（同上）　诸蓼并冬死，惟香蓼宿根重生，人为生菜，最能入腰脚也。

后蜀《蜀本草》（同上）《蜀本》：《图经》云：蓼类甚多，有紫蓼、赤蓼、青蓼、马蓼、水蓼、香蓼、木蓼等，其类有七种。紫、赤二蓼，叶小狭而厚；青、香二蓼，叶亦相似而俱薄；马、水二蓼，叶俱阔大，上有黑点。木蓼一名天蓼，蔓生，叶似柘叶，诸蓼花皆红白，子皆赤黑；木蓼，花黄白，子皮青滑。

宋《嘉祐本草》（同上）《尔雅》云：蔷，虞蓼。释曰：蔷，一名虞蓼，即蓼之生水泽者也。《周颂·良耜》云：以薅，荼蓼。《毛传》曰：蓼，水草是也。

宋《本草图经》(同上)《图经》曰：蓼实，生雷泽川泽，今在处有之。蓼类甚多，有紫蓼、赤蓼（一名红蓼)、青蓼、香蓼、马蓼、水蓼、木蓼等，凡七种。紫、赤二种，叶俱小侠而厚；青、香二种，叶亦相似而俱薄；马、水二种，叶俱阔大，上有黑点。此六种花皆黄白，子皆青黑。木蓼一名天蓼，亦有大，小二种，蔓生，叶似柘叶，花黄白，子皮青滑。陶隐居：以青蓼入药，然其蓼俱堪食，又以马蓼为荭草，已见上条，余亦无用。苏恭以水蓼亦入药，水煮捋脚者，多生水泽中。《周颂》所谓以薅（大羔切)，荼蓼。《尔雅》所谓蔷，虞蓼是也。又《三茅君传》有作白蓼酱方。白蓼，《药谱》无闻，疑即青蓼也。或云红蓼亦可作酱。

宋《本草衍义》卷19“蓼实” 即《神农本经》第十一卷中水蓼之子也。彼言蓼则用茎，此言实即用子，故此复论子之功，故分为二条。春初以葫芦盛水浸湿，高挂于火上，昼夜使暖，遂生红芽，取以为蔬，以备五辛盘。又一种水红，与此相类，但苗茎高及丈。

明《救荒本草》卷下“蓼芽菜” 今处处有之。叶似小蓝叶微尖，又似水荭叶而短小，色微带红，茎微赤，梢间出穗，开花赤色。茎叶味辛，性温。

明《本草纲目》卷16“蓼”【释名】【时珍曰】蓼类皆高扬，故字从翏，音料，高飞貌。【集解】【时珍曰】韩保昇所说甚明。古人种蓼为蔬，收子入药。故《礼记》烹鸡豚鱼鳖，皆实蓼于其腹中，而和羹脍亦须切蓼也。后世饮食不用，人亦不复栽，惟造酒曲者用其汁耳。今但以平泽所生香蓼、青蓼、紫蓼为良。

清《植物名实图考》卷11“蓼” 蓼，《本经》中品。古以为味，即今之家蓼也。叶背白，有红白二种，俗以其叶裹肉，煨，食之香烈。蓼种有七，《本经》唯别出马蓼一种。

【鉴药】

“蓼实”首见于《本经》。《本草纲目》取“蓼”为条目名。李时珍释其名曰：“蓼类皆高扬，故字从翏，音料，高飞貌。”古代种蓼为蔬，收子入药，即“蓼实”。《本经》载蓼实可“明目，温中，耐风寒，下水气，面目浮肿，痈疡”。清·吴其濬云：“魏晋前皆为茹，《本草拾遗》亦云作菜食，能入腰脚，不知何时摈于食单！近时供吟咏、饰泽国秋容而已……《千金方》屡著食蓼之害，或以此不登鼎鼐欤？”后世惟造酒曲者多用蓼汁。医方书少用此药，民间或用为草药。

“蓼”类植物甚多，本条为“蓼”之总条，故多谈蓼之种类，少言单种蓼之产地、形态。梁·陶弘景云人所食有三种，即紫蓼、香蓼、青蓼，以种植为好。另有马蓼、荭草（茏薣)。《唐本草》又增“水蓼”。唐本《图经》(见《蜀本草》引）归纳的蓼类有7种：紫蓼、赤蓼、青蓼、马蓼、水蓼、香蓼、木蓼（诸蓼简要特点详参上“文录”)。

且云“诸蓼花皆红白，子皆赤黑；木蓼，花黄白，子皮青滑”。早期文献载蓼生水泽，为水草。以上所述，皆指今蓼科蓼属（*Polygonum* L.）植物。

蓼供食用，多取其嫩红芽，作为“五辛盘”配料的组成部分之一。李时珍云“今但以平泽所生香蓼、青蓼、紫蓼为良”。清代吴其濬介绍：“俗以其叶裹肉，煨，食之香烈。”以下古代本草诸蓼图，示其大体，不汲汲于鉴别诸蓼基原。

1.《本草图经》：该书“蓼实”（图2）仅绘枝叶，其叶互生，披针形，全缘，此似蓼类之叶。然无花序，且整体形象不如蓼之挺拔，凭图很难肯定是蓼类植物。

2.《饮膳正要》：该书“蓼子”（图3）所绘植物，亦是有叶无花，叶形与蓼类近似。此示意图，无法作为鉴定用。

3.《救荒本草》：该书“蓼芽菜”（图4）所绘植物当为写生。其茎直立，叶披针形，全缘，茎顶或叶腋有穗状花序，叶对生（当作互生），披针形，全缘，茎顶或叶腋有穗状花序。此似为蓼科蓼属植物马蓼*Polygonum lapathifolium* L.或辣蓼*P.hydropiper* L.。

4.《本草品汇精要》：该书“蓼实”（图5）舍弃《图经》之图，另行写生绘图。其茎直立，节部膨大，略带紫红。叶互生，披针形，全缘，花序穗状，生于茎顶或叶腋，花水红色。整体形象一看就知是蓼属植物，近似水蓼（辣蓼）*Polygonum hydropiper* L.。此图描绘精致，非一般人所能为。

5.《食物本草》：该书绘图者亦为宫廷画师，也曾见过《本草品汇精要》，但其“蓼实”（图6）却没有参照图5所绘，而是另绘数株植物。其茎有节，叶形、顶端红色穗状花序等固然有类似蓼属植物之处，但还是不足以作为鉴定之用。

6.《本草纲目》（金陵本）：该书“青蓼赤蓼”（图8）有数个较粗的支根，一茎直上，叶互生，叶上有黑点，全缘，穗状花序顶生。此属原创图，未因袭前人所绘。唐本《图经》云“马、水二蓼，叶俱阔大，上有黑点”。疑绘图人据文字在叶中点上数点。故恐示意此为水蓼（马蓼体形甚大）。然“青蓼赤蓼”何以并列为图名，百思不得其解。

7.《三才图会》：该书一般都是仿绘前人图。但此“蓼”（图11）未见前人有类似的表现法。其叶形、花序皆类蓼实植物，唯叶对生不符。

8.《植物名实图考》：该书“蓼”（图16）与其所绘“蓼蓝”相比，简单草率得多。但蓼属（*Polygonum* L.）植物宏观最主要的特征还是符合的。

9.《本草简明图说》：该书惯常改绘前人图。此“蓼”（图17）茎有节，叶互生，穗状花序皆符合蓼属基本特点，但线条卖弄太甚，全无蓼叶之形神，令人看图很难与蓼联想。

【小结】

“蓼”为《本经》药，为食药两用之品。蓼可为蔬，子实入药。后世为蔬渐少，入药更稀。其种类甚多，仅本条所载就有7种以上，皆为今蓼科蓼属（*Polygonum* L.）植物，主要有水蓼（辣蓼）*Polygonum hydropiper* L.、马蓼*P. lapathifolium* L.。《本草品汇精要》所绘之图能反映该属植物的主要特征。

16-48 水蓼

【品图】

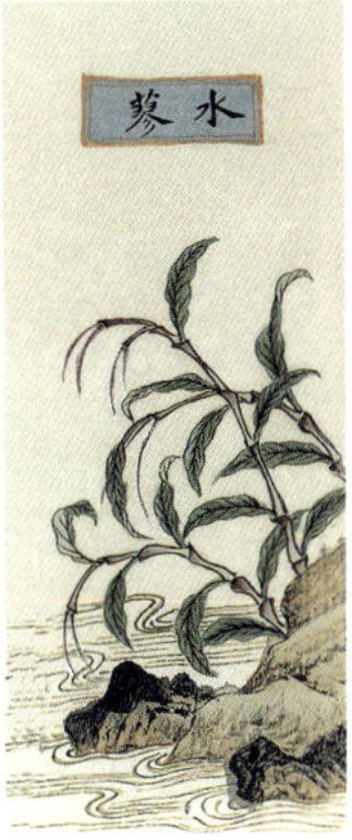

图1 品汇·水蓼

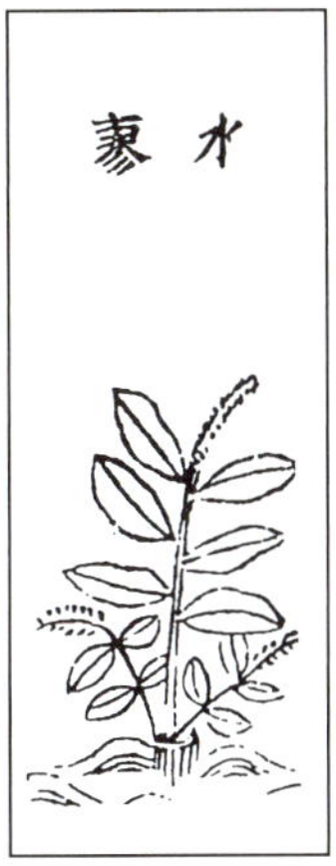

图2 太乙·水蓼

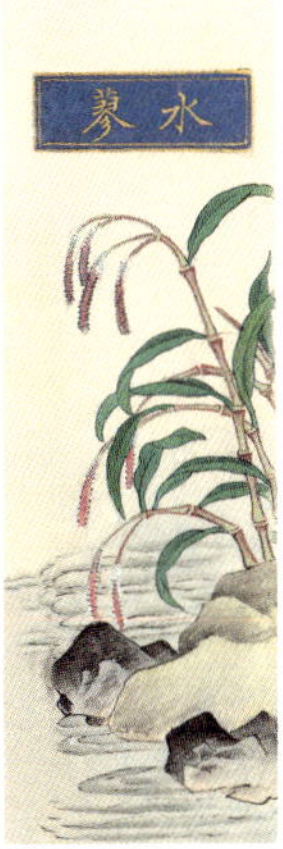

图3 雷公·水蓼

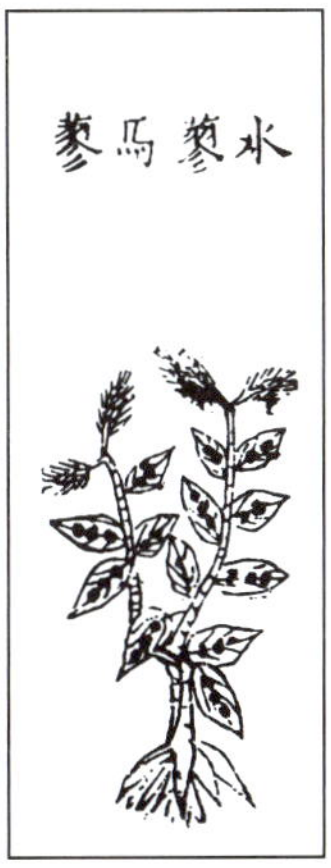

图4 纲目（金）·水蓼马蓼

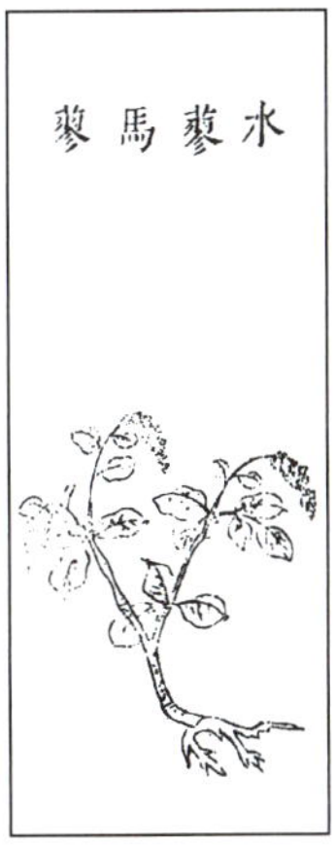

图5 纲目（钱）·水蓼马蓼

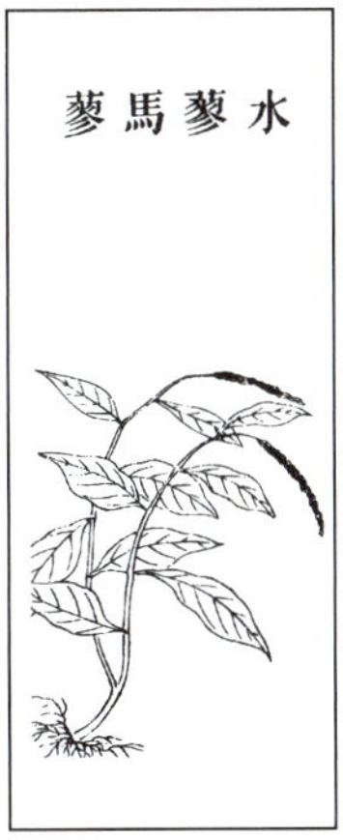

图6 纲目（张）·水蓼马蓼

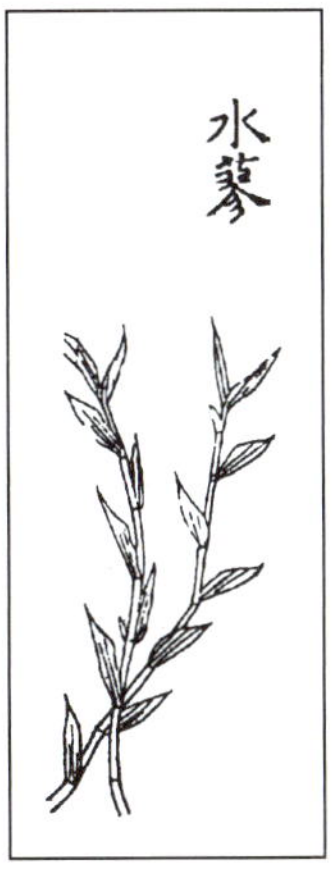

图7 原始·水蓼

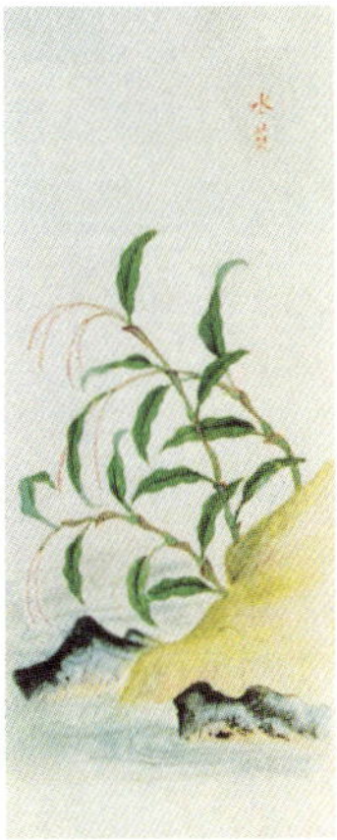
图8 金石·水蓼

本品10图，取自10书，其中3幅彩图。有承继关系的图可分3个书类。

《本草品汇精要》：该书“水蓼”（图1）的仿绘图有《补遗雷公炮制便览》图3、《金石昆虫草木状》图8。

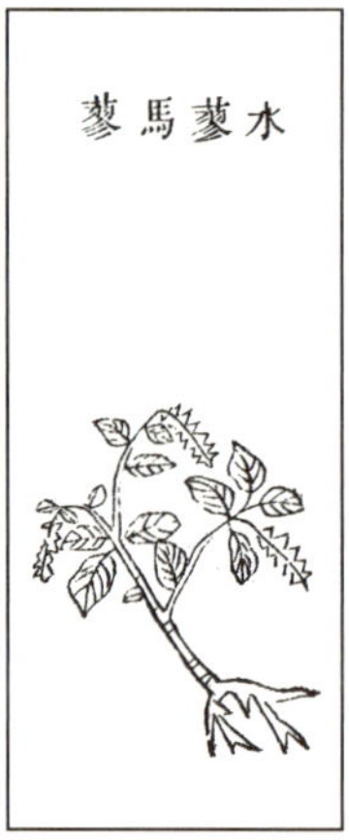

图9　会纂·水蓼马蓼

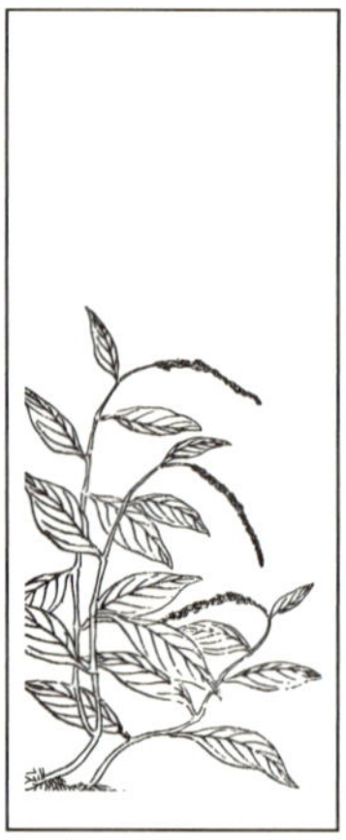

图10　图考·水蓼

《本草纲目》（金陵本）：该书“水蓼马蓼”（图4）的仿绘图有《纲目》钱本图5（茎枝柔媚而缺风骨）。另《食物本草会纂》图9又仿绘钱本图5。

《植物名实图考》：该书“水蓼”（图10）的仿绘者有《本草纲目》张本“水蓼马蓼”（图6），后者取《图考》左边一枝作为仿绘对象。

以上10图中，除外5幅仿绘图，原创图尚有5幅（图1、2、4、7、10），详见下“鉴药”项。

【文录】

唐《唐本草》（见《证类》卷11“水蓼”）《唐本》注云：叶似蓼，茎赤，味辛，生下湿水傍。

宋《开宝本草》（同上）《别本》注云：生于浅水泽中，故名水蓼。其叶大于家蓼，水挼食之，胜于蓼子。

宋《本草衍义》卷12“水蓼”　大率与水红相似，但枝低尔。今造酒，取以水浸汁，和面作曲，亦假其辛味。

明《本草纲目》卷16“水蓼”【释名】虞蓼（《尔雅》）、泽蓼。【时珍曰】此乃水际所生之蓼，叶长五六寸，比水荭叶稍狭，比家蓼叶稍大而功用仿佛。故寇氏谓蓼实即水蓼之子者，以此故也。

【鉴药】

“水蓼”首见于《唐本草》。《别本》注：“生于浅水泽中，故名水蓼。”本品最初见于本草的功效为主蛇毒。后世医方书罕见入药，但多用于造曲以酿酒。

《唐本草》载其分布形态为：“叶似蓼，茎赤，味辛，生下湿水傍。”宋《开宝本草》引《别本》注云：“其叶大于家蓼。”宋·寇宗奭云：“大率与水红相似，但枝低尔。”李时珍云：“此乃水际所生之蓼，叶长五六寸，比水荭叶稍狭，比家蓼叶稍大而功用仿佛。”据以上描述，本品即蓼科蓼属植物水蓼*Polygonum hydropiper* L.。

1.《本草品汇精要》：该书“水蓼”（图1）或为写生图。其茎有略膨大的节，且带淡紫红色，叶披针形，穗状花序。此当为水蓼*P. hydropiper*。另配以水滨背景，使画面更美。

2.《太乙仙制本草药性大全》：该书“水蓼”（图2）绘水上一株植物，基部即分枝，叶大，椭圆形，对生或近对生，顶端似为一穗状花序，其图虽不准确精细，但也没有太出格。知其示意为水蓼，却不能以此图为鉴定凭据。

3.《本草纲目》(金陵本):该书“水蓼马蓼”(图4)与上一药条之“青蓼赤蓼”图构图相似,唯穗状花序更膨大,叶片上之黑点更大更多。下条“马蓼”李时珍曰:“每叶中间有黑迹,如墨点记,故方士呼为墨记草。”大概此图示意为马蓼。然其图形过于粗糙,无法作定种之用。

4.《本草原始》:该书“水蓼”(图7)绘两枝茎叶。其茎有节,叶互生,但叶脉非网状。疑此为水蓼的幼嫩枝条。

5.《植物名实图考》:该书“水蓼”(图10)为写生图,其茎、叶、花序均准确地指示此图为蓼科蓼属植物水蓼*P. hydropiper*。

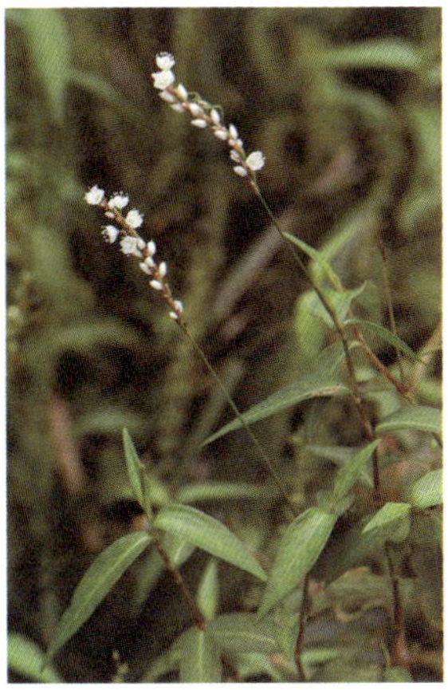

图 11 水蓼 *Polygonum hydropiper*

【小结】

“水蓼”为常用蓼类植物之一种。后世多用于造麹以酿酒。据本草记载的形态,本品即蓼科蓼属植物水蓼*Polygonum hydropiper* L.。《本草品汇精要》《植物名实图考》均有写生绘制的本品图形。

16–49 马蓼

【品图】

本品2图,取自2书,均为原创图。详见下“鉴药”项。

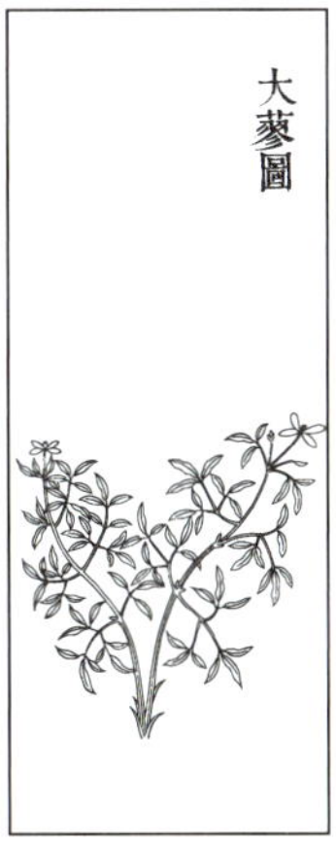

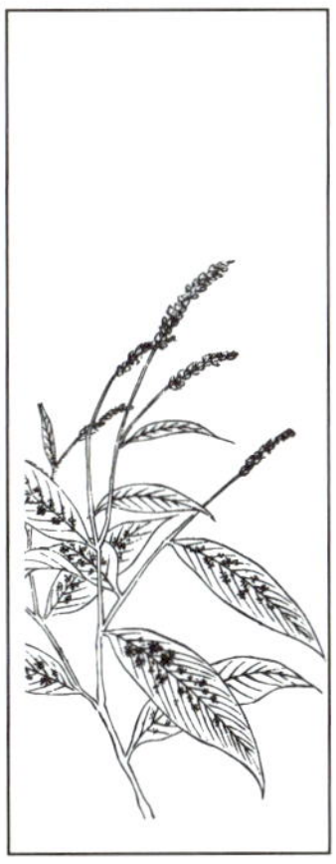

图 1 草木典 · 大蓼图 图 2 图考 · 马蓼

【文录】

梁《本草经集注》(见《证类》卷28“蓼实”) 陶隐居云:马蓼,生下湿地,茎斑,叶大有黑点。亦有两三种,其最大者名笼薣(音鼓),即是荭草,已在上卷中品。

明《本草纲目》卷16“马蓼”【释名】大蓼(《纲目》)、墨记草。【时珍曰】凡物大者,皆以马名之,俗呼大蓼是也。高四五尺,有大小二种。但每叶中间有黑迹,如墨点记,故方士呼为墨记草。

清《植物名实图考》卷11“蓼” 蓼种有七,《本经》唯别出马蓼一种。

【鉴药】

"马蓼"首见于《本经》"蓼实"条内。清·吴其濬谓"蓼种有七,《本经》唯别出马蓼一种",并非《本经》有单独的"马蓼"条。《本草纲目》将其单立条,属于分条。李时珍释名曰:"凡物大者,皆以马名之,俗呼大蓼是也。"其运用同前"蓼实"所载。

关于马蓼的形态,梁·陶弘景云:"马蓼,生下湿地,茎斑,叶大有黑点。亦有两三种,其最大者名笼薣(音鼓),即是荭草。"陶说"马蓼",实为体型比较大的蓼属植物,非单指一种而言。其中茎斑可以指蓼科植物虎杖*Reynoutria japonica* Houtt.。叶大有黑点者也有好几种蓼属植物。《证类本草》中常可见以"马蓼"作为比拟物。如《本草图经》"大青"条云:"苗、叶、花红紫色似马蓼",可见马蓼亦是花红紫色。马蓼同时也是荭草的别名。

李时珍所指的马蓼,"俗呼大蓼是也。高四五尺,有大小二种。但每叶中间有黑迹,如墨点记,故方士呼为墨记草"。叶有"黑迹"的蓼属植物有多种。《中华本草》订马蓼原植物为蓼科蓼属植物桃叶蓼,《中国植物志》名之为春蓼*Polygonum persicaria* L.。此种叶面近中部或有不大的黑褐色斑块。另《中华本草》称有斑点的还应该包括水蓼*P. hydropiper* L.、香蓼*P. viscosum* Buch等在内。[1]谢宗万则认为李时珍说的大小二种马蓼中,大者属今蓼科植物酸模叶蓼*Polygonum lapathifolium* L.,小者为同属植物节蓼*Polygonum nodosum* Pers.。[2]酸模叶蓼绿色叶面有黑褐色的钝箭头形的斑块,但并非斑点。《本草纲目》金陵本"水蓼马蓼"图叶片中间有成串的2—3个黑圆点,指的就是马蓼。但实际蓼属植物叶片没有完全与此图相同的墨记。

1.《古今图书集成·草木典》:该书"大蓼图"(图1)所示之茎有棱线,二回羽状复叶,小叶三枚,披针形,茎顶有单花,4瓣。此非蓼科植物,不明为何作为大蓼图。

2.《植物名实图考》:该书"马蓼"(图2)为写生图。茎有节,单叶全缘,互生,叶面沿中脉有散在不成片的斑块,穗状花序。或定为酸模叶蓼*Polygonum lapathifolium* L.。[3]

【小结】

"马蓼"是《本经》早期药物之一,是多种体型较大的蓼类植物的总称。李时珍认为马蓼有大小二种,每叶中间有黑迹。今或考大者为蓼科植物桃叶蓼(春蓼)*Polygonum persicaria* L.,或考为同属植物酸模叶蓼*Polygonum lapath-ifolium* L.,小者为同属植物节蓼*Polygonum nodosum* Pers.。

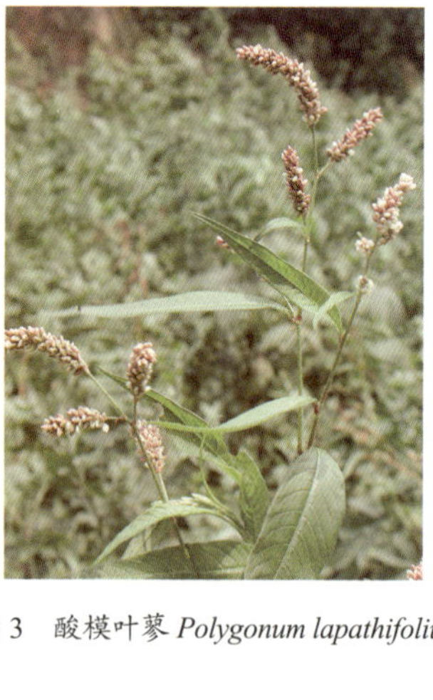

图3 酸模叶蓼 *Polygonum lapathifolium*

1 国家中医药管理局《中华本草》编委会:《中华本草》(2),上海:上海科学技术出版社,1999:689.

2 谢宗万:《本草纲目药物彩色图鉴》,北京:人民卫生出版社,2000:136.

3 中国科学院植物研究所副研究员王锦秀博士告知其研究《植物名实图考》所得。

16-50　葒草

【品图】

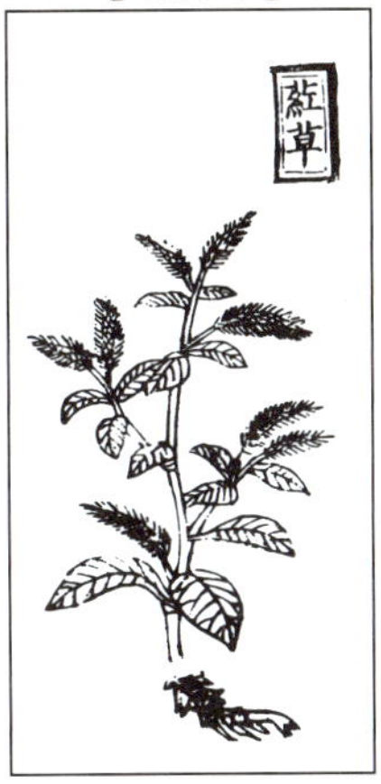

图 1　图经（大）·葒草

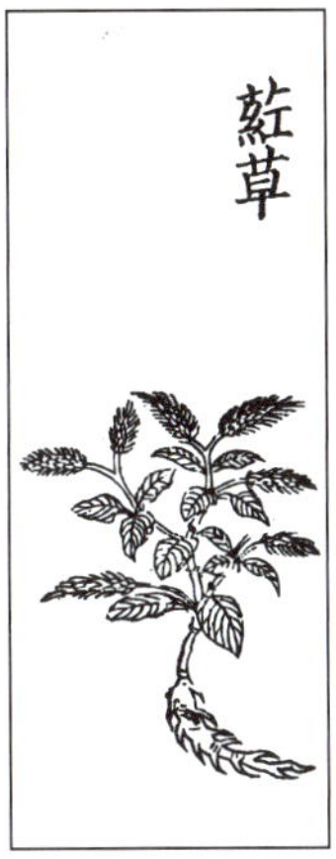

图 2　图经（政）·葒草

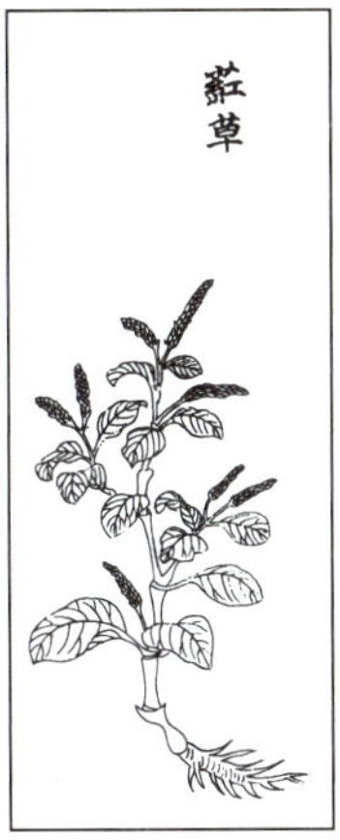

图 3　图经（绍）·葒草

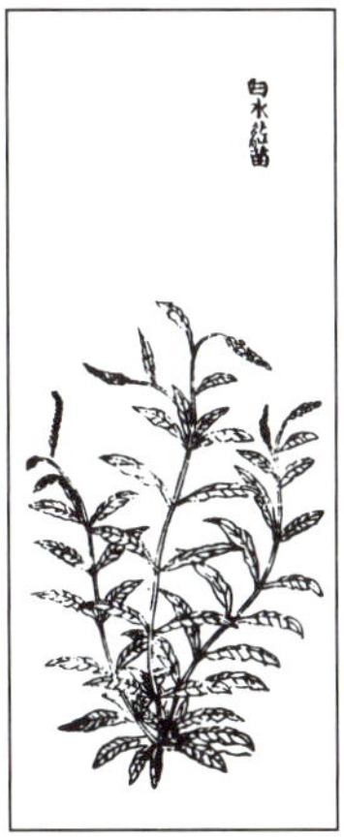

图 4　救荒·白水葒苗

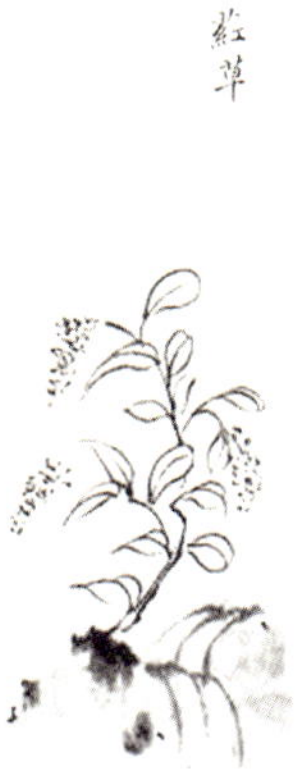

图 5　滇南图·葒草

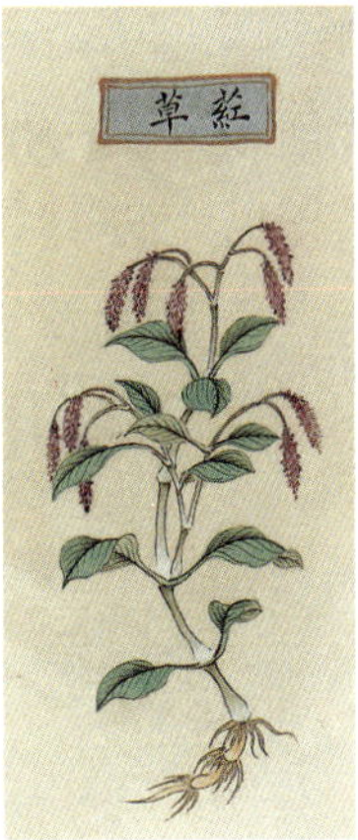

图 6　品汇·葒草

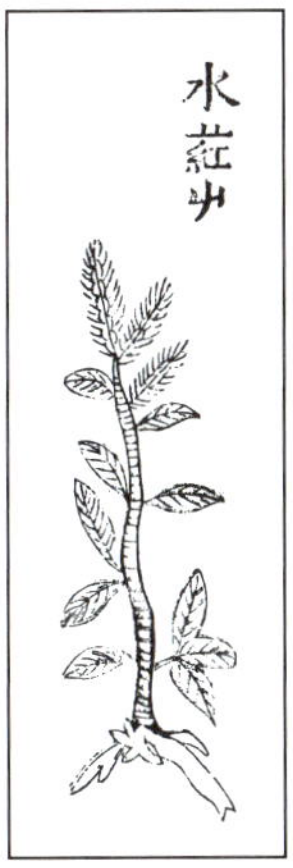

图 7　蒙筌·水葒草

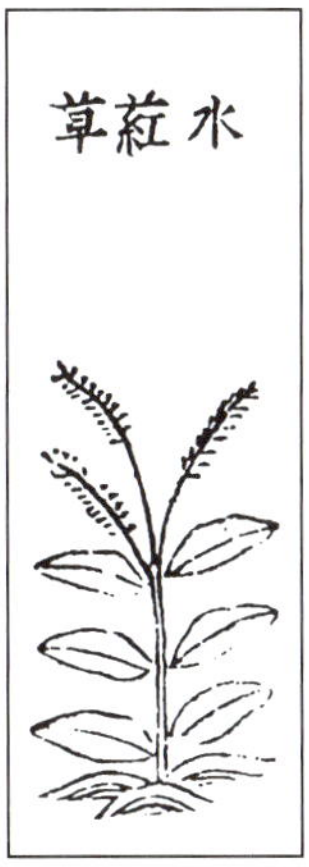

图 8　太乙·水葒草

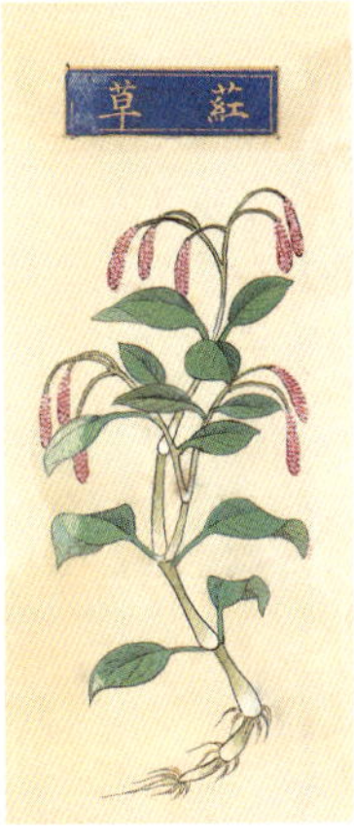

图 9　雷公·葒草

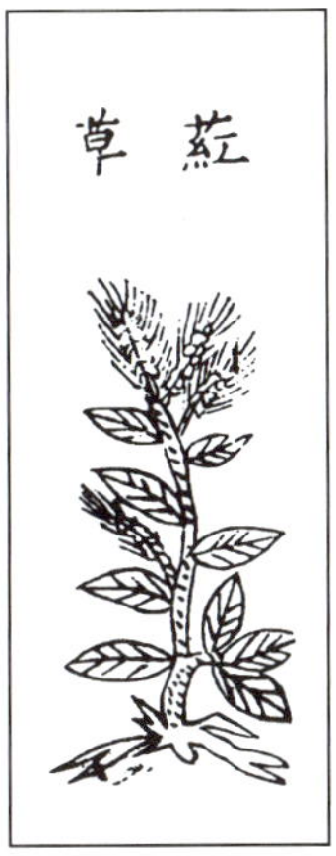

图 10　纲目（金）·葒草

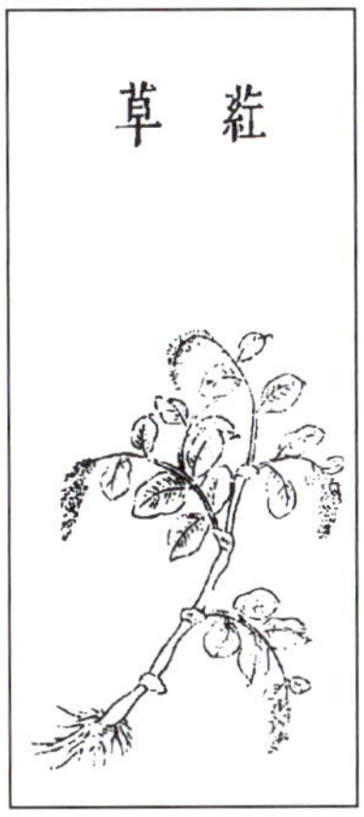

图 11　纲目（钱）·葒草

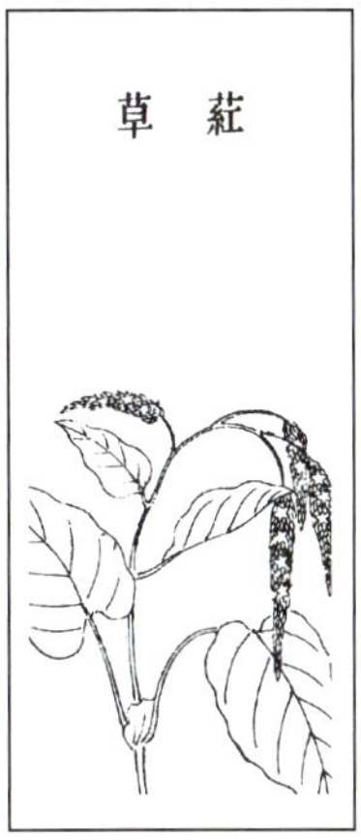

图 12　纲目（张）·葒草

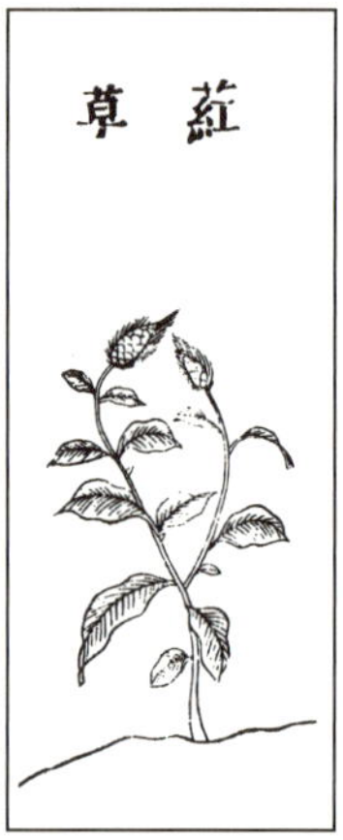

图 13　三才 · 荭草

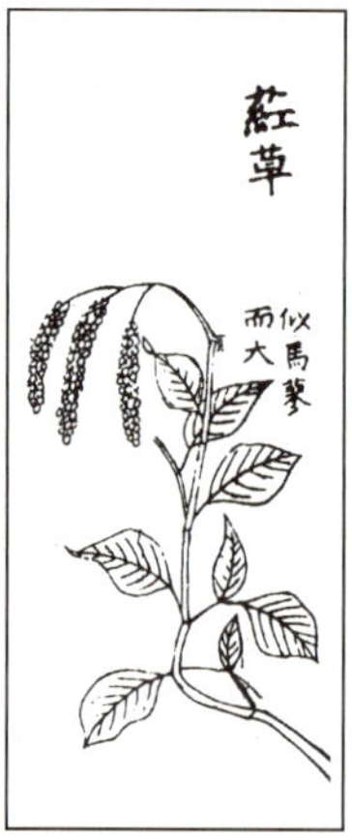

图 14　原始 · 荭草

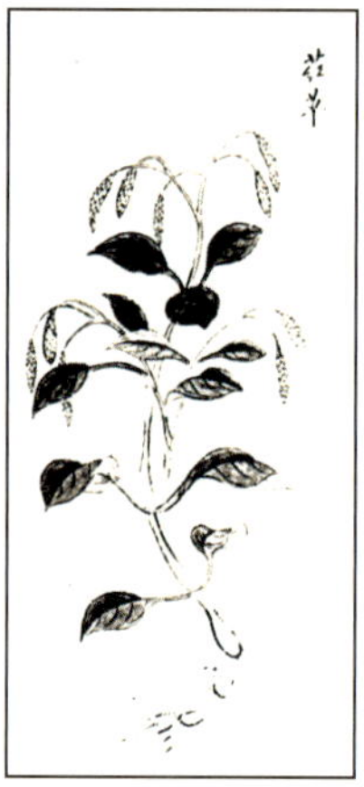

图 15　金石 · 荭草

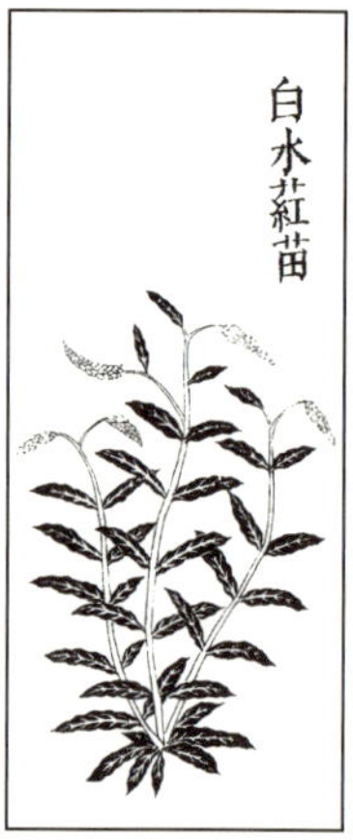

图 16　博录 · 白水荭苗

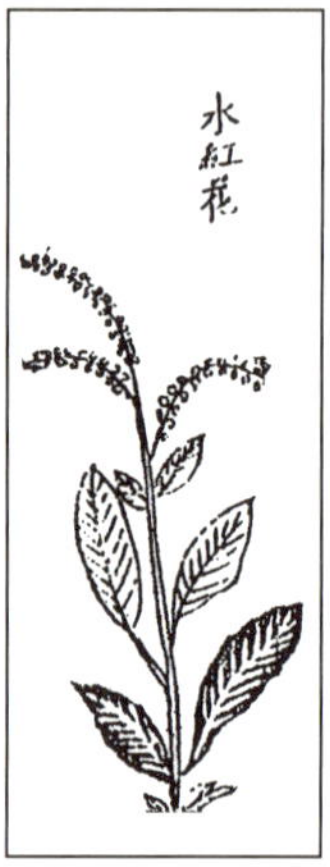

图 17　汇言 · 水红花

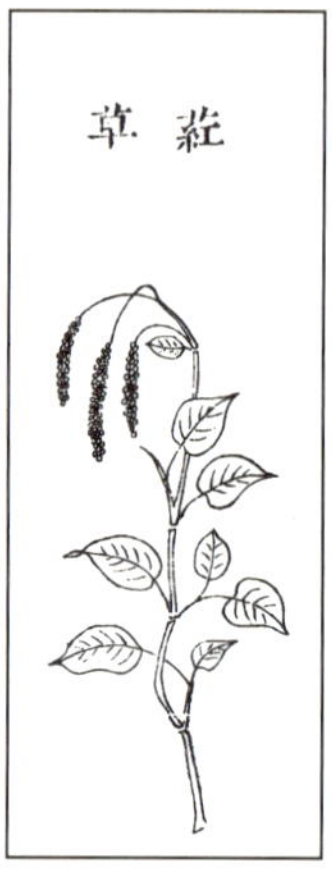

图 18　类纂 · 荭草

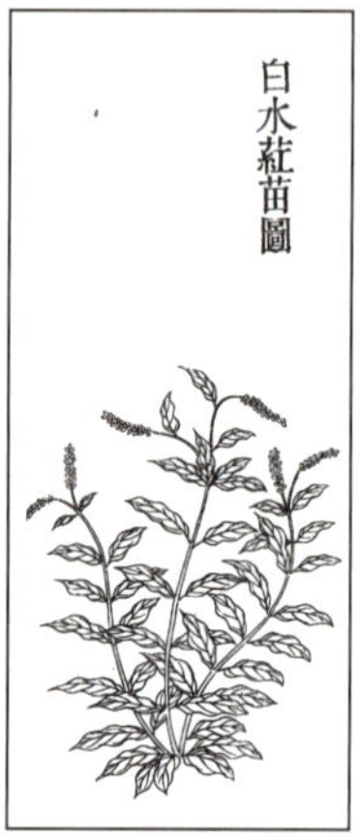

图 19　草木典 · 白水荭苗图

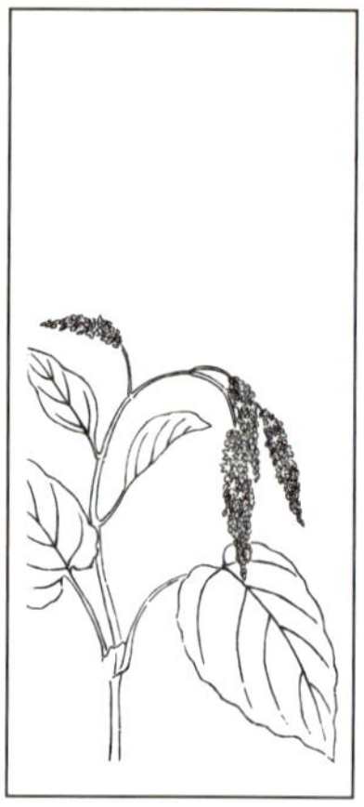

图 20　图考 · 荭草

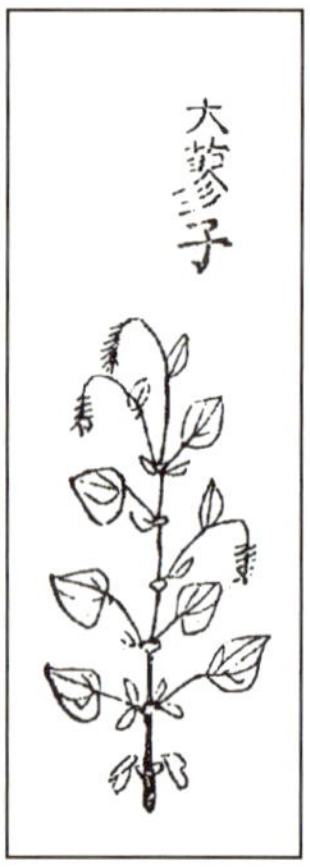

图 21　便方 · 大蓼子

本品21图，取自21书，其中3幅彩图。有承继关系的图可分5个书类。

《本草图经》：该书的“荭草”图分别存于《大观》（图1）、《政和》（图2）、《绍兴》（图3）。此三传本，以《绍兴》图3的节间膨大最为突出，穗状花序更接近实物。然《绍兴》流传不广，今仍以《政和》图2为《图经》图的代表。

仿绘该图的彩色图有：《本草品汇精要》“荭草”（图6），该图似仿绘《绍兴》图3，节间膨大，叶误作对生。花序敷以紫红色，均接近荭草实物。此后《补遗雷公炮制便览》图9、《金石昆虫草木状》图15又仿绘《品汇》图6。

仿绘该图的墨线图甚少，只有《三才图会》“荭草”（图13）

将《图经》图2的枝叶予以删减，再加地线。

《救荒本草》：仿绘该书“白水荭苗”（图4）者有《野菜博录》图16、《古今图书集成·草木典》“白水荭苗图”（图19）。

《本草纲目》（金陵本）：该书“荭草”（图10）的仿绘者为《本草蒙筌》“水荭草”（图7），但将原图茎有斑点改绘成密生环纹，类似木质茎。

《本草原始》：该书“荭草”（图14）的仿绘者有《本草纲目类纂必读》图18。此外本章“蓼”条（11-47“蓼”）《本草汇言》的“蓼”图亦仿自《原始》图14。

《植物名实图考》：该书“荭草”（图20）的仿绘者有《本草纲目》张本图12。

以上21图中，除外11幅仿绘图，原创图尚有10幅（图2、4、5、8、10、11、14、17、20、21），详见下“鉴药”项。

【文录】

《别录》（见《证类》卷9“荭草”） 一名鸿藹（音缬）。如马蓼而大，生水傍。五月采实。

梁《本草经集注》（同上） 陶隐居云：此类甚多，今生下湿地，极似马蓼，甚长大。《诗》称隰有游龙，注云：荭草，郭景纯云：即笼古也。

宋《本草图经》（同上）《图经》曰：荭草，即水红也。旧不著所出州郡，云生水傍，今所在下湿地皆有之。似蓼而叶大，赤白色，高丈余。《尔雅》云：红，笼古。其大者蘬（丘追切）。郑诗云：隰有游龙是也。陆玑云：一名马蓼。《本经》云：似马蓼而大。若然，马蓼自是一种也。

宋《本草衍义》卷12“水红子” 水蓼大率与水红相似，但枝低尔。

明《救荒本草》卷上“白水荭苗”《本草》名荭草……所在有之，生水边下湿地。叶似蓼叶而长大，有涩毛，花开红白。又似马蓼，其茎有节而青。

题·明《滇南本草图说》卷8“荭草” 按：荭草，即蓼草。

明《本草蒙筌》卷3“水荭草” 虽生各处，多在水傍。苗茎高尺余，叶大色赤白。五月采实，用者最稀。

明《本草纲目》卷16“荭草”【释名】石龙（《别录》）、天蓼（《别录》）、大蓼。【时珍曰】此蓼甚大而花亦繁红，故曰荭，曰鸿。鸿亦大也。《别录·有名未用》草部中有天蓼，云一名石龙，生水中。陈藏器解云：天蓼即水荭，一名游龙，一名大蓼。据此，则二条乃一指其实，一指茎叶而言也。今并为一。【集解】【时珍曰】其茎粗如拇指，有毛。其叶大如商陆，色浅红，成穗，秋深子成，扁如酸枣仁而小，其色赤黑而肉白，不甚辛，炊熻可食。

【鉴药】

“荭草”首见于《名医别录》。一名鸿藹。李时珍释名曰：“此蓼甚大而花亦繁红，故曰荭，曰鸿。鸿亦大也。"《别录》原载本品果实"主消渴，去热，明目，益气"。但宋代已稀用，今医方罕见，民间或用作草药。

本品最明显的特点是植株高大。《别录》云："如马蓼而大，生水傍。"梁·陶弘景云："此类甚多，今生下湿地，极似马蓼，甚长大。"并引《诗经·郑风》中的"隰有游龙"，"游龙"即是"荭草"。宋《图经》亦云荭草"似蓼而叶大，赤白色，高丈余"，一名水红。李时珍又补充其形态："其茎粗如拇指，有毛。其叶大如商陆，色浅红，成穗，秋深子成，扁如酸枣仁而小，其色赤黑而肉白，不甚辛。"综合以上各家之说，荭草即今蓼科植物红蓼*Polygonum orientale* L.，分布甚广，野外高出众蓼，十分显目。但在古本草图中，由于无法表现高大，往往难以与其他蓼区别。

1.**《本草图经》**：该书"荭草"（图2）有粗大多须的主根，茎有节，但不明显。单叶，卵形或长卵形。茎枝顶部有近似狗尾巴的膨大穗状花序。综合整体植物形态，本图近似蓼科植物红蓼*P. orientale*。仿绘此图的《本草品汇精要》图6由于准确的敷色，更觉得接近红蓼实物。但无论是《图经》原图还是仿绘的《品汇》图，均绘成了叶对生，将穗状花序夸张膨大，此数处与红蓼不合。

2.**《救荒本草》**：该书"白水荭苗"（图4）为写生图。基部即分枝。基生叶与茎生叶同形，皆为柳叶状披针形，对生。穗状花序顶生或腋生。从图形来看，与荭草（红蓼*P. orientale*）并不相同。《救荒》不同的研究者对基原各有己见，其中有节蓼*Polygonum nodosum* Pers.、红辣蓼*Polygonum flaccidum* Meissu、[1]酸模叶蓼*Polygonum lapathifolium* L.[2]三说。

3.**《滇南本草图说》**：该书"荭草"（图5）采用写意手法绘图，叶卵形，互生，穗状花序膨大，下垂。从其整体来说，近似红蓼*P. orientale*。

4.**《太乙仙制本草药性大全》**：该书"水荭草"（图8）画水中长出一植物，叶大，长圆形，对生。茎顶有穗状花序。从其示意，该植物水生，叶大、花序也长大。其形与图名还不算太离谱，但据此糙图无法鉴定植物。

5.**《本草纲目》（金陵本）**：该书"荭草"（图10）有粗大分支根，粗茎直上，茎上有粗点点，单叶全缘，互生，顶生或腋生麦穗状花序。现实中当然没有图中这样的植物，但其却符合李时珍所言荭草"粗如拇指，有毛。其叶大如商陆"的特征。揣测可能是据文字与绘图者所见经回忆绘成，示意为荭草（红蓼*P. orientale*）。

6.**《本草纲目》（钱本）**：该书"荭草"（图11）的绘图者大概看不上金陵本粗茎

---

1 ［明］朱橚著，倪根金校注、张翠君参注：《救荒本草校注》，北京：中国农业出版社，2008：16.（该书提到王作宾认为是节蓼，倪根金谓此说甚是。张翠君据叶形认为是红辣蓼。）［明］朱橚著，王家葵、张瑞贤、李敏校注：《救荒本草校释与研究》，北京：中医古籍出版社，2007：14.（此书赞同节蓼说。）

2 ［明］朱橚著，王锦秀、汤彦承译注：《救荒本草译注》，上海：上海古籍出版社，2015：27.（该书谓白水荭苗即马蓼，《中国植物志》称为酸模叶蓼。）

的笔法，另行绘图。该图突出甚至夸大了茎节，叶为卵形，或对生，或互生，穗状花序下垂。仔细将此图与《图经》图2及金陵本图10比较，本图在下垂花序、茎节叶片处理方面仍有自己的创意，较前2图更接近红蓼*P. orientale*。

7.《本草原始》：该书“荭草”（图14）为写生图。茎有节，叶卵形，先端尖，顶生穗状花序，略下垂。图中有注文“似马蓼而大”。此图所示为近红蓼*P. orientale*。

8.《本草汇言》：该书“水红花”（图17）叶长大，卵状披针形，互生，茎端的总状花序成穗状，此似为红蓼*P. orientale*接近花序的上部枝条。

9.《植物名实图考》：该书“荭草”（图20）亦绘上部茎端，叶宽卵形，顶端渐尖，基部近心形，全缘，叶柄较长。顶生穗状花序。此为红蓼*P. orientale*的花枝。

10.《草本便方》：该书“大蓼子”（图21）看似简单，但突出了叶大、宽卵形、总状花序成穗状，顶生或腋生等特点。植株看起来比较高大，符合红蓼*P. orientale*的基本形态。

【小结】

“荭草”为见于《名医别录》的早期药物，但后世稀用。本品在蓼类植物中以植株高大著称。据历代本草的形态描述，此即蓼科植物红蓼*Polygonum orientale* L.。《本草图经》《植物名实图考》等书所绘均接近红蓼。

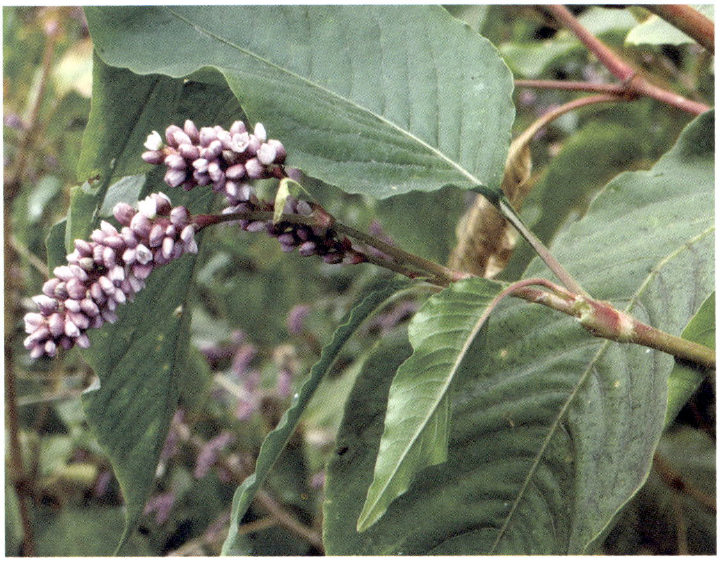

图 22　红蓼 *Polygonum orientale*

16–51　毛蓼

【品图】

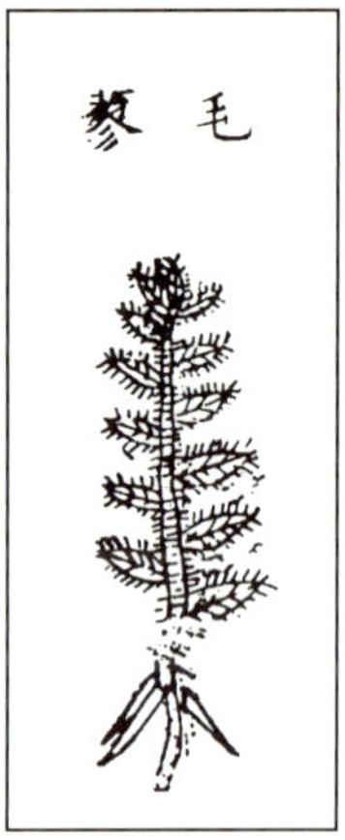

图 1　纲目（金）·毛蓼

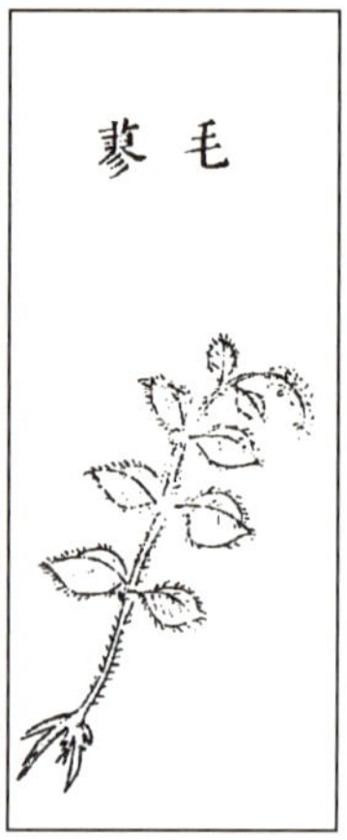

图 2　纲目（钱）·毛蓼

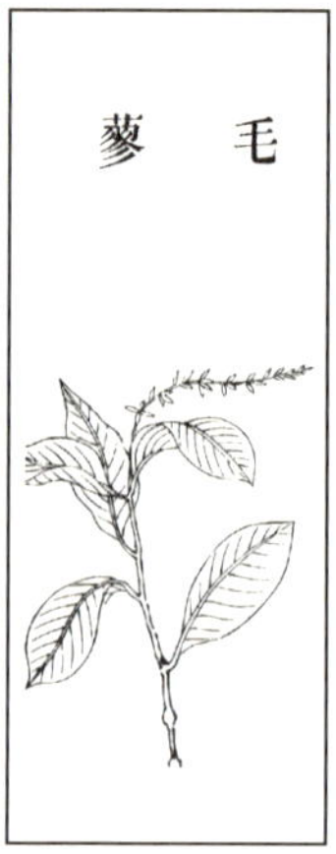

图 3　纲目（张）·毛蓼

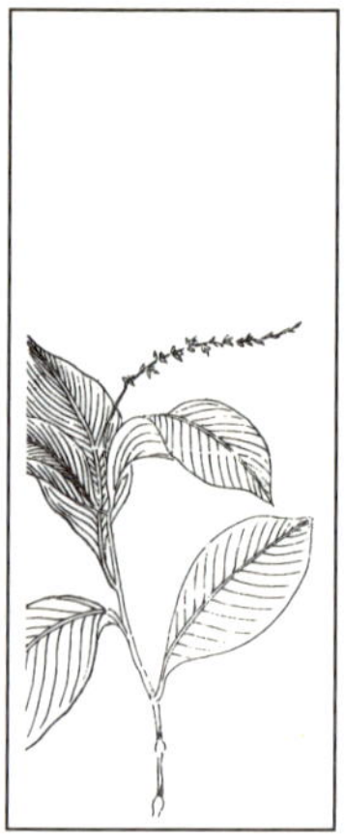

图 4　图考·毛蓼

本品4图，取自4书。有承继关系的图为2个书类。

《本草纲目》（金陵本）：该书“毛蓼”（图1）与《纲目》钱本图2的叶片外形、着生部位不同，图2还增添了穗状花序。但两者均为一茎、不分枝、茎叶有毛。对毛蓼这样一味不常见的植物，钱本绘图者没有可能重新写生绘图。若真是写生绘图，也不至于将图1互生之叶改为对生。故只能说钱本绘图者嫌弃金陵本图的粗糙，另行修改而成图2。

《植物名实图考》：该书“毛蓼”（图4）的仿绘者为《本草纲目》张本图3。

以上4图中，除外2幅仿绘图，原创图尚有2幅（图1、4），详见下“鉴药”项。

【文录】

唐《本草拾遗》（见《证类》卷10“毛蓼”）　生山足，似乌蓼，叶上有毛，冬根不死也。

明《本草纲目》卷16“毛蓼”【集解】【时珍曰】此即蓼之生于山麓者，非泽隰之蓼也。

清《植物名实图考》卷14“毛蓼”　其穗细长，花红，冬初尚开，叶厚有毛，俗呼为白马鞭。

【鉴药】

“毛蓼”首见于《本草拾遗》。叶上有毛，故名。原载治痈肿疽瘘瘰疬，引脓血，生肌。后世未见用者。

陈藏器云："生山足，似乌蓼，叶上有毛，冬根不死。"据此似与生水边、一年生的草本某些蓼类植物有所不同。叶上有毛是其特征。时珍未补充形态，仅云"此即蓼之生于山麓者，非泽隰之蓼也"。清·吴其濬则补充本品形态，云"其穗细长，花红，冬初尚开，叶厚有毛"。据以上记载，《中华本草》考其原植物为蓼科蓼属植物毛蓼*Polygonum barbatum* L.［*P. barbatum* L. var. *gracile*（Dans.）Steward］。[1]谢宗万考其为蓼科金线草属植物金线草*Antenoron filiforme*（Thunb.）Roberty et Vautier。[2]此二者均为多年生草本，在茎叶不同部分均有毛。前者花白或淡绿，后者花红，与《植物名实图考》所载特点相符。

1.《本草纲目》（金陵本）：该书"毛蓼"（图1）一茎直立，数个粗大分枝根，茎叶通体布满毛刺。叶椭圆状披针形，互生。此图可能是依据本品的文字记载想象绘成。无法考知其基原。

2.《植物名实图考》：该书"毛蓼"（图4）绘上部茎枝，茎有略膨大的节，叶卵形，先端短渐尖，基部楔形，全缘，叶柄短，总状花序呈穗状。未绘出任何部位有毛。据文字记载，本中"穗细长，花红"。《中国植物志》订本种为蓼科金线草属植物金线草*A. filiforme*，并在"金线草"名后注出《植物名实图考》。[3]然《图考》"金线草"为茜草科植物，唯"毛蓼"下有此图。

【小结】

"毛蓼"古代罕用。唐·陈藏器谓毛蓼"生山足……叶上有毛，冬根不死"。《中华本草》据此考其原植物为蓼科植物毛蓼*Polygonum barbatum* L.。《植物名实图考》在叶有毛的基础上，又增添"其穗细长，花红，冬初尚开"特点，《中国植物志》、谢宗万均考其为蓼科植物金线草*Antenoron filiforme*（Thunb.）Roberty et Vautier。

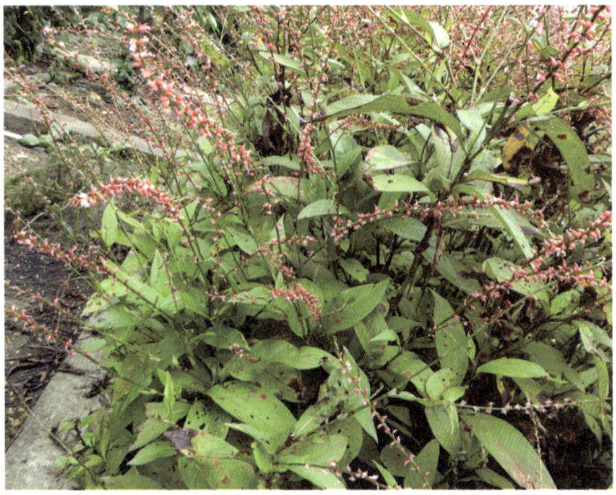

图5　金线草 *Antenoron filiforme*

1　国家中医药管理局《中华本草》编委会：《中华本草》（2），上海：上海科学技术出版社，1999：642.

2　谢宗万：《本草纲目药物彩色图鉴》，北京：人民卫生出版社，2000：137.

3　中国科学院《中国植物志》编辑委员会：《中国植物志》，北京：科学出版社，1998，第25（1）卷，106.

16-52 火炭母草

【品图】

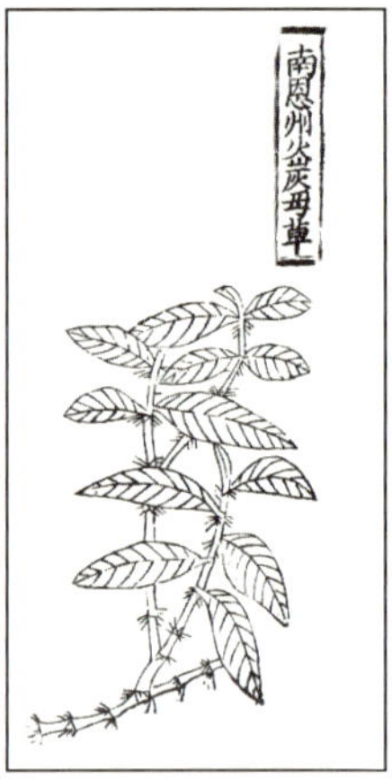

图1 图经（大）·南恩州火炭母草

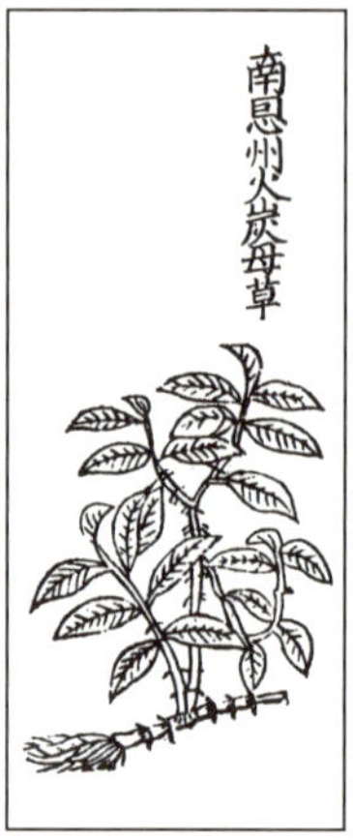

图2 图经(政)·南恩州火炭母草

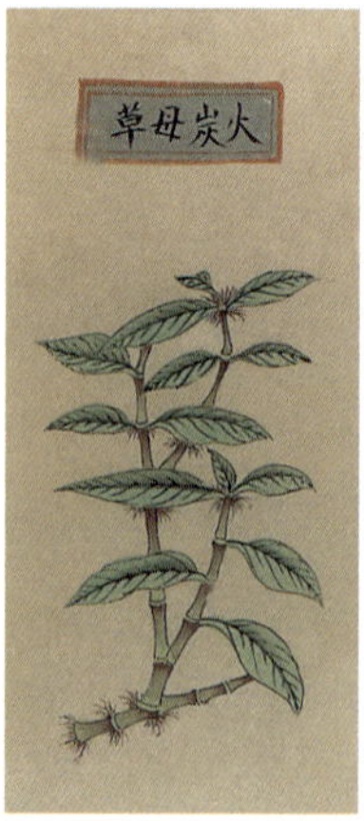

图3 品汇·火炭母草

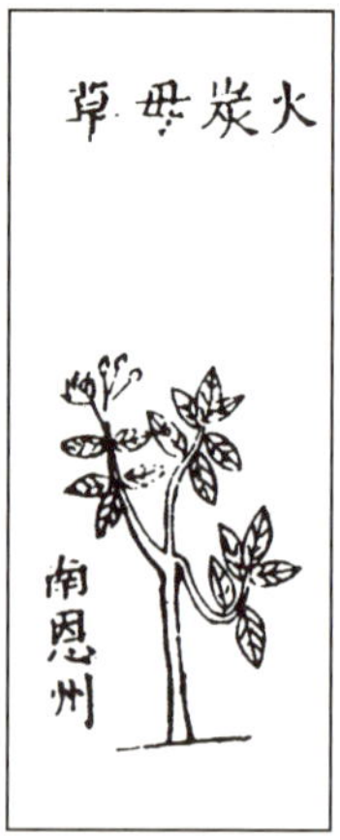

图4 纲目(金)·火炭母草

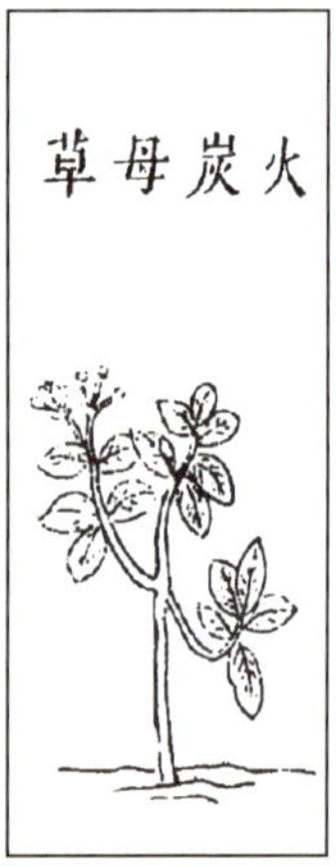

图5 纲目（钱）·火炭母草

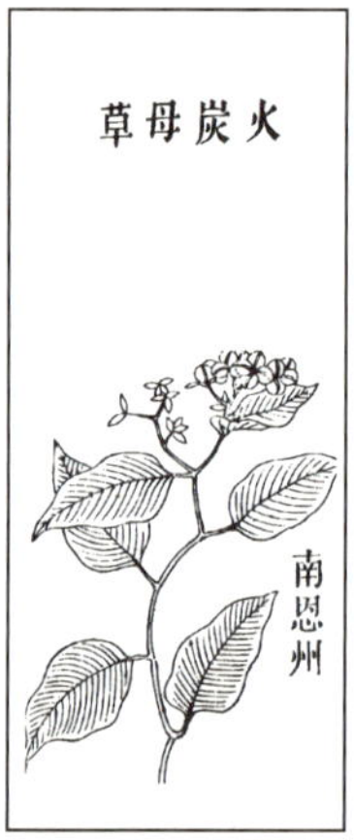

图6 纲目（张）·火炭母草

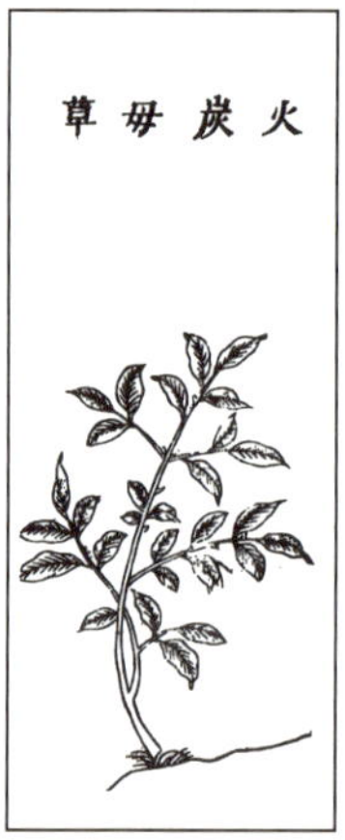

图7 三才·火炭母草

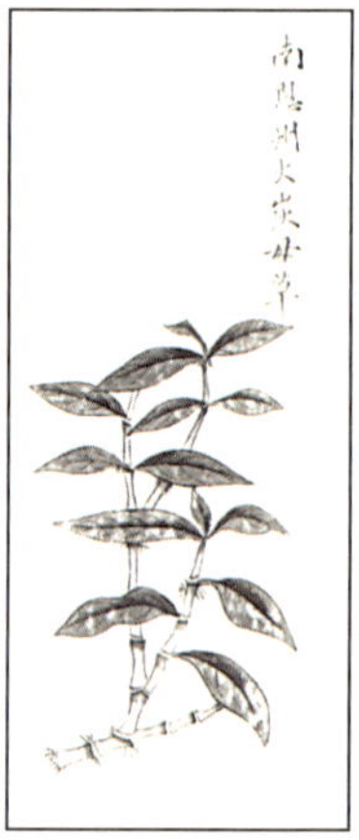

图8 金石·南恩州火炭母草

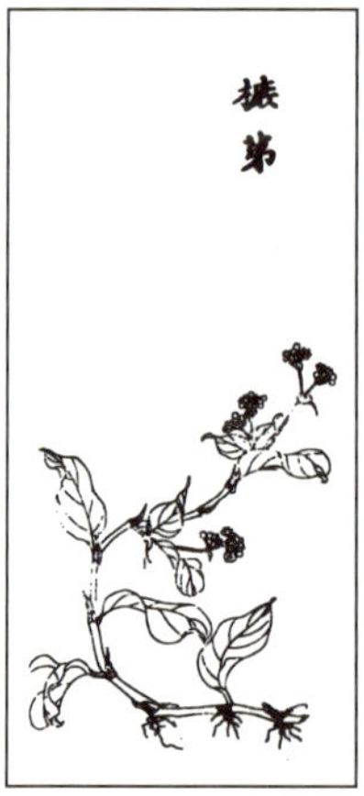

图9 质问·樜弟

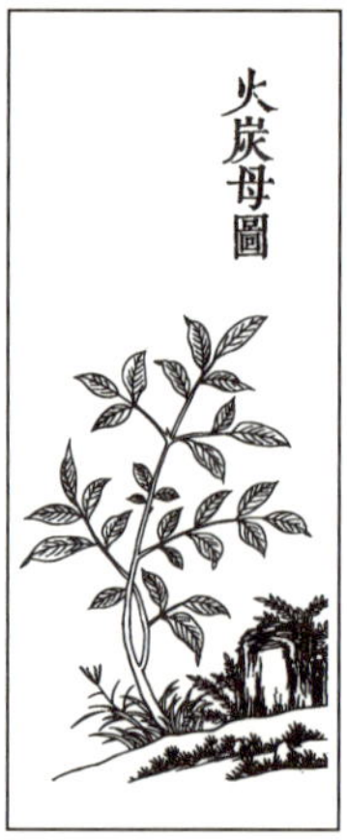

图10 草木典·火炭母图

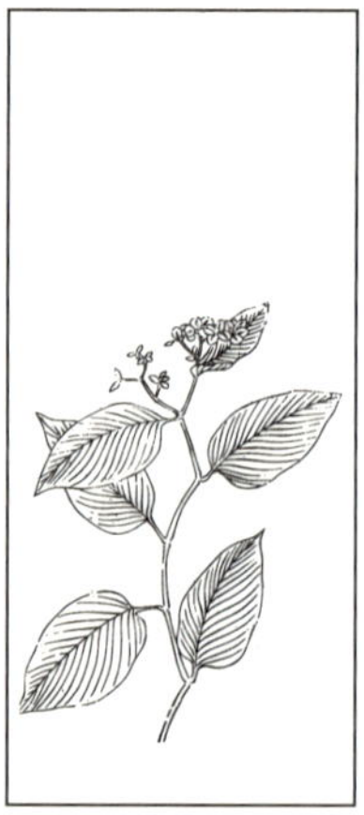

图11 图考·火炭母草

本品11图，取自11书，其中2幅彩图。有承继关系的图可分3个书类。

《本草图经》：该书的“南恩州火炭母草”图分别存于《大观》（图1）、《政和》（图2）此二传本药图基本一致。今以《政和》图2为《图经》图的代表。

仿绘该图的彩色图有《本草品汇精要》“火炭母草”（图3），仿绘时突出了茎与根茎的茎节膨大。此后《金石昆虫草木状》“南恩州火炭母草”（图8）又仿绘《品汇》图3。

仿绘该图的墨线图有《三才图会》“火炭母草”（图7），该图仿绘时删去原根茎部，换成地线。叶片也修饰得更细小。《古今图书集成·草木典》“火炭母图”（图10）又仿绘《三才》图7，再添土石背景。

《本草纲目》（金陵本）：该本“火炭母草”（图4）的仿绘者有《纲目》钱本图5。

《植物名实图考》：该书“火炭母草”（图11）的仿绘者有《本草纲目》张本图6。

以上11图中，除外7幅仿绘图，原创图尚有4幅（图2、4、9、11），详见下“鉴药”项。

【文录】

宋《本草图经》（见《证类》卷30“火炭母草”） 生南恩州原野中……茎赤而柔似细蓼，叶端尖，近梗方。夏有白花。秋实如菽，青黑色，味甘可食。

琉球《质问本草》外篇卷3“樜弟（赤地利）” 辛丑清舶漂到，采此种问之。

清《植物名实图考》卷14“火炭母草” 火炭母草，宋《图经》始著录。今南安平野有之，形状与图极符。俗呼乌炭子，以其子青黑如炭，小儿食之。冬初尚茂。俚医亦用以洗毒消肿。

【鉴药】

“火炭母草”首见于《本草图经》“外类药”，为北宋时新增的民间草药，可去皮肤风热，流注骨节，痈肿疼痛。古代医方罕用。今民间用作草药。

宋·苏颂《本草图经》载其生南恩州，即今广东阳江市。云其“茎赤而柔似细蓼，叶端尖，近梗方。夏有白花。秋实如菽，青黑色，味甘可食”。据其描述，此即蓼科蓼属植物火炭母草*Polygonum chinense* L.。

1.《本草图经》：该书“南恩州火炭母草”（图2）有横走粗壮的根茎，茎直立，有分枝。叶长卵形，对生或互生。茎上有稀疏的毛。未绘花序。此图虽然有些地方并未表现出特征，但其根状茎明显。枝叶大体形态，均为火炭母草*P. chinense* L.。

2.《本草纲目》（金陵本）：该书“火炭母草”（图4）绘出小树状物，加地线遮蔽根部。另茎顶增会一小伞形花序。此外叶片部分大抵仿绘自《图经》图2。此图新增创意部分与文字记载完全不合，属于错误改绘图。

3.《质问本草》：该书“樜弟”（图9）为写生图。茎基部为根状茎，茎节处有须根。单叶互生，叶卵形。叶基部有脱叶鞘。上部叶抱茎。花序近头状。是为比较准确的火炭母草*P. chinense* L.图。此药有别名“赤地利”。本书有“18-55赤地利”专条。其原植物考作蓼科植物金荞麦*Fagopyrum dibotrys*（D. Don）Hara，与此“樜弟”不同。

4.《植物名实图考》：该书“火炭母草”（图11）亦为写生图，仅取花枝上半部。单叶互生，叶卵形，基部截形。顶生花序，头状，花被有深裂。此图茎叶之形不如《质问本草》接近实物，但花序描绘更细致，其基原均为火炭母草*P. chinense* L.。

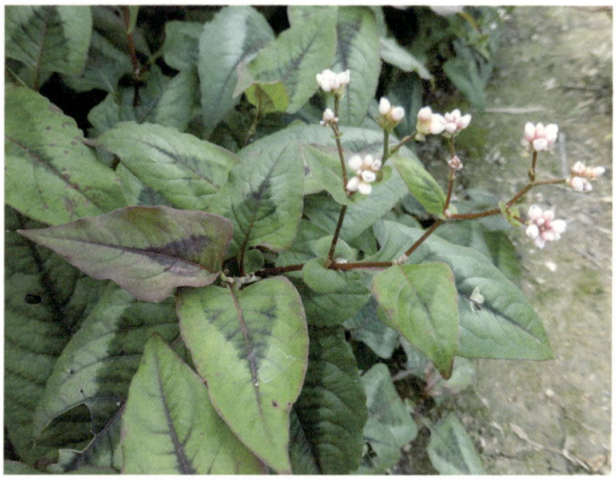

图 12　火炭母草 *Polygonum chinense*

【小结】

“火炭母草”为北宋时始出的民间草药。主产南恩州（今广东阳江市）。据《图经》所载形态，可考为蓼科植物火炭母草*Polygonum chinense* L.。《本草图经》《质问本草》《植物名实图考》均有较好的写生图。

16-53　三白草

【品图】

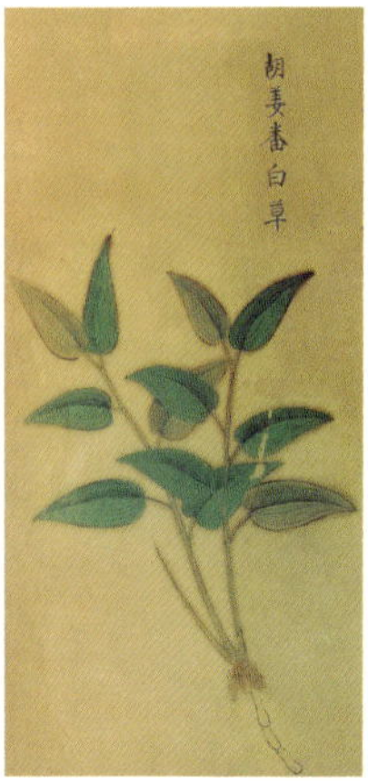

图 1　履巉岩·胡姜番白草

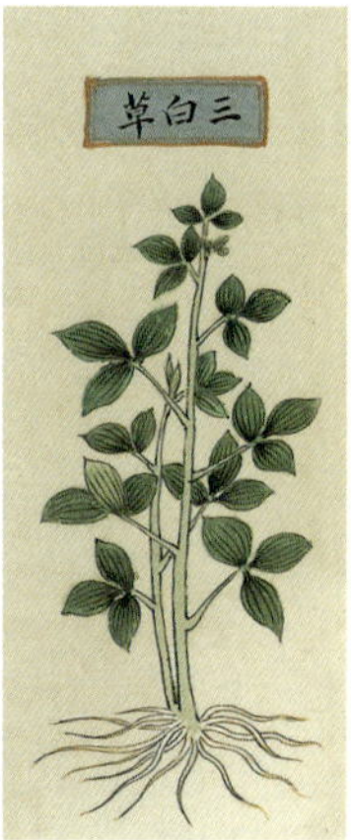

图 2　品汇·三白草

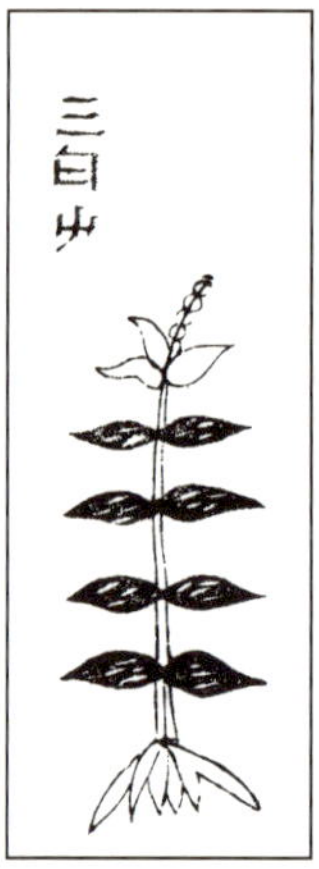

图 3　蒙筌·三白草

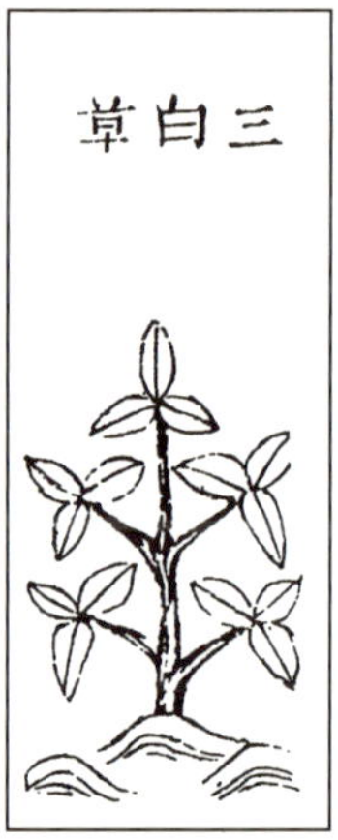

图 4　太乙·三白草

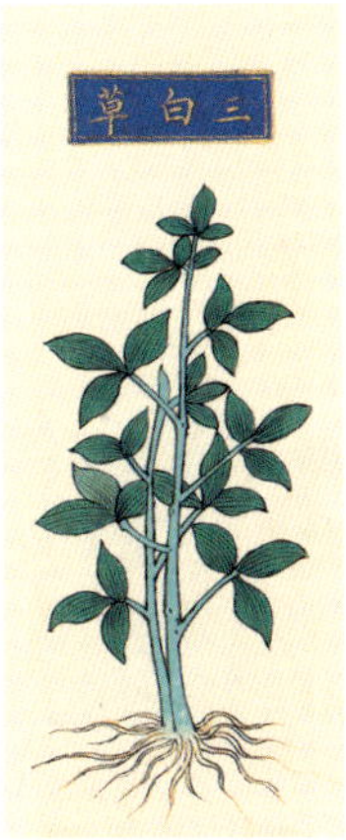

图 5　雷公 · 三白草

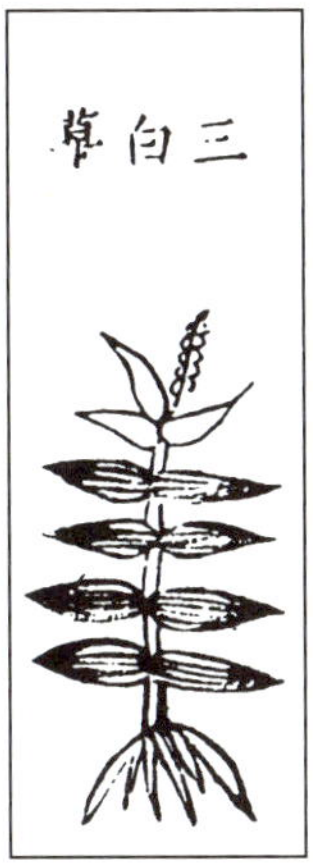

图 6　纲目（金）· 三白草

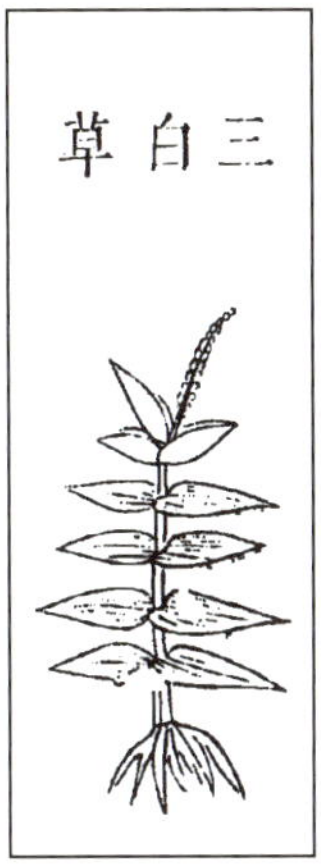

图 7　纲目（钱）· 三白草

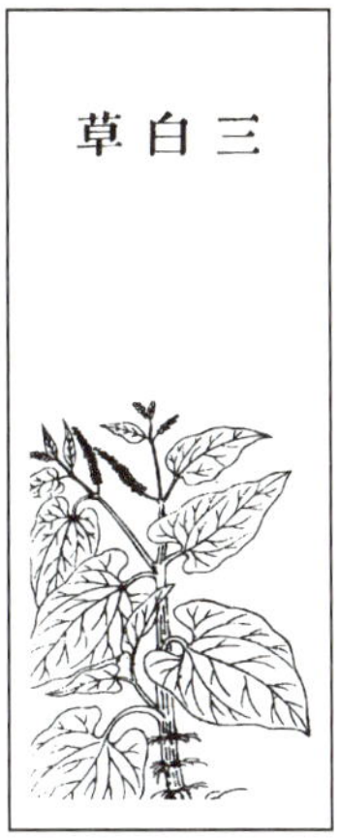

图 8　纲目（张）· 三白草

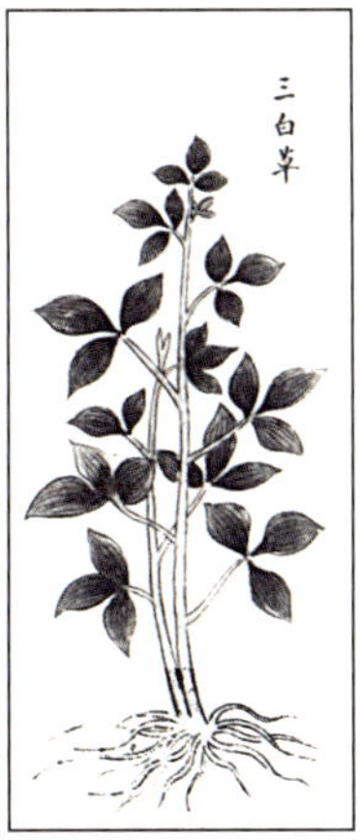

图 9　金石 · 三白草

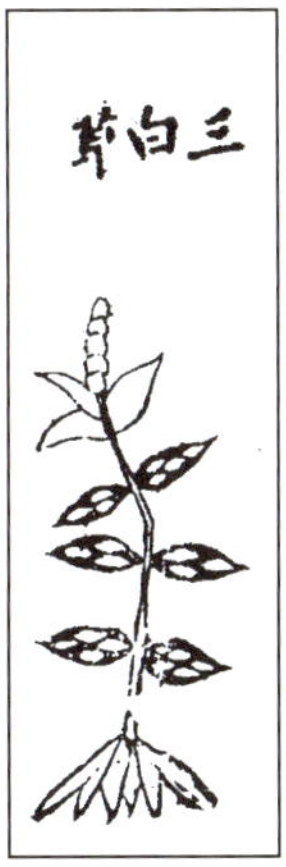

图 10　汇言 · 三白草

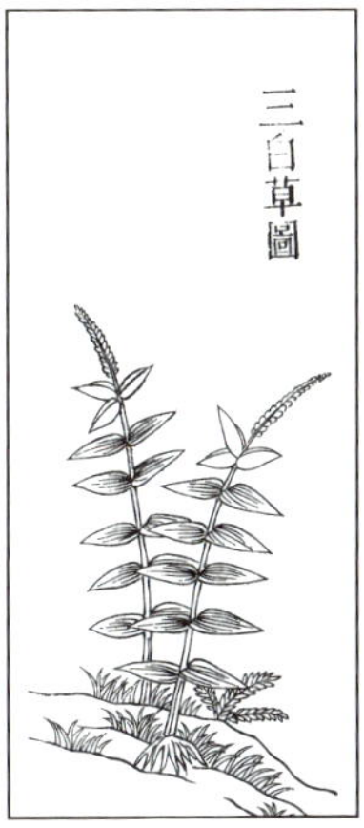

图 11　草木典 · 三白草图

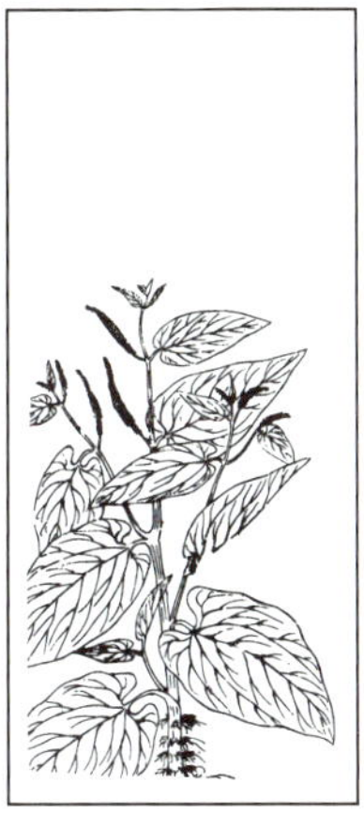

图 12　图考 · 三白草

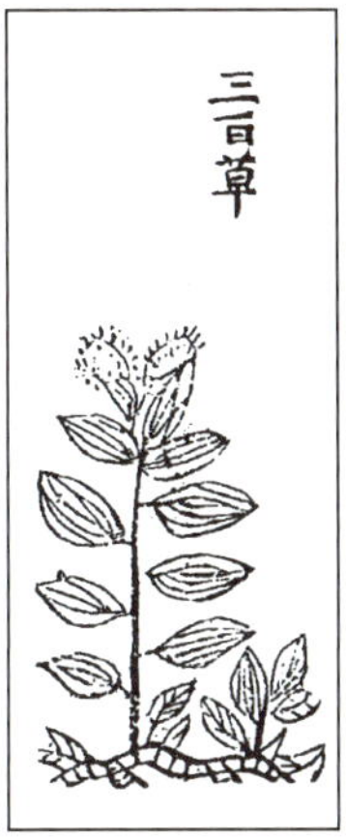

图 13　便方 · 三白草

本品13图，取自13书，其中4幅彩图。有承继关系的图可分3个书类。

《本草品汇精要》：该书“三白草”（图2）的仿绘者有《补遗雷公炮制便览》图5、《金石昆虫草木状》图9。

《本草纲目》（金陵本）：该书“三白草”（图6）的仿绘图有：《本草蒙筌》图3、《纲目》钱本图7，后者加以润饰。此后《本草汇言》图10又仿绘钱本图7。《古今图书集成·草木典》“三白草图”（图11）亦仿钱本图7，在茎上添加棱线及土地背景。

《植物名实图考》：该书的“三白草”（图12）的仿绘图有《本草纲目》张本图8。

以上13图中，除外7幅仿绘图，原创图尚有6幅（图1、2、4、6、

12、13），详见下“鉴药”项。

【文录】

梁《本草经集注》（见《证类》卷11“牵牛子”） 陶隐居云：又有一种草，叶上有三白点，俗因以名三白草。其根以疗脚下气，亦甚有验。

唐《唐本草》（见《证类》卷11“三白草”）《唐本》注云：生池泽畔。/叶如水荭，亦似蕺，又似菝葜。叶上有三黑点，高尺许。根如芹根，黄白色而粗大。

宋《开宝本草》（同上）《陈藏器本草》云：按此草初生无白，入夏叶端半白如粉。农人候之莳田，三叶白草便秀，故谓之三白。若云三黑点，古人秘之，据此即为未识，妄为之注尔。其叶如薯蓣，亦不似水荭。

宋《嘉祐本草》（同上）《蜀本》:《图经》云：出襄州，二月、八月采根用之。

宋《履巉岩本草》卷中“胡姜番白草” 一名海菖蒲。

明《本草蒙筌》卷3“三白草” 出自襄州（属湖广），生临池泽。每交初夏之月，叶端半白如霜。农人候以莳田，三叶白草便秀。故此为誉，用惟取根。

明《本草纲目》卷16“三白草”【集解】【时珍曰】三白草生田泽畔，三月生苗，高二三尺，茎如蓼，叶如章陆及青葙。四月其颠三叶面上三次变作白色，余叶仍青不变。俗云：一叶白，食小麦；二叶白，食梅杏；三叶白，食黍子。五月开花成穗，如蓼花状，而色白微香，结细实。根长白虚软，有节须，状如泥菖蒲根。《造化指南》云：五月采花及根，可制雄黄。苏恭言似水荭，有三黑点者，乃马蓼，非三白也。藏器所说虽是，但叶亦不似薯蓣。

清《植物名实图考》卷14“三白草” 雩娄农曰：三白草，江南农候也。余验之，其叶白，不愆于素，移植过时，乃不复白，不似他草木花可迟早也。望杏瞻蒲，此为的矣。陶苏皆未识，苏所说乃马蓼有黑点者。此草喜近水滨，江右、湘南土医惯用其方。

【鉴药】

“三白草”首见于《唐本草》。因花开则其下两三片叶变白得名。原载可利水消痰，除积消肿，治脚气等。后世医方书罕见此名，但“江右、湘南土医惯用其方”（吴其濬）。

本品的特点体现在其名中的“三白”。但何为“三白”，自古说法甚多。在本品尚未正式作为药物进入本草之前，梁·陶弘景就提到：“叶上有三白点，俗因以名三白草。”后世本草图阴刻叶面，显示三白点多受此说影响。《唐本草》提出相反的观点：“生池泽畔……叶如水荭，亦似蕺，又似菝葜。叶上有三黑点，高尺许。根如芹根，黄白色而粗大。”究竟是白点还是黑点，唐·陈藏器予以解答：“按此草初生无白，入夏叶端半白如粉。农人候之莳田，三叶白草便秀，故谓之三白。若云三黑点，古人秘之……其叶如薯蓣，亦不似水荭。”陈氏说到点子上了：此植物最上端的叶在特定时候（入夏）出现“三叶白”的现象，农民将此作为物候，安排农作。李时珍的解说更加具体入微：“三白草生田泽畔，三月生苗，高二三尺，茎如蓼，叶如章陆及青葙。四月其颠三叶面上三次变作白色，余叶仍青不变。俗云：一叶白，食小麦；二叶白，食梅杏；三叶白，食黍子。五月开花成穗，如蓼花状，而色白微香，结细实。根长白虚软，有节须，状如泥菖蒲根。”李氏还批评了苏敬、陈藏器所说的若干错误。据此，现代学者考订本品为三白草科三白草属植物三白草 *Saururus chinensis*（Lour.）Baill.[*Spathium chinensis* Lour.]。此种草在花期（4—6月），其花序下的2—3片叶就会变白，这才是其名三白的原因。药用其根茎，即时珍所云“长白虚软”之根。

1.《履巉岩本草》：该书“胡姜番白草”（图1）为彩色写生图。图中植物有须状根，节明显。叶片卵状披针形，单叶互生，有叶柄，全缘，有基出脉数条。其文记载本品可治发背。据此该植物当为三白草*S. chinensis*。[1]其名“番白草”亦与“三白草”相近。但何为“胡姜”尚且不明。

2.《本草品汇精要》：该书“三白草”（图2）纯属虚构，其根为须根，叶为三出复叶。“三白”不知体现在哪里。画士无医药知识的想象绘画，当不得真。

3.《太乙仙制本草药性大全》：该书“三白草”（图4）的绘图者是看不到《品汇》的。但此图的想象力与《品汇》有得一比。图中波浪中生一树状物，均为三叶聚生枝顶，纯属杜撰。

4.《本草纲目》（金陵本）：该书“三白草”（图6）最有意义的地方，是在花序下绘了三片白色的叶。为衬托白叶，将其他叶采用阴刻，匠心独具。三白草*S. chinensis*叶的基出脉在图中绘成平行脉，也可理解。但将叶片绘成对生且几乎抱茎，则与实物叶互生、具长柄明显不符。绘图人见过实物？未必！

5.《植物名实图考》：该书“三白草”（图12）属写生图。吴其濬对该植物曾做过实验，发现此物开花时间不像其他草木，可迟可早。只要是移植过时，其叶片就不再变白。可见吴氏对此植物有过深入的研究。因此其图描绘十分精细。植株下有根茎，茎有棱线，茎直立，叶阔卵形，基部心形或斜心形。叶脉数条自基部发出。总状花序于枝顶与叶对生。据此，该图之植物即三白草*S. chinensis*。

6.《草木便方》：该书“三白草”（图13）图形简单，但绘出了地下根茎，叶互生，卵形，基出叶脉，此均与三白草*S. chinensis*相符。本品茎顶是最紧要之处，可显示“三白”与花序。但图中此处绘两块白色物，似长着刺毛，不明何意。

1 ［宋］王介撰绘，郑金生校注：《履巉岩本草》，见《南宋珍稀本草三种》，北京：人民卫生出版社，2007：36.

【小结】

“三白草”因花开则其下两三片叶变白得名。其根茎为江西、湖南等地民间多用的草药。据古本草的描述，此即三白草科植物三白草*Saururus chinensis*（Lour.）Baill.。《植物名实图考》绘有精致的图形。

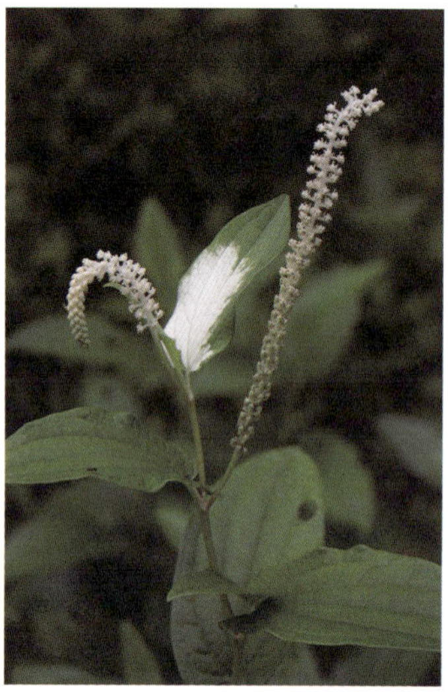

图 14　三白草 *Saururus chinensis*

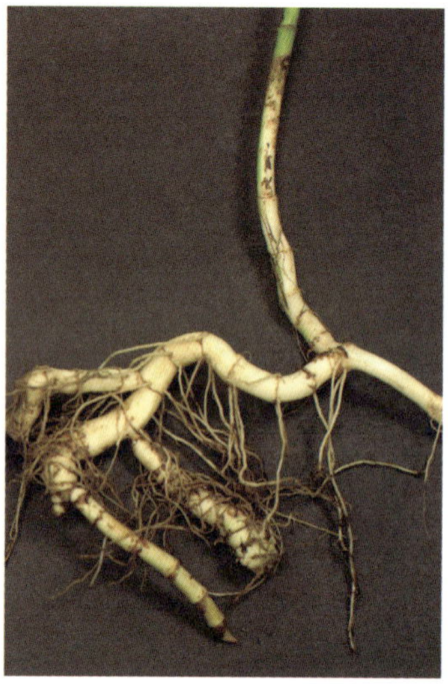

图 15　三白草根茎

16–54　虎杖

【品图】

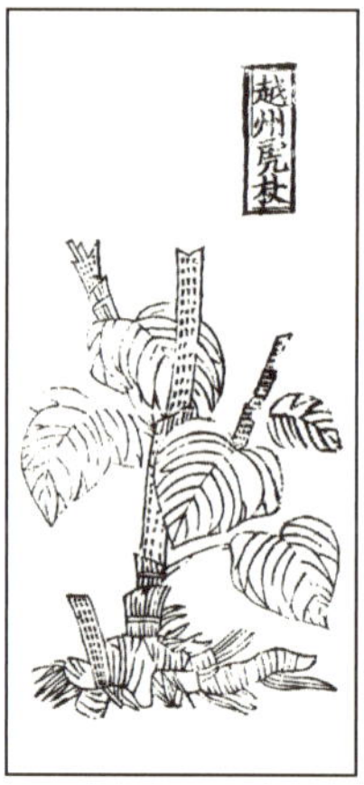

图 1　图经（大）·越州虎杖

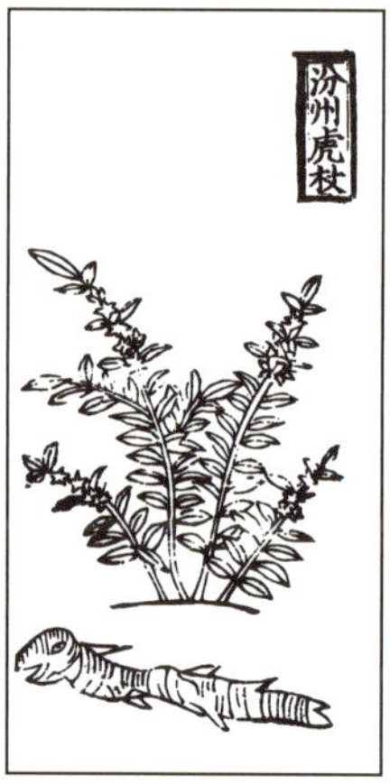

图 2　图经（大）·汾州虎杖

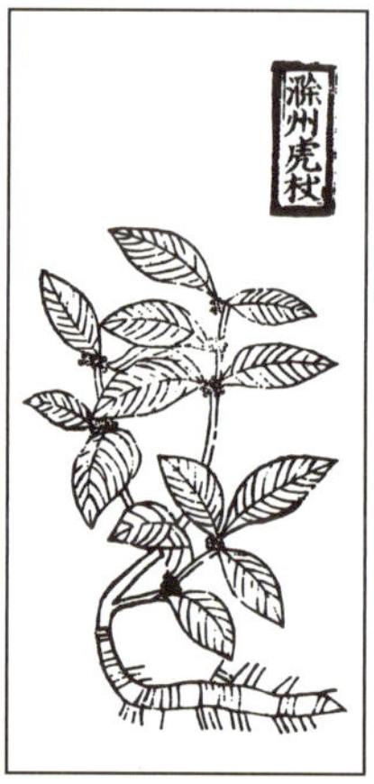

图 3　图经（大）·滁州虎杖

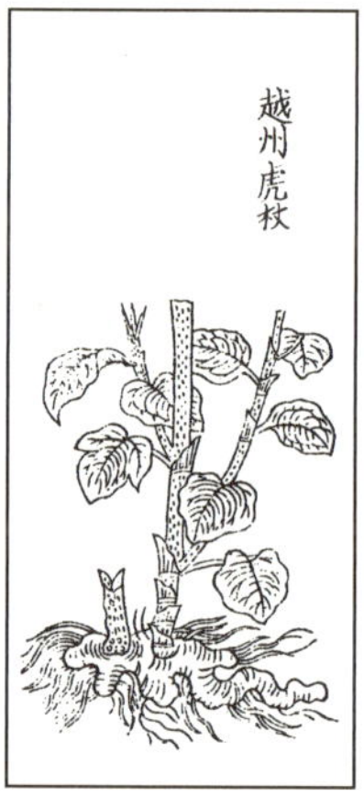

图 4　图经（政）·越州虎杖

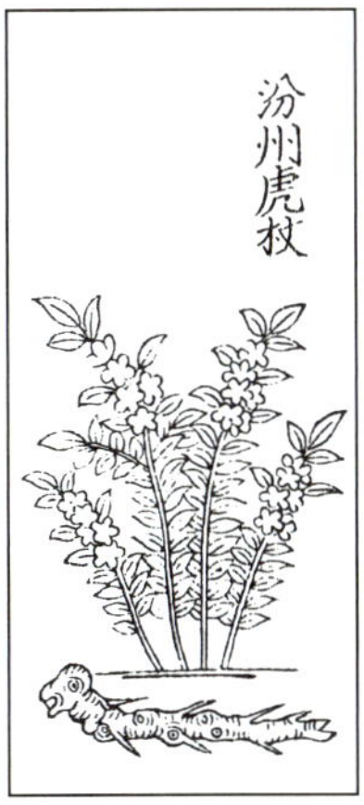

图 5　图经（政）· 汾州虎杖

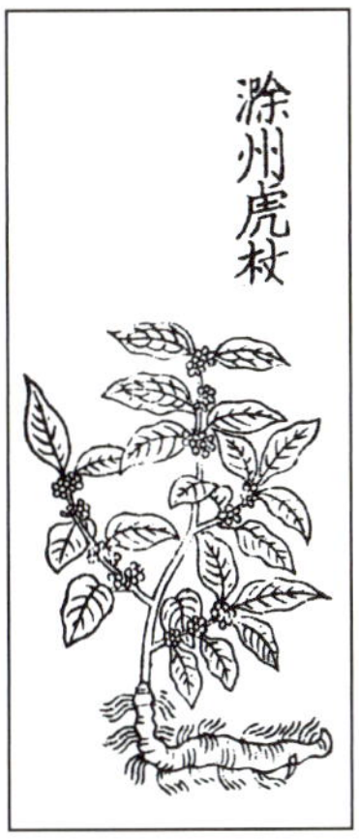

图 6　图经（政）· 滁州虎杖

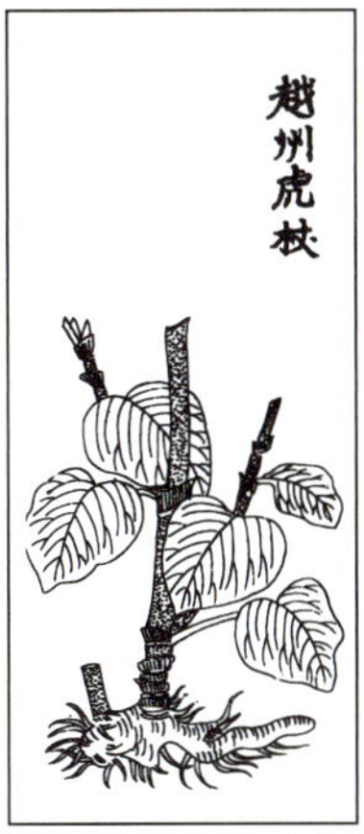

图 7　图经（绍）· 越州虎杖

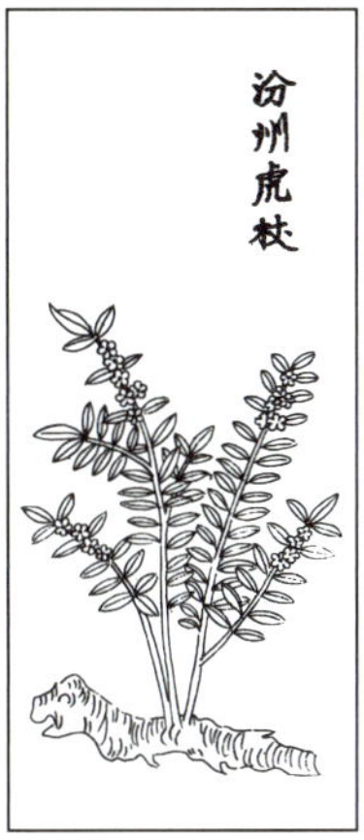

图 8　图经（绍）· 汾州虎杖

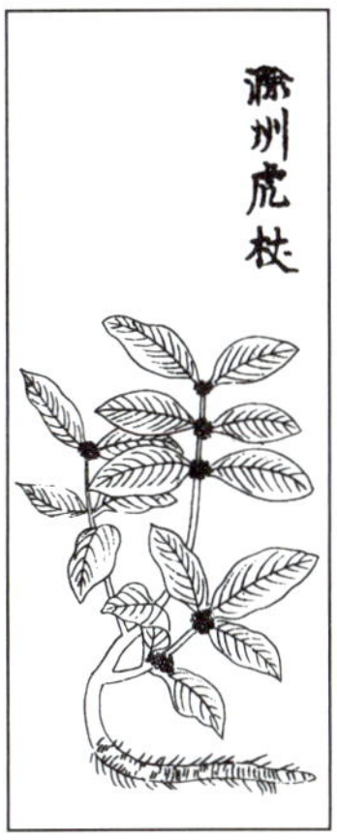

图 9　图经（绍）· 滁州虎杖

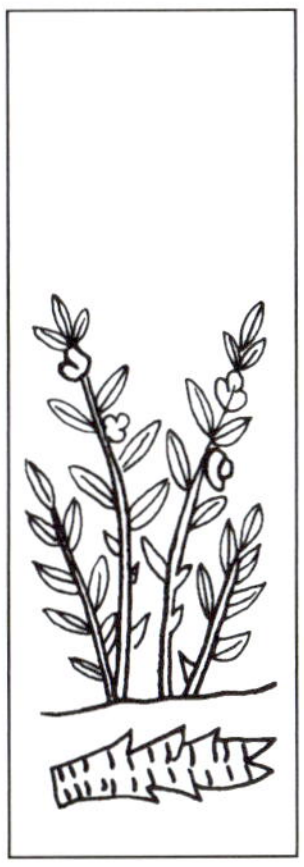

图 10　歌括 · 虎杖

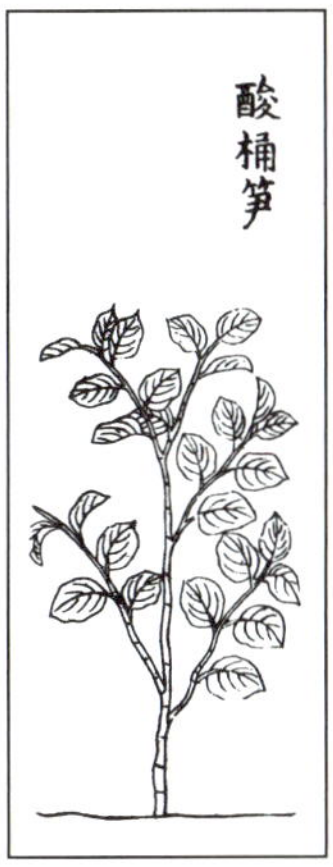

图 11　救荒 · 酸桶笋

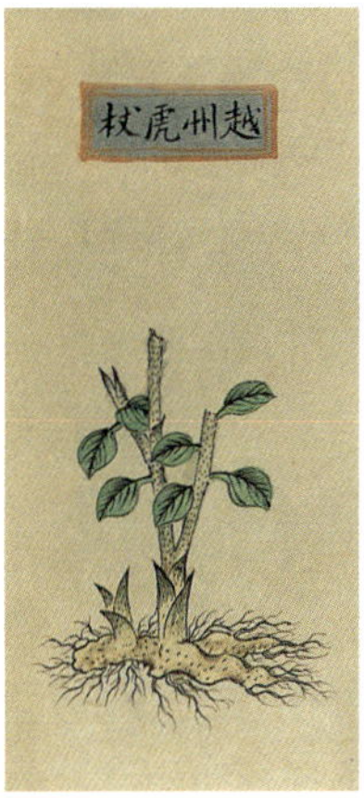

图 12　品汇 · 越州虎杖

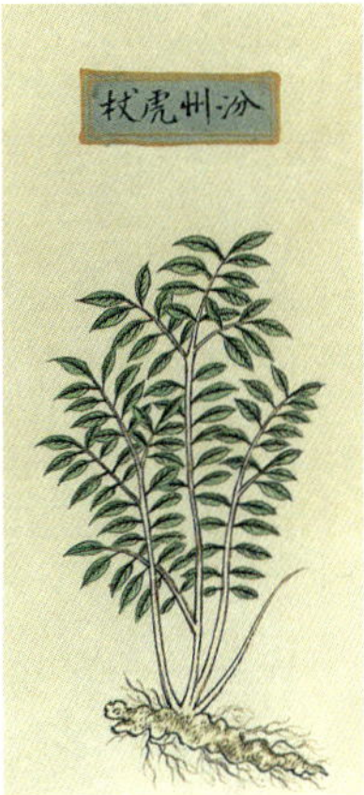

图 13　品汇 · 汾州虎杖

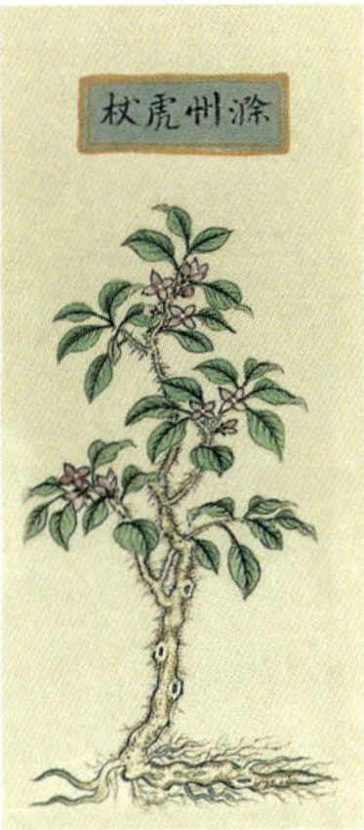

图 14　品汇 · 滁州虎杖

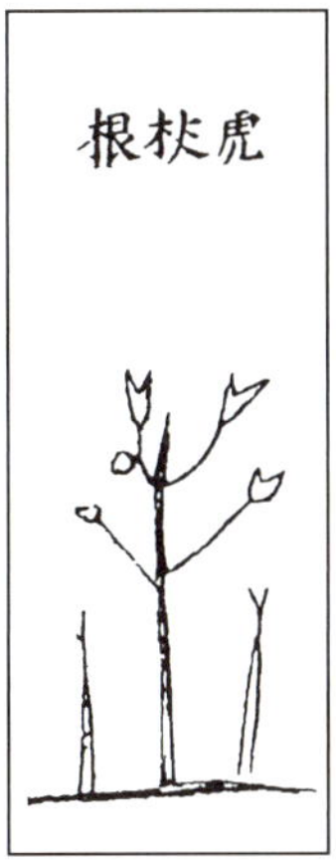

图 15　太乙 · 虎杖根

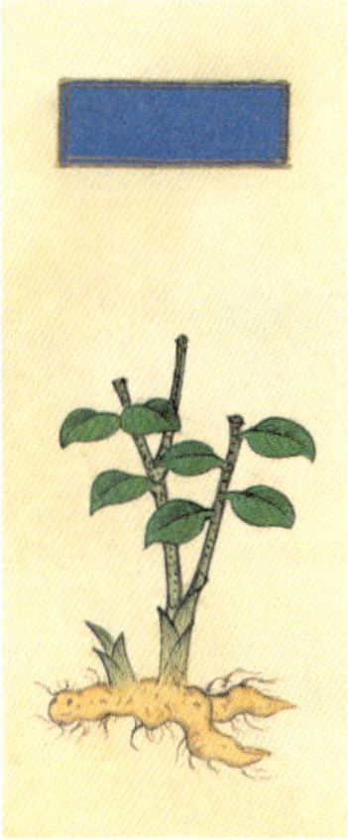

图 16　雷公 · 虎杖

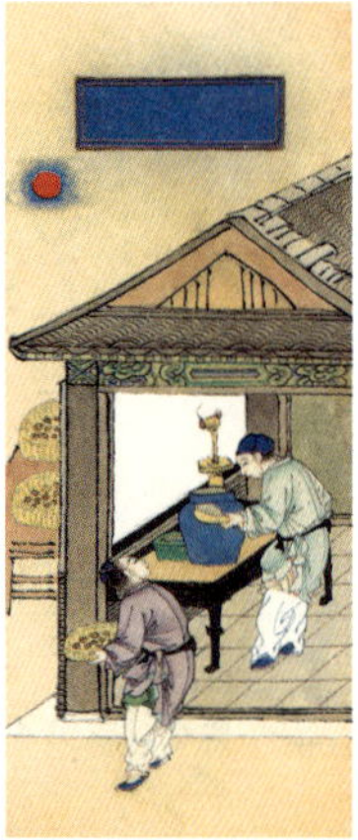

图 17 雷公·炮制虎杖

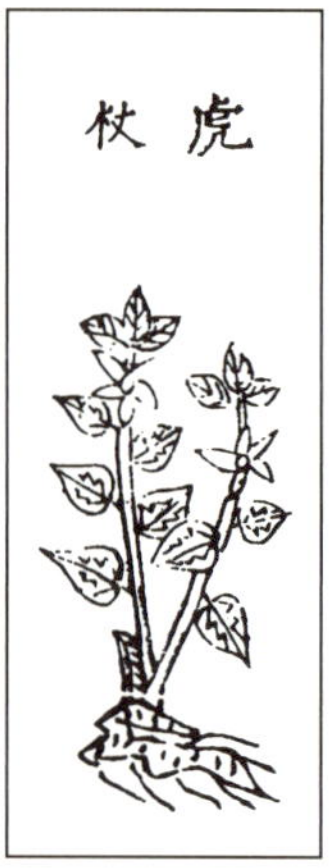

图 18 纲目(金)·虎杖

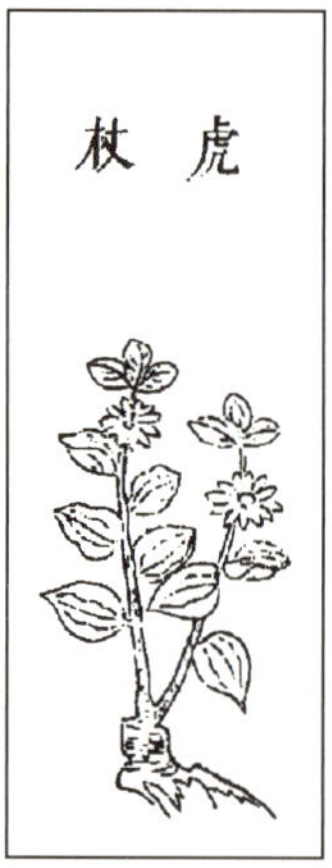

图 19 纲目(钱)·虎杖

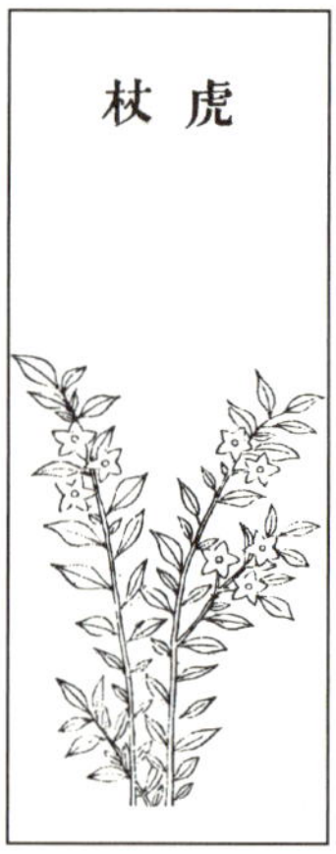

图 20 纲目(张)·虎杖

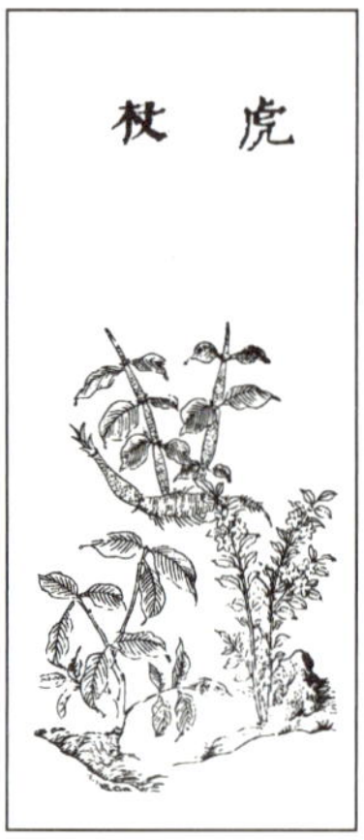

图 21 三才·虎杖

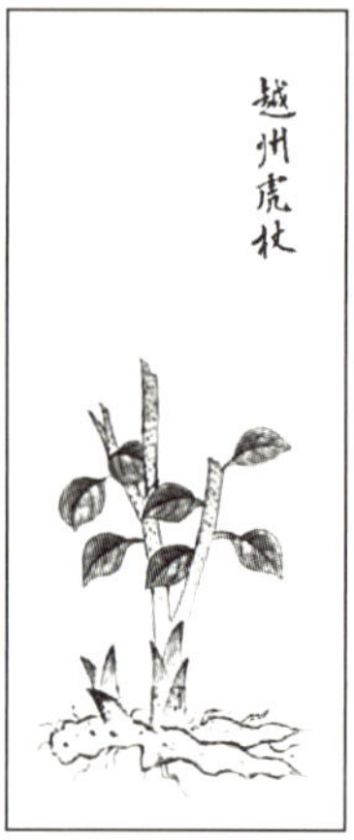

图 22 金石·越州虎杖

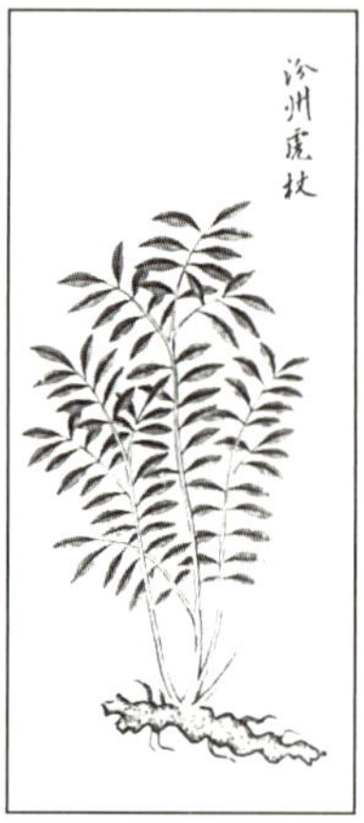

图 23 金石·汾州虎杖

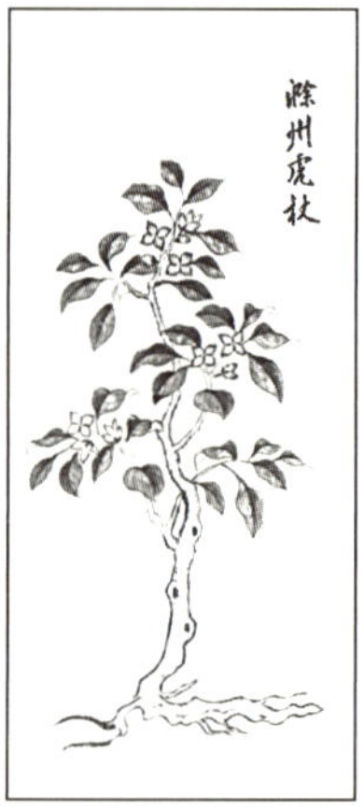

图 24 金石·滁州虎杖

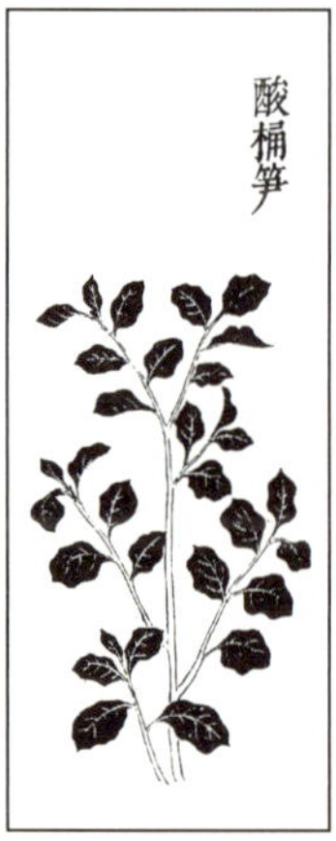

图 25 博录·酸桶笋

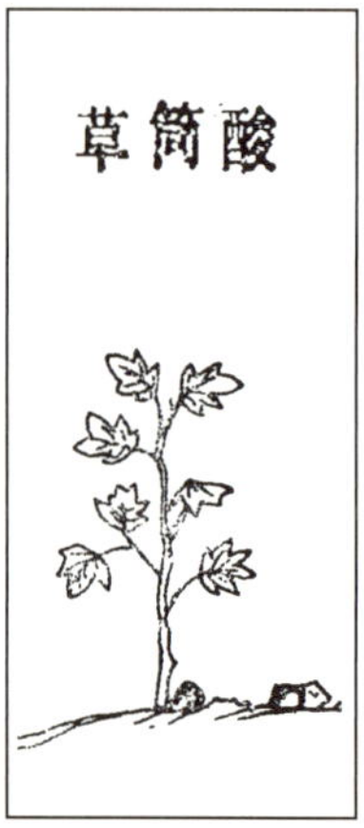

图 26 野谱补·酸筒草

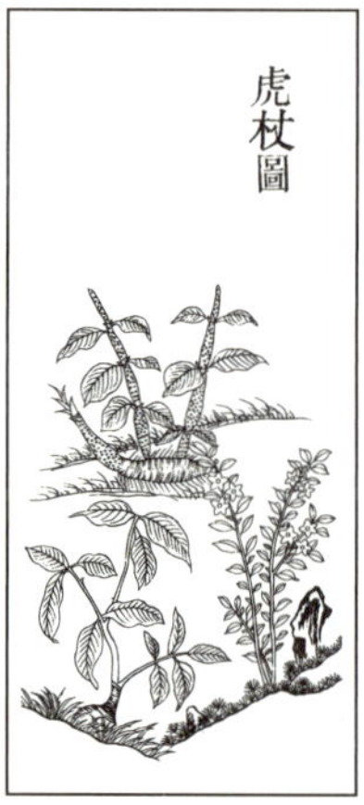

图 27 草木典·虎杖图

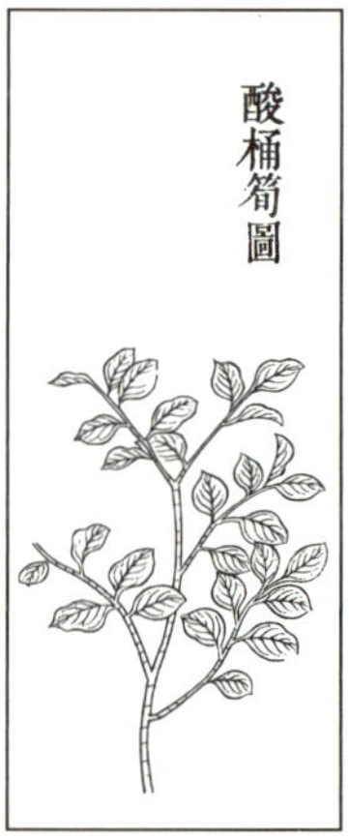

图 28 草木典·酸桶笋图

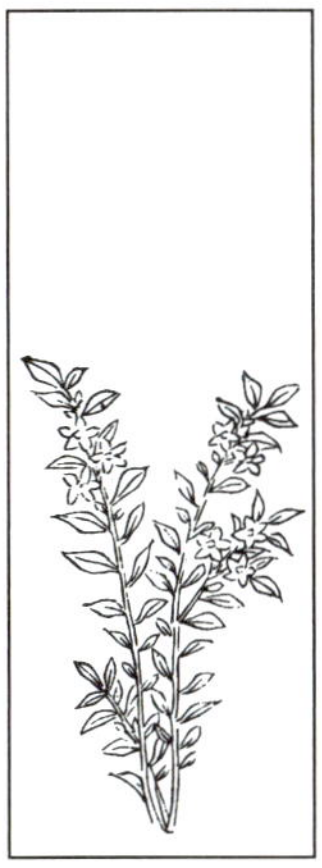

图 29　图考 · 虎杖 -1

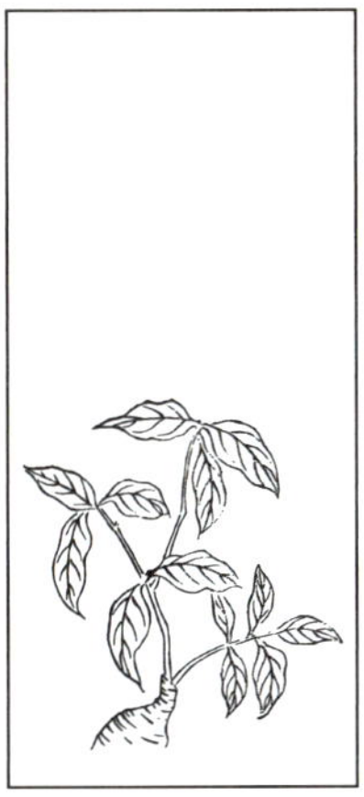

图 30　图考 · 虎杖 -2

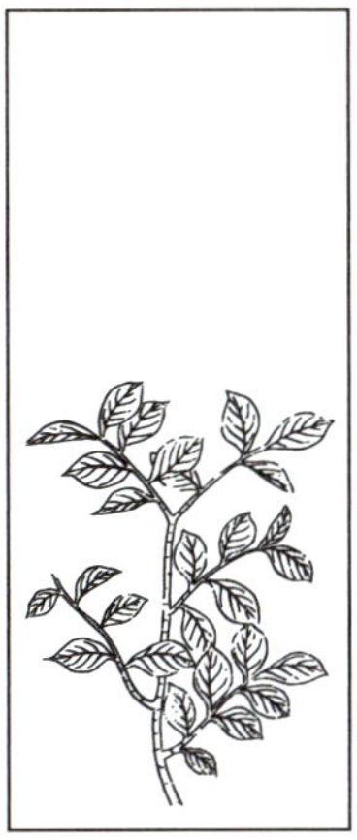

图 31　图考 · 酸桶笋

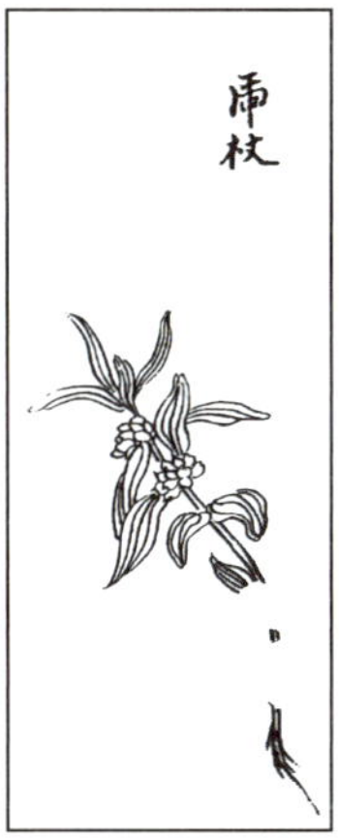

图 32　图说 · 虎杖

本品32图，取自18书，其中7幅彩图。有承继关系的图可分2个书类。

《本草图经》：该书3图。“越州虎杖”“汾州虎杖”“滁州虎杖”图依次分别存于《大观》（图1—3）、《政和》（图4—6）、《绍兴》（图7—9）。此三传本药图基本一致。今以《政和》图4、图5、图6为《图经》图的代表。

仿绘《图经》3图的彩色图有：《本草品汇精要》。该书“越州虎杖”（图12）仿绘敷色，基本未改《图经》图4原貌。“汾州虎杖”（图13）消除原图的花，单叶绘成披针形，分枝加多，与原图（图5）已多有改变。“滁州虎杖”（图14）将《图经》图6的草本植物改绘成木本，且满树布满须毛，花形亦变。除构图之外，其余皆面目全非。此后《补遗雷公炮制便览》“虎杖”（图16）仿绘的是《品汇》图12。《金石昆虫草木状》3图（图22—24）依次仿绘《品汇》图12—14。

仿绘《图经》3图的墨线图有：《本草歌括》“虎杖”（图10）仿绘的是《图经》“汾州虎杖”，再加简略。《本草纲目》金陵本“虎杖”（图18）仿绘《图经》“越州虎杖”（图4），补上茎顶之叶，又各在茎上加一花。《纲目》钱本图19在金陵本图18基础上，将叶脉改为基出脉，花改成大花重瓣，横走根茎改为粗大主根。清《本草简明图说》图32又依据钱本图19，改绘成一幅近似百合科的植物。又《三才图会》“虎杖”（图21）将《图经》3图绘于一图。其中“滁州虎杖”（左下）变形尤其大，绘成粗大块根，单数羽状复叶。《古今图书集成 · 草木典》“虎杖图”（图27）又仿绘《三才》之图。《植物名实图考》“虎杖-1”（图29）即仿绘《草木典》右下的《图经》“汾州虎杖”图。“虎杖-2”（图30）即仿绘《草木典》左下的《图经》“滁州虎杖”图。《本草纲目》张本“虎杖”（图20）再仿绘《图考》图29。如此辗转仿绘，到后来已经面目全非。

《救荒本草》：仿绘该书“酸桶笋”（图11）者有《野菜博录》图25，将叶片改为阴刻。此后《古今图书集成 · 草木典》图28亦仿绘图11。《植物名实图考》图31

又从《草木典》转绘其图28。

以上32图中，除外25幅仿绘图，原创图尚有7幅（图4、5、6、11、15、17、26），详见下“鉴药”项。

【文录】

《尔雅·释草》（郭璞注） 蒤，虎杖。（似红草而粗大，有细刺，可以染赤。）

梁《本草经集注》（见《证类》卷13“虎杖根”） 陶隐居云：田野甚多，此状如大马蓼，茎斑而叶圆。

题·刘宋《雷公炮炙论》（同上） 雷公云：凡使，勿用天蓝并斑柚根，其二味根、形、味相似，用之有误。

唐《药性论》（同上） 一名大虫杖也。

后蜀《蜀本草》（同上）《蜀本》:《图经》云：生下湿地，作树，高丈余，其茎赤，根黄。二月、八月采根，日干。所在有之。

吴越《日华子本草》（同上）《日华子》云：又名酸杖，又名班杖。

宋《本草图经》（同上）《图经》曰：虎杖，一名苦杖。旧不载所出州郡，今处处有之。三月生苗，茎如竹笋状，上有赤斑点，初生便分枝丫。叶似小杏叶。七月开花，九月结实。南中出者，无花。根皮黑色，破开即黄，似柳根。亦有高丈余者……二月、三月采根，暴干。

宋《本草衍义》卷12“虎杖” 根微苦。经不言味。此草药也。《蜀本》:《图经》言作木高丈余，此全非虎杖。大率皆似寒菊，然花、叶、茎、蕊差大为异。仍茎、叶有淡黑斑。自六七月旋旋开花，至九月中方已。花片四出，其色如桃花，差大，外微深。陕西山麓水次甚多。

明《救荒本草》卷上“酸桶笋” 生密县韶华山山间边。初发笋叶，其后分生茎叉，科苗高四五尺，茎秆似水荭茎，而红赤色，其叶似白槿叶而涩；又似山格刺菜叶，亦涩，纹脉亦宜。味甘，微酸。

明《本草纲目》卷16“虎杖”【时珍曰】杖言其茎，虎言其斑也。或云一名杜牛膝者，非也。一种斑杖似蒻头者，与此同名异物。【集解】【时珍曰】其茎似荭蓼，其叶圆似杏，其枝黄似柳，其花状似菊，色似桃花。合而观之，未尝不同也。

【鉴药】

“虎杖”首见于《名医别录》。李时珍释其名曰：“杖言其茎，虎言其斑也。”即茎上有斑。本品最早记载的功效是通经破血，唐代为著名冷饮子的原料。后世多用于清热解毒利水，至今仍为较常用药。

关于本品的生境、形态，晋·郭璞注《尔雅》就已经指出：“似红草而粗大，有细刺，可以染赤。”梁·陶弘景云：“田野甚多，此状如大马蓼，茎斑而叶圆。”以上文辞虽简，但已经突出了本品为蓼科植物的主要特点。后世有关记载反而有些走偏，例如《蜀本草》引唐本《图经》云其“作树，高丈余”;《本草衍义》云“大率皆似寒菊……花片四出，其色如桃花差大”之类。

宋《本草图经》进一步细化其形态：“三月生苗，茎如竹笋状，上有赤斑点，初生便分枝丫。叶似小杏叶。七月开花，九月结实。南中出者，无花。根皮黑色，破开即黄，似柳根。”苏颂综合诸家之说，但资料取去仍欠严谨，如云“叶似小杏叶”“南中出者无花”等，均与事实不合。李时珍云：“其茎似荭蓼，其叶圆似杏，其枝黄似柳，其花状似菊，色似桃花。合而观之，未尝不同也。”此说看似糅合诸家之说，其实有失甄别。如谓“其花状似菊，色似桃花”等，均于实物不合。综合以上各家的叙述，去伪存真，可知本品即蓼科虎杖属植物虎杖*Polygonum cuspidatum* Sieb. et Zucc.［*P. reynutria* Makino; *Reynutria japonica* Houtt.］。

古代本草图从各方面表明了文字所未能及的本品形态。

1.《本草图经》：该书“越州虎杖”（图4）选择最优鉴别意义的植株下部予以描绘。其根茎粗壮横走。茎粗壮直立，散生斑点。单叶，宽卵形，基部圆形或近心形，全缘，互生。有明显的托叶鞘。其上部枝叶采用一刀切的方式，示意植株太高，无法表示。此图虽取局部，但足以肯定此即虎杖*P. cuspidatum*，堪称优秀的写生药图。越州即今浙江绍兴。

“汾州虎杖”（图5）采用的整体、局部分别绘图的方式。根茎另绘，植株采用远距离全景式表达，叶片全缘，卵状椭圆形。本品花序腋生，如果也按比例，则无法知其细节。于是画师将花放大，示意花被五裂。此图除叶对生没处理好之外，应该说基本反映了虎杖*P. cuspidatum*的全株特点。汾州即今山西汾阳。

“滁州虎杖”（图6）采用的是简化压缩式的表达法。其根茎横走粗大，叶卵状椭圆形，互生。花生叶腋。该图虽说没能表现茎有斑的特点，但虎杖*P. cuspidatum*大体的特点都已经表达。滁州即今安徽滁州市。

以上三图，来自不同的地区，采用的是完全不同的表达法，从不同角度表现了虎杖的植物形态。

2.《救荒本草》：该书“酸桶笋”正文云：“初发笋叶，其后分生茎叉，科苗高四五尺，茎秆似水荭茎，而红赤色，其叶似白槿叶而涩；又似山格刺菜叶，亦涩，纹脉亦宜。”其（图11）示茎有节，叶卵形，全缘，互生。结合文字，可知此即虎杖*P. cuspidatum*。但从表达方式来看，本图无特别的创意，也未能表达“茎斑”的特点。

3.《太乙仙制本草药性大全》：该书“虎杖根”（图15）所绘的植物图，宛如天书，不可会意。中间一茎，稀疏数叶。叶无叶样。旁边两笋状物，不知何意。

4.《补遗雷公炮制便览》：该书“炮制虎杖”（图17）据《雷公炮炙论》所示方法绘图。雷公法为：“采得后细剉，却用上虎杖叶裹一夜，出。晒干用。”图中未显示“细剉”药物的动作，仅示一人在室内用勺舀出瓮中物（或为经“裹一夜”的药物），另一人端着装有舀出来的药物的筐篓，到户外去摊晒。

5.《救荒野谱补遗》：该书“酸筒草”正文云：“生湖湘水石间，叶似木芙蓉而扁，茎空而脆，味酸，食之可饱。”按此内容所云“茎空而脆，味酸”及植物名，似应为虎杖。但虎杖之叶不似木芙蓉。此图（图26）展示的是一小木本植物，具分裂的阔卵形叶，此似按文字表述绘成。原植物不明。

《植物名实图考》无虎杖写生图。吴其濬宦游南北，认识奇花异草甚多，然在虎杖一物上，虽出三图，全是仿绘，不明何故。

【小结】

“虎杖”为古今较常用的清热解毒药。据历代本草的记述，可知本品即即蓼科植物虎杖*Polygonum cuspidatum* Sieb. et Zucc.。《本草图经》有较好的虎杖图。

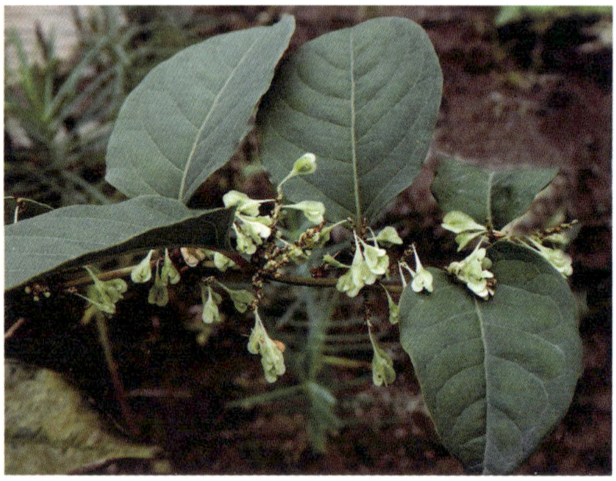

图 33　虎杖 *Polygonum cuspidatum*

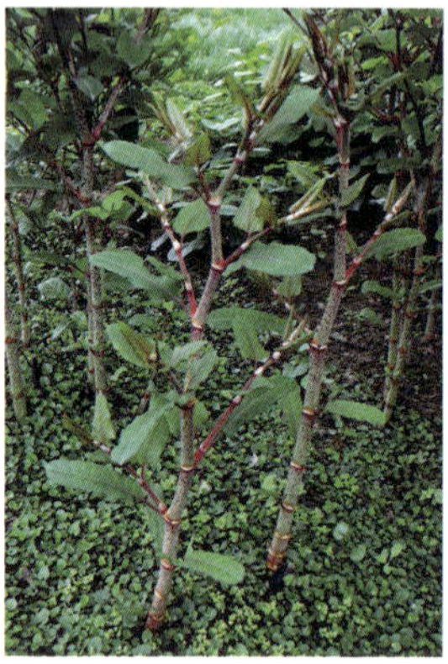

图 34　虎杖的茎叶

16-55　莸

【品图】

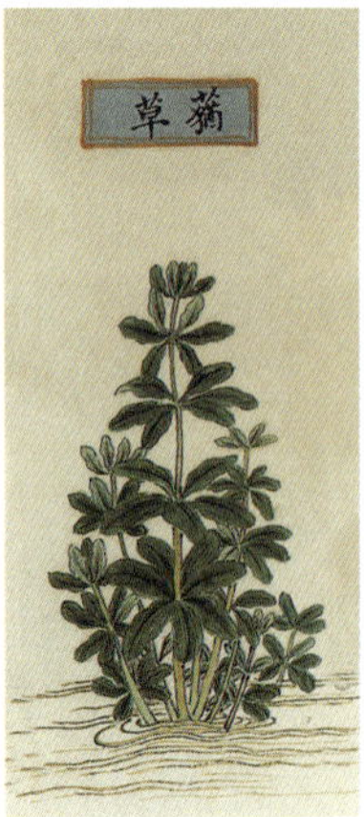

图 1　品汇·莸草

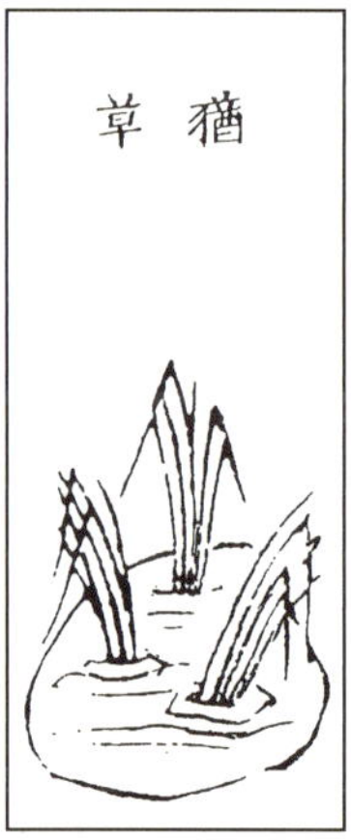

图 2　太乙·莸草

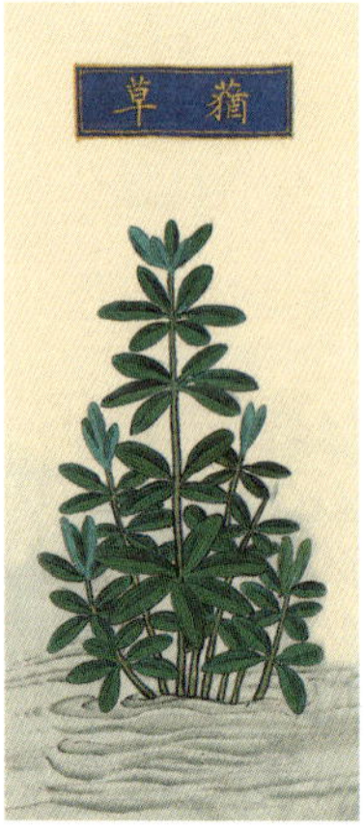

图 3　雷公·莸草

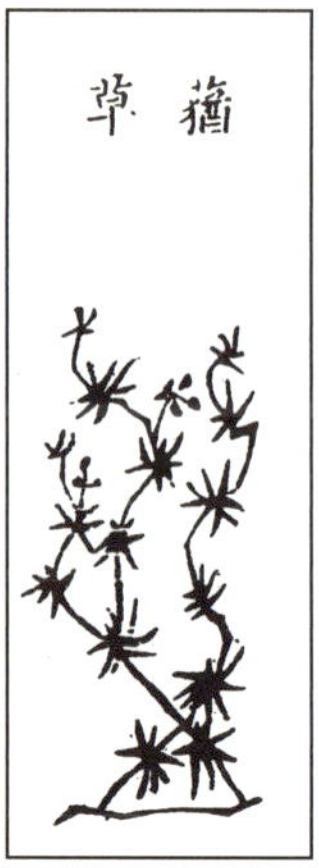

图 4　纲目（金）·莸草

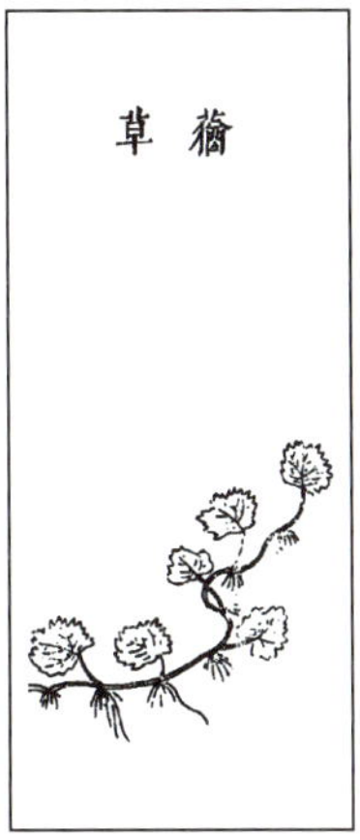

图5 纲目(钱)·莸草

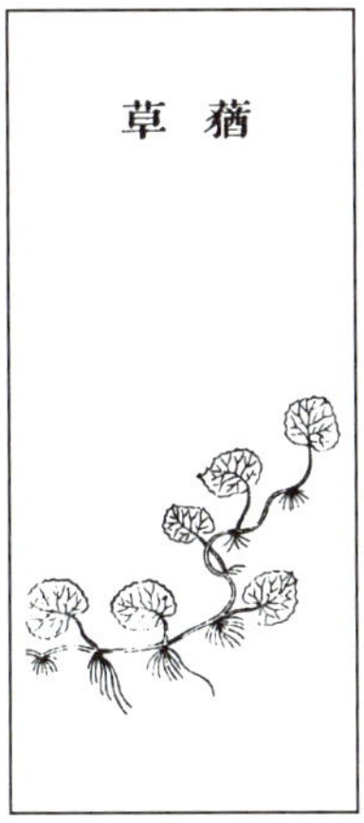

图6 纲目(张)·莸草

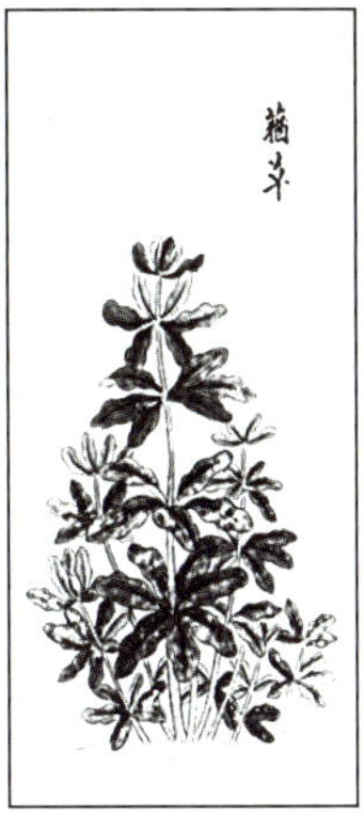

图7 金石·莸草

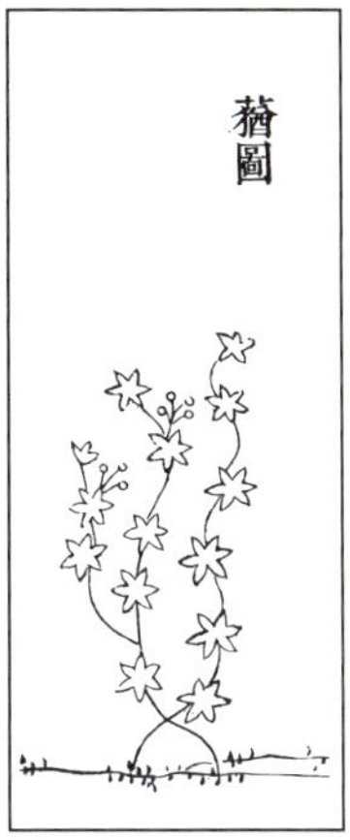

图8 草木典·莸图

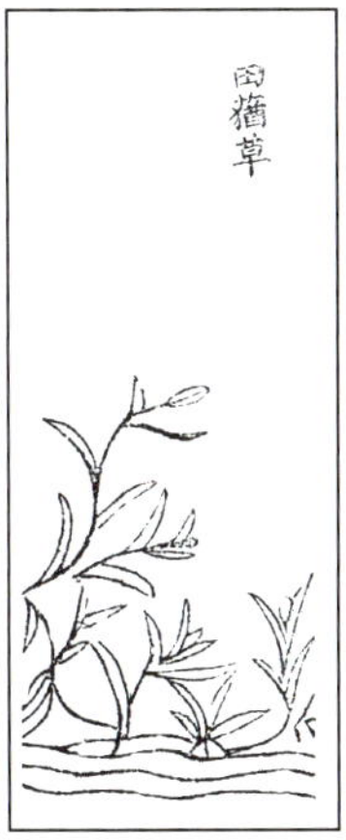

图9 便方·田莸草

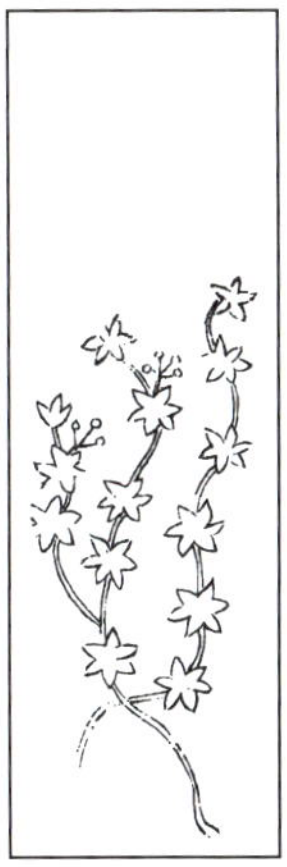

图10 图考·莤

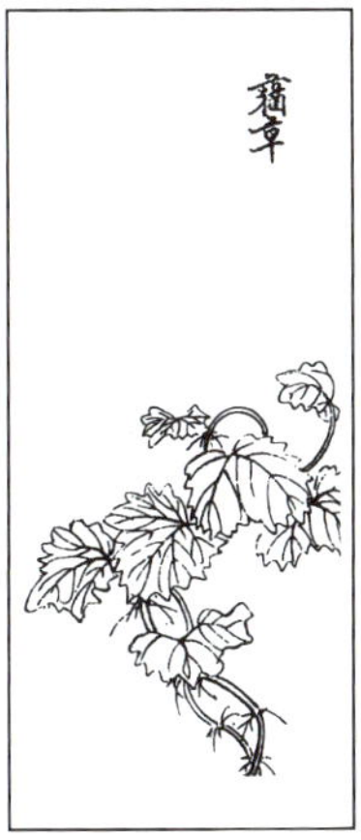

图11 图说·莸草

本品11图，取自11书，其中3幅彩图。有承继关系的图可分3个书类。

《本草品汇精要》：该书“莸草”（图1）的仿绘图有《补遗雷公炮制便览》图3、《金石昆虫草木状》图7。

《本草纲目》（金陵本）：该书“莸草”（图4）的仿绘图有《古今图书集成·草木典》“莸图”（图8），多有修饰，并添加土地背景。《植物名实图考》“莤”（图10）又仿绘《草木典》图8。

《本草纲目》（钱本）：该书“莸草”（图5）的仿绘图有《本草纲目》张本图6、《本草简明图说》图11，后者予以改绘修饰。

以上11图中，除外6幅仿绘图，原创图尚有5幅（图1、2、4、5、9），详见下“鉴药”项。

【文录】

《别录》（见《证类》卷30“马唐”） 一名羊麻，一名羊粟。生下湿地，茎有节生根。五月采。

唐《本草拾遗》（同上） 陈藏器云：生南土废稻田中，节节有根，着土如结缕草，堪饲马。云马食如糖，故曰马唐。煎取汁，明目，润肺。《尔雅》云：马唐，马饭也。**/（见《证类》卷11“莸”）** 生水田中。似结缕，叶长，马食之。《尔雅》云：莸，蔓于。注云：生水中，江东人呼为莤。《证俗》云：莸，水草也。（《嘉祐》新补见陈藏器）

宋《本草衍义》卷“莸草” 曰：莸草，《尔雅》曰：莤（音犹），蔓於。《左传》亦曰：一熏一莸，十年尚犹有臭者。是此草。

明《本草纲目》卷16“莸” 【释名】蔓于（《尔雅》）、轩于。【时珍曰】羊亦食之，故曰羊麻、羊粟。其气痏臭，故谓之莸。莸者痏也，朽木臭也。此草茎颇似蕙而臭，故《左传》云“一熏一莸，十年尚犹有臭”是也。孙升《谈圃》以为香薷者，误矣。即《别录》马唐也，今并为一。

清《植物名实图考》卷14“莤” 李时珍并入《别录》有名未用之马唐，又以为即熏莸之莸，恐未确。江西水莤草极多，作志者多以为即蔓草，按蔓亦非草名。/雩娄农曰……薰、莸有臭，后人以莸为秽草，然则薰之臭亦秽耶？寇宗奭以《拾遗》之水莸释薰莸，《孙公谈圃》以香薷为莤，二说皆未知所本。然《谈圃》说长。李时珍宗《衍义》而驳之，盖未深考。

【鉴药】

“莸草”首见于《本草拾遗》。其文一见于《别录》“有名未用·马唐”条下掌禹锡引“陈藏器”，一见于《嘉祐本草》新补药“莸草”，注云“新补见陈藏器”。李时珍将马唐与莸草合并，总名“莸”，且释其名曰：“其气痏臭，故谓之莸。莸者痏也，朽木臭也。”马唐，陈藏器释名曰：“马食如糖，故曰马唐。”《别录》云“主调中，明耳目”。陈藏器云可“明目润肺”。后世医方书罕见用此药者。

关于本品生境、形态，《别录》云“生下湿地，茎有节生根”。陈藏器云“生南土废稻田中，节节有根，着土如结缕草，堪饲马”，“叶长，马食之。《尔雅》云：莸，蔓于。注云：生水中，江东人呼为莤。《证俗》云：莸，水草也”。可见这是一种水草，或考为禾本科马唐属植物马唐*Digitaria sanguinalis*（L.）Scop.。此为优良的牧草。

但宋·寇宗奭、明·李时珍对莸草有另种解释。寇宗奭认为莸草是《左传》中说的“一熏一莸，十年尚犹有臭者”。李时珍赞同此说，云“此草茎颇似蕙而臭，故《左传》云‘一熏一莸，十年尚犹有臭’是也。孙升《谈圃》以为香薷者，误矣。即《别录》马唐也”。这种有臭气的“莸”并非禾本科的水草，另有植物来源，或考为马鞭草科莸属植物莸*Caryopteris divaricate*（S. et Z.）Maxim.。[1]清代吴其濬认为李时珍将“马唐”并入“莸”,“恐未确”,现代认为吴氏这种忧虑是有道理的。能做马草、生于水中,节节有根的是马唐，一名莸草。吴其濬名为“水莸”。“十年尚犹有臭”的“莸”是马鞭草科的植物莸，吴其濬名为“薰莸”。

1.《本草品汇精要》：该书“莸草”（图1）为一生于水中的植物,茎直立,叶轮生。不知画士有何依据绘成此草。原植物不明。

2.《太乙仙制本草药性大全》：该书“莸草”（图2）绘一水坑，内有三棵草，叶为线形，此当为禾本科植物。虽然凭此图难以鉴定物种，但此图示意莸草是马唐*D. sanguinalis*类植物，应该是没有问题的。

3.《本草纲目》（金陵本）：该书“莸草”（图4）绘的是水草,甚至类似藻类植物。这大概是依据本草有“废稻田中,节节有根”而绘制。绘图者不明李时珍是将“莸草”作为“薰莸”，故有此误。原植物不明。

4.《本草纲目》（钱本）：该书“莸草”（图5）的绘图者大概觉得金陵本图不知所云，因此将图改绘为类似伞形科天胡荽属（*Hydrocotyle* L.）植物。这类植物既不属于马唐，也不属于薰莸。

5.《草木便方》：该书“田莸草”（图9）绘水中生的植物,其叶线形,有穗状花序。其图甚简，但大致可知是禾本科植物。故此草亦当为马唐*D. sanguinalis*类植物。

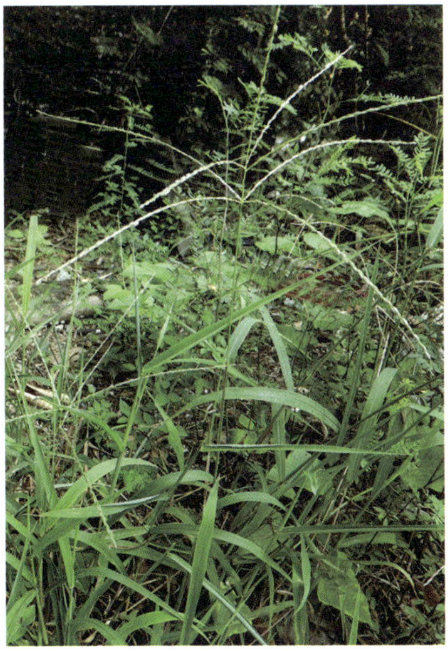

图 12　马唐 *Digitaria sanguinalis*

【小结】

《本草纲目》“莸”条，合并了《别录》“马唐”与《本草拾遗》“莸草”。后二书所述植物形态可考其基原均为禾本科植物马唐*Digitaria sanguinalis*（L.）Scop.。宋・寇宗奭、明・李时珍认为“莸”是《左传》“一熏一莸，十年尚犹有臭者”。此种“莸”今考为马鞭草科植物莸*Caryopteris divaricate*（S. et Z.）Maxim.。本草图中示意“莸草”为马唐类植物的图可见于《太乙仙制本草药性大全》及《草木便方》，但未见有马鞭草科植物的“莸”。

1　谢宗万：《本草纲目药物彩色图鉴》，北京：人民卫生出版社，2000：139.（此书该植物名为“叉枝莸”，《中国植物志》作“莸”。）

16-56 萹蓄

【品图】

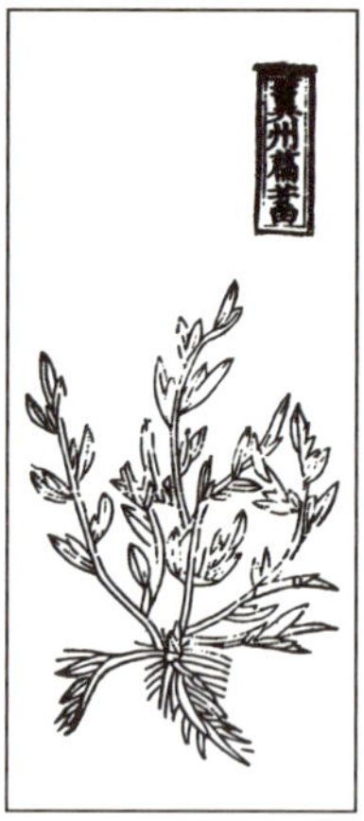

图 1 图经（大）·冀州萹蓄

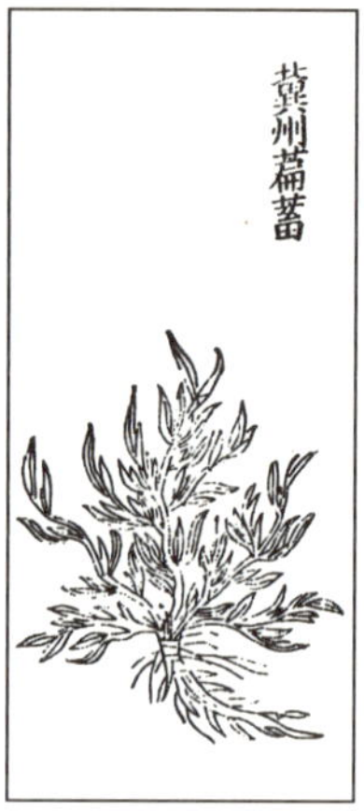

图 2 图经（政）·冀州萹蓄

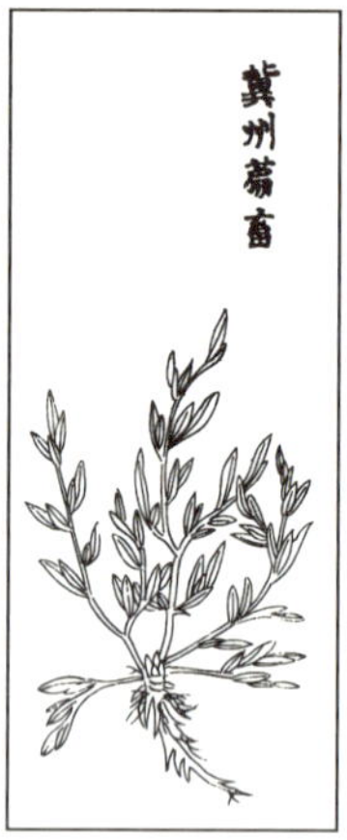

图 3 图经（绍）·冀州萹蓄

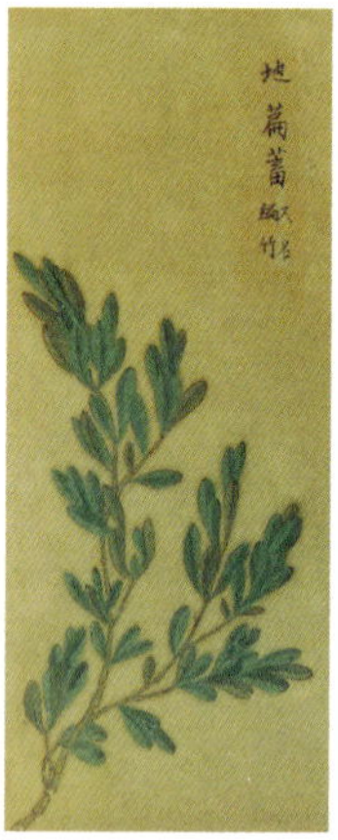

图 4 履巉岩·地萹蓄

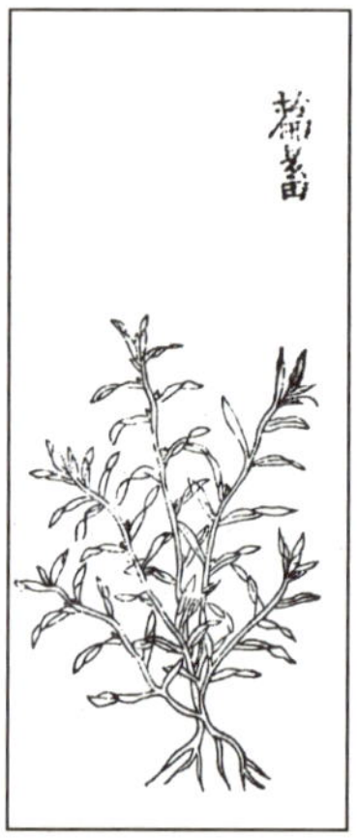

图 5 救荒·萹蓄

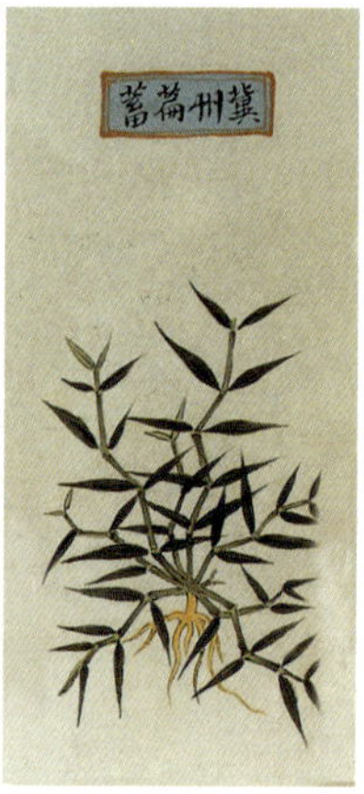

图 6 品汇·冀州萹蓄

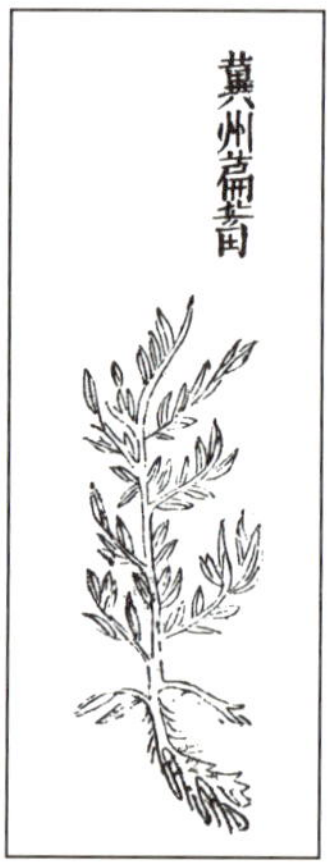

图 7 蒙筌·冀州萹蓄

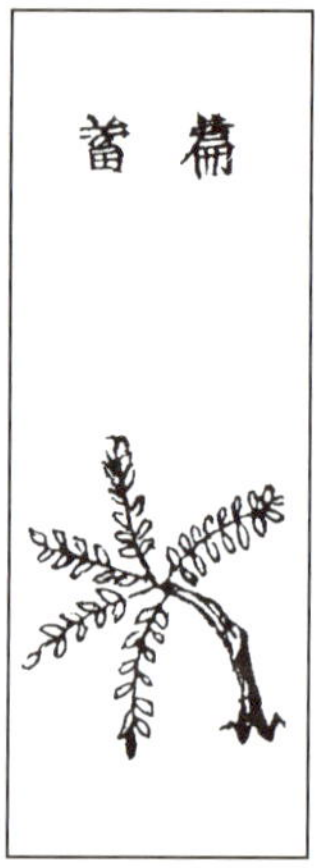

图 8 太乙·萹蓄

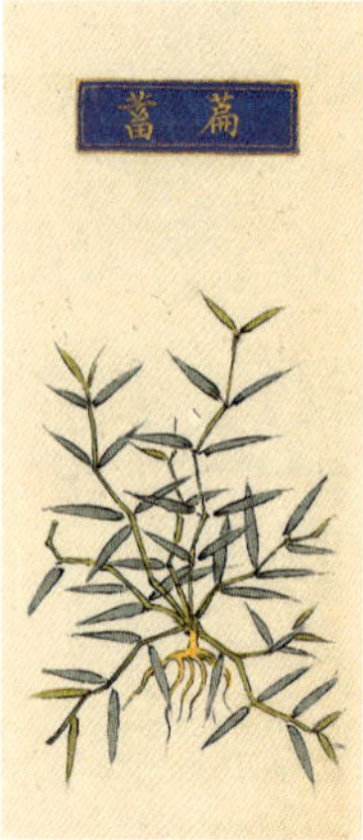

图 9 雷公·萹蓄

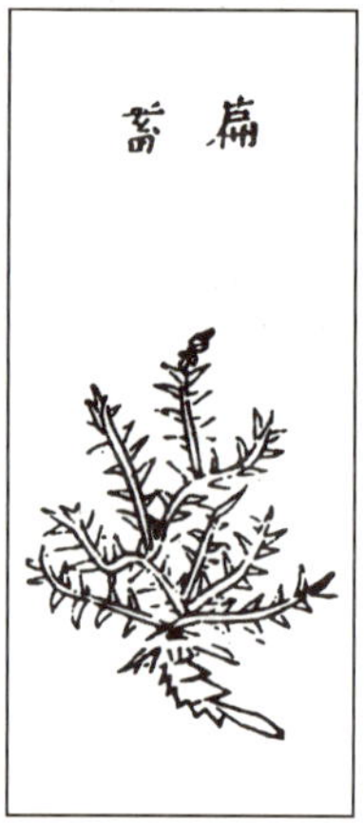

图 10 纲目（金）·萹蓄

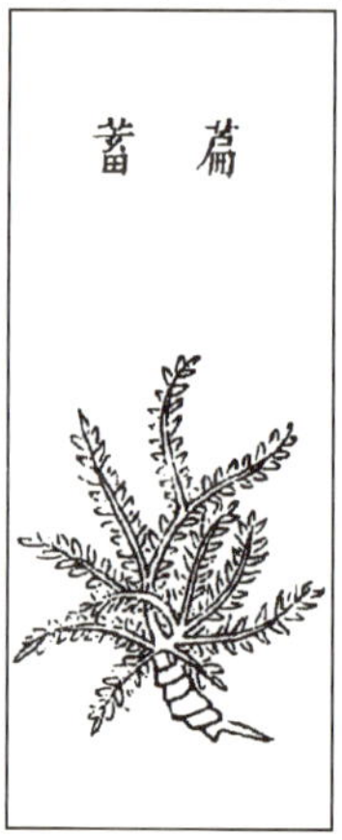

图 11 纲目（钱）·萹蓄

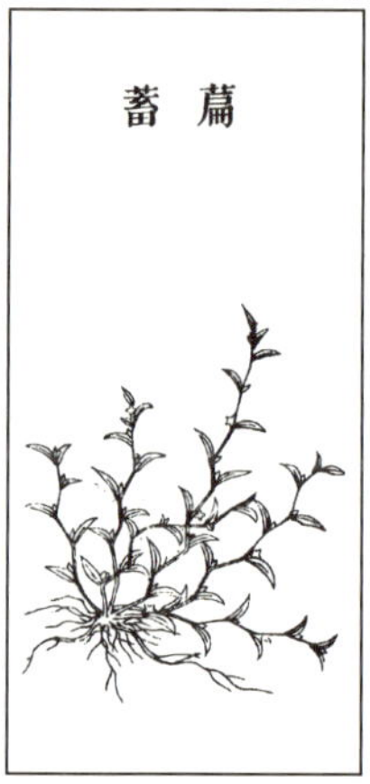

图 12 纲目（张）·萹蓄

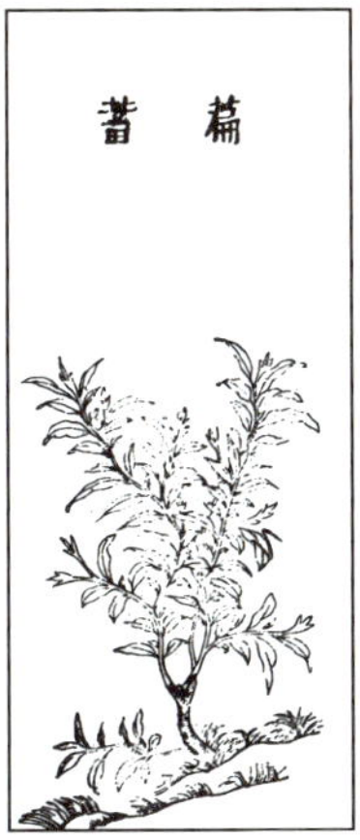

图 13　三才·萹蓄

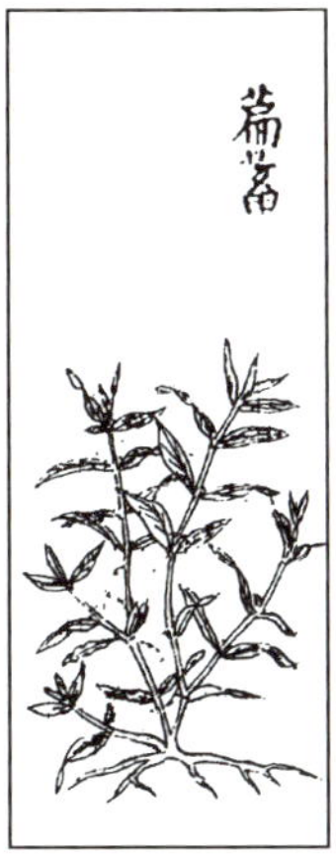

图 14　原始·萹蓄

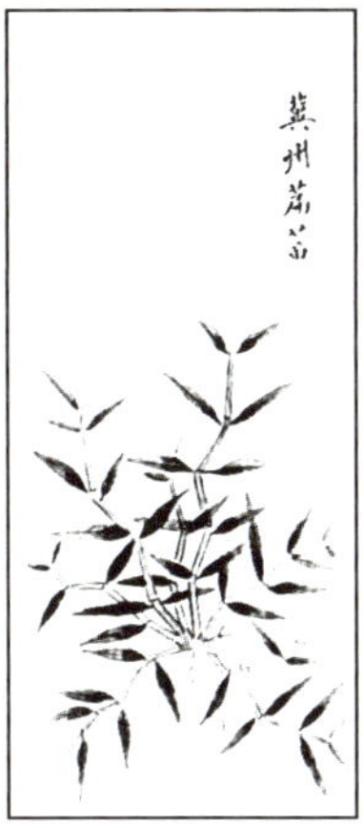

图 15　金石·冀州萹蓄

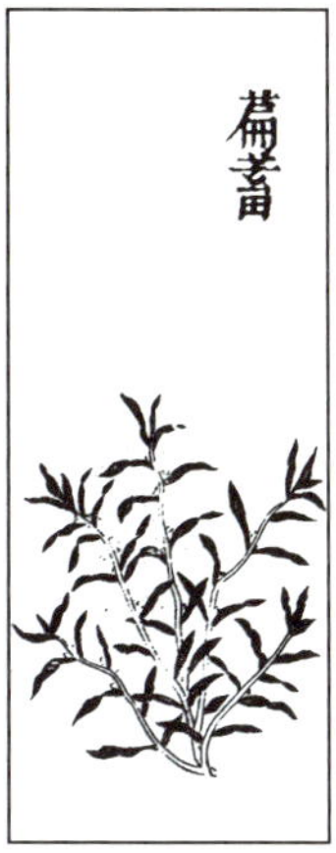

图 16　博录·萹蓄

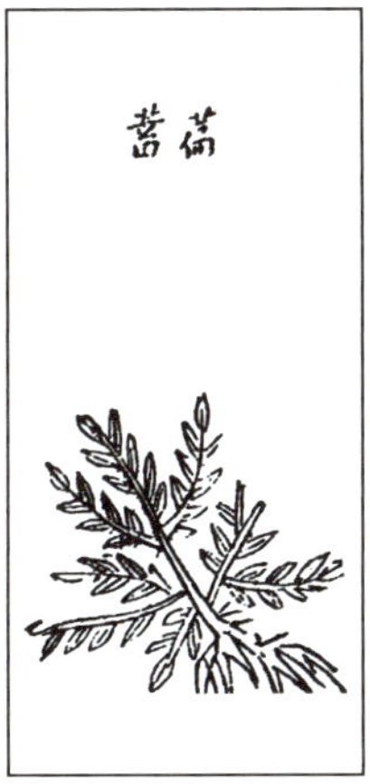

图 17　汇言·萹蓄

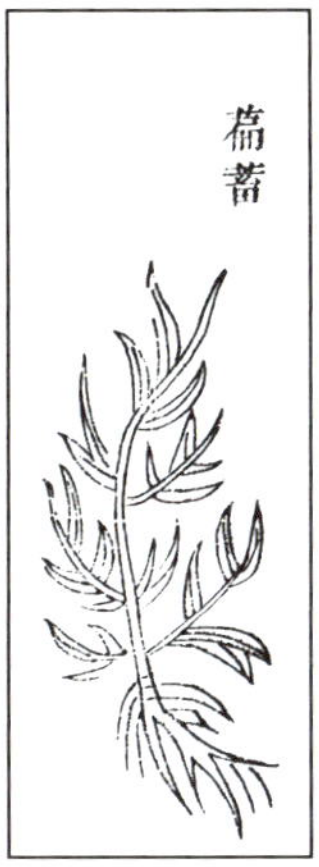

图 18　类纂·萹蓄

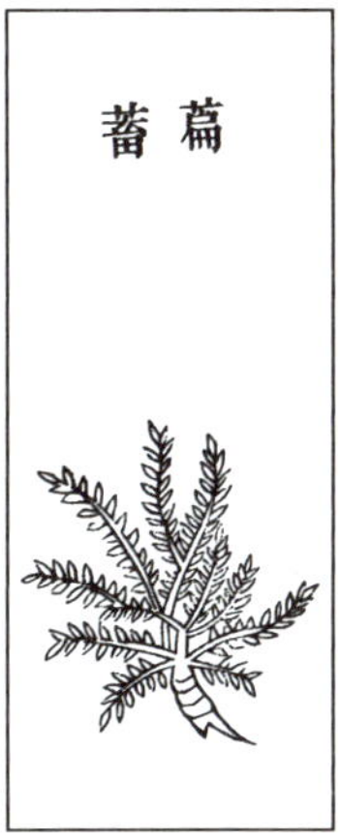

图 19　备要·萹蓄

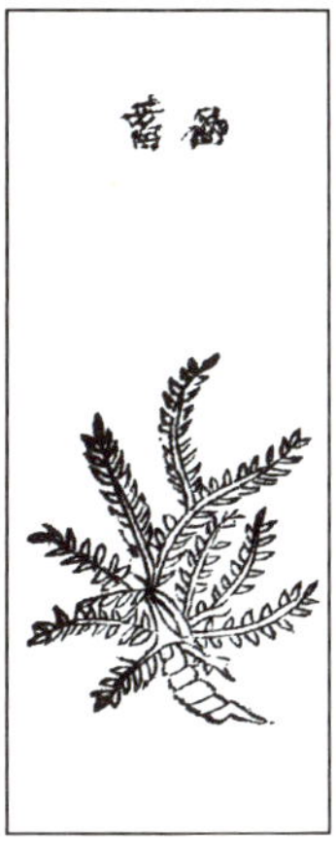

图 20　求真·萹蓄

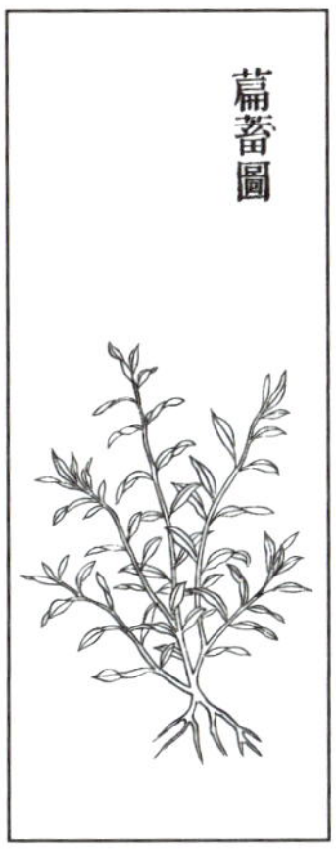

图 21　草木典·萹蓄图

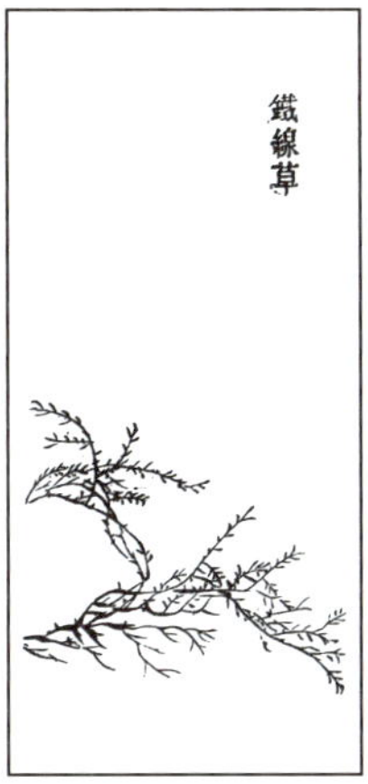

图 22　草药·铁线草

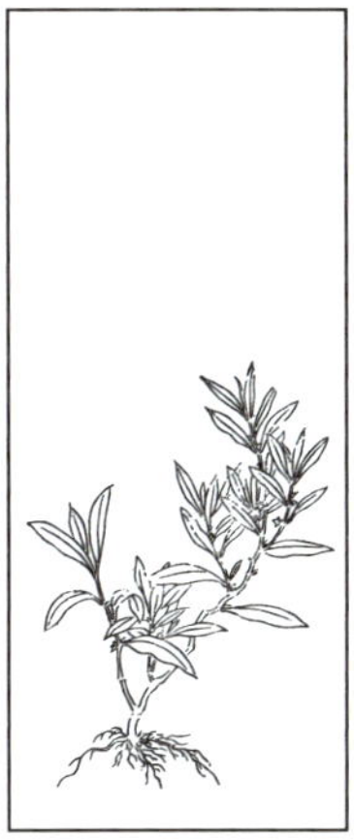

图 23　图考·萹蓄

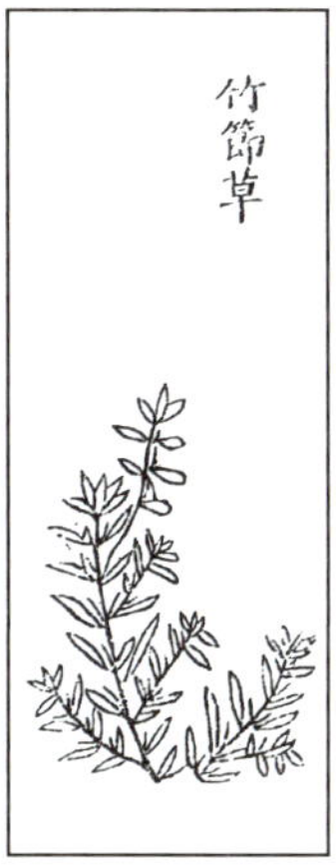

图 24　便方·竹节草

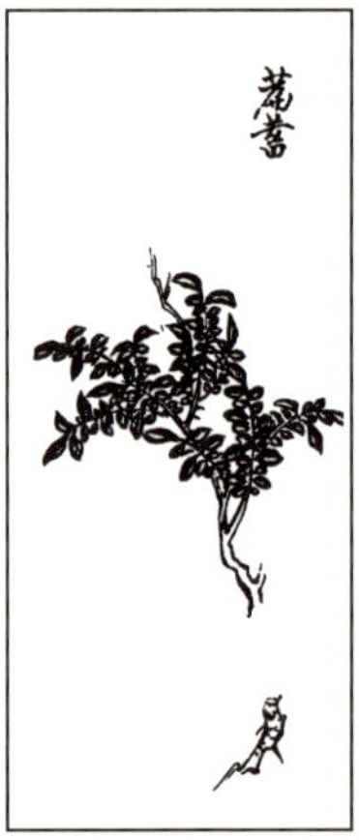

图25 图说·萹蓄

本品25图，取自25书，其中4幅彩图。有承继关系的图可分2个书类。

《本草图经》：该书的“冀州萹蓄”图分别存于《大观》（图1）、《政和》（图2）、《绍兴》（图3）。此三传本药图基本一致。今以《政和》图2为《图经》图的代表。

仿绘该图的彩色图有：《本草品汇精要》“冀州萹蓄”（图6），该图仿《大观》图1，但将茎、叶全部绘成竹状，故茎叶显得支棱尖锐。此后《补遗雷公炮制便览》“萹蓄”（图9）、《金石昆虫草木状》“冀州萹蓄”（图15）均仿绘《品汇》图6。

仿绘该图的墨线图有：《本草蒙筌》“冀州萹蓄”（图7）。《本草纲目》金陵本“萹蓄”（图10）仿绘笔法粗糙，不如原图。《纲目》钱本图11在金陵本基础上再加修饰。此后《本草备要》图19、《本草求真》图20又仿绘钱本图11。《三才图会》“萹蓄”（图13）将此草本绘树状，再加土地背景。《本草汇言》“萹蓄”（图17）、《本草纲目类纂必读》“萹蓄”（图18）均用不同的笔法，仿绘《图经》图。

《救荒本草》：该书“萹蓄”（图5）的仿绘者有《野菜博录》图16，叶片改作阴刻。《古今图书集成·草木典》“萹蓄图”（图21）亦属仿绘图。

以上25图中，除外15幅仿绘图，原创图尚有10幅（图2、4、5、8、12、14、22、23、24、25），详见下“鉴药”项。

【文录】

《尔雅·释草》（郭璞注） 竹，萹蓄。（似小藜，赤茎节，好生道旁，可食，又杀虫。）

三国《吴氏本草》（见《御览》卷998“茿”） 萹蓄，一名畜辩，一名萹蔓。

《别录》（见《证类》卷11“萹蓄”） 生东莱山谷，五月采，阴干。

梁《本草经集注》（同上） 陶隐居云：处处有，布地生，花节间白，叶细绿，人亦呼为萹竹。

后蜀《蜀本草》（同上） 《蜀本》：《图经》云：叶如竹，茎有节，细如钗股。生下湿地，今所在有。二月、八月采苗，日干。

宋《本草图经》（同上） 《图经》曰：萹蓄，亦名萹竹。出东莱山谷，今在处有之。春中布地生道傍，苗似瞿麦，叶细绿如竹，赤茎如钗股，节间花出甚细，微青黄色，根如蒿根，四月、五月采苗，阴干……《卫诗》绿竹猗猗。说者曰：绿，王刍也。竹，萹竹也。即谓萹蓄。

明《救荒本草》卷上“萹蓄” 亦名萹竹。生东莱山谷，今在处有之，布地生道傍。苗似石竹叶微阔，嫩绿如竹，赤茎如钗股，节间花出甚细，淡桃红色，结小细子，根如蒿根。苗叶味苦，性平。一云味甘无毒。

明《本草蒙筌》卷3“萹蓄” 春月布地生，在处沿路有。苗类瞿麦，根若蓬蒿。叶细竹味相同，茎赤钗股近似。节间花绽，色微青黄。五月采收，阴干入药。

明《本草纲目》卷16“萹蓄”【释名】粉节草（《纲目》）、道生草。【时珍曰】许慎《说文》作扁筑，与竹同音。节间有粉，多生道旁，故方士呼为粉节草、道生草。【集解】【时珍曰】其叶似落帚叶而不尖，弱茎引蔓，促节。三月开细红花，如蓼蓝花，结细子，炉火家烧灰炼霜用。一种水扁筑，名藩，音督，出《说文》。

清《植物名实图考》卷11“萹蓄” 今直隶谓之竹叶菜。

【鉴药】

“萹蓄”首见于《本经》。名义未详。《本经》云“主浸淫、疥、瘙、痔，杀三虫”。唐宋及其以前多用治蛔虫心痛、痔疮等。明清以后为清热利水通淋常用药。

关于本品的形态，晋·郭璞注《尔雅》云：“似小藜，赤茎节，好生道旁。”梁·陶弘景云：“处处有，布地生，花节间白，叶细绿，人亦呼为萹竹。”唐本《图经》云：“叶如竹，茎有节，细如钗股。生下湿地，今所在有。”宋《本草图经》的描述更为细致：“今在处有之。春中布地生道傍，苗似瞿麦，叶细绿如竹，赤茎如钗股，节间花出甚细，微青黄色，根如蒿根。”因其叶小，形如竹，故有竹、萹竹、竹叶菜诸名。李时珍云：“其叶似落帚叶而不尖，弱茎引蔓，促节。三月开细红花，如蓼蓝花，结细子。”综合以上诸家之说，此即今蓼科蓼属植物萹蓄*Polygonum aviculare* L.。

1.《本草图经》：该书存于《大观》图1、《绍兴》图3的“冀州萹蓄”比较相像，茎叶关系清晰，但《政和》图2笔法过于飘逸，不易看清茎叶着生情况。故综合三图所绘，其茎自基部多分枝，叶小，狭椭圆形或披针形，全缘，似无柄。此图未绘花序，但从茎叶形态，可知即今蓼科植物萹蓄*P. aviculare*。

2.《履巉岩本草》：该书“地萹蓄”（图4）为写生彩图。图名下注“一名编竹”。该图茎有明显的节，小淡红花簇生于叶腋，明确表明本品即蓼科植物萹蓄*P. aviculare*。

3.《救荒本草》：该书“萹蓄”（图5）较《图经》更好地表现了此小草的形态，整个植株的叶腋都有花簇生。叶披针形。故其正文描述萹蓄：“苗似石竹叶微阔，嫩绿如竹，赤茎如钗股，节间花出甚细，淡桃红色，结小细子。”此图除叶片画得过柔软菲薄之外，其余皆与实物萹蓄*P. aviculare*相同。

4.《太乙仙制本草药性大全》：该书“萹蓄”（图8）的茎绘成木质，小叶成排对生，未能表现出萹蓄小草铺地而生的基本形态。

5.《本草纲目》（张本）：该书很多图都是仿绘《植物名实图考》。但此“萹蓄”（图12）经与《图考》图23比较，显然更胜一筹。该图对茎节、叶、叶腋间的簇生花序处理更接近实物，铺地而生的整体形态也很真实，属萹蓄*P. aviculare*图中的佳品。

6.《本草原始》：该书“萹蓄”（图14）整体描绘比较成功，但令人奇怪的是，善于写生的李中立为何没有注意到萹蓄的叶片是非常明显的互生，不是对生。若无此瑕疵，本图也是非常好的萹蓄*P. aviculare*图。

7.《草药图经》：该书“铁线草”（图22）用的是写意笔法，画出来的图形无法说就是萹蓄。该药正文云：“本草名扁畜，又名铁心草。土人呼之为铁线草。”故知作者是想表现萹蓄。

8.《植物名实图考》：该书“萹蓄”（图23）为写生图，对茎节、叶片、叶腋间的小花处理基本到位。可以据此确定就是萹蓄*P. aviculare*。

9.《草木便方》：该书“竹节草”（图24）图形简单，茎叶大致如萹蓄，但若单看此图无人能肯定是萹蓄。

10.《本草简明图说》：该书“萹蓄”（图25）罕见地采用阴刻法处理细小叶片，其茎枝绘成木质，故全株看似小树。

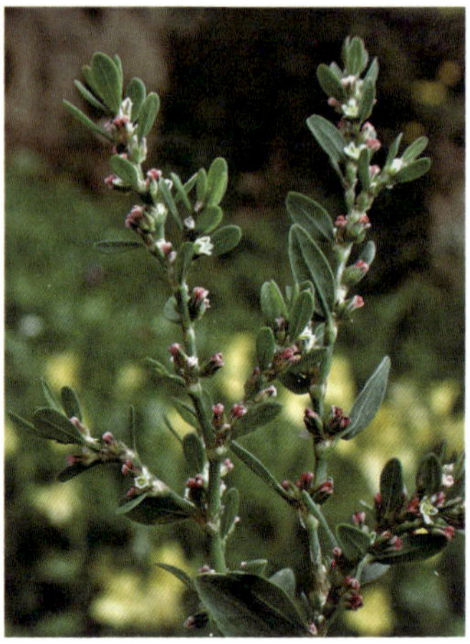

图 26　萹蓄 *Polygonum aviculare*

【小结】

“萹蓄”为《本经》早期用药之一。至今为较常用的清热利水通淋药。本品形态特征比较明显，可知即今蓼科植物萹蓄*Polygonum aviculare* L.。《本草图经》《救荒本草》《本草纲目》张本所绘萹蓄皆能反映真实物种。

16-57　荩草

【品图】

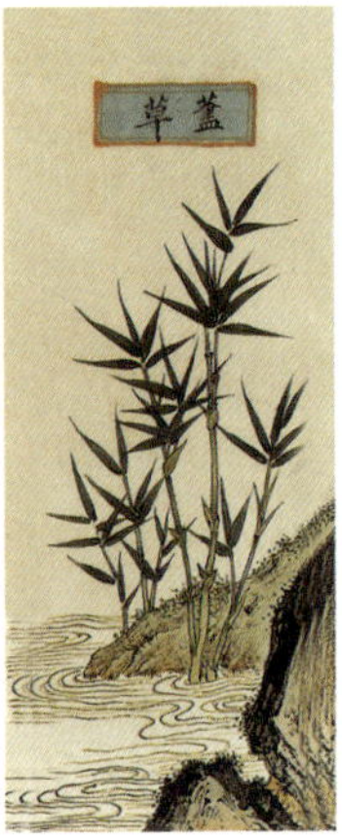

图 1　品汇·荩草

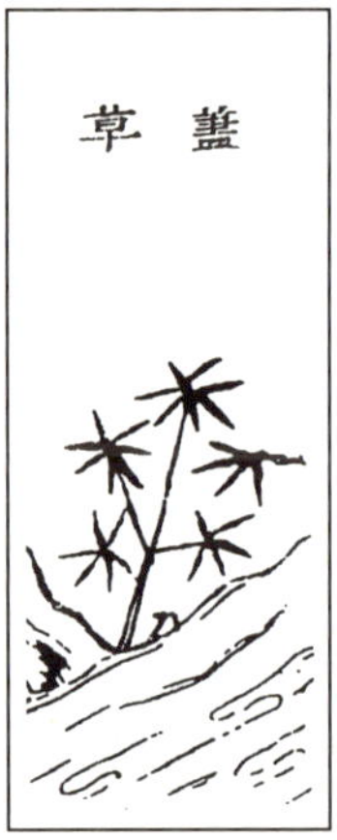

图 2　太乙·荩草

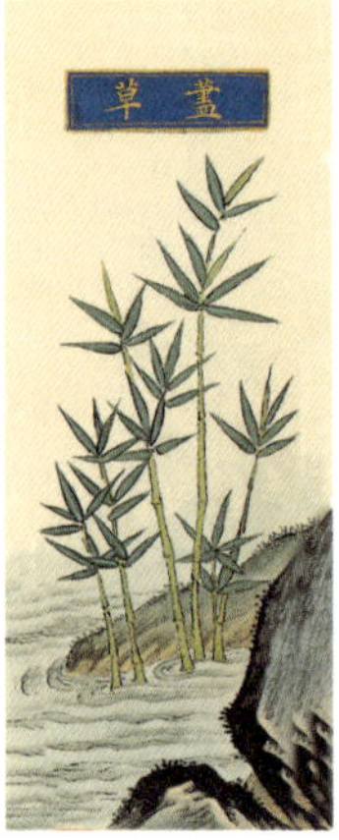

图 3　雷公·荩草

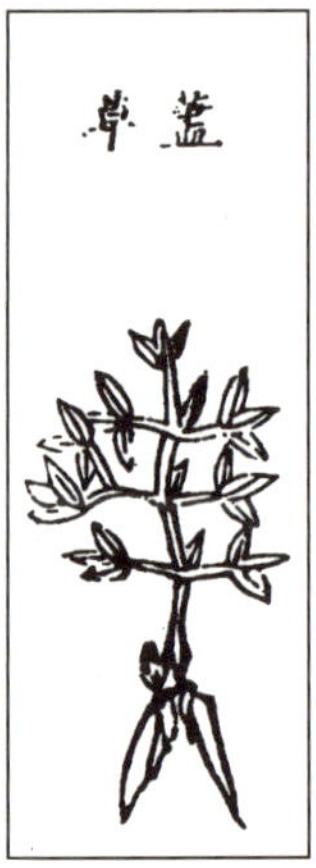

图 4　纲目（金）·荩草

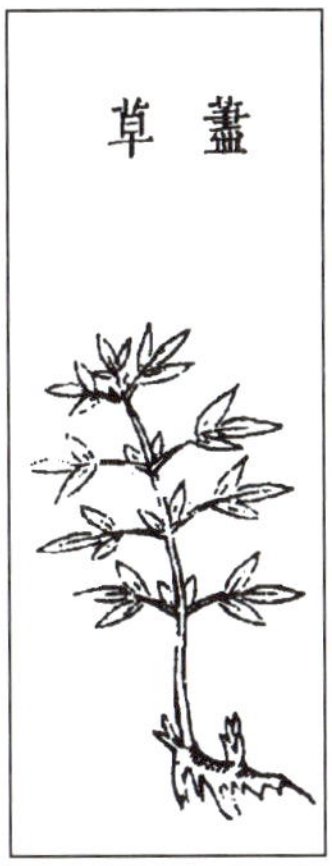

图5　纲目（钱）·荩草

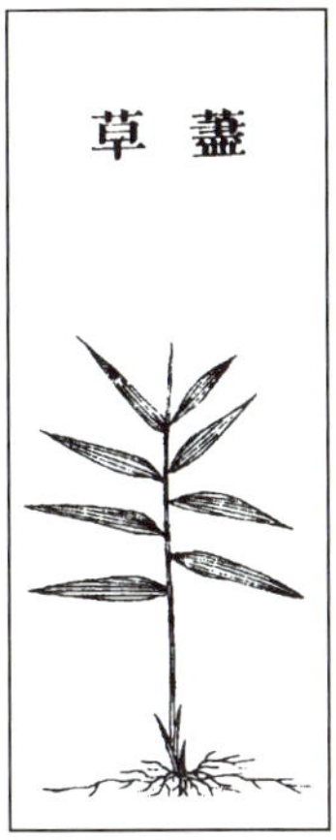

图6　纲目（张）·荩草

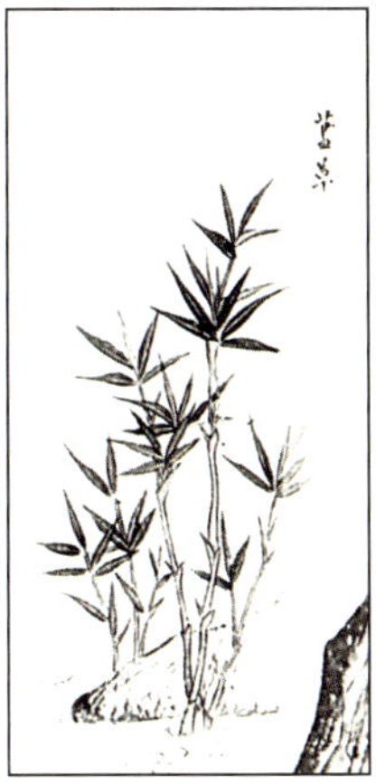
图7　金石·荩草

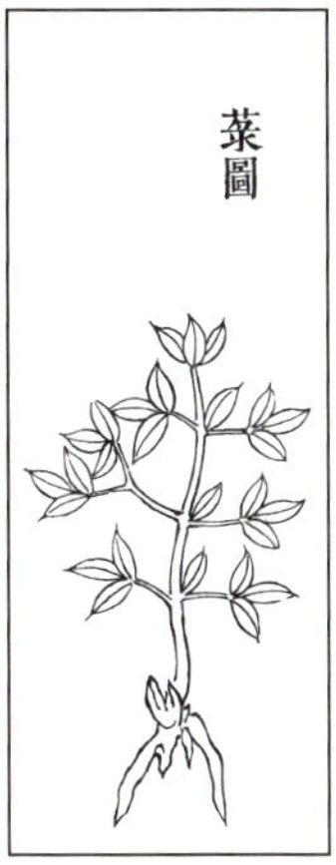

图8　草木典·菉图

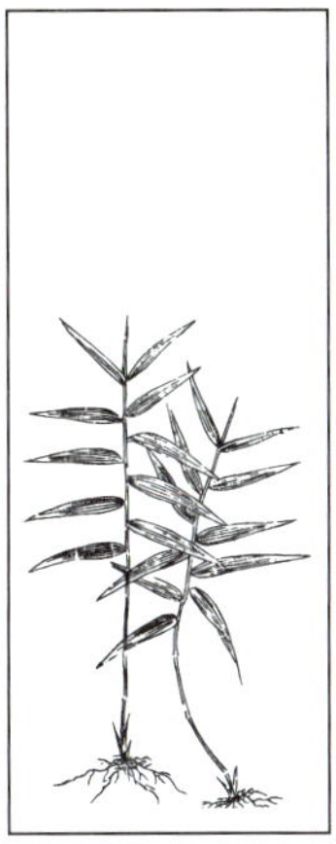
图9　图考·荩草

本品9图，取自9书，其中3幅彩图。有承继关系的图可分3个书类。

《本草品汇精要》：该书“荩草”（图1）的仿绘者有《补遗雷公炮制便览》图3、《金石昆虫草木状》图7。

《本草纲目》（金陵本）：该书的“荩草”（图4）的仿绘图有《纲目》钱本图5（略加修润）、《古今图书集成·草木典》“菉图”（图8）仿金陵本图4，改变了金陵本线条粗憨的拙劣模样。

《植物名实图考》：该书“荩草”（图9）的仿绘图只有《本草纲目》张本图6。

以上9图中，除外5幅仿绘图，原创图尚有4幅（图1、2、4、9），详见下“鉴药”项。

【文录】

三国魏《吴普本草》（见《御览》卷997“王刍”）《吴氏本草》曰：王刍，一名黄草……生太山山谷。

《别录》（见《证类》卷11“荩草”） 可以染黄作金色。生青衣川谷。九月、十月采。

唐《唐本草》（同上）《唐本》注云：此草叶似竹而细薄，茎亦圆小。生平泽溪涧之侧，荆襄人煮以染黄，色极鲜好。洗疮有效。俗名菉蓐草。

宋《嘉祐本草》（同上） 按：《尔雅》疏云：菉，鹿蓐也。今呼鸱脚莎。《诗·卫风》云：“瞻彼淇澳，绿竹猗猗”是也。

明《本草纲目》卷16“荩草” 【释名】莀草（《纲目》）、盭草（音戾）、鸱脚莎。【时珍曰】此草绿色，可染黄，故曰黄、曰绿也。莀、盭乃北人呼绿字音转也。古者贡草入染人，故谓之王刍，而进忠者谓之荩臣也。《诗》云：终朝采绿，不盈一掬。

许慎《说文》云：莀草可以染黄。《汉书》云：诸侯盭绶。晋灼注云：盭草出琅琊，似艾可染，因以名绶。皆谓此草也。

清《植物名实图考》卷11“荩草” 此即水中草之似竹者，医者罕用。

【鉴药】

“荩草”首见于《本经》。名义不详。其早期用治久咳上气喘逆，久寒惊悸，痂疥白秃疡气，杀皮肤小虫等，然后世罕见使用。

关于本品的特点，《名医别录》云“可以染黄作金色”。《唐本草》云：“此草叶似竹而细薄，茎亦圆小。生平泽溪涧之侧。”清·吴其濬云：“此即水中草之似竹者。”据此，今一般认为是禾本科荩草属植物荩草*Arthraxon hispidus*（Thunb.）Makino。

1.《本草品汇精要》：该书“荩草”（图1）为彩图。图中水滨生长着数株似竹之草。有叶鞘。此图应该表现的是荩草*A. hispidus*。与实物相比，该图中茎秆过于强壮。画士是否据写生绘图尚不可得知。

2.《太乙仙制本草药性大全》：该书“荩草”（图2）在两山之间绘一植物，竹不像竹，草不像草。无法猜测其意。

3.《本草纲目》（金陵本）：该书“荩草”（图4）绘一拙劣的图形，根部有两粗根，茎两侧各一片三出复叶，对生。此图似竹非竹，不明所以。绘图者也许就没见过实物，故杜撰以塞责。

4.《植物名实图考》：该书“荩草”（图9）写生绘图。茎秆细弱，多节。叶卵状披针形，平行脉，抱茎。此即荩草*A. hispidus*。

【小结】

“荩草”为《本经》所载药物，所载功治甚多，但后世罕见用者。据《唐本草》所载形态，此即禾本科植物荩草*Arthraxon hispidus*（Thunb.）Makino。《植物名实图考》有较好的本品图形。

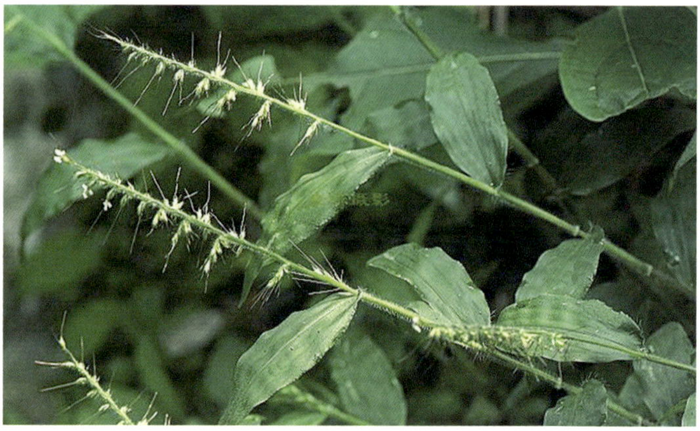

图10 荩草 *Arthraxon hispidus*

16-58 蒺藜

【品图】

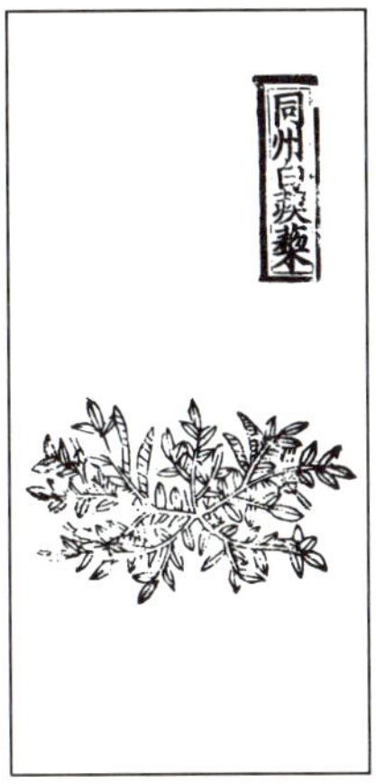

图1 图经（大）·同州白蒺蘪

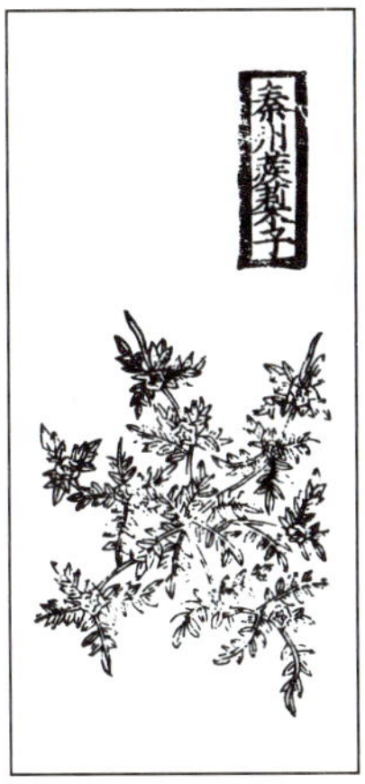

图2 图经（大）·秦州蒺藜子

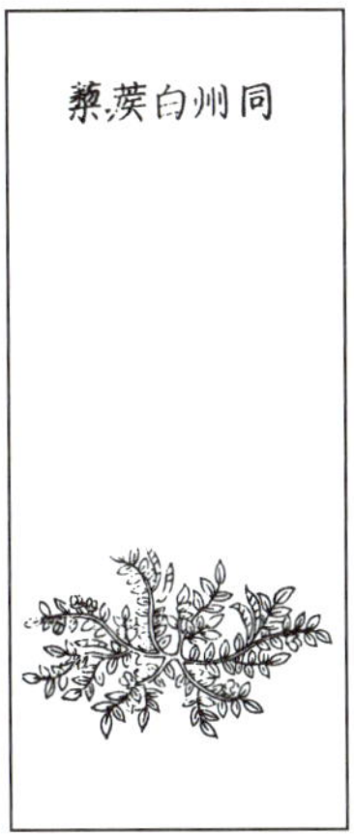

图3 图经（政）·同州白蒺蘪

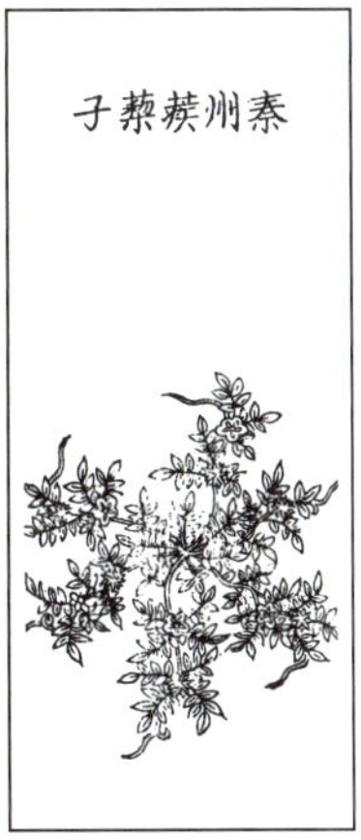

图4 图经（政）·秦州蒺藜子

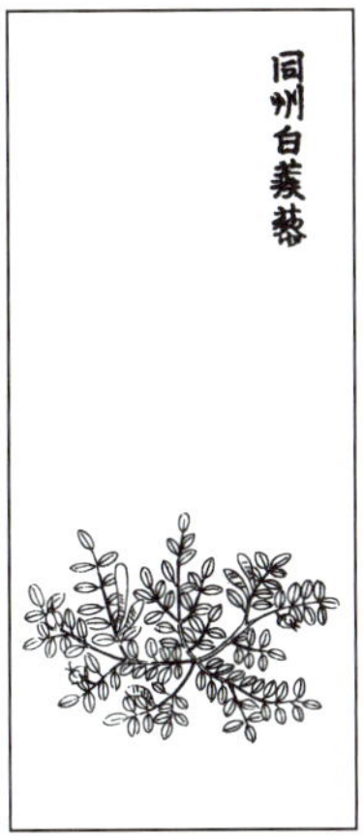

图5 图经（绍）·同州白蒺藜

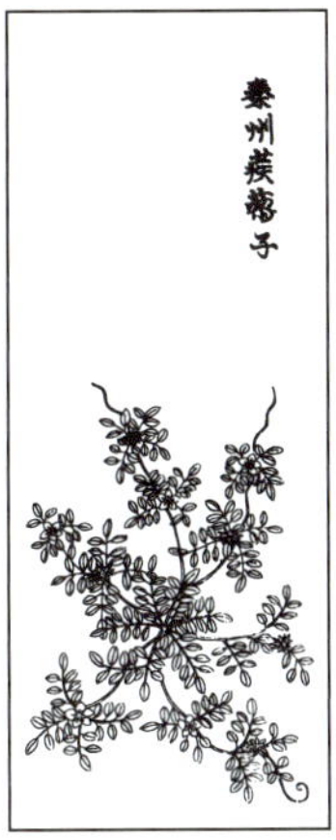

图6 图经（绍）·秦州蒺藜子

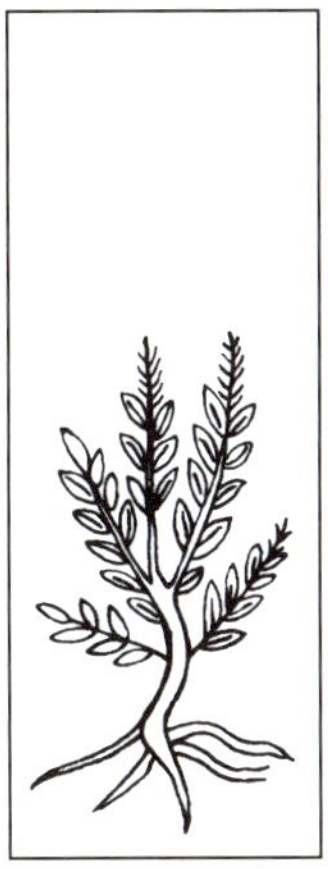

图7 歌括·白蒺藜

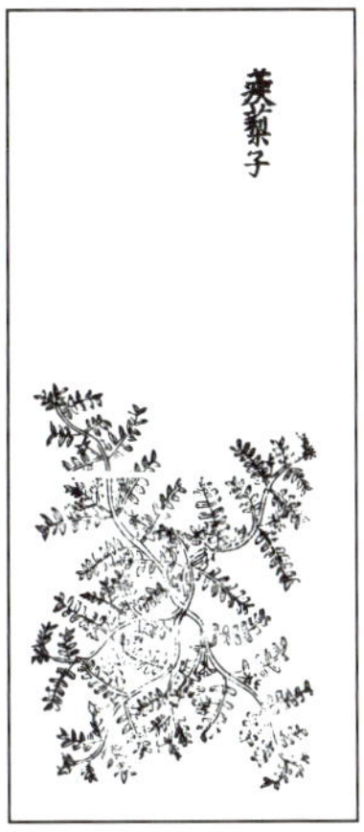

图8 救荒·蒺蘪子

图9 品汇·同州白蒺蘪

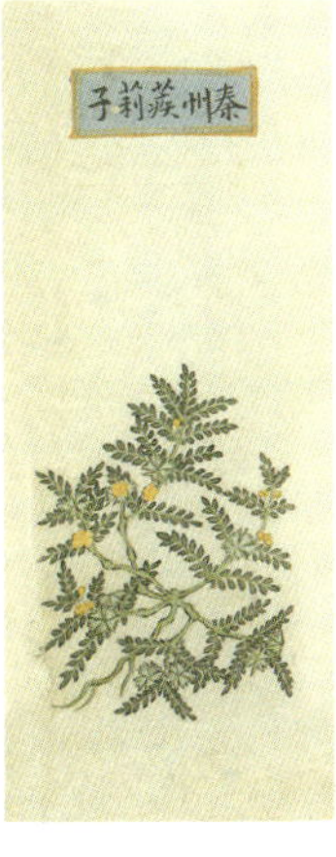

图10 品汇·秦州蒺莉子

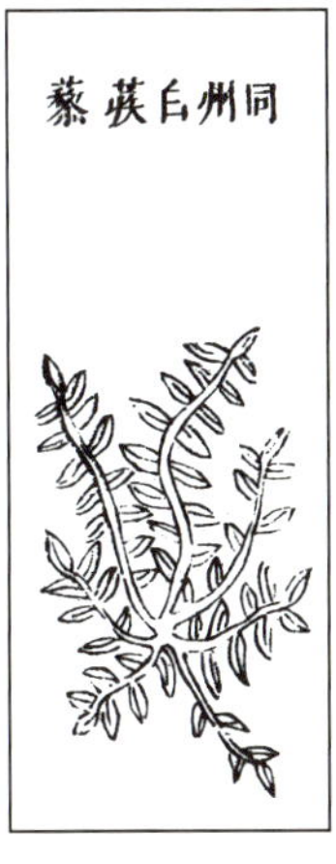

图11 蒙筌·同州白蒺藜

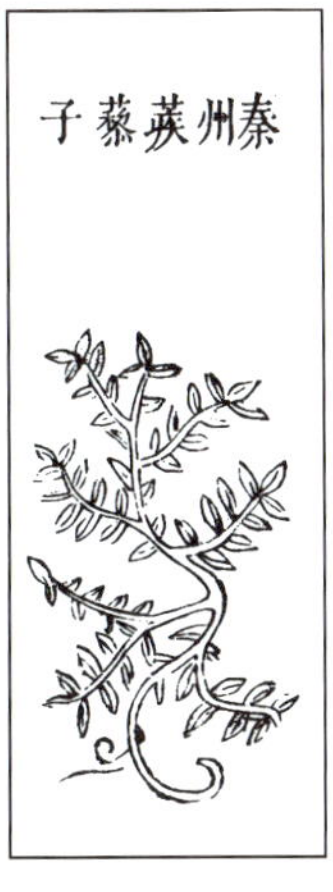

图12 蒙筌·秦州蒺藜子

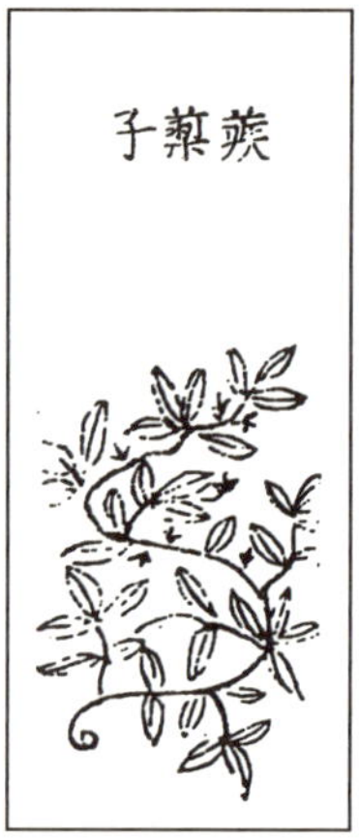

图 13 太乙 · 蒺藜子

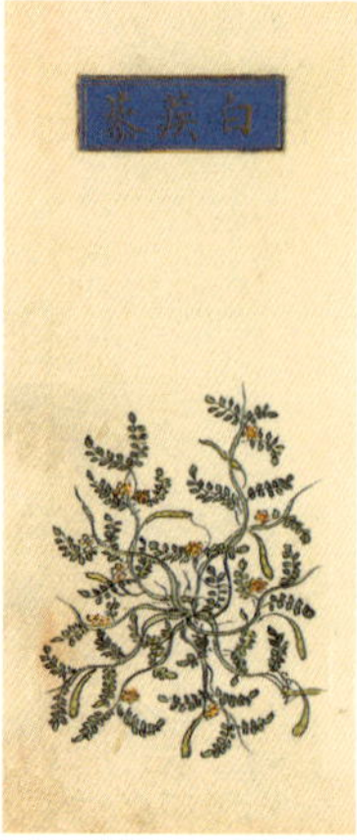

图 14 雷公 · 白蒺藜

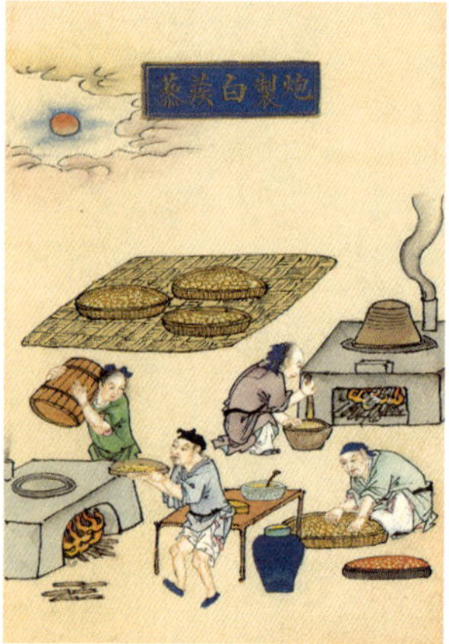

图 15 雷公 · 炮制白蒺藜

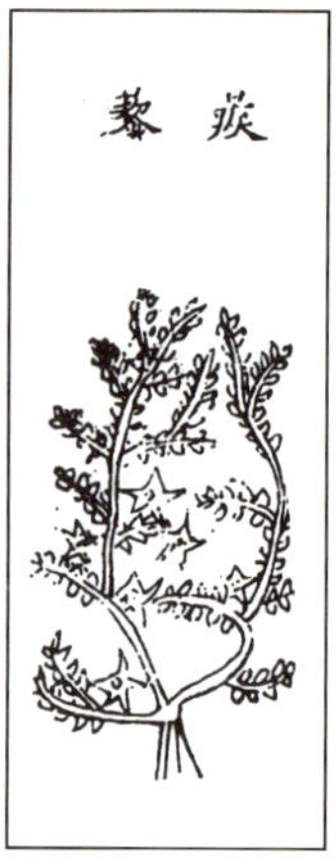

图 16 纲目（金）· 蒺藜

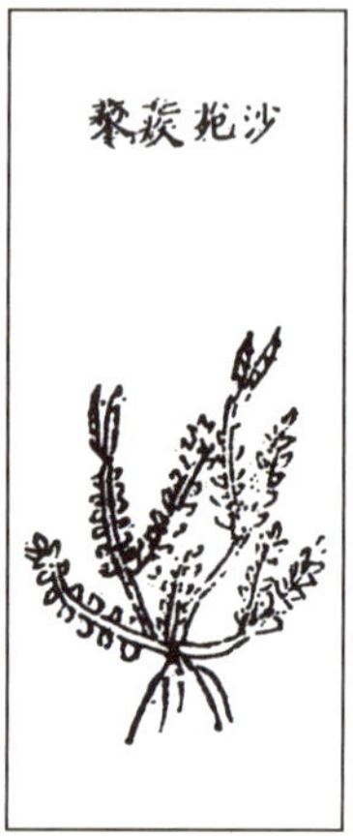

图 17 纲目（金）· 沙苑蒺藜

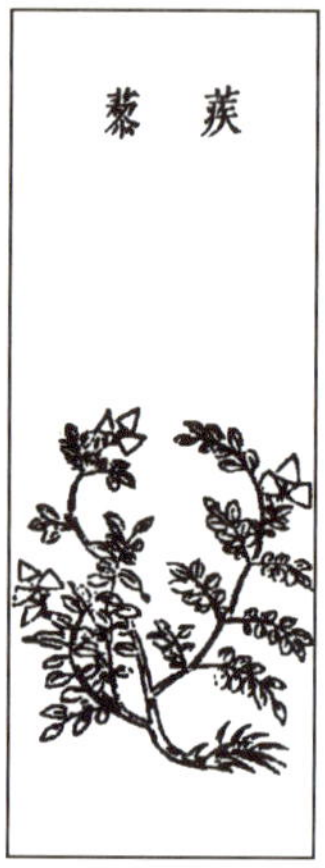

图 18 纲目（钱）· 蒺藜

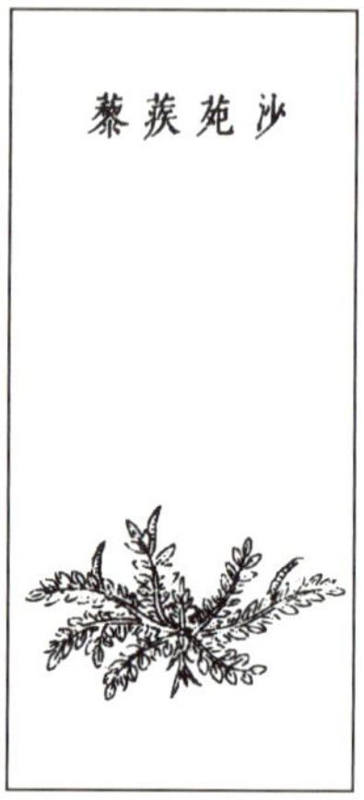

图 19 纲目（钱）· 沙苑蒺藜

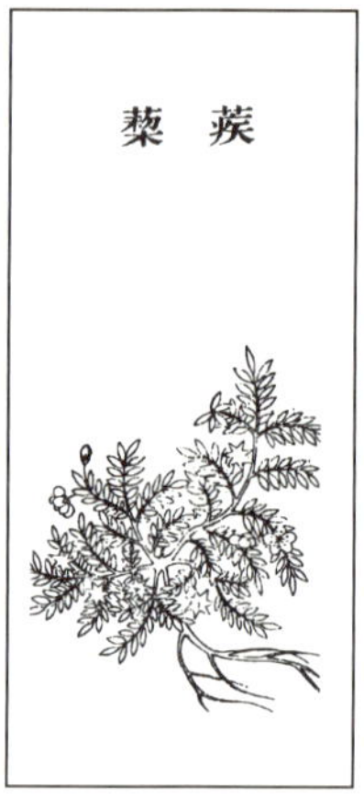

图 20 纲目（张）· 蒺藜

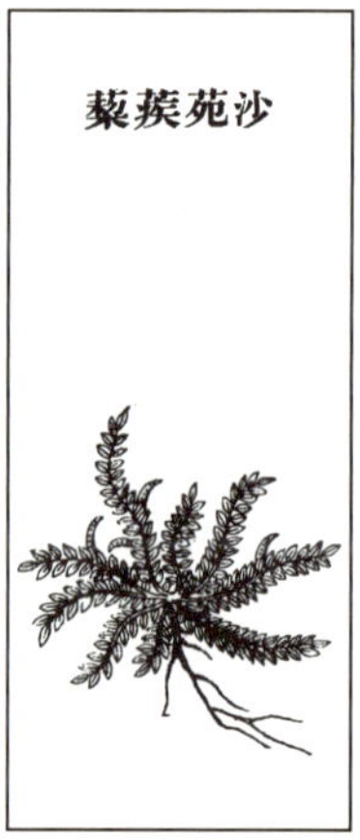

图 21 纲目（张）· 沙苑蒺藜

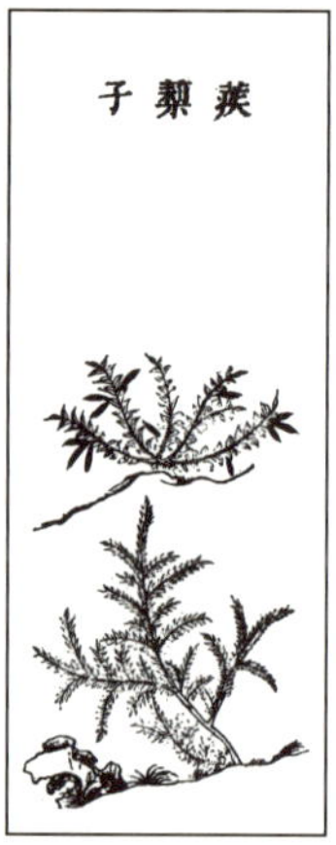

图 22 三才 · 蒺藜子

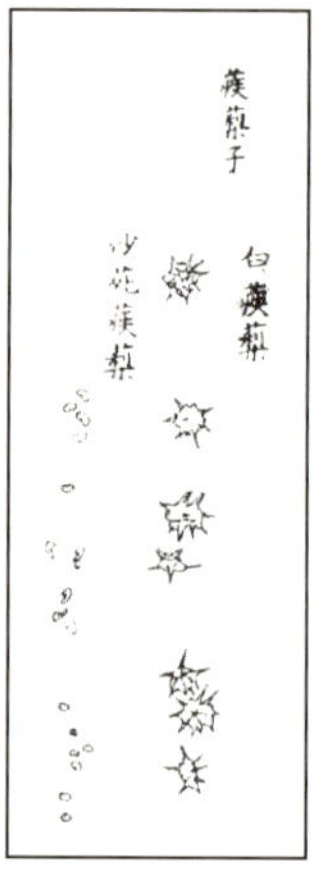

图 23 原始 · 蒺藜子

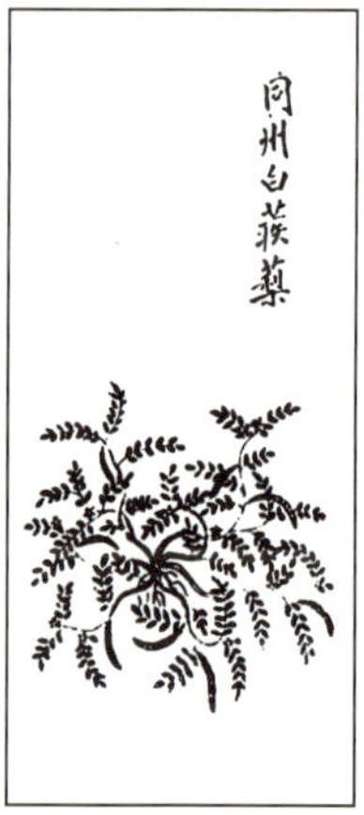

图 24 金石 · 同州白蒺藜

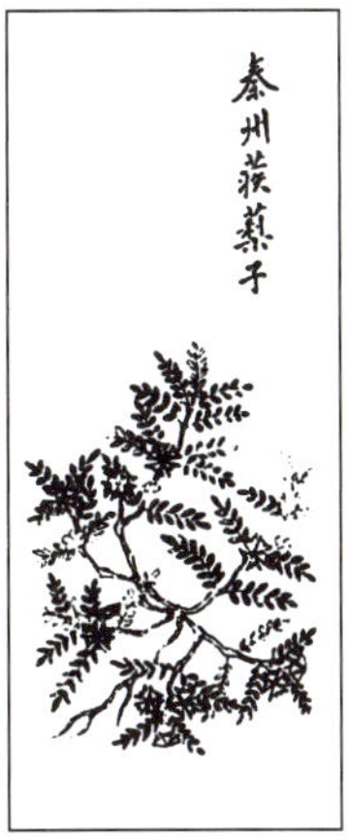

图 25 金石·秦州蒺蔾子

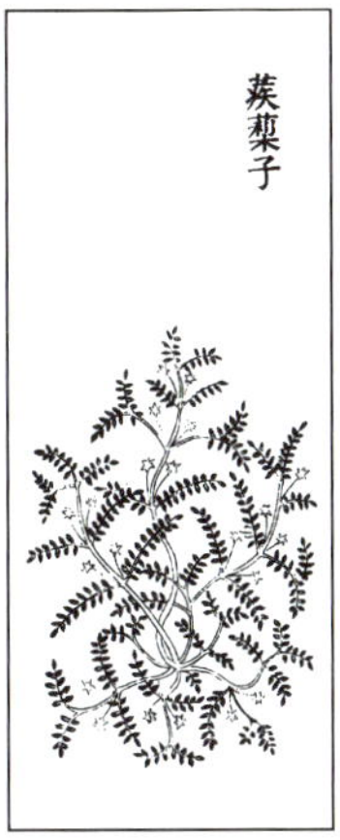

图 26 博录·蒺蔾子

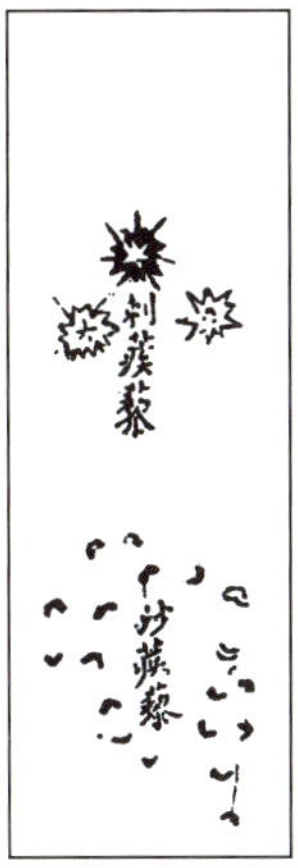

图 27 汇言·刺蒺藜沙蒺藜

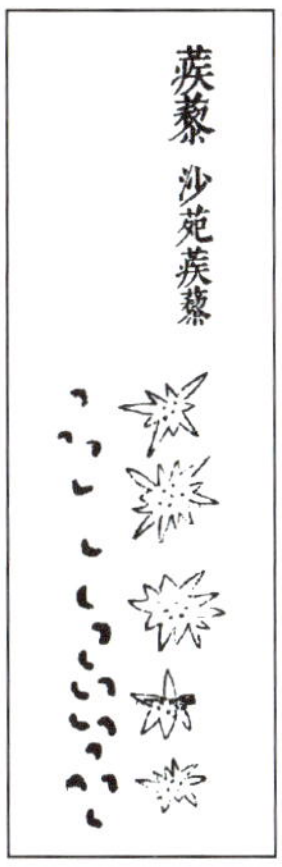

图 28 本草汇·蒺藜沙苑蒺藜

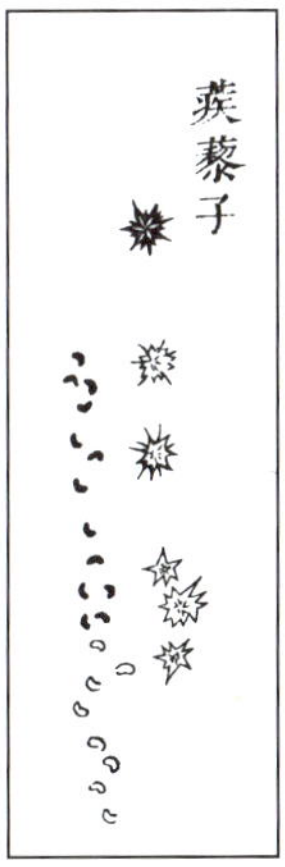

图 29 类纂·蒺藜子

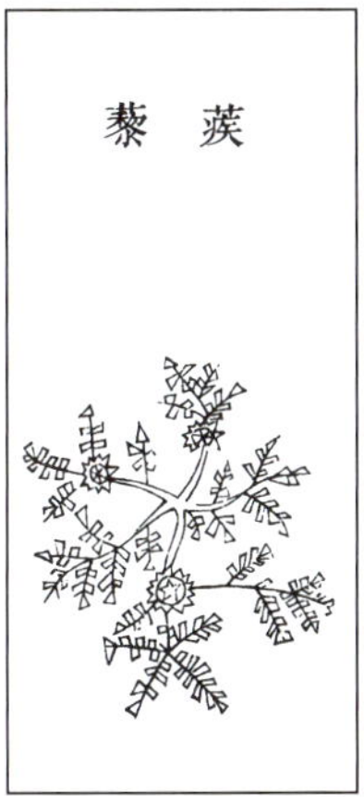

图 30 备要·蒺藜

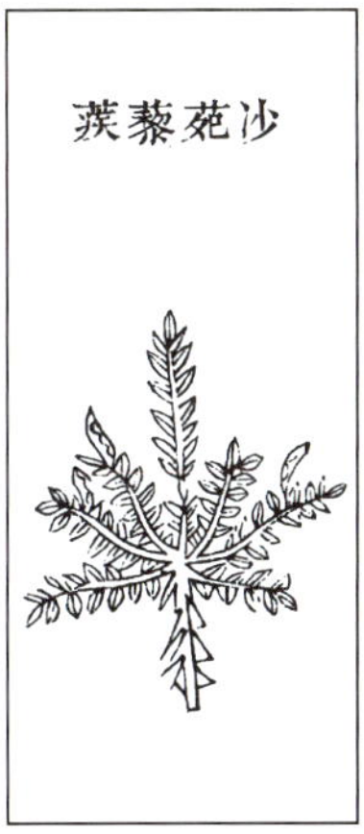

图 31 备要·沙苑蒺藜

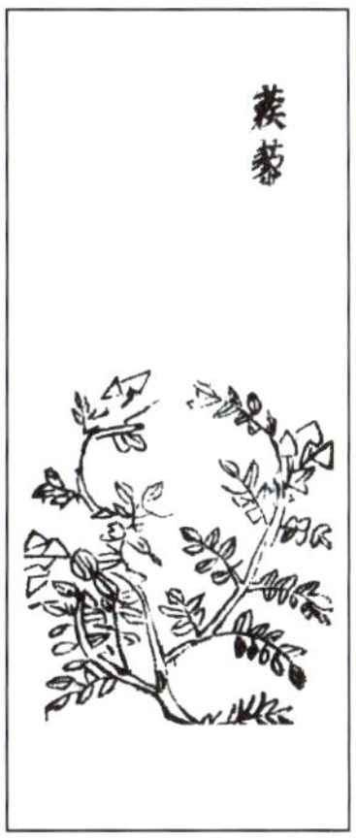

图 32 求真·蒺藜

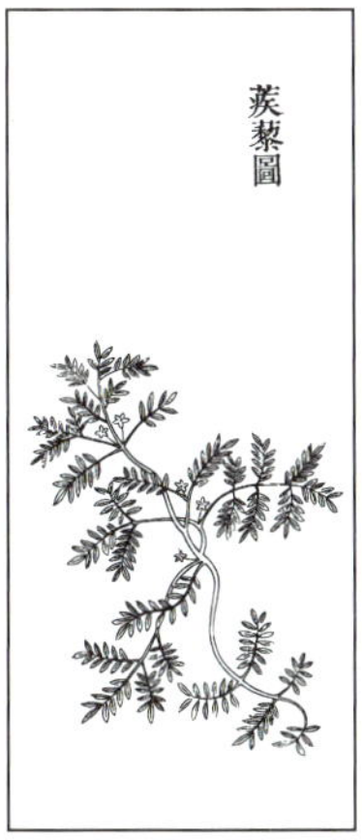

图 33 草木典·蒺藜图

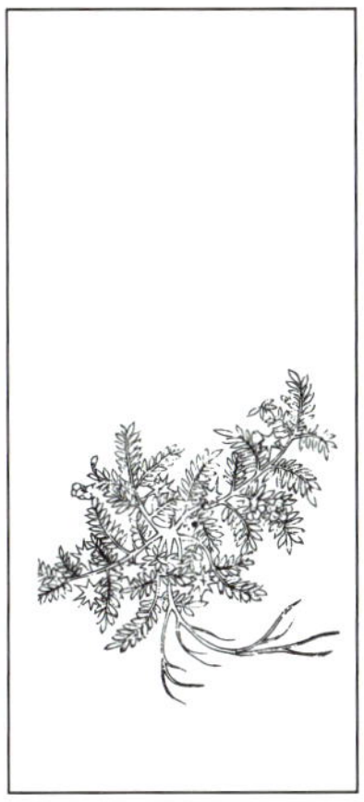

图 34 图考·蒺藜

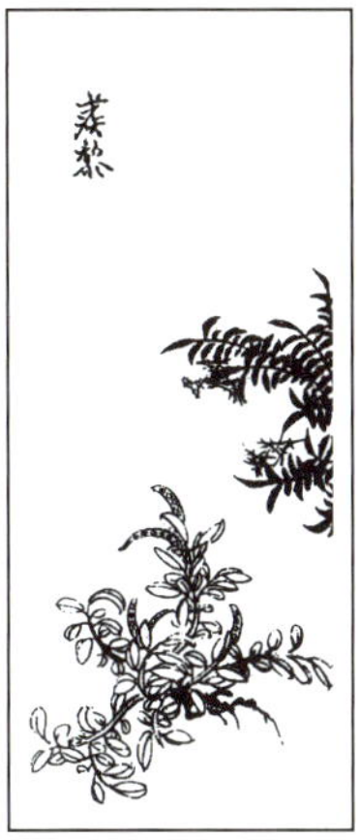

图 35 图说·蒺藜

本品35图，取自24书，其中5幅彩图。有承继关系的图可分4个书类。

《本草图经》：该书2图。“同州白蒺藜”“秦州蒺藜子”图依次分别存于《大观》（图1、2）、《政和》（图3、4）、《绍兴》（图5、6）。此三传本药图基本一致。今以《政和》图3、图4为《图经》图的代表。

仿绘《图经》2图的彩色图有：《本草品汇精要》“同州白蒺藜”（图9），除修饰敷色外，该图将花改为5瓣，敷以黄色，与本品蝶形花、白色或紫红色不符。“秦州蒺莉子”（图10）在修饰敷色时，将花敷以黄色是对的，但蒺藜果的描绘失真。此后《补遗雷公炮制便览》“白蒺藜”（图14）仿绘《品汇》“同州白蒺藜”（图9）。《金石昆虫草木状》图24、图25依次分别仿绘《品汇》图9、图10。

仿绘《图经》2图的墨线图有：《本草歌括》“白蒺藜”（图7）的叶片仿自《图经》2图，但改绘成主根粗大，茎枝顶端有花序。经仿、改的植物图已经面目全非，毫无意义。《本草蒙筌》“同州白蒺藜”（图11）、“秦州蒺藜子”（图12）分别仿绘《图经》2图，但简化太过，大大失真。《太乙仙制本草药性大全》“蒺藜子”（图13）仿绘自《图经》“秦州蒺藜子”（图4），对原图大加简省，将蒺藜果实绘成爪状，示意为刺蒺藜。《三才图会》“蒺藜子”（图22）将《图经》2图合绘于一图。其上仿绘同州白蒺藜，下仿绘秦州蒺藜子，大加改绘、美化。《本草备要》2图，其中“蒺藜”（图30）仿《图经》“秦州蒺藜子”（图4），但将小叶全绘成方形，果实则取一个放大成菊花（内有五角星）样。“沙苑蒺藜”（图31，原图名“藜蒺”互乙）则在《图经》“同州白蒺藜”（图3）的基础上加主根，再简化枝叶。

《本草纲目》附图的情况比较复杂。《图经》2幅原图都很细腻复杂，因此《纲目·附图》无论哪一个版本，凡仿绘一定会大加简化、改动。其中金陵本2图，“蒺藜”（图16）参考了《图经》“秦州蒺藜子”（图4），但将其中的原多棱球形的蒺藜果实改为五角星状，原图的花（5瓣）则被删除。“沙苑蒺藜”（图17）仿绘《图经》“同州白蒺藜”（图3），将原写实图变为了示意图。《纲目》钱本“蒺藜”（图18）仿绘金陵本图16，将原五角星果实改为三角形，大失其真。“沙苑蒺藜”（图19）则基本仿绘《图经》“同州白蒺藜”（图3）。《纲目》张本“沙苑蒺藜”（图21）仿绘自钱本图19。此外，《本草求真》“蒺藜”（图32）仿绘《纲目》钱本图18。《本草简明图说》“蒺黎”（图35）绘了两种蒺藜，但无文字注说。右上示意“蒺藜”，左下示意“沙苑蒺藜”。“沙苑蒺藜”仿绘自《纲目》钱本图19，“蒺藜”变形太大，且用阴刻，据其果实三角状，似亦参照了钱本图18。

《救荒本草》：该书“蒺藜子”（图8）的仿绘者有《野菜博录》图26（小叶阴刻）、《古今图书集成·草木典》“蒺藜图”（图33）。

《本草原始》：该书“蒺藜子”（图23）的仿绘图有《本草汇言》图27、《本草汇》图28、《本草纲目类纂必读》图29。

《植物名实图考》：该书“蒺藜”（图34）的仿绘仅《本草纲目》张本“蒺藜”（图20）。

以上35图中，除外29幅仿绘图，原创图尚有6幅（图3、4、8、15、23、34），详见下“鉴药”项。

【文录】

《本经》《别录》（见《证类》卷7“**蒺藜子**”）**一名旁通，一名屈人，一名止行，一名豺羽，一名升推，**一名即藜，一名茨。生冯翊平泽或道傍。七月、八月采实，暴干。

梁《本草经集注》（同上） 陶隐居云：多生道上，而叶布地，子有刺，状如菱而小。长安最饶，人行多着木屐。今军家乃铸铁作之，以布敌路，亦呼蒺藜。《易》云：据于蒺藜。言其凶伤。《诗》云：墙有茨，不可扫也。以刺梗秽也。方用甚稀尔。

宋《本草图经》（同上）《图经》曰：又冬采。黄白色，类军家铁蒺藜。此《诗》所谓墙有茨者。郭璞注《尔雅》云：布地蔓生，细叶，子有三角刺人是也。又一种白蒺藜，今生同州沙苑，牧马草地最多，而近道亦有之。绿叶细蔓，绵布沙上，七月开花，黄紫色，如豌豆花而小。九月结实，作荚子，便可采。其实味甘而微腥，褐绿色，与蚕种子相类而差大。又与马薸子酷相类，但马薸子微大，不堪入药，须细辨之。

宋《本草衍义》卷8“蒺藜” 有两等：一等杜蒺藜，即今之道傍布地而生，或生墙上，有小黄花，结芒刺，此正是墙有茨者。花收摘，荫干为末，每服三二钱，饭后以温酒调服，治白癜风。又一种白蒺藜，出同州沙苑牧马处。黄紫花，作荚，结子如羊内肾。补肾药，今人多用。风家惟用刺蒺藜。

明《救荒本草》卷上“蒺藜子” 本草一名旁通、一名屈人、一名止行、一名犲（音柴）羽、一名升推、一名即藜、一名茨。生冯翊平泽或道傍，今处处有之。布地蔓生，细叶，开小黄花，结子有三角刺人是也。性苦、辛，性温、微寒，无毒。乌头为之使。又有一种白蒺藜，出同州沙苑，开黄紫花，作荚子，结子状如腰子样，小如黍粒，补肾药多用。

明《本草蒙筌》卷1“蒺藜子” 多生同州沙苑（属河南），亦产近地道旁。牧马草场，布地蔓出。《诗》云：墙有茨者是焉。使宜写头，种分黑白。黑成颗粒，较马薸子略殊。（此种多出沙苑。）白多刺芒，比铁蒺藜无异。（比种亦生近地。）

明《本草纲目》卷16“蒺藜”【释名】【时珍曰】蒺，疾也；藜，利也；茨，刺也。其刺伤人，甚疾而利也。屈人、止行，皆因其伤人也。【集解】【时珍曰】蒺藜叶如初生皂荚叶，整齐可爱。刺蒺藜状如赤根菜子及细菱，三角四刺，实有仁。其白蒺藜结荚长寸许，内子大如脂麻，状如羊肾而带绿色，今人谓之沙苑蒺藜。以此分别。

清《植物名实图考》卷11“蒺藜” 有刺蒺藜、沙苑蒺藜，形状既殊，主治亦异。

北方至多，车辙中皆有之。陶隐居云：长安最饶，人行多着木履。《晋书》：蜀诸将烧营遁走，出兵追之。关中多蒺藜，军士着软材平底木屐前行，蒺藜悉着屐，然后马步得进，则此物盛于西北。今南方间有之，亦不甚茂。

【鉴药】

“蒺藜子”首见于《本经》。别名甚多，常用者有“茨”。“藜”则或作“蔾”“梨”。李时珍释其名曰：“蒺，疾也；梨，利也；茨，刺也。其刺伤人，甚疾而利也。”《别录》增用蒺藜叶。李时珍以“蒺藜”为该药总名。《本经》《别录》所载本品功效甚多，可逐瘀破癥、祛风下气。后世多用于祛风解郁。

从《本经》《别录》所载本品的别名，可推知当时只有一种果实有刺的植物来源。晋·郭璞注《尔雅》“茨，蒺藜”，云“布地蔓生，细叶，子有三角刺人”。梁·陶弘景云：“多生道上，而叶布地，子有刺，状如菱而小。长安最饶，人行多着木屐。今军家乃铸铁作之，以布敌路，亦呼蒺梨。”此言蒺藜的菱状多刺果实甚至被兵家仿生制成铁蒺藜，用于迟滞敌军行动。《诗经·鄘风·墙有茨》专以“茨”比兴。这说明蒺藜在先秦已是尽人皆知的植物。此即今蒺藜科蒺藜属植物蒺藜 *Tribulus terrester* L.。宋以前医方中的蒺藜皆是本品，或称为“刺蒺藜”。

宋代本草中出现了另一种蒺藜。苏颂云：“又一种白蒺梨，今生同州沙苑，牧马草地最多，而近道亦有之。绿叶细蔓，绵布沙上，七月开花，黄紫色，如豌豆花而小。九月结实，作荚子，便可采。其实味甘而微腥，褐绿色，与蚕种子相类而差大。”寇宗奭云：“又一种白蒺梨，出同州沙苑牧马处。黄紫花，作荚，结子如羊内肾。”寇氏还提到：白蒺藜是“补肾药，今人多用。风家惟用刺蒺梨。”这说明白蒺藜已经在临床运用，与刺蒺藜形成了两种效用各异的药材。据以上描述，白蒺藜即今豆科黄耆属植物沙苑子（扁茎黄芪）[1]*Astragalus complanatus* Bunge。

蒺藜分两种，自宋沿袭至今。李时珍云：“蒺梨叶如初生皂荚叶，整齐可爱。刺蒺梨状如赤根菜子及细菱，三角四刺，实有仁。其白蒺梨结荚长寸许，内子大如脂麻，状如羊肾而带绿色，今人谓之沙苑蒺梨。以此分别。”尽管两种蒺藜从形态到功用，都有明显差别，但《本草纲目》并未作分条处理。《纲目·附图》则出“蒺藜”“沙苑蒺藜”2图。

1.《本草图经》：该书2图，绘制精细，枝叶繁茂。“同州白蒺梨”（图3）为羽状复叶，小叶甚多，有花蕾及荚果。此当为豆科植物沙苑子*A. complanatus*。同州即今陕西大荔。

“秦州蒺梨子”（图4）铺地而生，更为复杂。叶亦为羽状复叶，每片叶的小叶

1　中国科学院《中国植物志》编辑委员会：《中国植物志》，北京：科学出版社，1993，第42（1）卷，110.（此书称此种为“背扁黄耆”。）

数量不及沙苑蒺藜。其中有花，花瓣5。有果实，呈多棱球体状。此即蒺藜科植物蒺藜 *T. terrester*。

2.《救荒本草》：该书“蒺蔾子”（图8）为写生图，将铺地而生的蒺藜精心描绘。茎多分枝，偶数羽状复叶，小叶3—7对。叶腋间有小花，花瓣5。该图虽未绘果实形状，但凭此茎叶图，亦可知为蒺藜科植物蒺藜*T. terrester*。

3.《补遗雷公炮制便览》：该书“炮制白蒺藜”（图15）据《雷公炮炙论》法绘制此图。雷公法为：“凡使，采后净拣择了，蒸，从午至酉，出，日干。于木臼中舂，令皮上刺尽，用酒拌再蒸，从午至酉，出，日干用。”故其图中也展示拣择、蒸、舂、再蒸、日干的过程。右下一人在竹匾中拣择药物，图下中间一人端着拣好的药材上笼甑去蒸。然后取出晒干，再经过图右上紫衣人的舂捣，再蒸，最后摊在竹帘上的大竹匾中晒干。

4.《本草原始》：该书“蒺蔾子”（图23）为药材图，一排多刺的球状物即是蒺藜科的蒺藜果实，另一排为豆科植物沙苑蒺藜的种子。一共有3组。按该书的文字解说，上组“形如羊肾，绿色，如黍粒大”，中间组“一种一头大，一头小，有钩，青黄色。二者并堪主治”。下组“又一种形颇类羊肾，褐绿色，粒小如粟而圆者劣”。

5.《植物名实图考》：该书“蒺藜”（图34）为写生图，描绘精细。偶数羽状复叶。有花，5瓣，果实多刺。此即蒺藜科植物蒺藜*T. terrester*。

【小结】

“蒺藜子”为见于《本经》之早期药物。宋代以前，本品来源单一，为蒺藜科植物蒺藜 *Tribulus terrester* L.，又名刺蒺藜。古今沿用不替，后世多用作祛风药。宋代出现一种白蒺藜，又名沙苑蒺藜，为豆科植物沙苑子（扁茎黄芪）*Astragalus complanatus* Bunge。其功效主要用于补肾。《本草图经》有此两种来源的蒺藜。此外《救荒本草》《植物名实图考》都有刺蒺藜的精确绘图。《本草原始》有两种蒺藜的药材写生图。

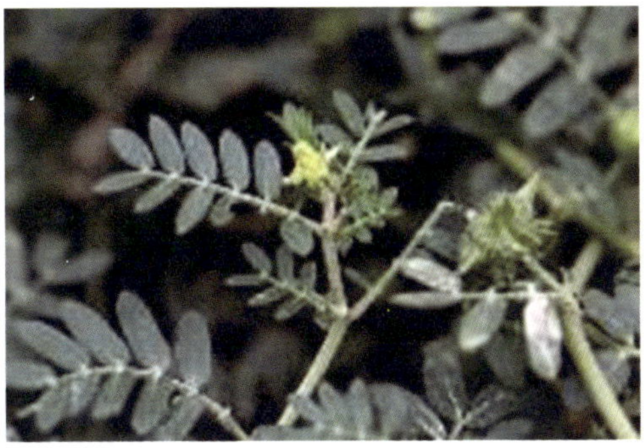

图 36　蒺藜 *Tribulus terrester*

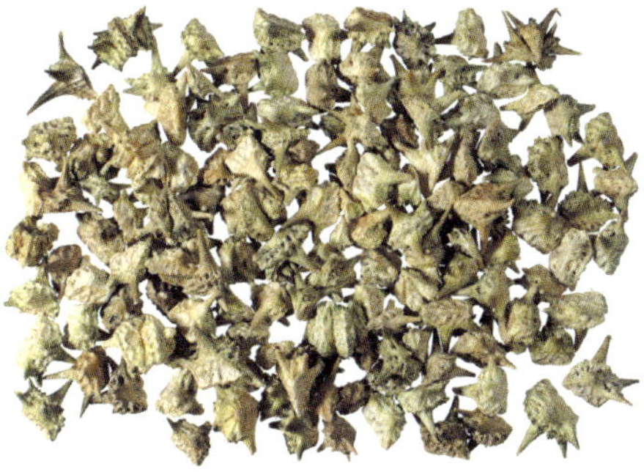

图 37　刺蒺藜药材

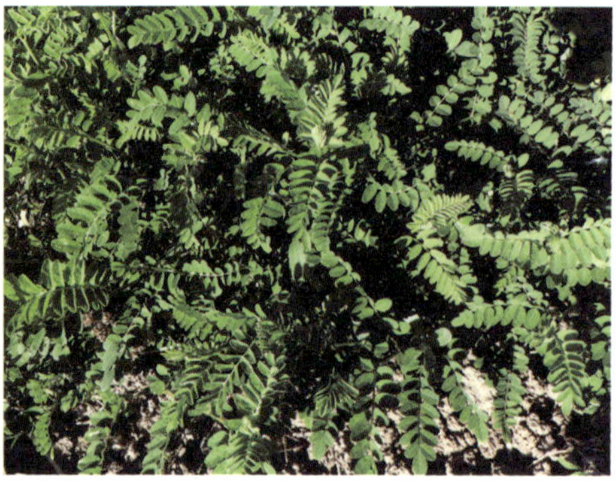

图 38 沙苑子 *Astragalus complanatus*

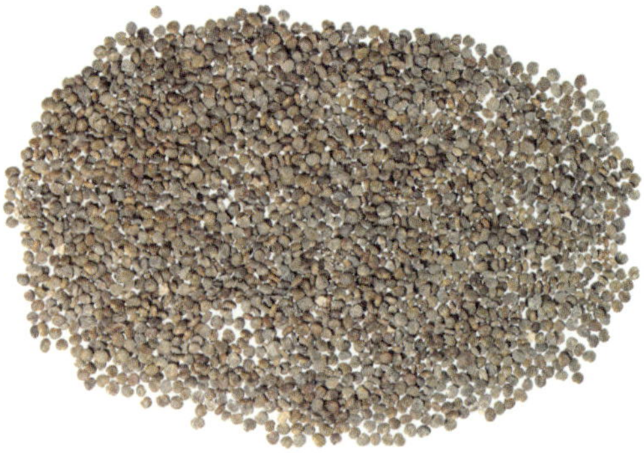

图 39 沙苑子药材

16–59 谷精草

【品图】

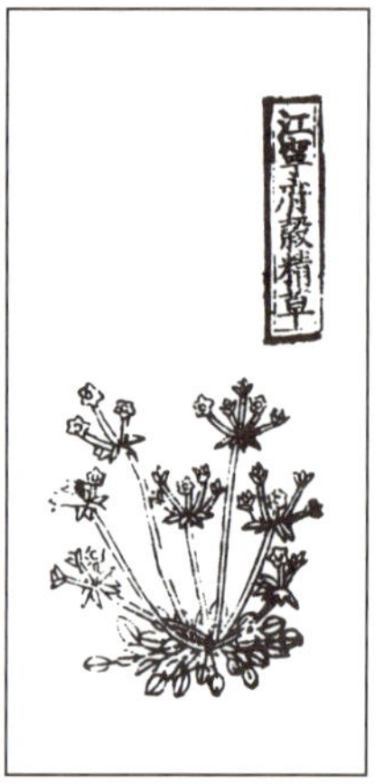

图 1 图经（大）· 江宁府谷精草

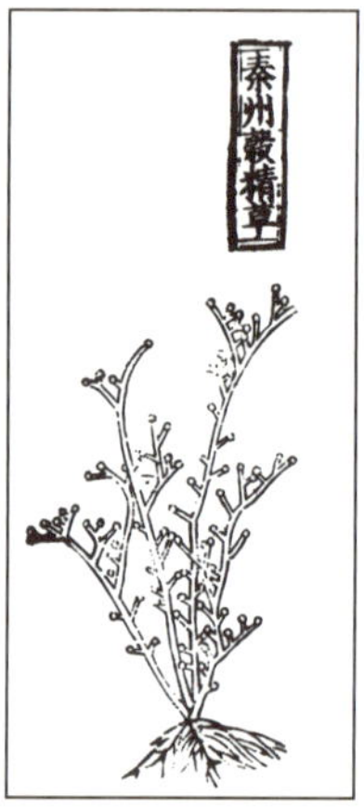

图 2 图经（大）· 秦州谷精草

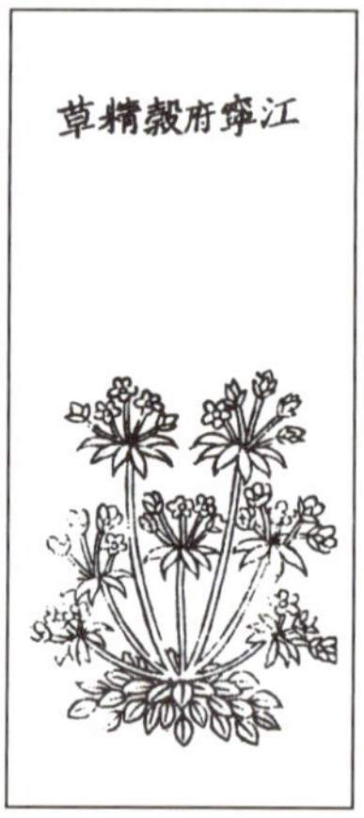

图 3 图经（政）· 江宁府谷精草

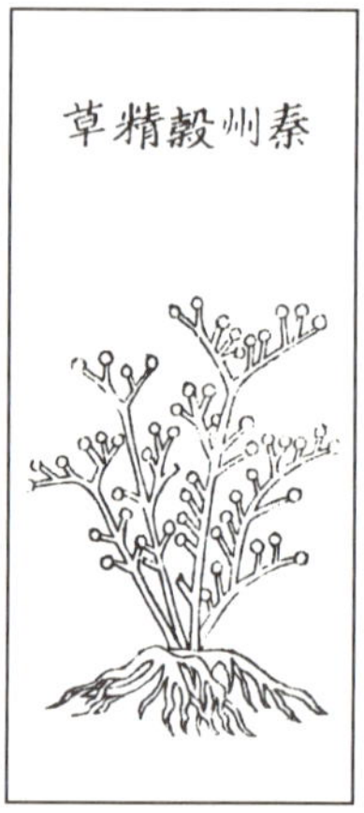

图 4 图经（政）· 秦州谷精草

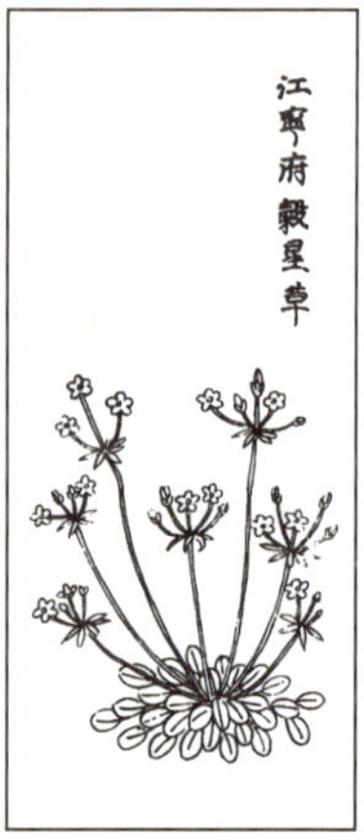

图 5 图经（绍）· 江宁府谷星草

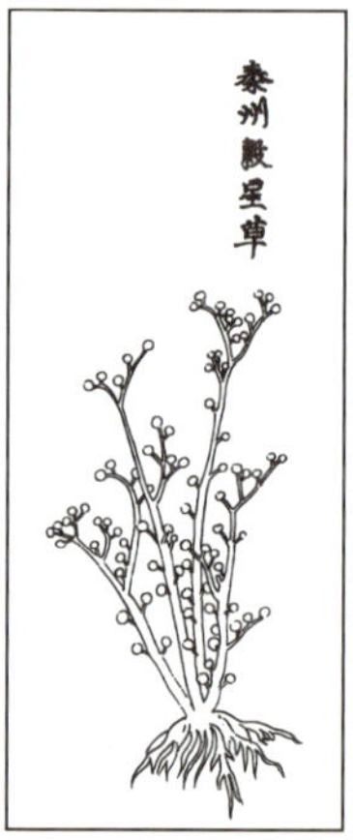

图 6 图经（绍）· 秦州谷星草

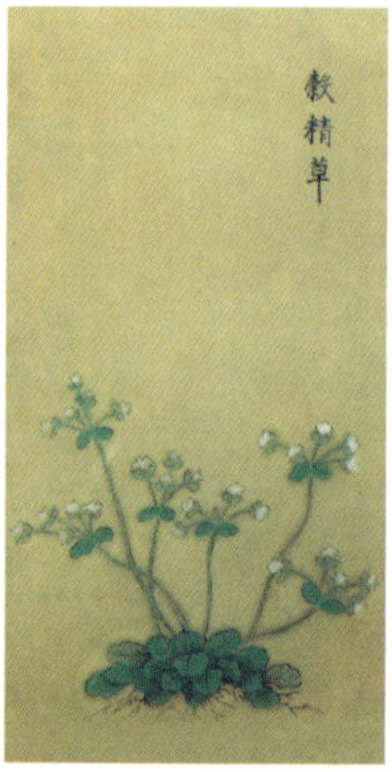

图 7 履巉岩 · 谷精草

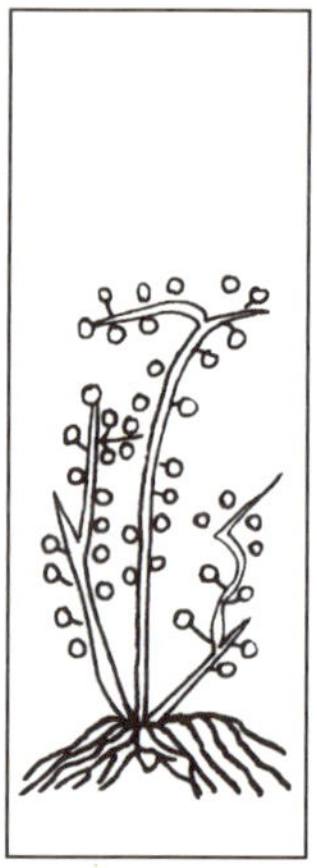

图 8 歌括 · 谷精草

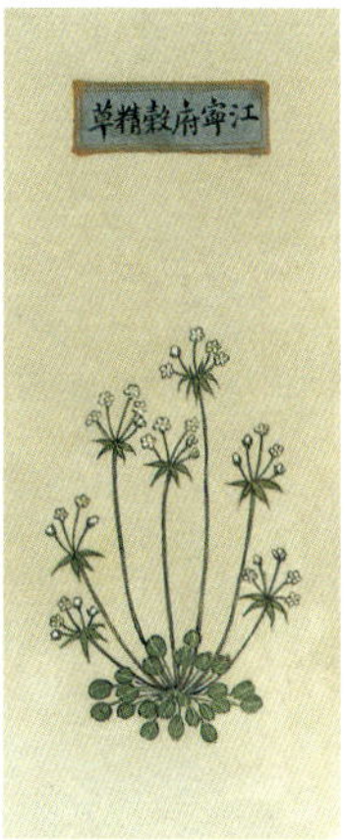

图 9　品汇·江宁府谷精草

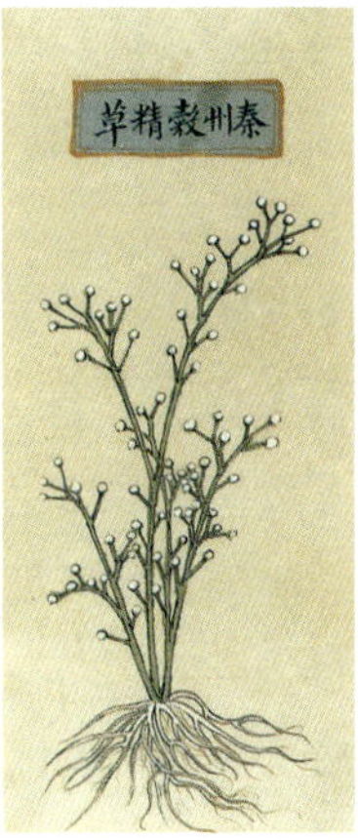

图 10　品汇·秦州谷精草

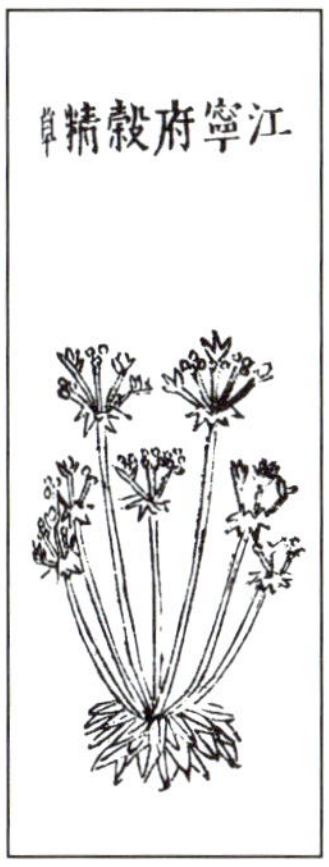

图 11　蒙筌·江宁府谷精草

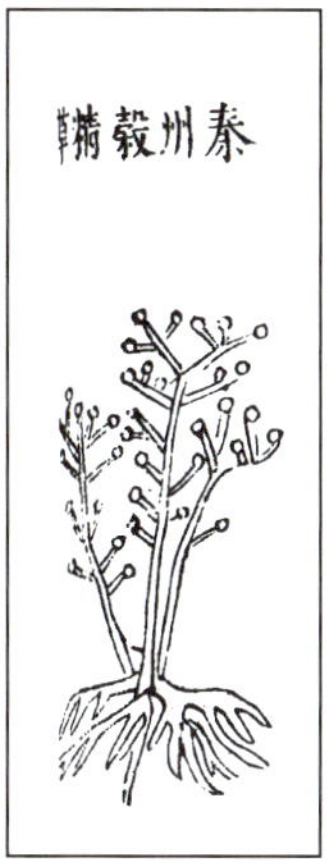

图 12　蒙筌·秦州谷精草

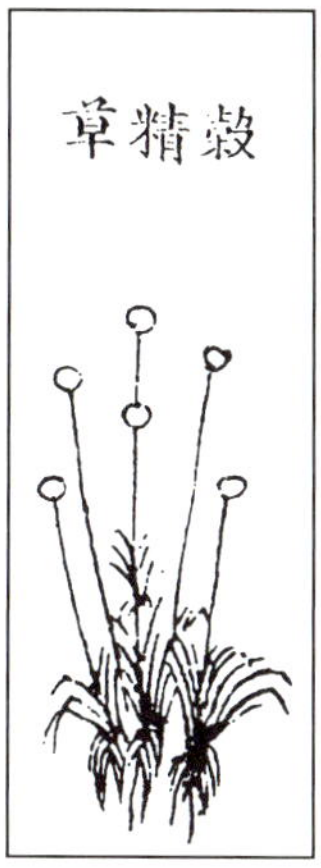

图 13　太乙·谷精草

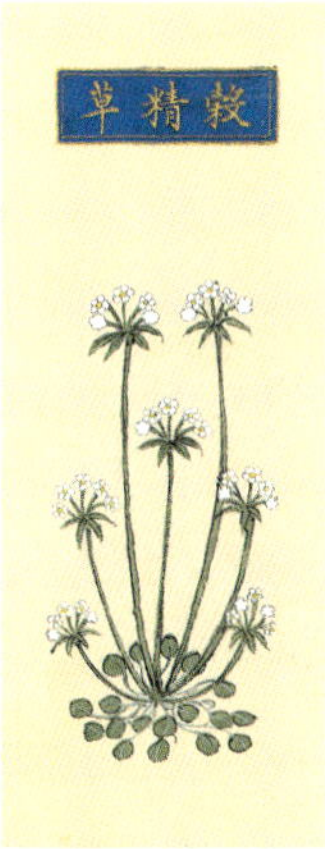

图 14　雷公·谷精草

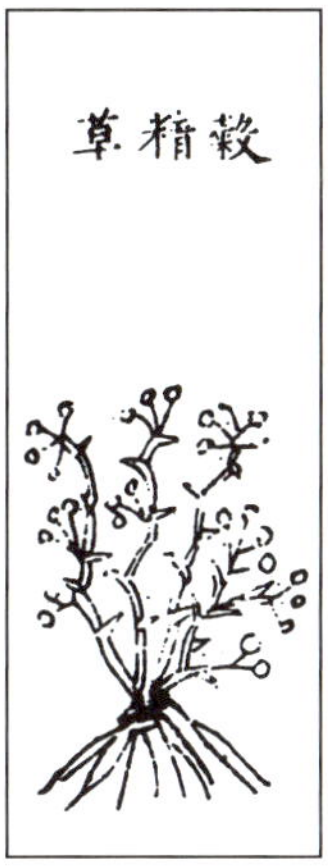

图 15　纲目（金）·谷精草

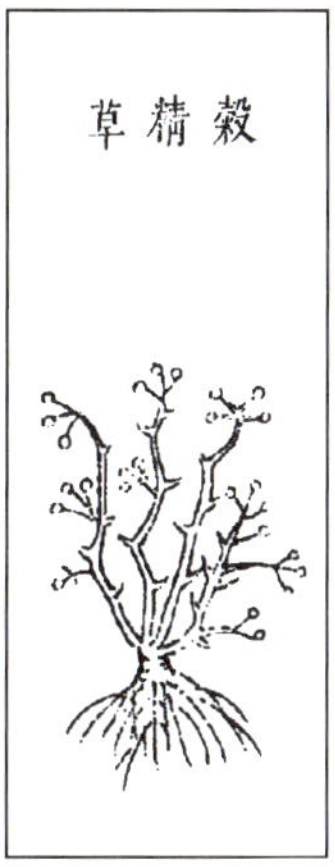

图 16　纲目（钱）·谷精草

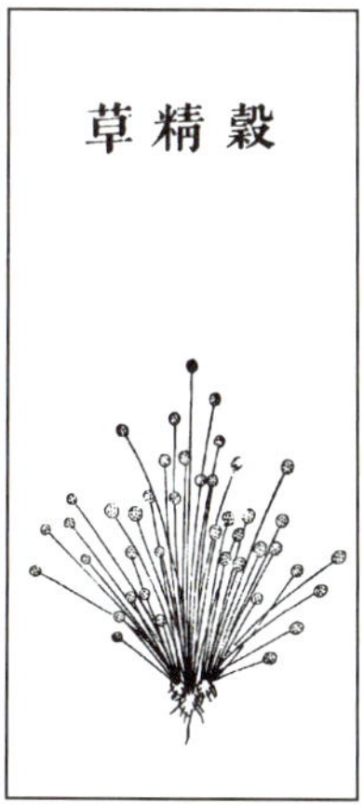

图 17　纲目（张）·谷精草

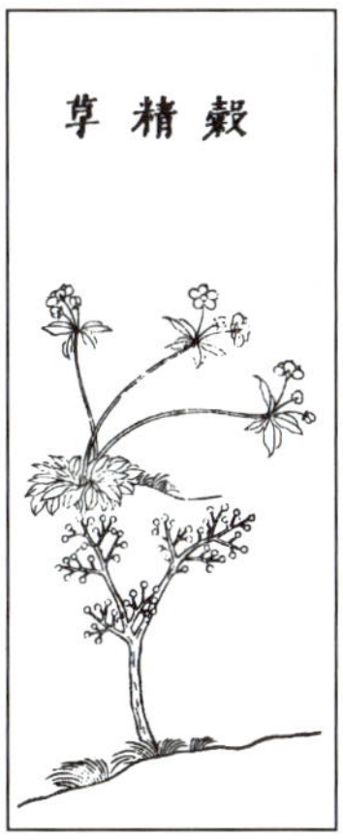

图 18　三才·谷精草

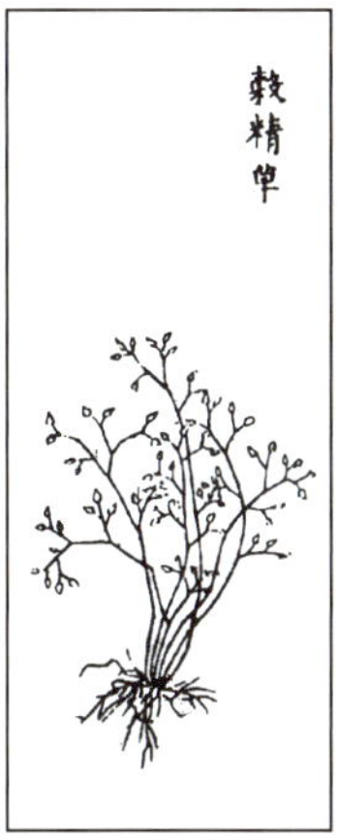

图 19　原始·谷精草

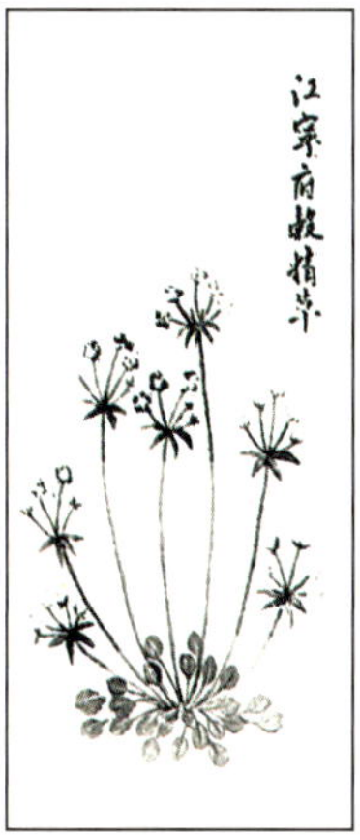

图 20　金石·江宁府谷精草

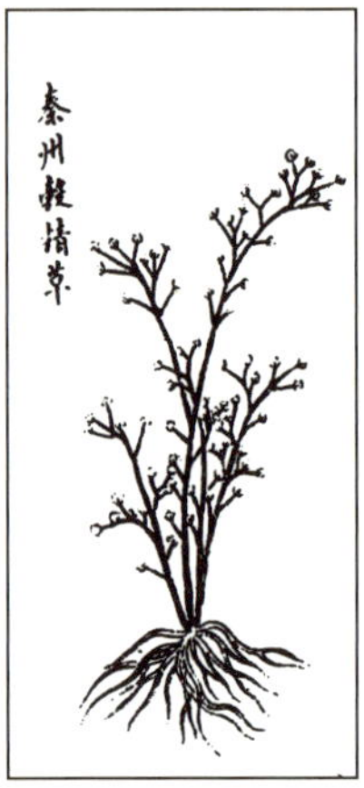

图 21　金石 · 秦州谷精草

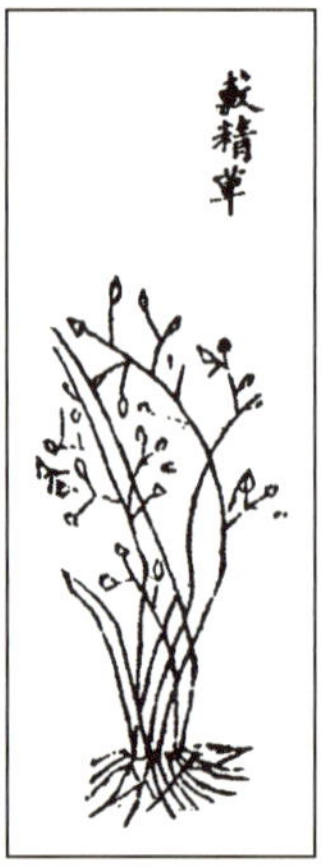

图 22　汇言 · 谷精草

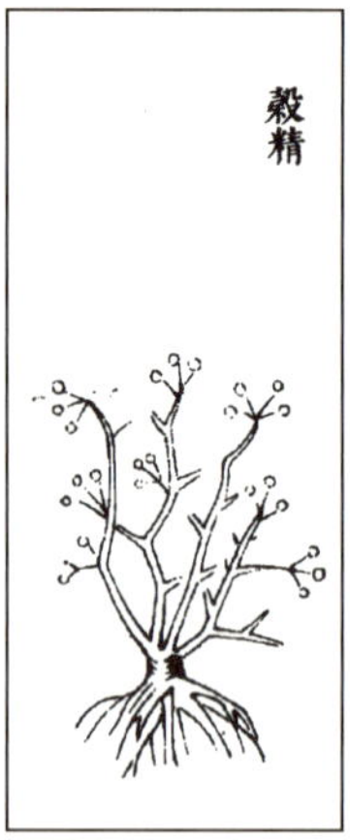

图 23　本草汇 · 谷精

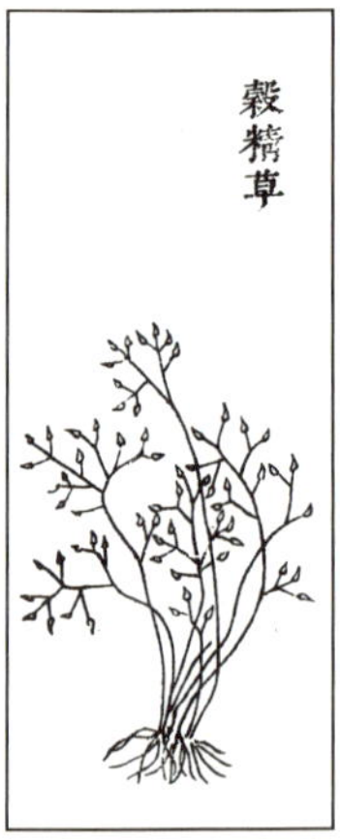

图 24　类纂 · 谷精草

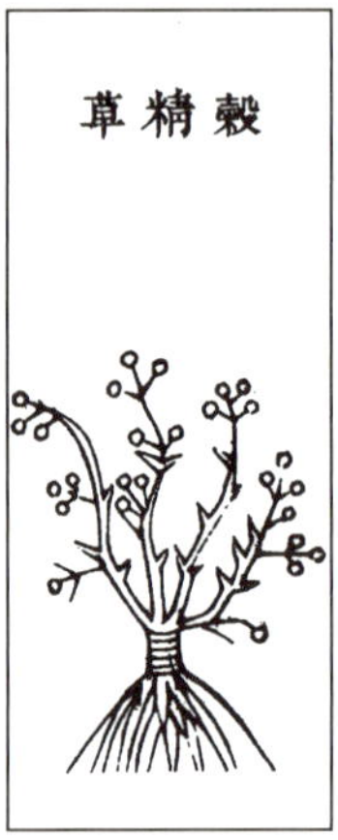

图 25　备要 · 谷精草

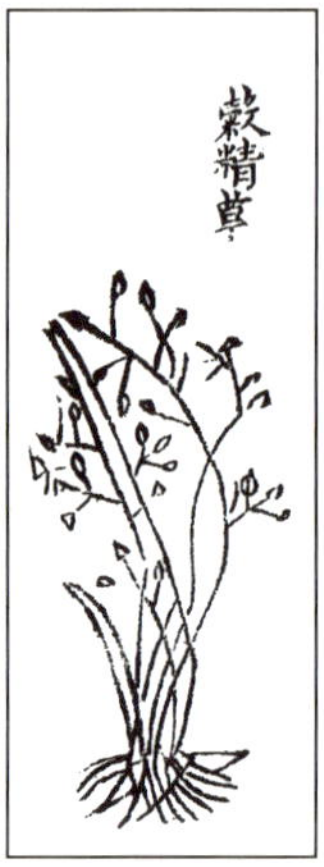

图 26　求真 · 谷精草

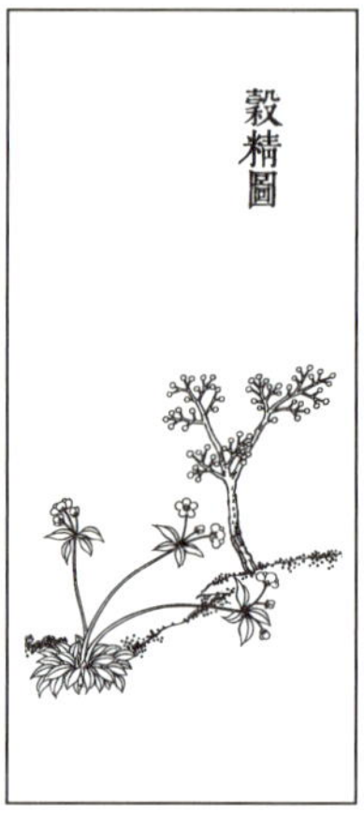

图 27　草木典 · 谷精图

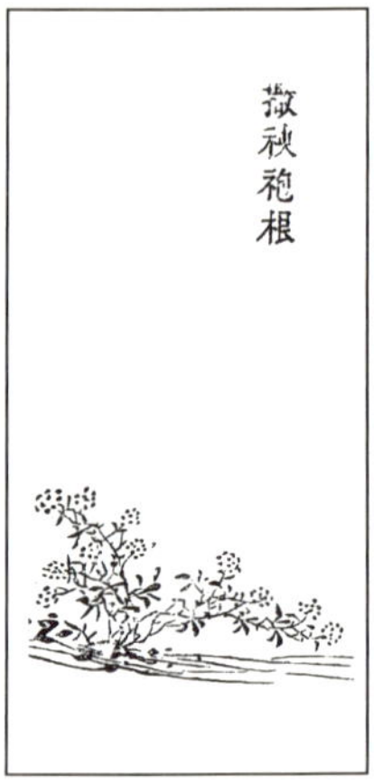

图 28　草药 · 撒秧袍根

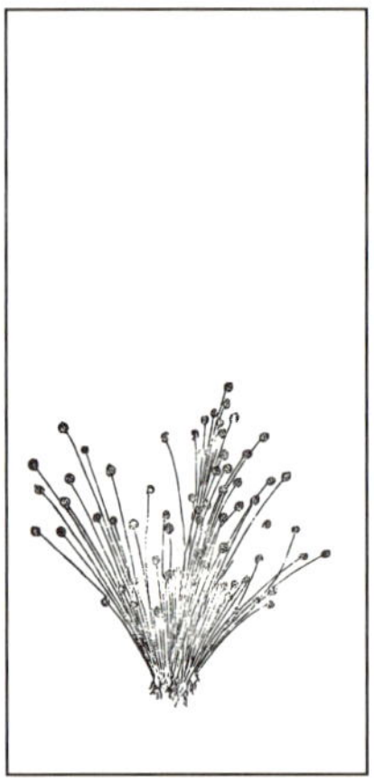

图 29　图考 · 谷精草

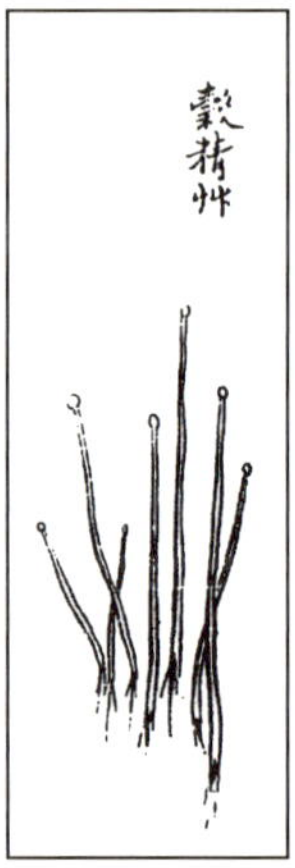

图 30　图说 · 谷精草

本品30图，取自24书，其中6幅彩图。有承继关系的图可分3个书类。

《本草图经》：该书2图。“江宁府谷精草”“秦州谷精草”图依次分别存于《大观》（图1、2）、《政和》（图3、4）、《绍兴》（图5、6）。此三传本药图基本一致，但《绍兴》2图的名称为“谷星草”。今以《政和》图3、图4为《图经》图的代表。

仿绘《图经》2图的彩色图有：《本草品汇精要》“江宁府谷精草”（图9）、“秦州谷精草”（图10），此二图的花均为白色。此后

《补遗雷公炮制便览》“谷精草”（图14）仿绘的是《品汇》图9。《金石昆虫草木状》图20、图21则依次分别仿绘《品汇》图9、图10。

仿绘《图经》2图的墨线图有：《本草歌括》“谷精草”（图8）仿绘《图经》“秦州谷精草”（图4），枝叶、花均有所简省。《本草蒙筌》图11、图12依次分别仿绘《图经》图3、图4。《本草纲目》金陵本“谷精草”（图15）仿绘《图经》“秦州谷精草”（图4）。《纲目》钱本图16又仿绘金陵本图15。《本草汇》图23、《本草备要》图25又仿绘钱本图16。另《三才图会》“谷精草”（图18）将《图经》2图合绘于一图中。图上方为“江宁府谷精草”，下方为“秦州谷精草”（将原小草误绘成小树）。《古今图书集成·草木典》“谷精图”（图27）又仿绘《三才》图18，虽然图中两种植物的位置颠倒过来了，但“秦州谷精草”如小树状的错误并未得到纠正。

《本草原始》：该书“谷精草”（图19）的仿绘者有《本草汇言》图22、《本草纲目类纂必读》图24、《本草求真》图26。

《植物名实图考》：该书“谷精草”（图29）的仿绘者仅有《本草纲目》张本图17。

以上30图中，除外22幅仿绘图，原创图尚有8幅（图3、4、7、13、19、28、29、30），详见下“鉴药”项。

【文录】

唐《本草拾遗》（见《证类》卷11“谷精草”） 陈藏器云……白花细叶。

吴越《日华子本草》（同上）《日华子》云：凉。喂饲马肥，二三月于田中生白花者。

宋《开宝本草》（同上） 二月、三月于谷田中采之。一名戴星草。花白而小圆似星。故有此名尔。

宋《本草图经》（同上）《图经》曰：今处处有之。春生于谷田中，叶、秆俱青，根、花并白色。二月、三月内采花用。一名戴星草。以其叶细，花白而小圆似星，故以名尔。又有一种，茎梗差长有节，根微赤，出秦陇间，古方稀用，今口齿药多使之。

明《本草纲目》卷16“谷精草”【释名】文星草（《纲目》）、流星草。【时珍曰】谷田余气所生，故曰谷精。【集解】【时珍曰】此草收谷后，荒田中生之，江湖南北多有。一科丛生，叶似嫩谷秧。抽细茎，高四五寸。茎头有小白花，点点如乱星。九月采花，阴干。云二三月采者，误也。

【鉴药】

“谷精草”首见于《开宝本草》。李时珍释其名曰：“谷田余气所生，故曰谷精。”此前的唐《本草拾遗》谓本品“入马药用之”。《日华子本草》云“喂饲马肥”，未言治人。《开宝》载本品“疗喉痹，齿风痛，及诸疮疥”。宋·苏颂云“今口齿药多使之”。李时珍云：“凡治目中诸病，加而用之，甚良。明目退翳之功，似在菊花之上也。”此后本品遂成为眼科要药。

本品生境、形态颇有特点。陈藏器云“白花细叶”。《日华子》云：“二三月于田中生白花者。”《开宝》云：“二月、三月于谷田中采之。一名戴星草。花白而小圆似星。故有此名尔。”苏颂云：“今处处有之。春生于谷田中，叶、秆俱青，根、花并白色。二月、三月内采花用。一名戴星草。以其叶细，花白而小圆似星，故以名尔。”李时珍曰：“此草收谷后，荒田中生之，江湖南北多有。一科丛生，叶似嫩谷秧。抽细茎，高四五寸。茎头有小白花，点点如乱星。九月采花，阴干。云二三月采者，误也。”诸家所述，不离田中。花白而小、叶细如秧。此即谷精草科谷精草属植物谷精草*Eriocaulon buergerianum* Koern.。

另苏颂提到宋代还有一种谷精草：“茎梗差长有节，根微赤，出秦陇间，古方稀用，今口齿药多使之。”据考此种相当于《图经》“秦州谷精草”（图4），为今石竹科无心菜属植物无心菜*Arenaria serpyllifolia* L.。此种今甘肃、陕西（关中各县）、河南部分地区以此草作谷精草。[1] 古本草图还显示有其他植物被用作谷精草，但据文字考证，最早、最正统的谷精草就是谷精草科植物。

1.《本草图经》：该书“江宁府谷精草”（图3）基生叶多数，叶卵圆形，数枝花葶从叶丛中抽出，伞形花序，有花4—5朵。据此，当为报春花科点地梅属植物点地梅*Androsace umbellate*（Lour.）Merr.。此种植物在江南地区称之为喉咙草，与《开宝》言谷精草疗喉痹相符。

“秦州谷精草”（图4）所绘植物支根较多，茎丛生，似无叶，茎枝均呈火柴头状。或云此图与地区当用石竹科无心菜*A. serpyllifolia*，其花序略似。但不是谷精草科植物。

2.《履巉岩本草》：该书“谷精草”（图7）为彩绘写生图，根出叶丛生，呈莲座状平铺于地。叶片近圆形，边缘有圆齿；花茎自叶丛抽出，6枝，顶端有小伞梗4—5枚，排列为伞形花序等。这些特征与报春花科点地梅*A.umbellata*一致。[2]

3.《太乙仙制本草药性大全》：该书所绘药图很多不靠谱，但此“谷精草”（图13）令人刮目相看。其线条虽少，但准确表现了叶线形如秧、花葶多数，花成熟时为小球形。此即谷精草科植物谷精草*E. buergerianum*。

4.《本草原始》：该书“谷精草”（图19）根纤细，茎丛生，叶片细小，聚伞花序。可能是因为取干燥药材做标本绘图，故其叶片脱落较多。据此图形，此植物当为石竹科无心菜*A. serpyllifolia*。绘图者李中立，河南杞县人，今河南地区用此种作谷精草。

5.《草药图经》：该书“撒秧袍根”条云“即谷精草”。正文抄自《本草纲目》。此图（图28）所示，不是谷精草科与报春花科植物，略与石竹科植物接近。凭此图

1　谢宗万：《中药材品种论述》中册，上海：上海科学技术出版社，1994：393.

2　［宋］王介撰绘，郑金生校注：《履巉岩本草》，见《南宋珍稀本草三种》，北京：人民卫生出版社，2007：23.

无法确定基原。

6.《植物名实图考》：该书“谷精草”（图29）为谷精草科植物谷精草*E. buergerianum*的准确写生图。成熟的花序球在花葶之顶，花葶众多从根部抽出。

7.《本草简明图说》：该书“谷精草”（图30）虽仅绘几根光细棍，头上有火柴头般大的圆球，但此与谷精草*E. buergerianum*的花葶非常接近。绘图人未绘线状叶，是其不足。

【小结】

“谷精草”自宋初正式进入主流本草，今为眼科要药。其最初的来源具有生田中，叶细如秧，花白而小圆似星的特点，此即谷精草科植物谷精草*Eriocaulon buergerianum* Koern.。另《图经》所述出秦陇间的谷精草，今考为石竹科植物无心菜*Arenaria serpyllifolia* L.。《本草图经》《履巉岩本草》等所绘图形，则为报春花科植物点地梅*Androsace umbellata*（Lour.）Merr.之类。

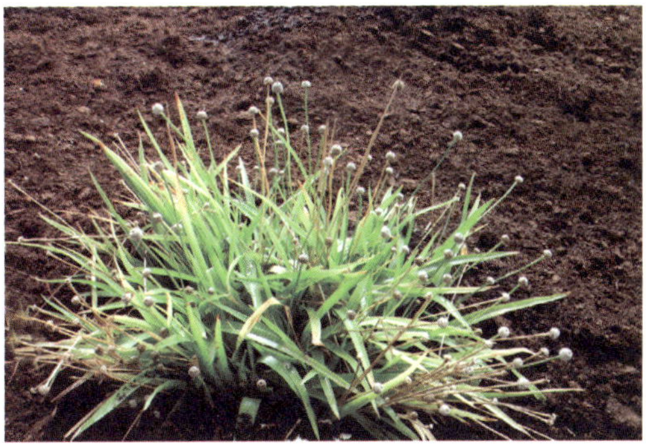

图31　谷精草 *Eriocaulon buergerianum*

16-60　海金沙

【品图】

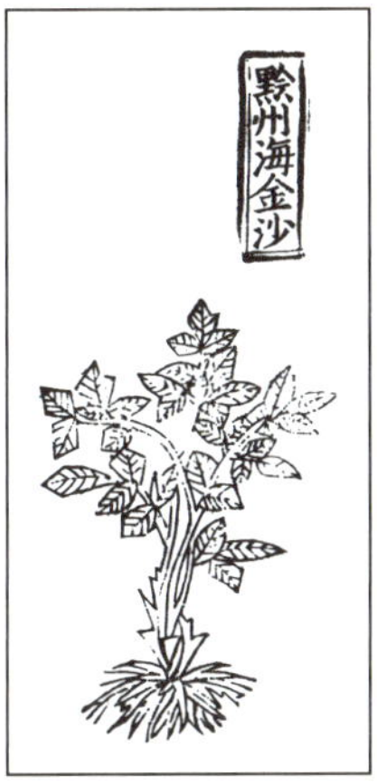

图1　图经（大）·黔州海金沙

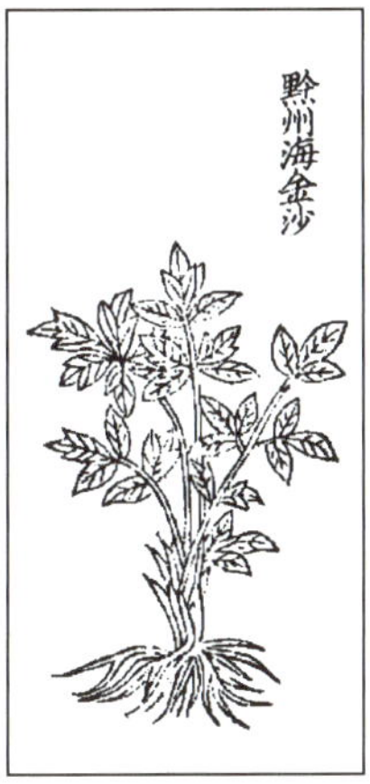

图2　图经（政）·黔州海金沙

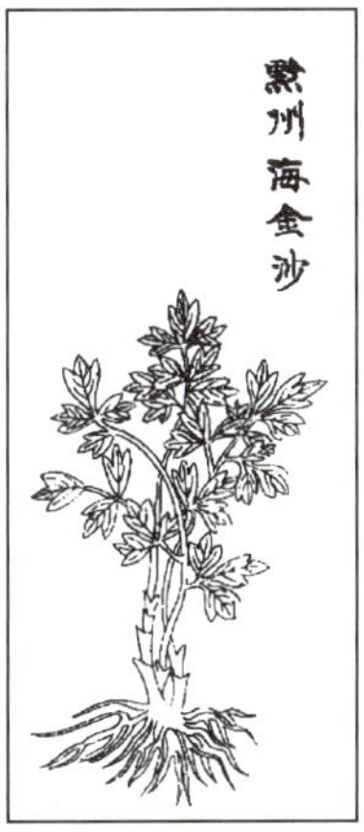

图3　图经（绍）·黔州海金沙

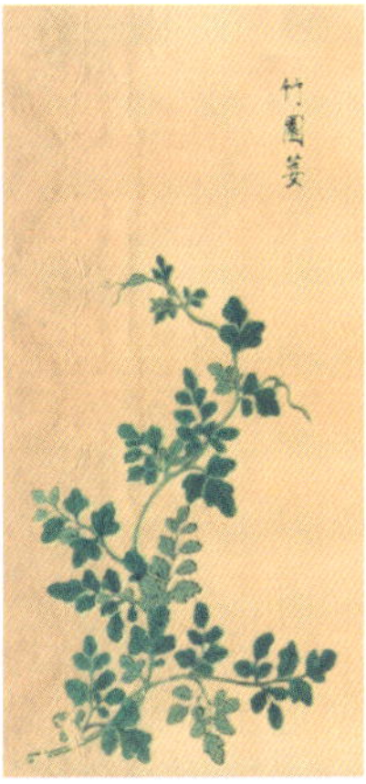

图4　履巉岩·竹园荽

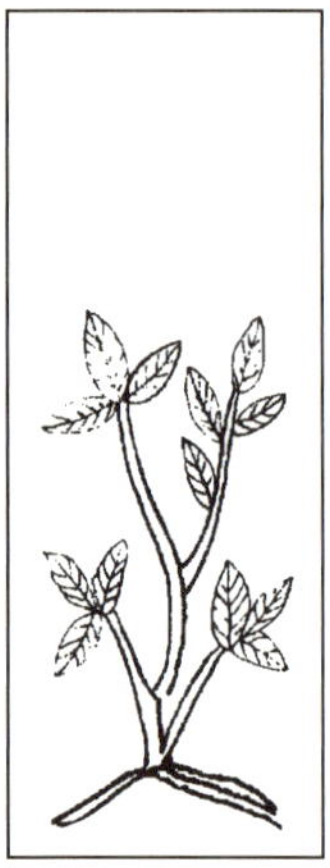

图 5　歌括 · 海金砂

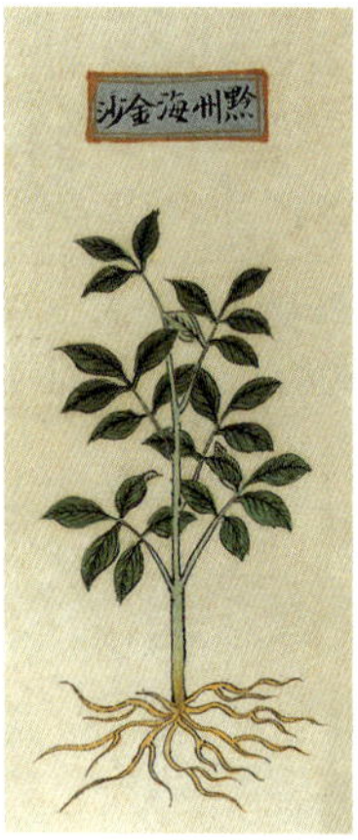

图 6　品汇 · 黔州海金沙

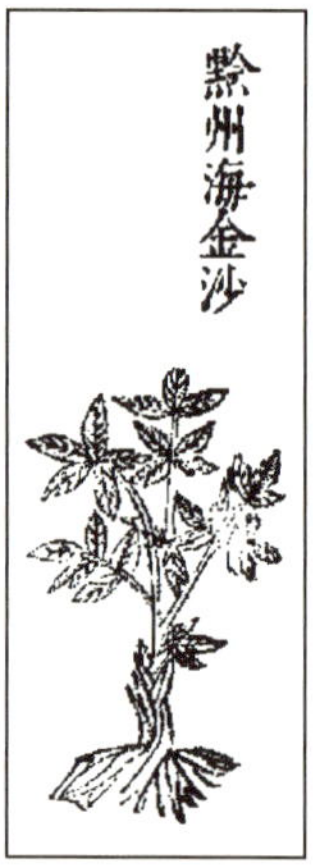

图 7　蒙筌 · 黔州海金沙

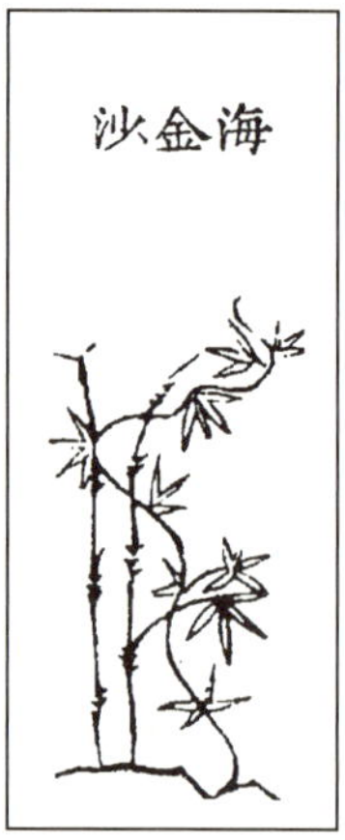

图 8　太乙 · 海金沙

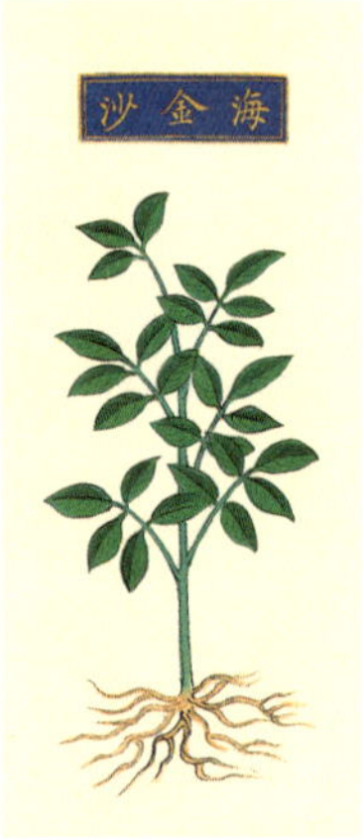

图 9　雷公 · 海金沙

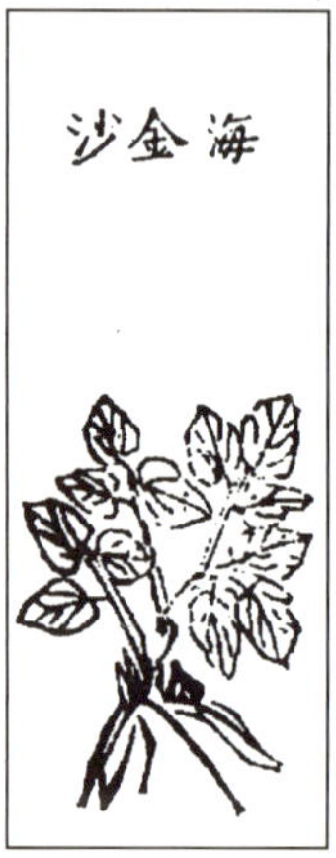

图 10　纲目（金）· 海金沙

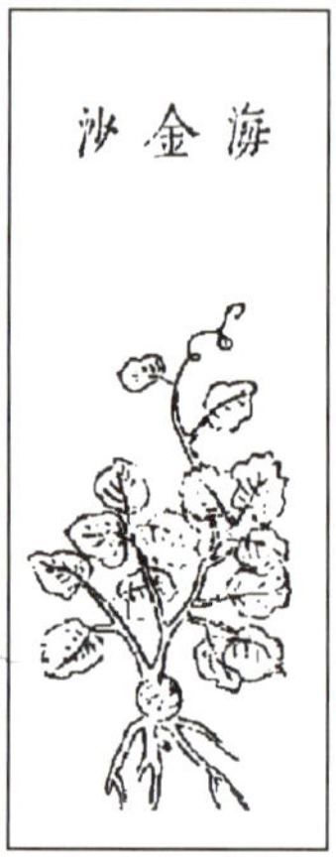

图 11　纲目（钱）· 海金沙

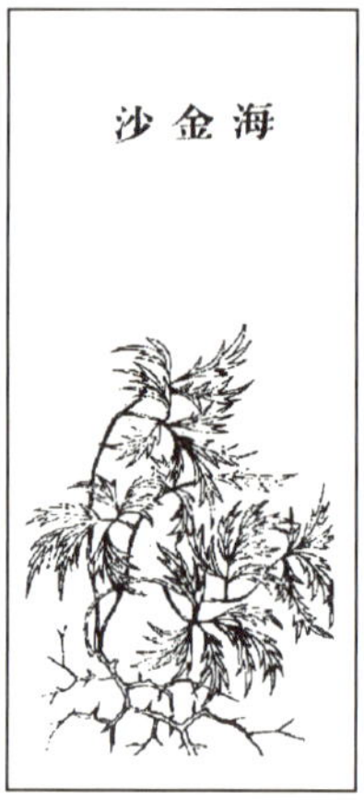

图 12　纲目（张）· 海金沙

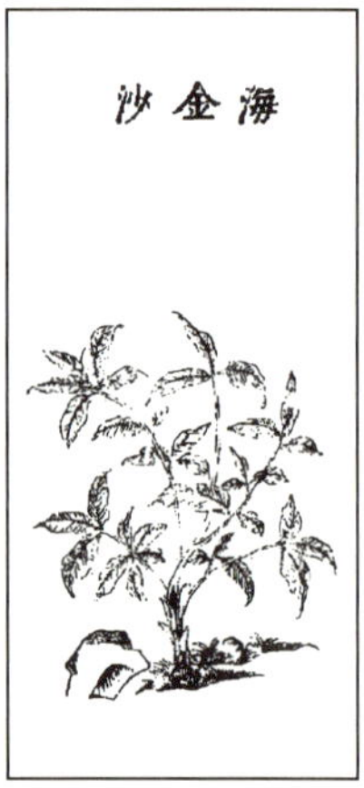

图 13　三才 · 海金沙

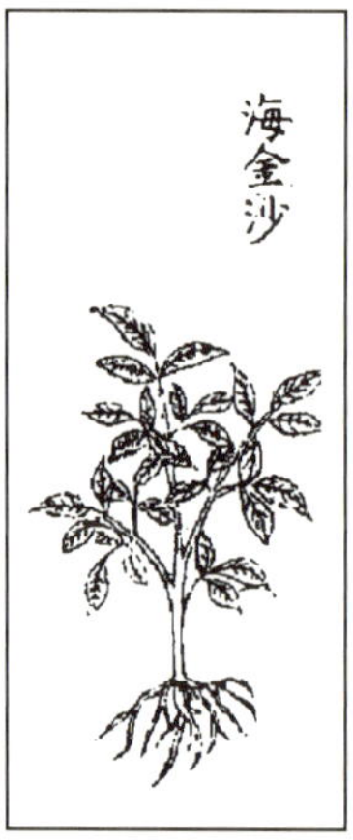

图 14　原始 · 海金沙

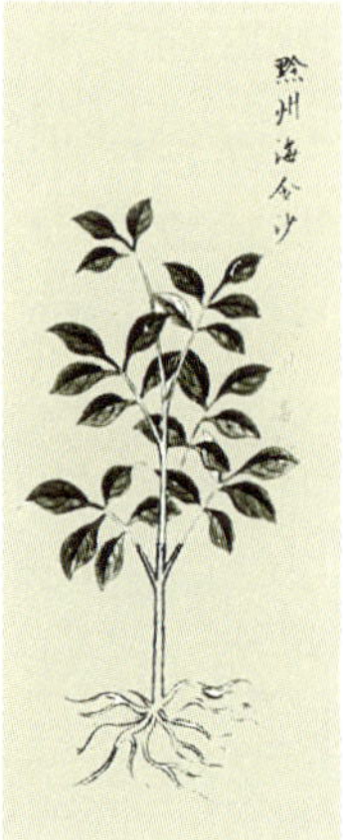

图 15　金石 · 黔州海金沙

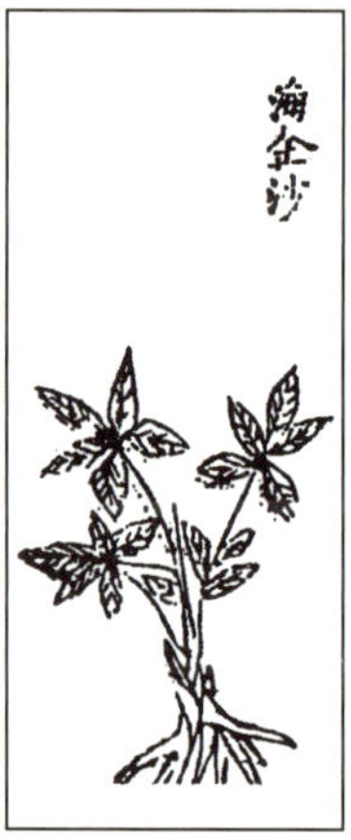

图 16　汇言 · 海金沙

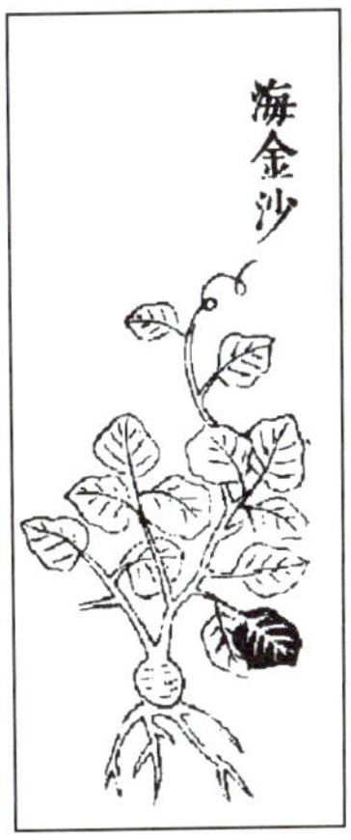

图 17　本草汇 · 海金沙

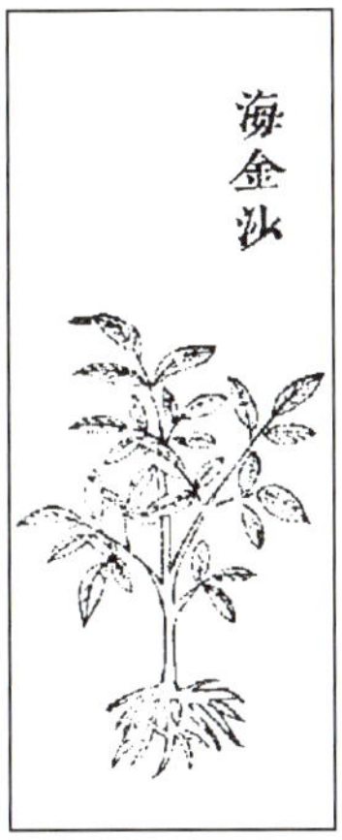

图 18　类纂 · 海金沙

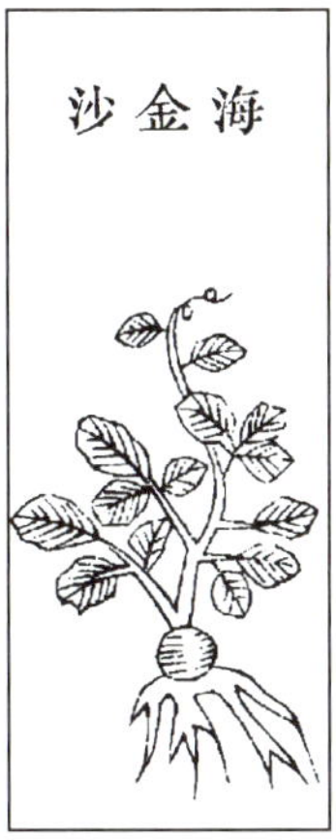

图 19　备要 · 海金沙

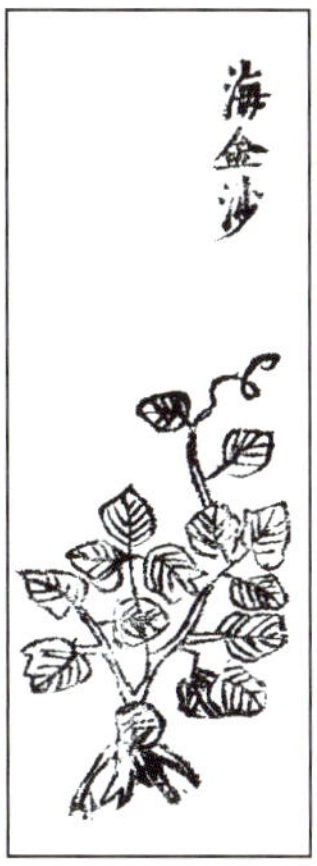

图 20　求真 · 海金沙

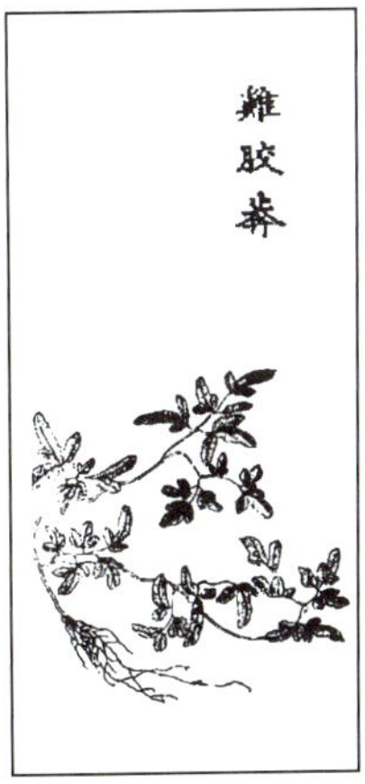

图 21　质问 · 鸡胶莽

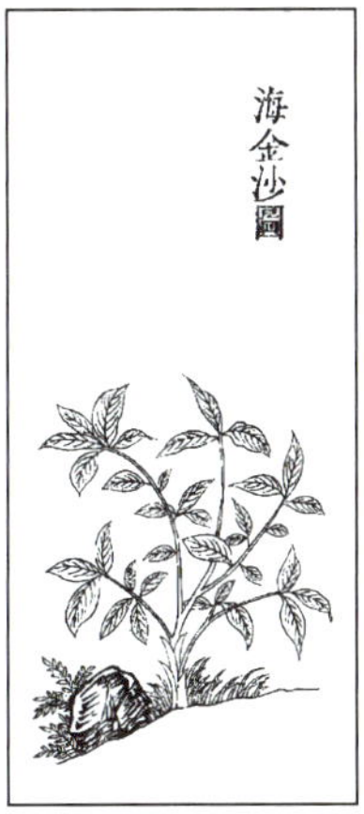

图 22　草木典 · 海金沙图

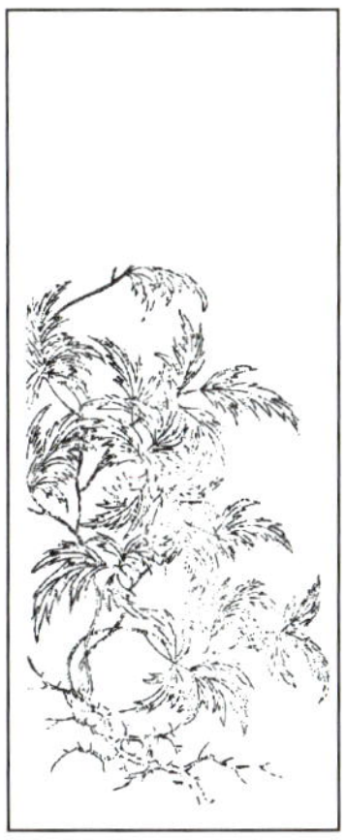

图 23　图考 · 海金沙

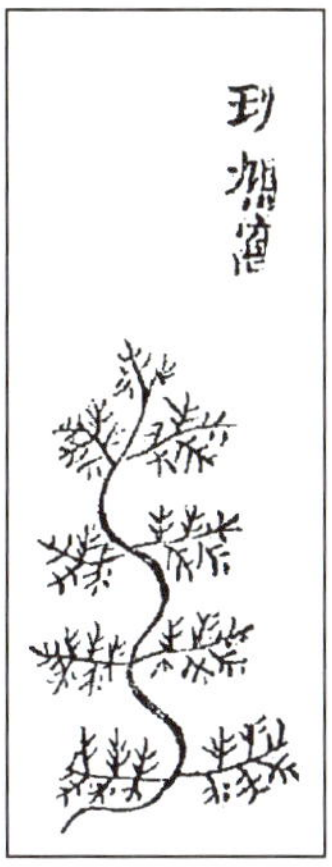

图 24　便方 · 斑鸠窝

本品24图，取自24书，其中4幅彩图。有承继关系的图可分2个书类。

《本草图经》：该书“黔州海金沙”图分别存于《大观》（图1）、《政和》（图2）、《绍兴》（图3）。此三传本药图基本一致。今以《政和》图2为《图经》图的代表。

仿绘该图的彩色图有：《本草品汇精要》“黔州海金沙”（图6），该图为求图案简洁，省略了很多羽片叶的分裂变化，使仿绘后的植物成一棵小树状。此后《补遗雷公炮制便览》“海金沙”（图9）、《金石昆虫草木状》“黔州海金沙”（图15）又仿绘《品汇》图6。

仿绘该图的墨线图有：《本草歌括》“海金沙”（图5）高度简略，几乎面目全非。《本草蒙筌》“黔州海金沙”（图7）基本仿绘《图经》图2。《本草纲目》金陵本“海金沙”（图10）仿绘《图经》图2，但对枝叶予以简省，使之宛如全是基生复叶。《纲目》钱本图11在金陵本基础上予以修润改绘，除线条柔和圆润外，还增添卷须，示意植株高攀。此后仿绘钱本图11者有《本草汇》图17、《本草备要》图19、《本草求真》图20。另《三才图会》图13仿绘《图经》图2，再增土地背景。《古今图书集成·草木典》“海金沙图”（图22）又仿绘《三才》图13。讲究写生绘图的《本草原始》，其“海金沙”（图14）明显仿绘自《图经》图2，但也绘成了树状。《本草纲目类纂必读》图18又忠实仿绘了《原始》图14。《本草汇言》“海金沙”（图16）仿绘的似乎是《图经》的《大观》本图1。

《植物名实图考》：该书“海金沙”（图23）的仿绘者唯有《本草纲目》张本图12。

以上24图中，除外18幅仿绘图，原创图尚有6幅（图2、4、8、21、23、24），详见下“鉴药”项。

【文录】

宋《嘉祐本草》（见《证类》卷11“海金沙”） 出黔中郡。七月收采。生作小株，才高一二尺。收时全科于日中暴之，令小干纸衬，以杖击之，有细沙落纸上，旋收之，且暴且击，以沙尽为度。

宋《本草图经》（同上） 海金沙，生黔中山谷，湖南亦有。初生作小株，高一二尺。七月采得，日中暴令干，以纸衬，击取其沙，落纸上，旋暴旋击，沙尽乃止。

明《本草纲目》卷16“海金沙” 【释名】竹园荽。【时珍曰】其色黄如细沙也。谓之海者，神异之也。俗名竹园荽，象叶形也。【集解】【时珍曰】江、浙、湖、湘、川、陕皆有之，生山林下。茎细如线，引于竹木上，高尺许。其叶细如园荽叶而甚薄，背面皆青，上多皱文。皱处有沙子，状如蒲黄粉，黄赤色。不开花，细根坚强。其沙及草皆可入药。方士采其草取汁，煮砂、缩贺。

琉球《质问本草》外篇卷3“鸡胶莽（海金沙）” 春时宿根生蔓着叶，秋叶背生粉如黄沙。俗名鸡胶莽。

【鉴药】

“海金沙”首见于《嘉祐本草》。一名竹园荽。李时珍释其名曰：“其色黄如细沙也。谓之海者，神异之也。俗名竹园荽，象叶形也。”本品最初的功效为通利小肠，此功效沿用至今，仍为常用利水通淋药。

本品是蕨类植物，其形态迥然不同于一般的种子植物。本品的细小色黄的孢子被称之为“沙”。《嘉祐本草》介绍本品的形态与采集方法为：“七月收采。生作小株，才高一二尺。收时全科于日中暴之，令小干纸衬，以杖击之，有细沙落纸上，旋收之，且暴且击，以沙尽为度。”故药用乃本品的成熟孢子。

李时珍又补充说明：“江、浙、湖、湘、川、陕皆有之，生山林下。茎细如线，引于竹木上，高尺许。其叶细如园荽叶而甚薄，背面皆青，上多皱文。皱处有沙子，状如蒲黄粉，黄赤色。不开花，细根坚强。其沙及草皆可入药。”其中“上多皱文。皱处有沙子”指的就是孢子囊，囊中有孢子。据此，本品的基原即海金沙科海金沙属植物海金沙*Lygodium japonicum*（Thunb.）Sw.。

1.**《本草图经》**：该书“黔州海金沙”（图2）所绘植物宛如多数羽状复叶基生的种子植物，无主根，须根多数。黔州即今重庆市彭水县。严格地说，本图不像是蕨类植物的图形。但在对蕨类植物缺乏深入了解的古代，面对细长缠绕、高达数米的海金沙，古代绘图者只好将其羽片绘成一回或二回羽状复叶形。可能找不到其根状茎，只好绘一般的须根。至于孢子囊的表达则更为困难。故在首次版刻药图中，海金沙被绘成图中模样是可以理解的。此图仍是旨在表达叶有多回羽状分裂的海金沙*L. japonicum*。后来的仿绘者不明原植物形态，随心所欲修饰改绘，故导致本草书中有多种失真的海金沙图。

2.**《履巉岩本草》**：该书的绘图者是画家。其写生绘制的“竹园荽”（图4）较好地表现了海金沙的叶轴细长缠绕状态。图中还有两卷须，是此书的一种示意缠绕的画法，并非实有卷须。其羽片的质地、分裂的形状等都得到较好地表达，故此图是古代海金沙*L. japonicum*插图中较好的一幅。

3.**《太乙仙制本草药性大全》**：该书“海金沙”（图8）虽然简单，但并非随意挥洒。弯曲攀缘的“茎”，以及竹叶般攒集的叶，虽然不能反映实物的状态，但其示意海金沙是缠绕攀缘的植物还是有效果的。

4.**《质问本草》**：该书“鸡胶莽”注明此是海金沙的俗名，并说明此植物“春时宿根生蔓着叶，秋叶背生粉如黄沙”。其图（图21）较好地选取了一小段羽片予以写生，让人一看就知道画的是海金沙*L. japonicum*。

5.**《植物名实图考》**：该书“海金沙”（图23）也是写生图。此图精细地描绘了根茎部，以及羽片复杂的分裂形式，可鉴定为海金沙*L. japonicum*。但整个图形不能像《履巉岩本草》海金沙图一样，让人领略该植物的神韵风采。

6.**《草木便方》**：该书“斑鸠窝”又名“坐篆藤”，即左转藤。以治五淋为主要功效。其图（图24）亦为示意图，示意此为海金沙*L. japonicum*，有缠绕的叶轴与二回分裂的羽片。

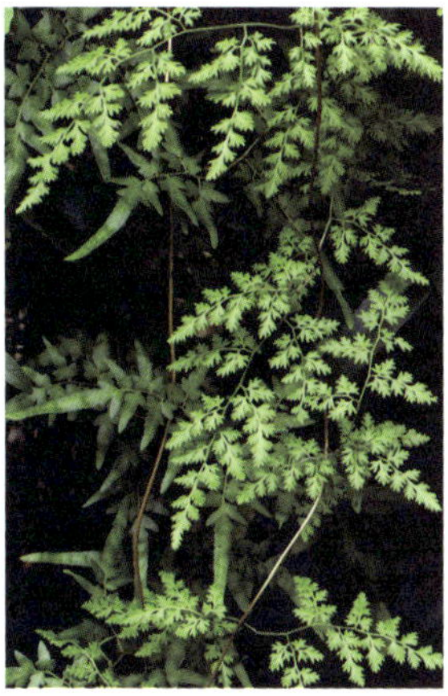

图 25　海金沙 *Lygodium japonicum*

【小结】

“海金沙”是古本草中唯一使用其孢子的蕨类

植物。因此古本草对本品描述的术语以及绘图方法都与现代有较大差距。但这不妨碍确认本品基原为海金沙科植物海金沙*Lygodium japonicum*（Thunb.）Sw.。《履巉岩本草》《质问本草》《植物名实图考》等本草用不同的形式描绘出了本品的形态。

16-61　地杨梅

【品图】

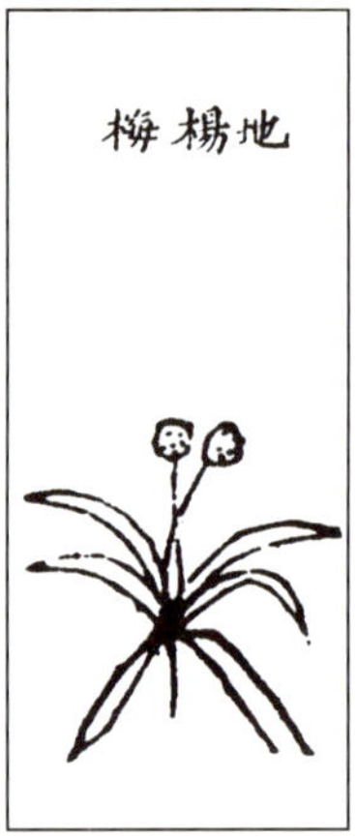

图1　纲目（金）·地杨梅

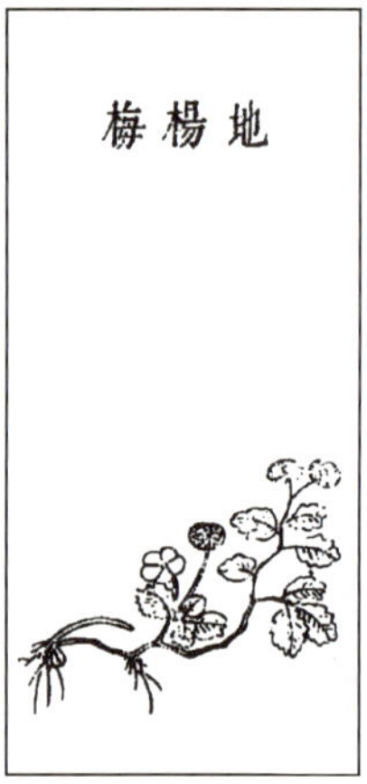

图2　纲目（钱）·地杨梅

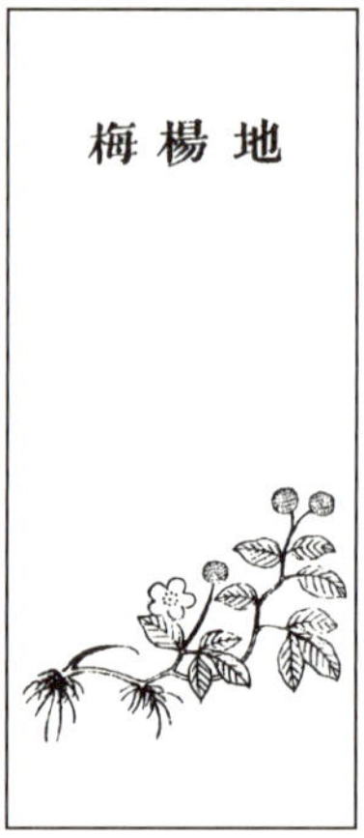

图3　纲目（张）·地杨梅

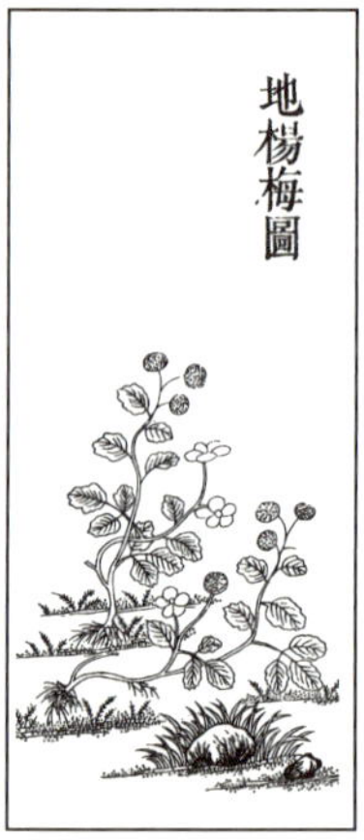

图4　草木典·地杨梅图

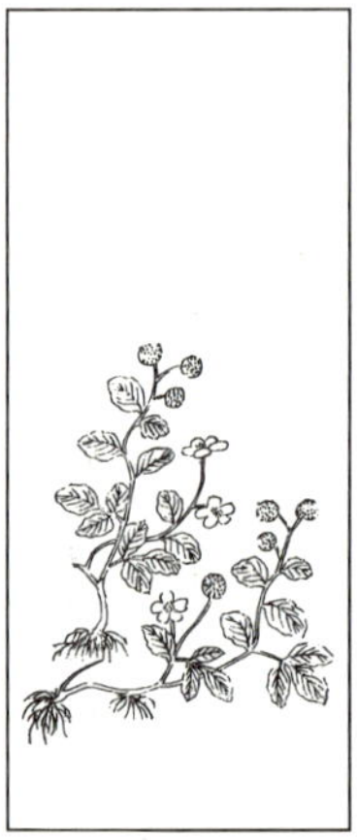
图5　图考·地杨梅

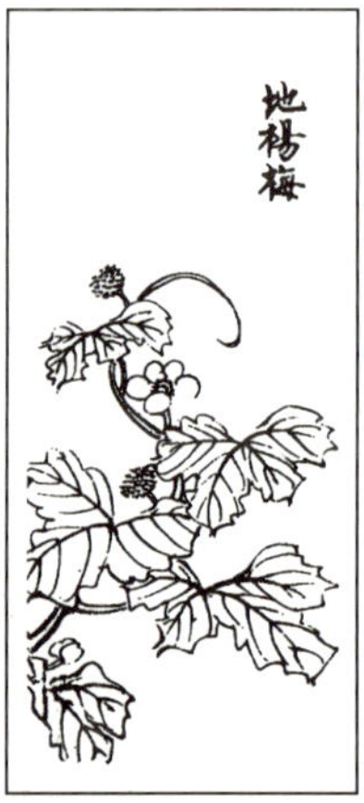

图6　图说·地杨梅

本品6图，取自6书。有承继关系的图仅1个书类。

《本草纲目》（钱本）：该书“地杨梅”（图2）的仿绘者为《纲目》张本图3（其叶片参考了《图考》图5）、《古今图书集成·草木典》“地杨梅图”（图4）。该图除修饰之外，还增加了土地背景，又增绘同样的一植株。《植物名实图考》除背景之外，全盘转绘《草木典》图4而成图5。另一个直接从《纲目》钱本图2仿绘的图是《本草简明图说》图6。该图师其意再重新组织而成新图，但却毫无鉴定新意。

以上6图中，除外4幅仿绘图，原创图尚有2幅（图1、2），详见下“鉴药”项。

【文录】

唐《本草拾遗》(见《证类》卷6“地杨梅”) 陈藏器云：生江东温湿地。四、五月有子似杨梅，苗如蓑草也。

清《植物名实图考》卷14“地杨梅” 按图似即水滨水杨柳。与原说不肖。姑存之以备考。

【鉴药】

“地杨梅”首见于《本草拾遗》。陈藏器云：“生江东温湿地。四五月有子似杨梅。”或以此得名。原载可治赤白痢。后世都无用者。

唐·陈藏器述其形态，云“有子似杨梅，苗如蓑草”。李时珍转引时将“蓑草”改为“莎草”。“蓑草”一般认为是禾本科植物，“莎草”为莎草科植物，相差甚大。《中华本草》考证：“地杨梅始载于唐代《本草拾遗》,云‘地杨梅……苗如莎草也’。”此说明该书没有引《本草拾遗》的原始文献，是从《本草纲目》转引。又《中华本草》据“明代《纲目》附图中所绘之地杨梅图确似灯心草科植物，与多花地杨梅*L.multiflora*(Retz.)Lej.近似”。故该书最后考订地杨梅为灯心草科植物地杨梅*Luzula capitata*(Miq.)ex Kom.[*L. campestris*(L.)DC. var. *capitata* Miq.]，或多花地杨梅*L.multiflora*(Retz.)Lej.[*Juncus multiflora* Retz.]。[1]其实此类植物的花、果根本不似杨梅。只能聊备一说。该书且指出《植物名实图考》所绘地杨梅是蔷薇科植物，似为蛇莓*Duchesnea indica*(Andr.)Focke。[1]此亦不明《图考》所绘并非原创图，属转绘而来，不能作为考证依据。

1.《本草纲目》(金陵本)：该书“地杨梅”(图1)绘一植物，基生线形叶，有两花葶，顶端为圆形花序或果实。如此简单的图，鉴定为灯心草科植物地杨梅*L. capitata*及其近缘植物固无不可。若说此图是简化的谷精草图,似乎也能自圆其说。但无论是灯心草科还是谷精草科植物，都不完全符合陈藏器所言“有子似杨梅”。

2.《本草纲目》(钱本)：钱本改绘药图者，不精通医药。他们看不惯金陵本笨拙粗劣的图，经常改换药图。地杨梅的苗无论是似“蓑草”还是“莎草”，都属于单子叶植物。而该书“地杨梅”(图2)所绘有匍匐茎，叶互生，或单叶、或三出复叶，花五瓣，类聚合果，如杨梅可食。此似为蛇莓*Duchesnea indica*(Andr.)Focke。蛇莓全草可治痢疾。它在民间有地莓、地杨梅的别称。因此钱本改绘的植物图也许改对了。无论如何，此图不是单子叶植物，与陈藏器云“苗如蓑草”不符。

【小结】

“地杨梅”是出现在唐代的一味植物药，后世罕见使用。其形态原载“子似杨梅，苗如蓑草”。现代学者据《纲目·附图》,云是灯心草科植物地杨梅*Luzula capitata*(Miq.)

---

1 国家中医药管理局《中华本草》编委会：《中华本草》(8)，上海：上海科学技术出版社，1999：296.

ex Kom.，或多花地杨梅*L.multiflora*（Retz.）Lej.。可备一说。《本草纲目》金陵本所绘之图简单，可考为单子叶植物，与《本草拾遗》原载“苗如蓑草”不悖，但未见此类植物有果似地杨梅者。《纲目》钱本改绘之图似为蛇莓*Duchesnea indica*（Andr.）Focke。其治痢之功与“地杨梅”相符。

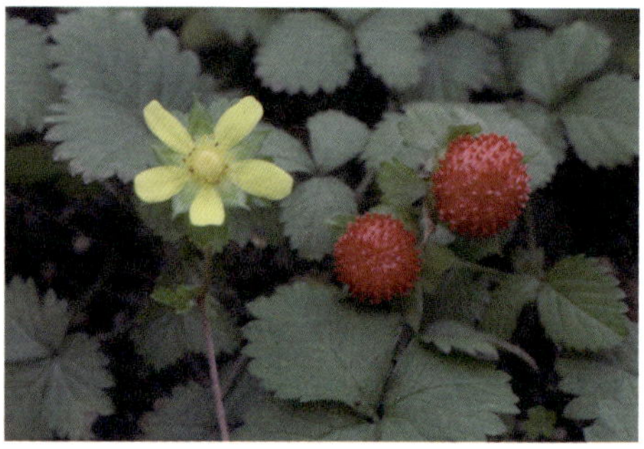

图7 蛇莓 *Duchesnea indica*

16-62 地蜈蚣草

【品图】

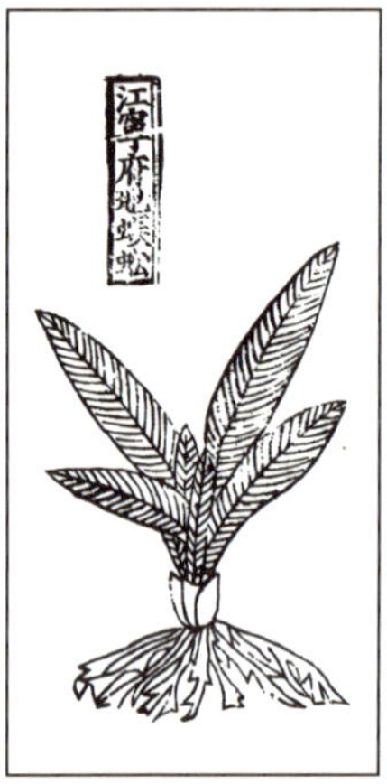

图1 图经（大）·江宁府地蜈蚣

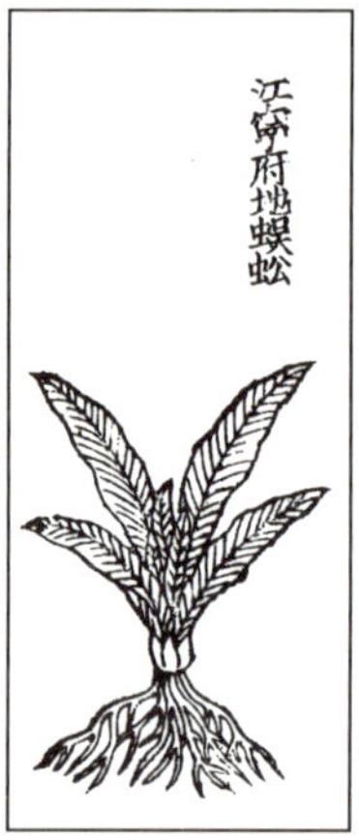

图2 图经（政）·江宁府地蜈蚣

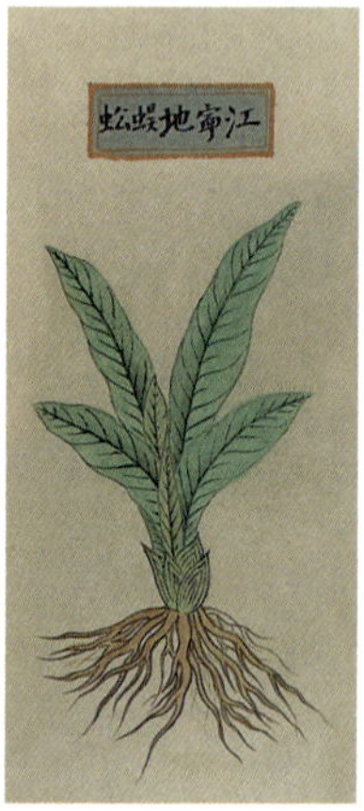

图3 品汇·江宁地蜈蚣

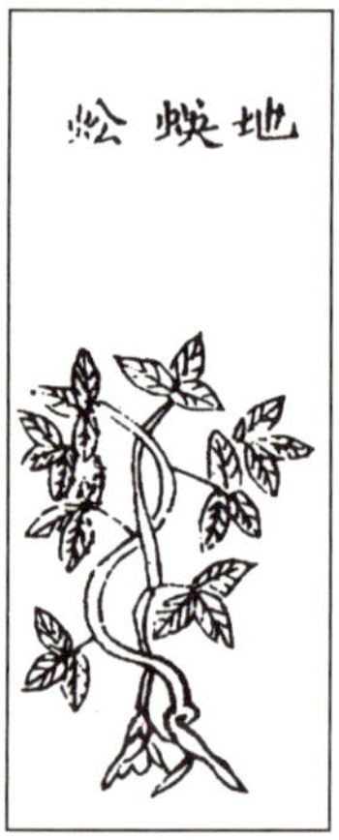

图4 纲目（金）·地蜈蚣

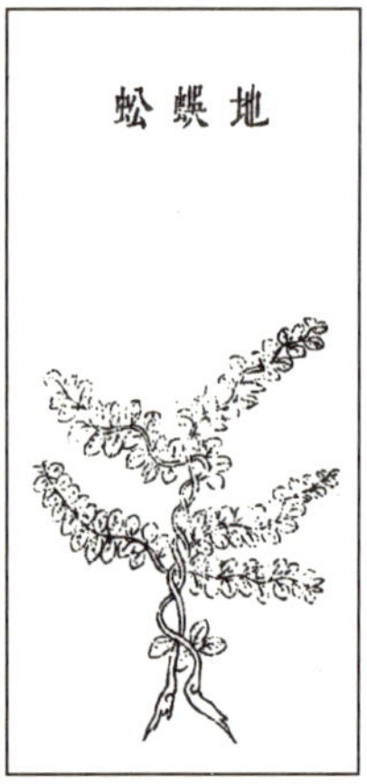

图5 纲目（钱）·地蜈蚣

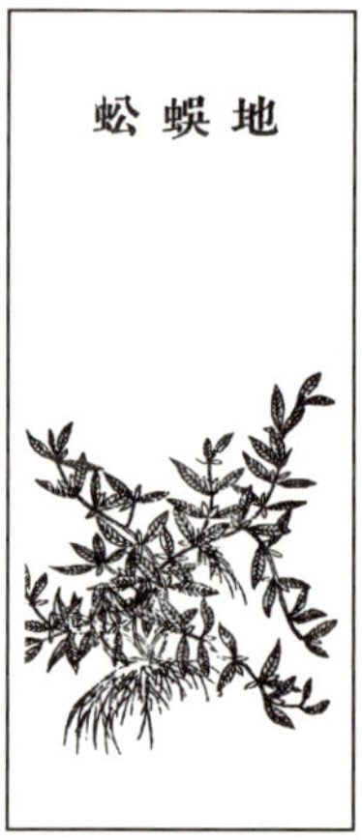

图6 纲目（张）·地蜈蚣

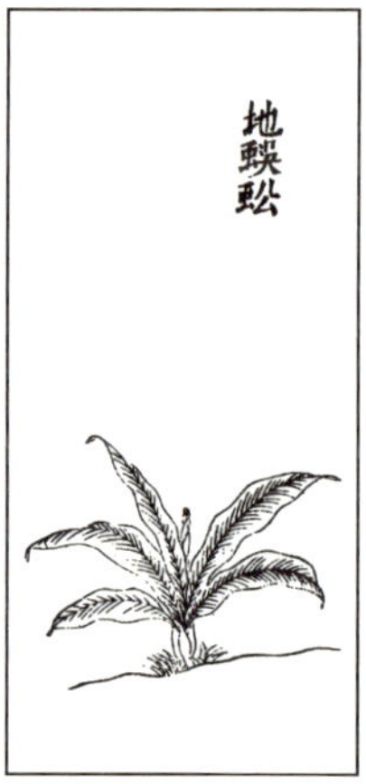

图7 三才·地蜈蚣

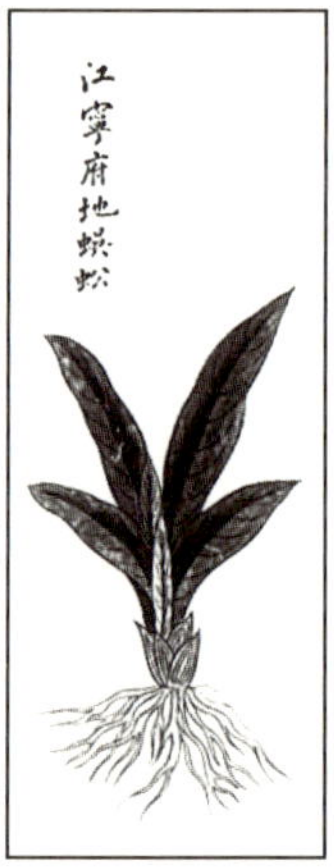

图8 金石·江宁府地蜈蚣

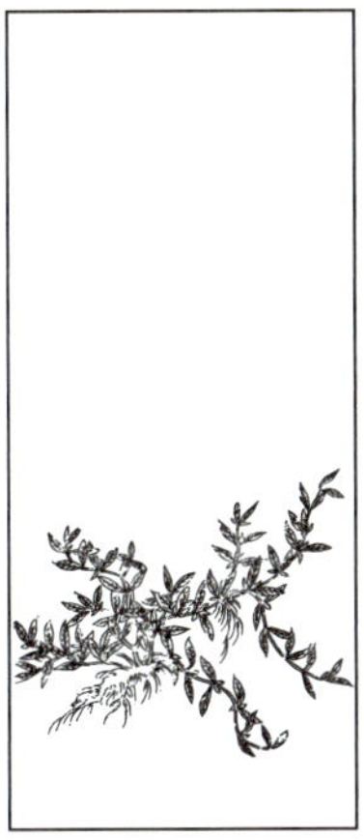

图9 图考·地蜈蚣草

本品9图，取自9书，其中2幅彩图。有承继关系的图可分2个书类。

《本草图经》：该书“江宁府地蜈蚣”图分别存于《大观本草》（图1）、《政和本草》（图2）。此二传本药图基本一致。今以《政和》图2为《图经》图的代表。仿绘该图的彩图有《本草品汇精要》图3。此后《金石昆虫草木状》图8又仿绘《品汇》图3。仿绘该图的墨线图有《三才图会》“地蜈蚣”（图7），仿绘时增添土地背景。

《植物名实图考》：该书“地蜈蚣草”（图9）的仿绘者为《本草纲目》张本“地蜈蚣”（图6）。

以上9图中，除外5幅仿绘图，原创图尚有4幅（图2、4、5、9），详见下“鉴药”项。

【文录】

宋《本草图经》（见《证类》卷30“地蜈蚣”） 出江宁府村落间。乡人云：水摩涂肿毒。医方鲜用。

明《本草纲目》卷16“地蜈蚣草” 【集解】【时珍曰】生村落塍野间。左蔓延右，右蔓延左。其叶密而对生，如蜈蚣形，其穗亦长，俗呼过路蜈蚣。其延上树者，呼飞天蜈蚣。根、苗皆可用。

清《植物名实图考》卷14“地蜈蚣草” 按此草湖南田野多有之。俚医以为通经行血之药。宋《图经》“地蜈蚣”生江宁州村落间。乡人云：水磨涂肿毒,医方鲜用。即此草也。李时珍遗未引及。

【鉴药】

李时珍注“地蜈蚣”出《本草纲目》。清·吴其濬指出：“宋《图经》‘地蜈蚣’生江宁州村落间。乡人云：水磨涂肿毒，医方鲜用。即此草也。李时珍遗未引及。”然《图经》“江宁府地蜈蚣”未言形态，唯出一图，此图与李时珍所言“地蜈蚣”完全不同，可视为两种药物。时珍所言“地蜈蚣”：“生村落塍野间。左蔓延右，右蔓延左。其叶密而对生，如蜈蚣形，其穗亦长，俗呼过路蜈蚣。其延上树者，呼飞天蜈蚣。根、苗皆可用。”今或考其为茜草科耳草属植物地蜈蚣草（黄毛耳草），又名金毛耳草*Hedyotis chrysotricha*（Palib.）Merr.。[1]此植物符合蔓延、“其叶密而对生，如蜈蚣形”的特点，且今浙江有地蜈蚣之土名，似可作为其植物来源。但此种植物为披散草本，无“其穗亦长”及“上树”的特点。如果只从蔓生、叶对生的条件来

1 国家中医药管理局《中华本草》编委会：《中华本草》（6），上海：上海科学技术出版社，1999：432.

看，报春花科珍珠菜属植物过路黄*Lysimachia christinae* Hance也可作为地蜈蚣的原植物。此种植物在《本草纲目拾遗》有蜈蚣草之名，王安卿《采药志》名为“地蜈蚣”。但此种植物同样不具备“其穗亦长”的特点。邬家林认为茜草科的蔓九节*Psychotria serpens* Linn.符合时珍所云“飞天蜈蚣”的特点：“其叶密而对生”，伏地“上树”，“其穗亦长”，聚伞花序顶生。且“此草湖南田野多有之。俚医以为通经行血之药”。

以下分析与此相关的地蜈蚣药图所示意的植物来源。

1.《本草图经》：该书“江宁府地蜈蚣”（图2）似为单子叶植物，多须根，叶基生，长椭圆形。孙启明认为此植物为姜科植物土田七*Stahlianthus thorelii* Gagn.。[1]此属植物我国只有一种，为土田七*Stahlianthus involucratus*（King ex Bak.）Craib.。[2]且此种产云南、广西、广东、福建，非江宁府（今江苏南京）所有。从其图形来看，似有可能是百合科万年青属植物万年青*Rohdea japonica*（Thunb.）Roth.。其功能“涂肿毒”亦相符合。姑妄言之，以俟高明。

2.《本草纲目》（金陵本）：该书“地蜈蚣”（图4）绘2株互相缠绕的藤蔓类植物，其叶互生，三出复叶，此与时珍所云“其叶密而对生”根本不符。金陵本附图本无时珍参与，此图可为证据之一。杜撰之图，无须多考。

3.《本草纲目》（钱本）：该书“地蜈蚣”（图5）亦仿金陵本图4构图，绘两株缠绕蔓生草本，叶阔卵形，密集对生。此明显据时珍所说，对金陵本图4加以修正，并非有实物依据。

4.《植物名实图考》：该书“地蜈蚣”下吴其濬曰：“按此草湖南田野多有之。俚医以为通经行血之药。”故此图（图9）绘一植物具横生根茎，其上所出之茎亦匍匐而生，且节间有须根。单叶，披针形，对生。今或考此图为茜草科耳草属（*Hedyotis*）植物的一种，或为金毛耳草*Hedyotis chrysotricha*（Palib.）Merr.及其近缘种。[3]若按李时珍所说，此草之叶谈不上密生，也无长穗，未必合乎李时珍之意。

【小结】

《本草纲目》“地蜈蚣”是李时珍所描述的一种草药，不同于《本草图经》外草类的“江宁府地蜈蚣”。今据李时珍所述本品形态，或考“地蜈蚣”似为茜草科植物金毛耳草*Hedyotis chrysotricha*（Palib.）Merr.；“飞天蜈蚣”似为茜草科的蔓九节*Psychotria serpens* Linn.。《本草纲目》金陵本及钱本附图均非据实物。《本草图经》“地蜈蚣”附图有不同的推测意见。《植物名实图考》写生图则可能是茜草科金毛耳草。

1 孙启明：《苏图研究》，见：张志斌，郑金生主编：《本草纲目研究札记》，北京：科学出版社，2019：681.

2 中国科学院《中国植物志》编辑委员会：《中国植物志》，北京：科学出版社，1981，第16（2）卷，44.

3 此承中国科学院植物研究所副研究员王锦秀博士告知其研究《植物名实图考》所得。

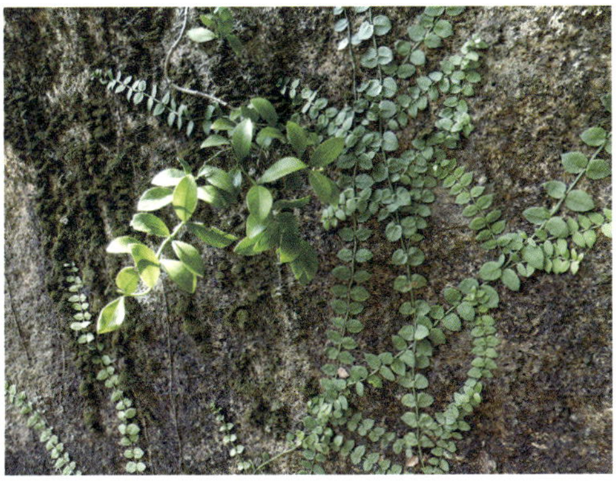

图 10　蔓九节 *Psychotria serpens* 上树匍匐枝

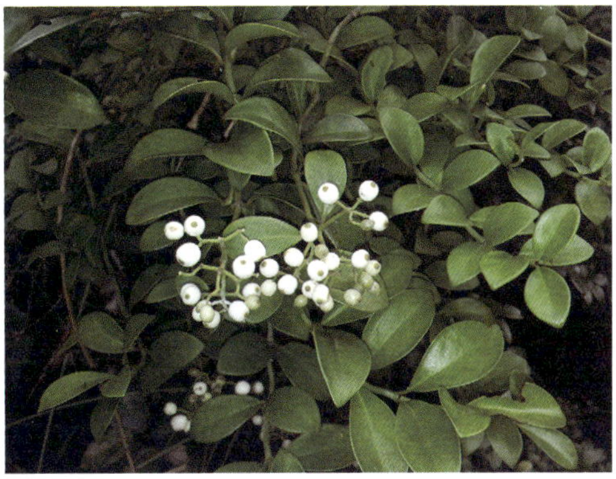

图 11　蔓九节 *P. serpens* 果枝

16-63　半边莲

【品图】

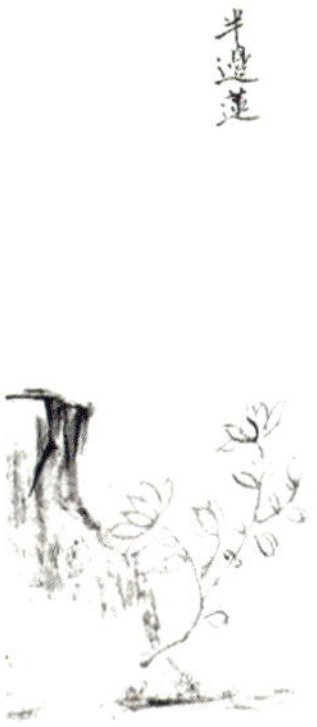

图 1　滇南图・半边莲

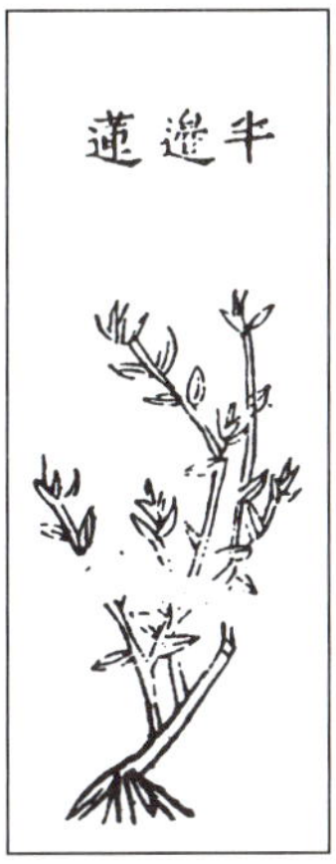

图 2　纲目（金）・半边莲

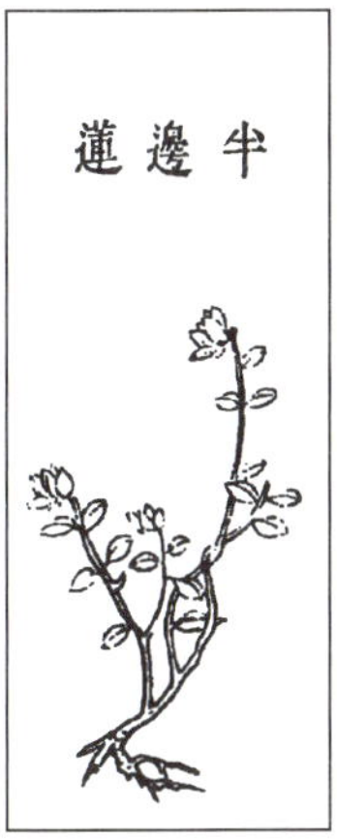

图 3　纲目（钱）・半边莲

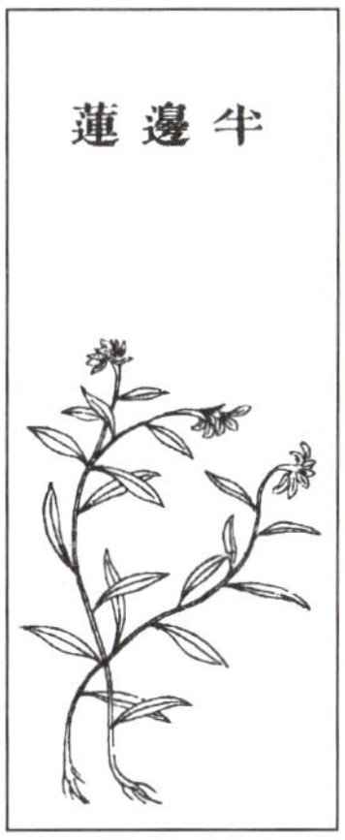

图 4　纲目（张）・半边莲

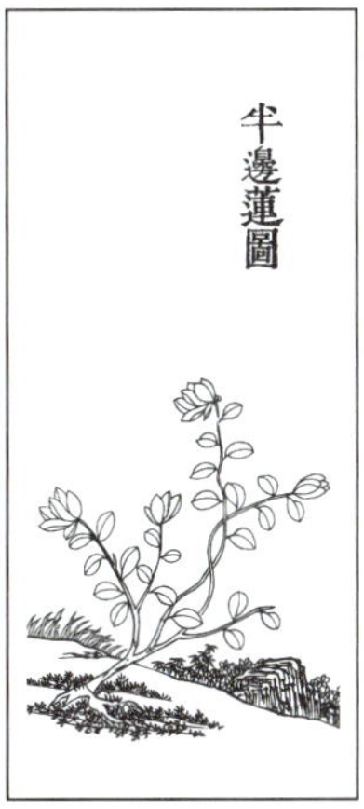

图 5　草木典・半边莲图

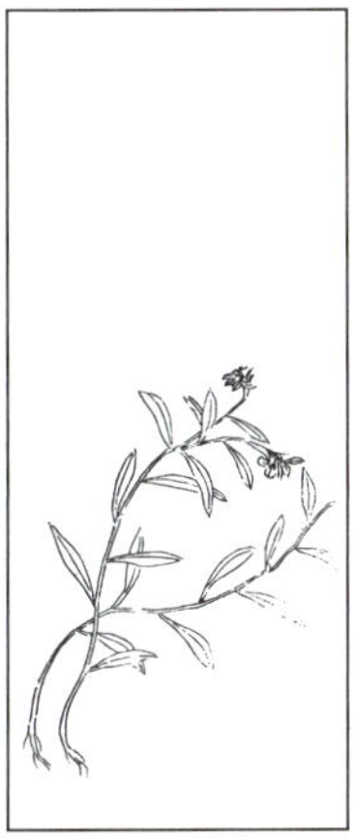

图 6　图考・半边莲

本品6图，取自6书。有承继关系的图可分2个书类。

《本草纲目》（金陵本）：该书“半边莲”（图2）的仿绘图有《纲目》钱本图3，但该书将原披针形叶变做卵圆形，又在茎顶增加了单花。《古今图书集成・草木典》“半边莲图”（图5）又仿绘钱本图3。

《植物名实图考》：该书“半边莲”（图6）的仿绘者有《本草纲目》张本图4。

以上6图中，除外3幅仿绘图，原创图尚

有3幅（图1、2、6），详见下“鉴药”项。

【文录】

题·明《滇南本草图说》卷8“半边莲” 生水边湿处，软枝绿叶，开水红小莲花半朵。

明《本草纲目》卷16“半边莲”【集解】【时珍曰】半边莲，小草也。生阴湿塍堑边。就地细梗引蔓，节节而生细叶。秋开小花，淡红紫色，止有半边，如莲花状，故名。又呼急解索。

清《植物名实图考》卷14“半边莲” 其花如马兰，只有半边。

【鉴药】

“半边莲”首见于《本草纲目》。李时珍谓花“止有半边，如莲花状，故名”。本品以治蛇伤闻名，古今民间多用。

李时珍述其生境、形态：“小草也。生阴湿塍堑边。就地细梗引蔓，节节而生细叶。秋开小花，淡红紫色，止有半边，如莲花状。”今订其基原为桔梗科半边莲属植物半边莲*Lobelia chinensis* Lour.。

1.《滇南本草图说》：该书“半边莲”（图1）用写意画法表现此植物。茎枝柔弱，叶卵形，枝顶开大花一朵，状似莲花。此乃示意图，仅凭此图是无法作为鉴定依据的。《滇南本草图说》中的药物及绘图时间不能肯定在《本草纲目》之前。故“半边莲”作为《本草纲目》首出仍然没有问题。

2.《本草纲目》（金陵本）：该书“半边莲”（图2）绘一小草本，叶单生，椭圆状披针形，互生。茎端有花，未能清晰展示。但此图应该是写实得来，其基原当为半边莲*L. chinensis*。

3.《植物名实图考》：该书“半边莲”（图6）为写生绘图，单叶，披针形，互生。单花，生分枝的上部叶腋，此即半边莲*L. chinensis*。

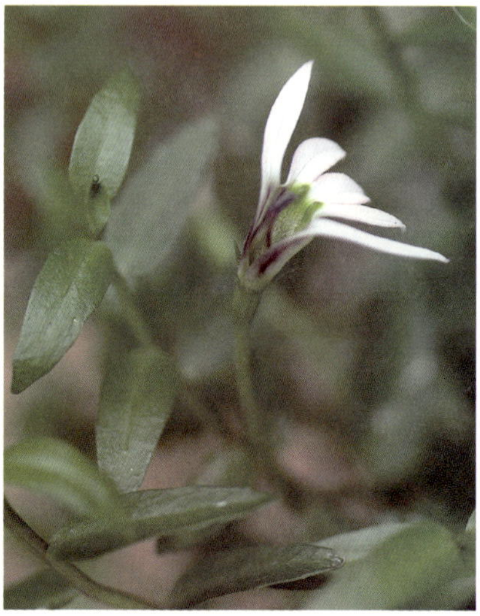

图7　半边莲 *Lobelia chinensis*

【小结】

“半边莲”为《本草纲目》新出药，有详细的形态描述，可考为桔梗科植物半边莲*Lobelia chinensis* Lour.。《本草纲目》金陵本、《植物名实图考》所绘皆为此植物。

16-64　紫花地丁

【品图】

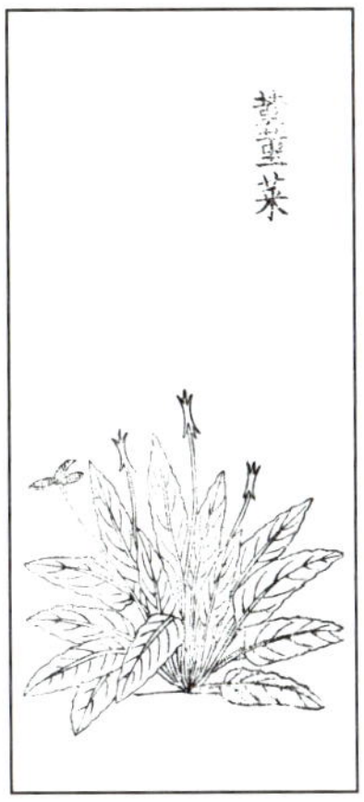

图 1　救荒 · 堇堇菜

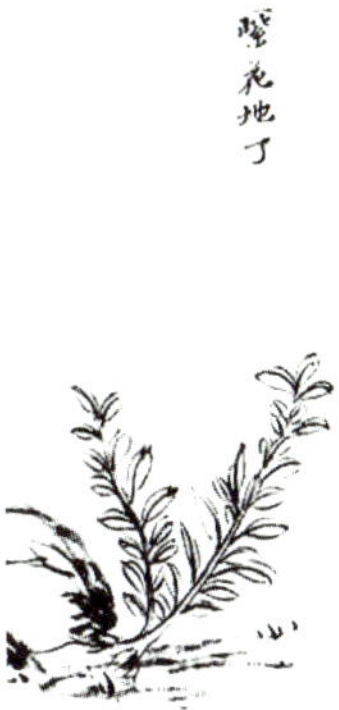

图 2　滇南图 · 紫花地丁

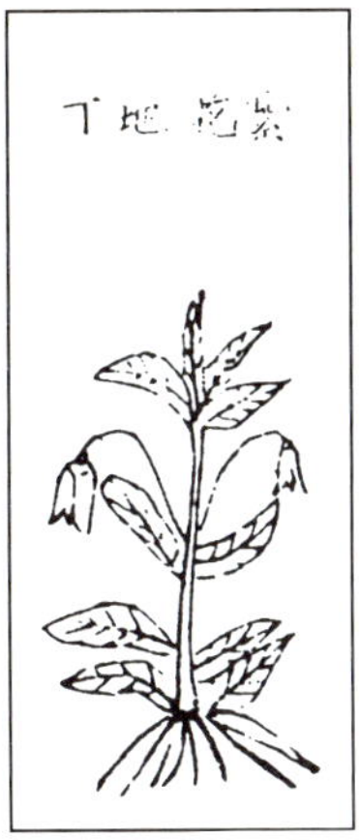

图 3　纲目（金）· 紫花地丁

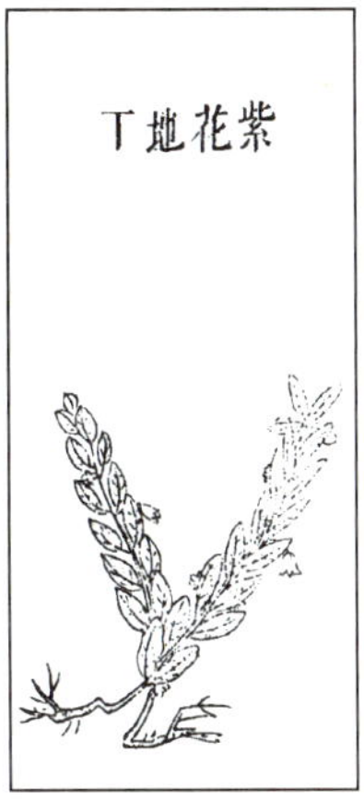

图 4　纲目（钱）· 紫花地丁

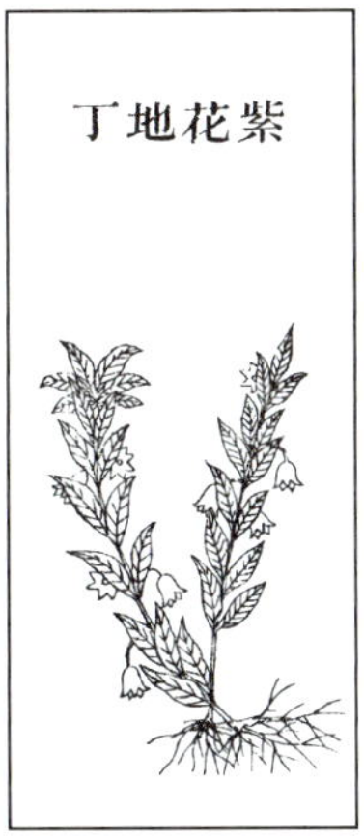

图 5　纲目（张）· 紫花地丁

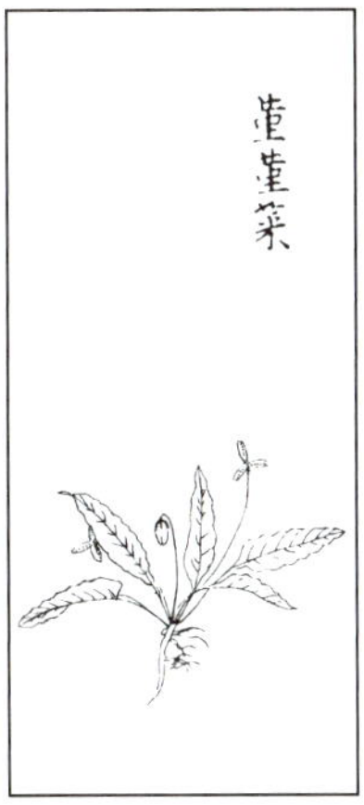

图 6　原始 · 堇堇菜

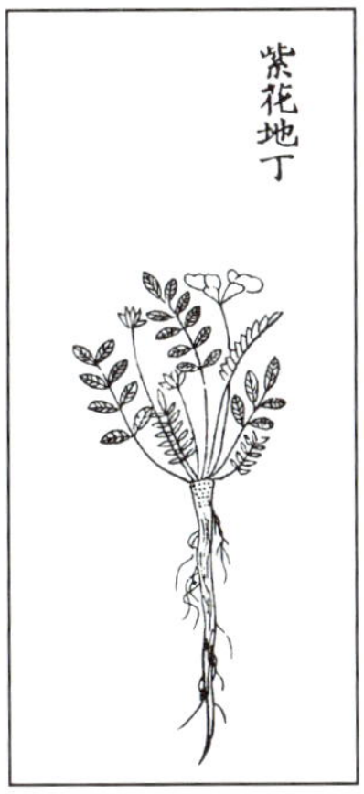

图 7　原始 · 紫花地丁

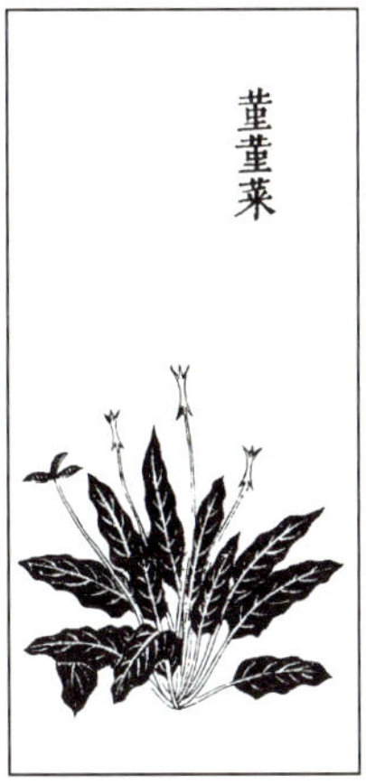

图 8　博录 · 堇堇菜

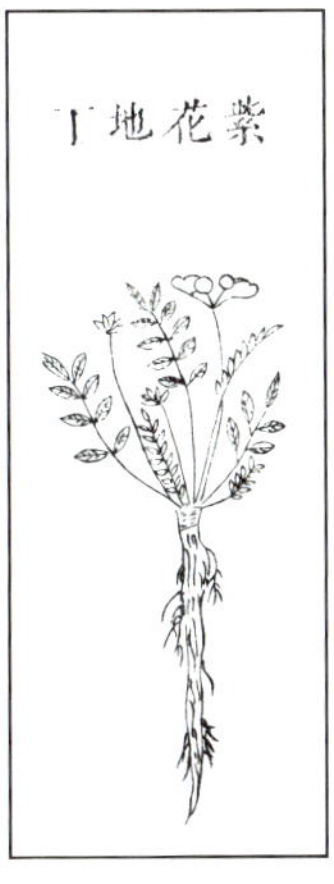

图 9　类纂 · 紫花地丁

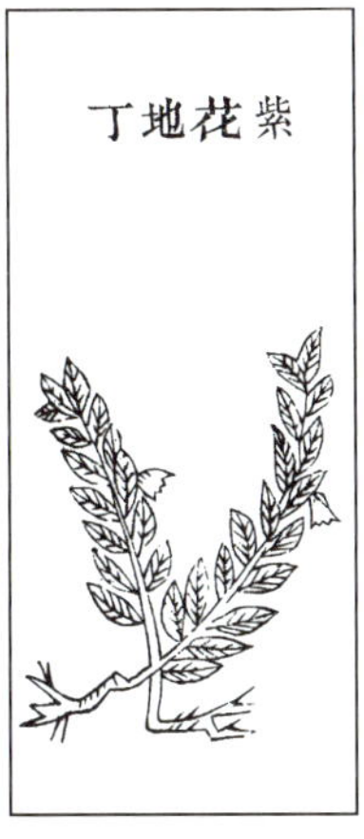

图 10　备要 · 紫花地丁

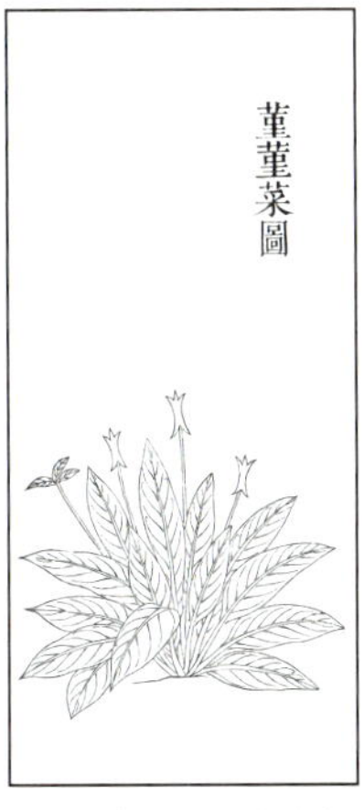

图 11　草木典 · 堇堇菜图

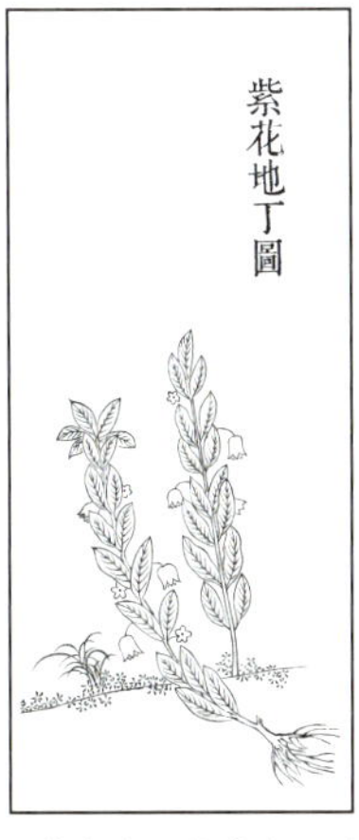

图 12　草木典 · 紫花地丁图

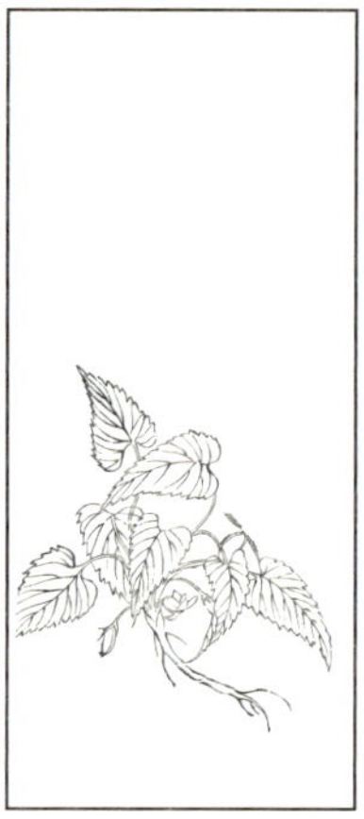

图13 图考·堇堇菜

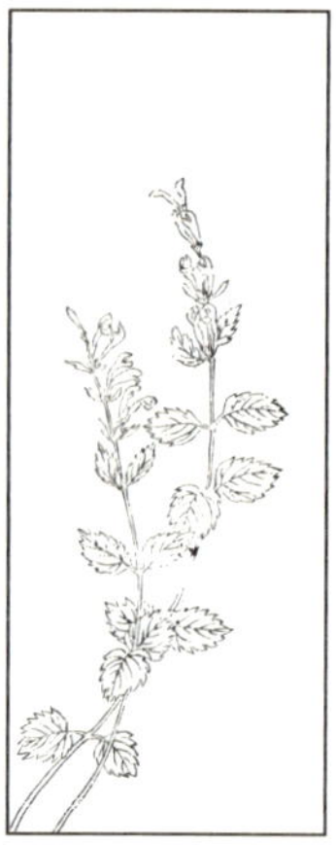

图14 图考·紫花地丁-1

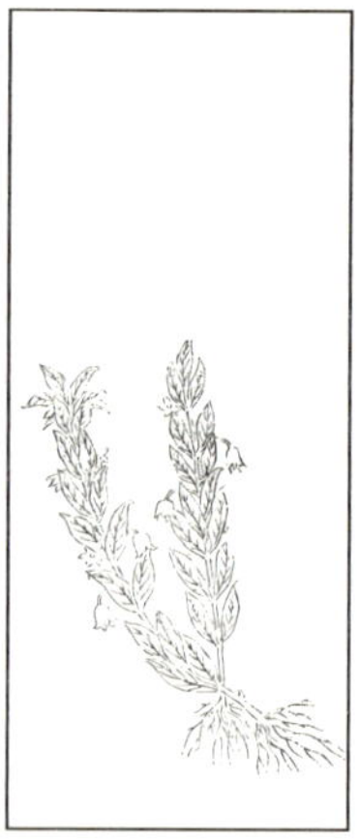

图15 图考·紫花地丁-2

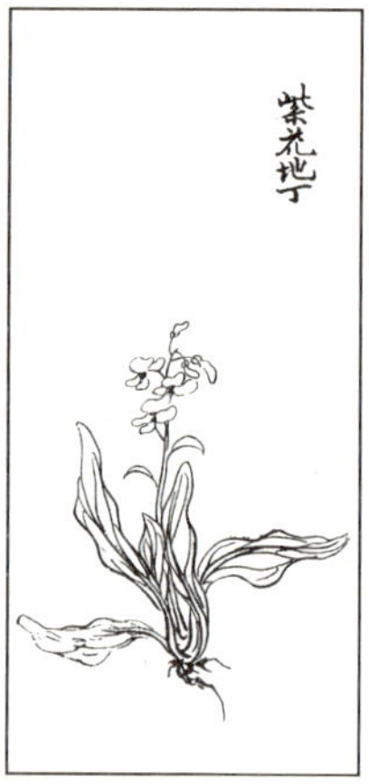

图16 图说·紫花地丁

本品16图，取自12书。有承继关系的图可分3个书类。

《救荒本草》：该书“堇堇菜”（图1）的仿绘者有《野菜博录》图8（叶片阴刻）、《古今图书集成·草木典》“堇堇菜图”（图11）。

《本草纲目》（钱本）：该书“紫花地丁”（图4）的仿绘图有《本草备要》图10、《古今图书集成·草木典》“紫花地丁图”（图12）。《植物名实图考》“紫花地丁-2”（图15）即仿绘自《草木典》图12。《本草纲目》张本图5又仿绘《图考》图15。

《本草原始》：该书“紫花地丁”（图7）的仿绘者有《本草纲目类纂必读》图9。

以上16图中，除外7幅仿绘图，原创图尚有9幅（图1、2、3、4、6、7、13、14、16），详见下“鉴药”项。

【文录】

明《救荒本草》卷上“堇堇菜” 一名箭头草。生田野中。苗初搨地生，叶似铍（音批）箭头样，而叶蒂甚长，其后叶间撺葶，开紫花，结三瓣蒴儿，中有子如芥子大，茶褐色。叶味甘。

题·明《滇南本草图说》卷3“紫花地丁” 丁蒿，一名地丁。今处处有。苗覆地，有五色，紫花者多用入药。

明《本草纲目》卷16“紫花地丁”【释名】箭头草《纲目》、独行虎（《纲目》）、羊角子（《秘韫》）、米布袋。【集解】【时珍曰】处处有之。其叶似柳而微细，夏开紫花结角。平地生者起茎，沟壑边生者起蔓。《普济方》云：乡村篱落生者，夏秋开小白花，如铃儿倒垂，叶微似木香花之叶。此与紫花者相戾，恐别一种也。

明《本草原始》卷3“地丁” 始生山南岩石及高冈上，今处处有之。苗覆地，春生。叶青、小。花开有紫、白二种。根直如钉，入药宜用紫花者，故俗每呼为紫花地丁。

清《植物名实图考》卷12“堇堇菜” 按此草江西、湖南平隰多有之。或呼为紫金锁，又呼为紫花地丁。其结实颇似小白茄，北人又呼为小甜水茄。其叶和面，切食甚滑。实老裂为三叉，子黄如粟，粘于壳上，渐次黑落。俚医用根治火症，功同地丁。**/卷13“紫花地丁”** 紫花地丁生田塍中。赭茎对叶，叶似薄荷而圆；梢开长紫花，微似丹参花而色紫不白，与《本草纲目》地丁异。**/卷14“紫花地丁”** ……按各处所产紫花地丁皆不同，此又一种。依原图绘。

【鉴药】

“紫花地丁”首见于《本草纲目》。以花色形态得名。古今皆用于疗痈疽疔肿。

李时珍新增的此药，生境形态为：“处处有之。其叶似柳而微细，夏开紫花结角。平地生者起茎，沟壑边生者起蔓。”其别名“箭头草”指其叶形；“羊角子”，指其所结长圆形蒴果。据此描述，本品即堇菜科堇菜属植物紫花地丁*Viola philippica* Cav.［*V. yedoensis* Makino］。

诚如清·吴其濬所云：“各处所产紫花地丁皆不同。”李时珍也提到：“《普济方》云：乡村篱落生者，夏秋开小白花，如铃儿倒垂，叶微似木香花之叶。此与紫花者相戾，恐别一种也。”这种植物在《普济方》中被称之为“箭头草”，与紫花地丁的别名相同。又，李时珍将“米布袋”作为“紫花地丁”的别名，未注出处。按《救荒本草》有“米布袋”一物，据其图文，当是豆科植物米口袋*Gueldenstaedtia verna*（Georgi）Boriss. form. *multiflora*（Bunge）H. B. Cui.。时珍恐属误载别名。以下分别列出古代有紫花地丁图名的原创图。

1.《救荒本草》：该书“堇堇菜”文字记载为：“一名箭头草。生田野中。苗初搨地生，叶似铍箭头样，而叶蒂甚长，其后叶间擣葶，开紫花，结三瓣蒴儿，中有子如芥子大，茶褐色。”其图（图1）与文字描述一致。基生叶莲座状，叶间抽出花葶，结蒴果。此当为堇菜属植物的一种*Viola* sp.。

2.《滇南本草图说》：该书“紫花地丁”（图2）采用写意画法，展示植物茎直立，单叶，互生。无花序，原植物不明。

3.《本草纲目》（金陵本）：该书“紫花地丁”（图3）图形粗糙，显示一茎直立，单叶长圆形，无柄，对生。叶腋间生花，花梗长，花下垂，铃状。此图完全不是李时珍所云堇菜属（*Viola*）植物，疑其据时珍提到的《普济方》中花“如铃儿倒垂”植物绘成。

4.《本草纲目》（钱本）：该书“紫花地丁”（图4）的绘图者不满于金陵本所绘，另绘一种植物，叶长椭圆形，全缘，似对生。所有叶片几乎贴茎而生，叶腋间或伸出一铃儿状的花。观其示意，此或为《普济方》的“箭头草”。但此种植物李时珍也不认识，绘画者能考证出来？像这样凭臆测绘出的图形，无法作为考证植物的依据。

5.《本草原始》：该书“堇堇菜”（图6）是写生图，为堇菜属（*Viola*）植物的一种。可能是紫花地丁*Viola philippica* Cav.或其同属近缘植物。“紫花地丁”（图7）有图注“根紫色”。所绘植物，具粗大圆锥状的主根，根颈短，上抽若干单数羽状复叶，呈莲座状。有伞形花序，花数朵。据此，其植物当为豆科米口袋属植物米口袋属（*Gueldenstaedtia* Fisch.）的一种，可能是米口袋*Gueldenstaedtia verna*（Georgi）Boriss. form. *multiflora*（Bunge）H. B. Cui。此图细致入微，可能是写生图。

6.《植物名实图考》：该书“堇堇菜”（图13）为写生图，其叶片较多，基部心形，叶缘有多数锯齿。此似为堇菜属植物粗齿堇菜*Viola urophylla* Franch.。此种生四川、云南，与吴其濬的行迹所到之处相符。

又该书“紫花地丁-1”（图14）茎细长，单叶对生，叶宽卵形，边缘有锯齿，茎顶为总状花序，唇形花。其文云：“紫花地丁……赭茎对叶，叶似薄荷而圆；梢开长紫花，微似丹参花而色紫不白。”此当为唇形科植物。

7.《本草简明图说》：该书“紫花地丁”（图16）基生叶莲座状，叶基部渐狭，无柄。一致花葶从叶中抽出。此植物从花形看似一种堇菜科植物，但叶形、花序不符。原植物不明。

【小结】

“紫花地丁”是《本草纲目》的新增药。据李时珍所述形态，此当为堇菜科植物紫花地丁*Viola philippica* Cav.。但李时珍也提到《普济方》别有一种（名“箭头草”），与本条来源不一。古代图名为“紫花地丁”或堇堇菜的原创图，既有堇菜科植物（如《救荒本草》《本草原始》《植物名实图考》等），也有唇形科植物（如《植物名实图考》）、豆科植物（如《本草原始》），说明其来源多样，但以堇菜科植物为主流。

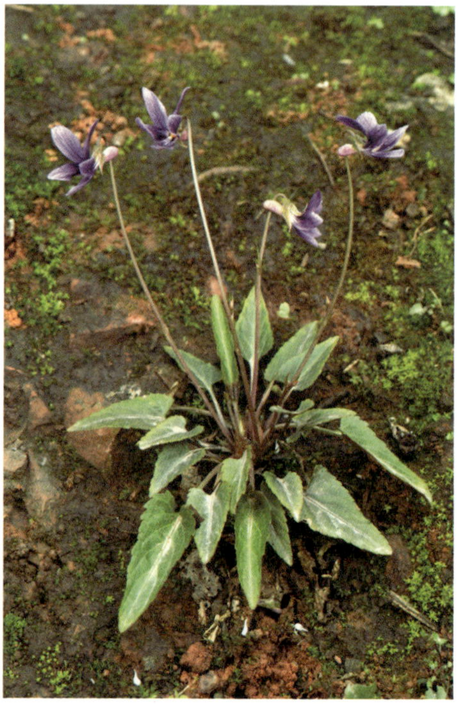

图 17　紫花地丁 *Viola philipica*

16-65　鬼针草

【品图】

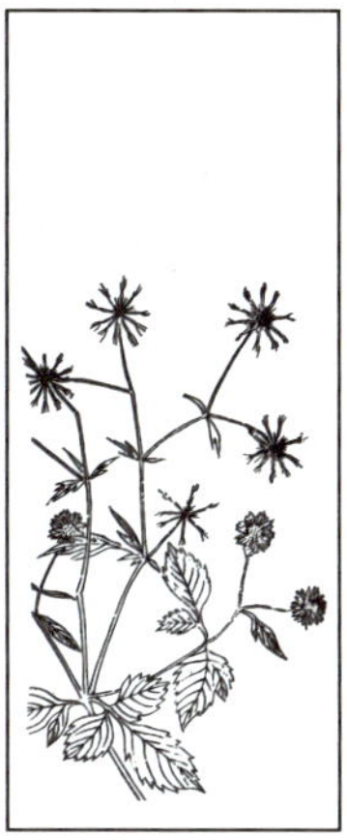

图 1　图考 · 鬼针草

本品仅此一图，当为原创。详见下“鉴药”项。

【文录】

唐《本草拾遗》（见《证类》卷10“鬼钗草”） 陈藏器云：生池畔。叶有桠，方茎，子作钗脚，着人衣如针，北人呼为鬼针。

清《植物名实图考》卷14“鬼针草” 鬼针草，《本草拾遗》始著录。秋时茎端有针四出，刺人衣。今北地犹谓之鬼针。

【鉴药】

“鬼钗草”首出《本草拾遗》，别名鬼针草。李时珍取“鬼针草”为本品正名。其名因形而得，见下文。原载可主治蛇及蜘蛛咬。古今医方稀见使用，民间用作草药。

唐·陈藏器述其生境形态为：“生池畔。叶有桠，方茎，子作钗脚，着人衣如针，北人呼为鬼针。”《植物名实图考》为之绘图（图1）。据此图形，或考为菊科鬼针草属植物三叶鬼针草*Bidens pilosa* L.。[1]或考为鬼针草（婆婆针）*Bidens bipinnata* L.。[2]陈藏器所谓“子作钗脚，着人衣如针”，即言其瘦果顶端有芒刺3—4枚，如古代首饰中的钗子。其芒刺有倒刺毛，容易粘着人衣。

《植物名实图考》：该书“鬼针草”（图1）为写生图，着重表现了上部的花与瘦果。其花为头状花序，周围有舌状花，瘦果顶端有芒刺。此与菊科植物白花鬼针草*Bidens pilosa* L. var. *radiata* Sch. -Bip.相符。

【小结】

“鬼钗草”为唐代药物，以瘦果顶端有芒刺，如针、如钗，易着人衣。其原植物为菊科植物鬼针草*Bidens pilosa* L.或其变种白花鬼针草*B. pilosa* L. var. *radiata* Sch. -Bip.。《植物名实图考》有准确的写生图。

1　国家中医药管理局《中华本草》编委会：《中华本草》（7），上海：上海科学技术出版社，1999：728.

2　谢宗万：《本草纲目药物彩色图鉴》，北京：人民卫生出版社，2000：144.

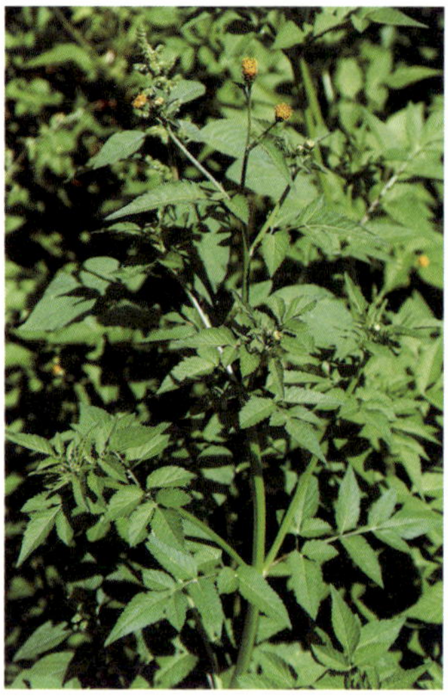

图 2　鬼针草 *Bidens pilosa*

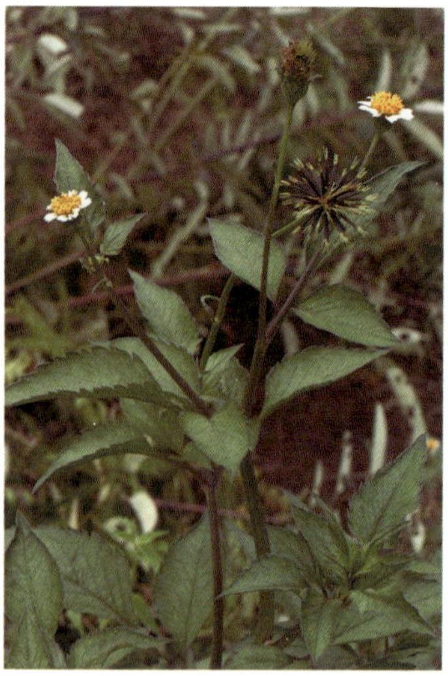

图 3　白花鬼针草 *B. pilosa* L. var. *radiata*

16-66　见肿消

【品图】

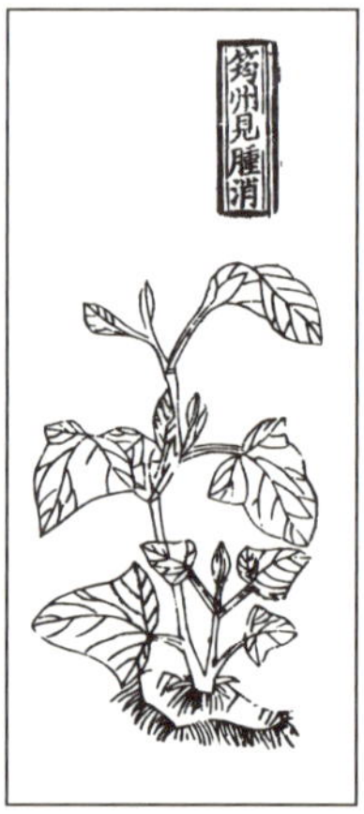

图 1　图经（大）· 筠州见肿消

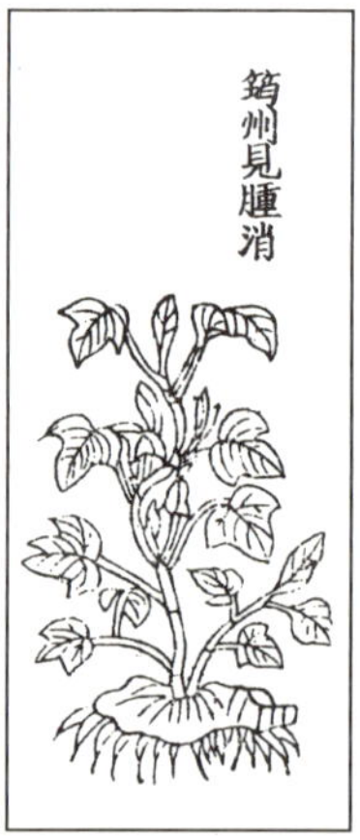

图 2　图经（政）· 筠州见肿消

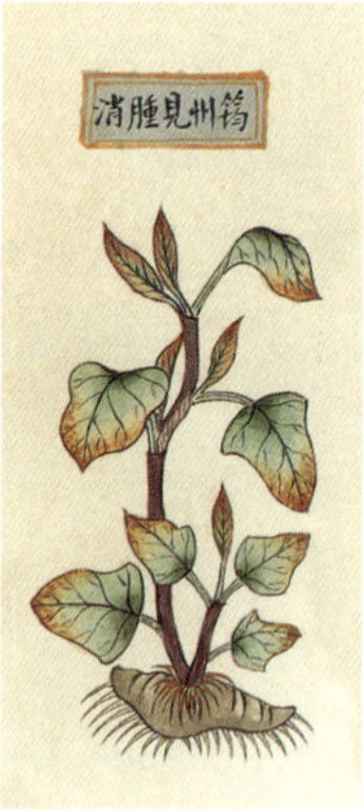

图 3　品汇 · 筠州见肿消

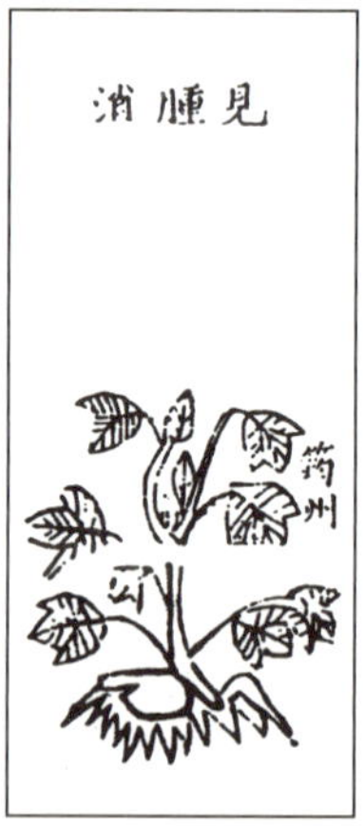

图 4　纲目（金）· 见肿消

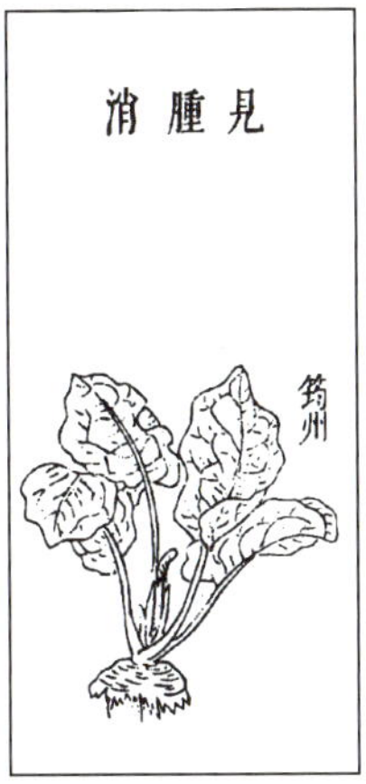

图 5　纲目（钱）· 见肿消

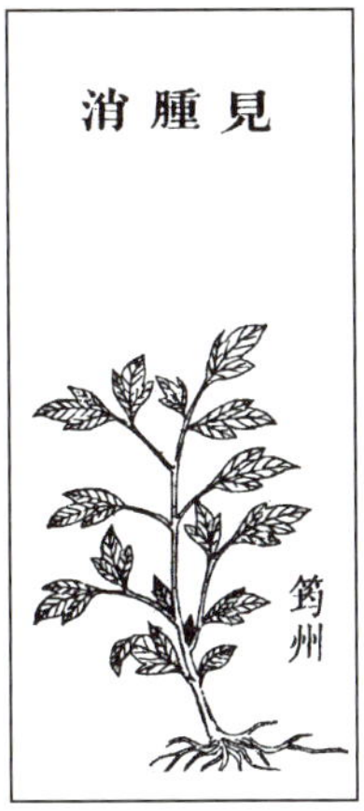

图 6　纲目（张）· 见肿消

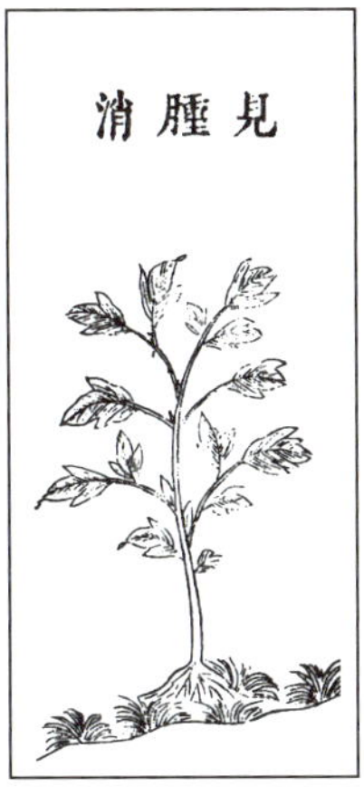

图 7　三才 · 见肿消

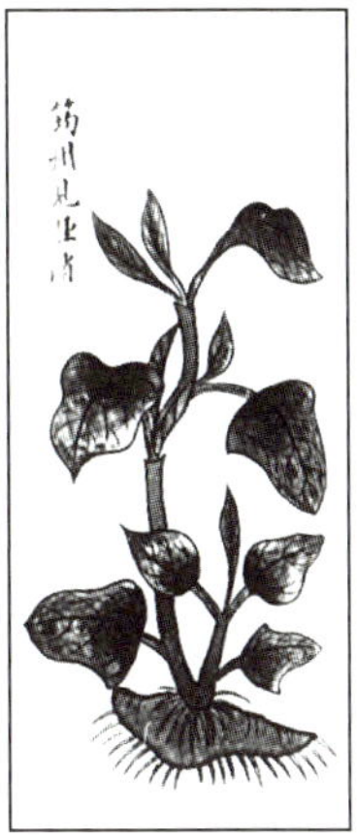

图 8　金石 · 筠州见肿消

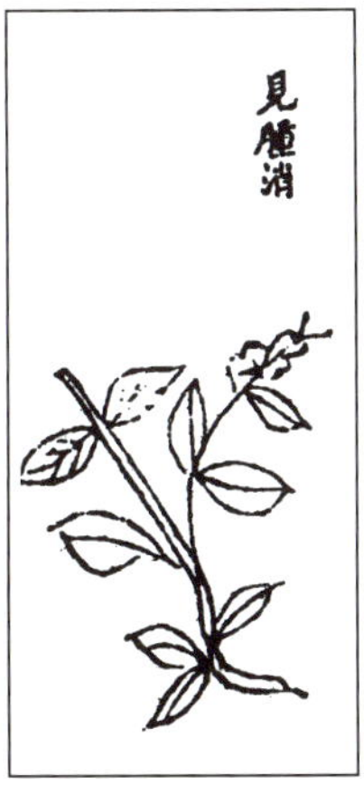

图 9　汇言 · 见肿消

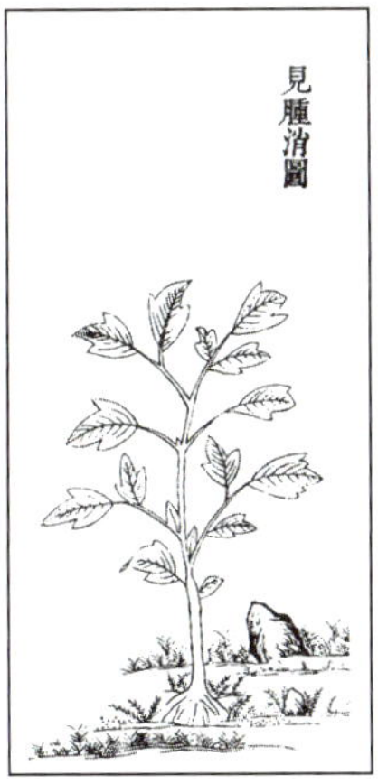

图 10　草木典 · 见肿消图

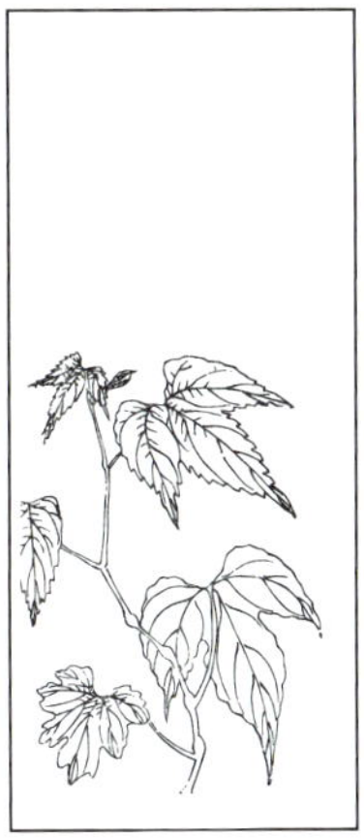

图 11　图考 · 见肿消 -1

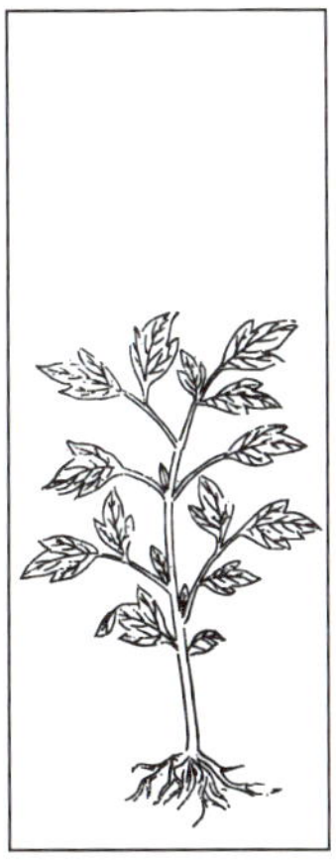

图 12　图考 · 见肿消 -2

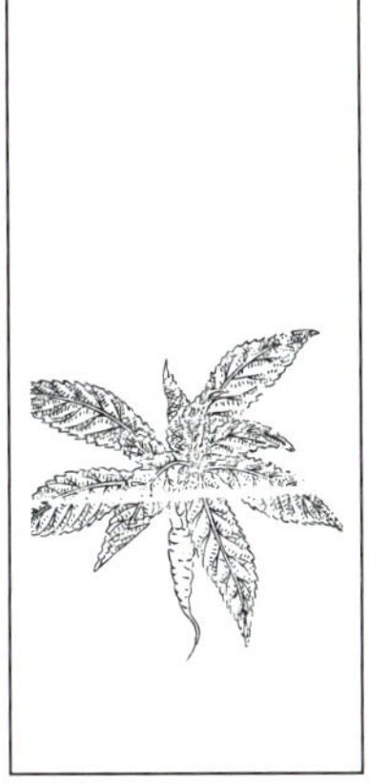

图 13　图考 · 见肿消 -3

本品13图，取自11书，其中2幅彩图。有承继关系的图仅1个书类。

《本草图经》：该书“筠州见肿消”图分别存于《大观》（图1）、《政和》（图2）。此二传本药图基本一致。今以《政和》图2为《图经》图的代表。

仿绘该图的彩色图有《本草品汇精要》“筠州见肿消”（图3），该图将茎及叶的边缘敷以红褐色。此后《金石昆虫草木状》图8又仿绘《品汇》图3。

仿绘该图的墨线图有：《本草纲目》金陵本“见肿消”（图4）。该图将原图枝叶予以删削简省，线条粗憨笨拙，较原图差之远矣。《三才图会》“见肿消”（图7）仿绘图2时，将植物绘成小树样，变形甚大，且加土地背景。《古今图书集成·草木典》“见肿消图”（图10）又仿绘《三才》图7。《植物名实图考》“见肿消-2”（图12）又仿绘《草木典》图10。《本草纲目》张本图6再仿绘《图考》图12。

以上13图中，除外8幅仿绘图，原创图尚有5幅（图2、5、9、11、13），详见下“鉴药”项。

【文录】

宋《本草图经》（见《证类》卷30“见肿消”） 生筠州……春生苗，叶、茎紫色，高一二尺，叶似桑而光，面青紫赤色，采无时。

清《植物名实图考》卷9“见肿消” 见肿消生建昌。红茎如秋海棠，圆节粗肥，似牛膝；小叶多缺齿，大叶三叉深齿，末尖，面青，背微白。土人采根敷疮毒。**/卷15“见肿消”** 见肿消产南昌。铺地生，叶如芥菜，多皱而尖长；又似初生天名精叶亦狭，中有白脉一道；根如初生小萝菔，直下无须，赭褐色，有横纹。南昌俚医蓄之，以治肿毒。

【鉴药】

“见肿消”为《本草图经》外草类药，是北宋时期涌现的民间草药。以功效得名，用治狗咬疮，消痈肿。后世罕见使用。

宋·苏颂载其产地形态云：“生筠州……春生苗，叶、茎紫色，高一二尺，叶似桑而光，面青紫赤色。”且附有药图（图2）。李时珍《本草纲目》收载此条时，除补充一方外，未增加任何新资料，可见李时珍未必识得此药。筠州即今江西高安。

1.《本草图经》：该书“筠州见肿消”（图2）所绘植物有粗大的块茎，从块茎上抽出茎叶。其茎有节，单叶，互生，叶阔卵形，先端有三裂。叶腋似有单花。孙启明认为此是蓼科蓼属植物戟叶蓼*Polygonum thunbergii* Sieb. et Zuce.。[1]但本种的叶形及花序并不支持这一结论。待考。王锦秀初步认为是菊科菊三七属植物狗头七*Gynura pseudochina*（L.）DC.。此种在江西也有见肿消的别名。[2]

2.《本草纲目》（钱本）：该书“见肿消”（图5）的图名、图注（“筠州”）均同《纲目》金陵本图2，但图形推倒重来。图中绘一粗大的块根，基生叶有长柄。原植物不明。

3.《本草汇言》：该书“见肿消”（图9）未绘根部，有一粗一细两个茎枝，叶形相同，但叶脉不一。此植物很难理解，原植物不明。

4.《植物名实图考》：该书以“见肿消”为名的植物有3种，分别见于卷9、卷14、卷15。今按顺序编号，分别讨论。“见肿消-1”（图11）似为一攀缘植物，其

1 孙启明：《苏图研究》，见：张志斌、郑金生主编：《本草纲目研究札记》，北京：科学出版社，2019：679.

2 此承中国科学院植物研究所副研究员王锦秀博士告知研究《本草图经》的初步意见。

茎有稍膨大的节。单叶，互生，叶宽卵形，三深裂，叶基部心形。其文字描述为："生建昌。红茎如秋海棠，圆节粗肥，似牛膝；小叶多缺齿，大叶三叉深齿，末尖，面青，背微白。"据此，王锦秀等初考为葡萄科蛇葡萄属植物葎叶蛇葡萄 *Ampelopsis humulifolia* Bge.。[1]

"见肿消-2"（图12）为仿绘图，无原创性，见上"品图"。

"见肿消-3"（图13）绘一粗大如胡萝卜状粗大主根 。叶均为基生，长椭圆形，先端尖。表面粗糙有皱。本品原文云："见肿消产南昌。铺地生，叶如芥菜，多皱而尖长；又似初生天名精，叶亦狭，中有白脉一道；根如初生小萝菔，直下无须，赭褐色，有横纹。"邬家林考其图及功用，谓本品似为商陆科商陆 *Phytolacca acinosa* Roxb.。商陆别名见肿消，消肿甚佳。

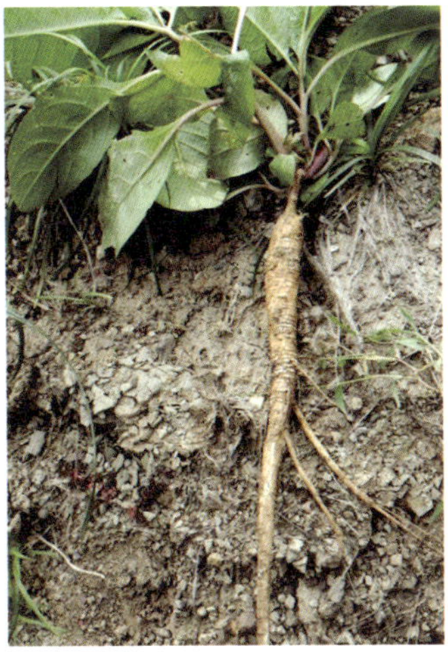

图 14 商陆的根部

【小结】

"见肿消"为宋代出现的草药，以功效名。故此类药物最容易产生多来源。本品今或考为菊科植物狗头七 *Gynura pseudochina*（L.）DC.。《植物名实图考》所绘南昌"见肿消"，似为商陆科商陆 *Phytolacca acinosa* Roxb.。

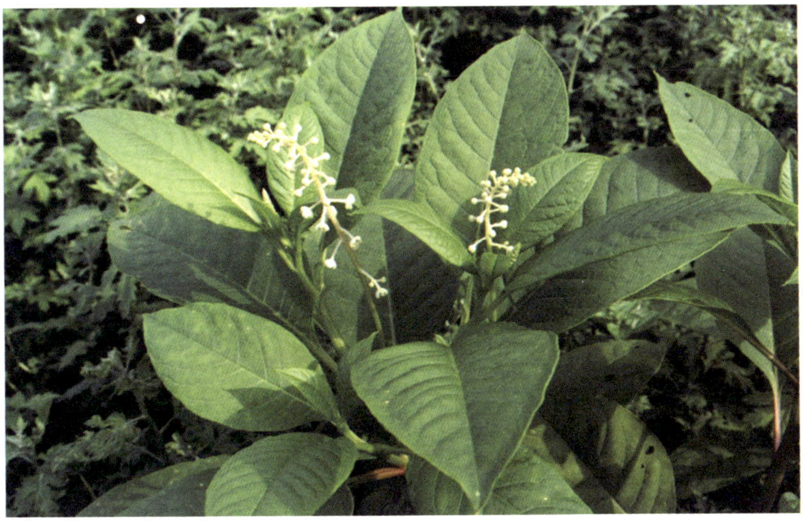

图 15 商陆 *Phytolacca acinosa*

1 此承中国科学院植物研究所副研究员王锦秀博士告知其研究《植物名实图考》所得，并指出目前异叶蛇葡萄 *Ampelopsis heterophylla*（Thunb.）Sieb. et Zucc. 及其变种东北蛇葡萄 var. *brevipeduculata* Regel C. L. Li 及 *Ampelopsis humulifolia* Bunge 实则是一群"复合群"，三者互作异名，比较混乱，有待植物分类学家修订后会有更准确的表述方法。

16-67 攀倒甑

【品图】

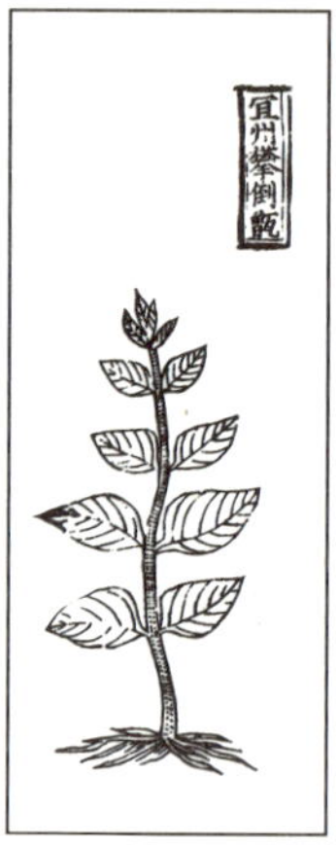

图1 图经（大）·宜州攀倒甑

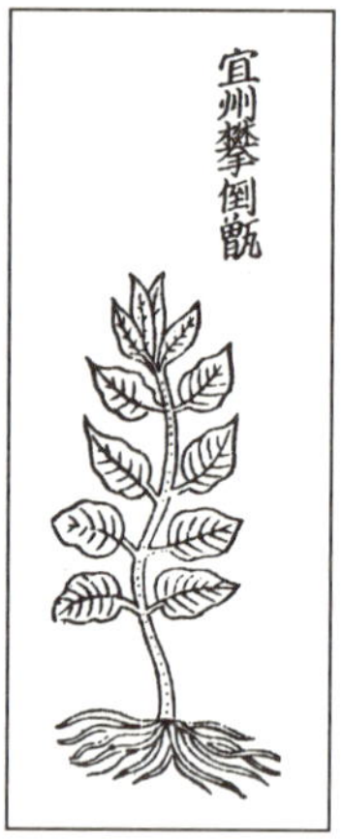

图2 图经（政）·宜州攀倒甑

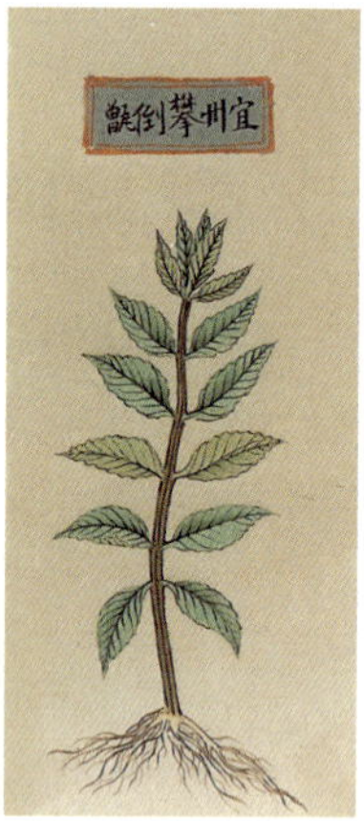

图3 品汇·宜州攀倒甑

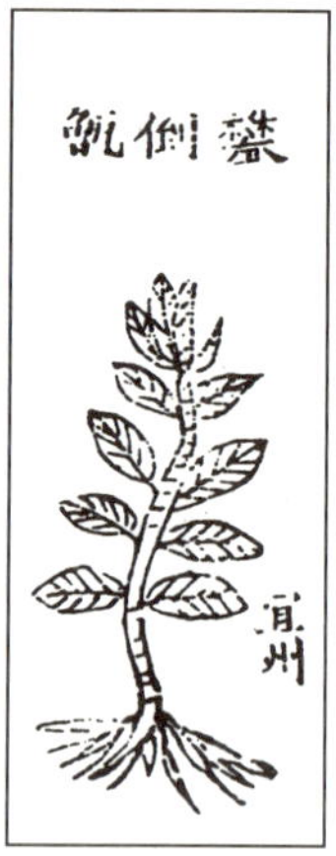

图4 纲目（金）·攀倒甑

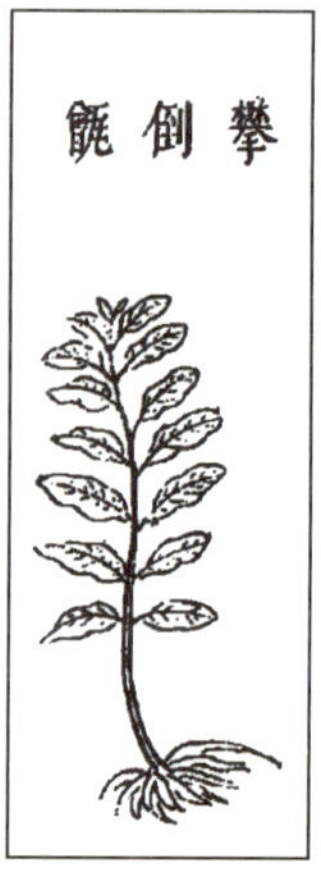

图5 纲目（钱）·攀倒甑

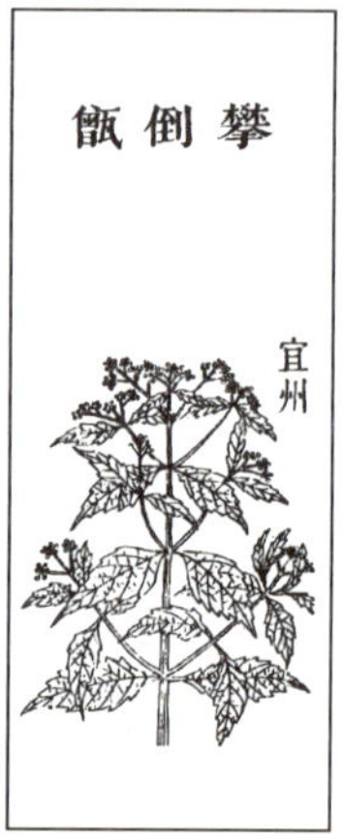

图6 纲目（张）·攀倒甑

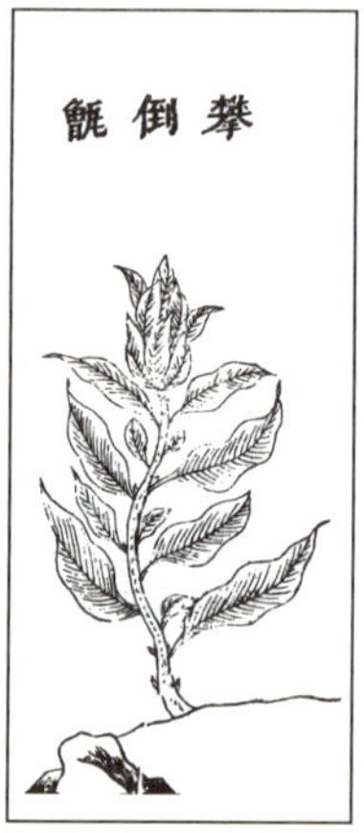

图7 三才·攀倒甑

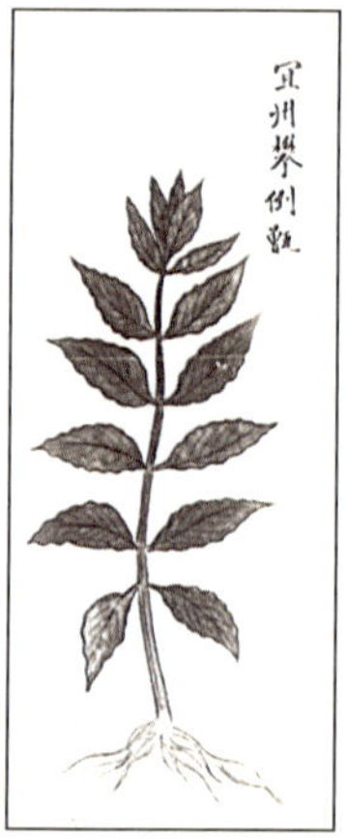

图8 金石·宜州攀倒甑

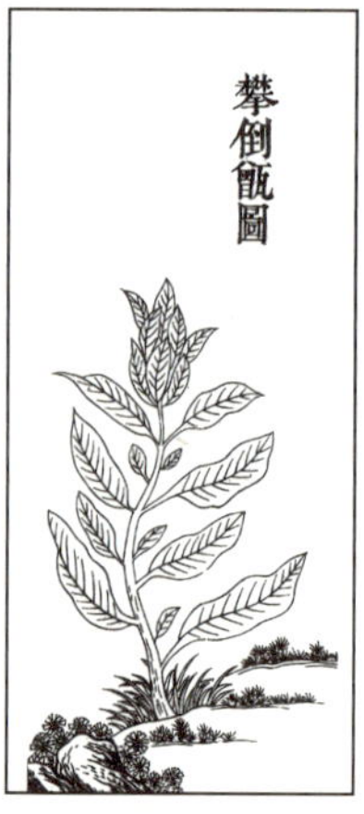

图9 草木典·攀倒甑图

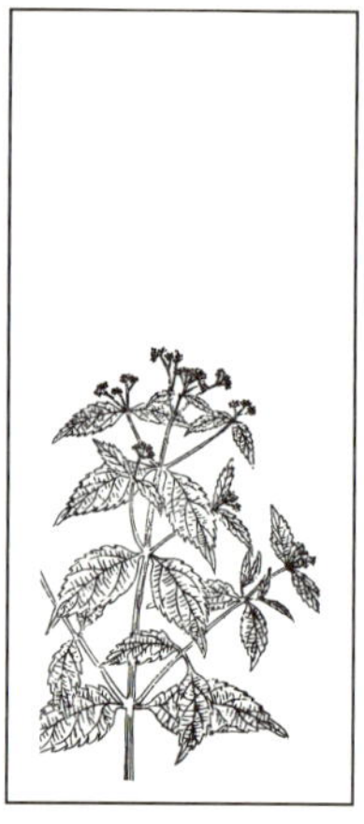

图10 图考·攀倒甑

本品10图，取自10书，其中2幅彩图。有承继关系的图有2个书类。

《本草图经》：该书“宜州攀倒甑”图分别存于《大观》（图1）、《政和》（图2）。此二传本药图基本一致。今以《政和》图2为《图经》图的代表。

仿绘该图的彩色图有：《本草品汇精要》“宜州攀倒甑”（图3），该图将茎敷以紫褐色。此后《金石昆虫草木状》图8又仿绘《品汇》图3。

仿绘该图的墨线图有：《本草纲目》金陵本“攀倒甑”（图4）基本仿绘原图。《纲目》钱本图5在金陵本图4基础上再略加修润。《三才图会》“攀倒甑”（图7）仿绘图2时，叶片加大，且加土地背景。《古今图书集成·草木典》“攀倒甑图”（图9）又仿绘《三才》图7。

《植物名实图考》：该书“攀倒甑”（图10）的仿绘图为《本草纲目》张本图6。

以上10图中，除外8幅仿绘图，原创图尚有2幅（图2、10），详见下“鉴药”项。

【文录】

宋《本草图经》（见《证类》卷30“攀倒甑”） 生宜州郊野……其茎、叶如薄荷，一名斑骨草，一名斑杖丝。

明《本草纲目》卷16“攀倒甑”【集解】【时珍曰】斑杖名同虎杖，接骨名同蒴藋，不知是一类否。

清《植物名实图考》卷14“攀倒甑” 按攀倒甑，湖南土呼攀刀峻，声之转也。形正似大叶薄荷，茎圆，枝微紫，对节生叶，梢头开小黄白花如粟米。俚医云：性凉能除瘴。与《图经》主治亦同。《新化县志》作斑刀箭，饲牛易肥。谚云：要牛健，斑刀箭。

【鉴药】

“攀倒甑”为《本草图经》外草类药，乃北宋时新增的草药。名义不详。吴其濬介绍湖南有音近的别名“攀刀峻”“斑刀箭”。其功能“解利风壅，热盛烦渴，狂躁”。后世医方罕见记载。

宋·苏颂记载其产地形态为：“攀倒甑，生宜州郊野……其茎叶如薄荷。一名斑骨草，一名斑杖丝。”宜州即今广西宜州市。茎叶如薄荷，则近似唇形科植物。李时珍将“斑骨”改作“接骨”，且云：“斑杖名同虎杖，接骨名同蒴藋，不知是一类否。”舍形似而求名合，亦不察药图之形态，时珍千虑一失也。

1.《本草图经》：该书“宜州攀倒甑”（图2）绘一植物，茎直立，有斑点。叶卵形，先端尖，对生。无花序。原植物不明。

2.《植物名实图考》：清·吴其濬深入调查民间用药，在湖南发现当地一种“攀刀峻”，“形正似大叶薄荷，茎圆，枝微紫，对节生叶，梢头开小黄白花如粟米。俚医云：性凉能除瘴。与《图经》主治亦同。《新化县志》作斑刀箭，饲牛易肥”。并绘成写生图（图10）。图中植物一茎直立，茎有棱线。枝叶均对生。叶卵状披针形，先端渐尖，边缘具粗齿。聚伞花序。据图文所述，植物学家考此植物为败酱科败酱属植物攀倒甑（白花败酱）*Patrinia villosa*（Thunb.）Juss.。[1]吴其濬在比邻广西宜州

1 中国科学院《中国植物志》编辑委员会：《中国植物志》，北京：科学出版社，1986，第73（1）卷，17.

的湖南进行实地调查，其绘图标本的形态、别名、功效皆与“宜州攀倒甑”符合，这样的考证结果是可信的。

【小结】

“攀倒甑”为北宋时民间用药。苏颂言其“茎叶如薄荷”，所附“宜州攀倒甑”图形与苏说同。清·吴其濬在比邻宜州的湖南民间发现与“攀倒甑”音近的“攀刀峻”或“斑刀箭”，其“形正似大叶薄荷”，主治亦同。吴氏写生绘成的图形经现代植物学家考证为败酱科植物攀倒甑（白花败酱）*Patrinia villosa*（Thunb.）Juss.。

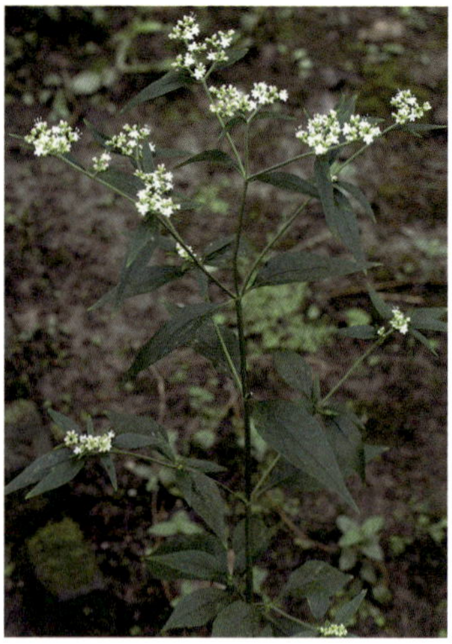

图 11　攀倒甑（白花败酱）*Patrinia villosa*

16-68　水甘草

【品图】

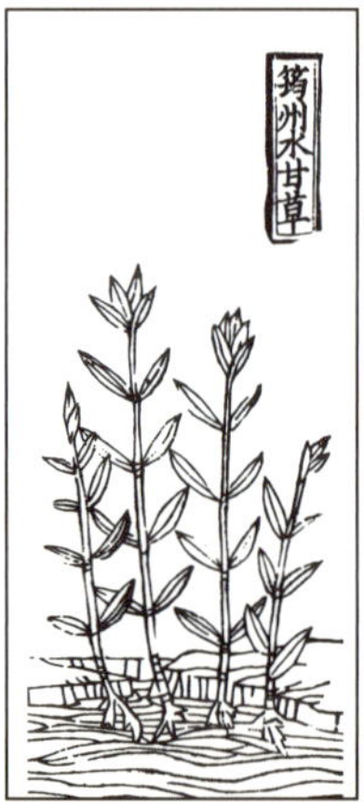

图 1　图经（大）·筠州水甘草

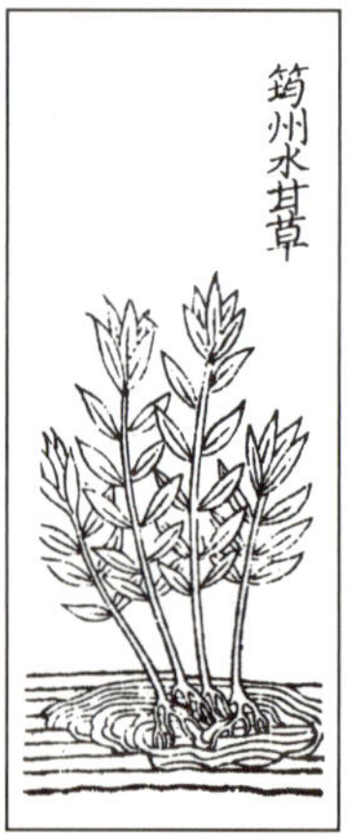

图 2　图经（政）·筠州水甘草

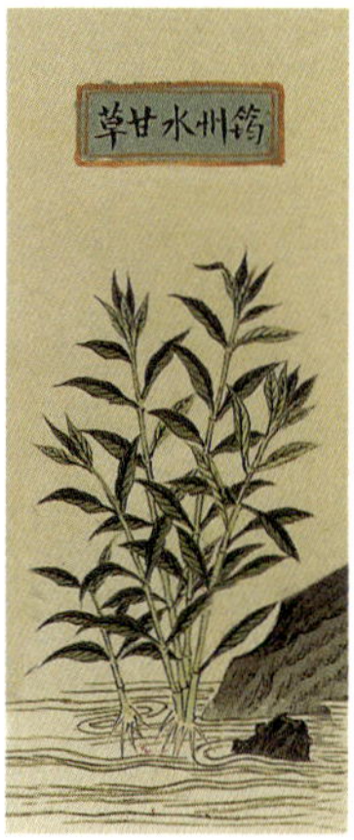

图 3　品汇·筠州水甘草

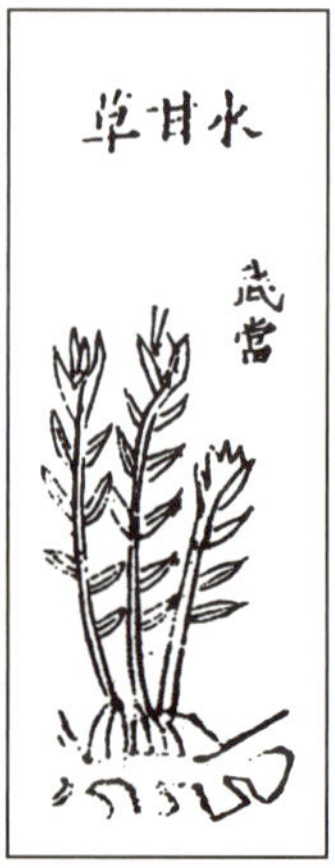

图 4　纲目（金）·水甘草

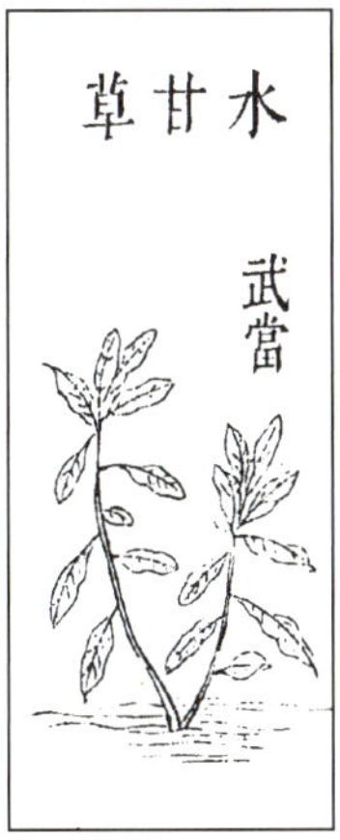

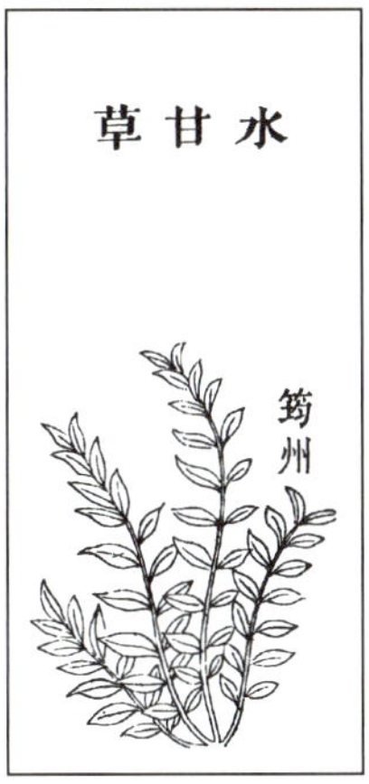

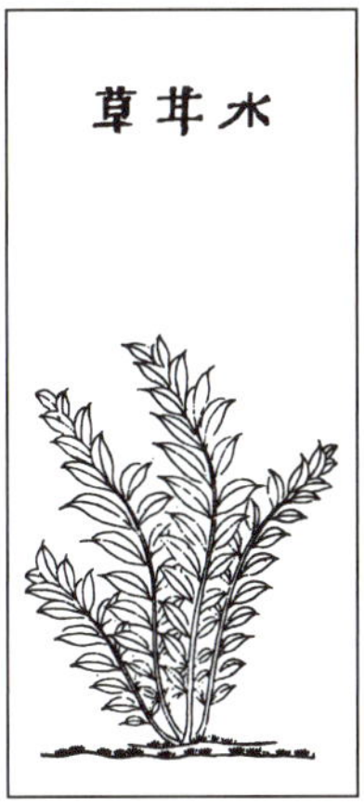

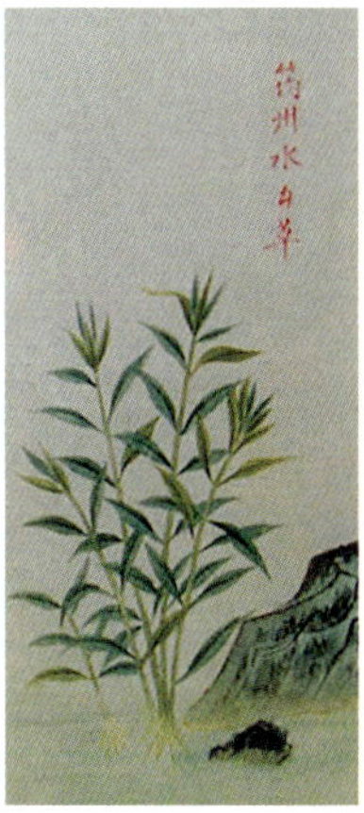

图5　纲目（钱）·水甘草　图6　纲目（张）·水甘草　图7　三才·水甘草　图8　金石·筠州水甘草

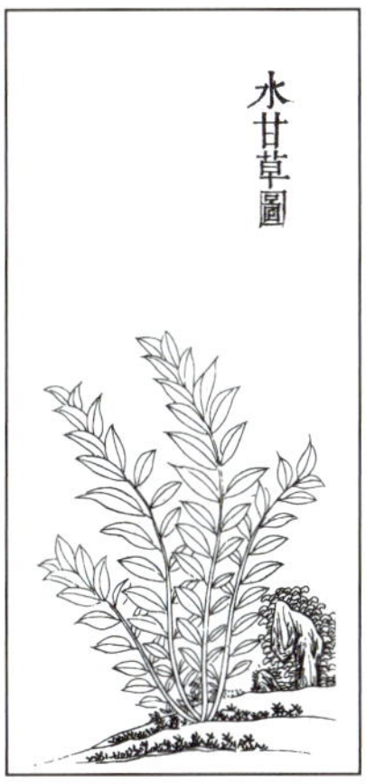

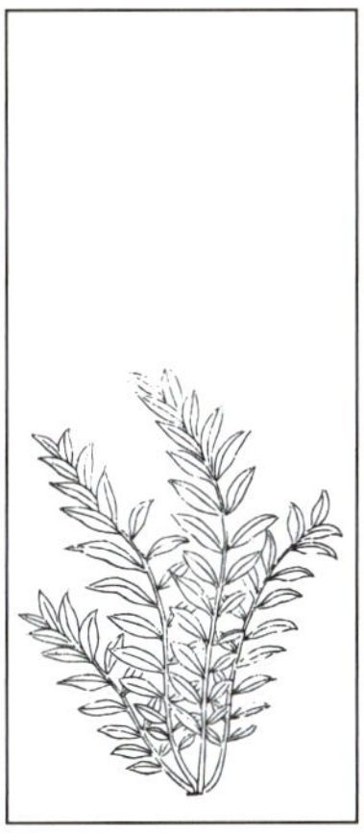

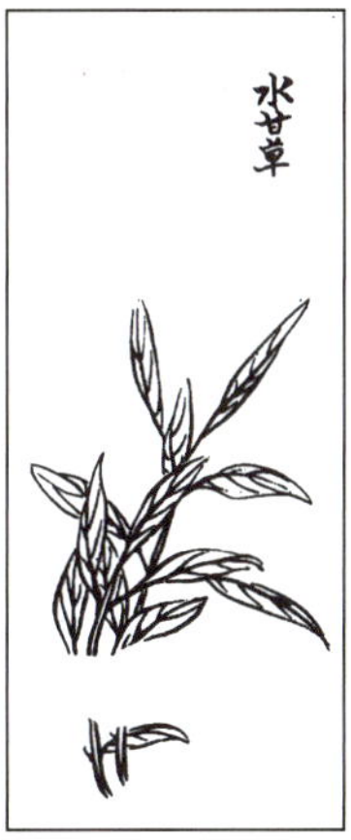

图9　草木典·水甘草图　图10　图考·水甘草　图11　图说·水甘草

本品11图，取自11书，其中2幅彩图。有承继关系的图仅1个书类。

《本草图经》：该书“筠州水甘草”图分别存于《大观》（图1）、《政和》（图2）。此二传本药图基本一致。今以《政和》图2为《图经》图的代表。

仿绘该图的彩色图有：《本草品汇精要》“筠州水甘草”（图3），该图乃仿绘《大观》图1，故其图之茎有节。另将背景改为傍山的水边。此后《金石昆虫草木状》图8又仿绘《品汇》图3。

仿绘该图的墨线图有：《本草纲目》金陵本“水甘草”（图4）基本仿绘原图，但减去1枝，并在图上加注“武当”。《纲目》钱本图5在金陵本图4基础上又删除一茎枝，再将叶片柔化，但保留注文“武当”。《本草简明图说》图11又师《纲目》钱本图5之意，予以改绘。《三才图会》“水甘草”（图7）仿绘图2时，叶片加宽，密集排列，且将原生水中改为旱地。《古今图书集成·草木典》“水甘草图”（图9）又仿绘《三才》图7。《植物名实图考》图10又仿绘《草木典》图9，消除原图的土地背景。《本草纲目》张本图6又再仿绘《植物名实图考》图10，并在图中加注“筠州”。

以上11图中，除外10幅仿绘图，原创图仅1幅（图2），详见下“鉴药”项。

【文录】

宋《本草图经》（见《证类》卷30“水甘草”） 生筠州……春生苗，茎青色，叶如杨柳，多生水际，无花。七月、八月采。彼土人多单使，不入众药。

【鉴药】

“水甘草”为《本草图经》外草类药，是北宋新增的民间草药。本品生水际，治病时要与甘草同煎，或因此而得名。最早记载的功效为小儿风热丹毒疮。

宋·苏颂记载其生境与形态为：“水甘草，生筠州……春生苗，茎青色，叶如杨柳，多生水际，无花。”筠州即今江西高安县。《图经》有附图。《本草纲目》转载此药时，未增加任何新资料。但在《纲目·附图》中，金陵本、钱本均加注“武当”2字。此绘图者之意，与李时珍无关。张本将“武当”改作“筠州”，是恢复宋《图经》之真。

《本草图经》：该书“筠州水甘草”（图1）绘4株植物，一茎直立，单叶或对生、或互生，叶披针形，先端渐尖。现代植物学家考得此植物为夹竹桃科水甘草属植物水甘草*Amsonia elliptica*（Thunb. ex Murray）Roem. et Schult.［*Amsonia sinensis* Tsiang et P. T. Li］。其形态与《图经》图相符。

【小结】

“水甘草”为北宋时民间用药，有附图“宜州水甘草”。据苏颂记载之文及图，现代学者考其基原为夹竹桃科植物水甘草*Amsonia sinensis* Tsiang et P. T. Li。古本草图虽有10幅，但唯有《图经》原图最能真实反映本品的真实原貌。

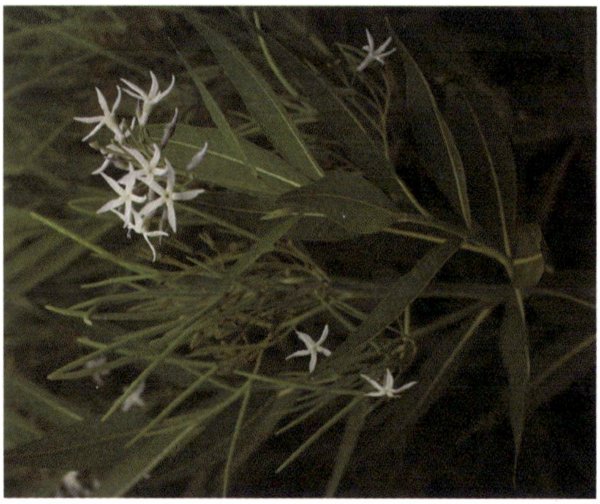

图12　水甘草 *Amsonia sinensis* 花枝

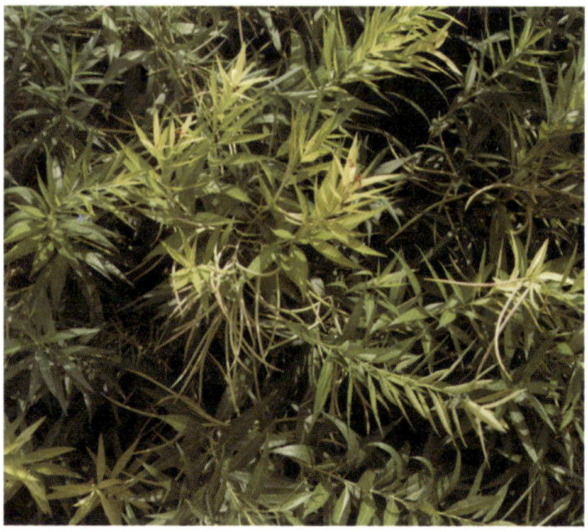

图13　水甘草 *A. sinensis* 果枝

第十七章　草部

草之六　毒草类

17-1　大黄

【品图】

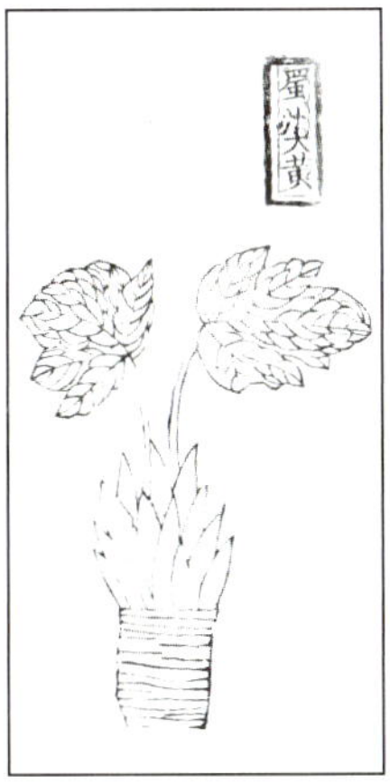

图1　图经（大）·蜀州大黄

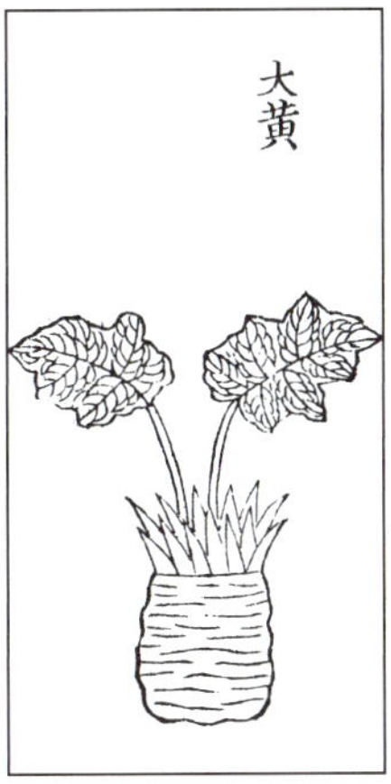

图2　图经（政）·大黄

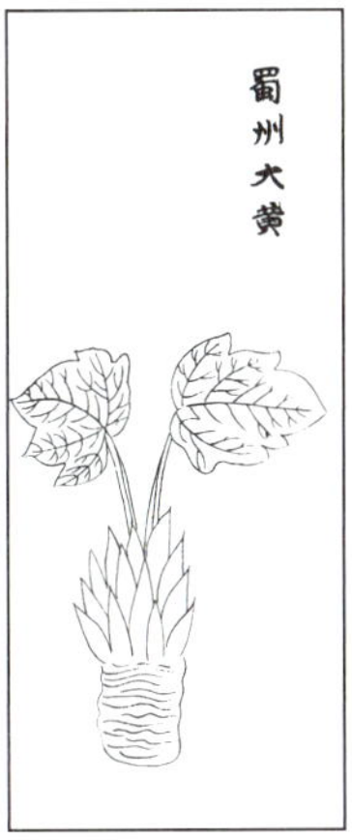

图3　图经（绍）·蜀州大黄

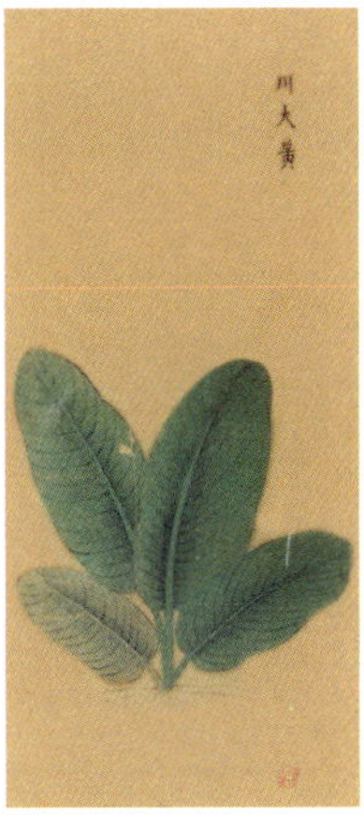

图4　履巉岩·川大黄

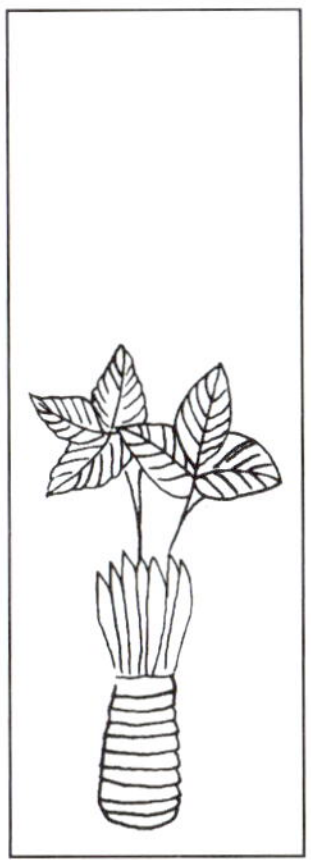

图5　歌括·大黄

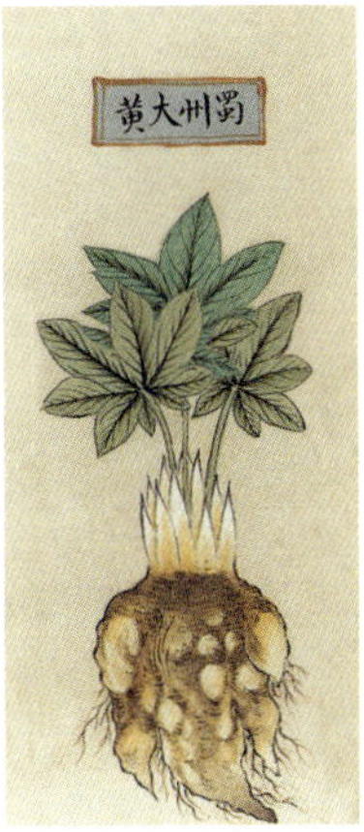

图6　品汇·蜀州大黄

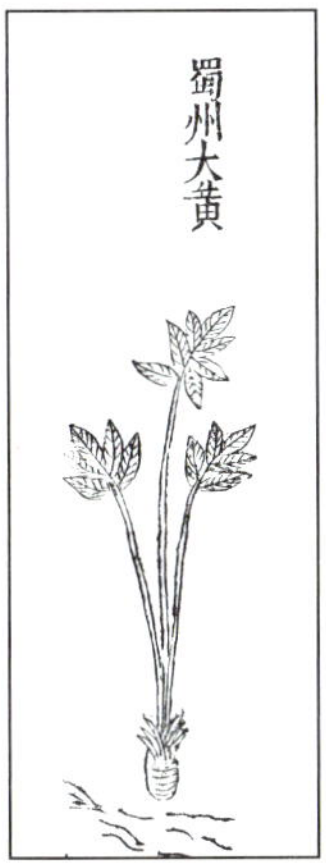

图7　蒙筌·蜀州大黄

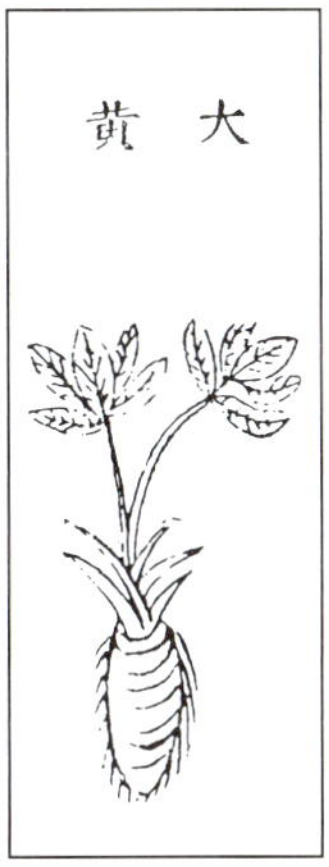

图8　太乙·大黄

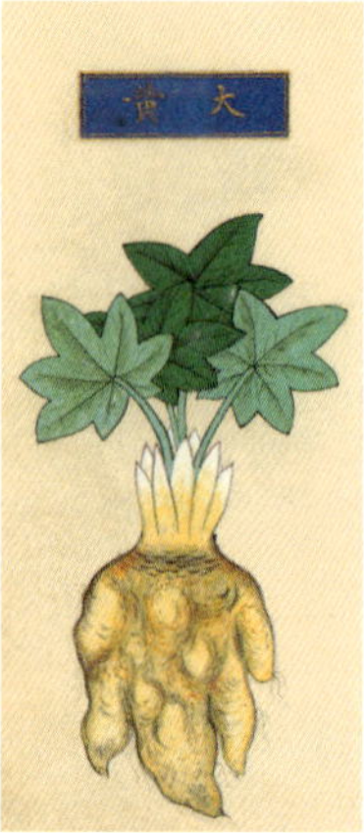

图 9　雷公·大黄

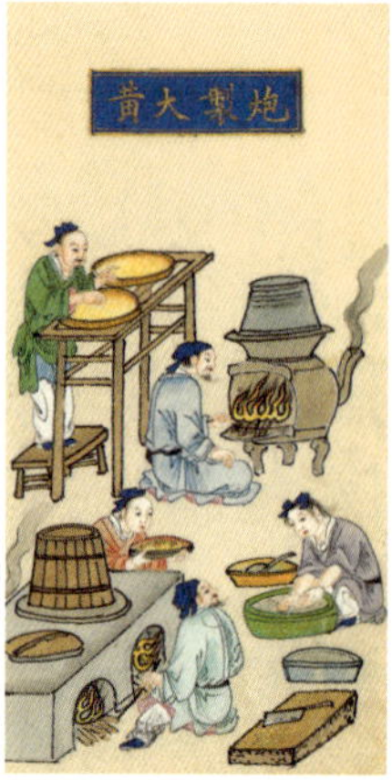

图 10　雷公·炮制大黄

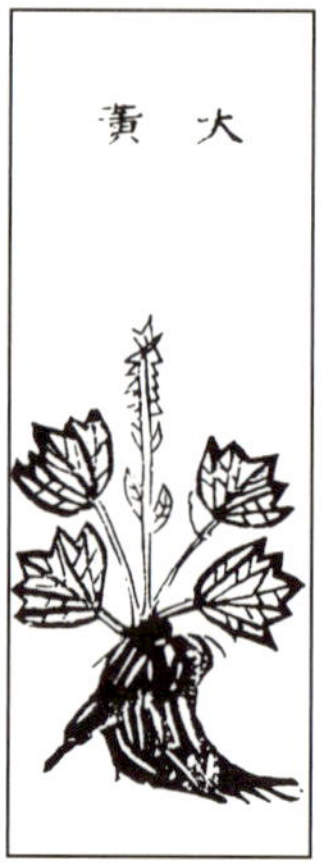

图 11　纲目（金）·大黄

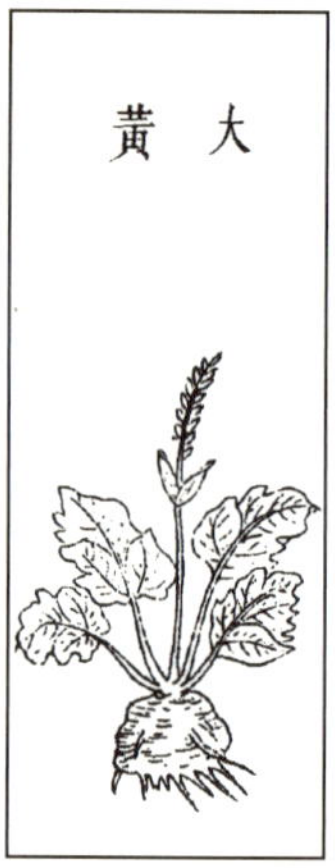

图 12　纲目(钱)·大黄

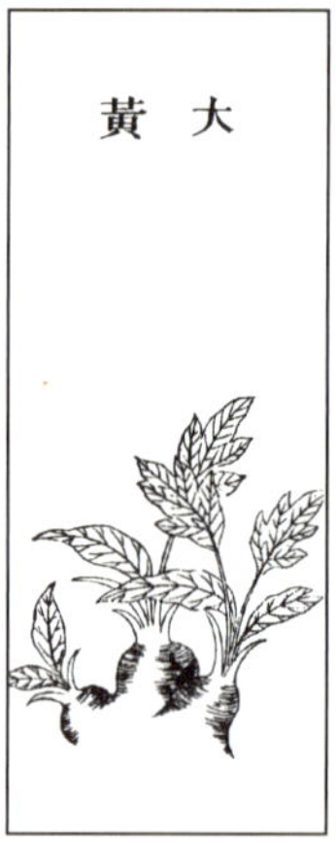

图 13　纲目(张)·大黄

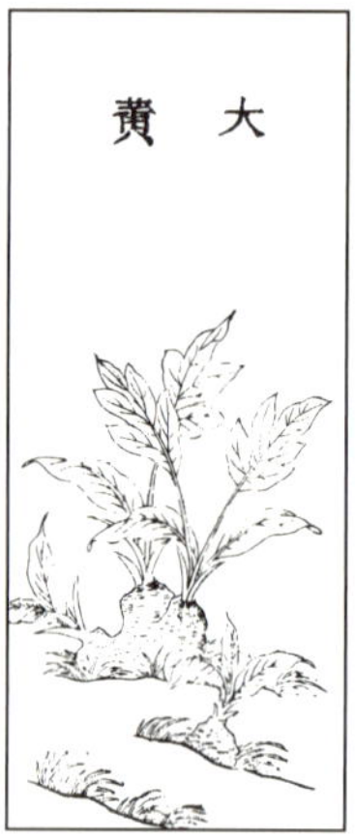

图 14　三才·大黄

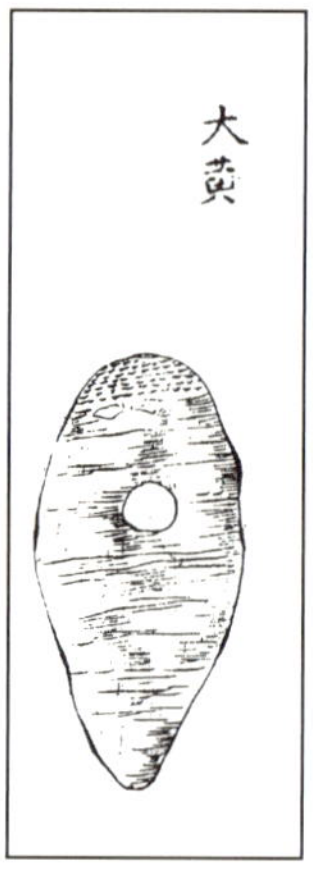

图 15　原始·大黄

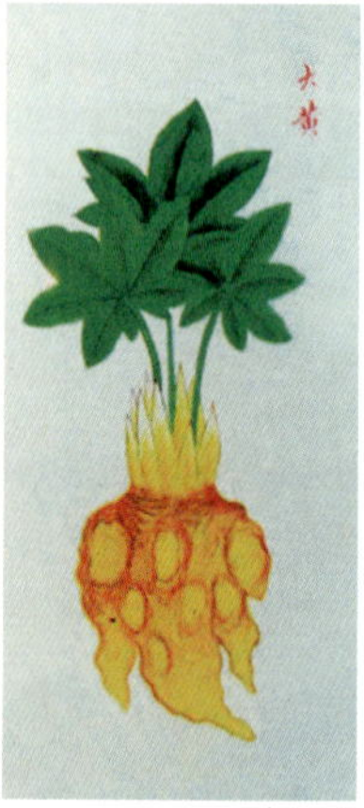

图 16　金石·大黄

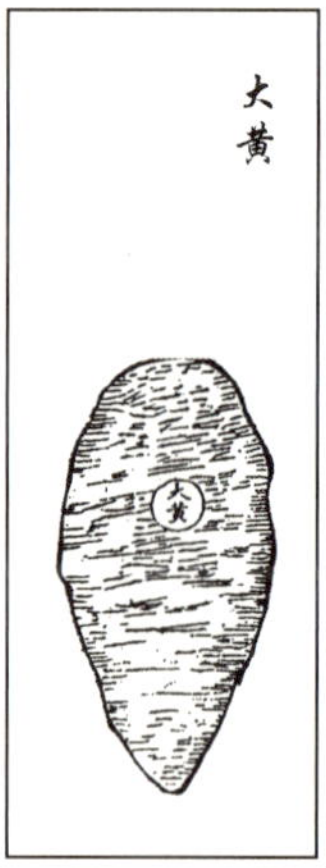

图 17　汇言·大黄

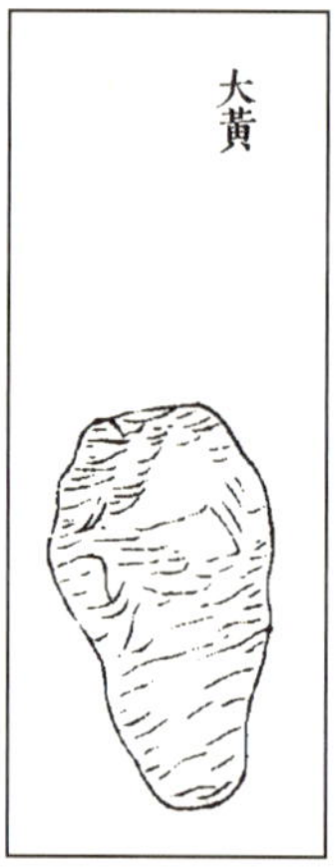

图 18　本草汇·大黄

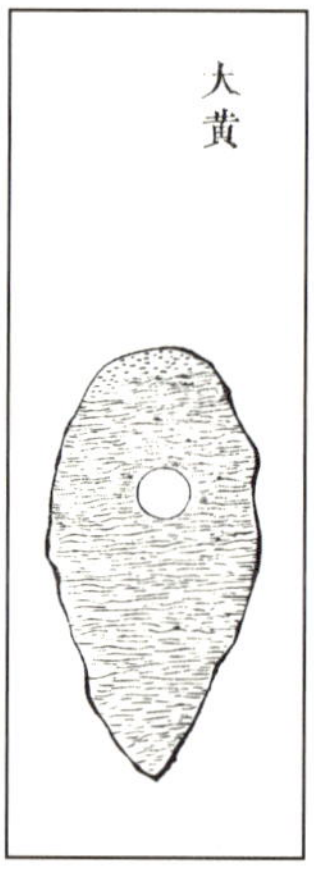

图 19　类纂·大黄

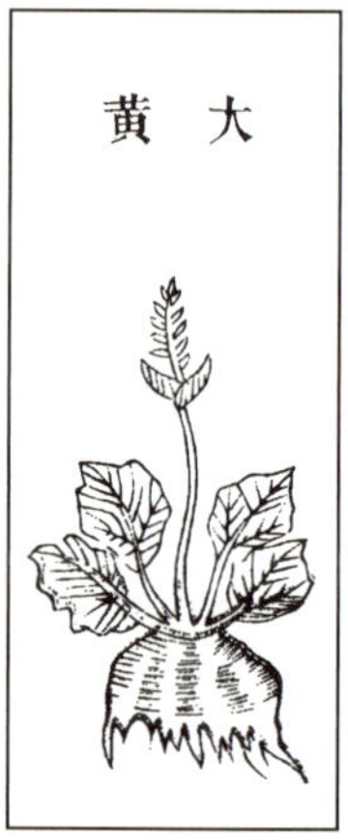

图 20　备要·大黄

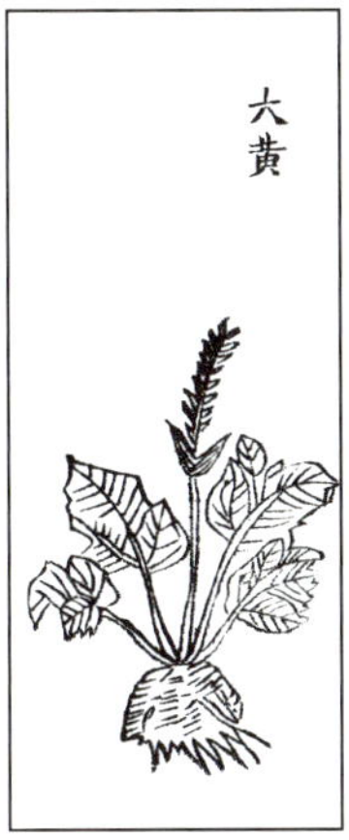

图21　求真·大黄

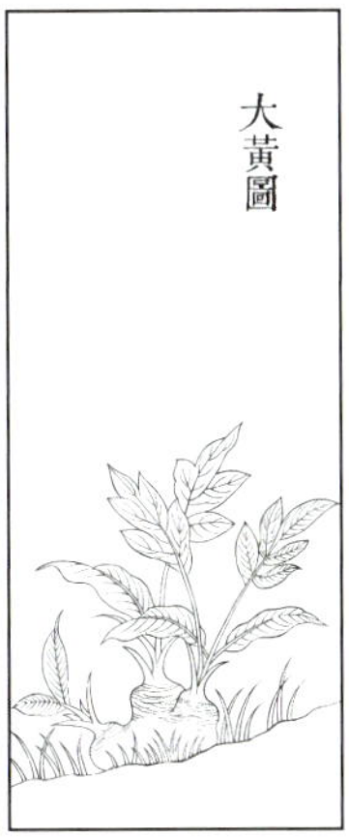

图22　草木典·大黄图

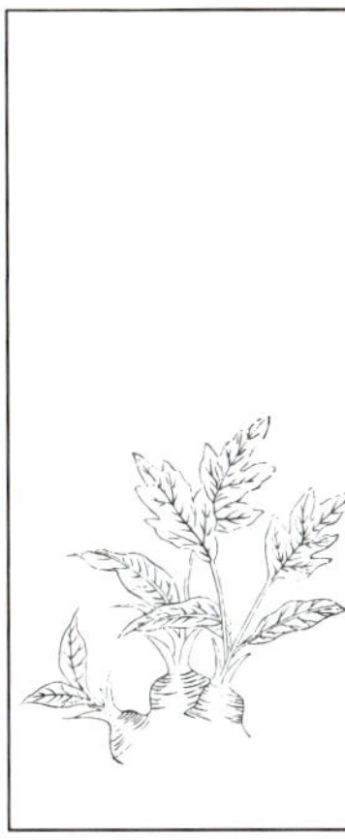

图23　图考·大黄

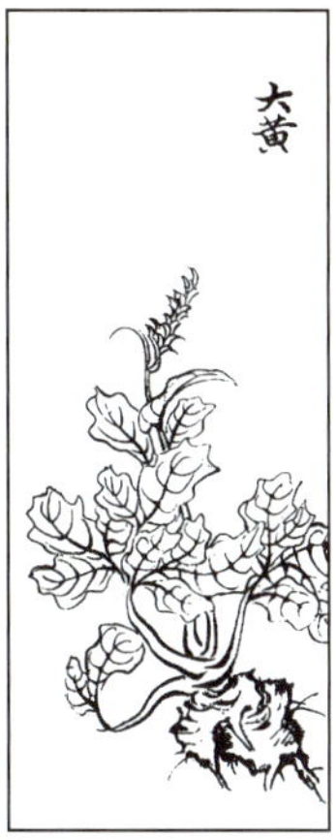

图24　图说·大黄

本品24图，取自23书，其中5幅彩图。有承继关系的图可分3个书类。

《本草图经》：该书“蜀州大黄”图分别存于《大观》（图1）、《政和》（图2，图名“大黄”）、《绍兴》（图3）。此三传本药图基本一致。今以《政和》图2为《图经》图的代表。

仿绘该图的彩色图有：《本草品汇精要》“蜀州大黄”（图6），该图仿绘《图经》（《大观》本）图1，增加1片叶，并模仿药材大黄形状，改绘原图根部。此后《补遗雷公炮制便览》“大黄”（图9）、《金石昆虫草木状》“大黄”（图16）又仿绘《品汇》图6。

仿绘该图的墨线图有：《本草歌括》“大黄”（图5）。《本草蒙筌》“蜀州大黄”（图7），仿绘《图经》（《大观》本）图1，增加1片叶与土地背景。《太乙仙制本草药性大全》“大黄”（图8）仿绘时将叶片绘成多全裂状。《三才图会》“大黄”（图14）转绘成生长在野外的3个粗根相连的植物。《古今图书集成·草木典》“大黄图”（图22）又仿绘《三才》图14，略加简省。《植物名实图考》“大黄”（图23）仿绘《草木典》图22时，消除土地背景。《本草纲目》张本“大黄”（图13）又转绘《图考》图23。

《本草纲目》（金陵本）：该书“大黄”（图11）增加花序，有新创意。仿绘此图者有《纲目》钱本图12，有所润饰。此后仿绘钱本图12者有《本草备要》图20、《本草求真》图21、《本草简明图说》图24。

《本草原始》：该书“大黄”（图15）的仿绘者有《本草汇言》图17、《本草汇》图18、《本草纲目类纂必读》图19。

以上24图，除外19幅仿绘图，原创图有5幅（图2、4、10、11、15），详见下“鉴药”项。

【文录】

三国《吴普本草》（见《御览》卷992“大黄”）《吴氏本草》曰：大黄，一名黄良，一名火参，一名肤如……或生蜀郡北部，或陇西。二月卷生黄赤叶，四四相当。黄茎，高三尺许，三月华黄，五月实黑。三月采根，根有黄汁，切，阴干。

《别录》（见《证类》卷10“大黄”） 一名黄良。生河西山谷及陇西。二月、八月、采根，火干。

梁《本草经集注》（同上） 陶隐居云：今采益州北部汶山及西山者，虽非河西、陇西，好者犹作紫地锦色，味甚苦涩，色至浓黑。西川阴干者胜。北部日干，亦有火干者，皮小焦不如，而耐蛀堪久。此药至劲利，粗者便不中服，最为俗方所重。道家时用以去痰疾，非养性所须也。将军之号，当取其骏快矣。

题·刘宋《雷公炮炙论》（同上） 雷公云：凡使，细切，内文如水旋斑紧重，剉蒸，从巳至未，晒干，又洒腊水蒸，从未至亥。如此蒸七度，晒干，却洒薄蜜水再蒸一伏时，其大黄擘如乌膏样，于日中晒干，用之为妙。

唐《唐本草》（同上） 《唐本》注云：大黄，性湿润而易坏蛀，火干乃佳。二月、八月日不烈，恐不时燥，即不堪矣。叶、子、茎并似羊蹄，但粗长而厚。其根细者亦似宿羊蹄，大者乃如碗，长二尺。作时烧石使热，横寸截，着石上煿之，一日微燥，乃绳穿眼之，至干为佳。幽、并已北渐细，气力不如蜀中者。今出宕州、凉州、西羌、蜀地皆有。其茎味酸，堪生啖。亦以解热，多食不利人。陶称蜀地者不及陇西，误矣。

唐《本草拾遗》（同上） 《陈藏器本草》云：大黄用之当分别其力。若取和厚深沉，能攻病者，可用蜀中似牛舌片紧硬者；若取泻泄骏快，推陈去热，当取河西绵纹者。凡有蒸、有生、有熟，不得一概用之。

后蜀《蜀本草》（同上） 蜀本云：叶似蓖麻。根如大芋。傍生细根如牛蒡，小者亦似羊蹄。又云：《图经》云高六七尺，茎脆。

宋《本草图经》（同上） 《图经》曰：大黄，生河西山谷及陇西，今蜀川、河东、陕西州郡皆有之，以蜀川锦文者佳。其次秦陇来者，谓之土蕃大黄。正月内生青叶，似蓖麻，大者如扇。根如芋，大者如碗，长一二尺。傍生细根如牛蒡，小者亦如芋。四月开黄花，亦有青红似荞麦花者。茎青紫色，形如竹。二月、八月采根，去黑皮，火干。江淮出者曰土大黄，二月开花结细实。又鼎州出一种羊蹄大黄，疗疥瘙甚效。初生苗叶如羊蹄，累年长大，即叶似商陆而狭尖。四月内于押条上出穗，五、七茎相合，花、叶同色。结实如荞麦而轻小，五月熟即黄色，亦呼为金荞麦。三月采苗，五月收实，并阴干。九月采根，破之亦有锦文，日干之，亦呼为土大黄。凡收大黄之法，苏恭云：作时烧石使热，横寸截，着石上煿之，一日微燥，乃绳穿眼之至干。今土蕃大黄，往往作横片，曾经火煿；蜀大黄乃作紧片，如牛舌形，谓之牛舌大黄，二者用之皆等。

元《汤液本草》（卷4“大黄”） 《液》云……推陈致新，去陈垢而安五脏，谓如戡定祸乱以致太平无异，所以有将军之名。

明《本草纲目》卷17“大黄”【集解】【时珍曰】宋祁《益州方物图》言蜀大山中多有之，赤茎大叶，根巨若碗，药市以大者为枕，紫地锦文也。今人以庄浪出者为最。庄浪即古泾，原陇西地，与《别录》相合。【正误】【时珍曰】苏说即老羊蹄根也。因其似大黄，故谓之羊蹄大黄，实非一类。又一种酸模，乃山大黄也。状似羊蹄而生山上，所谓土大黄或指此，非羊蹄也。俱见本条。

【鉴药】

“大黄”首见于《本经》。又名“将军”。李时珍释名云：“大黄，其色也。”根大而黄。梁·陶弘景云：“将军之号，当取其骏快矣。”指泻下功能快捷。《本经》载其功甚多，可荡涤肠胃，推陈致新，下瘀血血闭等，为古今常用药。

本品之名，已提示其根大色黄。《吴普本草》述其形态云：“二月卷生黄赤叶，四四相当。黄茎，高三尺许，三月华黄，五月实黑。三月采根，根有黄汁。”陶弘景指出好大黄作“紫地锦色”，即根断面的棕红色网状纹理，宛如织锦，俗称“锦纹大黄”。这是正品大黄的标志之一。《唐本草》云：“叶、子、茎并似羊蹄，但粗长而厚。其根细者亦似宿羊蹄，大者乃如碗，长二尺。”此段形态描述用“羊蹄”作比拟物是不恰当的。“羊蹄”是蓼科与大黄不同属的植物，叶形相差很大。但《唐本草》所载的产地及今存唐药药材是正确的，详见下文。唐本《图经》（见《蜀本草》引）云“高六七尺，茎脆”。《蜀本草》云：“叶似蓖麻。根如大芋。傍生细根如牛蒡，小者亦似羊蹄。”宋《本草图经》综合前人及宋代普查结果，谓秦陇来者“正月内生青叶，似蓖麻，大者如扇。根如芋，大者如碗，长一二尺。傍生细根如牛蒡，小者亦如芋。四月开黄花，亦有青红似荞麦花者。茎青紫色，形如竹”。谢宗万指出，其中叶似蓖麻、根如芋，开黄花者，大抵是指蓼科大黄属植物药用大黄*Rheum officinale* Baill.。而开青红似荞麦花者，大抵指掌叶大黄*Rheum palmatum* L.而言。[1]此外生秦陇（今甘肃、陕西一带）者也包括同属植物鸡爪大黄*Rheum tanguticum* Maxim. ex Regel。此均为古今常用的正品大黄来源。

古代大黄产地甚多。《别录》最早记载的产地有河西山谷及陇西。河西指今甘肃、青海两省黄河以西，即河西走廊与湟水流域。陇西即今甘肃陇西县。三国《吴普本草》记载的产地除陇西外，增添了“蜀郡北部”，大约相当于今四川北部。梁·陶弘景时多采益州北部汶山及西山所产。汶山即四川西北部的岷山。西山泛指今四川西南部诸山。其质量虽不如河西、陇西，但同样有锦纹，属于大黄正品。

《唐本草》认为“今出宕州、凉州、西羌、蜀地皆有”。“幽、并已北渐细，气力不如蜀中者”。宕州即今甘肃宕昌，凉州即今甘肃永昌、天祝县一带。西羌泛指今西藏及甘肃、青海、四川等各藏族聚居地区。其范围还是在今甘肃、青海、四川

1 谢宗万：《中药材品种论述》中册，上海：上海科学技术出版社，1994：429.

一带。幽州即今北京市及所辖地区，并州在唐代相当于今山西阳曲县以南、文水县以北的汾水中游地区。这些地区也产大黄，其原植物大约相当于今华北大黄*Rheum franzenbachii* Munt。当时认为其质量不如蜀中所产。唐·陈藏器认为不同地区所产，功效会有差别："若取和厚深沉，能攻病者，可用蜀中似牛舌片紧硬者；若取泻泄骏快，推陈去热，当取河西绵纹者。"今日本正仓院所藏唐大黄为质量最佳的锦纹大黄（图25），其原植物为蓼科*Rheum palmatum* L.及其变种*R. palmatum* var. *tanguticum* Maximowicz。[1]即今掌叶大黄与鸡爪大黄。这说明唐代的正品药还是蓼科大黄属（*Rheum*）的植物。

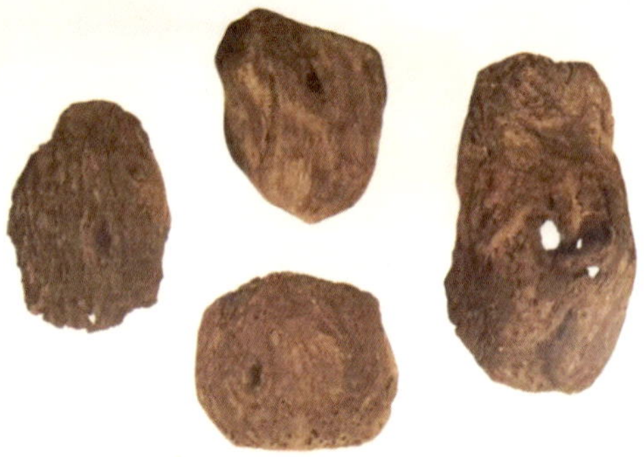

图25 日本正仓院藏唐代大黄药材

宋代及其以后，正品大黄的产地无大变化。如李时珍云："今人以庄浪出者为最。庄浪即古泾原、陇西地，与《别录》相合。"其地在甘肃与宁夏交界处，还是属于《别录》时就以产大黄著称的河西、陇西地区。但宋代在其他地区出现一些以"大黄"为名的药材。苏颂云："江淮出者曰土大黄，二月开花结细实。又鼎州出一种羊蹄大黄，疗疥瘙甚效。初生苗叶如羊蹄，累年长大，即叶似商陆而狭尖。四月内于押条上出穗，五、七茎相合，花、叶同色。结实如荞麦而轻小，五月熟即黄色，亦呼为金荞麦。三月采苗，五月收实，并阴干。九月采根，破之亦有锦文，日干之，亦呼为土大黄。"鼎州即今湖南常德。李时珍曰："苏说即老羊蹄根也。因其似大黄，故谓之羊蹄大黄，实非一类。又一种酸模，乃山大黄也。状似羊蹄而生山上，所谓土大黄或指此，非羊蹄也。"这类羊蹄大黄、金荞麦、酸模，都不是大黄属的植物，应属酸模属（*Rumex*）植物。[2]此类植物的根或根茎非正品大黄，乃地区用药。

大黄根茎容易蛀蚀，因此产地加工干燥是非常重要的手段。《别录》就记载必须"火干"。陶弘景记载："西川阴干者胜。北部日干，亦有火干者，皮小焦不如，而耐蛀堪久。"说明火干更耐蛀，可以久贮。《唐本草》云："大黄性湿润而易坏蛀，火干乃佳。""作时烧石使热，横寸截，着石上煿之，一日微燥，乃绳穿眼之，至干为佳。"日本正仓院藏唐代大黄就有穿绳孔。这种烤干的大黄仍属生大黄。经多次蒸、晒，色变乌黑的大黄才是熟大黄，其峻下作用甚微，可用于清热。大黄根茎外层容

1 ［日］朝比奈泰彦：《正仓院药物》，大阪：植物文献刊行会，1955：270.
2 谢宗万：《中药材品种论述》中册，上海：上海科学技术出版社，1994：432.

易糟朽，必须除去，只留中心坚实的部分。苏颂提到的“蜀大黄乃作紧片，如牛舌形，谓之牛舌大黄”，即指去外层糟朽，留下如牛舌状的紧实部分。唐药大黄为不规则的块状，亦属去掉大黄根茎外层糟朽部分后的形状。

1.《本草图经》：该书“大黄”（图2）根及根状茎极为粗壮，根状茎顶端有多数残存托叶。叶片宽大，有不同深度的分裂，主脉近似掌状。据此当为蓼科大黄属（*Rheum* L.）植物。《图经》的《大观》《绍兴》本所存图1、图3的图名均为“蜀州大黄”，据该属植物分布，则可能为药用大黄*Rheum officinale* Baill.，或掌叶大黄*Rheum palmatum* L.。

2.《履巉岩本草》：该书“川大黄”（图4）未示根茎及主茎，但有基生叶数片。叶片长圆状卵形，顶端钝圆，基部微心形，边缘微波状，有叶柄。据此图及其分布在杭州一带，以及当地使用的“金不换”名称，此即蓼科酸模属植物钝叶酸模*Rumex obtusifolius* L.，一名土大黄。

3.《补遗雷公炮制便览》：该书“炮制大黄”（图10）乃据《雷公炮炙论》的炮制法绘图。其法为：“剉蒸，从巳至未，晒干，又洒腊水蒸，从未至亥。如此蒸七度，晒干，却洒薄蜜水再蒸一伏时，其大黄擘如乌膏样，于日中晒干。”这是制熟大黄的方法。故图中有切制工具（右下砧上放一刀）、蒸大黄用的炉灶与蒸笼，有人在给药材洒辅料，还有人在摊晒药物等。

4.《本草纲目》（金陵本）：该书“大黄”（图11）的构图与《图经》图2近似，叶片增加，则近似莲座状。此图所增新创意是在基生叶中抽出的主茎上有花序。其花序虽极为简单，但大体还是有大黄属的模样。

5.《本草原始》：该书“大黄”（图15）展示的是药材，顶部为根茎残余痕迹，通体较平滑，中间一孔，此即《唐本草》所载在产地用绳穿眼后的孔洞。整个外形有如牛舌，其基原当为大黄属（*Rheum*）植物。

【小结】

“大黄”为首见《本经》的古今常用药物，以泻下力强著称。入药用其大而黄的根茎，断面有锦纹。结合大黄的古产地，秦、陇（今甘肃、陕西一带）所产多为掌叶大黄*Rheum palmatum* L.、鸡爪大黄*Rheum tanguticum* Maxim. ex Regel，主产四川等地的以药用大黄*Rheum officinale* Baill.为主，皆属正品大黄。遗存至今的唐代大黄药材亦属掌叶

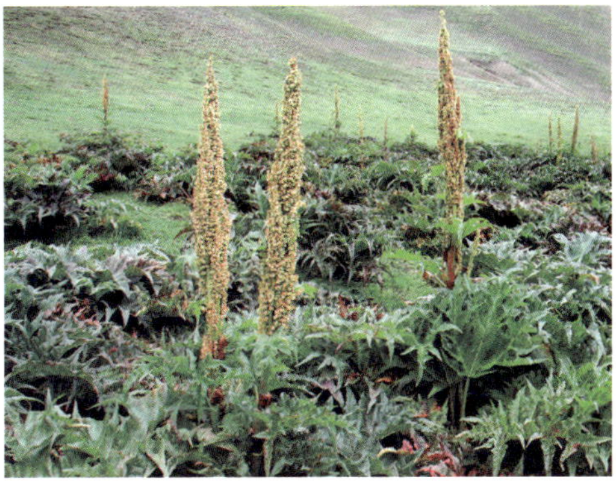

图 26　鸡爪大黄 *Rheum tanguticum*

大黄及鸡爪大黄。但唐代幽州、并州所产大黄的效力不如蜀中所产，其原植物可能是今华北大黄*Rheum franzenbachii* Munt。宋代江淮、鼎州等地出现的土大黄、羊蹄大黄、金荞麦则为酸模属（*Rumex*）植物，仅局部地区使用。《本草图经》所示原植物、《本草原始》所绘药材乃大黄属（*Rheum*）植物。《履巉岩本草》所绘杭州所产“川大黄”乃酸模属（*Rumex*）植物，与古本草所载相符。

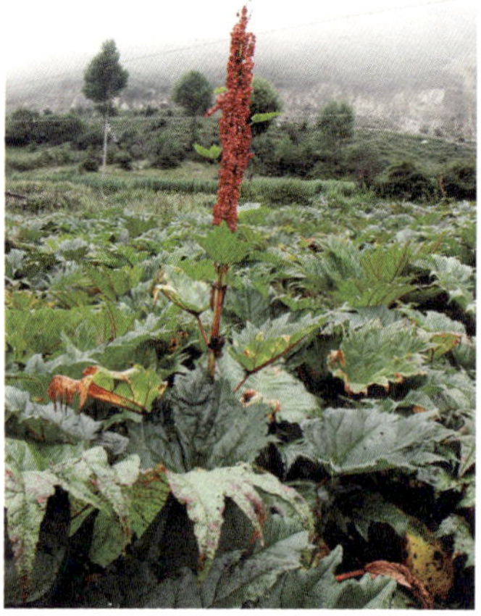

图 27　掌叶大黄 *Rheum palmatum*

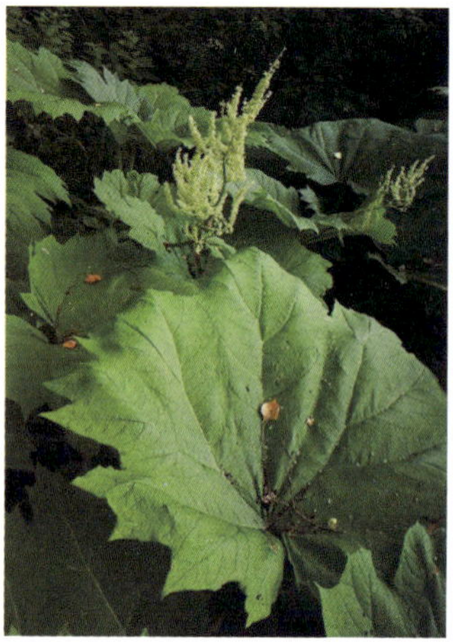

图 28　药用大黄 *Rheum officinale*

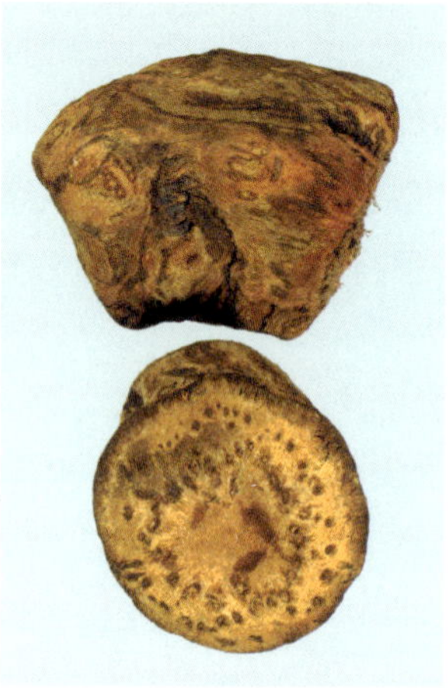

图 29　大黄药材

17-2　商陆

【品图】

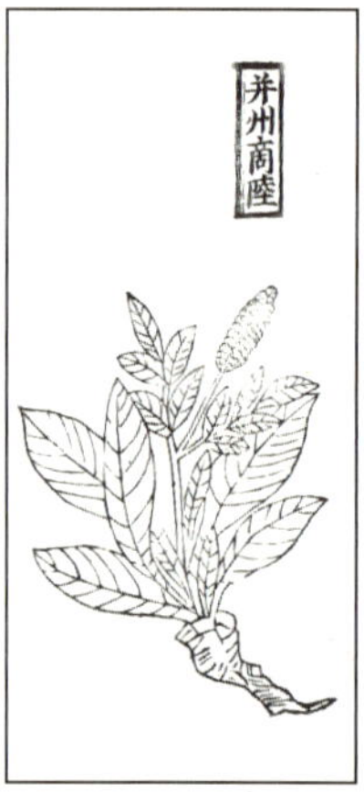

图 1　图经（大）·并州商陆

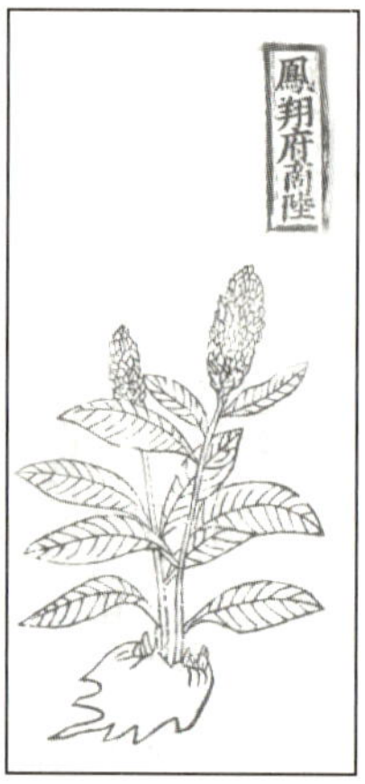

图 2　图经（大）·凤翔府商陆

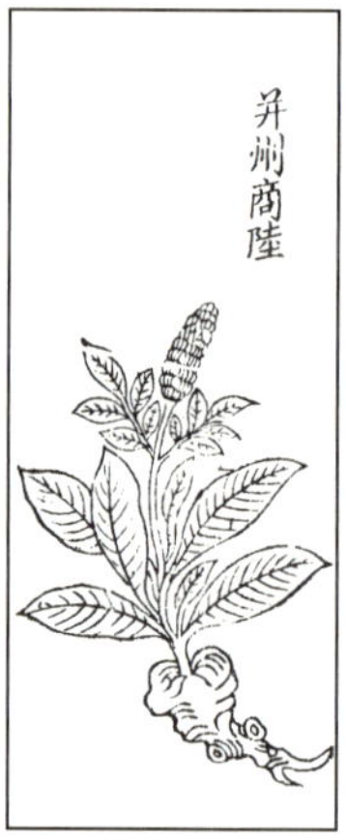

图 3　图经（政）·并州商陆

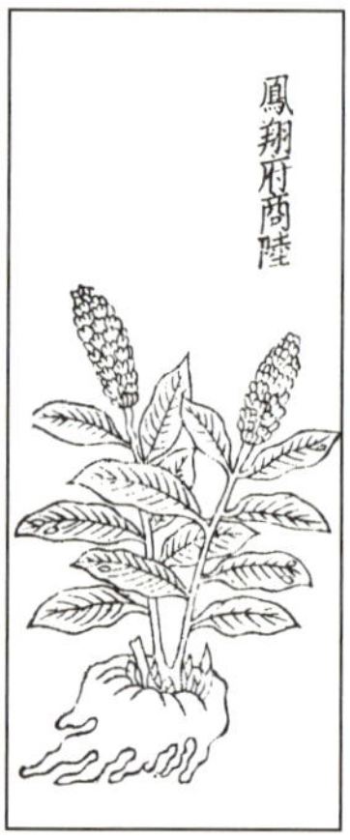

图 4　图经（政）·凤翔府商陆

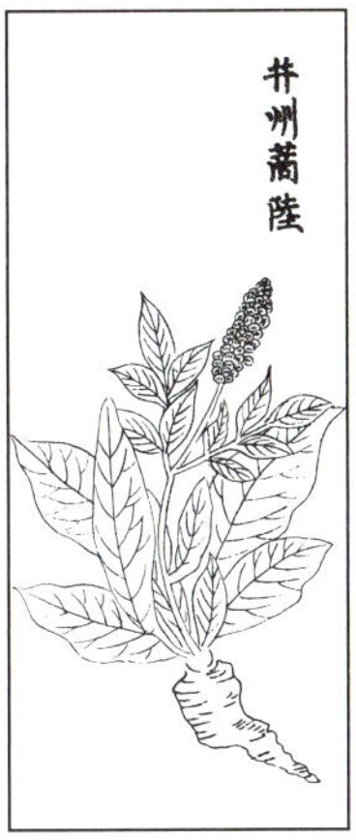

图 5　图经(绍)·并州商陆

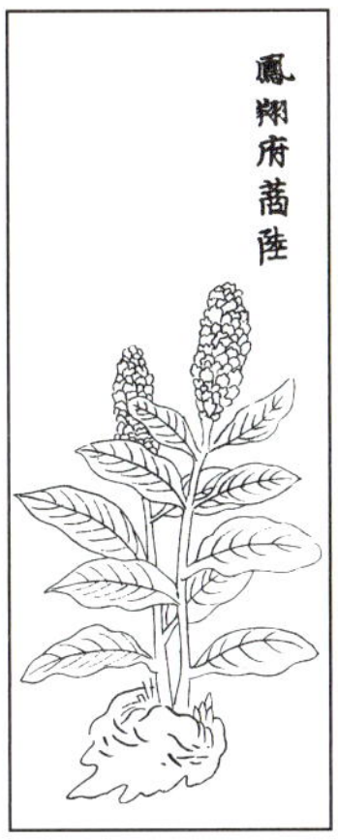

图 6　图经(绍)·凤翔府商陆

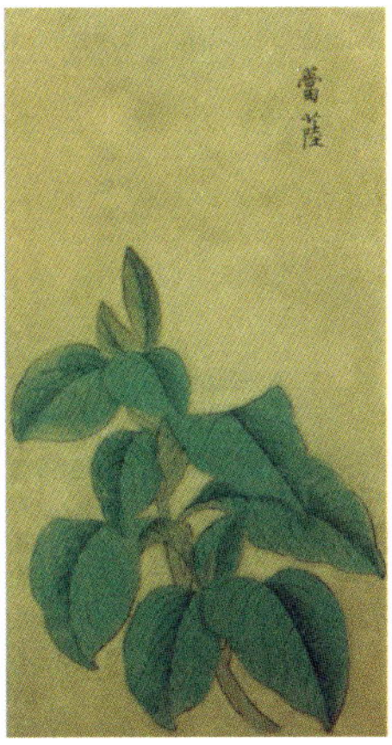

图 7　履巉岩·蔏䔡

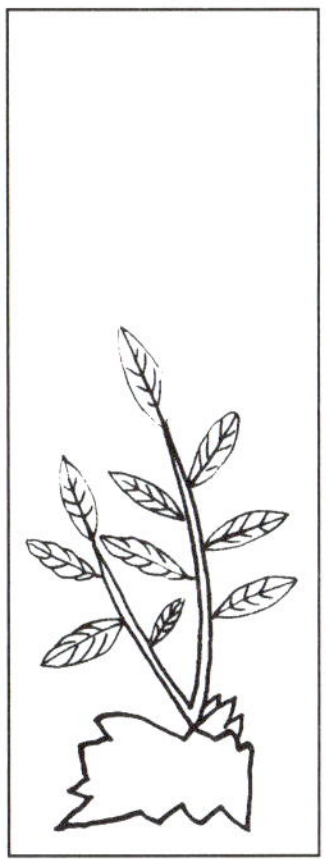

图 8　歌括·商陆

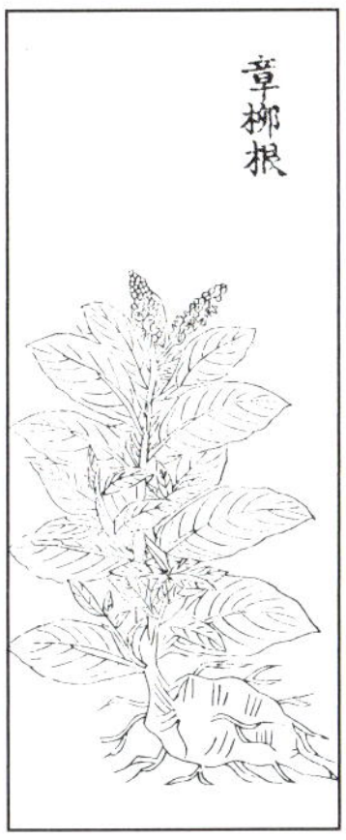

图 9　救荒·章柳根

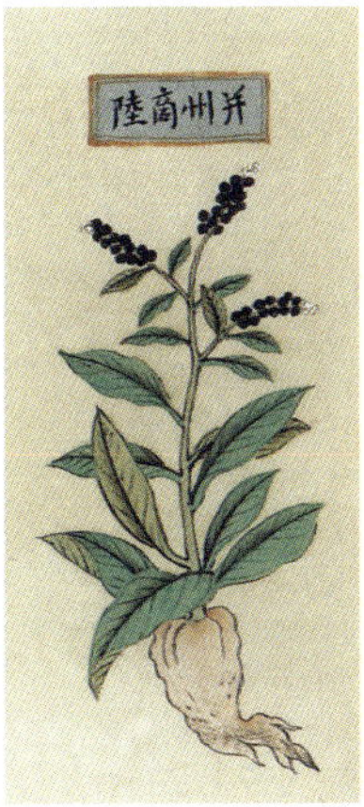

图 10　品汇·并州商陆

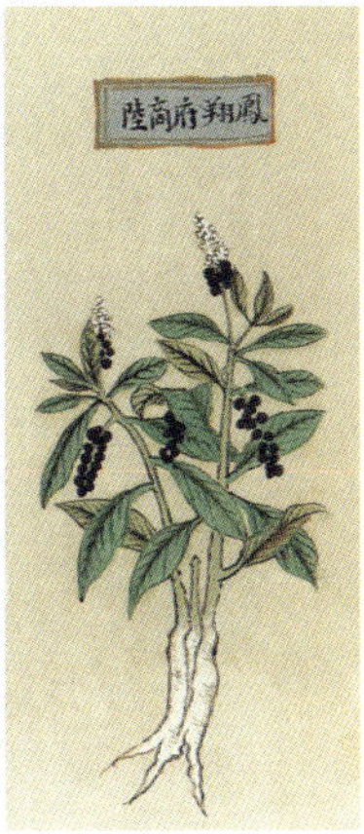

图 11　品汇·凤翔府商陆

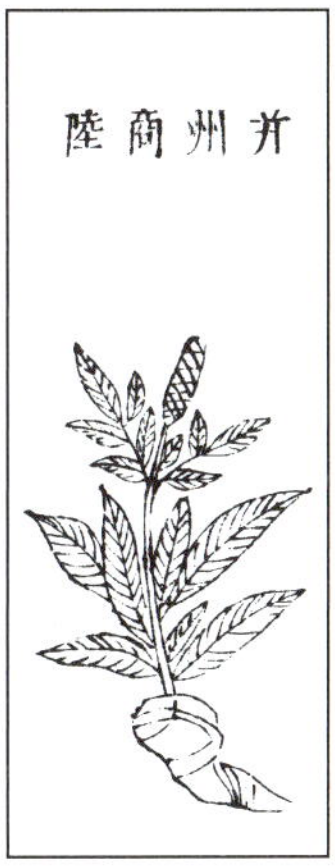

图 12　蒙筌·并州商陆

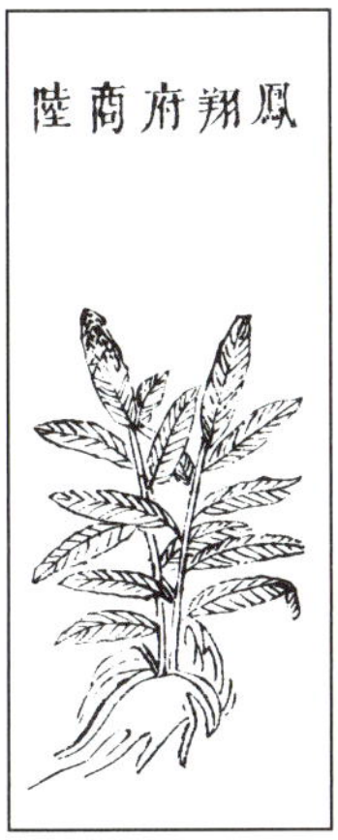

图 13　蒙筌·凤翔府商陆

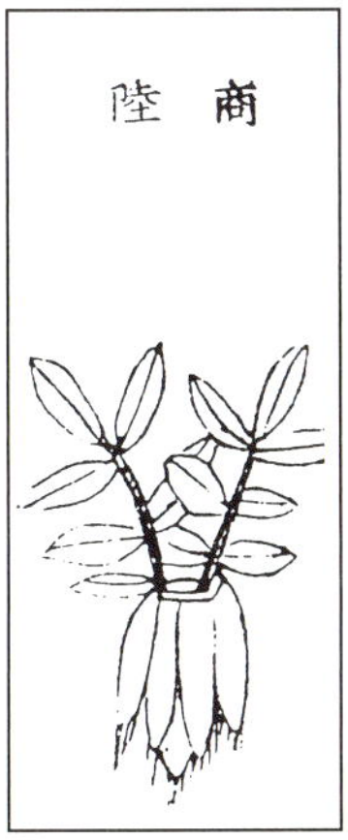

图 14　太乙·商陆

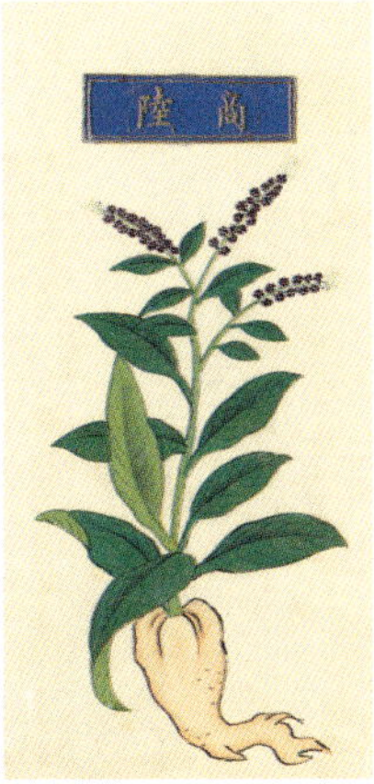

图 15　雷公·商陆

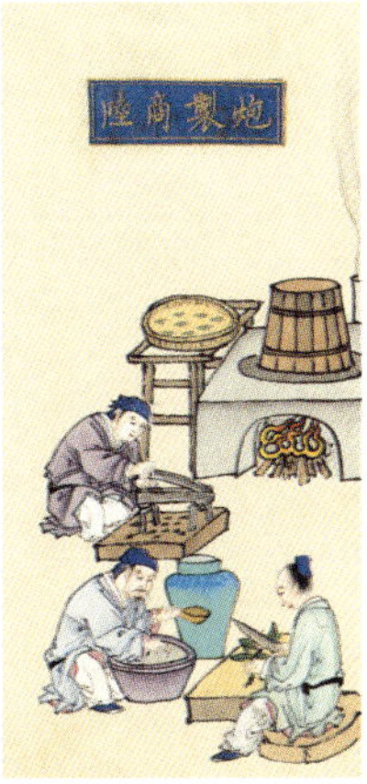

图 16　雷公·炮制商陆

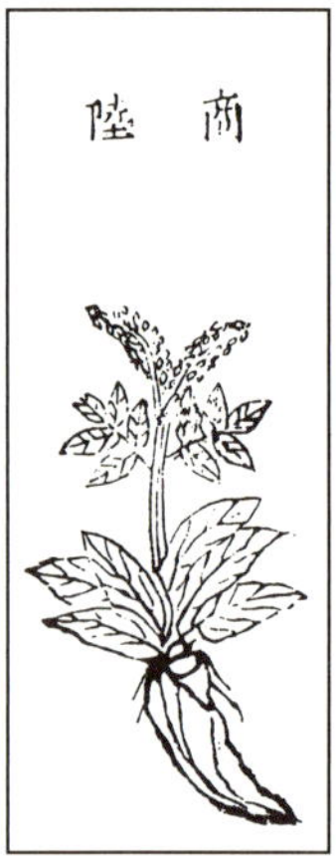

图 17　纲目(金)·商陆

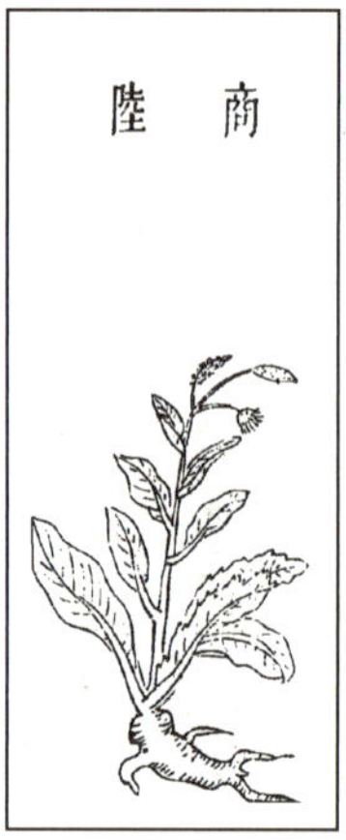

图 18　纲目(钱)·商陆

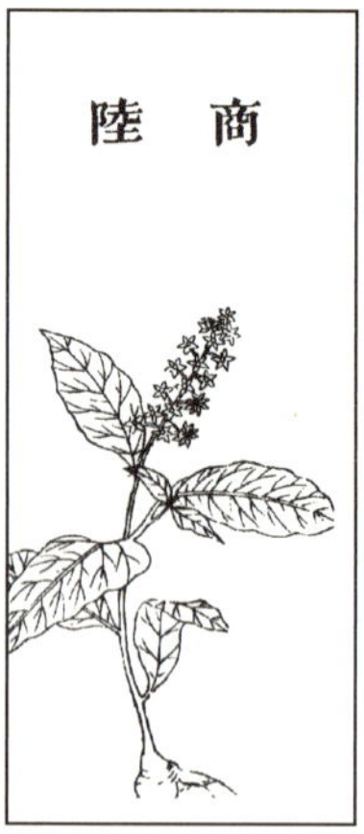

图 19　纲目(张)·商陆

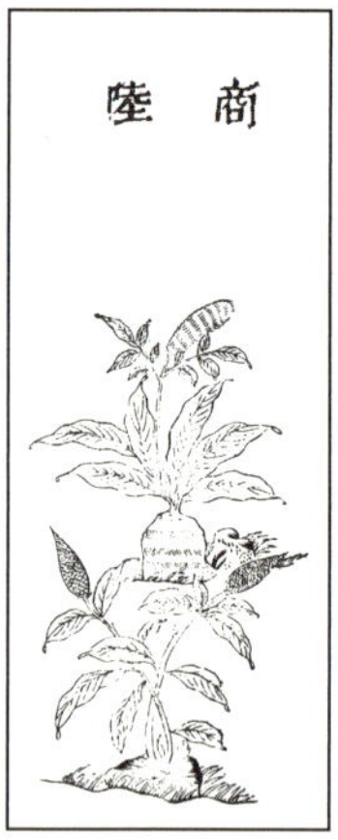

图 20　三才·商陆

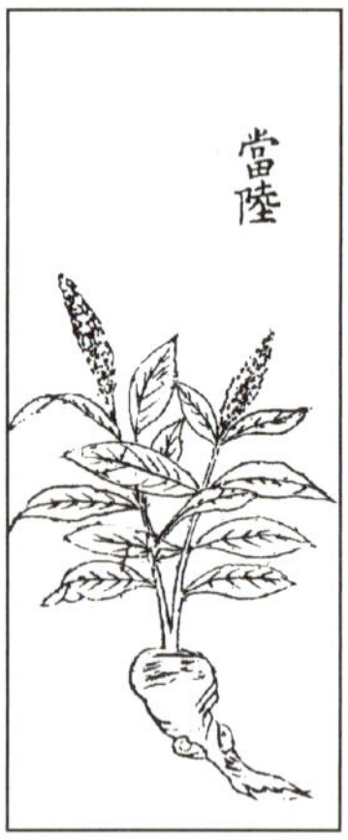

图 21　原始·当陆

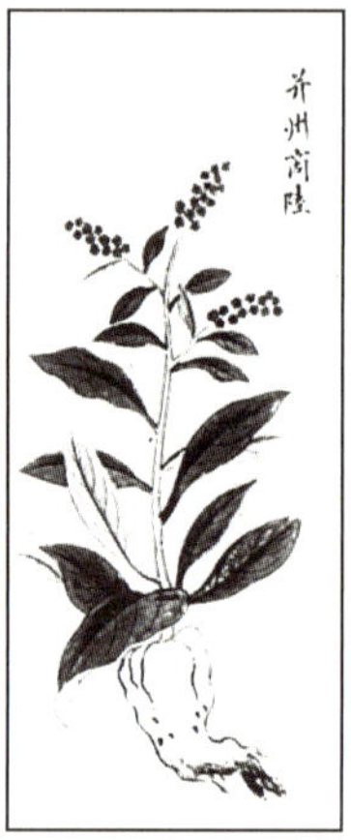

图 22　金石·并州商陆

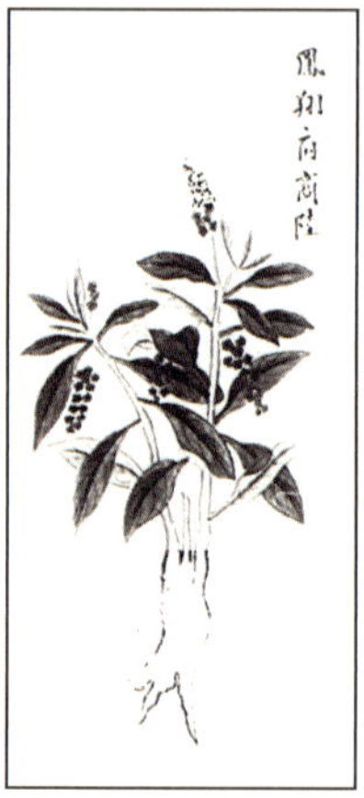

图 23　金石·凤翔府商陆

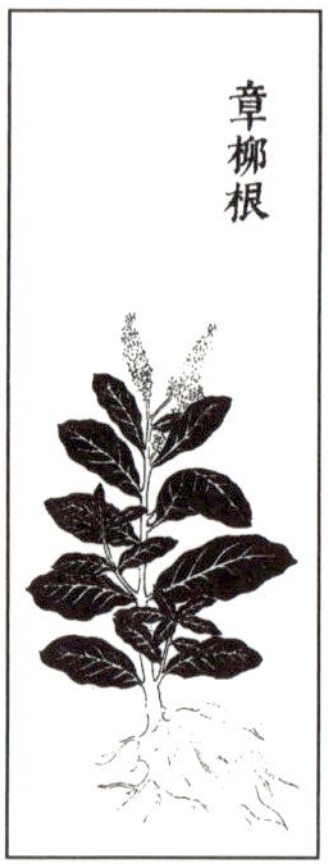

图 24　博录·章柳根

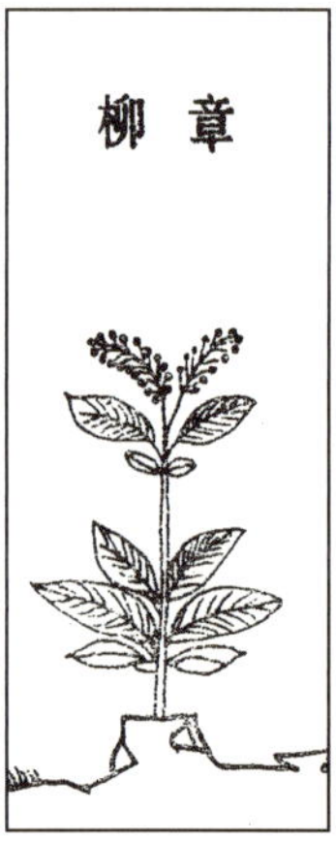

图 25　野谱补·章柳

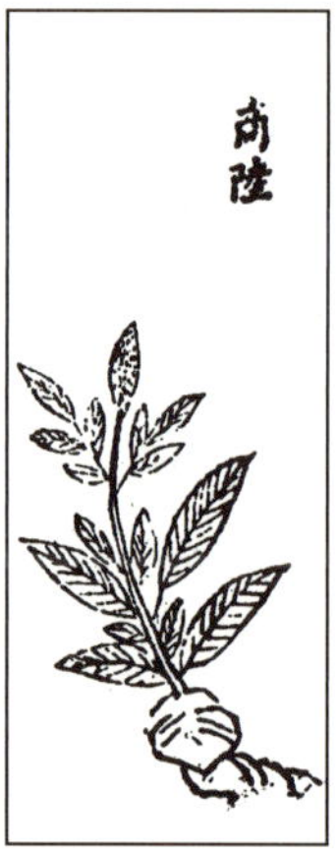

图 26　汇言·商陆

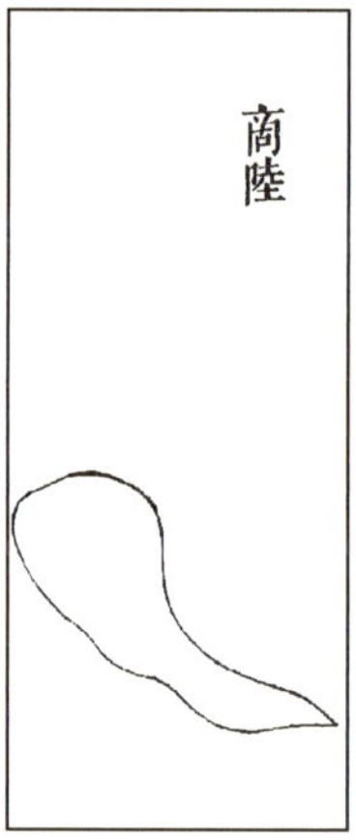

图 27　本草汇·商陆

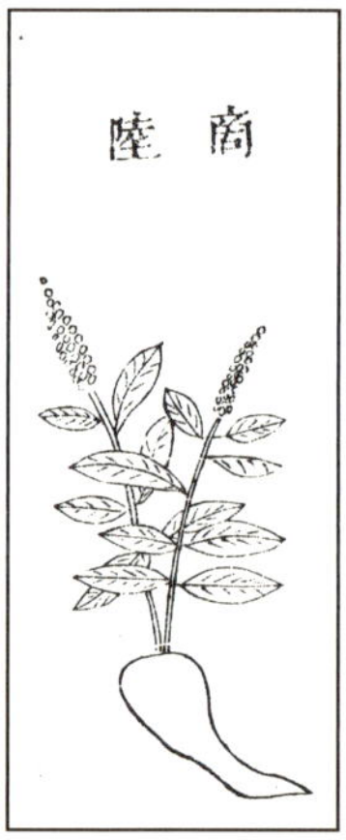

图 28　类纂·商陆

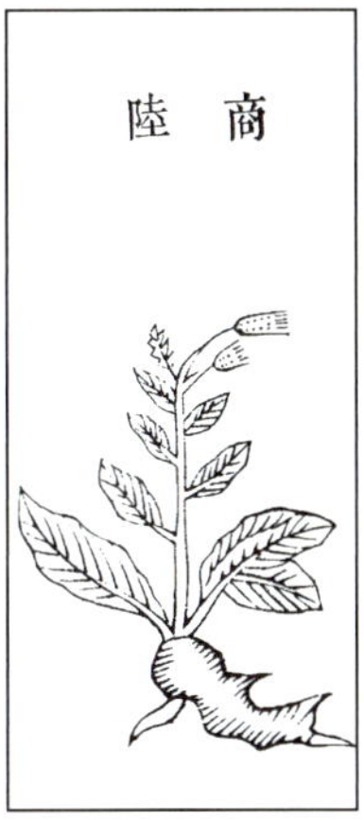

图 29　备要 · 商陆

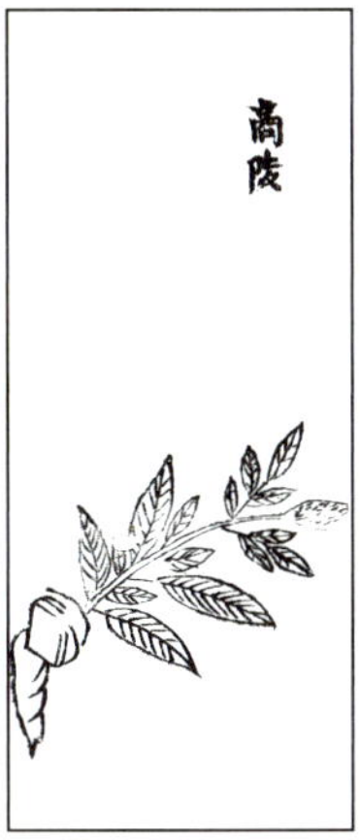

图 30　求真 · 商陆

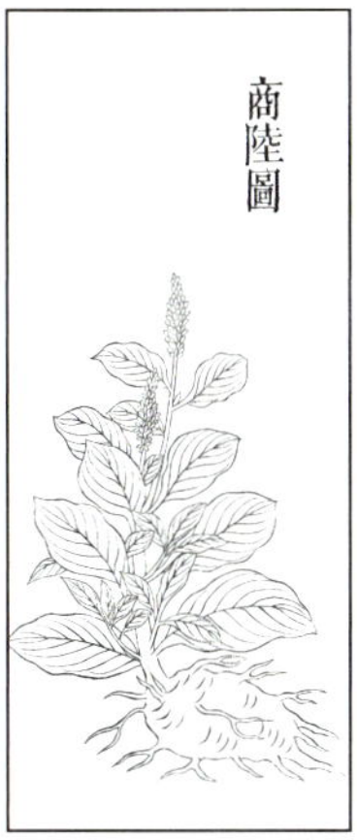

图 31　草木典 · 商陆图

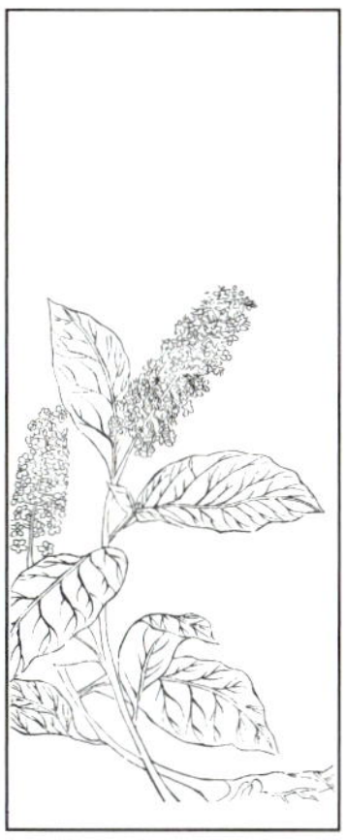

图 32　图考 · 商陆 -1

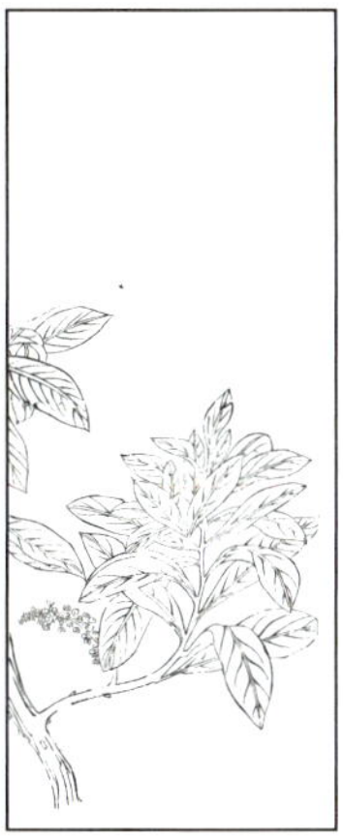

图 33　图考 · 商陆 -2

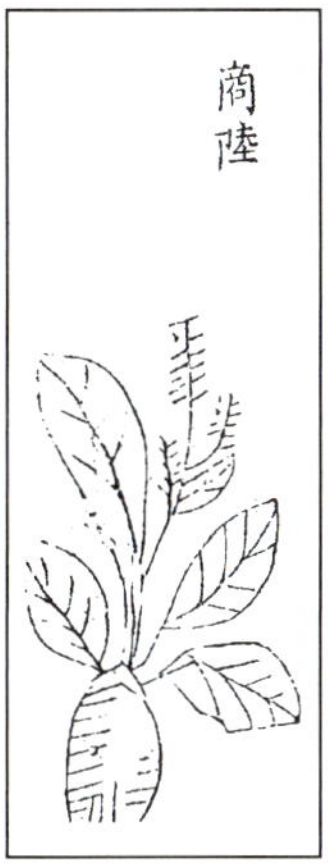

图 34　便方 · 商陆

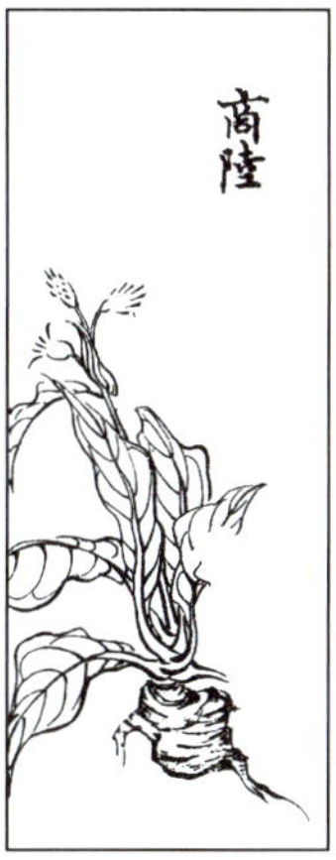

图 35　图说 · 商陆

本品35图，取自27书，其中7幅彩图。有承继关系的图可分3个书类。

《本草图经》：该书2图。“并州商陆”“凤翔府商陆”图依次分别存于《大观》（图1、2）、《政和》（图3、4）、《绍兴》（图5、6）。此三传本药图基本一致。今以《政和》图3、图4为《图经》图的代表。

仿绘《图经》2图的彩色图有 ：《本草品汇精要》“并州商陆”（图10）根淡棕色。仿绘时将原粗大穗状花序改为上白花，下黑果。看来画士是知道商陆的浆果成熟后是黑色的。“凤翔府商陆”（图11）根白色，增绘与叶对生的果序，但果穗下垂，与实物果序直立不同。此图看来似有新意。但其新创意不影响基原的判定。此后《补遗雷公炮制便览》“商陆”（图15）仿绘的是《品汇》“并州商陆”。《金石昆虫草木状》图22、图23分别仿绘《品汇》图10、图11。

仿绘《图经》2图的墨线图有 ：《本草歌括》“商陆”（图8）仿绘的是“凤翔府商陆”

（图4），大加简略。《本草蒙筌》“并州商陆”（图12）、“凤翔府商陆”（图13）分别仿绘《图经》图3、图4。《太乙仙制本草药性大全》“商陆”（图14）不过是将《图经》图4简化、图案化而已。《本草纲目》金陵本“商陆”（图17）在《图经》图3的基础上，可能是仿《救荒本草》增绘了一支花序。《纲目》钱本图18在金陵本基础上再加修润，还多出一个头状花序，仍属误图。此后仿《纲目》金陵本图17的有《救荒野谱补遗》图25。仿《纲目》钱本图18的有《本草备要》图29、《本草求真》图30（图过度偏右90度）、《本草简明图说》图35。《三才图会》图20将《图经》2图分上下绘于一图中，再加修饰，增添土地背景。《本草原始》一般都是写生绘图，但“当陆”（图21）却仿绘《图经》图4。此后仿绘《原始》图21者有《本草汇言》图26、《本草汇》图27（仅截取其根）、《本草纲目类纂必读》图28。

《救荒本草》：该书“章柳根”（图9）的仿绘图有《野菜博录》图24，叶片改成阴刻。《古今图书集成·草木典》“商陆图”（图31）亦仿绘图9。

《植物名实图考》：该书“商陆-1”（图32）的仿绘者为《本草纲目》张本图19。

以上35图中，除外27幅仿绘图，原创图尚有8幅（图3、4、7、9、16、32、33、34），详见下“鉴药”项。

【文录】

《本经》《别录》（见《证类》卷11“商陆”） 如人形者有神。一名薚根，一名夜呼。生咸阳川谷。

梁《本草经集注》（同上） 陶隐居云：近道处处有。方家不甚干用，疗水肿，切生根杂生鲤鱼煮作汤。道家乃散用及煎酿，皆能去尸虫，见鬼神。其实亦入神药。花名薚花，尤良。

题·刘宋《雷公炮炙论》（同上） 雷公云：凡使，勿用赤菖。缘相似，其赤菖花、茎有消筋肾之毒，故勿饵。章陆花白，年多后仙人采之用作脯，可下酒也。每修事，先以铜刀刮去上皮了，薄切，以东流水浸两宿，然后漉出，架甑蒸，以豆叶一重了，与章陆一重，如斯蒸从午至亥，出，仍去豆叶暴干了，细剉用。若无豆叶，只用豆代之。

唐《唐本草》（同上）《唐本》注云：此有赤白二种，白者入药用，赤者见鬼神，甚有毒。

后蜀《蜀本草》（同上）《蜀本》：《图经》云：叶大如牛舌而厚脆，有赤花者根赤，白花者根白。今所在有之。二月、八月采根，日干。

宋《开宝本草》（同上） 今注：商陆，一名白昌，一名当陆。

宋《本草图经》（同上）《图经》曰：商陆俗名章柳根，生咸阳山谷，今处处有之，多生于人家园圃中。春生苗，高三四尺，叶青如牛舌而长。茎青赤，至柔脆。

夏秋开红紫花，作朵。根如芦菔而长，八月、九月内采根，暴干……《尔雅》谓之蓫薚，《广雅》谓之马尾，《易》谓之苋陆，皆谓此商陆也。

明《救荒本草》卷上“章柳根” 今处处有之。苗高三四尺，竿粗似鸡冠花竿，微有线楞，色微紫赤，叶青如牛舌，微阔而长；根如人形者有神，亦有赤白二种，花赤根亦赤，花白根亦白。赤者不堪服食，伤人，乃至痢血不已。白者堪服食。又有一种，名赤昌，苗叶绝相类，不可用，须细辨之。

明《本草纲目》卷17“商陆”【时珍曰】此物能逐荡水气，故曰蓫募。讹为商陆，又讹为当陆，北音讹为章柳。或云枝枝相值，叶叶相当，故曰当陆。或云多当陆路而生也。【集解】【时珍曰】商陆昔人亦种之为蔬，取白根及紫色者擘破，作畦栽之，亦可种子。根、苗、茎并可洗蒸食，或用灰汁煮过亦良。服丹砂、乳石人食之尤利。其赤与黄色者有毒，不可食。按周定王《救荒本草》云：章柳干粗似鸡冠花干，微有线楞，色微紫赤，极易生植。

清《植物名实图考》卷24“商陆” 今处处有之，有红花、白花两种，结实大如豆而扁有棱，生红熟黑。江南卑湿，易患水肿，俚医多种之，以为疗水贴肿要药。其数十年者，根围尺余，长三四尺，坚如木。习邪术者，刻为人形以驱鬼，小说家多载之……按：商陆初生茎肥嫩，叶攒密，秋开花，结实粒小；宿根茎硬，叶稀。春花夏实，秋时已枯。江西上高谓之香母豆，云妇人食之宜子，盖难凭信。

【鉴药】

“商陆”首见于《本经》。别名甚多，常用者有“当陆”。李时珍释名曰：“此物能逐荡水气，故曰蓫募。讹为商陆，又讹为当陆，北音讹为章柳。或云枝枝相值，叶叶相当，故曰当陆。或云多当陆路而生也。”多属臆测，难从其释。《本经》《别录》谓其可主水胀、熨痈肿等，后世用之通便行水，消肿毒，用者不多。

关于其生境、形态，梁·陶弘景云“近道处处有”，不言其形。《唐本草》云：“此有赤白二种，白者入药用，赤者见鬼神，甚有毒。”唐本《图经》（《蜀本草》引）云：“叶大如牛舌而厚脆，有赤花者根赤，白花者根白。今所在有之。”然其形依然不明。宋《本草图经》云：“今处处有之，多生于人家园圃中。春生苗，高三四尺，叶青如牛舌而长。茎青赤，至柔脆。夏秋开红紫花，作朵。根如芦菔而长。”较前人所述稍详。明《救荒本草》补充曰：“竿粗似鸡冠花竿，微有线楞，色微紫赤，叶青如牛舌，微阔而长。”清《植物名实图考》云：“有红花、白花两种，结实大如豆而扁有棱，生红熟黑……商陆初生茎肥嫩，叶攒密，秋开花，结实粒小；宿根茎硬，叶稀。春花夏实，秋时已枯。”综合以上诸家之说，则知此即今商陆科商陆属植物商陆*Phytolacca acinosa* Roxb.。本品常见易得，少有伪充者。

1.《本草图经》：该书“并州商陆”（图3）根肥大，倒圆锥形，叶披针状椭圆形，花序顶生直立。此与商陆*P. acinosa*相符。宋代并州即今山西太原。"凤翔府商陆"（图4）图形与"并州商陆"大同小异，无根本差别，故来源亦相同。凤翔府即今山西凤翔县。

2.《履巉岩本草》：该书"蓄葍"的正文摘录自《证类本草》"商陆"条。其图（图7）为彩绘，仅绘出粗壮的茎，叶椭圆形，全缘，结合其名、分布地区、功效，则与今商陆*P. acinosa*相似。

3.《救荒本草》：该书"章柳根"云："本草名商陆。"其形态描述（参上"文录"）可知即商陆*P. acinosa*。其图（图9）所示根肥大，倒圆锥形。单叶，长椭圆形，基部楔形。花序顶生，直立。此均与商陆合。

4.《补遗雷公炮制便览》：该书"炮制商陆"（图16）乃依据《雷公炮炙论》所示方法绘图。其法为："每修事，先以铜刀刮去粗皮了，薄切，以东流水浸两宿，然后漉出，架甑蒸。以豆叶一重了，与章陆一重，如斯蒸，从午至亥，出，去豆叶曝干了，细剉用。"故其图右下一人在用刀刮商陆粗皮，左下一人在用水浸药物。右上的炉灶即甑，示意架甑蒸药。灶边的桌上摊晒着药物。灶前紫衣人在用铡刀切药供使用。

5.《植物名实图考》：该书"商陆-1"（图32）为写生图，重在绘制上部花序部分。所绘叶片、直立花序，均与商陆*P. acinosa*相符。"商陆-2"（图33）所绘如木本植物，其叶形虽似商陆，但花序在众多叶片之下，且弯曲下垂，似与商陆不合。吴其濬提到"其数十年者，根围尺余，长三四尺，坚如木"，不明此图是否绘制"坚如木"之商陆。

6.《草木便方》：该书"商陆"（图34）十分简洁。根粗大，但其叶片的形状、花序直立，亦有几分与商陆*P. acinosa*相似。

【小结】

"商陆"为首见《本经》的早期药物之一，功能行水消肿。据古本草文字记述，本品为商陆科植物商陆*Phytolacca acinosa* Roxb.。《本草图经》《救荒本草》《植物名实图考》等书所绘之图与商陆实物相符。

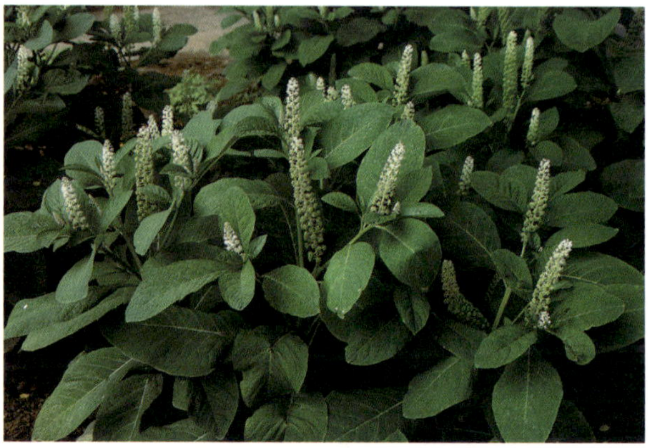

图 36　商陆 *Phytolacca acinosa*

17–3 狼毒

【品图】

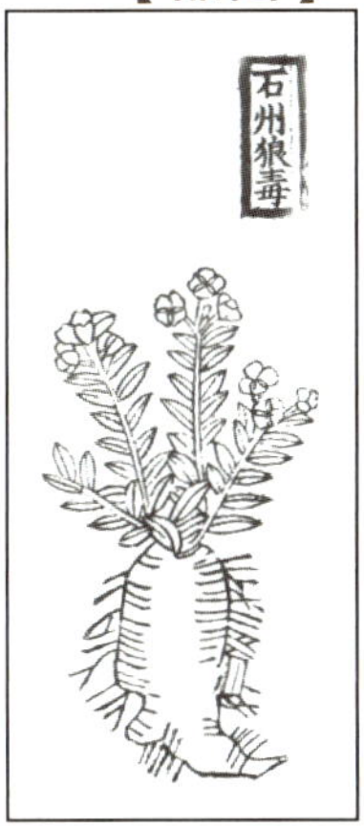

图 1 图经（大）·石州狼毒

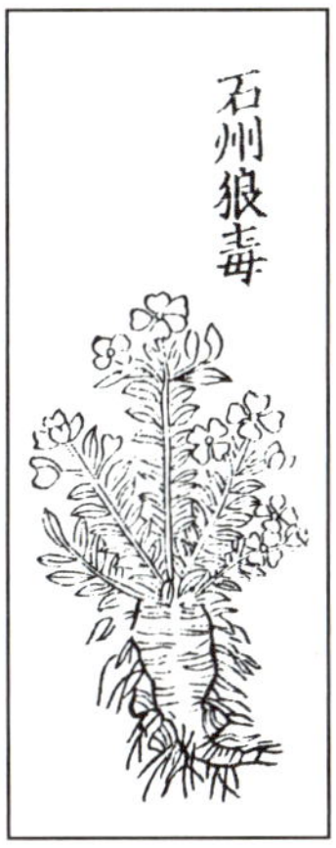

图 2 图经（政）·石州狼毒

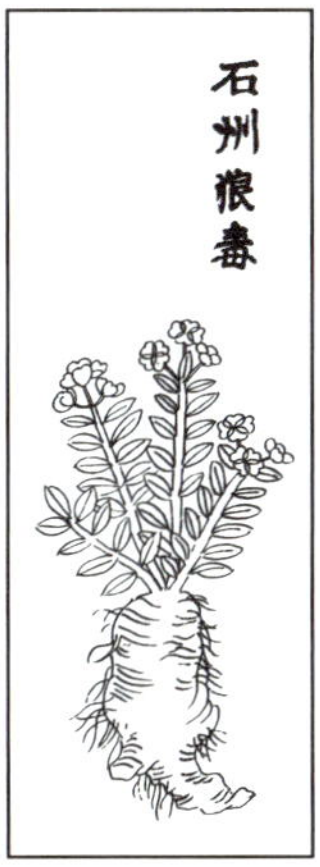

图 3 图经（绍）·石州狼毒

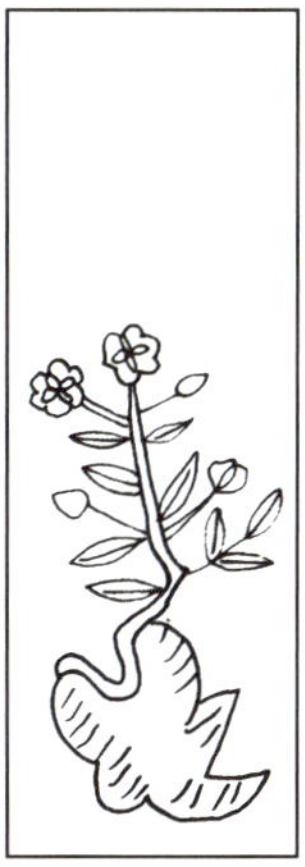

图 4 歌括·狼毒

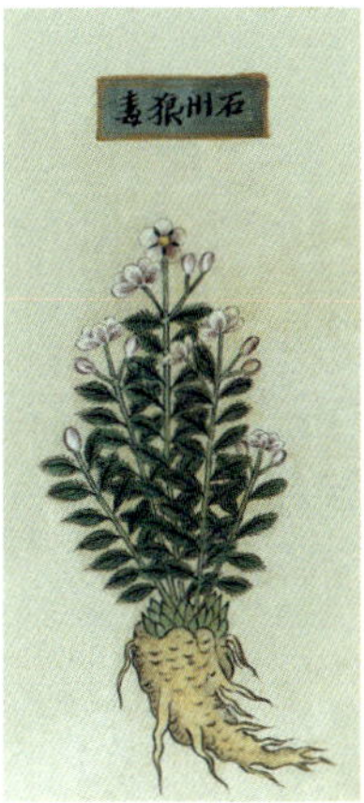

图 5 品汇·石州狼毒

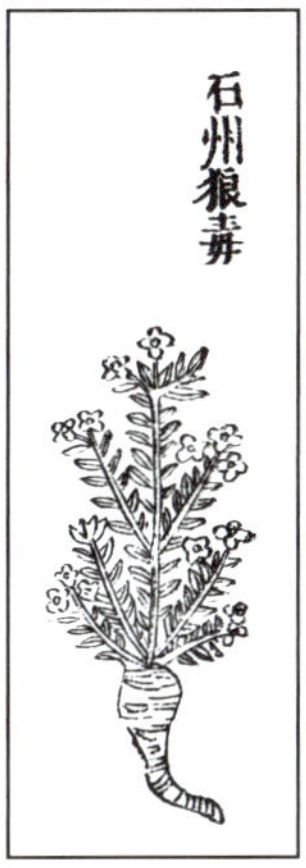

图 6 蒙筌·石州狼毒

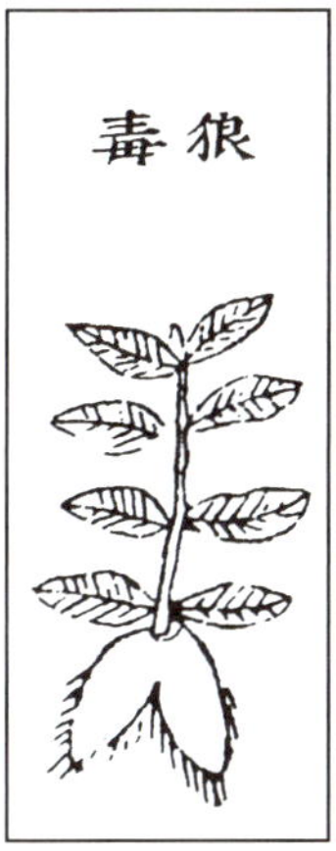

图 7 太乙·狼毒

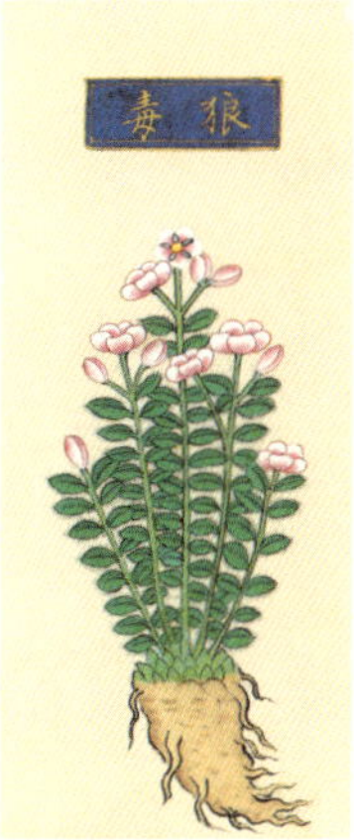

图 8 雷公·狼毒

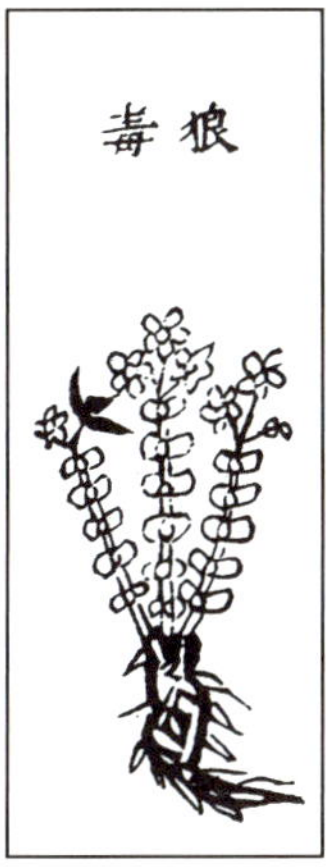

图 9 纲目（金）·狼毒

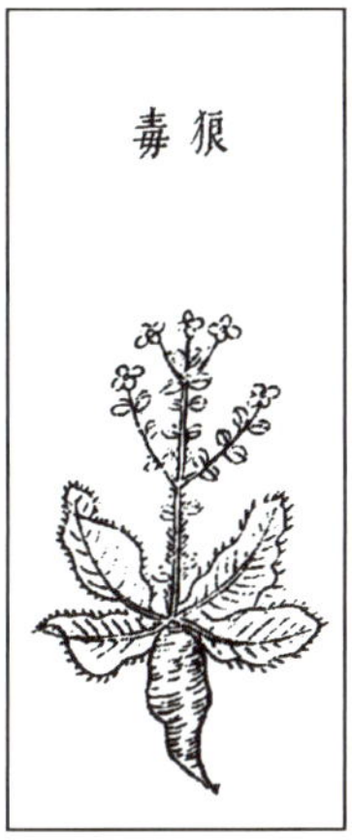

图 10 纲目（钱）·狼毒

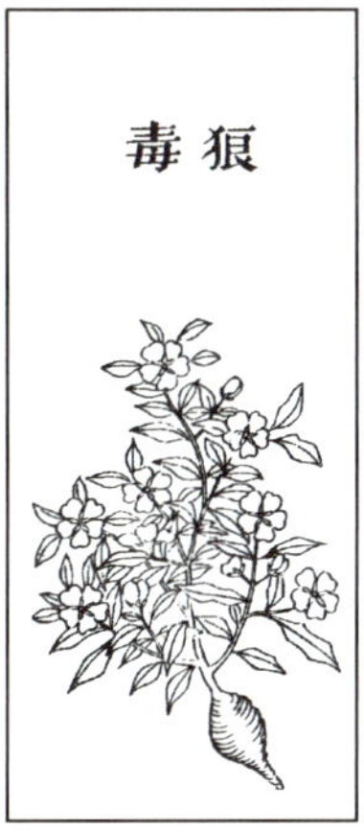

图 11 纲目（张）·狼毒

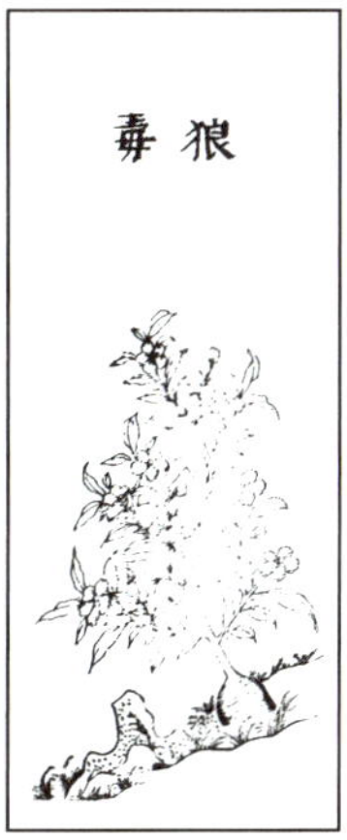

图 12 三才·狼毒

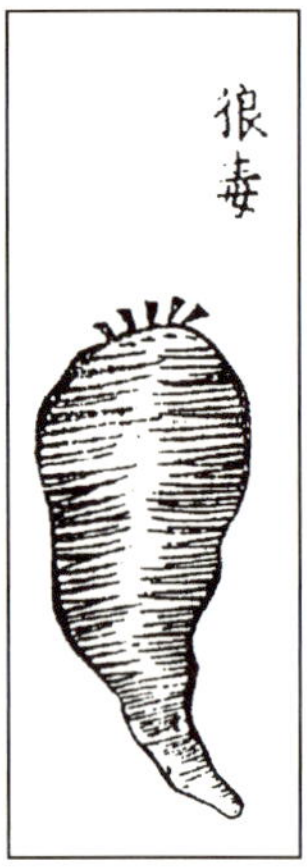

图 13　原始 · 狼毒

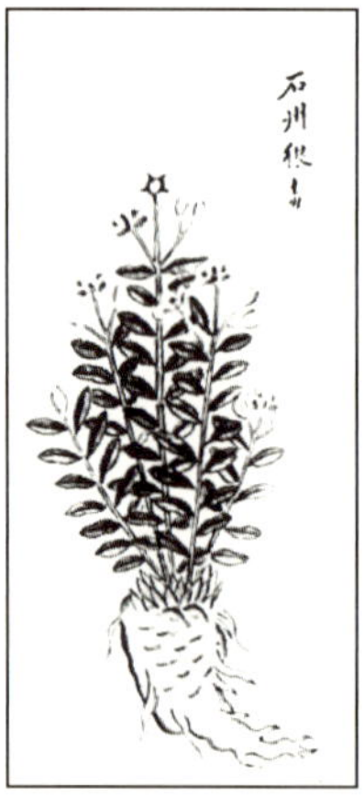

图 14　金石 · 石州狼毒

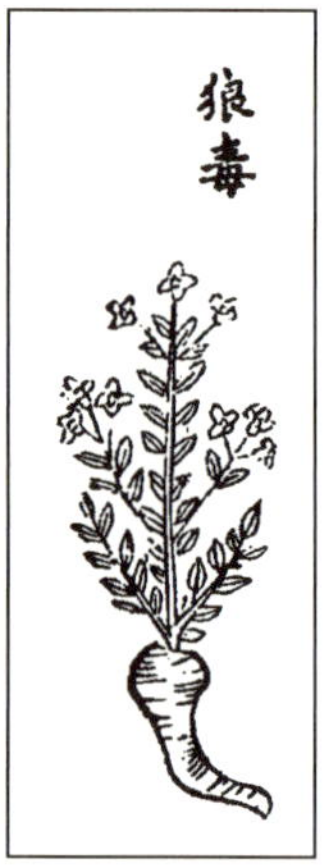

图 15　汇言 · 狼毒

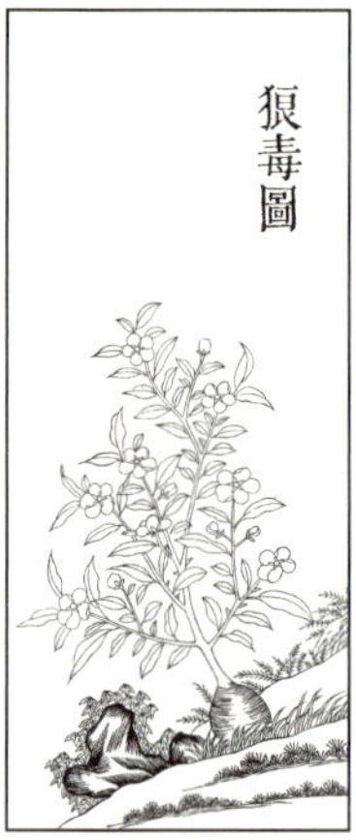

图 16　草木典 · 狼毒图

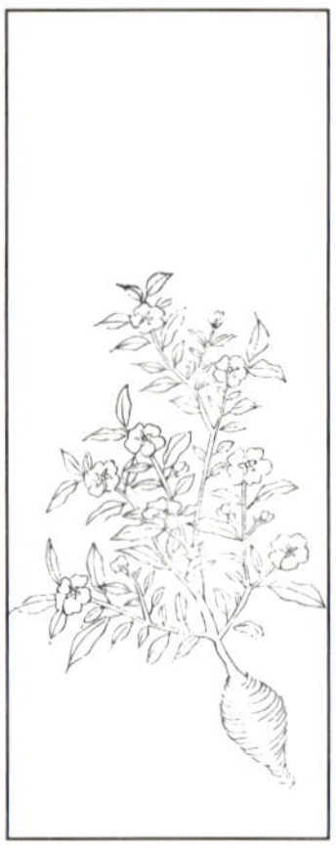

图 17　图考 · 狼毒

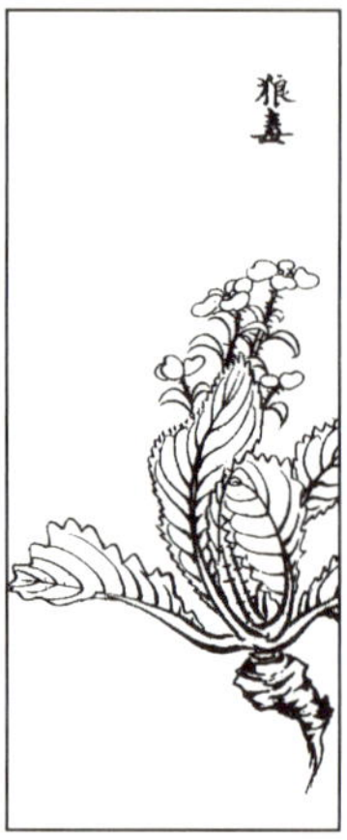

图 18　图说 · 狼毒

本品18图，取自18书，其中3幅彩图。有承继关系的图仅1个书类。

《本草图经》：该书“石州狼毒”图依次分别存于《大观》（图1）、《政和》（图2）、《绍兴》（图3）。此三传本药图基本一致。今以《政和》图2为《图经》图的代表。

仿绘该图的彩色图有：《本草品汇精要》“石州狼毒”（图5），该图将花敷以淡紫色，叶缘增绘毛刺。此后《补遗雷公炮制便览》“狼毒”（图8）、《金石昆虫草木状》“石州狼毒”（图14）又仿绘《品汇》图5。

仿绘该图的墨线图有：《本草歌括》“狼毒”（图4）将枝叶简省到只剩一枝，花叶亦大大减少。《本草蒙筌》“石州狼毒”（图6）基本仿绘《图经》图2。《本草纲目》金陵本“狼毒”（图9）粗糙拙劣，叶片变形，左枝顶端增添角状物。《纲目》钱本图10构图虽不变，但局部却有改绘，如增绘基生莲座状叶，叶缘有刺等。但中心一茎的叶与花仍同《图经》图。此可能是依据《蜀本草》引唐《图经》，云“根似玄参”，故改成玄参的基生叶。直接仿绘钱本图10的有《本草简明图说》图18。《本草汇言》“狼毒”（图15）略有简化。《三才图会》“狼毒”（图12）仿绘时将《图经》图2的数茎丛生改为独茎多分枝，构图大变，但花叶仍同原图，且增加土地背景。《古今图书集成·草木典》“狼毒图”（图16）又仿绘《三才》图12，使画面更简洁。《植物名实图考》“狼毒”（图17）又仿绘《草木典》图16。《本草纲目》张本图11再仿绘《图考》图17。

以上18图中，除外15幅仿绘图，原创图仅有3幅（图2、7、13），详见下“鉴药”项。

【文录】

《本经》《别录》（见《证类》卷11“狼毒”） **一名续毒。**生秦亭山谷及奉高。二月、八月采根，阴干。陈而沉水者良。

梁《本草经集注》（同上） 陶隐居云：秦亭在陇西，亦出宕昌。乃言止有数亩地生，蝮蛇食其根，故为难得。亦用太山者，今用出汉中及建平。云与防葵同根类，但置水中沉者便是狼毒，浮者则是防葵。俗用稀，亦难得，是疗腹内要药尔。

唐《唐本草》（同上） 《唐本》注云：此物与防葵都不同类，生处又别。狼毒今出秦州、成州，秦亭故在二州之界，其太山、汉中亦不闻有。且秦陇寒地，原无腹蛇。复云数亩地生，蝮蛇食其根，谬矣。

后蜀《蜀本草》（同上） 《蜀本》:《图经》云：根似玄参，浮虚者为劣也。

宋《开宝本草》（同上） 今按《别本》注云：与麻黄、橘皮、吴茱萸、半夏、枳实为六陈也。又按：狼毒，叶似商陆及大黄，茎、叶上有毛，根皮黄，肉白。以实重者为良，轻者力劣。秦亭在陇西，奉高乃太山下县。亦出宕昌及汉中、建平。旧经陶云：与防葵同根，以置水中，浮者即是防葵，沉者即是狼毒，此不足为信。假使防葵秋冬采者坚实，得水皆沉；狼毒春夏采者轻虚，得水乃浮尔。按此与防葵全别，生处不同，故不可将为比类。

宋《本草图经》（同上） 《图经》曰：今陕西州郡及辽、石州亦有之。苗叶似商陆及大黄，茎、叶上有毛，四月开花，八月结实，根皮黄，肉白。二月、八月采，阴干。以陈而沉水者良。

明《本草蒙筌》卷3“狼毒” 山陕西郡州，似商陆苗叶。采根八月，肉白皮黄。重实者良（入水即沉），浮虚者劣。

明《本草纲目》卷17“狼毒” 【释名】【时珍曰】观其名，知其毒矣。【集解】【时珍曰】狼毒出秦、晋地。今人往往以草蔺茹为之，误矣。见“蔺茹”下也。

清《植物名实图考》卷24“狼毒” 今俗以紫茎南星根充之……雩娄农曰：《本草》书于狼毒皆不甚晰，方家亦惮用之。滇南有土瓜狼毒，以其根大如土瓜，故名。按形与《图经》颇肖；又有鸡肠狼毒，性同。《滇本草》亦云，猛勇之性，真虎狼也。

【鉴药】

“狼毒”首见于《本经》。李时珍曰：“观其名，知其毒矣。”故本品乃以剧毒之性得名。《本经》载其“主咳逆上气，破积聚饮食，寒热水气，胁下积癖，恶疮鼠瘘疽蚀，鬼精蛊毒，杀飞鸟走兽”。古今医家用此者稀。

古本草中，但凡以功效为名的药物，其来源常不止一种。清·吴其濬云：“《本草》书于狼毒皆不甚晰，方家亦惮用之。”一语道出了本品来源与使用的状况。《别录》记载本品产“秦亭山谷及奉高”。梁·陶弘景云：“秦亭在陇西，亦出宕昌。乃言止有数亩地生，蝮蛇食其根，故为难得。”可见其最早所用植物，来自陇西、宕昌，均属今甘肃省。所谓“止有数亩地生，蝮蛇食其根”，乃多据传闻。陶氏又云：“今用出汉中及建平。云与防葵同根类，但置水中沉者便是狼毒，浮者则是防葵。俗用稀，亦难得。”陶氏所云，还是依据传闻。本品在梁代就“俗用稀，亦难得”，则陶弘景是否见过狼毒都很难说。

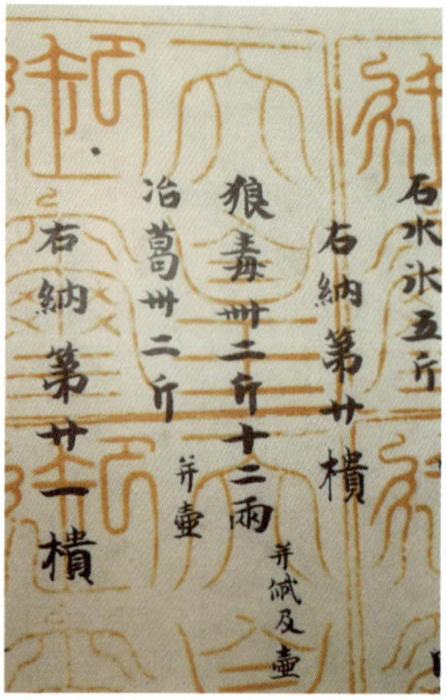

图 19　“奉卢舍那佛种种药”中的“狼毒”

《唐本草》对陶弘景据传闻的说法提出了批评，云“狼毒今出秦州、成州”，此二州分别在今甘肃天水市、礼县。但《唐本草》并未介绍本品形态。唐本《图经》（《蜀本草》引）云“根似玄参，浮虚者为劣也”，也只是依据药材。在日本《正仓院药物》所附“奉卢舍那佛种种药”中记载了“狼毒”一药（图19），但该药在今日本正仓院所存唐药并不存在。[1]因此也不存在对该药的鉴定。故唐代狼毒基原也不清楚。

以上所述截止唐代，皆无对狼毒植物形态的描述，最多只提到药材（根）。宋《开宝本草》云：“又按：狼毒叶似商陆及大黄，茎、叶上有毛，根皮黄，肉白。以实重者为良，轻者力劣。”商陆与大黄为不同科的植物，基原均很明确，叶形相差甚大，因此，《开宝》云“狼毒叶似商陆及大黄”是不可能的。宋《本草图经》提到：“今陕西州郡及辽、石州亦有之。”辽州即今山西左权、石州即今山西离石。可见狼毒的产区依然以西北、华北为主。但苏颂对狼毒形态的介绍还是因袭了《开宝》之说，只增加了“四月开花，八月结实”，可能是依据“石州”进上的资料。关于狼毒唯一的新资料，是《图经》所附的“石州狼毒”图（图2）。下此以降，古本草没有增添多少有鉴定价值的史料。李时珍也只是说“狼毒出秦、晋地。今人往往以草蔄茹为之，误矣”！至于正品是什么，李时珍避而不谈。由此窥知，明代狼毒可能以“草蔄茹”为多。“草蔄茹”主要为大戟科植物狼毒大戟*Euphorbia fischeriana* Steud.。这种状况延续至今，仍无大的改变。[2]清·吴其濬云：“今俗以紫茎南星根充之。”吴氏还介绍了滇南的“土瓜狼毒”“鸡肠狼毒”等，可见民间常把有毒的植物称之为“狼毒”。

以上对古本草关于狼毒史料的回顾，说明吴其濬说“《本草》书于狼毒皆不甚晰”

1　[日]朝比奈泰彦：《正仓院药物》，大阪：植物文献刊行会，1955：104.
2　谢宗万：《中药材品种论述》上册，上海：上海科学技术出版社，1980：353.

并非虚话。尽管古代狼毒药图多达15幅，但原创的植物图只有一种，即《图经》“石州狼毒”图。

1.**《本草图经》**：该书“石州狼毒”（图2）有粗大的主根，数茎丛生根头，不分枝，单叶，披针形。茎顶生花。以上特点，与今瑞香科狼毒属植物狼毒*Stellera chamaejasme* Linn.相符。本种植物主要分布在北方各省区及西南地区。狼毒最早产于“秦亭山谷及奉高”。秦亭即今甘肃陇西。奉高为山东泰安。谢宗万在甘肃亲见兰州、武都、宕昌狼毒均为瑞香科红狼毒（紫皮狼毒）*S. chamaejasme*。这一现实用药状况是传统用药的延续。由此可知，最早的狼毒来源是瑞香科植物狼毒*S. chamaejasme*。

2.**《太乙仙制本草药性大全》**：该书“狼毒”（图7）有粗大而下部分歧的根，一茎直立，单叶长椭圆形，对生。此图很有可能是截取《图经》“石州狼毒”（图2）的一枝改绘而成。此等拙劣的图无法作为考订基原的依凭。

3.**《本草原始》**：该书“狼毒”（图13）仅绘一粗大的胡萝卜似的根。根头有5个似为残茎的示意物。多茎丛生是瑞香科植物狼毒的特点，据此，该药材所示有可能是瑞香科植物狼毒*S. chamaejasme*。

【小结】

“狼毒”为首见《本经》的早期药物之一。有剧毒，古今稀用。古本草书对狼毒的原植物记载均不十分明晰。据《本草图经》“石州狼毒”图及现实用药种类传承，可知最早的狼毒是瑞香科植物狼毒*Stellera chamaejasme* Linn.。明代多用“草茼茹”作狼毒，此即大戟科植物狼毒大戟*Euphorbia fischeriana* Steud.，亦为当今药用狼毒的主流品种。

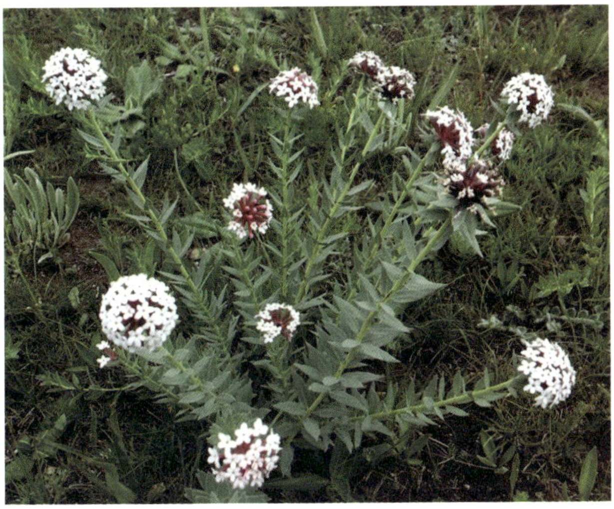

图20　狼毒 *Stellera chamaejasme*

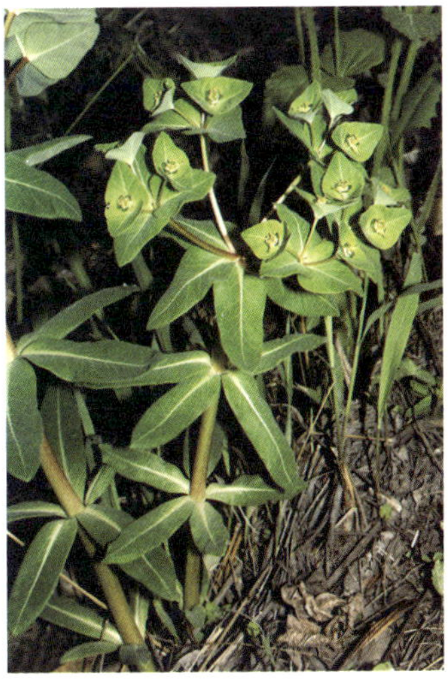

图21　狼毒大戟 *Euphorbia fischeriana*

17-4 防葵

【品图】

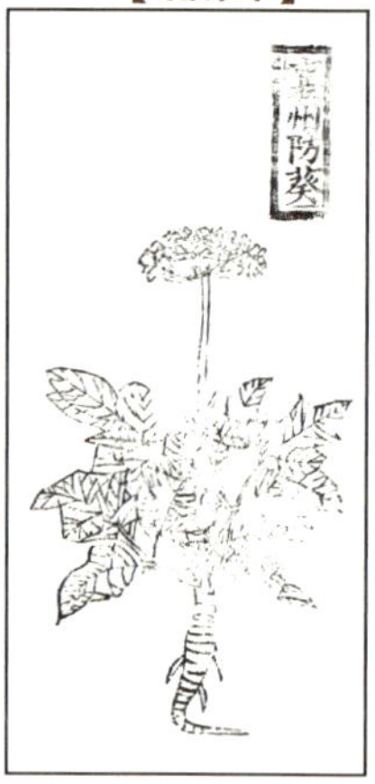

图1 图经（大）·襄州防葵

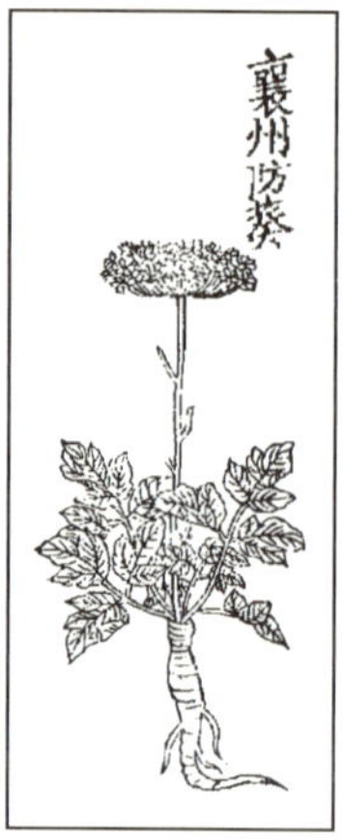

图2 图经（政）·襄州防葵

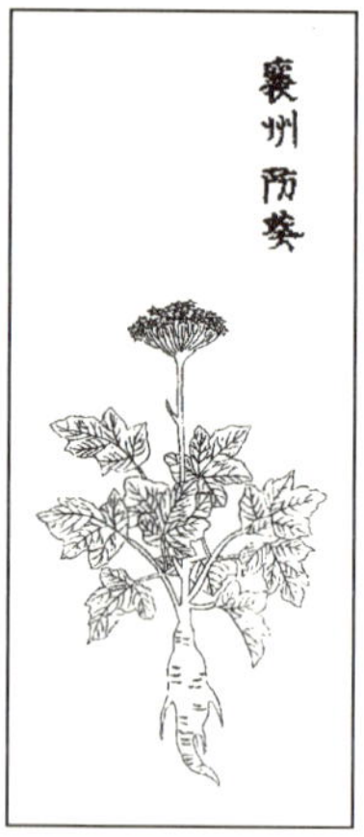

图3 图经（绍）·襄州防葵

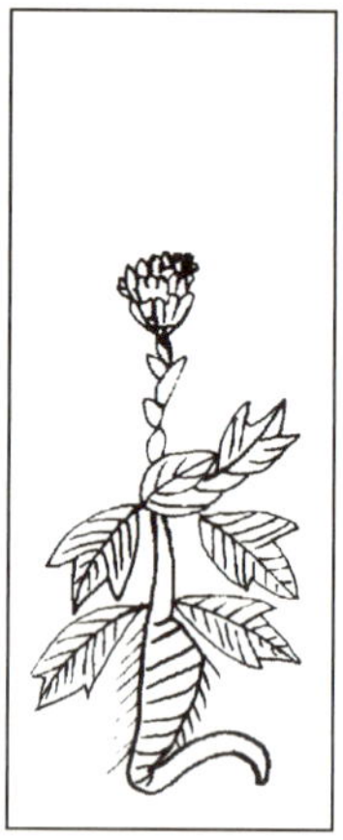

图4 歌括·防葵

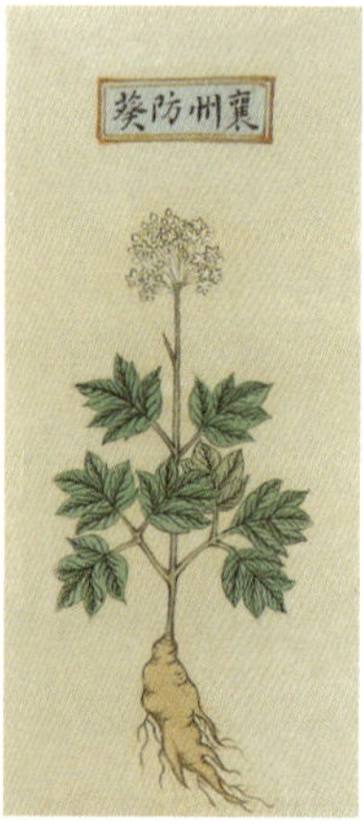

图5 品汇·襄州防葵

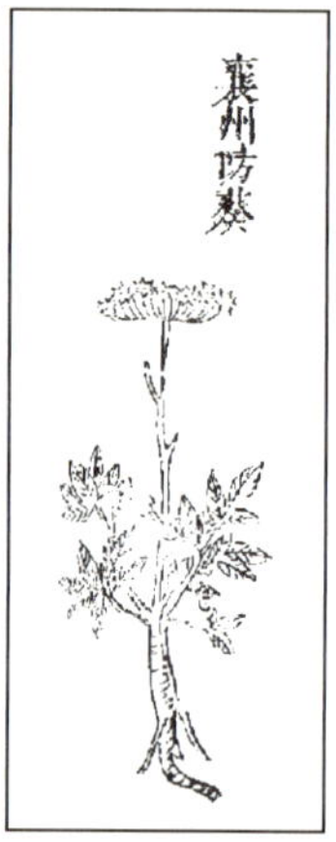

图6 蒙筌·襄州防葵

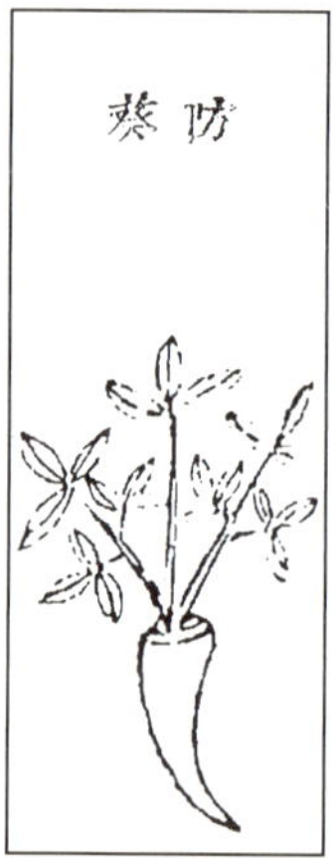

图7 太乙·防葵

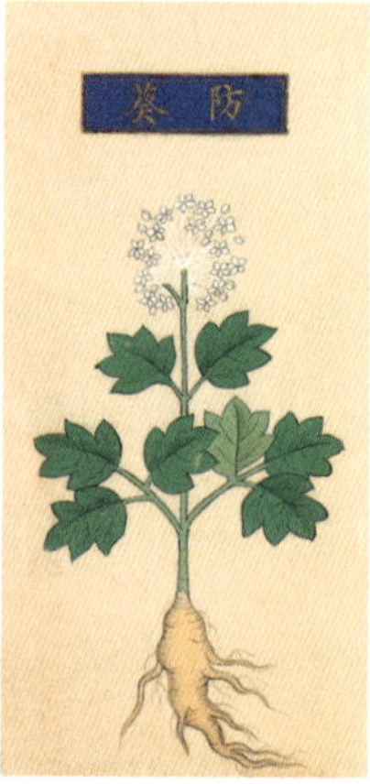

图8 雷公·防葵

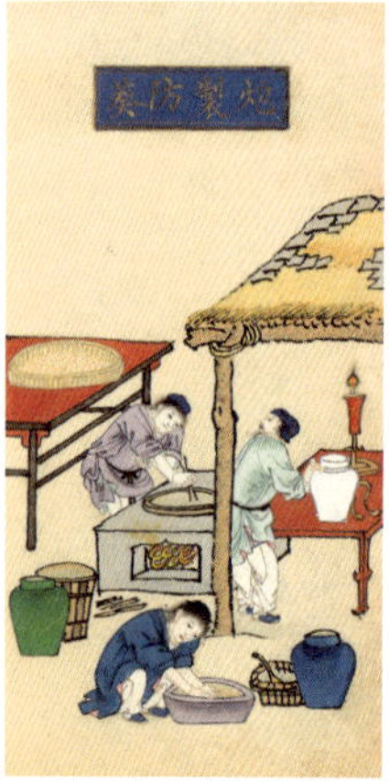

图9 雷公·炮制防葵

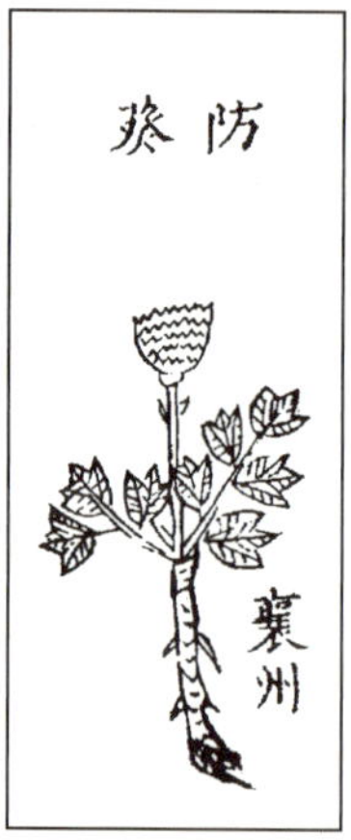

图10 纲目（金）·防葵

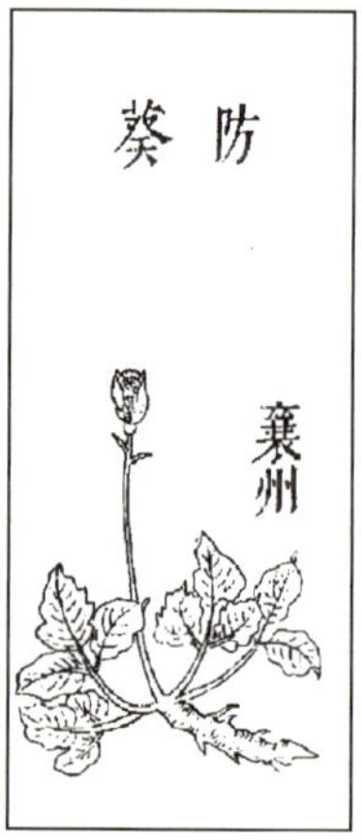

图11 纲目（钱）·防葵

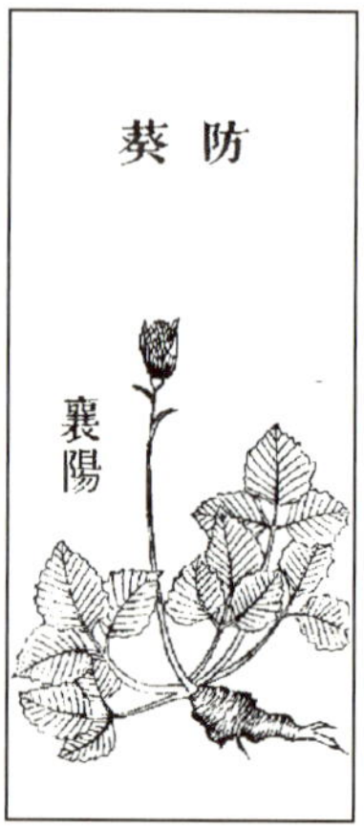

图12 纲目（张）·防葵

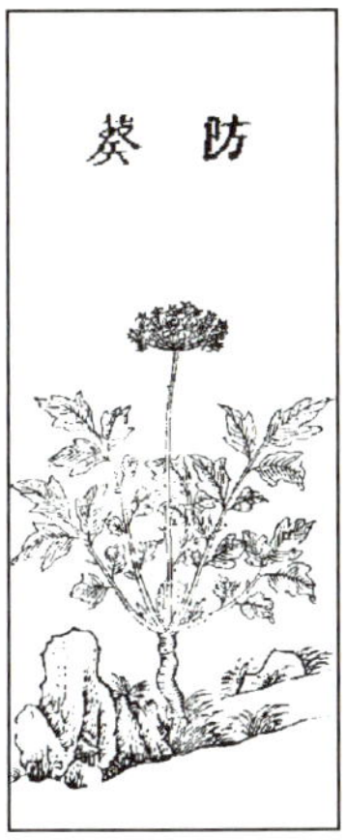

图 13　三才 · 防葵

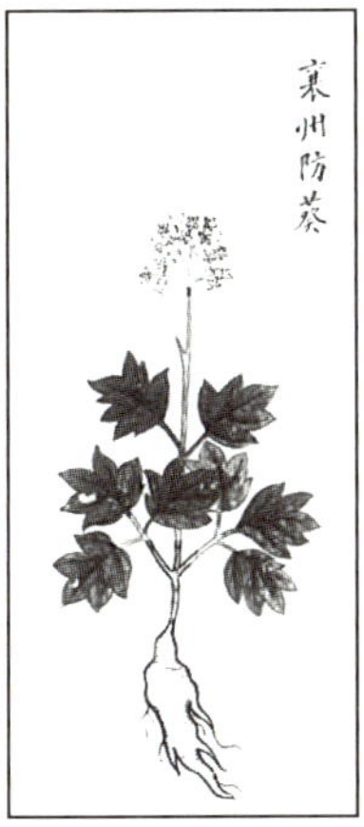

图 14　金石 · 襄州防葵

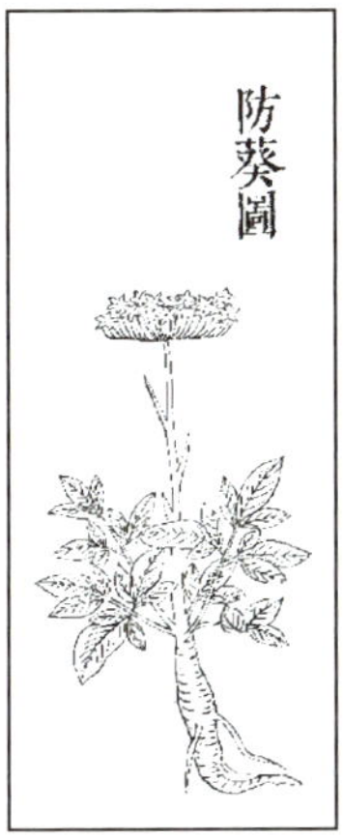

图 15　草木典 · 防葵图

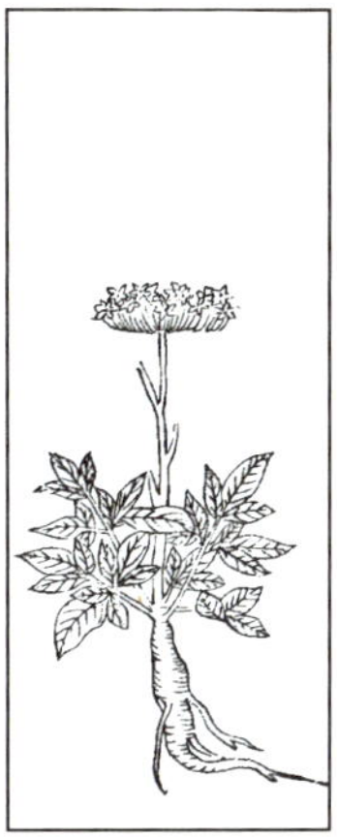

图 16　图考 · 防葵

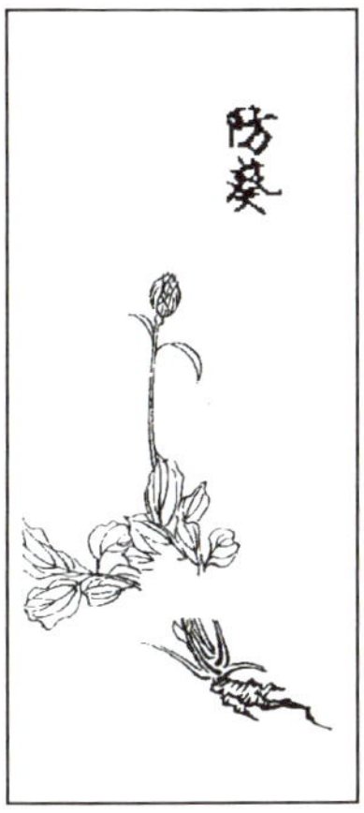

图 17　图说 · 防葵

本品17图，取自16书，其中3幅彩图。有承继关系的图仅1个书类。

《本草图经》：该书“襄州防葵”图分别存于《大观》（图1）、《政和》（图2）、《绍兴》（图3）。此三传本药图基本一致。今以《政和》图2为《图经》图的代表。

仿绘该图的彩色图有：《本草品汇精要》“襄州防葵”（图5），该图将花敷以白色。此后《补遗雷公炮制便览》“防葵”（图8）、《金石昆虫草木状》“襄州防葵”（图14）又仿绘《品汇》图5。

仿绘该图的墨线图有：《本草歌括》“防葵”（图4）将伞房花序改绘成类似头状花序，花梗全被叶片裹住。《本草蒙筌》“襄州防葵”（图6）基本仿绘《图经》图2。《太乙仙制本草药性大全》图7看似与《图经》图2完全不同，但仔细揣摩，就能体会这只是画士偷懒，把一株复杂的植物图抽象简化成这样的图案画。花序也被用一片叶取代。《本草纲目》金陵本“防葵”（图10）仿绘时将伞房花序绘成类似头状花序，其余均加简化。另注“襄州”2字。《纲目》钱本图11在金陵本图10的基础上，将花序又进一步缩小成未开莲花样，保留“襄州”2字。《本草纲目》张本图12又直接仿绘钱本图11，并改绘叶脉，注文改作“襄阳”。《本草简明图说》图17也在钱本图11的基础上予以美化。《三才图会》“防葵”（图13）仿绘《图经》图2时增加土地背景。《古今图书集成·草木典》“防葵图”（图15）又仿绘《三才》图13，消除土地背景。《植物名实图考》“防葵”（图16）又仿绘《草木典》图15。

以上17图中，除外15幅仿绘图，原创图仅有2幅（图2、9），详见下“鉴药”项。

【文录】

《吴普本草》（见《御览》卷993“房葵”）《吴氏本草经》曰：房葵，一名梁盖，一名爵离，一名房苑，一名晨草，一名利如，一名方盖。茎叶如葵，上黑黄。二月生根，根大如桔梗根，中红白。六月花白，七月、八月实白，三月三日采根。

《本经》《别录》（见《证类》卷6“防葵”） 一名梨盖，一名房慈，一名爵离，一名农果，一名利茹，一名方盖。生临淄川谷，及嵩高、太山、少室。三月三日采根，暴干。

梁《本草经集注》（同上） 陶隐居云：北信断，今用建平间者，云本与狼毒同根，犹如三建，今其形亦相似，但置水中不沉尔，而狼毒陈久亦不能沉矣。

题·刘宋《雷公炮炙论》（同上） 雷公云：凡使，勿误用狼毒，缘真似防葵，而验之有异，效又不同，切须审之，恐误疾人。其防葵在蔡州沙土中生，采得二十日便蚛，用之唯轻为妙。

唐《唐本草》（同上）《唐本》注云：其根叶似葵花子根，香味似防风，故名防葵。采依时者，亦能沉水，今乃用枯朽狼毒当之，极为谬矣。此物亦稀有，襄阳、望楚、山东及兴州西方有之。其兴州采得乃胜南者，为邻蜀土也。

唐《本草拾遗》（同上） 陈藏器云：按此二物，一是上品，而陶云防葵与狼毒根同，但置水中不沉尔。然此二物善恶不同，形质又别，陶既为此说，后人因而用之。防葵将以破坚积为下品之物，与狼毒同功，今古因循，遂无甄别，此殊误也。

宋《本草图经》（同上）《图经》曰：今惟出襄阳，诸郡不闻有之。其叶似葵，每茎三叶，一本十数茎，中发一竿，其端开花，如葱花、景天辈而色白。根似防风，香味亦如之，依时采者乃沉水。陶隐居云：与狼毒同根，但置水不沉耳。今乃用枯朽狼毒当之，极为谬矣。三月三日采，六月开花即结实，采根为药。

明《本草纲目》卷17“防葵”【集解】【时珍曰】唐时陇西成州贡之。苏颂所说详明可据。

清《植物名实图考》卷7“防葵” 防葵，《本经》上品。宋《图经》云“惟出襄阳。叶似葵，花如葱花及景天，根香如防风。”陶隐居误以为与狼毒同根，以浮沉为别。《别录》云“中火者不可服，令人恍惚见鬼”，与《本经》戾。《唐本草》及《本草拾遗》皆辨之。《本草纲目》仍与狼毒同入毒草，今移入山草。/雩娄农曰：甚矣！君子之不可与小人为缘也。防葵，上品。陶隐居以为狼毒同根，后人虽为辨白，而方药无用防葵者矣……陶隐居论药物，未可全凭，《本草经》具在。

【鉴药】

“防葵”首见于《本经》，列为上品。《唐本草》释其名曰：“其根叶似葵花子根，香味似防风，故名防葵。”《本经》载其功效甚多，可主疝瘕、温疟，癫痫，惊邪狂走，久服坚骨髓，益气轻身等。自晋唐下至宋元，以防葵名方的丸散汤饮甚多，主治涉及癫痫狂邪、积聚癥瘕、痎疟、虚劳等。然明清以后用者甚少，诸临床药书都不载防葵。至现代更无人问津。《中华本草》仅在“滨海前胡”条下提到：“日本学者误将本种订为防葵……防葵似为伞形科植物，但决非滨海前胡。”[1]在偌大的《中华本草》，防葵连个正条的位置都没有。何以一味《本经》上品药，却每况愈下，竟至沦没？

清·吴其濬提出了他的看法：“陶隐居误以为与狼毒同根，以浮沉为别。《别录》云中火者不可服，令人恍惚见鬼，与《本经》戾。《唐本草》及《本草拾遗》皆辨之。《本草纲目》仍与狼毒同入毒草……甚矣！君子之不可与小人为缘也。防葵，上品。陶隐居以为狼毒同根，后人虽为辨白，而方药无用防葵者矣……陶隐居论药物，未可全凭！《本草经》具在。”吴氏列举了防葵一步一步走向衰亡的过程。本文不妨循此线索，分析防葵时运日背的原因。

防葵受诬的始作俑者，是《名医别录》。该书载防葵“中火者不可服，令人恍惚见鬼”。“中火”即见火，药物之中不能见火者有之，如《证类本草》载信州出一种丹砂，有砒气，入药用，“见火恐杀人”。又砒霜“才见火，更有毒”。但一种无毒的植物药，若见火令人“恍惚见鬼”，那《本经》何以说它可以治“癫痫，惊邪狂走”呢？古医方书从《肘后方》《千金方》到《圣惠方》，都用防葵为主药，治心脏风邪、恍惚失举、癫痫发作等精神方面的疾病。可见《本经》记载不误。植物药有毒者，每用火制（如乌头、附子之类），何以一味上品无毒之药见火反而能令人见鬼？有悖事理啊！《名医别录》本是阅读《本经》者随手添加意见而成。但这句个别人添加的没道理的话却让防葵背上了有害的嫌疑。

梁·陶弘景的一番话更让防葵陷入深渊：“北信断，今用建平间者。云本与狼毒同根，犹如三建，今其形亦相似，但置水中不沉尔，而狼毒陈久亦不能沉矣。”其意思是：南北朝时，陶弘景所在的南方已经和北方断绝了交流，所以没法使用原产“临淄川谷及嵩高、太山、少室”（在今山东、河南一带）的防葵，只好使用建平（今湖北秭归）产的防葵。陶弘景听说防葵与狼毒同根，也就是二药本是同一物。其区别据说是防葵浮水，狼毒沉水。这个传闻本来已经够可怕的了，陶弘景又加上一句“狼毒陈久亦不能沉”，等于说防葵、狼毒无法区分。陶弘景的传闻有依据吗？他都不知道狼毒原植物形状，怎么就知道与防葵同根？

唐·陈藏器看不过去了，为防葵打抱不平：“陶云防葵与狼毒根同，但置水中不沉尔。然此二物善恶不同，形质又别。陶既为此说，后人因而用之。防葵将以破坚积为下品之物，与狼毒同功，今古因循，遂无甄别，此殊误也。”宋·苏颂也支

1　国家中医药管理局《中华本草》编委会：《中华本草》(5)，上海：上海科学技术出版社，1999：1006.

持陈藏器的看法："陶隐居云与狼毒同根，但置水不沉耳。今乃用枯朽狼毒当之，极为谬矣。"李时珍也同意苏颂所说，云"苏颂所说详明可据"。但李时珍其实也不认识狼毒与防葵，只能从书面去推测防葵究竟有没有毒性，是不是文字有错误，而且也没推测出什么结论。最后只好说："狼毒之乱防葵，其来亦远矣，不可不辨。"但在没有辨认清楚防葵、狼毒究竟是不是同根之前，李时珍就把防葵列入"毒草"类，等于定性防葵为毒草。如此一来，谁还敢用防葵？

看来，问题的症结是防葵与狼毒到底是不是"同根"的一物。

关于狼毒，前辈已经考出它最早是瑞香科植物狼毒*Stellera chamaejasme* Linn.，有古文献、药图以及现在现实品种使用情况为证。现在就看古本草记载的防葵是何物。

三国时《吴普本草》就提到："茎叶如葵，上黑黄。二月生根，根大如桔梗根，中红白。六月花白，七月、八月实白，三月三日采根。"《唐本草》记载："其根叶似葵花子根，香味似防风，故名防葵。"宋《本草图经》云："今惟出襄阳，诸郡不闻有之。其叶似葵，每茎三叶，一本十数茎，中发一竿，其端开花，如葱花、景天辈而色白。根似防风，香味亦如之……三月三日采，六月开花即结实，采根为药。"该书附有"襄州防葵"图，可资辅助考察。

1.《本草图经》：该书"襄州防葵"（图2）有粗壮的主根。茎直立。基生叶三出式分裂，裂片又有不规则的3—5分裂。有粗锯齿。该图为了突出花序，将茎生叶采用截去的方式，仅留其柄。突出的花序为顶生复伞形花序，花序梗较长。据此图形，谢宗万考防葵为伞形科独活属植物短毛独活（短毛牛尾独活）*Heracleum moellendorffii* Hance，并指出过去日本学者考本品为同科滨海前胡*Peucedanum japonicum* Thunb.是错误的。[1]由此可知，防葵与狼毒是不同科的植物，形态相差甚大。即便不用现代分类学，只需要将宋《图经》的"襄州防葵""石州狼毒"图放在一起，就知道此二物不可能"同根"。既然不是同根一物，要验证毒性与否，就更容易了。前有宋代及其以前数百个含防葵的药方为证，后有现代药理实验，应该容易解决。本书以解决基原问题为主旨，故不再涉及防葵是否有毒副作用的讨论。

2.《补遗雷公炮制便览》：该书"炮制防葵"（图9）乃依据《雷公炮炙论》所示方法绘制。雷公法为："欲使，先须拣去蚛末，用甘草汤浸一宿，漉出曝干，用黄精自然汁一二升拌了，土器中炒令黄精汁尽为度。"故此图下方蹲着的一人在用水浸药，另有站着的两人，一人在土灶前手持筷子拌炒药物，另一人手扶白坛子，可能是准备添加黄精自然汁。此图还有晒药匾，示意此药需曝干。

【小结】

"防葵"为首见《本经》的早期药物之一，且为上品药。但明清以后用者日

1 谢宗万：《本草纲目药物彩色图鉴》，北京：人民卫生出版社，2000：148.

稀，现代渐至消亡。其原因主要是陶隐居据传闻云防葵与狼毒同根，李时珍误将防葵置于毒药类，造成防葵为毒药的错误印象。据古本草所载防葵形态，及宋《图经》“襄州防葵”，可考防葵为伞形科植物短毛独活（短毛牛尾独活）*Heracleum moellendorffii* Hance。古代许多关于防葵的不实之词可因此而破。

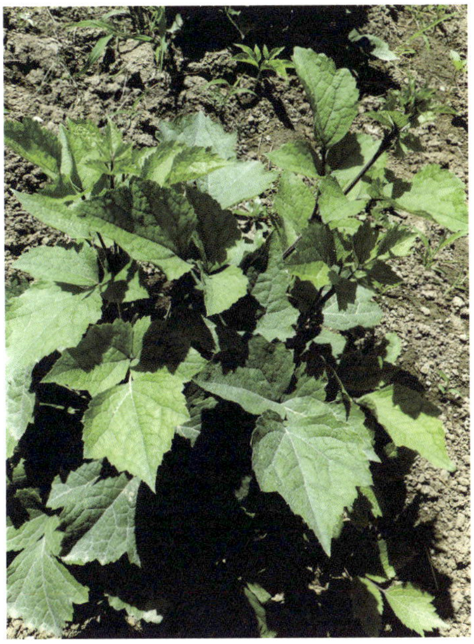

图 18　短毛独活 *Heracleum moellendorffii*

17–5　狼牙

【品图】

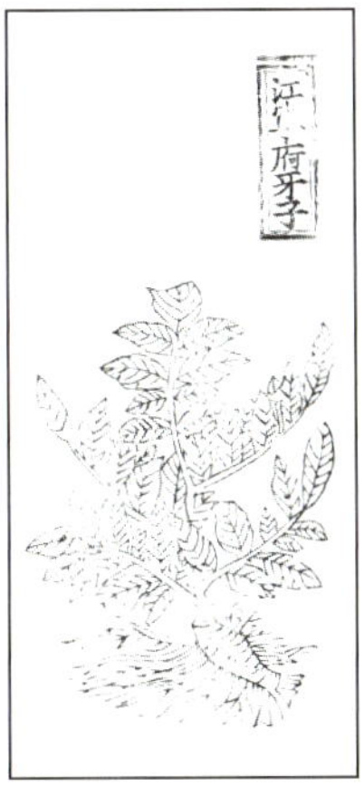

图 1　图经（大）·江宁府牙子

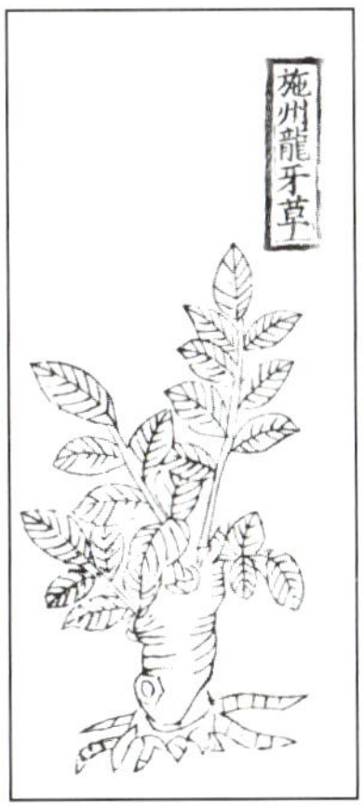

图 2　图经（大）·施州龙牙草

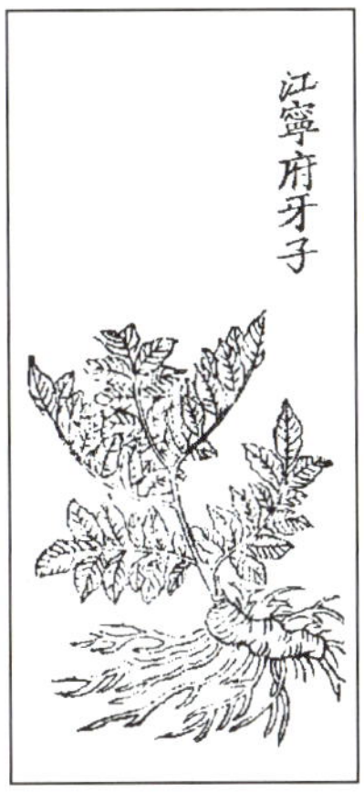

图 3　图经（政）·江宁府牙子

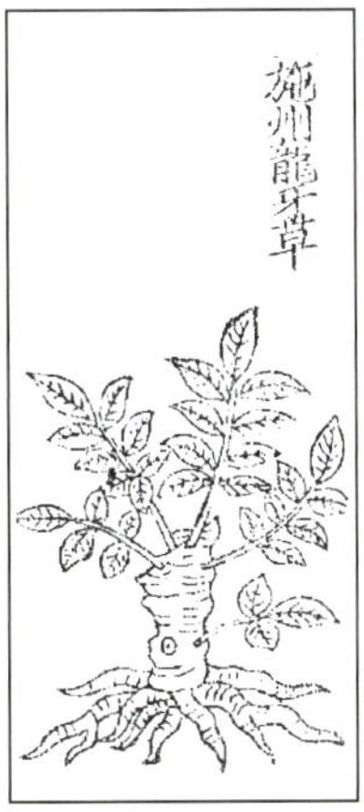

图 4　图经（政）·施州龙牙草

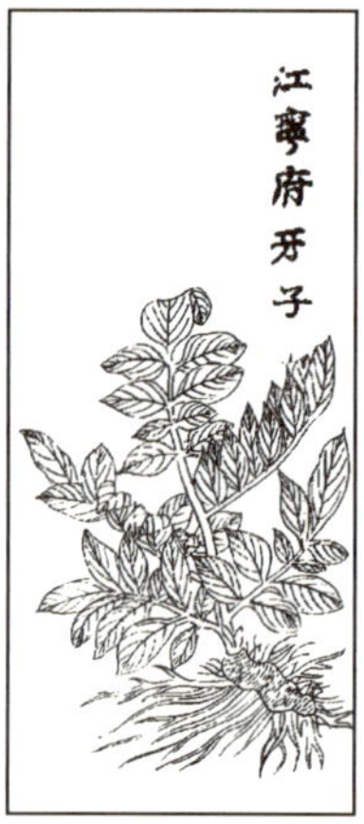

图5 图经(绍)·江宁府牙子

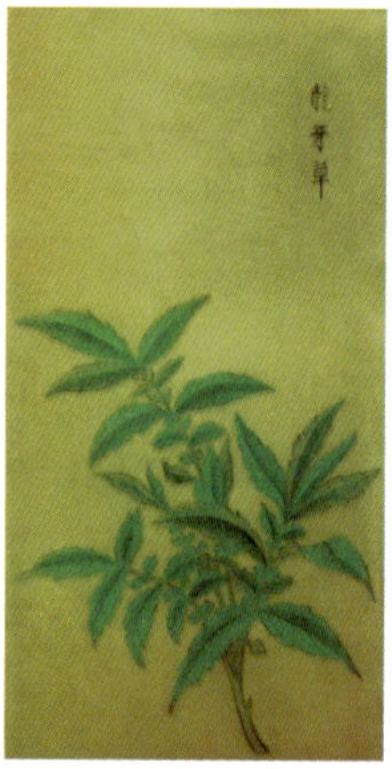

图6 履巉岩·龙牙草

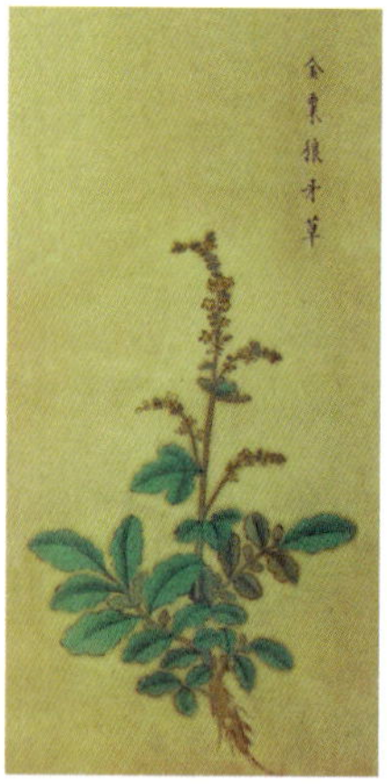

图7 履巉岩·金粟狼牙草

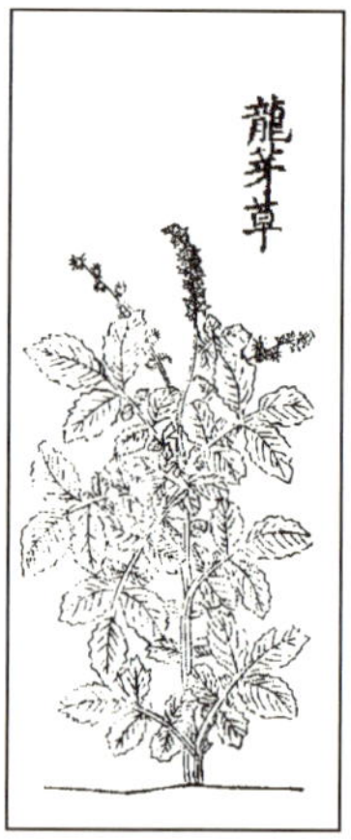

图8 救荒·龙芽草

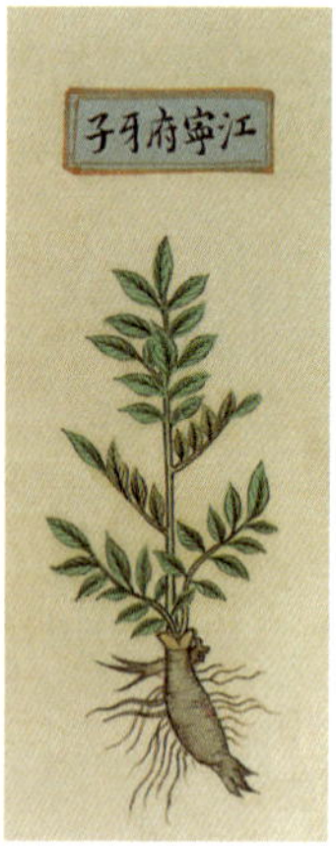

图9 品汇·江宁府牙子

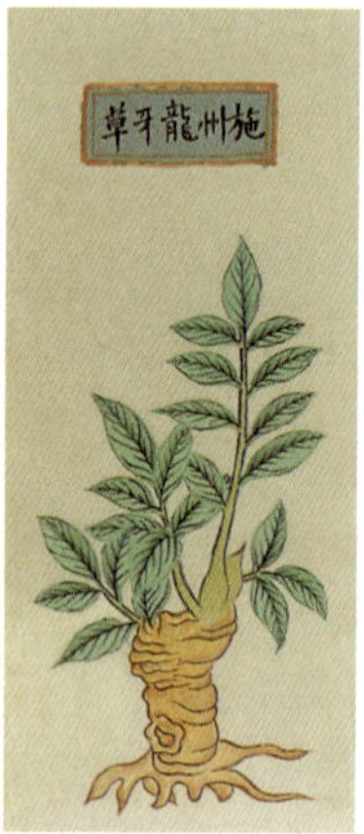

图10 品汇·施州龙牙草

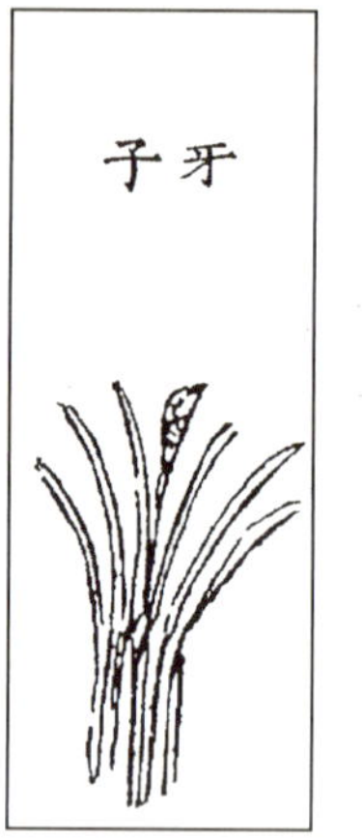

图11 太乙·牙子

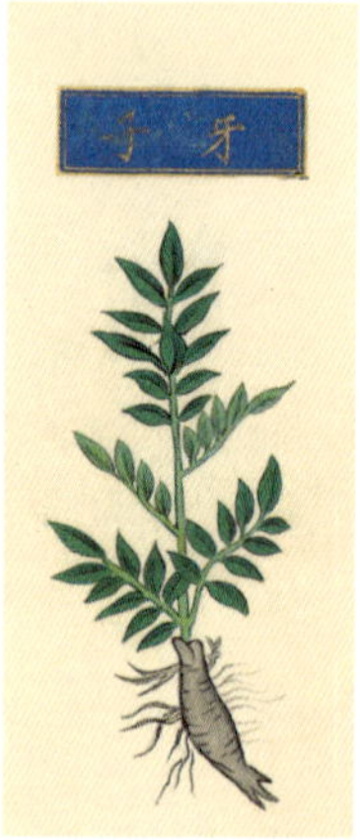

图12 雷公·牙子

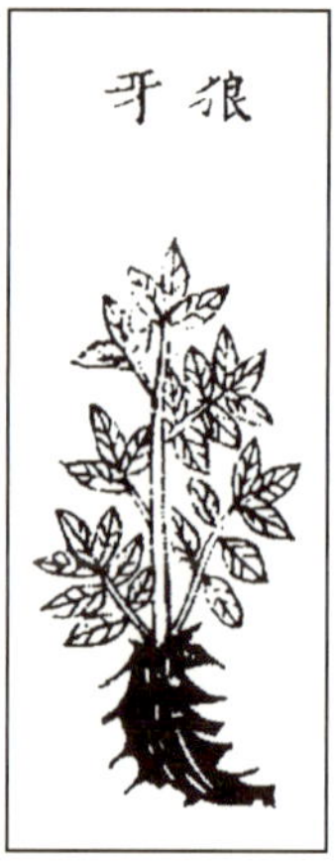

图13 纲目(金)·狼牙

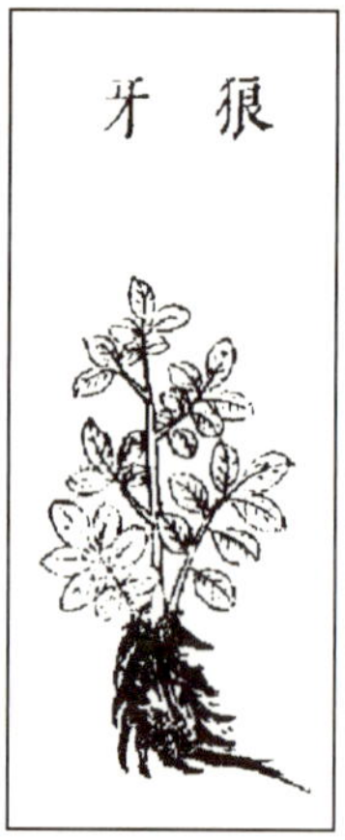

图14 纲目(钱)·狼牙

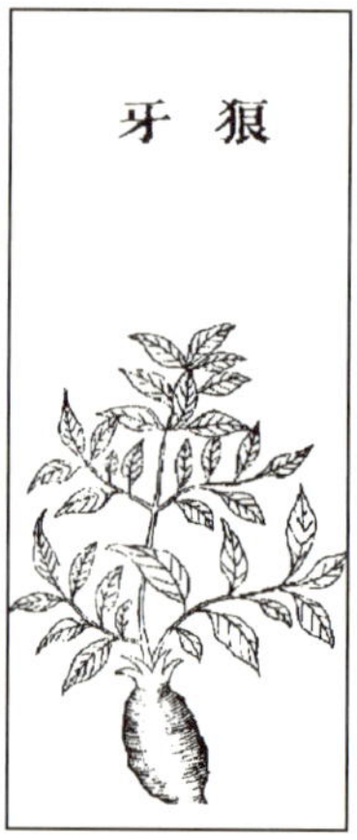

图15 纲目(张)·狼牙

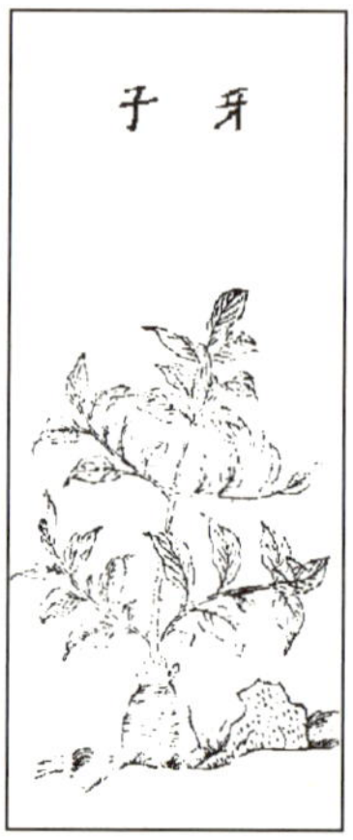

图16 三才·牙子

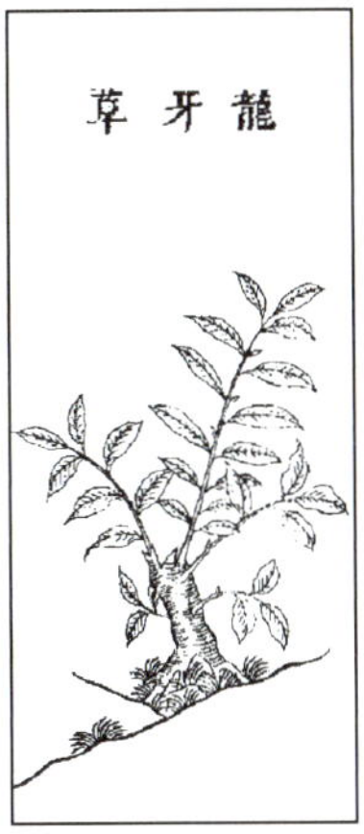

图 17　三才·龙牙草

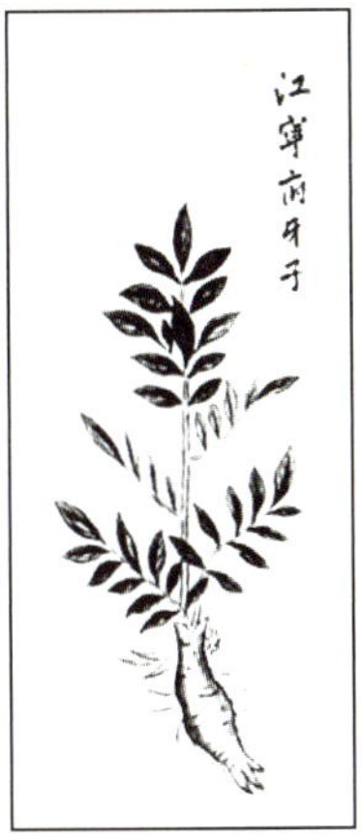

图 18　金石·江宁府牙子

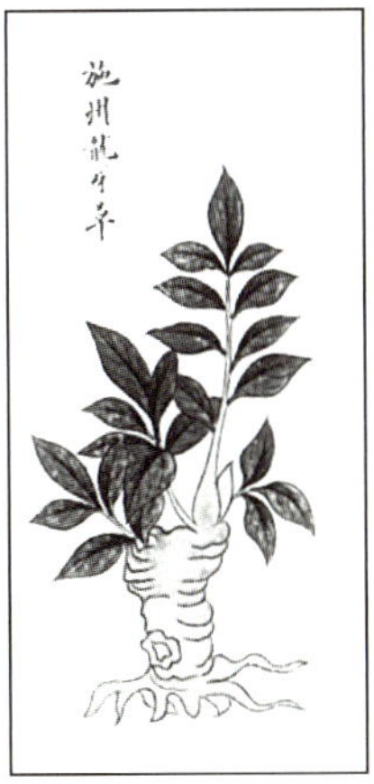

图 19　金石·施州龙牙草

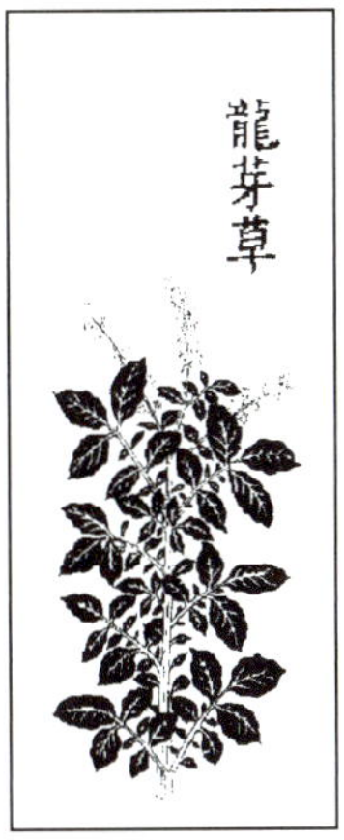

图 20　博录·龙芽草

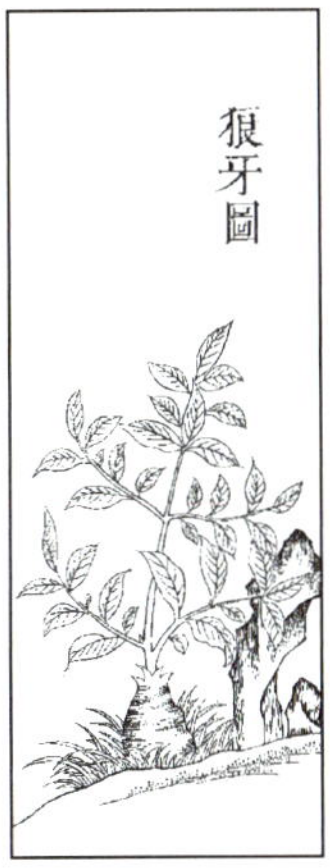

图 21　草木典·狼牙图

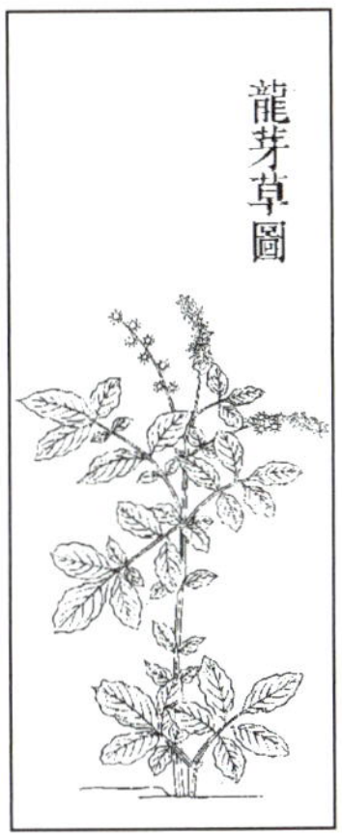

图 22　草木典·龙芽草图

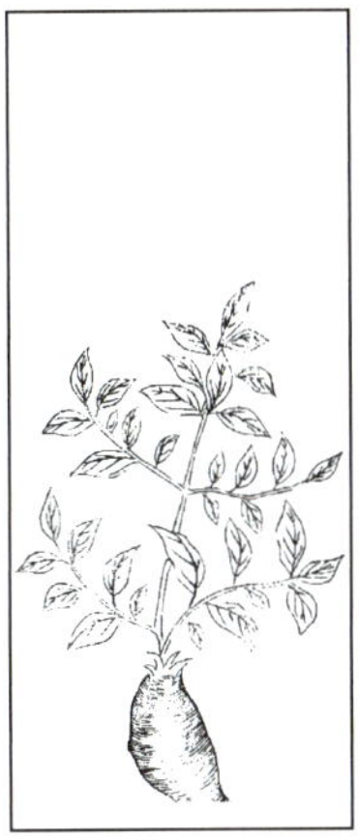

图 23　图考·狼牙

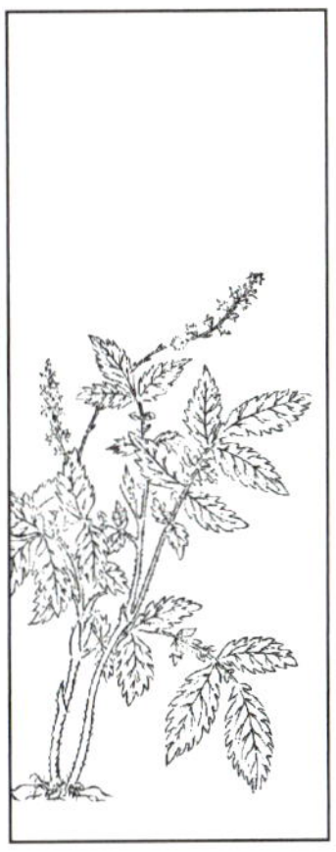

图 24　图考·龙芽草

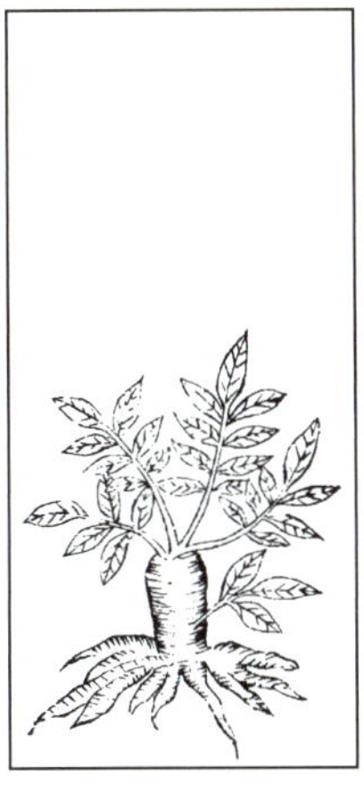

图 25　图考·施州龙牙草

本品25图，取自15书，其中7幅彩图。有承继关系的图可分2个书类。

《本草图经》：该书2图。“江宁府牙子”“施州龙牙草”图依次分别存于《大观》（图1、2）、《政和》（图3、4）、《绍兴》（图5）。此三传本药图基本一致。今以《政和》图3、图4为《图经》图的代表。

仿绘《图经》2图的彩色图有《本草品汇精要》“江宁府牙子”（图9）、“施州龙牙草”（图10）。此后《补遗雷公炮制便览》“牙子”（图12）仿绘《品汇》图9。《金石昆虫草木状》图18）图19又分别仿绘《品汇》图9、图10。

仿绘该图的墨线图有：《本草纲目》金陵本“狼牙”（图13）

仿绘《图经》“江宁府牙子”（图3）。该图将根部阴刻，枝叶略有简省。《纲目》钱本图14又仿绘金陵本图13，略加修饰。《三才图会》“牙子”（图16）仿绘《图经》“江宁府牙子”（图3），将根改成圆头状，去掉须根。“龙牙草”（图17）仿绘《图经》“施州龙牙草”（图4）。《古今图书集成·草木典》“狼牙图”（图21）又仿绘《三才》“牙子”（图16）。《植物名实图考》“狼牙”（图23）仿绘《草木典》图21，“施州龙牙草”（图25）仿绘《图经》图4。《本草纲目》张本“狼牙”（图15）仿绘《图考》图23。

《救荒本草》：该书“龙芽草”（图8）的仿绘者有《野菜博录》图20（叶片阴刻）、《古今图书集成·草木典》“龙芽草图”（图22）。

以上25图中，除外18幅仿绘图，原创图尚有7幅（图3、4、6、7、8、11、24），详见下“鉴药”项。

【文录】

《吴普本草》（见《御览》卷993“狼牙”）《吴氏本草经》曰：狼牙，一名支兰，一名狼齿，一名犬牙，一名抱牙……生冤句。叶青根黄赤，六月、七月华，八月实黑，正月、八月采根。

《本经》《别录》（见《证类》卷10“牙子”） 一名狼牙，一名狼齿，一名狼子，一名犬牙。生淮南川谷及冤句。八月采根，暴干。中湿腐烂生衣者，杀人。

梁《本草经集注》（同上） 陶隐居云：近道处处有之，其根牙亦似兽之牙齿也。

后蜀《蜀本草》（同上）《蜀本》：《图经》云：苗似蛇莓而厚大，深绿色。根萌芽若兽之牙。今所在有之。二月、三月采牙，日干。

宋《本草图经》（同上）《图经》曰：牙子，即狼牙子。生淮南川谷及冤句，今江东、京东州郡多有之。/（**见《证类》卷30“龙牙草”**） 生施州。株高二尺已来。春夏有苗叶，至秋冬而枯。

明《救荒本草》卷上“龙芽草” 一名瓜香草。生辉县鸭子口山野间。苗高一尺余，茎多涩毛，叶形如地棠叶而宽大，叶头齐团，每五叶或七叶作一茎排生，叶茎脚上又有小芽叶，两两对生，稍间出穗，开五瓣小圆黄花，结青毛蓇葖，有子，大如黍粒。味甜。

明《本草纲目》卷17“狼牙” 【集解】【时珍曰】《范子计然》云：建康及三辅，色白者善。

清《植物名实图考》卷12“龙芽草” 按此草建昌呼为老鹳嘴，广信呼为子母草，湖南呼为毛脚茵。以治风痰腰痛。考《本经》蛇含，陶隐居云用有黄花者，李时珍以为即小龙芽，或即此草。但《图经》未甚详晰。方药久不采用，仍入草药，以见礼失求野之义。

【鉴药】

“牙子”首见于《本经》,一名“狼牙”。《纲目》以“狼牙”为正名。梁·陶弘景云 :“其根牙亦似兽之牙齿也。”唐本《图经》亦云 :“根萌芽若兽之牙。”故名。《本经》载其“主邪气热气，疥瘙恶疡，疮痔，去白虫。”后世或用其杀腹内诸虫、止血凉血等。

关于本品的生境、形态，本草早期著作关注的是本品萌生的新芽很像野兽的牙。因此其别名中很多与“牙”字相关，如狼齿、犬牙、抱牙等。《吴普本草》最早记载了其形态习性 :“生冤句。叶青根黄赤，六月、七月华，八月实黑，正月、八月采根。”此记载无特别突出的鉴别特点。梁·陶弘景云 :“近道处处有之，其根牙亦似兽之牙齿也。”唐本《图经》指出 :“苗似蛇莓而厚大，深绿色。”蛇莓是蔷薇科植物，提示本品可能与蔷薇科有关。宋《本草图经》补充了其产地 :“生淮南川谷及冤句，今江东、京东州郡多有之。”但在形态上则主要复述唐本《图经》的内容，并有附图“江宁府牙子”(图1、3、5)。此后的本草书对“狼牙”的形态并没有增加多少新资料。根据以上图文，或考订本品即蔷薇科龙芽草属植物龙芽草 *Agrimonia pilosa* Ldb.。此即后世闻名的仙鹤草。“牙子”或“狼牙”的名称太古老了，民间使用其他的名称，也积累与此药相关的图文资料，今一并归于此下予以分析。

1.《本草图经》：该书2图，“江宁府牙子”(图3)见于《证类》卷10“牙子”条。“施州龙牙草”(图4)见于《证类》卷30“外草类”。“江宁府牙子”图示一草本植物，根粗大多须根。一茎直立，叶为一回单数羽状复叶，小叶边缘有锯齿。在最下面的两叶中，可以看到小叶有大小相间的情况，但不很明显。《绍兴本草》保留的“江宁府牙子”图更为清晰，尤其是复叶中大小叶相间而生，这是蔷薇科植物龙牙草*Agrimonia pilosa* Ledeb.的一个特征。“施州龙牙草”(图4)比较简陋。根粗大、圆柱状，有粗大须根。单数羽状复叶丛生于根头。该图虽然不如上图有更多的特征，但与龙牙草*A. pilosa*比较接近。

2.《履巉岩本草》：该书有相关彩图2幅。其一“龙牙草”(图6)仅绘一截去根的地上茎。茎上数片单数羽状复叶，非常明显地突出了叶片中大、小叶相间而生的鉴别特征，此即龙牙草*A. pilosa*。这幅药图的精细程度已经不亚于当代的植物科学绘图。其二“金粟狼牙草”(图7)除表现龙牙草*A. pilosa*复叶有大小不等的小叶的特征外，还表现了本品穗状花序纤细、花小等特征。

3.《救荒本草》：该书“龙芽草”文字叙述介绍了其形态 :“苗高一尺余，茎多涩毛，叶形如地棠叶而宽大，叶头齐团，每五叶或七叶作一茎排生，叶茎脚上又有小芽叶，两两对生，稍间出穗，开五瓣小圆黄花，结青毛蓇葖，有子，大如黍粒。”其图(图8)与文字叙述完全吻合。其羽状复叶具大小叶间隔而生的特点得到表现，穗状花序也很传神，可以肯定为龙牙草*A. pilosa*。

4.《太乙仙制本草药性大全》：该书“牙子”(图11)是幅错误图。按本书的示意方式，几条下部不连接的线形叶，意味着水草杆，中间抽一穗，此为单子叶植物，来源不明。

5.《植物名实图考》：该书有相关图3幅，有2幅仿绘《图经》图，原创的只有“龙芽草”（图24）。该图表现其茎被柔毛，单叶，为间断单数羽状复叶，小叶3—4对，叶柄亦有毛。花序穗状总状顶生。此即龙牙草*A. pilosa*。

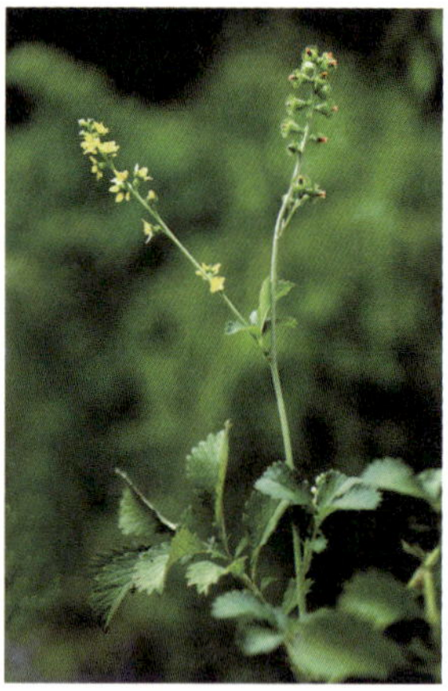

图26　龙牙草（仙鹤草）
Agrimonia pilosa 花枝

【小结】

“狼牙”即《本经》药“牙子”的别名，以其萌生新芽类似兽牙而得名。唐本《图经》指出其“苗似蛇莓而厚大”，结合《本草图经》“江宁府牙子”图，可知本品即蔷薇科植物龙芽草*Agrimonia pilosa* Ldb.，又名仙鹤草。与此药相关的图文还有《履巉岩本草》《救荒本草》《植物名实图考》所绘写生图，均具有很高的鉴定价值。

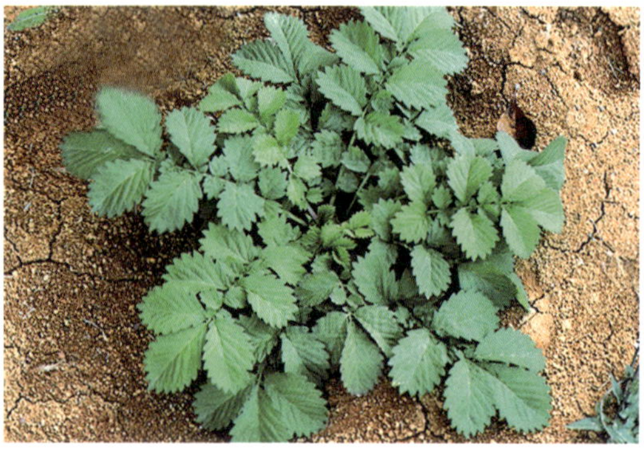

图27　龙牙草幼苗

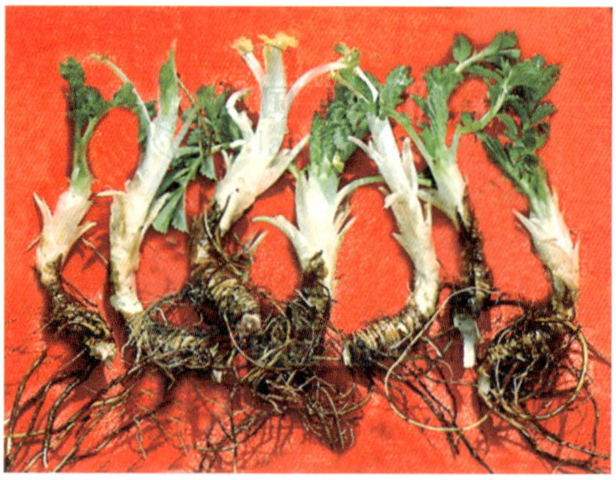

图28　幼芽龙牙草

17–6　蔄茹

【品图】

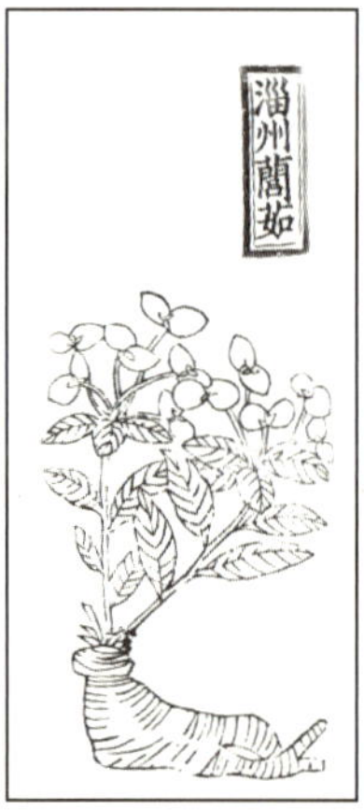

图1　图经（大）·淄州蔄茹

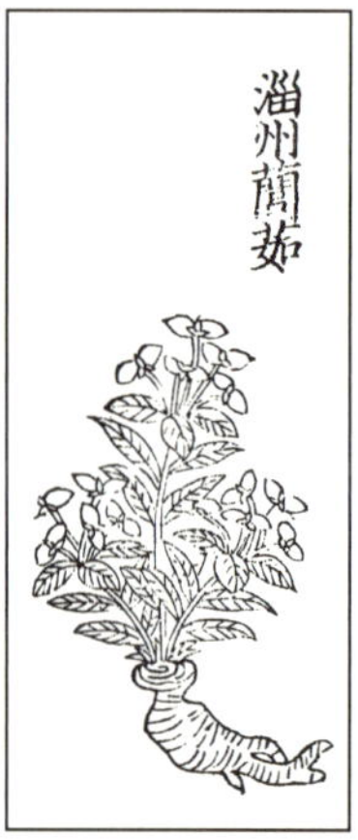

图2　图经（政）·淄州蔄茹

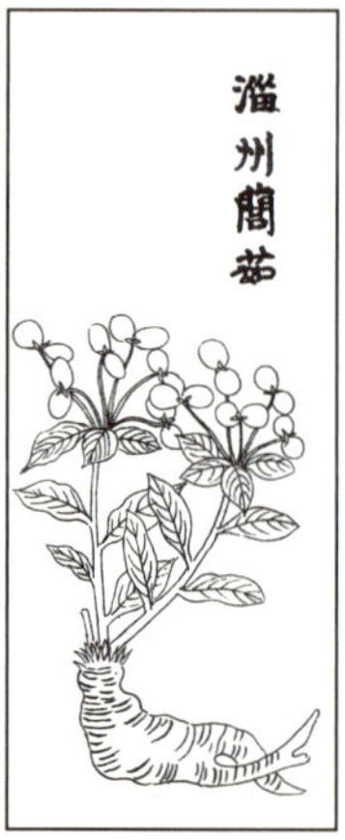

图3　图经（绍）·淄州蔄茹

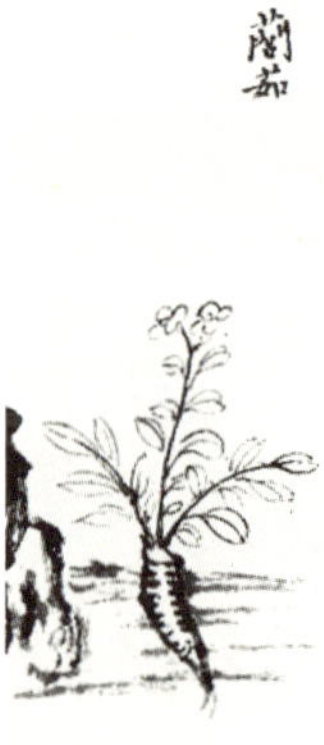

图4　滇南图·蔄茹

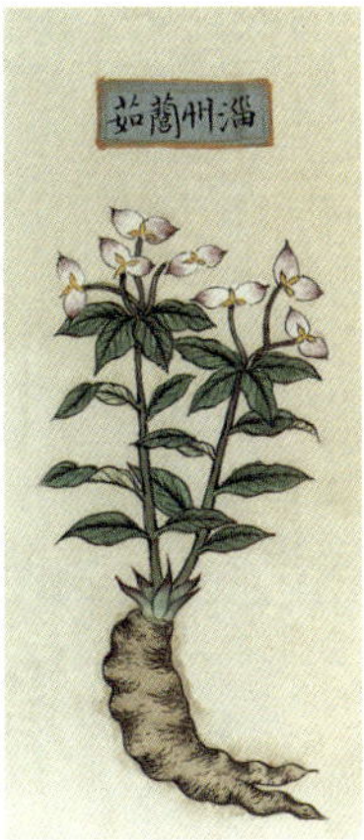

图 5　品汇 · 淄州蕳茹

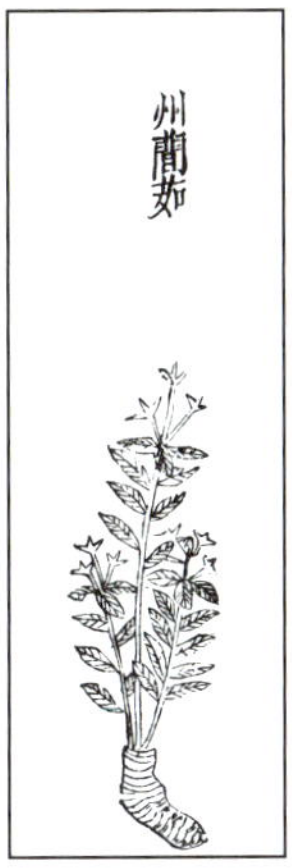

图 6　蒙筌 · 淄州蕳茹

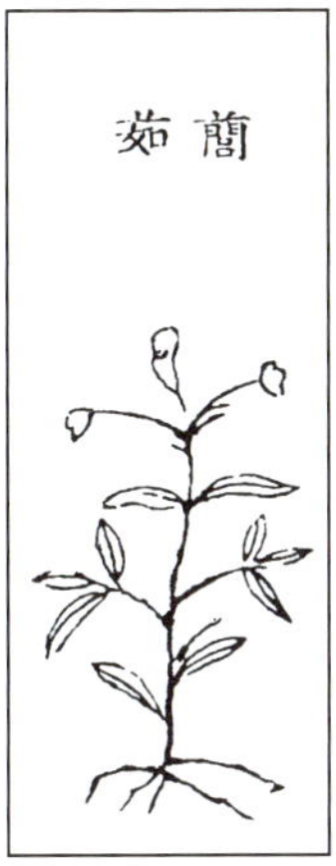

图 7　太乙 · 蕳茹

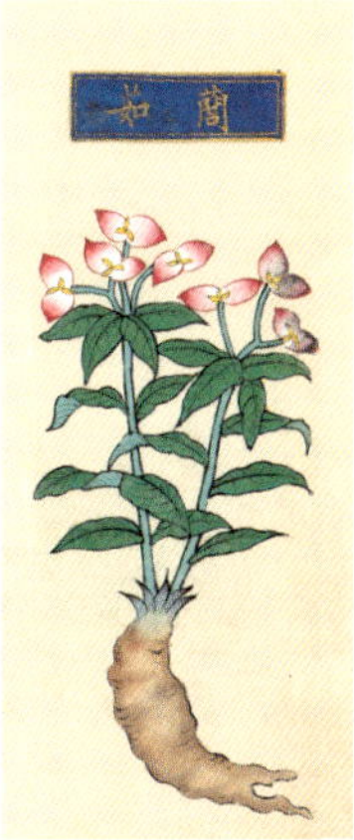

图 8　雷公 · 蕳茹

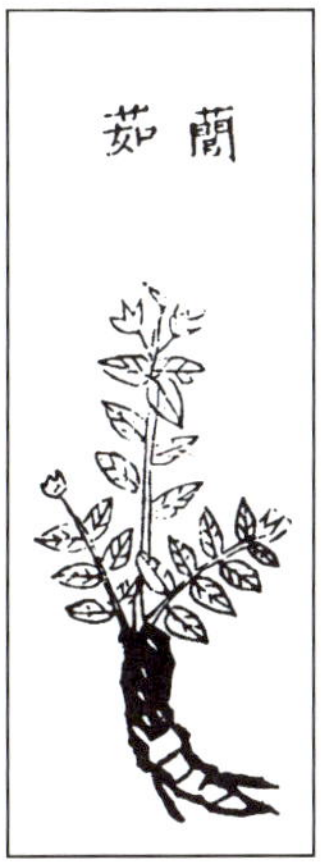

图 9　纲目（金）· 蕳茹

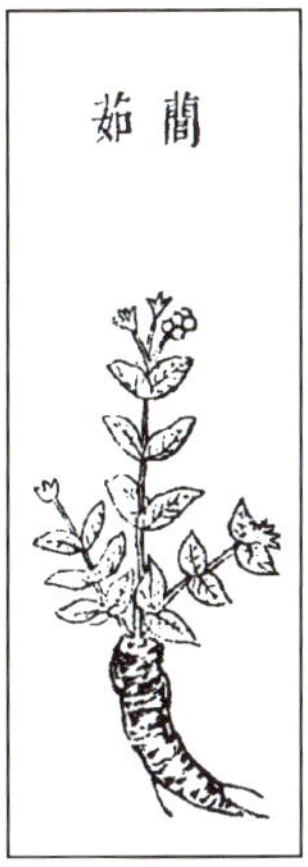

图 10　纲目（钱）· 蕳茹

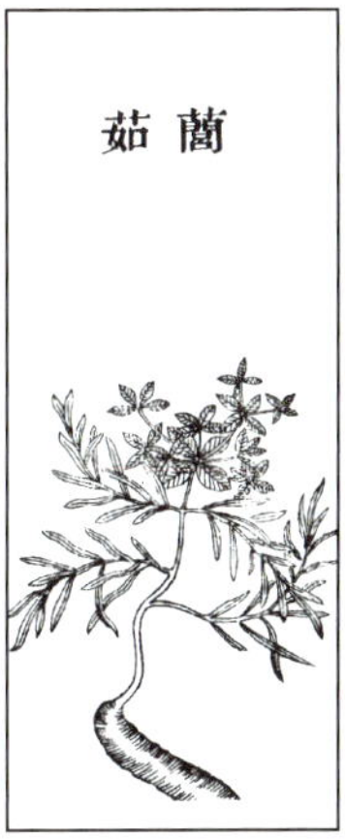

图 11　纲目（张）· 蕳茹

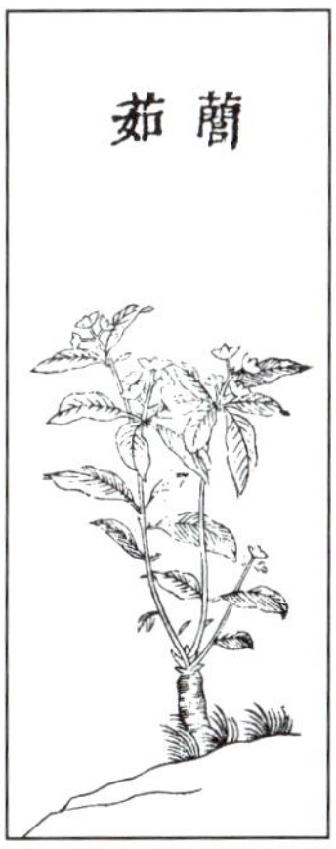

图 12　三才 · 蕳茹

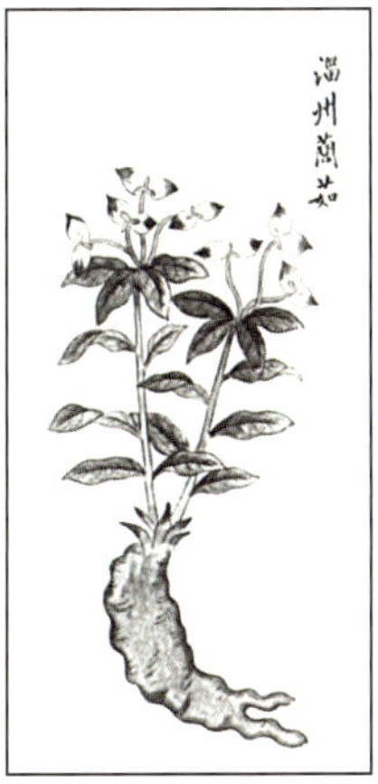

图 13　金石 · 淄州蕳茹

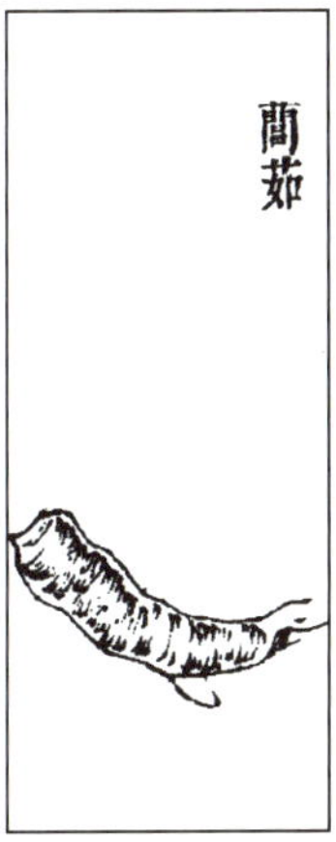

图 14　本草汇 · 蕳茹

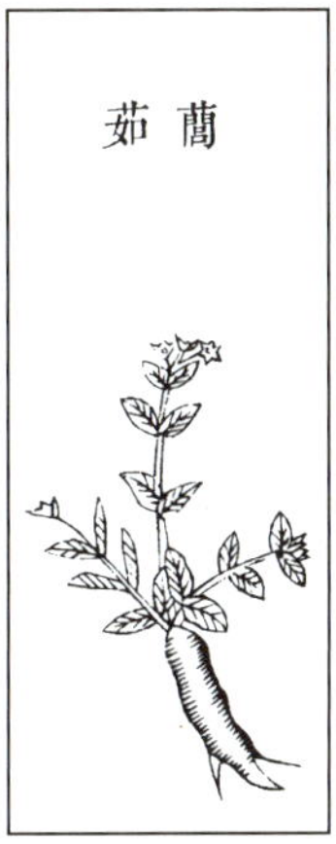

图 15　备要 · 蕳茹

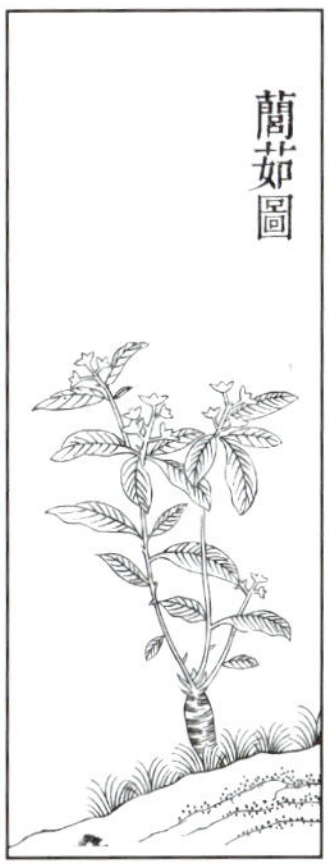

图 16　草木典 · 蕳茹图

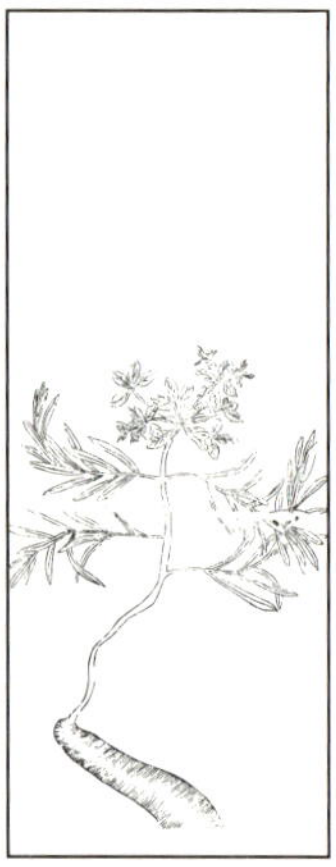

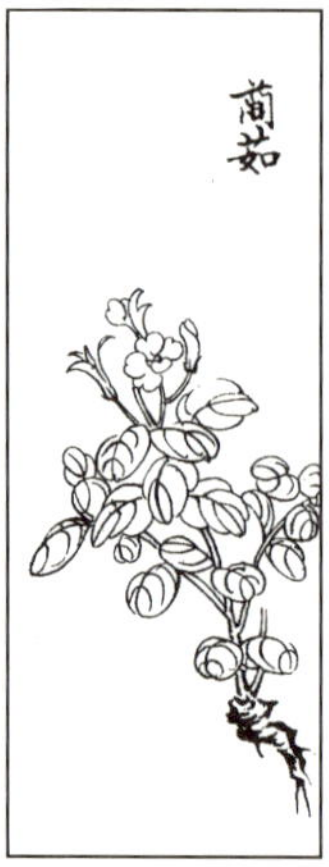

图 17　图考・茴茹　图 18　图说・茴茹

本品18图，取自18书，其中3幅彩图。有承继关系的图可分2个书类。

《本草图经》：该书“淄州茴茹”图分别存于《大观》（图1）、《政和》（图2）、《绍兴》（图3）。此三传本药图基本一致。今以《政和》图2为《图经》图的代表。

仿绘该图的彩色图有：《本草品汇精要》“淄州茴茹”（图5），该图将花敷以淡紫色。此后《补遗雷公炮制便览》“茴茹”（图8）、《金石昆虫草木状》“淄州茴茹”（图13）又仿绘《品汇》图5。

仿绘该图的墨线图有：《本草蒙筌》图6，仿绘时略有简省。《本草纲目》金陵本“茴茹”（图9）。该图将根部采用阴刻，花、叶均予疏简。《纲目》钱本图10在金陵本基础上予以润饰，花形大变。此后仿绘《纲目》钱本图10的有《本草汇》图14，该图仅截取其根部，作为药材图。《本草备要》图15、《本草简明图说》图18亦仿绘钱本图10。另《三才图会》“茴茹”（图12）将《图经》图2予以修润，增添土地背景。《古今图书集成・草木典》“茴茹图”（图16）又仿绘《三才》图12，再予修润。

《植物名实图考》：该书“茴茹”（图17）的仿绘者有《本草纲目》张本图11。

以上18图中，除外14幅仿绘图，原创图尚有4幅（图2、4、7、17），详见下“鉴药”项。

【文录】

《吴普本草》（见《御览》卷991“闾茹”）《吴氏本草经》曰……叶员黄，高四五尺，叶四四相当。四月华黄，五月实黑。根黄有汁，亦同黄。三月、五月采根，黑头者良。

《别录》（见《证类》卷11“茴茹”） 一名屈据，一名离娄。生代郡川谷。五月采根，阴干。黑头者良。

梁《本草经集注》（同上） 陶隐居云：今第一出高丽，色黄，初断时汁出凝黑如漆，故云漆头。次出近道，名草茴茹，色白，皆烧铁烁头令黑以当漆头，非真也。

唐《图经》（同上）《蜀本》：《图经》云：叶有汁，根如萝卜，皮黄肉白，所在有之。

宋《本草图经》（同上）《图经》曰：茴茹，生代郡川谷，今河阳、淄、齐州亦有之。二月生苗，叶似大戟，而花黄色。根如萝卜，皮赤黄，肉白。初断时汁出凝黑如漆，三月开浅红花，亦淡黄色，不著子，陶隐居谓：出高丽者，此近之也。

四月、五月采根，阴干。漆头者良。又有一种草蔺茹，色白，采者烧铁烁头令黑，以当漆头，非真也。然古方有用两种者。姚僧垣治痈疽生臭恶肉，以白蔺茹散傅之，看肉尽便停，但傅诸膏药。若不生肉，又傅黄耆散。恶肉仍不尽者，可以漆头赤皮蔺茹为散，用半钱匕和白蔺茹散三钱匕合傅之，差。是赤、白皆可用也。

明《本草纲目》卷17“蔺茹”【释名】【时珍曰】蔺茹本作藘蕠，其根牵引之貌。掘据，当作拮据，《诗》云：“予手拮据。”手口共作之状也。【集解】【时珍曰】《范子计然》云：藘茹出武都，黄色者善。草蔺茹出建康，白色。今亦处处有之，生山原中。春初生苗，高二三尺。根长大如萝卜、蔓菁壮，或有岐出者，皮黄赤，肉白色，破之有黄浆汁。茎叶如大戟，而叶长微阔，不甚尖，折之有白汁。抱茎，有短叶相对，团而出尖。叶中出茎，茎中分二三小枝。二三月开细紫花，结实如豆大，一颗三粒相合，生青熟黑，中有白仁如续随子之状。今人往往皆呼其根为狼毒，误矣。狼毒叶似商陆、大黄辈，根无浆汁。

清《植物名实图考》卷24“蔺茹” 蔺茹，《本经》下品，根长如萝卜、蔓菁，叶如大戟。滇南呼土瓜狼毒，即李时珍谓今人往往误以其根为狼毒者也。

【鉴药】

“蔺茹”首见于《本经》。李时珍释名曰：“蔺茹本作藘蕠，其根牵引之貌。”但“藘蕠”的出处未见交代，此说难以尽信。《别录》载其“有小毒”，《本经》载本品“蚀恶肉败疮死肌，杀疥虫，排脓恶血，除大风热气”，则其治属于以毒攻毒。后世用者甚稀。

关于本品的形态，《别录》仅言用根，“黑头者良”。《吴普本草》亦云：“叶员黄，高四五尺，叶四四相当。四月华黄，五月实黑。根黄有汁，亦同黄。三月、五月采根，黑头者良。”“叶四四相当”是指其茎中部以上的叶轮生。“黑头者”，据梁·陶弘景云：根“色黄，初断时汁出凝黑如漆，故云漆头。”以上所云都是大戟科植物的特点。

陶弘景将本品分为两种：“第一出高丽，色黄，初断时汁出凝黑如漆……次出近道，名草蔺茹，色白，皆烧铁烁头令黑以当漆头，非真也。”谢宗万认为产高丽者为大戟科大戟属植物狼毒大戟*Euphorbia pallasii* Tyrcz.。[1]

唐本《图经》（《蜀本草》引）对陶说未加评论，仅云：“叶有汁，根如萝卜，皮黄肉白，所在有之。”其“皮黄肉白”，似乎不是高丽所生的“色黄”。宋《本草图经》先总结宋代本品的分布及形态云：“今河阳、淄、齐州亦有之。二月生苗，叶似大戟，而花黄色。根如萝卜，皮赤黄，肉白。初断时汁出凝黑如漆，三月开浅红花，亦淡黄色，不著子。”随后转述陶弘景分高丽蔺茹与草蔺茹的说法，未加评论。接着提出“古方有用两种者”的说法，即姚僧垣治痈疽生臭恶肉，以白蔺茹散，恶肉仍不尽者，

1 谢宗万：《本草纲目药物彩色图鉴》，北京：人民卫生出版社，2000：149.《中华本草》亦持此说，见下注。

可以漆头赤皮蔺茹为散。据苏颂所说，似乎本品又有白皮与赤皮两种的说法。

李时珍没有评述陶弘景的按蔺茹产地分真假说、苏颂的蔺茹分赤白说。他引述《范子计然》，云“藘茹出武都，黄色者善。”他自己认为“草蔺茹出建康，白色。今亦处处有之”。其形态为：“春初生苗，高二三尺。根长大如萝卜、蔓菁壮，或有岐出者，皮黄赤，肉白色，破之有黄浆汁。茎叶如大戟，而叶长微阔，不甚尖，折之有白汁。抱茎，有短叶相对，团而出尖。叶中出茎，茎中分二三小枝。二三月开细紫花，结实如豆大，一颗三粒相合，生青熟黑，中有白仁如续随子之状。”这种“草蔺茹”明代“人往往皆呼其根为狼毒”，时珍认为这是个错误。

《中华本草》据李时珍的论述，认为这种处处有之、茎叶如大戟的“草蔺茹”，当为大戟属植物月腺大戟*Euphorbia ebaracteolata* Hayata［*Galarhoeus ebaracteolata* Hayata; *E. sieboldiana* auct. Non Morr. et Deene.］。[1]且云：“日本正仓院保存有我国唐代药用狼毒的实物标本，《正仓院药物》一书记载此为*Euphorbia ebaracteolata* Hayata。这证明了月腺大戟早在唐代就作狼毒药用。”此学名可能是甘肃大戟*Euphorbia kansuensis Prokh.*［*E. ebracteolata* auct. Non Hayata］的误订。另经核查原书，《正仓院药物》一书附件“奉卢舍那佛种种药”中是有“狼毒”一名（见17-3“狼毒”下图19），但研究正文介绍其实物今已无存。该书在“青木香”条提到狼毒的原植物，据推定是今日中国生药市场所用的大戟科有毒植物*Galarhoeus eblacteolatys* Hayata［*Euphorbia eblacteolatys* Hayata］，[2]并没有说唐代以*Euphorbia ebaracteolata* Hayata为狼毒。

古代也有“蔺茹”图，但多数药物都是仿绘《本草图经》“淄州蔺茹”，原创图极少。

1.《本草图经》：该书“淄州蔺茹”（图2）有粗大的主根，圆柱状。茎丛生，直立，下部叶互生，近花序的叶轮生。叶长圆状披针形，无叶柄。枝顶有多歧聚伞花序。据此图形，此即大戟属（*Euphorbia*）植物的一种。

2.《滇南本草图说》：该书“蔺茹”（图4）该书以写意笔法绘制一山边土中有根粗壮的植物，单叶，互生，茎端二歧，各开一花。凭此简图无法鉴定植物。

3.《太乙仙制本草药性大全》：该书“蔺茹”（图7）无主根，分支根细小，茎细瘦，其叶或单叶，或三小叶，茎顶并列开花两朵。绘图者也许示意此即“蔺茹”，但与实物差距太远。

4.《植物名实图考》：该书“蔺茹”（图17）所绘植物根粗壮，圆柱状而长。茎柔弱。叶为羽状复叶，小叶线状披针形。花序生于茎端，伞房状，但未见明显的花。据此图似非大戟属植物。待考。

1　国家中医药管理局《中华本草》编委会：《中华本草》（4），上海：上海科学技术出版社，1999：778.
2　［日］朝比奈泰彦：《正仓院药物》，大阪：植物文献刊行会，1955：104，342.

【小结】

“蔄茹”为首见《本经》的早期药物之一。有小毒，早期多用治蚀恶肉败疮死肌，杀疥虫之类。后世用者甚稀。其原植物折断有汁分泌，故根头之汁出凝黑如漆，故云漆头。据历代本草叙述，或考曾用大戟科植物狼毒大戟*Euphorbia pallasii* Tyrcz.作“蔄茹”正品。又或考“草蔄茹”为大戟科植物甘肃大戟*Euphorbia kansuensis* Prokh.［E. ebracteolata auct. Non Hayata］。《本草图经》“淄州蔄茹”图当为大戟科大戟属（*Euphorbia*）植物之一。

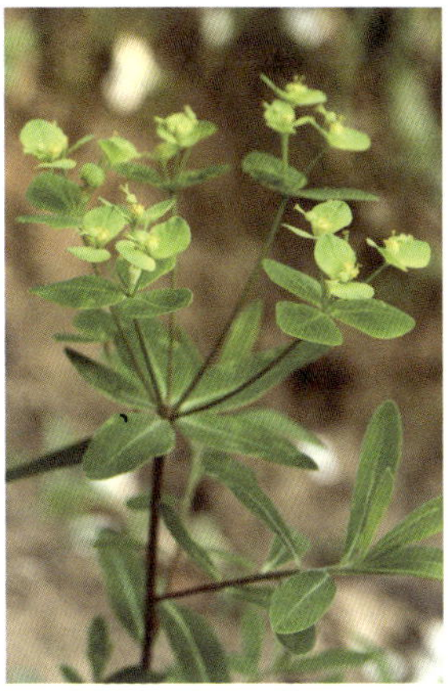

图19 甘肃大戟 *Euphorbia kansuensis*

17-7 大戟

【品图】

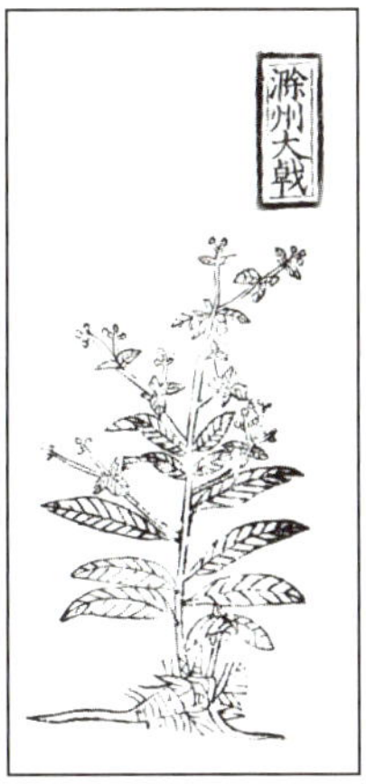

图1 图经（大）·滁州大戟

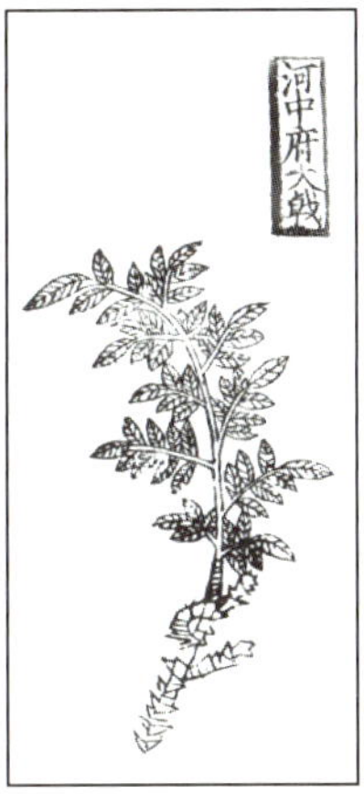

图2 图经（大）·河中府大戟

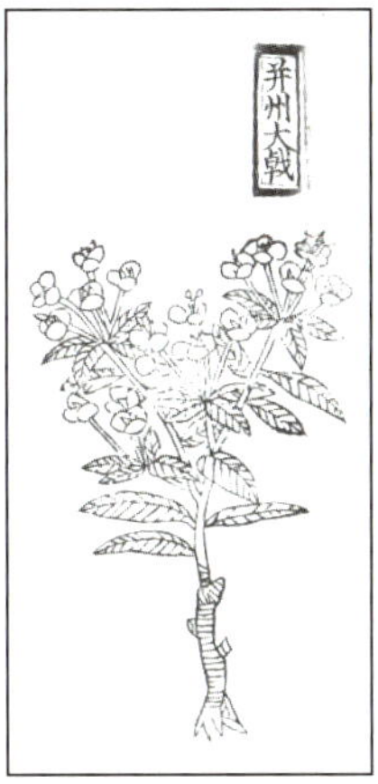

图3 图经（大）·并州大戟

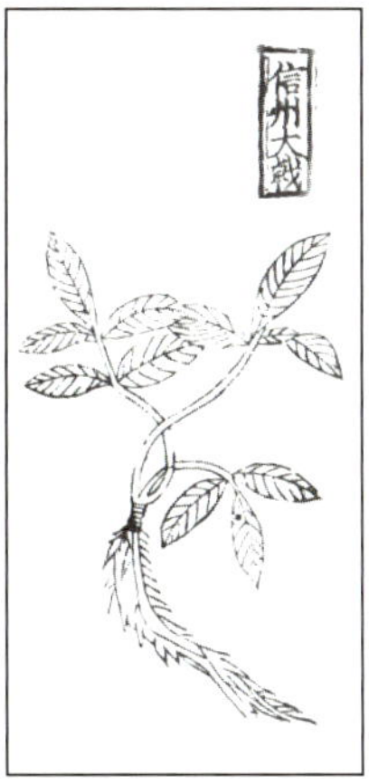

图4 图经（大）·信州大戟

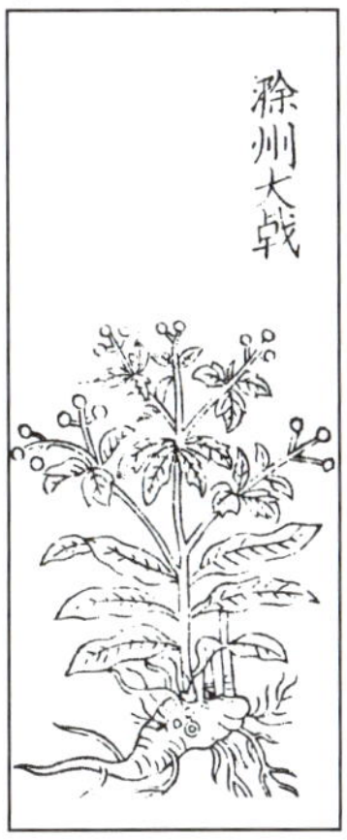

图5 图经（政）·滁州大戟

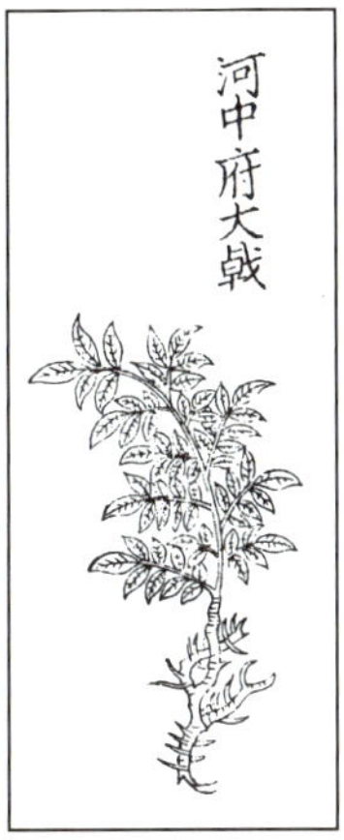

图6 图经（政）·河中府大戟

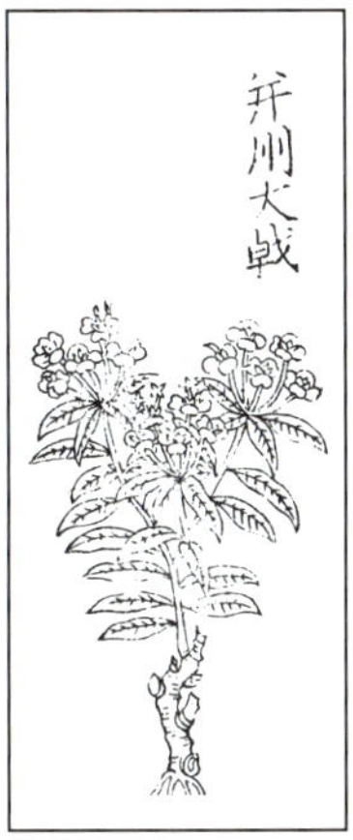

图7 图经（政）·并州大戟

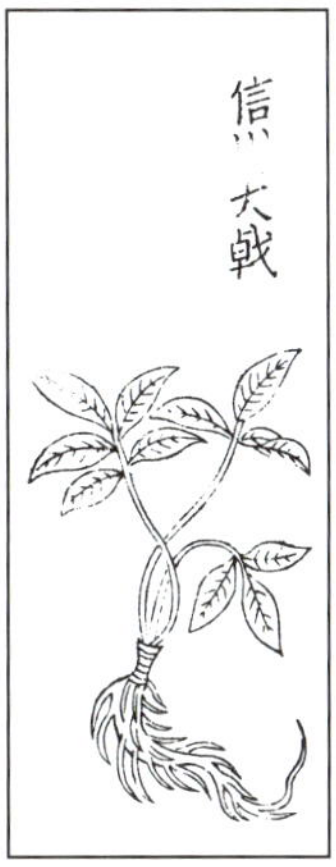

图8 图经（政）·信州大戟

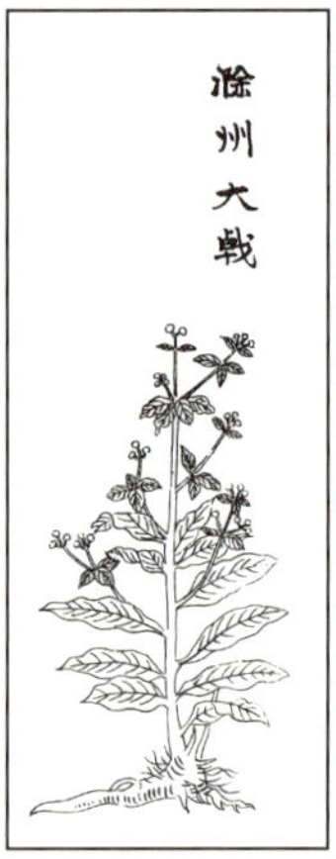

图 9　图经(绍)·滁州大戟

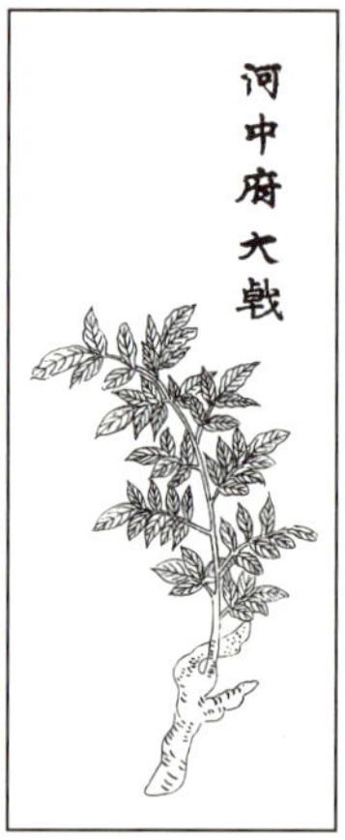

图 10　图经(绍)·河中府大戟

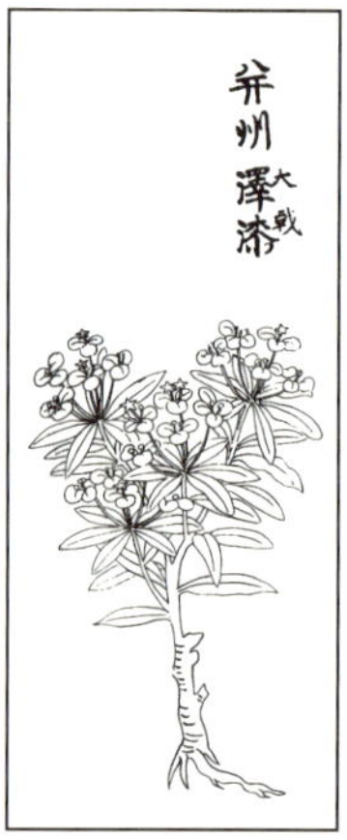

图 11　图经(绍)·并州大戟

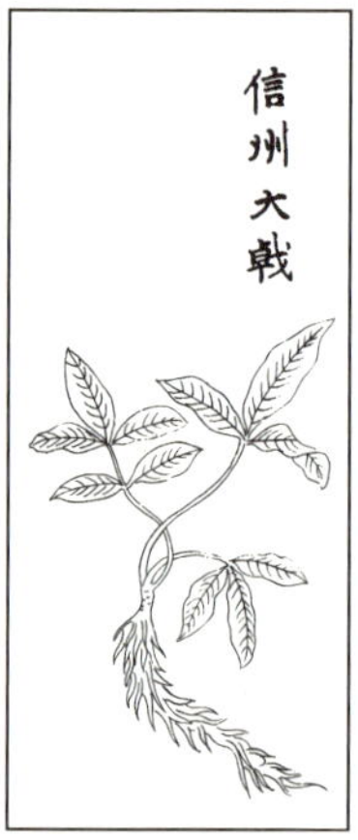

图 12　图经(绍)·信州大戟

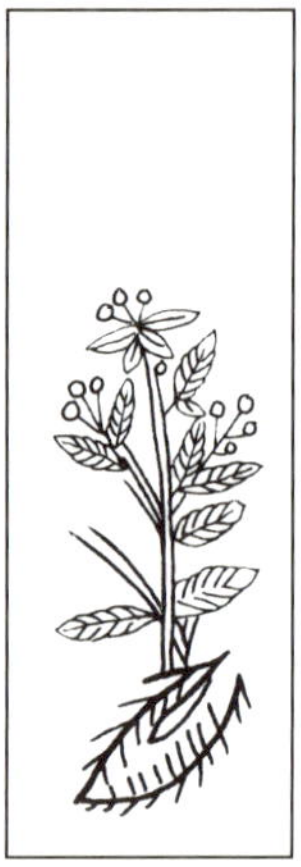
图 13　歌括·大戟

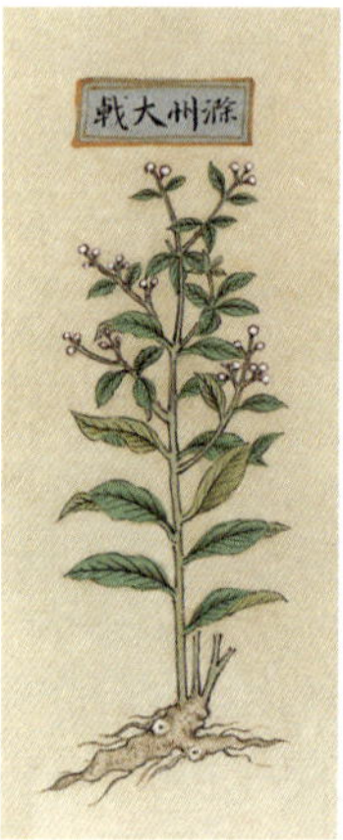

图 14　品汇·滁州大戟

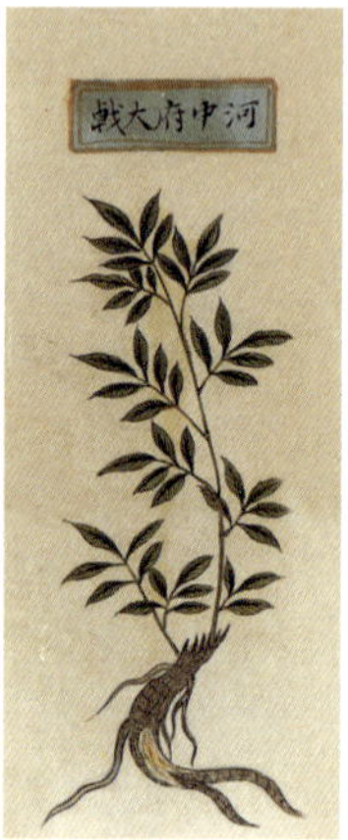

图 15　品汇·河中府大戟

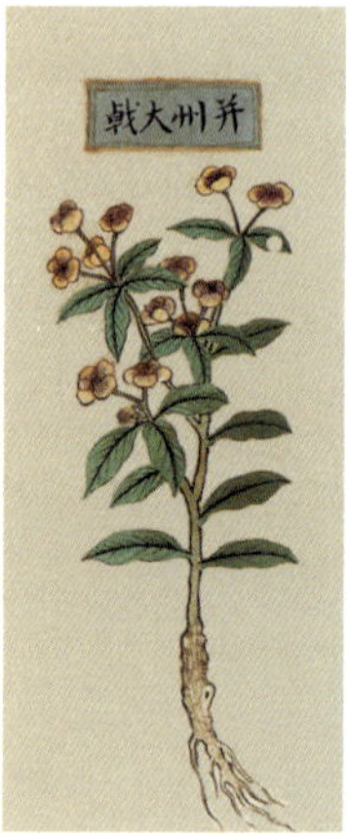

图 16　品汇·并州大戟

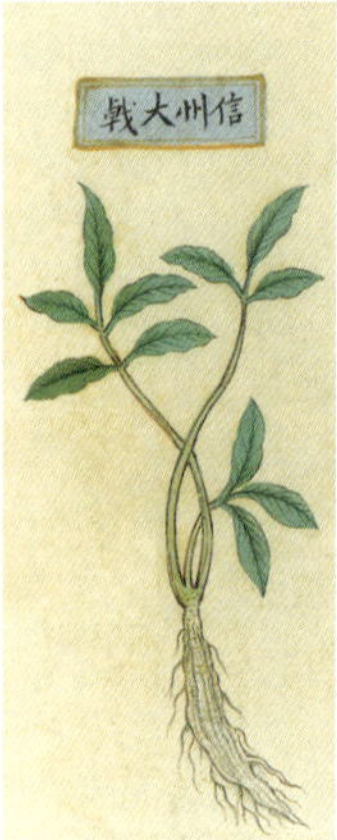

图 17　品汇·信州大戟

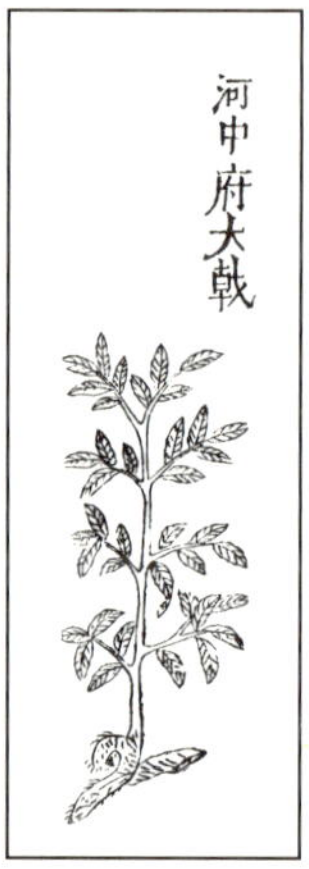

图 18　蒙筌·河中府大戟

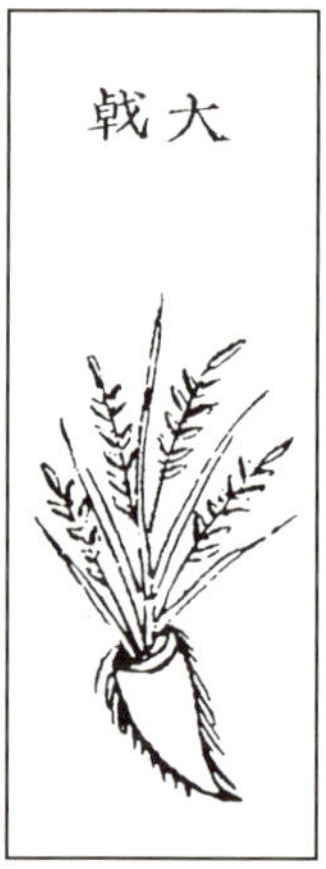

图 19　太乙·大戟

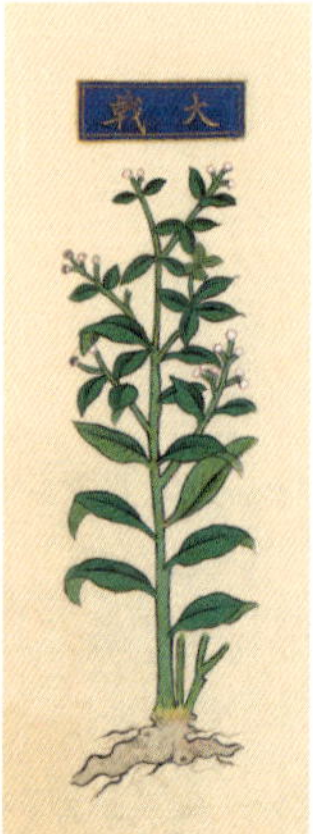

图 20　雷公·大戟

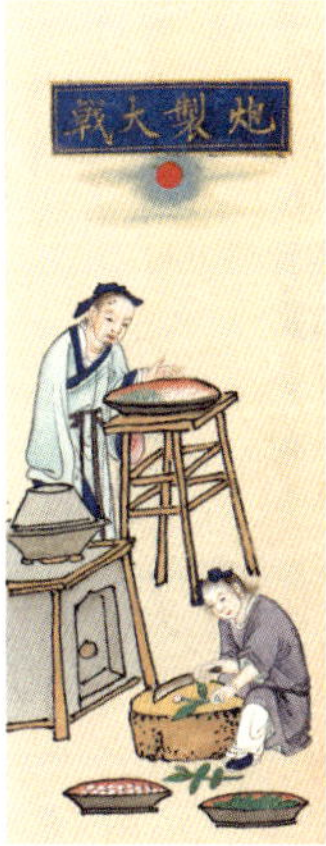

图 21　雷公·炮制大戟

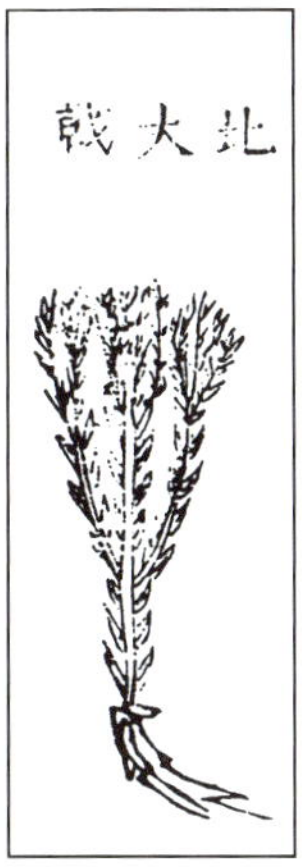

图 22　纲目（金）·北大戟

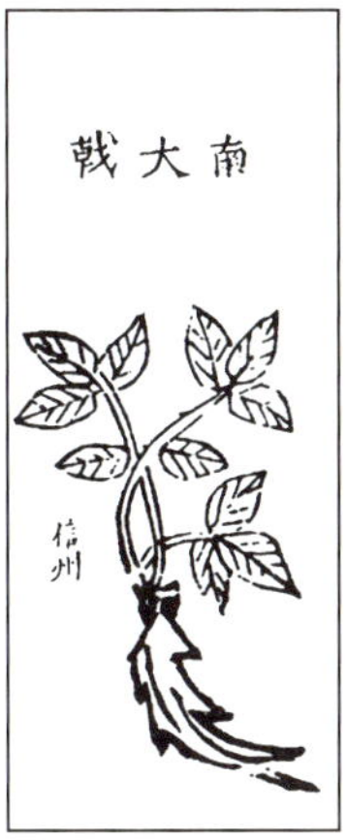

图 23　纲目（金）·南大戟

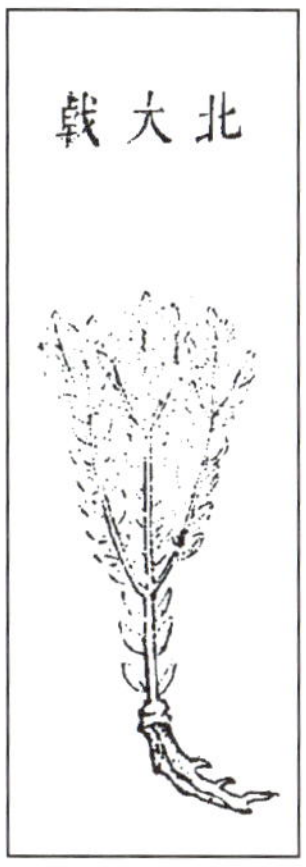

图 24　纲目（钱）·北大戟

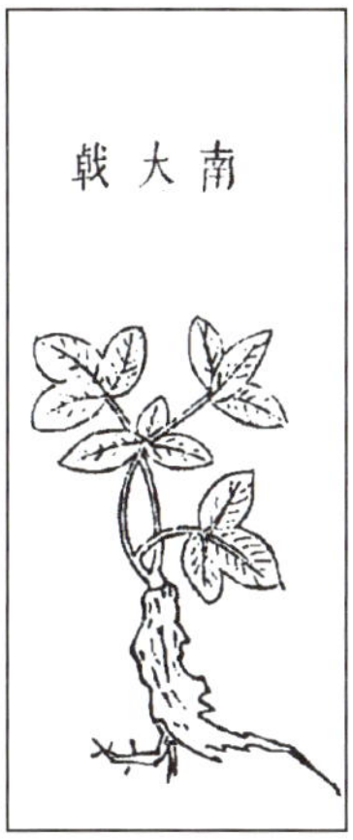

图 25　纲目（钱）·南大戟

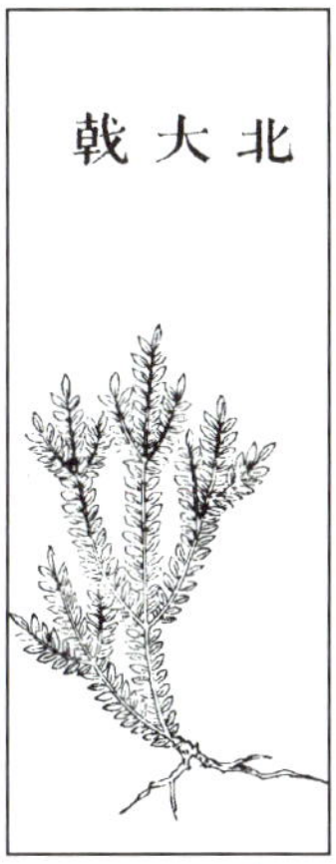

图 26　纲目（张）·北大戟

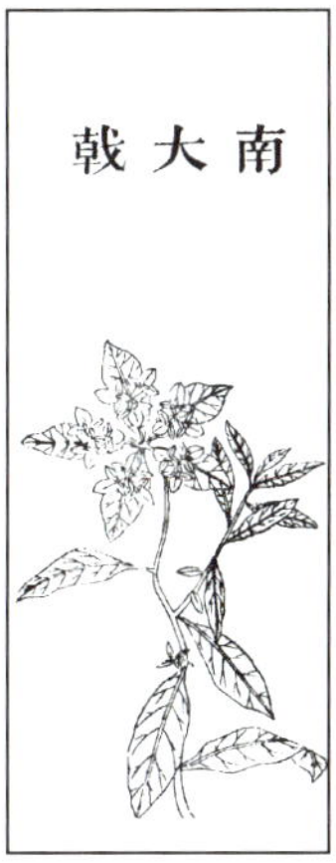

图 27　纲目（张）·南大戟

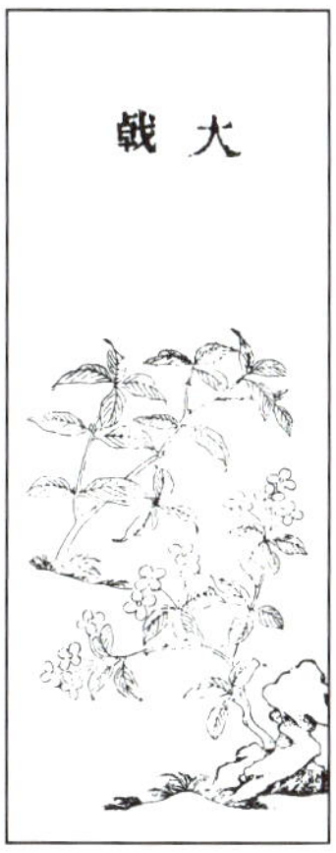

图 28　三才·大戟

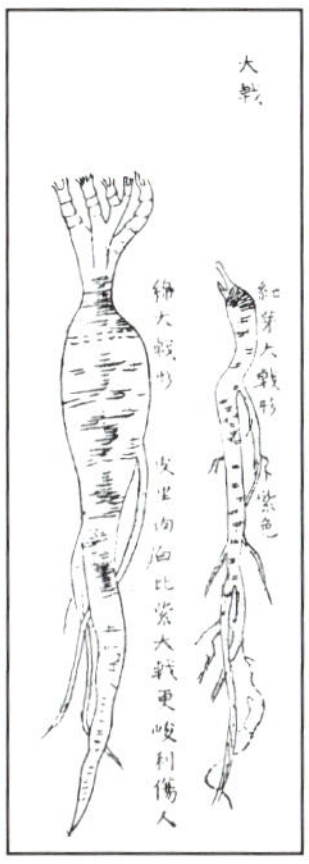

图 29　原始·大戟

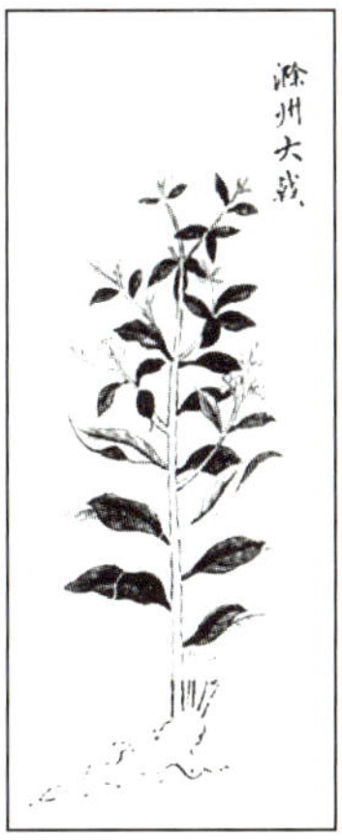

图 30　金石·滁州大戟

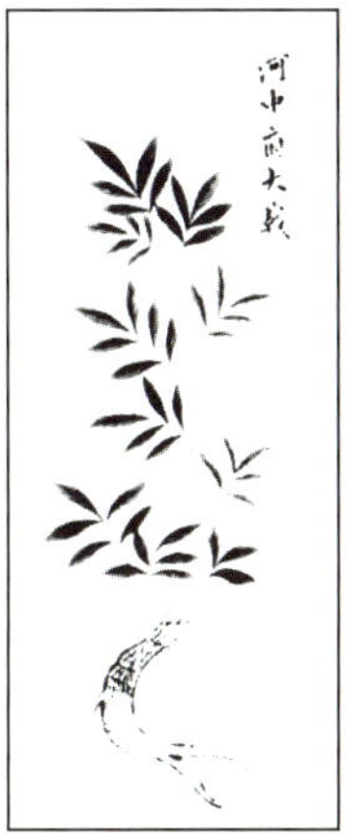

图 31　金石·河中府大戟

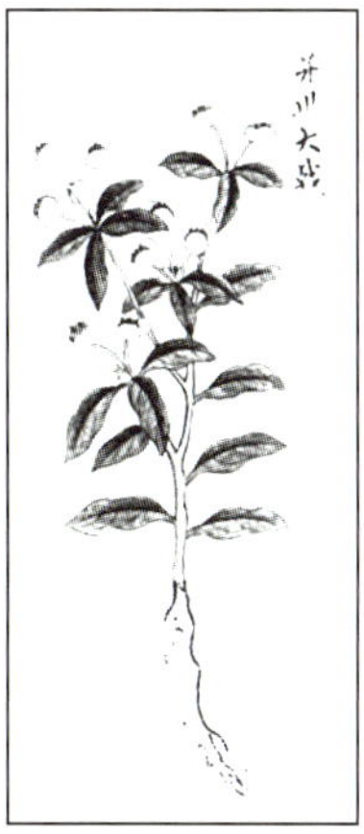

图 32　金石·并州大戟

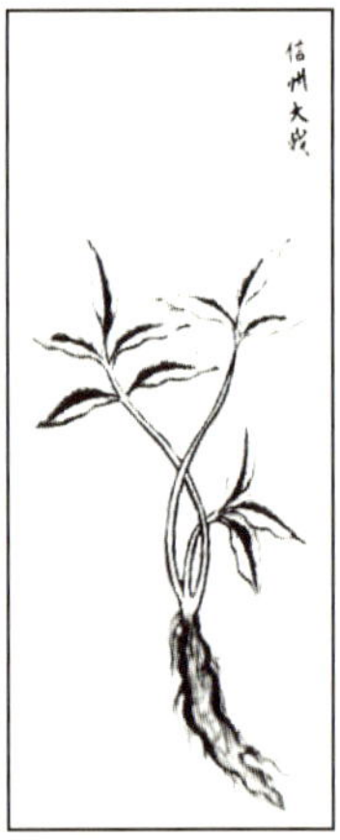

图 33　金石·信州大戟

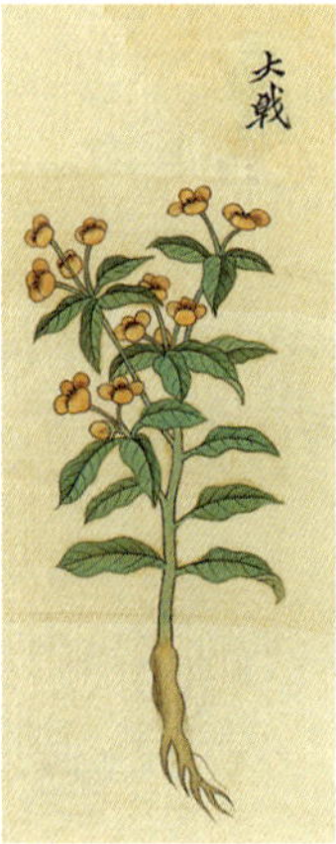

图 34　图谱·大戟

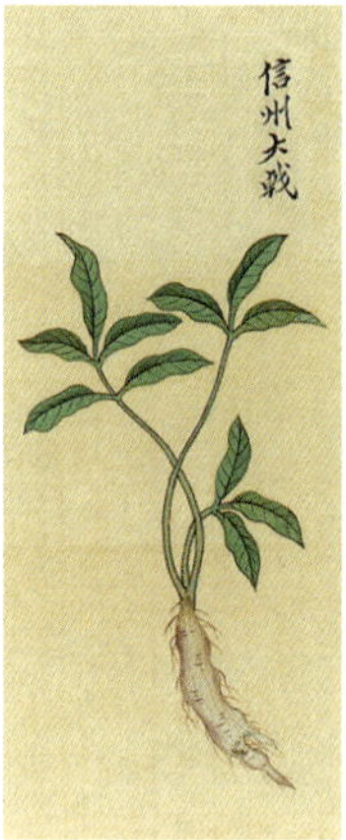

图 35　图谱·信州大戟

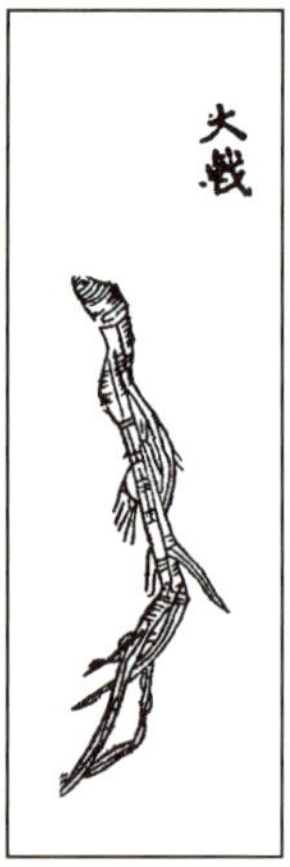

图 36　汇言·大戟

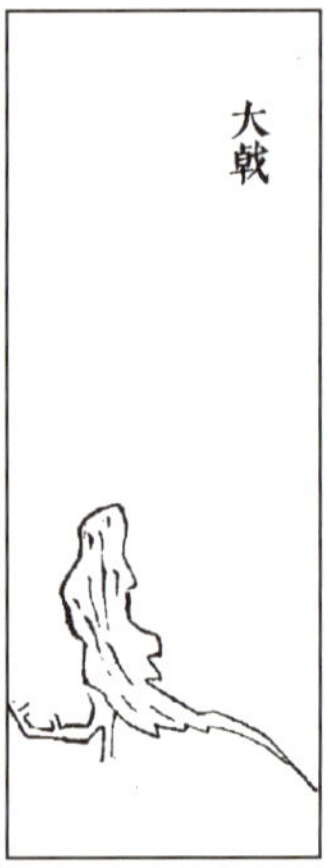

图 37　本草汇·大戟

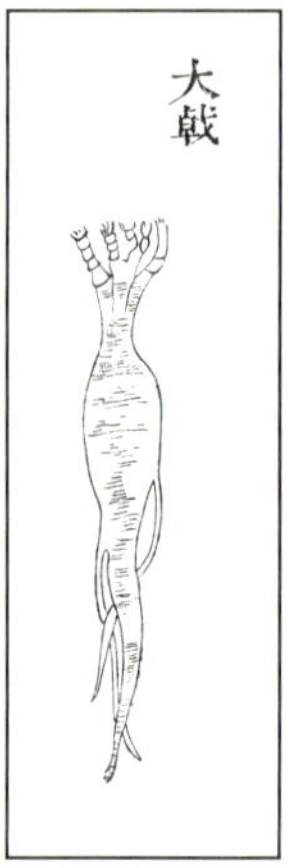

图 38　类纂·大戟

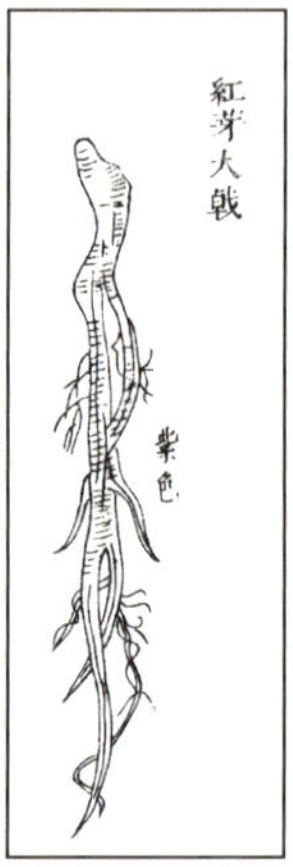

图 39　类纂·红芽大戟

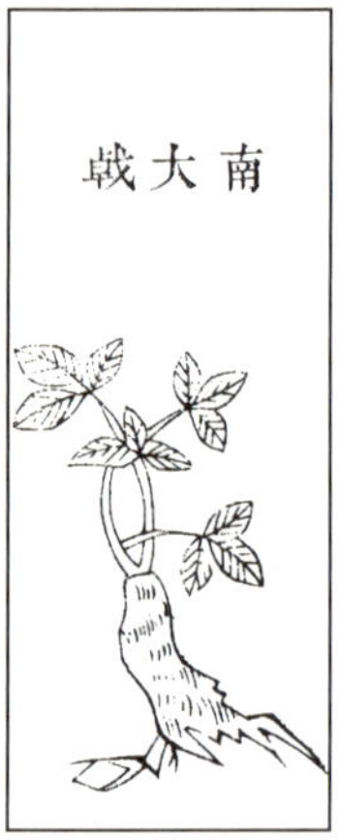

图 40　备要·南大戟

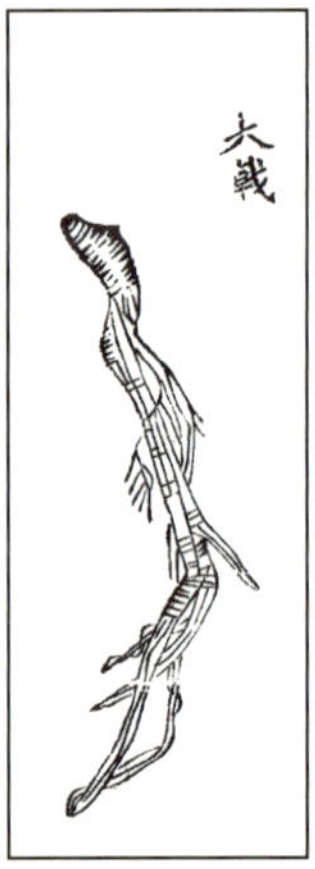

图 41　求真·大戟

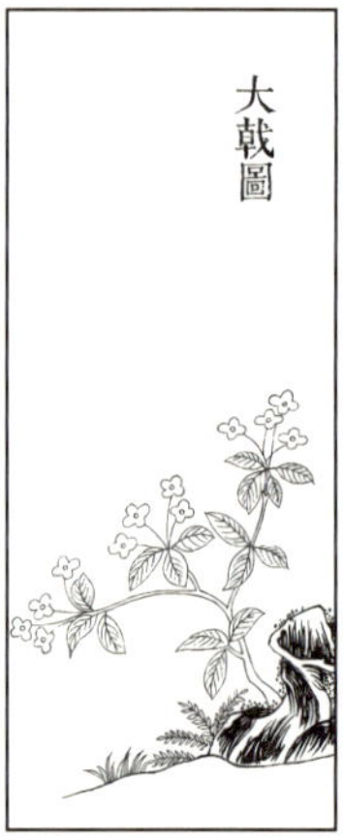

图 42　草木典·大戟图

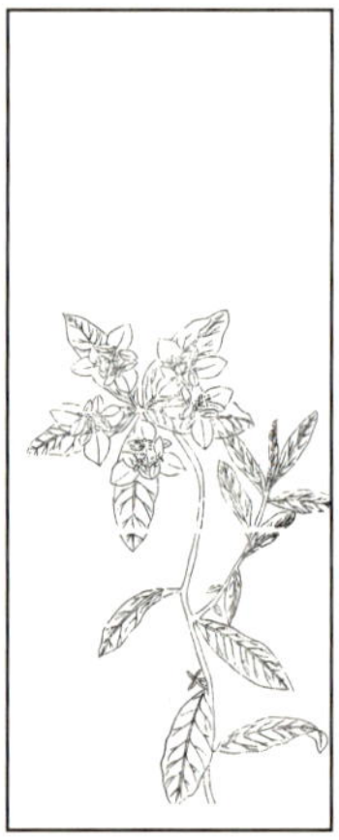

图 43　图考·大戟

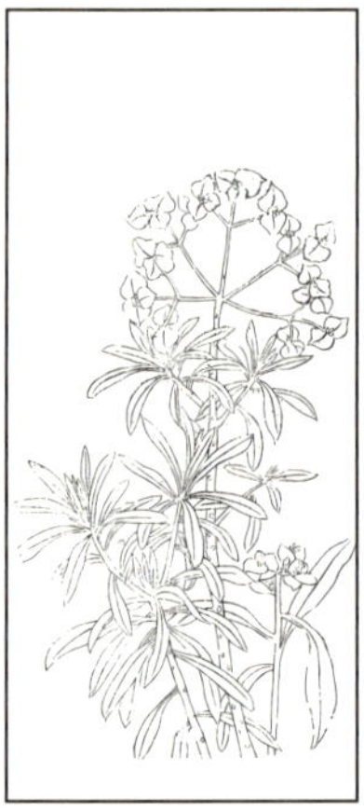

图 44　图考·乳浆草

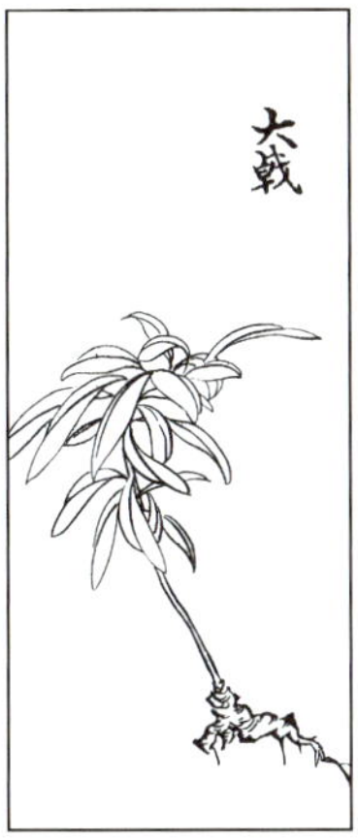

图 45　图说 · 大戟

本品45图，取自23书，其中11幅彩图。有承继关系的图可分4个书类。

《本草图经》：该书4图。“滁州大戟”“河中府大戟”“并州大戟”“信州大戟”图依次分别存于《大观》（图1—4）、《政和》（图5—8）、《绍兴》（图9—12）。此三传本药图基本一致。今以《政和》图5—8为《图经》图的代表。

仿绘《图经》4图的彩色图有：《本草品汇精要》“滁州大戟”（图14）、“河中府大戟”（图15，该图根部特意削开根部一块皮，显露其根内黄白色）、“并州大戟”（图16）、“滁州大戟”（图17）基本仿绘《图经》4图。此后《补遗雷公炮制便览》“大戟”（图20）仿绘《品汇》“滁州大戟”（图14）。《金石昆虫草木状》图30、图31、图32、图33又依次分别仿绘《品汇》图14、图15、图16、图17。《本草图谱》“大戟”（图34）仿绘的是《金石昆虫草木状》“并州大戟”（图32），“信州大戟”（图35）仿绘《金石昆虫草木状》同名图（图33）。

仿绘该图的墨线图有：《本草歌括》“大戟”（图13）仿绘《图经》图5。《本草蒙筌》“河中府大戟”（图18）仿绘的是《图经》同名图（图6）。《本草纲目》金陵本“南大戟”（图23）仿绘《图经》“信州大戟”（图8）。《纲目》钱本图25又仿绘金陵本图24。《本草汇》“大戟”（图37）截取钱本图25植物的根，以作大戟的药材图用。《本草备要》“南大戟”（图40）亦仿钱本图25。《本草简明图说》“大戟”（图45）取钱本图25之意，改绘后的图失真太多。《三才图会》“大戟”（图28）将《图经》图8“信州大戟”、图7“并州大戟”分上下合绘于一书，再加土地背景。《古今图书集成·草木典》“大戟图”（图42）又仿绘《三才》图28下部的图，即《图经》“并州大戟”图7。

《本草纲目》（金陵本）：该书“北大戟”（图22）的仿绘同名图有《纲目》钱本图24、《纲目》张本图26（该本将叶片及分枝美化增多，但根则细瘦不堪）。

《本草原始》：该书“大戟”（图29，有左、右两支）的仿绘者有：《本草汇言》图36（仅仿绘原图的右支）、《本草纲目类纂必读》“大戟”（图38）仿绘的是图29左支，“红芽大戟”（图39）仿绘的是图29的右支，并加说明“紫色”。《本草求真》“大戟”（图41）又仿绘《本草汇言》图36。

《植物名实图考》：该书“大戟”（图43）的仿绘者有《本草纲目》张本图27。

以上45图中，除外35幅仿绘图，原创图尚有10幅（图5、6、7、8、19、21、22、29、43、44），详见下“鉴药”项。

【文录】

《本经》《别录》（见《证类》卷10“大戟”） **一名邛巨。**生常山。十二月采根，阴干。

后蜀《蜀本草》（同上）《蜀本》:《图经》云：苗似甘遂高大，叶有白汁，花黄。根似细苦参，皮黄黑，肉黄白。五月采苗，二月、八月采根用。

宋《本草图经》（同上）《图经》曰：大戟，泽漆根也。生常山，今近道多有之。春生红芽，渐长作丛，高一尺已来。叶似初生杨柳小团。三月、四月开黄紫花，团圆似杏花，又似芜荑。根似细苦参，皮黄黑，肉黄白色，秋冬采根，阴干。淮甸出者茎圆，高三四尺，花黄，叶至心亦如百合苗。江南生者叶似芍药。

明《本草纲目》卷17“大戟”【释名】下马仙（《纲目》）。【时珍曰】其根辛苦，戟人咽喉，故名。今俚人呼为下马仙，言利人甚速也。郭璞注《尔雅》云：荞，邛巨，即大戟也。【集解】【时珍曰】大戟生平泽甚多。直茎高二三尺，中空，折之有白浆。叶长狭如柳叶而不团，其稍叶密攒而上。杭州紫大戟为上，江南土大戟次之。北方绵大戟色白，其根皮柔韧如绵，甚峻利，能伤人。弱者服之，或至吐血，不可不知。

清《植物名实图考》卷24“大戟”《尔雅》：荞，邛钜。注：今药草大戟也。《救荒本草》承旧说，以泽漆为大戟，苗、叶可煠熟，亦可晒干为茶，其味苦回甘。**/“乳浆草”** 江湘山坡间多有之。以茎有白汁，故名。土医以治乳痈。按大戟有紫绵数种，此其类也。

【鉴药】

“大戟”首见于《本经》。李时珍释其名曰：“其根辛苦，戟人咽喉，故名。”《本经》载其“主蛊毒，十二水，腹满急痛，积聚，中风，皮肤疼痛，吐逆……”，为古今著名峻下逐水药。近现代市场以茜草科植物“红芽大戟”（红大戟）为主流，古本草所载“大戟”用者甚少。

大戟一个很重要的特点就是有毒。《别录》记载“有小毒”。《雷公药对》云“反甘草”。李时珍云：“弱者服之，或至吐血，不可不知。”可见其毒性不小。

梁·陶弘景云：“近道处处皆有，至猥贱也。”贱到陶氏都懒得说它什么模样。《唐本草》对其也未置一词。倒是唐本《图经》（见《蜀本草》引）有记载：“苗似甘遂高大，叶有白汁，花黄。根似细苦参，皮黄黑，肉黄白。五月采苗，二月、八月采根用。”“苗似甘遂……叶有白汁”，提示本品可能是大戟科的植物。宋《本草图经》云：“大戟，泽漆根也。生常山，今近道多有之。春生红芽，渐长作丛，高一尺已来。叶似初生杨柳小团。三月、四月开黄紫花，团圆似杏花，又似芜荑。根似细苦参，皮黄黑，肉黄白色，秋冬采根，阴干。”这里提示“春生红芽”，是指刚萌生的幼嫩之芽。但其中所云“叶似初生杨柳小团”“三月、四月开黄紫花，团圆似杏花，又似芫荑”，此并非大戟科植物所有。苏颂提到的“淮甸出者茎圆，高三四尺，花黄，叶至心亦如百合苗。江南生者叶似芍药。”这些可能是非大戟科的混充品。描述过简，无法得知其来源。李时珍补充大戟的形态为：“直茎高二三尺，中空，折之有白浆。叶长狭如柳叶而不团，其稍叶密攒而上。杭州紫大戟为上，江南土大戟次之。北方绵大戟色白，其根皮柔韧如绵，甚峻利，能伤人。”

以上诸家所说，春生红芽、苗似甘遂、茎叶折之有白汁、稍叶密攒而上、有毒等记载，可知本品即大戟科大戟属植物大戟*Euphorbia pekinensis* Rupr.。至于李时珍说的杭州紫大戟、江南土大戟、北方绵大戟等，都是明代已经存在的大戟地区用药种类。这几种大戟的来源见下文讨论。从本草插图中，也可能辅助窥见大戟来源的历史情况。

1.《本草图经》：该书有4图。“滁州大戟”（图5）有粗大倒圆锥形的主根，一茎直立，单叶，长椭圆形。花序基部有轮生的卵状披针形苞片，其花序梗成伞形。据此，《中华本草》认为该图的植物基原似为大戟科大戟属植物月腺大戟*Euphorbia ebaracteolata* Hayata。滁州今属安徽滁州市。

“河中府大戟”（图6）根茎瘦长，似有多数根芽。地上部分一茎独立，叶单数羽状复叶，互生。《中华本草》谓“究系何种植物待考”。[1]孙启明认为此似豆科植物苦参。[2]姑存其说。河中府即今山西永济。

“并州大戟”（图7）根较粗壮，有数个嫩芽，一茎直立，叶长椭圆披针形，互生。上部有分枝。花序下有托叶轮生，典型的大戟花序。此即大戟科植物大戟*Euphorbia pekinensis* Rupr.。宋代并州即今山西太原。

“信州大戟”（图8）主根有较多须根。根头部有较长的颈部（根茎）。丛生三叶，或为三出小叶，或为单数复叶。未见有公开发表的文章谈及其基原。孙启明谓是紫金牛科植物紫金牛（图与外类的天台山千里急相似）。[2]然无花序，根形不一，尚难确定。信州即今江西上饶。

2.《太乙仙制本草药性大全》：该书“大戟”（图19）绘一粗大到圆锥形的根，基生线形叶，有似叶非叶之物从根抽出。原植物不明。

3.《补遗雷公炮制便览》：该书“炮制大戟”（图21）乃依据《雷公炮炙论》法绘制。雷公法为：“夫采得后，于槐砧上细剉，与细剉海芋叶拌蒸，从巳至申，去芋叶，晒干用之。”故图中两人，右下一童子在木砧上用刀切药，图中有炉灶与蒸笼，示意为蒸药之用。左上站立的一人在竹匾前看药，背景为红日，示意晒药。

4.《本草纲目》（金陵本）：该书“北大戟”（图22）大概是按《本草纲目》李时珍云：“叶长狭如柳叶而不团，其稍叶密攒而上。”故其叶狭长，“密攒而上”。分枝之

1 国家中医药管理局《中华本草》编委会：《中华本草》（4），上海：上海科学技术出版社，1999：806.
2 孙启明：《苏图研究》，见：张志斌，郑金生主编：《本草纲目研究札记》，北京：科学出版社，2019：643.

顶,未见花序,更无花序下轮生的托叶。因此该图并非依据实物绘成,也非模仿前人图,不具有鉴定意义。此图所云"北大戟",李时珍云:"北方绵大戟色白,其根皮柔韧如绵。"此种可能就是《本草原始》所载"绵大戟"。《纲目·附图》之"南大戟"图,乃仿绘《图经》"信州大戟"图,基原不明。但结合《本草原始》所载2种大戟药材图,则南大戟应该指色紫的杭州红芽大戟,亦即大戟科植物大戟*E. pekinensis*。

5.《本草原始》:该书"大戟"(图29)绘两支大戟药材。左支为"绵大戟",图注文字为:"绵大戟形。皮黑肉白,比紫大戟更峻利伤人。"从其根头有多支残茎来看,此当为瑞香科狼毒属植物狼毒*Stellera chamaejasme* Linn.。其茎丛生,故多残茎基。此物在山西有称为"山大戟"者,今云南、河北、湖南等省的绵大戟均为此种,可能是因其根之皮部具有绵性而得名。[1]李时珍所说的"北方绵大戟色白,其根皮柔韧如绵,甚峻利,能伤人",当即此种。李中立没有采用阴刻来表现绵大戟的根,且根体有刮平的痕迹,说明是刮去了黑皮。右支体型小,上有单个残茎,图注"红芽大戟形、紫色"。杭州紫大戟或指大戟科植物大戟*E. pekinensis*。也可能是李时珍所说的"南大戟"。所谓"红芽",乃指春生的红色幼芽。非当今多用的茜草科植物红大戟*Knoxia valerianoides* Thorel.。此种大戟根形为纺锤形,与图中的右支完全不同。

6.《植物名实图考》:该书2图。"大戟"(图43)绘植物上部,叶长椭圆披针形,无柄,互生。花序下5个托叶轮生,花梗5,有大戟花序。此即大戟科大戟属植物大戟*E. pekinensis*。《中国植物志》定此种之名即注明出《植物名实图考》。

"乳浆草"(图44)具有与图43的所有特点。其花序更加具有特点。《中华本草》谓此即今用的京大戟(即大戟*E. pekinensis*。)吴其濬在此条云:"按大戟有紫、绵数种,此其类也。"

【小结】

"大戟"为《本经》所载早期用药之一,至今为常用峻下逐水药。据古本草记述的形态,本品即大戟科植物大戟*Euphorbia pekinensis* Rupr.。《本草图经》"滁州大戟""并州大戟"均为大戟属植物。《本草原始》"绵大戟"药材的基原或即瑞香科植物狼毒*Stellera chamaejasme* Linn.。"红芽大戟"则可能是大戟*E. pekinensis*。《植物名实图考》2图皆为大戟*E. pekinensis*,图形精美。

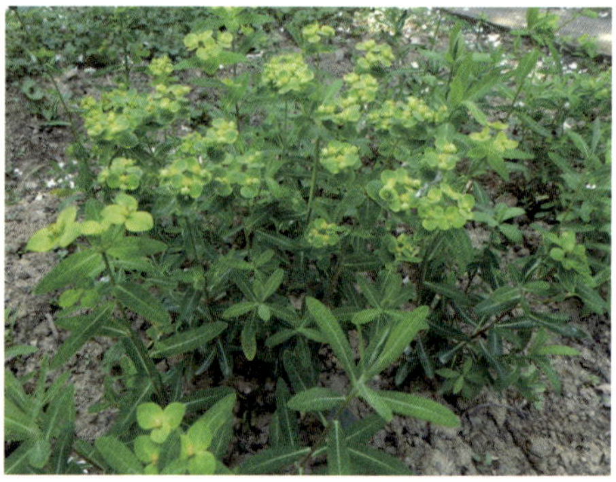
图 46　大戟 *Euphorbia pekinensis*

1　谢宗万:《中药材品种论述》上册,上海:上海科学技术出版社,1980:339.

17-8　泽漆

【品图】

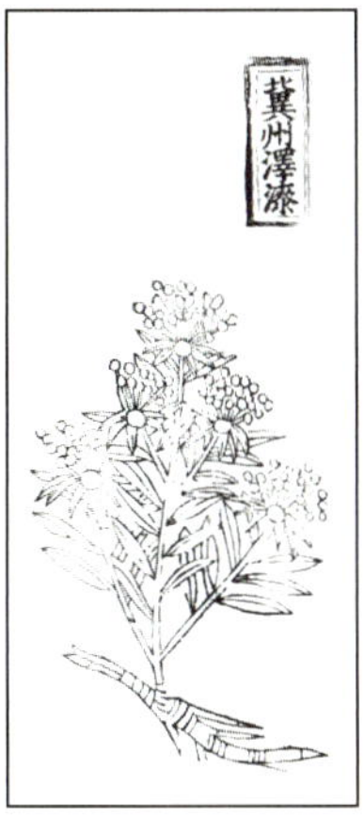

图1　图经（大）· 冀州泽漆

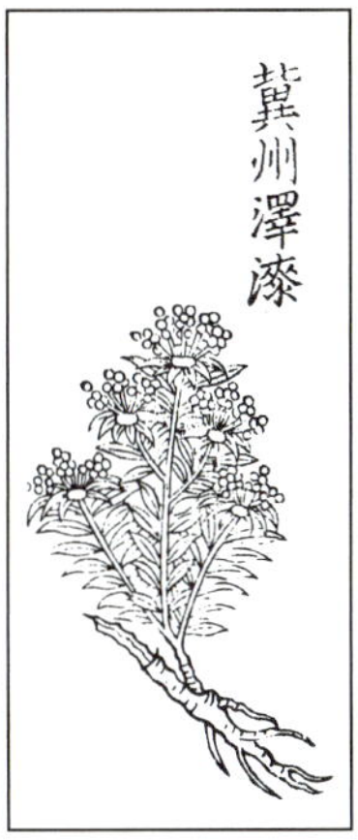

图2　图经（政）· 冀州泽漆

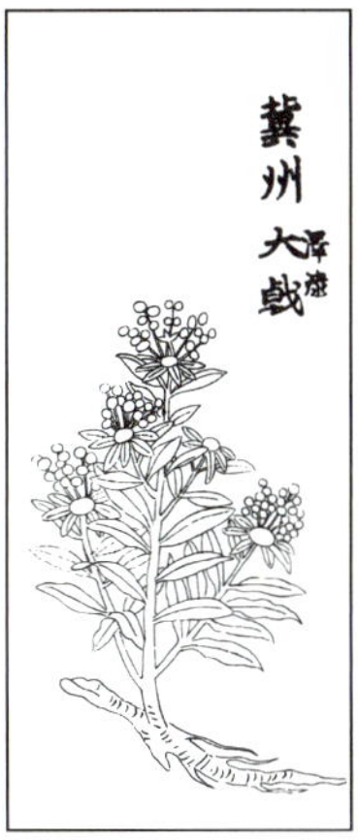

图3　图经（绍）· 冀州泽漆

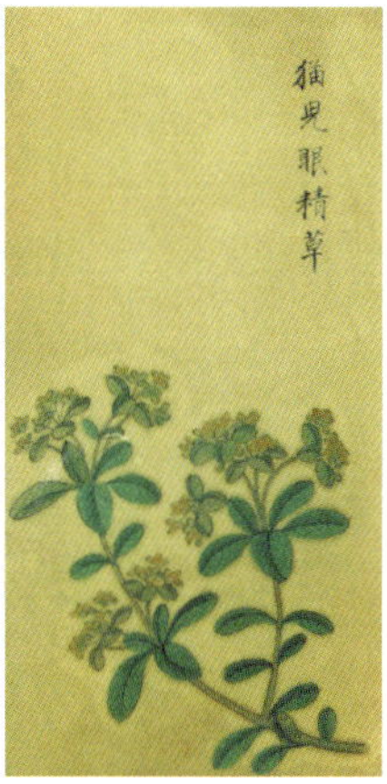

图4　履巉岩 · 猫儿眼精草

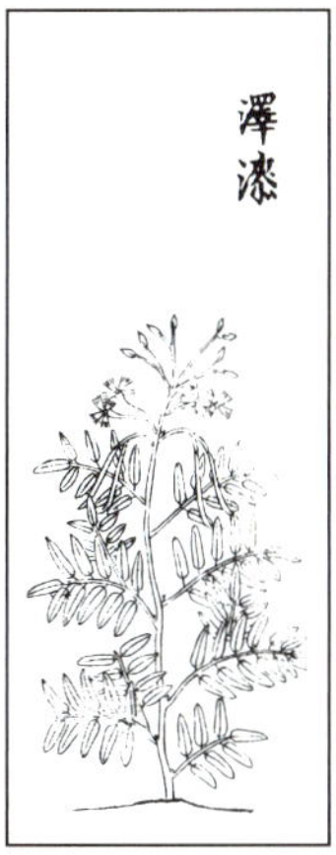

图5　救荒 · 泽漆

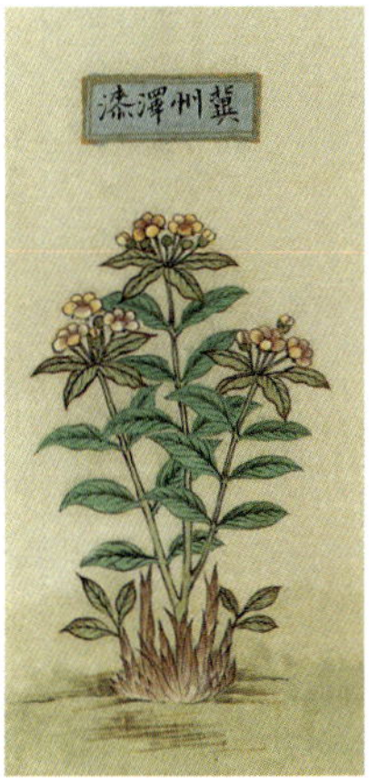

图6　品汇 · 冀州泽漆

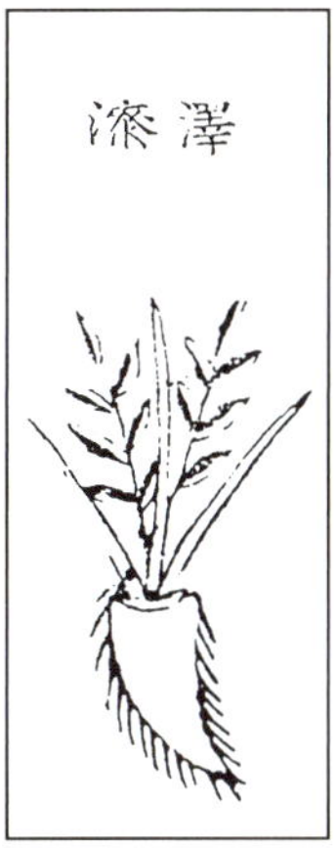

图7　太乙 · 泽漆

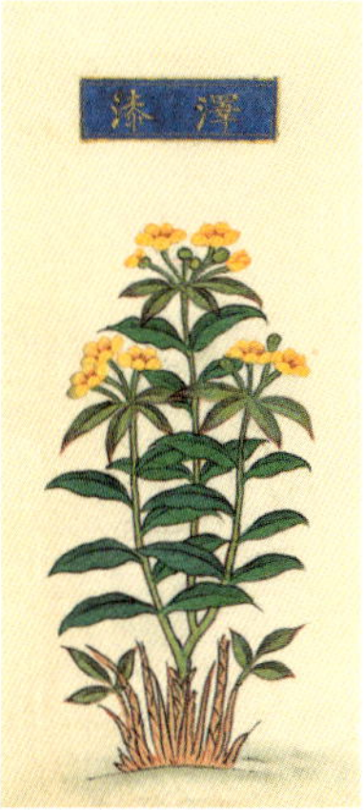

图8　雷公 · 泽漆

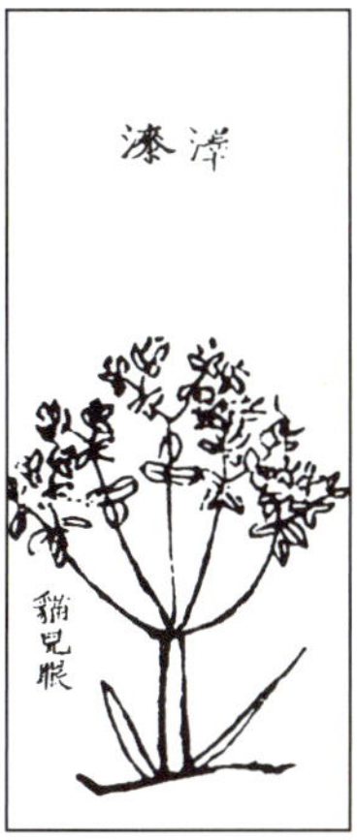

图9　纲目（金）· 泽漆

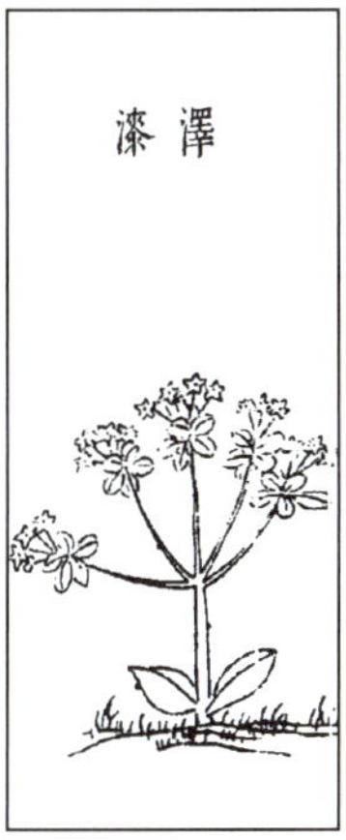

图10　纲目（钱）· 泽漆

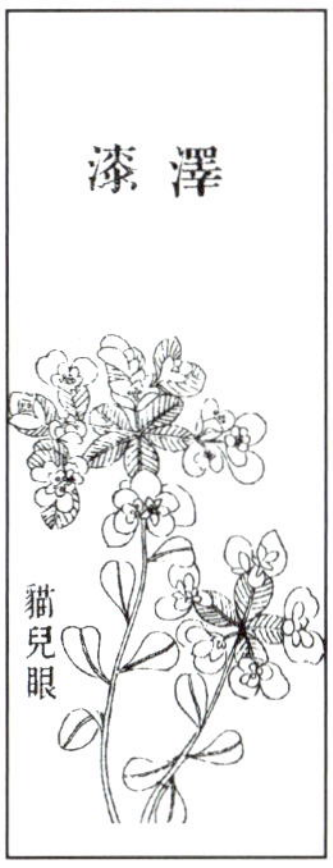

图11　纲目（张）· 泽漆

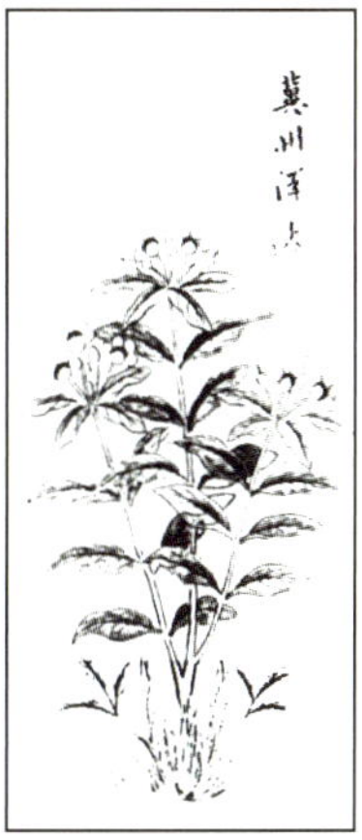

图12　金石 · 冀州泽漆

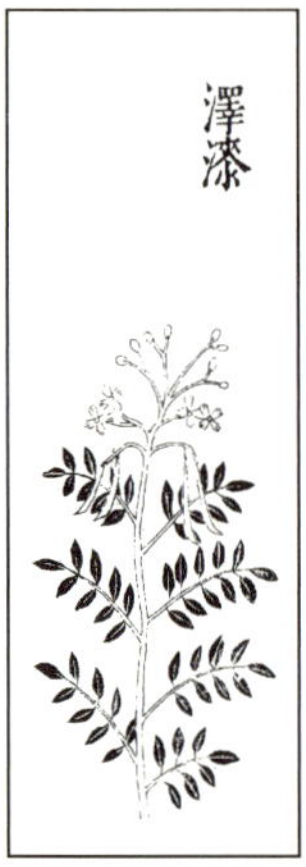

图 13 博录 · 泽漆

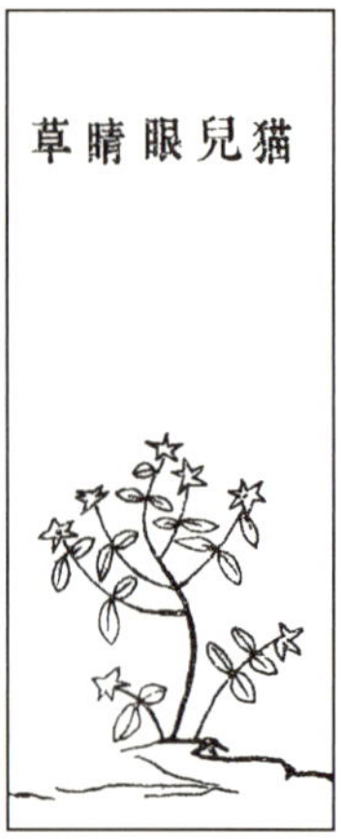

图 14 野谱补 · 猫儿眼睛草

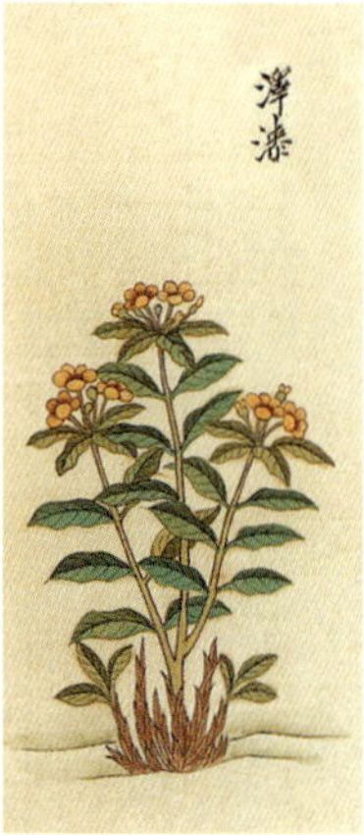

图 15 图谱 · 泽漆

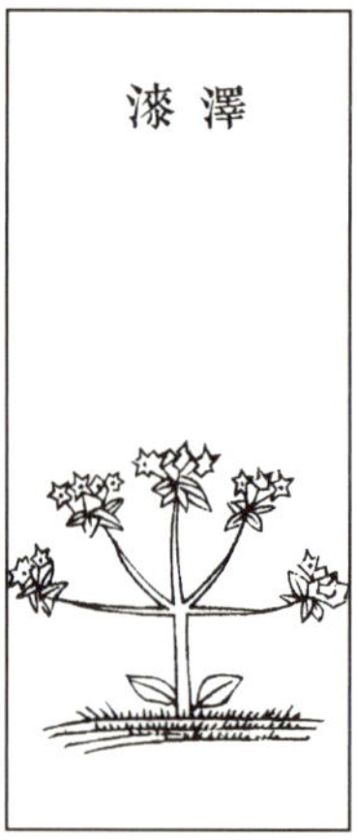

图 16 备要 · 泽漆

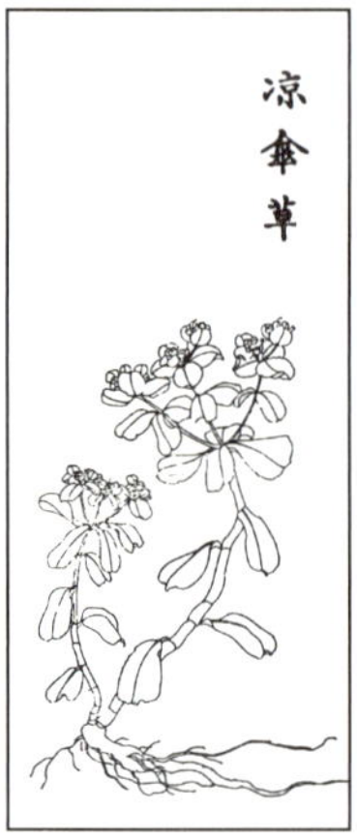

图 17 质问 · 凉伞草

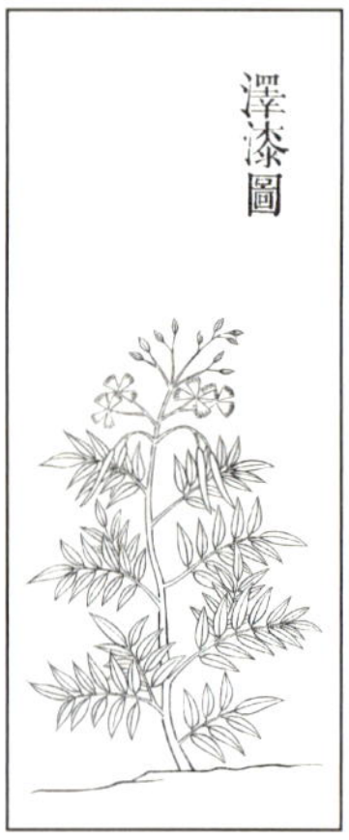

图 18 草木典 · 泽漆图

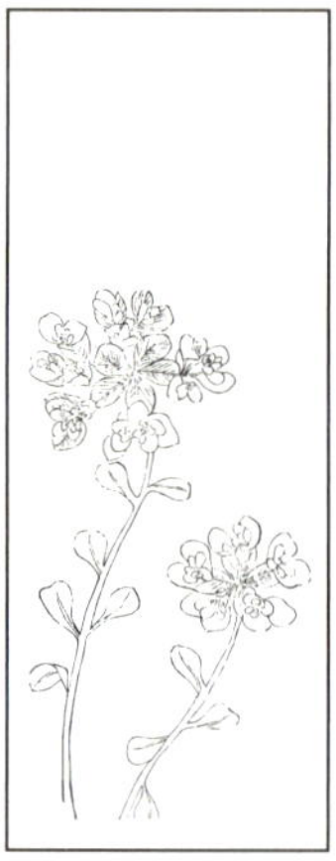

图 19 图考 · 泽漆

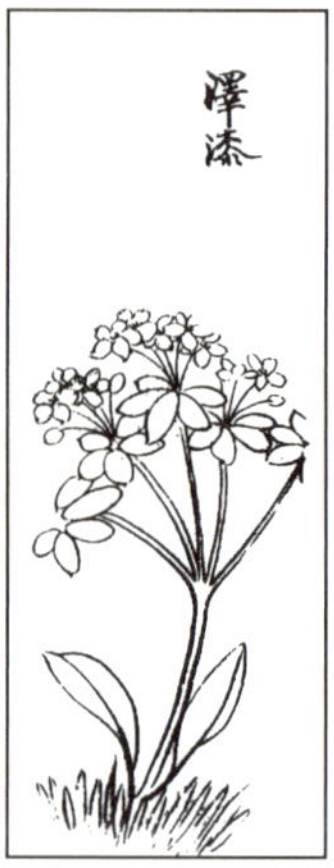

图 20 图说 · 泽漆

本品20图，取自20书，其中5幅彩图。有承继关系的图可分5个书类。

《本草图经》：该书“冀州泽漆”图分别存于《大观》（图1）、《政和》（图2）、《绍兴》（图3）。此三传本药图基本一致。今以《政和》图2为《图经》图的代表。后世仿绘图如《本草品汇精要》等，因有新的创意，故未列入该书类。

《救荒本草》：该书“泽漆”（图5）的仿绘图有《野菜博录》图13（叶片改为阴刻）、《古今图书集成·草木典》“泽漆图”（图18）。

《本草品汇精要》：该书“冀州泽漆”（图6）的构图、叶片等虽亦参考过《本草图经》同名图，但有新的创意。仿绘该图者有《补遗雷公炮制便览》“泽漆”（图8）、《金石昆虫草木状》“冀州泽漆”（图12）。《本草图谱》“泽漆”（图15）又仿绘《金石昆虫草木状》图12。

《本草纲目》（金陵本）：该书“泽漆”（图9）的仿绘图有《纲目》钱本图10、《救荒野谱补遗》图14（画技甚差，仿绘失真）。此后仿绘《纲目》钱本图10的有《本草备要》图16、《简明本草图说》图20（多加改绘）。

《植物名实图考》：该书“泽漆”（图19）的仿绘图有《本草纲目》张本图11。

以上20图中，除外12幅仿绘图，原创图或有新创意的图尚有8幅（图2、4、5、6、7、9、17、19），详见下“鉴药”项。

【文录】

《别录》（见《证类》卷10“泽漆”） 一名漆茎，大戟苗也。生太山川泽。三月三日、七月七日采茎叶，阴干。

梁《本草经集注》（同上） 陶隐居云：此是大戟苗，生时摘叶有白汁，故名泽漆，亦能啮人肉。

吴越《日华子本草》（同上）《日华子》云：此即大戟花。川泽中有。茎梗小，有叶花黄，叶似嫩菜，四五月采之。

宋《本草图经》（同上）《图经》曰：泽漆，大戟苗也。生泰山川泽，今冀州、鼎州、明州及近道亦有之。生时摘叶，有白汁出，亦能啮人，故以为名。

宋《履巉岩本草》卷中“猫儿眼精草” 又名五凤灵枝。

明《救荒本草》卷上“泽漆” 苗高二三尺，科叉生，茎紫赤色，叶似柳叶，微细短，开黄紫花，状似杏花而瓣颇长。生时摘叶有白汁出，亦能啮音咬人，故以为名。

明《本草纲目》卷17“泽漆”【释名】猫儿眼睛草（《纲目》）、绿叶绿花草（《纲目》）、五凤草。【集解】《别录》、陶氏皆言泽漆是大戟苗，《日华子》又言是大戟花，其苗可食。然大戟苗泄人，不可为菜。今考《土宿本草》及《宝藏论》诸书，并云泽漆是猫儿眼睛草，一名绿叶绿花草，一名五凤草。江湖原泽平陆多有之。春生苗，一科分枝成丛，柔茎如马齿苋，绿叶如苜蓿叶，叶圆而黄绿，颇似猫睛，故名猫儿眼。茎头凡五叶中分，中抽小茎五枝，每枝开细花青绿色，复有小叶承之，齐整如一，故又名五凤草、绿叶绿花草。掐茎有白汁粘人，其根白色有硬骨。或以此为大戟苗者，误也。五月采汁煮雄黄，伏钟乳，结草砂。据此，则泽漆是猫儿眼睛草，非大戟苗也。今方家用治水蛊、脚气有效。尤与神农本文相合。自汉人集《别录》，误以为大戟苗，故诸家袭之尔。用者宜审。

琉球《质问本草》外篇卷4“凉伞草（泽漆）” 生田野，春生苗，二三月开花，至夏苗枯。俗名凉伞草。

清《植物名实图考》卷24“泽漆” 泽漆，《本经》下品。相承以为大戟苗。李时珍订以为即猫儿眼睛草。今处处有之。北地谓之打碗科。

【鉴药】

“泽漆”首见于《本经》。陶弘景释其名曰：“生时摘叶有白汁，故名泽漆。”《本经》载其“主皮肤热，大腹水气，四肢面目浮肿，丈夫阴气不足”。张仲景《金匮要略》泽漆汤治肺咳上气。李时珍云“泽漆利水，功类大戟”。《别录》云本品无毒，但陶弘景指出其汁“亦能啮人肉”。《日华子》云微毒。《唐本馀》（即《蜀本草》）云“有小毒”。此药明代医方还见使用，此后用者甚少。

关于本品的来源，《别录》云“一名漆茎，大戟苗也”。陶弘景亦云“此是大戟苗”。《日华子》云：“此即大戟花。川泽中有。茎梗小，有叶花黄，叶似嫩菜，四五月采之。”宋《本草图经》亦云：“泽漆，大戟苗也……今冀州、鼎州、明州及近道亦有之。”由此可见，宋代及其以前，本草学家们皆称本品是大戟的苗或花。此缘二者非常相像，故早期混作一谈。

李时珍对本品的研究最为透彻：“今考《土宿本草》及《宝藏论》诸书，并云泽漆是猫儿眼睛草，一名绿叶绿花草，一名五凤草。江湖原泽平陆多有之。春生苗，一科分枝成丛，柔茎如马齿苋，绿叶如苜蓿叶，叶圆而黄绿，颇似猫睛，故名猫儿眼。茎头凡五叶中分，中抽小茎五枝，每枝开细花青绿色，复有小叶承之，齐整如一，故又名五凤草、绿叶绿花草。掐茎有白汁粘人，其根白色有硬骨。或以此为大戟苗者，误也。”这段话不仅从宏观介绍了本品属于大戟属的特点（如“茎头凡五叶中分，中抽小茎五枝，每枝开细花青绿色，复有小叶承之，齐整如一”），也介绍泽漆本身的特点：“柔茎如马齿苋，绿叶如苜蓿叶，叶圆而黄绿，颇似猫睛，故名猫儿眼。”故泽漆当为大戟科大戟属植物泽漆*Euphorbia helioscopia* L.。道家常用泽漆辅助炼丹，因此对泽漆的观察比一般医药家要更细致。

1.《本草图经》：该书“冀州泽漆”（图2）的研究，可见于《中华本草》。该书云：“根较粗大，叶为卵状披针形，中脉明显，花序既有顶枝发出，又在侧枝发出，上述特征与今之大戟特征相同，而与泽漆不符。”[1]可见此图即大戟科植物大戟*Euphorbia pekinensis* Rupr.。冀州即今河北冀州市。

2.《履巉岩本草》：该书“猫儿眼睛草”（图4）为写生彩绘。该图非常生动，不仅体现了“五凤灵枝”的大戟属植物的特点，其叶片也短而圆，与大戟有明显的区别，可以确定为大戟科植物泽漆 *Euphorbia helioscopia* L.。李时珍虽然没有见过《履巉岩本草》，但该药治脚气单方先被《卫生易简方》摘引，然后被《本草纲目》引录。

3.《救荒本草》：该书“泽漆”条的文字记载除了“生时摘叶有白汁出，亦能啮人”与陶弘景所言即大戟的泽漆相同外，其他均与泽漆不符。其图（图5）一茎直上，单数羽状复叶，小叶披针形，有短柄。茎顶有类似石竹的花，花冠4裂，边

1　国家中医药管理局《中华本草》编委会：《中华本草》（4），上海：上海科学技术出版社，1999：782.

缘流苏状，此与大戟科植物不符。另有蓇葖果2枚，下垂，圆条形。或考为夹竹桃科罗布麻属植物罗布麻*Apocynum venetum* L.。[1]其花、果确实为罗布麻所特有。此图所示来源恐非是泽漆的混淆品，可能是图像误置造成的。

4.《本草品汇精要》: 该书“冀州泽漆”（图6）的图名及构图参考过《本草图经》同名图。但在花序的表现，根部幼嫩的红芽，均非原图所有。但此图的叶片为长圆状披针形，前段尖，此与泽漆的倒卵形或匙形叶不同。故此图所示基原亦同《图经》，为大戟科植物大戟*E. pekinensis* Rupr.。

5.《太乙仙制本草药性大全》: 该书“泽漆”（图7）与前“大戟”图完全一样，不知其示意为何种植物。

6.《本草纲目》（金陵本）: 该书“泽漆”（图9）有注：“猫儿眼”。全图可能是按李时珍描述的“茎头凡五叶中分，中抽小茎五枝，每枝开细花青绿色，复有小叶承之，齐整如一”绘图。其大戟属植物的特点得到了表达。其叶与托叶均小，无柄，此类泽漆。但其图茎短而极粗，两边各有一基生剑形叶，则显然是未见过原植物，也与李时珍的记述不同。故此图只能视为示意图，示意所绘植物为泽漆，很难作为依凭去确定植物种。

7.《质问本草》: 该书“凉伞草”（图17）为写生绘图。单叶互生，叶呈倒卵形，花序亦属于大戟花序，因此本图即属于大戟科植物泽漆*E. helioscopia* L.。

8.《植物名实图考》: 该书“泽漆”（图19）亦为写生图。其叶小，倒卵形或匙形，此与大戟叶形迥然不同。另绘有典型的大戟花序。故可凭图确定为植物基原为泽漆*E. helioscopia* L.。

【小结】

“泽漆”为《本经》所用早期药物之一。但在宋代及其以前，本草界多将本品作为大戟的苗与花。李时珍引用《土宿本草》《宝藏论》诸书所用的泽漆，有名猫儿眼睛草，当为今大戟科植物泽漆*Euphorbia helioscopia* L.。《本草图经》“冀州泽漆”图表现的是大戟科植物大戟*Euphorbia pekinensis* Rupr.。《履巉岩本草》《质问本草》《植物名实图考》所绘则为大戟科泽漆*Euphorbia helioscopia* L.。

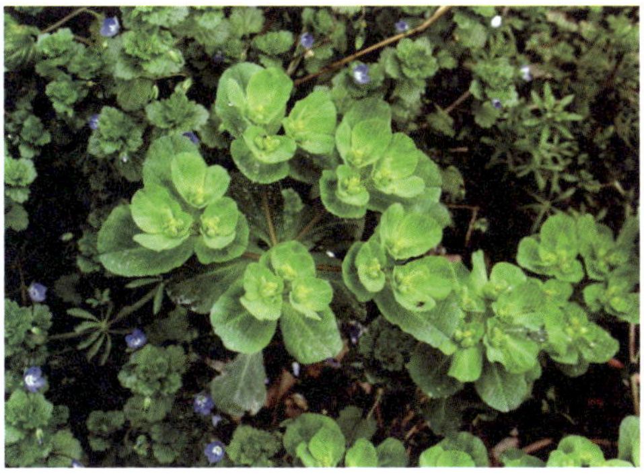

图 21 泽漆 *Euphorbia helioscopia*

1 原考证者为王作宾，此据王家葵、倪根金等学者所撰《救荒本草》研究专著中转引。

17-9 甘遂

【品图】

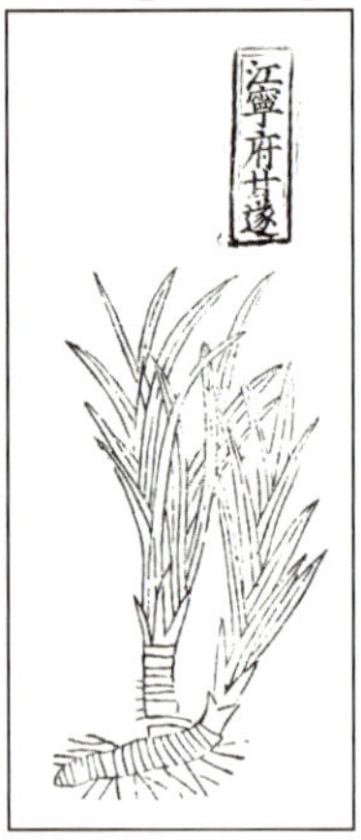

图1 图经(大)·江宁府甘遂

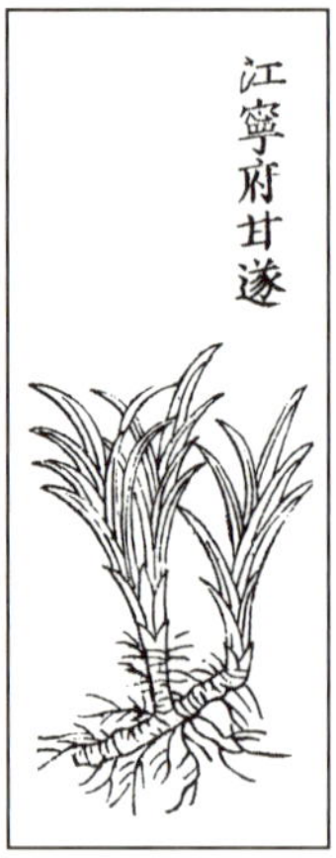

图2 图经(政)·江宁府甘遂

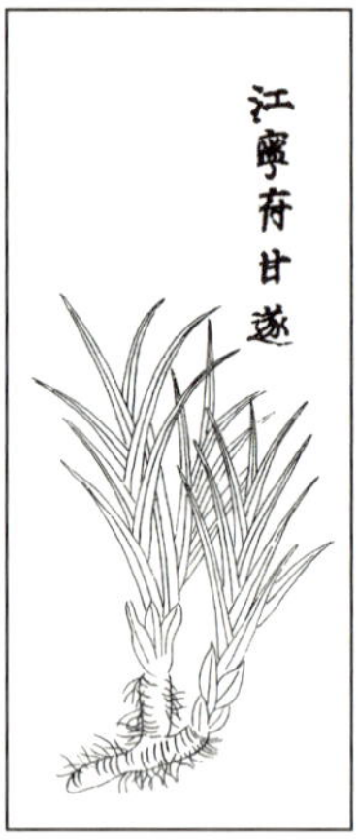

图3 图经(绍)·江宁府甘遂

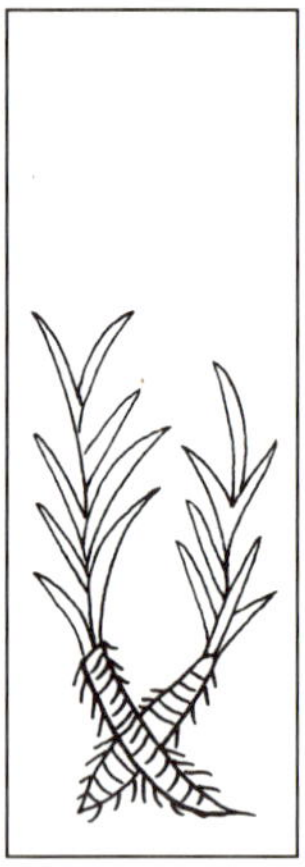

图4 歌括·甘遂

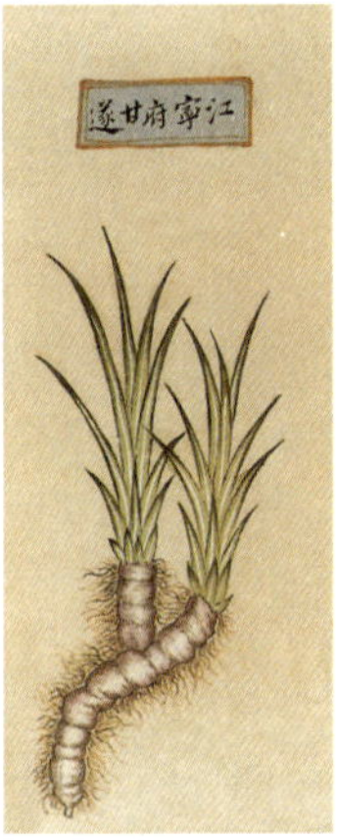

图5 品汇·江宁府甘遂

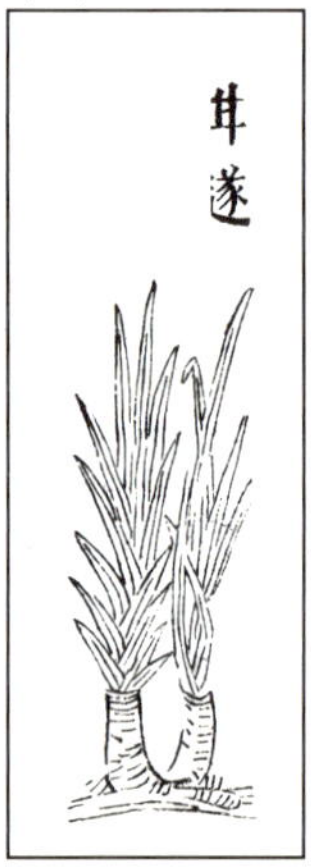

图6 蒙筌·甘遂

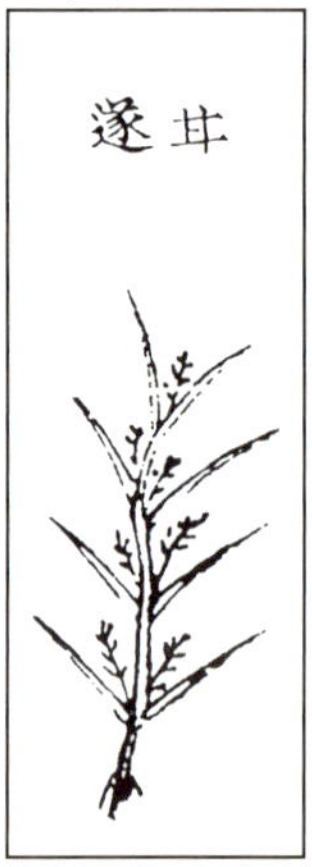

图7 太乙·甘遂

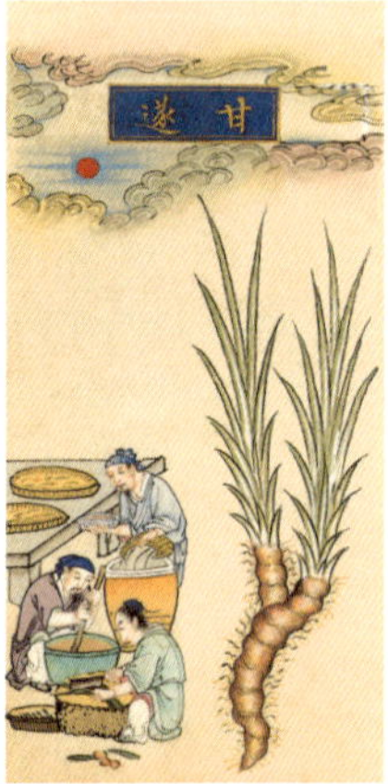

图8 雷公·甘遂

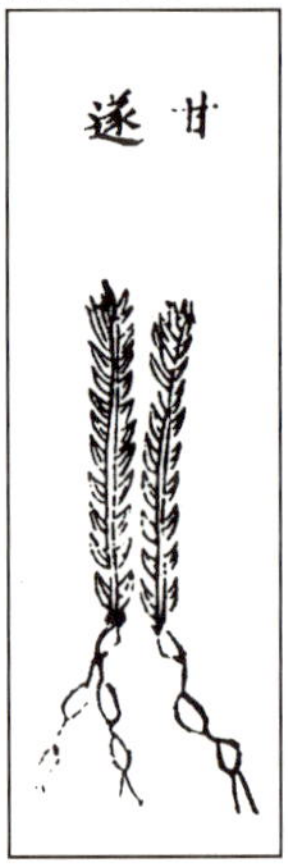

图9 纲目(金)·甘遂

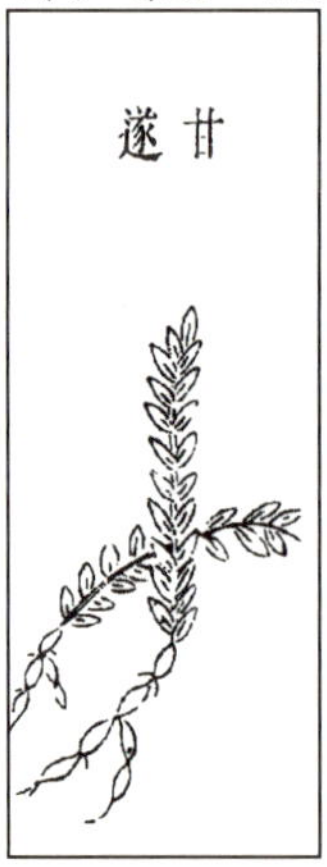

图10 纲目(钱)·甘遂

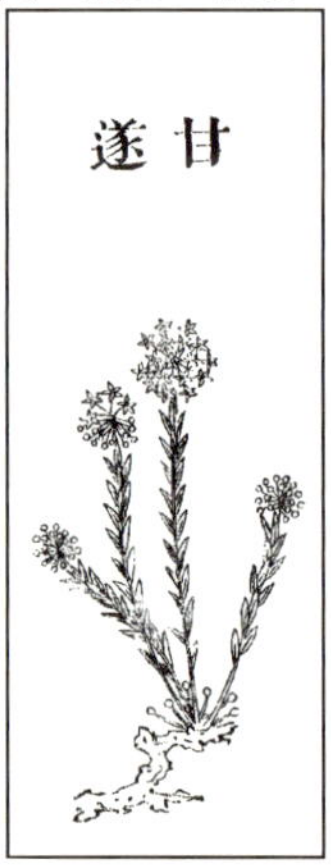

图11 纲目(张)·甘遂

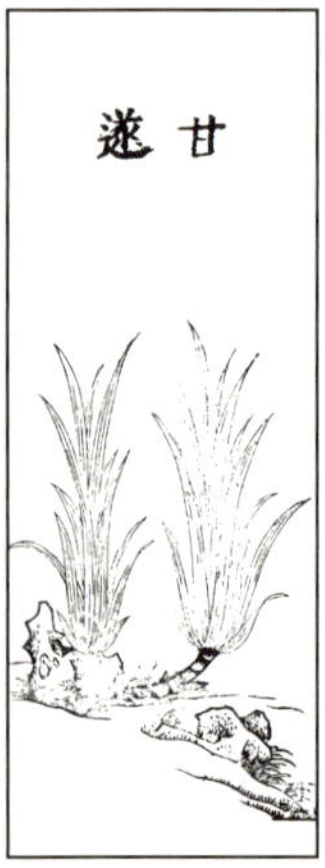

图12 三才·甘遂

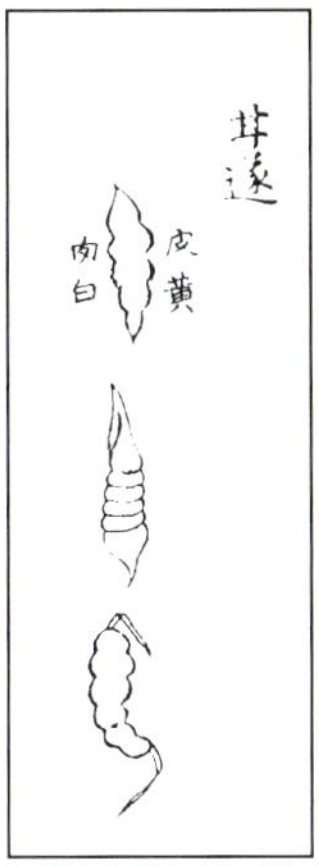

图 13　原始 · 甘遂

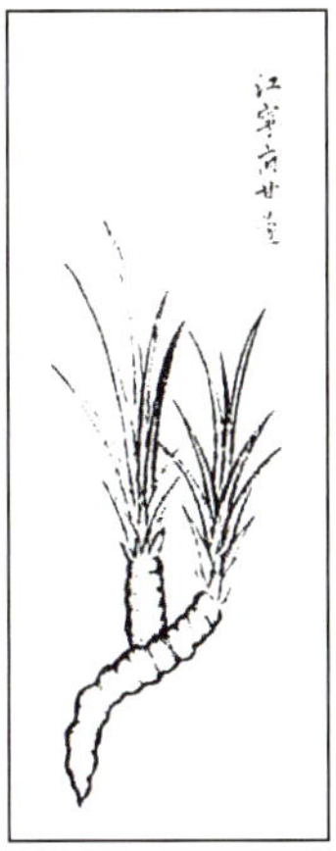

图 14　金石 · 江宁府甘遂

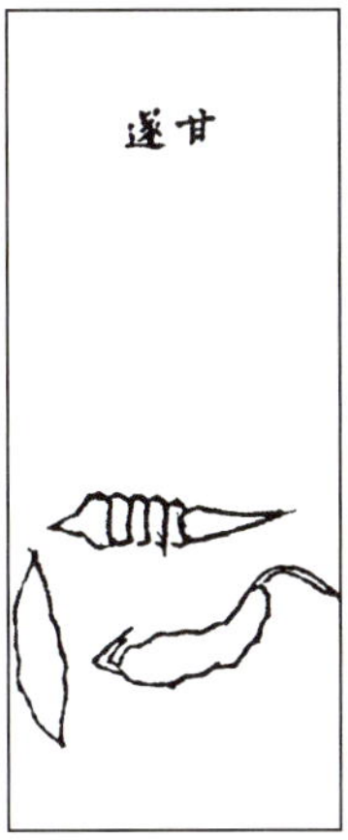

图 15　汇言 · 甘遂

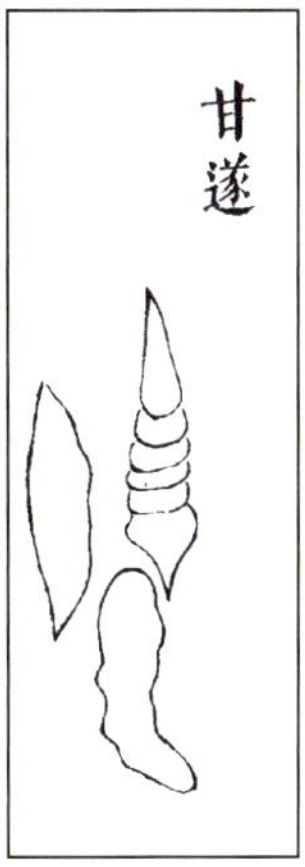

图 16　本草汇 · 甘遂

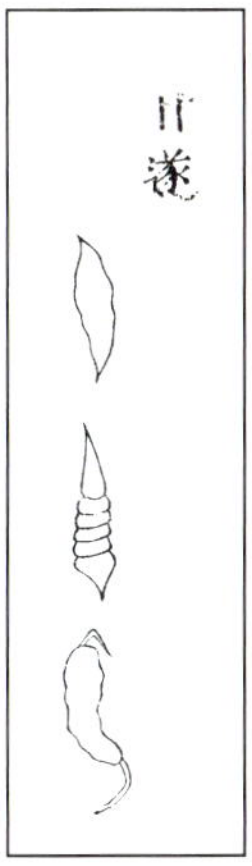

图 17　类纂 · 甘遂

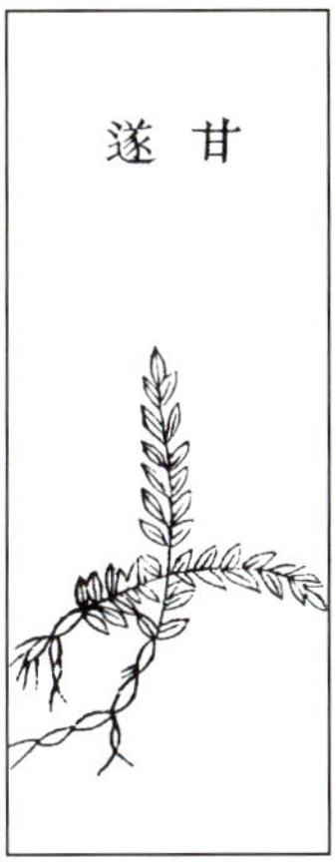

图 18　备要 · 甘遂

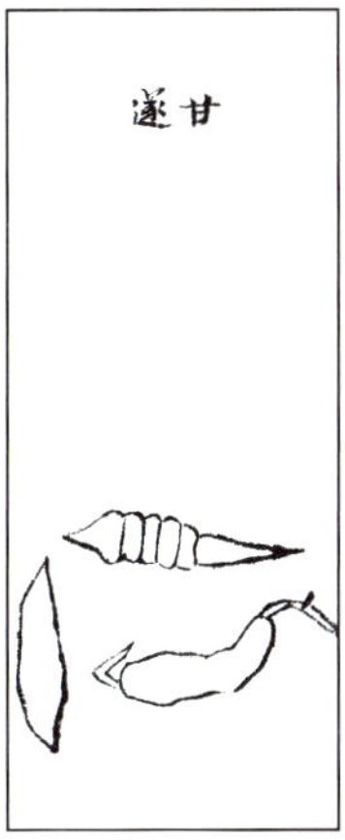

图 19　求真 · 甘遂

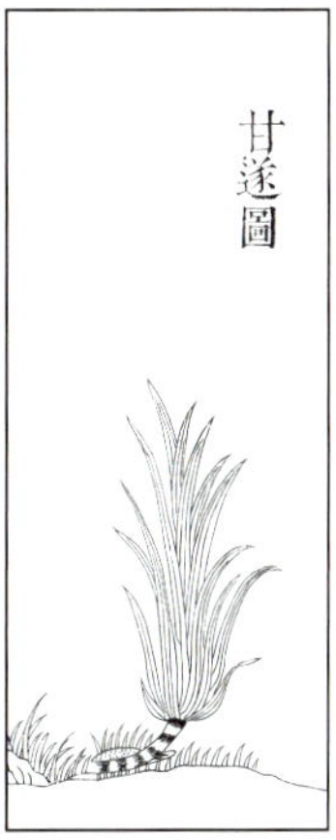

图 20　草木典 · 甘遂图

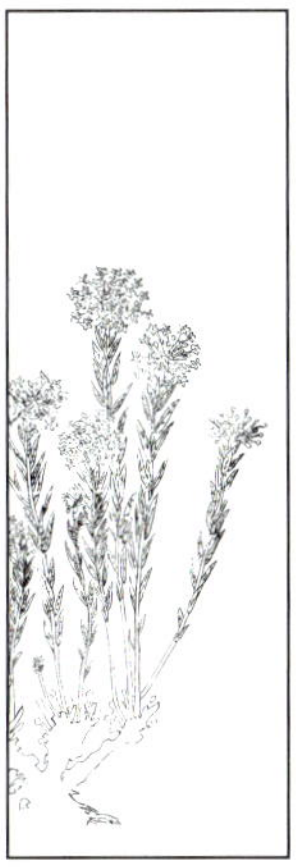
图 21　图考 · 甘遂

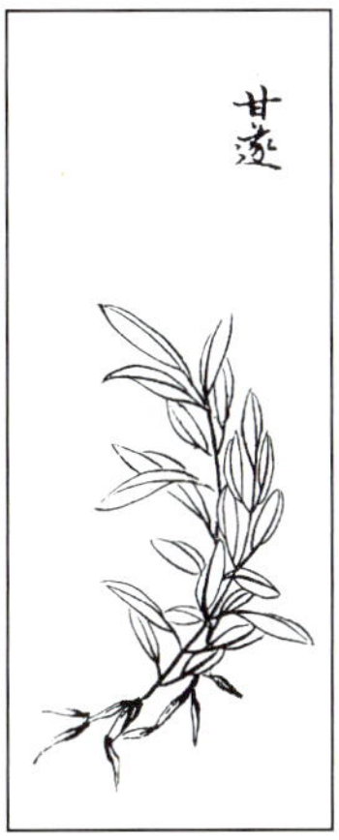

图 22　图说 · 甘遂

本品22图，取自22书，其中3幅彩图。有承继关系的图可分4个书类。

《本草图经》：该书“江宁府甘遂”图分别存于《大观》（图1）、《政和》（图2）、《绍兴》（图3）。此三传本药图基本一致。今以《政和》图2为《图经》图的代表。

仿绘该图的彩色图有：《本草品汇精要》“江宁府甘遂”（图5），该图将根部修改成白蚕一样。此后《补遗雷公炮制便览》“甘遂”（图8）在一个图名下，包含了原植物图，以及炮制甘遂图两部分。前者是仿绘《品汇》图5，后者是依据《雷公炮炙论》所载方法绘制炮制法示意图。故此图有一半是原创图。《金石昆虫草木状》“江宁府甘遂”（图14）又转绘《品汇》图5。

仿绘该图的墨线图有：《本草歌括》“甘遂”（图4）高度简化，寥寥数笔绘其大概而已。《本草蒙筌》“甘遂”（图6）仿绘时根茎部有些走形。另《三才图会》“甘遂”（图12）仿绘时予以美化，并增添野外土地背景。《古今图书集成·草木典》“甘遂图”（图20）又仿绘《三才》图12，但仅取其中一支。

《本草纲目》（金陵本）：该书“甘遂”（图9）的仿绘者有《纲目》钱本图10（构图变化，形态接近）。此后仿绘钱本图10的有《本草备要》图18、《本草简明图说》图22（此图追求艺术性，大加改动）。

《本草原始》：该书“甘遂”（图13）为药材图。仿绘其图者有《本草汇言》图15、《本草汇》图16、《本草纲目类纂必读》图17、《本草求真》图19。

《植物名实图考》：该书“甘遂”（图21）的仿绘图有《本草纲目》张本图11。

以上22图中，除外16幅半仿绘图，原创图尚有5幅半（图2、7、8、9、13、21），详见下“鉴药”项。

【文录】

《吴普本草》（见《御览》卷993“甘遂”）《吴氏本草经》曰甘遂，一名主田，一名甘泽，一名重泽，一名鬼丑，一名陵藁，一名甘藁，一名苦泽。须二月、八月采。

《本经》《别录》（见《证类》卷10“甘遂”） 一名甘藁，一名陵藁，一名凌泽，一名重泽，一名主田。生中山川谷。二月采根，阴干。

梁《本草经集注》（同上） 陶隐居云：中山在代郡。先第一本出太山，江东比来用京口者，大不相似。赤皮者胜，白皮者都下亦有，名草甘遂，殊恶，盖谓赝（音雁）伪之草，非言草石之草也。

唐《唐本草》（同上）《唐本》注云：所谓草甘遂者，乃蚤休也，疗体全别。真甘遂苗似泽漆草。甘遂苗一茎，茎六七叶，如蓖麻、鬼臼叶。生食一升亦不能利，大疗痈疽蛇毒。且真甘遂皆以皮赤肉白，作连珠，实重者良。亦无皮白者，皮白乃是蚤休，俗名重台也。

吴越《日华子本草》（同上）《日华子》云：京西者上，汴、沧、吴者次，形似和皮甘草，节节切之。

宋《本草图经》（同上）《图经》曰：甘遂生中山川谷，今陕西、江东亦有之，或云京西出者最佳，汴、沧、吴者为次。苗似泽漆，茎短小而叶有汁，根皮赤肉白，作连珠。又似和皮甘草。二月采根，节切之，阴干。以实重者为胜。又有一种草甘遂，苗一茎，茎端六七叶，如蓖麻、鬼臼叶。用之殊恶，生食一升，亦不能下。

宋《本草衍义》卷11“甘遂” 今惟用连珠者，然经中不言。此药专于行水，攻决为用，入药须斟酌。

明《本草纲目》卷17“甘遂”【释名】【时珍曰】诸名义多未详。

清《植物名实图考》卷24“甘遂” 甘遂,《本经》下品。宋《图经》云苗似大戟，茎短小而有汁，根皮赤，肉白，作连珠。又一种草甘遂，即蚤休也。俗多呼为芫花，山西交城产者黄红花，根甚细。

【鉴药】

“甘遂”首见于《本经》。名义未详。《本经》载其“主大腹疝瘕腹满,面目浮肿，留饮宿食,破癥坚积聚，利水谷道。”后世专用于行水除饮。本品有毒，故用者不广。

本品早期的来源多样。《别录》所用，云“生中山川谷”。梁·陶弘景云：“中山在代郡。”东汉时的代郡在今河北阳高县。但到南朝梁代，因南北阻隔，江东就用京口（今江苏镇江）所产，与最早原产中山的“大不相似”。当时以“赤皮者胜。白皮者都下亦有，名草甘遂，殊恶。”也就是说梁代市面有赤皮、白皮两种。白皮为南方所产,称之为“草甘遂”。陶弘景特意说明：“盖谓赝伪之草,非言草石之草也”。就是说“草”的意义是低劣假货，不是指植物的草类。

《唐本草》指出“草甘遂”“乃蚤休也，疗体全别……皮白乃是蚤休，俗名重台也”。《唐本草》“蚤休”条亦云：“今谓重楼者是也。一名重台，南人名草甘遂。苗似王孙、鬼臼等。有二三层。根如肥大菖蒲，细肌脆白。”可见此即伪品甘遂，原植物为百合科植物七叶一枝花*Paris polyphylla* Smith var. *chinensis*(Franch.)Hara。

《唐本草》云：“真甘遂苗似泽漆草。甘遂苗一茎，茎六七叶，如蓖麻、鬼臼叶。生食一升亦不能利，大疗痈疽蛇毒。且真甘遂皆以皮赤肉白，作连珠，实重者良。亦无皮白者。”这段话真、假甘遂搅和在一起,不容易区分。但只要看看宋《本草图经》的引述与补充，就能充分了解真假甘遂的区分：

“苗似泽漆，茎短小而叶有汁，根皮赤肉白，作连珠。又似和皮甘草。二月采根，节切之，阴干。以实重者为胜。又有一种草甘遂，苗一茎，茎端六七叶，如蓖麻、鬼臼叶。用之殊恶，生食一升，亦不能下。”

此段话前半说是真甘遂，从“又有一种草甘遂”以下的描述伪品。真甘遂既有大戟科植物的特点“似泽漆草，茎短小而叶有汁”，同时也有甘遂的特征：“皮赤肉白，作连珠”。此即大戟科大戟属植物甘遂*Euphorbia kansui* T. N. Liou ex S. B. Ho [*Euphorbia Sieboldiana* Morr. et Dcne.]。医方书处方中的“太山赤皮甘遂”即指此种。伪甘遂形态相差很大，更关键的是“生食一升亦不能利”，这绝非是真甘遂。作为峻下药的甘遂根有毒，岂能生吃一升还不引起下利？

下此以往的甘遂论述，多在产地上增添内容。本品分布河南、山西、陕西、四川、甘肃和宁夏一带。若云江东所产，大多不是真品。北宋末寇宗奭云：“今惟用连珠者。”

这是指北宋南北统一之后的用药实际。

1.《本草图经》：该书“江宁府甘遂”（图2）有横走的根状茎，叶剑形，二列式排列。此为单子叶植物。孙启明认为是百合科植物知母。[1]但江宁府（今江苏南京）是没有知母分布的。《唐本草》“蚤休”条提到草甘遂“根如肥大菖蒲”。此图的根茎与叶片与菖蒲颇为相似。故疑此图为菖蒲或其类似的植物。

2.《太乙仙制本草药性大全》：该书“甘遂”（图7）亦似单子叶植物。根与茎秆等粗。叶线形，叶腋间似有花序。原植物不明。

3.《补遗雷公炮制便览》：该书“甘遂”（图8）绘3人（见图左）按雷公炮制法（从下到上）完成细切、搅浸、淘洗、晾晒诸道工序。

4.《本草纲目》（金陵本）：该书“甘遂”未补充任何新的形态资料。其图（图9）根部呈连柱状。这可能是据文字描述或药材实物描绘。其地上部分一茎直立，单叶小，攒茎而生，颇类《纲目·附图》“北大戟”图的茎叶，但不分枝，亦无花序。此药图当依据甘遂的有关描述想象绘成，无法成为确定其为大戟科植物的依据。

5.《本草原始》：该书“甘遂”（图13）绘制了三个“如连珠”的甘遂药材图。其中最上面一个注文曰“皮黄、肉白”，此是剖面图，可惜不是彩图。中、下两个分别表现其连珠状、上下有根中间膨大的形状。此根与今大戟科甘遂*E. kansui*的根相符。“连珠”状是正品甘遂的标记，因此医方书处方中或云“珠子甘遂”。

6.《植物名实图考》：该书“甘遂”（图21）为写生图。粗大不规则的宿根上，数茎丛生。单叶互生，叶小，披针形，几乎贴茎而生。茎顶有花序，但不是大戟属植物特有的大戟花序，而是或穗状，或圆锥形的花序。吴其濬在本条云：“又一种草甘遂，即蚤休也。俗多呼为芫花，山西交城产者黄红花，根甚细。”《中华本草》认为《植物名实图考》所载“甘遂”及附图为瑞香科的河朔荛花*Wikstroemia chamaedaphne* Meisn.。这种荛花也属于古代“草甘遂”之一。

【小结】

“甘遂”为《本经》所载早期药物之一，古今用于行水除饮。本品早期来源有赤皮、白皮两种。赤皮为正品甘遂，特点是“皮赤肉白，作连珠”。此即大戟科大戟属植物甘遂*Euphorbia kansui* T. N. Liou ex S. B. Ho。白皮“草甘遂”，即伪劣甘遂，其中包括蚤休，即百合科植物七叶一枝花*Paris polyph-*

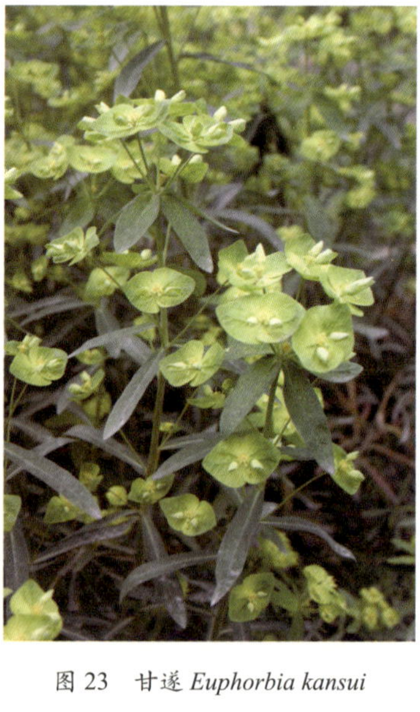

图 23　甘遂 *Euphorbia kansui*

1　孙启明：《苏图研究》，见：张志斌，郑金生主编：《本草纲目研究札记》，北京：科学出版社，2019：608.

ylla Smith var. *chinensis* (Franch.) Hara。本草图中，《本草原始》的药材写生图乃正品甘遂的连珠状根。其他药图或为伪品，或难以作考据之用。

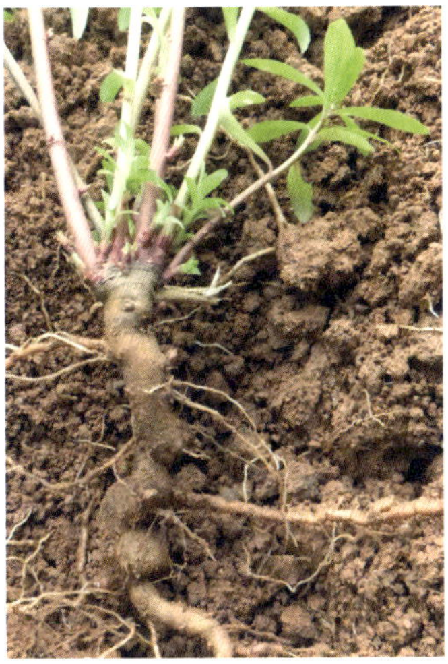

图 24　甘遂根部

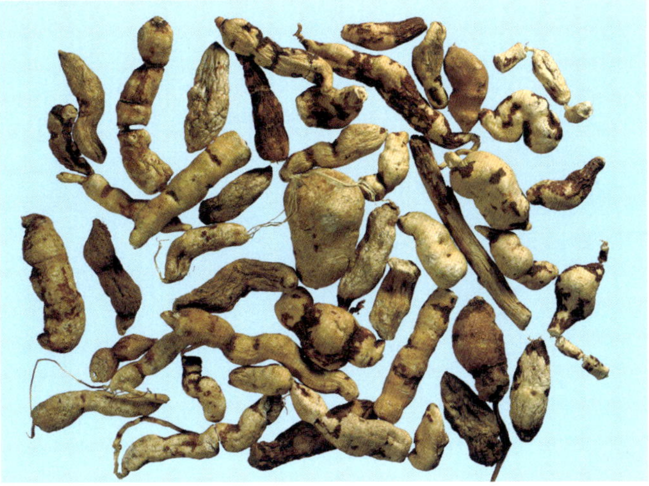

图 25　甘遂药材

17-10　续随子

【品图】

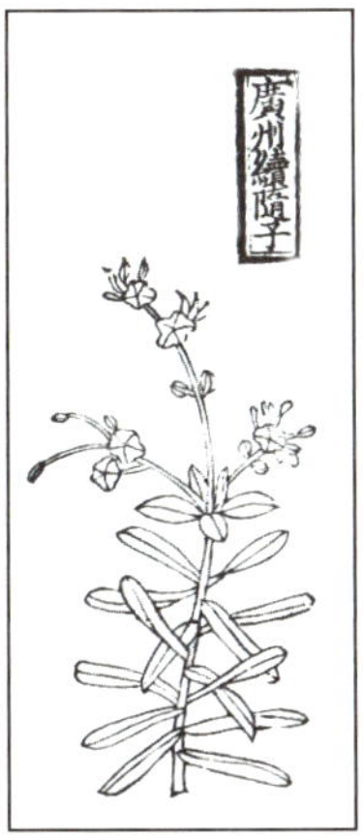

图 1　图经（大）· 广州续随子

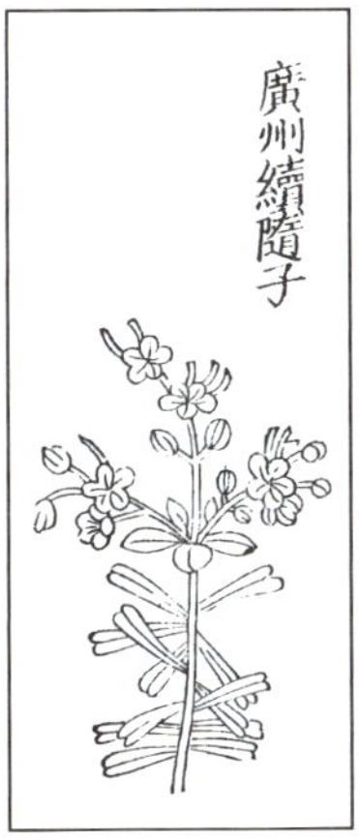

图 2　图经（政）· 广州续随子

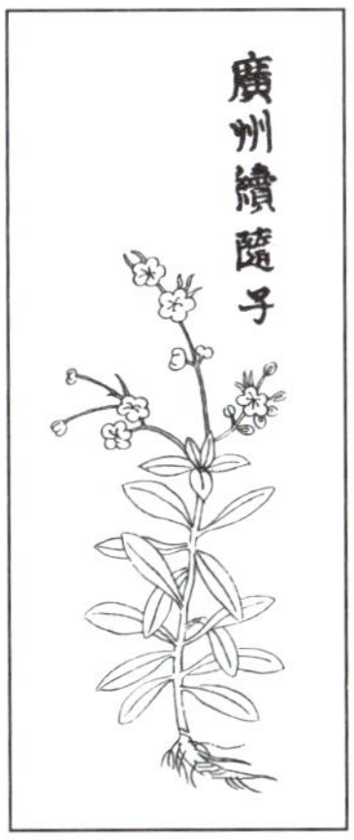

图 3　图经（绍）· 广州续随子

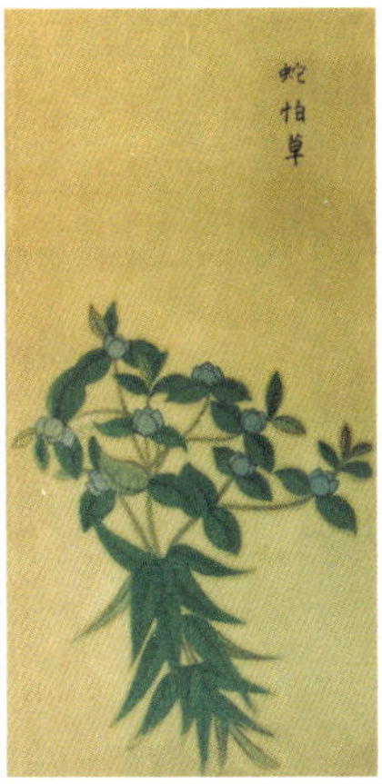

图 4　履巉岩 · 蛇怕草

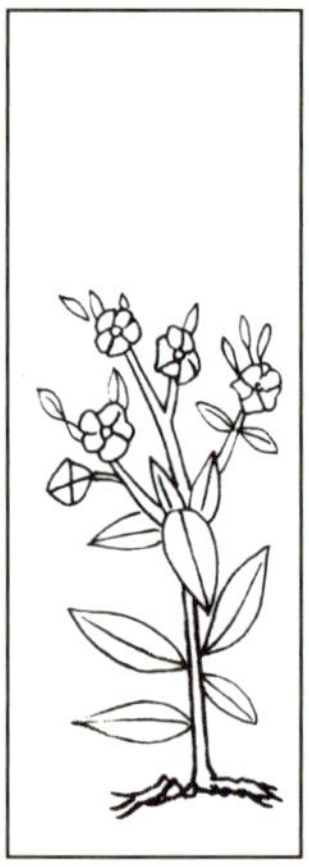

图 5　歌括・续随子

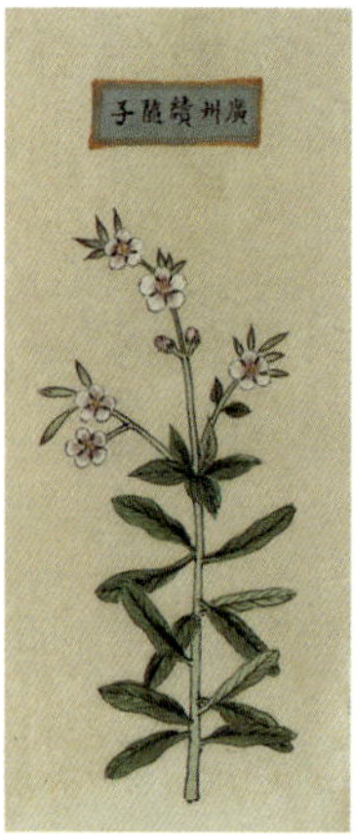

图 6　品汇・广州续随子

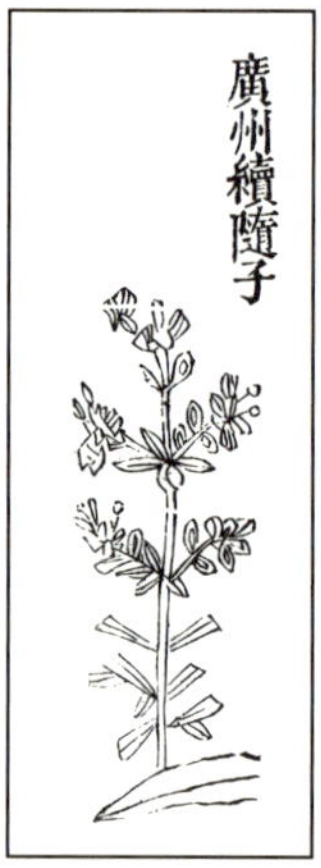

图 7　蒙筌・广州续随子

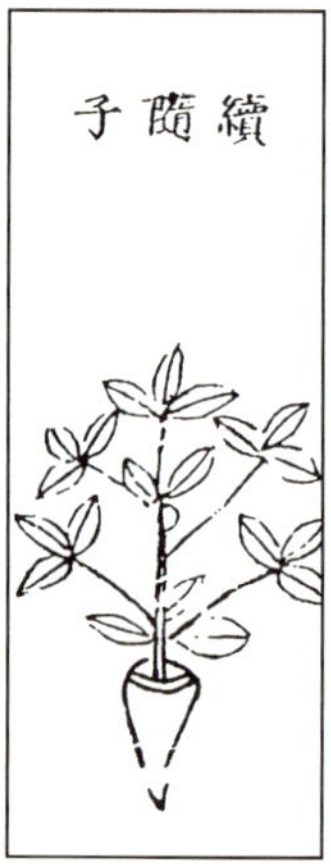

图 8　太乙・续随子

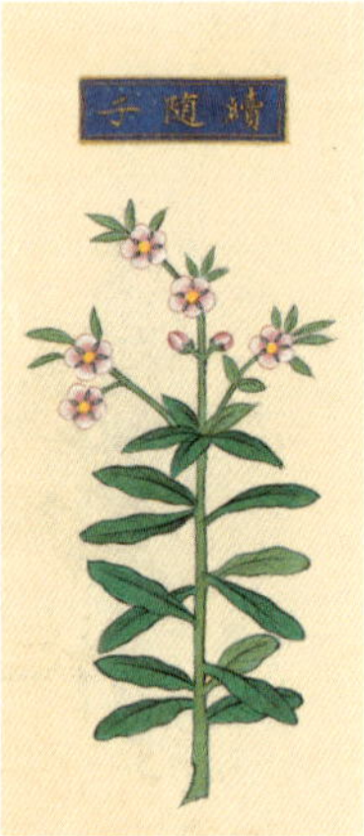

图 9　雷公・续随子

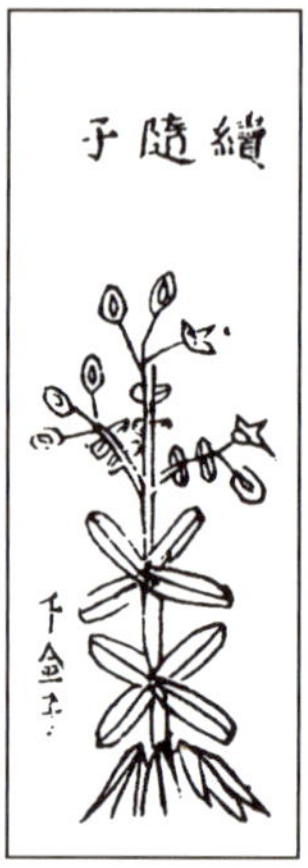

图 10　纲目（金）・续随子

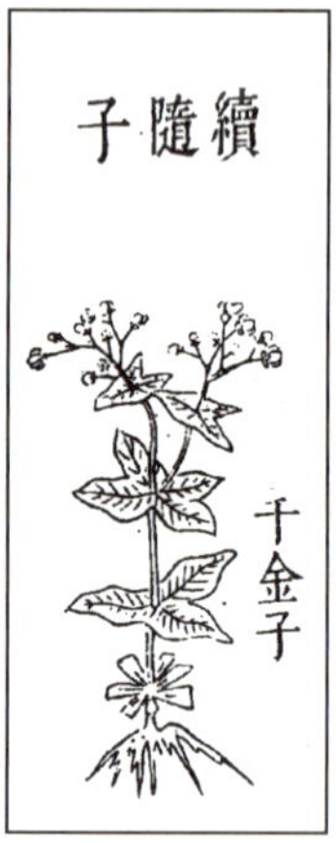

图 11　纲目（钱）・续随子

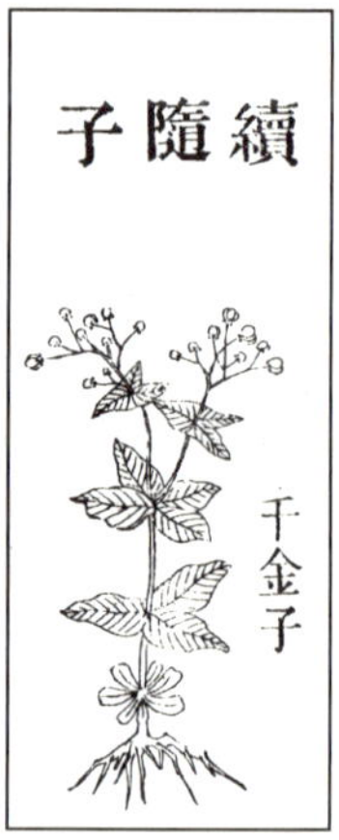

图 12　纲目（张）・续随子

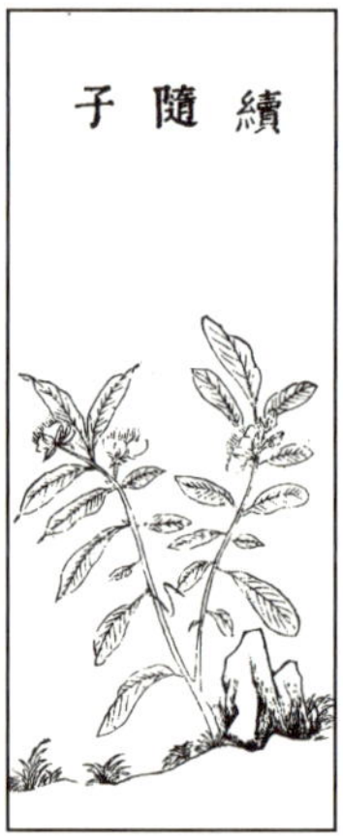

图 13　三才・续随子

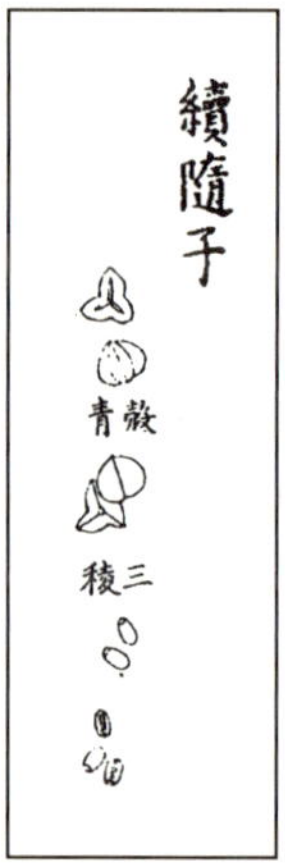

图 14　原始・续随子

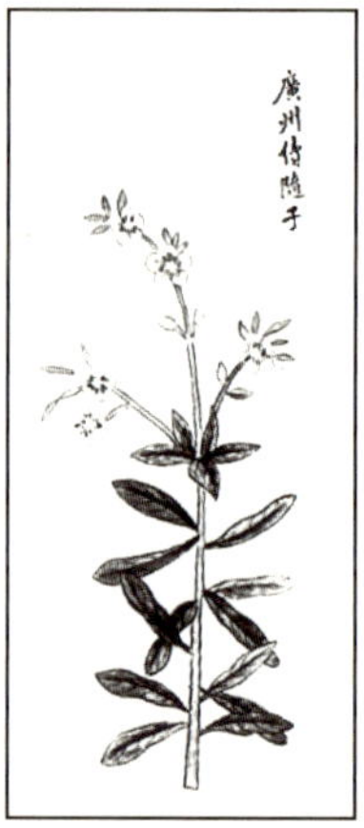

图 15　金石・广州续随子

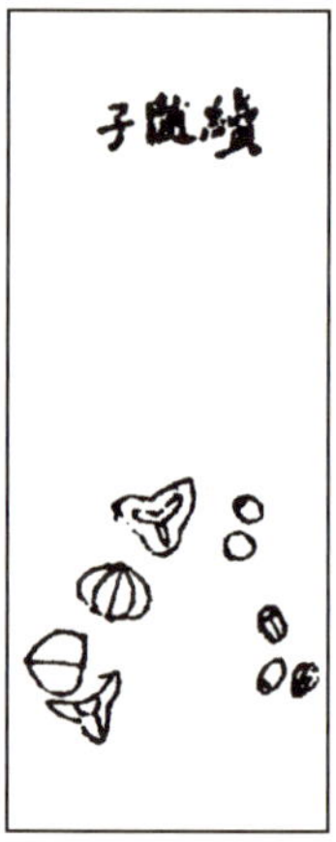

图 16　汇言・续随子

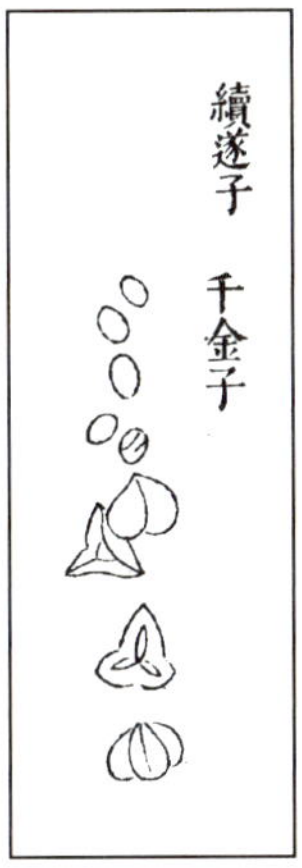

图 17　本草汇 · 续遂千金子

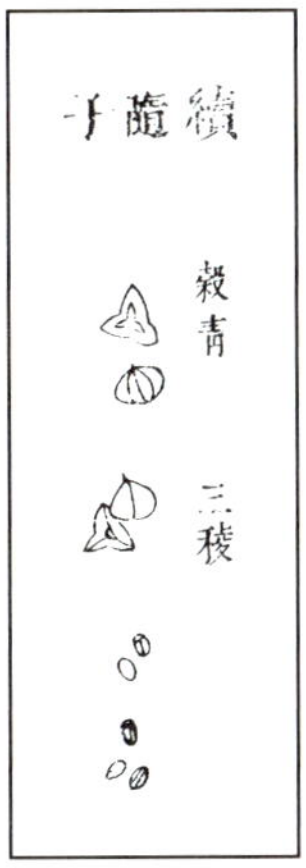

图 18　类纂 · 续随子

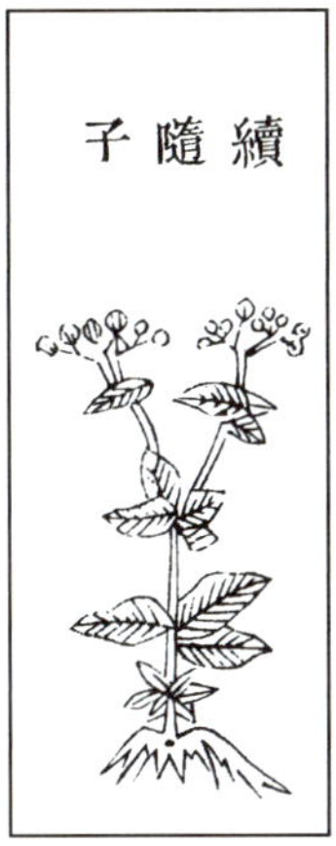

图 19　备要 · 续随子

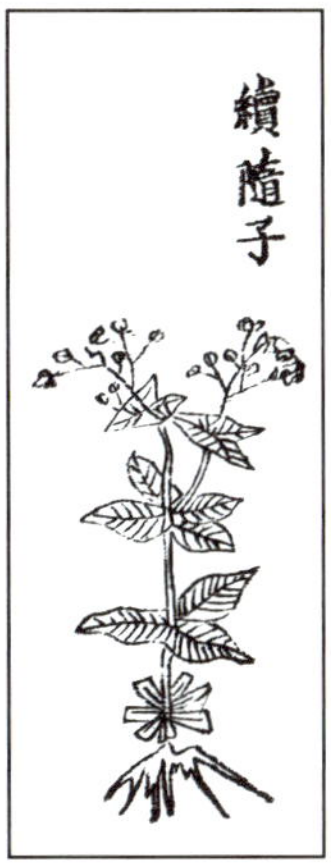

图 20　求真 · 续随子

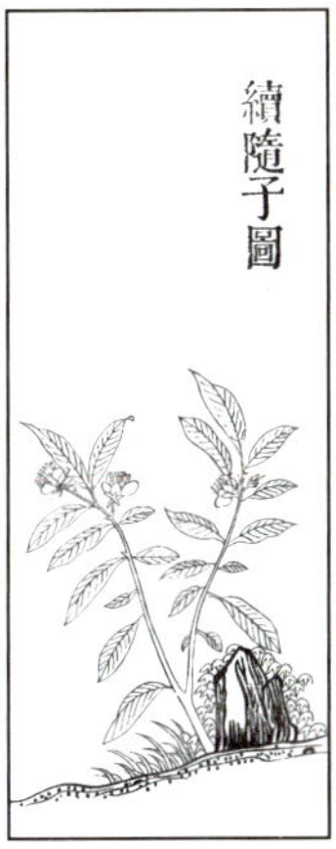

图 21　草木典 · 续随子图

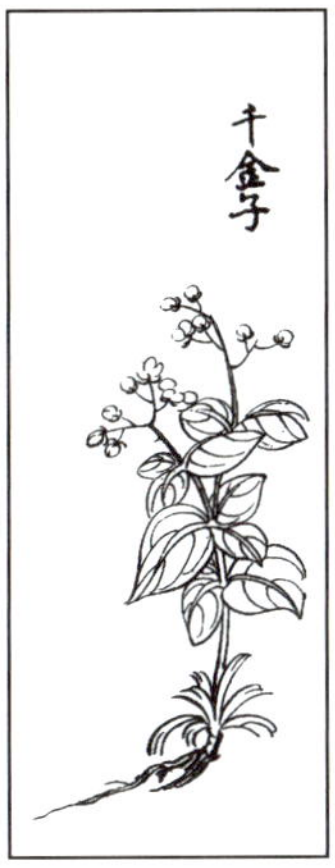

图 22　图说 · 千金子

本品22图，取自22书，其中3幅彩图。有承继关系的图可分3个书类。

《本草图经》：该书的“广州续随子”图分别存于《大观》（图1）、《政和》（图2）、《绍兴》（图3）。此三传本药图基本一致。今以《政和》图2为《图经》图的代表。

仿绘该图的彩色图有：《本草品汇精要》“广州续随子”（图6）。此后《补遗雷公炮制便览》“续随子”（图9）、《金石昆虫草木状》“广州续随子”（图15）又仿绘《品汇》图6。

仿绘该图的墨线图有：《本草歌括》“续随子”（图5）简化图形。《本草蒙筌》“广州续随子”（图7）基本仿绘《图经》图。《本草纲目》金陵本“续随子”（图10）仿绘时增加根部，添加“千金子”别名注。但因画技拙劣，仿绘多不到位。《纲目》钱本图11又在金陵本基础上予以修饰，叶片改为贯叶状，亦注“千金子”别名。《纲目》张本图12又仿绘钱本图11。此后仿绘《纲目》钱本图11的还有《本草备要》图19、《本草求真》图20、《本草简明图说》“千金子”（图22，变形较大）。

《三才图会》：该书“续随子”（图13）的仿绘者有《古今图书集成·草木典》“续随子图”（图21）。

《本草原始》：该书“续随子”（图14）的仿绘者有《本草汇言》图16、《本草汇》图17、《本草纲目类纂必读》图18。

以上22图中，除外17幅仿绘图，原创图尚有5幅（图2、4、8、13、14），详见下“鉴药”项。

【文录】

吴越《日华子本草》(见《证类》卷11“续随子”)《日华子》云……一名菩萨豆，千两金。

宋《开宝本草》(同上) 茎中白汁，剥人面皮……生蜀郡及处处有之。苗如大戟。一名拒冬，一名千金子。

宋《本草图经》(同上)《图经》曰：续随子,生蜀郡,及处处有之。今南中多有，北土差少。苗如大戟，初生一茎，茎端生叶，叶中复出数茎相续。花亦类大戟，自叶中抽秆而生，实青有壳。人家园亭中多种以为饰。秋种冬长，春秀夏实。故又名拒冬。实入药，采无时，下水最速，然有毒损人，不可过多。

明《本草纲目》卷17“续随子”【释名】联步。【集解】【时珍曰】茎中亦有白汁，可结水银。【修治】【时珍曰】凡用去壳，取色白者，以纸包，压去油，取霜用。

明《本草汇言》卷5“续随子” 黄氏曰……苗如大戟，初生一茎，叶在茎端，叶复生茎,茎复生叶,转展叠加,宛如十字。作花亦类大戟,但从叶中抽干以结实耳。

【鉴药】

“续随子”首出《开宝本草》。在此以前,《蜀本草》《日华子本草》均收录此药，但无完整药条存世。李时珍引“颂曰”:“叶中出叶，数数相续而生，故名。”然苏颂原文作：“茎端生叶，叶中复出数茎相续。”并未称因此而得名。《开宝》载本品功用甚多，主要为下血通经、利大小肠、除痰饮积聚等。《本草图经》谓其“下水最速，然有毒损人，不可过多”。后世虽有用此药者，用之不广。

关于本品形态,《开宝》云“茎中白汁，剥人面皮……苗如大戟。”可见此为大戟科植物。宋《本草图经》曰：“续随子，生蜀郡，及处处有之。今南中多有，北土差少。苗如大戟，初生一茎，茎端生叶，叶中复出数茎相续。花亦类大戟，自叶中抽秆而生，实青有壳。人家园亭中多种以为饰。秋种冬长，春秀夏实。”其中提示本品的特点首先是其分布。本草大戟科植物多生长在北方，但此物主产南方。明末南方医家对此物颇多研究。

明《本草汇言》引“黄氏云”:“苗如大戟，初生一茎，叶在茎端，叶复生茎，茎复生叶，转展叠加，宛如十字。作花亦类大戟，但从叶中抽干以结实耳。”明《本草乘雅半偈》载卢复云：“尝见半枝莲叶上生叶,俨如十字,春分叶中抽茎,茎必三之,叶如莲瓣，裹茎而上。入夏开花作实，实必三棱。子必三粒，外肉青软，子壳则坚，上半黑褐，下半黄白，内仁如玉，温润如脂……读宋《开宝》，始知即续随子也。”可见明末南方医家对“续随子”的观察非常细致。据其所述，此即大戟科大戟属植物续随子*Euphorbia lathylris* L.。

1.《本草图经》: 该书"广州续随子"(图2)绘植株上半部。其叶狭窄，披针形。在《图经》三传本中，《大观》图1、《绍兴》图3的叶片都是先端尖，独《政和》图2的叶片顶端凹入，此与实物不符，当从图1、图3之叶片。按续随子实物，其叶片当交互对生，但在宋代药图很难表现交互对生，故其叶片方向都不一致。花序单生，花边缘5裂。综观此图虽因画技难以准确表现其花叶，但形体与大戟科植物续随子*E. lathylris*很接近。

2.《履巉岩本草》: 该书"蛇怕草"一名不见于宋代本草，但明《本草乘雅半偈》"续随子"条云："用治蛇虺螫蝎之毒，立有奇验。"或因功效而得名。其图(图4)写生绘制。叶披针形、全缘，总状花序顶生，有3伞梗，呈伞状，每伞梗又作数回2叉状分枝，在分叉处着生卵形苞片一对，可以认为即大戟科植物续随子*E. lathylris*。[1]

3.《太乙仙制本草药性大全》: 该书"续随子"(图8)采用的是抽象图案画，根圆锥形，一茎直立。单叶，或三小叶，全缘。此非大戟，原植物不明。

4.《三才图会》: 该书"续随子"(图13)所示茎枝基部即分枝，叶披针形，或互生，或对生，单花，不成钟形。此非大戟科植物，原植物不明。

5.《本草原始》: 该书"续随子"(图14)为药材写生图。分三组。上一组为"青壳"，指的是本品蒴果外形，《图经》云"实青有壳"即此。果实为三棱状球形。上组为立体外形，中间组似为剖面，注文为"三棱"。下组为种子，细小，柱状至卵球状。此即大戟科植物续随子*E. lathylris*的果实与种子，亦即药用部位。

【小结】

"续随子"晚至北宋初才进入主流本草。该药有毒，可用于下血通经、利水除痰。本品为大戟科植物药内产于南方者，其形态特殊，据宋、明医药学家的记载，当为大戟科植物续随子*Euphorbia lathylris* L.。《本草图经》《履巉岩本草》都有较好的图形。《本草原始》精确地描绘了本品的药材。

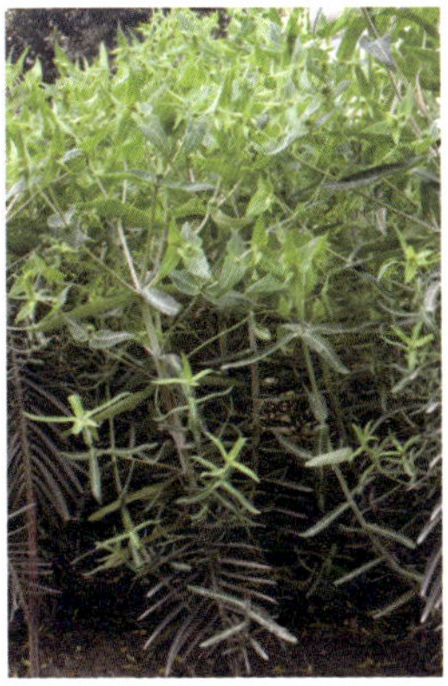

图 23　续随子 *Euphorbia lathylris*

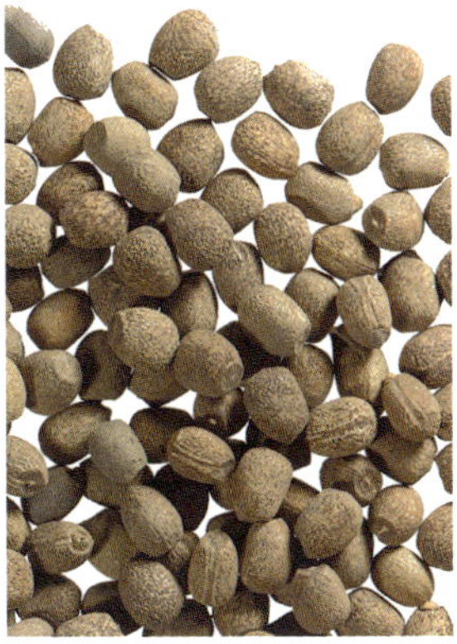

图 24　续随子药材图

1 [宋]王介撰绘，郑金生校注:《履巉岩本草》，见《南宋珍稀本草三种》，北京:人民卫生出版社，2007:28.

17-11 莨菪

【品图】

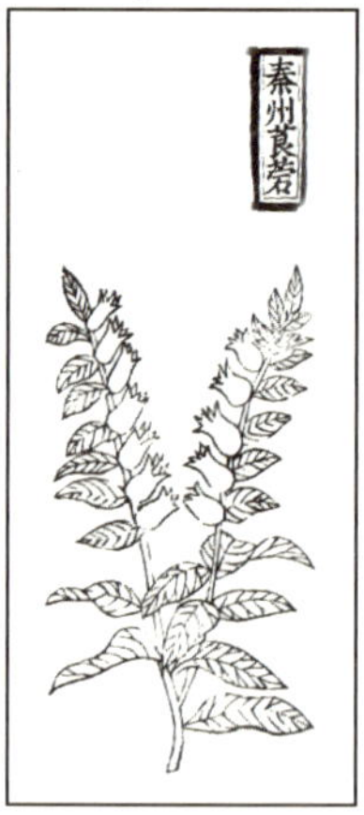

图 1 图经（大）·秦州莨菪

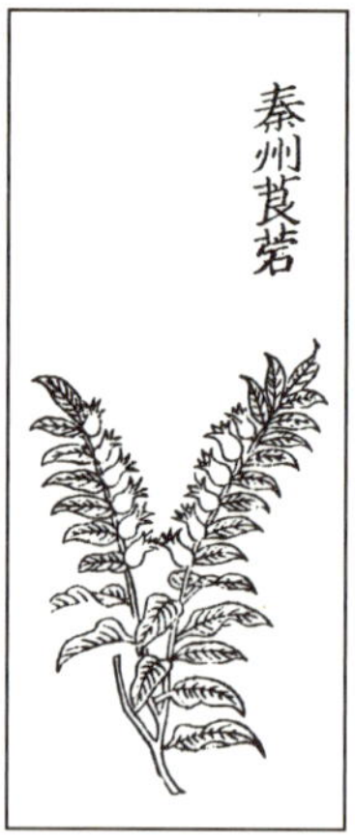

图 2 图经（政）·秦州莨菪

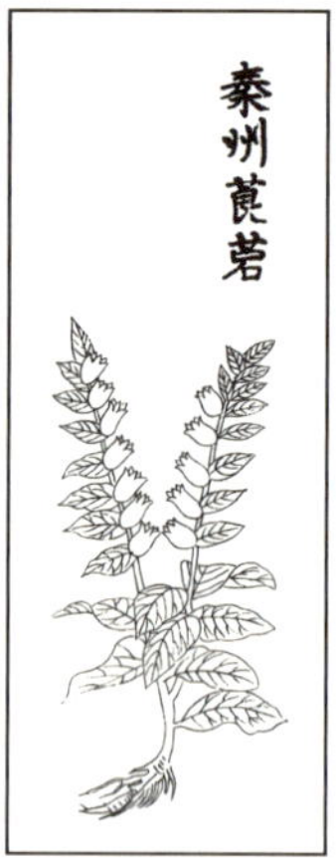

图 3 图经（绍）·秦州莨菪

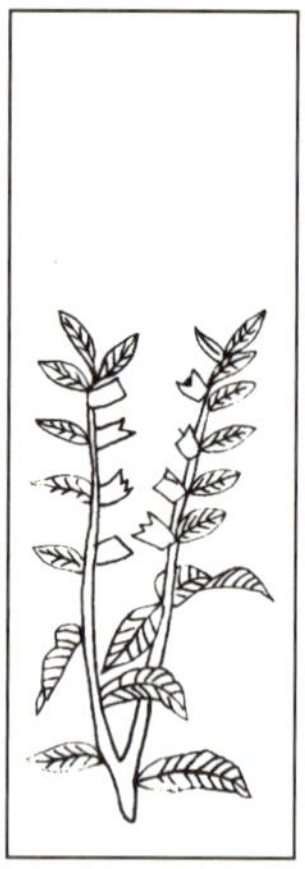

图 4 歌括·莨菪

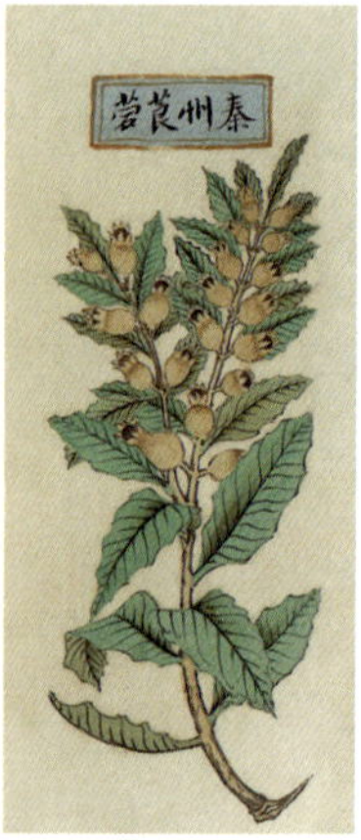

图 5 品汇·秦州莨菪

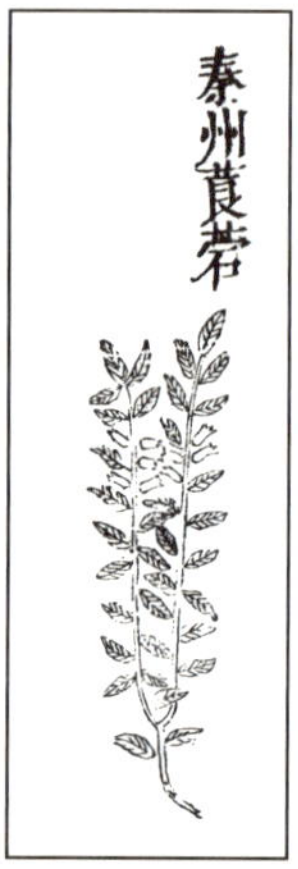

图 6 蒙筌·秦州莨菪

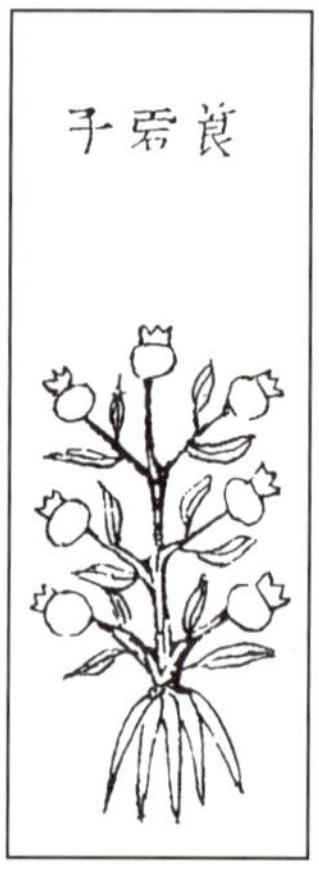

图 7 太乙·莨菪子

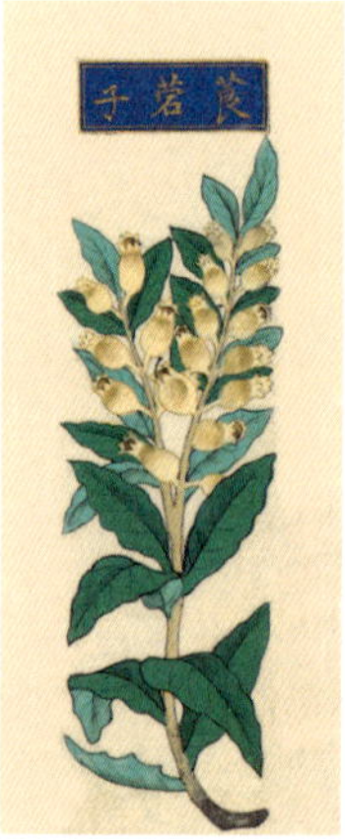

图 8 雷公·莨菪子

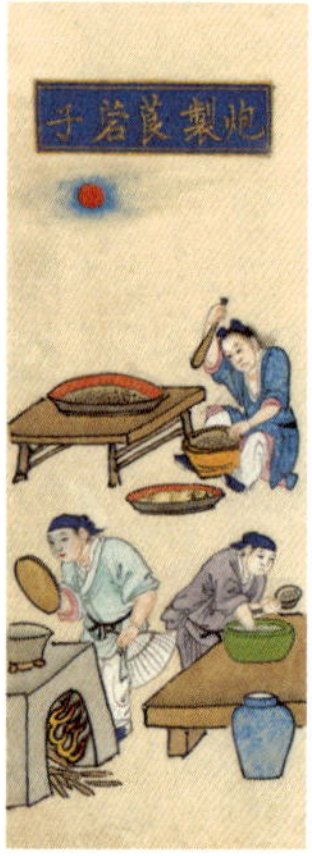

图 9 雷公·炮制莨菪子

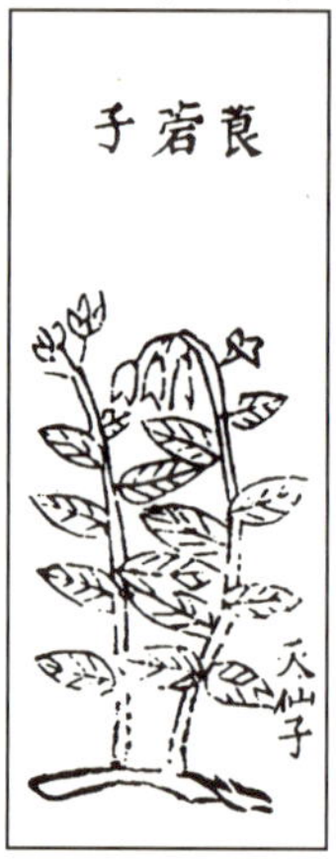

图 10 纲目（金）·莨菪子

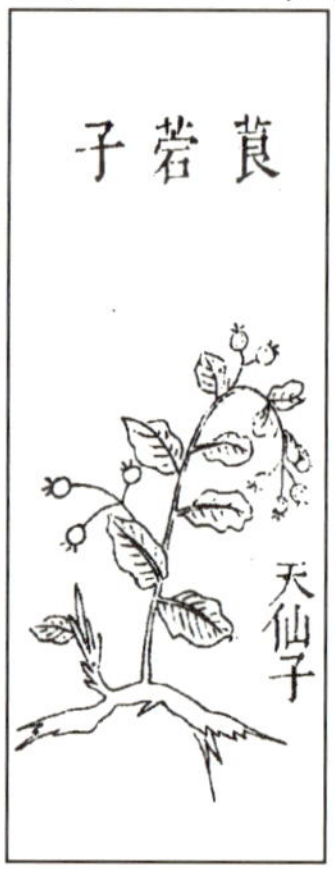

图 11 纲目（钱）·莨菪子

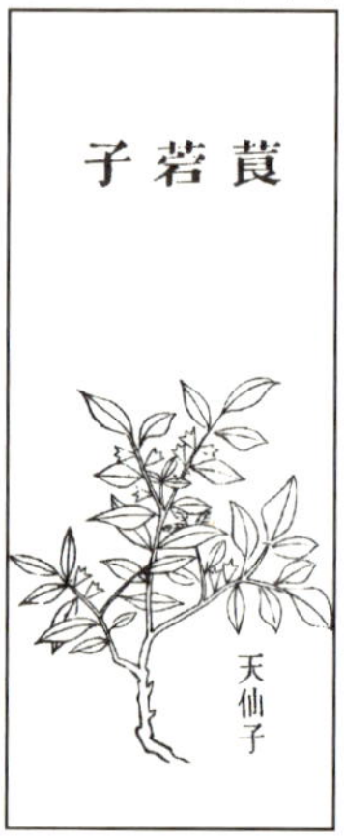

图 12 纲目（张）·莨菪子

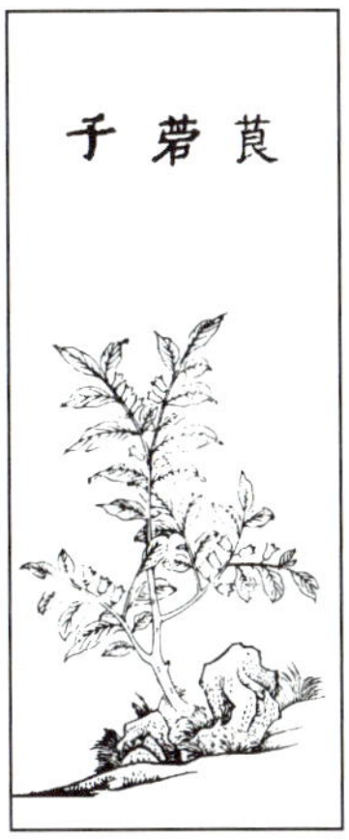

图 13　三才 · 莨菪子

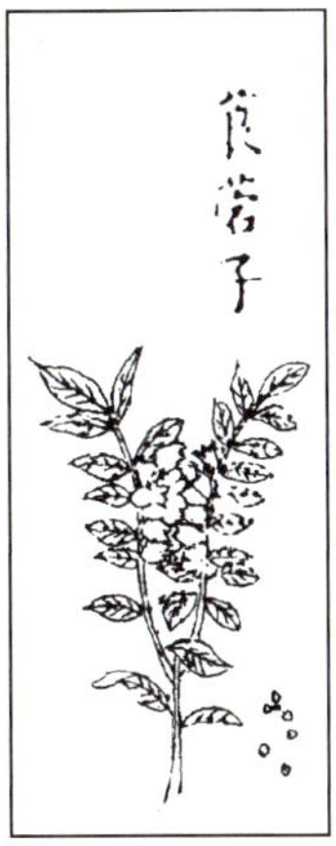

图 14　原始 · 莨菪子

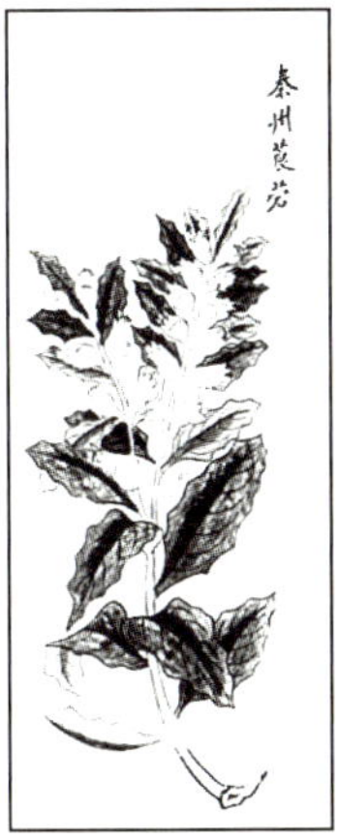

图 15　金石 · 秦州莨菪

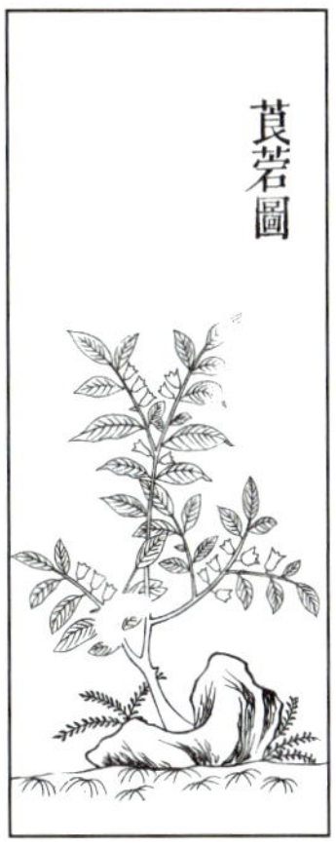

图 16　草木典 · 莨菪图

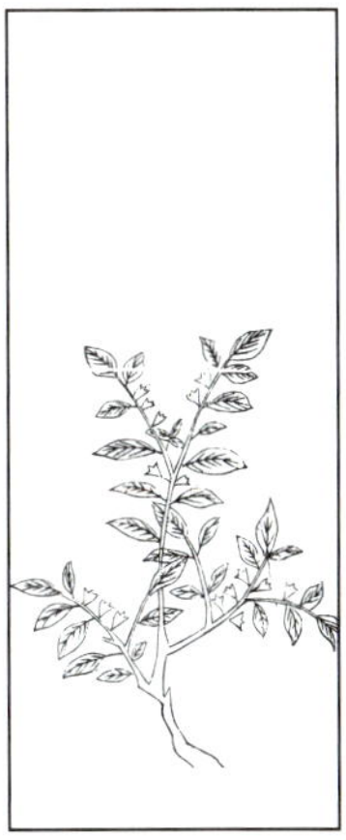

图 17　图考 · 莨菪

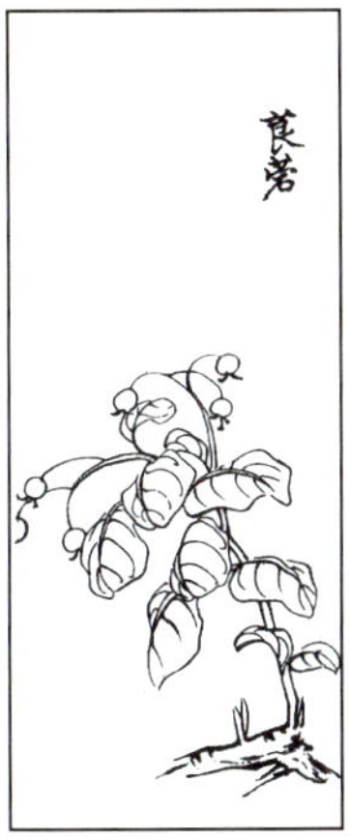

图 18　图说 · 莨菪

本品18图，取自17书，其中4幅彩图。有承继关系的图可分2个书类。

《本草图经》：该书“秦州莨菪”图分别存于《大观》（图1）、《政和》（图2）、《绍兴》（图3）。此三传本药图基本一致。今以《政和》图2为《图经》图的代表。

仿绘该图的彩色图有：《本草品汇精要》“秦州莨菪”（图5），该图将原图偏向一侧的花改绘为两侧对生，说明画师并未见过莨菪实物。此后《补遗雷公炮制便览》“莨菪子”（图8）、《金石昆虫草木状》“秦州莨菪”（图15）又仿绘《品汇》图5。

仿绘该图的墨线图有：《本草歌括》“莨菪”（图4，稍加简省）、《本草蒙筌》“秦州莨菪”（图6）。《本草原始》“莨菪子”（图14）仿绘了《图经》图，但在其图右下，增绘了几粒莨菪子。另《三才图会》“莨菪子”（图13）将《图经》原图的2枝增绘成5枝，再添土地背景。《古今图书集成·草木典》“莨菪图”（图16）又仿绘《三才》图13，有所简略。《植物名实图考》“莨菪”（图17）又仿绘《草木典》图16。《本草纲目》张本图12再仿绘《图考》图17。

《本草纲目》（金陵本）：该书的“莨菪子”（图10）有图注别名“天仙子”。《纲目》钱本图11仿绘时保留“天仙子”别名，但构图有所改变简省，与金陵本几乎面目全非。《本草简明图说》“天仙子”（图18）仿绘钱本图11，再加修润。

以上18图中，除外14幅仿绘图，原创图尚有4幅（图2、7、9、10），详见下“鉴药”项。

【文录】

《本经》《别录》（见《证类》卷10“莨菪子”） **一名横唐，**一名行唐，生海滨川谷及雍州。五月采子。

梁《本草经集注》（同上） 陶隐居云：今处处有。子形颇似五味核而极小。

题·刘宋《雷公炮炙论》（同上） 雷公云：凡使，勿令使苍冥子，其形相似，只是服无效，时人多用杂之。其苍冥子，色微赤。

后蜀《蜀本草》（同上）《蜀本》:《图经》云：叶似王不留行、菘蓝等。茎、叶有细毛，花白，子壳作罂子形，实扁细，若粟米许，青黄色。所在皆有。六月、七日采子，日干。

宋《本草图经》（同上）《图经》曰：今处处有之。苗茎高二三尺。叶似地黄、王不留行、红蓝等，而三指阔。四月开花，紫色。苗、荚、茎有白毛。五月结实，有壳作罂子状，如小石榴。房中子至细，青白色，如米粒。一名天仙子。五月采子，阴干。

明《本草纲目》卷17“莨菪”【释名】【时珍曰】莨菪，一作蔺蓎。其子服之，令人狂狼放宕，故名。【集解】【时珍曰】张仲景《金匮要略》言：菜中有水莨菪，叶圆而光，有毒，误食令人狂乱，状如中风，或吐血，以甘草汁解之。

清《植物名实图考》卷24“莨菪”《山西通志》:莨菪子始生海滨川谷及雍州，今宁武多有之。茎高二三尺，叶似地黄、王不留行、红蓝等，花紫色，茎有白毛，结实如小石榴，最有毒。服之令人狂浪，故名莨菪。按太原山中亦多产，其茎挺劲，对叶密排，花生叶隙，重叠直上如地黄。花色紫白，多赭缕，花罢即结实，其子味甜，小儿误食辄疯。俗亦不甚怪，经一两月药性解，则疯已如平人云。

【鉴药】

“莨菪子”首见于《本经》。《本草纲目》以“莨菪”为正名。李时珍云：“莨菪，一作蔺蓎。其子服之，令人狂狼放宕，故名。”本品药用历史很早，《史记》记载淳于意就曾用本品。本品有毒，多食令人狂，但古方中却常以本品治癫狂。其性温，唐《药性论》用其去一切冷气，积年气痢。晚近医方多用其别名“天仙子”。本品含莨菪碱及东莨菪碱，现代用于解痉镇痛。

关于本品来源，梁·陶弘景云：“今处处有。子形颇似五味核而极小。”唐本《图经》（见《蜀本草》引）云：“叶似王不留行、菘蓝等。茎、叶有细毛，花白，子壳作罂子形，实扁细，若粟米许，青黄色。所在皆有。”此记载已经非常准确。宋《本草图经》又加补充：“今处处有之。苗茎高二三尺。叶似地黄、王不留行、红蓝等，而三指阔。四月开花，紫色。苗、荚、茎有白毛。五月结实，有壳作罂子状，如小石榴。房中子至细，青白色，如米粒。一名天仙子。”仅凭以上两家之说，其中的“子壳作罂子形”“子至细……如米粒”等，足以判断此即茄科天仙子属植物天仙子（莨菪）*Hyoscyamus niger* L.。本品古代主要分布在华北、西北及西南。《别录》称其“生海滨川谷”不知何据，但生“雍州”（东汉末治今陕西西安）确实无误，与宋《图经》所附“秦州莨菪”相符。秦州即今甘肃天水。

1.《本草图经》：该书“秦州莨菪”（图2）绘一花果枝。单叶卵状披针形，单花在茎中单生于叶腋，其花萼筒状钟形（古称“罂子形”），偏向一侧。此与茄科植物天仙子*H. niger*相符。

2.《太乙仙制本草药性大全》：该书“莨菪子”（图7）有粗壮分支的根，一茎直上。左右对称显示叶与宿存花萼，如“罂子形”。此图示意为莨菪子，除了宿存花萼外，其他一无是处。

3.《补遗雷公炮制便览》：该书“炮制莨菪子”（图9）乃据《雷公炮炙论》法绘制成图。雷公法为：“若修事十两，以头醋一镒，煮尽醋为度。却用黄牛乳汁浸一宿，至明看牛乳汁黑，即是莨菪子，大毒。晒干，别捣重筛。”其图左下一人掀开锅盖，示意用醋煮药。右下一人伸手入盆，示意用牛奶浸药。左上方有置于矮桌上的竹匾，空中有红日，示意晒干。右上一童子在用杵捣药，此为最后一道工序。

4.《本草纲目》（金陵本）：该书“莨菪子”（图10）有横走的根茎，上抽两茎，单叶互生。花序顶生，左右两枝花不同。右枝有钟状花筒，下垂。《本草图经》已有莨菪十分准确的偏向一侧的花序，本图绘者却视而不见，另绘此无法理解的图形，识陋可知。此图无法作为判断莨菪子的图形。

【小结】

“莨菪子”为十分古老的药物。曾见载于《史记》《本经》。唐本《图经》及宋《本草图经》所述形态可知为茄科植物天仙子（莨菪）*Hyoscyamus niger* L.。宋《图经》所附“秦州莨菪”所示来源与文字记述相同。

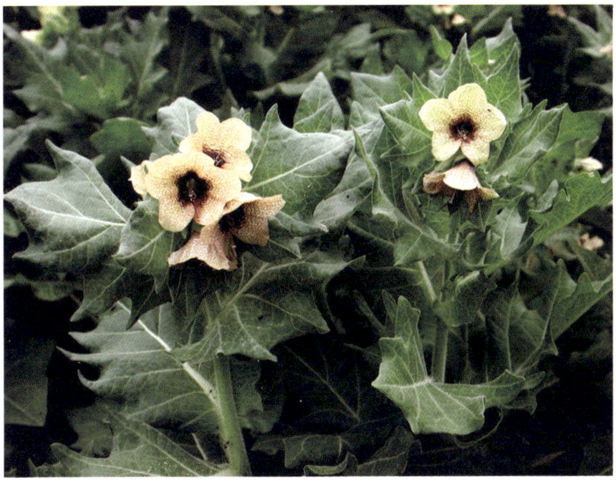

图 19　天仙子（莨菪）*Hyoscyamus niger*

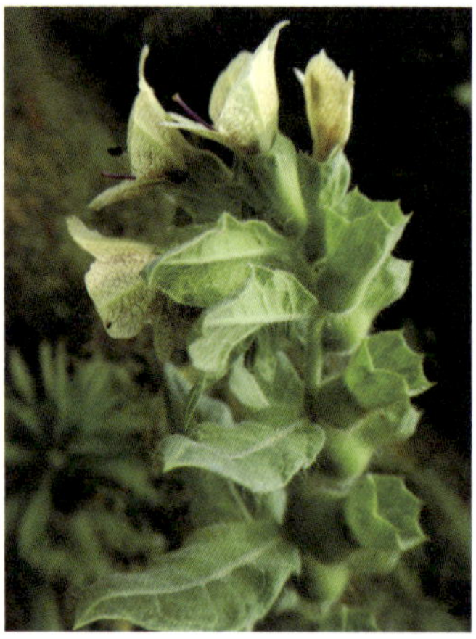

图 20　天仙子（莨菪子）果枝

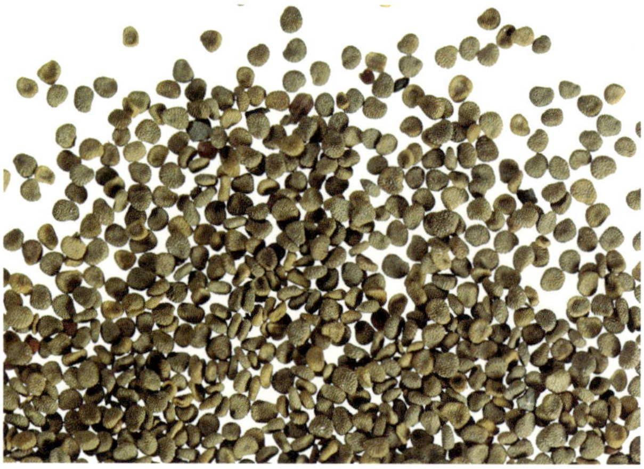

图 21　天仙子（莨菪子）药材图

17-12　云实

【品图】

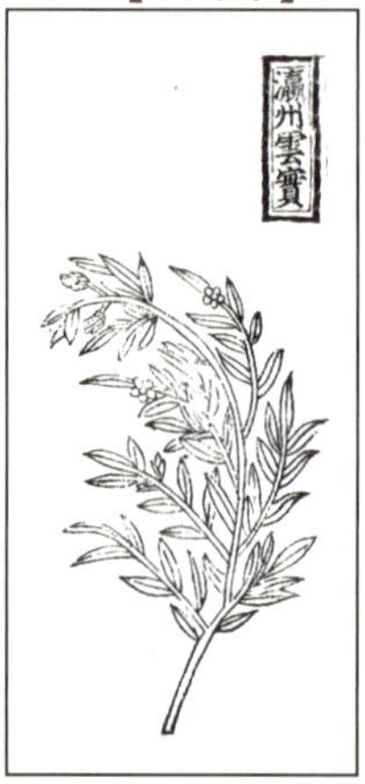

图 1　图经（大）· 瀛州云实

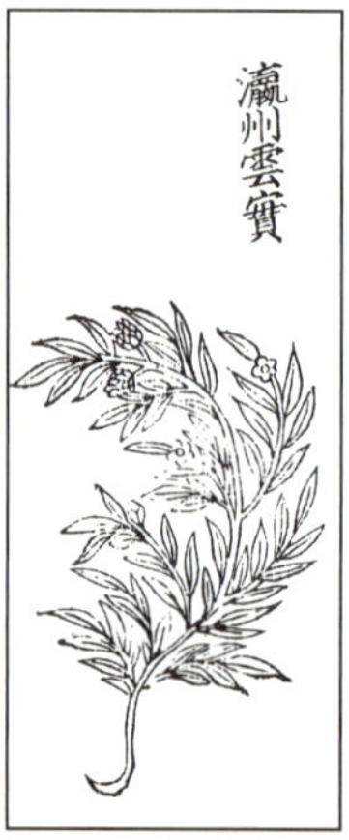

图 2　图经（政）· 瀛州云实

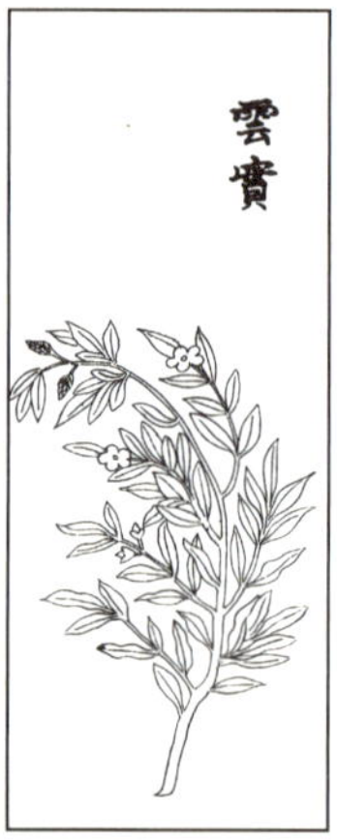

图 3　图经（绍）· 云实

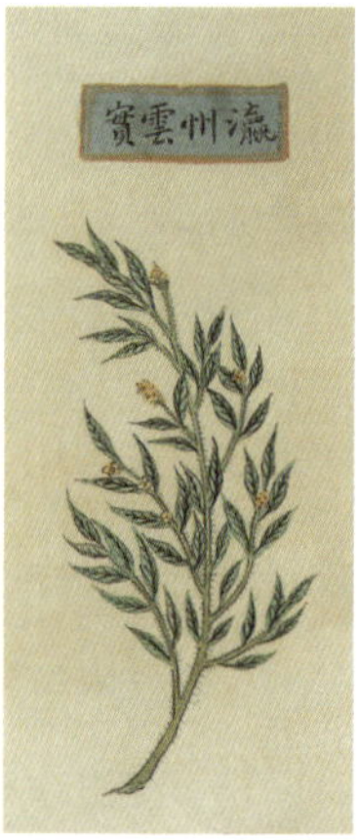

图 4　品汇 · 瀛州云实

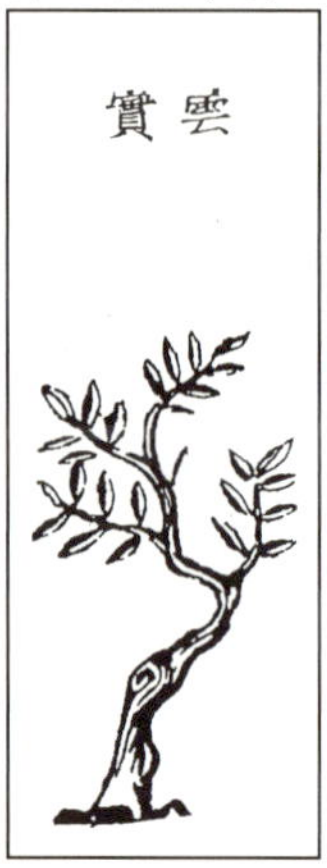

图 5　太乙 · 云实

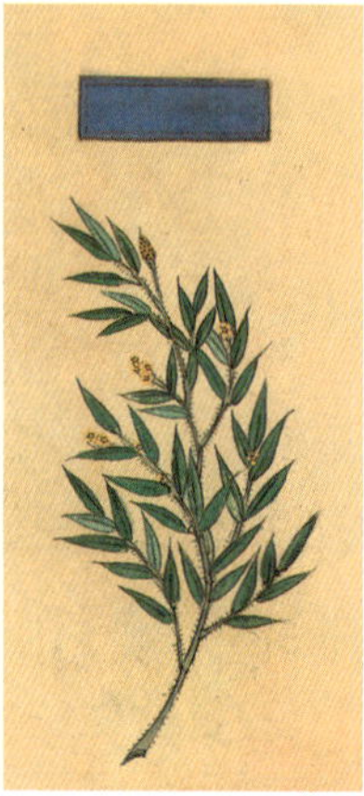

图 6　雷公 · 云实

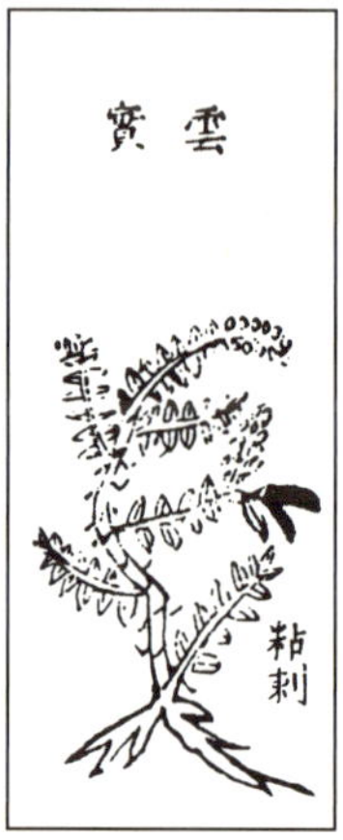

图 7　纲目（金）· 云实

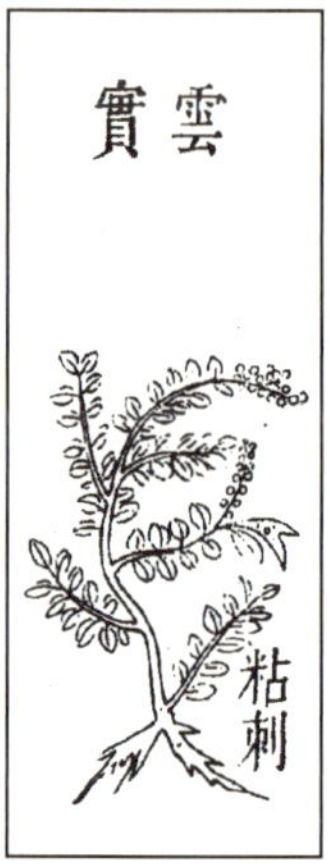

图 8　纲目（钱）· 云实

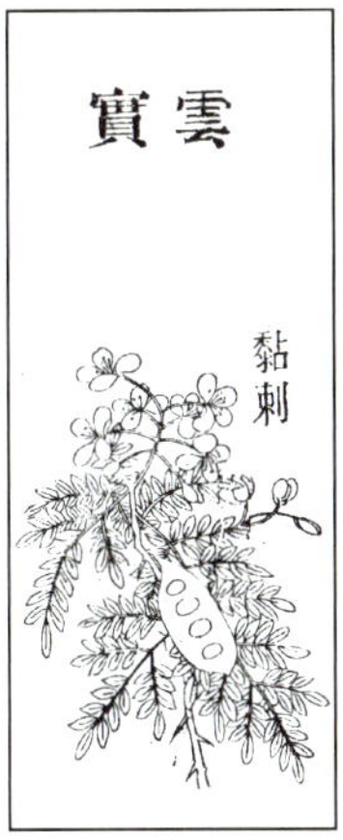

图 9　纲目（张）· 云实

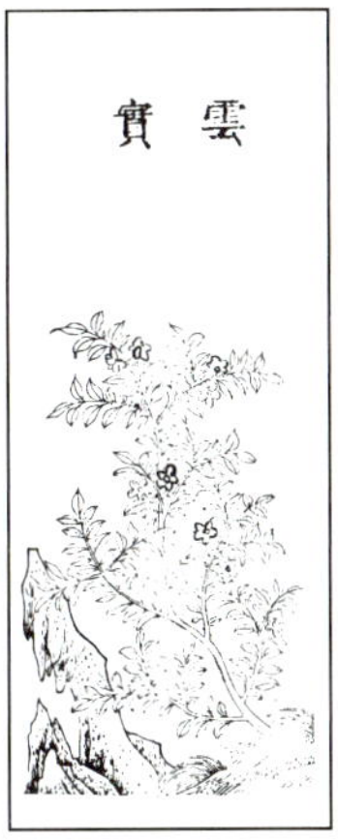

图 10　三才 · 云实

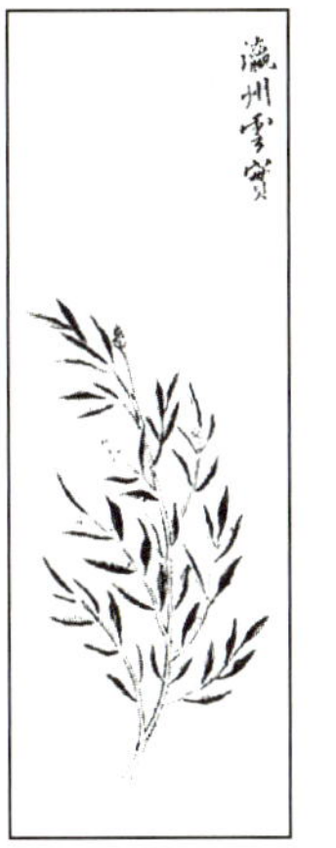

图 11　金石 · 瀛州云实

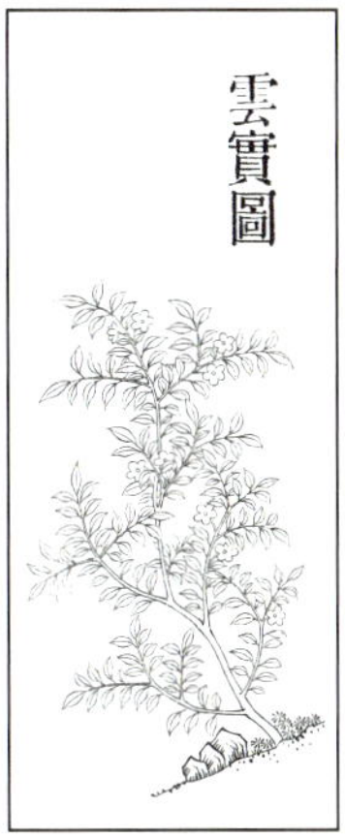

图 12　草木典 · 云实图

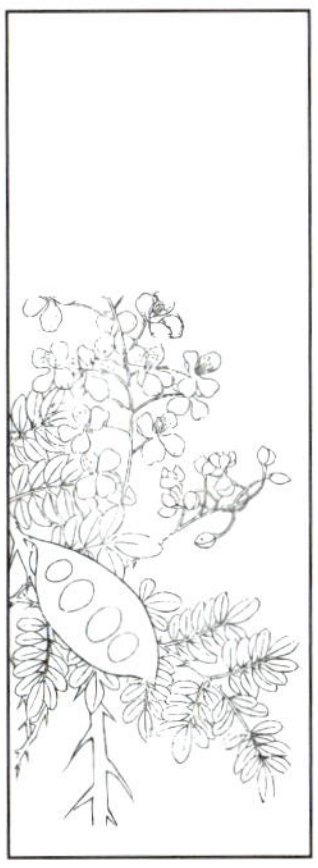

图 13　图考 · 云实

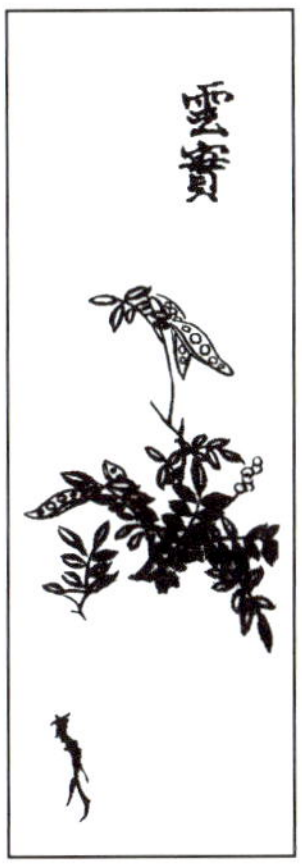

图 14　图说 · 云实

本品14图，取自14书，其中3幅彩图。有承继关系的图可分3个书类。

《本草图经》：该书“瀛州云实”图分别存于《大观》（图1）、《政和》（图2）、《绍兴》（图3）。此三传本药图基本一致。今以《政和》图2《图经》图的代表。

仿绘该图的彩色图有：《本草品汇精要》“瀛州云实”（图4）。此后《补遗雷公炮制便览》“云实”（图6）、《金石昆虫草木状》“瀛州云实”（图11）又仿绘《品汇》图4。

仿绘该图的墨线图有：《太乙仙制本草药性大全》“云实”（图5），该书将原枝条改成了小树状，仅叶片还有原图之形。《三才图会》“云实”（图10）将原图1枝条，改绘成一棵枝叶繁茂的高大草本植物，生长在野外山石间。《古今图书集成 · 草木典》“云实图”（图12）又仿绘《三才》图10，将原图修润得更简洁清爽，背景亦简化。

《本草纲目》（金陵本）：该书“云实”（图7）的仿绘者有《纲目》钱本图8。

《植物名实图考》：该书“云实”（图13）的仿绘者有《本草纲目》张本图9。

以上14图中，除外10幅仿绘图，原创图尚有4幅（图2、7、13、14），详见下“鉴药”项。

【文录】

北宋《太平御览》卷992“云实”《吴氏本草经》……叶如麻，两两相值，高四五尺，大茎空中，六月花，八月、九月实，十月采。

《别录》（见《证类》卷7“云实”） 一名员实，一名云英，一名天豆。生河间川谷。十月采。暴干。

梁《本草经集注》（同上） 陶隐居云：今处处有。子细如葶苈子而小黑，其实亦类莨菪。

唐《唐本草》（同上）《唐本》注云：云实大如黍及大麻子等，黄黑似豆，故名天豆。丛生泽傍，高五六尺。叶如细槐，亦如苜蓿。枝间微刺。俗谓苗为草云母。陶云似葶苈，非也。

后蜀《蜀本草》（同上）《蜀本》:《图经》云：叶似细槐，花黄白，其荚如大豆，实青黄色，大若麻子。今所在平泽中有。五月、六月采实。

宋《本草图经》（同上）《图经》曰：高五六尺，叶如槐而狭长，枝上有刺。苗名臭草，又名羊石子草。花黄白色，实若麻子大，黄黑色，俗名马豆。十月采，暴干用。今三月、四月采苗，五月、六月采实，实过时即枯落。

明《本草纲目》卷17“云实”【释名】粘刺（《纲目》）。【时珍曰】员亦音云，其义未详。豆以子形名。羊石当作羊矢，其子肖之故也。【集解】【时珍曰】此草山原甚多，俗名粘刺。赤茎中空，有刺，高者如蔓。其叶如槐。三月开黄花，累然满枝。荚长三寸许，状如肥皂荚。内有子五六粒，正如鹊豆，两头微尖，有黄黑斑纹，厚壳白仁，咬之极坚，重有腥气。

清《植物名实图考》卷24“云实” 云实，《本经》下品。江西、湖南山坡极多。俗呼水皂角。《本草纲目》所述形状甚晰。陶隐居云：子细如葶苈子而小黑，不知是何草。

【鉴药】

“云实”首见于《本经》。名义未详。《本经》载其“主泄痢肠澼，杀虫蛊毒，去邪恶结气，止痛，除寒热”。后世医方亦主要用与疟、痢、虫、毒，但用者甚稀。《本经》载其花“主见鬼精物，多食令人狂走”，恐有误。李时珍将本品置于毒药，但其“实”（种子）本无毒。现代罕见用本品入处方者。

关于本品的来源，从其别名多有“豆”字（如天豆、马豆），可窥知与豆有关联。《吴普本草》云：“叶如麻，两两相值，高四五尺，大茎空中，六月花，八月、九月实。”特点不突出，无法推测。梁·陶弘景云：“今处处有。子细如葶苈子而小黑，其实亦类莨菪。”这肯定不是豆科植物。《唐本草》就指出“陶云似葶苈，非也”！真正的云实是：“实大如黍及大麻子等，黄黑似豆，故名天豆。丛生泽傍，高五六尺。叶如细槐，亦如苜蓿。枝间微刺。俗谓苗为草云母。”唐本《图经》（《蜀本草》引）云：“叶似细槐，花黄白，其荚如大豆，实青黄色，大若麻子。今所在平泽中有。”其中的比拟植物槐、苜蓿都是豆科植物，因此云实当为豆科植物。宋《本草图经》

所云与上多同："高五六尺，叶如槐而狭长，枝上有刺。苗名臭草，又名羊石子草。花黄白色，实若麻子大，黄黑色，俗名马豆。十月采，暴干用……实过时即枯落。"李时珍亦云："此草山原甚多，俗名粘刺。赤茎中空，有刺，高者如蔓。其叶如槐。三月开黄花，累然满枝。荚长三寸许，状如肥皂荚。内有子五六粒，正如鹊豆，两头微尖，有黄黑斑纹，厚壳白仁，咬之极坚，重有腥气。"荚果、种子咬之有腥气，已经表明本品是豆科植物。今订为豆科云实属植物云实*Caesalpinia decapetala*（Roth）Alston。［*Reichardia decpetala* Roth; *C. sepiaria* Roxb.］。[1]

1.《本草图经》：该书"瀛州云实"（图2）为一枝条，单数羽状复叶。近枝顶处有团结如桑椹的花序，小花5瓣。此非豆科植物。《本草品汇精要》仿绘时给全株增绘了毛刺，花敷以黄色，这都不错。但其花生于叶腋，非豆科植物的花与花序。因此，从图形来看，此非豆科植物，与云实无关。

2.《本草纲目》（金陵本）：该书"云实"（图7）图形粗糙，但茎有刺，此与图注"粘刺"呼应。叶为单数羽状复叶。最重要的是，本图有肥大荚果（用黑色表示）。此图枝叶都与实物相差较大，唯有荚果同李时珍描述，当是依据文字描述绘成。知其示意为云实，但却无法依凭此图确定来源。

3.《植物名实图考》：该书"云实"（图13）为写生绘图，故其叶为二回羽状复叶。其花为总状花序，蝶形花，肥大荚果，都说明本图所绘乃豆科植物云实*C. decapetala*。

4.《本草简明图说》：该书一般都是仿绘前人图，其中仿《本草纲目》钱本的图尤其多。此"云实"（图17）虽亦有仿绘的痕迹，但其中有数个明显的荚果是其新创意。然其叶非二回羽状复叶，整体形状也与实物相差较大。

【小结】

"云实"为《本经》早期用药之一。古方主要用于疟、痢、虫、毒，后世稀用。据《唐本草》及《图经》、宋《本草图经》所载形态，可知本品即豆科植物云实*Caesalpinia decapetala*（Roth）Alston。《植物名实图考》所绘为真实品种。

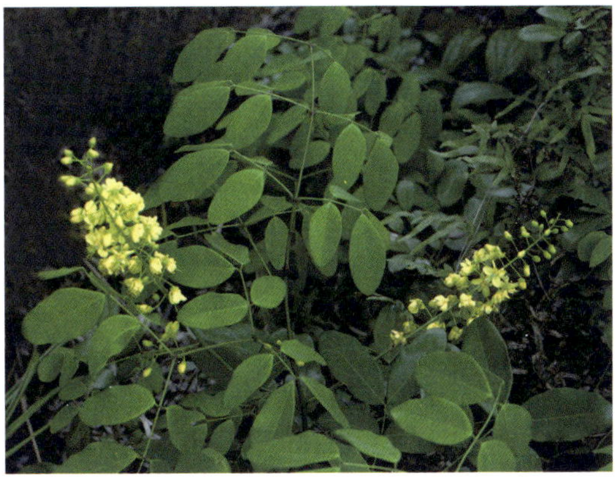

图 15　云实 *Caesalpinia decapetala*（Roth）Alston

1　国家中医药管理局《中华本草》编委会：《中华本草》（4），上海：上海科学技术出版社，1999：370.

17–13 蓖麻

【品图】

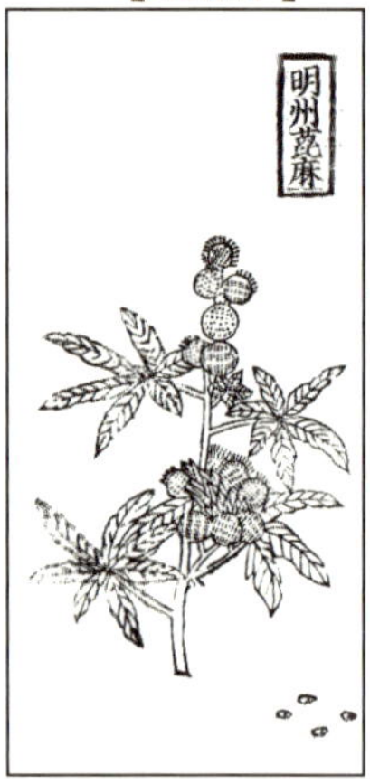

图 1 图经（大）· 明州蓖麻

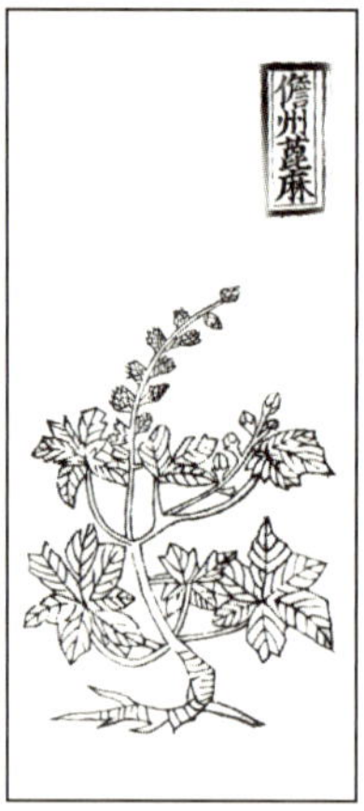

图 2 图经（大）· 儋州蓖麻

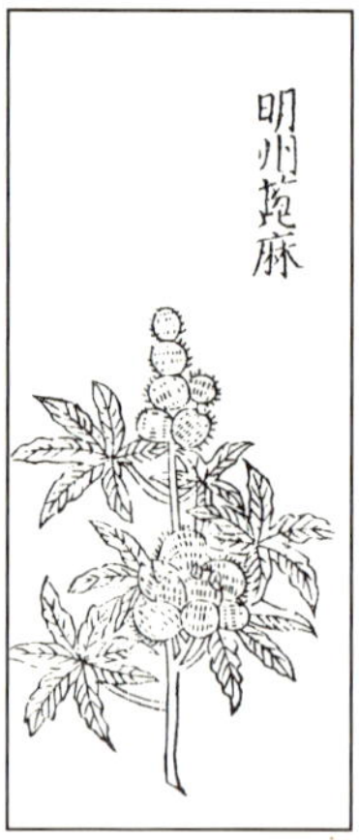

图 3 图经（政）· 明州蓖麻

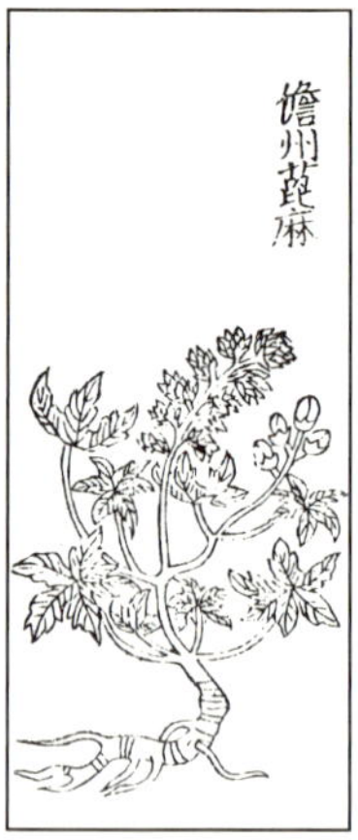

图 4 图经（政）· 儋州蓖麻

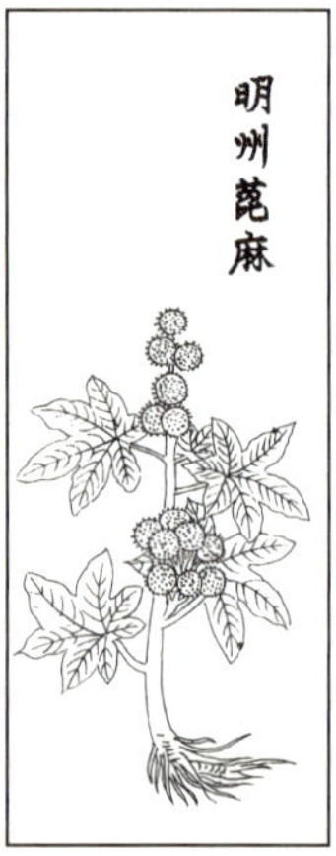

图 5 图经（绍）· 明州蓖麻

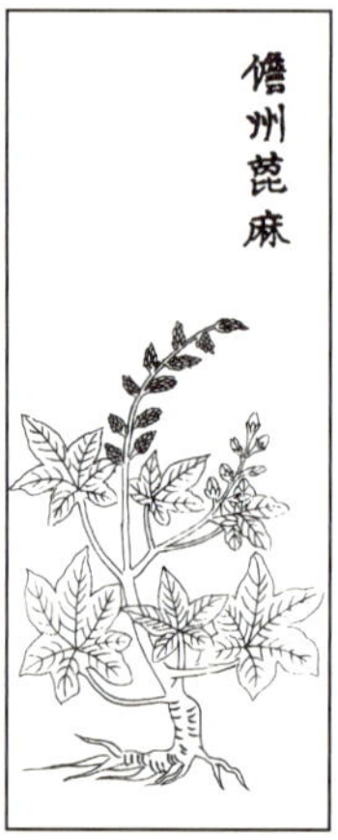

图 6 图经（绍）· 儋州蓖麻

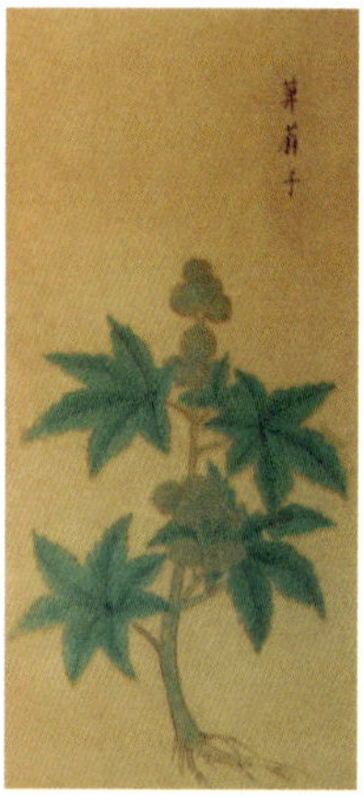

图 7 履巉岩 · 蓖麻子

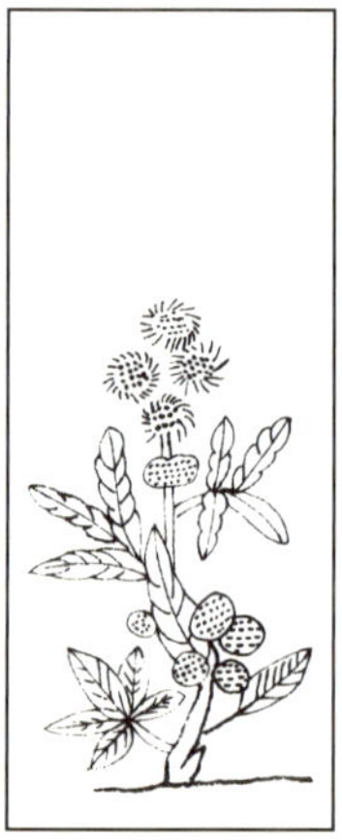

图 8 歌括 · 蓖麻子

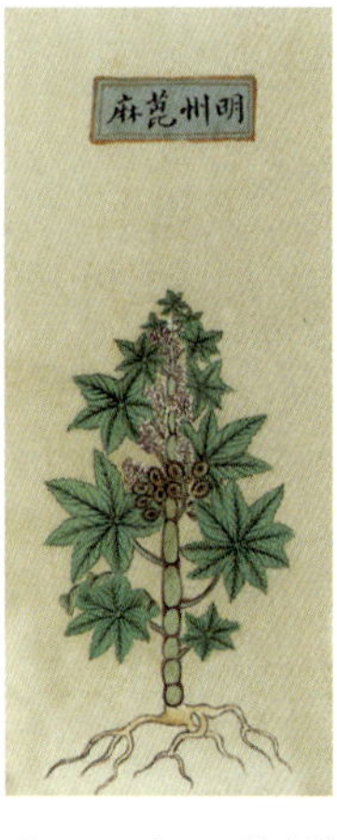

图 9 品汇 · 明州蓖麻

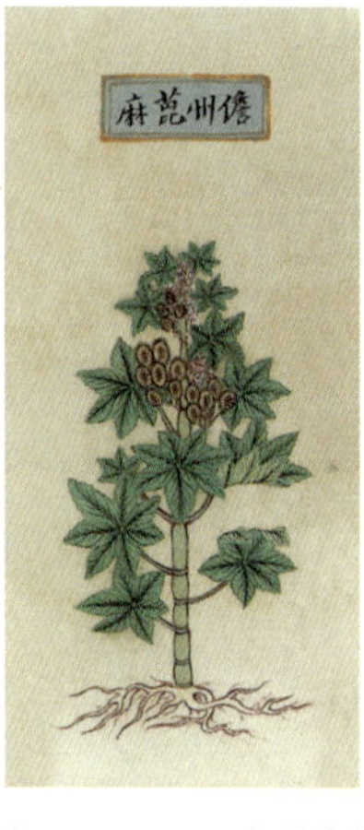

图 10 品汇 · 儋州蓖麻

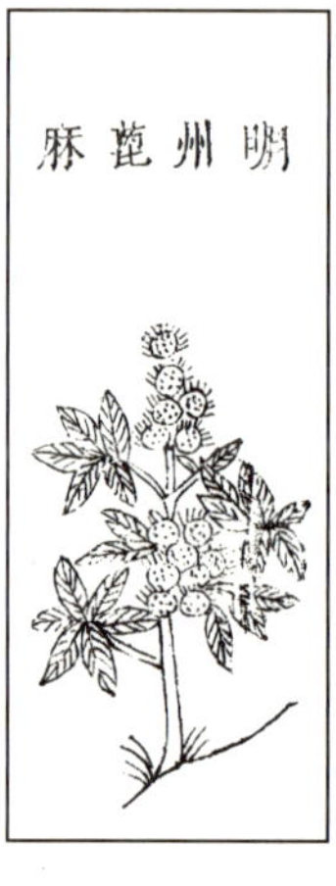

图 11 蒙筌 · 明州蓖麻

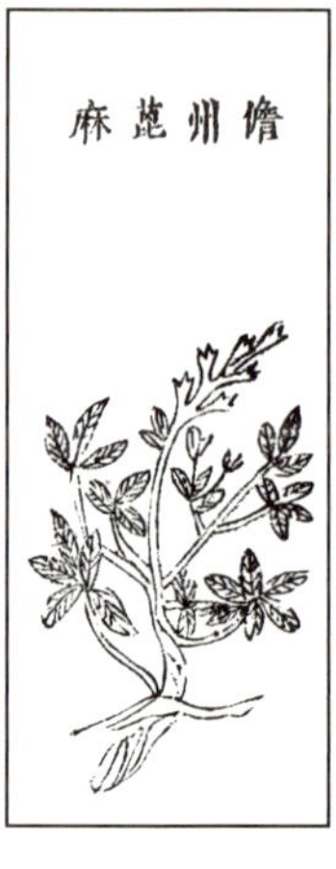

图 12 蒙筌 · 儋州蓖麻

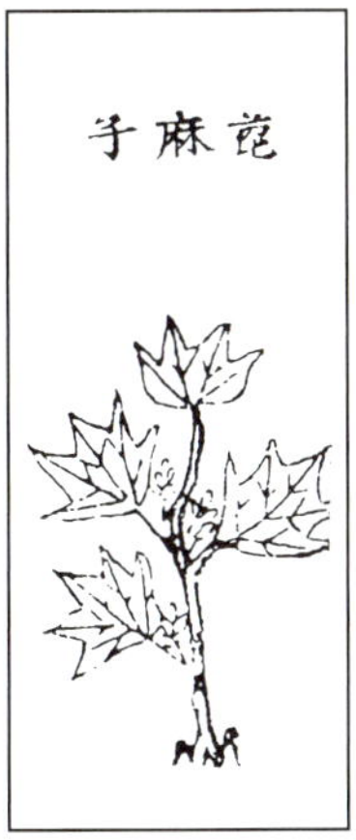

图 13　太乙・蓖麻子

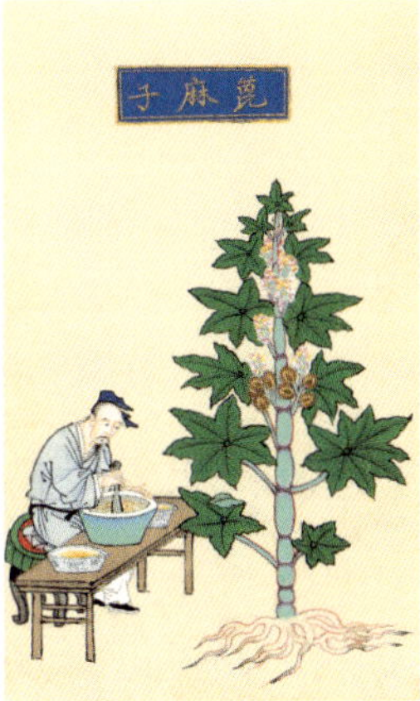

图 14　雷公・蓖麻子

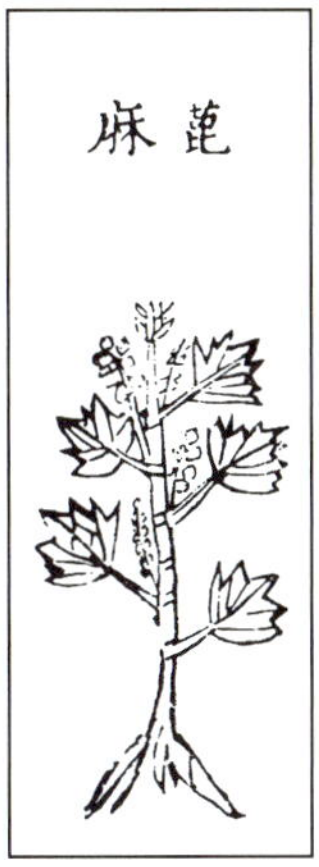

图 15　纲目（金）・蓖麻

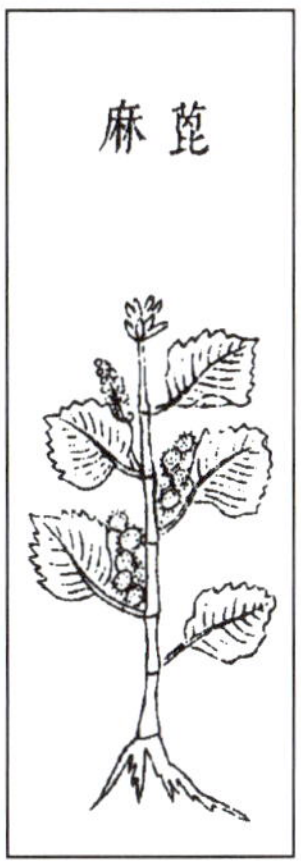

图 16　纲目（钱）・蓖麻

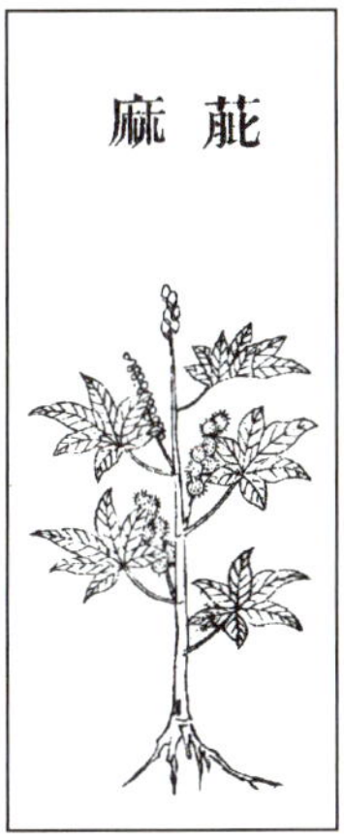

图 17　纲目（张）・蓖麻

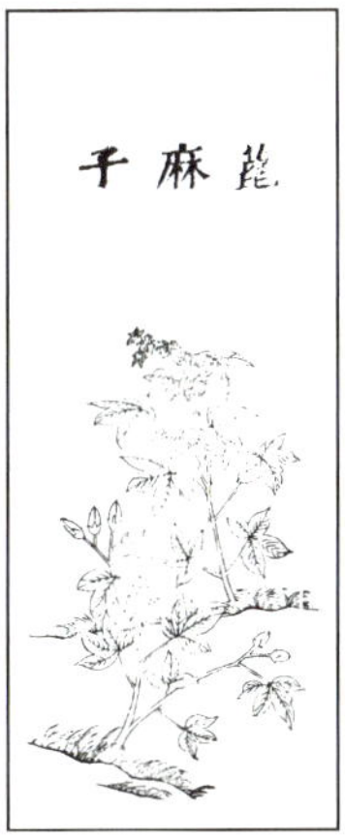

图 18　三才・蓖麻子

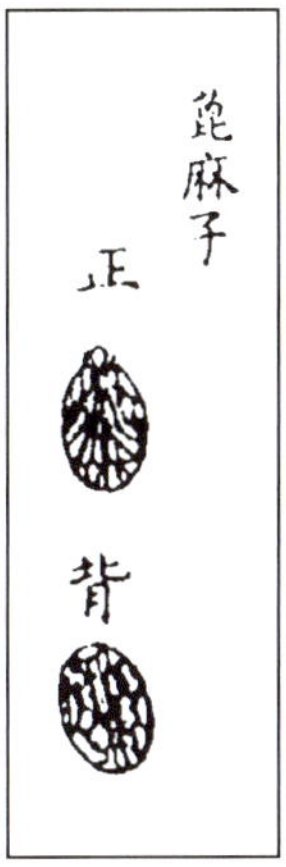

图 19　原始・蓖麻子

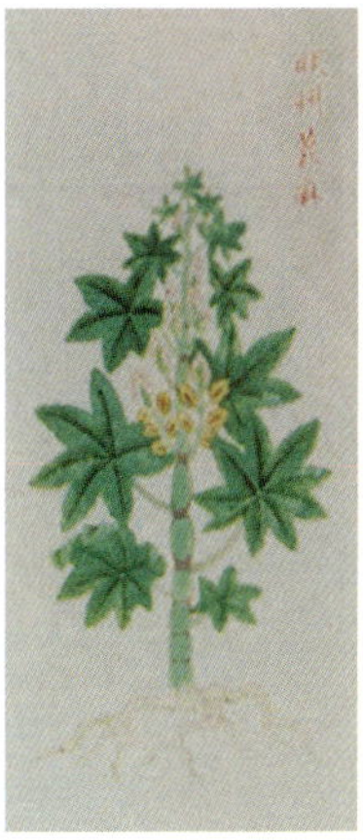

图 20　金石・明州蓖麻

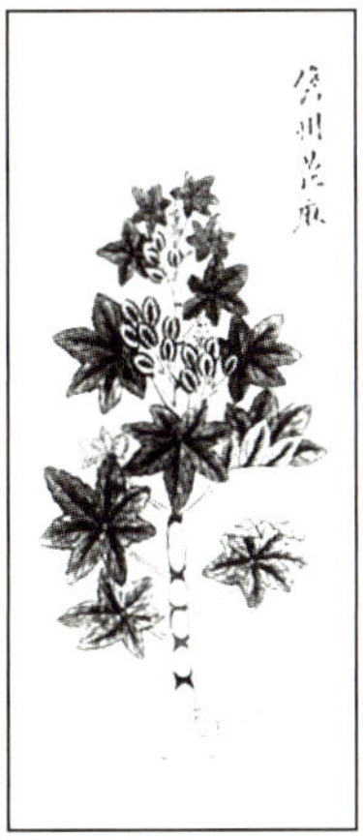

图 21　金石・儋州蓖麻

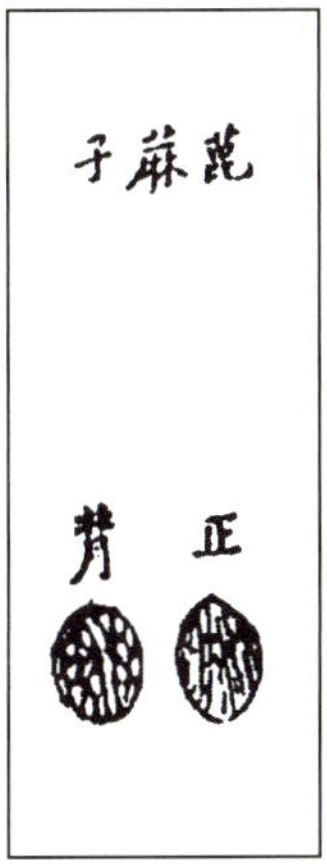

图 22　汇言・蓖麻子

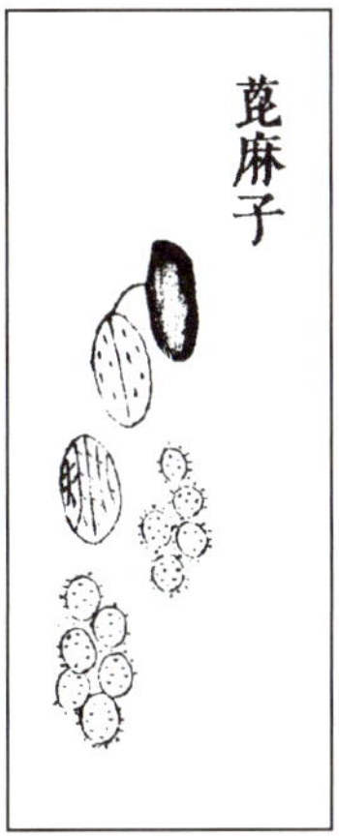

图 23　本草汇・蓖麻子

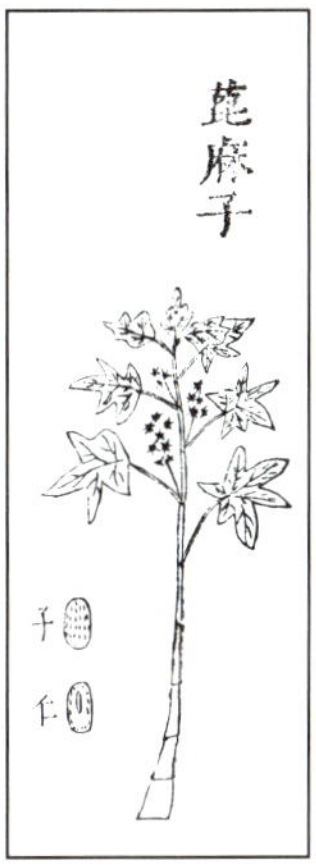

图 24　类纂・蓖麻子

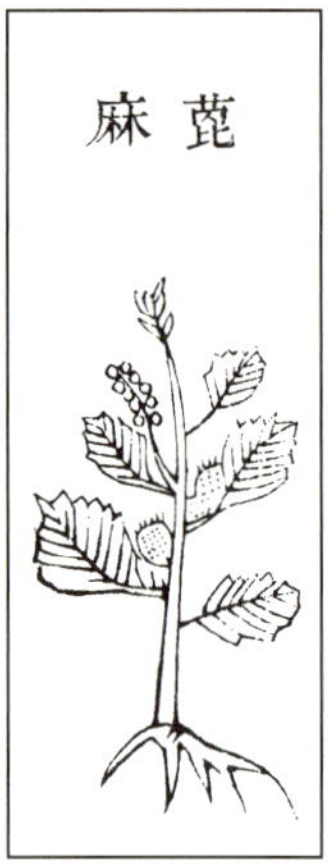

图 25 备要·蓖麻

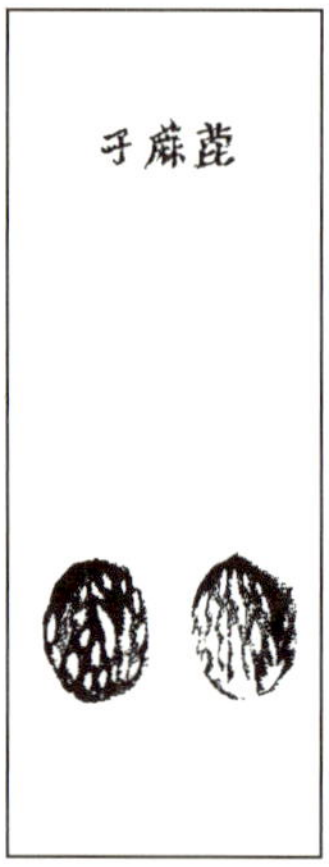

图 26 求真·蓖麻子

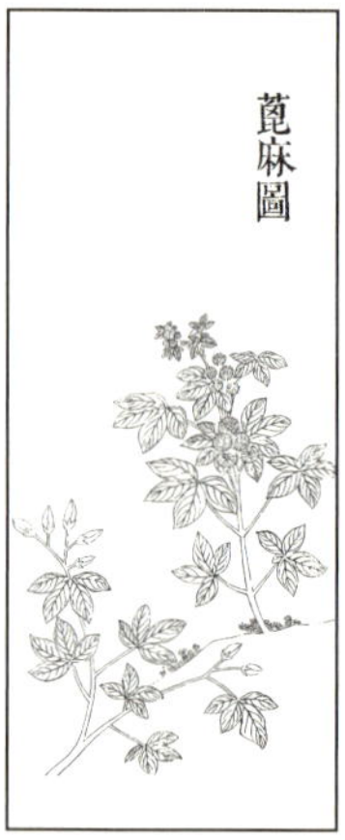

图 27 草木典·蓖麻图

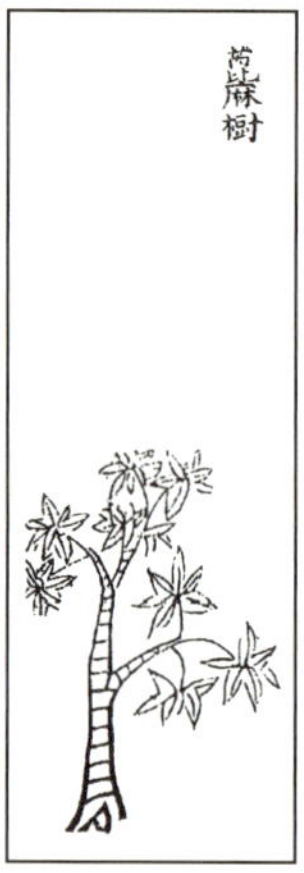

图 28 便方·蓖麻树

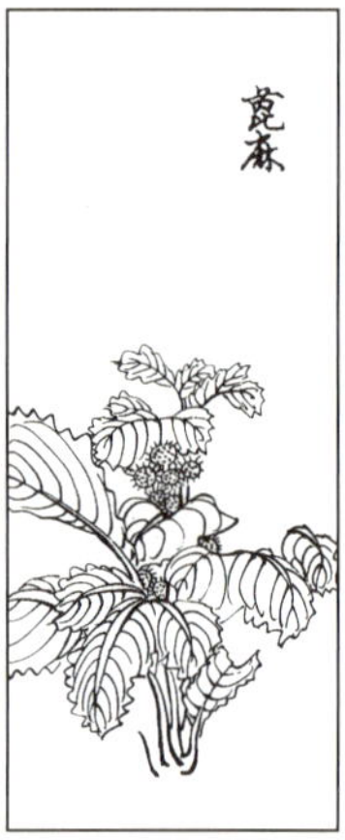

图 29 图说·蓖麻

本品29图，取自23书，其中6幅彩图。有承继关系的图可分4个书类。

《本草图经》：该书2图。“明州蓖麻”“儋州蓖麻”图依次分别存于《大观》（图1、2）、《政和》（图3、4）、《绍兴》（图5、6）。此三传本药图基本一致。今以《政和》图3、图4为《图经》图的代表。

仿绘《图经》2图的墨线图有：《本草歌括》“蓖麻子”（图8）仿绘时加以简化，并增添土地背景。《本草蒙筌》“明州蓖麻”（图11，增加根部与土地背景）、“儋州蓖麻”（图12，仿绘时失真太多）。《三才图会》“蓖麻子”（图18）将《图经》2幅蓖麻图合绘于一图中，再加修饰，增绘土地背景。《古今图书集成·草木典》“蓖麻图”（图27）又仿绘《三才》图18，稍加修饰，消除部分土地背景。

《本草品汇精要》：该书2图（图9、10），虽然袭取《图经》2图之名，但实际重绘。《补遗雷公炮制便览》“蓖麻子”（图14）的右侧植株，系仿绘《品汇》“明州蓖麻”（图9），另一半为原创炮制图。《金石昆虫草木状》图20、图21分别仿绘自《品汇》同名图（图9、10）。

《本草纲目》（金陵本）：该书“蓖麻”（图15）为原创图。仿绘者有《纲目》钱本图16，叶形由深裂改绘为细锯齿。《纲目》张本图17又在钱本图16的基础上将叶改为掌状裂。《本草备要》图25仿绘钱本图16。《本草简明图说》“蓖麻”（图29）师钱本图16之意，但将叶片绘成白菜样，严重失真。

《本草原始》：该书“蓖麻子”（图19）的仿绘者有《本草汇言》图22、《本草汇》图23（该图另增绘从《纲目》钱本图16植物图上截取而来的蓖麻果实）。《本草纲目类纂必读》图24除仿绘《原始》图19外，还改绘《纲目》金陵本图15。《本草求真》图26则直接仿绘《原始》图19。

以上29图中，除外19幅半仿绘图，原创图尚有9幅半（图3、4、7、9、10、13、14、15、19、28），详见下“鉴药”项。

【文录】

题·刘宋《雷公炮炙论》（见《证类》卷11“蓖麻子”） 雷公云：使，勿用黑天赤利子，缘在地蒌上生，是颗两头尖有毒。药中不用。其蓖麻子，形似巴豆，节节有黄黑斑点。

唐《唐本草》（同上）《唐本》注云：此人间所种者，叶似大麻叶而甚大，其子如蜱（音卑），又名萆麻。今胡中来者，茎赤，树高丈余，子大如皂荚核，用之益良。

后蜀《蜀本草》（同上）《蜀本》:《图经》云：树生，叶似大麻大数倍，子壳有刺，实大于巴豆，青黄色斑，夏用茎、叶，秋收子，冬采根，日干。胡中来者，茎、子更倍大。所在有之。又云：叶似葎草而厚大。茎赤，有节如甘蔗。

宋《本草图经》（同上）《图经》曰：夏生苗，叶似葎草而厚大。茎赤有节如甘蔗，高丈许。秋生细花，随便结实，壳上有刺，实类巴豆，青黄斑褐，形如牛蜱，故名。

宋·寇宗奭《本草衍义》卷12“蓖麻子” 作朵生，从下旋旋开花而上，从下结子，宛如牛身之蜱。

明《本草纲目》卷17“蓖麻”【释名】【时珍曰】蓖亦作螕。螕，牛虱也。其子有麻点，故名蓖麻。【集解】【时珍曰】其茎有赤有白，中空。其叶大如瓠叶，每叶凡五尖。夏秋间桠里抽出花穗，累累黄色。每枝结实数十颗，上有刺，攒族如猬毛而软。凡三四子合成一颗，枯时劈开，状如巴豆，壳内有子大如豆。壳有斑点。状如牛螕。再去斑壳，中有仁，娇白如续随子仁，有油，可作印色及油纸。子无刺者良，子有刺者毒。

【鉴药】

“蓖麻子”首出于《唐本草》。或云本品首出《雷公炮炙论》。但《炮炙论》的年代至今未能确定究竟是刘宋还是唐代。此外《炮炙论》偏于制药，不能像综合性本草一样全面反映药物内容，故一般还是以《唐本草》作为首出比较稳妥。李时珍释其名曰：“蓖亦作螕。螕，牛虱也。其子有麻点，故名蓖麻。”本品种子有小毒，故《唐本草》仅载内服“主水癥”。叶、油均可外用。李时珍记载其油尚“可作印色及油纸”。当今在工业上用途很广，为经济作物之一。

本品为常见物品，特点也很明确，其叶形、种子形状最引人注目。《唐本草》云：“此人间所种者，叶似大麻叶而甚大，其子如蜱，又名萆麻。今胡中来者，茎赤，树高丈余，子大如皂荚核，用之益良。”唐本《图经》(《蜀本草》引）云：“树生，叶似大麻大数倍，子壳有刺，实大于巴豆，青黄色斑”《雷公炮炙论》云：“其蓖麻子，形似巴豆，节节有黄黑斑点。”《蜀本草》云：“叶似葎草而厚大。茎赤，有节如甘蔗。”宋《本草图经》之言多转述前人所云。寇宗奭则云：“作朵生，从下旋旋开花而上，从下结子，宛如牛身之螕。”此言其开花结实的习性。李时珍云：“其茎有赤有白，中空。其叶大如瓠叶，每叶凡五尖。夏秋间桠里抽出花穗，累累黄色。每枝结实数十颗，上有刺，攒族如猬毛而软。凡三四子合成一颗，枯时劈开，状如巴豆，壳内有子大如豆。壳有斑点。状如牛螕。再去斑壳，中有仁，娇白如续随子仁，有油。”李氏对其花实可谓观察入微。综上所述，此即大戟科蓖麻属植物蓖麻 *Ricinus communis* L.。本品在温暖地区生长者，往往成多年生灌木状，其栽培品的形态变异也很大。故《唐本草》提到从“胡中来者,茎赤,树高丈余,子大如皂荚核”，其体型较大，但植物种仍属一种。

1.《本草图经》：该书2图。“明州蓖麻”（图3）绘一果枝。叶掌状深裂。果实表面具有软刺。此即蓖麻*R. communis*。明州即今浙江宁波。“儋州蓖麻”（图4）叶形同明州蓖麻，但仅有花序，尚未结果，皆为蓖麻。儋州即今海南省儋州市。

2.《履巉岩本草》：该书“蓖麻子”（图7）为写生手绘图。其叶形、果实均表明基原为蓖麻*R. communis*。

3.《本草品汇精要》：该书2图，图名袭用《图经》2图，但图形则或据实物写生得来。“明州蓖麻”（图9）茎粗壮有节，叶掌状深裂，上花、下果，即寇宗奭所云“作朵生，从下旋旋开花而上，从下结子”。“儋州蓖麻”（图10）与图9同形，均为蓖麻*R. communis*。

4.《太乙仙制本草药性大全》：该书“蓖麻子”（图13）简单粗糙。绘一茎直上，叶有深裂，叶腋有小型总状花序。可见其示意为蓖麻*R. communis*。

5.《补遗雷公炮制便览》：该书“蓖麻子”（图14）为原植物与炮制法合绘于一图。右侧植物系仿绘已见“品图”所述。此炮制法乃据《雷公炮炙论》所示法绘制。雷公法为：“凡使先须和皮用盐汤煮半日，去皮取子，研过用。”故其图绘一人手持研磨棒在大研钵中研磨蓖麻子。

6.《本草纲目》（金陵本）：该书“蓖麻”（图15）与《太乙仙制本草药性大全》图13的叶片先端均具有不规则的深裂，花序生于叶腋。但本图茎有节，茎顶处理比《太乙仙制》图13更合乎植物实体。

7.《本草原始》：该书“蓖麻子”（图19）分正背面写生绘制了2粒蓖麻的种子。其斑纹描绘精细逼真，可知乃蓖麻*R. communis*种子。

8.《草木便方》：该书“蓖麻树”（图28）绘一棵树，有节，叶掌状深裂。未绘花序及果实。此图绘于四川。在岭南、西南某些温热地区蓖麻可以为灌木状，高达5米。

故此图称“蓖麻”树是完全可以的。

【小结】

“蓖麻子”于唐代进入主流本草。本品很少作为内服药，但其油可外涂或用于作印色及油纸等使用。本品常见易得，特点突出，故历代本草记其形状甚详，为大戟科植物蓖麻*Ricinus communis* L.。《本草图经》《履巉岩本草》《本草品汇精要》等书均有较好的写生图。

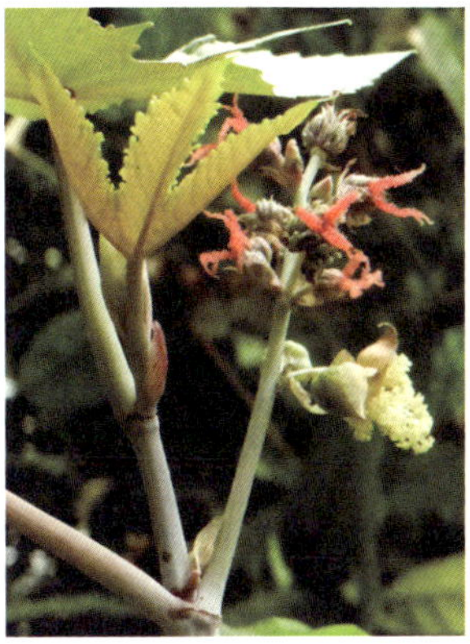

图 30　蓖麻 *Ricinus communis* 花枝

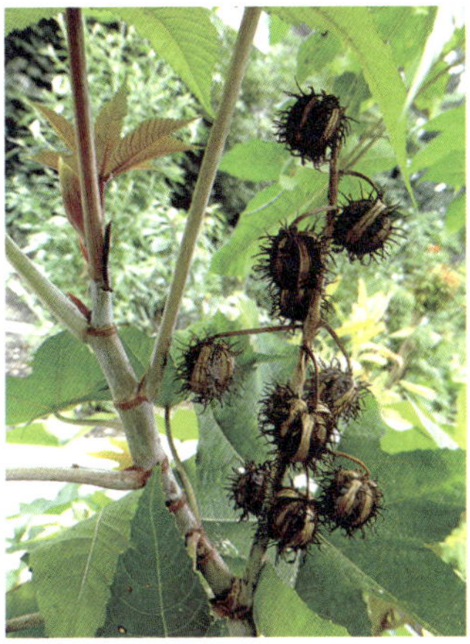

图 31　蓖麻 *R. communis* 果枝

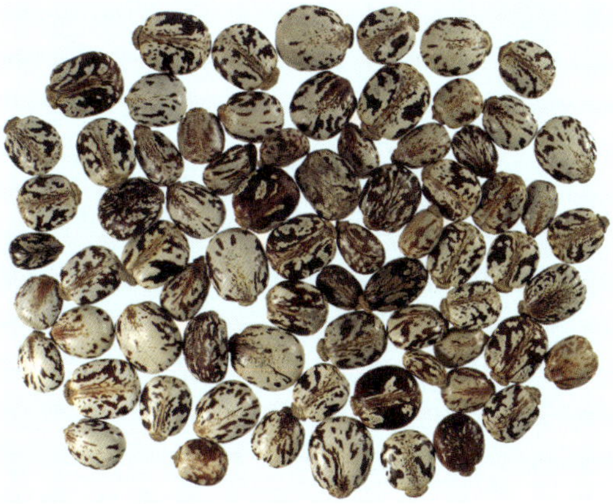

图 32　蓖麻子

17-14　博落回

【品图】

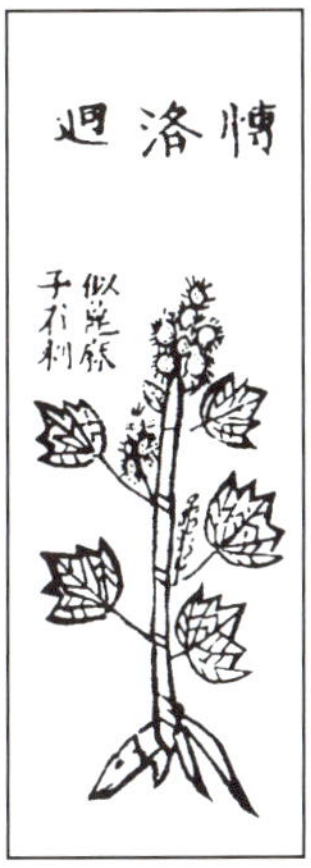

图 1　纲目（金）· 博洛回

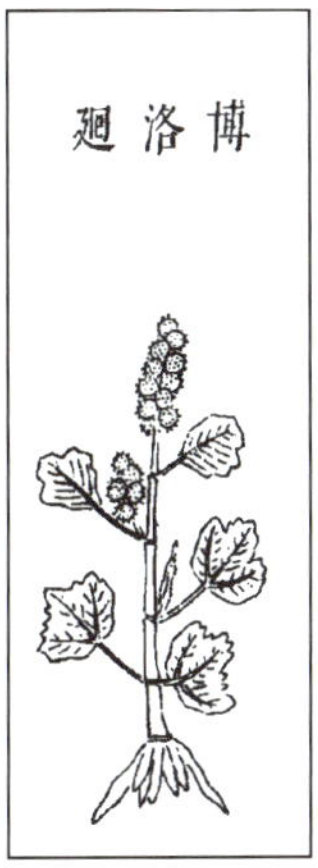

图 2　纲目（钱）· 博洛回

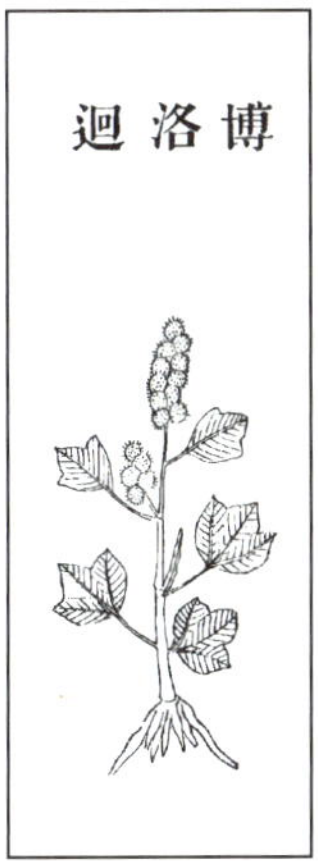

图 3　纲目（张）· 博洛回

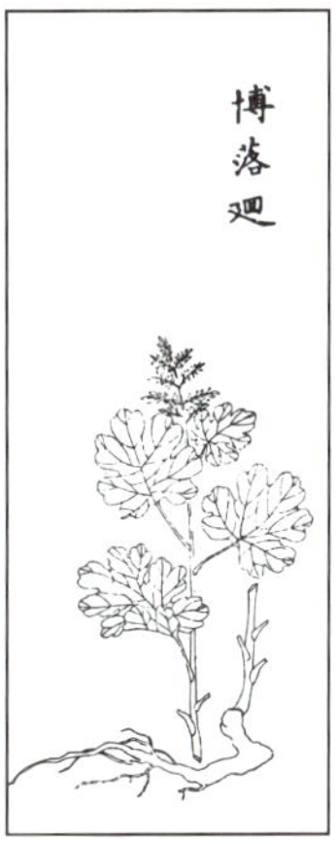

图 4　质问 · 博落回

本品4图，取自4书。有承继关系的图仅1个书类。

《本草纲目》(金陵本)：该书“博落回”(图1)的仿绘者有《纲目》钱本图2，叶缘深裂改变为浅缺刻。《纲目》张本图3在钱本图2的基础上将叶缘改为三裂。

以上4图中，除外2幅仿绘图，原创图尚有2幅(图1、4)，详见下“鉴药”项。

【文录】

唐《本草拾遗》(见《证类》卷8“博落回”) 陈藏器云……生江南山谷。茎、叶如萆麻，茎中空，吹作声如博落回，折之有黄汁，药人立死，不可入口也。

唐《酉阳杂俎》卷19“落回” 一曰博落回。有大毒，生江淮山谷中。茎叶如麻，吹做声如勃逻回，因名之。

琉球《质问本草》外篇卷4“博落回” 生荒野中，苗高三尺许，五六月开花，八九月结实。博落回茎叶如蓖麻，茎中空，吹之作声如博落回，折之有黄汁。药人立死，不可轻用。博落回，只可作染色用，不堪入药。

清《植物名实图考长编》卷14“博落回” 今江西广饶间极多，生河滨荒阜，非山草也。轻生者服之立毙……亦呼为勃勒回云……湖南长沙亦多，土名号筒草，知其有声，不知其有毒，是以无服之者。四五月有花在梢间，长四五分，色白，不开放，微似南天烛。

【鉴药】

“博落回”首见于《本草拾遗》。《本草纲目》将其作为“蓖麻”附录药，未立正条。陈藏器云：“茎中空，吹作声如博落回。”故名。《拾遗》载本品“有大毒。主恶疮瘿根，瘤赘，瘜肉，白癜风，蛊毒，精魅溪毒”等，后世民间或用作草药，医方罕见此名。

关于本品的形态，陈藏器云：“生江南山谷。茎、叶如萆麻，茎中空，吹作声如博落回，折之有黄汁。”《质问本草》在转述陈藏器语的同时，补充“苗高三尺许，五六月开花，八九月结实……只可作染色用，不堪入药”。《植物名实图考长编》云：“四五月有花在梢间，长四五分，色白，不开放，微似南天烛。”据以上记载，本品即罂粟科博落回属植物博落回*Macleaya cordata*(Willd.) R. Br.［*Bocconia cordata* Willd.］或小果博落回*Macleaya microcarpa*(Maxim.) Fedde［*Bocconia microcarpa* Maxim.］。[1]

1.**《本草纲目》(金陵本)**：该书“博落回”(图1)有图注“似蓖麻子，有刺”。其图中的茎叶与同书“蓖麻”图多同(见上药图15)。更有甚者，本图茎顶有类似蓖麻的果实。其实本品的叶与蓖麻叶有很大的不同，其分裂或深或浅，裂片形状甚多，或方或圆，与蓖麻的分裂几达中部，裂片顶端急尖或渐尖不同。故此图只能说是画

---

1 国家中医药管理局《中华本草》编委会：《中华本草》(3)，上海：上海科学技术出版社，1999：655-656.

士据文字“似蓖麻子”想象绘成。

2.《质问本草》：该书“博落回”（图2）为写生绘图。植株高大，故图中分段截取绘图。其茎无节。叶片近圆形，有7个左右的深裂，裂片形状不规则，边缘波状，基出脉5，侧脉2对。花序为型圆锥花序顶生。此即罂粟科植物博落回*Macleaya cordata*。将此图与《纲目·附图》对照，就知道《附图》乃想象绘图。

【小结】

“博落回”为唐代药物。据《本草拾遗》所载形态、《质问本草》所附图形，可考本品即罂粟科植物博落回*Macleaya cordata*（Willd.）R. Br.或小果博落回*Macleaya microcarpa*（Maxim.）Fedde。

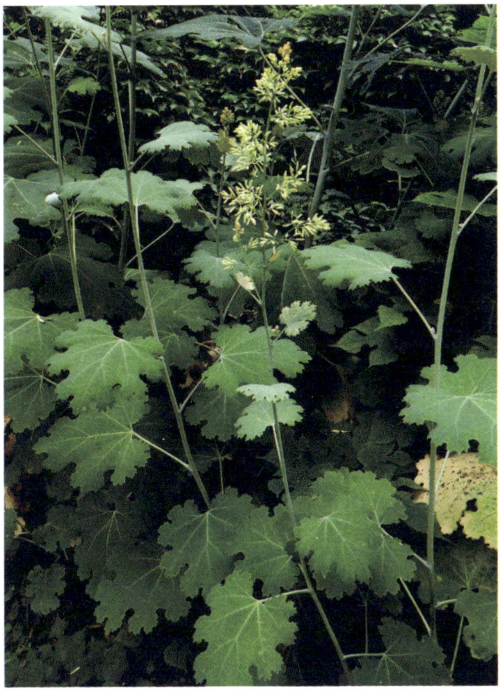

图5　博落回 *Macleaya cordata*

17-15 常山 蜀漆

【品图】

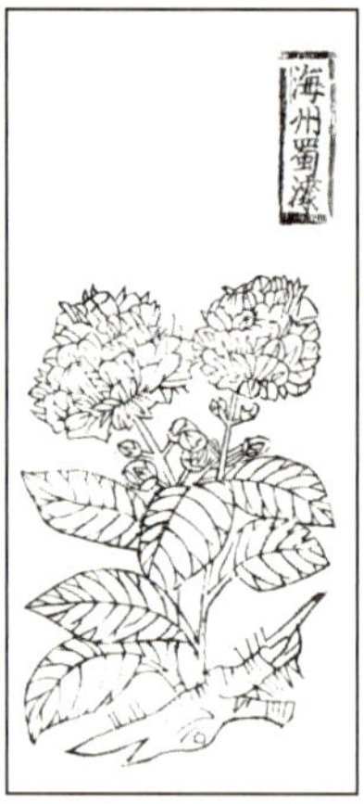

图1 图经（大）·海州蜀漆-1

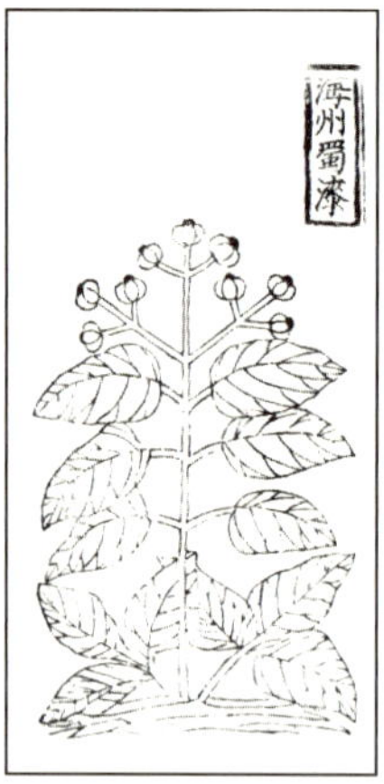

图2 图经（大）·海州蜀漆-2

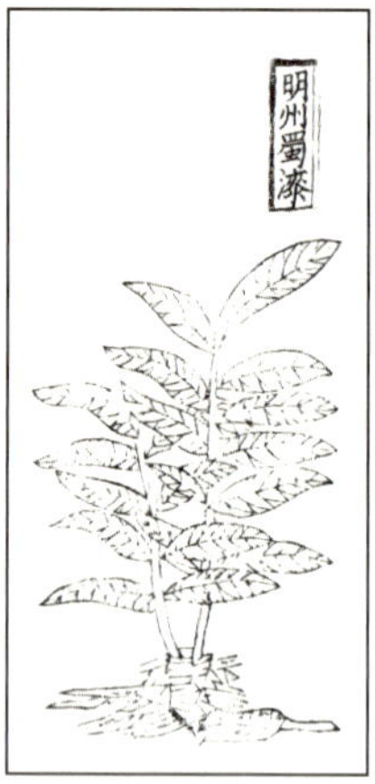

图3 图经（大）·明州蜀漆

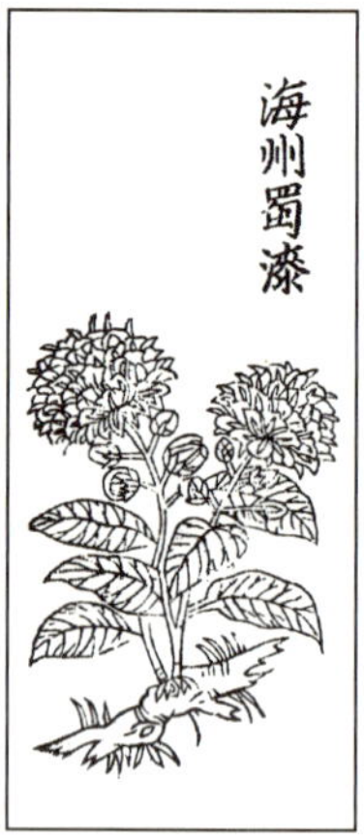

图4 图经（政）·海州蜀漆-1

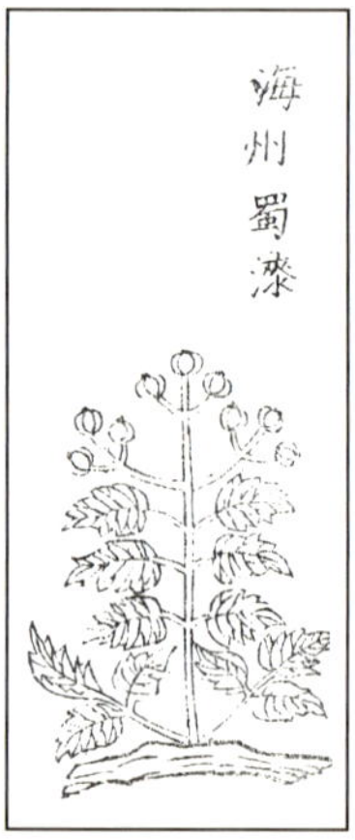

图5 图经（政）·海州蜀漆-2

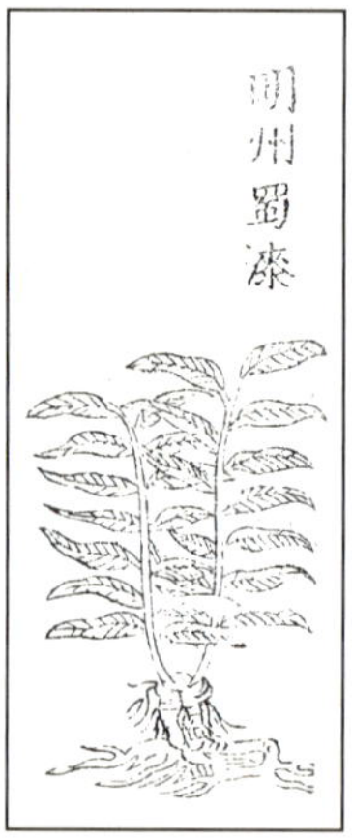

图6 图经（政）·明州蜀漆

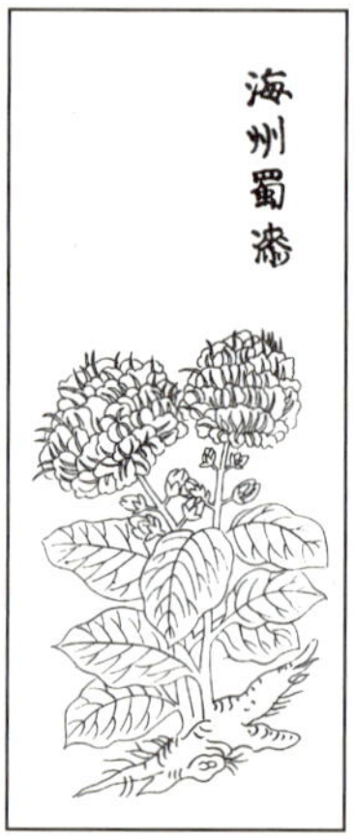

图7 图经（绍）·海州蜀漆-1

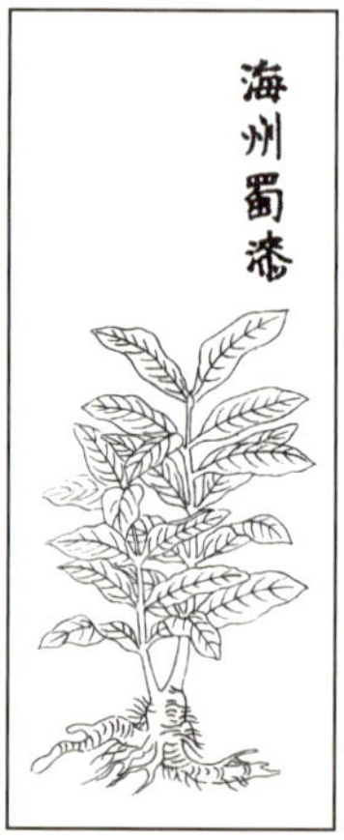

图8 图经（绍）·海州蜀漆-2

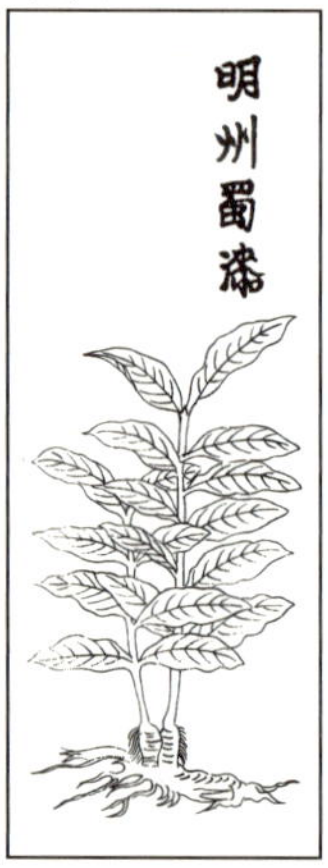

图9 图经（绍）·明州蜀漆

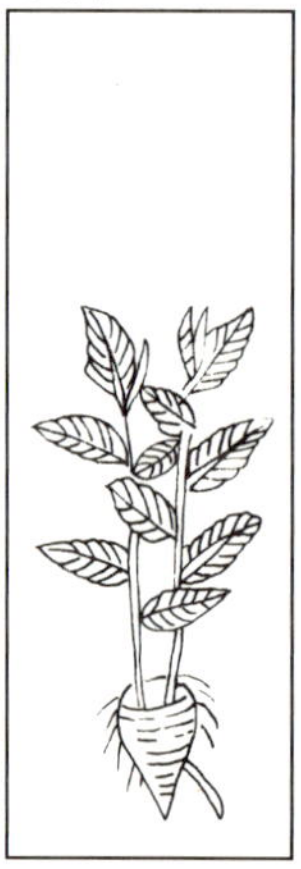

图10 歌括·常山

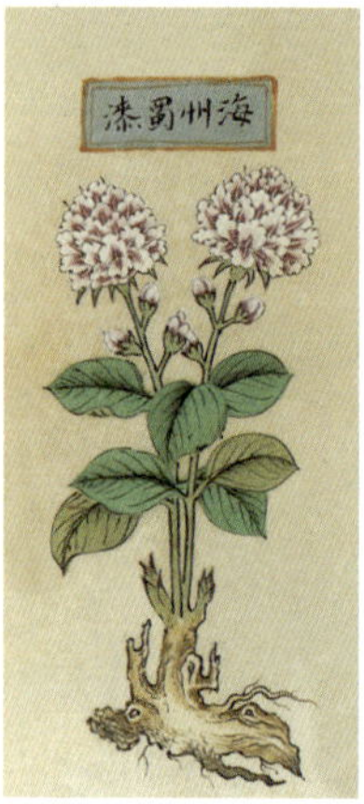

图11 品汇·海州蜀漆-1

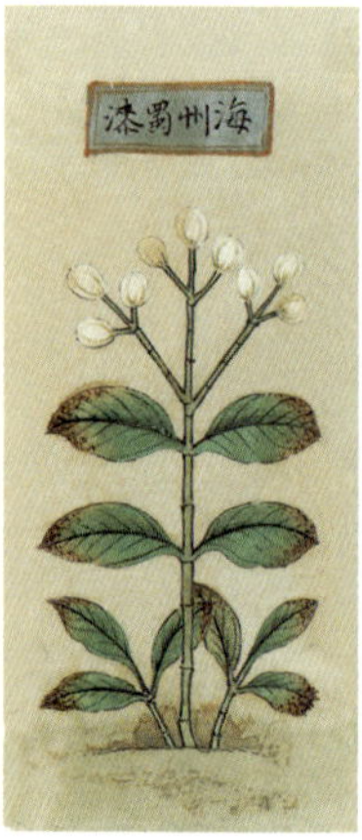

图12 品汇·海州蜀漆-2

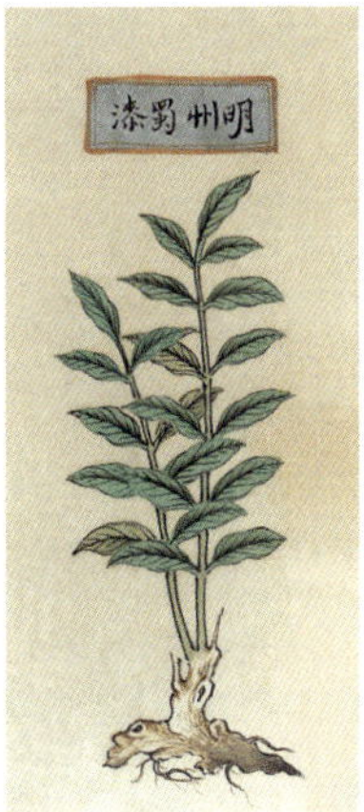

图 13　品汇·明州蜀漆

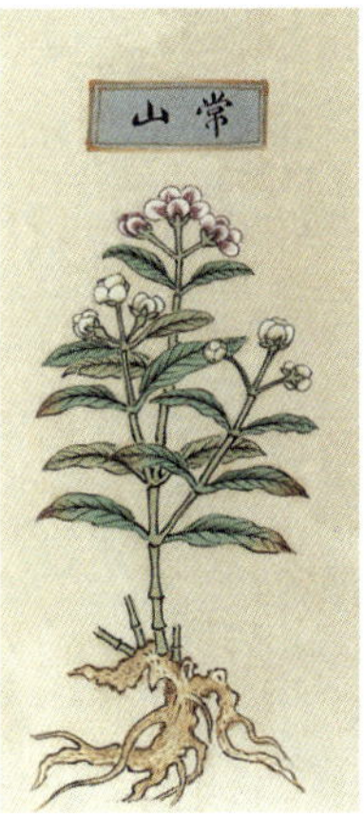

图 14　品汇·常山

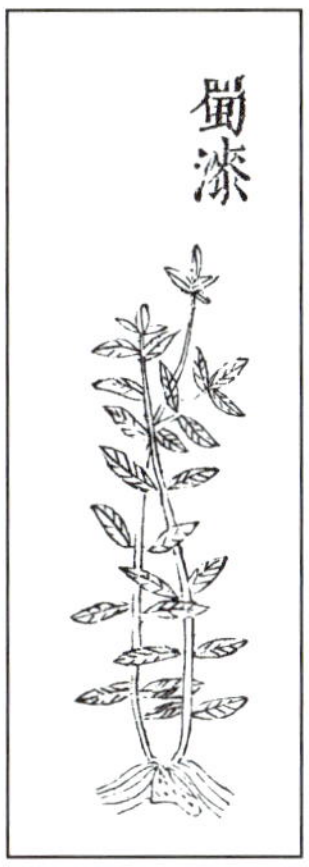

图 15　蒙筌·蜀漆

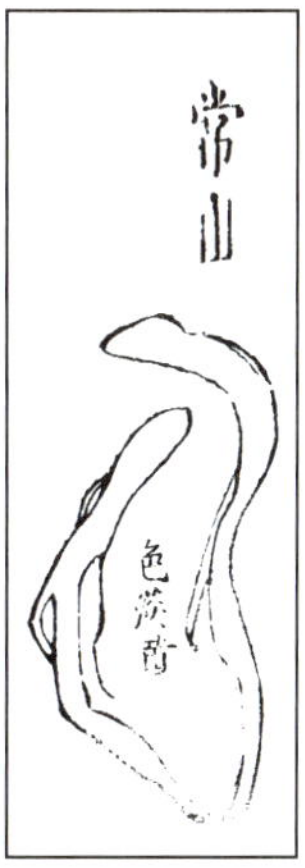

图 16　蒙筌·常山

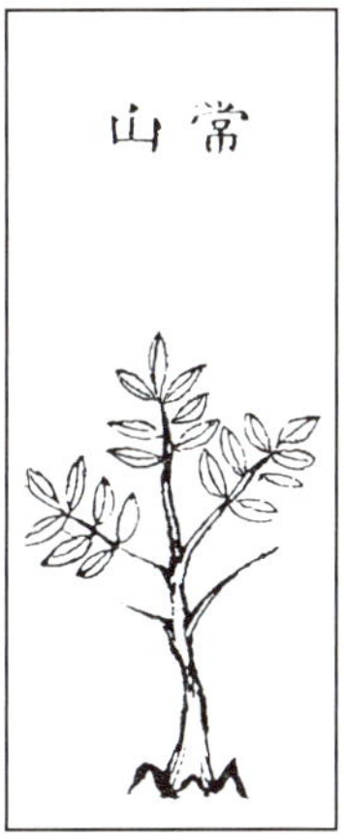

图 17　太乙·常山

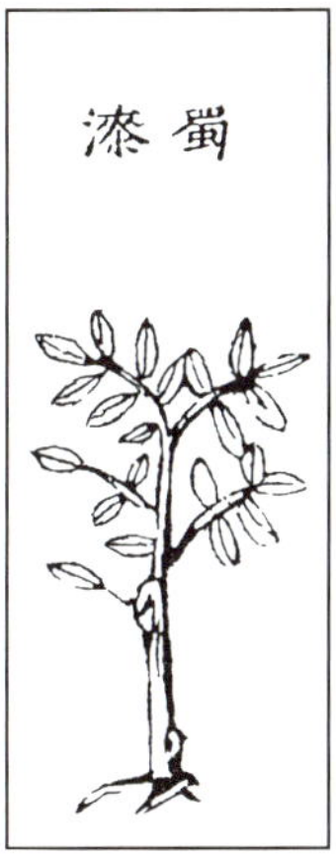

图 18　太乙·蜀漆

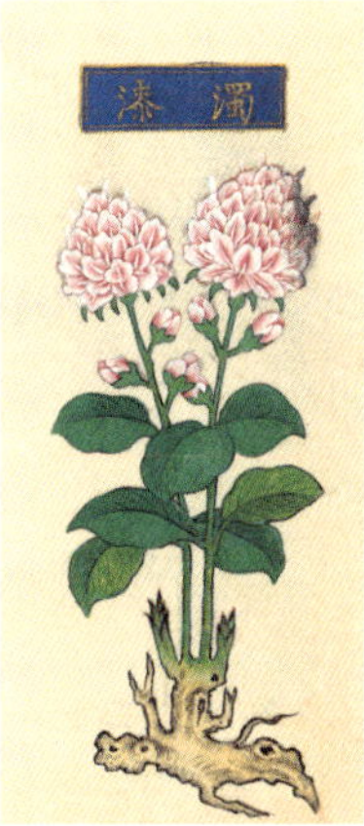

图 19　雷公·蜀漆

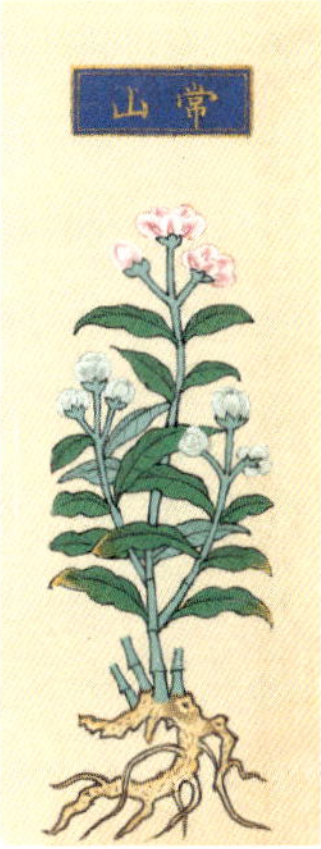

图 20　雷公·常山

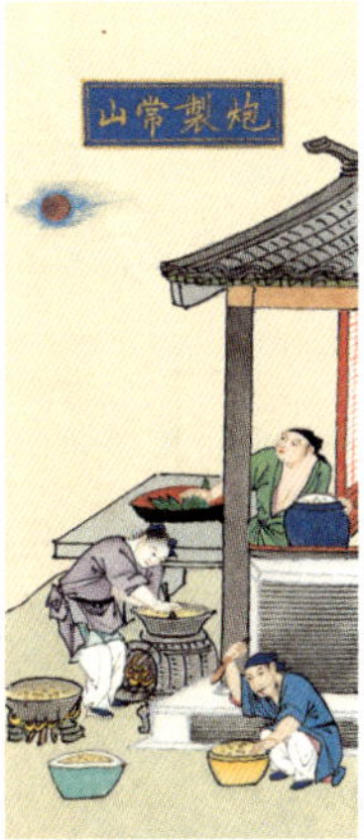

图 21　雷公·炮制常山

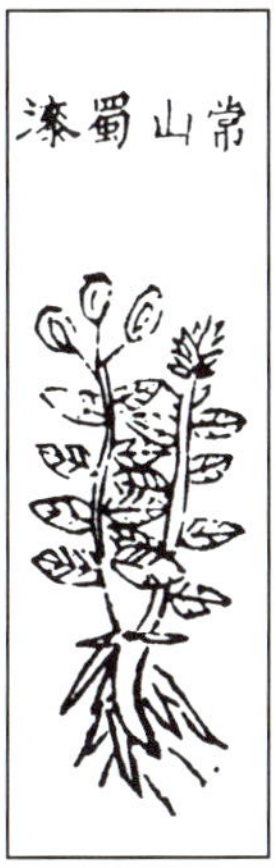

图 22　纲目（金）·常山蜀漆

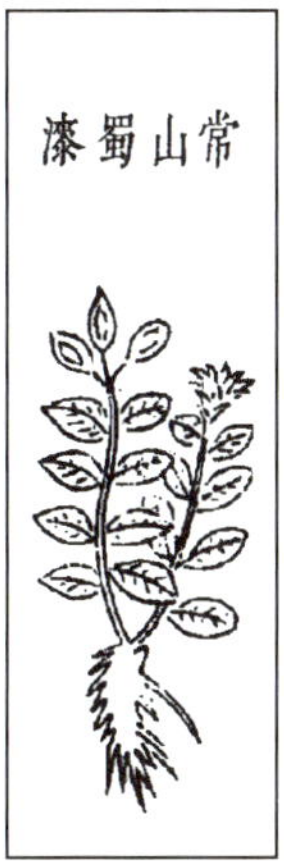

图 23　纲目（钱）·常山蜀漆

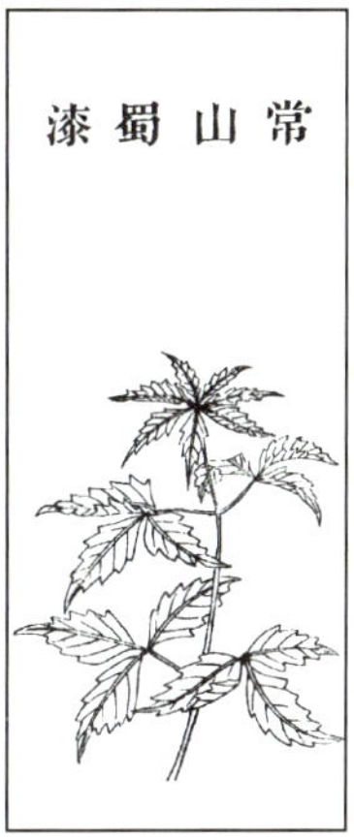

图 24　纲目（张）·常山蜀漆

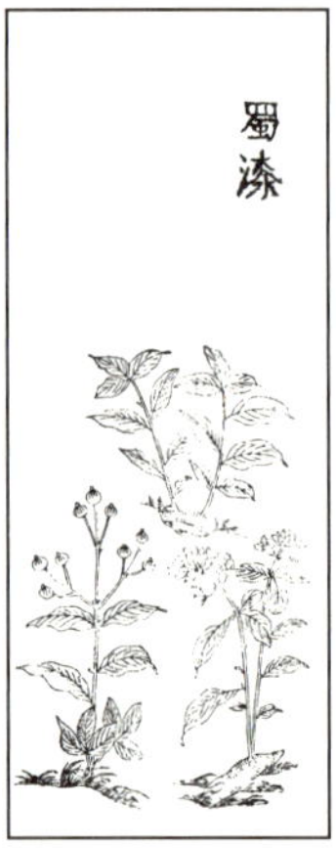

图 25　三才·蜀漆

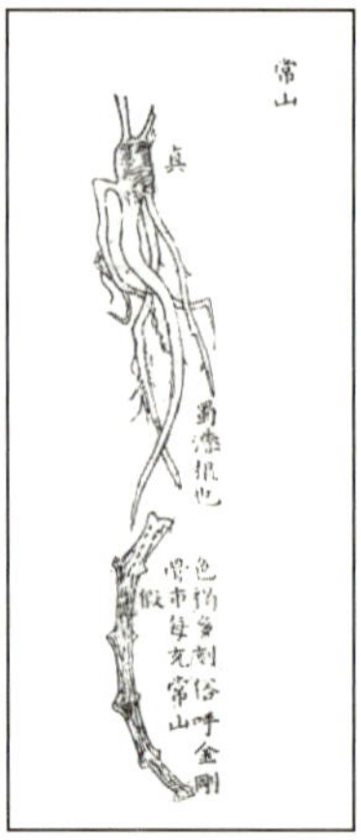

图 26　原始·常山

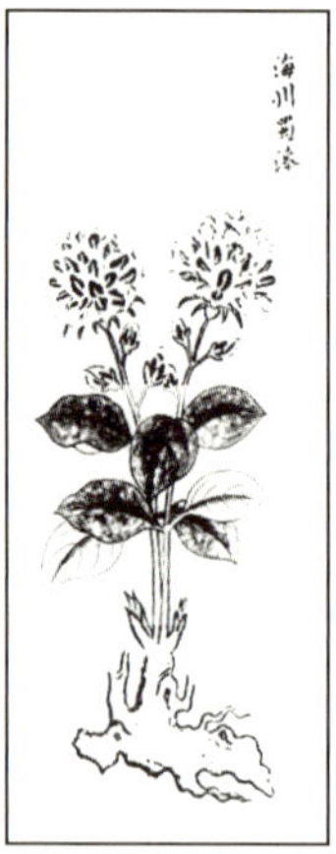

图 27　金石·海州蜀漆 -1

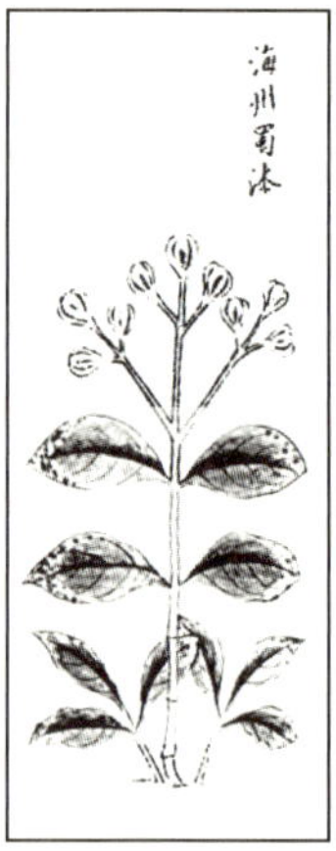

图 28　金石·海州蜀漆 -2

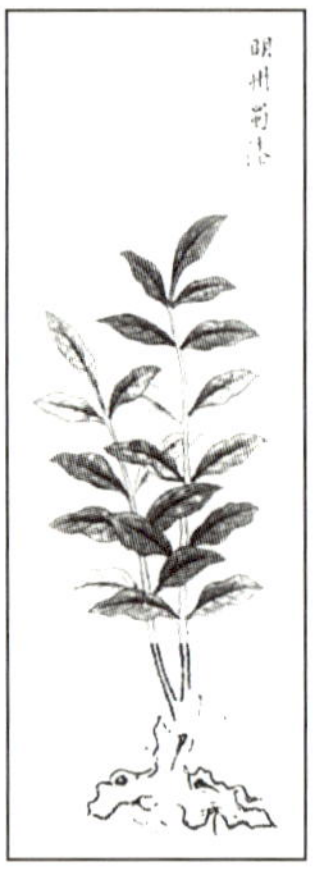

图 29　金石·明州蜀漆

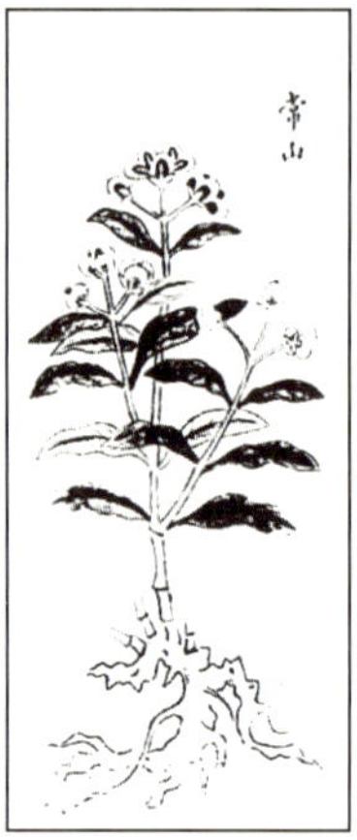

图 30　金石·常山

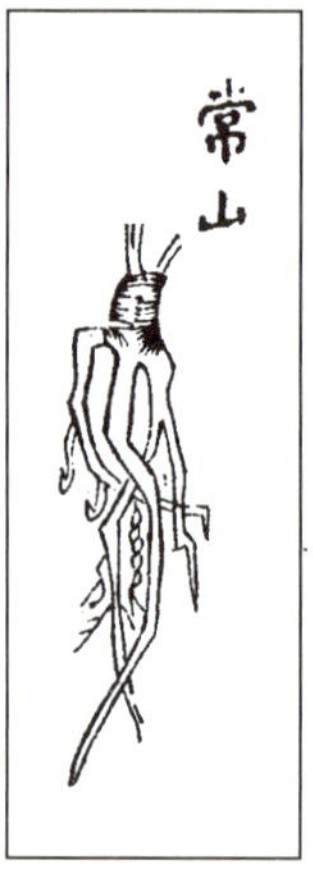

图 31　汇言·常山

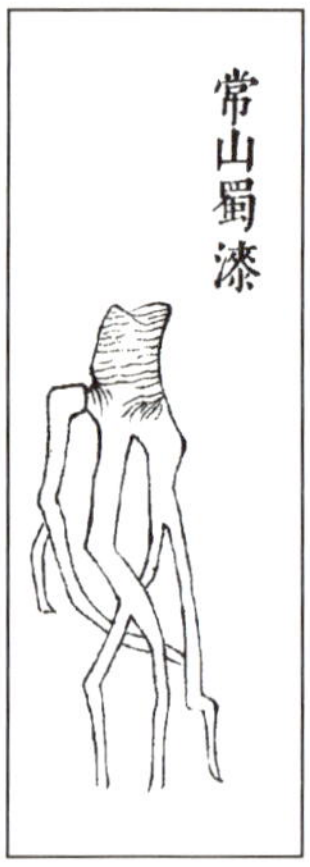

图 32　本草汇·常山蜀漆

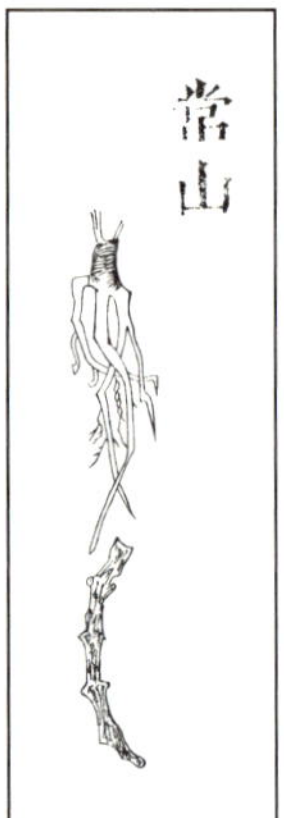

图 33　类纂·常山

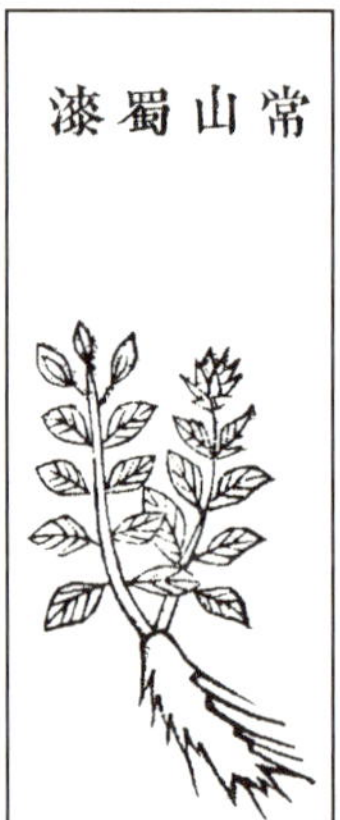

图 34　备要·常山蜀漆

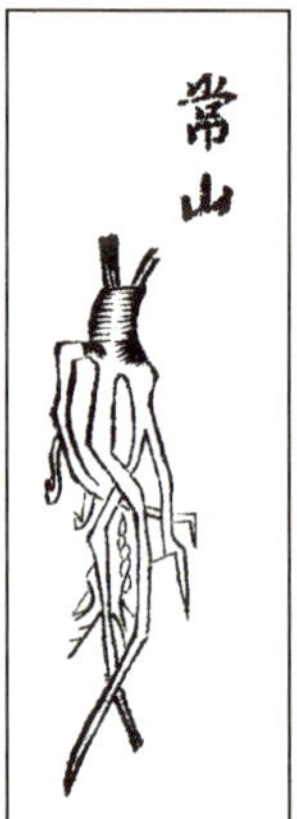

图 35　求真·常山

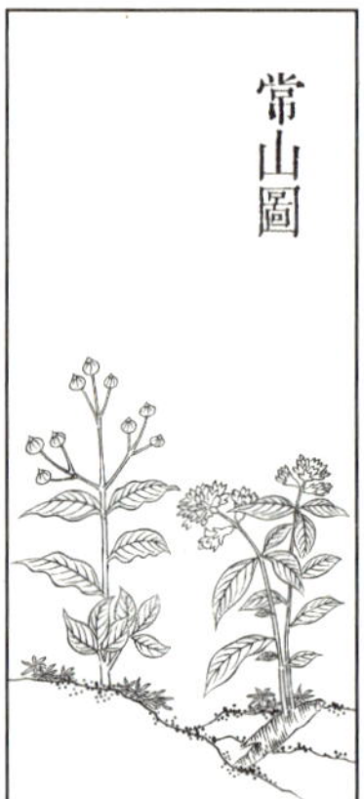

图 36　草木典·常山图

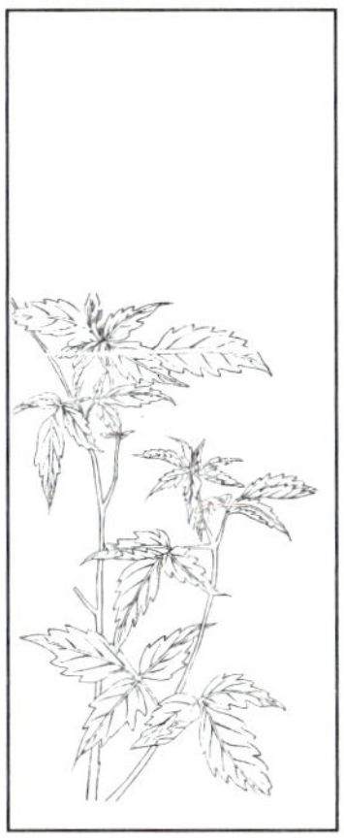

图 37　图考·常山

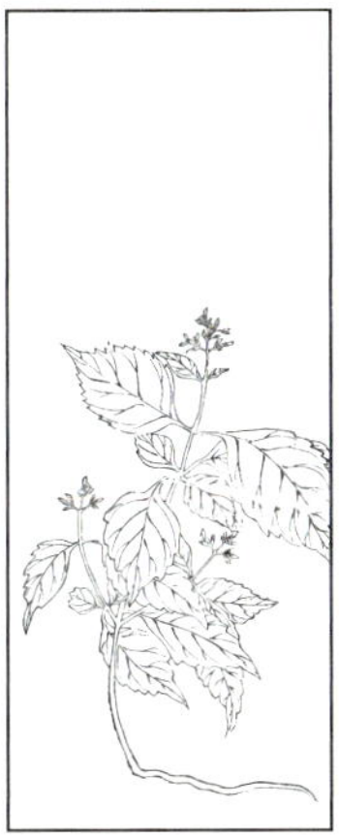

图 38　图考·土常山

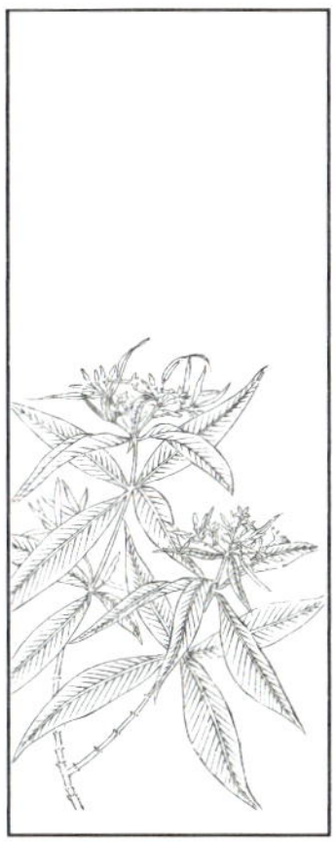

图 39　图考·鸡骨常山

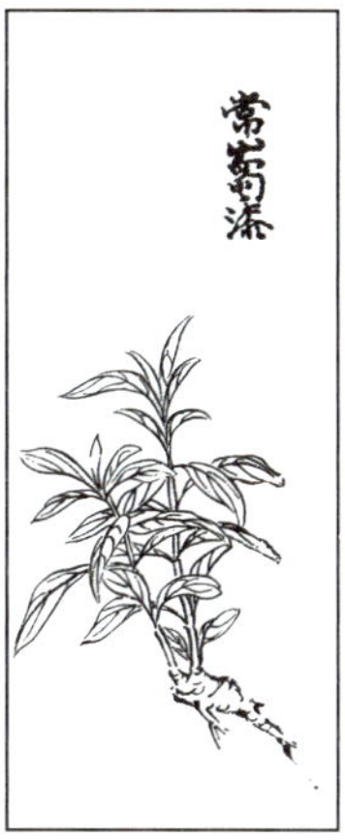

图 40　图说·常山蜀漆

本品40图，取自22书，其中9幅彩图。有承继关系的图可分5个书类。

《本草图经》：该书3图。“海州蜀漆-1”“海州蜀漆-2”“明州蜀漆”图依次分别存于《大观》（图1、2、3）、《政和》（图4、5、6）、《绍兴》（图7、8、9）。此三传本药图除《绍兴》“海州蜀漆-2”（图8）与“明州蜀漆”（图9）图形重复之外，其余均基本相同。今以《政和》图4、图5、图6为《图经》图的代表。

仿绘《图经》3图的彩色图有：《本草品汇精要》“海州蜀漆”（图11）、“海州蜀漆-2”（图12）、“明州蜀漆”（图13），分别仿绘《图经》同名图，敷色润饰，不改其鉴别特征。此后《补遗雷公炮制便览》“蜀漆”（图19）仿绘《品汇》图11。《金石昆虫草木状》图27、图28、图29分别《品汇》图11、图12、图13。

仿绘《图经》3图的墨线有：《本草歌括》图10仿绘《图经》“明州蜀漆”（图3）。《本草蒙筌》图15亦仿《图经》图3。《三才图会》“蜀漆”（图25），将《图经》3图集中仿绘于一图，再分别添加土地背景。《古今图书集成·草木典》“常山图”（图36）又从《三才》图25中，选其下部2图（即《图经》2幅“海州蜀漆”图）予以仿绘，再加润饰。

《本草品汇精要》：该书“常山”（图14）的仿绘者有《补遗雷公炮制便览》图20、《金石昆虫草木状》图30。

《本草纲目》（金陵本）：该书“常山蜀漆”（图22）的仿绘者有《纲目》钱本图23。此后《本草备要》图34、《本草简明图说》图40又仿绘钱本（改绘较多）。

《本草原始》：该书“常山”（图26）的仿绘者有《本草汇言》“常山”（图31，仅取原图真常山）、《本草汇》“常山蜀漆”（图32，亦仅仿真常山）、《本草纲目类纂必读》“常山”（图33，全仿）、《本草求真》“常山”（图35，仅仿真常山）。

《植物名实图考》：该书“常山”（图37）的仿绘者有《本草纲目》张本“常山蜀漆”

（图24）。

以上40图中，除外27幅仿绘图，原创图尚有13幅（图4、5、6、14、16、17、18、21、22、26、37、38、39），详见下“鉴药”项。

【文录】

《本经》《别录》（见《证类》卷10“常山”） 一名互草。生益州川谷及汉中。八月采根，阴干。/**《别录》（见《证类》卷10“蜀漆”）** 生江林山川谷及蜀汉中。常山苗也。五月采叶，阴干。

梁《本草经集注》（同上） 陶隐居云：（常山）出宜都、建平。细实黄者，呼为鸡骨常山，用最胜。/**“蜀漆”** 是常山苗，而所出又异者，江林山即益州江阳山名，故是同处尔。彼人采仍萦结作丸，得时燥者佳。

唐《唐本草》（同上）《唐本》注云：常山，叶似茗狭长，茎圆，两叶相当。三月生白花，青萼。五月结实，青圆，三子为房。生山谷间。高者不过三四尺。/**“蜀漆”** 此草，日微萎则把束暴使燥，色青白，堪用；若阴干，便黑烂郁坏矣。陶云作丸，此乃棕饼，非蜀漆也。

后蜀《蜀本草》（同上）《蜀本》:《图经》云：树高三四尺，根似荆根，黄色而破，今出金州、房州、梁州，五月、六月采叶，名蜀漆也。/**“蜀漆”** 五月采，日干之。

吴越《日华子本草》（见《证类》卷10“蜀漆”）《日华子》云：蜀漆治癥瘕。又名鸡尿草、鸭尿草。李含光云：常山茎也。八月、九月采。

宋《本草图经》（同上）《图经》曰：蜀漆，生江林山川谷及蜀汉。常山苗也。常山生益州山谷及汉中，蜀漆根也。江林山即益州江阳山名，是同处耳。今京西、淮、浙、湖南州郡亦有之。叶似茗而狭长，两两相当。茎圆有节。三月生红花，青萼。五月结实，青圆，三子为房。苗高者不过三四尺，根似荆，黄色。而海州出者，叶似楸叶，八尺，有花红白色，子碧色，似山楝子而小。五月采叶，八月采根，阴干……今天台山出一种草，名土常山，苗叶极甘，人用为饮香，其味如蜜，又名蜜香草，性亦凉，饮之益人，非此常山也。

明《本草纲目》卷17“常山 蜀漆”【释名】恒山（《吴普》）、鸡屎草（《日华》）、鸭屎草（《日华》）。【时珍曰】恒亦常也。恒山乃北岳名，在今定州。常山乃郡名，亦今真定。岂此药始产于此得名欤？蜀漆乃常山苗，功用相同，今并为一。

清《植物名实图考》卷10“土常山” 土常山[1]，江西多有之。形状颇似黄荆，唯每枝三叶，叶宽有大齿；气味辛烈如椒。俚医云：闽中负贩者，口含此叶，行半日不渴，且能辟暑。盖其气味辛苦，能通窍散热，生津降气，故有殊功。 土常山（又一种），土常山，长沙山阜有之。细茎微赭，两叶相当，叶如桑叶有锯齿，夏间

1 土常山：此条下之图，与卷24“常山”条下之图重出。

开小黄花，微似苦荬。按宋《图经》：常山有如茗叶者，有如楸叶者。又天台土常山，苗叶极甘，本不一类。今俗以常山为治疟要药。凡可止疟者，皆以常山名之。故有数种。/ **卷23“鸡骨常山”** 鸡骨常山生昆明山阜。弱茎如蔓，高二三尺；长叶似桃叶，光韧蹙纹。开五尖瓣粉红花，灼灼簇聚，自春徂秋，相代不绝；结实作角，翘聚梢头。圃中亦植以为玩。/ **卷24“常山”** 常山……宋《图经》有茗叶、楸叶二种，皆为治疟之要药。今俚医所用，乃有数种，俱以治疟，殊未敢信，以入草药。/雩娄农曰：常山以治疟著，乡曲作劳，寒暑饥饱之不时，或侮以邪与祟，于是有寒热往来之疾。而卖药逐利之徒，乃争言截疟方矣……今土常山以十数，既非《本经》真品……故常山伪者宜慎，真者尤宜慎。

【鉴药】

“常山”“蜀漆”均首见于《本经》。“常山”药名，见宋《证类本草》及其影响所及诸书。此前古籍所载本品均作“恒山”。[1]“蜀漆”条中《别录》云：“常山苗也。”[2]李时珍故以“蜀漆乃常山苗，功用相同，今并为一”，且以“常山、蜀漆”为总名。时珍释“常山”名曰：“恒亦常也。恒山乃北岳名，在今定州。常山乃郡名，亦今真定。岂此药始产于此得名欤？”陈重明等研究，“恒山”或为“佷山”，属武陵郡，在今湖北长阳境内，与正品常山分布地区不合。[3]若在“真定”（今河北正定），则不产常山。《本经》载本品“主伤寒寒热，温疟鬼毒，胸中痰结，吐逆”等。《药性论》归纳为“治诸疟，吐痰涎，去寒热……进多，令人大吐。”正品常山自古以截疟著称。

关于本品来源，古今皆有多种说法。清·吴其濬云：“常山伪者宜慎，真者尤宜慎。”因真者能治疟，亦能吐人。故确定正品常山至关重要。《本经》不言来源。《别录》“常山”条云“生益州川谷及汉中”。“蜀漆”条云“生江林山川谷及蜀汉中”。陶弘景云“江林山即益州江阳山名”，可见古代常山多产于蜀汉（今四川、陕西汉中等地）。陶弘景云：“出宜都、建平。细实黄者，呼为鸡骨常山，用最胜。”宜都即今湖北宜昌、枝城一带；建平即今重庆巫山县。此种常山“最胜”，当为正品。“鸡骨常山”是其药材外形的特点。据考此与现时药用常山（黄常山）来源一致，当为虎耳草科植物常山*Dichroa febrifuga* Lour.。现代研究，本品根含黄常山碱为抗疟有效成分。此种常山无论分布、形态、功效、现时使用状况、实验研究等皆相吻合，当为正品常山来源。

此后唐本《图经》（《蜀本草》引）云：“树高三四尺，根似荆根，黄色而破，

---

1 ［唐］苏敬等撰，尚志钧辑校：《唐·新修本草》（辑复本），合肥：安徽科学技术出版社，1981：267-268.

2 尚志钧等辑校：《吴普本草》，北京：人民卫生出版社，1987：51-52.（《太平御览》卷992“蜀漆叶”：“一名恒山”。故不论“常山”“恒山”，都与“蜀漆”为同一植物。）

3 陈重明、黄胜白等：《本草学》，南京：东南大学出版社，2005：303.

今出金州、房州、梁州，五月、六月采叶，名蜀漆也。”此种当亦是正品。[1]明《本草原始》真品“常山”药材图、《植物名实图考》所绘“土常山又一种”图，也都与常山*D. febrifuga*相符。

正品明确，考察其他相关记载则有了参照。《唐本草》云：“常山，叶似茗狭长，茎圆，两叶相当。三月生白花，青萼。五月结实，青圆，三子为房。生山谷间。高者不过三四尺。”此种叶对生，花果期与常山*D. febrifuga*一致，但“结实青圆，三子为房”则不相符合。宋《本草图经》亦引此说，但其来源很难断言为何种植物。[2]

五代吴越《日华子本草》提到蜀漆“又名鸡尿草、鸭尿草”，据刘宝善研究，此种指芸香科植物臭常山（和常山）*Orixa japonica* Thunb.。此种植物在春夏之交，其叶会放出特别的气味。[2]

宋《本草图经》所言蜀漆、常山来源，多综合前人之说。其所增加的新来源有两种。其一“海州出者，叶似楸叶，八尺，有花红白色，子碧色，似山楝子而小。五月采叶，八月采根，阴干”。据考此种乃马鞭草科的海州常山*Clerodendrum trichotomum* Thunb.。[2]

其二为“今天台山出一种草，名土常山，苗叶极甘，人用为饮香，其味如蜜，又名蜜香草，性亦凉，饮之益人，非此常山也。”据考此种相当于虎耳草科的土常山*Hydrangea aspera* Don之类，其叶通常称之为“甜茶”。[2]

以下为历代“常山、蜀漆”相关本草图的分析。

1.《本草图经》：该书3图。其中“海州蜀漆-1”（图4）单叶卵状椭圆形，互生，顶生伞房状聚伞花序。此即《图经》所云“海州出者，叶似楸叶……花红白色”。其原植物为马鞭草科的海州常山*C. trichotomum*。非正品常山。

“海州蜀漆-2”（图5）一茎直上，对生叶，茎顶有花成伞房状。又“明州蜀漆”（图6）根粗大，叶对生。陈重明等谓此二图虽十分粗糙，但均为对生叶，再根据本草对恒山花叶果实及产地的记载，谓其与虎耳草科的常山*D. febrifuga*十分相似。[3]

2.《本草品汇精要》：该书“常山”（图14）为新绘图。其图茎有节，叶对生，与“海州蜀漆-2”的造型基本一致。花序亦同，唯此图有分枝，花已开放，紫红兼有白色。观此图形，仍有仿绘“海州蜀漆-2”之嫌，不能视为写实之图。其来源可参照《图经》“海州蜀漆-2”（图5）。

3.《本草蒙筌》：该书一般少有新绘药材图，此“常山”（图16）乃两根，无甚特色，仅凭此图难以考察其源。其注文为“色淡黄”，似示意此为正品常山之根。

1　国家中医药管理局《中华本草》编委会：《中华本草》（4），上海：上海科学技术出版社，1999：18.
2　谢宗万：《中药材品种论述》上册，上海：上海科学技术出版社，1980：283.
3　陈重明、黄胜白等：《本草学》，南京：东南大学出版社，2005：302.

4.《**太乙仙制本草药性大全**》：该书“常山”（图17）绘一小树般的植物，叶似为单数羽状复叶，难知其示意为何植物。“蜀漆”（图18）大致亦同常山图，无法作为考证之用。

5.《**补遗雷公炮制便览**》：该书“炮制常山”（图21）乃据《雷公炮炙论》方法绘制。雷公法为：“用使酒浸一宿，至明漉出，日干，熟捣，炒用。”故图中右上一人，似在从笸箩里抓药入酒瓮（蓝色瓮）中浸渍。右下一人正在捣药，左侧一紫衣人正在锅中拌炒。此对应于“熟捣，炒用”。

6.《**本草纲目**》（**金陵本**）：该书“常山蜀漆”（图22）主体似仿绘《图经》“明州蜀漆”（图6），但右枝端添加了短穗状花，左枝端添加了3个椭圆形物。其花、果之形根本不是同一植物所应有。故此图非写实图，无考证意义。

7.《**本草原始**》：该书“常山”（图26）绘真假两支常山。注“真”字者，其形与今正品常山颇相似，圆柱形，下有分支，弯曲扭转状。此或为正品常山*D. febrifuga*之根。其注“假”字的根，又有说明：“色褐多刻，俗呼金刚骨，市每充常山”。可见这是用百合科植物菝葜*Smilax china* L.坚硬的根雕刻成鸡骨状以充常山。

8.《**植物名实图考**》：该书与常山相关的图文甚多，今选其中3幅图。其一为“常山”（图37），据考为马鞭草科植物牡荆*Vitex negundo* L. var. *cannabifolia*（Sieb. et Zucc.）Hand.-Mazz.或黄荆*V. negundo* L.。[1]

其二“土常山”（图38）为写生图，此图叶对生，伞房花序，是一幅准确的虎耳草科植物常山*D. febrifuga*原植物图。[1]此图乃据湖南长沙的标本绘制，本是正品常山，倒被当地称之为“土常山”，诚所谓“假作真时真亦假”了！

其三“鸡骨常山”（图39）形态迥然不同于前一种，其叶为长圆状披针形，3—5片轮生，据考此为夹竹桃科植物滇鸡骨常山*Alstonia yunnanensis* Diels，为现时云南民间使用的鸡骨常山。[2]

【小结】

“常山”“蜀漆”是同一植物的根与“苗”（地上部分），均为《本经》早期药物之一。自古以截疟著称。古代各地所用常山多有不同。据早期本草所载产地及形态，以根“细实黄”的“鸡骨常山”为正品，此即虎耳草科植物常山*Dichroa febrifuga* Lour.，现代亦证实确有抗疟之功。此外《唐本草》提到的“叶似茗”者来源不明。《日华子本草》提到“又名鸡尿草、鸭尿草”者为芸香科植物臭常山*Orixa japonica* Thunb.。宋《本草图经》海州出“叶似楸叶”者，据考乃马鞭草科植

1 陈重明、黄胜白等：《本草学》，南京：东南大学出版社，2005：304.
2 谢宗万：《中药材品种论述》上册，上海：上海科学技术出版社，1980：286.

物海州常山*Clerodendrum trichotomum* Thunb.。天台山“土常山”（蜜香草）相当于虎耳草科植物土常山*Hydrangea aspera* Don之类。

本草图中，《本草原始》“常山”图真常山药材属正品常山*D. febrifuga*之根。《植物名实图考》“土常山”之图为正品常山*D. febrifuga*之图。“常山”图为马鞭草科植物牡荆*Vitex negundo* L. var. *cannabifolia*（Sieb. et Zucc.）Hand.-Mazz.或黄荆*V. negundo* L.。“鸡骨常山”图为夹竹桃科植物鸡骨常山*Alstonia yunnanensis* Diels。

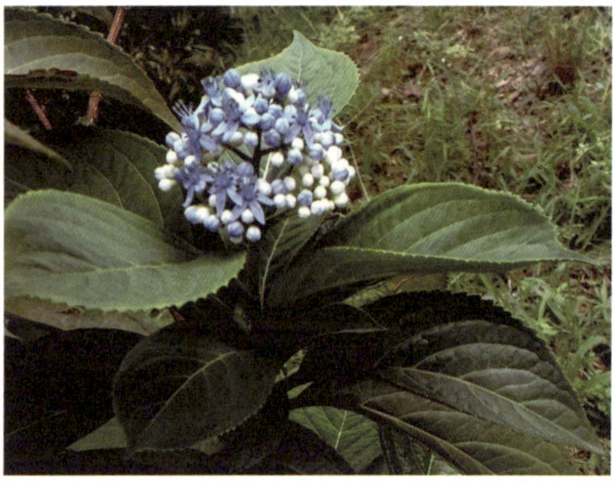

图 41　常山 *Dichroa febrifuga* 花

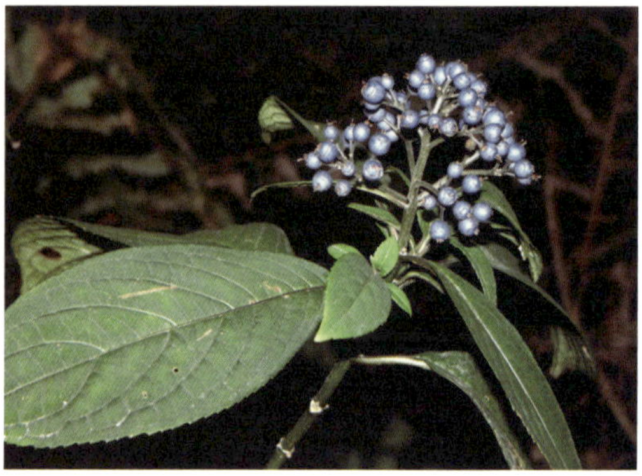

图 42　常山 *D. febrifuga* 果

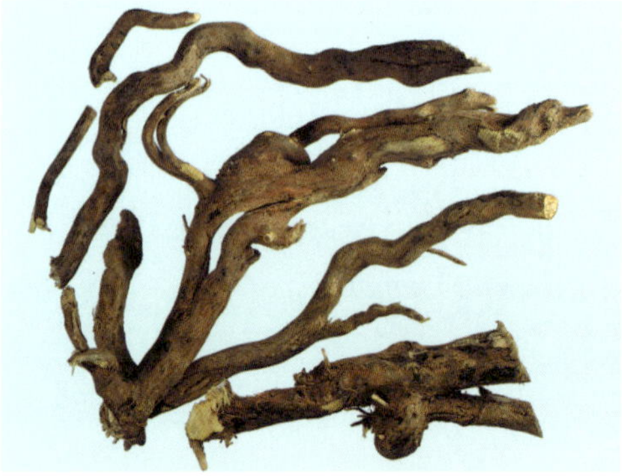

图 43　常山药材

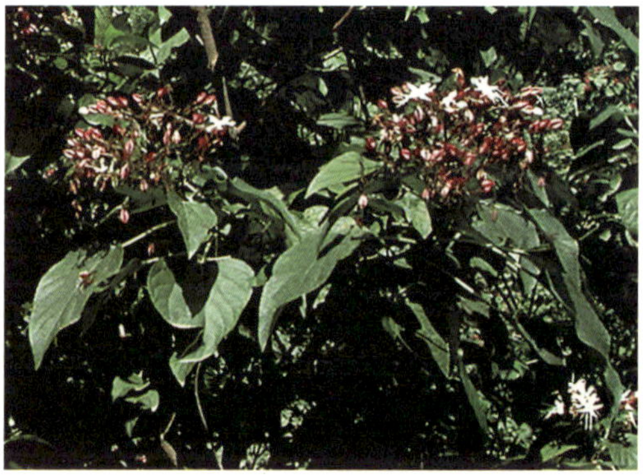

图 44　海州常山 *Clerodendrum trichotomum*

17-16　杜茎山

【品图】

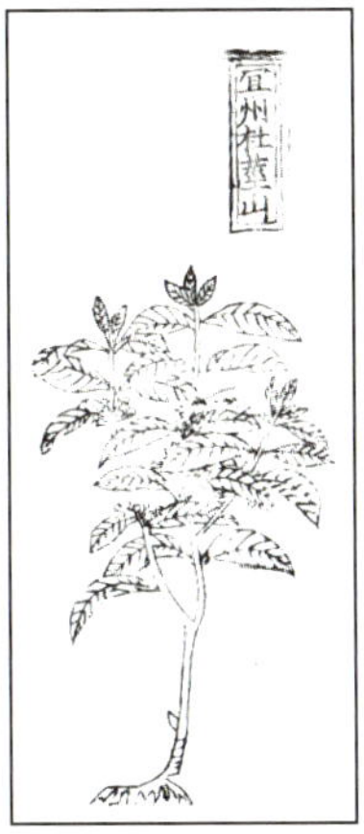

图1　图经（大）·宜州杜茎山

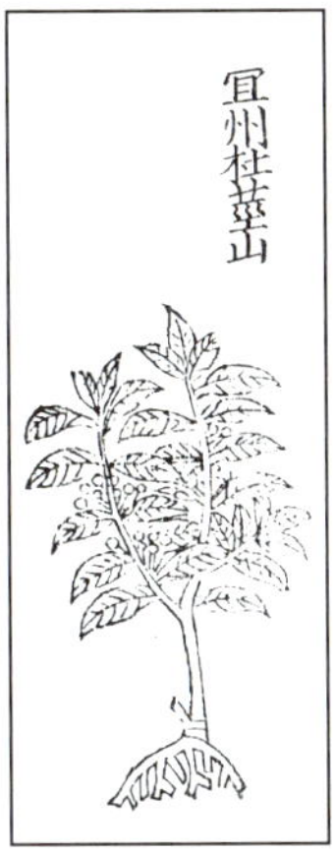

图2　图经（政）·宜州杜茎山

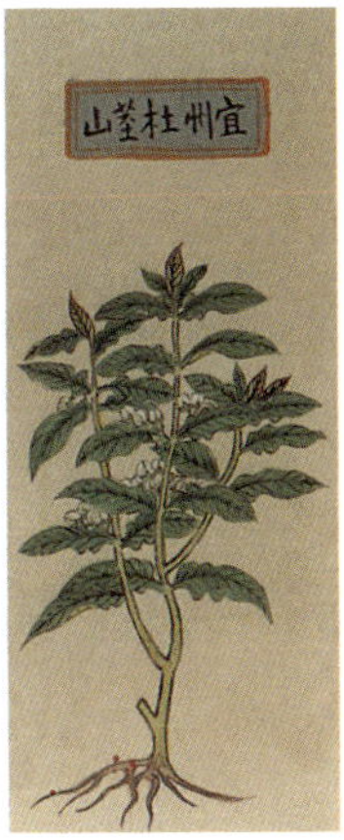

图3　品汇·宜州杜茎山

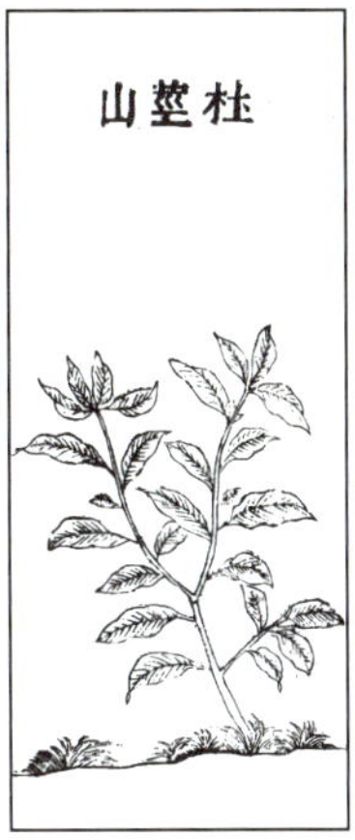

图4　三才·杜茎山

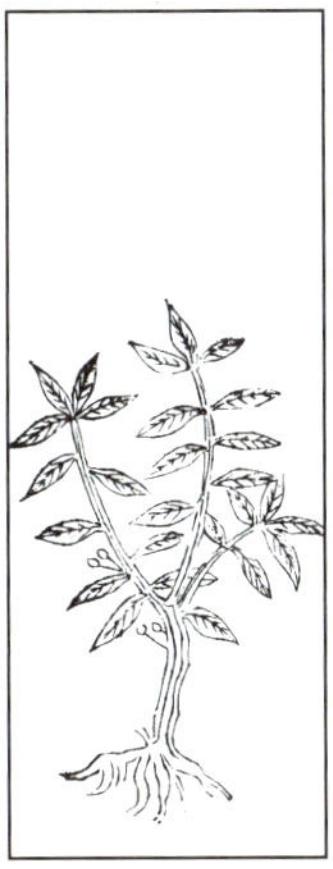

图5　图考·杜茎山

本品5图，取自5书，其中1幅彩图。有承继关系的图仅1个书类。

《本草图经》：该书“宜州杜茎山”图分别存于《大观本草》（图1）、《政和本草》（图2）。此二传本药图基本一致。今以《政和》图2为《图经》图的代表。仿绘该书“宜州杜茎山”（图2）者有彩绘《本草品汇精要》“宜州杜茎山”（图3，将花敷以白色）、《三才图会》“杜茎山”（图4，添加土地背景）。《植物名实图考》“杜茎山”（图5）仿绘《图经》图2，将茎枝绘成有棱线状。

以上5图中，除外4幅仿绘图，原创图只有1幅（图1），详见下“鉴药”项。

【文录】

宋《本草图经》（见《证类》卷30“杜茎山”）《图经》曰：生宜州……其苗高四五尺，叶似苦荬菜，秋有花，紫色，实如枸杞子，大而白。

明《本草纲目》卷17“杜茎山”【时珍曰】杜茎山即土恒山，土红山又杜茎山之类，故并附之。

【鉴药】

“杜茎山”首见于宋《本草图经》“外草类”，北宋时出现的民间草药。名义未详。原载其“主温瘴寒热发歇不定，烦渴头疼心躁”。古医方未见用此名者。

关于本品来源，苏颂云：“生宜州……其苗高四五尺，叶似苦荬菜，秋有花，紫色，实如枸杞子，大而白。”李时珍云：“杜茎山即土恒山，土红山又杜茎山之类，故并附之。”即李时珍认为本品属于“土恒山”，即土常山，所以将其作为附录药，附在“常山、蜀漆”之后。

《本草图经》：该书“宜州杜茎山”（图2）绘一草本，茎直立，有分枝。单叶，长椭圆形，先端尖，似对生，叶腋间有聚伞花序。宜州即今广西宜州市。《中国植物志》谓是紫金牛科杜茎山属植物杜茎山*Maesa japonica*（Thunb.）Moritzi.。[1]

【小结】

“杜茎山”为北宋民间草药，云可治温瘴寒热、烦渴头疼。后世不明其来源，未见传承使用。《中国植物志》订作紫金牛科植物杜茎山*Maesa japonica*（Thunb.）Moritzi.。

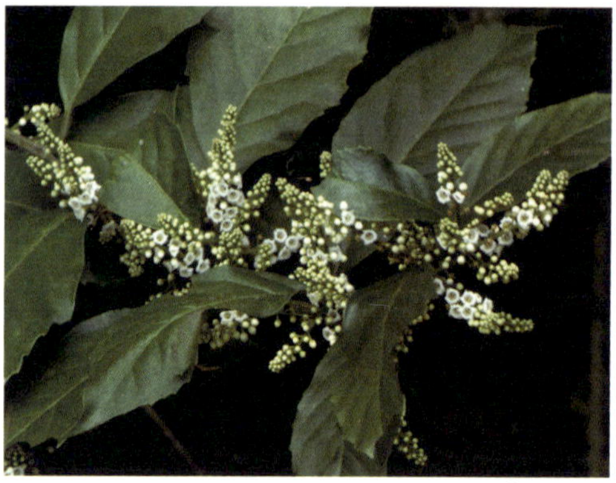

图 6　杜茎山 *Maesa japonica.* 花枝

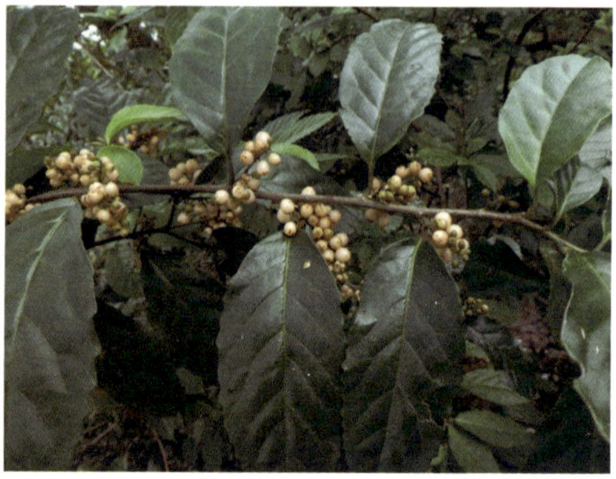

图 7　杜茎山 *M. japonica* 果枝

17-17　土红山

【品图】

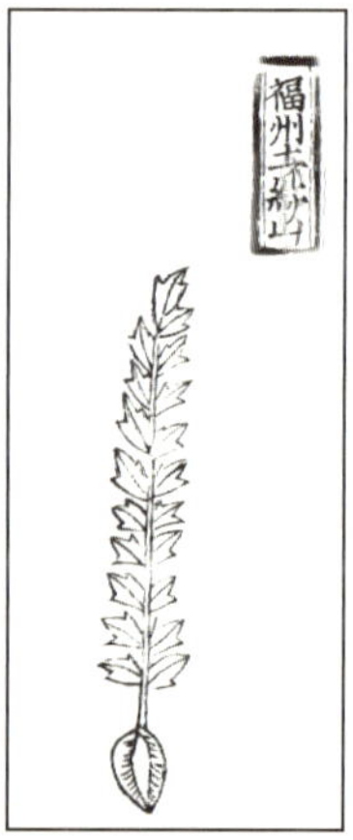

图 1　图经（大）·福州土红山

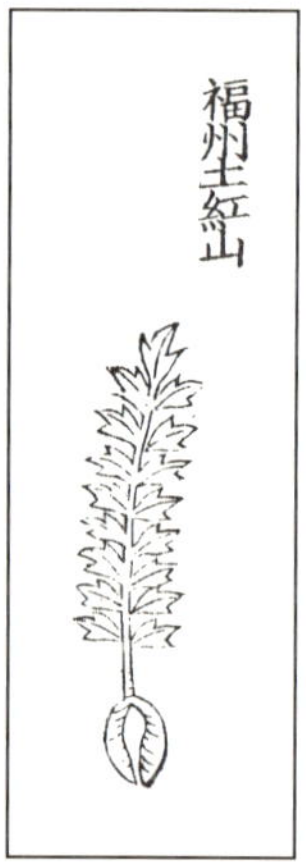

图 2　图经（政）·福州土红山

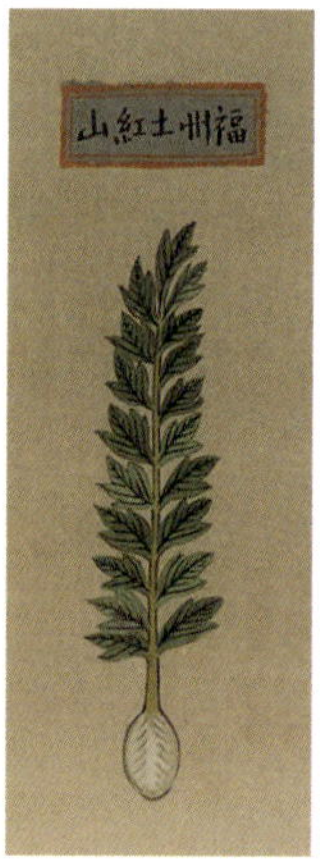

图 3　品汇·福州土红山

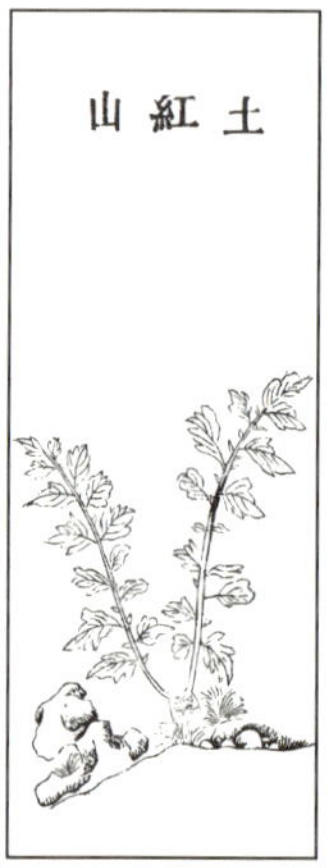

图 4　三才·土红山

1　中国科学院《中国植物志》编辑委员会：《中国植物志》，北京：科学出版社，1979，第58卷，27.

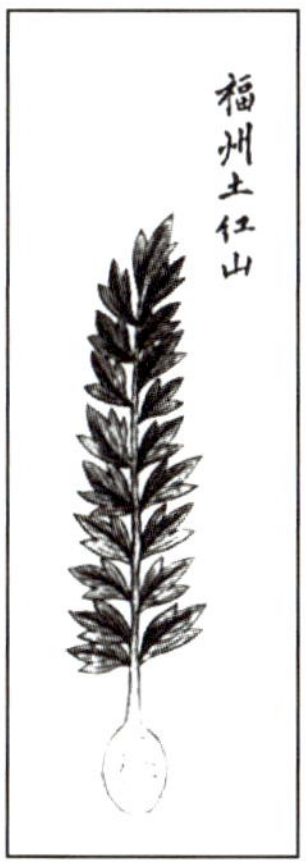

图5 金石·福州土红山

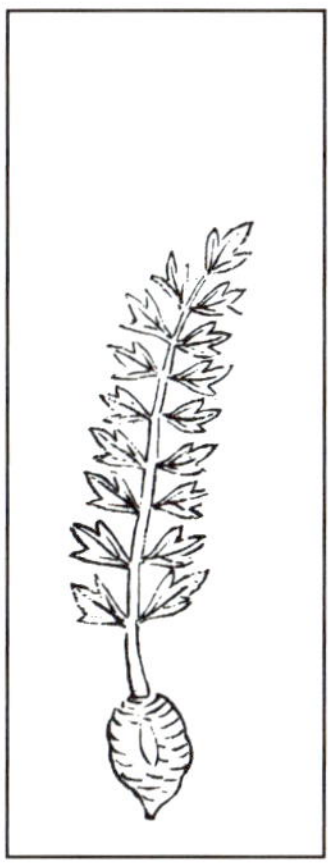

图6 图考·土红山

本品6图，取自6书，其中2幅彩图。有承继关系的图仅1个书类。

《本草图经》：该书“福州土红山”图分别存于《大观本草》（图1）、《政和本草》（图2）。此二传本药图基本一致。今以《政和》图2为《图经》图的代表。仿绘该书“福州土红山”（图2）者有彩绘《本草品汇精要》“福州土红山”（图3，仿绘《图经》图1，将根部卵形膨大物敷以灰白色，貌似球茎），此后《金石昆虫草木状》“福州土红山”（图5）又仿绘《品汇》图3。《三才图会》“土红山”（图4，将原1茎增加为2茎，另添加土地背景）。《植物名实图考》“土红山”（图6）仿绘《图经》图2，将根部改为块茎状。

以上6图中，除外5幅仿绘图，原创图只有1幅（图1），详见下“鉴药”项。

【文录】

宋《本草图经》（见《证类》卷30“土红山”）《图经》曰：生福州及南恩州山野中……大者高七八尺。叶似枇杷而小，无毛。秋生白花如粟粒，不实。用其叶捣烂，酒渍服之。采无时。福州生者作细藤，似芙蓉叶，其叶上青下白，根如葛头。

明《本草纲目》卷17“土红山”【时珍曰】杜茎山即土恒山，土红山又杜茎山之类，故并附之。

【鉴药】

“土红山”首见于宋《本草图经》“外草类”，为北宋时出现的民间草药。名义未详。原载其“主骨节疼痛，治劳热瘴疟”。古医方未见用此名者（除外引录《图经》原出之方）。

关于本品来源，苏颂云：“生福州及南恩州山野中……大者高七八尺。叶似枇杷而小，无毛。秋生白花如粟粒，不实。”又云“福州生者作细藤，似芙蓉叶，其叶上青下白，根如葛头。”南恩州即今广东阳江市。福州即今福建福州市。李时珍认为本品即“杜茎山”之类，杜茎山即土常山，所以将其作为附录药，附在“常山、蜀漆”之后。

《本草图经》：该书“福州土红山”（图2）绘一植株，根部似两分支的弧形根。《大观》所存图1则如一膨大的卵形根，中有较大裂隙。但对着其文，云“根如葛头”，则此图所绘不大准确。其根头唯有一茎，直上。茎两侧有单叶对生，叶先端3裂如戟。此与《图经》原文云“叶似枇杷而小”、福州生者“似芙蓉叶”都不相合。此药原文包含了形态不同的两种植物，但此两种植物都与图画“福州土红山”不相符合，故其原植物不明。

【小结】

“土红山”为北宋出现的草药，产于今广东阳江及福建福州一带。但《图经》此药下有不同形态的两种植物，其描述与所附“福州土红山”的图形又不相符，故后世无识者。李时珍认为是即杜茎山（土常山）之类，遂将本品附在“常山、蜀漆”之后。

17–18　藜芦

【品图】

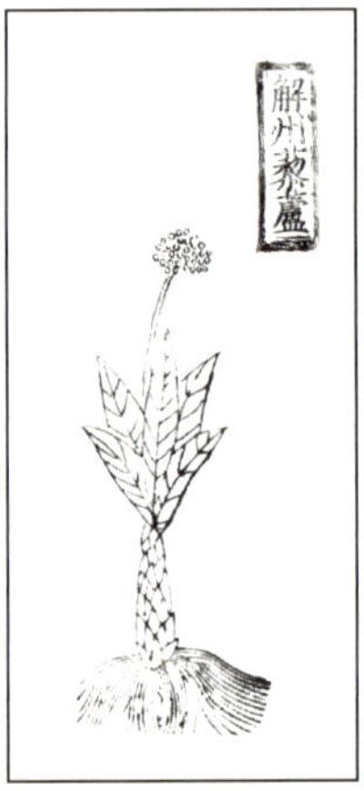

图1　图经（大）·解州藜芦 -1

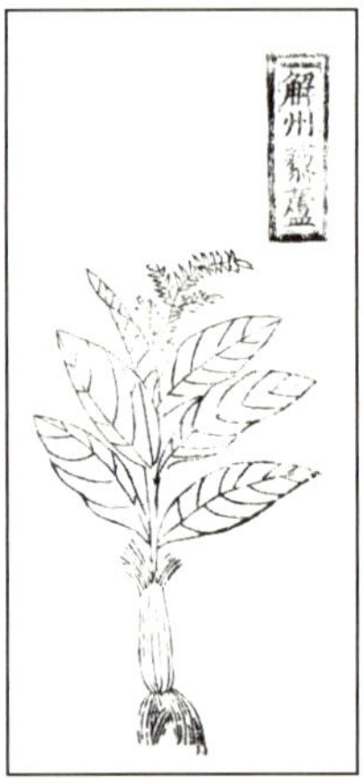

图2　图经（大）·解州藜芦 -2

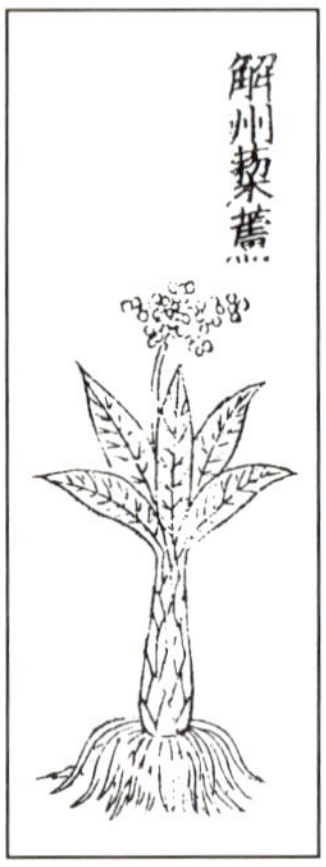

图3　图经（政）·解州蔾芦 -1

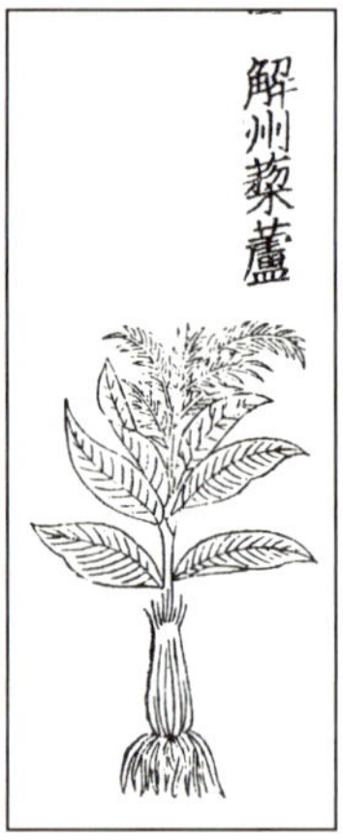

图4　图经（政）·解州蔾芦 -2

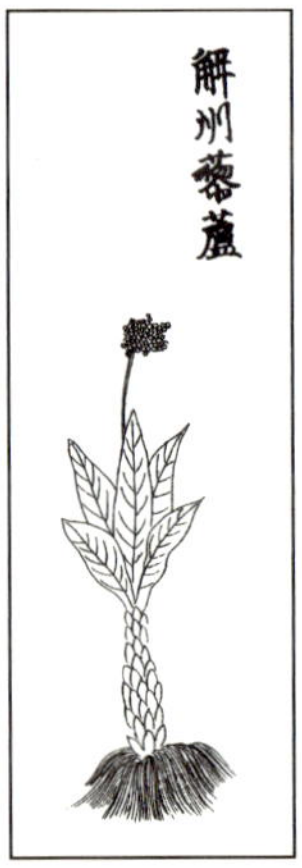

图5　图经（绍）·解州藜芦 -1

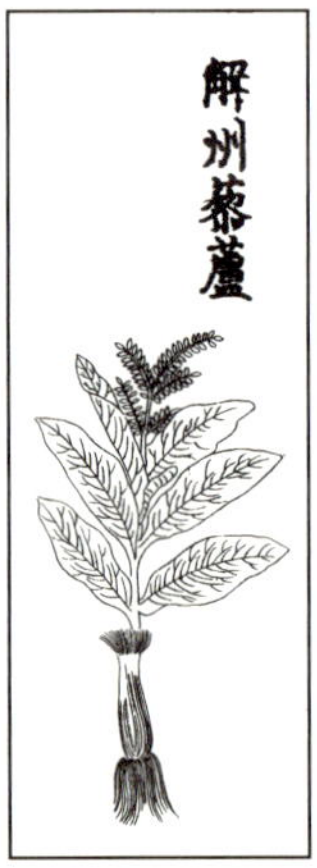

图6　图经（绍）·解州藜芦 -2

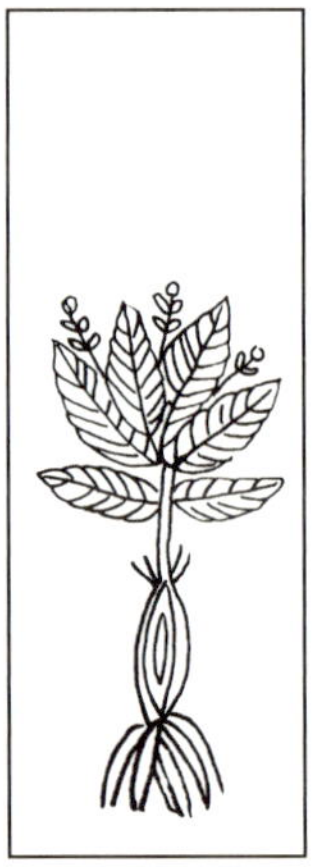

图7　歌括·藜芦

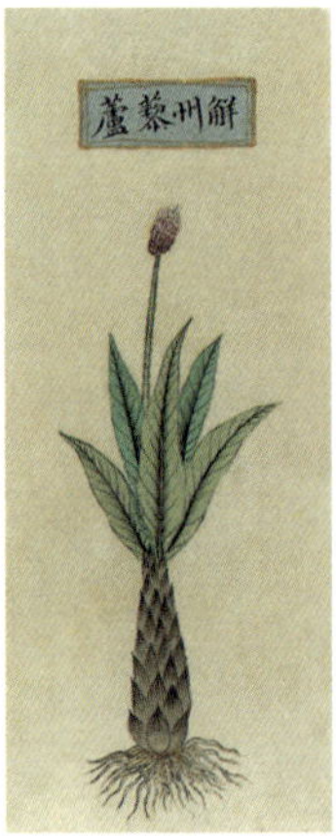

图8　品汇·解州藜芦 -1

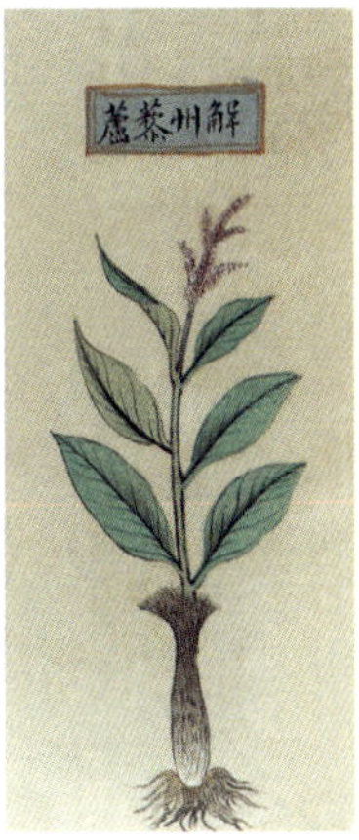

图 9 品汇·解州藜芦 -2

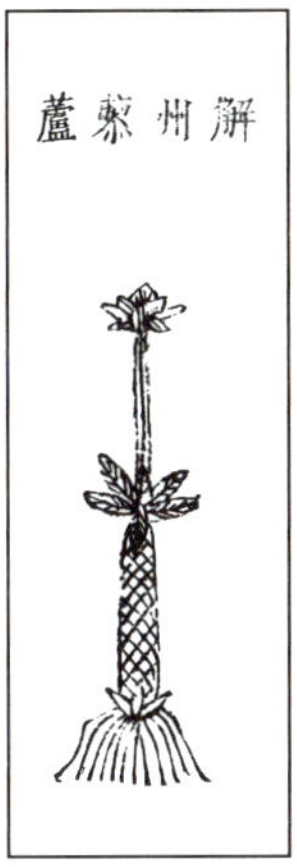

图 10 蒙筌·解州藜芦 -1

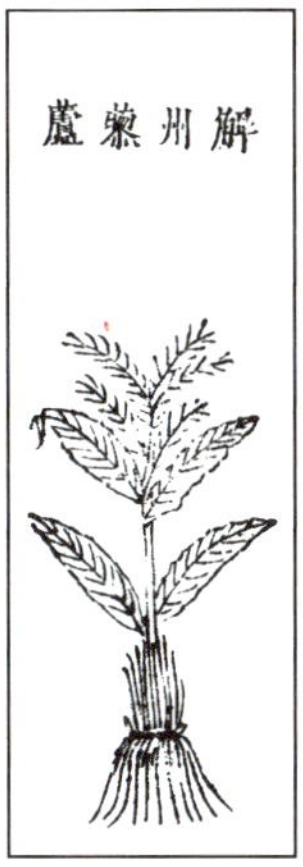

图 11 蒙筌·解州藜芦 -2

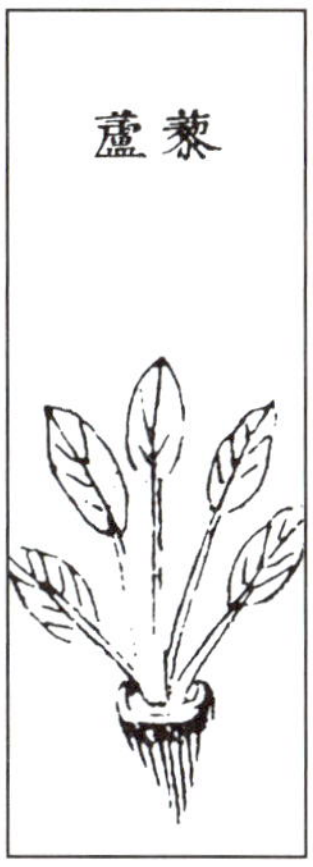

图 12 太乙·藜芦

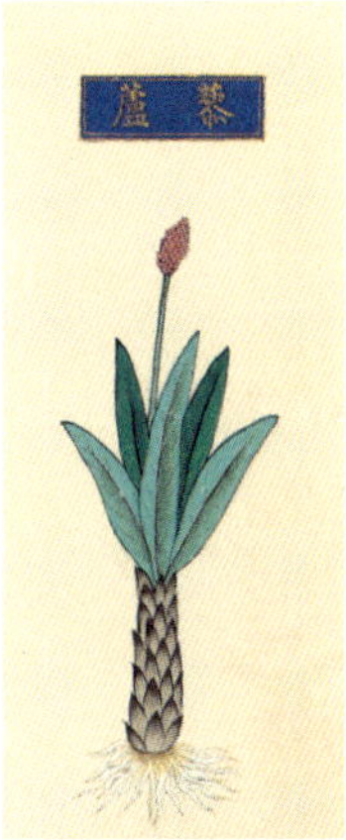

图 13 雷公·藜芦

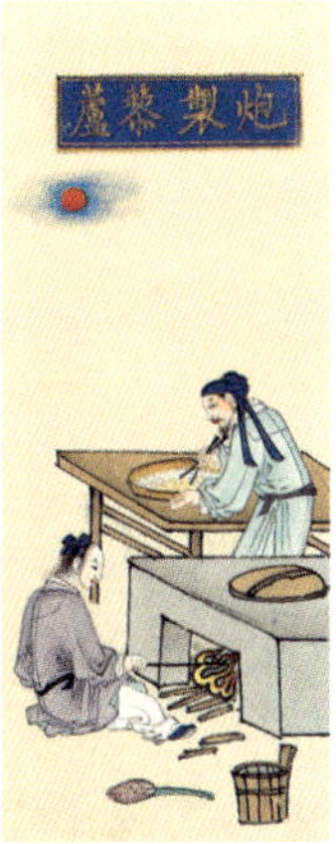

图 14 雷公·炮制藜芦

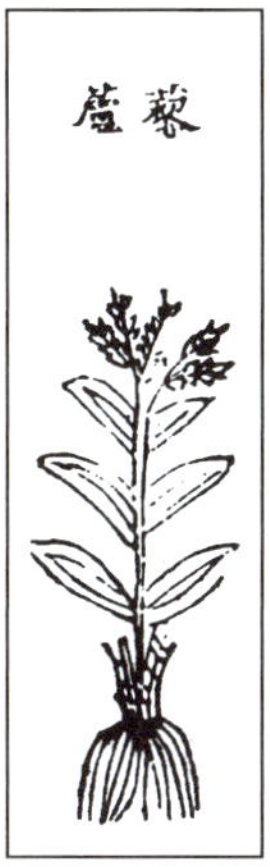

图 15 纲目（金）·藜芦

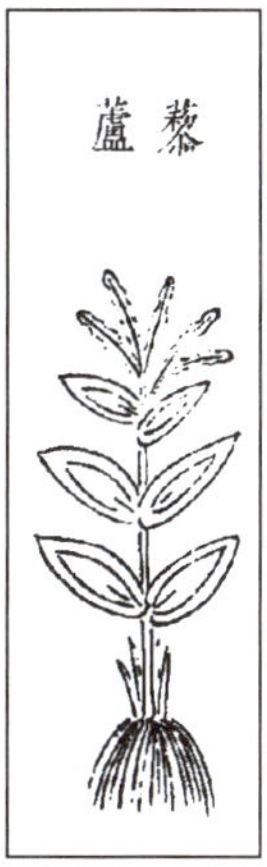

图 16 纲目（钱）·藜芦

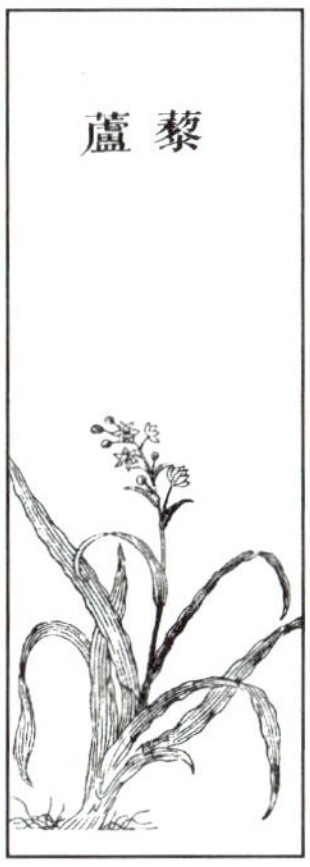

图 17 纲目（张）·藜芦

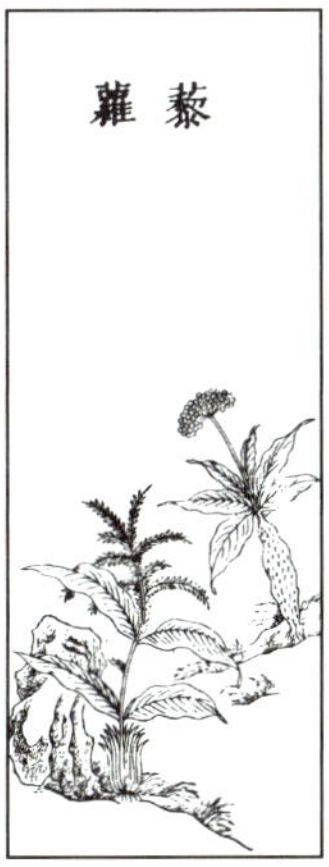

图 18 三才·藜萝

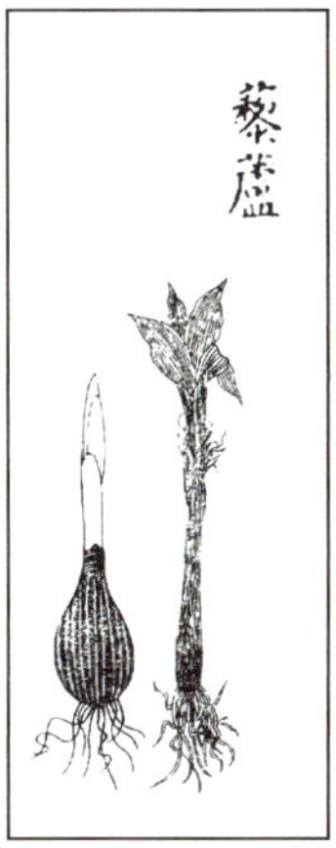

图 19 原始·藜芦

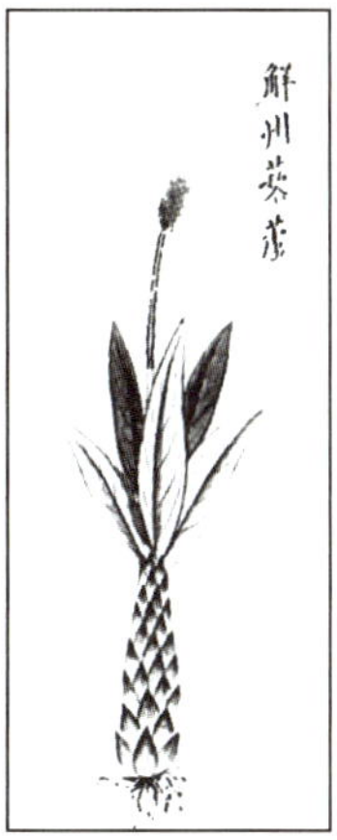
图 20 金石·解州藜芦 -1

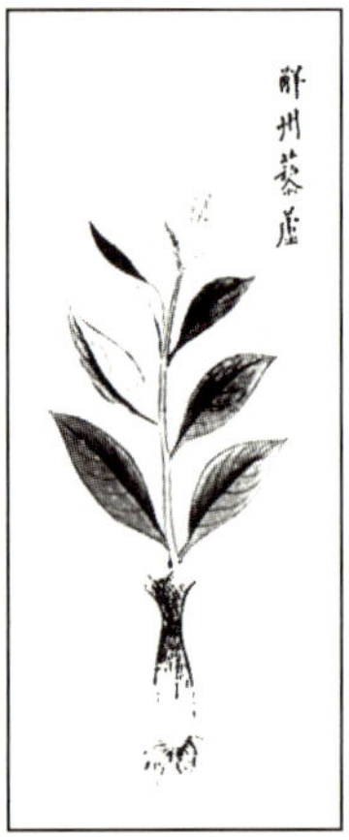

图 21 金石 · 解州藜芦 -2

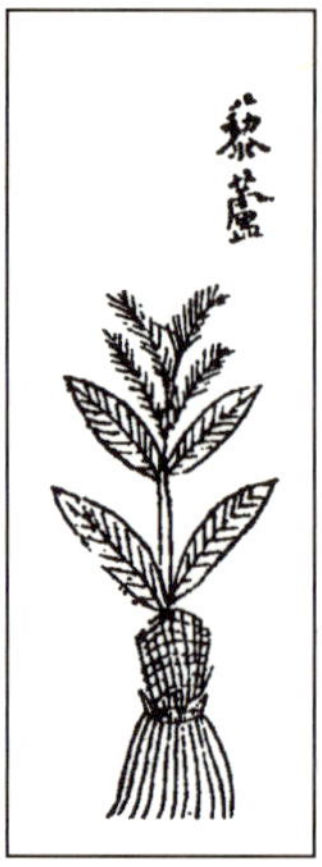

图 22 汇言 · 藜芦

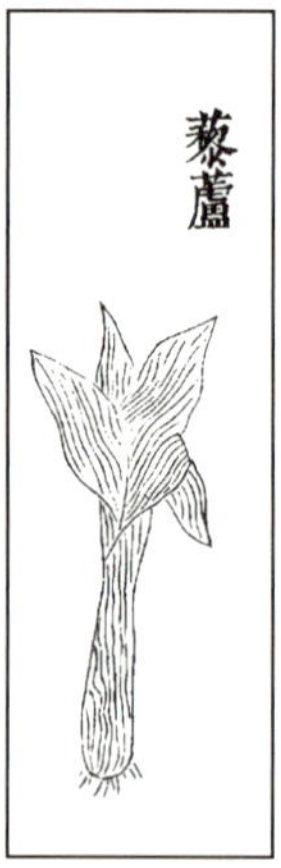

图 23 本草汇 · 藜芦

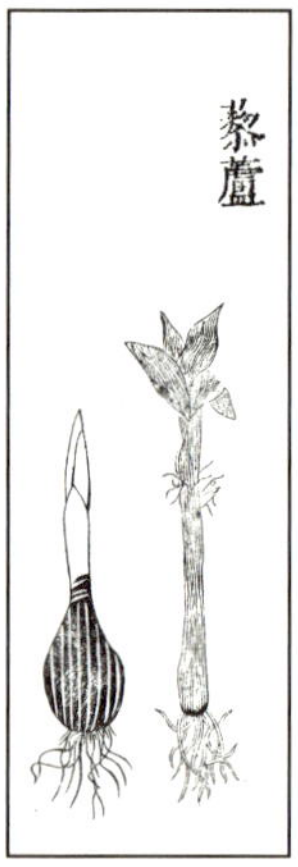

图 24 类纂 · 藜芦

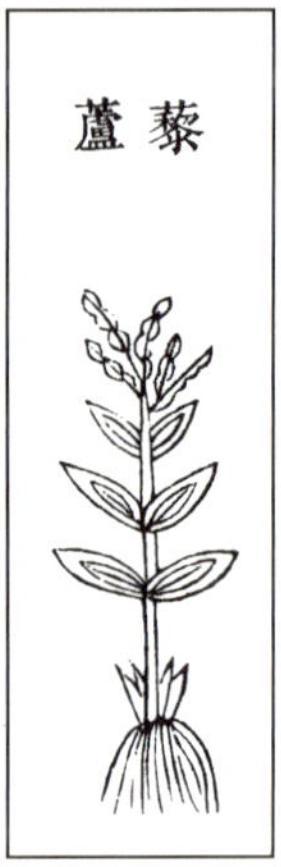

图 25 备要 · 藜芦

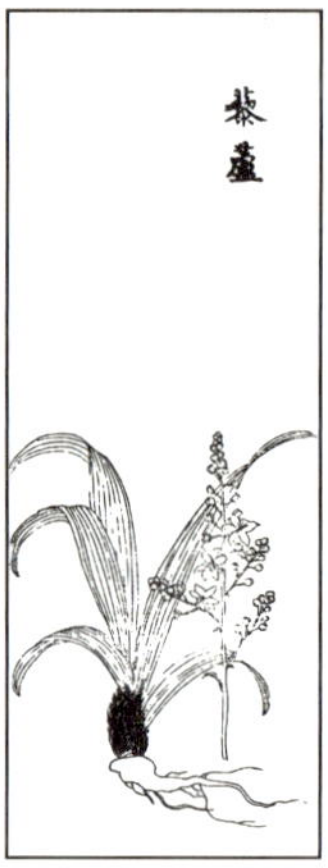

图 26 质问 · 藜芦

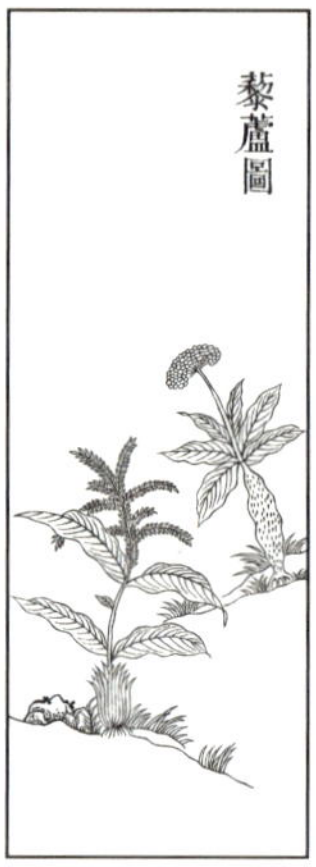

图 27 草木典 · 藜芦图

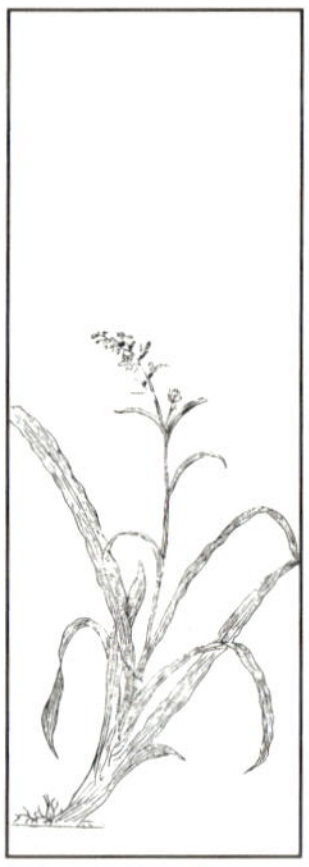

图 28 图考 · 藜芦

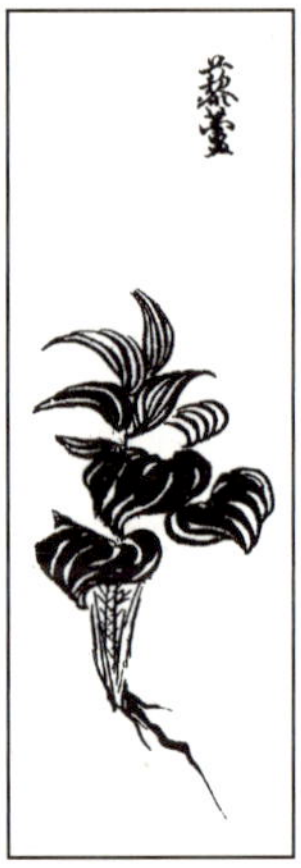

图 29 图说 · 藜芦

本品29图，取自22书，其中6幅彩图。有承继关系的图可分3个书类。

《本草图经》：该书2图。“解州藜芦-1”“解州藜芦-2”图依次分别存于《大观》（图1、2）、《政和》（图3、4）、《绍兴》（图5、6）。此三传本药图基本一致。今以《政和》图3、图4为《图经》图的代表。

仿绘《图经》2图的彩色图有：《本草品汇精要》“解州藜芦-1”（图8）、“解州藜芦-2”（图9），此2图除敷色外，未改变原图特点。此后《补遗雷公炮制便览》“藜芦”（图13）仿绘的是《品汇》“解州藜芦-1”（图8）。《金石昆虫草木状》图20、图21又分别仿绘《品汇》图8、图9。

仿绘《图经》2图的墨线图有：《本草歌括》“藜芦”（图7）仿

绘的是《图经》图4。《本草蒙筌》“解州藜芦-1”（图10）、“解州藜芦-2”（图11）分别仿绘《图经》图3、图4，但因图形狭长，不免将原图拉长。《本草纲目》金陵本“藜芦”（图15）既参考《图经》2图的长处，又有所改进。如其叶脉为直出平行脉，茎基部有残叶鞘形成的纤维网，此有可能是依据实物补改的。《纲目》钱本图16仿绘金陵本图15。《本草备要》“藜芦”（图25）又仿绘钱本图16。《本草简明图说》“藜芦”（图29）仿绘钱本图16时，大加发挥，除保留茎基纤维网外，采用阴刻叶片，几乎将图绘成玉簪样。《本草汇言》“藜芦”（图22）仿绘《图经》图4。另《三才图会》“藜芦”（图18）将《图经》2图合绘于一图，再分别增添土地背景。《古今图书集成·草木典》“藜芦图”（图27）又仿绘《三才》图18，再予润饰。

《本草原始》：该书“藜芦”（图19）的仿绘者有《本草汇》图23（仿绘原图右支）、《本草纲目类纂必读》图24（全仿）。

《植物名实图考》：该书“藜芦”（图28）的仿绘者为《本草纲目》张本图17。

以上29图中，除外22幅仿绘图，原创图尚有7幅（图3、4、12、14、19、26、28），详见下“鉴药”项。

【文录】

《本经》《别录》（见《证类》卷10“藜芦”） **一名葱苒，**一名葱菼（音毯），一名山葱。生太山山谷。三月采根，阴干。

三国《吴普本草》（同上） 吴氏云：蔾芦，一名葱葵，一名丰芦，一名蕙葵……大叶，根小相连。

梁《本草经集注》（同上） 陶隐居云：近道处处有。根下极似葱而多毛。用之止剔取根，微炙之。

后蜀《蜀本草》（同上） 《蜀本》：《图经》云：叶似郁金、秦艽、蘘荷等，根若龙胆，茎下多毛。夏生，冬凋枯。今所在山谷皆有。八月采根，阴干。

宋《本草图经》（同上） 《图经》曰：蔾芦，生泰山山谷，今陕西、山南东西州郡皆有之。三月生苗。叶青，初出棕心，又似车前。茎似葱白，青紫色，高五六寸，上有黑皮裹茎，似棕皮。其花肉红色。根似马肠根，长四五寸许，黄白色。二月、三月采根，阴干。此有二种：一种水蔾芦，茎叶大同，只是生在近水溪涧石上，根须百余茎，不中入药用；今用者名葱白蔾芦，根须甚少，只是三二十茎，生高山者为佳。均州土俗亦呼为鹿葱。《范子计然》云：出河东，黄白者善。

明《本草纲目》卷17“藜芦” 【释名】憨葱（《纲目》）。【时珍曰】黑色曰黎，其芦有黑皮裹之，故名。根际似葱，俗名葱管藜芦是矣。北人谓之憨葱，南人谓之鹿葱。

琉球《质问本草》内篇卷3“藜芦” 生原野，春生苗，叶狭长，皱文，夏抽茎，高尺余，开花结子，根一二寸，有皮裹之。山葱，又名藜芦。

清《植物名实图考》卷24“藜芦” 藜芦……滇医蓄之。其根白膜层层，俗亦呼为千张纸，有疯痰症则煮食之，使尽吐其痰，若虚症者殆哉岌岌矣！/雩娄农曰：藜芦吐药。吐法医者不复轻用，此药遂无识者。余至滇，见有市此药者，始识之。

【鉴药】

“藜芦”首见于《本经》。李时珍释其名曰：“黑色曰黎，其芦有黑皮裹之，故名。”《本经》载其“主蛊毒，咳逆，泄痢肠澼，头疡疥瘙恶疮，杀诸虫毒，去死肌”。《别录》载其“有毒”。宋《图经》提到：“此药大吐上膈风涎，暗风痫病，小儿鮯齁，用钱匕一字，则恶吐人。”后世多取其涌吐之功。因其大毒，用者亦稀。

本品的来源，从其早期别名“葱苒”“葱菼”“山葱”“葱葵”等，可以窥知其形似葱。《吴普本草》云本品“大叶，根小相连”，毕竟太简。梁·陶弘景云：“根下极似葱而多毛。用之止剔取根，微炙之。”“多毛”为一般葱类所无。唐本《图经》云：“叶似郁金、秦艽、蘘荷等，根若龙胆，茎下多毛。夏生，冬凋枯。”宋《本草图经》所言更详：“三月生苗。叶青，初出棕心，又似车前。茎似葱白，青紫色，高五六寸，上有黑皮裹茎，似棕皮。其花肉红色。根似马肠根，长四五寸许，黄白色……今用者名葱白藜芦，根须甚少，只是三二十茎，生高山者为佳。均州土俗亦呼为鹿葱。”以上关于叶、茎基的叶鞘纤维结构（“黑皮裹茎，似棕皮”）、花色等，已经可以鉴定本品为百合科藜芦属植物藜芦*Veratrum nigrum* L.。

陈重明等详细分析了历史上不同地区的藜芦来源。《范子计然》（春秋越国·范蠡撰）云“出河东”。河东即今山西省西南地区。《别录》云“生太山山谷”，太山即泰山。唐本《图经》云“今所在山谷皆有”。宋·苏颂云：“今陕西、山南东西州郡皆有之。”可见其分布非常广泛。在如此广泛地区皆有的藜芦属植物中，就有藜芦*V. nigrum*。本草书记载的太山、河东。陕西、解州（今山西运城）等地，也只有藜芦*V. nigrum*一种分布。故此种藜芦应该是古本草的正品。但陶弘景云“近道处处有”，此近道当指陶氏所居住的句容茅山附近。又《圣惠方》有“和州藜芦”的名称，和州即今安徽和县与含山等地。在江苏与安徽一带分布的仅有牯岭藜芦*Veratrum schindleri* Loes.。[1]

1.《本草图经》：该书“解州藜芦-1”（图3）“解州藜芦-2”（图4）乃同一地区进献的两幅药图。以藜芦*V. nigrum*实物去衡量这两幅图，都具有藜芦大体形状，各有所长，又各有瑕疵。其共同点是其叶卵状披针形，但共同的瑕疵是叶脉均为羽状，而非直出平行脉。图3较好地体现了叶抱茎而生，无柄；图4较好地表现了茎基部的包裹着叶鞘残留的纤维。这些瑕疵是由于不同民间画士的绘画水平造成的。此二图所表现的还是藜芦*V. nigrum*。

2.《太乙仙制本草药性大全》：该书“藜芦”（图12）还是老套路，绘一幅对称

1 陈重明、黄胜白等：《本草学》，南京：东南大学出版社，2005：342.

图案让读者去猜测。此图示意有粗大的根，根下有众多须根。叶基生，具长柄。仅凭此图，就知道绝对不是示意藜芦。

3.《补遗雷公炮制便览》：该书“炮制藜芦”（图14）乃据《雷公炮炙论》所示方法绘图。雷公法为“凡采得，去头，用糯米泔汁煮，从巳至未，出，晒干用之。”图中没有展示“去头”（去根茎上部的叶）工序，唯有一人坐在炉灶前烧火，右上一人在拨弄竹匾里的药材，背景是天上一轮红日，示意煮好的药需要晒干。

4.《本草原始》：该书“藜芦”（图19）为写生图。左边一株示意刚冒芽的藜芦，嫩叶还没有张开。右边一株表示老的藜芦，根茎很长，上部是叶片，叶下的须毛状物，即叶鞘枯死后留下的纤维，这些纤维形成网，包裹住根茎，在上方形成散在的纤维。

5.《质问本草》：该书“藜芦”（图26）为写生图。准确展示了根，根茎，叶片及花序。根据此图，以及该植物所生之地（琉球），或考此物为黑紫藜芦*Veratrum japonicum*（Baker）Loes. f.。[1]

6.《植物名实图考》：该书“藜芦”（图28）的根部被土地遮蔽，地上部分为叶及花茎、花序皆十分精细。此图乃吴其濬在云南所绘，经植物学家吴征镒鉴定为蒙自藜芦*Veratrum mengtzeanum* Loes. f.。[1]

【小结】

“藜芦”为《本经》所载早期药物之一。有毒，吐人。故后世用者亦稀。据古本草描述的形态及其产地（太山、河东。陕西、解州等），其原植物为百合科植物藜芦*Veratrum nigrum* L.。但陶弘景所居之江苏句容茅山所产当为同属植物牯岭藜芦*V. schindleri* Loes.。《质问本草》所绘琉球“藜芦”图为同属植物黑紫藜芦*V. japonicum*（Baker）Loes. f.。《植物名实图考》据云南所产绘成的图，原植物为同属植物蒙自藜芦*V. mengtzeanum* Loes. f.。

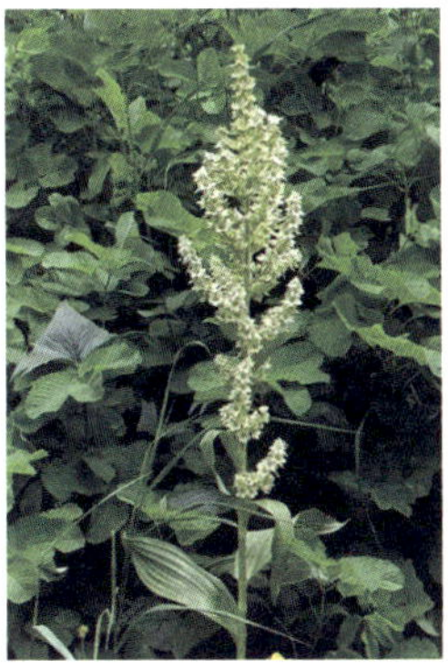

图 30　藜芦 *Veratrum nigrum*

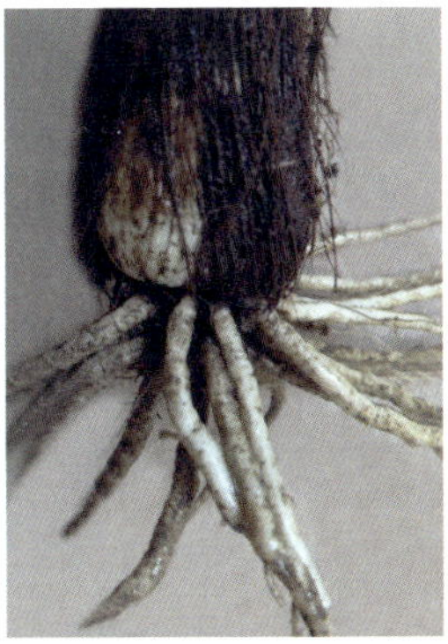

图 31　藜芦的根部

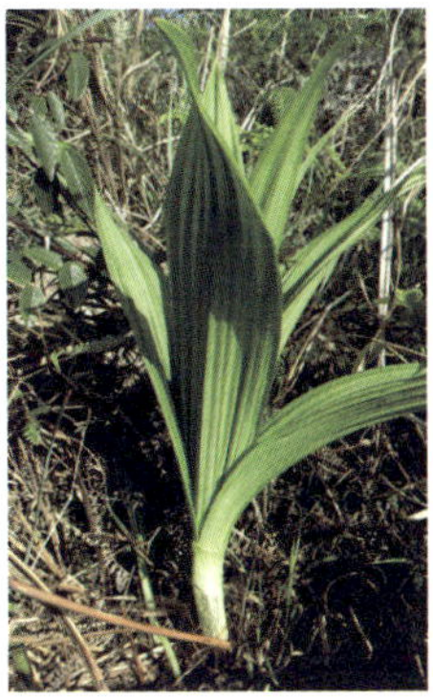

图 32　牯岭藜芦 *V. schindleri* 苗期

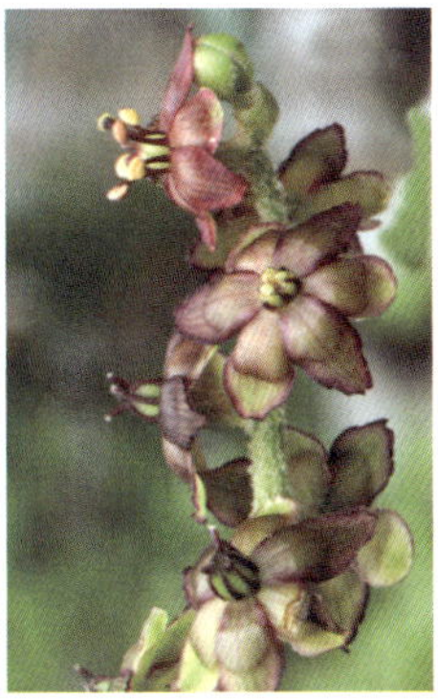

图 33　牯岭藜芦 *V. schindleri* 花序

1　陈重明、黄胜白等：《本草学》，南京：东南大学出版社，2005：342.

17-19 马肠根

【品图】

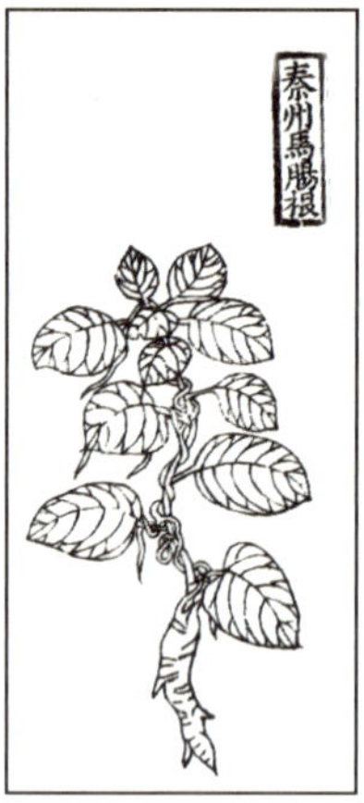

图1 图经（大）·秦州马肠根

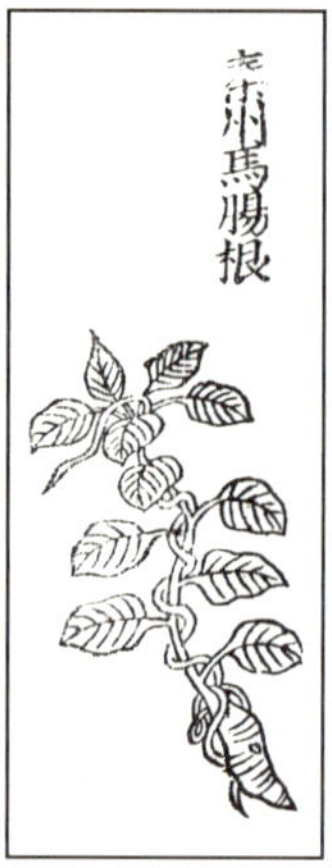

图2 图经（政）·秦州马肠根

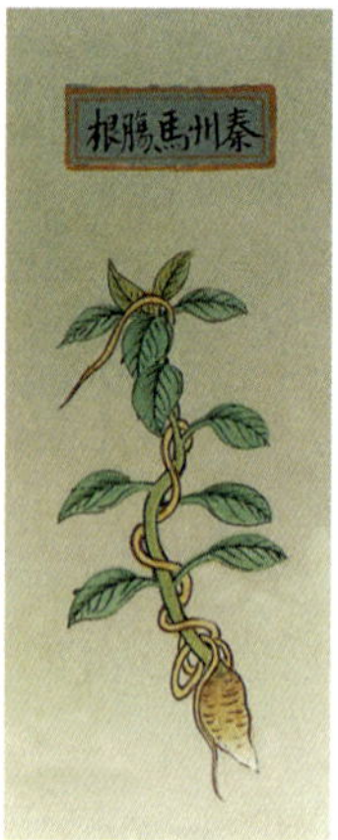

图3 品汇·秦州马肠根

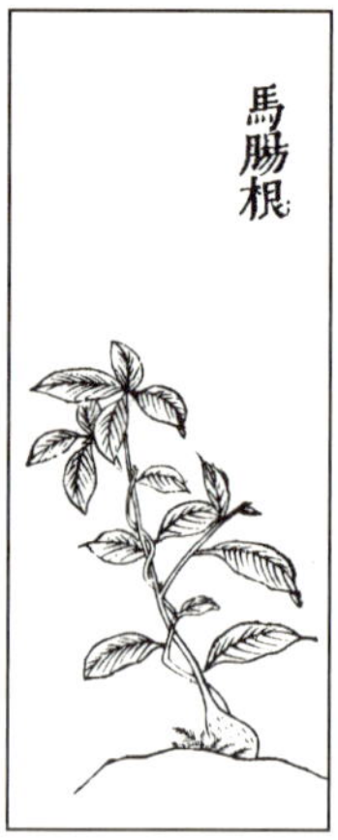

图4 三才·马肠根

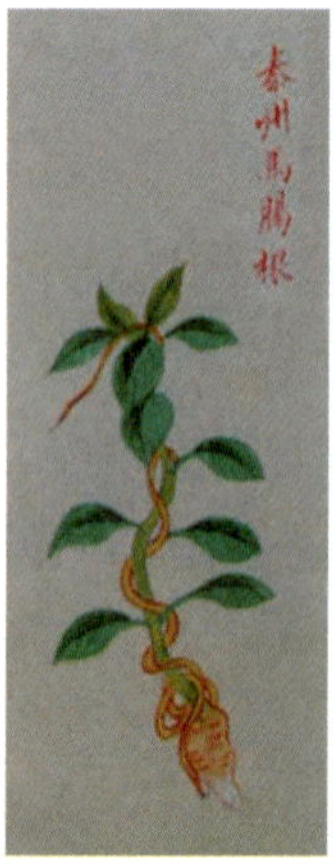

图5 金石·秦州马肠根

本品5图，取自5书，其中2幅彩图。有承继关系的图仅1个书类。

《本草图经》：该书“秦州马肠根”图分别存于《大观本草》（图1）、《政和本草》（图2）。此二传本药图基本一致。今以《政和》图2为《图经》图的代表。仿绘该书“秦州马肠根”（图2）者有彩绘《本草品汇精要》“秦州马肠根”（图3），此后《金石昆虫草木状》“秦州马肠根”（图5）又仿绘《品汇》图3。《三才图会》“马肠根”（图4，另添土地背景）亦仿绘自《图经》图2。

以上5图中，除外4幅仿绘图，原创图只有1幅（图1），详见下“鉴药”项。

【文录】

宋《本草图经》（见《证类》卷30“马肠根”）《图经》曰：生秦州……五月、六月采根用，其叶似桑，性热。三月采，以疗疮疥。

【鉴药】

“马肠根”首见于宋《本草图经》“外草类”，为北宋时出现的民间草药。名义未详。原载其根“主蛊毒，除风”，叶“疗疮疥”。宋代医方有用此名者，但后世罕见此名。

关于本品来源，苏颂云：“生秦州……五月、六月采根用，其叶似桑，性热。三月采。”秦州即今甘肃甘谷县。孙启明考为木兰科植物异形南五味子*Kadsura* *heteroclite* (Roxb.) Craib.。[1]然本种分布于湖北、广东、海南、广西、贵州、云南，不产秦州。

《本草图经》：该书“秦州马肠根”（图2）绘一植株，具膨大的卵形根。一茎直，另有茎缠绕。均为单叶，互生。叶全缘，卵状披针形。此种之叶不似桑，亦不似异形南五味子*Kadsura heteroclite*。原植物不明。

【小结】

“马肠根”为北宋新出草药，医方书或用之。然后世罕见此名。其形态描述简单，图形与文字记载亦不相符，今未能考得其源。

17-20　附子

【品图】

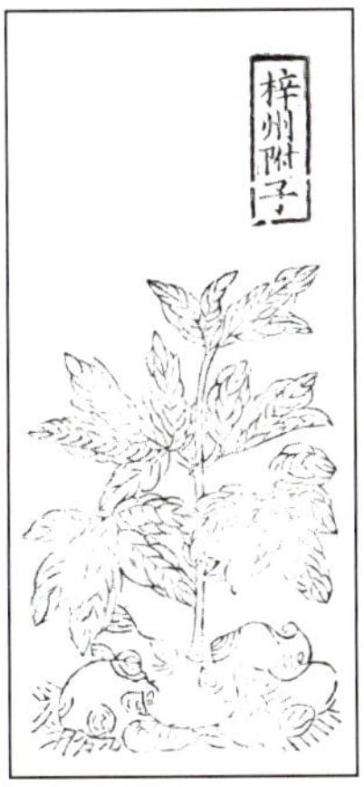

图1　图经（大）·梓州附子

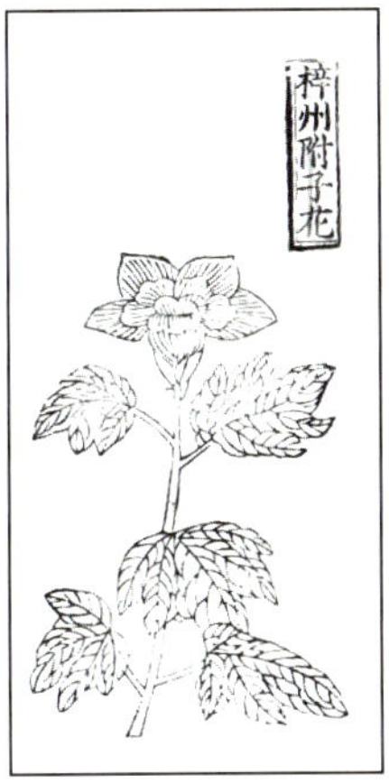

图2　图经（大）·梓州附子花

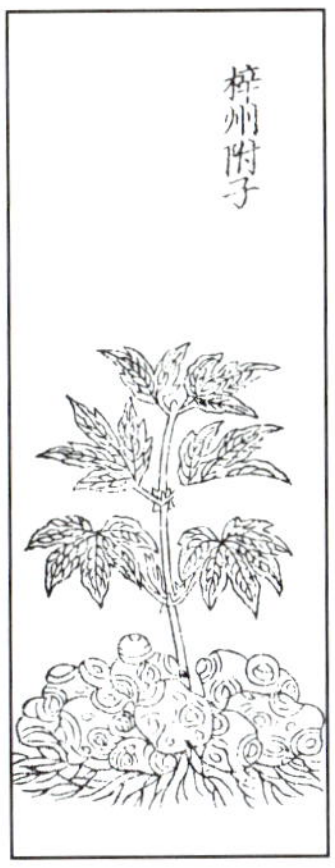

图3　图经（政）·梓州附子

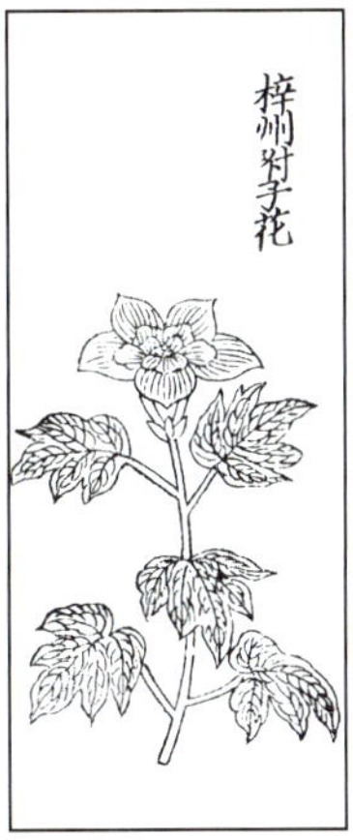

图4　图经（政）·梓州附子花

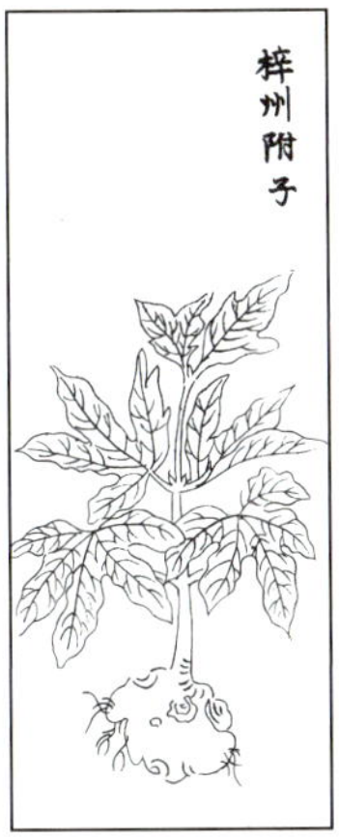

图5　图经（绍）·梓州附子

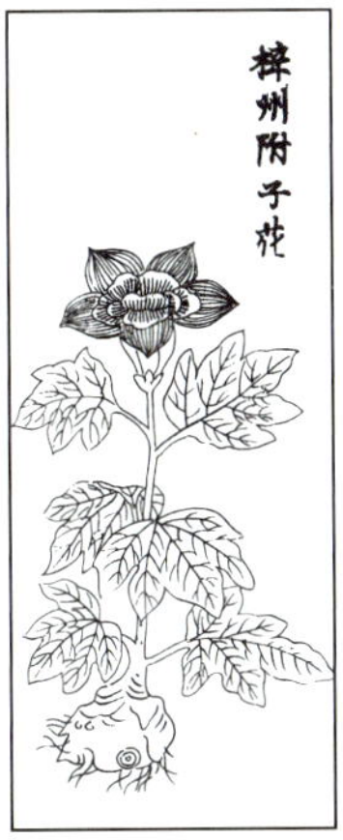

图6　图经（绍）·梓州附子花

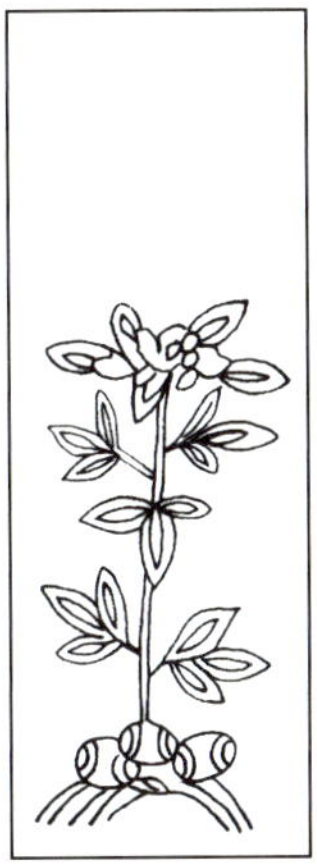

图7　歌括·附子

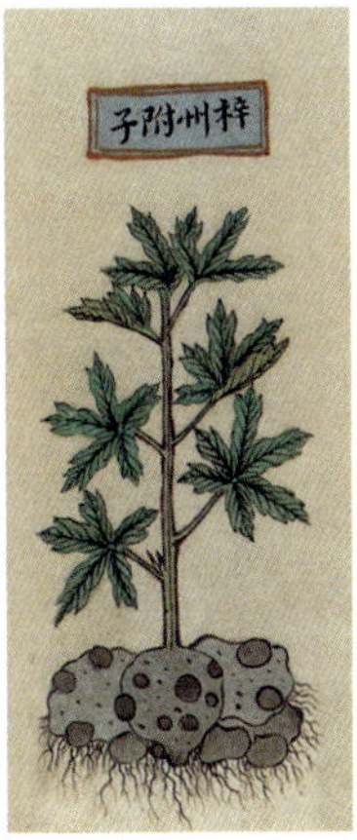

图8　品汇·梓州附子

1　孙启明：《苏图研究》，见：张志斌，郑金生主编：《本草纲目研究札记》，北京：科学出版社，2019：681.

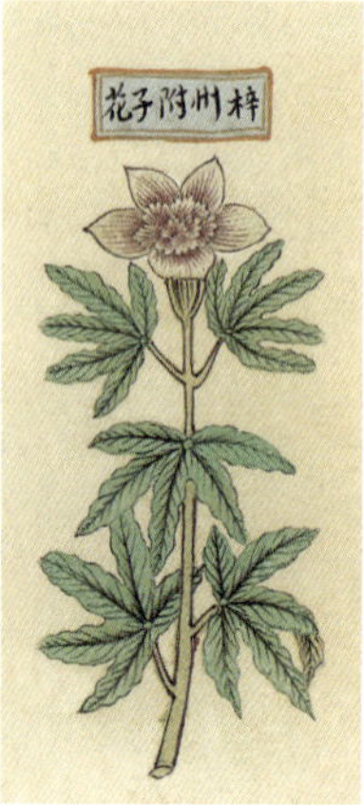

图 9 品汇·梓州附子花

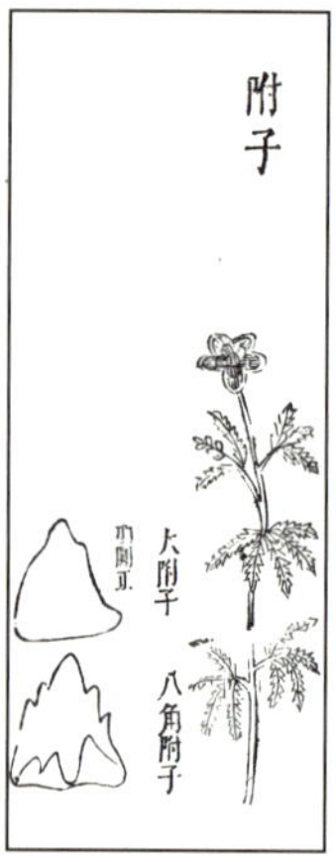

图 10 蒙筌·附子

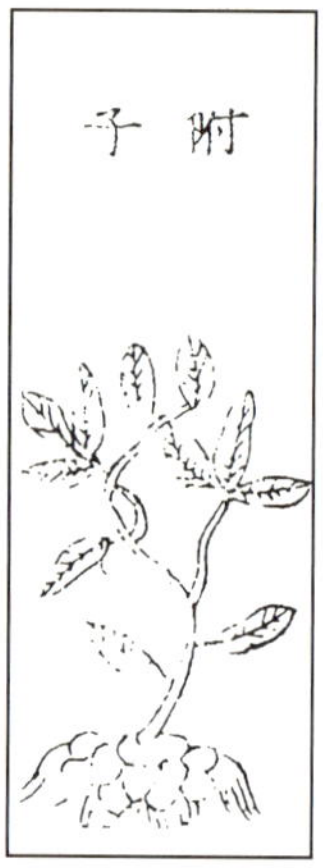

图 11 太乙·附子

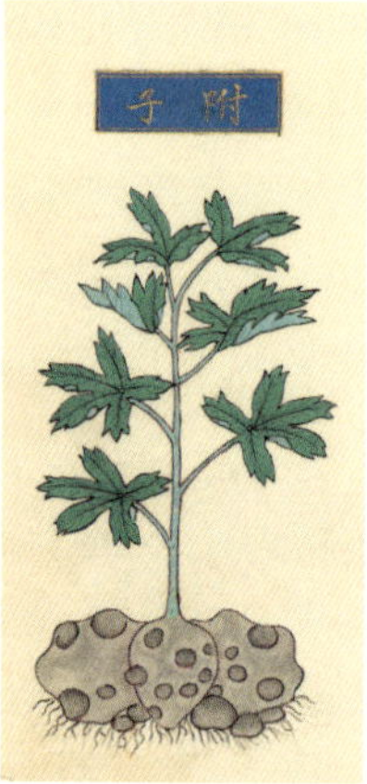

图 12 雷公·附子

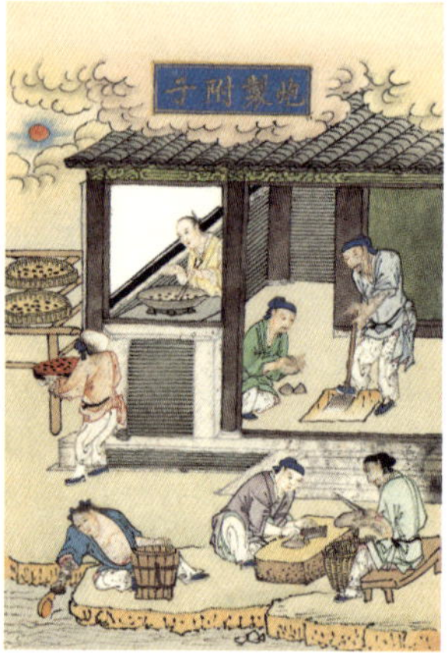

图 13 雷公·炮制附子

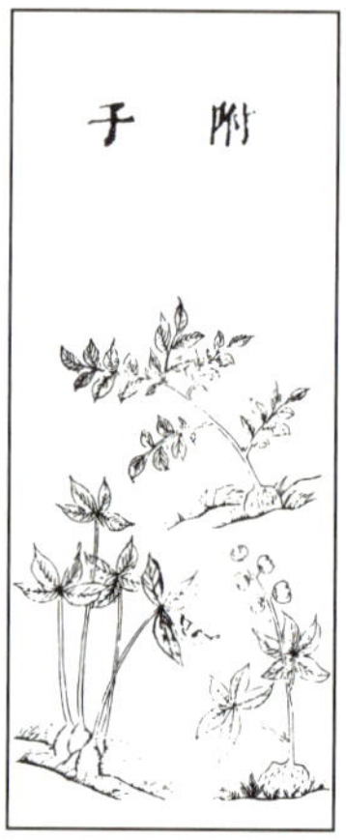

图 14 三才·附子

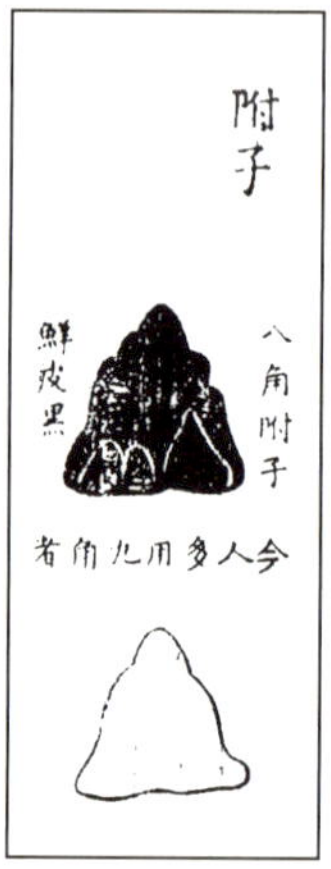

图 15 原始·附子

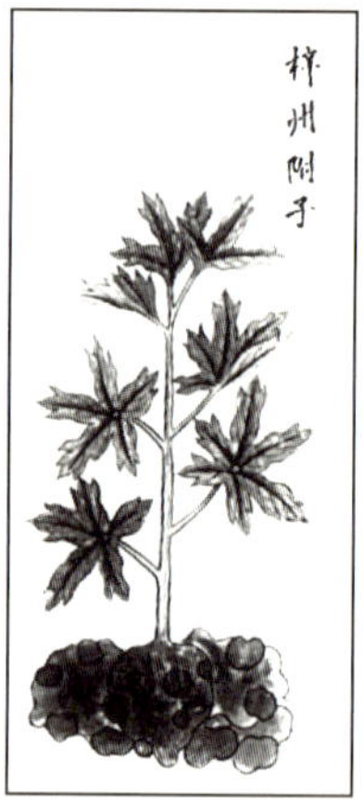

图 16 金石·梓州附子

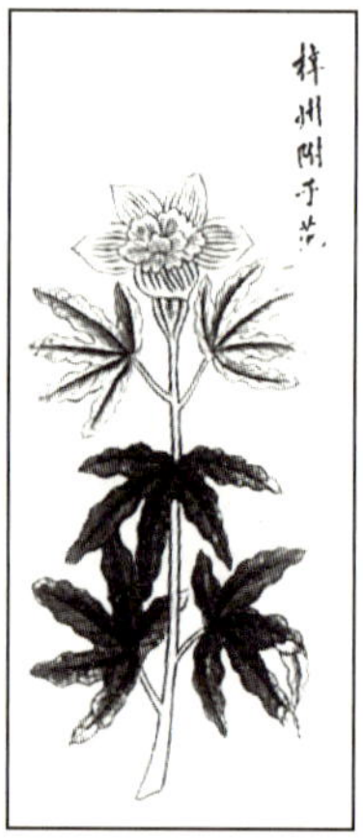

图 17 金石·梓州附子花

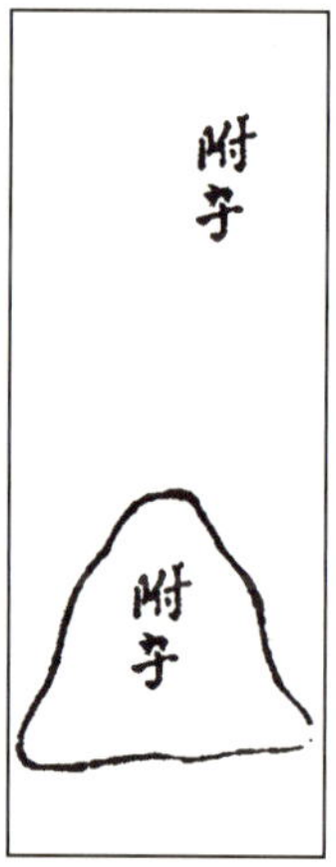

图 18 汇言·附子

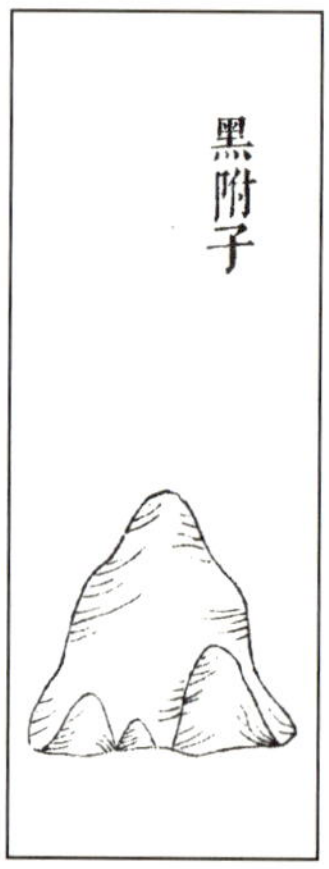

图 19 本草汇·黑附子

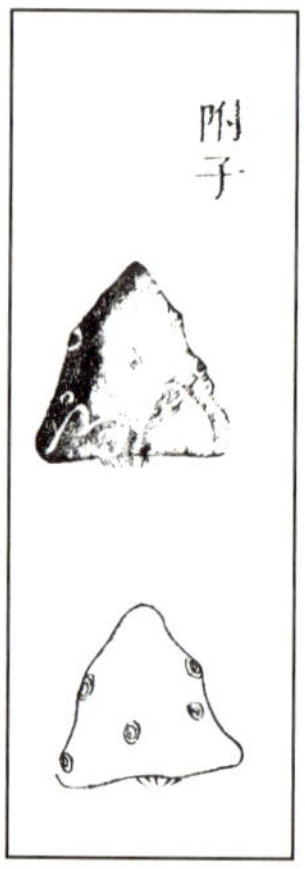

图 20 类纂·附子

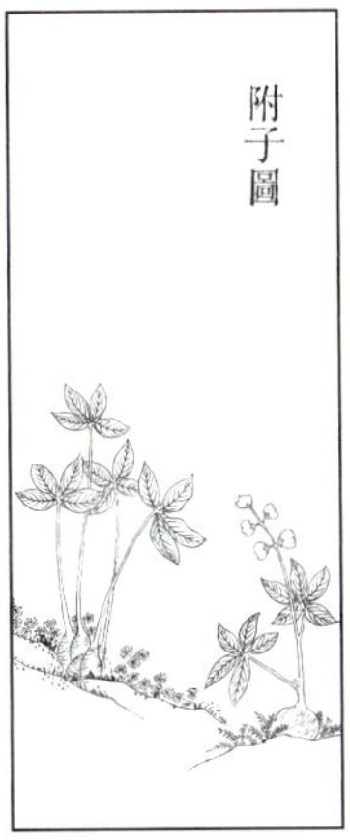

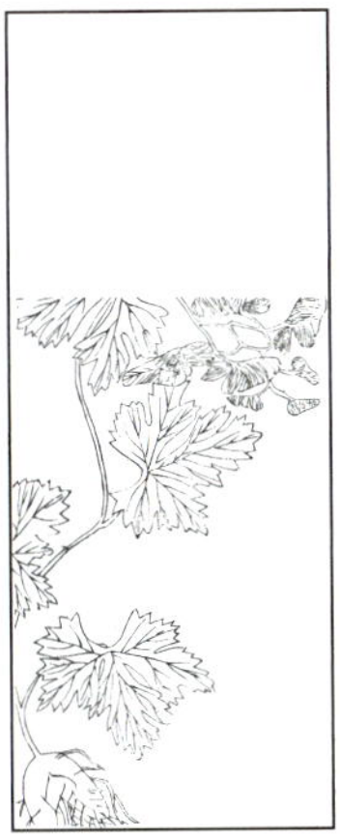

图 21 草木典·附子图 图 22 图考·附子

本品22图，取自16书，其中6幅彩图。有承继关系的图可分2个书类。

《本草图经》：该书2图。“梓州附子”“梓州附子花”图依次分别存于《大观》（图1、2）、《政和》（图3、4）、《绍兴》（图5、6）。此三传本药图大同小异。其中《绍兴》（图5）根下无附子，仅一单独的块根；图6之下亦增绘一块根。今以《政和》图3、图4为《图经》图的代表。

仿绘《图经》2图的彩色图有：《本草品汇精要》“梓州附子”（图8）、“梓州附子花”（图9），其图乃仿绘图3或图4。此后《补遗雷公炮制便览》“附子”（图12）仿绘《品汇》图8。《金石昆虫草木状》图16、图17又分别仿绘《品汇》图8、图9。

仿绘《图经》2图的墨线图有：《本草歌括》“附子”（图7）将《图经》“梓州附子花”（图4）的花移到“梓州附子”（图3）的植株上端，枝叶根均加简省。《本草蒙筌》“附子”（图10）右边仿绘的是“梓州附子花”（图4），左边仿绘《本草原始》图15的附子药材图。《太乙仙制本草药性大全》“附子”（图11）仿绘的是“梓州附子”（图3），根形粗相似，但叶片改绘成三全裂。邬家林谓此图修改后似为藤蔓状的乌头属植物瓜叶乌*Aconitum hemsleyanum* Pritz.。另《三才图会》“附子”（图14）有3株植物，上一株仿绘《图经》“梓州附子”（图3），下左仿绘的是《图经》“江宁府乌头”图、“龙州乌头”图（见17-23“乌头”下）。《古今图书集成·草木典》“附子图”（图21）又仿绘《三才》图14下方的两植株。

《本草原始》：该书“附子”（图15）绘有两个附子。仿绘者有：《本草汇言》图18、《本草汇》图19，均只取下面一个附子。《本草纲目类纂必读》图20则全仿《原始》图15。

以上22图中，除外17幅仿绘图，原创图尚有5幅（图3、4、13、15、22），详见下“鉴药”项。

【文录】

《别录》（见《证类》卷10“附子”） 为百药长。生犍为山谷及广汉。冬月采为附子，春采为乌头。

梁《本草经集注》（同上） 陶隐居云：附子以八月上旬采，八角者良。

题·刘宋《雷公炮炙论》（同上） 雷公云：凡使，先须细认，勿误用。有乌头、乌喙、天雄、侧子、木鳖子。乌头少有茎苗，长身乌黑，少有傍尖。乌喙皮上苍，有大豆许者，孕八九个，周围底陷，黑如乌铁，宜于文武火中炮，令皴坼，即劈破用。天雄身全矮，无尖，周匝四面有附，孕十一个，皮苍色即是天雄。宜炮皴坼后，去皮尖底用。不然，阴制用并得。侧子只是附子傍，有小颗附子，如枣核者是，宜生用。治风疹神妙。木鳖子，只是诸喙、附、雄、乌、侧中毗槵者，号曰木鳖子，不入药中用。

唐《本草拾遗》（同上） 附子无八角，陶强名之。古方多用八角附子，市人所货亦八角为名。

《本经》《别录》（见《证类》卷10“乌头”） **一名奚毒，一名即子，一名乌喙。**

《别录》（同上） 生朗陵山谷，正月、二月采，阴干。长三寸已上为天雄。

三国《吴普本草》（同上） 吴氏云：乌头一名茛，一名千秋，一名毒公，一名果负，一名耿子……正月始生，叶厚，茎方中空，叶四四相当，与蒿相似。又云：乌喙……十月采。形如乌头，有两歧，相合如乌之喙，名曰乌喙也。

梁《本草经集注》（同上） 陶隐居云：今采用四月。乌头与附子同根，春时茎初生，有脑形似乌鸟之头，故谓之乌头。有两歧共蒂，状如牛角，名乌喙。喙即乌之口也。亦以八月采，捣笮茎取汁，日煎为射罔。猎人以傅箭，射禽兽，中人亦死，宜速解之。

唐《唐本草》（同上）《唐本》注云：乌喙，即乌头异名也。此物同苗，或有三歧者，然两歧者少。纵天雄、附子有两歧者，仍依本名。如乌头两歧，即名乌喙，天雄、附子若有两歧者，复云何名之？

吴越《日华子本草》（同上）《日华子》云：土附子，味痖、辛，热，有毒。生去皮，捣滤汁澄清，旋添，晒干取膏，名为射罔。猎人将作毒箭使用。

《本经》《别录》（见《证类》卷10“天雄”） **一名白幕**。生少室山谷。二月采根，阴干。

梁《本草经集注》（见《证类》卷10“天雄”） 今采用八月中旬。天雄似附子，细而长便是。长者乃至三四寸许。此与乌头、附子三种，本并出建平，故谓之三建。今宜都佷山最好，谓为西建。钱塘间者谓为东建，气力劣弱不相似，故曰西冰犹胜东白也。其用灰杀之，时有冰强者，不佳。

唐《唐本草》（同上）《唐本》注云：天雄、附子、乌头等，并以蜀道绵州、龙州出者佳。余处纵有造得者，力弱，都不相似。江南来者，全不堪用。陶以三物俱出建平故名之，非也。按《国语》置堇于肉，注云：乌头也。《尔雅》云：芨，堇（音靳）草。郭注云：乌头苗也。此物本出蜀汉，其本名堇。今讹为建，遂以建平释之。又石龙芮叶似堇，故名水堇。今复为水茛，亦作建音。此岂复生建平耶，检字书，又无茛字，甄立言《本草音义》亦论之。天雄、附子、侧子并同用。八月采造，其乌头四月上旬，今云二月采，恐非时也。

唐《本草拾遗》（同上） 陈藏器：天雄，身全短无尖，周匝四面有附子，孕十一个，皮苍色即是。天雄宜炮皴坼后，去皮尖底用之。不然，阴制用，并得。

吴越《日华子本草》（同上）《日华子》云：又云：天雄，大长少角刺而虚，乌喙似天雄，而附子大短有角，平稳而实，乌头次于附子，侧子小于乌头，连聚生者，名为虎掌，并是天雄一裔，子母之类，力气乃有殊等，即宿根与嫩者耳。

宋《重广补注神农本草并图经》（同上） 谨按此数条，说前项悉备。但天雄者始种乌头，而不生诸附子、侧子之类。经年独生长大者是也。蜀人种之忌生此。以为不利。如养蚕而为白殭之类也。

三国《吴普本草》（见《证类》卷10“侧子”） 吴氏云：侧子一名莨。神农、岐伯：有大毒。八月采，阴干。是附子角之大者，畏恶与附子同。

梁《本草经集注》（同上） 陶隐居云：此即附子边角之大者脱取之。昔时不用，比来医家以疗脚气多验。凡此三建，俗中乃是同根，而《本经》分生三处，当各有所宜故也。方云：少室天雄，朗陵乌头，皆称本土。今则无别矣。少室山连嵩高，朗陵县属豫州汝南郡，今在北国。

唐《唐本草》（同上）《唐本》注云：侧子，只是乌头下共附子、天雄同生。小者侧子，与附子皆非正生，谓从乌头傍出也。以小者为侧子，大者为附子。今称附子角为侧子，理必不然。若当阳已下，江左及山南嵩高、齐、鲁间，附子时复有角，如大豆许。夔州已上，剑南所出者，附子之角，曾微黍粟，持此为用，诚亦难充。比来京下，皆用细附子有效，未尝取角。若然，方须八角附子，应言八角侧子，言取角用，不近人情也。

后蜀《蜀本草》（同上）《蜀本》注云：昔多不用，今以疗脚气甚效。按陶云侧子，即附子边角之大者，削取之。苏云只是乌头不共附子同生。小者为侧子，大者为附子。殊无证据。但云附子角小如黍粟，难充于用，故有此说。今据附子边，果有角大如枣核及槟榔已来者，形状亦自是一颗，仍不小。是则乌头傍出附子，附子旁出侧子，明矣。似乌鸟头为乌头，两歧者为乌喙，细长乃至三四寸者为天雄，根傍如芋散生者名附子，傍连生者名侧子，五物同出而异名。苗高二尺许，叶似石龙芮及艾，其花紫赤，其实紫黑。今以龙州、绵州者为佳。

宋《本草图经》（同上）《图经》曰：乌头、乌喙，生朗陵山谷，天雄，生少室山谷，附子、侧子，生犍为山谷及广汉，今并出蜀土。然四品都是一种所产，其种出于龙州……其苗高三四尺已来，茎作四棱，叶如艾，花紫碧色，作穗，实小紫黑色，如桑椹。本只种附子一物，至成熟后有此四物，收时仍一处造酿方成……其长三二寸者，为天雄，割削附子傍尖芽角为侧子，附子之绝小者亦名为侧子。元种者，母为乌头，其余大、小者皆为附子，以八角者为上……然收采时月与《本经》所说不同。盖今时所种如此。其内地所出者，与此殊别，今亦稀用。谨按《本经》冬采为附子，春采为乌头。而《广雅》云：奚毒，附子也。一岁为萴（与侧同）子，二岁为乌喙，三岁为附子，四岁为乌头，五岁为天雄。今一年种之，便有此五物，岂今人种莳之法，用力倍至，故尔繁盛也。虽然药力当缓，于岁久者耳。

宋《彰明附子记》（见《宾退录》卷3） ……其茎类野艾而泽，其叶类地麻而厚，其花紫叶黄，蕤长苞而圆……盖附子之品有七，实本同而末异。其种之化者为乌头，附乌头而傍生者为附子，又左右附而偶生者为鬲子，又附而长者为天雄，又附而尖者为天佳[1]，又附而上出者为侧子，又附而散者为漏蓝。皆脉络连贯，如子附母。而附子以贵，故独专附名。自余不得与焉。凡种一而子六七以上，则其实皆小。种一而子二三，则其实稍大。种一而子特生，则其实特大。此其凡也。附子之形，以蹲坐、正节、角小为上，有节、多鼠乳者次之，形不正而伤缺风皱者为下。附子之色，以花白为上，铁色次之，青绿为下。天雄、乌头、天佳以丰实过握为胜。而漏蓝、侧子，园人以乞弃役夫，不足数也……按《草经》及注，载附子出犍为山谷，及江左山南嵩齐鲁间。以今考之皆无有，误矣。又云：春采为乌头，冬采为附子，大谬。又云：附子八角者良，其角为侧子，愈大谬。与余所闻绝异，岂所谓“尽信书，不如无书”者类耶。

宋《本草衍义》卷11“乌头、乌喙、天雄、附子、侧子” 凡五等，皆一物也。止以大小、长短、似像而名之。后世补虚寒，则须用附子，仍取其端平而圆，大及半两以上者，其力全不僭。风家即多用天雄，亦取其大者。以其尖角多热性，不肯就下，故取敷散也。此用乌头、附子之大略如此。余三等，则量其材而用之。

明《本草纲目》卷17“附子”【释名】其母名乌头。【时珍曰】初种为乌头，象乌之头也。附乌头而生者为附子，如子附母也。乌头如芋魁，附子如芋子，盖一物也。别有草乌头、白附子，故俗呼此为黑附子、川乌头以别之。诸家不分乌头有川、草两种，皆混杂批注，今悉正之。【集解】【时珍曰】乌头有两种。出彰明者即附子之母，今人谓之川乌头是也。春末生子，故曰春采为乌头。冬则生子已成，故曰冬采为附子。其天雄、乌喙、侧子，皆是生子多者，因象命名；若生子少及独头者，即无此数物也。其产江左、山南等处者，乃《本经》所列乌头，今人谓之草乌头者是也，故曰其汁煎为射罔。陶弘景不知乌头有二，以附子之乌头，注射罔之乌头，遂致诸家疑贰，而雷敩之说尤不近理。宋人杨天惠着《附子记》甚悉，今撮其要，读之可不辩而明矣。其说云：“……其茎类野艾而泽，其叶类地麻而厚。其花紫瓣黄蕤，长苞而圆……”谨按此记所载漏篮，即雷敩所谓木鳖子，大明所谓虎掌者也。其鬲子即乌喙也。天锥即天雄之类，医方亦无此名，功用当相同尔。**/卷17“天雄”**【时珍曰】天雄乃种附子而生出或变出，其形长而不生子，故曰天雄。其长而尖者，

1 佳：《说郛》本作“锥”，似与形“尖”相合。

谓之天锥，象形也。【集解】【时珍曰】天雄有二种。一种是蜀人种附子而生出长者，或种附子而尽变成长者，即如种芋形状不一之类。一种是他处草乌头之类，自生成者，故《别录》注乌喙云，长三寸已上者为天雄是也。入药须用蜀产曾经酿制者。或云须重一两半有象眼者乃佳。余见“附子”下。/ **卷17“侧子”**【释名】荝子。【时珍曰】生于附子之侧，故名。许慎《说文》作荝子。【集解】【时珍曰】侧子乃附子旁粘连小者尔，故吴普、陶弘景皆指为附子角之大者。其又小于侧子者，即漏篮子矣。故杨氏《附子记》言：侧子、漏篮，园人皆不重之，以乞役夫。

清《植物名实图考》卷24“附子” 附子……其花色碧，殊娇纤，名鸳鸯菊。《花镜》谓之双鸾菊，朵头如比邱帽，帽拆，内露双鸾并首，形似无二。外分二翼一尾，凡花诡异者多有毒，甚美甚恶，物亦有然。/雩娄农曰：杨天惠著《附子记》綦详，且谓尽信书则不如无书，目睹手记，盖实录矣。但古人所用皆野生，川中所产皆种生。野生者得天全，种生者假人力，栽培滋灌久之，与果蔬同，性移而形亦变矣……附子一物，而有天雄、乌头、侧子、漏篮诸形，则肥硗、雨露、人事不同所致欤？彼一岁、二岁、三岁之说，其亦未可尽废也。

【鉴药】

“附子”首见于《本经》。李时珍释其名曰：“附乌头而生者为附子，如子附母也。”即乌头的侧根（子根）。本品有毒，性温，能温中止痛、驱寒除痹，为古今常用药。

从《本经》肇始，历代本草书中，同一植物来源的附子、乌头、天雄、侧子、漏篮子等，就被分成几个独立的药。本草中关于这些药物划分标准的讨论连篇累牍，莫衷一是。但关于这些药物的基原描述反而甚少。本条先求其基原，然后分别探讨其不同部分入药的来由与演变。为叙述方便，有关基原与药材规格的原始资料主要集中在本条。

基原：附子既然是附乌头而生，则当求乌头的基原。最早的乌头形态描述见《吴普本草》，云“正月始生，叶厚，茎方中空，叶四四相当，与蒿相似”。这似乎不是在描述乌头。《蜀本草》：“苗高二尺许，叶似石龙芮及艾，其花紫赤，其实紫黑。”此后宋·苏颂《本草图经》云：“其苗高三四尺已来，茎作四棱，叶如艾，花紫碧色，作穗，实小紫黑色，如桑椹。”宋·杨天惠《彰明附子记》云：“其茎类野艾而泽，其叶类地麻而厚，其花紫叶黄蕤，长苞而圆。”清·吴其濬对本品的花描述尤详：“其花色碧，殊娇纤，名鸳鸯菊。《花镜》谓之双鸾菊。朵头如比邱帽。帽拆，内露双鸾并首，形似无二。外分二翼一尾。”以上记述从不同角度展示了乌头的特点，可证其即毛茛科乌头属植物乌头*Aconitum carmichaelii* Debx.。此种乌头分布甚广。从《彰明附子记》所载栽培法、酿制法等来看，本品最晚在北宋，已经积累了丰富的栽培与产地加工经验，并成为主要的药源。

野生的乌头有两个块根，经过栽植后块根数目增多。[1]作为商品，乌头的不同形状与着生部位的子根被区分成多种规格。这些规格的划分历代本草或有不同，本草之外的语词工具书所载的定义更加纷繁。例如《广雅》有按年五分法："奚毒，附子也。一岁为萴（与侧同）子，二岁为乌喙，三岁为附子，四岁为乌头，五岁为天雄。"苏颂云："今一年种之，便有此五物。"可见此说之荒谬。宋·杨天惠有附子七品说："附子之品有七，实本同而末异。其种之化为乌头，附乌头而傍生者为附子，又左右附而偶生者为鬲子，又附而长者为天雄，又附而尖者为天锥，又附而上者为萴子，又附而散者为漏蓝。出皆脉络连贯，如子附母。"此说看似严密，也只能适用于生长着的乌头。假如全部采收下来，如何从形态判别"左右附而偶生""附而上""附而散"呢？因此有必要逐个分析乌头、附子类的名目。

附子：《本经》立条。在乌头子根中，运用最多、最无争议的就是附子。《名医别录》言附子"为百药长"，以"冬月采为附子"。梁·陶弘景可能是因为居于东南，对乌头、附子生长生产不熟悉，经常说错话。如"附子以八月上旬采，八角者良"。所谓"角"，是说其体形饱满，表面有几个鼓凸如大豆处，并非真有"犄角"。《唐本草》批陶说："附子无八角，陶强名之。"但"八角附子"这种称呼在唐代及其以前已很普遍，可视为优质附子的习称。陶弘景又说"天雄""乌头""附子"三者"并出建平"，"谓之三建"。《唐本草》批评说："天雄、附子、乌头等，并以蜀道绵州、龙州出者佳。余处纵有造得者，力弱，都不相似。江南来者，全不堪用。陶以三物俱出建平故名之，非也……此物本出蜀汉，其本名堇。今讹为建，遂以建平释之。"《唐本草》认为附子是直接"从乌头傍出"、个儿大的侧根（子根）。《蜀本草》亦云"乌头傍出附子""根傍如芋散生者名附子"。《日华子本草》云："附子大短有角，平稳而实。"此说指明了附子的外形。宋·苏颂将原种的主根称为"母"，"母为乌头，其余大、小者皆为附子"。即凡是傍主根而生的子根，无论大小，都可以称之为附子。这是一种广义的"附子"。若按此说，则只能有乌头、附子两个名称了。

杨天惠《彰明附子记》所称附子有两种含义，一是广义"附子"，即种植附子所收获的所有根类物（所谓"附子之品有七，实本同而末异"）。二是狭义"附子"，专指"附乌头而傍生者为附子"。所有产品中，"附子以贵，故独专附名"。也就是说，种植附子目的就是获得附子，其他名目都属于种植的副产品。他提出的好附子的标准是："附子之形，以蹲坐、正节、角少为上。"与过去的"八角"说正相反。这样的附子形正、饱满，故为时尚。"附子之色，以花白为上，铁色次之，青绿为下。"此可能指附子断面的颜色。杨天惠批评的前人谬说有："按《本草》《广志》载附子出犍为山谷，及在山南嵩高齐鲁间。以今考之皆无有，误矣！又曰：'春采为乌头，

1　中国科学院《中国植物志》编辑委员会：《中国植物志》，北京：科学出版社，1979，第27卷，264.

冬采为附子’，大谬。又云：‘附子八角者良，其角为侧子’，愈大谬。与余所闻绝异，岂所谓尽信书，不如无书者类耶。”杨天惠是附子著名产地彰明（今四川江油）的父母官，撰写了《彰明附子记》，他的见闻值得参考。

宋·寇宗奭医药兼通，他的实际经验是：“后世补虚寒，则须用附子，仍取其端平而圆，大及半两以上者，其力全不僭。”明·李时珍时，以“附子”为名的药多了起来。时珍曰：“乌头如芋魁，附子如芋子，盖一物也。别有草乌头、白附子，故俗呼此为黑附子、川乌头以别之。”故“黑附子”是正品附子，“白附子”是另外的植物根。

乌头：《本经》单独立条。梁·陶弘景云：“有脑形似乌鸟之头，故谓之乌头。”“与附子同根”。《雷公炮炙论》云：“乌头少有茎苗，长身乌黑，少有傍尖。”“少”通“稍”，即其根头略带残茎。宋·杨天惠云：“其种之化为乌头。”李时珍所说最为简洁：“其母名乌头。”“乌头如芋魁”。“初种为乌头，象乌之头也。”也就是母根、主根。

李时珍还提出了前代所没有提出的问题：“乌头有川、草两种”。川乌头：“出彰明者即附子之母，今人谓之川乌头是也。”草乌头：“其产江左、山南等处者，乃《本经》所列乌头，今人谓之草乌头者是也。”这种草乌头可以煎汁，制取“射罔”。关于“草乌头”与“射罔”，详见“17-23乌头”条下。

乌喙：此名在古本草中还没有形成单独的条目，因其与乌头紧密相关，故附述于此。此名或作为乌头的别名，如《本经》“乌头……一名乌喙”；或作为一个药材规格。如《吴普本草》云：“乌喙……形如乌头，有两歧，相合如乌之喙，名曰乌喙也。所畏、恶、使，尽与乌头同。”陶弘景亦云：“有两歧共蒂，状如牛角，名乌喙。喙即乌之口也。”以上乌喙，皆指其形似乌头，但下部有分歧，如同乌鸦张开的嘴。这种规格划分法遭到《唐本草》的批评：“此物同苗，或有三歧者，然两歧者少。纵天雄、附子有两歧者，仍依本名。如乌头两歧，即名乌喙，天雄、附子若有两歧者，复云何名之？”然而《蜀本草》还是坚持这种划分法，谓“两歧者为乌喙”。这种凭借主根分叉来划分名目的做法意义不大，后来逐渐被废弃。

顺带一述的是《雷公炮炙论》提到的乌喙，“皮上苍，有大豆许者，孕八九个，周围底陷，黑如乌铁，宜于文武火中炮，令皴坼，即劈破用”。其中丝毫不涉及“喙”的含义，其形状实际上是八角附子。此书在乌头族药材的描述是十分奇怪的。李时珍曾批评“雷敩之说尤不近理”。如此乌喙之论，似可置之不理。

天雄：《本经》单有条目。古今关于天雄的争议甚多。《名医别录》云：“乌喙……长三寸已上为天雄”。此可理解为天雄与乌喙一样，属于主根。梁·陶弘景云：“天雄似附子，细而长便是。长者乃至三四寸许。”按此说则天雄又属子根。雷敩对天雄的描述令人无法理解：“天雄身全矮，无尖，周匝四面有附，孕十一个，皮苍色即是天雄。”按此说法则天雄也是能孕育附子的主根。陈藏器对天雄的看法居然与雷敩如出一辙，不繁赘引。《日华子本草》云：“天雄，大长少角刺而虚。”《蜀本草》以“细长乃至三四寸者为天雄”。苏颂《图经》云：“其长三二寸者，为天雄。”但其生长状态如何？都没有交代。杨天惠云：“又附而长者为天雄。”此与陶弘景所说相似，将天雄作为附乌头而生、形“长”的子根。但此类的天雄何以能与乌头、附子比肩在《本经》立条，成为医家最常用的一个种类？

寇宗奭云：“风家即多用天雄，亦取其大者。以其尖角多热性，不肯就下，故取敷散也。”此说从医家运用角度来谈天雄，云其用于祛风，是因为其体型大、有尖角，热性大，可以敷散风邪。陈承则从生产的角度来谈天雄：“天雄者，始种乌头而不生诸附子、侧子之类。经年独生长大者是也。蜀人种之忌生此。以为不利。如养蚕而为白殭之类也。”陈承祖籍四川阆中，又是和剂局的官员，他的这一说法非空穴来风。种附子目的是收获附子，并非为了得到乌头、天雄、侧子等物。不生附子的“始种乌头”，就好像不长鳞茎的独头蒜、养蚕不能产丝的白僵蚕一样，是不受生产者欢迎的。但这样的“独头”主根一般认为力量比较大，故适于祛风，而非如附子仅能“补虚寒”。独头主根也与细而长的形体相符。此陈承“天雄”说所以能令人信服。

李时珍云：“天雄乃种附子而生出或变出，其形长而不生子，故曰天雄。其长而尖者，谓之天锥，象形也。”看来时珍也同意“形长而不生子”为天雄的说法。但他说“天雄乃种附子而生出或变出”是不对的，天雄本来就是种下去的主根（“始种乌头”）。《彰明附子记》里，天锥（天佳）、天雄都是附子的一种，不能与陈承之说混在一起。李时珍又把天雄分为两种：“一种是蜀人种附子而生出长者，或种附子而尽变成长者，即如种芋形状不一之类。一种是他处草乌头之类，自生成者，故《别录》注乌喙，云‘长三寸已上者为天雄’是也。入药须用蜀产曾经酿制者。或云须重一两半有象眼者乃佳。”按李时珍的说法，不管是家种也好，野生草乌头也好，只要是长三寸的根，都可以叫天雄。

侧子：《名医名录》单独立条。《说文》一名“荝子”。有关侧子的论述也很多。《吴普本草》云：“侧子一名莨……是附子角之大者，畏恶与附子同。”按此则侧子就是有大角的附子，或附子身上突出的“大角”。陶弘景云：“此即附子边角之大者脱取之。昔时不用，比来医家以疗脚气多验。”按陶说，“脱取”即削取附子的大边角，就是侧子。《唐本草》云：“侧子，只是乌头下共附子、天雄同生。小者侧子，与附子皆非正生，谓从乌头傍出也。以小者为侧子。今称附子角为侧子，理必不然……比来京下皆用细附子有效，未尝取角。若然，方须八角附子，应言八角侧子，言取角用，不近人情也。”也就是说，《唐本草》据当时实用的侧子立论，指出侧子并非附子的边角，也不是有大角的附子，而是与附子一样附乌头而生的小个儿附子，即“细附子”。

这样的“侧子”，就包括了所有除大个附子之外的子根。

《蜀本草》另出一说，认为附子“傍连生者名侧子”。其理由是：“今据附子边，果有角大如枣核及槟榔已来者，形状亦自是一颗，仍不小。是则乌头傍出附子，附子旁出侧子，明矣。”如此则相对于乌头来说，侧子是二级子根了。附子绝大多数只有须根而不生侧根，但亦有少数会生二级子根者（参“17-22侧子”图12、图14）。因此侧子或为附子个体上鼓凸的角状物，或为二级子根，也包括同样附生于乌头的细小附子。“附子旁出侧子”并不普遍。苏颂云“割削附子傍尖芽角为侧子，附子之绝小者亦名为侧子”是侧子的主流。

按杨天惠的附子七品划分法，“又附而上出者为侧子”。所谓“附而上出”，大概是附生的位置靠近主根头部。这类侧子成为药材后，如何判断它原是“附而上出”？但杨天惠又说了：“天雄、乌头、天佳以丰实过握为胜。而漏蓝、侧子，园人以乞弃役夫，不足数也。”这就提示，收获的时候，天雄、乌头、天佳够粗大都很好，漏蓝、侧子则被园人扔给那些帮干活的人，打发他们的讨要。因为“漏蓝、侧子”够不上等级，没什么价值。由此可知，说侧子是细小的附子或者是加工剩余的边角料，是完全合乎道理的。

李时珍的观点是侧子“生于附子之侧，故名”。又云：“侧子乃附子旁粘连小者尔，故吴普、陶弘景皆指为附子角之大者。其又小于侧子者，即漏篮子矣。故杨氏《附子记》言：侧子、漏篮，园人皆不重之，以乞役夫。”其说不如苏颂所言明确。

从栽培角度来看，一株乌头植物，能生附子的主根为乌头（形如乌鸟之头）。旁生肥大子根（端平而圆大）为附子，其他附生的子根统称为侧子（细小）。不能生附子的“独头”主根为天雄（细长）。如此则囊括了乌头所有地下根，且各有鉴别特点。这大概是古本草专为乌头、附子、天雄、侧子单立条目的原因。

天佳：一作“天锥”。此杨天惠附子七品之一。特点是“附而尖者为天佳”。只要够大（“丰实过握”），也可以作为附子之一入药。时珍云：“天锥即天雄之类。”但天雄乃独头主根，此是附子类，时珍失察也。此名未见其他本草书引用，恐是产区的一个特定规格，未能影响到医家用药，录之备参。

鬲子：此杨天惠附子七品之一。特点是“左右附而偶生者为鬲子”。未知形状如何。李时珍云“其鬲子即乌喙也”。但乌喙是主根乌头类，此为子根附子类。本草罕见此名，录之备考。

漏蓝、木鳖子、虎掌：此杨天惠附子七品之一。特点是“又附而散者为漏蓝”。杨天惠云：“漏蓝、侧子，园人以乞弃役夫，不足数也。”可见“漏蓝”也是细小不够档次的附子。“蓝”，疑为“篮”之误。李时珍云：“此记所载漏篮，即雷敩所谓木鳖子，大明所谓虎掌者也。”《雷公炮炙论》云：“木鳖子，只是诸喙、附、雄、乌、侧中毗槵者，号曰木鳖子，不入药中用。”即是可入药的乌头、附子类药品中有瑕疵、不够档次的劣品。又《日华子本草》云："侧子小于乌头，连聚生者，名为虎掌。"可见所谓"虎掌"也是属于侧子类的细小子根。

以附子为名的本草原创图有如下5幅：

1.《本草图经》：该书2图，均来自梓州。梓州原治今四川三台县。"梓州附子"（图3）的根部绘成姜科植物的根茎样，看不出附子附生于乌头的状态。但周边有"角"（凸起物）十分清晰。其叶五角形深裂，叶基部心形，有叶柄。据此，该图所示当为毛茛科植物乌头*Aconitum carmichaelii* Debx.。"梓州附子花"（图4）仅示花枝，叶形同图3，其"花瓣"5。这与乌头花瓣状的5个不同形状的花萼还有距离。但对于地方绘图者来说，要精确绘制乌头花是件不容易的事。故此图可以看作是乌头*A. carmichaelii*花枝的示意图。

2.《补遗雷公炮制便览》：该书"炮制附子"（图13）乃依据《雷公炮炙论》所示方法绘制。雷公法为："夫修事十两，于文武火中炮令皴坼者去之，用刀刮上孕子，并去底尖，微细劈破，于屋下午地上掘一坑，可深一尺，安于中一宿，至明取出，焙干用……若阴制使，即生去尖皮底了，薄切，用东流水并黑豆浸五日夜，然后漉出，于日中晒令干用。"其图显示阴、阳炼制法。阳炼要用上火炮，阴炼主要用水。右上左角一人在锅里拨弄药物。示意火炮令皴坼。右下两人完成的是"用刀刮上孕子，并去底尖，微细劈破"工作。右上两人在挖坑，准备将附子放入坑内过夜。只有左下蓝衣人在舀溪水，准备与黑豆浸附子。这两种方法制过的附子最后都要经过日晒。故图左侧一人端着装了药材的筐箩去晒药架。背景一轮红日，示意晒干。

3.《本草原始》：该书"附子"（图15）绘两个附子。上黑下白。上一个图注为"八角附子，鲜，皮黑"。此附子阴刻以表现外皮黑色。所谓"角"，即表面瘤状突起的支根。下图为白色，形状一样，却更光滑，示意已经削去了黑色表皮及那些边角。附子以端坐平稳而实为佳。其生长形态为倒圆锥形，顶端面宽大有凹陷的芽痕，俗称"脐"。炮制时"去皮脐"，即去掉外层黑皮与芽痕。附子大而饱满充实，则顶面宽大，倒立成正圆锥形后即能"端坐"。该图两个附子都是端坐的大附子。图注云"今人多用九角者"，指以瘤状突起多者为好。此是习惯审美观。其实炮制时这些"角"过于突出，则要被削掉。

4.《植物名实图考》：该书"附子"（图22）原植物绘有粗根，叶分裂，顶端有花，绘出盔形的上萼片、侧萼片。该图似为毛茛科植物乌头*Aconitum carmichaeli* Debx.。又邬家林据其茎藤蔓状，谓其似为乌头属植物瓜叶乌*Aconitum hemsleyanum* Pritz.。

【小结】

“附子”为首见于《本经》的早期药物之一，有“百药之长”美称，长于温补虚寒。本草所载其原植物形态描述，可证其即今毛茛科植物乌头 *Aconitum carmichaelii* Debx.。此植物的根与子根入药，根据其生长方式与形态，又有不同的规格。附子是“从乌头傍出”的大侧根（子根），以“蹲坐”、形正而圆、饱满者为佳。未加工前皮黑，又名“黑附子”。

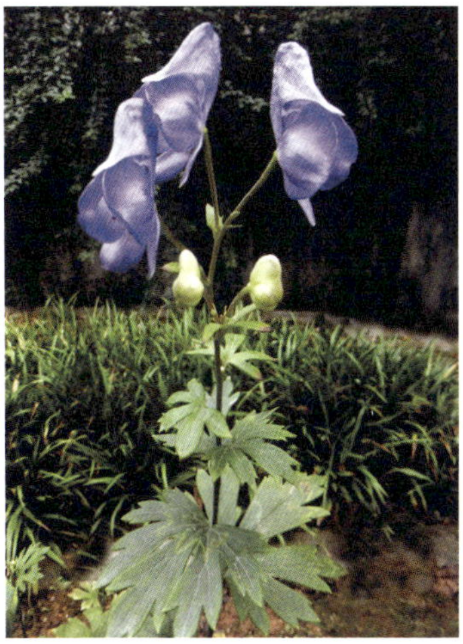

图 23　乌头 *Aconitum carmichaelii* 花枝

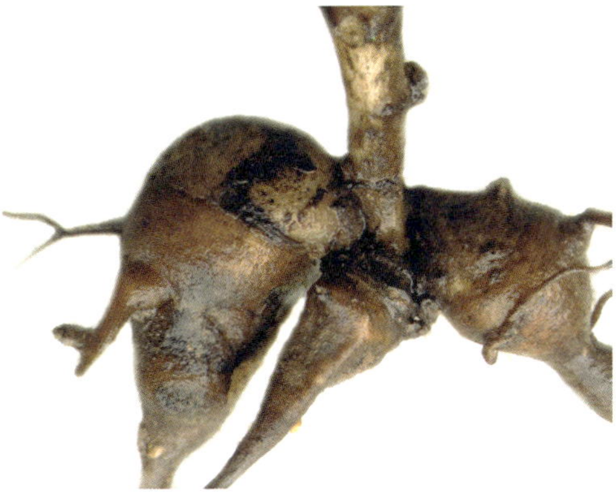

图 24　乌头的母、子根（一母二子）

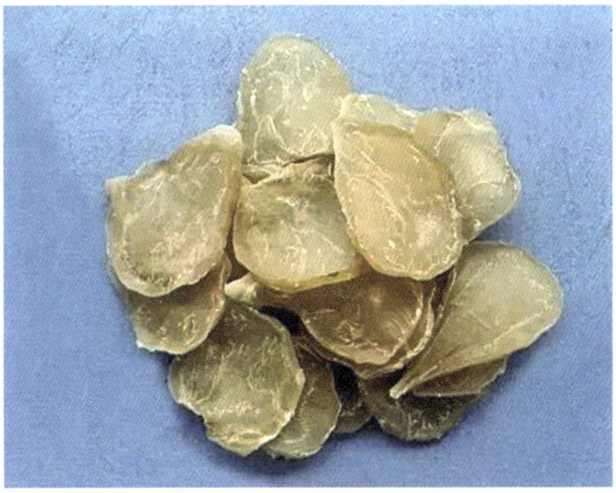

图 25　白附片

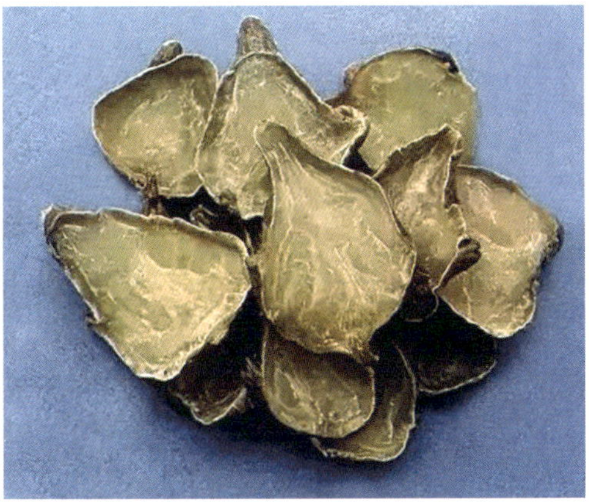

图 26　黑附片

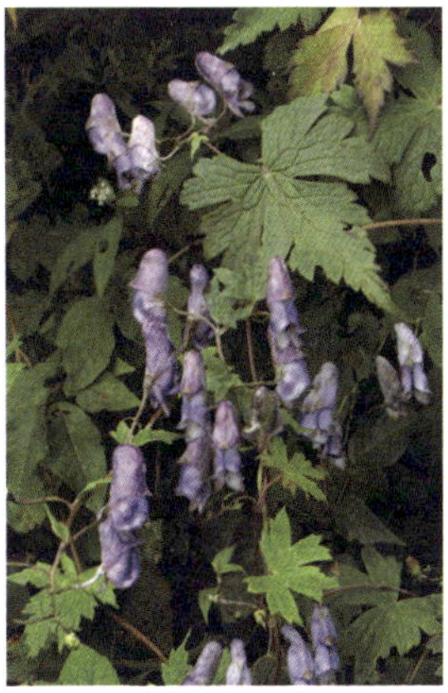

图 27　瓜叶乌头 *Aconitum hemsleyanum*

17-21 天雄

【品图】

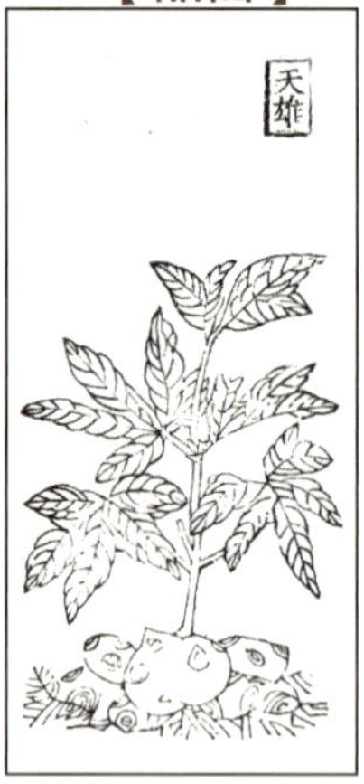

图 1 图经（大）· 天雄

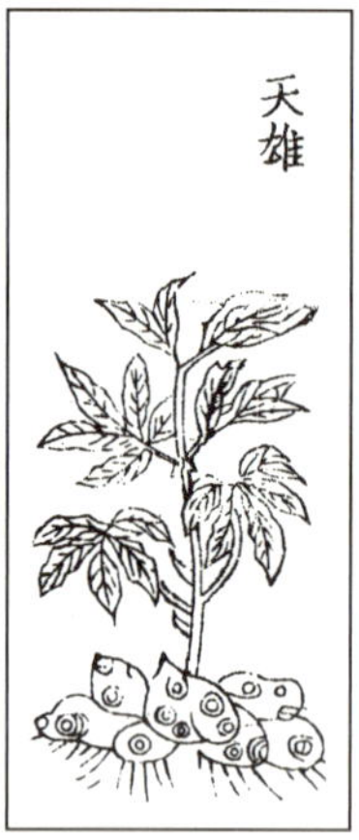

图 2 图经（政）· 天雄

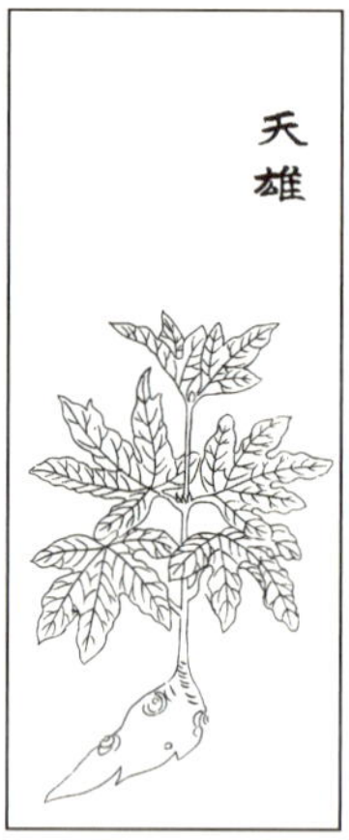

图 3 图经（绍）· 天雄

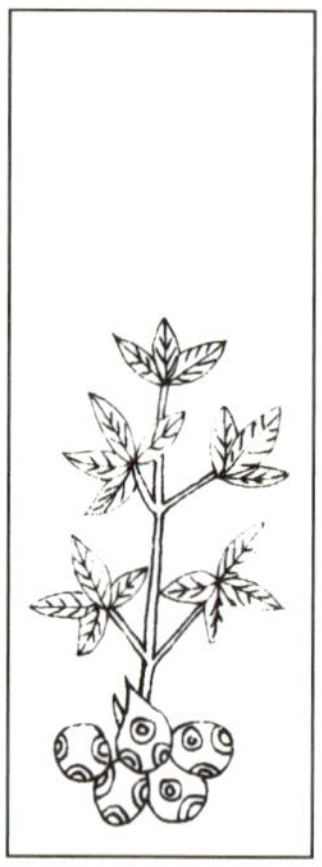
图 4 歌括 · 天雄

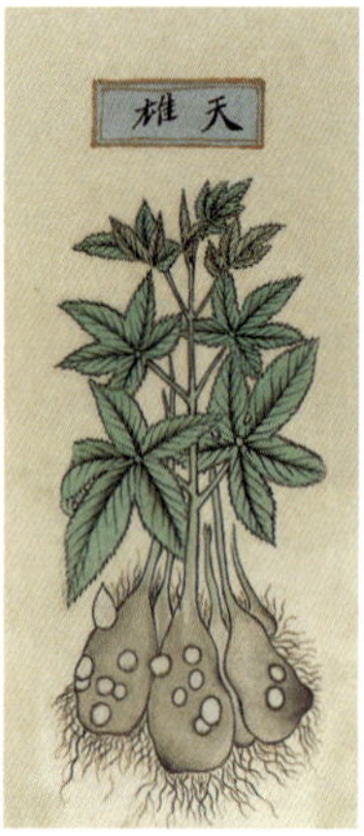

图 5 品汇 · 天雄

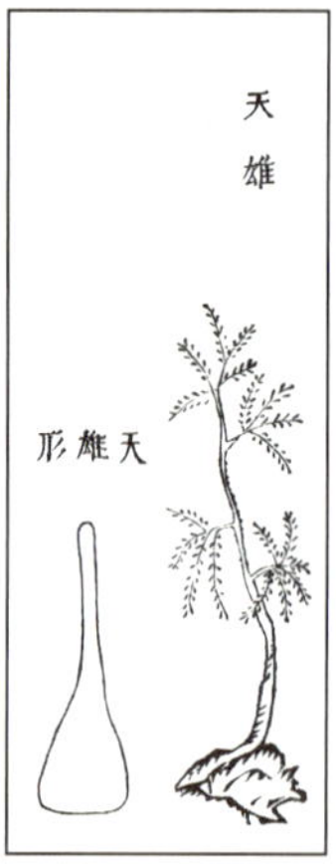

图 6 蒙筌 · 天雄

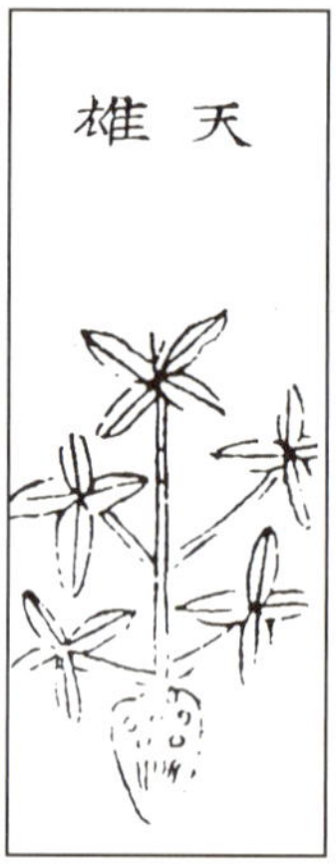

图 7 太乙 · 天雄

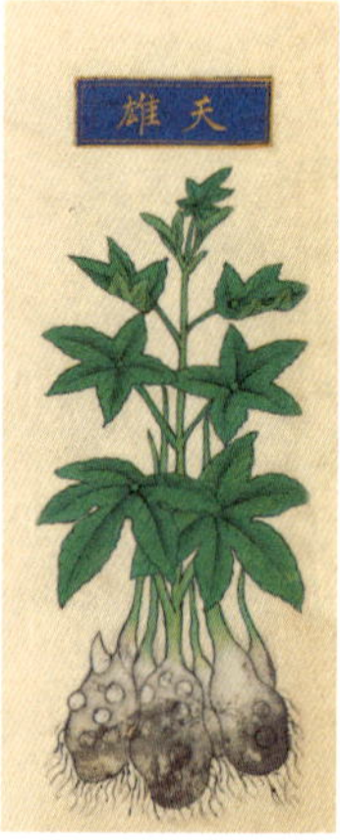

图 8 雷公 · 天雄

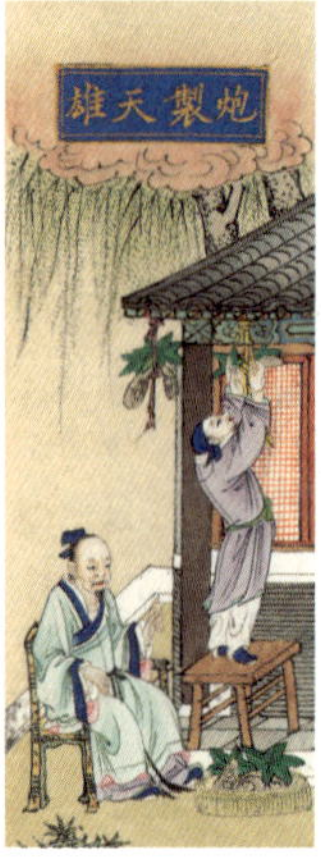

图 9 雷公 · 炮制天雄

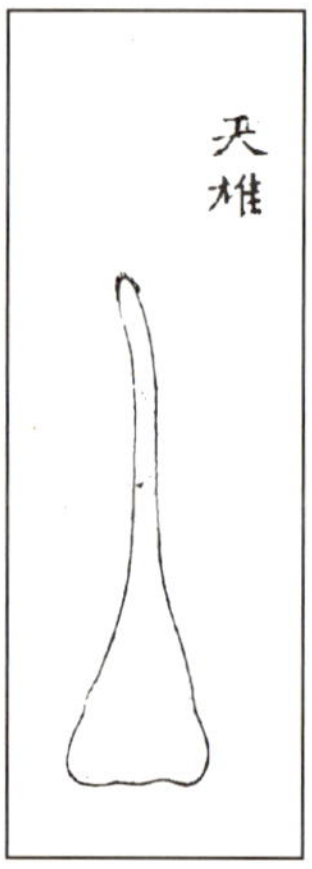

图 10 原始 · 天雄

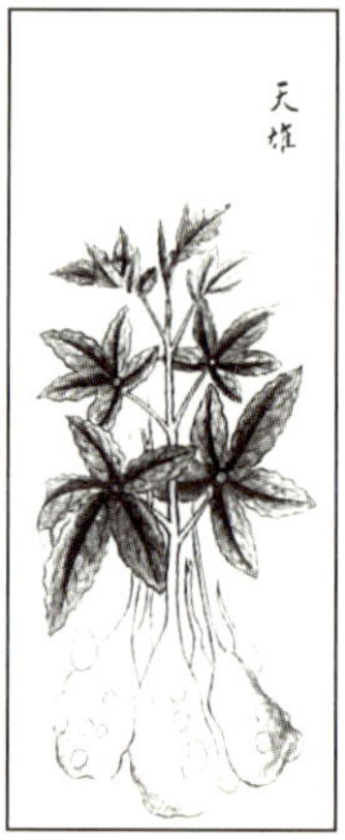

图 11 金石 · 天雄

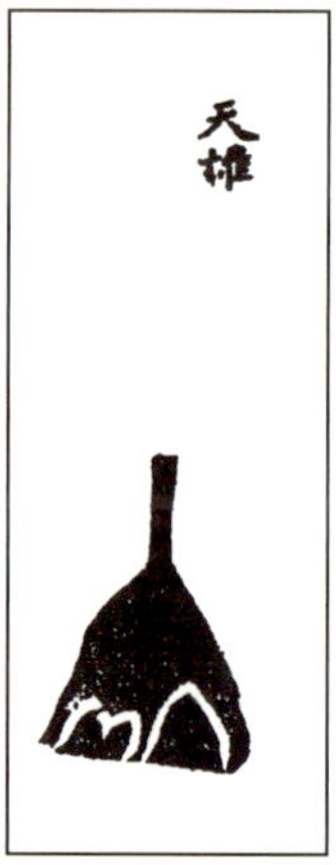

图 12 汇言 · 天雄

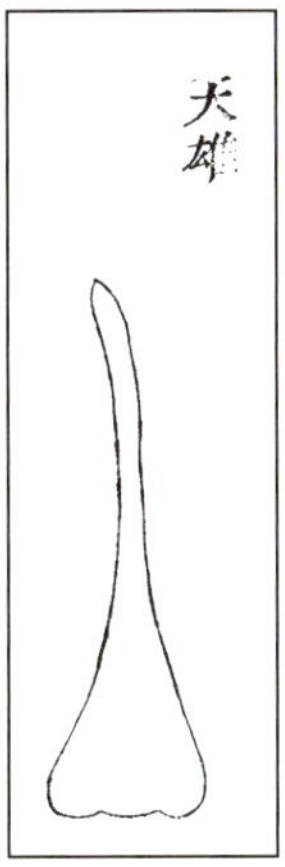

图 13　类纂・天雄

本品13图，取自12书，其中4幅彩图。有承继关系的图可分2个书类。

《本草图经》：该书的“天雄”图分别存于《大观》（图1）、《政和》（图2）、《绍兴》（图3）。此三传本药图大同小异，其中《绍兴》图3根部只有一个长形主根，与其他2图众多子根不同。今以《政和》图2为《图经》图的代表。

仿绘该图的彩色图有：《本草品汇精要》“天雄”（图5），该图看似仿绘《图经》图2，实际上其根部全是没有附子的主根，互相之间没有附生关系。此后《补遗雷公炮制便览》图8、《金石昆虫草木状》图11均仿绘《品汇》图6。

仿绘该图的墨线图有：《本草歌括》图4，叶片有所简省。《本草蒙筌》图6右边的植物仿绘《图经》图2，但非常拙劣，叶片改成羽状复叶，小叶细小。左侧为药材图，仿绘自《本草原始》图10。

《本草原始》：该书“天雄”（图10）仿绘者有《本草汇言》图12（但改绘成带长尾的乌头状，且用阴刻）、《本草纲目类纂必读》图13（忠实仿绘）。

以上13图中，除外9幅仿绘图，原创图尚有4幅（图2、7、9、10），详见下“鉴药”项。

【文录】

参见17-20“附子”条“文录”。

【鉴药】

天雄“鉴药”过程参见“17-20附子”条。天雄最早的说法是“乌喙……长三寸已上为天雄”。此后多种解说中，以陈承“始种乌头而不生诸附子、侧子之类。经年独生长大者”最为可信。亦即不生附子的长形川乌头。李时珍认为天雄乃种植附子所生长而重者、或他处草乌头中的长形者，亦即长形的川乌头、附子，或长形草乌头。

以天雄为名的本草原创图有如下4幅：

1.**《本草图经》**：该书“天雄”（图1、2）的原植物与“梓州附子”基本一致，可以认为是毛茛科乌头属植物乌头*Aconitum carmichaelii* Debx.。其根部均为多个不规则圆球形、上有乳头状鼓丁的块根，此亦同“梓州附子”图。但《绍兴》“天雄”（图3）地上茎叶未变，根却只有一膨大如乌鸟之头、尾部稍长、略有小分歧的主根。这一改动表明绘图者为了与附子原植物有所区别，将其根改为不生附子的独头长根。《本草品汇精要》“天雄”（图5）的根部也全是单个主根，或长茎叶，或抽嫩芽，但都无附子连接。此亦可作为“天雄”乃独头不长附子的主根的旁证。

2.**《太乙仙制本草药性大全》**：该书“天雄”（图7）乃一图案式的示意图。其下有带圆点的倒圆锥形主根。另有对生、长柄、四分裂的叶片。该书天雄、附子、乌头的原植物多为此类示意图。

3.《补遗雷公炮制便览》：该书“炮制天雄”（图9）为新绘图。《本草品汇精要》载天雄炮制法为“炮令裂，去皮脐用”。该书未去其法，仅绘一人站立长凳上，将天雄原植物悬挂于屋檐，以示阴干。另一人坐着指导。

4.《本草原始》：该书“天雄”（图10）绘一头如尾形长、一头如附子根头。此示意为天雄。根上部仍膨大可以“蹲坐”，但整个根形甚长。其图乃药材，与原植物根的上下正相反。

【小结】

“天雄”为不生附子的长形川乌头。李时珍认为还包括形长而重的附子与草乌头。

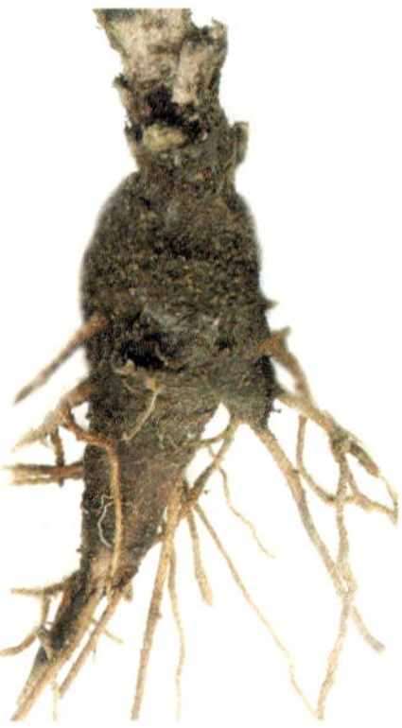

图 14　天雄鲜根

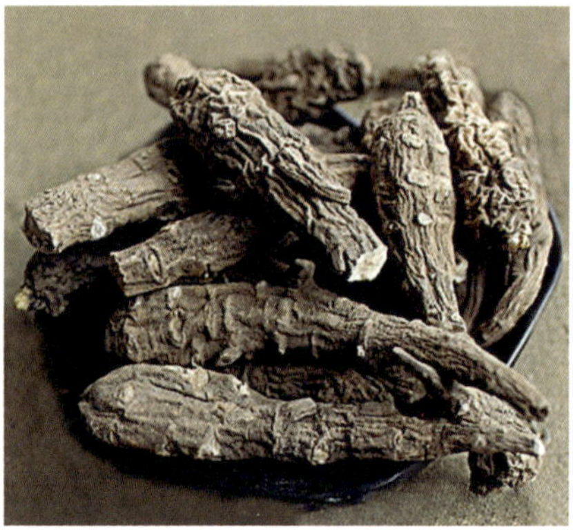

图 15　天雄药材

17–22　侧子

【品图】

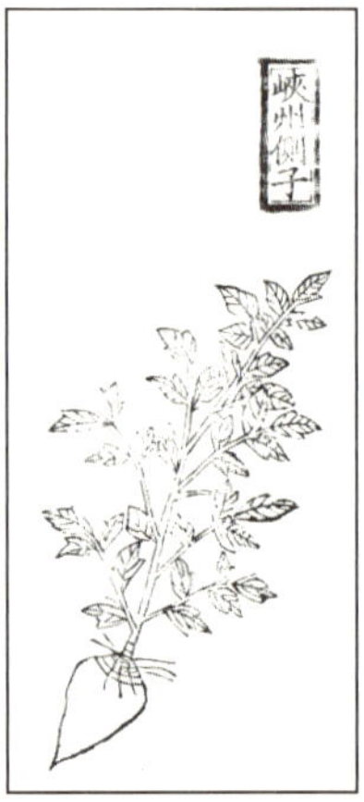

图 1　图经（大）·峡州侧子

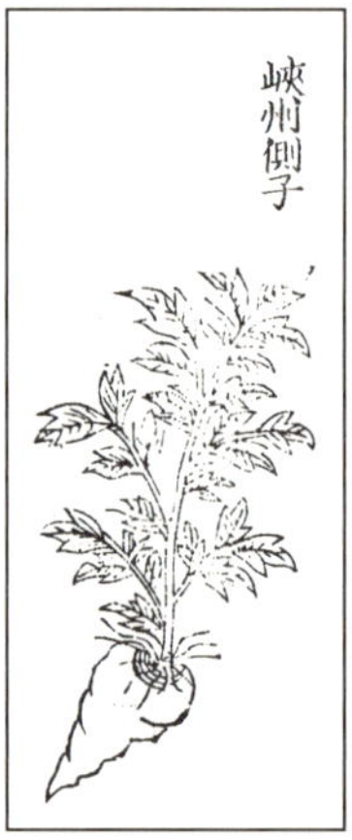

图 2　图经（政）·峡州侧子

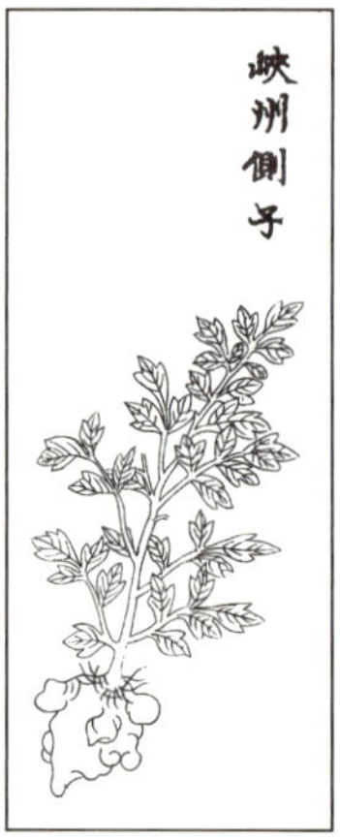

图 3　图经（绍）·峡州侧子

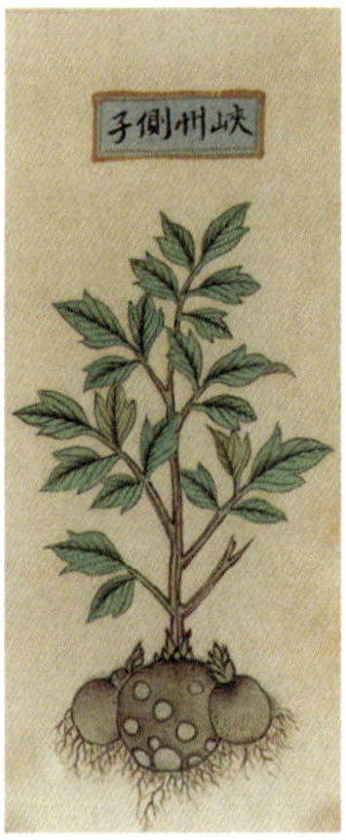

图 4　品汇·峡州侧子

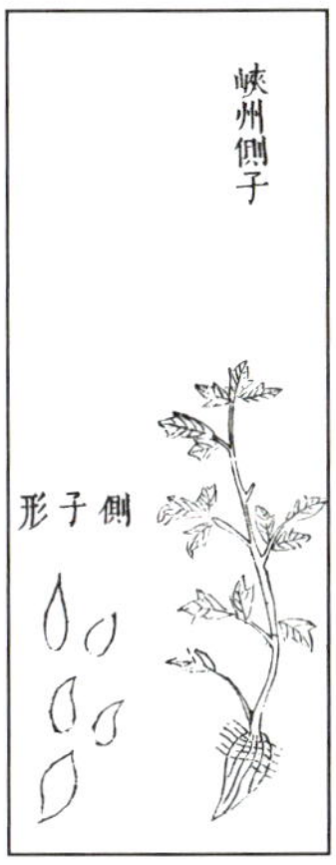

图5　蒙筌·峡州侧子

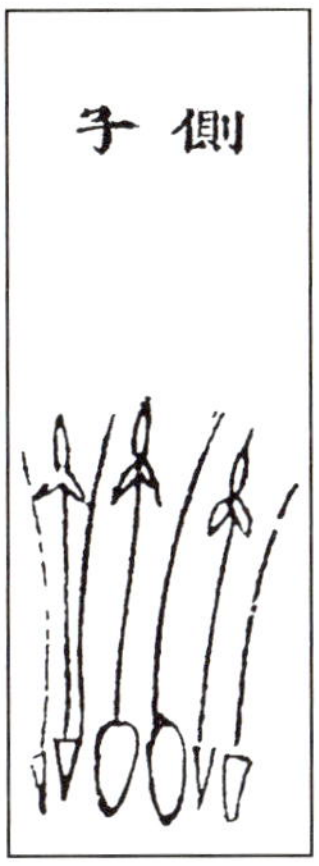

图6　太乙·侧子

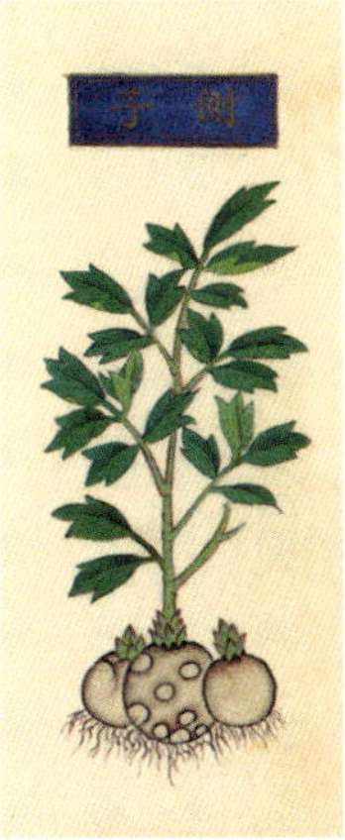

图7　雷公·侧子

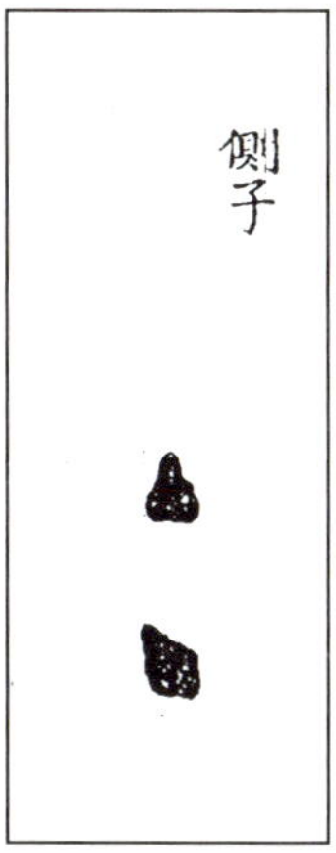

图8　原始·侧子

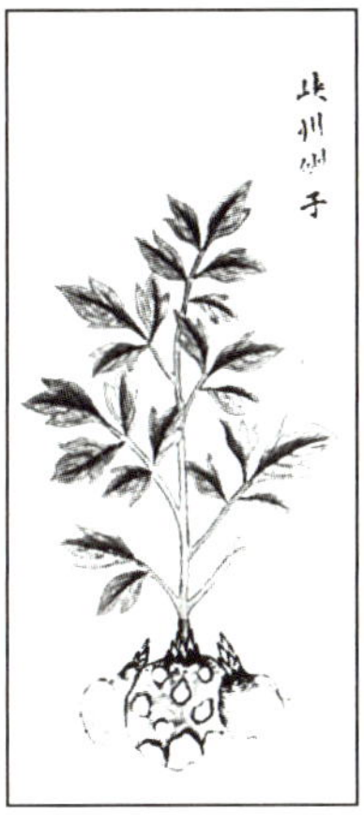

图9　金石·峡州侧子

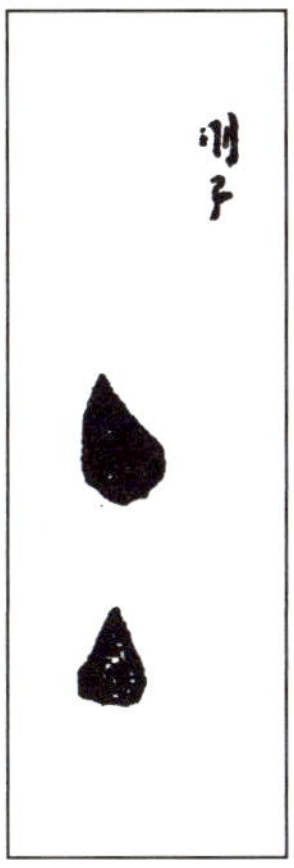

图10　汇言·侧子

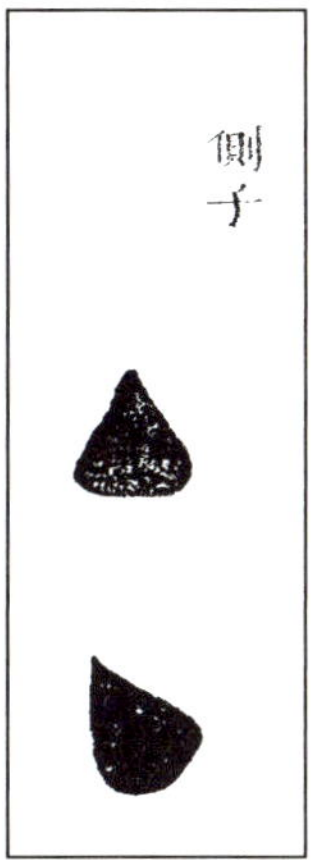

图11　类纂·侧子

本品11图，取自11书，其中3幅彩图。有承继关系的图可分3个书类。

《本草图经》：该书的“峡州侧子”图分别存于《大观》（图1）、《政和》（图2）、《绍兴》（图3）。此三传本药图大同小异，详见下“鉴药”项。今以《政和》图2为《图经》图的代表。

仿绘该图的墨线图有：《本草蒙筌》“峡州侧子”（图5）右侧植物图仿绘《图经》图2，左边侧子图仿绘《本草原始》图8。

《本草品汇精要》：该书“峡州侧子”（图4）的仿绘者有《补遗雷公炮制便览》图7、《金石昆虫草木状》图9。

《本草原始》：该书“侧子”（图8）仿绘者有《本草汇言》图10、《本草纲目类纂必读》图11，以上仿绘图亦用阴刻。

以上11图中，除外9幅仿绘图，原创图尚有4幅（图2、4、6、8），详见下“鉴药”项。

【文录】

参见“17-20附子”条“文录”。

【鉴药】

侧子“鉴药”过程参见“17-20附子”条“鉴药”项下。

侧子的说法虽多，但以苏颂所云“割削附子傍尖芽角为侧子，附子之绝小者亦名为侧子”。但此规格在后世少见于医方。

1.《本草图经》：该书“峡州侧子”（图1、2）为原植物图，叶为单数羽状复叶，根为独头单支。这样的图作为“乌头”插图，可以说明其来源于毛茛科植物乌头。但作为“侧子”图则意义不大，因为全图没有能体现“侧子”的地方。峡州即今湖北宜昌市西北。值得注意的是，《绍兴》图3有所改变。其主根表面有多个疣赘状的支根。此表明绘图者意在以附着于主根的细小支根或疣赘物作为侧子。

2.《本草品汇精要》：该书“峡州侧子”（图4）虽然袭取了《图经》的图名，也仿绘了其枝叶，但其新创意在于根部非独头主根，而是在主根旁有两附生的较小的圆形子根。此大概是示意“侧子”之形。但这样的改动却抹去了“侧子”与“附子”的区别。

3.《太乙仙制本草药性大全》：该书“侧子”（图6）抽象得让人无法猜测。图中绘了6组带根（或锥形，或长卵形）。其地上部分仅以单根线条，或线条上端有三小叶来表示。不明其示意。

4.《本草原始》：该书“侧子”（图8）为写生药材图，绘有两个黑色根类，一呈圆锥形，一呈菱形。与附子比较，其均有黑皮，但个头小，不规则（不能端坐）。因此可能是形态小、质量差的小附子。

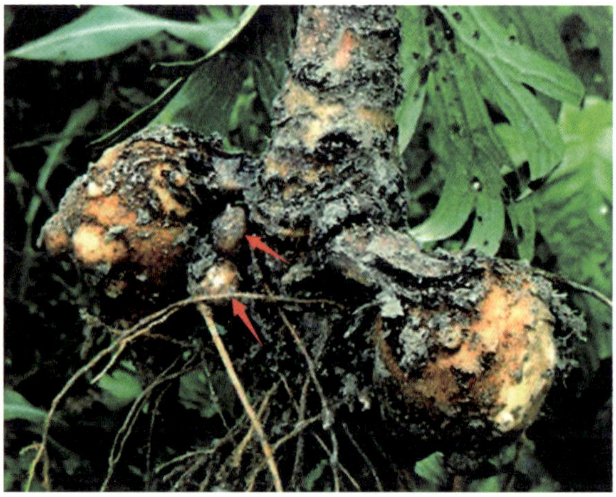

图12　附子与侧子（附子上的二级子根）

【小结】

“侧子”的原植物为毛茛科植物乌头*Aconitum carmichaeli* Debx.。从栽培所获附子表面割削下来的“角”（小颗子根），或附子的二级子根，或附子之甚小者为侧子。

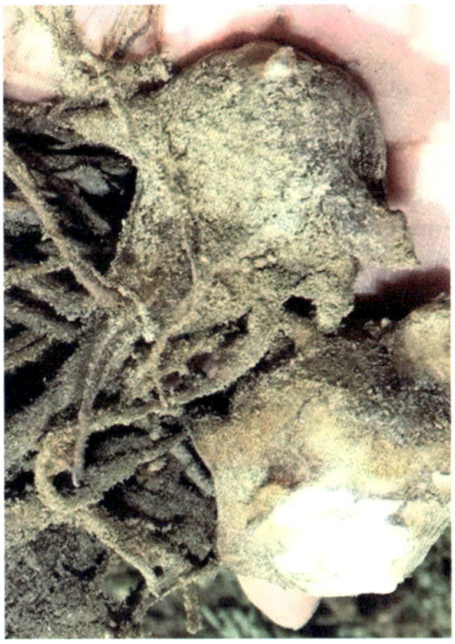

图 13　附子与侧子（附子表面的丁角）

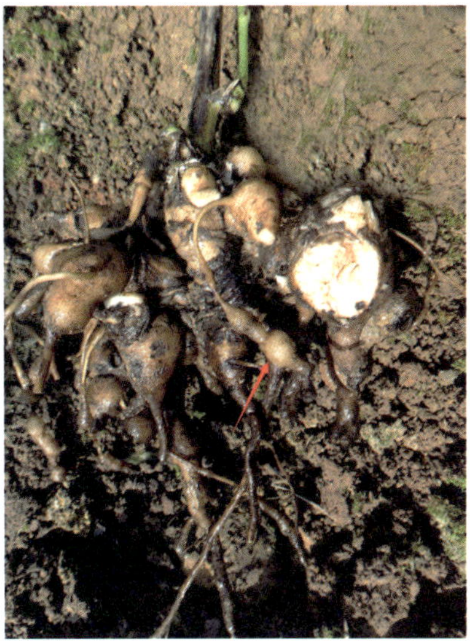

图 14　乌头的母、子根（一母多子）

17–23　乌头

【品图】

乌头

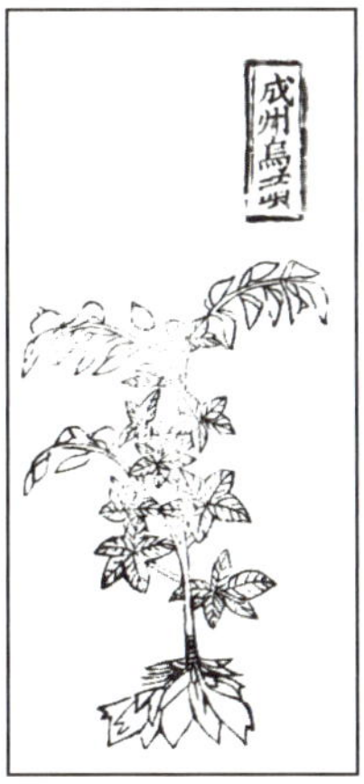

图 1　图经（大）·成州乌头

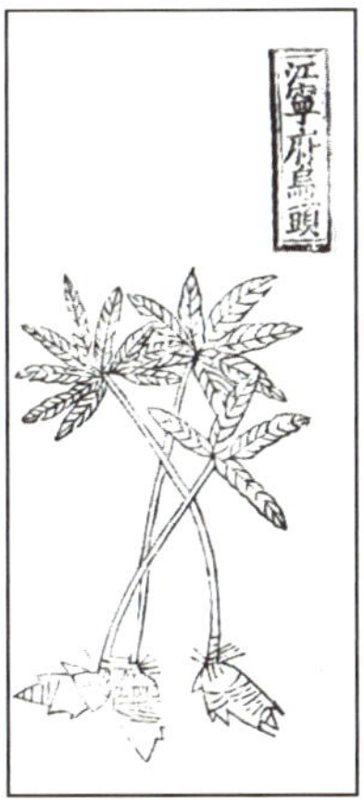

图 2　图经（大）·江宁府乌头

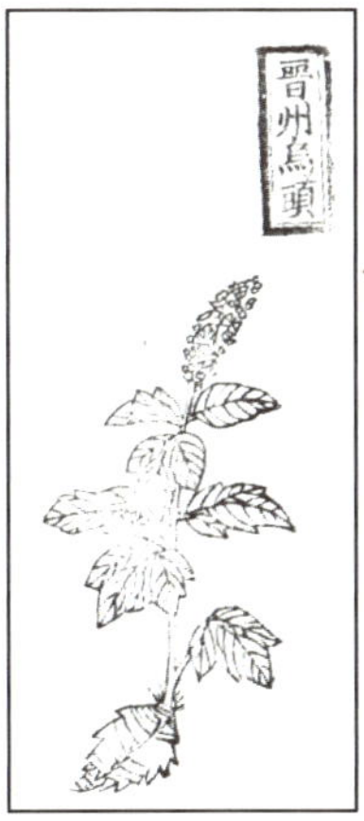

图 3　图经（大）·晋州乌头

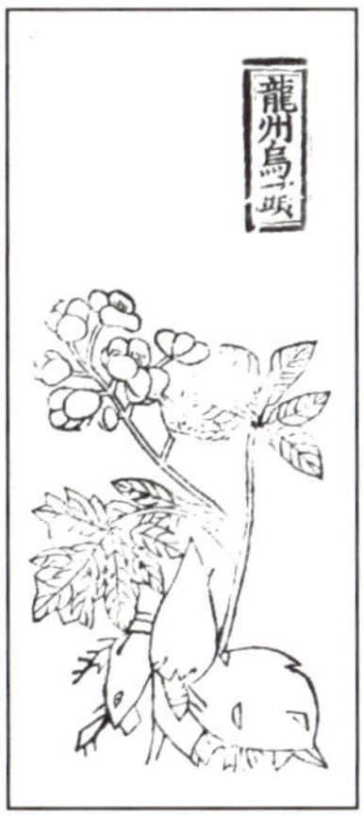

图 4　图经（大）·龙州乌头

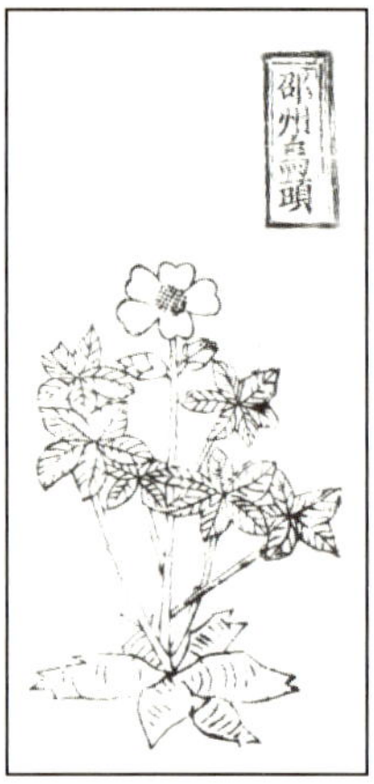

图 5　图经（大）·邵州乌头

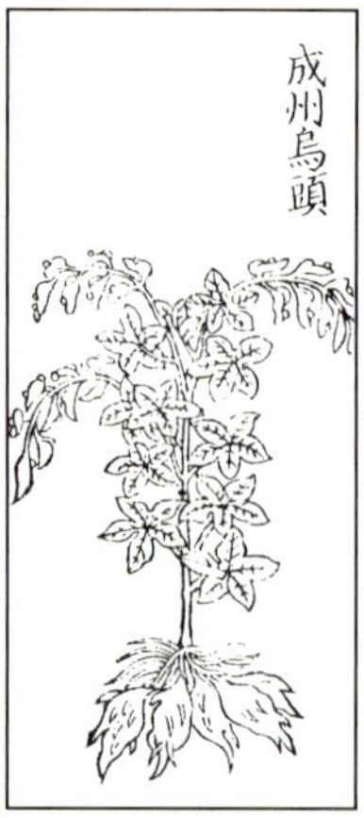

图 6　图经（政）·成州乌头

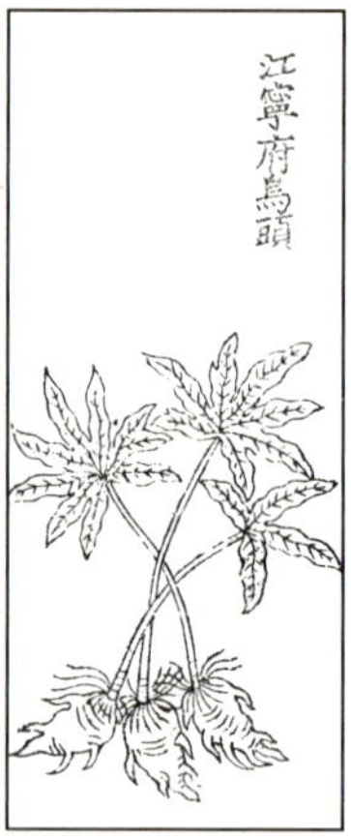

图 7　图经（政）·江宁府乌头

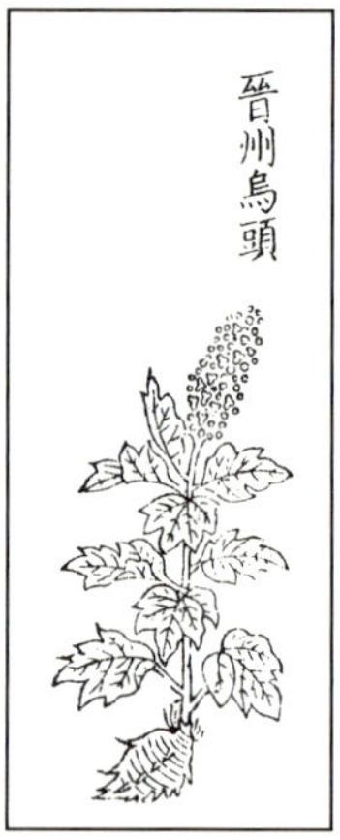

图 8　图经（政）·晋州乌头

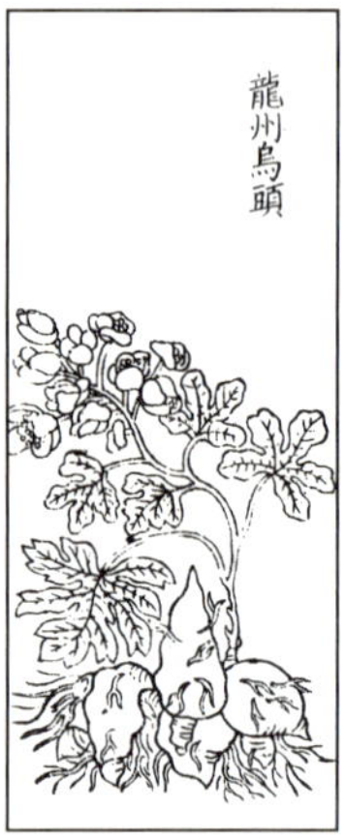

图 9　图经（政）·龙州乌头

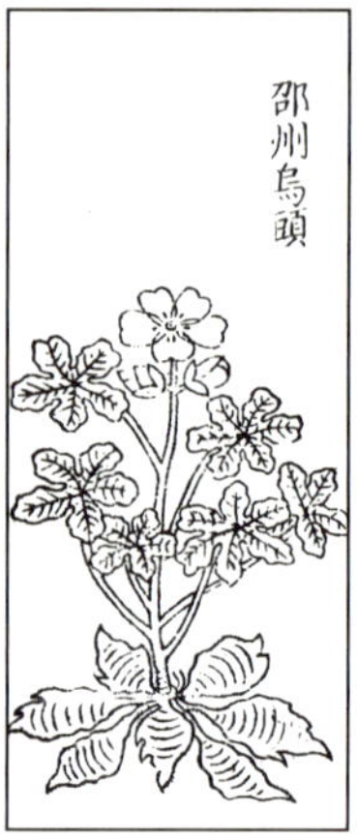

图 10　图经（政）·邵州乌头

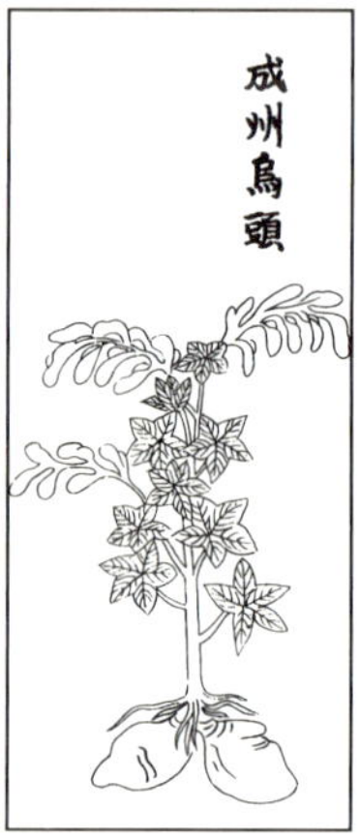

图 11　图经（绍）·成州乌头

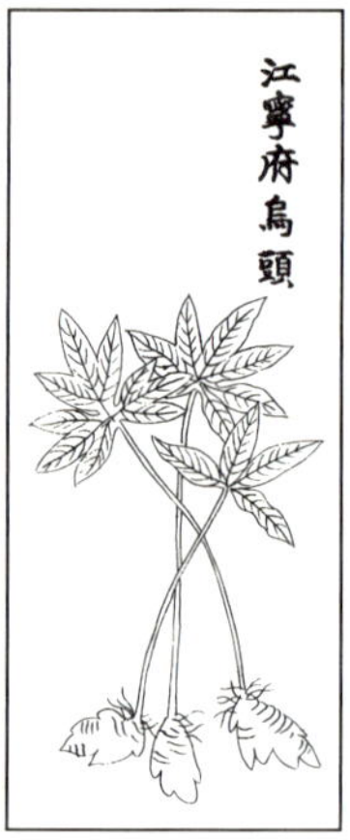

图 12　图经（绍）·江宁府乌头

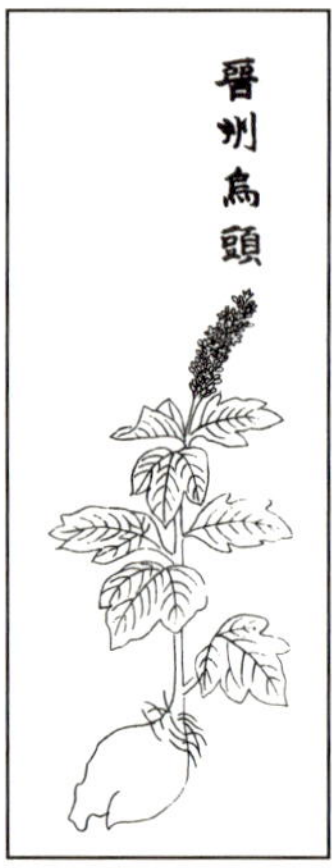

图 13　图经（绍）·晋州乌头

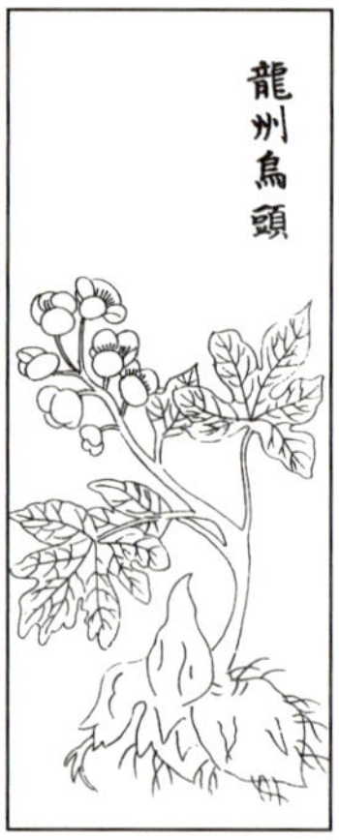

图 14　图经（绍）·龙州乌头

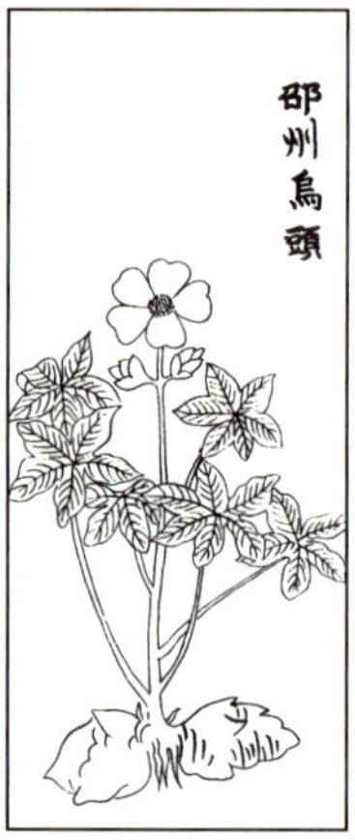

图 15　图经（绍）·邵州乌头

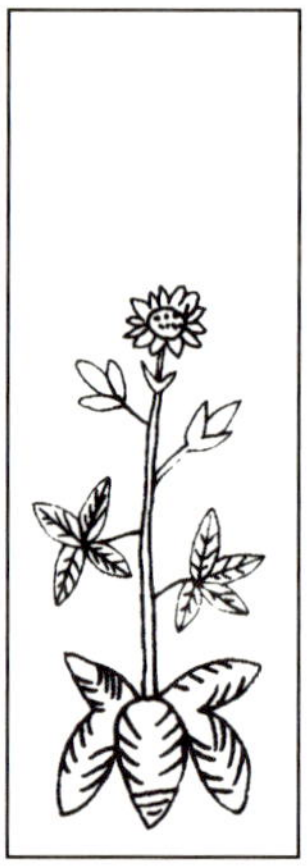

图 16　歌括·乌头

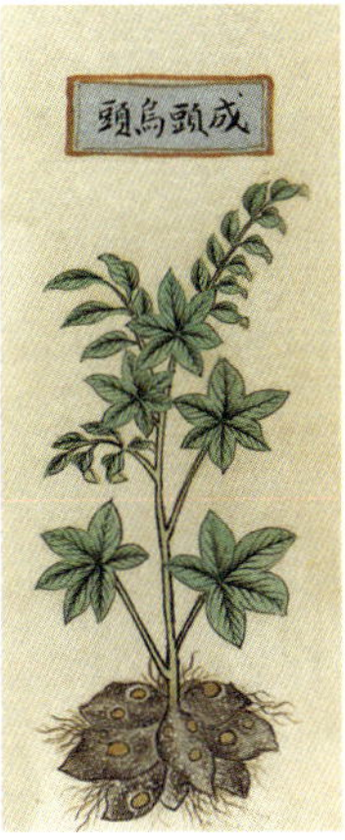

图 17　品汇·成头乌头

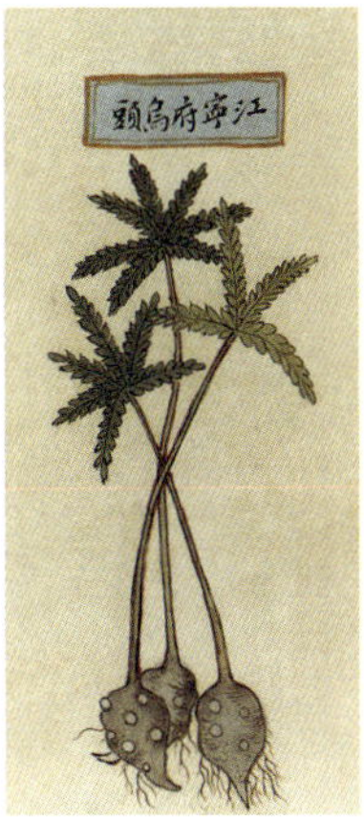

图 18　品汇·江宁府乌头

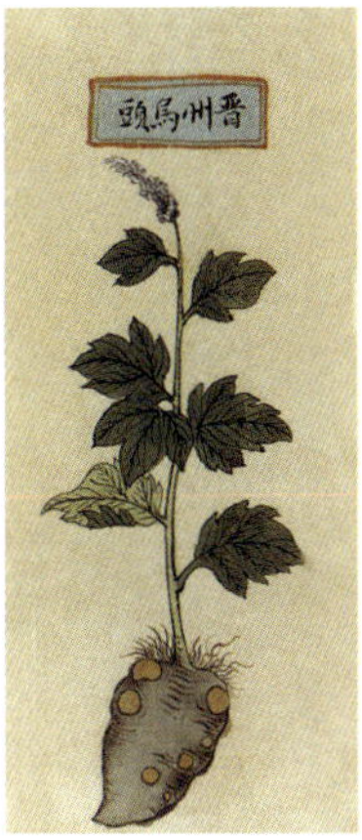

图 19　品汇·晋州乌头

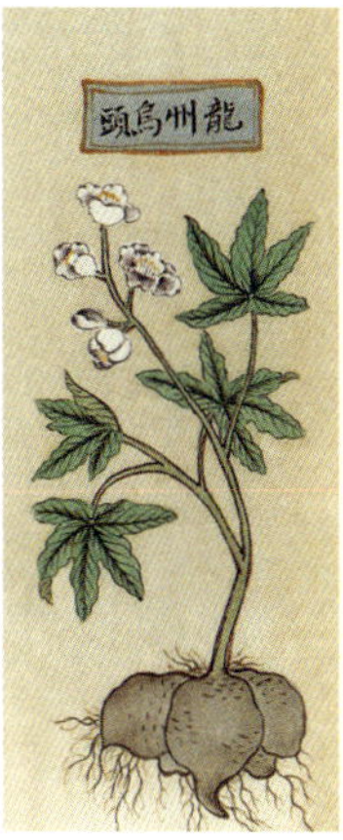

图 20　品汇·龙州乌头

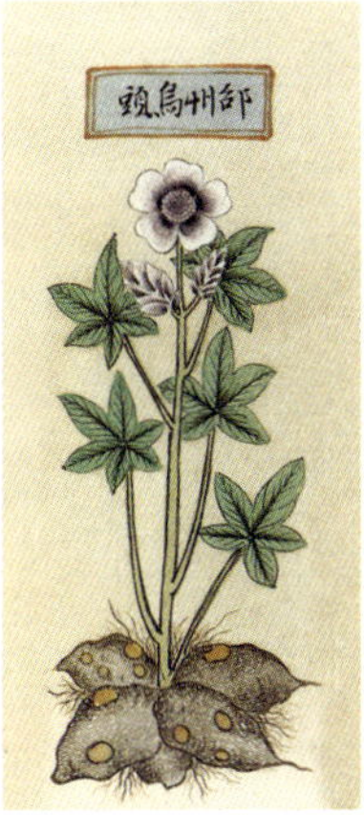

图 21　品汇·邵州乌头

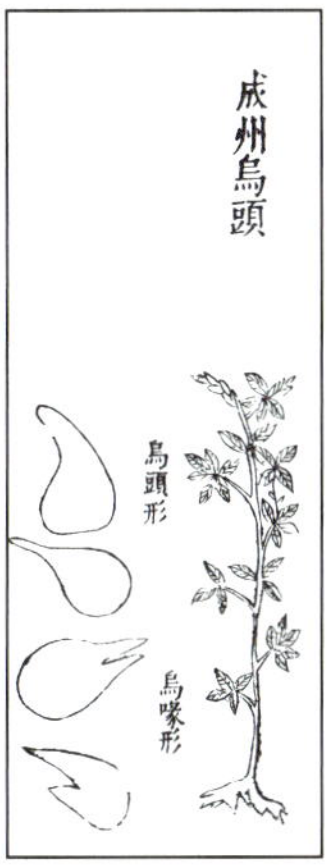

图 22　蒙筌·成州乌头

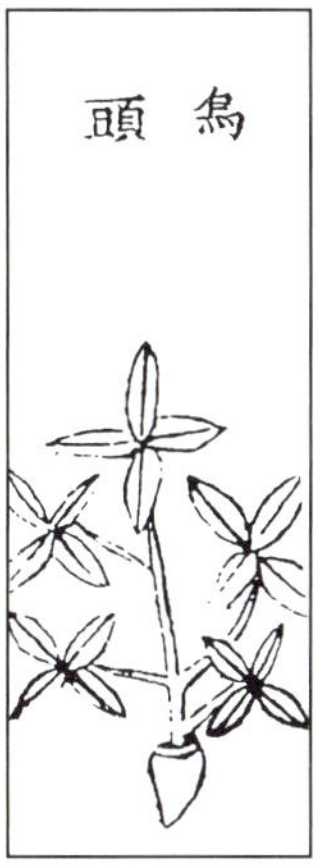

图 23　太乙·乌头

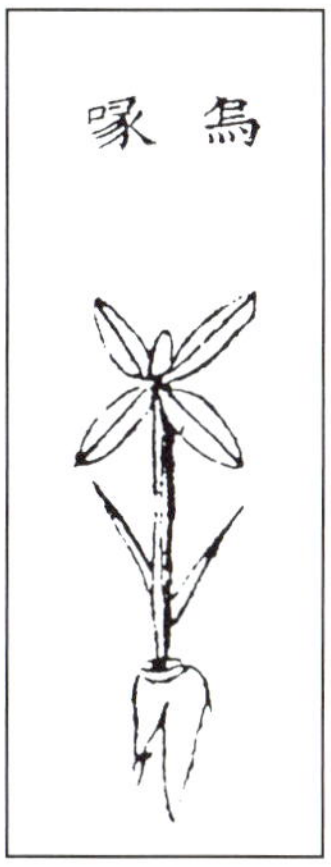

图 24　太乙·乌喙

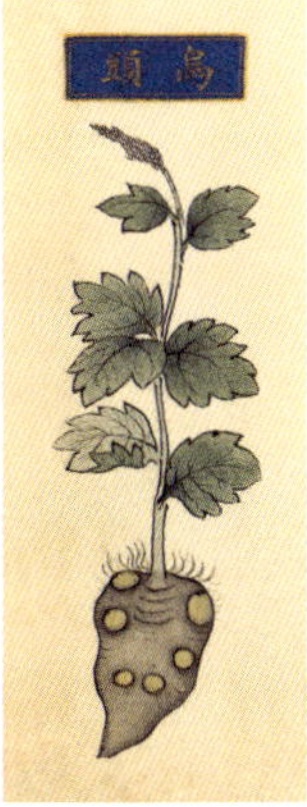

图 25　雷公·乌头

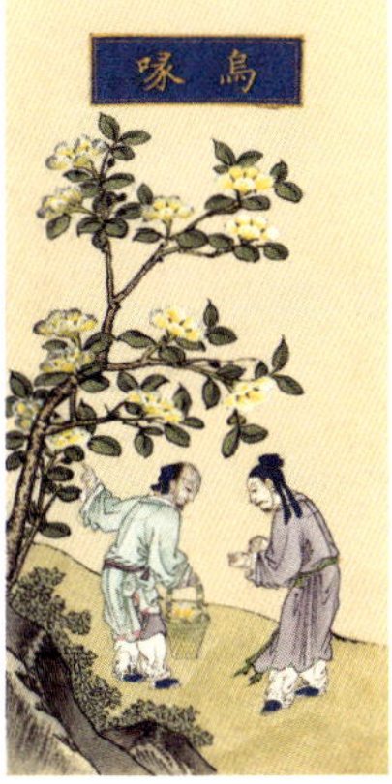

图 26　雷公·乌喙

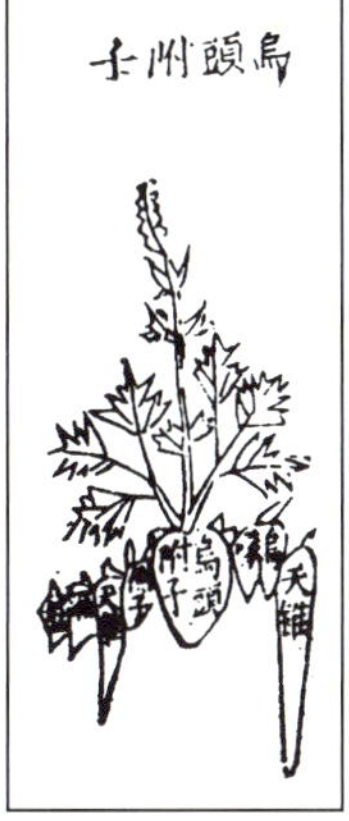

图 27　纲目（金）·乌头附子

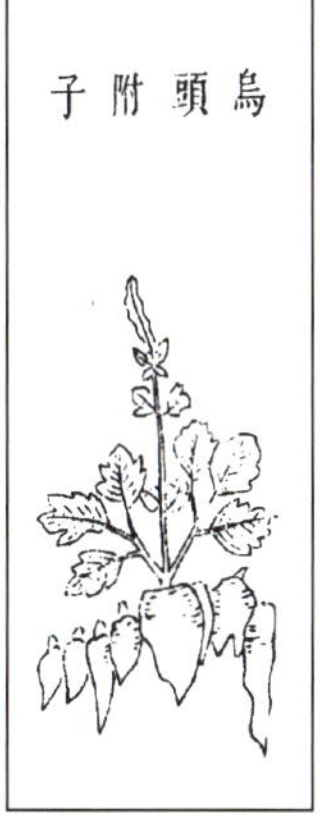

图 28　纲目（钱）·乌头附子

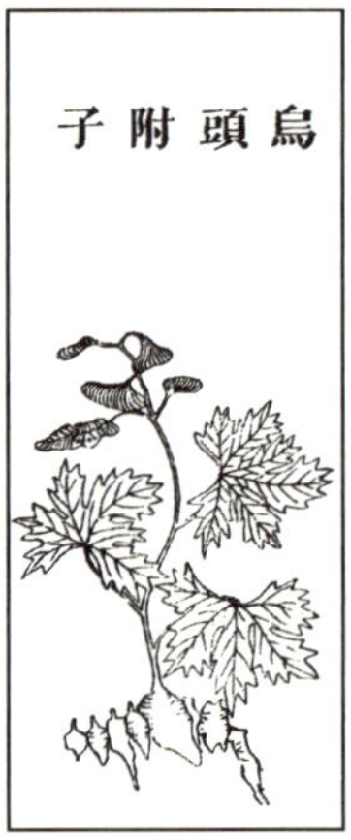

图 29 纲目（张）·乌头附子

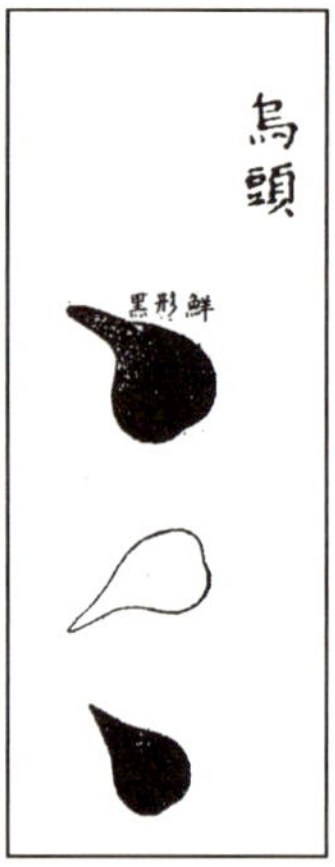

图 30 原始·乌头

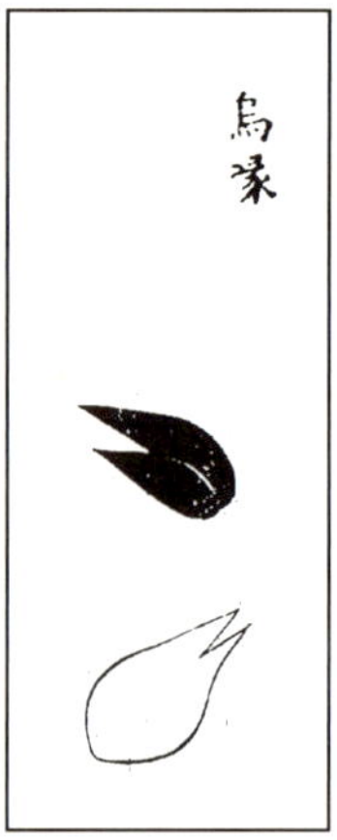

图 31 原始·乌喙

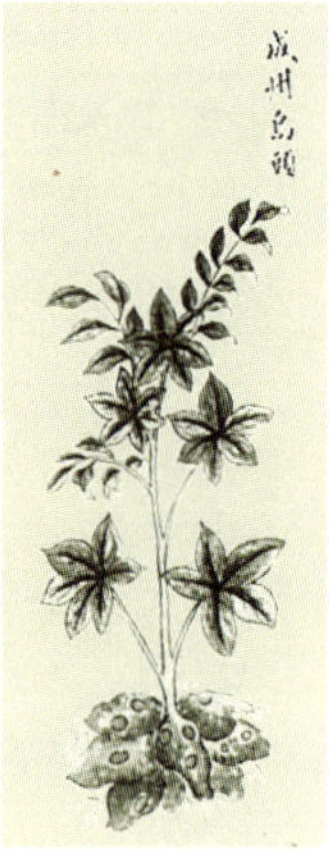

图 32 金石·成州乌头

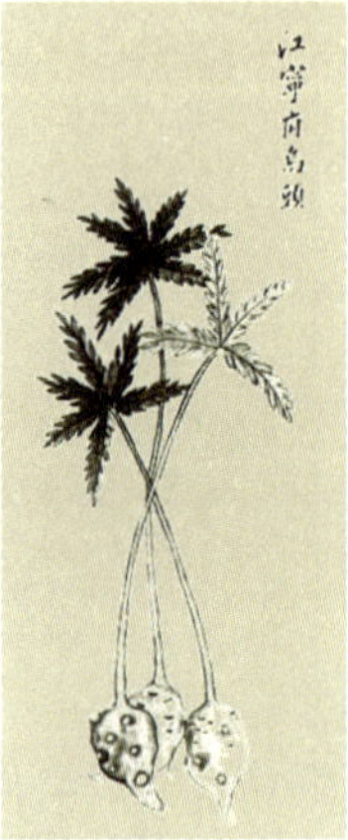

图 33 金石·江宁府乌头

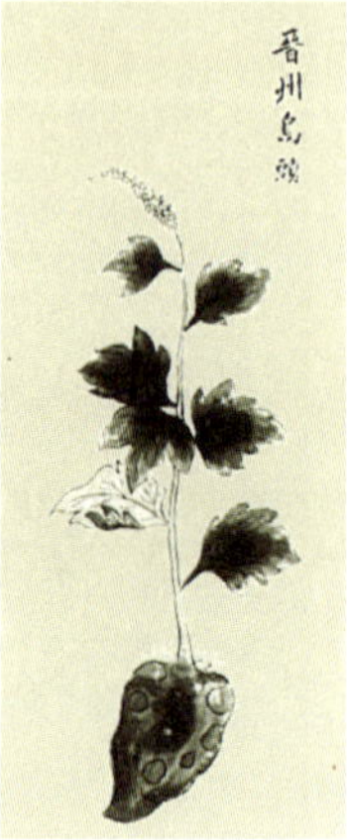

图 34 金石·晋州乌头

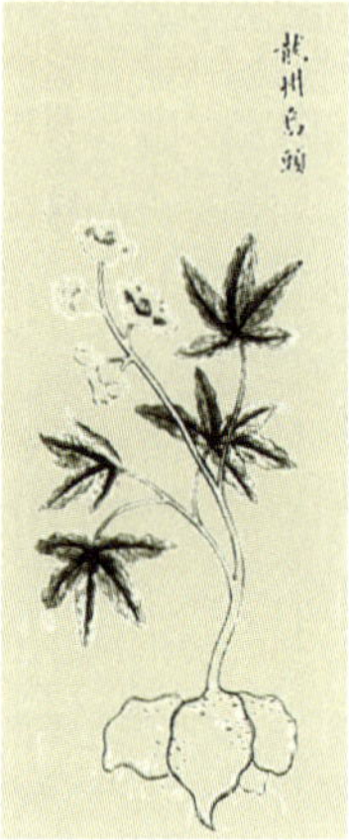

图 35 金石·龙州乌头

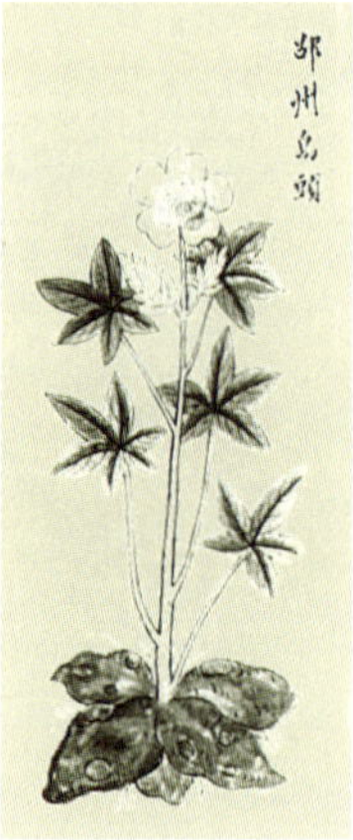

图 36 金石·邵州乌头

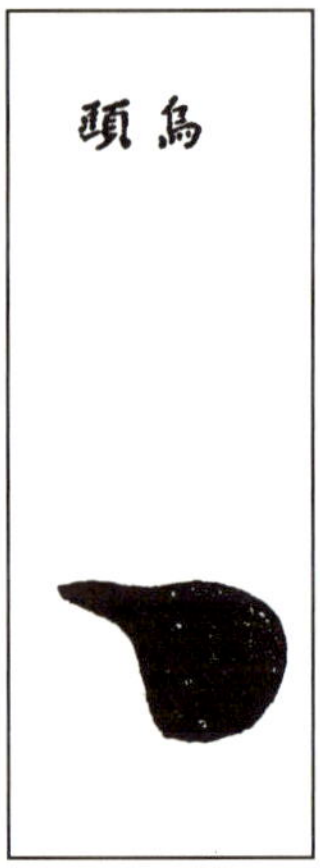

图 37 汇言·乌头

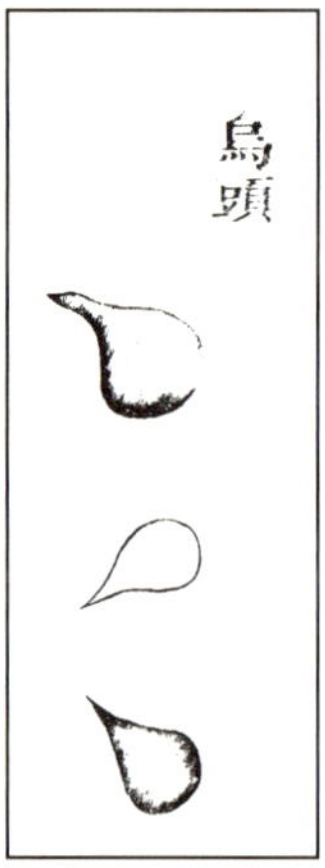

图 38 类纂·乌头

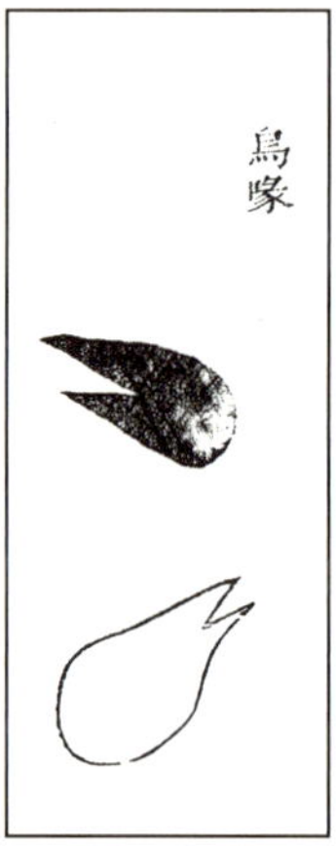

图 39 类纂·乌喙

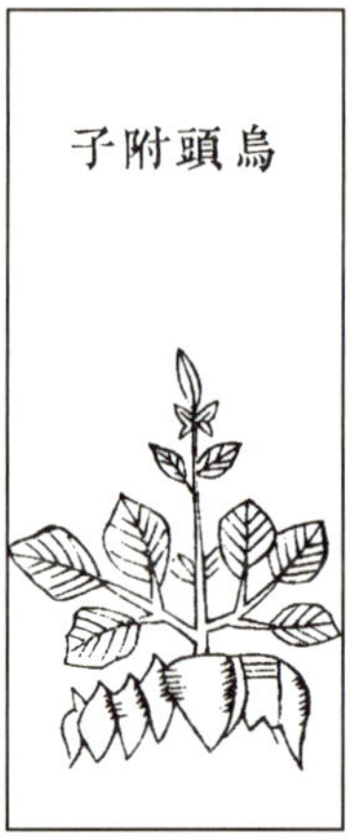

图 40 备要·乌头附子

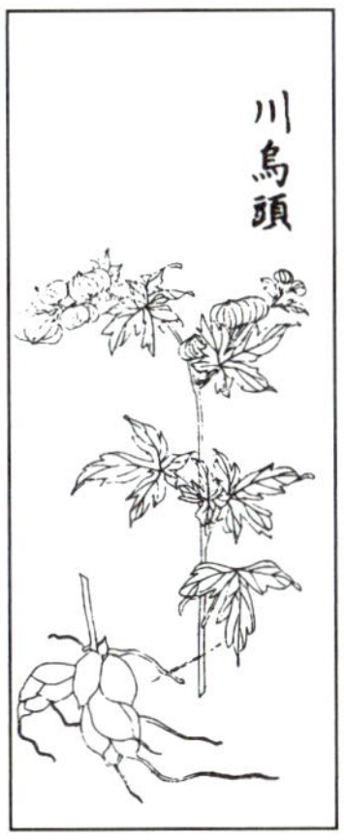

图 41　质问 · 川乌头

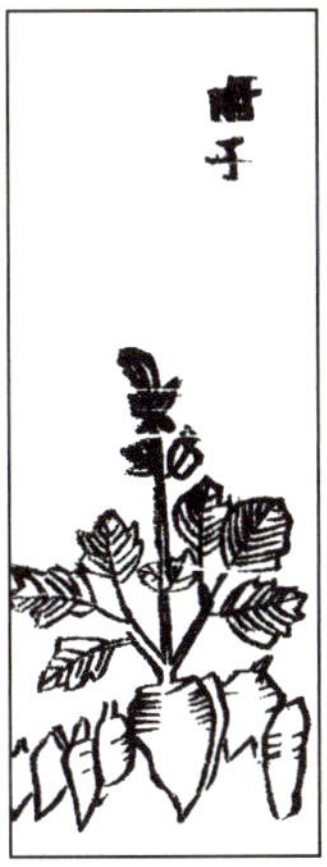

图 42　求真 · 附子

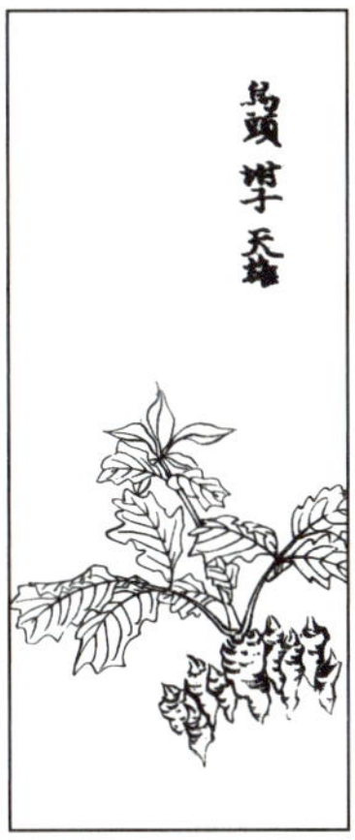

图 43　图说 · 乌头附子天雄

草乌头

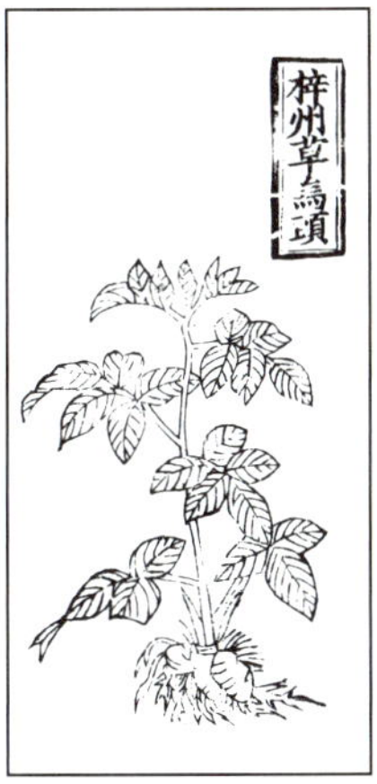

图 44　图经（大）· 梓州草乌头

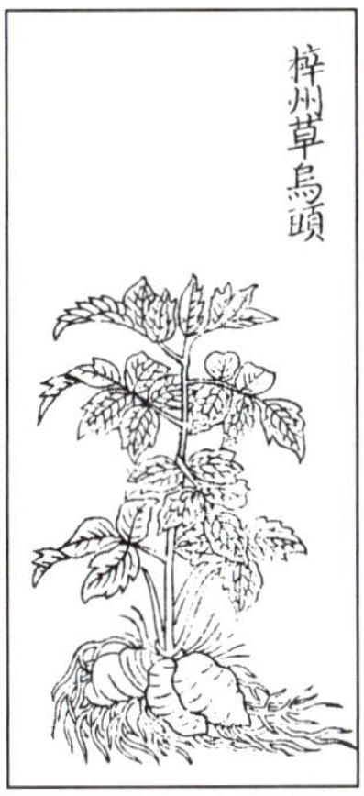

图 45　图经（政）· 梓州草乌头

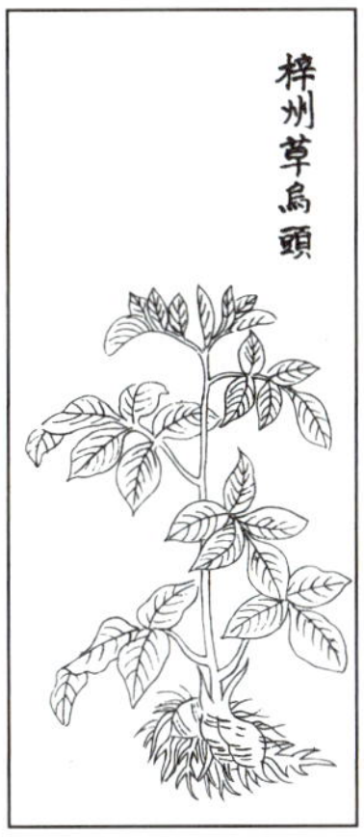

图 46　图经(绍)· 梓州草乌头

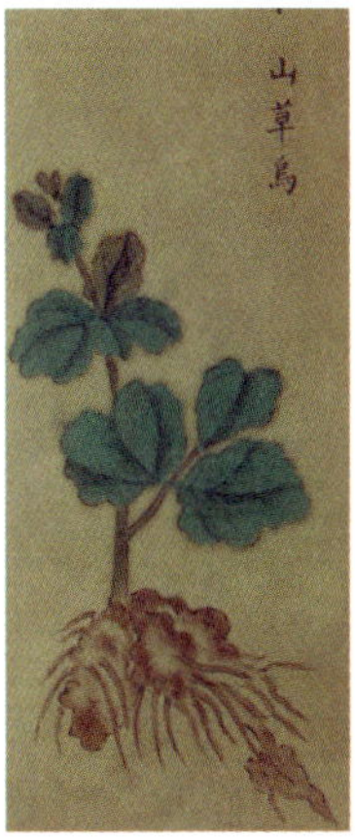

图 47　履巉岩 · 山草乌

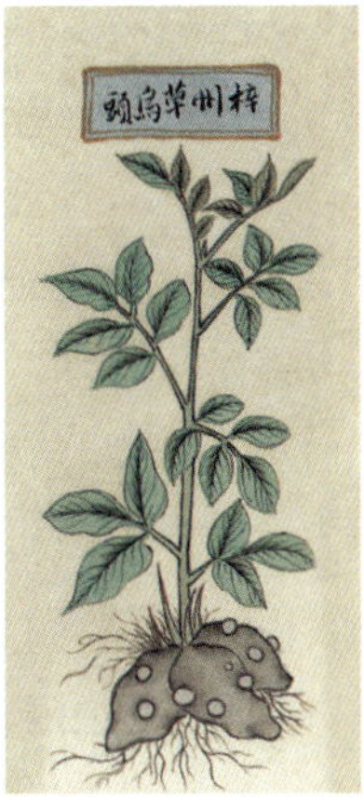

图 48　品汇 · 梓州草乌头

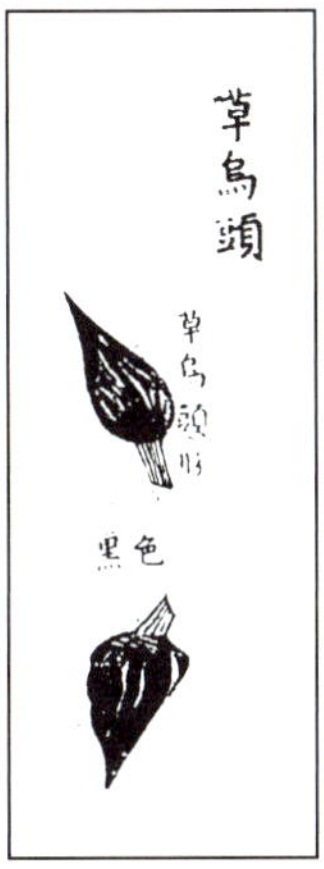

图 49　原始 · 草乌头

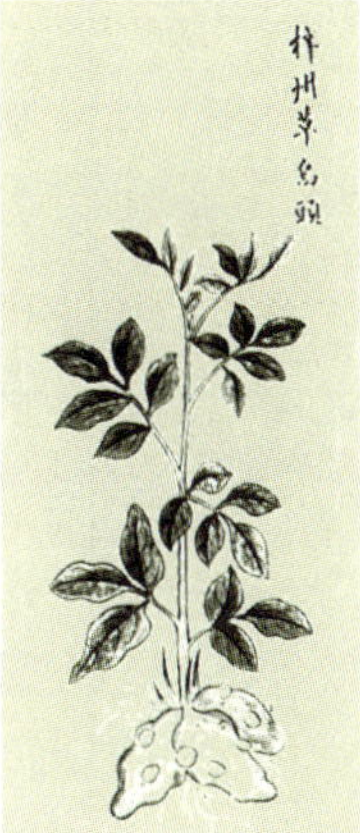

图 50　金石 · 梓州草乌头

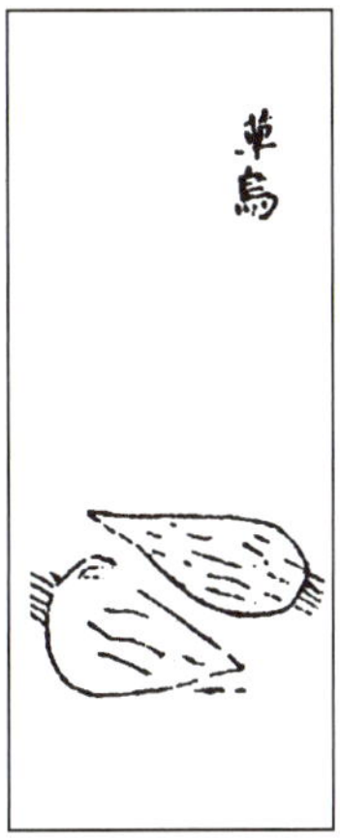

图 51　汇言 · 草乌

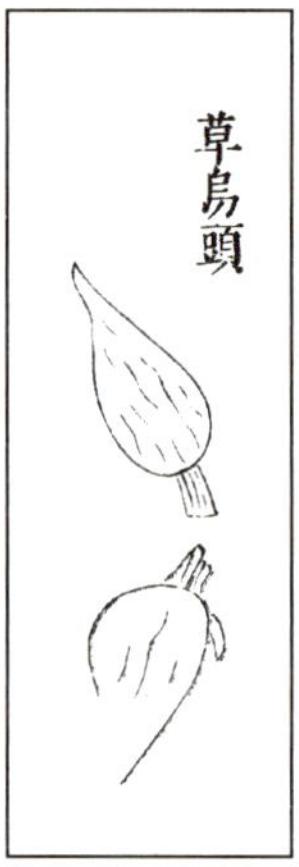

图52 本草汇·草乌头

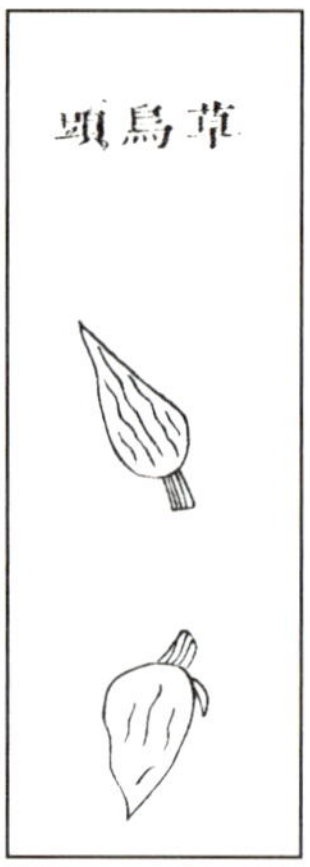

图53 类纂·草乌头

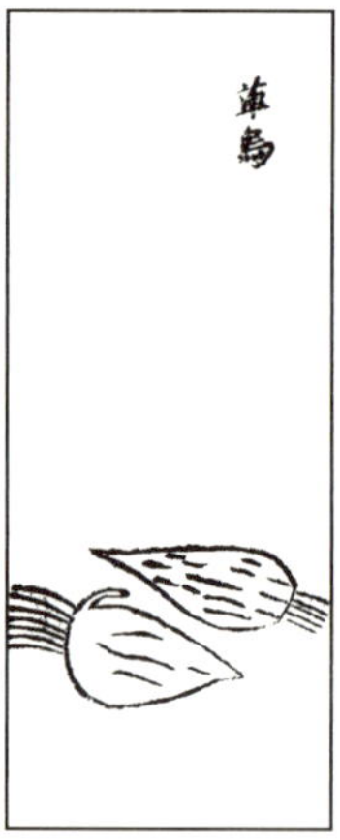

图54 求真·草乌

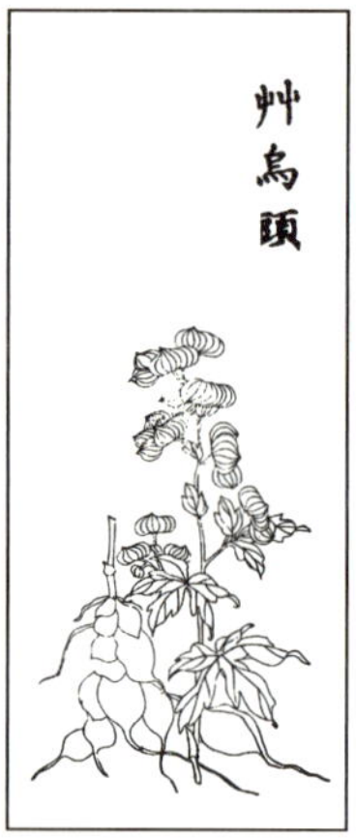

图55 质问·草乌头

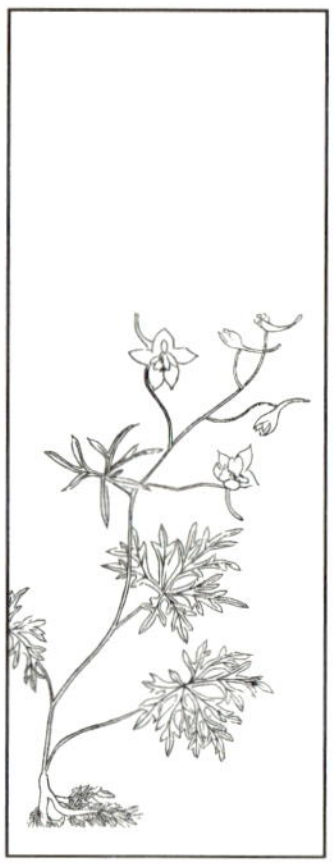
图56 图考·小草乌

射罔

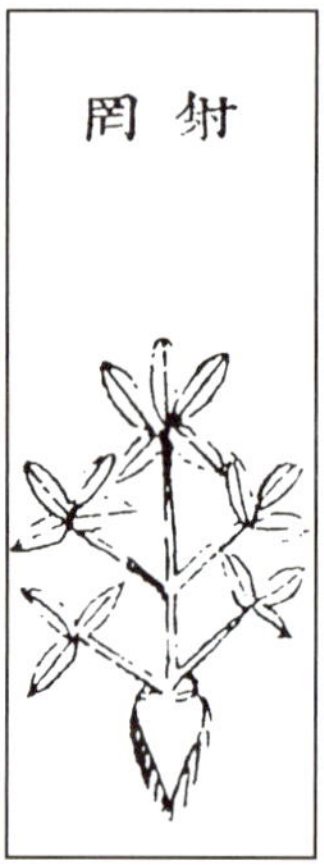

图57 太乙·射罔

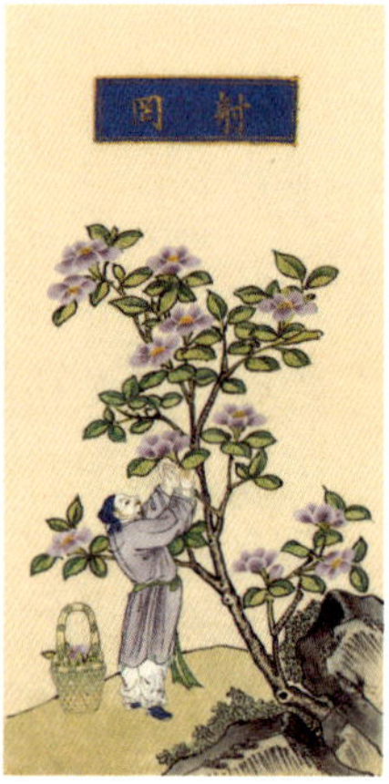

图58 雷公·射罔

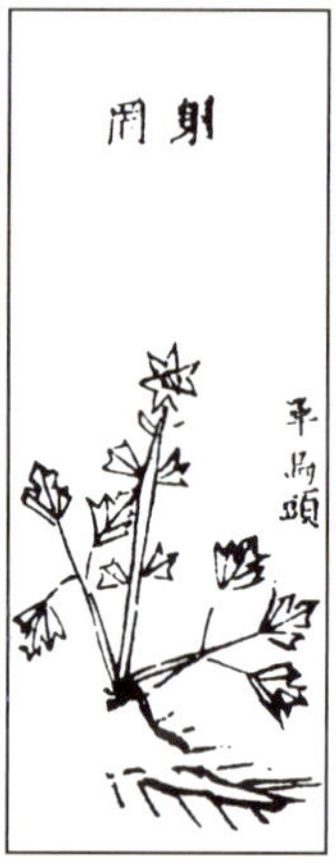

图59 纲目(金)·射罔

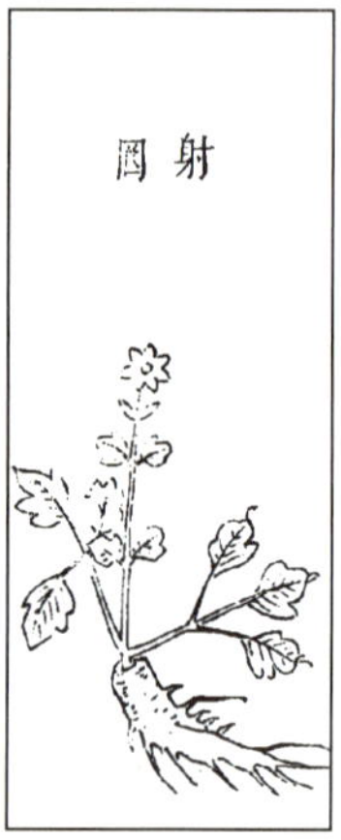

图60 纲目(钱)·射罔

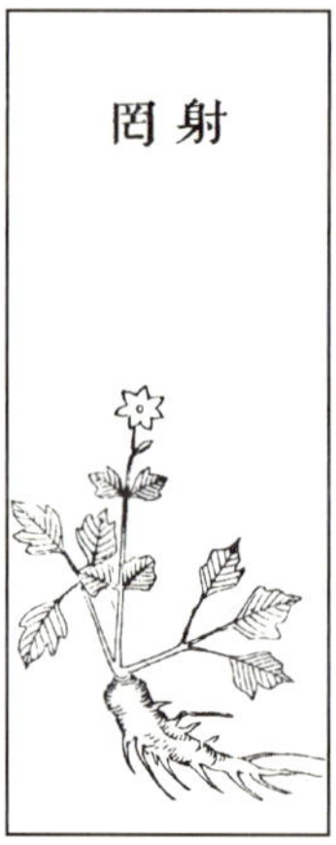

图61 纲目(张)·射罔

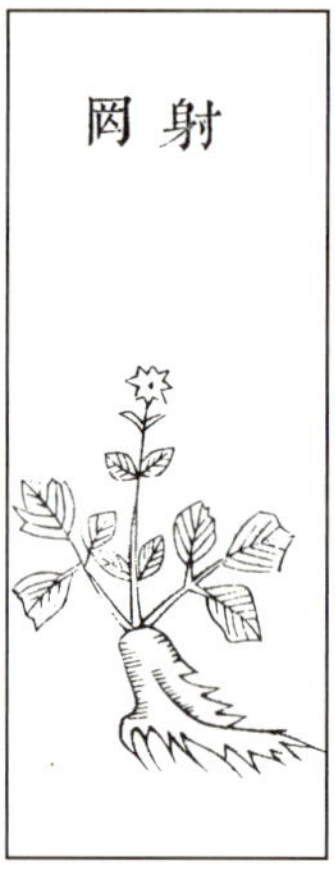

图62 备要·射罔

本品62图，取自21书，其中16幅彩图。有承继关系的图先分乌头、草乌头、射罔三大类，各类再细分书类。

乌头类图：此类43图，取自19书，其中12幅彩图。有承继关系的图可分3个书类。

《本草图经》：该书5图。“成州乌头”“江宁府乌头”“晋州乌头”“龙州乌头”“邵州乌头”图依次分别存于《大观》(图1—5)、《政和》(图6—10)、《绍兴》(图11—15)。此三传本药图基本一致。今以《政和》图6、图7、图8、图9、

图10为《图经》图的代表。

仿绘《图经》5图的彩色图有：《本草品汇精要》图17（图名误作"成头乌头"，将原"成州乌头"茎顶的花序绘成羽状复叶）、图18（将原"江宁府乌头"深裂的叶片绘成单数羽状复叶，小叶密集排列）、图19（将原"晋州乌头"茎端膨大的穗状花序绘得十分细瘦）、图20（将原"龙州乌头"根部朝上长的附子收拾得非常服帖）、图21（将原"邵州乌头"以细根相连的附子绘成堆积簇拥而生）。此后《补遗雷公炮制便览》"乌头"（图25）则仿绘《品汇》"晋州乌头"（图19）。《金石昆虫草木状》图32—36又依次分别仿绘《品汇》图17—21。

仿绘《图经》图的墨线图有：《本草歌括》"乌头"（图16）仿绘"邵州乌头"（图10），枝叶简省最多。《本草蒙筌》"成州乌头"（图22）右侧仿绘《图经》同名图，左侧仿绘《本草原始》"乌头"（图30）、"乌喙"（图31）。

《本草纲目》（金陵本）：该书"乌头附子"（图27）的仿绘者有《纲目》钱本图28，该书消除了金陵本图中的文字注。《纲目》张本图29的根部仿绘自钱本图28，无文字注说。但植物地上部分却仿绘自《植物名实图考》"附子"（图22，见"17-20附子"图）。此后《本草备要》"乌头附子"（图40）、《本草求真》"附子"（图42）、《本草简明图说》"乌头附子天雄"（图43）亦仿绘自《纲目》钱本图28。

《本草原始》：该书"乌头"（图30）、"乌喙"（图31）的仿绘者有《本草汇言》图37（仅仿原图"鲜形黑"1个乌头）、《本草纲目类纂必读》"乌头"（图38）、"乌喙"（图39）。另《本草蒙筌》图22左半边也是仿绘《原始》图30、图31。

以上乌头类43图中，除外31幅仿绘图，原创图尚有12幅（图6、7、8、9、10、23、24、26、27、30、31、41），详见下"鉴药"项。

草乌头类图：此类13图，取自13书，其中2幅彩图。有承继关系的图可分2个书类。

《本草图经》：该书的"梓州草乌头"图分别存于《大观》（图44）、《政和》（图45）、《绍兴》（图46）。此三传本药图基本一致。今以《政和》图45为《图经》图的代表。

仿绘该图的彩色图有：《本草品汇精要》"梓州草乌头"（图48）。此后《金石昆虫草木状》图50又仿绘《品汇》图48。

《本草原始》：该书的"草乌头"（图49）的仿绘图有《本草汇言》"草乌"（图51）、《本草汇》"草乌头"（图52）、《本草纲目类纂必读》"草乌头"（图53）、《本草求真》"草乌"（图54）乃仿绘《本草汇言》图51。

以上草乌头类13图中，除外8幅仿绘图，原创图尚有5幅（图45、47、49、55、56），详见下"鉴药"项。

射罔类图：此类6图，取自6书。有承继关系的图仅1个书类。

《本草纲目》（金陵本）：该书的"射罔"（图59）的仿绘图有《纲目》钱本图60、《纲目》张本图61、《本草备要》图62。

以上射罔类6图中，除外3幅仿绘图，原创图尚有3幅（图57、58、59），详见下“鉴药”项。

【文录】

说明：“乌头”（川乌头）“文录”参“17-20附子”的“文录”项下。以下主要为“草乌头”及“射罔”的相关文录。

《白猿经》（见《本草纲目拾遗》卷首“正误”）《白猿经》造射罔膏法：用新鲜草乌一二斗，洗去土，用箩盛，将脚踹去黑皮，以肉白为度。捣碎，用布滤去，榨出汁，以干为度。去渣，将磁盆盛汁，盆下有粉，去粉不用，总要澄出清汁。如有十碗，用四碗入锅内，煎一滚起沫，用篾片刮去沫，倾入磁碗内，再将余六碗生汁入前熟汁内，一顺搅匀。露一宿，明早取澄清汁散分于碗内，澄去滓，量汁多少，以碗大小盛之，放日中，晒至午时。又割去滓脚，再晒至晚。取澄清汁，用薄绵纸铺罩内，滤去滓。第二日、第三日如前晒法，每日晒时，用竹片从碗底顺搅，晒用此法，不致上熟下生。至第四日晚，滤稠药存留弗去，另用碗盛，露一宿，取澄清汁，底下存硬稠者不用。第五日，入前汁一总晒，晒至六七日，各碗渐少，以汁多寡减去余碗，再分各碗。晒时观看碗口上起黑沙点子，面如结冰，有五色云象，其红色黑如香油样，总归磁盆内，放净处阴四五日。再用砖砌一炉子，高二尺，周围大可容药盆，内放炉中心，离地上一尺五寸，用木物架炉于上，炉上空五寸，用布物盖于药盆之上，不致烟透走。炉旁取一火门如鹅卵，火从地起，高三寸，外用炭火十数块，并枧槭柴，俗呼楝漆。又用皂角、花椒同烧烟，令烟入火门内熏药盆熟，药面上结成冰，是火候到矣。药熏一时之候，其结冰要厚。再看冰厚，则除火取药出令冷，收入磁盆内封固听用。如冬天寒冷，用絮物包放暖处，勿令冻损。如夏天热时，放于清凉之处，以免潮坏。如冬冻损，夏潮坏出沫，用磁盆盛如前法，炉熏之，药热即止。如将药上于箭上，用皂角、花椒烟熏之，如旧。○前药晒时，如遇日色太紧，晒一二日，又要露一宿。如日淡缓，不必露也。初做药之日，观天色晴明，即用乌头如前制之。如晒一二日有雨，将照前熏药炉上，只用炭火烘热盆为度。搅匀，又放得一二日，俟晴再晒。乌头取来不可堆厚，恐烂坏，必要湿地下摊开，不可见风，吹干无汁，即取捣为妙。其药制完，瓶内封固，日久下澄清有稠者砂糖样，挑起取用，上箭最快，到身走数步即死，名为晒药。比熏药更妙。其药忌见香油，如入一点即无效。其性有三飞：见血飞，见油飞，见水飞。造藏甚忌此三者。”

明《本草纲目》卷17“乌头”【释名】【时珍曰】此即乌头之野生于他处者，俗谓之草乌头，亦曰竹节乌头，出江北者曰淮乌头，《日华子》所谓土附子者是也。乌喙即偶生两歧者，今俗呼为两头尖，因形而名，其实乃一物也。附子、天雄之偶生两歧者，亦谓之乌喙，功亦同于天雄，非此乌头也。苏恭不知此义，故反疑之。

草乌头取汁，晒为毒药，射禽兽，故有射罔之称。《后魏书》言辽东塞外秋收乌头为毒药射禽兽，陈藏器所引《续汉·五行志》，言西国生独白草，煎为药，敷箭射人即死者，皆此乌头，非川乌头也。《菊谱》云鸳鸯菊，即乌喙苗也。【集解】【时珍曰】处处有之，根苗花实并与川乌头相同。但此系野生，又无酿造之法，其根外黑内白，皱而枯燥为异尔，然毒则甚焉。段成式《酉阳杂俎》言：雀芋状如雀头，置干地反湿，湿地反干，飞鸟触之堕，走兽遇之僵。似亦草乌之类，而毒更甚也。又言：建宁郡乌勾山有牧靡草，鸟鹊误食乌喙中毒，必急食此草以解之。牧靡不知何药也？

琉球《质问本草》内篇卷4“川乌头” 生荒野，苗高二尺许，八九月开花。白花者川乌，与草乌性味功同。/**“草乌头”** 生荒野，苗高二三尺，八九月发花。草乌头，释名乌喙。

清《植物名实图考》卷23“月下参” 月下参生云南山中。细茎柔绿，叶花叉似蓬蒿、萎蒿辈；又似益母草而小。发细葶，擎青葖，宛如飞鸟昂首翘尾，……盖即《菊谱》双鸾菊乌头一类……其性亦与乌头相近。/**“小草乌”** 小草乌生云南山中。与月下参同。无大根，有毒。外科用之。

【鉴药】

“乌头”的“鉴药”过程见“17-20附子”条。“乌头”因其根“似乌鸟之头，故谓之乌头。”在李时珍之前，乌头的含义并没有细分，既包括种植附子的母根（主根），也包括其他野生或另种乌头类植物的主根。

李时珍云“乌头有川、草两种”，此并非时珍创见。川乌头的名称，最晚在唐代医方已经出现（如《梅师方》等），宋代医方、本草书已多用此名（如《圣惠方》《本草衍义》等）。但草乌头在《证类本草》出现了2次，一见于《修真秘诀》（题唐·颍阳子撰），一见于苏颂《本草图经》“前胡”条：“又有如草乌头，肤黑而坚，有两三歧为一本者，食之亦戟人咽喉。”此处的草乌头是作为比拟物，可见其特点是“肤黑而坚，有两三歧为一本”。其附图有“梓州草乌头”，可见其名已经很普遍。

南宋·陈衍《宝庆本草折衷》最早将“草乌头”单独立条，云“一名草乌（见众方）。一名土附子（见续说）。〇生江东及梓、邵、成、晋州，江宁府。〇《苏沈方》用者名旌德乌头。旌德县属宜州，今他地亦有之……续说云：《日华子》尝著土附子之名，孙绍远乃云即草乌头也。蜀川亦有此种，故图中亦画梓州草乌头之形，而性用未显也。兹集许叔微及许洪之言，以创斯条。”[1]

李时珍虽然没有给“草乌头”单独立条，但却明确了川、草乌各自的内涵：川乌头：“出彰明者即附子之母，今人谓之川乌头是也。”草乌头：“其产江左、山南

1 郑金生整理：《南宋珍稀本草三种》，北京：人民卫生出版社，2007：474-475.

等处者，乃《本经》所列乌头，今人谓之草乌头者是也。”换言之，李时珍将《本经》以来的、除四川栽培的乌头之外的乌头，都归于“草乌头”。因此，李时珍的草乌头含义很广。“此即乌头之野生于他处者，俗谓之草乌头，亦曰竹节乌头，出江北者曰淮乌头，《日华子》所谓土附子者是也。乌喙即偶生两歧者，今俗呼为两头尖，因形而名，其实乃一物也。附子、天雄之偶生两歧者，亦谓之乌喙，功亦同于天雄，非此乌头也。苏恭不知此义，故反疑之。”“处处有之，根苗花实并与川乌头相同。但此系野生，又无酿造之法，其根外黑内白，皱而枯燥为异尔，然毒则甚焉。”要言之，草乌头具有野生、不经酿造、不限产地、毒性更强的特点。

现代所用的川乌、草乌，基本上如李时珍所言，在植物种上，有许多不同的来源。栽培的乌头*Aconitum carmichaelii* Debx.，切下附母而生的膨大子根供加工成“附子”，剩下的主根剔去须根即是“川乌头”。至于“草乌头”，据谢宗万调查，包括了乌头的变种黄山乌头A. *carmichaeli* var. *hwangshanicum*、展毛乌头 *A. carmichaeli* var. *truppelianum*、毛叶乌头 *A. carmichaeli* var. *pubescens*、深裂乌头 *A. carmichaeli* var. *tripartitum*。还有北乌头*A. kusnezoffii*、黄草乌*A. vilmorinianum Kom.*等其他十余个种的植物。[1]其共同点就是乌头属（*Aconitum*）植物的主根。

在明确了川、草乌的划分标准之后，再去审视诸多相关药图，就更能知其优劣了。广义乌头类的插图很多，但原创图并不太多。

1.《本草图经》：通过全国调查得到的宋代乌头图一共有5幅分别是“成州乌头”（图6）、“江宁府乌头”（图7）、“晋州乌头”（图8）、“龙州乌头”（图9）、“邵州乌头”（图10）。成州即今甘肃礼县，江宁府即今江苏南京，晋州即今山西临汾，龙州在今四川，辖境相当于今四川平武县及青川县、江油市部分地区。邵州即今湖南邵阳。仅从图名就先可知道，龙州的乌头应该属于川乌头，靠近龙州的成州也可能属于同种乌头。其他地区的乌头，可能属于草乌头了。

“成州乌头”（图6）单叶五深裂，根下多子根（附子），特有的乌头花，从植物种来看，此当为毛茛科植物乌头*Aconitum carmichaelii* Debx.。有众多附子，当属于栽培品，故虽非川产，也可以归为药材的川乌头。

“江宁府乌头”（图7）绘3株植物，皆只有一膨大的主根，叶掌状深裂。从乌头属植物分布及图形来看，此种似为乌头变种深裂乌头*Aconitum carmichaelii* Debx. *var. tripartitum* W. T. Wang。

“晋州乌头”（图8）仅有膨大主根，叶先端分裂，花细小，成蓬松穗状花序。其根、叶皆似乌头属植物，很难确立此图的植物种。

“龙州乌头”（图9）根部多个子根（附子），花、叶也均为乌头属植物乌头

1　谢宗万：《中药材品种论述》上册，上海：上海科学技术出版社，1980：1202-1207.

A. carmichaelii，故此乌头属于正宗的川乌头。

“邵州乌头”（图10）地上部分类似“梓州附子”“龙州乌头”，但其下的子根均从根头分出，与主根不相连接。草乌不会有这么多的附子。既然有这么多的子根，当为栽培品。因此邵州乌头也很难归于草乌头。

2.《太乙仙制本草药性大全》：该书“乌头”（图23）、“乌喙”（图24）两图的地上部分均为示意性的枝叶，无须深究。图23只有一个短短的圆锥形主根，此符合草乌的标准。“乌喙”图枝叶省略，主根有分歧如鸦嘴。此均为草乌类示意图。

3.《补遗雷公炮制便览》：该书“乌喙”（图26）是一幅匪夷所思的错误图。图中有一大树，树上开满了黄色的大花。图中两人，左边提篮之人似乎在介绍所采花来自此树。能令画士产生联想的只有“梓州附子花”图，但如何与乌喙挂钩，却百思不得其解了。

4.《本草纲目》（金陵本）：该书“乌头附子”（图27）是一幅表解式的图画。此图中交代了乌头附子从原植物到各种名目的药材，且用文字加注。当植株下方最大的卵形主根，注曰“乌头附子”。此大谬也。如此则乌头附子无法区分了。然后分左右，形成了几个级差的子根关系。左侧是侧子、天雄、漏蓝；右侧是乌喙、天锥。这样一幅人为想象出来的主根、子根级差图，看似一目了然，实则混淆概念，杜撰乌头、附子的生长实况。后来的仿绘此图者都不敢注明文字，大概也觉得太离谱了。然而这绝对不代表李时珍的观点，乃画图人的责任。

5.《本草原始》：该书“乌头”（图30）、“乌喙”（图31）都很简单。其中“乌头”图有3个乌头，上一个较大，注明“鲜形黑”。可能是新鲜乌头，表皮黑色。中间一个白色，大概是加工刮皮了。下面一个黑色，但较小，大概是干燥后的乌头。此图与附子图的区别，在于其尾较长，且都不能“端坐”。“乌喙”图外形同乌头，唯尾部分叉，如乌鸦之嘴。但据此图，无法判别是川乌或是草乌。或偏于川乌，因为其形体还是比较充实膨大的。草乌根相对细瘦不成形。

6.《质问本草》：该书“川乌头”（图41）是唯一以“川乌头”为名的图。但从其标本所在地（琉球）来看，就不符合“川乌头”的含义。此图与同书的“草乌头”（图55）基本相同。其书该条有国人戴氏解说云：“敝处俗名土川乌，敝地所用，皆系川的。”这说明本图所绘其实是中国所称的土川乌，也就是草乌类。参下文“草乌头”。

明代以后，草乌逐渐独立形成一个药品，也因此出现了专门的草乌图。

1.《本草图经》：该书“梓州草乌头”（图45）的地区是梓州，今四川三台。古代曾是附子的主产区。此图叶片呈单数羽状复叶，与乌头*A. carmichaelii* 叶形有所不同。其根下有三个块根（《绍兴》图46所绘则近似于两个块根），介于附子与乌头（可以有2个块根）之间。不明为何此图标作“草乌头”。是因为植物种属于野生？还是子根相对较少？

2.《履巉岩本草》：该书“山草乌”（图47）为手绘彩图。其根部也是数个块根，且另有小块根连接。按其所绘标本地区在杭州，似符合草乌的标准。具体植物种无法确定。

3.《本草原始》：该书“草乌头”（图49）为药材图。其形如乌鸟，但较细瘦，还都带有残茎基。图注为“草乌头形”“黑色”。该图代表了市场实际的草乌形态。

4.《质问本草》：该书“草乌头”（图55）绘的全株。其花、叶表明此为乌头属植物。其标本取自琉球，与分布地最接近的是展毛乌头*Aconitum carmichaeli* var. *truppelianum*（Ulbr.）W. T. Wang et Hsiao。但从图形很难确定为此种。此图虽名为“草乌头”，其实与同书的“川乌头”（图41）没有太大的区别。其根从上到下连缀而生，块根众多，非同一般野生乌头最多两个块根。不解是什么原因形成的。

5.《植物名实图考》：该书在“小草乌”下云：“小草乌生云南山中。与月下参同。无大根，有毒。外科用之。”其图（图56）的叶形与花形即毛茛科翠雀属植物云南翠雀*Delphinium yunnanense* Franch。

在《本草纲目》“乌头”条下的二级分类中，除“乌头”“乌喙”外，还有“射罔”。时珍释名曰：“草乌头取汁，晒为毒药，射禽兽，故有射罔之称。”这种射罔属于提炼制作之品，非药材，可以“敷箭射人即死”。

“射罔”首见于《本经》“乌头”条，云“其汁煎之，名射罔，杀禽兽”。但据《白猿经》记载：射罔有“见血飞，见油飞，见水飞”的特点。水煎之后，草乌所含乌头碱就会水解，提取不出能杀禽兽的射罔。陶弘景时，已不用火煎：“捣笮茎取汁，日煎为射罔。猎人以傅箭，射禽兽，中人亦死。”“日煎”亦即日晒。五代《日华子》云：“土附子，味痖、辛，热，有毒。生去皮，捣滤汁澄清，旋添，晒干取膏，名为射罔。猎人将作毒箭使用。”其法还是日晒。李时珍虽然将“射罔”作为乌头的重要产物，但没有介绍提取射罔的方法。至清·赵学敏《本草纲目拾遗》收录的《白猿经》，才有明确的记载。其文见本条“文录”。现代学者朱晟亲自按《白猿经》所示方法进行试验，证明确实能提取乌头碱的结晶。《白猿经》曾在明嘉靖《晁氏宝文堂书目》著录过，因此该书是在李时珍之前的一部书。[1]

射罔虽然在古本草中罕见详细制备法，但却有题为“射罔”的药图。

1.《太乙仙制本草药性大全》：该书“射罔”（图57）不过是按其画乌头、附子的套路，画了一幅示意为草乌的植物图而已，没有增添任何关于射罔的信息。

2.《补遗雷公炮制便览》：该书“射罔”（图58）与前提及的“乌喙”（图26）一样，堪称本草图中的“奇葩”。图中绘一棵大树，开着很大的五瓣紫色花。一人在攀摘其花。旁有竹篮，内装此花。射罔何曾与乌头花有过瓜葛？不知宫廷画士绘图之前，是否看

1 朱晟、何端生：《中药简史》，桂林：广西师范大学出版社，2007：290-292.

过有关的文字资料。假如没看过，那又凭什么联想画出这样的不着边际的“射罔”图？

3.《本草纲目》（金陵本）： 该书“射罔”（图59）画了一株植物，根如胡萝卜，很长，但却是单枝。其叶与乌头属植物并不相同，但旁边注以“草乌头”3字，以示此为提取射罔的来源。此亦画人草率敷衍之作，无足深论。

【小结】

“乌头”为《本经》早期药物之一，因根“似乌鸟之头”得名。此即种植附子的乌头*Aconitum carmichaelii* Debx.的母根（主根），也包括其他野生或另种乌头类植物的主根。李时珍将栽培附子的主根称“川乌头”，此外将野生、不经酿造及其他地区的乌头类植物的主根皆作为“草乌头”。草乌头的植物种来源多样。“射罔”是用草乌头汁经提取而得到的一种剧毒乌头碱结晶。其法见于明嘉靖前的《白猿经》。以上有关的药图，多数与文字记述一致，也有少数插图是凭想象绘成，难以为据。

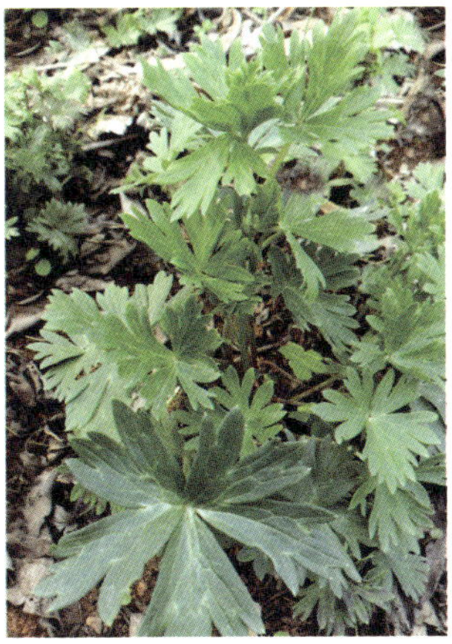

图 63　乌头 *Aconitum carmichaelii* 幼苗

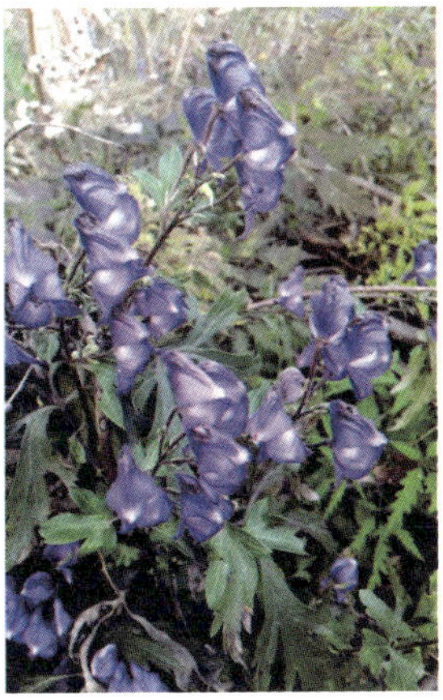

图 64　北乌头 *A. kusnezoffii*

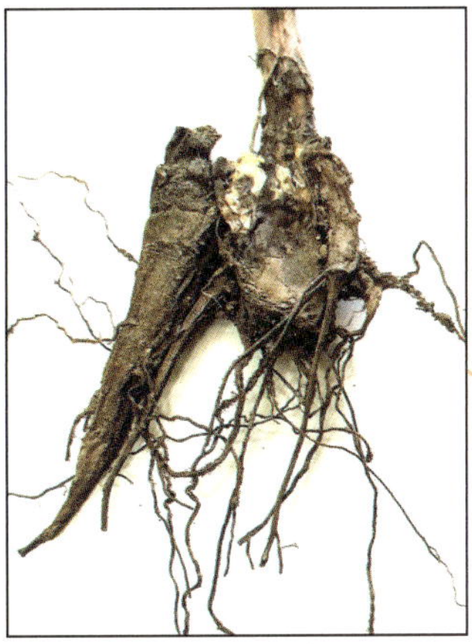

图 65　北乌头根

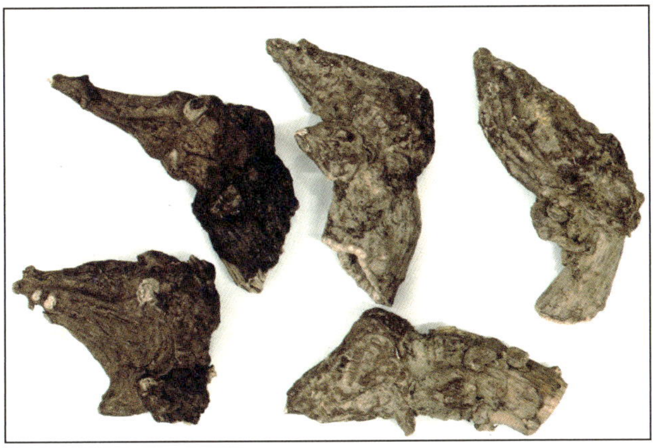

图 66　生川乌药材

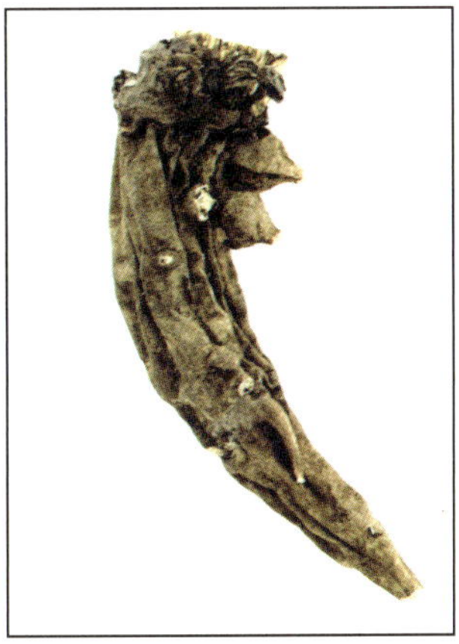

图 67　生草乌药材

17–24 白附子

【品图】

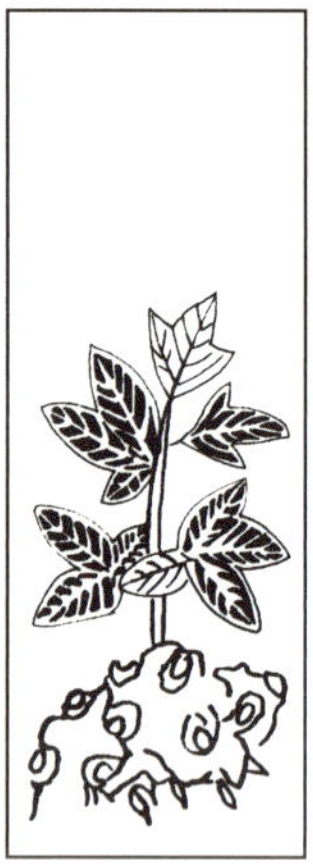

图 1 歌括 · 白附子

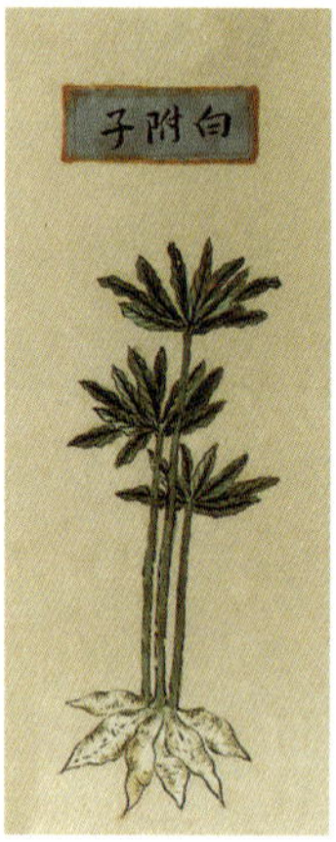

图 2 品汇 · 白附子

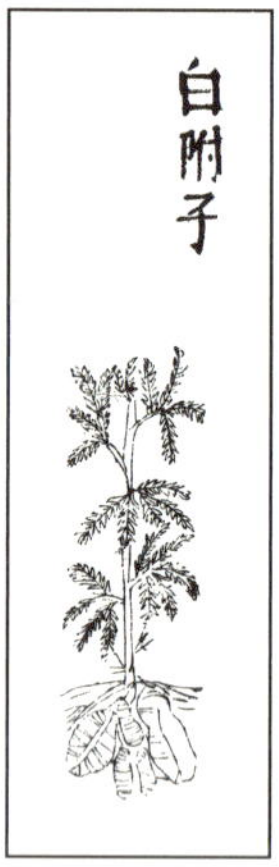

图 3 蒙筌 · 白附子

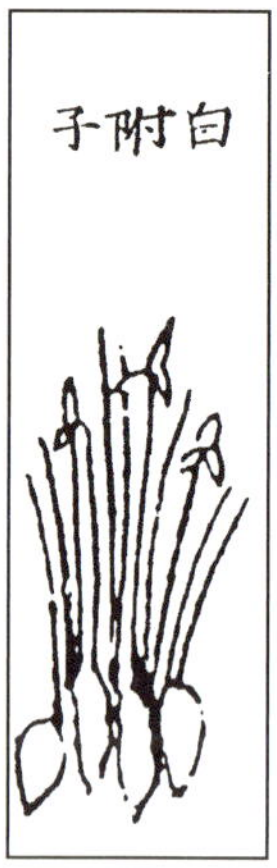

图 4 太乙 · 白附子

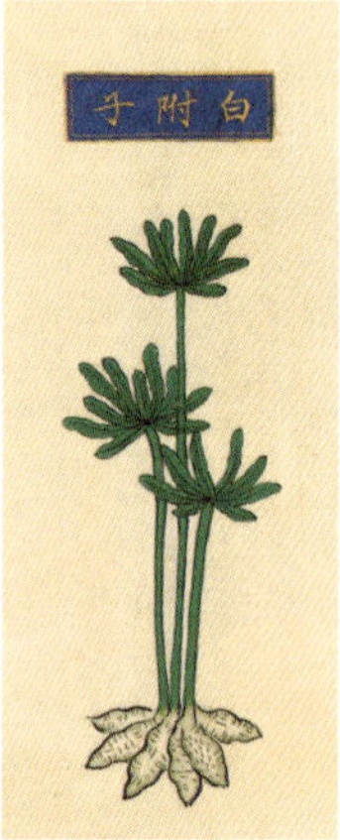

图 5 雷公 · 白附子

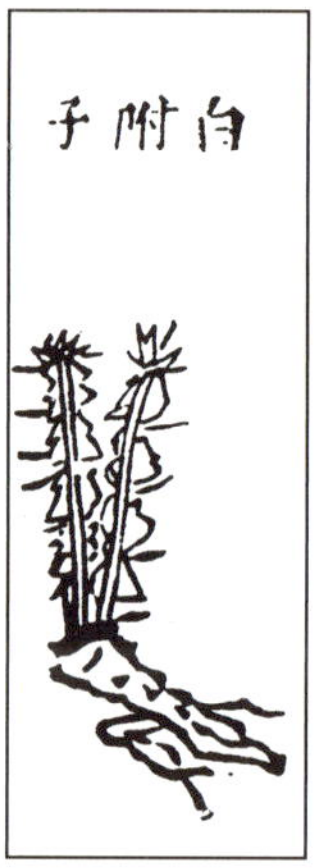

图 6 纲目（金）· 白附子

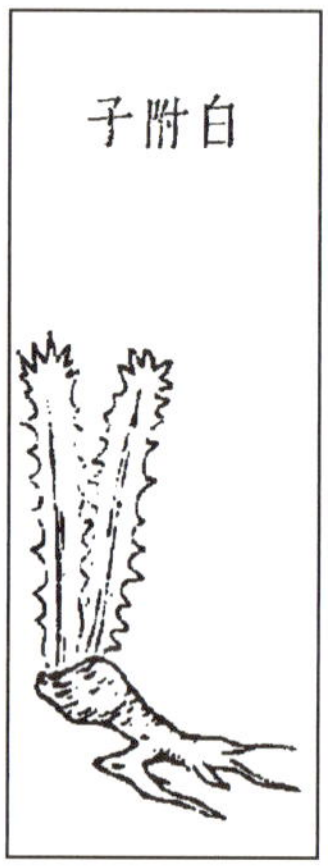

图 7 纲目（钱）· 白附子

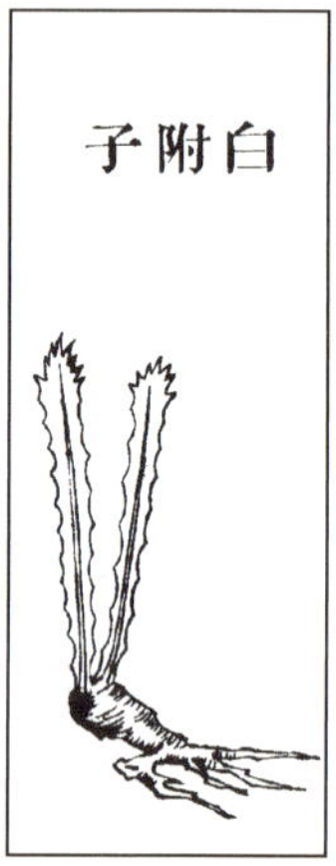

图 8 纲目（张）· 白附子

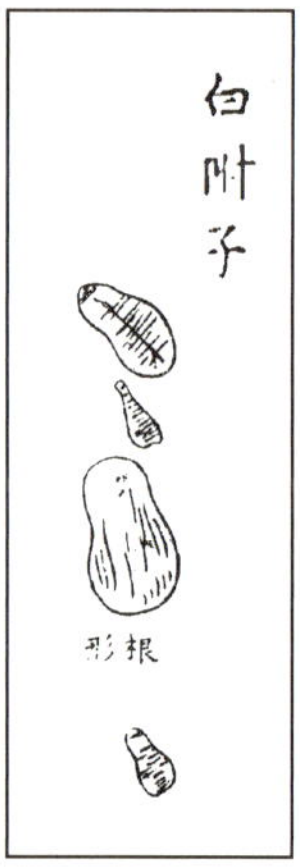

图 9 原始 · 白附子

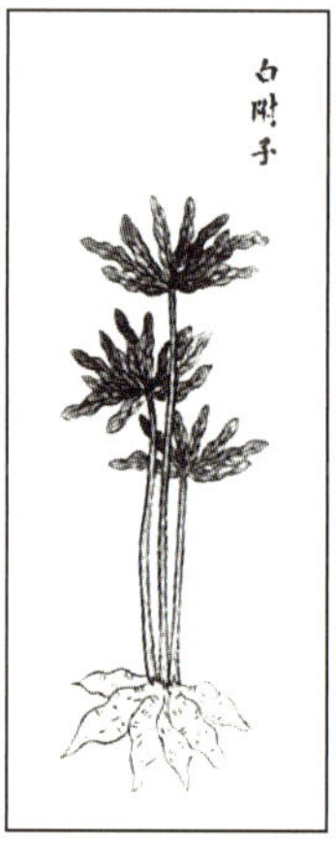

图 10 金石 · 白附子

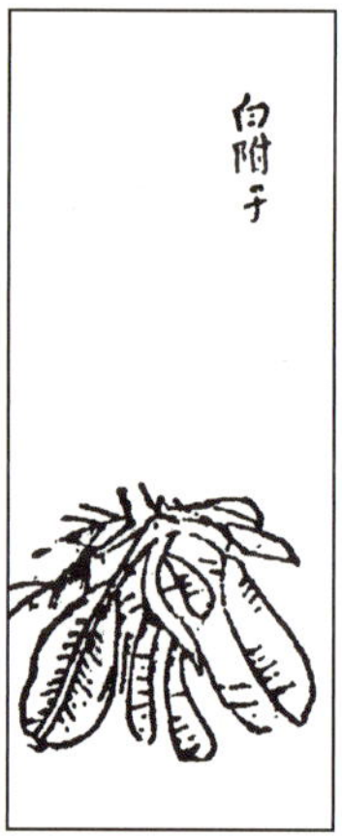

图 11 汇言 · 白附子

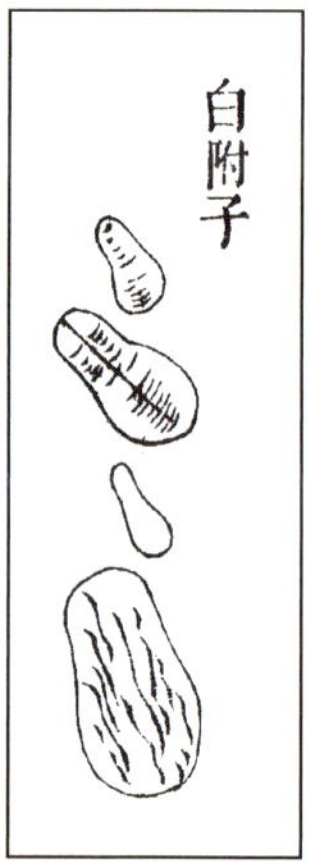

图 12 本草汇 · 白附子

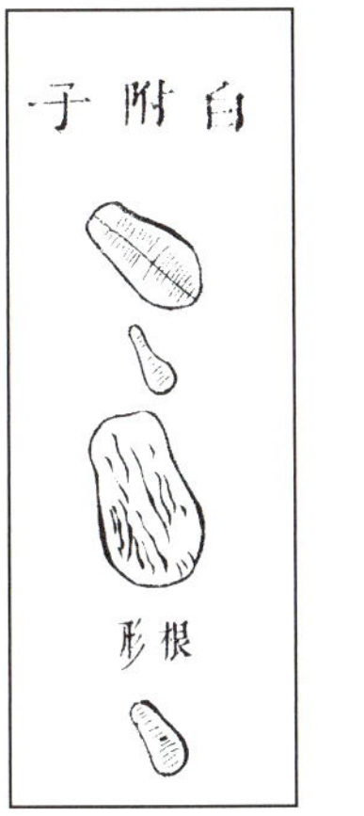

图 13　类纂·白附子

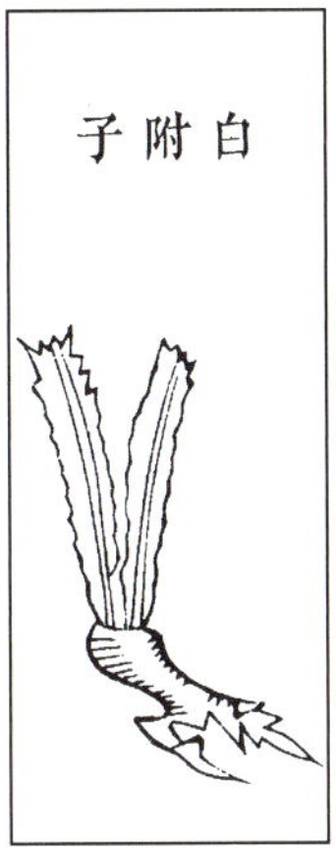

图 14　备要·白附子

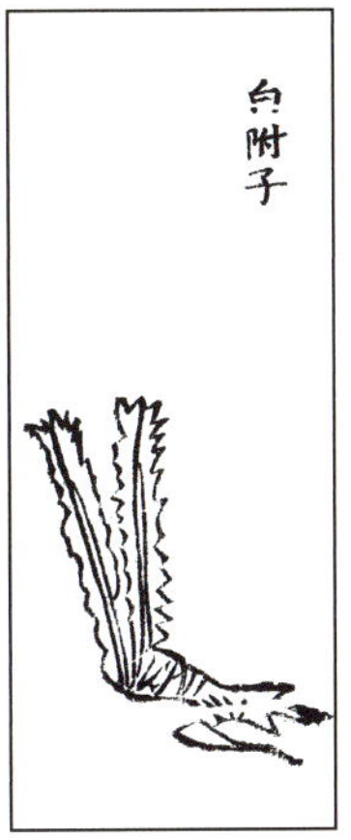

图 15　求真·白附子

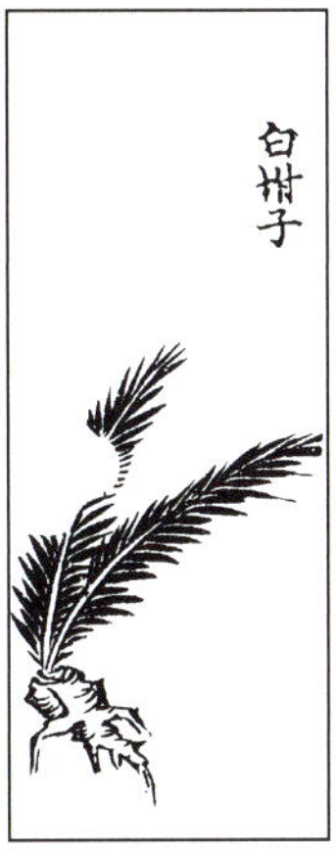

图 16　图说·白附子

本品16图，取自16书，其中3幅彩图。有承继关系的图可分3个书类。

《本草品汇精要》：该书“白附子”（图2）为手绘彩图。仿绘该图者有《补遗雷公炮制便览》图5、《金石昆虫草木状》图10。

《本草纲目》（金陵本）：该书“白附子”（图6）的仿绘图有《纲目》钱本图7，该图将茎叶绘成两边皆有锯齿的板锯一般。《纲目》张本图8又仿绘钱本图7，只是将锯齿状变为波状。此后仿绘钱本图者有《本草备要》图14、《本草求真》图15。《本草简明图说》图16亦仿钱本图，但将原叶片改为羽毛般柔和。

《本草原始》：该书“白附子”（图9）的仿绘者有《本草蒙筌》图3。该图将《原始》所绘的数个白附子组合起来形成根部，再采用《蒙筌》“天雄”图的茎叶形象，拼凑成一株新的植物。《本草汇言》不察，又截取《蒙筌》图3的根部，作为药材图形成图11。直接仿绘《原始》图9的有《本草汇》图12、《本草纲目类纂必读》图13。

以上16图中，除外11幅仿绘图，原创图尚有5幅（图1、2、4、6、9），详见下“鉴药”项。

【文录】

《别录》（见《证类》卷11“白附子”） 生蜀郡，三月采。

梁《本草经集注》（同上） 陶隐居云：此物乃言出芮芮，久绝，俗无复真者，今人乃作之献用。

唐《唐本草》（同上）《唐本》注云：此物本出高丽，今出凉州已西，形似天雄。本经出蜀郡，今不复有，凉州者生沙中，独茎鼠尾草，叶生穗间。

唐末《海药本草》（同上）《海药》云：按《南州记》云：生东海，又新罗国。苗与附子相似。

后蜀《蜀本草》（同上）《蜀本》云：味甘、辛，温。又《图经》云：叶细周匝，生于穗间，出砂碛下湿地。

吴越《日华子本草》（同上）《日华子》云……新罗出者佳。

明《本草纲目》卷17“白附子”【集解】【时珍曰】根正如草乌头之小者，长寸许，干者皱文有节。【发明】【时珍曰】白附子乃阳明经药，因与附子相似，故得此名，实非附子类也。按《楚国先贤传》云：孔休伤颊有瘢。王莽赐玉屑、白附子香，与之消瘢。

明《本草原始》卷3“白附子” 色白，苗与附子相似，故名白附子。

【鉴药】

“白附子”首出《名医别录》。李时珍曰：“与附子相似，故得此名，实非附子类也。”其最早记载的作用是主“心痛血痹，面上百病，行药势”。后世本品出现不同来源，形成两类白附子。其中关白附逐寒湿、通痹痛；禹白附祛风痰，消瘰疬。

关于本品来源，《名医别录》仅载“生蜀郡”，即分布于今四川一带。至梁·陶弘景则云：“此物乃言出芮芮，久绝，俗无复真者，今人乃作之献用。”按此说法，白附子在传承过程中出现了一个很长历史断裂期。梁代人认为原出“芮芮”（即今青海一带古柔然人所居地区），已经很长时间没有真品，当时有人“作之献用”。不过陶氏没介绍这种新产生的白附子的形态。

《唐本草》认为最早“出蜀郡”的白附子不再有了，而将原产地视为高丽。唐代所用之白附子“出凉州已西”。这与陶弘景说“出芮芮”比较接近。此时官方认可的白附子“形似天雄”、“生沙中，独茎，似鼠尾草，叶生穗间”。唐本《图经》（见《蜀本草》引）云“叶细周匝，生于穗间，出砂碛下湿地”，与《唐本草》所云相同。如此说则白附子可能是根似天雄，但茎叶绝对非毛茛科植物。唐末《海药本草》引《南州记》云：“生东海，又新罗国。苗与附子相似。”新罗、高丽都在今朝鲜半岛一带。所谓“与附子相似”，则可能是乌头属植物。五代吴越的《日华子本草》亦云“新罗出者佳”。

宋代嘉祐年间全国药物大普查，没有得到白附子的新资料。但医方书中用白附子者却从未中断。《本草纲目》所载的宋元医方中，用白附子治风痰、痰厥者大增。朱丹溪将白附子归入“风痰药”，此《别录》所无。从唐代到明代前半期，白附子究竟为何物，无人关顾。

明·李时珍再次谈到白附子，云“根正如草乌头之小者，长寸许，干者皱文有节。”又云：“因与附子相似，故得此名，实非附子类也。”根如小草乌，怎么会与附子相似？既然相似，又为什么说“实非附子类”？故李时珍见过“皱文有节”的白附子是可信的，但他未必知道白附子的原植物形态。看看他子孙画的“白附子”图（图6），就知道他们没有任何原植物的依据，胡乱涂鸦充数而已。

此后《本草原始》附有“白附子”图（图9），其形状绝不像附子，但其文仍说：“色白，苗与附子相似，故名白附子。”李中立所绘是写生图，证实当时所用白附子就是这般模样。明末、清代本草书仿绘《原始》药材图者有4家，可见此图有一定的影响。

明末朝鲜医家带着这个问题来中国讨教：“炼脐法所入中有两头尖是何物？切愿详知。”医官傅懋光答曰：“其制药中有两头尖者，其性辛，即南白附子也。”[1]南白附子是什么样子？傅氏没说。按草类“两头尖”见于《本草品汇精要》新增，云是“此种乃附子之类，苗叶亦相似，其根似草乌，皮黑肉白细而两端皆锐，故以为名也”。此药没说一名“白附子”，但说了“白附子经石灰水泡，皮皴皱者为伪”。也就是说，白附子可以用石灰水泡后，就成了充两头尖的伪品。古本草说白附子出高丽、新罗，假如此两头尖就是高丽白附子，那朝鲜医官会不认识当地的土产吗？

明末以后清代本草诸家，基本上都是医家出身，没有谁能像李时珍、李中立那样关注药物来源。遍查古代诸家本草，只见大谈白附子治风痰，少有人谈其形态。唯有清初医家陈士铎《本草新编》云：“白附子……无毒。云有小毒者，非……近人未知，止用之外治以灭瘢，下治以收囊湿，为可惜也。”这似乎不是乌头属的植物。以上是古本草有关的资料。可以说，这些资料不足以确定白附子究竟是何物。

王家葵等爬梳本草及其他文史资料，其中提到：“《盛京通志》卷107亦云：‘白附子，一名节附，俗呼两头尖，母为乌头。产辽地者，通行远省’。”这种“节附”与李时珍所云“皱文有节”相符，也与《品汇》的“两头尖”相合。“母为乌头”，则其原植物自然就是乌头属的植物。又提到：“今用之天南星科独角莲用作白附子，可信的文献，只能追溯到《药物出产辨》，有云：‘白附子，产河南禹州。近日多由牛庄帮运来，用姜煲过，乃能用之’。”[2]尽管如此，这种禹州“白附子”的原植物形态依然无人记载。

白附子原植物是在当代现实品种使用情况调查的基础上确定的。流传至今的白附子，主产河南禹县及长葛市，通称“禹白附”，乃是天南星科植物独角莲 *Typhonium giganteum* Engl.的块茎。此块茎形似鸡心，或如牛奶头，形如蚕茧、小芋艿。主产东北的“关白附”，经追溯为毛茛科乌头属植物黄花乌头*Aconitum coreanum* Lèvl.［*A. delavayi* Franch. var. *coreanum* Levl.］。其形似外皮有多数突起的皱纹，分段排列，隐约如节，故又称“竹节白附”。此即李时珍所云“皱纹有节”的白附子。[3]据此现实品种使用调查的结果，再返过去看本草文献记载，就能加深理解了。凡以治风痰为主的白附子，应该属于天南星科的“禹白附”。仍按古法逐寒湿、

1 ［明］傅懋光：《医学疑问》，明刻本。

2 王家葵、蒋淼、胡颖翀：《本草纲目图考》，北京：科学出版社，2018：756.

3 谢宗万：《中药材品种论述》上册，上海：上海科学技术出版社，1980：208-209.

通痹痛，形似附子的白附子，则多属毛茛科的“关白附”。再按此结果去审视古代药图，也就能知道其真伪优劣了。

1.《本草歌括》：该书药图绝大多数都是仿绘图，且简省拙劣。但此“白附子”（图1）却一反常态，绘出了一幅像模像样的植物图。茎直立，叶有3—4深裂，根部为直根突起颇多的块根。凭此图当然无法定植物种，但其大体形状类似毛茛科乌头属的植物。

2.《本草品汇精要》：该书“白附子”（图2）也是新绘的彩图。其茎直立，叶聚生茎顶，下为数个纺锤体支根簇生。该书正文中白附子的形态均转录《唐本草》之说：“独茎，似鼠尾草，叶生穗间，形如黑附子而小。”此图似乎与文字记载也不尽相符，恐系画士想象绘出的植物。

3.《太乙仙制本草药性大全》：该书“白附子”（图4）的形状与其“侧子”图几乎一样，都是卵形的块根，上面长着线状叶，还有不知道顶端是花还是叶的三角状物。无法猜测，姑且不论。

4.《本草纲目》（金陵本）：该书“白附子”（图6）大概是该书最差的药图之一。除了根部粗长尚可看懂之外，其茎两旁的翼状、刺状物是什么？别说现代人看不懂，《纲目》钱本的画士们也看不懂。于是钱本改绘成两面有粗锯齿的大板锯样的东西。清代汪绂《医林纂要探源》根据此图，描述白附子“叶厚韧长，如石韦辈，而旁作锯齿”。石韦是蕨类植物，却长着个乌头般的根，这可能吗？故对金陵本的“白附子”图，真无须花功夫去琢磨，天下没这样的植物。

5.《本草原始》：该书“白附子”（图9）是写生图，绘了几个块根，或如乳头，或如蚕茧。但没有如附子、如两头尖者。这是最晚在明末，在河南市面上类似当今的“禹白附”已经成为主流的铁证。虽然古代关于天南星科白附子的文字描述缺如，但有此图形，足以证明古代早已有擅治风痰、非附子类的白附子流行。

【小结】

“白附子”见于《别录》虽然很早，但在流传过程中有过历史断裂期。本品从南北朝开始，其来源已不是《别录》所载。《唐本草》所载白附子“形似天雄”，但植物形态却不似毛茛科植物。宋元所用白附子增添了治风痰、痰厥功能，此与《别录》所载不同。李时珍所见白附子“如

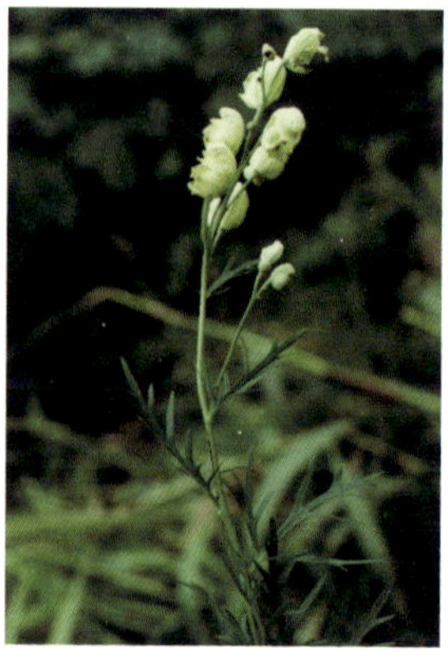

图 17　黄花乌头 *Aconitum coreanum*

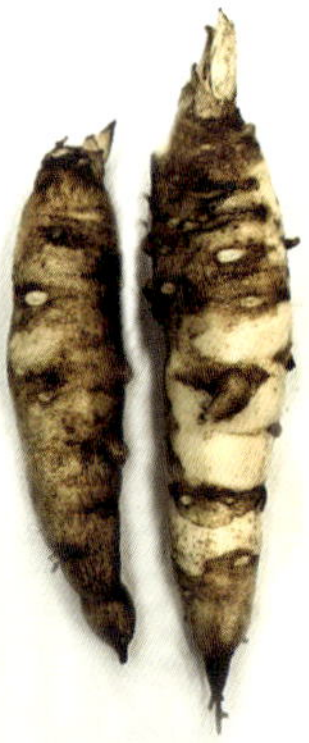

图 18　黄花乌头根

草乌头之小者，长寸许，干者皱文有节”，此当为乌头属植物。《本草原始》“白附子”（图9）与今“禹白附”同。古代现存图文资料都不足以确定白附子的植物种。依靠当代现实品种使用情况调查，可知流传至今的“禹白附”为天南星科植物独角莲*Typhonium giganteum* Engl.。“关白附”为毛茛科植物黄花乌头*Aconitum coreanum* Lèvl.。

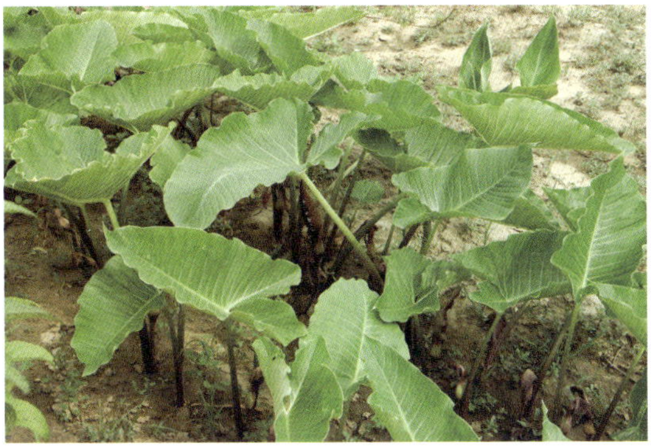

图 19　独角莲（禹白附）*Typhonium giganteum*

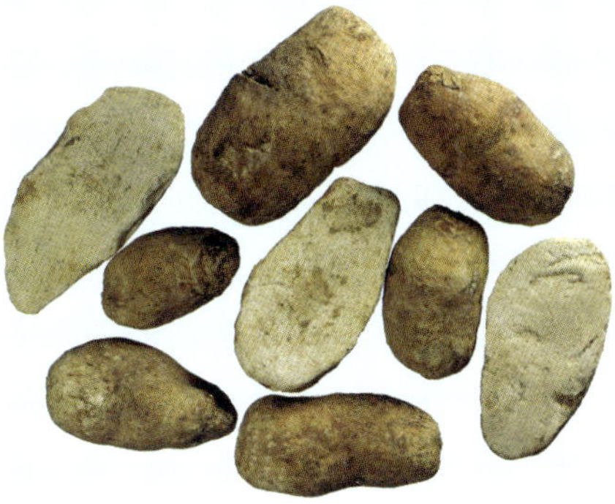

图 20　禹白附药材

17–25　虎掌　天南星

【品图】

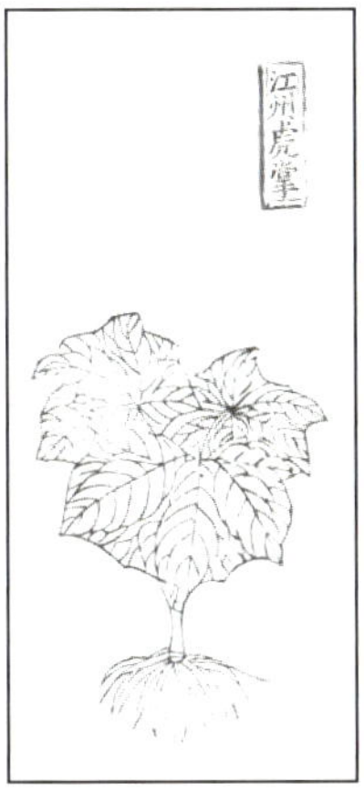

图 1　图经（大）·江州虎掌

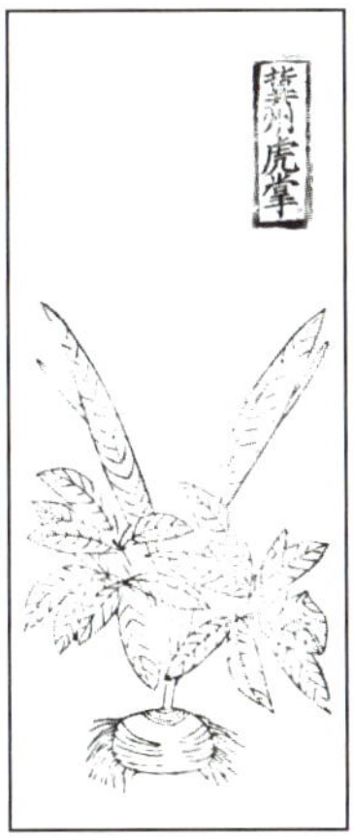

图 2　图经（大）·冀州虎掌

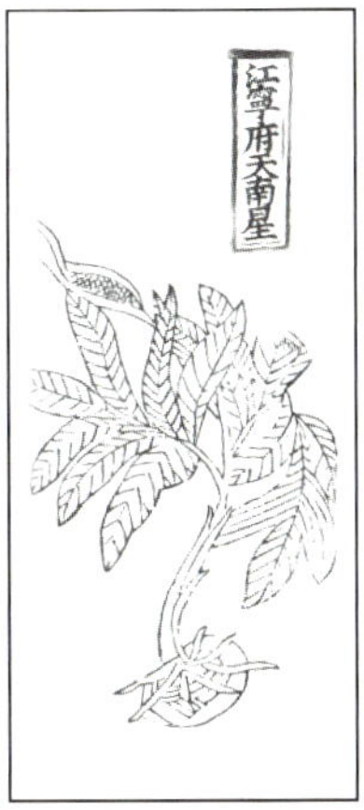

图 3　图经（大）·江宁府天南星

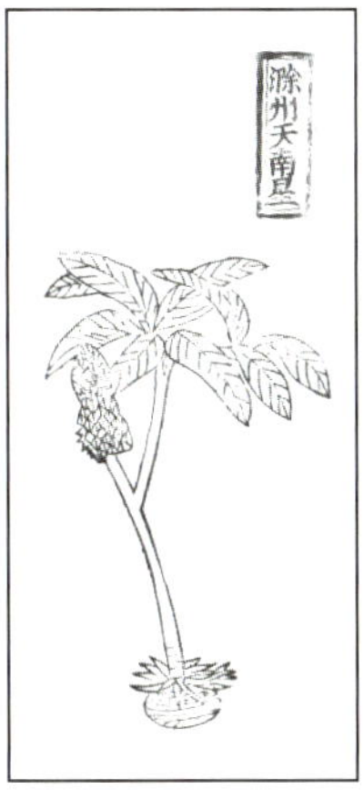

图 4　图经（大）·滁州天南星

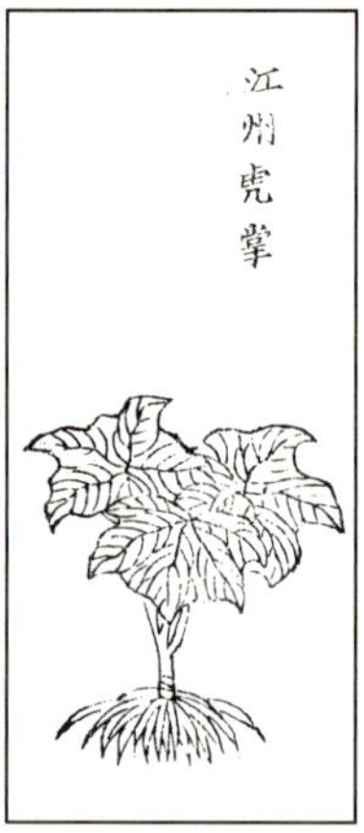

图5 图经（政）·江州虎掌

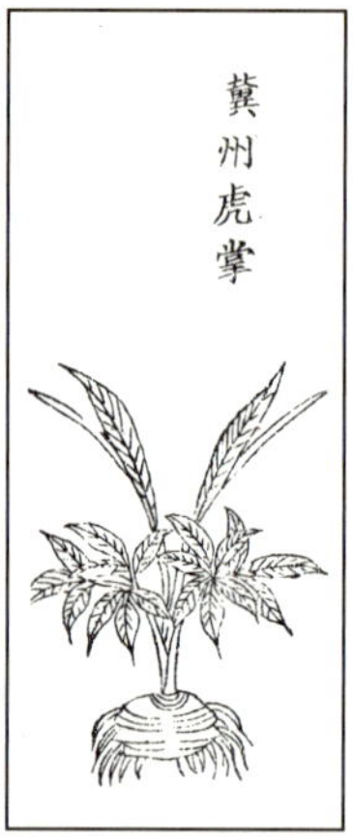

图6 图经（政）·冀州虎掌

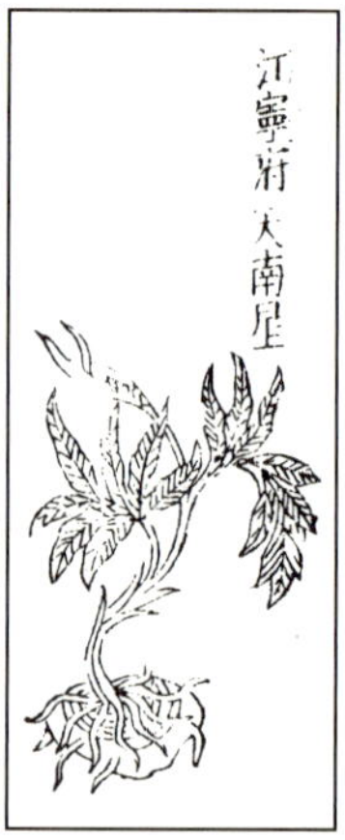

图7 图经（政）·江宁府天南星

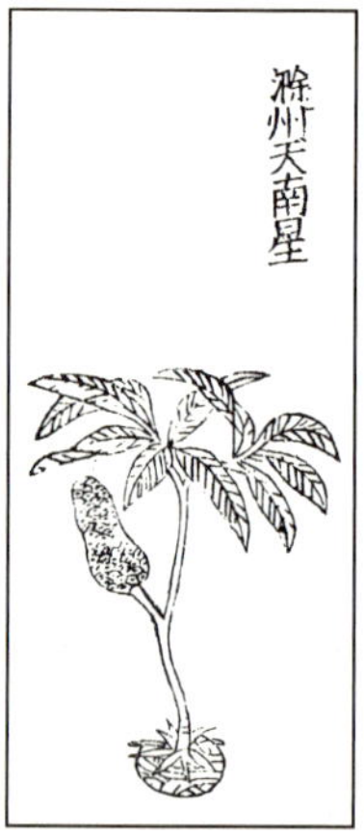

图8 图经（政）·滁州天南星

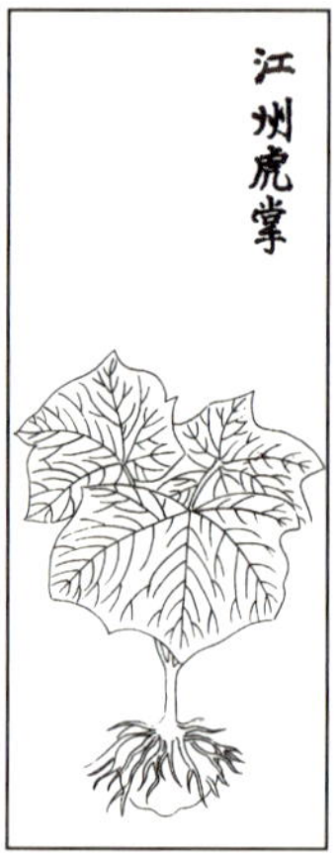

图9 图经（绍）·江州虎掌

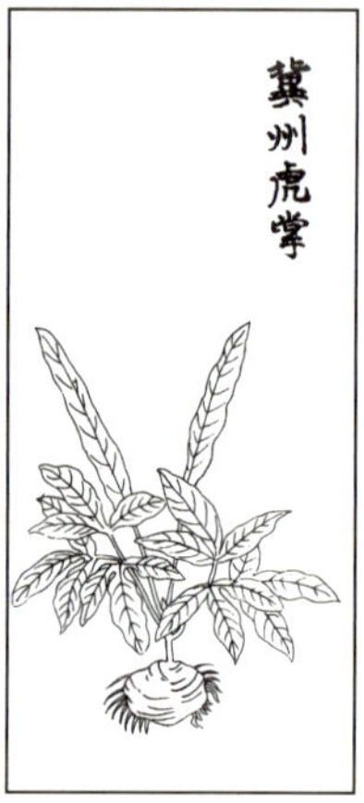

图10 图经（绍）·冀州虎掌

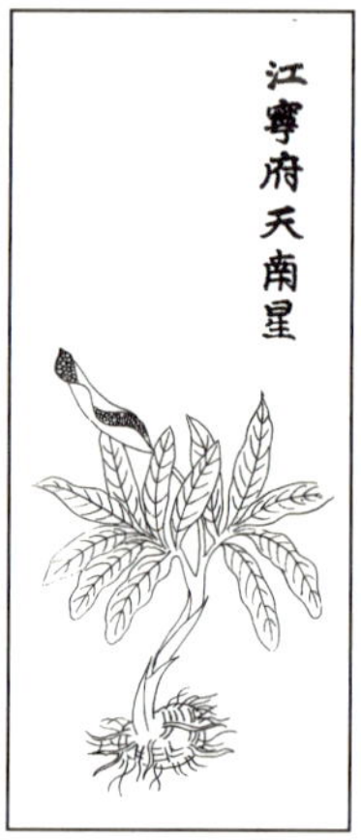

图11 图经（绍）·江宁府天南星

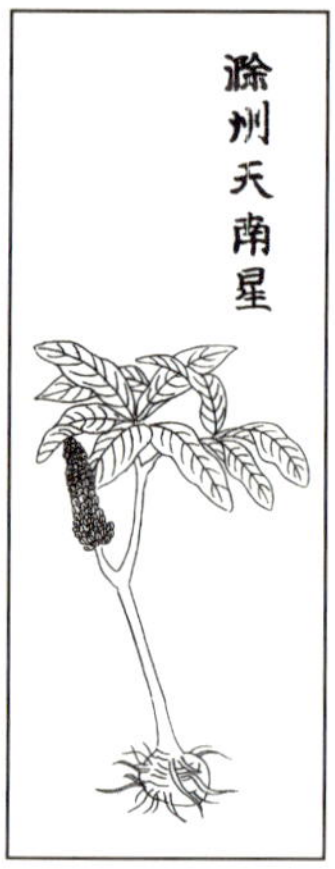

图12 图经（绍）·滁州天南星

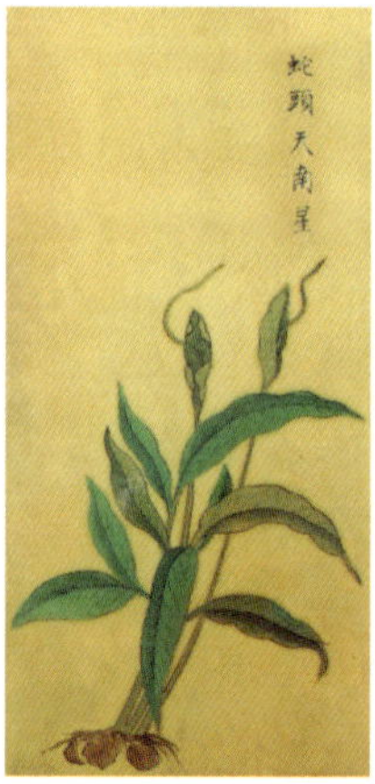

图13 履巉岩·蛇头天南星

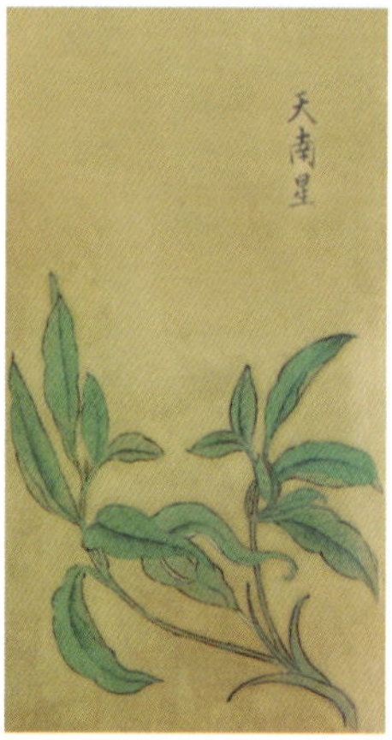

图14 履巉岩·天南星

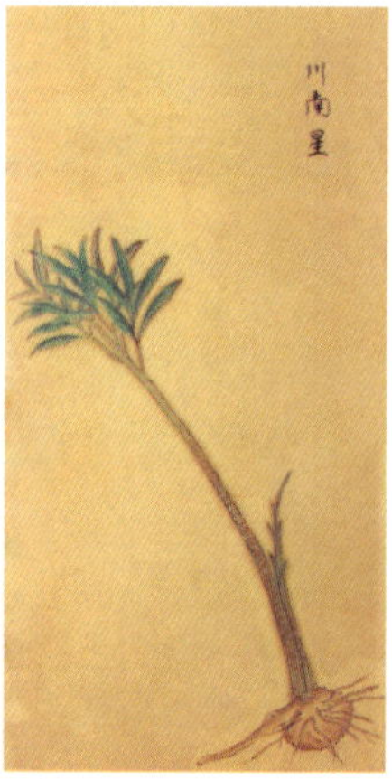

图15 履巉岩·川南星

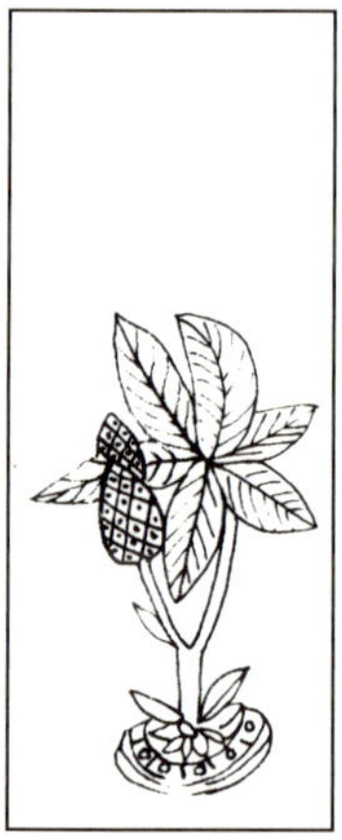

图16 歌括·天南星

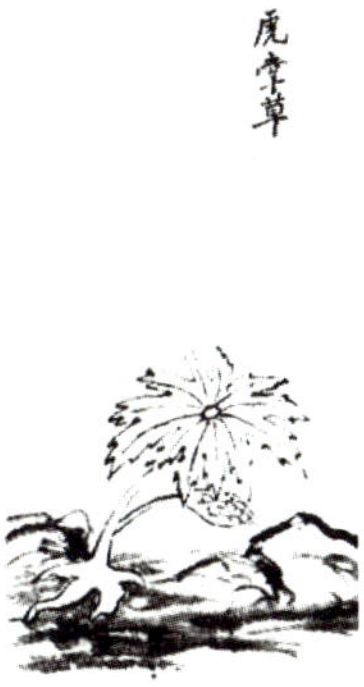

图 17 滇南图・虎掌草

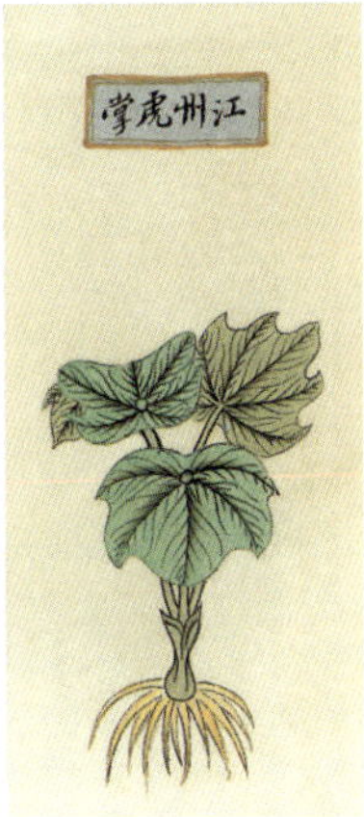

图 18 品汇・江州虎掌

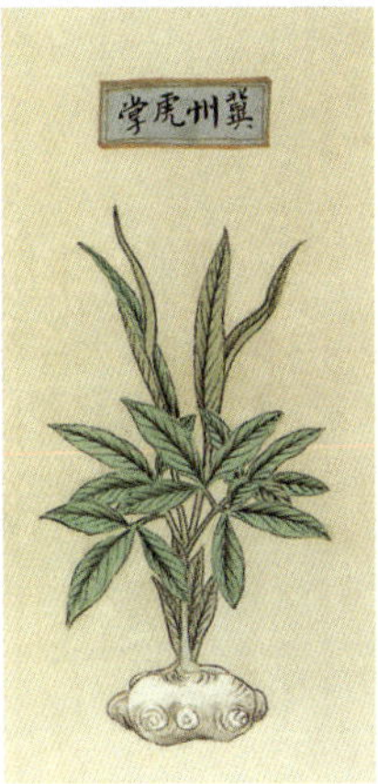

图 19 品汇・冀州虎掌

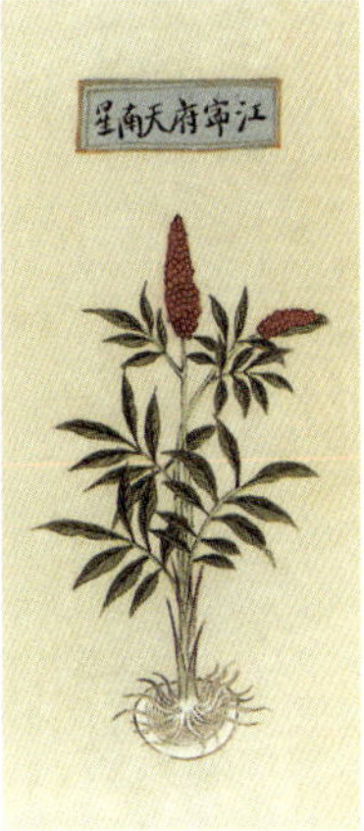

图 20 品汇・江宁府天南星

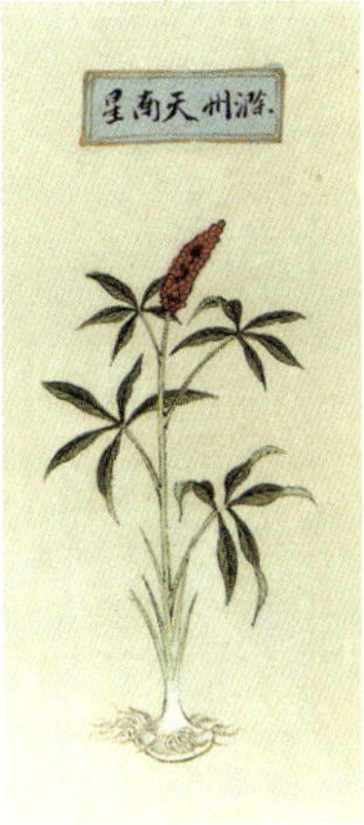

图 21 品汇・滁州天南星

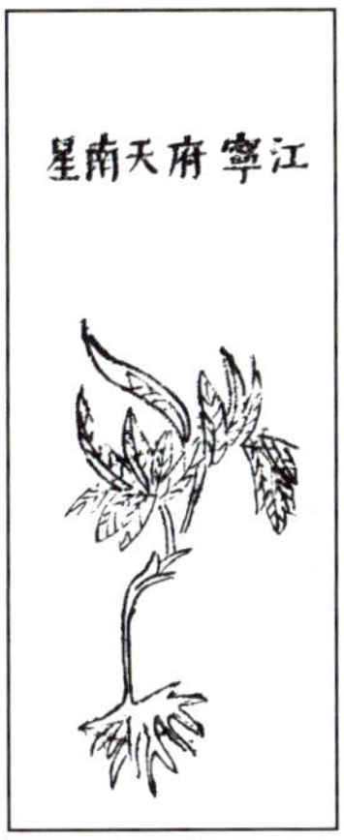

图 22 蒙筌・江宁府天南星

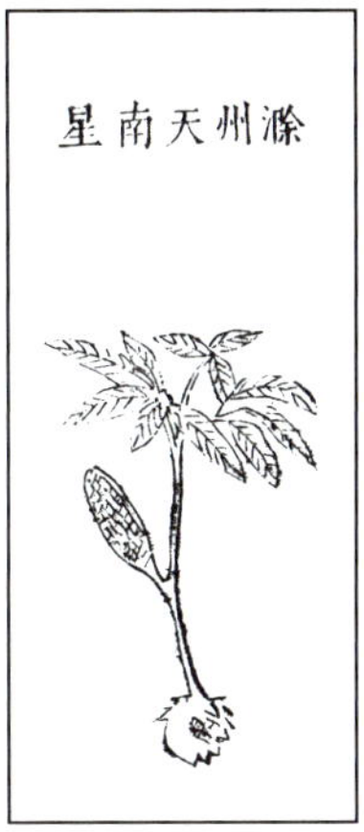

图 23 蒙筌・滁州天南星

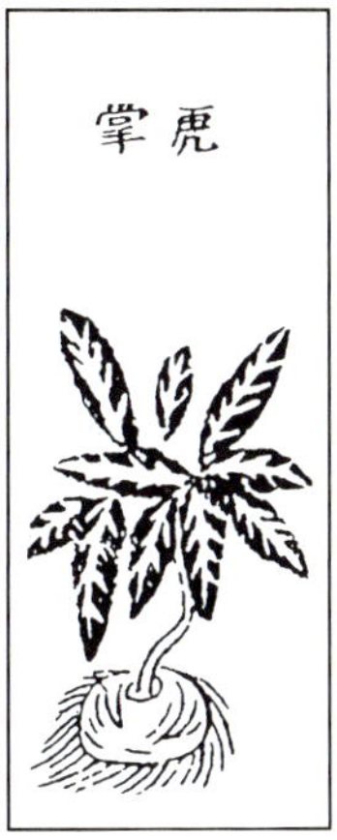

图 24 太乙・虎掌

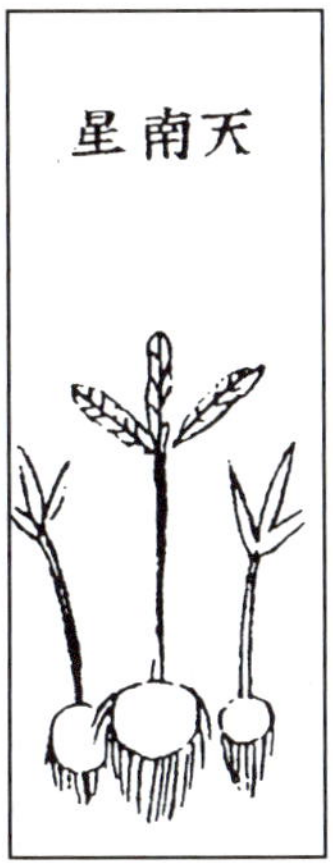

图 25 太乙・天南星

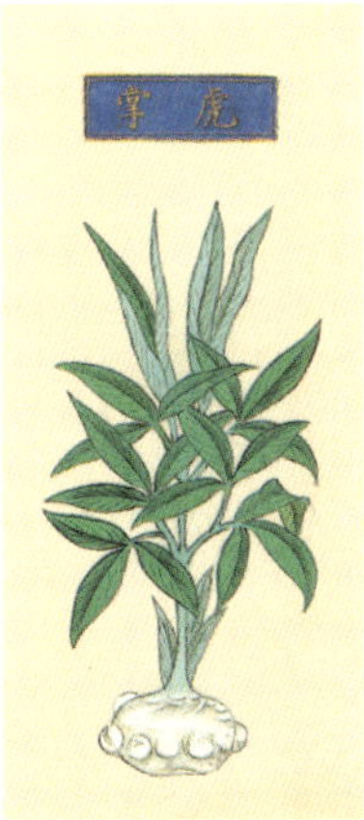

图 26 雷公・虎掌

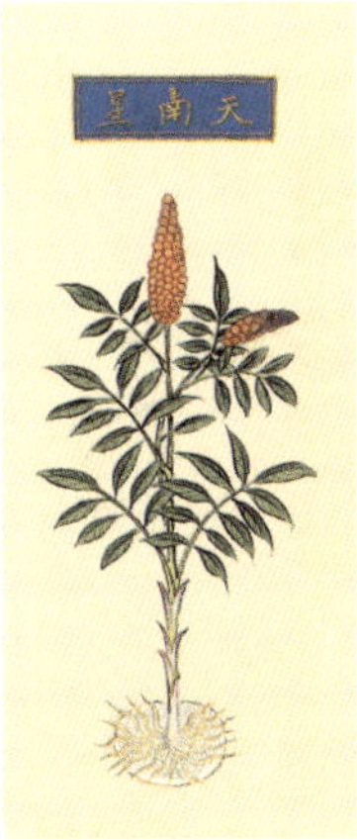

图 27 雷公・天南星

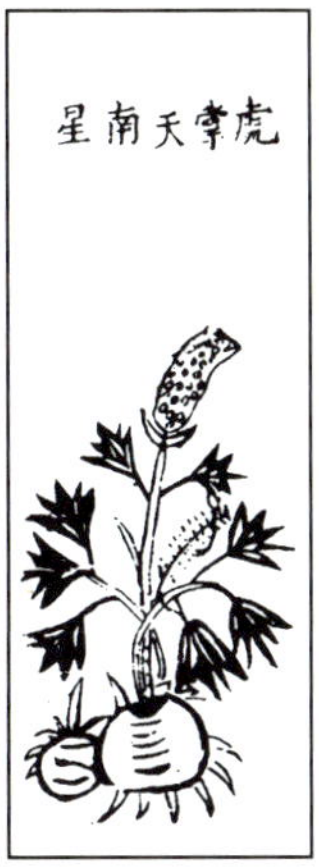

图 28 纲目(金)・虎掌天南星

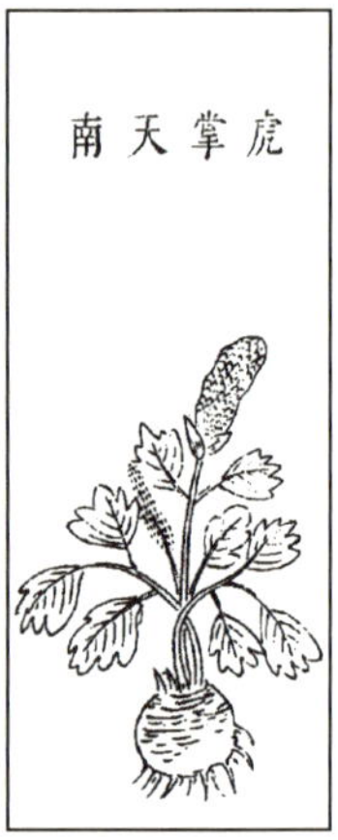

图29　纲目(钱)·虎掌天南

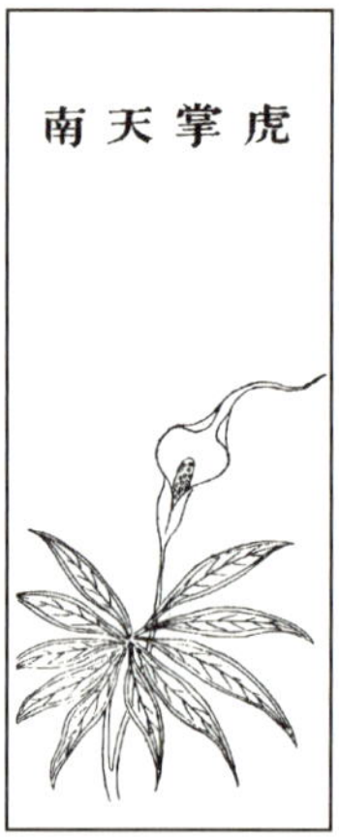

图30　纲目(张)·虎掌天南

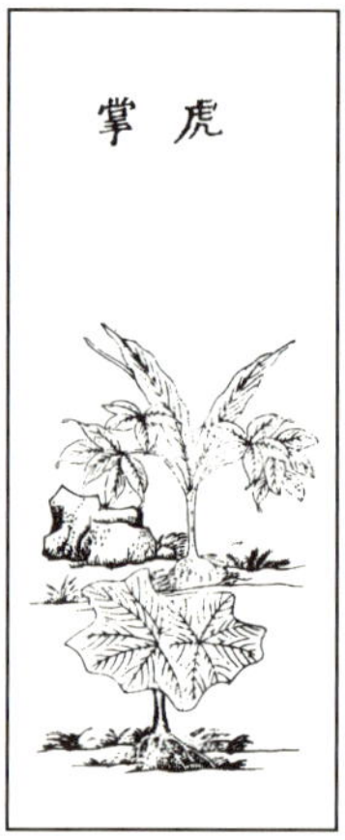

图31　三才·虎掌

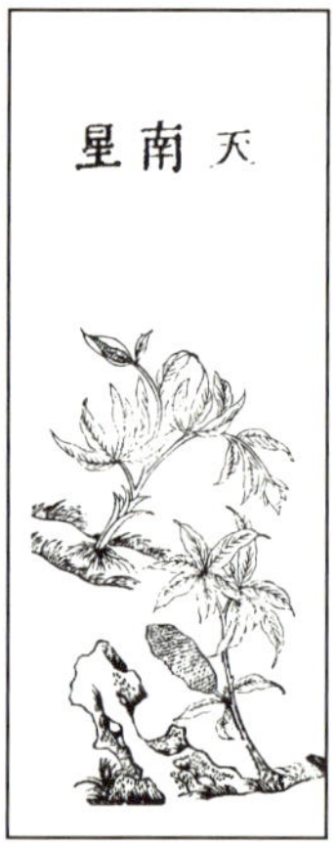

图32　三才·天南星

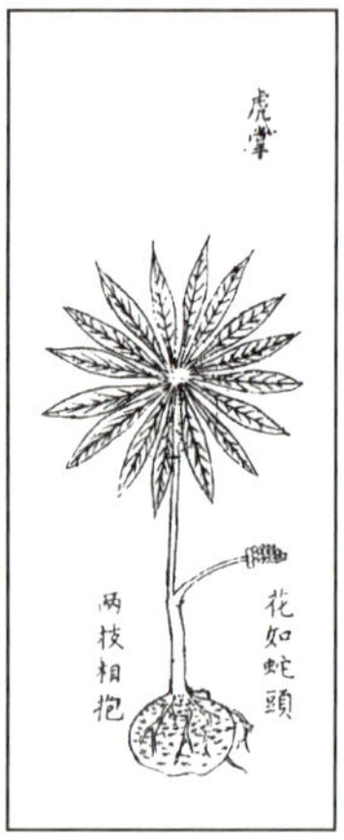

图33　原始·虎掌

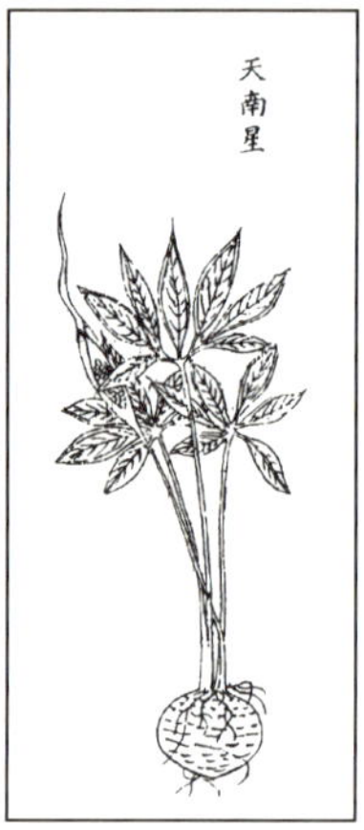

图34　原始·天南星

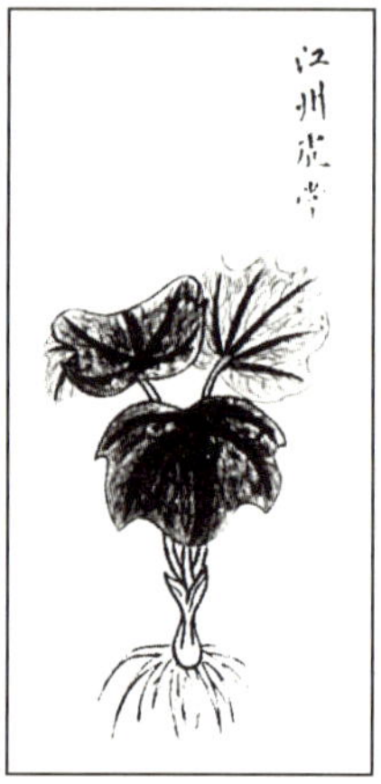

图35　金石·江州虎掌

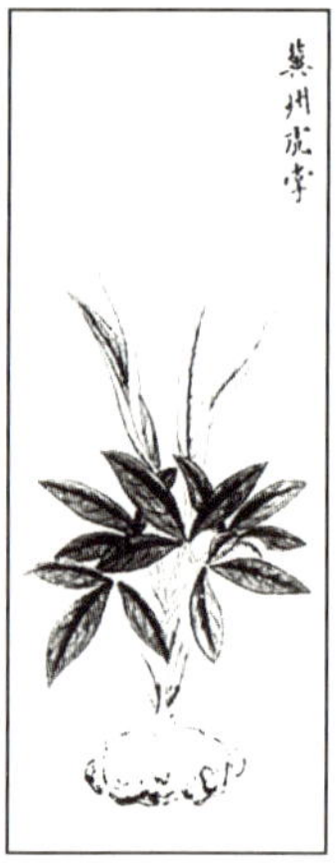

图36　金石·冀州虎掌

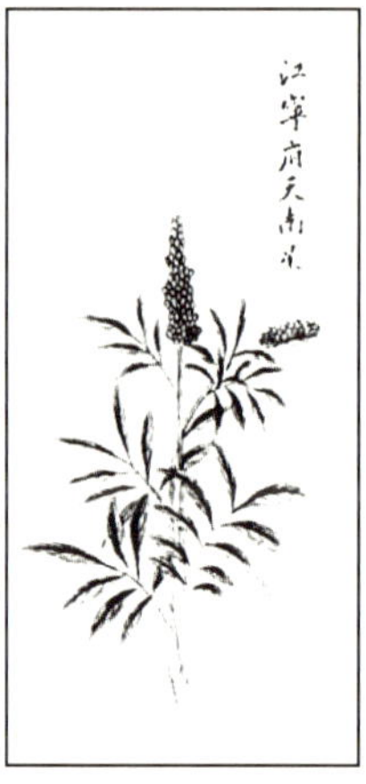

图37　金石·江宁府天南星

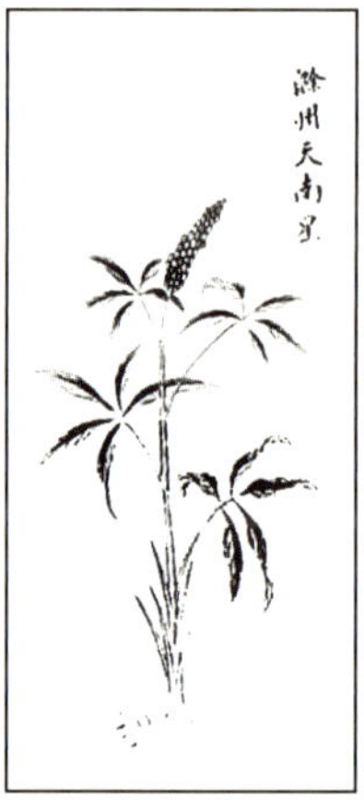

图38　金石·滁州天南星

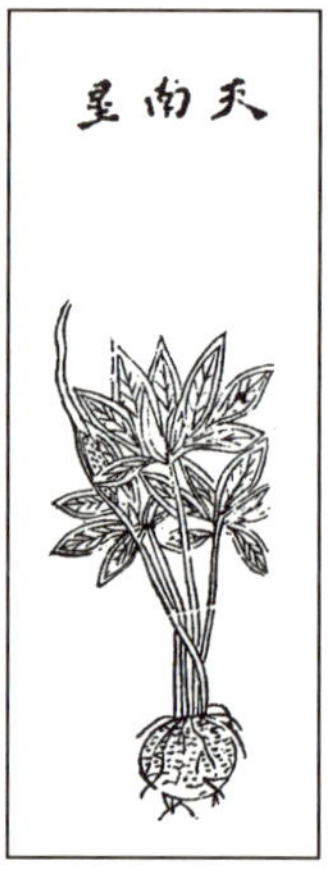

图39　汇言·天南星

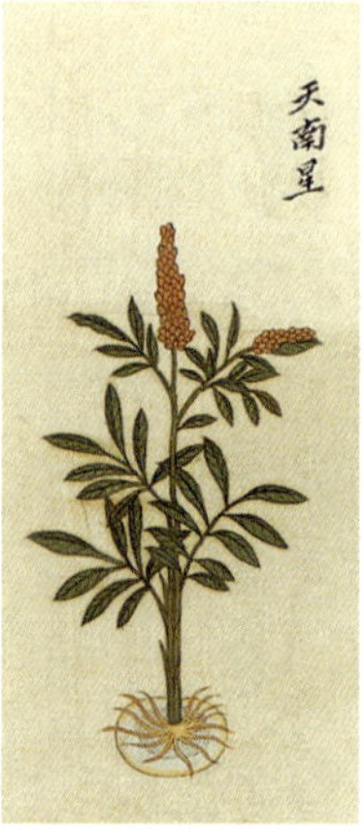

图40　图谱·天南星

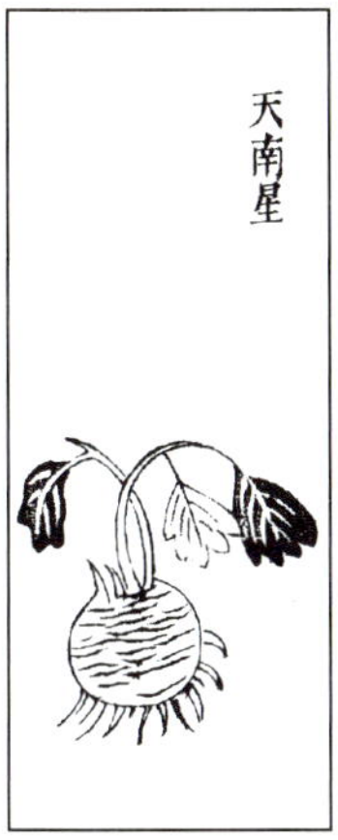

图 41 本草汇·天南星

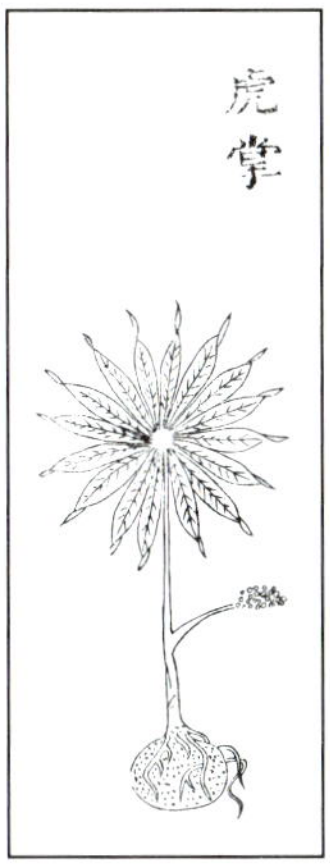

图 42 类纂·虎掌

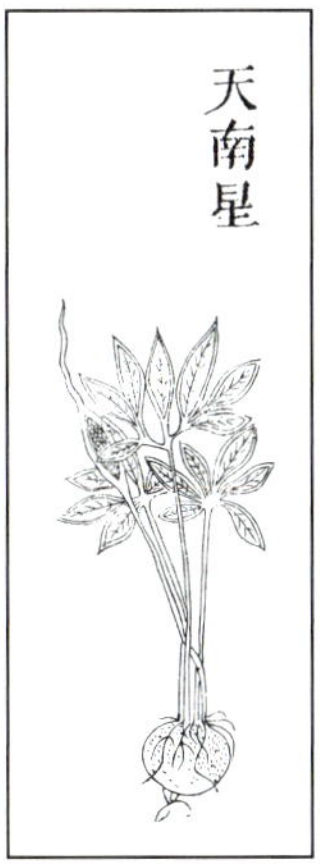

图 43 类纂·天南星

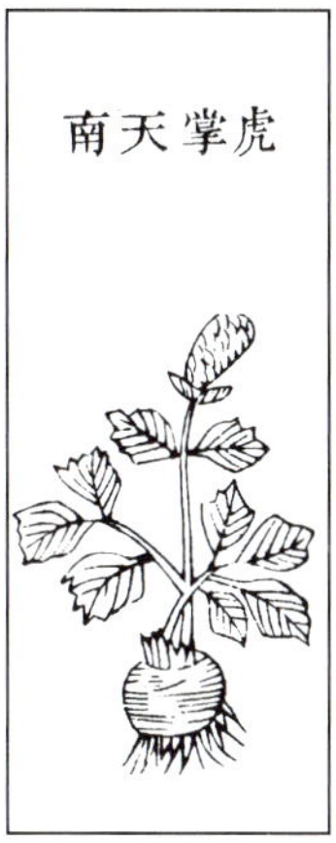

图 44 备要·虎掌天南

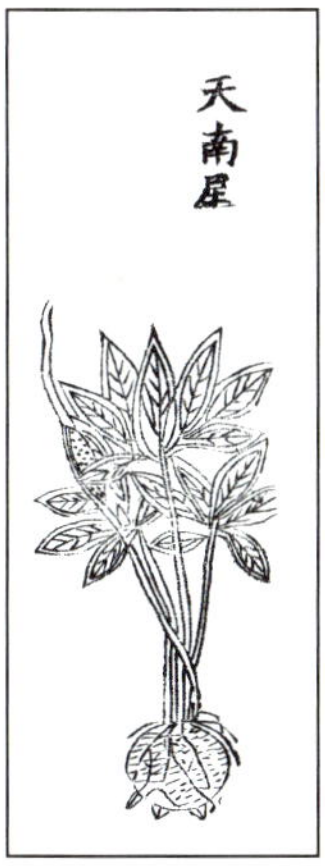

图 45 求真·天南星

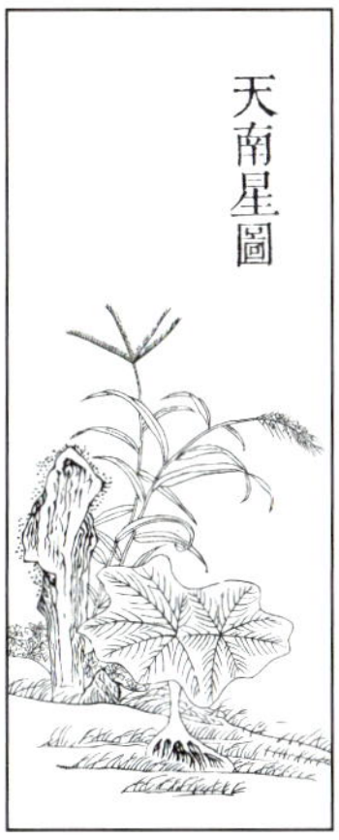

图 46 草木典·天南星图

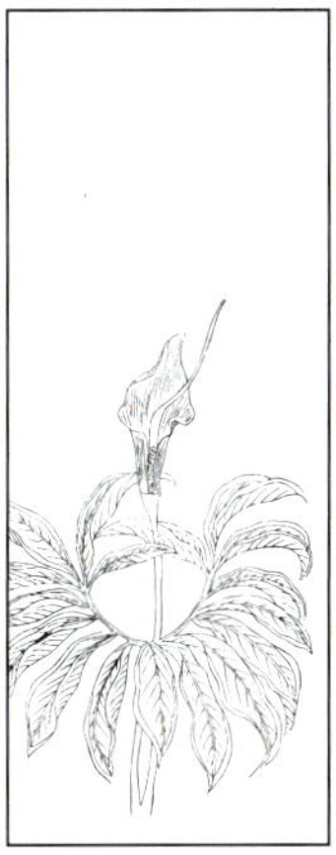

图 47 图考·天南星 -1

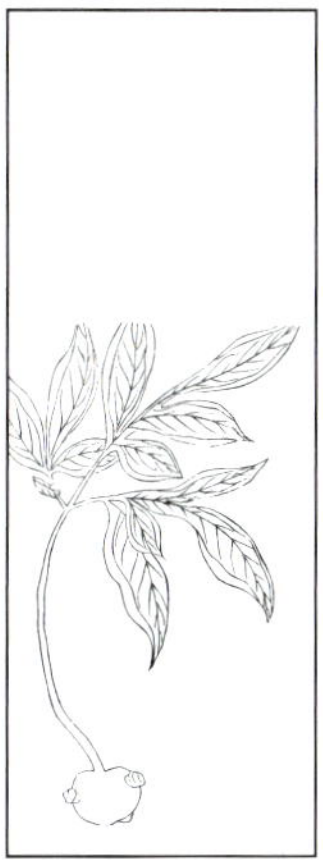

图 48 图考·天南星 -2

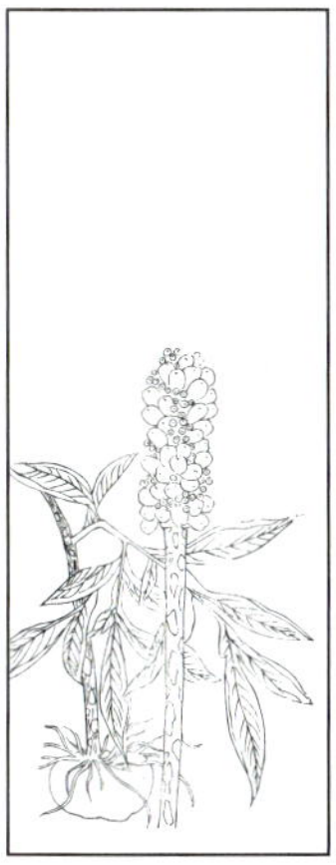

图 49 图考·天南星 -3

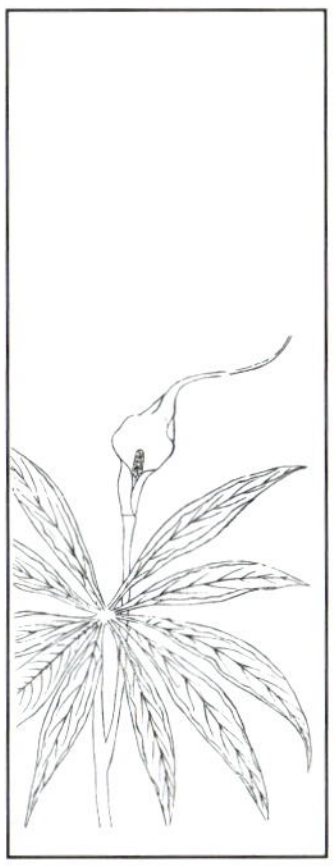

图 50 图考·天南星 -4

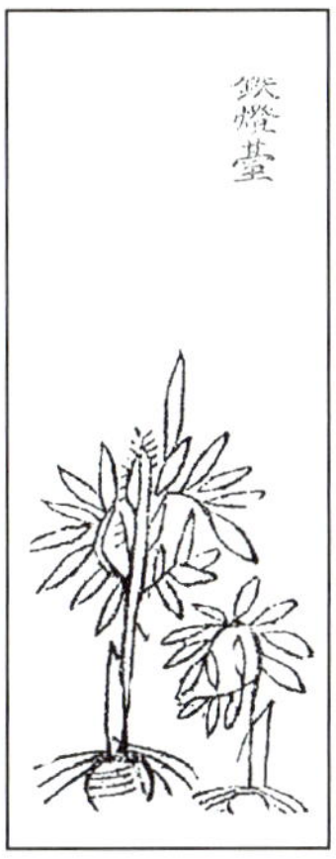

图 51 便方·铁灯台

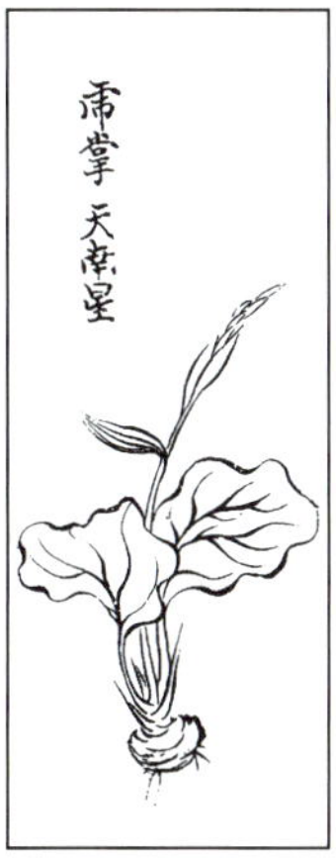

图 52 图说·虎掌天南星

本品52图，取自25书，其中14幅彩图。有承继关系的图可分4个书类。

《本草图经》：该书4图。“江州虎掌”“冀州虎掌”“江宁府天南星”“滁州天南星”图依次分别存于《大观》(图1、2、3、4)、《政和》(图5、6、7、8)、《绍兴》(图9、10、11、12)。此三传本药图基本一致。今以《政和》图5—8为《图经》图的代表。

仿绘《图经》4图的彩色图有：《本草品汇精要》“江州虎掌”(图18)、“冀州虎掌”(图19)、“江宁府天南星”(图20，该图将原图生动的鸟趾状分裂叶绘成单数羽状复叶，原佛焰苞也被绘成红高粱穗状)、“滁州天南星”(图21，将原图鸟趾状分裂叶改造成具有一枝四叶、每叶有掌状五裂的复叶，佛焰苞也被改绘成红高粱穗)。此后《补遗雷公炮制便览》“天南星”(图27)仿绘《品汇》“江宁府天南星”(图20)。“虎掌”(图26)仿绘《品汇》“冀州虎掌”(图19)。《金石昆虫草木略》图35、图36、图37、图38则依次临摹自《品汇》图18、图19、图20、图21。《本草图谱》“天南星”图(图40)又仿绘《金石昆虫草木状》“江宁府天南星”(图37)。

仿绘《图经》4图的墨线图有：《本草歌括》“天南星”(图16)旁注“江州”。但从图形来看，其摹绘的底本是《本草图经》“滁州天南星”(图8)。《本草蒙筌》“江宁府天南星”(图22)、“滁州天南星”(图23)仿绘《本草图经》的2幅同名图(图7、8)。《太乙仙制本草药性大全》“虎掌”(图24)仿绘的是《图经》“冀州虎掌”(图6)。《三才图会》“虎掌”(图31)将《图经》“江州虎掌”(图5)、“冀州虎掌”(图6)合绘于1图之中。“天南星”(图32)则将《图经》“江宁府天南星”(图7)、“滁州天南星”(图8)合绘于1图之中。《古今图书集成·草木典》“天南星图”(图46)仿绘的是《三才图会》图31(内含“江州虎掌”图，但叶片已绘成盾状。另一株植物绘成了禾本科的植物，其中一株还有莎草花序。)

《本草纲目》(金陵本)：该书“虎掌天南星”(图28)的仿绘者有《纲目》钱本图29，该图消除了原图侧生的子块茎，给每一“小叶”加了羽状叶脉，但没有改动的是叶柄和花葶都发自块茎。《本草汇》“天南星”(图41)截取了《纲目》钱本图29的根部及两片基生叶。《本草备要》“虎掌天南”(图44)亦仿绘钱本图29。《本草简明图说》“虎掌天南星”(图52)茎叶类似蔓菁，但基本造型还是改绘自钱本图29。

《本草原始》：该书“虎掌天南星”原合绘在一图，今分成两图，包括“虎掌”(图33)、“天南星”(图34)。仿绘该图的本草书有《本草汇言》“天南星”(图39，仿图34“天南星”)。《本草纲目类纂必读》将《原始》图分别仿绘，而成“虎掌南星”(图42，仿绘图33)、“天南星”(图43，仿绘图34)。《本草求真》“天南星”(图45)仿绘的是《原始》图34“天南星”图。

《植物名实图考》：该书“天南星-4”(图50)的仿绘图是《本草纲目》张本“虎掌天南”(图30)。

以上52图中，除外35幅仿绘图，原创图有17幅（图5、6、7、8、13、14、15、17、25、28、33、34、47、48、49、50、51），详见下“鉴药”项。

【文录】

《别录》（见《证类》卷10“虎掌”） 生汉中山谷及冤句。二月、八月采，阴干。

梁《本草经集注》（同上） 陶隐居云：近道亦有。形似半夏，但皆大，四边有子如虎掌。今用多破之，或三四片尔。方药亦不正用也。

唐《唐本草》（同上）《唐本》注云：此药是由跋宿者。其苗一茎，茎头一叶，枝丫（音鸦）脥（古协切）茎。根大者如拳，小者如鸡卵，都似扁柿，四畔有圆牙，看如虎掌，故有此名。其由跋是新根，犹大于半夏二三倍，但四畔无子牙尔。陶云虎掌似半夏，即由来以由跋为半夏释。由跋苗，全说鸢尾，南人至今犹用由跋为半夏也。

后蜀《蜀本草》（同上）《蜀本》:《图经》云其茎端有八九叶，花生茎间。根周围有芽，然若兽掌也。

宋《本草图经》（同上）《图经》曰：虎掌生汉中山谷及冤句，今河北州郡亦有之。初生根如豆大，渐长大似半夏而扁，累年者，其根圆及寸，大者如鸡卵。周回生圆芽二三枚，或五六枚。三月、四月生苗，高尺余。独茎上有叶如爪，五六出分布，尖而圆。一窠生七八茎，时出一茎作穗，直上如鼠尾。中生一叶如匙，裹茎作房，傍开一口，上下尖。中有花，微青褐色。结实如麻子大，熟即白色，自落布地，一子生一窠。九月苗残取根，以汤入器中，渍五、七日，汤冷乃易。日换三四遍，洗去涎，暴干用之。或再火炮。今冀州人菜园中种之，亦呼为天南星。江州有一种草，叶大如掌，面青背紫，四畔有芽如虎掌，生三五叶为一本，冬青，治心痛寒热积气，不结花实，与此名同，故附见之。

唐《本草拾遗》（见《证类》卷11“天南星”） 陈藏器云：天南星……生安东山谷。叶如荷，独茎，用根最良。

吴越《日华子本草》（同上） 又名鬼蒟蒻。

宋《开宝本草》（同上） 生平泽，处处有之。叶似蒻叶，根如芋，二月、八月采之。

宋《本草图经》（同上）《图经》曰：天南星，《本经》不载所出州土，云生平泽，今处处有之。二月生苗，似荷梗，茎高一尺以来。叶如蒟蒻，两枝相抱。五月开花似蛇头，黄色。七月结子作穗似石榴子，红色。根似芋而圆，二月、八月采根，亦与蒟蒻根相类，人多误采。茎斑花紫是蒟蒻。一说天南星如本草所说，即虎掌也。小者名由跋，后人采用，乃别立一名尔。今天南星大者四边皆有子，采时尽削去之。又陈藏器云：半夏高一二尺，由跋高一二寸，此正误相反言也。今由跋高一二尺，茎似蒟蒻而无斑，根如鸡卵。半夏高一二寸，亦有盈尺者，根如小指正圆也。江南吴中又有白蒟蒻，亦曰鬼芋，根都似天南星，生下平泽极多，皆杂采以为天南星，了不可辨。市中所收，往往是也。但天南星小，柔腻肌细，炮之易裂，差可辨尔。古方多用虎掌，不言天南星。天南星近出唐世，中风痰毒方中多用之。

题·明《滇南本草图说》卷3“虎掌草” 形似天南星。

明《本草纲目》卷17“虎掌 天南星” 【释名】虎膏《纲目》。【时珍曰】虎掌因叶形似之，非根也。南星因根圆白，形如老人星状，故名南星，即虎掌也。苏颂说甚明白。宋《开宝》不当重出南星条，今并入。【集解】【时珍曰】大者为虎掌、南星，小者为由跋，乃一种也。今俗又言大者为鬼臼，小者为南星，殊为谬误。

清《植物名实图考》卷24“天南星” 天南星，《本经》下品。昔人皆以南星、蒻头，往往误采，不可不辨。江西荒阜废圃，率多南星，湖南长沙产南星，俗呼蛇芋；衡山产蒻头，俗呼磨芋，亦曰鬼芋。滇南圃中，蒻头林立，南星绝少。药肆所用，皆由跋也。由跋自是一种。《唐本草》谓南星是由跋宿根所生，验之亦殊不然。而南星与蒻头，根虽类，茎叶花实绝不相同。半夏、由跋花似南星，而皆三叶。由跋又有六七叶者，俗皆呼小南星。但南星生叶亦有两种，一种叶抱如环，一种周围生叶，长如芍药，开花有如海芋者，即《图经》所云花似蛇头，黄色。一种开花有长梢寸余，结实作红蓝色，大如石榴子，又似玉蜀黍形而梢微齐。明王佐诗：“君看天南星，处处入本草。夫何生海南，而能济饥饱？”盖误以蒻头为南星也。/ 天南星（即虎掌）……与蒟蒻相类，惟叶初生相抱如环、开花顶上有长梢寸余为异，不仅以茎之有斑无斑可辨。

【鉴药】

“虎掌”首见于《名医别录》。“天南星”原见于《开宝本草》，但唐《本草拾遗》已经先立条，故天南星当首出《拾遗》。《唐本草》释“虎掌”之名曰：“似扁柿，四畔有圆牙，看如虎掌，故有此名。”李时珍释“虎掌”“天南星”之名曰：“虎掌因叶形似之，非根也。南星因根圆白，形如老人星状，故名南星，即虎掌也。”由于时珍认为南星即虎掌，故其将两药合为一药，总名为“虎掌、天南星”。两者功效相近，后世处方多用“天南星”之名，古今皆用其燥湿祛痰、祛风解痉，为常用药。以下分别介绍古本草的有关论述。

虎掌：李时珍谓“虎掌因叶形似之，非根也”，与古本草所言不合。陶弘景云：“近道亦有。形似半夏，但皆大，四边有子如虎掌。”可见虎掌确因根（块茎）得名，与天南星科半夏属植物虎掌*Pinellia pedatisecta* Schott相似。

《唐本草》“虎掌”云：“其苗一茎，茎头一叶，枝丫（音鸦）胅（古协切）茎。根大者如拳，小者如鸡卵，都似扁柿，四畔有圆牙，看如虎掌，故有此名。”所谓“枝丫肤茎”，其茎（实指叶柄）中可发出枝丫（实指花序梗）。唐本《图经》(《蜀本草》引）云：“其茎端有八九叶，花生茎间。根周围有芽，然若兽掌也。”后者的“花生茎间”也是指花序柄从叶柄中抽出，与“枝丫肤茎”同义。《唐本草》与唐本《图经》所说的这种虎掌，实际上是南星科天南星属（*Arisaema* Mart.）植物。

宋·苏颂《本草图经》对“虎掌”的描述是：“初生根如豆大，渐长大似半夏而扁，累年者，其根圆及寸，大者如鸡卵。周回生圆芽二三枚，或五六枚。三月、四月生苗，高尺余。独茎上有叶如爪，五六出分布，尖而圆。一窠生七八茎，时出一茎作穗，直上如鼠尾。中生一叶如匙，裹茎作房，傍开一口，上下尖。中有花，微青褐色。结实如麻子大，熟即白色，自落布地，一子生一窠。”其中“独茎上有叶如爪，五六出分布”应该是指其叶片呈鸟足状分裂。“时出一茎作穗，直上如鼠尾”，是指其花序柄亦从块茎中抽出。据此，苏颂所云当是天南星科半夏属植物虎掌*Pinellia pedatisecta* Schott。

苏颂还提到当时出现的虎掌的同名异物品，如“江州有一种草，叶大如掌，面青背紫，四畔有芽如虎掌，生三五叶为一本，冬青，治心痛寒热积气，不结花实，与此名同。”这种不结花实的植物尚不明其基原。

天南星：《开宝本草》云：“生平泽，处处有之。叶似蒻叶，根如芋。”“蒻叶”即天南星科磨芋属的植物蒟蒻（磨芋）*Amorphophallus rivieri* Durieu。在此之前的唐·陈藏器则云：“生安东山谷。叶如荷，独茎，用根最良。”据考此即一把伞南星 *Arisaema erubescens*（Wall.）Schott。[1]

宋·苏颂《本草图经》所载天南星为：“处处有之。二月生苗，似荷梗，茎高一尺以来。叶如蒟蒻，两枝相抱。五月开花似蛇头，黄色。七月结子作穗似石榴子，红色。根似芋而圆。”其中“叶如蒟蒻，两枝相抱”，指的是花序柄从叶柄鞘筒内抽出，看起来如同两枝相抱于一枝（单叶之柄）。此即天南星科天南星属植物天南星 *Arisaema heterophyllum* Blume。

但天南星科的植物比较相像，地下均有块茎，因此常出现混淆品。常见的混淆品就有蒟蒻（磨芋）的块茎，“皆杂采以为天南星，了不可辨。市中所收，往往是也。但天南星小，柔腻肌细，炮之易裂，差可辨尔”。

苏颂还提到：“一说天南星如本草所说，即虎掌也。小者名由跋，后人采用，乃别立一名尔。”李时珍据苏颂所说的一种错误说法立论，将天南星与虎掌合并在一个药条。此说并非主流意见。苏颂认为：“古方多用虎掌，不言天南星。天南星近出唐世，中风痰毒方中多用之。”故虎掌运用历史更久，天南星是唐代才出现的药物。李时珍却认为天南星与虎掌是同一物，云“大者为虎掌、南星，小者为由跋，

1 中国科学院《中国植物志》编辑委员会：《中国植物志》，北京：科学出版社，1979，第13（2）卷，157.

乃一种也。今俗又言大者为鬼臼，小者为南星，殊为谬误。”

从历代虎掌、天南星的绘图中，也可以看出虎掌与天南星差别。

1.《本草图经》：该书4图。“江州虎掌”（图5）没有肥大的地下块茎，只有丛生细根；叶片阔大如蓖麻叶、鬼臼，一枝分三叶。这种叶片和根形的植物既非虎掌，也不是天南星。或云与今天南星科植物东北南星相似*Arisaema amurense* Maxim.，但此种仍有近球形的块茎，[1]不过较小而已。时珍于“鬼臼”条云：“鬼臼根如天南星相叠之状，故市人（道）〔通〕谓小者为南星，大者为鬼臼，殊为谬误。”今或考此图所示为小檗科鬼臼属（*Dysosma*）植物，为一年生的八角莲或六角莲。[2]

“冀州虎掌”（图6）有粗大而扁的块茎；花序（误画为两片柳叶状物）高于叶片，有两叶同时从块茎发出；叶片大而分裂，很类似苏颂所说的“独茎上有叶如爪，五六出分布，尖而圆。一窠生七八茎”（此图只绘出了2茎）。这些特点都支持此物是虎掌。但此图未绘出侧生的子块茎，花序梗是从左面叶柄抽出，这又不是虎掌应有的特点。考虑到各地绘制药图的水平不一，综合考察此图所示，还是倾向于所绘是虎掌*Pinellia pedatisecta* Schott，或称“掌叶半夏”。

“江宁府天南星”（图7）所示的植物有圆形块茎，一叶呈鸟足状分裂，看起来就像有许多不规则分布的小叶。更重要的是，本图很清楚具有“两枝相抱”（叶柄、花序梗同出一柄）的特征。其中间一枝左向弯曲的非叶物就是花序，与叶柄相抱而生。此图示意是异叶天南星*Arisaema heterophyllum* Bl.。

“滁州天南星”（图8）下为块茎，一叶从块茎抽出，叶有9个分裂，呈现出很典型的鸟足状分裂。脱去佛焰苞的果穗膨大，果柄从叶柄发出，这也表现的是异叶天南星*A. heterophyllum* Bl.。

2.《履巉岩本草》：该书“蛇头天南星”（图13）为手绘写生彩图。该图绘有圆形块茎，一叶、两花序。叶片有9个分裂，佛焰苞高于叶片，绿色，花序轴顶部的有长长的附属器，整个形状像个蛇头，叶形与异叶天南星相似，所以被命名为“蛇头天南星”。但无论叶片还是花序，都直接从块茎抽出，这就表明此植物还是虎掌*P. pedatisecta*，并非天南星。

“天南星”（图14）只截取一叶片，14个分裂。虎掌和异叶天南星的叶片都呈鸟足状分裂，但虎掌的裂片较少（5—9），异叶天南星的裂片较多（9—17），从分裂数来看，此图表现的是异叶天南星*A. heterophyllum* Bl.。

“川南星”（图15）与前两种都不相同。此图示一高大植物，扁球状块茎膨大，从上面抽出一片粗壮的叶。从叶形来看，属于复叶，各小叶又再分成羽状复叶，叶

1 孙启明：《苏图研究》，见：张志斌，郑金生主编：《本草纲目研究札记》，北京：科学出版社，2019：642.

2 张丽春：中药“虎掌”与“天南星”的本草学考证，兰州医学院学报，2002，28卷3期，38.

柄有众多褐色的斑点。从这些特点来看，此物既非虎掌，也非南星，而是天南星科蒟蒻属的磨芋（蒟蒻）*Amorphophallsa rivieri* Durieu。其叶柄右侧有一分叉，那是已经凋谢的花序柄残余。磨芋先花后叶，作者选择的标本有叶无花，所以如实画出了此图。

3.《滇南本草图说》：该书“虎掌草”（图17）绘一草本植物，叶片大，成荷叶状而多分裂。花序梗从叶柄抽出，佛焰苞明显，低于叶片。此图因表现的是生长在野外的“虎掌草”，所以没有全部显示根部。仅从地上形态，可以推测此植物为天南星*A. erubescens*（Wall.）Schott，而不是虎掌。该书之所以将它称之为“虎掌草”，可能是指其叶片的形状，而非指块茎。

4.《太乙仙制本草药性大全》：该书“天南星”（图25）实际上示意的是半夏*Pinellia ternataa*（Thunb.）Breit.，有三小叶的复叶。

5.《本草纲目》（金陵本）：该书“虎掌天南星”（图28）每一叶片似乎有分开的带着长叶柄的三小叶，严格地说，世上没有这样的虎掌或天南星。但如果仔细琢磨此图，也许就能体会到粗糙图形背后的含义。那些类似带长柄的三小叶，有可能就是示意虎掌或天南星的鸟足状叶全裂。此图非常清晰地绘出了叶柄、果柄都是从块茎上抽出。其地下块茎左边还有侧生的子块茎。据此可以推断《本草纲目》的“虎掌·天南星”图实际上就是虎掌*Pinellia pedatisecta* Schott，绝非天南星。

6.《本草原始》：该书“天南星虎掌”出示了两株植物图，其一为“虎掌”（图33），叶片类似轮生，花序柄从叶柄中部抽出，下扁圆块茎。旁注“两枝相抱”“花如蛇头”。对照苏颂《本草图经》“天南星”的解说：“叶如蒟蒻，两枝相抱。五月开花似蛇头，黄色。七月结子作穗似石榴子，红色。根似芋而圆。”可知这幅非常精确的植物图偏偏不是虎掌，而是苏颂指出的天南星。其二为“天南星”（图34），块茎与图33相似，不同的是植株地上部分：三叶、一花，都抽生于块茎。中间一叶的鸟足状分裂（裂片8）最为形象，其他两片均为5裂。花序的佛焰苞清晰，顶端有长长的线状附属物。这样精确的写生图，足以证明此物乃今天南星科的虎掌*Pinellia pedatisecta* Schott。李中立的药图确实画得准确，也知道此二物并非一种，可惜他没有仔细研究古本草中对此二药的描述，大概是听了李时珍说的“虎掌因叶形似之”，因此就把叶呈辐射状分裂的天南星称之为虎掌了。

7.《植物名实图考》：该书4图。“天南星”名下有图三幅，其一“天南星-1”（图47）仅绘了叶片的上部，非常形象地展现了叶片鸟趾状的分裂（裂片17）以及一佛焰苞。从其叶片来看，此即异叶天南星*A. heterophyllum* Bl.。

“天南星-2”（图48）绘了一株完整的草本植物，叶分小叶三片，块茎有侧生的子块茎。从其叶柄没有花序根合抱而生来看，此当为虎掌*P. pedatisecta* Schott。

“天南星-3”（图49）所绘植物叶柄粗大，有斑点，叶为复叶，小叶又再分裂，右边的肉穗花序长而大。这是一幅非常精确的磨芋（蒟蒻、蒻头）*Amorphophallus rivieri* Durieu图。

吴其濬把这三幅图集中在“天南星”名下，是为了好区别此三物。他说：“南星与蒻头，根虽类，茎叶花实绝不相同。”又，“南星生叶亦有两种，一种叶抱如环，一种周围生叶。”所谓“叶环如抱”，指天南星叶围绕叶柄、成环状分裂，“周围生叶”，指的是异叶天南星，在叶柄周围生叶。他认为当时“药肆所用，皆由跋也。由跋自是一种。”这种由跋，大概就是其图二（图48）。

《植物名实图考》还有一味“天南星-4”（图50），是一幅标准的天南星（一把伞天南星）*Arisaema erubescens*（Wall.）Schott写生图。其叶呈放射状分裂，像一把伞，花序柄与叶柄同在一“枝”（即从叶柄中部抽出花序）。其佛焰苞的形态栩栩如生。吴氏在其名下注云“即虎掌”。其下就是《本草纲目》张本转绘《图考》的“虎掌天南”（图30）。吴氏之所以会注云“虎掌”，还是囿于李时珍以虎掌为叶形的说法。

8.《草木便方》：该书“铁灯台”（图51）展示地下有块茎，直立叶片，分裂甚多，左边一株可见有佛焰苞状物。此图粗糙简陋，但大体还能看出其示意为异叶天南星*A. Heterophyllum*。

【小结】

“虎掌”是首见《别录》的古老药物。“天南星”晚到唐代才出现。唐宋本草皆分立，唯李时珍将此二物视为一物，予以合并。但考察有关图文，可以知道此二物确非一物，但同样被作为天南星来药用。天南星的基原为天南星科植物天南星（一把伞）*Arisaema erubescens*（Wall.）Schott、异叶天南星*Arisaema heterophyllum* Bl.等。虎掌为同科植物虎掌*Pinellia pedatisecta* Schott的块茎。《履巉岩本草》《本草原始》《植物名实图考》中所绘的植物图可以弥补文字记载的不足。

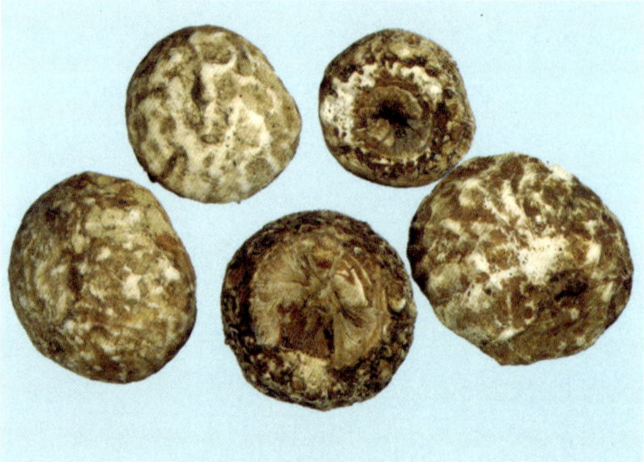

图 53　天南星药材

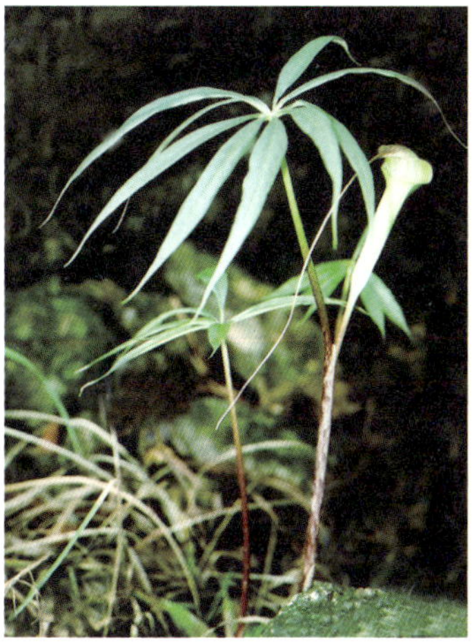

图 54　天南星（一把伞）*Arisaema erubescens*

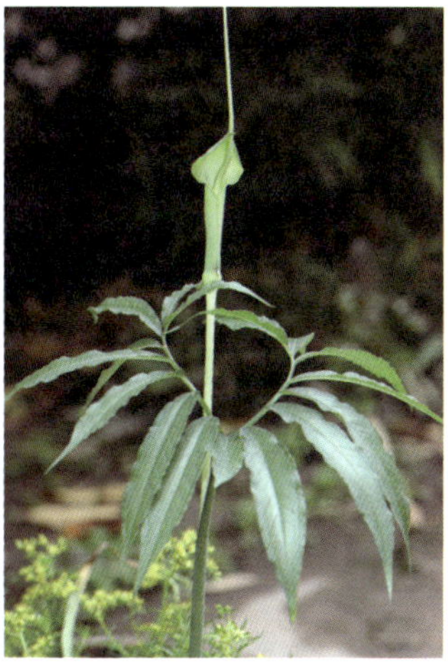

图 55　异叶天南星 *Arisaema heterophyllum*

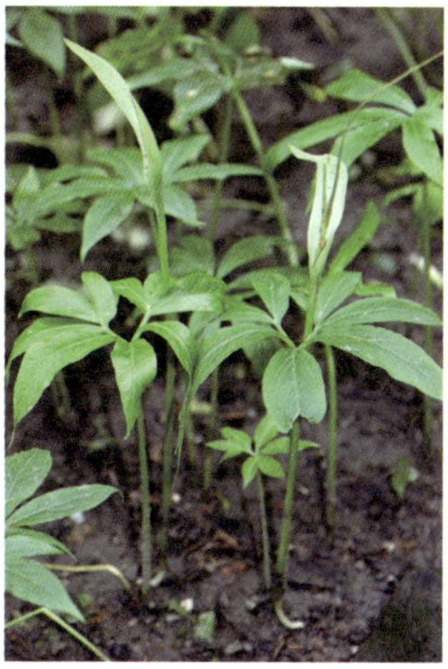

图 56　虎掌 *Pinellia pedatisecta*

17–26　由跋

【品图】

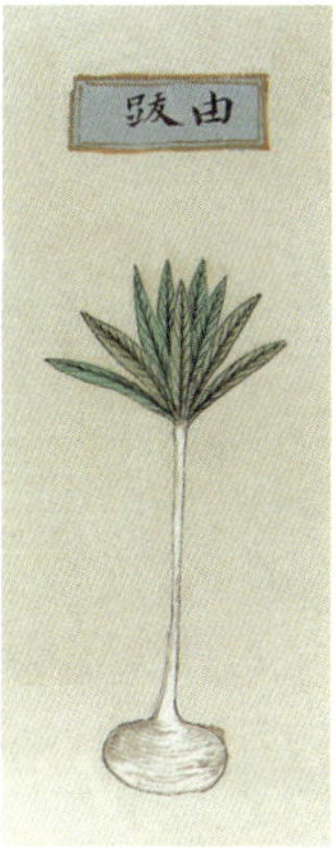

图 1　品汇 · 由跋

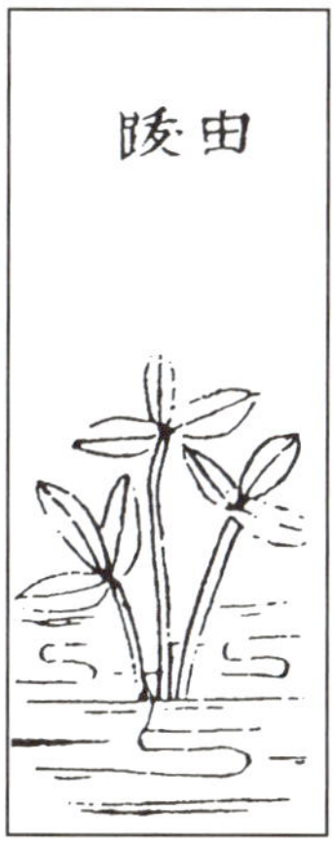

图 2　太乙 · 由跋

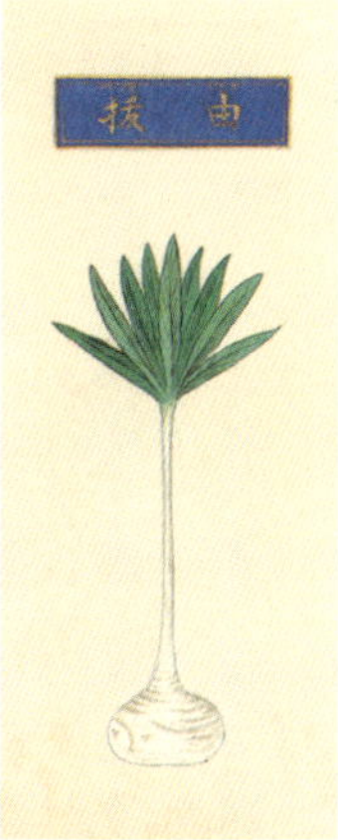

图 3　雷公 · 由拔

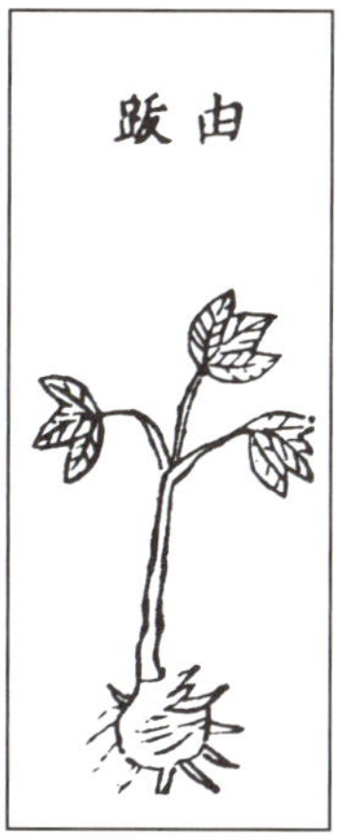

图 4　纲目（金）· 由跋

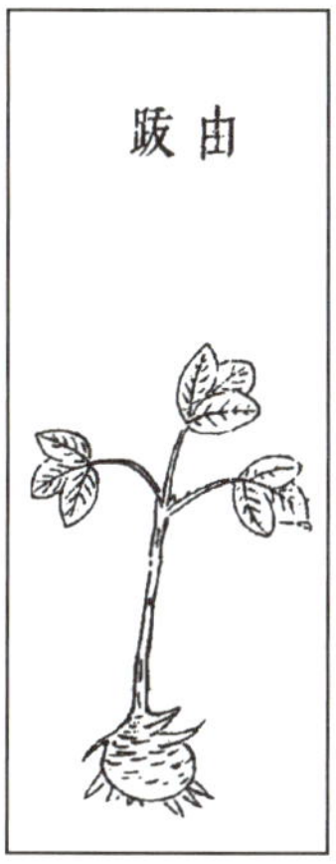

图 5　纲目（钱）· 由跋

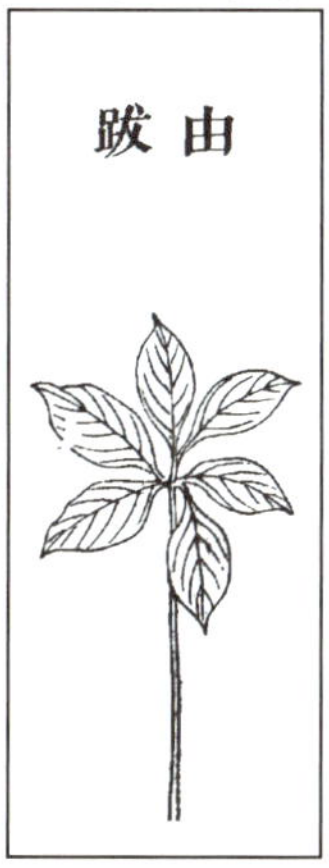

图 6　纲目（张）· 由跋

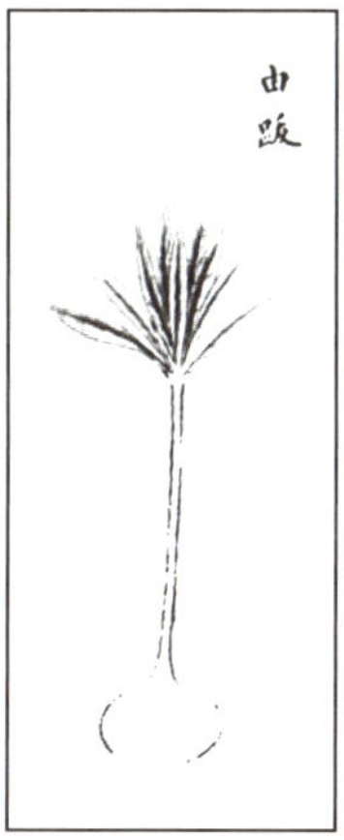

图 7　金石 · 由跋

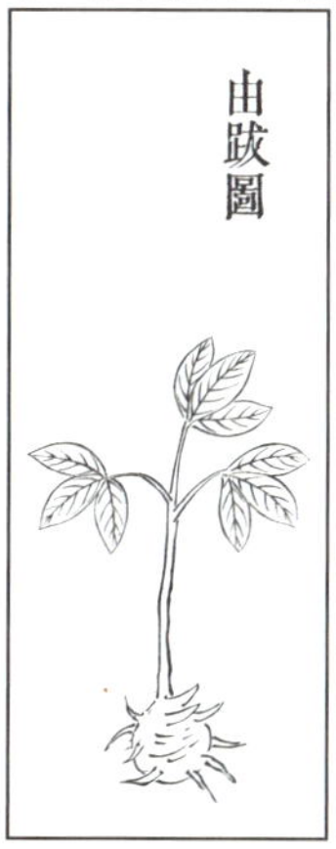

图 8　草木典 · 由跋图

本品9图，取自9书，其中3幅彩图。有承继关系的图可分3个书类。

《本草品汇精要》：该书的“由跋”（图1）的仿绘者有《补遗雷公炮制便览》图3、《金石昆虫草木状》图7。

《本草纲目》（金陵本）：该书“由跋”（图4）的仿绘者有《纲目》钱本图5、《古今图书集成·草木典》“由跋图”（图8）。

《植物名实图考》：该书“由跋”（图9）的仿绘者仅《本草纲目》张本图6。

以上9图中，除外5幅仿绘图，原创图尚有4幅（图1、2、4、9），详见下“鉴药”项。

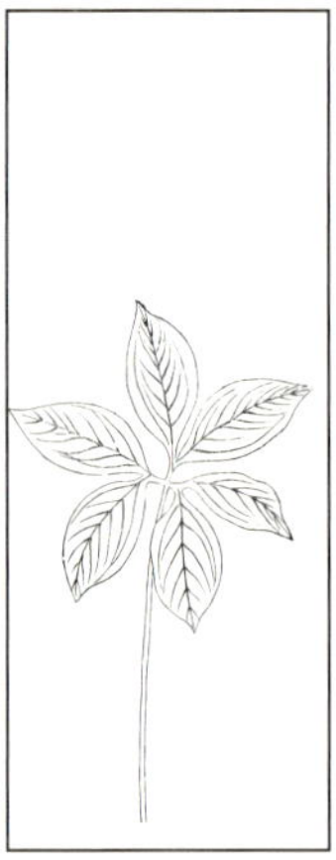

图9　图考·由跋

【文录】

唐《唐本草》（见《证类》卷10“虎掌”）《唐本》注云：此药是由跋宿者。其苗一茎，茎头一叶，枝丫（音鸦）胰（古协切）茎。根大者如拳，小者如鸡卵，都似扁柿，四畔有圆牙，看如虎掌，故有此名。其由跋是新根，犹大于半夏二三倍，但四畔无子牙尔。陶云虎掌似半夏，即由来以由跋为半夏释。由跋苗，全说鸢尾，南人至今犹用由跋为半夏也。

梁《本草经集注》（见《证类》卷10“由跋”） 陶隐居云：本出始兴，今都下亦种之。状如乌翣而布地，花紫色，根似附子。苦酒摩涂肿，亦效。不入余药。

唐《唐本草》（同上）《唐本》注云：由跋根，寻陶所注，乃是鸢尾根，即鸢头也。由跋，今南人以为半夏，顿尔乖越，非惟不识半夏，亦不知由跋与鸢尾也。

唐《本草拾遗》（同上）《陈藏器本草》云：半夏高一二尺，生泽中熟地，根如小指，正圆，所谓羊眼半夏也。由跋苗高一二尺似苣蒻，根如鸡卵，生林下，所谓由跋也。

后蜀《蜀本草》（同上）《蜀本》：春抽一茎，茎端直八九叶，根圆扁而肉白。

唐《唐本草》（见《证类》卷10“半夏”）《唐本》注云：半夏……然江南者大，乃径寸，南人特重之，顷来互用，功状殊异。问南人，说苗乃是由跋，陶注云：虎掌极似半夏，注：由跋乃说鸢尾，于此注中似说由跋，三事混淆，陶终不识。

宋《本草图经》（同上）《图经》曰：半夏……又由跋绝类半夏，而苗高近一二尺许，根如鸡卵大，多生林下，或云即虎掌之小者，足以相乱。

唐《唐本草》（见《证类》卷10“鸢尾”）《唐本》注云：……陶云由跋，正说鸢尾根、茎。

明《本草纲目》卷17“由跋”【集解】【时珍曰】此即天南星之小者，其气未足，不堪服食，故医方罕用；惟重八九钱至一两余者，气足乃佳。正如附子之侧子不如附子之义也。【正误】【时珍曰】陈延之《小品方》亦以东海鸢头为由跋，则其讹误久矣。

清《植物名实图考》卷24“由跋”《蜀本草》一茎八九叶，最晰。俗皆呼小南星，别是一种，非南星之新根也。陈藏器所述不误。

【鉴药】

“由跋”首见于《名医别录》。名义未详。《别录》载其“主毒肿结热”。宋元医方亦见此名，除治毒肿外，还见于治风邪瘴疠、疫气心腹痛等药方中。明清及其以后医方少见用者。

关于本品来源，最早的解释见于梁·陶弘景：“本出始兴，今都下亦种之。状如乌翣而布地，花紫色，根似附子。苦酒摩涂肿，亦效。不入余药。”“乌翣”乃射干别名，属于鸢尾科植物。此说引起《唐本草》的严厉批评。苏敬在“由跋”条云：“由跋根，寻陶所注，乃是鸢尾根，即鸢头也。由跋，今南人以为半夏，顿尔乖越，非惟不识半夏，亦不知由跋与鸢尾也。”“虎掌”条云：“陶云……由跋苗，全说鸢尾。”“半夏”条云：“陶注云……注由跋乃说鸢尾，于此注中似说由跋，三事混淆，陶终不识。”可见苏敬对陶弘景此错是不依不饶。在《唐本草》孔志约序中还特意以此为例，说陶氏“合由跋于鸢尾”，以讥其“诠释拘于独学”，不识由跋。

据王家葵考证，[1]《小品方》四物鸢头散，方用“东海鸢头”。《外台秘要》所引其下有注：“即由跋根。”设此注为原方注，则陶弘景或据此认定鸢尾、鸢头同是一物，则鸢尾亦为由跋矣。故陶云由跋“状如乌翣”，或事出有因。

唐代药家均以由跋为半夏、南星之属。《唐本草》认为：虎掌是老由跋（“由跋宿者”），由跋是虎掌的“新根”，其块茎较大，“犹大于半夏二三倍，但四畔无子牙尔”。当时的“南人以为半夏，顿尔乖越”。宋·苏颂云：“由跋绝类半夏，而苗高近一二尺许，根如鸡卵大，多生林下，或云即虎掌之小者，足以相乱。”以上所述，足知由跋与半夏相似，但块茎要大于半夏。李时珍曰：“此即天南星之小者，其气未足，不堪服食，故医方罕用；惟重八九钱至一两余者，气足乃佳。正如附子之侧子不如附子之义也。”因为李时珍将虎掌、天南星视为一物，故前人云由跋是虎掌新根，李时珍独云是天南星之小者，其实还是虎掌之小者。谢宗万据此考由跋为虎掌*Pinellia pedatisecta* Schott的小者，其块茎周围还没有生出小球茎块茎。且谢氏认为，根据陈藏器所说“由跋苗高一二尺似苣蒻，根如鸡卵”，系天南星科植物蒟蒻（魔芋）*Amorphophallus rivieri* Durieu之幼小者，但此非李时珍所云由跋。[2]

1.《本草品汇精要》：该书“由跋”（图1）可能是依据《蜀本草》所云“春抽一茎，

1 此承王家葵先生与著者私信交流所示考证结果，先引用于此。

2 谢宗万：《本草纲目药物彩色图鉴》，北京：人民卫生出版社，2000：157.

茎端直八九叶，根圆扁而肉白”绘成的。从其叶簇生茎顶，茎（应该是叶柄）与块茎的连接十分圆滑来看，此图并非写生，乃想象绘成，无法作为考据之用。

2.《太乙仙制本草药性大全》：该书“由跋”（图2）绘水中生出一三小叶的植物，可能是示意由跋像半夏。但整个图形都是想象绘成，无法用作考证。

3.《本草纲目》（金陵本）：该书“由跋”（图4）绘一圆形球茎，上为一茎三叶，每叶再三深裂。此与半夏、南星都不相似，无法臆测其示意。

4.《植物名实图考》：该书“由跋”（图9）仅绘一叶，无块茎及花序，无法判断原植物。从其文云：“《蜀本草》一茎八九叶，最晰。俗皆呼小南星，别是一种，非南星之新根也。陈藏器所述不误。”则表明吴其濬支持陈藏器之说。但此图形说明不了什么问题。

【小结】

“由跋”为《名医别录》所载早期药物，但用途仅限于主毒肿结热。唐宋方犹偶见用此，明清以后少有用者。《唐本草》由跋是虎掌*Pinellia pedatisecta* Schott的幼苗（天南星科植物），块茎较半夏为大，四周末长出小球茎。现存由跋相关古代药图无一能反映古代用药实际。

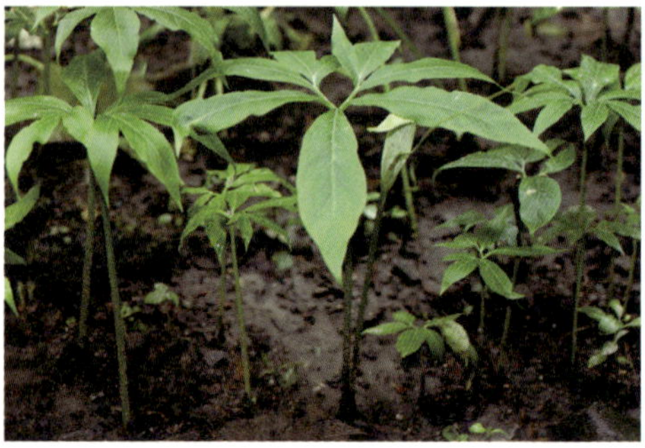

图10　虎掌 *Pinellia pedatisecta* 的幼苗

17-27　蒟蒻

【品图】

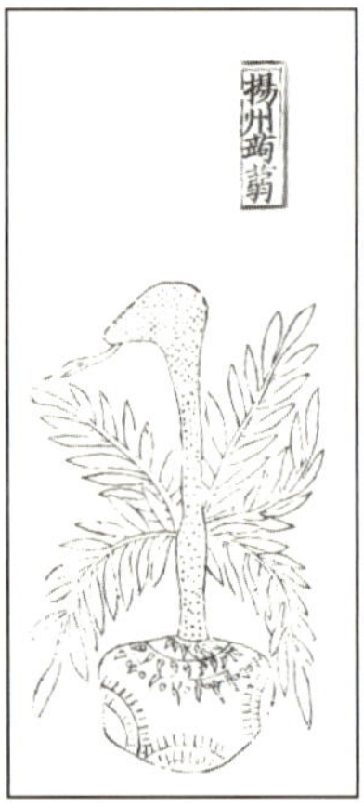

图1　图经（大）·扬州蒟蒻

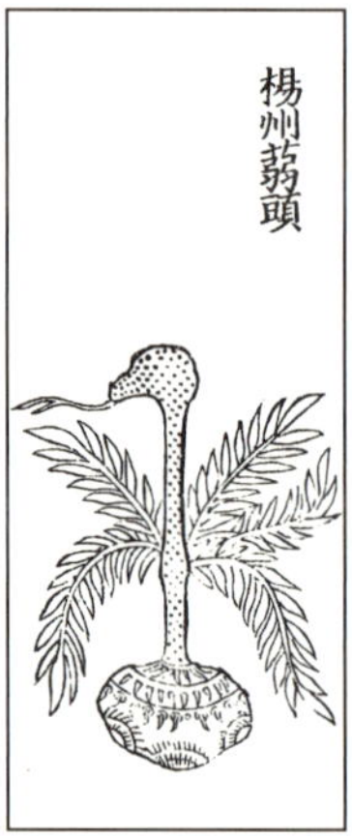

图2　图经（政）·扬州蒻头

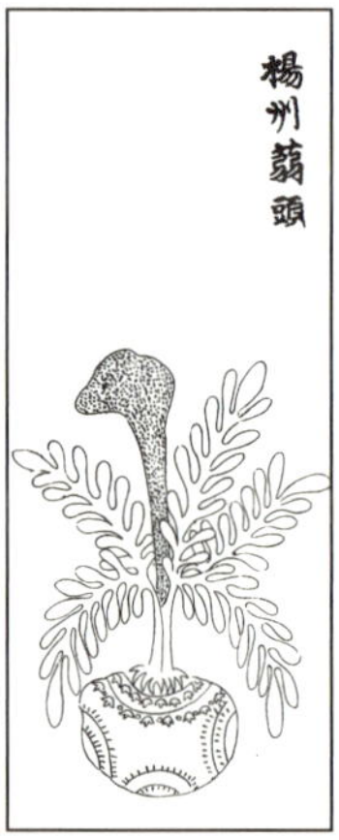

图3　图经（绍）·扬州蒻头

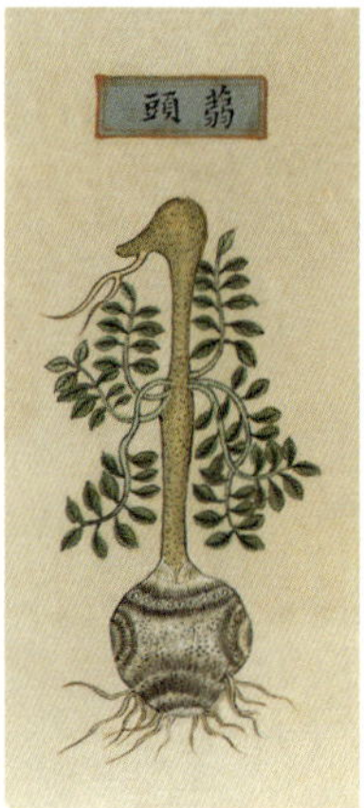

图4　品汇·蒻头

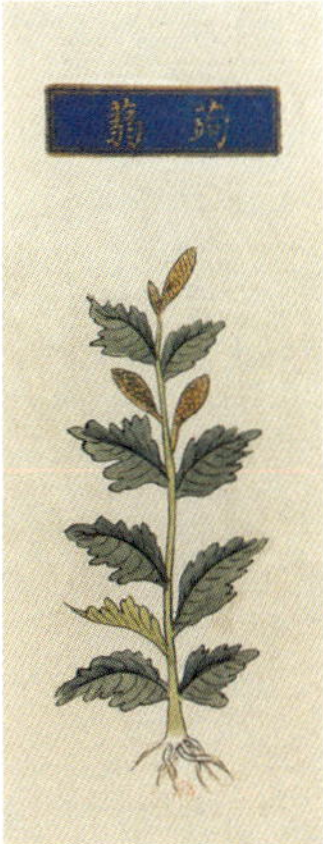

图5　食物·蒟蒻

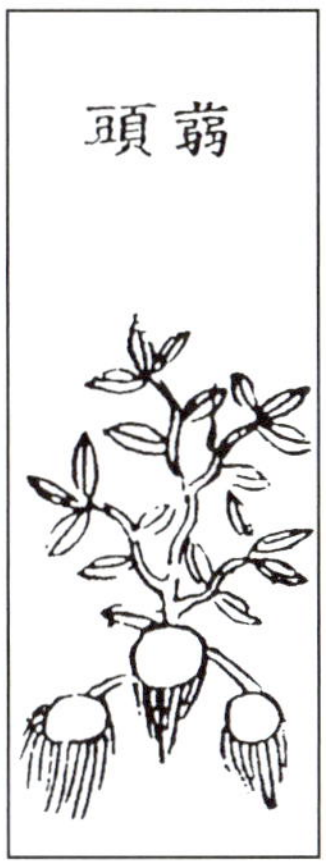

图6　太乙·蒻头

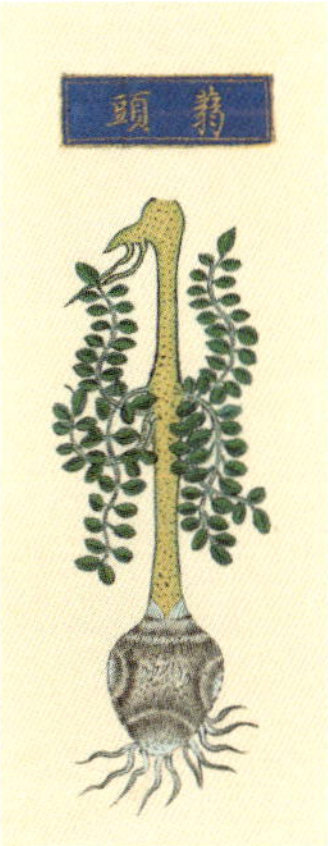

图7　雷公·蒻头

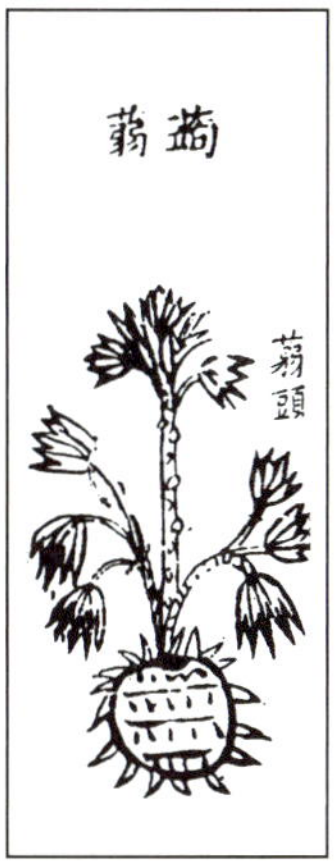

图8　纲目(金)·蒟蒻

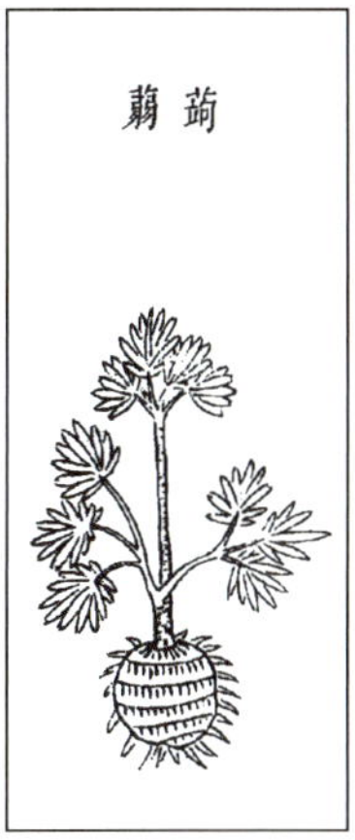

图9　纲目(钱)·蒟蒻

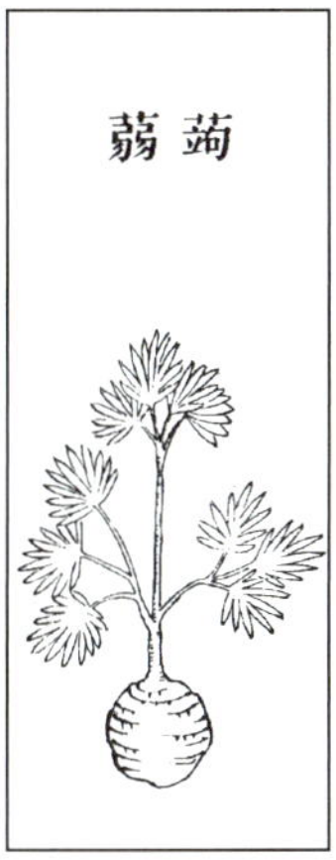

图10　纲目(张)·蒟蒻

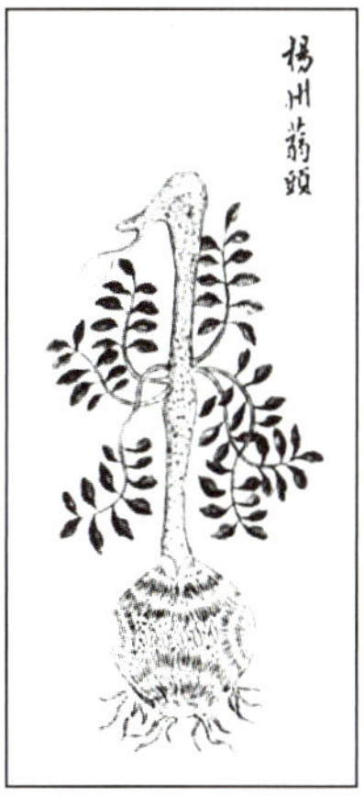

图11　金石·扬州蒻头

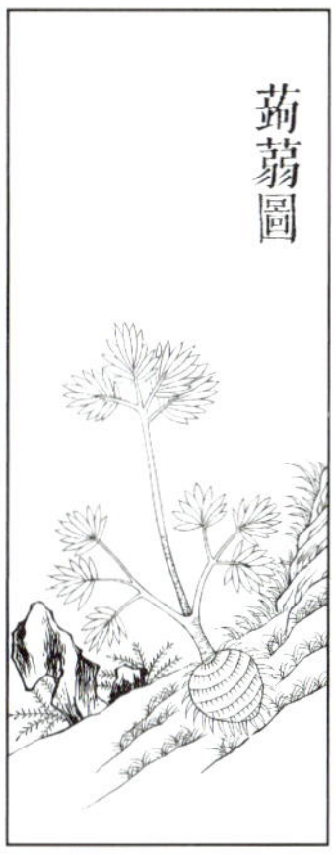

图12　草木典·蒟蒻图

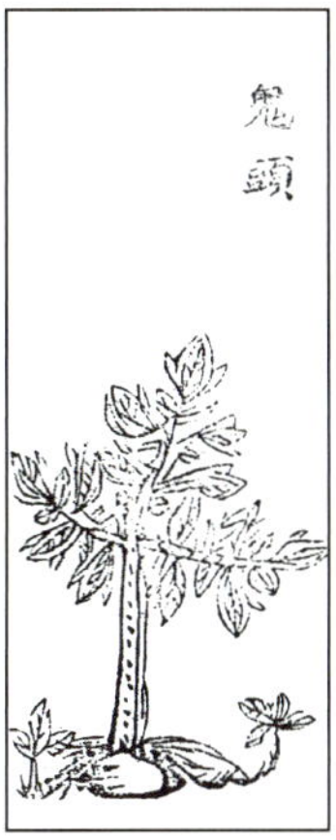

图13　便方·鬼头

本品13图，取自13书，其中3幅彩图。有承继关系的图可分2个书类。

《本草图经》：该书的“扬州蒟蒻”图分别存于《大观》(图1)、《政和》(图2)、《绍兴》(图3)。此三传本药图基本一致。今以《政和》图2为《图经》图的代表。

仿绘该图的彩色图有：《本草品汇精要》“蒻头”(图4)，该图敷色美化，别无改易。此后《补遗雷公炮制便览》“蒻头”(图7)、《金石昆虫草木状》“扬州蒻头”(图11)又仿绘《品汇》图4。

《本草纲目》(金陵本)：该书“蒟蒻”(图8)的仿绘图有《纲目》钱本图9、《纲目》张本图10、《古今图书集成·草木典》“蒟蒻图”(图12，该图将原叶片大加美化，并增添山石背景)。

以上13图中，除外8幅仿绘图，原创图尚有5幅（图2、5、6、8、13），详见下“鉴药”项。

【文录】

吴越《日华子本草》（见《证类》卷11“蒻头”）《日华子》云：斑杖者，虎杖之别名。即前条虎杖是也。

宋《开宝本草》（同上） 捣碎，以灰汁煮成饼，五味调和为茹食……生吴、蜀。叶似由跋、半夏，根大如碗，生阴地，雨滴叶下生子。一名蒟蒻。又有斑杖，苗相似，至秋有花直出，生赤子。

宋《本草图经》（见《证类》卷11“天南星”）《图经》曰：……茎斑花紫是蒟蒻……江南吴中又有白蒟蒻，亦曰鬼芋，根都似天南星，生下平泽极多。

明《本草纲目》卷17“蒟蒻”【释名】鬼头。【集解】【时珍曰】蒟蒻出蜀中，施州亦有之，呼为鬼头，闽中人亦种之。宜树阴下掘坑积粪，春时生苗，至五月移之。长一二尺，与南星苗相似，但多斑点，宿根亦自生苗。其滴露之说，盖不然。经二年者，根大如碗及芋魁，其外理白，味亦麻人。秋后采根，须净擦，或捣或片段，以酽灰汁煮十余沸，以水淘洗，换水更煮五六遍，即成冻子，切片，以苦酒、五味淹食，不以灰汁则不成也。切作细丝，沸汤汋过，五味调食，状如水母丝。马志言其苗似半夏，杨慎《丹铅录》言蒟酱即此者，皆误也。王祯《农书》云：救荒之法，山有粉葛、蒟蒻、橡、栗之利。则此物亦有益于民者也。其斑杖，即天南星之类有斑者。

【鉴药】

“蒟蒻”首见于《开宝本草》。或云“蒟蒻”之名，见于《本草拾遗》。此据“由跋”条陈藏器云：“由跋苗高一二尺似苣蒻，根如鸡卵。”然此处“苣蒻”虽与“蒟蒻”同音，乃是作比拟物，非单独立条。故本品首出，仍当为《开宝》。名义不详。其主治为痈肿风毒，多外用。其块茎“净擦，或捣或片段，以酽灰汁煮十余沸，以水淘洗，换水更煮五六遍，即成冻子”（李时珍），此即今磨芋豆腐，为常食之品。

关于本品形态，《开宝本草》：“叶似由跋、半夏，根大如碗，生阴地，雨滴叶下生子。一名蒟蒻。又有斑杖，苗相似，至秋有花直出，生赤子。”这段话最重要的是“根大如碗”。另这里提到“斑杖”，《日华子》说是“虎杖”，非也。虎杖与蒟蒻形态相差太远。李时珍云“其斑杖，即天南星之类有斑者”，比较近似。本品粗大叶柄有绿褐色或白色斑块，亦是特点之一。宋·苏颂《本草图经》言“茎斑花紫是蒟蒻”，亦得其要领。苏颂说的吴中白蒟蒻，以名鬼芋，都是蒟蒻类植物。李时珍对蒟蒻的形态、栽培法、淀粉制取法记载甚详，云其苗与南星苗相似，“但多斑点，宿根亦自生苗。其滴露之说，盖不然。经二年者，根大如碗及芋魁，其外理白，味亦麻人。”此植物甚高大，非南星、半夏可比。综上所述，本品即天南星科磨芋属植物磨芋*Amorphophallus rivieri* Durieu或其同属近缘植物。

1.**《本草图经》**：该书“扬州蒻头”（图2）块茎扁球形，颈部周围有多数短根。其叶呈羽状复叶状，此是绘画人没处理好其叶片复杂的多级分裂所造成的。块茎中间抽出的花序梗与叶柄有重合之处，绘有斑点。顶端为佛焰苞，状如蛇头，但未绘出粗大的肉穗花序。故本品示意为磨芋*A. rivieri* 是可以理解的。

2.**《食物本草》**：该书“蒟蒻”（图5）为须根，无扁球形块茎。一茎直立，单叶互生。小穗状花序生于茎干。不明此为何种植物，与蒟蒻无涉。

3.**《太乙仙制本草药性大全》**：该书“蒻头”（图6）根部3个圆球状物相连及，地上部分成蔓状，茎叶无一处与天南星科植物相似。其根部似乎是在示意“蒻头”，但茎叶则不知道所云，无法凭此鉴定植物。

4.**《本草纲目》（金陵本）**：该书“蒟蒻”（图8）块茎扁球形，有环节及须根。其叶3裂，裂片先端又再分裂。中间叶柄粗大，有斑状或鼓凸状圆点。透过拙劣的画技，可以体察到绘图者并非不知此物，但无力准确表达。

5.**《草木便方》**：该书“鬼头”（图13）根下也是扁球形，叶柄粗壮，有斑点，叶片为二回羽状分裂。其图所示即磨芋*A. rivieri* 的大致形状。

以“蒟蒻”“蒻头”为名的古本草插图中，未有高明者。然《植物名实图考》“天南星-3”（17-25“虎掌天南星”图49）即磨芋*A. rivieri*的写实精品图。

【小结】

“蒟蒻”出现于唐宋之际。其治疗作用不如其块茎淀粉可以加工食用的名气大。宋《开宝本草》《本草图经》及《本草纲目》所述形态表明此即天南星科植物磨芋*Amorphophallus rivieri* Durieu或其同属近缘植物。

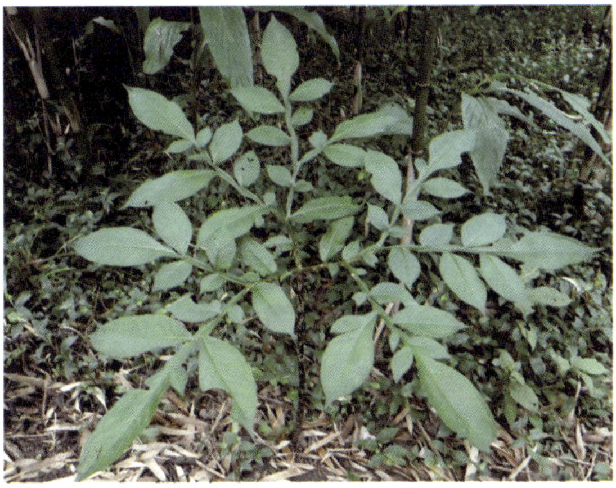

图 14　磨芋 *Amorphophallus rivieri* Durieu

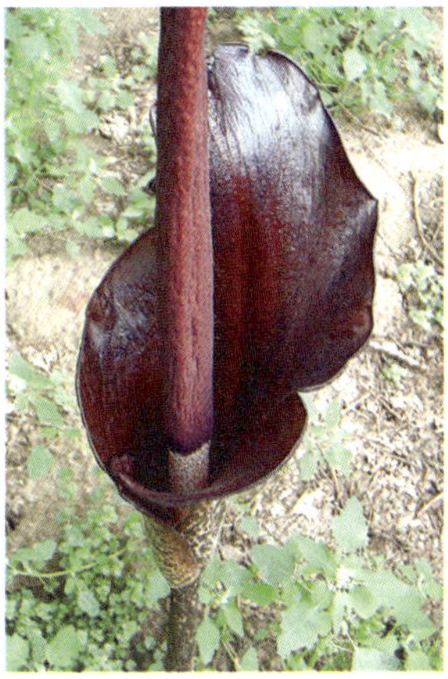

图 15　磨芋花

17-28　菩萨草

【品图】

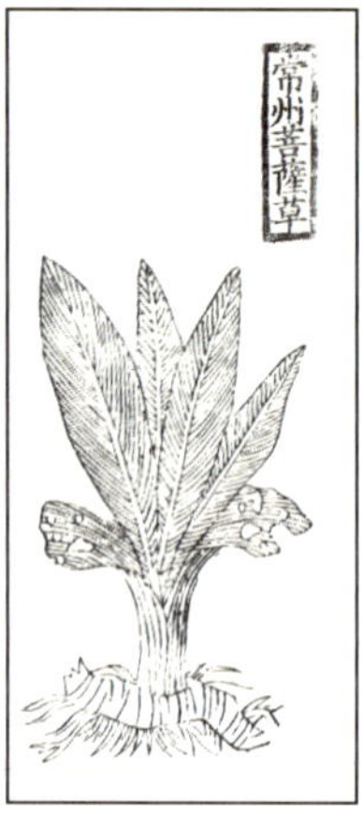

图1　图经（大）·常州菩萨草

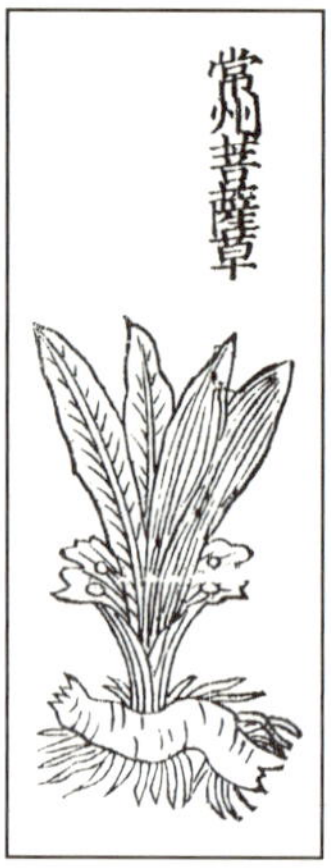

图2　图经（政）·常州菩萨草

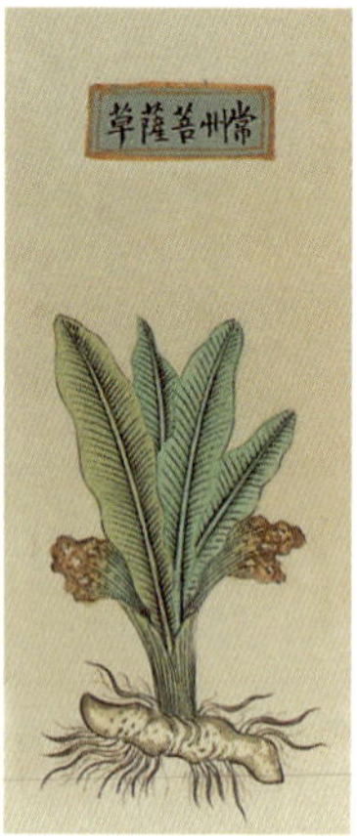

图3　品汇·常州菩萨草

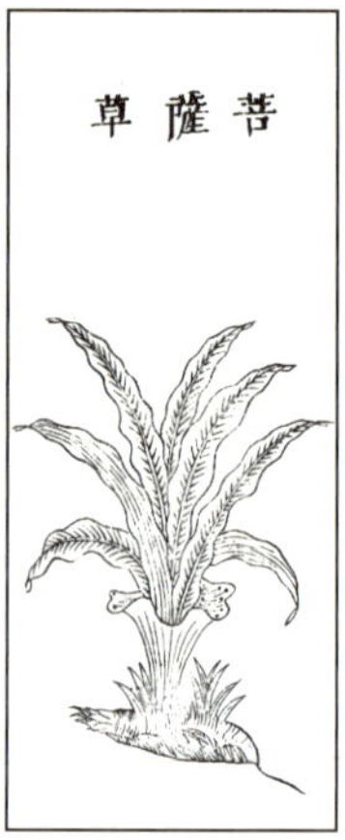

图4　三才·菩萨草

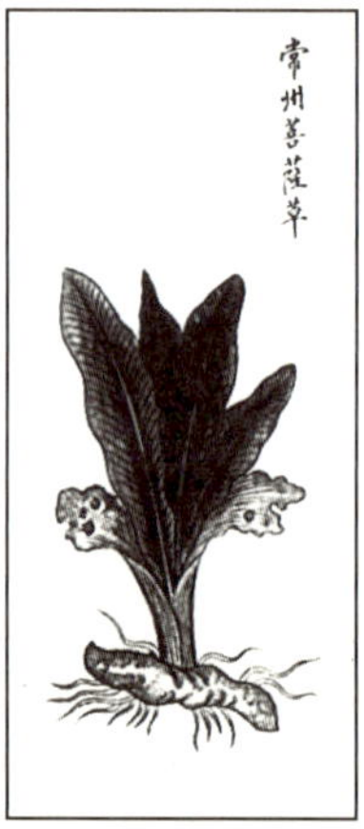

图5　金石·常州菩萨草

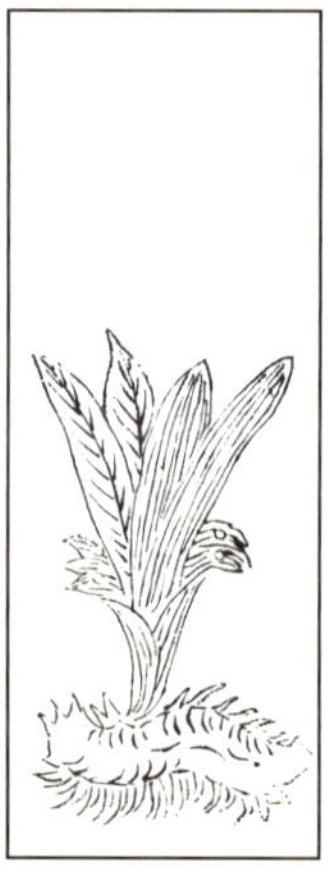

图6　图考·常州菩萨草

本品6图，取自6书，其中2幅彩图。有承继关系的图仅1个书类。

《本草图经》：该书的“常州菩萨草”图分别存于《大观本草》（图1）、《政和本草》（图2）。此二传本药图基本一致。今以《政和》图2为《图经》图的代表。

仿绘该图的彩色图有：《本草品汇精要》“常州菩萨草”（图3）。《金石昆虫草木状》图5又仿绘《品汇》图3。

仿绘该图的墨线图有：《三才图会》“菩萨草”（图4，另加山石背景）、《植物名实图考》“常州菩萨草”（图6）。

以上6图中，除外5幅仿绘图，原创图尚有1幅（图2），详见下“鉴药”项。

【文录】

宋《本草图经》（见《证类》卷30“菩萨草”）《图经》曰：生江浙州郡，近京亦有之……亦名尺二……此草凌冬不凋，秋中有花直出，赤子似蒻头，冬月采根用。

【鉴药】

"菩萨草"首见于宋《本草图经》。名义不详。李时珍以其"赤子似蒻头"，将其作为"蒟蒻"的附录药。除引录苏颂全文外，别无增益。其治中诸药食毒、诸虫蛇伤及妇人妊娠咳嗽。因基原不明，后世未见用者。

苏颂云："生江浙州郡，近京亦有之……亦名尺二……此草凌冬不凋，秋中有花直出，赤子似蒻头"。孙启明考本品为石蒜科仙茅属植物大叶仙茅*Curculigo capitulata*（Lour.）O.Ktze.。[1]然大叶仙茅非常州所产，其果实为白色近球形的浆果，与菩萨草"赤子似蒻头"不合。

《本草图经》：该书"常州菩萨草"（图2）根状茎粗状，有叶6枚，披针形。其中4叶为直出平行脉。未绘花序。此与分布在江苏、浙江、山东、江西等地的百合科万年青属植物万年青*Rohdea* japonica（Thunb.）Roth形态符合。万年青浆果成熟时红色，穗状花序，此与"赤子似蒻头"亦相符。清·赵学敏（浙江钱塘人）在《本草纲目拾遗》"万年青"下引《百草镜》云："四月八日浴佛日，杭俗：人家植万年青者多剪其叶，弃掷街衢，云令人踏之则易长。"故其名"菩萨草"似与"浴佛"亦有关联。故初步认为此菩萨草当为万年青*R. aponica*。宋·王介《履巉岩本草》"千年润"（图7）的图形与本品图亦相符合。

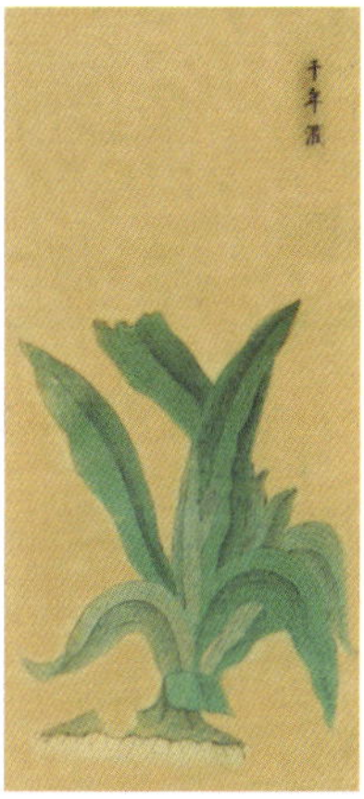

图7　履巉岩·千年润

【小结】

"菩萨草"为北宋民间草药，用于治中诸药食毒、诸虫蛇伤等。今考本品为百合科植物万年青*Rohdea japonica*（Thunb.）Roth。

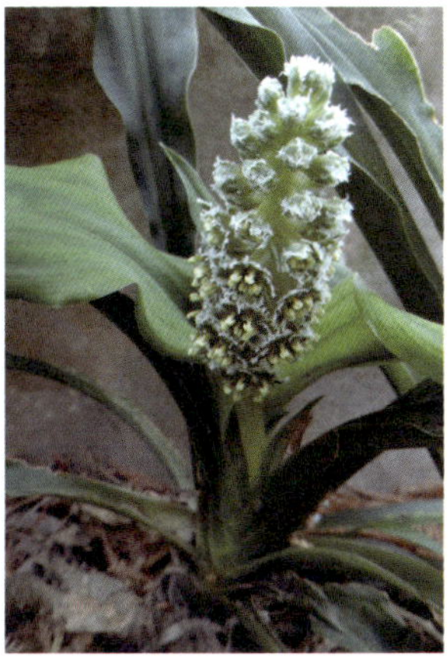

图8　万年青 *Rohdea japonica* 花期

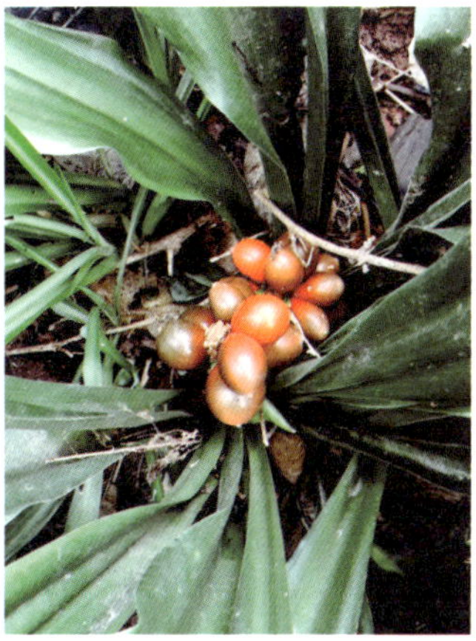

图9　万年青 *R. japonica* 果期

1　孙启明：《苏图研究》，见：张志斌，郑金生主编：《本草纲目研究札记》，北京：科学出版社，2019：679.

17–29 半夏

【品图】

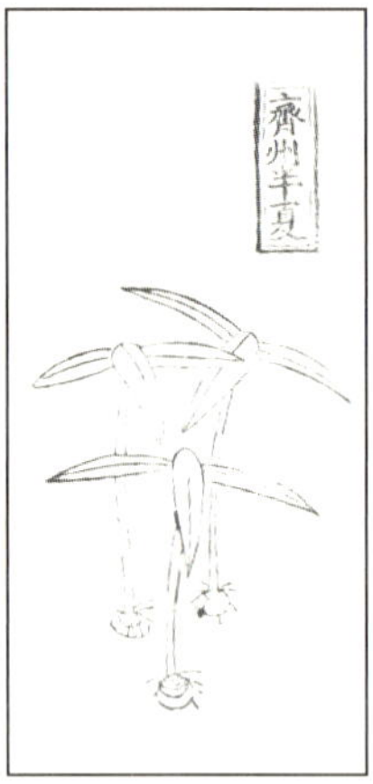

图 1 图经（大）· 齐州半夏

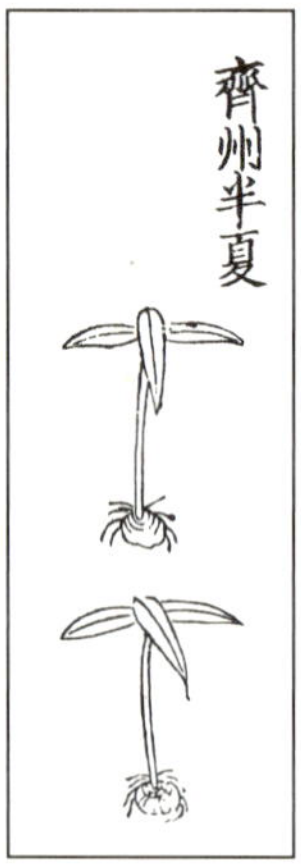

图 2 图经（政）· 齐州半夏

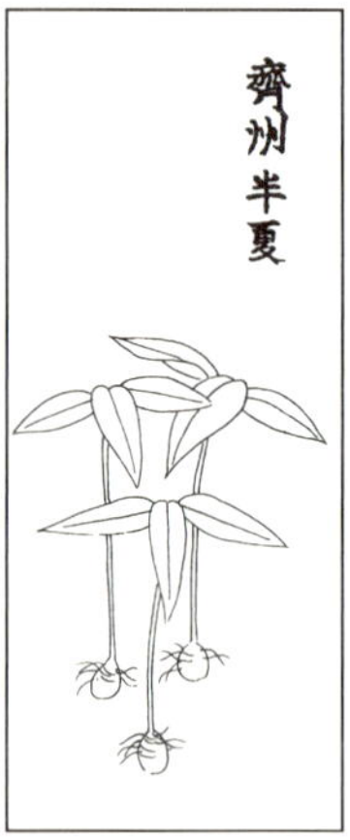

图 3 图经（绍）· 齐州半夏

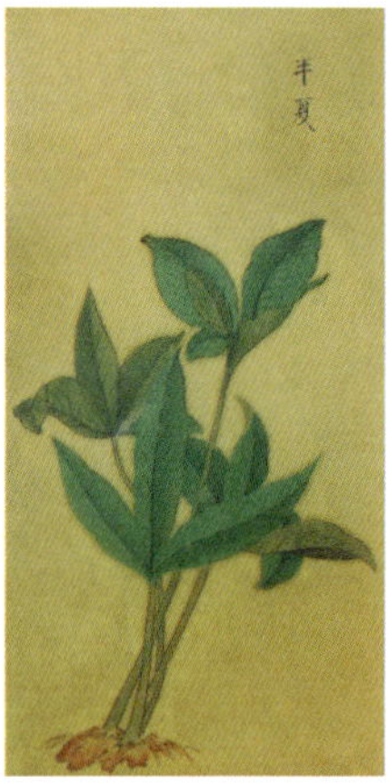

图 4 履巉岩 · 半夏

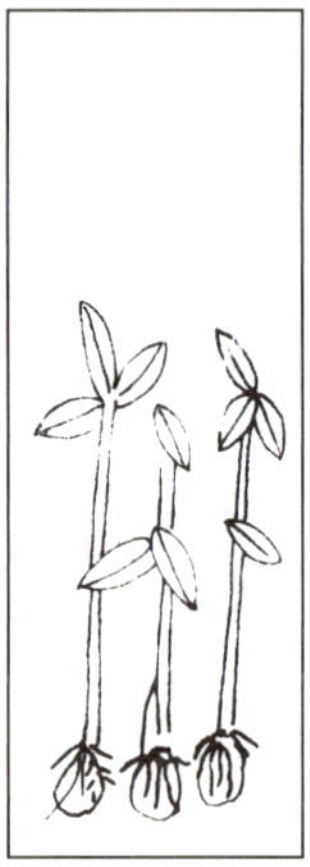
图 5 歌括 · 半夏

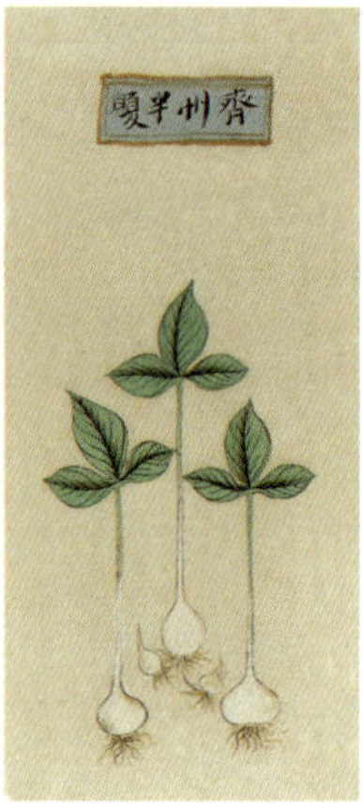

图 6 品汇 · 齐州半夏

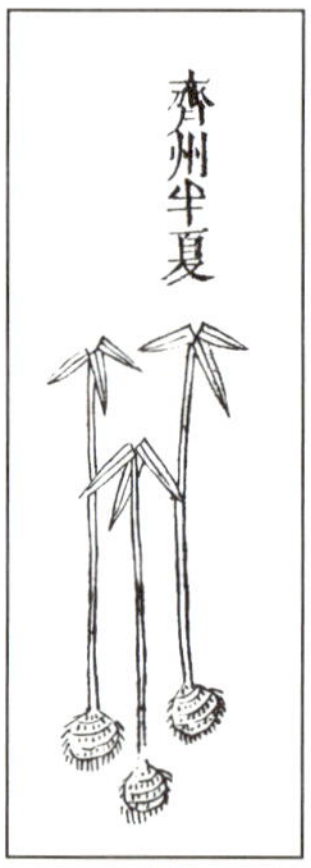

图 7 蒙筌 · 齐州半夏

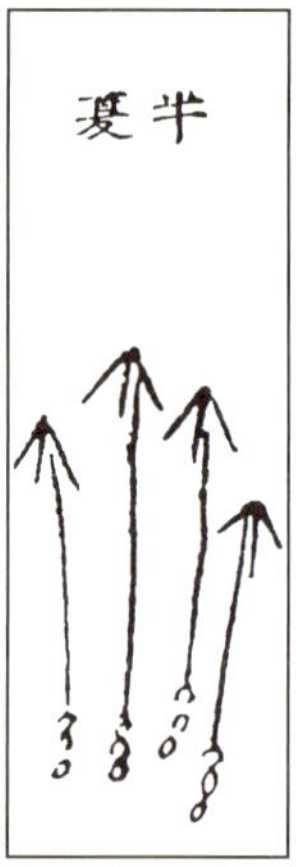

图 8 太乙 · 半夏

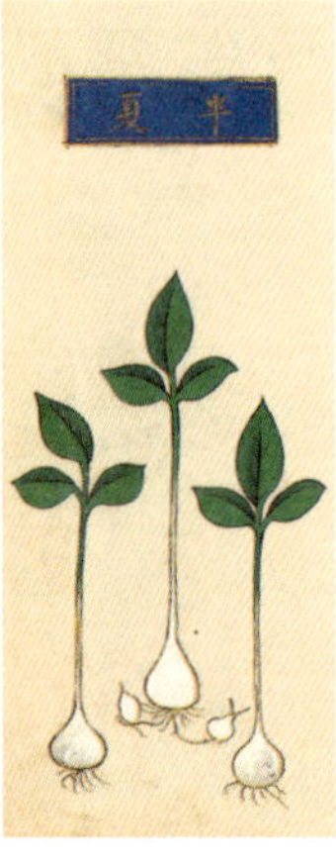

图 9 雷公 · 半夏

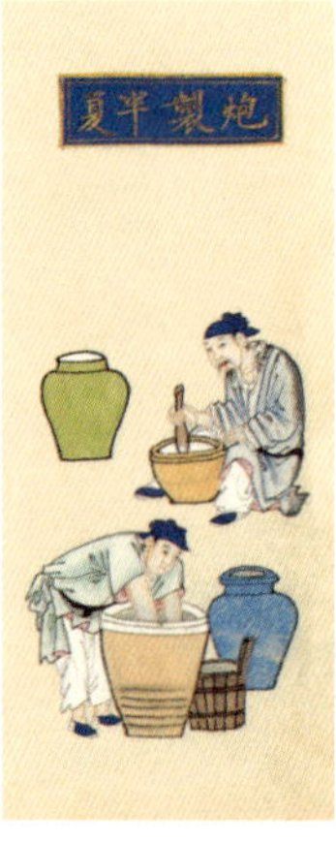

图 10 雷公 · 炮制半夏

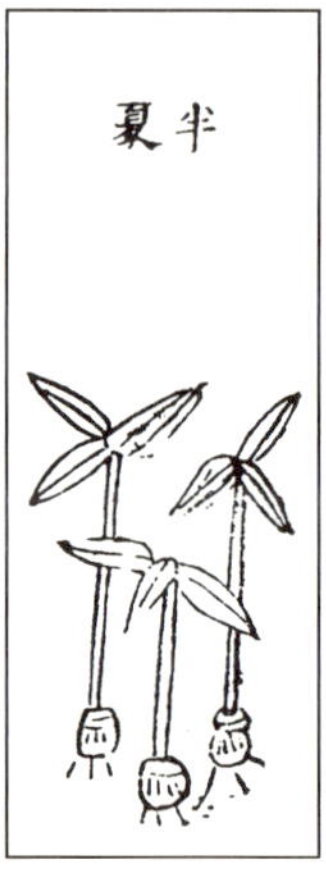

图 11 纲目（金）· 半夏

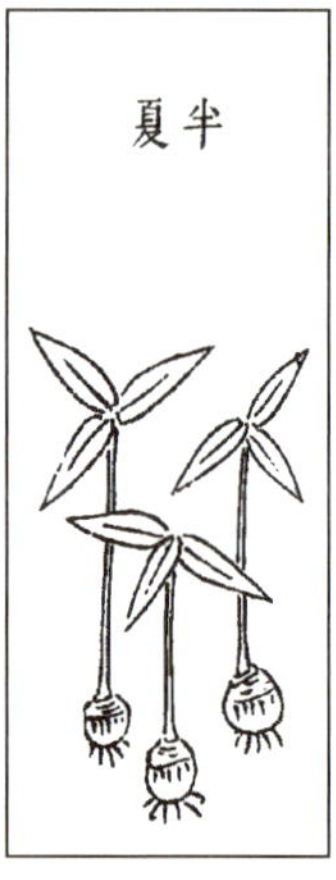

图 12 纲目（钱）· 半夏

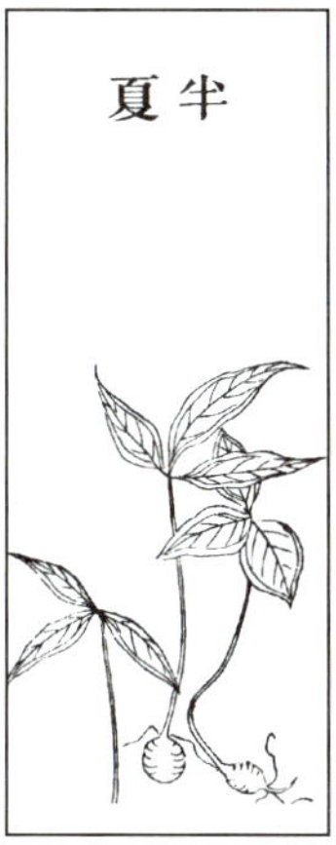

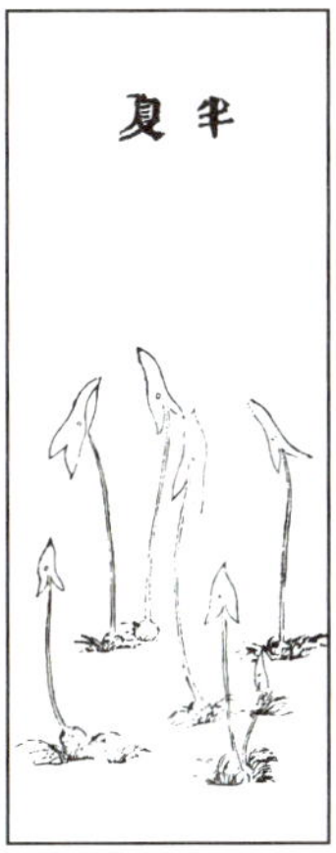

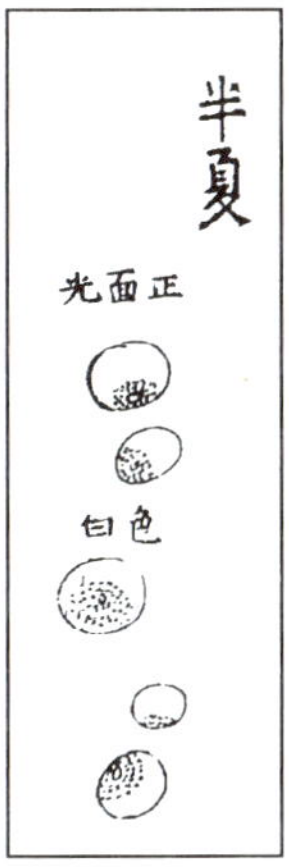

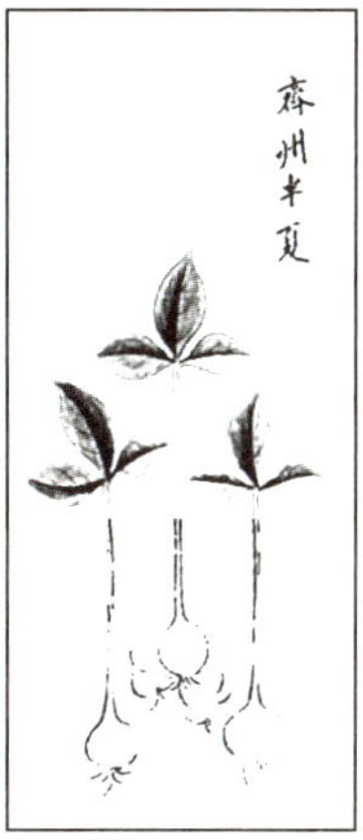

图 13　纲目(张)·半夏　　图 14　三才·半夏　　图 15　原始·半夏　　图 16　金石·齐州半夏

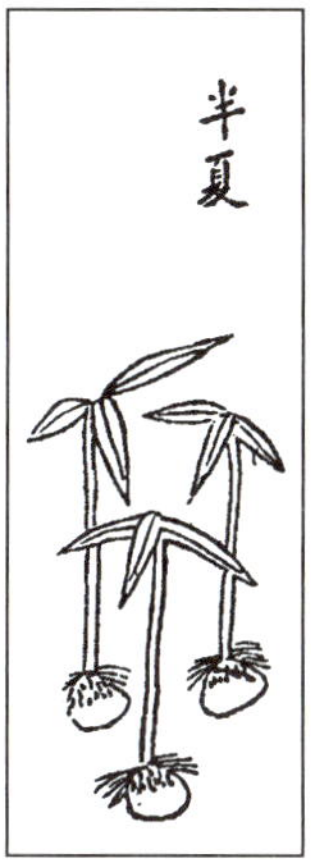

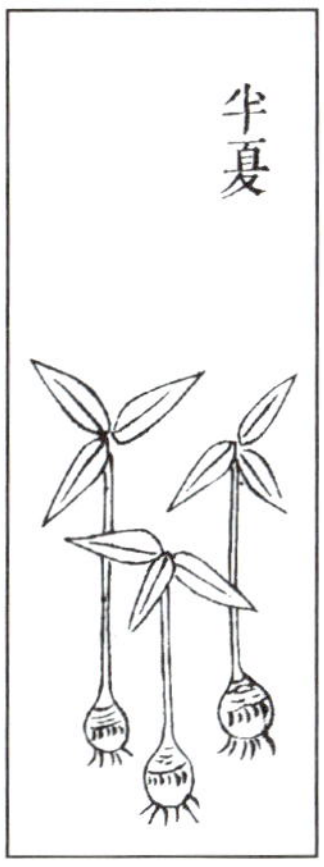

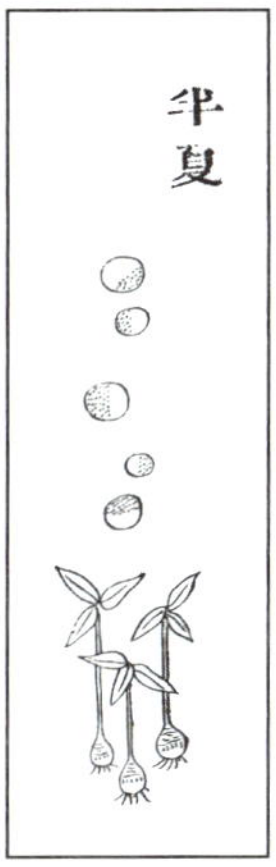

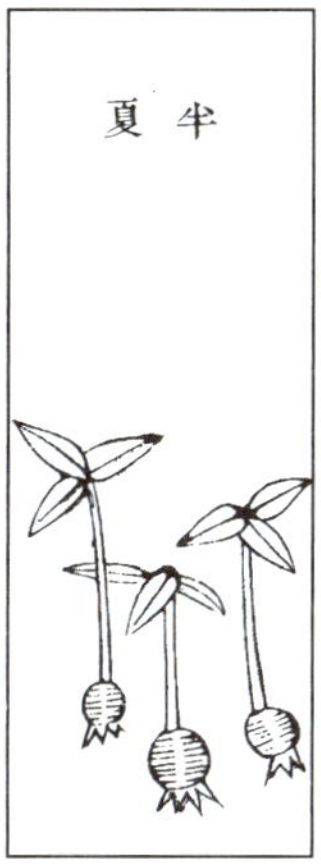

图 17　汇言·半夏　　图 18　本草汇·半夏　　图 19　类纂·半夏　　图 20　备要·半夏

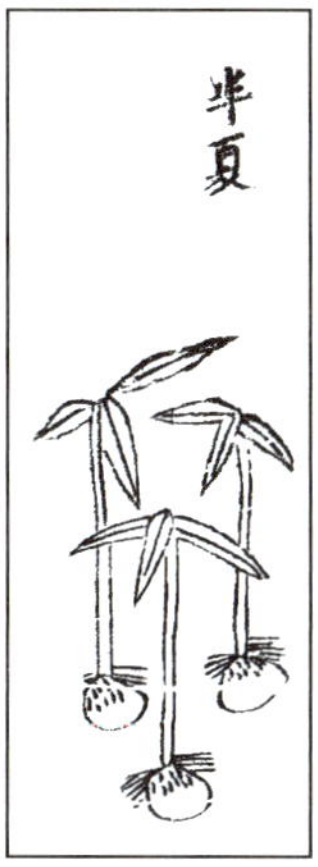

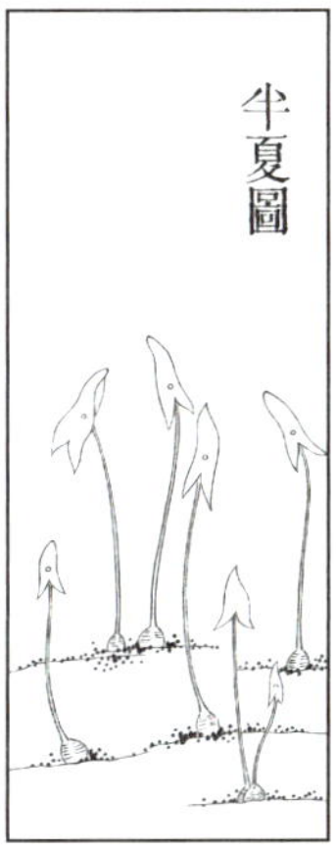

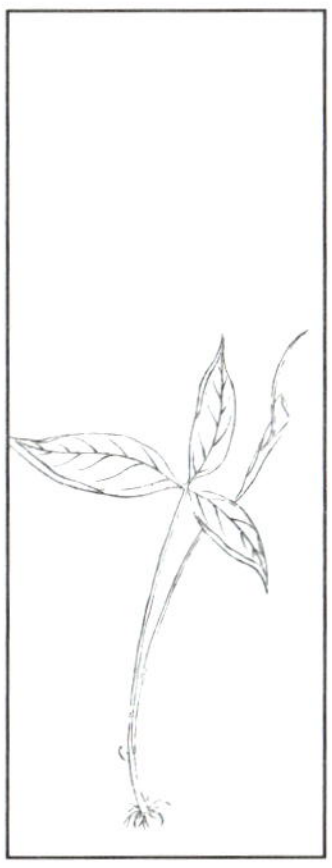

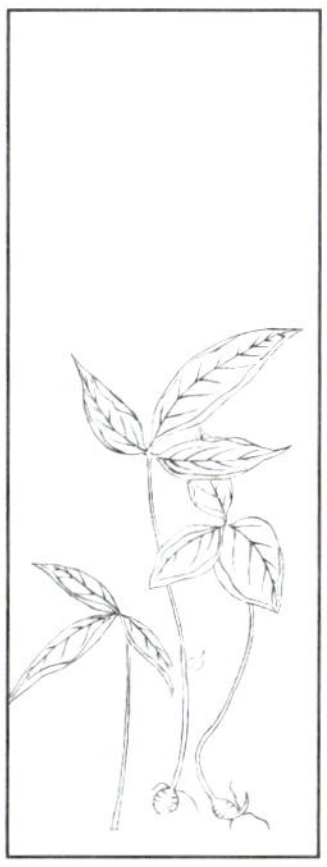

图 21　求真·半夏　　图 22　草木典·半夏图　　图 23　图考·半夏 -1　　图 24　图考·半夏 -2

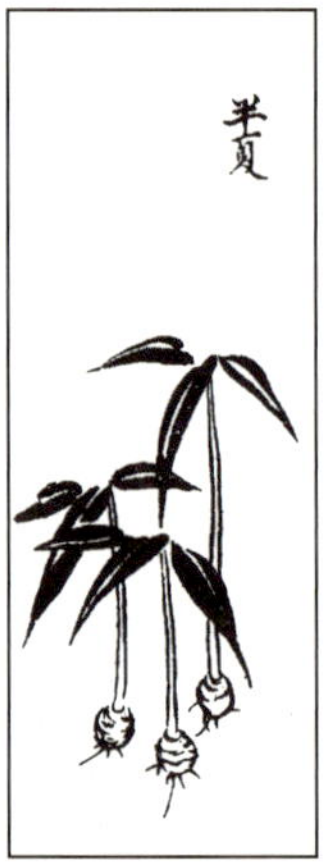

图25 图说·半夏

本品25图，取自23书，其中5幅彩图。有承继关系的图可分4个书类。

《本草图经》：该书的“齐州半夏”图分别存于《大观》（图1）、《政和》（图2）、《绍兴》（图3）。此三传本药图大同小异。其中《大观》（图1）与《绍兴》（图3）均有3棵半夏，《政和》（图2）只有两棵。考虑到《政和》图流传较广。今以《政和》图2为《图经》图的代表。

仿绘该图的彩色图有：《本草品汇精要》“齐州半夏”（图6），该图仿绘时将块茎绘成葱头样，叶片未按原图竹叶状绘制。此后《补遗雷公炮制便览》“半夏”（图9）、《金石昆虫草木状》“齐州半夏”（图16）又仿绘《品汇》图6。

仿绘该图的墨线图有：《本草歌括》“半夏”（图5）仿绘《大观》图1，其中中间一株半夏的叶片误绘成顶端一叶，下部两叶。《本草蒙筌》“齐州半夏”（图7）亦仿《大观》图1，《太乙仙制本草药性大全》“半夏”（图8）绘4棵半夏。但块茎绘成三连珠状块根。《本草纲目》金陵本“半夏”（图11）仿绘时将块茎上部的须根移到下部。《纲目》钱本图12仿绘金陵本图11。《本草汇》图18、《本草备要》图20、《本草简明图说》图25（采用阴刻）均仿绘钱本图12。《本草汇言》“半夏”（图17）参照《纲目》金陵本三株半夏的造型，但块茎顶部须根则仿绘《图经》图2。《本草求真》图21又仿绘《汇言》图17。

《三才图会》：该书“半夏”（图14）将全部原图老株的3全裂叶片改绘为盾状戟形叶，再增添土地。该图的仿绘图有《古今图书集成·草木典》“半夏图”（图22）。

《本草原始》：该书“半夏”（图15）的仿绘图为《本草纲目类纂必读》图19，该图上半仿《原始》图15，下半仿《纲目》钱本图12。

《植物名实图考》：该书“半夏-2”（图24）的仿绘图有《本草纲目》张本图13。

以上25图中，除外18幅仿绘图，原创图尚有7幅（图2、4、10、14、15、23、24），详见下“鉴药”项。

【文录】

《吴普本草》（见《御览》卷992“半夏”）《吴氏本草经》曰：半夏，一名和姑。生微丘或生野中。叶三三相偶，二月始生，白华员上。

《本经》《别录》（见《证类》卷10“半夏”） 用之，汤洗令滑尽。一名守田，一名地文，一名水玉，一名示姑。生槐里川谷。五月、八月采根，暴干。

梁《本草经集注》（同上） 陶隐居云：槐里属扶风，今第一出青州，吴中亦有。以肉白者为佳，不厌陈久。用之皆先汤洗十许过，令滑尽，不尔，戟人咽喉。方中有半夏，必须生姜者，亦以制其毒故也。

唐《唐本草》（同上）《唐本》注云：半夏，所在皆有，生平泽中者，名羊眼半夏，圆白为胜，然江南者大，乃径寸，南人特重之，顷来互用，功状殊异。问南人，说苗乃是由跋。

后蜀《蜀本草》（同上）《蜀本》：又《图经》云：苗一茎，茎端三叶，有二根相重，上小下大，五月采则虚小，八月采实大。

宋《本草图经》（同上）《图经》曰：半夏，生槐里川谷，今在处有之，以齐州者为佳。二月生苗一茎，茎端出三叶，浅绿色，颇似竹叶而光，江南者似芍药叶。根下相重生，上大下小，皮黄肉白。五月、八月内采根，以灰裛二日，汤洗暴干。一云五月采者虚小，八月采者实大。然以圆白、陈久者为佳。其平泽生者甚小，名羊眼半夏。又由跋绝类半夏，而苗高近一二尺许，根如鸡卵大，多生林下，或云即虎掌之小者，足以相乱。

明《本草纲目》卷17“半夏”【释名】【时珍曰】《礼记·月令》：五月半夏生。盖当夏之半也，故名。守田会意，水玉因形。

清《植物名实图考》卷24“半夏” 半夏，《本经》下品。所在皆有，有长叶、圆叶二种，同生一处。夏亦开花如南星而小，其梢上翘似蝎尾，固始呼为蝎子草。凡蝎螫，以根傅之能止痛。钱相公《箧中方》亦载之。诸家《本草》俱未及此……半夏一茎三叶，诸书无异词，而原图一茎一叶，前尖后歧，乃似茨姑叶。余曾遣人绘川贝母图，正与此合，岂互相舛误耶？抑俗方只此一物而两用耶？二者皆与图说不相应，非书不备，则别一物。雩娄农曰：半夏处处有之，乃以鹊山为佳。

【鉴药】

“半夏”首见于《本经》。李时珍释其名曰：“《礼记·月令》[1]：五月半夏生。盖当夏之半也，故名。”《本经》《别录》载其功效甚多，其中包括喉咽肿痛、胸胀咳逆、痰热满结、咳嗽上气等。《药性论》归纳为“消痰涎，开胃健脾，止呕吐，去胸中痰满，下肺气，主咳结。”为后世常用药。

关于本品来源，《别录》云生槐里川谷。用时须汤洗令滑尽，可知有毒性。此与今半夏相同。《吴普本草》云“叶三三相偶，二月始生，白华员上”，其生2月属实。“叶三三相偶”可能是指生出2叶（叶3全裂）的半夏。故至汉末三国时，所用半夏似与今所用相合。梁·陶弘景云：“槐里属扶风，今第一出青州，吴中亦有。以肉白者为佳，不厌陈久。用之皆先汤洗十许过，令滑尽，不尔，戟人咽喉。”《唐本草》云：“所在皆有，生平泽中者，名羊眼半夏，圆白为胜，然江南者大，乃径寸，南人特重之，顷来互用，功状殊异。问南人，说苗乃是由跋。”此描述重在药用部分，说明正品

1 《礼记·月令》：“五月……半夏生”，古代多不疑此说。王家葵等《本草纲目图考》综述清后期中外学者对此句的不同意见，推断“直到汉代，药用半夏恐怕都不是今用品种。”见该书762页。

半夏块茎不大，形状如羊眼。南方人用由跋混充半夏。唐本《图经》(《蜀本草》引）云："苗一茎，茎端三叶，有二根相重，上小下大。"此描述从块茎抽出的叶为三全裂，看起来似茎端三叶。其叶或2—5枚，故《吴普本草》云"三三相偶"。但此处云"有二根相重"，不确。《太乙仙制本草药性大全》"半夏"（图8）将半夏根绘为连珠状，大概是受此影响。宋·苏颂将以上各家之说，结合调查所得，归纳为："今在处有之，以齐州者为佳。二月生苗一茎，茎端出三叶，浅绿色，颇似竹叶而光，江南者似芍药叶。根下相重生，上大下小，皮黄肉白。"其中描述三叶"颇似竹叶而光"，大概是依据齐州所上的半夏图（图1）所绘叶形。其实半夏叶并不似竹叶。所云"江南者似芍药叶"，属另种天南星科植物，非半夏也。苏颂提到的"由跋绝类半夏"即是一例（见"17-26由跋"条）。根据以上所述块茎大如羊眼、"茎端出三叶"等，可知本品即天南星科半夏属植物半夏*Pinellia ternata*（Thunb.）Breit.。

1.《本草图经》：该书"齐州半夏"（图2）绘一圆球形块茎，上端与须根若干。"茎"（叶柄）端3叶（叶片三全裂），其形如竹叶状。虽然其叶与实物有差距，但从块茎形状，此当为半夏*P. ternata*。

2.《履巉岩本草》：该书"半夏"（图4）所绘地下茎不似半夏，但其叶柄长，叶片三全裂表现很好。作者也许没有掘起其块茎，凭想象补根部。据其地上部分，此即半夏*P. ternata*。

3.《补遗雷公炮制便览》：该书"炮制半夏"（图10）据《雷公炮制便览》所示方法绘图。雷公法为："若修事半夏四两，用捣了白芥子末二两，头醋六两，二味搅令浊，将半夏投中，洗三遍用之。"故其图右上一人在捣研白芥子末，下方一人伸手在缸中的醋和白芥子末中淘洗半夏。

4.《三才图会》：该书"半夏"（图14）绘了6株半夏，其块茎与《图经》图2大致详细，但叶不呈三全裂，乃单叶，叶片盾状戟形。半夏幼苗的叶片为单叶全缘，或为戟形，但不成盾状。清·吴其濬《植物名实图考》"半夏"条云："半夏一茎三叶，诸书无异词，而原图一茎一叶，前尖后歧，乃似茨姑叶。"所谓"原图"，当指《古今图书集成·草木典》"半夏图"（图22）。此图乃从《三才图会》仿绘。吴其濬云："余曾遣人绘川贝母图，正与此合，岂互相舛误耶？抑俗方只此一物而两用耶？二者皆与图说不相应，非书不备，则别一物。"谢宗万考吴氏遣人所绘"贝母"图（图26），云似为天南星科犁头尖属植物，在云南局部地区混称贝母（具体种名参本书"13-15贝母"条下）。吴其濬大概只见过半夏老株叶片，故有此议。

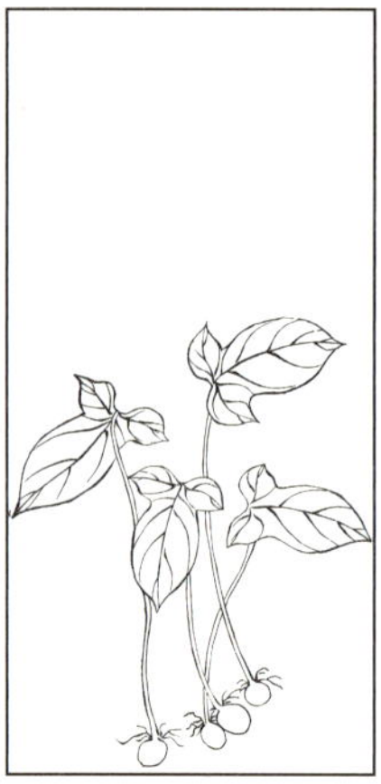

图26　图考·贝母（实即半夏幼苗）

5.《本草原始》：该书"半夏"（图15）为药材写生图。该图形象地表现了半夏P. *ternata*块茎的形状。

6.《植物名实图考》：该书“半夏-1”（图23）为写生图，所绘为半夏老株，其叶片与花序柄（具佛焰苞）皆从块茎抽出。叶3全裂，此即半夏*P. ternata*。“半夏-2”（图24）亦为写生图，仅绘2株半夏，一片半夏叶。其形状表明此亦半夏*P. ternata*。

【小结】

“半夏”为首见《本经》的早期药物之一。古今皆用之为消痰止呕，下气散结要药。汉末三国时所用半夏已与今品来源相合。此后诸家本草所述皆为天南星科植物半夏*Pinellia ternata*（Thunb.）Breit.。《本草图经》《履巉岩本草》《植物名实图考》所绘皆为半夏的老株，故其叶三全裂。

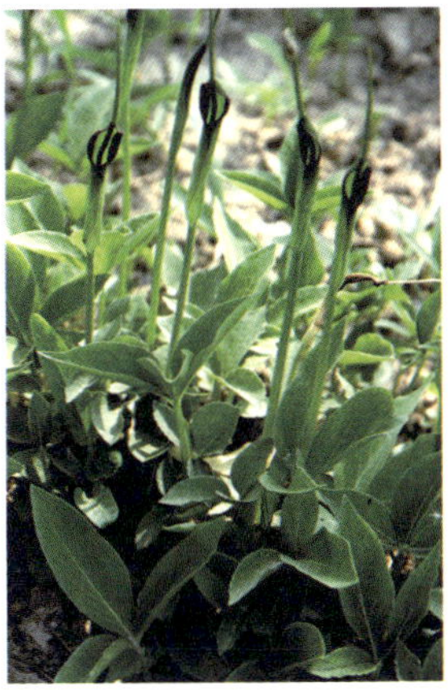

图 27　半夏 *Pinellia ternata* 老株

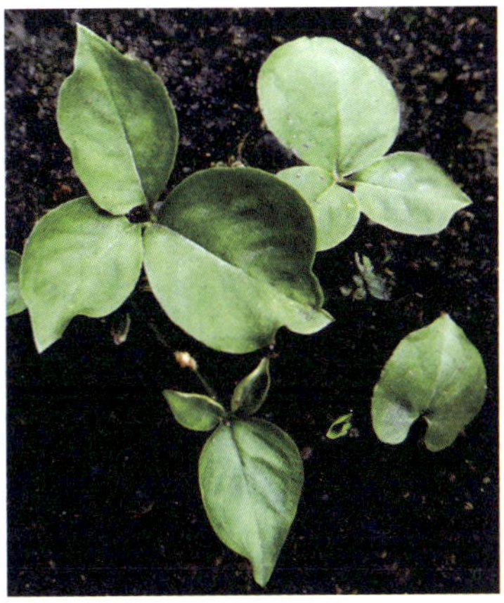

图 28　半夏 *P. ternata* 幼苗

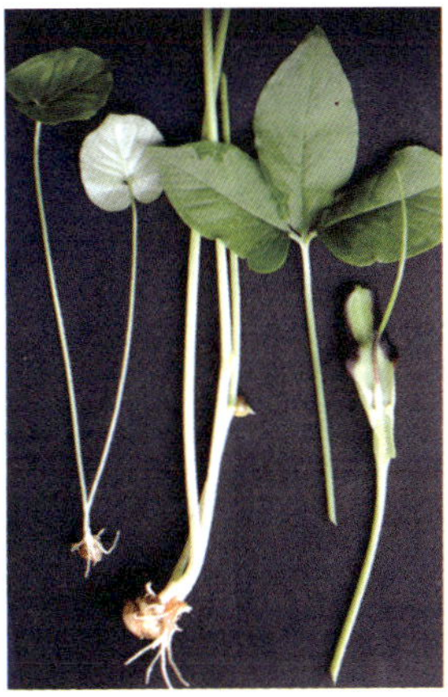

图 29　半夏各部

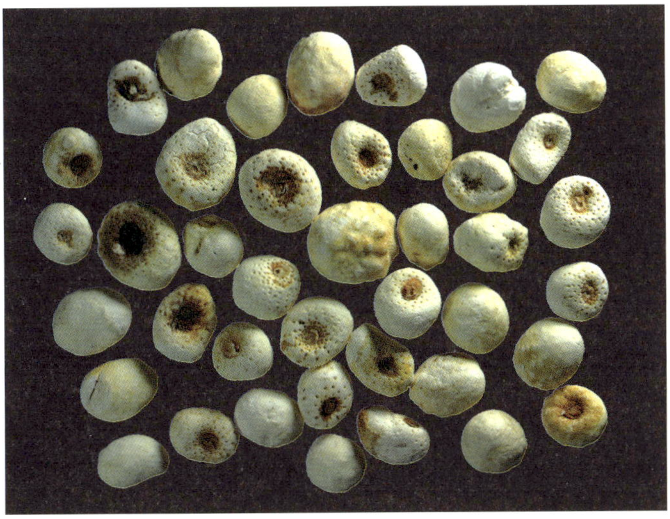

图 30　半夏药材

17-30 蚤休

【品图】

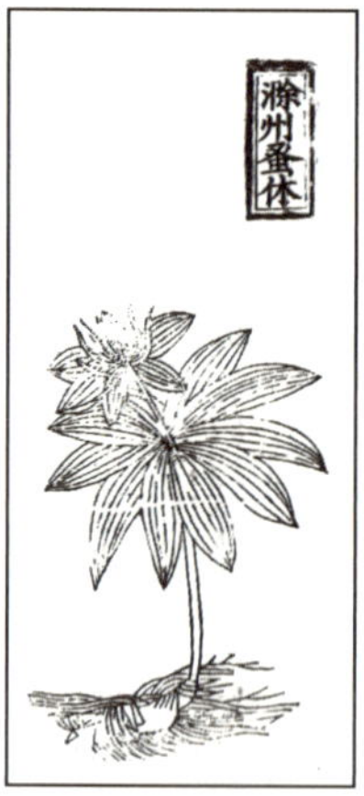

图 1 图经（大）·滁州蚤休

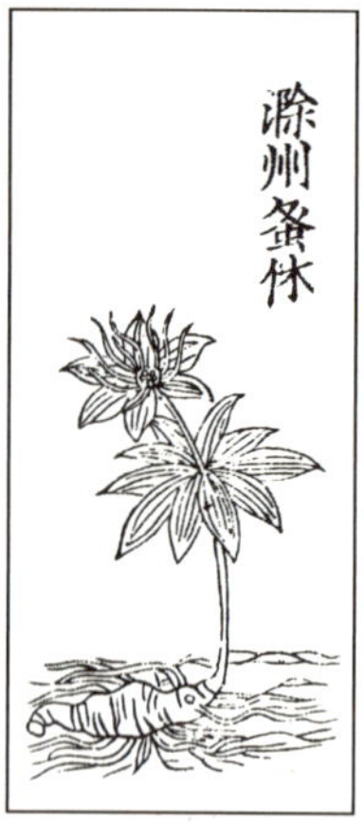

图 2 图经（政）·滁州蚤休

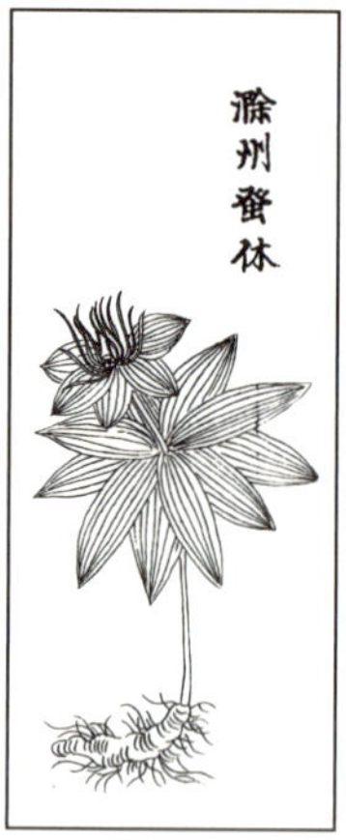

图 3 图经（绍）·滁州蚤休

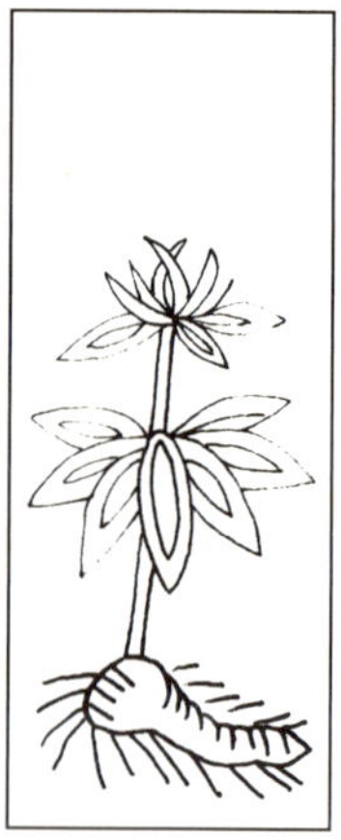

图 4 歌括·蚤休

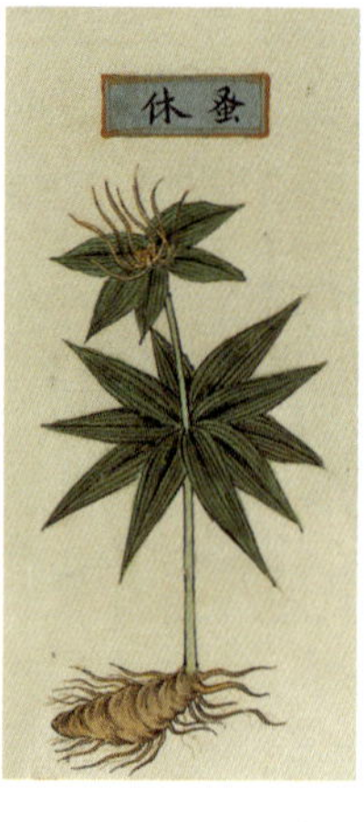

图 5 品汇·蚤休

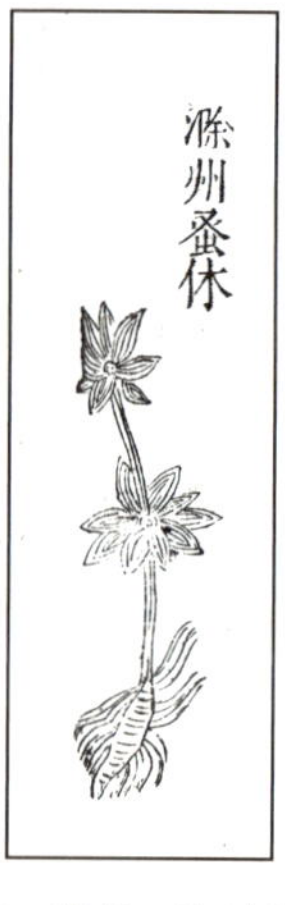

图 6 蒙筌·滁州蚤休

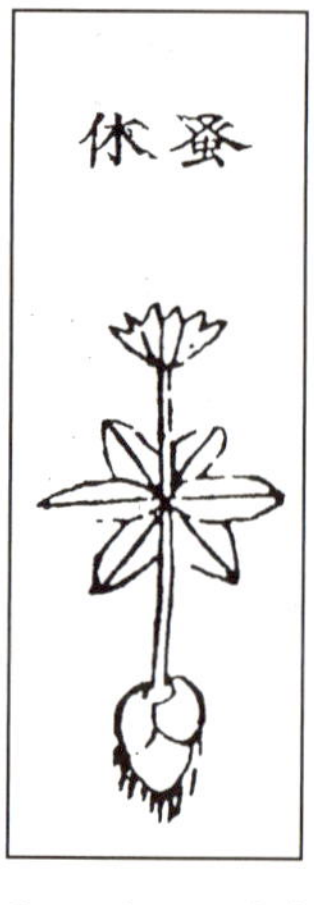

图 7 太乙·蚤休

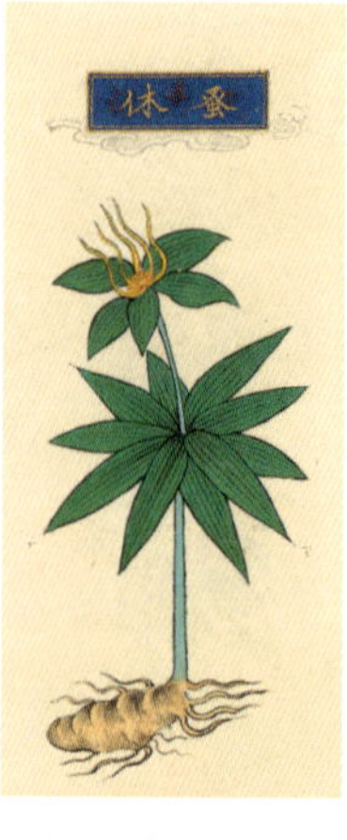

图 8 雷公·蚤休

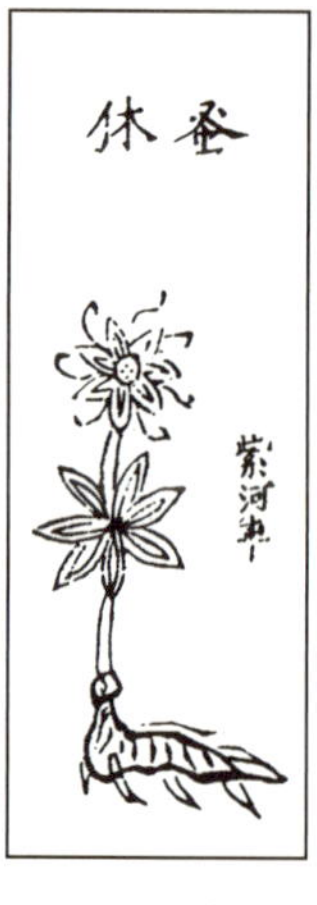

图 9 纲目（金）·蚤休

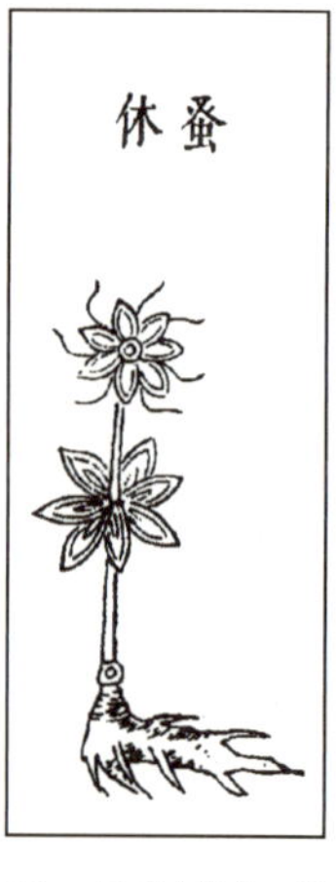

图 10 纲目（钱）·蚤休

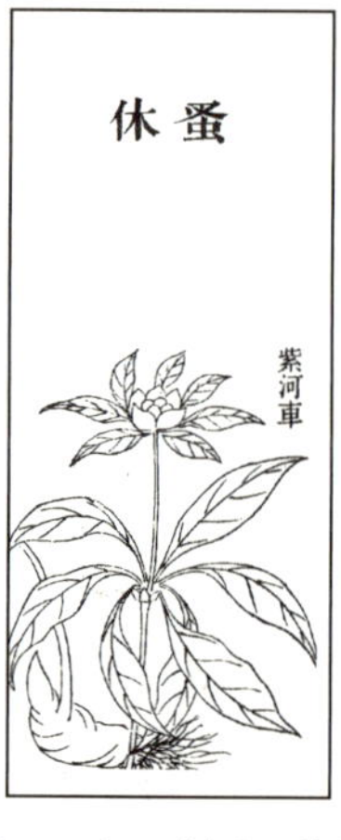

图 11 纲目（张）·蚤休

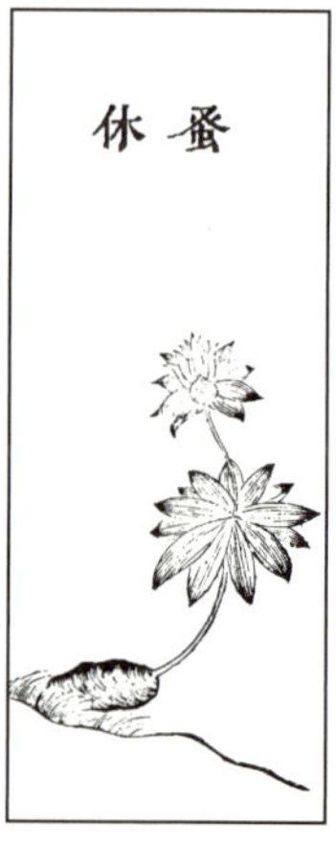

图 12 三才·蚤休

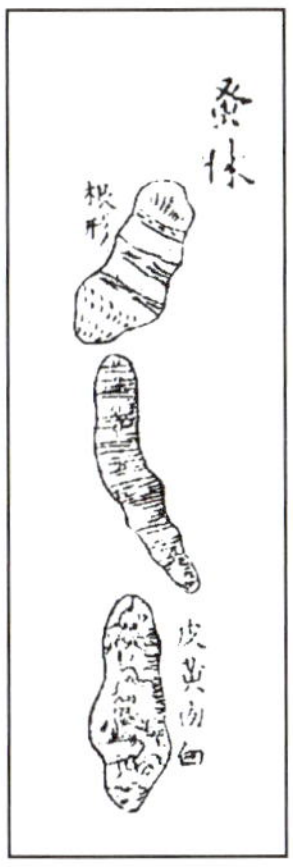

图 13　原始・蚤休

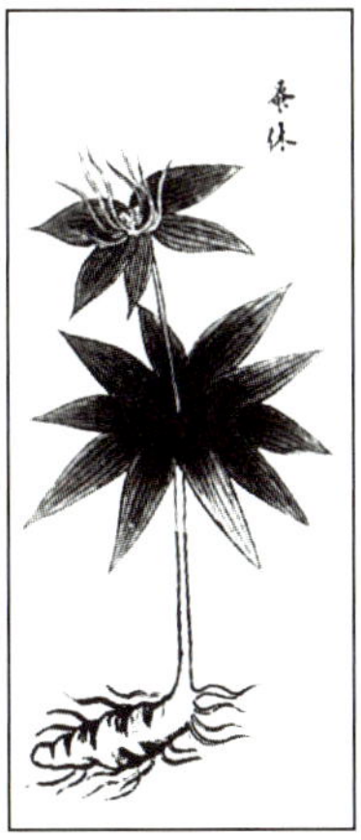

图 14　金石・蚤休

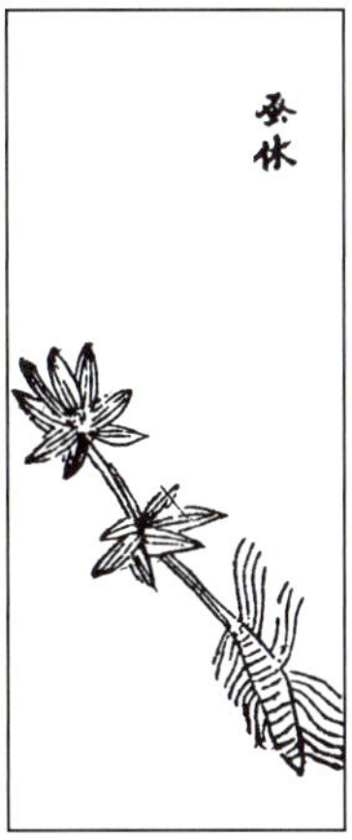

图 15　汇言・蚤休

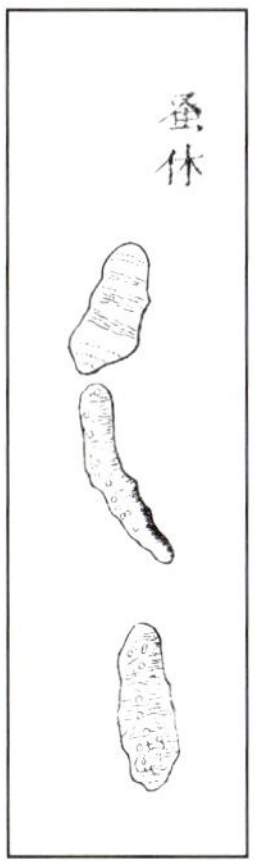

图 16　类纂・蚤休

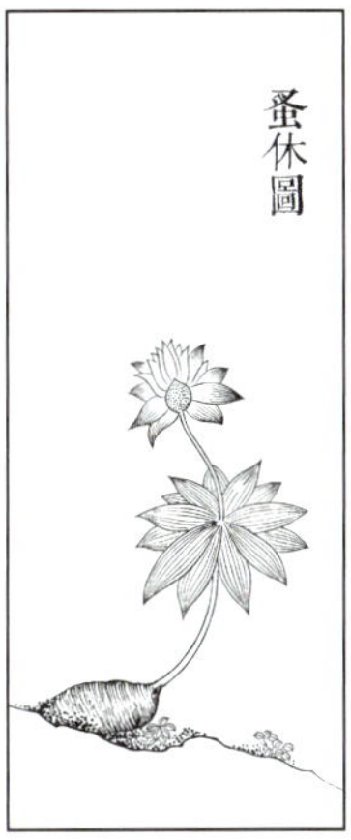

图 17　草木典・蚤休图

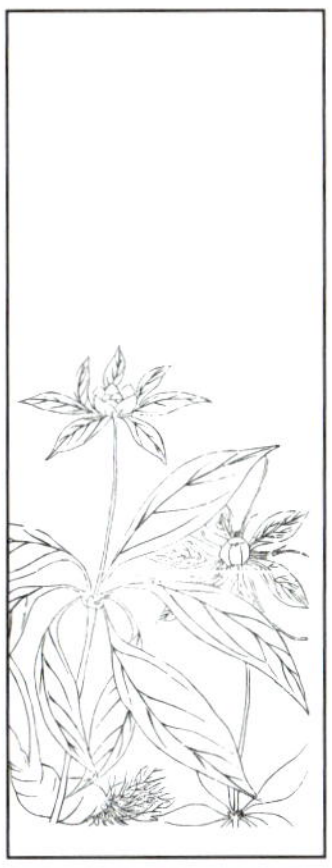

图 18　图考・蚤休

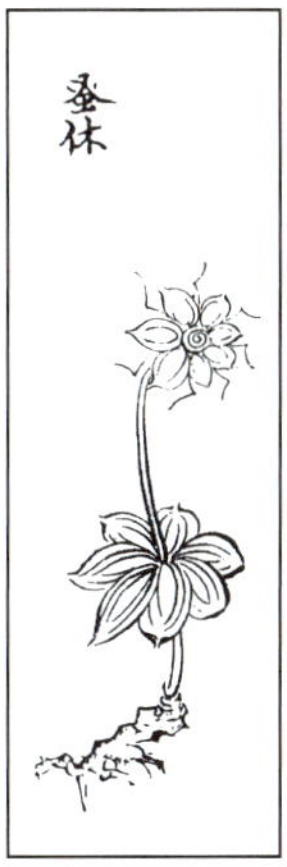

图 19　图说・蚤休

本品19图，取自19书，其中3幅彩图。有承继关系的图可分3个书类。

《本草图经》：该书的“滁州蚤休”图分别存于《大观》（图1）、《政和》（图2）、《绍兴》（图3）。此三传本药图基本一致。今以《政和》图2为《图经》图的代表。

仿绘该图的彩色图有：《本草品汇精要》“蚤休”（图5）。此后《补遗雷公炮制便览》“蚤休”（图8）、《金石昆虫草木状》“蚤休”（图14）又仿绘《品汇》图5。

仿绘该图的墨线图有：《本草歌括》“蚤休”（图4，有所简省删削）。《本草蒙筌》“滁州蚤休”（图6，未绘花序）。《本草汇言》“蚤休”（图15）又仿绘《蒙筌》图6。《太乙仙制本草药性大全》“蚤休”（图7，简单抽象）。《本草纲目》金陵本“蚤休”（图9，图注“紫河车”）。《纲目》钱本图10又仿绘金陵本图9。《本草简明图说》“蚤休”（图19）又仿绘《纲目》钱本图10。另《三才图会》“蚤休”（图12）仿绘《图经》图2，再新添土地背景。《古今图书集成・草木典》“蚤休图”（图17）又仿绘《三才》

图12，再加修饰。

《本草原始》：该书“蚤休”（图13）的仿绘者有《本草纲目类纂必读》“蚤休”（图16）。

《植物名实图考》：仿绘该书“蚤休”（图18）的有《纲目》张本图11。

以上19图中，除外16幅仿绘图，原创图尚有3幅（图2、13、18），详见下“鉴药”项。

【文录】

《本经》《别录》（见《证类》卷11“蚤休”） **一名蚩休。**生山阳川谷及冤句。

唐《唐本草》（同上）《唐本》注云：今谓重楼者是也。一名重台，南人名草甘遂。苗似王孙、鬼臼等。有二三层。根如肥大菖蒲，细肌脆白。

后蜀《蜀本草》（同上）《蜀本》:《图经》云：叶似鬼臼、牡蒙辈。年久者二三重。根似紫参，皮黄肉白。五月采根，日干用之。

吴越《日华子本草》（同上）《日华子》云：根如尺二蜈蚣，又如肥紫菖蒲，又名蚤休、螫休也。

宋《本草图经》（同上）《图经》曰：蚤休，即紫河车也，俗呼重楼金线。生山阳川谷及冤句，今河中、河阳、华、凤、文州及江淮间亦有之。苗叶似王孙、鬼臼等，作二三层。六月开黄紫，花蕊赤黄色，上有金丝垂下，秋结红子。根似肥姜，皮赤肉白。四月、五月采根，日干用。

宋《本草衍义》卷12“蚤休” 无旁枝，止一茎挺生，高尺余，颠有四五叶，叶有歧，似虎杖。中心又起茎，亦如是生叶。惟根入药用。

明《本草蒙筌》卷3“蚤休” 川谷俱有，江淮独多。不生傍枝，一茎挺立。茎中生叶，叶心抽茎。年久发三四层，上有金线垂下。故又名金线重楼，俗呼七叶一枝花也。

明《本草纲目》卷17“蚤休” 【释名】三层草（《纲目》）、白甘遂。【时珍曰】虫蛇之毒，得此治之即休，故有蚤休、螫休诸名。重台、三层，因其叶状也。金线重楼，因其花状也。甘遂，因其根状也。紫河车，因其功用也。【集解】【时珍曰】重楼金线处处有之，生于深山阴湿之地。一茎独上，茎当叶心。叶绿色似芍药，凡二三层，每一层七叶。茎头夏月开花，一花七瓣，有金丝蕊，长三四寸。王屋山产者至五七层。根如鬼臼、苍术状，外紫中白，有粘、糯二种。外丹家采制三黄、砂、汞。入药洗切焙用。俗谚云“七叶一枝花，深山是我家。痈疽如遇者，一似手拈拿”，是也。

清《植物名实图考》卷24“蚤休” 蚤休，《本经》下品。江西、湖南山中多有，人家亦种之。通呼为草河车，亦曰七叶一枝花。为外科要药。滇南谓之重楼、一枝箭，以其根老横纹粗皱如虫形，乃作虫蒌字。亦有一层六叶者，花仅数缕，不甚可观，名逾其实，子色殷红。

【鉴药】

“蚤休”首见于《本经》。时珍释其名曰：“虫蛇之毒，得此治之即休，故有蚤休、螯休诸名。”今人或谓“蚤”乃“早”之通假，义为虫毒“早休”。又名“重楼”，时珍谓“因其花状也”。清·吴其濬云：“以其根老横纹粗皱如虫形，乃作‘虫蒌’字。”《本经》载其“主惊痫，摇头弄舌，热气在腹中，癫疾，痈疮阴蚀，下三虫，去蛇毒”。后世为外科要药，有“痈疽如遇者，一似手拈拿”之俗谚。

现代学者陈重明等对本品历代本草记载的解说甚详，[1]此下多引述其说。《本经》《别录》无形态描述，仅云“生山阳川谷及冤句”。本品分布甚广，故早期产地记录并非专属。一般《本经》药，梁·陶弘景都会有所议论，本品无。《本经》“甘遂”条，陶弘景云：“江东比来用京口者，大不相似。赤皮者胜，白皮者都下亦有，名草甘遂，殊恶。”这种白皮“草甘遂”，《唐本草》云：“所谓草甘遂者，乃蚤休也，疗体全别。”此即指本条蚤休。

《唐本草》云：“今谓重楼者是也。一名重台，南人名草甘遂。苗似王孙、鬼臼等。有二三层。根如肥大菖蒲，细肌脆白。”其中“重楼”“重台”形象地表示其轮生叶和花茎轮生花被片及花蕊、花柱等三层构成。唐本《图经》亦云：“叶似鬼臼、牡蒙辈。年久者二三重。根似紫参，皮黄肉白。”其“根似紫参”，但又“皮黄肉白”，此说恐有误！紫参色紫红，何来“皮黄”？《日华子本草》云：“根如尺二蜈蚣，又如肥紫菖蒲，又名蚤休、螯休也。”其中根（根茎）如“蜈蚣”说，是指本品根茎有明显的结节。

宋·苏颂《图经》综合前人之说，以及嘉祐间调查所得，补充曰：“蚤休，即紫河车也，俗呼重楼金线。生山阳川谷及冤句，今河中、河阳、华、凤、文州及江淮间亦有之。苗叶似王孙、鬼臼等，作二三层。六月开黄紫，花蕊赤黄色，上有金丝垂下，秋结红子。根似肥姜，皮赤肉白。”该书首次提到本品别名“紫河车”，并描述了其花色、花蕊的形态。《图经》“滁州蚤休”（图2）也给出了蚤休原植物图形。据此，本品即百合科重楼属植物七叶一枝花*Paris polyphylla* Sm.。

此后寇宗奭云：“无旁枝，止一茎挺生，高尺余，颠有四五叶，叶有歧，似虎杖。中心又起茎，亦如是生叶。惟根入药用。”李时珍亦云：“重楼金线处处有之，生于深山阴湿之地。一茎独上，茎当叶心。叶绿色似芍药，凡二三层，每一层七叶。茎头夏月开花，一花七瓣，有金丝蕊，长三四寸。王屋山产者至五七层。根如鬼臼、苍术状，外紫中白，有粘、糯二种。”所谓“外紫”，不过是外棕褐色而已。可能是为了迎合“紫河车”一名而称其皮紫。至于“粘、糯二种”，殊为难解。粘、糯多指禾本科可食之米，本品非食品，何来“粘、糯”？

1 陈重明、黄胜白等：《本草学》，南京：东南大学出版社，2005：238.

1.《本草图经》：该书“滁州蚤休”（图2）所绘有粗大，似有横纹环节，须根甚多。一茎直上，叶（10枚）轮生。叶形椭圆状披针形，直出平行脉。花被亦分内外两轮，中心有长蕊。今从《中国植物志》，将其定为百合科植物七叶一枝花*P. polyphylla*。该图有后世众多仿绘者，其图或有小差异，但并未改变植物种的特征。重楼属植物种及变种甚多，凭借古本草粗糙的墨线图，是很难确定其变种的。《中华本草》据《本草图经》图文，定其植物种为华重楼*Paris polyphylla* Smith var. *chinensis*（Franch.）Hara［*P. chinensis* Franch.］。又云：“考《纲目》中所附之图，应为云南重楼*Paris polyphylla* Smith var. *yunnanensis*（Franch.）Hand.-Mazz.。”且云“《植物名实图考》……观其带花之图，也应为云南重楼。”[1]但该书未示《纲目》附图为何版本。金陵本、钱本《纲目》附图乃仿《图经》之图而来，标本来自滁州（今安徽滁州市）。若《图经》之植物定作“华重楼”，则《纲目》附图亦当为此种。疑《中华本草》所据乃《纲目》（张本）所附之“蚤休”（图11），此图乃转绘《植物名实图考》之图，故其形相似，均为宽瓣重楼（云南重楼）*P. polyphylla* Smith var. *yunnanensis*。

2.《本草原始》：该书“蚤休”（图13）为药材写生图，有根茎3支，注云：“根形”“皮黄肉白”。其根茎圆锥形，具环节。顶端具凹陷的点状茎痕。初步认为此即七叶一枝花*P. polyphylla*的干燥根茎。

3.《植物名实图考》：该书“蚤休”（图18）绘有粗大的根茎。茎上有七叶轮生，每叶椭圆状披针形。茎端有花，内轮花被片狭长披针形。《中华本草》云此图所示植物种为云南重楼*P. polyphylla* Smith var. *yunnanensis*（Franch.）Hand.-Mazz.。

【小结】

“蚤休”为《本经》所用的早期药物之一，至今仍为外科痈疽常用药。据《唐本草》、宋《图经》的本草文字记载，本品当为百合科植物七叶一枝花*Paris polyphylla* Sm.。《本草图经》《本草原始》《植物名实图考》均有较好的写生绘图。或考《植物名实图考》之图的植物种为云南重楼*P. polyphylla* Smith var. *yunnanensis*（Franch.）Hand.-Mazz.。

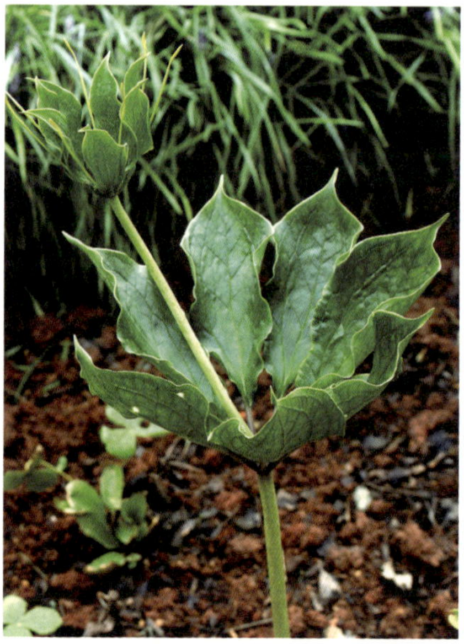

图 20　七叶一枝花 *Paris polyphylla*

1　国家中医药管理局《中华本草》编委会：《中华本草》（8），上海：上海科学技术出版社，1999：130.

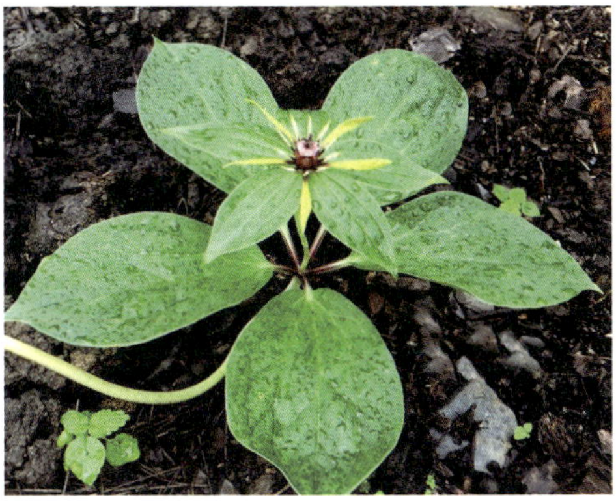

图 21　宽瓣重楼（云南重楼）*P. polyphylla* var. *yunnanensis*

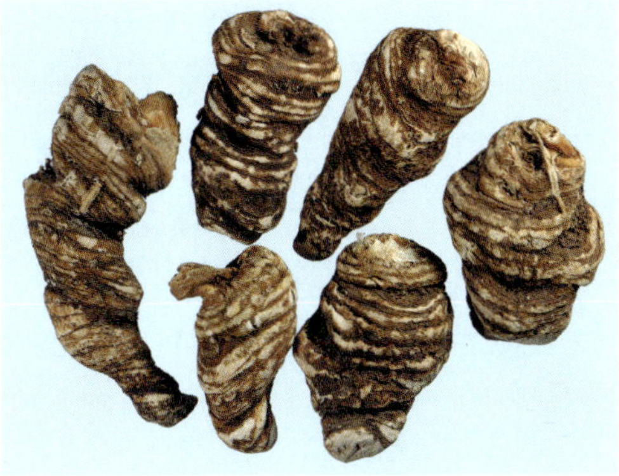

图 22　重楼药材

17-31　鬼臼

【品图】

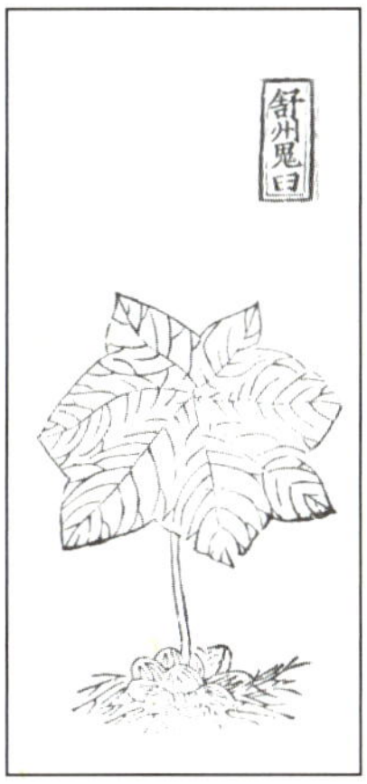

图 1　图经（大）· 舒州鬼臼

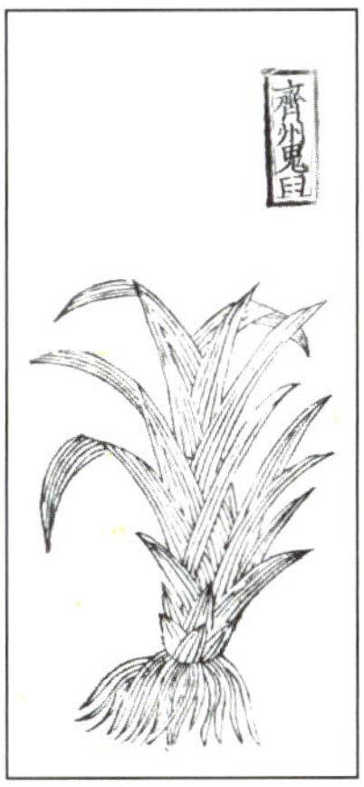

图 2　图经（大）· 齐州鬼臼

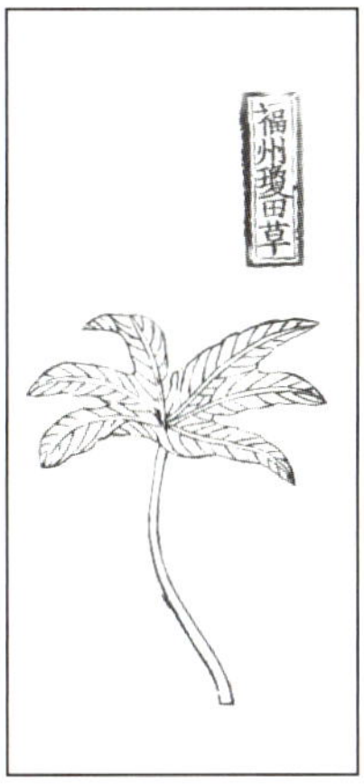

图 3　图经（大）· 福州琼田草

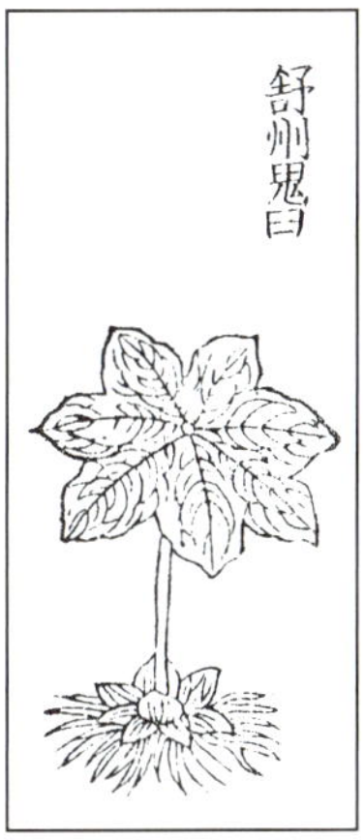

图 4　图经（政）· 舒州鬼臼

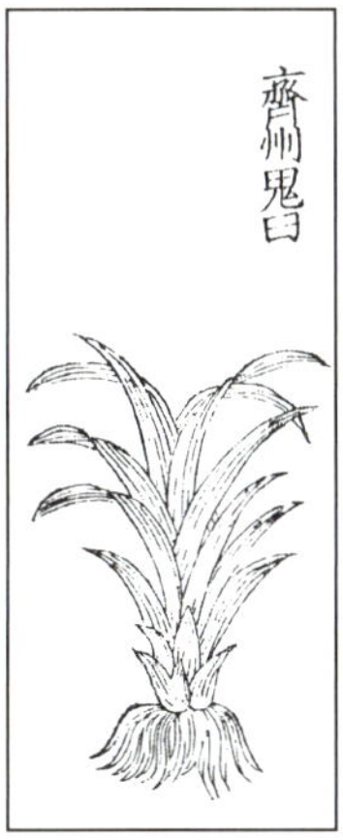

图 5　图经（政）· 齐州鬼臼

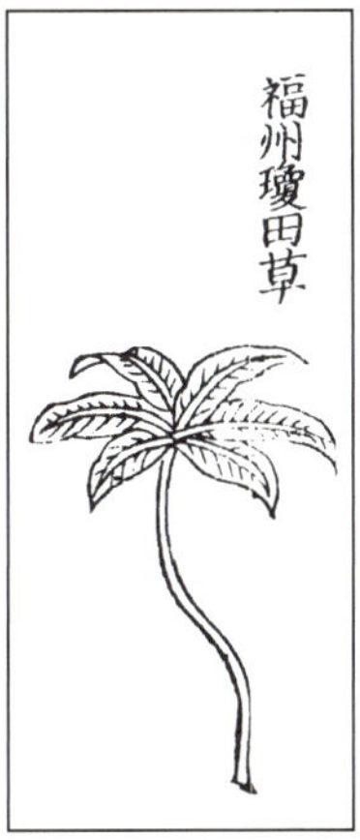

图 6　图经（政）· 福州琼田草

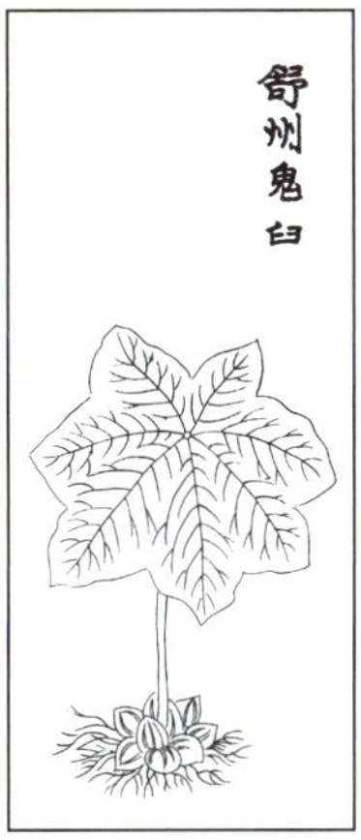

图 7　图经（绍）· 舒州鬼臼

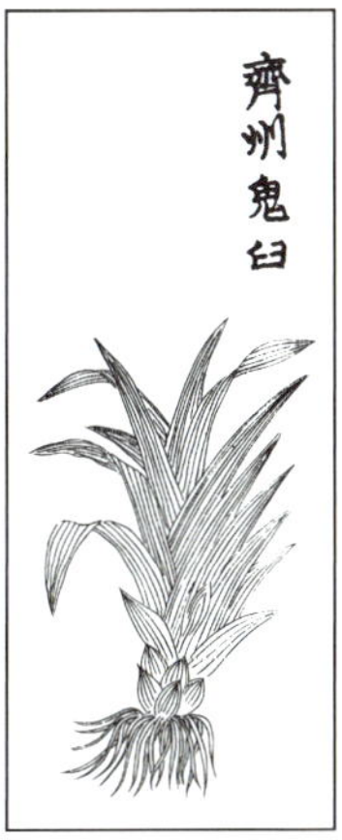

图 8　图经（绍）· 齐州鬼臼

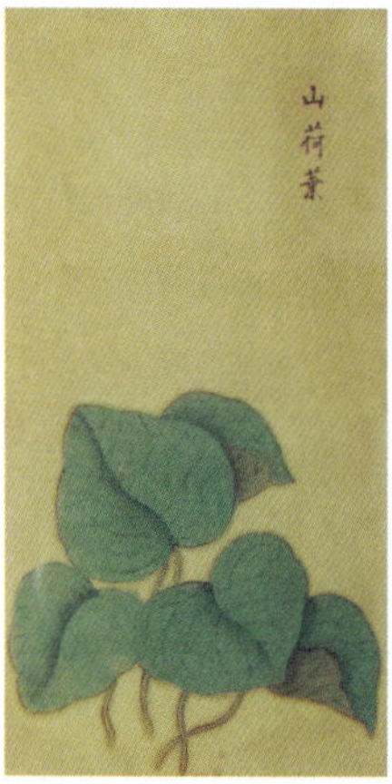

图 9 履巉岩・山荷叶

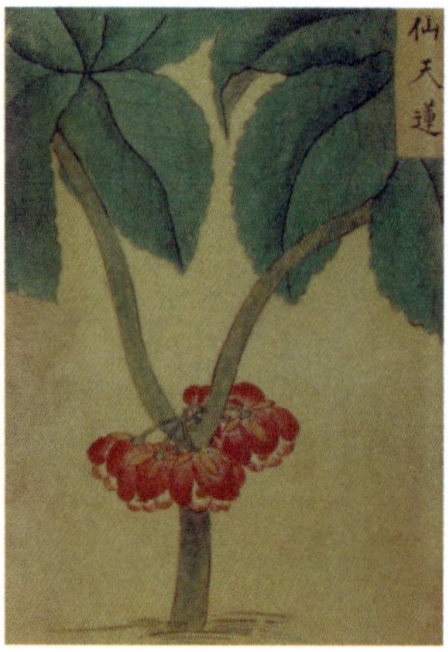

图 10 履巉岩・仙天莲

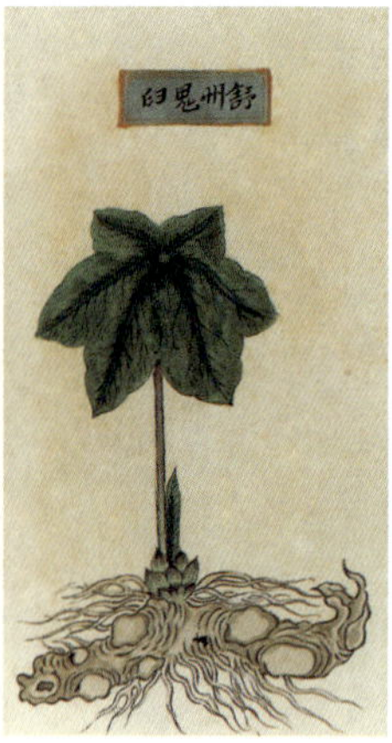

图 11 品汇・舒州鬼臼

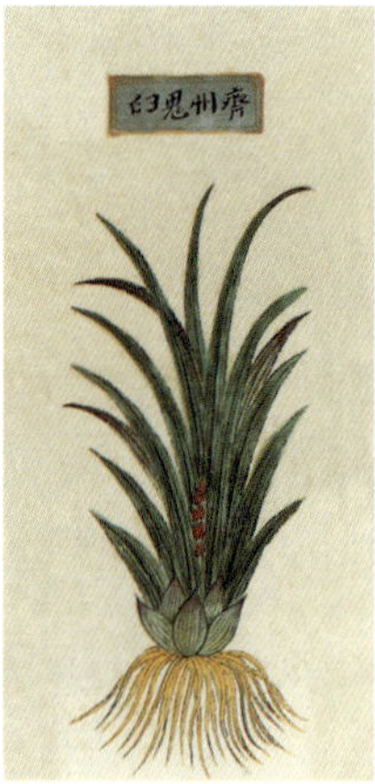

图 12 品汇・齐州鬼臼

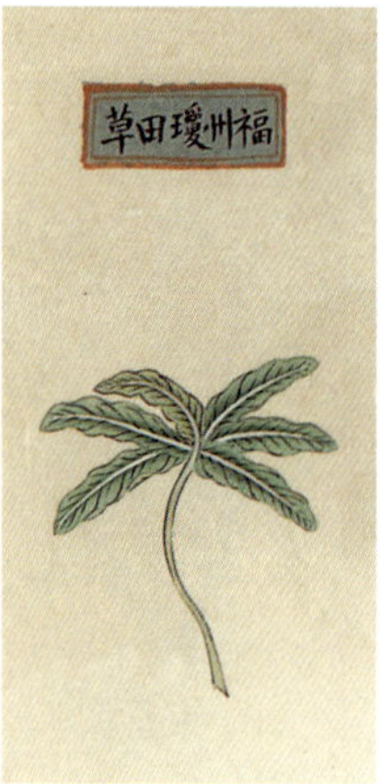

图 13 品汇・福州琼田草

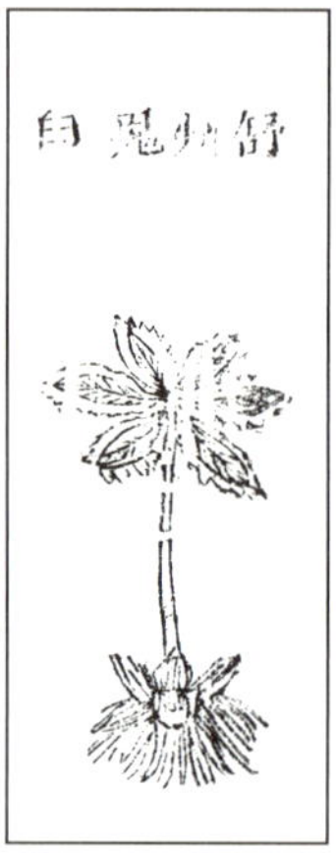

图 14 蒙筌・舒州鬼白

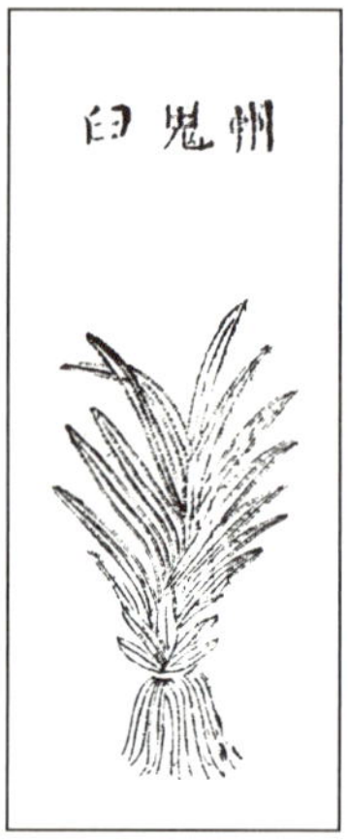

图 15 蒙筌・齐州鬼白

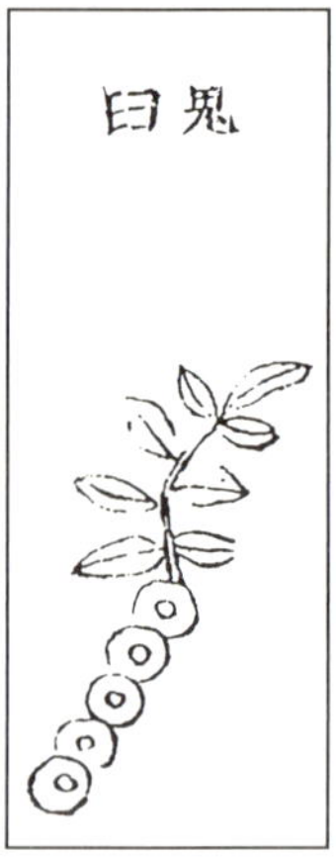

图 16 太乙・鬼白

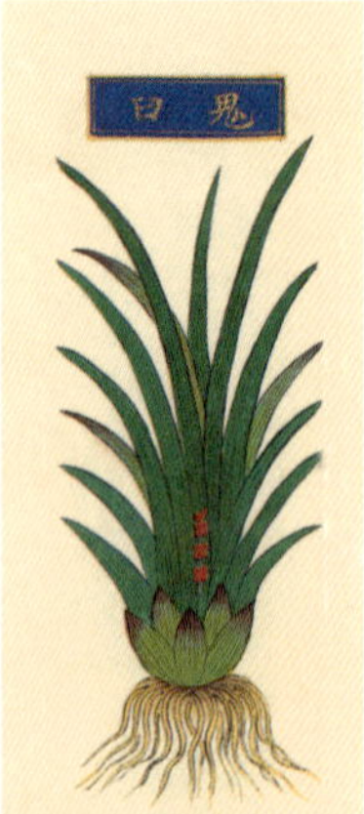

图 17 雷公・鬼白

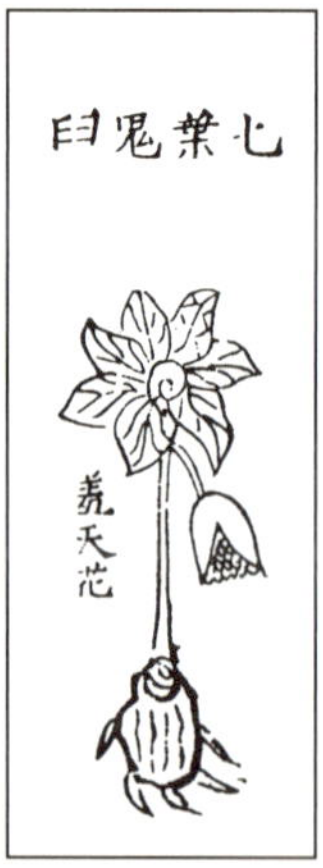

图 18 纲目（金）・七叶鬼白

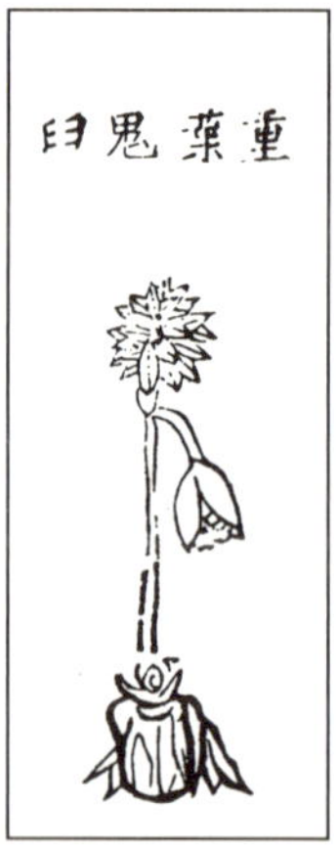

图 19 纲目（金）・重叶鬼白

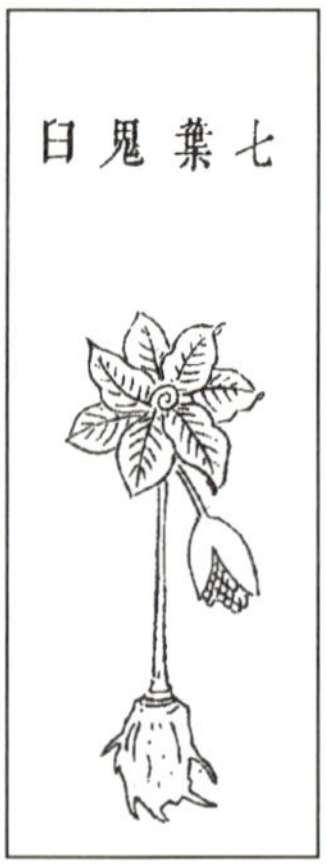

图 20 纲目（钱）・七叶鬼白

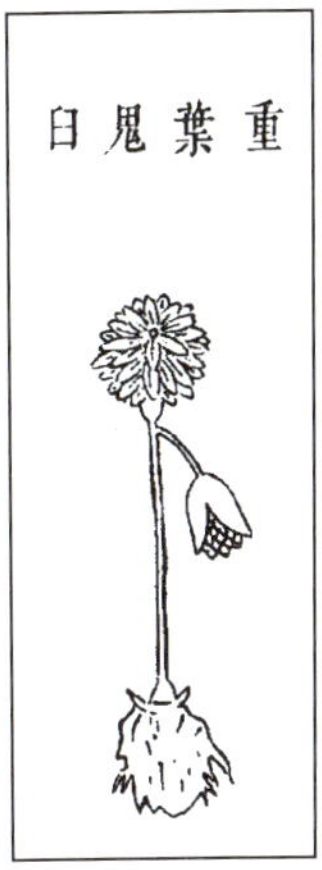

图21 纲目(钱)·重叶鬼臼

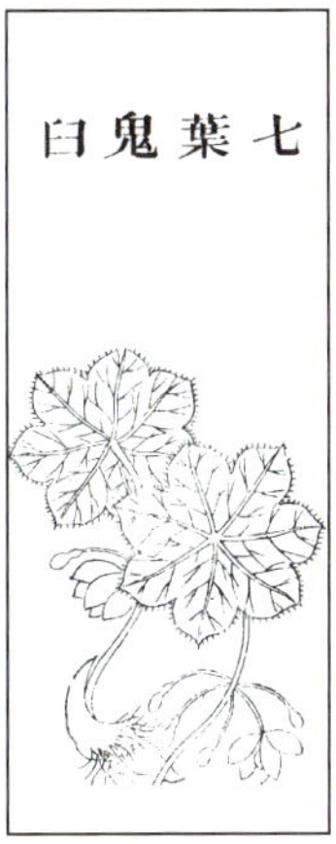

图22 纲目(张)·七叶鬼臼

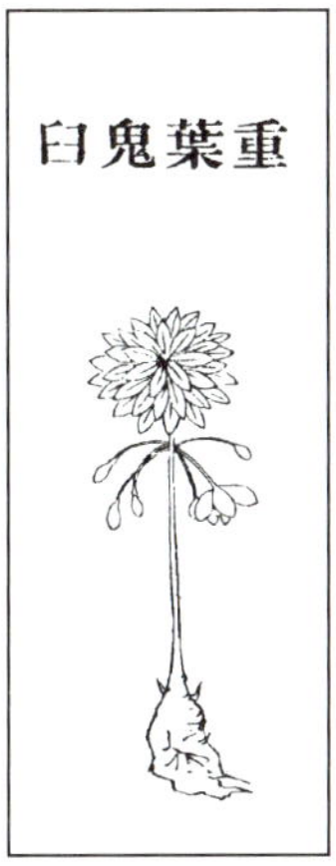

图23 纲目(张)·重叶鬼臼

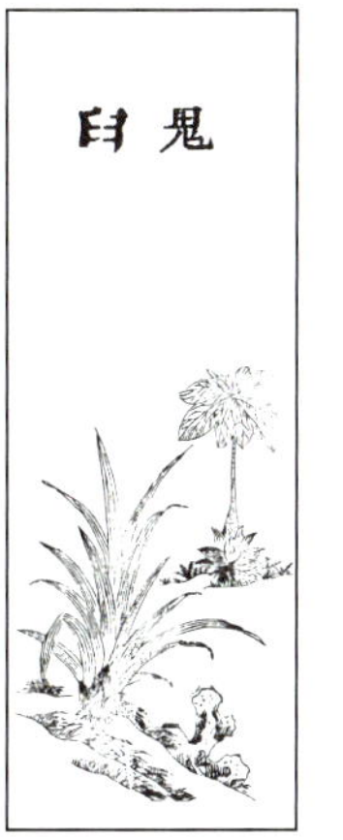

图24 三才·鬼臼

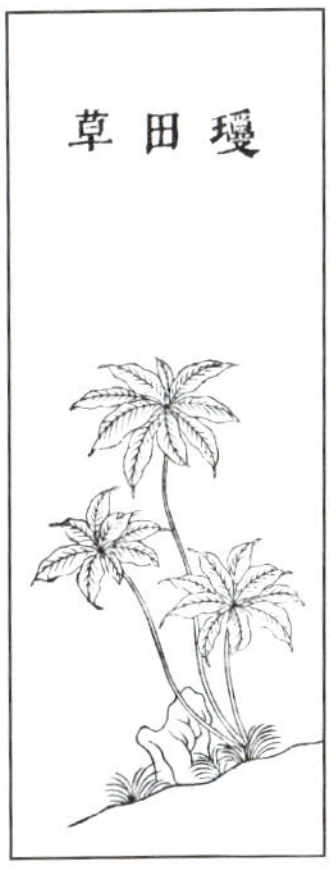

图25 三才·琼田草

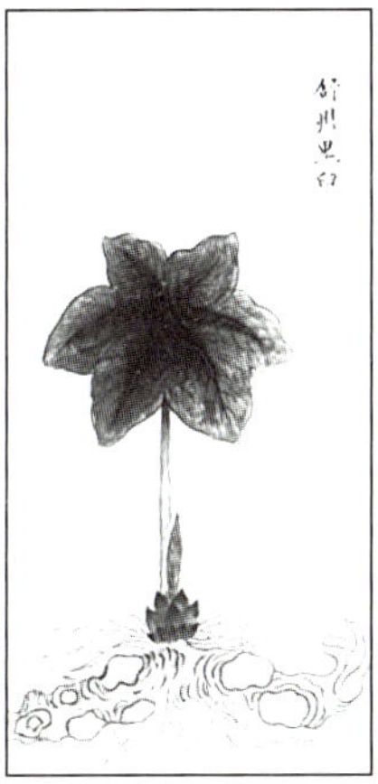
图26 金石·舒州鬼臼

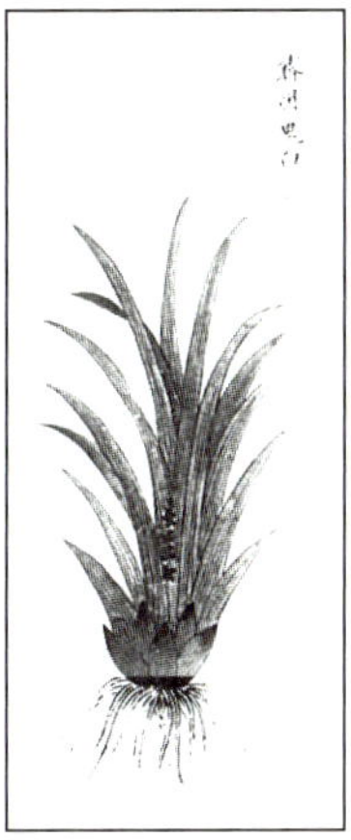
图27 金石·齐州鬼臼

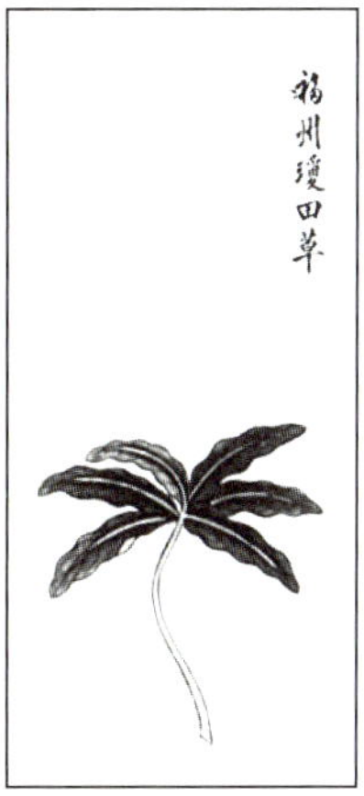

图28 金石·福州琼田草

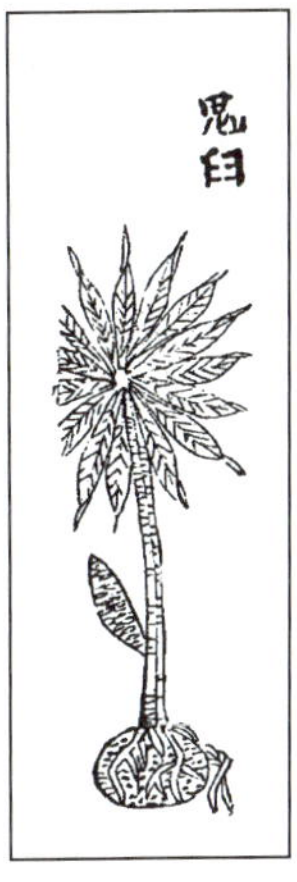

图29 汇言·鬼臼

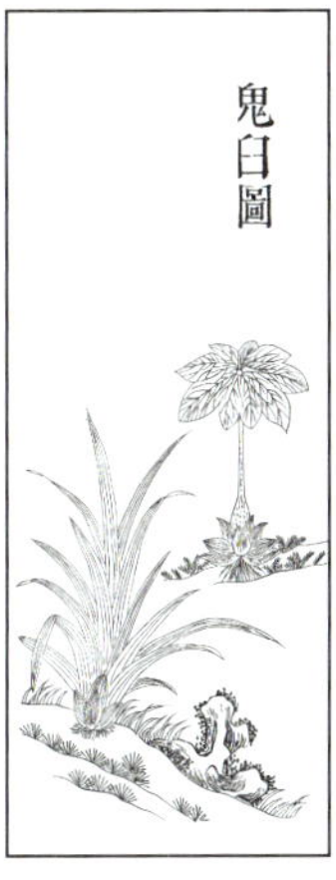

图30 草木典·鬼臼图

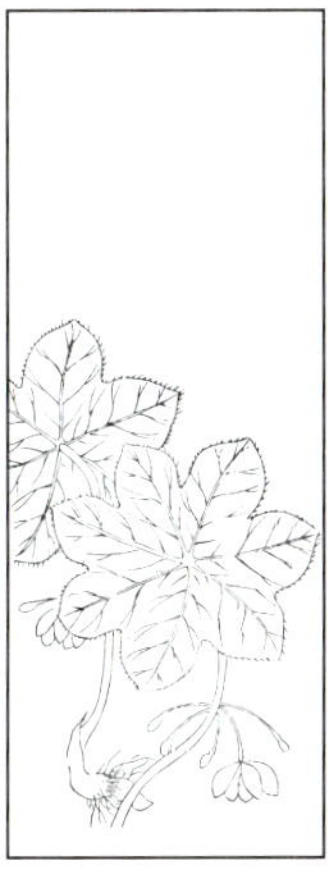
图31 图考·鬼臼

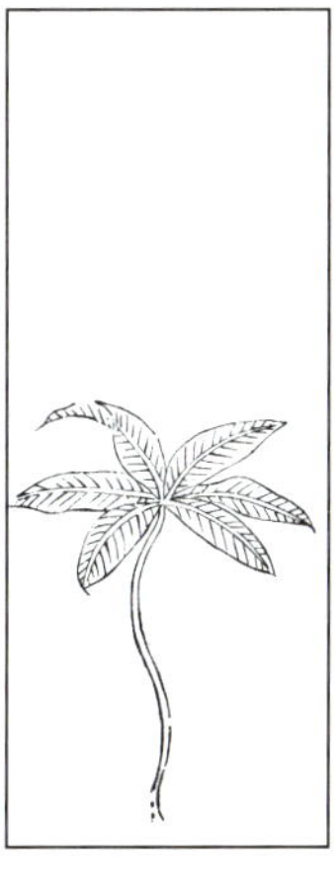
图32 图考·福州琼田草

本品32图，取自16书，其中9幅彩图。有承继关系的图可分3个书类。

《本草图经》：该书的“舒州鬼臼”“齐州鬼臼”“福州琼田草”图依次分别存于《大观》（图1、2、3）、《政和》（图4、5、6）、《绍兴》（图7、8）。此三传本药图大同小异（《绍兴》无“琼田草”）。今以《政和》图4、图5、图6为《图经》图的代表。

仿绘《图经》3图的彩色图有：《本草品汇精要》“舒州鬼臼”（图11）增添粗大的横走根茎。“齐州鬼臼”（图12）叶中心增加了红色穗状花序。“福州琼田草”（图13）基本照原图仿绘。此后《补遗雷公炮制便览》“鬼臼”（图17）仿绘《品汇》图12。《金石昆虫草木状》图26、图27、图28又依次仿绘《品汇》图11、图12、图13。

仿绘《图经》3图的墨线图有：《本草蒙筌》“舒州鬼臼”（图14，将原掌状浅裂的叶片改绘为全裂，小叶周边有粗锯齿）、“齐[1]州鬼臼”（图15，基本仿绘）。《三才图会》“鬼臼”（图24）将《图经》“舒州鬼臼”（图4）、“齐州鬼臼”（图5）合绘于一图，再分别增加土地背景。另“琼田草”（图25）增绘了2株琼田草，将原深裂叶改绘为全裂叶，并增添了土地背景。《古今图书集成·草木典》“鬼臼图”（图30）又仿绘《三才》图24，略加修饰。《植物名实图考》“福州琼田草”（图32）仿绘自《图经》图6。

《本草纲目》（金陵本）：该书有图2幅。“七叶鬼臼”（图18）、“重叶鬼臼”（图19）。《纲目》钱本图20、图21依次仿绘金陵本此2图。《纲目》张本“重叶鬼臼”（图23）仿绘钱本图21。

《植物名实图考》：该书“鬼臼”（图31）的仿绘者有《纲目》张本“七叶鬼臼”（图22）。

以上32图中，除外22幅仿绘图，原创图尚有10幅（图4、5、6、9、10、16、18、19、29、31），详见下“鉴药”项。

【文录】

《本经》《别录》（见《证类》卷11“鬼臼”） **一名爵犀，一名马目毒公，一名九臼，**一名天臼，一名解毒。生九真山谷及冤句。二月、八月采根。

梁《本草经集注》（同上） 陶隐居云：鬼臼如射干，白而味甘，温，有毒。主风邪，鬼疰，蛊毒，九臼相连，有毛者良。一名九臼，生山谷，八月采，阴干。又似钩吻。今马目毒公如黄精，根臼处似马眼而柔润。鬼臼似射干、术辈，有两种：出钱塘、近道者，味甘，上有丛毛，最胜；出会稽、吴兴者，乃大，味苦，无丛毛，不如，略乃相似而乖异毒公。今方家多用鬼臼，少用毒公，不知此那复顿尔乖越也。

唐《唐本草》（同上）《唐本》注云：此药生深出岩石之阴。叶如蓖麻、重楼辈。生一茎，茎端一叶，亦有两歧者。年长一茎，茎枯为一臼。假令生来二十年，则有二十臼，岂惟九臼耶？根肉皮须并似射干，今俗用皆是射干。及江南别送一物，非真者。今荆州当阳市、硖州远安县、襄州荆山县山中并有之，极难得也。

1 齐：原脱。据该书其他版本补。

宋《本草图经》(同上)《图经》曰：今江宁府、滁、舒、商齐、杭、襄、峡州、荆门军亦有之，多生深山岩石之阴。叶似蓖麻、重楼辈。初生一茎，茎端一叶，亦有两歧者，年长一茎，茎枯为一臼，二十年则二十臼也。花生茎间，赤色，三月开，后结实。根、肉、皮、须并似射干，俗用皆是射干，当细别之。七月、八月采根，暴干用。古方治五尸，鬼疰，百毒，恶气方用之。一说鬼臼生深山阴地，叶六出或五出，如雁掌。茎端一叶如伞，盖旦时东向，及暮则西倾，盖随日出没也。花红紫如荔枝，正在叶下，常为叶所蔽，未常见日。一年生一叶，既枯则为一臼，及八九年则八九臼矣。然一年一臼生而一臼腐，盖陈新相易也，故俗又名曰害母草。如芋魁、乌头辈亦然。新苗生则旧苗死，前年之魁腐矣。而《本草》注谓全似射干，今射干体状虽相似，然臼形浅薄，大异鬼臼，鬼臼如八九天南星侧比相迭，而色理正如射干。要者，当使人求苗采之，市中不复有也。

宋《履巉岩本草》卷下“仙天莲” 一名天荷叶。

明《本草蒙筌》卷3“鬼臼” 齐杭襄峡最多，深山阴地才有。独茎起土内，一叶坚茎端。(状如伞盖。一云：叶六出、或五出，如雁掌。)旦东向，暮西倾，随日出没；枯一茎，为一臼，逐岁增添。(每年长一茎，茎枯为一臼，二十年则二十臼也。)要求真采之，勿贸假误也。

明《本草纲目》卷17“鬼臼”【释名】鬼药(《纲目》)、羞天花(《纲目》)、术律草(《纲目》)、独脚莲(《土宿本草》)、独荷草(《土宿》)、山荷叶(《纲目》)、旱荷(《纲目》)、八角盘(《纲目》)、唐婆镜。【时珍曰】此物有毒，而臼如马眼，故名马目毒公。杀蛊解毒，故有犀名。其叶如镜、如盘、如荷，而新苗生则旧苗死，故有镜、盘、荷、莲、害母诸名。《苏东坡诗集》云“璚田草俗号唐婆镜”，即本草鬼臼也。岁生一臼，如黄精根而坚瘦，可以辟谷。宋祁《剑南方物赞》云：羞天花，蜀地处处有之。依茎缀花，蔽叶自隐，俗名羞天，予改为羞寒花，即本草鬼臼也。赞云：“冒寒而茂，茎修叶广。附茎作花，叶蔽其上。”以其自蔽，若有羞状。○别有羞天草，与此不同，即海芋也。【集解】【时珍曰】鬼臼根如天南星相叠之状，故市人道谓小者为南星，大者为鬼臼，殊为谬误。按《黄山谷集》云：唐婆镜叶底开花，俗名羞天花，即鬼臼也。岁生一臼，满十二岁，则可为药。今方家乃以鬼灯檠为鬼臼，误矣。又郑樵《通志》云：鬼臼叶如小荷，形如鸟掌，年长一茎，茎枯则根为一臼，亦名八角盘，以其叶似之也。据此二说，则似是今人所谓独脚莲者也。又名山荷叶、独荷草、旱荷叶、八角镜。南方处处深山阴密处有之，北方惟龙门山、王屋山有之。一茎独上，茎生叶心而中空。一茎七叶，圆如初生小荷叶，面青背紫，揉其叶作瓜李香。开花在叶下，亦有无花者。其根全似苍术、紫河车。丹炉家采根制三黄、砂、汞。或云其叶八角者更灵。或云其根与紫河车一样，但以白色者为河车，赤色者为鬼臼，恐亦不然。而《庚辛玉册》谓蚤休阳草，旱荷阴草，亦有分别。陶弘景以马目毒公与鬼臼为二物，殊不知正是一物而有二种也。又唐独孤滔《丹房镜源》云：术律车有二种，根皆似南星，赤茎直上，茎端生叶。一种叶凡七瓣，一种叶作数层。叶似蓖麻，面青背紫而有细毛。叶下附茎开一花，状如铃铎倒垂，青白色，黄蕊中空，结黄子。风吹不动，无风自摇。可制砂、汞。按此即鬼臼之二种也。其说形状甚明。

清《植物名实图考》卷24“鬼臼” 鬼臼，《本经》下品。江西、湖南山中多有，人家亦种之。通呼为独脚莲。其叶有角不圆，或曰八角莲。高至四五尺，就茎开花，红紫娇嫩，下垂成簇。外科蓄之。郑渔仲谓叶如荷叶，形如鸟掌，年长一茎，茎枯则为一臼，亦名八角盘。其形容极确。原图仍为鬼灯檠，宜山谷《诗注》之斥排也。

【鉴药】

“鬼臼”首见于《本经》。《中华本草》释名曰：“其根茎如数臼相连，故称鬼臼、九臼等”。一名马目毒公。李时珍释名曰：“此物有毒，而臼如马眼，故名马目毒公。”《本经》云其“主杀蛊毒，鬼疰精物，辟恶气不祥，逐邪，解百毒”，似用其“鬼”字以驱鬼物。后世医方少见鬼臼之名。民间多用作草药，解毒消痈，攻积散结等。时珍又谓《图经》“外草类·琼田草”亦属本品，故将其并入本条。

本品之名，以药用部分有“臼”得名。“臼”即根茎上方凹陷如臼的茎痕。有不少植物的根茎亦有“臼”，这就会影响到本品来源的判断。

梁·陶隐居认为本条包括两种药，一种是鬼臼，“如射干，白而味甘，温，有毒……九臼相连，有毛者良。一名九臼，生山谷，八月采，阴干。又似钩吻。”还有一种是马目毒公，“如黄精，根臼处似马眼而柔润。”其中“鬼臼”又有两种，“出钱塘、近道者，味甘，上有丛毛，最胜；出会稽、吴兴者，乃大，味苦，无丛毛，不如。”陶氏以药用根茎为描述对象，基本没有介绍地上的植物形态，这对鉴定来说就倍觉困难。陶氏还说：“方家多用鬼臼，少用毒公。”可见鬼臼是最值得注意的。

《唐本草》首次描述了本品的植物形态及生境：“此药生深岀岩石之阴。叶如蓖麻、重楼辈。生一茎，茎端一叶，亦有两歧者。年长一茎，茎枯为一臼……根肉皮须并似射干，今俗用皆是射干。”据此，鬼臼当为我国特有的鬼臼属（*Dysosma* Woodson）植物。该属植物多年生，具粗短横走的根茎，茎单生，叶大，盾状，与《唐本草》所云“叶如蓖麻、重楼辈。生一茎，茎端一叶……年长一茎，茎枯为一臼”完全符合。其根茎虽然与射干根茎相似，但地上部分相差太大。唐代用射干作鬼臼，大概还是药源问题。射干易得易种，鬼臼则不然，故《唐本草》又云“今荆州当阳市、硖州远安县、襄州荆山县山中并有之，极难得也。”其实本品在我国亚热带常绿阔叶林带范围内的地区皆有分布，只是发掘不够而已。

宋《本草图经》时，鬼臼的产地涉及江宁府、滁、舒、杭、襄、峡州、荆门军（以上为长江流域地区）、商（今陕西商洛）、齐（今山东济南）等地。苏颂除转述《唐本草》

所载形态外，还提到当时对鬼臼的一种说法："一说鬼臼生深山阴地，叶六出或五出，如雁掌。茎端一叶如伞，盖旦时东向，及暮则西倾，盖随日出没也。花红紫如荔枝，正在叶下，常为叶所蔽，未常见日。一年生一叶，既枯则为一臼，及八九年则八九臼矣。"这就提示鬼臼乃小檗科鬼臼属植物六角莲 *Dysosma pleiantha*（Hance）Woodson 与八角莲 *D. versipellis*（Hance）M. Cheng ex Ying 两个种。苏颂且指出："《本草》注谓全似射干，今射干体状虽相似，然臼形浅薄，大异鬼臼。鬼臼如八九天南星侧比相迭，而色理正如射干。要者，当使人求苗采之，市中不复有也。"这就说明，"鬼臼"其实与射干的根茎也是有区别的。但苏颂说"鬼臼如八九天南星侧比相迭"，又引起新的混乱。后世《本草汇言》"鬼臼"（图29）的植物就是天南星。

以下结合诸书药图分析其来源。

1.《本草图经》：该书"舒州鬼臼"（图4）根多须根，茎基部有叶状大鳞片。一茎直立，茎顶叶盾状着生，有7个较深的裂片。此类似八角莲 *D. versipellis*。但此图未绘出粗大横走的根茎，是其不足。舒州即今安徽潜山县。

"齐州鬼臼"（图5）根部须根甚多，叶剑形，嵌迭状排列。根据《唐本草》记载，古代常以射干混充鬼臼，则此图所示，当为鸢尾科射干属（*Belamcanda*）或鸢尾属（*Iris*）植物。因无花序，难以判别属于哪一个属。

"福州琼田草"（图6）属于《图经》外草类，是北宋民间草药，产地为福州（今属福建）。此图仅示一叶片，生于茎顶，属于盾状着生（画技关系，没有绘得很到位）。其文字记载为"春生苗叶，无花"。据此形状，类似八角莲 *D. versipellis*，裂片甚深。不是无花，而是其花在叶下，一般人很难看到。

2.《履巉岩本草》：该书有2图。"山荷叶"（图9）绘数片小叶，阔卵形，无分裂。其名"山荷叶"，为《本草纲目》鬼臼的别名之一。《浙江民间常用草药》"山荷叶"也是指小檗科植物八角莲*D. pleianth*，因此或将此图基原订为八角莲。[1]但最新考证认为此图基原当为天南星科植物滴水珠*Pinellia cordata* N. E. Br.，[2]诚是。

"仙天莲"（图10）茎生叶二片，长柄。叶片盾状着生，有数个深裂，裂片三角状卵形，叶缘有锯齿。伞形花序，生于茎顶两叶交叉处，6朵，下垂，花瓣6，紫红色。今考为小檗科植物八角莲*Dysosma pleiantha*（Hance）Woods.，[3]或纠正其中文名当为"六角莲"。[2]

3.《太乙仙制本草药性大全》：该书"鬼臼"（图16）为示意图。其叶似为单子叶植物，地下部分由一个个带茎痕的根茎连缀而成。此非鬼臼，也无法定植物种，

1 郑金生：《南宋珍稀本草三种》，北京：人民卫生出版社，2007：58.

2 汪华锋、韩召会、张水利：《履巉岩本草》山荷叶和仙天莲的本草考证，浙江中医药大学学报，2012，36（10）：1063-1065.

3 郑金生：《南宋珍稀本草三种》，北京：人民卫生出版社，2007：59.

但从其图示意，类似百合科黄精属(*Polygonatum* Mill.)。此属植物的根茎也常有"臼"。

4.《本草纲目》(金陵本)：该书有图2幅。其中"七叶鬼臼"（图18）有注云"羞天花"。按此别名为李时珍《本草纲目》所出。时珍引述诸家之论曰："宋祁《剑南方物赞》云：羞天花，蜀地处处有之。依茎缀花，蔽叶自隐，俗名羞天，予改为羞寒花，即本草鬼臼也。赞云：冒寒而茂，茎修叶广。附茎作花，叶蔽其上。以其自蔽，若有羞状。""按《黄山谷集》云：唐婆镜叶底开花，俗名羞天花，即鬼臼也。……又郑樵《通志》云：鬼臼叶如小荷，形如鸟掌，年长一茎，茎枯则根为一臼，亦名八角盘，以其叶似之也。"以上所述鬼臼，皆为小檗科鬼臼属植物六角莲 *D. pleiantha*或八角莲 *D. versipellis*。但李时珍又云："又唐·独孤滔《丹房镜源》云：'术律车有二种，根皆似南星，赤茎直上，茎端生叶。一种叶凡七瓣，一种叶作数层。叶似蓖麻，面青背紫而有细毛。叶下附茎开一花，状如铃铎倒垂，青白色，黄蕊中空，结黄子……'按此即鬼臼之二种也。"

大概是因为李时珍认为鬼臼两种就是独孤滔《丹房镜源》的"术律车"。因此《纲目·附图》绘了两幅图。其中"七叶鬼臼"（图18）下为团状块茎，有大花一朵，从叶腋下垂。此示意"羞天花"。其叶在茎顶，作七叶聚生状。此图与鬼臼属的根茎、花序皆不相像，可知并非写实之作。另一"重叶鬼臼"（图19），也是据《丹房镜源》所云"一种叶作数层"，故将茎顶之叶绘成重瓣花一般。此皆据文字描述所绘，非写实之图，无鉴定价值。

5.《本草汇言》：该书"鬼臼"（图29）实际上也是仿绘图，仿绘的是"17-25虎掌天南星"条下《本草原始》"天南星虎掌"（图33）右侧的"虎掌"。其基原是天南星科植物天南星*Arisaema heterophyllum* Blume。苏颂曾说："鬼臼如八九天南星侧比相迭。"李时珍亦云："鬼臼根如天南星相叠之状，故市人（道）〔通〕谓小者为南星，大者为鬼臼，殊为谬误。"可见在明代将鬼臼与南星相混是常见的现象。此图之误可以为证。

6.《植物名实图考》：该书"鬼臼"（图31）绘两株植物，茎顶生叶，盾状着生，叶有7裂。其花簇生，离叶基甚远。当为小檗科鬼臼属植物八角莲*Dysosma versipellis*(Hance) M. Cheng ex Ying。

【小结】

"鬼臼"为《本经》所载早期药物之一。其根茎有凹陷茎痕如臼。据《唐本草》、宋《本草图经》所载形态，其基原当为小檗科鬼臼属植物六角莲 *Dysosma pleiantha*（Hance）Woodson 与八角莲 *D. versipellis*（Hance）M. Cheng ex Ying。《本草图经》"舒州鬼臼""福州琼田草"皆为鬼臼属（*Dysosma*）植物，但"齐州鬼臼"乃鸢尾科射干属（*Belamcanda*）或鸢尾属（*Iris*）植物。《履巉岩本草》"仙天莲"、《植物名实图考》“鬼臼”均为鬼臼属（*Dysosma*）植物。但从图形也可见有混淆品。如《履巉岩本草》“山荷叶”为天南星科植物滴水珠*Pinellia cordata* N. E. Br.、《本草汇言》“鬼臼”为天南星科植物天南星*Arisaema heterophyllum* Blume。

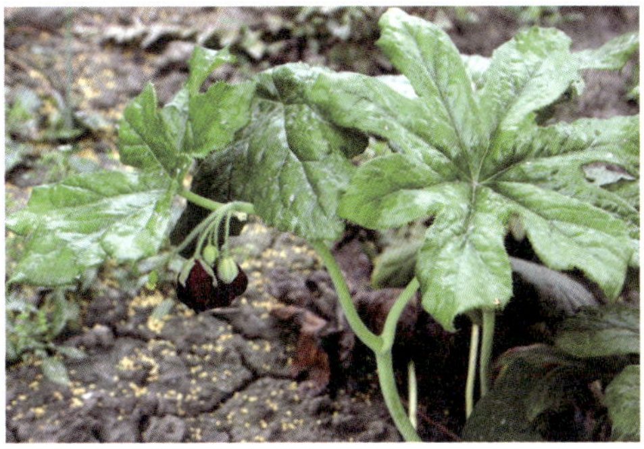

图 33　八角莲 *Dysosma versipellis*

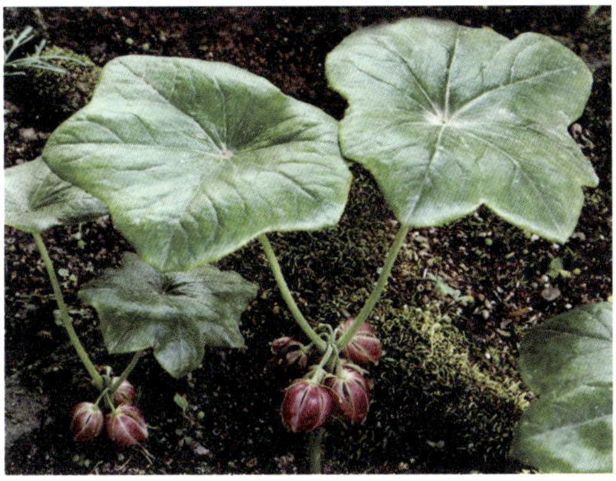

图 34　六角莲 *D. pleiantha*

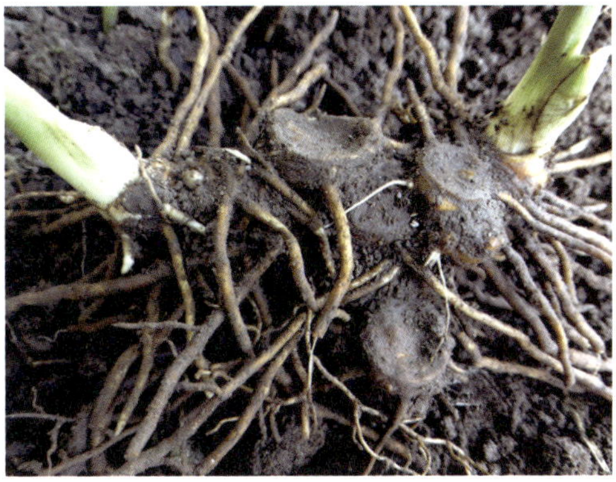

图 35　八角莲（鬼臼）的根及根茎

17–32　射干

【品图】

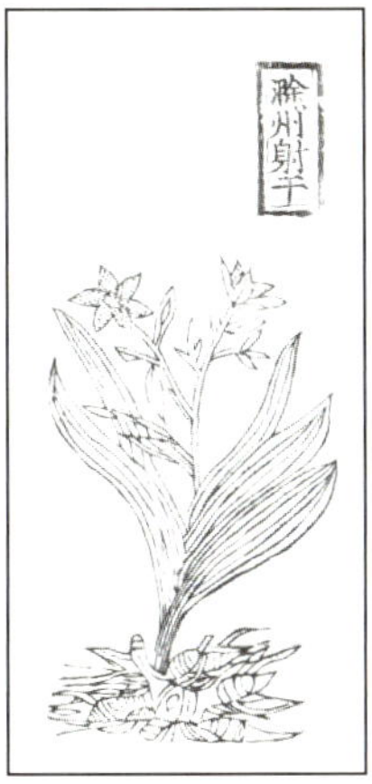

图 1　图经（大）·滁州射干

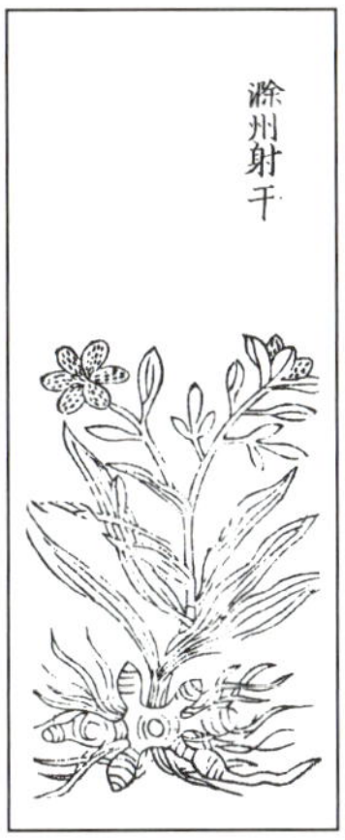

图 2　图经（政）·滁州射干

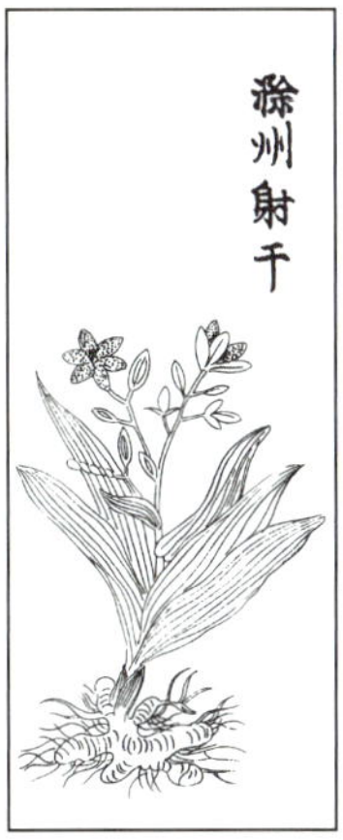

图 3　图经（绍）·滁州射干

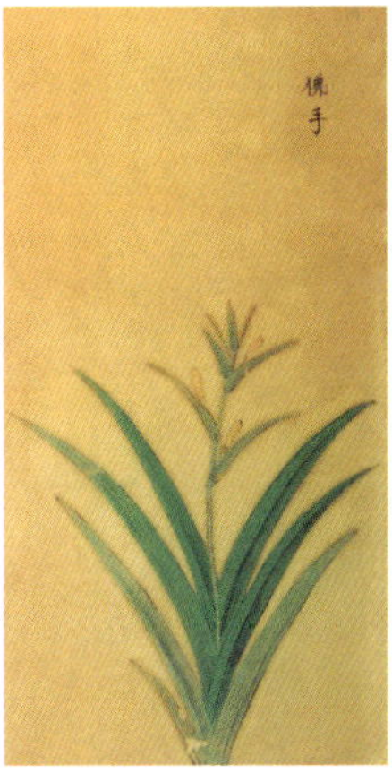

图 4　履巉岩·佛手

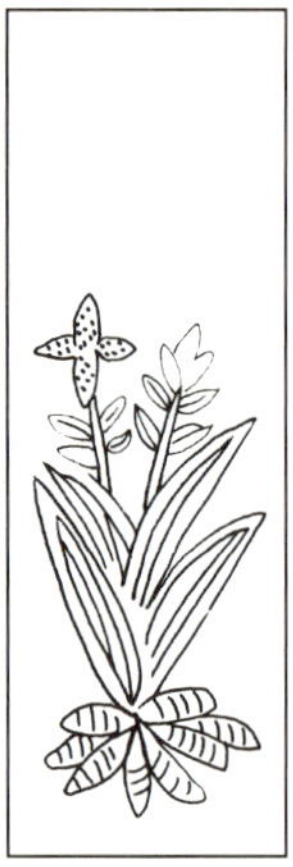

图 5　歌括 · 射干

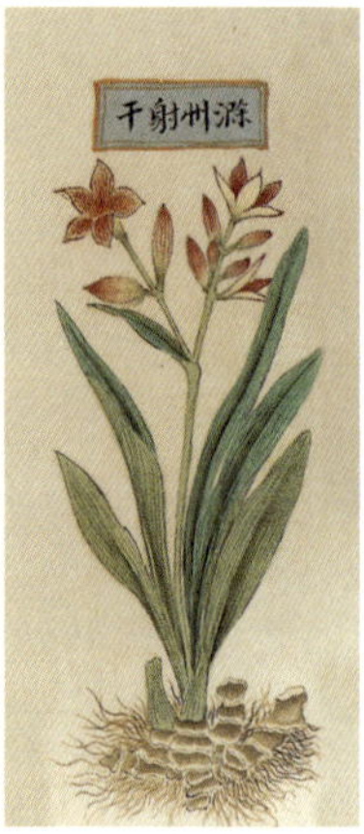

图 6　品汇 · 滁州射干

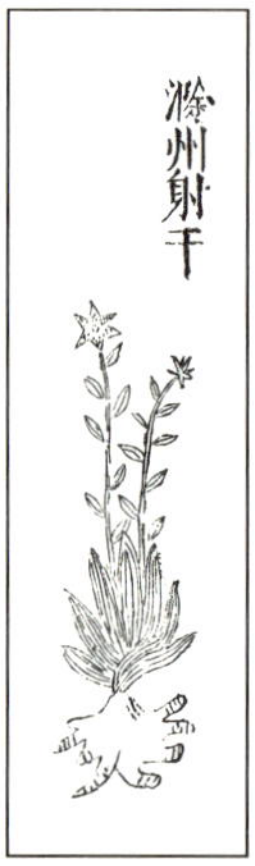

图 7　蒙筌 · 滁州射干

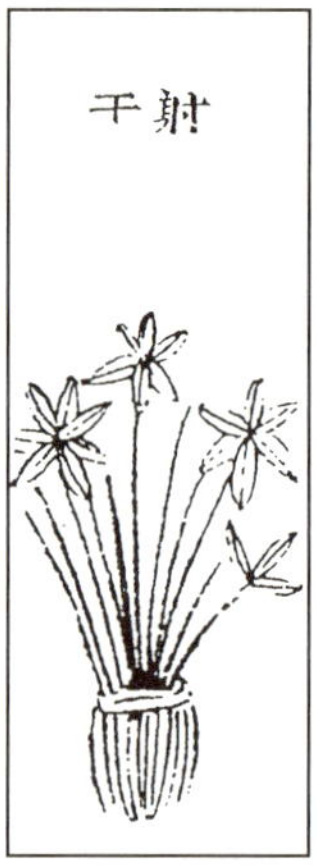

图 8　太乙 · 射干

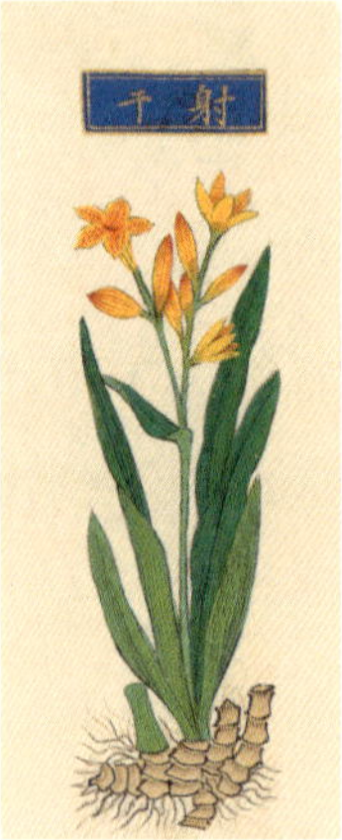

图 9　雷公 · 射干

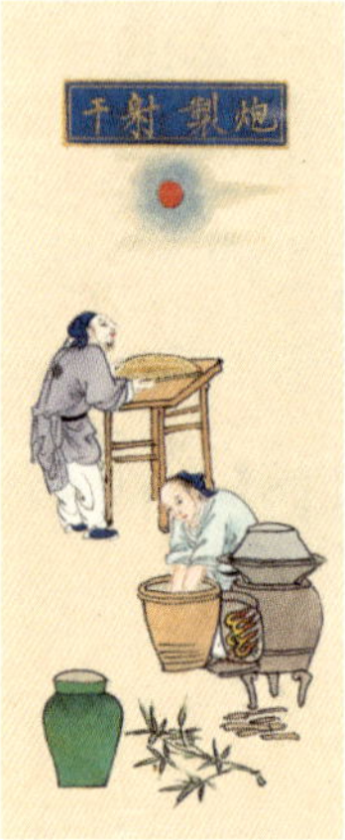

图 10　雷公 · 炮制射干

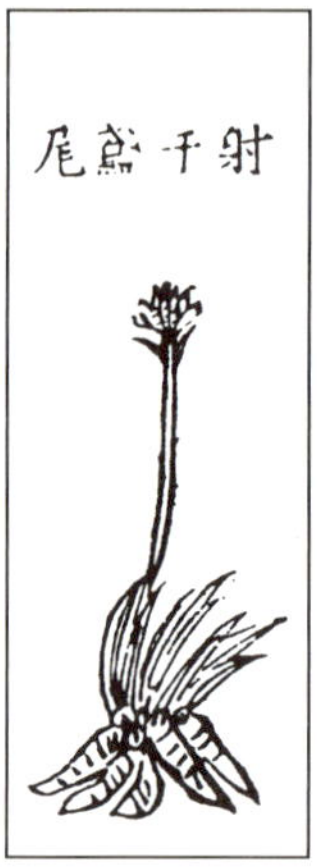

图 11　纲目（金）· 射干鸢尾

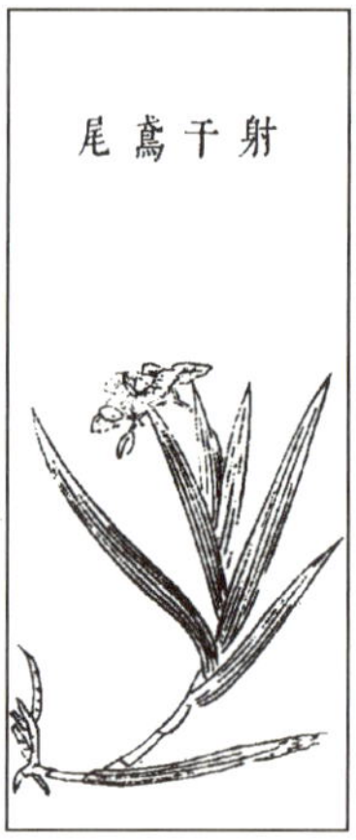

图 12　纲目（钱）· 射干鸢尾

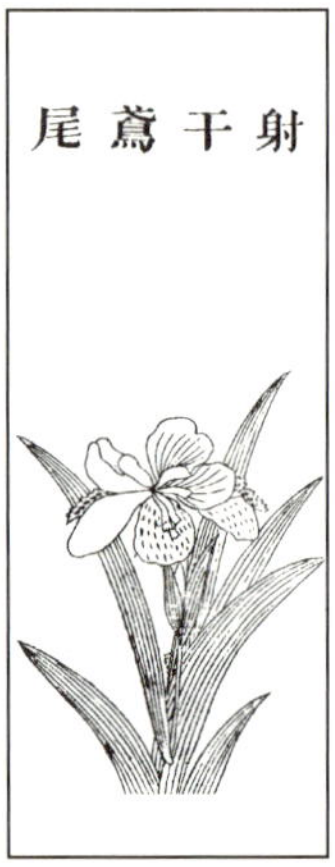

图 13　纲目（张）· 射干鸢尾

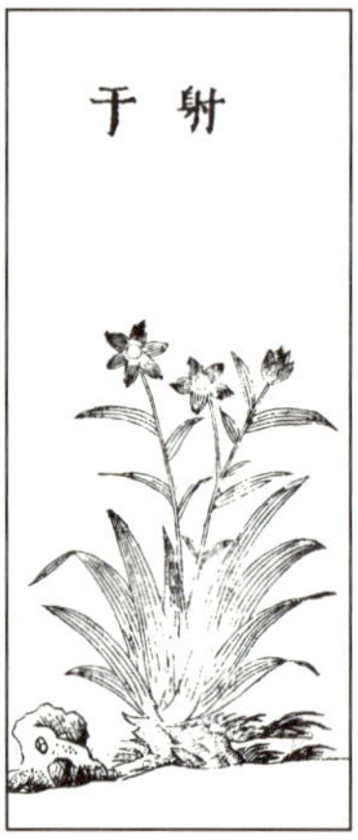

图 14　三才 · 射干

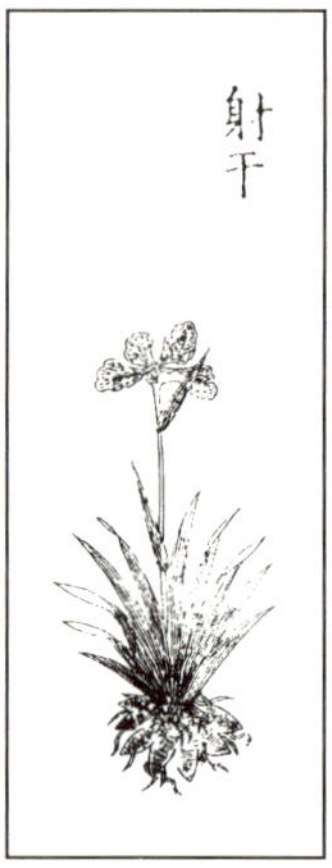

图 15　原始 · 射干

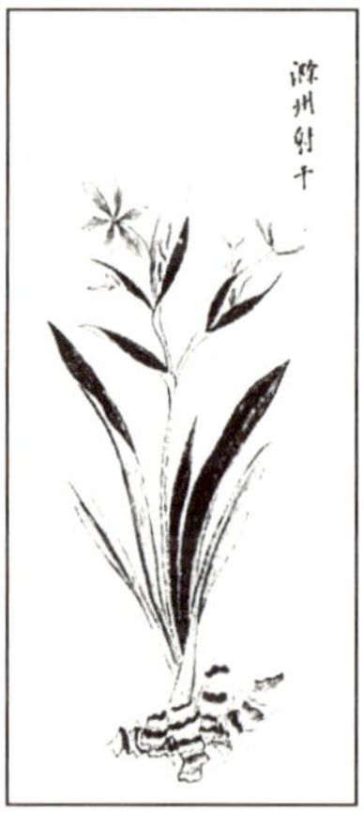

图 16　金石 · 滁州射干

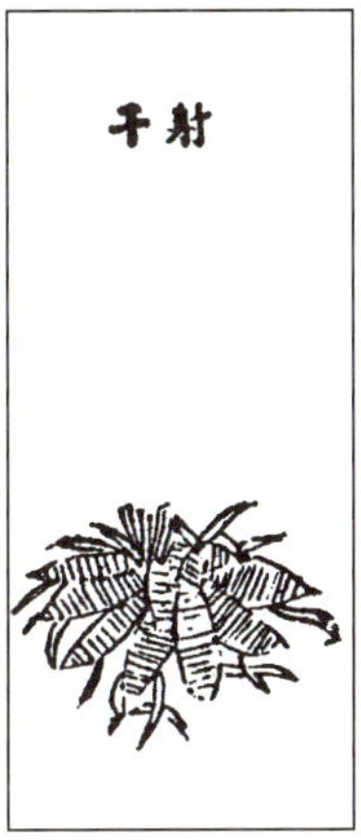

图 17　汇言・射干

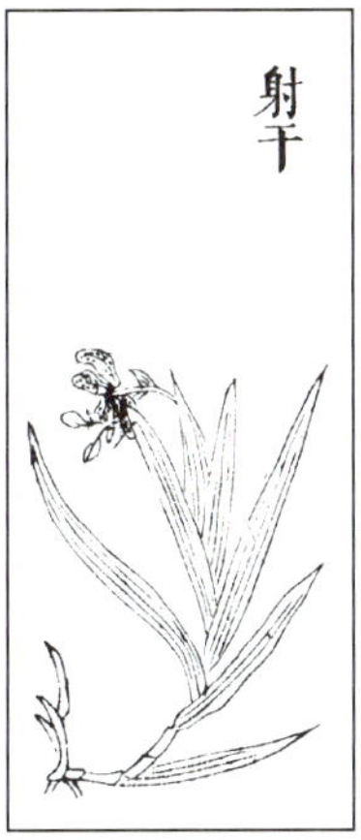

图 18　本草汇・射干

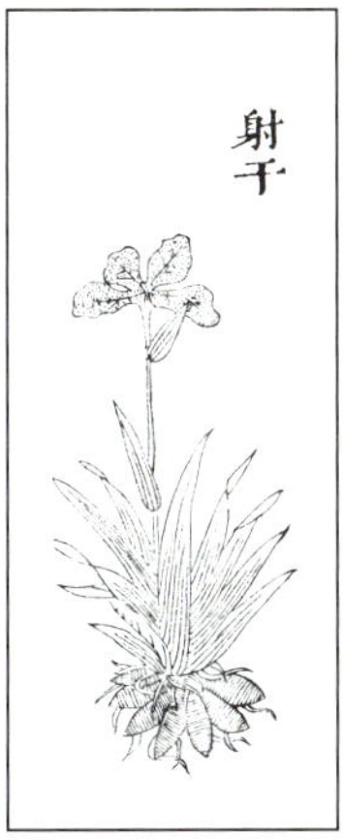

图 19　类纂・射干

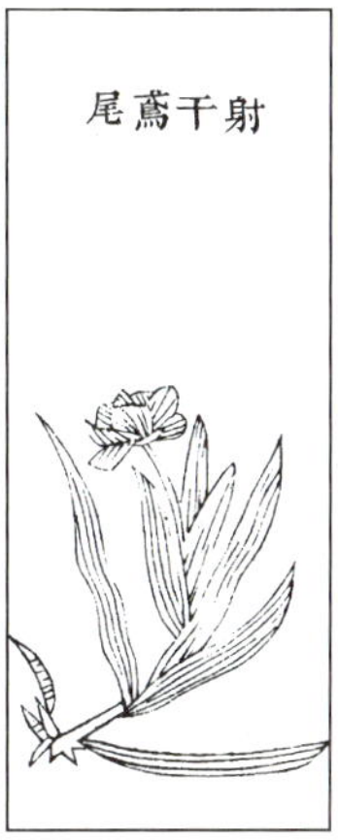

图 20　备要・射干鸢尾

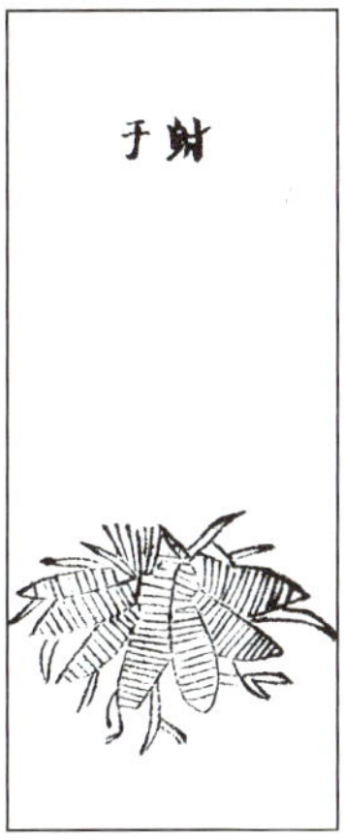

图 21　求真・射干

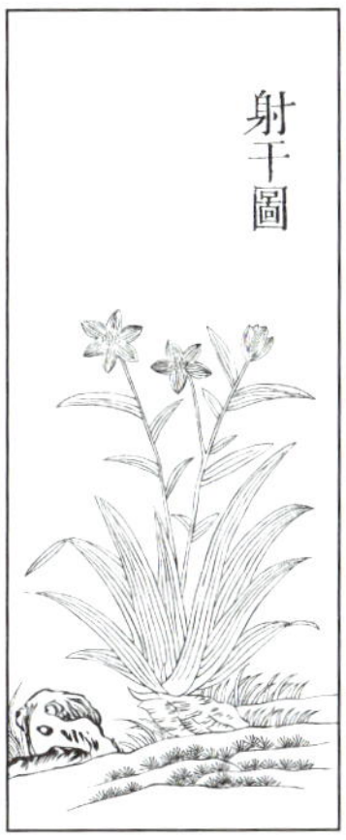

图 22　草木典・射干图

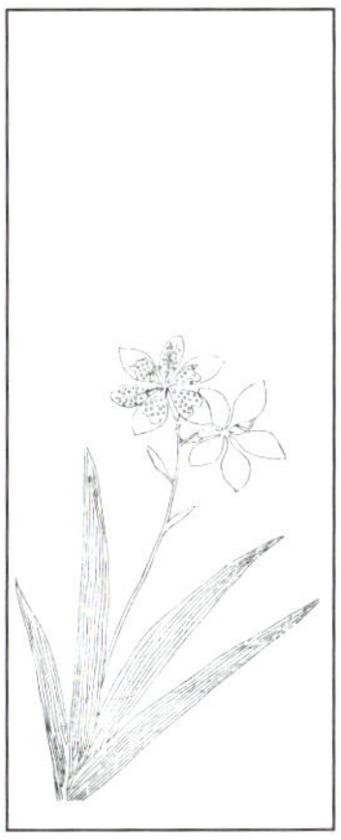

图 23　图考・射干

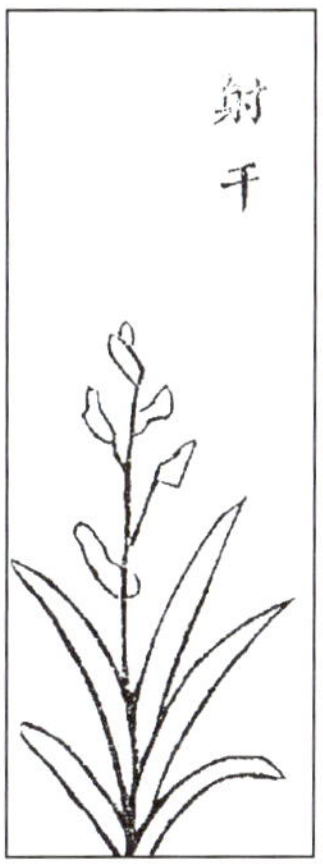

图 24　便方・射干

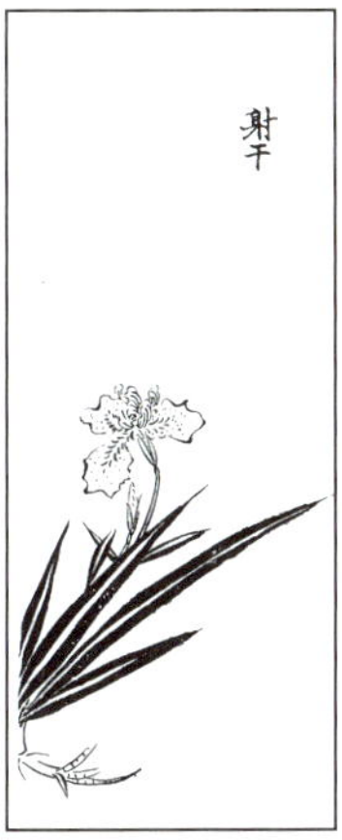

图 25　图说・射干

本品25图，取自24书，其中5幅彩图。有承继关系的图可分3个书类。

《本草图经》：该书的“滁州射干”图分别存于《大观》（图1）、《政和》（图2）、《绍兴》（图3）。此三传本药图基本一致。今以《政和》图2为《图经》图的代表。

仿绘该图的彩色图有：《本草品汇精要》“滁州射干”（图6），该图将原鲜姜状的根茎改绘为干燥后的射干药材状，有可能是将药材射干写生绘图“嫁接”到此图上。该图花色敷以红黄，此是射干之色。此后《补遗雷公炮制便览》“射干”（图9）、《金石昆虫草木状》“滁州射干”（图16）又仿绘《品汇》图6。

仿绘该图的墨线图有：《本草歌括》“射干”（图5）将原图姜

状根茎改绘为簇生的块根，花序亦有简略。《本草蒙筌》“滁州射干”（图7）仿绘时将全图挤压成长条状。《本草纲目》金陵本“射干鸢尾”（图11）构图似仿《图经》图2，但亦将原图姜状根茎改绘为簇生的块根，花序也简化。另《三才图会》“射干”（图14）增添土地背景，掩盖了根部，多绘了一支花葶。《古今图书集成·草木典》“射干图”（图22）又仿绘《三才》图14。

《本草纲目》（钱本）：该书“射干鸢尾”（图12）的仿绘者有《本草汇》“射干”（图18）、《本草备要》“射干鸢尾”（图20）、《本草简明图说》“射干”（图25）仿绘时将花予以美化，叶片阴刻，但根部依然如钱本图12为一般的直根。

《本草原始》：该书“射干”（图15）的仿绘者有《本草汇言》图17，该图截取图15的根部，使之貌似根部药材图。此后《本草求真》图21又仿绘《汇言》图17。《本草纲目类纂必读》图19则全仿《原始》图15。

《本草纲目》张本“射干鸢尾”（图13）仿绘下条“17-33鸢尾”《图考》图6“鸢尾”。

以上25图中，除外17幅仿绘图，原创图尚有8幅（图2、4、8、10、12、15、23、24），详见下“鉴药”项。

【文录】

《本经》《别录》（见《证类》卷10“射干”） **一名乌扇，一名乌蒲，**一名乌翣，一名乌吹，一名草姜。生南阳川谷田野。三月三日采根，阴干。

梁《本草经集注》（同上） 陶隐居云：此即是乌翣根，庭台多种之。黄色，亦疗毒肿。方多作夜干字，今射亦作夜音。人言其叶是鸢尾，而复又有鸢头，此盖相似尔，恐非乌翣者即其叶名矣。又别有射干，相似而花白茎长，似射人之执竿者。故阮公诗云：射干临层城。此不入药用。根亦无块，惟有其质。

唐《唐本草》（同上）《唐本》注云：射干此说者，是其鸢尾。叶都似射干，而花紫碧色，不抽高茎，根似高良姜而肉白，根即鸢头。陶说由跋都论此尔。

唐《本草拾遗》（同上） 陈藏器云：射干、鸢尾，按此二物相似，人多不分。射干，总有三物。佛经云：夜干貂獄，此是恶兽，似青黄狗，食人。郭云能缘木。又阮公诗云：夜干临层城，此即是树，今之射干殊高大者。本草射干，即人间所种为花卉，亦名凤翼，叶如鸟翅，秋生红花，赤点。鸢尾亦人间多种，苗低下于射干，如鸢尾，春夏生紫碧花者是也。

后蜀《蜀本草》（同上）《蜀本》……《图经》云高二三尺。花黄实黑，根多须，皮黄黑，肉黄赤。今所在皆有。二月、八月采根，去皮日干用之。

吴越《日华子本草》（同上）《日华子》云：根润，亦有形似高良姜大小，赤黄色淡硬，五、六、七、八月采。

宋《本草图经》（同上）《图经》曰：射（音夜）干，生南阳山谷田野，今在处有之，人家庭砌间亦多种植。春生苗，高二三尺。叶似蛮姜，而狭长横张，疏如翅羽状，故一名乌翣，谓其叶耳。叶中抽茎，似萱草而强硬。六月开花，黄红色，瓣上有细文。秋结实作房，中子黑色……今观射干之形，其茎梗疏长，正如长竿状，得名由此耳。而陶以夜音为疑，且古字音呼固多相通，若汉官仆射主射，而亦音夜，非有别义也。又射干多生山崖之间，其茎虽细小，亦类木梗。故荀子名木，而苏谓陶说为鸢尾。鸢尾花亦不白，其白者自是射干之类，非鸢尾也。

宋《履巉岩本草》卷中“佛手” 根名高良姜……一名蛮姜。经霜采用。矮似佛手，结大子，花开亦大。

元《本草衍义补遗·射干》 紫花者是，红花者非。此即乌翣，根为射干，叶为乌翣，为乌扇，又名草姜。

明《本草纲目》卷17“射干”【释名】鬼扇(《土宿》)、扁竹(《纲目》)、仙人掌(《土宿》)、紫金牛（《土宿》)、野萱花（《纲目》)、黄远（《吴普》)。【时珍曰】其叶丛生，横铺一面，如乌翅及扇之状，故有乌扇、乌翣、凤翼、鬼扇、仙人掌诸名。俗呼扁竹，谓其叶扁生而根如竹也。根叶又如蛮姜，故曰草姜。〇翣音所甲切，扇也。【集解】【时珍曰】射干即今扁竹也。今人所种，多是紫花者，呼为紫蝴蝶。其花三四月开，六出，大如萱花。结房大如拇指，颇似泡桐子，一房四隔，一隔十余子。子大如胡椒而色紫，极硬，咬之不破。七月始枯。陶弘景谓射干、鸢尾是一种。苏恭、陈藏器谓紫碧花者是鸢尾，红花者是射干。韩保升谓黄花者是射干。苏颂谓花红黄者是射干，白花者亦其类。朱震亨谓紫花者是射干，红花者非。各执一说，何以凭依？谨按张揖《广雅》云：鸢尾，射干也。《易通卦验》云：冬至射干生。《土宿真君本草》云：射干即扁竹，叶扁生，如侧手掌形，茎亦如之，青绿色。一种紫花，一种黄花，一种碧花。多生江南、湖、广、川、浙平陆间。八月取汁，煮雄黄，伏雌黄，制丹砂，能拒火。据此则鸢尾、射干本是一类，但花色不同。正如牡丹、芍药、菊花之类，其色各异，皆是同属也。大抵入药功不相远。

《本草会编》（见《本草纲目》卷17“射干”）【机曰】按诸注则射干非一种，有花白者，花黄者，花紫者，花红者。丹溪独取紫花者，必曾试有验也。

清《植物名实图考》卷24“射干” 射干，《本经》下品。《蜀本草》：花黄实黑者是。陈藏器谓秋生红花，赤点。按此草，北地谓之马螂花。江南亦多。六月开花。形状如《蜀本草》。《拾遗》以其点赤，误认为红花耳。其根如竹而扁，俗亦呼扁竹。

【鉴药】

“射干”首见于《本经》。“射”，音yè。苏颂释其名曰：“今观射干之形，其茎梗疏长，正如长竿状，得名由此耳。”《本经》载其“主咳逆上气，喉痹咽痛，不得消息，散结气”等多种主治，后世多用消痰涎，利咽喉，清热解毒。

“射干”有很多别名，从不同角度反映了其形态的特点。故李时珍曰：“其叶丛生，横铺一面，如乌翅及扇之状，故有乌扇、乌翣、凤翼、鬼扇、仙人掌诸名。俗呼扁竹，谓其叶扁生而根如竹也。根叶又如蛮姜，故曰草姜。”由此可知，其叶扁平丛生，其根茎有节，如竹、如姜。

但在本草书中，关于射干的形态还经常会有许多不同的说法。例如梁·陶弘景，他认识射干，说“此即是乌翣根，庭台多种之。黄色”。但他常引录一些传闻，如“人言其叶是鸢尾，而复又有鸢头”、“又别有射干，相似而花白茎长，似射人之执竿者”等。其实射干与鸢尾在植物分类系统里为同科不同属植物，叶片很像。射干属（*Belamcanda*）我国只有射干一个种，但鸢尾属（*Iris*）植物甚多，且花色多种，从紫色、蓝紫到白色花都有。故陶弘景所云“花白茎长”的射干，实际上就是鸢尾。《唐本草》云：“射干此说者，是其鸢尾。叶都似射干，而花紫碧色，不抽高茎，根似高良姜而肉白，根即鸢头。”也就是说，陶弘景的那些别种射干，其实都是鸢尾属植物鸢尾*Iris tectorum* Maxim.。“花紫碧色”是其特点之一。

真正的射干，唐本《图经》(《蜀本草》引）云：“高二三尺。花黄实黑，根多须，皮黄黑，肉黄赤。今所在皆有。”唐·陈藏器云：“射干、鸢尾，按此二物相似，人多不分……本草射干，即人间所种为花卉，亦名凤翼，叶如鸟翅，秋生红花，赤点。鸢尾亦人间多种，苗低下于射干，如鸢尾，春夏生紫碧花者是也。”以上记载，将射干、鸢尾作了对比，其差异之大，一目了然。射干“秋生红花，赤点”，鸢尾“春夏生紫碧花”。此射干即鸢尾科射干属植物射干*Belamcanda chinensis*(L.) Redouté。

此后诸家本草续加补充，也出现了某些争议。《日华子本草》对根茎的补充意见是：“根润，亦有形似高良姜大小，赤黄色淡硬。”宋《本草图经》补述射干形态：“今在处有之，人家庭砌间亦多种植。春生苗，高二三尺。叶似蛮姜而狭长横张，疏如翅羽状，故一名乌翣，谓其叶耳。叶中抽茎，似萱草而强硬。六月开花，黄红色，瓣上有细文。秋结实作房，中子黑色。”云“花黄红色”，最为准确。但苏颂云：“苏谓陶说为鸢尾。鸢尾花亦不白，其白者自是射干之类，非鸢尾也。”其实鸢尾属植物亦有白花者，白花绝非射干。

元代朱丹溪论射干，云“紫花者是，红花者非”。此说反映当时可能有将紫花者充射干正品的现象。明·李时珍亦曰：“射干即今扁竹也。今人所种，多是紫花者，呼为紫蝴蝶。其花三四月开，六出，大如萱花。结房大如拇指，颇似泡桐子，一房四隔，一隔十余子。子大如胡椒而色紫，极硬，咬之不破。七月始枯。”这种紫蝴蝶与丹溪所说相同，皆是鸢尾*Iris tectorum*及其同属近缘植物。

李时珍面对诸家对花色描述各异，云“各执一说，何以凭依”？其实射干花色红、红黄、黄都不错，其花橙色，兼具红黄，散生紫红或紫褐色的斑点。此与鸢尾的花紫碧、紫、白差别甚大。李时珍舍近求远，又引《广雅》《易通卦验》《土宿真君本草》诸书，愈加添乱。《土宿真君本草》所谓射干“一种紫花，一种黄花，一种碧花”之说，看似中庸，其实混沌。李时珍提出：“据此则鸢尾、射干本是一类，但花色不同。正如牡丹、芍药、菊花之类，其色各异，皆是同属也。大抵入药功不相远。”此话固然无大错，但从鉴定药物来源来说，毕竟有欠准确。所以《本草纲目·附图》才有将同一植物冠名“射干鸢尾”的谬误。

以下为诸家本草原创药图之评述。

1.《本草图经》：该书“滁州射干”（图2）绘姜状根茎，多须根。叶长条状，互生。花被裂片6，有散生斑点。此即鸢尾科植物射干*B. chinensis*。

2.《履巉岩本草》：该书“佛手”（图4）未绘根茎，其叶剑形，嵌迭状排列。花葶中抽，顶端叶腋间有黄色未开之花。该药正文性味主治及单方均节自《证类本草》高良姜条。后增“名蛮姜。经霜采用。矮似佛手，结大子，花开亦大”。考本品与高良姜的分布形态均不相合，其图名“佛手”，正文云“结大子，花开亦大”，此与《本草纲目拾遗》引王安《采药方》“射干一名佛手草”相合。又《本草纲目》亦云射干“根叶又如蛮姜，故曰草姜”，故此“佛手”基原或即鸢尾科植物射干*B. chinensis*。[1]

3.《太乙仙制本草药性大全》：该书“射干”（图8）为示意图。根茎头粗大，多须根，叶线形丛生，花葶从根部抽出，顶端有花3—7瓣。虽有“射干”图名，亦不敢定其基原。

4.《补遗雷公炮制便览》：该书“炮制射干”（图10）依据《雷公炮炙论》之法绘图。雷公法为：“凡使，先以浸一宿，漉出，然后用篁竹叶煮，从午至亥，漉出，日干用之。”故其图中一白衣人双手入缸，示意用米泔水浸药。右下有炉灶及蒸锅，地上有竹叶，示意须用竹叶伴蒸。左上紫衣人在放置晒药竹匾，背景有红日，示意日干。

5.《本草纲目》（钱本）：该书“射干鸢尾”（图12）为新绘之图。其植物根细瘦，全无射干块状根茎。茎有节，叶剑形，互生，花顶生而大。此图接近射干原植物之形，但根茎形态不合，且无花色，未敢遽定其植物种。

6.《本草原始》：该书“射干”（图15）绘诸多纺锤形块根聚生根下。叶剑形，丛生。花葶之顶生大花，花形及花被中的纹理等与射干花的斑点不同。此非射干，或为鸢尾属（*Iris*）某种植物。

7.《植物名实图考》：该书“射干”（图23）叶剑形，花葶顶端有花数朵，花被裂片6，上有斑点。其文云“形状如《蜀本草》”，即花黄。“《拾遗》以其点赤，误认为红花耳。”故吴其濬所绘亦当为花黄。此即射干*B. chinensis*。

1　郑金生：《南宋珍稀本草三种》，北京：人民卫生出版社，2007：35-36.

8.**《草木便方》**：该书“射干”（图24）为示意图。其叶剑形，二列式排列，中抽花葶，顶端有数花。但其花无色，亦未展开，要确定其植物种尚难。大约为鸢尾科植物。

【小结】

“射干”为《本经》所载早期用药之一。据《唐本草》《本草拾遗》《本草图经》等本草书的记载，此即鸢尾科植物射干*Belamcanda chinensis*（L.）Redouté。其花橙色，兼具红黄，散生紫红斑点，与同属植物鸢尾*Iris tectorum* Maxim.及其同属近缘植物的开紫花、紫碧花、白花不同。《本草图经》《植物名实图考》等书所绘射干图切实可靠。但亦有将鸢尾作射干绘制成图者。

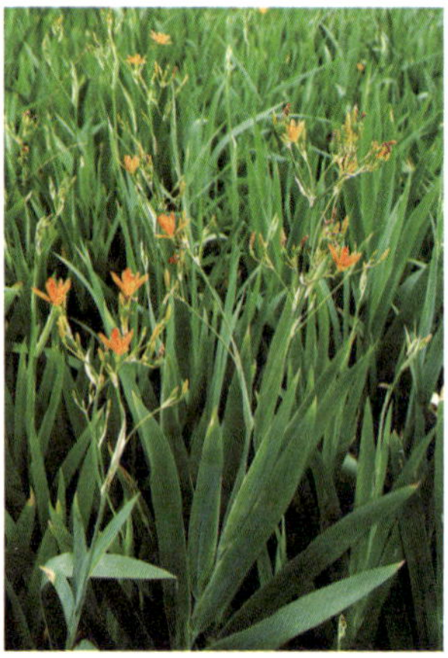

图 26　射干 *Belamcanda chinensis*

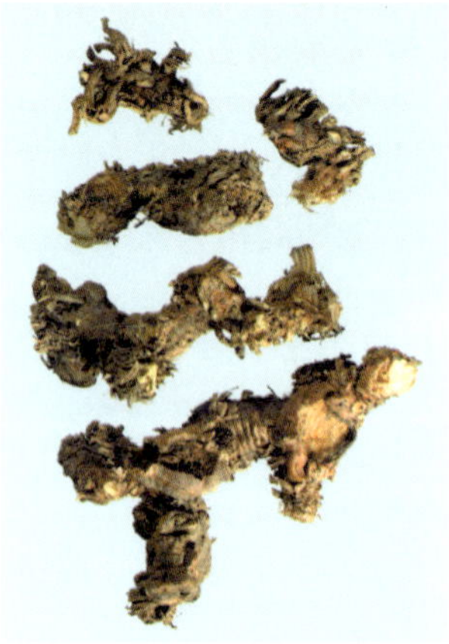

图 27　射干药材

17–33　鸢尾

【品图】

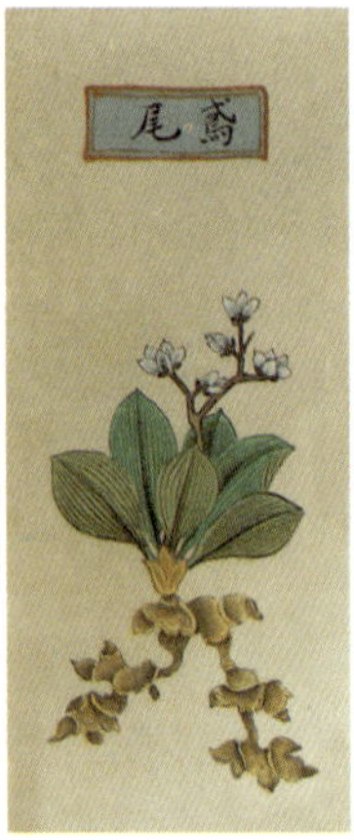

图 1　品汇・鸢尾

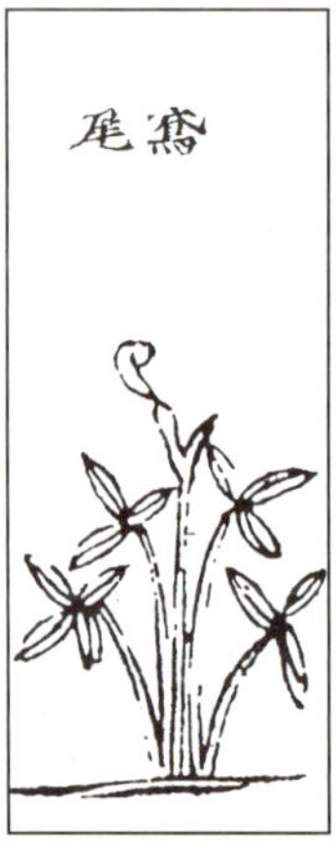

图 2　太乙・鸢尾

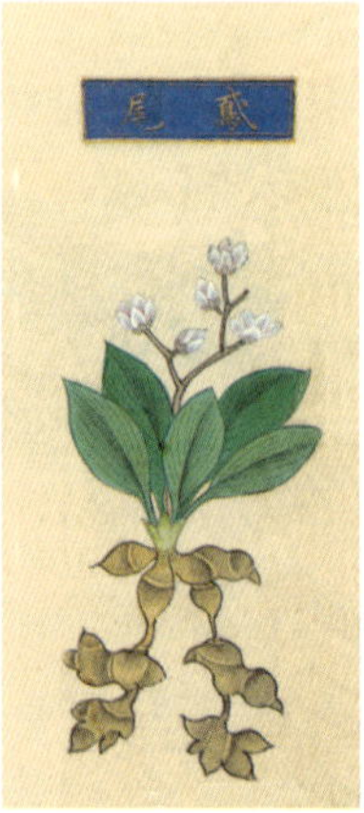

图 3　雷公・鸢尾

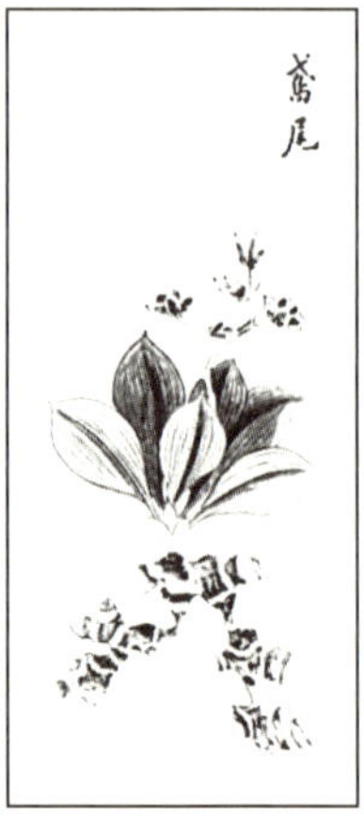

图 4　金石・鸢尾

本品6图，取自6书，其中3幅彩图。有承继关系的图仅1个书类。

《本草品汇精要》：该书的“鸢尾”（图1）仿绘者有《补遗雷公炮制便览》图3、《金石昆虫草木状》图4。

另《古今图书集成·草木典》“鸢尾图”（图5）乃仿绘“17–32射干”条《本草纲目》钱本“射干鸢尾”（图12）。

以上6图中，除外3幅仿绘图，原创图尚有3幅（图1、2、6），详见下“鉴药”项。

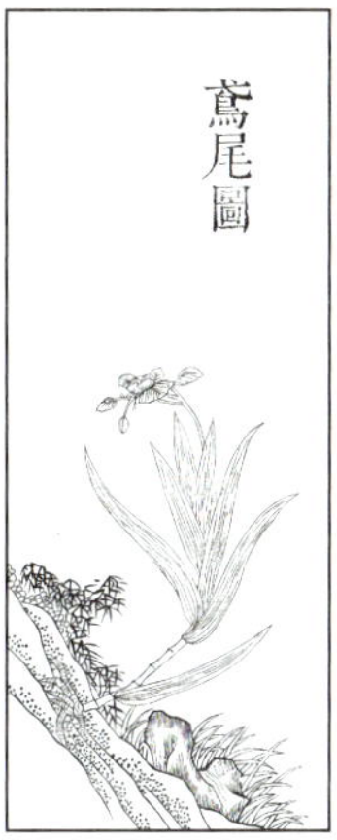

图5 草木典·鸢尾图

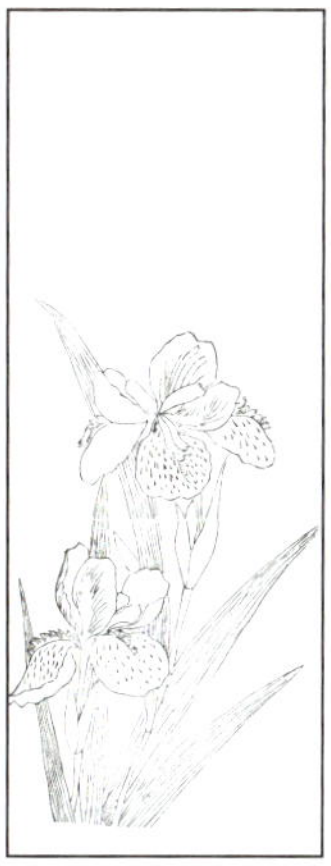
图6 图考·鸢尾

【文录】

《别录》（见《证类》卷10“鸢尾”） 一名乌园。生九疑山谷。五月采。

梁《本草经集注》（同上） 陶隐居云：方家云是射干苗，无鸢尾之名。主疗亦异，当别一种物。方亦有用鸢头者，即应是其根，疗体相似，而本草不显之。

唐《唐本草》（同上）《唐本》注云：此草叶似射干而阔短，不抽长茎，花紫碧色。根似高良姜，皮黄肉白，有小毒。嚼之戟人咽喉，与射干全别。人家亦种，所在有之。射干花红，抽茎长，根黄有臼。今陶云由跋，正说鸢尾根、茎。

后蜀《蜀本草》（同上）《蜀本》：此草叶名鸢尾，根名鸢头，亦谓之鸢根。又《图经》云：叶似射干，布地生。黑根似高良姜而节大，数个相连。今所在皆有。九月、十月采根，日干。

明《本草纲目》卷17“鸢尾” 【释名】【时珍曰】并以形命名。乌园当作乌鸢。【集解】【时珍曰】此即射干之苗，非别一种也。肥地者茎长根粗，瘠地者茎短根瘦。其花自有数色。诸家皆是强分。陈延之《小品方》言，东海鸢头即由跋者，亦讹也。东海出之故耳。

清《植物名实图考》卷24“鸢尾” 鸢尾，《本经》下品。《唐本草》：花紫碧色，根似高良姜。此即今之紫蝴蝶也。《花镜》谓之紫罗栏，误以其根为即高良姜，三月开花，俗亦呼扁竹。李时珍以为射干之苗，今俗医多仍之。

【鉴药】

“鸢尾”首见于《本经》。李时珍谓其名乃“以形命名”，即草叶似鸢之尾。《本经》载其“主蛊毒邪气，鬼疰诸毒，破癥瘕积聚大水，下三虫”。梁·陶弘景云：“方家云是射干苗，无鸢尾之名。主疗亦异，当别一种物。”后世医方用射干者多，罕用鸢尾。鸢尾多在民间作草药使用。

关于本品来源，前条“射干”已兼述之，且考其为鸢尾科鸢尾属植物鸢尾*Iris tectorum* Maxim.。《唐本草》指出：“此草叶似射干而阔短，不抽长茎，花紫碧色。根似高良姜，皮黄肉白，有小毒。嚼之戟人咽喉，与射干全别。人家亦种，所在有之。”唐本《图经》(《蜀本草》引)则谓“叶似射干,布地生。黑根似高良姜而节大,数个相连。今所在皆有。九月、十月采根，日干”。其根茎与射干“根多须，皮黄黑，肉黄赤”迥异。

李时珍在射干、鸢尾问题上缺乏深考，谓“此即射干之苗，非别一种也。肥地者茎长根粗，瘠地者茎短根瘦。其花自有数色。诸家皆是强分”。故其子孙所绘《附图》也将“射干鸢尾”作为一种植物予以绘图（参上药“射干”）。清·吴其濬认为：“鸢尾……《唐本草》‘花紫碧色，根似高良姜’。此即今之紫蝴蝶也。《花镜》谓之紫罗栏，误以其根为即高良姜，三月开花，俗亦呼扁竹。李时珍以为射干之苗，今俗医多仍之。”可见鸢尾*I. tectorum*及其同属近缘植物很早就作为独立植物存在，多用作观赏。李时珍误将其作为射干之苗是错误的。

关于本品的图形，有些题为“射干”的药图实际为鸢尾，可参上条“射干”。以下分析以“鸢尾”为名的原创图：

1.《本草品汇精要》：该书“鸢尾”（图1）所绘根茎土黄色，茎节明显，此并非鸢尾根形。叶基生丛出，阔卵形，直出平行脉。其花枝如盆栽老树枝，枝顶生单花，白色。从叶形来看似为兰科植物，但其花又无兰花姿态。来源不明。

2.《太乙仙制本草药性大全》：该书“鸢尾”（图2）为示意图，地线遮蔽了根茎部，叶丛生，3全裂，花葶从叶丛抽出，花不成形。无法臆测其来源。

3.《植物名实图考》：该书“鸢尾”（图6）叶剑形，二列式排列。茎有节。其花外花被裂片宽卵形，有不规则的鸡冠状附属物，纹理不成点状，条形。此为鸢尾科植物鸢尾*Iris tectorum* Maxim.。《本草纲目》张本“射干鸢尾”图即仿绘此图。

【小结】

“鸢尾”为《本经》早期药物之一。古代很长时间被当作射干苗，故医方少见其名，多在民间使用。《唐本草》、唐本《图经》已经准确介绍了鸢尾的形态，据此可确定其为鸢尾科植物鸢尾*Iris tectorum* Maxim.。李时珍误认鸢尾即射干之苗。《纲目·附图》也将“射干鸢尾”混作一物。《植物名实图考》所绘鸢尾准确。

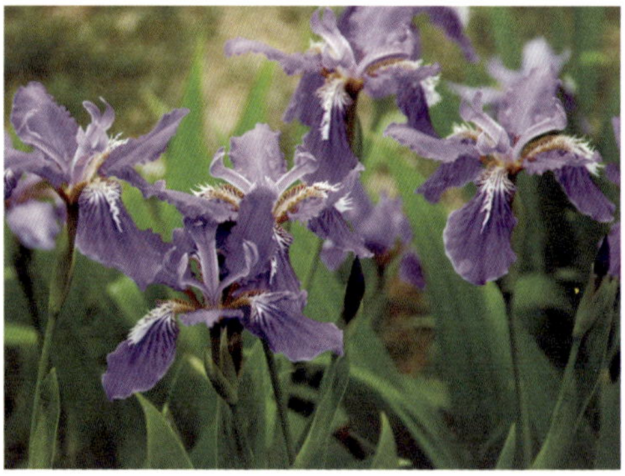

图7　鸢尾 *Iris tectorum*

17-34 玉簪

【品图】

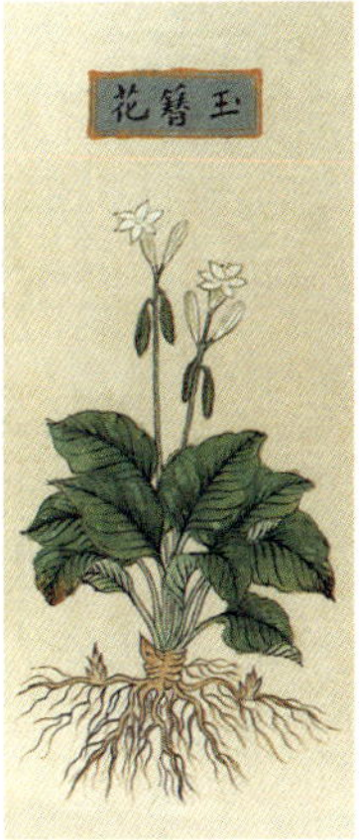

图 1 品汇 · 玉簪花

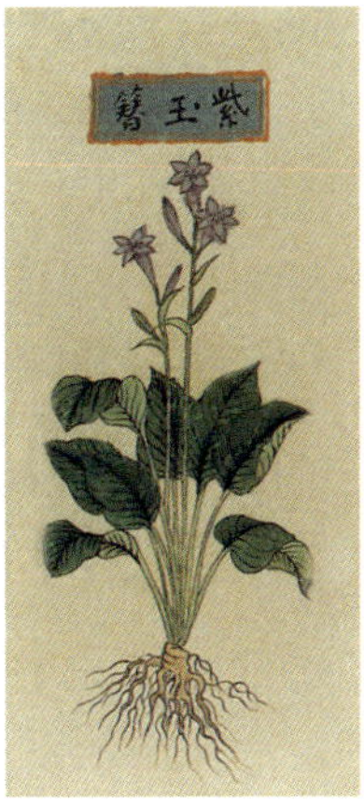

图 2 品汇 · 紫玉簪

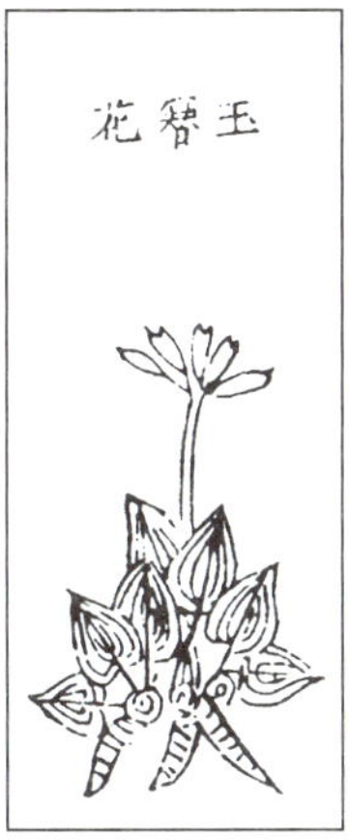

图 3 纲目（金）· 玉簪花

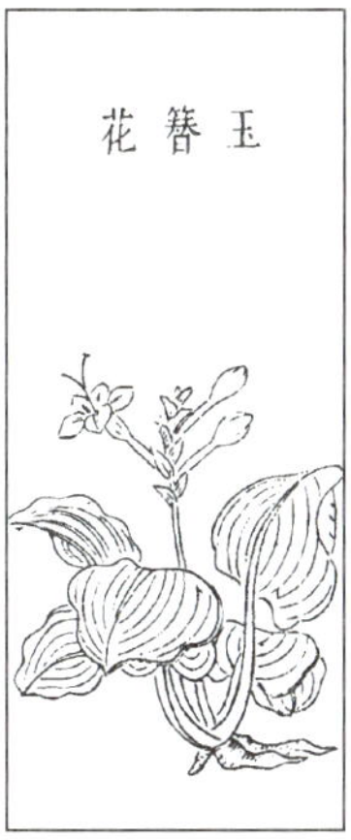

图 4 纲目（钱）· 玉簪花

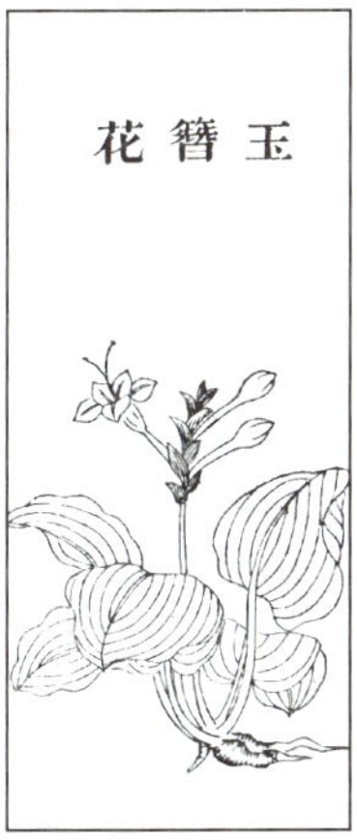

图 5 纲目(张) · 玉簪花

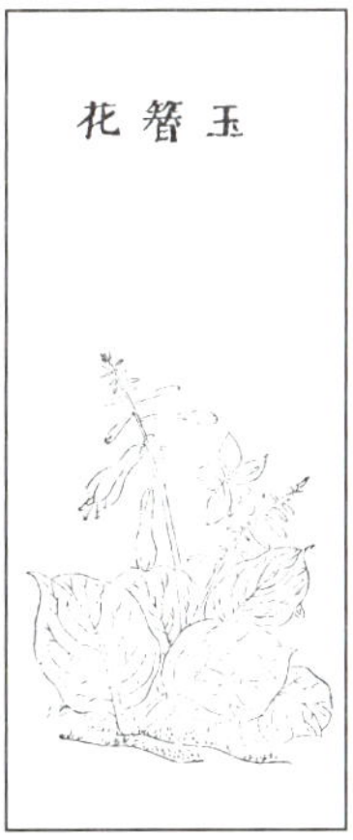

图 6 三才 · 玉簪花

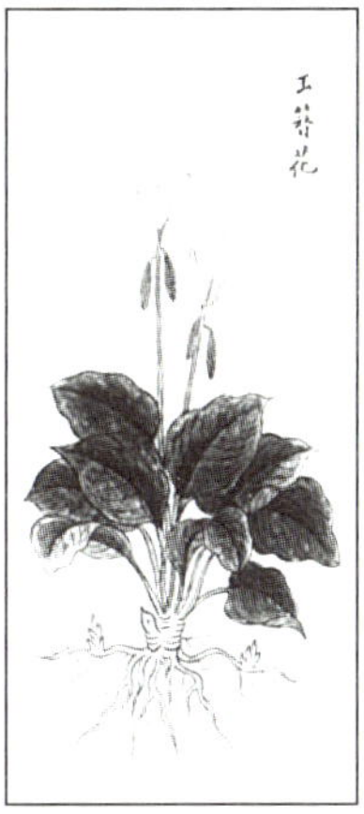

图 7 金石 · 玉簪花

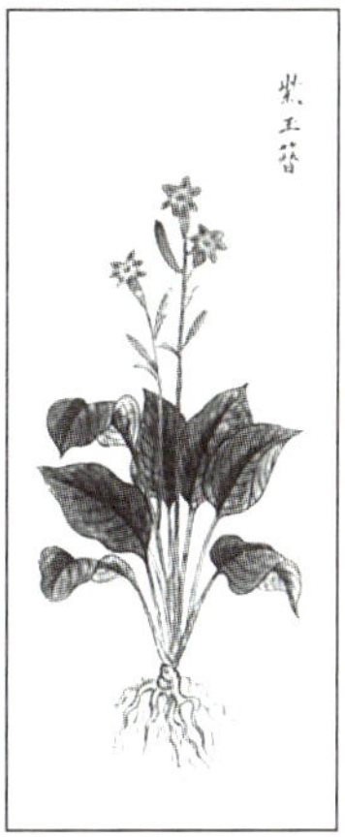

图 8 金石 · 紫玉簪

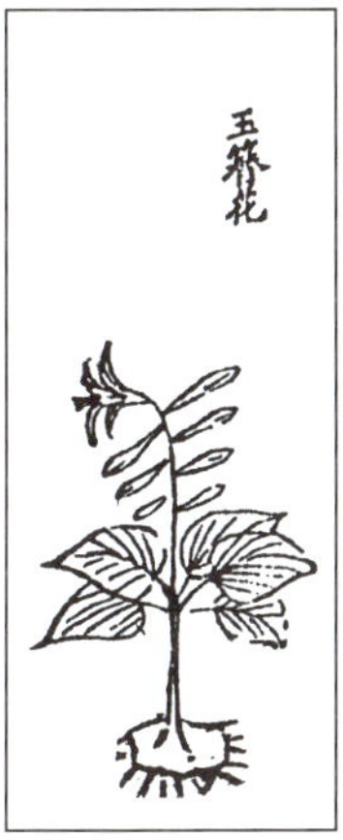

图 9 汇言 · 玉簪花

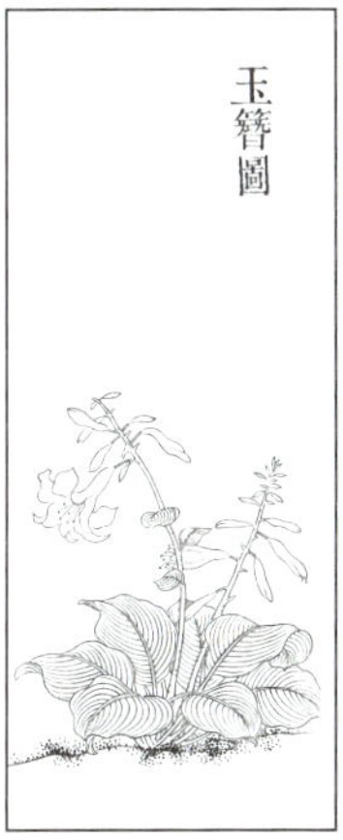

图 10 草木典 · 玉簪图

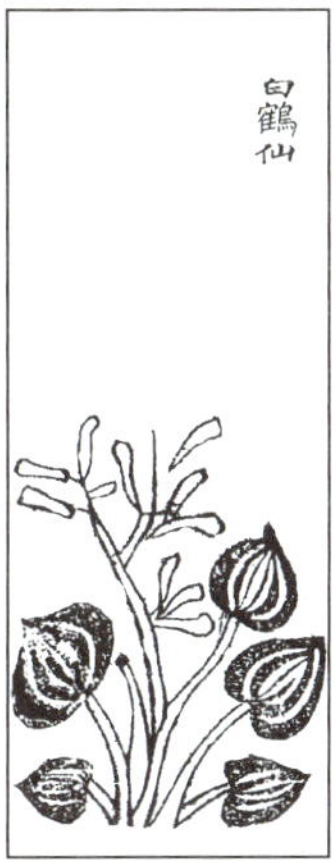

图 11 便方 · 白鹤仙

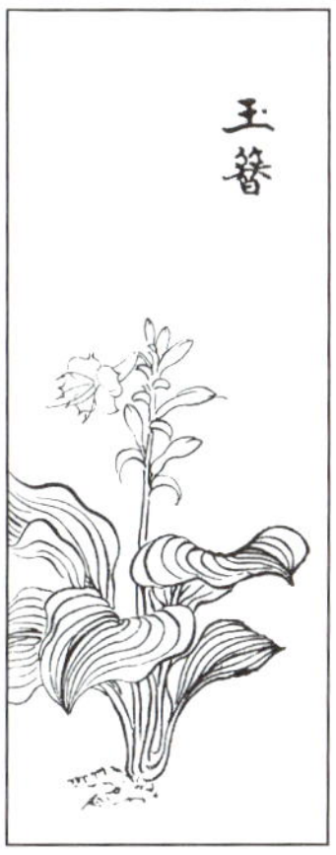

图 12 图说 · 玉簪

本品12图，取自10书，其中4幅彩图。有承继关系的图可分3个书类。

《本草品汇精要》：该书有图2幅。仿绘该书“玉簪花”（图1）、“紫玉簪”（图2）者有《金石昆虫草木状》图7、图8的同名图。

《本草纲目》（钱本）：该书“玉簪花”（图4）的仿绘者有《纲目》张本图5、《本草简明图说》图12。

《三才图会》：该书“玉簪花”（图6）的仿绘者为《古今图书集成·草木典》“玉簪图”（图10）。

以上12图中，除外5幅仿绘图，原创图尚有7幅（图1、2、3、4、6、9、11），详见下“鉴药”项。

【文录】

明《本草纲目》卷17“玉簪” 【释名】白鹤仙。【时珍曰】并以花象命名。【集解】【时珍曰】玉簪处处人家栽为花草。二月生苗成丛，高尺许，柔茎如白菘。其叶大如掌，团而有尖，叶上纹如车前叶，青白色，颇娇莹。六七月抽茎，茎上有细叶。中出花朵十数枚，长二三寸，本小末大。未开时，正如白玉搔头簪形，又如羊肚蘑菇之状；开时微绽四出，中吐黄蕊，颇香，不结子。其根连生，如鬼臼、射干、生姜辈，有须毛。旧茎死则根有一臼，新根生则旧根腐。亦有紫花者，叶微狭。皆鬼臼、射干之属。

【鉴药】

“玉簪”首见于《本草纲目》。李时珍释其名曰“以花象命名”，且云“捣汁服，解一切毒，下骨哽，涂痈肿”。宋、明医方见用，现代用之不多。

关于本品的形态，李时珍述之甚详：“玉簪处处人家栽为花草。二月生苗成丛，高尺许，柔茎如白菘。其叶大如掌，团而有尖，叶上纹如车前叶，青白色，颇娇莹。六七月抽茎，茎上有细叶。中出花朵十数枚，长二三寸，本小末大。未开时，正如白玉搔头簪形，又如羊肚蘑菇之状；开时微绽四出，中吐黄蕊，颇香，不结子。其根连生，如鬼臼、射干、生姜辈，有须毛。旧茎死则根有一臼，新根生则旧根腐。亦有紫花者，叶微狭。”其中开白花者即百合科玉簪属植物玉簪*Hosta plantaginea*（Lam.） Aschers.。开紫花者为同属植物紫玉簪*Hosta albo-marginata*（Hook.）Ohwi。时珍云“皆鬼臼、射干之属”，是从根着眼。若从植物形态，则差之远矣。

玉簪为观赏植物，乃学画之人常画之品。故画士们多愿意展示其写生功夫，原创图较多。

1.**《本草品汇精要》**：该书2图。“玉簪花”（图1）为玉簪*H. plantaginea*写生图，栩栩如生。其形全如时珍所云，唯根状茎不粗壮，也许是新栽之品。“紫玉簪”（图2）除花紫而外，余同玉簪。其形即今紫玉簪*H. albo-marginata*。

2.《本草纲目》（金陵本）：该书“玉簪花”（图3）图形粗拙，根茎肥大，叶丛生，长柄，“纹如车前叶”，花“未开时，正如白玉搔头簪形”。可知基原为玉簪*H. plantaginea*。

3.《本草纲目》（钱本）：该书“玉簪花”（图4）不取金陵本图，另行绘制。其形皆如李时珍所述，当为写生得来，可知其植物为玉簪*H. plantaginea*。

4.《三才图会》：该书“玉簪花”（图6）根部被土地掩盖。其叶丛生，唯叶脉绘成网状，不似车前，是其不足。其花序描绘尤其生动，可知乃照玉簪*H. plantaginea*写生得来。

5.《本草汇言》：该书“玉簪花”（图9）图形粗拙，其根未能较好描绘，茎叶关系亦未处理好，叶轮生于直立茎上，此乃大谬。然其花序较能体现玉簪*H. plantaginea*特点。

6.《草木便方》：该书“白鹤仙”（图11）图形亦粗劣，未绘根部，叶长柄基生，直出弧形脉，花葶有花10来朵，未开如簪。此当为玉簪*H. plantaginea*。

【小结】

“玉簪”为《本草纲目》新出药。李时珍对其形态描述甚详，可知其中开白花者即百合科植物玉簪*Hosta plantaginea*（Lam.）Aschers.。开紫花者为同属植物紫玉簪*Hosta albo-marginata*（Hook.）Ohwi。多数本草图皆源于写生得来。

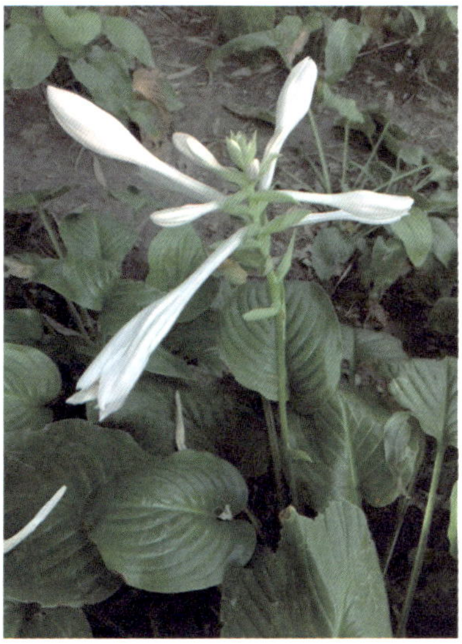

图 13　玉簪 *Hosta plantaginea*

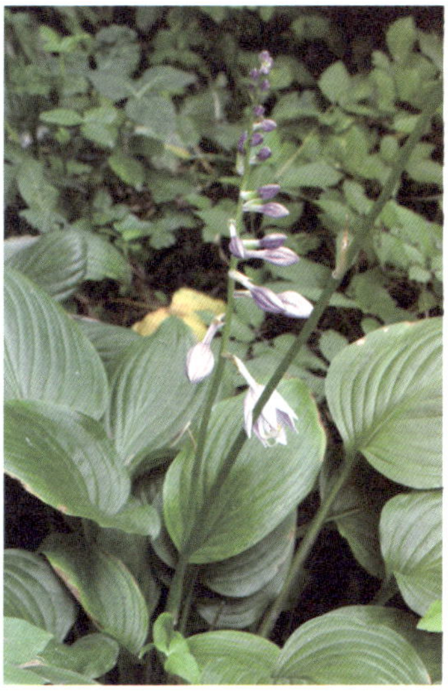

图 14　紫玉簪 *H. albo-marginata*

17–35　凤仙

【品图】

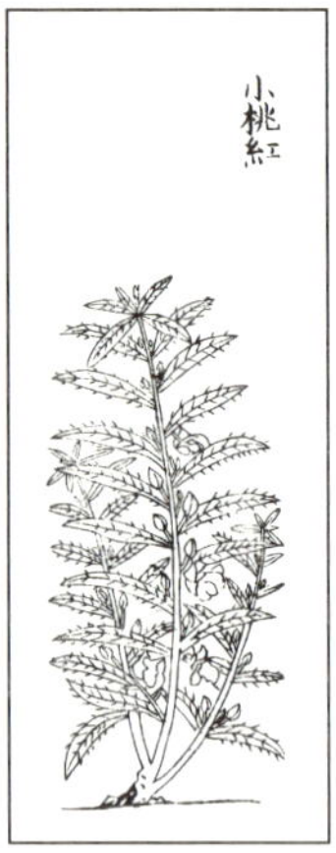

图 1　救荒 · 小桃红

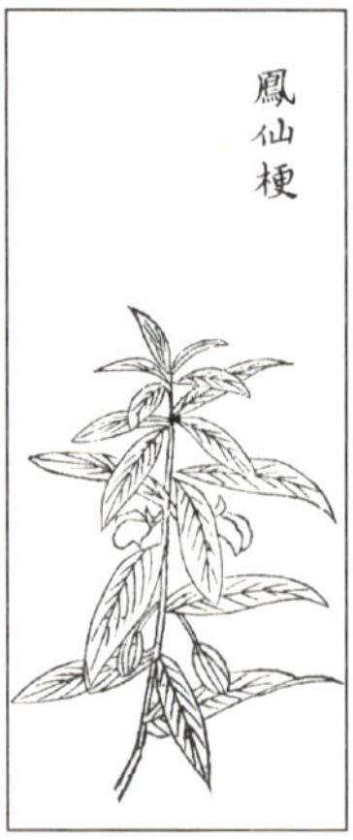

图 2　茹草 · 凤仙梗

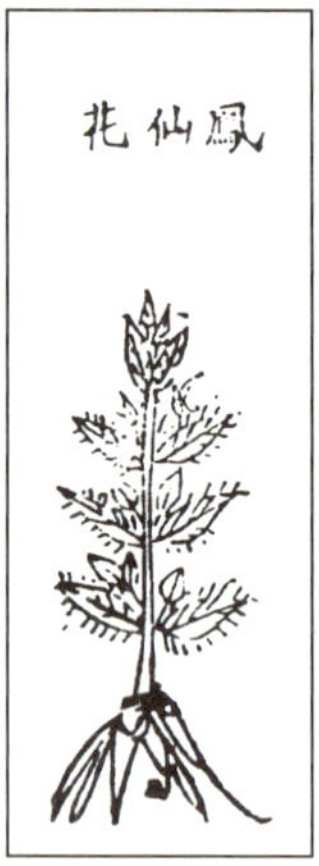

图 3　纲目（金）· 凤仙花

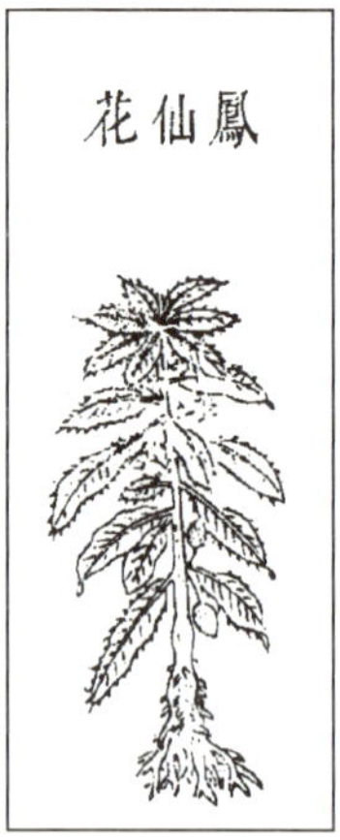

图 4　纲目（钱）· 凤仙花

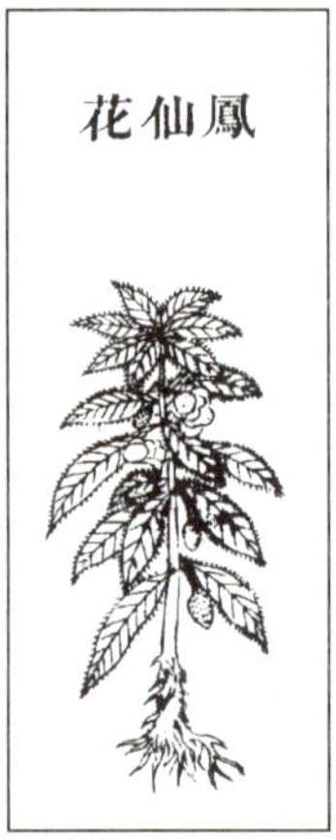

图 5　纲目（张）· 凤仙花

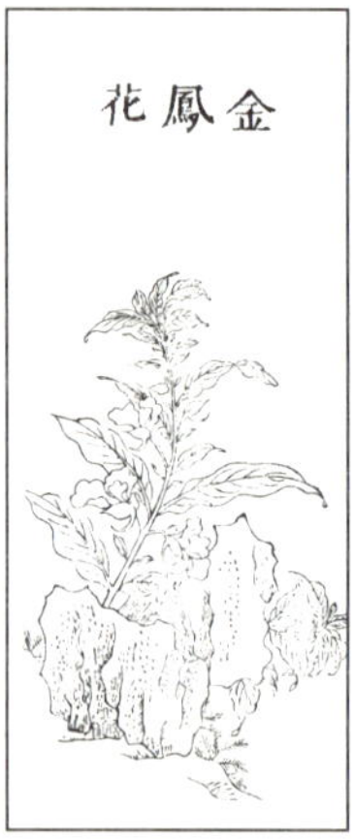

图 6　三才 · 金凤花

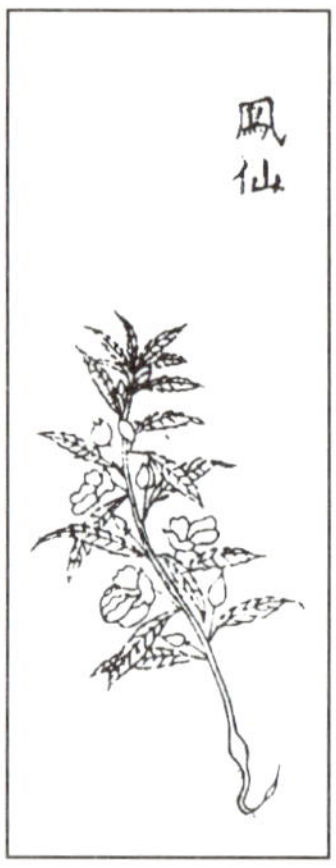

图 7　原始 · 凤仙

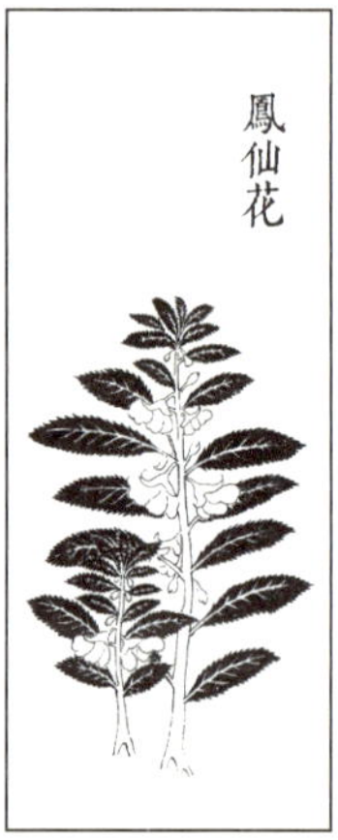

图 8　博录 · 凤仙花

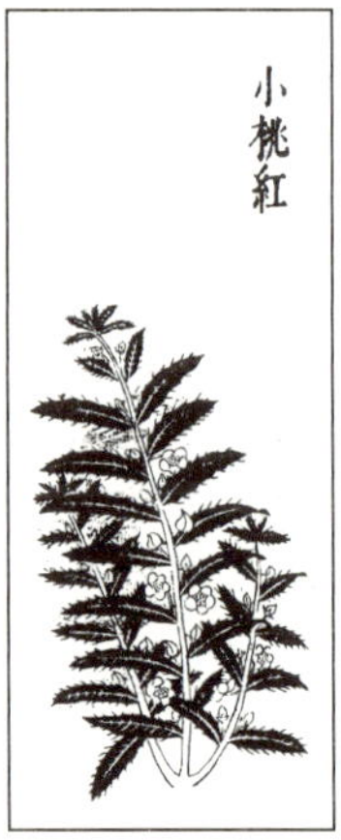

图 9　博录 · 小桃红

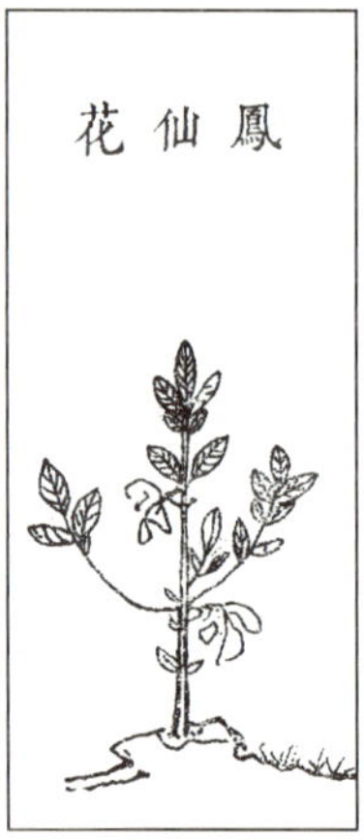

图 10　野谱补 · 凤仙花

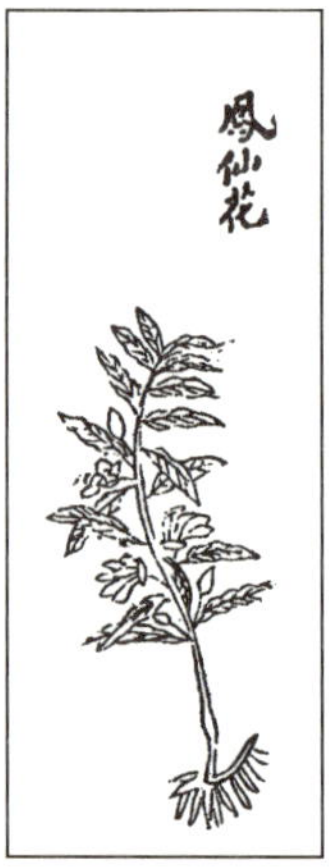

图 11　汇言 · 凤仙花

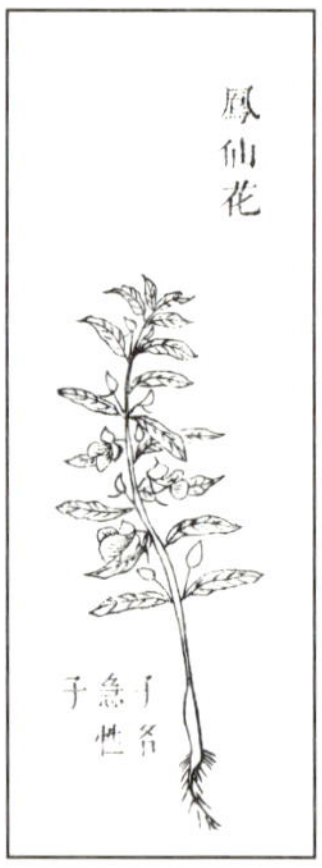

图 12　类纂 · 凤仙花

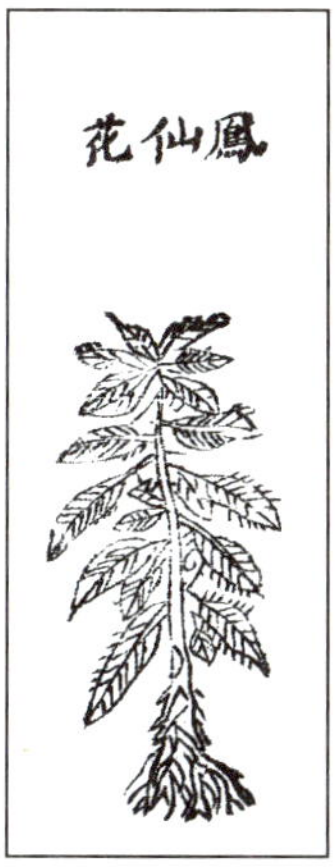

图 13　求真·凤仙花

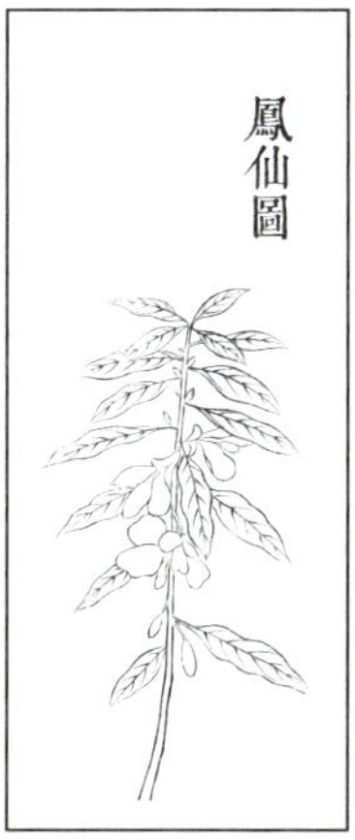

图 14　草木典·凤仙图

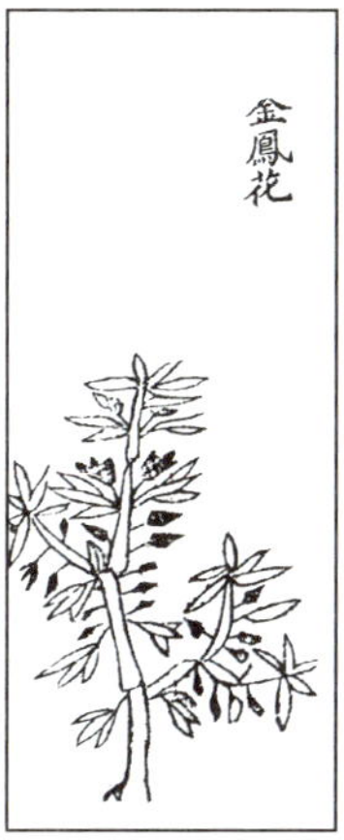

图 15　便方·金凤花

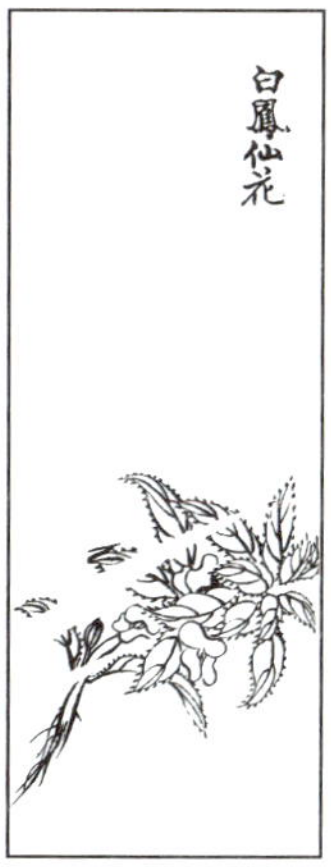

图 16　图说·白凤仙花

本品16图，取自15书。有承继关系的图可分3个书类。

《救荒本草》：该书“小桃红”（图1）的仿绘图有：《本草纲目》金陵本“凤仙花”（图3）仿绘时有所简省，但夸张的叶锯齿是其仿绘的依据。《纲目》钱本图4又在金陵本基础上略加修正，不仅修正了根部，也将部分果实绘成下垂状。《纲目》张本图5又在钱本图4的基础上再加修饰。《野菜博录》“小桃红”（图9）直接仿绘《救荒》图1，叶片改为阴刻。此后《本草求真》图13亦仿《纲目》钱本图4。《本草简明图说》“白凤仙花”（图16）亦在《纲目》钱本图4基础上予以改绘，增加已开之花。

《茹草编》：该书“凤仙梗”（图2）的仿绘图有《古今图书集成·草木典》“凤仙图”（图14）。

《本草原始》：该书“凤仙”（图7）的仿绘者有《本草汇言》图11、《本草纲目类纂必读》图12。

以上16图中，除外9幅仿绘图，原创图尚有7幅（图1、2、6、7、8、10、15），详见下“鉴药”项。

【文录】

明《救荒本草》卷上“小桃红”　一名凤仙花，一名夹竹桃，又名海蒳（音纳），俗名染指甲草。人家园圃多种，今处处有之。苗高二尺许，叶似桃叶而窄，边有细锯齿，开红花，结实形类桃样，极小有子似萝卜子，取之易迸（北诤切）散，俗名急性子。

明《本草纲目》卷17“凤仙”　【释名】旱珍珠（《纲目》）、金凤花（《纲目》）、菊婢。【时珍曰】其花头翅尾足俱具，翘然如凤状，故以名之。女人采其花及叶包染指甲。其实状如小桃，老则迸裂，故有指甲、急性、小桃诸名。宋光宗李后讳凤，宫中呼为好女儿花。张宛丘呼为菊婢。韦居呼为羽客。【集解】【时珍曰】凤仙人家多种之，极易生。二月下子，五月可再种。苗高二三尺，茎有红白二色，其大如指，中空而脆。叶长而尖，似桃、柳叶而有锯齿。椏间开花，或黄或白，或红或紫，或碧或杂色，亦自变易，状如飞禽，自夏初至秋尽，开谢相续。结实累然，大如樱桃，其形微长，色如毛桃，生青熟黄，犯之即自裂。皮卷如拳，苞中有子似萝卜子而小，褐色。人采其肥茎汋䤄，以充莴笋。嫩叶渫，浸一宿，亦可食。但此草不生虫蠹，蜂蝶亦不近，恐亦不能无毒也。

【鉴药】

“凤仙”首见于《本草纲目》。在此之前《救荒本草》“小桃红”即“凤仙花”。李时珍释其名曰：“其花头翅尾足俱具，翘然如凤状，故以名之。”本品在元明医方早见使用。李时珍归纳了其种子（“急性子”）、花、根、叶的功效，其中急性子主治产难、积块噎膈、下骨哽、透骨通窍。后世亦有用者，但使用不广。

关于本品的形态，记载最详的是《救荒本草》《本草纲目》。《救荒》云：“人家园圃多种，今处处有之。苗高二尺许，叶似桃叶而窄，边有细锯齿，开红花，结实形类桃样，极小有子似萝卜子，取之易迸散，俗名急性子。”李时珍云：“苗高二三尺，茎有红白二色，其大如指，中空而脆。叶长而尖，似桃、柳叶而有锯齿。椏间开花，或黄或白，或红或紫，或碧或杂色，亦自变易，状如飞禽，自夏初至秋尽，开谢相续。结实累然，大如樱桃，其形微长，色如毛桃，生青熟黄，犯之即自裂。皮卷如拳，苞中有子似萝卜子而小，褐色。”时珍“释名”还提到本品的其他特点，如花“头翅尾足俱具，翘然如凤状”，是指其花的形状，尤其是花的唇瓣基部急尖，成长而内弯的距，宛如凤尾。又“女人采其花及叶包染指甲”，故名指甲花。“其实状如小桃，老则迸裂”，是指其蒴果如小桃，成熟时反卷弹射出种子，故其子名“急性子”。综上所述，本品即凤仙花科凤仙花属植物凤仙花*Impatiens balsamina* L.。

以下为诸家本草及相关著作中的本品形态。

1.**《救荒本草》**：该书“小桃红”（图1）茎直立。单叶互生，最下部的叶对生。叶为披针形，边缘有锐锯齿被绘成了毛刺状。花单生于叶腋。观此图形，结合其文字描述，本品即凤仙花*I. balsamina*。

2.**《茹草编》**：该书“凤仙梗”（图2）未绘根部。其植物形态更接近原植物，未绘出叶缘的锐锯齿，但较好地表现了凤仙花*I. balsamina*的下垂蒴果及花形。

3.**《三才图会》**：该书“金凤花”（图6）绘一植株生长在山石中，叶披针形，花大有距，此足证为凤仙花*I. balsamina*的写生图。

4.**《本草原始》**：该书“凤仙”（图7）写生绘出一植株，叶披针形，互生。叶腋间有单花，花大。下部有蒴果如小毛桃。此亦为凤仙花*I. balsamina*的写生图。

5.**《野菜博录》**：该书2图，图9仿绘《救荒》图1。“凤仙花”（图8）绘高矮两株植物。其叶阴刻，单叶互生，叶腋开花。其形即凤仙花*I. balsamina*。

6.《救荒野谱补遗》：该书“凤仙花”（图10）绘出一小树状植物，叶卵形互生，叶腋有稀疏单花。诸凤仙花图中，唯此图距离实物甚远，难以作为鉴定之用。

7.《草木便方》：该书“金凤花”（图15）图形粗拙，花、叶难分。其黑色有柄的小纺锤状物则有几分像凤仙花的蒴果。原书整理者云此药“指甲花”（一名金凤花）是凤仙花科植物凤仙花*I. balsamina*。[1]但此图形很难作为定种用。

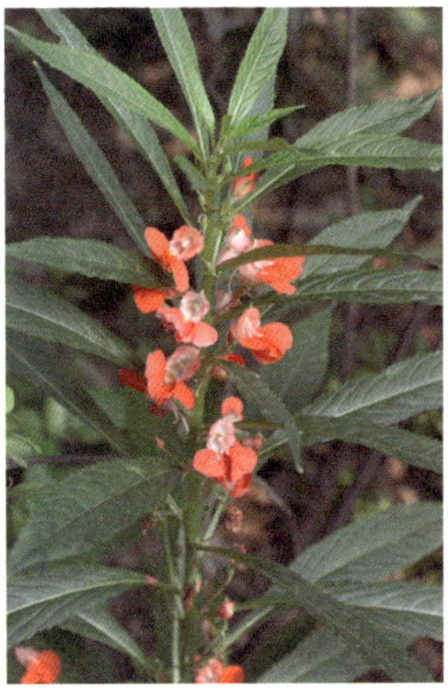

图 17　凤仙花 *Impatiens balsamina*

【小结】

“凤仙”为元明医方所用药，被《本草纲目》正式收入本草。据《救荒本草》《本草纲目》记述，本品即凤仙花科植物凤仙花*Impatiens balsamina* L.。《救荒本草》《三才图会》《本草原始》等多部本草所绘本品图均能反映其特征。

17-36　坐拏草

【品图】

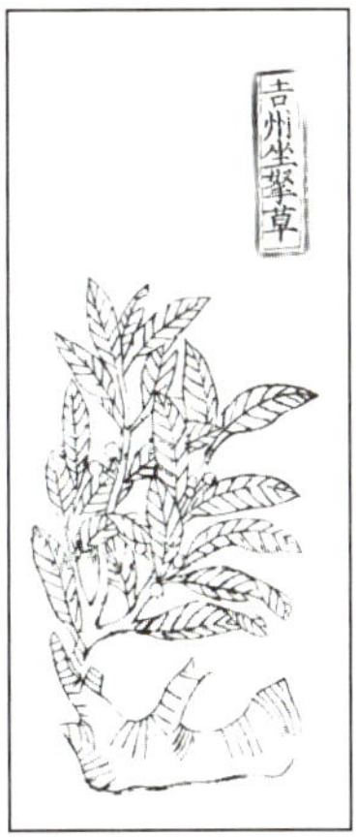

图1　图经（大）· 吉州坐拏草

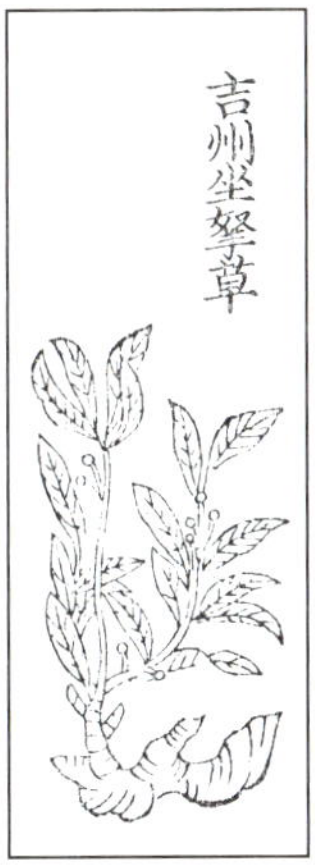

图2　图经（政）· 吉州坐拏草

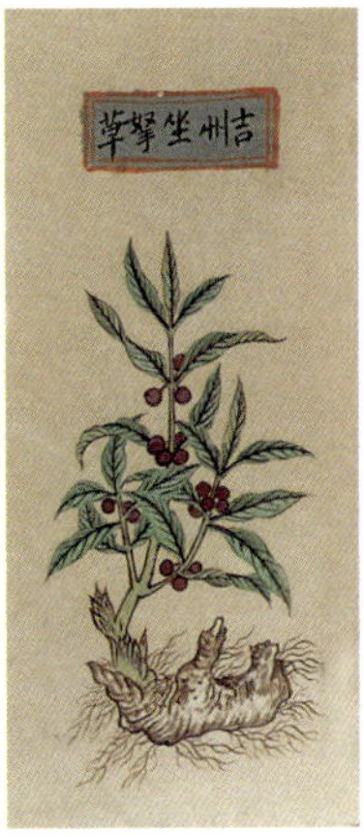

图3　品汇 · 吉州坐拏草

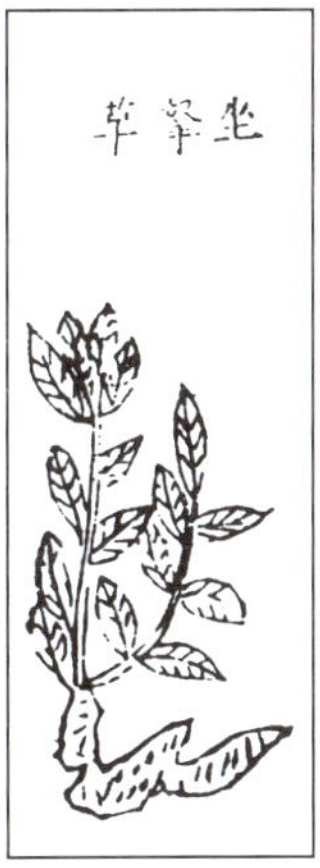

图4　纲目（金）· 坐拏草

1 ［清］刘善述原著，赵素云、李文虎、孙西整理：《草木便方》，重庆：重庆出版社，1988：165.

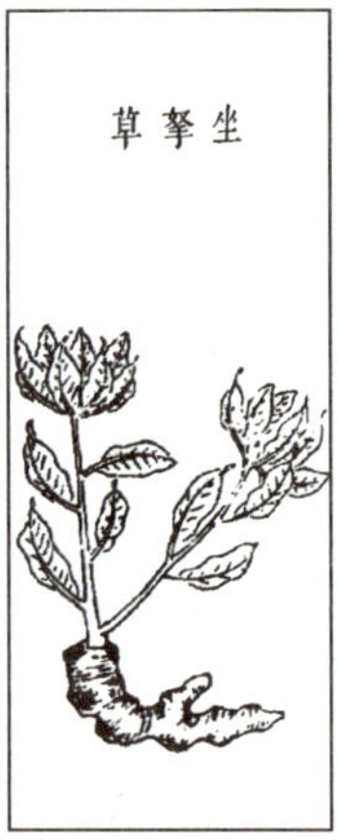

图5　纲目（钱）·坐拏草

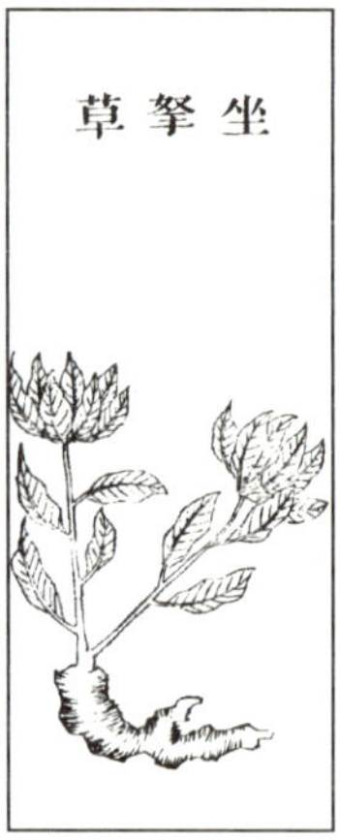

图6　纲目（张）·坐拏草

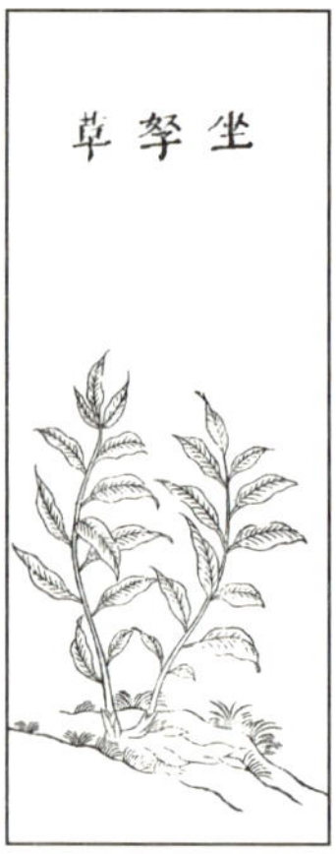

图7　三才·坐拏草

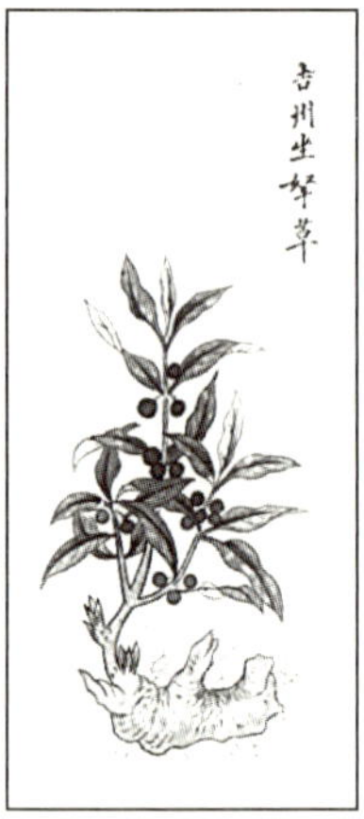

图8　金石·吉州坐拏草

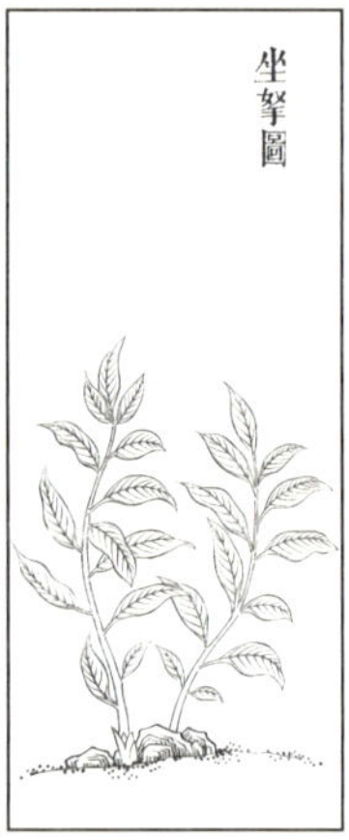

图9　草木典·坐拏图

以上9书9图，其中彩色图3幅。有承继关系的图仅1个书类。

《本草图经》：该书的“吉州坐拏草”图分别存于《大观本草》（图1）、《政和本草》（图2）。二者图形基本相同。今以《政和》图2为《图经》图的代表。

仿绘该图的彩色图有：《本草品汇精要》“吉州坐拏草”（图3）。此后《金石昆虫草木状》“吉州坐拏草”（图8）又仿绘《品汇》图3。

仿绘该图的墨线图有：《本草纲目》金陵本“坐拏草”（图4）仿绘图2时丢失原图的果实，且将分支下移，使独茎分支变成根头部另抽茎枝。《纲目》钱本图5基本仿绘金陵本图。《纲目》张本图6又仿绘钱本图5，根形略改，但大体均同。另《三才图会》“坐拏草”（图7）无果实，可见仿绘自《本草纲目》金陵本或钱本图，但却删除了坐拏草根部，增添土地背景，且绘成两株植物并生，严重失真。清《古今图书集成·草木典》“坐拏图”（图9）基本仿绘自《三才图会》。

以上9图中，只有《图经》图为原创，今取图2为代表。详见下“鉴药”项。

【文录】

宋《本草图经》（见《证类》卷30“坐拏草”） 生江西及滁州。六月开紫花结实。采其苗为药。土人用治打扑所伤，兼壮筋骨。治风痹。江西此甚易得，后因人用之有效，今颇贵重。《神医普救》治风方中，已有用者。

明《本草纲目》卷17“坐拏草” 【集解】【时珍曰】按《一统志》云：出吉安永丰县。【发明】【时珍曰】《危氏得效方》麻药煮酒方中用之。《圣济录》治膈上虚热，咽喉噎塞，小便赤涩，神困多睡，有坐拏丸。用坐拏草、大黄、赤芍药、木香、升麻、麦门冬、黄芪、木通、酸枣仁、薏苡仁、枳壳等分，为末。蜜丸梧子大。每服二十丸，麦门冬汤下。

清《植物名实图考》卷9“红丝线” 产南安。绿茎有毛，叶如山茶叶而薄，长柄下垂，结实如珠，生青熟红，绿蒂托之。一名血见愁。俚医捣敷红肿，以为良药。

【鉴药】

“坐拏草”首见于宋《本草图经》。名义不详。苏颂云“土人用治打扑所伤，兼壮筋骨。治风痹”，且云“江西北甚易得，后因人用之有效，今颇贵重。《神医普救》治风方中，已有用者”。除北宋末用于治风方外，元代还用于麻醉方。明清时因其原植物不明，渐次失传。

关于本品的来源，今唯有宋《本草图经》所存之“吉州坐拏草”图（图2）及其文字简要记载可以追寻。苏颂云：“坐拏草：生江西及滁州。六月开紫花结实。采其苗为药。”《本草纲目》又补充《一统志》所载“出吉安永丰县”。综合《图经》《纲目》的记载，本品有以下特点：

产地：主产江西吉州（今吉安）地区。滁州（今属安徽）亦产。

形态：六月开紫花、结实。药用“苗”。其药图突出肥大根部及根头，疑用“苗”指采用本品初生嫩芽或幼株入药。

功用：治风痹、打扑所伤，兼壮筋骨。亦可用于膈上虚热，咽喉噎塞等症。

今人孙启明谓本品是曼陀茄*Mandragora caulescens* Clarke.[1]。曼陀茄根叶、花色、花期等均符合坐拏草特点，但此物分布于四川、云南、西藏等地，非《本草图经》所载主产江西、安徽一带之民间用药。

叶国荣等考坐拏草为茄科植物紫花曼陀罗*Datura tatula* L.[2]。其主要依据是两者功效相同，《本草纲目》将坐拏草与曼陀罗花列在一起，且紫花曼陀罗分布于长江流域各省。但叶氏等无视《本草图经》所出药图具有果小而圆，生叶腋，可见明显果柄等特点，且没有顾及紫花曼陀罗晚近才引进中国，明代及其以前并无该物传入我国的记载。故其考证结论难以成立。

查考古代本草中的相似药物，有清·吴其濬《植物名实图考》所载草药“红丝线”（图10）与本品相近。吴其濬记载“红丝线”绿茎有毛，叶如山茶叶而薄，长柄下垂，结实如珠，生青熟红，绿蒂托之（图10）。该图虽未画根部，但叶片形状，尤其是小果有柄，生于叶腋，与《本草图经》图（图2）完全符合。此图乃吴其濬写生得来，可信度高。今考“红丝线”为茄科植物红丝线*Lyciathes biflvra*（Lour.）Bitt[3]。该植物

1 孙启明：《苏图研究》，见：张志斌，郑金生主编：《本草纲目研究札记》，北京：科学出版社，2019：689.（作者此观点亦见于其发表在2002年《医古文杂志》的“试论坐拏草即曼陀茄”一文中。）

2 叶国荣、蒋永海：《本草纲目》曼陀罗花与坐拿草考，中药材，1996，19卷，(4)：204

3 国家中医药管理局《中华本草》编委会：《中华本草》第7册，上海：上海科学技术出版社，1999：266.

花淡紫，花期5—8月，果期7—11月。此与《本草图经》“坐拏草”记载的“六月开紫花结实”非常接近。

此外，吴其濬载“红丝线”别名、功效为：“一名血见愁。俚医捣敷红肿，以为良药。”说明该药是民间常用的伤外科药。此功效与《图经本草》“坐拏草”治打扑伤亦相近。又，“红丝线”产南安（江西大庾）。《中华本草》记载“红丝线”分布于江西、福建、台湾、广东、广西、云南、贵州等地。可见其分布地域亦与《本草图经》记载“坐拏草”江西易得，产江西吉州，《本草纲目》记载的“吉安永丰”均相吻合。因此，初步认为“坐拏草”即是红丝线。

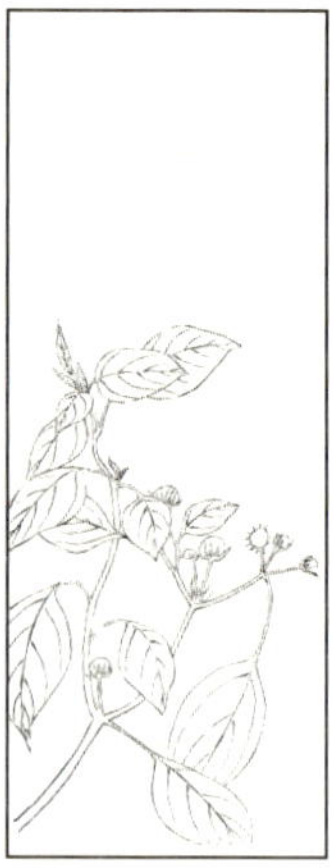

图10　图考·红丝线

【小结】

“坐拏草”是北宋时江西南部的民间药，因治打扑所伤，兼壮筋骨、治风痹有效而成为当时贵重药。后因基原不明渐次失传。今考“坐拏草”与“红丝线”二药的产地、形态、功效等均十分接近，故初步认为《图经本草》“坐拏草”即茄科植物红丝线*Lyciathes biflvra*（Lour.）Bitt。

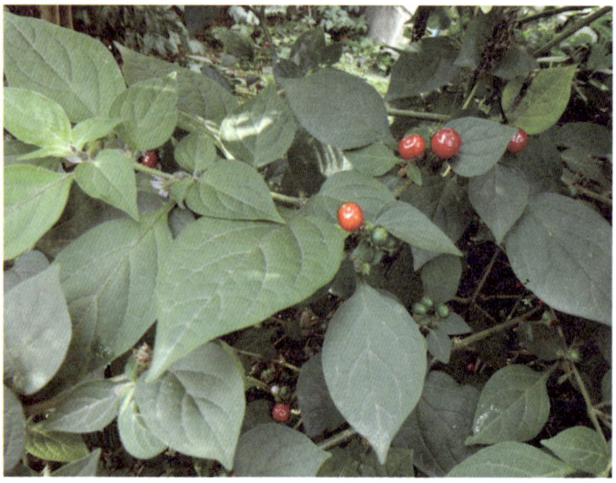

图11　红丝线 *Lyciathes biflvra*

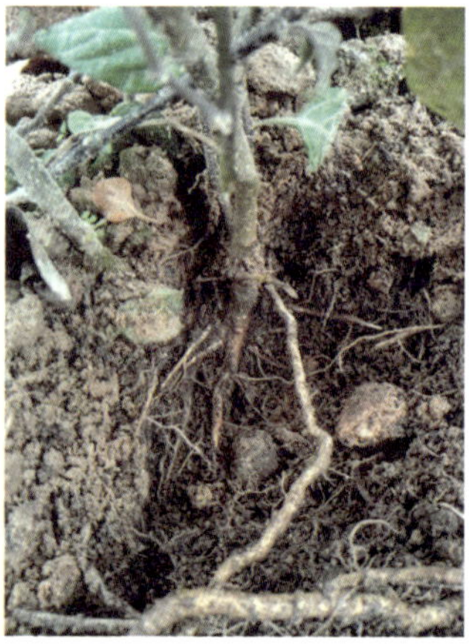

图12　红丝线根部

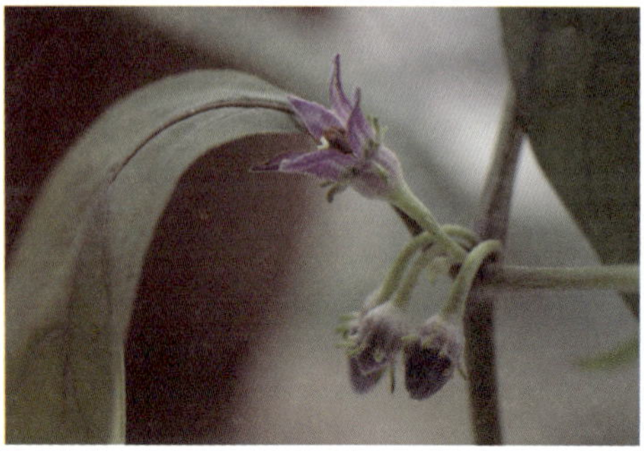

图13　红丝线花枝

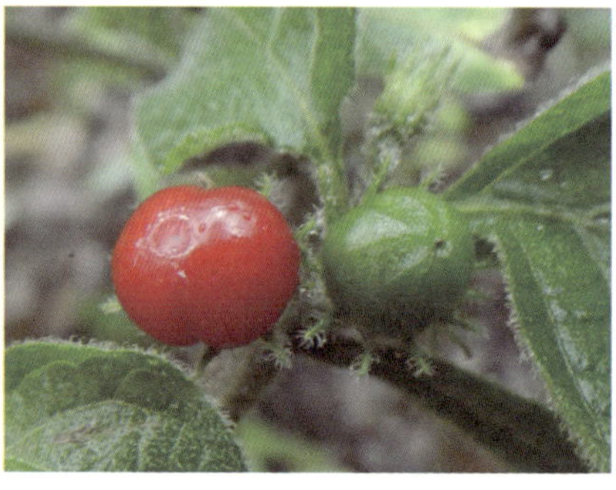

图14　红丝线果枝

17–37　曼陀罗花

【品图】

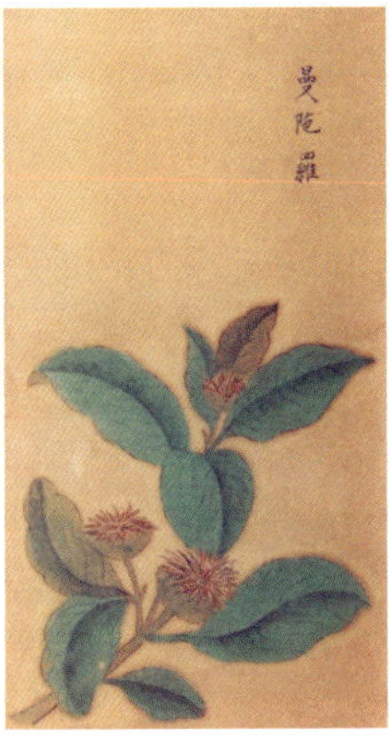

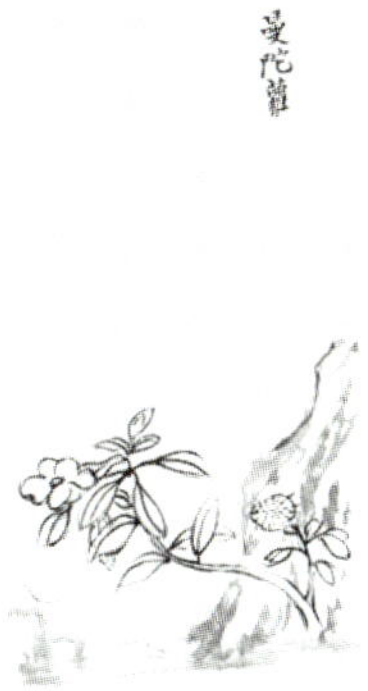

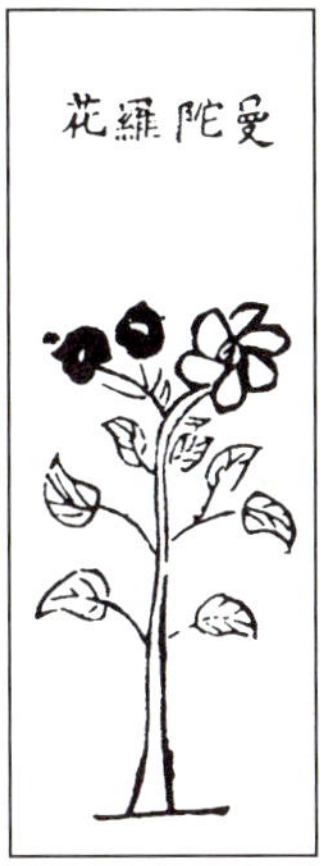

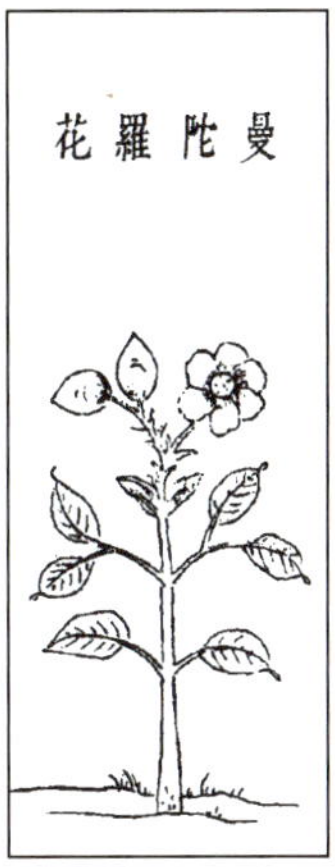

图1　履巉岩·曼陀罗　图2　滇南图·曼陀罗　图3　纲目（金）·曼陀罗花　图4　纲目（钱）·曼陀罗花

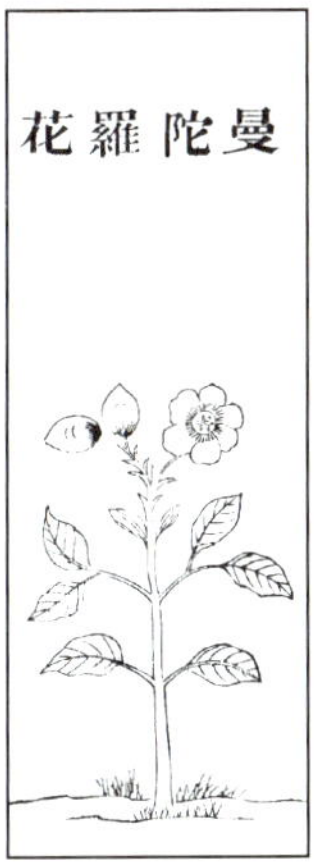

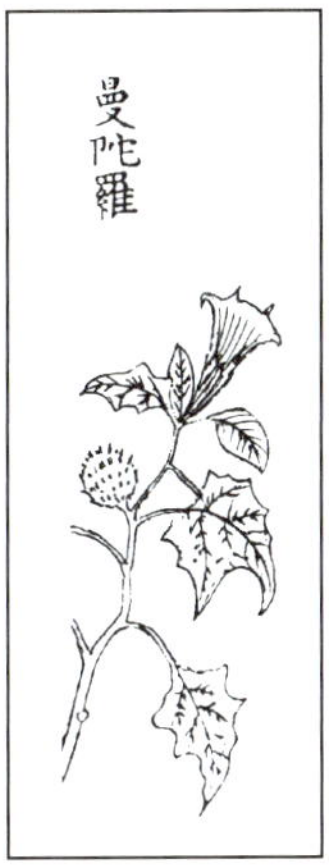

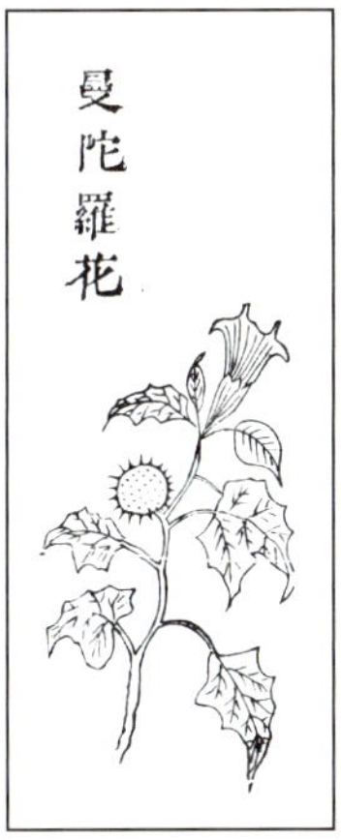

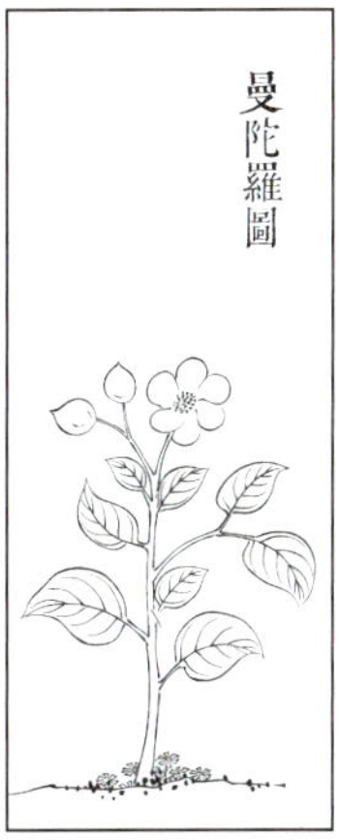

图5　纲目（张）·曼陀罗花　图6　原始·曼陀罗　图7　类纂·曼陀罗花　图8　草木典·曼陀罗图

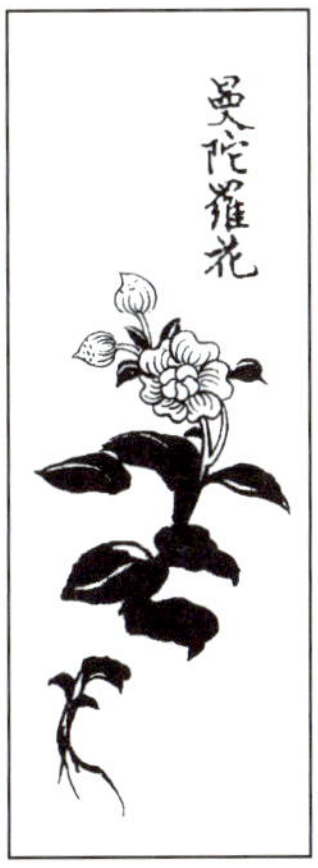

图9　图说·曼陀罗花

本品9图，取自9书，其中1幅彩图。有承继关系的图可分2个书类。

《本草纲目》（金陵本）：该书“曼陀罗花”（图3）的仿绘图有《纲目》钱本图4。此后《纲目》张本图5又仿绘钱本图4。此外，《古今图书集成·草木典》“曼陀罗图”（图8）仿绘钱本图4时再增添土地背景。《本草简明图说》图9亦仿绘钱本图4，但叶片用阴刻。

《本草原始》：该书“曼陀罗”（图6）的仿绘者有《本草纲目类纂必读》图7。

以上9图中，除外5幅仿绘图，原创图尚有4幅（图1、2、3、6），详见下“鉴药”项。

【文录】

宋《履巉岩本草》卷下"曼陀罗" 性温，有毒。治寒湿脚（气，煎汤洗。[1]）面上破，生疮，晒干为末，用少许贴患处。

题·明《滇南本草图说》卷3"曼陀罗" 形绿茎碧叶，高三尺，开白花，六瓣，状如牵牛花，而朝开夜合，结实圆而有丁拐，中有小子，笑采服者笑，哭采服者哭。花子气味辛温，有毒。

明《本草纲目》卷17"曼陀罗花"【释名】风茄儿（《纲目》）、山茄子。【时珍曰】《法华经》言佛说法时，天雨曼陀罗花。又道家北斗有陀罗星使者，手执此花，故后人因以名花。曼陀罗，梵言杂色也。茄乃因叶形尔。姚伯声花品呼为"恶客"。【集解】【时珍曰】曼陀罗生北土，人家亦栽之。春生夏长，独茎直上，高四五尺，生不旁引，绿茎碧叶，叶如茄叶。八月开白花，凡六瓣，状如牵牛花而大，攒花中坼，骈叶外包，而朝开夜合。结实圆而有丁拐，中有小子。八月采花，九月采实。

【鉴药】

李时珍注"曼陀罗花"首见于《本草纲目》。但南宋·王介《履巉岩本草》中已首次为该药立条，并绘有图形。李时珍释其名曰："《法华经》言佛说法时，天雨曼陀罗花。又道家北斗有陀罗星使者，手执此花，故后人因以名花。曼陀罗，梵言杂色也。"《履巉岩本草》载本品性温有毒，外用治寒湿脚气，面上生疮。宋《扁鹊心书》"睡圣散"、元《世医得效方》等多种医书用此配合作麻醉用。李时珍补充本品"又主惊痫及脱肛，并入麻药"，多总结前人运用经验。后世多利用本品解痉止痛作用治疗多种疾病。

关于本品形态，宋·周去非《岭外代答》云："广西曼陀罗花，遍生原野，大叶白花，结实如茄子而遍生小刺，乃'药人草'也。盗贼采，干而末之，以置人饮食，使之醉闷，则挈箧而趋。南人或用为小儿食药，去积甚峻。""昭州酒，颇能醉人。问其造酒时，采曼陀罗花，置之瓮面，使酒收其毒气。"[2]用本品浸酒使人昏醉的故事亦两见于宋代笔记。[3]

李时珍所见曼陀罗，"生北土，人家亦栽之"。这很可能是李时珍在北京的经历中所见。时珍描述其形态为："春生夏长，独茎直上，高四五尺，生不旁引，绿茎碧叶，叶如茄叶。八月开白花，凡六瓣，状如牵牛花而大，攒花中坼，骈叶外包而朝开夜合。结实圆而有丁拐，中有小子。八月采花，九月采实。"据此描述，本品即茄科曼陀罗属植物洋金花*Datura metel* L.。[4]又名白花曼陀罗。也不能排除同属植物曼陀

1 气煎汤洗：此4字原脱，据明·胡濙《卫生易简方》所引补。

2 ［宋］周去非：《岭外代答》，《知不足斋丛书》本，卷6，14页；卷8，16页。

3 ［宋］司马光：《涑水记闻》，《学津讨原》本。卷4，10页。（载庆历间杜杞以曼陀罗酒醉倒欧希范。另司马光《资治通鉴》、《宋史》卷300"杜杞传"及李攸《宋朝事实》卷16等书亦载此事。）［宋］孔平仲：《谈苑》，《宝颜堂秘笈·续集》，卷1，6页载熙宁七年熊本（字伯通）在四川泸州"以曼陀罗花，醉降者"。

4 国家中医药管理局《中华本草》编委会：《中华本草》（7），上海：上海科学技术出版社，1999：255.

罗*Datura stramonium* Linn.。[1]

以下为本品几种相关的原创药图分析。

1.《履巉岩本草》：该书“曼陀罗”（图1）为手绘，其标本所在地为宋代临安（今杭州）慈云岭一带。该图所示，单叶、互生，似茄叶。果生于叶腋或上部分枝间，蒴果扁圆球形，表面有鼓丁，顶端有短刺，但被夸大绘成放射状物。其果实直立生，但无花序。故其来源或为今茄科植物曼陀罗*Datura stramonium* Linn.或洋金花*Datura metel* L.。

2.《滇南本草图说》：该书“曼陀罗”（图2）用写意笔法，绘一枝植物，单叶、互生，叶卵状披针形。花大，生于茎枝顶端。另右枝有果，大而上有短刺。此图过简，确难定种。其花、叶、果都与茄科植物曼陀罗*D. stramonium* 或洋金花*D. metel*不相悖逆。《滇南本草》的作者生活年代虽然早于李时珍，但其书内容却很难肯定出现在李时珍以前。其文字记载似多抄袭于《本草纲目》，图形更晚于明代诸书。

3.《本草纲目》（金陵本）：该书“曼陀罗花”（图3）绘一枝小树，单叶有长柄，卵形，顶端渐尖。其花大，生于枝顶。有左侧茎枝顶部有两黑色大型近圆形的果实状物。此图乃依据李时珍所述草率绘成，过于粗拙，无法据此定植物基原。

4.《本草原始》：该书“曼陀罗”（图6）为写生图，仅绘原植物之花果枝。其叶卵形或广卵形，基部截形或楔形，边缘有不规则浅裂。其花、果单生于枝叉间或叶腋，花较小。花萼筒状，花冠长漏斗状，上部扩大如喇叭状，裂片顶端有小尖头。蒴果直立而生，球状，疏生粗短刺。其文字记载为“花白、子紫色，类茄子”。据此图，似为茄科植物曼陀罗*D. stramonium* 。

【小结】

“曼陀罗”首载于宋《履巉岩本草》，并有彩图。其花在宋元时已较多地用于止痛或麻醉。根据《岭外代答》《本草纲目》的形态描述，本品当为茄科物洋金花（白花曼陀罗）*Datura metel* L.或同属植物曼陀罗*Datura stramonium* Linn.。《履巉岩本草》《本草原始》所绘植物图为鉴定本品来源提供了重要参考。

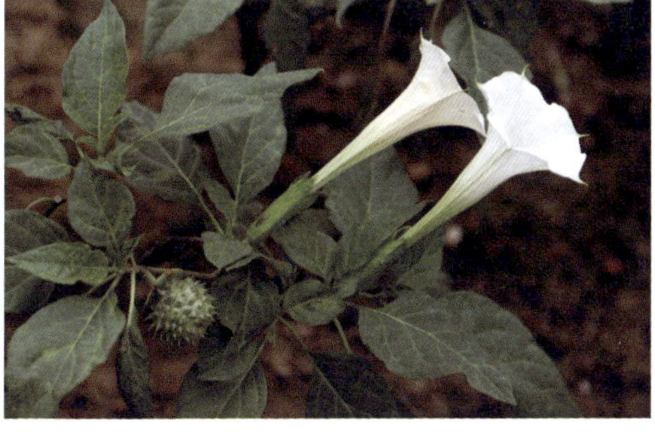

图 10　洋金花 *Datura metel*

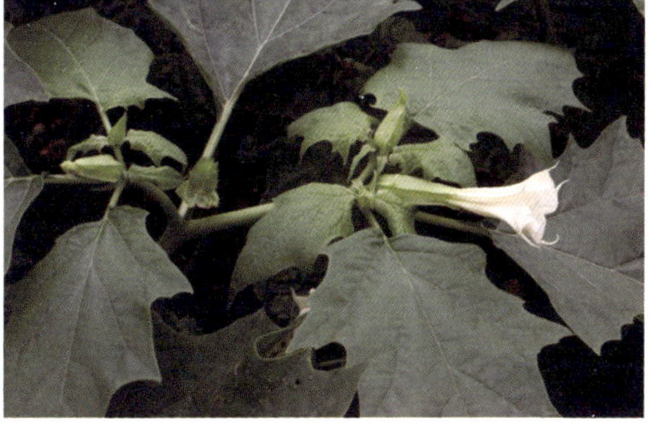

图 11　曼陀罗 *Datura stramonium*

1　中国科学院《中国植物志》编辑委员会：《中国植物志》，北京：科学出版社，1978，第67（1）卷，144.

17-38 羊踯躅

【品图】

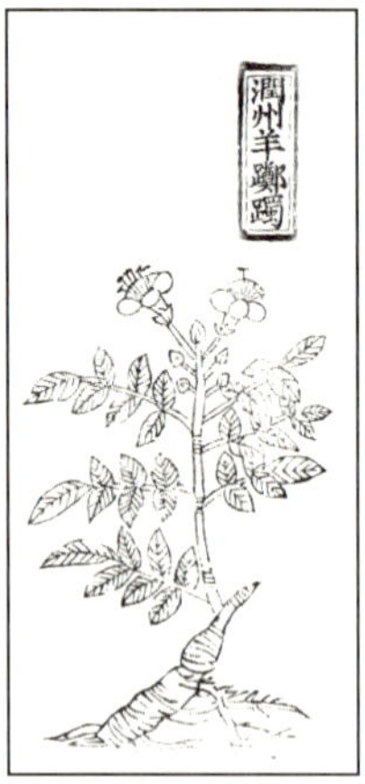

图 1 图经（大）·润州羊踯躅

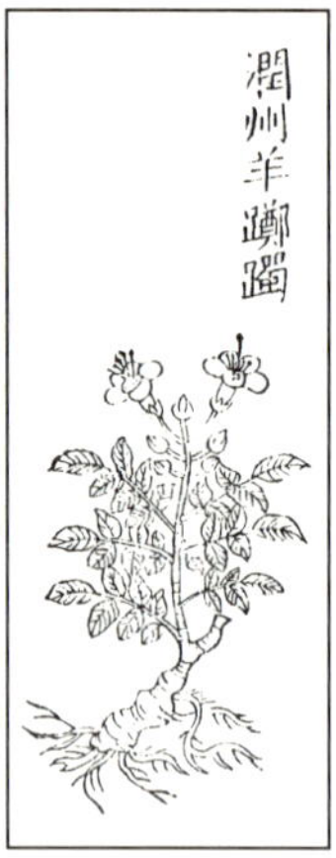

图 2 图经（政）·润州羊踯躅

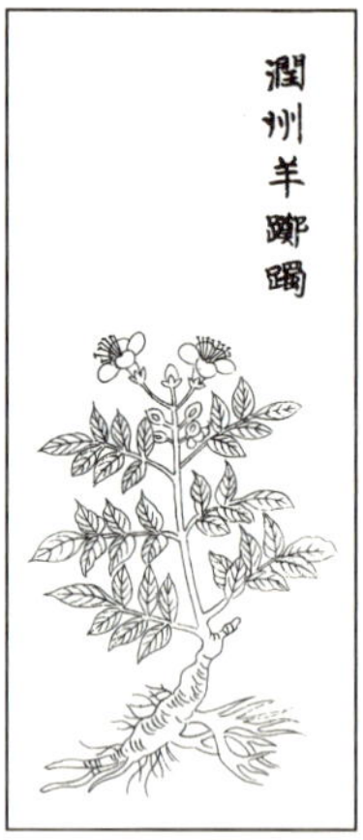

图 3 图经（绍）·润州羊踯躅

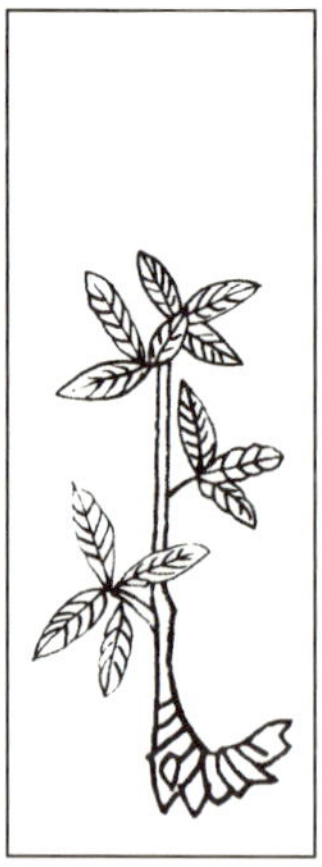

图 4 歌括·羊踯躅

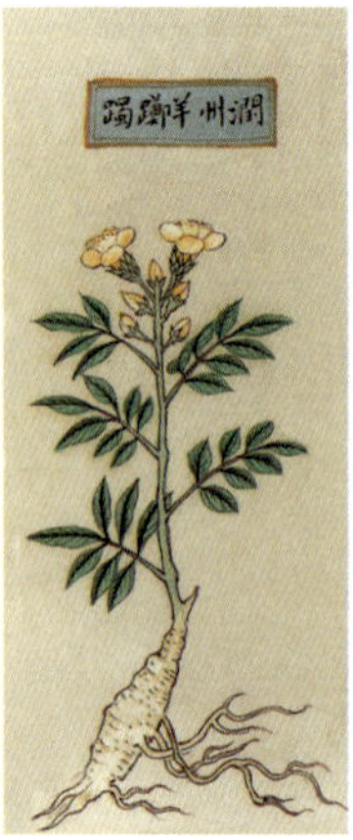

图 5 品汇·润州羊踯躅

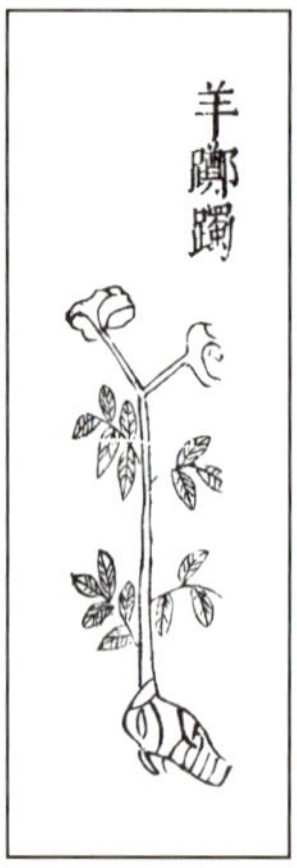

图 6 蒙筌·羊踯躅

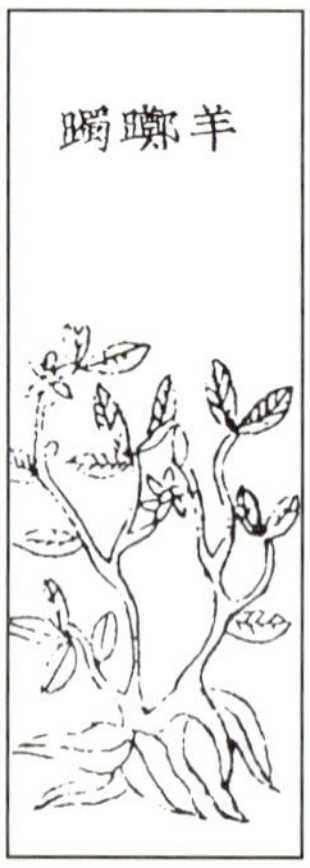

图 7 太乙·羊踯躅

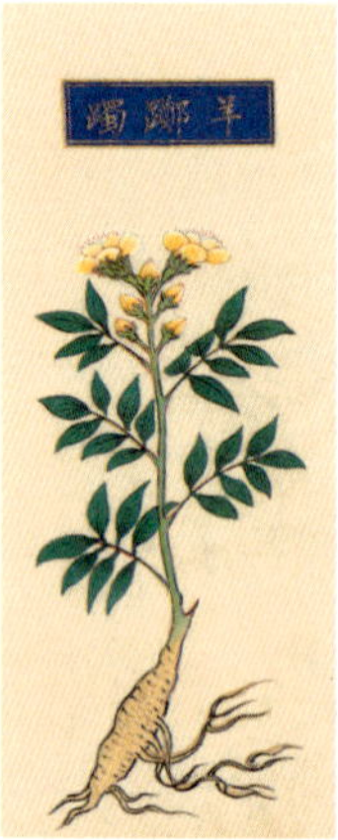

图 8 雷公·羊踯躅

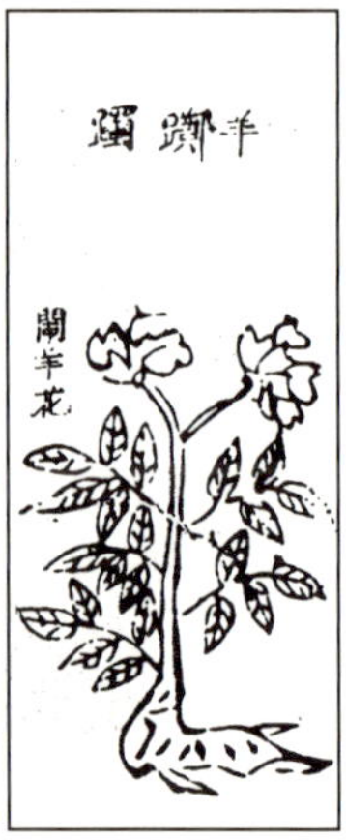

图 9 纲目（金）·羊踯躅

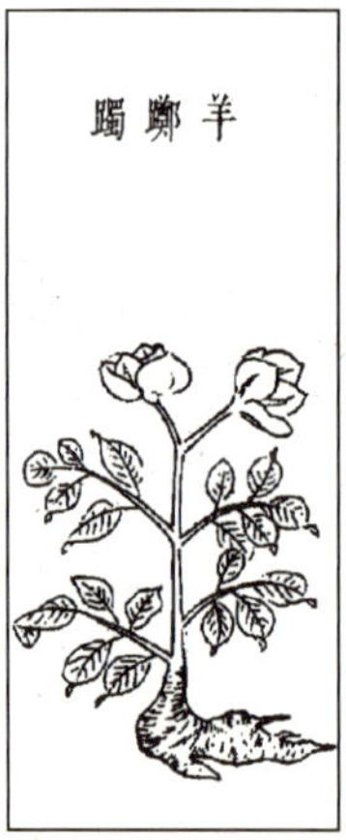

图 10 纲目（钱）·羊踯躅

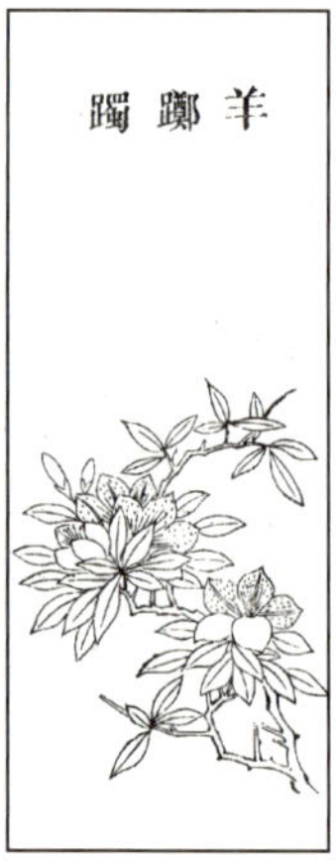

图 11 纲目（张）·羊踯躅

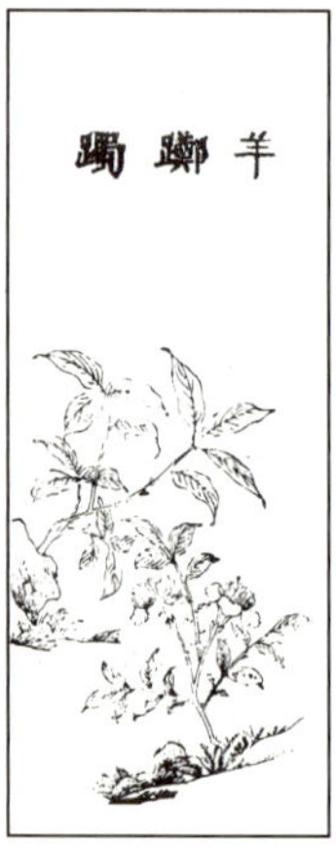

图 12 三才·羊踯躅

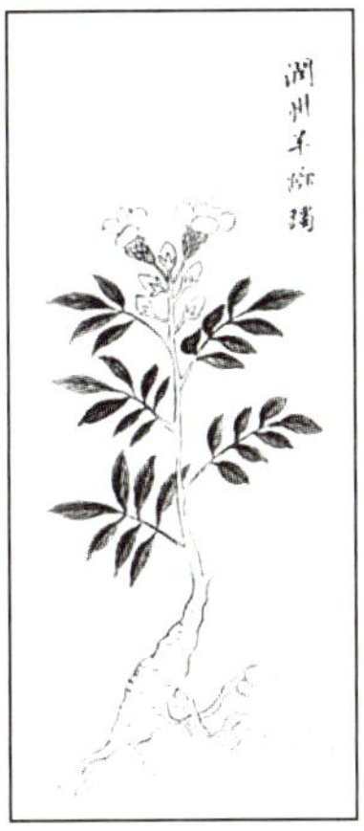

图 13　金石・润州羊踯躅

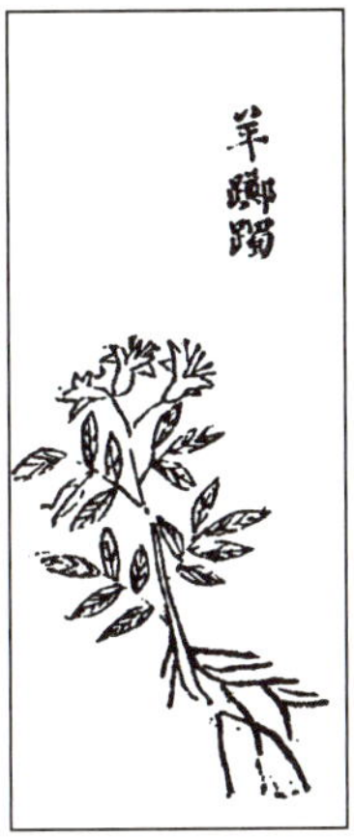

图 14　汇言・羊踯躅

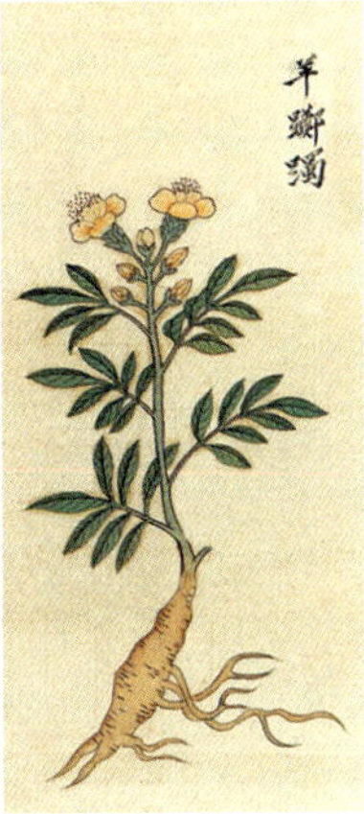

图 15　图谱・羊踯躅

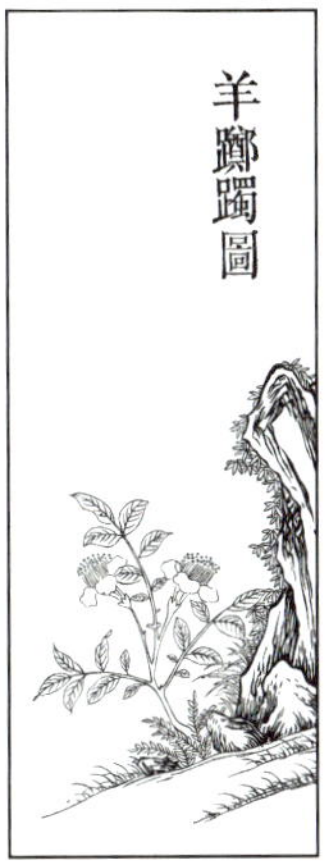

图 16　草木典・羊踯躅图

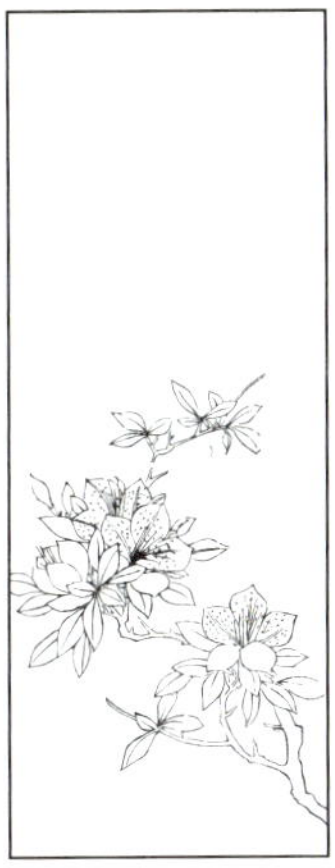

图 17　图考・羊踯躅

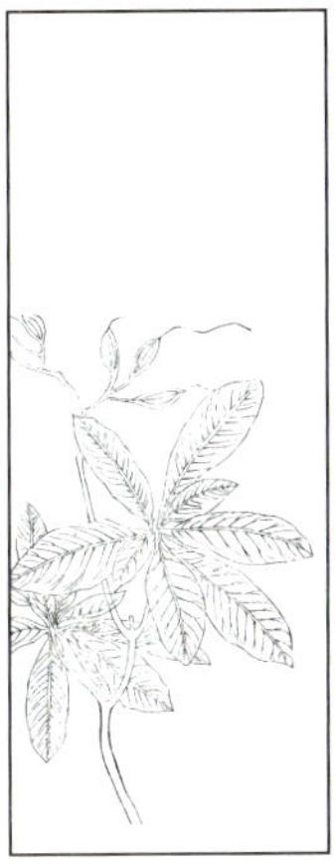

图 18　图考・搜山虎

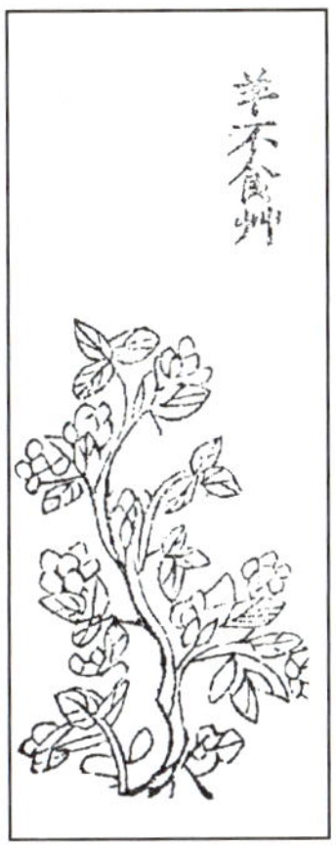

图 19　便方・羊不食草

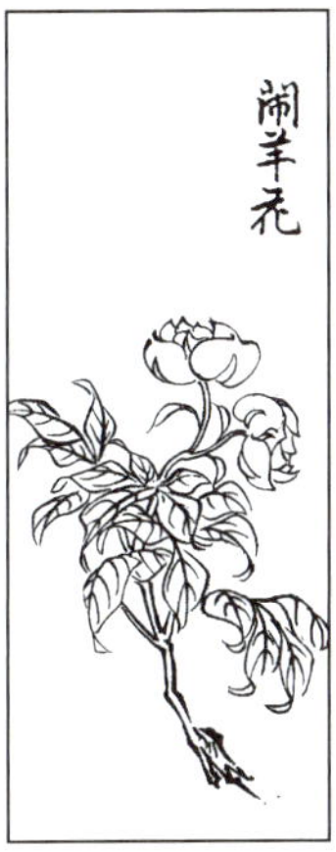

图 20　图说・闹羊花

本品20图，取自20书，其中4幅彩图。有承继关系的图可分2个书类。

《本草图经》：该书“润州羊踯躅”图分别存于《大观》(图1)、《政和》(图2)、《绍兴》(图3)。此三传本药图基本一致。今以《政和》图2为《图经》图的代表。

仿绘该图的彩色图有：《本草品汇精要》“润州羊踯躅”(图5)，该图将花敷以黄色。此后《补遗雷公炮制便览》“羊踯躅”(图8)、《金石昆虫草木状》“润州羊踯躅”(图13)又仿绘《品汇》图3。《本草图谱》“羊踯躅”(图15)又临摹《金石昆虫草木状》图13。

仿绘该图的墨线图有：《本草歌括》“羊踯躅”(图4)、《本草蒙筌》“羊踯躅”(图6)，此2图均将《图经》图2高度简略。《太乙仙制本草药性大全》“羊踯躅”(图7)在仿绘时对枝叶、花的位置时有改变。《本草纲目》金陵本“羊踯躅”(图9)增加图注“闹羊花”，对根及花略有改变。《纲目》钱本图10又在金陵本图9基础上再加修润。《本草简明图说》图20又在钱本图10的基础上再加改绘。另《三才图会》“羊踯躅”（图12）在仿绘《图经》图2时新绘一株，并增添山石背景。《古今图书集成·草木典》“羊踯躅图”（图16）仿绘《三才》图12时，删除其所增之植株，仅取其仿绘《图经》图2的部分，又更换山石背景。《本草汇言》“羊踯躅”（图14）亦仿绘《图经》图2，对根基茎叶略有删改，其花更接近实物。

《植物名实图考》：该书“羊踯躅”（图17）的仿绘者有《本草纲目》张本图11。

以上20图中，除外16幅仿绘图，原创图尚有4幅（图2、17、18、19），详见下“鉴药”项。

【文录】

《别录》（见《证类》卷10“羊踯躅”） 一名玉支。生太行山川谷及淮南山。三月采花，阴干。

梁《本草经集注》（同上） 陶隐居云：近道诸山皆有之。花、苗似鹿葱，羊误食其叶，踯躅而死，故以为名。不可近眼。

唐《唐本草》（同上）《唐本》注云：玉支、踯躅一名。陶于栀子注云：是踯躅子，名玉支，非也。花亦不似鹿葱，正似旋葍花，色黄者也。

唐《药性论》（同上）《药性论》云：羊踯躅，恶诸石及面，不入汤服也。

后蜀《蜀本草》（同上）《蜀本》：树生高二尺，叶似桃叶，花黄似瓜花。三月、四月采花，日干。今所在有之。

宋《开宝本草》（同上） 今注：其苗树生高三四尺，叶似桃叶，花似山石榴。

宋《本草图经》（同上）《图经》曰：羊踯躅，生太行山川谷及淮南山，今所在有之。春生苗似鹿葱，叶似红花，茎高三四尺。夏开花，似凌霄、山石榴、旋葍辈，而正黄色。羊误食其叶，则踯躅而死，故以为名。三月、四月采花，阴干。今岭南、蜀道山谷遍生。皆深红色如锦绣。然或云此种不入药。

唐《本草拾遗》（见《证类》卷6“羊不喫草”） 生蜀川山谷。叶细长，在诸草中羊不吃草者是。

明《本草蒙筌》卷3“羊踯躅” 向阳山谷，逢春则生。起苗一尺余高，结蕊二月半后。叶如桃叶深绿，花似瓜花正黄。羊误食之，踯躅而死。故《本经》竟名羊踯躅，今南人又呼黄杜鹃。依时采花，阴干入药。

明《本草纲目》卷17“羊踯躅”【释名】黄踯躅（《纲目》）、羊不食草（《拾遗》）、闹羊花（《纲目》）、惊羊花（《纲目》）、老虎花（《纲目》）。【集解】【时珍曰】韩保昇所说似桃叶者最的。其花五出，蕊瓣皆黄，气味皆恶。苏颂所谓深红色者，即山石榴名红踯躅者，无毒，与此别类。张揖《广雅》谓踯躅一名决光者，误矣。决光，决明也。按唐《李绅文集》言：骆谷多山枇杷，毒能杀人，其花明艳，与杜鹃花相似，樵者识之。其说似羊踯躅，未知是否？要亦其类耳。

清《植物名实图考》卷24“羊踯躅” 南北通呼闹羊花，湖南谓之老虎花，俚医谓之搜山虎。种蔬者渍其花以杀虫。又有一种大叶者附后。**/ 搜山虎（附）** 搜山虎即羊踯躅，一名老虎花。古方多用，今汤头中无之。具详《本草纲目》。按罗思举《草药图》，搜山虎春日发，黄花青叶，能治跌打损伤，内伤要药……此药俗方中仍用之。中州呼闹羊花，取其花研末，水浸杀菜蔬虫，老圃多蓄之。其叶稍瘦，产长沙者叶阔厚，不似桃叶，花罢结实有棱。

【鉴药】

“羊踯躅”首见于《本经》。陶弘景释其名曰：“羊误食其叶，踯躅而死，故以为名。”故又名“闹羊花”。《本经》载其花“主贼风在皮肤中淫淫痛，温疟，恶毒诸痹”。《别录》云其“有大毒”。宋以前大方中用其花治风痹嗽满诸症，宋代及其以后多外用，或用于镇痛麻醉。现代亦将本品制剂用于麻醉镇痛等。

本品分布甚广，为常见之品。陶弘景云：“近道诸山皆有之。花、苗似鹿葱……不可近眼。”此“花、苗似鹿葱”之说不知从何而来。《唐本草》纠正其说：“花亦不似鹿葱，正似旋葍花，色黄者也。”唐本《图经》(《蜀本草》引）云：“树生高二尺，叶似桃叶，花黄似瓜花。三月、四月采花，日干。今所在有之。”此种黄花的踯躅又名黄踯躅、黄杜鹃。故本品即杜鹃花科杜鹃属植物羊踯躅*Rhododendron molle*（Blume）G. Don。

此后诸家本草的补充叙述多在其花的形似物上纠缠，如云“花似山石榴”(《开宝》)、“花，似凌霄、山石榴、旋葍辈”（宋《图经》）等。苏颂所述，多综述前人之言，时或抵牾。如云“春生苗似鹿葱，叶似红花”“今岭南、蜀道山谷遍生。皆深红色如锦绣。然或云此种不入药”。此皆非羊踯躅，其中色红如锦绣乃“山石榴名红踯躅者”（李时珍）。以上诸家本草之说，李时珍认为“韩保昇所说似桃叶者最的。其花五出，蕊瓣皆黄，气味皆恶。”亦即是羊踯躅*R. molle*。

以下为本品原创药图的分析：

1.《本草图经》：该书“润州羊踯躅”（图2）根粗壮，有分枝。叶长圆形，先端尖，全缘。该图将其叶绘成单数羽状复叶状，实则不然。有花数朵顶生，花冠漏斗状，先端裂片5。据此图形，与羊踯躅*R. molle*大多相符。或考此图之植物为蔷薇科植物月季花，[1]是看重此图的单数羽状复叶互生，未注意其花冠筒状，且可见花药伸出花冠外，此非蔷薇科花所应有。润州即今江苏镇江。

2.《植物名实图考》：该书“羊踯躅”（图17）枝干似灌木，单叶互生，叶长圆状披针形，先端尖。花冠5裂，内有斑点。据此图形，原植物当为羊踯躅*R. molle*。

1　孙启明：《苏图研究》，见：张志斌，郑金生主编：《本草纲目研究札记》，北京：科学出版社，2019：643.

另该书“羊踯躅”下云“又有一种大叶者附后”。所附即“搜山虎”（图18）。其叶长圆状披针形，明显长于羊踯躅*R. molle*。蒴果有棱，长圆形，前端有长条宿存花柱。此亦当为杜鹃属（*Rhododendron* L.）植物之一，具体种不明。其文字解说云“春日发，黄花青叶，能治跌打损伤，内伤要药”。

3.《草木便方》：该书“羊不食草”（图19）图形粗拙。枝干似木质，叶卵形或长圆形。枝端有花，但形态不似管状花。据此图可能是杜鹃花科植物，但无法确定其来源。此图在原书卷一“闹羊花”条下。该书整理者据当地使用情况，定其为杜鹃花科植物羊踯躅*R. molle*。[1]

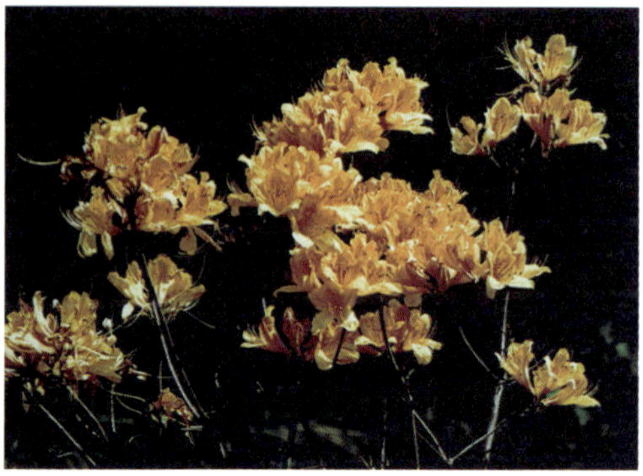

图21　羊踯躅（黄杜鹃）*Rhododendron molle*

【小结】

“羊踯躅”为《本经》所用早期药物之一。药用花，有大毒。据《唐本草》及唐本《图经》所述形态，本品即杜鹃花科植物羊踯躅*Rhododendron molle* (Blume) G. Don。《本草图经》《植物名实图考》等书所绘图均为此种。

17-39　山踯躅

【品图】

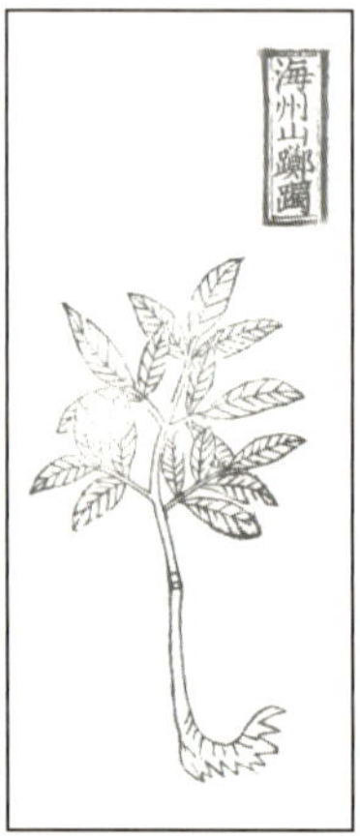

图1　图经（大）·海州山踯躅

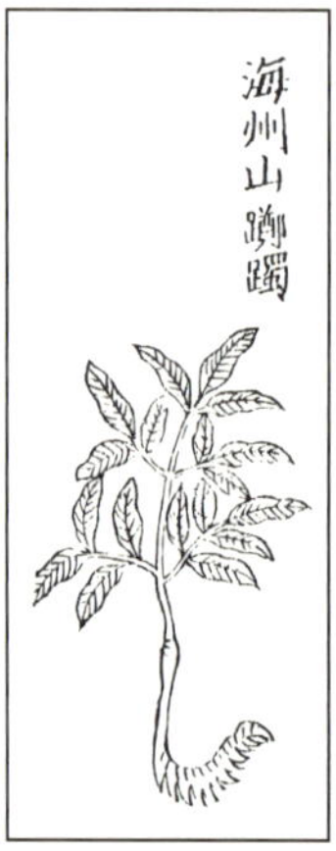

图2　图经（政）·海州山踯躅

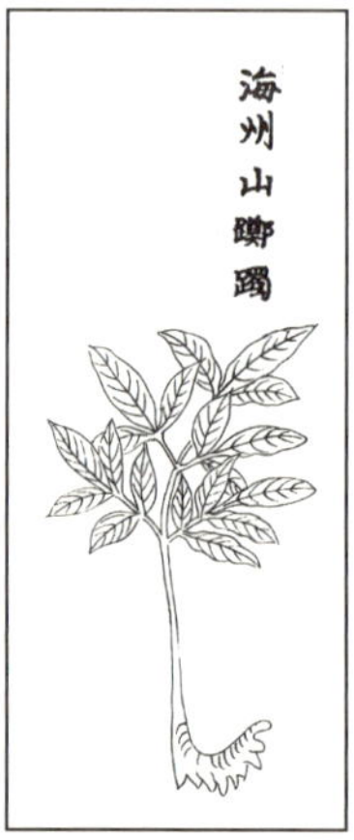

图3　图经（绍）·海州山踯躅

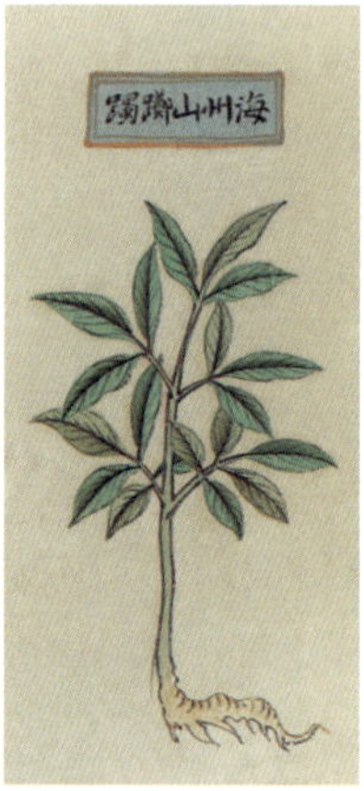

图4　品汇·海州山踯躅

1 ［清］刘善述原著，赵素云、李文虎、孙西整理：《草木便方》，重庆：重庆出版社，1988：159-160.

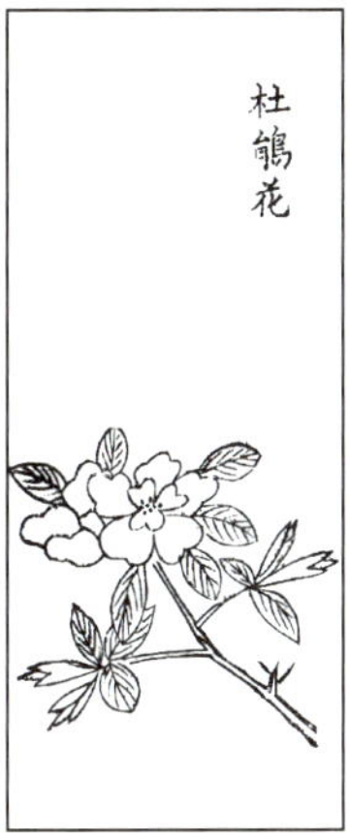

图5　茹草·杜鹃花

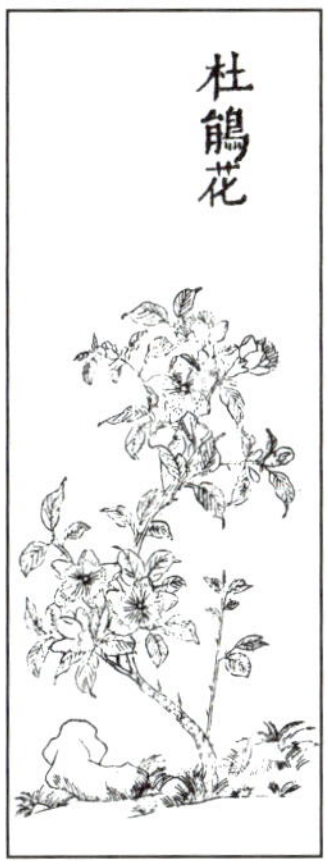

图6　三才·杜鹃花

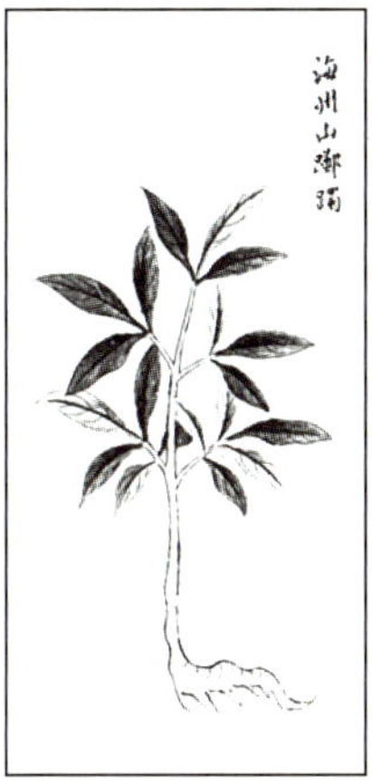

图7　金石·海州山踯躅

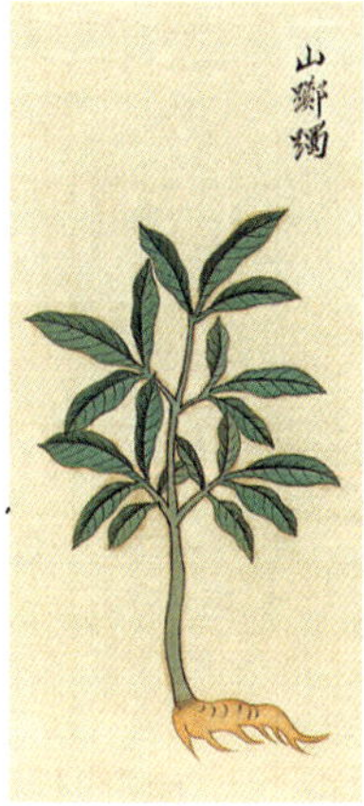

图8　图谱·山踯躅

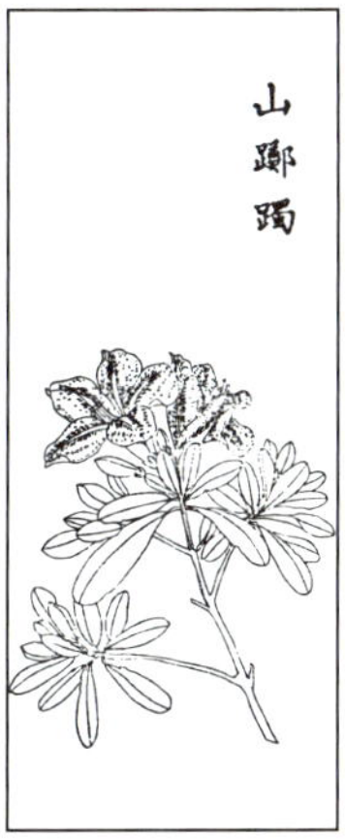

图9　质问·山踯躅

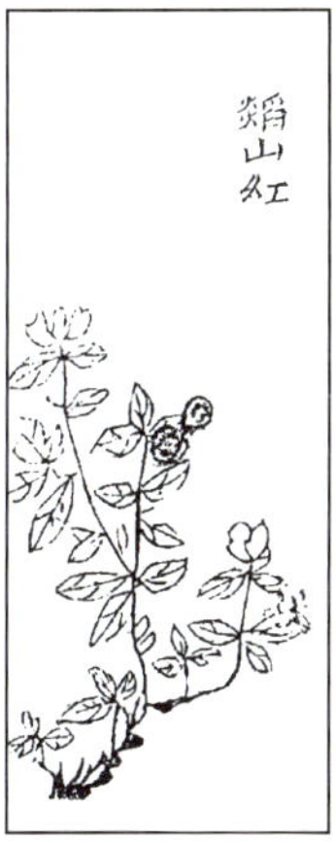

图10　便方·焰山红

本品10图，取自10书，其中3幅彩图。有承继关系的图仅1个书类。

《本草图经》：该书的“海州山踯躅”图分别存于《大观本草》（图1）、《政和本草》（图2）、《绍兴》（图3）。此三传本药图基本一致。今以《政和》图2为《图经》图的代表。

仿绘该图的彩色图有《本草品汇精要》“海州山踯躅”（图4）。此后《金石昆虫草木状》图7又仿绘《品汇》图4。《本草图谱》“山踯躅”（图8）又临摹《金石昆虫草木状》图7。

以上10图中，除外5幅仿绘图，原创图尚有5幅（图2、5、6、9、10），详见下“鉴药”项。

【文录】

明《本草纲目》卷17“山踯躅”【时珍曰】处处山谷有之。高者四五尺，低者一二尺。春生苗叶，浅绿色。枝少而花繁，一枝数萼，二月始开花如羊踯躅，而蒂如石榴花，有红者、紫者、五出者、千叶者。小儿食其花，味酸无毒。一名红踯躅，一名山石榴，一名映山红，一名杜鹃花。其黄色者，即有毒羊踯躅也。

琉球《质问本草》外篇卷4”山踯躅”　山踯躅即映山红，满山红。去心，花可食。

【鉴药】

“山踯躅”为《本草纲目》“羊踯躅”条后的附录药。该药名在宋《图经》“羊踯躅”条下已经提到：“今岭南、蜀道山谷遍生。皆深红色如锦绣。然或云此种不入药。”《图经》该条有图两幅，其中一幅即“海州山踯躅”。

李时珍于此附录药后，未引苏颂《图经》之言，唯加“时珍曰”按语，详载其形态：“处处山谷有之。高者四五尺，低者一二尺。春生苗叶，浅绿色。枝少而花繁，一枝数萼，二月始开花如羊踯躅，而蒂如石榴花，有红者、紫者、五出者、千叶者。小儿食其花，味酸无毒。一名红踯躅，一名山石榴，一名映山红，一名杜鹃花。”据此即杜鹃花科植物杜鹃花*Rhododendron simsii* Planch.。

古本草中有如下几幅山踯躅的相关药图。

1.《本草图经》：该书“海州山踯躅”（图2）绘一植物，茎直立，叶长圆状披针形。其叶多对生，或为单数羽状复叶，或为三小叶。难以判断为何种植物。海州即今江苏连云港市海州区。

2.《茹草编》：该书“杜鹃花”（图5）绘一花枝。有已开与未开两种花。其形近似杜鹃花*R. simsii*。

3.《三才图会》：该书“杜鹃花”（图6）有木质茎。其花、叶形状亦似为杜鹃花*R. simsii*。

4《质问本草》：该书“山踯躅”（图9）绘一花枝，其叶近匙形，先端圆。其花冠5裂，裂片中有附属物及众多斑点。或考为*R. scabrum*，是分布在奄美、冲绳、庆良间的诸岛的一种植物。[1]

5.《草木便方》：该书“焰山红”（图10）图形粗拙。其叶形尚如杜鹃，但所绘花形不太清楚。该书整理者据当地所用草药，考本品来源为杜鹃花科植物杜鹃花*R. simsii*。

【小结】

“山踯躅”为“羊踯躅”条后的附录药。其名见宋《图经》“羊踯躅”条下。据李时珍的记载，本品即杜鹃花科植物杜鹃花*Rhododendron simsii* Planch.。古本草中虽有几幅山踯躅图，但都欠精确。

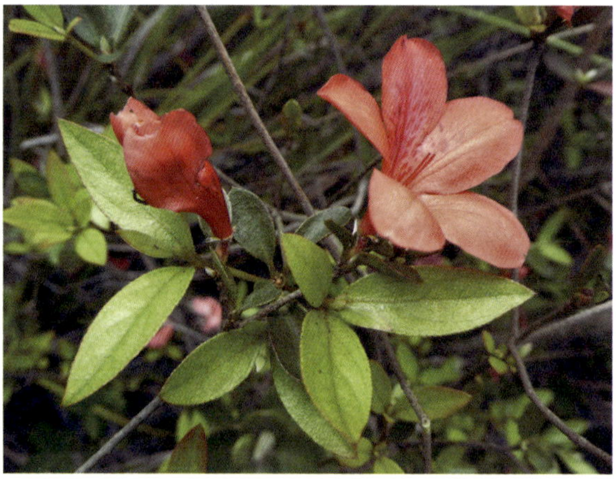

图 11　杜鹃花 *Rhododendron simsii*

1 ［琉球］吴继子著，原田禹雄译注，高津孝解说：《译注质问本草》，琉球国冲绳：榕树书林，2002：493.

17-40　芫花

【品图】

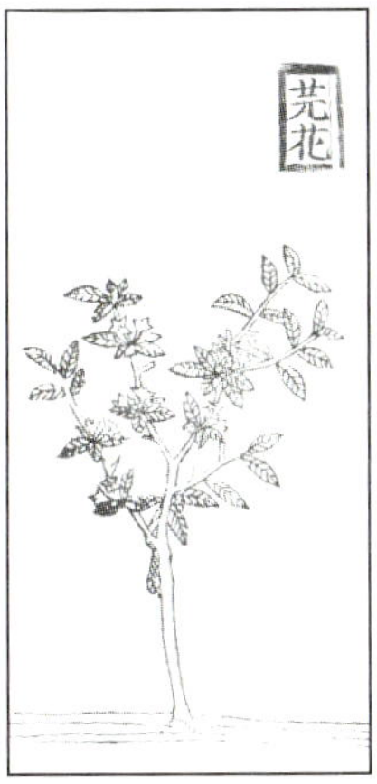

图 1　图经（大）·芫花 -1

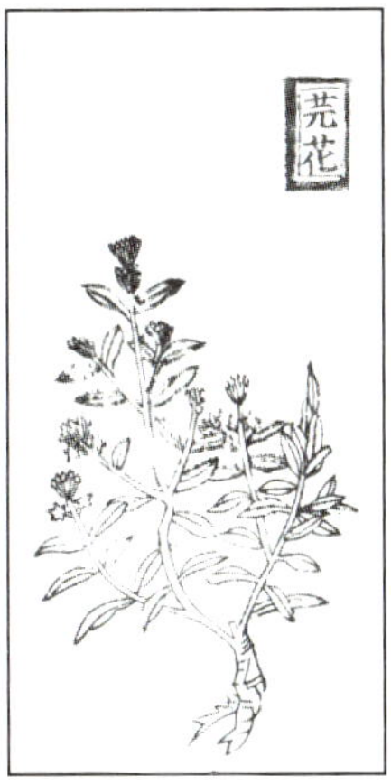

图 2　图经（大）·芫花 -2

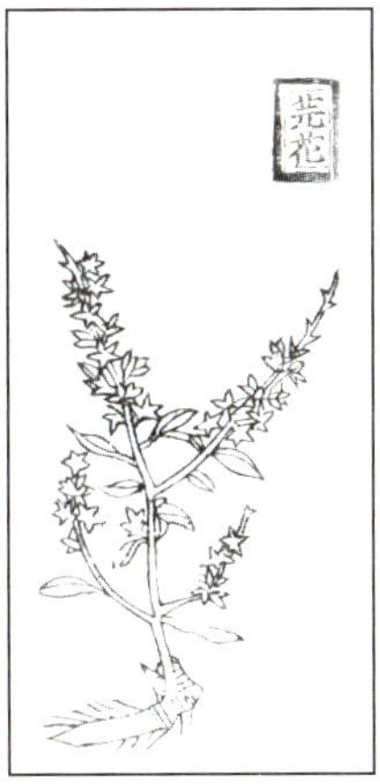

图 3　图经（大）·芫花 -3

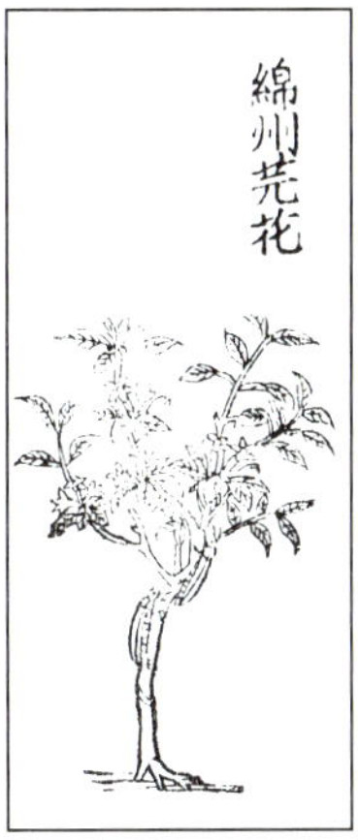

图 4　图经（政）·绵州芫花

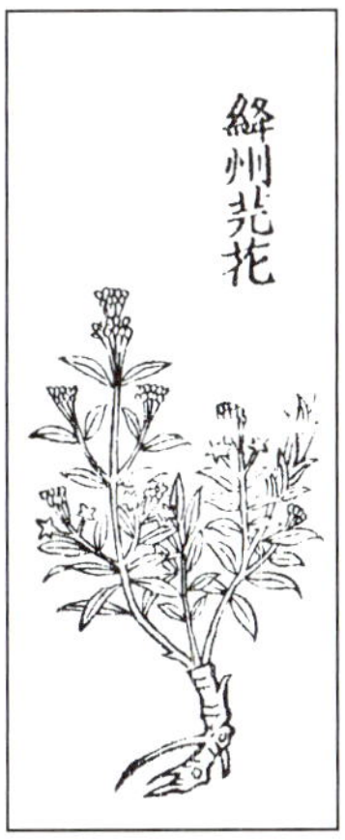

图 5　图经（政）·绛州芫花

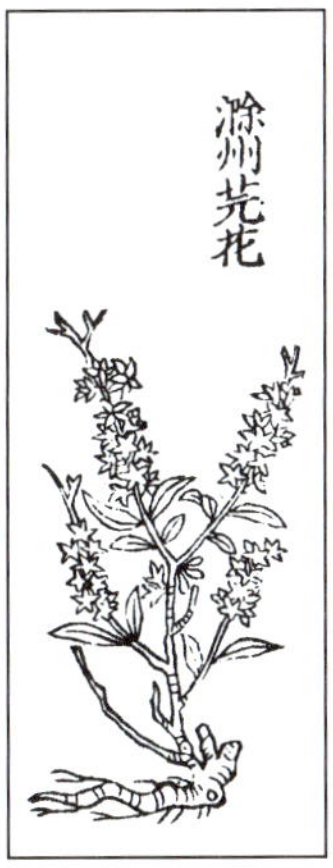

图 6　图经（政）·滁州芫花

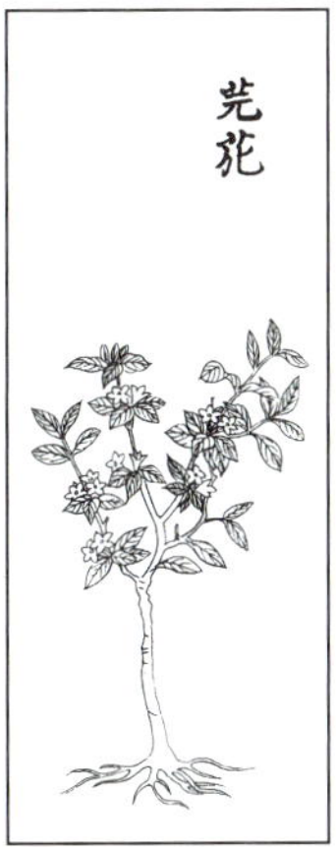

图 7　图经（绍）·芫花 -1

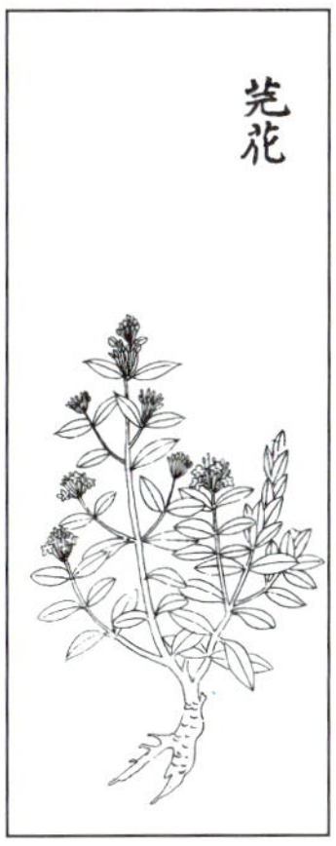

图 8　图经（绍）·芫花 -2

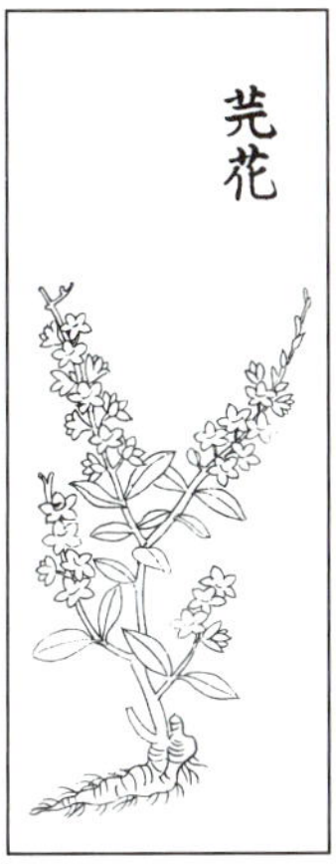

图 9　图经（绍）·芫花 -3

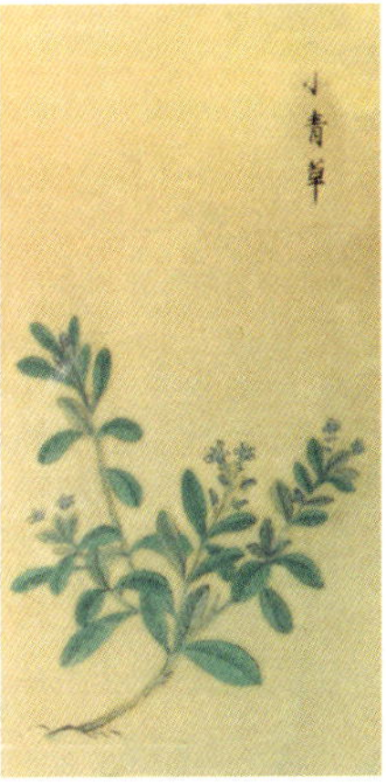

图 10　履巉岩·小青草

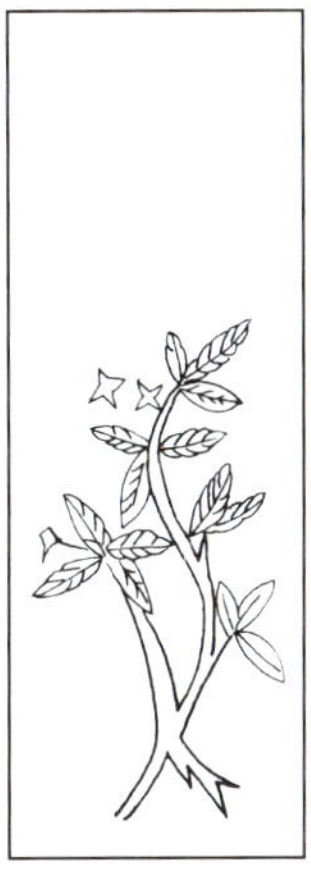

图 11　歌括·芫花 -1

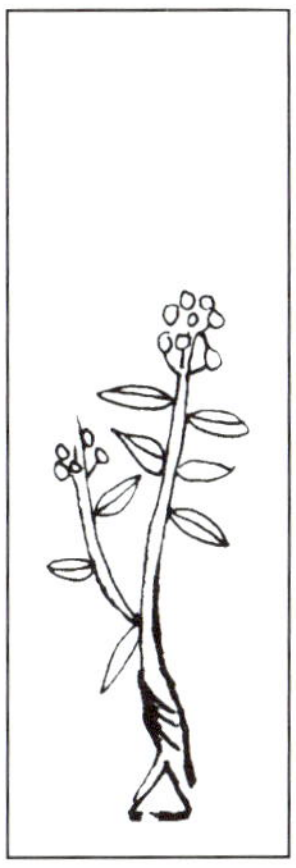

图 12　歌括·芫花 -2

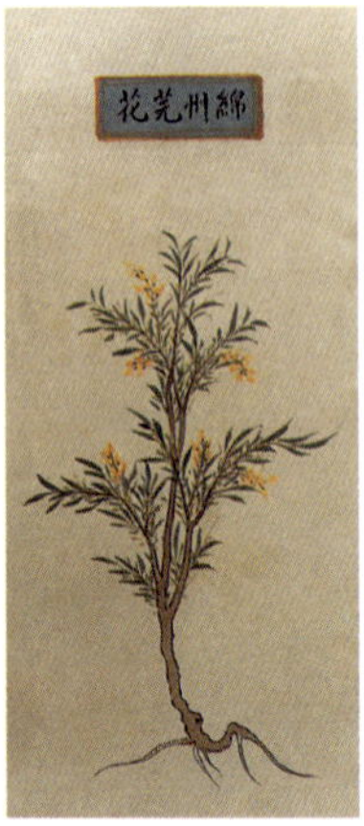

图 13 品汇·绵州芫花

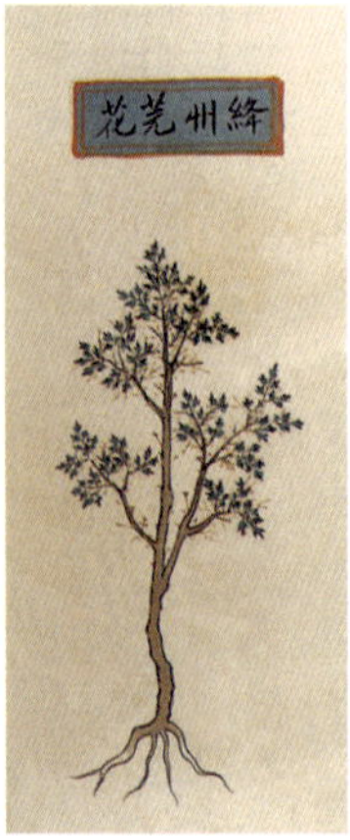

图 14 品汇·绛州芫花

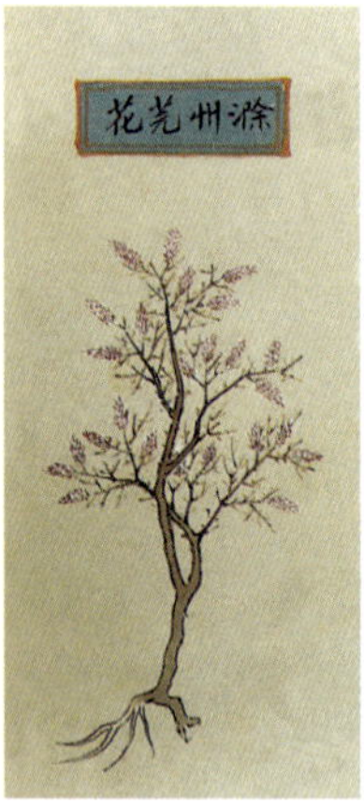

图 15 品汇·滁州芫花

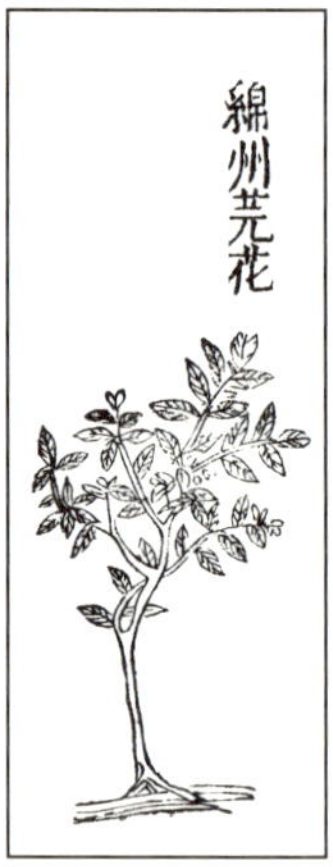

图 16 蒙筌·绵州芫花

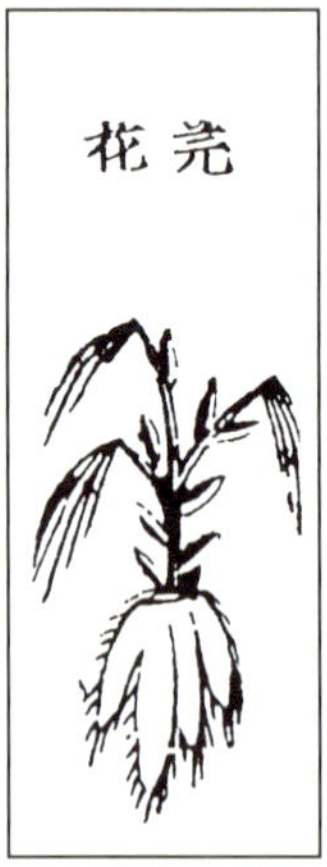

图 17 太乙·芫花

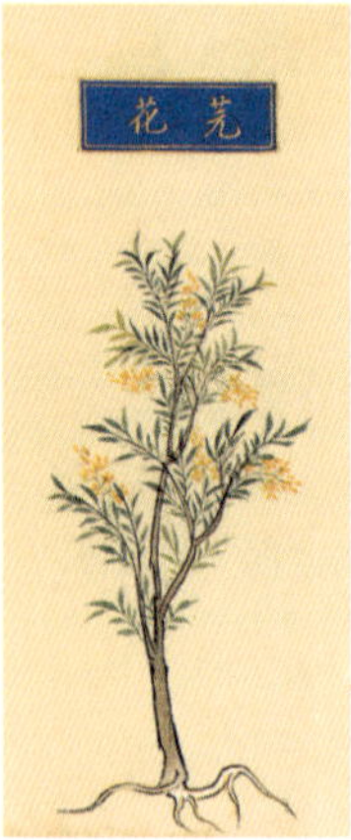

图 18 雷公·芫花

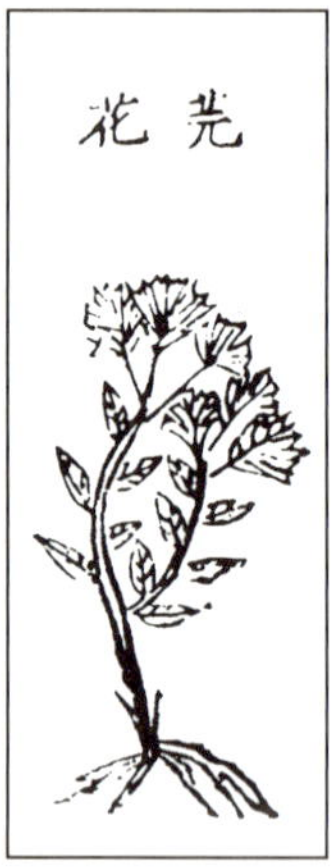

图 19 纲目(金)·芫花

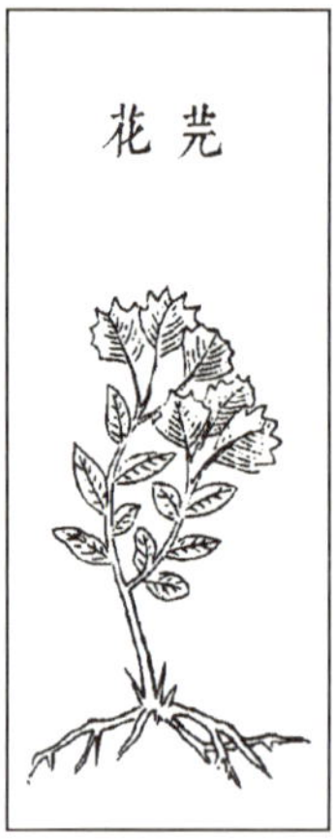

图 20 纲目(钱)·芫花

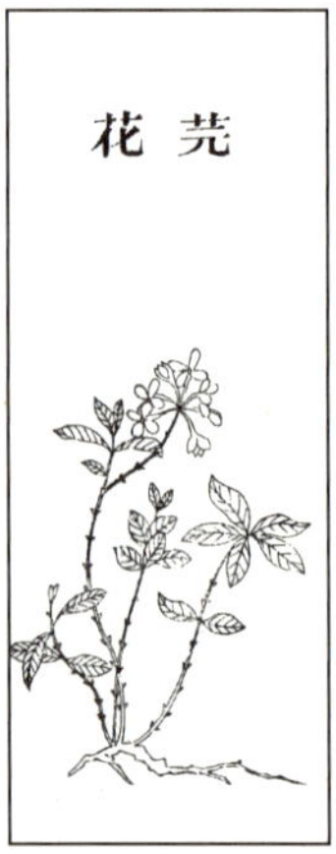

图 21 纲目(张)·芫花

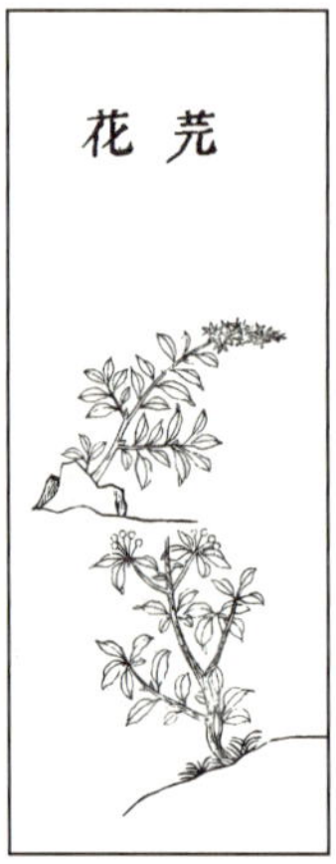

图 22 三才·芫花

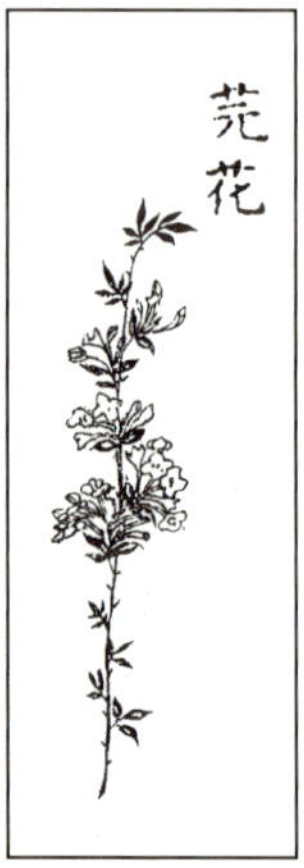

图 23 原始·芫花

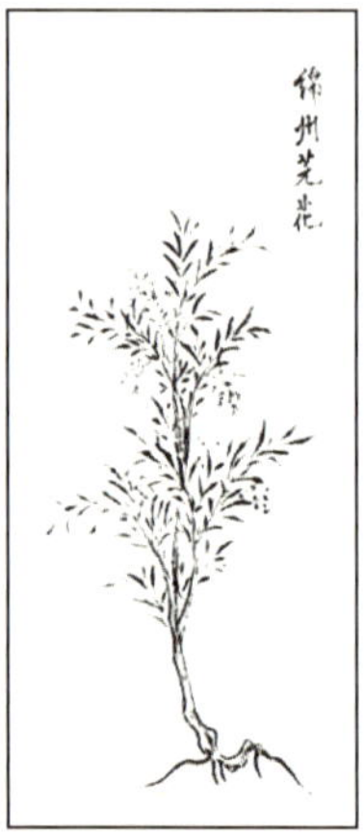

图 24 金石·绵州芫花

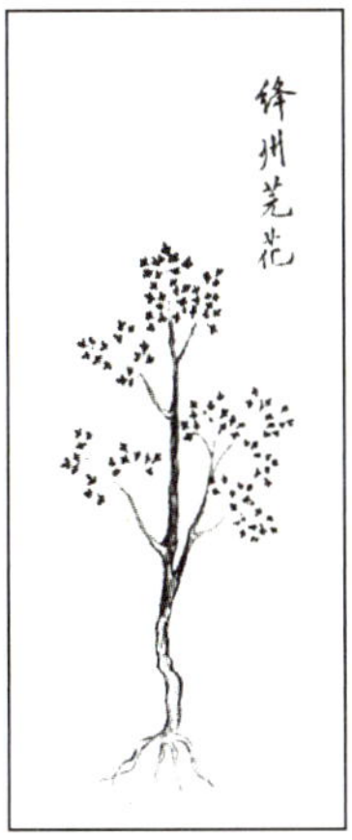

图 25　金石·绛州芫花

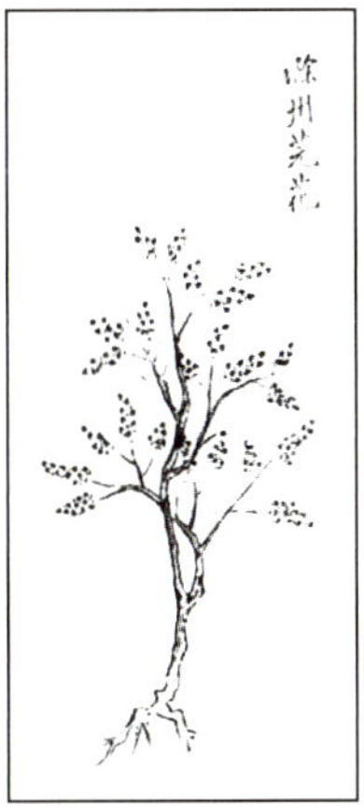

图 26　金石·滁州芫花

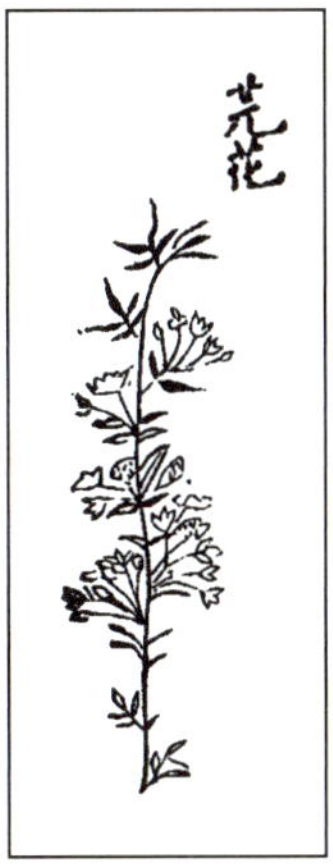

图 27　汇言·芫花

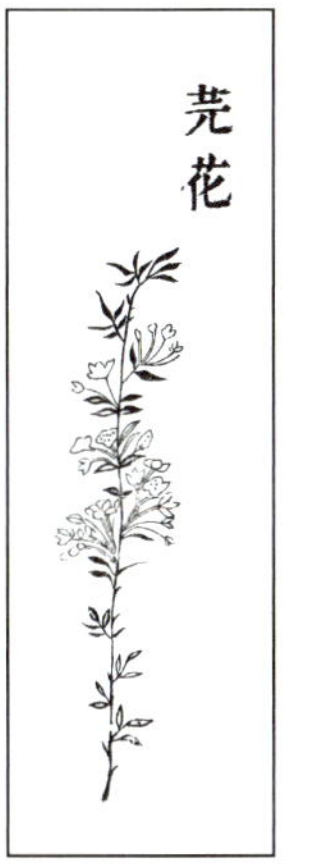

图 28　类纂·芫花

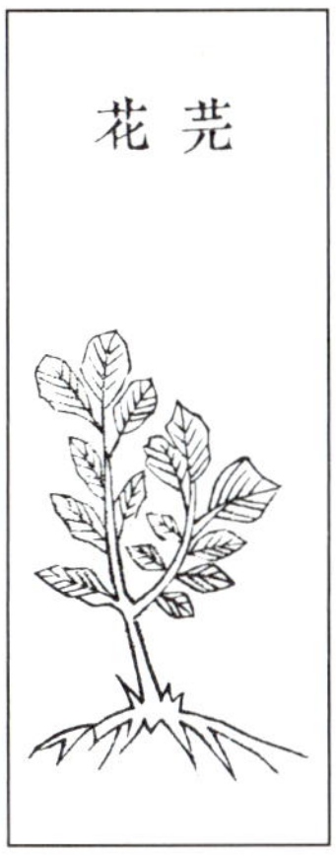

图 29　备要·芫花

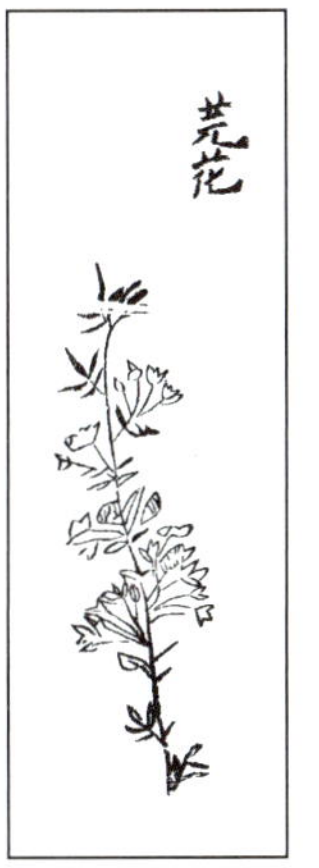

图 30　求真·芫花

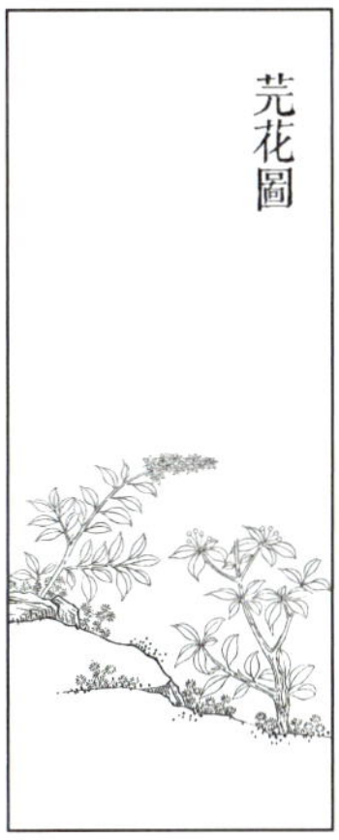

图 31　草木典·芫花图

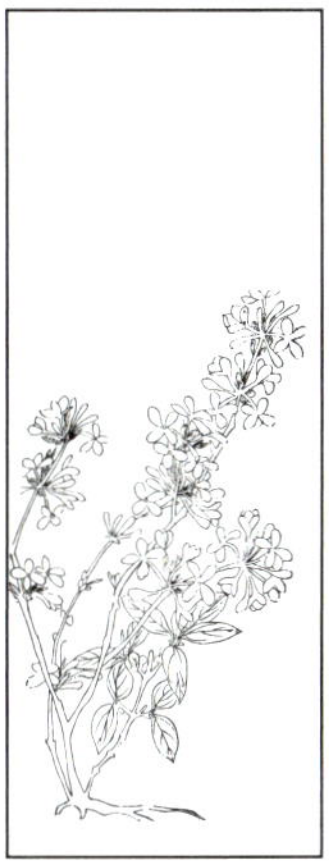

图 32　图考·芫花

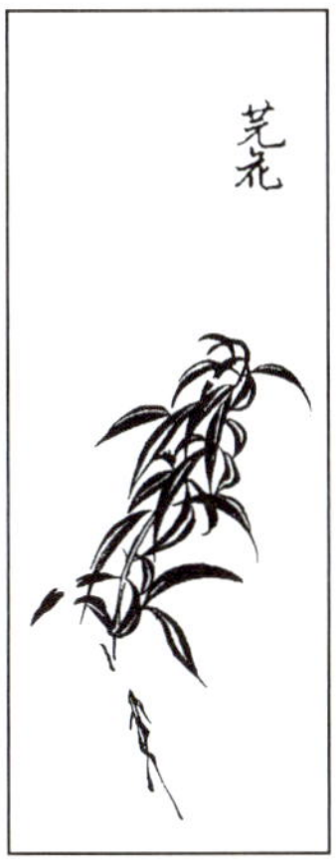

图 33　图说·芫花

本品33图，取自22书，其中8幅彩图。有承继关系的图可分4个书类。

《本草图经》：该书3图。存在《大观》《绍兴》者，均名“芫花”，图各不同。唯有存在《政和》的3图，依次为“绵州芫花”（图4）、“绛州芫花”（图5）、“滁州芫花”（图6）。对照《大观》《绍兴》所存，其图形依次对应于《大观》“芫花-1”（图1）、“芫花-2”（图2）、“芫花-3”（图3），《绍兴》“芫花-1”（图7）、“芫花-2”（图8）、“芫花-3”（图9）。此三传本图名虽有不同，但互相对应的药图基本一致。今以《政和》图4、图5、图6为《图经》图的代表。

仿绘《图经》3图的墨线图有：《本草歌括》“芫花-1”（图11）仿绘的是《图经》“绵州芫花”（图4），“芫花-2”（图12）仿绘的是

《图经》"绛州芫花"（图5），但简化太甚，以至于面目全非。《本草蒙筌》"绵州芫花"（图16）仿绘图4时抹去花序与两只芫青。《本草纲目》金陵本"芫花"（图19）仿绘的是《图经》"绛州芫花"（图5），但将原顶生花序草草绘成破扇状。《纲目》钱本图20仿绘金陵本图19时，又把"破扇"修理成"大枫叶"状。《本草备要》"芫花"（图29）又修理《纲目》钱本图20的"大枫叶"，使之接近其他叶片。另《三才图会》"芫花"（图22）将《图经》"滁州芫花"（图6）、"绛州芫花"（图5）大加简省修饰，合绘于一图，各加土地背景。《古今图书集成·草木典》"芫花图"（图31）又仿绘《三才》图22，再加润饰。

《本草品汇精要》：该书有3图（图13、14、15），与《政和》所存《图经》3图同名，但图形完全改变。仿绘该书"绵州芫花"（图13）者有《补遗雷公炮制便览》"芫花"（图18）。《金石昆虫草木状》图24、图25、图26又依次仿绘《本草品汇精要》图13、图14、图15。

《本草原始》：该书"芫花"（图23）的仿绘图有《本草汇言》图27、《本草纲目类纂必读》图28、《本草求真》图30。

《植物名实图考》：该书"芫花"（图32）的仿绘图为《本草纲目》张本图21。

以上33图中，除外22幅仿绘图，原创图尚有11幅（图4、5、6、10、13、14、15、17、23、32、33），详见下"鉴药"项。

【文录】

《吴普本草》（见《御览》卷992"芫华"）《吴氏本草》曰：芫华，一名去水，一名败华，一名儿草根，一名黄大戟……二月生，叶青，加厚则黑。华有紫、赤、白者。三月实落尽，叶乃生。三月、五月采华……生邯郸，八月、九月采，阴干。

《本经》《别录》（见《证类》卷14"芫花"） 一名去水，一名毒鱼，一名杜芫。其根名蜀桑根，疗疥疮。可用毒鱼。生淮源川谷。三月日采花，阴干。

梁《本草经集注》（同上） 陶隐居云：近道处处有，用之微熬，不可近眼。

后蜀《蜀本草》（同上）《蜀本》：《图经》云：苗高二三尺，叶似白前及柳叶，根皮黄似桑根。正月、二月花发，紫碧色，叶未生时收，日干。三月即叶生花落，不堪用也。

吴越《日华子本草》（同上）《日华子》云：疗嗽，瘴疟。所在有，小树子在陂涧傍，三月中盛花，浅紫色。

宋《本草图经》（同上）《图经》曰：芫花，生淮源川谷，今在处有之。宿根旧枝茎紫，长一二尺。根入土深三五寸，白色，似榆根。春生苗、叶，小而尖，似杨柳枝叶。二月开紫花，颇似紫荆而作穗，又似藤花而细，三月三日采，阴干。其花须未成蕊，蒂细小，未生叶时收之。叶生花落，即不堪用。《吴普本草》云：芫花一名败华，一名儿草，一名黄大戟。二月生叶，加厚则黑。华有紫、赤、白者。三月实落尽，叶乃生是也。而今绛州出者花黄，谓之黄芫花。

明《本草蒙筌》卷3“芫花” 川谷甚多，远近俱有。茎紫花白，一二尺长。密开花盈旧枝茎，如紫梢作穗；未出叶采嫩苞蕊，向晴日曝干。花落叶生，不堪用也……根采尤毒，乃名蜀桑。

明《本草纲目》卷17“芫花”【释名】赤芫（《吴普》）、头痛花（《纲目》）。【时珍曰】芫或作杬，其义未详。去水言其功，毒鱼言其性，大戟言其似也。俗人因其气恶，呼为头痛花。《山海经》云“首山其草多芫”是也。【集解】【时珍曰】顾野王《玉篇》云：杬木出豫章，煎汁藏果及卵不坏。洪迈《容斋随笔》云：今饶州处处有之。茎干不纯是木。小人争斗者，取叶挼擦皮肤，辄作赤肿如被伤以诬人。至和盐擦卵，则又染其外若赭色也。

清《植物名实图考》卷24“芫花” 芫花，《本经》下品。淮南北极多，通呼为头痛花。以嗅其气头即涔涔作痛，故名。又曰老鼠花，以其花作穗如鼠尾也。此是草本。

【鉴药】

“芫花”首见于《本经》。名义未详。《本经》载其“主咳逆上气，喉鸣喘，咽肿，短气，蛊毒，鬼疟，疝瘕，痈肿，杀虫鱼”。《别录》载其“消胸中痰水，喜（音戏）唾，水肿，五水在五脏皮肤及腰痛，下寒毒肉毒。久服令人虚”，后世多用其泻水逐饮，杀虫，疗疮。有毒，故用者少。

本品入药历史悠久，且非常有名。《史记》载淳于意用芫花一撮治临淄女子蛲瘕，驱出蛲虫数升。汉·张仲景“十枣汤”中就用了芫花为主药。关于本品形态，最早的记载见《吴普本草》，云“二月生，叶青，加厚则黑。华有紫、赤、白者。三月实落尽，叶乃生。三月、五月采华。”其中“三月实落尽，叶乃生”，提示本品先花、后叶。至于“华有紫、赤、白者”，可能是当时有不同来源。此药梁·陶弘景、唐·苏敬都没有出示所见。但唐本《图经》（《蜀本草》引）有较详细的介绍：“苗高二三尺，叶似白前及柳叶，根皮黄似桑根。正月、二月花发，紫碧色，叶未生时收，日干。三月即叶生花落，不堪用也。”其“三月即叶生花落”与吴普所云相合，花色仅“紫碧色”一种。据此，则本品当为瑞香科瑞香属植物芫花*Daphne genkwa* Sieb. et Zucc.。

此后《日华子本草》云：“所在有，小树子在陂涧傍，三月中盛花，浅紫色。”宋·苏颂云：“芫花，生淮源川谷，今在处有之。宿根旧枝茎紫，长一二尺。根入土深三五寸，白色，似榆根。春生苗、叶，小而尖，似杨柳枝叶。二月开紫花，颇似紫荆而作穗，又似藤花而细，三月三日采，阴干。其花须未成蕊，蒂细小，未生叶时收之。叶生花落，即不堪用。”所说也都是芫花*D. genkwa*。

但苏颂还提到："而今绛州出者花黄，谓之黄芫花。"绛州即今山西新绛县。据调查当地及周边地区，乃至山西全境所销土产"芫花"，均是黄花品，[1]亦即黄芫花，为瑞香科植物河朔荛花*Wikstroemia chamaedaphne* Meisn。

以下为古本草中与芫花相关的图形分析。

1.《本草图经》：该书3图。其中"绵州芫花"（图4）绘一小树，叶多对生，亦有互生，叶片卵状披针形，花数朵簇生于叶腋，稀疏。据考此图中植株新叶初展，花多数萎落，少数残留，故而稀疏。其植物形态类似瑞香科植物芫花*D. genkwa*。绵州即今四川绵阳。据调查今绵阳采集的标本以及药材芫花，经鉴定均为芫花*D. genkwa*。[2]此树上还绘了两只芫青（昆虫），示意此植物为芫花。

"滁州芫花"（图6）根粗壮。茎干木质。其花集中在茎枝大半部，仅基部略有数叶。据考此为瑞香科植物芫花*D. genkwa*花盛开时所绘。[2]其花簇生于叶腋，从下至上，形成鼠尾状。

"绛州芫花"（图5）叶形与芫花相近，多对生。其花多朵集成圆锥花丛，花序近于穗状。"绛州"即今山西绛县。前已提到，结合现实品种使用情况的调查，此图所示即黄芫花，为瑞香科植物河朔荛花*Wikstroemia chamaedaphne* Meisn。

2.《履巉岩本草》：该书"小青"的文字与《本草图经》外草类"小青"相似，但图形不合。该图（图10）叶多对生，长椭圆形，花3—6朵出于枝顶，花色灰蓝。此图花少叶多，可能是花期已过。甚至是作者补绘数花亦未可知。从植物形态来看，似为瑞香科植物芫花*D. genkwa*。[3]

3.《本草品汇精要》：该书3图，其名称虽然袭用《图经》3图的名字，但完全改绘新图。其中"绵州芫花"（图13）枝干如小树，叶线形密集，茎枝间抽花序如穗状，花黄色。此与《图经》"绵州芫花"（图4）所示植物不同。"绛州芫花"（图14）茎枝亦为木质，叶细碎，或作羽状复叶样。枝干上有若干褐色残枝状物，不明为何物。"滁州芫花"（图15）全株无叶，茎枝顶端有众多穗状花序，花灰紫色，中有白色。此图符合芫花先花后叶特性，但其花着生的部位与形状则大不同于芫花*D. genkwa*。以上三图，其原植物均不明。

4.《太乙仙制本草药性大全》：该书"芫花"（图17）更是一幅匪夷所思的植物图。粗大夸张的根部，短而粗的茎，仅有互生小叶数枚。叶腋生出倒垂的长芒刺般的花序或果序，完全不理解其示意，似与此前芫花的图、文无任何关系。

5.《本草原始》：该书"芫花"（图23）仅绘一枝，叶小稀疏花数朵，簇生于叶腋。花被筒状，裂片4。此图似为花盛开之时，幼叶尚小。可作为芫花*D. genkwa*的写生绘图。

---

1 谢宗万：《中药材品种论述》上册，上海：上海科学技术出版社，1980：465.

2 谢宗万：《中药材品种论述》上册，上海：上海科学技术出版社，1980：463.

3 郑金生：《南宋珍稀本草三种》，北京：人民卫生出版社，2007：23-24.

6.**《植物名实图考》**：该书“芫花”（图32）绘一植株，多分枝。茎枝上以盛开的花为主，叶片甚少。其花序诚如吴其濬所言：“又曰老鼠花，以其花作穗如鼠尾也。”花萼筒细瘦，筒状，裂片4，长圆形。观此则本品当为瑞香科植物芫花*D. genkwa*。

7.**《本草简明图说》**：该书一般均仿绘前人图，再予以修饰。但此“芫花”（图33）不知与前人哪种植物图有关，姑且作为原创图。其根细瘦，叶如细竹叶。至于“芫花”，则全不相似。

【小结】

“芫花”为《本经》早期用药之一。西汉初《史记》就记载其驱蛲虫之功。据唐本《图经》所载形态，本品当为瑞香科植物芫花*Daphne genkwa* Sieb. et Zucc.。宋《本草图经》“绵州芫花”“滁州芫花”，《本草原始》《植物名实图考》所绘“芫花”均为此种植物。但“绛州芫花”为瑞香科植物河朔荛花*Wikstroemia chamaedaphne* Meisn。

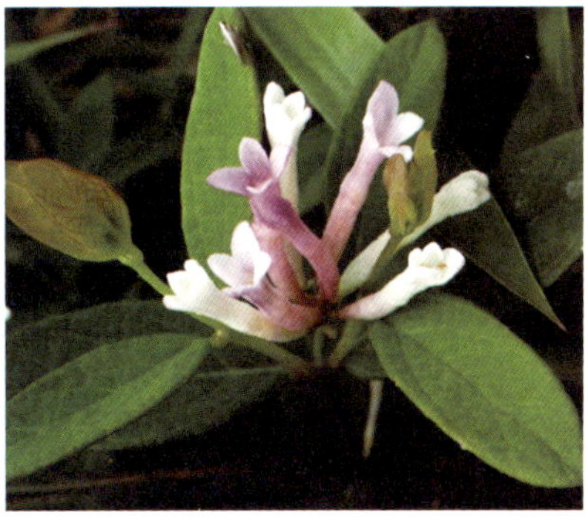

图34　芫花 *Daphne genkwa* Sieb. et Zucc.

17-41　荛花

【品图】

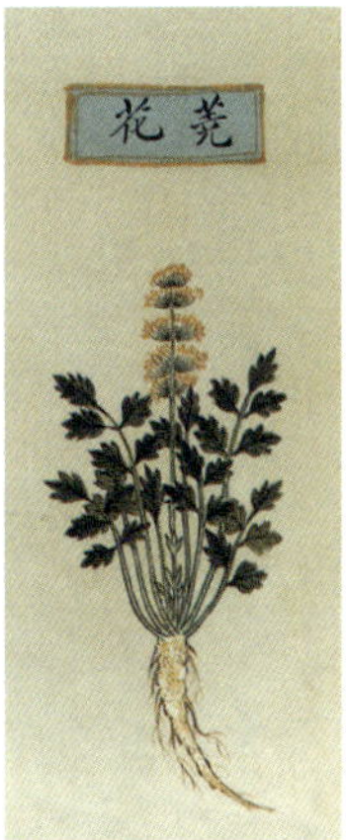

图1　品汇·荛花

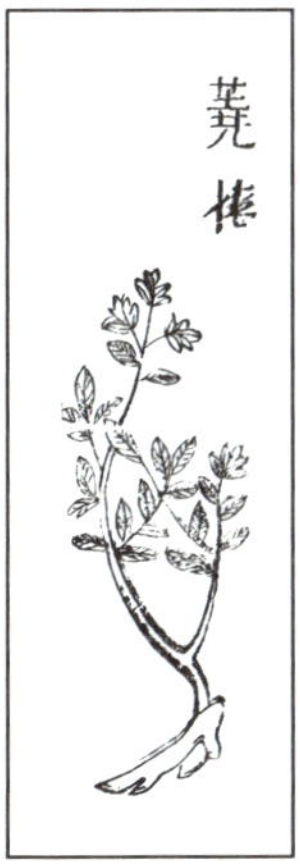

图2　蒙筌·荛花

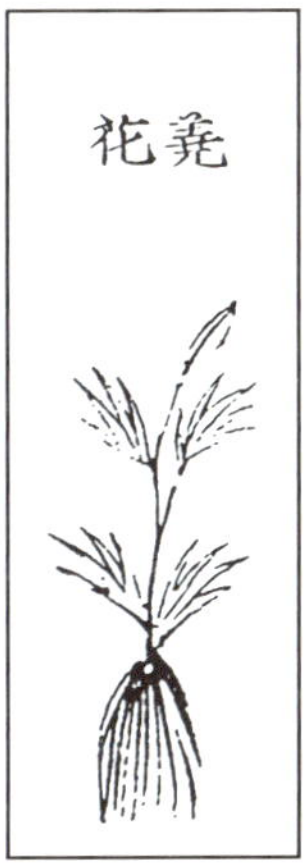

图3　太乙·荛花

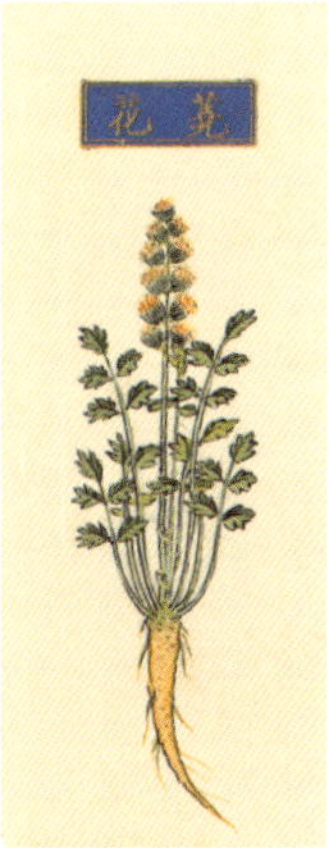

图4　雷公·荛花

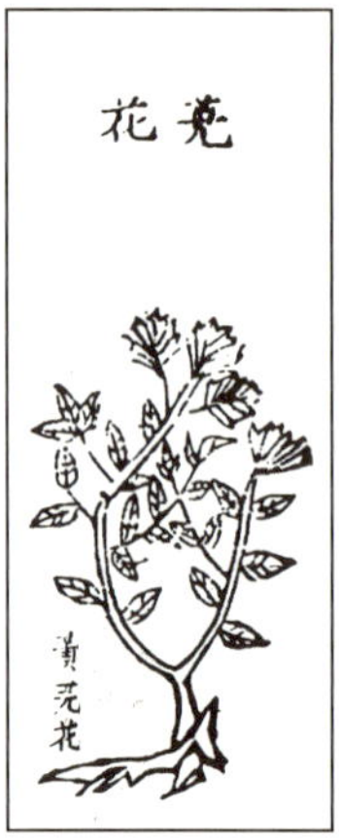

图5 纲目（金）·荛花

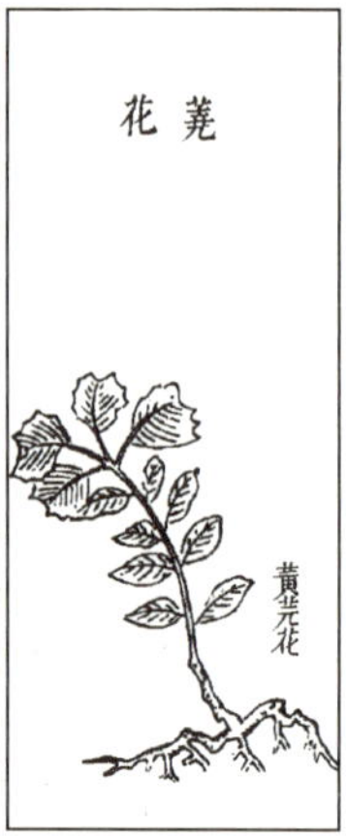

图6 纲目（钱）·荛花

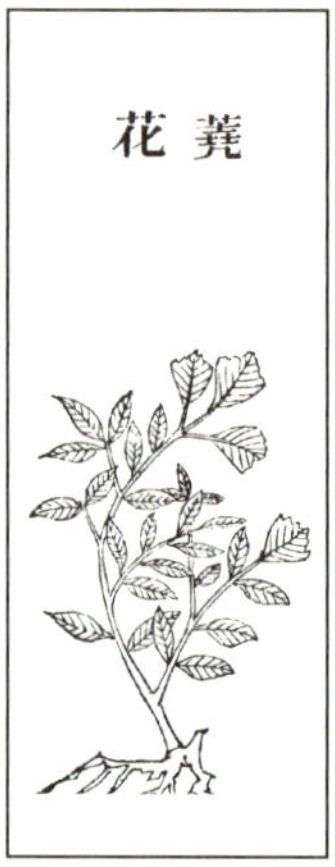

图7 纲目（张）·荛花

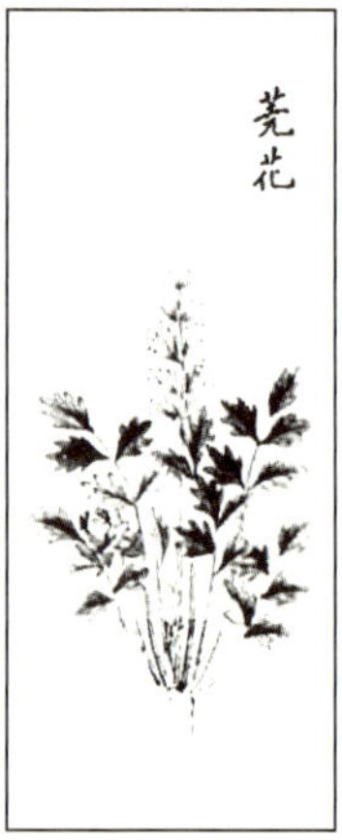

图8 金石·荛花

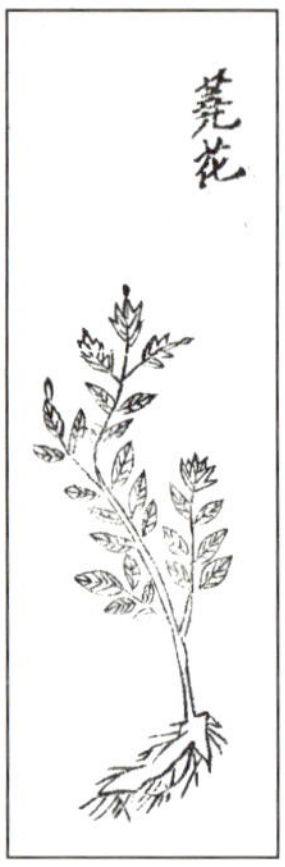

图9 汇言·荛花

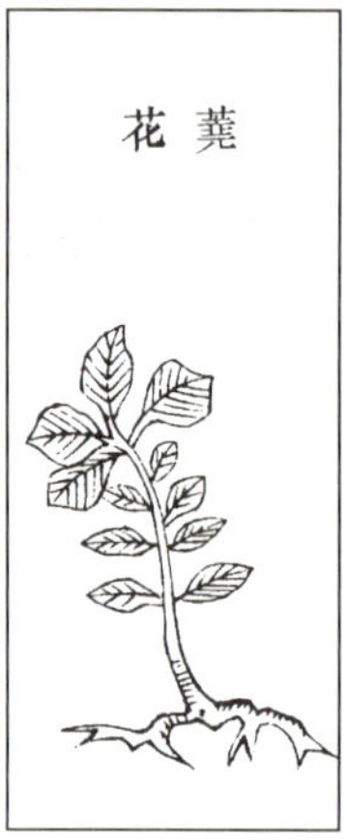

图10 备要·荛花

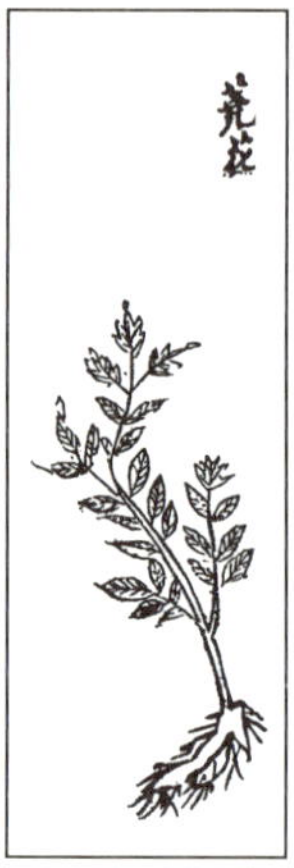

图11 求真·荛花

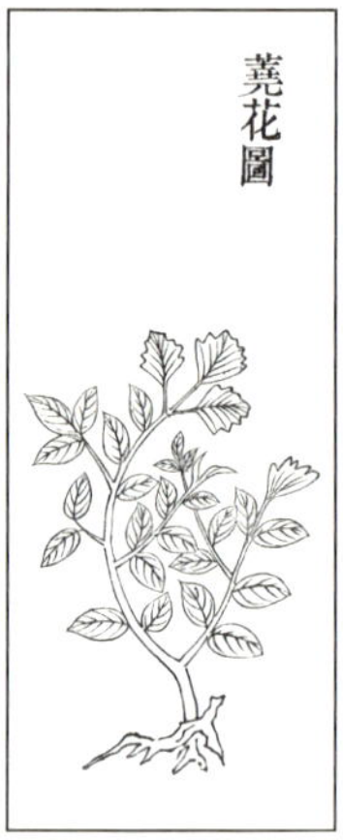

图12 草木典·荛花图

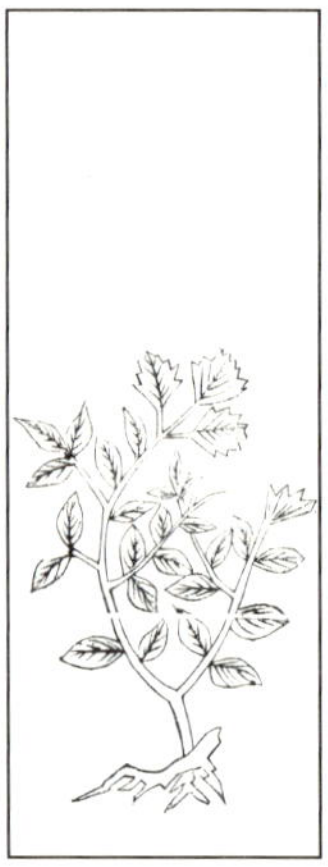

图13 图考·荛花

本品13图，取自13书，其中3幅彩图。有承继关系的图可分3个书类。

《本草品汇精要》：该书“荛花”（图1）的仿绘者有《补遗雷公炮制便览》图4、《金石昆虫草木状》图8。

《本草蒙筌》：该书“荛花”（图2）按说亦非原创图，乃仿绘修改自《本草图经》“绛州芫花”图。后《本草汇言》图9又仿《蒙筌》图2。《本草求真》图11又仿绘《汇言》图9。

《本草纲目》（金陵本）：“荛花”（图5）与该书的“芫花”图（见上“17-40芫花”条图19）基本相同。仿绘此图者有《纲目》钱本图6，且省略成1枝。《本草备要》“荛花”图10直接仿绘《纲目》钱本“荛花”图6。《古今图书集成·草木典》“荛花图”（图12）

仿绘《纲目》金陵本图5，予以修润。《植物名实图考》图13又仿绘《草木典》图12。《纲目》张本图7又仿绘《植物名实图考》图13。

以上13图中，除外9幅仿绘图，原创图尚有4幅（图1、2、3、5），详见下"鉴药"项。

【文录】

《别录》（见《证类》卷10"荛花"） 生咸阳川谷及河南中牟。六月采花，阴干。

梁《本草经集注》（同上） 陶隐居云：中牟者，平时惟从河上来，形似芫花而极细，白花。比来隔绝，殆不可得。

唐《唐本草》（同上）《唐本》注云：此药苗似胡荽，茎无刺，花细，黄色，四月、五月收，与芫花全不相似也。

后蜀《蜀本草》（同上）《蜀本》:《图经》云：苗高二尺许，生岗原上，今所在有之，见用雍州者好。

宋《本草衍义》卷11"荛花" 今京洛间甚多。

明《本草纲目》卷17"荛花"【释名】【时珍曰】荛者，饶也。其花繁饶也。【集解】【时珍曰】荛花生咸阳川谷及河南中牟。六月采花，阴干。【时珍曰】按苏颂《图经》言：绛州所出芫花黄色，谓之黄芫花。其图小株，花成簇生，恐即此荛花也。生时色黄，干则如白，故陶氏言细白也。或言无荛花，以桃花代之，取其利耳。

【鉴药】

"荛花"首见于《本经》。李时珍释其名曰："荛者，饶也。其花繁饶也。"《本经》《别录》载其主伤寒温疟，下水破积聚，疗痰饮咳嗽等。有毒，后世用者不多。

关于本品来源，《别录》仅载"生咸阳川谷及河南中牟。六月采花，阴干。"可知药用其花。南北朝时因南北阻隔，梁·陶弘景云："中牟者，平时惟从河上来，形似芫花而极细，白花。比来隔绝，殆不可得。"即在南北朝时因国家分裂，药材交流阻隔，南方的医家已经不大认识此药了。"似芫花而极细，白花"，此与唐以后及现实药物品种使用情况不符合。

《唐本草》认为："此药苗似胡荽，茎无刺，花细，黄色，四月、五月收，与芫花全不相似也。"此言"花细，黄色"，与陶弘景所言不同。但云"苗似胡荽"，与荛花的现实品种使用情况不符。唐本《图经》云："苗高二尺许，生岗原上，今所在有之，见用雍州者好。"此条无可鉴定的形态依据。至明代，李时珍云："按苏颂《图经》言：绛州所出芫花黄色，谓之黄芫花。其图小株，花成簇生，恐即此荛花也。生时色黄，干则如白，故陶氏言细白也。"时珍据苏颂之言，疑绛州（今山西新绛）所出黄芫花即荛花。二者均为瑞香科植物，形态相似、功用相近。《中华本草》据此认为：古本草之荛花可能以瑞香科荛花属植物荛花*Wikstroemia canescens*（Wall.）Meisn.为主，也可能包括河朔荛花*Wikstroemia chamaedaphne* Meisn在内。[1]今学界多从此说。

以下为古本草中的原创药图分析。

1.《本草品汇精要》：该书“荛花”（图1）为新绘图，主根粗大，基生叶丛生如胡荽，花黄，此大概是依据《唐本草》所言绘制。花葶从叶中心抽出，顶生数层轮伞花序。此花序略接近《图经》“绛州芫花”图。故此图形并非依据实物描绘，无法用于鉴定其基原。

2.《本草蒙筌》：该书“荛花”（图2）虽不见前代有此“荛花”图，但却有与此形似的“绛州芫花”图（见上一药“芫花”图5）。该图仿绘时将原近伞形的花序改成有数小叶成扇面状生长。作者意图是“绛州芫花”即“荛花”，但却没有保留其原图的鉴别特征。

3.《太乙仙制本草药性大全》：该书“荛花”（图3）是一幅很奇怪的示意图。图中植物多须根，茎纤细，叶互生。叶片形状如线状，但却聚生于一柄。此等杜撰之图无法利用。

4.《本草纲目》（金陵本）：该书“荛花”（图5）有图注“黄芫花”。其图与该书的“芫花”图（见上一药“芫花”图19）相似。此图乃据《图经》“绛州芫花”图仿绘，但误将花序绘成阔叶先端有深锯齿状。故此图非写实图，乃仿绘图中的劣品。

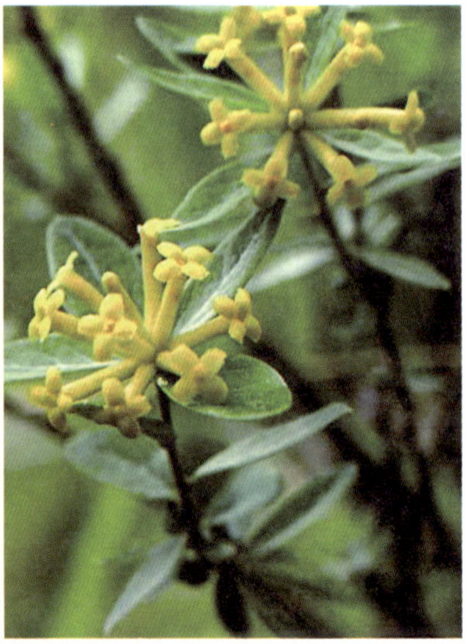

图 14　河朔荛花 *Wikstroemia chamaedaphne*

【小结】

“荛花”为《本经》早期用药之一。有毒，功效与芫花相近。古本草中关于“荛花”的少数记载均与现实药物品种使用情况不符。李时珍据苏颂之言，疑绛州（今山西新绛）所出黄芫花即荛花。二者均为瑞香科植物，形态相似、功用相近。《中华本草》据此认为：古本草之荛花可能以瑞香科植物荛花*Wikstroemia canescens*（Wall.）Meisn.为主，也可能包括河朔荛花*Wikstroemia chamaedaphne* Meisn在内。

1　国家中医药管理局《中华本草》编委会：《中华本草》（5），上海：上海科学技术出版社，1999：419.

17-42　醉鱼草

【品图】

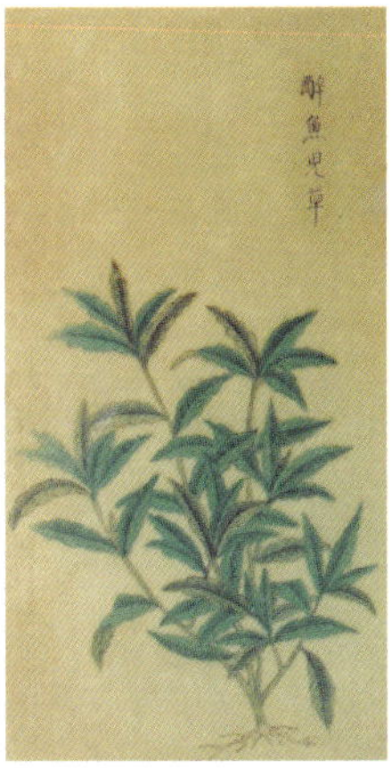

图 1　履巉岩・醉鱼儿草

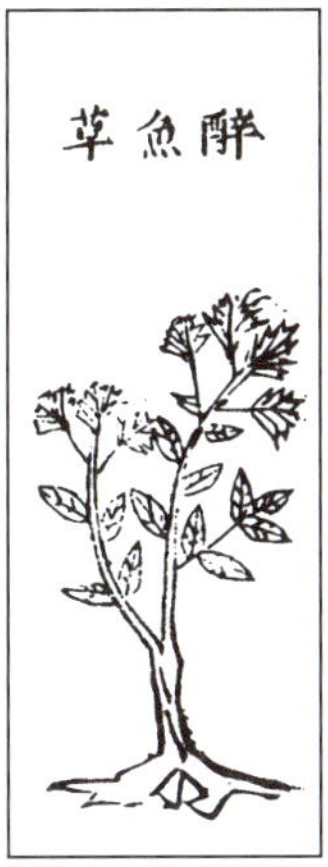

图 2　纲目（金）・醉鱼草

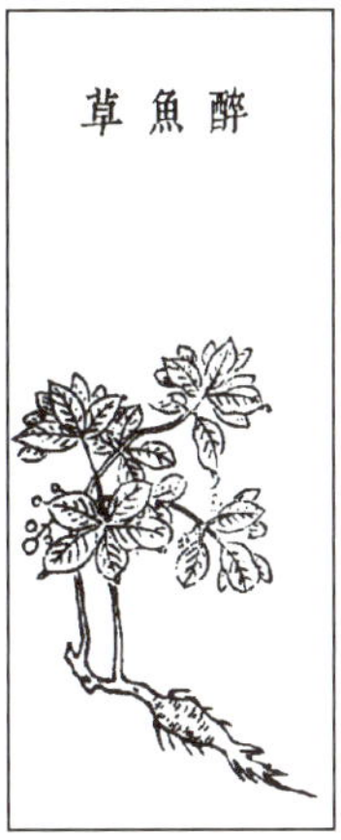

图 3　纲目（钱）・醉鱼草

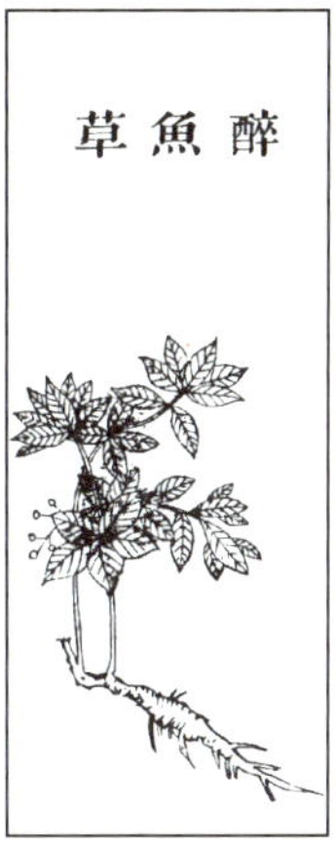

图 4　纲目（张）・醉鱼草

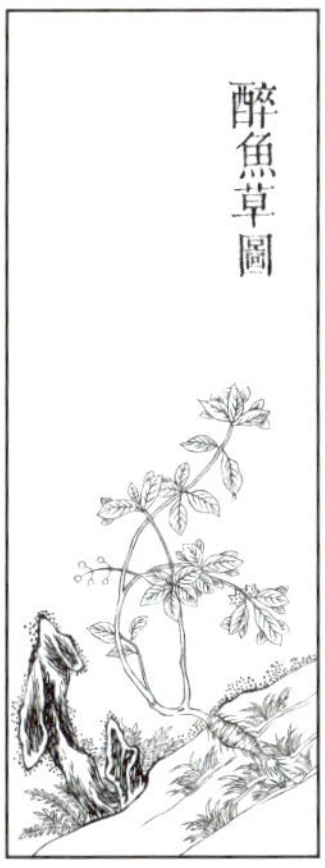

图 5　草木典・醉鱼草图

本品5图，取自5书，其中1幅彩图。有承继关系的图仅1个书类。

《本草纲目》(钱本)：该书“醉鱼草”（图3）的仿绘者有《本草纲目》张本图4、《古今图书集成・草木典》“醉鱼草图”（图5），多加修润，且增补山石背景。

另《本草纲目》（金陵本）“醉鱼草”（图2）亦属仿绘图，仿绘的是《本草图经》“绛州芫花”图。

以上5图中，除外3幅仿绘图，原创图尚有2幅（图1、3），详见下“鉴药”项。

【文录】

宋《履巉岩本草》卷上“醉鱼儿草”　一名鱼尾草……人家池沿边切不可种之，恐误落花叶在水中，鱼误食之，必有伤矣。其香气触之亦损。

明《本草纲目》卷17“醉鱼草”【释名】闹鱼花（《纲目》）、鱼尾草（《纲目》）、樚木。【集解】【时珍曰】醉鱼草南方处处有之。多在堑岸边，作小株生，高者三四尺。根状如枸杞。茎似黄荆，有微棱，外有薄黄皮。枝易繁衍，叶似水杨，对节而生，经冬不凋。七八月开花成穗，红紫色，俨如芫花一样。结细子。渔人采花及叶以毒鱼，尽圉圉而死，呼为醉鱼儿草。池沼边不可种之。此花色状气味并如芫花，毒鱼亦同，但花开不同时为异尔。按《中山经》云：熊耳山有草焉，其状如苏而赤华，名曰葶苧，可以毒鱼。其此草之类与？

【鉴药】

李时珍注“醉鱼草”出《纲目》。但南宋·王介《履巉岩本草》已经著录该药，并配有图形。“醉鱼”，古代又叫“毒鱼”“闹鱼”。仅《本草纲目》记载有此作用的药物就有醉鱼草、狼跋子、芫花、荨麻、羊屎柴等药。李时珍还引《山海经》中可毒鱼的植物。

《履巉岩本草》“醉鱼儿草”条记载：“人家池沿边切不可种之，恐误落花叶在水中，鱼误食之，必有伤矣。其香气触之亦损。”李时珍云：“醉鱼草南方处处有之。多在堑岸边，作小株生，高者三四尺。根状如枸杞。茎似黄荆，有微棱，外有薄黄皮。枝易繁衍，叶似水杨，对节而生，经冬不凋。七八月开花成穗，红紫色，俨如芫花一样。结细子。渔人采花及叶以毒鱼，尽圉圉而死，呼为醉鱼儿草。池沼边不可种之。此花色状气味并如芫花，毒鱼亦同，但花开不同时为异尔。”据此，《中华本草》认为与醉鱼草科（《中国植物志》作马钱科）醉鱼草属植物醉鱼草*Buddleja lindleyana* Fortune 相符合。以下为醉鱼草相关的药图分析。

1.《履巉岩本草》：该书“醉鱼儿草”（图1）为写生手绘彩图。该图出示对生叶，叶近披针形。无花序。结合其正文所载其醉鱼的特点，可认定此即今马钱科植物醉鱼草*B. lindleyana*。

2.《本草纲目》（钱本）：该书“醉鱼草”（图3）没有转绘《纲目》（金陵本）“醉鱼草”（图2）。金陵本图2乃仿绘《本草图经》“绛州芫花”。“芫花”固然也可以醉鱼，但与李时珍所述醉鱼草的形态完全不同。钱本图3所绘为一木本植物，叶椭圆形，簇生于枝顶。左侧枝条下有花序，为稀疏的几朵圆球状的小花蕾。此植物与瑞香科植物芫花，以及马钱科植物醉鱼草都不相似，来源不明。

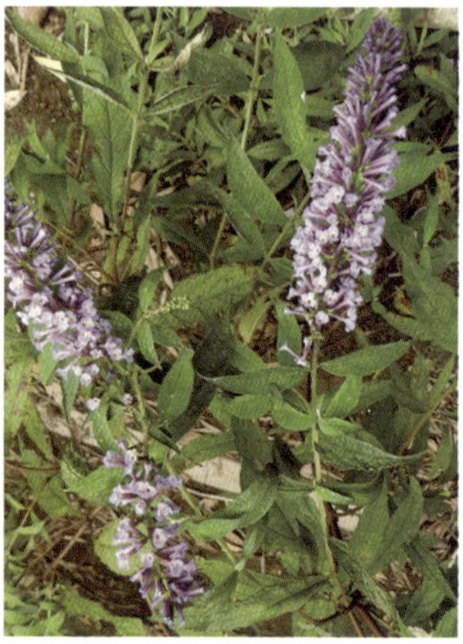

图 6　醉鱼草 *Buddleya lindleyana*

【小结】

“醉鱼儿草”最早见于《履巉岩本草》。该书记载了本品的醉鱼特性并附有彩图。李时珍因未见过《履巉岩本草》，将该药注为《本草纲目》首出药，并详细描述了本品的形态。此醉鱼草即马钱科植物醉鱼草*Buddleja lindleyana* Fortune 。《履巉岩本草》所附植物图与醉鱼草*B. lindleyana*相符。

17-43　莽草

【品图】

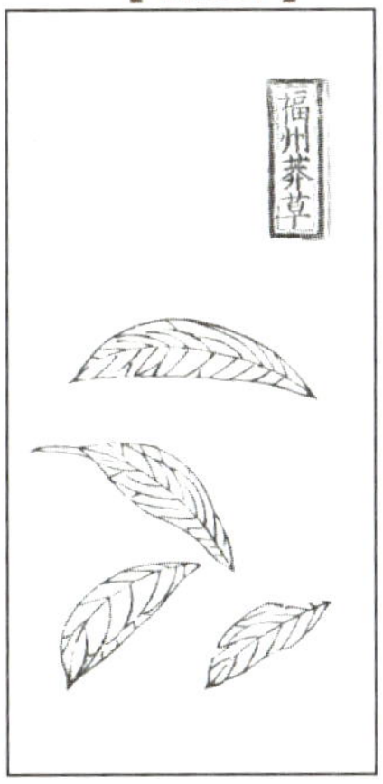

图 1　图经（大）· 福州莽草

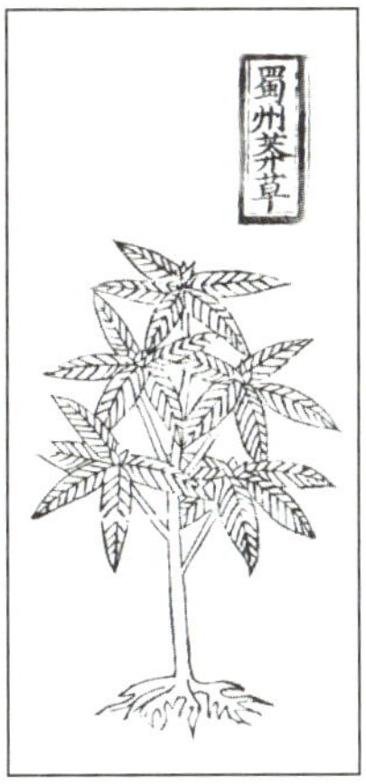

图 2　图经（大）· 蜀州莽草

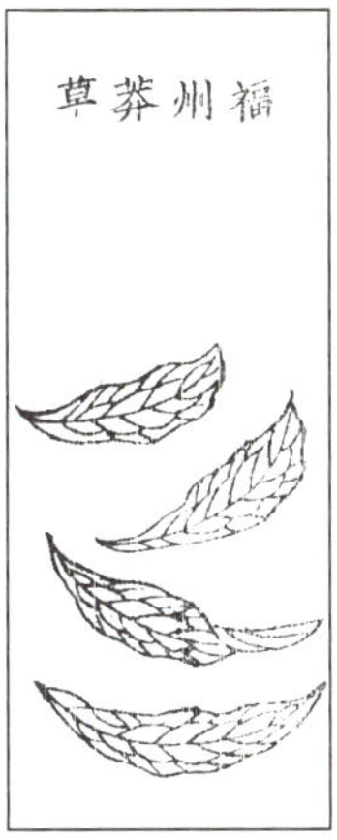

图 3　图经（政）· 福州莽草

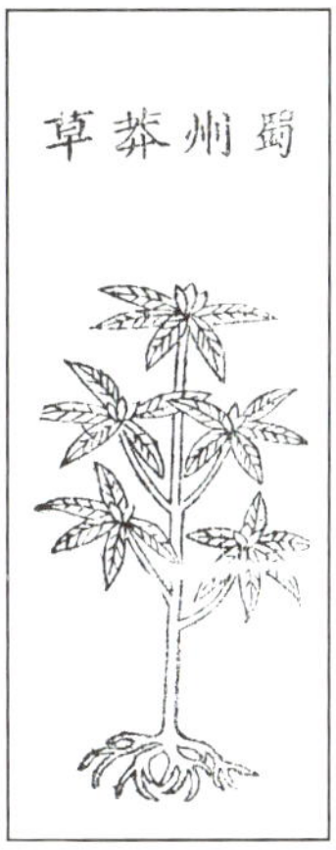

图 4　图经（政）· 蜀州莽草

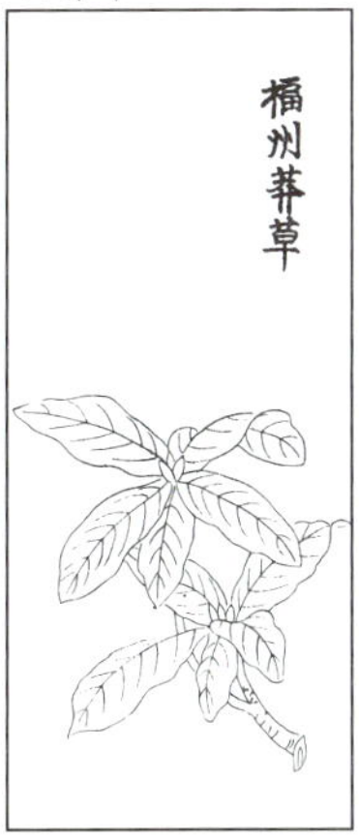

图 5　图经（绍）· 福州莽草

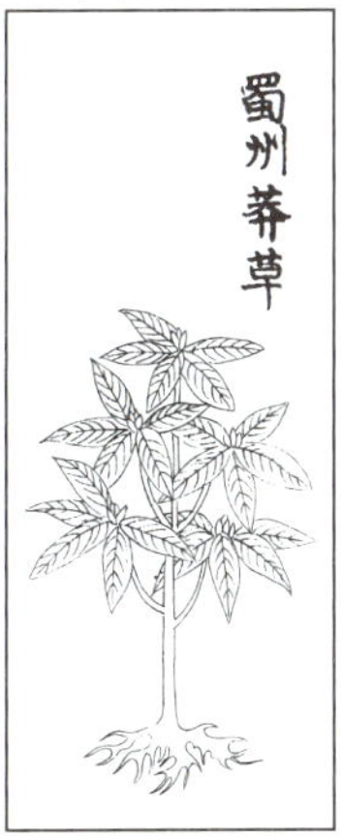

图 6　图经（绍）· 蜀州莽草

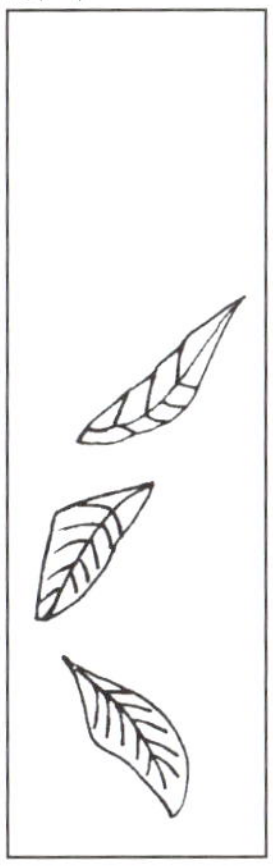

图 7　歌括 · 莽草

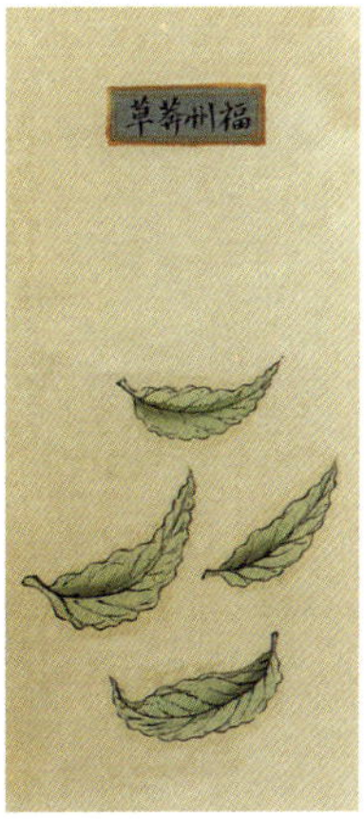

图 8　品汇 · 福州莽草

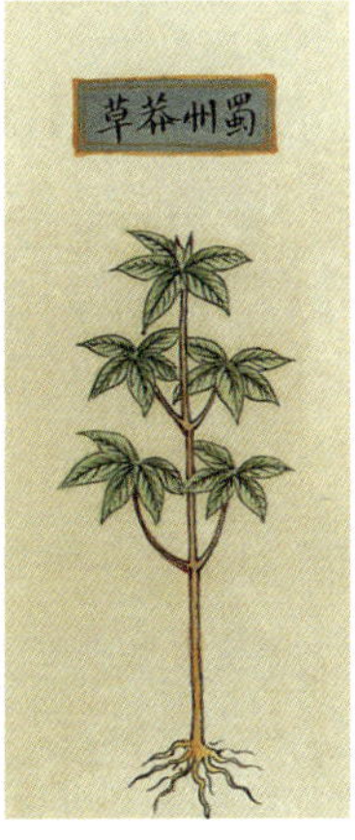

图 9　品汇 · 蜀州莽草

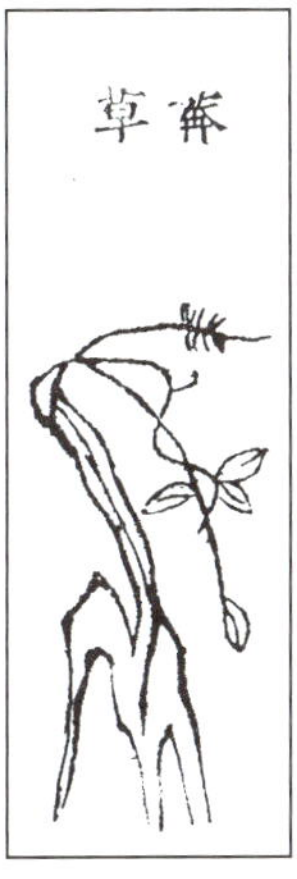

图 10　太乙 · 莽草

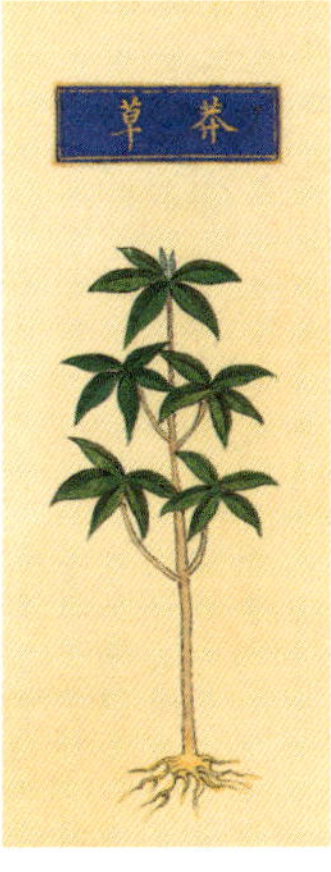

图 11　雷公 · 莽草

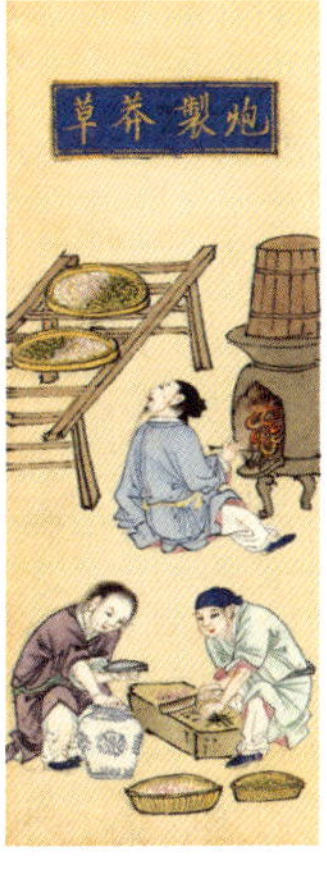

图 12　雷公 · 炮制莽草

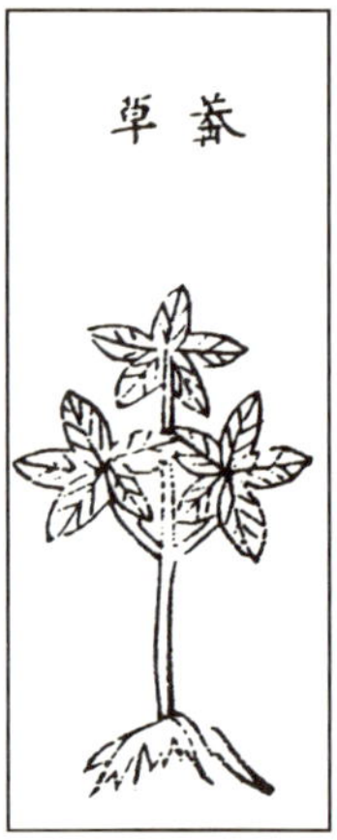

图 13 纲目(金)·莽草

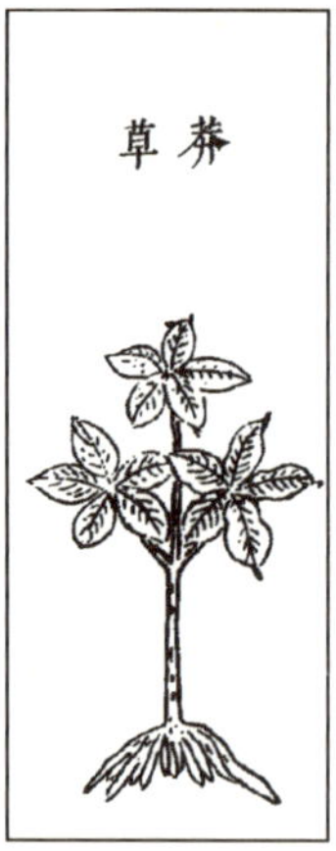

图 14 纲目(钱)·莽草

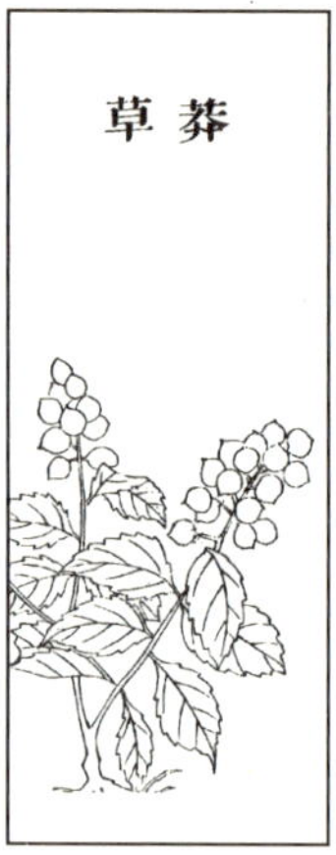

图 15 纲目(张)·莽草

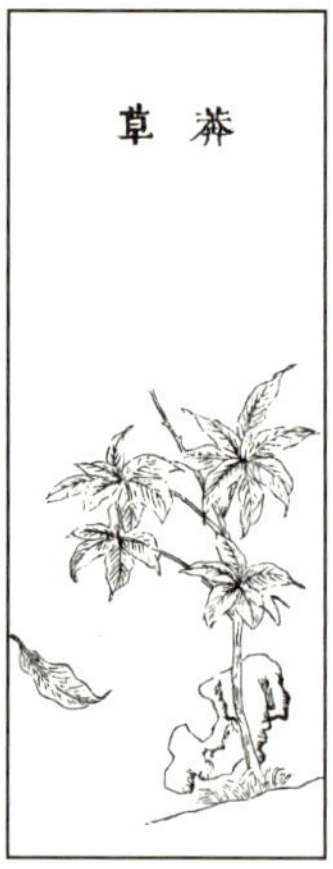

图 16 三才·莽草

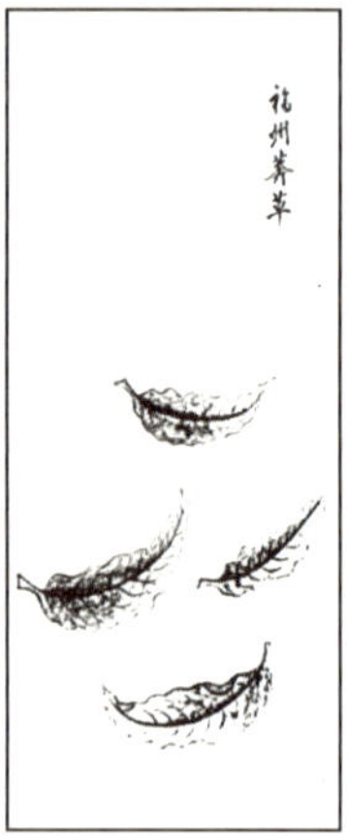

图 17 金石·福州莽草

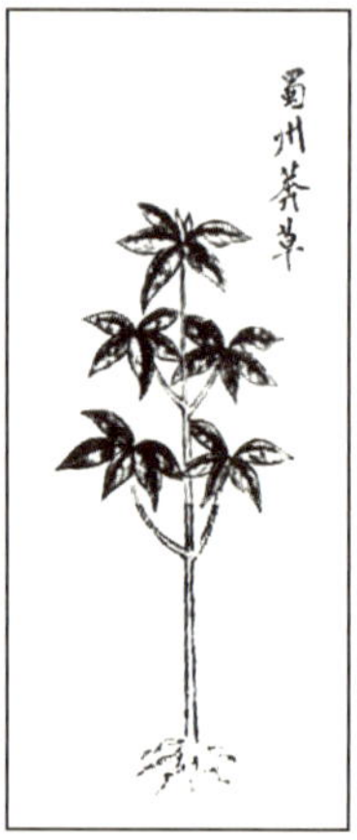

图 18 金石·蜀州莽草

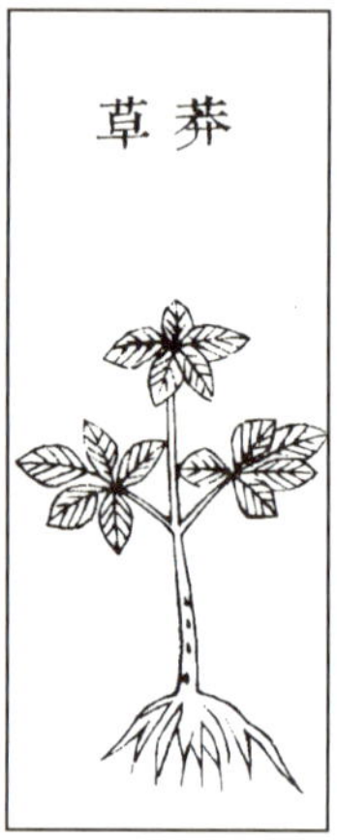

图 19 备要·莽草

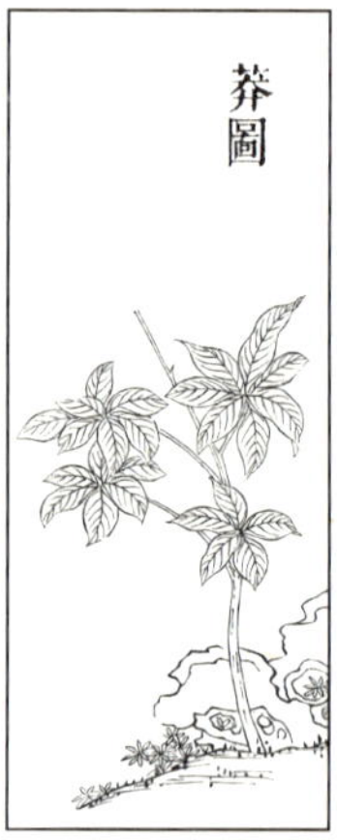

图 20 草木典·莽图

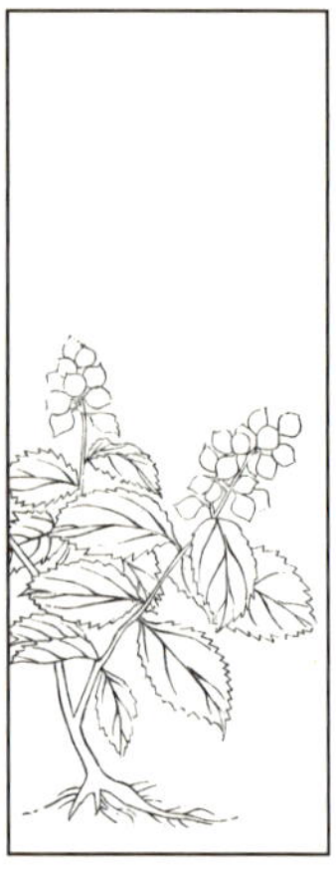
图 21 图考·莽草

本品21图，取自15书，其中6幅彩图。有承继关系的图可分2个书类。

《本草图经》：该书2图。“福州莽草”“蜀州莽草”依次分别存于《大观》（图1、2）、《政和》（图3、4）、《绍兴》（图5、6）。此三传本中，唯有《绍兴》“福州莽草”（图5）完全不同，视同原创，其中相应的药图基本一致。今以《政和》图3、图4为《图经》图的代表。

仿绘《图经》2图的彩色图有：《本草品汇精要》“福州莽草”（图8）、“蜀州莽草”（图9）。此后《补遗雷公炮制便览》“莽草”（图11）仿绘《品汇》“蜀州莽草”（图9）。《金石昆虫草木状》图17、图18又分别仿绘《品汇》图8、图9。

仿绘《图经》2图的墨线图有：《本草歌括》“莽草”（图7）。《本草纲目》金陵本“莽草”（图13）仿绘时删去两枝条。此后《纲目》钱本图14又仿绘金陵本图13。《本草备要》“莽草”（图19）亦仿绘钱本图14。另《三才图会》“莽草”（图16）将《图经》2图皆绘入1图之中，但有简略，并增添了土石背景。《古今图书集成·草木典》“莽图”（图20）仿绘《三才》图16时，未取原《图经》“福州莽草”图的那片树叶，背景重加修饰。

《植物名实图考》：该书“莽草”（图21）的仿绘者有《本草纲目》张本图15。

以上21图中，除外15幅仿绘图，原创图尚有6幅（图3、4、5、10、12、21），详见下“鉴药”项。

【文录】

《别录》（见《证类》卷14“莽草”） 一名葞，一名春草。生上谷山谷及冤句。五月采叶，阴干。

梁《本草经集注》（同上） 陶隐居云：今东间处处皆有，叶青新烈者良。人用捣以和米，内水中，鱼吞即死浮出，人取食之无妨。莽草字亦作㒼（音罔）字，今俗呼为㒼草也。

题·刘宋《雷公炮炙论》（同上） 雷公云：凡使，采得后便取叶……勿用尖有孪生者。

宋《嘉祐本草》（同上） 《尔雅》云：葞，春草。释曰：药草也，今俗呼为㒼草。郭云：一名芒草者，所见本异也。

宋《本草图经》（同上） 《图经》曰：莽草，亦曰㒼草。出上谷及冤句，今南中州郡及蜀川皆有之。木若石南而叶稀，无花实。五月、七月采叶，阴干。一说：藤生，绕木石间……然谓之草者，乃蔓生者是也。

宋《梦溪笔谈·补笔谈·药议》 世人用莽草，种类最多。有叶大如手掌者，有细叶者，有叶光厚坚脆可拉者，有柔软而薄者，有蔓生者，多是谬误。按《本草》：“若石南而叶稀，无花实。”亦误也。今莽草，蜀道、襄、汉、浙、江湖间山中有。枝叶稠密，团圞可爱。叶光厚而香烈。花红色，大小如杏花，六出，反卷向上，中心有新红蕊，倒垂下，满树垂动摇摇然，极可玩。襄、汉间渔人竞采以捣饭饴鱼，皆翻上，乃捞取之。南人谓之石桂。白乐天有《庐山桂》诗，其序曰：“庐山多桂树。”又曰：“手攀青桂树。”盖此木也。唐人谓之红桂，以其花红故也。李德裕《诗序》曰：“龙门敬善寺有红桂树，独秀伊川，移植郊园，众芳色沮。乃是蜀道莽草，徒得桂名耳。”卫公此说甚明。自古用此一类，仍毒鱼有验。《本草》“木部”所收，不知何缘谓之草，独此未喻。

宋《本草衍义》卷15“莽草” 今人呼为㒼草。浓煎汤，淋渫皮肤麻痹。本经一名春草。诸家皆谓为草，今居木部，《图经》亦然。今世所用者，皆木叶也。如石南，枝、梗干则绉，揉之，其嗅如椒。

明《本草纲目》卷17“莽草”【释名】菵草（音罔）、芒草（《山海经》）、鼠莽。【时珍曰】此物有毒，食之令人迷罔，故名。山人以毒鼠，谓之鼠莽。【正误】【时珍曰】䒷，音尾，白薇也。薇、䒷字音相近尔。《别录·白薇》下云：一名春草。而此又以为菵草，盖因孙炎之误也。今正之。【集解】【时珍曰】《范子计然》云：莽草出三辅，青色者善。

清《植物名实图考》卷24“莽草” 莽草，《本经》下品。江西、湖南极多，通呼为水莽子。根尤毒，长至尺余。俗曰水莽兜，亦曰黄藤。浸水如雄黄色，气极臭。园圃中渍以杀虫，用之颇亟。其叶亦毒，南赣呼为大茶叶，与断肠草无异。

【鉴药】

“莽草”首见于《本经》。一名菵草。李时珍释其名曰：“此物有毒，食之令人迷罔，故名。”《本经》载其“主风头痈肿，乳痈疝瘕，除结气疥瘙。杀虫鱼。”《别录》载其有毒。古方治风毒痹厥诸药酒中多用本品，后世因其有毒，渐少使用。

本品毒性的一个重要特征，是可以用来毒鱼。故梁·陶弘景云：“今东间处处皆有，叶青新烈者良。人用捣以和米，内水中，鱼吞即死浮出，人取食之无妨。”这也是鉴别是否莽草的重要依据之一。

关于莽草的鉴别，宋·苏颂《本草图经》云：“今南中州郡及蜀川皆有之。木若石南而叶稀，无花实。五月、七月采叶，阴干。一说：藤生，绕木石间……然谓之草者，乃蔓生者是也。”苏颂之说，多综合诸家之论。以上所云，肯定了本品是“木”，其叶如石南，但“无花实”的说法甚可疑。然而其后又引录“藤生”“蔓生”之说，不断是非，使后人无从考证。

北宋时著名科学家沈括专门对莽草进行了研究。他在《梦溪笔谈·补笔谈·药议》中谈到：“世人用莽草，种类最多。有叶大如手掌者，有细叶者，有叶光厚坚脆可拉者，有柔软而薄者，有蔓生者，多是谬误。按《本草》‘若石南而叶稀，无花实’，亦误也。”他介绍了当时在四川及长江流域地区山中的一种莽草：“枝叶稠密，团圞可爱。叶光厚而香烈。花红色，大小如杏花，六出，反卷向上，中心有新红蕊，倒垂下，满树垂动摇摇然，极可玩。襄、汉间渔人竞采以捣饭饴鱼，皆翻上，乃捞取之。南人谓之石桂……自古用此一类，仍毒鱼有验。《本草》‘木部’所收，不知何缘谓之草，独此未喻。”这段详细的描述，可认为其原植物是木兰科八角属（*Illicium* L.）植物。[1]

宋·寇宗奭亦云：“今世所用者，皆木叶也。如石南，枝、梗干则绉，揉之，其嗅如椒。”这是因为八角属（*Illicium* L.）植物多含有芳香的挥发油，有特殊的香气。谢宗万将此莽草考订为木兰科植物莽草（窄叶红茴香）。[2]《中国植物志》据《全国中

1 陈重明、黄胜白等：《本草学》，南京：东南大学出版社，2005：190-191.
2 谢宗万：《本草纲目药物彩色图鉴》，北京：人民卫生出版社，2000：164.

草药汇编》定其中文名为红毒茴。[1]拉丁学名皆为*Illicium lanceolatum* A. C. Smith。《中国植物志》还记载："我国古代本草所称的莽草是对红茴香 *Illicium henryi* Diels 和红毒茴 *Illicium lanceolatum* A. C. Smith 的通称。又据《全国中草药汇编》载：红毒茴包括本种和红茴香两个种。"

以下为古本草中原创图的分析。

1.《本草图经》：该书3图。其中"福州莽草"（图3）仅绘了4片大树叶，略似木兰科植物的叶片。此图《大观》《政和》本所存皆同，但《绍兴本草》所存"福州莽草"（图5）为一枝。其叶或为长椭圆形，或为倒卵状椭圆形，簇生于小枝近顶端。据此，该植物确与木兰科八角属（*Illicium* L.）植物的叶片相似。福州在今福建。

"蜀州莽草"（图4）为木本植物，一茎直立，单叶甚长，披针形，簇生于小枝顶。小枝顶端有花状物。由于是木本，很难按比例绘出其花形。但从整体上看来，此仍为八角属（*Illicium* L.）植物。

2.《太乙仙制本草药性大全》：该书"莽草"（图10）所绘或为一从山边下垂的藤本植物，单叶，椭圆形。另有一穗状物。不明其所示为何种植物。

3.《补遗雷公炮制便览》：该书"炮制莽草"（图12）乃据《雷公炮炙论》所示方法绘制。雷公法为："采得后便取叶细剉，又，生甘草，水蓼二味并细剉之，用生稀绢袋盛毒木叶，于甑中上，甘草、水蓼同蒸一日，去诸药二件，取出晒干用之。"图中右下一人在切药，其对面的紫衣人在用瓷罐盛切好的药（雷公法用稀绢袋盛）。图上方一人坐炉前蒸药。蒸好的药放在木架支撑的竹匾上摊晾令干。

4.《植物名实图考》：该书"莽草"（图21）似为木本，单叶互生，叶椭圆形，边缘有锯齿。有两花枝，圆锥聚伞花序。未能精细绘出花形。据考此图所示为卫矛科雷公藤属植物雷公藤*Tripterygium wilfordii* Hook. f.。此与该书所言似乎不完全相同。吴其濬云："莽草……江西、湖南极多，通呼为水莽子。根尤毒，长至尺余。俗曰水莽兜，亦曰黄藤。浸水如雄黄色，气极臭。园圃中渍以杀虫，用之颇亟。其叶亦毒，南赣呼为大茶叶，与断肠草无异。"但黄藤、大茶叶似乎并不是雷公藤，也不是古本草中正品莽草（木兰科植物）。

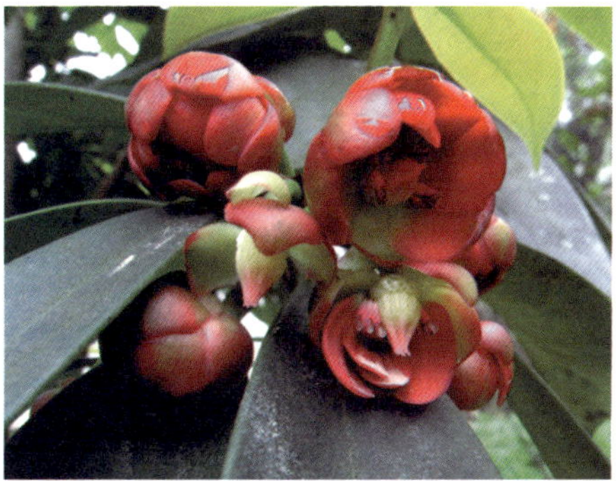

图 22　红茴香 *Illicium henryi*

【小结】

"莽草"为《本经》所载早期药物之一。有毒，能杀虫鱼。古方多用治风毒痹厥，后世少用。据苏颂《本草图经》、沈

1　中国科学院《中国植物志》编辑委员会：《中国植物志》，北京：科学出版社，1996，第30（1）卷，213.

括《梦溪笔谈》所载莽草，可认为其原植物是木兰科八角属（*Illicium* L.）植物。今或考订为莽草（窄叶红茴香），一名红毒茴 *Illicium lanceolatum* A. C. Smith，或红茴香 *Illicium henryi* Diels。《植物名实图考》所绘莽草为卫矛科植物雷公藤*Tripterygium wilfordii* Hook. f.。

17–44　茵芋

【品图】

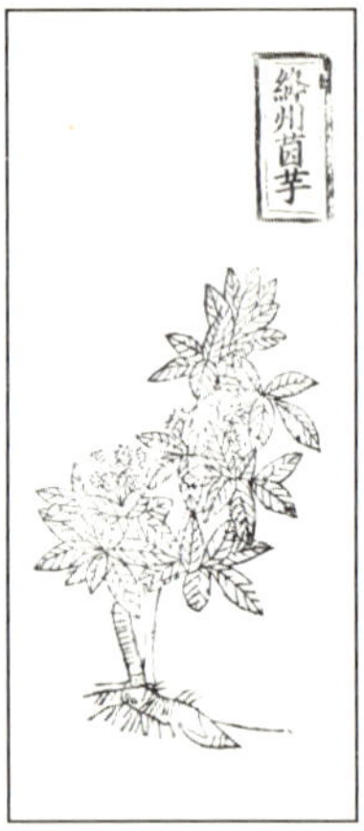

图 1　图经（大）· 绛州茵芋

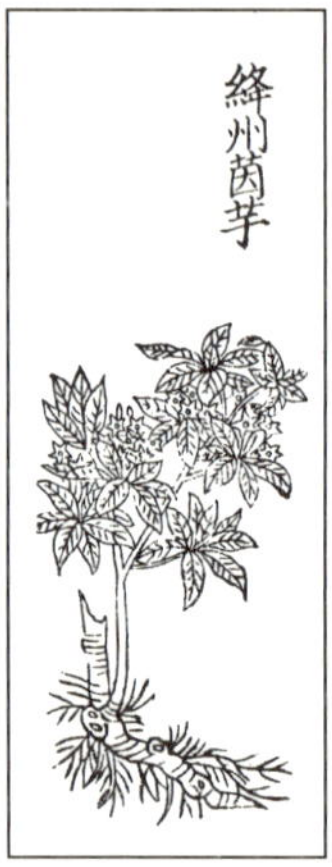

图 2　图经（政）· 绛州茵芋

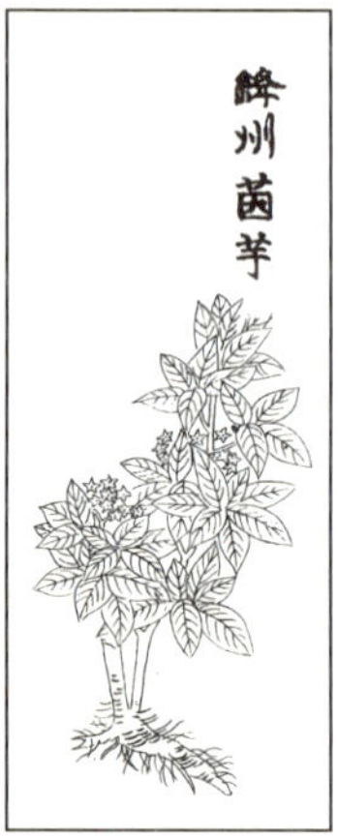

图 3　图经（绍）· 绛州茵芋

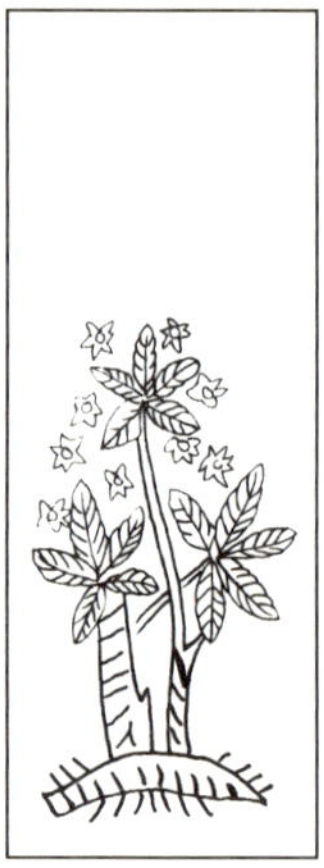

图 4　歌括 · 茵芋

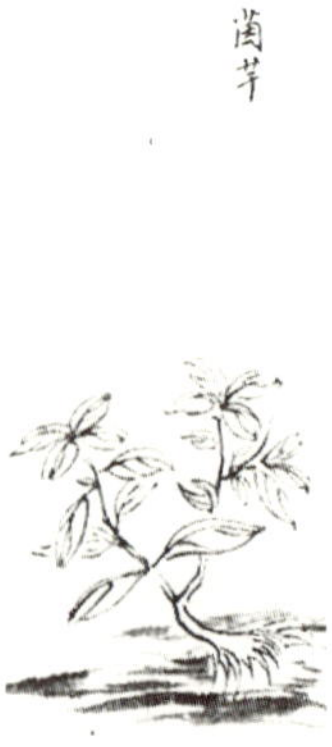

图 5　滇南图 · 茵芋

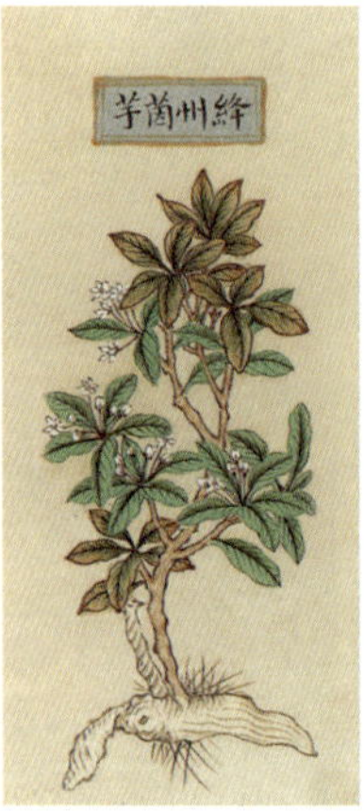

图 6　品汇 · 绛州茵芋

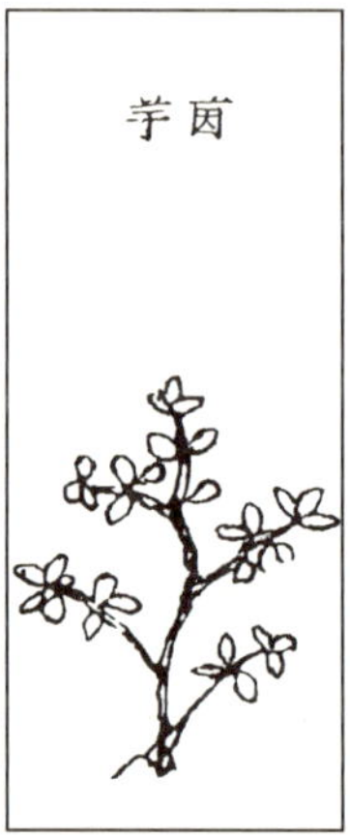

图 7　太乙 · 茵芋

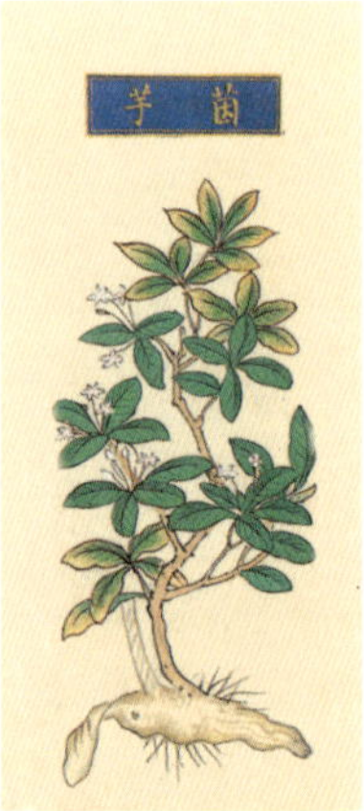

图 8　雷公 · 茵芋

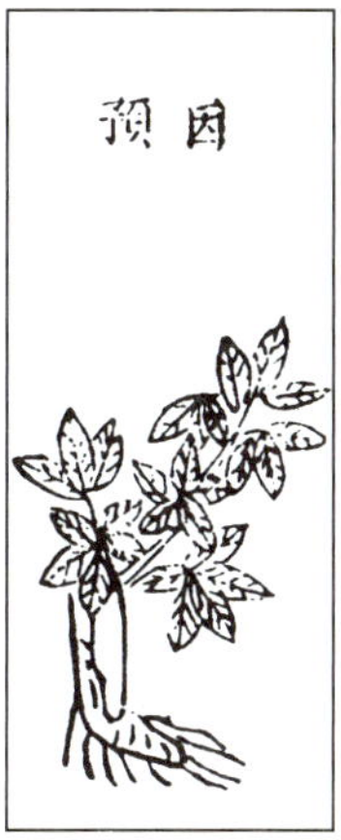

图 9　纲目(金)·因预

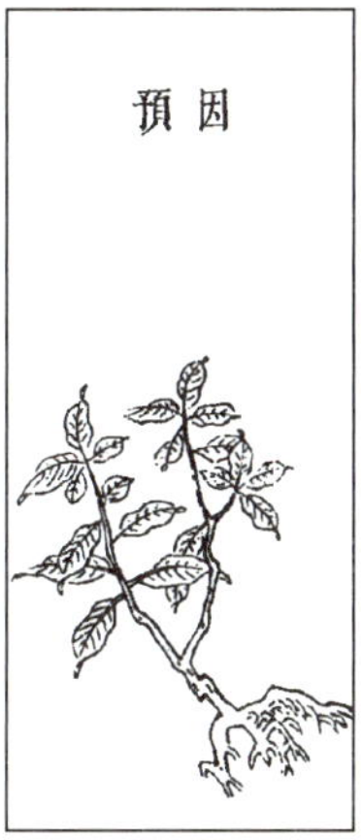

图 10　纲目(钱)·因预

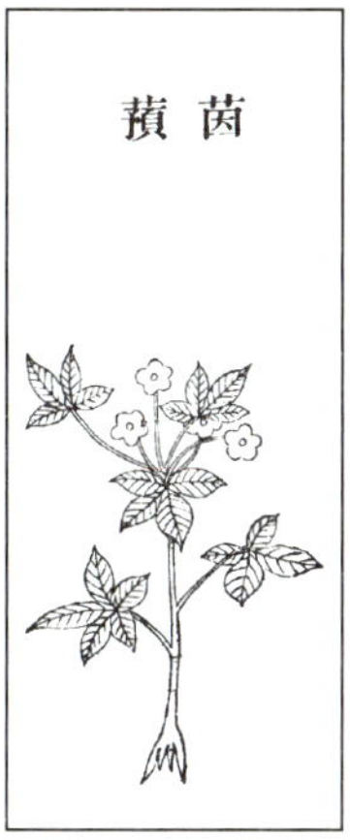

图 11　纲目(张)·茵蓣

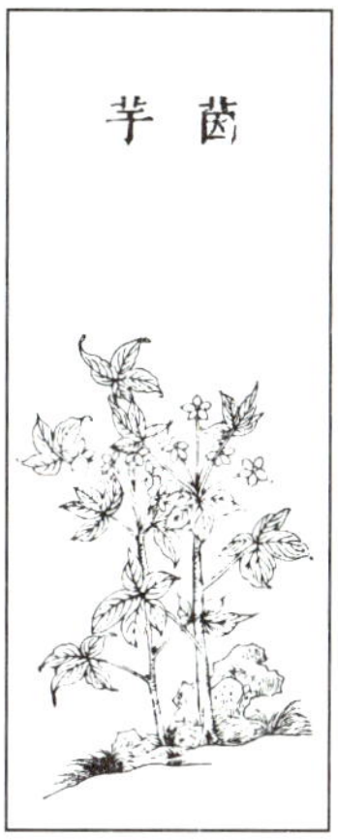

图 12　三才·茵芋

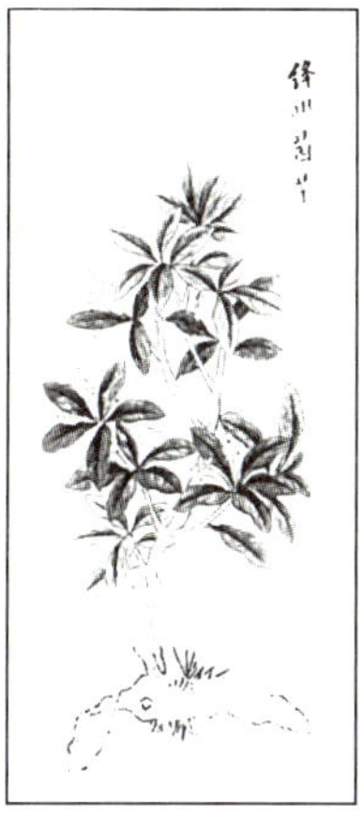

图 13　金石·绛州茵芋

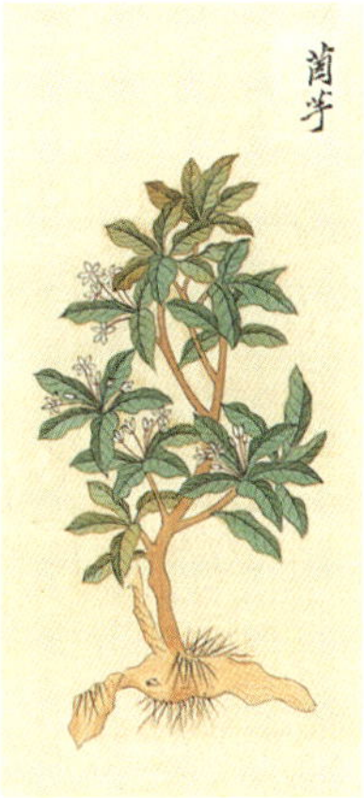

图 14　图谱·茵芋

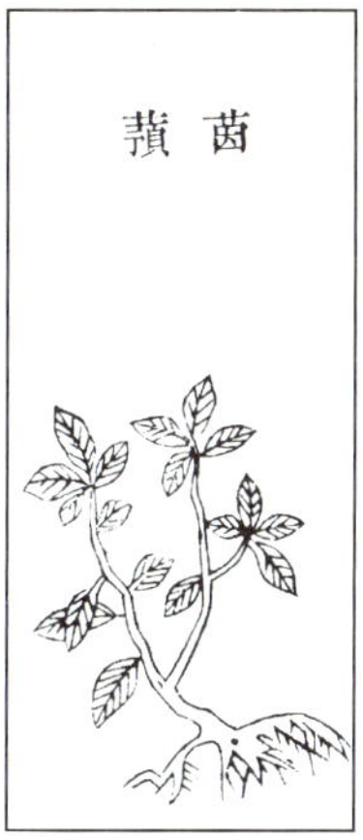

图 15　备要·茵蓣

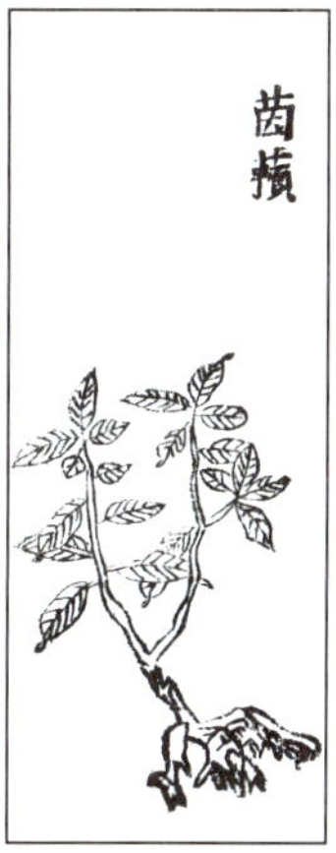

图 16　求真·茵蓣

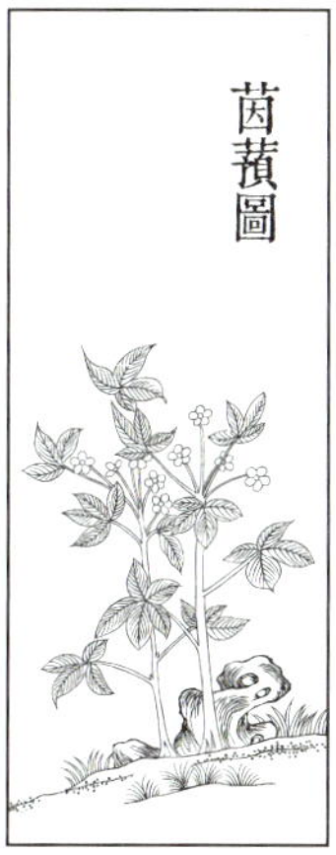

图 17　草木典·茵蓣图

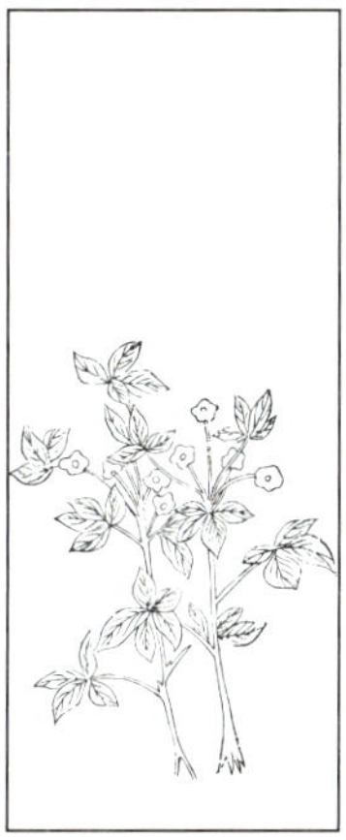

图 18　图考·茵芋

本品18图，取自18书，其中4幅彩图。有承继关系的图仅1个书类。

《本草图经》：该书“绛州茵芋”图分别存于《大观》(图1)、《政和》(图2)、《绍兴》(图3)。此三传本中，《大观》《绍兴》的构图基本一致，但未改变药物鉴别特征。今以《政和》图2为《图经》图的代表。

仿绘该图的彩色图有：《本草品汇精要》“绛州茵芋”(图6)，该图将小花敷以白色，部分叶片敷以红褐色。此后《补遗雷公炮制便览》“茵芋”(图8)、《金石昆虫草木状》“绛州茵芋”

（图13）仿绘《品汇》图6。《本草图谱》“茵芋”（图14）则又仿绘《金石昆虫草木状》图13。

仿绘该图的墨线图有：《本草歌括》“茵芋”（图4）图形粗拙，高度简化，随意摆放小花。《本草纲目》金陵本“因预”（图9）仿绘《图经》图2，但未绘其花。《纲目》钱本图10在金陵本图9基础上改变构图方式，但保留叶片基本特点。此后仿绘钱本图10的有《本草备要》图15、《本草求真》图16。另《三才图会》“茵芋”（图12）将《图经》图2分解成两株，再加土地背景。《古今图书集成·草木典》“茵蓣图”（图17）又仿绘《三才》图12，再加润饰。《植物名实图考》“茵芋”（图18）又仿绘《草木典》图17。《本草纲目》张本“茵蓣”（图11）又仿绘《图考》图18。

以上18图中，除外15幅仿绘图，原创图尚有3幅（图2、5、7），详见下“鉴药”项。

【文录】

《别录》（见《证类》卷10“茵芋”） 一名莞草，一名卑共。生太山川谷。三月三日采叶，阴干。

梁《本草经集注》（同上） 陶隐居云：好者出彭城，今近道亦有。茎叶状如莽草而细软，取用之皆连细茎。方用甚稀，惟以合疗风酒散。

后蜀《蜀本草》（同上） 《蜀本》:《图经》云：苗高三四尺，叶似石榴短厚，茎赤。今同、华州、雍州。四月采茎、叶，日干。

吴越《日华子本草》（同上） 《日华子》云：出自海盐。形似石南，树生，叶厚，五、六、七月采。

宋《本草图经》（同上） 《图经》曰：茵芋，出泰山川谷，今雍州、绛州、华州、杭州亦有之。春生苗、高三四尺，茎赤。药似石榴而短厚，又似石南叶。四月开细白花，五月结实。三月、四月、七月采叶连细茎，阴干用。

明《本草纲目》卷17“茵芋” 【释名】【时珍曰】茵芋本作因预，未详其义。莞草与莆莞名同。

清《植物名实图考》卷24“茵芋” 茵芋……陶隐居云“方用甚稀”。《图经》备载其形状功用。李时珍云“近世罕知”。盖俚医用药多为异名，或实用之而不识其本名也。/雩娄农曰：茵芋有毒。李时珍以为古方有茵蓣丸，治疯痫，又有酒与膏，为治风妙品，近世罕知。为医家疏缺，盖深惜之。吾谓今之俚医治风之药，不可殚述，安知无茵蓣者？特其名因地而异，古今之不同耳……故曰：腹背之毳，益一把不加多，损一把不加少。始则碌碌而因人，继则汶汶以没世。吾欲求其名而纪之，吾又乌能胜纪之？

【鉴药】

“茵芋”首见于《本经》。或作“因预”。名义不详。《本经》载其“主五藏邪气，心腹寒热，羸瘦，如疟状发作有时，诸关节风湿痹痛”。《别录》云“有毒”。唐代医方用作治风妙品，然宋明以后渐次湮没无闻。

关于本品的来源，早期本草少有记载。梁·陶弘景云：“好者出彭城，今近道亦有。茎叶状如莽草而细软，取用之皆连细茎。方用甚稀，惟以合疗风酒散。”陶弘景并没有给出“莽草”的准确形态。

唐本《图经》(《蜀本草》引）云：“苗高三四尺，叶似石榴短厚，茎赤。今同、华州、雍州。四月采茎、叶，日干。”《日华子本草》的描述是：“形似石南，树生，叶厚。”两家都提到叶厚，但一说形似石榴，一说形似石南。宋·苏颂综合二家之说，又补充说：“四月开细白花，五月结实。三月、四月、七月采叶连细茎，阴干用。”现代植物学家根据上述记载，谓本品为芸香科茵芋属植物茵芋*Skimmia reevesiana* Fort.。[1]《中华本草》谓：“清《植物名实图考》有茵芋图，单叶互生集于枝顶，叶为披针形或倒披针形，花为5数，经鉴定与茵芋属植物特征相符。”且在认定其基原为茵芋之外，还将芸香科乔木茵芋*Skimmia arborescens* T. Anders.也作为基原之一。[2]然其以《植物名实图考》“茵芋图”为考证依据，是不明此图并非吴其濬写生，乃辗转多次仿绘之图。

1.《本草图经》：该书“茵芋”（图2）有粗大的根，似为灌木（旁有折断未绘的茎）。叶椭圆状披针形，集生于枝上部。花密集，生于枝上部，花瓣5。此形态大致与芸香科植物茵芋*S. reevesiana*相符。

2.《滇南本草图说》：该书“茵芋”（图5）采用的是写意笔法，其植株图小，茎叶比例失调，勾描随意，未绘花序。故仅据此图无法确定其基原。

3.《太乙仙制本草药性大全》：该书“茵芋”（图7）似为木本。枝叶稀疏，亦无花果，很难凭借这样简陋的图臆测基原。

【小结】

“茵芋”为《本经》所载早期药物之一，早期医方书用作治风妙品。宋明以后少为人知。据唐本《图经》《日华子本草》及宋《本草图经》形态，结合宋《图经》所附药图，今以芸香科植物茵芋*Skimmia reevesiana* Fort.为本品基原。古代药图虽多，原创图极少，接近现代植物学之茵芋者仅宋《图经》一图。

---

1 中国科学院《中国植物志》编辑委员会：《中国植物志》，北京：科学出版社，1997，第43（2）卷，110.谢宗万：《本草纲目药物彩色图鉴》，北京：人民卫生出版社，2000：165.（以上两家均考定为芸香科植物茵芋）。

2 国家中医药管理局《中华本草》编委会：《中华本草》（4），上海：上海科学技术出版社，1999：963.

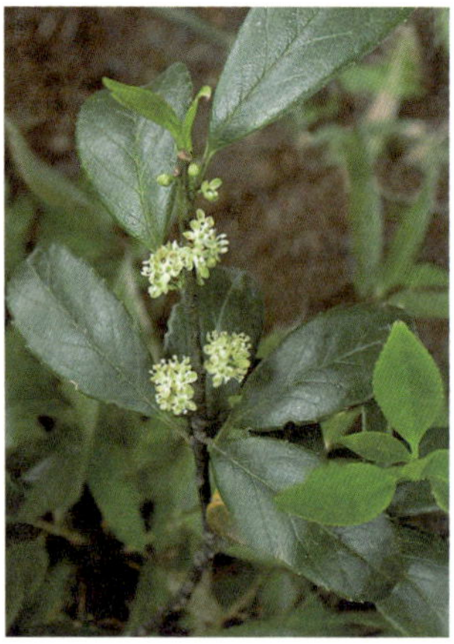

图 19　茵芋 *Skimmia reevesiana* 花枝

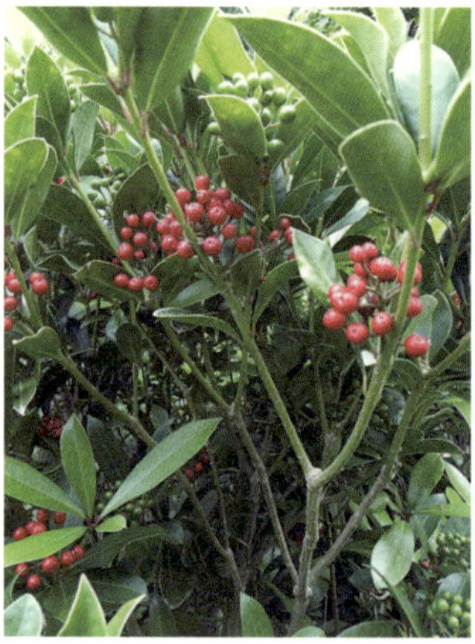

图 20　茵芋 *S. reevesiana* 果枝

17–45　石龙芮

【品图】

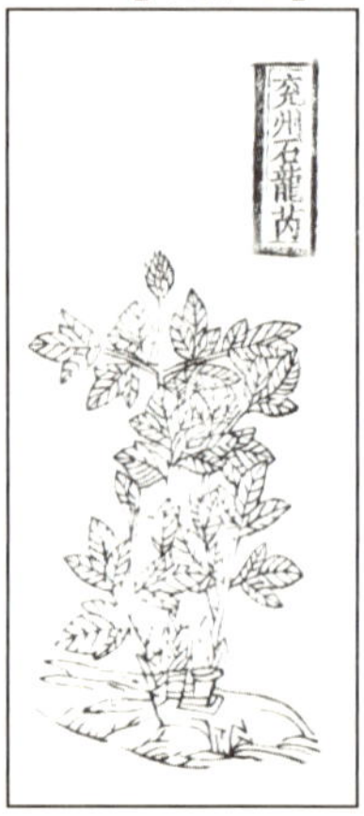

图 1　图经（大）·兖州石龙芮

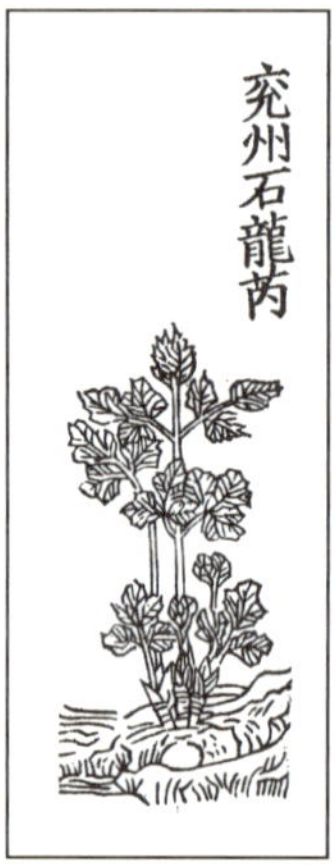

图 2　图经（政）·兖州石龙芮

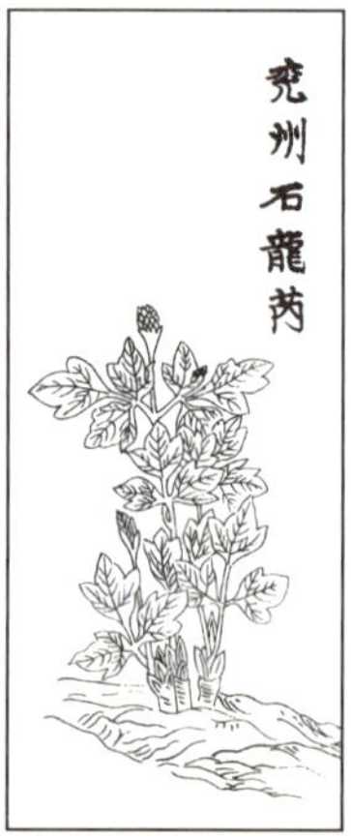

图 3　图经（绍）·兖州石龙芮

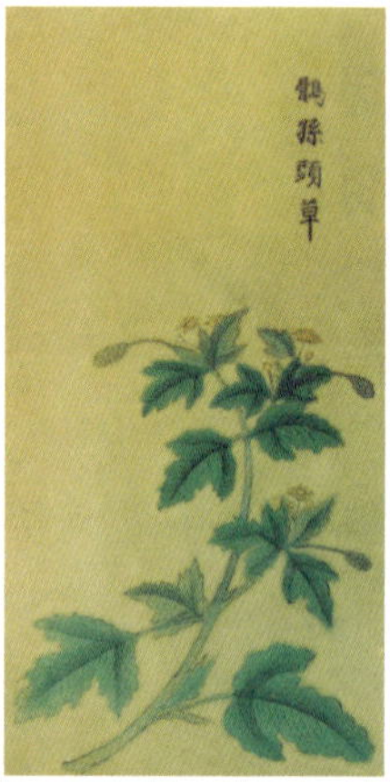

图 4　履巉岩·鹅孙头草

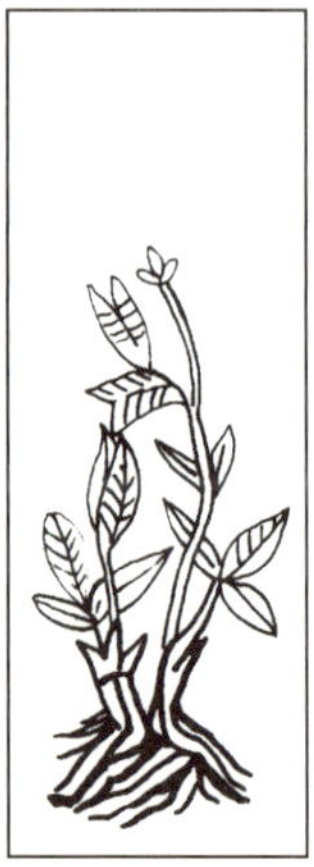

图 5　歌括·石龙芮

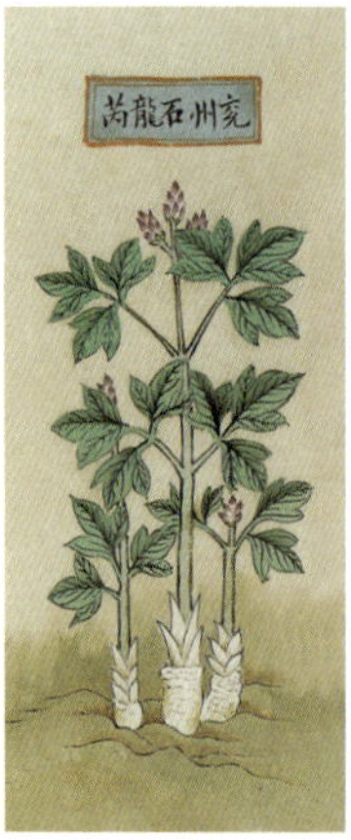

图 6　品汇·兖州石龙芮

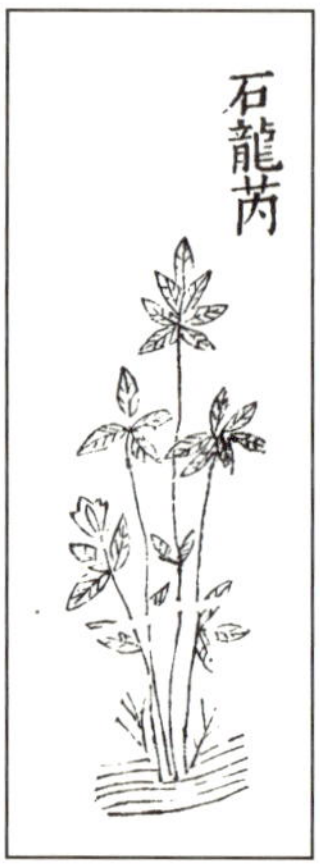

图 7　蒙筌·石龙芮

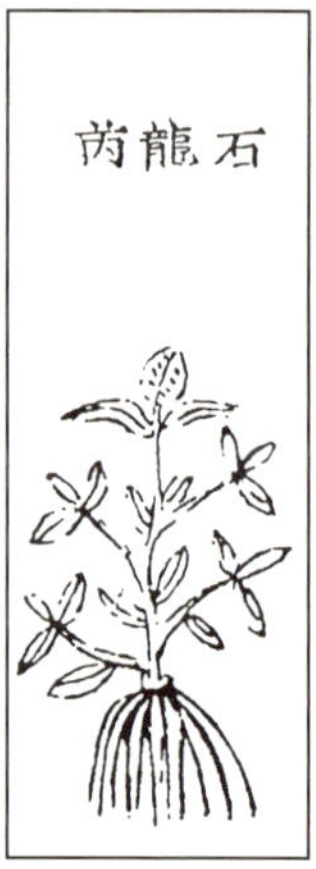

图 8　太乙·石龙芮

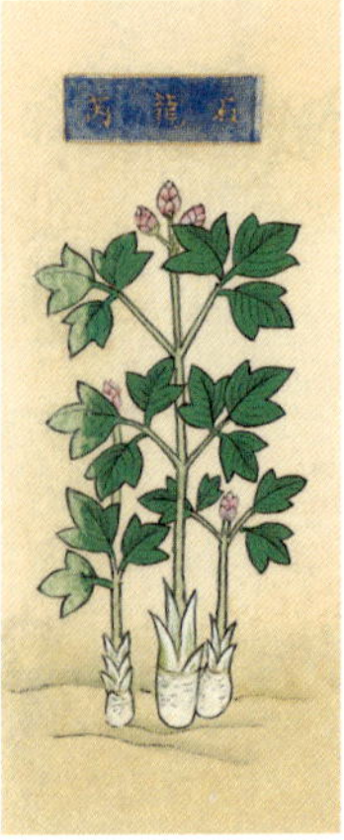

图 9　雷公 · 石龙芮

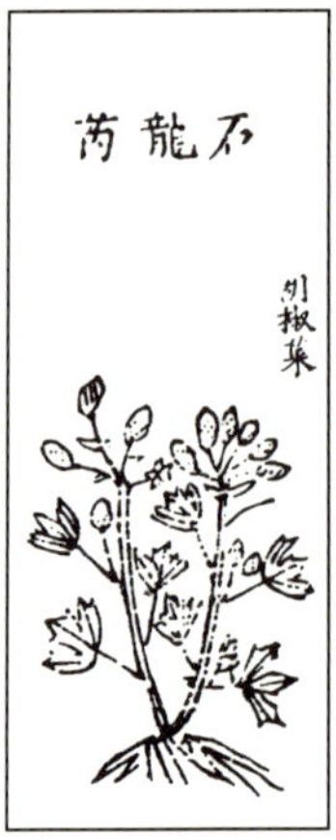

图 10　纲目（金）· 石龙芮

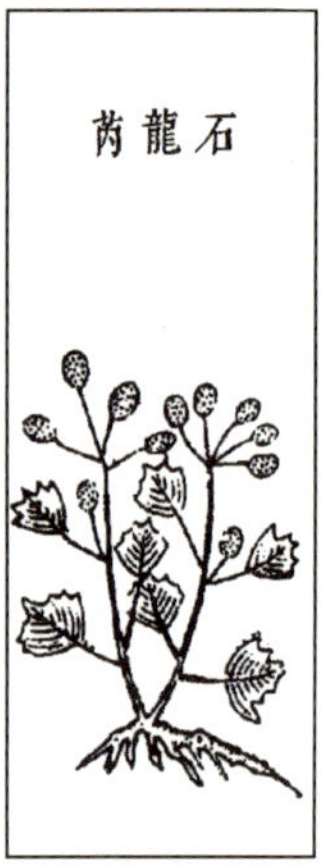

图 11　纲目（钱）· 石龙芮

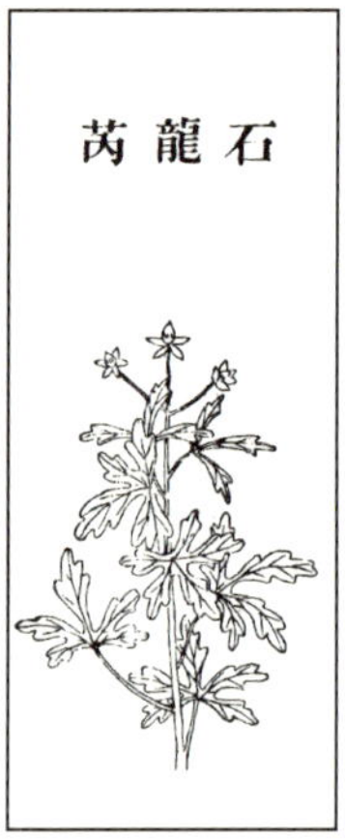

图 12　纲目（张）· 石龙芮

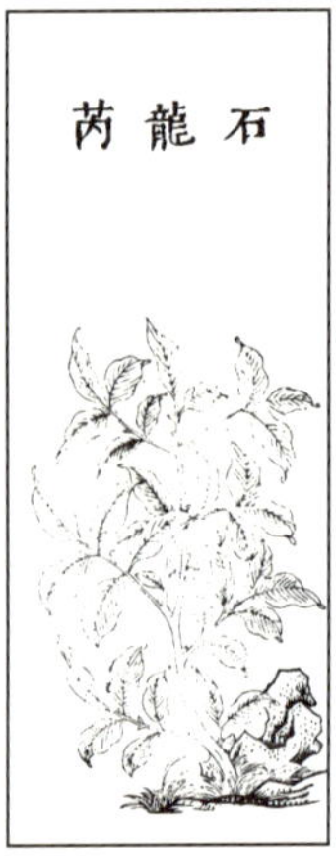

图 13　三才 · 石龙芮

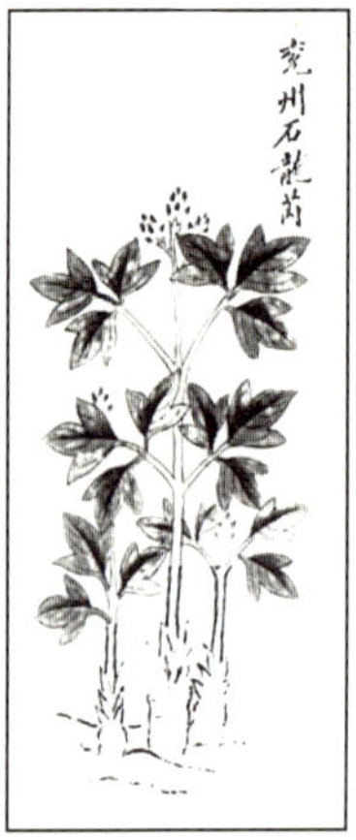

图 14　金石 · 兖州石龙芮

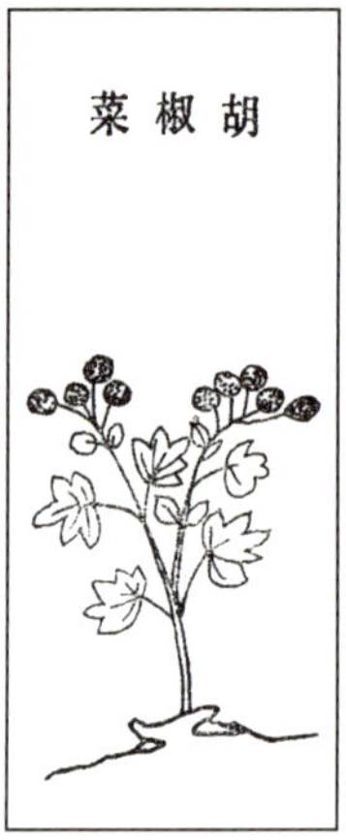

图 15　野谱补 · 胡椒菜

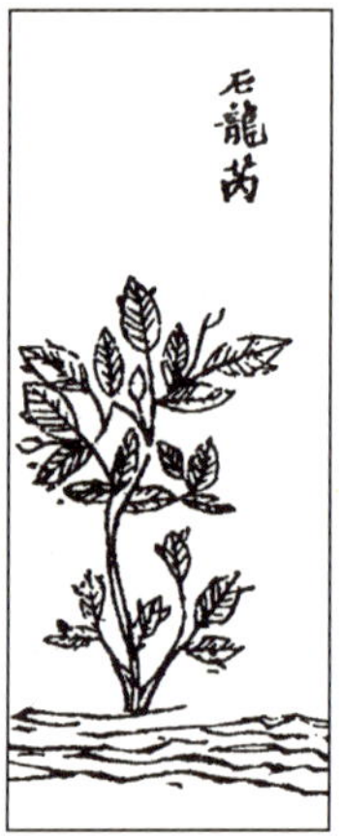

图 16　汇言 · 石龙芮

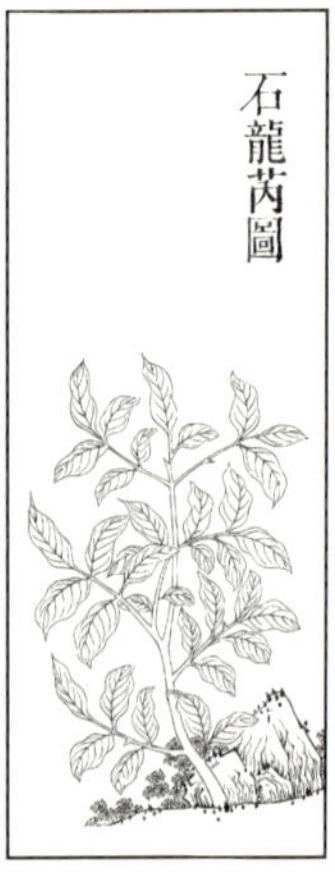

图 17　草木典 · 石龙芮图

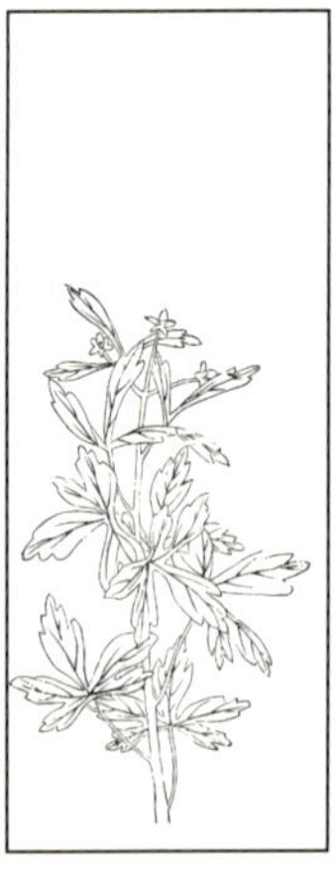

图 18　图考 · 石龙芮

本品18图，取自18书，其中4幅彩图。有承继关系的图可分3个书类。

《本草图经》：该书“兖州石龙芮”图分别存于《大观》（图1）、《政和》（图2）、《绍兴》（图3）。此三传本中，《大观》图1、《绍兴》图3构图全同，且具有果序。《政和》图2无果序，其余多同。今除直接仿《大观》图1者予以注明之外，其余言《图经》图者均以《政和》图2为代表。

仿绘该图的彩色图有：《本草品汇精要》“兖州石龙芮”（图6），该图综合《大观》图1与《政和》图2，将茎基部绘为白色，并绘出了聚

合果。但果绘成紫红色，与实物不符。此后《补遗雷公炮制便览》“石龙芮”（图9）、《金石昆虫草木状》“兖州石龙芮”（图14）均仿绘《品汇》图6。

仿绘该图的墨线图有：《本草歌括》“石龙芮”（图5）仿绘《大观》图1，虽多简省，尚能见到聚合果形。《本草蒙筌》“石龙芮”（图7）仿《图经》图2。《太乙仙制本草药性大全》“石龙芮”（图8）似仿《大观》图1，其叶片虽均予抽象化，但保留了聚合果。另《三才图会》“石龙芮”（图13）仿绘《图经》图2，再予修饰，增添土地背景。《古今图书集成·草木典》“石龙芮图”（图17）又仿绘《三才》图13。《本草汇言》“石龙芮”（图16）仿《图经》图2，但叶形均未仿绘到位，且改变了水滨背景。

《本草纲目》（金陵本）：该本“石龙芮”（图10）虽有参考《图经》图之处，但多添桑椹状的聚合果，是其新创意。仿绘该图的有《纲目》钱本图11、《救荒野谱补遗》“胡椒菜”（图15），后者将原两枝均从根部抽出，改为一枝两分叉。

《植物名实图考》：该书“石龙芮”（图18）的仿绘者有《本草纲目》张本图12。

以上18图中，除外14幅仿绘图，原创图尚有4幅（图2、4、10、18），详见下“鉴药”项。

【文录】

《本经》《别录》（见《证类》卷8“石龙芮”） **一名鲁果能，一名地椹，**一名石能，一名彭根，一名天豆。生太山川泽石边。五月五日采子，二月、八月采皮，阴干。

梁《本草经集注》（同上） 陶隐居云：今出近道。子形粗，似蛇床子而扁，非真好者，人言是蓄菜子尔。东山石上所生，其叶芮芮短小，其子状如葶苈，黄色而味小辛，此乃实是也。

唐《唐本草》（同上）《唐本》注云：今用者，俗名水堇。苗似附子，实如桑椹，故名地椹。生下湿地，五月熟，叶、子皆味辛。山南者粒大如葵子，关中、河北者细如葶苈，气力劣于山南者。陶以细者为真，未为通论。

唐《本草拾遗》（同上） 陈藏器云：芮子，味辛。按苏别《药录》云：水堇，主毒肿，蛇虫，齿龋。且水堇如苏所注，定是石龙芮，更非别草。《尔雅》云：芨，堇草。郭注云：乌头苗也。苏又注天雄云：石龙芮，叶似堇草，故名水堇、如此则依苏所注是水堇，附子是堇草。水堇，堇草二物同名也。

宋《本草图经》（同上）《图经》曰：今惟出兖州。一丛数茎，茎青紫色，每茎三叶，其叶芮芮短小多刻缺。子如葶苈而色黄……苏恭云：俗名水堇，苗如附子，实如桑椹，生下湿地，此乃水堇，非石龙芮也。今兖州所生者，正与本经陶说相合，为得其真矣。

唐《唐本草》（见《证类》卷29“堇汁”）《唐本》注云：此菜野生，非人所种。俗谓之堇菜，叶似蕺，花紫色。

宋《嘉祐本草》(同上) 按《尔雅》云：啮，苦堇。注：今堇葵也，叶似柳，子如米，汋之滑……《本草》云：味甘，此苦者，古人语倒，犹甘草谓之大苦也。

宋《履巉岩本草》卷上"鹘孙头草" 亦名石龙芮。

宋《本草衍义》卷9"石龙芮" 今有两种：水中生者，叶光而末圆。陆生者，叶有毛而末锐。入药须生水者。陆生者又谓之天灸，取少叶揉系臂上，一夜作大泡，如火烧者是。惟陆生者，补阴不足，茎常冷，失精。余如经。

明《本草纲目》卷17"石龙芮"【释名】胡椒菜(《救荒》[1])。【时珍曰】芮芮，细貌。其椹之子细芮，故名。地椹以下，皆子名也。水堇以下，皆苗名也。苗作蔬食，味辛而滑，故有椒、葵之名。《唐本草》菜部"水堇"系重出，今依《吴普本草》合并为一。【集解】【时珍曰】苏恭言水堇即石龙芮，苏颂非之，非矣。按汉《吴普本草》石龙芮一名水堇，其说甚明。《唐本草》菜部所出水堇，言其苗也。《本经》石龙芮，言其子也。寇宗奭所言陆生者，乃是毛堇，有大毒，不可食。水堇即俗称胡椒菜者，处处有之，多生近水下湿地。高者尺许，其根如荠。二月生苗，丛生。圆茎分枝，一枝三叶。叶青而光滑，有三尖，多细缺。江淮人三四月采苗，瀹过，晒蒸黑色为蔬。四五月开细黄花，结小实，大如豆，状如初生桑椹，青绿色。搓散则子甚细，如葶苈子，即石龙芮也。宜半老时采之。《范子计然》云：石龙芮出三辅，色黄者善。

清《植物名实图考》卷24"石龙芮" 石龙芮，《本经》中品。今处处有之，形状正如水堇，生水边者肥大，平原者瘦小。

【鉴药】

"石龙芮"首见于《本经》。名义不详。《本经》载其"主风寒湿痹，心腹邪气，利关节，止烦满"。后世医方书用此药甚少，民间草药时或用之。李时珍将《唐本草》"堇汁"[2]条也合并到此药之下。

本品为常见易得之物。其某些别名中含形态特征。如"地椹"(《本经》)、天豆(《别录》)是因其聚合果如桑椹、大豆。"水堇"(《吴普》)、"苦堇"(《尔雅》)、"堇葵"(郭璞)是因为茎叶形状如芹而得名。其苗味辛，故又名胡椒菜，但此名并非出《救荒本草》，乃《纲目》首出。

梁·陶弘景对本品有最初的描述："今出近道。子形粗，似蛇床子而扁，非真好者，人言是蓄菜子尔。东山石上所生，其叶芮芮短小，其子状如葶苈，黄色而味小辛，此乃实是也。"这段话里夹有传闻，如"人言是蓄菜子尔"。其中对"子"不同比拟，使人们无法抓住该植物的主要特征。

《唐本草》对本品的描述准确形象得多："今用者俗名水堇。苗似附子，实如桑椹，

1 救荒：查《救荒本草》无此名。明末姚可成《救荒野谱补遗》新立"胡椒菜"条，云此名见《救荒本草》，恐亦据《纲目》所载也。

2 堇汁：李时珍误作"水堇"。以下凡李时珍云"《唐本草》水堇"，皆为"堇汁"条。

故名地椹。生下湿地，五月熟，叶、子皆味辛。"《唐本草》在"钩吻"条下注云："毛茛[1]是有毛石龙芮，何干钩吻？"现代学者谢宗万评曰："反之则可理解为石龙芮则是无毛毛茛也。此说最为精辟！"[2]唐·陈藏器引《百一方》云："菜中有水茛，叶圆而光，有毒。生水旁，蟹多食之。苏云：又注似水茛，无毛。其毛茛似龙芮而有毒也。"陈藏器又在"石龙芮"条云："按苏别《药录》云：水堇，主毒肿，蛇虫，齿龋。且水堇如苏所注，定是石龙芮，更非别草。《尔雅》云：芨，堇草。郭注云：乌头苗也。苏又注天雄云：石龙芮，叶似堇草，故名水堇。如此则依苏所注是水堇，附子是堇草。水堇，堇草二物同名也。"此可映证石龙芮确实就是"水堇""水茛"，"叶圆而光""无毛"。此种植物，正是毛茛科毛茛属植物石龙芮*Ranunculus sceleratus* L.。

宋《本草图经》对此植物缺乏了解，云"今惟出兖州。一丛数茎，茎青紫色，每茎三叶，其叶芮芮短小多刻缺。子如葶苈而色黄……苏恭云：'俗名水堇，苗如附子，实如桑椹，生下湿地。'此乃水堇，非石龙芮也。今兖州所生者，正与本经陶说相合，为得其真矣"。苏颂认为是苏敬错了，陶弘景对了。宋·寇宗奭云：石龙芮"今有两种：水中生者，叶光而末圆。陆生者，叶有毛而末锐。入药须生水者。陆生者又谓之天灸，取少叶揉系臂上，一夜作大泡，如火烧者是。"这种水生、叶光而末圆的石龙芮，才是真正的石龙芮*R. sceleratus*。外敷皮肤引起发泡（所谓"天灸"），生于陆地的是同属植物毛茛*Ranunculus japonicus* Thunb.。

李时珍非常明确地指出苏颂的说法是错的。他认为："《唐本草》菜部所出'水堇'，言其苗也。《本经》'石龙芮'，言其子也。寇宗奭所言陆生者，乃是毛堇，有大毒，不可食。水堇即俗称胡椒菜者，处处有之，多生近水下湿地。高者尺许，其根如荠。二月生苗，丛生。圆茎分枝，一枝三叶。叶青而光滑，有三尖，多细缺。江淮人三四月采苗，瀹过，晒蒸黑色为蔬。四五月开细黄花，结小实，大如豆，状如初生桑椹，青绿色。搓散则子甚细，如葶苈子，即石龙芮也。宜半老时采之。"为此，李时珍认为"《唐本草》菜部'水堇'（实为'堇汁'）系重出"，因此将两条合并。以下为该药的古本草药图分析。

1.《本草图经》：该书"石龙芮"（图2）有水滨的背景，其中植物有基生叶与茎生叶两种，叶3深裂，裂片宽卵形，再有数浅裂。此图没有表现"实如桑椹"。《大观》图1、《绍兴》图3都有非常突出的桑椹般的聚合果。此即毛茛科植物石龙芮*R. sceleratus*。

2.《履巉岩本草》：该书"鹘孙头草"云"亦名石龙芮"，正文节取自《证类本草》石龙芮条。该图（图4）所示：叶互生，有柄，单叶3深裂，边缘浅裂或粗齿牙，聚合果椭圆形，花黄，5瓣，与毛茛科植物石龙芮*Ranunculus celeratus* L.相符。

1　毛茛：此据《证类本草》卷10"钩吻"。另同书卷11"毛茛"亦作"茛"。《纲目》误作"毛茛"，后世因袭其误，积重难返矣。

2　谢宗万：《本草纲目药物彩色图鉴》，北京：人民卫生出版社，2000：165.

3.《本草纲目》（金陵本）：该书“石龙芮”（图10）有图注“胡椒菜”。其构图可能参考过《图经》图，但该图的新创意在于多绘了好些“如桑椹”的长圆形聚合果。这故此图较好地表现了石龙芮*R. sceleratus*的重要特征。

4.《植物名实图考》：该书“石龙芮”（图18）着重表现的是该植物的叶片（仅示上部茎生叶），但在花的表现上比较少。其叶形非常准确，可知其植物即石龙芮*R. sceleratus*。

【小结】

“石龙芮”为《本经》所载早期药物之一。《唐本草》谓其即“水堇。苗似附子，实如桑椹……叶、子皆味辛。”此即毛茛科植物石龙芮*Ranunculus sceleratus* L.。《本草图经》《履巉岩本草》《本草纲目》金陵本、《植物名实图考》所绘皆为此物。

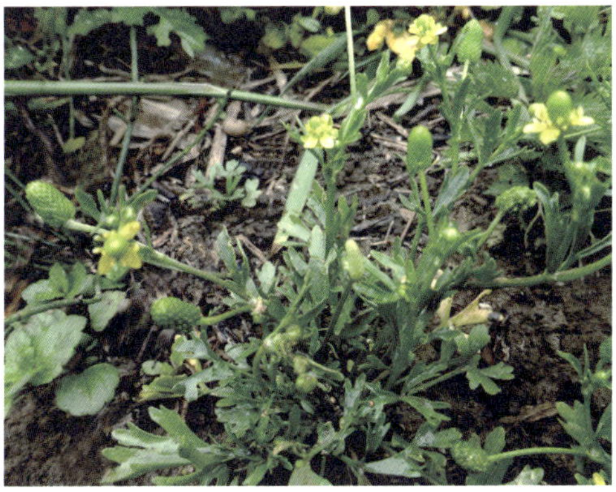

图19　石龙芮 *Ranunculus sceleratus*

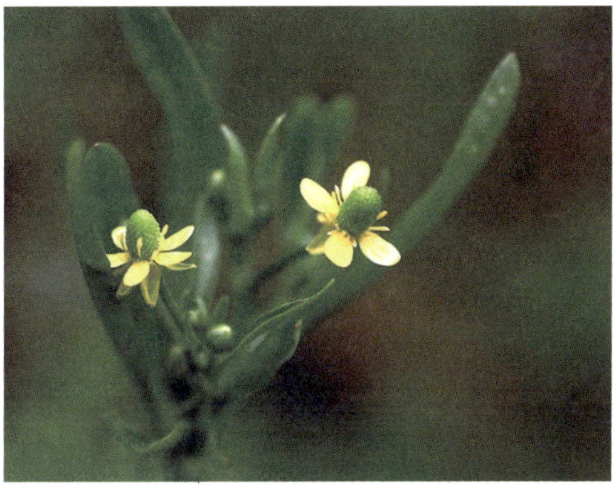

图20　石龙芮花枝

17-46　毛茛

【品图】

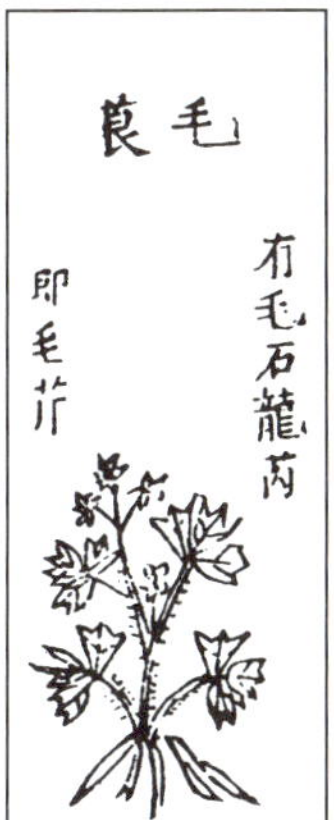

图1　纲目（金）·毛茛

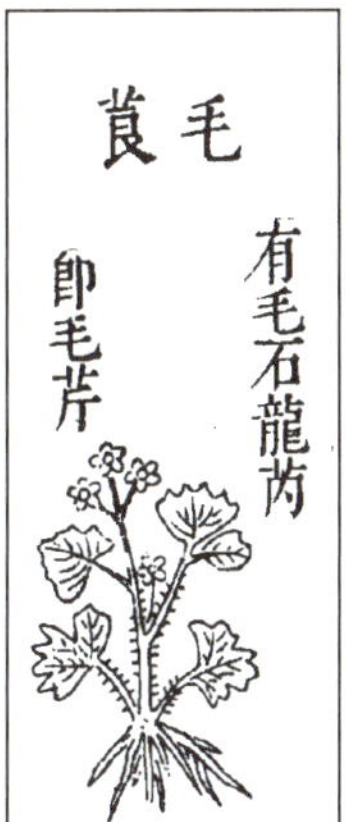

图2　纲目（钱）·毛茛

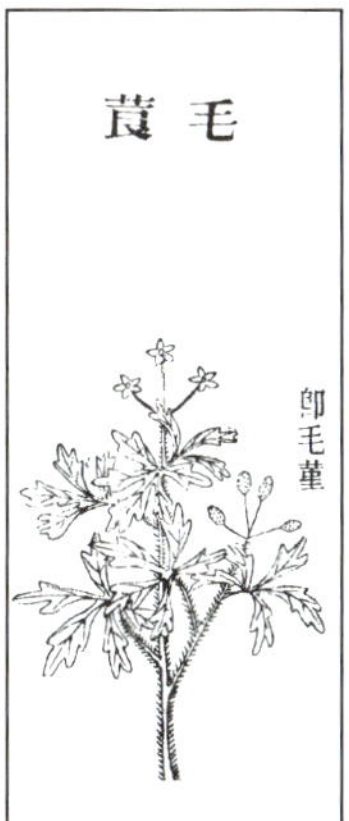

图3　纲目（张）·毛茛

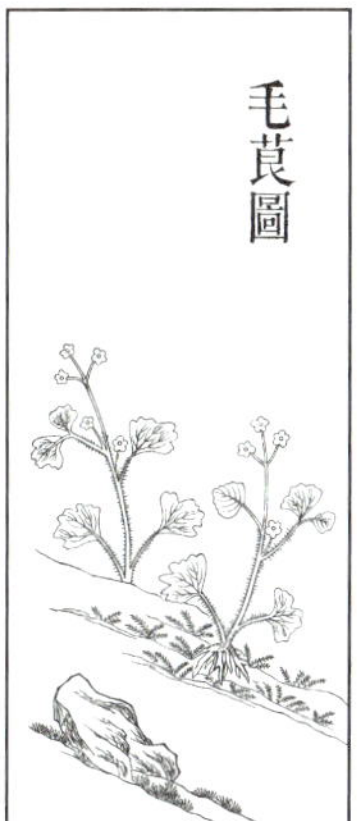

图4　草木典·毛茛图

本品4图，取自4书。有承继关系的图仅1个书类。

《本草纲目》（金陵本）：该书“毛茛”（图1）的仿绘者为《纲目》钱本“毛茛”（图2）。《古今图书集成·草木典》“毛茛图”（图4）又仿绘钱本图2。

以上4图中，除外2幅仿绘图，原创图尚有2幅（图1、3），详见下“鉴药”项。

【文录】

梁《本草经集注》（见《证类》卷10“钩吻”） 陶隐居云……或云钩吻是毛茛，此本及后说参错不同，未详云何？

唐《唐本草》（同上） ……毛茛是有毛石龙芮，何干钩吻？

唐《本草拾遗》（见《证类》卷11“毛茛”） 陈藏器云：钩吻注陶云：钩吻或是毛茛。苏云：毛茛，是有毛石龙芮也。《百一方》云：菜中有水茛，叶圆而光，有毒。生水旁，蟹多食之。苏云：又注，似水茛，无毛，其毛茛似龙芮而有毒也。

唐《本草拾遗》（见《证类》卷8“毛建草及子”） 田野间呼为猴蒜。生江东泽畔，叶如芥而大，上有毛，花黄。子如蒺蔾。又有建，有毒。生水旁。叶似胡芹，未闻余功，大相似。

宋《本草衍义》卷9“石龙芮” 今有两种……陆生者，叶有毛而末锐。入药须生水者。陆生者又谓之天灸，取少叶揉系臂上，一夜作大泡，如火烧者是。

明《本草纲目》卷17“毛茛” 【释名】毛堇（音芹）、自灸（《纲目》）、猴蒜。【时珍曰】茛乃草乌头之苗，此草形状及毒皆似之，故名。《肘后方》谓之水茛，又名毛建，亦茛字音讹也。俗名毛堇，似水堇而有毛也。山人截疟，采叶挼贴寸口，一夜作泡如火燎，故呼为天灸、自灸。【集解】【时珍曰】毛建、毛茛即今毛堇也，下湿处即多。春生苗，高者尺余，一枝三叶，叶有三尖及细缺。与石龙芮茎叶一样，但有细毛为别。四五月开小黄花，五出，甚光艳。结实状如欲绽青桑椹而有尖峭，与石龙芮子不同。人以为鹅不食草者，大误也。方士取汁煮砂伏硫。沈存中《笔谈》所谓石龙芮“有两种：水生者叶光而末圆，陆生者叶毛而末锐”，此即叶毛者，宜辨之。

【鉴药】

“毛茛”作为药物立条，首见于《本草拾遗》。李时珍改“毛茛”为“毛茛”，云“茛乃草乌头之苗，此草形状及毒皆似之，故名。”然宋代以前诸书都作“茛”。凡有毒剧作用之药，古多用“茛”“狼”名之，如茛菪、水茛菪、狼毒等，未必皆似草乌头之苗。李时珍又将《拾遗》“毛建草及子”与“毛茛”合为一条。《拾遗》“毛茛”条未言功用。“毛建草及子”条云其有毒，可主恶疮、痈肿疼痛未溃等，但均为外用，不可近肉。后世医方罕见使用。

关于本品形态，《唐本草》云是“有毛石龙芮”，即其形似石龙芮，但植株有毛。《拾遗》“毛建草及子”则云：“田野间呼为猴蒜。生江东泽畔，叶如芥而大，上有毛，花黄。子如蒺藜。”宋·寇宗奭则谓“取少叶揉系臂上，一夜作大泡，如火烧者是”。李时珍云：“毛建、毛茛即今毛堇也，下湿处即多。春生苗，高者尺余，一枝三叶，叶有三尖及细缺。与石龙芮茎叶一样，但有细毛为别。四五月开小黄花，五出，甚光艳。结实状如欲绽青桑椹而有尖峭，与石龙芮子不同。”据此，则本品即今毛茛科毛茛属植物毛茛*Ranunculus japonicas* Thunb.及其同属近缘植物。

1.《本草纲目》(金陵本)：该书“毛茛”(图1)有图注云“有毛石龙芮”“即毛芹”。其植物与该书《附图》“石龙芮”多同，但其茎叶有毛，未见绘出果实，仅茎顶及叶腋间有花数朵，花瓣5。再根据李时珍关于本品的描述，可知此图所示即毛茛科植物*R japonicas*。

2.《本草纲目》(张本)：该书“毛茛”(图3)造型与同书仿绘自《植物名实图考》的“石龙芮”图多同。两图所不同者，“毛茛”(图3)茎枝密布毛刺，右侧枝条顶端有4个具长柄的长圆形聚合果。此图有可能是根据文字记载，利用“石龙芮”图为基础，按文字予以修润成“有毛石龙芮”，未必是写实之作。

【小结】

“毛茛”条首见于《本草拾遗》。李时珍并入“毛建草及子”，且改“茛”为“茛”。后世多从之，积重难返，故今植物界依然用“毛茛”为名。据《唐本草》、明《本草纲目》所载形状，本品即毛茛科植物毛茛*Ranunculus japonicas* Thunb.及其同属近缘植物。《本草纲目》金陵本及张本《附图》虽然不像是写生绘图，但其示意图也能表明毛茛*R. japonicus* Thunb.的大体形态。

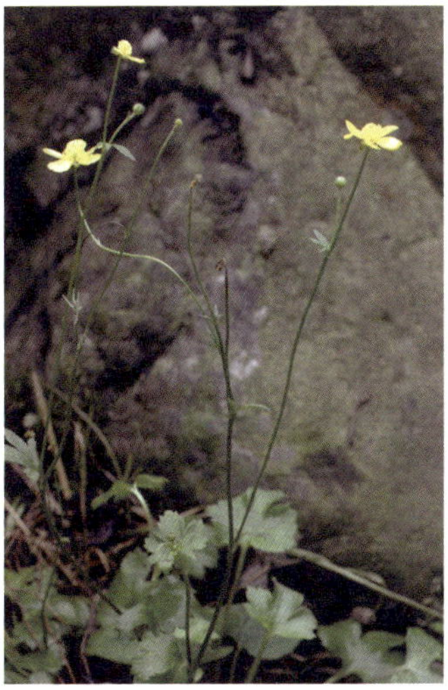

图5　毛茛 *Ranunculus japonicas*

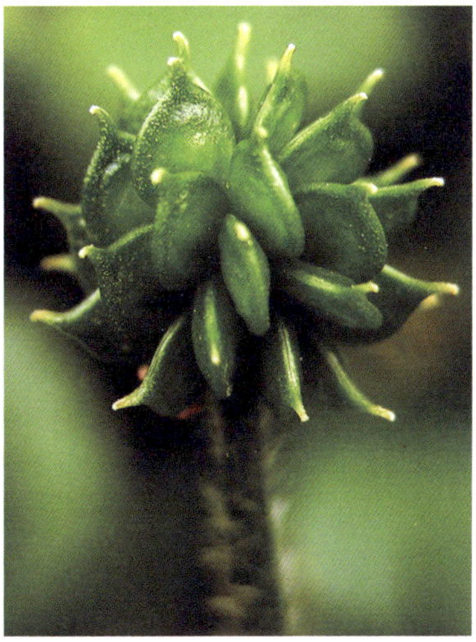

图6　毛茛的聚合果

17-47 牛扁

【品图】

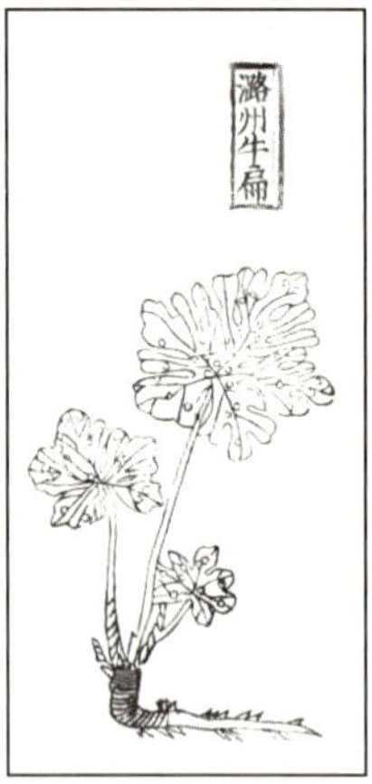

图 1 图经（大）·潞州牛扁

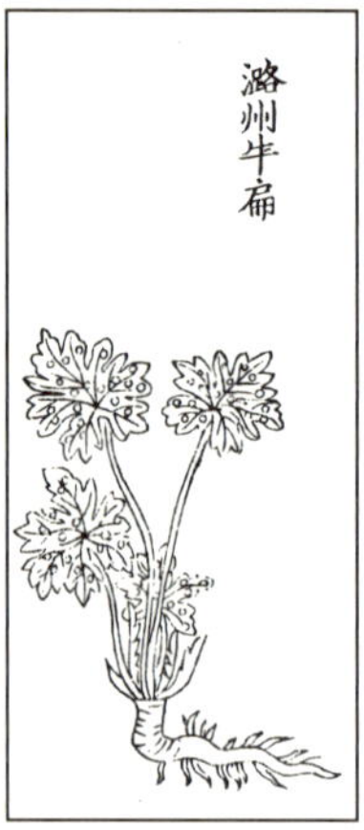

图 2 图经（政）·潞州牛扁

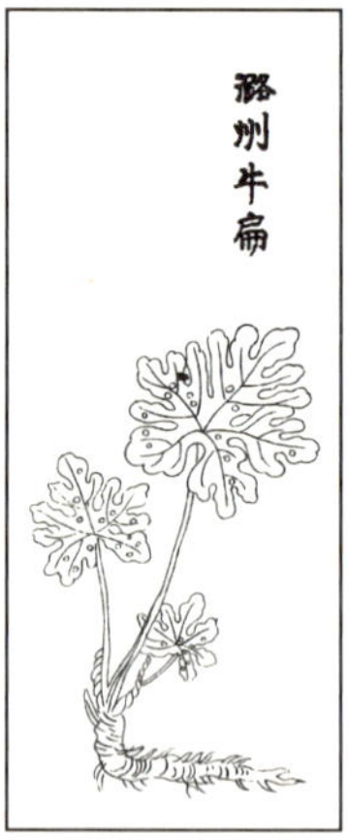

图 3 图经（绍）·潞州牛扁

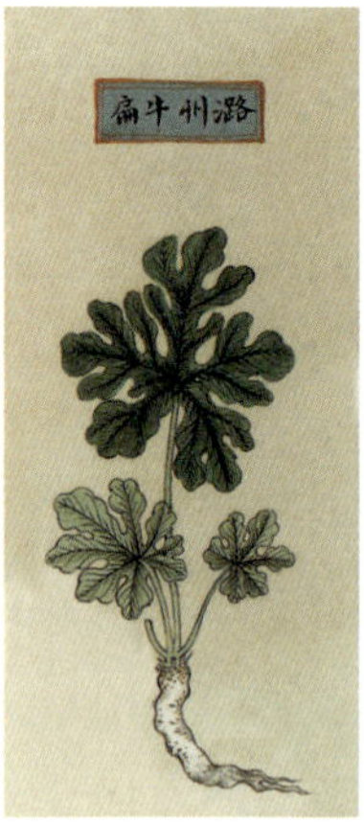

图 4 品汇·潞州牛扁

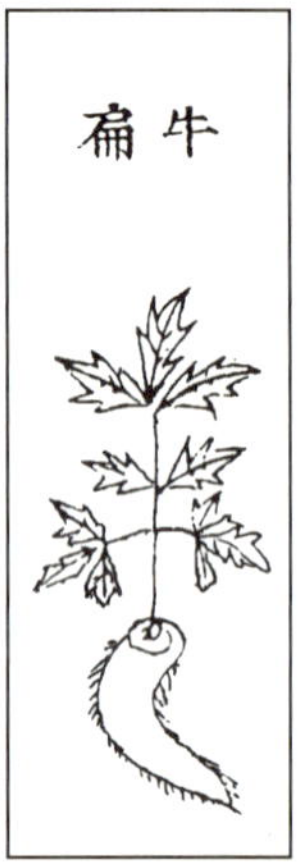

图 5 太乙·牛扁

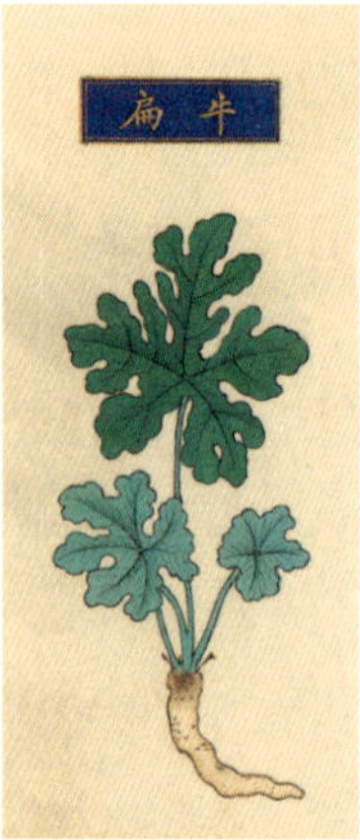

图 6 雷公·牛扁

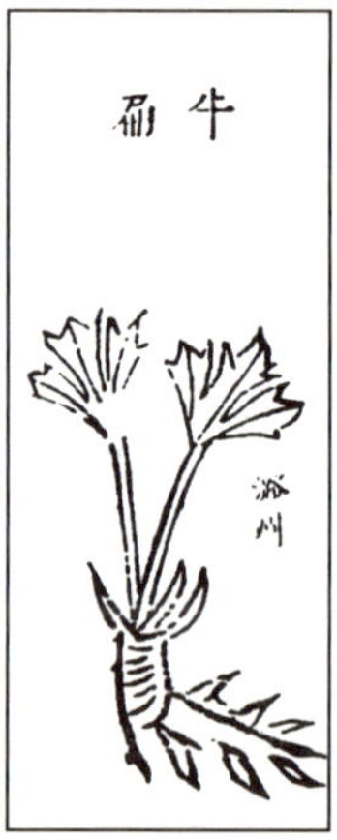

图 7 纲目（金）·牛扁

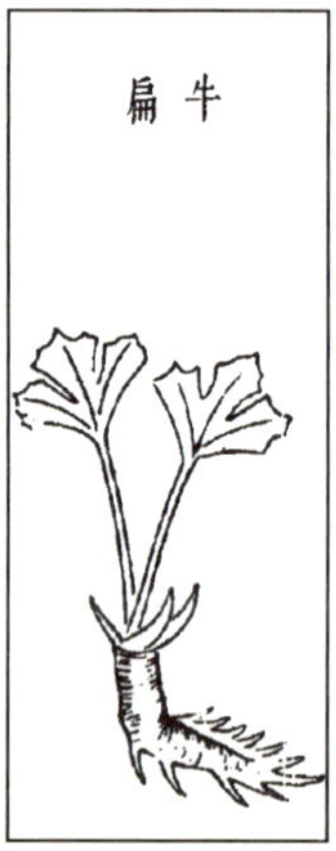

图 8 纲目（钱）·牛扁

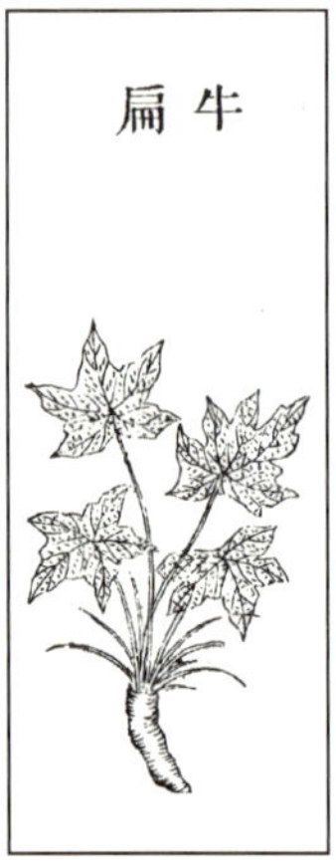

图 9 纲目（张）·牛扁

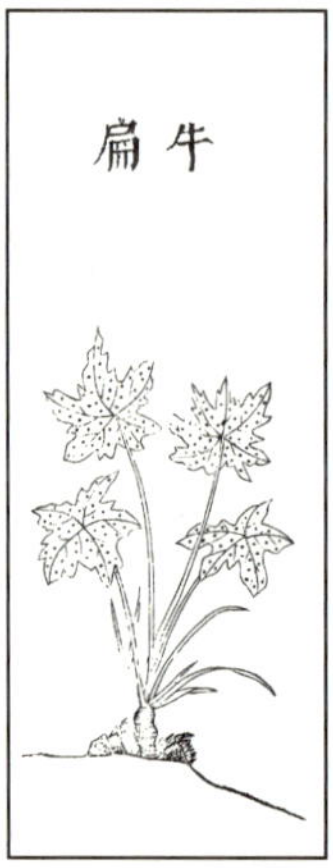

图 10 三才·牛扁

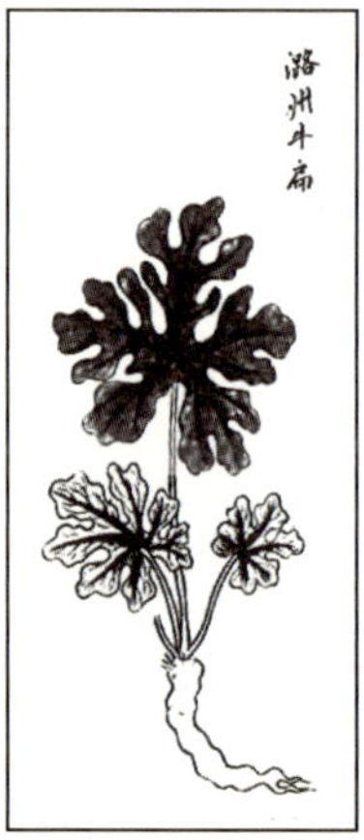

图 11 金石·潞州牛扁

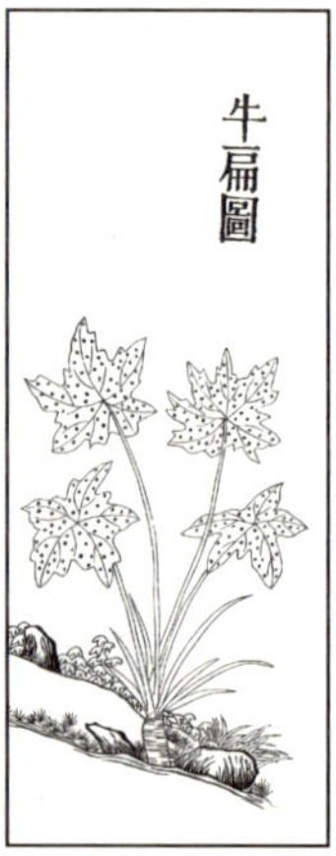

图 12 草木典·牛扁图

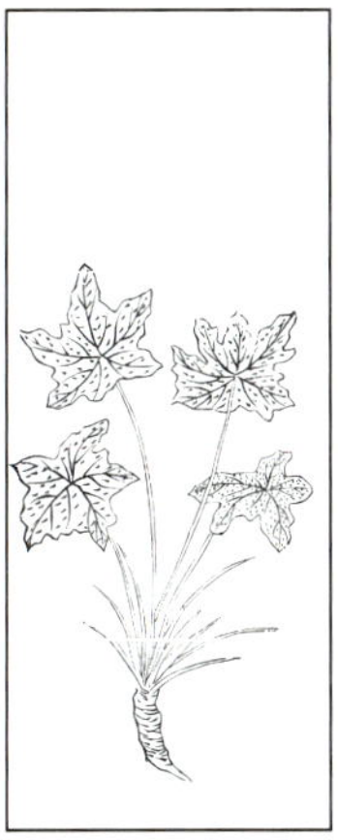

图 13　图考 · 牛扁

本品13图，取自13书，其中3幅彩图。有承继关系的图仅1个书类。

《本草图经》：该书“潞州牛扁”图依次分别存于《大观》（图1）、《政和》（图2）、《绍兴》（图3）。此三传本药图基本一致。今以《政和》图2为《图经》图的代表。

仿绘该图的彩色图有：《本草品汇精要》“潞州牛扁”（图4）。此后《补遗雷公炮制便览》“牛扁”（图6）、《金石昆虫草木状》“潞州牛扁”（图11）又仿绘《品汇》图4。

仿绘该图的墨线图有：《本草纲目》金陵本“牛扁”（图7）有图注“潞州”。图形拙劣，将原图基生叶省略了一支，又将大叶片改绘为倒三角形。《纲目》钱本图8又仿绘金陵本图7。另《三才图会》“牛扁”（图10）仿绘《图经》图2时，将原部分幼叶改为线形叶。又将原图3全裂叶改绘为5个深裂。《古今图书集成·草木典》“牛扁图”（图12）仿绘《三才》图7。此后《植物名实图考》“牛扁”（图13）仿绘《草木典》图2，不取其土地背景，叶脉有所修饰。《本草纲目》（张本）图9又仿绘《图考》图13。

以上13图中，除外11幅仿绘图，原创图尚有2幅（图2、5），详见下“鉴药”项。

【文录】

《别录》（见《证类》卷11“牛扁”） 生桂阳川谷。

梁《本草经集注》（同上） 陶隐居云：今人不复识此，牛疫代代不无用之。

唐《唐本草》（同上）《唐本》注云：此药似三堇、石龙芮等。根如秦艽而细。生平泽下湿地，田野人名为牛扁。疗牛虱甚效。太常贮名扁特，或名扁毒。

后蜀《蜀本草》（同上）《蜀本》:《图经》云：叶似石龙芮、附子等。今出宁州。二月、八月采根，日干。

宋《本草图经》（同上）《图经》曰：牛扁，出桂阳川谷，今潞州、宁州亦有之……苏恭注云：太常贮名扁特。今潞州止一种，名便特。六月有花，八月实，采其根，捣末，油调，杀虮虱。根苗主疗大都相似。疑此即是牛扁，但扁、便不同，岂声近而字讹乎？今以附之。

【鉴药】

“牛扁”首见于《本经》。《唐本草》云：“田野人名为牛扁。疗牛虱甚效。”《本经》载其“主身皮疮热气，可作浴汤，杀牛虱小虫，又疗牛病。”后世医方未见使用。

本品为《本经》中罕见的牲畜用药之一。《别录》仅记载“生桂阳山谷”。桂阳即今广州连州市。但到南梁之时，陶弘景即云“今人不复识此”。《唐本草》始述其形态："此药似三堇、石龙芮等。根如秦艽而细。生平泽下湿地，田野人名为牛扁。疗牛虱甚效。太常贮名扁特，或名扁毒。""三堇""石龙芮"皆为毛茛科植物，故牛扁亦当为毛茛科植物。唐本《图经》(《蜀本草》引）亦云："叶似石龙芮、附子等。今出宁州。二月、八月采根，日干。"宁州即今甘肃宁县。附子亦为毛茛科植物。宋《本草图经》将产地扩大到"潞州"亦有之。潞州即今山西长治。苏颂云："今潞州止一种，名便特。六月有花，八月实，采其根，捣末，油调，杀虮虱。根苗主疗大都相似。疑此即是牛扁。"《图经》有附图，可供考察。

1.**《本草图经》**：该书"潞州牛扁"（图2）有基生叶数片，具长柄，叶片宽大，似为3全裂。个裂片又有不规则的裂片。未示花序。据此图及文，《中华本草》考本品为毛茛科乌头属（*Aconitum*）植物。又据今山西阳城一带用牛扁的根煮水灭虱，综合古本草所载形态、用途、产地及现实使用状况，确定牛扁即毛茛科植物牛扁 *Aconitum barbatum* Pers. var. *puberulum* Ledeb.［*A. ochrantum.* D. A. Mey.］。[1]然《中华本草》谓《植物名实图考》所附牛扁图与本种相像，不明此图即从《图经》"潞州牛扁"（图2）辗转仿绘而成，并非原创。

2.**《太乙仙制本草药性大全》**：该书"牛扁"（图5）绘一植物具粗大如萝卜的主根。一茎细瘦，叶对生，长柄。下部叶三分裂，小叶再分裂。中部叶为单叶，无柄。此图拙劣，其大体虽与毛茛科植物不相悖逆，但要用此考订植物科属则很勉强。

【小结】

"牛扁"为《本经》中的牲畜用药。据《唐本草》及唐本《图经》的记载，本品当为毛茛科乌头属（*Aconitum*）植物。结合宋《图经》"潞州牛扁"图及产地、现实品种使用情况，《中华本草》考牛扁为毛茛科植物牛扁*Aconitum barbatum* Pers. var. *puberulum* Ledeb.［*A. ochrantum.* D. A. Mey.］。

1　国家中医药管理局《中华本草》编委会：《中华本草》(3)，上海：上海科学技术出版社，1999：97.

17-48　荨麻

【品图】

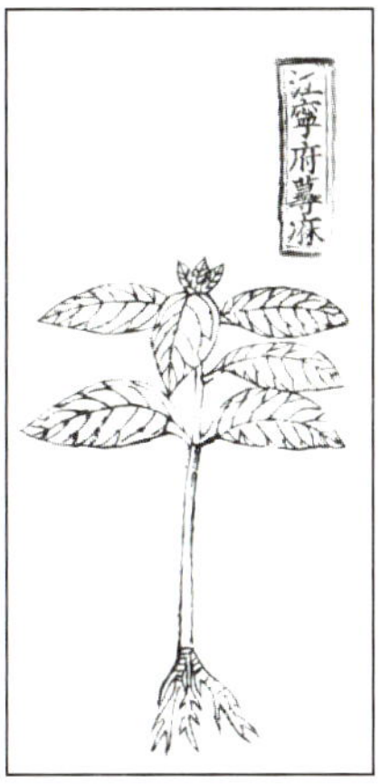

图 1　图经（大）·江宁府荨麻

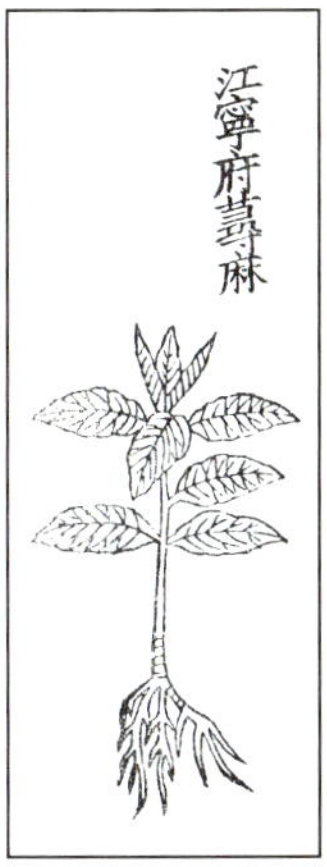

图 2　图经（政）·江宁府荨麻

图 3　滇南图·钱麻

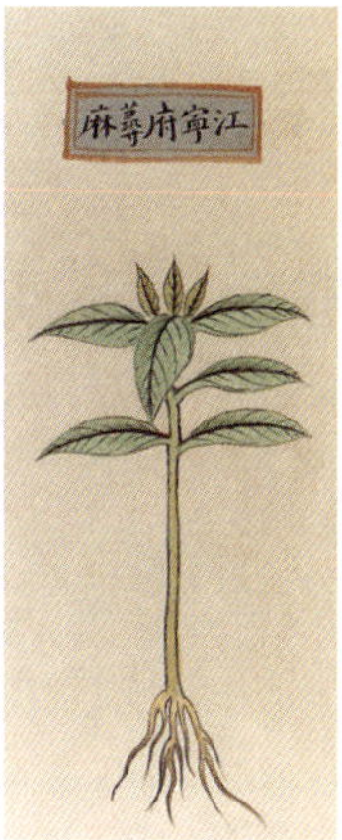

图 4　品汇·江宁府荨麻

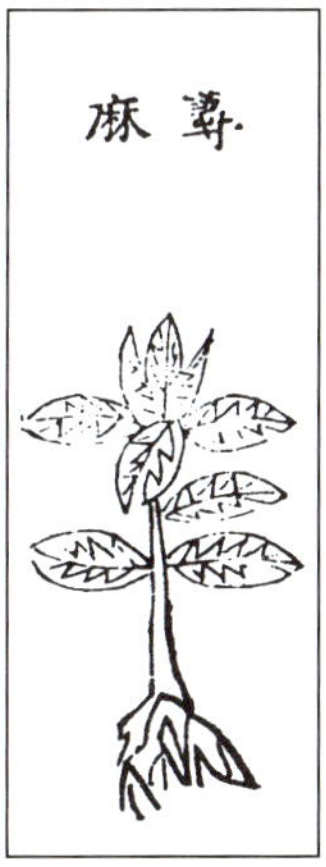

图 5　纲目（金）·荨麻

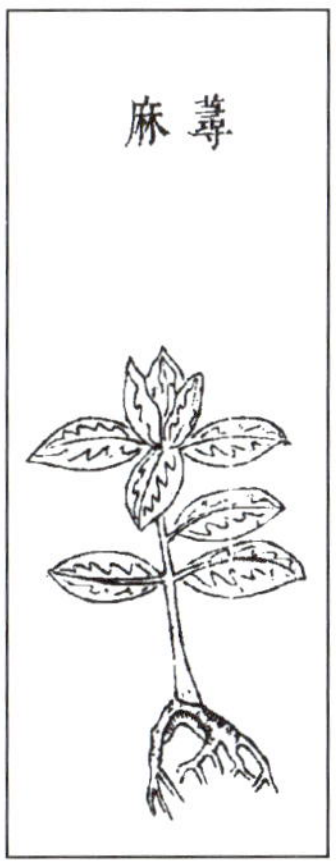

图 6　纲目（钱）·荨麻

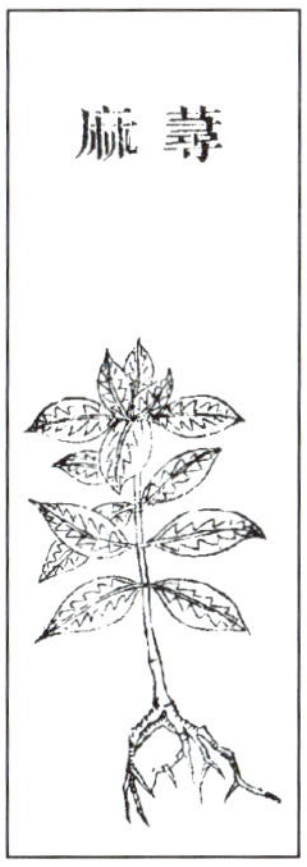

图 7　纲目（张）·荨麻

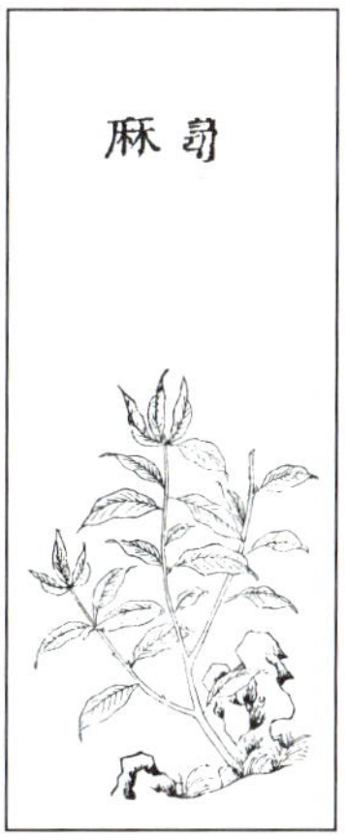

图 8　三才·荨麻

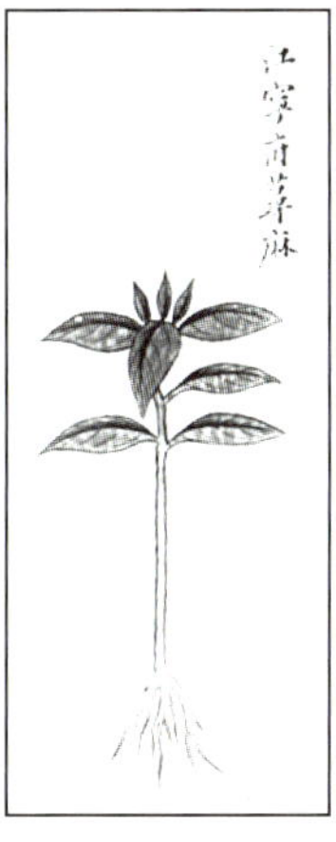

图 9　金石·江宁府荨麻

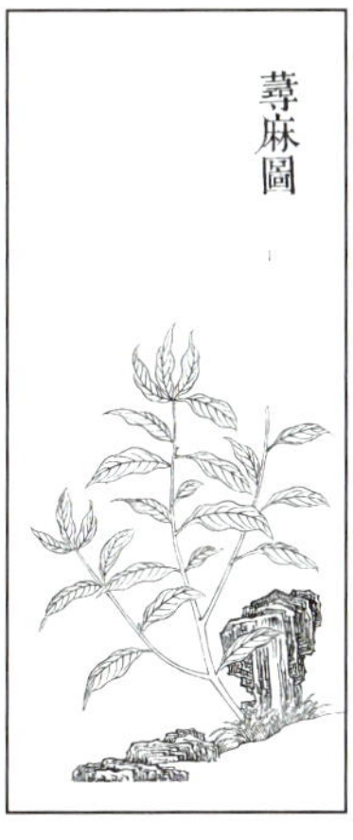

图 10　草木典·荨麻图

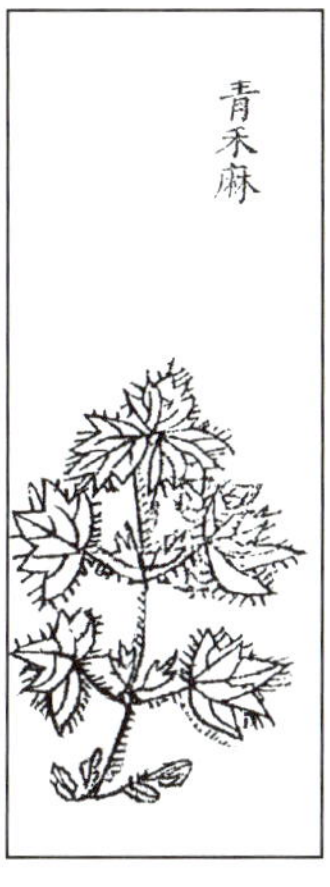

图 11　便方·青禾麻

本品11图，取自11书，其中2幅彩图。有承继关系的图仅1个书类。

《本草图经》：该书“江宁府荨麻”图分别存于《大观》（图1）、《政和》（图2）此二传本药图基本一致。今以《政和》图2为《图经》图的代表。

仿绘该图的彩色图有：《本草品汇精要》“江宁府荨麻”（图4）。此后《金石昆虫草木状》“江宁府荨麻”（图9）又仿绘《品汇》图4。

仿绘该图的墨线图有：《本草纲目》金陵本“荨麻”（图5）。此后仿图5的图有《纲目》钱本图6、《纲目》张本图7。另《三才图会》“荨麻”（图8）仿绘《图经》图2时增添分枝与土石背景。《古今图书集成·草木典》“荨麻图”（图10）又仿绘《三才》图8，略该背景。

以上11图中，除外8幅仿绘图，原创图尚有3幅（图1、3、11），详见下“鉴药”项。

【文录】

宋《本草图经》（见《证类》卷30“荨麻”）《图经》曰：生江宁府山野中。

明《本草纲目》卷17“荨麻”【释名】毛蕣。【时珍曰】荨字本作蕣。杜子美有《除蕣草》诗，是也。【集解】【时珍曰】川、黔诸处甚多。其茎有刺，高二三尺。叶似花桑，或青或紫，背紫者入药。上有毛芒可畏，触人如蜂虿螫蠚，以人溺濯之即解。有花无实，冒冬不凋。挼投水中，能毒鱼。

【鉴药】

“荨麻”首见于宋《本草图经》“外草类”。李时珍云：“荨字本作蕣。杜子美有《除蕣草》诗是也。”“荨”音tán，见《说文·艸部》：荨，芜藩也。《玉篇》云叶如韭，一名知母。蕣，音qián，一作莶。《医说》卷三“莶草治风”：“杜甫诗有《除莶草诗》一篇。今蜀中谓之毛莶。毛芒可畏，触人如蜂虿，然治风疹，择最先者，以此草点之，一身皆失。”[1]此药苏颂载其治蛇毒，云有大毒，人误服之，吐利不止。后世医方罕见使此。

关于本品的来源，据李时珍所引，即唐·杜甫《除蕣草》诗中的“蕣草”。其诗云：“草有害于人，曾何生阻修。其毒甚蜂虿，其多弥道周。”宋·宋祁《益部方物略记》云：“叶能螫人，有花无实。冒冬弗悴，可以祛疾。（右燖麻，自剑以南处处有之，或触其叶，如蜂螫人，以溺濯之即解。茎有刺，叶似花叶，或青或紫。善治风肿。按杜诗，当作莶。）”[2]此说与宋·张杲之说吻合。明·杨慎云：“杜工部有《除莶草》诗云：‘草有害于人。’蕣音燖，蜀名莶麻。或作荨，非。”[3]然后世多用“荨麻”，积重难返，

1 ［宋］张杲撰：《医说》卷3，上海：上海科学技术出版社，1984：43.

2 ［宋］宋祁：《益部方物略记》，《丛书集成初编》影《秘册汇函》本，上海：商务印书馆，1936，15.

3 ［明］杨慎撰，王大淳笺证：《丹铅总录笺证》（下），杭州：浙江古籍出版社，2013：993.（笺证者云：“此即蜀中所谓活麻也，亦称作荨麻。”）

但“荨”字于此当读作“qián”。据其叶螫人，茎有刺，叶似花叶，则可知此物即今荨麻科荨麻属植物荨麻*Urtica fissa* E. Pritz.，或其同属近缘植物。李时珍曰：“川、黔诸处甚多。其茎有刺，高二三尺。叶似花桑，或青或紫，背紫者入药。上有毛芒可畏，触人如蜂虿螫蠚，以人溺濯之即解。有花无实，冒冬不凋。挼投水中，能毒鱼。”今有古代原创药图3幅，可作考证参考。

1.**《本草图经》**：该书“江宁府荨麻”（图2）绘一植株，单叶，椭圆状披针形。其外别无其他特点。仅凭此图，难以鉴别植物来源。或云是荨麻科植物狭叶荨麻*Urtica angustifolia* Fisch.et Hornem.。[1]从图来看，亦颇勉强。

2.**《滇南本草图说》**：该书“钱麻”（图3）采用的是写意画法，绘一株歪斜而生的植物，单叶互生，叶缘有刺。其名“钱麻”，即“蕁麻”。但此图很难作考证用。

3.**《草木便方》**：该书“青禾麻”（图11）虽然粗糙，但特点突出，其叶宽卵形，基部微呈心形，托叶2枚生于叶腋。叶柄较长。茎叶均密生刺毛。此图在3幅原创图中最能反映荨麻科植物荨麻*Urtica fissa* E. Pritz.的特点。“禾麻”即四川方言“活麻”的不同写法。

【小结】

“荨麻”为北宋时民间草药，通过《本草图经》进入本草。本品即唐·杜甫《除蕁草》中的“蕁草”。“蕁”或作“荨”，音qián。后世俗作“荨”。据载此草能螫人，叶似花桑，此即荨麻科植物荨麻*Urtica fissa* E. Pritz.及其同属近缘植物。《草木便方》“青禾麻”即为较好的荨麻图。

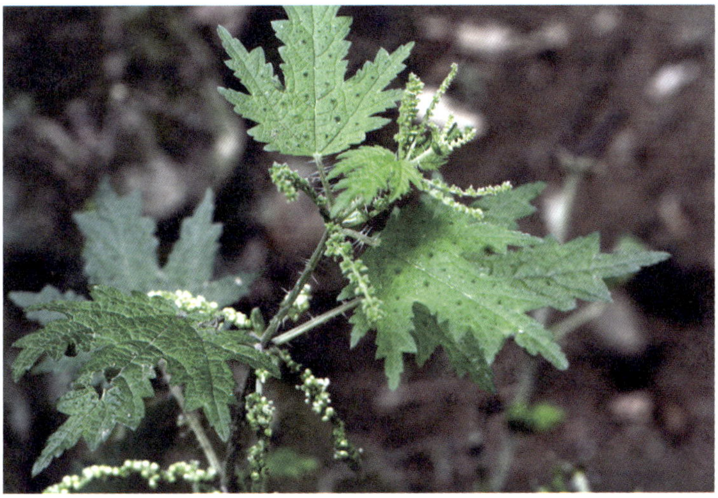

图12　荨麻 *Urtica fissa*

1　孙启明：《苏图研究》，见：张志斌，郑金生主编：《本草纲目研究札记》，北京：科学出版社，2019：681.

17-49 格注草

【品图】

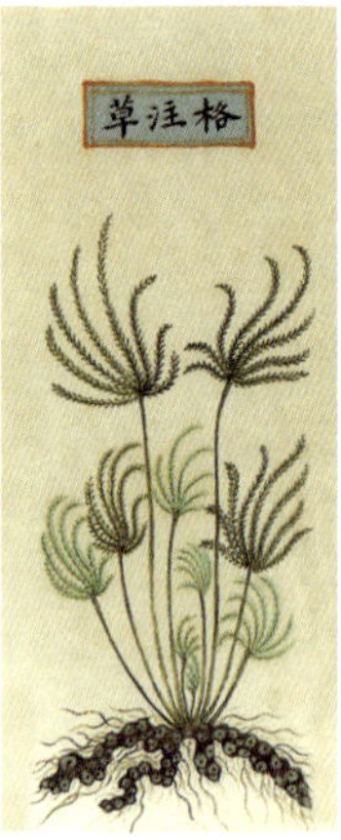

图1 品汇·格注草

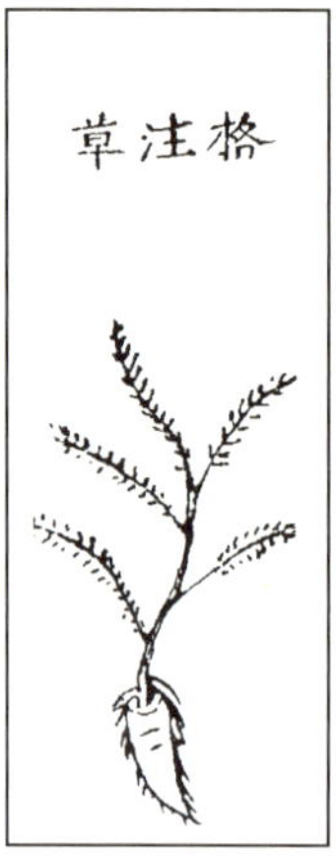

图2 太乙·格注草

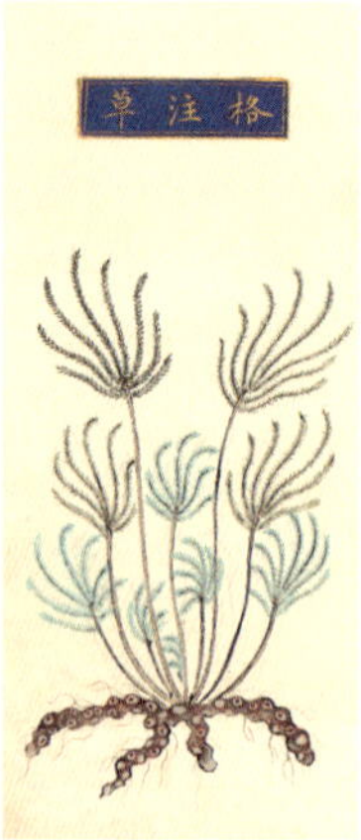

图3 雷公·格注草

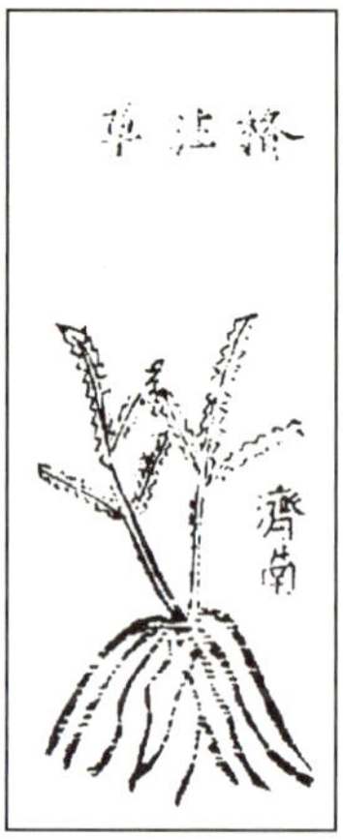

图4 纲目（金）·格注草

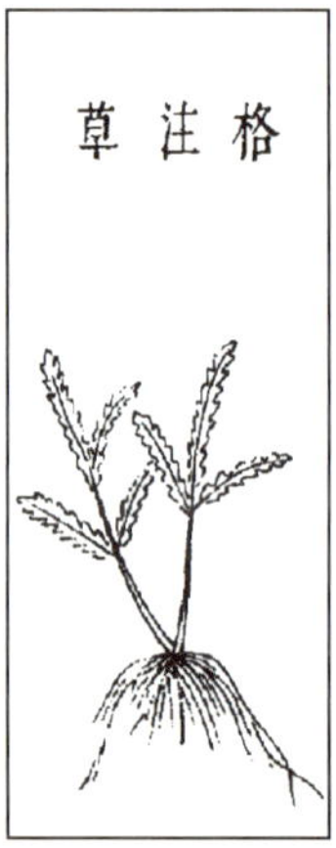

图5 纲目（钱）·格注草

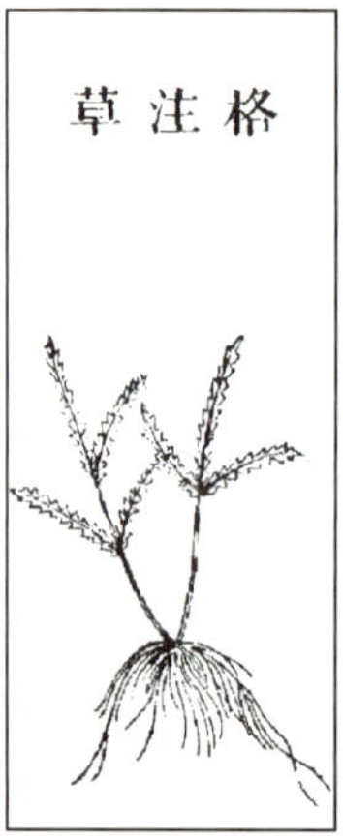

图6 纲目（张）·格注草

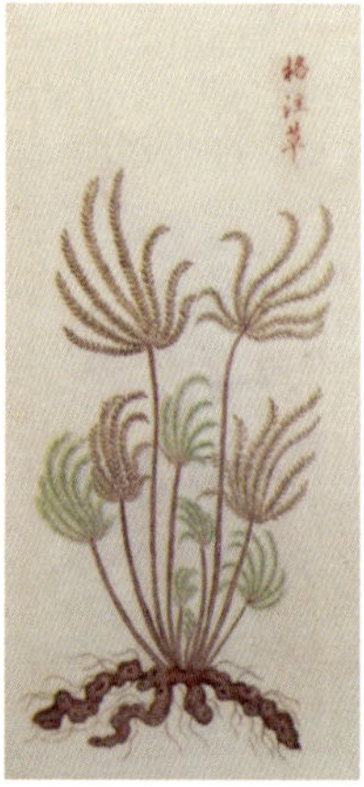

图7 金石·格注草

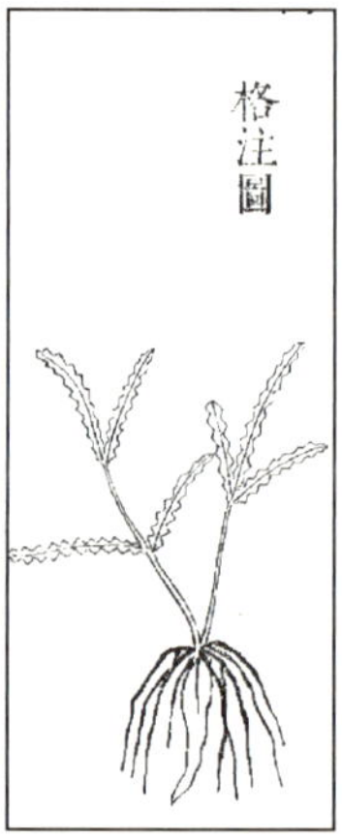

图8 草木典·格注图

本品8图，取自8书，其中3幅彩图。有承继关系的图可分2个书类。

《本草品汇精要》：该书“格注草”（图1）的仿绘者有《补遗雷公炮制便览》图3、《金石昆虫草木状》图7。

《本草纲目》（金陵本）：该书“格注草”（图4）的仿绘者有《纲目》钱本图5、《古今图书集成·草木典》“格注图”（图8）。《纲目》张本图6乃仿绘《纲目》钱本图5。

以上8图中，除外5幅仿绘图，原创图尚有3幅（图1、2、4），详见下“鉴药”项。

【文录】

唐《唐本草》（见《证类》卷11“格注草”）《唐本》注云：生齐、鲁山泽。/叶似蕨，根紫色若紫草根。一株有二寸许，二月、八月采根，五月、六月采苗，日干。

唐本《图经》（同上）《唐本馀》注云：《图经》：出齐州、兖州山谷间。

【鉴药】

“格注草”首见于《唐本草》。名义不详。其性能据载为“有大毒。主蛊疰诸毒疼痛等”。后世医方未见使用，今已失传。

《唐本草》新建立条目，自然必须明确其来源。但该书仅记载：“叶似蕨，根紫色若紫草根。一株有二寸许，二月、八月采根，五月、六月采苗，日干。”与此同时，唐本《图经》也只记载“出齐州、兖州山谷间”。如此简单的记述，后世本草无法继续进行深入探讨。宋元明诸家本草都没有增添新的解说，但却出现了好几幅关于本品的图画。

1.《本草品汇精要》：该书“格注草”（图1）所绘有粗大多残茎痕的根茎，其色墨绿。基生叶多数。有长柄，叶为多条如卷柏的复叶状分枝。此图根未绘成紫色，与《唐本草》所言不符。原植物不明。

2.《太乙仙制本草药性大全》：该书“格注草”（图2）绘一粗大如胡萝卜状的主根，其上抽出柔软的茎枝。枝条上有密集细小的叶。此与《唐本草》所言“叶似蕨”并不相符。原植物不明。

3.《本草纲目》（金陵本）：该书“格注草”（图4）绘多条粗大的支根。从根头部抽出两片“叶”（？）此图让人很难描述其所绘究竟是叶片还是枝条，是叶翼还是小叶密生。故此等既不像“蕨”，也无法知道其根是否为紫色的植物图，难以作为考证用。该图有图注“济南”，不等于是绘图者见到了山东济南的标本。《唐本草》说明了此药原产于“齐州”（今山东济南）、“兖州”（今属山东），绘图者据此添加“济南”。

【小结】

“格注草”首见于《唐本草》。其形态记载非常简单，以至于后世本草无法继续对该药进行探讨，导致本品失传。古本草虽然有3幅原创图，但都属于想象绘图，无法作为考证依据。

17–50 海芋

【品图】

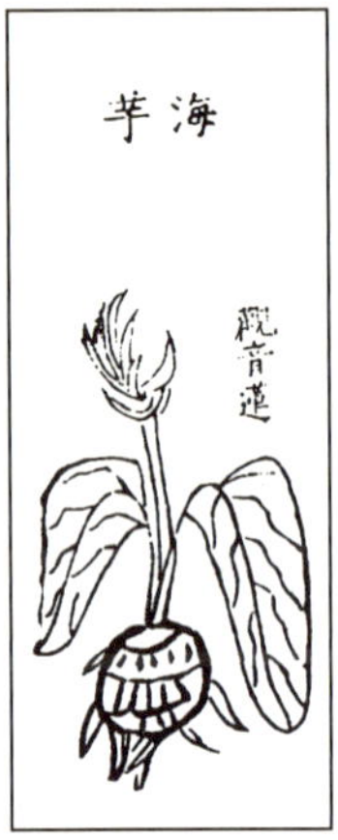

图 1 纲目（金）· 海芋

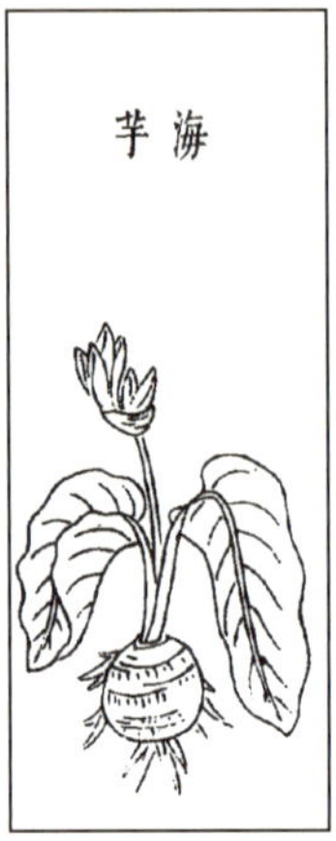

图 2 纲目（钱）· 海芋

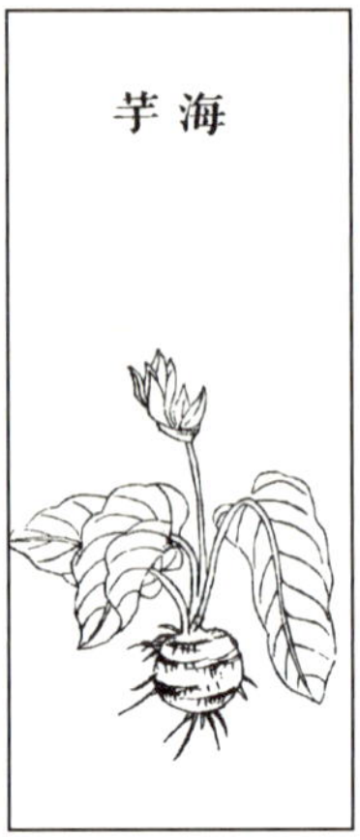

图 3 纲目（张）· 海芋

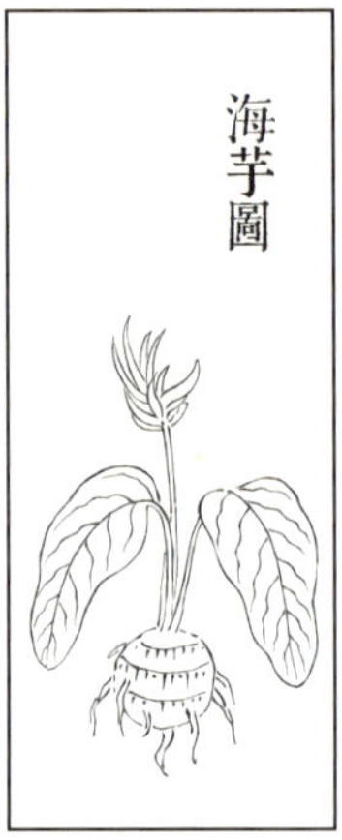

图 4 草木典 · 海芋图

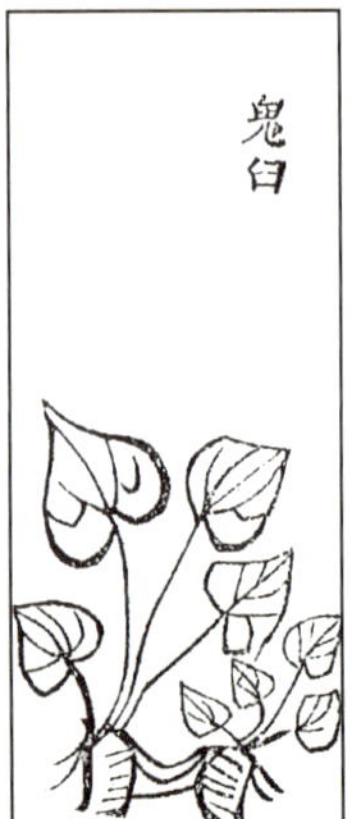

图 5 便方 · 鬼臼

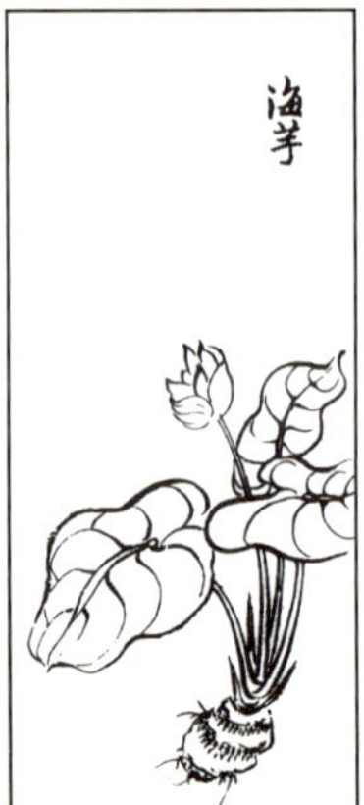

图 6 图说 · 海芋

本品6图，取自6书。有承继关系的图仅1个书类。

《本草纲目》（金陵本）：该书“海芋”（图1）的仿绘者有《纲目》钱本图2。此后《纲目》张本图3、《本草简明图说》图6均仿绘自钱本图2。《古今图书集成 · 草木典》“海芋图”（图4）则仿绘自金陵本图1。

以上6图中，除外4幅仿绘图，原创图尚有2幅（图1、5），详见下“鉴药”项。

【文录】

唐《本草拾遗》（见《证类》卷23“芋”） 陈藏器云……野芋……又有天荷，亦相似而大也。

明《本草纲目》卷17“海芋” 【释名】观音莲（《纲目》）、羞天草（《玉册》）、天荷（《纲目》）、隔河仙（见下）。【集解】【时珍曰】海芋生蜀中，今亦处处有之。春生苗，高四五尺。大叶如芋叶而有干。夏秋间抽茎开花，如一瓣莲花，碧色。花中有蕊，长作穗，如观音像在圆光之状，故俗呼为观音莲。方士号为隔河仙，云可变金。其根似芋魁，大者如升碗，长六七寸，盖野芋之类也。《庚辛玉册》云：羞天草，阴草也。生江广深谷涧边。其叶极大，可以御雨，叶背紫色。花如莲花。根叶皆有大毒。可煅粉霜、朱砂。小者名野芋。宋祁《海芋赞》云：木干芋叶，拥肿盘戾。《农经》弗载，可以治疠。

【鉴药】

“海芋”首见于《本草纲目》。药名前冠以海字，除来自海边、海外者外，亦有“神异”之意。如“海金沙”，李时珍云：“谓之海者，神异之也。”此海芋之“海”，疑亦因其大而神异之，故名。时珍载其主治“疟瘴毒肿风癞”，今用者稀。

关于本品形态，时珍曰：“海芋生蜀中，今亦处处有之。春生苗，高四五尺。大叶如芋叶而有干。夏秋间抽茎开花，如一瓣莲花，碧色。花中有蕊，长作穗，如观音像在圆光之状，故俗呼为观音莲。方士号为隔河仙，云可变金。其根似芋魁，大者如升碗，长六七寸，盖野芋之类也。”唐·陈藏器也提到野芋中“有天荷，亦相似而大也”。时珍认为此即海芋，故将其名收作海芋别名。此外，李时珍还将《庚辛玉册》中的“羞天草”也纳入海芋。据考本品当为天南星科海芋属植物海芋 *Alocasia macrorrhiza*（L.）Schott，也包括其同属近缘植物。

1.《本草纲目》（金陵本）：该书“海芋”（图1）有图注“观音莲”，乃其别名，因其肉穗花序形似而得名。图中绘一圆形如芋的大块茎，基生叶两片，甚大。中抽一花葶，上开鸟羽状花。据其图形，似据李时珍文字描述所绘。实物的根茎为匍匐状，非大型圆球状。叶片亦非长椭圆形，先端圆钝，而应该是箭状卵形。佛焰苞卵形或短椭圆形，不似本图的鸟羽状。

2.《草木便方》：该书“鬼臼”（图5）可见两支粗大圆柱形的茎，茎间有细根相连。基生叶具长柄，宽卵状心形，先端骤尖，弧形脉。该书此药名独脚莲，整理者据图形及当地使用品种，定其名为天南星科海芋属植物尖尾芋 *Alocasia cucullata*（Lour.）Schott。

【小结】

“海芋”为《本草纲目》新增药。据李时珍所述形态，本品当为天南星科植物海芋 *Alocasia macrorrhiza*（L.）Schott，或其同属近缘植物。《草木便方》“鬼臼”所示为同属植物尖尾芋 *Alocasia cucullata*（Lour.）Schott。

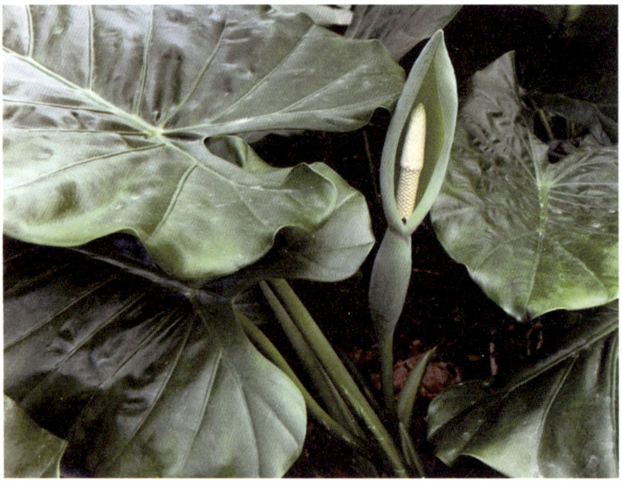

图 7　海芋 *Alocasia macrorrhiza*

17–51　钩吻

【品图】

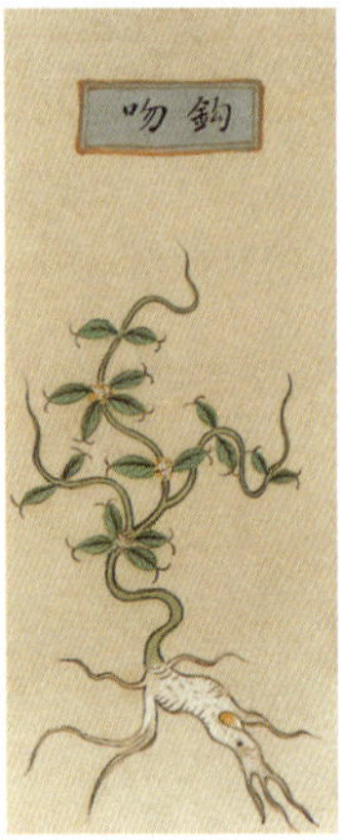

图 1　品汇 · 钩吻

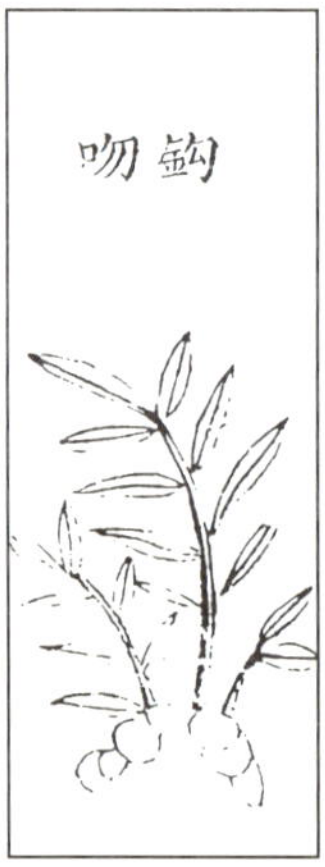

图 2　太乙 · 钩吻

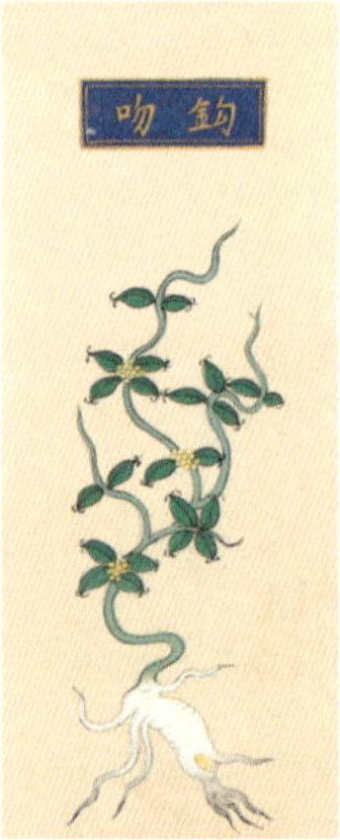

图 3　雷公 · 钩吻

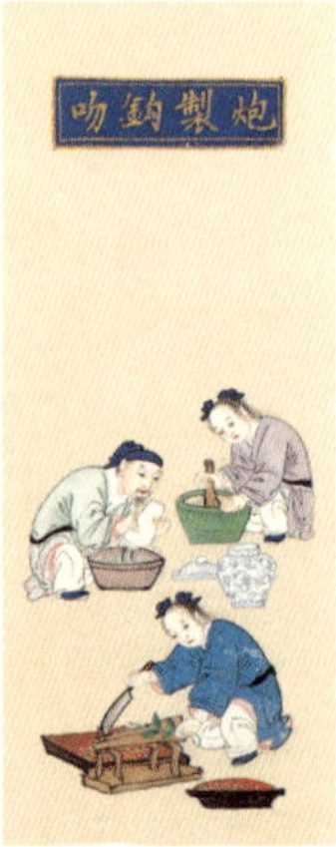

图 4　雷公 · 炮制钩吻

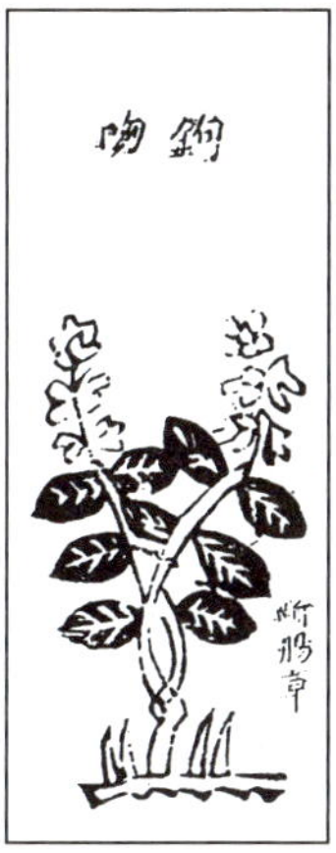

图 5 纲目（金）· 钩吻

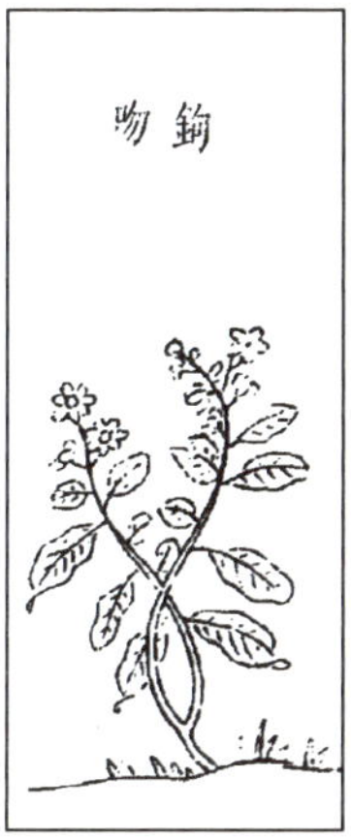

图 6 纲目（钱）· 钩吻

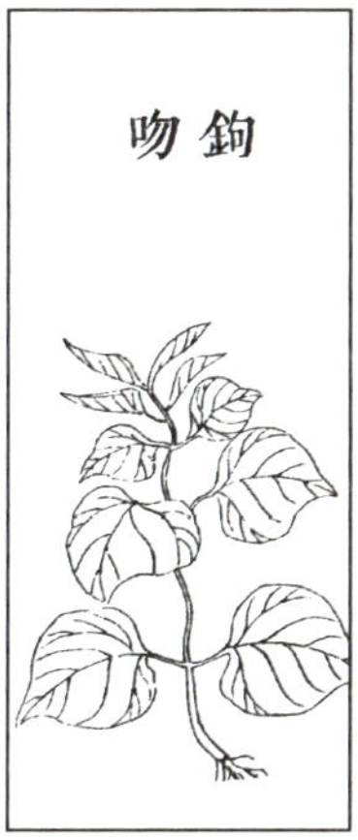

图 7 纲目（张）· 钩吻 -1

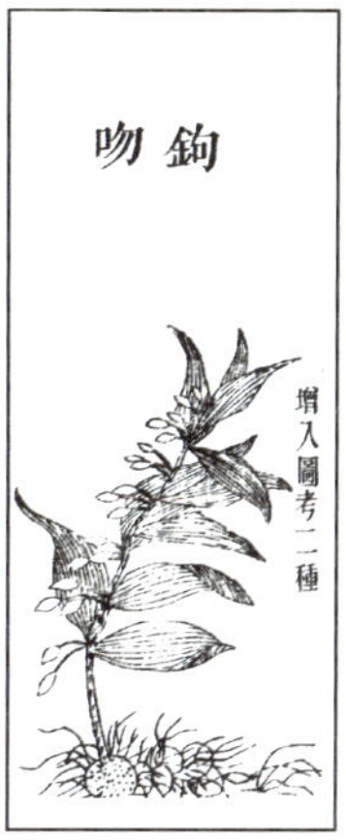

图 8 纲目（张）· 钩吻 -2

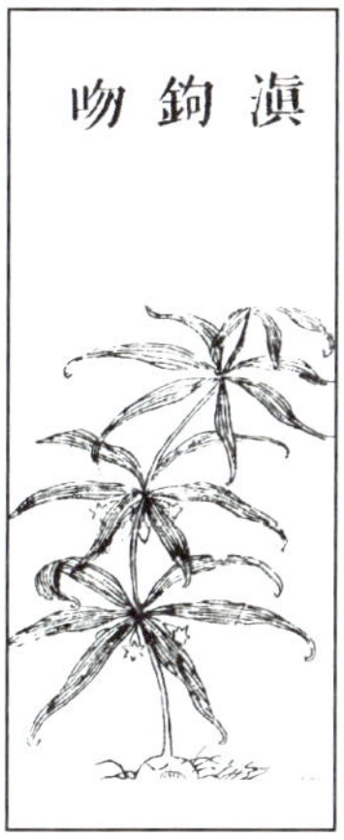

图 9 纲目(张)·滇钩吻

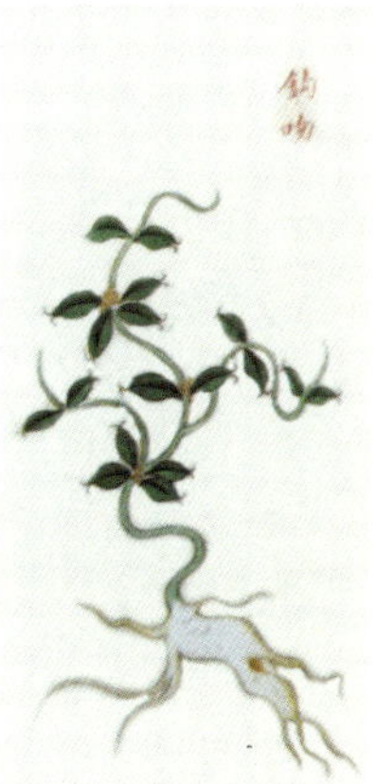

图 10 金石 · 钩吻

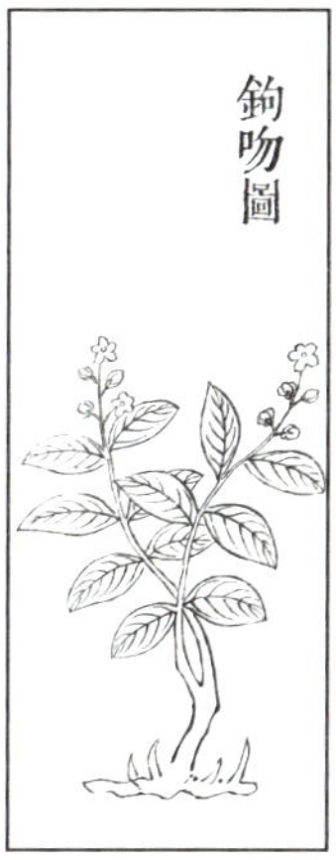

图 11 草木典 · 钩吻图

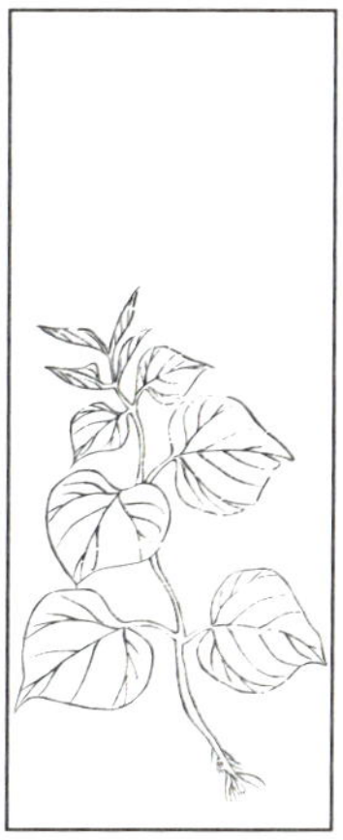

图 12 图考 · 钩吻

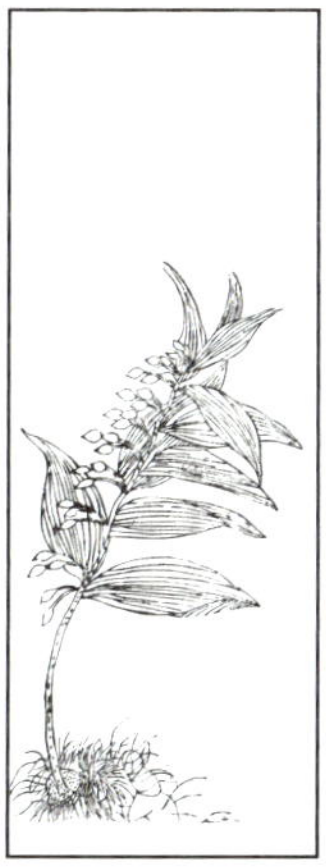

图 13 图考 · 滇钩吻 -1

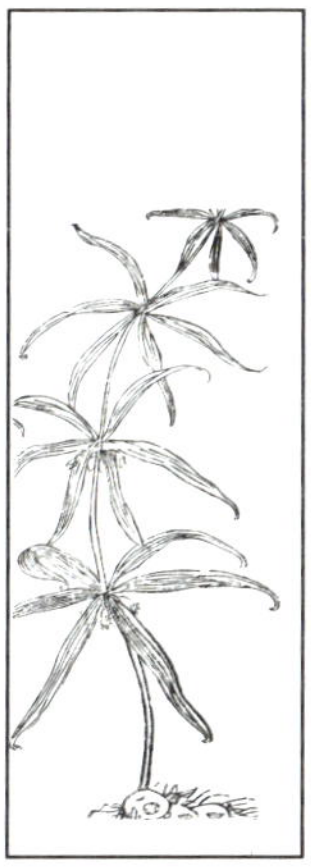

图 14 图考 · 滇钩吻 -2

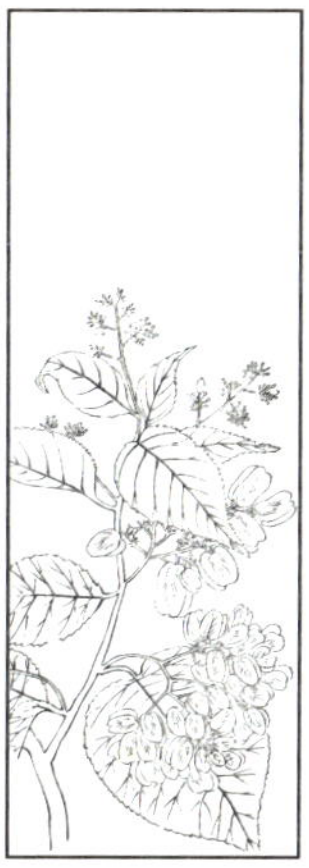

图 15 图考 · 昆明山海棠

本品15图，取自9书，其中3幅彩图。有承继关系的图可分3个书类。

《本草品汇精要》：该书“钩吻”（图1）的仿绘者有《补遗雷公炮制便览》图3、《金石昆虫草木状》图10。

《本草纲目》（金陵本）：该书“钩吻”（图5）的仿绘图为《纲目》钱本图6，《古今图书集成·草木典》“钩吻图”（图11）。

《植物名实图考》：该书有图3幅，依次为“钩吻”（图12）“滇钩吻-1”（图13）“滇钩吻-2”（图14），《本草纲目》张本图7、图8、图9依次分别仿绘《图考》上述3图。但是，张本图8在仿绘《图考》图12时，把“滇钩吻”误成“钩吻”。

以上15图中，除外7幅仿绘图，原创图尚有8幅（图1、2、4、5、12、13、14、15），详见下“鉴药”项。

【文录】

《本经》《别录》（见《证类》卷10“钩吻”） **一名野葛。**折之青烟出者名固活。甚热，不入汤。生傅（音附）高山谷及会稽东野。

三国《吴普本草》（同上） 吴氏云：秦钩吻，一名毒根。神农：辛。雷公：有毒，杀人。生南越山或益州。叶如葛，赤茎，大如箭，根黄，正月采。

梁《本草经集注》（同上） 陶隐居云：《五符》中亦云钩吻是野葛。言其入口则钩人喉吻。或言：吻作挽字，牵挽人肠而绝之。核（胡革切）事而言，乃是两物。野葛是根，状如牡丹，所生处亦有毒，飞鸟不得集之，今人用合膏服之无嫌。钩吻别是一草，叶似黄精而茎紫，当心抽花，黄色，初生既极类黄精，故以为杀生之对也。或云钩吻是毛茛，此本及后说参错不同，未详云何？

题·刘宋《雷公炮炙论》（同上） 雷公云：凡使，勿用地精，苗茎与钩吻同。其钩吻治人身上恶毒疮，效。其地精煞人。

唐《唐本草》（同上） 《唐本》注云：野葛生桂州以南，村墟闾巷间皆有。彼人通名钩吻，亦谓苗名钩吻，根名野葛，蔓生。人或误食其叶者皆致死，而羊食其苗大肥，物有相伏如此。若巴豆，鼠食则肥也。陶云：飞鸟不得集之，妄矣。其野葛，以时新采者，皮白骨黄。宿根似地骨，嫩根如汉防己，皮节断者良。正与白花藤根相类，不深别者，颇亦惑之。其新取者，折之无尘气。经年已后则有尘起，根骨似枸杞，有细孔者。人折之则尘气从孔中出，今折枸杞根亦然。经言折之青烟起者名固活为良，此亦不达之言也。凡黄精直生如龙胆，泽漆两叶或四五叶相对，钩吻蔓生，叶如柿叶。《博物志》云：钩吻叶似凫葵，并非黄精之类。毛茛是有毛，石龙芮何干钩吻？

宋《嘉祐本草》（同上） 蜀本：秦钩吻……谨按：钩吻，一名野葛者。亦如徐长卿、赤箭、鬼箭等，并一名鬼督邮。鬼督邮自是一物。今钩吻一名野葛，则野葛自有一种，明矣。且药有名同而体异者极多，非独此也。据陶注云：钩吻叶似黄精而茎紫，当心抽花，黄色者是。苏云：野葛出桂州，叶似柿叶，人食之即死者，当别是一物尔。又云：苗名钩吻，根名野葛，亦非通论。

题·刘宋《雷公炮炙论》（见《证类》卷6“黄精”） 凡使，勿用钩吻，真似黄精，只是叶有毛钩子二个，是别认处，若误服害人。黄精叶似竹叶。

宋《本草图经》（同上）《图经》曰：江南人说：黄精苗叶稍类钩吻，但钩吻叶头极尖而根细。苏恭注云：钩吻蔓生。殊非比类，恐南北所产之异耳。

明《本草纲目》卷17“钩吻”【释名】胡蔓草（《图经》）、断肠草（《纲目》）、黄藤（《纲目》）、火把花。【时珍曰】此草虽名野葛，非葛根之野者也，或作冶葛。王充《论衡》云：冶，地名也，在东南。其说甚通。广人谓之胡蔓草，亦曰断肠草。入人畜腹内，即粘肠上，半日则黑烂，又名烂肠草。滇人谓之火把花，因其花红而性热如火也。岳州谓之黄藤。【集解】【时珍曰】嵇含《南方草木状》云：野葛蔓生，叶如罗勒，光而厚，一名胡蔓草。人以杂生蔬中毒人，半日辄死。段成式《酉阳杂俎》云：胡蔓草生邕州、容州之间。丛生。花扁如卮子而稍大，不成朵，色黄白。其叶稍黑。又按《岭南卫生方》云：胡蔓草叶如茶，其花黄而小。一叶入口，百窍溃血，人无复生也。时珍又访之南人云：钩吻即胡蔓草，今人谓之断肠草是也。蔓生，叶圆而光。春夏嫩苗毒甚，秋冬枯老稍缓。五六月开花似榉柳花，数十朵作穗。生岭南者花黄，生滇南者花红，呼为火把花。此数说皆与吴普、苏恭说相合。陶弘景等别生分辨，并正于下。【正误】【时珍曰】《神农本草》钩吻“一名野葛”，一句已明。《草木状》又名胡蔓草，显是藤生。吴普、苏恭所说正合本文。陶氏以藤生为野葛，又指小草为钩吻，复疑是毛茛，乃祖雷敩之说。诸家遂无定见，不辨其蔓生、小草，相去远也。然陶、雷所说亦是一种有毒小草，但不得指为钩吻尔。昔天姥对黄帝言：黄精益寿，钩吻杀人。乃是以二草善恶比对而言。陶氏不审，疑是相似，遂有此说也。余见“黄精”下。

清《植物名实图考》卷24“钩吻” 钩吻，《本经》下品。相承以为即冶葛，今之断肠草也。询之闽、广人云，有大小二种：大者如夜来香叶，蔓生植立，近人辄动，捣烂置猪肠中，上下奔窜，必破肠而出；小叶者如马兰，性尤烈。李时珍所谓黄藤，乃莽草根也。又云滇人谓之火把花，盖即《黔书》所云花赤如桑椹者，同为恶草，非止一种，今以蜀产图之。**/“滇钩吻”** 太阳之草曰黄精，太阴之草曰钩吻。《博物志》云：钩吻，卢氏曰：阴地黄精不相连，根苗独生者是也。陶隐居云：叶似黄精而茎紫，当心抽花，黄色，初生极类黄精。雷敩曰：使黄精勿用钩吻，真相似，只是叶有毛钩子二个，黄精叶如竹叶。苏颂曰：江南说黄精茎苗，稍类钩吻。自古言钩吻、黄精相似，了然如此。无有指为断肠草者。《本经》一名冶葛，冶葛后人以为断肠草。毒草断肠，品非一种。《南方草木状》：冶葛一名胡蔓草，不言即钩吻。自苏恭始以苗为钩吻，根为野葛，深斥陶说之非，谓其叶如柹、如凫葵。则即今岭南之大叶断肠草矣。其云黄精叶似柳及龙胆草，乃玉竹也。古人于黄精、玉竹不甚分别，雷说叶如竹，则今黄精也。沈存中《药议》，亦以钩吻为即断肠草，然又云断肠草人间至毒之物，不入药用。恐《本草》所出，别是一物，非此钩吻。则存中未敢以钩吻、黄精相似之说，确然断为误也。《本草纲目》胪引断肠草以实钩吻，大抵皆集众说，非惟未见钩吻，盖亦未见断肠，凭臆订讹，遂以草之至毒者惟岭南胡蔓一物矣……余至滇，遣人入山采药，得似黄精、玉竹者二草，其标识则曰钩吻、滇钩吻。钩吻叶如竹，与黄精同而矮小，叶生一面，花实生一面，弃掷皆活，殆即雷敩所谓地精。俗云偏精，其偏者不止叶不相当而已，滇钩吻似玉竹，叶如柳、如龙胆草，而叶端皆反钩，四面层层舒叶开花，花有黄白者，亦有红者。盖陶说所谓当心开花、而雷说所谓毛钩也。滇之山岷蚩蚩者，岂能杜撰此名？盖相承指呼久矣。

清《植物名实图考》卷36“昆明山海棠” 山海棠生昆明山中。树高丈余，大叶如紫荆而粗纹，夏开五瓣小白花，绿心黄蕊，密簇成攒；旋结实如风车，形与山药子相类，色嫩红可爱。山人折以售为瓶供。按形颇似湘中水莽，疑非嘉卉。

【鉴药】

“钩吻”首见于《本经》。梁·陶弘景释名云：“言其入口则钩人喉吻。或言‘吻’作‘挽’字，牵挽人肠而绝之。”皆因其大毒而得名。《本经》载其“主金疮，乳痓，中恶风，咳逆上气，水肿，杀鬼疰蛊毒”；《别录》载其“破癥积，除脚膝痹痛，四肢拘挛，恶疮疥虫，杀鸟兽”。但终因其毒性太大，后世医方罕见其名。

本品是古本草中的著名剧毒药品。邬家林撰“钩吻药名辨析”一文，[1]梳理、归纳此名下的各种名称与来源。以下按本草所载不同时代的主要来源为序，予以辨析。

“野葛”说：《本经》最早提到钩吻“一名野葛”。《别录》称“折之青烟出者名固活”。“葛”根是古代常用药物，其源为豆科科藤本植物葛*Pueraria lobata*（Willd.）Ohwi的根。无论家种还是野生，此种“葛”根都不是有毒之品。故古代又或将有毒之“葛”称作“冶葛”。

《唐本草》所说的“野葛”，据说“生桂州以南，村墟闾巷间皆有。彼人通名钩吻，亦谓苗名钩吻，根名野葛，蔓生。人或误食其叶者皆致死……其野葛以时新采者，皮白骨黄。宿根似地骨，嫩根如汉防已，皮节断者良，正与白花藤根相类。”“钩吻蔓生，叶如柹叶。”《别录》提到“折之青烟起者名固活”的辨别法，被《唐本草》斥之为“不达之言”。但像《唐本草》所云根、叶的简单描述也很难确定其来源。《蜀本草》认为“药有名同而体异者极多”，“今钩吻一名野葛，则野葛自有一种”，其形态来源实与豆科“葛”根毫无关系。

1 邬家林：钩吻药名辨析，见：张志斌，郑金生主编：《本草纲目研究札记》，北京：科学出版社，2019：339-345.

李时珍认为："此草虽名野葛，非葛根之野者也，或作冶葛。王充《论衡》云：冶，地名也，在东南。其说甚通。"李氏进而提出"野葛"即"胡蔓草"说："嵇含《南方草木状》云：野葛蔓生，叶如罗勒，光而厚，一名胡蔓草。人以杂生蔬中毒人，半日辄死。段成式《酉阳杂俎》云：胡蔓草生邕州、容州之间。丛生。花扁如卮子而稍大，不成朵，色黄白。其叶稍黑。又按《岭南卫生方》云：胡蔓草叶如茶，其花黄而小。一叶入口，百窍溃血，人无复生也。时珍又访之南人云：钩吻即胡蔓草，今人谓之断肠草是也。蔓生，叶圆而光。春夏嫩苗毒甚，秋冬枯老稍缓。五六月开花似榉柳花，数十朵作穗。生岭南者花黄。"这种叶如茶、花黄的胡蔓草，据考即今马钱科钩吻属植物钩吻*Gelsemium elegans*（Gardn. & Champ.）Benth.。这一来源将野葛、冶葛、胡蔓草、断肠草诸名统在一药之下。至于"胡蔓草"，或考"胡称是不恰当的"。本植物花叶均具苦味，有苦蔓、苦晚之名。"晚"恐为"蔓"语音转换的讹称。故"胡蔓草"应呼为"苦蔓藤"。[1]

"地精"（"偏精"）说：梁·陶弘景《本草经集注》首次提到："钩吻别是一草，叶似黄精而茎紫，当心抽花，黄色，初生既极类黄精，故以为杀生之对也。"黄精是常用滋补药，若说钩吻类似初生黄精，这是非常令人恐惧的事。《雷公炮炙论》火上加油，其"钩吻"条云："凡使勿用地精，苗茎与钩吻同。其钩吻治人身上恶毒疮，效。其地精煞人。"其"黄精"条云："凡使勿用钩吻，真似黄精，只是叶有毛钩子二个，是别认处，若误服害人。"雷敩之论为钩吻似黄精说又增添了新的依据。

唐·陈藏器对这一说法提出质疑："钩吻即野葛之别名。若将野葛比黄精，则二物殊不相似，不知陶公凭何此说。其叶偏生，不对者为偏精，功用不如正精。"唐·孟诜《食疗本草》亦云："但相对者是，不对者名偏精。"这种偏精虽然"功用不如正精"，但也不是有毒之品。那么，究竟有没有类似黄精而又毒如钩吻之物呢？

《唐本草》认为："黄精直生如龙胆……钩吻蔓生，叶如柿叶。《博物志》云：钩吻叶似凫葵，并非黄精之类。"这是直接否定钩吻如黄精之说。但《蜀本草》"钩吻"条云："按今市人皆以叶似黄精者为钩吻。按《雷公炮炙方》云：黄精勿令误用钩吻。钩吻叶似黄精，而头尖处有两毛若钩是也。"如此则似乎确有"钩吻叶似黄精"之事。宋·苏颂《本草图经》云："江南人说黄精苗叶稍类钩吻，但钩吻叶头极尖而根细。苏恭注云：钩吻蔓生。殊非比类。恐南北所产之异耳。"苏颂提示：有可能是南北不同地区所用钩吻不同。

清·吴其濬《植物名实图考》解答了这一历史疑团："余至滇，遣人入山采药，得似黄精、玉竹者二草，其标识则曰钩吻、滇钩吻。钩吻叶如竹，与黄精同而矮小，叶生一面，花实生一面，弃掷皆活，殆即雷敩所谓地精，俗云偏精。其偏者不止叶

1 邬家林：钩吻药名辨析，见：张志斌，郑金生主编：《本草纲目研究札记》，北京：科学出版社，2019：339-341.

不相当而已。滇钩吻似玉竹，叶如柳、如龙胆草，而叶端皆反钩，四面层层舒叶开花，花有黄白者，亦有红者。盖陶说所谓当心开花、而雷说所谓毛钩也。滇之山岷蚩蚩者，岂能杜撰此名？盖相承指呼久矣。”吴氏还绘制了两幅滇黄精的图（图13、14）。据此，则在云南边陲之地确实存在似黄精的“滇钩吻”，即今百合科黄精属植物点花黄精*Polygonatum punctatum* Royle ex Kunth与卷叶黄精*Polygonatum cirrhifolium*（Wall.）Royle。然此滇钩吻未见混充钩吻药材的事例。谢宗万经实地考察，认为同科属的滇钩吻的毒性未必有其他科的钩吻那么大。此滇钩吻与今之苦黄精（一类根状茎无甜味苦的黄精属）相当。[1]此类“滇钩吻”并非钩吻正品，诚如吴其濬所说：“无有指为断肠草者。”因此，采集黄精需要注意种类，但黄精类植物尚无真钩吻那样毒剧的植物种，无须过于自扰。

另《中国植物志》有一种“黄精叶钩吻”（*Croomia japonica* Miq.），云出《本草纲目》。《中国高等植物图鉴》名为“金刚大”。《本草纲目》中虽有钩吻似黄精之说，但从未出现过“黄精叶钩吻”一名。此种植物产浙江（天目山、天台山）、安徽（黄山）、江西（上饶）、福建（建宁、太宁），[2]与前述滇钩吻的分布不同。这种“黄精叶钩吻”在古本草中缺乏资料支持，现实品种使用亦无此种，故不属本文讨论范围。

“火把花”说：李时珍在指出“钩吻即胡蔓草”时，提到“生岭南者花黄，生滇南者花红，呼为火把花。”清·吴其濬认为“李时珍……又云滇人谓之火把花，盖即《黔书》所云花赤如桑椹者，同为恶草，非止一种，今以蜀产图之。”今或考此种即卫矛科植物昆明山海棠*Tripterygium hypoglaucum*（Levl.）Hutch。《植物名实图考》专有此药及图（图15）。

“黄藤”说：李时珍认为“胡蔓草”在不同地区，名称不一样，种类也不一样。“岳州谓之黄藤。”但时珍没有详细介绍“黄藤”的形态。据考此种可能是卫矛科雷公藤属植物雷公藤*Tripterygium wilfordii* Hook. f.。因现时湖南等地仍称此为黄藤。[3]

以上数说，皆《本草纲目》中所涉及的钩吻来源。吴其濬认为：“《本草纲目》胪引断肠草以实钩吻，大抵皆集众说，非惟未见钩吻，盖亦未见断肠，凭臆订讹，遂以草之至毒者惟岭南胡蔓一物矣。”实际上不同朝代、不同地区的钩吻来源还可能有多种，但因本书性质所限，故仅列述以上诸说。其相关的古本草原创图如下：

1.《本草品汇精要》：该书“钩吻”（图1）其根粗大，色白。地上部分为蔓生。单叶，对生。叶卵状长圆形，先端有两钩刺状物。叶腋间簇生黄色或白色小花。此种与马钱科植物胡蔓藤钩吻*Gelsemium elegans*相比，虽然皆为蔓生藤本，叶亦为对生，但其叶前的钩刺、花序等均为实际植物种相差甚远。《雷公炮炙论》“黄精”条

1　谢宗万：《中药材品种论述》上册，上海：上海科学技术出版社，1980：425.

2　中国科学院《中国植物志》编辑委员会：《中国植物志》，北京：科学出版社，1997，第13（3）卷，259.

3　谢宗万：《本草纲目药物彩色图鉴》，北京：人民卫生出版社，2000：167.

云 :“钩吻，真似黄精，只是叶有毛钩子二个”。此图叶片前的两个毛钩子，提示此图可能是据文字描述绘而成。

2.《太乙仙制本草药性大全》：该书“钩吻”（图2）绘一植物具连珠状的根茎。其叶均为基生，小叶对生或互生。此颇似单子叶植物。古本草所述，钩吻与黄精初生颇为相似，云南等地亦有滇钩吻。但该书的绘图者是无法采集到此类植物的标本予以绘图。此图很大可能性是依据古本草文字叙述想象绘成。

3.《补遗雷公炮制便览》：该书“炮制钩吻”（图4）乃依据《雷公炮炙论》所示方法绘成。雷公法为 :“采得后，细剉捣了，研，绞取自然汁入膏中用。”故该书新绘图“炮制钩吻”绘3人完成以上工序。图正下方一童子在用铡刀切药，右上紫衣童子在研钵中研药，左方一成年人在倾倒瓶中绞取所得的自然汁入盆。按雷公法，此乃将本品绞汁后入药膏用。

4.《本草纲目》（金陵本）：该书“钩吻”（图5）有图注“断肠草”。图中绘有地线，遮蔽了根部。所绘植物为蔓生，叶长卵形，对生（阴刻），茎枝顶端有数花组成的花序。整个图形比较粗拙，不足以确定植物种。但比此前《本草品汇精要》《太乙仙制本草药性大全》所绘更接近马钱科植物胡蔓藤钩吻*Gelsemium elegans*。

5.《植物名实图考》：该书“钩吻”（图11）绘一蔓生植物，叶对生，阔卵形，基部心形。未绘花序。其文云 :“李时珍所谓黄藤，乃莽草根也。又云滇人谓之火把花，盖即《黔书》所云花赤如桑椹者，同为恶草，非止一种，今以蜀产图之。”据此则此图乃吴其濬在四川所绘的火把花类植物之一种。其形近似马钱科植物胡蔓藤钩吻*G. elegans*，但却无法确定其种。

“滇钩吻-1”（图12）绘一黄精状植物，叶互生，矩圆状披针形，密生小花，有花序梗。《中国植物志》定此种为百合科植物点花黄精*Polygonatum punctatum* Royle ex Kunth, Enum.。[1]

“滇钩吻-2”（图13）可见有肥厚的根状茎浮于土面，成连珠状。叶细条形，6枚轮生。先端拳卷或弯曲成钩状。花生叶腋，2朵，下垂。此种《中国植物志》定为百合科植物卷叶黄精*Polygonatum cirrhifolium*（Wall.）Royle。[2]

“昆明山海棠”（图14）绘一枝上部，单叶互生，叶卵形，先端渐尖，基部微心形，有叶柄。上部花序呈圆锥状，花甚多。翅果长方形或近圆形，此即《植物名实图考》所云“旋结实如风车，形与山药子相类”。此即卫矛科雷公藤属植物昆明山海棠*Tripterygium hypoglaucum*（Levl.）Hutch.。[3]

1 中国科学院《中国植物志》编辑委员会 :《中国植物志》，北京 : 科学出版社，1978，第15卷，66.
2 中国科学院《中国植物志》编辑委员会 :《中国植物志》，北京 : 科学出版社，1978，第15卷，78.
3 中国科学院《中国植物志》编辑委员会 :《中国植物志》，北京 : 科学出版社，1999，第45（3）卷，179.

【小结】

“钩吻”为《本经》所载早期药物之一，有大毒。古今不同历史时期、不同地区的本品来源或有不同。《本草纲目》所载的钩吻有“野葛”说。此野葛据考为今马钱科植物钩吻*Gelsemium elegans*（Gardn. & Champ.）Benth.。有“地精”（“偏精”）说，其原植物有今百合科植物点花黄精*Polygonatum punctatum* Royle ex Kunth、卷叶黄精*Polygonatum cirrhifolium*（Wall.）Royle等。此外，有“火把花”说，其原植物为卫矛科植物昆明山海棠*Tripterygium hypoglaucum*（Levl.）Hutch。有“黄藤”说，其原植物为卫矛科雷公藤属植物雷公藤*Tripterygium wilfordii* Hook. f.。《植物名实图考》所绘植物图最为精细可靠。

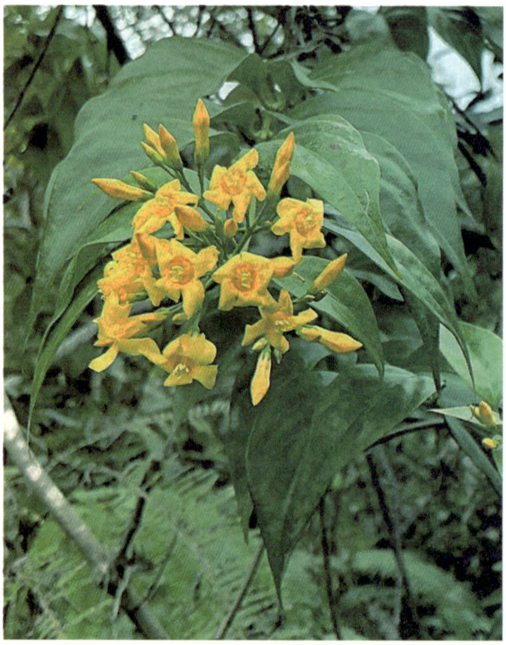

图 16　钩吻 *Gelsemium elegans*

第十八章　草部

草之七　蔓草类

18-1　菟丝子

【品图】

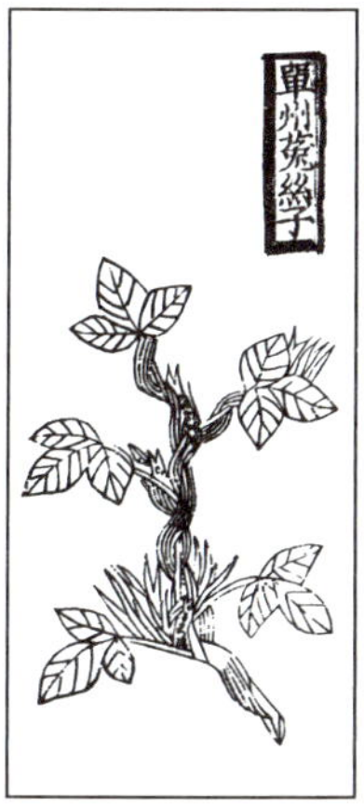

图1　图经(大)·单州菟丝子

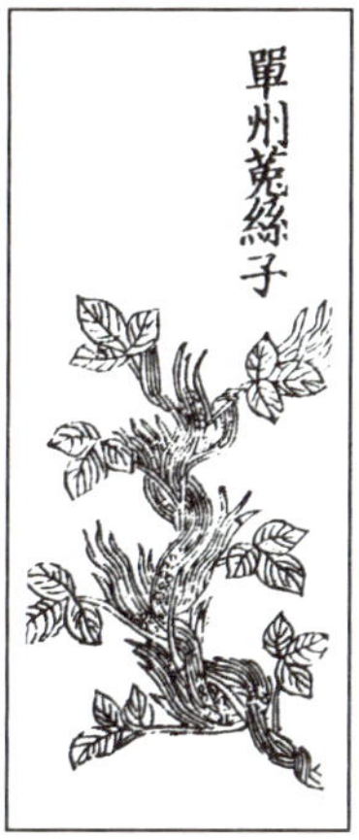

图2　图经(政)·单州菟丝子

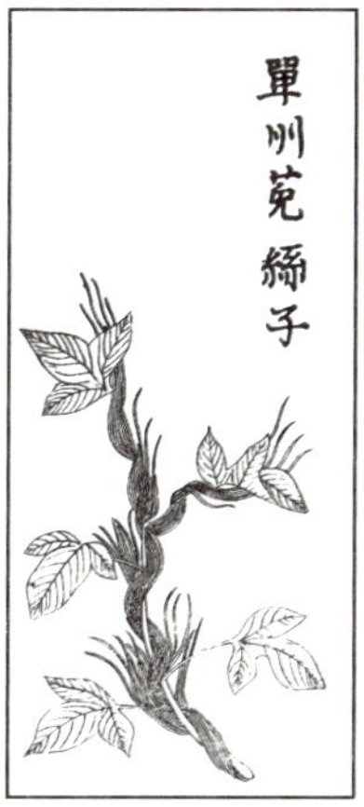

图3　图经(绍)·单州菟丝子

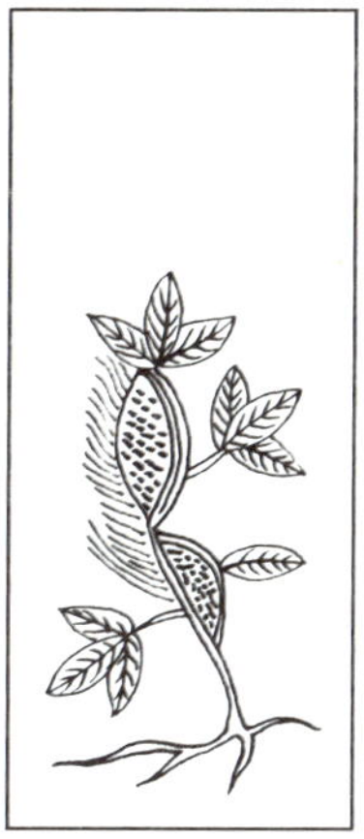

图4　歌括·菟丝子

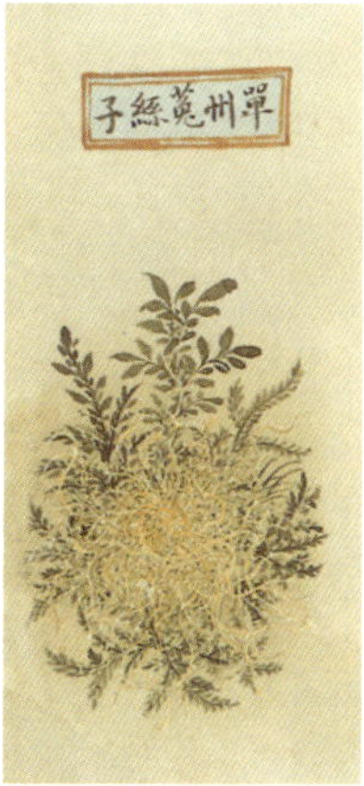

图5　品汇·单州菟丝子

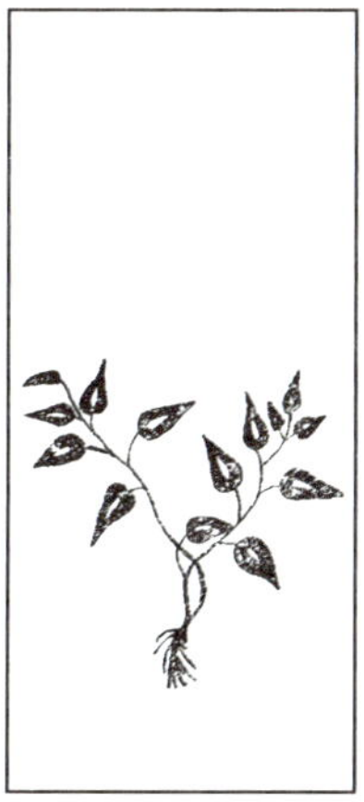

图6　野菜谱·兔丝根

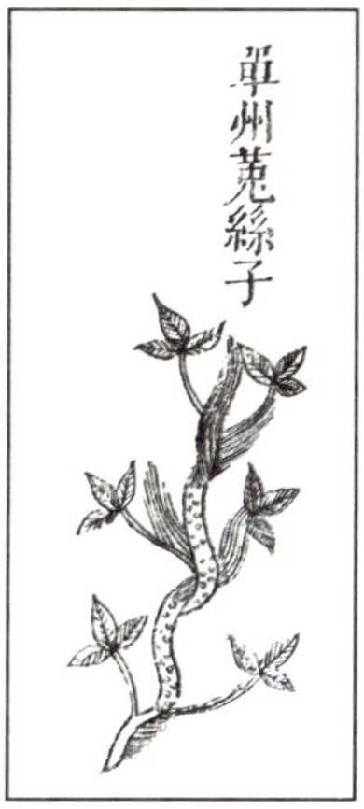

图7　蒙筌·单州菟丝子

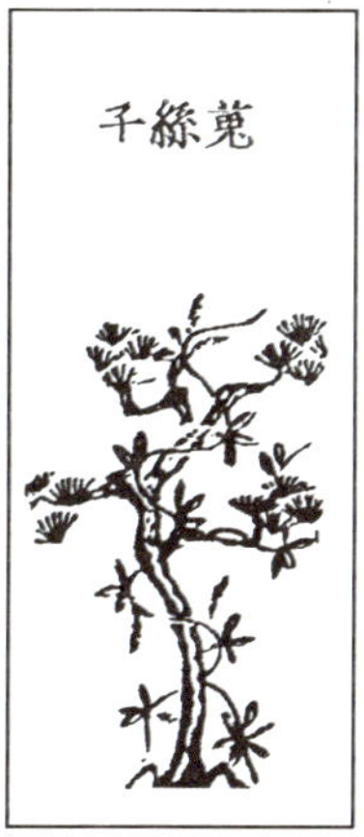

图8　太乙·菟丝子

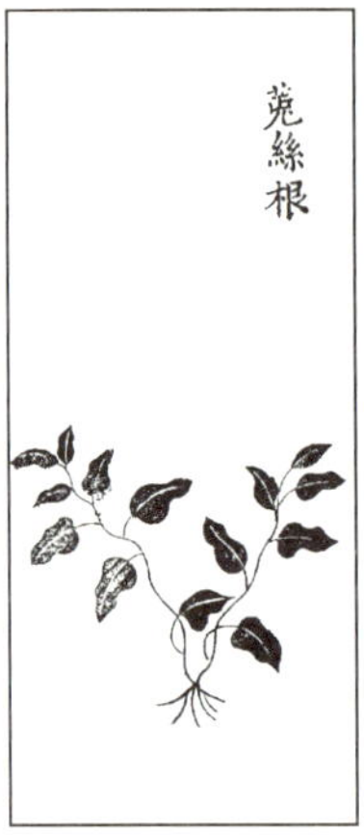

图 9 茹草 · 菟丝根

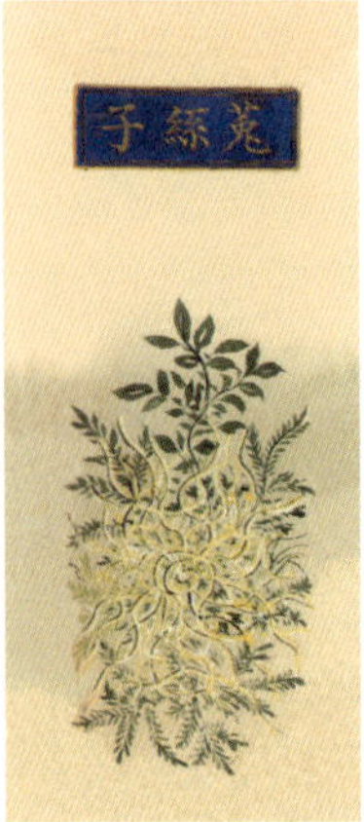

图 10 雷公 · 菟丝子

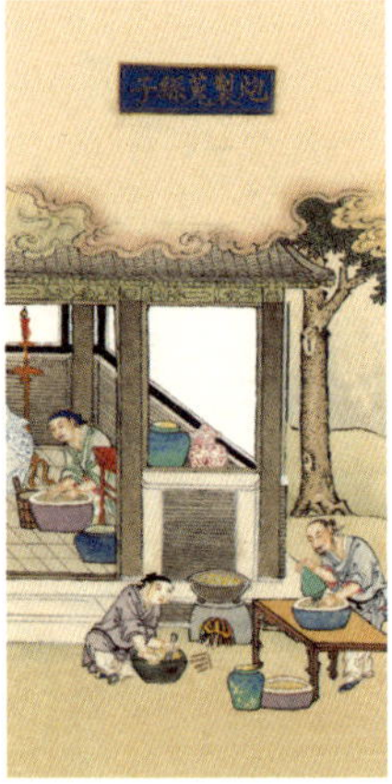

图 11 雷公 · 炮制菟丝子

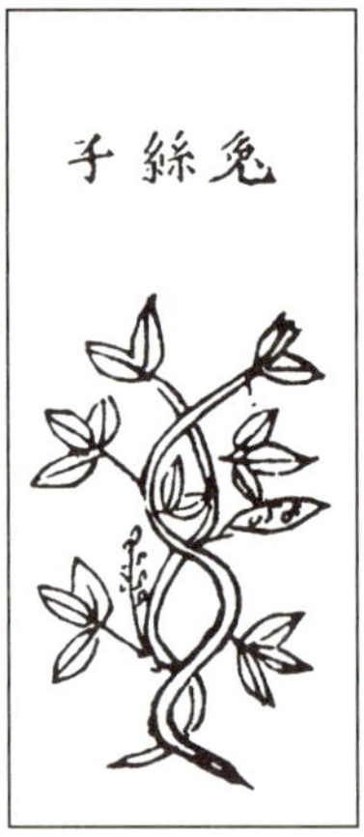

图 12 纲目（金）· 兔丝子

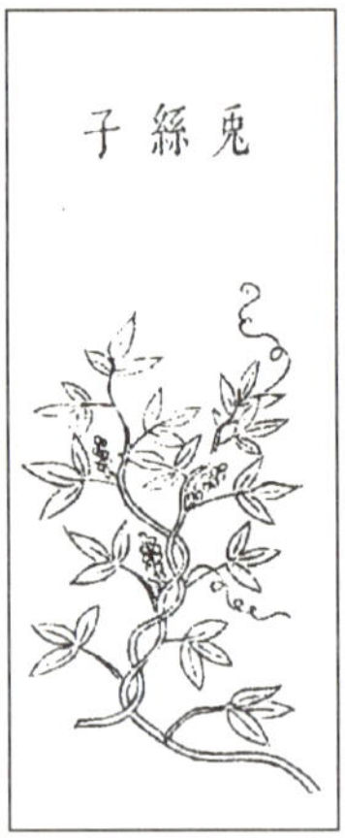

图 13 纲目（钱）· 兔丝子

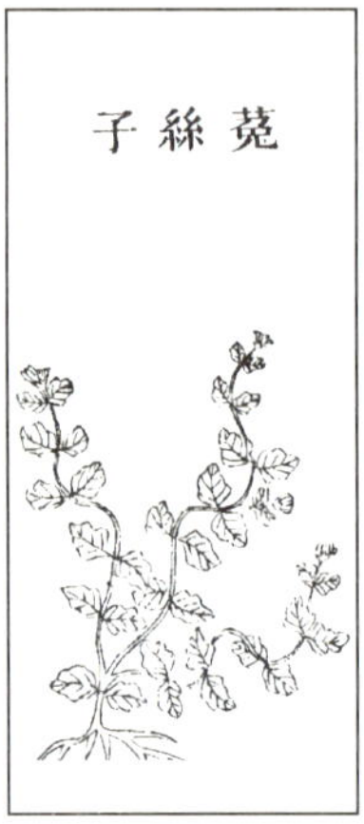

图 14 纲目（张）· 菟丝子

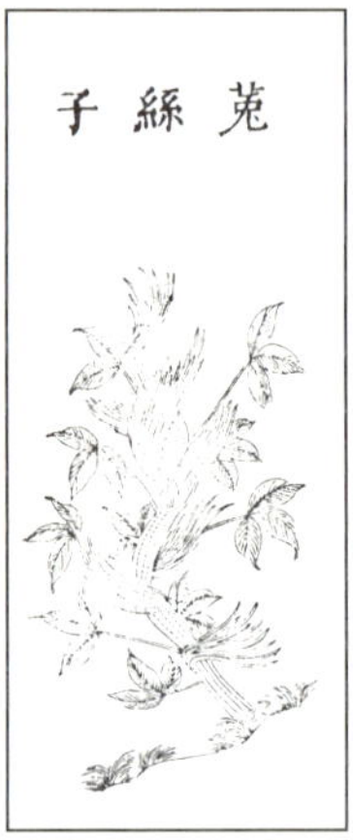

图 15 三才 · 菟丝子

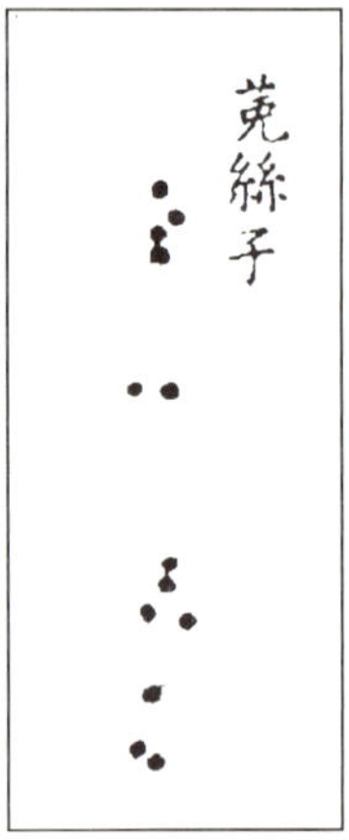

图 16 原始 · 菟丝子

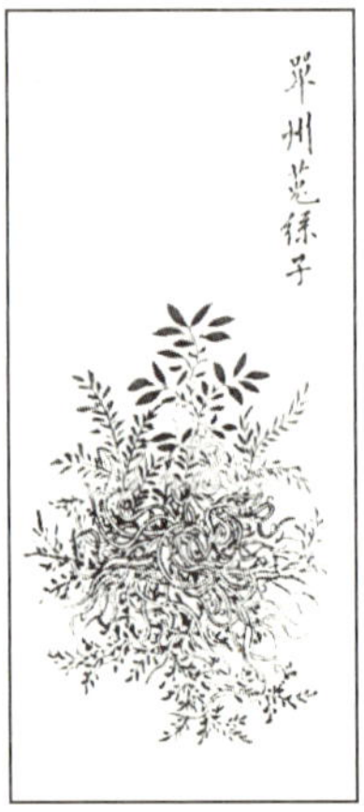

图 17 金石 · 单州菟丝子

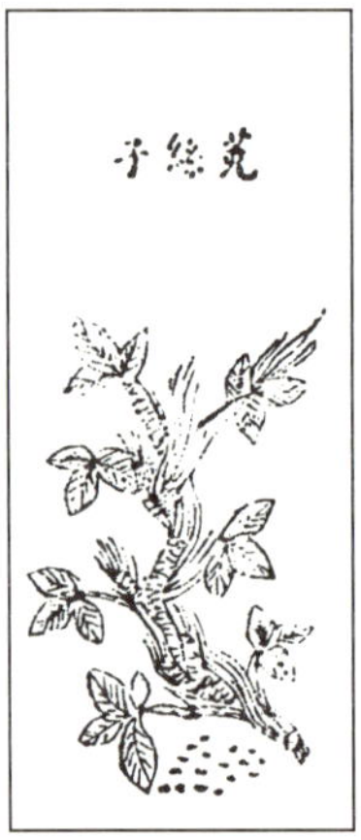

图 18 汇言 · 菟丝子

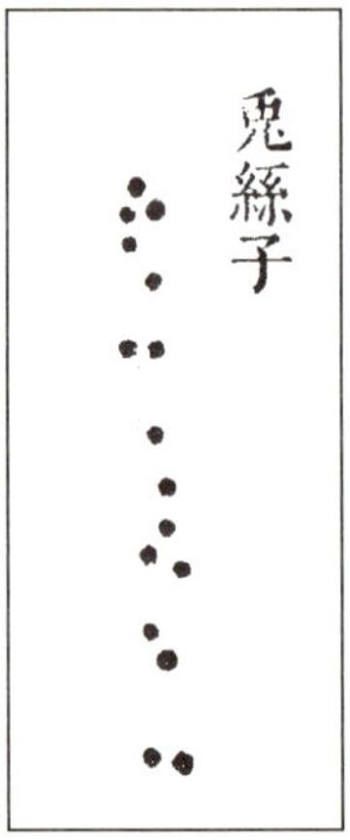

图 19 本草汇 · 兔丝子

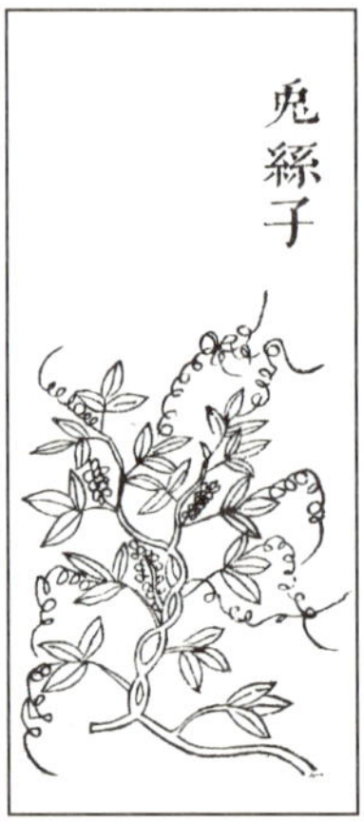

图 20 类纂 · 兔丝子

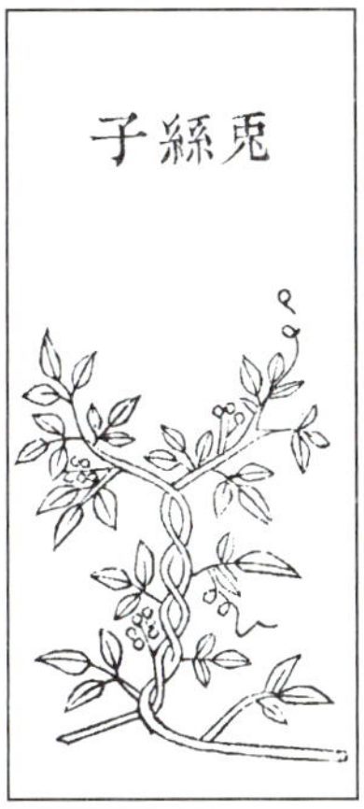

图21　备要·兔丝子

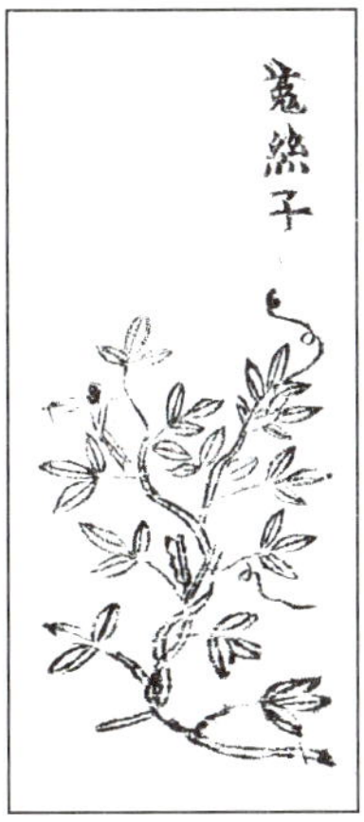

图22　求真·菟丝子

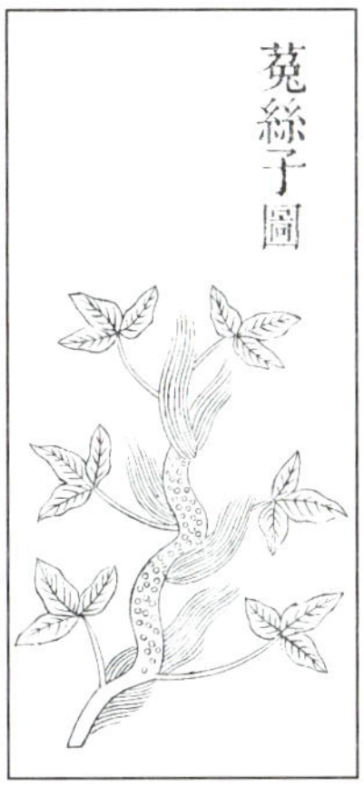

图23　草木典·菟丝子图

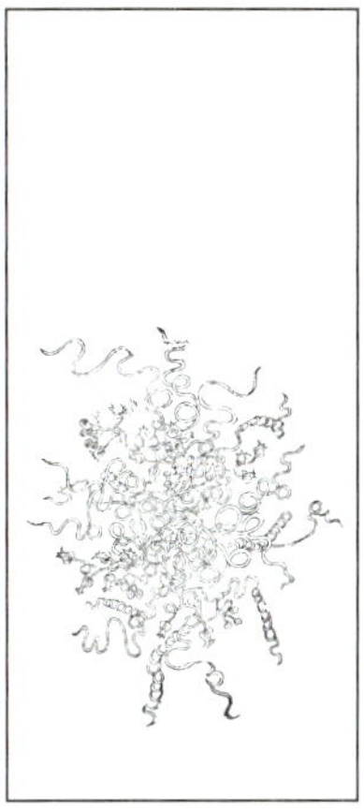

图24　图考·菟丝子-1

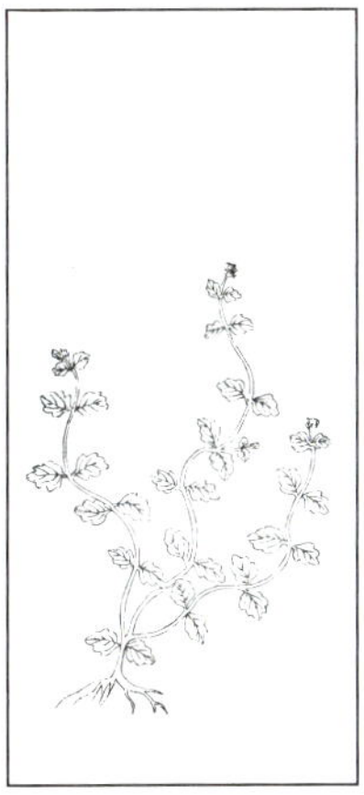

图25　图考·菟丝子-2

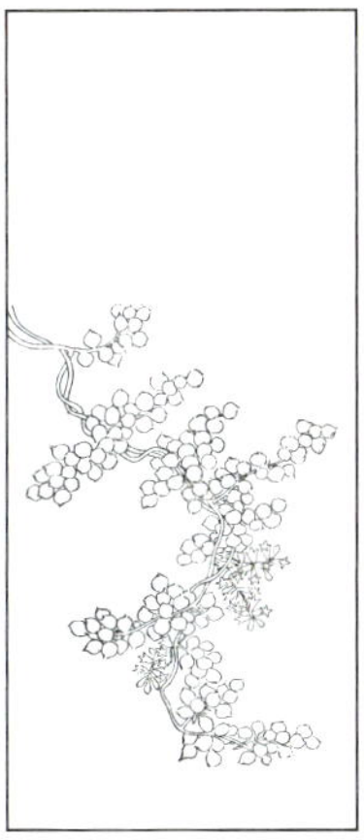

图26　图考·金灯藤

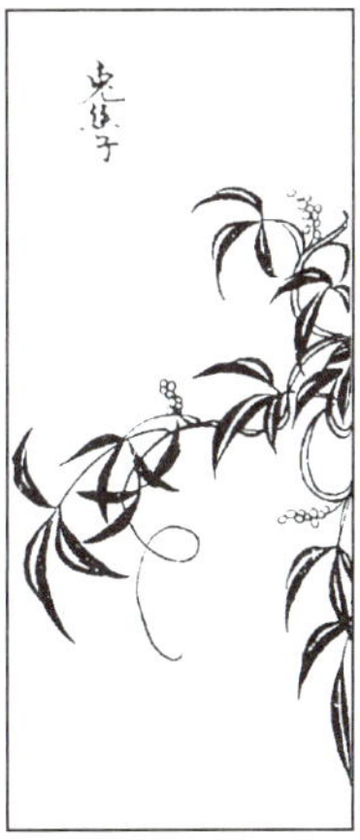

图27　图说·兔丝子

本品27图，取自24书，其中4幅彩图。有承继关系的图可分5个书类。

《本草图经》：该书“单州菟丝子”图分别存于《大观》(图1)、《政和》(图2)、《绍兴》(图3)。此三传本药图基本一致。今以《政和》图2为《图经》图的代表。

仿绘该图的墨线图有：《本草歌括》“菟丝子”(图4)，仿绘完全不到位，不能理解药在图中的位置，绘出两个大纺锤形囊状的物件。《本草蒙筌》“单州菟丝子”(图8)有所简化。《本草纲目》金陵本“兔丝子”(图12)仿《图经》图2的构图，但消除了缠绕在植物上的丝状物，造成菟丝子藤即寄生物之茎的错误。另绘花枝及一梭形果实状物，皆属画蛇添足。《纲目》钱本图13又在金陵本图12的基础上错上加错，加绘卷须及花序，令人误解菟丝子有叶有卷须。此后仿绘《纲目》钱本图13的古本草有《本草纲目类纂必读》“兔丝子”(图20)，该图在原图基础上增添卷须，愈发造成寄生植物即菟丝原植物的错觉。《本草备要》“兔丝子”（图21）、《本草求真》“菟丝子”（图22）、《本草简明图说》“兔丝子”（图27）均为仿绘《纲目》钱本图13，或加改造。《本草汇言》“菟丝子”（图18）仿绘《图经》图2，但在其下加绘菟丝子（果实）的药材图，此乃仿《本草原始》图16之意。另《三才图会》“菟丝子”（图15）亦仿《图经》图2，再增添土地背景。《古今图书集成·草木典》“菟丝子图”（图23）又仿绘《三才》图15，但不取背景，仅绘植物图。《三才》《草木典》2书都没有弄清菟丝子原植物与寄主植物的关系，因此其图无法表达菟丝子原图之意。

《本草品汇精要》：该书“单州菟丝子”（图5）的仿绘彩图有《补遗雷公炮制便览》“菟丝子”（图10）、《金石昆虫草木状》“单州菟丝子”（图17）。

《野菜谱》：该书“菟丝根”（图6）的仿绘者为《茹草编》图7。

《本草原始》：该书“菟丝子”（图16）的仿绘者为《本草汇》“兔丝子”（图19）。

《植物名实图考》：该书“菟丝子-2”（图25）的仿绘者为《本草纲目》张本图14。

以上27图中，除外18幅仿绘图，原创图尚有9幅（图2、5、6、9、11、16、24、25、26），详见下“鉴药”项。

【文录】

《本经》《别录》（见《证类》卷6“菟丝子”） **一名菟芦**，一名菟缕，一名蓎蒙，一名玉女，一名赤网，一名菟累（音蠃）。生朝鲜川泽田野，蔓延草木之上，色黄而细为赤网，色浅而大为菟累，九月采实，暴干。

梁《本草经集注》（同上） 陶隐居云：宜丸不宜煮，田野墟落中甚多，皆浮生蓝纻、麻蒿上。旧言下有茯苓，上生菟丝，今不必尔。其茎挼以浴小儿，疗热痱（音沸）用。其实，先须酒渍之一宿，仙经、俗方并以为补药。

吴越《日华子本草》（同上） 《日华子》云：苗茎似黄麻线无根，株多附田中草被缠死，或生一丛如席阔。开花结子不分明，如碎黍米粒。八月、九月已前采。

宋《嘉祐本草》（同上） 《吕氏春秋》云：或谓菟丝无根也，其根不属地，茯苓是也。《抱朴子》云：菟丝之草，下有伏兔之根，无此兔，则丝不得生于上，然实不属也。又《内篇》云：菟丝初生之根，其形似兔，掘取割其血，以和丹，服之立变化。

宋《本草图经》（同上） 《图经》曰：今近京亦有之，以冤句者为胜。夏生苗，如丝综蔓延草木之上。或云无根，假气而生……谨按《尔雅》云：唐蒙女萝。女萝，菟丝。释曰：唐也，蒙也，女萝也，菟丝也，一物四名。而《本经》并以唐蒙为一名。又《诗》云：茑与女萝。《毛传》云：女萝，菟丝也。陆玑云：今合药菟丝也，而《本经》

菟丝无女萝之名。别有松萝条，一名女萝，自是木类寄生松上者，亦如菟丝寄生草上，岂二物同名，《本经》脱漏乎。又书传多云菟丝无根，其根不属地。今观其苗，初生才若丝，遍地不能自起，得他草梗，则缠绕随而上生。其根渐绝于地而寄空中，信书传之说不谬矣。

元《衍义补遗·菟丝子》 未尝与茯苓相共，种类分明，不相干涉。女萝附松而生，遂成讹而言也。

明《本草蒙筌》卷1“菟丝子” 朝鲜多产，冤句（属山东兖州府）独佳。蔓延草木之间，无根假气而出。实如蚕子，秋采阴干。色黄细者名赤纲，色浅大者名菟藁。种类虽二，功效并同。

明《本草纲目》卷18“菟丝子”【释名】菟丘（《广雅》）、火焰草（《纲目》）、野狐丝（《纲目》）、金线草。【时珍曰】《毛诗》注女萝即兔丝。《吴普本草》兔丝一名松萝。陆佃言在木为女萝，在草为兔丝。二物殊别，皆由《尔雅》释《诗》误以为一物故也。张揖《广雅》云：兔丘，兔丝也。女萝，松萝也。陆机《诗疏》言“兔丝蔓草上，黄赤如金；松萝蔓松上，生枝正青，无杂蔓”者，皆得之。详见木部“松萝”下。又兔丝伏苓说，见“伏苓”下。【集解】【时珍曰】按宁献王《庚辛玉册》云：火焰草即兔丝子，阳草也。多生荒园古道。其子入地，初生有根，及长延草物，其根自断。无叶有花，白色微红，香亦袭人。结实如粃豆而细，色黄，生于梗上尤佳，惟怀孟林中多有之，入药更良。

清《植物名实图考》卷22“兔丝子” 兔丝，《本经》上品。北地至多，尤喜生园圃。菜豆被其纠缚，辄卷曲就瘁。浮波羃䍦，万缕金衣；既无根可寻，亦寸断复苏。初开白花作包，细瓣反卷，如石榴状。旋即结子，梂聚累累，人亦取其嫩蔓，油盐调食。《诗》云采唐，或即以此。江以南罕复见之。/**“兔丝子”** 雩娄农曰：《尔雅》：唐蒙，女萝；女萝，兔丝。又曰：蒙，玉女。释者以为五名一物。陆元恪谓：女萝非松萝。松萝自蔓延松上，枝正青，与兔丝异。《诗》有唐蒙、女萝，无菟丝。故《尔雅》以菟丝释之，其义明显矣。菟丝入药，人皆知之，蔓细如丝而色黄；松萝蔓松上，必不能如菟丝之细而色正青。二物自异。《本草》以松萝入木，已有区别；特经传无松萝之名，而医方亦不甚用，故知之者少。/**卷19“金灯藤”** 金灯藤，一名毛芽藤，南赣皆有之。寄生树上，无枝叶；横抽一短茎，结实密攒如落葵而色青紫。

【鉴药】

“菟丝子”首见于《本经》。《嘉祐本草》引《抱朴子》云：“菟丝之草，下有伏兔之根。无此兔，则丝不得生于上。”“菟丝”或由此得名。《本经》载其“主续绝伤，补不足，益气力，肥健。汁去面皯”等。《别录》云可“养肌，强阴，坚筋骨，主茎中寒，精自出，溺有余沥”等。本品为医家古今常用补肝肾、益精髓要药，也是道家所用的补养之品。

本品为寄生植物，形态特殊，本不易混淆。但在早期的文史典籍中（如《尔雅》、《诗经》及其阐释之书等），菟丝之名或与女萝（松萝）混为一谈。例如宋·苏颂云：“谨按《尔雅》云：唐蒙，女萝。女萝，菟丝。释曰：唐也，蒙也，女萝也，菟丝也，一物四名。”清·吴其濬云：“《尔雅》：唐蒙，女萝；女萝，兔丝。又曰：蒙，玉女。释者以为五名一物。”苏、吴所引，均反映了《尔雅》所载名称的混乱。李时珍指出：“陆机《诗疏》言‘兔丝蔓草上，黄赤如金；松萝蔓松上，生枝正青，无杂蔓’者，皆得之。”说明“菟丝”与“松萝”在生境习性以及外形上均有着非常明显的区别。

此外，早期人们还不了解寄生植物菟丝的习性，也产生了一些传说。例如《嘉祐本草》提到的古人之说：“《吕氏春秋》云：或谓菟丝无根也，其根不属地，茯苓是也。《抱朴子》云：菟丝之草，下有伏兔之根，无此兔，则丝不得生于上，然实不属也。又《内篇》云：菟丝初生之根，其形似兔，掘取割其血，以和丹，服之立变化。”这些传说给菟丝蒙上了一层神秘的色彩。

历代本草学家对菟丝子的介绍是比较明确的。如《名医别录》云：“蔓延草木之上，色黄而细为赤网，色浅而大为菟累，九月采实，暴干。”其特点是生长、蔓延在植物上面，也有不同的种。梁·陶弘景云：“田野墟落中甚多，皆浮生蓝纻、麻蒿上。旧言下有茯苓，上生菟丝，今不必尔。”此说明本草学家早就不相信“下有茯苓，上生菟丝”之说。陶氏还指出菟丝子（种子）具有“宜丸不宜煮”的特性。

五代吴越《日华子本草》对菟丝子的生长方式描述细致：“苗茎似黄麻线，无根，株多附田中草被缠死，或生一丛如席阔。开花结子不分明，如碎黍米粒。八月、九月已前采。”指出本品“无根”、附生在田中的草上，甚至原看如一层席子遮蔽在草上。也会开花结子，但不是很醒目。宋《本草图经》云：“夏生苗，如丝综蔓延草木之上。或云无根，假气而生。”且指出“菟丝寄生草上”，与“寄生松上”的松萝（女萝）不是一类植物。苏颂观察到：“其苗，初生才若丝，遍地不能自起，得他草梗，则缠绕随而上生。其根渐绝于地而寄空中。”李时珍又引宁献王《庚辛玉册》云：“火焰草即兔丝子，阳草也。多生荒园古道。其子入地，初生有根，及长延草物，其根自断。无叶有花，白色微红，香亦袭人。结实如粃豆而细，色黄，生于梗上尤佳。”综上所述，菟丝子即今旋花科菟丝子属植物菟丝子*Cuscuta chinensis* Lam.或其同属近缘植物的种子。明确了菟丝子的习性与形态，有利于品鉴古本草与之相关的药图。

1.《本草图经》：该书“单州菟丝子”（图2）绘的一豆科植物，被诸多的菟丝子线状茎缠绕，宛如一大束麻绳缠绕着植物。此图虽非写实，但示意明确。单州即今山东单县。

2.《本草品汇精要》：该书“单州菟丝子”（图5）虽然袭用《图经》图的名字，但内容全属新绘。图中绘一草本植物，其上淡黄略带浅红的菟丝子茎缠绕覆盖，其茎上有白色的圆点，即是其花簇生成头状的花序。此图当是写生所得，故能如此逼真。

3.《野菜谱》：该书“兔丝根”文字注说为：“一名菟丝苗。春采苗叶，秋冬采根蒸食。味甘。多食令人眩晕。”菟丝乃寄生植物，无叶无根。其嫩茎可食。其图（图6）绘一小草本，具细小主根与须根，原植物不明。但可以肯定绝非菟丝子。此文人之作，不解实物之例。

4.《太乙仙制本草药性大全》：该书“菟丝子”（图9）绘一松树，被藤蔓缠绕。此藤茎上每隔一段有三小叶聚生。菟丝蔓生草上，亦无叶，故此图当属误图。

5.《补遗雷公炮制便览》：该书“炮制菟丝子”（图11）乃据《雷公炮炙论》所示方法绘图。雷公法为：“全采得，去粗薄壳了，用苦酒浸二日，漉出，用黄精自然汁浸一宿，至明，微用火煎至干，入臼中，乘热烧铁杵，一劲三千余杵成粉，用苦酒并黄精自然汁，与菟丝子相对用之。”图中无去粗薄壳工序。里屋一人在缸中浸药，屋外也有一人在将瓶中液体倾倒液体（或为苦酒）。屋前有一炉灶，正在煮药，示意“火煎至干”。左下一人在研钵中将干燥的药物杵捣成粉。菟丝子极坚硬，须加工炮制后方可使用。此雷公法所示并非通行之法。

6.《本草原始》：该书“菟丝子”（图16）绘了十几粒菟丝子。其子圆形。

7.《植物名实图考》：该书“菟丝子”有两条，另有“金灯藤”一条。其“菟丝子-1”（图24）未绘寄主植物，单纯绘出菟丝子茎及花果。其茎细长，花冠壶形，蒴果圆形，被宿存的花冠包围。此即菟丝子*Cuscuta chinensis* Lam.。

“菟丝子-2”（图25）为一小草本植物，据考此图乃是仿绘《救荒本草》“兔儿丝”条之图，其原植物为报春花科珍珠菜属植物过路黄*Lysimachia christinae* Hance.之类。[1]吴其濬曾手绘精细的菟丝子图，当不会不知道此图非菟丝子。可能是后世整理者误以“兔儿丝”为“菟丝子”，因名相似而误置此图。

“金灯藤”（图26）茎较粗壮，其花形成穗状，花冠钟状。蒴果卵圆形。此种《中国植物志》定为旋花科菟丝子属植物金灯藤*Cuscutajaponica* Choisy var. *japonica*。其种子较大，习称大菟丝子。《别录》云：“色黄而细为赤网，色浅而大为菟累。”这种植物大概就属于“色浅而大”者。

1　王家葵、蒋淼、胡颖翀：《本草纲目图考》，北京：科学出版社，2018：797.

【小结】

“菟丝子”为《本经》所载早期药物之一。古今医家常用其补肝肾、益精髓。道家也用此以求不老长生。据《名医别录》《日华子本草》《本草图经》等书所载，本品即旋花科植物菟丝子*Cuscuta chinensis* Lam.或其同属近缘植物的种子。《本草图经》《本草品汇精要》《植物名实图考》等书均绘有较好的菟丝子图。其中《植物名实图考》“金灯藤”图所示即金灯藤*Cuscuta japonica* Choisy var. *japonica*，即今所称大菟丝子。

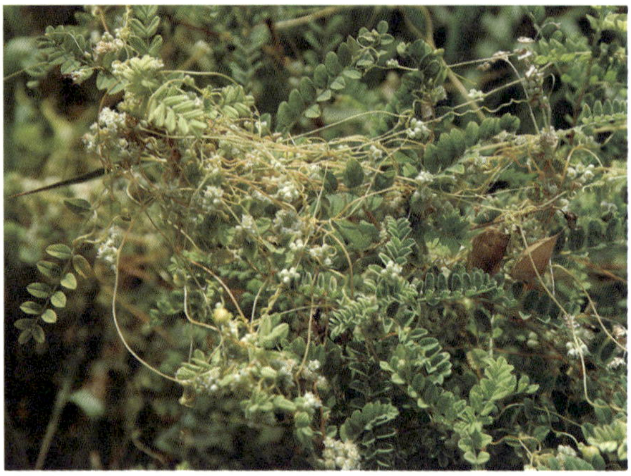

图 28　菟丝子 *Cuscuta chinensis*

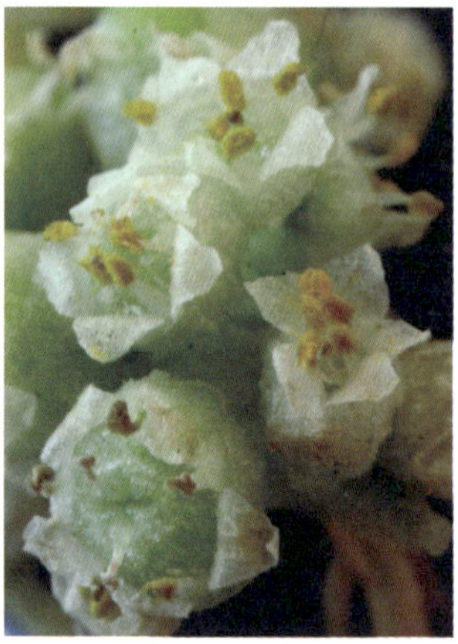

图 29　菟丝子花

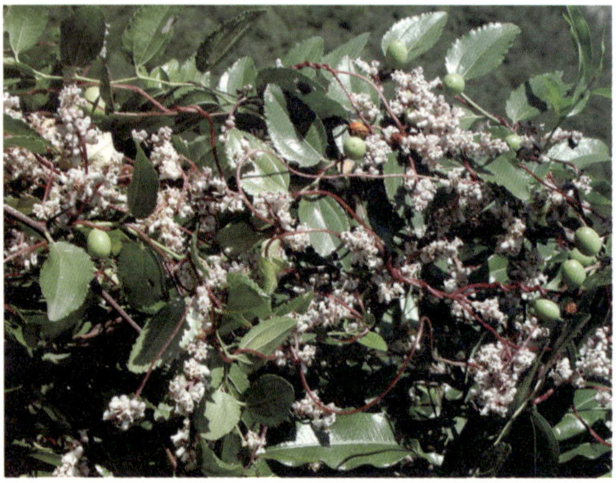

图 30　金灯藤 *Cuscuta japonica* var. *japonica*

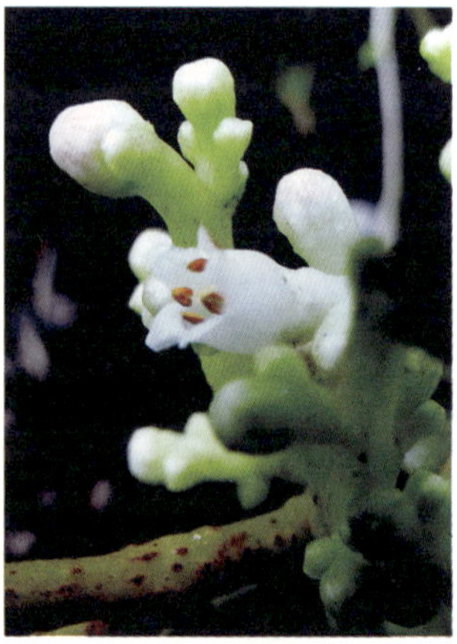

图 31　金灯藤花

18-2 五味子

【品图】

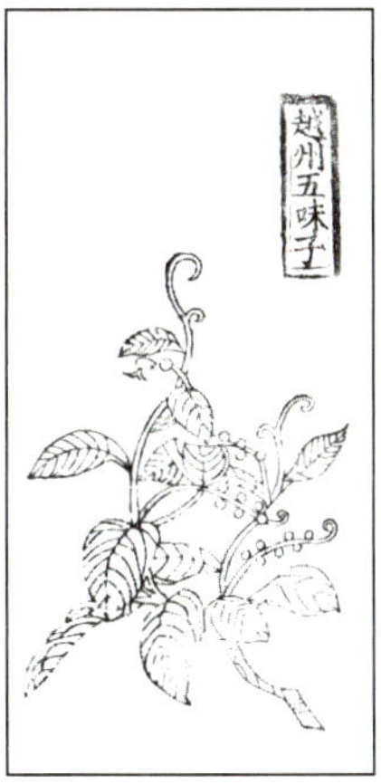

图 1 图经（大）·越州五味子

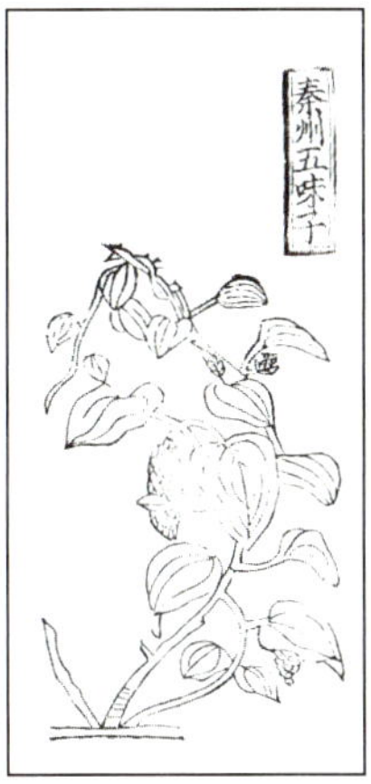

图 2 图经（大）·秦州五味子

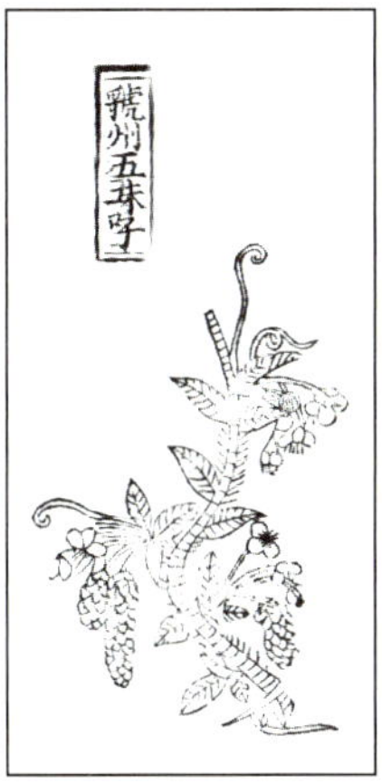

图 3 图经（大）·虢州五味子

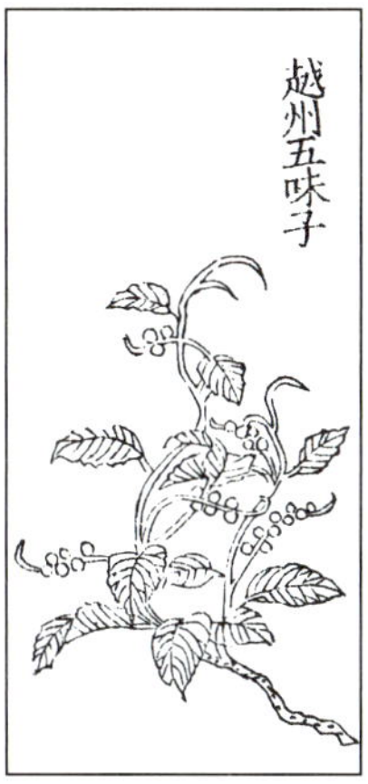

图 4 图经（政）·越州五味子

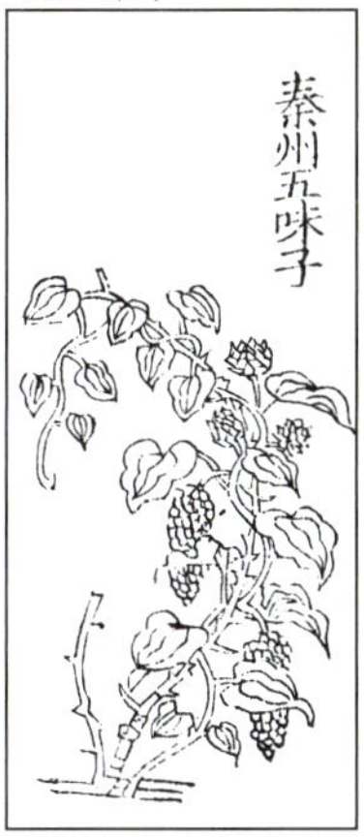

图 5 图经（政）·秦州五味子

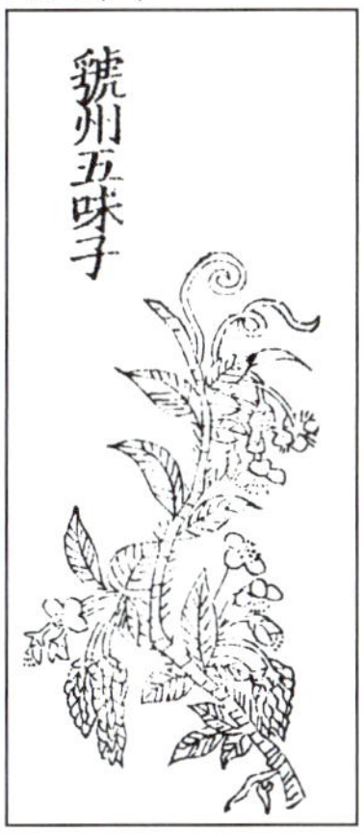

图 6 图经（政）·虢州五味子

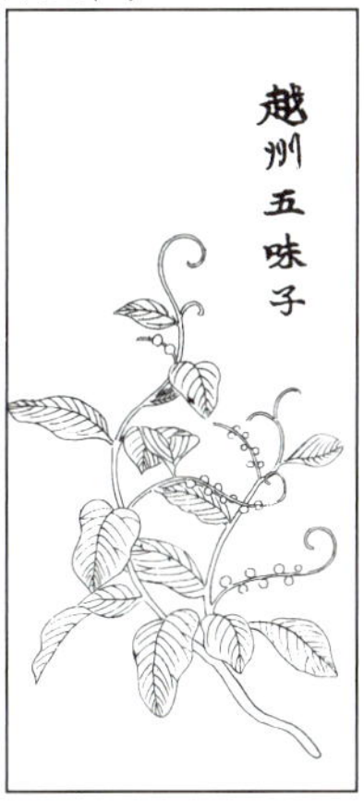

图 7 图经（绍）·越州五味子

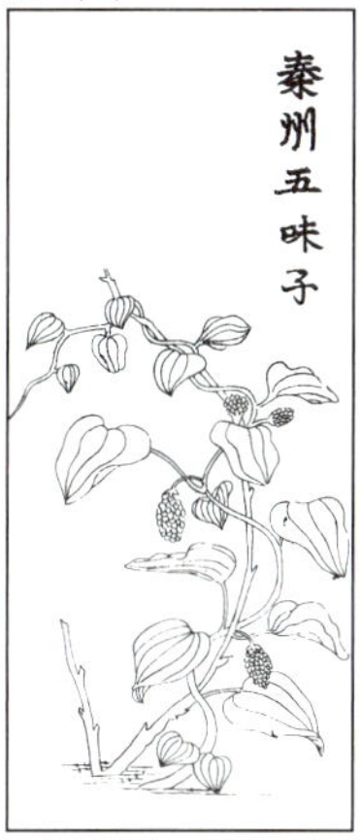

图 8 图经（绍）·秦州五味子

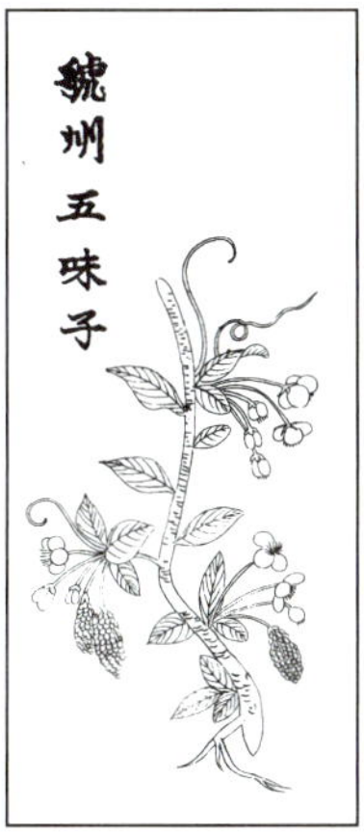

图 9 图经（绍）·虢州五味子

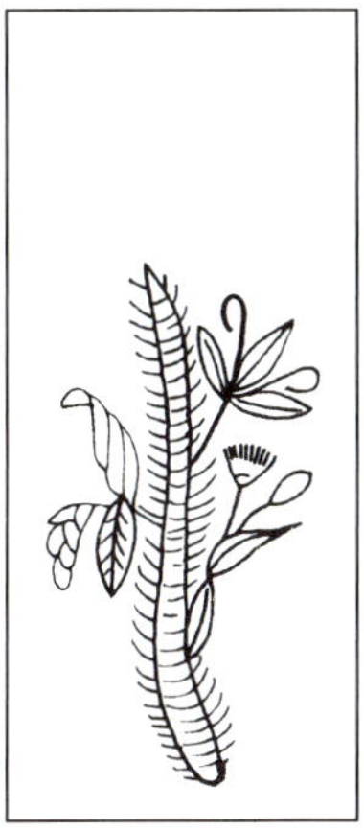

图 10 歌括·五味子

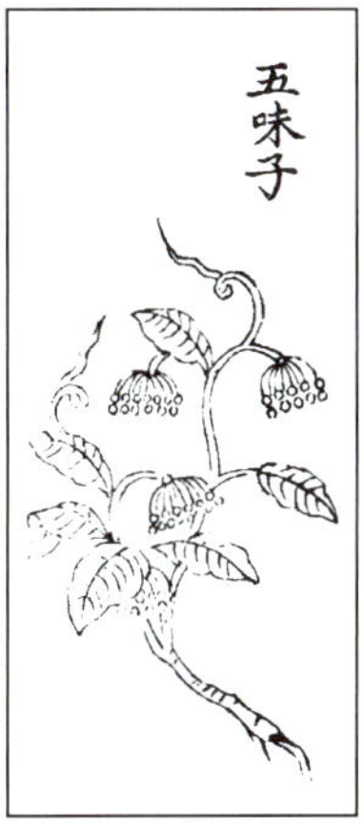

图 11 饮膳·五味子

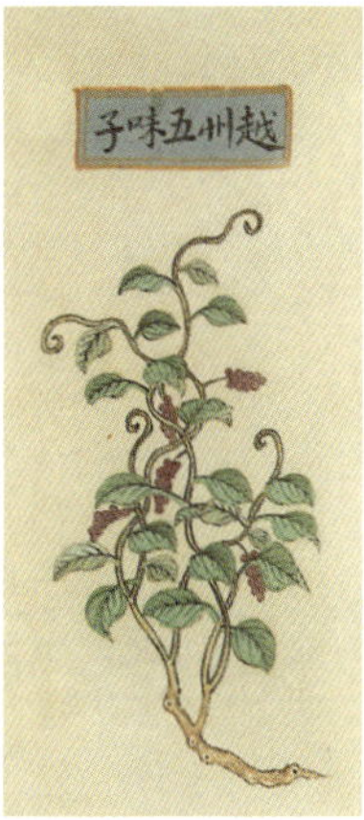

图 12 品汇·越州五味子

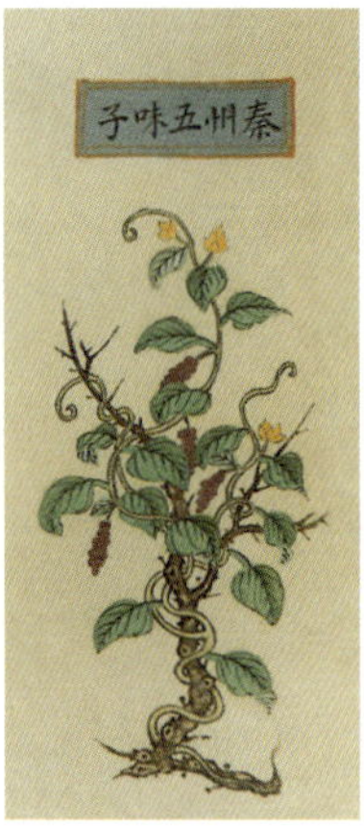

图 13 品汇 · 秦州五味子

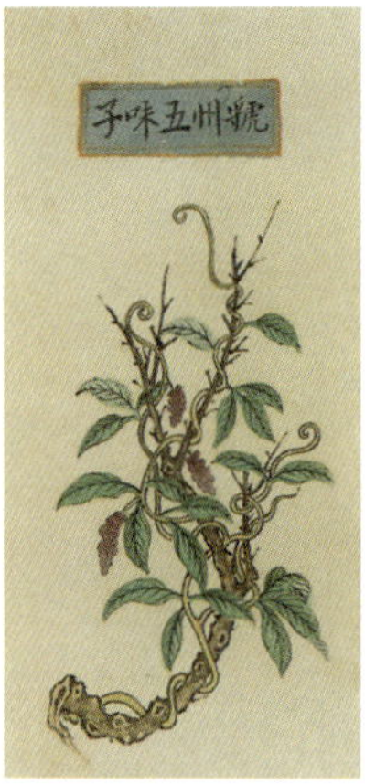

图 14 品汇 · 虢州五味子

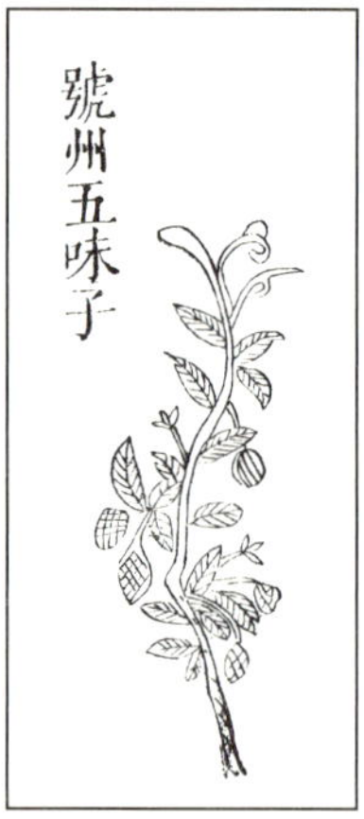

图 15 蒙筌 · 虢州五味子

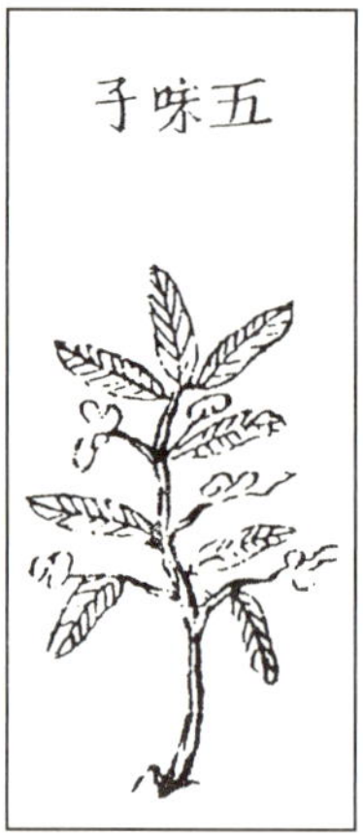

图 16 太乙 · 五味子

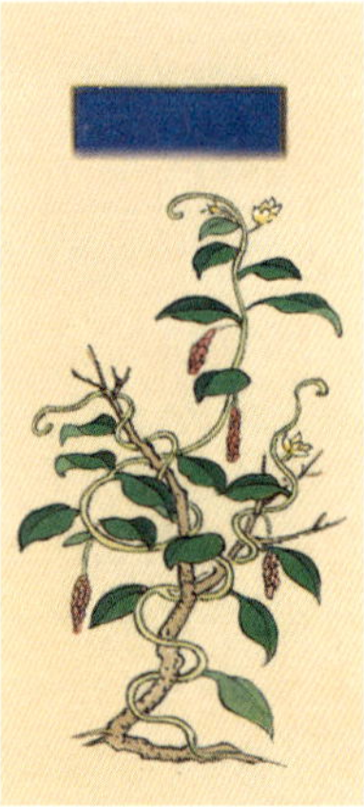
图 17 雷公 · 五味子

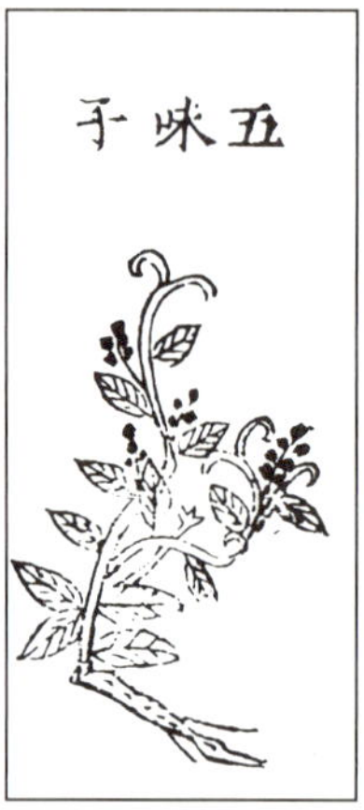

图 18 纲目（金）· 五味子

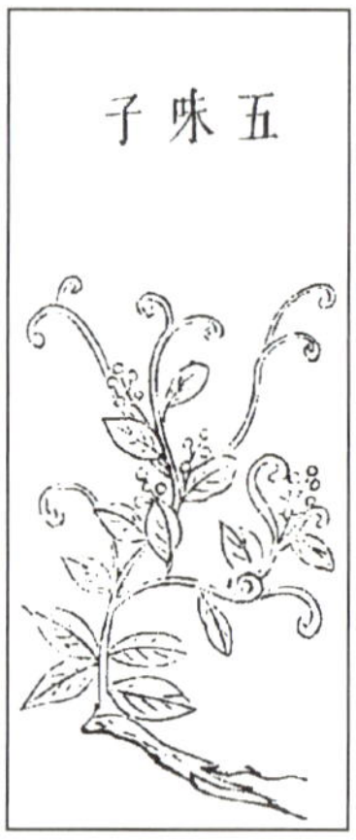

图 19 纲目（钱）· 五味子

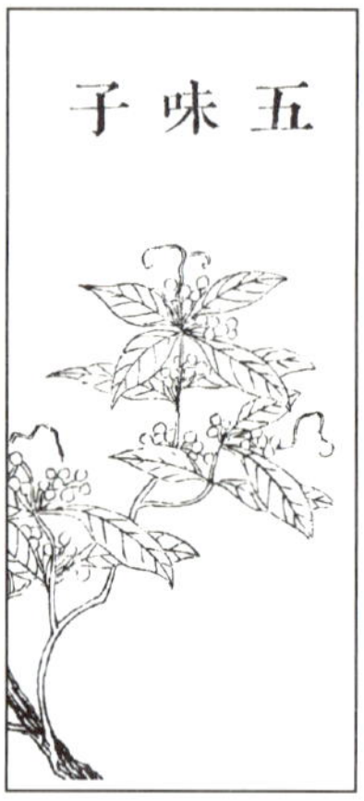

图 20 纲目（张）· 五味子

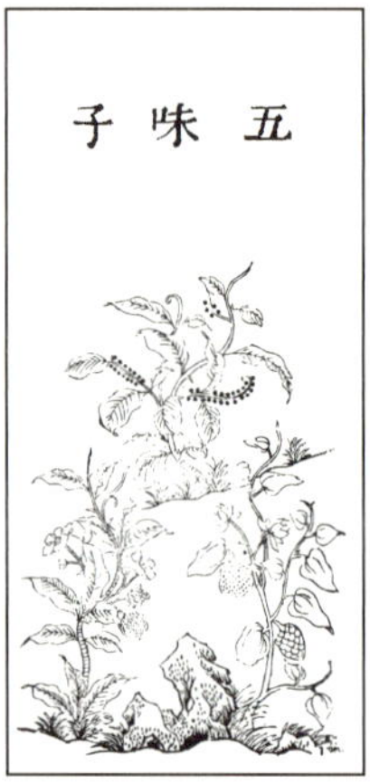

图 21 三才 · 五味子

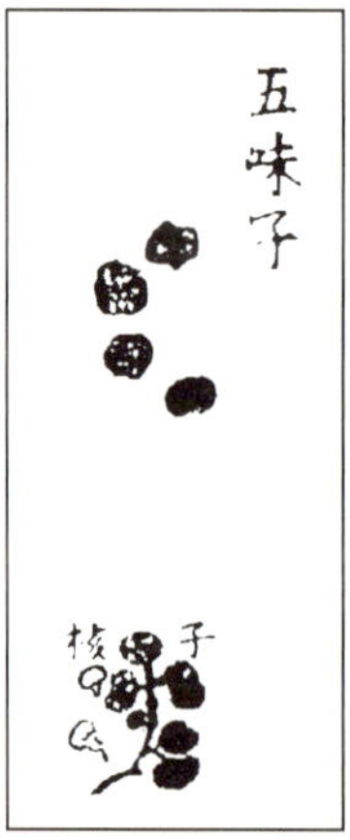

图 22 原始 · 五味子

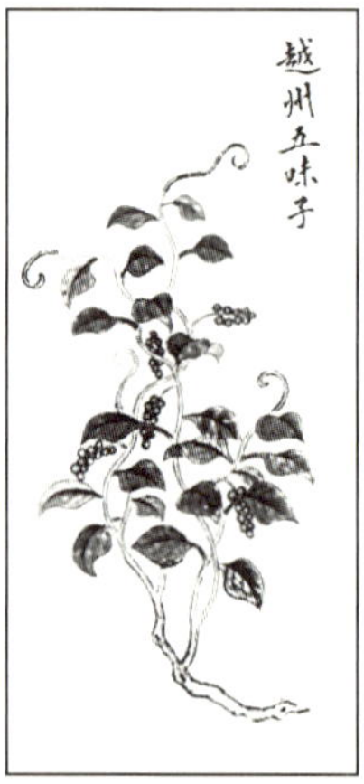

图 23 金石 · 越州五味子

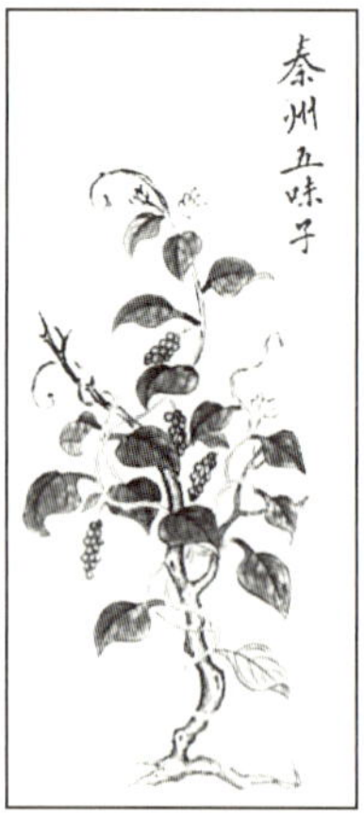

图 24 金石 · 秦州五味子

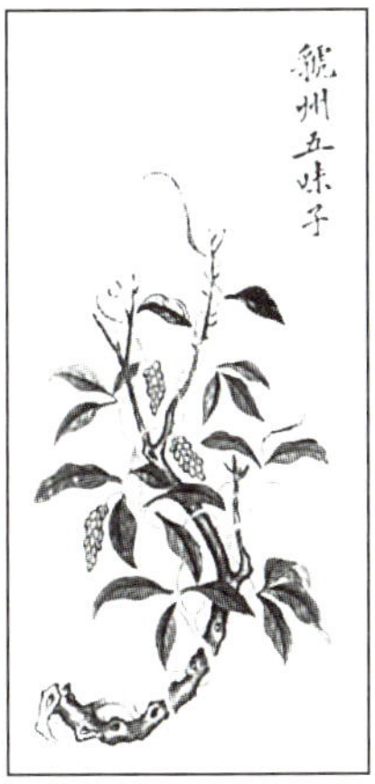

图 25 金石·虢州五味子

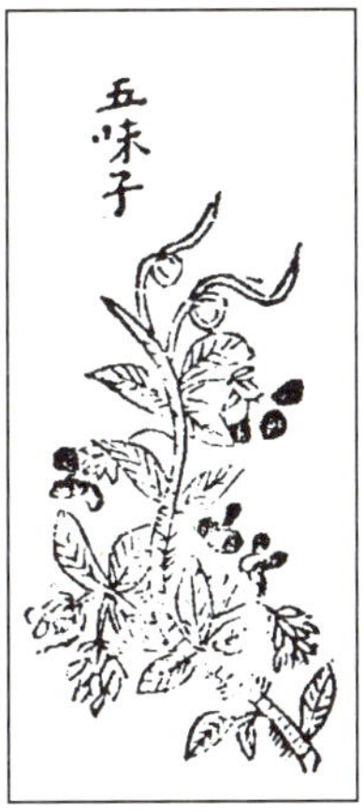

图 26 汇言·五味子

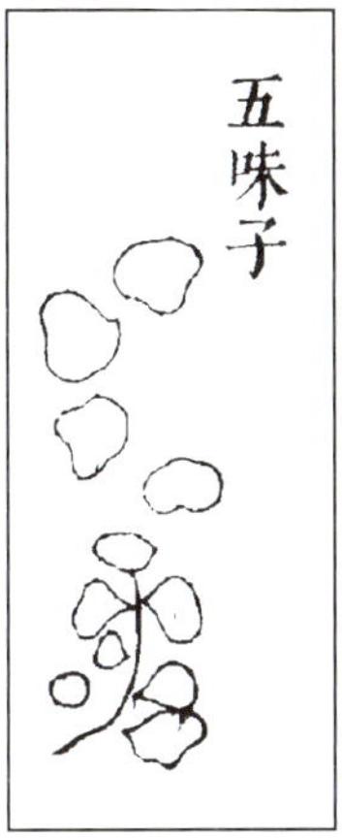

图 27 本草汇·五味子

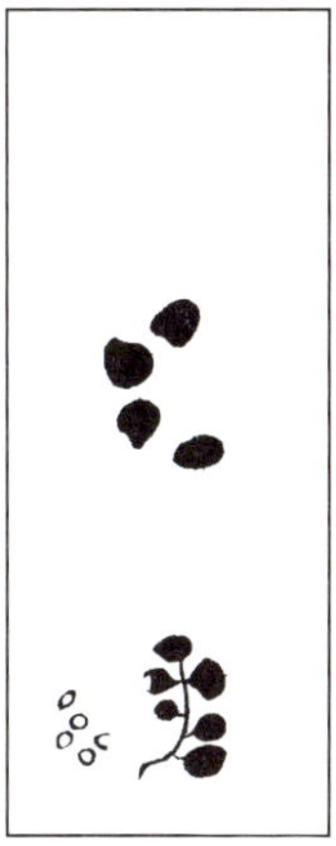

图 28 类纂·五味子

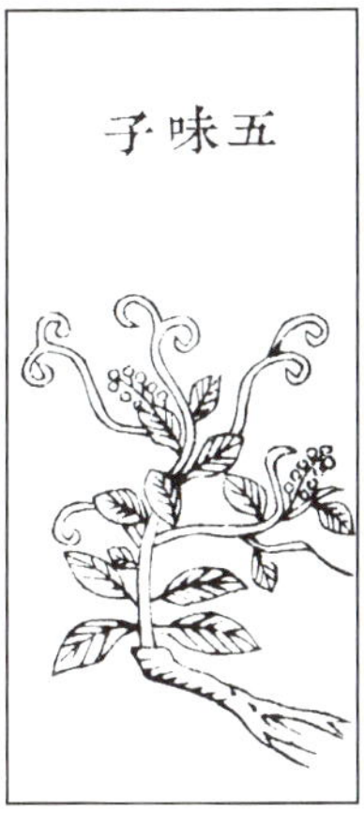

图 29 备要·五味子

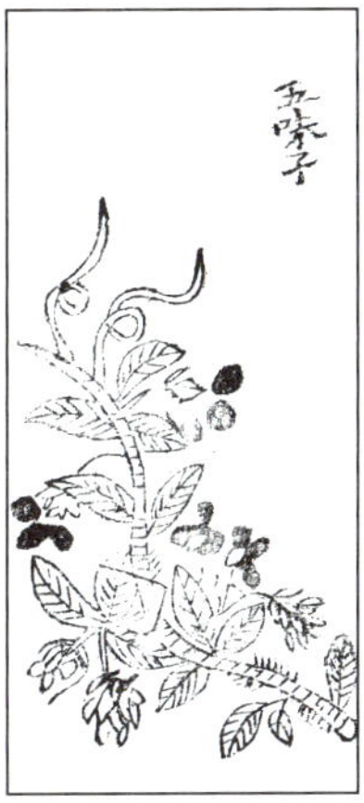

图 30 求真·五味子

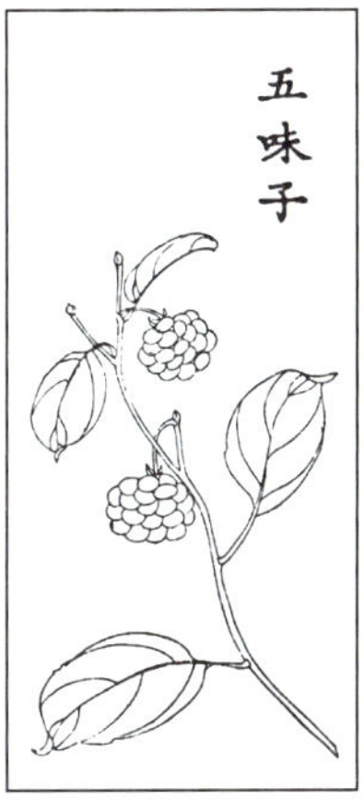

图 31 质问·五味子

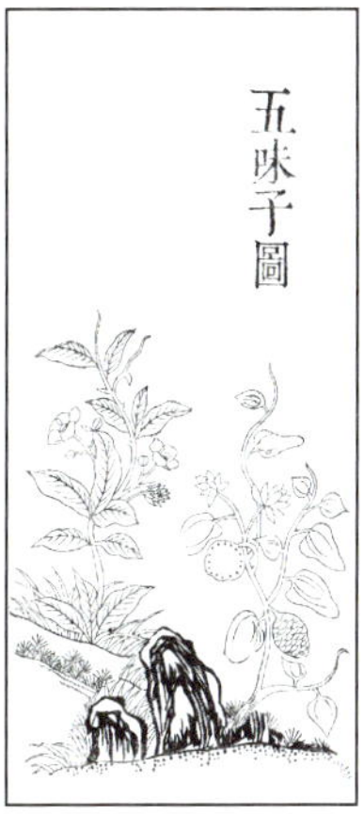

图 32 草木典·五味子图

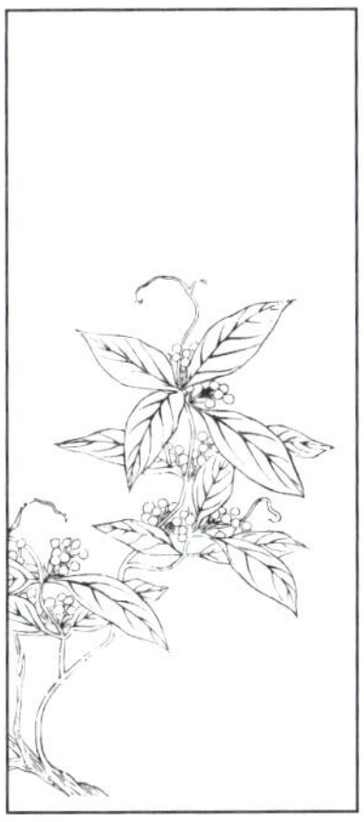

图 33 图考·五味子

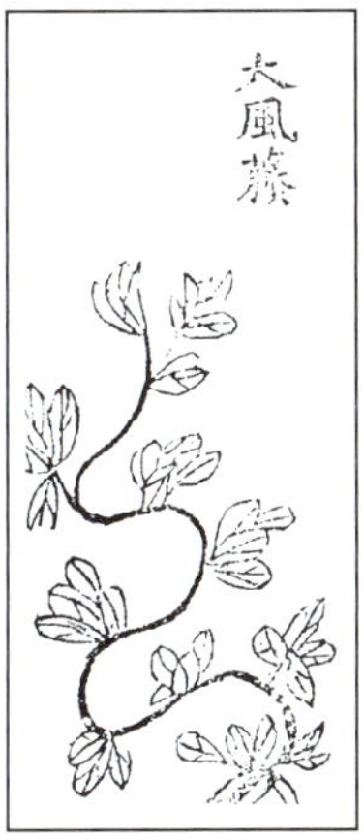

图 34 便方·大风藤

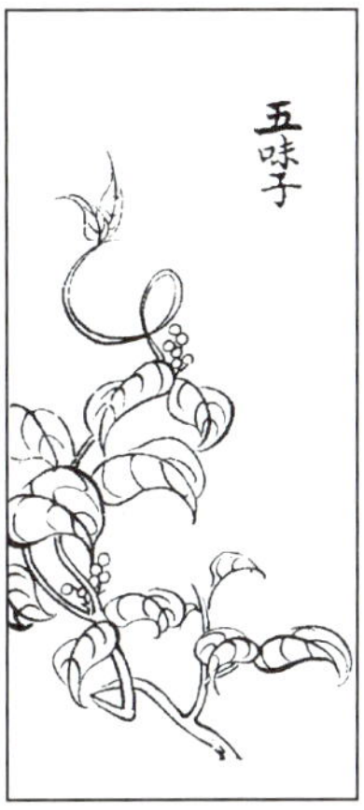

图 35 图说·五味子

本品35图，取自25书，其中7幅彩图。有承继关系的图可分3个书类。

《本草图经》：该书3图。“越州五味子”“秦州五味子”“虢州五味子”图依次分别存于《大观》（图1、2、3）、《政和》（图4、5、6）、《绍兴》（图7、8、9）。此三传本药图基本一致。今以《政和》图4、图5、图6为《图经》图的代表。

仿绘《图经》3图的彩色图有：《本草品汇精要》“越州五味子”（图12，基本照绘）、“秦州五味子”（图13，加粗被缠绕的木本植物，改弧形叶脉为网状脉）、“虢州五味子”（图14，叶片更细瘦，披针形）。以上3图的果穗完全一致，都是紫红如葡萄串状。此后《补遗雷公炮制便览》“五味子”（图17）仿绘《品汇》“秦州五味子”（图13）。《金石昆虫草木状》图23、图24、图25又依次分别仿绘《品汇》图12、图13、图14。

仿绘《图经》3图的墨线图有：《本草歌括》“五味子”（图10）图形极为简单粗糙，据其“茎”有刺，大概是根据《图经》“虢州五味子”（图6）抽象而成。《本草蒙筌》“虢州五味子”（图15）严重简化，并增添山坡背景。《太乙仙制本草药性大全》“五味子”（图16）或仿绘自《图经》“越州五味子”（图4）。《本草纲目》金陵本“五味子”（图18）仿绘《图经》“越州五味子”（图4），再加简约，果实用黑色表示。《纲目》钱本图19，在金陵本图18基础上再加润饰。此后仿绘《纲目》钱本图19者，有《本草备要》“五味子”（图29）、《本草简明图说》（图35）。《本草汇言》“五味子”（图26）仿绘自《图经》“虢州五味子”（图6），且果实用黑色表示。此后《本草求真》图30又仿绘《汇言》图26。另《三才图会》“五味子”（图21）将《图经》3图全部仿绘在一个图框里，多加美化，改变甚大。《古今图书集成·草木典》“五味子图”（图32）又仿绘《三才》图21中的两株植物，未绘“秦州五味子”。

《本草原始》：该书“五味子”（图22）的仿绘者有《本草汇》图27、《本草纲目类纂必读》图28。

《植物名实图考》：该书“五味子”（图33）的仿绘者有《纲目》张本图20。

以上35图中，除外27幅仿绘图，原创图尚有8幅（图4、5、6、11、22、31、33、34），详见下“鉴药”项。

【文录】

《别录》（见《证类》卷7“五味子”） 一名会及。一名玄及。生齐山山谷及代郡。八月采实，阴干。

梁《本草经集注》（同上） 陶隐居云：今第一出高丽，多肉而酸甜；次出青州，冀州，味过酸，其核并似猪肾。又有建平者少肉，核形不相似，味苦，亦良。此药多膏润，烈日暴之，乃可捣筛，道方亦须用。

唐《唐本草》（同上）《唐本》注云：五味，皮肉甘、酸，核中辛苦，都有咸味，此则五味具也。《本经》云味酸，当以木为五行之先也。其叶似杏而大，蔓生木上。子作房如落葵，大如蘡子。一出蒲州及蓝田山中。

后蜀《蜀本草》(同上) 《蜀本》：茎赤色，蔓生，花黄白，生青熟紫，味甘者佳。

宋《开宝本草》(同上) 今河中府岁贡焉。

宋《本草图经》(同上) 《图经》曰：今河东、陕西州郡尤多，而杭越间亦有。春初生苗，引赤蔓于高木，其长六七尺。叶尖圆似杏叶。三、四月开黄白花，类小莲花。七月成实如豌豆许大，生青熟红紫……今有数种，大抵相近，而以味甘者为佳。八月采，阴干用。一说小颗皮皱泡者，有白色盐霜一重，其味酸、咸、苦、辛、甘，味全者真也。

明《本草蒙筌》卷1"五味子" 江北最多，江南亦有。春生苗茎赤色，渐蔓高木引长。叶发似杏叶尖圆，花开若莲化黄白。秋初结实，丛缀茎端。粒圆紫不异樱珠，核扁红俨若猪肾。采收日曝，膏润难干。南北各有所长，藏留切勿相混。

明《本草纲目》卷18"五味子" 【释名】茎藸(《尔雅》音知除)。【集解】【时珍曰】五味今有南北之分，南产者色红，北产者色黑，入滋补药必用北产者乃良。亦可取根种之，当年就旺。若二月种子，次年乃旺，须以架引之。

琉球《质问本草》内篇卷4"五味子" 山中引蔓于树木，四时不凋，夏开花结子，至秋乃熟。

【鉴药】

"五味子"首见于《本经》。《唐本草》释名曰：其果实"五味，皮肉甘、酸，核中辛苦，都有咸味，此则五味具也。"《本经》载其"主益气，咳逆上气，劳伤羸瘦，补不足，强阴，益男子精"。《别录》云"养五藏，除热，生阴中肌"。后世用其敛肺生津、滋肾涩精，敛汗止泻等，为古今常用药物之一。

本品虽名"五味子"，但以酸为主。梁·陶弘景云："今第一出高丽，多肉而酸甜；次出青州，冀州，味过酸，其核并似猪肾。又有建平者少肉，核形不相似，味苦，亦良。"可见根据果实的形状及味道可以反映其所出产地。《唐本草》云："其叶似杏而大，蔓生木上。子作房如落葵，大如蘡子。一出蒲州及蓝田山中。"唐本《图经》(《蜀本草》引)云："茎赤色，蔓生，花黄白，生青熟紫，味甘者佳。"宋《本草图经》曰："今河东、陕西州郡尤多，而杭越间亦有。春初生苗，引赤蔓于高木，其长六七尺。叶尖圆似杏叶。三、四月开黄白花，类小莲花。七月成实如豌豆许大，生青熟红紫……今有数种，大抵相近，而以味甘者为佳。"《中华本草》据以上记载，以及《本草图经》"越州五味子"(图4)，确定本品为木兰科植物。[1]《中国植物志》

1 国家中医药管理局《中华本草》编委会：《中华本草》(2)，上海：上海科学技术出版社，1999：902.

定作木兰科五味子属（*Schisandra*）。[1]

五味子的品质与产地有关。据考宋代方书中开始使用"北五味子"之名。宋·李迅撰《集验背疽方》专门提到"真北五味子"："核如猪肾形，肉微黑，苦味重者是真……如沙柑子核者，是土五味子，不堪用。"[2]明代南北五味子区分更普遍。《本草蒙筌》云："江北最多，江南亦有……南北各有所长，藏留切勿相混。"《本草纲目》则云："五味今有南北之分，南产者色红，北产者色黑，入滋补药必用北产者乃良。"《中华本草》云古本草记载分布于代郡、青州、冀州、高丽者，为五味子*Schisandra chinensis* Turcz. Baill.［*Kadsura chinensis* Turcz.］。分布于齐山、蒲州、蓝田、河东、杭越等地的与华中五味子*Schisandra sphenanthera* Rehd. et Wils.产地一致。[3]谢宗万云："苏颂曰：'今河东、陕西州郡尤多'者可能指同科植物华中五味子*S. sphenanthera*的果实而言。现称此为南五味子或西五味子。"[4]以下为古本草中的有关药图辨析。

1.《本草图经》：该书"越州五味子"（图4）为木质藤本，单叶互生，叶椭圆形，聚合果生于叶腋，有果柄。据此图形及图名为"越州"（今浙江绍兴），则此植物或为华中五味子*S. sphenanthera*。

"秦州五味子"（图5）亦为木质藤本，攀缘在其他植物之上。叶卵形，先端尖，叶有基出3主脉。聚合果序膨大。此图大体形象似五味子属（*Schisandra*）植物，但与"越州五味子"图的果、叶均有差别。"秦州"即今甘肃天水，原植物待考。

"虢州五味子"（图6）为木质藤本，茎有横纹，且密布毛刺。叶椭圆状披针形。花簇生叶腋，有长柄，聚合果下垂。从其花果形状来看，似亦为五味子属（*Schisandra*）植物。虢州即河南灵宝市。

2.《饮膳正要》：该书"五味子"（图11）绘一株木质藤本，单叶互生，叶椭圆形，叶腋间有花序，下垂，伞房状。除花序（可能是将南五味子*Kadsura*属植物球形的聚合果夸张化了）与五味子不同外，茎叶倒类似五味子属植物。

3.《本草原始》：该书"五味子"（图22）绘五味子果实，用黑色表示，是因为其浆果干燥后呈紫红或黑红色。其果呈不规则的球形或扁球形。下方有一果枝还显示了种子。其果实比较肥厚，似为北五味子。

4.《质问本草》：该书"五味子"（图31）该图茎示一茎，数叶，及叶腋间下垂的球形聚合果。据考此为木兰科南五味子属日本南五味子*Kadsura japonica*（Linn.）

---

1 中国科学院《中国植物志》编辑委员会：《中国植物志》，北京：科学出版社，1996，第30（1）卷，252.

2 王家葵、蒋淼、胡颖翀：《本草纲目图考》，北京：科学出版社，2018：798.

3 国家中医药管理局《中华本草》编委会：《中华本草》（2），上海：上海科学技术出版社，1999：902.

4 谢宗万：《本草纲目药物彩色图鉴》，北京：人民卫生出版社，2000：169.

Dunal。[1]不作五味子使用。

5.《植物名实图考》: 该书“五味子”(图33)为木质藤本,叶椭圆状披针形,互生。叶腋间有花序。此类似五味子*Schisandra chinensis*。

6.《草木便方》: 该书“大风藤”(图34)为藤本植物,3—4小叶簇生于茎节。未绘花果。该书的整理者根据该书产生地四川所用本品,考订其为木兰科五味子属植物翼梗五味子*Schisandra henryi* Clarke.、华中五味子*Schisandra sphenanthera* Rehd. et Wils.。

【小结】

“五味子”为《本经》所载早期药物之一,以果实兼具五种味道得名。为古今常用敛肺生津、滋肾涩精药物之一。据梁·陶弘景、《唐本草》、唐本《图经》、宋《本草图经》记载的植物形态,本品当为木兰科五味子属(*Schisandra*)多种植物。宋、明间形成南北两类五味子。产华北、东北一带的为北五味子,即五味子*Schisandra chinensis* Turcz. Baill.。产河东、陕西、杭越等地多为南五味子,即华中五味子*Schisandra sphenanthera* Rehd.et Wils.。

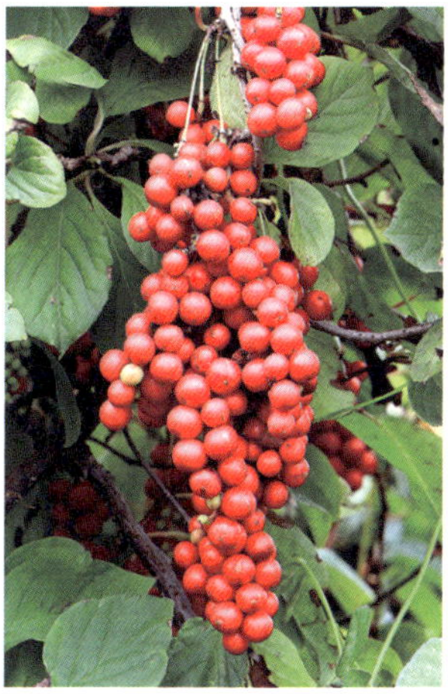

图 36　五味子 *Schisandra chinensis*

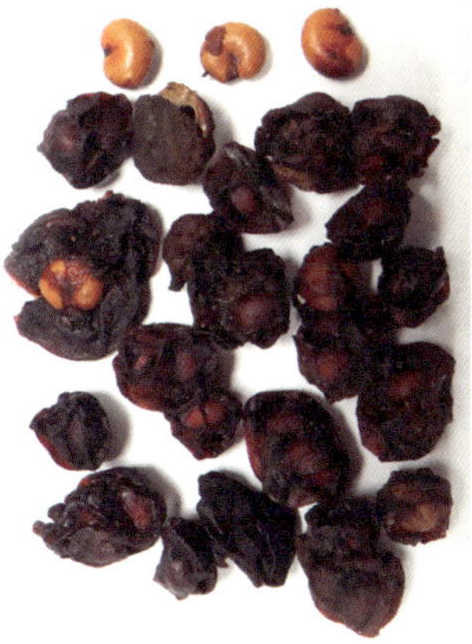

图 37　五味子药材

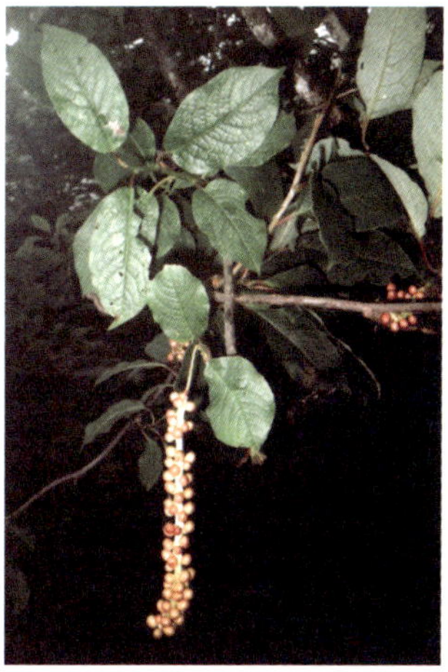

图 38　华中五味子 *S.sphenanthera*

1　[琉球] 吴继子著,原田禹雄译注,高津孝解说:《译注质问本草》,琉球国冲绳:榕树书林,2002:216-217.

18-3 蓬蘽

【品图】

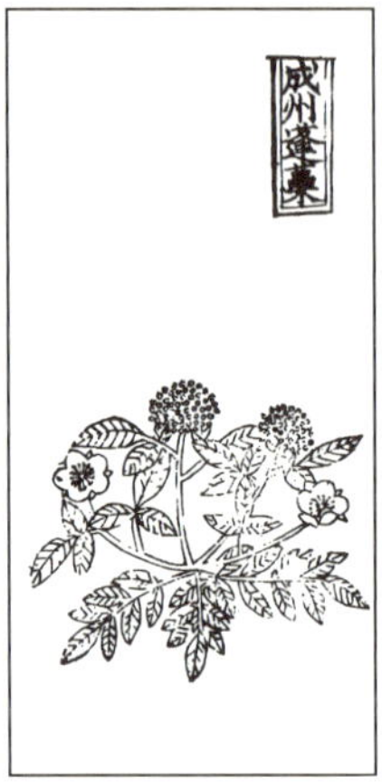

图1 图经（大）·成州蓬蘽

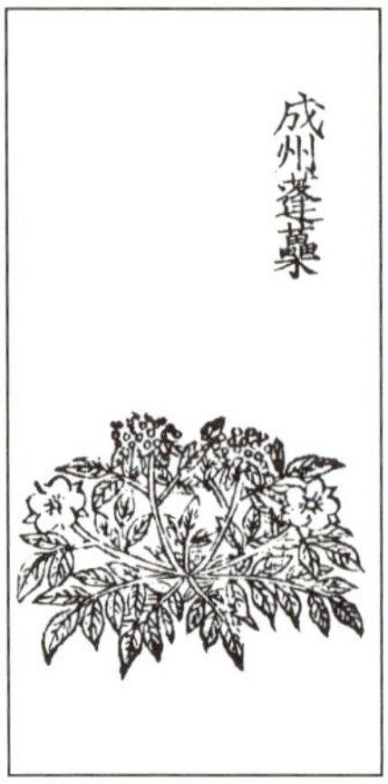

图2 图经（政）·成州蓬蘽

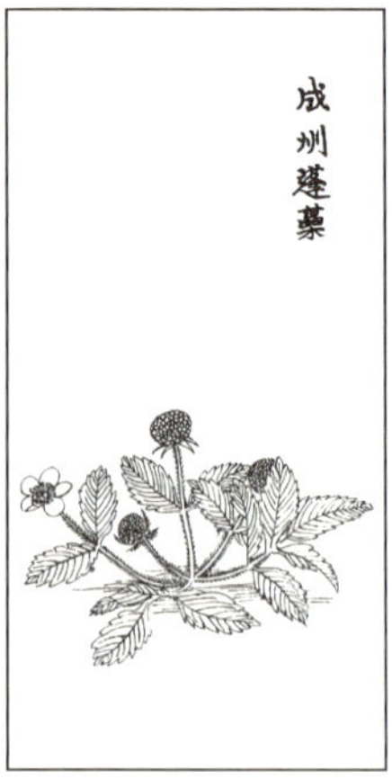

图3 图经（绍）·成州蓬蘽

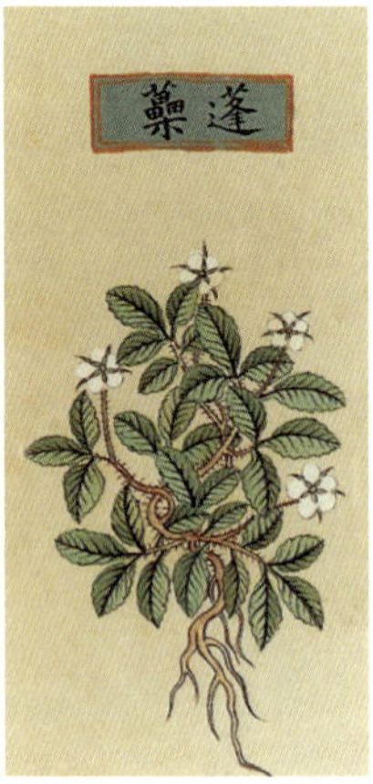

图4 品汇·蓬蘽

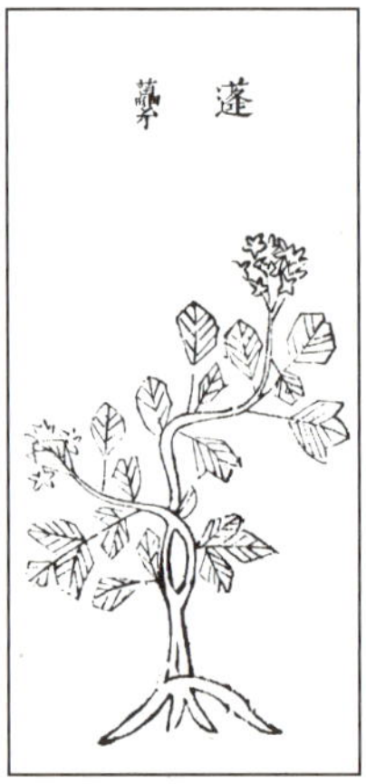

图5 蒙筌·蓬蘽

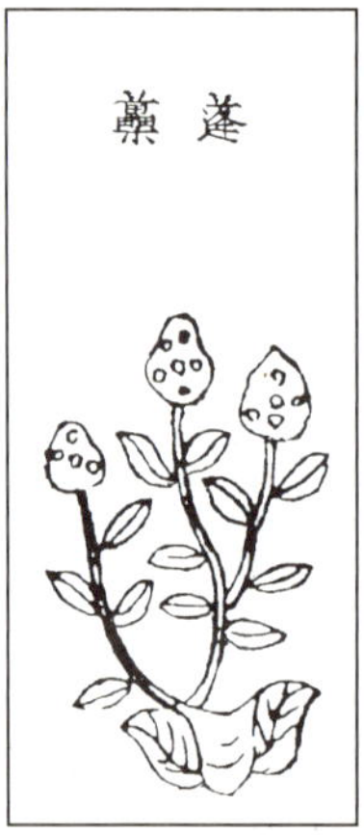

图6 太乙·蓬蘽

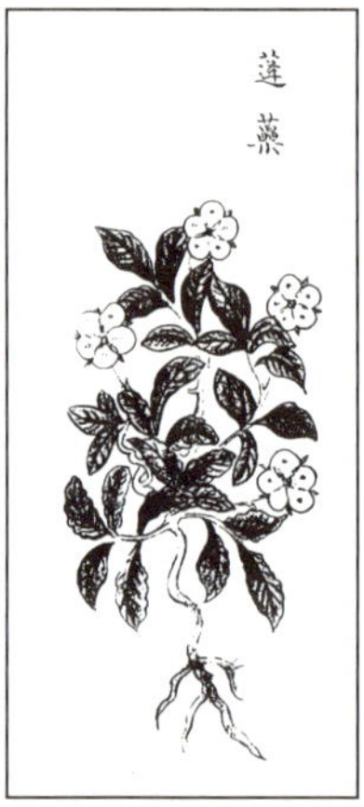

图7 雷公·蓬蘽

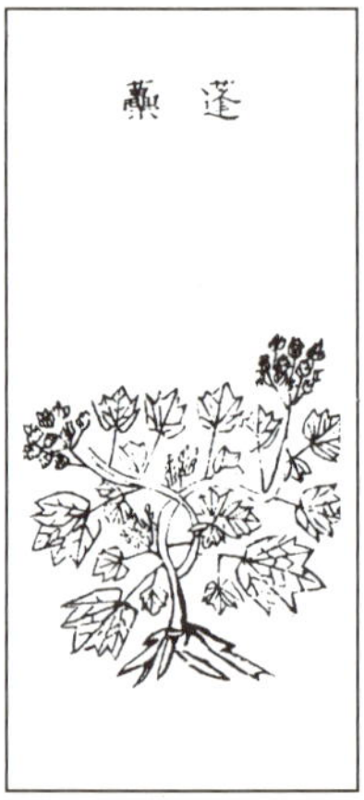

图8 纲目（金）·蓬蘽

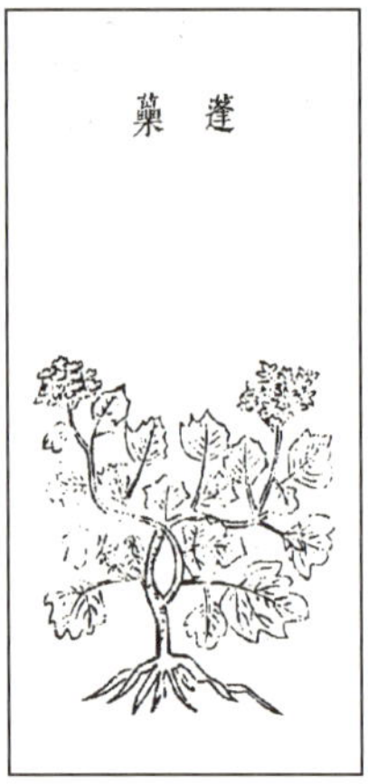

图9 纲目（钱）·蓬蘽

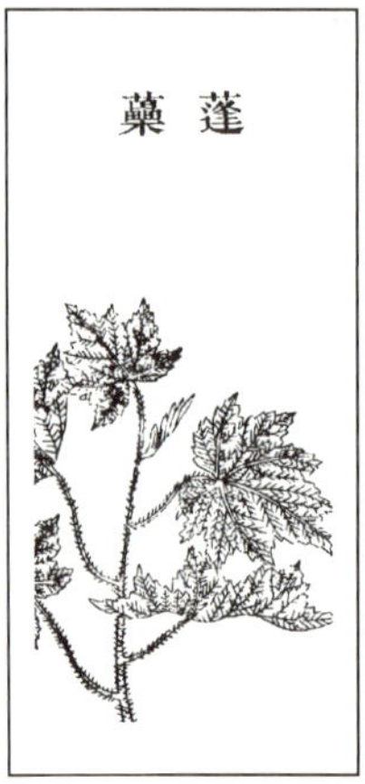

图10 纲目（张）·蓬蘽

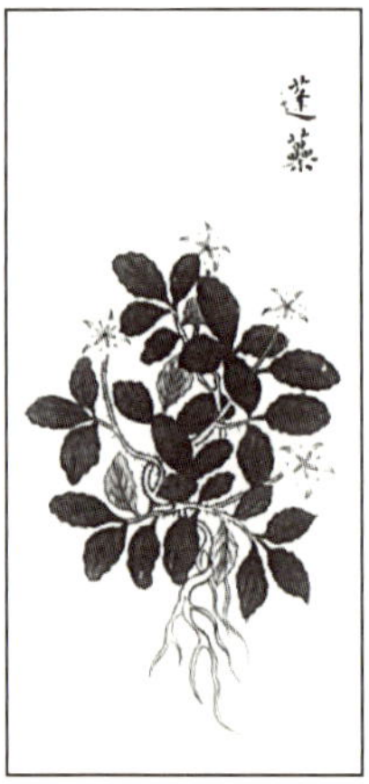

图11 金石·蓬蘽

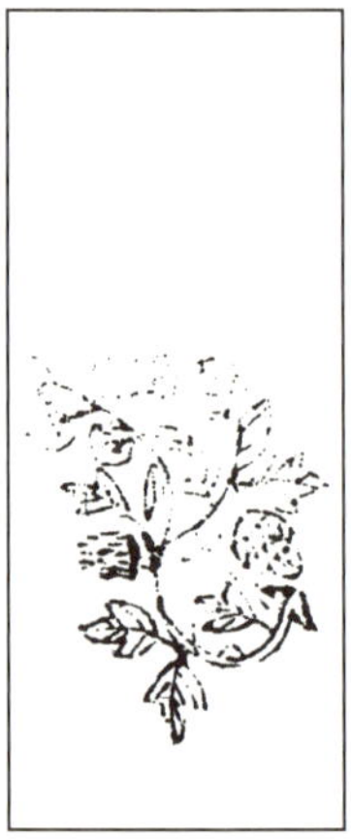

图12 汇言·蓬蘽

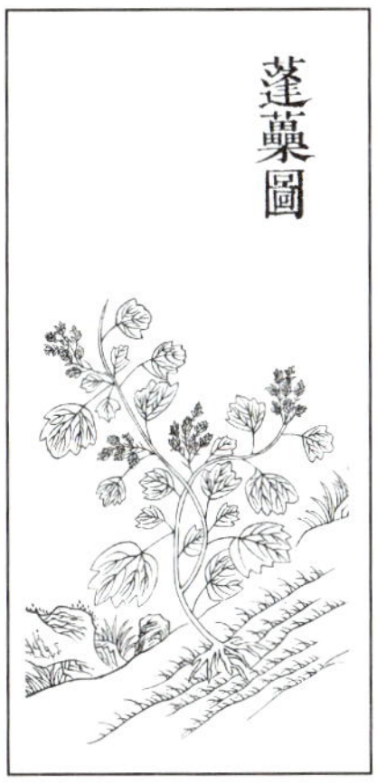

图 13　草木典·蓬藟图

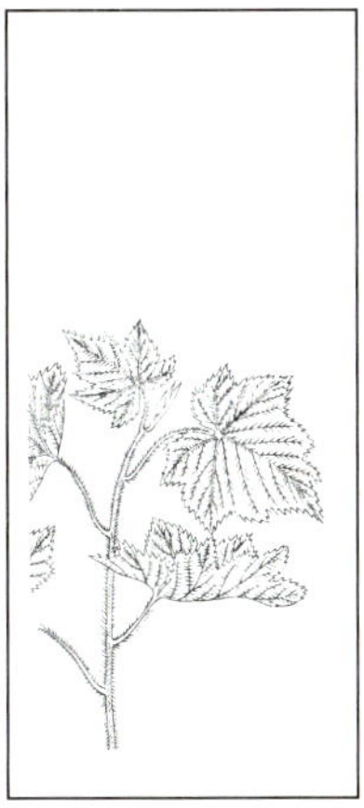

图 14　图考·蓬藟 -1

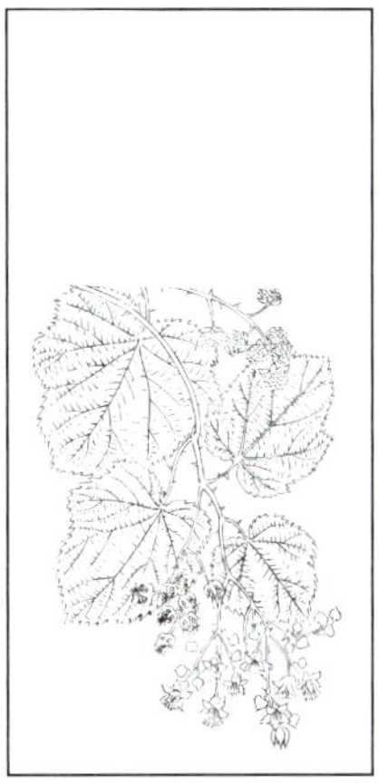

图 15　图考·蓬藟 -2

本品15图，取自14书，其中3幅彩图。有承继关系的图可分3个书类。

《本草图经》：该书的“成州蓬藟”图分别存于《大观》（图1）、《政和》（图2）、《绍兴》（图3）。此三传本药图基本一致。今以《政和》图2为《图经》图的代表。

仿绘该图的彩色图有《本草品汇精要》“蓬藟”（图4），该图绘出根部，将花敷以白色，茎有刺，未绘果实。此后《补遗雷公炮制便览》图7、《金石昆虫草木状》图11又仿绘《品汇》图4。

《本草纲目》（金陵本）：该书“蓬藟”（图8）的仿绘图有《纲目》钱本图9，略加润饰。《本草蒙筌》图5、《古今图书集成·草木典》“蓬藟图”（图13）亦仿绘自图8。《本草汇言》图12比较模糊，但其叶片为单叶，似亦仿绘自《纲目》金陵本图8。

《植物名实图考》：该书“蓬藟”（图14）的仿绘图有《本草纲目》张本图10。

以上15图中，除外10幅仿绘图，原创图尚有5幅（图2、6、8、14、15），详见下“鉴药”项。

【文录】

《本经》《别录》（见《证类》卷23“蓬藟”）　一名覆盆，一名陵藟，一名阴藟。生荆山平泽及冤句。

唐《本草拾遗》（同上）　陈藏器云：其类三种，四月熟，甘美好覆盆子者是也，余不堪入药，今人取茅莓当覆盆误矣。

唐《食性本草》（同上）　陈士良云：诸家本草皆说是覆盆子根，今观采取之家，按草木类所说，自有蓬藟，似蚕莓子，红色。其叶似野蔷薇，有刺，食之酸、甘。恐诸家不识，误说是覆盆也。

宋《开宝本草》（同上）　今注：是覆盆苗茎也。陶言蓬藟是根名，乃昌容所服以易颜者。盖根、苗相近尔，李云莓也。按《切韵》莓是覆盆草也。又藟者，藤也。

今据蓬蘽之名，明其藤蔓也。《唐本》注云蓬蘽、覆盆，一物异名，本谓实，而非根。此亦误矣。亦如蜀漆与常山异条，芎䓖与蘼芜各用。今此附入果部者，盖其子是覆盆也。

宋《本草图经》（同上）《图经》曰：蓬蘽，覆盆苗茎也。生荆山平泽及冤句。覆盆子，旧不著所出州土，今并处处有之，而秦、吴地尤多。苗短不过尺，茎、叶皆有刺。花白，子赤黄，如半弹丸大，而下有茎承如柿蒂状。小儿多食其实。五月采其苗，叶采无时。江南人谓之莓，然其地所生差晚，三月始有苗，八九月花开，十月而实成。功用则同，古方多用。

梁《本草经集注》（见《证类》卷23“覆盆子”） 陶隐居云：蓬蘽是根名，方家不用，乃昌容所服以易颜者也。覆盆是实名，李云是莓子，乃似覆盆之形。而以津汁为味，其核微细。药中用覆盆子小异。此未详孰是。

唐《唐本草》（同上）《唐本》注云：覆盆，蓬蘽，一物异名，本谓实，非根也。李云莓子，近之矣。其根不入药用。然生处不同，沃地则子大而甘，瘠地则子细而酸。此乃子有甘、酸，根无酸味。陶景以根酸、子甘，将根入果，重出子条，殊为孟浪。

吴越《日华子本草》（同上）《日华子》云：又有树莓，即是覆盆子。

宋《开宝本草》（同上） 蓬蘽乃覆盆之苗也，覆盆，乃蓬蘽之子也。陶注、唐注皆非。

宋《本草衍义》卷18“蓬蘽” 非覆盆也。自别是一种，虽枯败而枝梗不散，今人不见用。

明《本草蒙筌》卷7“覆盆子” 道傍田侧，处处有生。苗长七八寸余，实结四五颗止。大若半弹而有蒂，（承之如柿蒂状。）微生黑毛而中虚。（去蒂中虚而白。）赤熟夏初，小儿竞采。江南咸谓莓子，《本经》易名覆盆。

明《本草纲目》卷18“蓬蘽”【释名】割田藨（音苞）。【时珍曰】蓬蘽与覆盆同类，故《别录》谓一名覆盆。此种生于丘陵之间，藤叶繁衍，蓬蓬累累，异于覆盆，故曰蓬蘽、陵蘽，即藤也。其实八月始熟，俚人名割田藨。【集解】【时珍曰】此类凡五种。予尝亲采，以《尔雅》所列者校之，始得其的。诸家所说，皆未可信也。一种藤蔓繁衍，茎有倒刺，逐节生叶，叶大如掌，状类小葵叶，面青背白，厚而有毛，六七月开小白花，就蒂结实，三四十颗成簇，生则青黄，熟则紫黯，微有黑毛，状如熟椹而扁，冬月苗叶不凋者，俗名割田藨，即本草所谓蓬蘽也。一种蔓小于蓬蘽，亦有钩刺，一枝五叶，叶小而面背皆青，光薄而无毛，开白花，四五月实成，子亦小于蓬蘽稀疏，生则青黄，熟则乌赤，冬月苗凋者，俗名插田藨，即本草所谓覆盆子。《尔雅》所谓“茥，缺盆”也。此二者俱可入药。一种蔓小于蓬蘽，一枝三叶，叶面青，背淡白而微有毛，开小白花，四月实熟，其色红如樱桃者，俗名薅田藨，即《尔雅》所谓藨者也。故郭璞注云：藨即莓也。子似覆盆而大，赤色，酢甜可食。此种不入药用。一种树生者，树高四五尺，叶似樱桃叶而狭长，四月开小白花，结实与覆盆子一样，但色红为异，俗亦名藨，即《尔雅》所谓山莓，《陈藏器本草》所谓悬钩子者也。详见本条。一种就地生蔓，长数寸，开黄花，结实如覆盆而鲜红，不可食者，本草所谓蛇苺也。见本条。如此辨析，则蓬虆、覆盆自定矣。李当之、陈士良、陈藏器、寇宗奭、汪机五说近是，而欠明悉。陶弘景以蓬虆为根，覆盆为子；马志、苏颂以蓬虆为苗，覆盆为子；苏恭以为一物；大明以树生者为覆盆，皆臆说，不可据。

明《本草会编》(同上)【机】曰：蓬虆，徽人谓之寒莓。沿堑作丛蔓生，茎小叶蜜多刺。其实四五十颗作一朵，一朵大如盏面，霜后始红。苏颂《图经》以此注覆盆，误矣。江南覆盆，亦四五月熟，何尝差晚耶。覆盆茎粗叶疏，结实大而疏散；不似寒莓，茎细叶密，结实小而成朵。一则夏熟，一则秋熟。岂得同哉。

清《植物名实图考》卷22“蓬藟”　蓬藟，《本经》上品。今废圃篱落间极繁。秋结实如桑椹，湖广通呼乌泡果。泡即藨之讹。《尔雅》：藨，麃。《注》：麃即莓也。今江东呼为麃莓子，似覆盆而大赤，酢甜可啖，即此类也。湖南俚医，端午日取其叶阴干，六月六日研为末，以治刀伤。名曰具龙丹。李时珍以苗叶功用似覆盆，未的。

【鉴药】

“蓬虆”首见于《本经》。李时珍释其名曰：“藤叶繁衍，蓬蓬累累，异于覆盆，故曰蓬虆。”似用其果实。《本经》载其“主安五藏，益精气，长阴令坚，强志倍力，有子。久服轻身不老”。《别录》云“又疗暴中风，身热大惊”。然后世医方书罕见用此名，民间或用作草药。

本品在古代属于“藨”(莓)类植物，其共同的特点都有可食用的浆果。形态相似，别名混乱，自古以来争执不休。《本经》的“蓬虆”就有多种说法，尤其是与覆盆子究竟是一物还是两物，就有不同的意见。

《本经》“蓬虆”一名覆盆。支持二者为一的学者有梁·陶弘景：“蓬虆是根名，方家不用……覆盆是实名，李云是莓子，乃似覆盆之形。”《唐本草》云：“覆盆，蓬虆，一物异名，本谓实，非根也。李云莓子，近之矣。”也就是说覆盆，蓬虆都是指果实，即所谓“莓子”，与根无关。宋《开宝本草》认为蓬虆“是覆盆苗茎也”，并引经据典，谓“虆者，藤也。今据蓬虆之名，明其藤蔓也”。以上诸家皆将蓬虆、覆盆看成是一物，但在果实、根、苗茎上各抒己见。

主张蓬虆、覆盆为两种植物的学者也大有人在。三国时李当之认为蓬虆“是莓子，乃似覆盆之形”。即蓬蘽是果实（莓子），形状像覆盆。陈士良观察到，采药人的说法是“自有蓬蘽，似蚕莓子，红色。其叶似野蔷薇，有刺，食之酸、甘。恐诸家不识，误说是覆盆也。”此亦支持蓬蘽自为一种植物，并非覆盆。唐·陈藏器在介绍蓬蘽的各种作用之后，指出其类有三种，其中“四月熟，甘美好覆盆子者是也”，与蓬蘽非一物。宋·寇宗奭也说：蓬蘽“非覆盆也。自别是一种，虽枯败而枝梗不散，今人不见用。”明·汪机则云：“蓬蘽，徽人谓之寒莓。沿堑作丛蔓生，茎小叶蜜多刺。其实四五十颗作一朵，一朵大如盏面，霜后始红。”即其果实成熟的时间很晚，与四五月熟的覆盆不同。此外“覆盆茎粗叶疏，结实大而疏散；不似寒莓，茎细叶密，结实小而成朵。一则夏熟，一则秋熟。岂得同哉。”这就从形态、习性将蓬蘽、覆盆区别开来。

李时珍经过亲自采集辨认，认为“一种藤蔓繁衍，茎有倒刺，逐节生叶，叶大如掌，状类小葵叶，面青背白，厚而有毛，六七月开小白花，就蒂结实，三四十颗成簇，生则青黄，熟则紫黯，微有黑毛，状如熟椹而扁，冬月苗叶不凋者，俗名割田藨，即本草所谓蓬蘽也。”此即蔷薇科悬钩子属植物灰白毛莓*Rubus tephrodes* Hance。该种的特点是“茎有倒刺”“叶大如掌，状类小葵叶”果实“状如熟椹而扁”，且“冬月苗叶不凋”。掌握此种特点，再去考察古本草相关诸图，就一目了然了。

1.《本草图经》：该书三传本中，《大观》图1、《政和》图2的构图相似。《绍兴》图3中复叶的小叶较少，叶脉刚直，但花、果仍同。“成州蓬蘽”（图2）全为基生叶，小叶3—7枚，无主茎，单花顶生，5瓣。此似为蔷薇科山莓属植物伏毛山莓草*Sibbaldia adpressa* Bge.。成州即今甘肃礼县，有此植物分布。

2.《太乙仙制本草药性大全》：该书“蓬蘽”（图6）所绘图形极为简单。其根部似叶非叶，是根非根，不知其意。基生茎2枝，单叶互生，茎顶有近圆锥形的类聚合果。难以臆测其基原。

3.《本草纲目》（金陵本）：该书“蓬蘽”（图8）所绘类似攀缘植物，茎枝弯曲。单叶，近圆形，基部有掌状脉。此与时珍所云“叶大如掌，状类小葵叶”相符。其花顶生，似圆锥花序。故此图与时珍所云及实物均相符合，可能是写生绘成。其基原即蔷薇科悬钩子属植物灰白毛莓*Rubus tephrodes* Hance。

4.《植物名实图考》：该书有图2幅。其“蓬蘽-1”（图14）茎直立，仅绘数叶片。茎枝叶柄均有毛刺。单叶，近圆形，基部心形，有掌状5出脉，边缘有钝裂片和不整齐的锯齿。此为灰白毛莓*R. tephrodes*的茎枝。“蓬蘽-2”（图15）亦为灰白毛莓*R. tephrodes*，茎有倒刺。另外展示了顶生的大型圆锥花序及球形果实。

【小结】

“蓬虆”为《本经》所载早期用药之一，功效颇多，且偏于补益，然后世已很少用于医方。本品与“覆盆子”究竟是一物还是两物，古本草争执不休。李时珍经亲自观察，详细介绍了其鉴别特点，可考为蔷薇科植物灰白毛莓 *Rubus tephrodes* Hance。《本草纲目》金陵本、《植物名实图考》均附有较好的写生图。

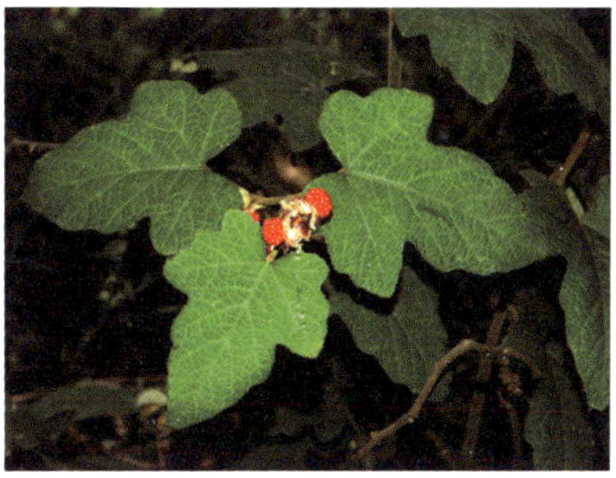

图 16　灰白毛莓 *Rubus tephrodes* Hance

18–4　覆盆子

【品图】

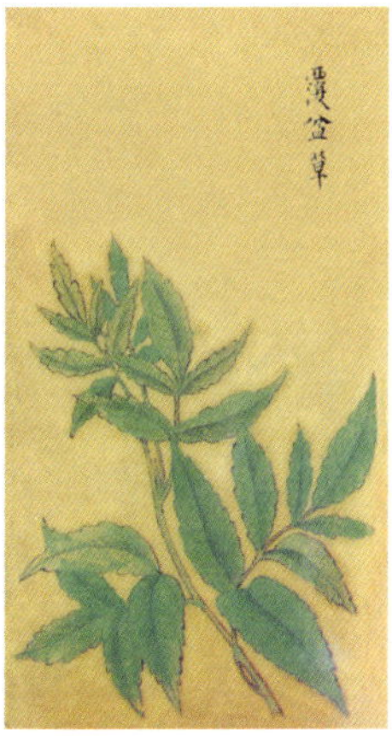

图 1　履巉岩·覆盆草

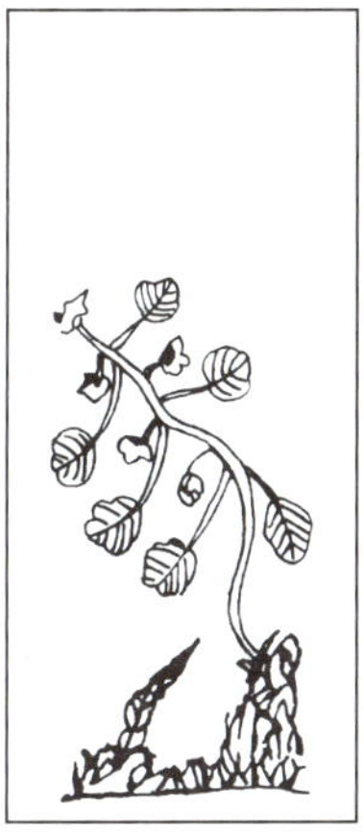

图 2　歌括·覆盆子

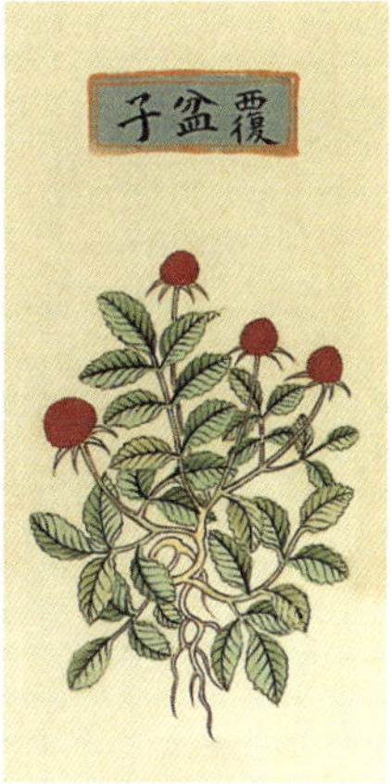

图 3　品汇·覆盆子

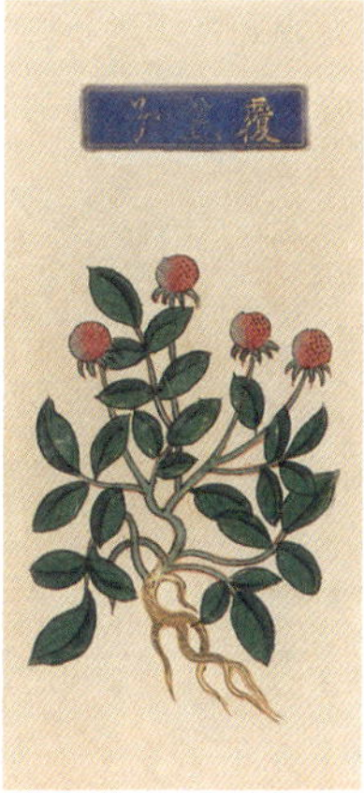

图 4　食物·覆盆子

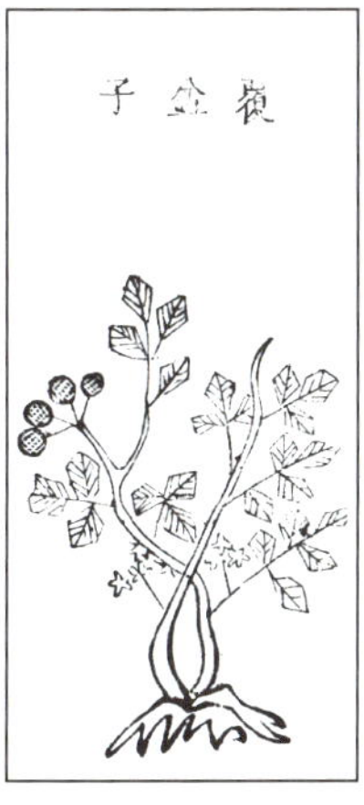

图 5　蒙筌·覆盆子

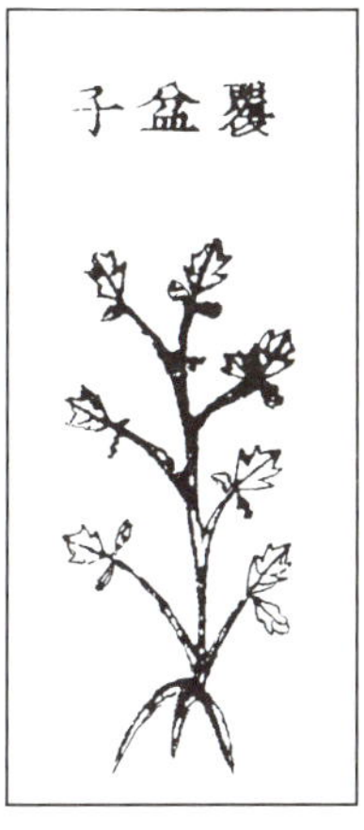

图 6　太乙·覆盆子

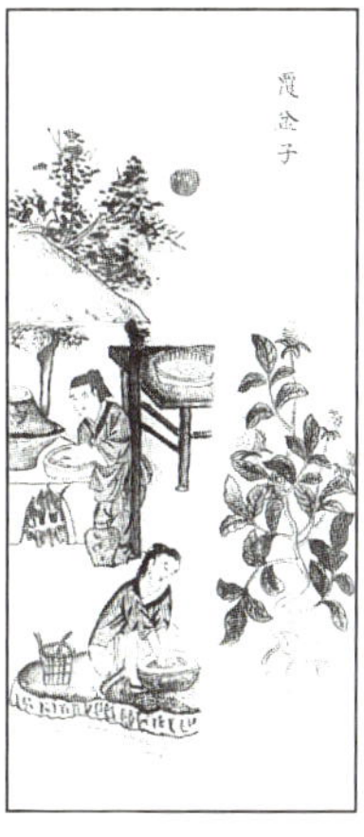

图 7　雷公·覆盆子

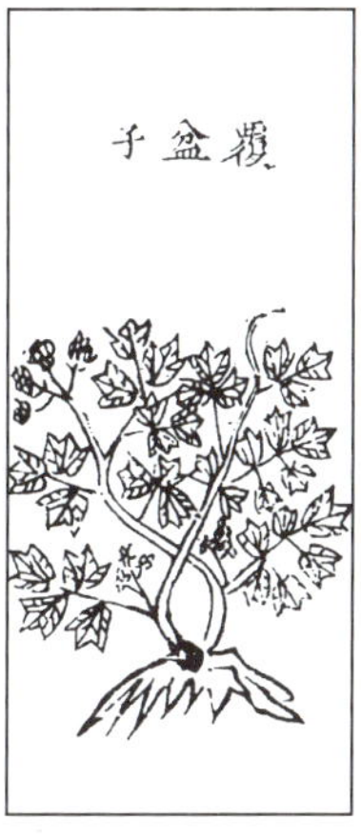

图 8　纲目（金）·覆盆子

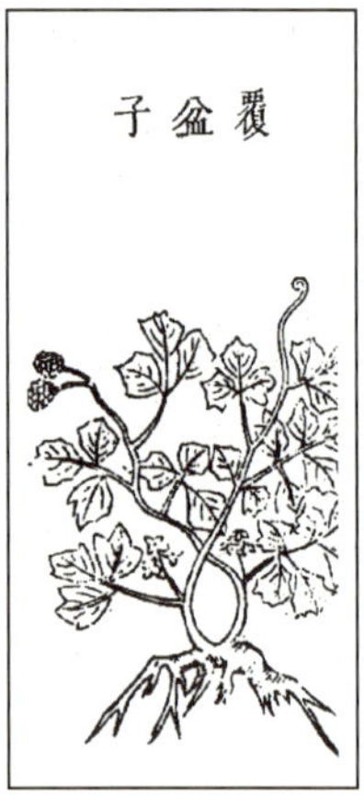

图 9 纲目（钱）·覆盆子

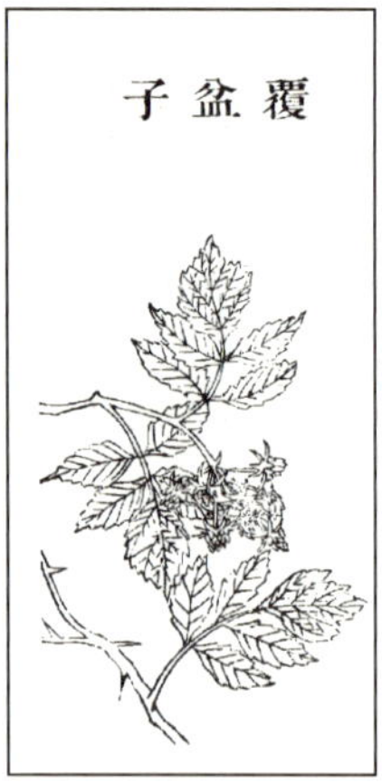

图 10 纲目（张）·覆盆子

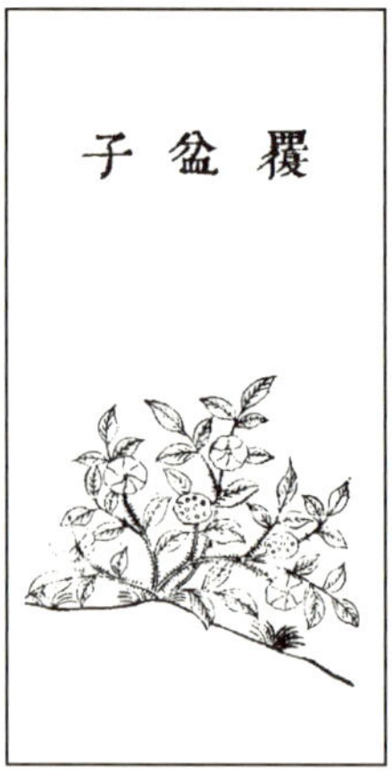

图 11 三才·覆盆子

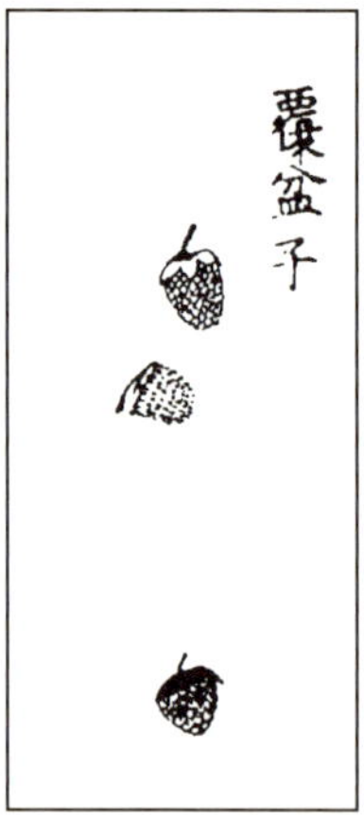

图 12 原始·覆盆子

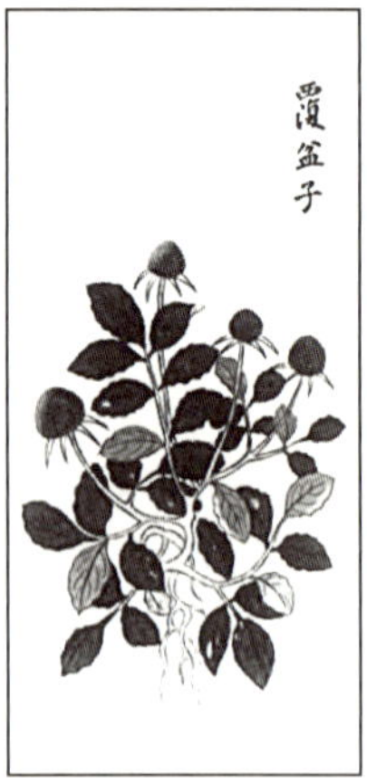

图 13 金石·覆盆子

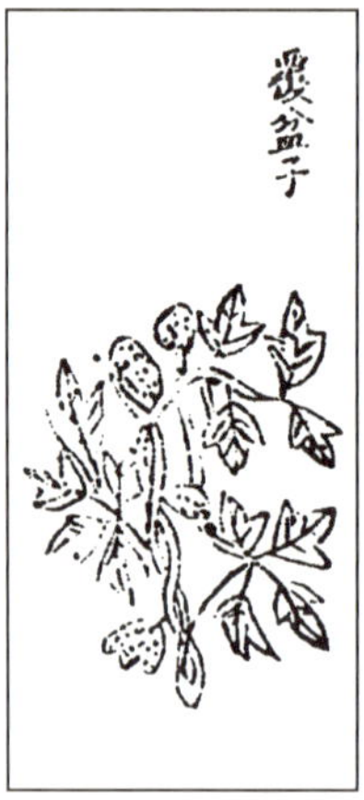

图 14 汇言·覆盆子

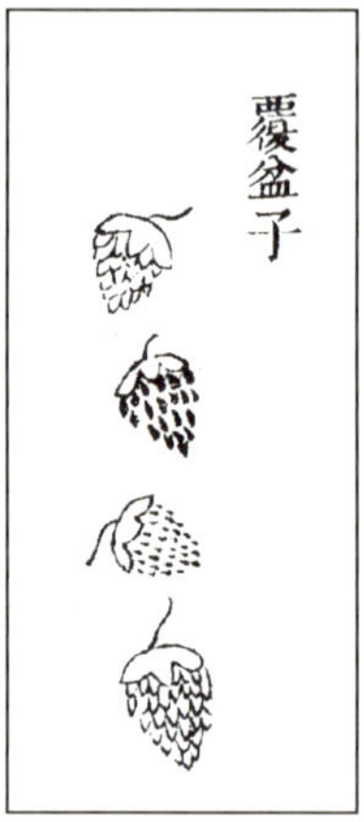

图 15 本草汇·覆盆子

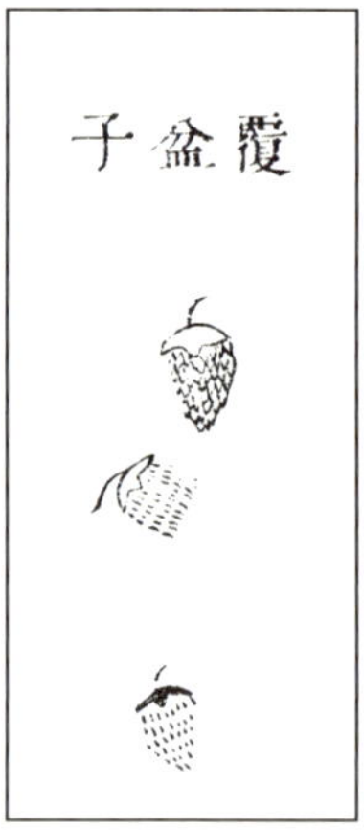

图 16 类纂·覆盆子

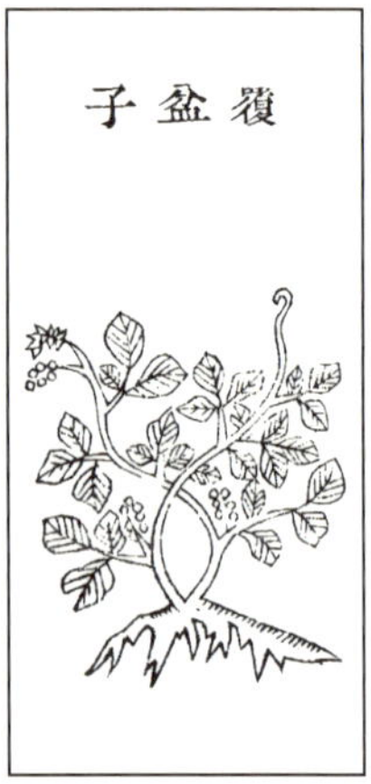

图 17 备要·覆盆子

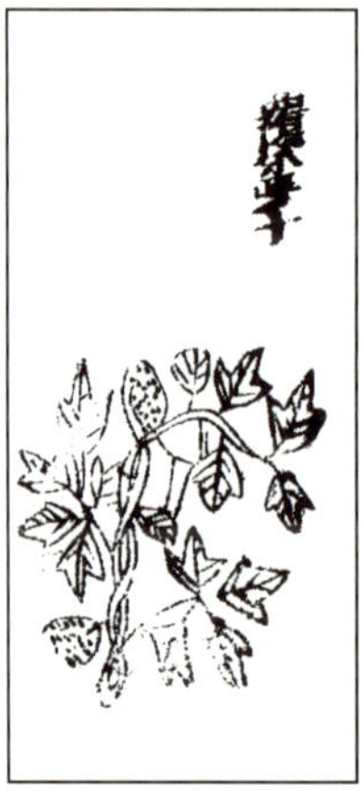
图 18 求真·覆盆子

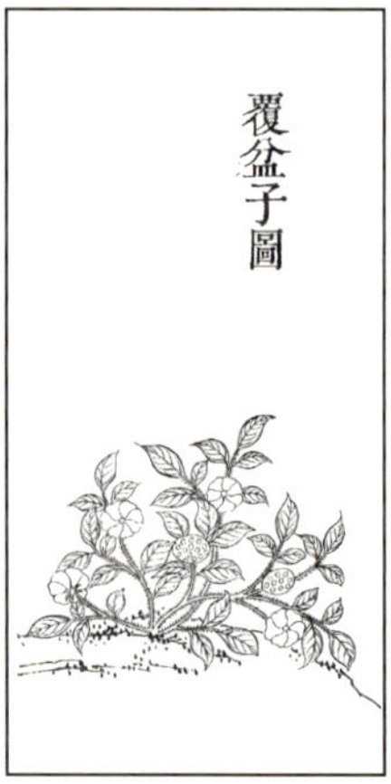

图 19 草木典·覆盆子图

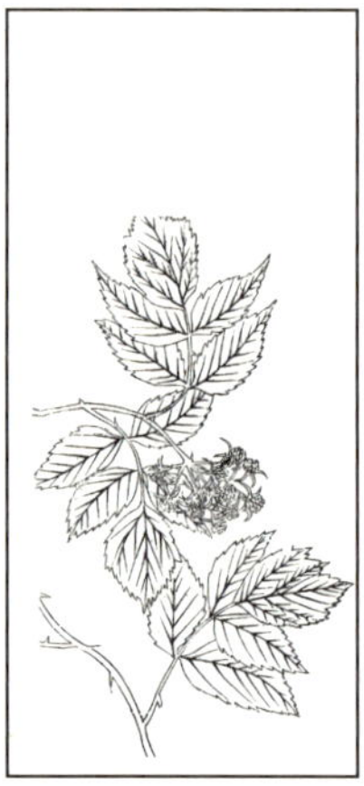
图 20 图考·覆盆子

本品21图，取自21书，其中5幅彩图。有承继关系的图可分6个书类。

《本草品汇精要》：该书“覆盆子”（图3）的仿绘者有《食物本草》图4（仿绘欠精细）、《补遗雷公炮制便览》图7（该图是将植物图与炮制图合绘在一起，植物图系仿绘，炮制图为原创）、《金石昆虫草木状》图13。

《本草纲目》（金陵本）：该书“覆盆子”（图8）的仿绘者有《本草蒙筌》图5（略有改造）、《纲目》钱本图9（有所润饰）。此后《本草备要》图17、《本草简明图说》图21均仿绘钱本图9。

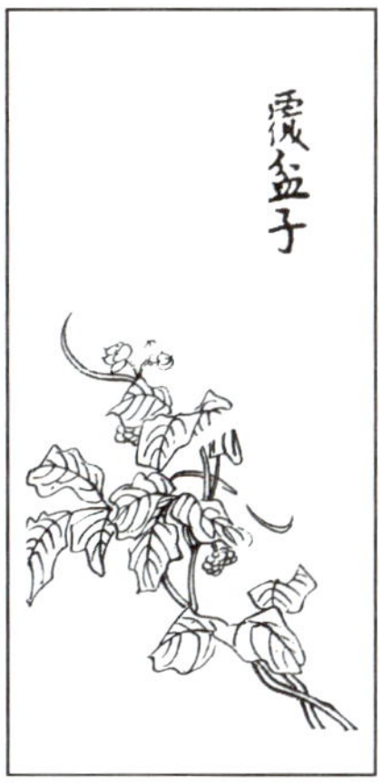

图21　图说·覆盆子

《三才图会》：该书“覆盆子”（图11）的仿绘者为《古今图书集成·草木典》图19。

《本草原始》：该书“覆盆子”（图12）的仿绘者有《本草汇》图15、《本草纲目类纂必读》图16。

《本草汇言》：该书“覆盆子”（图14）的仿绘者有《本草求真》图18。

《植物名实图考》：该书“覆盆子”（图20）的仿绘者有《本草纲目》张本图10。

以上21图中，除外11幅半仿绘图，原创图尚有9幅半（图1、2、3、6、7、8、11、12、14、20），详见下“鉴药”项。

【文录】

《别录》（见《证类》卷23“覆盆子”）　五月采。

梁《本草经集注》（同上）　陶隐居云：覆盆是实名，李云是莓子，乃似覆盆之形。

唐《食疗本草》（同上）　孟诜：江东亦有，名悬钩子。大小形异，气味、功力同。北土即无悬钩，南地无覆盆，是土地有前后生，非两种物耳。

唐《本草拾遗》（见《证类》卷23“蓬蘽”）　陈藏器云：变白，不老，佛说云苏蜜那花点灯，正言此花也……其类三种，四月熟，甘美好覆盆子者是也，余不堪入药，今人取茅莓当覆盆误矣。

宋《本草图经》（同上）《图经》曰……覆盆子，旧不著所出州土，今并处处有之，而秦、吴地尤多。苗短不过尺，茎、叶皆有刺。花白，子赤黄，如半弹丸大，而下有茎承如柿蒂状。小儿多食其实。五月采其苗，叶采无时。江南人谓之莓，然其地所生差晚，三月始有苗，八、九月花开，十月而实成。功用则同，古方多用。

宋《本草衍义》卷18“覆盆子”　长条，四五月红熟，秦州甚多，永兴华州亦有。

及时，山中人采来卖。其味酸甘，外如荔枝，樱桃许大，软红可爱，失采则就枝生蛆。益肾脏，缩小便，服之当覆其溺器，如此取名。食之多热，收时五六分熟便可采。烈日曝，仍须薄绵蒙之。今人取汁作煎为果，仍少加蜜，或熬为稀汤点服，治肺虚寒。采时着水则不堪煎。

明《本草蒙筌》卷7“覆盆子” 道傍田侧，处处有生。苗长七八寸余，实结四五颗止。大若半弹而有蒂，(承之如柿蒂状。)微生黑毛而中虚。(去蒂中虚而白。)赤熟夏初，小儿竞采。江南咸谓莓子，《本经》易名覆盆。

明《本草纲目》卷18“覆盆子”【释名】茥(《尔雅》音奎)、葅盆(《尔雅》)、西国草(《图经》)、毕楞伽(《图经》)、大麦莓(音母)、插田藨(音苞)、乌藨子(《纲目》)。【时珍曰】五月子熟，其色乌赤，故俗名乌藨、大麦莓、插田藨，亦曰栽秧藨。《甄权本草》一名马瘘，一名陆荆，殊无义意。【集解】【时珍曰】蓬蘽子以八九月熟，故谓之割田藨。覆盆以四五月熟，故谓之插田藨，正与《别录》五月采相合。二藨熟时色皆乌赤，故能补肾。其四五月熟而色红者，乃薅田藨也，不入药用。陈氏所谓以茅莓当覆盆者，盖指此也。【正误】【时珍曰】南土覆盆极多。悬钩是树生，覆盆是藤生，子状虽同，而覆盆色乌赤，悬钩色红赤，功亦不同，今正之。

清《植物名实图考》卷22“覆盆子” 覆盆子，《别录》上品。《尔雅》：茥，缺盆。《注》：覆盆也。《疏》据《本草》注，以蓬蘽为覆盆之苗，覆盆为蓬蘽之子。误合为一物。四月实熟，色赤。《本草纲目》谓之插田藨。覆盆、蓬蘽，《本草纲目》分别甚晰。考《东坡尺牍》，覆盆子土人谓之插秧莓，三四月花，五六月熟。市人卖者乃是花鸦莓，九月熟。则蓬蘽即花鸦莓矣。然此谓中原节候耳，江湘间覆盆三四月即熟，蓬蘽七月已熟。自长沙以西南山中，莓子既多，又大同小异。滇南有黑琐梅、黄琐梅、红琐梅、白琐梅，皆三四月熟。儿童摘食以为果。梅即莓，琐者，其子细琐也。志书多以黑琐梅为覆盆，按形与李说亦不甚符。《滇本草》以黄琐梅根为钻地风，用治风颇广。又别出覆盆也。

【鉴药】

“覆盆子”首见于《名医别录》。三国时李当之云：“莓子，乃似覆盆之形。”宋·寇宗奭：“益肾脏，缩小便，服之当覆其溺器，如此取名。”寇说甚晚，有其名之时，尚无覆溺器之说。《别录》载其“主益气轻身，令发不白”。后世多用益肾填精、缩小便等，较为常用。

关于本品与蓬蘽是否一物之争，已见上条“蓬蘽”的“鉴药”项下。覆盆子另是一物，其形态有自己的特点。首先是果实，李当之指出似“覆盆”之形。唐·孟诜将其与悬钩子混淆，云“江东亦有，名悬钩子。大小形异，气味、功力同。北土即无悬钩，南地无覆盆，是土地有前后生，非两种物耳”。陈藏器则云“四月熟，甘美好，覆盆子者是也”。可见当时人们对覆盆子果实的甘美是熟知的。宋·苏颂云：“覆盆子，旧不著所出州土，今并处处有之，而秦、吴地尤多。苗短不过尺，茎、叶皆有刺。花白，子赤黄，如半弹丸大，而下有茎承如柿蒂状。小儿多食其实。五月采其苗，叶采无时。”宋·寇宗奭云：“长条，四五月红熟，秦州甚多，永兴华州亦有。及时，山中人采来卖。其味酸甘，外如荔枝，樱桃许大，软红可爱，失采则就枝生蛆。”此提示覆盆子已经被作为果品。

李时珍对覆盆子的原植物进行过观察，指出“覆盆以四五月熟，故谓之插田藨，正与《别录》五月采相合。”又云：“一种蔓小于蓬藥，亦有钩刺，一枝五叶，叶小而面背皆青，光薄而无毛，开白花，四五月实成，子亦小于蓬藥稀疏，生则青黄，熟则乌赤，冬月苗凋者，俗名插田藨，即本草所谓覆盆子。《尔雅》所谓‘茥，缺盆’也。”根据以上诸家的记载，现代学者对其基原有不同的意见。《中华人民共和国药典》规定覆盆子应为蔷薇科悬钩子属植物掌叶覆盆子*Rubus chingii* Hu。[1]此种花白，与苏颂、李时珍所言相同。但其叶掌状，与李时珍所言“一枝五叶”（乃单数羽状复叶，非掌状）完全不同。谢宗万考作蔷薇科悬钩子属植物插田泡*Rubus coreanus* Miq。此种叶形符合，花色粉红，与古本草记载仍有出入。但此二种的果实形状基本一致。李时珍还指出：“南土覆盆极多。悬钩是树生，覆盆是藤生，子状虽同，而覆盆色乌赤，悬钩色红赤，功亦不同。”

古本草关于覆盆子的插图甚多，今取原创者予以品鉴。

1.《履巉岩本草》：该书“覆盆子”（图1）未示花果，仅示枝条。其叶为单数羽状复叶（5—7叶），叶缘有缺刻。其文乃“覆盆子”之功用，故其基原当为插田泡*R. coreanus*。

2.《本草歌括》：该书极少见原创图，多为仿绘。此“覆盆子”（图2）属例外。但其藤茎弯曲，单叶具长柄，互生，叶腋间生单花。其植株基部背景亦不明其示意。

3.《本草品汇精要》：该书“覆盆子”（图3）当为写生之作。叶为单数羽状复叶（3—7叶），果实近球形，深红色。此即插田泡*R. coreanus*之图。

4.《太乙仙制本草药性大全》：该书“覆盆子”（图6）图形简陋，一茎直上。具长柄的三小叶，无花、果。原植物不明。

5.《补遗雷公炮制便览》：该书“覆盆子”（图7）包括了植物图（仿绘图3）与炮制图。此图在《补遗雷公炮制便览》今存本中散佚，存于清《精绘本草图》中。其炮制图乃据《雷公炮炙论》之法绘制。雷公法为：“凡使，用东流水淘去黄叶

1 国家中医药管理局《中华本草》编委会：《中华本草》（4），上海：上海科学技术出版社，1999：247.

并皮、蒂尽了，用酒蒸一宿，以东流水淘两遍，又晒干方用为效也。”故其图右下流水旁有人在淘洗本品。屋下有人在盆中拌和药物，可能是示意洒酒于覆盆子上。灶上有甑在蒸药。画面上方有红日，下有药匾，示意晒干。

6.**《本草纲目》(金陵本)**：该书“覆盆子”（图8）与其“蓬蘽”图的构图相似。所不同者为其叶乃单数羽状复叶。枝端有聚合果。此图形接近插田泡*R. coreanus*。

7.**《三才图会》**：该书“覆盆子”（图11）茎密生刺，叶为单数羽状分裂。另有较大聚合果。其果表面似有孔洞。此图之形亦接近插田泡*R. coreanus*。

8.**《本草原始》**：该书“覆盆子”（图12）绘3颗覆盆子果实。其果类球形，底部为宿存的花萼。较平坦。此为典型的覆盆子果实图，原植物为插田泡*R. coreanus*。

9.**《本草汇言》**：该书“覆盆子”（图14）绘一植物，其茎缠绕，叶似为复叶，小叶或具长柄。有聚合果。其余不清楚。此图画技拙劣，其图难以供鉴定用。基原不明。

10.**《植物名实图考》**：该书“覆盆子”（图20）为写生图。其茎上有钩刺，小叶5枚，边缘有锯齿。伞房花序，花十余朵。果为聚合果。原植物即插田泡*R. coreanus*。

【小结】

“覆盆子”为《名医别录》所载，以果似覆盆得名。其果实甘美，可充果品。四五月熟，故谓之插田藨。花白色、一枝五叶。今或考基原为蔷薇科植物掌叶覆盆子*Rubus chingii* Hu，或考为同属植物插田泡*Rubus coreanus* Miq，均为近缘植物，果形相同。《本草品汇精要》《植物名实图考》有较好的植物写生图。《本草原始》有准确的药材图。

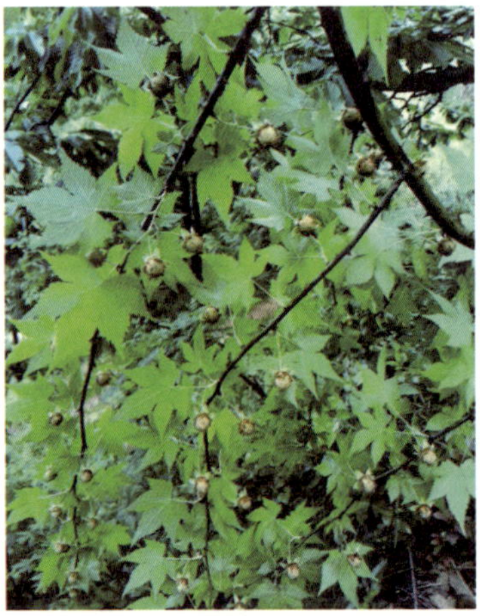

图 22　掌叶覆盆子 *Rubus chingii*

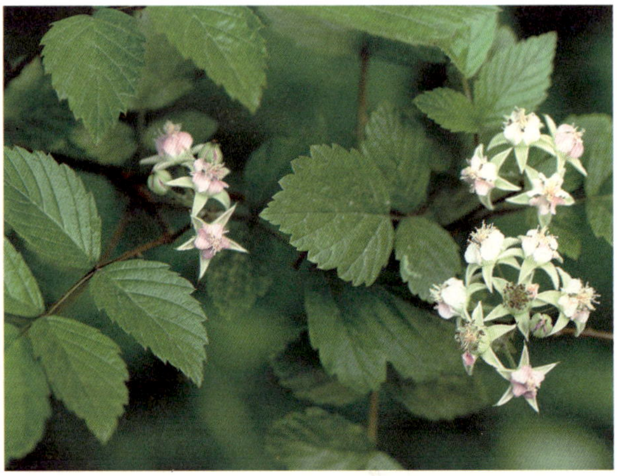

图 23　插田泡 *R. coreanus*

18-5 悬钩子

【品图】

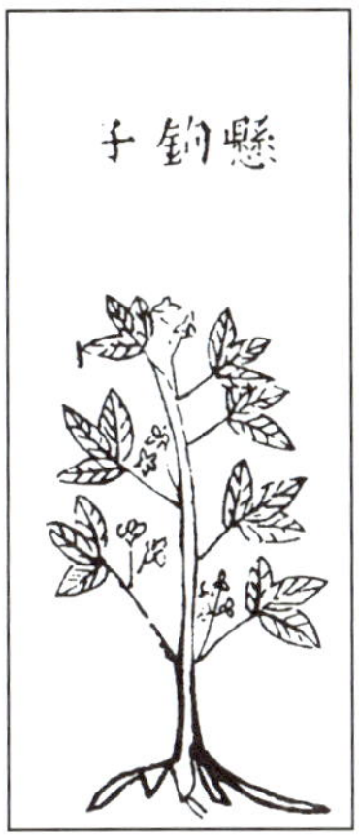

图 1 纲目（金）· 悬钩子

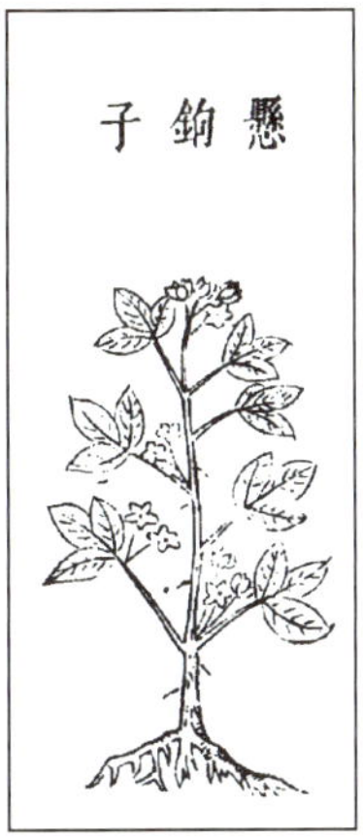

图 2 纲目（钱）· 悬钩子

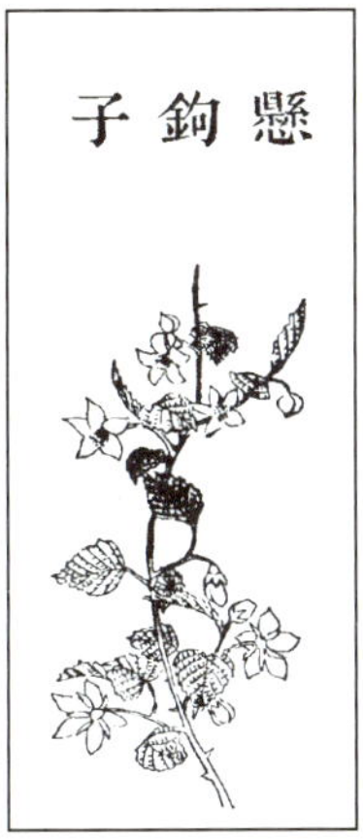

图 3 纲目（张）· 悬钩子

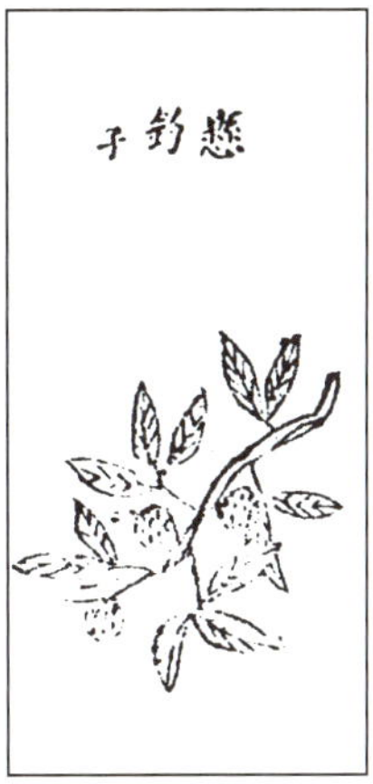

图 4 汇言 · 悬钩子

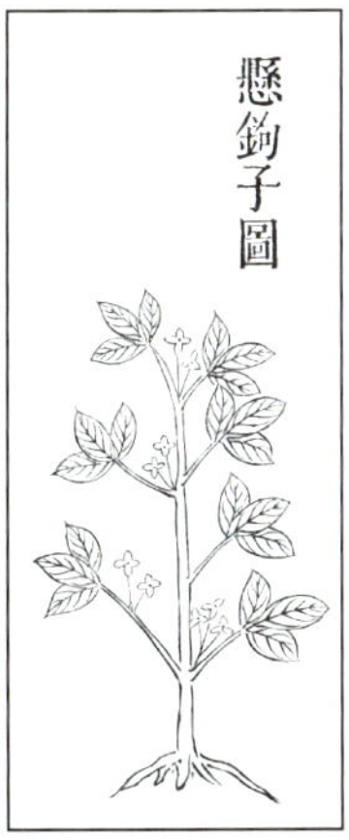

图 5 草木典 · 悬钩子图

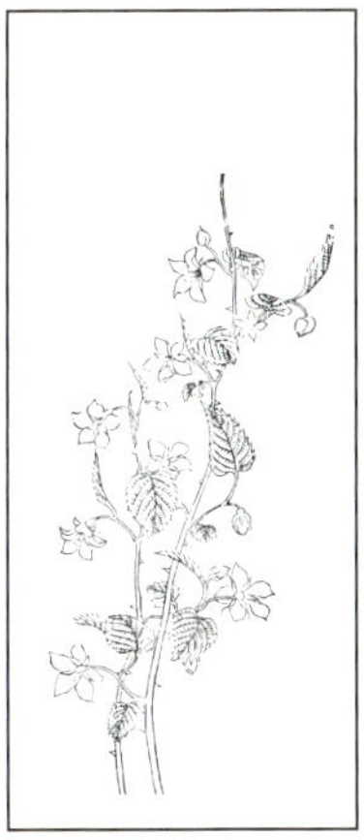

图 6 图考 · 悬钩子 -1

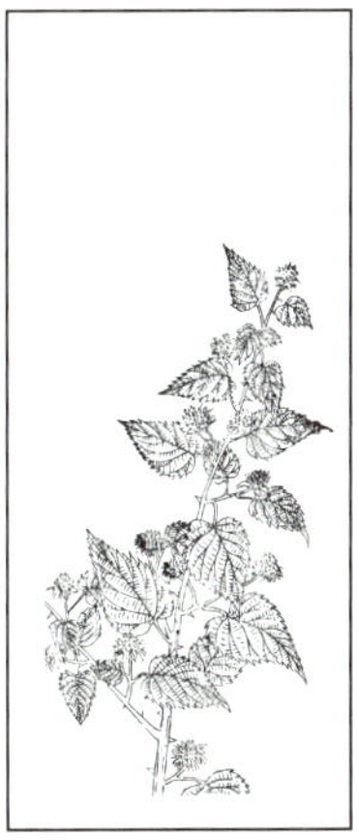

图 7 图考 · 悬钩子 -2

本品7图，取自6书。有承继关系的图可分2个书类。

《本草纲目》（金陵本）：该书“悬钩子”（图1）的仿绘图有《纲目》钱本图2、《古今图书集成·草木典》“悬钩子图”（图5）。

《植物名实图考》：该书“悬钩子-1”（图6）的仿绘者为《本草纲目》张本图3。

以上7图中，除外3幅仿绘图，原创图尚有4幅（图1、4、6、7），详见下“鉴药”项。

【文录】

唐《本草拾遗》(见《证类》卷23“悬钩根皮”) 陈藏器云：子如梅酸美，人食之醒酒，止渴，除痰唾，去酒毒。茎上有刺如钩，生江淮林泽。

明《本草纲目》卷18“悬钩子”【释名】沿钩子(《日用》)、葥(《尔雅》音箭)、山莓(《尔雅》)、木莓(郭璞)、树莓(《日华》)。【集解】【时珍曰】悬钩树生，高四五尺。其茎白色，有倒刺。其叶有细齿，青色无毛，背后淡青，颇似樱桃叶而狭长，又似地棠花叶。四月开小白花。结实色红，今人亦通呼为藨子。《尔雅》云：葥，山莓也。郭璞注云：今之木莓也。实似藨、莓而大，可食。孟诜、大明并以此为覆盆，误矣。

明《本草会编》(同上)【机】曰：树莓枝梗柔软有刺，颇类金樱。四五月结实如覆盆子，采之擎蒂而中实，味酸；覆盆则蒂脱而中虚、味甘为异。

【鉴药】

“悬钩根皮”首见于《本草拾遗》,其中亦包括“子”的功用。李时珍以“悬钩子”作为药条正名。《拾遗》载本品根皮可以下死胎、破血、杀蛊毒、治久痢等。子(果实)可醒酒、止渴、除痰唾等。后世医方少见使用。

关于本品来源，唐·陈藏器云：“子如梅酸美……茎上有刺如钩，生江淮林泽。”明·汪机更细致描述本品：“树莓，枝梗柔软有刺，颇类金樱。四五月结实如覆盆子，采之擎蒂而中实，味酸；覆盆则蒂脱而中虚、味甘为异。”汪机所说“擎蒂而中实”，是说其聚合果与花托连成一体，果成熟脱落，显示为实心。覆盆子的聚合果不和花托连体，成熟时就显出空心状。这样就把悬钩子与覆盆子的果实区别开来。李时珍则云：“悬钩树生，高四五尺。其茎白色，有倒刺。其叶有细齿，青色无毛，背后淡青，颇似樱桃叶而狭长，又似地棠花叶。四月开小白花。结实色红，今人亦通呼为藨子。《尔雅》云：葥，山莓也。郭璞注云：今之木莓也。实似藨、莓而大，可食。孟诜、大明并以此为覆盆，误矣。”时珍又提到：“一种树生者，树高四五尺，叶似樱桃叶而狭长，四月开小白花，结实与覆盆子一样，但色红为异，俗亦名藨，即《尔雅》所谓山莓，《陈藏器本草》所谓悬钩子者也。”可见山莓与悬钩子实为一物。时珍与汪机都指出本品是“树莓”“树生”，是因为本品属于直立灌木。综合以上记载，现代学者均指本品为蔷薇科悬钩子属植物山莓*Rubus corchorifolius* L. f.。

1.《本草纲目》(金陵本)：该书“悬钩子”(图1)一茎直立，叶具长柄，三小叶。数花聚生叶腋。该图除了树生尚与时珍所说相符之外，其余均未能体现其特征，亦与山莓*R. corchorifolius* 的单叶、花单生等不合。故此图未必是写实之图，无法确定其原植物。

2.**《本草汇言》**：该书“悬钩子”（图4）仅绘一果枝。其叶多呈三小叶状，小叶披针形。聚合果球形，生于茎枝。其茎枝不似草本植物，故此图所示，或为悬钩子属（*Rubus*）植物的一种。

3.**《植物名实图考》**：该书2图。其中“悬钩子-1”（图6）为单叶互生，叶卵形，先端渐尖，基部微心形。花单生于短枝上，花瓣5，长于萼片。此即山莓*R. corchorifolius*的花枝。“悬钩子-2”（图7）叶形皆同前图。多数核果组成聚合果，近球形。此即山莓*R. corchorifolius*的果枝。

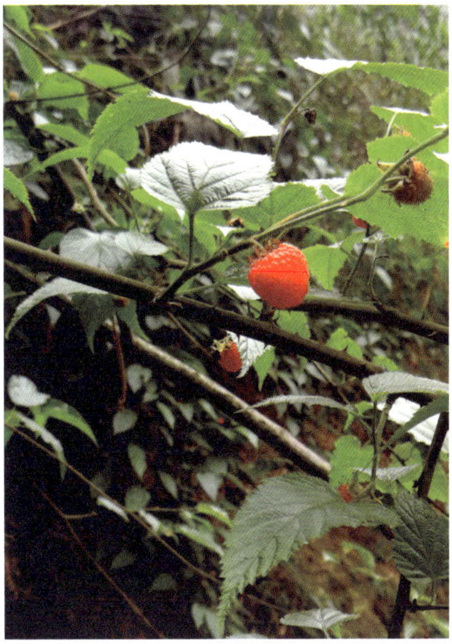

图8　山莓 *Rubus corchorifolius* L. f.

【小结】

“悬钩子”于唐代进入本草。其果实如梅酸美。明·汪机、李时珍详细描述了其形态，谓山莓即悬钩子，亦即今蔷薇科植物山莓*Rubus corchorifolius* L. f.。《植物名实图考》有精细的植物图。

18–6　蛇莓

【品图】

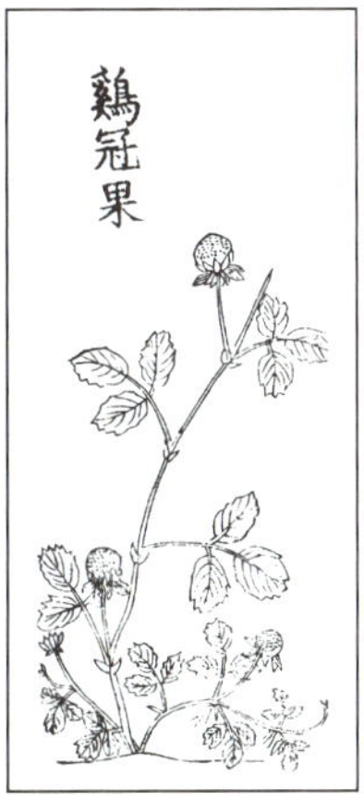

图1　救荒·鸡冠果

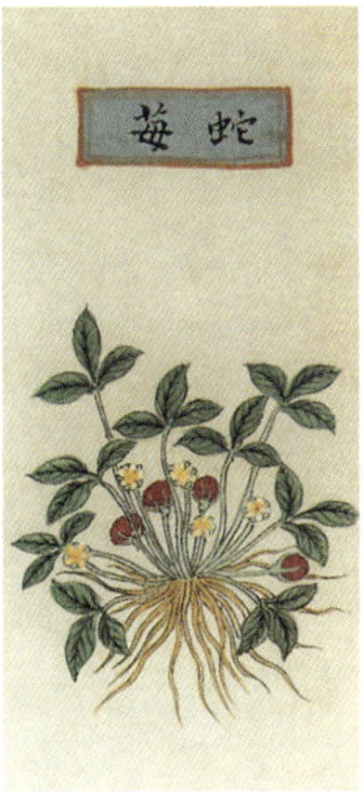

图2　品汇·蛇莓

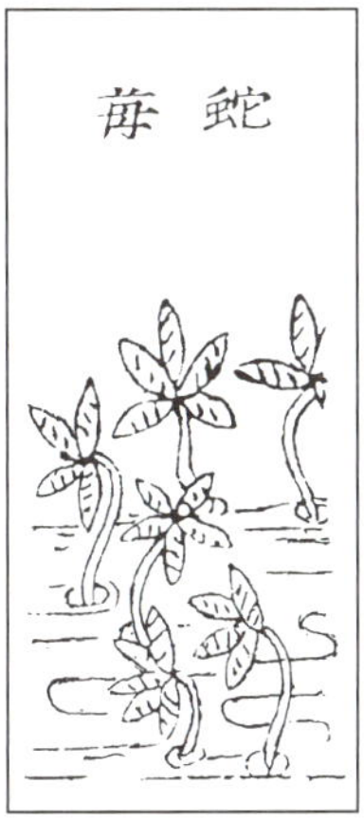

图3　太乙·蛇莓

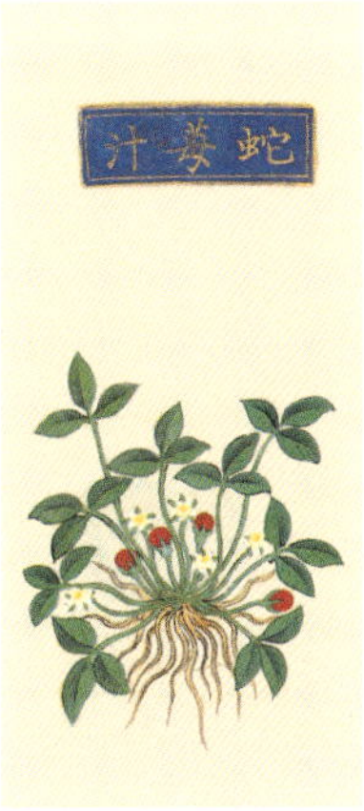

图4　雷公·蛇莓汁

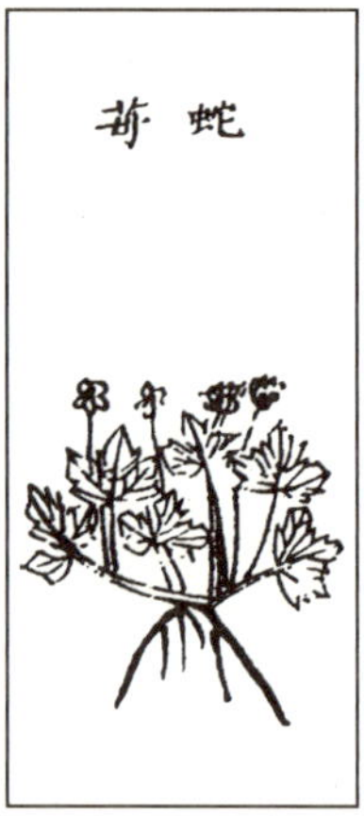

图5 纲目（金）·蛇莓

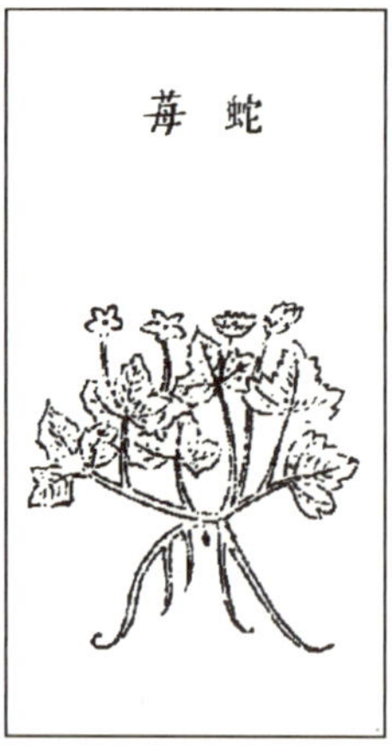

图6 纲目（钱）·蛇莓

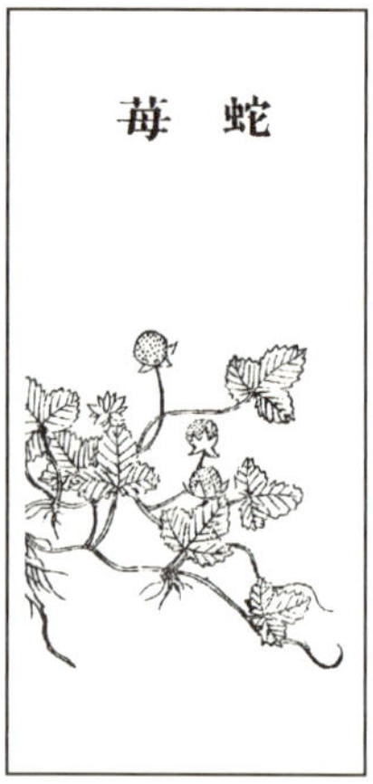

图7 纲目（张）·蛇莓

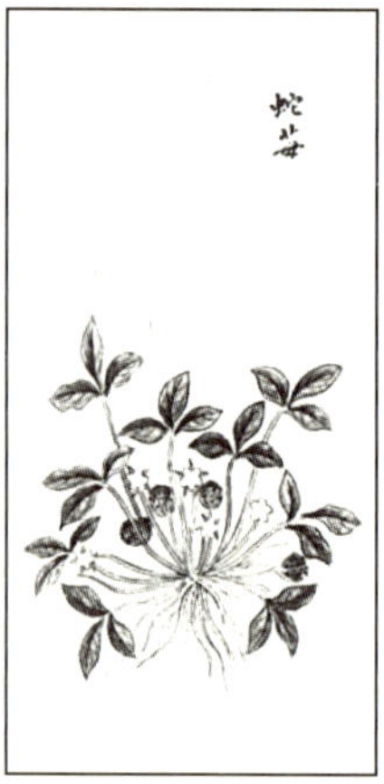

图8 金石·蛇莓

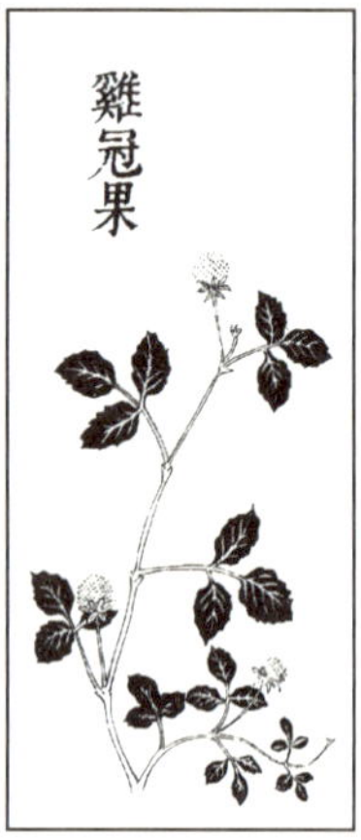

图9 博录·鸡冠果

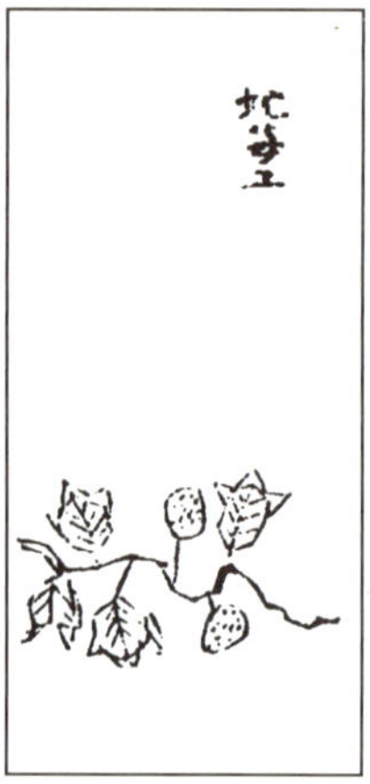

图10 汇言·蛇莓子

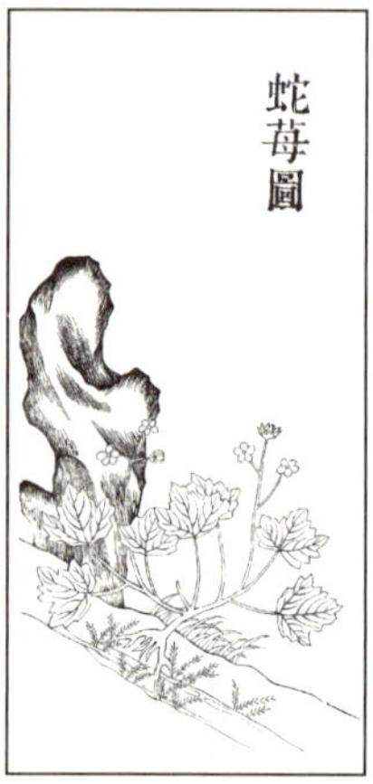

图11 草木典·蛇莓图

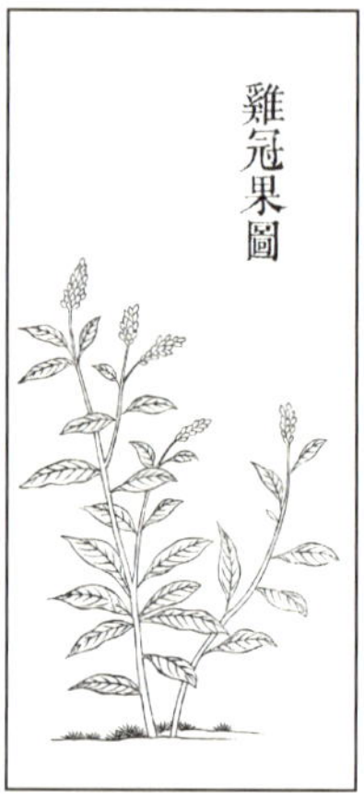

图12 草木典·鸡冠果图

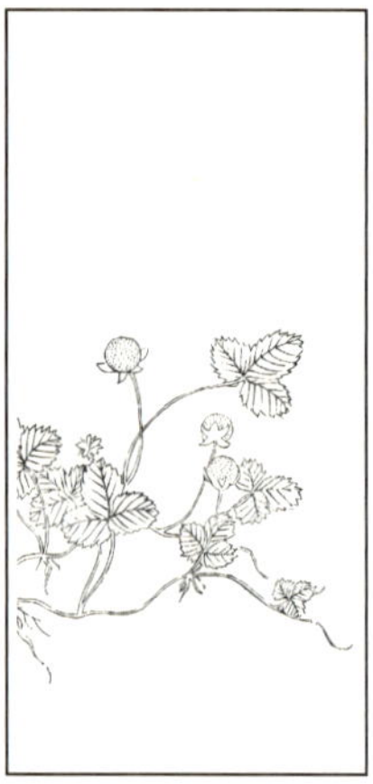

图13 图考·蛇莓

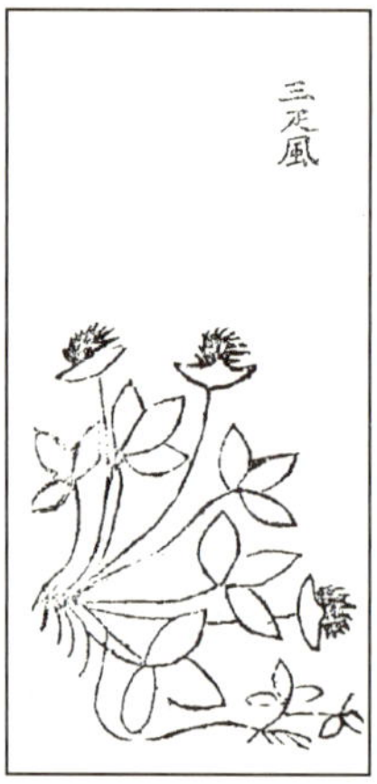

图14 便方·三足风

本品14图，取自13书，其中3幅彩图。有承继关系的图可分4个书类。

《救荒本草》：该书“鸡冠果”（图1）的仿绘者为《野菜博录》图9,但叶片改为阴刻。

《本草品汇精要》：该书“蛇莓”（图2）的仿绘者有《补遗雷公炮制便览》图4、《金石昆虫草木状》图8。

《本草纲目》（金陵本）：该书“蛇莓”（图5）的仿绘者有《纲目》钱本图6，略加修饰。《古今图书集成·草木典》“蛇莓图”（图11）亦仿绘金陵本图5，大加美化，并增补山石背景。

《植物名实图考》：该书“蛇莓”（图13）的仿绘图有《本草纲目》张本图7。

以上14图中，除外6幅仿绘图，原创图尚有8幅（图1、2、3、5、10、12、13、14），详见下“鉴药”项。

【文录】

梁《本草经集注》（见《证类》卷11“蛇莓汁”） 陶隐居云：园野亦多。子赤色，极似莓，而不堪啖，人亦无服此为药者。

后蜀《蜀本草》（同上） 《蜀本》:《图经》云：生下湿处。茎端三叶，花黄子赤，若覆盆子，根似败酱。二月、八月采根，四月、五月收子，所在有之。

宋《本草衍义》卷12“蛇莓” 今田野道傍处处有之，附地生。叶如覆盆子，但光洁而小，微有绉纹。花黄，比蒺藜花差大。春末夏初，结红子如荔枝色。余如经。

元《日用本草》卷6“覆盆子” 蚕老时红熟于地中，空者名蚕莓，中实极红者名蛇残茆，人不敢食，恐有蛇残。

明《救荒本草》卷上“鸡冠果” 一名野杨梅。生密县山谷中。苗高五七寸，叶似泼盘叶而小；又似鸡儿头叶微圆，开五瓣黄花，结实似红小杨梅状。味甜酸。

明《本草纲目》卷18“蛇莓” 【释名】蛇藨（音苞）、地莓（《会编》）。【集解】【时珍曰】此物就地引细蔓，节节生根。每枝三叶，叶有齿刻。四五月开小黄花，五出。结实鲜红，状似覆盆而面与蒂则不同也。其根甚细，本草用汁，当是取其茎叶并根也。仇远《稗史》讹作蛇缪草，言有五叶、七叶者。又言俗传食之能杀人，亦不然，止发冷涎耳。

明《本草会编》（同上） 【机】曰：近地而生，故曰地莓。/蛇莓茎长不盈尺，茎端惟结实一颗，小而光洁，误食胀人。非若覆盆，苗长大而结实数颗，微有黑毛也。

清《植物名实图考》卷22“蛇莓” 蛇莓，《别录》下品。多生园野中。南安人以茎叶捣敷疔疮，隐其名为疔疮药，试之神效。自淮而南，谓之蛇蛋果，江汉间或谓之地锦。雩娄农曰：蛇莓多生阶砌下，结红实，色至鲜，故名以锦。虽为莓，然第供乌雀、蝼蚁耳。

【鉴药】

“蛇莓”首见于《名医别录》。“莓”同“莓”，后世多作“蛇莓”。唐《食疗本草》云：“中有蛇残，不得食。”其名或由此而得。《别录》载其“主胸腹大热不止”。后世或有用此清热解毒者，然医方用者少。

关于本品来源，梁·陶弘景云："园野亦多。子赤色，极似莓而不堪啖。"唐本《图经》(《蜀本草》引）云："生下湿处。茎端三叶，花黄子赤，若覆盆子，根似败酱。二月、八月采根，四月、五月收子，所在有之。"此文已经介绍了本品的主要特征。此后宋·寇宗奭补充曰："附地生。叶如覆盆子，但光洁而小，微有绉纹。花黄，比蒺藜花差大。春末夏初，结红子如荔枝色。"元《日用本草》云："蚕老时红熟于地中，空者名蚕莓。"明·汪机云："蛇莓茎长不盈尺，茎端惟结实一颗，小而光洁，误食胀人。非若覆盆，苗长大而结实数颗，微有黑毛也。"李时珍云："此物就地引细蔓，节节生根。每枝三叶，叶有齿刻。四五月开小黄花，五出。结实鲜红，状似覆盆而面与蒂则不同也。"所谓"面与蒂"，可能是指其果实的形成方式不一样。覆盆子是多数核果组成的聚合果，蛇莓的果实是则是花托在果期膨大，形成海绵质的果实。所以两种果实外形、色泽虽大致相同，但果实的表面与其着生于果柄的方式都是不同的。诸家所述形态、果期，可知本品即蔷薇科蛇莓属植物蛇莓*Duchesnea indica*（Andr.）Focke。

1.**《救荒本草》**：该书"鸡冠果"（图1）茎枝柔弱，叶为三小叶，边缘有浅锯齿，圆球状果生于叶腋。其正文云："一名野杨梅。生密县山谷中。苗高五七寸，叶似泼盘叶而小；又似鸡儿头叶微圆，开五瓣黄花，结实似红小杨梅状。味甜酸。"现代研究诸家皆谓此即蔷薇科植物蛇莓*D. indica*。

2.**《本草品汇精要》**：该书"蛇莓"（图2）显示叶基生，三小叶。其果红色，花黄色，均与蛇莓*D. indica*相合，但其花、果均从叶基部抽出，此非蛇莓原植物所应有。故疑此图乃据文字描述绘成。

3.**《太乙仙制本草药性大全》**：该书"蛇莓"（图3）绘水中有数棵植物，均为单叶，小叶4—5枚聚生叶柄前端。不明为何种植物，但肯定与蛇莓无关。

4.**《本草纲目》（金陵本）**：该书"蛇莓"（图5）均为基生叶，叶似三深裂，又似三全裂。单花生于叶腋。此图所示不如时珍的文字叙述更准确，仅与蛇莓*D. indica*大致相合。

5.**《本草汇言》**：该书"蛇莓子"（图10）图形拙劣。其茎横走，似乎示意匍匐茎。单叶阔卵形，但又在先端加三个角，不明何意。茎上生有两圆球状果实。其图无鉴定价值，可能示意为蛇莓。

6.**《古今图书集成·草木典》**：该书"鸡冠果图"（图12）乃误图。其植株茎叶、果穗形状皆与苋科植物青葙相似。青葙与鸡冠花为近缘植物，疑绘图者误以为鸡冠花之果穗即"鸡冠果"，不明《救荒本草》"鸡冠果"才是蛇莓。

7.**《植物名实图考》**：该书"蛇莓"（图13）为精确的写生图。匍匐茎，小叶3片，阔卵形，边缘有锯齿。叶腋间生出单花及球状果实。此即蔷薇科植物蛇莓*D. indica*。

8.**《草木便方》**：该书"三疋风"（图14）图形粗拙，但特征明显。其茎匍匐而生，小叶3枚，球状果生于叶腋，花托夸张。此图亦即蔷薇科植物蛇莓*D. indica*。

【小结】

“蛇苺”（蛇莓）与其他某些蔷薇科植物一样，都有红色球状的果实。据唐本《图经》《本草纲目》等记载的形态，本品具有“就地引细蔓”“茎端三叶，花黄子赤”“茎端惟结实一颗”等特点，此即蔷薇科植物蛇莓*Duchesnea indica*（Andr.）Focke。《救荒本草》《植物名实图考》《草木便方》等书附图较为准确。

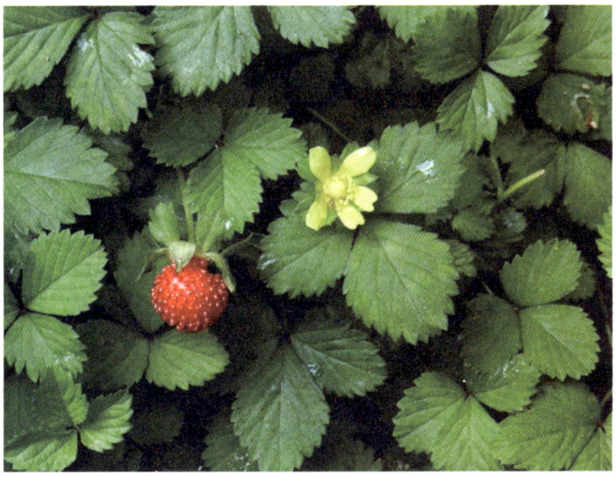

图15　蛇莓 *Duchesnea indica*

18–7　使君子

【品图】

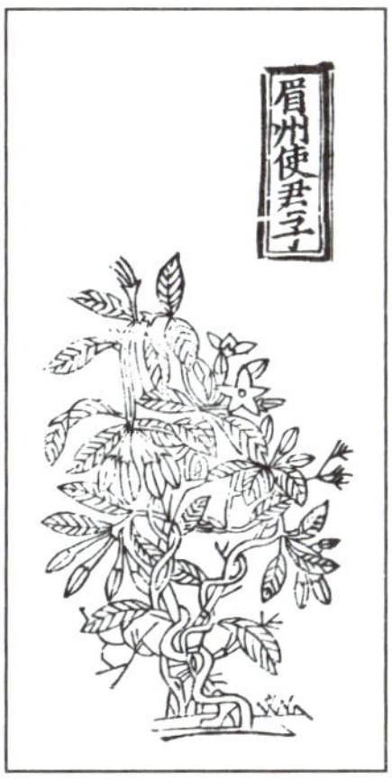

图1　图经（大）·眉州使君子

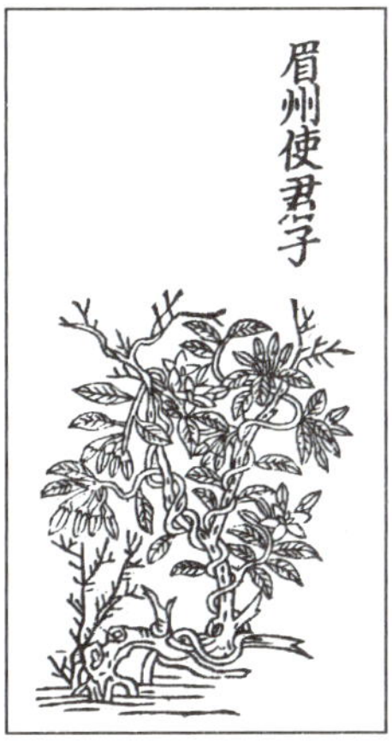

图2　图经（政）·眉州使君子

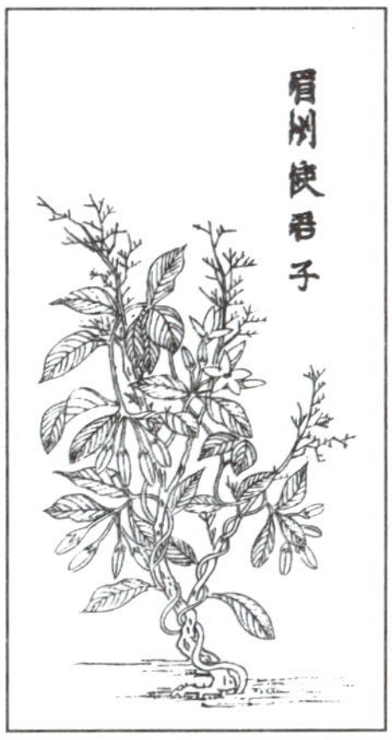

图3　图经（绍）·眉州使君子

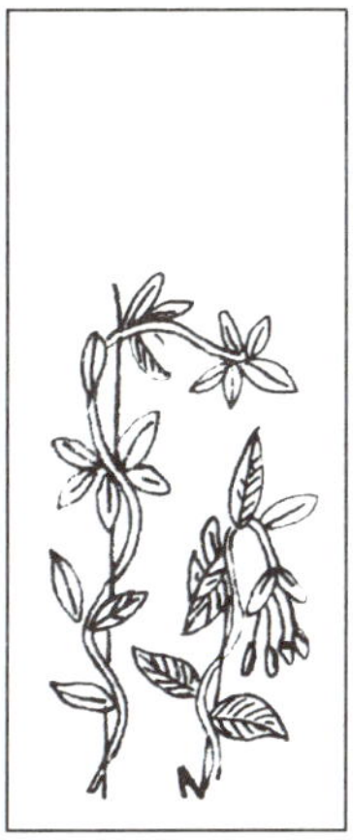

图4　歌括·使君子

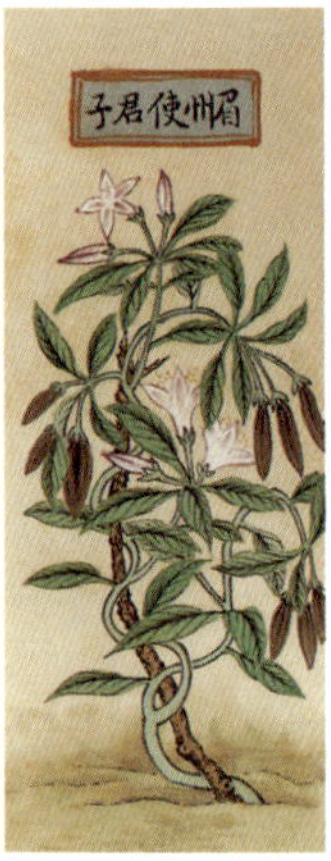

图 5　品汇·眉州使君子

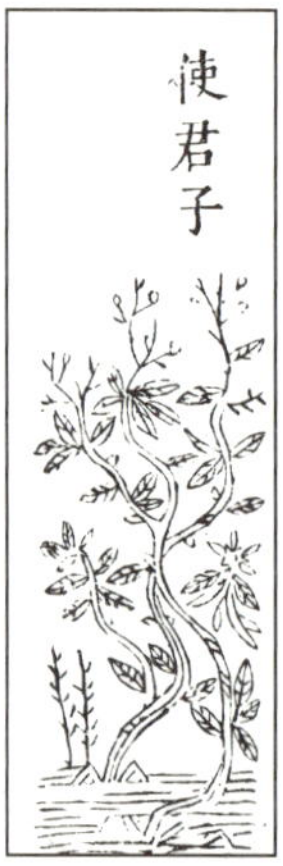

图 6　蒙筌·使君子

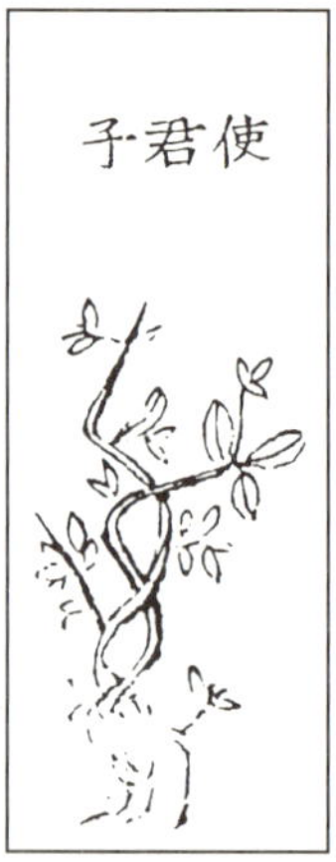

图 7　太乙·使君子

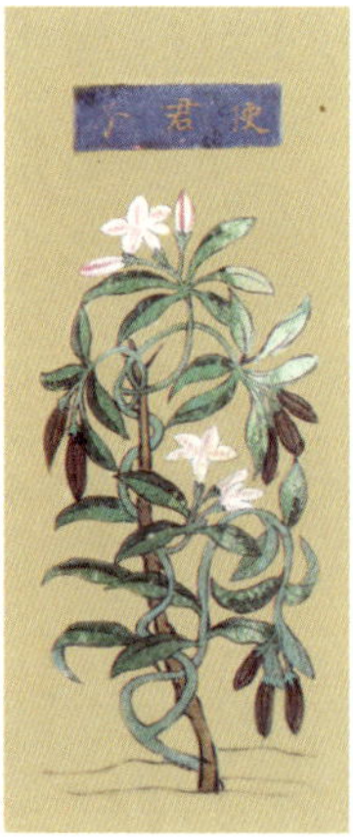

图 8　雷公·使君子

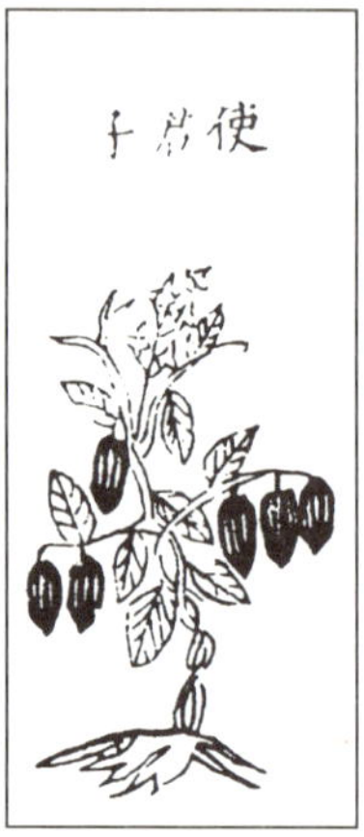

图 9　纲目（金）·使君子

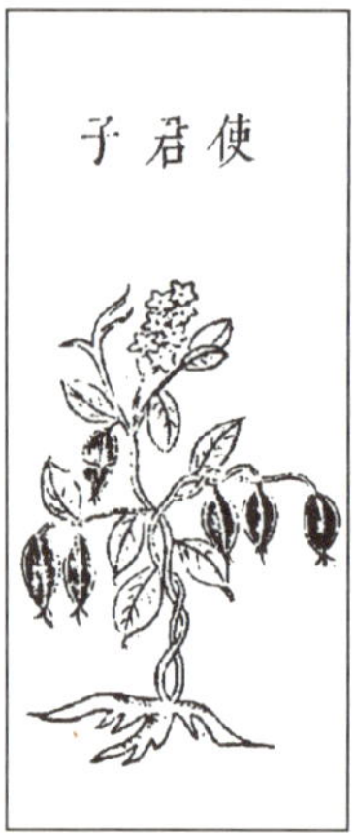

图 10　纲目（钱）·使君子

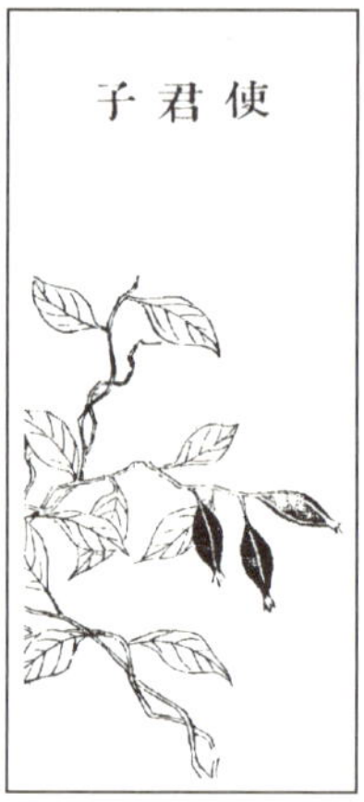

图 11　纲目（张）·使君子

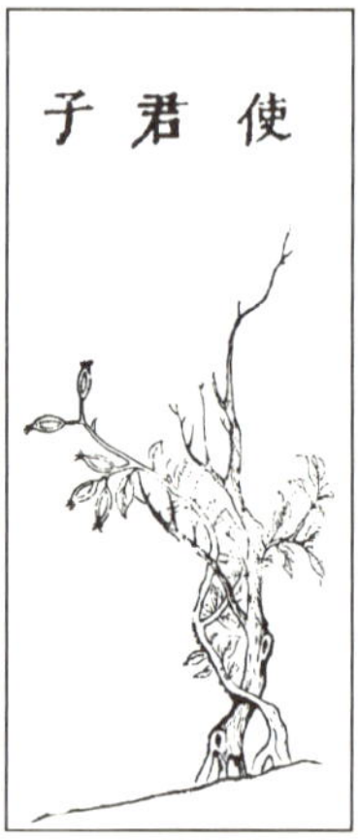

图 12　三才·使君子

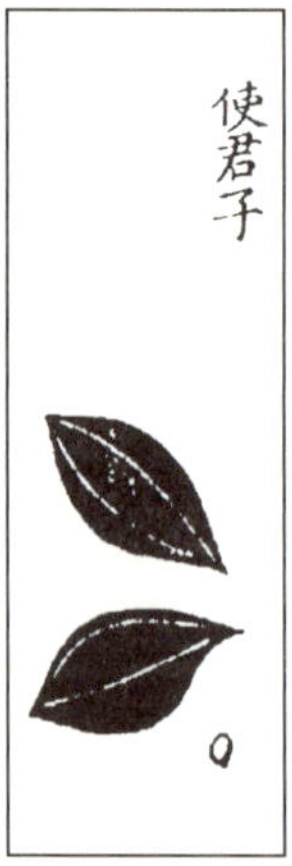

图 13　原始·使君子

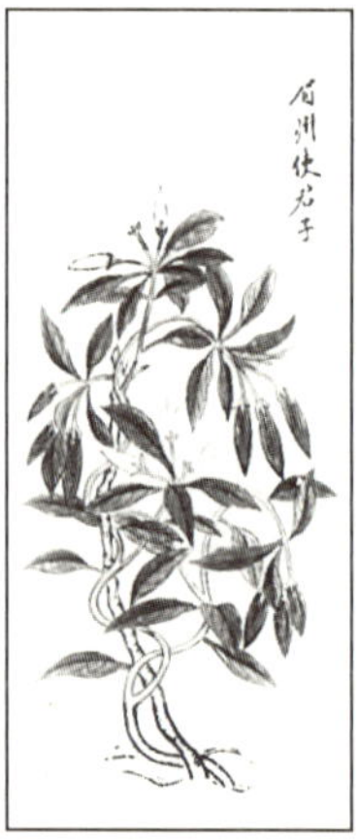

图 14　金石·眉州使君子

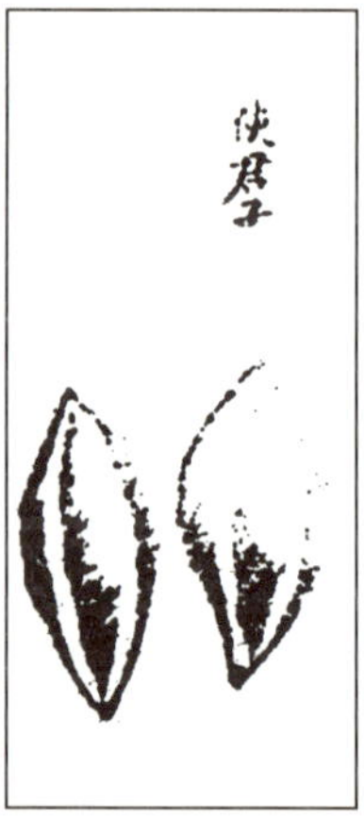

图 15　汇言·使君子

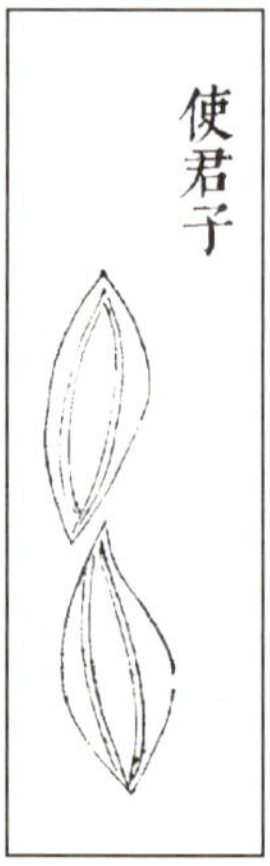

图 16　本草汇·使君子

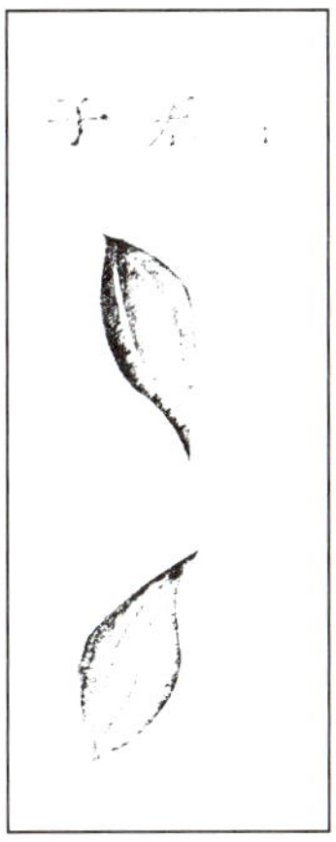

图 17　类纂 · 使君子

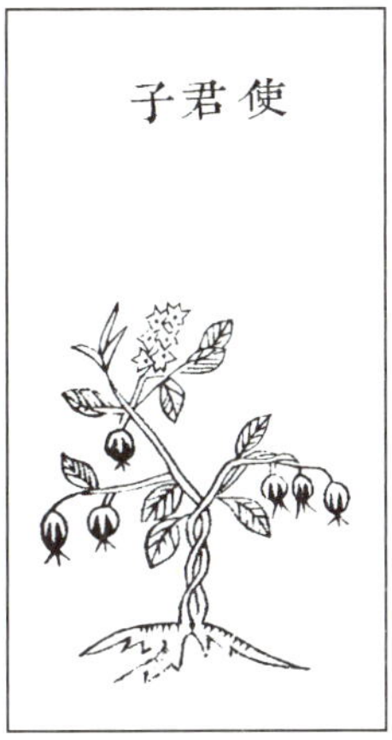

图 18　备要 · 使君子

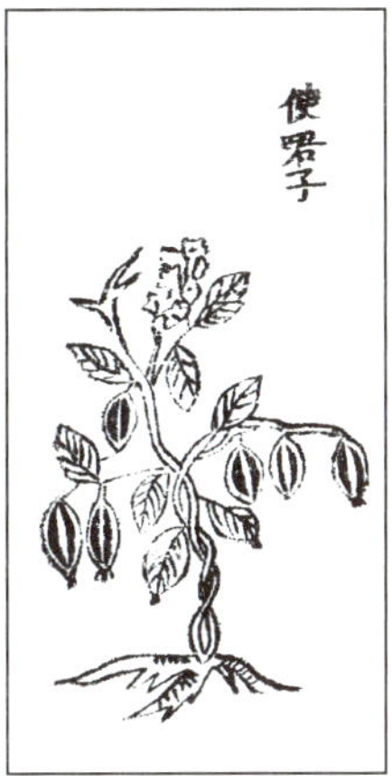

图 19　求真 · 使君子

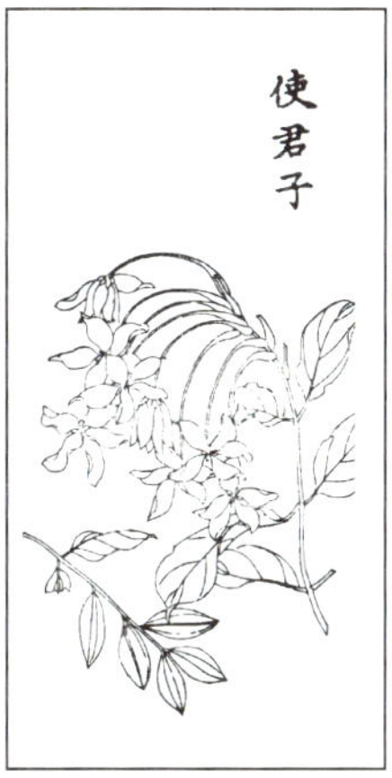

图 20　质问 · 使君子

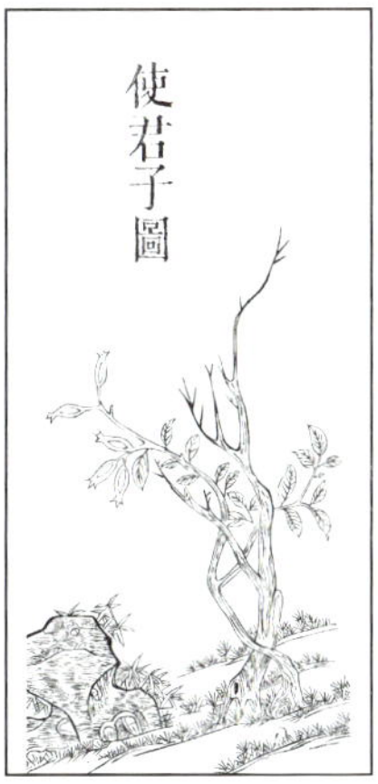

图 21　草木典 · 使君子图

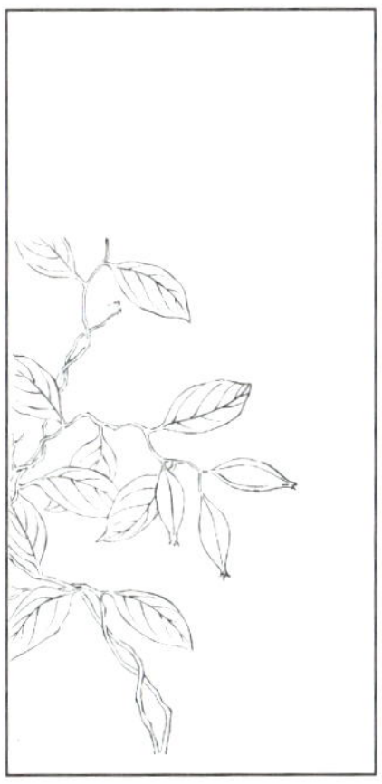

图 22　图考 · 使君子

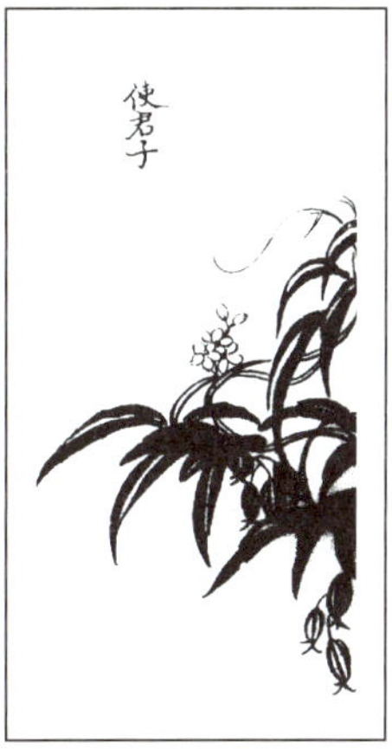

图 23　图说 · 使君子

本品23图，取自23书，其中3幅彩图。有承继关系的图可分3个书类。

《本草图经》：该书“眉州使君子”图分别存于《大观》（图1）、《政和》（图2）、《绍兴》（图3）。此三传本药图大同小异，其中《大观》《绍兴》图构图基本一致，《政和》图有较大改变，但不涉及使君子的形态。今以《政和》图2为《图经》图的代表。

仿绘该图的彩色图有：《本草品汇精要》“眉州使君子”（图5）。其构图在原图基础上有所改变。该图的果实可能是据实物绘制，花被放大，且敷以白色带浅紫色。此后《补遗雷公炮制便览》图8、《金石昆虫草木状》图14又都仿绘《品汇》图5。

仿绘该图的墨线图有：《本草歌括》“使君子”（图4）将原图分作两株，大加简略。《本草蒙筌》“使君子”（图6）误将《政和》图2的地线绘成水线，可使人误解为水生植物。其图简省，大失其真。《太乙仙制本草药性大全》“使君子”（图7）将原图再加抽象，仅可知两藤茎互相缠绕，叶数片。花果全无。《本草纲目》金陵本“使君子”（图9）将《图经》原图予以简省，补入夸大的6个有棱果实（阴刻）。《纲目》钱本图10在金陵本基础上，继续将写生绘制的使君子果实“嫁接”到原图上。此后的《本草备要》图18、《本草求真》图19、《本草简明图说》图23均仿绘钱本图10。其中图23再加发挥，以至面目全非。另《三才图会》“使君子”（图12）仿绘时重新构图，突出了被缠绕的一株小乔木，然后绘出缠绕的使君子植物。《古今图书集成·草木典》“使君子图”（图21）又仿绘《三才》图12，并增补山石背景。

《本草原始》：该书“使君子”（图13）的仿绘图有《本草汇言》图15、《本草汇》图16、《本草纲目类纂必读》图17。

《植物名实图考》：该书“使君子”（图22）的仿绘者仅《本草纲目》张本图11。

以上23图中，除外19幅仿绘图，原创图尚有4幅（图2、13、20、22），详见下“鉴药”项。

【文录】

晋《南方草木状》卷上“留求子” 形如栀子，棱瓣深而两头尖，似诃梨勒而轻，及半黄已熟，中有肉白色，甘如刺核。大治婴孺之疾。南海交趾俱有之。

宋《开宝本草》（见《证类》卷9“使君子”） 生交、广等州。形如栀子，棱瓣深而两头尖，亦似诃梨勒而轻。俗传始因潘州郭使君疗小儿，多是独用此物，后来医家因号为使君子也。

宋《本草图经》（同上）《图经》曰：使君子，生交、广等州，今岭南州郡皆有之，生山野中及水岸。其叶青，如两指头，长二寸。其茎作藤，如手指，三月生花，淡红色，久乃深红，有五瓣。七八月结子如拇指，长一寸许，大类栀子而有五棱，其壳青黑色，内有人，白色，七月采实。

宋《本草衍义》卷10“使君子” 其仁味如椰子肉。《经》不言用仁，为复用皮。今按文味甘，即是用肉，然难得仁，盖绝小。今医家或兼用壳。

明《本草纲目》卷18“使君子”【释名】留求子。【时珍曰】按嵇含《南方草木状》谓之留求子，疗婴孺之疾。则自魏晋已用，但名异耳。【集解】【时珍曰】原出海南、交址。今闽之绍武，蜀之眉州皆栽种之，亦易生。其藤如葛，绕树而上。叶青如五加叶。五月开花，一族一二十葩，红色轻盈如海棠。其实长寸许，五瓣合成，有棱，先时半黄，老则紫黑。其中仁长如榧仁，色味如栗。久则油黑，不可用。

琉球《质问本草》附录“使君子” 使君子，一名留水子。藤大如指，绕树而生，叶长二寸许，两两相对，三月开花，一朵二十余花，各有蒂，其花单瓣，五出，初淡红色，全变深红，袅袅有海棠之情态。子大如拇指，长寸许，五楞，而两头尖，绝类卮子。壳嫩则青黄，老则紫黑，医家连壳用之，以为治婴父病之药。

清《植物名实图考》卷20“使君子” 使君子即留求子。形状详《南方草木状》。《开宝本草》始著录。今以治小儿蛔虫。实长如榧实。《本草衍义》谓用肉难得仁，盖绝小，殊未确。雩娄农曰：药之杀虫者，味皆辛苦。留求子味至甘且馨，小儿嗜之，无推除之迹，而杀虫尤峻。然则风雨和甘，皆可以化无形之害，不必陨霜降雪，而后能歼蟊贼螟螣矣。

【鉴药】

“使君子”首见于《开宝本草》。然此物早见于晋·嵇含《南方草木状》，名留求子。《开宝》云：“俗传始因潘州郭使君疗小儿，多是独用此物，后来医家因号为使君子也。”本品多用治小儿五疳，小便白浊，杀虫，疗泻痢。既为果品，亦可为药，尤为儿科多用。

晋·嵇含形容本品果实：“形如栀子，棱瓣深而两头尖，似诃梨勒而轻，及半黄已熟，中有肉白色，甘如刺核。大治婴孺之疾。南海交趾俱有之。”《开宝本草》将其收入本草时，关于形态的描述，只是转述了嵇含所说而已。宋·苏颂《本草图经》的记载更详：“今岭南州郡皆有之，生山野中及水岸。其叶青，如两指头，长二寸。其茎作藤，如手指，三月生花，淡红色，久乃深红，有五瓣。七八月结子如拇指，长一寸许，大类栀子而有五棱，其壳青黑色，内有人，白色，七月采实。”据以上记载，可知本品即使君子科使君子属植物使君子*Quisqualis indica* Linn.。入药连壳使用，作果品则仅食其种仁。

李时珍补充了本品在明代的分布与栽培情况：“原出海南、交址。今闽之绍武，蜀之眉州皆栽种之，亦易生。其藤如葛，绕树而上。叶青如五加叶。五月开花，一簇一二十葩，红色轻盈如海棠。其实长寸许，五瓣合成，有棱，先时半黄，老则紫黑。其中仁长如榧仁，色味如栗。久则油黑，不可用。”以下分述古本草相关药图的辨析。

1.《本草图经》：该书“眉州使君子”在其3个传本中，描绘的都是使君子缠绕一木本植物的状况。现存《大观》图1笔法凌乱，不容易看清其缠绕的状况。《政和》图2则绘一弯曲的枯树，使君子缠绕其上。《绍兴》图3在《大观》图1的基础上，清晰地绘出了使君子缠绕一直立小树的情况。但在描绘使君子形态方面，3传本基本一致。其叶对生或近对生，椭圆形。茎顶有花序，花大，5瓣。此图当为眉州（今四川眉山县）进献的写生图，其基原为使君子*Q. indica*。

2.《本草原始》：该书“使君子”（图13）为果实药材的写生图，准确地描绘了其果实外形。采用阴刻的形式，衬托出突起的棱线。

3.《质问本草》：该书“使君子”（图20）为写生药图。鉴于藤蔓甚长，该图采用花枝分别描绘的方式。花枝的叶片对生，椭圆形。枝顶为穗状花序，但组成了伞房花序式样。花5瓣。另果枝显示了具有棱线的纺锤形果实数个。其基原为使君子*Q. indica*。该书原文补充了一些墨线图所未能表达的内容：“使君子，一名留水子。

藤大如指，绕树而生，叶长二寸许，两两相对，三月开花，一朵二十余花，各有蒂，其花单瓣，五出，初淡红色，全变深红，袅袅有海棠之情态。子大如拇指，长寸许，五楞，而两头尖，绝类卮子。壳嫩则青黄，老则紫黑。”其中“留水子”的“水”字或为“求”字形误。

4.《植物名实图考》：该书“使君子”（图23）仅绘其藤茎局部。其叶稀疏，突出描绘了茎顶的果实，呈枣核形，有棱线。其图不及《质问本草》精细，但亦能知其基原为使君子*Q. indica*。

【小结】

“使君子”为海南著名物产。晋《南方草木状》、宋《本草图经》有关记载表明，此即使君子科植物使君子*Quisqualis indica* Linn.。与本品相关的4幅原创图，分别反映了其原植物与药材的真实情况。

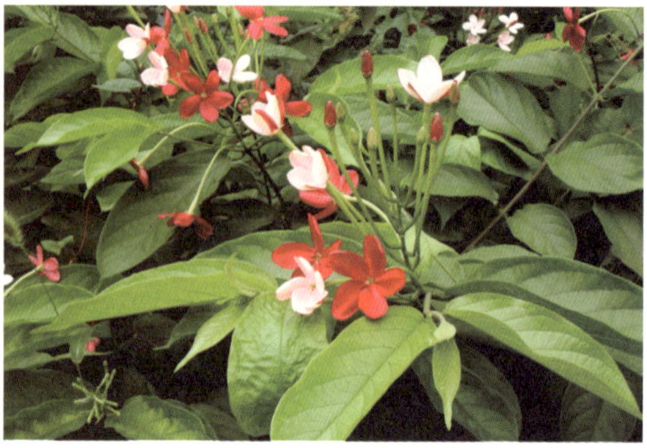

图 24　使君子 *Quisqualis indica*

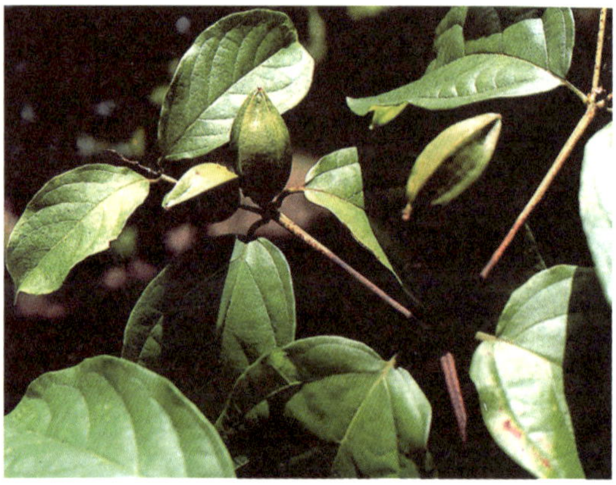

图 25　使君子果枝

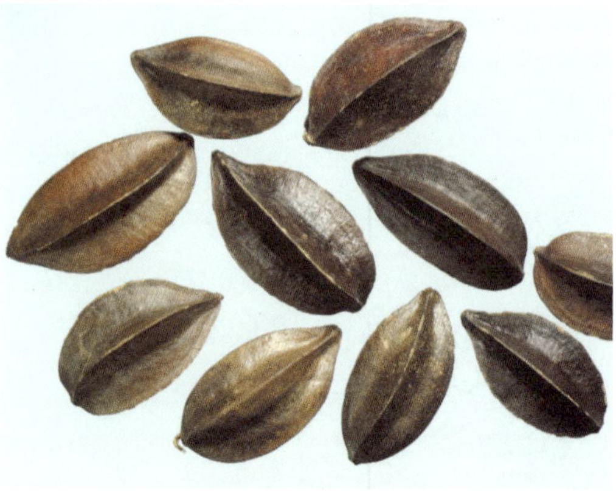

图 26　使君子药材

18-8　木鳖子

【品图】

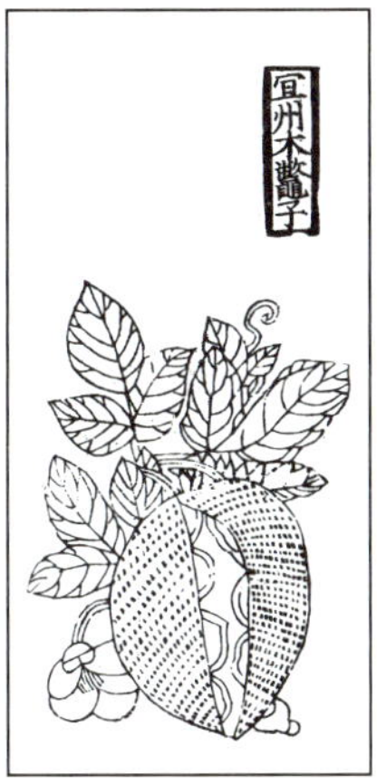

图 1　图经（大）·宜州木鳖子

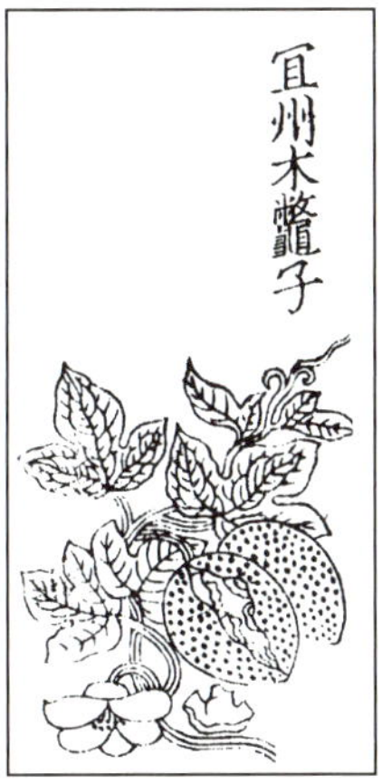

图 2　图经（政）·宜州木鳖子

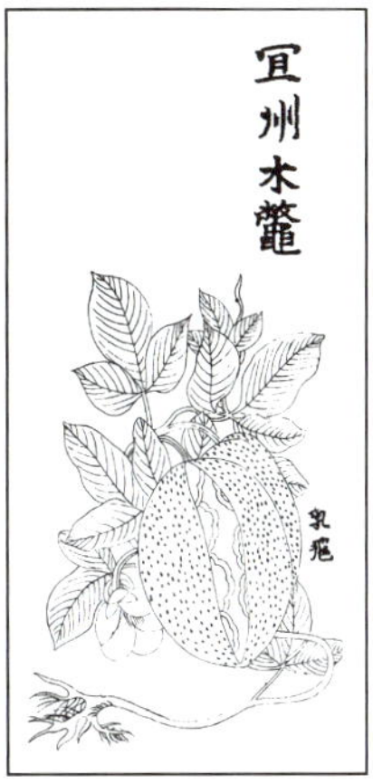

图 3　图经（绍）·宜州木鳖

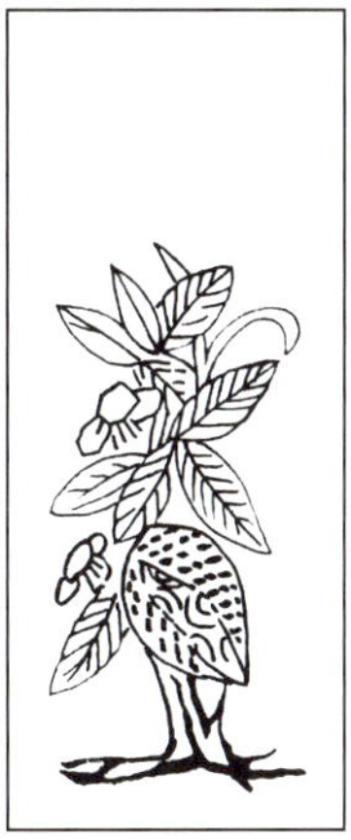

图 4　歌括·木鳖

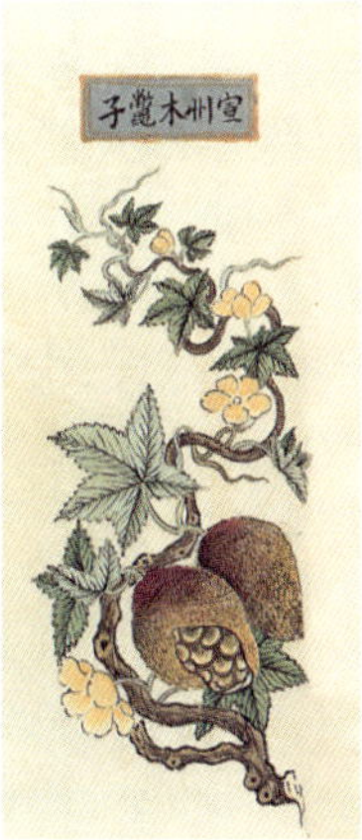

图 5　品汇·宜州木鳖子

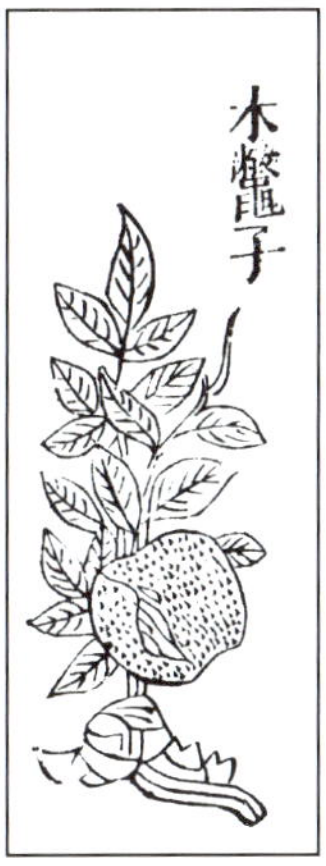

图 6　蒙筌·木鳖子

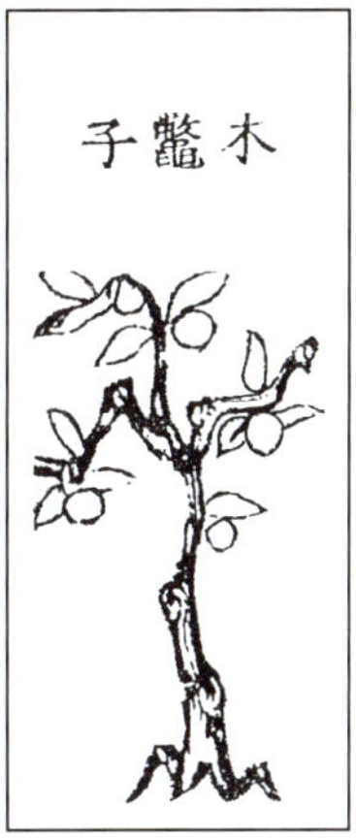

图 7　太乙·木鳖子

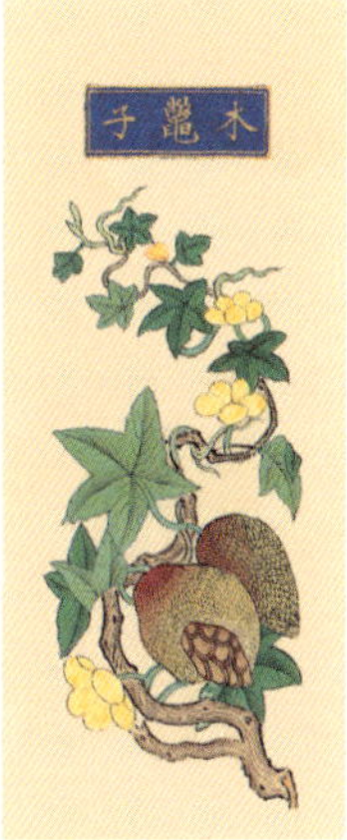

图 8　雷公·木鳖子

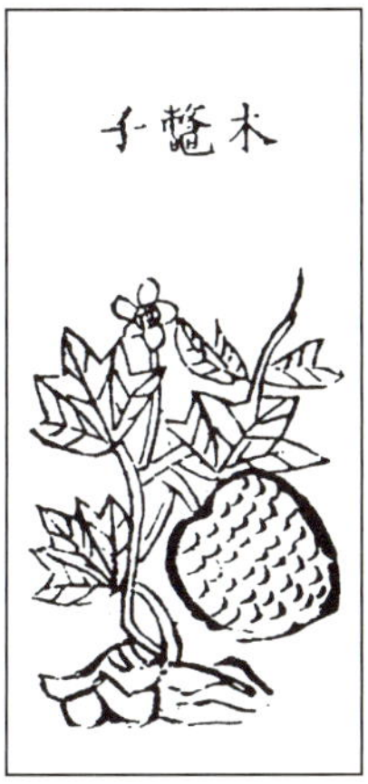

图 9　纲目（金）·木鳖子

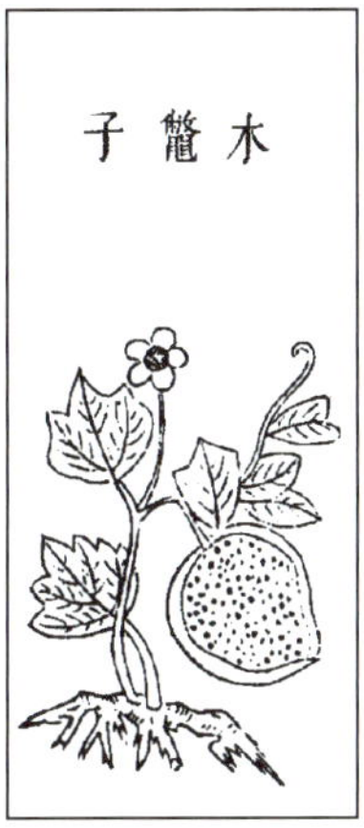

图 10　纲目（钱）·木鳖子

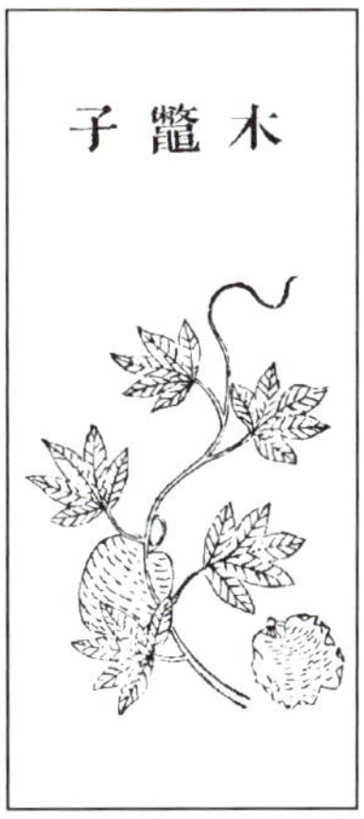

图 11　纲目（张）·木鳖子

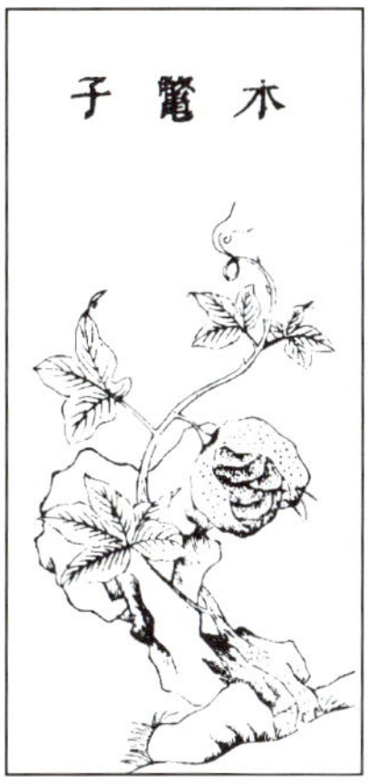

图 12　三才·木鳖子

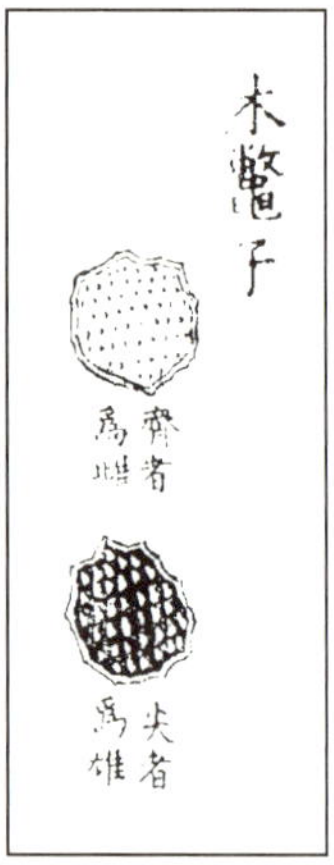

图 13　原始 · 木鳖子

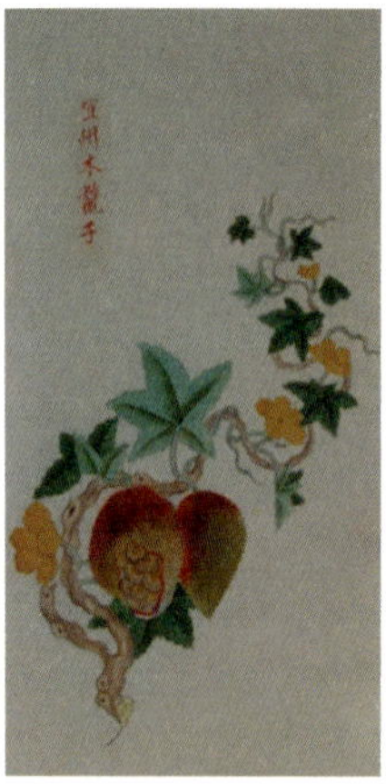

图 14　金石 · 宜州木鳖子

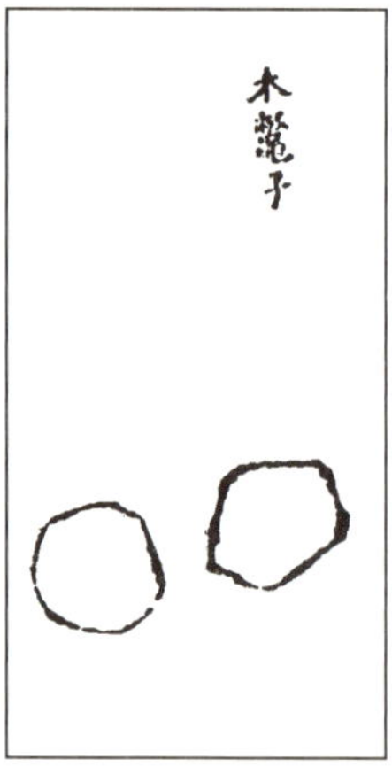

图 15　汇言 · 木鳖子

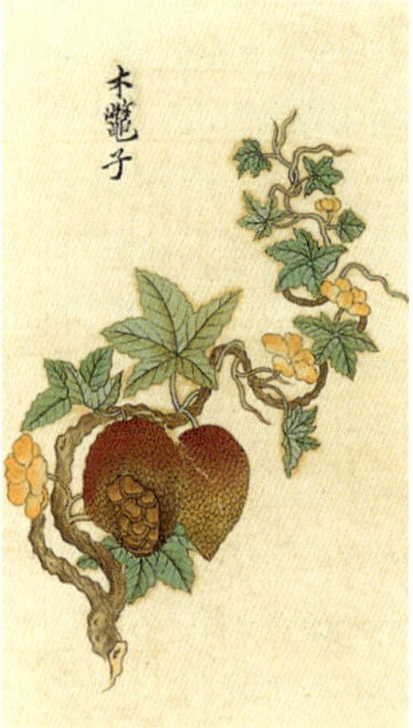

图 16　图谱 · 木鳖子

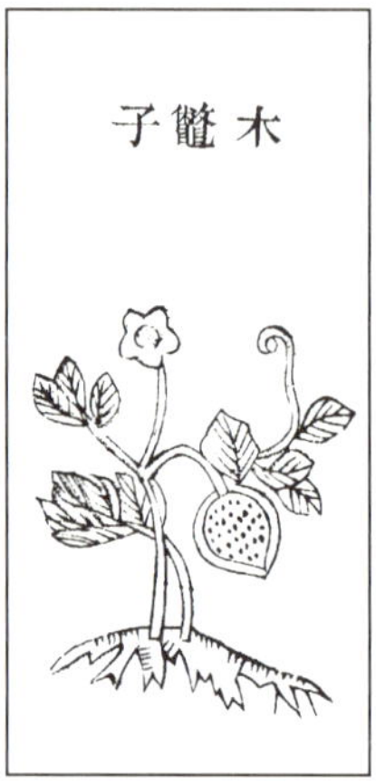

图 17　备要 · 木鳖子

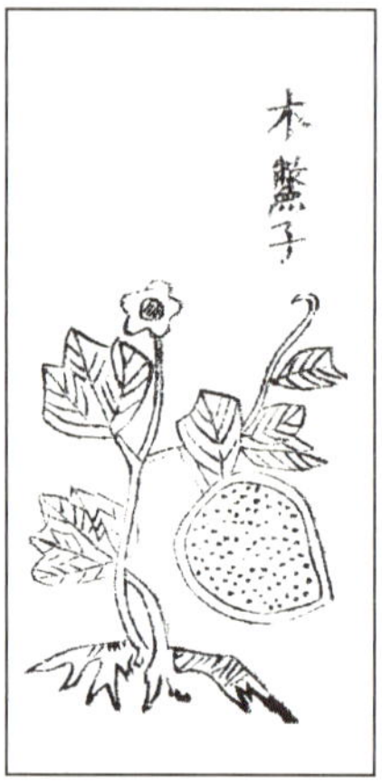

图 18　求真 · 木鳖子

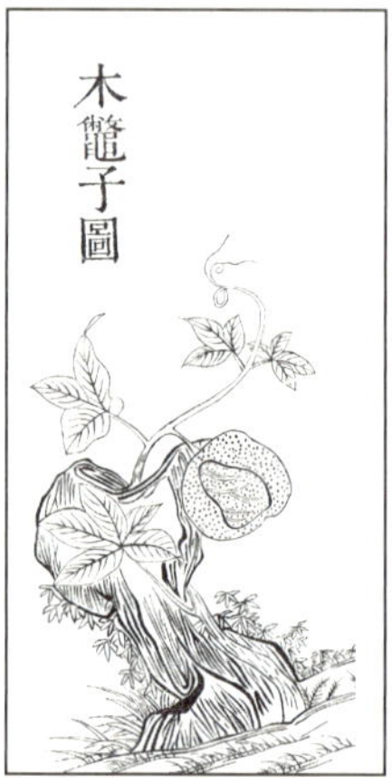

图 19　草木典 · 木鳖子图

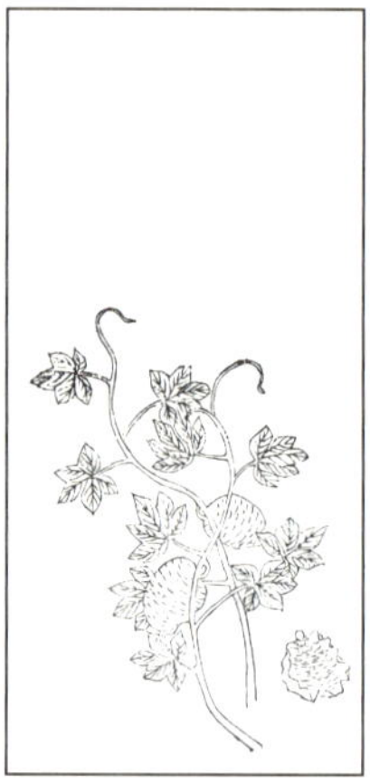

图 20　图考 · 木鳖子

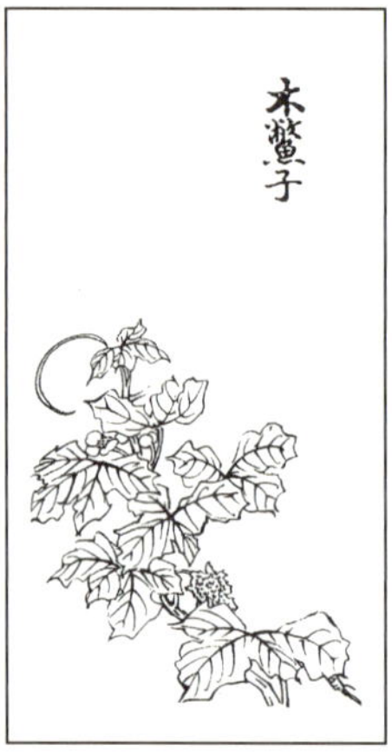

图 21　图说 · 木鳖子

本品21图，取自21书，其中4幅彩图。有承继关系的图可分3个书类。

《本草图经》：该书“宜州木鳖子”图分别存于《大观》（图1）、《政和》（图2）、《绍兴》（图3）。此三传本药图大同小异。今以《政和》图2为《图经》图的代表。

仿绘该图的彩色图有：《本草品汇精要》“宜州木鳖子”（图5），该图改变了原图的结构，重新按原图叶、花、果的基本特征绘制新彩图。花敷以黄色，与实物相符。唯叶脉与实物相差较大，失去葫芦科植物叶的风貌。此后《补遗雷公炮制便览》图8、《金石昆虫草木状》图14均仿绘《品汇》图5。《本草图谱》“木鳖子”（图16）则临摹自《金石昆虫草木状》

图14。

仿绘该图的墨线图有:《本草歌括》“木鳖”(图4)仿绘《大观》本图1,夸大果实,叶片亦称椭圆状,严重失真。《本草蒙筌》“木鳖”(图6)亦仿绘《大观》本图1,但补绘粗大的根部,略去花,叶均改为3小叶。《本草纲目》金陵本“木鳖子”(图9)仿绘图2,保留了单叶深裂,但将果实表面绘以鳞片状的纹理,失去果实的立体感。《纲目》钱本图10在金陵本图9基础上予以修润,但将果实绘成断面状,更失其真。此后《本草备要》图17、《本草求真》图18、《本草简明图说》图21均仿绘钱本图10。其中图21变形甚大,最不可思议的是,将原图硕大的果实,改为种子(鳖状)直接长在藤上。另《三才图会》“木鳖子”(图12)取《图经》图2中的木鳖子藤茎、叶片、果实三要素,重新绘图,并添加土石背景。《古今图书集成·草木典》“木鳖子图”(图19)又仿绘《三才》图12,但原图处理开裂果实、半露种子的方法,图19未能忠实仿绘。

《本草原始》:该书“木鳖子”(图13)的药材图仿绘者有《本草汇言》图15。后者仅草率仿绘其形。

《植物名实图考》:该书“木鳖子”(图20)仿绘图仅《本草纲目》张本图11。

以上21图中,除外17幅仿绘图,原创图尚有4幅(图2、7、13、20),详见下“鉴药”项。

【文录】

宋《开宝本草》(见《证类》卷14“木鳖子”) 藤生。叶有五花,状如薯预,叶青色面光。花黄。其子似栝楼而极大,生青,熟红,肉上有刺。其核似鳖,故以为名。出朗州及南中。七八月采之。

宋《本草图经》(同上) 《图经》曰:今湖、岭诸州及杭、越、全、岳州亦有之。春生苗,作蔓,叶有五花,状如山芋,青色面光。四月生黄花,六月结实,似括楼而极大,生青,熟红,肉上有刺。其核似鳖,故以为名。每一实,有核三四十枚,八月、九月采。岭南人取嫩实及苗叶作茹蒸食之。

宋《本草衍义》卷15“木鳖子” 蔓生,岁一枯。叶如蒲桃……但根不死,春旋生苗,其子一头尖者为雄。凡植时,须雌雄相合,麻缕缠定。及其生也,则去其雄者,方结实。

明《本草蒙筌》卷4“木鳖子” 朗州(属湖南)所生,藤茎甚大。黄花绿叶,子若栝蒌。生青熟红,肉上有刺。其核类鳖,故此得名……谟按:乌头毗穗,亦名木鳖子。两物一名,不可不识。但此专入外科,而有追毒之效。彼则徒载其名,全无治病之能。非比仙人杖三物同名,而各有用也。

明《本草纲目》卷18“木鳖子” 【释名】木蟹。【集解】【时珍曰】木鳖核形扁磊砢，大如围棋子。其仁青绿色，入药去油者。

清《植物名实图考》卷20“木鳖子” 木鳖子，《开宝本草》始著录。《图经》云：岭南人取嫩实及苗叶作茹，蒸食。药肆唯贩其核，形宛似鳖，大如钱。《霏雪录》著其毒能杀人。俗传丐者用以毒狗。

【鉴药】

“木鳖子”首见于《开宝本草》，云“其核似鳖，故以为名”。原载“主折伤，消结肿恶疮，生肌，止腰痛，除粉刺皯，妇人乳痈，肛门肿痛。”有毒，多外用，少作内服药。

关于本品形态及产地，《开宝本草》云：“藤生。叶有五花，状如薯预，叶青色面光。花黄。其子似栝楼而极大，生青，熟红，肉上有刺。出朗州及南中。七八月采之。”宋《本草图经》云：“今湖、岭诸州及杭、越、全、岳州亦有之。春生苗，作蔓，叶有五花，状如山芋，青色面光。四月生黄花，六月结实，似括楼而极大，生青，熟红，肉上有刺。其核似鳖，故以为名。每一实，有核三四十枚，八月、九月采。”据此，本品即葫芦科苦瓜属植物木鳖子*Momordica cochinchinensis*（Lour.）Spreng.。药用其种子。李时珍云：“木鳖核形扁磊砢，大如围棋子。其仁青绿色，入药去油者。”

1.**《本草图经》**：该书三个传本的“宜州木鳖子”图形略有不同。《大观》本图1的叶片被绘成三小叶。果实仅一个，剖开，内有不规则形状的种子。左下角有花一朵。右上有卷须，示意为藤本。《绍兴》本图3叶片亦同图1，为3小叶，此乃错误。但此图大果实后还有另外一果，且增添了根部。《政和》本（图2）叶片为三深裂，花大，花瓣5。果实有2个，亦剖开露出种子。此图所示，当为葫芦科植物木鳖子*M. cochinchinensis*。宜州即今广西宜州市，属本品分布区域之一。

2.**《太乙仙制本草药性大全》**：该书“木鳖子”（图7）绘一小乔木，上有稀疏单叶及圆形物。此图示意不明，无法考其原植物。

3.**《本草原始》**：该书“木鳖子”（图13）绘雌雄两种木鳖子的种子。图注云“齐者为雌”“尖者为雄”。宋《本草衍义》记载：“其子一头尖者为雄。凡植时，须雌雄相合，麻缕缠定。及其生也，则去其雄者，方结实。”此乃传说。入药不分雌雄。现代植物学未见种子分雌雄之说。

4.**《植物名实图考》**：该书“木鳖子”（图20）绘两根藤茎，叶卵状心形，一般有5个中裂。果实卵球形。图右下另放大绘出一种子，边缘有齿，表面稍拱起，类鳖形。其原植物即木鳖子*M. cochinchinensis*。吴其濬在该药条文中云：“木鳖子，《开宝本草》始著录。《图经》云：岭南人取嫩实及苗叶作茹，蒸食。药肆唯贩其核，形宛似鳖，大如钱。《霏雪录》著其毒能杀人。俗传丐者用以毒狗。”

【小结】

“木鳖子”于宋初进入本草，以核似鳖得名。有毒，少作内服药。据《开宝本草》《本草图经》所载形态，可知其为葫芦科植物木鳖子*Momordica cochinchinensis* (Lour.) Spreng.，药用种子。《本草图经》《本草原始》《植物名实图考》均绘有足以鉴定其基原的药图。

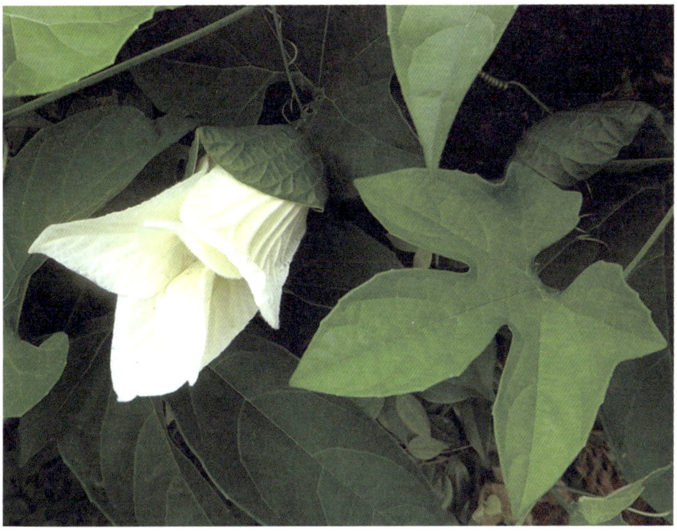

图 22　木鳖子 *Momordicaco chinchinensis*. 花枝

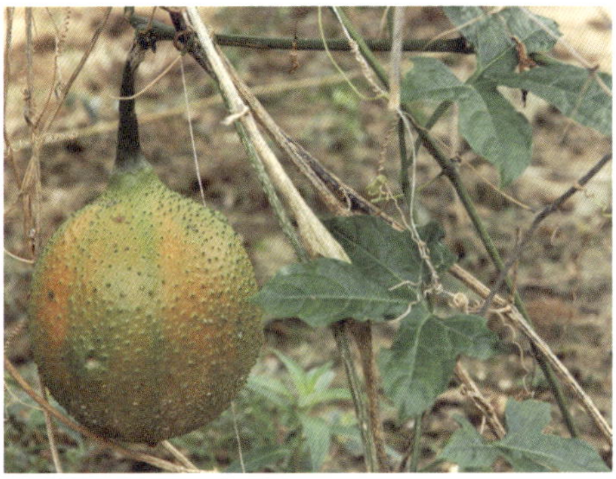

图 23　木鳖子果枝

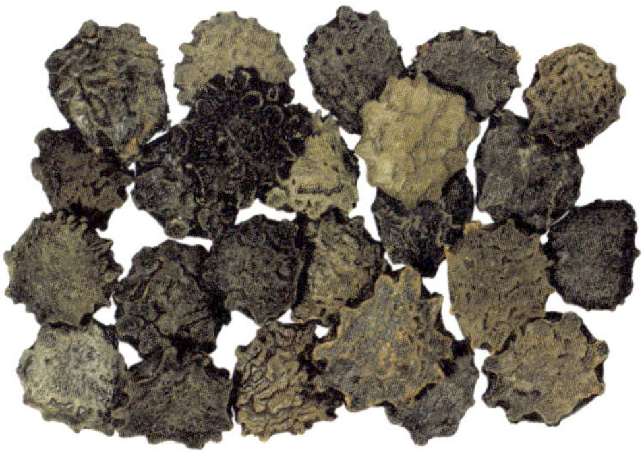

图 24　木鳖子药材

18-9 番木鳖

【品图】

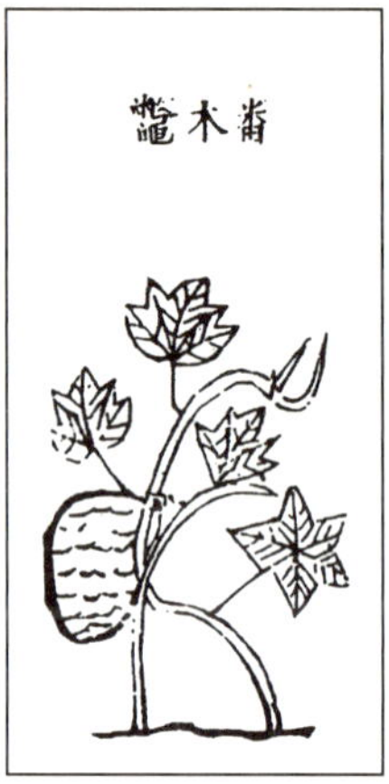

图1 纲目（金）·番木鳖

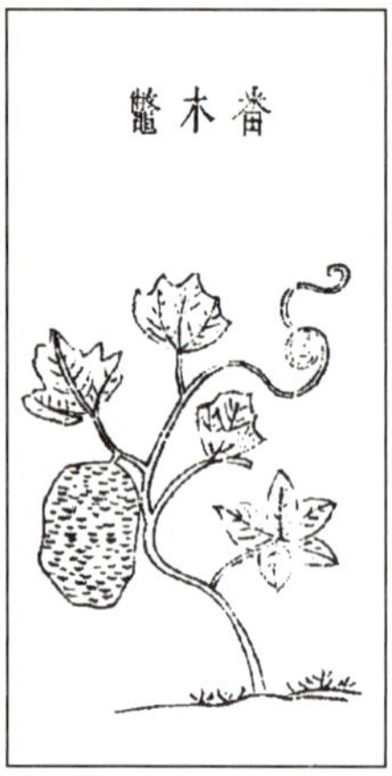

图2 纲目（钱）·番木鳖

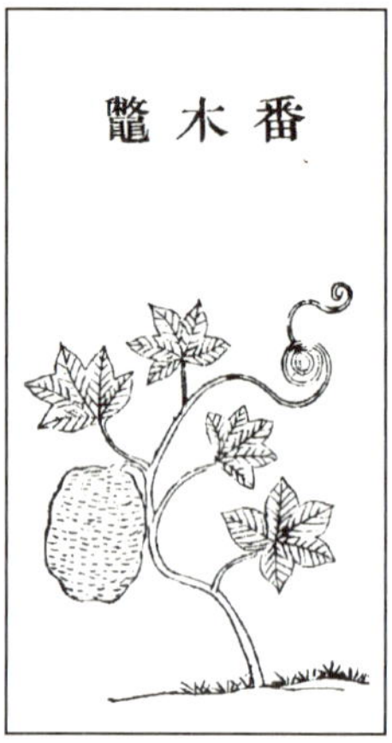

图3 纲目（张）·番木鳖

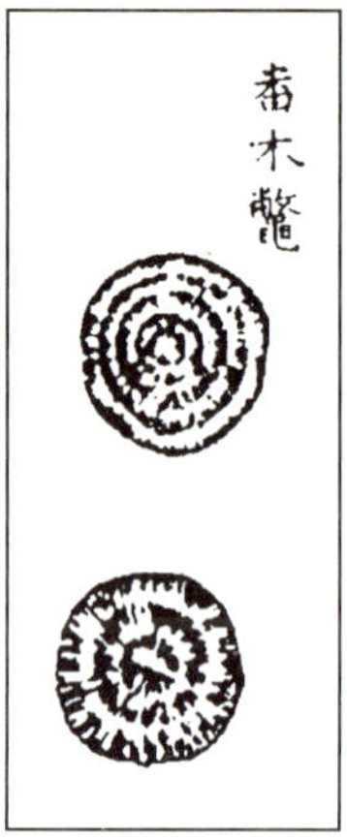

图4 原始·番木鳖

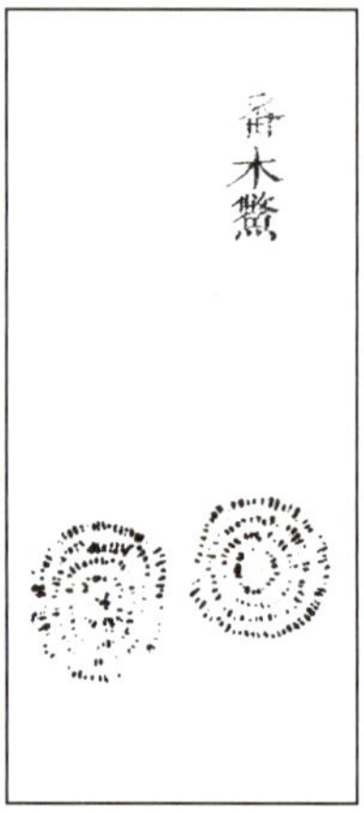

图5 汇言·番木鳖

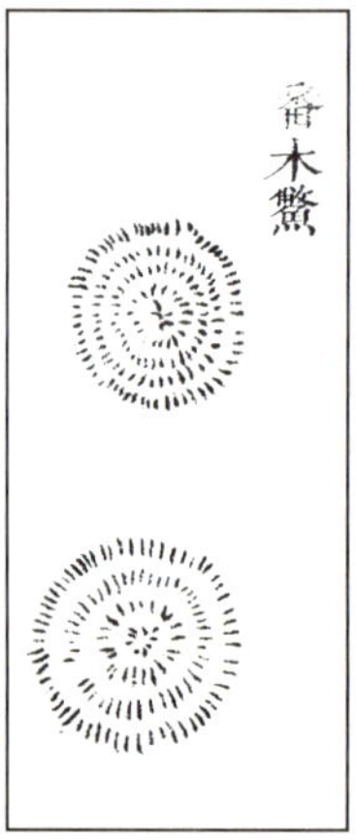

图6 类纂·番木鳖

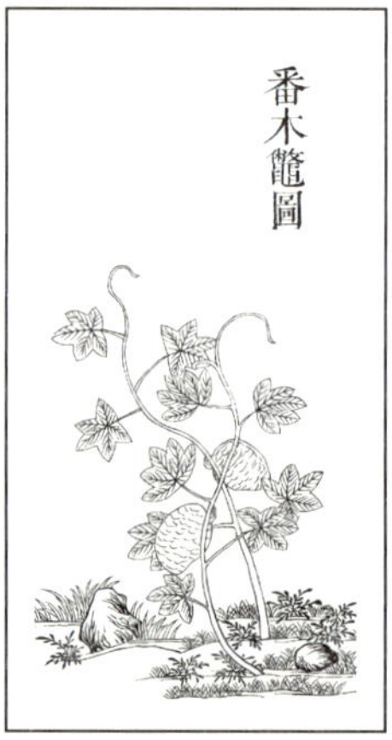

图7 草木典·番木鳖图

本品7图，取自7书。有承继关系的图可分2个书类。

《本草纲目》（金陵本）：该书“番木鳖”（图1）的仿绘者有《纲目》钱本图2、《纲目》张本图3、《古今图书集成·草木典》“番木鳖图”（图7）。此3仿绘图均有不同程度的润饰，图7还增添了土石背景。

《本草原始》：该书“番木鳖”（图4）的仿绘者有《本草汇言》图5、《本草纲目类纂必读》图6。

以上7图中，除外5幅仿绘图，原创图尚有2幅（图1、4），详见下“鉴药”项。

【文录】

明《本草纲目》卷18“番木鳖”【释名】马钱子（《纲目》）、苦实把豆（《纲目》）、火失刻把都。【时珍曰】状似马之连钱，故名马钱。【集解】【时珍曰】番木鳖生回回国，今西土邛州诸处皆有之。蔓生，夏开黄花。七八月结实如栝楼，生青熟赤，亦如木鳖。其核小于木鳖而色白。彼人言治一百二十种病，每证各有汤引。或云以豆腐制过用之良。或云能毒狗至死。

【鉴药】

“番木鳖”首见于《本草纲目》。一名马钱子。李时珍云：“生回回国……亦如木鳖”，或因此名为“番木鳖”。又云：“状似马之连钱，故名马钱。”另有音译名“火失刻把都”，《中华本草》考曰：“火失刻，为波斯语kuela音译。”明代番木鳖传入时间不久，对其性能知之甚少，故时珍误定其性“无毒”，仅用治“伤寒热病，咽喉痹痛，消痞块”。本品有大毒，但经炮制及配伍使用后，可通络止痛，强筋起痿等。明清至今该药运用日广，现代研究亦多。

关于本品来源，李时珍仅云：“番木鳖生回回国，今西土邛州诸处皆有之。蔓生，夏开黄花。七八月结实如栝楼，生青熟赤，亦如木鳖。其核小于木鳖而色白。”由此可见时珍并未亲见原植物，多据传闻，臆想与木鳖子同形，故有“蔓生”“黄花”“结实如栝楼”等不实之词。所谓“如木鳖”，亦仅大小相仿而已。“木鳖”与“连钱”毕竟形态不同。然李时珍能及时将医方书所用外来药收入本草，功莫大焉。

1.《本草纲目》(金陵本)：该书“番木鳖”（图1）乃想象绘图，其藤茎、叶形、果实，无一不据木鳖子原植物绘成，非番木鳖之形。

2.《本草原始》：该书“番木鳖”（图4）为药材写生图。其形扁圆，且用数层同心环纹显示本品四周边缘隆起，其丝状光泽由中心四射而出，较真切地表现了番木鳖的种子外形。结合现实品种使用情况，此即马钱科马钱属植物马钱子 *Strychnos nux-vomica* Linn.或其同属近缘植物的种子。本品原植物为乔木，单叶对生，叶革质，基出脉3—5条，全缘，浆果圆球形，种子1—4颗，与葫芦科的木鳖子原植物形态迥然不同。

【小结】

“番木鳖”为《本草纲目》新增药。李时珍及时将医方所用番木鳖收入本草，促进后世对本品的运用与推广。但李时珍当时对本品来源、性能并不很熟悉，故误注其性无毒，且臆想其形态与木鳖子近似。据《本草原始》写生绘制的番木鳖药材图，可推知其基原即马钱科植物马钱*Strychnos nux-vomica* L.或其同属近缘植物。

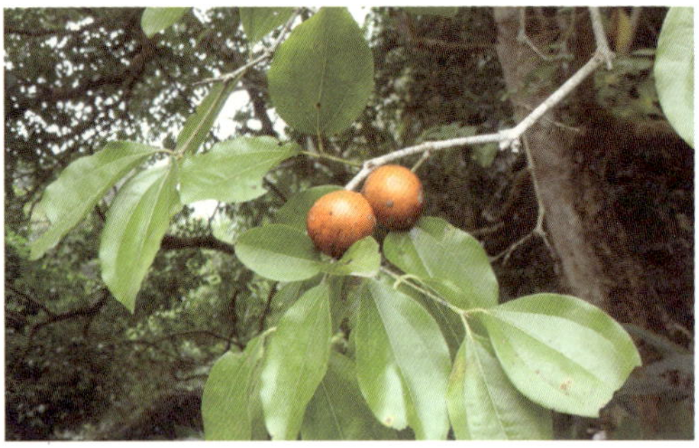

图 8　马钱 *Strychnos nux-vomica*

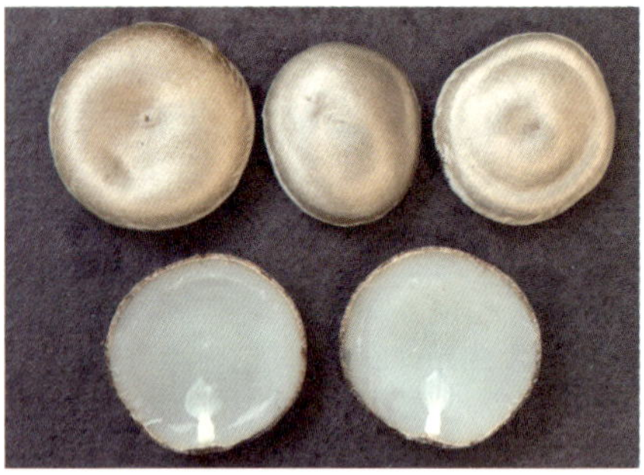

图 9　马钱子药材

18-10　马兜铃

【品图】

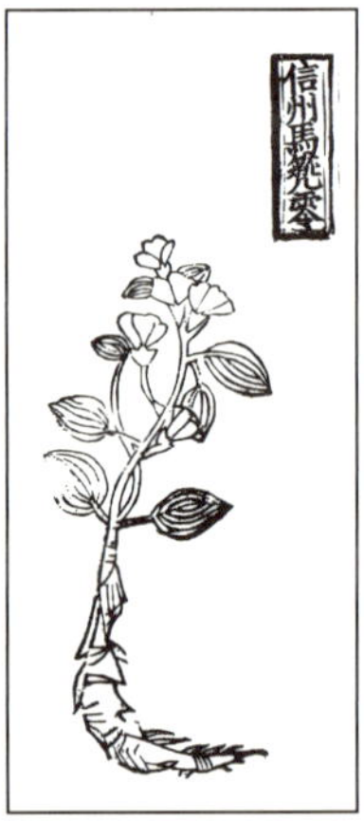

图 1　图经（大）· 信州马兜零

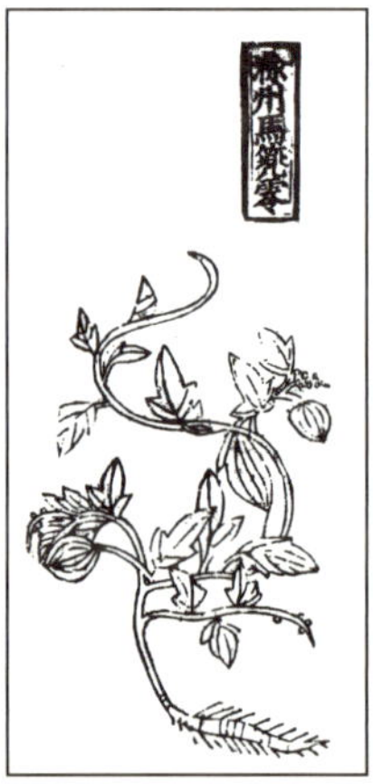

图 2　图经（大）· 滁州马兜零

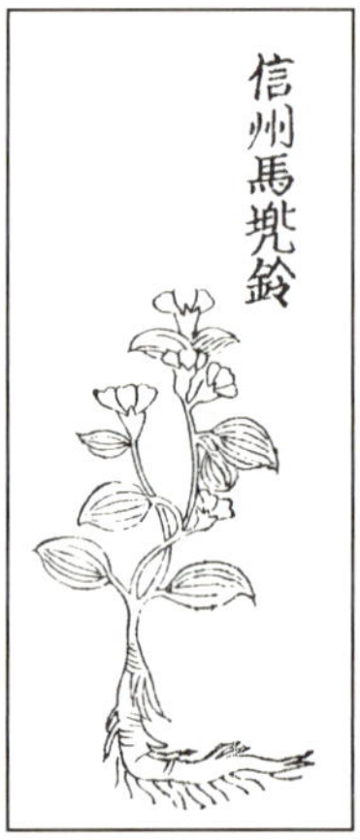

图 3　图经（政）· 信州马兜铃

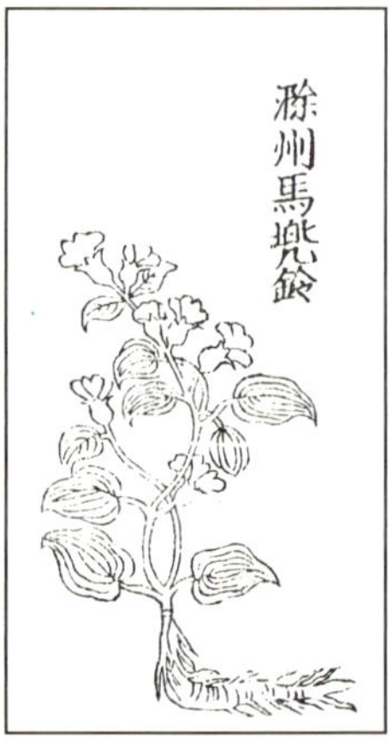

图 4　图经（政）· 滁州马兜铃

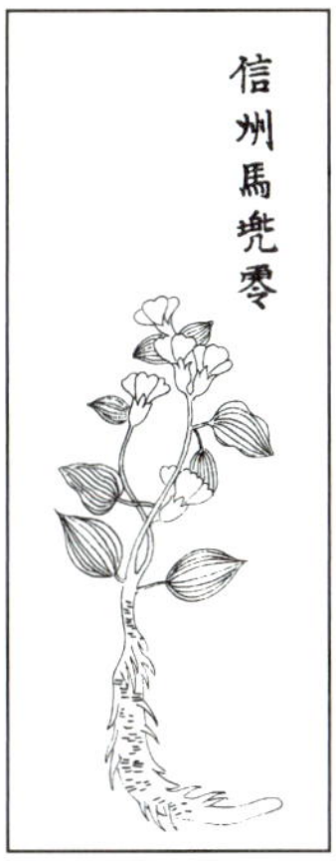

图5 图经(绍)·信州马兜零

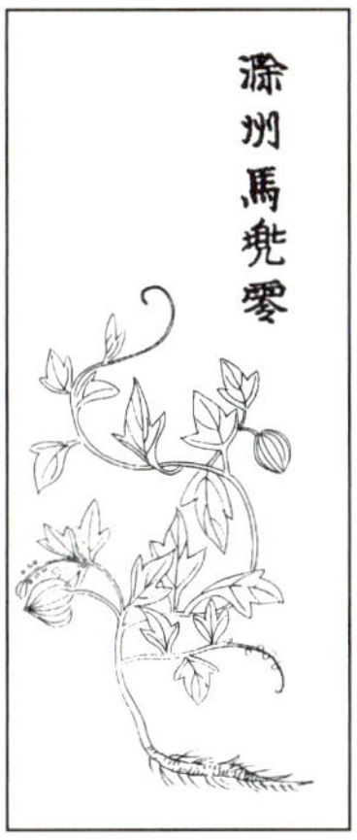

图6 图经(绍)·滁州马兜零

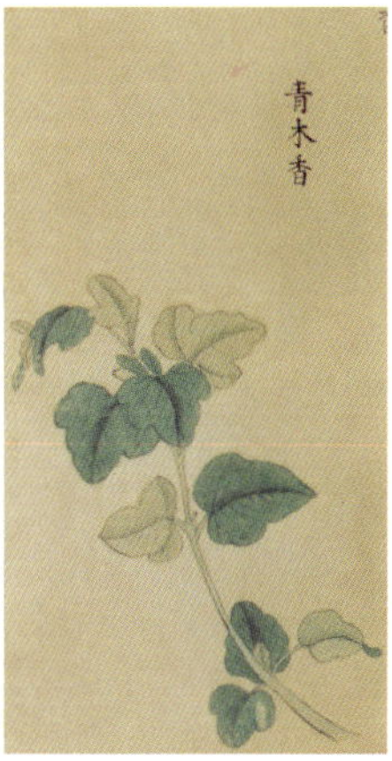

图7 履巉岩·青木香

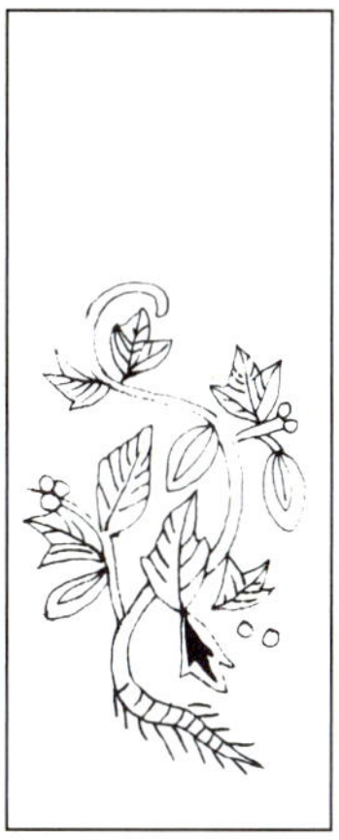

图8 歌括·马兜铃

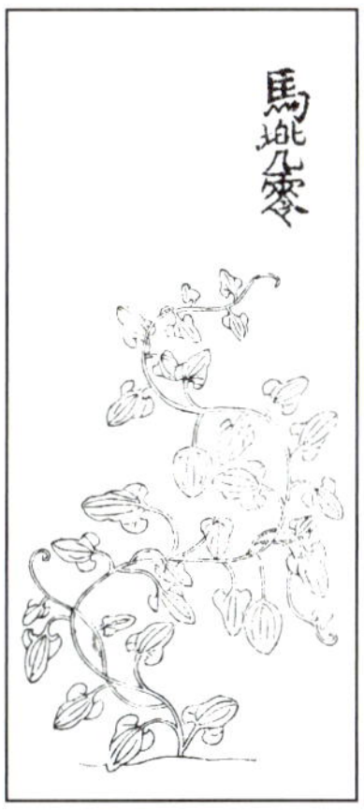

图9 救荒·马兜零

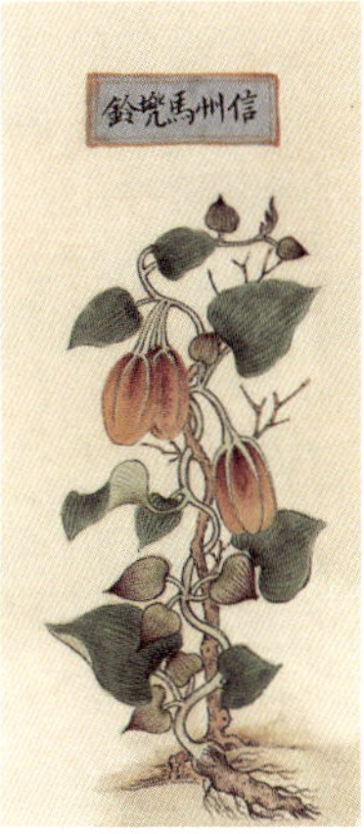

图10 品汇·信州马兜铃

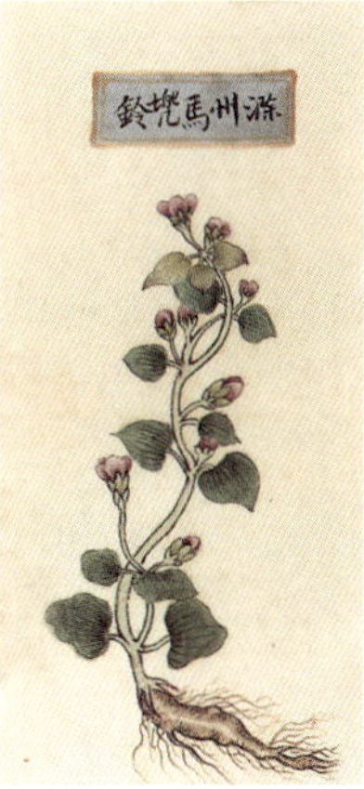

图11 品汇·滁州马兜铃

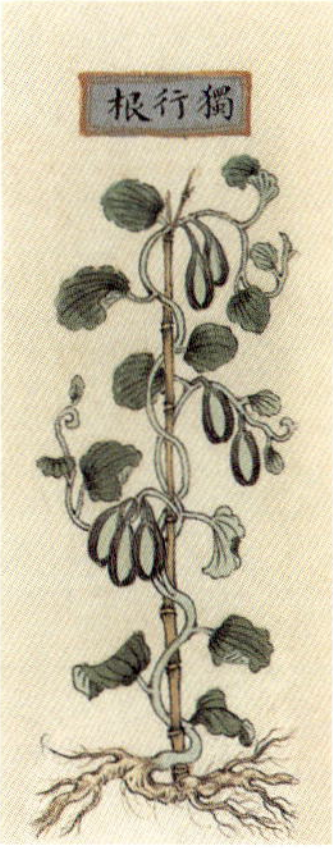

图12 品汇·独行根

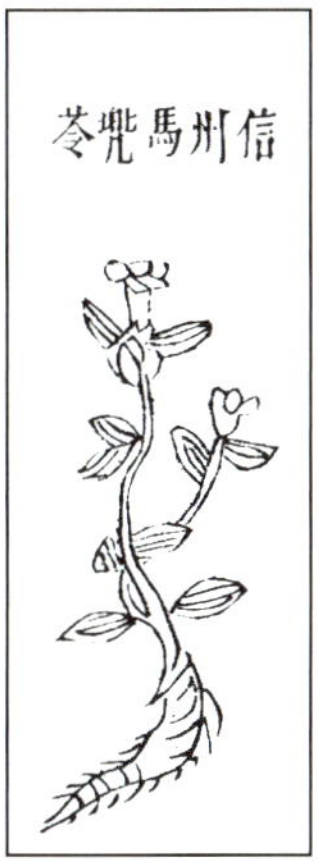

图13 蒙筌·信州马兜零

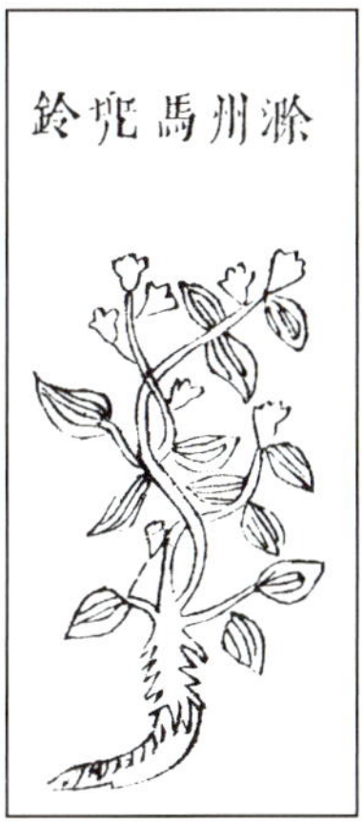

图14 蒙筌·滁州马兜铃

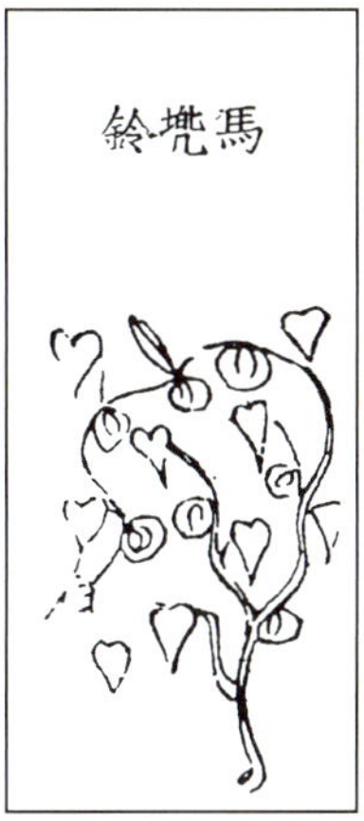

图15 太乙·马兜铃

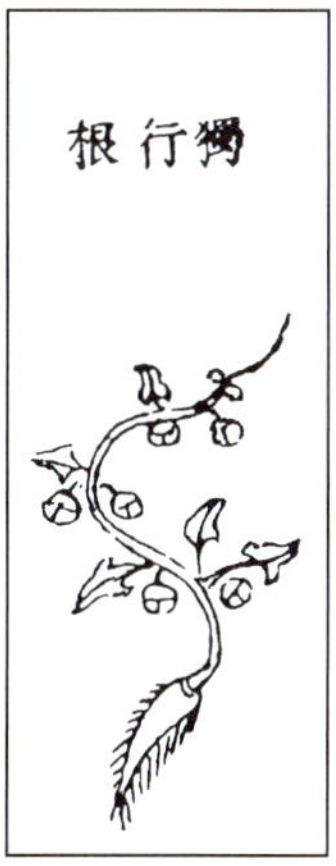

图16 太乙·独行根

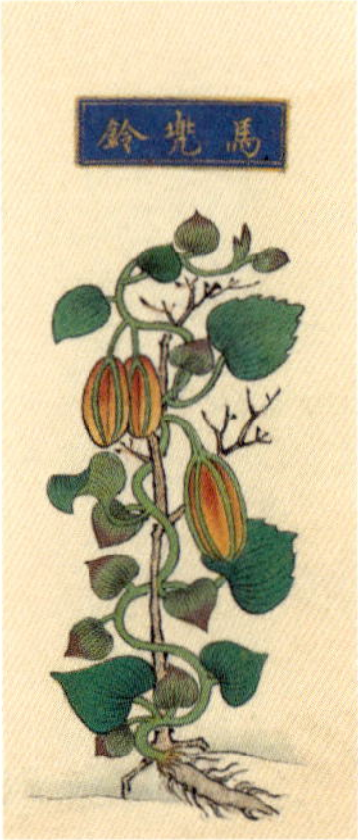

图 17　雷公·马兜铃

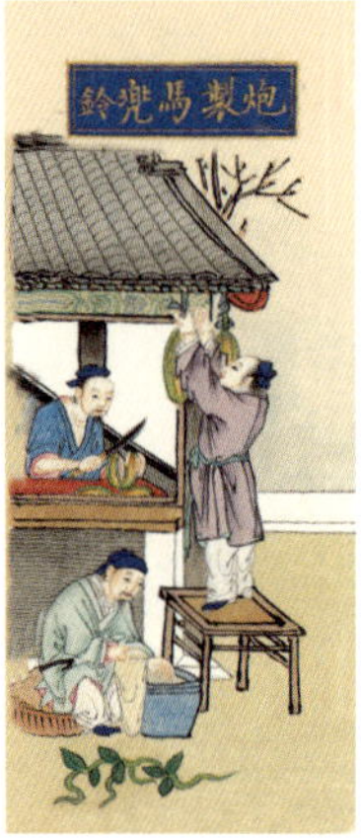

图 18　雷公·炮制马兜铃

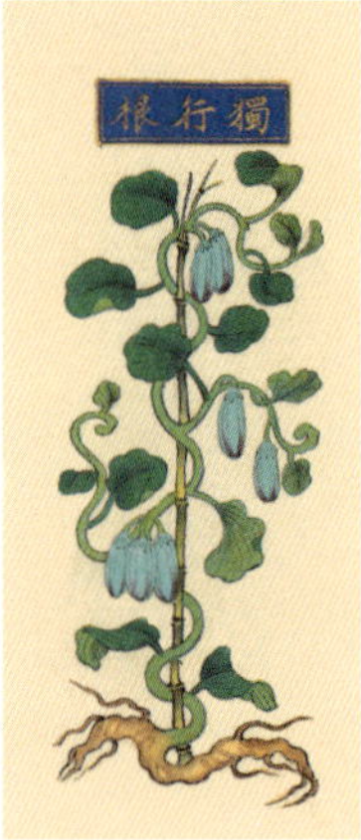

图 19　雷公·独行根

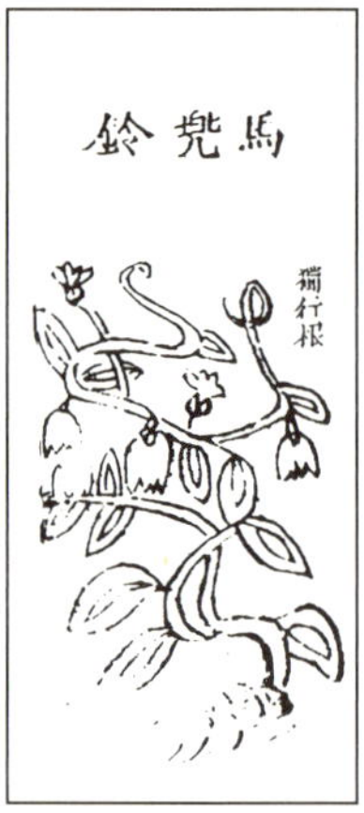

图 20　纲目（金）·马兜铃

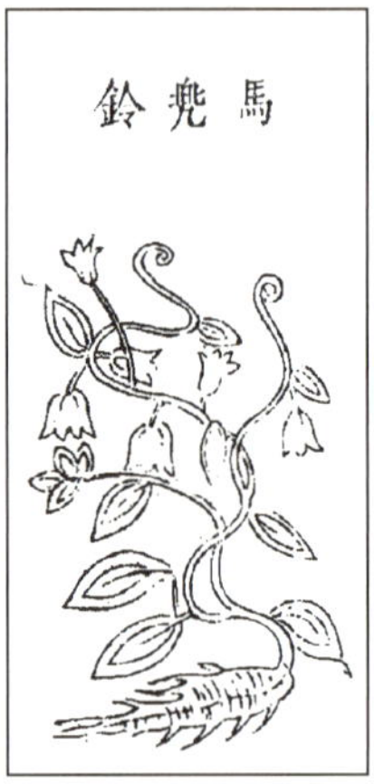

图 21　纲目（钱）·马兜铃

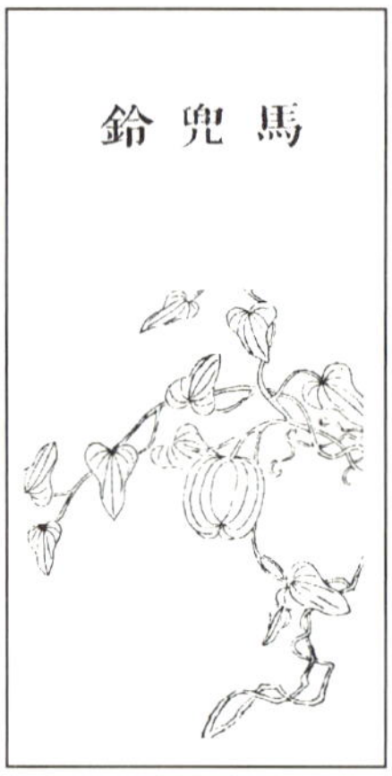

图 22　纲目（张）·马兜铃

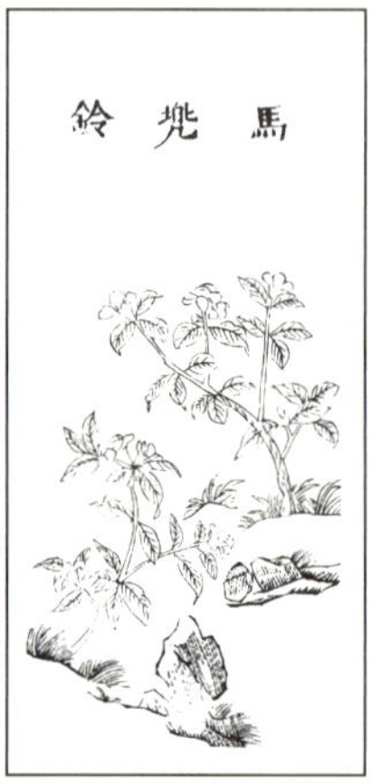

图 23　三才·马兜铃

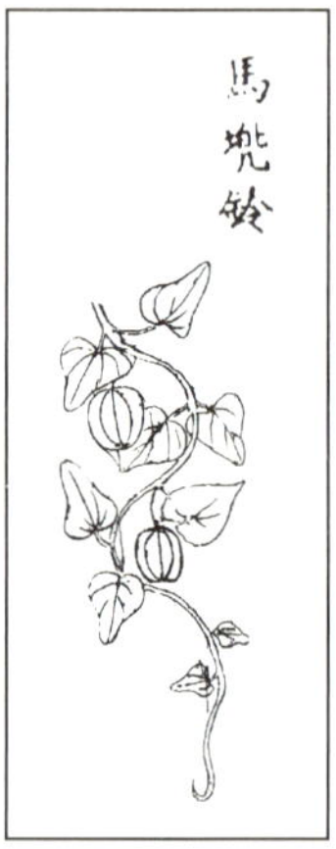

图 24　原始·马兜铃

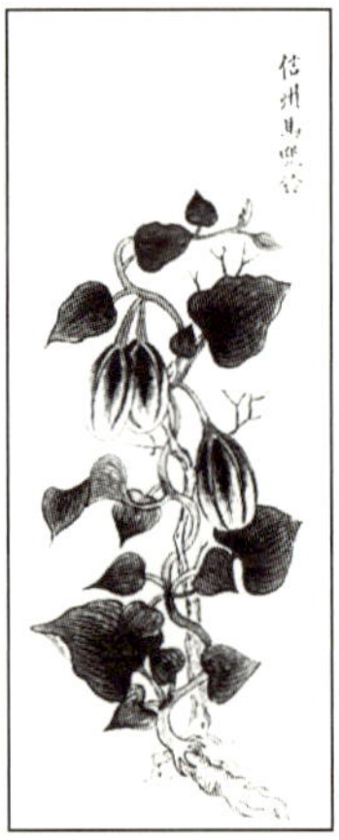

图 25　金石·信州马兜铃

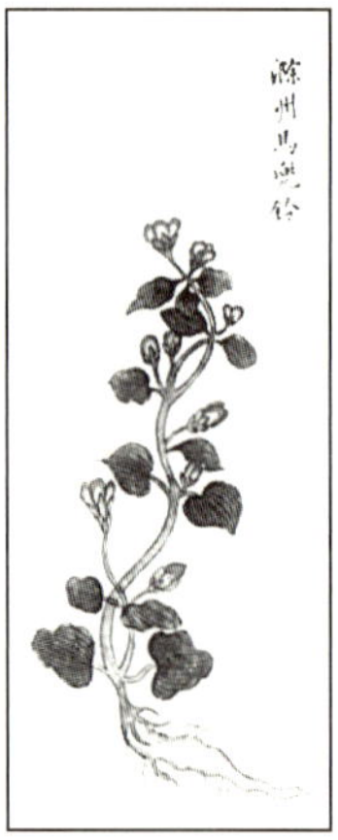

图 26　金石·滁州马兜铃

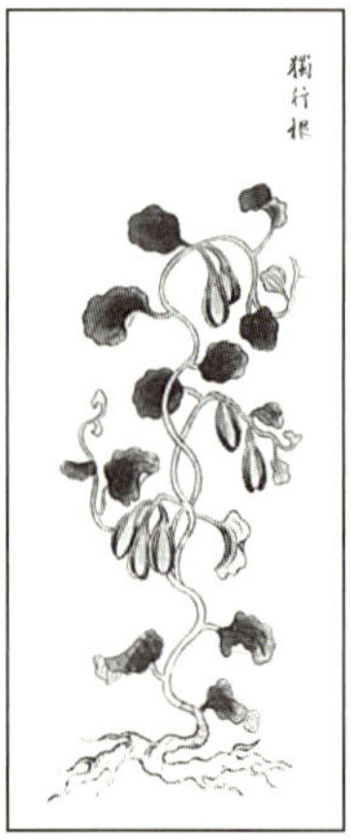

图 27　金石·独行根

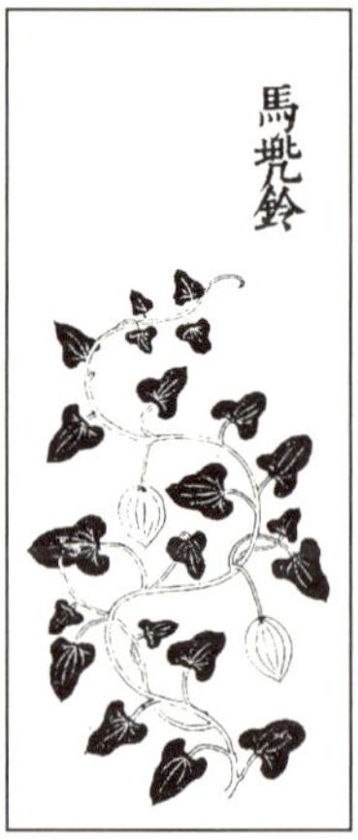

图 28　博录·马兜铃

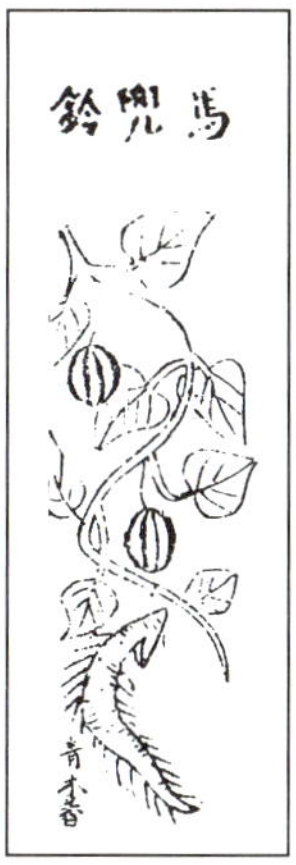

图 29 汇言·马兜铃

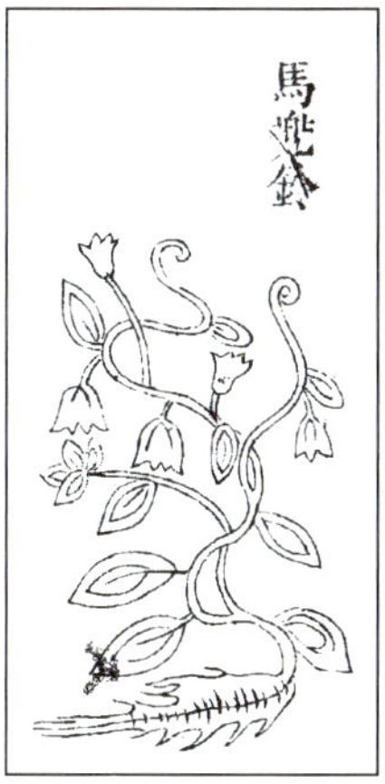

图 30 本草汇·马兜铃

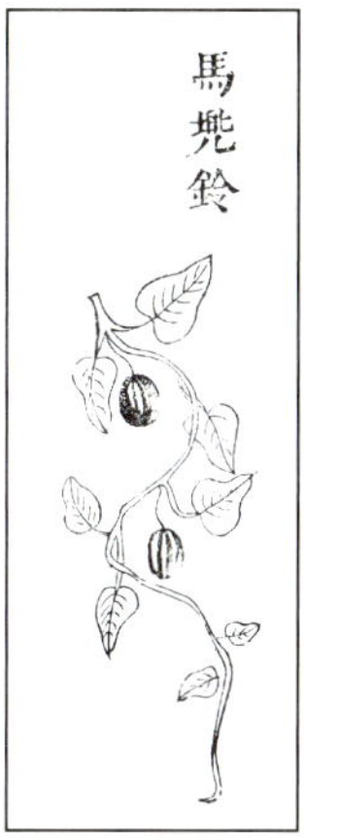

图 31 类纂·马兜铃

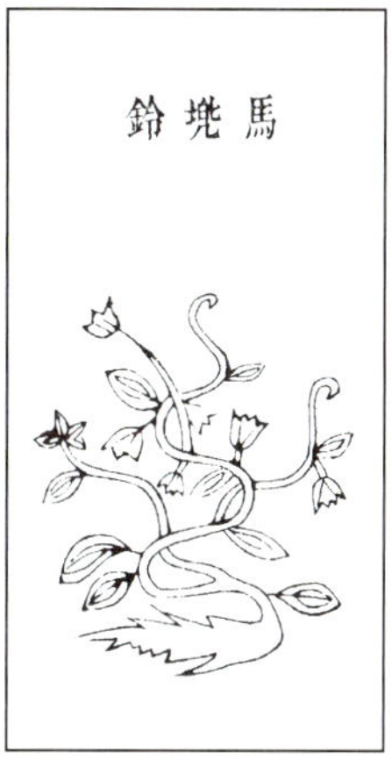

图 32 备要·马兜铃

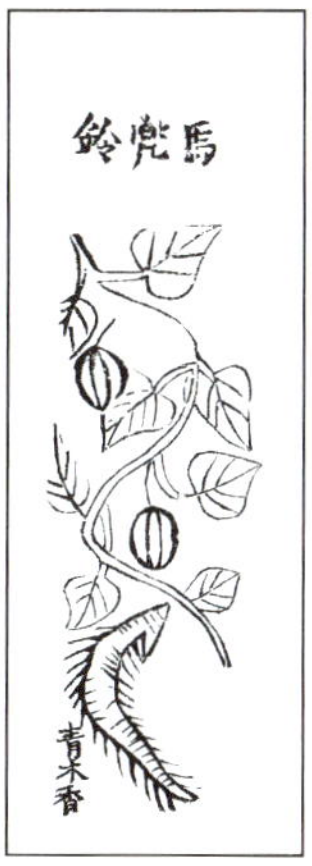

图 33 求真·马兜铃

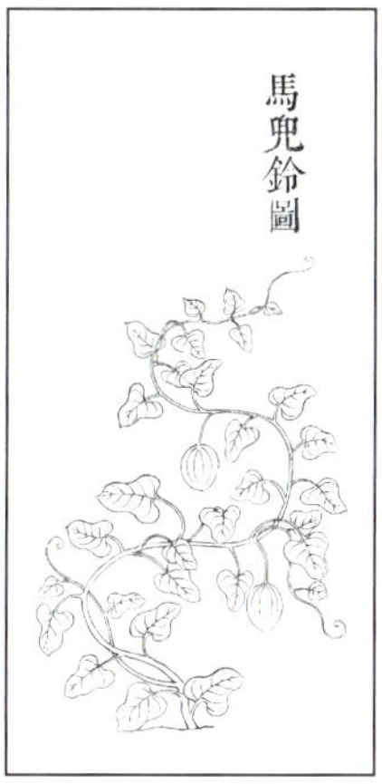

图 34 草木典·马兜铃图

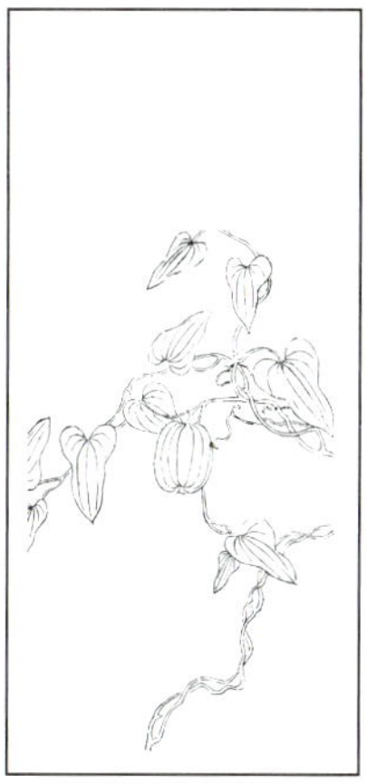
图 35 图考·马兜铃

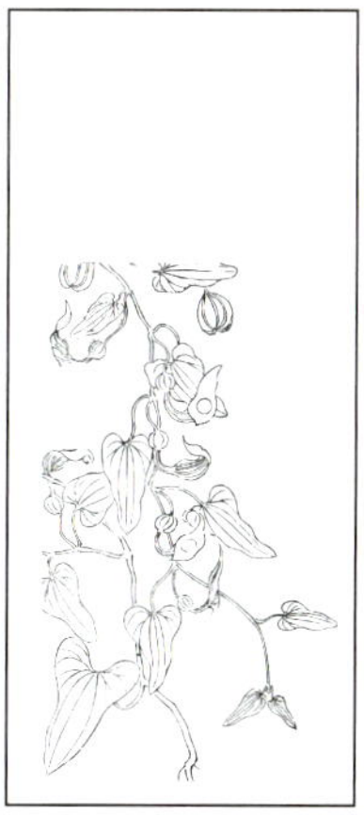
图 36 图考·土青木香

本品38图，取自26书，其中9幅彩图。有承继关系的图可分5个书类。

《本草图经》：该书2图。“信州马兜铃”“滁州马兜铃”依次分别存于《大观》（图1、2）、《政和》（图3、4）、《绍兴》（图5、6）。此三传本药图基本一致。今以《政和》图3、图4为《图经》图的代表。

仿绘该图的墨线图有：《本草歌括》“马兜铃”（图8）仿绘“滁州马兜铃”（图2），删节简省较多。《本草蒙筌》“信

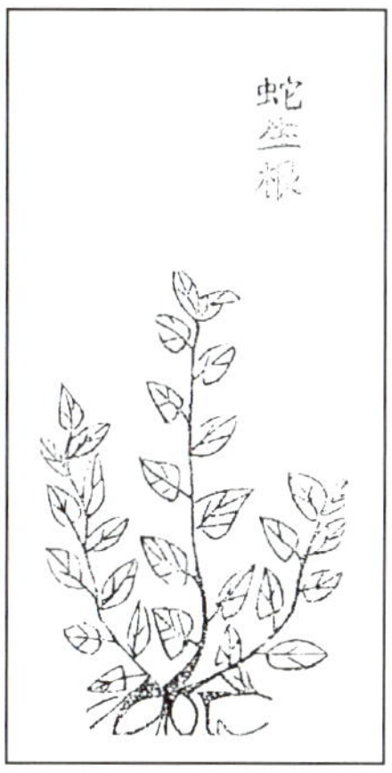
图 37 便方·蛇生根

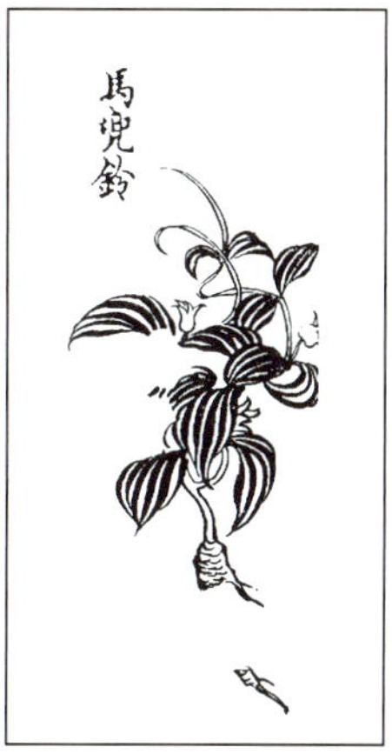

图 38 图说·马兜铃

州马兜铃”（图13）、“滁州马兜铃”（图14）仿绘时略有省略，且2图与原图呈水平镜像，左右互换。《本草纲目》金陵本“马兜铃”（图20）构图参考《图经》“滁州马兜铃”（图4），但添加了兜铃状的果实。《纲目》钱本图21将金陵本图20再加润饰。此后《本草汇》图30、《本草备要》图32、《本草简明图说》图38（叶片阴刻，变化甚大）均仿绘钱本图21。另《三才图会》“马兜铃”（图23）将《图经》2图合绘于一图中，再加土地背景。

《救荒本草》：该书“马兜零”（图9）的仿绘者有《野菜博录》“马兜铃”（图28，叶片阴刻）、《古今图书集成·草木典》“马兜铃图”（图34）。

《本草品汇精要》：该书2图（图10、11）虽然袭取了《图经》两个“马兜铃”图的名称，但实际画面已经是重绘。另新绘“独行根”（图12）。仿绘该书的彩色图有：《补遗雷公炮制便览》“马兜铃”（图17）、“独行根”（图19），仿绘《品汇》“信州马兜铃”（图10）、“独行根”（图12）。《金石昆虫草木状》图25、图26、图27依次分别仿绘了《品汇》图10、图11、图12。

《本草原始》：该书“马兜铃”（图24）的仿绘图有：《本草汇言》图29，并在其下增绘了“青木香”根的图。此后《本草求真》图33即仿绘《汇言》图29。另《本草纲目类纂必读》图31全仿图24，果实阴刻。

《植物名实图考》：该书“马兜铃”（图35）的唯一仿绘者为《本草纲目》张本图22。

以上38图中，除外24幅仿绘图，原创图尚有14幅（图3、4、7、9、10、11、12、15、16、18、24、35、36、37），详见下“鉴药”项。

【文录】

宋《开宝本草》（见《证类》卷11“马兜铃”） 生关中，藤绕树而生。子状如铃，作四五瓣。

吴越《日华子本草》（同上） 是土青木香，独行根子。越州七八月采。

宋《本草图经》（同上）《图经》曰：马兜铃，生关中，今河东，河北、江淮、夔、浙州郡亦有之。春生苗如藤蔓，叶如山芋叶，六月开黄紫花，颇类枸杞花，七月结实，枣许大如铃，作四五瓣。其根名云南根，似木香，小指大，赤黄色，亦名土青木香。七月、八月采实，暴干。

唐《唐本草》（见《证类》卷11“独行根”）《唐本》注云：蔓生，叶似萝摩，其子如桃李，枯则头四开，悬草木上。其根扁，长尺许，作葛根气，亦似汉防已。生古堤城傍，山南名为土青木香，疗丁肿大效。一名兜零根。

后蜀《蜀本草》（同上）《蜀本》：《图经》云：蔓生，叶似萝摩而圆且涩。花青白色，子名马兜零，十月已后头开四系若囊，中实似榆荚，二月、八月采根，日干，所在平泽草木丛林中有。独行根生古堤城旁，所在平泽丛林中皆有之。

宋《履巉岩本草》卷上“青木香” 子名马兜零。

宋《本草衍义》卷12“马兜铃” 蔓生，附木而上。叶脱时，铃尚垂之，其状如马项铃，故得名。然熟时则自折坼，间有子全者。采得时须八、九月间。

明《救荒本草》卷上“马兜铃” 根名云南根，又名土青木香。生关中及信州、滁州、河东、河北、江淮、夔（音馗）浙州郡皆有，今高阜音负去处亦有之。春生苗如藤蔓，叶如山药叶而厚大，背白开黄紫花，颇类枸杞花，结实如铃，作四五瓣，叶脱时铃尚垂之，其状如马项铃，故得名。

明《本草蒙筌》卷2“马兜铃” 山谷俱有，野阪尤多。藤蔓绕树而生，结实如铃五瓣。去革膜取向里扁子，入药剂微炒燥为良。

明《本草纲目》卷18“马兜铃”【释名】都淋藤（《肘后》）、云南根（《纲目》）、三百两银药。【时珍曰】其根吐利人，微有香气，故有独行、木香之名。岭南人用治蛊，隐其名为三百两银药。《肘后方》作都淋，盖误传也。

清《植物名实图考》卷20“马兜铃” 马兜铃，《开宝本草》始著录。俗皆呼为土青木香，即《唐本草》独行根也。俚医亦曰云南根。李时珍以为即都淋藤。其形状功用具《图经》。《救荒本草》云：叶可食。今湖南山中多有之，唯花作筒，似角上弯，又似喇叭，色紫黑。与《图经》花如枸杞花殊戾，其叶实及仁俱无差，或一种而地产有异耶？**/卷21“土青木香”** 土青木香，长沙山坡间有之。蔓生，细茎，叶实皆与马兜铃同，根黄瘦，亦有香气。俚医以清火毒、通滞气。唯开花作筒子形，本小末大，弯如牛角，尖梢上翘，紫黑颇浓，中露黄蕊，与马兜铃开花如枸杞者迥别。

【鉴药】

“马兜铃”首见于《开宝本草》，药用果实。其原植物的根名“独行根”在本草单独立条，首见于《唐本草》。李时珍将此二药合并，以“马兜铃”为正名。从其原著录来看，该药当首见于《唐本草》。马兜铃之名，唐代及其以前多作“兜零”，民间称“都淋”亦即音误。宋·寇宗奭释名曰：“叶脱时，铃尚垂之，其状如马项铃，故得名。”然现代学者考证，“马”非指动物马，乃“大”之意。“兜铃”（兜零）亦非马项下铃铛。因马项施铃制度晚于“兜零”之名。此兜零或为汉代盛行的“烽火兜零”（铁笼，内盛草把烽火物）。[1]其果实原载“主肺热咳嗽，痰结喘促，血痔瘘疮。”其根原载“主鬼疰，积聚，诸毒热肿，蛇毒”，后世多称土青木香。宋以后医方中

1 陈重明、黄胜白等：《本草学》，南京：东南大学出版社，2005：268-271.

时见“马兜铃”“土青木香”之名，但用之不广。

关于本品的基原形态，《唐本草》“独行根”云：“蔓生，叶似萝摩，其子如桃李，枯则头四开，悬草木上。其根扁，长尺许，作葛根气，亦似汉防己。生古堤城傍，山南名为土青木香，疗丁肿大效。一名兜零根。”唐本《图经》(《蜀本草》引)亦云：“蔓生，叶似萝摩而圆且涩。花青白色，子名马兜零，十月已后头开四系若囊，中实似榆荚，二月、八月采根，日干，所在平泽草木丛林中有。独行根生古堤城旁，所在平泽丛林中皆有之。”据《唐本草》正文与《图经》之说，本品即当为马兜铃属（*Aristolochia*）植物。其中提到“叶似萝摩……根扁”，说明其叶较宽（卵状心形或三角状心形），此当为马兜铃科马兜铃属植物北马兜铃*Aristolochia contorta* Bunge。[1]此种主要产于华北、东北、西北等地。此种花2—8朵或有时仅一朵生于叶腋。

宋·苏颂《本草图经》云：“生关中，今河东，河北、江淮、夔、浙州郡亦有之。春生苗如藤蔓，叶如山芋叶，六月开黄紫花，颇类枸杞花，七月结实枣许大，如铃，作四五瓣。其根名云南根，似木香，小指大，赤黄色，亦名土青木香。七月、八月采实，暴干。”据考此种“叶如山芋叶”者当为南方所产的马兜铃*Aristolochia debilis* Sieb. et Zucc.。[1]此种根圆柱形，花单生或2朵聚生于叶腋。以上两种马兜铃的果实在当今均为药材马兜铃的正品。

1.《本草图经》：该书2图，其图名“信州”，乃今江西上饶市。“滁州”即今安徽滁州市。“信州马兜铃”（图3）叶长圆状卵形，花单生于叶腋。“滁州马兜铃”（图4）与信州马兜铃相似，亦为单花或2花生于叶腋。再据其产地，故此二图所示之马兜铃均当为马兜铃*A. debilis*。

2.《履巉岩本草》：该书“青木香”（图7）乃据杭州山地所得标本写生绘制，仅示一藤，无花、果。叶阔卵状三角形、基部心形，两侧圆耳状。考虑到本书药图的风格多偏于富丽丰腴，故叶片虽较宽而圆，但依据其地区，仍当为马兜铃*A. debilis*。[2]

3.《救荒本草》：该书“马兜零”（图9）的整体形状如前二书，为马兜铃属植物无疑。该书正文所述形态多抄自《本草图经》，但亦又某些特殊描述。如谓“叶如山药叶而厚大，背白”，结合其产地，则此种或被北马兜铃。现代学者或考本品为马兜铃*A. debilis*，或依据其文叶“背白”，定其为北马兜铃*A. contorta*。[3]

4.《本草品汇精要》：该书“信州马兜铃”（图10）、“滁州马兜铃”（图11）虽然袭用《图经》的图名，但其图已经完全重绘，不能再视为“信州”“滁州”所出。

1　谢宗万：《中药材品种论述》中册，上海：上海科学技术出版社，1994：96.

2　郑金生：《南宋珍稀本草三种》，北京：人民卫生出版社，2007：11.

3　［明］朱橚著，倪根金校注、张翠君参注：《救荒本草校注》，北京：中国农业出版社，2008：21.

其中图10不再绘花，而是改绘3个大果实，叶片也与《图经》图3大不一样。其叶卵状心形或三角状心形，此似为北马兜铃*A. contorta*。图11则绘花不绘果，叶片同样宽大呈三角状心形，叶腋生花，多为两朵。考虑到宫廷画士绘图时尽量减少叶、花、果，同时他们写生所用的标本多在北京附近，因此图11也或为北马兜铃*A. contorta*。

该书“独行根”（图12）为新绘图，叶片宽大，叶腋间可生4果。据此则此图所示基原也应该是北马兜铃*A. contorta*。

5.《太乙仙制本草药性大全》：该书“马兜铃”（图15）绘一藤本，叶为卵状三角形，或近戟形，花果都不十分明确。大致可确定为马兜铃属（*Aristolochia*）植物，但无法进一步确定其植物种。又“独行根”（图16）所示植物亦为藤本，叶为戟形，叶腋间多为单花。此或为马兜铃*A. debilis*。

6.《补遗雷公炮制便览》：该书“炮制马兜铃”（图18）乃依据《雷公炮炙论》所示方法绘成。雷公法为：“凡使，采得后去叶并蔓了，用生绢袋盛，于东屋角半悬令干了，劈作片，取里子，去隔膜并令净。”故此图坐在屋外的一人手持口袋，正从缸中将马兜铃放进袋子里。再让紫衣人将袋子悬挂到东屋角上风干。干燥后的马兜铃再由屋里手持刀具的人“劈作片”，去掉非药用部位。

7.《本草原始》：该书“马兜铃”（图24）写生绘制一马兜铃藤茎图，其叶如山药，果如铃。由于古代药图为了美观，常省去花果的数量，因此本图的原植物可能是马兜铃*A. debilis*，也可能是北马兜铃*A. contorta*。

8.《植物名实图考》：该书“马兜铃”（图35）示一藤本，叶狭，近戟形，叶腋仅一果。据该药正文，此图标本取自湖南，叶片亦狭，故此图当为马兜铃*A. debilis*。该书“土青木香”（图36）的形态皆同“马兜铃”（图35），叶腋为单花，故其基原仍当为马兜铃*A. debilis*。

9.《草木便方》：该书“蛇生根”（图37）似为直立草本，叶互生，三角形或椭圆形。该书整理者据此药在四川当地使用情况，结合图文，考订其基原为马兜铃*A. debilis*。[1]

【小结】

“马兜铃”一药下包括果实（马兜铃）、根（独行根），古代分别作为药物进入本草。其中“独行根”首见于《唐本草》，马兜铃首见于《开宝本草》。据《唐本草》正文与《图经》所述形态，其原植物当为马兜铃科植物北马兜铃*Aristolochia con-*

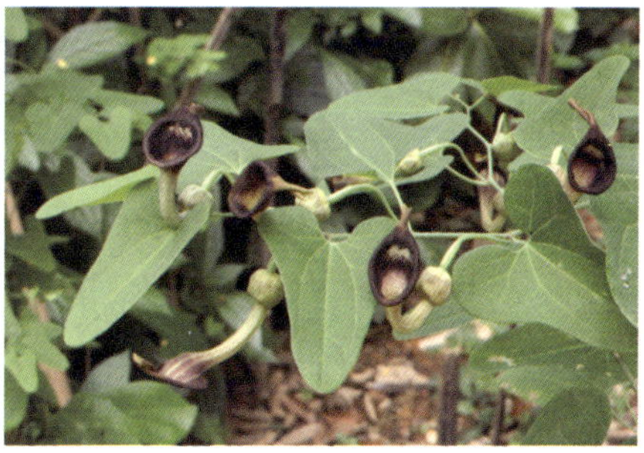

图 39　马兜铃 *A. debilis* Sieb. et Zucc.

1 ［清］刘善述原著，赵素云、李文虎、孙西整理：《草木便方》，重庆：重庆出版社，1988：202.

torta Bunge。宋《本草图经》所载“叶如山芋叶”者当为南方所产的马兜铃*A. debilis* Sieb. et Zucc.。不同地区的本草著作，其所绘马兜铃的植物种也或有不同。

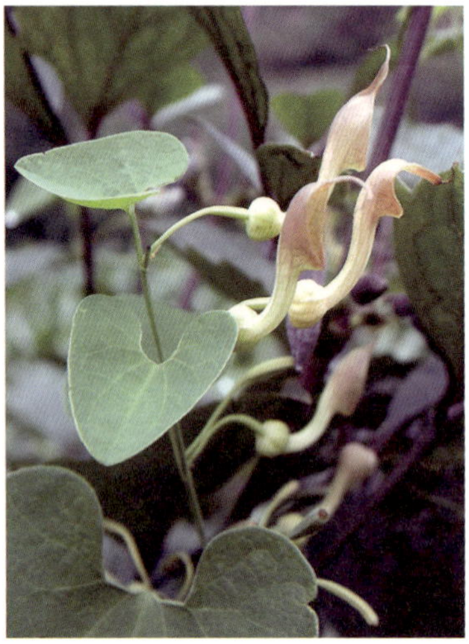

图 40 北马兜铃 *Aristolochia contorta*

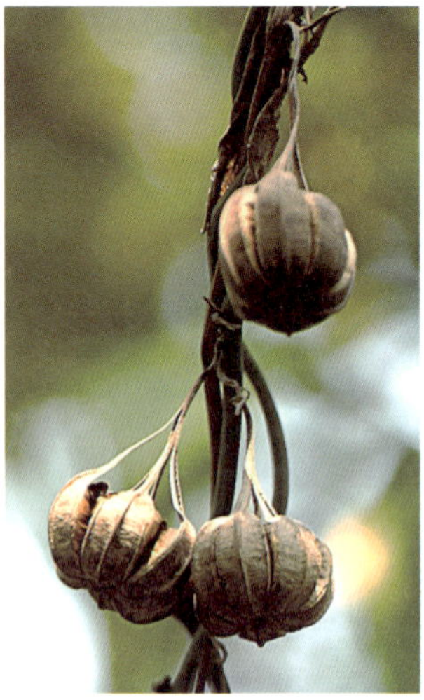

图 41 马兜铃药材

18-11 榼藤子

【品图】

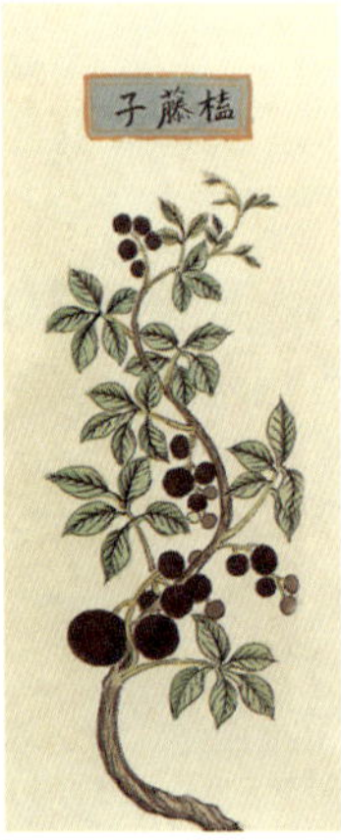

图 1 品汇·榼藤子

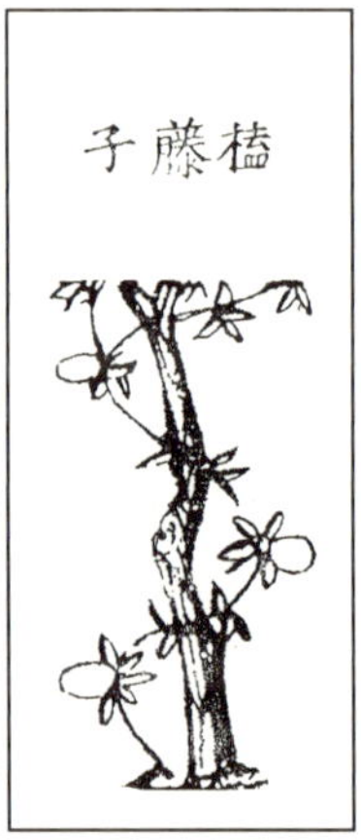

图 2 太乙·榼藤子

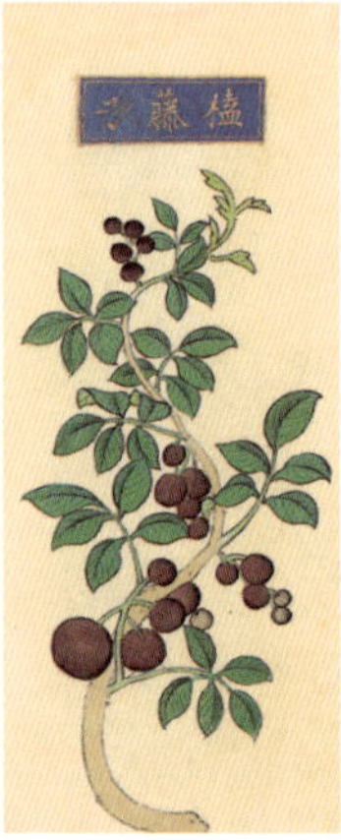

图 3 雷公·榼藤子

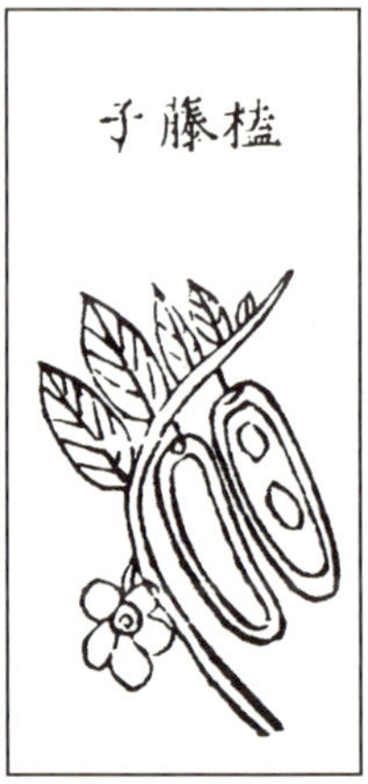

图 4 纲目（金）·榼藤子

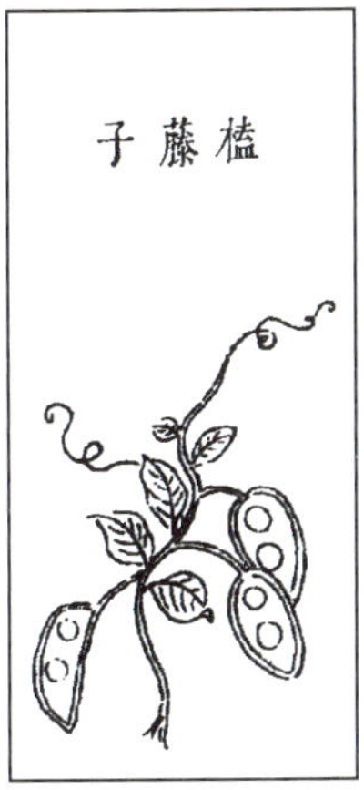

图5　纲目（钱）·榼藤子

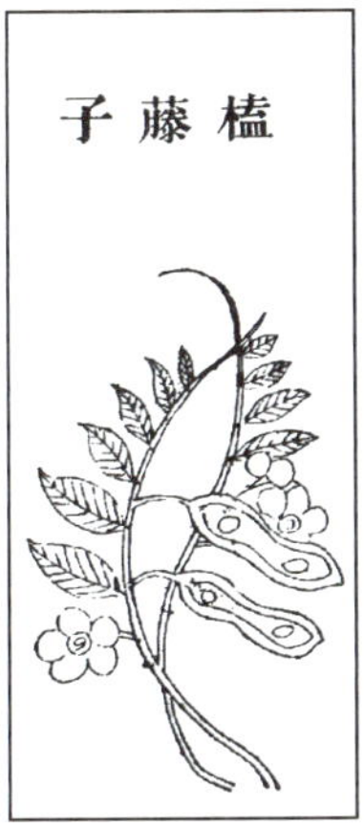

图6　纲目（张）·榼藤子

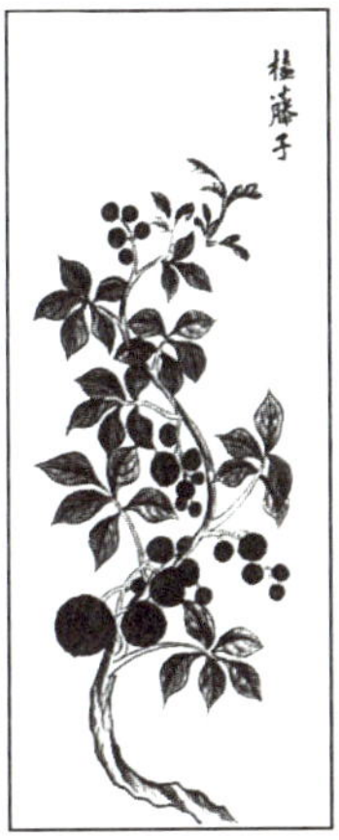

图7　金石·榼藤子

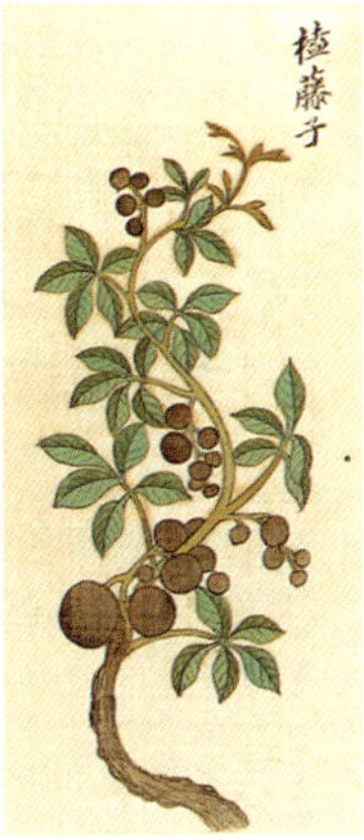

图8　图谱·榼藤子

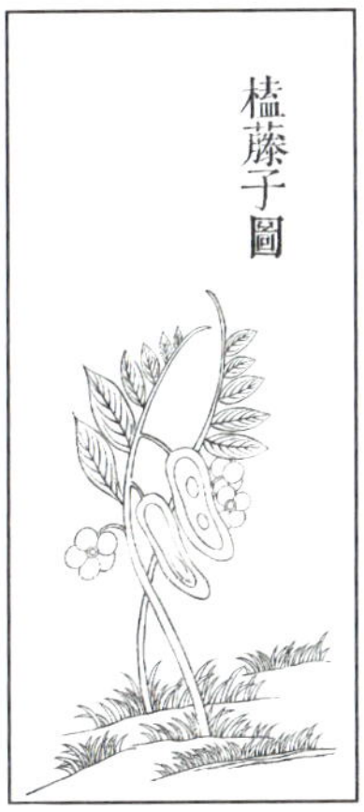

图9　草木典·榼藤子图

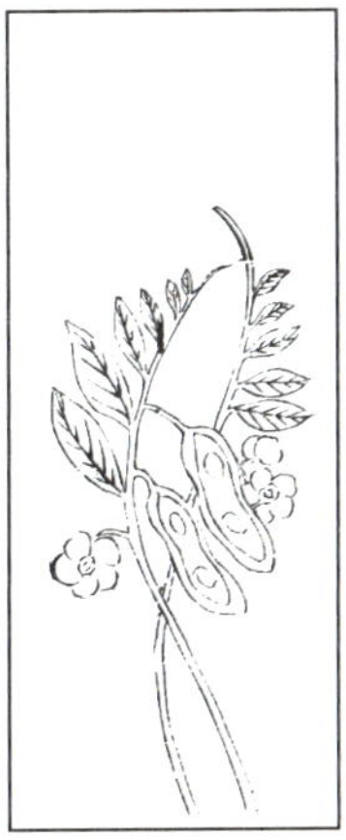

图10　图考·榼藤子

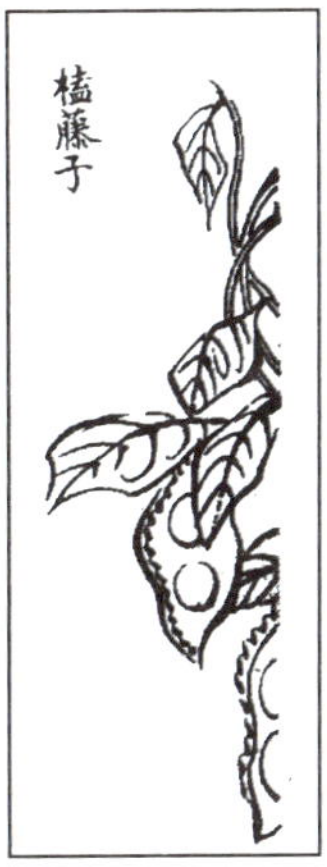

图11　图说·榼藤子

本品11图，取自11书，其中4幅彩图。有承继关系的图可分2个书类。

《本草品汇精要》：该书“榼藤子”（图1）的仿绘者有《补遗雷公炮制便览》图3、《金石昆虫草木状》图7。《本草图谱》图8乃临摹图7而成。

《本草纲目》（金陵本）：该书“榼藤子”（图4）仿绘者为《纲目》钱本图5，该图将其叶片、豆荚的位置改变。《古今图书集成·草木典》“榼藤子图”（图9）在金陵本图4的基础上又增绘一茎枝，再加草地背景。《植物名实图考》图10又仿《草木典》图9重绘，但不取背景。《本草纲目》张本图6又仿绘《植物名实图考》图10。另《本草简明图说》图11是在《纲目》钱本图5的基础上再加发挥而成。

以上11图中，除外8幅仿绘图，原创图尚有3幅（图1、2、4），详见下“鉴药”项。

【文录】

晋《南方草木状》卷中“榼藤” 依树蔓生，如通草，藤也。其子紫黑色。一名象豆，三年方熟。其壳贮药，历年不坏。生南海。解诸药毒。

唐《本草拾遗》（见《证类》卷13“象豆”） 陈藏器云：生岭南山林。作藤着树，如通草藤，三年一熟，角如弓袋。子若鸡卵。皮紫色，剖中人用之。一名榼子，一名合子。

宋《开宝本草》（见《证类》卷14“榼藤子”） 其壳用贮丹药，经载不坏。按《广州记》云：生广南山林间，树如通草藤也。三年方始熟，紫黑色。一名象豆。

明《本草纲目》卷18“榼藤子” 【释名】【时珍曰】其子象榼形，故名之。【集解】【时珍曰】子紫黑色，微光，大一二寸，圆而褊。人多剔去肉作药瓢，垂于腰间也。

【鉴药】

“榼藤子”首见于《开宝本草》。但在此之前，《本草拾遗》有“象豆”，一名“榼子”，李时珍合并两药内容，以“榼藤子”为正名。从其基原最早进入本草来说，当首出晋·嵇含《南方草木状》。李时珍释其名曰：“其子象榼形，故名之。”“榼”，酒器也。《拾遗》载其主痔疾、蛊毒、飞尸、喉痹等。《开宝》又增加治小儿脱肛，血痢。后世医方见用者稀。

关于其来源，《南方草木状》云：“依树蔓生，如通草，藤也。其子紫黑色。一名象豆，三年方熟……生南海。”《本草拾遗》云：“生岭南山林。作藤着树，如通草藤，三年一熟，角如弓袋。子若鸡卵。皮紫色，剖中人用之。一名榼子，一名合子。”李时珍大概无法见到原植物，仅言其果实：“子紫黑色，微光，大一二寸，圆而褊。人多剔去肉作药瓢，垂于腰间也。”综上所述，《中华本草》定其来源为豆科榼藤属植物榼藤*Entada phaseoloides*（Linn.）Merr.的种子。今此种分布于我国台湾、福建、广东、广西、云南、西藏等省区。古本草绘图之人难得见到原植物，故其相关之图虽有十余幅，但原创图甚少。

1.**《本草品汇精要》**：该书“榼藤子”（图1）为彩图，为一木质藤本。叶为单数羽状复叶。以上都可能是据“依树蔓生”“如通草”（木通科的木通）描绘的，也可能是写实。但一画果实，立即露馅为想象绘图。榼藤*E. phaseoloides*荚果可长达1米，此图画大小不等的圆球，纯属臆测。

2.**《太乙仙制本草药性大全》**：该书“榼藤子”（图2）绘一高大乔木，有藤缠绕而上。其叶随手绘成，时有椭圆状物，无法猜度。此等劣图，毋庸多议。

3.**《本草纲目》（金陵本）**：该书“榼藤子”（图4）绘弯曲的藤茎，单叶生于一侧，叶片从大到小排列，椭圆形。另一侧为大型的荚果，中含种子2枚。旁有大花一朵，花瓣5。比较而言，此图是3图中稍近实物的一幅图。尤其是大型荚果，虽与实物仍多不同，但毕竟是荚果。此或据传闻，或据种子实物推测，否则难以凭想象画成如此硕大的荚果。但榼藤*E. phaseoloides*为木质大藤本，二回羽状复叶，穗状花序，花细小，花瓣5，荚果奇大（可长达1米）。与实物相比，就知道金陵本图4从整体来看，也是臆想之图，无足为凭。

【小结】

"榼藤子"为南方所产。晋·嵇含《南方草木状》载"榼藤"，未言药用。《本草拾遗》"象豆"即"榼子"。《开宝本草》又出"榼藤子"。据此数家所述形态，本品当为豆科植物榼藤*Entada phaseoloides*（Linn.）Merr.的种子。古本草相关之图未见实物，多凭臆测，于确定基原无益。

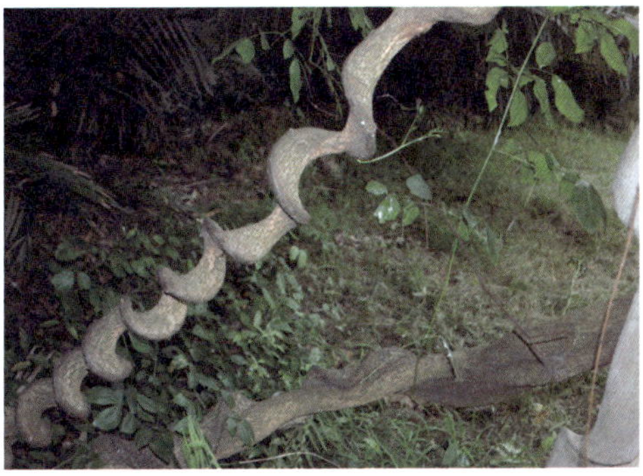

图 12　榼藤 *Entada phaseoloides*

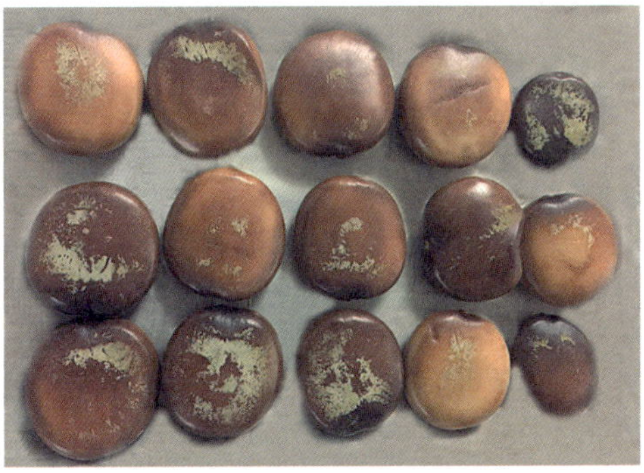

图 14　榼藤子

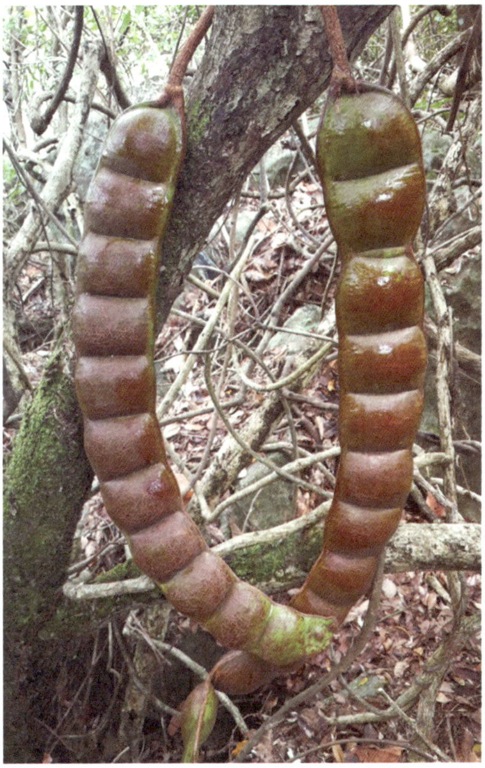

图 13　榼藤果枝

18–12 预知子

【品图】

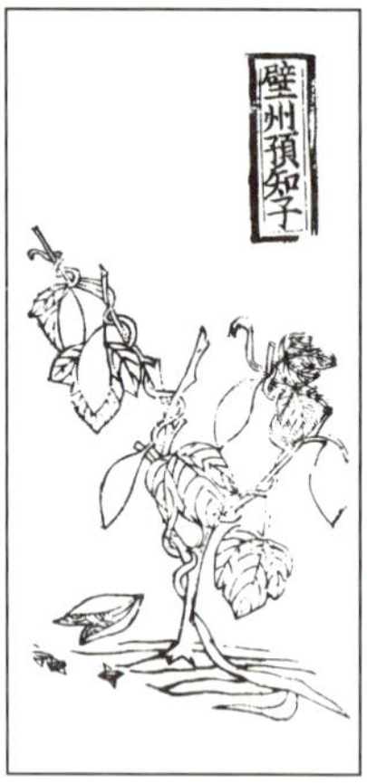

图 1 图经（大）· 壁州预知子

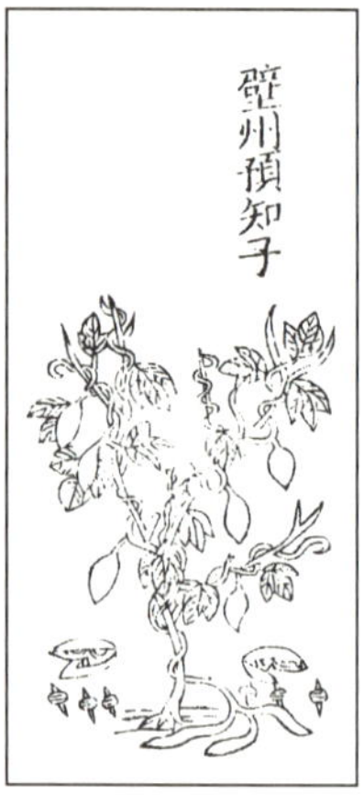

图 2 图经（政）· 壁州预知子

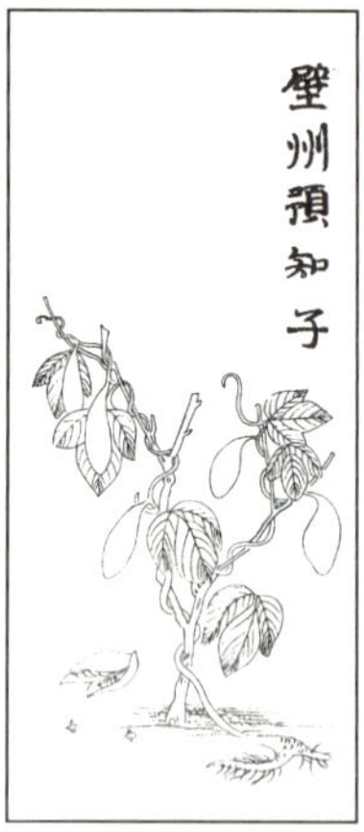

图 3 图经（绍）· 壁州预知子

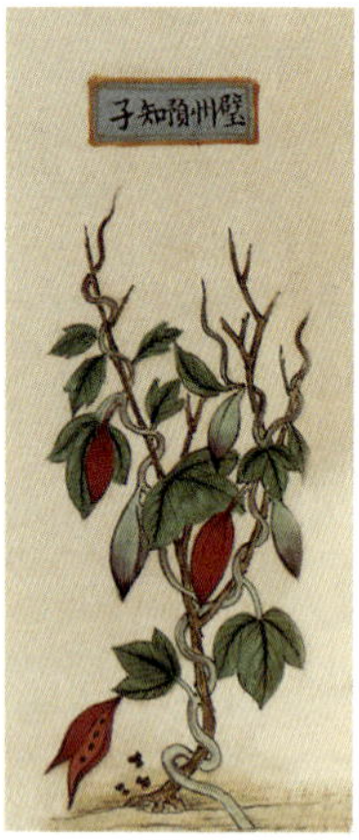

图 4 品汇 · 壁州预知子

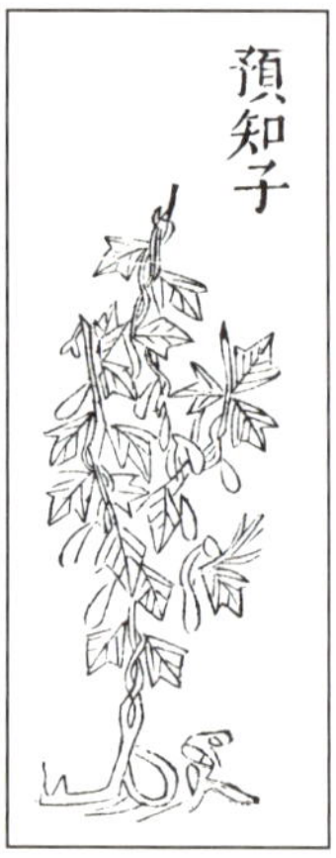

图 5 蒙筌 · 预知子

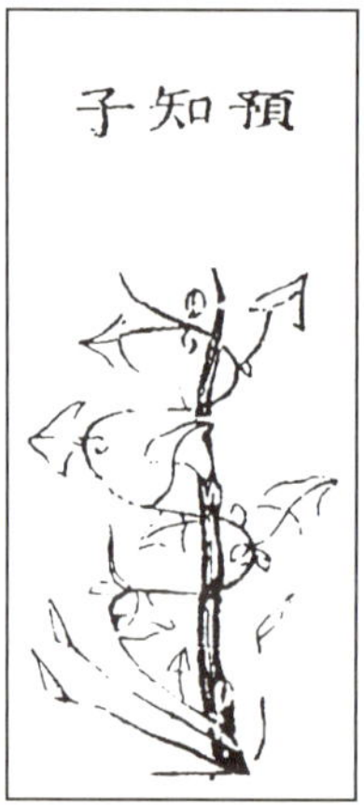

图 6 太乙 · 预知子

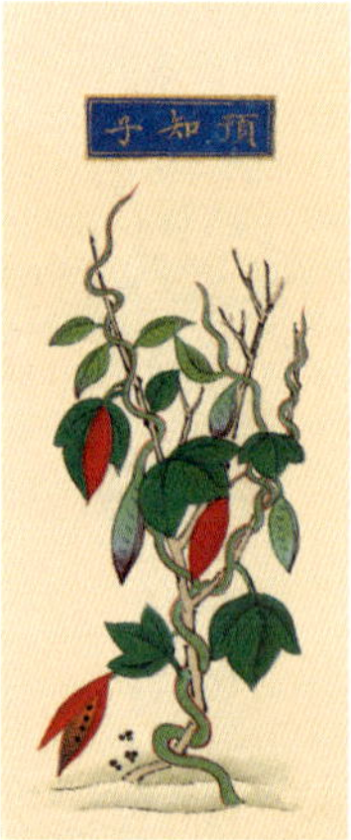

图 7 雷公 · 预知子

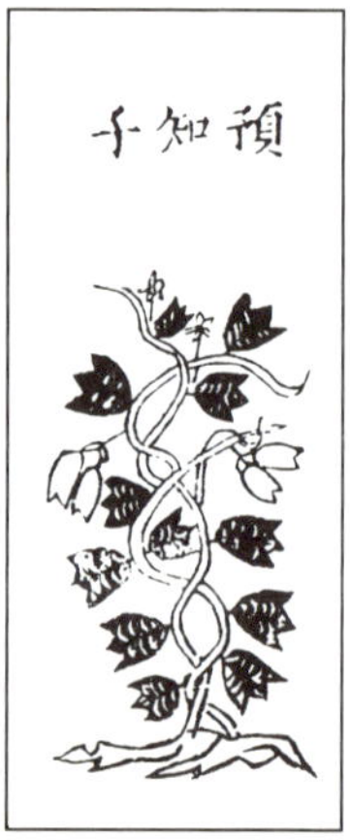

图 8 纲目（金）· 预知子

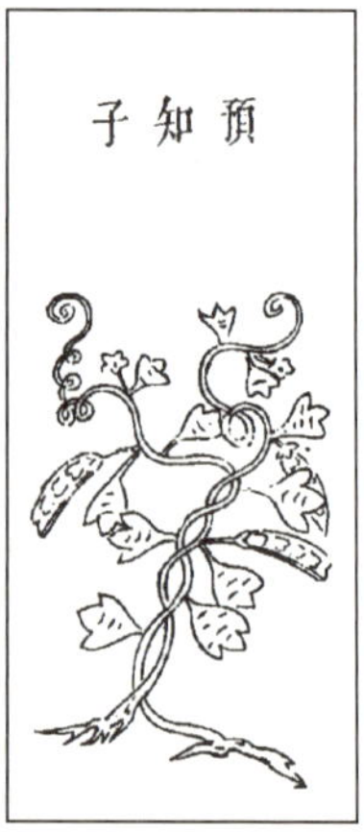

图 9 纲目（钱）· 预知子

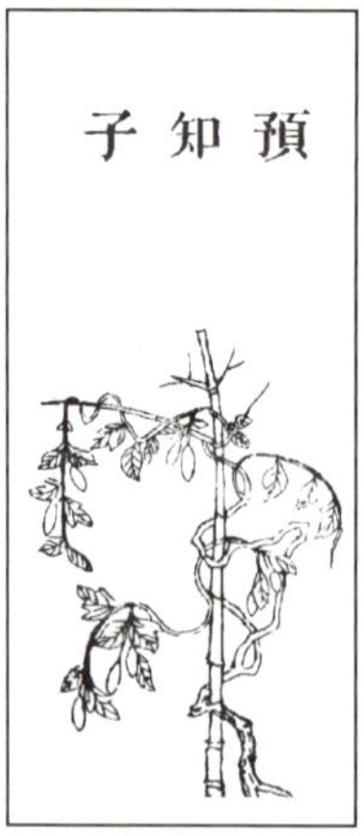

图 10 纲目（张）· 预知子

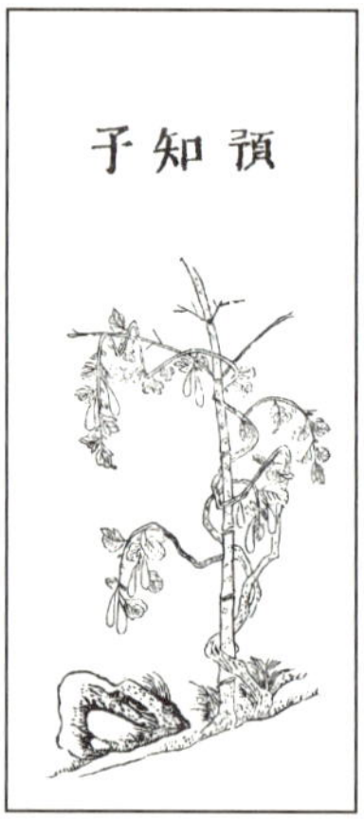

图 11 三才 · 预知子

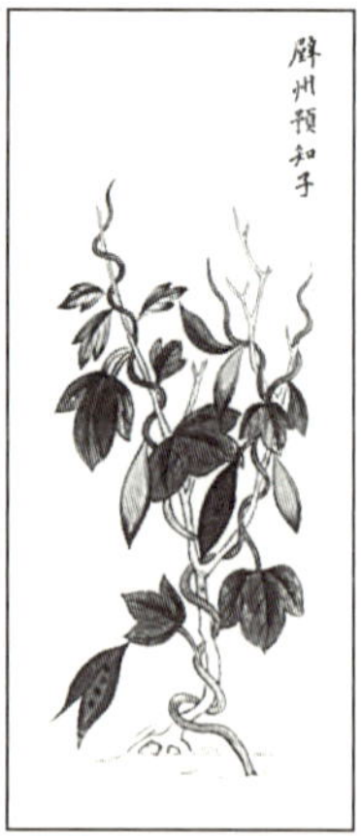
图 12 金石 · 壁州预知子

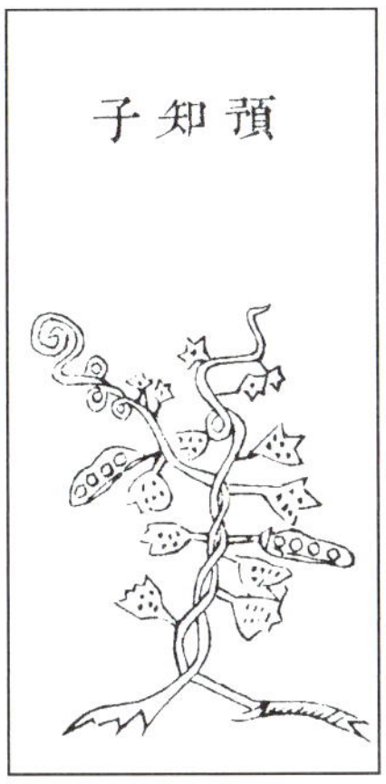

图 13　备要·预知子

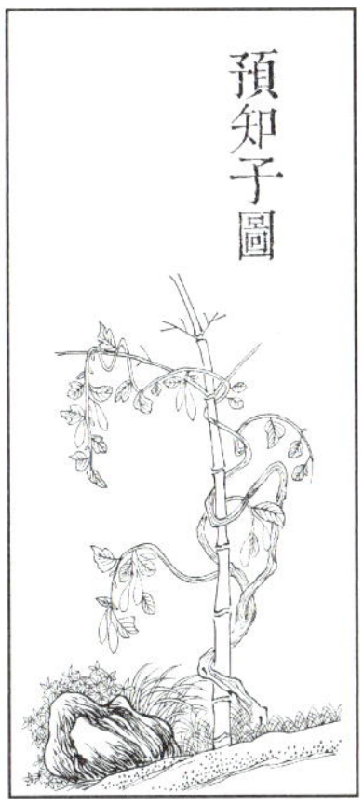

图 14　草木典·预知子图

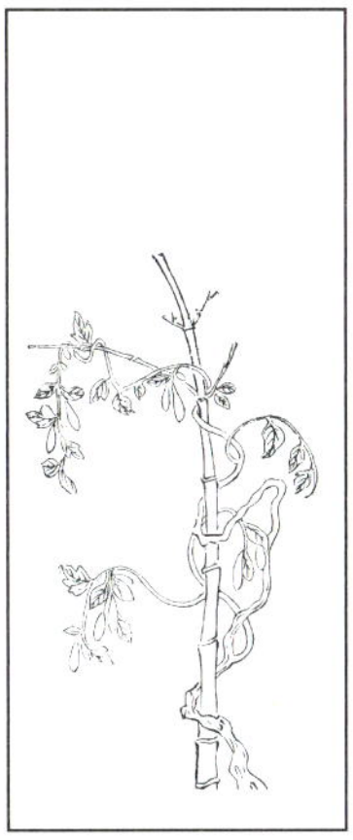

图 15　图考·预知子

本品15图，取自15书，其中3幅彩图。有承继关系的图仅1个书类。

《本草图经》：该书“壁州预知子”图分别存于《大观》（图1）、《政和》（图2）、《绍兴》（图3）。此三传本药图大同小异。今以《政和》图2为《图经》图的代表。

仿绘该图的彩色图有：《本草品汇精要》“壁州预知子”（图4）。此后《补遗雷公炮制便览》图7、《金石昆虫草木状》图12均仿绘《品汇》图4。

仿绘该图的墨线图有：《本草蒙筌》图5基本仿绘自图2，但将全图拉长。《本草纲目》金陵本图8取《图经》图2基本要素（缠绕藤本、叶宽大有3裂，但改阴刻。有果实，但改作铃铎状）。《纲目》钱本图9在金陵本图8基础上再润饰修改，如将果实绘成荚果状等。《本草备要》图13即仿绘钱本图9。另《三才图会》“预知子”（图11）仿绘时绘一枯竹，再仿《图经》图2绘一缠绕藤茎，叶、果等大致与原图相仿佛，且增会土石背景。《古今图书集成·草木典》“预知子图”（图14）又仿绘《三才》图11。《植物名实图考》图15则仿绘《草木典》图14。《本草纲目》张本图10又仿绘《图考》图15。

以上15图中，除外13幅仿绘图，原创图仅2幅（图2、6），详见下“鉴药”项。

【文录】

吴越《日华子本草》（见《证类》卷11“预知子”）《日华子》云：盍合子……又名仙沼子、圣知子、预知子、圣先子。

宋《开宝本草》（同上） 传云：取二枚缀衣领上，遇蛊毒物，则闻其有声，当便知之。有皮壳，其实如皂荚子。去皮研服之，有效。

宋《本草图经》（同上）《图经》曰：预知子，旧不载所出州土，今淮、蜀、汉、黔、壁诸州有之。作蔓生，依大木上。叶绿，有三角，面深背浅。七月、八月有实作房，初生青，至熟深红色。每房有子五七枚，如皂荚子，斑褐色，光润如飞蛾。旧说取二枚缀衣领上，遇蛊毒物，则侧侧有声，当便知之，故有此名。今蜀人极贵重，云亦难得。采无时。其根味苦，性极冷，其效愈于子。山民目为圣无忧。冬月采，阴干。

明《本草蒙筌》卷3“预知子” 出淮南及汉黔诸州，系藤蔓附大木直上。叶三角绿色，背浅面深；实五月作房，生青熟赤。子藏房内，六七多枚。如皂角子褐斑，似飞蛾虫光润。欲求极贵，因得甚难。

明《本草纲目》卷18“预知子” 【释名】【时珍曰】仙沼，疑是仙枣之讹耳。

清《本草从新》“凡例” 自古本草以至近今本草俱有是名，而今并无是药者，如预知子之类，俱为削去。

清《本草纲目拾遗》卷7“天毬草” 一名盒子草，俗呼盒儿藤，好生水岸道旁，苗高三四尺，叶如波斯，花有小绒，五月结实为球，球内生黑子二片，生时青老则黑，每片浑如龟背，又名龟儿草，丹术家取其汁伏硫汞，根伏雌雄。《百草镜》：鸳鸯木鳖，一名水荔枝、盒儿藤。叶长尖，有锯齿，生水涯，蔓生，秋时结实，状如荔枝，色青有刺，壳上中有断纹，两截相合，藏子二粒，色黑如木鳖而小。《孙氏丹方》：盒子草，子及叶有小毒，蔓生岸旁，叶尖花白，子中有二片，如盒子。《纲目》附于榼藤后，花、实、根形俱不甚详。性有小毒，主蛊毒及蛇咬，捣敷疮上即愈。痞积初起：《百草镜》云：鸳鸯木鳖三钱，煎服愈。敏按：此草似预知子，近时人罕用，而吴氏遵程著《从新》，以预知子为近日所无，直不知即天毬草也，世不用，而草医又易以他名。

【鉴药】

“预知子”首见于《开宝本草》。宋·苏颂云：“旧说取二枚缀衣领上，遇蛊毒物，则侧侧有声，当便知之，故有此名。”《开宝》载其可“杀虫疗蛊，治诸毒”。但此功效与传闻有关。自明清至今，不闻有用其疗蛊毒功效者。

关于本品的来源，《开宝本草》仅言：“有皮壳，其实如皂荚子。”此说过于宽泛。宋·苏颂《本草图经》云：“预知子，旧不载所出州土，今淮、蜀、汉、黔、壁诸州有之。作蔓生，依大木上。叶绿，有三角，面深背浅。七月、八月有实作房，初生青，至熟深红色。每房有子五七枚，如皂荚子，斑褐色，光润如飞蛾……今蜀人极贵重，云亦难得。采无时。其根味苦，性极冷，其效愈于子。”该书附“壁州预知子”（图2）一幅。

下此以往，无人再补充其形态。明·陈嘉谟云：“欲求极贵，因得甚难。”[1]这不过是将苏颂的话重新组织一遍而已。李时珍于“预知子”条多引述前人，亦无新见

1 关于陈嘉谟的话，陈重明云：“明代陈嘉谟《本草蒙筌》中曾明白指出：‘预知子，世无此物’。”今反复查找，不仅在陈嘉谟的书中未见此言，其他古本草亦未见此言，不知出自何书。（见陈重明、黄胜白等：《本草学》，南京：东南大学出版社，2005：194.）

补充。清·吴仪洛《本草从新》“凡例”云：“自古本草以至近今本草俱有是名，而今并无是药者，如预知子之类，俱为削去。”可见到清代此药已经失传。清·赵学敏认为“天毬草”（一名盒子草，俗呼盒儿藤、鸳鸯木鳖、水荔枝等）“似预知子，近时人罕用，而吴氏遵程著《从新》，以预知子为近日所无，直不知即天毬草也，世不用，而草医又易以他名。”陈重明等据此考预知子为葫芦科盒子草属植物盒子草*Actinostemma tenerum* Griff.。[1]但此结论与宋代诸家及附图都不相符合，可作为唐·陈藏器《本草拾遗》“合子草”的基原，却无法视为预知子的原植物。

谢宗万引沈保安考证所得，谓预知子是葫芦科王瓜*Trichosanthes cucumeroides*（Ser.）Maxim.。其主要依据苏颂曾言，其子如飞蛾，其附图种子呈“十”字形特征。此种的种子形如螳螂头，与其他植物种子不同。故谢氏采纳此说，自拟“螳螂头栝楼子”为*Trichosanthes cucumeroides*（Ser.）Maxim.的中文名。[2]此说虽与附图相符，但与文字记载亦未必相合。皂荚子与螳螂头栝楼子并不相符。若是王瓜*T. cucumeroides*，则是寻常之物。苏颂如何能说“今蜀人极贵重，云亦难得”？

《中华本草》无预知子专条，但在“八月札”条下，出《饮片新参》中的别名“预知子”。其原植物为木通科植物木通、三叶木通或白木通的成熟果实。[3]《中华人民共和国药典》中的预知子即此物，基原相同。此预知子是晚近八月札的别名，不能袭用古本草旧有名称，其基原与古本草之预知子完全不同。

1.《本草图经》：该书“壁州预知子”（图2）绘一缠绕植物，单叶互生，掌状3裂，果作纺锤状。图下方左右各有一开裂的果实，外有从中迸出的几粒种子。其种子呈“十”字状。前述沈保安考此图为*Trichosanthes cucumeroides*（Ser.）Maxim.。谢宗万拟中文名“螳螂头栝楼子”。《中国植物志》名“王瓜”。

2.《太乙仙制本草药性大全》：该书“预知子”（图6）绘一枯树，有藤茎缠绕，其叶箭头形，未见花、果。不明其示意。

以上两图，“壁州预知子”图来自壁州（今四川通江县），为产预知子的地区。其图可能是写生。下此以降，除《太乙仙制本草药性大全》以意为之的那幅图外，其他本草图全都是由此图转绘而来。可见预知子出现、存在、消亡的时段很短（约在北宋100多年间）。此后的本草图文都无新的发挥。预知子作为药物，从其名称及早期功效（预知并治蛊毒）可知与迷信用药有关。无论马志还是苏颂，在讲述本品来源时，都不免据传闻。因此，本品难以流传，与其神秘色彩有很大的关系。虽然“壁州预知子”图有初步考证意见，但此药的真实面目依然还不清楚。

1　陈重明、黄胜白等：《本草学》，南京：东南大学出版社，2005：194-197.

2　谢宗万：《本草纲目药物彩色图鉴》，北京：人民卫生出版社，2000：173.

3　国家中医药管理局《中华本草》编委会：《中华本草》（3），上海：上海科学技术出版社，1999：334.

【小结】

“预知子”始见于宋初《开宝本草》。传说可预知蛊毒，杀虫疗蛊。《本草图经》言其蔓生，叶三角形，果实至熟深红，子如皂荚子，光润如飞蛾。贵重难得。其所附“壁州预知子”图，现代学者考为葫芦科植物螳螂头栝楼子（王瓜）*Trichosanthes cucumeroides*（Ser.）Maxim.。清代药家或云并无是药，或云是“天毬草”（今葫芦科植物盒子草*Actinostemma tenerum* Griff.）。然其子均不如皂荚子，亦不是难得之物。近现代将八月札（木通科植物）作预知子。

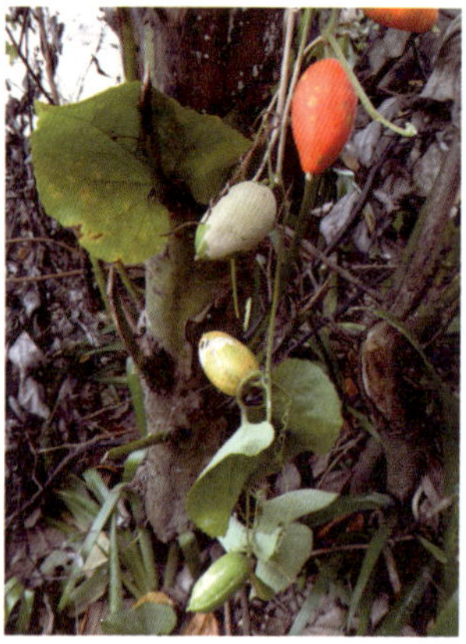

图 16　王瓜 *Trichosanthes cucumeroides*

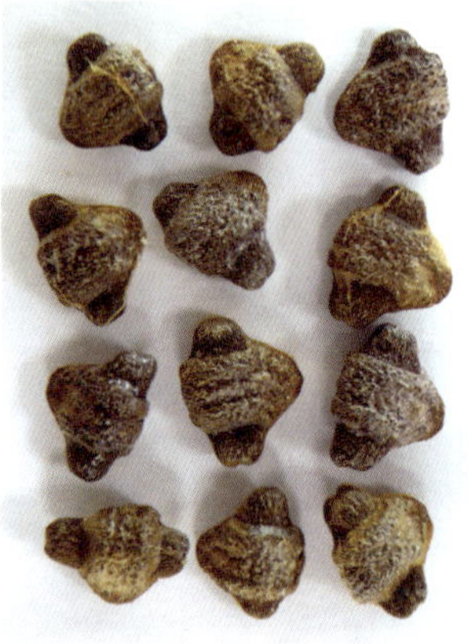

图 17　王瓜子

18–13　牵牛子

【品图】

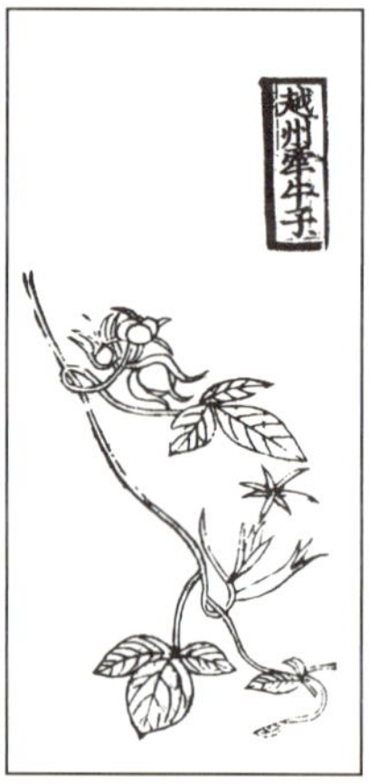

图 1　图经（大）·越州牵牛子

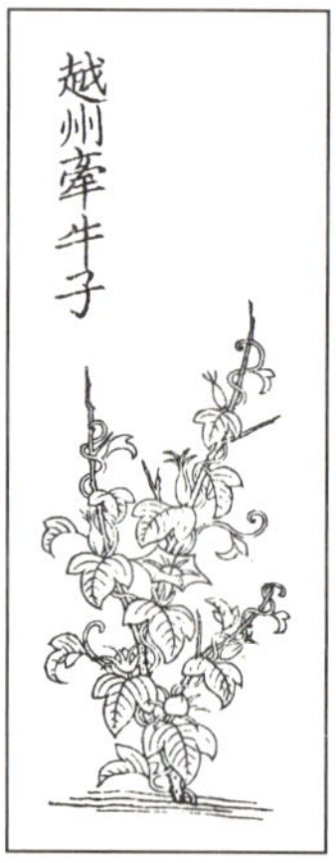

图 2　图经（政）·越州牵牛子

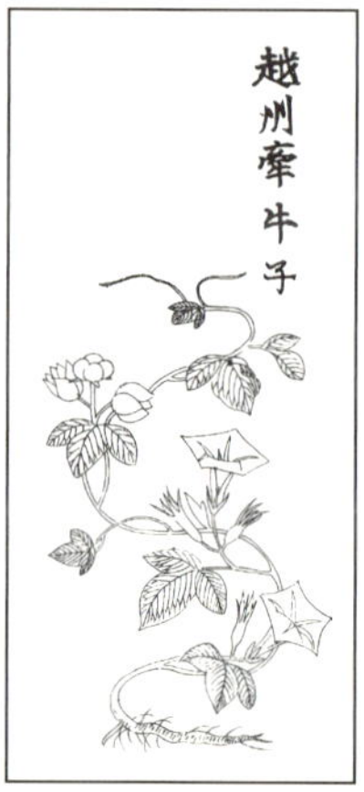

图 3　图经（绍）·越州牵牛子

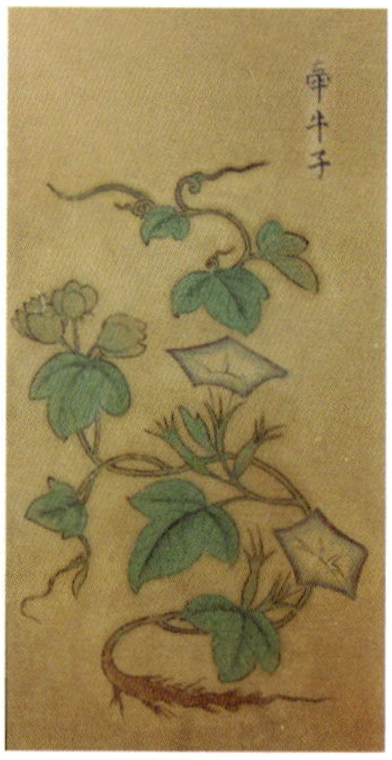

图 4　履巉岩·牵牛子

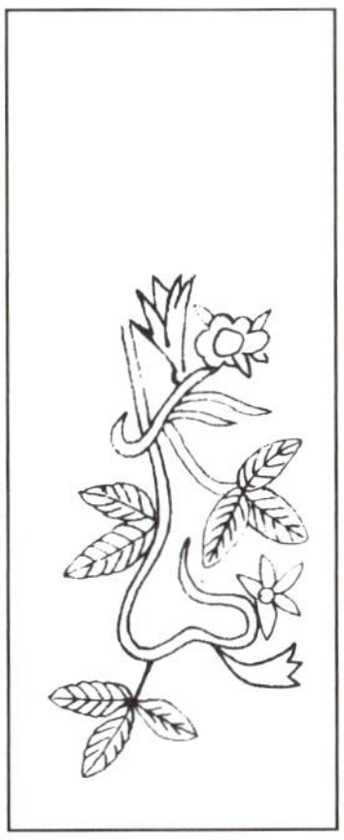

图 5　歌括 · 牵牛子

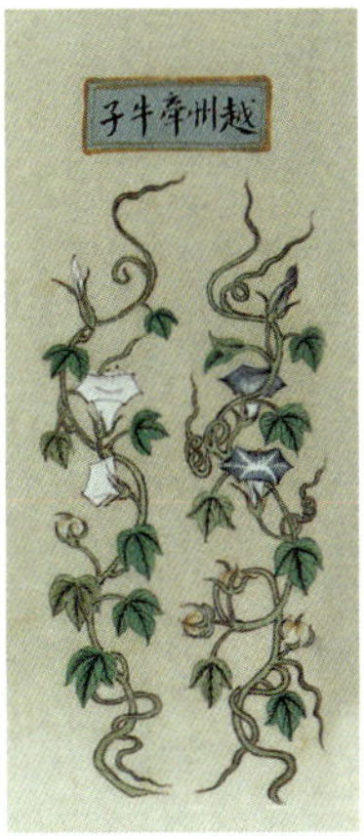

图 6　品汇 · 越州牵牛子

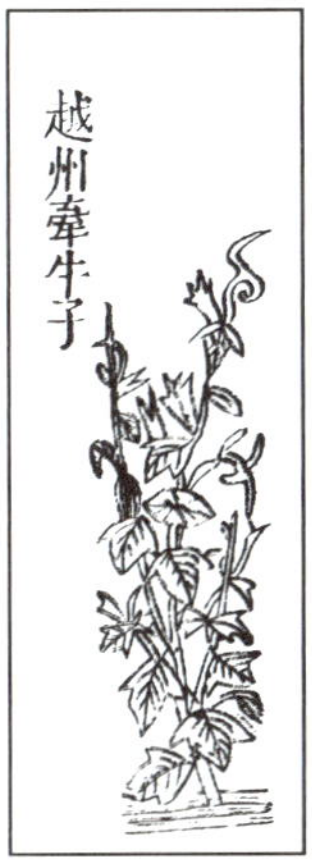

图 7　蒙筌 · 越州牵牛子

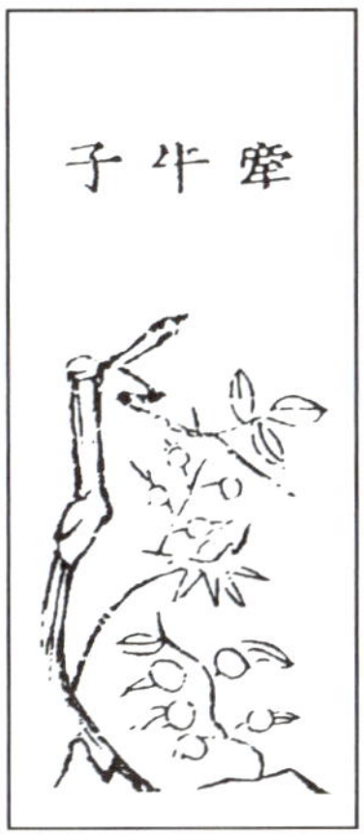

图 8　太乙 · 牵牛子

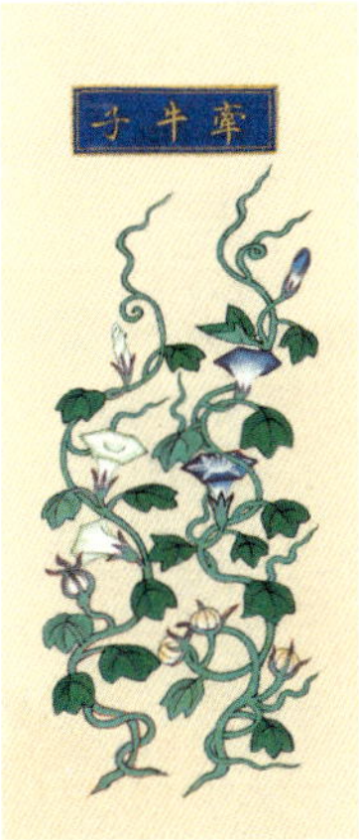

图 9　雷公 · 牵牛子

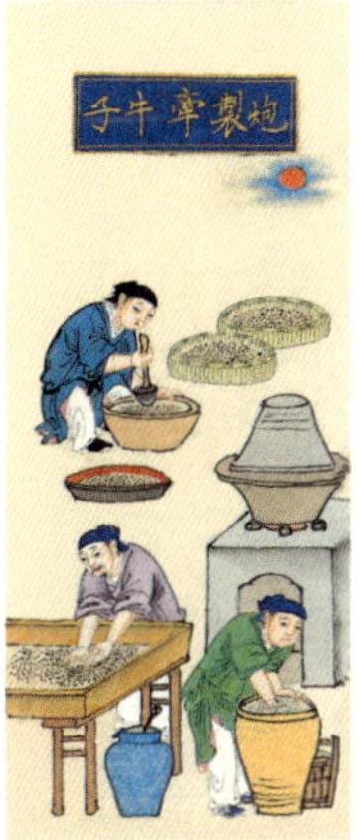

图 10　雷公 · 炮制牵牛子

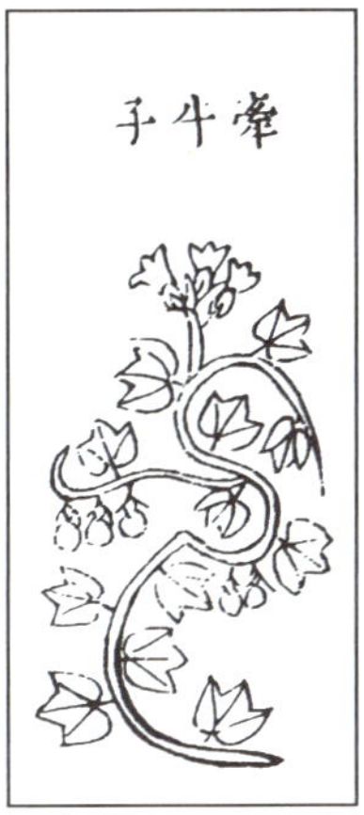

图 11　纲目（金）· 牵牛子

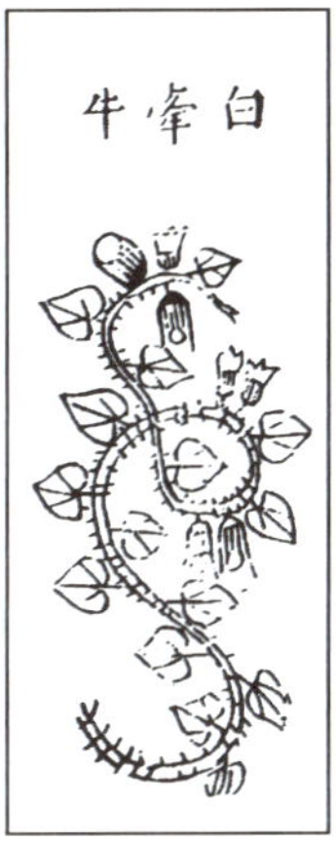

图 12　纲目（金）· 白牵牛

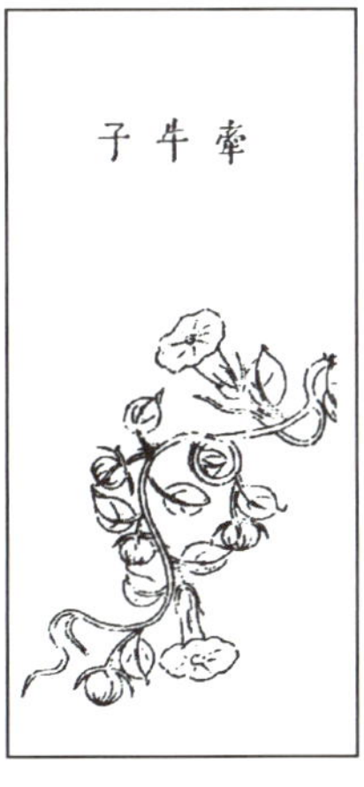

图 13　纲目（钱）· 牵牛子

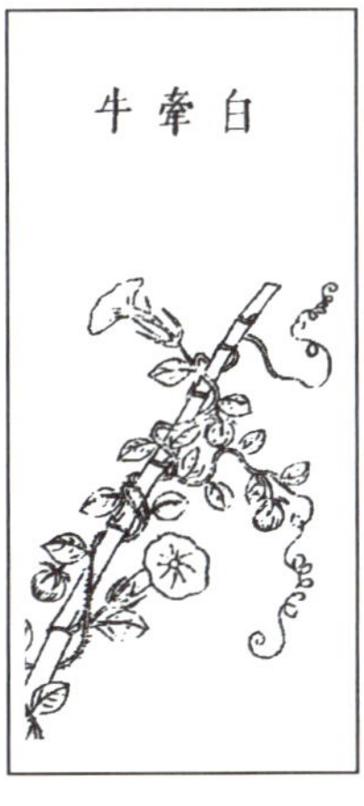

图 14　纲目（钱）· 白牵牛

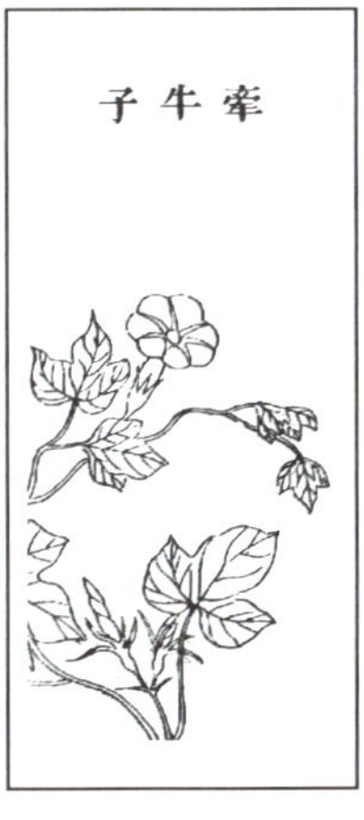

图 15　纲目（张）· 牵牛子

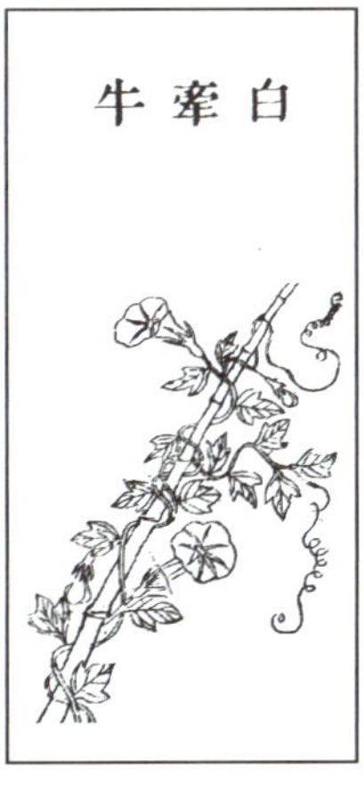

图 16　纲目（张）· 白牵牛

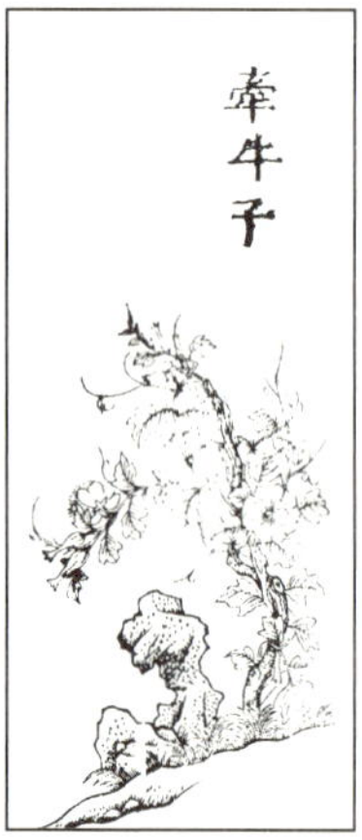

图 17 三才·牵牛子

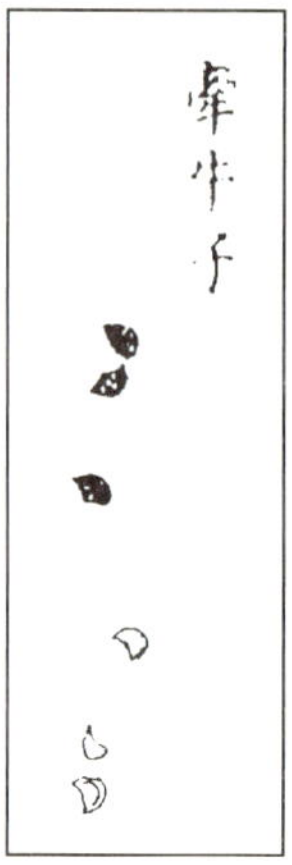

图 18 原始·牵牛子

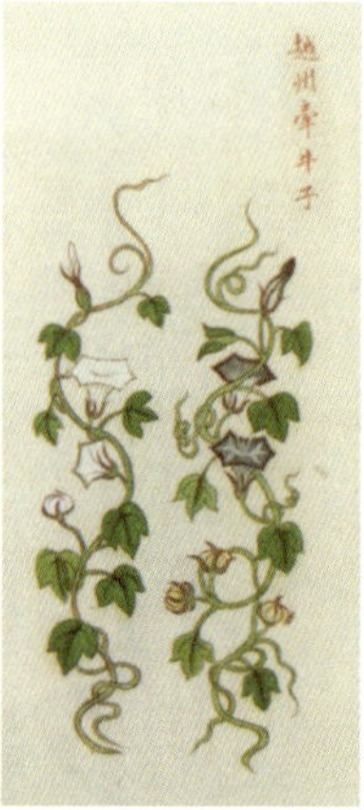

图 19 金石·越州牵牛子

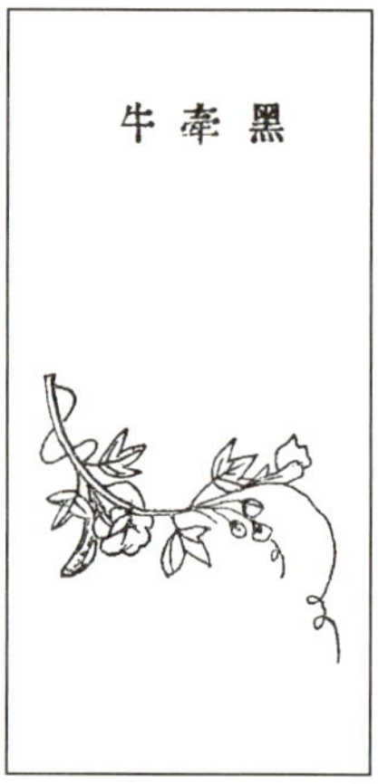

图 20 野谱补·黑牵牛

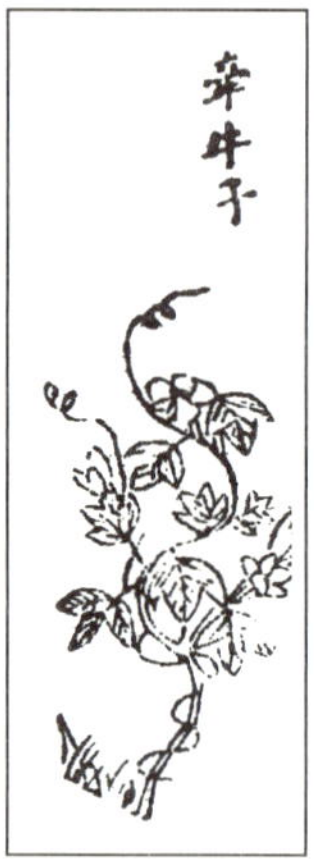

图 21 汇言·牵牛子

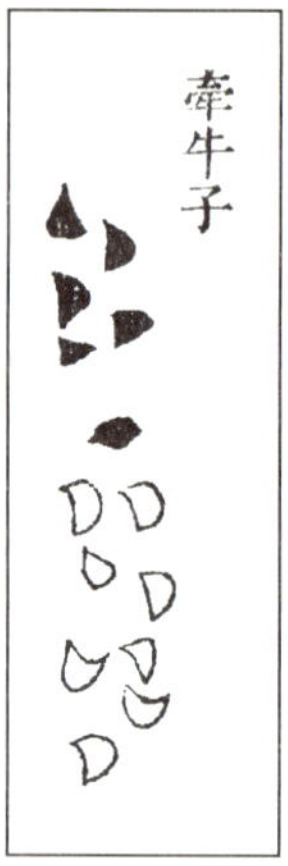

图 22 本草汇·牵牛子

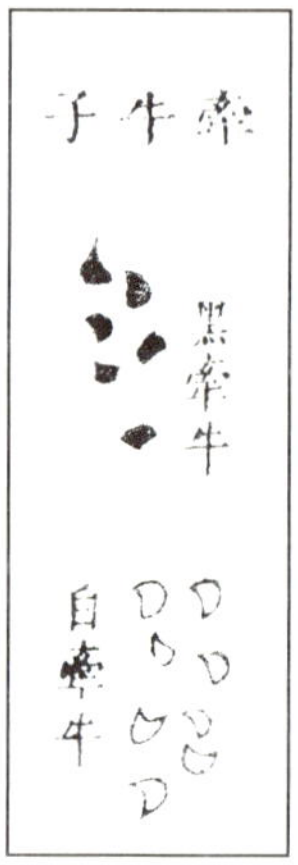

图 23 类纂·牵牛子

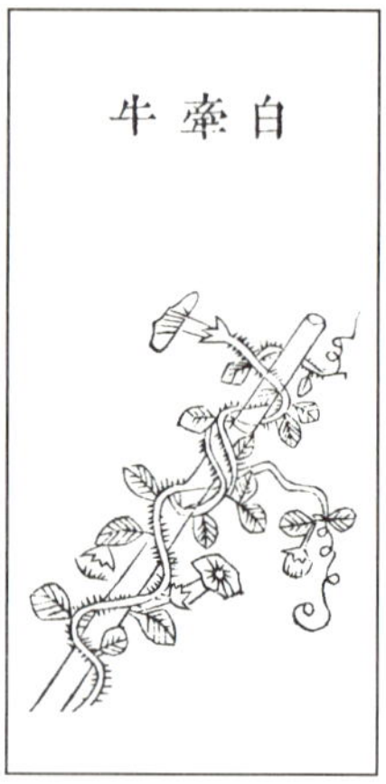

图 24 备要·白牵牛

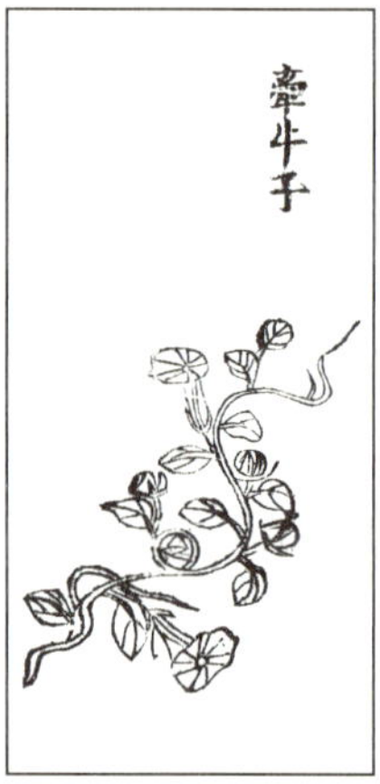

图 25 求真·牵牛子

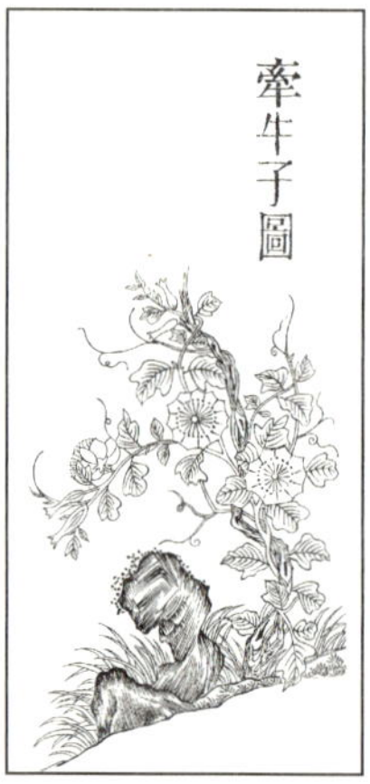

图 26 草木典·牵牛子图

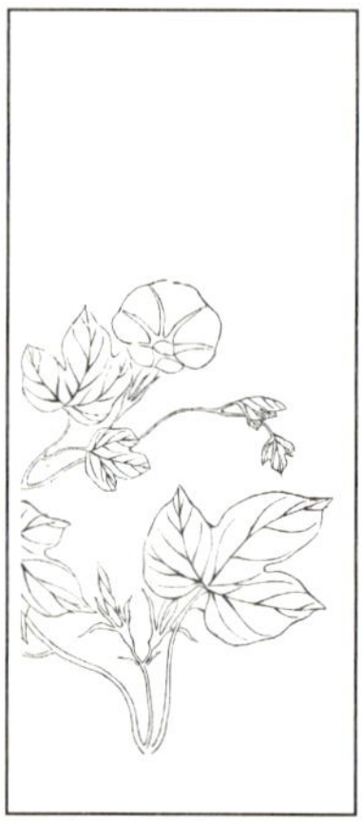
图 27 图考·牵牛子

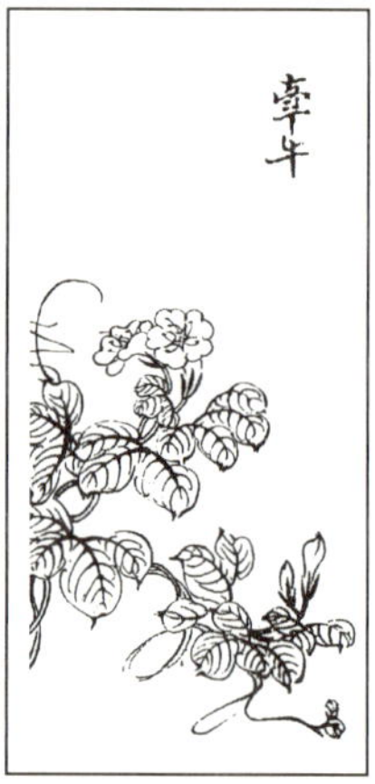

图 28 图说·牵牛

本品28图，取自24书，其中5幅彩图。有承继关系的图可分6个书类。

《本草图经》：该书“越州牵牛子”存《大观》（图1）、《政和》（图2）、《绍兴》（图3）各不相同，均属原创。其中《大观》图1的仿绘者有《本草歌括》图5。《政和》（图2）的仿绘者为《本草蒙筌》图7。《绍兴》（图3）的仿绘者为彩图《履巉岩本草》图4。

《本草品汇精要》：该书“越州牵牛子”（图6）的仿绘图有《补遗雷公炮制便览》“牵牛子”（图9）、《金石昆虫草木状》“越州牵牛子”（图19）。

《本草纲目》（钱本）：该书2幅图。“牵牛子”（图13）的仿绘图为《本草求真》图25。“白牵牛”（图14）的仿绘图为《纲目》张本图16、《本草备要》图24。

《三才图会》：该书“牵牛子”（图17）的仿绘图为《古今图书集成·草木典》图26。

《本草原始》：该书“牵牛子”（图18）的仿绘图有《本草汇》图22、《本草纲目类纂必读》图23。

《植物名实图考》：该书“牵牛子”（图27）的仿绘图为《本草纲目》张本图15。

以上28图中，除外12幅仿绘图，原创图尚有16幅（图1、2、3、6、8、10、11、12、13、14、17、18、20、21、27、28），详见下“鉴药”项。

【文录】

梁《本草经集注》（见《证类》卷11“牵牛子”） 陶隐居云：作藤生，花状如藊豆，黄色。子作小房，实黑色，形如球子核……此药始出田野，人牵牛易药，故以名之。

唐《唐本草》（同上） 《唐本》注云：此花似旋葍花，作碧色，又不黄，不似藊豆。

后蜀《蜀本草》（同上） 《蜀本》:《图经》云：苗蔓生，花碧色，子若荞麦，三棱黑色，九月已后收子。所在有之。

宋《开宝本草》（同上） 今注：此药蔓生，花如鼓子，花而稍大，作碧色，子有黄壳作小房，实黑，稍类荞麦。比来服之，以疗脚肿满，气急，利水道，无不差者。

宋《本草图经》（同上） 《图经》曰：牵牛子，旧不著所出州土，今处处有之。二月种子，三月生苗，作藤蔓绕篱墙，高者或三二丈。其叶青，有三尖角。七月生花，微红带碧色，似鼓子花而大。八月结实，外有白皮，里作球，每球内有子四五枚，如荞麦大，有三棱，有黑白二种，九月后收之。

宋《本草衍义》卷12“牵牛子” 诸家之说纷纷不一，陶隐居尤甚。言花状如藊豆，殊不相当。花朵如鼓子花，但碧色，日出开，日西合。今注又谓其中子类乔麦，亦非也。盖直如木猴梨子，但黑色。

明《本草蒙筌》卷3“牵牛子” 不拘州土，处处有之。仲春时，旋生苗作藤，蔓绕墙垣篱堑；待秋月，方开花（如鼓子花碧色，日出开，日西阖）。结实，白皮里外成球。叶发枝间，有三尖角；子藏球内，亦三廉棱。九月采收曝干，多有黑白两种。黑者属水力速，白者属金效迟。

明《本草纲目》卷18“牵牛子”【释名】黑丑（《纲目》）、草金铃（《炮炙论》）、盆甑草（《纲目》）、狗耳草[1]（《救荒》）。【时珍曰】近人隐其名为黑丑，白者为白丑，盖以丑属牛也。金铃象子形，盆甑、狗耳象叶形。段成式《酉阳杂俎》云，盆甑草蔓如薯蓣，结实后断之，状如盆甑是矣。【集解】【时珍曰】牵牛有黑白二种。黑者处处野生尤多，其蔓有白毛，断之有白汁。叶有三尖如枫叶。花不作瓣，如旋花而大。其实有蒂裹之，生青枯白。其核与棠梂子核一样，但色深黑尔。白者人多种之。其蔓微红，无毛有柔刺，断之有浓汁。叶团有斜尖，并如山药茎叶。其花小于黑牵牛花，浅碧带红色。其实蒂长寸许，生青枯白。其核白色，稍粗。人亦采嫩实蜜煎为果食，呼为天茄，因其蒂似茄也。

清《植物名实图考》卷22“牵牛子” 牵牛子，《别录》下品。今园圃中植之。《酉阳杂俎》谓之盆甑草。自河以北，谓之黑丑、白丑，又谓之勤娘子。其花色蓝，以渍姜，色如丹，南方以作红姜，故又名姜花。又一种子可蜜煎，俗谓之天茄。《救荒本草》谓之丁香茄。李时珍以为即牵牛子之白者，花叶固无异也。另入果类。

【鉴药】

“牵牛子”首见《名医别录》。梁·陶弘景云：“此药始出田野，人牵牛易药，故以名之。”此恐系附会，聊备一说。《别录》云“主下气，疗脚满水肿，除风毒，利小便”。后世亦多用此功效。

关于本品的来源，《别录》并无记载。陶弘景云：“作藤生，花状如藊豆，黄色。子作小房，实黑色，形如球子核。”其中“花状如藊豆，黄色”当误。故《唐本草》纠正曰：“此花似旋葍花，作碧色，又不黄，不似藊豆。”唐本《图经》（《蜀本草》引）记曰：“苗蔓生，花碧色，子若荞麦，三棱，黑色。”宋《开宝本草》云：“此药蔓生，花如鼓子花而稍大，作碧色，子有黄壳作小房，实黑，稍类荞麦。”宋·苏颂《本草图经》云：“今处处有之。二月种子，三月生苗，作藤蔓绕篱墙，高者或三二丈。其叶青，有三尖角。七月生花，微红带碧色，似鼓子花而大。八月结实，外有白皮，里作球，每球内有子四五枚，如荞麦大，有三棱，有黑白二种，九月后收之。”可见宋代及其以前的牵牛子，都只记载“花碧色”、叶“有三尖角”（叶三裂）者。虽然苏颂提到种子有“黑白二种”，但没有与形态联系起来。寇宗奭云：“花朵如鼓子花，但碧色，日出开，日西合。”据以上描述，本品当为旋花科牵牛属植物牵牛（或

1 狗耳草：此名见《救荒本草》“葍子根”之下，乃其别名。“葍子根”形似牵牛，误引于此。

裂叶牵牛）*Pharbitis nil*（L.）Choisy。

明代陈嘉谟在综述前人之言后，云“多有黑白两种。黑者属水力速，白者属金效迟”。把种子黑白与功效联系起来。但亦未言其黑白产生的原因。李时珍提到：“近人隐其名为黑丑，白者为白丑，盖以丑属牛也。”且解释黑白两种的成因：“牵牛有黑白二种。黑者处处野生尤多，其蔓有白毛，断之有白汁。叶有三尖如枫叶。花不作瓣，如旋花而大。其实有蒂裹之，生青枯白。其核与棠梂子核一样，但色深黑尔。白者人多种之。其蔓微红，无毛有柔刺，断之有浓汁。叶团有斜尖，并如山药茎叶。其花小于黑牵牛花，浅碧带红色。其实蒂长寸许，生青枯白。其核白色，稍粗。人亦采嫩实蜜煎为果食，呼为天茄，因其蒂似茄也。”时珍区分黑白牵牛，其中黑者“叶有三尖如枫叶”，当为牵牛（裂叶牵牛）*P. nil*。但时珍说的白牵牛，则可能包括两种植物。其“叶团有斜尖，并如山药茎叶”，可以指叶不分裂，圆心形或宽卵状心形的圆叶牵牛*Pharbitis purpurea*（L.）Voisgt。《中国植物志》载圆叶牵牛花冠紫红色、红色或白色。[1]若按李时珍所云，则圆叶牵牛可以属于白牵牛。谢宗万认为，裂叶牵牛“其花白者，其子亦白，为白丑。花色深呈蓝紫色者，子色黑，为黑丑”。[2]近有研究证实，圆叶牵牛子的种子都是黑色的，裂叶牵牛子种子有黑色、白色两种。花白者种子亦白；花色为紫色或红色时，其种子为黑色。研究者据此提议设立一个裂叶牵牛的变种，即白花裂叶牵牛*Pharbitis nil*（L.）Choisy var. *albiflora* L.J.Zhang et H.Q.Du。[3]

李时珍谈到的白牵牛，也包括另一种同科不同属的植物天茄。时珍说“其蔓微红……其花小于黑牵牛花，浅碧带红色。其实蒂长寸许，……人亦采嫩实蜜煎为果食”，此并非白牵牛。清·吴其濬指出：“又一种子可蜜煎，俗谓之天茄。《救荒本草》谓之丁香茄（图29）。李时珍以为即牵牛子之白者，花叶固无异也。另入果类。”现代研究《救荒本草》“丁香茄”的来源当为旋花科月光花属植物丁香茄*Calonyction muricatum*（L.）G. Don。此种“花梗粗厚，肉质，棒状，结果时具丰富的乳汁，果熟时极增粗”，[4]即时珍所说“其实蒂长寸许”。故时珍所述白牵牛，实际将两种圆叶、喇叭花的植物混同一种。

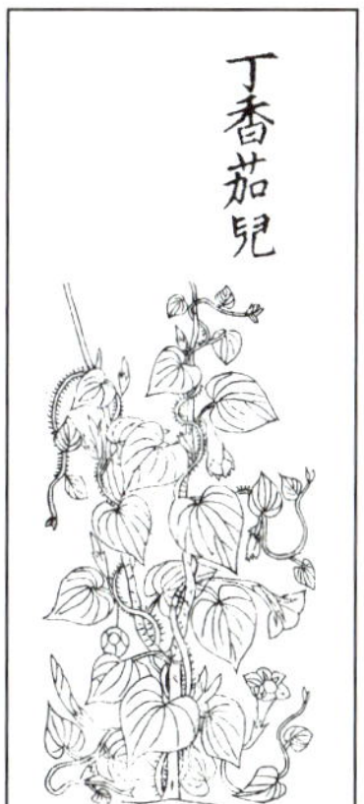

图29　救荒·丁香茄儿

1　中国科学院《中国植物志》编辑委员会：《中国植物志》，北京：科学出版社，1979，第64（1）卷，104.

2　谢宗万：《本草纲目药物彩色图鉴》，北京：人民卫生出版社，2000：174.

3　蔡少青、李军：《常用中药材品种整理和质量研究》（北方编·第五册），北京：北京医科大学出版社，2001：375、379.

4　［明］朱橚著，倪根金校注、张翠君参注：《救荒本草校注》，北京：中国农业出版社，2008：379.（另［明］朱橚著，王锦秀、汤彦承译注：《救荒本草译注》，上海：上海古籍出版社，2015：424. 云当为旋花科番薯属丁香茄*Ipomoea turbinate* Lagasca，栽培植物。《中国植物志》将该种置于旋花科月光花属。）

牵牛极为常见，因此画士们所绘牵牛多不仿绘前人之图，其原创图多达16幅，且绝大多数反映了牵牛子的基原面貌，具有鉴定价值。若逐一罗列，不胜冗沓烦琐。今取其中各有新意的若干幅予以辨析。

1.《本草图经》：该书之图存在其三个传本中，大多数是基本一致的。但也会出现其中两种传本图形一样，第三种不同的情况。最多见的是《大观》与《政和》同、《大观》与《绍兴》同。但三种传本之图各不相同的情况极为罕见。“越州牵牛子”就是一例。越州即今浙江绍兴市。比较这3图，表现的都是裂叶牵牛*P. nil*，但《大观》图1最简洁，《政和》图2最写实，《绍兴》图3最生动。令人始料未及的是，南宋《履巉岩本草》彩色图（图4）竟然全仿《绍兴》图3。《履巉岩本草》序中提到当时有《绍兴校定》这部书，以画家的身份（内官太尉）是可以看到此书的。这就证明今存《绍兴》的某些新绘图绝非出自日本藏家之手，乃南宋医官改绘。

2.《本草品汇精要》：该书之图虽然袭取了《图经》的图名，但却写生新绘了“越州牵牛子”（图6）。该图同时绘出了裂叶牵牛*P. nil*开白花与紫花两种不同的植株，其中暗示了黑牵牛与白牵牛的不同来源。此图因系写生，故极为精美。

3.《补遗雷公炮制便览》：该书“炮制牵牛子”（图10）乃据《雷公炮炙论》所示方法绘成。雷公法为：“凡用晒干，却入水中淘，浮者去之，取沉者晒干，拌酒蒸，从巳至未，晒干，临用舂去黑皮用。”图中右下绿衣人在完成淘洗工序。左下紫衣人在摊晒淘洗好的药。图中的炉灶蒸笼，表示需经蒸过。太阳下的竹匾示意晒干，最后一道“舂去黑皮”的工作由图左上方的一人在完成。

4.《本草纲目》（金陵本）：该书2图，图形虽然粗拙，但却绘出了两种牵牛图。其“牵牛子”（图11）突出表现了叶片或深或浅的三裂状态。而“白牵牛”（图12）却表现的是叶不裂，圆心形或宽卵状心形。此两图因为没有形象表现出喇叭状的牵牛花，最终被钱本图遮蔽了其价值。其实《纲目》（钱本）的“牵牛子”（图13）、“白牵牛”（图14）不过就是喇叭花绘得逼真一点，从植物鉴定上来说，钱本此二图都属于圆叶牵牛*P. purpurea*，失去了金陵本区分黑白两种牵牛的原意。

5.《本草原始》：该书“牵牛子”（图18）是唯一的药材图。其图形虽然简单，但却形象地表明其种子有黑白两种，形体呈三角棱状。

6.《三才图会》：该书“牵牛子”（图17）由专职画士完成。此画士炫技，将牵牛构思成一幅精美的图像。

7. 其他：《植物名实图考》图27是由懂药之人所绘，因此不追求繁复美观。图中所展示的鉴别特点虽寥寥几笔，却皆凸显无遗。《救荒野谱补遗》图20、《本草汇言》图21、《本草简明图说》图28的图画虽然不精美，但也未袭前人。唯有《太乙仙制本草药性大全》图8，虽是原创，却不能达意。

【小结】

“牵牛子”为《名医别录》所出药。《唐本草》及唐本《图经》、宋《本草图经》描述的牵牛为旋花科植物牵牛（裂叶牵牛）*Pharbitis nil*（L.）Choisy。李时珍谓牵牛有黑白二种，其黑者即裂叶牵牛*P. nil*，白者则实际含有旋花科植物圆叶牵牛*P. purpurea*（L.）Voisgt及同科不同属的植物丁香茄*Calonyction muricatum*（L.）G. Don。决定药材是黑牵牛（黑丑）、白牵牛（白丑）不是裂叶、圆叶，而是开白花者种子亦白，开紫花或红花者种子为黑色。古代多数药图都能反映本品的特征。其中《本草图经》《本草品汇精要》等图尤其精美。

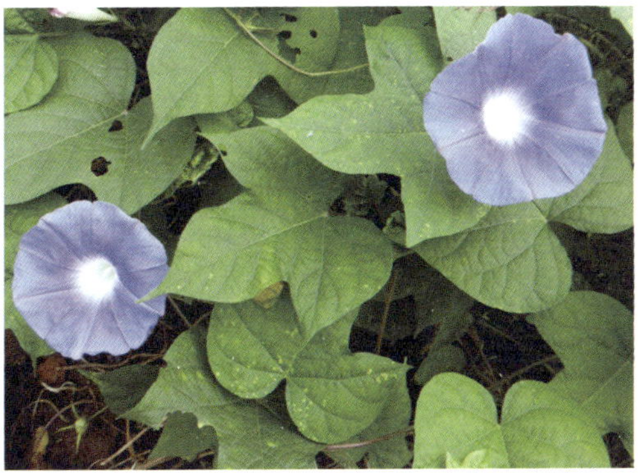

图 30　牵牛（裂叶牵牛）*Pharbitis nil*

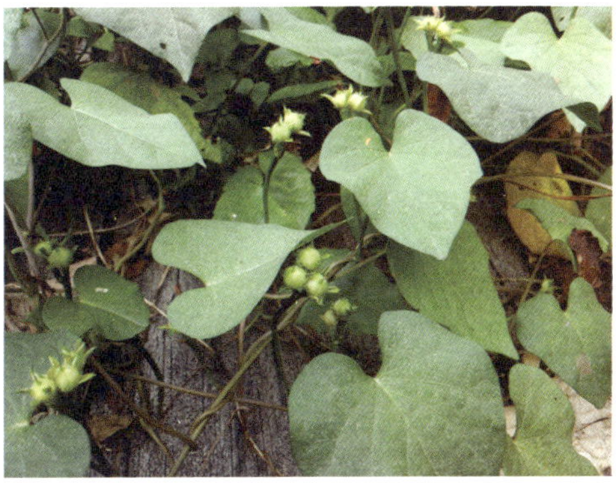

图 31　圆叶牵牛 *P. purpurea*

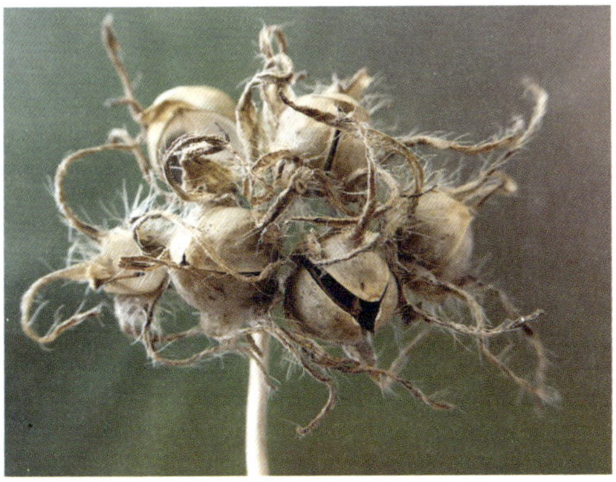

图 32　牵牛果实

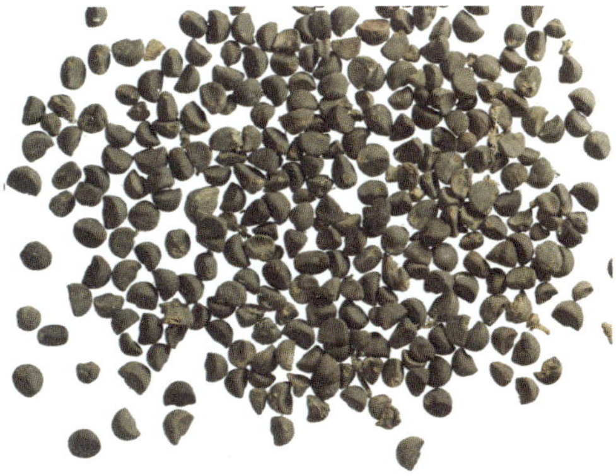

图 33　牵牛子药材

18–14 旋花

【品图】

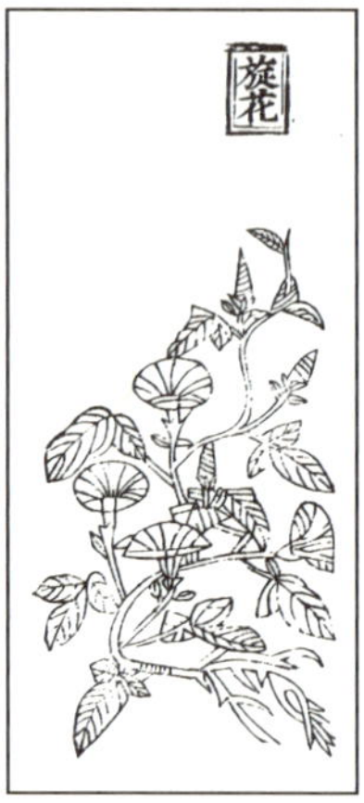

图 1　图经（大）· 旋花

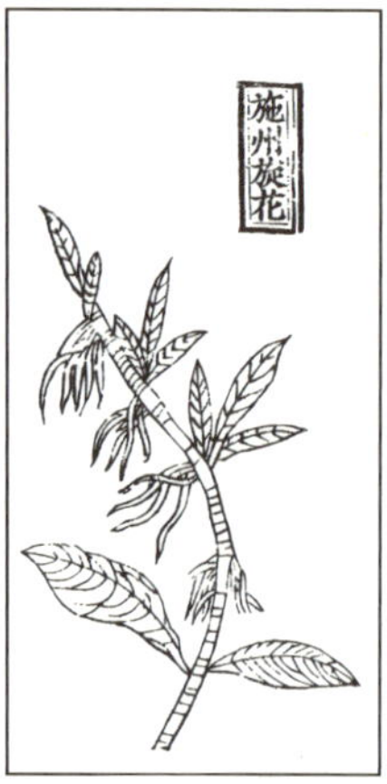

图 2　图经（大）· 施州旋花

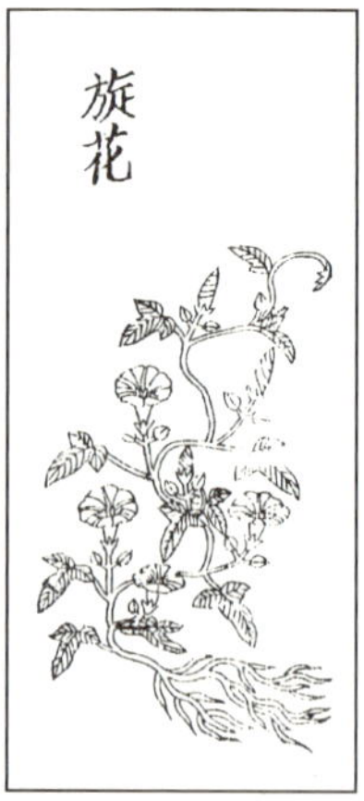

图 3　图经（政）· 旋花

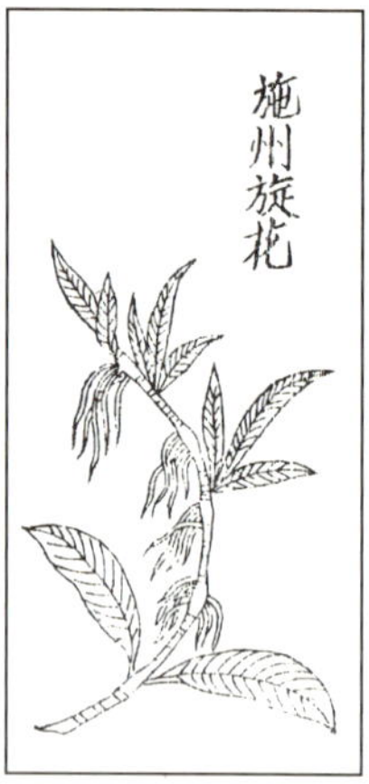

图 4　图经（政）· 施州旋花

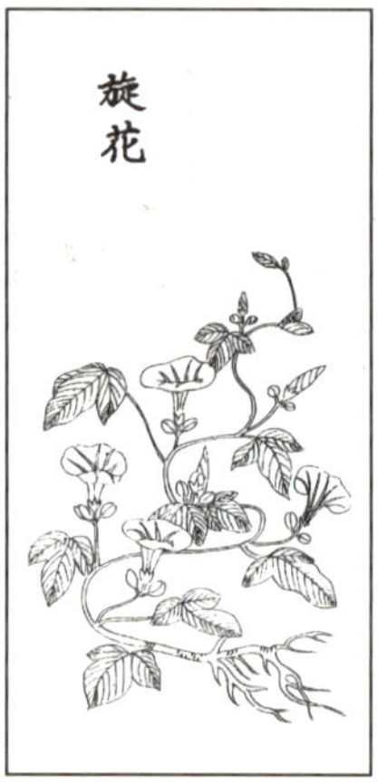

图 5　图经（绍）· 旋花

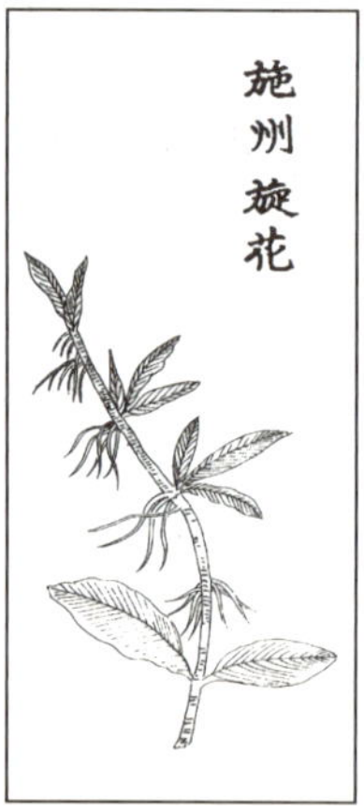

图 6　图经（绍）· 施州旋花

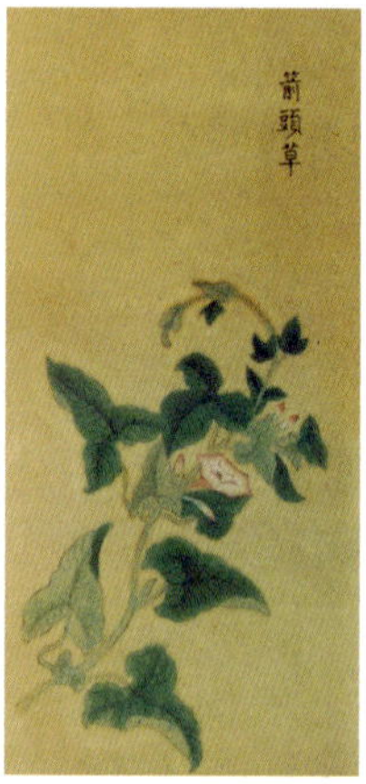

图 7　履巉岩 · 箭头草

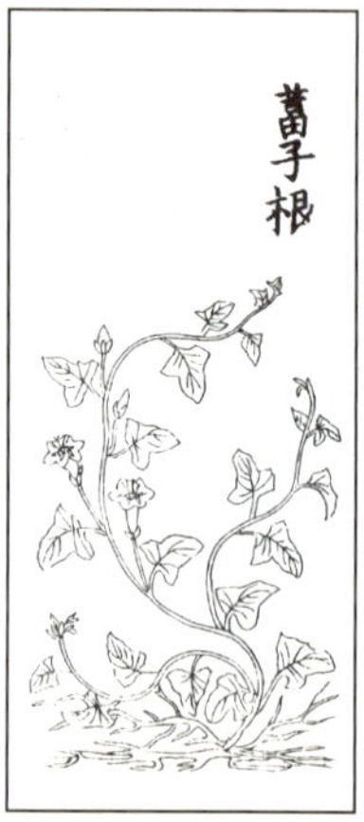

图 8　救荒 · 葍子根

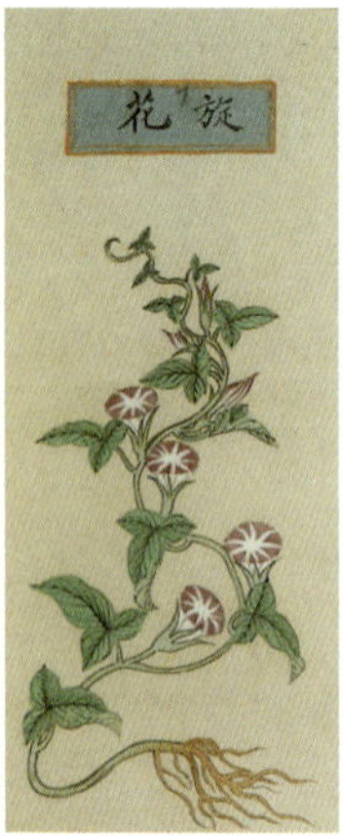

图 9　品汇 · 旋花

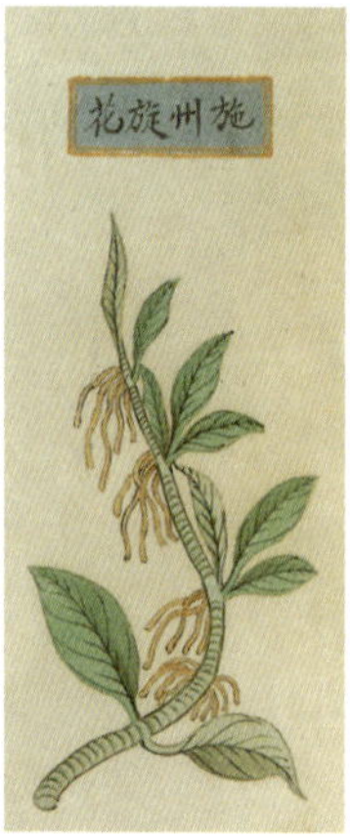

图 10　品汇 · 施州旋花

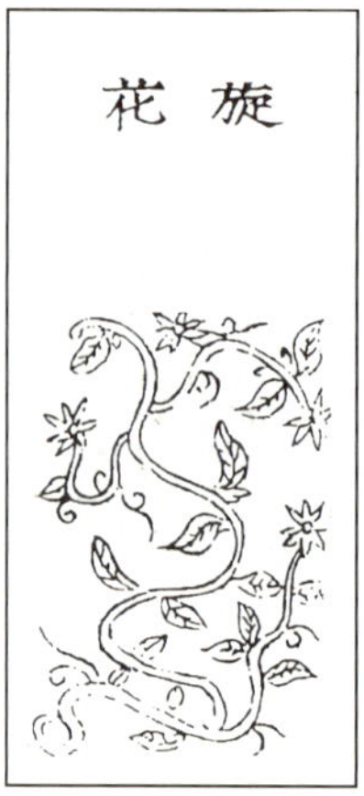

图 11　太乙 · 旋花

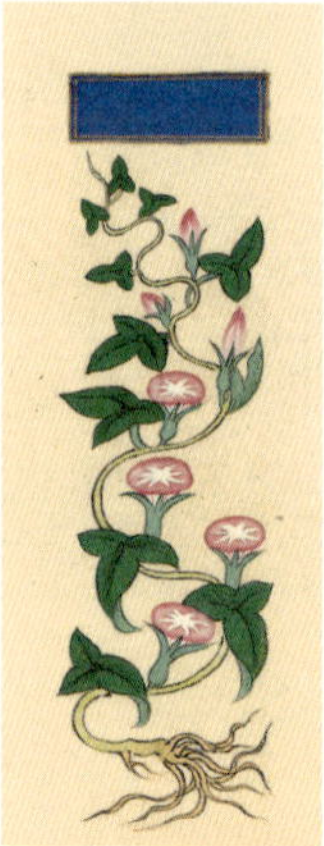

图 12　雷公 · 旋花

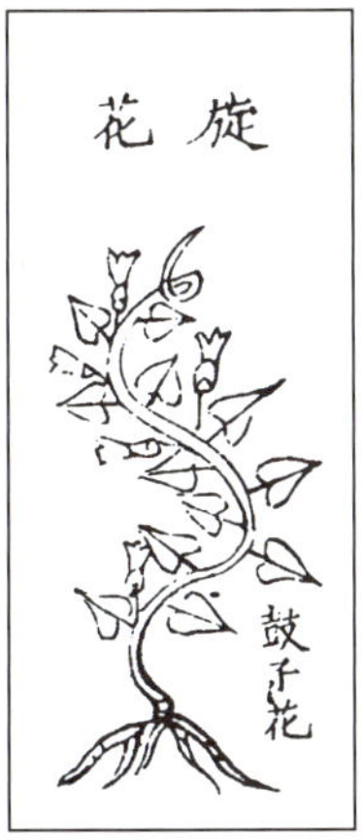

图 13 纲目（金）· 旋花

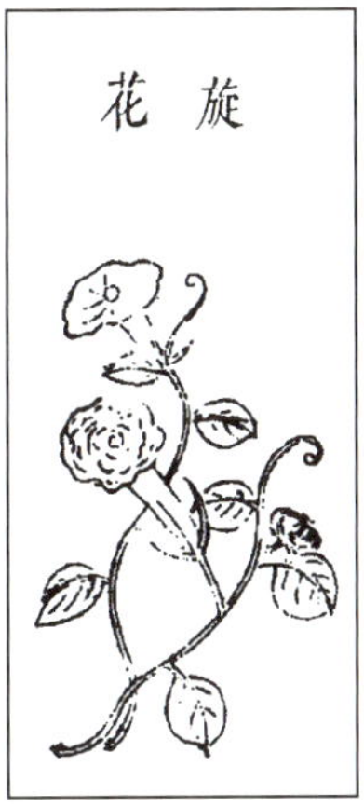

图 14 纲目（钱）· 旋花

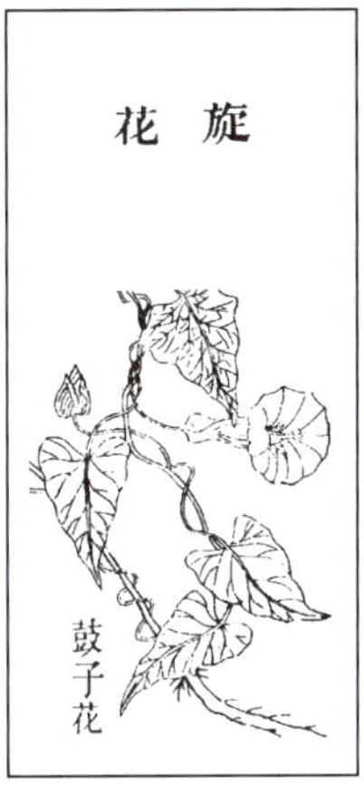

图 15 纲目（张）· 旋花

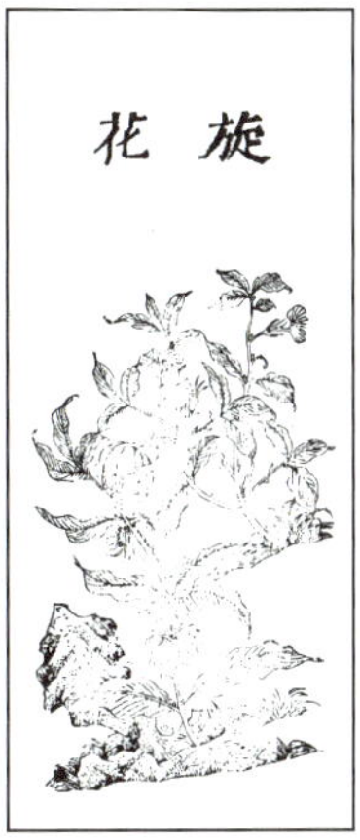

图 16 三才 · 旋花

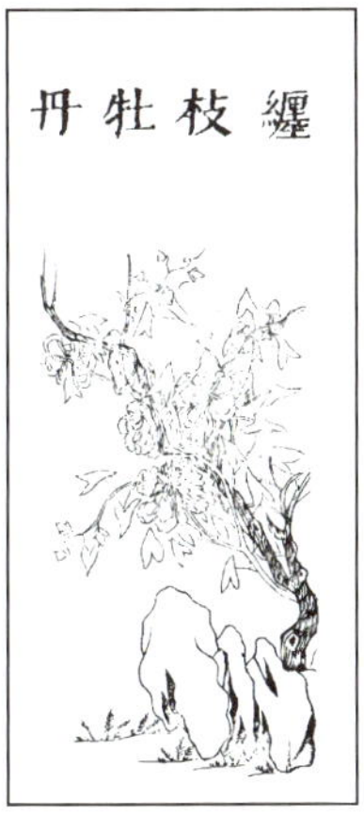

图 17 三才 · 缠枝牡丹

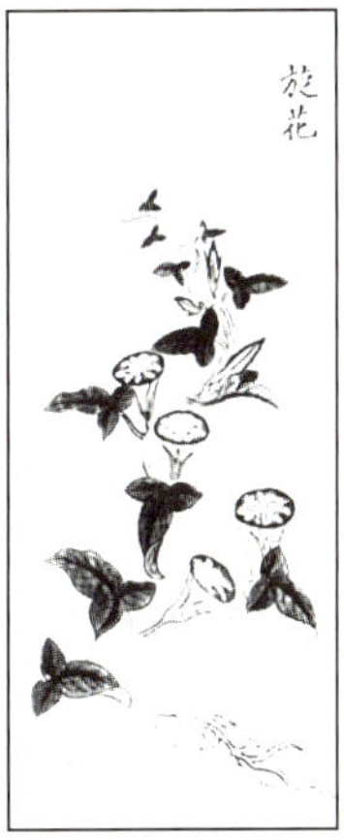

图 18 金石 · 旋花

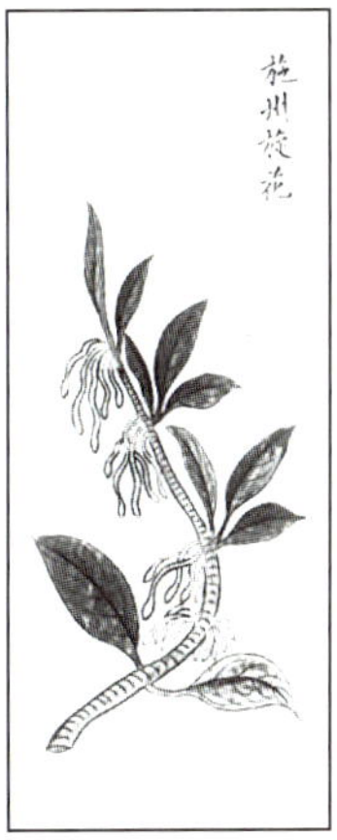

图 19 金石 · 施州旋花

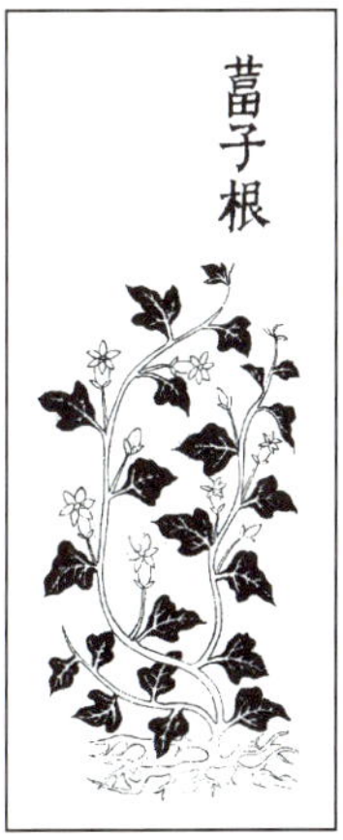

图 20 博录 · 葍子根

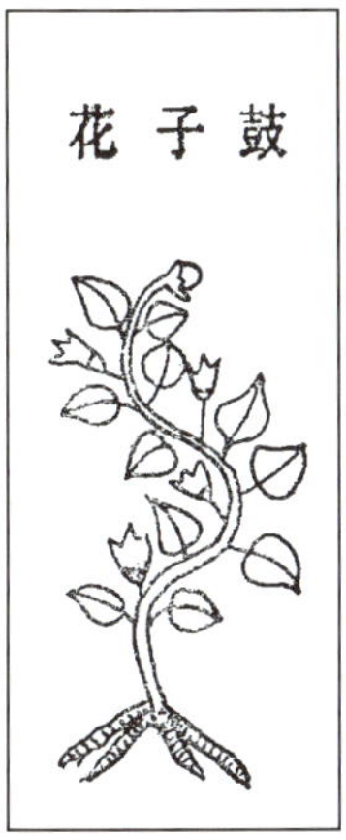

图 21 野谱补 · 鼓子花

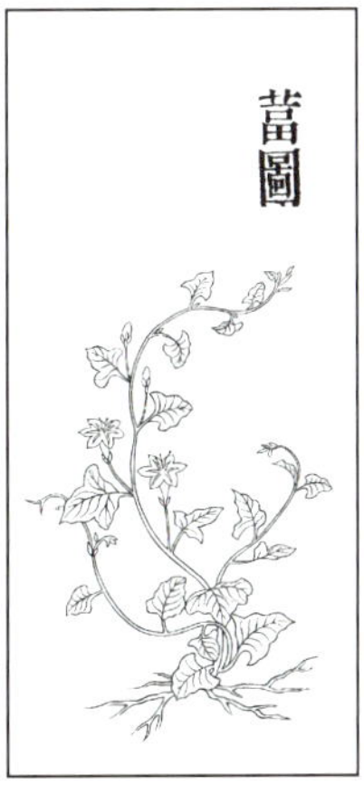

图 22 草木典 · 葍图

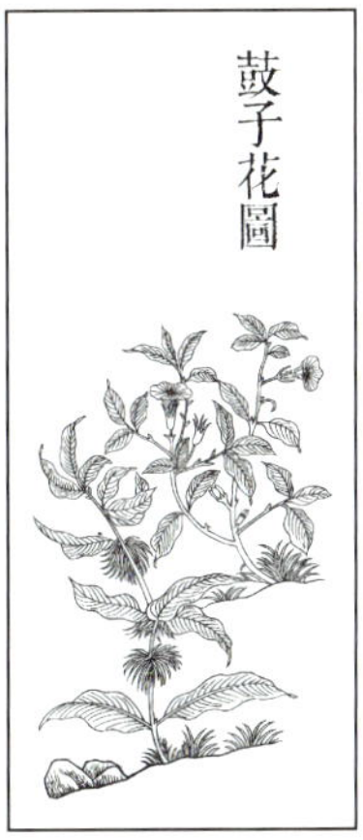

图 23 草木典 · 鼓子花图

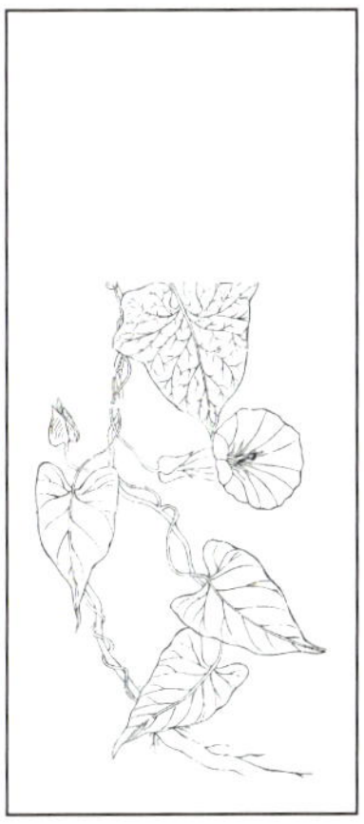
图 24 图考 · 旋花 -1

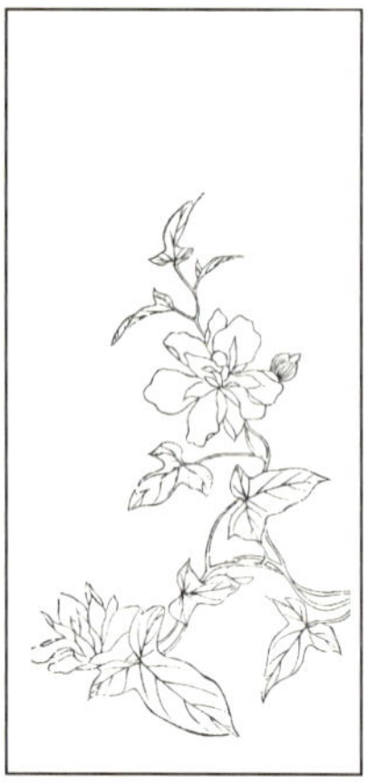

图 25　图考·旋花 -2

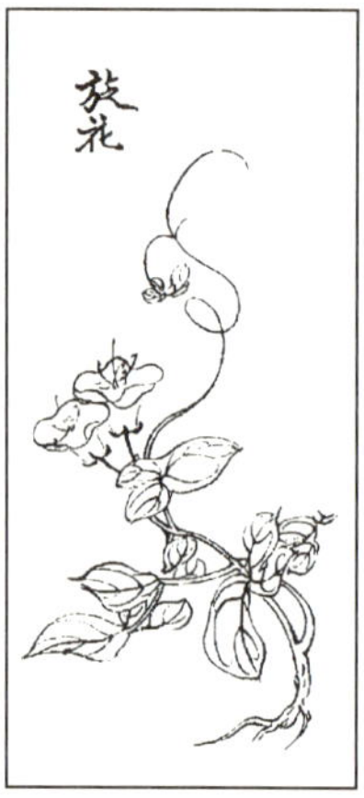

图 26　图说·旋花

本品26图，取自18书，其中6幅彩图。有承继关系的图可分4个书类。

《本草图经》：该书2图。“旋花”“施州旋花”图依次分别存于《大观》（图1、2）、《政和》（图3、4）、《绍兴》（图5、6）。此三传本药图基本一致。今以《政和》图3、图4为《图经》图的代表。

仿绘《图经》2图的彩色图有：《本草品汇精要》图9、图10。此后《补遗雷公炮制便览》“旋花”（图12）仿绘《品汇》图9。《金石昆虫草木状》图18、图19又分别仿绘《品汇》图9、图10。

仿绘《图经》2图的墨线图有：《三才图会》“旋花”（图16）将《图经》2图合绘于一图，但两图的叶片均改绘成披针形，严重失真。另增添了山石背景。《古今图书集成·草木典》“鼓子花图”（图23）又仿绘《三才》图16，并再加修饰。

《救荒本草》：该书“葍子根”（图8）的仿绘图有《野菜博录》图20，叶片改为阴刻。《古今图书集成·草木典》“葍图”（图22）亦仿绘该图。

《本草纲目》（金陵本）：该“旋花”（图13）的仿绘图有《纲目》钱本图14（该图一株之上生两种花，叶卵圆形，可见也非依照实物绘图）、《救荒野谱补遗》图21。《本草简明图说》图26亦在《纲目》钱本图14的基础上予以发挥改绘。

《植物名实图考》：该书“旋花”（图24）的仿绘图有《纲目》张本图15。

以上26图中，除外17幅仿绘图，原创图尚有9幅（图3、4、7、8、11、13、17、24、25），详见下“鉴药”项。

【文录】

《本经》《别录》（见《证类》卷7“旋花”） **一名筋根。花，一名金沸**，一名美草。生豫州平泽。五月采，阴干。

梁《本草经集注》（同上） 陶隐居云：东人呼为山姜，南人呼为美草。根似杜若，亦似高良姜。腹中冷痛，煮服甚效。作丸散服之，辟谷止饥。近有人从南还，遂用此术与人断谷，皆得半年、百日不饥不瘦。但志浅嗜深，不能久服尔。其叶似姜，花赤色。殊辛美，子状如豆蔻，此旋花之名，既是其花也。今山东甚多。

唐《唐本草》（见《证类》卷7“旋花”） 《唐本》注云：此即生平泽，旋葍（音福）是也。其根似筋，故一名筋根。旋（徐兖切）花，陶所证真山姜尔。陶复于下品旋葍注中云：此根出河南，北国来，根似芎䓖，惟膏中用。今复道似高良姜，二说自相矛楯。且此根味甘，山姜味辛，都非此类。其旋菖膏疗风逐水，止用花，言根亦无妨，然不可以杜若乱之也。又将旋菖花名金沸，作此别名，非也。

唐《四声本草》（同上） 萧炳云：旋（徐元切）覆（音伏）用花，菖（音福）旋（徐愿反）用根，今云旋复根即菖旋，误矣。

后蜀《蜀本草》（同上）《蜀本》:《图经》云：旋菖花根也，蔓生，叶似署预而多狭长，花红白色，根无毛节，蒸煮堪啖，味甘美，根名筋根。今所在川泽皆有，二月、八月采根，日干。

宋《本草图经》（同上）《图经》曰：旋花，生豫州平泽，今处处皆有之。苏恭云：此即平泽所生旋菖（音福）是也。其根似筋，故一名筋根。《别录》云：根主续筋，故南人皆呼为续筋根……一名肫肠草，俗谓鼓子花也。黔南出一种旋花，粗茎，大叶，无花，不作蔓，恐别是一物也。

宋《本草衍义》卷8“旋花” 蔓生，今河北、京西、关陕田野中甚多，最难锄艾，治之又生。世又谓之鼓子花，言其形肖也。四五月开花，亦有多叶者。其根寸截置土下，频灌溉，方涉旬，苗已生。

宋《履巉岩本草》卷上“箭头草” 歌曰：一叶一枝花，阴山是我家。硫黄见着死，水银结成砂。

明《救荒本草》卷上“菖子根” 俗名打碗花，一名兔儿苗，一名狗儿秧。幽蓟间谓之燕菖根，千叶者呼为缠枝牡丹，亦名穰花。生平泽中，今处处有之。延蔓而生，叶似山药叶而狭小，开花状似牵牛花，微短而圆，粉红色，其根甚多，大者如小箸粗，长一二尺，色白。

明《本草纲目》卷18“旋花”【释名】天剑草（《纲目》）、缠枝牡丹。【时珍曰】其花不作瓣状，如军中所吹鼓子，故有旋花、鼓子之名。一种千叶者，色似粉红牡丹，俗呼为缠枝牡丹。【集解】【时珍曰】旋花田野塍堑皆生，逐节延蔓，叶如波菜叶而小。至秋开花，如白牵牛之花，粉红色，亦有千叶者。其根白色，大如筋。不结子。

清《植物名实图考》卷22“旋花” 有赤白二种，赤者以饲猪，亦曰鼓子花；千叶者曰缠枝牡丹。今南方蕹菜，花叶与此无小异，唯根短耳。

【鉴药】

“旋花”首见于《本经》。一作“旋菖花”“鼓子花”。时珍释其名曰：“其花不作瓣，如军中所吹鼓子，故有旋花、鼓子之名。”“不作瓣状”即指本品花冠不分裂，如旋合而成。《本经》载其花“主益气，去面皯黑色，媚好”，根“主腹中寒热邪气，利小便。久服不饥，轻身”。李时珍亦盛赞本品根“可补损伤”。然后世应用者仍稀。

关于本品的形态，早期并无明确的记载。梁·陶弘景虽然为之解说，但他说："东人呼为山姜，南人呼为美草。根似杜若，亦似高良姜……其叶似姜，花赤色。殊辛美，子状如豆蔻，此旋花之名，既是其花也。今山东甚多。"但此说受到《唐本草》的批评："此即生平泽，旋葍是也。其根似筋，故一名筋根。旋花，陶所证真山姜尔。陶复于下品旋葍注中云：此根出河南，北国来，根似芎䓖，惟膏中用。今复道似高良姜，二说自相矛楯。且此根味甘，山姜味辛，都非此类。"唐本《图经》(《蜀本草》引）云："旋葍花根也，蔓生，叶似署预而多狭长，花红白色，根无毛节，蒸煮堪啖，味甘美，根名筋根。今所在川泽皆有，二月、八月采根，日干。"其中的"蔓生，叶似署预而多狭长"最为关键。

宋·苏颂在综述前人之说后，补充说明："一名豘肠草，俗谓鼓子花也。"寇宗奭亦云："蔓生，今河北、京西、关陕田野中甚多，最难锄艾，治之又生。世又谓之鼓子花，言其形肖也。四五月开花，亦有多叶者。"此二家对其花的描述十分明确，寇氏还提到了"多叶"（即重瓣花）的品种，例如《救荒本草》提到的"缠枝牡丹"即为其中的一种。李时珍云："其花不作瓣状，如军中所吹鼓子，故有旋花、鼓子之名。一种千叶者，色似粉红牡丹，俗呼为缠枝牡丹……旋花田野塍堑皆生，逐节延蔓，叶如菠菜叶而小。至秋开花，如白牵牛之花，粉红色，亦有千叶者。其根白色，大如筋。不结子。"经以上诸家的不断补充，旋花的叶、花、生长习性逐渐清晰，可知为旋花科打碗花属植物旋花*Calystegia sepium*（L.）R. Br.及其同属近缘植物。古本草相关药图可为考察旋花提供新的史料。

1.《本草图经》：该书2图。"旋花"（图3）为缠绕草本，叶三角状卵形，基部戟形或心形。单花腋生，花冠漏斗状。据此，该图所示为旋花科植物旋花*C.sepium*。"施州旋花"（图4）所示一茎枝，有节，节间稍膨大，下有须根，上有单叶或数叶簇生茎节上。叶披针形。未绘花、果。孙启明谓是蓼科植物水蓼。[1]不解的是何以在旋花下出示这样一株毫无关联的植物。施州即今湖北恩施市。

2.《履巉岩本草》：该书"箭头草"（图7）的花、叶提示本品是旋花科植物。其腋生花2—3朵，似为牵牛*Pharbitis nil*（L.）Choisy。但本书另有牵牛图，与本品花色各异（牵牛紫色，本品黄红），叶片则牵牛全系三深裂，本品叶基部戟形、形似箭头，更近似旋花*Calystegia sepium*（L.）R. Br.。[2]

3.《救荒本草》：该书"葍子根"（图8）为缠绕草本，叶三角状卵形，基部戟形，花冠漏斗状。现代研究者或考该图原植物为旋花科打碗花属打碗花*Calystegia hederacea* Choisy，或考为篱打碗花（旋花）*C. sepium*（L.）R. Br.。单从图形很难

1 孙启明：《苏图研究》，见：张志斌，郑金生主编：《本草纲目研究札记》，北京：科学出版社，2019：636.
2 ［宋］王介撰绘，郑金生校注：《履巉岩本草》，见《南宋珍稀本草三种》，北京：人民卫生出版社，2007：16.

细分。该书原文曰："俗名打碗花，一名兔儿苗，一名狗儿秧。幽蓟间谓之燕葍根，千叶者呼为缠枝牡丹，亦名穰花。生平泽中，今处处有之。延蔓而生，叶似山药叶而狭小，开花状似牵牛花，微短而圆，粉红色，其根甚多，大者如小箸粗，长一二尺，色白。"此论述亦可适合打碗花属若干种植物。

4.《太乙仙制本草药性大全》：该书"旋花"（图11）一反其常将整个画面充满，但所绘缠绕植物的叶为椭圆状披针形，花如菊，与旋花科植物无关。不明其植物来源。

5.《本草纲目》（金陵本）：该书"旋花"（图13）示意植株蔓生，花三角状，基部心形。花冠按该书的画法是表现喇叭花。此图只能说与旋花*C. sepium*粗相似。

6.《三才图会》：该书"缠枝牡丹"（图17）绘一缠绕枯木上的植物，叶箭头形，花重瓣。此即旋花科植物缠枝牡丹*Calystegia dahurica*（Herb.）Choisy f. *anestia*。该种叶片通常为卵状长圆形，此图未能准确表现。

7.《植物名实图考》：该书"旋花"2图。"旋花-1"（图24）为写生图，其叶、其花表明即旋花*C. sepium*。"旋花-2"（图25）叶形与图24近似而更狭长，花为重瓣，此即缠枝牡丹*C. dahurica* f. *anestia*。

【小结】

"旋花"为《本经》所载早期药物之一，功效颇多，然后世用者稀。《唐本草》、唐本《图经》、宋《图经》、《本草纲目》等对本品的描述表明此即旋花科植物旋花*Calystegia sepium*（L.）R. Br.及其同属近缘植物。古本草图所示还包括同属打碗花*C. hederacea* Choisy、缠枝牡丹*C. dahurica*（Herb.）Choisy f. *anestia*。

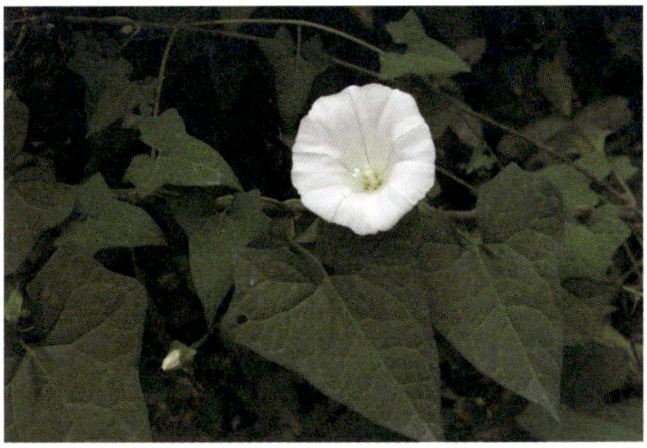

图 27　打碗花 *Calystegia hederacea*

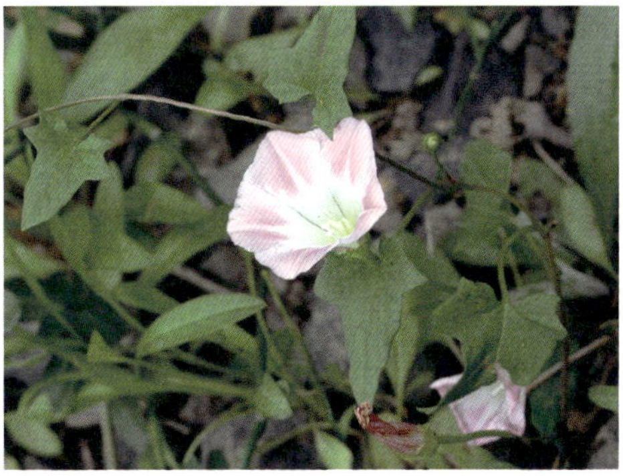

图 28　旋花 *C. sepium*

18–15 紫葳

【品图】

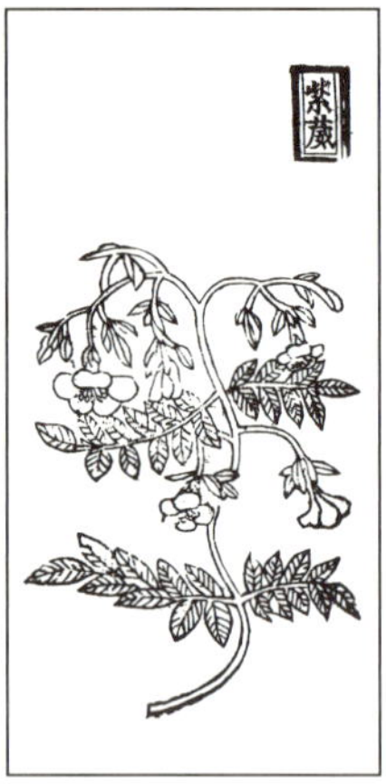

图1 图经（大）·紫葳

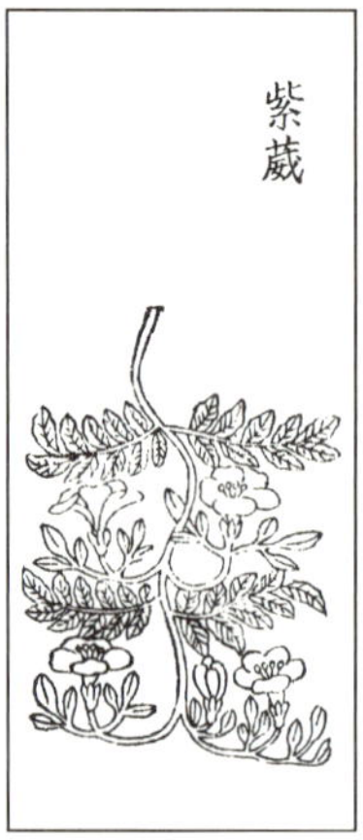

图2 图经（政）·紫葳

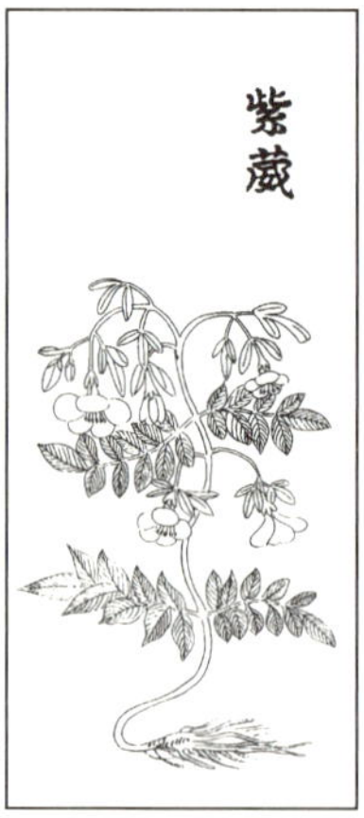

图3 图经（绍）·紫葳

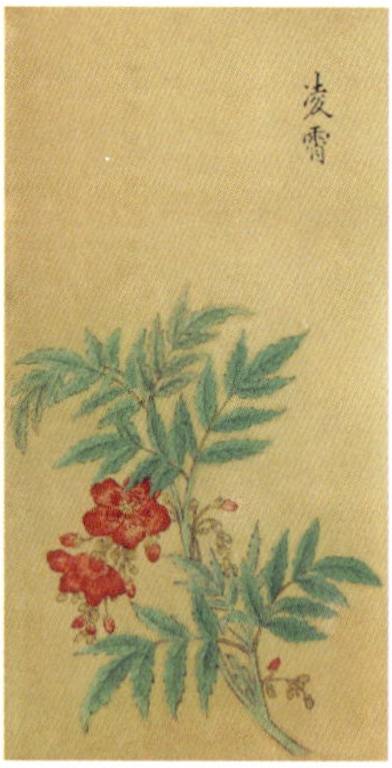

图4 履巉岩·凌霄

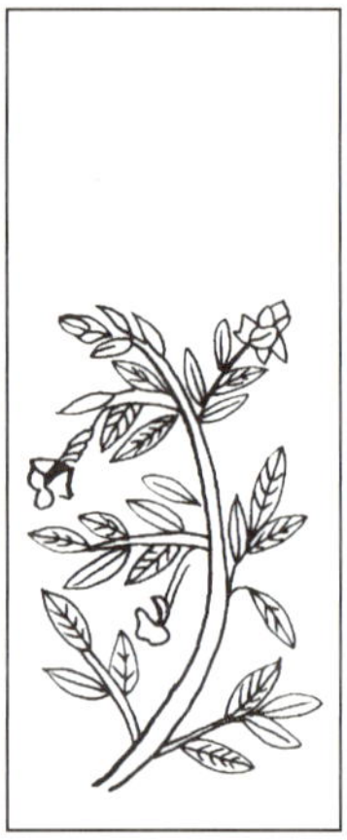

图5 歌括·紫葳

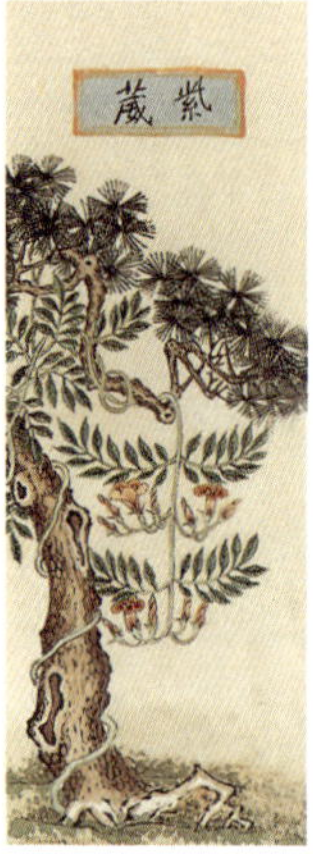

图6 品汇·紫葳

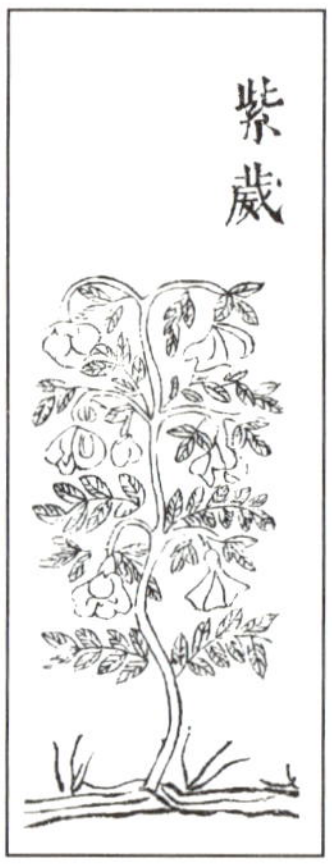

图7 蒙筌·紫葳

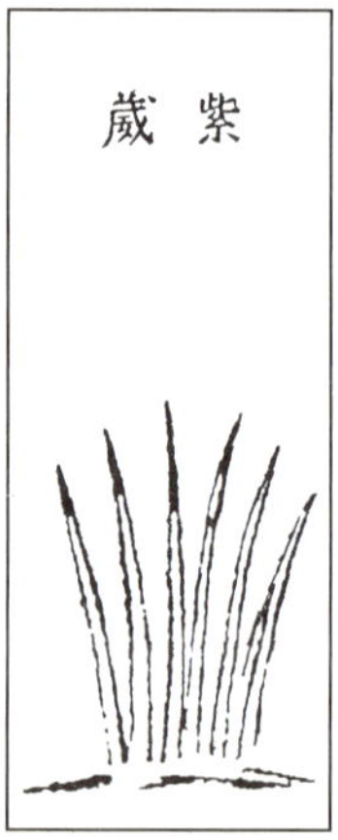

图8 太乙·紫葳

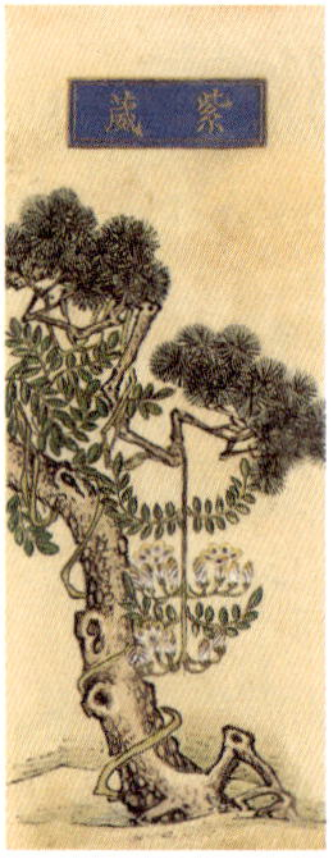

图9 雷公·紫葳

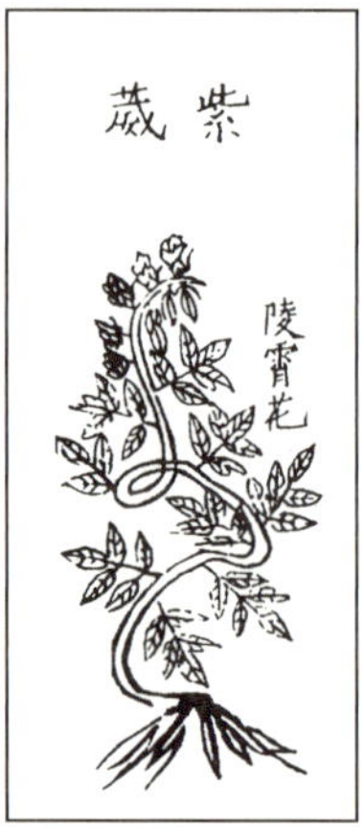

图10 纲目（金）·紫葳

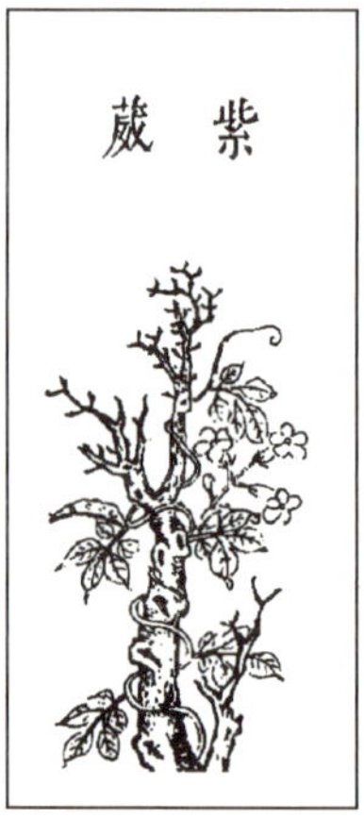

图11 纲目（钱）·紫葳

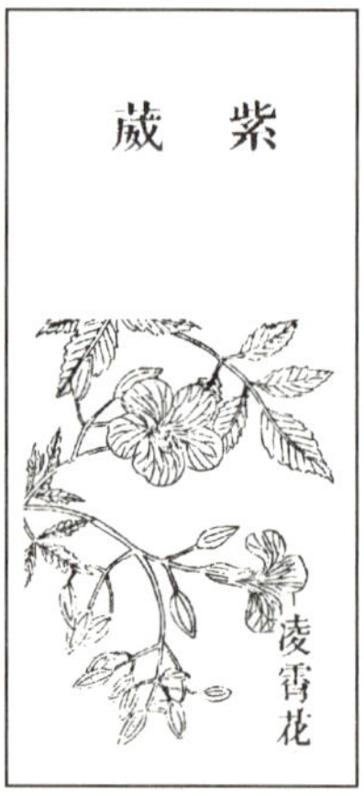

图12 纲目（张）·紫葳

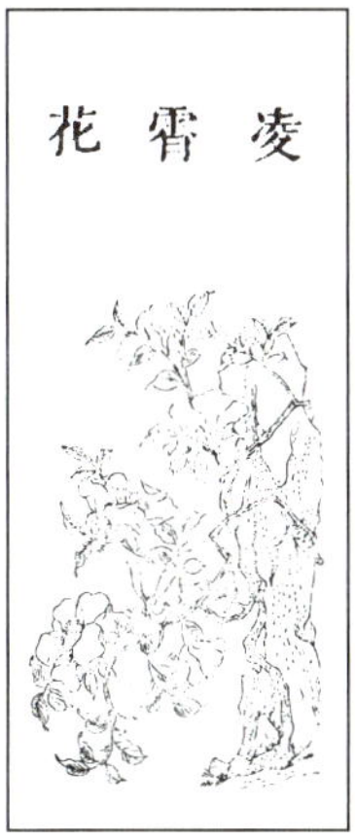

图 13　三才・凌霄花

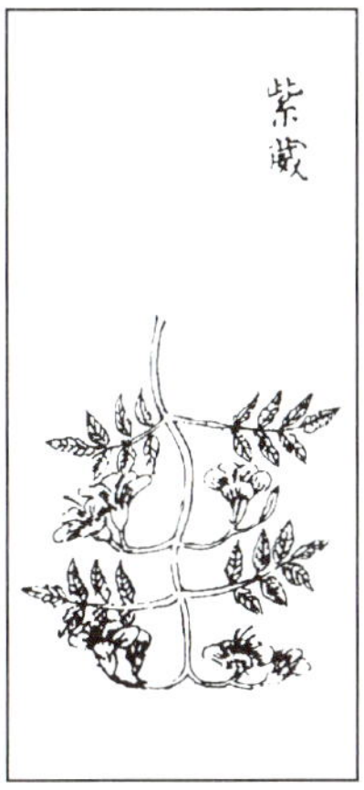

图 14　原始・紫葳

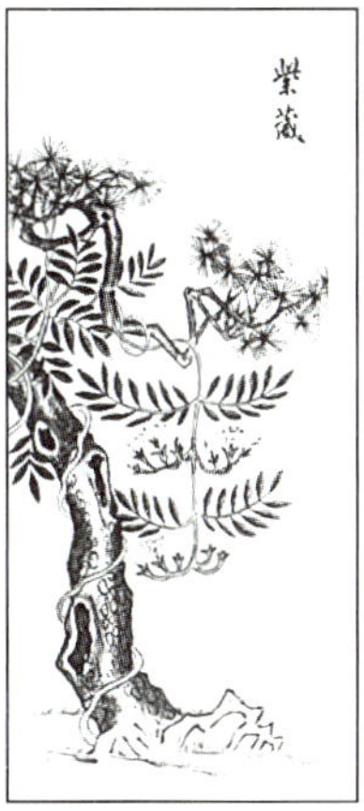

图 15　金石・紫葳

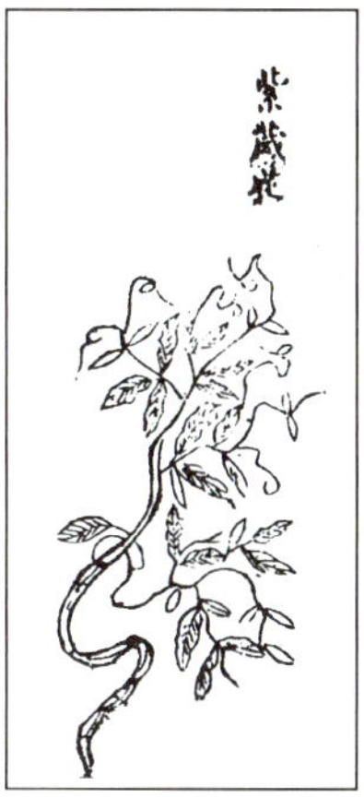

图 16　汇言・紫葳花

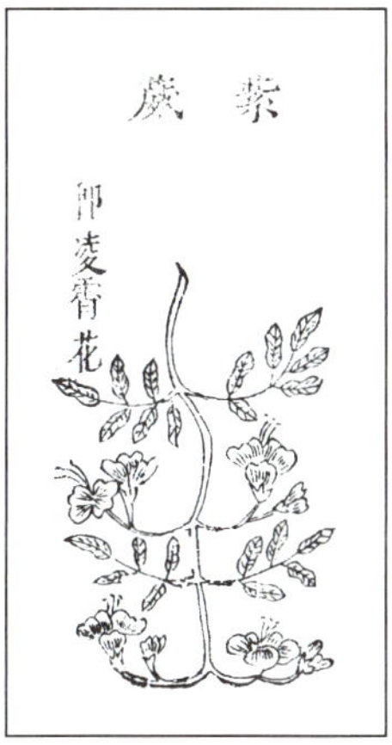

图 17　类纂・紫葳

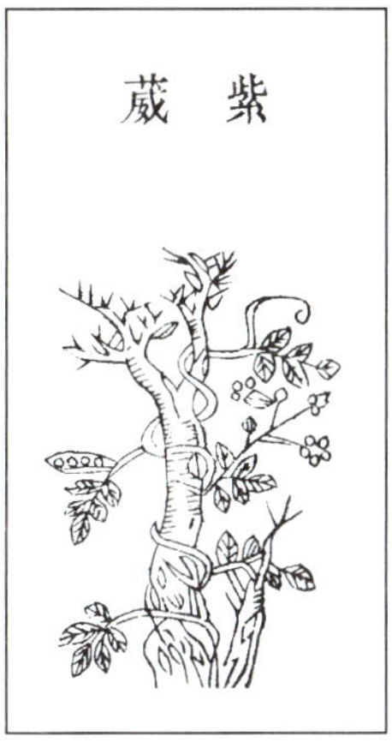

图 18　备要・紫葳

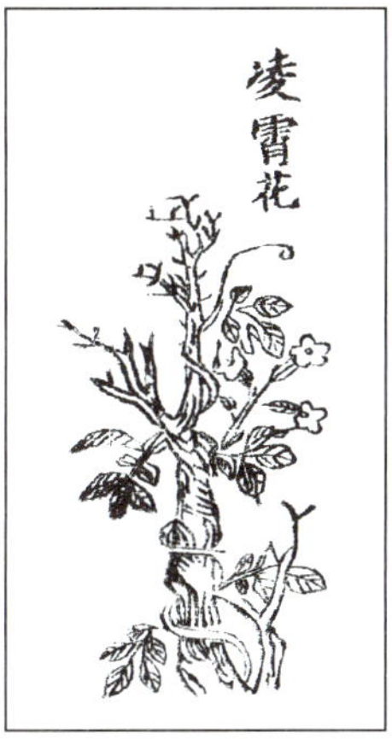

图 19　求真・凌霄花

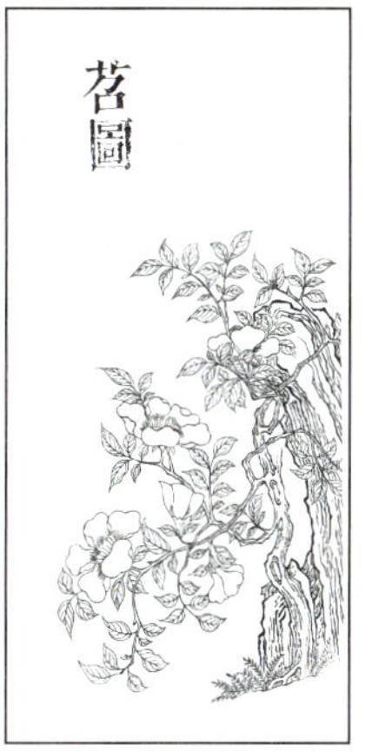

图 20　草木典・茗图

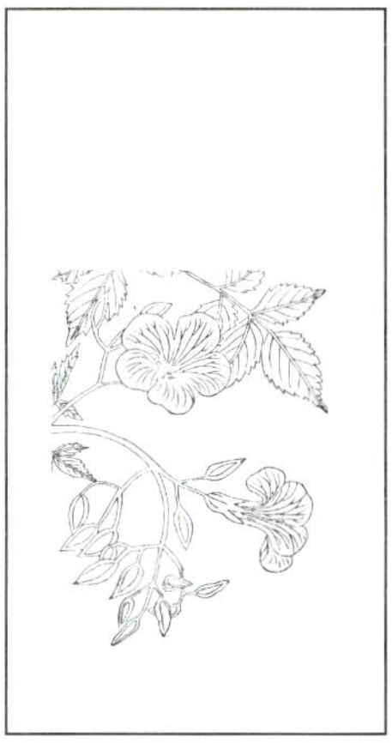

图 21　图考・紫葳

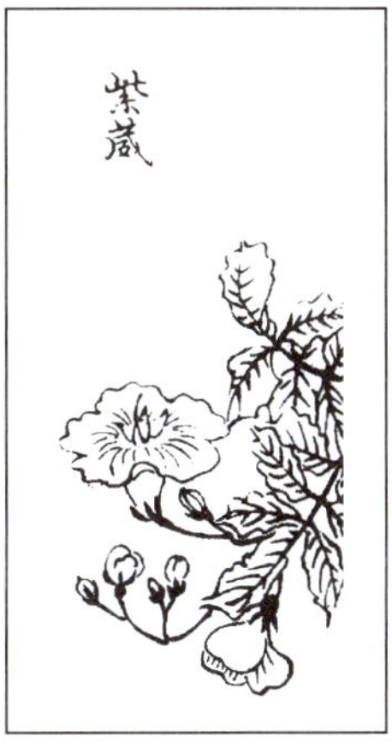

图 22　图说・紫葳

本品22图，取自22书，其中4幅彩图。有承继关系的图可分3个书类。

《本草图经》：该书"紫葳"图分别存于《大观》(图1)、《政和》(图2)、《绍兴》(图3)。此三传本药图大同小异(如图1、图3与图2的图案互相颠倒)。今以《政和》图2为《图经》图的代表。

仿绘该图的彩色图有：《本草品汇精要》"紫葳"(图6)，该图将《图经》图2倒置的花枝增加松树，以便人们理解其图案的意思。此后《补遗雷公炮制便览》图9、《金石昆虫草木状》图15又仿绘《品汇》图6。

仿绘该图的墨线图有 :《本草歌括》图5仿绘的是《大观》本图1,再加简省。《本草蒙筌》图7也是仿绘《大观》本图1，但在其下增添根部与土地，使原图一枝变成了一株。《三才图会》图13将《图经》一花枝改绘成了绕山石而生的一株藤本植物。《古今图书集成・草木典》“苕图”（图20）又仿绘《三才》图13，并将其绘制得更清晰美观。《本草原始》图14忠实仿绘《图经》图2。《本草纲目类纂必读》图17又仿绘《原始》图14。

《本草纲目》(金陵本)：该书“紫葳”（图10）的仿绘者为《纲目》钱本图11，该书取其意而不用其构图法，另绘一枯树，上有紫葳缠绕。此后仿绘《纲目》钱本图11的有《本草备要》图18、《本草求真》图19。

《植物名实图考》：该书“紫葳”（图21）的仿绘者为《纲目》张本图12。

以上22图中，除外15幅仿绘图，原创图尚有7幅（图2、4、8、10、16、21、22），详见下“鉴药”项。

【文录】

三国《吴普本草》(见《御览》卷992“紫葳”)《吴氏本草》曰：紫葳,一名武威,一名瞿麦，一名陵居腹，一名鬼目，一名芰华……如麦，正月、八月采。或生真定。

《别录》(见《证类》卷13“紫葳”) 一名陵苕，一名茇华。生西海川谷及山阳。

梁《本草经集注》(同上) 陶隐居云：李云是瞿麦根，今方用至少。《博物志》云：郝晦行（音杏）华草，于太行山北，得紫葳华。必当奇异。今瞿麦华乃可爱，而处处有，不应乃在太行山。且有树，其茎、叶恐亦非瞿麦根。

唐《唐本草》(同上)《唐本》注云：此即凌霄花也。及茎、叶俱用。按《尔雅・释草》云：苕,一名陵苕。黄花蔈(必曜切);白华茇。郭云：一名陵时,又名凌霄。《本经》云：一名陵苕。茇华即用花，不用根也。山中亦有白花者。按瞿麦花红，无黄、白者。且紫葳、瞿麦，皆《本经》所载。若用瞿麦根为紫葳，何得复用茎、叶？体性既与瞿麦乖异，生处亦不相关。郭云凌霄，此为真说也。

唐《药性论》(同上) 紫葳，臣，一名女葳。

宋《本草图经》(同上)《图经》曰：今处处皆有，多生山中，人家园圃亦或种莳。初作藤蔓生，依大木，岁久延引至巅而有花。其花黄赤，夏中乃盛……又据陆机及孔颖达疏义亦云：苕，一名陵时。陵时乃是鼠尾草之别名，郭又谓苕为陵时。本草云：今紫葳无陵时之名，而鼠尾草有之。乃知陶、苏所引，是以陵时作陵霄耳。又陵霄，非是草类，益可明其误矣。今医家多采其花干之，入妇人血崩风毒药，又治少女血热风毒，四肢、皮肤生瘾疹。

宋《本草衍义》卷14“紫葳” 今蔓延而生，谓之为草。又有木身，谓之为木。

又须物而上。然幹不逐冬毙，亦得木之多也，故分入木部为至当。唐白乐天诗，“有木名凌霄，擢秀非孤标”，由是益知非草也。《本经》又云：茎、叶味苦，是与瞿麦别一种甚明。《唐本》注云：且紫葳、瞿麦皆《本经》所载，若用瞿麦根为紫葳，何得复用茎、叶？此说尽矣。然其花赭黄色，本条虽不言其花，又却言茎、叶味苦，则紫葳为花，故可知矣。

明《本草纲目》卷18“紫葳”【释名】鬼目（吴氏）。【时珍曰】俗谓赤艳曰紫葳葳，此花赤艳，故名。附木而上，高数丈，故曰凌霄。【正误】【时珍曰】按《吴氏本草》：紫葳一名瞿陵，陶弘景误作瞿麦字尔。鼠尾止名陵翘，无陵时，苏颂亦误矣。并正之。【集解】【时珍曰】凌霄野生，蔓才数尺，得木而上，即高数丈，年久者藤大如杯。春初生枝，一枝数叶，尖长有齿，深青色。自夏至秋开花，一枝十余朵，大如牵牛花，而头开五瓣，赭黄色，有细点，秋深更赤。八月结荚如豆荚，长三寸许，其子轻薄如榆仁、马兜铃仁。其根长亦如兜铃根状，秋后采之，阴干。

【鉴药】

“紫葳”首见于《本经》。李时珍释其名曰：“俗谓赤艳曰紫葳葳，此花赤艳，故名。”《本经》载其“主妇人产乳余疾，崩中，癥瘕血闭，寒热羸瘦，养胎”。后世亦多用其花（凌霄花）破瘀通经、泻血热。

关于本品的来源探讨，梁·陶弘景云李当之将本品作为“瞿麦根”，但陶氏据《博物志》记载，应该是树，因此对本品为瞿麦之说表示怀疑。

《唐本草》明确指出：“此即凌霄花也。及茎、叶俱用。”且引《尔雅·释草》及晋·郭璞注，谓本品“体性既与瞿麦乖异，生处亦不相关。郭（璞）云凌霄，此为真说也。”（详细引证参上“文录”）。

宋《本草图经》肯定了“陵霄非是草类”之说，云“今处处皆有，多生山中，人家园圃亦或种莳。初作藤蔓生，依大木，岁久延引至巅而有花。其花黄赤，夏中乃盛”。宋·寇宗奭亦同意苏颂之说：“今蔓延而生。谓之为草，又有木身；谓之为木，又须物而上。然幹不逐冬毙，亦得木之多也……其花赭黄色，本条虽不言其花，又却言茎、叶味苦，则紫葳为花，故可知矣。”此说明确本品为木质藤本，药用花。

李时珍更进一步描述其形：“凌霄野生，蔓才数尺，得木而上，即高数丈，年久者藤大如杯。春初生枝，一枝数叶，尖长有齿，深青色。自夏至秋开花，一枝十余朵，大如牵牛花，而头开五瓣，赭黄色，有细点，秋深更赤。八月结荚如豆荚，长三寸许，其子轻薄如榆仁、马兜铃仁。其根长亦如兜铃根状，秋后采之，阴干。”如此则本品来源已经非常清晰，即今紫葳科凌霄属植物凌霄*Campsis grandiflora*（Thunb.）Schum.。

历代本草药图可为以上文字考证所得结论提供旁证。

1.**《本草图经》**：该书“紫葳”图为一花枝。《大观》本图1、《绍兴》本图3均是花枝截口在下，花在上，花头下垂。唯独《政和》本图2正好颠倒。凭此花枝的放置方式，可以判断仿绘图是依据哪一个传本。《本草品汇精要》图6大概认为图2的放置法是对的，为了避免误解，该图为之补绘一大松树，将图2被截去的藤茎补上，缠绕于松树上，还原出凌霄全株的形态。但如何放置都不影响凌霄的来源鉴定。该图显示了其单数羽状复叶，小叶9枚。顶生花序，花大，花萼钟状。此即紫葳科植物凌霄*C. grandiflora*。

2.**《履巉岩本草》**：该书“凌霄”（图4）为彩图，写生得来，异常精美。其叶为单数羽状复叶，小叶7—9枚，卵状披针形，顶端一小叶较大，先端渐尖。花大，花冠赤色，5裂，与紫葳*C. grandiflora*吻合。

3.**《太乙仙制本草药性大全》**：该书“紫葳”（图8）似绘一单子叶植物，不明所指。

4.**《本草纲目》（金陵本）**：该书“紫葳”（图10）绘一蔓生植物，叶为单数羽状复叶，小叶仅5枚。花生顶端，小而不成钟状。此图乃草率为之，虽有凌霄大概之形，然不足以确定其植物种。

5.**《本草汇言》**：该书“紫葳”（图16）与《纲目》金陵本附图一样，皆草率为之。此属示意图，很不精确，不复多议。

6.**《植物名实图考》**：该书“紫葳”（图21）为写生图。其叶未绘全，但仍可知是单数羽状复叶。花形即凌霄花。其原植物当为紫葳科植物凌霄*C. grandiflora*。

7.**《本草简明图说》**：该书“紫葳”（图22）此图亦为花枝的局部图，但其叶、花均可认为是凌霄*C. grandiflora*之形。

【小结】

“紫葳”乃《本经》所载早期药物之一。其来源曾有过“瞿麦根”之说。但据历代本草主流意见，本品为紫葳科植物凌霄*Campsis grandiflora*（Thunb.）Schum.。《本草图经》《履巉岩本草》《植物名实图考》均提供了写实所得的图形。

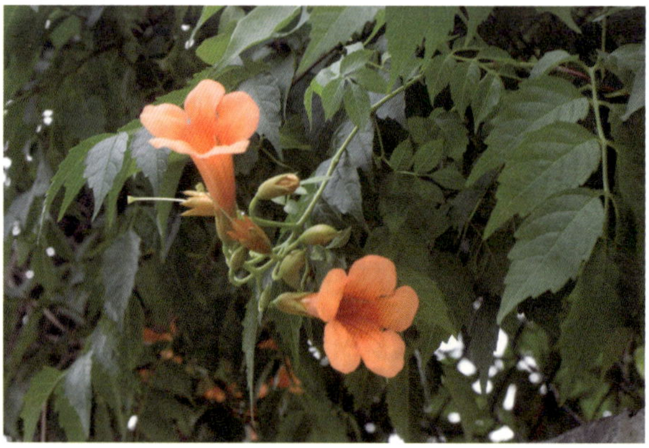

图 23　凌霄 *Campsis grandiflora*（Thunb.）Schum.

18-16 营实 墙蘼

【品图】

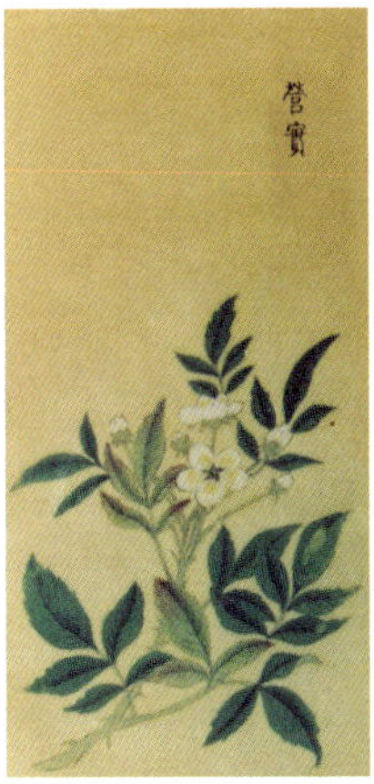

图 1 履巉岩·营实

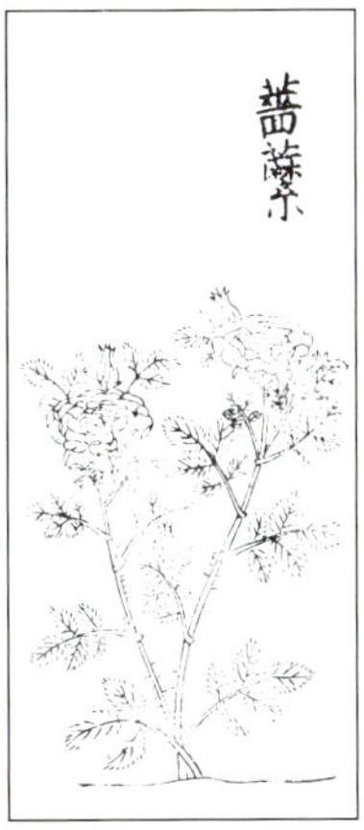

图 2 救荒·蔷蘼

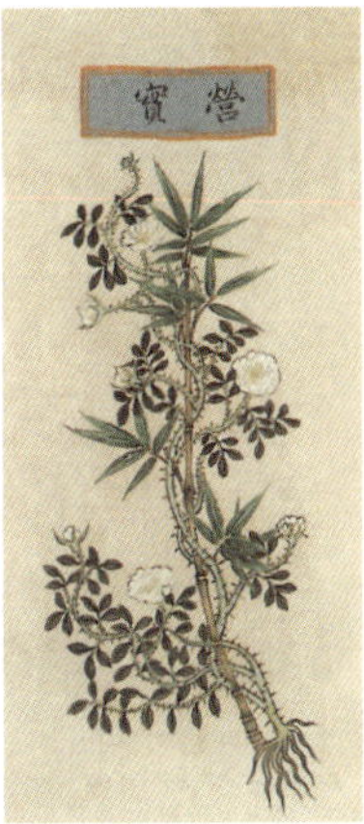

图 3 品汇·营实

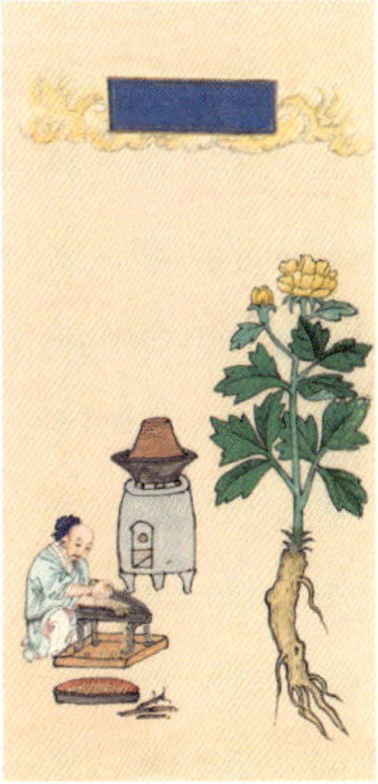

图 4 雷公·营实

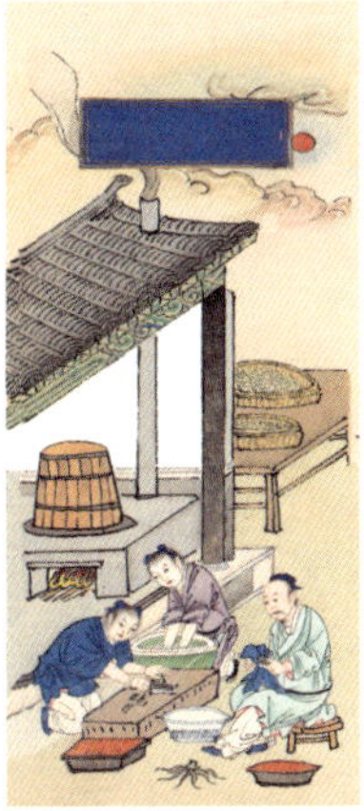

图 5 雷公·炮制营实

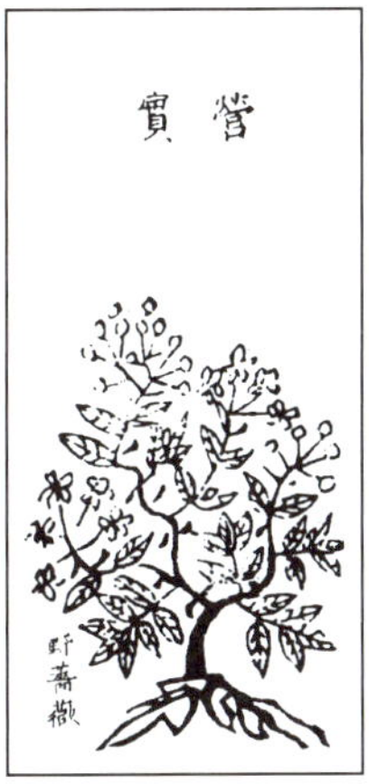

图 6 纲目（金）·营实

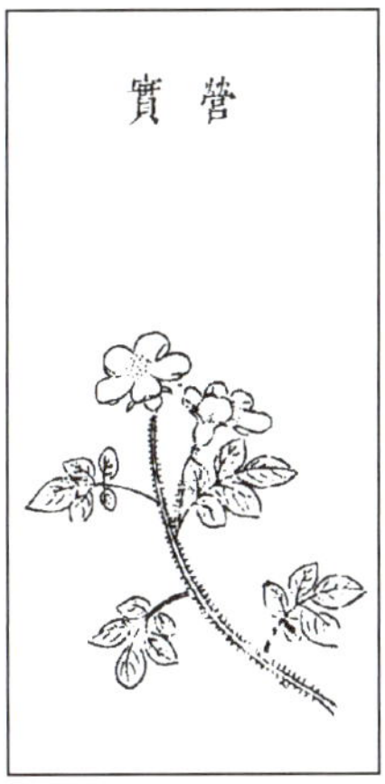

图 7 纲目（钱）·营实

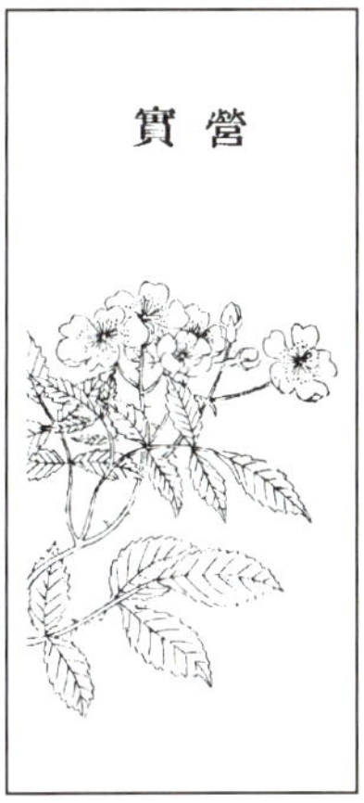

图 8 纲目（张）·营实

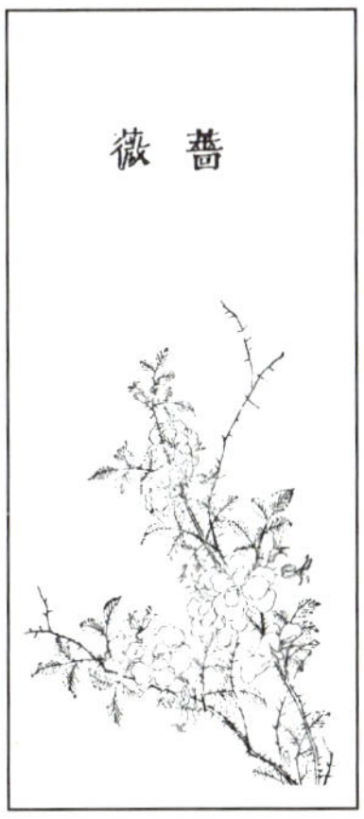

图 9 三才·蔷薇

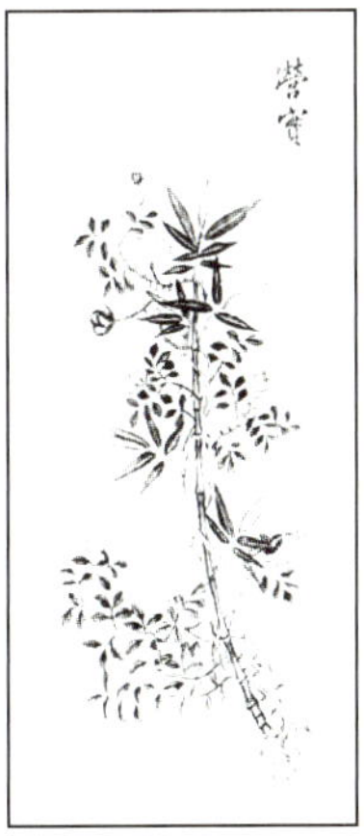

图 10 金石·营实

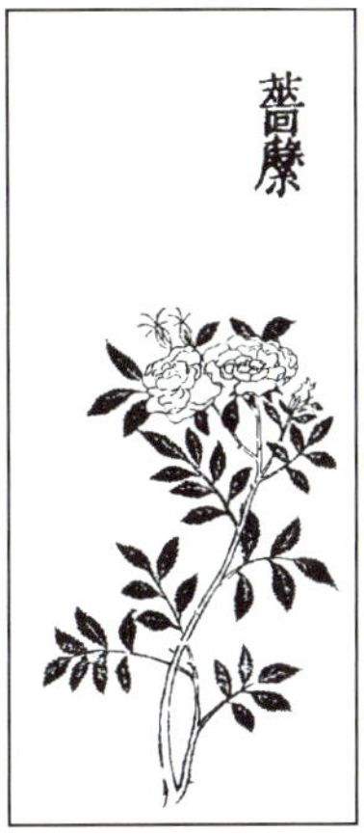

图 11 博录·蔷蘼

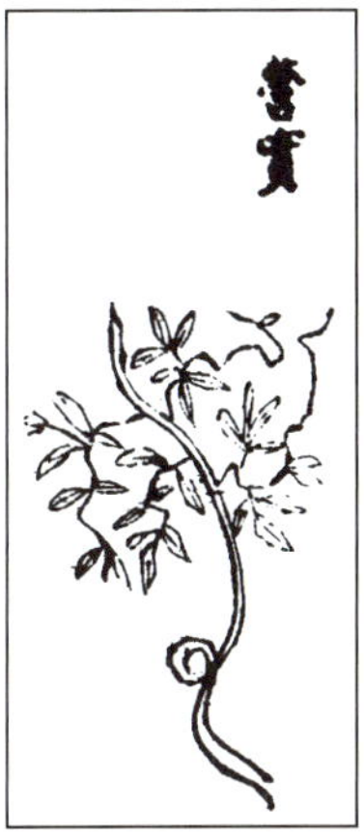

图 12 汇言·营实

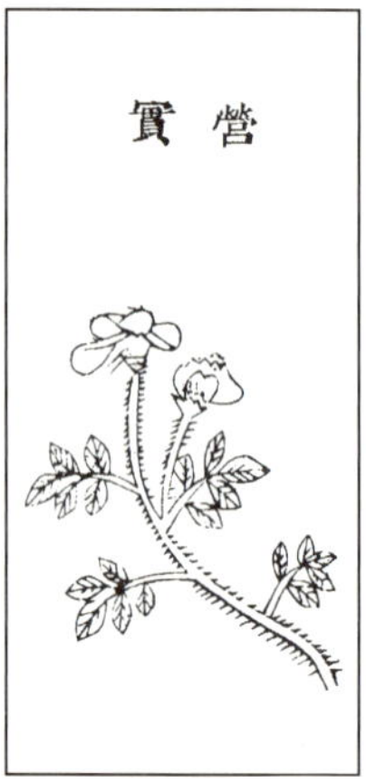

图 13　备要 · 营实

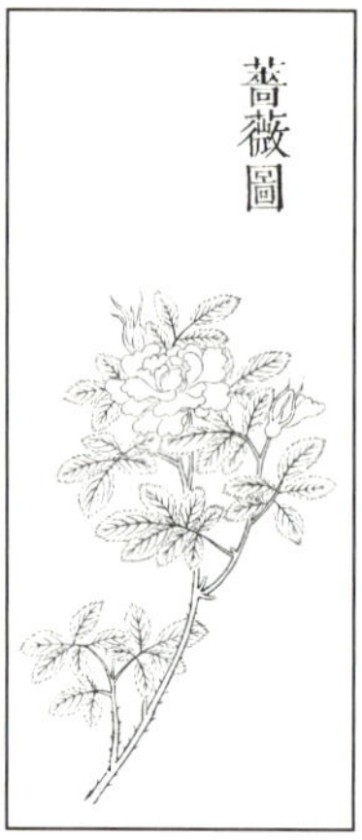

图 14　草木典 · 蔷薇图

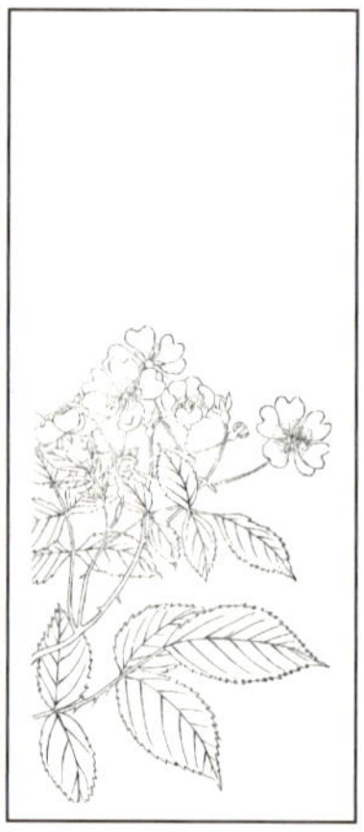

图 15　图考 · 营实墙蘼 -1

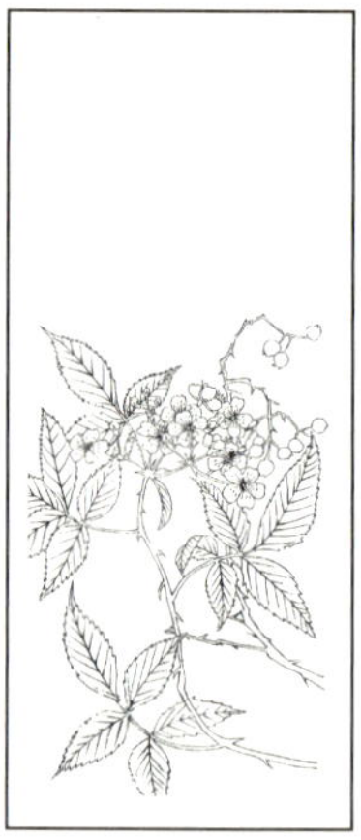

图 16　图考 · 营实墙蘼 -2

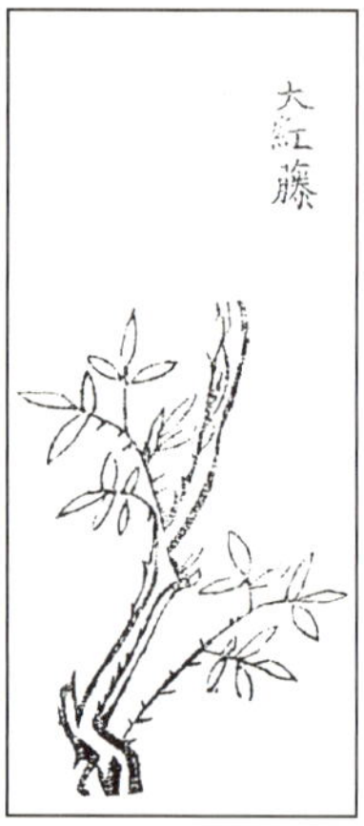

图 17　便方 · 大红藤

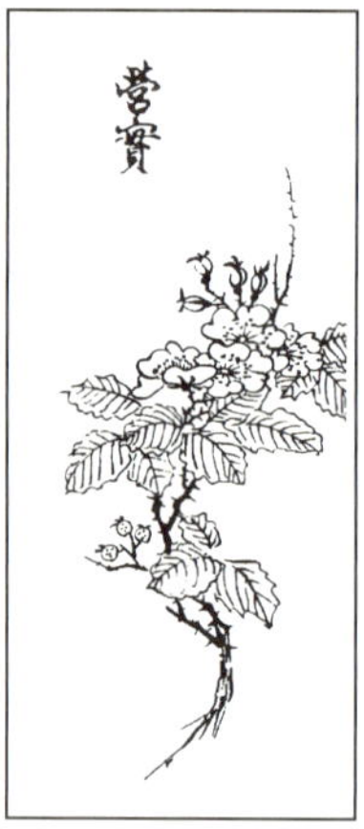

图 18　图说 · 营实

本品18图，取自16书，其中5幅彩图。有承继关系的图可分4个书类。

《救荒本草》：该书“蔷蘼”（图2）的仿绘图有《野菜博录》图11，该图将叶片改为阴刻，且枝、叶、花均有简省，茎枝消除了皮刺。《古今图书集成·草木典》“蔷薇图”（图14）取《救荒》图的花、叶、茎枝（有刺），却不取其构图，另绘一简洁的花枝。

《本草品汇精要》：该书“营实”（图3）的仿绘者为《补遗雷公炮制便览》图4、《金石昆虫草木状》图10。

《本草纲目》（钱本）：该书“营实”（图7）的仿绘者为《本草备要》图13。

《植物名实图考》：该书“营实墙蘼-1”（图15）的仿绘者为《本草纲目》张本图8。

以上18图中，除外6幅仿绘图，原创图尚有12幅（图1、2、3、5、6、7、9、12、15、16、17、18），详见下“鉴药”项。

【文录】

《本经》《别录》（见《证类》卷7“营实”） **一名墙薇，一名墙麻，一名牛棘**，一名牛勒，一名蔷蘼，一名山棘。生零陵川谷及蜀郡。八月、九月采，阴干。

梁《本草经集注》（同上） 陶隐居云：营实即是墙薇子，以白花者为良。根亦可煮酿酒，茎、叶亦可煮作饮。

后蜀《蜀本草》（同上） 《蜀本》:《图经》云：即蔷薇也。茎间多刺，蔓生，子若杜棠子，其花有百叶，八出、六出，或赤，或白者，今所在有之。

宋《履巉岩本草》卷上“营实” 一名蔷薇，一名蔷麻，一名牛棘，一名蔷蘼，一名山棘。

明《救荒本草》卷上“蔷蘼” 又名刺蘼，今处处有之，生荒野岗岭间。人家园圃中亦栽。科条青色，茎上多刺，叶似椒叶而长，锯齿又细，背颇白，开红白花，亦有千叶者。味甜淡。

明《本草纲目》卷18“营实 墙蘼”【释名】刺花（《纲目》）。【时珍曰】此草蔓柔靡，依墙援而生，故名墙蘼。其茎多棘刺勒人，牛喜食之，故有山刺、牛勒诸名。其子成簇而生，如营星然，故谓之营实。【集解】【时珍曰】蔷薇野生林堑间。春抽嫩蕻，小儿掐去皮刺食之。既长则成丛似蔓，而茎硬多刺。小叶尖薄有细齿。四五月开花，四出，黄心，有白色、粉红二者。结子成族，生青熟红。其核有白毛，如金樱子核，八月采之。根采无时。人家栽玩者，茎粗叶大，延长数丈。花亦厚大，有白、黄、红、紫数色。花最大者名佛见笑，小者名木香，皆香艳可人，不入药用。南番有蔷薇露，云是此花之露水，香馥异常。

清《植物名实图考》卷22“营实 墙蘼” 营实墙蘼，《本经》上品。《蜀本草》云：即蔷薇也。有赤白二种，白者入药良，湖南通呼为刺花。俗语谓刺，为勒音之转也。《救荒本草》：采嫩芽叶，煠熟食之。产外国者制为露香，能耐久。今吴中摘花蒸之，亦清香能祛热。

【鉴药】

“营实”首见于《本经》，一名“墙薇”，或作“蔷薇”。李时珍释其名曰：“此草蔓柔靡，依墙援而生，故名墙蘼……其子成簇而生，如营星然，故谓之营实。”时珍用“营实 墙蘼”双名为药条正名。药用果实、根。《本经》载其果实“主痈疽，恶疮，结肉，跌筋，败疮，热气，阴蚀不瘳，利关节”。《别录》载其根“止泄痢腹痛，五藏客热，除邪逆气，疽癞，诸恶疮，金疮伤挞，生肉复肌”。然后世医方并不常用此药，当今亦无商品药材供应，民间或用作草药。

关于本品的形态，梁·陶弘景云：“实即是墙薇子，以白花者为良。”似乎其时“墙薇”的名字比营实更通俗易懂。

唐本《图经》（《蜀本草》引）的介绍更详：“即蔷薇也。茎间多刺，蔓生，子若杜棠子，其花有百叶，八出、六出，或赤，或白者，今所在有之。”可见唐代的蔷薇，品种已经非常丰富，有“百叶”（重瓣）及不同颜色、不同花瓣数的种类。

李时珍对本品的特点归纳为：“草蔓柔靡，依墙援而生”“茎多棘刺勒人”“其子成簇而生，如营星然”。其习性、生长期为：“蔷薇野生林堑间。春抽嫩蕻，小儿掐去皮刺食之。既长则成丛似蔓，而茎硬多刺。小叶尖薄有细齿。四五月开花，四出，黄心，有白色、粉红二者。结子成族，生青熟红。其核有白毛，如金樱子核，八月采之。”

至于栽培品，则有“茎粗叶大，延长数丈。花亦厚大，有白、黄、红、紫数色。花最大者名佛见笑，小者名木香，皆香艳可人，不入药用。”此外还提到：“南番有蔷薇露，云是此花之露水，香馥异常。”所谓“露水”，乃通过蒸馏所到的芳香挥发油。综上所述，此白花单瓣者即今蔷薇科蔷薇属植物野蔷薇*Rosa multiflora* Thunb.。其同属近缘植物及栽培变种甚多。

1.《履巉岩本草》：该书“营实”（图1）为手绘写生彩图。枝条弯生皮刺，单数羽状复叶互生，小叶3—5枚，椭圆状披针形；花瓣5，卵形，白色；花药黄色等。此形态与小果蔷薇*Rosa cymosa Tratt.*吻合。[1]

2.《救荒本草》：该书“蔷蘼”（图2）该书的叶、花、果实的形态均表明其为蔷薇属（*Rosa*）植物。该书此条正文云：“科条青色，茎上多刺，叶似椒叶而长，锯齿又细，背颇白，开红白花，亦有千叶者。”该书的现代研究者或谓此图所示为*Rosa indica* Linn.或野蔷薇*R. multiflora*，[2]或谓是山刺玫*Rosa davurica* Pall.之类。[3]由于本图是墨线图，无法体现花色。但此图的花是“千叶”（重瓣），若花红则应该是七姊妹（十姊妹）*R. multiflora* Thunb. var. *carnea* Thory，若白花则或是白玉堂*R. multiflora* Thunb. var. *albo-plena* Yu et Ku et Ku。[4]

3.《本草品汇精要》：该书“营实”（图3）绘一带刺藤茎缠绕一竹，叶为单数羽状复叶，小叶5—7枚，白花，重瓣。据此，该图所示乃是白玉堂*R. multiflora* var. *albo-plena*。

4.《补遗雷公炮制便览》：该书“炮制营实”（图5）乃依据《雷公炮炙论》所示方法绘图。雷公法为：“凡采得，去根并粗布拭黄毛了，用刀于槐砧上细剉，用浆水拌令湿，蒸一宿。至明出，日干用。”故图中右下一老者在用布拭去毛，左下一蓝衣人在木砧上切药，中间一紫衣人在盆里“浆水拌令湿”。图中有锅灶、木甑，示意须“蒸一宿”。右上屋外用竹匾盛药，于红日下晒干。

5.《本草纲目》（金陵本）：该书“营实”（图6）有图注“野蔷薇”。该植物茎枝弯曲，叶为单数羽状复叶，小叶5—7枚，花多数，排成圆锥状花序。花瓣5。该图重在表现全株，故其花未能得到充分的表现。

6.《本草纲目》（钱本）：该书“营实”（图7）未仿绘金陵本图，自辟蹊径，取一花枝，枝上有密刺，叶单数羽状复叶，小叶5枚，花单生，花瓣5。此图看似简洁，也近似营实。但过于粗疏。茎枝密生毛刺，非蔷薇所应有。花序亦未反映蔷薇应有的特点。

1 ［宋］王介撰绘，郑金生校注：《履巉岩本草》，见《南宋珍稀本草三种》，北京：人民卫生出版社，2007：17.
2 ［明］朱橚著，倪根金校注、张翠君参注：《救荒本草校注》，北京：中国农业出版社，2008：134.
3 ［明］朱橚著，王家葵、张瑞贤、李敏校注：《救荒本草校释与研究》，北京：中医古籍出版社，2007：119.
4 谢宗万：《本草纲目药物彩色图鉴》，北京：人民卫生出版社，2000：175.

7.**《三才图会》**：该书“蔷薇”（图9）所绘为一重瓣蔷薇，其茎、叶、花序皆自写生。因系墨线，不知花色，此或为野蔷薇的变种七姊妹（十姊妹），或为变种白玉堂（见前述）。

8.**《本草汇言》**：该书“营实”（图12）乃草率为之，绘一藤茎，叶柄曲折，小叶排列也很随意。未绘花序及果。此示意图而已，无足深论。

9.**《植物名实图考》**：该书“营实墙蘼-1”（图15）为写生图，其花单瓣，花瓣5，茎刺稀疏，单数羽状复叶。此即野蔷薇*R. multiflora*。“营实墙蘼-2”（图16）亦为野蔷薇，构图不同而已。

10.**《草木便方》**：该书“大红藤”（图17）仅绘一老茎，上发数枝条，单数羽状复叶，小叶3—5。无花序。该书整理者结合四川当地所用，考本植物大红藤（一名红茨根）为多花蔷薇（野蔷薇）*R. multiflora*。

11.**《本草简明图说》**：该书“营实”（图18）所绘也是野蔷薇，其茎叶花的描绘都显示其为野蔷薇*R. multiflora*。

【小结】

“营实”为《本经》所用早期药物之一，然后世医方稀用，民间或作草药，或栽培为观赏植物。据唐本《图经》、李时珍的介绍，可知本品的白花单瓣者即蔷薇科植物野蔷薇*Rosa multiflora* Thunb.。《履巉岩本草》所绘似为小果蔷薇*Rosa cymosa* Tratt.。《救荒本草》所绘“蔷蘼”可能是野蔷薇*R. multiflora* Thunb.，也可能是山刺玫*Rosa davurica* Pall.之类。《本草品汇精要》所绘为白花重瓣，乃白玉堂*R. multiflora* var. *albo-plena*。《植物名实图考》所绘为野蔷薇*R. multiflora*。

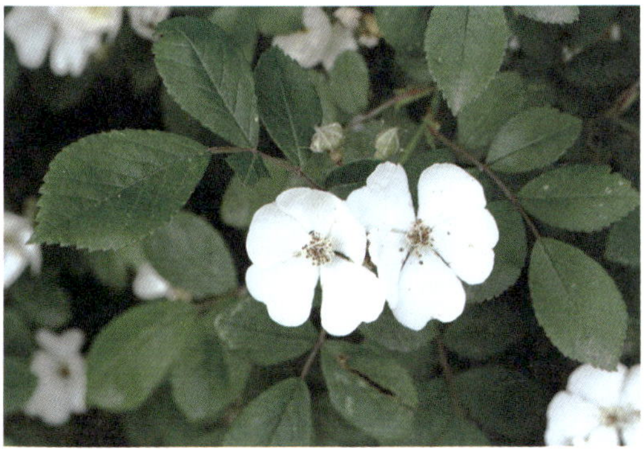

图 19　野蔷薇 *Rosa multiflora*

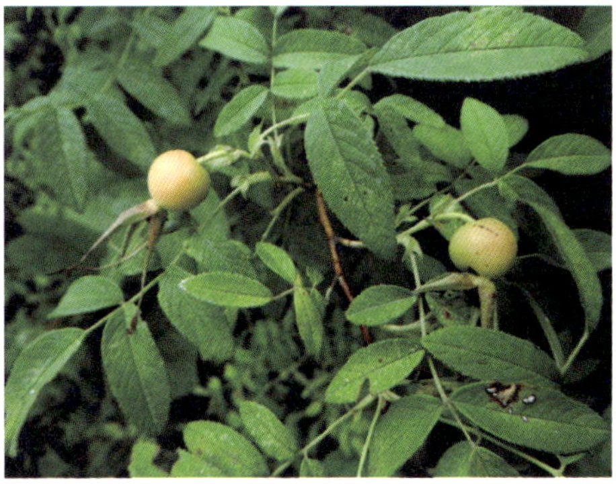

图 20　山刺玫 *R. davurica*

18–17　月季花

【品图】

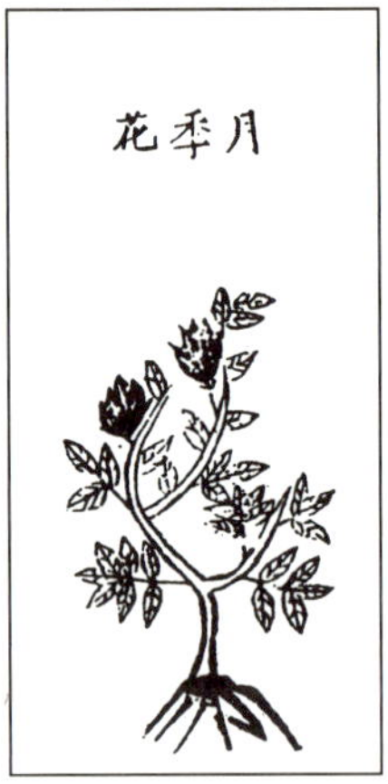

图1　纲目（金）·月季花

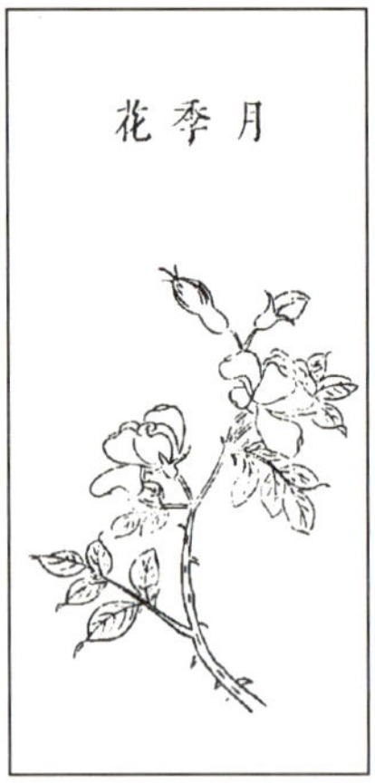

图2　纲目（钱）·月季花

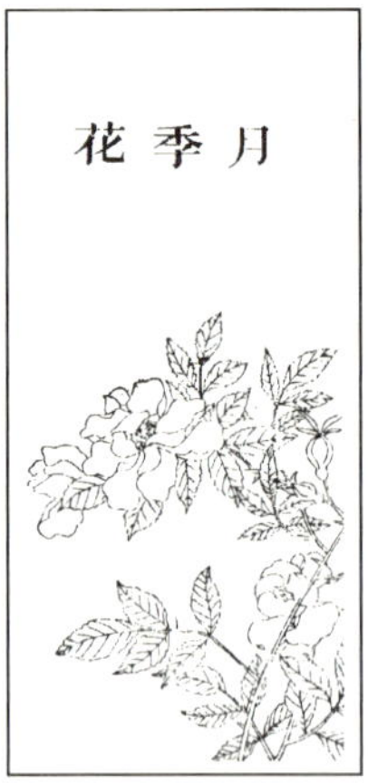

图3　纲目（张）·月季花

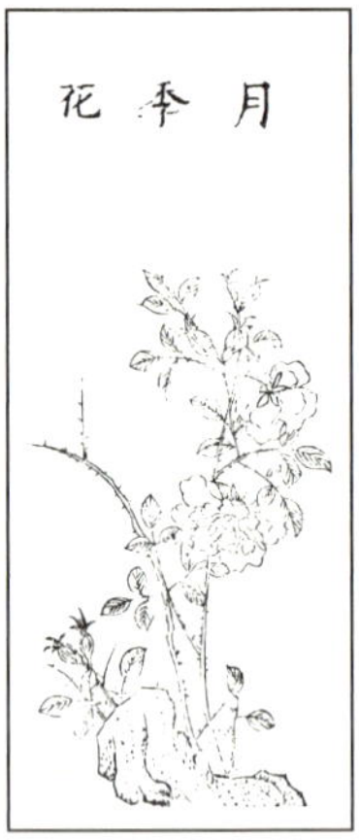

图4　三才·月季花

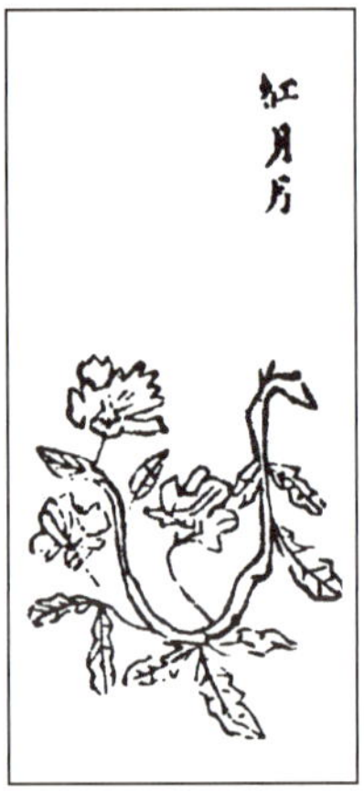

图5　汇言·红月月

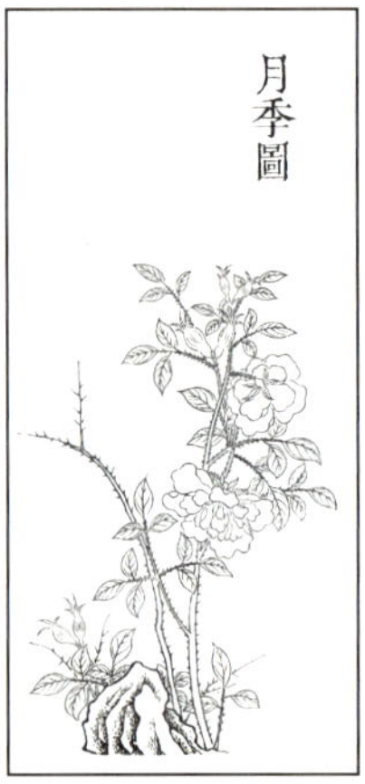

图6　草木典·月季图

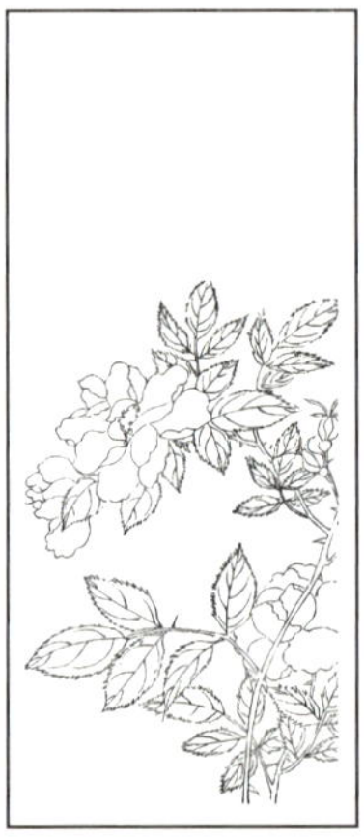
图7　图考·月季

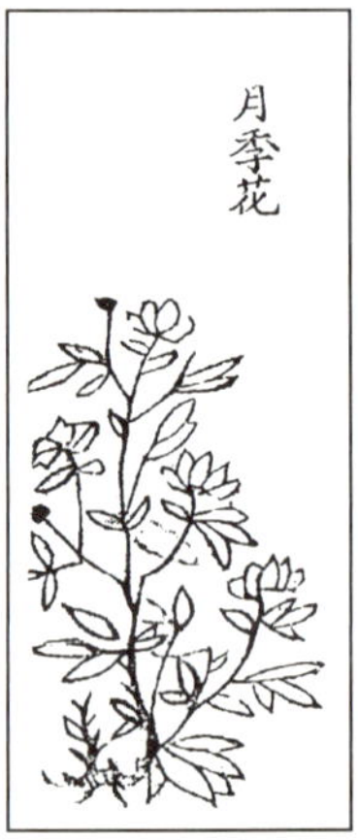

图8　便方·月季花

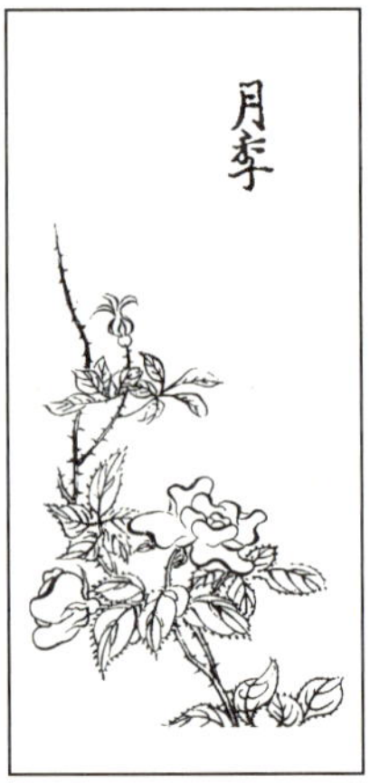

图9　图说·月季

本品9图，取自9书。有承继关系的图仅2个书类。

《本草纲目》（钱本）：该书“月季花”（图2）的仿绘者有《本草简明图说》图9。

《植物名实图考》：该书“月季”（图7）的仿绘者有《本草纲目》张本图3。

以上9图中，除外2幅仿绘图，原创图尚有7幅（图1、2、4、5、6、7、8），详见下“鉴药”项。

【文录】

明《本草纲目》卷18“月季花”【释名】月月红（见下）、

胜春、瘦客、斗雪红。【集解】【时珍曰】处处人家多栽插之，亦蔷薇类也。青茎长蔓硬刺，叶小于蔷薇而花深红，千叶厚瓣，逐月开放，不结子也。

清《植物名实图考》卷21“月季”《益部方物记》：花亘四时，月一披秀，寒暑不改，似固常守。右月季花。此花即东方所谓四季花者，翠蔓红花。蜀少霜雪，此花得终岁，十二月辄一开。按《南越笔记》：月贵花似荼蘼，月月开，故名月贵，一名记。有深浅红二色。据此则月季乃月贵、月记之讹，宋子京原本当是月贵也。

【鉴药】

“月季花”首出于《本草纲目》。李时珍释其名曰：“逐月开放。”吴其濬引《南越笔记》云：“月贵花似荼蘼，月月开，故名月贵，一名记……据此则月季乃月贵、月记之讹。”时珍载其“活血，消肿，傅毒”。后世多用于活血调经。

关于本品形态，李时珍云：“处处人家多栽插之，亦蔷薇类也。青茎长蔓硬刺，叶小于蔷薇而花深红，千叶厚瓣，逐月开放，不结子也。”此描述除“不结子”与实际不合，其他均与今蔷薇科蔷薇属植物月季花*Rosa chinensis* Jacq.相符。

1.《本草纲目》(金本)：该书“月季花”(图1)绘出全株，叶互生，单数羽状复叶(小叶3—5枚)，用阴刻表现了两朵大花。此图与月季花*R. chinensis*粗相似。

2.《本草纲目》(钱本)：该书“月季花”(图2)另绘花枝。茎枝有稀疏倒钩皮刺，单数羽状复叶(3—5枚)，花重瓣而大，数朵集生枝顶。此即月季花*R. chinensis*。

3.《三才图会》：该书“月季花”(图4)为画师们写生绘制。小叶3片居多，花重瓣，亦接果实。此即月季花*R. chinensis*。另增绘了山石背景。

4.《本草汇言》：该书“红月月”(图5)为简单示意图。此花枝为既有2叶，又有3叶。花似为单瓣。大致示意为月季花，

5.《古今图书集成·草木典》：该书“月季图”(图6)亦新绘写生。小叶3片，与原植物合。又有重瓣花，大而美。此亦为月季花*R. chinensis*。

6.《植物名实图考》：该书“月季”(图7)为写生图，精细地绘制了月季花的叶片。其叶为单数羽状复叶，小叶3—5枚，顶生小叶片有柄。花重瓣。此即月季花*R. chinensis*。

7.《草木便方》：该书“月季花”(图8)图形粗糙，主要单特点有所表示。可作为月季花的示意图。

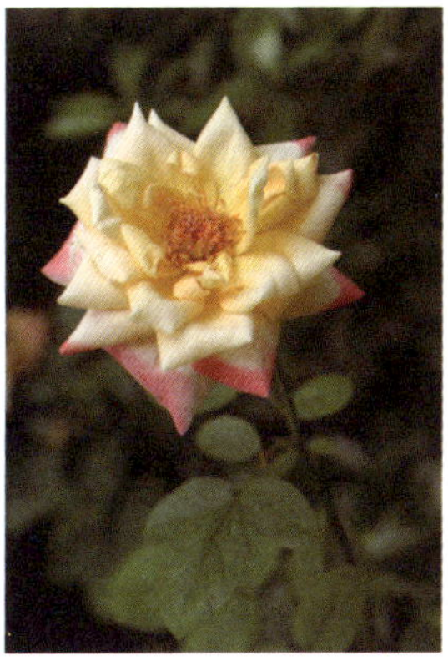

图10　月季花 *Rosa chinensis* Jacq.

【小结】

“月季花”为《本草纲目》新增药，后世多用于活血调经。据李时珍所述形态，此即今蔷薇科植物月季花*Rosa chinensis* Jacq.。《古今图书集成·草木典》《植物名实图考》等书均写生绘制了若干准确的图案。

18-18 栝楼

【品图】

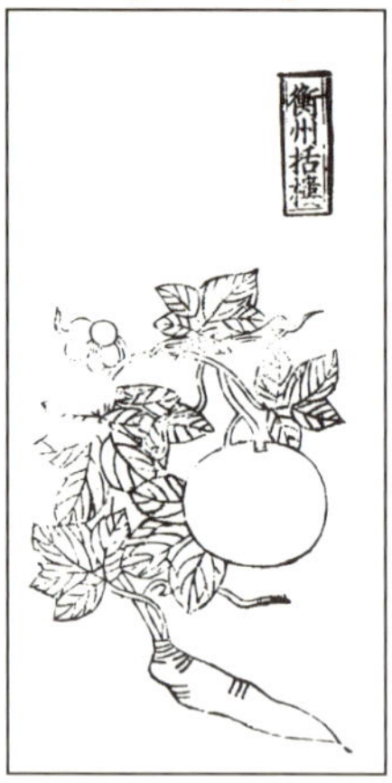

图 1 图经（大）·衡州栝楼

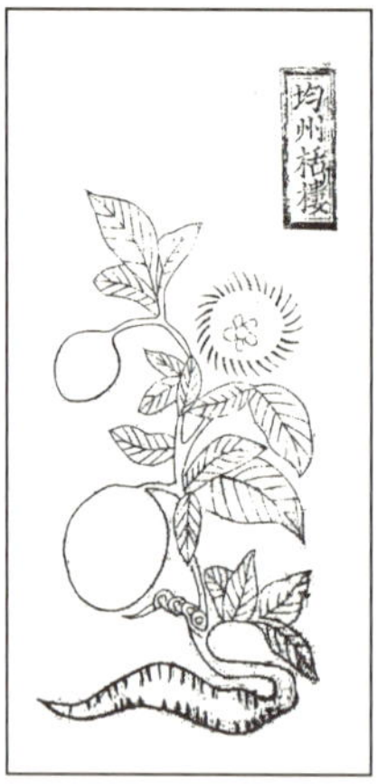

图 2 图经（大）·均州栝楼

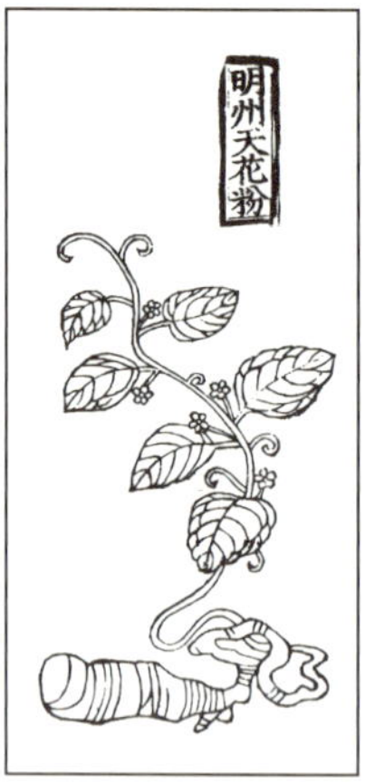

图 3 图经（大）·明州天花粉

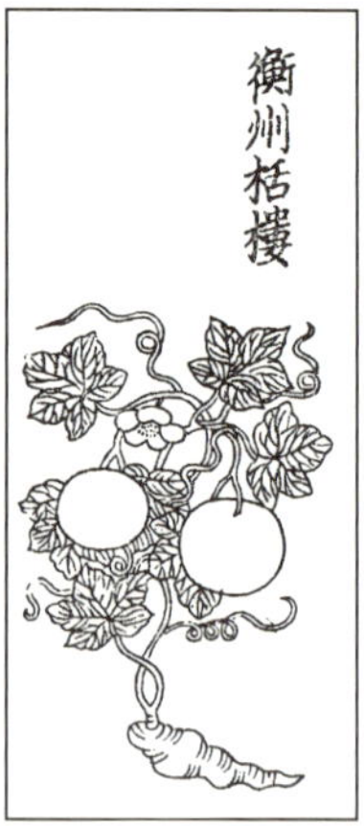

图 4 图经（政）·衡州栝楼

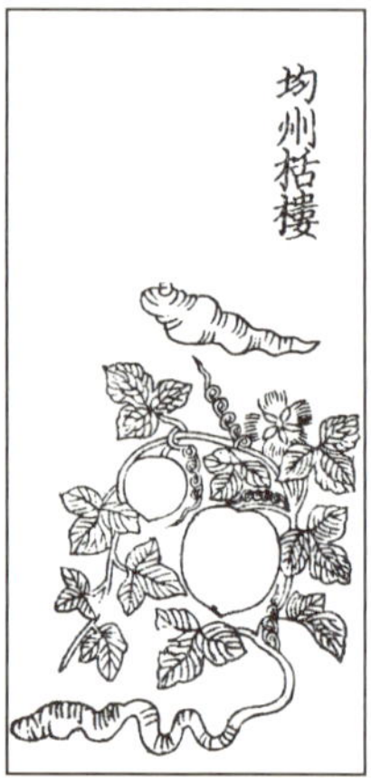

图 5 图经（政）·均州栝楼

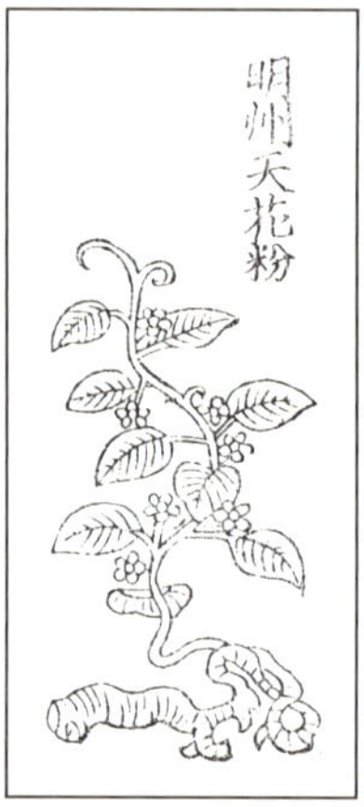

图 6 图经（政）·明州天花粉

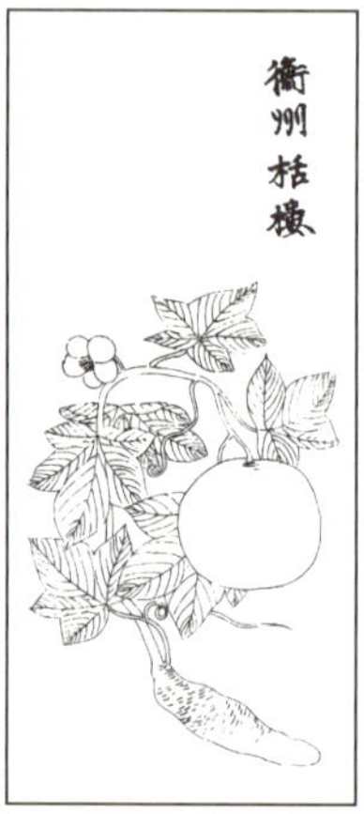

图 7 图经（绍）·衡州栝楼

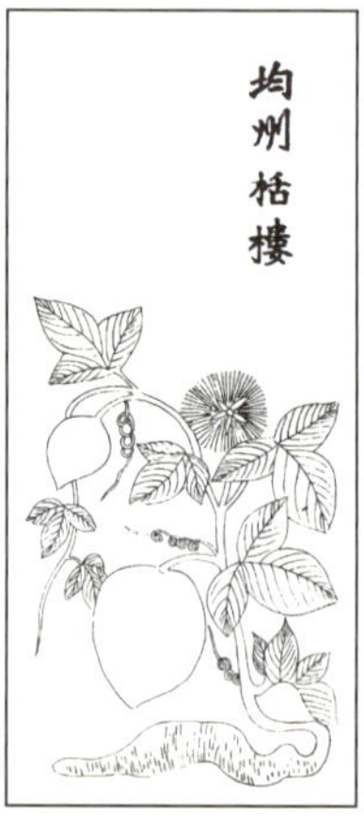

图 8 图经（绍）·均州栝楼

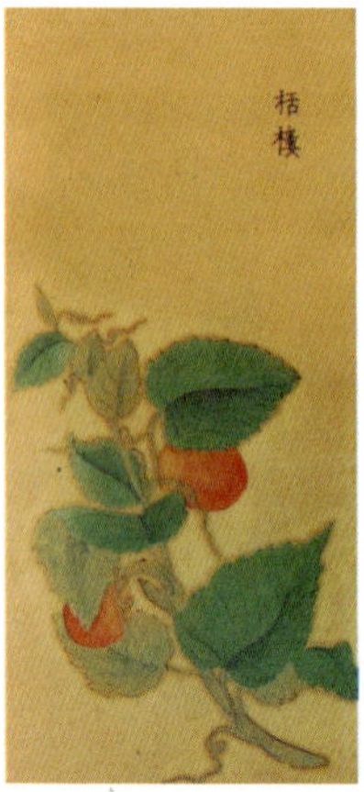

图 9 履巉岩·栝楼

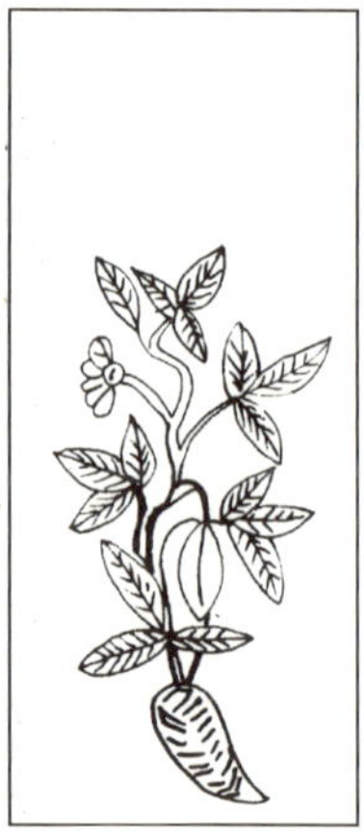

图 10 歌括·栝楼根

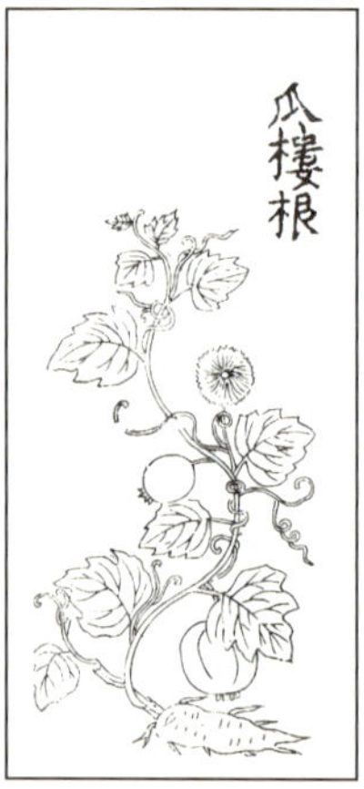

图 11 救荒·瓜楼根

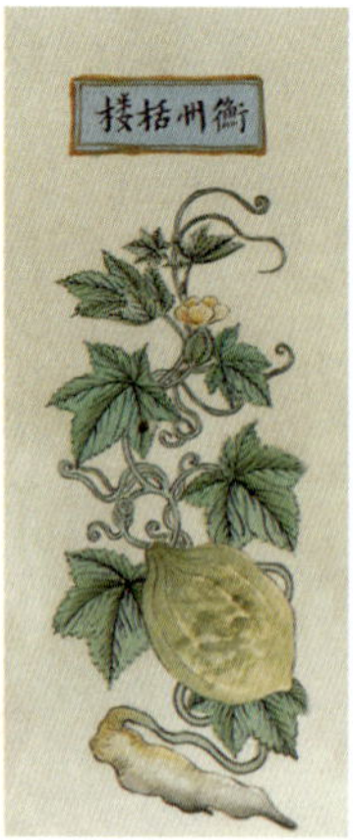

图 12 品汇·衡州栝楼

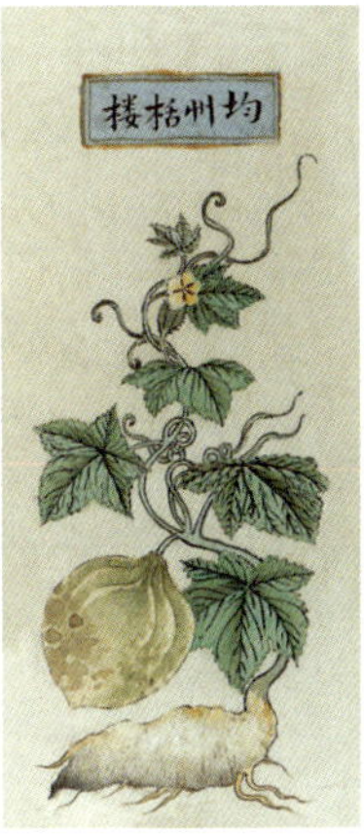

图 13　品汇・均州栝楼

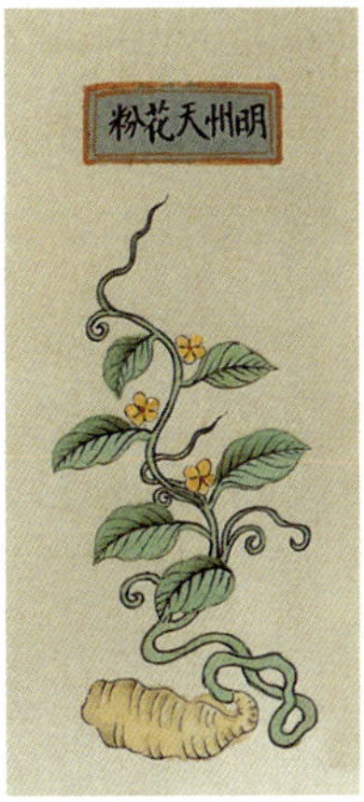

图 14　品汇・明州天花粉

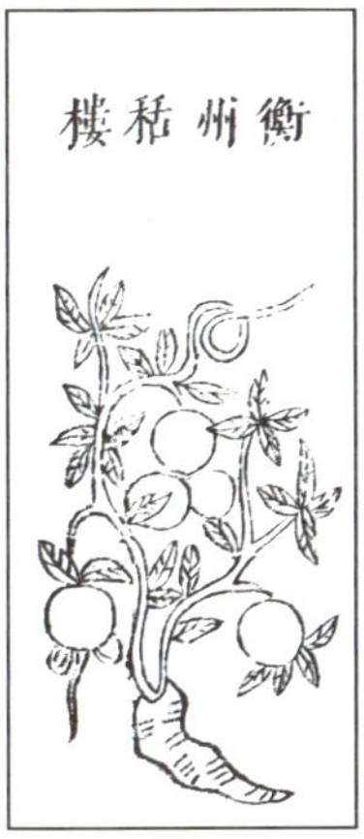

图 15　蒙筌・衡州栝楼

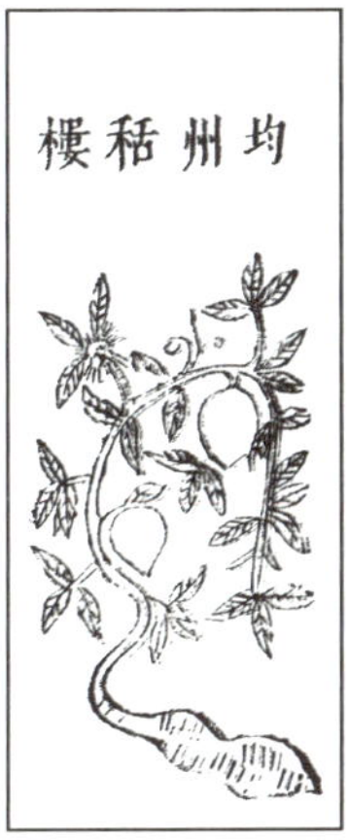

图 16　蒙筌・均州栝楼

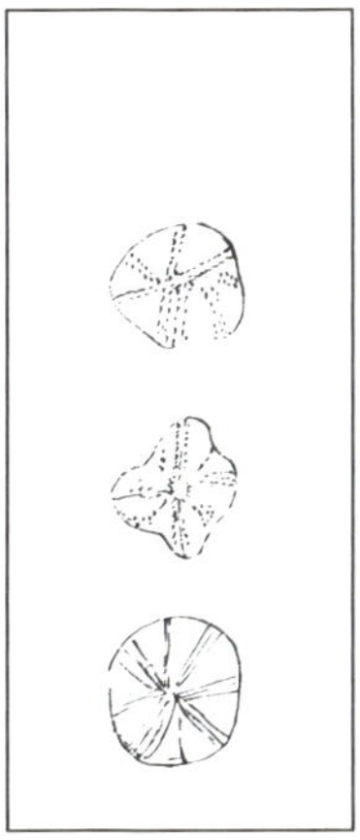
图 17　蒙筌・栝楼根

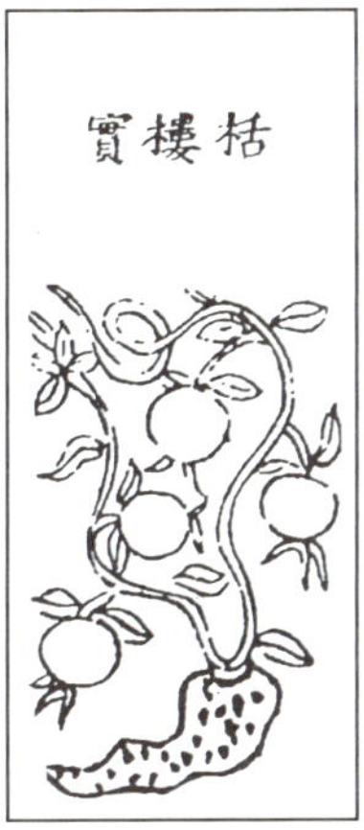

图 18　太乙・栝楼实

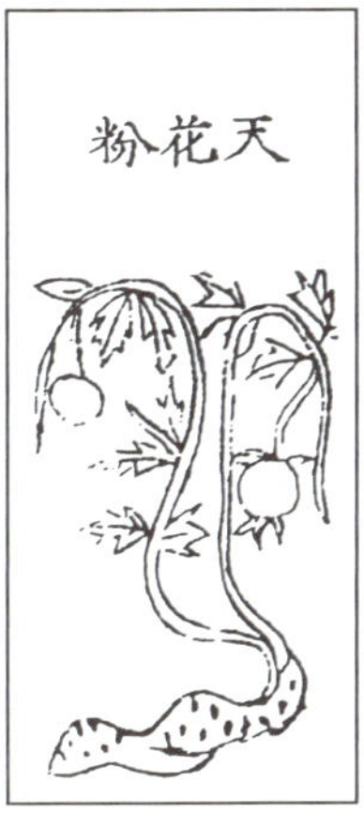

图 19　太乙・天花粉

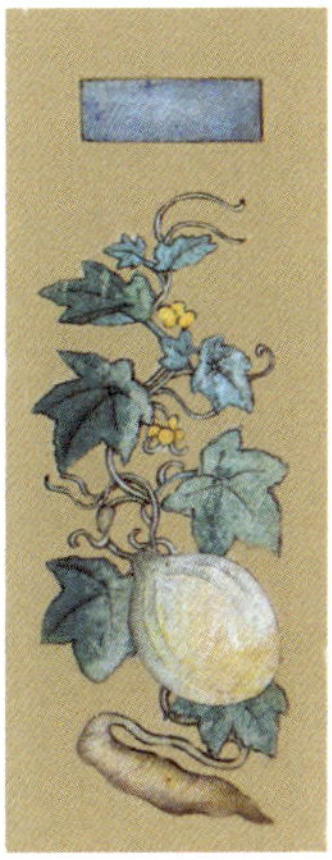
图 20　雷公・栝楼

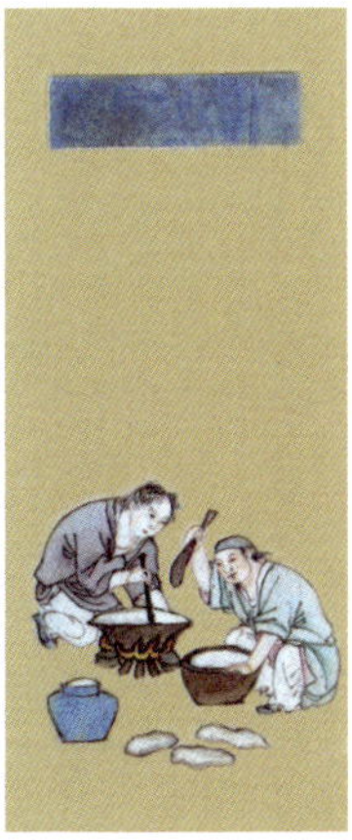
图 21　雷公・炮制栝楼

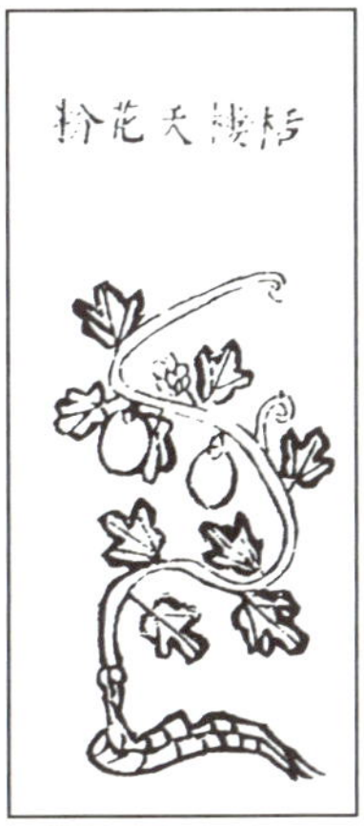

图 22　纲目（金）・栝楼天花粉

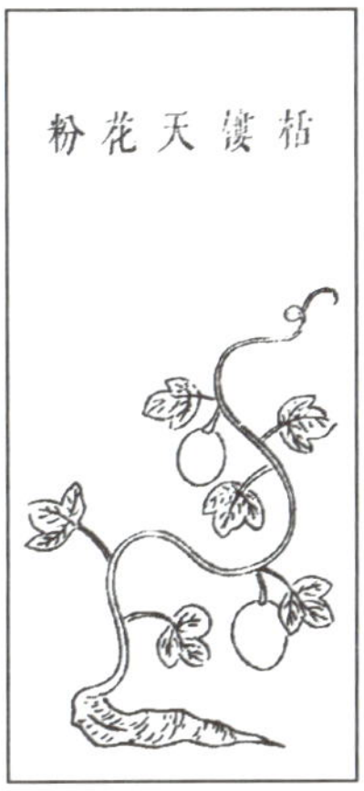

图 23　纲目（钱）・栝楼天花粉

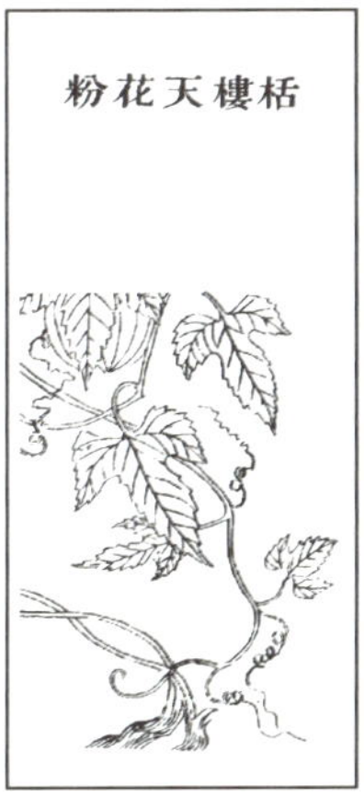

图 24　纲目（张）・栝楼天花粉

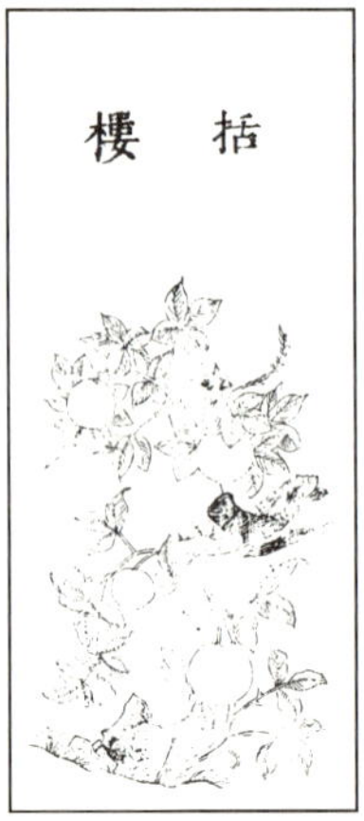

图 25　三才・栝楼

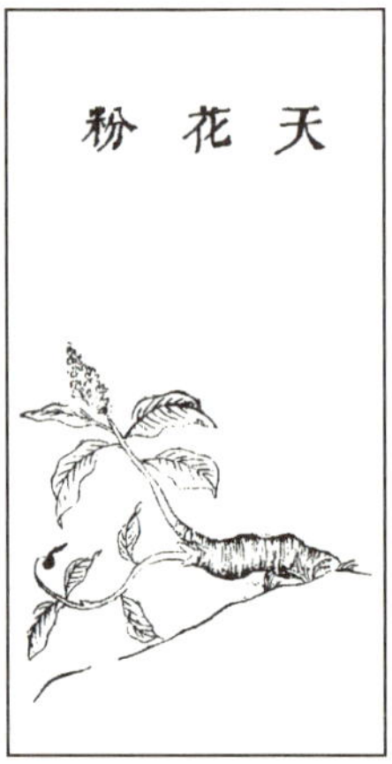

图 26　三才・天花粉

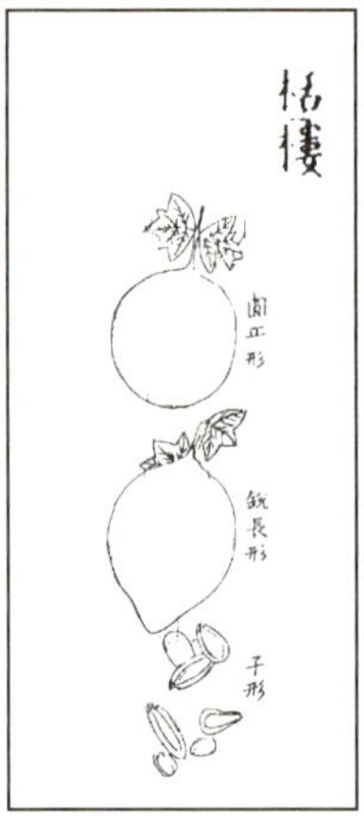

图 27　原始・栝楼

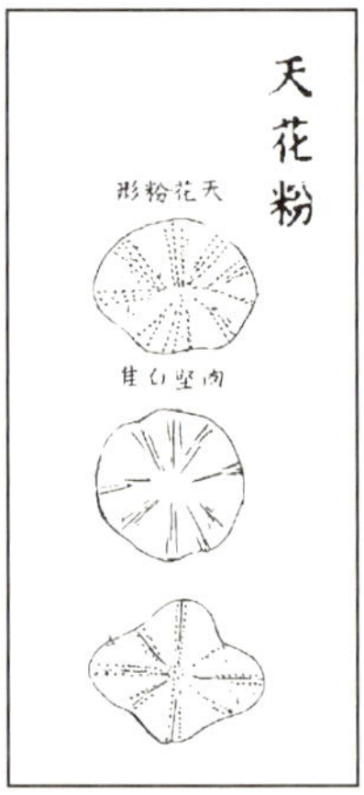

图 28　原始・天花粉

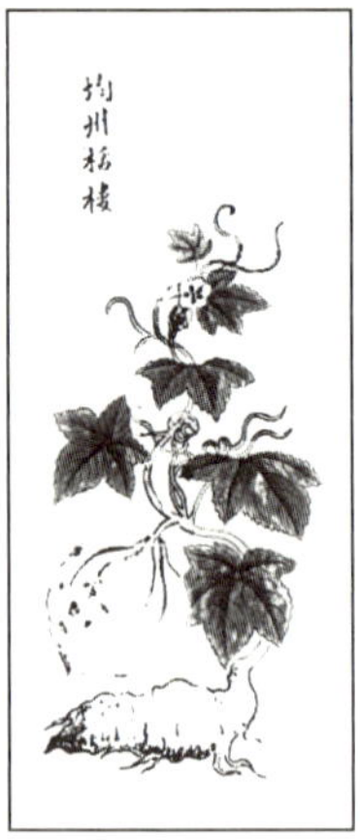

图 29　金石・均州栝楼

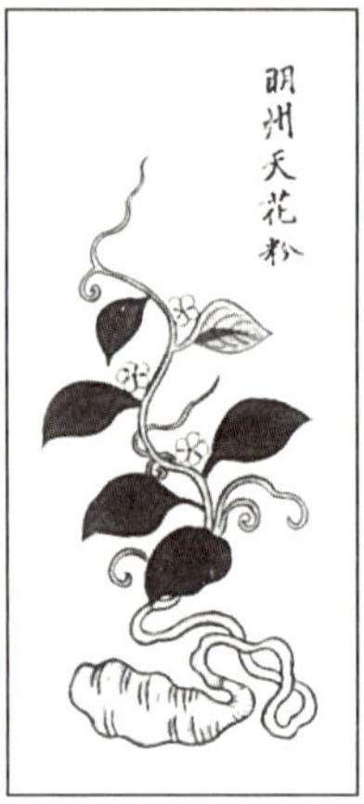

图 30　金石・明州天花粉

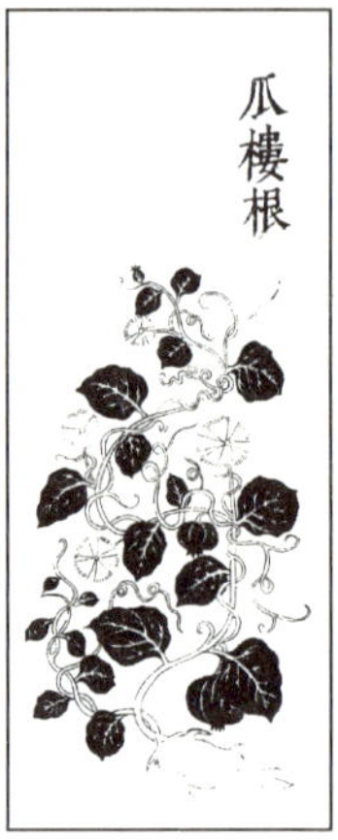

图 31　博录・瓜楼根

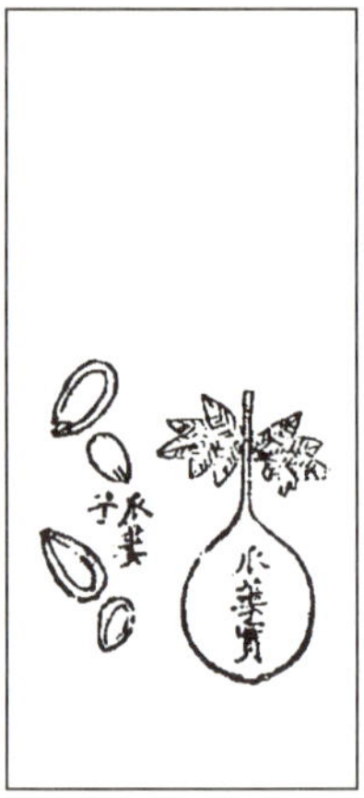
图 32　汇言・瓜蒌实瓜蒌子

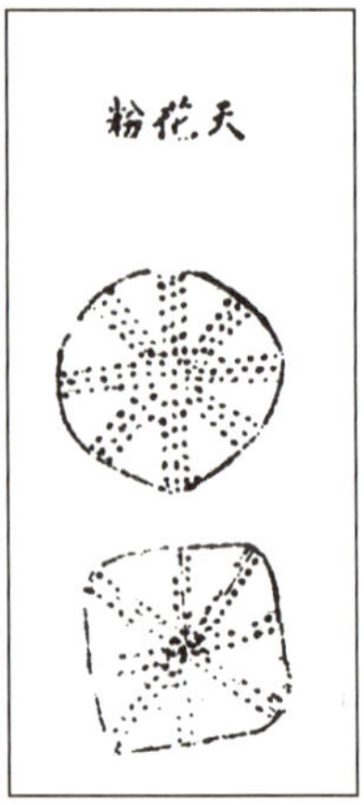

图 33　汇言・天花粉

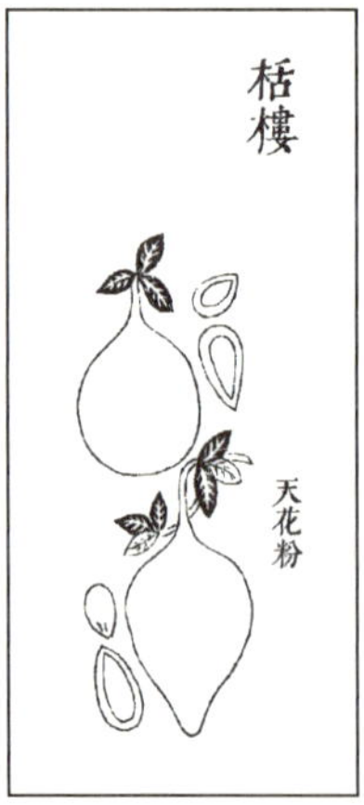

图 34　本草汇・栝楼

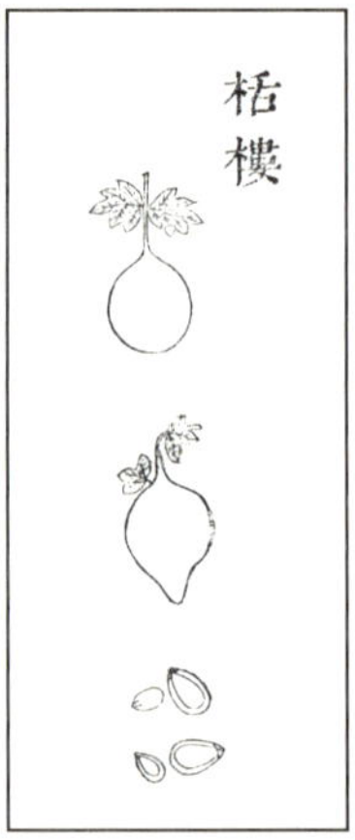

图 35　类纂・栝楼

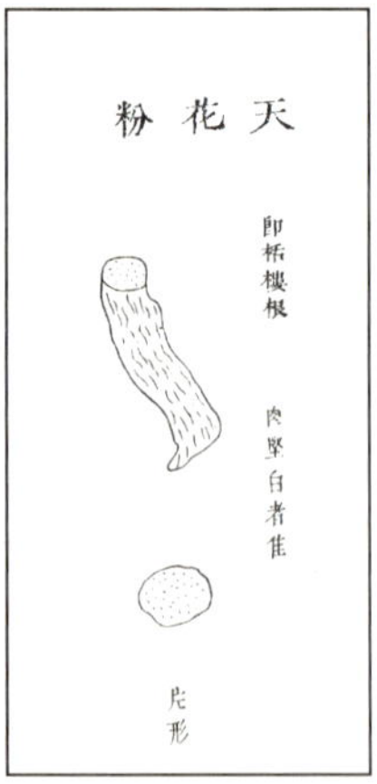

图 36　类纂・天花粉

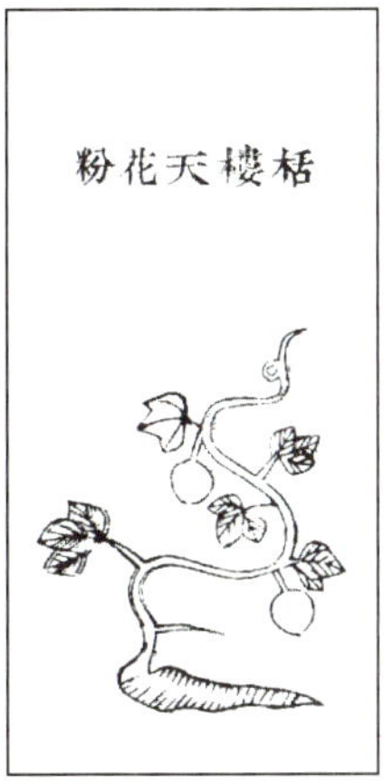

图 37　备要・栝楼天花粉

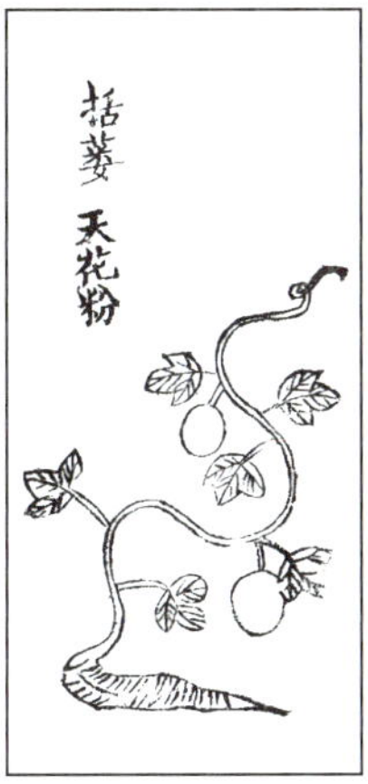

图 38　求真・栝蒌天花粉

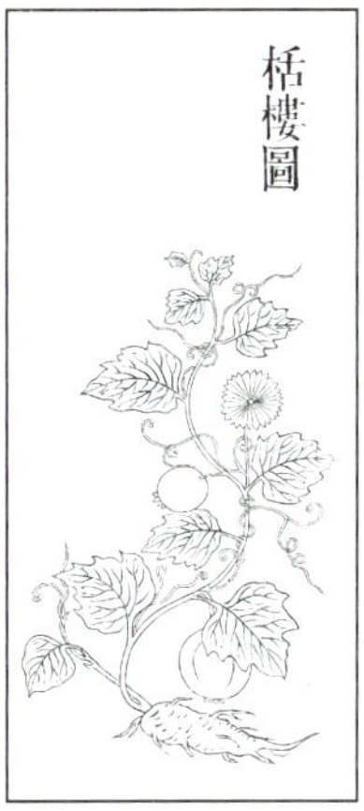

图 39　草木典・栝楼图

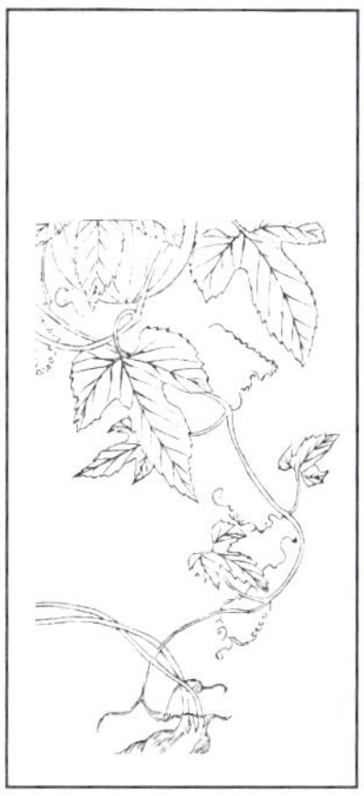
图 40　图考・栝楼 -1

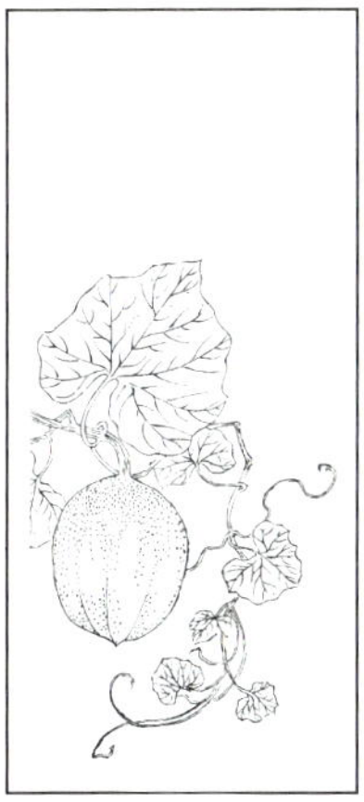
图 41　图考・栝楼 -2

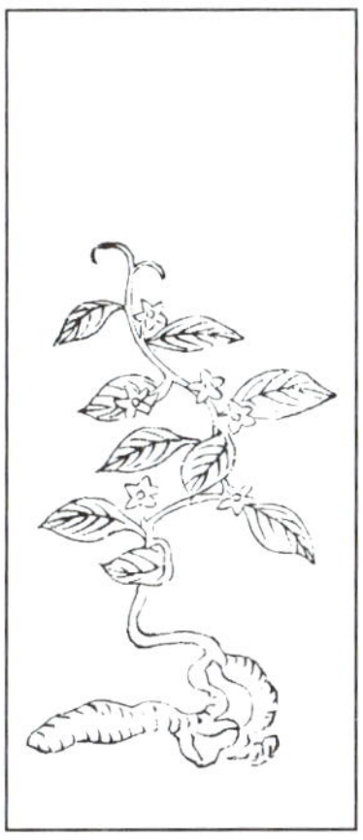
图 42　图考・明州天花粉

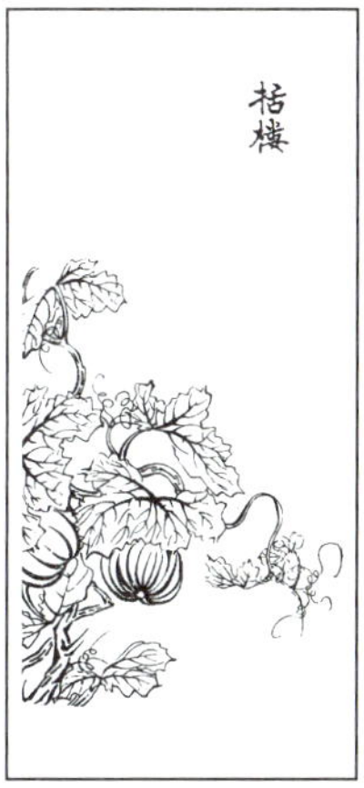

图 43　图说・栝楼

本品43图，取自25书，其中8幅彩图。有承继关系的图可分5个书类。

《本草图经》：该书3图，“衡州栝楼”“均州栝楼”“明州天花粉”图依次分别存于《大观》（图1、2、3）、《政和》（图4、5、6）、《绍兴》（图7、8）。此三传本药图大同小异。今以《政和》图4、图5、图6为《图经》图的代表。

仿绘《图经》3图的彩色图有：《本草品汇精要》“衡州栝楼”（图12）、“均州栝楼”（图13），除精简构图之外，可能是将栝楼的药材写生后替换了原图无立体感的果实，故其果实显得灰黄、皮皱，不似实物表面光滑及其色泽（青绿或黄红色）。“明州天花粉”（图14）基本仿绘《图经》图6。此后《补遗雷公炮制便览》“栝楼”（图20）仿绘“衡州栝楼”时对果实表面有所润饰。《金石昆虫草木状》“均州栝楼”（图29）、“明州天花粉”（图30）均分别仿绘《品汇》图13、图14。

仿绘《图经》3图的墨线图有：《本草歌括》“栝楼根”（图10）仿绘时有所简略。果实误绘成纺锤形。《本草蒙筌》2图，均仿绘自《大观》传本。“衡州栝楼”（图15）将原裂叶改为小叶聚生，并增加了多个果实。“均州栝楼”（图16）将果实改为尖头，亦将裂叶改为三小叶。《太乙仙制本草药性大全》“栝楼实”（图18）一反其常，不省略反而将图形复杂化，原来阔卵形的叶全改为披针形小叶。果实也多绘出顶花残留萼片。其“天花粉”（图19）完全新绘，列入原创图。另《三才图会》“栝楼”（图25）将《图经》2图合绘于一图中，但叶片改为三小叶，可见画士对药物知之甚少。“天花粉”（图26）改动甚大，且增绘穗状花序，严重失真。《植物名实图考》“明州天花粉”（图42）直接仿绘《图经》图6。

《救荒本草》：该书“瓜楼根”（图11）的仿绘者有《野菜博录》图31仿绘时将叶片及果实采用阴刻。《古今图书集成·草木典》“栝楼图”（图39）亦仿绘图10，略加修饰。

《本草原始》：该书2图。“栝楼”（图27）的仿绘者有：《本草汇言》图32、《本草汇》图34、《本草纲目类纂必读》图35。“天花粉”（图28）的仿绘者有：《本草蒙筌》“栝楼根”（图17）、《本草汇言》“天花粉”图33。

《本草纲目》（金陵本）：该书“栝楼天花粉”（图22）的仿绘者有《纲目》钱本图23，但把花叶绘作三裂叶。此后《本草备要》“栝楼天花粉”（图37）、《本草求真》“栝蒌天花粉”（图38）则仿绘钱本图23。

《植物名实图考》：该书“栝楼-1”（图40）的仿绘者为《本草纲目》张本“栝楼天花粉”（图24）。

以上43图中，除外29幅仿绘图，原创图尚有14幅（图4、5、6、9、11、19、21、22、27、28、36、40、41、43），详见下“鉴药”项。

【文录】

《本经》《别录》（见《证类》卷8“栝楼根”） **一名地楼**，一名果蠃，一名天瓜，一名泽姑。/生洪农川谷及山阴地，入土深者良，生卤地者有毒。二月、八月采根，曝干，三十日成。

梁《本草经集注》（同上） 陶隐居云：出近道，藤生，状如土瓜而叶有叉。《毛诗》云：果蠃之实，亦施于宇。其实，今以杂作手膏用。根入土六七尺，大二三围者，服食亦用之。

唐《唐本草》（同上）《唐本》注云：今用根作粉，大宜服石，虚热人食之。作粉如作葛粉法，洁白美好。今出陕州者，白实最佳。

宋《嘉祐本草》（同上）《尔雅》云：果蠃之实，栝楼。释曰：果蠃之草，其实名栝楼。郭云：今齐人谓之天瓜。

宋《本草图经》(同上)《图经》曰：今所在有之。实名黄瓜。《诗》所谓果蓏之实是也。根亦名白药，皮黄肉白。三、四月内生苗，引藤蔓。叶如甜瓜叶，作叉，有细毛。七月开花，似葫芦花，浅黄色。实在花下，大如拳，生青，至九月熟，赤黄色。二月、八月采根，刮去皮，曝干，三十日成。其实有正圆者，有锐而长者，功用皆同。

明《救荒本草》卷上“瓜楼根” 俗名天花粉。《本草》有栝楼实，一名地楼，一名果蠃(音裸)，一名天瓜，一名泽姑，一名黄瓜。生弘农川谷及山阴地，今处处有之。入土深者良。生卤地者有毒。《诗》所谓果蓏音裸之实是也。根亦名白药。大者细如手臂，皮黄肉白，苗引藤蔓，叶似甜瓜叶而作花叉，有细毛，开花似葫芦花，淡黄色，实在花下，大如拳，生青熟黄。

明《本草纲目》卷18“栝楼”【释名】瓜蒌(《纲目》)、瑞雪。【时珍曰】蠃与蓏同。许慎云：木上曰果，地下曰蓏。此物蔓生附木，故得兼名。《诗》云“果蠃之实，亦施于宇”，是矣。栝楼即果蠃二字音转也，亦作菰瓤，后人又转为瓜蒌，愈转愈失其真矣。古者瓜、姑同音，故有泽姑之名。齐人谓之天瓜，象形也。雷敩《炮炙论》“以圆者为栝，长者为楼”，亦出牵强，但分雌雄可也。其根作粉，洁白如雪，故谓之天花粉。苏颂《图经》重出天花粉，谬矣。今削之。【集解】【时珍曰】其根直下生，年久者长数尺。秋后掘者结实有粉，夏月掘者有筋无粉，不堪用。其实圆长，青时如瓜，黄时如熟柿，山家小儿亦食之。内有扁子，大如丝瓜子，壳色褐，仁色绿，多脂，作青气。炒干捣烂，水熬取油，可点灯。

【鉴药】

“栝楼根”首见于《本经》，其条文亦包括果实、茎叶。《纲目》以“栝楼”为正名。一名果蠃，明清以后渐多用瓜蒌。李时珍释其名曰：“栝楼即果蠃二字音转也，亦作菰瓤，后人又转为瓜蒌，愈转愈失其真矣。”时珍且谓宋《图经》重出“天花粉”(即“栝楼根”)一药，故将其并入本条。《本经》载其根“主消渴，身热烦满，大热，补虚安中，续绝伤”。果实“主胸痹，悦泽人面”。为古今常用药。

本品很早就进入人们的生活。《诗·豳风·东山》就有“果蠃之实，亦施于宇”之句。《尔雅》也记载“果蠃之实，栝楼”。梁·陶弘景记载：“出近道，藤生，状如土瓜而叶有叉……根入土六七尺，大二三围者，服食亦用之。”这已经道出了本品最主要的特点。宋《本草图经》进一步描述其形态：“三、四月内生苗，引藤蔓。叶如甜瓜叶，作叉，有细毛。七月开花，似葫芦花，浅黄色。实在花下，大如拳，生青，至九月熟，赤黄色……其实有正圆者，有锐而长者，功用皆同。”李时珍则云：“其根直下生，年久者长数尺。秋后掘者结实有粉，夏月掘者有筋无粉，不堪用。其实圆长，青时如瓜，黄时如熟柿，山家小儿亦食之。内有扁子，大如丝瓜子，壳色褐，仁色绿，多脂，作青气。”以上所载当为今葫芦科栝楼属植物栝楼*Trichosanthes* *kirilowii* Maxim.。古本草相关插图中也可能会涉及其同属近缘植物。

1.《本草图经》：该书在《证类》诸传本卷8“栝楼”条有栝楼图2幅。“衡州栝楼”的《大观》本图1在处理叶片分裂不够细致，后世仿绘此图者常误作全裂叶或数小叶聚生叶柄顶端。相比之下《政和》图4的裂片处理比较准确，不易被当成全裂叶，且其果实较图1多出一个。“均州栝楼”的《大观》本图2在叶片存在与图1同样的问题，即未准确反映叶裂的情况。《政和》本图5予以改进，其三裂叶准确完整，且在图上单独加绘了一支粗而直的主根。其花冠的丝状流苏处理也很清晰。栝楼叶片分裂的情况变化较大，故以上图形的差异并不影响其植物种的判断。以上两图所表现的依然是栝楼*T. kirilowii*。衡州即今湖南衡阳市。均州在今湖北丹江口市西北。

“明州天花粉”（图6）见于《证类》末卷“图经外草类”。明州即今浙江宁波市。该图有粗大圆柱形的块根。其叶片不分裂，长卵形。小花单生叶腋，花瓣5，花梗甚短。其地上部分与栝楼相差很大，又无果实，很难说是栝楼。故此图可能因此而被《图经》列入外草类。但南宋及其以后，“天花粉”作为治消渴的主药广泛使用。此图不精，但大体不悖（块根、蔓生、单叶）。

2.《履巉岩本草》：该书“栝楼”（图9）有卷须，按此书绘图的惯例，虽然植物原本无卷须，但为了表示其为藤茎，也会加卷须示意为藤茎。叶广卵形，不分裂，但边缘有锯齿，其果实圆形，红黄色，可认为其原植物即栝楼*T. kirilowii*。

3.《救荒本草》：该书“瓜楼根”（图11）为蔓生草本，有粗大块根，叶轮廓近圆形，边缘有5个左右的浅裂。果实圆形。花冠宛如石竹花样。其原文云“苗引藤蔓，叶似甜瓜叶而作花叉，有细毛，开花似葫芦花，淡黄色，实在花下，大如拳，生青熟黄”。此即栝楼*T. kirilowii*。

4.《太乙仙制本草药性大全》：该书“天花粉”（图19）与《图经》不一样，其块根粗壮，但叶有裂片，果实圆形，故此图能证实天花粉即栝楼根。此书之图拙劣者多，然时有与众不同的写实图，该图其中写实图之一也。这也是在李时珍之前，天花粉即栝楼根的图证。

5.《补遗雷公炮制便览》：该书“炮制栝楼”（图21）乃据《雷公炮炙论》所示方法绘图。雷公法为：“若修事，去上壳皮隔膜并油了。使根，二三围，去皮细捣，作煎。”该图仅绘二人，右下一人用杵细捣栝楼根，左下一人在烧熬煮药材“作煎”。

6.《本草纲目》（金陵本）：该书“栝楼天花粉”（图22）绘粗大的圆柱状块根，其藤蔓弯曲，叶作“花叉”状，三主脉明显。果实圆形，花瓣5。绘图者画技虽差，但此图尚能掌握栝楼*T. kirilowii*的特点。

7.《本草原始》：该书分别写生绘制了“栝楼”与“天花粉”图。其“栝楼”（图27）绘两个栝楼，各带残叶，一圆、一锐（稍长，顶部稍尖）。图注云“圆正形”“锐长形”。其下绘出种子，其边缘有明显的隆起线。此即栝楼*T. kirilowii*的果实与种子。

又“天花粉”（图28）绘出不同形状的块根断面，并显示其导管放射状排列。此即栝楼根写实图。

8.《本草纲目类纂必读》：该书“天花粉”（图36）没有仿绘《原始》图28，新写生绘制本品的药材图。其中有一截圆柱形天花粉根。再绘其根断面，显示维管束的小点。

9.《植物名实图考》：该书有图2幅。其中“栝楼-1”（图40）未绘出粗大块根。其叶三深裂，果圆形。《中华本草》谓此图当为中华栝楼*Trichosanthes rosthornii* Harms。[1]但其深裂似乎还不到中华栝楼的叶裂程度。“栝楼-2”（图41）绘一果枝。其果圆大。叶轮廓为圆形，5主脉清晰，叶缘仅有浅裂。此当为栝楼*T. kirilowii*。

10.《本草简明图说》：该书“栝楼”（图43）绘一瓜藤，叶掌状基出脉清晰。果实有较多的棱线，宛如金瓜般，此亦失去栝楼果实之真。故此图虽名为“栝楼”，但果实相差较大。

【小结】

“栝楼”为《本经》早期药物之一。其果实（栝楼、瓜蒌）、根（栝楼根、天花粉）均为古今常用药。据本草文字及《本草图经》图形，本品即今葫芦科植物栝楼*Trichosanthes kirilowii* Maxim.。

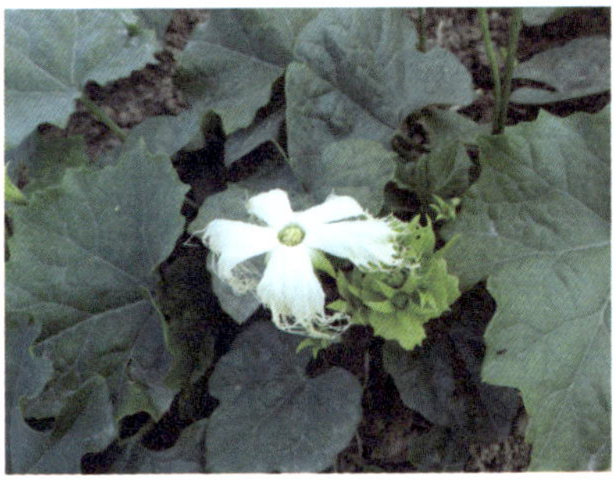

图 44　栝楼 *Trichosanthes kirilowii*

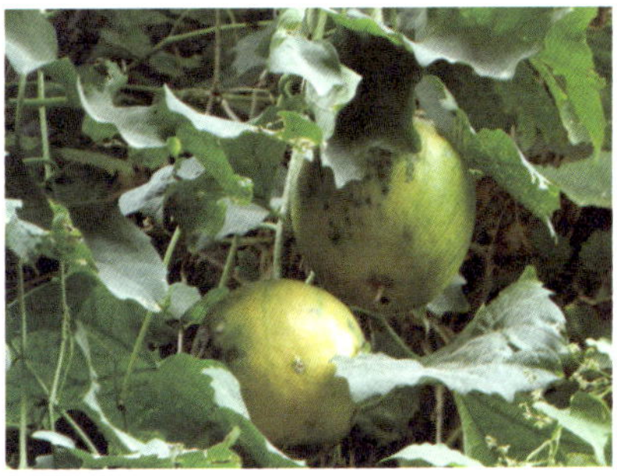

图 45　栝楼果枝

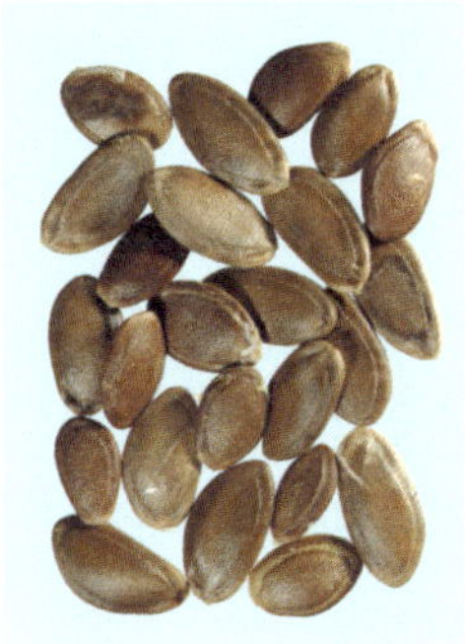

图 46　栝楼子药材

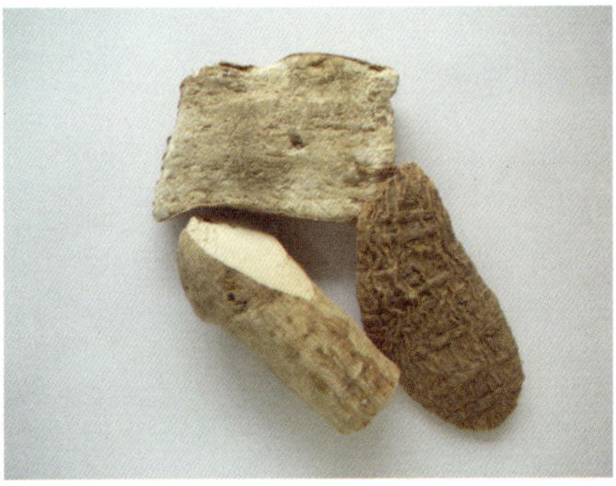

图 47　栝楼根药材

1　国家中医药管理局《中华本草》编委会：《中华本草》(5)，上海：上海科学技术出版社，1999：578.

18-19 王瓜

【品图】

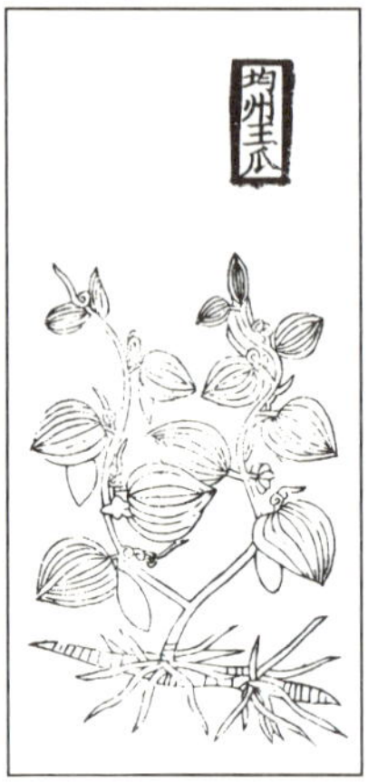

图1 图经（大）·均州王瓜

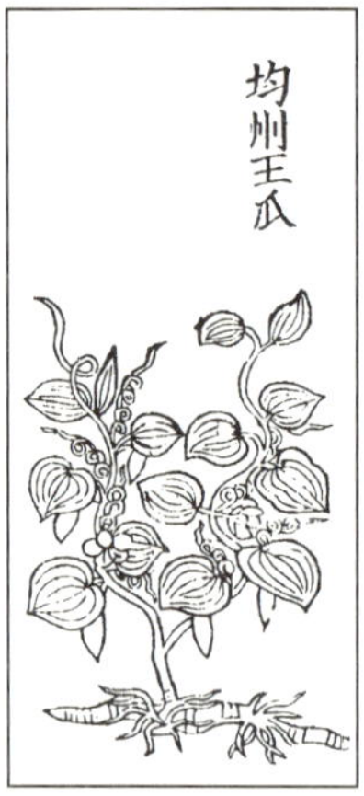

图2 图经（政）·均州王瓜

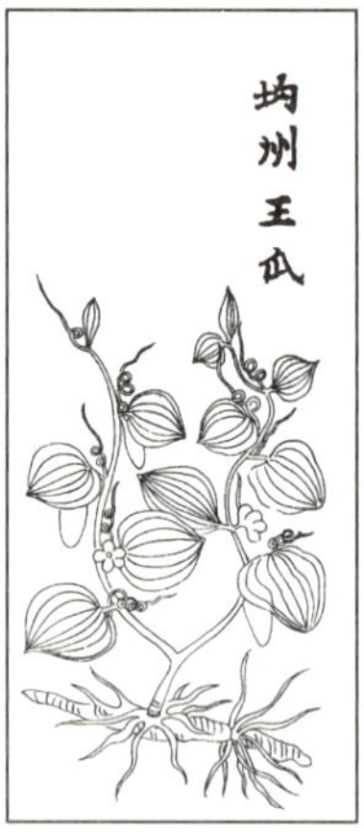

图3 图经（绍）·均州王瓜

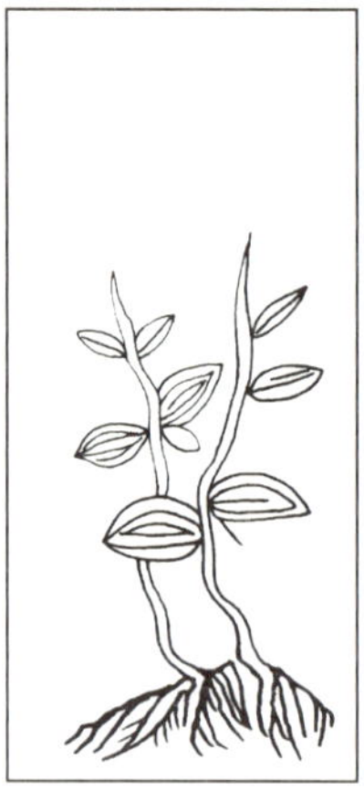

图4 歌括·王瓜

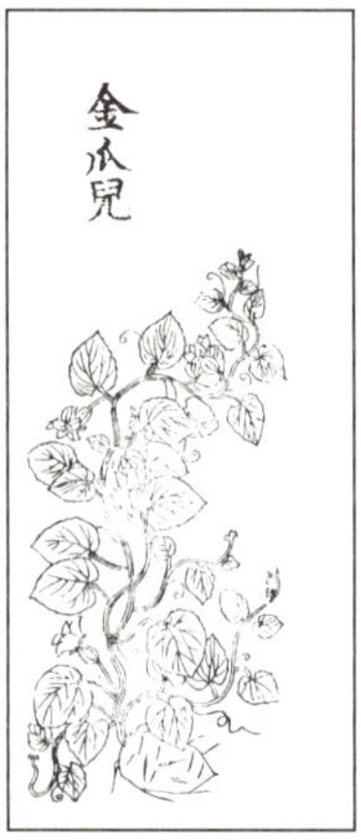

图5 救荒·金瓜儿

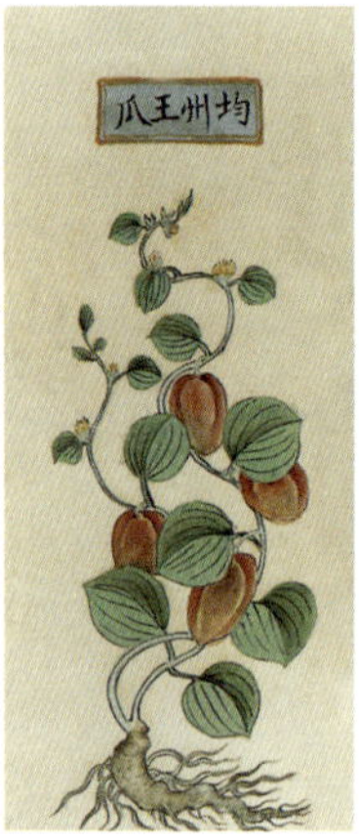

图6 品汇·均州王瓜

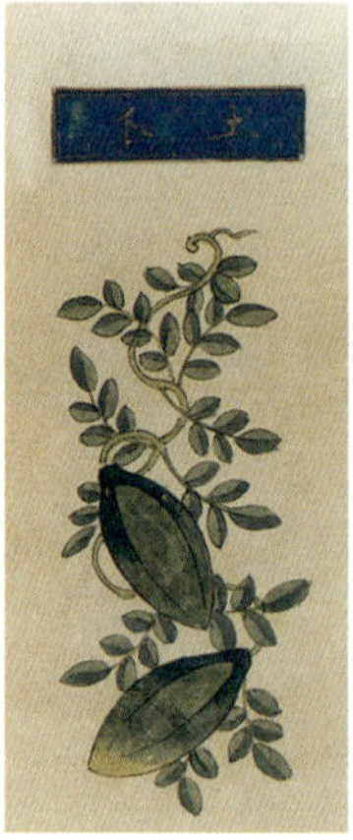

图7 食物·土瓜

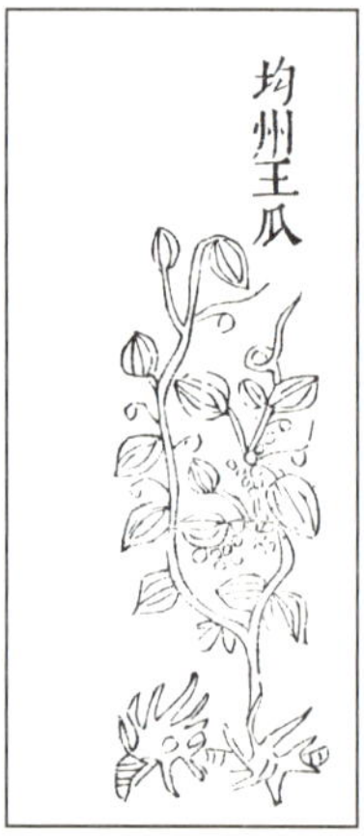

图8 蒙筌·均州王瓜

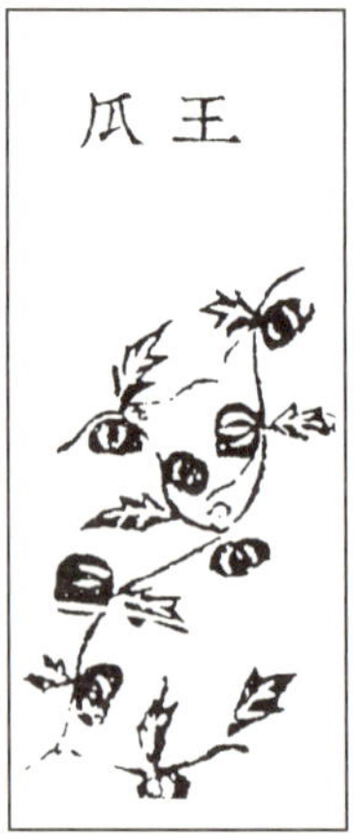

图9 太乙·王瓜

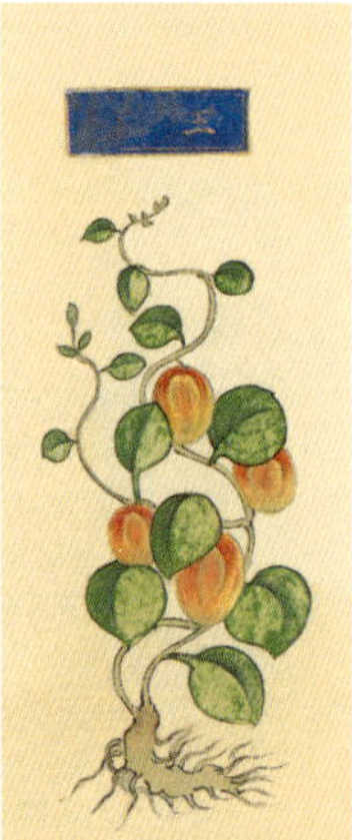

图10 雷公·王瓜

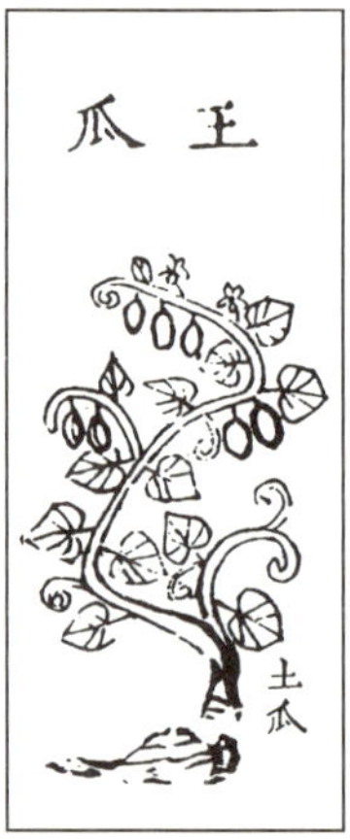

图11 纲目（金）·王瓜

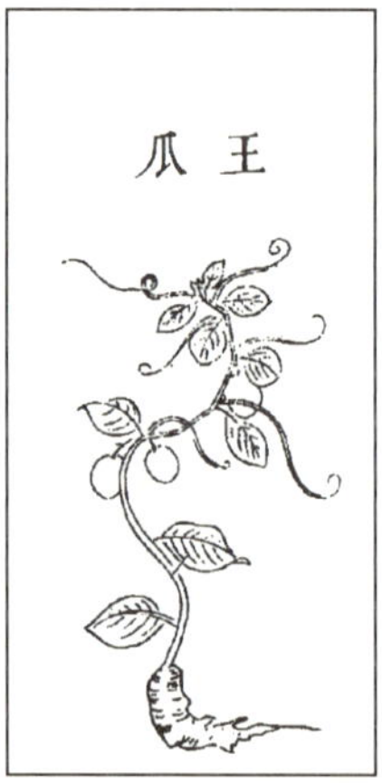

图12 纲目（钱）·王瓜

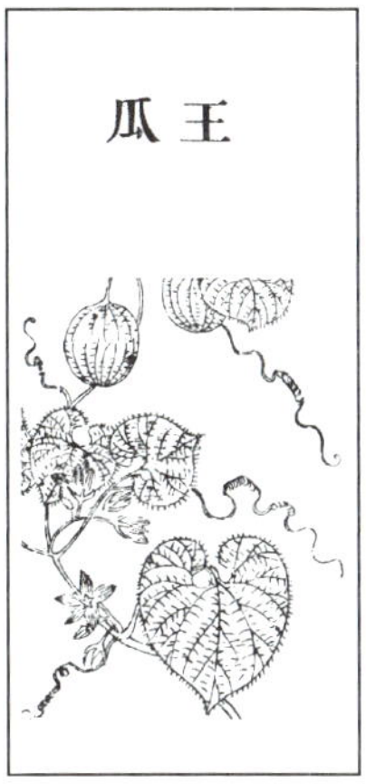

图 13　纲目（张）· 王瓜

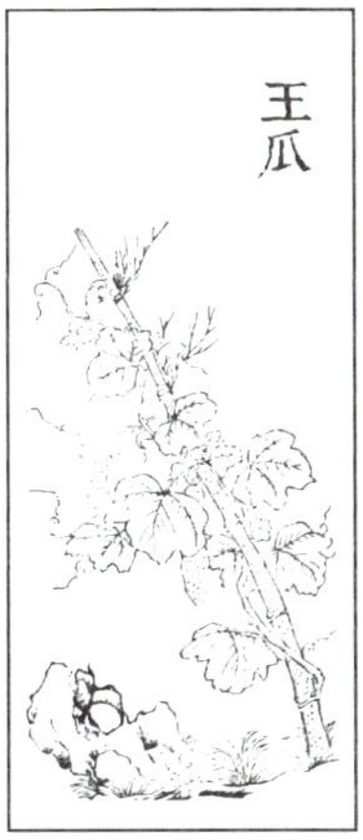

图 14　三才 · 王瓜

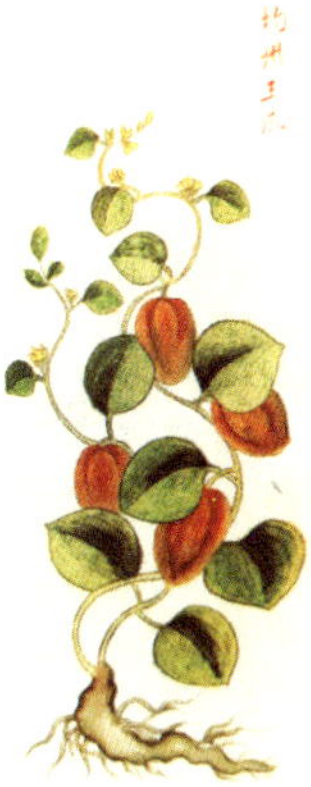
图 15　金石 · 均州王瓜

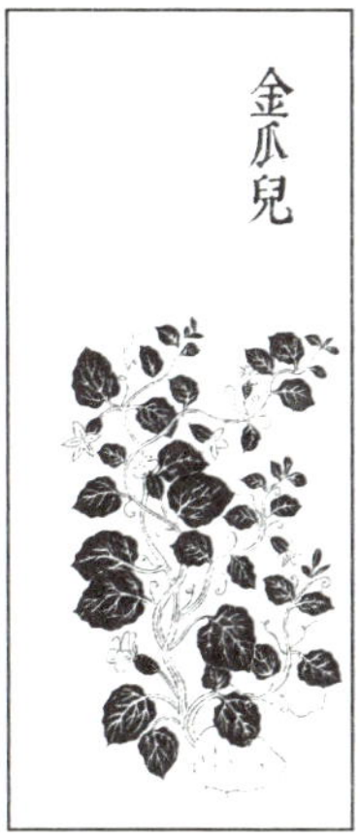

图 16　博录 · 金瓜儿

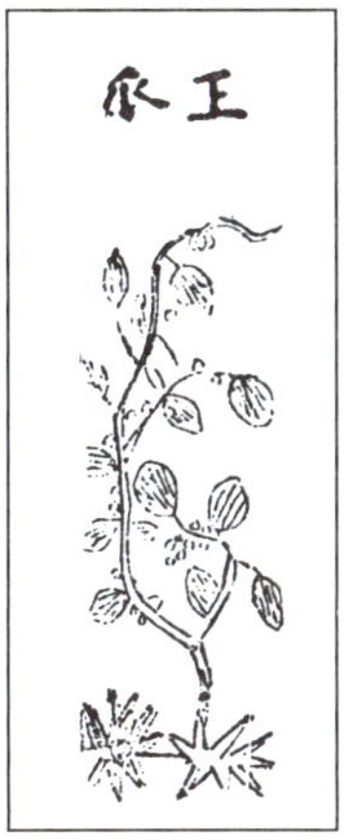

图 17　汇言 · 王瓜

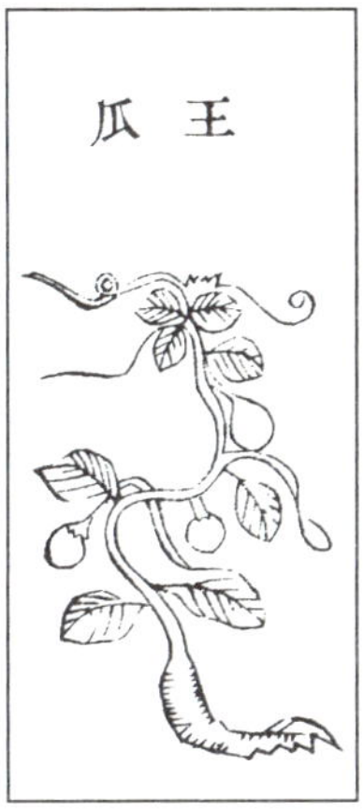

图 18　备要 · 王瓜

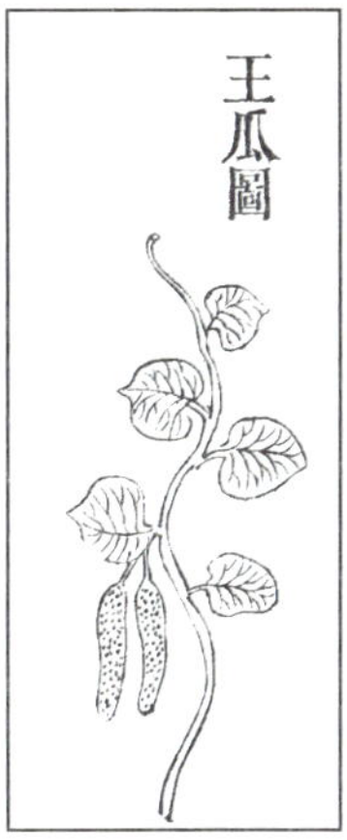

图 19　草木典 · 王瓜图

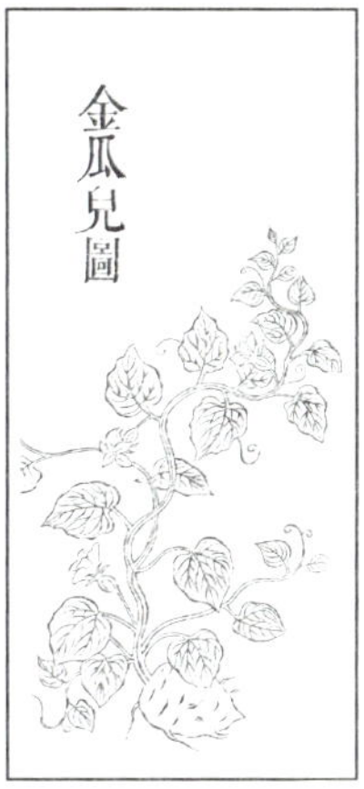

图 20　草木典 · 金瓜儿图

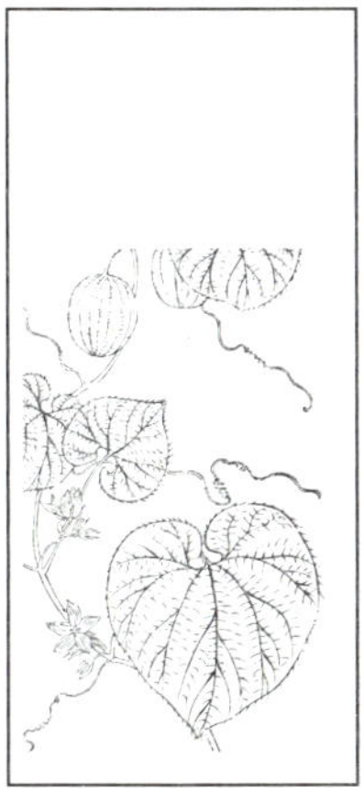
图 21　图考 · 王瓜

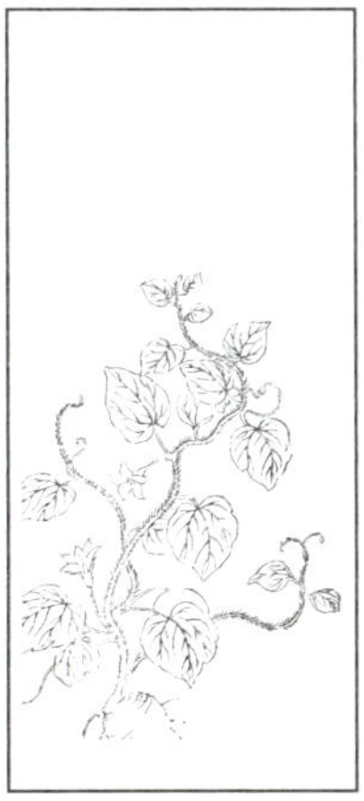
图 22　图考 · 金瓜儿

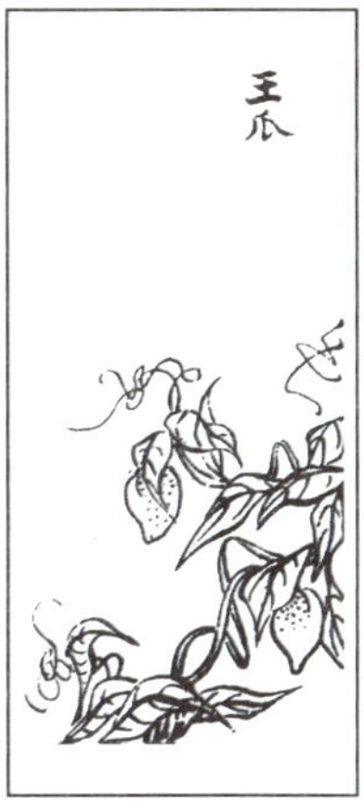

图 23　图说 · 王瓜

本品23图，取自21书，其中4幅彩图。有承继关系的图可分5个书类。

《本草图经》：该书“均州王瓜”图分别存于《大观》（图1）、《政和》（图2）、《绍兴》（图3）。此三传本药图基本一致。今以《政和》图2为《图经》图的代表。

仿绘该图的彩色图有：《本草品汇精要》“均州王瓜”（图6），该图将原图长茄般的果实予以改进，但却绘成了有三棱的小金瓜样。叶脉依旧为弧形脉，说明画士对植物知之太少。此后《补遗雷公炮制便览》“王瓜”（图10）、《金石昆虫草木状》“均州王瓜”（图15）又仿绘《品汇》图6。

仿绘该图的墨线图有：《本草歌括》“王瓜”（图4），高度简略，使图形几乎变成单子叶植物。《本草蒙筌》“均州王瓜”（图8）无大改动，仅图形变为狭长。《本草汇言》“王瓜”（图17）的根茎、叶脉等表明此图亦仿绘自《图经》。

《救荒本草》：该书“金瓜儿”（图5）的仿绘图有《野菜博录》图16、《古今图书集成·草木典》“金瓜儿图”（图20）。《植物名实图考》“金瓜儿”（图22）又仿绘《草木典》图20。

《本草纲目》（金陵本）：该书“王瓜”（图11）的仿绘图有《纲目》钱本图12，该书改变构图，简化修饰，但无新创意。此后《本草备要》图18、《本草简明图说》图23均仿绘钱本图12。后者再加发挥。

《三才图会》：该书“王瓜”（图14）乃新绘图，其叶如葫芦科植物，但果实长条形，有土石背景。《古今图书集成·草木典》“王瓜图”（图19）仅取其茎、叶、果。两果并蒂，均呈长条形。

《植物名实图考》：该书“王瓜”（图21）的仿绘图为《本草纲目》张本图13。

以上23图中，除外16幅仿绘图，原创图尚有7幅（图2、5、7、9、11、14、21），详见下“鉴药”项。

【文录】

《本经》《别录》（见《证类》卷9“王瓜”） **一名土瓜。**生鲁地平泽田野及人家垣墙间。三月采根，阴干。

梁《本草经集注》（同上） 陶隐居云：今土瓜生篱院间亦有，子熟时赤，如弹丸大。根今多不预干，临用时乃掘取。不堪入大方，正单行小小尔。《礼记·月令》云：王瓜生，此之谓也。郑玄云：菝葜，殊为缪矣。

唐《唐本草》（同上） 《唐本》注云：此物蔓生，叶似栝蒌，圆，无叉缺，子如栀子，生青熟赤，但无棱尔。根似葛，细而多糁。北间者，累累相连，大如枣，皮黄肉白，苗子相似，根状不同。

宋《嘉祐本草》（同上） 《尔雅》云：钩，藤姑。释曰：钩，一名藤姑。郭云：钩，蘈也。一名王瓜。实如瓝瓜，正赤味苦。

宋《本草图经》（同上）《图经》曰：《月令》：四月王瓜生，即此也。叶似栝楼，圆无叉缺，有刺如毛。五月开黄花。花下结子如弹丸，生青熟赤。根似葛，细而多糁，谓之土瓜根。北间者，其实累累相连，大如枣，皮黄肉白。苗叶都相似，但根状不同耳。三月采根，阴干。均、房间人呼为老鸦瓜，亦曰菟瓜。谨按《尔雅》曰：黄（羊善切），菟瓜。郭璞注云：似土瓜。而土瓜自谓之藈（与睽同）菇（与姑同），又名钩菇，盖菟瓜别是一种也。又云：芴（音物），菲，亦谓之土瓜，自别是一物。《诗》所谓采葑采菲者，非此土瓜也。大凡物有异类，同名甚多，不可不辨也。

宋《本草衍义》卷10“王瓜” 体如栝楼，其壳径寸。一种长二寸许，上微圆，下尖长，七八月间熟，红赤色。壳中子如螳螂头者，今人又谓之赤雹子，其根即土瓜根也。于细根上又生淡黄根，三五相连，如大指许。根与子两用。

明《救荒本草》卷上“金瓜儿” 生郑州田野中。苗似初生小葫芦叶而极小；又似赤雹儿叶；茎方，茎叶俱有毛刺，每叶间出一细藤，延蔓而生；开五瓣尖宛子黄花，结子如马瓟（音雹）大，生青熟红；根形如鸡弹微小，其皮土黄色，内则青白色。

明《本草蒙筌》卷3“王瓜” 生平泽田野，及篱堑垣墙。一名土瓜，处处俱有。《月令》：四月王瓜生，即此是也。作藤蔓发叶，多刺微圆。逢夏至开花，深黄单瓣。实结一二寸许，成熟七八月间。外壳红黄如栝蒌状，中子紫赤似螳螂头。采入医方，根子两用。

明《本草纲目》卷18“王瓜”【释名】钩𦮴（郭璞）、马瓟瓜（瓟音雹）、野甜瓜（《纲目》）、师姑草（《土宿》）、公公须。【时珍曰】土瓜其根作土气，其实似瓜也。或云根味如瓜，故名土瓜。王字不知何义。瓜似雹子，熟则色赤，鸦喜食之，故俗名赤雹、老鸦瓜。一叶之下一须，故俚人呼为公公须。与地黄苗名婆婆奶，可为属对。【集解】【时珍曰】王瓜三月生苗，其蔓多须，嫩时可茹。其叶圆如马蹄而有尖，面青背淡，涩而不光。六七月开五出小黄花成簇。结子累累，熟时有红黄二色，皮亦粗涩。根不似葛，但如栝楼根之小者，澄粉甚白腻，须深掘二三尺乃得正根。江西人栽之沃土，取根作蔬食，味如山药。

清《植物名实图考》卷22“王瓜” 今江西呼番薯为土瓜。又宁都山中别有一种土瓜，味甚劣，未知其即王瓜否也。陶隐居释王瓜，与郭注所谓实如瓝瓜、正赤、味苦，形状吻合，则钩、藈姑之名王瓜，相沿至晋梁未改，古人姑、瓜音近相通，而王瓜之为赤雹，以色形证之，殆无疑义。马雹见《救荒本草》至土瓜之名，则经传已非一物。菟瓜、菲、芴，苏颂已谓同名异类。今俗间所谓土瓜，南北各别，不可悉数。故以土瓜释王瓜，而不具述形状，则眯瞢不知何物矣。

【鉴药】

“王瓜”首见于《本经》。李时珍释其名曰：“王字不知何义。瓜似雹子，熟则色赤，鸦喜食之，故俗名赤雹、老鸦瓜。”《本经》一名“土瓜”。然吴其濬云：“今俗间所谓土瓜，南北各别，不可悉数。故以土瓜释王瓜，而不具述形状，则眯瞢不知何物矣。”故“土瓜”一名，来源甚多。《本经》载其药用根，“主消渴内痹，瘀血月闭，寒热酸疼，益气愈聋”。《别录》又增疗诸邪气、下乳汁、止小便等功效。然梁·陶弘景云：“根今多不预干，临用时乃掘取。不堪入大方，正单行小小尔。”“不预干”即用鲜品。可见本品在梁代已经无可流通的商品药材，而在民间作为草药使用。现代本品也属于局部地区自产自销之药。

《别录》载本品“生鲁地平泽田野及人家垣墙间”，可见乃是分布甚广的常见品。《尔雅》“钩，藤姑。”郭璞注：“钩，瓤也。一名王瓜。实如瓝瓜，正赤味苦。”所谓“如瓝瓜”，即与瓝瓜虽相似，还是两种植物。陶弘景云：“今土瓜生篱院间亦有，子熟时赤，如弹丸大。”此果实仅“如弹丸大”，当非后世所用实如栝楼的王瓜。陶引《礼记·月令》“王瓜生”，谓即是这种“土瓜”，恐系同类，而未必同种。又陶弘景云：“郑玄云‘菝葜’，殊为缪矣。”郑玄之说固然不对，但说明古代有过这种说法。观宋《本草图经》“均州王瓜”（图2），叶脉均为弧形，与菝葜相似，可见民间确有将此物的根当作王瓜（或土瓜）者。

唐《唐本草》云：“此物蔓生，叶似栝蒌，圆，无叉缺，子如栀子，生青熟赤，但无棱尔。根似葛，细而多糁。北间者，累累相连，大如枣，皮黄肉白，苗子相似，根状不同。”此可明确这种植物应属葫芦科。但其云“子如栀子，生青熟赤，但无棱尔”。又云“北间者，累累相连，大如枣”。这与后世所用亦非一种。宋《本草图经》所述，多采《唐本草》之说：“叶似栝楼，圆无叉缺，有刺如毛。五月开黄花。花下结子如弹丸，生青熟赤。根似葛，细而多糁，谓之土瓜根。北间者，其实累累相连，大如枣，皮黄肉白。苗叶都相似，但根状不同耳。三月采根，阴干。均、房间人呼为老鸦瓜，亦曰菟瓜。谨按《尔雅》曰：黄（羊善切），菟瓜。郭璞注云：似土瓜。而土瓜自谓之藤（与睽同）菇（与姑同），又名钩菇，盖菟瓜别是一种也。”《中华本草》据此二家之说，以及“均州王瓜”图（图2），谓与赤瓟*Thladiantha dubia* Bunge相类似，非王瓜。

明·李时珍认为：“土瓜其根作土气，其实似瓜也。或云根味如瓜，故名土瓜……瓜似雹子，熟则色赤，鸦喜食之，故俗名赤雹、老鸦瓜。一叶之下一须，故俚人呼为公公须。与地黄苗名婆婆奶，可为属对。”这“一叶之下一须”，即叶下卷须单一，正是赤瓟*Th. Dubia*特点之一。时珍又曰：“王瓜三月生苗，其蔓多须，嫩时可茹。其叶圆如马蹄而有尖，面青背淡，涩而不光。六七月开五出小黄花成簇。结子累累，熟时有红黄二色，皮亦粗涩。根不似葛，但如栝楼根之小者，澄粉甚白腻，须深掘二三尺乃得正根。江西人栽之沃土，取根作蔬食，味如山药。”谢宗万据此描述，考其原植物为葫芦科赤爮属赤爮（赤雹）*Th. Dubia*。

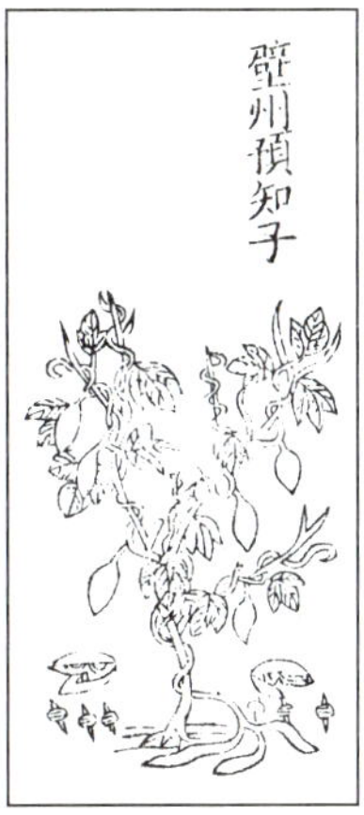

图24 图经（政）·壁州预知子

宋·寇宗奭描述的王瓜，与以上诸家不同：“体如栝楼，其壳径寸。一种长二寸许，上微圆，下尖长，七八月间熟，红赤色。壳中子如螳螂头者，今人又谓之赤雹子，其根即土瓜根也。”其中具有特异性的鉴别点是“壳中子如螳螂头者”。明代《本草蒙筌》引用的是寇宗奭之说：“作藤蔓发叶，多刺微圆。逢夏至开花，深黄单瓣。实结一二寸许，成熟七八月间。外壳红黄如栝蒌状，中子紫赤似螳螂头。”在古代本草“王瓜”图中，尚未见有此特点的药图，但在“预知子”条下的“壁州预知子”图（图24），其种子即“似螳螂头”。今考寇氏所云为葫芦科植物王瓜（假栝楼）*Trichosanthes cucumeroides*（Ser.）Maxim.。[1]

因此，在《本草纲目》中所涉及的王瓜原植物实际上有两种来源。古本草药图可以为考证其基原提供另外的证据。

1.《本草图经》：该书“均州王瓜”（图2）绘根茎横走，单叶互生，叶圆形，有基出3—7条主脉。叶下有卷须。花大，花瓣5，果如长茄形。陶弘景提到郑玄曾将王瓜视为“菝葜”，菝葜亦有红色圆球状的浆果。本图根茎、叶与卷须均似菝葜，但花与果实与菝葜迥异。故此图无法确定其基原。

2.《救荒本草》：该书“金瓜儿”原文载：“生郑州田野中。苗似初生小葫芦叶而极小；又似赤雹儿叶；茎方，茎叶俱有毛刺，每叶间出一细藤，延蔓而生；开五瓣尖筅子黄花，结子如马瓝（音雹）大，生青熟红；根形如鸡弹微小，其皮土黄色，内则青白色。”其图（图5）显示茎有棱线，叶圆，叶下有单一卷须。现代研究此书者均将此图原植物定为葫芦科赤爮属植物赤爮*Thladiantha dubia* Bunge或同属近缘植物。[2]

3.《食物本草》：该书“土瓜”（图7）为新绘图，茎蔓生，叶为单数羽状复叶，小叶5—7枚。果大型，如大纺锤形，有棱。原植物不明。

4.《太乙仙制本草药性大全》：该书“王瓜”（图9）图形简单，绘一蔓生草本，茎纤细，单叶互生，叶有3—5大缺刻，叶下有卷须及圆形果实，果有棱线。

1 谢宗万：《本草纲目药物彩色图鉴》，北京：人民卫生出版社，2000：177；国家中医药管理局《中华本草》编委会：《中华本草》（5），上海：上海科学技术出版社，1999：574.

2 ［明］朱橚著，王家葵、张瑞贤、李敏校注：《救荒本草校释与研究》，北京：中医古籍出版社，2007：144-145；［明］朱橚著，倪根金校注、张翠君参注：《救荒本草校注》，北京：中国农业出版社，2008：158-159.

原植物不明。

5.《本草纲目》(金陵本)：该书“王瓜”(图11)所绘植物有粗大根部，茎蔓生，单叶，圆形，颇类李时珍所云“叶圆如马蹄而有尖”。其果实甚多，椭圆形，也类似时珍所云“结子累累”。李时珍所云“一叶之下一须”的特点未能得到表现。整个图形似乎是参照李时珍的描述所绘，但凑在一起，只能说粗似葫芦科植物赤爮 *Th. Dubia*，未必是写实之作。

6.《三才图会》：该书“王瓜”(图14)绘一蔓生植物，叶圆形，先端3裂，裂片有浅缺刻。叶下有卷须。果实长如黄瓜，表面有多数细点。此似为葫芦科植物，但其果实之形特殊，非王瓜或赤爮之类的植物，待考。

7.《植物名实图考》：该书“王瓜”(图21)仅绘一果枝。其叶圆形，基本心形。叶面及叶缘多毛刺。叶下有卷须单生。果实圆形。据此图则当为葫芦科植物赤爮 *Th. Dubia*。

【小结】

“王瓜”为《本经》所载早期药物之一。药用根，其功效近似栝楼根。然至梁代已渐少用。本品为古代多来源的“土瓜”之一。不同本草学家所述，其来源也有不同。《唐本草》、宋《本草图经》、李时珍等所述王瓜，据考即葫芦科植物赤爮 *Thladiantha dubia* Bunge之类。宋·寇宗奭所云“壳中子如螳螂头者”为葫芦科植物王瓜(假栝楼)*Trichosanthes cucumeroides*(Ser.)Maxim.。古本草药图颇为混乱，《救荒本草》《植物名实图考》等所绘均为赤爮*Th. dubia*。

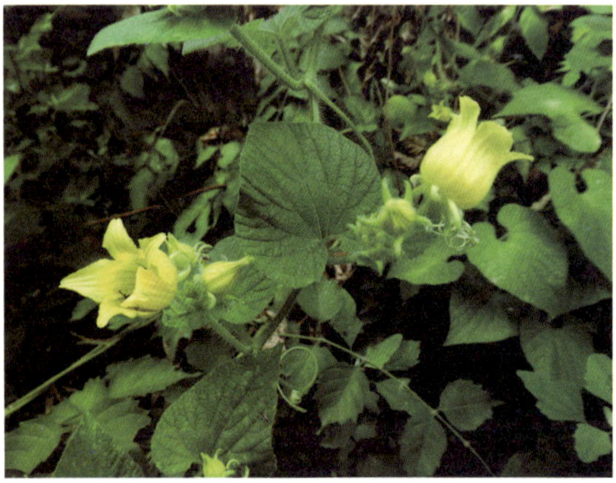

图 25　赤爮 *Thladiantha dubia*

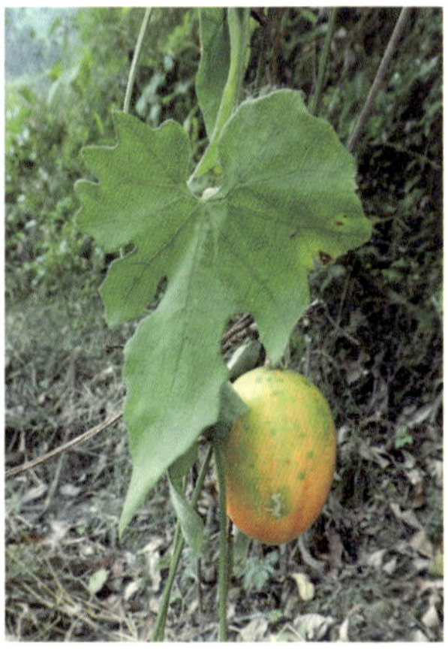

图 26　王瓜 *Trichosanthes cucumeroides*

18-20 葛

【品图】

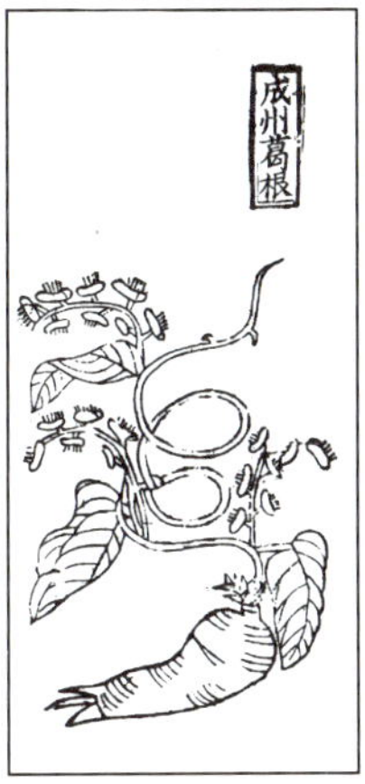

图 1　图经（大）·成州葛根

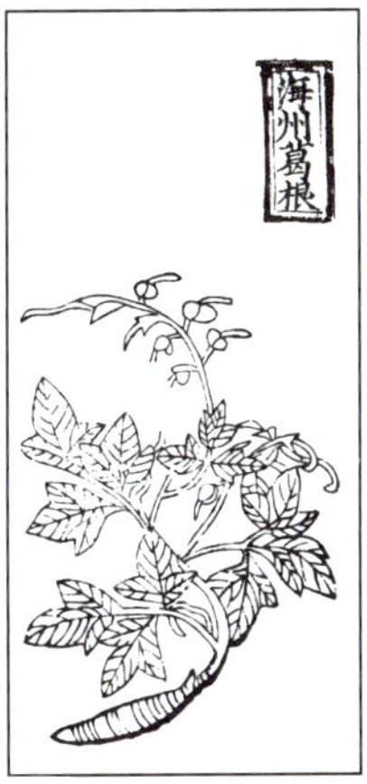

图 2　图经（大）·海州葛根

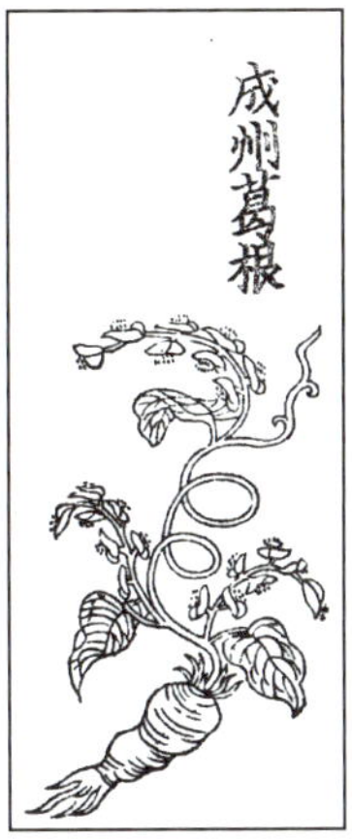

图 3　图经（政）·成州葛根

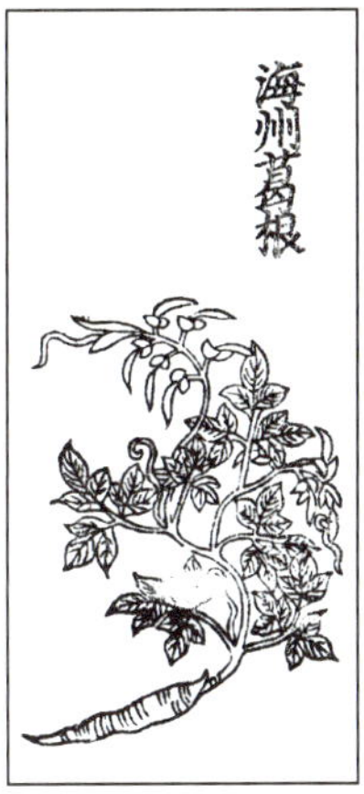

图 4　图经（政）·海州葛根

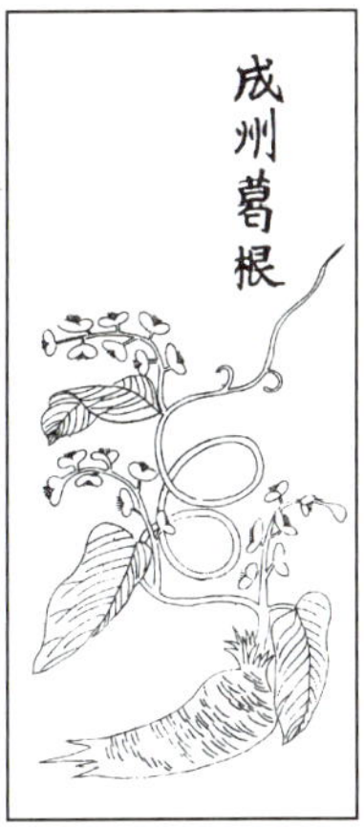

图 5　图经（绍）·成州葛根

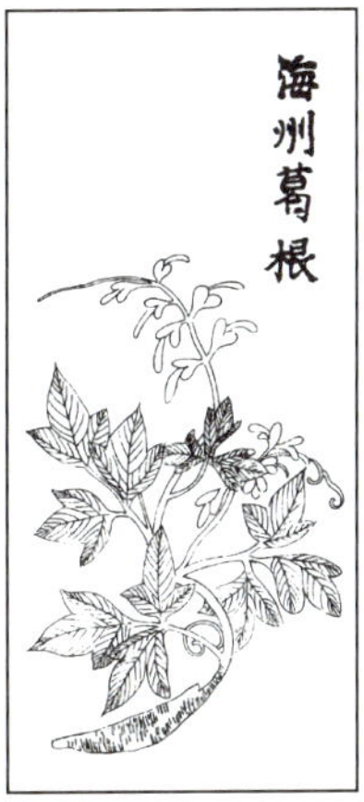

图 6　图经（绍）·海州葛根

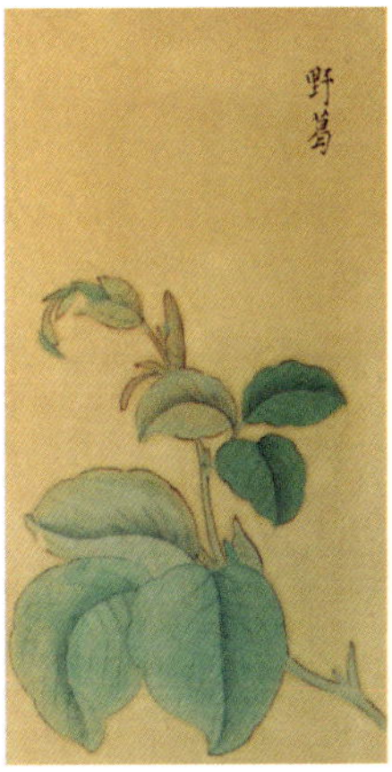

图 7　履巉岩·野葛

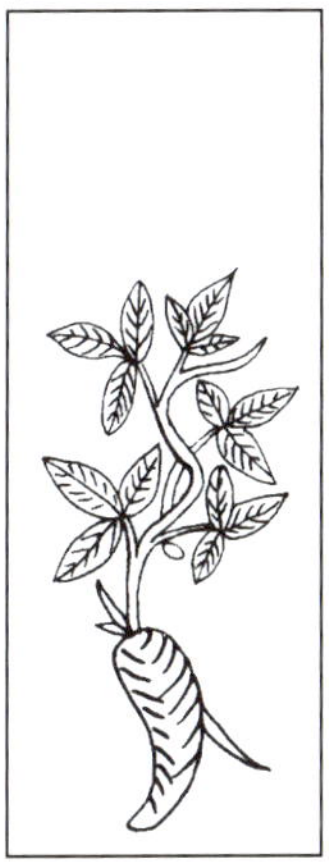

图 8　歌括·葛根

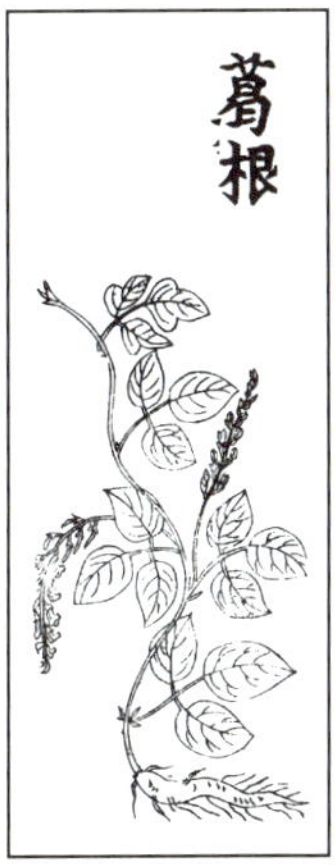

图 9　救荒·葛根

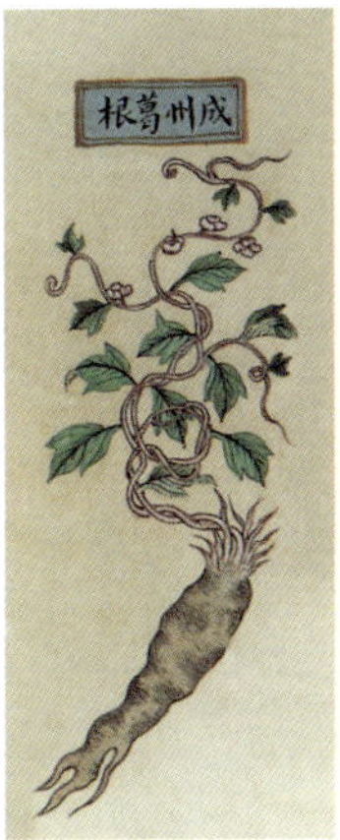

图 10　品汇·成州葛根

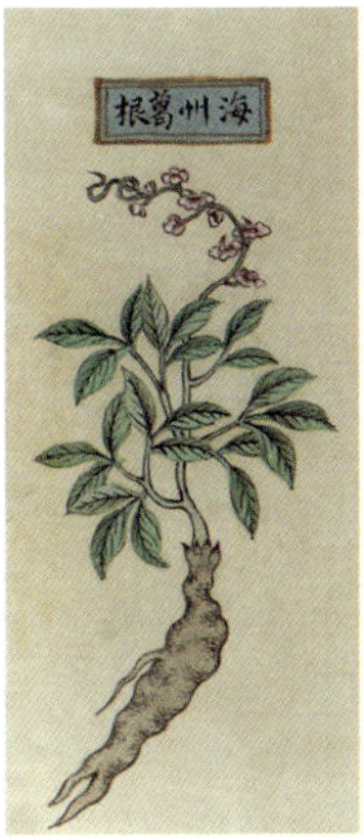

图 11　品汇·海州葛根

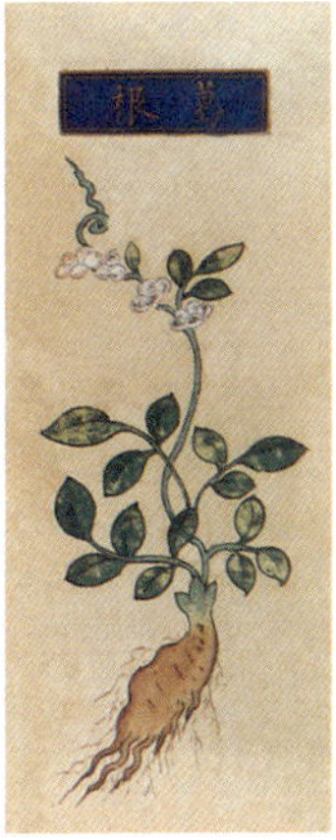

图 12　食物·葛根

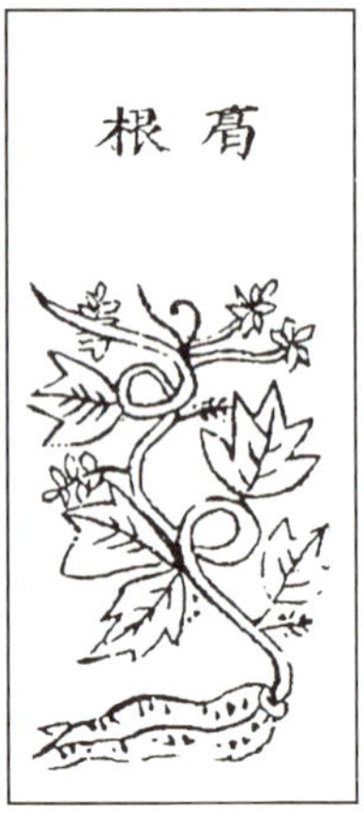

图 13 太乙·葛根

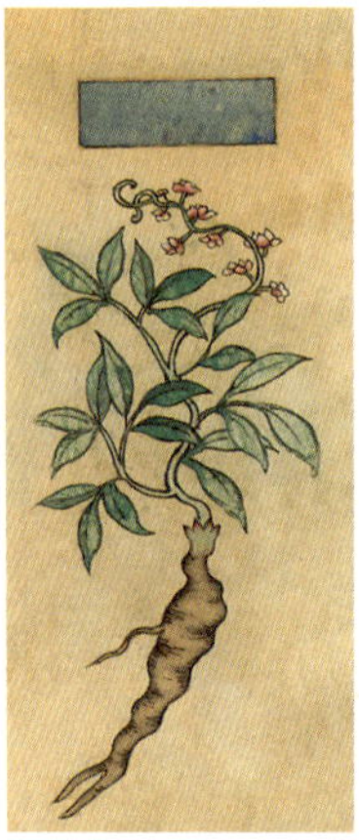
图 14 雷公·葛根

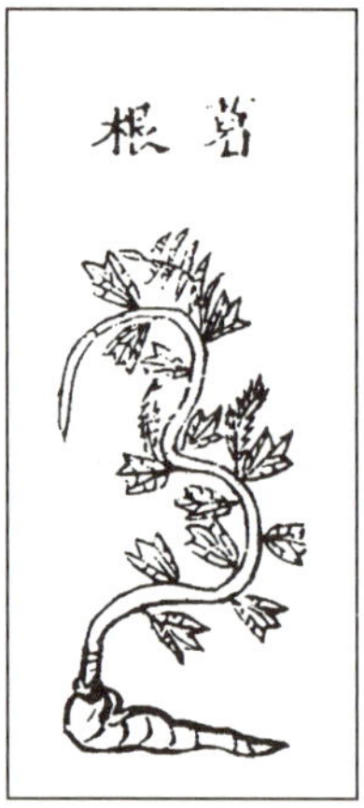
图 15 纲目（金）·葛根

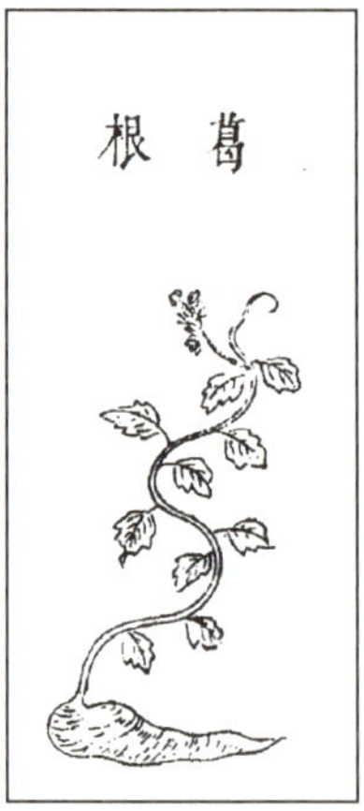

图 16 纲目（钱）·葛根

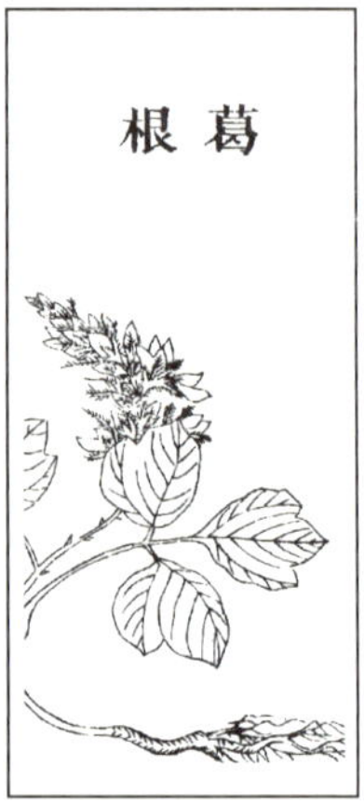

图 17 纲目（张）·葛根

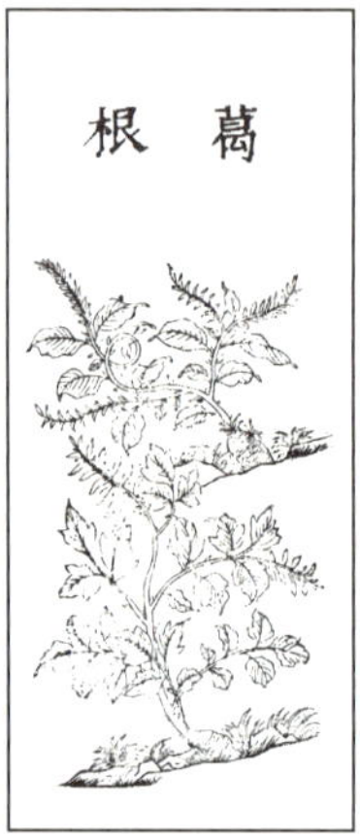

图 18 三才·葛根

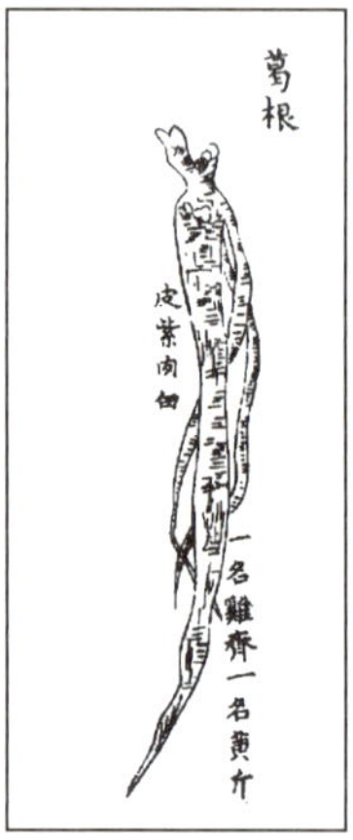

图 19 原始·葛根

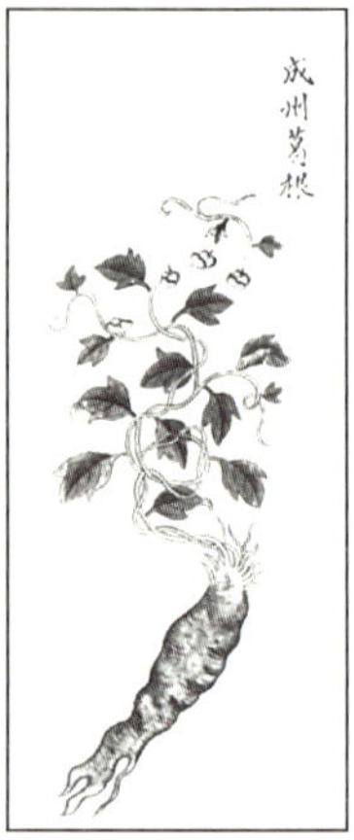

图 20 金石·成州葛根

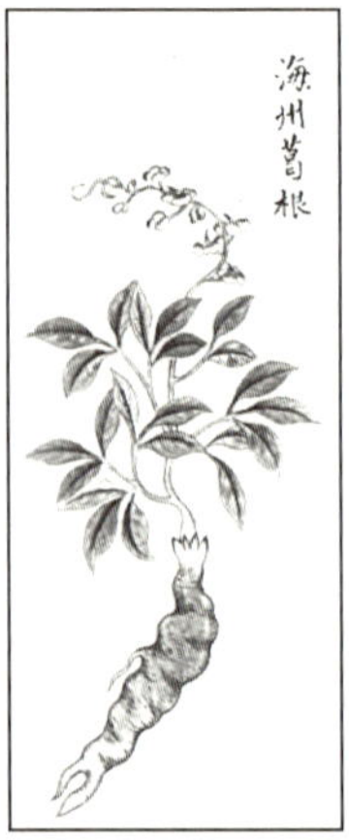

图 21 金石·海州葛根

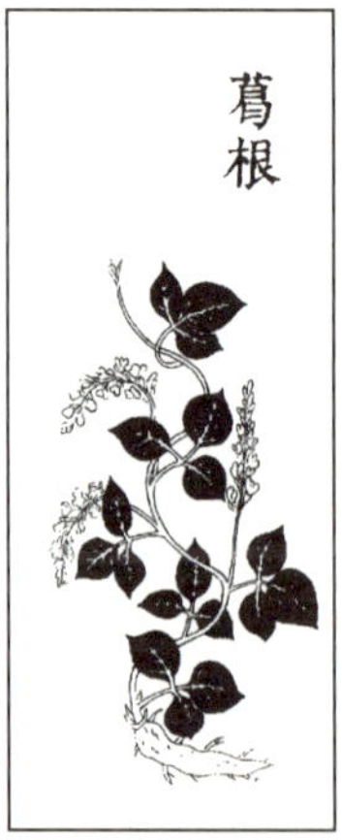

图 22 博录·葛根

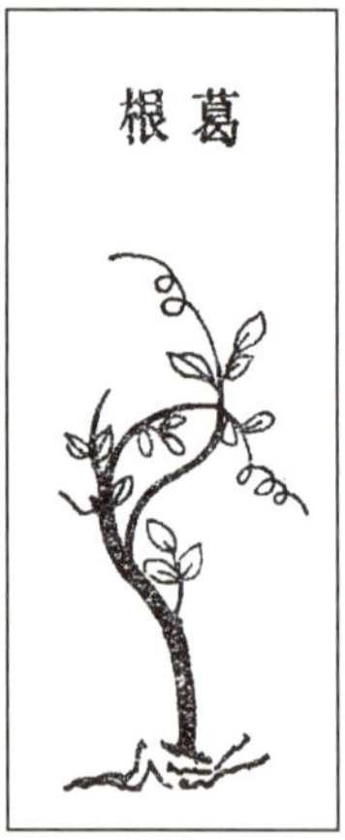

图 23 野谱补·葛根

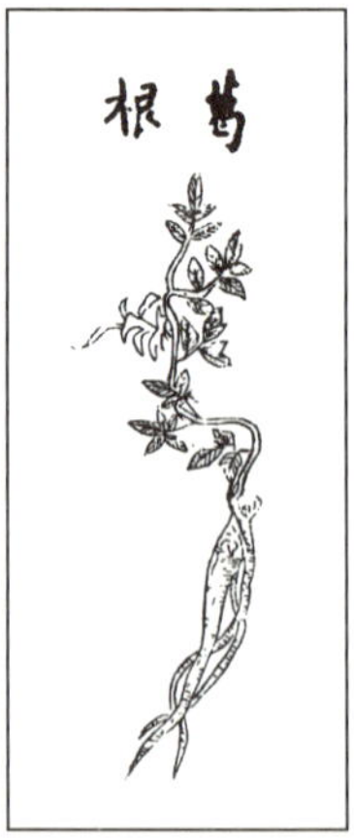
图 24 汇言·葛根

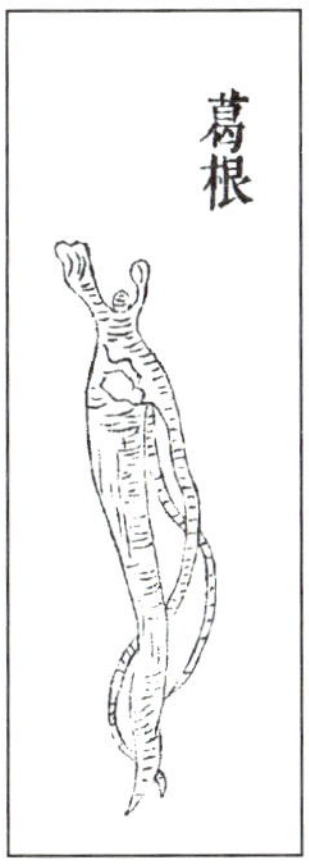

图 25　本草汇・葛根

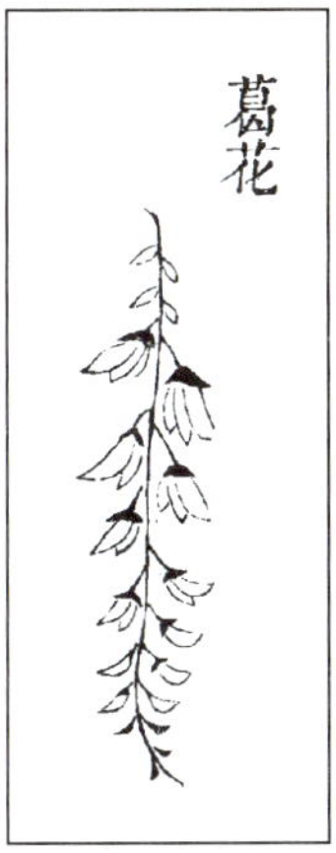

图 26　本草汇・葛花

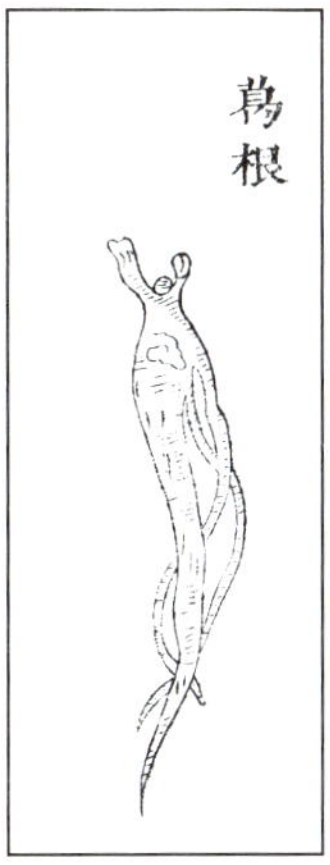

图 27　类纂・葛根

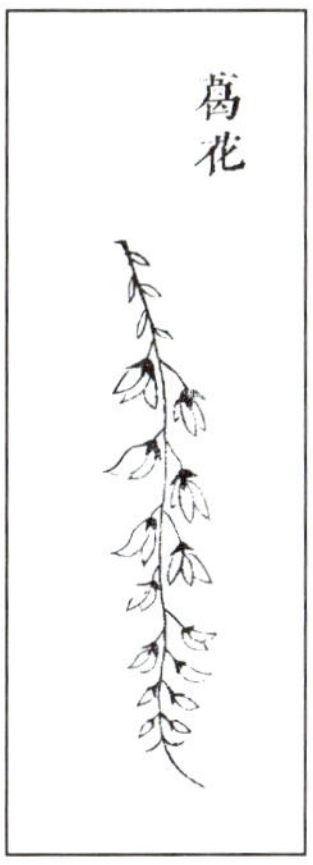

图 28　类纂・葛花

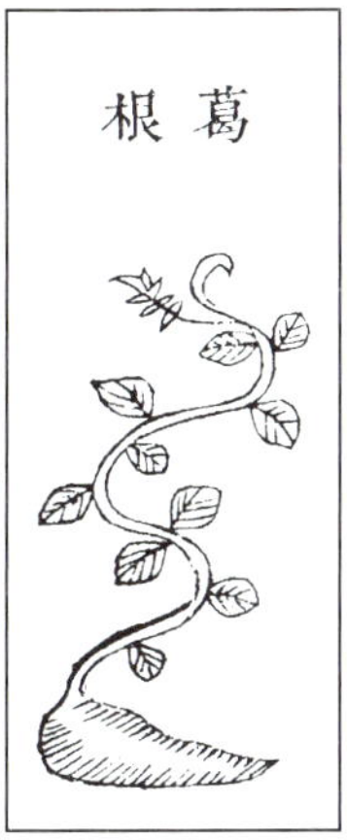

图 29　备要・葛根

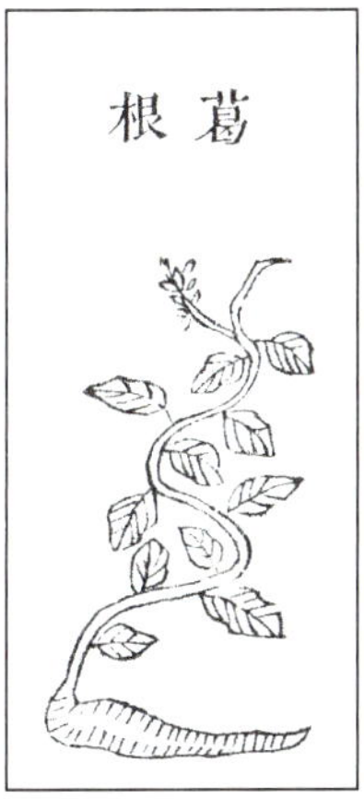

图 30　会纂・葛根

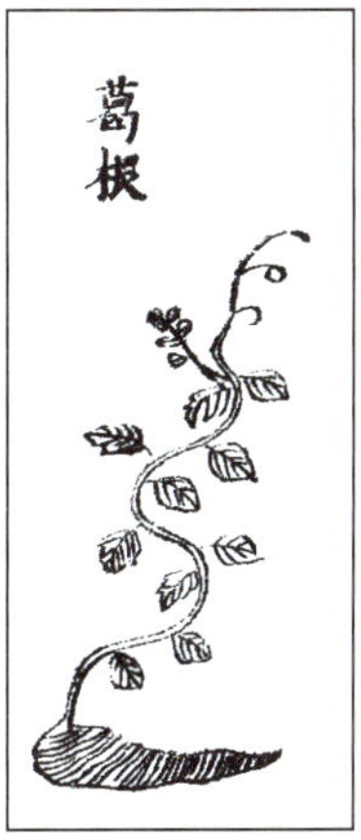

图 31　求真・葛根

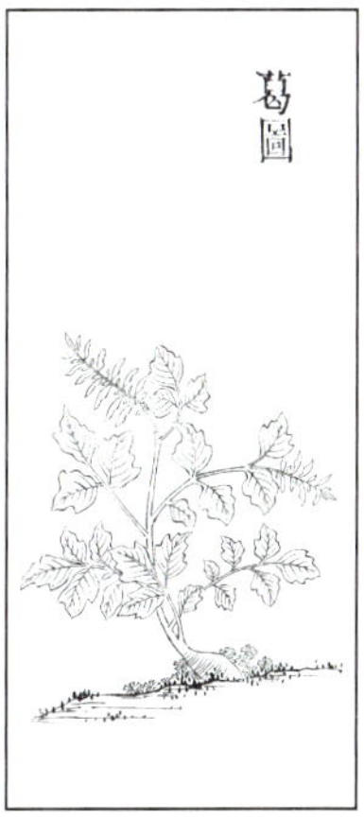

图 32　草木典・葛图

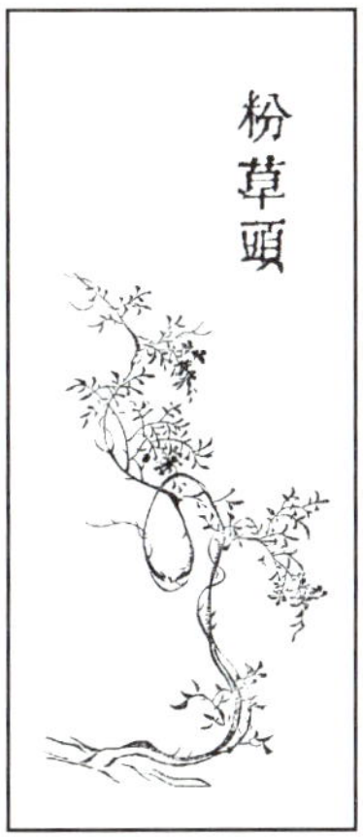

图 33　草药・粉草头

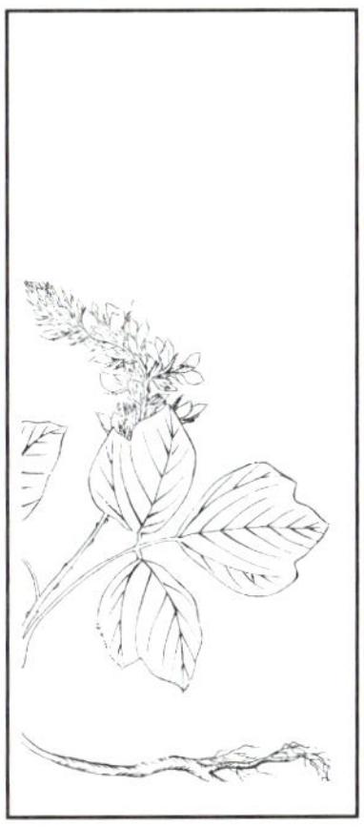

图 34　图考・葛 -1

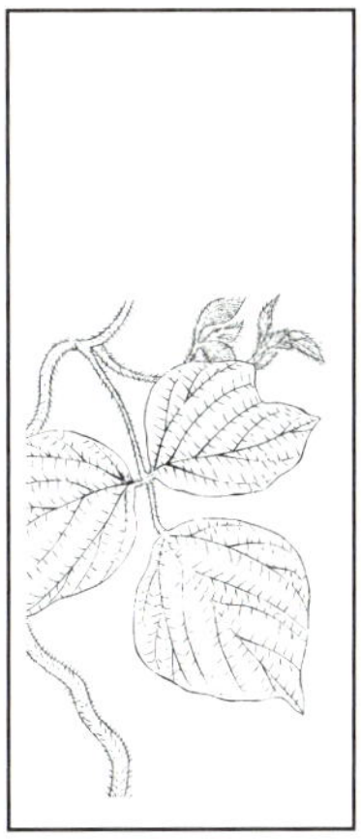

图 35　图考・葛 -2

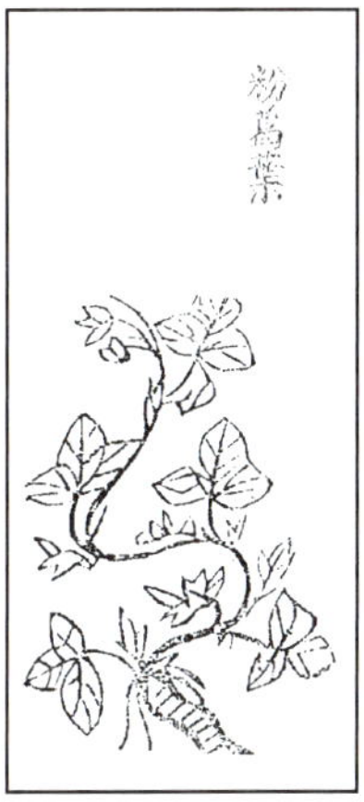

图 36　便方・粉葛叶

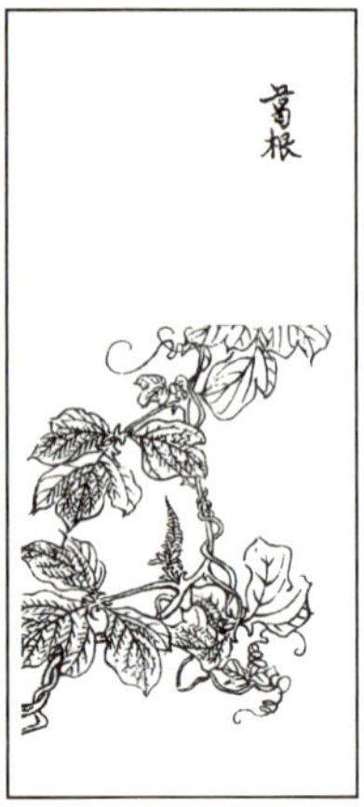

图 37 图说·葛根

本品37图，取自29书，其中7幅彩图。有承继关系的图可分6个书类。

《本草图经》：该书2图。“成州葛根”“海州葛根”图依次分别存于《大观》（图1、2）、《政和》（图3、4）、《绍兴》（图5、6）。此三传本药图基本一致。今以《政和》图3、图4为《图经》图的代表。

仿绘《图经》2图的彩色图有：《本草品汇精要》“成州葛根”（图10），该图的根部有可能是依据药材葛根实物写生绘图后，替换了原图的根。此外该图将原图单叶全缘改为叶前端3裂。“海州葛根”（图11）基本仿绘原图，但叶片的三小叶没有表现到位。此后《食物本草》“葛根”（图12）、《补遗雷公炮制便览》“葛根”（图14）均仿绘《品汇》“海州葛根”（图11）。《金石昆虫草木状》“成州葛根”（图20）、“海州葛根”（图21）分别仿绘《品汇》图10、图11。

仿绘《图经》2图的墨线图有：《本草歌括》“葛根”（图8）仿绘《图经》图4，但大加删减，连花序亦被删除，仅留几片掌状三小叶。《三才图会》“葛根”（图18）将《图经》2图分上下合绘于一图中。2图均大加修饰，增加花序与土地背景。《古今图书集成·草木典》“葛图”（图32）只转绘《三才》图18下部的葛图（即《图经》“海州葛根”），略加润饰。

《救荒本草》：该书“葛根”（图9）的仿绘者为《野菜博录》图22（将叶片改为阴刻）。

《本草纲目》（金陵本）：该书“葛根”（图15）的仿绘图为《纲目》钱本图16（将原叶片先端3裂改为叶有粗锯齿）。此后《本草备要》图29、《食物本草会纂》图30、《本草求真》图31均仿绘钱本图16。

《本草原始》：该书“葛根”（图19）的仿绘图有：《本草汇言》图24的下部根系仿绘原始药材图，但地上茎叶是仿绘《图经》“海州葛根”图4，再加化裁。单纯仿绘图有《本草汇》图25、《本草纲目类纂必读》图27。

《本草汇》：该书“葛花”（图26）的仿绘图为《本草纲目类纂必读》图28。

《植物名实图考》：该书“葛-1”（图34）的仿绘图仅《本草纲目》张本图17。

以上37图中，除外23幅仿绘图，原创图尚有14幅（图3、4、7、9、13、15、19、23、26、33、34、35、36、37），详见下“鉴药”项。

【文录】

《本经》《别录》（见《证类》卷8“**葛根**”） **一名鸡齐根**，一名鹿藿，一名黄斤。生汶山川谷。五月采根，曝干。

梁《本草经集注》（同上） 陶隐居云：即今之葛根。人皆蒸食之。当取入土深大者，破而日干之……南康、庐陵间最胜，多肉而少筋，甘美，但为药用之，不及此间尔。

唐《唐本草》（同上）《唐本》注云：葛谷。即是实尔，陶不言之。葛虽除毒，其根入土五六寸已上者，名葛脰（音豆）。脰，颈也。服之令人吐，以有微毒也。

宋《本草图经》（同上）《图经》曰：今处处有之，江浙尤多。春生苗，引藤蔓，长一二丈，紫色；叶颇似楸叶而青，七月着花似豌豆花，不结实。根形如手臂，紫黑色。五月五日午时采根。曝干。以入土深者为佳，今人多以作粉食之，甚益人。

宋《本草衍义》卷9"葛根" 澧、鼎之间，冬月取生葛，以水中揉出粉，澄成垛，先煎汤使沸，后擘成块下汤中，良久，色如胶，其体甚韧，以蜜汤中拌食之。擦少生姜尤佳……彼之人又切入煮茶中以待宾，但甘而无益。又将生葛根煮熟者，作果卖。虔、吉州、南安军亦如此卖。

明《救荒本草》卷上"葛根" 生汶山川谷及成州、海州、浙江，并澧鼎之间，今处处有之。苗引藤蔓长二三丈，茎淡紫色，叶颇似楸叶而小，色青，开花似豌豆花，粉紫色，结实如皂荚而小；根形如手臂。

明《本草纲目》卷18"葛"【释名】【时珍曰】葛从曷，谐声也。鹿食九草，此其一种，故曰鹿藿。黄斤未详。【集解】【时珍曰】葛有野生，有家种。其蔓延长，取治可作絺绤。其根外紫内白，长者七八尺。其叶有三尖，如枫叶而长，面青背淡。其花成穗，累累相缀，红紫色。其荚如小黄豆荚，亦有毛。其子绿色，扁扁如盐梅子核，生嚼腥气，八九月采之。《本经》所谓葛谷是也。唐·苏恭亦言葛谷是实，而宋·苏颂谓葛花不结实，误矣。其花晒干亦可煠食。

清《草药图经》"粉菓头" 粉菓头，根即葛根……治法用刀披开，水漂取粉，粉名葛簶。

清《植物名实图考》卷22"葛" 葛，《本经》中品。今之织絺绤者。有种生、野生二种。《救荒本草》：花可煠食，根可为粉，其蕈为葛花菜。赣南以根为果，曰葛瓜，宴客必设之。《尔雅翼》以为食葛名鸡齐，非为絺绤者。盖园圃所种，非野生有毛者耳……无论燕、豫、江西、湖、广皆产葛。凡采葛，夏月葛成，嫩而短者留之。一丈上下者，连根取，谓之头葛。如太长，看近根有白点者不堪用，无白点者可截七八尺，谓之二葛……有家园种植者，亦有野生者，而葛布多杂蕉丝，乍看鲜亮悦目，入水变色，质亦脆薄……里老云，葛有二种：遍体皆细毛者可绩布，曰毛葛；遍体无毛者曰青葛，不可绩。惟以为束缚，则又毛葛所不逮。又毛葛亦有二种：蔓延于草上者多枝节而易断，成布不耐久。惟缘地而生者，有叶无枝，成布较胜于苎。

清《草木便方》卷1“粉葛叶” 根名甘葛。

【鉴药】

“葛根”首见于《本经》,内含葛谷(种子)。《别录》又补入葛生根汁、葛叶、葛花。《本草纲目》以“葛”为总药名,又合并《开宝本草》“葛粉”条。本品为医药早期常用药之一。《伤寒论》有“葛根汤”。后世亦为常用解肌发表、生津止渴药。现代又广泛应用于心血管疾病等。此外,其茎纤维可以织布,其根可为粉、为果。故本品很早就广为运用。

本品为常用之物,分布甚广。梁·陶弘景未言其形态,仅述其用:“葛根。人皆蒸食之。当取入土深大者,破而日干之……南康、庐陵间最胜,多肉而少筋,甘美,但为药用之,不及此间尔。”故本品可食可药,属于食药两用之品。入药当取野生入土深大者,栽培之后“多肉而少筋,甘美”,为食最佳,为药则力不足。

宋《本草图经》始有详细来源介绍:“今处处有之,江浙尤多。春生苗,引藤蔓,长一二丈,紫色;叶颇似楸叶而青,七月着花似豌豆花,不结实。根形如手臂,紫黑色。五月五日午时采根。曝干。以入土深者为佳,今人多以作粉食之,甚益人。”苏颂用楸叶来比拟本品的叶。楸叶为单叶,三角状卵形,此与葛的羽状三小叶中的先端之叶颇相似。古人不明白葛叶当属复叶,故只取其中一小叶作比拟用。后世据文绘图者,每将本品绘成单叶,即缘于苏颂这一比拟。苏氏云本品“不结实”亦属错误,后受到李时珍批评。但总体来说,苏颂所云即今豆科葛属植物葛*Pueraria lobata*(Willd.)Ohwi。

李时珍进一步探讨了葛的来源:“葛有野生,有家种。其蔓延长,取治可作絺绤。其根外紫内白,长者七八尺。其叶有三尖,如枫叶而长,面青背淡。其花成穗,累累相缀,红紫色。其荚如小黄豆荚,亦有毛。其子绿色,扁扁如盐梅子核,生嚼腥气,八九月采之。”其中野生之葛即葛*P. lobata*。家种之葛为甘葛(粉葛)*Pueraria thomsonii* Brnth.。陶弘景云“多肉而少筋”,即多粉而少纤维、导管等,适于取粉或食用。时珍形容本品之叶为“其叶有三尖,如枫叶而长”,与苏颂一样,是取其羽状三小叶的顶生小叶作比拟。此即《本草纲目》“附图”将葛叶绘作“三尖”而非羽状三小叶的缘故。

1.《本草图经》:该书2图。“成州葛根”(图3)有粗大的块根,茎缠绕,单叶,长卵状心形。叶腋有总状花序,其花的表现法特殊,成牙刷头状。此与豆科植物了不相似,待考。

“海州葛根”(图4)绘粗壮的块根,茎蔓生,羽状复叶具3小叶,总状花序,蝶形花采用特殊表现法,与图3不一样。此图所示为豆科植物葛*P. lobata*或同属近缘植物。

2.《履巉岩本草》：该书“野葛”（图7）相对于家种之葛，非毒药“野葛”（冶葛）。其茎蔓生，羽状三小叶。此亦为豆科植物葛*P. lobata*。

3.《救荒本草》：该书“葛根”（图9）有粗壮块根，叶羽状三小叶（最上一复叶描绘精细，顶生小叶类楸叶），叶腋间有总状花序，蝶形花。其图与该书的文字记载相符。此为古代葛*P. lobata*最精确的写生图之一。

4.《太乙仙制本草药性大全》：该书“葛根”（图13）块根粗大，茎缠绕，叶如枫叶，叶腋间有总状花序。其叶片如枫，在明代药图并非独见（另见《品汇》《纲目》金陵本图）。此可能是绘图者选择羽状三小叶的顶生小叶为描述对象，故形成单叶如枫叶的现象。此图虽不精细，但可认为其原植物是葛*P. lobata*。

5.《本草纲目》（金陵本）：该书“葛根”（图15）具块根、缠绕茎，其叶均为单叶互生，叶如李时珍所云“叶有三尖，如枫叶而长”。叶腋有总状花序。此图所示植物当为葛*P. lobata*，但此图却不能算是写实图。

6.《本草原始》：该书“葛根”（图19）为药材写生图。图注“一名鸡齐，一名黄斤”，此为《别录》的葛根异名。“皮紫肉细”，应该是指栽培品，粉性足，故显得断面细腻。

7.《救荒野谱补遗》：该书“葛根”（图23）乃一拙劣之图，全株类似直立木本，根不类葛根，叶亦无规律，或三小叶，或单叶对生。草率之作，无须多议。

8.《本草汇》：该书“葛花”（图26）该图为写生药材图。葛花临床运用较多，有著名的“葛花解醒汤”。此花为蝶形花的生动描绘。

9.《草药图经》：该书药名“粉菓头”，图名“粉草头”。按本品正文云“根即葛根”。又《草木便方》亦有“粉葛叶”之名，则其图名“粉草”当为“粉菓”之形误。药名“粉菓”当为“粉葛”之音误。正确的药名与图名当为“粉葛头”。其图（图33）采用写意法绘制一蔓生植物，叶细碎，根被土掩，毫无鉴定意义。

10.《植物名实图考》：该书“葛-1”（图34）写生取其叶、花序精细描绘，此图无毛。吴其濬云：“盖园圃所种，非野生有毛者耳。”故当为甘葛*Pueraria thomsonii* Brnth.。“葛-2”（图35）仅绘茎叶，茎及叶柄皆有细毛，此当为野葛，亦即葛*P. lobata*。

11.《草木便方》：该书“粉葛叶”（图36）虽然粗拙，但特点突出。块根、羽状三小叶，叶腋有花序等，无一不显示其原植物为葛*P. lobata*。

12.《本草简明图说》：该书经常仿绘前人图，再加艺术化发挥。但此“葛根”（图37）似为写生图。其羽状三小叶、总状花序等描绘之精细，胜过吴其濬所绘之图。其原植物为葛*P. lobata*无疑。

【小结】

"葛根"为古老的经济、食品、药物，用途甚广，且最晚在梁代已有栽培道地品。据《本草图经》所述，此当为豆科植物葛*Pueraria lobata*（Willd.）Ohwi。李时珍提到的家种之葛为甘葛（粉葛）*Pueraria thomsonii* Brnth.。《图经》"海州葛根"图、《救荒本草》《植物名实图考》《本草简明图说》等书均有较好的原植物图。《本草原始》有准确的药材写生图。

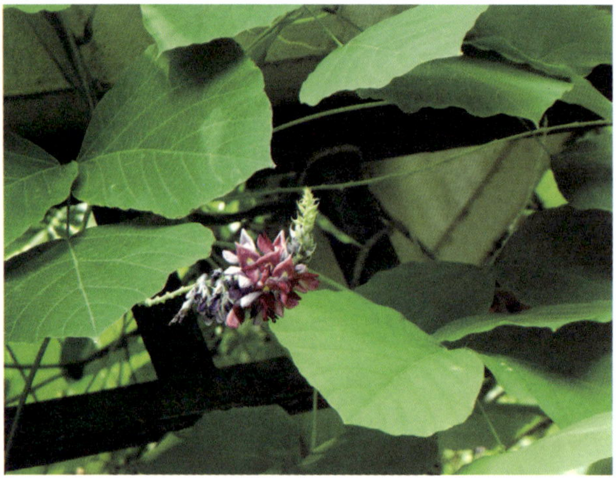

图 38　葛 *Pueraria lobata*

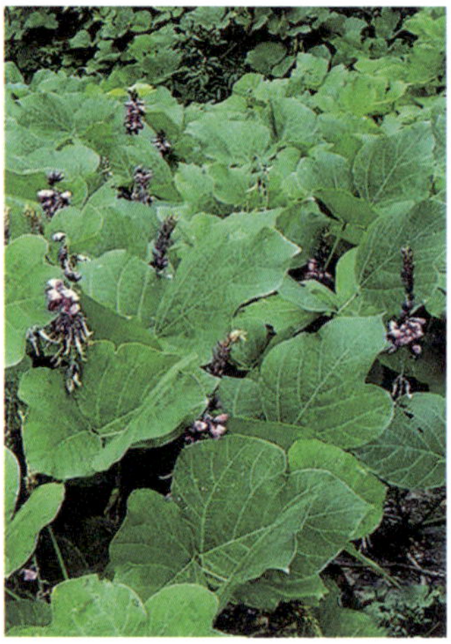

图 39　甘葛（粉葛）*P. thomsonii*

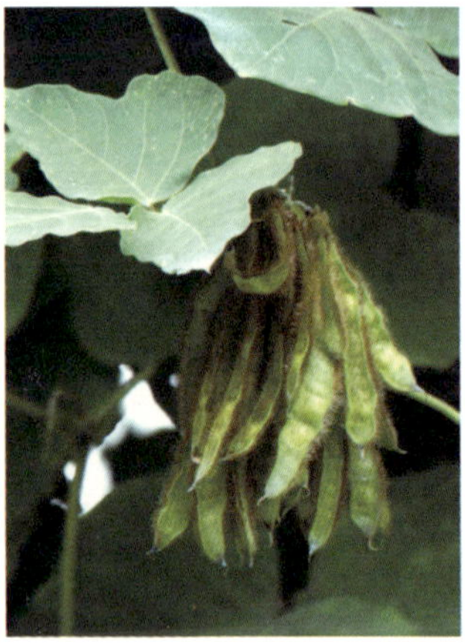

图 40　甘葛（粉葛）果枝

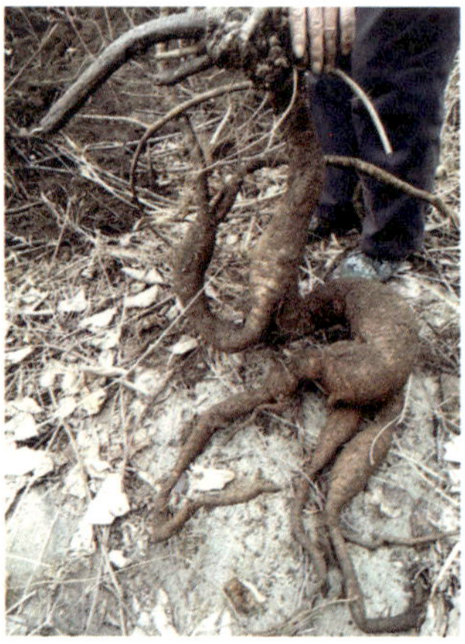

图 41　葛根新出土根形

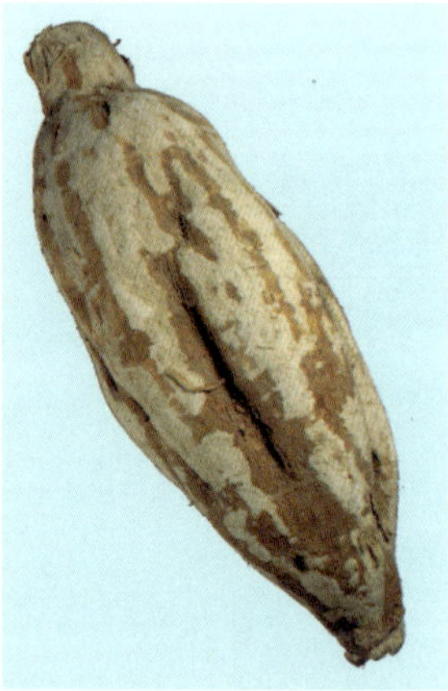

图 42　葛根药材

18-21 黄环 狼跋子

【品图】

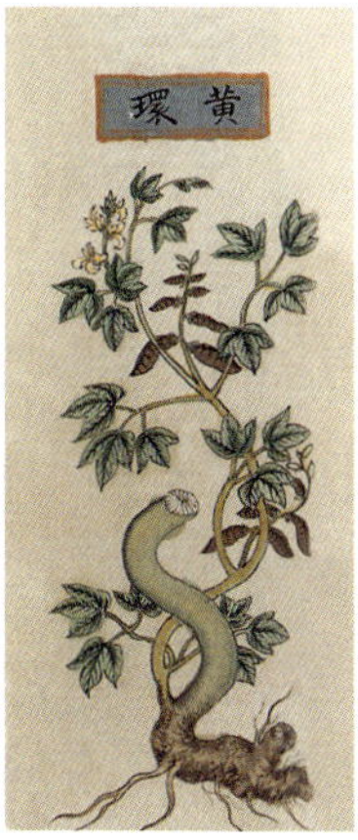

图 1 品汇·黄环

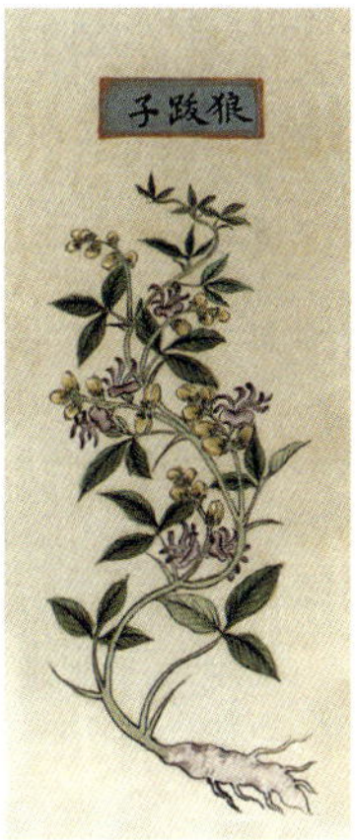

图 2 品汇·狼跋子

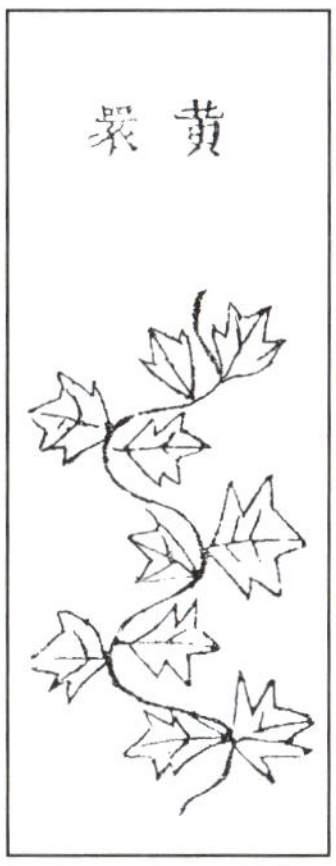

图 3 太乙·黄环

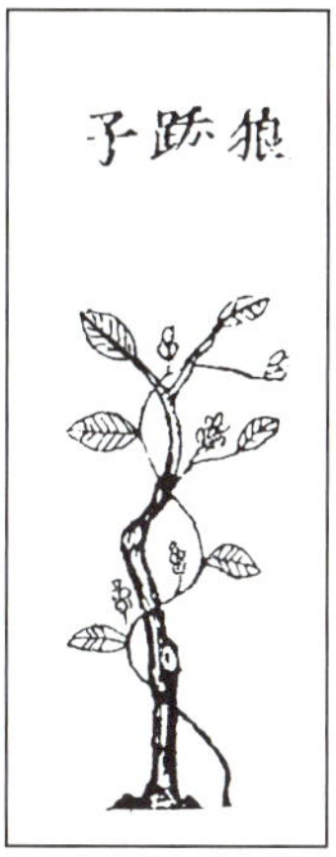

图 4 太乙·狼跋子

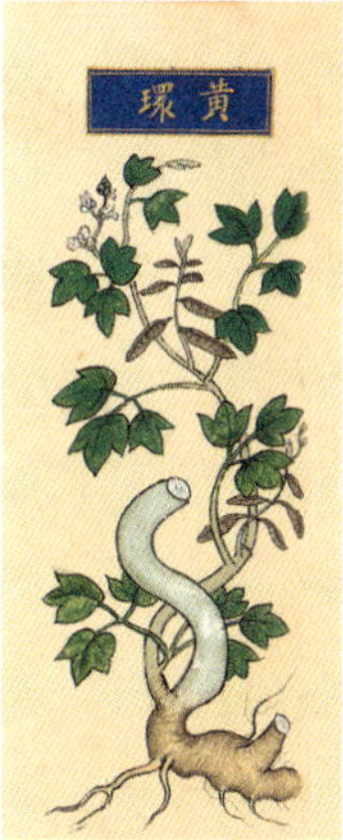

图 5 雷公·黄环

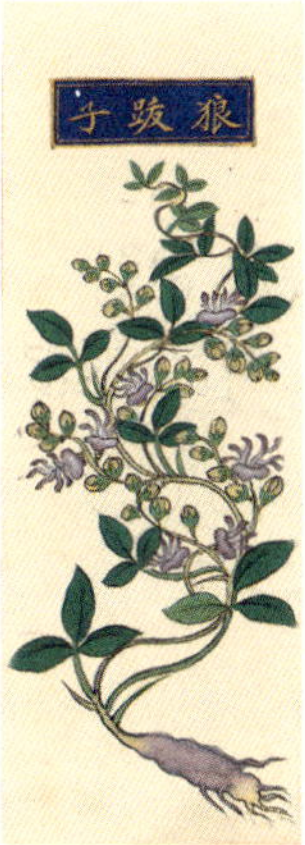

图 6 雷公·狼跋子

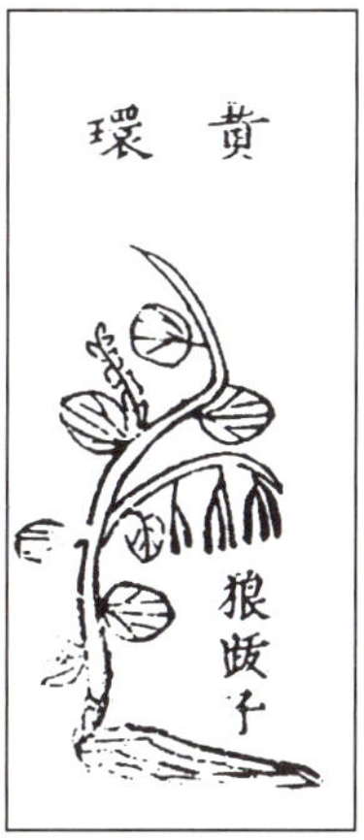

图 7 纲目（金）·黄环

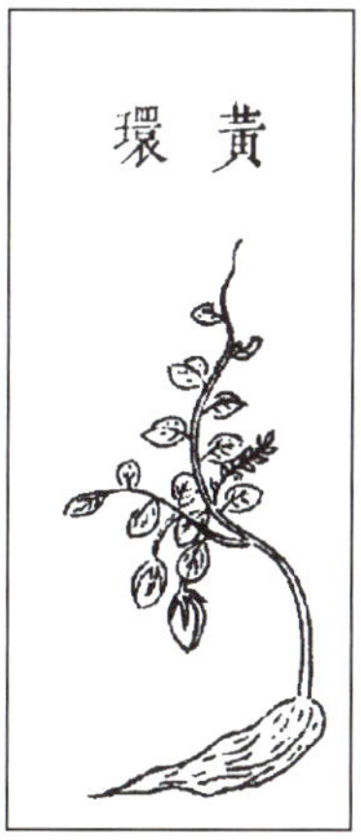

图 8 纲目（钱）·黄环

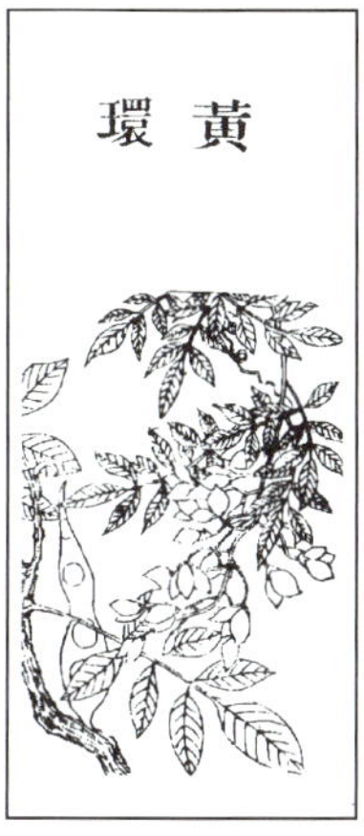

图 9 纲目（张）·黄环

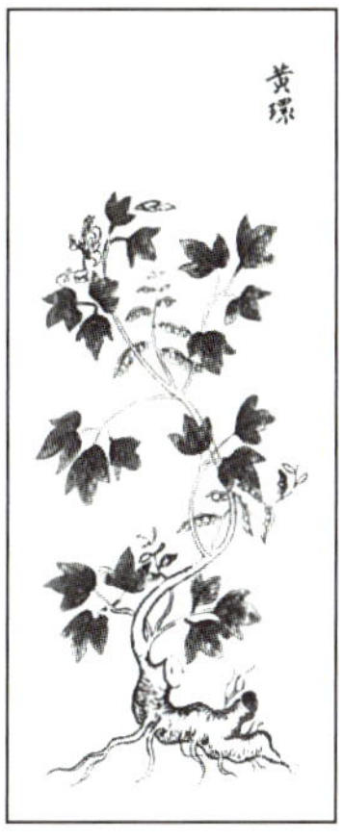

图 10 金石·黄环

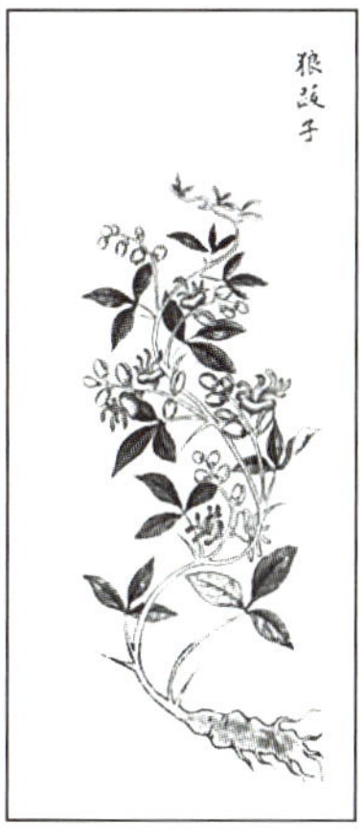

图 11 金石·狼跋子

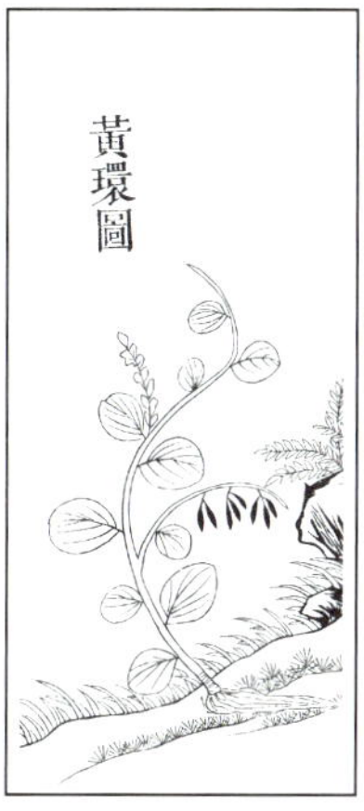

图 12 草木典·黄环图

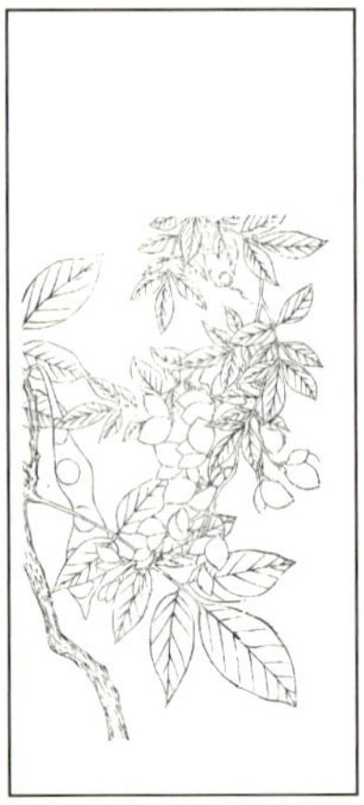

图 13　图考 · 黄环

本品13图，取自9书，其中6幅彩图。有承继关系的图可分3个书类。

《本草品汇精要》：该书彩图2幅，分别来自不同卷次的不同名药物之下。“黄环”（图1）、“狼跋子”（图2）的仿绘图分别有《补遗雷公炮制便览》图5、图6，《金石昆虫草木状》图10、图11。

《本草纲目》（金陵本）：该书的“黄环”（图7）图注为“狼跋子”。其后《纲目》钱本图8取其根而改绘其叶。《古今图书集成 · 草木典》“黄环图”（图12）仿绘金陵本图7，再加修润，增添山石背景。

《植物名实图考》：该书“黄环”（图13）的仿绘者为《本草纲目》张本图9。

以上13图中，除外7幅仿绘图，原创图尚有6幅（图1、2、3、4、7、13），详见下“鉴药”项。

【文录】

北宋《太平御览》卷993“黄环”　《吴氏本草经》曰：蜀黄环，一名生芻，一名根韭。二月生，初出正赤，高二尺，叶黄员端大，茎叶有汁黄白，五月实员。三月采根，根黄，从理如车辐解。

《本经》《别录》（见《证类》卷14“黄环”）　**一名凌泉，一名大就**。生蜀郡山谷。三月采根，阴干。

梁《本草经集注》（同上）　陶隐居云：似防已，亦作车辐理解。《蜀都赋》云“青珠黄环”者，或云是大戟花，定非也。用甚稀，市人鲜有识者。

唐《唐本草》（同上）　《唐本》注云 :《唐本》注云：此物襄阳、巴西人谓之就葛。作藤生，根亦葛类，所云似防已，作车辐解者近之。人取葛根，误得食之，吐痢不止，用土浆解乃差，此真黄环也。余处亦稀，惟襄阳大有。本经用根。今云大戟花，非也。其子作角生，似皂荚。花、实与葛同时矣。今园庭种之，大者茎径六七寸，所在有之。谓其子名狼跋子。今太常科剑南来者，乃鸡屎葛根，非也。

宋《梦溪笔谈·补笔谈》卷3“药议”　黄镮，即今之朱藤也。天下皆有。叶如槐，其花穗悬，紫色，如葛花。可作菜食。火不熟亦有小毒。京师人家园圃中作大架种之，谓之紫藤花者是也。实如皂荚。《蜀都赋》所谓“青珠黄镮”者，黄镮即此藤之根也。古今皆种以为亭槛之饰。今人采其茎，于槐干上接之，伪为矮槐。其根入药用，能吐人。

梁《本草经集注》（见《证类》卷11“狼跋子”）　陶隐居云：出交广，形扁扁尔。

捣以杂米投水中，鱼无大小皆浮出而死。

唐《唐本草》(同上) 陶云出交广，今交广送入太常，正是黄环子，非余物尔。

宋《开宝本草》(同上) 今按：《别本》注云：味苦，寒。藤生，花紫色。

明《本草纲目》卷18“黄环 狼跋子”【释名】度谷（《唐本》）。【时珍曰】此物叶黄而圆，故名黄环，如萝藦呼白环之义。亦是葛类，故名就葛。跋乃狼足名，其荚似之，故曰狼跋子。【集解】【时珍曰】吴普所说甚详，而唐宋本草不收，何也？《范子计然》云：黄环出魏郡，以黄色者为善。

清《植物名实图考》卷22“黄环” 黄环，《本经》下品。其子名狼跋子。《别录》下品。据《唐本草》注及沈括《补笔谈》即今之朱藤也。南北园庭多种之，山中有红紫者，色更娇艳。其花作苞，有微毛。作蔬案酒极鲜香。《救荒本草》藤花菜即此。李时珍以为唐宋本草不收，殆未深考。又陶隐居云：狼跋子能毒鱼。今朱藤角，经霜迸裂，声厉甚，子往往坠入园池，未见鱼有死者。

【鉴药】

“黄环”首见于《本经》。李时珍释其名曰：“此物叶黄而圆，故名黄环。”此据《吴普本草》文字记载臆测。又《别录》“狼跋子”，《唐本草》已确定其与黄环为同一药，故李时珍将此二药并为一条。《本经》载黄环“主蛊毒鬼疰鬼魅，邪气在藏中，除咳逆寒热”，《别录》载狼跋子“主恶疮蜗疥，杀虫鱼”。后世未见使用。

关于本品形态，《吴普本草》就有较详的记载：“蜀黄环，一名生刍，一名根韭。二月生，初出正赤，高二尺，叶黄员端大，茎叶有汁黄白，五月实员。三月采根，根黄，从理如车辐解。”据此，本品主产今四川。“高二尺”，则当为直立植物，非蔓生。此植物二月初生，三月即采根，似不合理。《别录》仅载产“蜀郡山谷。三月采根”，与《吴普本草》同。

梁·陶弘景“黄环”条云：“似防己，亦作车辐理解。《蜀都赋》云‘青珠黄环’者，或云是大戟花，定非也。用甚稀，市人鲜有识者。”陶氏坚决否定“大戟花”，仅说似防己。并提到当时已经很少有人使用，药材行业也很少有人认识此物。陶弘景“狼跋子”条云：“出交广，形扁扁尔。捣以杂米投水中，鱼无大小皆浮出而死。”说明此物有毒。

《唐本草》“黄环”条非常肯定地说：“此物襄阳、巴西人谓之就葛。作藤生，根亦葛类，所云似防己，作车辐解者近之。人取葛根，误得食之，吐痢不止，用土浆解乃差，此真黄环也。余处亦稀，惟襄阳大有。本经用根。今云大戟花，非也。其子作角生，似皂荚。花、实与葛同时矣。今园庭种之，大者茎径六七寸，所在有之。谓其子名狼跋子。今太常科剑南来者，乃鸡屎葛根，非也。”“狼跋子”条又云：“今交广送入太常，正是黄环子，非余物尔。”

以上记载表达了如下意思：唐代黄环、狼跋子都还可见到。可以证实唐代“交广送入太常”的狼跋子就是黄环子。黄环原产地在襄阳（今湖北襄阳市）、巴西（今四川绵阳一带）、交、广（今岭南及其以南）一带。此与《吴普本草》《别录》所载产蜀郡是一致的。此外，真黄环有毒，误作葛根食用则“吐痢不止”。这种真黄环别处少见，只有襄阳很多。此物藤生、根如葛、果实作角，似皂荚，肯定是豆科植物。开花、结果的时间与葛相同，则此黄环应该是葛的同属近缘植物。据其产地、形态、毒性，“真黄环”可能是至今尚被广西、西藏混作葛根食用的云南葛藤，亦即苦葛 *Pueraria peduncularis*（Grah. ex Benth.）Benth.。据载此种苦葛的藤与根有毒，可做农药，有胃毒及触杀作用。此种植物分布于云南、四川和西藏。[1]贵州。广西亦有。[2]邬家林云此种峨眉山有分布，曾亲采尝，苦甚，可以毒鱼。

但《唐本草》之说也留有矛盾之处：既云黄环“余处亦稀，惟襄阳大有”，又说“今园庭种之，大者茎径六七寸，所在有之。谓其子名狼跋子。”考苦葛之花白色，并非能适合作为庭院观赏植物。《唐本草》此说，为后世以朱藤（紫藤）充作黄环留下话把。朱藤与葛根不同属，其根不会被当作葛根用。

另外，《唐本草》既说今交广送入太常的狼跋子，正是黄环子。又说园庭种的黄环，其子名狼跋子。正因为以后者为标准，又认定太常科剑南来的（四川所产）“鸡屎葛根”不是狼跋子。所谓“鸡屎葛根”，焉知不是苦葛别名？正因为《唐本草》上述记载留下的矛盾，使后世也为之疑惑。李时珍认为：“吴普所说甚详，而唐宋本草不收，何也？”但吴普说的看似详细，实际上早就被陶弘景否定了。《唐本草》的记载本来很明确，但其后半段记载又留下几个矛盾的尾巴，让后世无所适从。清·吴其濬“据《唐本草》注及沈括《补笔谈》即今之朱藤也。南北园庭多种之，山中有红紫者，色更娇艳。其花作苞，有微毛”，认定“《救荒本草》藤花菜即此”。“藤花菜”乃豆科植物紫藤 *Wisteria sinensis*（Sims）Sweet及其同属近缘植物，与《唐本草》所云襄阳、巴西的黄环并非一类，与古本草所载不合。

1.《本草品汇精要》：该书有2图，分别在卷15“狼跋子”、卷20“黄环”之下，并没有将它们视为一物。此二物本草记载就不很明晰，按说对医药知之甚少的画家不可能写生绘图。“黄环”（图1）植物有粗大的根。更不可思议的是：根头冒出硕大的“茎”（？），断面为放射状纹理（即所谓“作车辐解”）。正常的茎作藤蔓状，羽状三小叶，小叶再三深裂。花黄，荚果如豆荚。此明显是参照葛根模式绘成的图。很难作为考证药物之用。

1　谢宗万：《中药材品种论述》中册，上海：上海科学技术出版社，1994：495-496.

2　中国科学院《中国植物志》编辑委员会：《中国植物志》，北京：科学出版社，1995，第41卷，222.

“狼跋子”（图2）亦绘粗根，羽状三小叶，花紫。但此图亦非紫藤，紫藤为单数羽状复叶，小叶3—6对。原植物不明。

2.《太乙仙制本草药性大全》：该书“黄环”（图3）仅示一茎数叶。其叶类似该书“葛根”图，故其示意黄环还是葛根类的植物。“狼跋子”（图4）绘一小树，有藤缠绕。此藤上单叶互生，间有花序。不明其示意所指。

3.《本草纲目》（金陵本）：该书的“黄环”（图7）图注为“狼跋子”。图示有粗大的根，茎弯曲，单叶互生，叶圆，叶腋有花序，果枝上有下垂的荚果。此图似乎是以《吴普本草》的“叶黄员端大”、《唐本草》的“子作角生似皂荚”为依据想象绘成。无法作为鉴定之用。此后《纲目》（钱本）又改叶为椭圆形叶，且有如茄之果，更是随心所欲乱绘，不足为凭。

4.《植物名实图考》：该书“黄环”（图13）所绘为单数羽状复叶，花序及荚果均表明此是紫藤*Wisteria sinensis*（Sims）Sweet。吴其濬根据《唐本草》注及沈括《补笔谈》，认定黄环即紫藤。但吴氏也发现朱藤有与古本草不合之处：“又陶隐居云：狼跋子能毒鱼。今朱藤角，经霜迸裂，声厉甚，子往往坠入园池，未见鱼有死者。”他还没有注意到《唐本草》所云黄环误作葛根食用可引起吐痢不止。所以用朱藤作黄环不合本草所载。

【小结】

“黄环”为《本经》所载早期药物之一，药用根。《别录》另有“狼跋子”，经《唐本草》确认即黄环的荚果。《唐本草》载“真黄环”产襄阳、巴西。藤生，葛类，误作葛根食之则吐痢不止。此黄环或即豆科葛属植物苦葛*Pueraria peduncularis*（Grah. ex Benth.）Benth.。《唐本草》又云黄环园亭种之，处处有，实矛盾之说。宋·沈括以为黄环即豆科植物朱藤（紫藤）*Wisteria sinensis*（Sims）Sweet。然紫藤非葛属植物，亦无黄环之毒性，此与古本草所载之黄环不合。

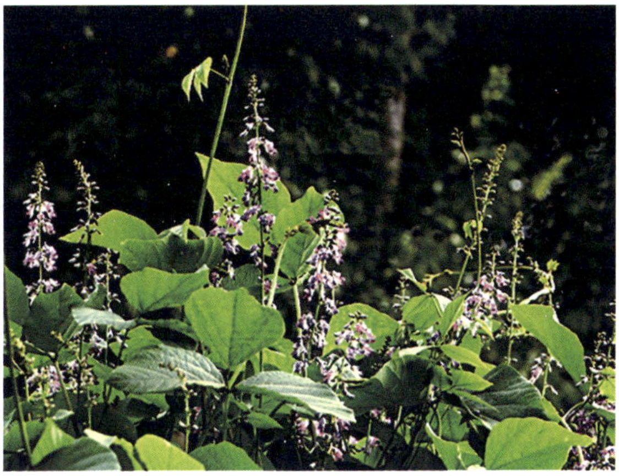

图14　苦葛 *Pueraria peduncularis*

18–22　天门冬

【品图】

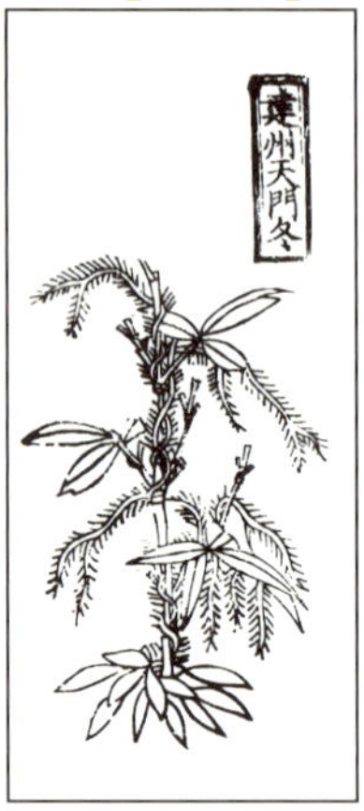

图 1　图经（大）·建州天门冬

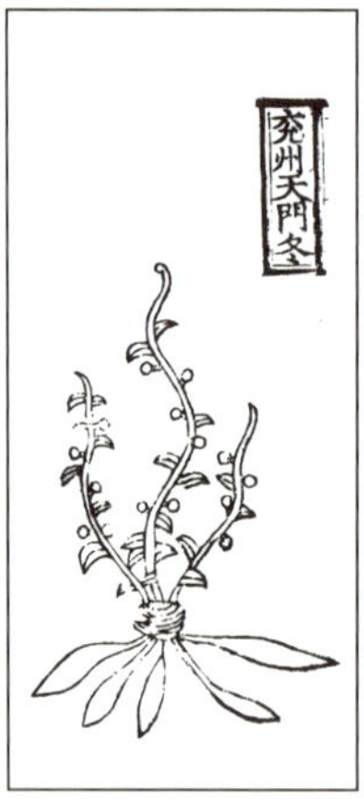

图 2　图经（大）·兖州天门冬

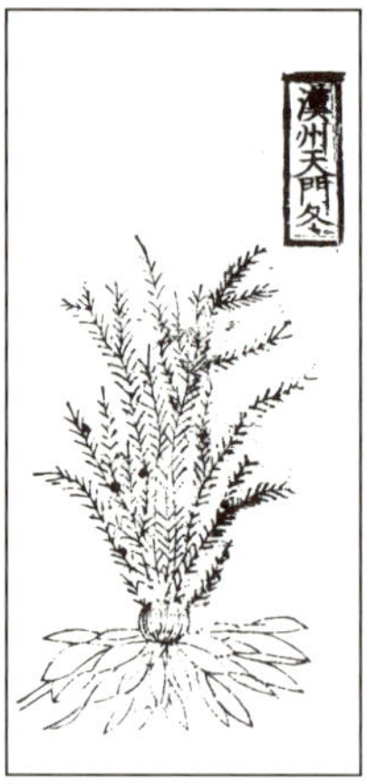

图 3　图经（大）·汉州天门冬

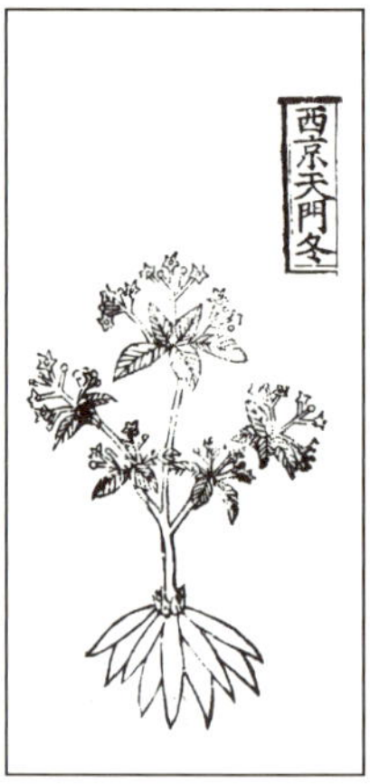

图 4　图经（大）·西京天门冬

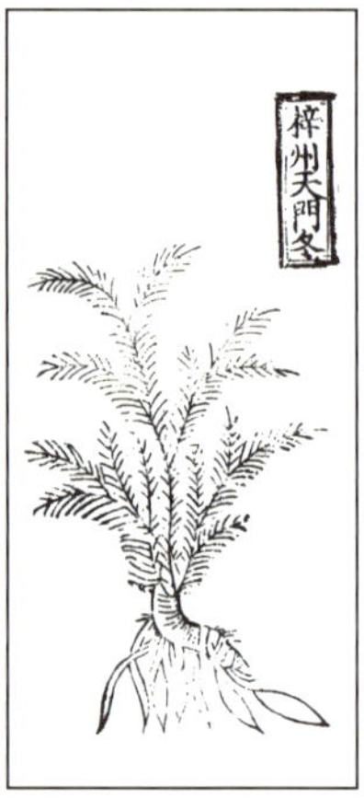

图 5　图经（大）·梓州天门冬

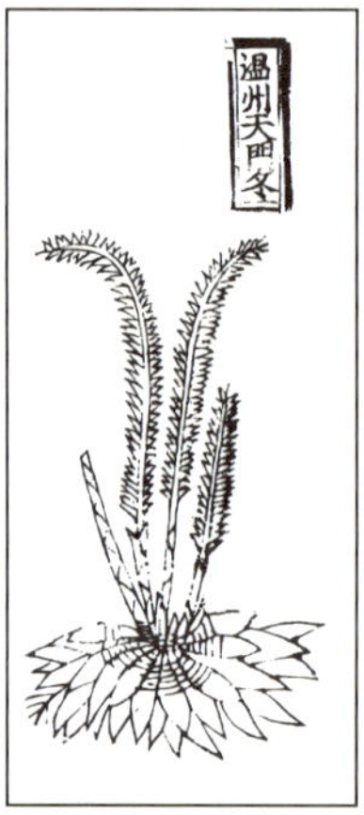

图 6　图经（大）·温州天门冬

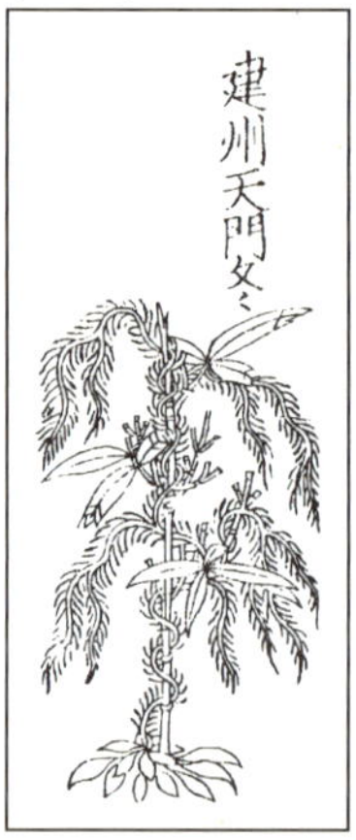

图 7　图经（政）·建州天门冬

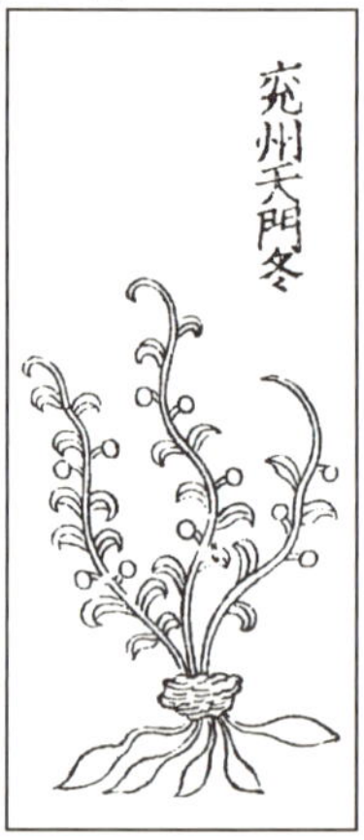

图 8　图经（政）·兖州天门冬

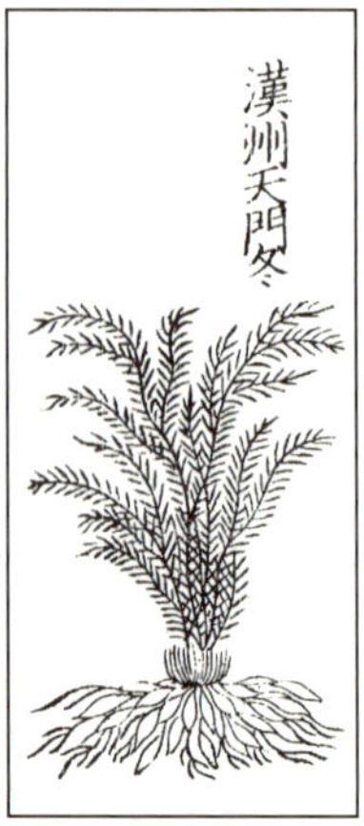

图 9　图经（政）·汉州天门冬

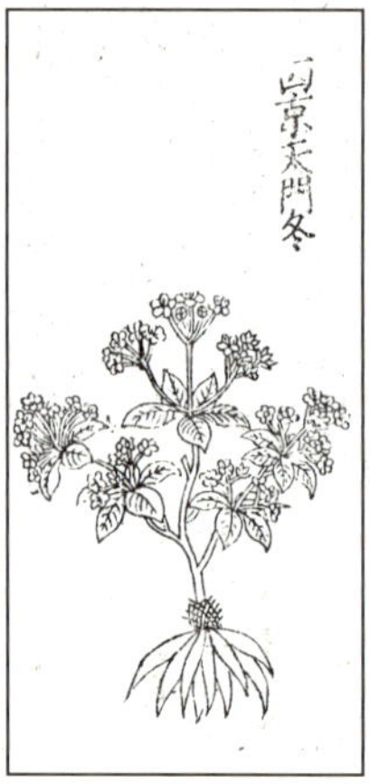

图 10　图经（政）·西京天门冬

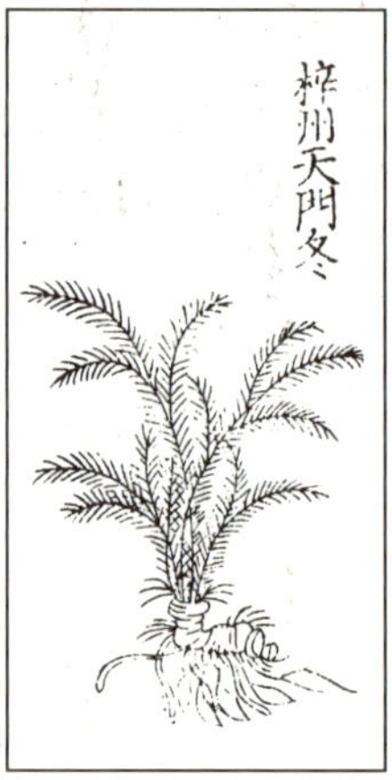

图 11　图经（政）·梓州天门冬

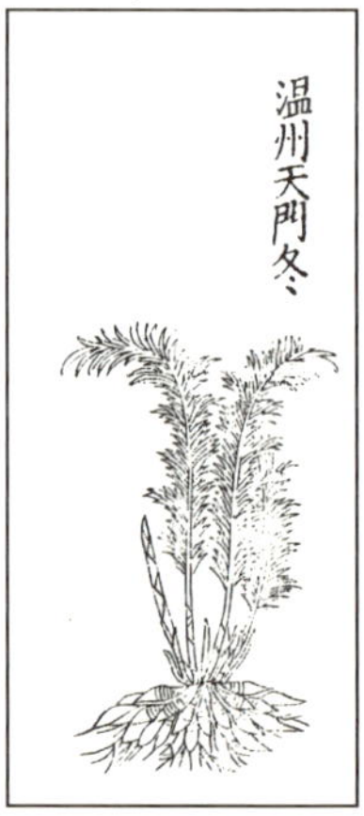

图 12　图经（政）·温州天门冬

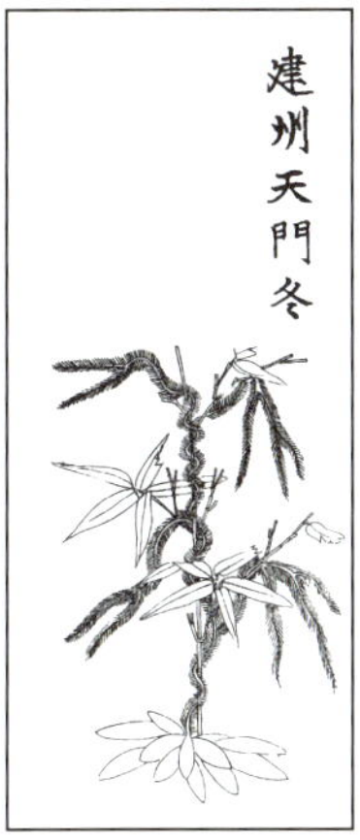

图 13　图经（绍）· 建州天门冬

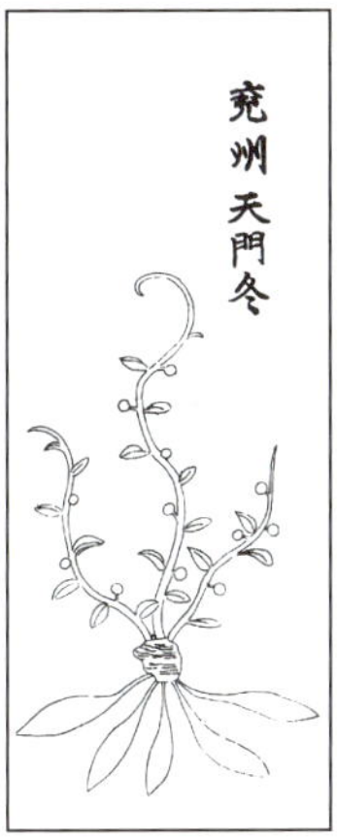

图 14　图经（绍）· 兖州天门冬

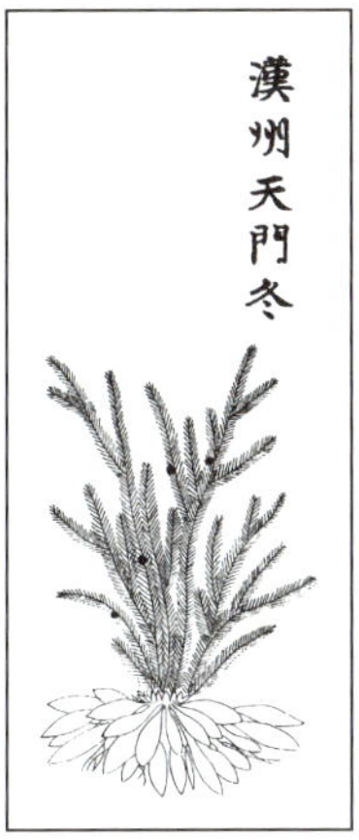

图 15　图经（绍）· 汉州天门冬

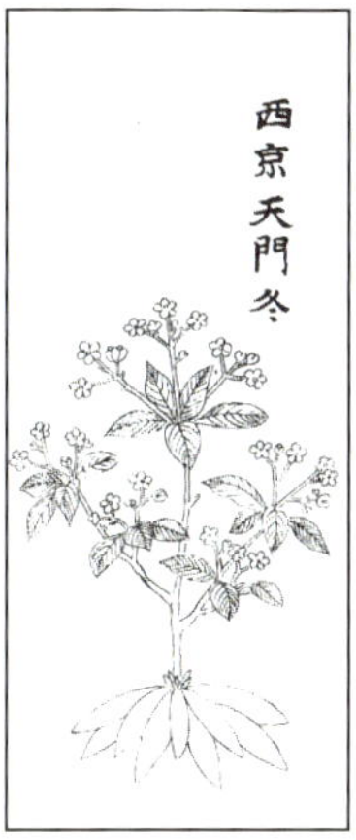

图 16　图经（绍）· 西京天门冬

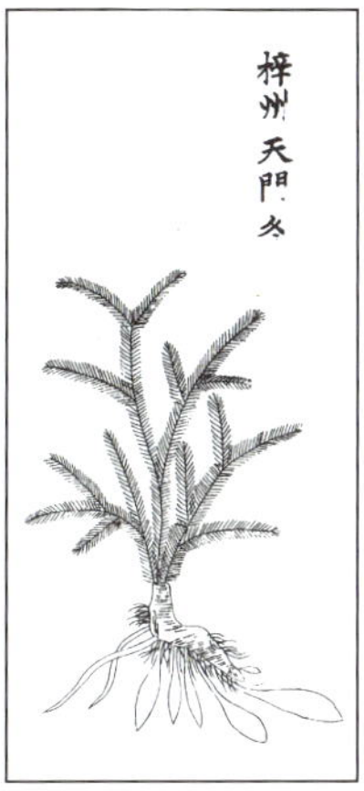

图 17　图经（绍）· 梓州天门冬

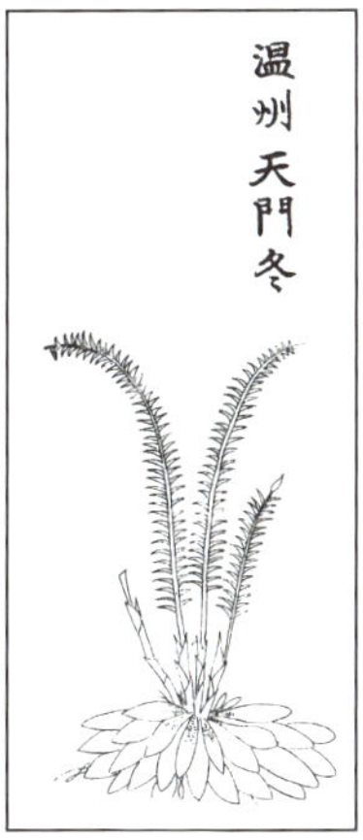

图 18　图经（绍）· 温州天门冬

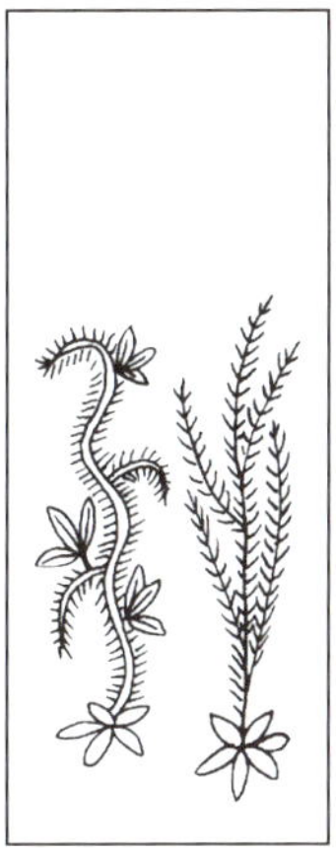

图 19　歌括 · 天门冬

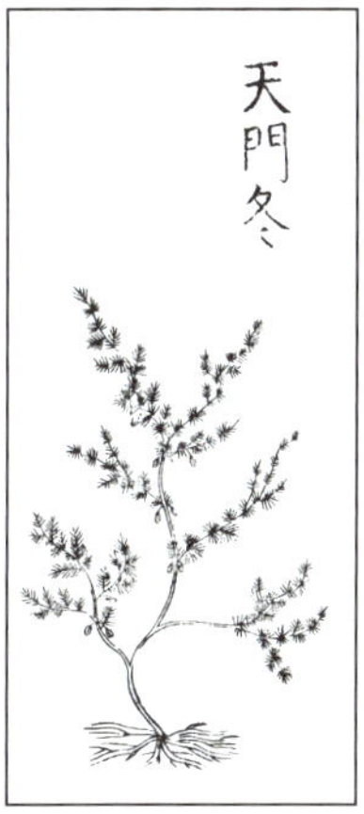

图 20　救荒 · 天门冬

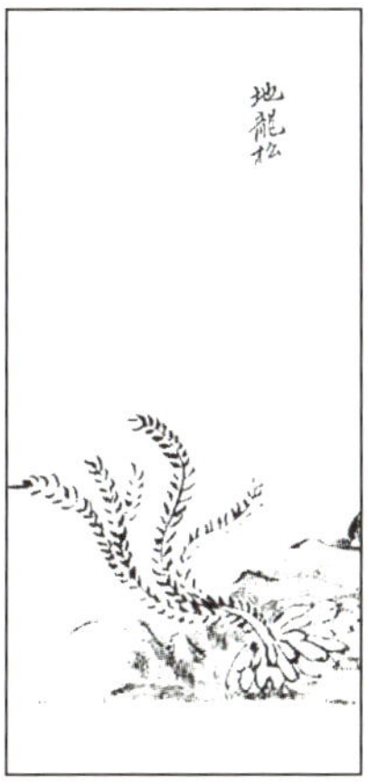

图 21　滇南图 · 地龙松

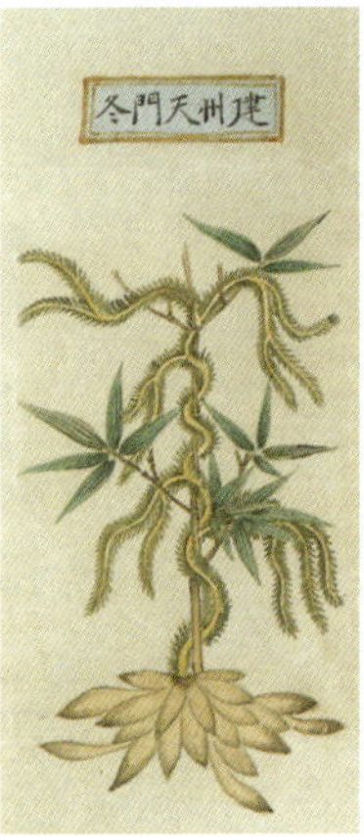

图 22　品汇 · 建州天门冬

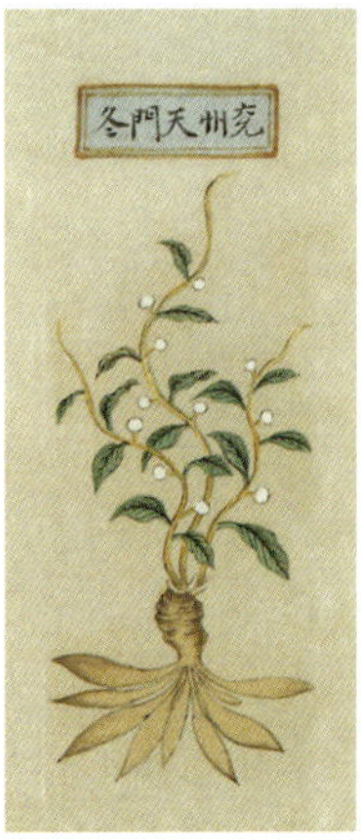

图 23　品汇 · 兖州天门冬

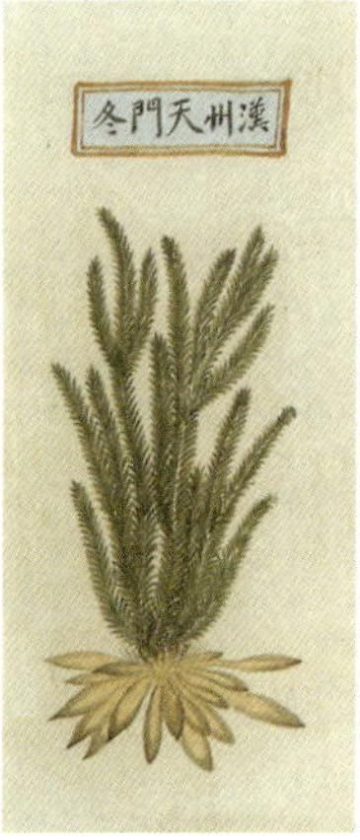

图 24　品汇 · 汉州天门冬

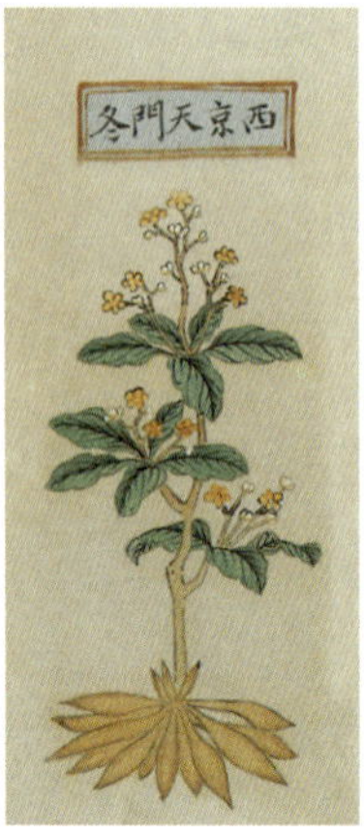

图 25　品汇 · 西京天门冬

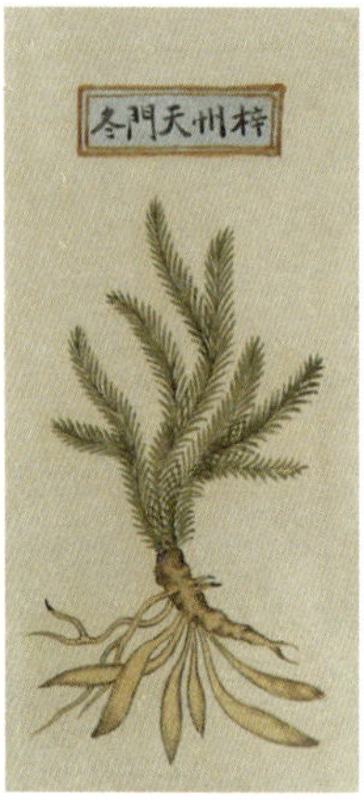

图 26　品汇 · 梓州天门冬

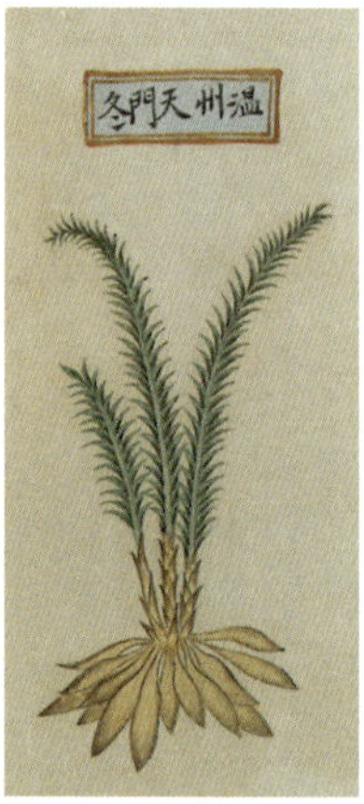

图 27　品汇 · 温州天门冬

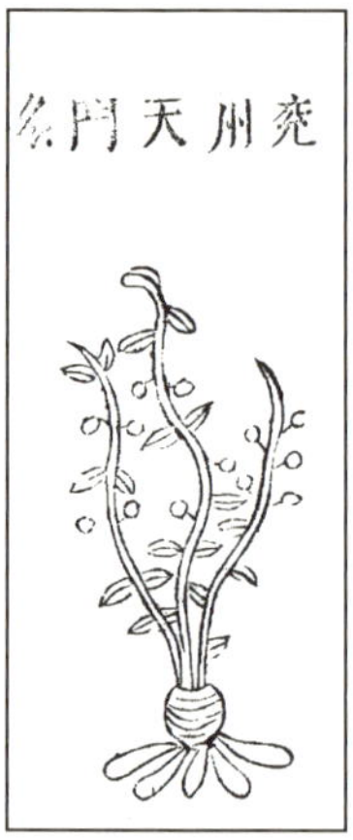

图 28　蒙筌 · 兖州天门冬

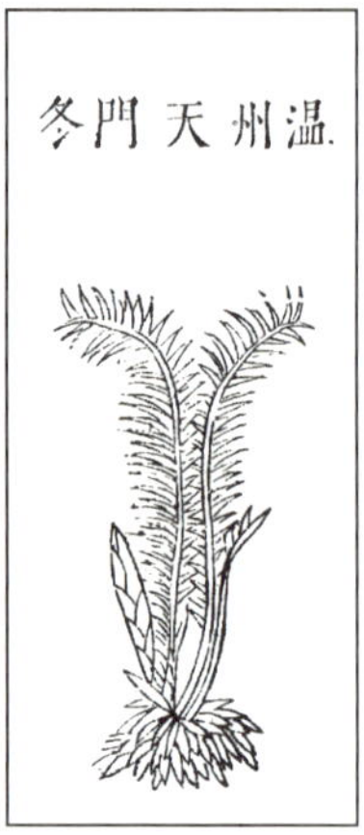

图 29　蒙筌 · 温州天门冬

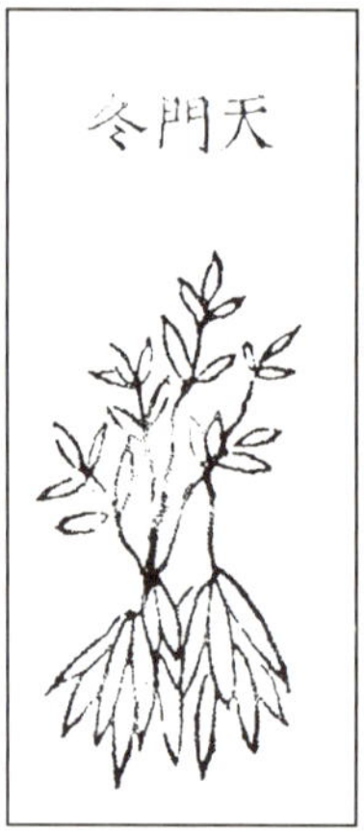

图 30　太乙 · 天门冬

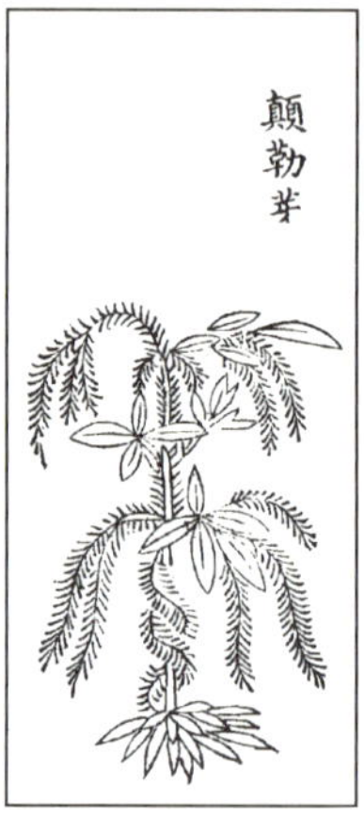

图 31　茹草 · 颠勒芽

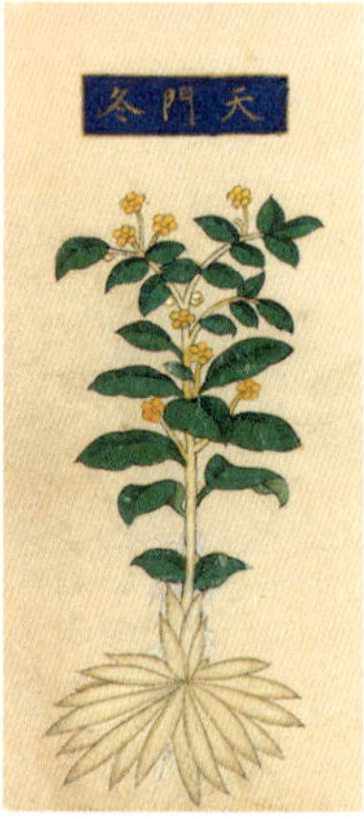

图 32　雷公 · 天门冬

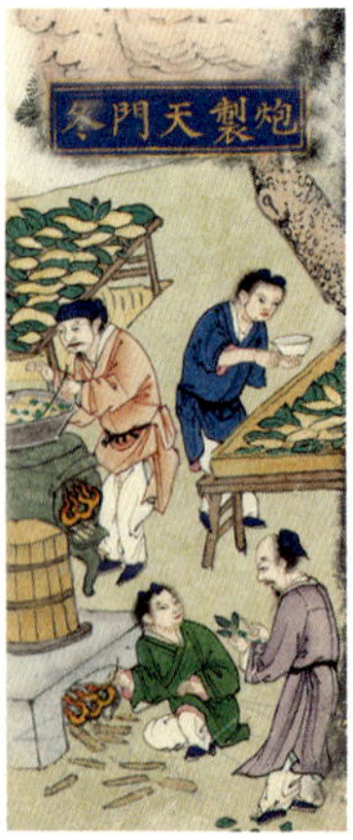

图 33　雷公 · 炮制天门冬

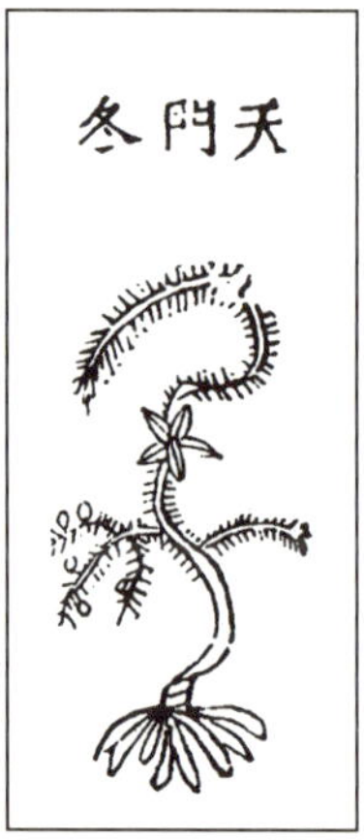

图 34　纲目（金）· 天门冬

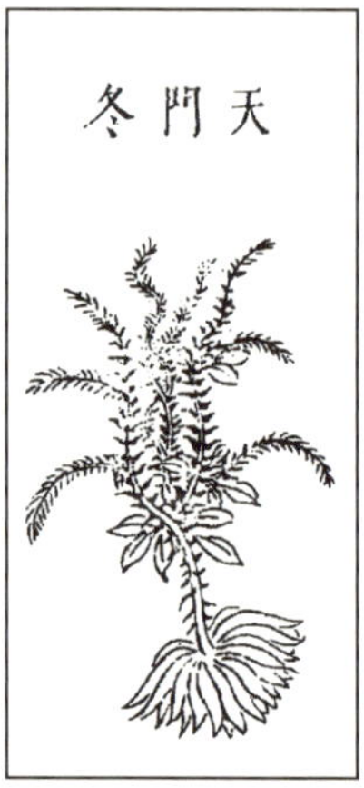

图 35　纲目（钱）· 天门冬

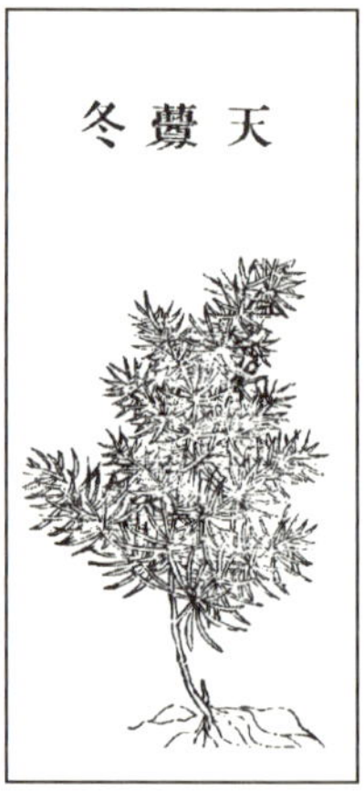

图 36　纲目（张）· 天虋冬

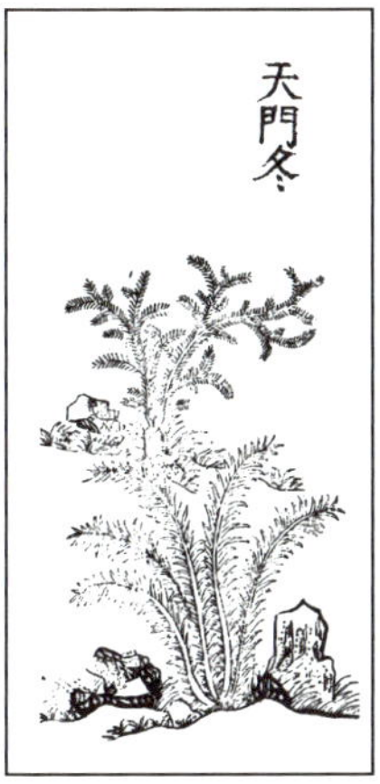

图 37　三才・天门冬

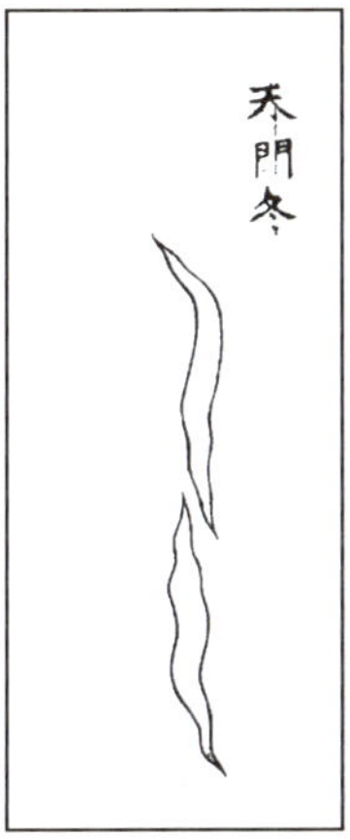

图 38　原始・天门冬

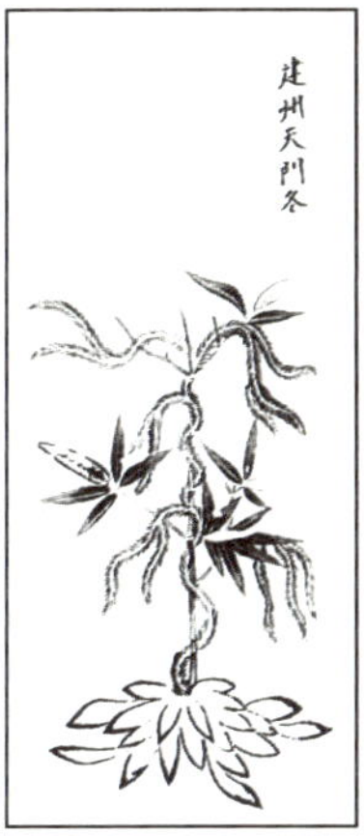

图 39　金石・建州天门冬

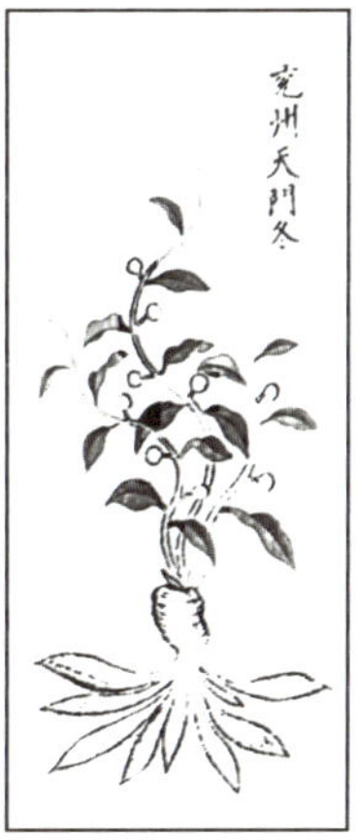

图 40　金石・兖州天门冬

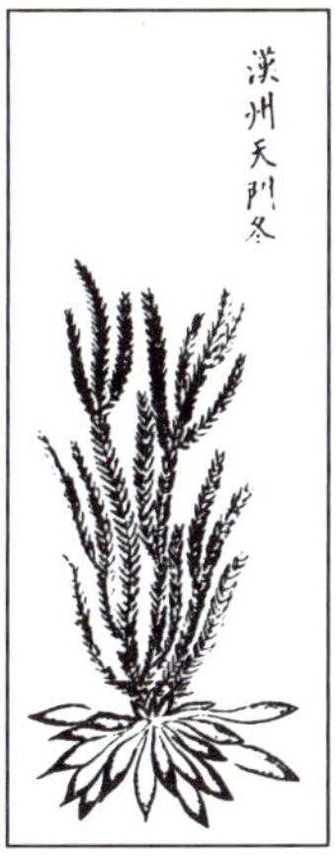

图 41　金石・汉州天门冬

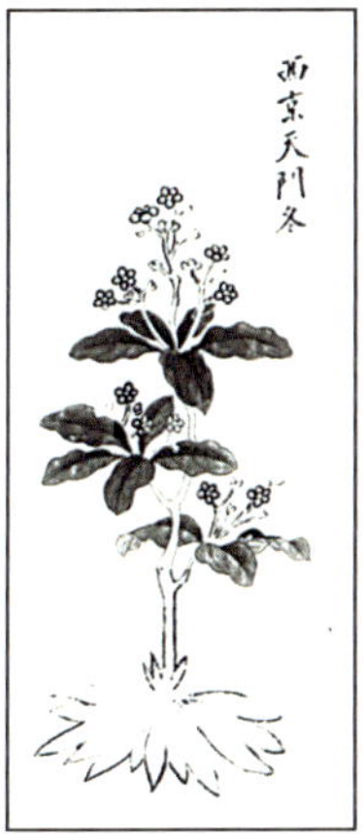

图 42　金石・西京天门冬

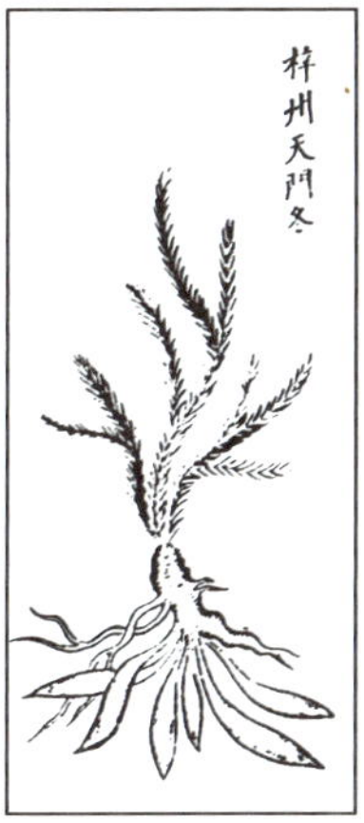

图 43　金石・梓州天门冬

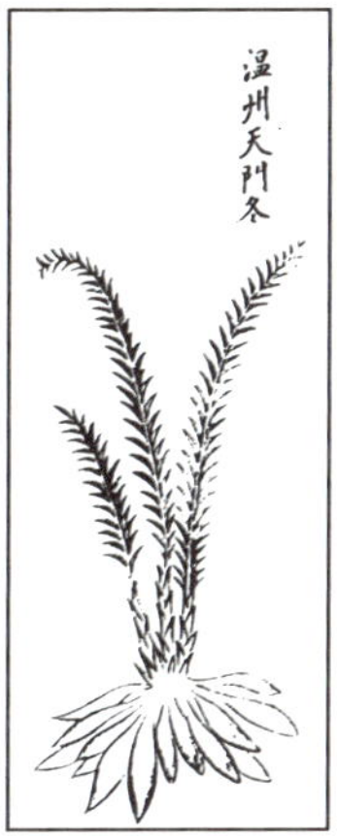

图 44　金石・温州天门冬

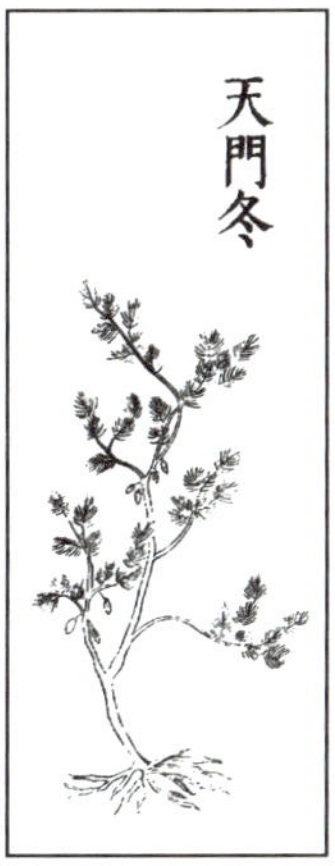

图 45　博录・天门冬

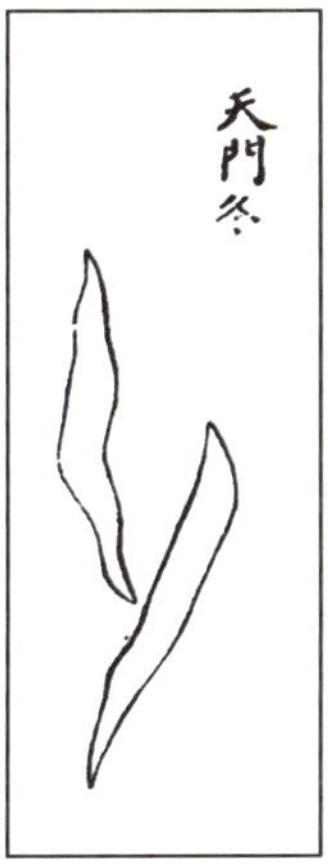

图 46　汇言・天门冬

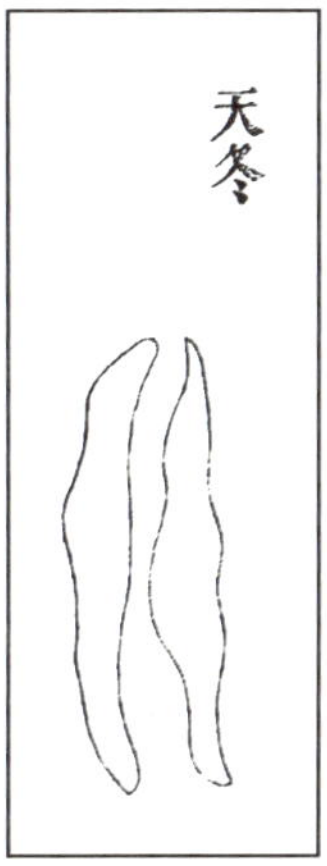

图 47　本草汇・天冬

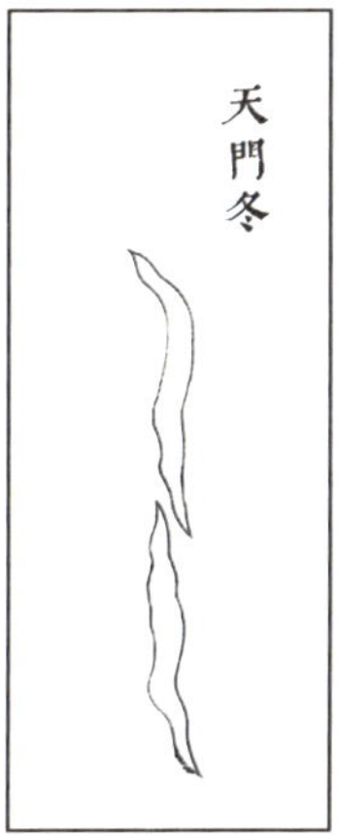

图 48　类纂・天门冬

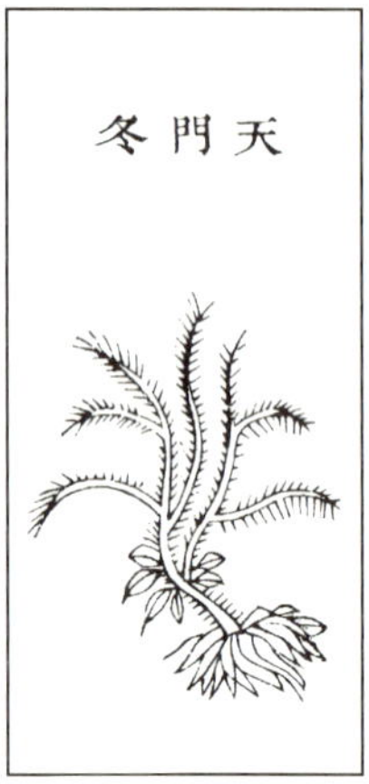

图 49 备要·天门冬

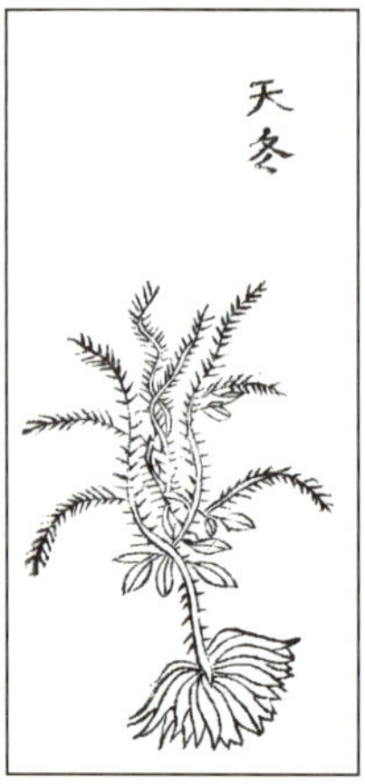

图 50 求真·天冬

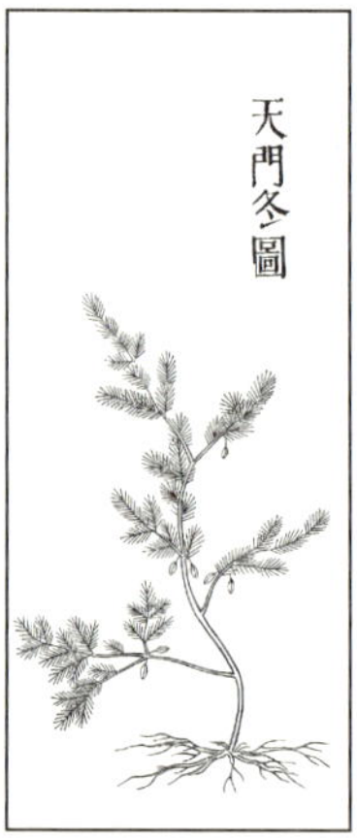

图 51 草木典·天门冬图

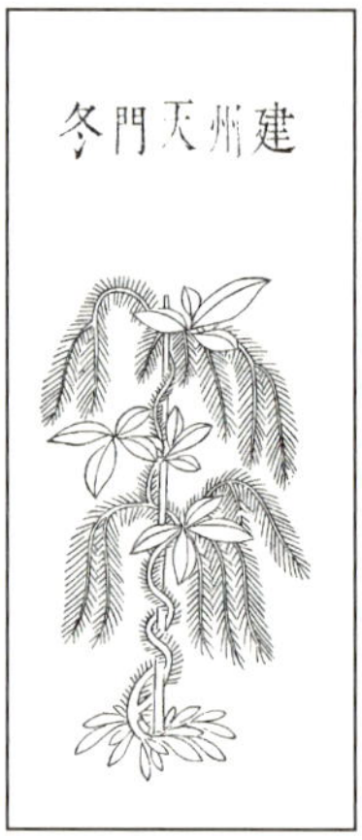

图 52 草木典·建州天门冬

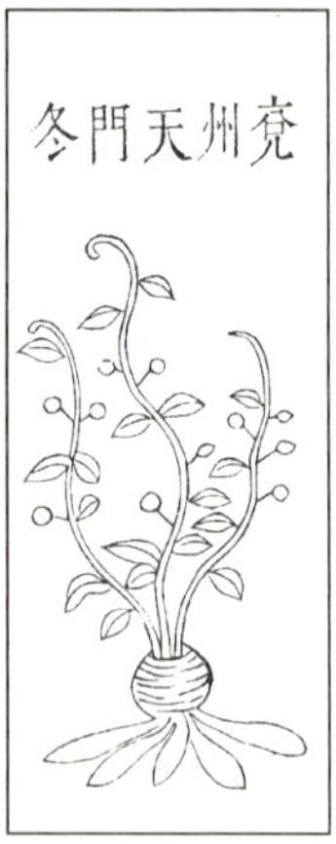

图 53 草木典·兖州天门冬

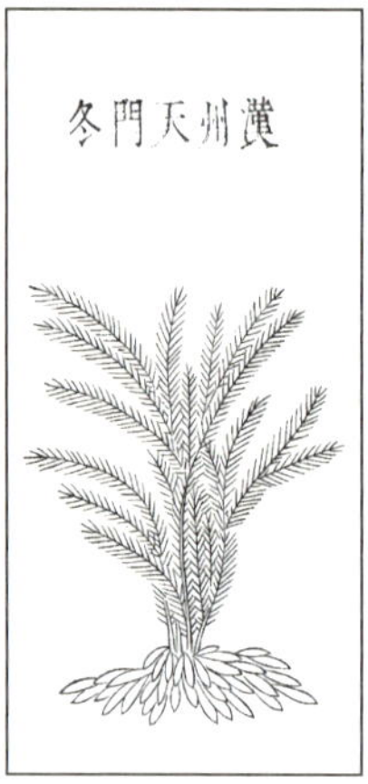

图 54 草木典·汉州天门冬

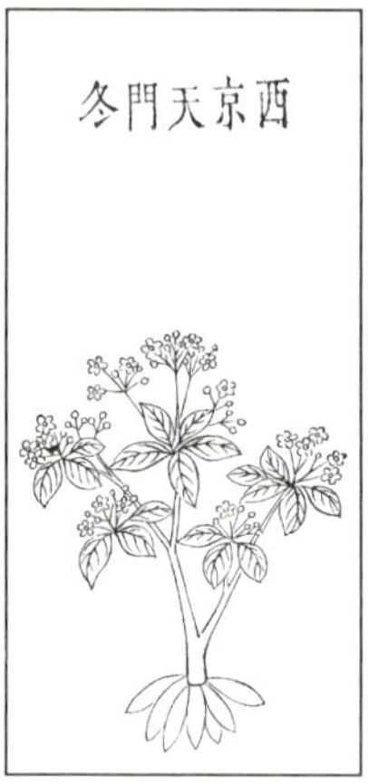

图 55 草木典·西京天门冬

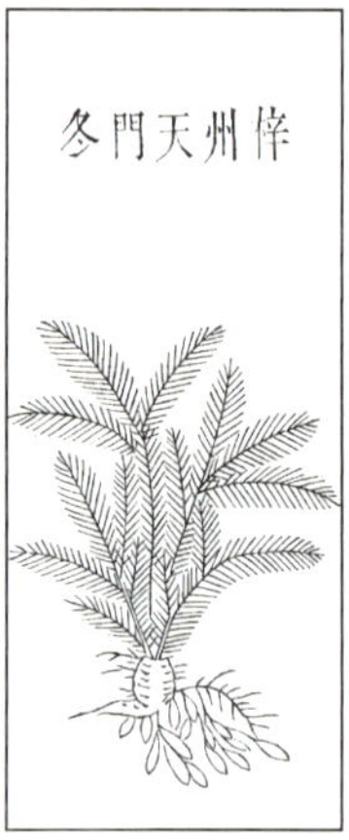

图 56 草木典·梓州天门冬

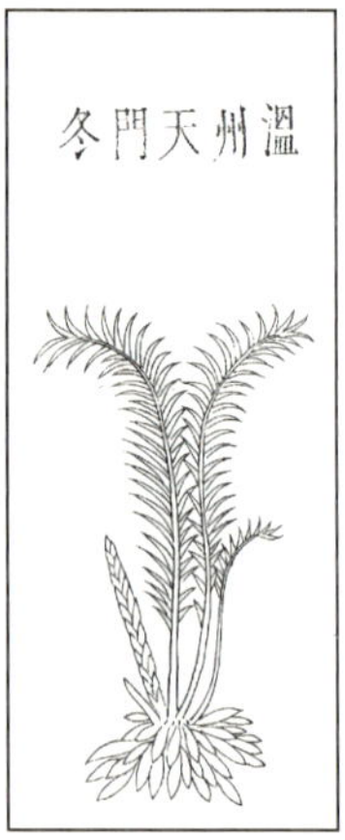

图 57 草木典·温州天门冬

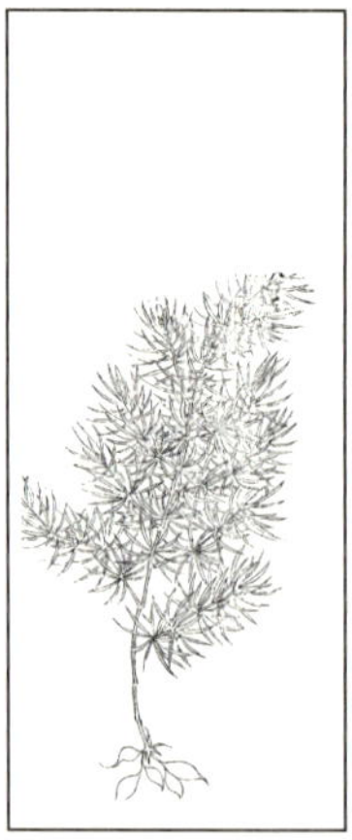

图 58 图考·天门冬 -1

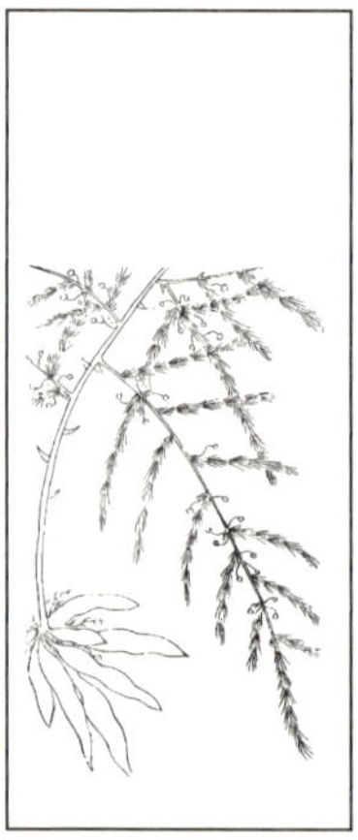

图 59 图考·天门冬 -2

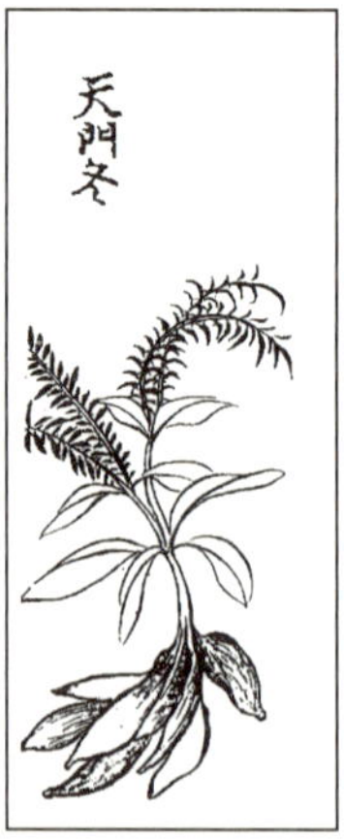

图 60 图说·天门冬

本品60图，取自26书，其中14幅彩图。有承继关系的图可分4个书类。

《本草图经》：该书6图。“建州天门冬”“兖州天门冬”“汉州天门冬”“西京天门冬”“梓州天门冬”“温州天门冬”图依次分别存于《大观》（图1、2、3、4、5、6）、《政和》（图7、8、9、10、11、12）、《绍兴》（图13、14、15、16、17、18）。此三传本药图基本一致。今以《政和》图7、图8、图9、图10、图11、图12为《图经》图的代表。

仿绘《图经》6图的彩色图有：《本草品汇精要》“建州天门冬”（图22）、“兖州天门冬”（图23）、“汉州天门冬”（图24）、“西京天门冬”（图25）、“梓州天门冬”（图26）、“温州天门冬”（图27）。此后《补遗雷公炮制便览》“天门冬”（图32）仿绘《图经》“西京天门冬”（图10）。《金石昆虫草木状》6幅“天门冬”图（图39、40、41、42、43、44）又依次仿绘《品汇》图22、23、24、25、26、27。

仿绘《图经》6图的墨线图有：《本草歌括》“天门冬”（图19）含图2幅，即仿绘《图经》“建州天门冬”与“汉州天门冬”图，但均大加简略。《本草蒙筌》“兖州天门冬”（图28）、“温州天门冬”（图29）分别仿绘《图经》同名图，有所简略。《茹草编》“颠勒芽”（图31）仿绘《图经》“建州天门冬”（图7）。《本草纲目》金陵本“天门冬”（图34）仿绘“建州天门冬”（图7），大加简省，且误把原被缠绕的竹叶也作为天门冬一部分予以绘出。《纲目》钱本图35居然糅合“建州天门冬”与“西京天门冬”两种不同植物的叶于一株之上。但其在茎上绘出倒钩刺，却是诸图中的第一次。此后《本草备要》图49、《本草求真》图50、《本草简明图说》图60均仿绘自钱本图35。《三才图会》“天门冬”（图37）在一图之中，分上下仿绘了《图经》的“梓州天门冬”、“温州天门冬”图。《古今图书集成·草木典》“建州天门冬”（图52）、“兖州天门冬”（图53）、“汉州天门冬”（图54）、“西京天门冬”（图55）、“梓州天门冬”（图56）、“温州天门冬”（图57）依次分别仿绘了《图经》同名图（图7、8、9、10、11、12）。

《救荒本草》：该书“天门冬”（图20）的仿绘者有《野菜博录》图45、《古今图书集成·草木典》“天门冬图”（图51）。

《本草原始》：该书“天门冬”（图38）的仿绘图有《本草汇言》图46、《本草汇》图47、《本草纲目类纂必读》图48。

《植物名实图考》：该书“天门冬-1”（图58）的仿绘图《本草纲目》张本图36。

以上60图中，除外47幅仿绘图，原创图尚有13幅（图7、8、9、10、11、12、20、21、30、33、38、58、59），详见下“鉴药”项。

【文录】

《本经》《别录》（见《证类》卷6“天门冬”） **一名颠勒。**生奉高山谷。二月、三月、七月、八月采根，暴干。

梁《本草经集注》（同上） 陶隐居云：奉高，太山下县名也。今处处有，以高地大根味甘者为好。张华《博物志》云：天门冬，逆捋有逆刺。若叶滑者，名絺休，一名颠棘。可以浣缣，素白如绒（音越，纻类）。金城人名为浣草。擘其根，温汤中挼之，以浣衣胜灰。此非门冬，相似尔。按：如此说，今人所采皆是有刺者，本名颠勒，亦粗相似，以浣垢衣则净。《桐君药录》又云：叶有刺，蔓生，五月花白，十月实黑，根连数十枚。如此殊相乱，而不复更有冬门，恐门冬自一种，不即是浣草耶？又有百部，根亦相类，但苗异尔。

唐《唐本草》（同上）《唐本》注云：此有二种，苗有刺而涩者，无刺而滑者，俱是门冬。俗云颠刺、浣草者，形皃谽（音瞑）之。虽作数名，终是一物。二根浣垢俱净，门冬、浣草，互名之也。

唐《本草拾遗》（同上）《陈藏器本草》云：天门冬，陶云百部根亦相类，苗异尔。按：天门冬根有十余茎，百部多者五六十茎，根长尖，内虚，味苦。天门冬根圆短实润，味甘不同，苗蔓亦别。如陶所说，乃是同类。今人或以门冬当百部者，说不明也。

宋《嘉祐本草》（同上） 谨按：《尔雅》云：蘠蘼，虋冬。注云：门冬，一名满冬。虋（音门）。抱朴子云：或名地门冬，或名莚门冬，或名巔棘，或名淫羊食，或名管松。其生高地，根短味甜气香者上；其生水侧下地者，叶细似蕴而微黄，根长而味多苦气臭者下。

宋《本草图经》（同上）《图经》曰：今处处有之。春生藤蔓，大如钗股，高至丈余，叶如茴香，极尖细而疏滑，有逆刺，亦有涩而无刺者。其叶如丝杉而细散，皆名天门冬。夏生白花，亦有黄色者。秋结黑子，在其根枝傍。入伏后无花，暗结子。其根白或黄紫色，大如手指，长二三寸，大者为胜，颇与百部根相类，然圆实而长，一二十枚同撮。二月、三月、七月、八月采根，四破之，去心，先蒸半炊间，暴干，停留久仍湿润。入药时，重炕焙令燥。洛中出者，叶大干粗，殊不相类。岭南者无花，余无它异……在东岳名淫羊食；在中岳名天门冬；在西岳名管松；在北岳名无不愈；在南岳名百部；在京陆山阜名颠棘。虽处处皆有，其名各异，其实一也，在北岳地阴者尤佳……越人名为浣草，似天门冬而非也。

明《救荒本草》卷上“天门冬” 俗名万岁藤，又名娑萝树……春生藤蔓，大如钗股，长至丈余，延附草木上；叶如茴香，极尖细而疏滑，有逆刺；亦有涩而无刺者；其叶如丝杉而细散，皆名天门冬。夏生白花，亦有黄花及紫花者，秋结黑子在其根枝傍，入伏后无花暗结子。其根白或黄紫色，大如手指，长二三寸，大者为胜。其生高地，根短味甜，气香者上。其生侧地下者，叶细似蕴而微黄，根长而味多苦，气臭者下，亦可服。

题·明《滇南本草图说》卷8“地龙松”（即天冬草也。）以霜月其根始肥，故《本草》名为天冬。高尺许，叶细。世人但知其根之力，而不知其枝叶之功，胜于其根十倍。

明《本草纲目》卷18“天门冬”【释名】天棘（《纲目》）、万岁藤。【时珍曰】

草之茂者为虋，俗作门。此草蔓茂，而功同麦门冬，故曰天门冬，或曰天棘。《尔雅》云：髦，颠棘也。因其细叶如髦，有细棘也。颠、天，音相近也。按《救荒本草》云：俗名万岁藤，又名婆萝树。其形与治肺之功颇同百部，故亦名百部也。藴蘼乃营实苗，而《尔雅》指为门冬，盖古书错简也。【集解】【时珍曰】生苗时，亦可以沃地栽种。子亦堪种，但晚成耳。

【鉴药】

"天门冬"首见于《本经》。或作"天虋冬"。李时珍释其名曰："草之茂者为虋，俗作门。此草蔓茂，而功同麦门冬，故曰天门冬。"《本经》载其"主诸暴风湿偏痹，强骨髓，杀三虫，去伏尸，久服轻身，益气延年"。《别录》补录："保定肺气，去寒热，养肌肤，益气力，利小便，冷而能补"等。古今常用其养阴清热，润燥生津。

关于本品的形态，可通过其别名得知一二。其别名"颠勒"（《本经》）、"颠棘"（尔雅）、"天棘"（《纲目》）等，均表明其茎有刺。梁·陶弘景云："今处处有，以高地大根味甘者为好。张华《博物志》云：天门冬，逆捋有逆刺。若叶滑者，名绨休，一名颠棘。可以浣缣，素白如绒（音越，纻类）……按：如此说，今人所采皆是有刺者，本名颠勒，亦粗相似，以浣垢衣则净。《桐君药录》又云：叶有刺，蔓生，五月花白，十月实黑，根连数十枚。"其中《桐君药录》所言最为简洁。

《唐本草》云："此有二种，苗有刺而涩者，无刺而滑者，俱是门冬。俗云颠刺、浣草者，形皃詺（音瞑）之。虽作数名，终是一物。"本品的茎平滑，但茎上的鳞片状叶基部延伸为长几毫米的硬刺，这种刺在分枝上较短或不明显。因此所谓有刺、无刺，可能是因为种类不同，也可能观察的部位不同。

本品最重要的部位是其成纺锤体状的膨大的根。唐·陈藏器注意到天门冬和百部都有此类的根，其判断方法是除苗叶不同之外："天门冬根有十余茎，百部多者五六十茎，根长尖，内虚，味苦。天门冬根圆短实润，味甘不同，苗蔓亦别。"

宋·苏颂对本品的形态有全面综述："今处处有之。春生藤蔓，大如钗股，高至丈余，叶如茴香，极尖细而疏滑，有逆刺；亦有涩而无刺者，其叶如丝杉而细散，皆名天门冬。夏生白花，亦有黄色者。秋结黑子，在其根枝傍。入伏后无花，暗结子。其根白或黄紫色，大如手指，长二三寸，大者为胜，颇与百部根相类，然圆实而长，一二十枚同撮。二月、三月、七月、八月采根。"至此，天门冬的根、茎、叶、花、果的形态俱全，此即百合科天门冬属植物天门冬*Asparagus cochinchinensis*（Lour.）Merr.或其同属近缘植物。

古本草本品的插图甚多，其来源与表现方法各不相同。

1.《本草图经》：该书6图，都有或多或少的纺锤体状膨大的根。再细分，则"建州天门冬"（图7）、"汉州天门冬"（图9）、"梓州天门冬"（图11）、"温州天门冬"

（图12）属于同一类，其图形的共同点是细瘦的“茎”密生细小的“叶”。这就是苏颂所云“叶如茴香，极尖细而疏滑”“叶如丝杉而细散”的天门冬。今都属于天门冬属（*Asparagus* L.）植物。该属植物甚多，按现代植物学描述其形，则古代所谓“叶”，都是小枝近叶状。而所谓的“刺”或“逆刺”，才是退化成鳞片状的叶，其基部延伸而成刺状。对这样形态的植物，古代本草图中无法精确描绘。其花、浆果亦小，此数图中基本都没有表现。因此，要凭此数幅各地进献、不同画士所绘的图来准确区分植物种是很困难的。故本书将此4图笼统归于天门冬*A. cochinchinensis*及其同属近缘植物。

“兖州天门冬”（图8）有粗大根状茎，其下有5个纺锤体状的块根。其茎柔弱弯曲，叶小，对生或互生。茎上有小圆球状物，不明为花蕾或果实。对此图形，孙启明谓颇似百部科植物对叶百部（大百部）*Stemona tuberosa* Lour.。[1]王家葵等谓恐即百部科植物蔓生百部（百部）*S. japonica*（Bl.）Miq.或同属对叶百部*S. tuberosa*。[2]按陈藏器的区分法，“天门冬根有十余茎，百部多者五六十茎”。此“兖州天门冬”才显示5个块根，未免少点。但古代药图好简省者多，图中块根数量多少并非判断植物种的绝对标准。此图叶片是真正的叶片，云此图是百部科植物是完全可能的。

“西京天门冬”（图10）完全是双子叶植物，根头部有棕毛，茎直立多分枝。西京即今陕西西安。苏颂云“洛中出者，叶大干粗，殊不相类”。有可能就是指此种天门冬。孙启明认为此植物与大戟科植物泽漆相近，但叶形有异。泽漆叶为倒卵形。[1]亦有怀疑是五加科植物楤木属（*Aralia* Linn.）植物者。[3]此二者均未必妥，姑存疑以俟来者。

2.《救荒本草》：该书“天门冬”（图20）根部未见纺锤体状块根，茎细弱。其叶状枝多枚成簇，腋生小浆果。对此图形，王作宾认为是石刁柏*Asparagus officinalis* L.或同属植物*A. lucidus* Lindl.；伊博恩又增补了同属植物*A. falcatus* Benth.或*A.insularis* Hance.；张翠君认为应是天门冬属的天门冬*Asparagus cochinchinensis*（Lour.）Merr.。[4]

3.《滇南本草图说》：该书“地龙松”（图21）采用写意笔法，绘一植物有众多纺锤体状的块根，茎柔软，两侧密生对生“小叶”。这是古代表现天门冬常用的方式。可以认为其示意为天门冬属（*Asparagus* L.）该书原文称“地龙松即天冬草也。以霜月其根始肥，故《本草》名为天冬。高尺许，叶细。世人但知其根之力，而不知其枝叶之功，胜于其根十倍。”此亦一家之言。

4.《太乙仙制本草药性大全》：该书“天门冬”（图30）下有成串纺锤体块根，上有披针形叶，对生。仅从其叶的绘制法，即知此非天门冬，或是百部科植物亦未可知。

1 孙启明：《苏图研究》，见：张志斌，郑金生主编：《本草纲目研究札记》，北京：科学出版社，2019：631.

2 王家葵、蒋淼、胡颖翀：《本草纲目图考》，北京：科学出版社，2018：832.

3 王家葵、蒋淼、胡颖翀：《本草纲目图考》，北京：科学出版社，2018：833.

4 ［明］朱橚著，倪根金校注、张翠君参注：《救荒本草校注》，北京：中国农业出版社，2008：145.

5.《补遗雷公炮制便览》：该书“炮制天门冬”（图33）乃据《雷公炮炙论》所示方法绘画。雷公法为：“采得了，去上皮一重，便劈破，去心，用柳木甑，烧柳木柴，蒸一伏时，洒酒令遍，更添火蒸，出曝，去地二尺已来，作小架，上铺天门叶，将蒸了天门冬，摊令干用。”故此图有4人，各负责不同工序。右下方紫衣人大概负责去上皮，其对面一人正在用木甑蒸药。然后再经右上一蓝衣人在“洒酒令遍”，左上一人在锅中拌炒（未按要求火蒸），图上方有木架，铺了天门冬叶，“将蒸了天门冬，摊令干用”。此图中的树叶又宽又大，全然不顾及天门冬的形态。故此图并非真实炮制场景。

6.《本草原始》：该书“天门冬”（图38）仅将天门冬药材据实写生。此药材原植物即天门冬属植物*Asparagus* spp.。

7.《植物名实图考》：该书“天门冬-1”（图58）绘一天门冬全体，叶状枝10枚成簇。此为天门冬属植物，具体植物种不明。“天门冬-2”（图59）绘一株天门冬，茎枝有刺，叶状枝数枚，极细小。此图是比较好的石刁柏*Asparagus officinalis* L.图。

【小结】

“天门冬”为《本经》所载早期药物之一。古今常用其养阴清热，润燥生津。据陶弘景引《桐君药录》，及此后《唐本草》、宋《本草图经》等书的形态描述，本品即百合科天门冬属植物天门冬*Asparagus cochinchinensis*（Lour.）Merr.或其同属近缘植物。《本草图经》所出药图多为天门冬属植物。《救荒本草》《植物名实图考》亦绘有较好的图形。

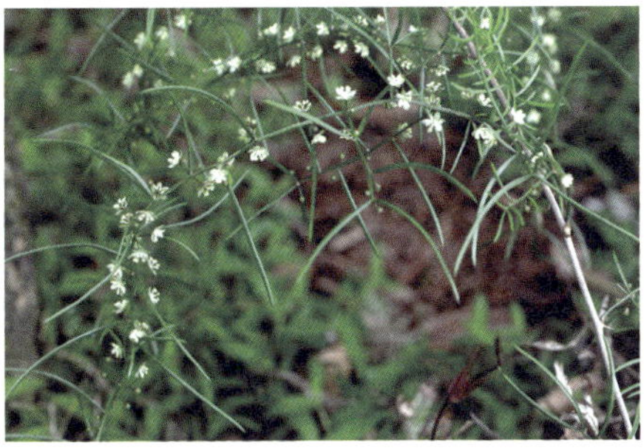

图 61　天门冬 *Asparagus cochinchinensis*

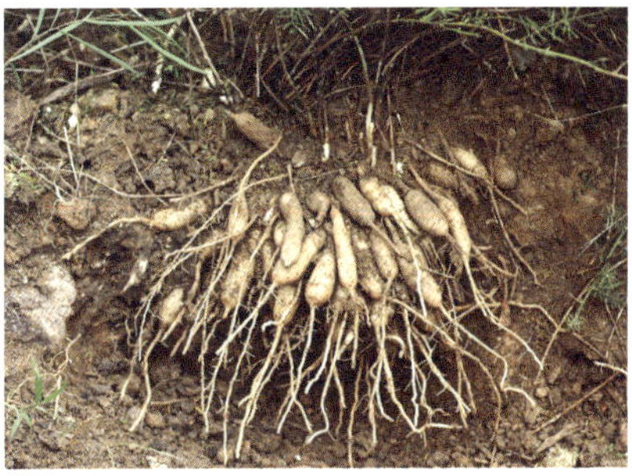

图 62　天门冬的根部

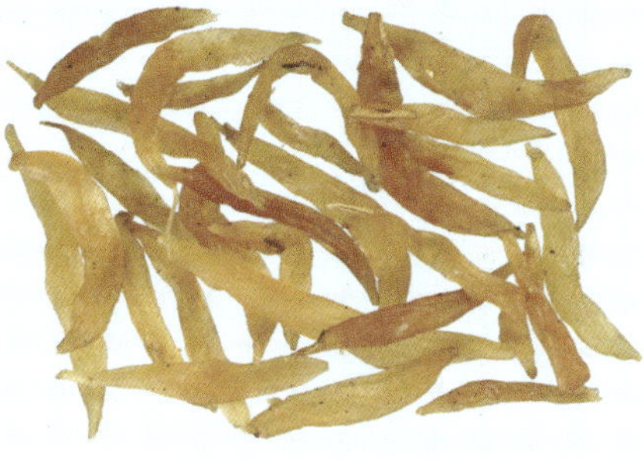

图 63　天门冬药材

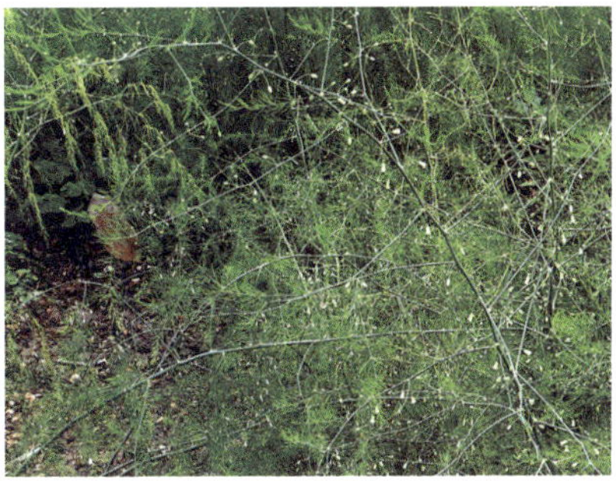

图 64　石刁柏 *A. officinalis*

18-23 百部

【品图】

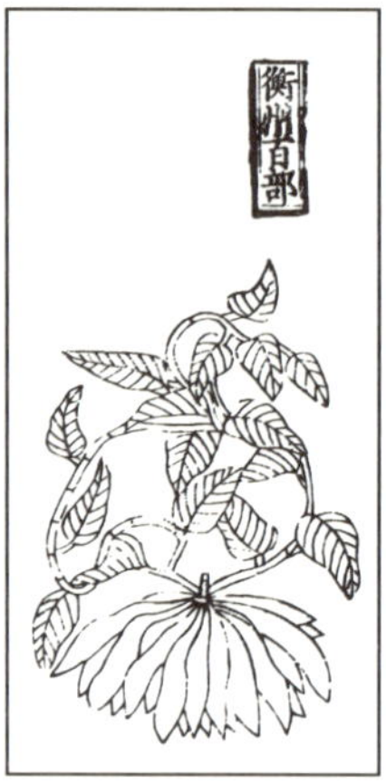

图 1 图经（大）· 衡州百部

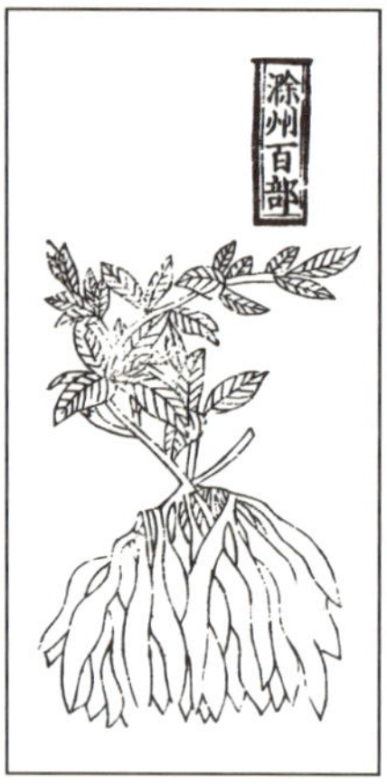

图 2 图经（大）· 滁州百部

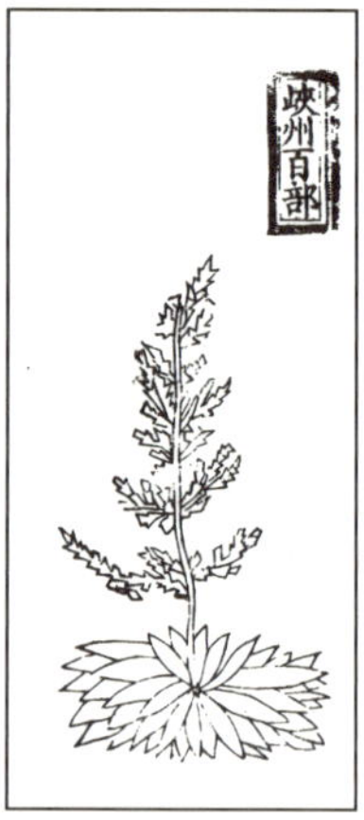

图 3 图经（大）· 峡州百部

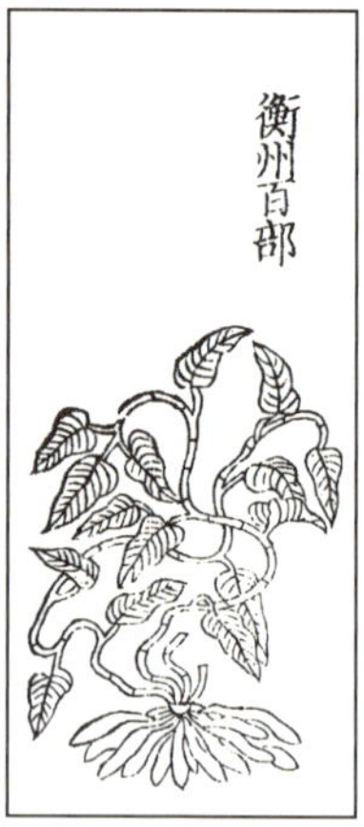

图 4 图经（政）· 衡州百部

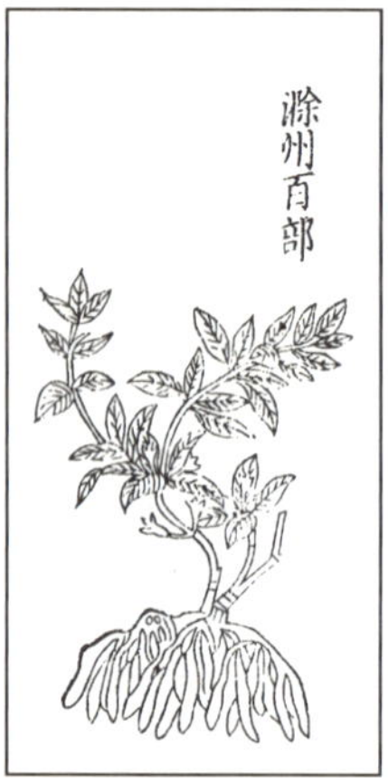

图 5 图经（政）· 滁州百部

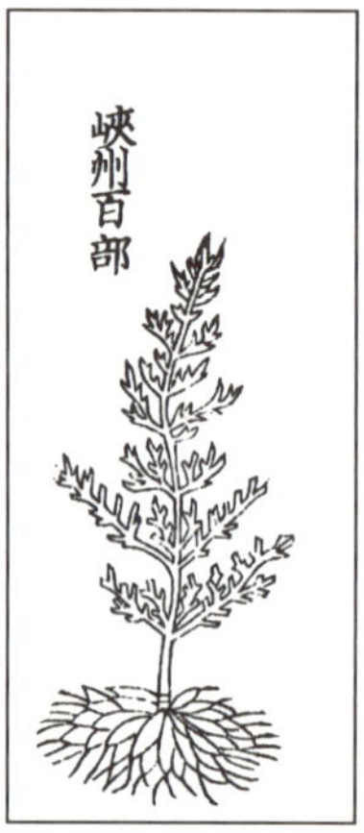

图 6 图经（政）· 峡州百部

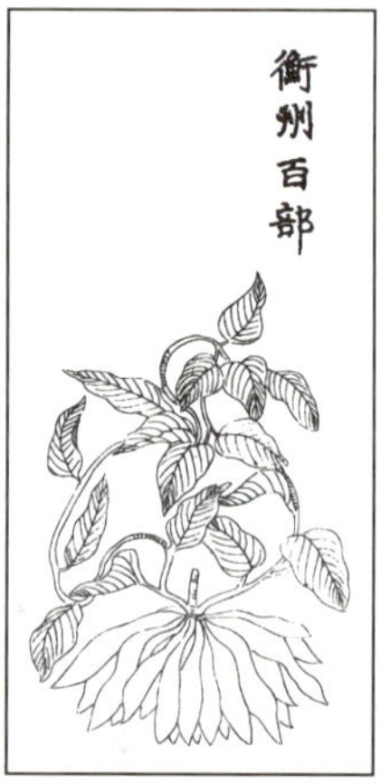

图 7 图经（绍）· 衡州百部

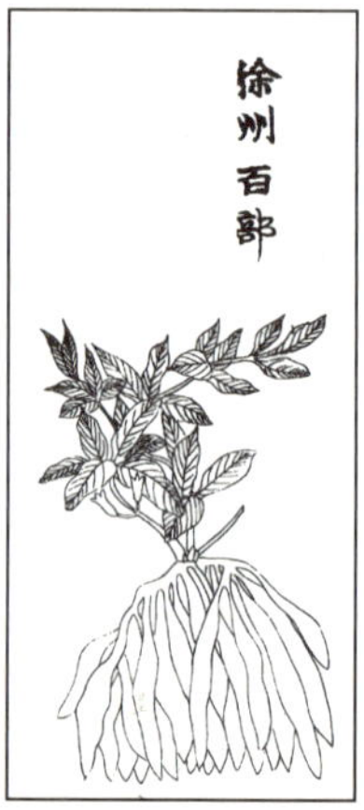

图 8 图经（绍）· 滁州百部

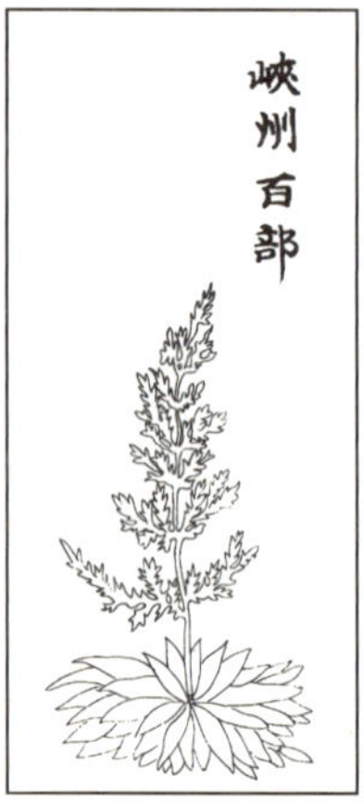

图 9 图经（绍）· 峡州百部

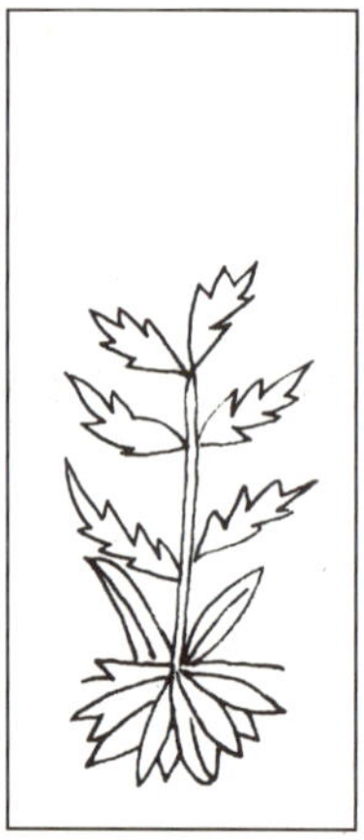

图 10 歌括 · 百部

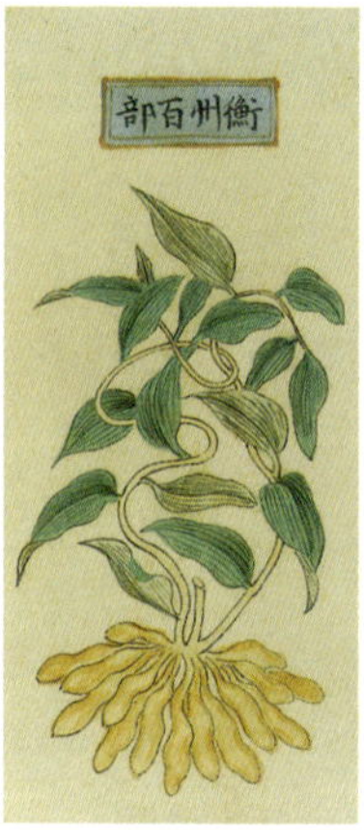

图 11 品汇 · 衡州百部

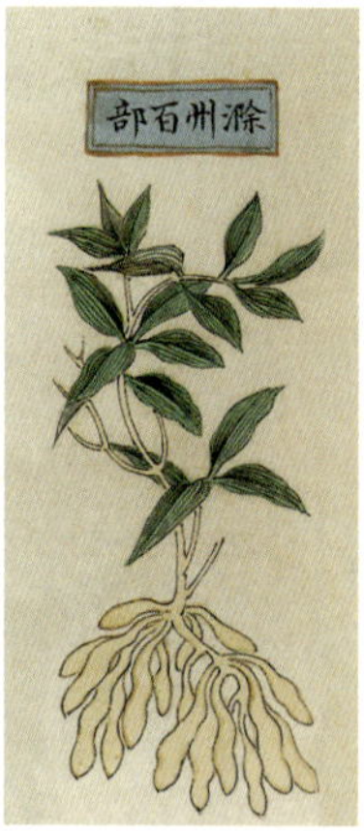

图 12 品汇 · 滁州百部

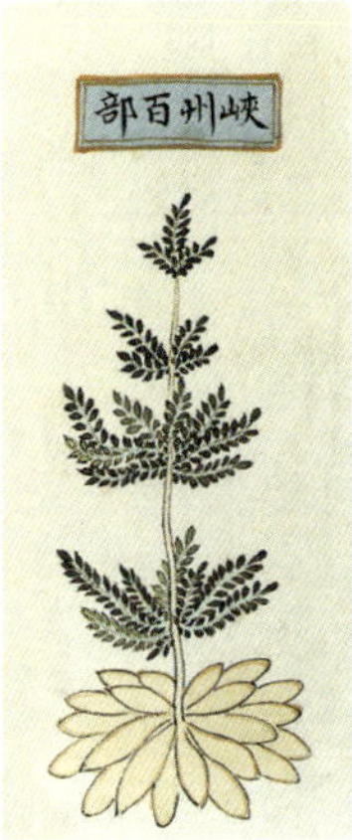

图 13　品汇·峡州百部

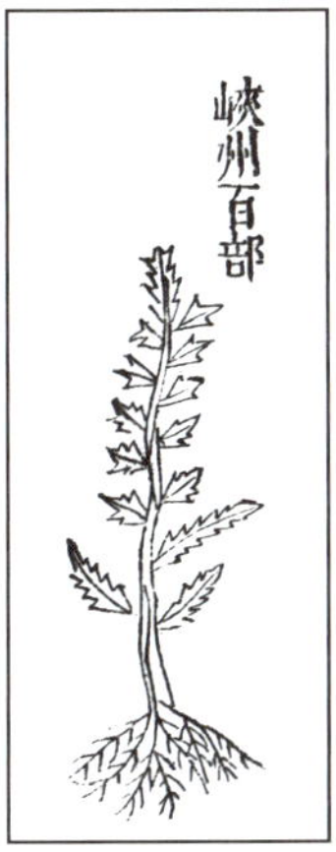

图 14　蒙筌·峡州百部

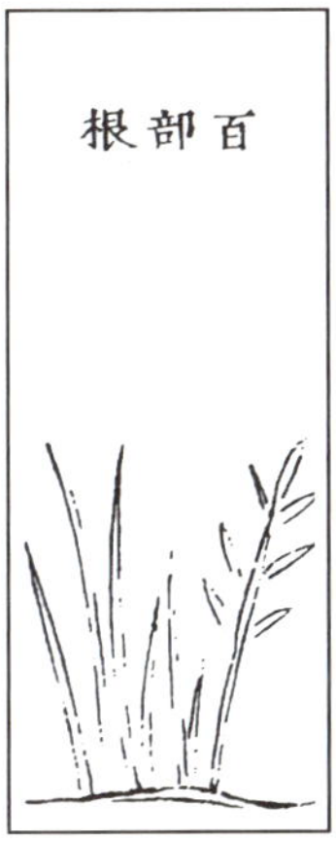

图 15　太乙·百部根

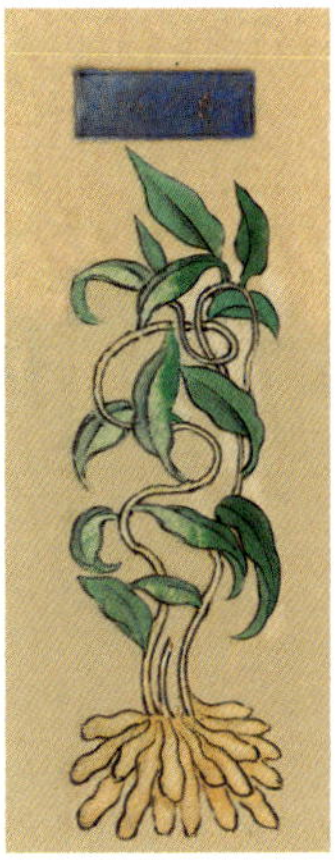

图 16　雷公·百部

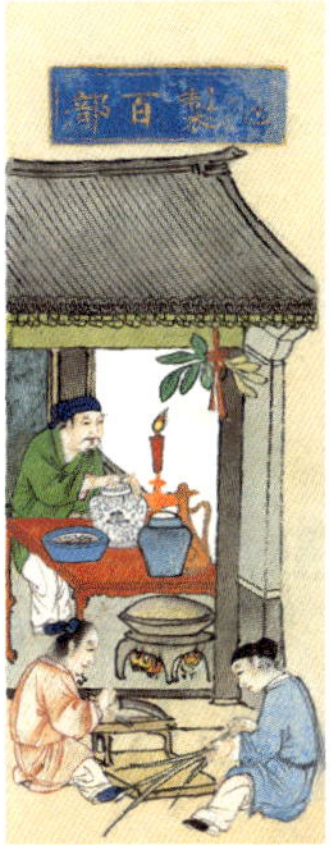

图 17　雷公·炮制百部

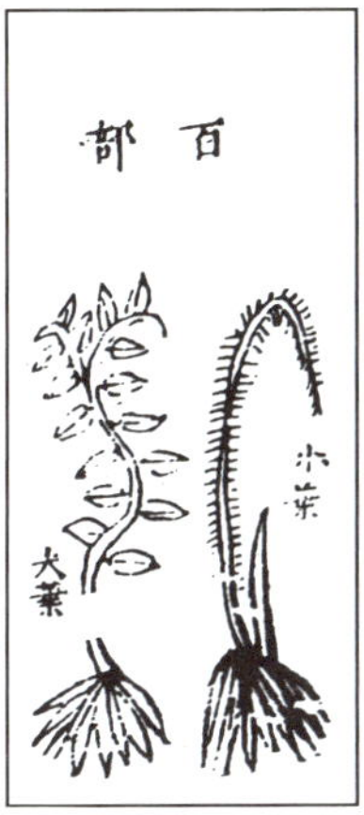

图 18　纲目（金）·百部

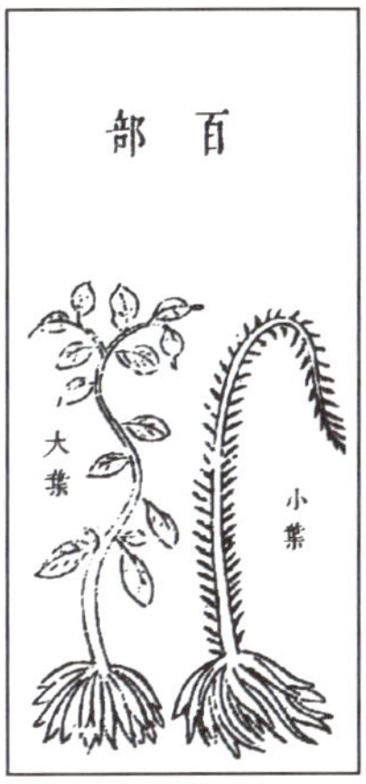

图 19　纲目（钱）·百部

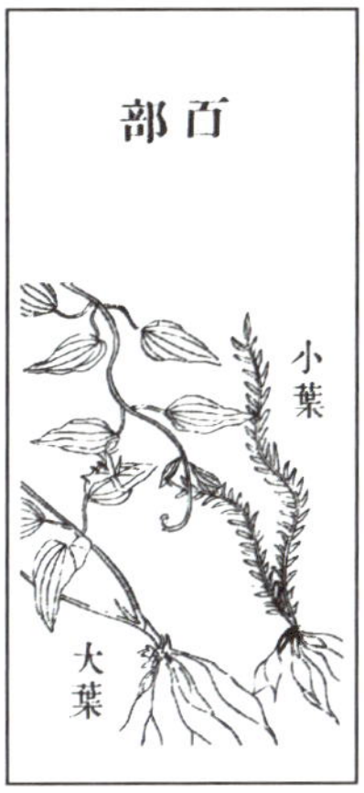

图 20　纲目（张）·百部

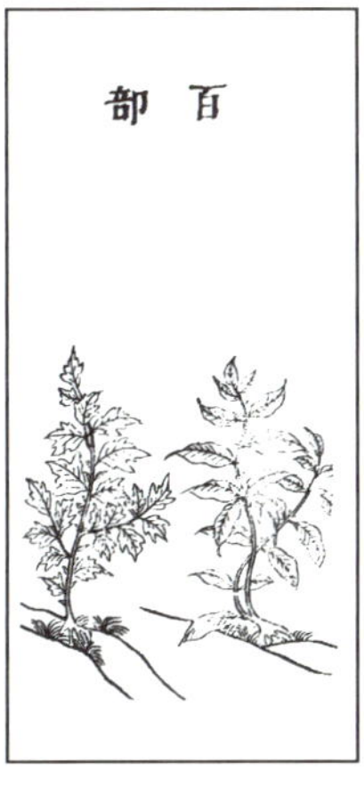

图 21　三才·百部

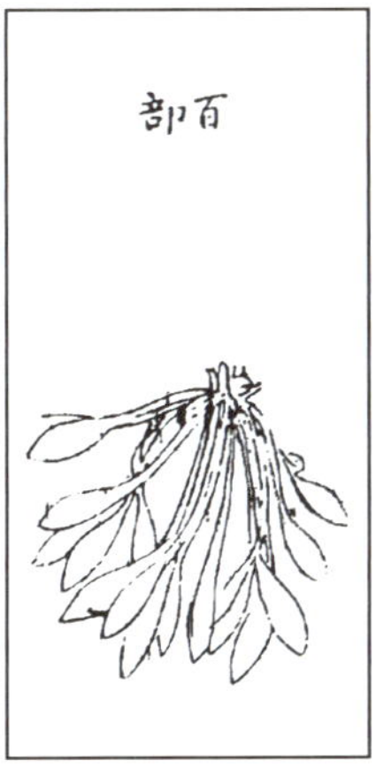

图 22　原始·百部

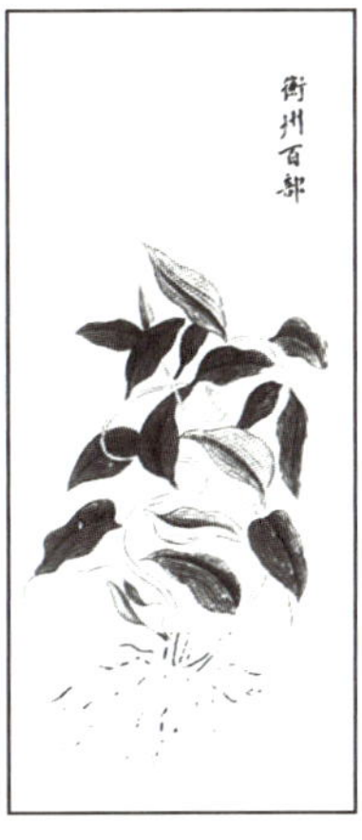

图 23　金石·衡州百部

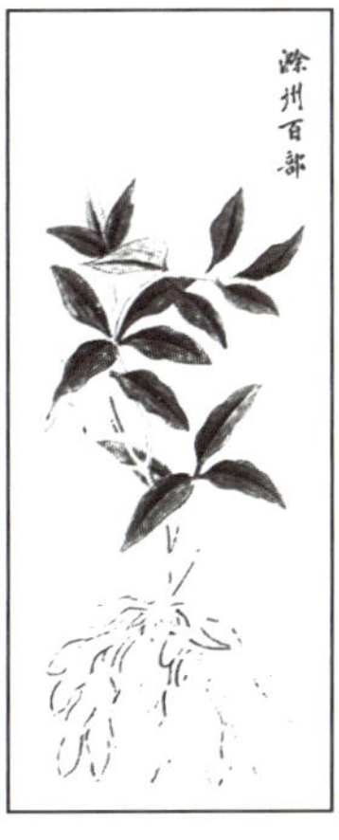

图 24　金石·滁州百部

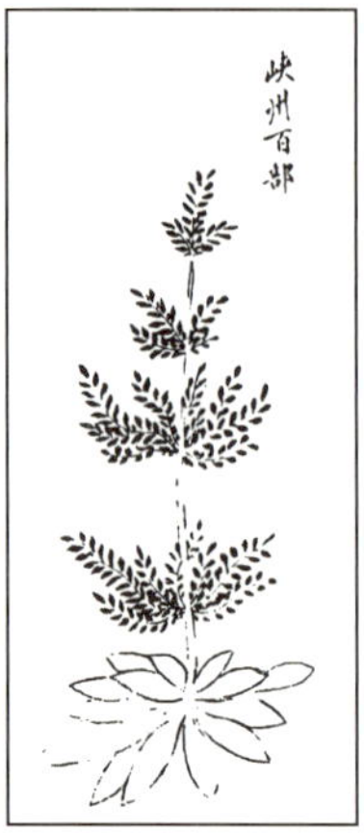

图 25　金石・峡州百部

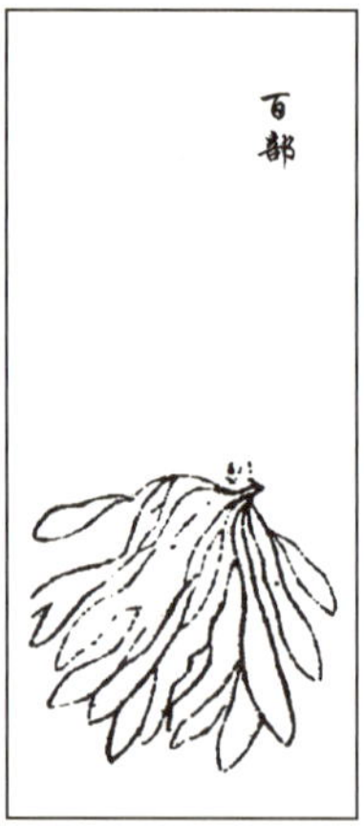

图 26　汇言・百部

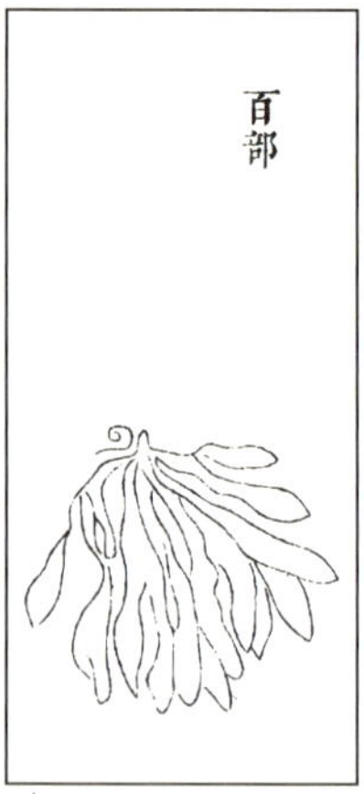

图 27　本草汇・百部

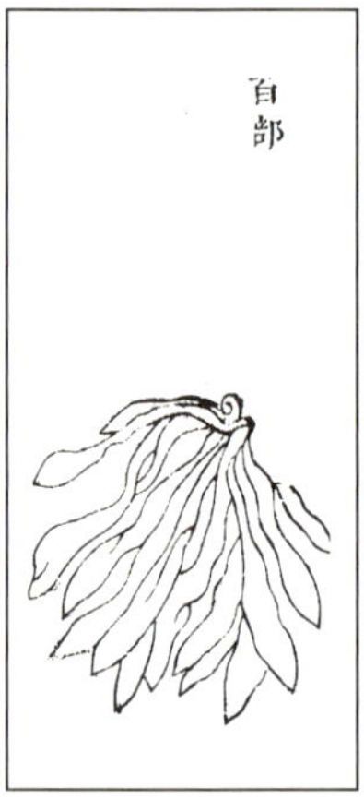

图 28　类纂・百部

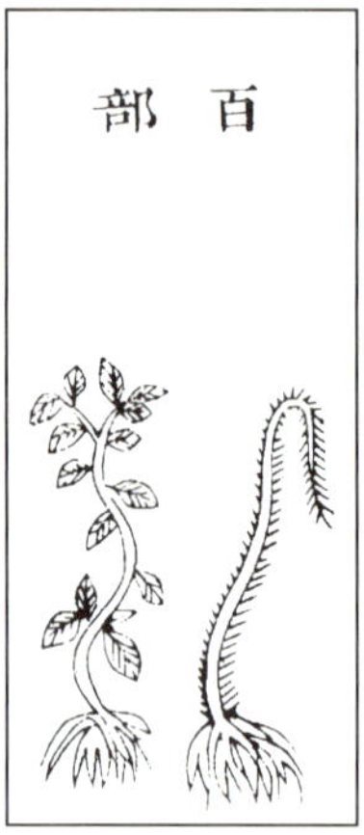

图 29　备要・百部

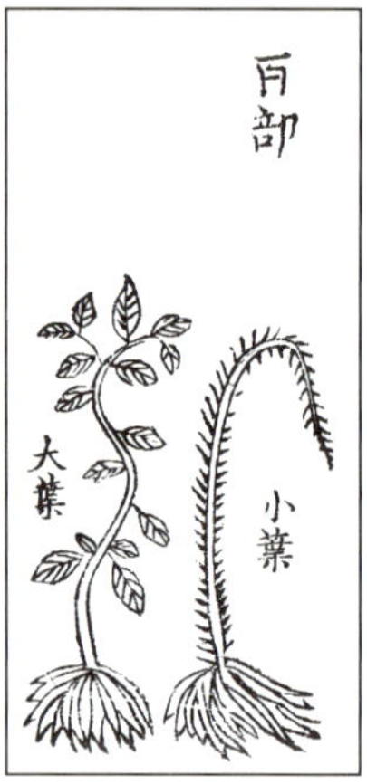

图 30　求真・百部

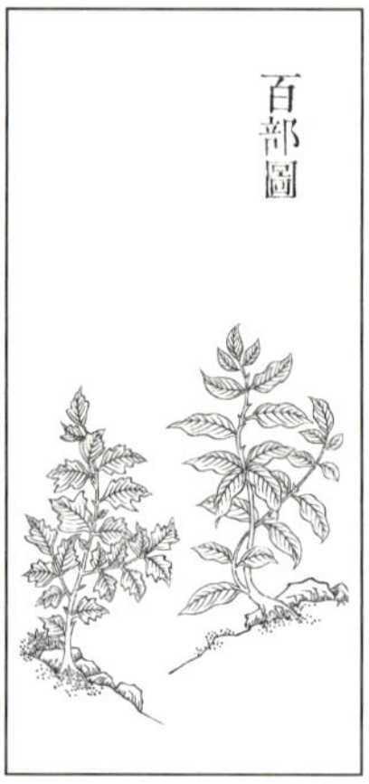

图 31　草木典・百部图

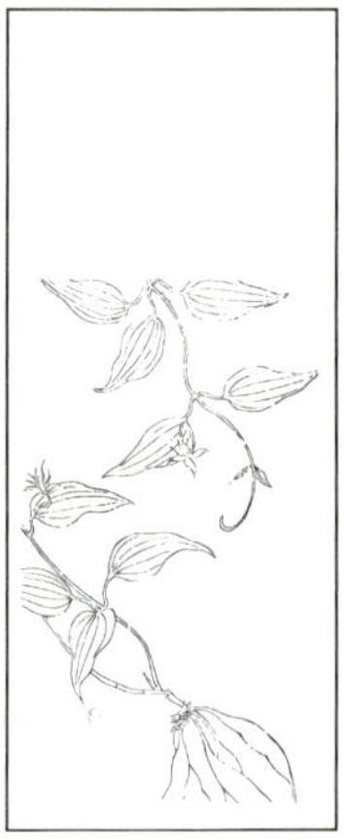
图 32　图考・百部

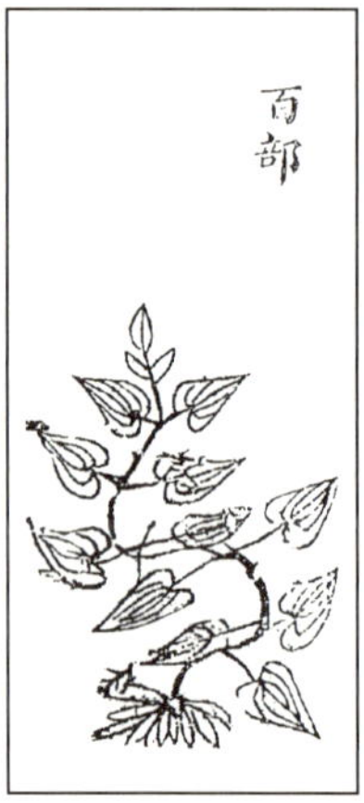

图 33　便方・百部

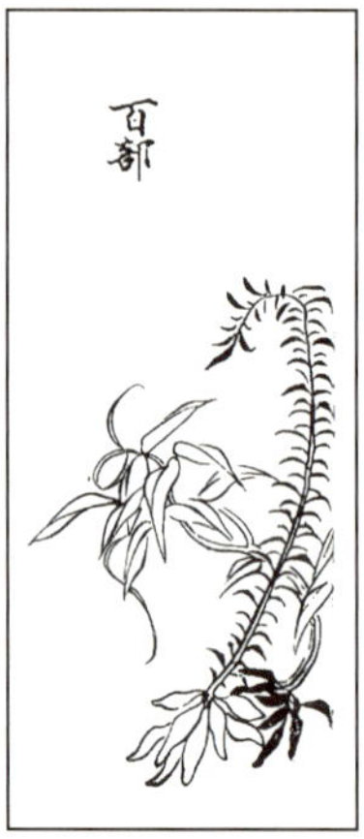

图 34　图说・百部

本品34图，取自23书，其中8幅彩图。有承继关系的图可分4个书类。

《本草图经》：该书3图。“衡州百部”“滁州百部”“峡州百部”图依次分别存于《大观》（图1、2、3）、《政和》（图4、5、6）、《绍兴》（图7、8、9）。此三传本药图基本一致，唯《绍兴》将图名“滁州”误作“徐州”。今以《政和》图4、图5、图6为《图经》图的代表。

仿绘《图经》3图的彩色图有：《本草品汇精要》“衡州百部”（图11）、“滁州百部”（图12），以上两图的重大修改，是将原图的羽脉改为基出弧形脉、“峡州百部”（图13），将原图密集短枝改为整齐的对生小叶。此后《补遗雷公炮制便览》“百部”（图16）仿绘《品汇》图11“衡州百部”。《金石昆虫草木状》图23、图24、图25依次分别仿绘《品汇》图11、图12、图13。

仿绘《图经》3图的墨线图有：《本草歌括》“百部”（图10）仿绘的是《图经》“峡州百部”（图6），大加简省。《本草蒙筌》“峡州百部”（图14）仿绘《图经》同名图（图6）。《三才图会》“百部”（图21）将《图经》“滁州百部”（右）、“峡州百部”（左）合绘于一图，再分别添加土地背景。其中左图的叶片被改绘成单数羽状复叶，小叶甚大，与原图不符。《古今图书集成·草木典》“百部图”（图31）又仿绘《三才》图21，略加修饰。

《本草纲目》（金陵本）：该书“百部”（图18）的仿绘者有《纲目》钱本图19。此后《本草备要》图29、《本草求真》图30、《本草简明图说》图34均仿绘钱本图19，或加以发挥。

《本草原始》：该书“百部”（图22）的仿绘图有《本草汇言》图26、《本草汇》图27、《本草纲目类纂必读》图28。

《植物名实图考》：该书“百部”（图32）的仿绘图只有《本草纲目》张本图20，其中的“大叶”即仿绘图32。

以上34图中，除外25幅仿绘图，原创图尚有9幅（图4、5、6、15、17、18、22、32、33），详见下“鉴药”项。

【文录】

梁《本草经集注》（见《证类》卷9“百部根”） 陶隐居云：山野处处有，根数十相连，似天门冬而苦强，亦有小毒，火炙酒渍饮之，疗咳嗽，亦主去虱。煮作汤，洗牛、犬虱即去。《博物志》云：九真有一种草似百部，但长大尔，悬火上令干，夜取四五寸短切，含咽汁，勿令人知。主暴嗽甚良，名为嗽药。疑此是百部，恐其土肥润处，是以长大尔。

吴越《日华子本草》（同上） 《日华子》云：又名婆妇草。一根三十来茎。

宋《本草图经》（同上） 《图经》曰：今江、湖、淮、陕、齐、鲁州郡皆有之。春生苗作藤蔓，叶大而尖长，颇似竹叶，面青色而光，根下作撮如芋子。一撮乃十五六枚，黄白色，二月、三月、八月采，暴干用。

宋《通志·昆虫草木略·草类》 百部曰婆妇草，能去诸虫，可以杀蝇蠓。其叶似薯蓣，根似天门冬。故天门冬亦有百部之名，一物足以相紊。

唐《本草拾遗》（见《证类》卷6“天门冬”） 陈藏器云：天门冬，陶云百部根亦相类，苗异尔。按：天门冬根有十余茎，百部多者五六十茎，根长尖，内虚，味苦。天门冬根圆短实润，味甘不同，苗蔓亦别。如陶所说，乃是同类。今人或以门冬当百部者，说不明也。

明《本草纲目》卷18“百部”【释名】野天门冬（《纲目》）。【时珍曰】其根多者百十连属，如部伍然，故以名之。【集解】【时珍曰】百部亦有细叶如茴香者，其茎青，肥嫩时亦可煮食。其根长者近尺，新时亦肥实，但干则虚瘦无脂润尔。生时擘开，去心暴之。郑樵《通志》言叶如薯蓣者，谬矣。

清《植物名实图考》卷22“百部” 百部，《别录》中品。《本草拾遗》云：人多以门冬当百部，今江西所产，苗叶正如《图经》所述。郑樵所云叶如薯蓣亦相近。李时珍以为有如茴香叶者，恐误。以天门冬当之，以驳郑说，过矣。秋开四尖瓣青白花。

【鉴药】

“百部根”首见于《名医别录》。李时珍释其名曰：“其根多者百十连属，如部伍然，故以名之。”该药在《别录》有性无治。后世多用其治嗽、驱虫、杀虱。

梁·陶弘景最早记载其形态产地：“山野处处有，根数十相连，似天门冬而苦强，亦有小毒。”并提到《博物志》记载“九真有一种草似百部，但长大尔”。但他没有介绍该药地上部分的形态。唐·陈藏器云：“天门冬根有十余茎，百部多者五六十茎，根长尖，内虚，味苦。天门冬根圆短实润，味甘不同，苗蔓亦别。如陶所说，乃是同类。今人或以门冬当百部者，说不明也。”此说明唐代已有百部、天门冬药材相混的情况。陈藏器已经明辨此二者非一物，但未就“苗蔓亦别”展开细说。

宋·苏颂《本草图经》较全面介绍了百部：“今江、湖、淮、陕、齐、鲁州郡皆有之。春生苗作藤蔓，叶大而尖长，颇似竹叶，面青色而光，根下作撮如芋子。一撮乃十五六枚，黄白色。”苏云“一撮乃十五六枚”，此与陈藏器所说“多者五六十茎”有些差距。苏云叶大，颇似竹叶，则提示其叶脉并非羽脉或网脉，而是单子叶植物常见的平行脉或弧形脉。南宋·郑樵也提到：“其叶似薯蓣，根似天门冬。”据此推测，郑樵所见的百部，其叶大，有基出脉数条。显然，这种百部不是天门冬科的植物。综合苏、郑之说，结合《本草图经》所出图形，本品当为百部科百部属（*Stemona*）植物。其中作“苗作藤蔓”者，应该是蔓生百部*Stemona japonica*（Bl.）Miq.。其他本草药图，则要具体图形具体分析。

1.《本草图经》：该书有图3幅。“衡州百部”（图4）除有10余个膨大的块根外，其茎蔓生有节，单叶互生，叶卵状披针形，基部截形或微心形，羽状叶脉。据其外形，谢宗万认为可能为百部属植物大百部（对生百部）*Stemona tuberosa* Lour.。郑樵《通志》“叶如薯蓣”的也可能是大百部。[1]但此图叶为互生，羽状脉，亦与大百部不符。《本草品汇精要》图11在仿绘时大概也发现了这个问题，将叶脉改成基出弧形脉，使之更似竹叶、薯蓣叶。衡州即今湖南衡阳市。

---

1 谢宗万：《中药材品种论述》中册，上海：上海科学技术出版社，1994：582.

"滁州百部"（图5）的根部、茎有节等均同衡州百部，然其茎不缠绕，叶对生或轮生，披针形。谢宗万认为此图可能是百部属植物直立百部*Stemona sessilifolia*（Miq.）Miq.。此图除叶脉为羽脉与实物不同外，其余均似直立百部。《本草品汇精要》图12改为弧形脉。滁州即今安徽滁州市。

"峡州百部"（图6）与前两图的地上部分形态都不一样。其茎枝之上无一般的叶片，为密集的长短不一的短棒状突起。谢宗万认为此图所示为百合科天门冬属植物。今四川、云南一带所用的土百部即系此类型。此土百部包括了羊齿天门冬*Asparagus filicinus* D. Don等多种同属近缘植物。[1]峡州即今湖北宜昌市。

2.《太乙仙制本草药性大全》：该书"百部根"（图15）有地线遮蔽根部，从地线抽出数片线形叶片，及一支单数羽状复叶，小叶7枚。此与百部毫无关联，不明其示意。

3.《补遗雷公炮制便览》：该书"炮制百部"（图17）乃据《雷公炮炙论》所示炮制法绘图。雷公法为："凡采得后，用竹刀劈破，去心、皮、花作数十条，于檐下悬令风吹，待土干后，却用酒浸一宿，漉出焙干，细剉。"据此，图中右下一人在用刀劈破去心皮。此人头顶屋檐下悬挂药材，示意"令风吹，待土干"。屋内一人在摆弄瓷罐，示意酒浸。然后将酒浸过一宿的药物"漉出焙干"（屋内有炉灶大锅，供焙干用）。左下红衣人在完成最后一道工序"细剉"，用铡刀切细药材。

4.《本草纲目》（金陵本）：该书"百部"（图18）有图注"小叶、大叶"。分别对应于两株均有纺锤形块根的植物。"小叶"下一株独茎、密布横刺状物。"大叶"下的植物则茎柔弱弯曲，小叶对生。李时珍云："百部亦有细叶如茴香者，其茎青，肥嫩时亦可煮食。其根长者近尺，新时亦肥实，但干则虚瘦无脂润尔。生时擘开，去心暴之。郑樵《通志》言叶如薯蓣者，谬矣。"观其文义，是说百部与天门冬一样，有"细叶如茴香者"。他认为郑樵所言"叶如薯蓣"是错误的。由此可知，李时珍是以天门冬当百部用，故而反指郑樵为误。对此，吴其濬指出了李时珍的错误。绘图者所绘小叶，当是示意为天门冬属（*Asparagus*）植物，大叶才是百部属（*Stemona*）植物。

5.《本草原始》：该书"百部"（图22）绘制连着根头的10几个纺锤形块根。其原植物可能为百部属（*Stemona*）植物。

6.《植物名实图考》：该书"百部"（图32）根部只有纺锤形块根数个。茎蔓生，叶轮生，基出弧形脉，叶脉上生花，谢宗万认为可以肯定是蔓生百部，即百部*Stemona japonica*（Bl.）Miq.。[2]

7.《草木便方》：该书"百部"（图33）线条粗拙，但特征明显。其下有十余个粗块根。茎蔓生，单叶对生，叶卵形，基本微心形，弧形脉。此与百部属植物大百部（对

1 谢宗万：《中药材品种论述》中册，上海：上海科学技术出版社，1994：580-582.

2 谢宗万：《中药材品种论述》中册，上海：上海科学技术出版社，1994：582.

叶百部）*Stemona tuberosa* Lour.相符。

【小结】

"百部根"在《名医别录》中仅记载性微温，尚无主治。后世多以其治嗽、驱虫、杀虱。其块根形状类似天门冬，但驱虫、杀虱的作用为其独有。据《本草图经》所述形态，本品当为蔓生百部*Stemona japonica*（Bl.）Miq.及其同属近缘植物。在原创的百部本草图中，还显示了其原植物为百部科植物大百部（对叶百部）*S. tuberosa* Lour.、直立百部*S. sessilifolia*（Miq.）Miq.者。此外，百合科天门冬属植物羊齿天门冬*Asparagus filicinus* D. Don等同属近缘植物在古代也或作百部之用。李时珍亦将天门冬属（*Asparagus*）植物作为百部的来源。

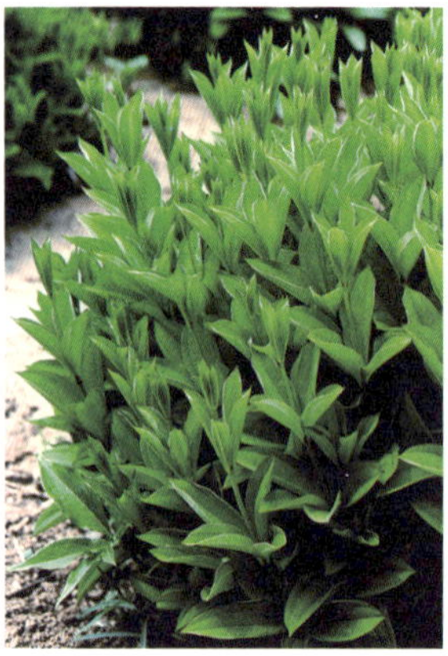

图35　直立百部*Stemona sessilifolia*（Miq.）Miq.

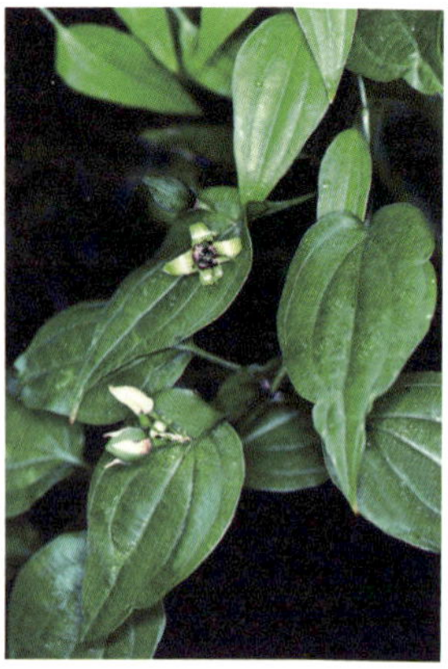

图36　蔓生百部*S. japonica*（Bl.）Miq.

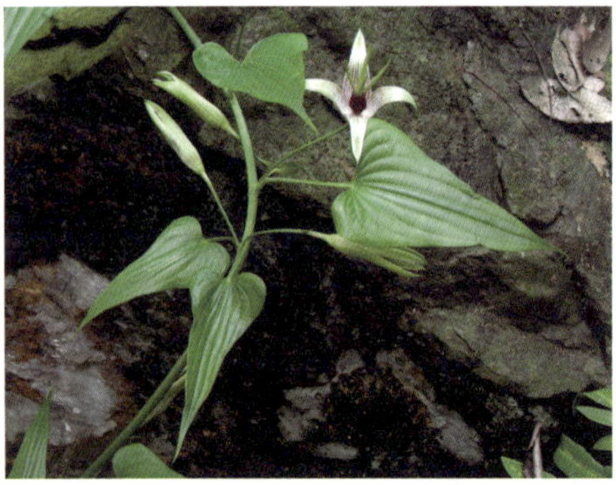

图37　大百部（对叶百部）*S. tuberosa*

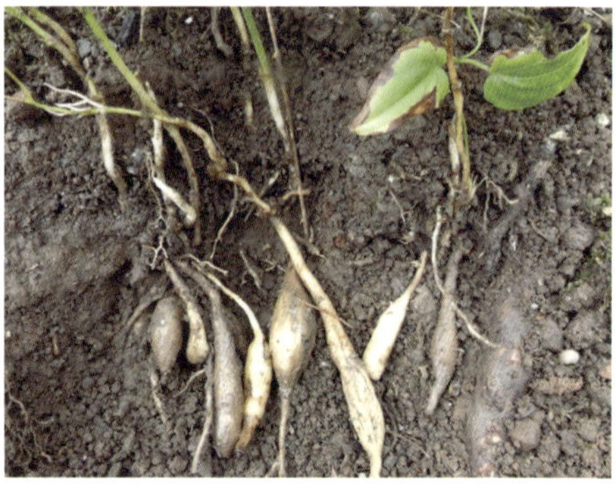

图38　百部的根部

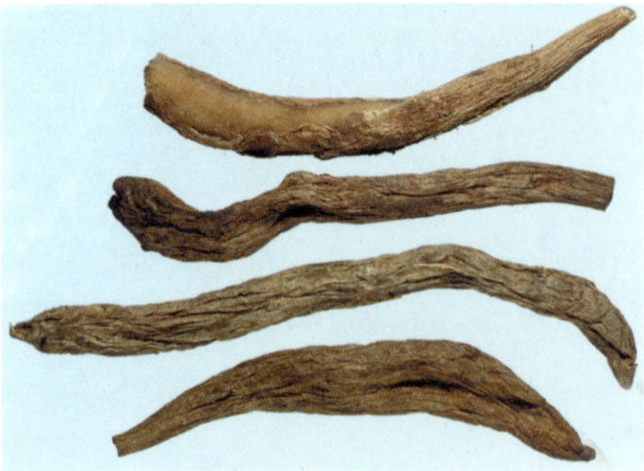

图39　百部药材

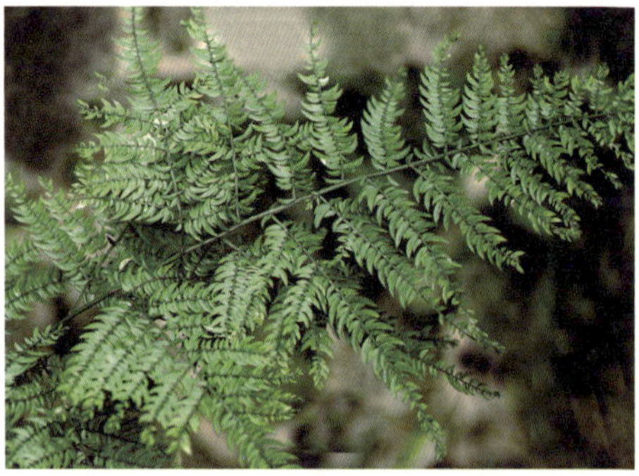

图40　羊齿天门冬*Asparagus filicinus*

18-24 何首乌

【品图】

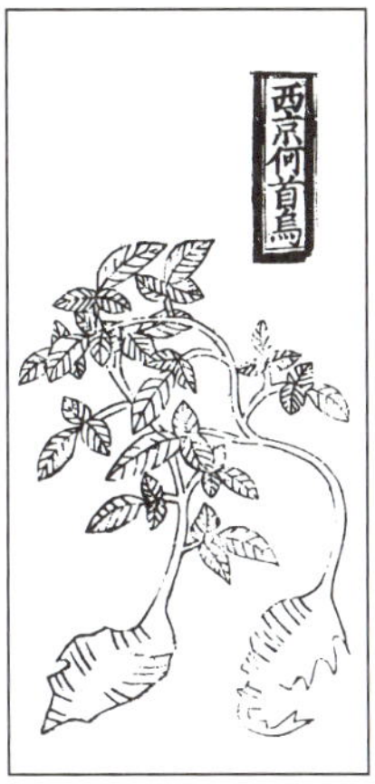

图 1 图经（大）· 西京何首乌

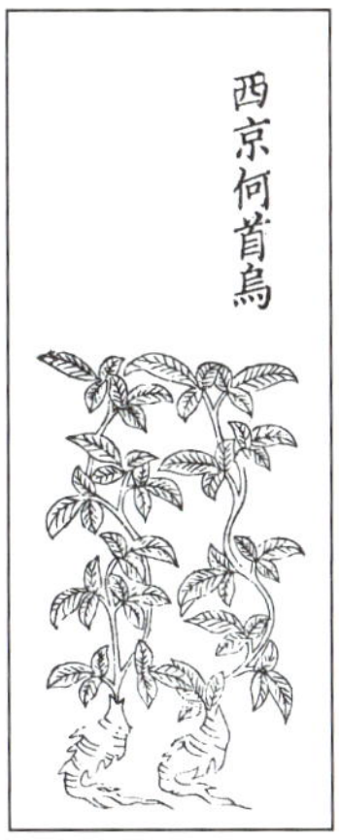

图 2 图经（政）· 西京何首乌

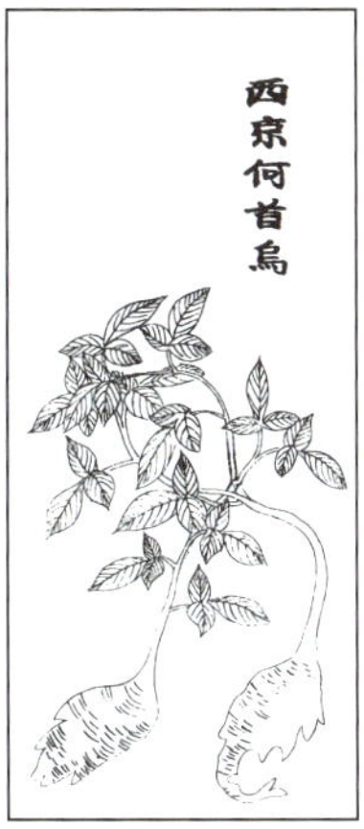

图 3 图经（绍）· 西京何首乌

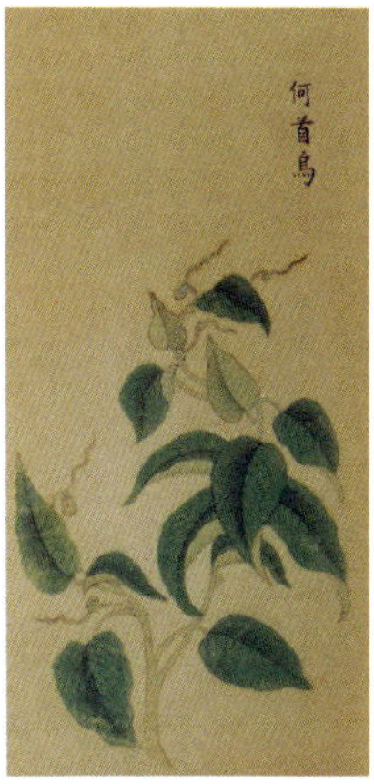

图 4 履巉岩 · 何首乌

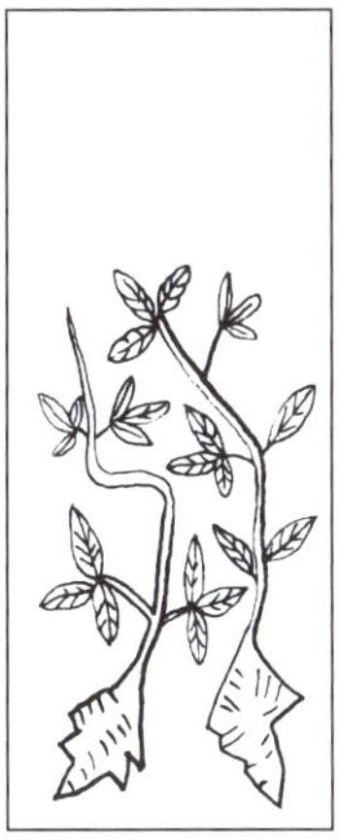

图 5 歌括 · 何首乌

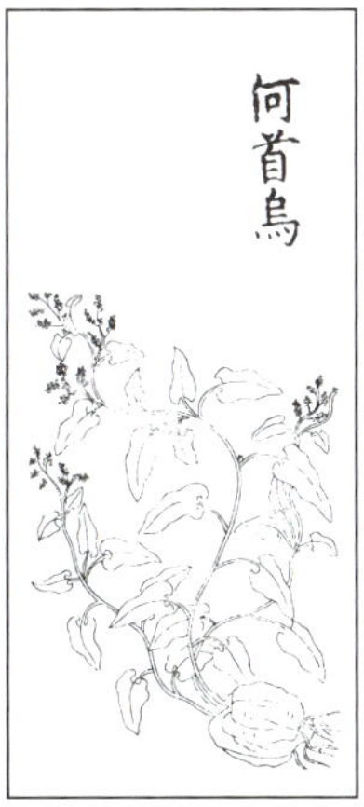

图 6 救荒 · 何首乌

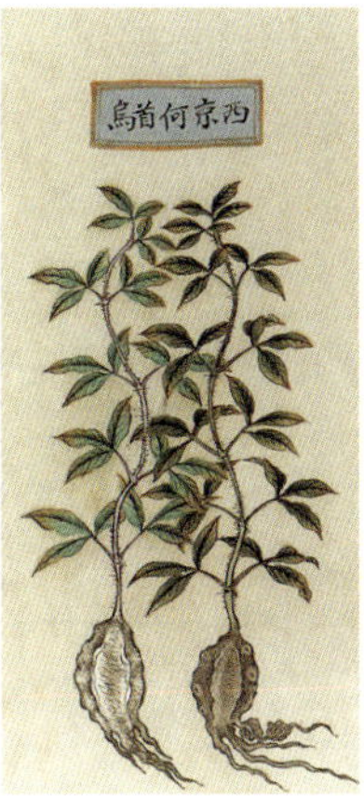

图 7 品汇 · 西京何首乌

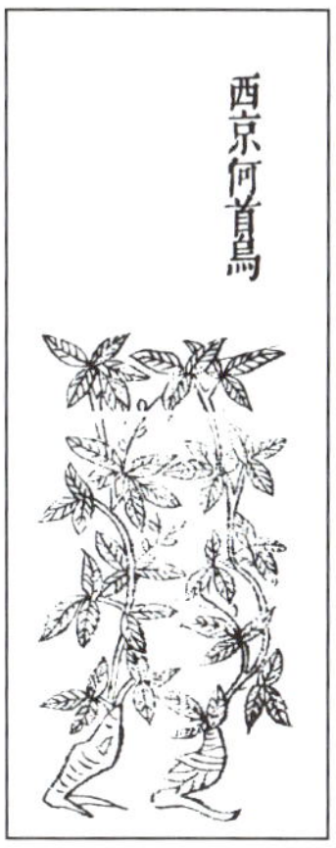

图 8 蒙筌 · 西京何首乌

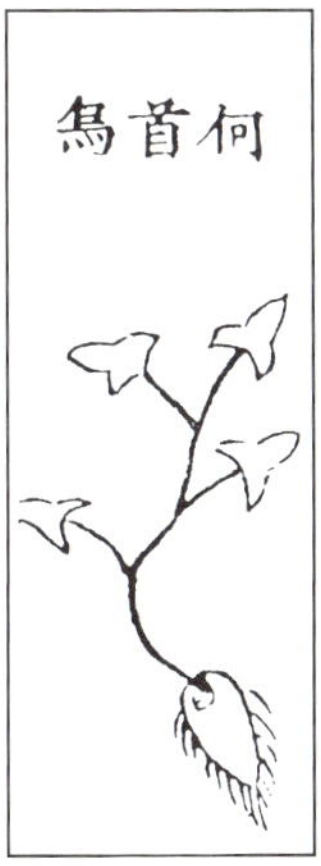

图 9 太乙 · 何首乌

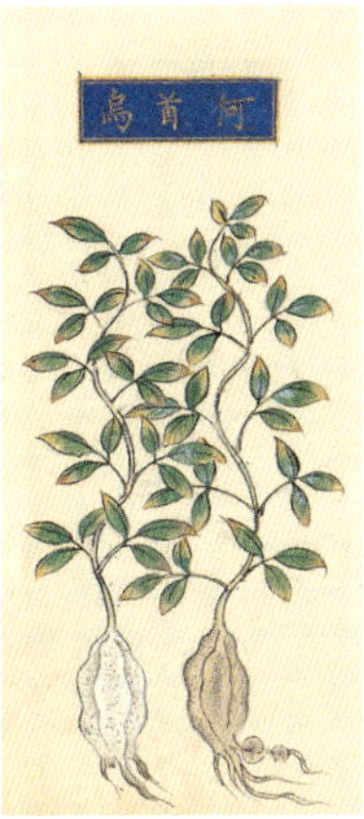

图 10 雷公 · 何首乌

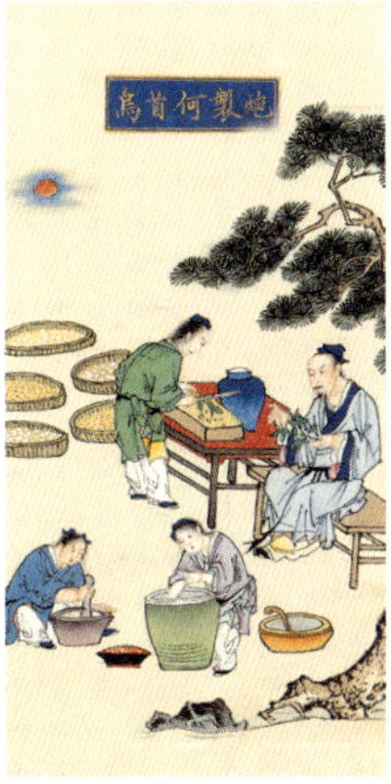

图 11 雷公 · 炮制何首乌

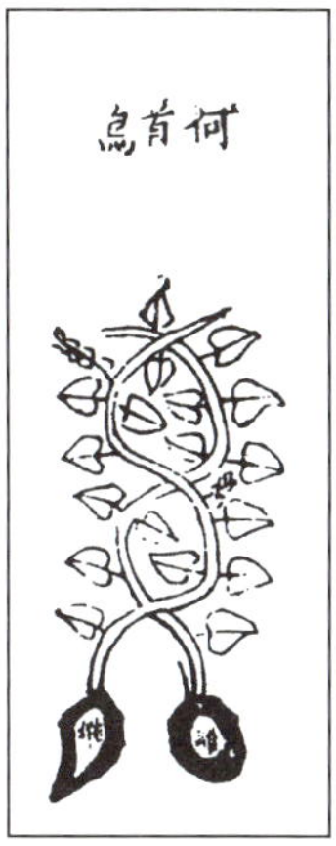

图 12 纲目（金）· 何首乌

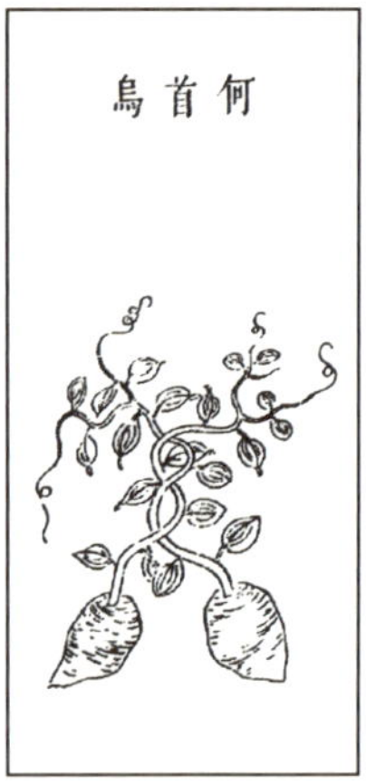

图 13 纲目（钱）·何首乌

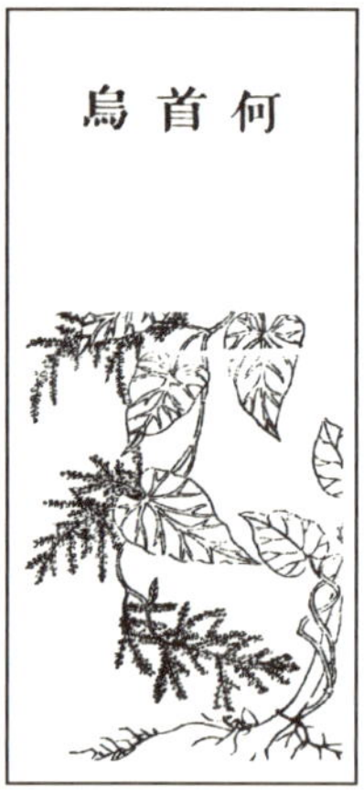

图 14 纲目（张）·何首乌

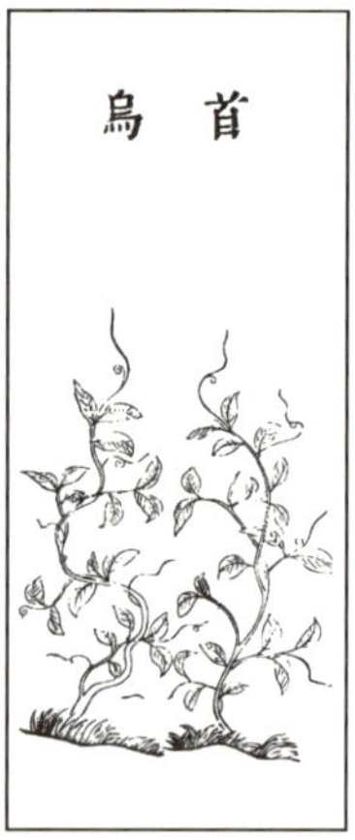

图 15 三才·首乌

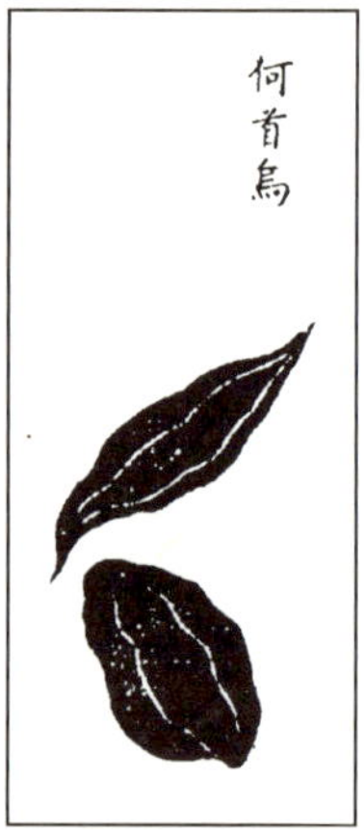

图 16 原始·何首乌

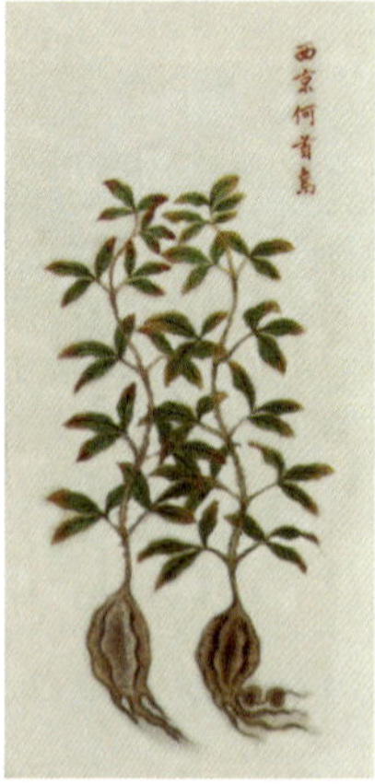

图 17 金石·西京何首乌

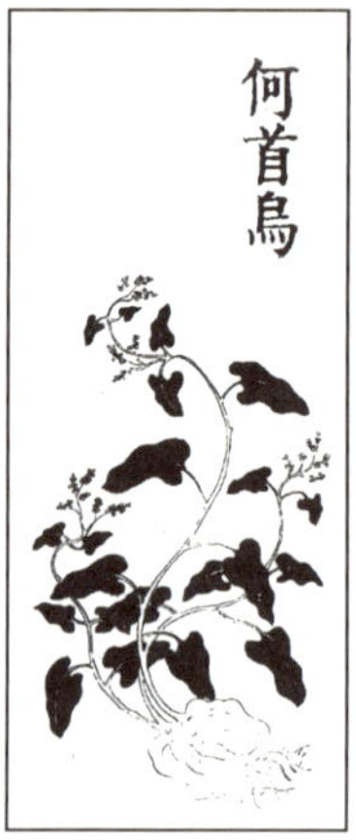

图 18 博录·何首乌

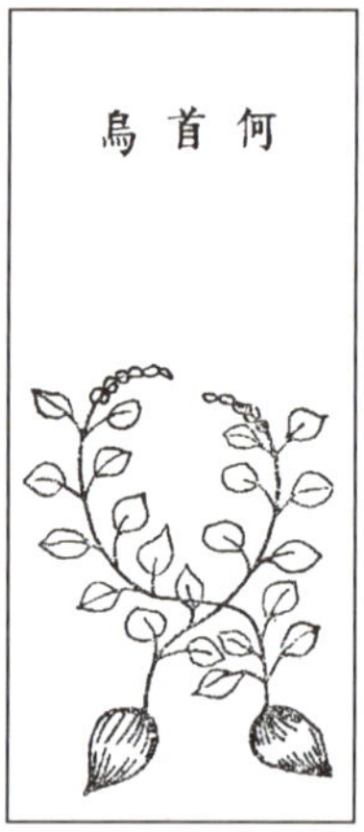

图 19 野谱补·何首乌

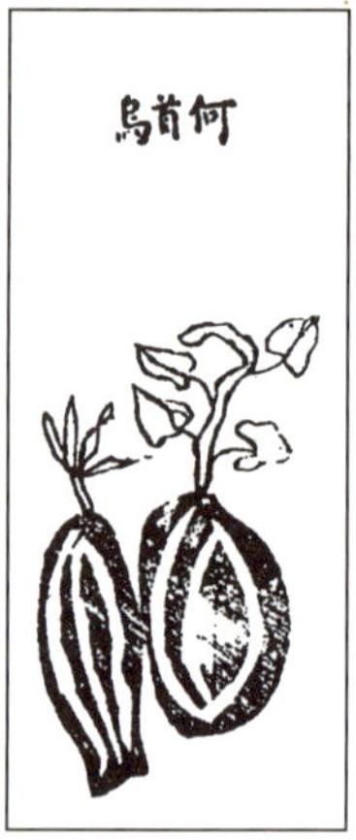

图 20 汇言·何首乌

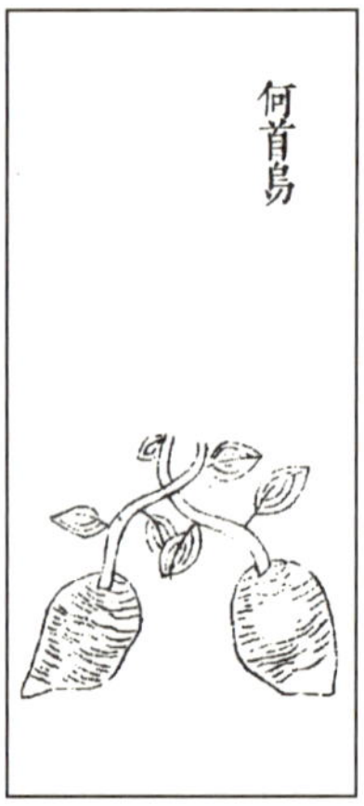

图 21 本草汇·何首乌

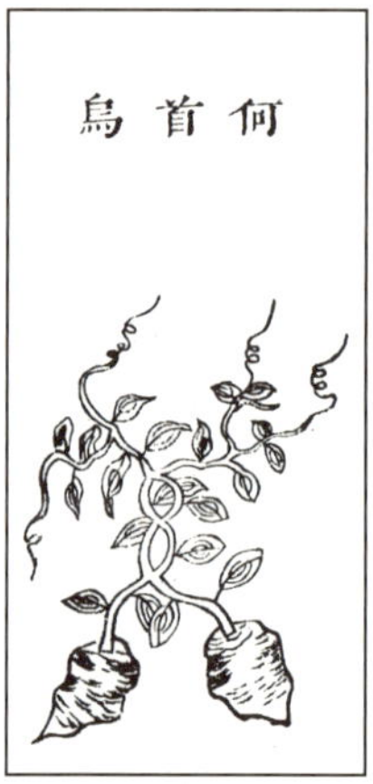

图 22 类纂·何首乌

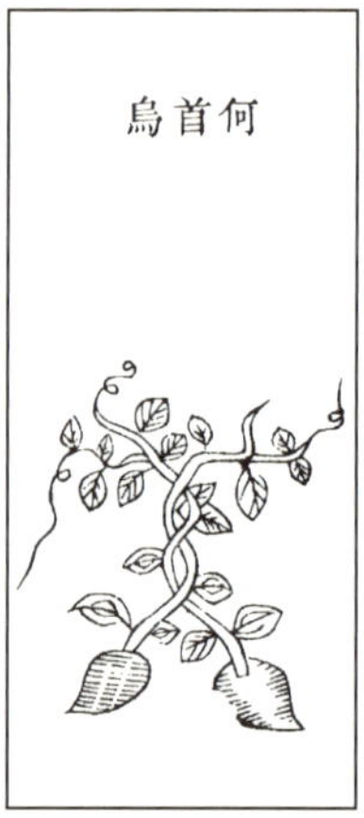

图 23 备要·何首乌

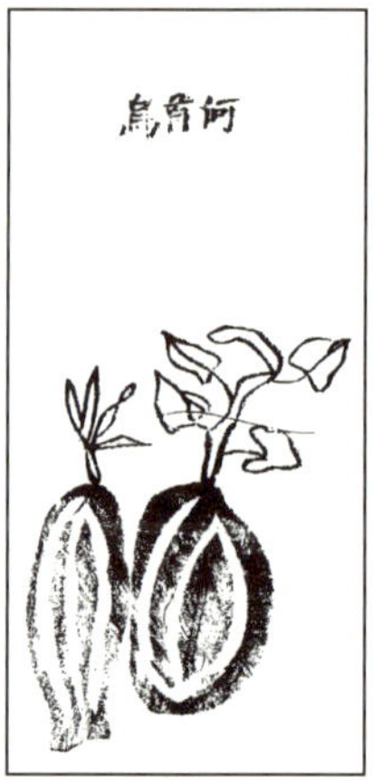

图 24 求真·何首乌

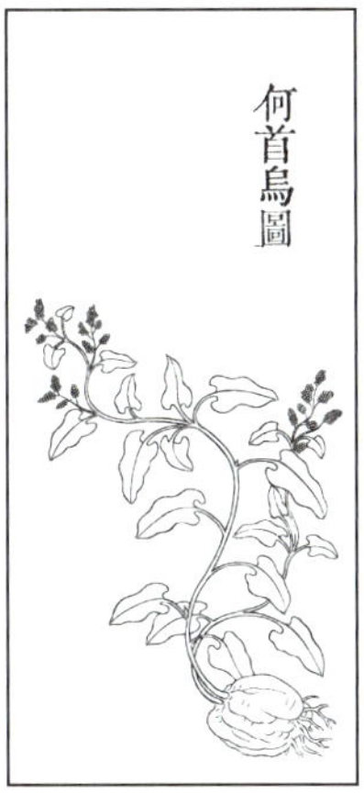

图 25　草木典・何首乌图

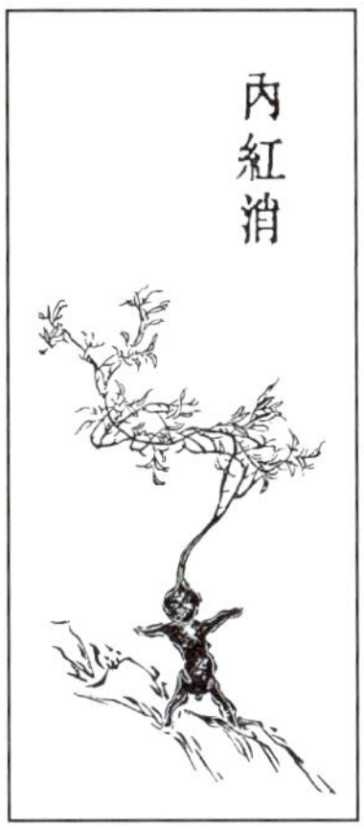

图 26　草药・内红消

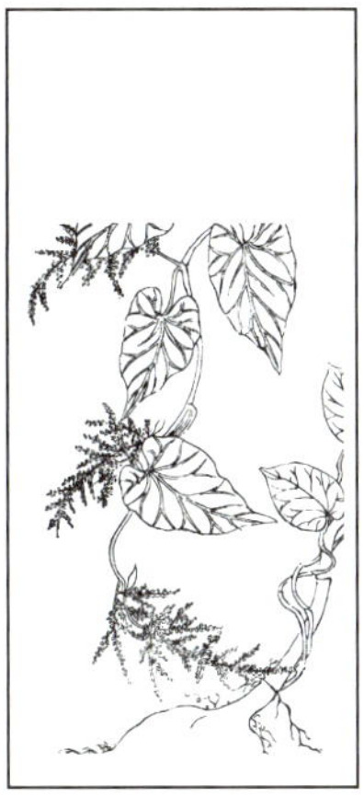
图 27　图考・何首乌

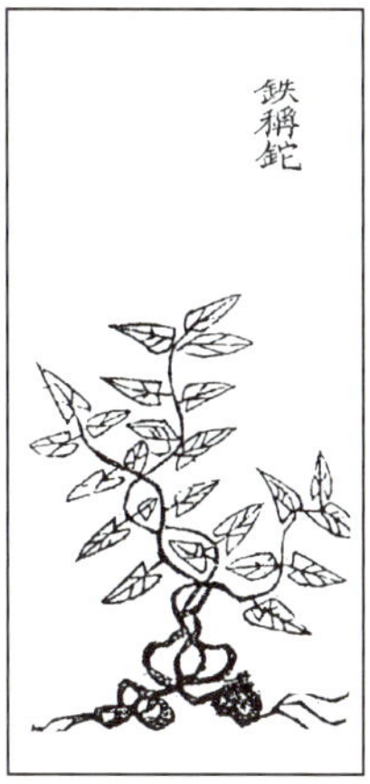

图 28　便方・铁称铊

本品29图，取自28书，其中5幅彩图。有承继关系的图可分5个书类。

《本草图经》：该书的“西京何首乌”图分别存于《大观》（图1）、《政和》（图2）、《绍兴》（图3）。此三传本药图基本一致。今以《政和》图2为《图经》图的代表。

仿绘该图的彩色图有：《本草品汇精要》“西京何首乌”（图7），该图将两株的块根绘成一黑一白，且无端地在茎枝上增绘毛刺。此后《补遗雷公炮制便览》“何首乌”图10、《金石昆虫草木状》“西京何首乌”（图17）又仿绘《品汇》图7。

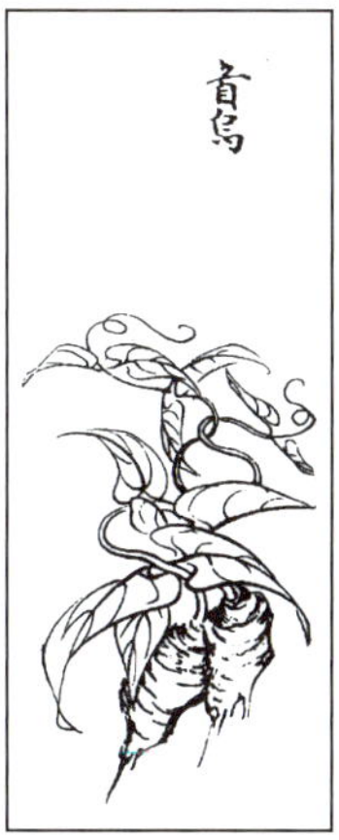

图 29　图说・首乌

仿绘该图的墨线图有：《本草歌括》“何首乌”（图5）在原图基础上大加省略。《本草蒙筌》“西京何首乌”（图8）基本仿绘原图。《三才图会》“首乌”（图15）将《图经》图2再加修饰，增添土地，掩盖了根部。

《救荒本草》：该书“何首乌”（图6）的方绘图有《野菜博录》图18、《古今图书集成・草木典》“何首乌图”（图25）。

《本草纲目》（金陵本）：该书“何首乌”（图12）的仿绘者有《纲目》钱本图13。该图将原本心形叶改为卵形，叶脉改为三出脉，大失其真。此后仿绘金陵本图12者有《救荒野谱补遗》图19，此图亦将心形叶改为卵形。仿绘钱本图13者有《本草汇》图21、《本草纲目类纂》图22、《本草备要》图23、《本草简明图说》图29。

《本草原始》：该书“何首乌”（图16）的仿绘图有《本草汇言》图20（在药材块根上添绘短短的茎叶）。《本草求真》图24又仿绘《汇言》图20。

《植物名实图考》：该书“何首乌”（图27）的仿绘者有《本草纲目》张本图14。

以上29图中，除外19幅仿绘图，原创图尚有10幅（图2、4、6、9、11、12、16、26、27、28），详见下“鉴药”项。

【文录】

唐《李文公集》卷18“何首乌录” 僧文象好养生术。元和七年三月十八日朝茅山，遇老人于华阳洞口，告僧曰：汝有仙相，吾授汝秘方。有何首乌者，顺州南河县人。祖能嗣，本名田儿。天生阉，嗜酒。年五十八，因醉夜归卧野中。及醒，见田中有藤两本，相远三尺，苗蔓相交，久乃解，解合三四。心异之，遂掘根，持问村野人，无能名。曝而干之。有乡人妄良戏而曰：汝阉也，汝老无子。此藤异，而后以合其神药，汝盍饵之？田儿乃筛末酒服。经七宿，忽思人道。累旬，力轻健。欲不制，遂娶寡妇曾氏。田儿因常饵之，加湌两钱。七百余日，旧疾皆愈，反有少容。遂生男。乡人异之。十年生数男，俱号为药。告田儿曰：此交藤也。服之可寿百六十岁，而古方本草不载。吾传于师，亦得之于南河。吾服之，遂有子。吾本好静，以此药害于静，因绝不服。女偶饵之，乃天幸。因为田儿尽记其功，而改田儿名能嗣焉。嗣年百六十岁乃卒，男女一十九人。子庭服，亦年百六十岁，男女三十人。子首乌，服之年百三十岁，男女二十一人。安期叙交藤云：交藤味甘温，无毒。主五痔，腰腹中宿疾冷气，长筋益精，令人多子，能食，益气力，长肤延年。一名野苗，一名交茎，一名夜合，一名地精，一名桃柳藤。生顺州南河县田中。岭南诸州往往有之。其苗大如木藁，光泽形如桃柳叶。其背偏独单，皆生不相对。有雌雄。雄者苗色黄白，雌者黄赤。其生相远，夜则苗蔓交。或隐化不见。春末、夏中、初秋三时。候晴明日，兼雌雄采之。烈日曝干，散服，酒下良。采时尽其根，勿洗，乘润以布帛拭去泥土，勿损皮。密器贮之。每月再曝。凡服偶日二四六八日，是服讫，以衣覆汗出，导引。尤忌猪羊肉血。老人言讫，遂别去。其行如疾风。浙东知院殿中孟侍御识何首乌，尝饵其药，言其功，如所传。出宾州牛头山，苗如萆薢，蔓生。根如杯拳。削去侧皮，生啖之。南人因呼为何首乌焉。元和八年八月录。

吴越《日华子本草》（见《证类》卷11“何首乌”）《日华子》云：其药本草无名，因何首乌见藤夜交，便即采食有功，因以采人为名耳。又名桃柳藤。

宋《开宝本草》（同上） 本出顺州南河县，今岭外，江南诸州皆有。蔓紫，花黄白，叶如薯蓣而不光。生必相对，根大如拳，有赤白二种，赤者雄，白者雌。一名野苗，一名交藤，一名夜合，一名地精，一名陈知白。春夏采。临用之以苦竹刀切，米泔浸经宿，暴干。木杵臼捣之。忌铁。

宋《本草图经》（同上）《图经》曰：何首乌，本出顺州南河县，岭外、江南诸州亦有，今在处有之，以西洛、嵩山及南京柘城县者为胜。春生苗，叶叶相对，如山芋而不光泽，其茎蔓延竹木墙壁间。夏秋开黄白花，似葛勒花。结子有棱，似荞麦而细小，才如粟大。秋冬取根，大者如拳，各有五棱瓣，似小甜瓜。此有二种：赤者雄，白者雌。采时乘湿以布帛拭去土后，用苦竹刀切，米泔浸一宿，暴干。忌铁。以木臼杵捣之。一云：春采根，秋采花，九蒸九暴，乃可服。此药本名交藤，因何首乌服而得名。何首乌者，顺州河南县人。祖能嗣，本名田儿，生而阉弱，年五十八，无妻子，一日醉卧野中，见田中藤，两本异生，苗蔓相交，久乃解，解合三四。田儿心异之，掘根持问乡人，无能名者。遂暴干捣末酒服。七日而思人道，百日而旧疾皆愈。十年而生数男，后改名能嗣。又与子庭服，皆寿百六十岁。首乌服药，亦年百三十岁。唐元和七年，僧文象遇茅山老人，遂传其事。李翱因著方录云：又叙其苗如木藁，光泽，形如桃柳叶，其背偏，独单皆生，不相对。有雌雄者：雌者苗色黄白，雄者黄赤。其生相远，夜则苗蔓交，或隐化不见。春末、夏中、初秋三时，候晴明日兼雌雄采之。烈日暴干。散服酒下，良。采时尽其根，乘润以布帛拭去泥土，勿损皮，密器贮之，每月再暴。凡服偶日，二、四、六、八日是。服讫，以衣覆汗出，导引。尤忌猪、羊血，其叙颇详，故载之。

宋《证类》卷11“何首乌”《何首乌传》：昔何首乌者，顺州南河县人。祖名能嗣，父名延秀。能嗣常慕道术，随师在山。因醉夜卧山野，忽见有藤二株，相去三尺余，苗蔓相交，久而方解，解了又交。惊讶其异，至旦遂掘其根归。问诸人，无识者。后有山老忽来。示之。答曰：子既无嗣，其藤乃异，此恐是神仙之药，何不服之？遂杵为末，空心酒服一钱。服数月似强健，因此常服，又加二钱。服之经年旧疾皆愈，发乌容少。数年之内，即有子，名延秀，秀生首乌，首乌之名，因此而得。生数子，年百余岁，发黑。有李安期者。与首乌乡里亲善，窃得方服，其寿至长，遂叙其事。何首乌，味甘，生温，无毒。茯苓为使。治五痔，腰膝之病，冷气心痛，积年劳瘦，痰癖，风虚败劣，长筋力，益精髓，壮气，驻颜，黑发，延年，妇人恶血痿黄，产后诸疾，赤白带下，毒气入腹，久痢不止，其功不可具述。一名野苗，二名交藤，三名夜合，四名地精，五名首乌。本出虔州，江南诸道皆有之。苗叶有光泽，又如桃李叶，雄苗赤。根远不过三尺，春秋可采，日干。去皮为末，酒下最良。有疾即用茯苓汤下为使。常杵末，新瓷器盛，服之忌猪肉血、无鳞鱼，触药无力。此药形大如拳、连珠，其中有形鸟兽山岳之状，珍也。掘得去皮，生吃，得味甘甜，休粮。赞曰：神效助道，著在仙书。雌雄相交，夜合昼疏。服之去谷，日居月诸。返老还少，变安病躯。有缘者遇，传之勿泄，最尔自如。明州刺史李远传录经验：何首乌所出顺州南河县、韶州、潮州、恩州、贺州、广州四会县、潘州，已上出处为上；邕州晋兴县、桂州、康州、春州、勒州、高州、循州，已上所出次之。其仙草五十年者如拳大，号山奴，服之一年，髭鬓青黑；一百年如碗大，号山哥，服之一年，颜色红悦；一百五十年者如盆大，号山伯，服之一年，齿落重生；二百年如斗栲栳大，号山翁，服之一年，颜如童子，行及奔马；三百年如三斗栲栳大，号山精，服之一年延龄，纯阳之体，久服成地仙。/《斗门方》：治瘰疬，或破不破，以至下胸前者，皆治之。用九真藤取其根如鸡卵大，洗，生嚼，常服。又取叶捣覆疮上，数服即止。其药久服黑发延年。或取其头获之九数者，服之乃仙矣。其叶如杏，其根亦类疬子，用之如神。又堪为利术，伏沙子，自有法。一名何首乌，又名赤葛。

明《救荒本草》卷上“何首乌” 一名野苗，一名交藤，一名夜合，一名地精，一名陈知白，又名桃柳藤，亦名九真藤。出顺州南河县，其岭外、江南诸州及处州皆有，以西洛嵩山归德、柘城县者为胜。今钧州、密县山谷中亦有之。蔓延而生，茎蔓紫色，叶似山药叶而不光，嫩叶间开黄白花，似葛勒花，结子有棱，似荞麦而极细小如粟粒大；根大者如拳，各有五楞瓣，状似甜瓜样，中有花纹，形如鸟兽、山岳之状者，极珍。有赤白二种：赤者雄，白者雌。又云：雄者苗叶黄白，雌者赤黄色。一云：雄苗赤，生必相对，远不过三四尺，夜则苗蔓相交，或隐化不见。凡修合药，须雌雄相合服有验，宜偶日服，二、四、六、八日是也。其药本无名，因何首乌见藤夜交，采服有功，因以采人为名耳。

明《本草蒙筌》卷1“何首乌” 今生近道，原出佑城。（县名，属山西。）篱堑墙坦，随处蔓发。有雌雄二种，对长苗成藤。夜交合相联，昼分开各植。凡资入药，秋后采根。大类山甜瓜，外有五棱瓣。雌者淡白，雄者浅红。雌雄相兼，功验方获。

明《本草纲目》卷18“何首乌”【释名】马肝石（《纲目》）、赤葛（《斗门》）、疮帚（《纲目》）、红内消。【时珍曰】汉武时，有马肝石能乌人发，故后人隐此名，亦曰马肝石。赤者能消肿毒，外科呼为疮帚、红内消。《斗门方》云：取根若获九数者，服之乃仙。故名九真藤。【集解】【时珍曰】凡诸名山、深山产者，即大而佳也。

【鉴药】

“何首乌”首见于《开宝本草》。其中所载本品原产地“顺州南河”（今广西陆川），以及别名与功效，可知此药原始出处为唐·李翱《何首乌录》。“何首乌”为该文中服用此药而得名之人。《开宝》载本品“主瘰疬，消痈肿，疗头面风疮，五痔，止心痛，益血气，黑髭鬓，悦颜色。久服长筋骨，益精髓，延年不老。亦治妇人产后及带下诸疾”。其中补益精髓、黑髭鬓等功效袭取自《何首乌录》。但治瘰疬，消痈肿等则可能是医方用药的归纳。《开宝》所载本品功效，与宋初《太平圣惠方》所收22首有何首乌的方剂主治相符。明嘉靖（1522—1566）中何首乌美髯强筋的滋补作用突然被捧红，但明清亦有斥责本品生子延年为谬说者。

《何首乌录》撰于元和八年（813），乃一传奇故事（或云为寓言）。该文所述故事发生在此前200余年，一天生阉（先天性无能）者名何田儿，因服用夜间苗蔓相交之植物根，遂得以康健生子，寿160岁。子孙甚多，均寿长过百。何首乌为其孙，寿130岁。此药初名“交藤”，或云“生顺州南河县田中。岭南诸州往往有之。其苗大如木藁，光泽形如桃柳叶。其背偏独单，皆生不相对。有雌雄。雄者苗色黄白，雌者黄赤。其生相远，夜则苗蔓交。或隐化不见。”有云“出宾州牛头山，苗如萆薢，蔓生。根如杯拳。削去侧皮，生啖之。”此药南人呼为“何首乌”。(以上详见本药“文录”之《李文公集》)。《何首乌录》所载之事荒诞不经，其植物形态也似是而非，难以凭信。唐及五代医药书未有载此药者。

《开宝本草》将属于传奇药物“何首乌”引入本草，从《何首乌录》提取了“黑髭鬓，悦颜色。久服长筋骨，益精髓，延年不老”之功，也补充了一些医家实用治疗之效。其产地采自《何首乌录》所载，但形态则有所修正：“蔓紫，花黄白，叶如薯蓣而不光。生必相对，根大如拳，有赤白二种，赤者雄，白者雌。”其中“蔓紫，花黄白，叶如薯蓣而不光……根大如拳”与后世多用之蓼科植物何首乌*Polygonum multiflorum* Thunb.相符，但“生必相对，根大如拳”又与萝藦科植物戟叶牛皮消(白首乌)*Cynanchum bungei* Decne.及其同属近缘植物相似。至于“有赤白二种，赤者雄，白者雌”，仍是取自《何首乌录》中之说。《开宝本草》将何首乌从传奇过渡到实用，但其形态记载仍存在着漏洞，无法确定其真实基原。

检索北宋中期以前方剂中使用的何首乌，可以窥见实用的何首乌有如下特点：《太平圣惠方》“天蓼散方”云“去黑皮”，则其表皮当黑。治大风癞恶疾的何首乌散，须将何首乌“入白米泔浸七日，夏月逐日换水，用竹刀子刮令碎，九蒸九曝”；治瘰疬，肿核的何首乌圆，以及治风毒瘰疬方，均需将何首乌“九蒸九曝”。这种加工炮制法，一般都是为减低其毒性或过强的药性。《证类本草》引《经验方》用何首乌治骨软风，腰膝疼，遍身瘙痒，也需要将其蒸、淋，“直候首乌绝无气”。由此推知本品有较重的气味。此方同时提到：“首乌大而有花纹者。”又《斗门方》治瘰疬，用九真藤取其根如鸡卵大者生嚼。且云“其叶如杏，其根亦类疬子，用之如神……一名何首乌，又名赤葛。”综合以上医方所云的何首乌，应当是藤本(九真藤)，“其叶如杏”，有块根(“其根如鸡卵大”“根亦类疬子”)，表皮黑，断面有花纹，嗅之气味较重，有一定的毒性或药性较强烈。再结合现实使用的品种，确实以蓼科植物何首乌*Polygonum multiflorum* Thunb.的可能性最大，其特点几乎全都吻合。《斗门方》使用的正名是“九真藤”，别名才是“何首乌”，这也提示有可能“何首乌”这味传奇药是借“九真藤”之体而落到实处。九真藤以治瘰疬见长，《太平圣惠方》含何首乌的方剂多数是用于治瘰疬。《开宝本草》“何首乌”的第一个功效就是治瘰疬。这一疗效不见于《何首乌录》所载，应该是“九真藤”的实际功效。

宋·苏颂《本草图经》所记载的“何首乌”，无论产地、形态，都进一步贴近实际植物种："本出顺州南河县，岭外、江南诸州亦有，今在处有之，以西洛、嵩山及南京柘城县者为胜。春生苗，叶叶相对，如山芋而不光泽，其茎蔓延竹木墙壁间。夏秋开黄白花，似葛勒花。结子有棱，似荞麦而细小，才如粟大。秋冬取根，大者如拳，各有五棱瓣，似小甜瓜。此有二种：赤者雄，白者雌。"苏颂之说，既综述前人之说，又综合全国调查多得，因此其文经常会糅合数家之说或数种植物的形态，必须细加甄别。

苏颂所言："夏秋开黄白花，似葛勒花。结子有棱，似荞麦而细小，才如粟大。秋冬取根，大者如拳，各有五棱瓣，似小甜瓜。"这完全是描述蓼科植物何首乌 *P. multiflorum*。但"叶叶相对，如山芋而不光泽，其茎蔓延竹木墙壁间……秋冬取根，大者如拳"，却也可能是萝藦科植物戟叶牛皮消*Cynanchum bungei*及其同属近缘植物。至于"此有二种：赤者雄，白者雌。"则有可能是将蓼科植物何首乌（赤）、萝藦科植物戟叶牛皮消（白）两种植物混为一谈。也有可能是栽培的蓼科何首乌外皮显黄白色，野生者则显紫红色。[1]

唐·李翱《何首乌录》后经诸本草引录，其文或有某些改变。例如唐慎微所引的《何首乌传》，其中就提到："本出虔州，江南诸道皆有之……此药形大如拳、连珠，其中有形鸟兽山岳之状，珍也……明州刺史李远传录经验：何首乌所出顺州南河县、韶州、潮州、恩州、贺州、广州四会县、潘州，已上出处为上；邕州晋兴县、桂州、康州、春州、勒州、高州、循州，已上所出次之。"其中所谓"有形鸟兽山岳之状，珍也"，与蓼科植物何首乌的断面花纹有些相似。

宋代及其以后，本草所述、所绘的何首乌不断贴近实际使用的基原。

1.《本草图经》：该书"西京何首乌"（图2）绘2株同形植物，其下均有肥大的主根。茎蔓生，叶互生，为掌状三小叶，顶生小叶较大，椭圆状披针形。无花果。很明显，此图除根部、蔓生之外，其余与苏颂的文字记载不相吻合。其原植物有可能是豆科植物葛*Pueraria lobata*（Willd.）Ohwi或其他蔓生具块根的植物。《斗门方》载本品别名"赤葛"，反映了在北宋时此物或近似"葛"形。该图之所以绘两株同形之物，可能是受"赤者雄，白者雌"的影响。故《本草品汇精要》仿绘此图时，就将一株的块根绘成红褐色、另一株绘成灰白色。《绍兴本草》所存图3则将两株绘成藤蔓相交。此或受《何首乌录》所言藤蔓夜交的影响。

2.《履巉岩本草》：该书"何首乌"正文取自《证类本草》何首乌条，但图形完全不同于《图经》"西京何首乌"图。本药图（图4）示单叶互生，叶基部近心形，更接近何首乌*P. multiflorum*。本品药图有卷须，是该书示意为缠绕茎时的示意物，非实物原有。

1 梁鹂、郑金生、赵中振：何首乌考辨，中国中药杂志，2016，41（23）：34.

3.《救荒本草》：该书“何首乌”（图6）的文字叙述多转录前人之文，但有所取去。其形态云：“蔓延而生，茎蔓紫色，叶似山药叶而不光，嫩叶间开黄白花，似葛勒花，结子有棱，似荞麦而极细小如粟粒大；根大者如拳，各有五楞瓣，状似甜瓜样，中有花纹，形如鸟兽、山岳之状者，极珍。”从文字描述当为蓼科植物何首乌。其图下有如瓜的主根，单叶互生，长卵形，顶端渐尖，基部心形，有叶柄。顶生或腋生圆锥状花序。此即蓼科植物何首乌*P. multiflorum*的写生图。

4.《太乙仙制本草药性大全》：该书很多药图示意不明，但此“何首乌”（图9）却寥寥几笔，突出了蓼科植物何首乌*P. multiflorum*的特征：根肥大，茎蔓生，单叶互生，叶呈三角形，基本心形至戟形。

5.《补遗雷公炮制便览》：该书“炮制何首乌”（图11）乃依据《开宝本草》“何首乌”文后所注炮制法绘图。其法为：“临用之以苦竹刀切，米泔浸经宿，暴干。木杵臼捣之。忌铁。”故其图中左上一童子在木砧用竹刀切药，右下一童子捋起胳膊伸手缸中，示意“米泔浸经宿”。左下蹲踞在地上用木杵研捣药物。图左上方上有红日，下有晒药竹匾，示意药物需要“暴干”。

6.《本草纲目》（金陵本）：该书“何首乌”（图12）绘两株植物，茎蔓相交，下为黑色块根，左根上书“雄”字，右根上书“雌”字。可见还是受首乌分雌雄之说的影响。但其单叶或互生，或对生，叶三角形，基部平截或微心形，叶腋有成串的花序，仍与蓼科何首乌的形态接近。何首乌为寻常易见植物，加之在明嘉靖、万历间非常兴盛，故绘图者也许确实见过此药。

7.《本草原始》：该书“何首乌”（图16）为药材写生图，采用阴刻方式，凸显药材外表的赤褐色。根上有棱线，或为纺锤体状，或如瓜状。此亦为蓼科植物何首乌的药材外形。

8.《草药图经》：该书“内红消”正文注明“即何首乌”。其图（图26）地上部分随意描绘蔓生茎叶，又绘其根形如人，黑色，乃受民间传说何首乌人形者更神的影响。此画士据传闻而绘，毫无学术价值。

9.《植物名实图考》：该书“何首乌”（图27）为写生绘图，其块根膨大，茎蔓生缠绕。其单叶及花序形状描绘精细，为准确的蓼科植物何首乌*P. multiflorum*之图。

10.《草木便方》：该书“铁秤铊”（图28）图形粗糙，但所绘植物据黑色粗大块根，茎蔓生，单叶，长三角状，基部铊形或心形，与蓼科植物何首乌基本特点吻合。但该图两株缠绕，说明仍受《何首乌录》的传奇故事的影响。

【小结】

“何首乌”之名首出唐·李翱《何首乌录》，属于传奇故事中的长生药。其人物、药物均具有传奇色彩。宋《开宝本草》将其引入本草，且对其功效及形态均予补充修正。据《开宝》及宋《图经》的描述，其原植物与蓼科植物何首乌*Polygonum multiflorum* Thunb.、萝藦科植物牛皮消*Cynanchum auriculatum* Royle ex Wight.、戟叶牛皮消（白首乌）*C. bungei* Decne.及其同属近缘植物相近。据北宋医方涉及何首乌的名称、形态、气味及加工法等记载，则实用的何首乌以蓼科何首乌*P. multiflorum*的可能性最大。此后历代本草绘图也证明蓼科植物何首乌才是宋以后所用何首乌的基原。

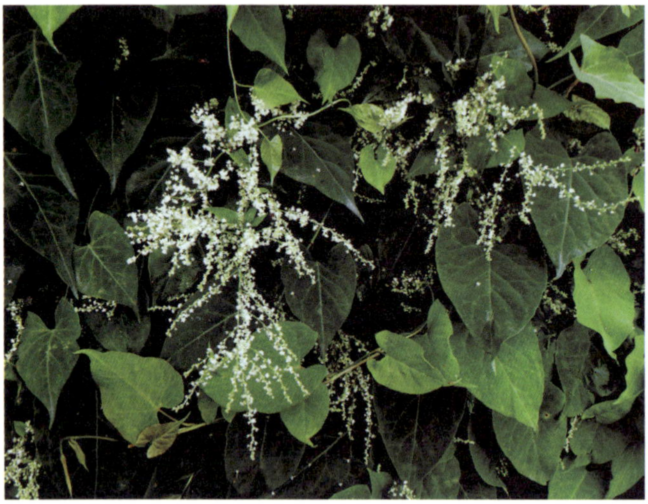

图 30　何首乌 *Polygonum multiflorum*

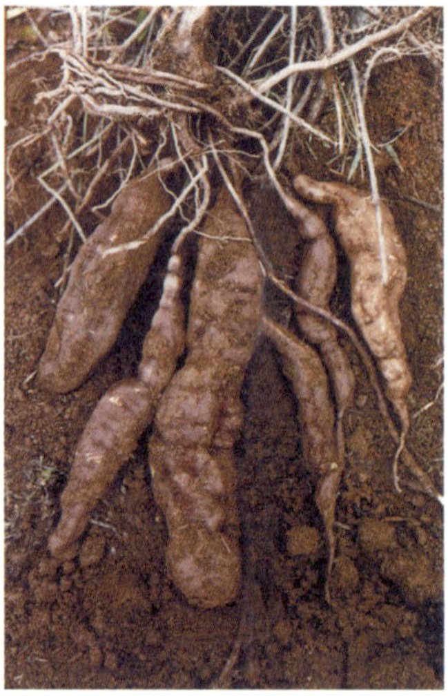

图 31　何首乌的根部

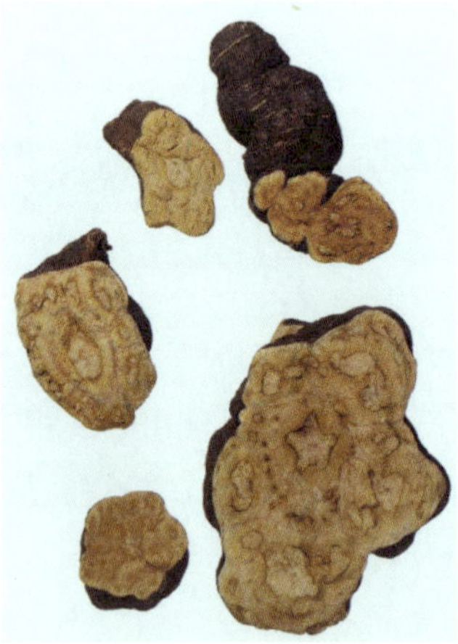

图 32　何首乌药材

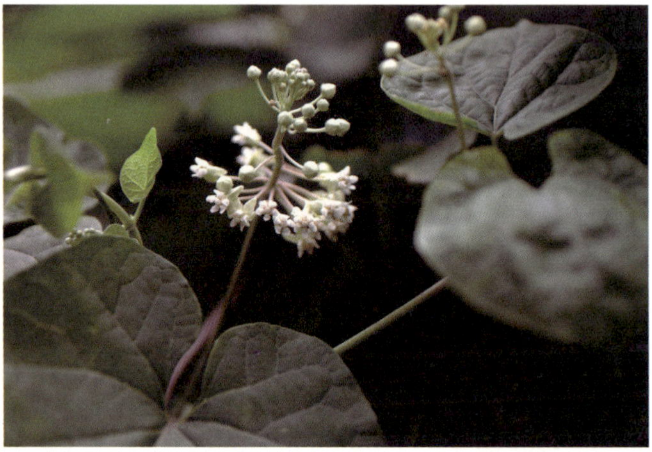

图 33　牛皮消 *Cynanchum auriculatum*

18-25 萆薢

【品图】

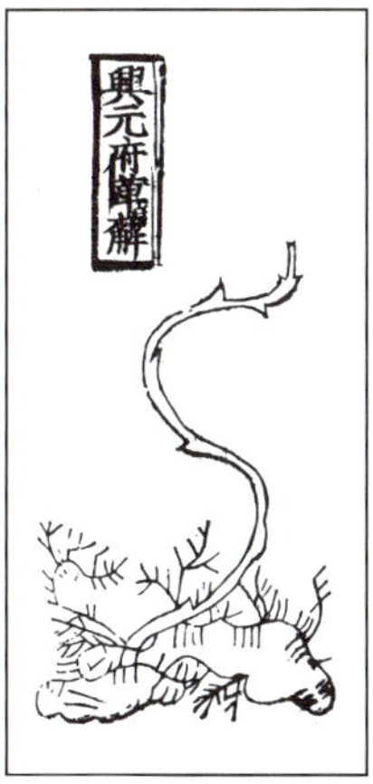

图1 图经（大）·兴元府萆薢

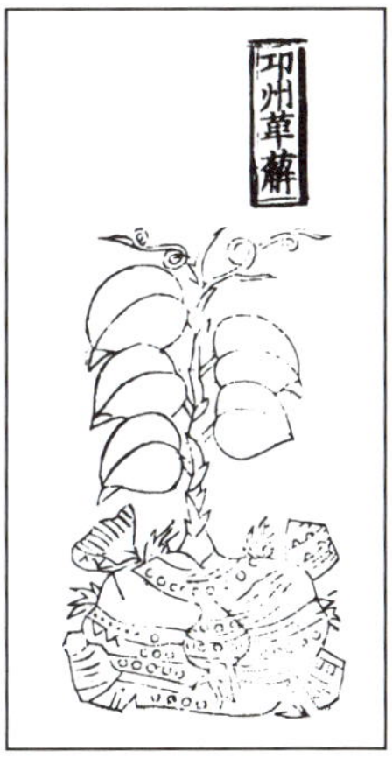

图2 图经（大）·邛州萆薢

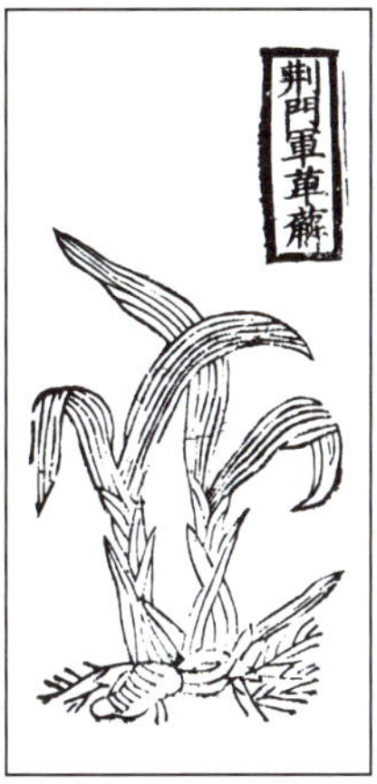

图3 图经（大）·荆门军萆薢

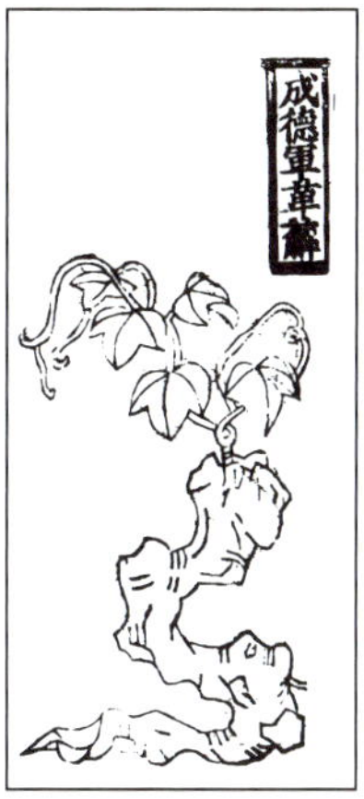

图4 图经（大）·成德军萆薢

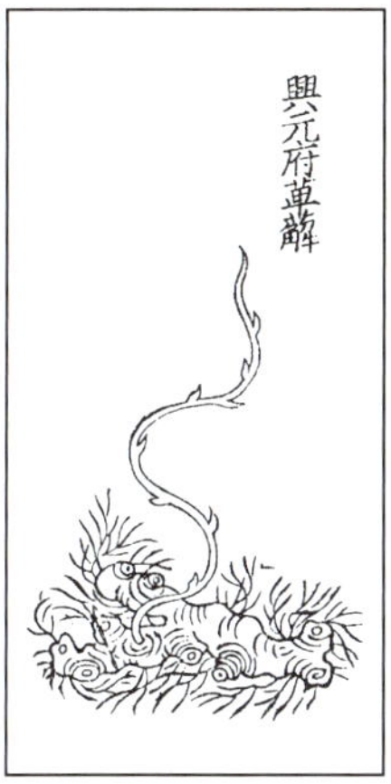

图5 图经（政）·兴元府萆薢

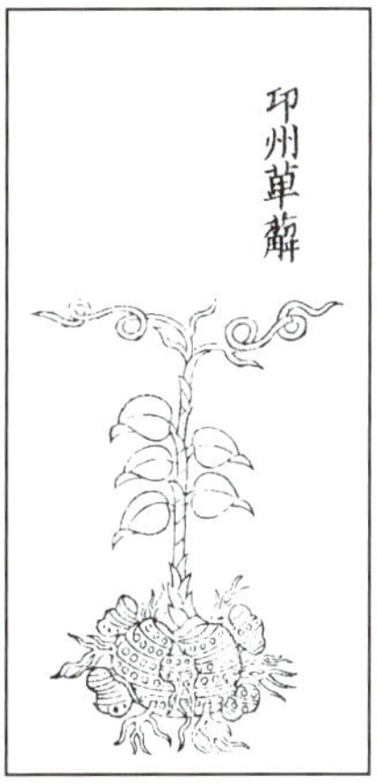

图6 图经（政）·邛州萆薢

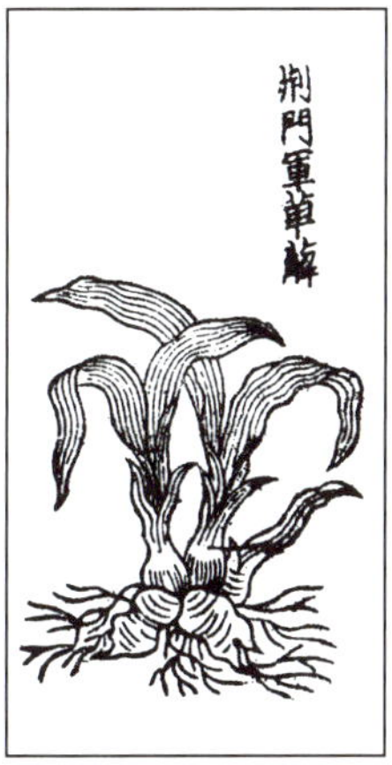

图7 图经（政）·荆门军萆薢

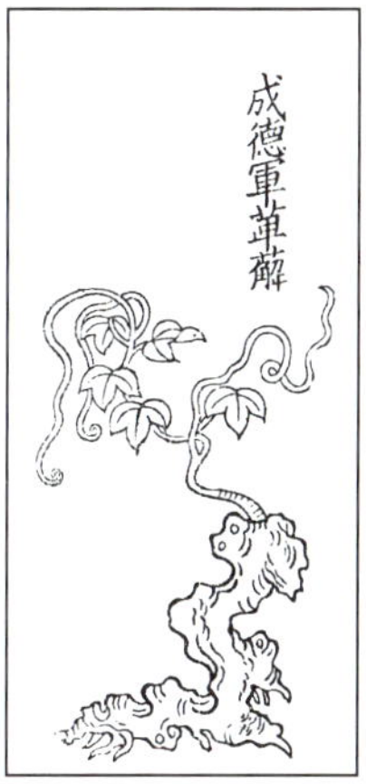

图8 图经（政）·成德军萆薢

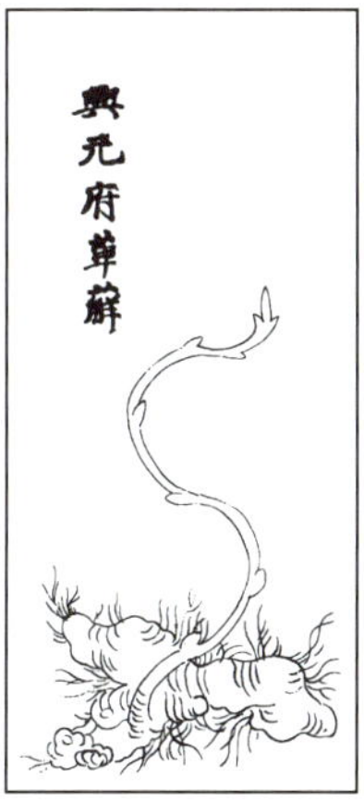

图9 图经（绍）·兴元府萆薢

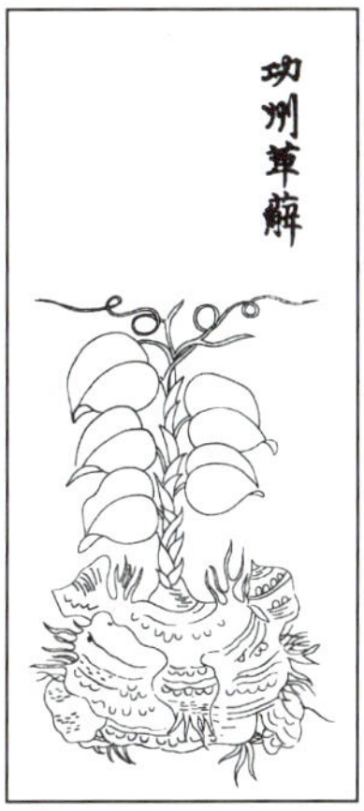

图10 图经（绍）·功州萆薢

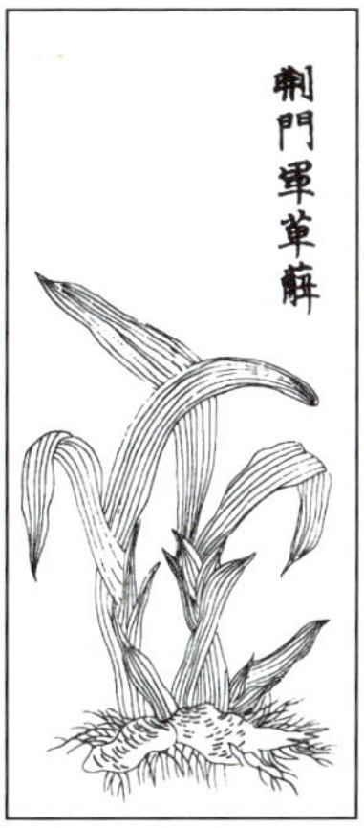

图11 图经（绍）·荆门军萆薢

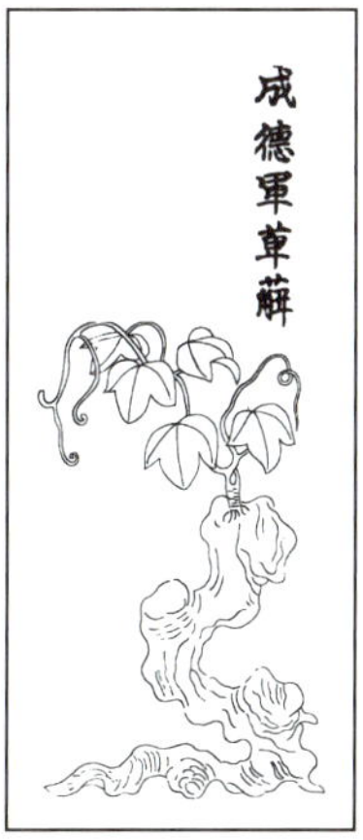

图12 图经（绍）·成德军萆薢

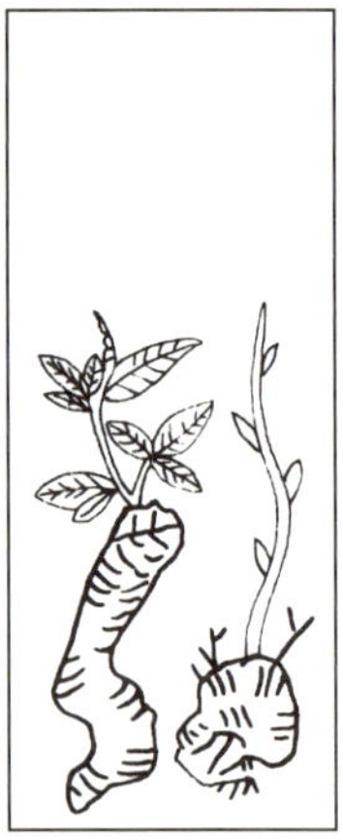

图 13 歌括·萆薢

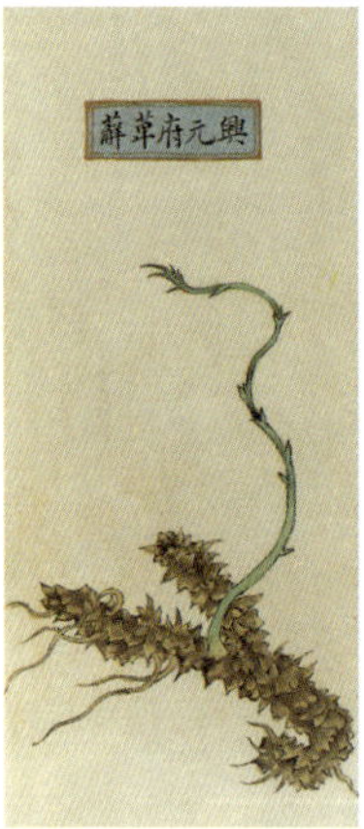

图 14 品汇·兴元府萆薢

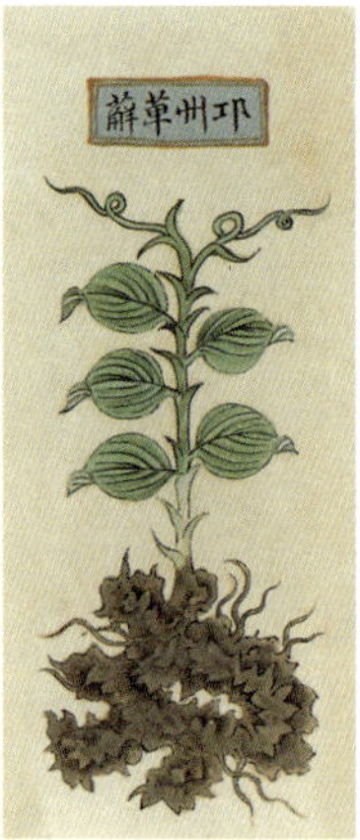

图 15 品汇·邛州萆薢

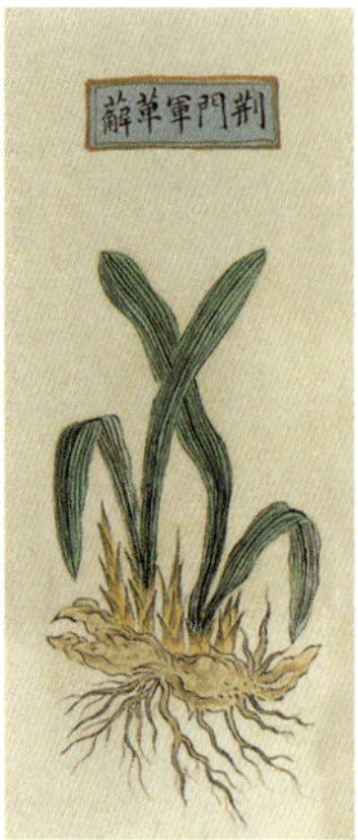

图 16 品汇·荆门军萆薢

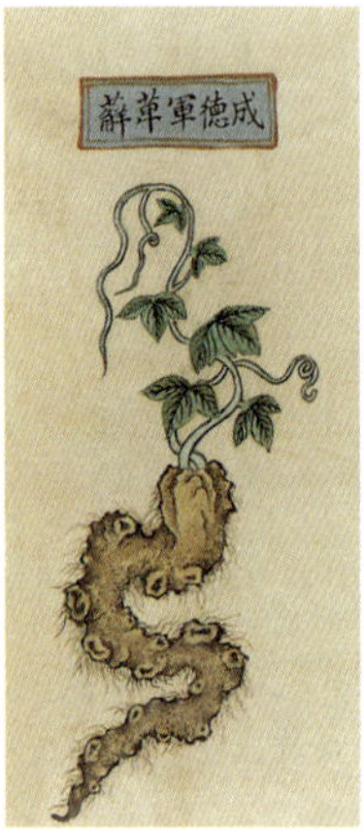

图 17 品汇·成德军萆薢

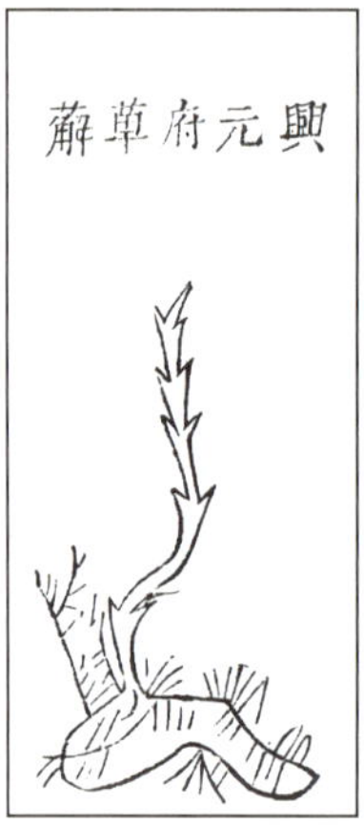

图 18 蒙筌·兴元府萆薢

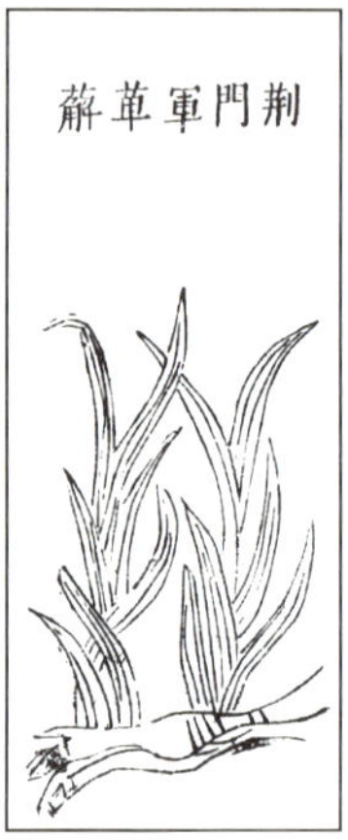

图 19 蒙筌·荆门军萆薢

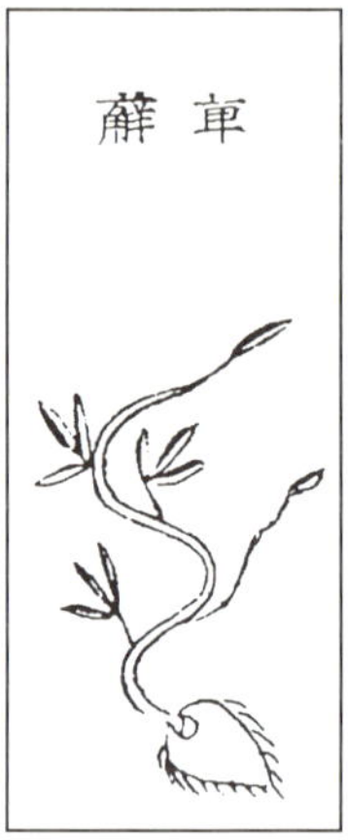

图 20 太乙·萆薢

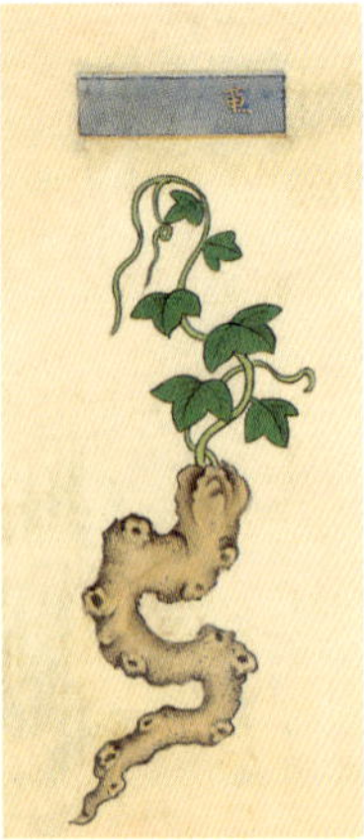

图 21 雷公·萆薢

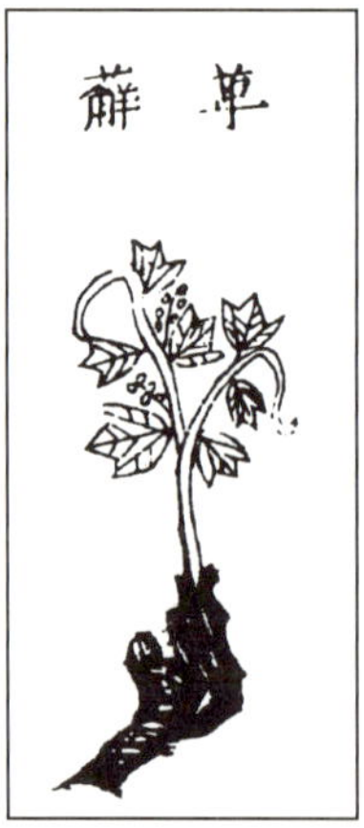

图 22 纲目（金）·萆薢

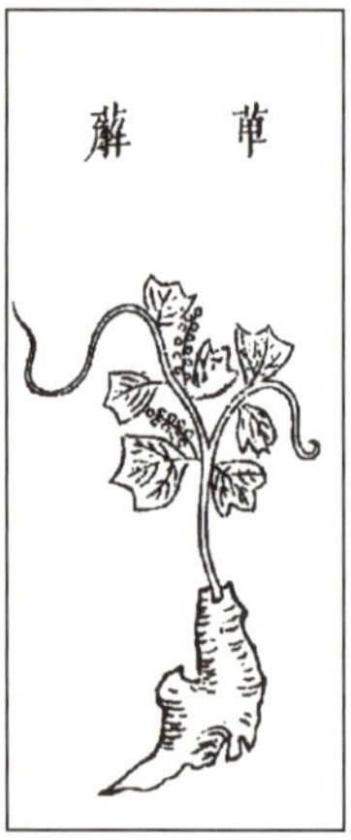

图 23 纲目（钱）·萆薢

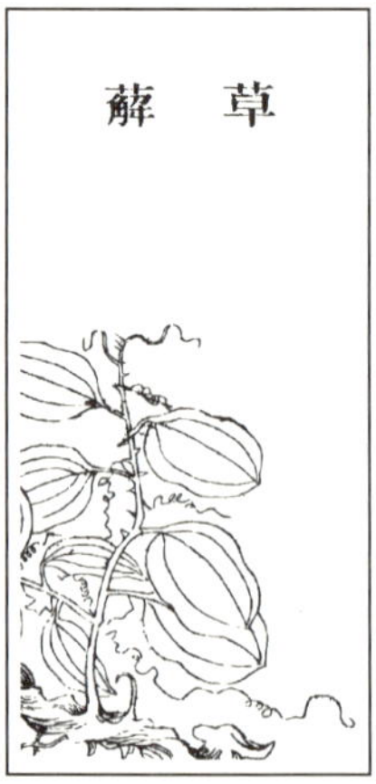

图 24 纲目（张）·萆薢

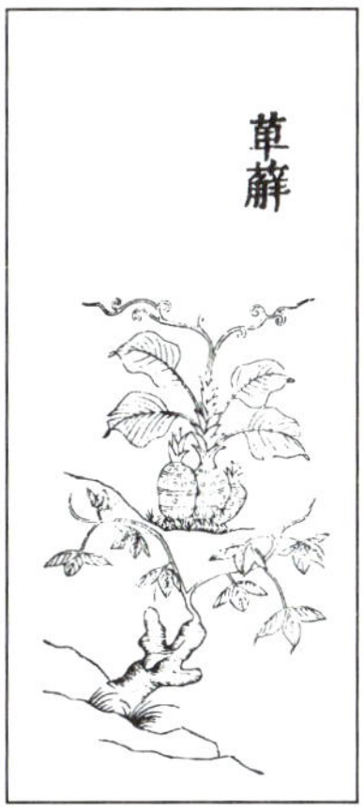

图 25　三才·萆薢

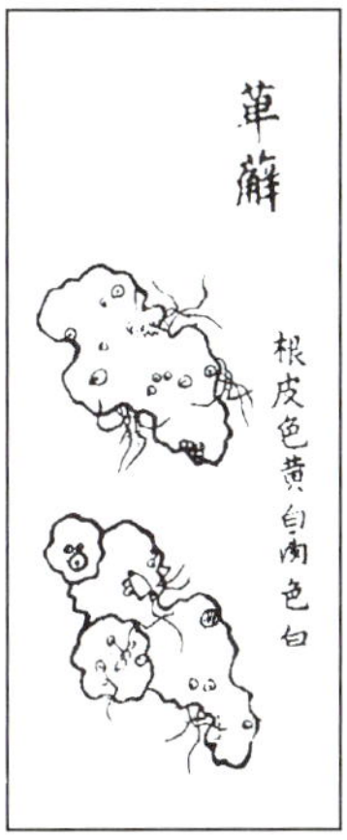

图 26　原始·萆薢

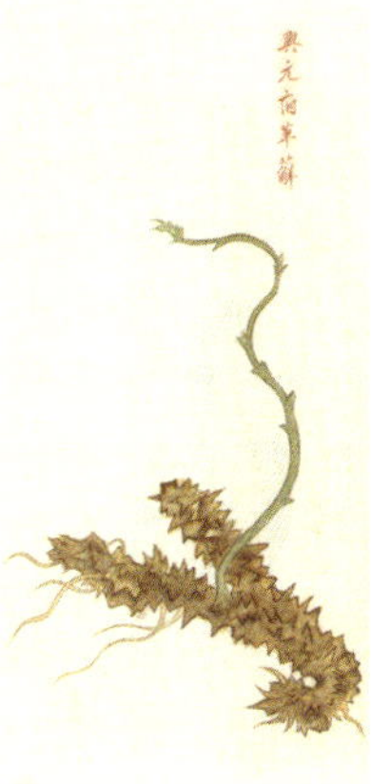

图 27　金石·兴元府萆薢

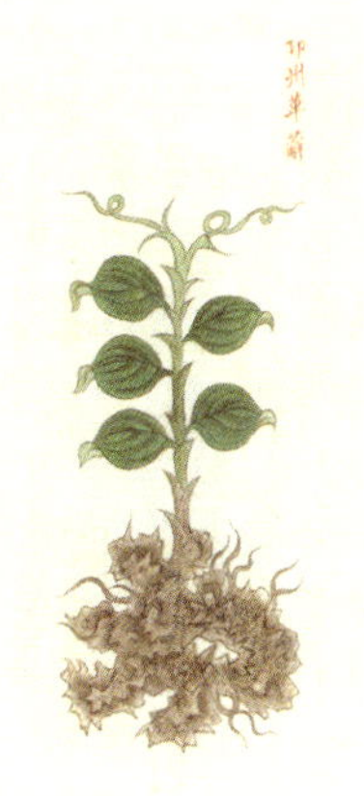

图 28　金石·邛州萆薢

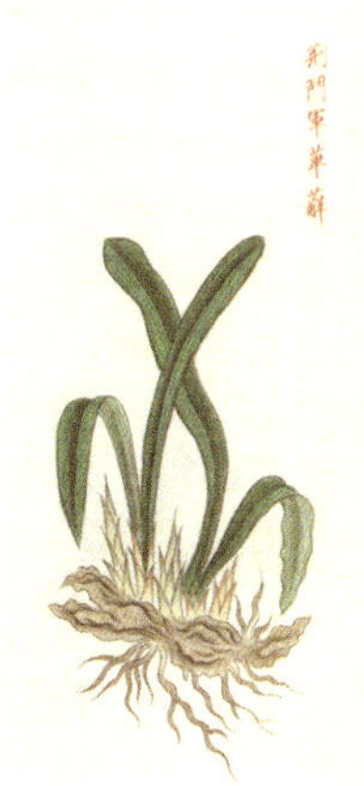

图 29　金石·荆门军萆薢

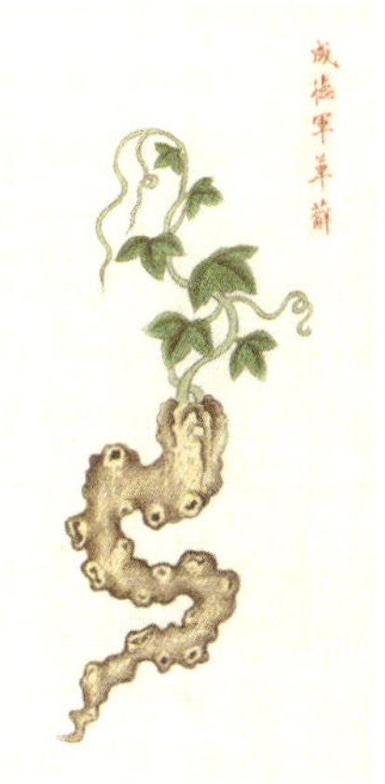

图 30　金石·成德军萆薢

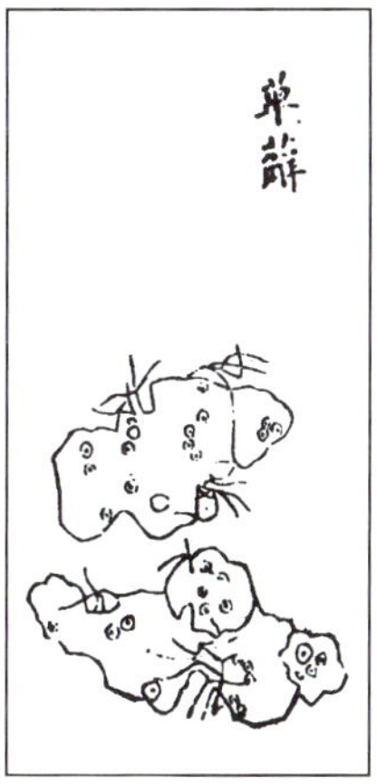

图 31　汇言·萆薢

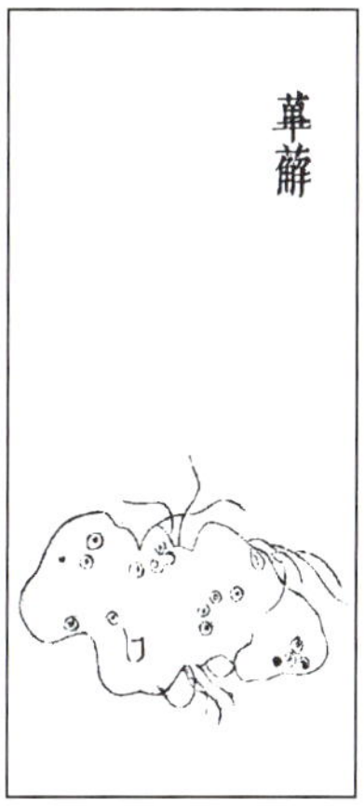

图 32　本草汇·萆薢

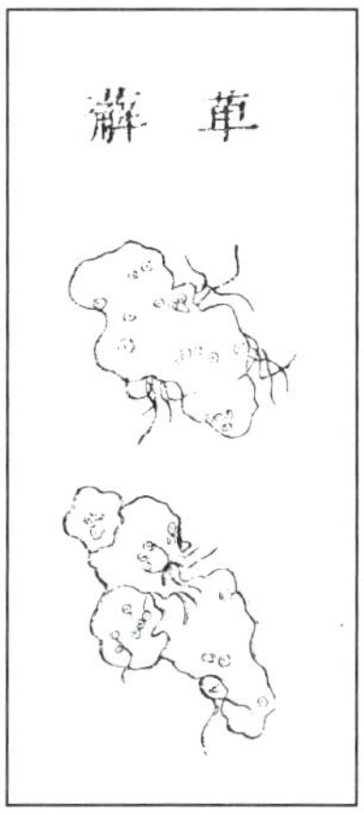

图 33　类纂·萆薢

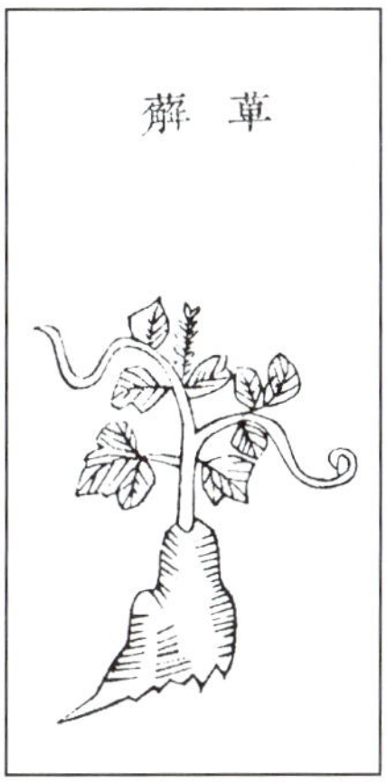

图 34　备要·萆薢

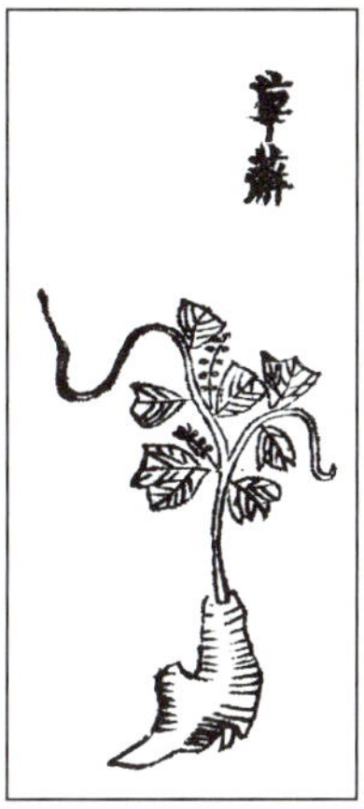

图 35　求真·萆薢

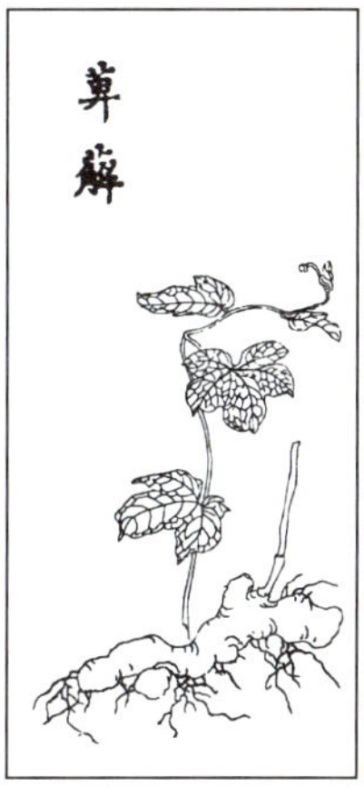

图 36　质问·萆薢

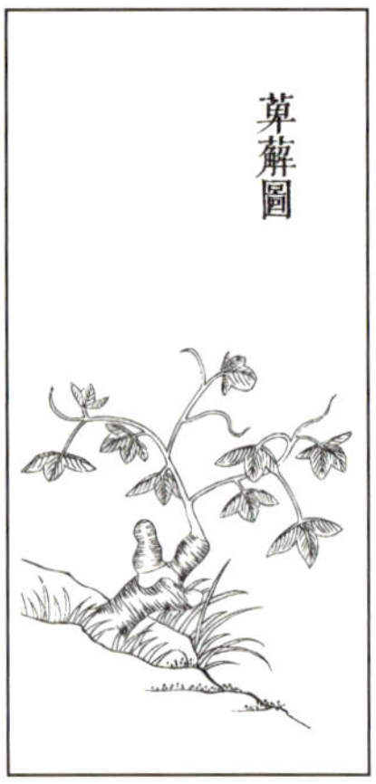

图 37 草木典·萆薢图

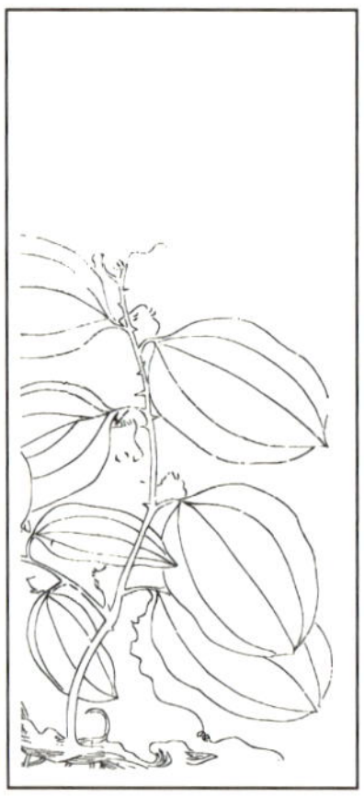
图 38 图考·萆薢 -1

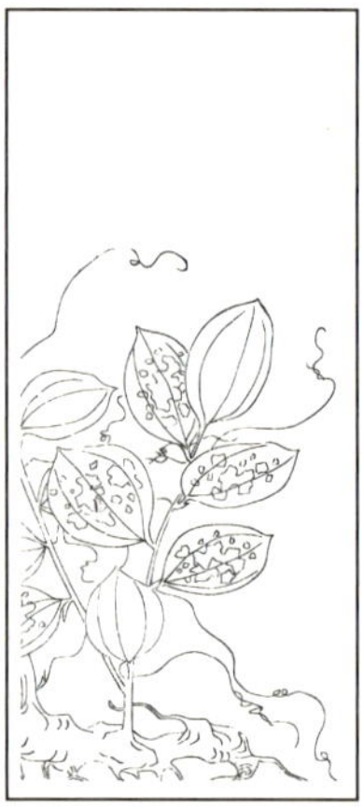
图 39 图考·萆薢 -2

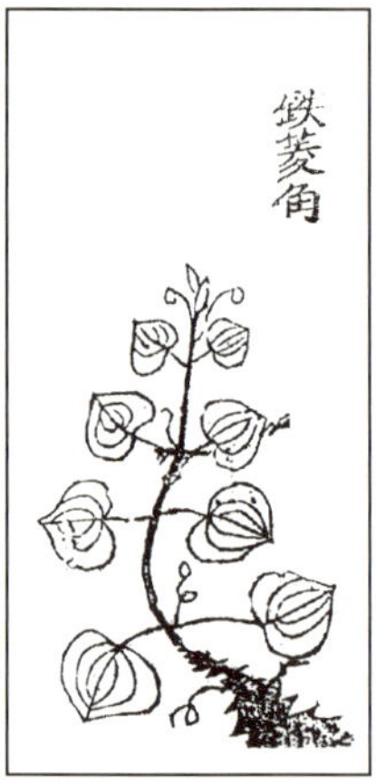

图 40 便方·铁菱角

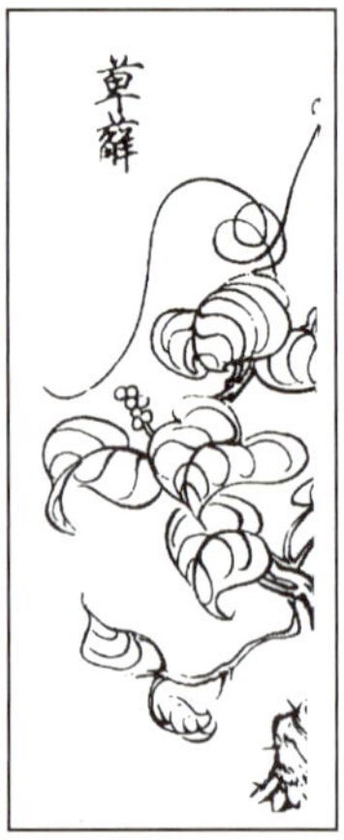

图 41 图说·萆薢

本品41图，取自24书，其中9幅彩图。有承继关系的图可分3个书类。

《本草图经》：该书4图。“兴元府萆薢”“邛州萆薢”“荆门军萆薢”“成德军萆薢”图依次分别存于《大观》(图1、2、3、4)、《政和》(图5、6、7、8)、《绍兴》(图9、10、11、12)。此三传本药图基本一致。今以《政和》图5、图6、图7、图8为《图经》图的代表。

仿绘《图经》4图的彩色图有：《本草品汇精要》“兴元府萆薢”(图14)将根部改为棕褐色、对不规则突起、鳞片密集之形，类似菝葜根。“邛州萆薢”(图15)亦然。“荆门军萆薢”(图16)的茎基与根茎亦有改变。“成德军萆薢”(图17)基本保持原貌。此后《补遗雷公炮制便览》“萆薢”(图21)系仿绘《品汇》“成德军萆薢”(图17)。《金石昆虫草木状》图27、图28、图29、图30依次分别仿绘《品汇》图14、图15、图16、图17。

仿绘《图经》4图的墨线图有：《本草歌括》“萆薢”(图13)有两株植物，右株仿绘自《图经》“兴元府萆薢”(图5),左株仿绘自《图经》“成德军萆薢”(图8)。《本草蒙筌》“兴元府萆薢”(图18)、“荆门军萆薢”(图19)分别仿绘《图经》同名图(图5、7)。《本草纲目》金陵本“萆薢”(图22)基本仿绘自《图经》“成德军萆薢”(图8),但增绘了花序。《纲目》钱本图23又仿绘金陵本图22,并有所修饰。此后《本草备要》图34、《本草求真》图35、《本草简明图说》图41均仿绘钱本图23，其中图41还再加发挥。另《三才图会》“萆薢”(图25)将《图经》“邛州萆薢”(图6)、“成德军萆薢”(图8)合绘于一图，并加修饰与土地背景。《古今图书集成·草木典》“萆薢图”(图

37）又仿绘《三才》图25中下方的“成德军萆薢”图。

《本草原始》：该书“萆薢”（图26）的仿绘者有《本草汇言》图31、《本草汇》图32、《本草纲目类纂必读》图33。

《植物名实图考》：该书“萆薢-1”（图38）的仿绘者仅《本草纲目》张本“萆薢”（图24）。

以上41图中，除外31幅仿绘图，原创图尚有10幅（图5、6、7、8、20、26、36、38、39、40），详见下“鉴药”项。

【文录】

三国《吴普本草》（见《御览》卷990“萆薢”） 一名百枝。/ **“狗脊”** 一名萆薢……如萆薢，茎节如竹，有刺。叶圆青赤。根黄白，亦如竹，根毛有刺。

《别录》（见《证类》卷8“萆薢”） 一名赤节。生真定山谷。二月、八月采根，暴干。

梁《本草经集注》（同上） 陶隐居云：今处处有，亦似菝葜而小异，根大，不甚有角节，色小浅。

唐《唐本草》（同上）《唐本》注云：此药有二种：茎有刺者，根白实；无刺者根虚软，内软者为胜。叶似薯预，蔓生。

吴越《日华子本草》（同上）《日华子》云……时人呼为白菝葜。

宋《嘉祐本草》（同上）《博物志》云：菝葜与萆薢相乱。

宋《本草图经》（同上）《图经》曰：今河、陕、京东、荆、蜀诸郡有之。根黄白色，多节，三指许大。苗叶俱青，作蔓生，叶作三叉，似山芋，又似绿豆叶。花有黄、红、白数种，亦有无花结白子者。春、秋采根，暴干。旧说此药有二种，茎有刺者，根白实；无刺者，根虚软，以软者为胜。今成德军所产者，根亦如山芋，体硬，其苗引蔓，叶似荞麦，子三棱，不拘时月采。其根用利刀切作片子，暴干用之。

唐《唐本草》（见《证类》卷8“菝葜”）《唐本》注云：萆薢有刺者，叶粗相类，根不相类。萆薢细长而白，菝葜根作结块，黄赤色，殊非狗脊之流也。

明《本草蒙筌》卷3“萆薢” 盛出河陕荆蜀，蔓生叶作三叉。秋月采根，状类山芋。一种茎有刺者，秋白实；一种茎无刺者，根软虚。种虽两般，白者为胜。又与菝葜小异，凡收切勿混真。盖菝葜根作块赤黄，萆薢根细长浅白。《博物志》亦曰：菝葜与萆薢相乱。时人每呼白菝葜者，即萆薢也。

明《本草纲目》卷18“萆薢”【释名】百枝(《吴普》)、竹木(《炮炙论》)。【时珍曰】萆薢名义未详。《日华本草》言时人呼为白菝葜，象形也。赤节、百枝，与狗脊同名。【集解】【时珍曰】萆薢蔓生，叶似菝葜而大如碗，其根长硬，大者如商陆而坚。今人皆以土茯苓为萆薢，误矣。茎、叶、根、苗皆不同。《吴普本草》又以萆薢为狗脊，亦误矣。详“狗脊”下。《宋史》以怀庆萆薢充贡。【发明】【时珍曰】萆薢，足阳明、厥阴经药也。厥阴主筋属风，阳明主肉属湿。萆薢之功，长于去风湿。所以能治缓弱𤸷痹、遗浊恶疮诸病之属风湿者。萆薢、菝葜、土茯苓三物，形虽不同，而主治之功不相远，岂亦一类数种乎？

琉球《质问本草》内篇卷4“萆薢” 生原野，春生苗，引蔓树木。

清《植物名实图考》卷22“萆薢” 萆薢……宋《图经》列数种。李时珍云“叶大如碗。今人皆以土茯苓为萆薢，误矣”。其实今人乃以萆薢为土茯苓耳。南安谓之硬饭团，屑粉食之。兹从李说而别存原图。

【鉴药】

“萆薢”首见于《本经》。名义未详。《本经》载其“主腰背痛强，骨节风寒湿周痹，恶疮不瘳，热气”。《别录》又增加若干主治。后世谓其可分清别浊，用治白浊膏淋等，除风湿、利关节。

本品在早期用药时，与之形似者就有多种。《吴普本草》云“狗脊一名萆薢”。张华《博物志》载“菝葜与萆薢相乱”。狗脊、菝葜、萆薢的共同点就是根状茎或块根粗大。梁·陶弘景云：“今处处有，亦似菝葜而小异，根大，不甚有角节，色小浅。”菝葜是百合科菝葜属（*Smilax* L.），其特点之一就是根状茎非常坚硬，而且有“角节”“结块”、刺状物等，故后世有“金刚根”“铁菱角”“土菱角”等俗名。陶氏所云的萆薢，“似菝葜而小异”“不甚有角节”说明仍为菝葜属（*Smilax* L.）植物，还是有“角节”，不过不太多而已。《唐本草》认为萆薢“有二种：茎有刺者，根白实；无刺者根虚软，内软者为胜。叶似薯预，蔓生。”前一种“茎有刺者，根白实”当为菝葜属（*Smilax* L.）植物，攀缘或直立灌木，其枝条常有刺。后一种蔓生，叶似薯预，茎无刺，根虚软，结合现代用药实际，此当为薯蓣科薯蓣属（*Dioscorea* L.）绵萆薢之类的植物。

宋·苏颂《本草图经》记载：“今河、陕、京东、荆、蜀诸郡有之。根黄白色，多节，三指许大。苗叶俱青，作蔓生，叶作三叉，似山芋，又似绿豆叶。花有黄、红、白数种，亦有无花结白子者。春、秋采根，暴干。”这是一段很难理解的话。所谓“根黄白色，多节”，很类似菝葜属（*Smilax* L.）植物。但“蔓生，叶作三叉，似山芋”又近似薯蓣属（*Dioscorea* L.）植物。至于说“似绿豆叶。花有黄、红、白数种”，则不知所云为何种植物。苏颂有可能把几种不同来源的植物糅合起来予以综述。因此现代学者考证萆薢来源时多避而不引此段文。

苏颂还提到：“今成德军所产者，根亦如山芋，体硬，其苗引蔓，叶似荞麦，子三棱。”成德军治所在恒州（今河北正定）。其形类薯蓣属植物粉背薯蓣*Dioscorea collettii* HK. f. var. *hypoglauca*（Palibin）Pei et C. T. Ting、绵萆薢*Dioscorea septemloba* Thunb.[*Dioscorea spongiosa* J. Q. Xi,M. Mizuno et W. L. Zhao]及其同属近缘植物。

但其分布地区似与成德军不合，山芋即山药（薯蓣），“叶似荞麦”当指其叶三角状。“子三棱”指其蒴果三棱形，每棱为翅状。此类萆薢为现代商品萆薢的一个主要类型。[1]

李时珍云：“萆薢蔓生，叶似菝葜而大如碗，其根长硬，大者如商陆而坚。今人皆以土茯苓为萆薢，误矣。茎、叶、根、苗皆不同。”此段话同样存有疑义。薯蓣科薯蓣属植物萆薢虽然蔓生，但叶与百合科菝葜属植物的叶片无论形状还是质地、着生方式都相差很大。“其根长硬，大者如商陆而坚”，更不像是薯蓣属植物的根茎，而类似菝葜属植物的根茎。清·吴其濬对李时珍所云“今人皆以土茯苓为萆薢”的说法不以为然，云“其实今人乃以萆薢为土茯苓耳”。可见萆薢与菝葜、土茯苓之间的混淆在古代相当严重。古本草药图同样反映了萆薢来源混乱的问题。

1.《本草图经》：该书4图。“兴元府萆薢”（图5）有粗大类姜形的根状茎，其上抽一苗（类似幼芽），无法得知其茎叶之形。兴元府即今陕西汉中市。从该图根茎形态来看，其原植物当为薯蓣属（*Dioscorea*）植物。《中华本草》谓此图所示与叉蕊薯蓣*Dioscorea collettii* HK. f.及其变种粉背薯蓣*Dioscorea collettii* HK. f. var. *hypoglauca*（Palibin）Pei et C. T. Ting比较一致。[2]

“邛州萆薢”（图6）茎直立，单叶互生，茎端缠绕似卷须状。其下球茎有环状横纹及点状根痕，颇类老芋头。邛州今四川邛崃市。《中华本草》认为此图近于百合科菝葜属植物。[2]其地上部分确有几分相似，但其根茎部分却完全没有菝葜根茎的坚硬多角刺的模样。《本草品汇精要》“兴元府萆薢”（图14）、“邛州萆薢”（图15）将此二图的根部均绘成角刺如菱的菝葜根茎样，大概是根据内府所用萆薢皆为菝葜根改绘，与原图根茎并不相符。

“荆门军萆薢”（图7）完全是百合科的另一类植物。荆门军即今湖北当阳市。孙启明认为此似万年青*Rohdea japonica*（Thunb.）Roth。[3]其地上部分确有几分相像，但其下的数个粗大根状茎却有些夸张。姑存此说。

“成德军萆薢”（图8）绘有缠绕植物，单叶近圆形，先端三裂。其余花果皆无。根状茎粗大不规则。据苏颂文字描述的“成德军所产者”“叶似荞麦”，似为薯蓣属植物。此则叶有三分裂，与荞麦叶不同。可以肯定此图不是百合科的菝葜属植物。《本草纲目》金陵本“萆薢”（图22）即仿自该图，可见绘图者似乎也将薯蓣属的萆薢视为正品。

2.《太乙仙制本草药性大全》：该书“萆薢”（图20）绘一缠绕植物，下有倒圆锥形似的粗大主根，上有复叶（三小叶）互生。不明其示意为何种植物。

3.《本草原始》：该书“萆薢”（图26）绘2萆薢根茎。图注云“根皮色黄白，肉

1 谢宗万：《中药材品种论述》上册，上海：上海科学技术出版社，1980：415.

2 国家中医药管理局《中华本草》编委会：《中华本草》（8），上海：上海科学技术出版社，1999：231.

3 孙启明：《苏图研究》，见：张志斌，郑金生主编：《本草纲目研究札记》，北京：科学出版社，2019：640.

色白”。上有须根，无角刺状物。此亦当为薯蓣属植物的根茎。

4.《质问本草》：该书“萆薢”（图36）下有姜状的根茎，上为掌状分裂的叶片。故此图所示当为薯蓣属植物，有可能是绵萆薢*Dioscorea septemloba* Thunb.或其同属近缘植物。

5.《植物名实图考》：该书2图。“萆薢-1”（图38）叶椭圆形，基出三主脉，具卷须。“萆薢-2”（图39）的形态与图38近似，叶椭圆形，先端微凸，有卷须。《中华本草》谓此二图与马钱叶菝葜*Smilax lunglingensis* Wang et Tang、黑果菝葜*Smilax glauco-china* Warb.很相似。且云目前云南、四川等地仍将此作为萆薢（白萆薢）使用。[1]

6.《草木便方》：该书“铁菱角”（图40）图形粗拙，但特点较凸出。其根部为齿牙四突的粗大根茎，用黑色表示，示意表皮色深。叶三角状阔卵形，基出脉5条，具长叶柄。茎上有卷须。此当为菝葜属（*Smilax*）植物。然其叶对生，与此属植物的叶二列式互生不合。

【小结】

“萆薢”为《本经》早期用药之一，但其来源很早就与菝葜等药混淆。梁·陶弘景所云即百合科菝葜属（*Smilax* L.）植物。《唐本草》谓萆薢有二种，其中就有菝葜属（*Smilax* L.）、薯蓣科薯蓣属（*Dioscorea* L.）植物。宋《图经》提到的成德军所产，类似薯蓣属植物粉背薯蓣*Dioscorea collettii* HK. f. var. *hypoglauca*（Palibin）Pei et C. T. Ting、绵萆薢*Dioscorea septemloba* Thunb. 及其同属近缘植物。古本草药图所绘，多为薯蓣属植物（*Dioscorea* spp.），亦有菝葜属植物（*Smilax* spp.）。但萆薢正品当来源于薯蓣属植物。

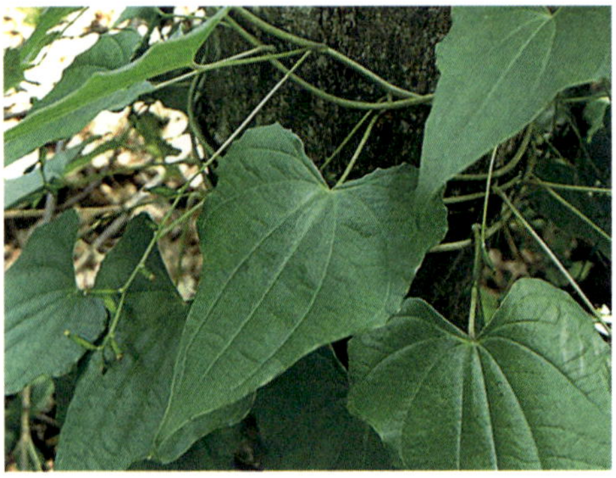

图 42　绵萆薢 *Dioscorea septemloba*

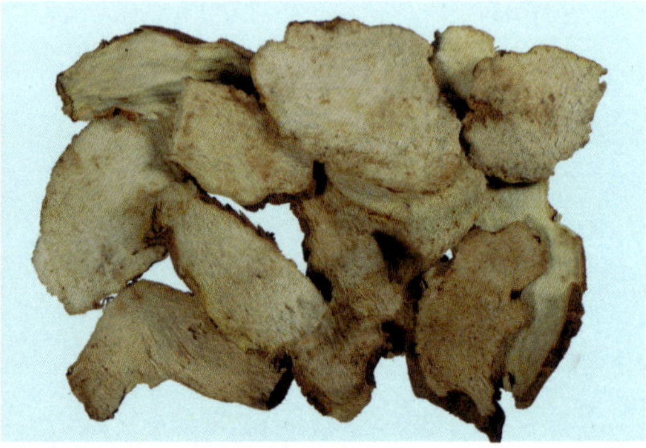

图 43　萆薢药材

1　国家中医药管理局《中华本草》编委会：《中华本草》（8），上海：上海科学技术出版社，1999：231.

18-26 菝葜

【品图】

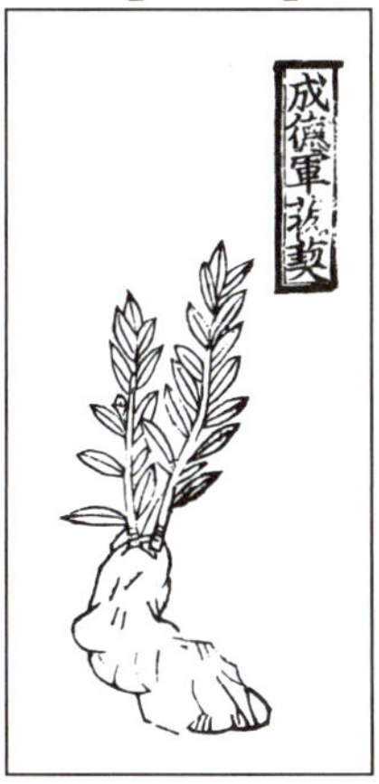

图1 图经（大）·成德军菝葜

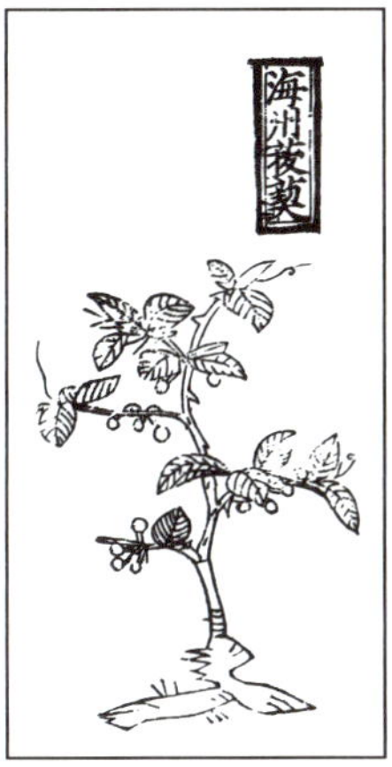

图2 图经（大）·海州菝葜

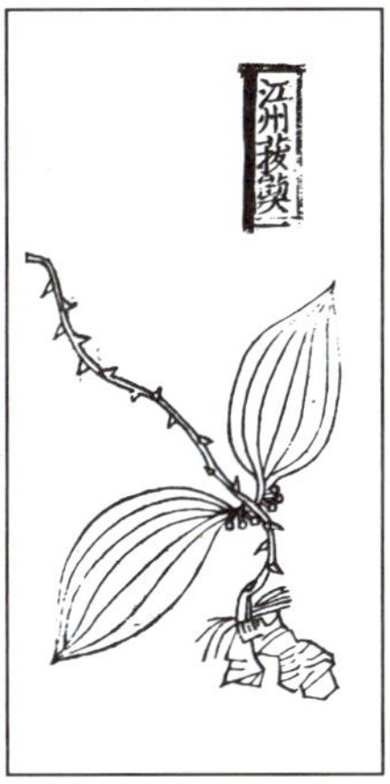

图3 图经（大）·江州菝葜

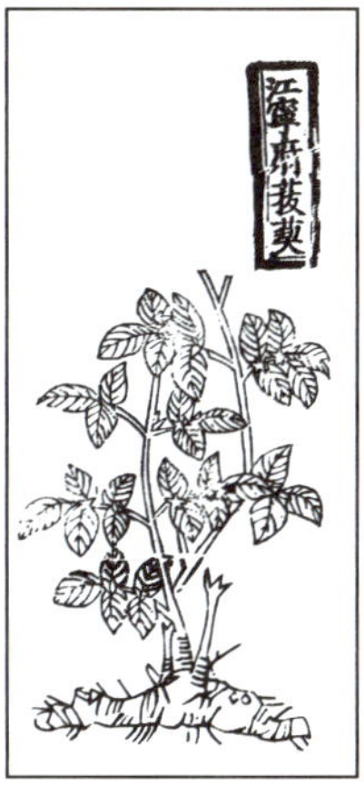

图4 图经（大）·江宁府菝葜

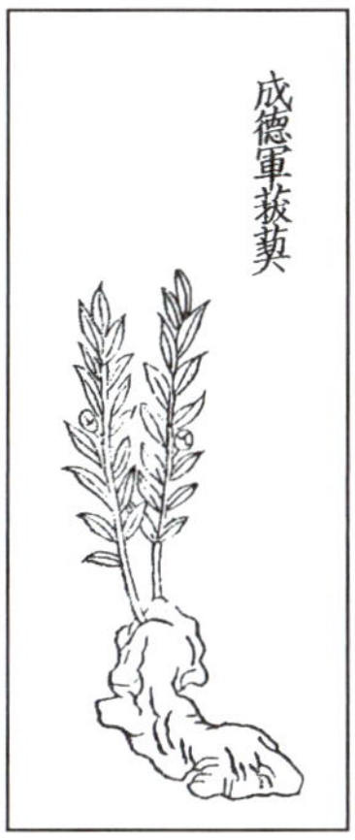

图5 图经（政）·成德军菝葜

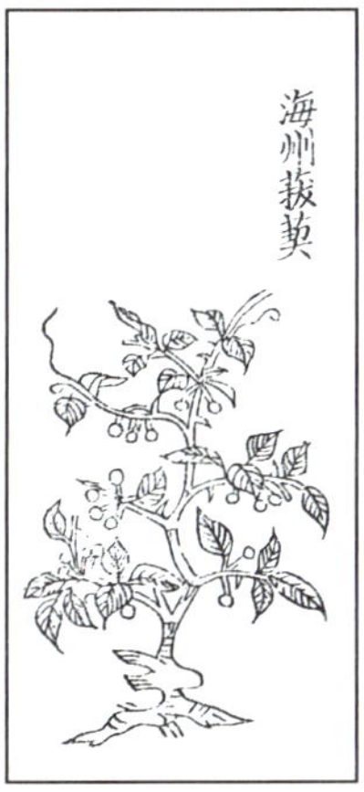

图6 图经（政）·海州菝葜

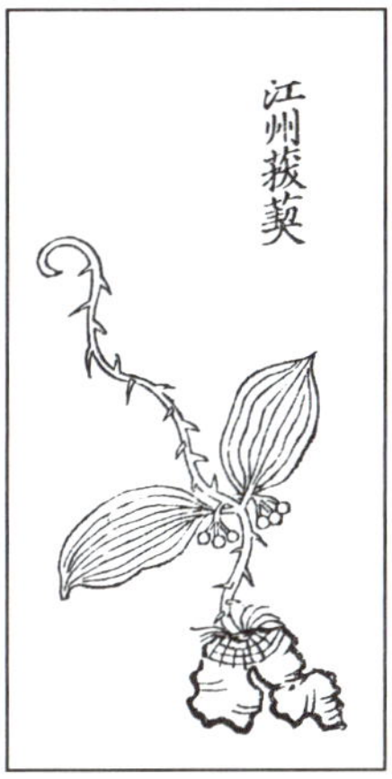

图7 图经（政）·江州菝葜

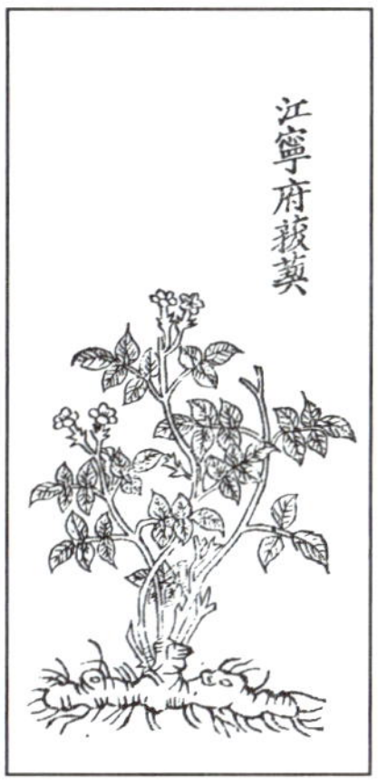

图8 图经（政）·江宁府菝葜

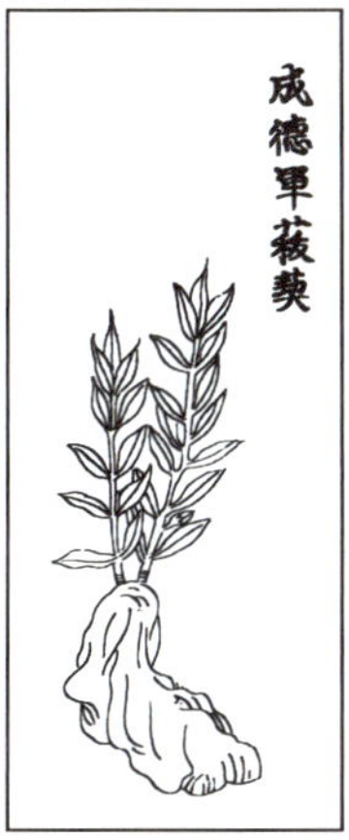

图9 图经（绍）·成德军菝葜

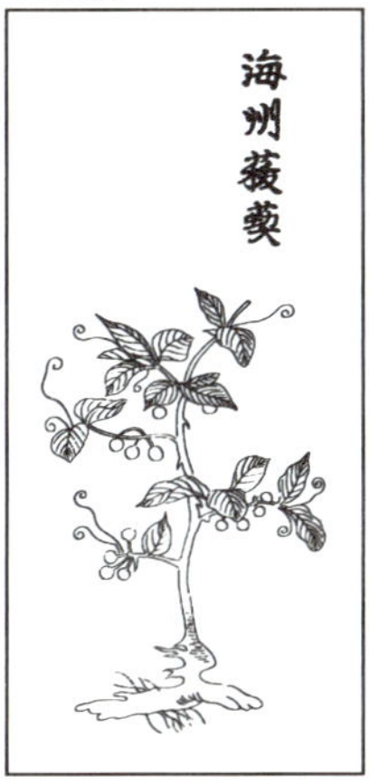

图10 图经（绍）·海州菝葜

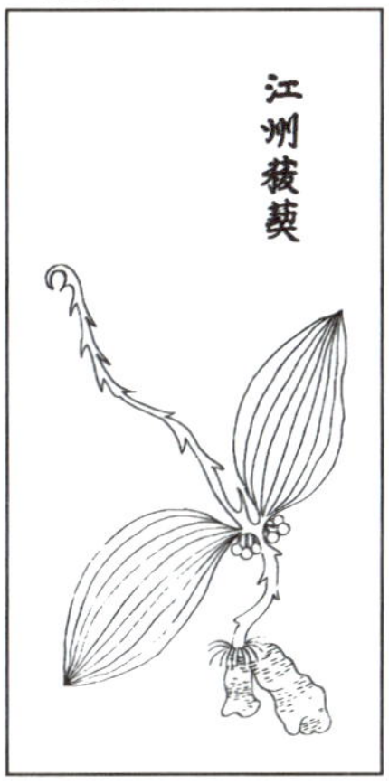

图11 图经（绍）·江州菝葜

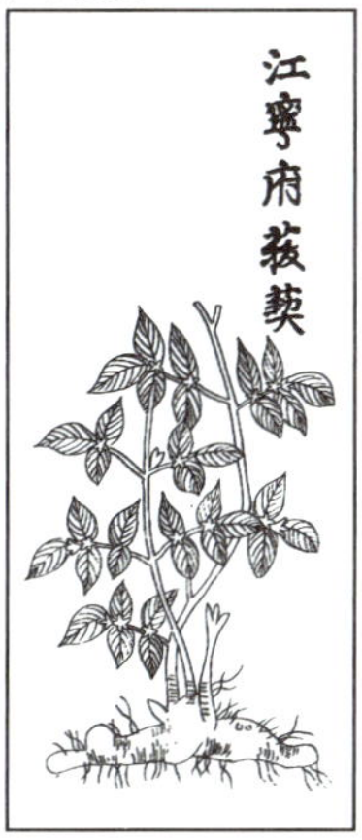

图12 图经（绍）·江宁府菝葜

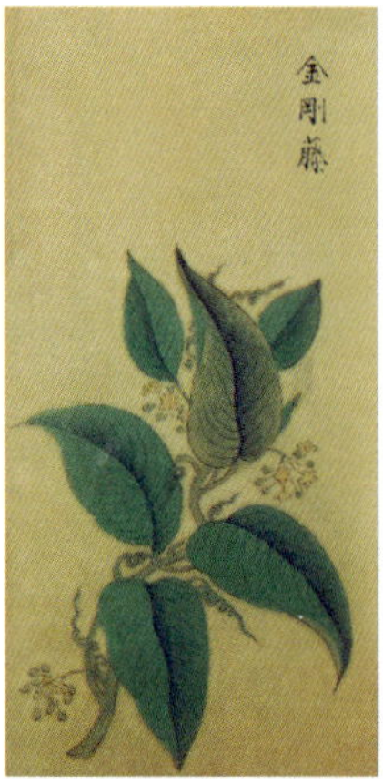

图 13 履巉岩·金刚藤

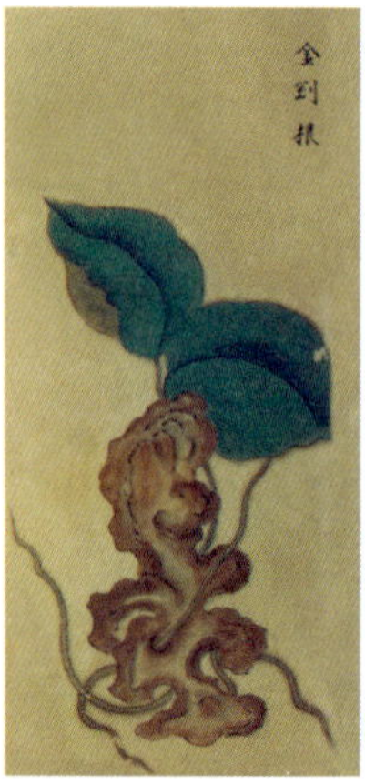

图 14 履巉岩·金刚根

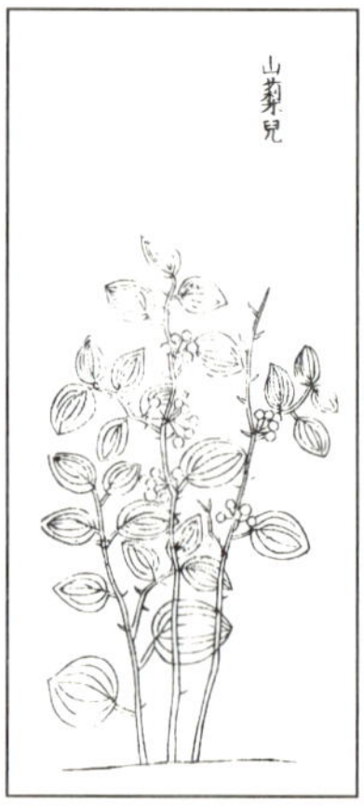

图 15 救荒·山菓儿

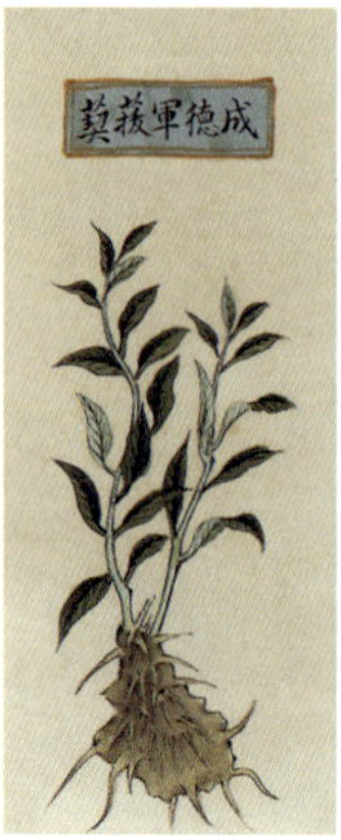

图 16 品汇·成德军菝葜

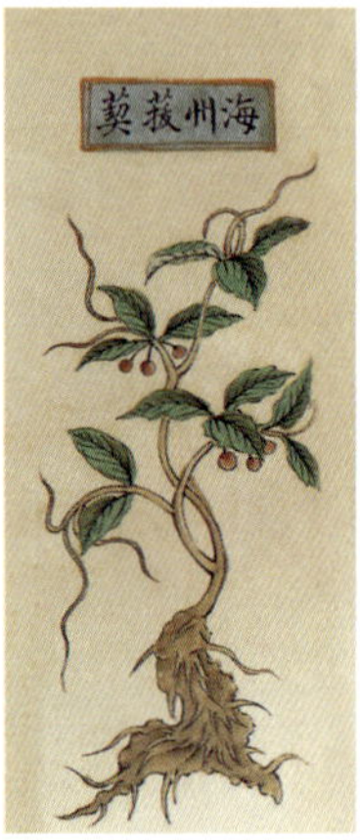

图 17 品汇·海州菝葜

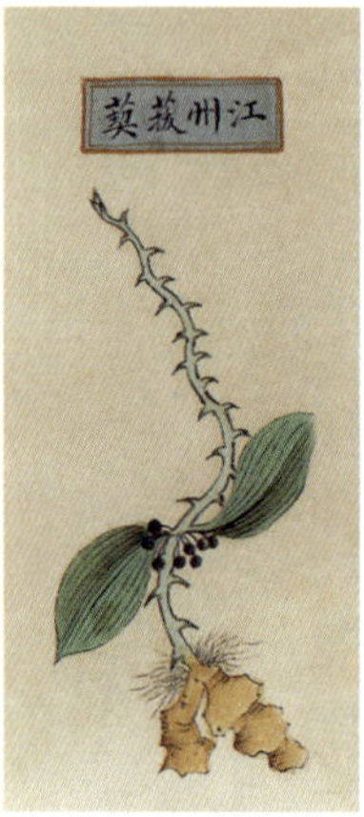

图 18 品汇·江州菝葜

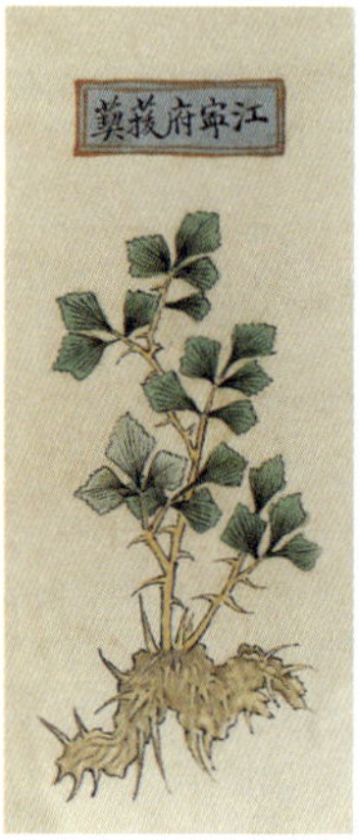

图 19 品汇·江宁府菝葜

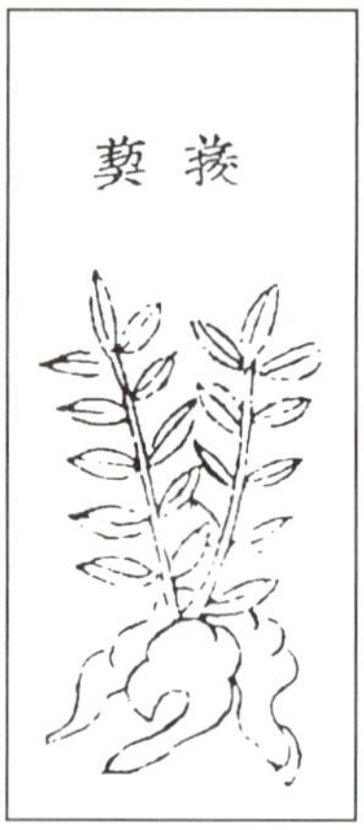

图 20 太乙·菝葜

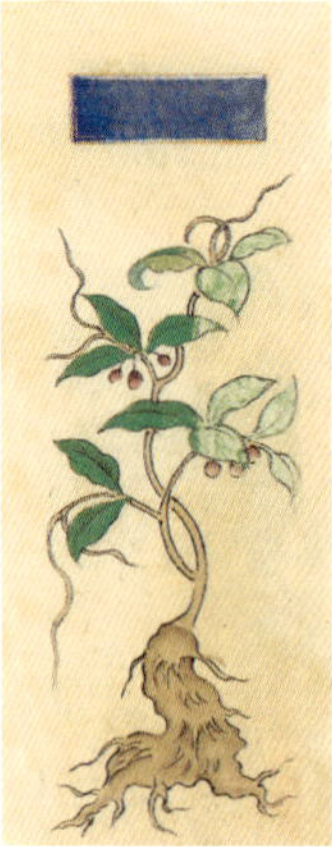

图 21 雷公·菝葜

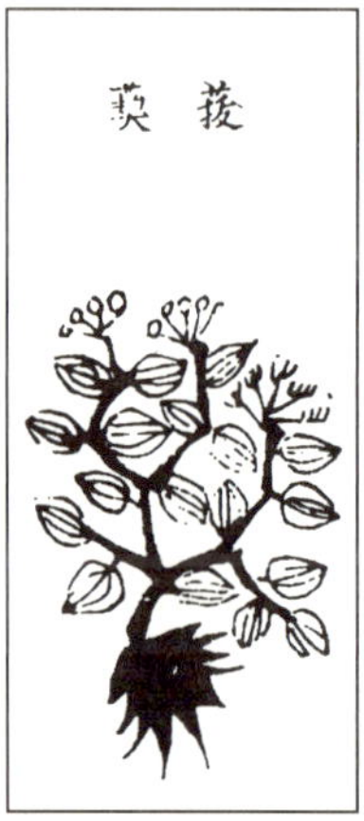

图 22 纲目（金）·菝葜

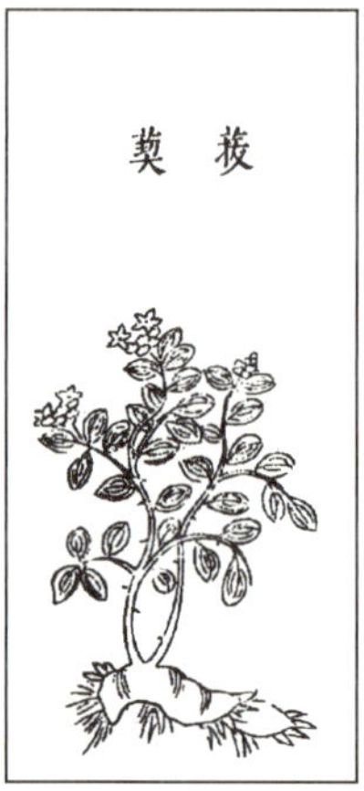

图 23 纲目（钱）·菝葜

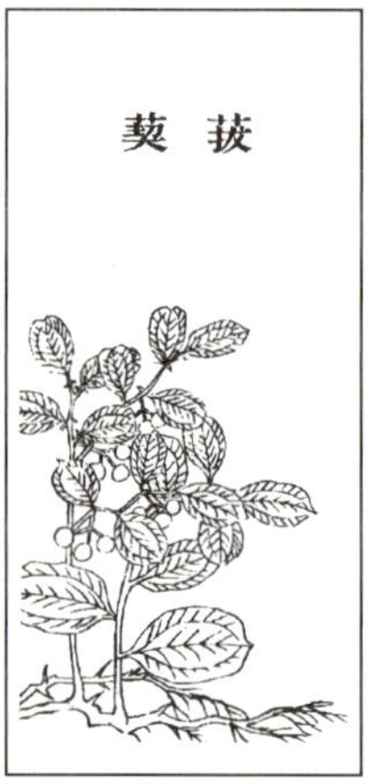

图 24 纲目（张）·菝葜

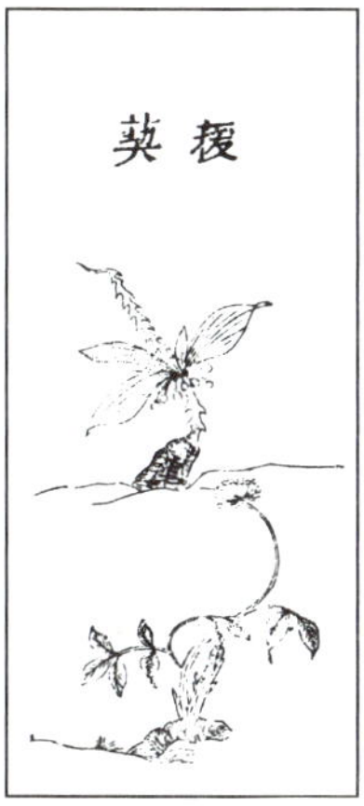

图 25　三才·菝葜

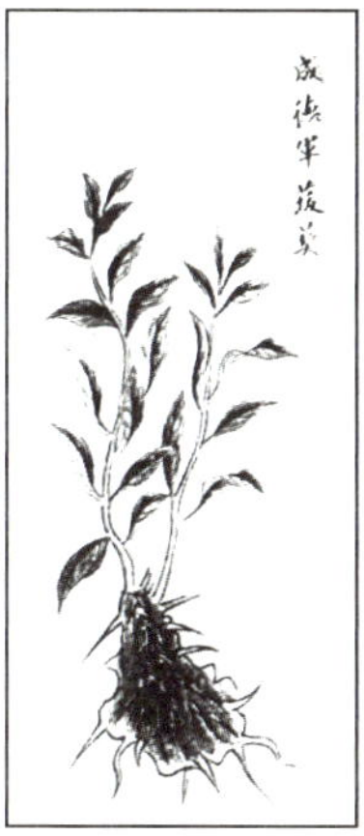

图 26　金石·成德军菝葜

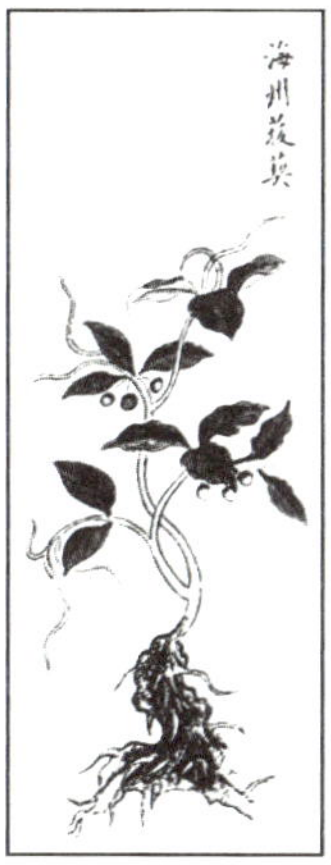

图 27　金石·海州菝葜

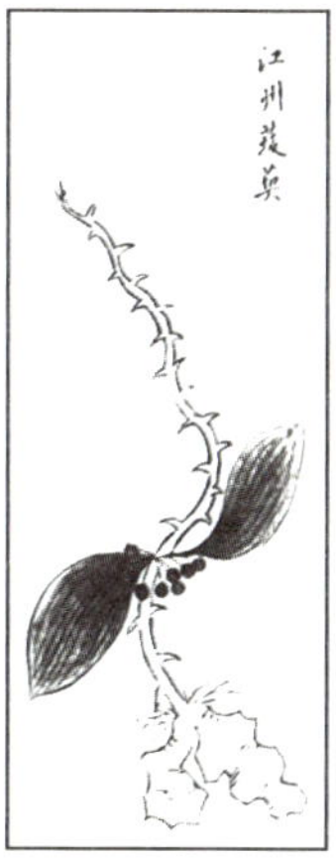

图 28　金石·江州菝葜

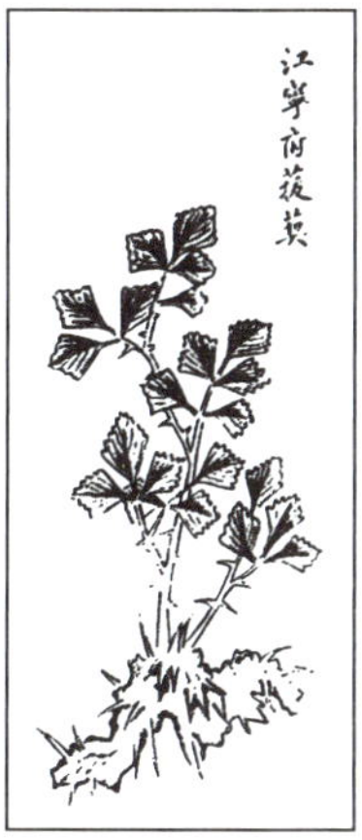

图 29　金石·江宁府菝葜

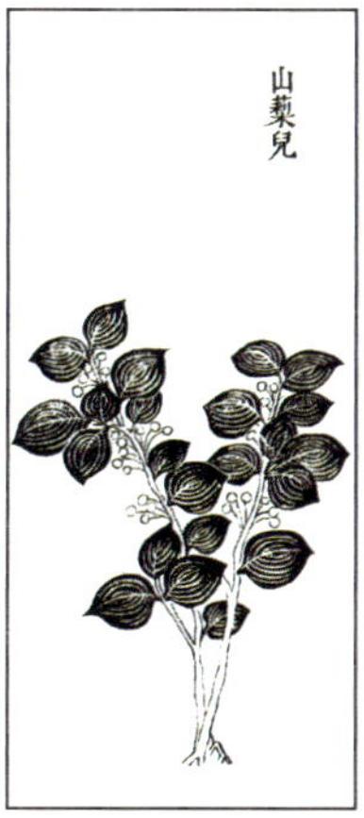

图 30　博录·山菝儿

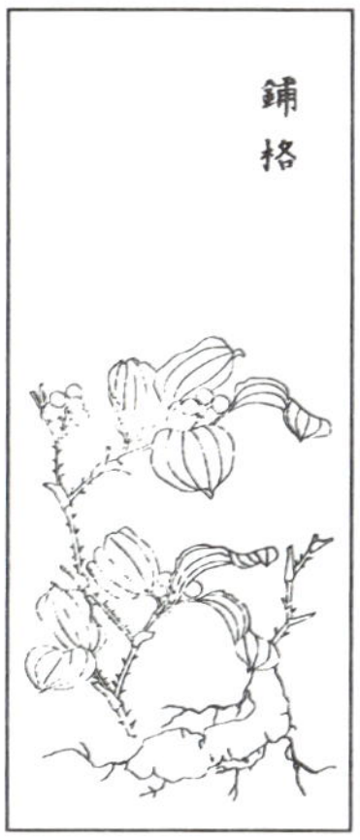

图 31　质问·铺格

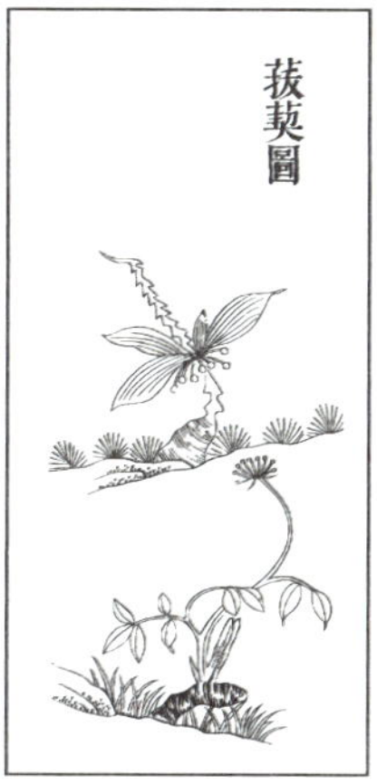

图 32　草木典·菝葜图

本品34图，取自18书，其中11幅彩图。有承继关系的图可分4个书类。

《本草图经》：该书4图。“成德军菝葜”“海州菝葜”“江州菝葜”“江宁府菝葜”图依次分别存于《大观》（图1、2、3、4）、《政和》（图5、6、7、8）、《绍兴》（图9、10、11、12）。此三传本药图基本一致。今以《政和》图5、图6、图7、图8为《图经》图的代表。

仿绘《图经》4图的彩色图有：《本草品汇精要》“成德军菝葜”（图16）修饰根部，将叶脉绘成羽状脉。“海州菝葜”（图17）修饰根部，

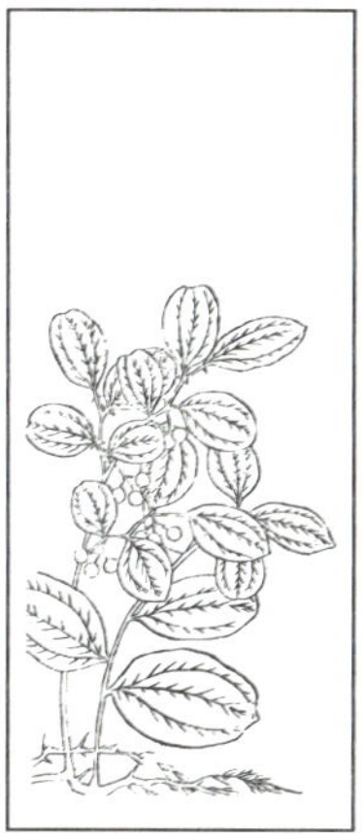

图 33　图考·菝葜

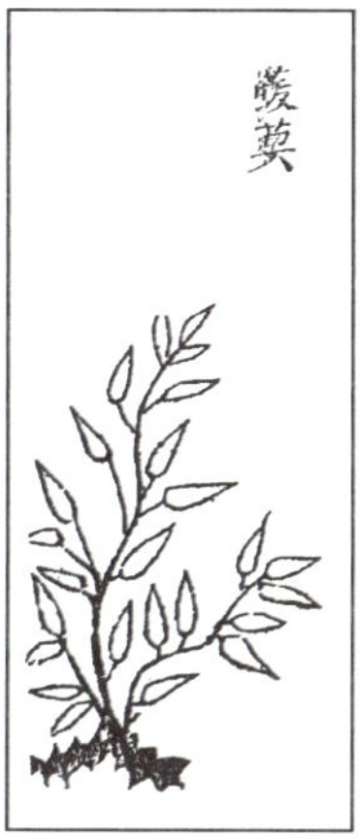

图 34　便方·菝葜

将果实敷以红色。“江州菝葜”（图18）将果实绘成黑色。“江宁府菝葜”（图19）将原姜形根茎改为硬角刺状，又将原卵形叶改为菱形叶。此后《补遗雷公炮制便览》“菝葜”（图21）仿绘《品汇》图17“海州菝葜”。《金石昆虫草木状》图26、图27、图28、图29又依次分别仿绘《品汇》图16、图17、图18、图19。

仿绘《图经》4图的墨线图有：《太乙仙制本草药性大全》“菝葜”（图20）系仿绘《图经》“成德军菝葜”（图5）。《三才图会》“菝葜”（图25）将《图经》“江州菝葜”（图7）、“江宁府菝葜”（图8）合绘于一图，其中“江宁府菝葜”图大加简省，仅绘2叶1花。《古今图书集成·草木典》“菝葜图”（图32）又仿绘《三才》图25，再加修润。

《救荒本草》：该书“山藜儿”（图15）的仿绘图有《野菜博录》图30（叶片采用阴刻）。

《本草纲目》（金陵本）：该书“菝葜”（图22）的仿绘者为《纲目》钱本图23。

《植物名实图考》：该书“菝葜”（图33）的仿绘者为《纲目》张本图24。

以上34图中，除外23幅仿绘图，原创图尚有11幅（图5、6、7、8、13、14、15、22、31、33、34），详见下“鉴药”项。

【文录】

《别录》（见《证类》卷8“菝葜”） 生山野。二月、八月采根，曝干。

梁《本草经集注》（同上） 陶隐居云：此有三种，大略根、苗并相类。菝葜茎紫，短小，多细刺，小减萆薢而色深，人用作饮。

唐《唐本草》（同上）《唐本》注云：陶云三种相类，非也。萆薢有刺者，叶粗相类，根不相类。萆薢细长而白，菝葜根作结块，黄赤色，殊非狗脊之流也。

吴越《日华子本草》（同上）《日华子》云……又名金刚根，又名王瓜草。

宋《本草图经》（同上）《图经》曰：今近京及江浙郡多有之。苗茎成蔓，长二三尺，有刺。其叶如冬青、乌药叶，又似菱叶差大。秋生黄花，结黑子。樱桃许大。其根作块，赤黄色。二月、八月采根，暴干用。江浙间人呼为金刚根。

明《救荒本草》卷下“山藜儿” 一名金刚树，又名铁刷子。生钧州山野中。科条高三四尺，枝条上有小刺，叶似杏叶颇圆小，开白花，结实如葡萄颗大，熟则红黄色。味甘、酸。

明《本草纲目》卷18“菝葜”【释名】菝葀（同葜）、铁菱角（《纲目》）。【时珍曰】菝葀犹㧊结也。㧊结，短也。此草茎蔓强坚短小。故名菝葀。而江浙人谓之菝葜根，亦曰金刚根，楚人谓之铁菱角，皆状其坚而有尖刺也。郑樵《通志》云：其叶颇近王瓜，故名王瓜草。【集解】【时珍曰】菝葜山野中甚多。其茎似蔓而坚强，植生有刺。其叶团大，状如马蹄，光泽似柿叶，不类冬青。秋开黄花，结红子。其根甚硬，有硬须如刺。其叶煎饮酸涩。野人采其根叶，入染家用，名铁菱角。《吴普本草》以菝葜为狗脊，非矣。详见“狗脊”下。

琉球《质问本草》外篇卷4“铺格（菝葜）” 辛丑清舶漂到，采此种问之。

清《植物名实图考》卷22“菝葜” 菝葜……江西、湖广皆曰铁菱角，亦曰金刚根。叶可作饮。《救荒本草》谓之山藜儿。实熟红时，味甘酸可食。其根有刺，甚厉。俚医多用之。

【鉴药】

“菝葜”首见于《名医别录》。李时珍释其名曰：“菝葜犹㧞结也。㧞结，短也。此草茎蔓强坚短小。故名菝葜。”《别录》载其“主腰背寒痛，风痹，益血气，止小便利”。后世医方书少见用此药，多在民间草医使用。

关于本品形态、来源，梁·陶弘景云：“此有三种，大略根、苗并相类。菝葜茎紫，短小，多细刺，小减萆薢而色深。”但其中只将菝葜与萆薢相对比，云菝葜“茎紫，短小，多细刺”，比萆薢要小点，颜色更深。《唐本草》不同意陶弘景“三种相类”的说法，云“萆薢有刺者，叶粗相类，根不相类。萆薢细长而白，菝葜根作结块，黄赤色，殊非狗脊之流也”。也就是说，本品或被充作萆薢，但却有刺，叶形大致相似，根不一样。“菝葜根作结块，黄赤色”这是它最重要的特点，有别于萆薢与狗脊。

吴越《日华子本草》提到：“又名金刚根，又名王瓜草。”五代吴越国的都城在钱塘（杭州）。所以后世产生于杭州的地方本草《履巉岩本草》中的菝葜均以“金刚根”“金刚藤”为名。宋·苏颂云：“今近京及江浙郡多有之。苗茎成蔓，长二三尺，有刺。其叶如冬青、乌药叶，又似菱叶差大。秋生黄花，结黑子。樱桃许大。其根作块，赤黄色。二月、八月采根，暴干用。江浙间人呼为金刚根。”这段记载中，最重要的是蔓生，有刺、叶如乌药叶，黄花，黑子。根作块，赤黄色。据此，本品当为百合科菝葜属植物黑果菝葜*Smilax glauco-china* Warb.。至于说“叶如冬青”“又似菱叶差大”，似与菝葜实物不合。

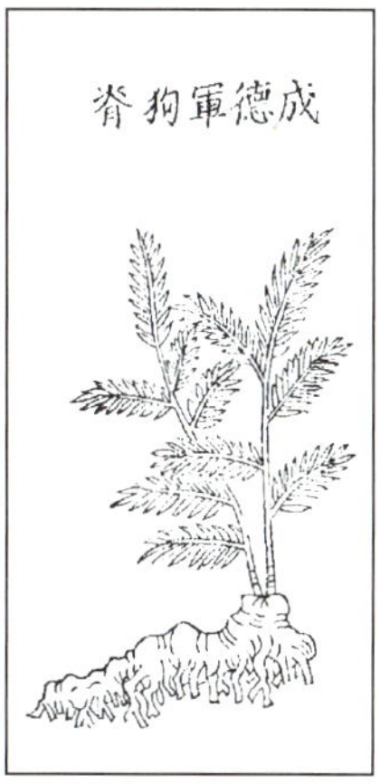

图35 图经（政）·成德军狗脊

李时珍云：“菝葜山野中甚多。其茎似蔓而坚强，植生有刺。其叶团大，状如马蹄，光泽似柿叶，不类冬青。秋开黄花，结红子。其根甚硬，有硬须如刺。”此则为同属植物菝葜*Smilax china* L.。

1.**《本草图经》**：该书4图。“成德军菝葜”（图5）所绘植物有粗大如卧犬的根茎，上抽两茎，直立密排细小披针形叶。叶腋间有单花。成德军即今河北正定。将此图与“成德军狗脊”（图35）相比，二者根部相似，但“成德军狗脊”为二回羽叶，据考为乌毛蕨科狗脊属植物狗脊蕨*Woodwardia japonica*（L. f.）

Smith。此“成德军菝葜”为一回羽状，更类似凤尾蕨科凤尾蕨属植物蜈蚣草*Pteris vittata* L.，为局部地区所用“黑狗脊”的基原。陶弘景曾提到菝葜“有三种”，其中之一即狗脊。此图或许就是古代以狗脊为菝葜的遗存。

“海州菝葜”（图6）显示其根茎部分稍膨大。其叶单生，卵状披针形，互生。叶腋间有小果下垂，果柄较长。茎似有钩刺，上端有卷须。原植物尚不明。海州即今江苏连云港市。

“江州菝葜”（图7）绘一植物具粗大的块根，茎弯曲有倒钩刺，单叶全缘，卵形，具基生脉7条。江州即今江西九江。此图所示叶腋间有下垂的小圆果，果柄伞形。此即菝葜属植物菝葜*Smilax china* L.。

“江宁府菝葜”（图8）所绘植物有横走的根茎。其茎枝直立，单数羽状复叶对生或互生，小叶多数5枚，亦有3枚者。其花顶生或腋生，花冠管状，5裂。原植物不明。江宁府即今江苏南京市。

2.《履巉岩本草》：该书2图。“金刚藤”（图13）绘有卷须、伞形花，花黄等。均与百合科植物菝葜*Smilax china* L.相符。但其叶片及花序等又似茜草科植物鸡屎藤*Paederia scandens*（Lour.）Merr.，待考。[1]另“金刚根”（图14）绘一粗大块根状根茎，另绘两片叶片，阔卵形。此书写生的标本采自杭州慈云岭一带。当地素有将菝葜称为金刚根的传统。故该图所示当为百合科菝葜属植物菝葜*S. china* L.。

3.《救荒本草》：该书“山藜儿”条下云：“一名金刚树，又名铁刷子。生钧州山野中。科条高三四尺，枝条上有小刺，叶似杏叶颇圆小，开白花，结实如葡萄颗大，熟则红黄色。”其图（图15）因有地线，掩盖了根部。茎有刺，单叶全缘，卵形，基出3—7主脉。叶腋间有带柄小圆果，成伞形，下垂。其果红黄，故该图一般认为是菝葜属植物菝葜*S. china* L.。

4.《本草纲目》（金陵本）：该书“菝葜”（图22）用黑色绘出粗大、有角刺的根茎，单叶全缘，基出弧形脉，近似二列式互生，小枝顶端有伞形花序。据此，该图所示即菝葜属植物菝葜*S. china* L.。

5.《质问本草》：该书“铺格”（图31）为写生绘图。所绘植株有粗大的根茎，茎枝有刺，叶椭圆形，具3—5条主脉。腋生圆果。此亦菝葜属植物菝葜*S. china* L.。原书记载其异名亦为菝葜。

6.《植物名实图考》：该书“菝葜”（图33）亦为写生图。其根茎有角刺，茎枝上部亦有刺。另叶形、叶脉、果实果序等均与菝葜*S. china* L.相符。

7.《草木便方》：该书“菝葜”（图34）用黑色绘粗壮、多棱角的根茎。其茎枝多数，无刺。叶为披针形，有或长或短的叶柄长。其叶片狭长，不似菝葜*S. china* L.，

---

1 ［宋］王介撰绘，郑金生校注：《履巉岩本草》，见《南宋珍稀本草三种》，北京：人民卫生出版社，2007：19.

有可能是同属植物土茯苓*Smilax glabra* Roxb.或其近缘植物。

【小结】

“菝葜”为《名医别录》早期用药之一，曾有一段与萆薢、狗脊相混淆之时。《唐本草》、宋《本草图经》所载本品形态，表明本品即百合科菝葜属植物黑果菝葜*Smilax glauco-china* Warb.。李时珍所云“结红子”者，为同属植物菝葜*S. china* L.。《图经》“江州菝葜”、《救荒本草》《质问本草》《植物名实图考》等原创图都能较好地绘出其鉴别特征。

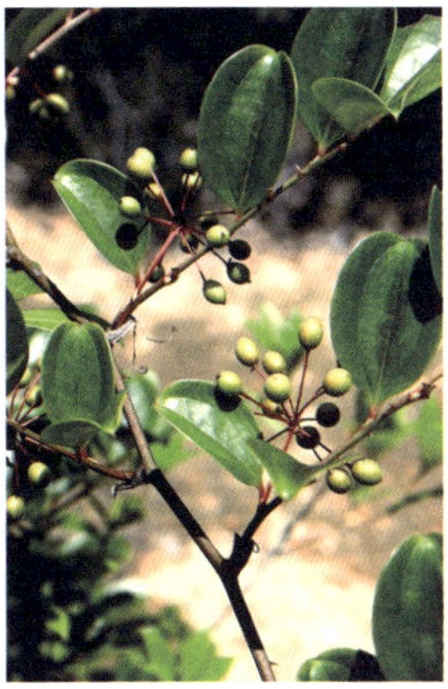

图 36　菝葜 *Smilax china*

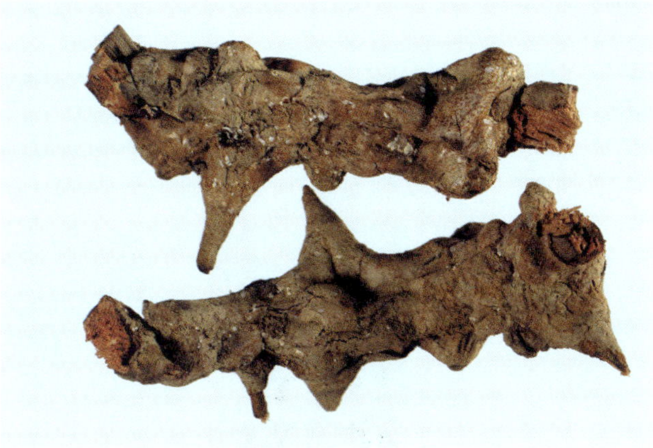

图 37　菝葜药材

18–27　土茯苓

【品图】

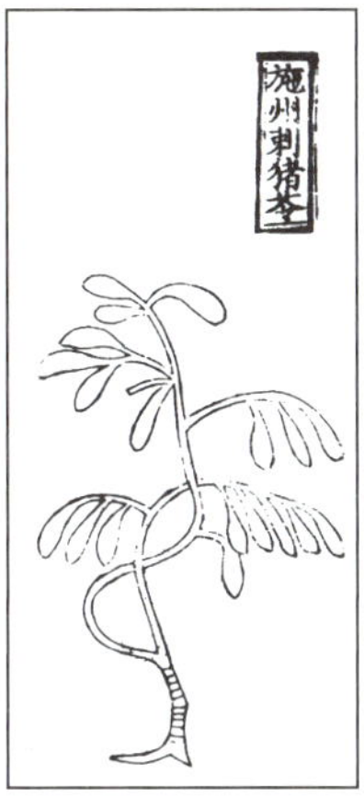

图 1　图经（大）·施州刺猪苓

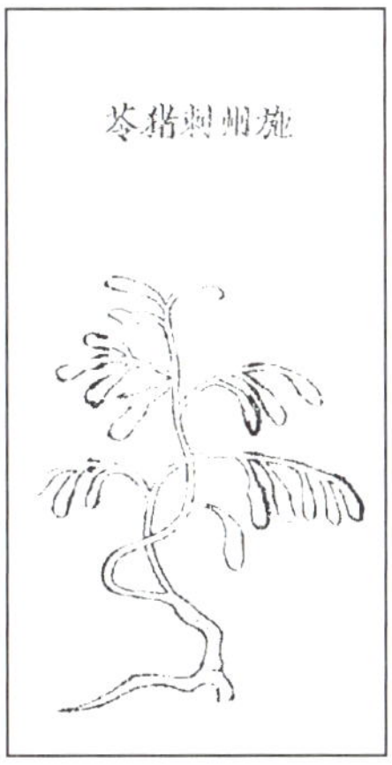

图 2　图经（政）·施州刺猪苓

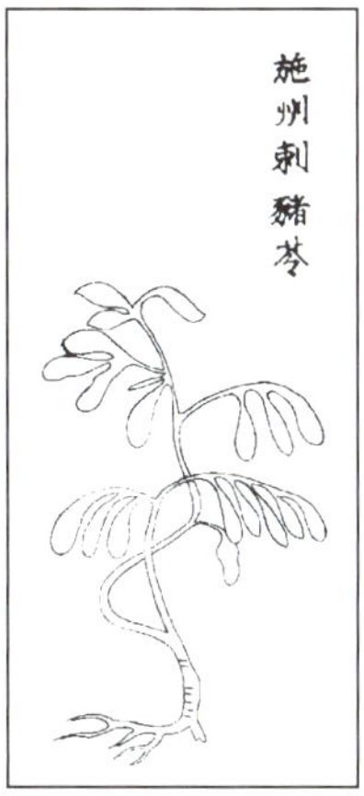

图 3　图经（绍）·施州刺猪苓

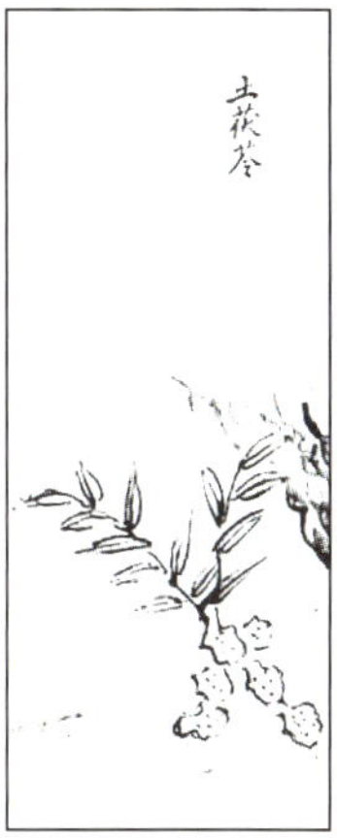

图 4　滇南图·土茯苓

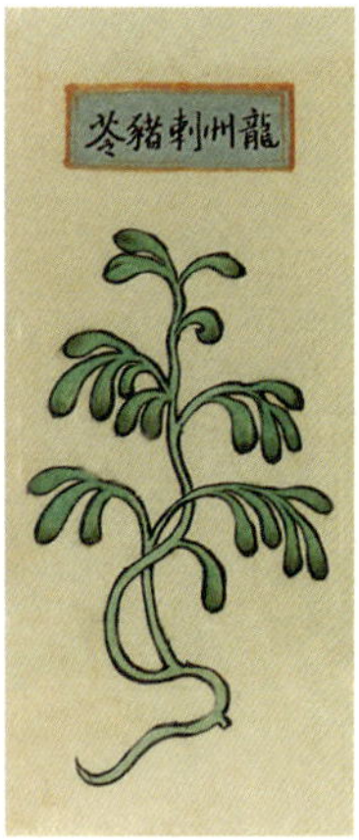

图 5　品汇・龙州刺猪苓

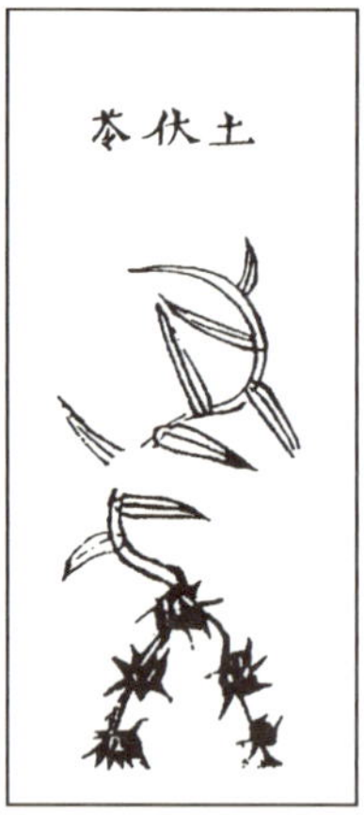

图 6　纲目(金)・土伏苓

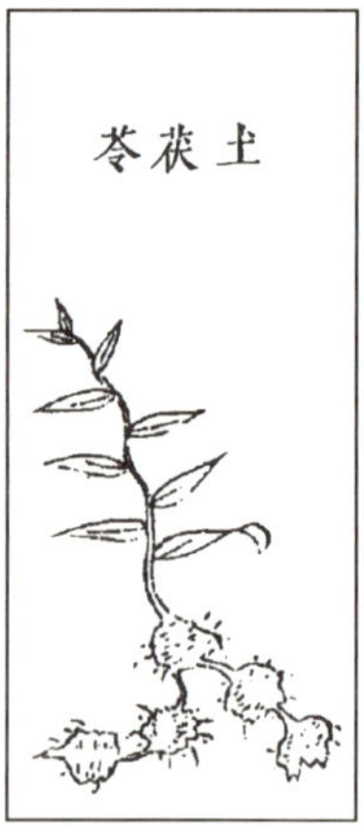

图 7　纲目(钱)・土茯苓

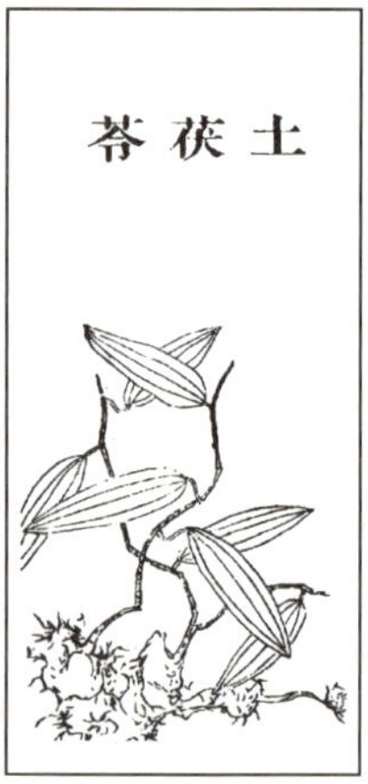

图 8　纲目(张)・土茯苓

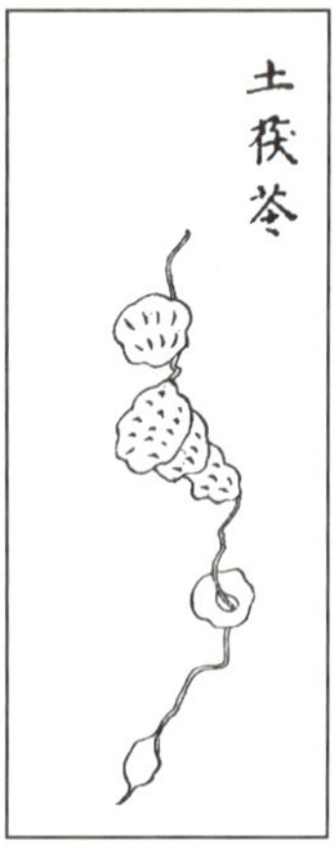

图 9　原始・土茯苓

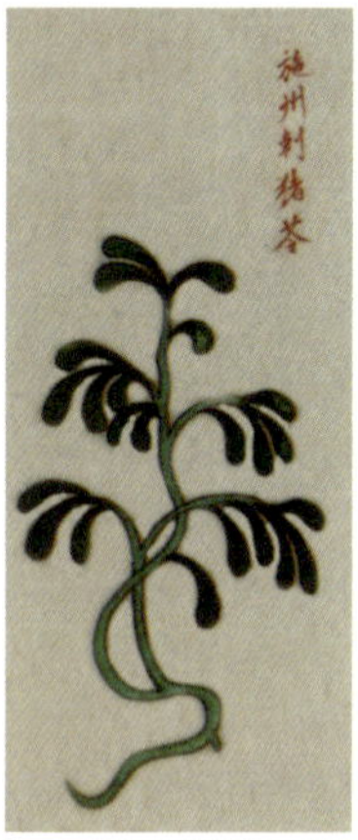

图 10　金石・施州刺猪苓

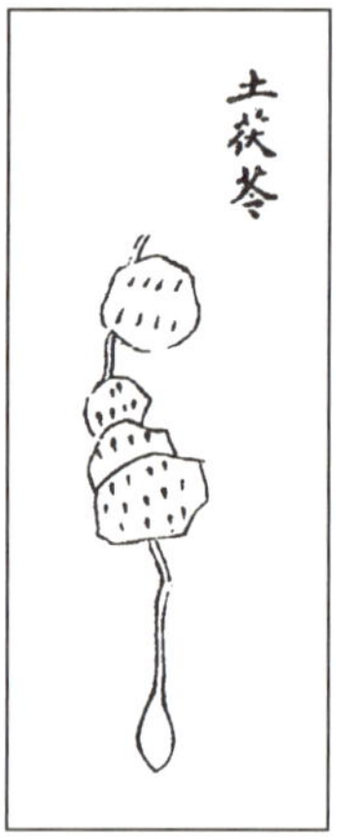

图 11　汇言・土茯苓

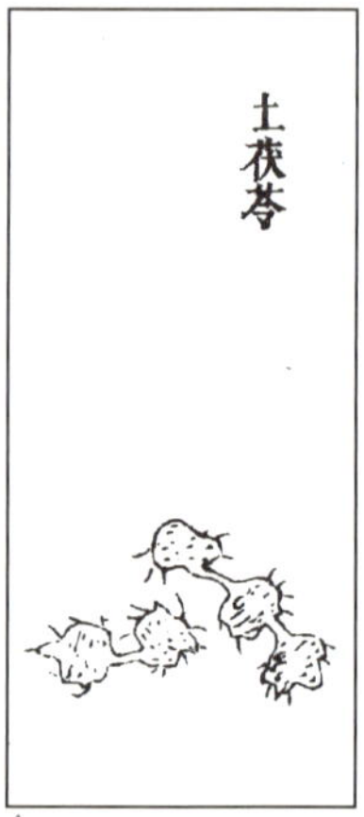

图 12　本草汇・土茯苓

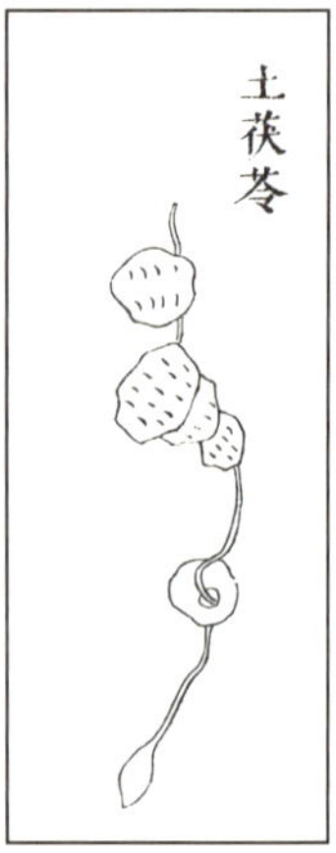

图 13　类纂・土茯苓

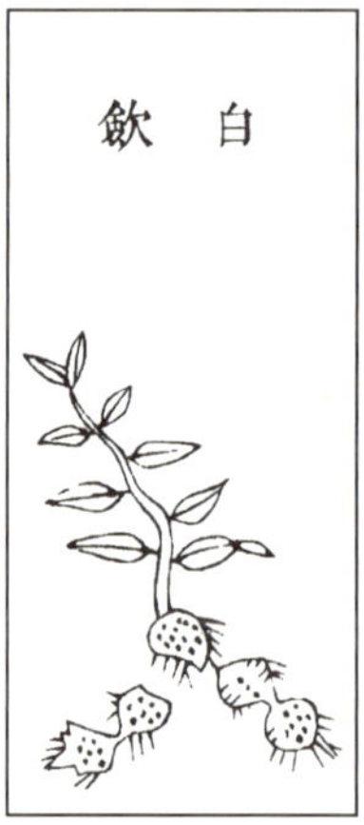

图 14　备要・白敛[1]

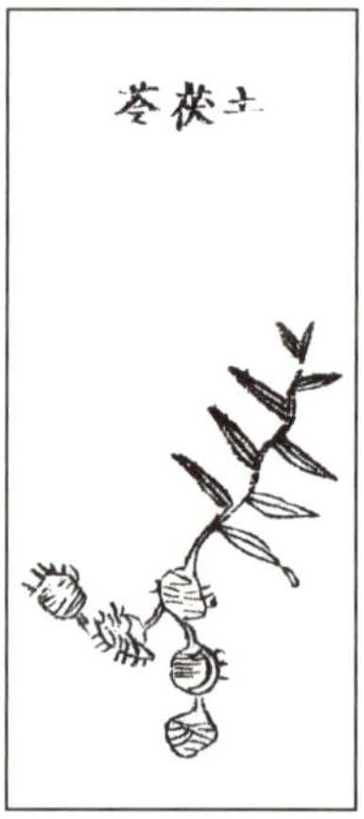

图 15　求真・土茯苓

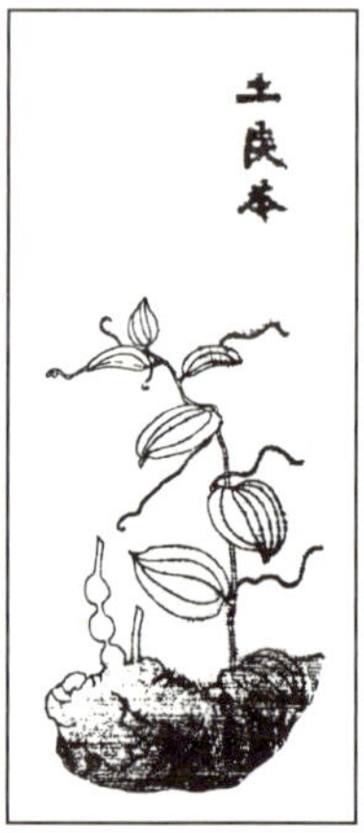
图 16　质问・土茯苓

1　白敛：此为误名，图形实为“土茯苓”。

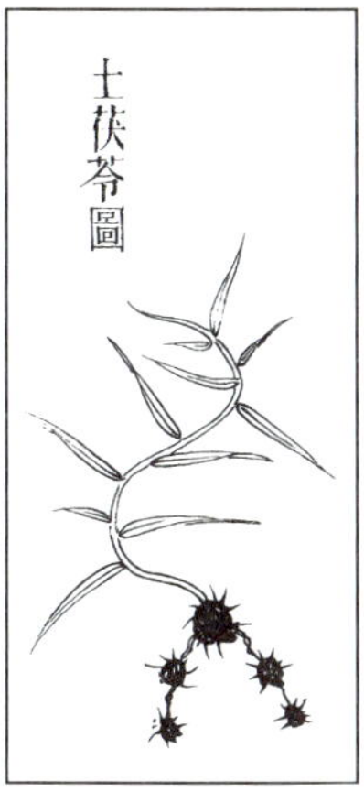

图 17　草木典 · 土茯苓图

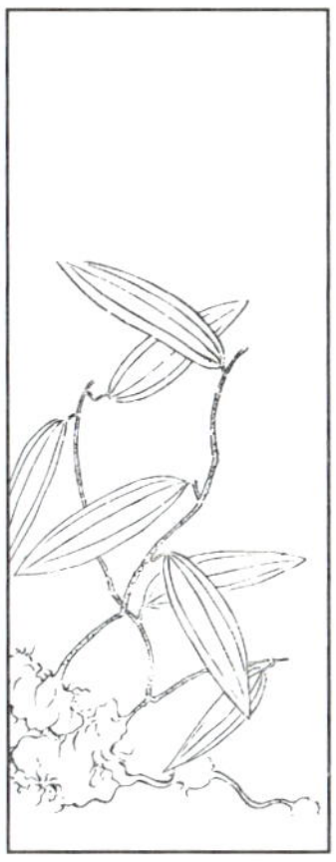

图 18　图考 · 土茯苓

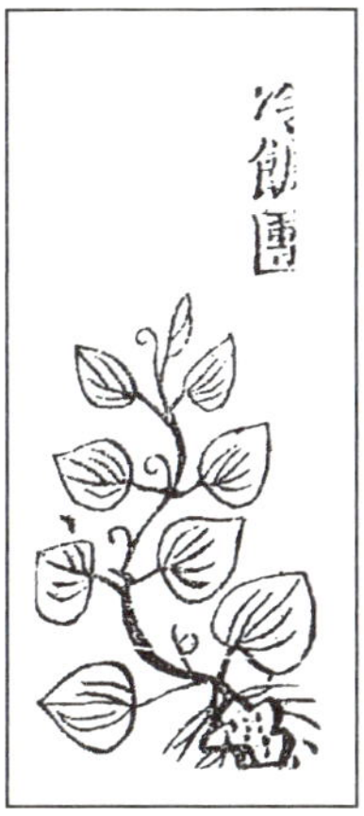

图 19　便方 · 冷饭团

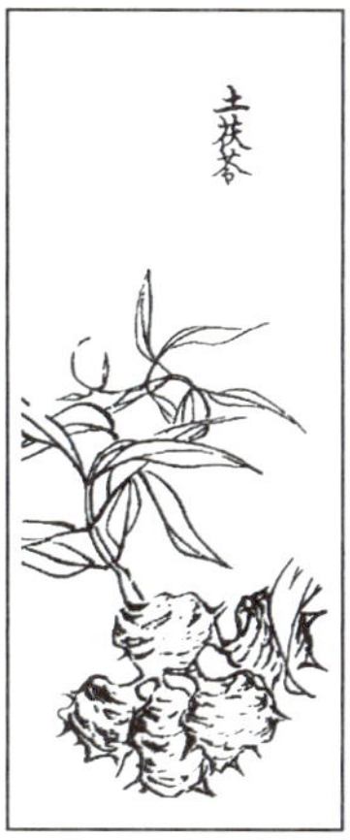

图 20　图说 · 土茯苓

本品20图，取自20书，其中2幅彩图。有承继关系的图可分4个书类。

《本草图经》：该书的“施州刺猪苓”图分别存于《大观》(图1)、《政和》(图2)、《绍兴》(图3)。此三传本药图基本一致。今以《政和》图2为《图经》图的代表。

仿绘该图的彩色图有：《本草品汇精要》(清安乐堂本)“龙州刺猪苓”(图5)。该图的图名改“施州”作“龙州”，乃因《图经》此图原放置在《证类》卷13“猪苓”文前。此药原有“龙州猪苓”图，其文“道地”以“龙州者良”。画士复制时或因此改施州为龙州。施州即今湖北恩施。龙州在今四川平武县。此后《金石昆虫草木状》图10又仿绘《品汇》图5，但因使用的是《品汇》弘治原本，故图名仍作“施州”。

《本草纲目》(金陵本)：该书“土茯苓”(图6)的仿绘图有《纲目》钱本图7，将原图黑色连珠状多角菱形的块根改绘为白色近圆形。此后《本草备要》“白敛”(图14，图名有误，当为“土茯苓”)、《本草求真》图15、《古今图书集成·草木典》“土茯苓图”(图17)又仿绘《纲目》钱本图7。《本草汇》图12截取钱本图7的根部，改造成药材图。《本草简明图说》图20则师钱本图7之意，将连珠状块根收缩为“乌头-附子”式的生长方式。

《本草原始》：该书“土茯苓”(图9)的仿绘者有《本草汇言》图11、《本草纲目类纂必读》图13。

《植物名实图考》：该书“土茯苓”(图18)的仿绘者为《本草纲目》张本图8。

以上20图中，除外13幅仿绘图，原创图尚有7幅(图2、4、6、9、16、18、19)，详见下“鉴药”项。

【文录】

唐《本草拾遗》(见《证类》卷11“草禹馀粮”)　陈藏器云：注：陶公云“南人又呼平泽中一藤如菝葜为馀粮。言禹采此当粮”。如盏连缀，半在土上，皮如茯苓，肉赤，味涩，人取以当谷，不饥，调中止泄，健行不睡。云昔禹会诸候，弃粮于地，化为此草，故名馀粮。今多生海畔山谷。

宋《本草图经》(见《证类》卷13“猪苓”)《图经》曰：今施州有一种刺猪苓，蔓生。春夏采根，削皮焙干。彼土人用傅疮毒，殊效。云味甘，性凉，无毒。

明《本草纲目》卷18“土茯苓”【释名】土萆薢（《纲目》）、山猪粪（《纲目》）、仙遗粮（《纲目》）、冷饭团（《纲目》）、硬饭（《纲目》）、山地栗（《纲目》）。【时珍曰】按陶弘景注石部“禹馀粮”云：南中平泽有一种藤生，叶如菝葜，根作块有节，似菝葜而色赤，味如薯蓣，亦名禹馀粮。言昔禹行山乏食，采此充粮而弃其余，故有此名。观陶氏此说，即今土茯苓也。故今尚有仙遗粮、冷饭团之名，亦其遗意。《陈藏器本草》草禹馀粮，苏颂《图经·猪苓》下刺猪苓，皆此物也，今皆并之。茯苓、猪苓、山地栗，皆象形也。俗又名过冈龙，谬称也。【集解】【时珍曰】土茯苓，楚、蜀山箐中甚多，蔓生如莼，茎有细点。其叶不对，状颇类大竹叶而质厚滑，如瑞香叶而长五六寸。其根状如菝葜而圆，其大若鸡鸭子，连缀而生，远者离尺许，近或数寸，其肉软，可生啖。有赤白二种，入药用白者良。按《东山经》云：鼓证之山有草焉，名曰荣莫，其叶如柳，其本如鸡卵，食之已风。恐即此也。昔人不知用此。近时弘治、正德间，因杨梅疮盛行，率用轻粉药取效，毒留筋骨，溃烂终身，至人用此，遂为要药。诸医无从考证，往往指为萆薢及菝葜。然其根苗迥然不同，宜参考之。但其功用亦颇相近，盖亦萆薢、菝葜之类也。

琉球《质问本草》内篇卷4“土茯苓” 生海滨严冈间……此一种，观其蔓根，甚似萆薢、菝葜二类，细嚼，其气味实书中之土茯苓也。其生产皆在海畔山谷中间，处处皆有，然不无地土，性用稍异，用宜酌之。土茯苓，又名山归来。

清《植物名实图考》卷22“土茯苓” 土茯苓即草禹馀粮。《本草拾遗》始著录。宋《图经》谓之刺猪苓，今通呼冷饭团。形状功用具《本草纲目》。近时以治恶疮为要药。多以萆薢充之，或有以商陆根伪充者。萆薢去湿，性尚不远，若商陆则去水峻利，宜慎辨之。

【鉴药】

用“土茯苓”之名为独立新药首出《本草纲目》。但在此药中，并入了唐《本草拾遗》的“草禹馀粮”、宋《本草图经》“刺猪苓”。故此药之实际基原首见于《本草拾遗》。“草禹馀粮”是以本品可充粮,俗传为大禹所遗而得名。类似之别名有“仙遗粮”“冷饭团”“硬饭”等。“土茯苓”“刺猪苓”“土萆薢”“山猪粪”等名则以其根部外形而得名。《本草拾遗》载“草禹馀粮”之功为“人取以当谷,不饥,调中止泄,健行不睡”。此类救荒之品,故医药界流传不广。至明朝嘉靖间,用本品治疗外来的“杨梅疮”(梅毒)安全有效，因而其名鹊起。现代逐渐稀用。

本品最引人注目的是其根茎的特性。早在南梁·陶弘景《本草经集注》"禹馀粮"条下，就记载了"南人又呼平泽中有一种藤，叶如菝葜，根作块有节，似菝葜而色赤，根形似薯蓣，谓为禹余粮。言昔禹行山乏食，采此以充粮，而弃其余，此云白馀粮也。"其特点是叶形如菝葜、根形似薯蓣，乏食时可以充粮。具备此特点的植物即百合科菝葜属植物土茯苓*Smilax glabra* Roxb.及其近缘种。

唐·陈藏器《本草拾遗》补充说：其根茎"如盏连缀，半在土上，皮如茯苓，肉赤，味涩"。明·李时珍认为："土茯苓，楚、蜀山箐中甚多，蔓生如莼，茎有细点。其叶不对，状颇类大竹叶而质厚滑，如瑞香叶而长五六寸。其根状如菝葜而圆，其大若鸡鸭子，连缀而生，远者离尺许，近或数寸，其肉软，可生啖。有赤白二种，入药用白者良。"其叶"类大竹叶"（狭椭圆状披针形）、互生，根茎形状"大若鸡鸭子，连缀而生"，肉软可食等特点，可明确将此物与萆薢、菝葜区分开来。《中华本草》考证其来源除菝葜属植物土茯苓之外，还列入了同属植物暗色菝葜*S. lanceaefolia* Roxb. var. *opaca* A. DC.。[1]

1.《本草图经》：该书"施州刺猪苓"（图2）原附见于《图经》"猪苓"条下。苏颂云："今施州有一种刺猪苓，蔓生。春夏采根，削皮焙干。彼土人用傅疮毒，殊效。云味甘，性凉，无毒。"据文字叙述，本品蔓生、治疮毒，味甘，故李时珍认为此即土茯苓。但从刺猪苓图形来看，其根茎不如鸡鸭蛋、不连缀而生，叶也不类大竹叶，不明为何这样形态的植物会被命名为"刺猪苓"。此图基原不明。

2.《滇南本草图说》：该书"土茯苓"（图4）采用写意笔法，绘一植株根部有不规则的连珠状块根。叶如竹叶、互生，但没有绘出蔓生的特点。该图有可能是依据土茯苓的文字记载想象绘成。此书虽提为明·兰茂撰，但此药条下已记载其治杨梅疮之效，有可能是明嘉靖以后增补之药。其图形的绘制年代就更晚。

3.《本草纲目》（金陵本）：该书"土茯苓"（图6）的根部为数个连缀而生的块茎。其色黑、四周为角尖，示意类似菝葜根。其茎蔓生，叶如竹叶、互生。此图与李时珍所云基本吻合，不排除依据实物写生，但更大的可能性是据文字绘成。土茯苓的根茎非同菝葜、坚硬多角刺，其叶类竹叶，但并非竹叶。此图所绘之根茎类似菝葜根茎的坚硬，全无柔和之态，叶片先端尖锐，基部无柄、甚至类似抱茎，此与狭椭圆状披针形、有叶柄的土茯苓叶差距较大。

4.《本草原始》：该书"土茯苓"（图9）为写生药材图。其根连缀而生诸多块根。其形态与实际的土茯苓药材多成圆柱形有一定的差距，但基本符合土茯苓*Smilax glabra*的根茎形态。

5.《质问本草》：该书"土茯苓"的文字记载云："此一种，观其蔓根，甚似萆薢、

1　国家中医药管理局《中华本草》编委会：《中华本草》（8），上海：上海科学技术出版社，1999：162.

菝葜二类，细嚼，其气味实书中之土茯苓也。”但其图（图16）右边的茎枝与叶所示不像土茯苓，而是菝葜*S. china* L.。[1]图左下有截断的呈连珠状、半露地面的根茎倒类似土茯苓，但无枝叶可支持其源于土茯苓*S. glabra*。

6.《植物名实图考》：该书“土茯苓”（图18）有粗大的根茎及由匍匐茎连缀而生的近圆形根茎。其叶为狭椭圆状披针形，有短柄。此即土茯苓*S. glabra*。

7.《草木便方》：该书“冷饭图”（图19）绘根部有粗大不规则的根茎。其叶阔卵形，基出主脉多为5条，叶下有卷须。其形态更类似菝葜*S. china* L.。

【小结】

“土茯苓”之名被《本草纲目》用作新增药，此药是明代嘉靖间用治杨梅疮的著名药物。据陶弘景、陈藏器、李时珍所述形态，此与唐《本草拾遗》“草禹馀粮”、宋《本草图经》“刺猪苓”为同一基原，均为百合科植物土茯苓（光叶菝葜）*Smilax glabra* Roxb.及其近缘种。从本草药图所绘来看，严格地说，只有《植物名实图考》所绘为土茯苓*S. glabra*。其他亦有将菝葜*Smilax china* L.或萆薢充作土茯苓者。

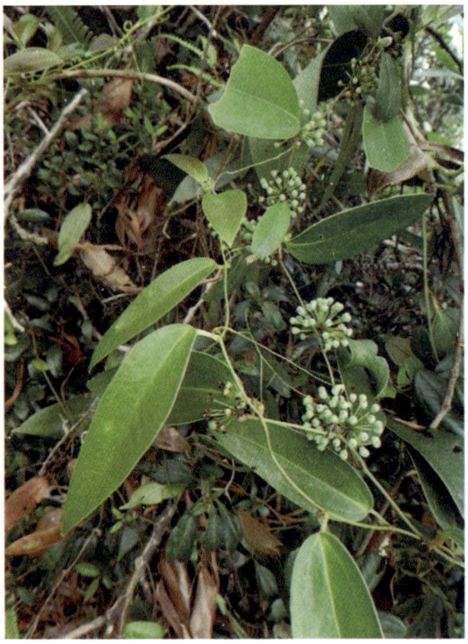

图21　土茯苓 *Smilax glabra*

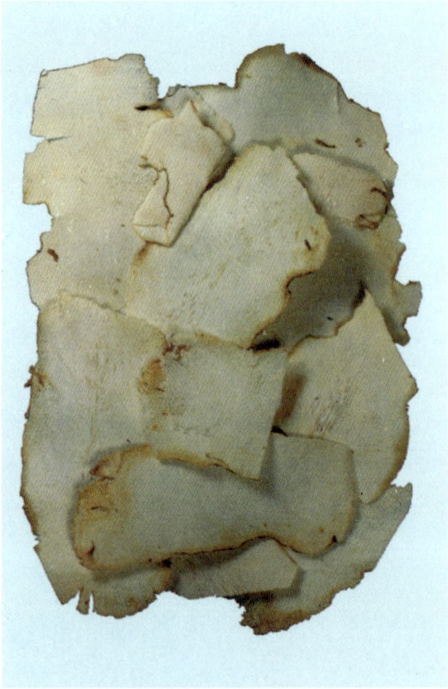

图22　土茯苓药材

1 ［琉球］吴继子著，原田禹雄译注，高津孝解说：《译注质问本草》，琉球国冲绳：榕树书林，2002：219-220.

18-28 白敛

【品图】

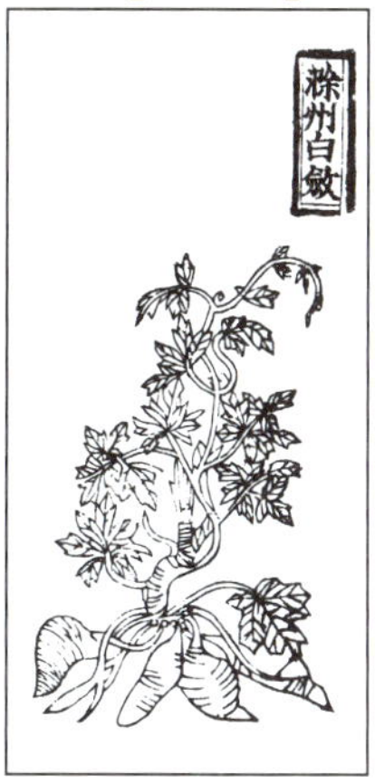

图 1　图经（大）· 滁州白敛

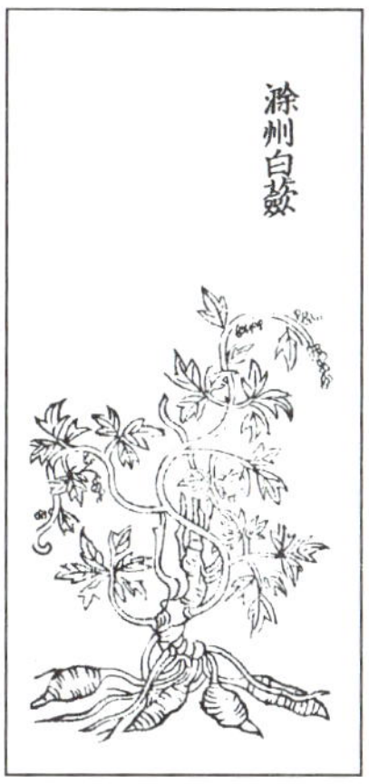

图 2　图经（政）· 滁州白敛

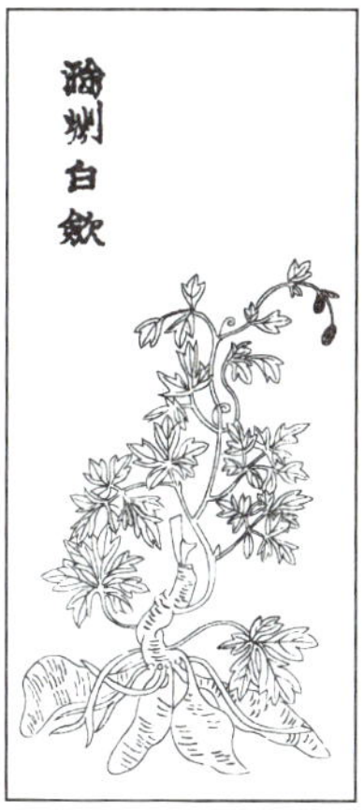

图 3　图经（绍）· 滁州白敛

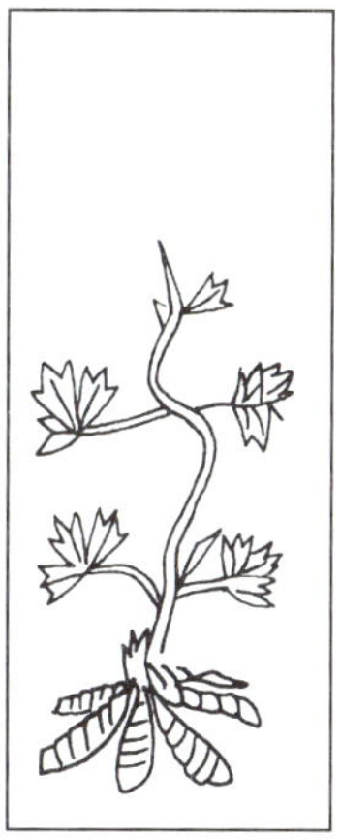

图 4　歌括 · 白敛

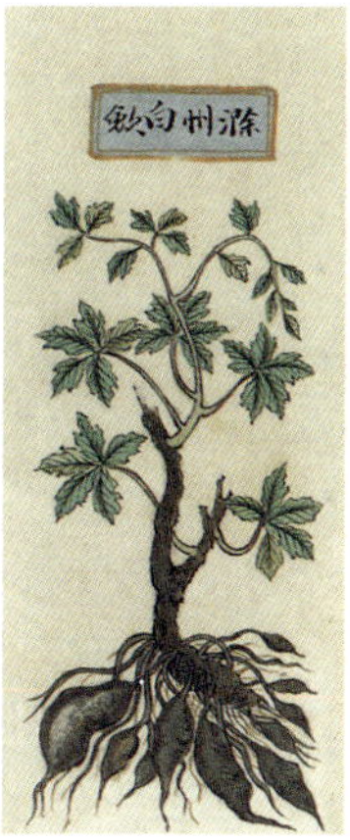

图 5　品汇 · 滁州白敛

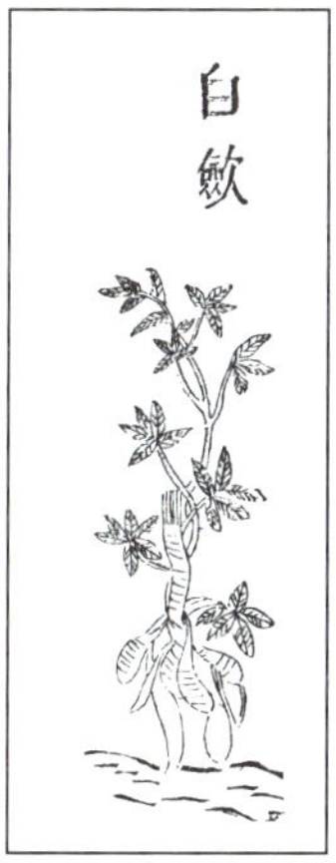

图 6　蒙筌 · 白敛

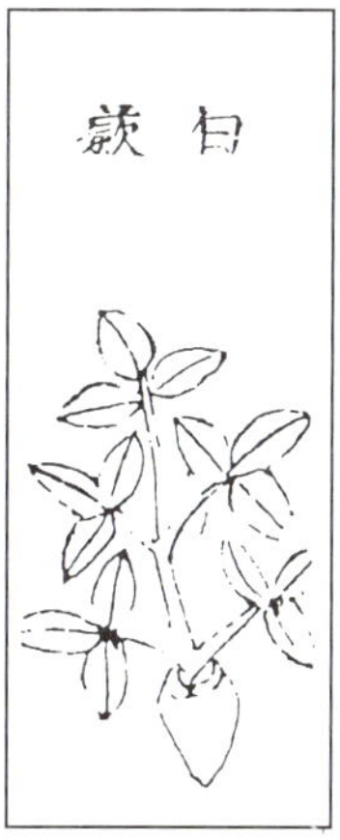

图 7　太乙 · 白蔹

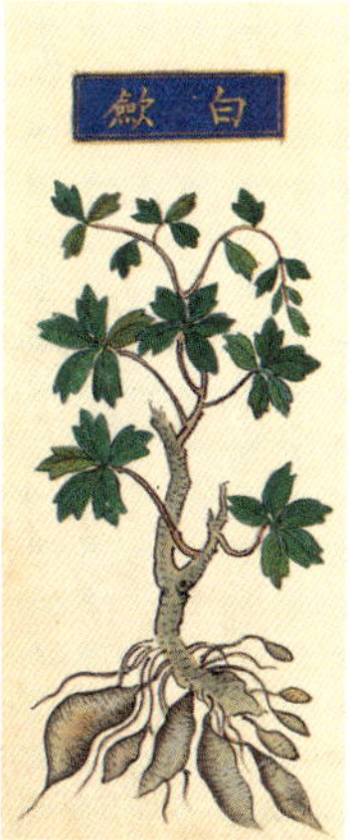

图 8　雷公 · 白敛

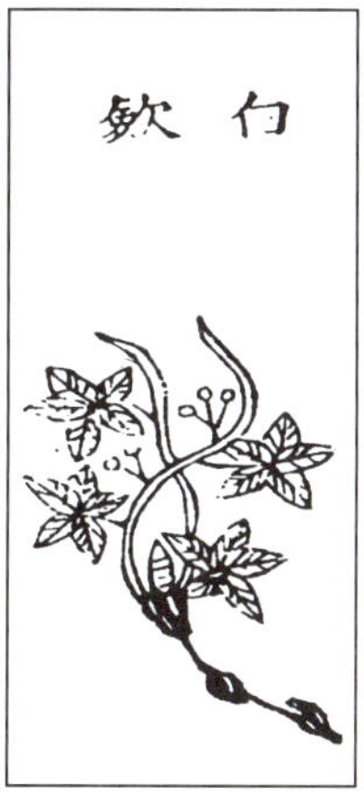

图 9　纲目（金）· 白敛

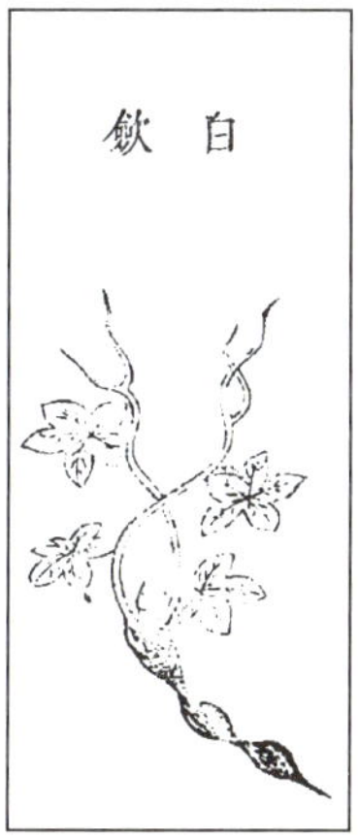

图 10　纲目（钱）· 白敛

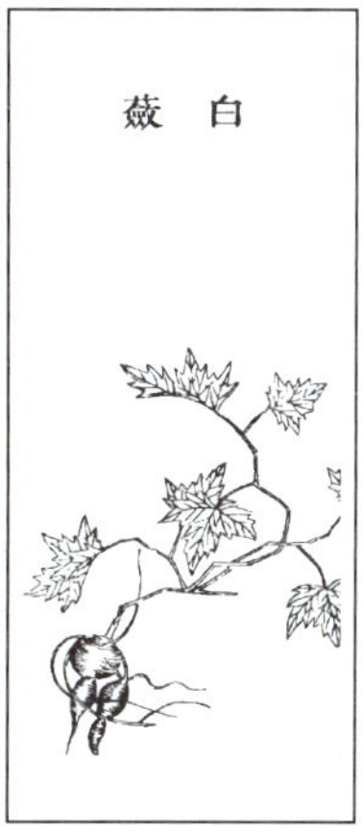

图 11　纲目（张）· 白蔹

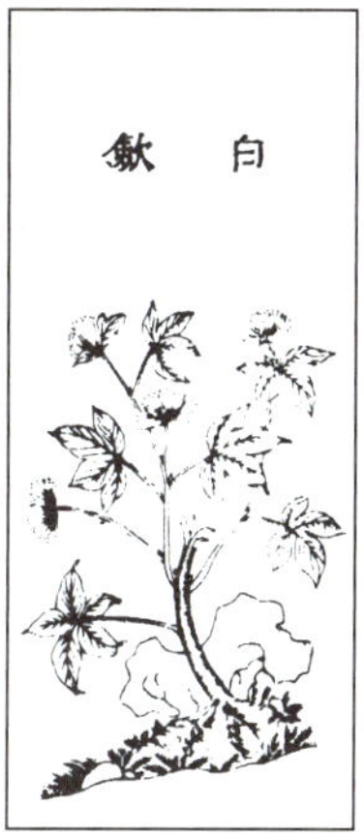

图 12　三才 · 白敛

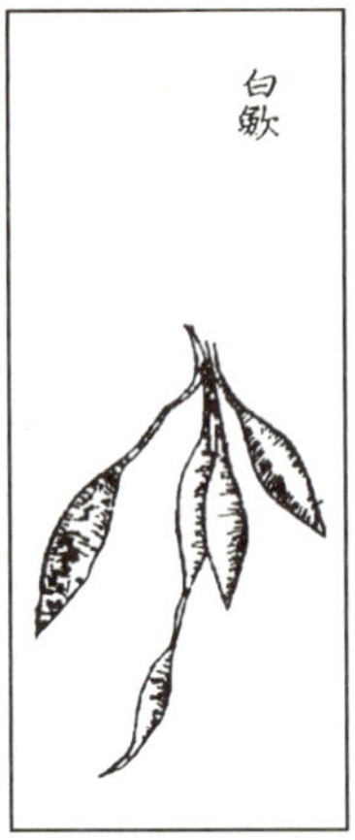

图 13　原始 · 白敛

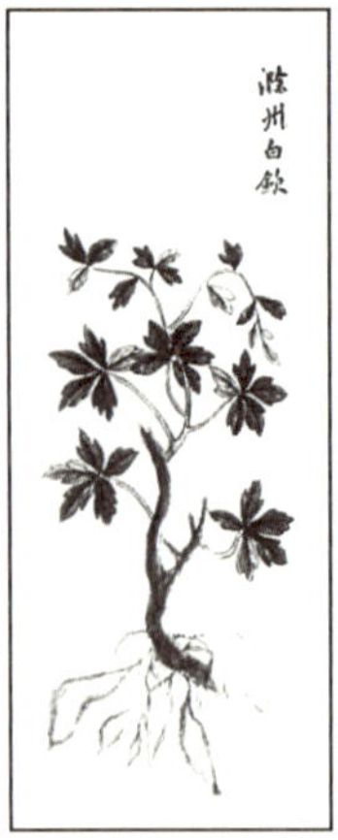

图 14　金石 · 滁州白敛

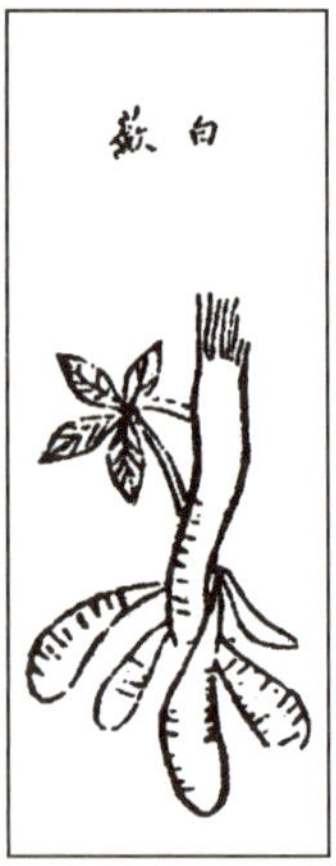

图 15　汇言 · 白蔹

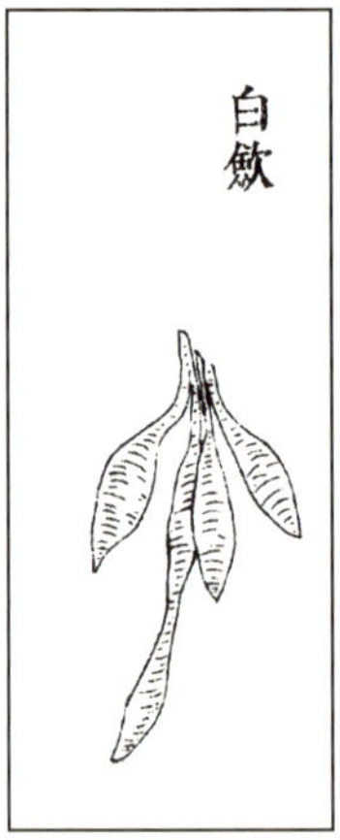

图 16　本草汇 · 白敛

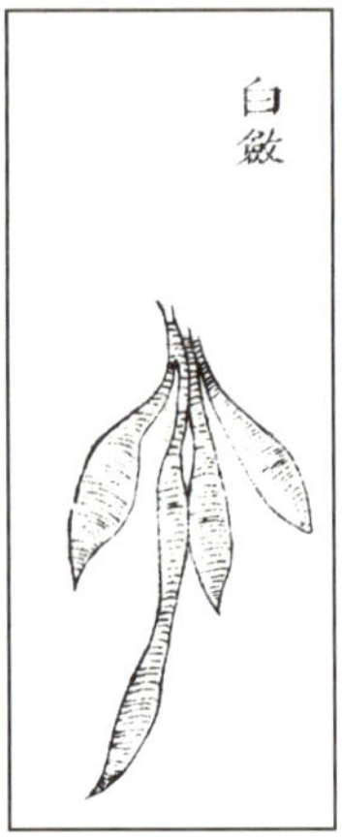

图 17　类纂 · 白敛

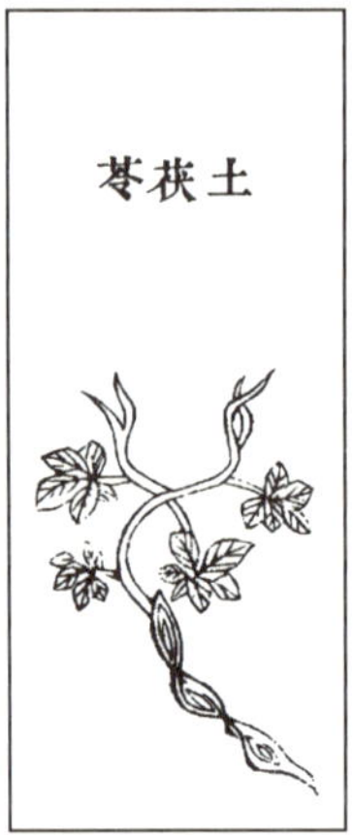

图 18　备要 · 土茯苓

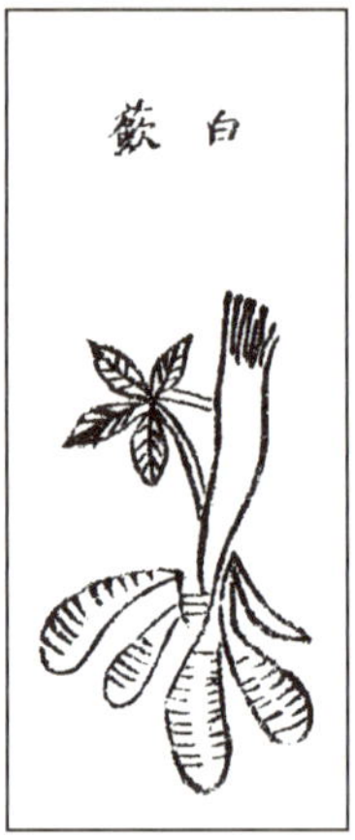

图 19　求真 · 白蔹

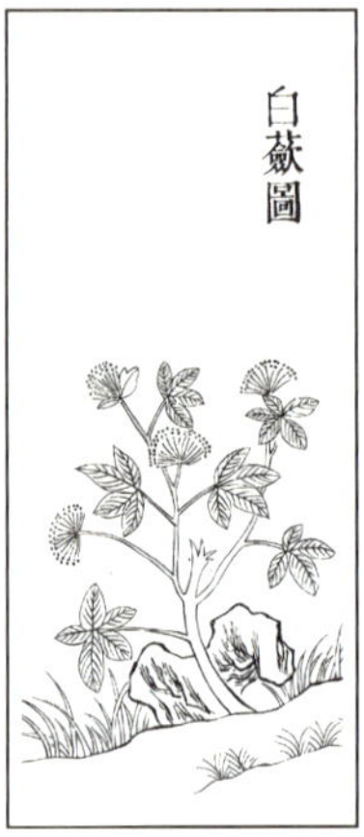

图 20　草木典 · 白蔹图

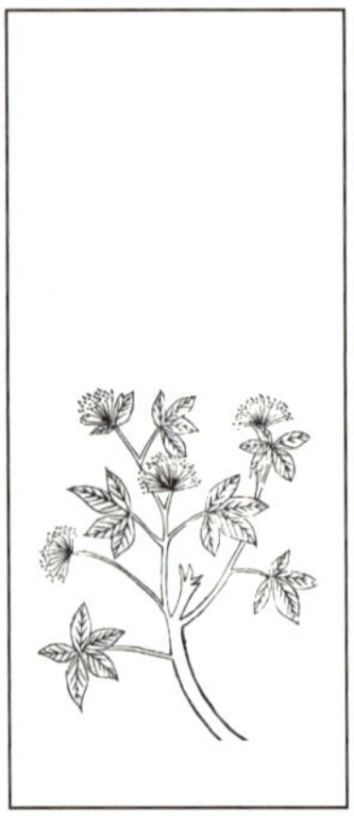

图 21　图考 · 白敛

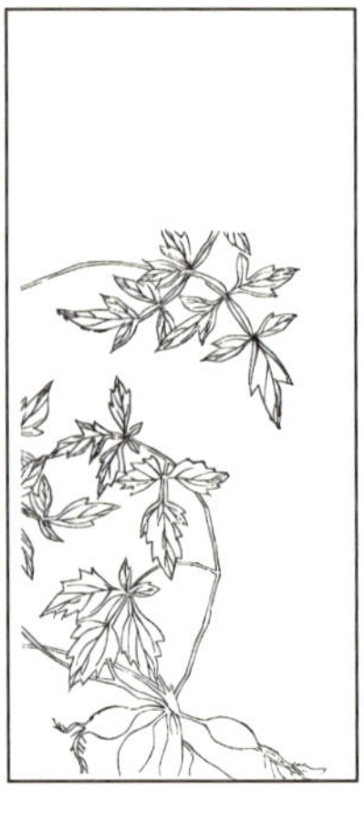

图 22　图考 · 鹅抱蛋

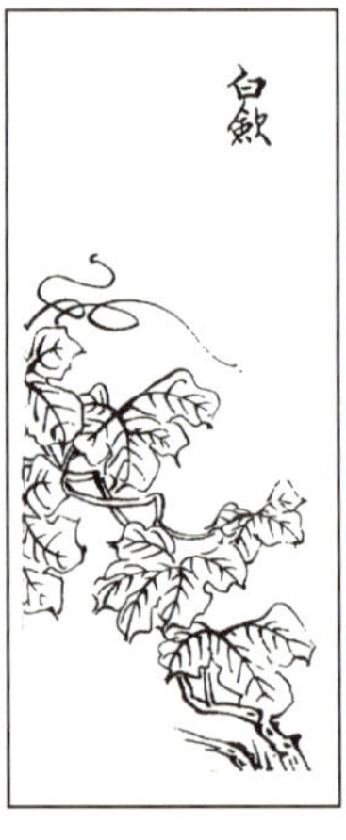

图 23　图说 · 白敛

本品23图，取自23书，其中3幅彩图。有承继关系的图可分3个书类。

《本草图经》：该书“滁州白敛”图分别存于《大观》（图1）、《政和》（图2）、《绍兴》（图3）。此三传本药图基本一致。今以《政和》图2为《图经》图的代表。

仿绘该图的彩色图有：《本草品汇精要》“滁州白敛”（图5）将块根敷以黑色，非常形象。此后《补遗雷公炮制便览》“白敛”（图8）、《金石昆虫草木状》“滁州白敛”（图14）又仿绘《品汇》图5。

仿绘该图的墨线图有：《本草歌括》“白敛”（图4）将原图大大精简，叶成深裂状。《本草蒙筌》“白敛”（图6）仿绘拙劣，茎叶均有未绘到位之处。《本草汇言》“白蔹”（图15）又截取《蒙筌》（图6）的根茎部，形成药材图。《本草求真》图19又仿绘《汇言》图15。此外，《三才图会》“白敛”（图12）仿绘时将植株完全绘成直立状态，又增加土地背景，掩盖了根部的鉴别特征。《古今图书集成·草木典》“白蔹图”（图20）又仿绘《三才》图12，并再加修润。《植物名实图考》“白敛”（图21）仿绘《草木典》图20，并在左上角增补了一个小纺锤体状的块根。

《本草纲目》（金陵本）：该书“白敛”（图9）的仿绘者有《纲目》钱本图10。此后《本草备要》图18（此图名有误。据其图形，图名当为“白敛”。）又仿绘《纲目》钱本图10。《本草简明图说》图23亦仿绘钱本图10，但经发挥后，除叶片形状外，已经面目全非。

《本草原始》：该书“白敛”（图13）的仿绘者为《本草汇》“白敛”（图16）、《本草纲目类纂必读》图17。

以上23图中，除外17幅仿绘图，原创图尚有6幅（图2、7、9、11、13、22），详见下“鉴药”项。

【文录】

《本经》《别录》（见《证类》卷10“白敛”） **一名菟核，一名白草，**一名白根，一名昆仑。生衡山山谷。二月、八月采根，暴干。

梁《本草经集注》（同上） 陶隐居云：近道处处有之。作藤生，根如白芷，破片以竹穿之，日干。

唐《唐本草》（同上）《唐本》注云：此根似天门冬，一株下有十许根，皮赤黑，肉白，如芍药，殊不似白芷。

后蜀《蜀本草》（同上）《蜀本》：《图经》云：蔓生，枝端有五叶，今所在有之。

宋《本草图经》（同上）《图经》曰：今江淮州郡及荆、襄、怀、孟、商、齐诸州皆有之。二月生苗，多在林中作蔓，赤茎，叶如小桑。五月开花，七月结实。根如鸡鸭卵，三五枚同窠，皮赤黑，肉白。二月、八月采根，破片暴干。今医治风，金疮及面药方多用之。濠州有一种赤敛，功用与白敛同，花实亦相类，但表里俱赤耳。

宋《本草衍义》卷11“白敛、白及” 古今服饵方少有用者，多见于敛疮方中。二物多相须而行。

明《本草蒙筌》卷3“白敛” 随处蔓生，深林犹盛。根如鸡鸭卵，三五同窠。采待中秋时，黑皮洗净。

明《本草纲目》卷18“白敛”【释名】猫儿卵（《纲目》)。【时珍曰】兔核、猫儿卵，皆象形也。昆仑，言其皮黑也。

清《植物名实图考》卷19“鹅抱蜑[1]” 鹅抱蜑生延昌山中。蔓生，细茎有节，本紫梢绿；叶如菊叶，深齿如歧，叶下有附茎，叶宽三四分；根如麦冬而大，赭长有横黑纹，五六枚一窠。俚医取根炖酒，云散寒气，能补益。

【鉴药】

“白敛”首见于《本经》。明、清时俗作“白蔹”。《中华本草》释其名：“本品药用根，根皮赤黑，肉白如芍药，古人多用以敛疮，故名白敛。”《本经》载其功为“主痈肿疽疮，散结气，止痛，除热，目中赤，小儿惊痫，温疟，女子阴中肿痛。”古代多用于痈疮肿毒，今用较少。

关于本品生境、形态，梁·陶弘景云：“近道处处有之。作藤生，根如白芷。”《唐本草》纠正其说：“此根似天门冬，一株下有十许根，皮赤黑，肉白，如芍药，殊不似白芷。”唐本《图经》(《蜀本草》引)：“蔓生，枝端有五叶。”如此则地上、地下部分的形态都齐全了，此即葡萄科蛇葡萄属植物白敛*Ampelopsis japonica*（Thunb.）Makino。

宋《本草图经》再予补充：“今江淮州郡及荆、襄、怀、孟、商、齐诸州皆有之。二月生苗，多在林中作蔓，赤茎，叶如小桑。五月开花，七月结实。根如鸡鸭卵，三五枚同窠，皮赤黑，肉白。二月、八月采根。”其中言“根如鸡鸭卵”，还没有《唐本草》云“根似天门冬”更形象准确。吴其濬云“根如麦冬而大，赭长有横黑纹”，亦佳。另苏颂还提到一种赤敛：“濠州有一种赤敛，功用与白敛同，花实亦相类，但表里俱赤耳。”后世本草无跟进论述此赤敛者。《中华本草》将《理伤续断方》中的“赤敛”作为何首乌的别名。[2]

本品分布甚广，为常见之品，故其药图多能得其实。

1.《本草图经》：该书“滁州白敛”（图2）为准确的写生图。其根下有若干个纺锤体般的块根。小枝柔弱，叶为掌状3—5小叶，小叶片再羽状深裂，或边缘深锯齿。聚伞花序集生于花序梗上端，多与叶对生。其原植物即白敛*A. japonica*。滁州即今安徽滁州市。

1 蜑：商务、中华本作“蛋”。

2 国家中医药管理局《中华本草》编委会：《中华本草》(2)，上海：上海科学技术出版社，1999：671.

2.《太乙仙制本草药性大全》：该书“白蔹”（图7）呈图案式。根部为一胡萝卜状的主根，无纺锤形的块根。茎直立，叶为长柄掌状三小叶。此非白敛，不明为何植物。

3.《本草纲目》（金陵本）：该书“白敛”（图9）将根部用阴刻，从根头下有直线连串的膨大块根，此与白敛的块根生长方式不合。茎蔓生，叶掌状5小叶，小叶全缘。花序伞形，不与叶对生。故此图虽有与白敛*A. japonica*相似处（如蔓生、掌状5小叶等），但其根、花等亦有不相符处，很难说是写生绘成。

4.《本草纲目》（张本）：该书药图多为仿绘前人图，但此“白蔹”（图11）例外。其块根从主根发出，呈聚生状，有横纹。茎蔓生，叶有掌状分裂，但多未形成5小叶。叶缘有深裂或深锯齿。此图似为写生图，原植物或即白敛*A. japonica*与其近缘种。

5.《本草原始》：该书“白敛”（图13）写生绘制其药用部分。为聚生的纺锤形块根，表面有横纹。此为白敛*A. japonica*的块根。

6.《植物名实图考》：该书“鹅抱蛋”原文云：“蔓生，细茎有节，本紫梢绿；叶如菊叶，深齿如歧，叶下有附茎，叶宽三四分；根如麦冬而大，赭长有横黑纹，五六枚一窠。”其图（图22）完全如正文所述，甚至绘出了中央小叶至基部关节见的翅。其原植物即白敛*A. japonica*。

【小结】

“白敛”为《本经》早期药物之一，古代多用治痈疮肿毒。据《唐本草》、唐本《图经》、宋《图经》所述，其原植物为葡萄科植物白敛*Ampelopsis japonica*（Thunb.）Makino。《本草图经》《本草纲目》（张本）、《本草原始》《植物名实图考》均有较好的原植物或药材图。

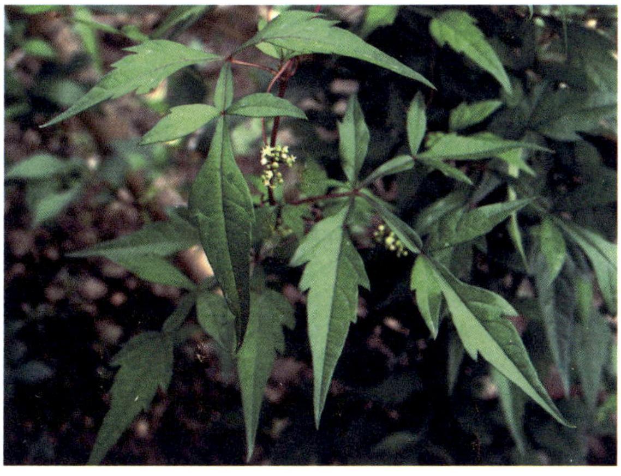

图 24　白敛 *Ampelopsis japonica*（Thunb.）Makino

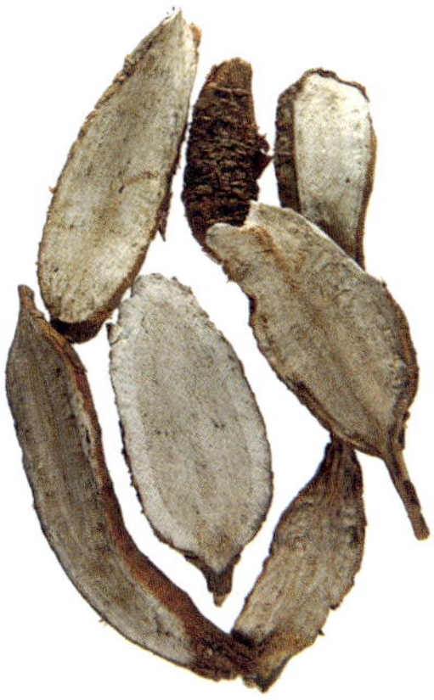

图 25　白敛药材

18-29 女萎

【品图】

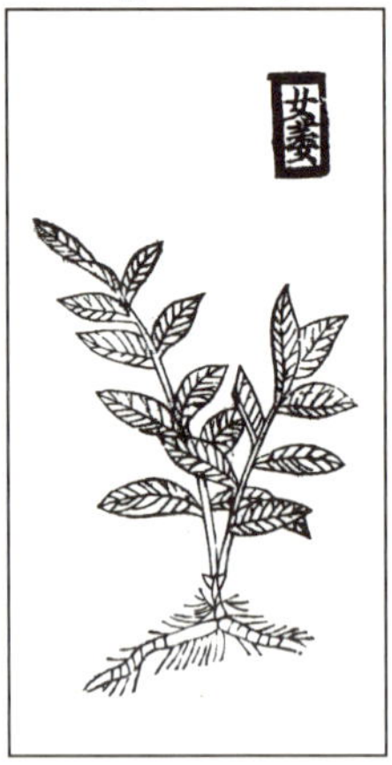

图 1 图经（大）· 女萎

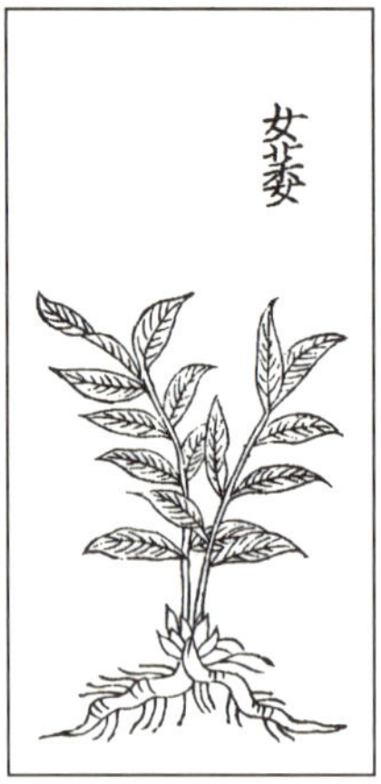

图 2 图经（政）· 女萎

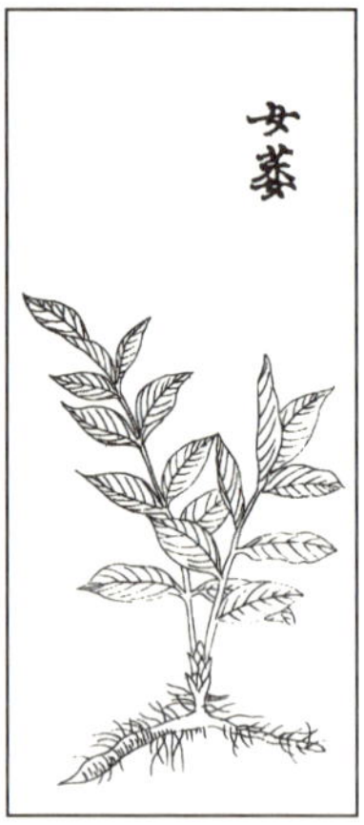

图 3 图经（绍）· 女萎

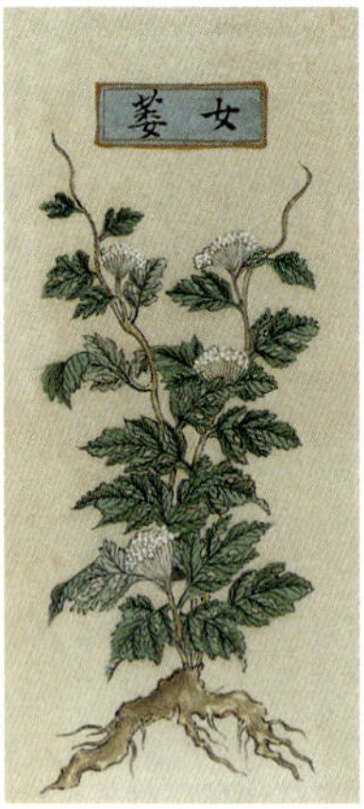

图 4 品汇 · 女萎

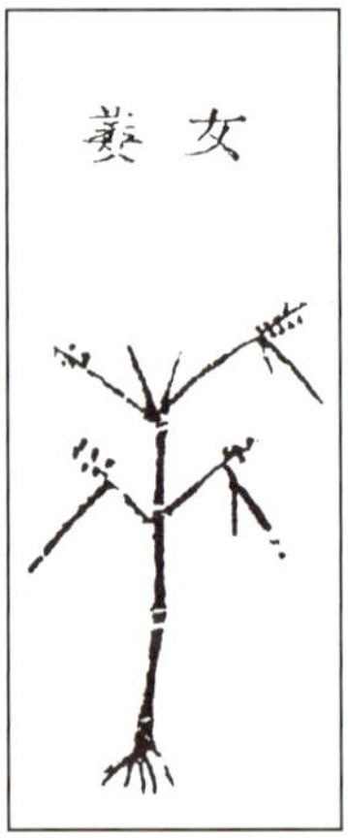

图 5 太乙 · 女萎

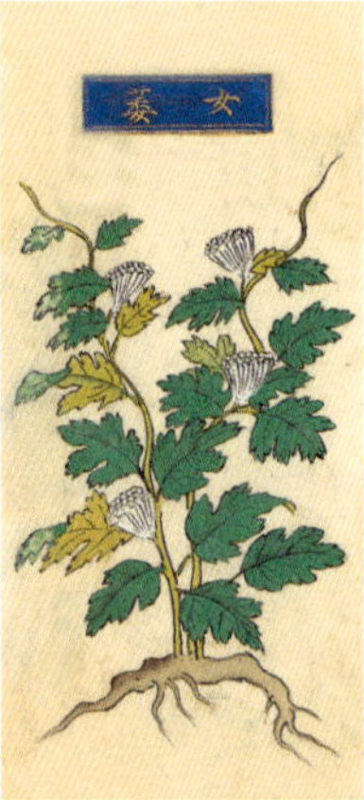

图 6 雷公 · 女萎

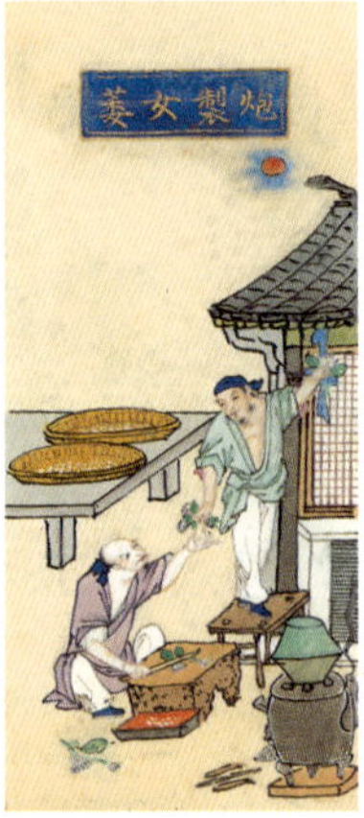

图 7 雷公 · 炮制女萎

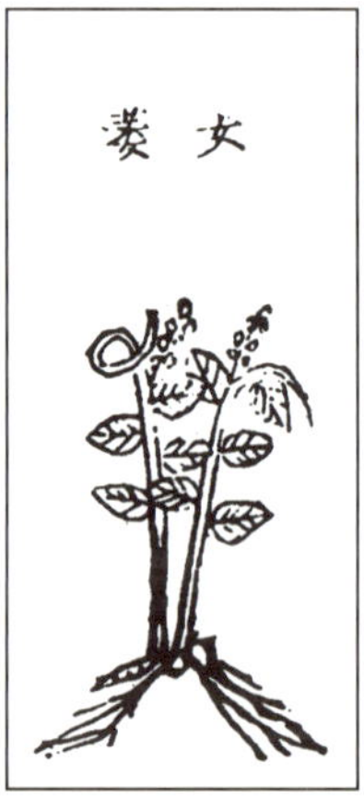

图 8 纲目（金）· 女萎

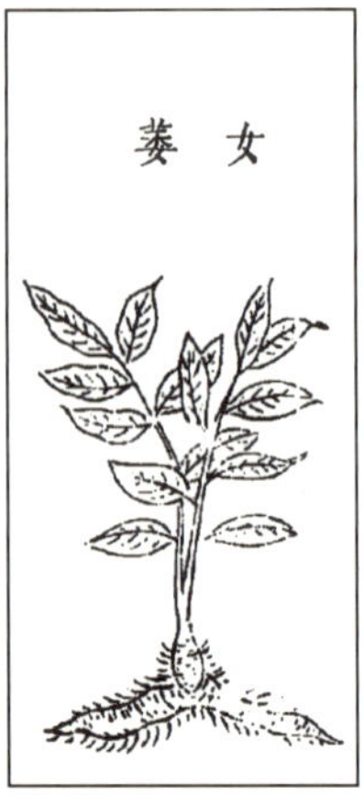

图 9 纲目（钱）· 女萎

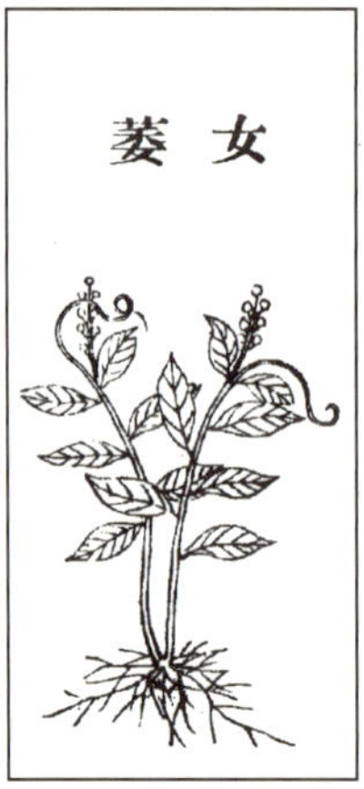

图 10 纲目（张）· 女萎

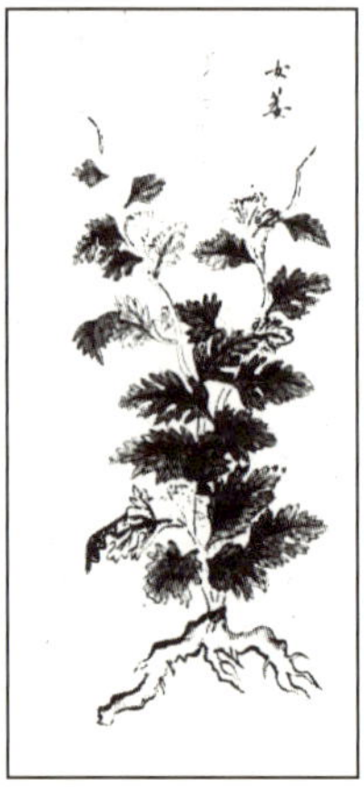

图 11 金石 · 女萎

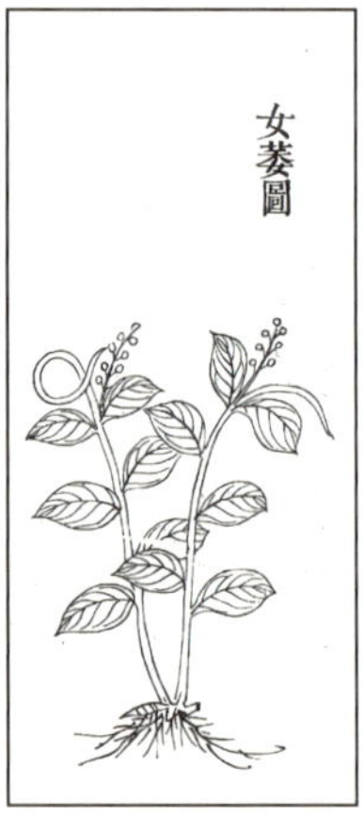

图 12 草木典 · 女萎图

以上12书共13图，其中3幅彩图。有承继关系的图可分以下2个书类。

《本草图经》：该书的“女萎”图分别存于《大观本草》(图1)、《政和本草》(图2)、《绍兴本草》(图3)中。此三传本药图基本一致。今以《政和》图2为《图经》图的代表。

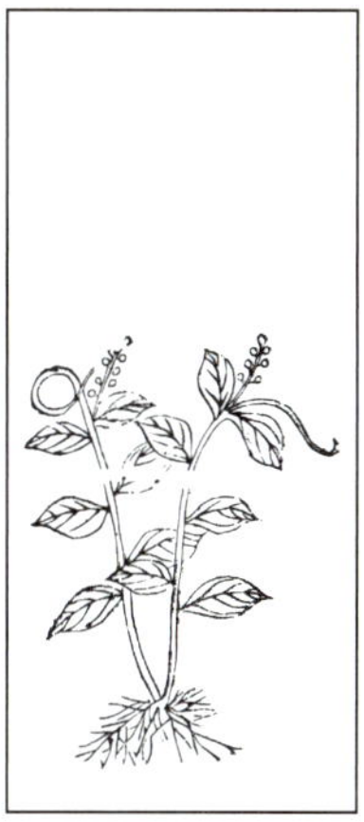
图13　图考·女萎

仿绘《图经》图的墨线图有：《本草纲目》金陵本“女萎”(图8)，该图根茎、茎、叶都仿自《图经》“女萎”。但在茎顶绘一弯曲的卷须，再在顶上加绘一穗状花序。这大概是受《唐本草》注所云“蔓生，花白子细”的文字启发而“画蛇添足”，完全没有注意到《唐本草》还有“叶似白敛”之语。《纲目》钱本“女萎”(图9)心知金陵本之谬，故照绘《图经》“女萎”图，无大改变。《古今图书集成·草木典》“女萎图”(图12)则仿绘金陵本，两枝茎顶均绘出明显的卷须与疏朗的总状花序。《植物名实图考》“女萎”(图13)显然是仿绘自《草木典》，吴其濬也有条件看到《草木典》。但吴其濬知道“近世方中无用(女萎)者，存原图以俟访”，对其仿绘图作了一个解释。《纲目》张本“女萎”(图10)又仿绘《植物名实图考》的女萎图。

《本草品汇精要》：该书的“女萎”图(图4)完全没有仿绘《图经》图，另行重绘。仿绘其图者有《补遗雷公炮制便览》“女萎”图(图6)、《金石昆虫草木状》“女萎”图(图11)。

以上12图中，除8幅属仿绘图外，还有4幅原创图(图2、4、5、7)，详见下“评鉴”项。

【文录】

唐《唐本草》(见《证类》卷8“女萎”)《唐本》注云：其叶似白敛，蔓生，花白子细。荆、襄之间名为女萎，亦名蔓楚。止痢有效。用苗不用根，与萎蕤全别。今太常谬以为白头翁者是也。

明《本草纲目》卷18“女萎”【集解】【时珍曰】诸家误以女萎解葳蕤，正误见“葳蕤”下。

清《植物名实图考》卷22“女萎”　见李当之《药录》。诸家误以解委萎。《唐本草》以为似白敛，主治痢泄。观王羲之《女萎丸帖》云：腹痛小差，须用女萎丸，得应甚速。则必非今玉竹矣。原出荆襄，又曰鲁国女萎。近世方中无用者，存原图以俟访。

【鉴药】

“女萎”因《唐本草》将其单立条而进入主流本草。《唐本草》“女萎”条载本品可治寒热百病。霍乱泻痢，且提到："《李氏本草》云：止下，消食。"故《本草纲目》称此药首出《李当之本草》。在此以前，《本经》（见《证类》卷6）收载了"女萎、萎蕤"一药。《唐本草》认为《本经》"女萎"（朱字，《证类》中黑底白字）文字就是《唐本草》"女萎"的功效。对此，后世争论纷纭（参本书"12-9萎蕤"）。李时珍认为《本经》"女萎"药名是《尔雅》"委萎"的讹误，即女萎与萎蕤是同一物，与《唐本草》"女萎"完全不同。

《唐本草》描述的"女萎"形态是："叶似白敛，蔓生，花白子细。"药用苗，即植物的地上部分。且认为"今太常谬以为白头翁者是也。""太常"即唐代主管医药的机构。这样的机构误把"女萎"当"白头翁"使用，不会完全没有理由。谢宗万认为"白头翁"是指该药果期，果序羽状花柱伸长似白毛，宛如白头老翁形状。结合其叶、茎、花、子的特点，则唐代充当"白头翁"使用的植物，当为毛茛科铁线莲属植物女萎*Clematis apiifolia* DC.。但此考证结果毕竟只出现在现代，古代无人提出此见解。《本草纲目》中李时珍对其形态与功用没有新的补充，仅摘引3个附方，皆为唐代及其以前方书所载。故清·吴其濬说："近世方中无用者，存原图以俟访。"此药很长时间无人识得，宋明以来极少有其运用的文字记载。有关本品的插图是考察此药的另一个途径。

1.《本草图经》：该书"女萎"（图2）与《证类》所存"舒州萎蕤"图（见12-9"萎蕤"图2、4、5）名称不同，实为一图两用。该图地下部分有茎节及茎痕，当为根茎，须根较多。茎直立，叶互生或对生。叶脉为羽状脉。若其叶脉为弧形脉或平行脉，则可认定此图表现的是百合科植物。该图与《唐本草》描述的"女萎"形态"叶似白敛，蔓生"相差甚远。尽管《纲目》金陵本"女萎"（图8）等在该图基础上增添示意蔓生的卷须，也无法作为考证来源之用。故《图经》"女萎"图是一幅因药名而混入的错误图。

2.《本草品汇精要》：该书的"女萎"（图4）属于新绘图。梗粗大，蔓生，叶互生，叶片二回羽状分裂。花生叶腋，伞房花序，花白色。此图植物完整，形态生动，与毛茛科植物女萎*C. apiifolia*大体植株形态虽有相似之处，但其叶非对生，非三出复叶，花形也相差较大。考察《品汇》的"白蔹"图、"白头翁"图，亦和本图不同。故此图究竟是表现何种植物，尚有待考证。

3.《太乙仙制本草药性大全》：该书的"女萎"（图5）甚是粗略。主干呈竹节状，似有稀疏几片竹叶状物，分枝顶端似有穗状小花序。无法依据此图确定其来源。

4.《补遗雷公炮制便览》：该书的"炮制女萎"（图7）是依据《证类》"女萎"条下《雷公炮炙论》绘制的。其法为"凡采得，阴干，去头并白蕊，于槐砧上剉，拌豆淋酒蒸，从巳至未，出，晒令干用"。故其图右上一人从屋檐下悬挂的阴干药物递给左下一人，令其在木砧上切去白蕊。右下炉灶并蒸锅示意共蒸药用。左上竹匾晾晒着切细的药物。红日背景示意日晒。此图看似细致，其实全是想象绘制。古代女萎来源本不很明确,《雷公炮炙论》有其炮制法，是否为后人添补，尚无人深考。

【小结】

《唐本草》所载的“女萎”，有细致的形态描述，今人考为毛茛科植物女萎 *Clematis apiifolia* DC.。但此物来源古代诸家本草争论不休，莫衷一是，故宋、明至清代方中罕用。《图经》“女萎”图乃误图。《本草品汇精要》彩色“女萎”图近似毛茛科女萎，但无法认定其准确来源。

18-30　藷魁

【品图】

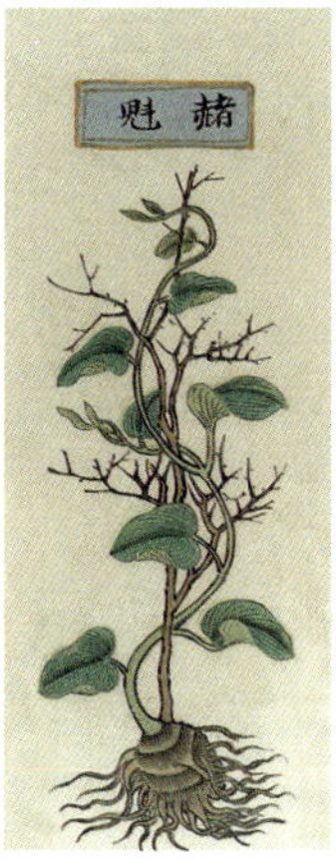

图 1　品汇 · 藷魁

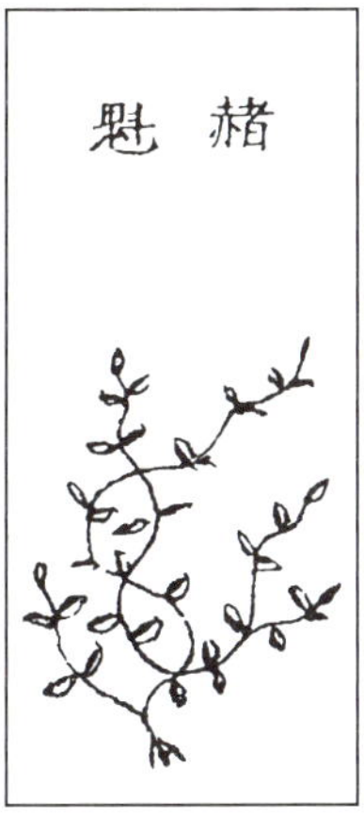

图 2　太乙 · 藷魁

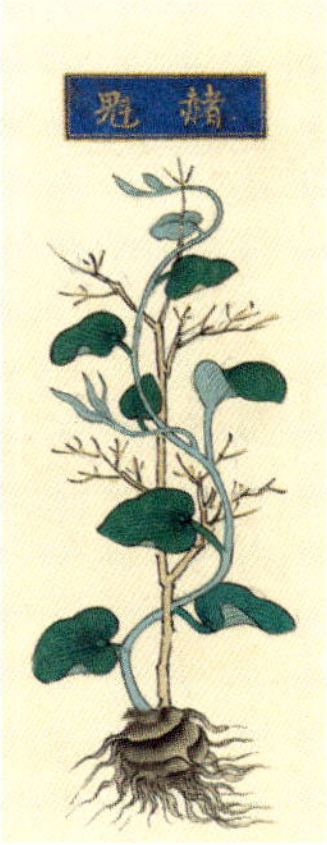

图 3　雷公 · 藷魁

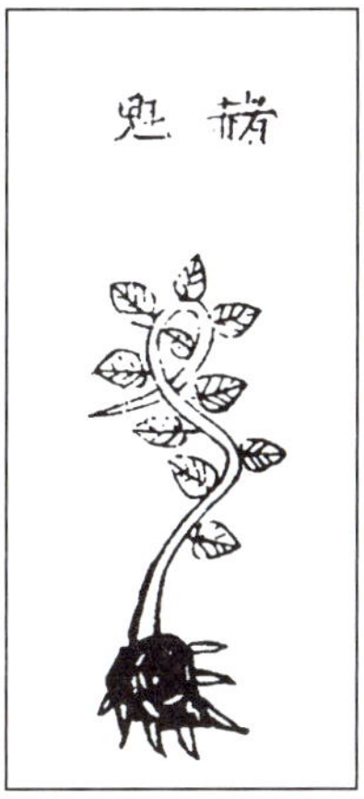

图 4　纲目（金）· 藷魁

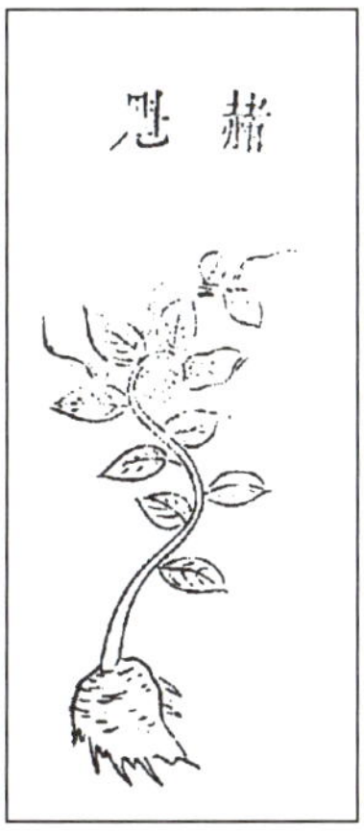

图 5　纲目（钱）· 藷魁

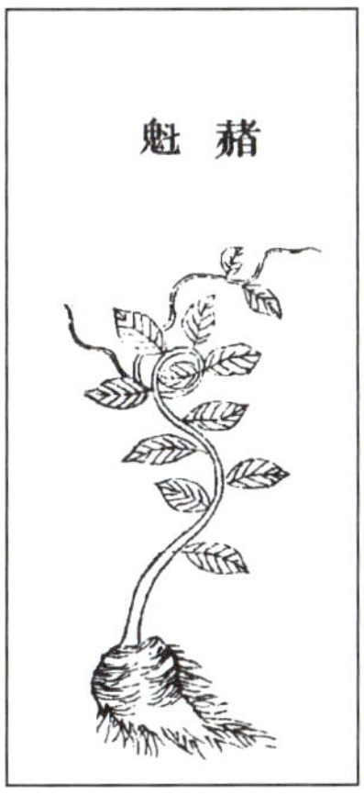

图 6　纲目（张）· 藷魁

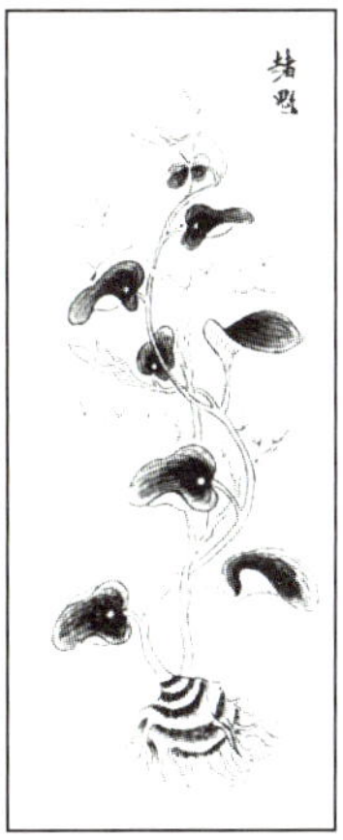

图 7　金石 · 藷魁

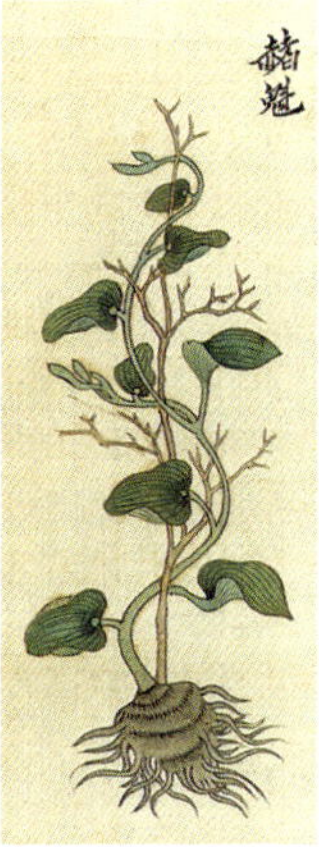

图 8　图谱 · 藷魁

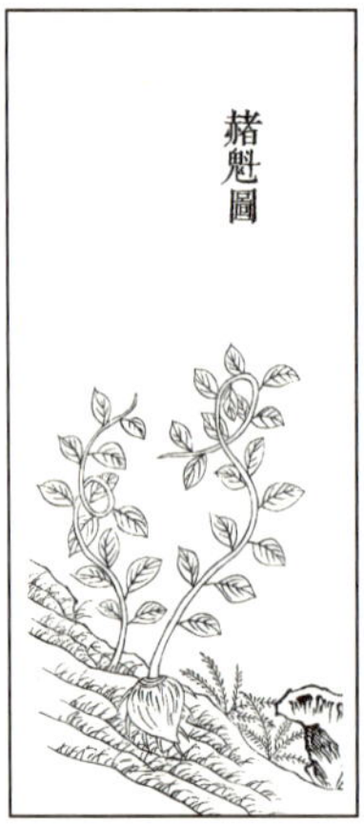

图 9　草木典・赭魁图

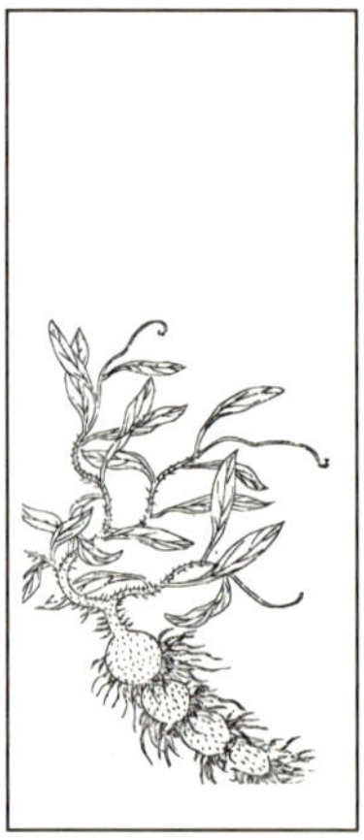
图 10　图考・薯莨

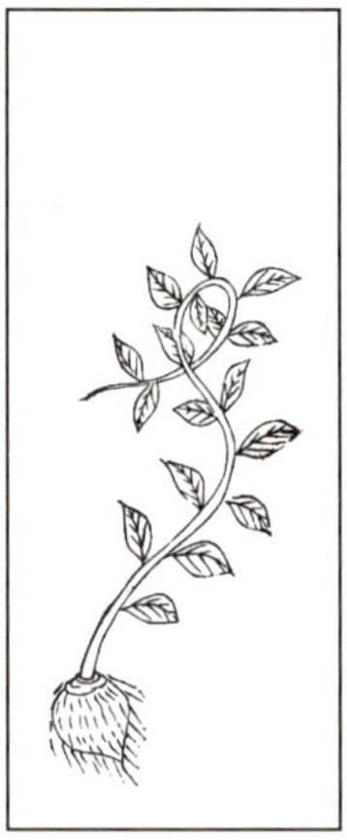
图 11　图考・赭魁

本品11图，取自10书，其中4幅彩图。有承继关系的图可分2个书类。

《本草品汇精要》：该书“赭魁”（图1）的仿绘图有《补遗雷公炮制便览》图3、《金石昆虫草木状》图7。《本草图谱》图8又仿绘《草木状》图7。

《本草纲目》（金陵本）：该书“赭魁”（图4）的仿绘图有《纲目》钱本图5，根部将原阴刻改为阳刻，另在茎端增加卷须。《纲目》张本图6又在钱本图5基础上再加润饰。《古今图书集成・草木典》“赭魁图”（图9）仿绘金陵本图4，再增绘一株，并添土石背景。《植物名实图考》“赭魁”（图11）仅取《草木典》图9右边一株予以仿绘。

以上11图中，除外7幅仿绘图，原创图尚有4幅（图1、2、4、10），详见下“鉴药”项。

【文录】

《别录》（见《证类》卷10“赭魁”）　生山谷中。二月采。

梁《本草经集注》（同上）　陶隐居云：状如小芋，肉白皮黄，近道亦有。

唐《唐本草》（同上）《唐本》注云：赭魁，大者如斗，小者如升。药似杜蘅，蔓生草木上。有小毒。陶所说者，乃土卵尔，不堪药用。梁、汉人名为黄独，蒸食之，非赭魁也。

后蜀《蜀本草》（同上）《蜀本》：《图经》曰：苗蔓延生，叶似萝摩，根若菝葜，皮紫黑，肉黄赤，大者轮囷如升，小者若拳，今所在有之。

宋《梦溪笔谈》卷26“药议”　本草所论赭魁，皆未详审。今赭魁南中极多，肤黑肌赤，似何首乌，切破，其中赤白，理如槟榔，有汁赤如赭，南人以染皮制靴，闽岭人谓之馀粮。本草禹馀粮注中所引乃此物也。

明《本草纲目》卷18“赭魁”【释名】【时珍曰】其根如魁，有汁如赭，故名。

魁乃酒器名。【集解】【时珍曰】赭魁，闽人用入染青缸中，云易上色。沈括《笔谈》云：本草所谓赭魁，皆未详审。今南中极多，肤黑肌赤，似何首乌。切破中有赤理如槟榔，有汁赤如赭，彼人以染皮制靴。闽人谓之馀粮。本草石部“禹馀粮”陶氏所引，乃此物也。谨按：沈氏所说赭魁甚明，但谓是禹馀粮者，非矣。禹馀粮乃今之土茯苓，可食，故得粮名。赭魁不可食，岂得称粮耶？土卵即土芋也，见菜部。

清《植物名实图考》卷9“薯莨” 薯莨产闽、广诸山。蔓生无花，叶形尖长如夹竹桃，节节有小刺；根如山药有毛，形如芋子，大小不一；外皮紫黑色，内肉红黄色；节节向下生，每年生一节，野生。土人挖取其根，煮汁染网罾，入水不濡。留根在山，生生不息。《南越笔记》：薯莨产北江者良，其白者不中用，用必以红，红者多胶液。渔人以染罛罾，使苎麻爽劲，既利水，又耐咸潮，不易腐。薯莨胶液本红，见水则黑，诸鱼属火而喜水，水之色黑，故与鱼性相得。染罛罾使黑，则诸鱼望之而聚云。

【鉴药】

“赭魁”首见于《名医别录》。《本草纲目》误注出《本经》。李时珍释其名曰：“其根如魁，有汁如赭，故名。魁乃酒器名。”《别录》载其功：“主心腹积聚，除三虫。”古代医方书罕见其名，现代民间草药用其止血止痛，散气补血等。

关于本品生境、形态，梁·陶弘景云：“状如小芋，肉白皮黄，近道亦有。”《唐本草》提出不同意见：“赭魁，大者如斗，小者如升。药似杜蘅，蔓生草木上。有小毒。陶所说者，乃土卵尔，不堪药用。梁、汉人名为黄独，蒸食之，非赭魁也。”唐本《图经》（《蜀本草》引）云：“苗蔓延生，叶似萝摩，根若菝葜，皮紫黑，肉黄赤，大者轮囷如升，小者若拳，今所在有之。”可见此物为蔓生，根下有或大或小的块茎或块根，“肉黄赤”。但其叶形或曰如“杜蘅”，或曰似“萝摩”，还不够精确。至于《唐本草》所云“土卵”“黄独”，今或考为薯蓣科植物黄独*Dioscorea bulbifera* L.，[1]非赭魁。

宋代嘉祐间编写《本草图经》，未见有此药的相关资料。但北宋时沈括对此物有新的记载：“今赭魁南中极多，肤黑肌赤，似何首乌，切破，其中赤白，理如槟榔，有汁赤如赭，南人以染皮制靴，闽岭人谓之余粮。《本草》禹余粮注中所引，乃此物也。”本品“肤黑肌赤”“有汁赤如赭”最有鉴定价值。据此可知本品即薯蓣科薯蓣属植物薯莨*Dioscorea cirrhosa* Lour.。李时珍服膺沈括所说，但也指出沈氏将此物视为草禹馀粮（即土茯苓）是错误的。本品富含单宁，故民间用其染皮制靴。

明清两代的原创药图有如下4幅。

1.《本草品汇精要》：该书“赭魁”（图1）绘一膨大圆球状的块茎，其皮色及横

1 谢宗万：《本草纲目药物彩色图鉴》，北京：人民卫生出版社，2000：259.

纹理皆如芋，多须根。茎缠绕，单叶互生，叶阔卵形，弧形脉。观此图似按古本草所载蔓生、叶似杜衡、根如小芋子的记载绘成的。

2.《太乙仙制本草药性大全》:"赭魁"（图2）所绘如纤弱草本，茎柔弱，小叶对生。此与古本草所载赭魁似无关联，不明其示意。

3.《本草纲目》（金陵本）：该书"赭魁"（图4）用阴刻绘其根下大块茎，块茎上有长牙支棱。茎缠绕，单叶，卵形。疑此图乃据唐本《图经》"苗蔓延生，叶似萝摩，根若菝葜，皮紫黑"绘成。

4.《植物名实图考》：该书作者吴其濬对此植物有深入的研究。吴氏云："薯莨产闽、广诸山。蔓生无花，叶形尖长如夹竹桃，节节有小刺；根如山药有毛，形如芋子，大小不一；外皮紫黑色，内肉红黄色；节节向下生，每年生一节，野生。"并提及民间以本品根煮汁染网罾，云"薯莨胶液本红，见水则黑"。"薯莨"（图10）绘出有抽缢的球状结节形块茎，多毛须。茎有刺，单叶互生，叶狭披针形，如夹竹桃。植物学上的*Dioscorea cirrhosa* Lour.即依据吴其濬《图考》图10的名称命名为薯莨。

【小结】

"赭魁"是《名医别录》所载早期药物之一，云可"主心腹积聚，除三虫"。古代医方罕用，现代草药多用其理血止痛。据《唐本草》、唐本《图经》、宋《梦溪笔谈》等记载，本品即薯蓣科植物薯莨*Dioscorea cirrhosa* Lour.。明清诸药图中，唯《植物名实图考》所绘最为精确。

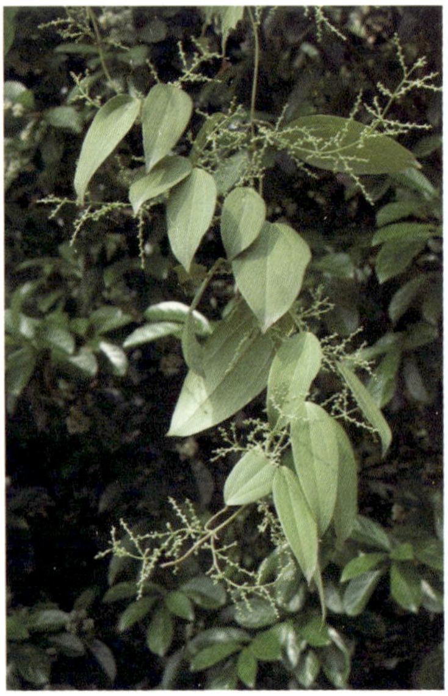

图 12　薯莨 *Dioscorea cirrhosa*

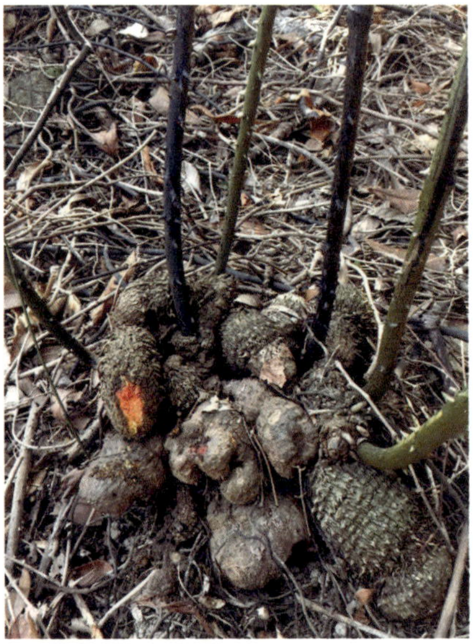

图 13　薯莨块茎

18–31 鹅抱

【品图】

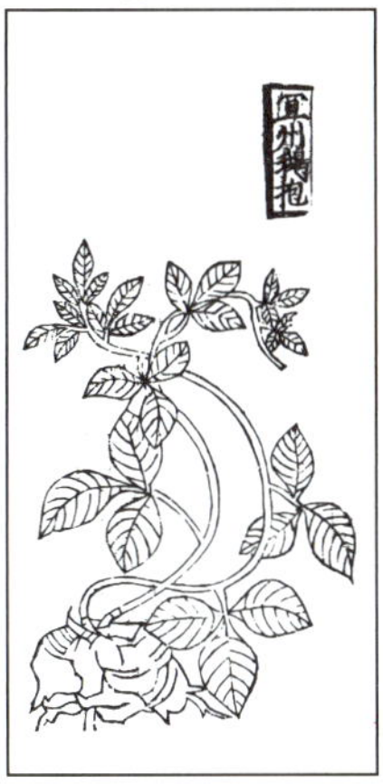

图 1　图经（大）· 宜州鹅抱

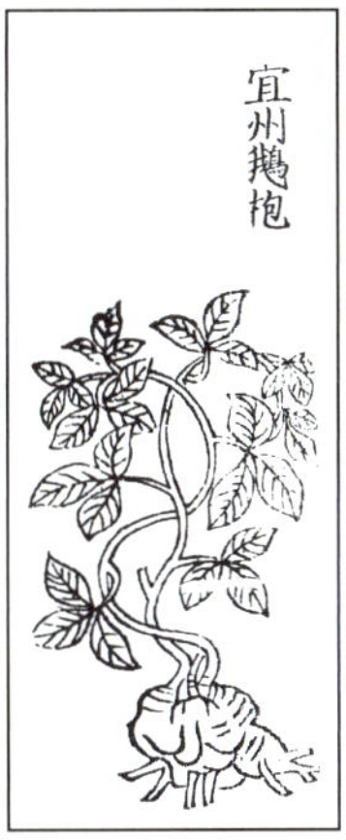

图 2　图经（政）· 宜州鹅抱

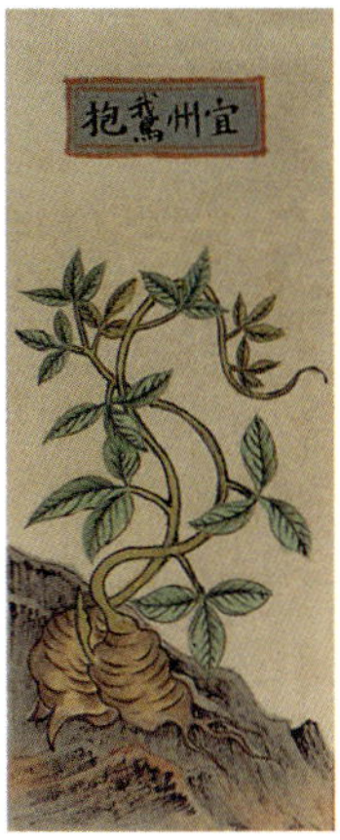

图 3　品汇 · 宜州鹅抱

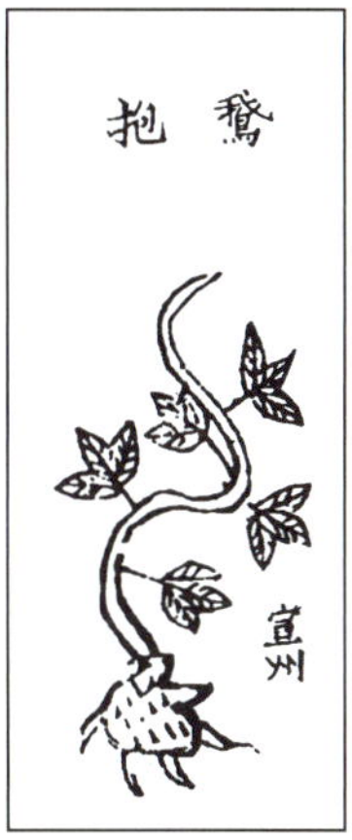

图 4　纲目（金）· 鹅抱

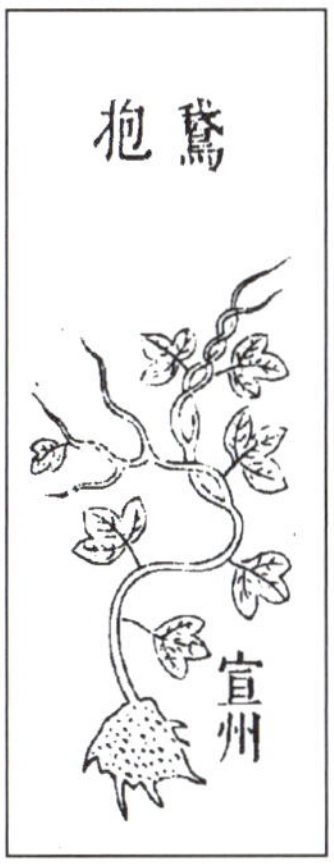

图 5　纲目（钱）· 鹅抱

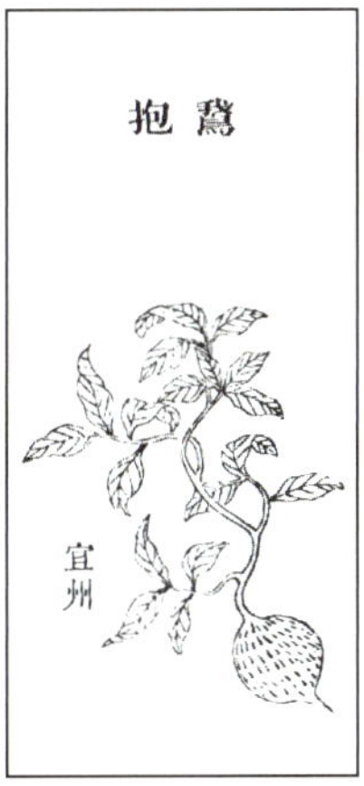

图 6　纲目（张）· 鹅抱

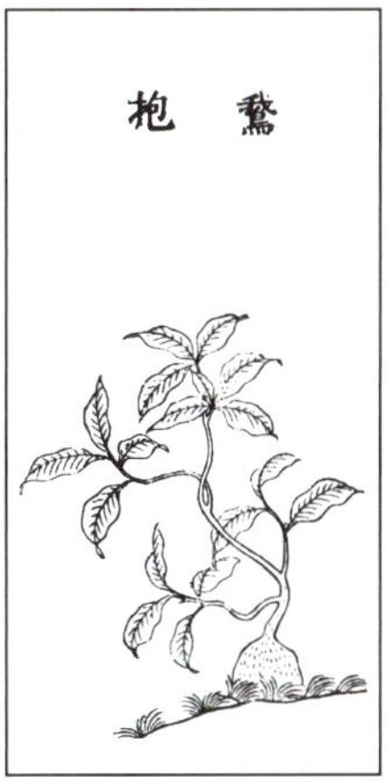

图 7　三才 · 鹅抱

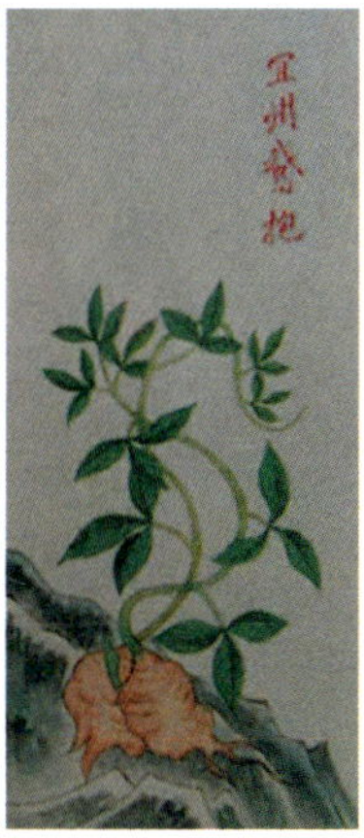

图 8　金石 · 宜州鹅抱

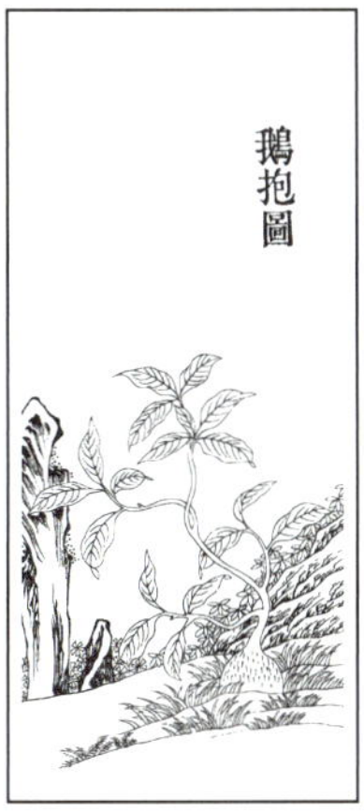

图 9　草木典 · 鹅抱图

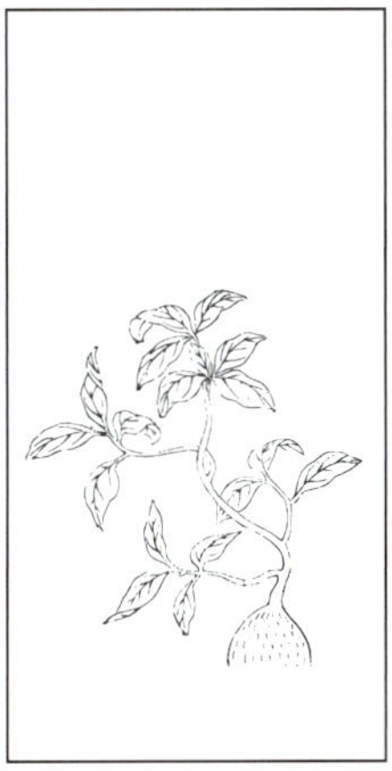

图 10　图考 · 鹅抱

本品10图，取自10书，其中2幅彩图。有承继关系的图仅1个书类。

《本草图经》：该书的“宜州鹅抱”图分别存于《大观》（图1）、《政和》（图2）。此二传本药图基本一致。今以《政和》图2为《图经》图的代表。

仿绘该图的彩色图有：《本草品汇精要》“宜州鹅抱”（图3）。此后《金石昆虫草木状》图8又仿绘《品汇》图3。

仿绘该图的墨线图有：《本草纲目》金

陵本“鹅抱”（图4）仿绘时大加简略，有图注“宣州”，当为“宜州”之误。《纲目》钱本图5又在金陵本图基础上予以修饰，图注亦误作“宣州”。《纲目》张本图6则在钱本基础上再加修润，更正图注为“宜州”。《三才图会》“鹅抱”（图7）仿绘时增添土地背景，但将原图三小叶绘成单叶互生。《古今图书集成·草木典》图9又在《三才》图7的基础上再添山石背景。《植物名实图考》图10则仿绘《草木典》图9，不取其背景。

以上10图中，除外9幅仿绘图，原创图仅1幅（图2），详见下“鉴药”项。

【文录】

宋《本草图经》（见《证类》卷30“鹅抱”）《图经》曰：生宜州山洞中……此种多生山林中，附石而生，作蔓，叶似大豆，根形似莱菔，大者如三升器，小者如拳。二月、八月采根切片，阴干。

【鉴药】

“鹅抱”为宋《本草图经》外草类药，属北宋时民间新出现的草药。名义不详。原载可“主风热上壅，咽喉肿痛及解蛮箭药毒”。后世因不明其基原，遂致失传。

本品是生境、形态仅见《图经》记载：“生宜州山洞中……此种多生山林中，附石而生，作蔓，叶似大豆，根形似莱菔，大者如三升器，小者如拳。二月、八月采根。”据此描述，当为豆科植物。

《本草图经》：该书“宜州鹅抱”（图1）示膨大块茎，茎缠绕，掌状三小叶。其形类似《图经》“海州葛根”，故疑此物为豆科植物中葛的近缘植物，具体植物种不明。孙启明谓本品为葡萄科植物三叶崖爬藤*Tetrastigma hemsleyanum* Diels et Gilg。[1]然此种的根不可能“形似莱菔，大者如三升器”。

【小结】

“鹅抱”为北宋时民间草药。由于描述简单，《本草图经》仅存的“宜州鹅抱”图亦不足以确定其基原，故此药已经失传千年。

1 孙启明：《苏图研究》，见：张志斌，郑金生主编：《本草纲目研究札记》，北京：科学出版社，2019：681.

18–32　伏鸡子根

【品图】

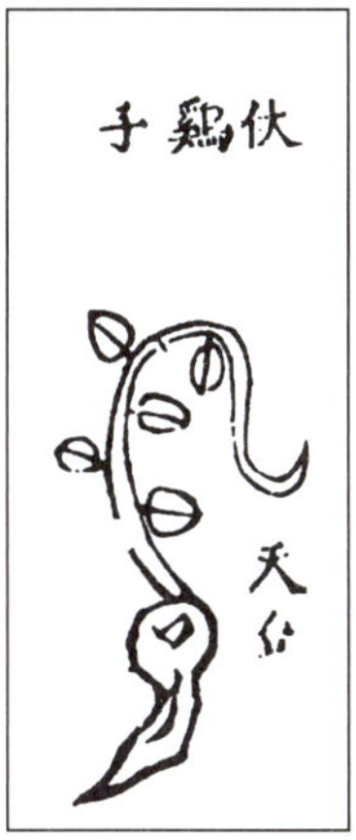

图1　纲目（金）· 伏鸡子

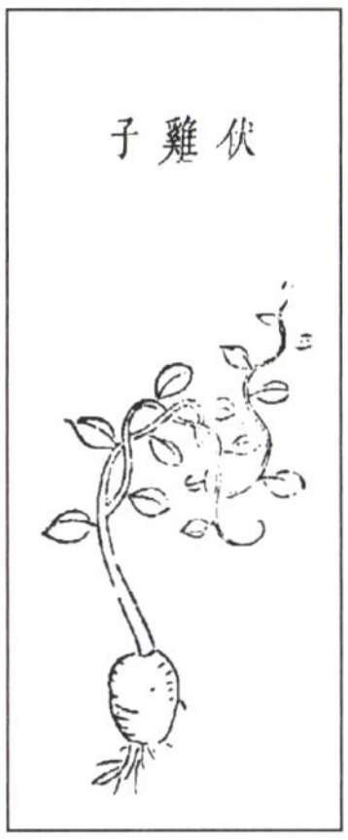

图2　纲目（钱）· 伏鸡子

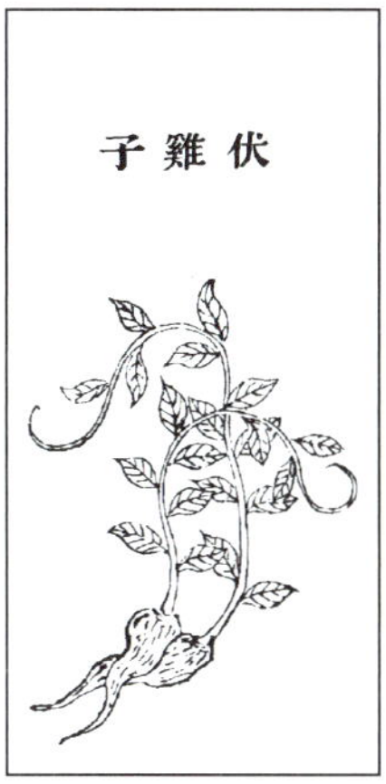

图3　纲目（张）· 伏鸡子

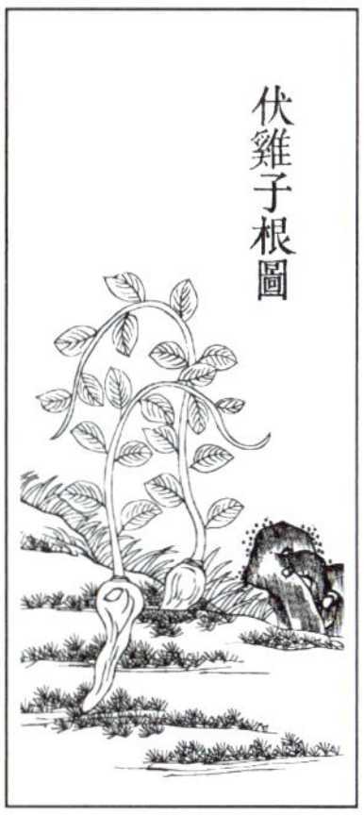

图4　草木典 · 伏鸡子根图

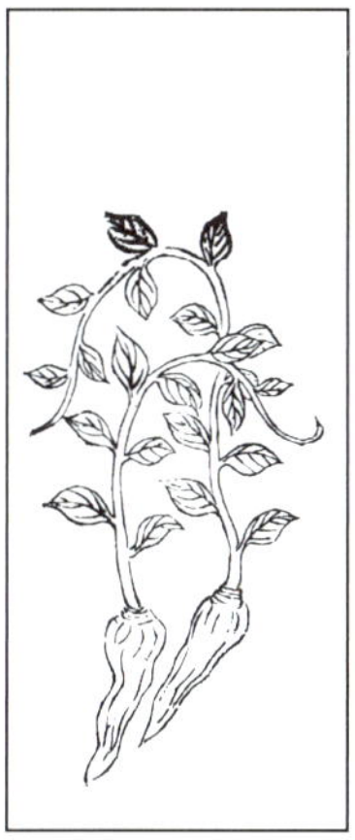
图5　图考 · 伏鸡子根

本品5图，取自5书。有承继关系的图仅1个书类。

《本草纲目》（金陵本）：该书“伏鸡子”（图1）的仿绘图有：《纲目》钱本图2予以修饰，使线条更柔顺，图形略有立体感。《古今图书集成 · 草木典》图4在金陵本图1的基础上再绘同形植物一株，叶片增添羽状脉，另添山石背景。《植物名实图考》图5则仿绘《草木典》图4的植物图，不取其背景。《纲目》张本图3又仿绘《图考》图5。

以上5图中，除外4幅仿绘图，原创图仅1幅（图1），详见下“鉴药”项。

【文录】

唐《本草拾遗》（见《证类》卷6“伏鸡子根”） 陈藏器云：生四明天台。叶圆薄似钱，蔓延，根作鸟形者良，一名承露仙。

明《本草纲目》卷18“伏鸡子根” 【释名】承露仙。

【鉴药】

“伏鸡子根”首见于《本草拾遗》。名义不详。原载其可解百药毒，治诸热急黄，疸疮，疟瘴等，并傅痈肿。本品因基原不明，后世本草无继续研究。

关于本品的生境、形态，陈藏器云：“生四明天台，叶圆薄似钱，蔓延，根作鸟形者良，一名承露仙。”可见此为蔓生草本，下有小块根。但形态描述过简，无法考证其基原。

《本草纲目》（金陵本）：该书“伏鸡子”（图1）有图注“天台”，此据文字记载补入。其植株下有粗大主根，茎蔓生，单叶互生，叶三角状卵形。此图形极简，乃据陈藏器云想象绘制，无法凭此臆测基原。

【小结】

“伏鸡子”为唐《本草拾遗》所载药物。因描述过简，后世本草无跟进研究，基原不明。《本草纲目》金陵本有据文字记载的简略示意图一幅，无法据此鉴定植物。

18–33　千金藤

【品图】

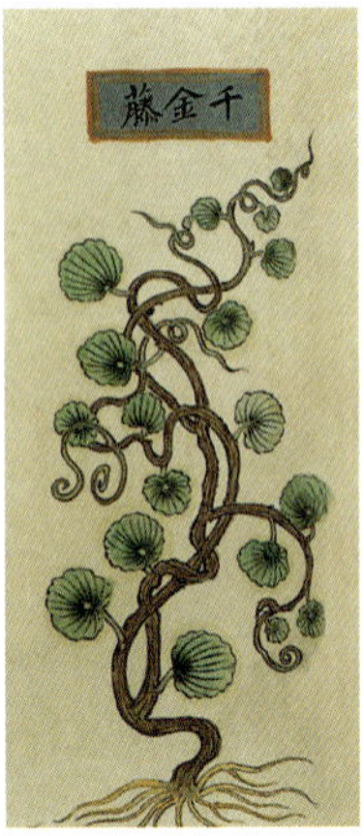

图1　品汇·千金藤

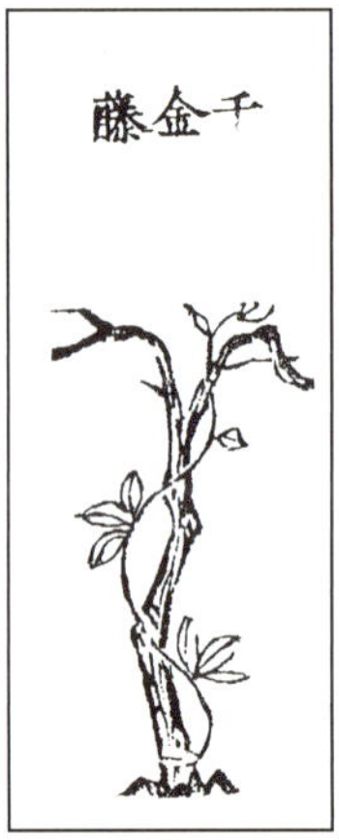

图2　太乙·千金藤

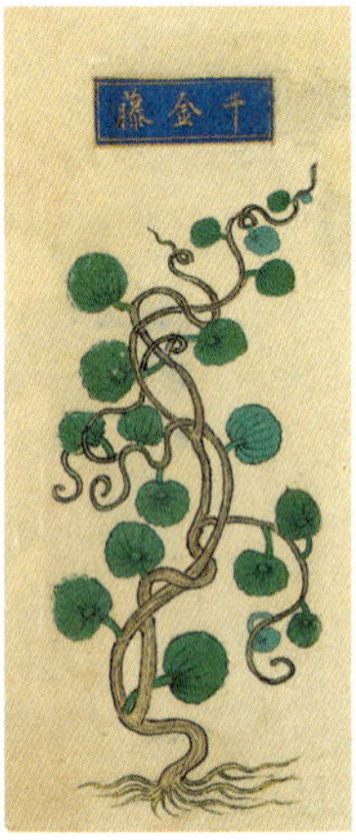

图3　雷公·千金藤

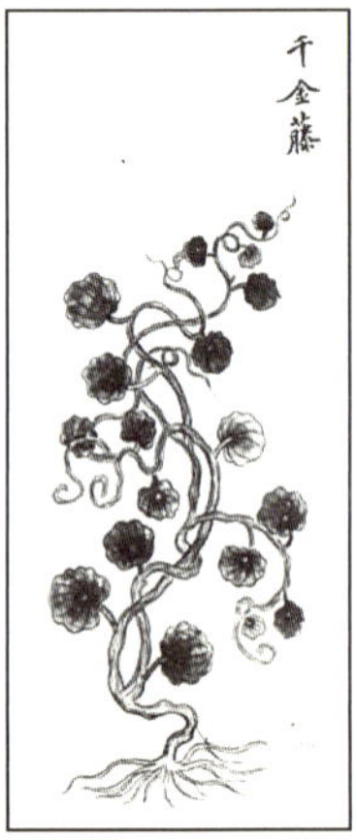

图4　金石·千金藤

本品6图，取自6书，其中4幅彩图。有承继关系的图仅1个书类。

《本草品汇精要》：该书“千金藤”（图1）的仿绘者有《补遗雷公炮制便览》图3、《金石昆虫草木状》图4。此后《本草图谱》图5又临摹自《草木状》图4。

以上6图中，除外3幅仿绘图，原创图尚有3幅（图1、2、6），详见下“鉴药”项。

【文录】

唐《本草拾遗》（见《证类》卷14“千金藤”）　陈藏器云：有数种，南北名模不同，大略主疢相似，或是皆近于藤……生北地者，根大如指，色似漆。生南土者，黄赤如细辛。舒、庐间有一种藤似木蓼，又有乌虎藤，绕树，冬青，亦名千金藤。又，江西山林间有草生叶，头有瘿子，似鹤膝，叶如柳，亦名千金藤。似荷叶，只钱许大，亦呼为千金藤，一名古藤。主痢及小儿大腹。千金者，以贵为名。岂俱一物，亦状异而功名同，南北所用，若取的称，未知孰是？其中有草，今并入木部，草部亦重载也。

唐末《海药本草》（同上）《海药》云：谨按《广州记》云：生岭南山野。陈氏云：呼为石黄香。

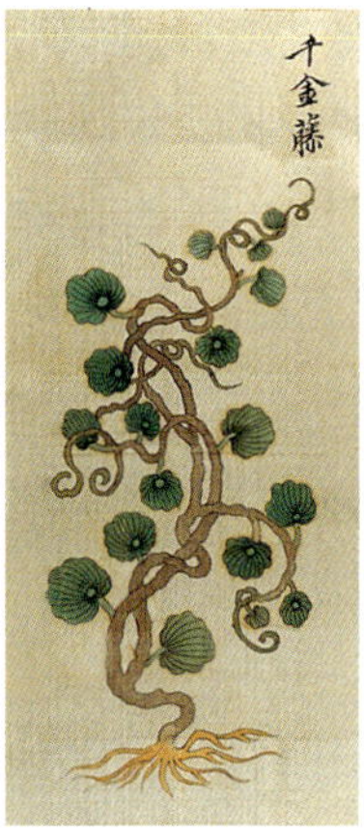

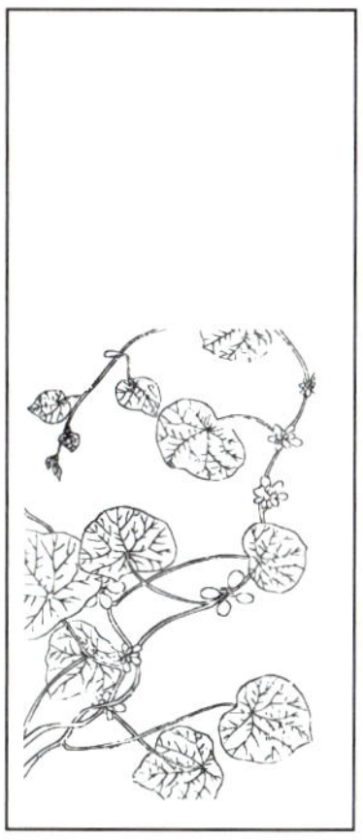

图5　图谱·千金藤　图6　图考·金线吊乌龟

唐《本草拾遗》（见《证类》卷6“陈思岌”） 陈藏器云：今江东又有千金藤，一名乌虎藤，与陈思岌所主颇有异同，终非一物也。陈思岌蔓生，如小豆，根及叶辛香也。

清《植物名实图考》卷21“金线吊乌龟” 金线吊乌龟，江西、湖南皆有之。一名山乌龟。蔓生，细藤微赤；叶如小荷叶而后半不圆，末有微尖，长梗在叶中，似金莲花叶；附茎开细红白花，结长圆实，如豆成簇，生青熟红黄色；根大如拳。按陈藏器云：又一种似荷叶，只大如钱许，亦呼为千金藤。当即是此。

【鉴药】

“千金藤”首见于《本草拾遗》。《开宝本草》又将其作为《开宝》新增药，故时珍误注出《开宝》。陈藏器云：“千金者，以贵为名。岂俱一物，亦状异而功名同”。可见此物是“以贵为名”，故凡珍贵之药，多有以此命名者。古代主要用于消痰治痢。因其来源甚多，基原多不明，影响其推广使用。

关于本品形态，陈藏器云：“有数种，南北名模不同，大略主痰相似，或是皆近于藤……生北地者，根大如指，色似漆。生南土者，黄赤如细辛。舒、庐间有一种藤似木蓼，又有乌虎藤，绕树，冬青，亦名千金藤。又，江西山林间有草生叶，头有瘿子，似鹤膝，叶如柳，亦名千金藤。似荷叶，只钱许大，亦呼为千金藤，一名古藤。主痢及小儿大腹。千金者，以贵为名。岂俱一物，亦状异而功名同，南北所用，若取的称，未知孰是？”以上记述包括了多种不同的植物。《本草纲目》转引《本草拾遗》时并未加评述或节选。明代两种本草绘有此药原植物之图，今分述如下。

1.**《本草品汇精要》**：该书“千金藤”（图1）为彩绘，其根部多分枝，藤茎缠绕，单叶如似荷叶，盾状着生，叶缘有微锯齿。此据文字绘成图，无法供考证用。

2.《太乙仙制本草药性大全》：该书“千金藤”（图2）绘一藤缠绕一枯树。藤茎上有3小叶簇生。图形过简，无法利用。

3.《植物名实图考》：该书“金线吊乌龟”（图6）绘一藤本植物，单叶三角状近圆形，全缘，掌状脉约8-11条，具长柄，盾状着生。叶腋生花。吴其濬云：“金线吊乌龟，江西、湖南皆有之。一名山乌龟。蔓生，细藤微赤；叶如小荷叶而后半不圆，末有微尖，长梗在叶中，似金莲花叶；附茎开细红白花，结长圆实，如豆成簇，生青熟红黄色；根大如拳。按陈藏器云：又一种似荷叶，只大如钱许，亦呼为千金藤。当即是此。”《中华本草》考曰：“《植物名实图考》附图金线吊乌龟的叶为三角状圆形，或为三角状扁圆形。其宽大于长，这与现今防己科植物千金藤的叶为三角状卵形截然不同，应是两种不同的植物。总括上述，由于缺少图文对照，其中哪一种千金藤系现今防己科植物千金藤，尚难断定。由于近代书刊文献均以防己科植物 *Stephania japonica*（Thunb.）Miers作为《本草拾遗》所载的千金藤原植物，沿用已久，以不更动为宜。”[1]考虑到古代药图毕竟无法与现代科学绘图等同，叶片形状的少许不同不能掩盖其整体的相似性。谢宗万仍用防己科植物千金藤*S. japonica*作为《本草拾遗》“似荷叶”的千金藤（古藤）。[2]本书从之。

【小结】

“千金藤”为唐代《本草拾遗》首载药。其名“千金”，陈藏器云：“以贵为名，岂俱一物？亦状异而功、名同。”陈氏介绍了当时多种不同形态的“千金藤”，来源多不可考。其中一种“似荷叶，只钱许大，亦呼为千金藤，一名古藤”，今或考为防己科植物千金藤*Stephania japonica*（Thunb.）Miers。《植物名实图考》所绘“金线吊乌龟”似为此种。其余古本草插图多据文字绘成，非实物写生，难以依凭。

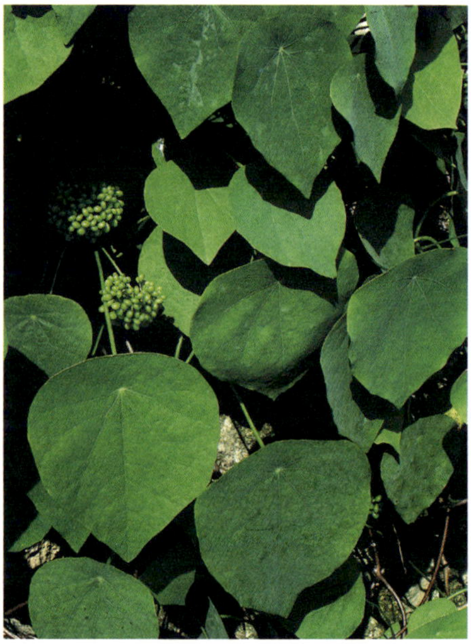

图7　千金藤 *Stephania japonica*

1　国家中医药管理局《中华本草》编委会：《中华本草》（3），上海：上海科学技术出版社，1999：378.

2　谢宗万：《本草纲目药物彩色图鉴》，北京：人民卫生出版社，2000：181.

18–34 九仙子

【品图】

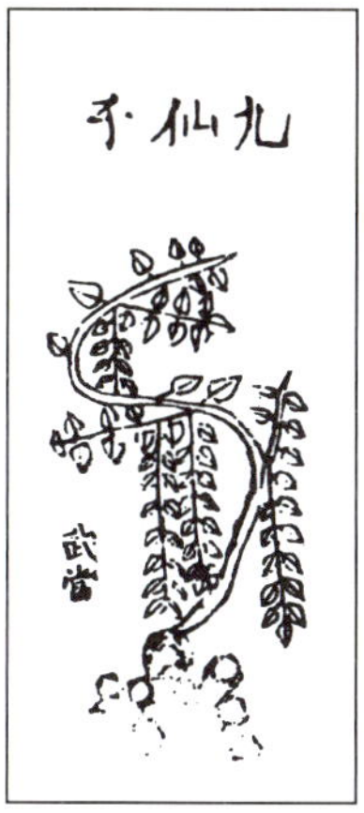

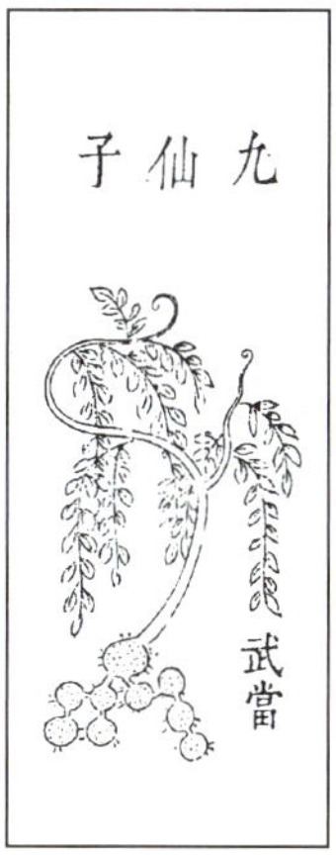

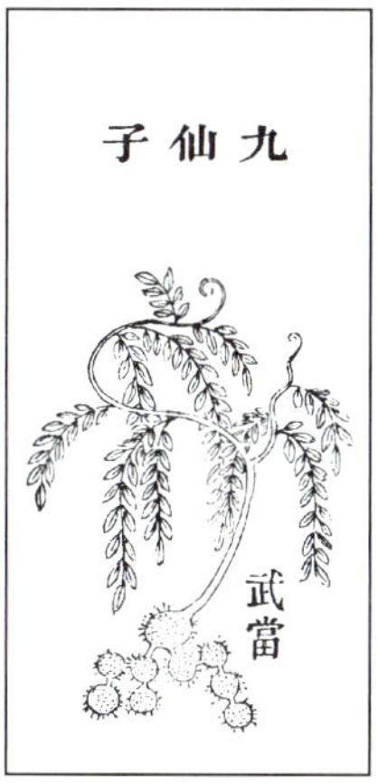

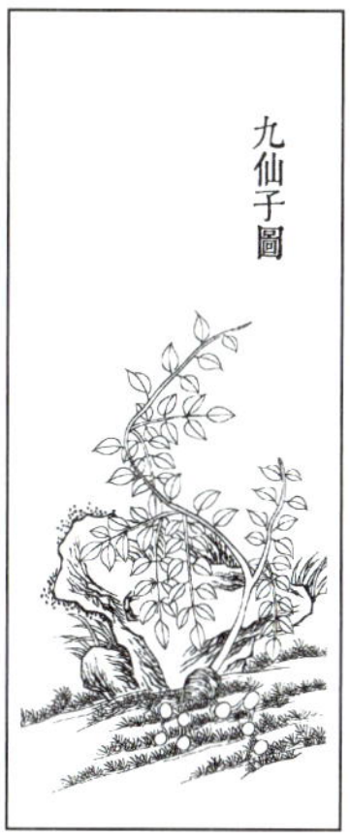

图1 纲目（金）·九仙子 图2 纲目（钱）·九仙子 图3 纲目（张）·九仙子 图4 草木典·九仙子图

本品6图，取自6书。有承继关系的图仅1个书类。

《本草纲目》（金陵本）：该书“九仙子”（图1）的仿绘者有：《纲目》钱本图2，仿绘时略加修饰，茎端增绘卷须。此后《古今图书集成·草木典》“九仙子图”（图4）仿绘金陵本图1，虽增绘了土石背景，但其块根均露在地面。《植物名实图考》图5又仿绘《草木典》图4中的植物，不取背景。另《纲目》张本图3仿绘自钱本图2，略加修饰。《本草简明图说》图6亦在钱本图2基础上再加发挥，其卷须即其仿绘依据之一。然根部用黑色，则非原图之意。

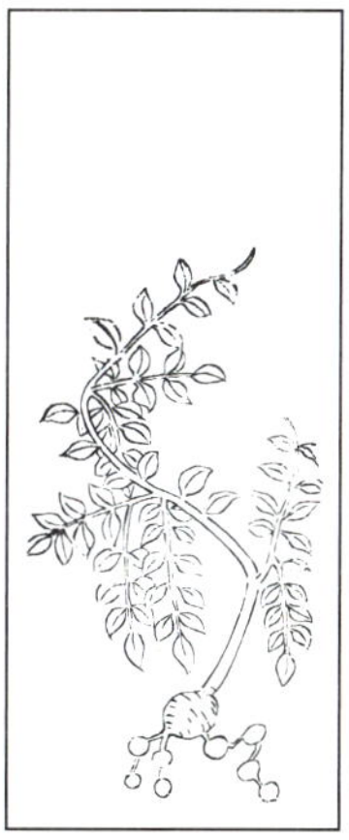

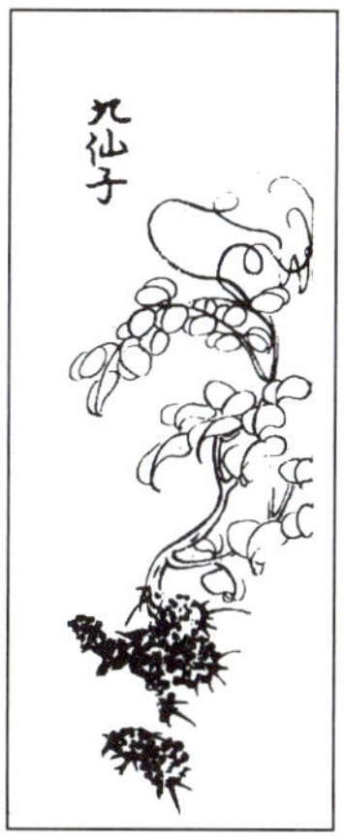

图5 图考·九仙子 图6 图说·九仙子

以上6图中，除外5幅仿绘图，原创图仅1幅（图1），详见下“鉴药”项。

【文录】

明《本草纲目》卷18“九仙子”【释名】仙女娇。【集解】【时珍曰】九仙子，出均州太和山。一根连缀九枚，大者如鸡子，小者如半夏，白色。二月生苗，蔓高六七尺，茎细而光。叶如乌桕叶而短扁不团。每叶桠生子枝，或一或二，袅袅下垂。六七月开碎青黄色花，随即结实。碎子丛簇，如谷精草子状。九月采根。

【鉴药】

“九仙子”首见于《本草纲目》。以“一根连缀九枚”块根得名。该药在《太岳太和山志》“灵植检”第八篇卷第十有载，云“治喉闭”，未载形态。今未见此药流传。

关于本品的形态，仅见李时珍描述：“九仙子，出均州太和山。一根连缀九枚，大者如鸡子，小者如半夏，白色。二月生苗，蔓高六七尺，茎细而光。叶如乌桕叶，而短扁不团。每叶椏生子枝，或一或二，袅袅下垂。六七月开碎青黄色花，随即结实。碎子丛簇，如谷精草子状。九月采根。”均州太和山在今湖北丹江口市西南。道教胜地，后人谓非玄武不能当之，更名武当山。无法据其文字考得其基原，亦未见有关于九仙子的原植物报道。

《本草纲目》（金陵本）：该书“九仙子”（图1）有图注“武当”2字。图中绘根部有连珠状球形块根，茎蔓延生。茎上之叶小，或单叶，或单数羽状复叶。单叶三角状，基部平截。其中从小枝又生出下垂的枝条（或羽状复叶），为一般植物所未有。此大概是依据李时珍云“每叶椏生子枝，或一或二，袅袅下垂”绘成。似此等据文字绘成的图形，无法作为考证原植物之用。

【小结】

“九仙子”为《本草纲目》新增药，分布在湖北在今湖北丹江口市西南太和山（即今武当山）。李时珍虽有形态描述，但未能考得其基原。《本草纲目》金陵本附图乃据文字记载绘成，无足为凭。

18–35　山豆根

【品图】

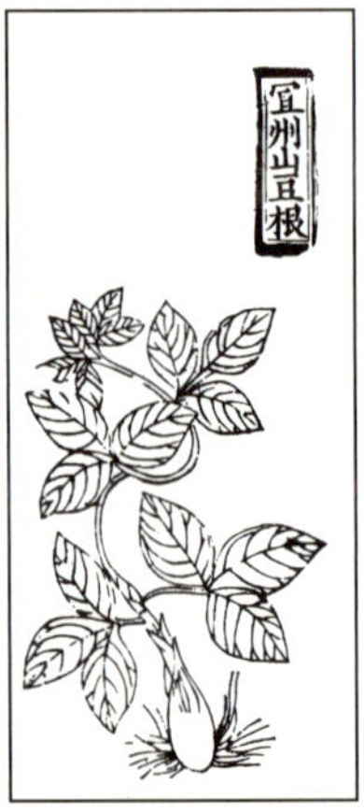

图1　图经（大）·宜州山豆根

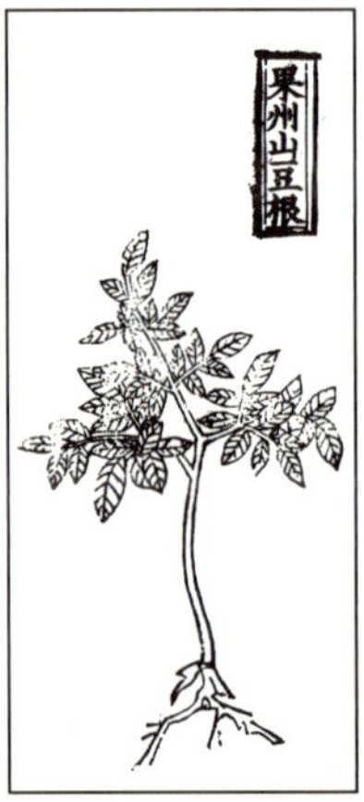

图2　图经（大）·果州山豆根

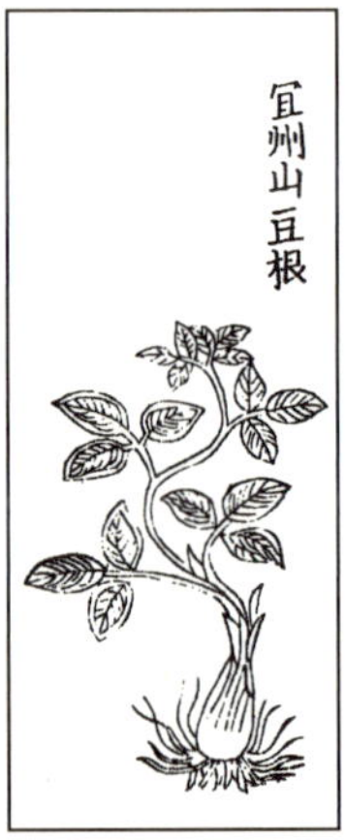

图3　图经（政）·宜州山豆根

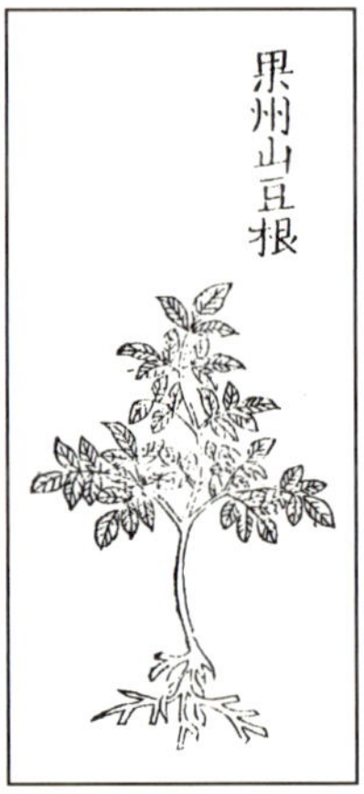
图4　图经（政）·果州山豆根

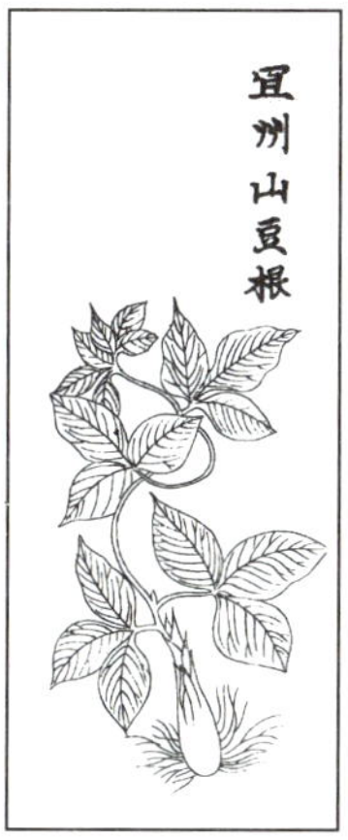

图5 图经(绍)·宜州山豆根

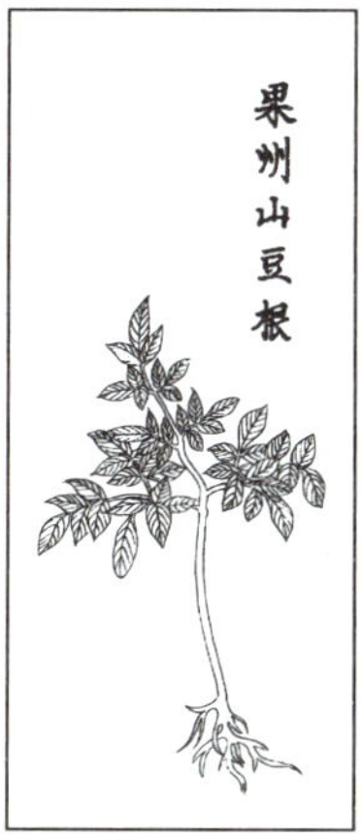

图6 图经（绍）·果州山豆根

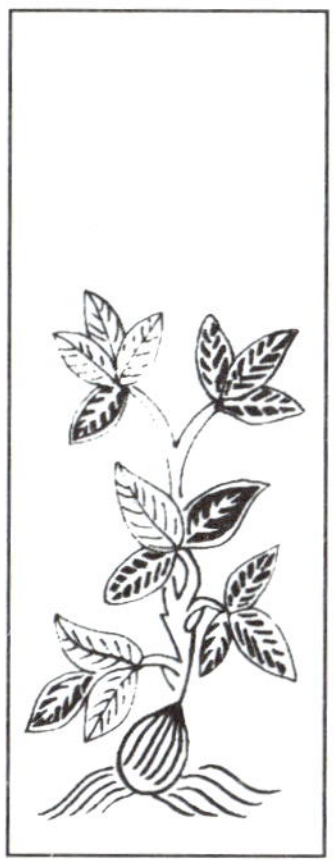

图7 歌括·山豆根

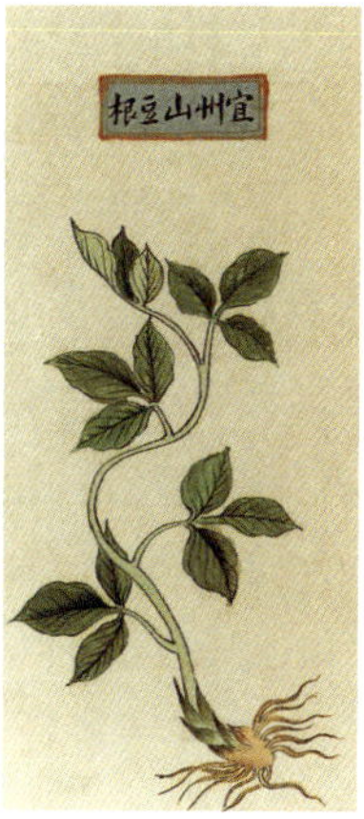

图8 品汇·宜州山豆根

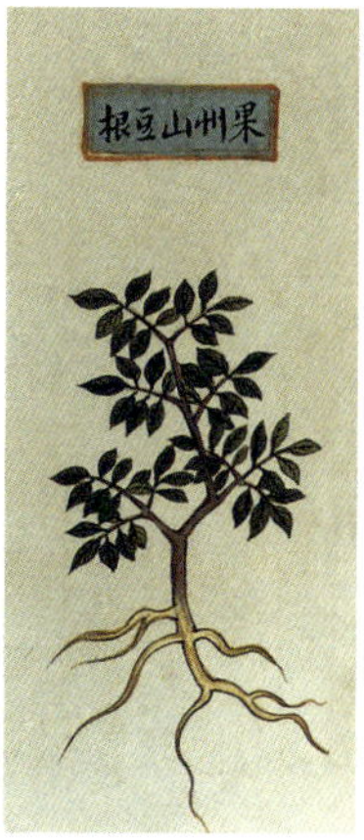

图9 品汇·果州山豆根

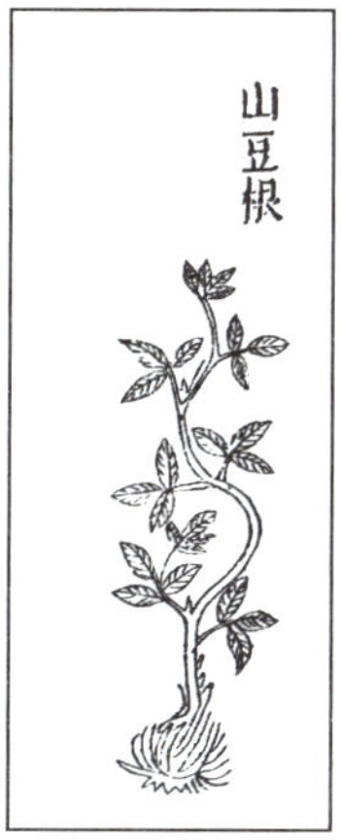

图10 蒙筌·山豆根

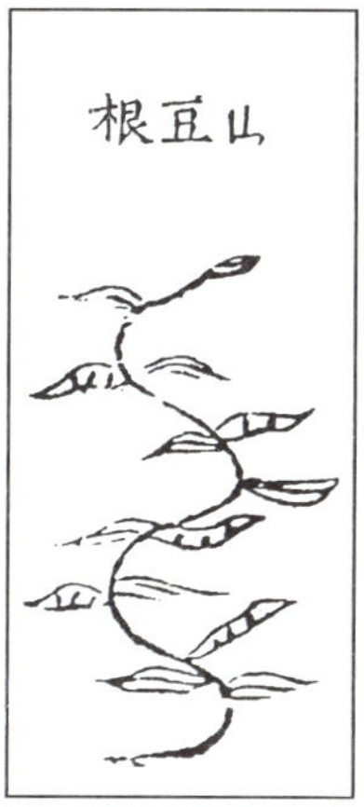

图11 太乙·山豆根

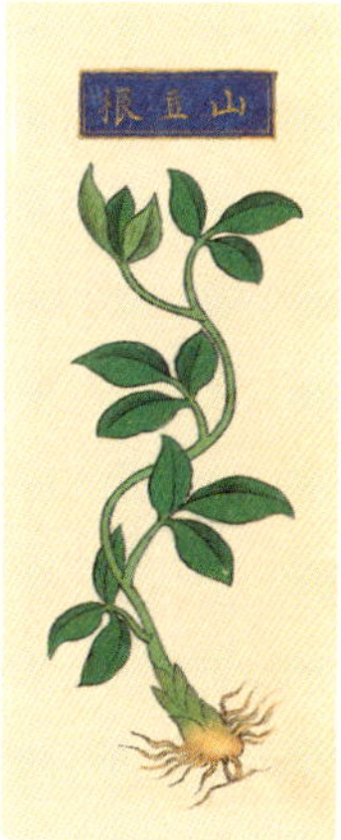

图12 雷公·山豆根

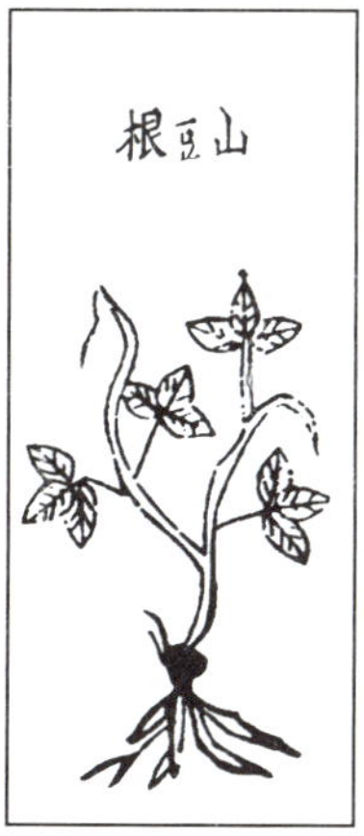

图13 纲目(金)·山豆根

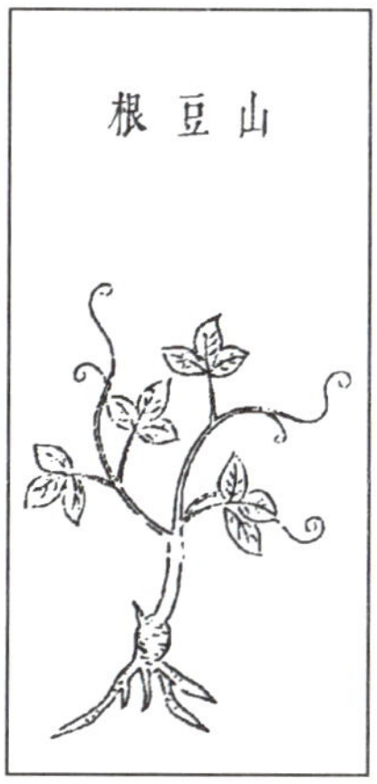

图14 纲目(钱)·山豆根

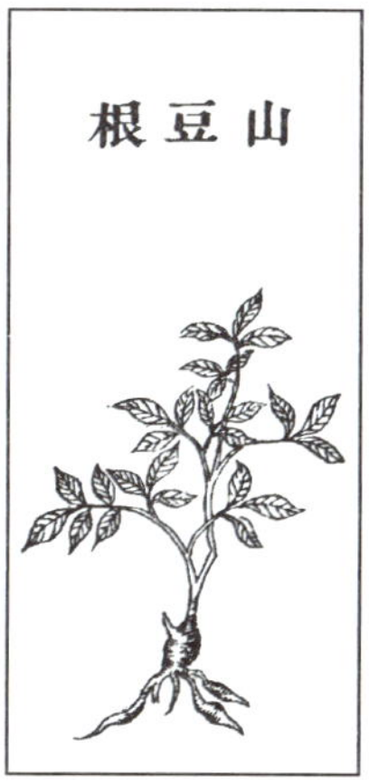

图15 纲目（张）·山豆根

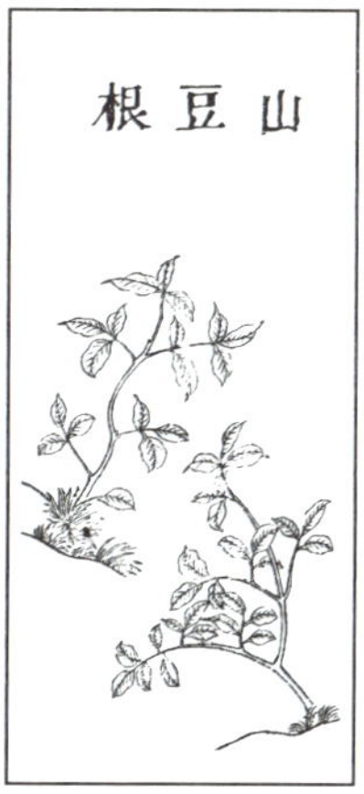

图16 三才·山豆根

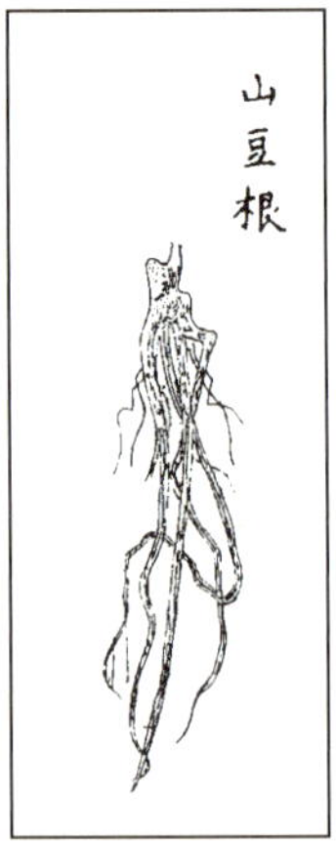

图 17 原始 · 山豆根

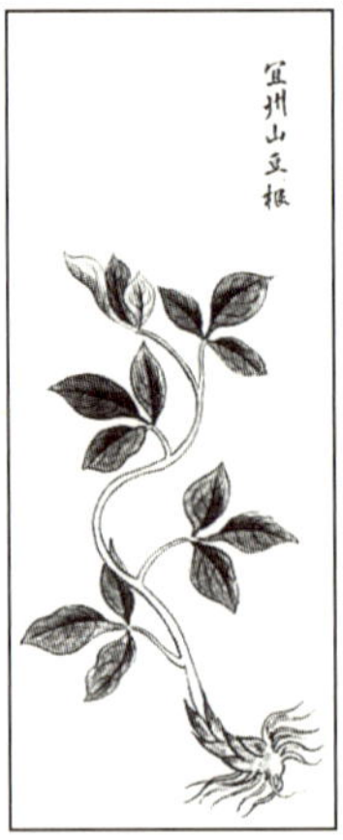

图 18 金石 · 宜州山豆根

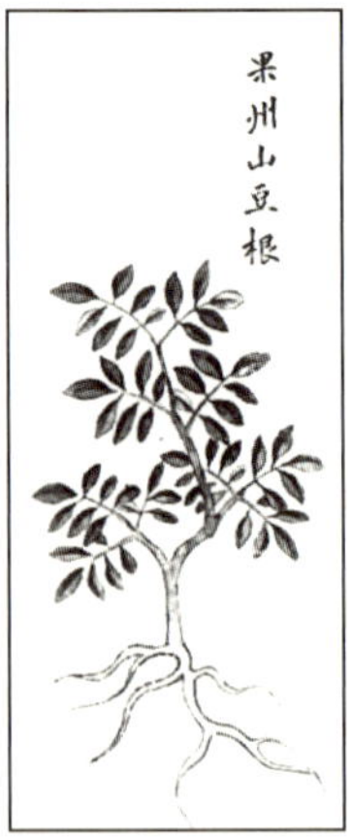

图 19 金石 · 果州山豆根

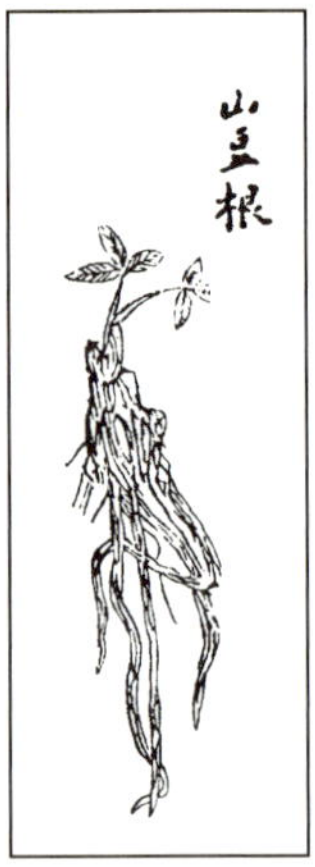

图 20 汇言 · 山豆根

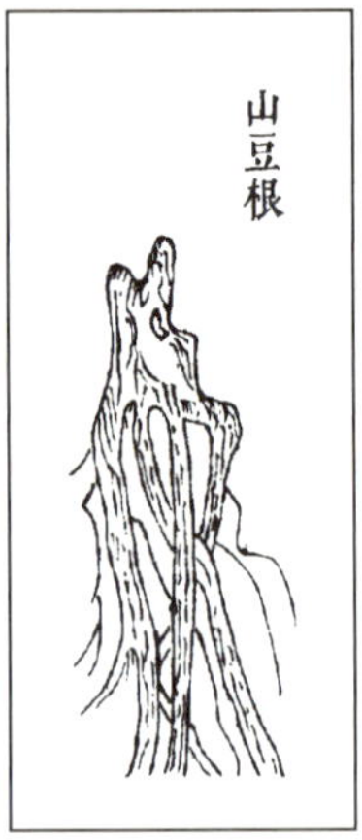

图 21 本草汇 · 山豆根

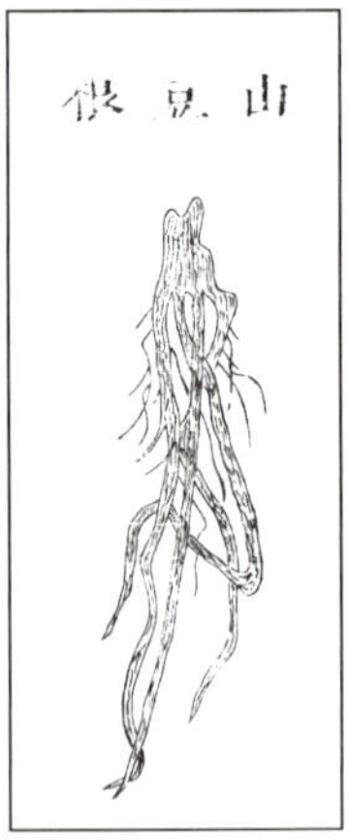

图 22 类纂 · 山豆根

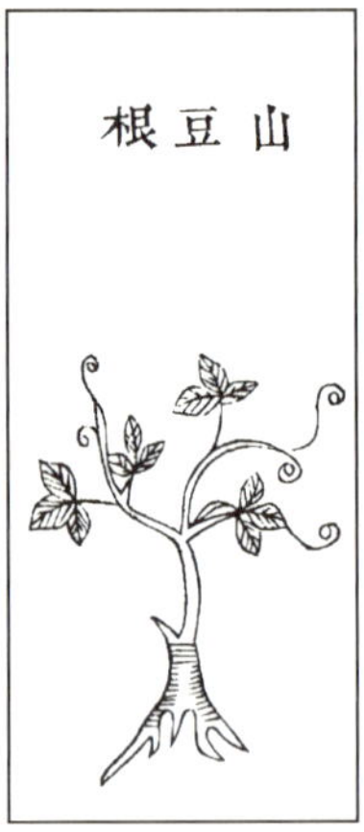

图 23 备要 · 山豆根

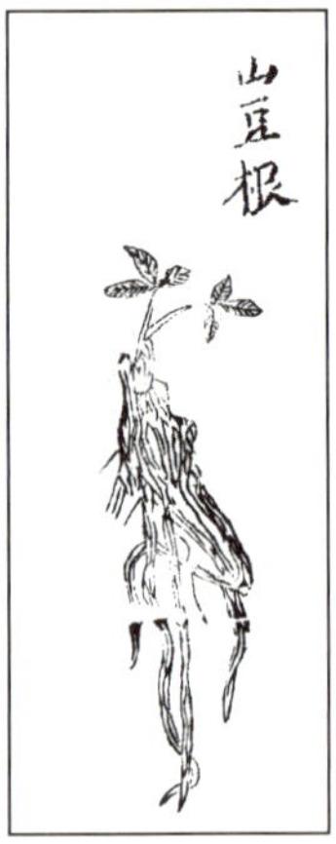

图 24 求真 · 山豆根

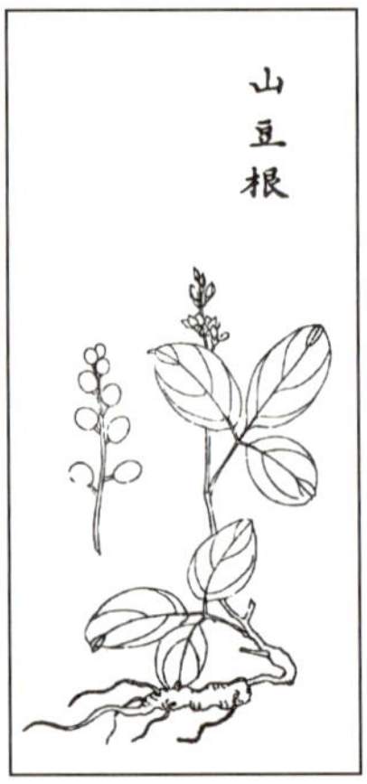

图 25 质问 · 山豆根

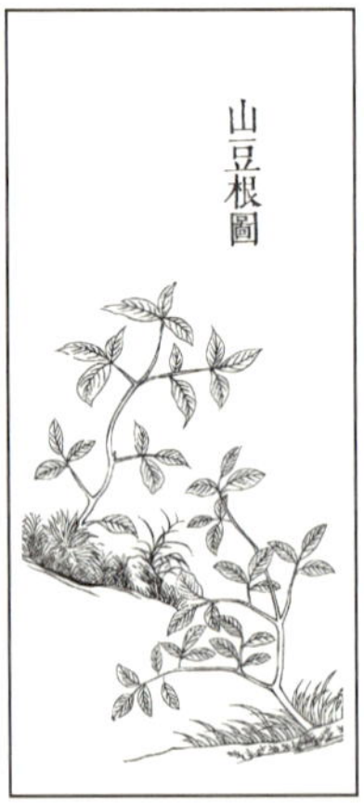

图 26 草木典 · 山豆根图

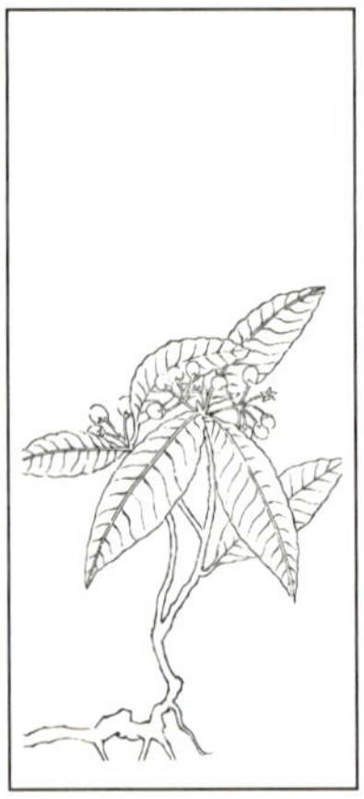

图 27 图考 · 山豆根 -1

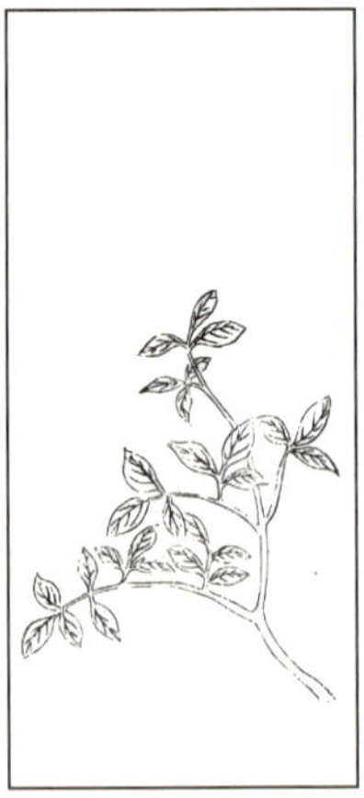

图 28 图考 · 山豆根 -2

本品30图，取自24书，其中5幅彩图。有承继关系的图可分2个书类。

《本草图经》：该书2图。“宜州山豆根”“果州山豆根”图依次分别存于《大观》（图1、2）、《政和》（图3、4）、《绍兴》（图5、6）。此三传本药图基本一致。今以《政和》图3、图4为《图经》图的代表。

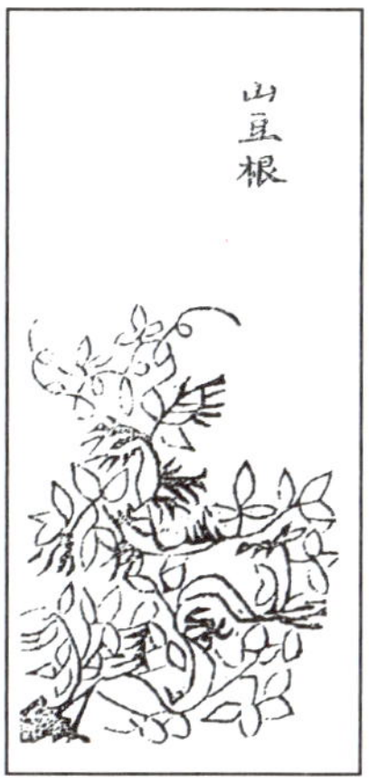

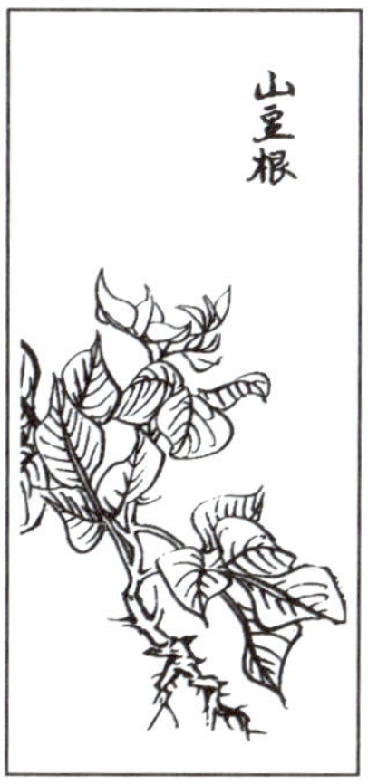

图29　便方·山豆根　图30　图说·山豆根

仿绘《图经》2图的彩色图有：《本草品汇精要》“宜州山豆根”（图8）、“果州山豆根”（图9）。此2图除敷色外，别无改变。此后《补遗雷公炮制便览》“山豆根”（图12）仿绘《品汇》“宜州山豆根”（图8）。《金石昆虫草木状》图18、图19依次分别仿绘《品汇》图8、图9。

仿绘《图经》2图的墨线图有：《本草歌括》“山豆根”（图7）仿绘的是《图经》“宜州山豆根”（图3），采用叶片阴刻、阳刻夹杂的表现法，不明其用意。《本草蒙筌》“山豆根”（图10）仿绘的也是《图经》“宜州山豆根”（图3），图形狭长。《本草纲目》金陵本“山豆根”（图13）仿绘《图经》“宜州山豆根”（图3），有所简略。《纲目》钱本图14在金陵本图13基础上再加润饰，且将枝条顶端绘成卷须，示意蔓生缠绕。此后《本草备要》图23、《本草简明图说》图30均仿绘钱本图14，后者再加发挥。另《三才图会》“山豆根”（图16）将《图经》2图合绘于1图中，又各自添加土地背景。《古今图书集成·草木典》“山豆根图”（图26）又仿绘《三才》图16，并再加修饰。《植物名实图考》“山豆根-2”（图28）乃仿绘自《草木典》图26下部那株植物，即《图经》“果州山豆根”（图4），未取其土地背景。《本草纲目》张本图15又仿绘《植物名实图考》图28，并在其植株下添绘粗根与纺锤体般的小块根。

《本草原始》：该书“山豆根”（图17）的仿绘者有《本草汇言》图20，并在原图根上再增添2片三小叶。此后《本草汇》图21、《本草纲目类纂必读》图22均仿绘《原始》图。而《本草求真》图24则仿绘《本草汇言》图20，根头亦有两片三小叶。

以上30图中，除外23幅仿绘图，原创图尚有7幅（图3、4、11、17、25、27、29），详见下“鉴药”项。

【文录】

宋《开宝本草》（见《证类》卷11“山豆根”） 生剑南山谷。蔓如豆。

宋《本草图经》（同上）《图经》曰：山豆根，生剑南山谷，今广西亦有，以忠、万州者佳。苗蔓如豆，根以此为名。叶青，经冬不凋，八月采根用。今人寸截，含以解咽喉肿痛，极妙。广南者如小槐，高尺余，石鼠食其根。故岭南人捕石鼠，破取其肠胃暴干。解毒攻热，甚效。

宋《梦溪笔谈》卷26“药议” 山豆根味极苦，《本草》言味甘者，大误也。

明《本草蒙筌》卷3“山豆根” 各处山谷俱有，广西出者独佳。俗呼金锁匙，苗长一尺许。叶两傍而有曲钮，子成簇而色鲜红。粒似豆圆，名因此得。凡资疗病，惟取其根。

明《本草纲目》卷18“山豆根”【释名】解毒（《纲目》）、黄结（《纲目》）、中药。

琉球《质问本草》内篇卷4“山豆根” 生阴地，树木下苗高六七寸，布地，叶厚硬，六月开小白花，晚秋熟实。细观此种，根叶异。再查其苗蔓如豆，经冬不凋，便是山豆根。

清《植物名实图考》卷10“山豆根” 山豆根生长沙山中。矮科硬茎，茎根黑褐，根梢微白，长叶光润如木犀而韧柔，微齿圆长，有齿处边厚如卷；梢端结青实数粒，如碧珠。俚医以治喉痛。按形似与《图经》不类，根味亦淡，含之有气一缕入喉，微苦。又一种也。秋深实红如丹，与小青无异。又名地杨梅。**/卷20“山豆根”** 山豆根，《开宝本草》始著录。今以为治喉痛要药。以产广西者良。江西、湖南别有山豆，皆以治喉之功得名，非一种。

【鉴药】

“山豆根”首见于《开宝本草》。苏颂云：“苗蔓如豆，根以此为名。”《开宝》载其“主解诸药毒。止痛，消疮肿毒，人及马急黄发热，咳嗽，杀小虫。”后世多用本品解实热闭塞之咽喉肿痛，属较常用药物。

关于本品的生境、形态，《开宝》仅云“生剑南山谷。蔓如豆。”“剑南”指今四川剑阁以南至云贵高原地区。宋·苏颂《图经》云：“今广西亦有，以忠、万州者佳。苗蔓如豆，根以此为名。叶青，经冬不凋，八月采根用。今人寸截，含以解咽喉肿痛，极妙。广南者如小槐，高尺余，石鼠食其根。故岭南人捕石鼠，破取其肠胃暴干。解毒攻热，甚效。”其中提到了两种来源，一为蔓生，另一种如小槐。前者分布在四川、广西，以忠州（今重庆直辖市忠县）、万州（经重庆直辖市万州区）为佳，可解咽喉肿痛。后者分布在广南（治所在今广州市，辖区相当今广东、广西和海南岛），擅长解毒攻热。今学者多以广南似小槐者的原植物为豆科槐属植物越南槐*Sophora tonkinensis* Gagnep.。[1]以下结合本草山豆根图讨论其所

1　国家中医药管理局《中华本草》编委会：《中华本草》(4)，上海：上海科学技术出版社，1999：652.

示意植物来源。

1.《本草图经》：该书2图。“宜州山豆根”（图3）茎柔如蔓生，茎下部似有鳞片包裹，多须根。叶为掌状三小叶，全缘，互生。“宜州”即今广西宜州市。据其分布及形态，此有可能是《图经》所云“今广西亦有”“苗蔓如豆”的山豆根。《中国植物志》所载豆科山豆根属植物山豆根*Euchresta japonica* Hook. f. ex Regel亦为藤状灌木，叶仅具小叶3枚，有可能就是此图所示植物。唯此图所示乃似草本，根部不像灌木，不明是绘图者之误还是另有其他植物来源。

“果州山豆根”（图4）似为木本植物，茎直立，单数羽状复叶，小叶3—5枚，椭圆形，全缘。果州即今四川南充市。其形与豆科槐属植物越南槐*Sophora tonkinensis* Gagnep.相似。越南槐是当今广豆根的主要来源之一，但其主产地区为广西、广东、云南、贵州、江西等地，非四川所产。故本图所示也有可能是豆科越南槐的同属近缘植物。待考。

2.《太乙仙制本草药性大全》：该书“山豆根”（图11）绘一蔓生植物，单叶互生，披针形。与叶相对的似为荚果。此等植物图不知其示意所在。

3.《本草原始》：该书“山豆根”（图17）为药材写生图。根头残基似为木本植物，无明显主根，支根多数。但凭此根难以推测其植物基原。

4.《质问本草》：该书“山豆根”（图25）有粗大主根，叶为掌状三小叶，茎端有花序。左上有“果枝”（？）。本图植物采自琉球。其原文曰：“生阴地，树木下苗高六七寸，布地，叶厚硬，六月开小白花，晚秋熟实。细观此种，根叶异。再查其苗蔓如豆，经冬不凋，便是山豆根。”该书整理者谓此图所示为*Sophora subprostrata* Chun et T. Chen。[1]此种或名柔枝槐，亦即越南槐*Sophora tonkinensis* Gagnep.。但此为三小叶，与越南槐不相符，倒近似山豆根属植物山豆根*Euchresta japonica* Hook. f. ex Regel。

5.《植物名实图考》：该书“山豆根-1”（图27）绘一木本植物，茎直立，单叶互生，有柄，叶椭圆状披针形，边缘有疏波状圆齿。顶生伞形花序。吴其濬记曰：“山豆根生长沙山中。矮科硬茎，茎根黑褐，根梢微白，长叶光润如木犀而韧柔，微齿圆长，有齿处边厚如卷；梢端结青实数粒，如碧珠。俚医以治喉痛。按形似与《图经》不类，根味亦淡，含之有气一缕入喉，微苦。又一种也。”吴氏认为这是另一种“根味亦淡”的山豆根。宋·沈括《梦溪笔谈》云：“山豆根味极苦。”这是一个最重要的特征。但历史上也出现过不同来源的山豆根。例如《本草蒙筌》云：“各处山谷俱有，广西出者独佳。俗呼金锁匙，苗长一尺许。叶两傍而有曲钮，子成簇而色鲜红。粒似豆圆，名因此得。凡资疗病，惟取其根。”这种“叶

1 ［琉球］吴继子著，原田禹雄译注，高津孝解说：《译注质问本草》，琉球国冲绳：榕树书林，2002：222.

两傍而有曲钮”，即吴其濬所云叶“有齿处边厚如卷”。其子“成簇而色鲜红。粒似豆圆，名因此得。”今考市场上确有“土山豆根”，来源于紫金牛科植物朱砂根*Ardisia crenata* Sims及其同属多种近缘植物。[1]故此图所示亦当为紫金牛科紫金牛属植物*Ardisia* sp.。

6.《草木便方》：该书“山豆根”（图29）图形粗糙杂乱。似为蔓生植物，三小叶。其间黑色条状下垂物可能是示意荚果。初步认为此为豆科植物，有可能是豆科山豆根属植物山豆根*E. japonica*及其同属近缘植物。

【小结】

“山豆根”为《开宝本草》新出药。据宋《开宝》《图经》所述形态、附图及分布地区，古代山豆根正品当为豆科植物。其中产广南似小槐者，其原植物可能是豆科植物越南槐*Sophora tonkinensis* Gagnep.。此种为当今广山豆根的来源。《本草图经》附图2幅，均为豆科植物。《植物名实图考》所附为紫金牛科植物*Ardisia* sp.，此为古代地区用药的遗存。

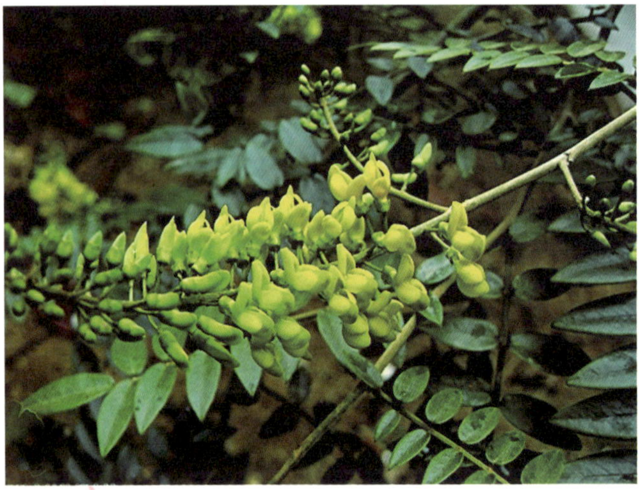

图 31　越南槐 *Sophora tonkinensis*

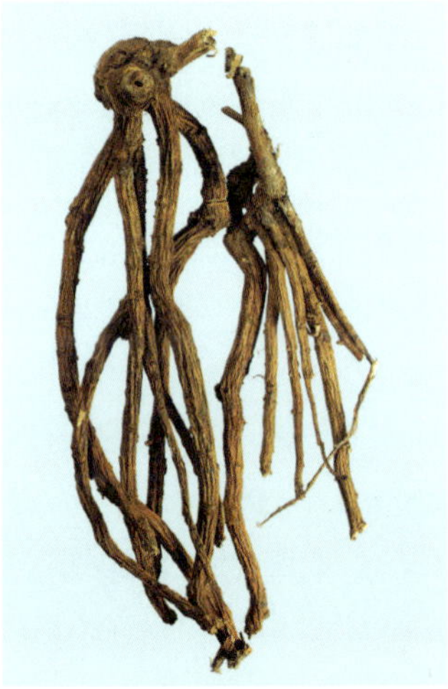

图 32　广豆根药材

1　谢宗万：《中药材品种论述》上册，上海：上海科学技术出版社，1980：145-146.

18-36　黄药子

【品图】

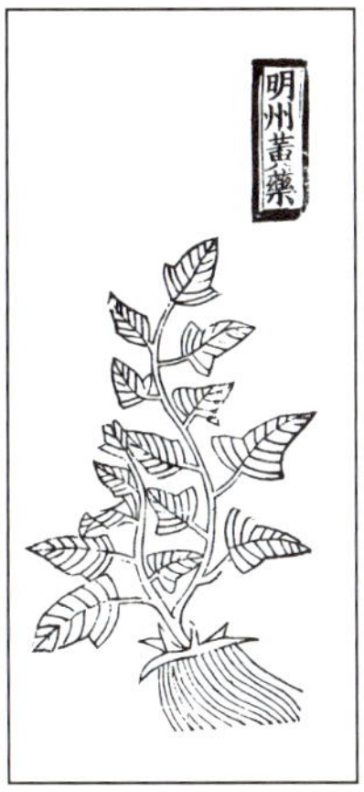

图 1　图经（大）·明州黄药

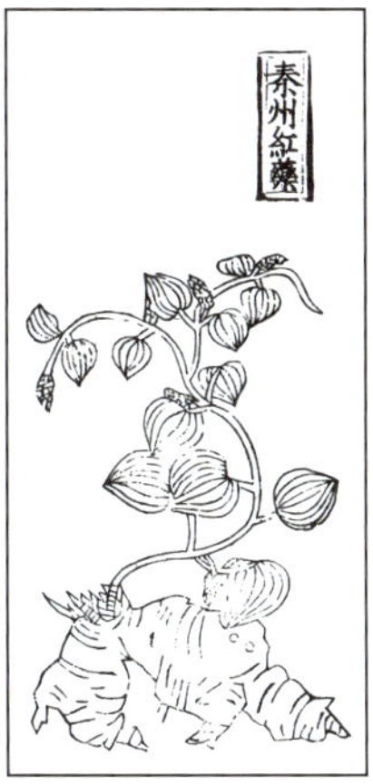

图 2　图经（大）·秦州红药

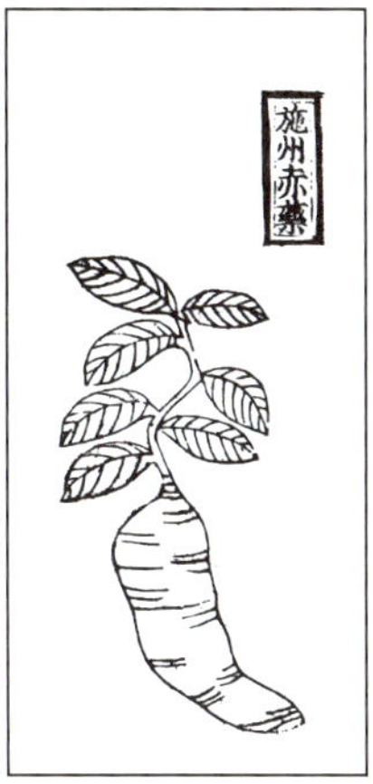

图 3　图经（大）·施州赤药

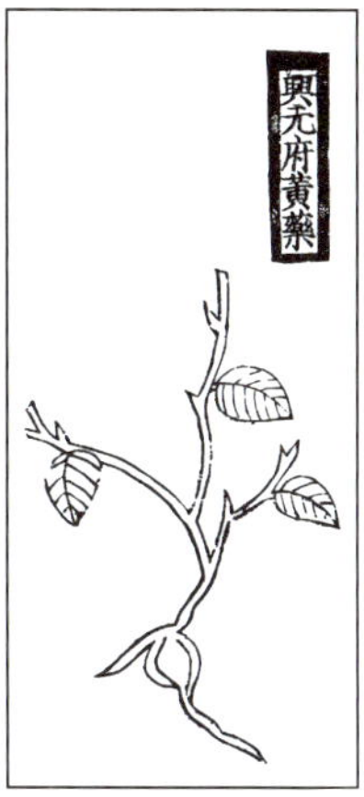

图 4　图经（大）·兴元府黄药

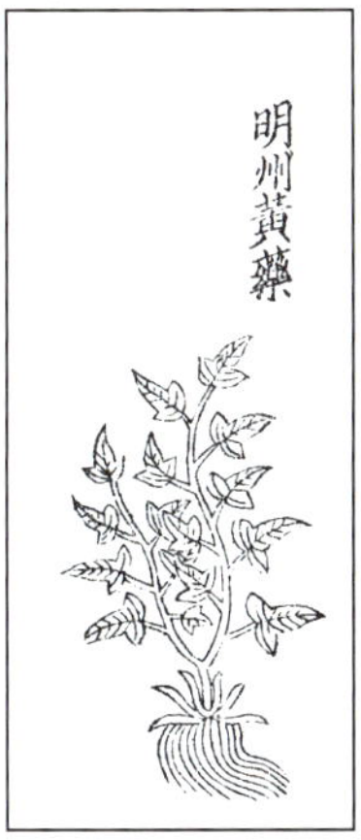

图 5　图经（政）·明州黄药

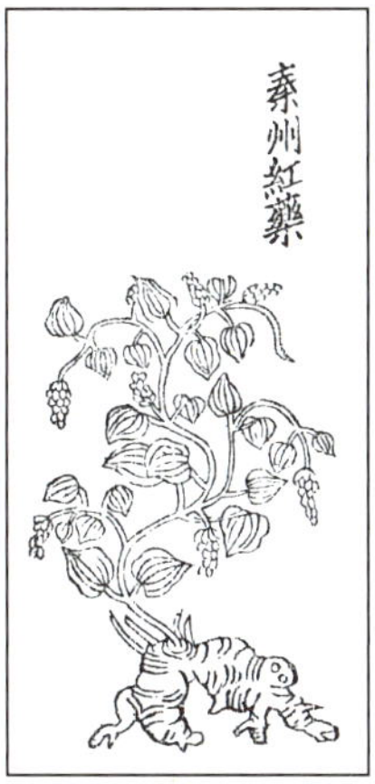

图 6　图经（政）·秦州红药

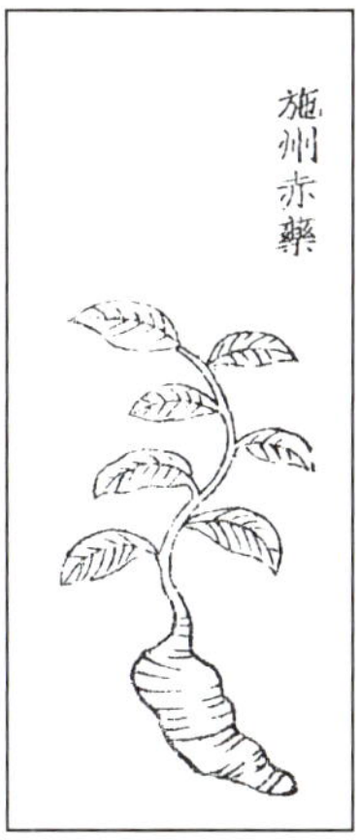

图 7　图经（政）·施州赤药

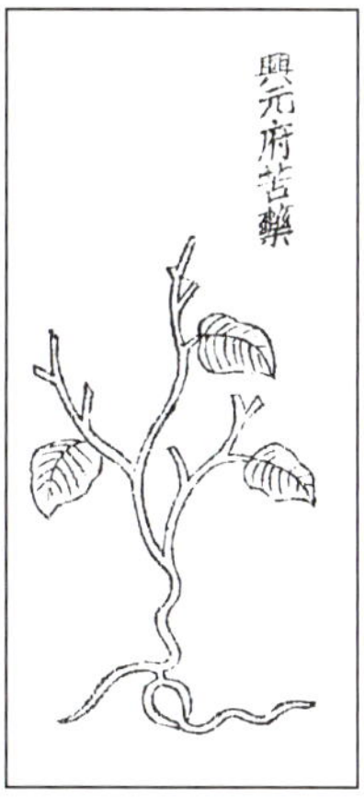

图 8　图经（政）·兴元府苦药

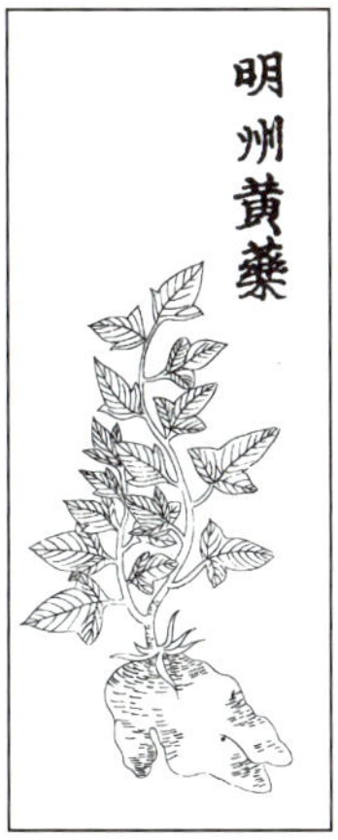

图 9　图经（绍）·明州黄药

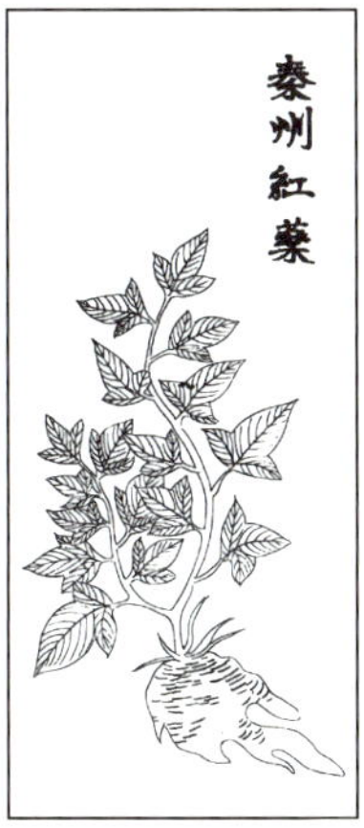

图 10　图经（绍）·秦州红药

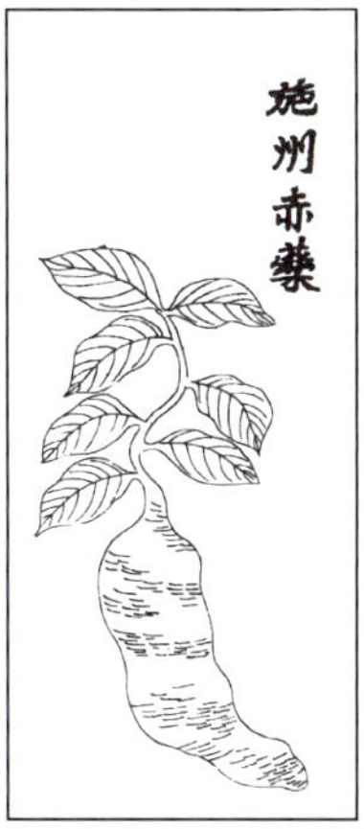

图 11　图经（绍）·施州赤药

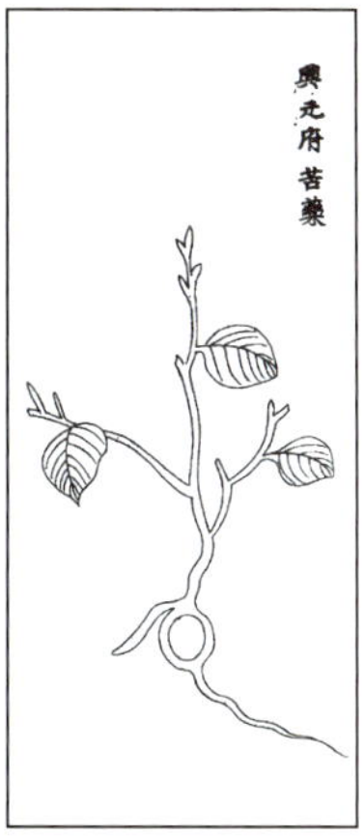

图 12　图经（绍）·兴元府苦药

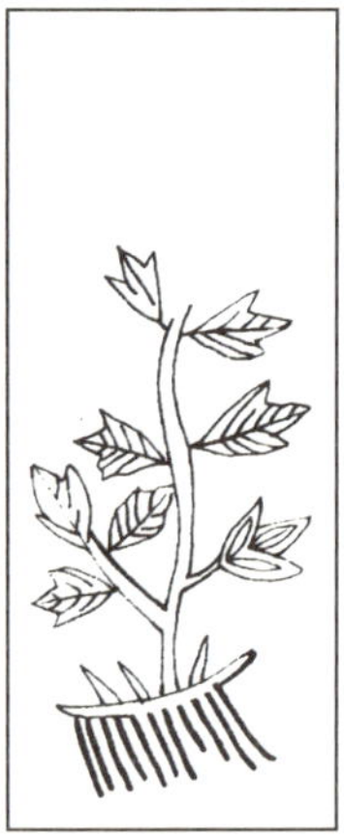

图 13　歌括 · 黄药

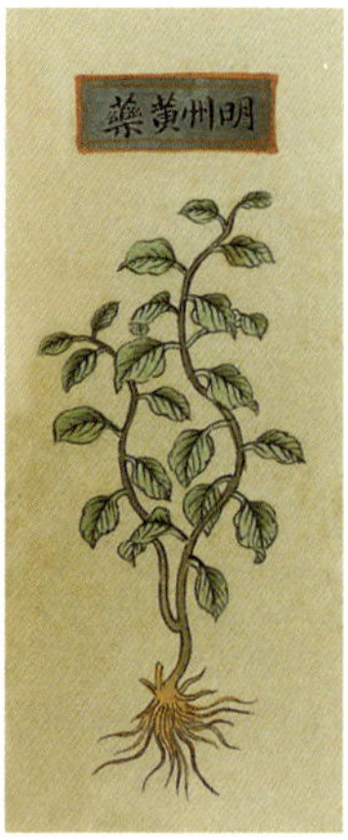

图 14　品汇 · 明州黄药

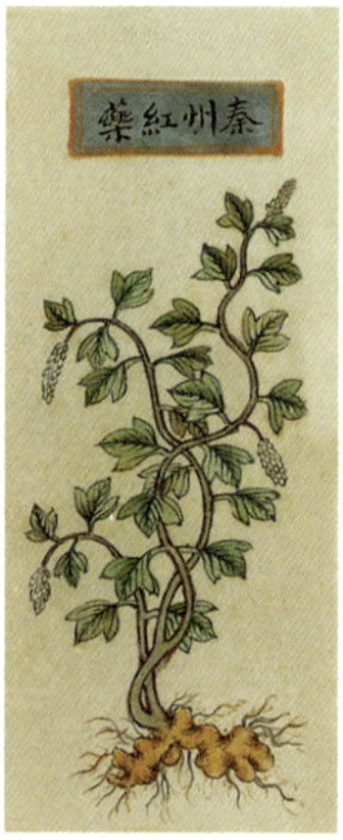

图 15　品汇 · 秦州红药

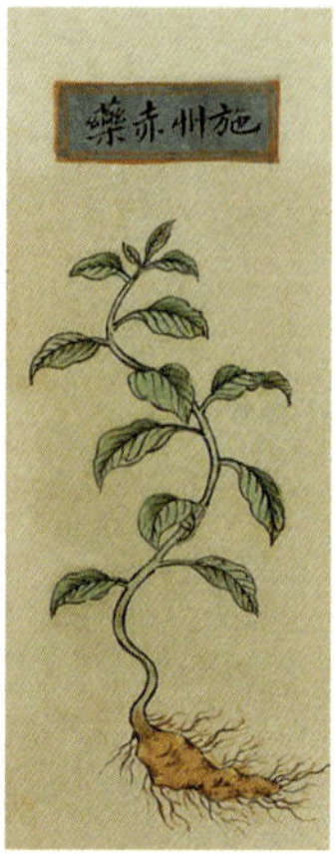

图 16　品汇 · 施州赤药

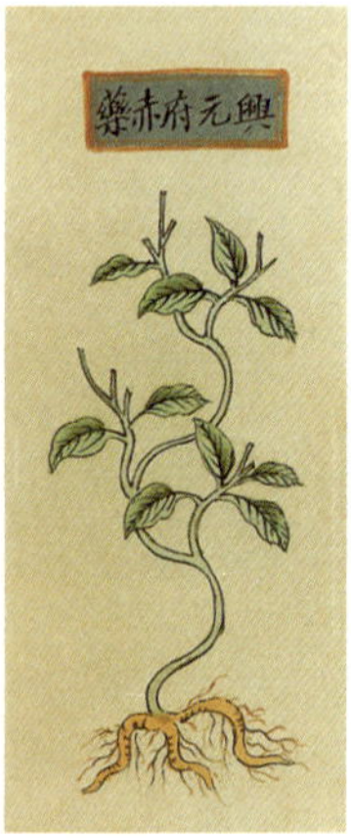

图 17　品汇 · 兴元府赤药

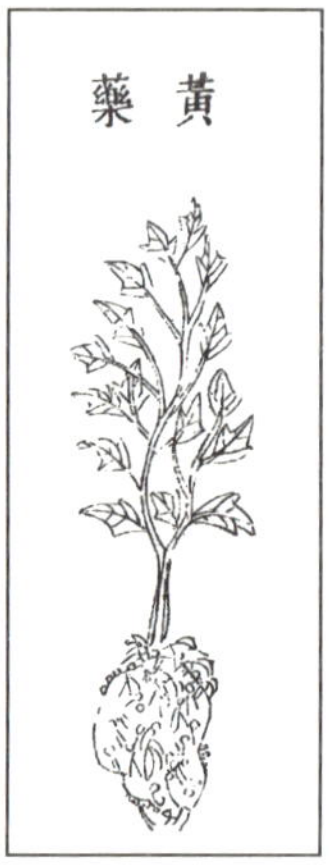

图 18　蒙筌 · 黄药

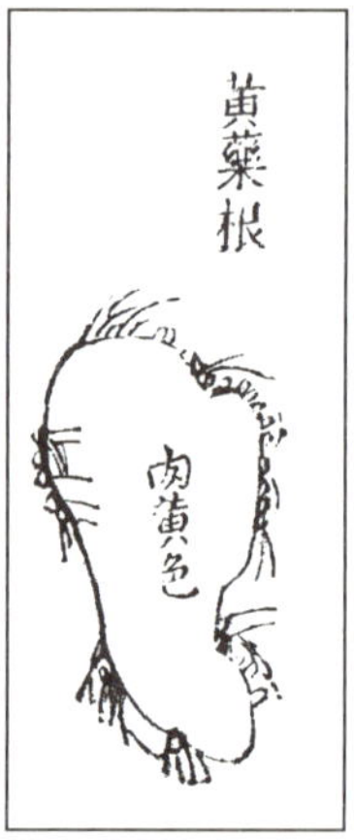

图 19　蒙筌 · 黄药根

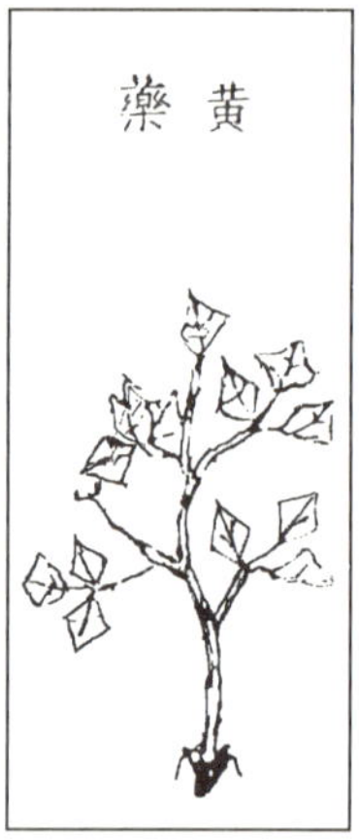

图 20　太乙 · 黄药

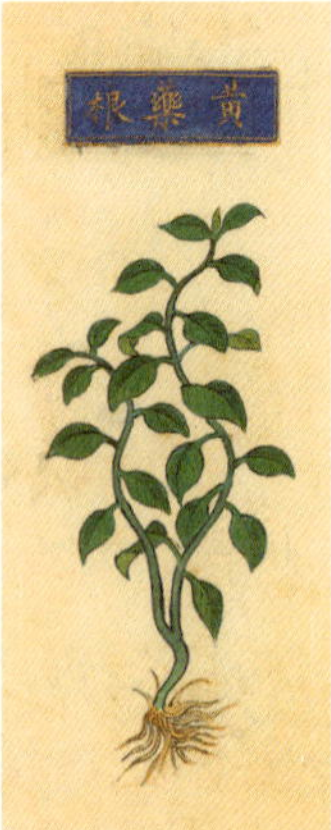

图 21　雷公 · 黄药根

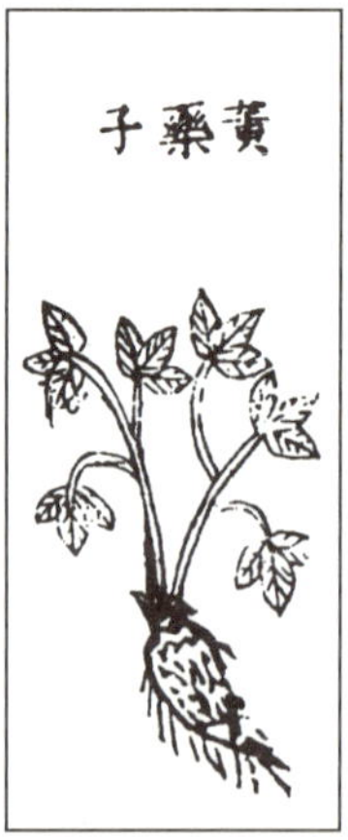

图 22　纲目（金）· 黄药子

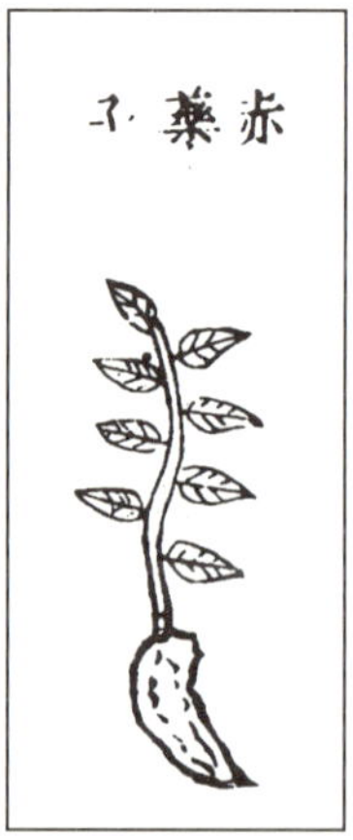

图 23　纲目（金）· 赤药子

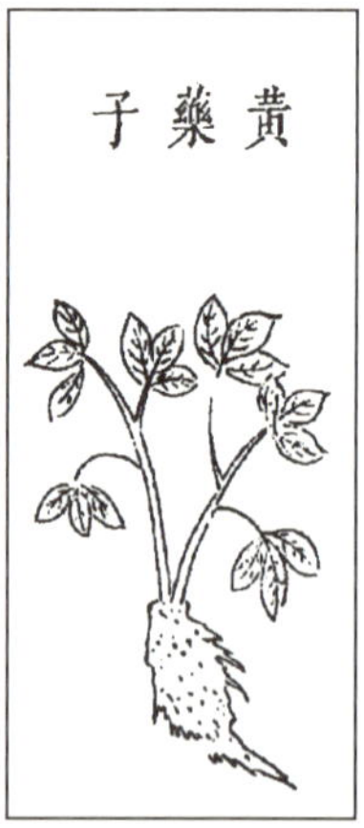

图 24　纲目（钱）· 黄药子

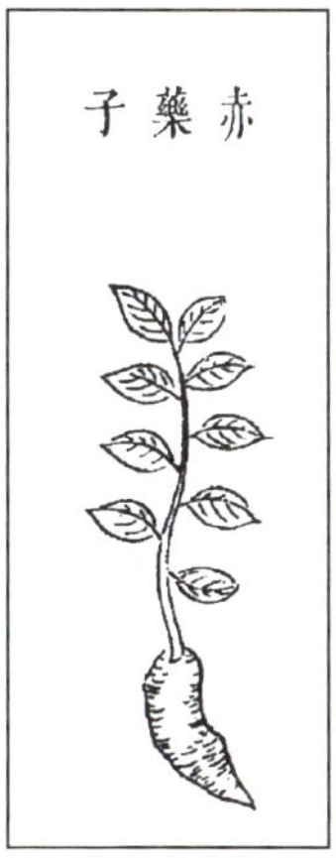

图 25　纲目（钱）· 赤药子

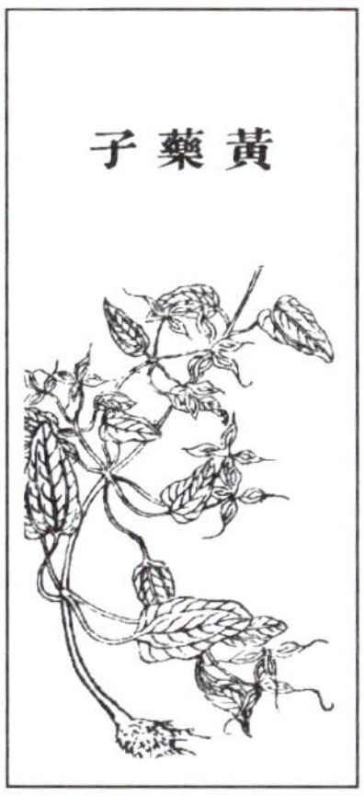

图 26　纲目（张）· 黄药子

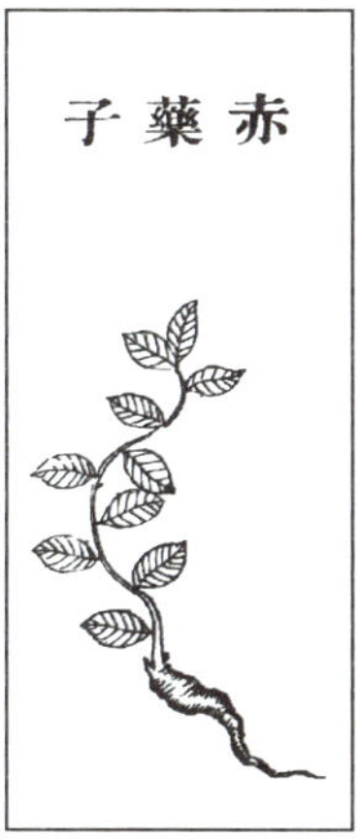

图 27　纲目（张）· 赤药子

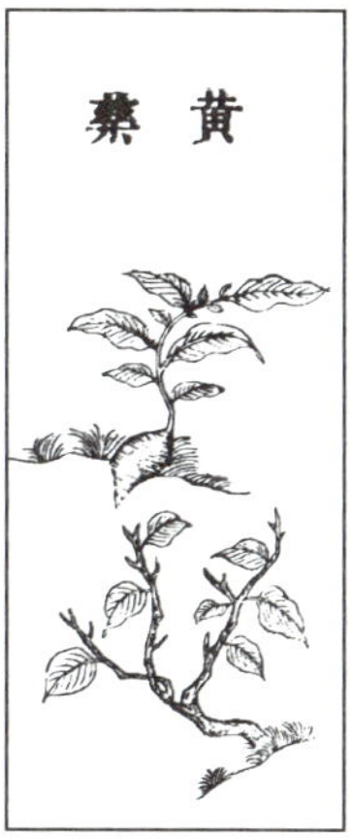

图 28　三才 · 黄药

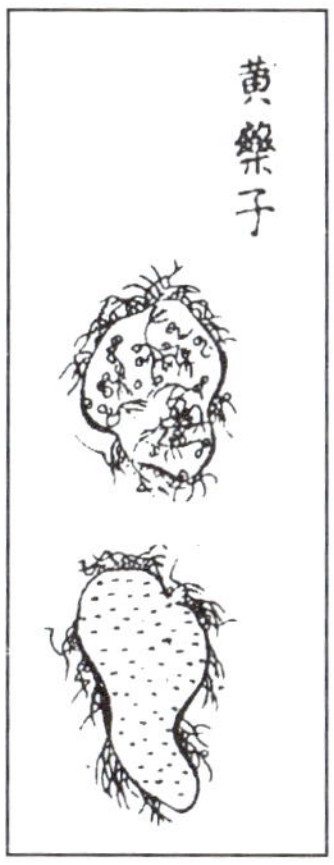

图 29　原始 · 黄药子

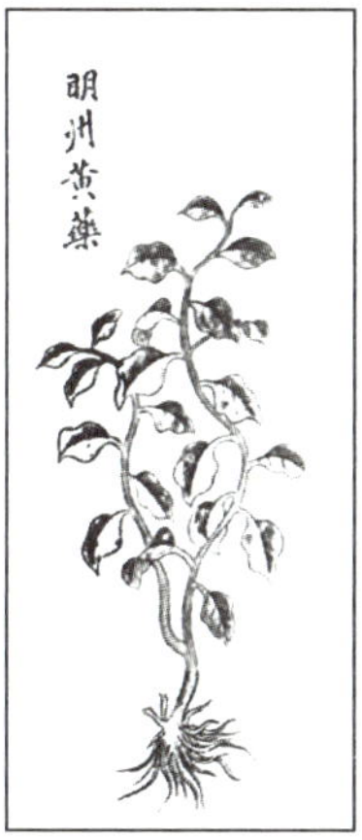

图 30　金石 · 明州黄药

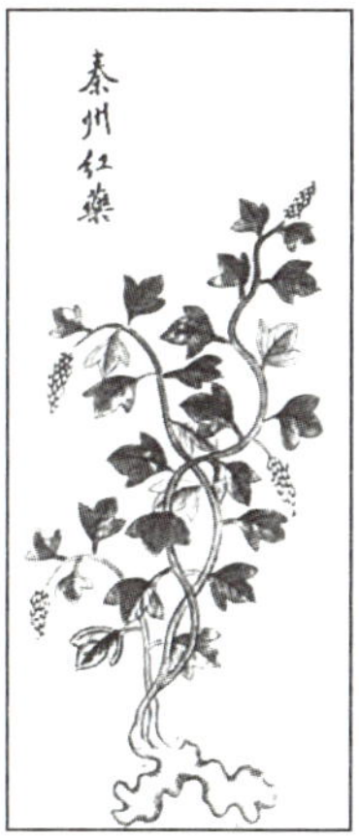

图 31　金石 · 秦州红药

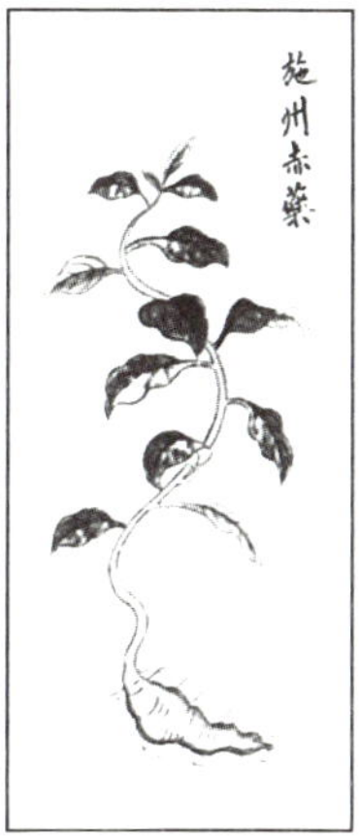

图 32　金石 · 施州赤药

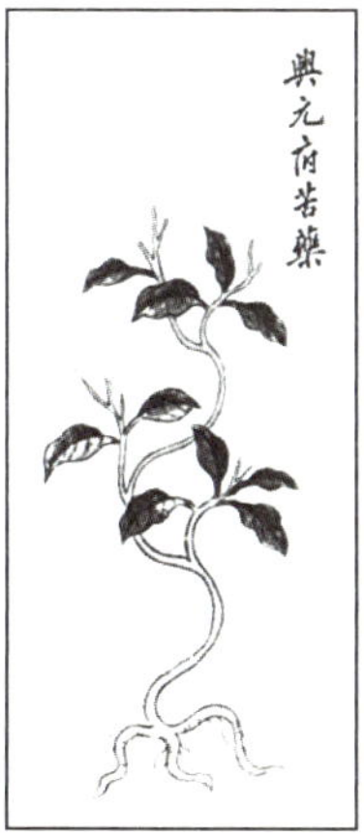

图 33　金石 · 兴元府苦药

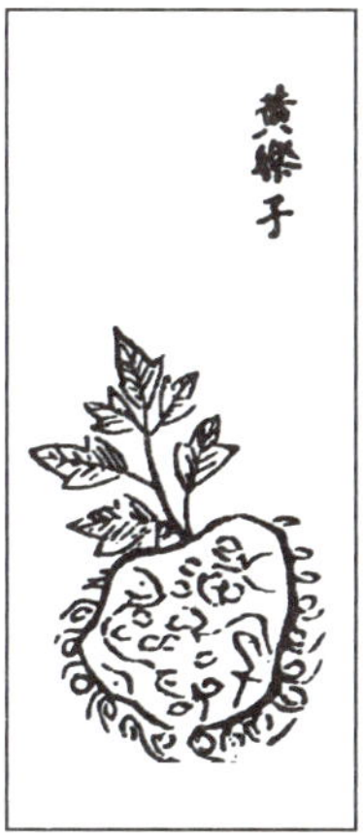

图 34　汇言 · 黄药子

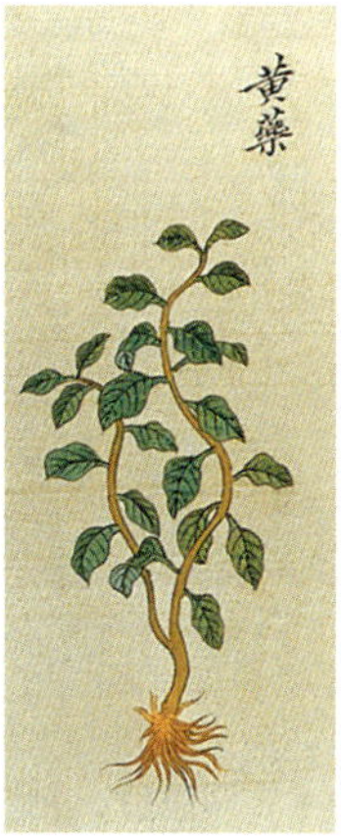

图 35　图谱 · 黄药

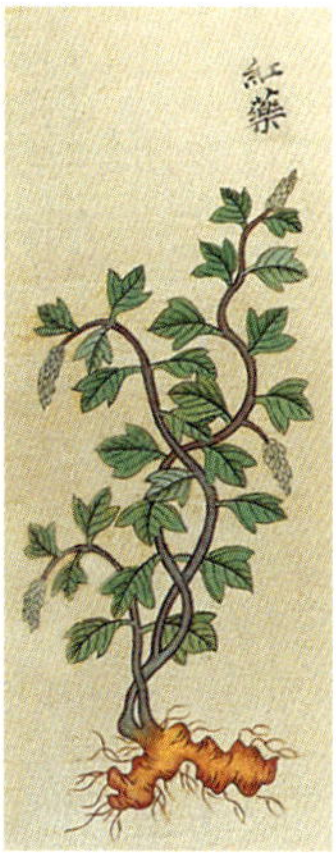

图 36　图谱 · 红药

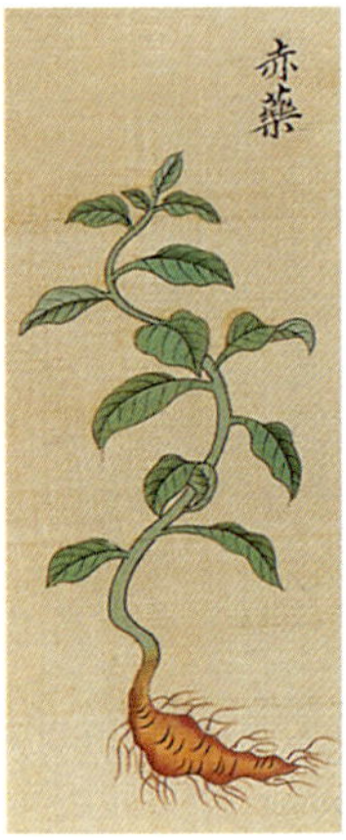

图 37　图谱 · 赤药

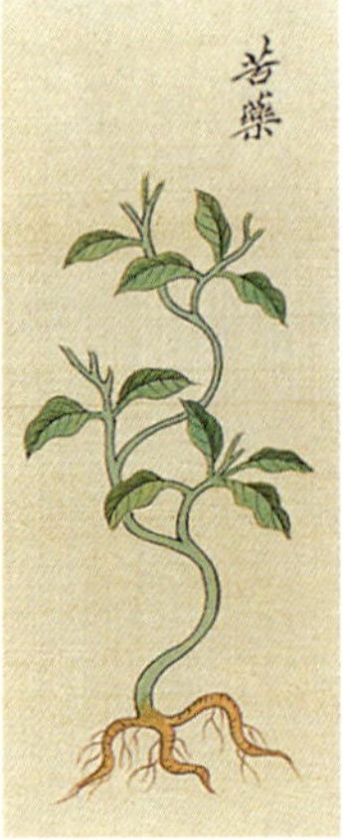

图 38　图谱 · 苦药

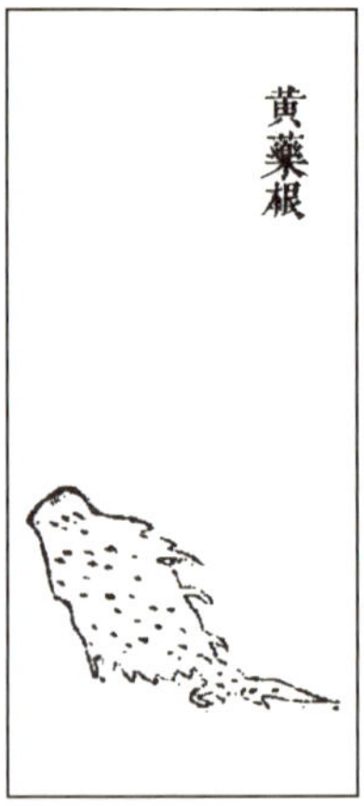

图 39　本草汇 · 黄药根

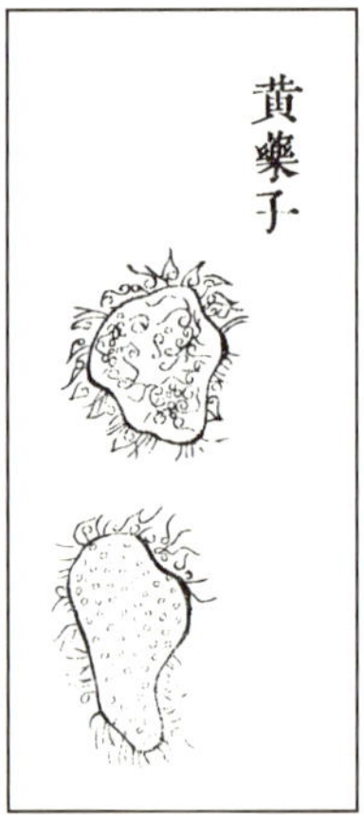

图 40　类纂 · 黄药子

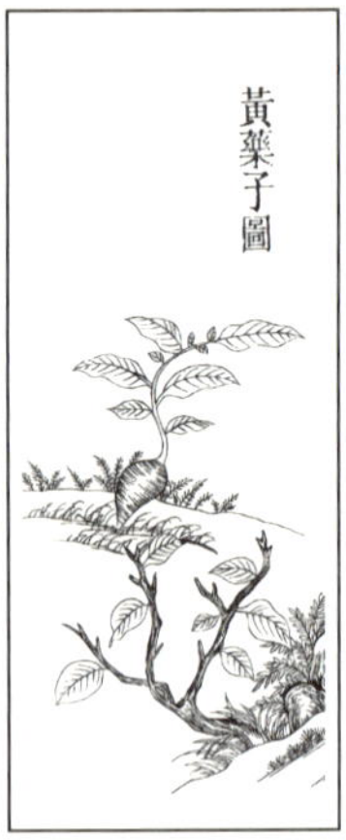

图 41　草木典 · 黄药子图

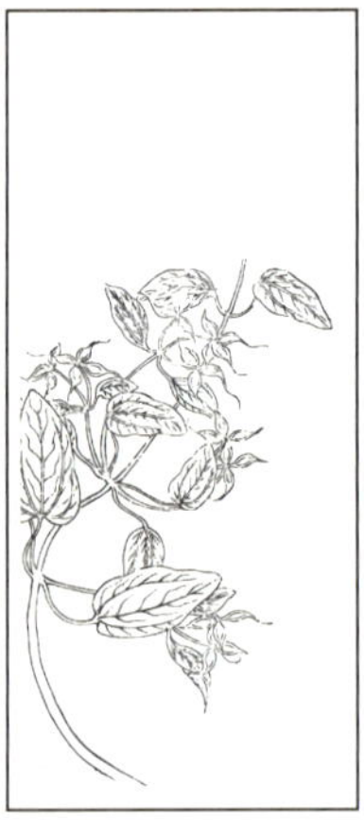

图 42　图考 · 黄药子 -1

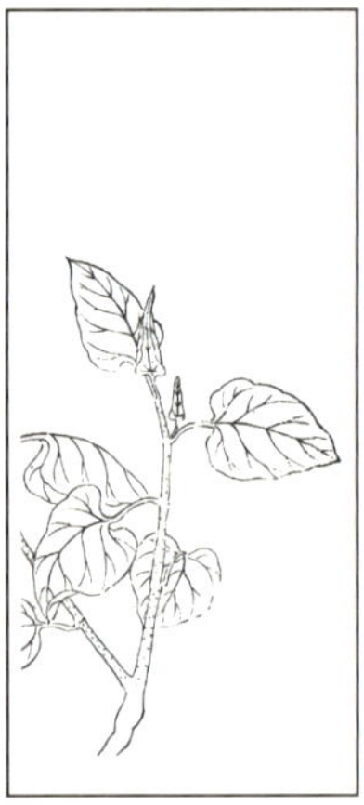

图 43　图考 · 黄药子 -2

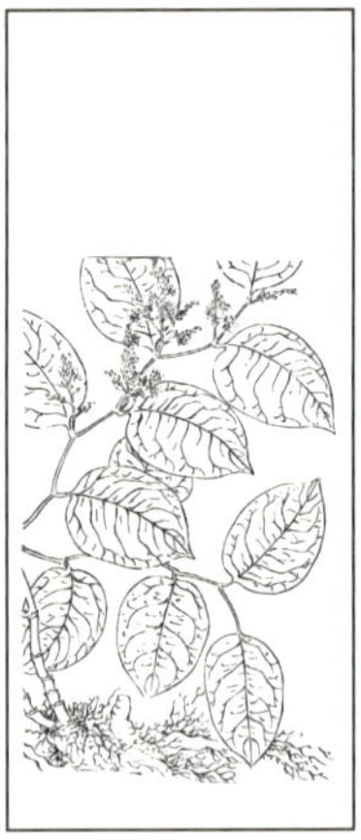

图 44　图考 · 黄药子 -3

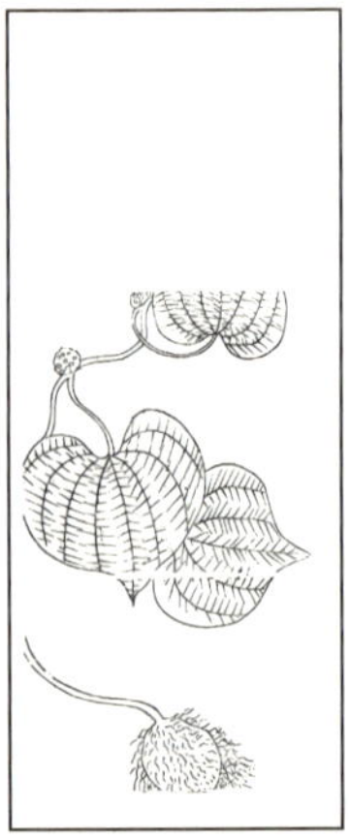

图 45　图考 · 山慈姑

本品45图，取自20书，其中13幅彩图。有承继关系的图可分4个书类。

《本草图经》：该书4图。“明州黄药”“秦州红药”“施州赤药”“兴元府苦药[1]”图依次分别存于《大观》(图1、2、3、4)、《政和》(图5、6、7、8)、《绍兴》(图9、10、11、12)。此3图中，“施州赤药”“兴元府苦药”图三传本皆同。“明州黄药”“秦州红药”2图，《大观》《政和》二传本基本一致。惟《绍兴》“明州黄药”(图9)将根部改绘为大块茎；“秦州红药”(图10)改绘得几乎与图9完全一致。今以《政和》图5、图6、图7、图8为《图经》图的代表。

仿绘《图经》4图的彩色图有：《本草品汇精要》“明州黄药”(图14，将根敷以土黄色，叶片由原戟形改为阔卵形)、“秦州红药”

1　苦药：《大观》图1作“黄药”，但《政和》《绍兴》均作“苦药”，《品汇》书作“赤药”，今以“苦药”为正名。

（图15，仿绘《绍兴》图10的茎叶，但将根部改为姜状根茎，并增加下垂的穗状花序）、“施州赤药”（图16，根部敷以红黄色）、“兴元府赤药”（图17，根黄红色。据《品汇》弘治原本，此图名当作“苦药”）。此后《补遗雷公炮制便览》“黄药根”（图21）仿绘《品汇》图13。《金石昆虫草木状》图30、31、32、33依次分别仿绘《品汇》图13、14、15、16。此后《本草图谱》“黄药”（图35）、“红药”（图36）、“赤药”（图37）、“苦药”（图38）又依次分别临摹《草木状》图30、31、32、33。

仿绘《图经》4图的墨线图有：《本草歌括》“黄药”（图13）仿绘“明州黄药”（图5），大加简省，线条僵硬。《本草蒙筌》“黄药”（图18）地上部分仿绘《图经》“明州黄药”（图5），地下部分则仿绘《本草原始》“黄药子”（图29）块茎全图。《本草纲目》金陵本“赤药子”（图23）仿绘《图经》“施州赤药”（图7）。此后《纲目》钱本图25又在金陵本图23基础上予以修润。《纲目》张本图27又将钱本图25予以修饰。另《三才图会》“黄药”（图28）除仿绘《图经》“施州赤药”图7、图8，且各添土地背景。《古今图书集成·草木典》“黄药子图”（图41）又仿绘《三才》图28，再加修饰美化。

《本草纲目》（金陵本）：该书“黄药子”（图22）的仿绘者有《纲目》钱本图24。此后《本草汇》“黄药根”（图39）又截取钱本图24的根部，形成药材图。

《本草原始》：该书“黄药子”（图29）绘药材图2幅，上面一幅为黄药子块茎的全体。下面一幅为黄药子块茎的纵剖面。《本草蒙筌》将图29的上图与《图经》图5拼接为“黄药”（图18），将图29剖面图作为“黄药根”（图19）药材图。《本草汇言》“黄药子”（图34）仿绘《原始》图29的上幅块茎全体图，再在其上增添几片叶（叶类《蒙筌》图18）。《本草纲目类纂必读》“黄药子”（图40）全仿《原始》图29。

《植物名实图考》：该书“黄药子-1”（图42）的仿绘图为《本草纲目》张本图26。

以上45图中，除外34幅仿绘图，原创图尚有11幅（图5、6、7、8、20、22、29、42、43、44、45），详见下“鉴药”项。

【文录】

宋《开宝本草》（见《证类》卷14“黄药根”） 藤生，高三四尺，根及茎似小桑，生岭南。

宋《本草图经》（同上）《图经》曰：黄药根，生岭南，今夔、峡州郡及明、越、秦、陇州山中亦有之，以忠、万州者为胜。藤生，高三四尺，根及茎似小桑，十月采根。秦州出者谓之红药子，叶似荞麦，枝梗赤色，七月开白花，其根初采湿时红赤色，暴干即黄。开州、兴元府又产一种苦药子，大抵与黄药相类。主五藏邪气，治肺压热，除烦躁，亦入马药用。春采根暴干。又下有药实根条云：生蜀郡山谷。苏恭云：即药子也。用其核人。《本经》误载根字，疑即黄药之实，然云生叶似杏，花红白色，子肉味酸，此为不同。今亦稀用，故附于此。

宋《梦溪笔谈》卷26“药议” 《本草》注引《尔雅》云：蘦，大苦。注：甘草也。蔓延生，叶似荷，茎青赤。此乃黄药也。其味极苦，谓之大苦，非甘草也。

明《本草蒙筌》卷2“黄药根” 藤生三四尺高，茎根与小桑类。万州（属广东）者紧重，他处者轻虚。十月采根，外科多用。

明《本草纲目》卷18“黄药子” 【释名】木药子（《纲目》）、大苦（《纲目》）、赤药（《图经》）。【时珍曰】按沈括《笔谈》云：本草甘草注，引郭璞注《尔雅》云“蘦，大苦者”，云即甘草也。蔓生，叶似薄荷而色青黄，茎赤有节，节有枝相当。此乃黄药也，其味极苦，故曰大苦，非甘草也。【集解】【时珍曰】黄药子今处处人栽之。其茎高二三尺，柔而有节，似藤实非藤也。叶大如拳，长三寸许，亦不似桑。其根长者尺许，大者围二三寸，外褐内黄，亦有黄赤色者，肉色颇似羊蹄根。人皆捣其根入染蓝缸中，云易变色也。唐·苏恭言药实根即药子，宋·苏颂遂以为黄药之实。然今黄药冬枯春生，开碎花无实。苏恭所谓药子，亦不专指黄药。则苏颂所以言，亦未可凭信也。

清《植物名实图考》卷20“黄药子” 黄药子，《开宝本草》始著录。沈括以为即《尔雅》：蘦，大苦。前此未有言及者。其根色黄，入染家用。味亦不甚苦，叶味酸。《救荒本草》酸桶笋即此。湖南谓之酸杆，其茎如蓼有斑。江西或谓之斑根。/雩娄农曰：甚矣！草木之同名异物，而多识之难也……宋《图经》谓忠州、万州者，茎似小桑，秦州谓之红药，施州谓之赤药，叶似荞麦，开白花，已明列数种。又引苏恭叶似杏花，红白色，子肉味酸之说，以为不同，则又一种矣。李时珍所谓黄药，即今之酸杆。滇谓之斑庄根。

【鉴药】

“黄药根”首见于《开宝本草》。《本草纲目》以“黄药子”为正名。古本草“黄药”条下，包括赤药、红药子、苦药子、药实根、药子等诸多名目，并不限于“根色黄”者。《开宝》载“黄药根”可“主诸恶肿疮瘘，喉痹，蛇犬咬毒”。然后世不同来源的黄药子，功效或有不同。但以治瘿疾最为有名，兼可治血症、痈疮。

本品虽在宋初始在本草设立专条，但此药早在唐代医方书中已见使用。其来源甚多，故清·吴其濬感叹：“甚矣！草木之同名异物，而多识之难也！”以下按时代为序，罗列“黄药”名下涉及的同名异物品。

宋《开宝本草》所用“黄药根”为“藤生，高三四尺，根及茎似小桑。生岭南”。这样特征不明的植物为什么要名为“黄药”？令人不解。

宋·苏颂《本草图经》综述了当时与“黄药”“药子”药名有关的几种植物来源。第一种就是《开宝》所言的“根及茎似小桑”的“黄药根”。此种植物基原不明，现代亦无此类黄药实际使用。

第二种是秦州出“红药子”。秦州即今甘肃甘谷县。该药形态是：“叶似荞麦，枝梗赤色，七月开白花，其根初采湿时红赤色，暴干即黄。”今或考此种即蓼科植物毛脉蓼（朱砂七）*Polygonum ciliinerve*（Nakai）Ohwi［*P. multiflorum* Thunb. var. *ciliinerve* Steward］。该种在西北与中南地区均以其根作“黄药子”出售。[1]

第三种是开州（今重庆直辖市开县）、兴元府（今陕西汉中市）所产“苦药子”，据说“大抵与黄药相类”。《图经》附有“兴元府苦药”（图8），但此图过简，残叶3片，难知其源。

第四种“药实根”，云“生蜀郡山谷。苏恭云：即药子也。用其核人。《本经》误载根字，疑即黄药之实，然云生叶似杏，花红白色，子肉味酸，此为不同。今亦稀用，故附于此。”可见此条连苏颂也不清楚。因当时就很少用，故苏颂只是附带一谈，不作深究。清·吴其濬认为：“滇南又有一种与斑庄绝肖者，秋深开小白花，叶亦微似杏。土人谓之扒毒散，治恶疮有殊效。插枝即生，人家多植之。或即苏恭所谓黄药者欤？”这种似虎杖（斑庄）的植物据考即蓼科植物火炭母*Polygonum Chinese* L.。[2]

宋·沈括《梦溪笔谈》又提到第五种“黄药”：“《本草》注引《尔雅》云：蘦，大苦。注：甘草也。蔓延生，叶似荷，茎青赤。此乃黄药也。其味极苦，谓之大苦，非甘草也。这种黄药的特点是蔓生、叶似荷（时珍引作“叶似薄荷而色青黄”），茎青赤、味极苦。当今在多数地区将虎耳草科植物老蛇盘*Rodgorsia aesculifolia* Batal.作“黄药子”用，治瘿瘤效果甚佳。此植物生药苦涩，叶掌状深裂如伞而有毛，向有“毛荷叶”之称。现代某些地区称其为“红药子”，是因为其鲜药断面粉红色。[3]此种是否即古代的“大苦”，尚待研究。

进入明代以后，黄药子又出现第六种来源。李时珍云：“黄药子今处处人栽之。其茎高二三尺，柔而有节，似藤实非藤也。叶大如拳，长三寸许，亦不似桑。其根长者尺许，大者围二三寸，外褐内黄，亦有黄赤色者，肉色颇似羊蹄根。人皆捣其根入染蓝缸中，云易变色也。”其中“肉色颇似羊蹄根”提示此为蓼科植物。结合现实品种使用情况，今甘肃与江西吉水别称虎杖根为黄药子，清代《植物名实图考》亦有蓼科“黄药子”图，或考此黄药子即蓼科植物虎杖*Polygonum cuspidatun* Sieb.et Zucc.。[4]清·吴其濬亦认为李时珍所云黄药“即今之酸杆。滇谓之斑庄根。俚医惯用，或以其根浸酒。”但吴氏认为虎杖与古方治项瘿、咯血者的黄药疗效不同，并非古代黄药的正品。

古本草黄药子相关药图又提供了其他类型的黄药子来源。

1.《本草图经》：该书4图。“明州黄药”（图5）根部为密集须根，茎直立，单叶互生，叶基部戟形。《绍兴》“明州黄药”（图9）将原图根部须根改为膨大的块根。

---

1 谢宗万：《中药材品种论述》上册，上海：上海科学技术出版社，1980：358.

2 此承中国科学院植物研究所副研究员王锦秀博士告知其研究《植物名实图考》所得。

3 谢宗万：《中药材品种论述》上册，上海：上海科学技术出版社，1980：361.

4 谢宗万：《中药材品种论述》上册，上海：上海科学技术出版社，1980：360.

孙启明谓此图为蓼科翼蓼属植物翼蓼*Pteroxygonum giraldii* Damm. et Diels。[1]但据《中国植物志》所载，此种在明州（今浙江宁波）并无分布。若论其叶形，确实近似蓼科植物毛脉蓼*Polygonum ciliinerve*（Nakai）Ohwi，但毛脉蓼有卵状块根，与此图的须根不同。《绍兴》“明州黄药”（图9）将须根改为了块根，这就像是毛脉蓼了。

“秦州红药”（图6）有姜状的根状茎。茎缠绕，叶阔卵形，基部微心形，弧形脉。茎枝顶端或叶腋有下垂的穗状花序。《绍兴》同名图（图10）的图形与该书“秦州红药”（图10）几乎全同。另《图经》提到秦州有一种红药子，“叶似荞麦，枝梗赤色”与图6完全不同。孙启明认为此图所示为薯蓣科薯蓣属植物黄独*Dioscorea bulbifera* L.，但其根茎、花序均不相符。谢宗万认为《证类本草》且有秦州红药图，茎蔓生，叶略呈心脏形，或即指毛脉蓼*P. ciliinerve*而言。但若按《大观》图2、《政和》图6,则与蓼科植物毫不相干。若按《绍兴》“秦州红药”（图10），则此秦州红药或为毛脉蓼。毛脉蓼在西北与中南地区均以其根作“黄药子”出售。从地区与现实用药来看有可能是古代红药之一。

“施州赤药”（图7）仅绘一粗大的主根，茎弯曲，单叶椭圆状披针形，互生。孙启明认为此图所示为蓼科植物毛脉蓼*Polygonum ciliinerve*(Nakai)Ohwi。聊备一说。

“兴元府苦药”（图8）似为藤本，无粗大块根或块茎。另有3片残叶，阔卵形。无法猜测其原植物。孙启明为此图乃蓼科植物虎杖*Reynoutria japonica* Houtt.。虎杖为常见植物，此图与之不合。

2.《太乙仙制本草药性大全》：该书“黄药”（图20）绘一小木本植物，叶呈三小叶状，小叶菱形。原植物不明。

3.《本草纲目》（金陵本）：该书“黄药子”（图22）绘一草本植物，主根膨大，基出叶两枚，二回单数羽状复叶，小叶卵形。该图对枝叶、复叶的绘制法均不熟悉，其图拙劣，难以作为考证原植物之用，也看不出有体现李时珍所谈黄药来源的地方。

4.《本草原始》：该书“黄药子”（图29）绘制的是药材块茎。上为块茎全体，团块状，密布根痕及须根。下为纵切面，有麻点。此图绘制精细，可考为薯蓣科薯蓣属植物黄独*Dioscorea bulbifera* L.的块茎。谢宗万在北京故宫博物院所见清代药用黄药子标本即此物。且谓《植物名实图考》所云“滇南又别有黄药，乃极似山薯而根圆多须，即湖南之野山药”亦属此类型。[2]以黄独为黄药子是李时珍之后最多见，可作为古代第七种黄药来源。

5.《植物名实图考》：该书“黄药子”图有3幅，另“山慈姑”一药实际为黄独，故一并列于本书图之后。

“黄药子-1”（图42）为藤本，一回羽状复叶，小叶狭卵形，瘦果有较长的宿存

1　孙启明：《苏图研究》，见：张志斌，郑金生主编：《本草纲目研究札记》，北京：科学出版社，2019：648.（本药提及的孙启明之见均出于此）。

2　谢宗万：《中药材品种论述》上册，上海：上海科学技术出版社，1980：361.

花柱。谢宗万认为此即锥花威灵仙（圆锥铁线莲）*Clematis terniflora* DC.。且指出本品的根为马尾状，在华东一带作为“铁脚威灵仙”入药，不作为“黄药子”。[1]然吴其濬将其列入“黄药子”条，必有依据。

“黄药子-2”（图43）仅绘一植株的上部。茎有麻点，单叶互生。叶三角状，基部心形，有长柄。此图似为蓼科植物翼蓼*Pteroxygonum giraldii* Damm. et Diels.。翼蓼在陕西西安一带被作为“白药”。在汉中等等地多作为“红药”或“红药子”出售。[2]

“黄药子-3”（图44）茎直立，有节。叶宽卵形，全缘，叶柄较短，互生。腋生圆锥状花序。此即蓼科虎杖属植物*Reynoutria japonica* Houtt.。现代此植物不作“黄药子”使用。但却是李时珍所记述的黄药子来源。

“山慈姑”（图45）绘其有梨形块茎，表面多须根。茎缠绕，单叶互生，叶片宽卵状心形，顶端尾状渐尖，全缘。此即薯蓣科薯蓣属植物黄独*Dioscorea bulbifera* L.。也就是《本草原始》黄药子的原植物。

【小结】

“黄药”在唐代医方即有使用，至宋初始进入《开宝本草》。此药条除黄药外，还包括赤药、红药子、苦药子、药实根、药子等诸多名目，来源至少有8种之多。能考其原植物者，有秦州“红药子”，或为蓼科植物毛脉蓼（朱砂七）*Polygonum ciliinerve*（Nakai）Ohwi。李时珍记载的黄药子即蓼科植物虎杖*Polygonum cuspidatun* Sieb.et Zucc.。此与《植物名实图考》“黄药子-3”图所绘植物为同种。《本草原始》所绘“黄药子”药材为薯蓣科植物黄独*Dioscorea bulbifera* L.的块茎。《植物名实图考》“山慈姑”的原植物即黄独。该书“黄药子-1”图即锥花威灵仙（圆锥铁线莲）*Clematis terniflora* DC.。“黄药子-2”图或即蓼科植物翼蓼*Pteroxygonum giraldii* Damm. et Diels.。

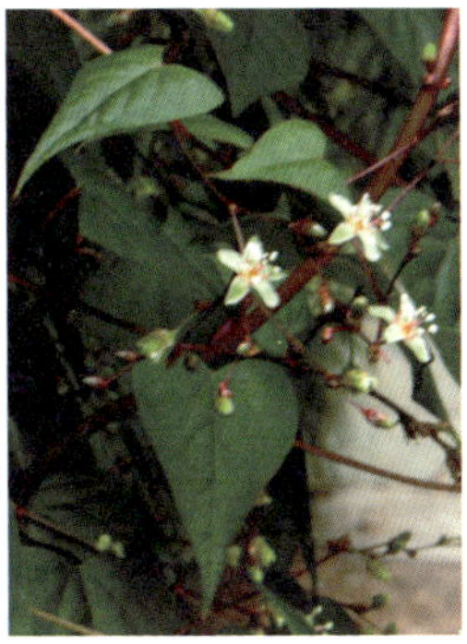

图46 毛脉蓼（朱砂七）*Polygonum ciliinerve*

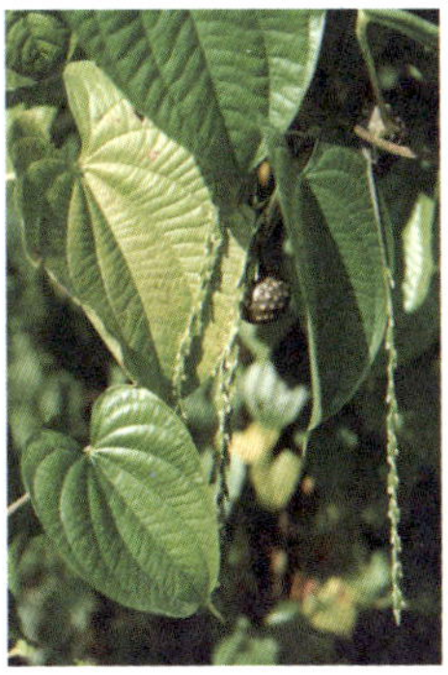

图47 黄独 *Dioscorea bulbifera*

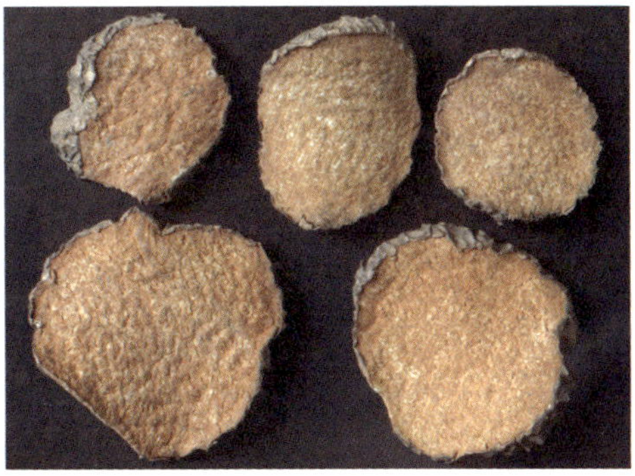

图48 黄药子（黄独）药材

1 谢宗万：《中药材品种论述》上册，上海：上海科学技术出版社，1980：361.
2 谢宗万：《中药材品种论述》上册，上海：上海科学技术出版社，1980：359.

18-37 解毒子

【品图】

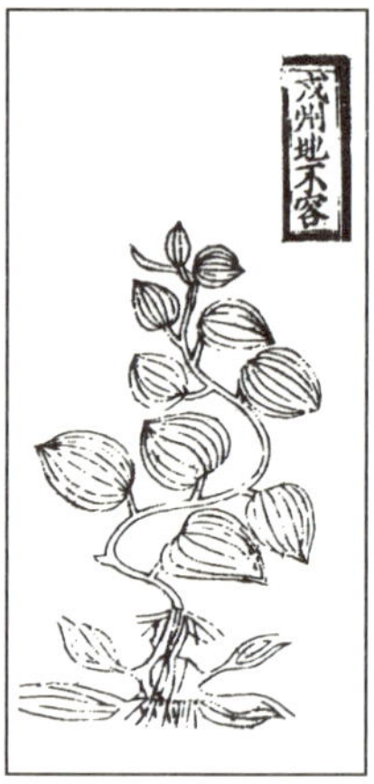

图1 图经（大）·戎州地不容

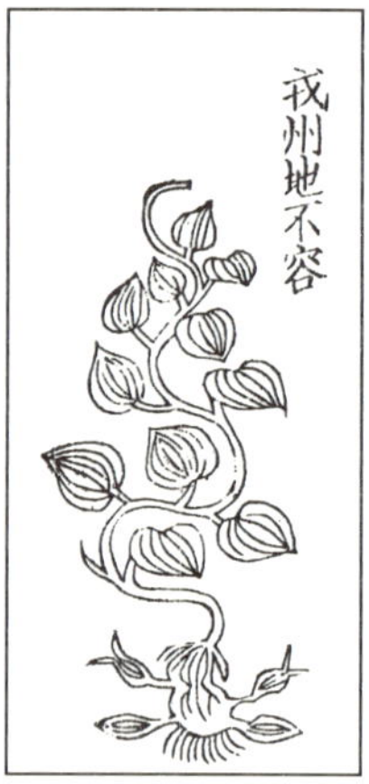

图2 图经（政）·戎州地不容

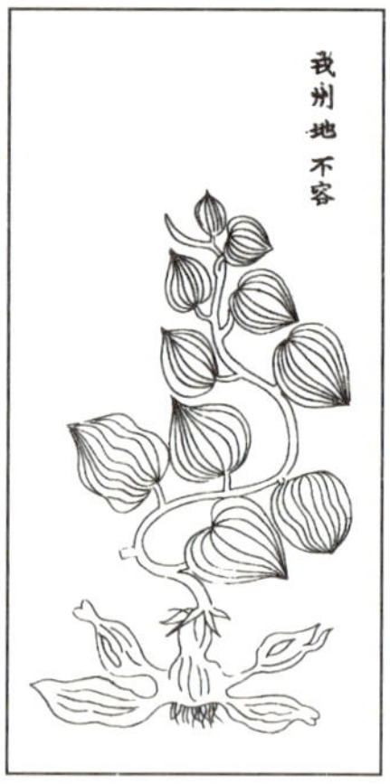

图3 图经(绍)·戎州地不容

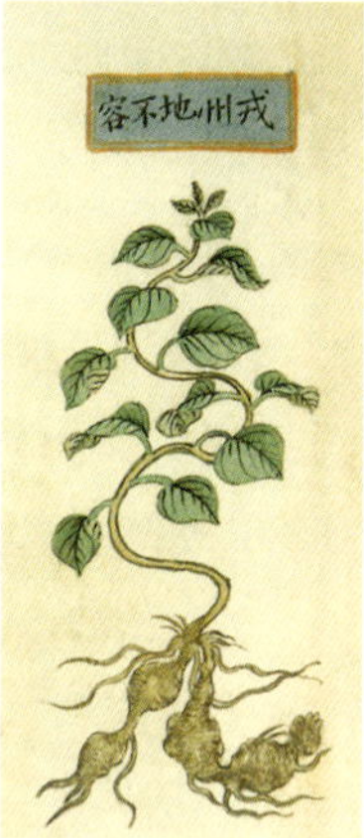

图4 品汇·戎州地不容

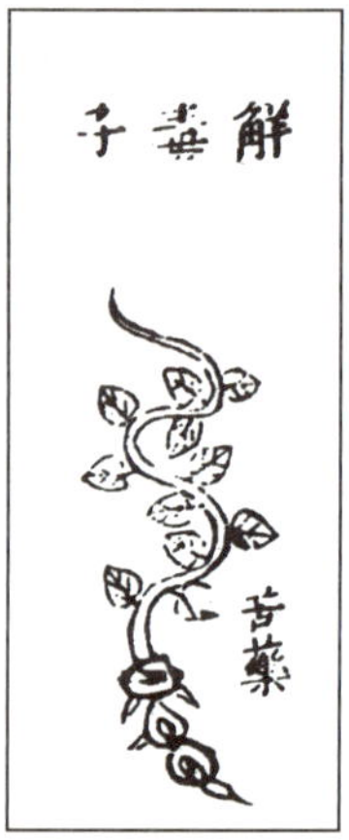

图5 纲目（金）·解毒子

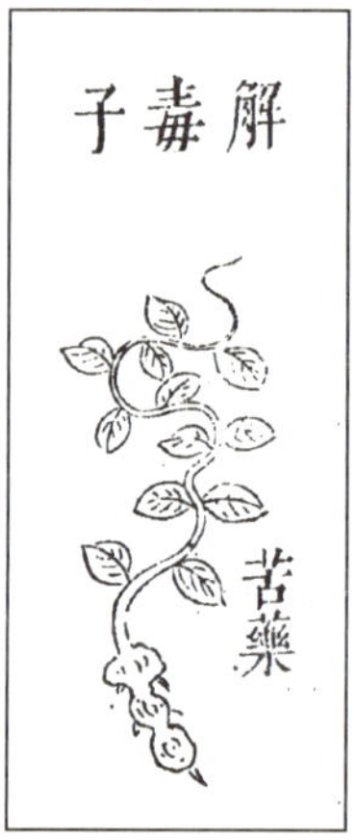

图6 纲目（钱）·解毒子

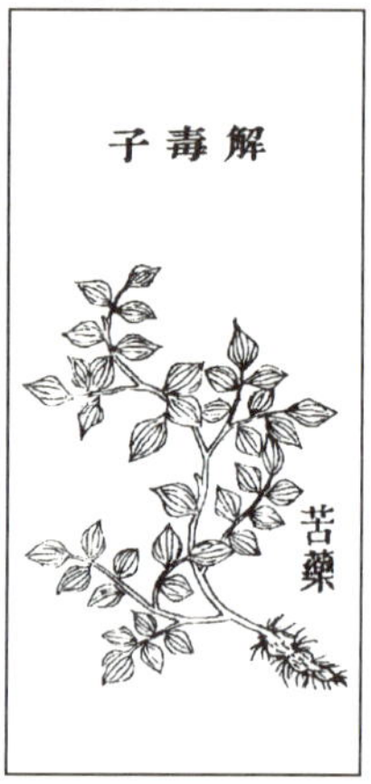

图7 纲目（张）·解毒子

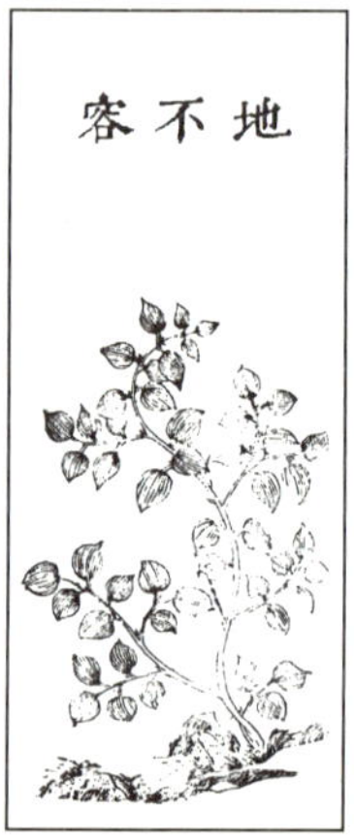

图8 三才·地不容

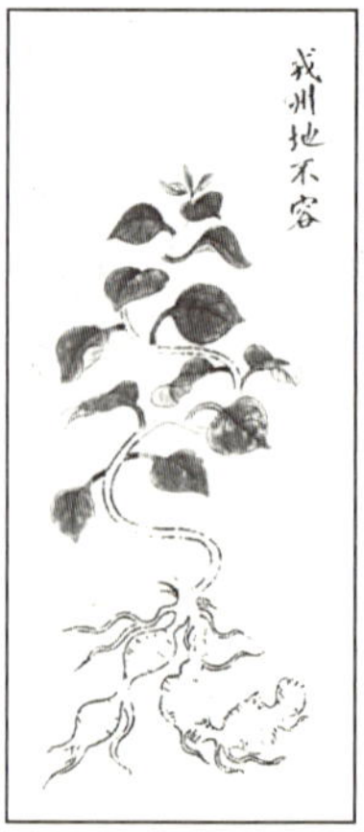

图9 金石·戎州地不容

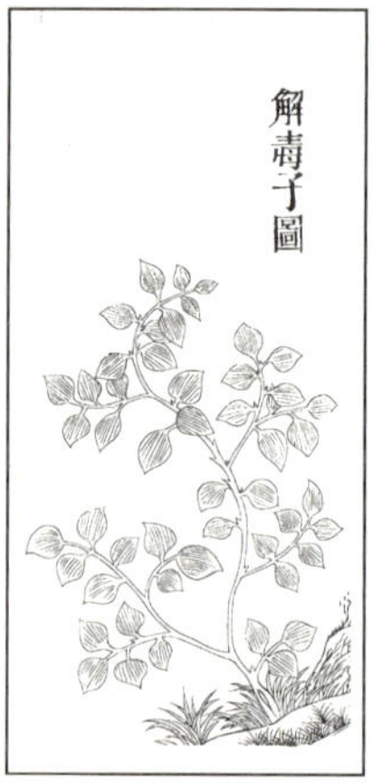

图10 草木典·解毒子图

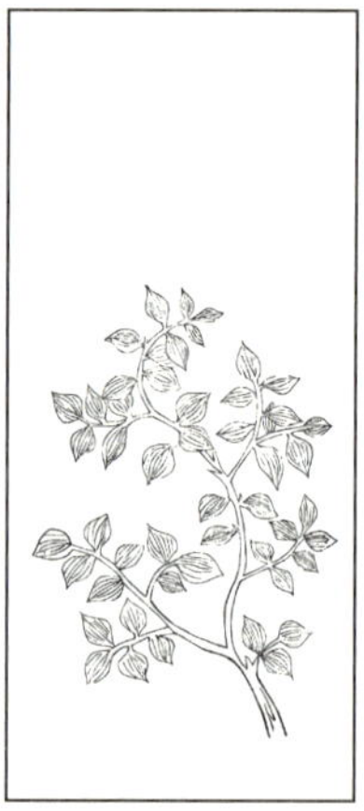

图11 图考·解毒子

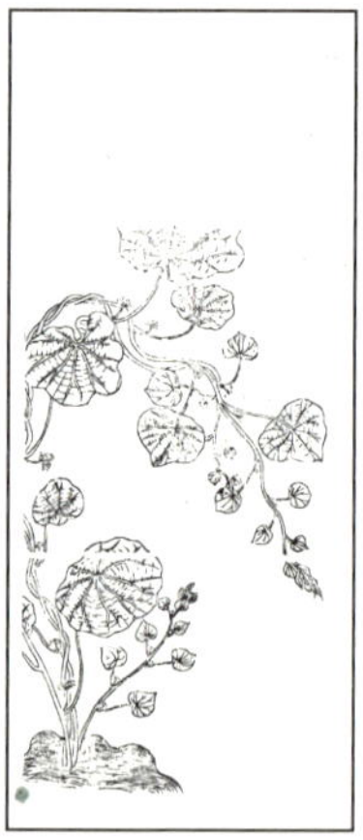

图12 图考·地不容

本品13图，取自12书，其中2幅彩图。有承继关系的图仅1个书类。

《本草图经》：该书的“戎州地不容”图分别存于《大观》（图1）、《政和》（图2）、《绍兴》（图3）。此三传本药图基本一致。今以《政和》图2为《图经》图的代表。

仿绘该图的彩色图有：《本草品汇精要》“戎州地不容”（图4），该图在原图基础上，将原弧形叶脉改为羽脉，将原一个主根改为两个连珠状的根。此后《金石昆虫草木状》图9又仿绘《品汇》图4。

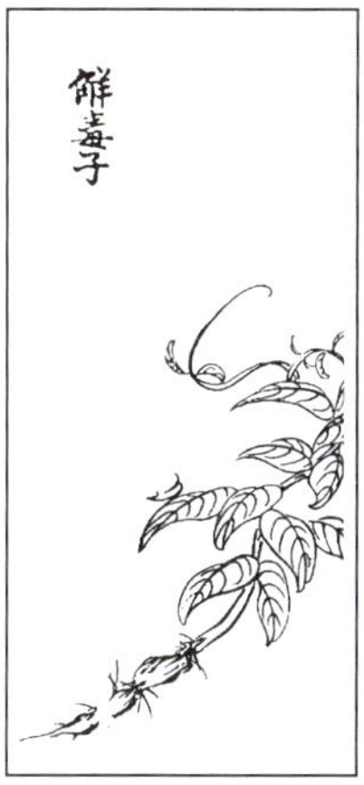

图 13　图说·解毒子

仿绘该图的墨线图有：《本草纲目》金陵本“解毒子”（图5）仿绘《图经》图2，叶脉、根形略有改变。《纲目》钱本图6又仿绘金陵本图5。《本草简明图说》“解毒子”（图13）又在钱本图6基础上再加发挥美化。此外，《三才图会》“地不容”（图8）将原图缠绕茎改为茎直立、单叶部分改为单数羽状复叶（3—5小叶），唯叶脉仍为弧形（近乎平行）脉，并增添山石背景。《古今图书集成·草木典》“解毒子图”（图10）又仿绘《三才》图8。《植物名实图考》“解毒子”（图11）又仿绘《草木典》图10，但消除了土地背景。《本草纲目》张本“解毒子”（图7）又仿绘《图考》图11，并增添了根部。

以上13图中，除外11幅仿绘图，原创图尚有2幅（图2、12），详见下“鉴药”项。

【文录】

后蜀《蜀本草》（见《证类》卷7“地不容”）《唐本馀》：地不容……一名解毒子。生山西谷。采无时。

宋《本草图经》（同上）《图经》曰：地不容，生戎州。味苦，大寒，无毒。蔓生，叶青，如杏叶而大，厚硬，凌冬不凋，无花实。根黄白色，外皮微粗褐，累累相连，如药实而圆大。采无时。能解蛊毒，辟瘴气，治咽喉闭塞，乡人亦呼为解毒子。

明《本草纲目》卷18“解毒子”【释名】【集解】【时珍曰】《四川志》云：苦药子出忠州。性寒，解一切毒。川蜀诸处皆有。即解毒子也。或云邛州苦药子即黄药子，方言称呼不同耳，理亦近之。

清《植物名实图考》卷22“解毒子”　解毒子，《唐本草》以为生川西，即地不容。《图经》所云生戎州者，与滇南地不容虽相类，而云无花实。李时珍以《四川志》苦药子即解毒子，又或谓即黄药子。皆出悬揣。今以滇南地不容别为一图，而存解毒子原图以备考。世之用地不容者，当依《滇本草》为确。其旧说解蛊毒、消痰降火，虽具药性而不可轻试。若川中苦药子，亦恐非《唐本草》之解毒子也。/**“地不容”**　地不容一名解毒子。《唐本草》始著录。《南岳总胜集》：轸宿峰北多生地不容草，取汁同雄黄末调服之，大解蛇毒……/雩娄农曰：余在湘中，按志求所谓地不容者，不可得。及来滇，有以何首乌售者。或云滇人多以地不容伪为何首乌，宜辨之。余喜得地不容甚于何首乌也，遂博访而获焉。其根苗大致似交藤，而根扁而瘠，叶厚而圆，开小紫花。询诸土人，则曰其叶易衍，其根易硕，殆无隙地能容也，故名……考《图经》生戎州，今为安顺府，与滇接。宋版舆不及滇，故不以为滇产。《滇本草》曰：味苦，性温，有毒。治一切疟，吐倒食气，吐痰。甚于常山，虚者忌之。常山有转达之功，地不容无转达之功，故禁用。其说与《图经》异而详。

【鉴药】

“地不容”首见于宋·唐慎微所引《唐本馀》。据考《唐本馀》即《蜀本草》[1]。李时珍误引作《唐本草》，且在《纲目》中以地不容的别名“解毒子”作为正名。清·吴其濬释其名曰：“询诸土人，则曰其叶易衍，其根易硕，殆无隙地能容也，故名。”《唐本馀》原载本品“主解蛊毒，止烦热，辟瘴疠，利喉闭及痰毒”。古代医方罕用“地不容”一名，然其别名“解毒子”偶见运用。四川民间常用作草药。

关于本品生境、形态，《唐本馀》云“一名解毒子。生山西谷。采无时。”“山西谷”是一个不定的地名。宋《本草图经》征求到了戎州（今四川宜宾）的“地不容”图文资料。其文云：“生戎州。味苦，大寒，无毒。蔓生，叶青，如杏叶而大，厚硬，凌冬不凋，无花实。根黄白色，外皮微粗褐，累累相连，如药实而圆大。采无时。能解蛊毒，辟瘴气，治咽喉闭塞，乡人亦呼为解毒子。”苏颂撰《图经》时，《嘉祐本草》虽引用了《蜀本草》，却没有引用该书新增的药物。苏颂所引本品的主治，与唐慎微所引《唐本馀》基本相同，别名亦同，只是补充了产地与形态而已。可见苏颂亦可能见到《蜀本草》的“地不容”内容。

《本草纲目》在“解毒子·集解”项下没有补充描述解毒子的形态，只是引用《四川志》“苦药子”的内容，且补充说：“或云邛州苦药子即黄药子，方言称呼不同耳，理亦近之”。据此推测，李时珍并未能亲见解毒子。其附图也只是参考《图经》“地不容”图，结合时珍所云凭绘成，亦无法鉴定基原。

将《图经》文字解说与附图结合起来，可考求其原植物。

1.《本草图经》：该书“戎州地不容”（图2）根部有抽缢的肥大的块茎，两旁长出分蘖芽。茎缠绕，单叶互生，叶扁圆形，基出弧形脉，有叶柄。对照《图经》文字记述，多有相合者（如叶如杏叶、根累累相连）。但单凭此书图文，尚无法鉴定其基原。

1 郑金生：《证类本草》中“唐本馀”的考证，浙江中医杂志，1984，19（6）：282-283.

2.《植物名实图考》：该书“地不容”（图11）为写生图。吴其濬介绍了他在云南寻访地不容的详细经过（参上“文录”），且述其形云：“其根苗大致似交藤，而根扁而瘠，叶厚而圆，开小紫花。”吴氏“以滇南地不容别为一图”，即本图。该图为写生绘成，其根硕大，叶扁圆形，互生，具长柄，盾状着生，掌状叶脉。花序腋生。据此图可知，该植物即防己科千金藤属植物地不容*Stephania epigaea* Lo。《中华本草》还据上述图文增加了同属植物云南地不容*Stephania yunnanensis* Lo。[1]

【小结】

“地不容”首见于《蜀本草》。为四川民间常用草药。宋《本草图经》有该药分布及形态的文字记载与附图，然不足以鉴定其原植物。清·吴其濬在云南时寻访到当地的地不容，据其图文，可知本品即防己科植物地不容*Stephania epigaea* Lo及同属植物云南地不容*Stephania yunnanensis* Lo。

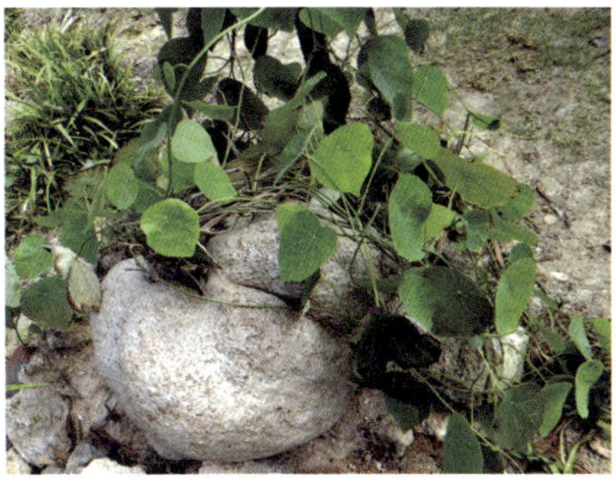

图14　地不容 *Stephania epigaea* Lo

18-38　药实根

【品图】

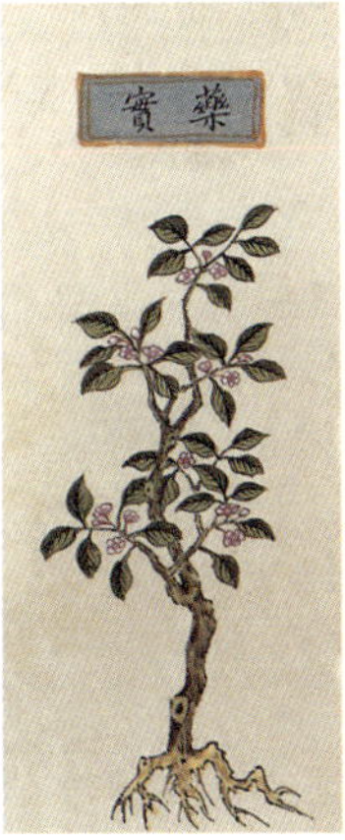

图1　品汇·药实

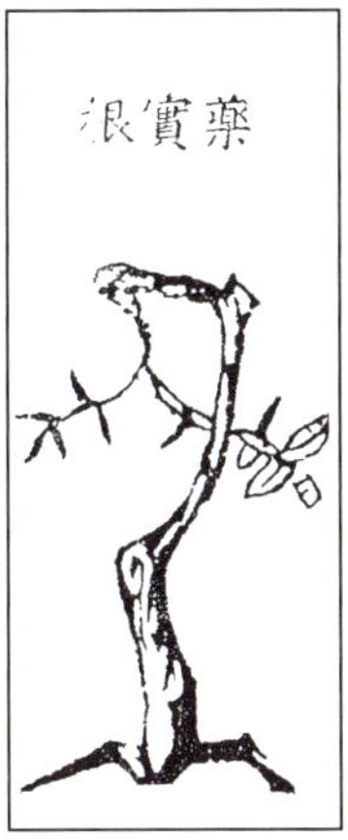

图2　太乙·药实根

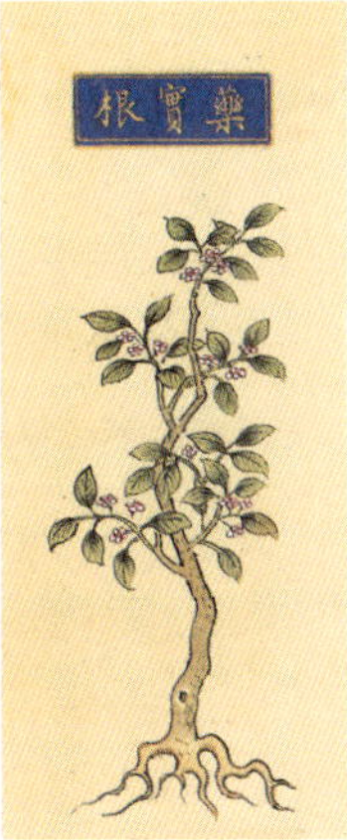

图3　雷公·药实根

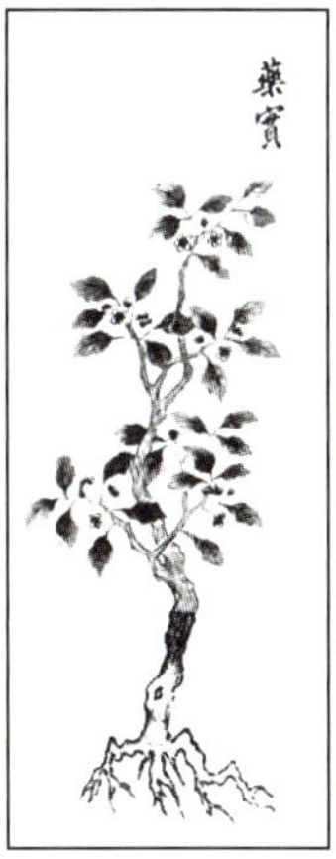

图4　金石·药实

1　国家中医药管理局《中华本草》编委会：《中华本草》（3），上海：上海科学技术出版社，1999：373-734.

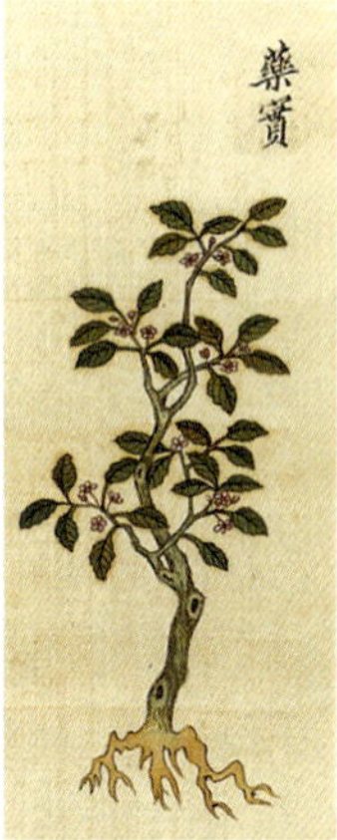

图5　图谱·药实

本品5图，取自5书，其中4幅彩图。有承继关系的图仅1个书类。

《本草品汇精要》：该书“药实”（图1）的仿绘图有《补遗雷公炮制便览》“药实根”（图3）、《金石昆虫草木状》“药实”（图4）。《本草图谱》“药实”（图5）又临摹自《金石》图4。

以上5图中，除外3幅仿绘图，原创图尚有2幅（图1、2），详见下“鉴药”项。

【文录】

《本经》《别录》（见《证类》卷14“药实根”）　一名连木。生蜀郡山谷。采无时。

唐《唐本草》（同上）《唐本》注云：此药子也，当今盛用，胡名那绽，出通州、渝州。《本经》用根，恐误载根字……树生，叶似杏，花红白色，子肉味酸、甘，用其核人。

明《本草纲目》卷18“药实根”【时珍曰】此药子虽似黄药、苦药子，而稍有不同。二药子不结子，此则树之子也。葛洪《肘后方》云：婆罗门名那疏树子，中国人名药子。去皮取中仁，细研服，治诸病也。

【鉴药】

“药实根”首见于《本经》。名义不详。《本经》载其可“主邪气，诸痹疼酸，续绝伤，补骨髓”。《唐本草》云“当今盛行，胡名那绽”，但方书未见记载。梁·陶弘景未注解此药。后世未见使用，故《本草纲目》将本品作为附录药，附在“解毒子”一药之后。

关于本品的生境、形态，《唐本草》云：“出通州、渝州。《本经》用根。恐误载根字……树生，叶似杏，花红白色，子肉味酸、甘，用其核人。”苏颂在“黄药根”条下疑本品为“黄药之实”。但此物在宋代已经稀用，故无人追究其原植物。

明代李时珍则将此原载《本经》之药作为附录药，不予单独立条。时珍注曰：“此药子虽似黄药、苦药子，而稍有不同。二药子不结子，此则树之子也。葛洪《肘后方》云：婆罗门名那疏树子，中国人名药子。去皮取中仁，细研服，治诸病也。”可见李时珍也不明其基原。

1.《本草品汇精要》：该书“药实”（图1）为小乔木，叶卵形，单花粉红色，生于叶腋。此乃据《唐本草》“树生，叶似杏，花红白色”想象绘成，无足为凭。

2.《太乙仙制本草药性大全》：该书“药实”（图2）亦绘一小乔木，状似枯树，有几片残叶，或椭圆形，或线形。如此草率荒谬之图，毋庸多议。

【小结】

“药实根”为《本经》所载早期药物之一。唐代尚且盛行,然后世方书未见使用，遂至湮没。《本草纲目》将其作为附录药。虽有《唐本草》简要形态介绍，不足以定其基原。后世药图多据文字绘图，无足为凭。故此药物的基原不明。

18-39　白药子

【品图】

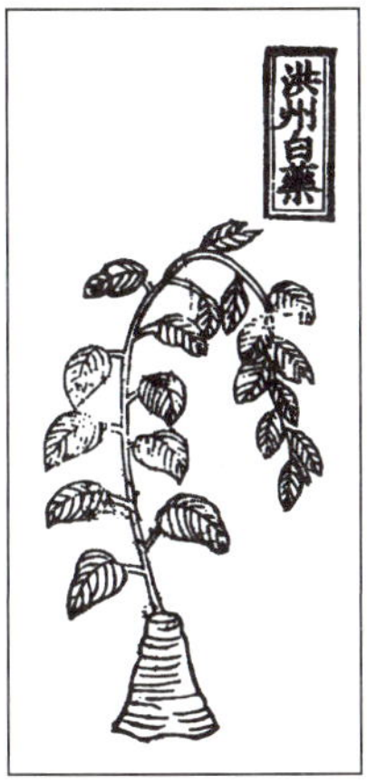

图1　图经（大）·洪州白药

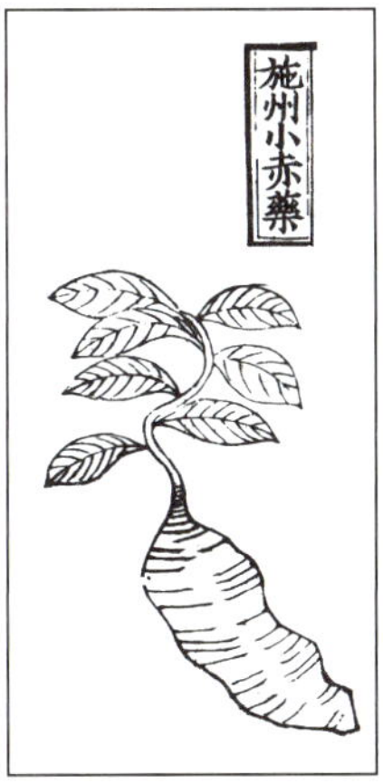

图2　图经（大）·施州小赤药

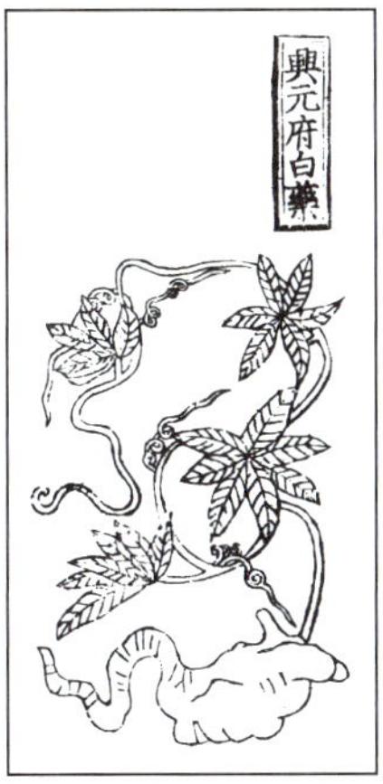

图3　图经（大）·兴元府白药

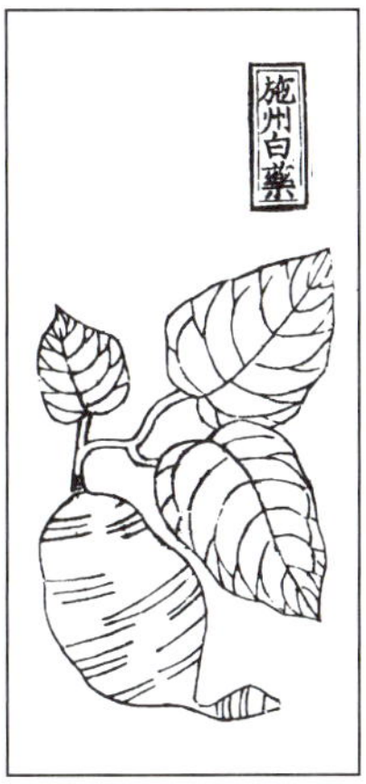

图4　图经（大）·施州白药

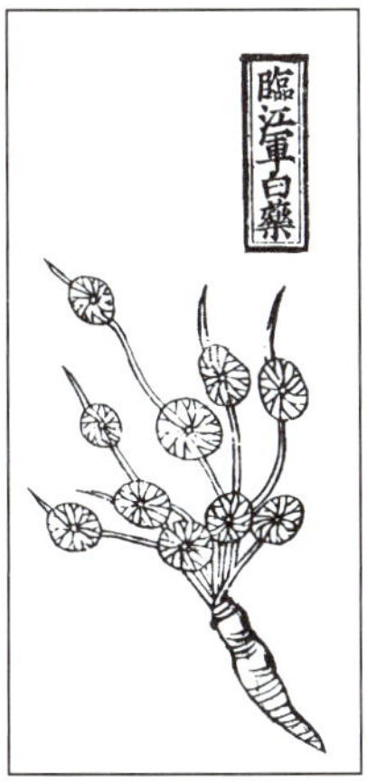

图5　图经（大）·临江军白药

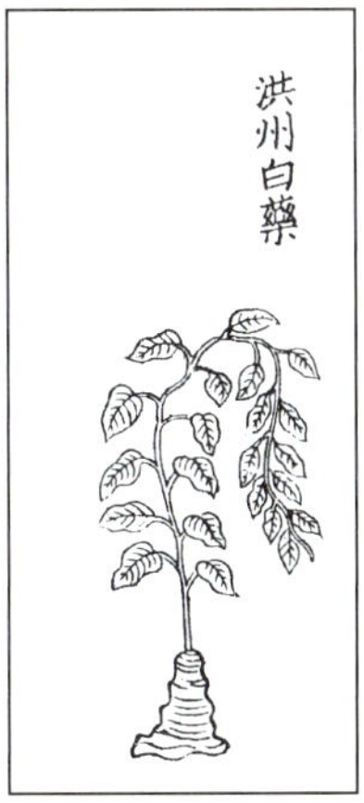

图6　图经（政）·洪州白药

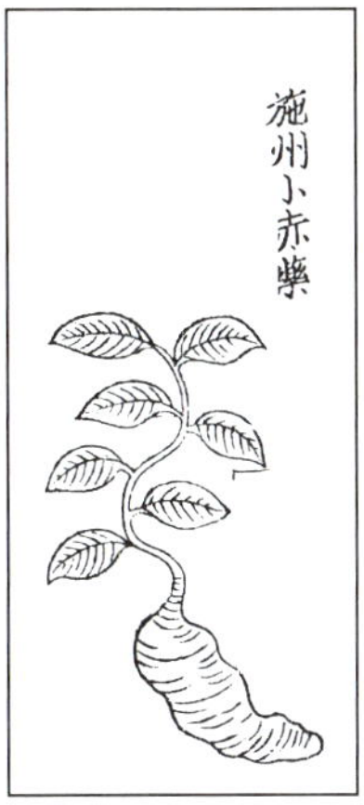

图7　图经（政）·施州小赤药

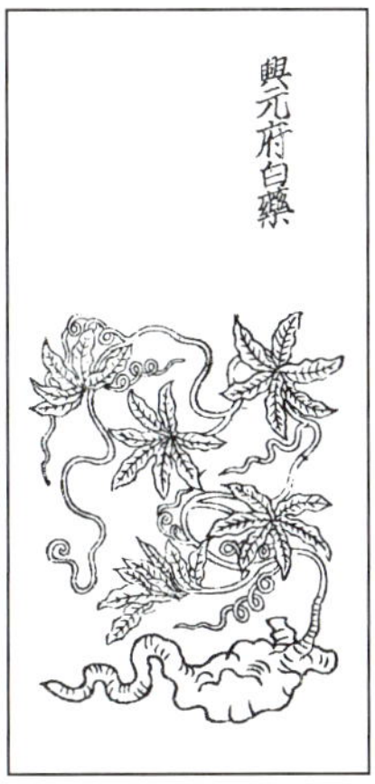

图8　图经（政）·兴元府白药

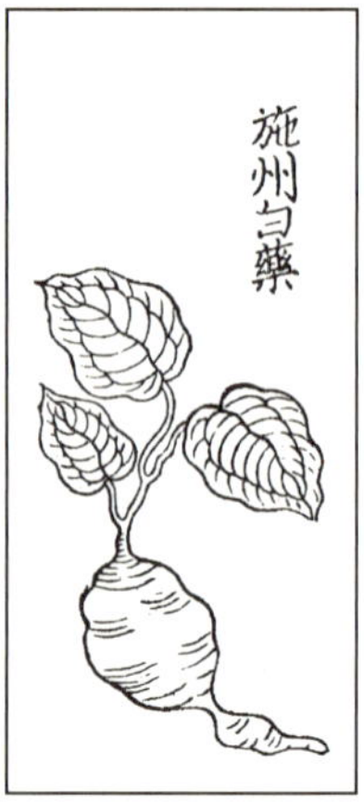

图 9　图经（政）· 施州白药

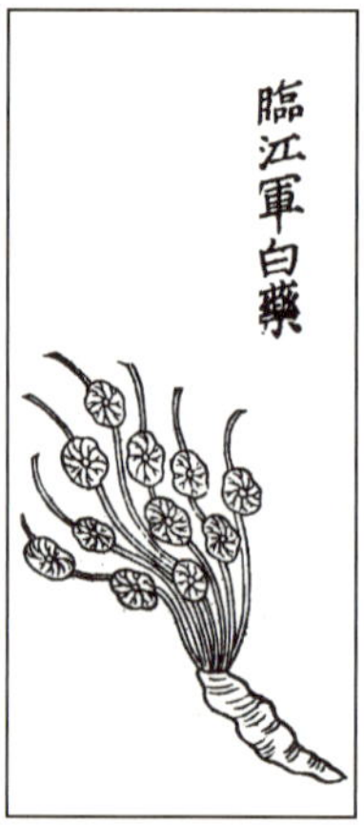

图 10　图经（政）· 临江军白药

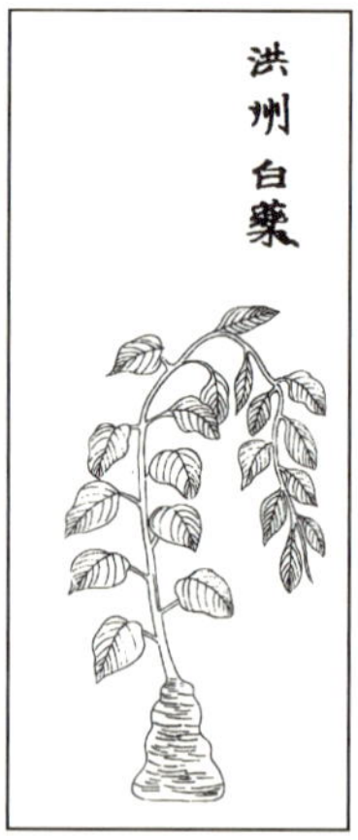

图 11　图经（绍）· 洪州白药

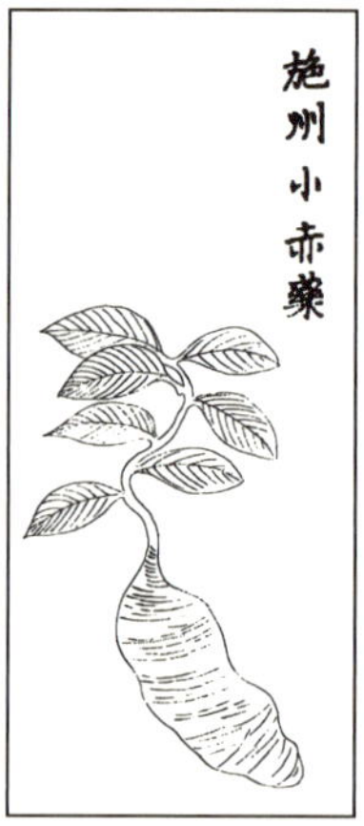

图 12　图经（绍）· 施州小赤药

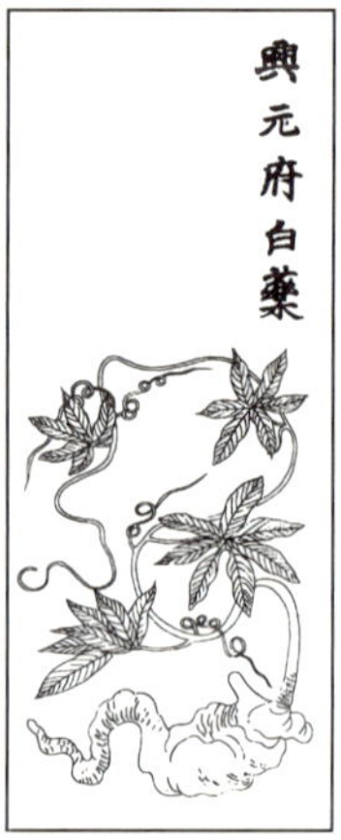

图 13　图经（绍）· 兴元府白药

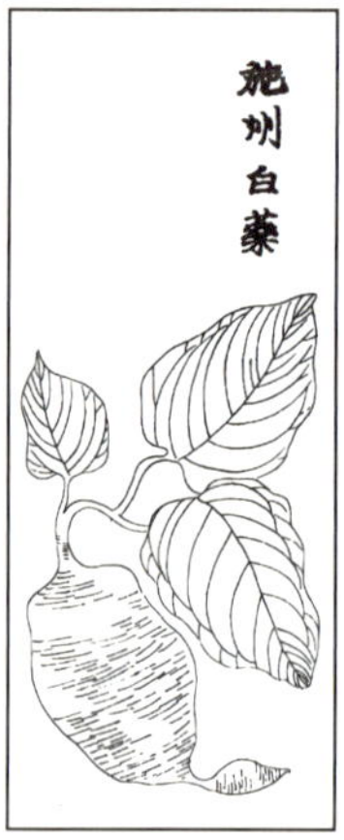

图 14　图经（绍）· 施州白药

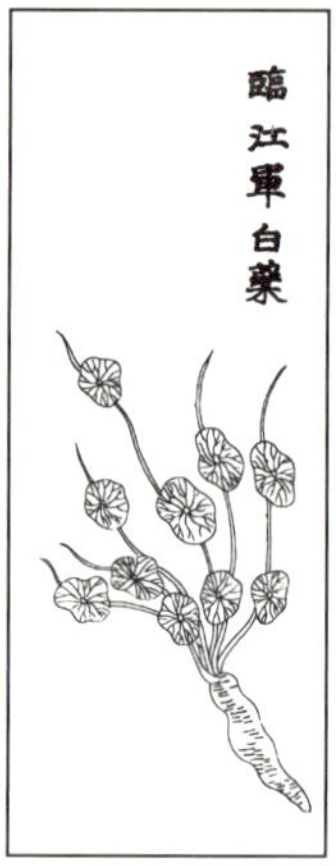

图 15　图经（绍）· 临江军白药

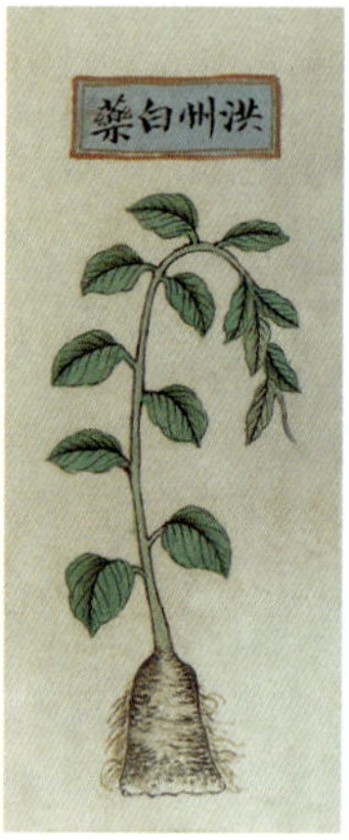

图 16　品汇 · 洪州白药

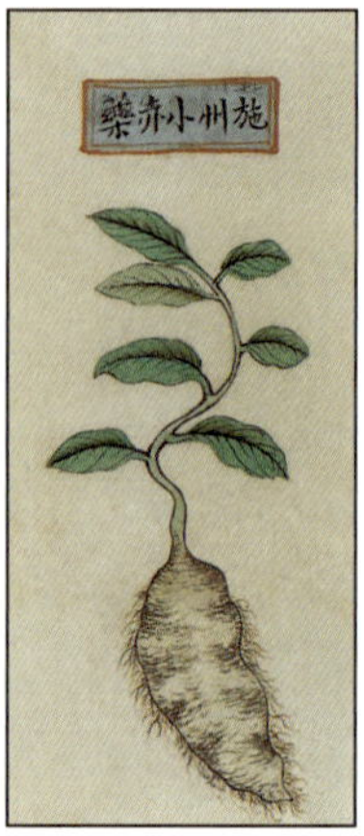

图 17　品汇 · 施州小赤药

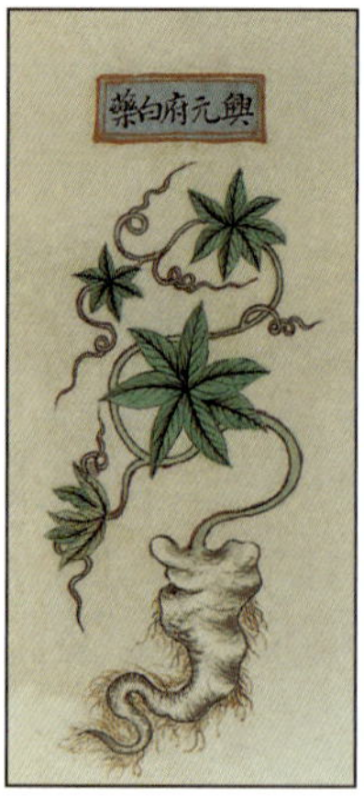

图 18　品汇 · 兴元府白药

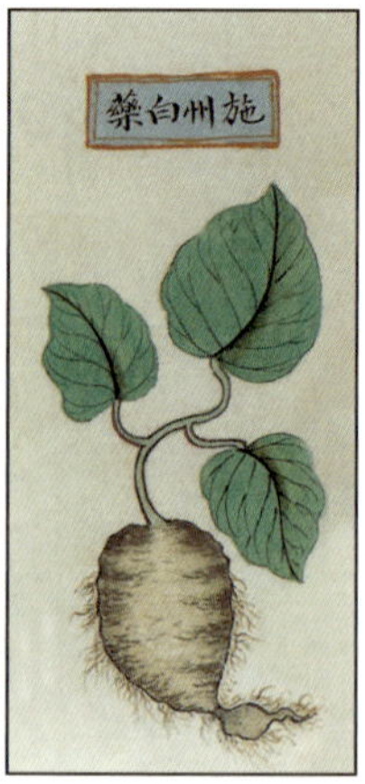

图 19　品汇 · 施州白药

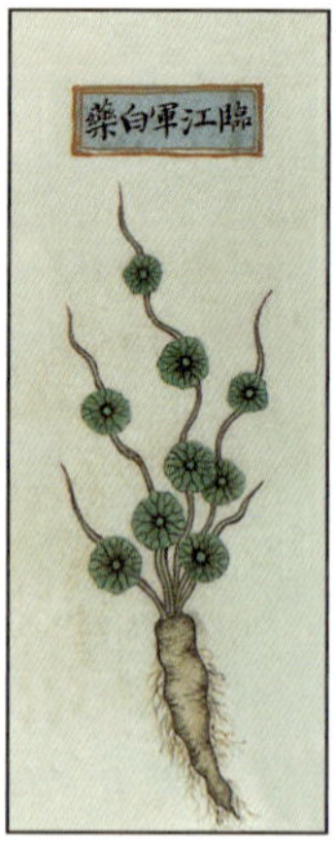

图 20　品汇 · 临江军白药

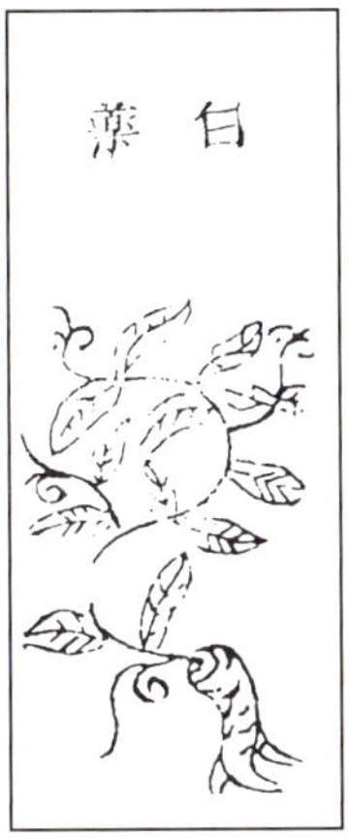

图 21　太乙 · 白药

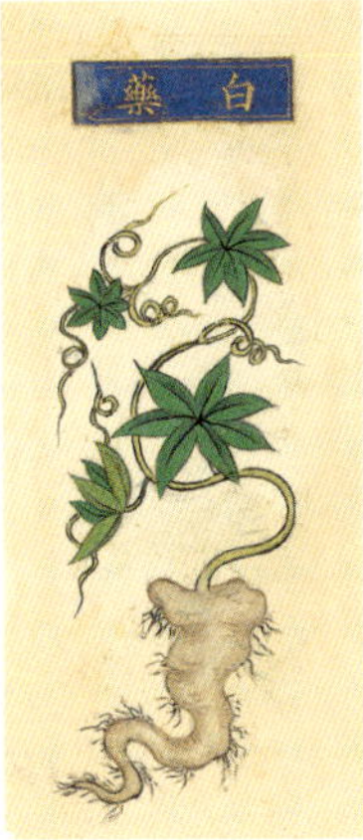

图 22　雷公 · 白药

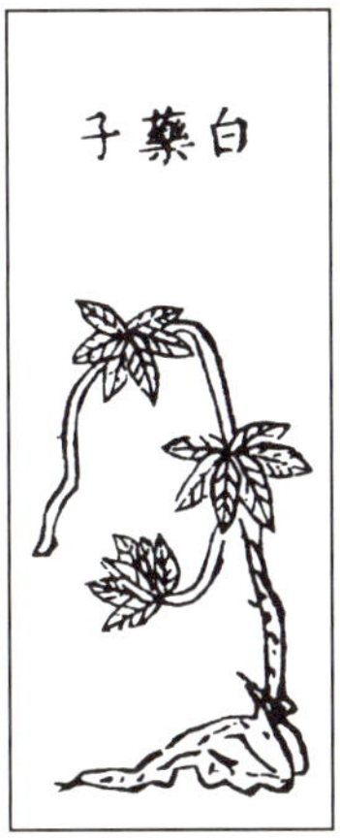

图 23　纲目（金）· 白药子

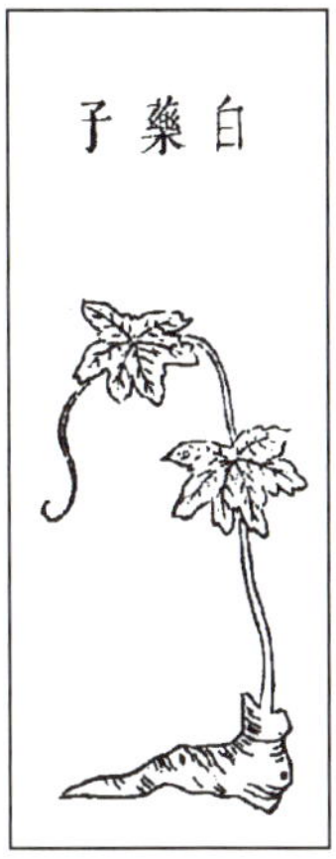

图 24　纲目（钱）· 白药子

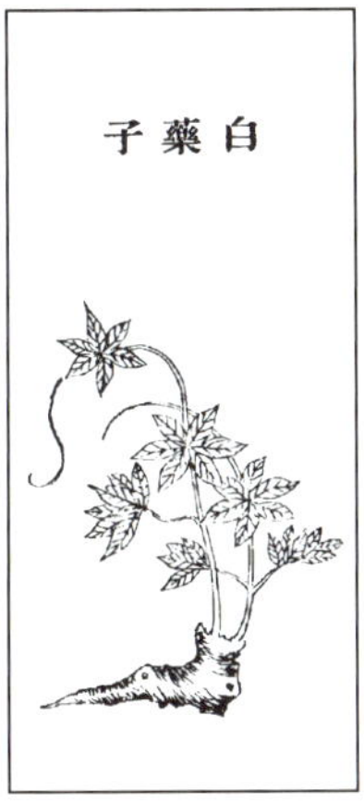

图 25　纲目（张）· 白药子

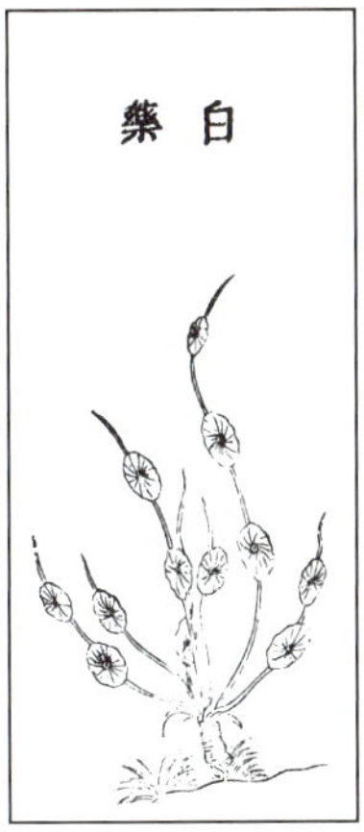

图 26　三才 · 白药

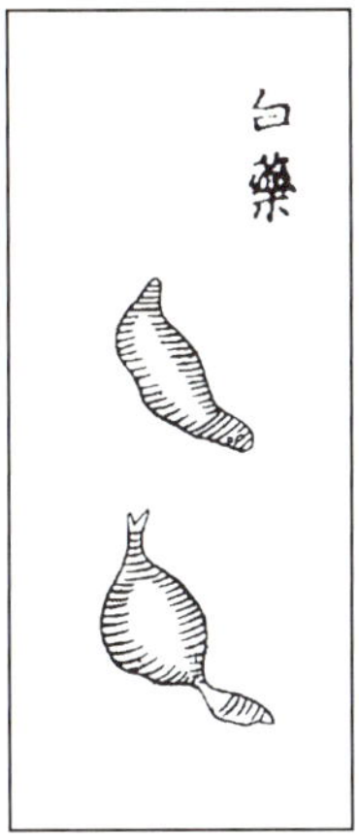

图 27　原始 · 白药

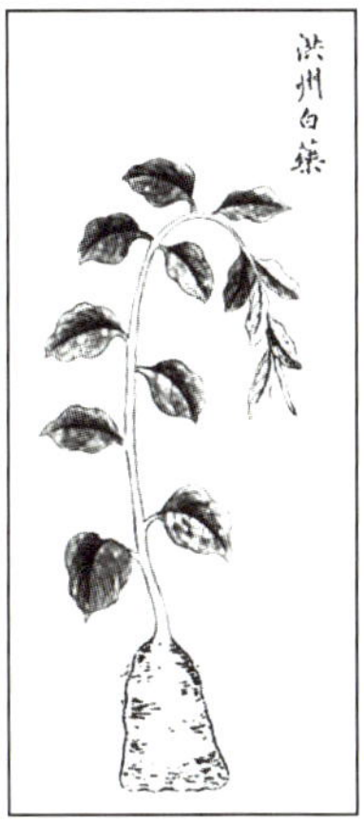

图 28　金石 · 洪州白药

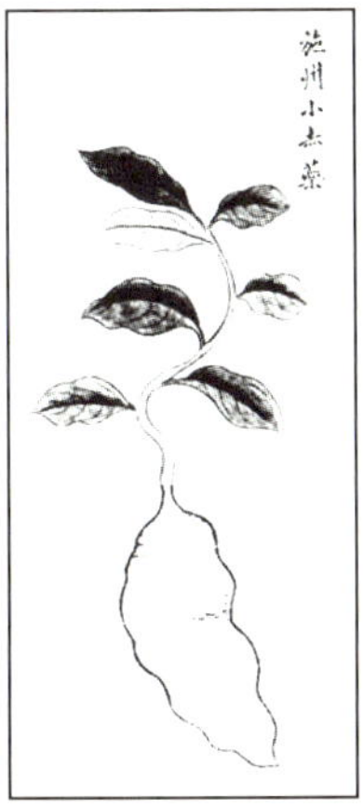

图 29　金石 · 施州小赤药

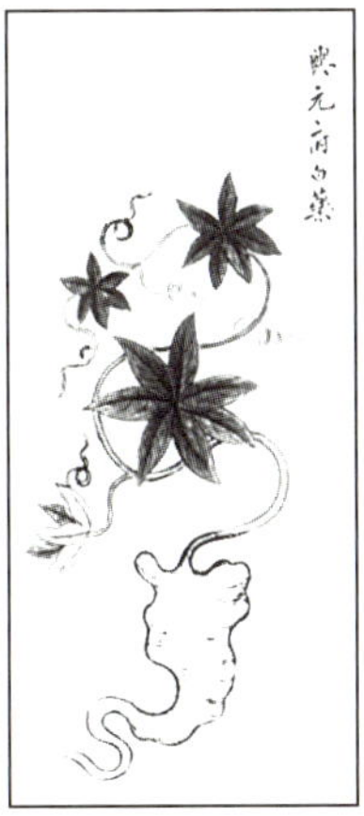

图 30　金石 · 兴元府白药

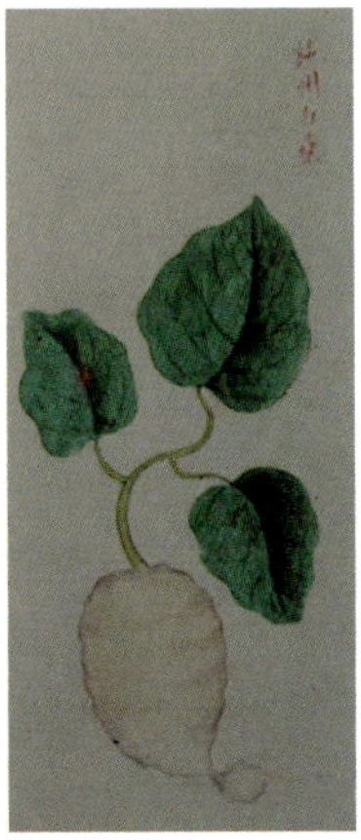

图 31　金石 · 施州白药

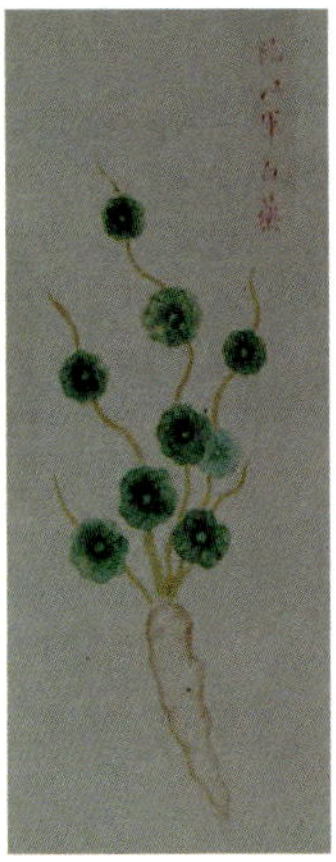

图 32　金石 · 临江军白药

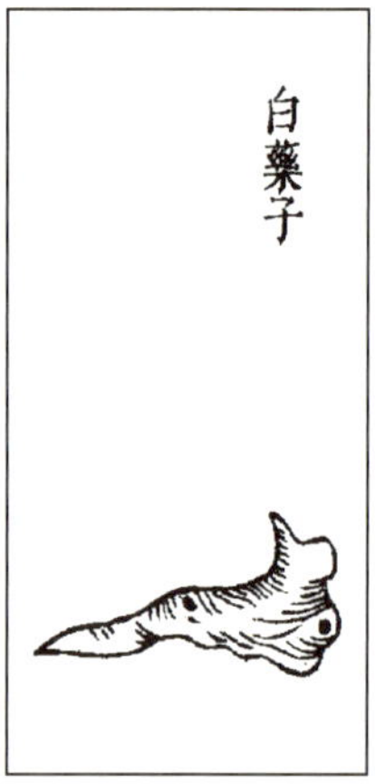

图 33 本草汇·白药子

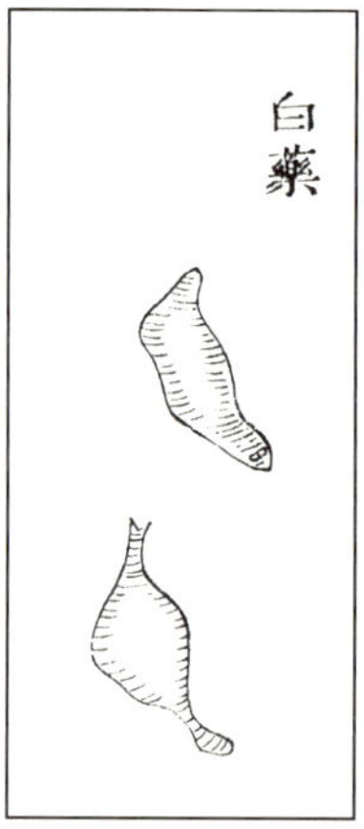

图 34 类纂·白药

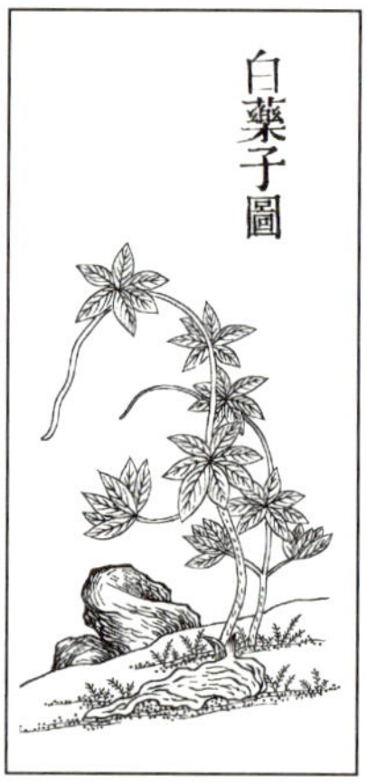

图 35 草木典·白药子图

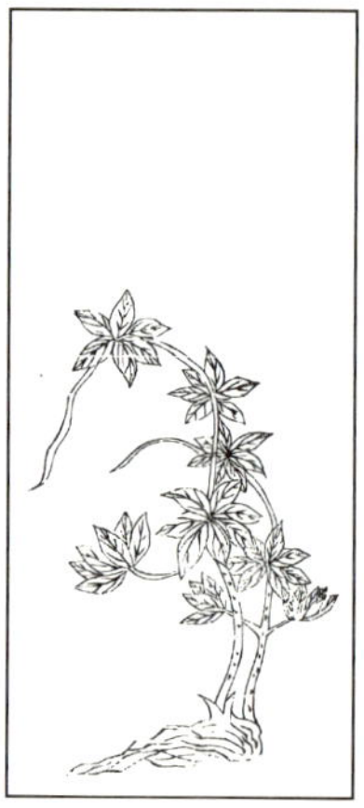

图 36 图考·白药

本品36图，取自16书，其中11幅彩图。有承继关系的图仅1个书类。

《本草图经》：该书5图。依次为“洪州白药”“施州小赤药”“兴元府白药”“施州白药”“临江军白药”，分别存于《大观》(图1、2、3、4、5)、《政和》(图6、7、8、9、10)、《绍兴》(图11、12、13、14、15)。此三传本药图基本一致。今以《政和》图6、图7、图8、图9、图10为《图经》图的代表。

仿绘《图经》5图的彩色图有：《本草品汇精要》“洪州白药”(图16)、“施州小赤药”(图17)、“兴元府白药”(图18，删减叶片，扶直主根)、“施州白药”(图19，改变叶脉)、“临江军白药”(图20)。此后《补遗雷公炮制便览》“白药”(图22)仿绘《品汇》“兴元府白药”(图18)。《金石昆虫草木状》“洪州白药”(图28)、“施州小赤药”(图29)、“兴元府白药”(图30)、“施州白药”(图31)、“临江军白药”(图32)。又依次分别仿绘《品汇》图16、17、18、19、20。

仿绘《图经》5图的墨线图有：《太乙仙制本草药性大全》“白药”(图21)，该图似将《图经》“洪州白药”(图6)、“施州小赤药”(图7)两图糅合，再加卷须而成。《本草纲目》金陵本“白药子”(图23)仿绘《图经》“兴元府白药”(图8)，再加简略。《纲目》钱本图24又将金陵本图再加修饰。《本草汇》“白药子”(图33)截取《纲目》钱本图24的根部，另成一药材图。另《三才图会》“白药”(图26)仿绘《图经》“临江军白药”(图10)。《古今图书集成·草木典》“白药子图”(图35)又仿绘《纲目》金陵本图23，为之增添茎叶及同形植物一株，再加土地背景。《植物名实图考》“白药”(图36)再仿绘《草木典》图35中的植物图，不取背景。《纲目》张本图25又仿绘《图考》图36的地上部分，根部则仿《纲目》钱本图24。颇能迷惑人的是《本草原始》“白药”(图27)。该图仅绘两个块根。按照该书的惯例，当为写生药图。但其表现方法与其他写生图迥然不同，无细致的根痕纹理，而是光滑的立体纹。经比照，其上一块根乃截取《图经》“施州小赤药”的根部，下一块根乃截取《图经》“施州白药”的块根，尤其该块根下部的特殊形状，显示来自“施州白药”图。故此不是写生图，乃仿绘图。此后《本草纲目类纂必读》图34又仿绘《原始》图27。

以上36图中，除外31幅仿绘图，原创图尚有5幅（图6、7、8、9、10），详见下“鉴药”项。

【文录】

唐《唐本草》（见《证类》卷9“白药”）《唐本》注云：出原州。三月苗生，叶似苦苣，四月抽赤茎，花白，根皮黄，八月叶落，九月枝折，采根，日干。

吴越《日华子本草》（同上）《日华子》云：白药……根名白药。

宋《本草图经》（同上）《图经》曰：今夔、施、江西、岭南亦有之。三月生苗，似苦苣叶，四月而赤，茎长似葫芦蔓，六月开白花。八月结子，亦名瓜蒌。九月采根，以水洗，切碎，暴干，名白药子。江西出者，叶乌臼，子如绿豆，至八月，其子变成赤色。

清《植物名实图考》卷22“白药” 白药，《唐本草》始著录。《图经》有数种。《本草拾遗》又有陈家白药、甘家白药、会州白药，有方无图。今滇南亦有白药，主治马病。未知是《图经》何种，不敢并入。

【鉴药】

“白药”首见于《唐本草》。此后见于本草以“白药”为名的药物有好几种，不明其何以名为“白药”。《唐本草》所载“白药”可“主金疮生肌”。后世不同来源的白药大多用治伤损、出血、解毒疗痈。

关于古代的白药，清·吴其濬云：“《图经》有数种。《本草拾遗》又有陈家白药、甘家白药、会州白药，有方无图。今滇南亦有白药，主治马病。未知是《图经》何种，不敢并入。”故本条也只能依据古本草的记载，分析白药的不同来源。

《唐本草》所云的“白药”，“出原州。三月苗生，叶似苦苣，四月抽赤茎，花白，根皮黄，八月叶落，九月枝折，采根”。此记载看似从生到采挺齐全，但缺乏特异性的鉴别点。

“白药”可以是植物名，也可以是药用部位名。如《日华子本草》云：“蘋草……根名白药。”要凭借根形去鉴定物种，其难度非常大。

宋·苏颂《本草图经》曰：“今夔、施、江西、岭南亦有之。三月生苗，似苦苣叶，四月而赤，茎长似葫芦蔓，六月开白花。八月结子，亦名瓜蒌。九月采根。”这段论述糅合了《唐本草》所云内容，还增加了“茎长似葫芦蔓……亦名瓜蒌”一句，似乎是葫芦科植物的根。《图经》附图有“兴元府白药”（图8），图中有横走肥大的块根，茎缠绕，有卷须。叶为掌状5深裂。据考似为华中栝楼*Trichosanthes rosthornii* Harms或大苞栝楼*T. bracteata* Voigt。[1]

苏颂还提到一种白药子：“江西出者，叶似乌臼，子如绿豆，至八月，其子变成赤色。”据考此种与防己科植物金线吊乌龟（头花千金藤）*Stephania cepharantha* Hayata相当，与《图经》所附“临江军白药”（图10）相似。也就是清代吴其濬《植物名实图考》卷21的“金线吊乌龟”。其形态为“江西、湖南皆有之。一名山乌龟。蔓生，细藤微赤；叶如小荷叶而后半不圆，末有微尖，长梗在叶中，似金莲花叶；附茎开细红白花，结长圆实，如豆成簇，生青熟红黄色；根大如拳”。此亦是千金藤的原植物（参本书“18-33千金藤”图6）。

古本草有关白药的图虽然较多，但若论原创图，其实就只有《图经》所出5幅。

《本草图经》：该书5图，其中“施州小赤药”（图7）可能是误入。此图与“黄药子”条的“施州赤药”（“18-36黄药子”图7）完全相同。其原植物虽有猜测为蓼科植物者，但毕竟证据不足，此图略而不论。

“洪州白药”（图6）主根特别粗大，茎单一，单叶互生，叶长卵形，先端渐尖，有叶柄，茎上部弯曲下垂。或云此图与下“施州白药”（图9）均为薯蓣科植物黄独*Dioscorea bulbifera* L.，[2]但其茎叶形态相差太大，难作定论。

“兴元府白药”（图8）：已见前考证中提及。

“施州白药”（图9）仅绘一膨大的块根，3片无主茎之叶。此等图形，无法考其基原。

“临江军白药”（图10）绘一具粗大块根的植物，茎蔓生，叶扁圆形，盾状着生。临江军即今江西樟树市。此图所示，即《图经》提到的：“江西出者，叶似乌臼，子如绿豆，至八月，其子变成赤色。”结合此图形与产地，此种当为防己科植物金线吊乌龟（头花千金藤）*Stephania cepharantha* Hayata。[3]

【小结】

“白药”为《唐本草》首出药。但同有“白药”之名的药物多种。今可考者，有宋代出江西者（叶似乌臼，子如绿豆，熟则赤色）。结合所附“临江军白药”图，此种与防己科植物金线吊乌龟（头花千金藤）*Stephania cepharantha* Hayata相似。另“兴元府白药”图与苏颂提到“茎长似葫芦蔓……亦名瓜蒌”的白药，或考

1　谢宗万：《本草纲目药物彩色图鉴》，北京：人民卫生出版社，2000：183.
2　孙启明：《苏图研究》，见：张志斌，郑金生主编：《本草纲目研究札记》，北京：科学出版社，2019：642.
3　谢宗万：《中药材品种论述》上册，上海：上海科学技术出版社，1980：366.

华中栝楼*Trichosanthes rosthornii* Harms或大苞栝楼*T. bracteata* Voigt，其余则基原不明。

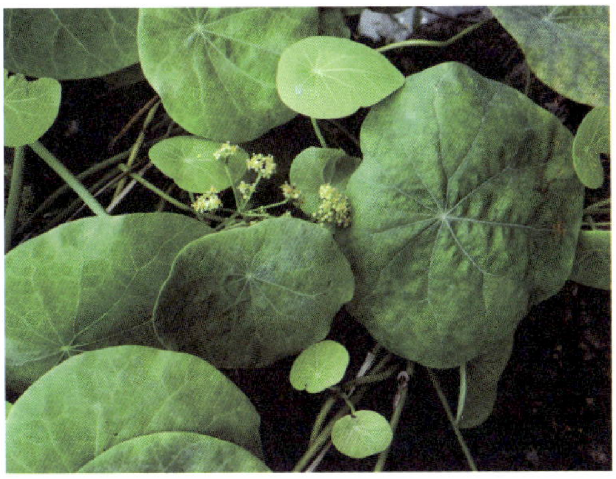

图 37　头花千金藤 *Stephania cepharantha*

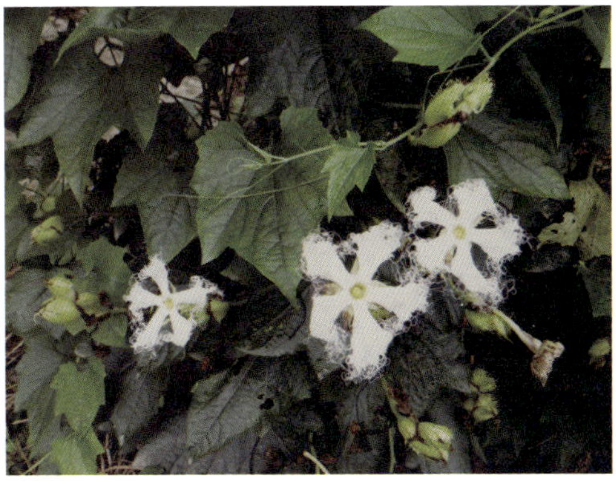

图 38　大苞栝楼 *Trichosanthes bracteata*

18-40　突厥白

【品图】

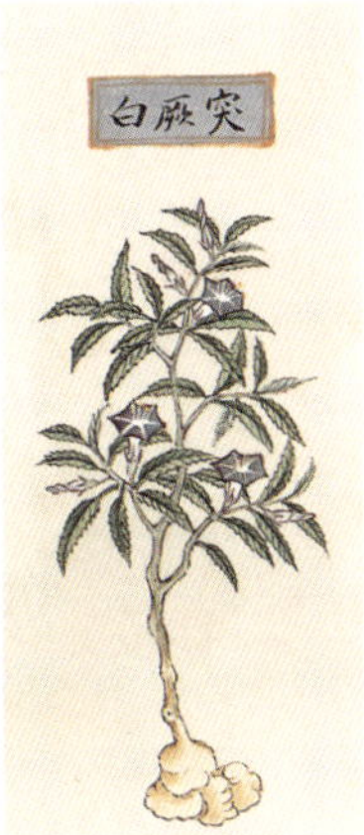

图 1　品汇 · 突厥白

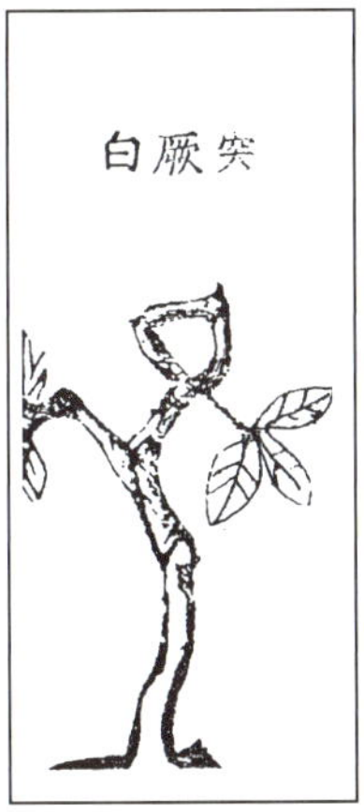

图 2　太乙 · 突厥白

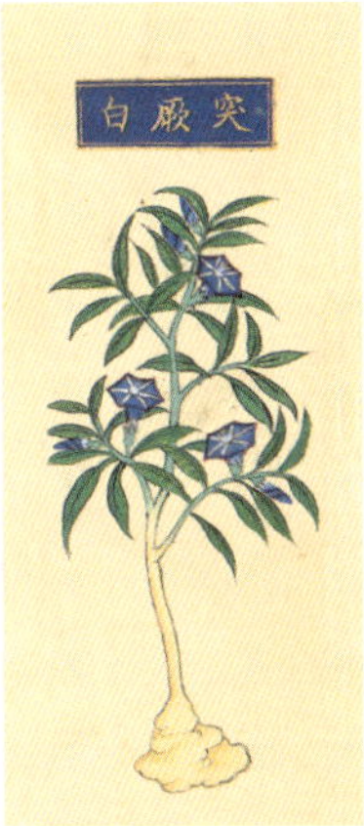

图 3　雷公 · 突厥白

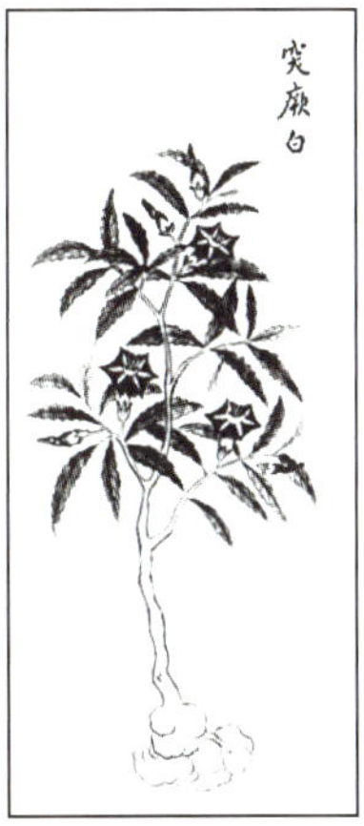

图 4　金石 · 突厥白

本品4图，取自4书，其中有彩图3幅。有承继关系的图仅1个书类。

《本草品汇精要》：该书的“突厥白”（图1）仿绘图有《补遗雷公炮制便览》图3、《金石昆虫草木状》图4。

以上4图中，除外2幅仿绘图，原创图尚有2幅（图1、2），详见下“鉴药”项。

【文录】

宋《开宝本草》(见《证类》卷14“突厥白”) 出突厥国，色白如灰，乃云石灰共诸药合成之。夷人以合金疮，中国用之。(今医家见用经效者，潞州出焉。其根黄白色,状似茯苓而虚软。苗高三四尺,春夏叶如薄荷。花似牵牛而紫,上有白棱。二月、八月采根，暴干。)

【鉴药】

“突厥白”首见于《开宝本草》，云“出突厥国，色白如灰”，其名或由此而来。又名“突屈白”。其主治“合金疮”，后世未见使用。

本品原出突厥国。“突厥”是公元552年突厥首领建立的古国名，历经演变后在公元745年被回纥消灭。此药最初为一味外来的成药，据云“石灰共诸药合成之”。其传入时间当在唐代,《开宝》所记可能是综合前人之言而成。

关于本品来源,《开宝》的注说与其正文不同:“今医家见用经效者，潞州出焉。其根黄白色，状似茯苓而虚软。苗高三四尺，春夏叶如薄荷。花似牵牛而紫，上有白棱。二月、八月采根,暴干。”可见宋初时该药被考订为一种植物,主产于潞州(今山西长治一带)。《开宝重定序》云:“至如突屈白，旧说灰类，今是木根。”可见此药来源的考订被《开宝》序言作为突出的工作业绩之一。然该植物虽粗有形态描述，却至今尚无人考得其来源。由于此药基原不明，至明代《本草纲目》，则将其作为附录药，放在“白药子”之后。

1.《本草品汇精要》：该书“突厥白”(图1)绘一木本植物,根团结膨大如茯苓，无须根。其树叶披针形，叶腋间长出大朵花，紫蓝色如牵牛花，花冠有白色条纹。整个植物按文字记述想象绘成，无法作为考证依凭。

2.《太乙仙制本草药性大全》：该书“突厥白”(图2)同样绘一木本植物，枝干拳曲仅有数片硕大树叶。如果说《品汇》之图是据文字描绘，则此图更等而下之，不知其示意为何。

【小结】

“突厥白”乃唐代使用的产于突厥的白色成药。宋代使用一种根黄白色如茯苓、春夏有叶如薄荷的植物作“突厥白”。基原不明。

18-41 威灵仙

【品图】

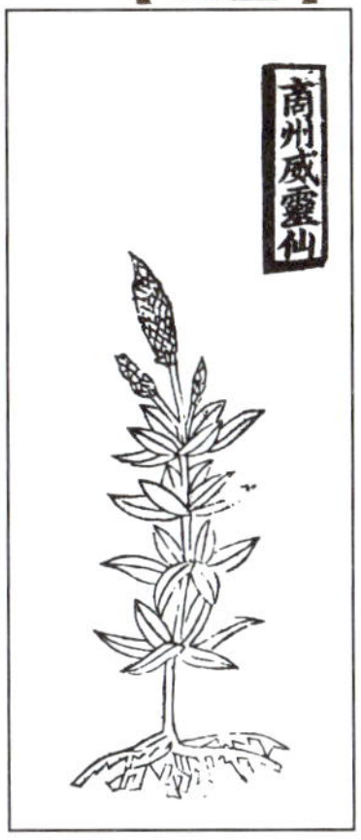

图1 图经（大）·商州威灵仙

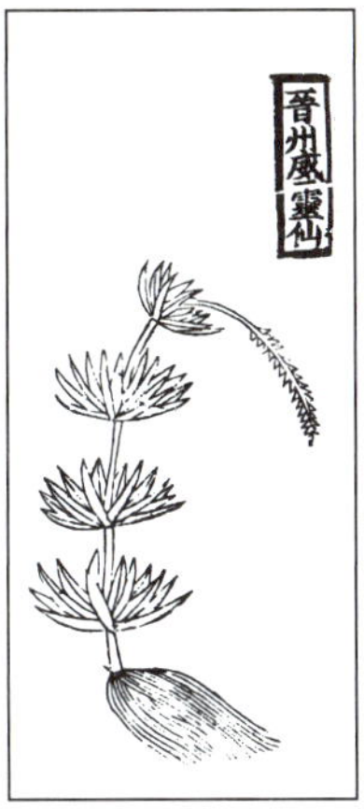

图2 图经（大）·晋州威灵仙

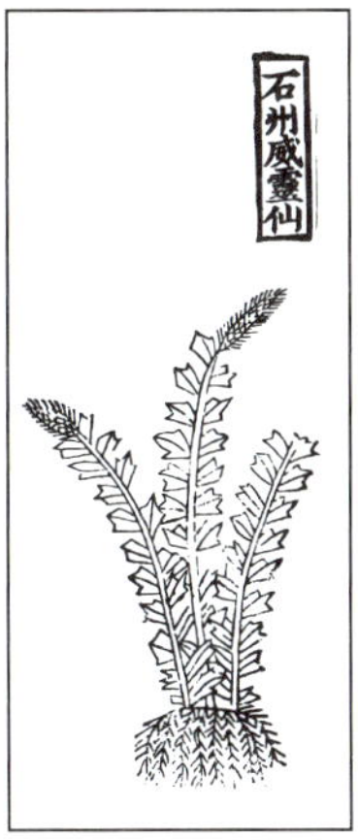

图3 图经（大）·石州威灵仙

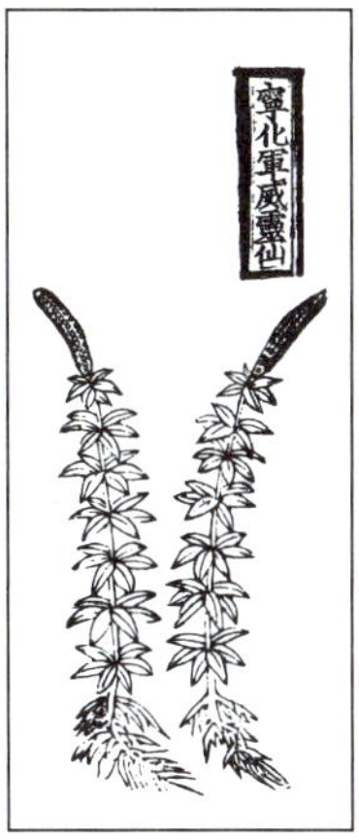

图4 图经（大）·宁化军威灵仙

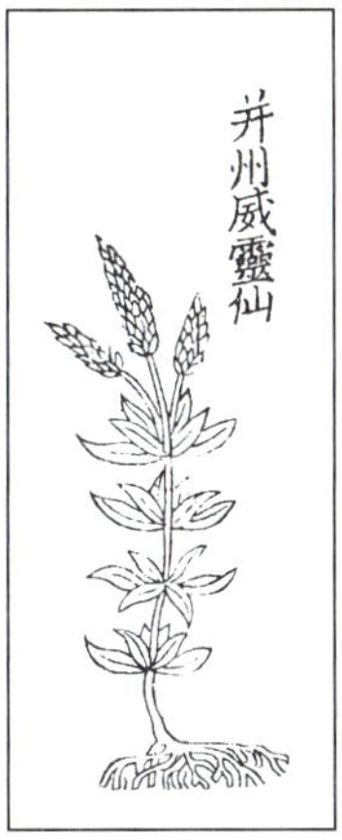

图5 图经(政)·并州威灵仙

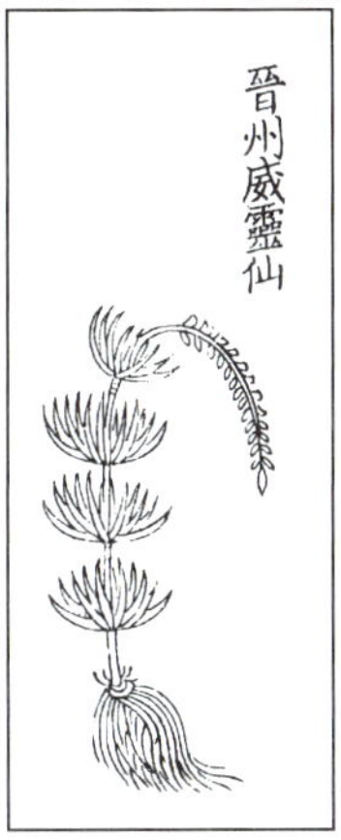

图6 图经(政)·晋州威灵仙

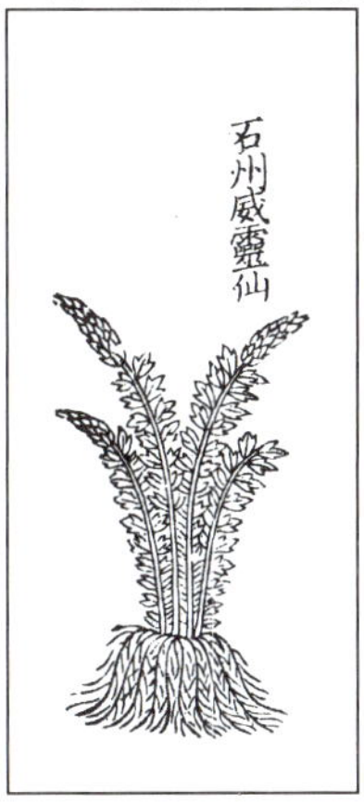

图7 图经(政)·石州威灵仙

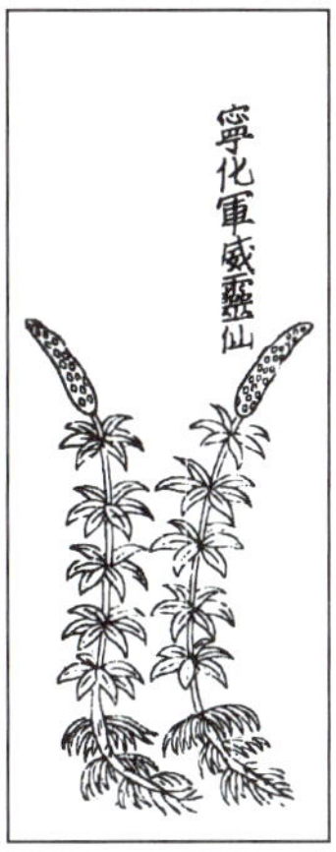

图8 图经(政)·宁化军威灵仙

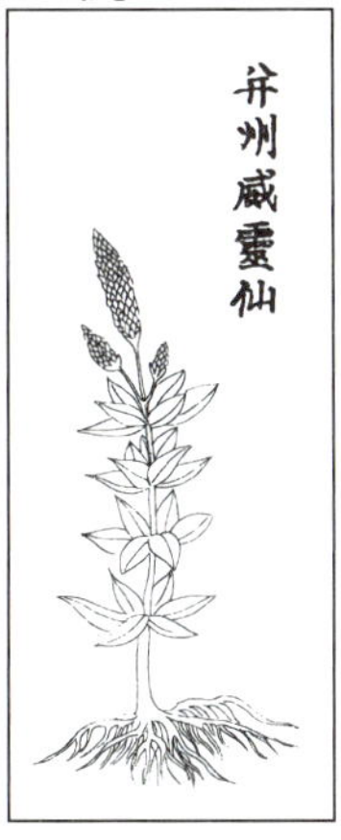

图9 图经(绍)·并州威灵仙

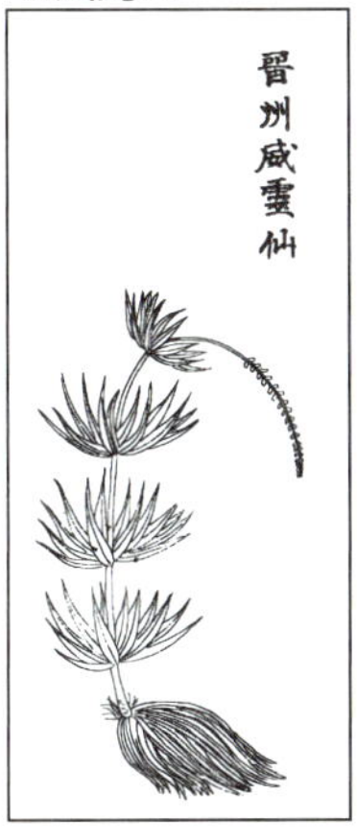

图10 图经(绍)·晋州威灵仙

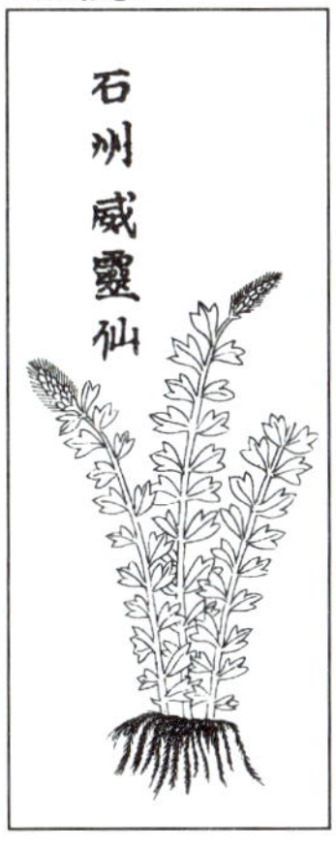

图11 图经(绍)·石州威灵仙

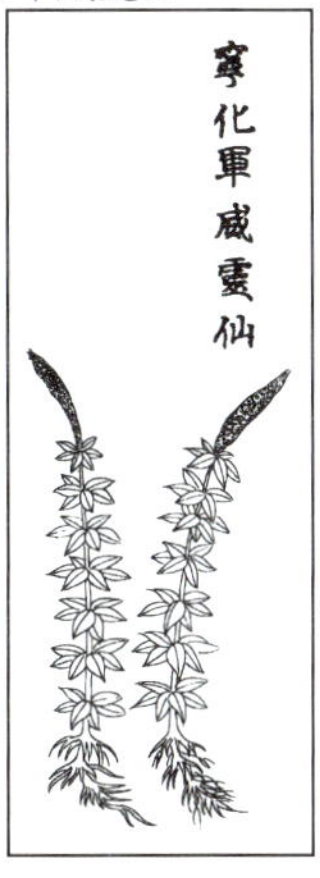

图12 图经(绍)·宁化军威灵仙

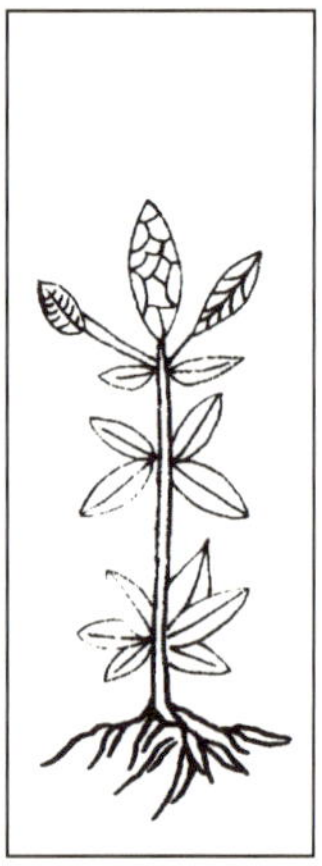

图 13　歌括·威灵仙

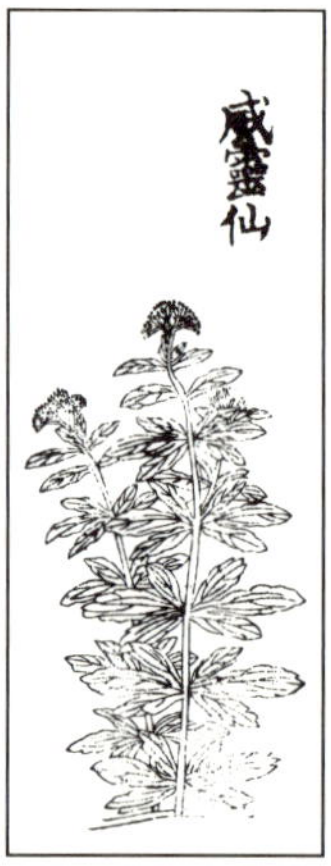

图 14　救荒·威灵仙

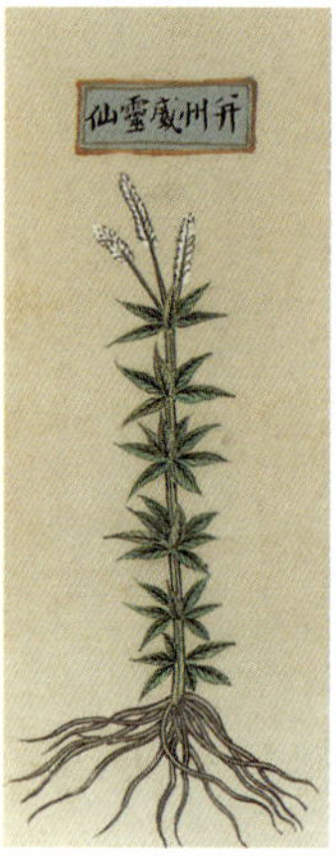

图 15　品汇·并州威灵仙

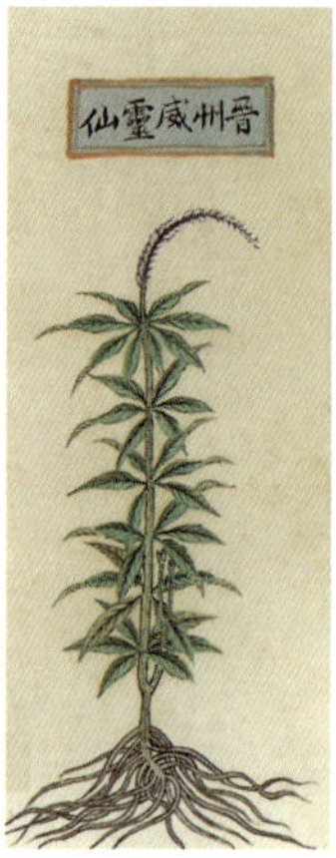

图 16　品汇·晋州威灵仙

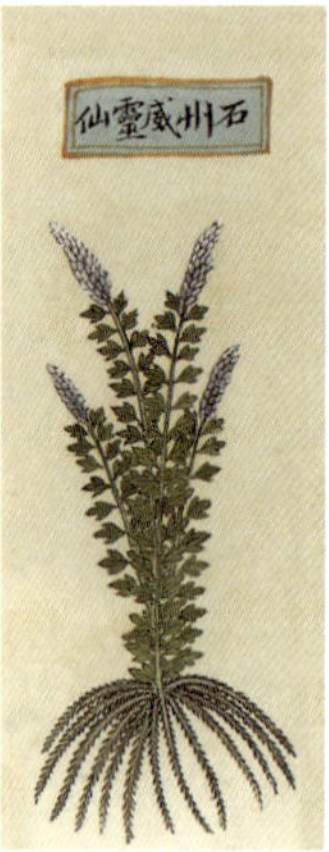

图 17　品汇·石州威灵仙

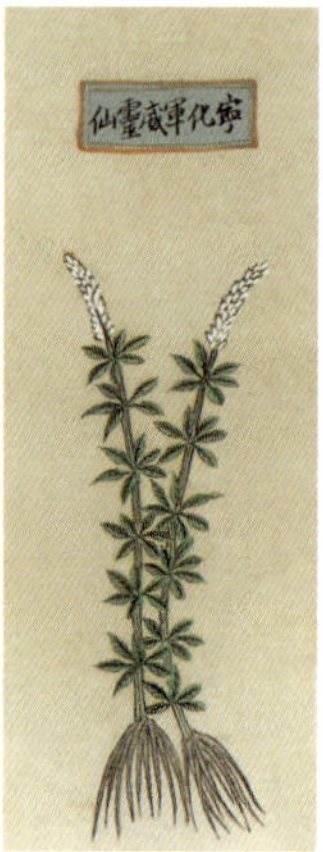

图 18　品汇·宁化军威灵仙

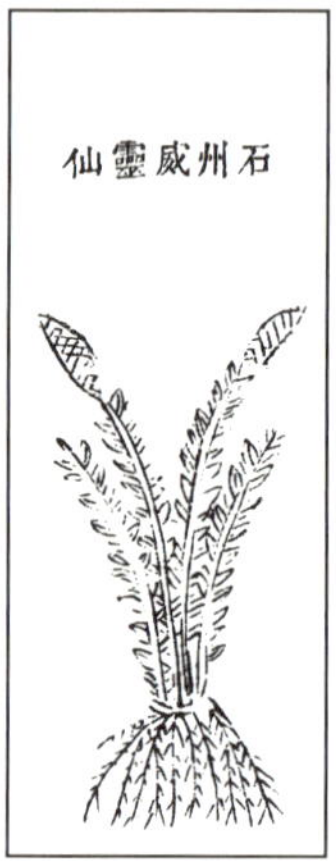

图 19　蒙筌·石州威灵仙

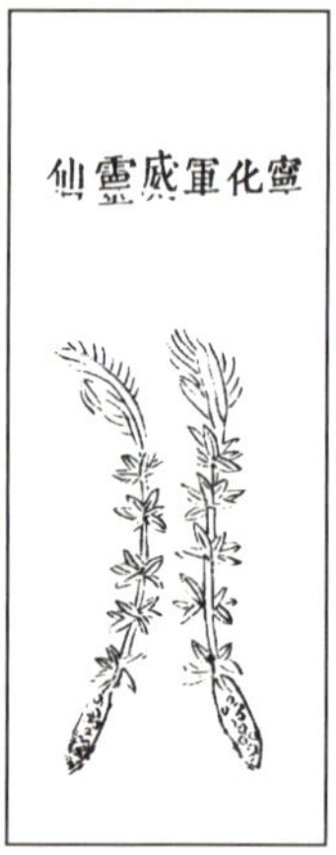

图 20　蒙筌·宁化军威灵仙

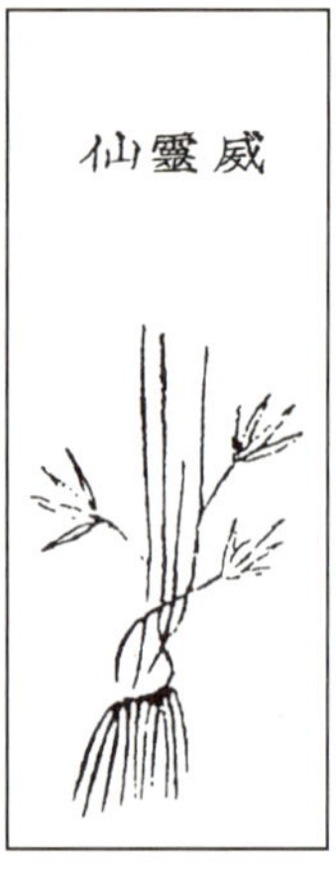

图 21　太乙·威灵仙

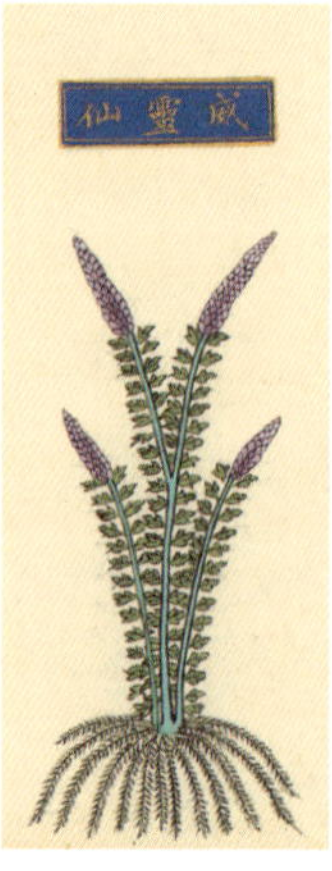

图 22　雷公·威灵仙

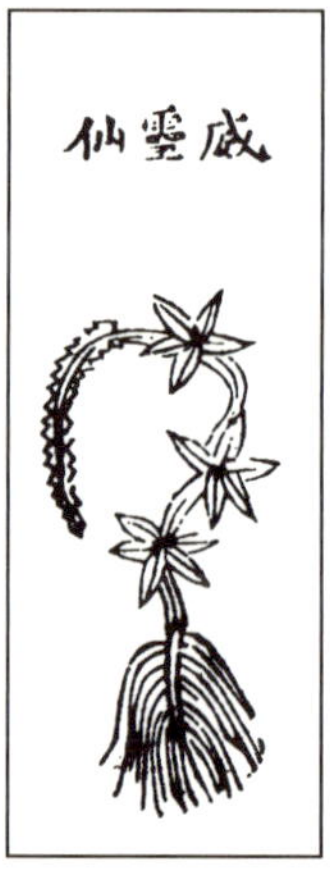

图 23　纲目（金）·威灵仙

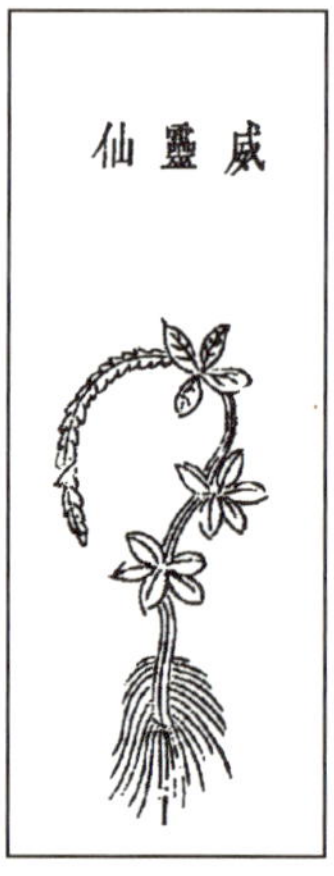

图 24　纲目（钱）·威灵仙

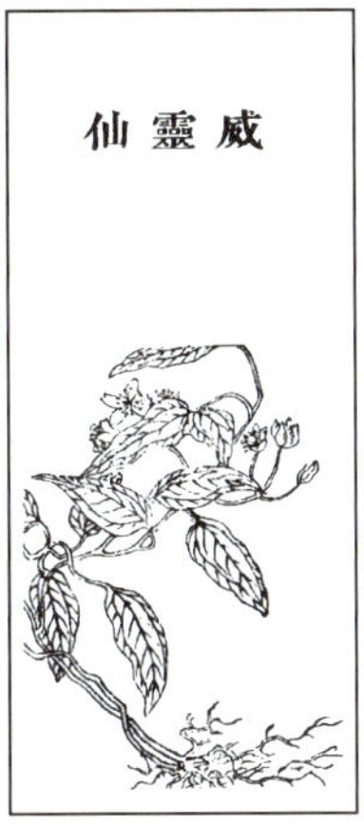

图 25　纲目（张）· 威灵仙

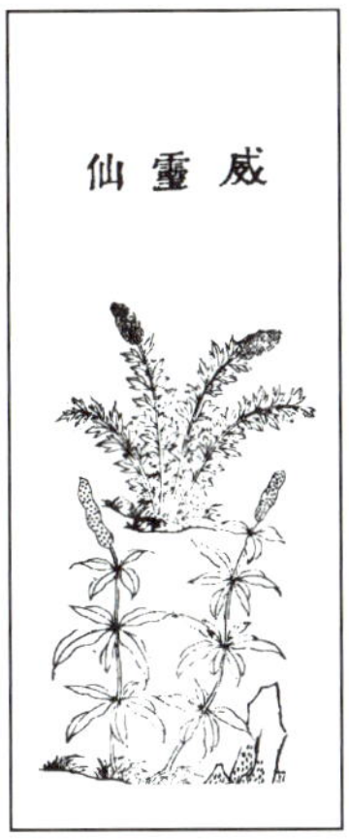

图 26　三才 · 威灵仙

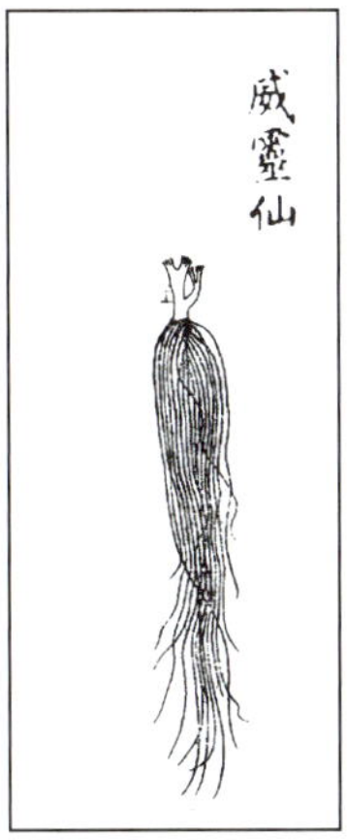

图 27　原始 · 威灵仙

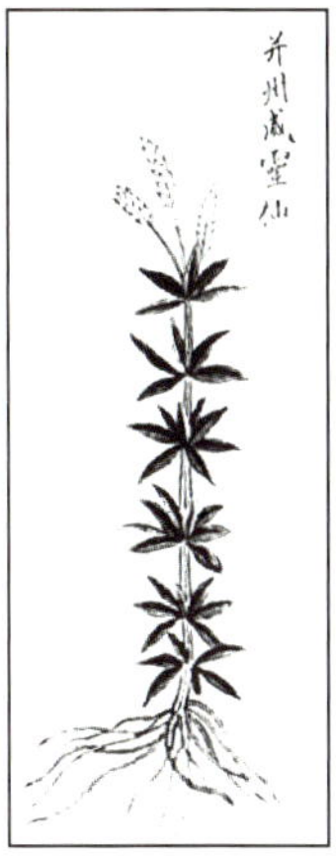

图 28　金石 · 并州威灵仙

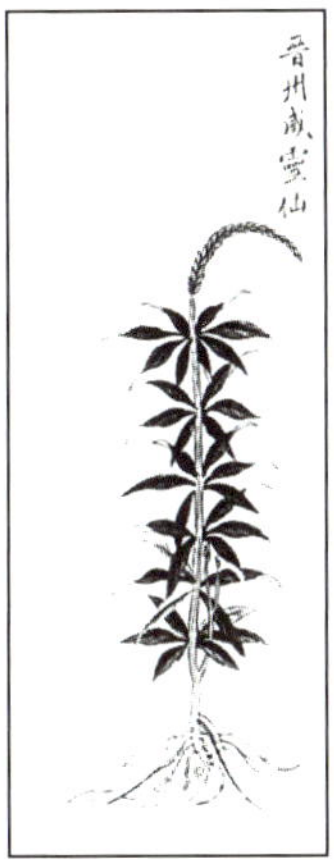

图 29　金石 · 晋州威灵仙

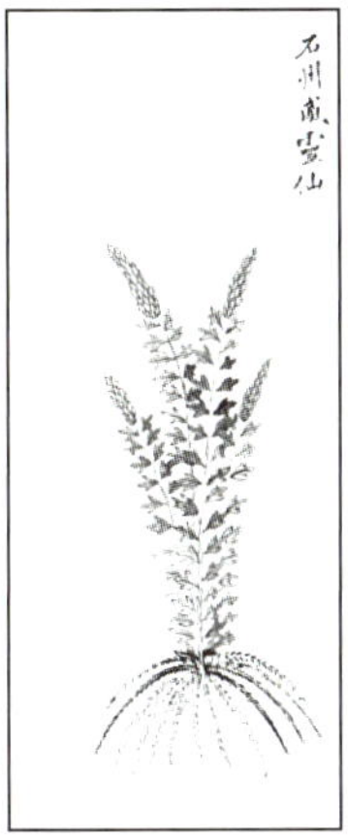

图 30　金石 · 石州威灵仙

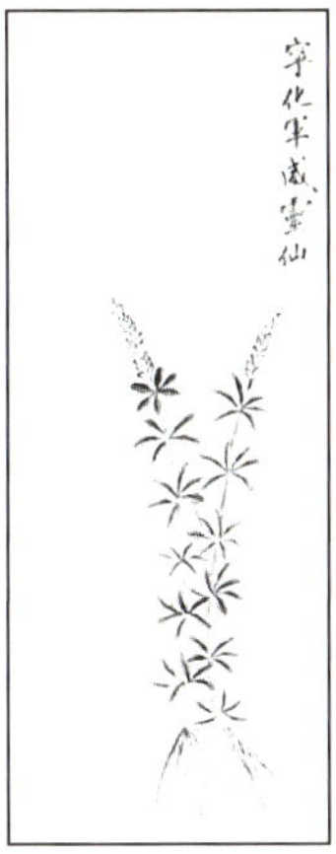

图 31　金石 · 宁化军威灵仙

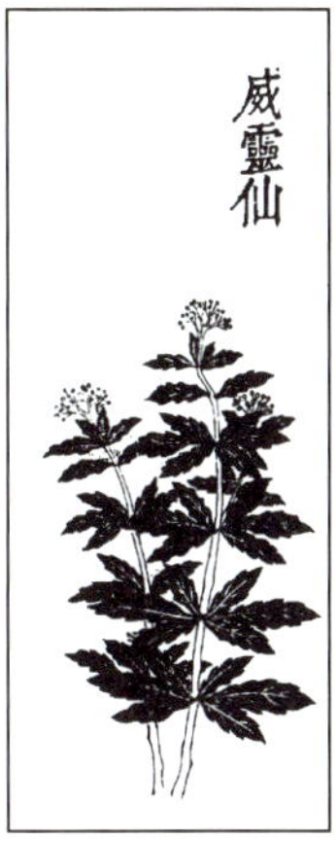

图 32　博录 · 威灵仙

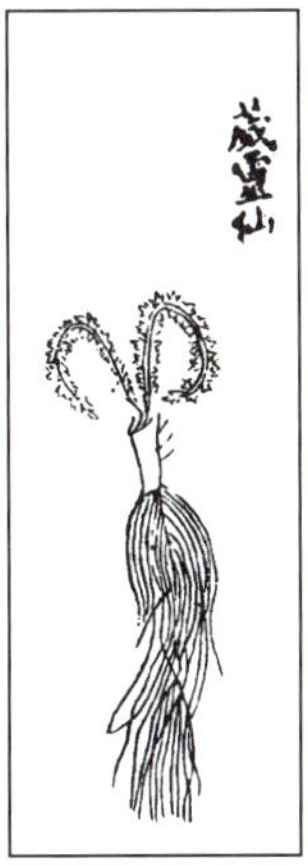

图 33　汇言 · 威灵仙

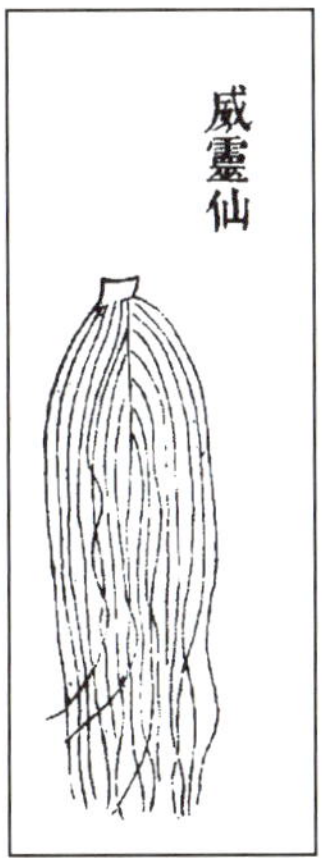

图 34　本草汇 · 威灵仙

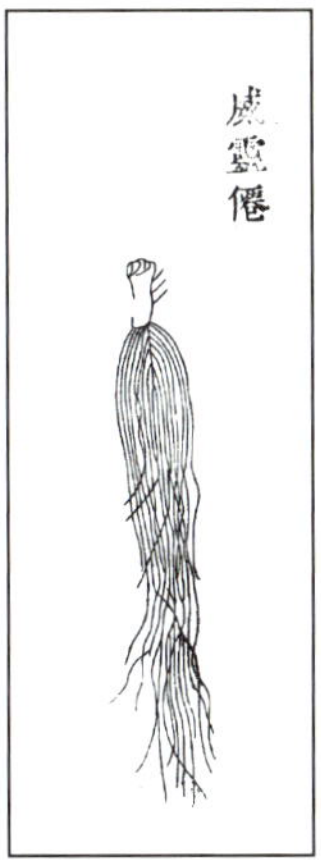

图 35　类纂 · 威灵仙

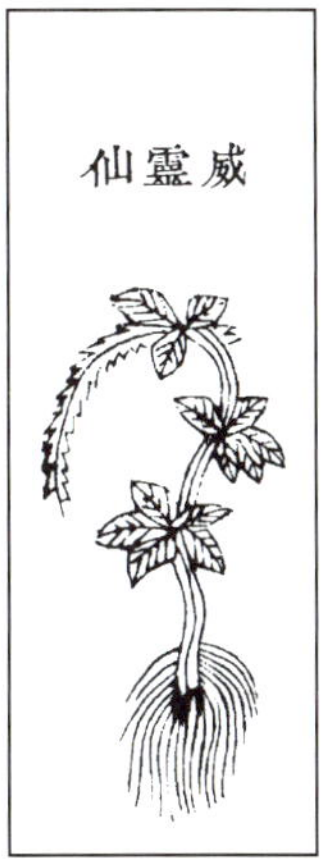

图 36　备要 · 威灵仙

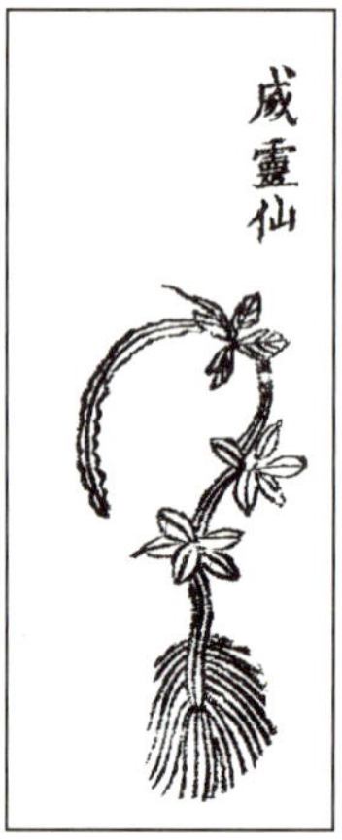

图 37 求真·威灵仙

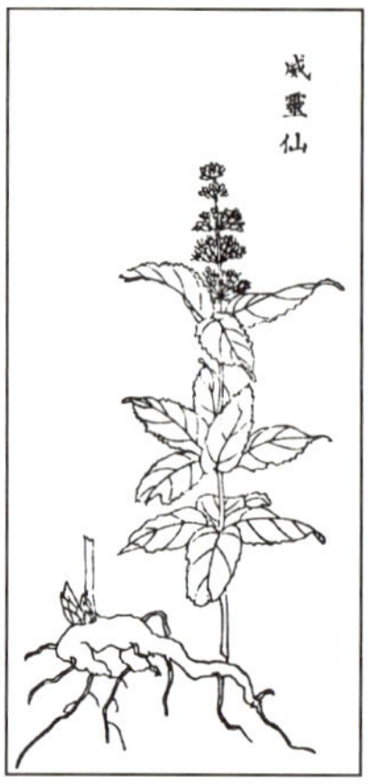

图 38 质问·威灵仙 -1

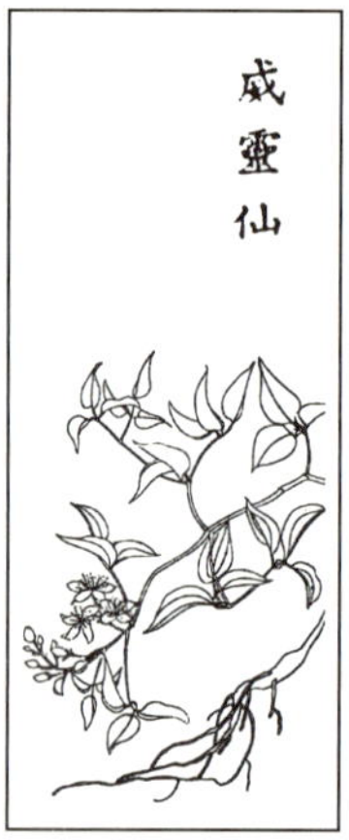

图 39 质问·威灵仙 -2

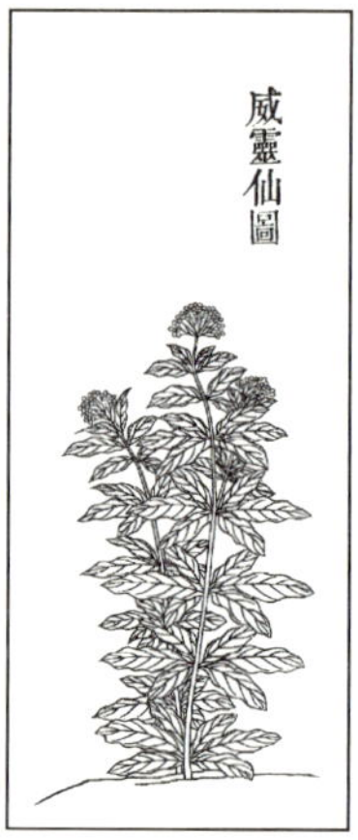

图 40 草木典·威灵仙图

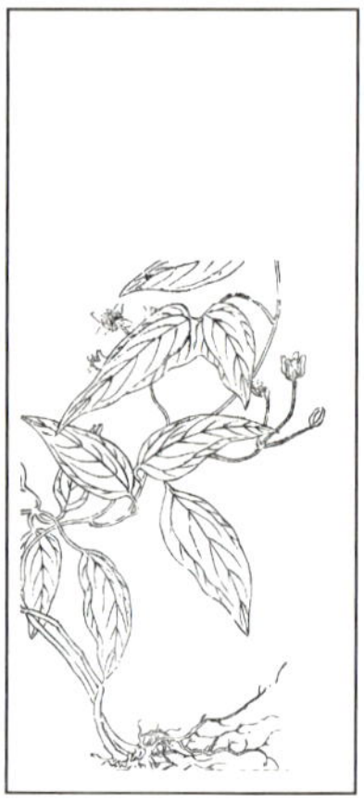

图 41 图考·威灵仙

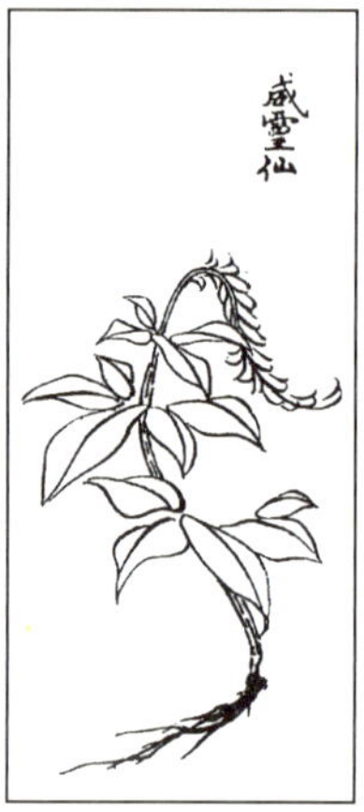

图 42 图说·威灵仙

本品42图，取自25书，其中9幅彩图。有承继关系的图可分4个书类。

《本草图经》：该书4图。依次为“并[1]州威灵仙”“晋州威灵仙”“石州威灵仙”“宁化军威灵仙”，分别存于《大观》（图1、2、3、4）、《政和》（图5、6、7、8）、《绍兴》（图9、10、11、12）。此三传本药图基本一致。今以《政和》图5、图6、图7、图8为《图经》图的代表。

仿绘《图经》4图的彩色图有：《本草品汇精要》“并州威灵仙”（图15，花敷以白色）、“晋州威灵仙”（图16，白花）、“石州威灵仙”（图17，须根散开）、“宁化军威灵仙”（图18，花白）。此后《补遗雷公炮制便览》“威灵仙”（图22）仿绘《品汇》“石州威灵仙”（图17）。《金石昆虫草木状》图28、图29、图30、图31又依次分别仿绘《品汇》图15、图16、图17、图18。

仿绘《图经》4图的墨线图有：《本草歌括》“威灵仙”（图13）仿绘的是“并州威灵仙”（图5）。《本草蒙筌》“石州威灵仙”（19）、“宁化军威灵仙”（图20）分别仿绘其同名图（图7、8）。《本草纲目》金陵本“威灵仙”（图23）在“晋州威灵仙”（图6）基础上再加简化，花穗左垂。《纲目》钱本图24又仿金陵本图23重绘，再加修润。此后《本草备要》图36、《本草求真》图37又再仿钱本图24。《本草简明图说》图42

1 并：《政和》《绍兴》同，《大观》作“商”。

则仿绘钱本图23之意，再加发挥改绘。另《三才图会》“威灵仙”（图26）将“石州威灵仙”（图7）、“宁化军威灵仙”（图8）分上下合绘于一图之中，并分别添加土地背景。

《救荒本草》：该书“威灵仙”（图14）的仿绘者有《野菜博录》图32（叶片采用阴刻）、《古今图书集成·草木典》“威灵仙图”（图40）。

《本草原始》：该书“威灵仙”（图27）的仿绘者有《本草汇言》图33（在药材根上添加“石州威灵仙”的叶片）、《本草汇》图34、《本草纲目类纂必读》图35。

《植物名实图考》：该书“威灵仙”（图41）的仿绘图有《本草纲目》张本“威灵仙”（图25）。

以上42图中，除外32幅仿绘图，原创图尚有10幅（图5、6、7、8、14、21、27、38、39、41），详见下“鉴药”项。

【文录】

后蜀《蜀本草》（见《证类》卷11“威灵仙”）《蜀本》云：九月末至十二月采，阴干。余月并不堪采。/《唐本》[1]云：出商州洛阳县，九月末至十二月采，阴干。余月并不堪采，每年傍引，年深转茂，根苗渐多，经数年亦折败。

宋《开宝本草》（同上） 一名能消。久服之无温疫疟。出商州上洛山及华山并平泽，不闻水声者良。生先于众草，茎方，数叶相对。花浅紫，根生稠密，岁久益繁，冬月丙丁戊已日采，忌茗。

宋《本草图经》（同上）《图经》曰：威灵仙，出商州上洛山及华山并平泽。今陕西州军等及河东、河北、京东、江湖州郡或有之。初生比众草最先，茎梗如钗股，四棱。叶似柳叶，作层，每层六七叶，如车轮，有六层至七层者。七月内生花，浅紫或碧白色。作穗似莆台子，亦有似菊花头者。实青，根稠密，多须，似谷，每年亦朽败，九月采根，阴干。仍以丙丁戊已日采，以不闻水声者佳。唐正元中，嵩阳子周君巢作《威灵仙传》云：先时，商州有人重病，足不履地者数十年，良医殚技莫能疗，所亲置之道傍，以求救者，遇一新罗僧见之，告曰：此疾一药可活，但不知此土有否？因为之入山求索，果得，乃威灵仙也。使服之，数日能步履。其后山人邓思齐知之，遂传其事。

元《医学启源》卷下“威灵仙”《主治秘要》云……铁脚者佳，去芦用。

明《救荒本草》卷上“威灵仙” 一名能消。出商州上洛华山并平泽，及陕西、河东、河北、河南江湖石州，宁化等州郡。不闻水声者良。今密县梁家冲

1 唐本：此前《蜀本》乃《嘉祐本草》所引。此《唐本》乃宋·唐慎微所引，见《证类本草》“威灵仙”条墨盖子“一”下。此《唐本》非《唐本草》，乃《重广英公本草》（即《蜀本草》）的简称。故此“唐本”类同“唐本馀”，皆《蜀本草》也。此下引文与《嘉祐本草》所引《蜀本》相同，亦可为证。

山野中亦有之。苗高一二尺，茎方如钗股，四棱，茎多细茸白毛，叶似柳叶而阔，边有锯齿；又似旋覆花叶，其叶作层生，每层六七叶，相对排如车轮样，有六层至七层者，花浅紫色或碧白色，作穗似蒲台；子有似菊花头者，结实青色；根稠密多须。

明《本草纲目》卷18“威灵仙”【释名】【时珍曰】威，言其性猛也。灵仙，言其功神也。【集解】【时珍曰】其根每年旁引，年深转茂。一根丛须数百条，长者二尺许。初时黄黑色，干则深黑，俗称铁脚威灵仙以此。别有数种，根须一样，但色或黄或白，皆不可用。

琉球《质问本草》内篇卷4“威灵仙” 威灵仙，生于众草之先，其茎四方，数叶相对，七月内生，花六出，浅紫或碧白色，作穗。此本图内名叫威灵仙，前之所问非也。（癸卯，石家辰、潘贞蔚。）细观其药根，与本草相符，其实是国中之威灵仙，系是各方土产，非可比方书地道之性。要采用时，各自变通佐使，庶不至差错也。（癸卯，宋宜观、林大明。）**/外篇卷3“威灵仙”（大蓼）** 生荒野中，拖蔓而妥附树木上。七八月开花。威灵仙，言其性猛神速而名之。根苗花实，形与《纲目》相符，故采藏不载。用根。/威灵仙初生作蔓，方茎，七月内开花，六出，浅紫或碧白色。根稠密多须，长者二尺许。初时黄黑色，干则深黑。（壬寅，潘贞蔚。）

清《植物名实图考》卷20“威灵仙” 威灵仙，《开宝本草》始著录。有数种。《本草纲目》以铁脚威灵仙堪用，余不入药。今俚医都无分别。《救荒本草》所述形状，亦别一种。今但以铁脚者属本草，余皆附草药。

【鉴药】

《开宝本草》将“威灵仙”作为其新出药。但《嘉祐本草》引《蜀本草》已载该药；唐慎微引《唐本》载此药内容更详。今存《唐本草》佚文及辑佚本均不收录唐慎微所引《唐本》内容。此处的《唐本》实际上是《唐本馀》（即《蜀本草》）。故“威灵仙”首次进入正统本草为《蜀本草》。宋《图经》所引“唐正元[1]中嵩阳子周君巢作《威灵仙传》”，此传相当于一医案，非正规本草著作，不能将此传作为药物出典。

李时珍释其名曰：“威，言其性猛也。灵仙，言其功神也。”《开宝》载其“主诸风，宣通五藏，去腹内冷滞，心膈痰水，久积癥瘕，痃癖气块，膀胱宿脓恶水，腰膝冷疼，及疗折伤。一名能消。久服之无温疫疟。”后世或用于祛风通痹止痛，治麻痹痛风等。

本品虽然在唐代已见使用，但其来源仅知最早分布的地区。《威灵仙传》能说

1 正元：即“贞元”年号，时在公元785—805年。

明唐代新罗（朝鲜半岛古代国名）、商州（今陕西商洛）有威灵仙。或依据此两地晚近现实品种使用情况来推测其来源于毛茛科铁线莲属（*Clematis*）植物，[1]但无形态描述的推测，毕竟不如有实证可靠。

后蜀《蜀本草》进而记载了采集的相关情况："出商州洛阳县，九月末至十二月采，阴干。余月并不堪采，每年傍引，年深转茂，根苗渐多，经数年亦折败。"这一记载也没有涉及威灵仙的形态，但却提示该植物有一特点："每年傍引，年深转茂，根苗渐多。"

宋初《开宝本草》描述了本品地上部分的形态："生先于众草，茎方，数叶相对。花浅紫，根生稠密，岁久益繁。"这一记载或被认为是产于陕西的铁线莲属中开浅紫花的某些种类。[1]铁线莲属植物的茎枝多具六棱而非四棱。更重要的是，北宋苏颂提供的资料以及全国调查所获得图形，证明《开宝》的记载与《图经》所载是一脉相承的。

宋《本草图经》进一步补充资料："今陕西州军等及河东、河北、京东、江湖州郡或有之。初生比众草最先，茎梗如钗股，四棱。叶似柳叶，作层，每层六七叶，如车轮，有六层至七层者。七月内生花，浅紫或碧白色。作穗似莆台子，亦有似菊花头者。实青，根稠密，多须，似谷，每年亦朽败，九月采根，阴干。"结合该书所附的"并州威灵仙""晋州威灵仙""宁化军威灵仙"三图所示植物形态，可以肯定宋代所用的威灵仙即玄参科腹水草属植物草本威灵仙*Veronicastrum sibiricum*（L.）Pennell。其中提到的"亦有似菊花头者"则可能另外的混淆品种。

最晚在元明时期，出现了一种不同于玄参科植物的威灵仙。元·张元素《医学启源》、王好古《汤液本草》均提到"铁脚者佳"。所谓"铁脚"，应该具有坚硬、黑色的特征。李时珍的解释是："其根每年旁引，年深转茂。一根丛须数百条，长者二尺许。初时黄黑色，干则深黑，俗称铁脚威灵仙以此。别有数种，根须一样，但色或黄或白，皆不可用。"可见到明代，市场流通的已经是这种"铁脚威灵仙"。现学界公认此种威灵仙即毛茛科铁线莲属植物威灵仙*Clematis chinensis* Osbeck及其同属近缘植物。该种威灵仙也是现今通行、被收入《药典》的品种。

以下分析历代有关"威灵仙"的药图，以与文字记载比较。

1.《本草图经》：该书4图。"并州威灵仙"（图5）的图名，在《大观》存本（图1）作"商州"。商州是最早记载的威灵仙产地。但《政和》图5、《绍兴》图9均作"并州"（即今山西太原）。《政和》《绍兴》之间并无承继关系，此二书同将图名改作"并州"，绝非偶然。此二书4图的地区均为山西，独《大观》"商州"在陕西，似乎也不在理，故本书仍以"并州"为正。该图完全符合《图经》所云"叶似柳叶，

1 谢宗万：《中药材品种论述》上册，上海：上海科学技术出版社，1980：231.

作层，每层六七叶，如车轮……作穗似莆台子”，故其原植物为玄参科植物草本威灵仙*V. sibiricum*。

“晋州威灵仙”（图6）图形的主要特征（须根多，叶轮生，穗状花序）与“并州威灵仙”同，其基原亦当同。晋州即今山西临汾市。

“石州威灵仙”（图7）的根密集，茎枝均为基出，叶小，短匙状，先端三列，对生，茎枝顶端亦有穗状花。原植物不明。石州即今山西离石区。

“宁化军威灵仙”（图8）。其根部成根茎状，节节有须根。叶轮生、穗状花序，均与前并州、晋州威灵仙相同，可能是草本威灵仙*V. sibiricum*的同属近缘植物。宁化军即今山西宁武县。

2.《救荒本草》：该书“威灵仙”（图14）绘有地线，掩盖了根部。其茎直立，叶呈轮生状，但花序呈伞形或头状。该书本条的正文多转录自《本草图经》，略有增加，如“苗高一二尺……茎多细茸白毛，叶似柳叶而阔，边有锯齿；又似旋覆花叶”。对此植物的来源有多种说法，包括毛茛科植物威灵仙*Clematis chinensis*、玄参科植物草本威灵仙*V. sibiricum*、菊科泽兰属（*Eupatorium*）植物等多种说法。[1]其中毛茛科植物说不成立，但其他来源则各有道理，莫衷一是。最近的研究也都对此书的威灵仙来源存疑。

3.《太乙仙制本草药性大全》：该书“威灵仙”（图21）所绘植物根甚多，茎缠绕，其叶似掌状分裂。此图简略，无法判定植物种。但其示意似乎倾向于藤本的毛茛科植物威灵仙。

4.《本草原始》：该书“威灵仙”（图27）为写生药材图。其根头有分枝，须根细长，状如马尾。谢宗万注意到其根头部残留的一小段地上茎，折断处呈纤维状，显示了铁线莲属（*Clematis*）植物的特征。

5.《质问本草》：该书有两幅“威灵仙”图，其中“威灵仙-1”图38的图文均显示本品是玄参科植物。其叶轮生，但花序不呈穗状，而为轮伞花序。此花序介于草木威灵仙与《救荒》威灵仙之间。日本学者订其名为玄参科腹水草属植物草本威灵仙的变种*Veronicastrum sibiricum*（L.）Pennell *var. japonicum* Hara。

“威灵仙-2”（图39）根细长，茎蔓生。叶为二回三出复叶，花单生于叶腋。此为毛茛科铁线莲属植物。或考为铁线莲*Clematis florida* Thunb.、转子莲*Clematis patens* Morr. et Decne.及其同属近缘植物。[2]

6.《植物名实图考》：该书“威灵仙”（图41）是一幅写生图，描绘精致。其叶、花形状即表明此属毛茛科铁线莲属植物威灵仙*Clematis chinensis* Osbeck。其文云：

1 谢宗万：《中药材品种论述》上册，上海：上海科学技术出版社，1980：233.（该书综述了此前的研究，故本书不再繁引）。

2 ［琉球］吴继子著，原田禹雄译注，高津孝解说：《译注质问本草》，琉球国冲绳：榕树书林，2002：432.

“《本草纲目》以铁脚威灵仙堪用，余不入药。今俚医都无分别。《救荒本草》所述形状，亦别一种。今但以铁脚者属本草，余皆附草药。”可见从明清时开始，毛茛科植物的威灵仙成为药用的主流。

【小结】

“威灵仙”唐代开始运用，后蜀《蜀本草》首次记载该药。《开宝本草》《本草图经》的记载表明其植物来源于玄参科植物草本威灵仙*Veronicastrum sibiricum*（L.）Pennell。元明时期出现“铁脚威灵仙”，即现代通行的毛茛科植物威灵仙*Clematis chinensis* Osbeck及其同属近缘植物。《本草图经》《质向本草》所附图为玄参科植物。《本草原始》《质问本草》《植物名实图考》所载为毛茛科植物。

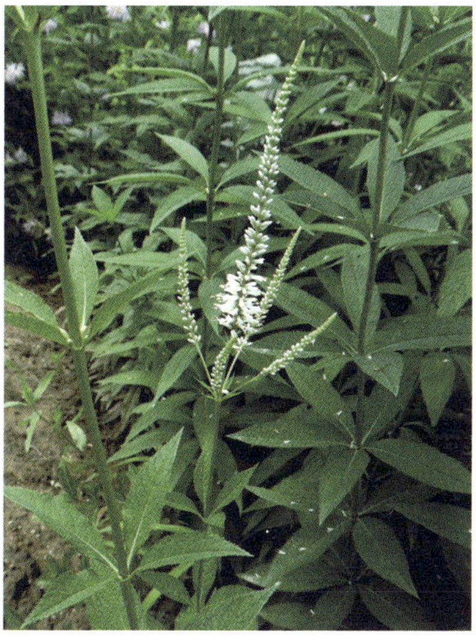

图43　草本威灵仙 *Veronicastrum sibiricum*

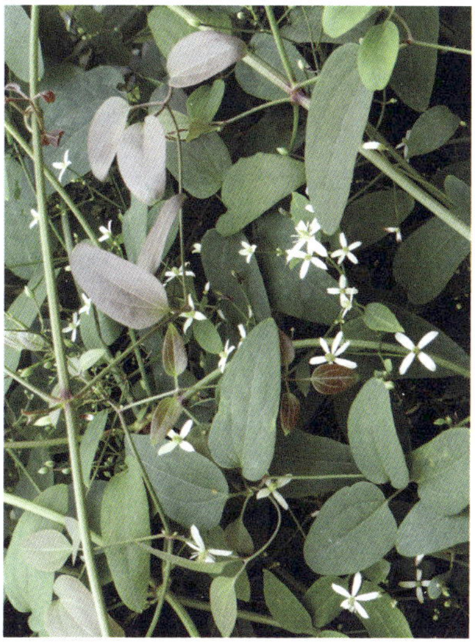

图44　威灵仙 *Clematis chinensis*

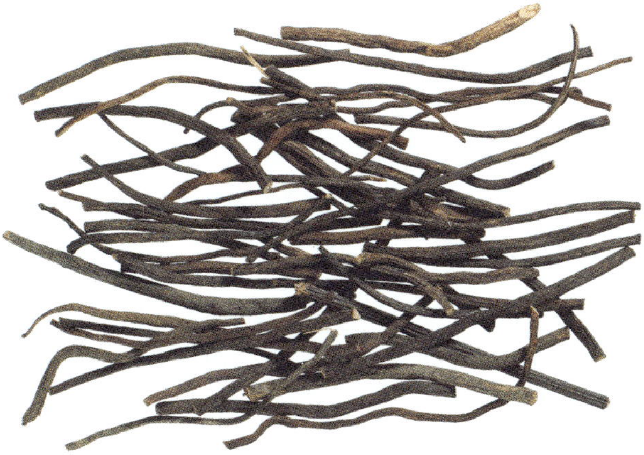

图45　威灵仙药材

18–42 茜草

【品图】

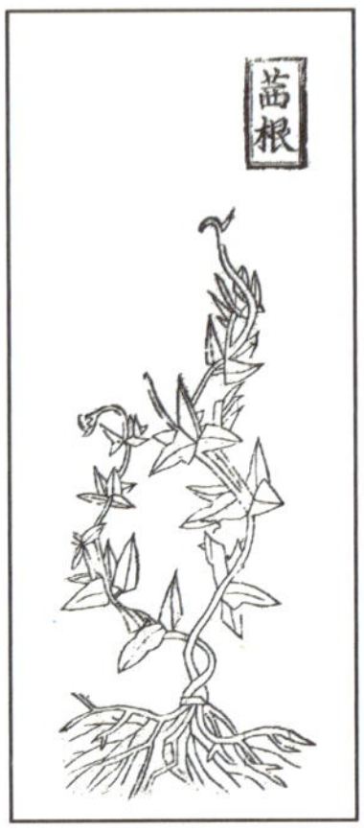

图 1 图经（大）· 茜根

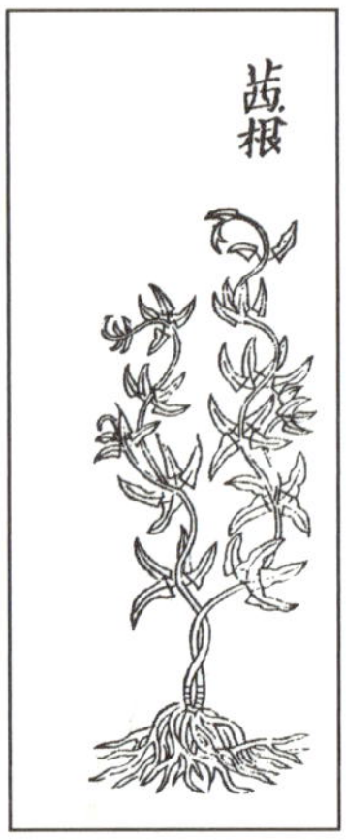

图 2 图经（政）· 茜根

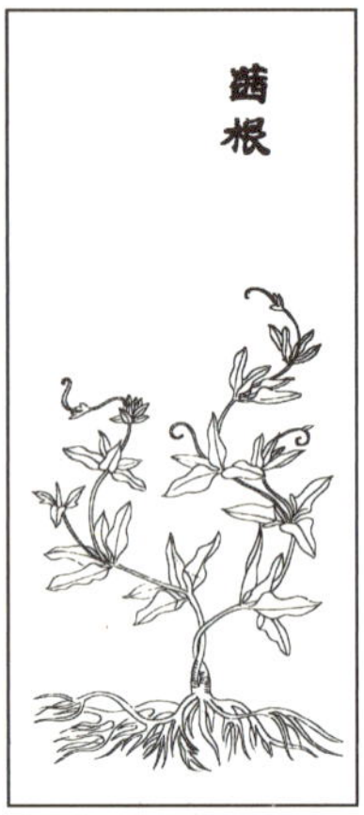

图 3 图经（绍）· 茜根

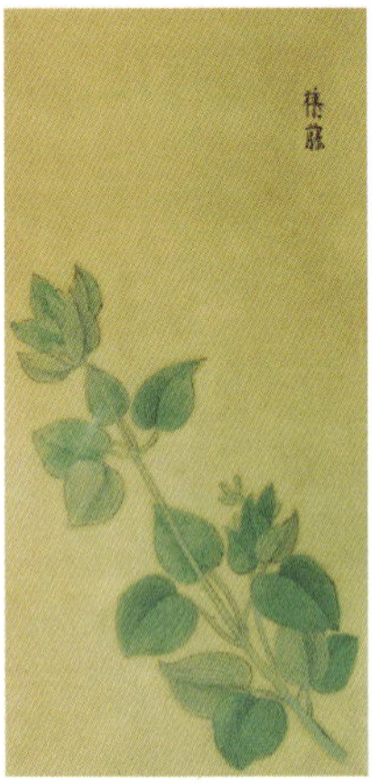

图 4 履巉岩 · 蒨藤

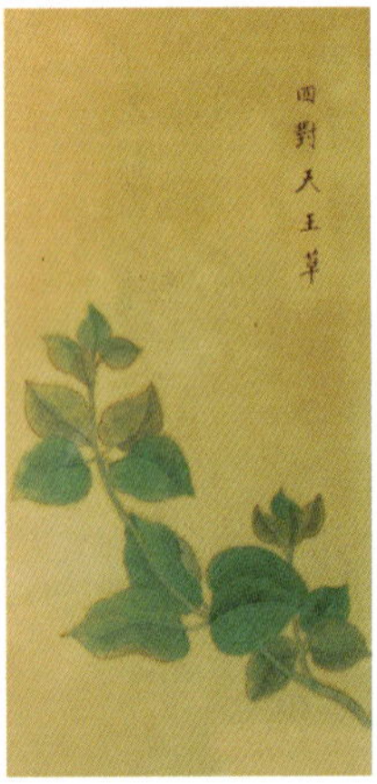

图 5 履巉岩 · 四对天王草

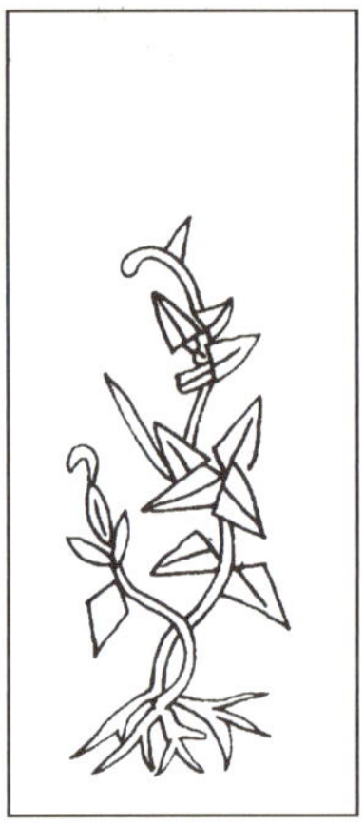

图 6 歌括 · 茜根

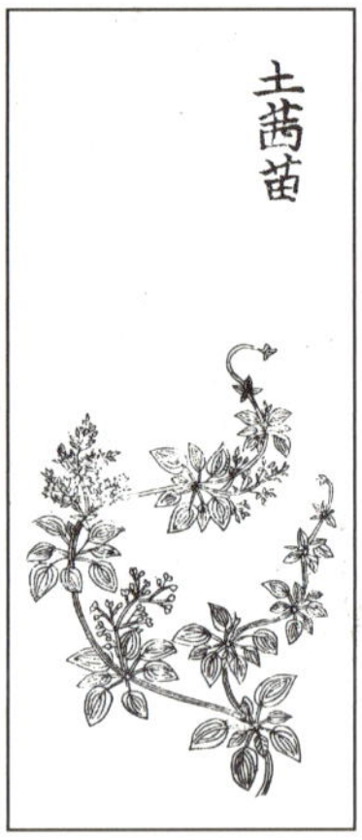

图 7 救荒 · 土茜苗

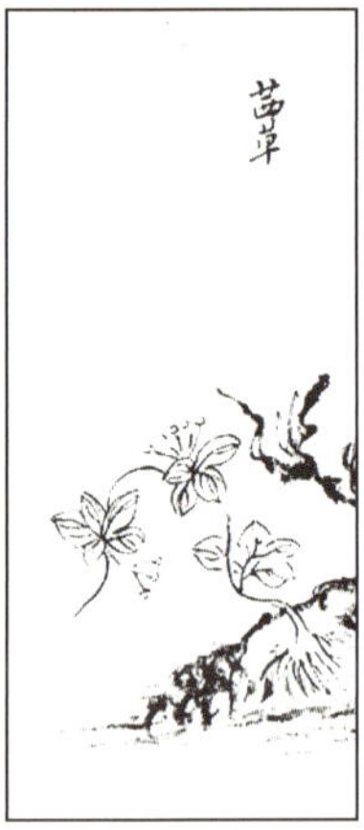

图 8 滇南图 · 茜草

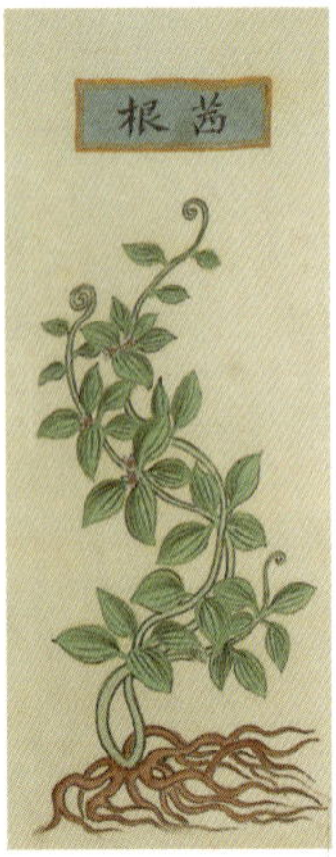

图 9 品汇 · 茜根

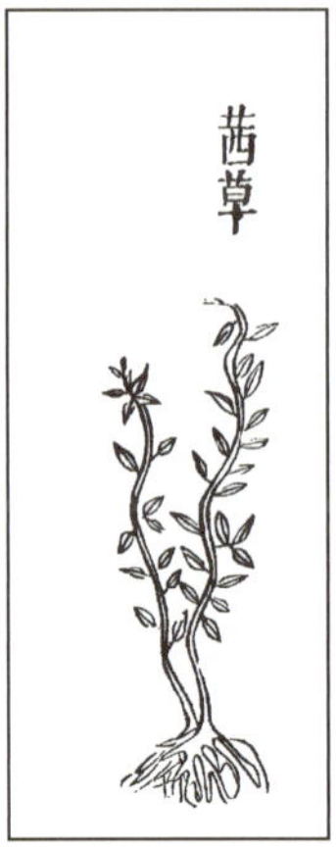

图 10 蒙筌 · 茜草

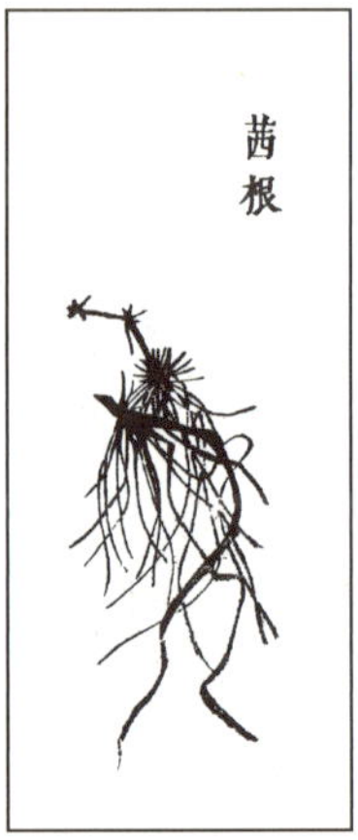

图 11 蒙筌 · 茜根

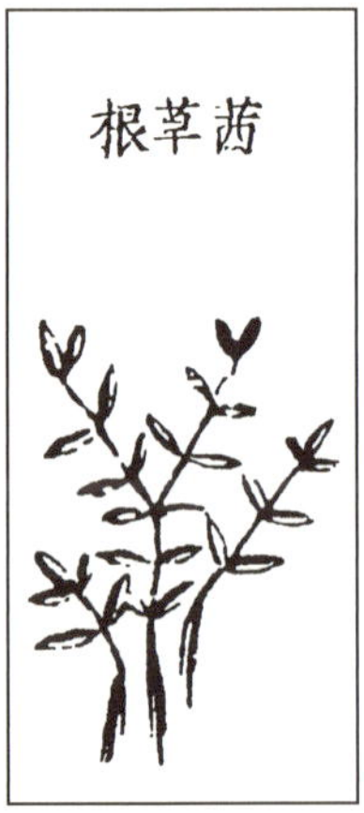

图 12 太乙 · 茜草根

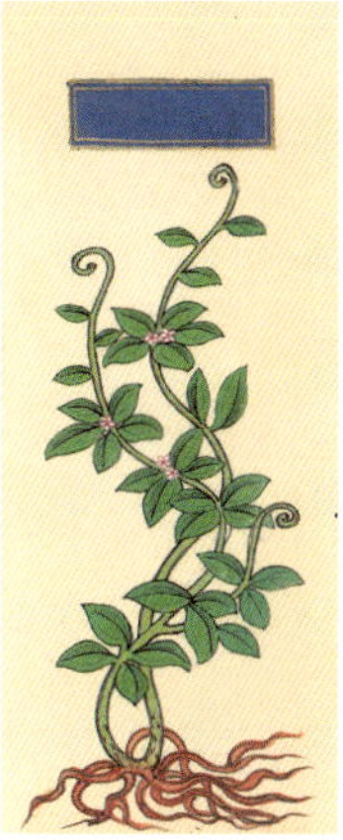

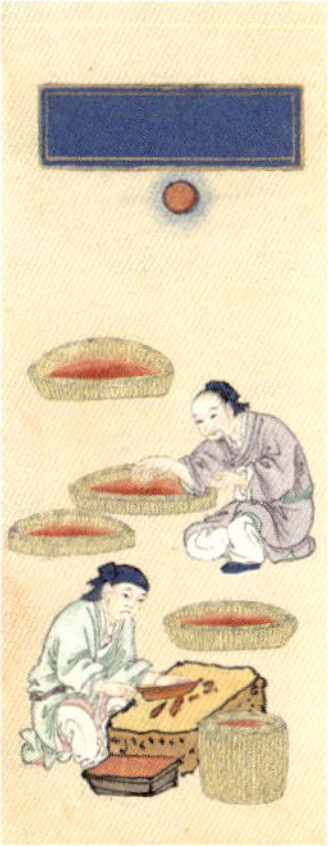

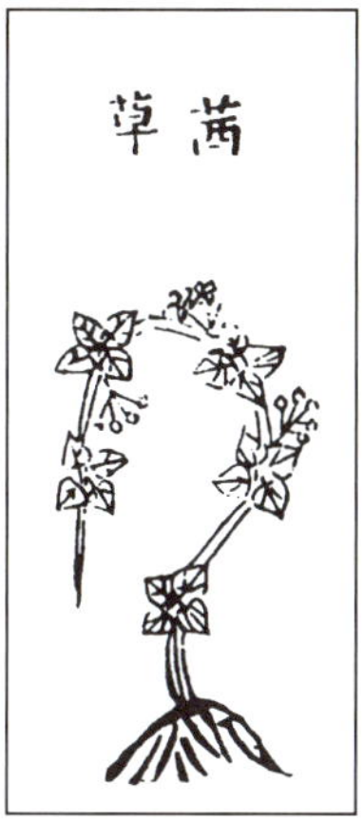

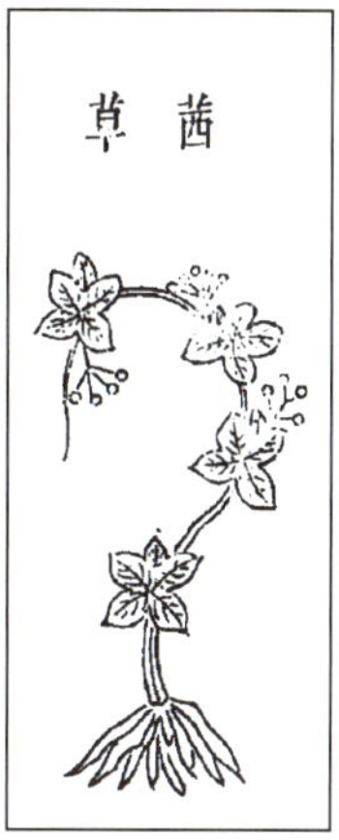

图 13　雷公 · 茜草　　图 14　雷公 · 炮制茜草　　图 15　纲目（金）· 茜草　　图 16　纲目（钱）· 茜草

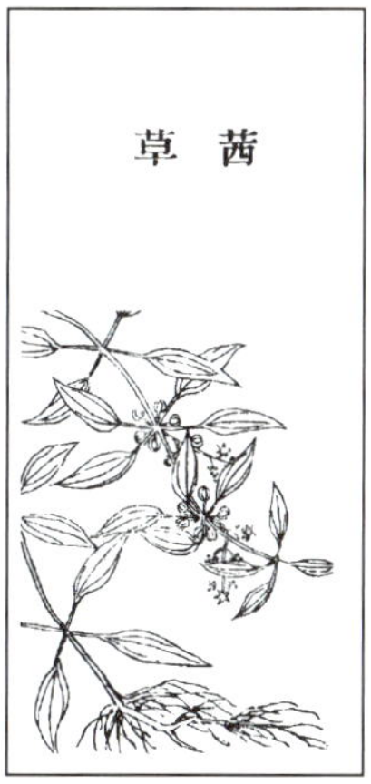

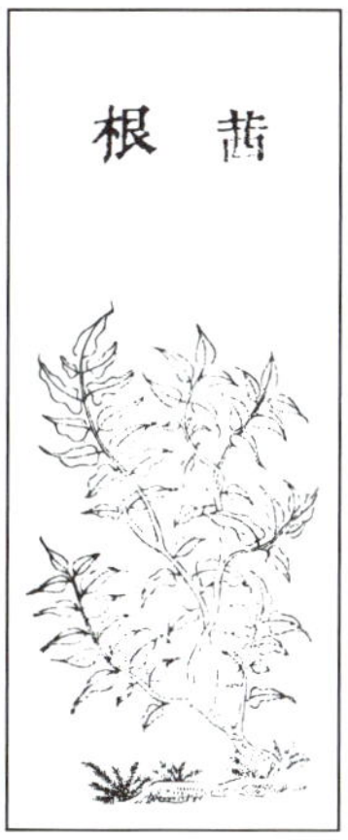

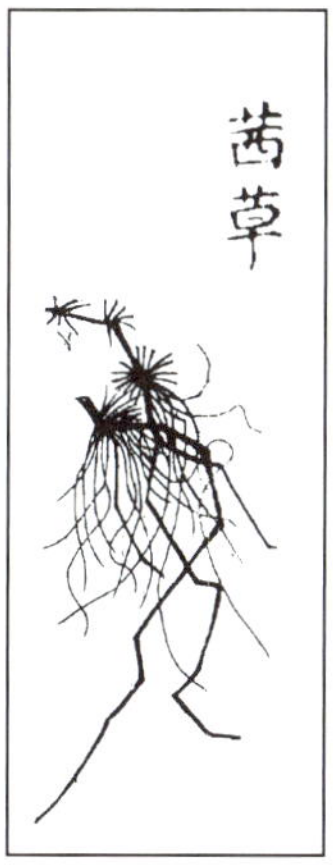

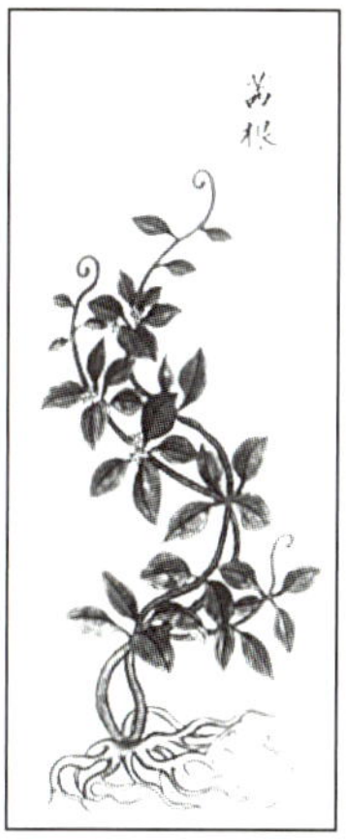

图 17　纲目（张）· 茜草　　图 18　三才 · 茜根　　图 19　原始 · 茜草　　图 20　金石 · 茜根

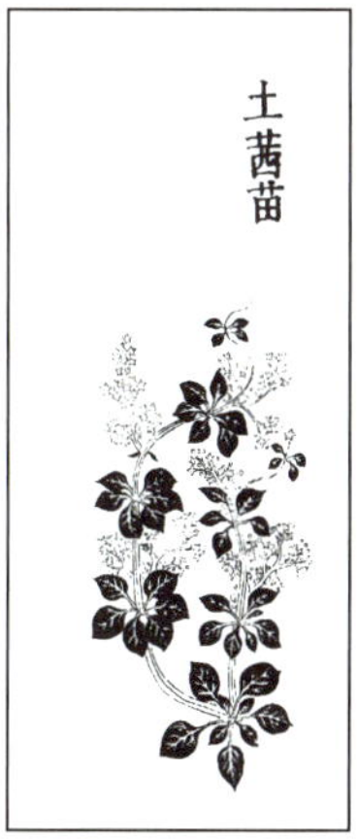

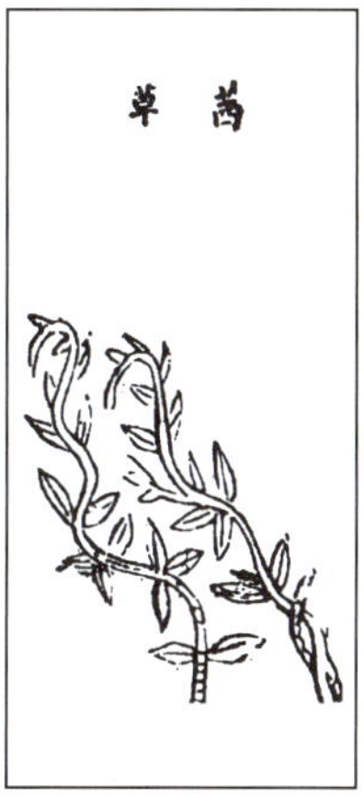

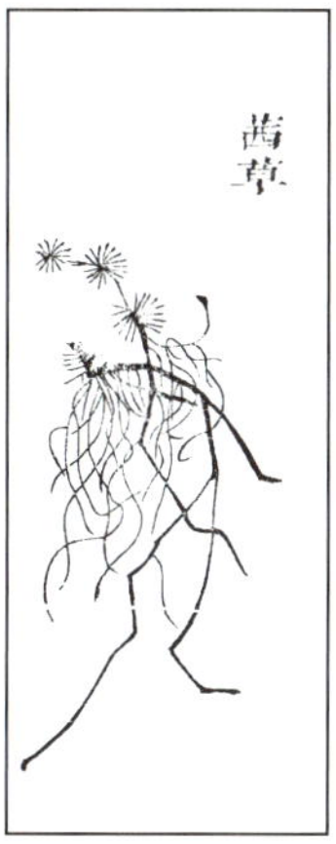

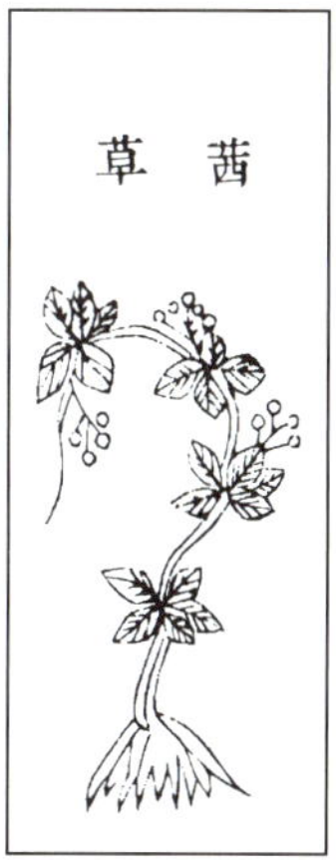

图 21　博录 · 土茜苗　　图 22　汇言 · 茜草　　图 23　类纂 · 茜草　　图 24　备要 · 茜草

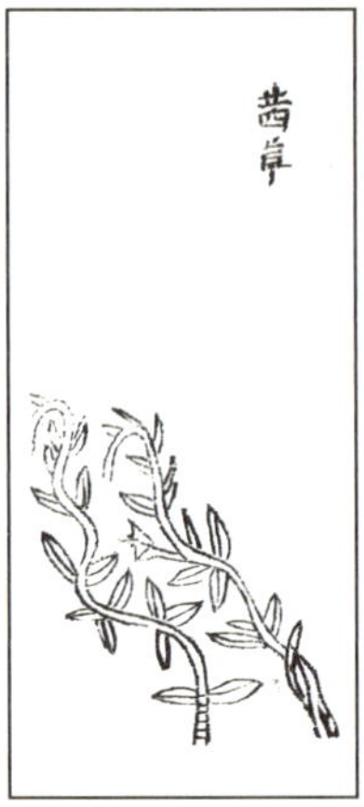

图 25　求真 · 茜草

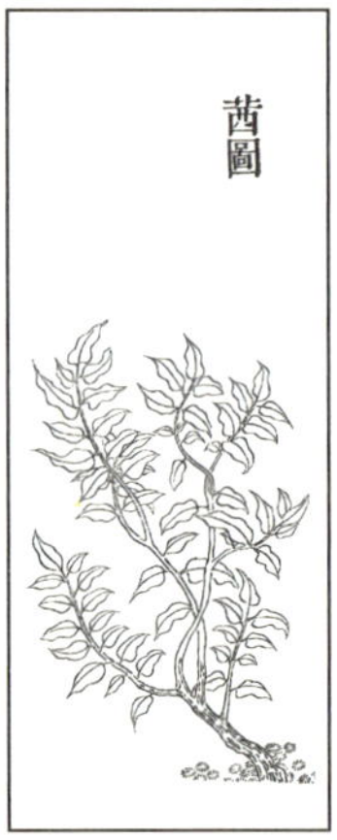

图 26　草木典 · 茜图

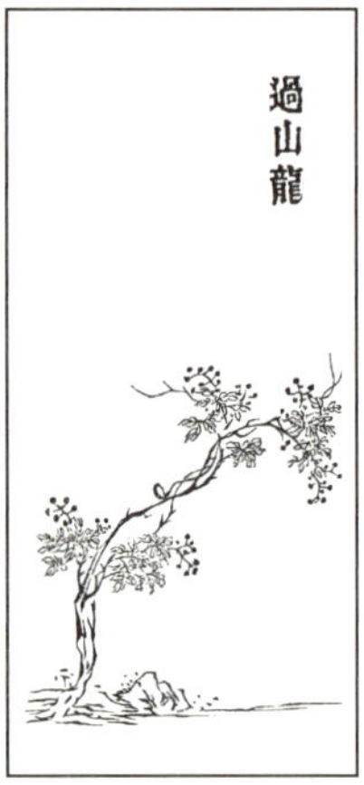

图 27　草药 · 过山龙

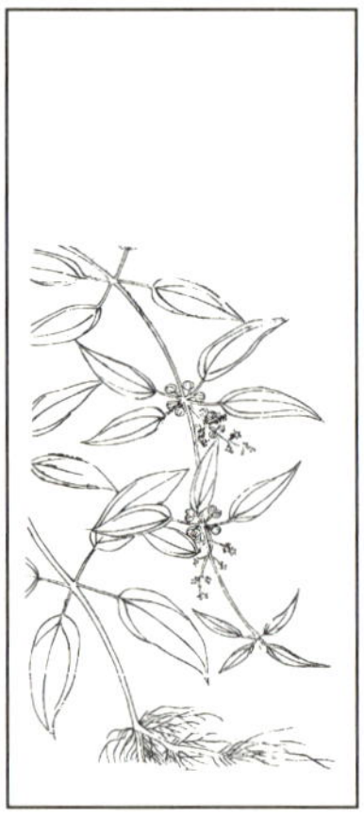
图 28　图考 · 茜草

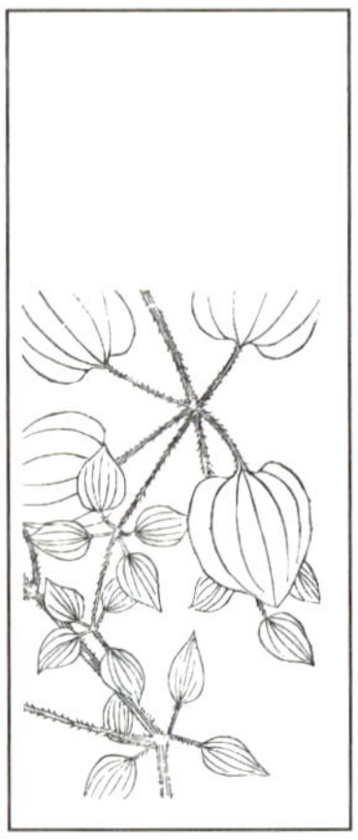
图 29　图考 · 金线草

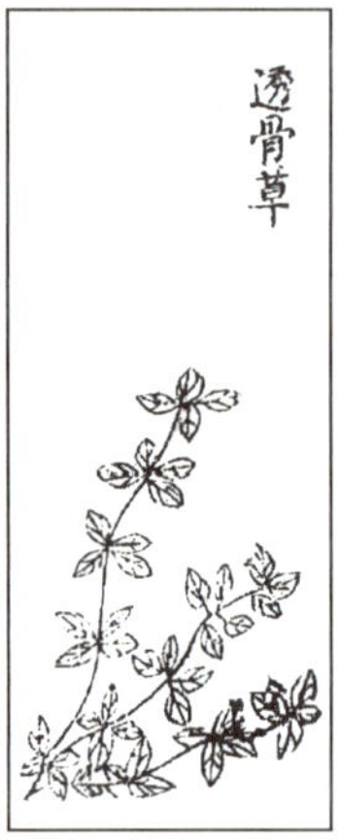

图 30　便方 · 透骨草

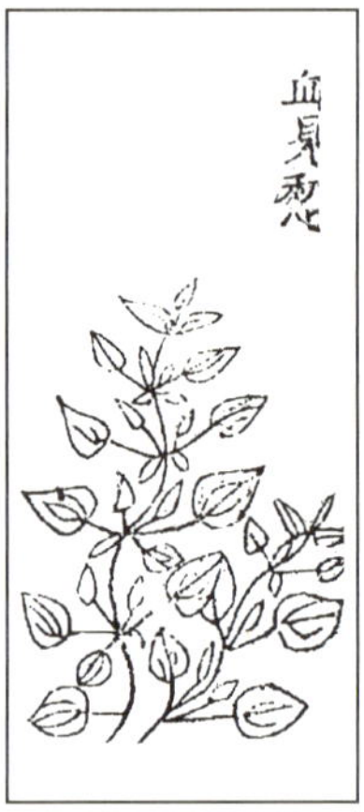

图 31　便方 · 血见愁

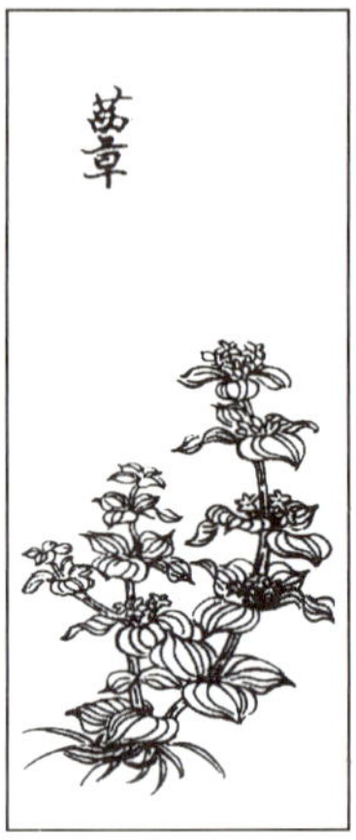

图 32　图说 · 茜草

本品32图，取自27书，其中5幅彩图。有承继关系的图可分5个书类。

《本草图经》：该书“茜根”图分别存于《大观》（图1）、《政和》（图2）、《绍兴》（图3）。此三传本药图基本一致。今以《政和》图2为《图经》图的代表。

仿绘该图的彩色图有：《本草品汇精要》“茜根”（图9），该图根敷以红色。此后《补遗雷公炮制便览》图13、《金石昆虫草木状》图20又仿绘《品汇》图9。

仿绘该图的墨线图有：《本草歌括》图6仿绘时大加简化，且笔法生硬，叶片皆如尖刀。《本草蒙筌》植物图“茜草”（图10）仿绘时将轮生叶改为互生，严重失真。此后《本草汇言》图22又仿《蒙筌》图10。《本草求真》图25又仿《汇言》图22。另《三才图会》“茜根”（图18）仿绘时将原轮生叶改为对生或互生叶，完全失去鉴别特征。《古今图书集成 · 草木典》“茜图”（图26）又仿绘《三才》图18。

《救荒本草》：该书“土茜”（图7）的仿绘者有《野菜博录》图21，后者将叶片改为阴刻，构图狭长，但特点不变。

《本草纲目》(金陵本)：该书“茜草”（图15）的仿绘图有《纲目》钱本图16。此后《本草备要》图24又仿绘钱本图16。《本草简明图说》“茜草”（图32）师钱本图16之意，增绘一枝，叶片增宽，大加美化发挥。

《本草原始》：该书“茜草”（图19）的仿绘者有《本草蒙筌》图11、《本草纲目类纂必读》图23。

《植物名实图考》：该书“茜草”（图28）的仿绘图有《本草纲目》张本图17。

以上32图中，除外18幅仿绘图，原创图尚有14幅（图2、4、5、7、8、12、14、15、19、27、28、29、30、31），详见下“鉴药”项。

【文录】

《毛诗草木鸟兽虫鱼疏》卷上“茹藘在阪” 茹藘，茅蒐，蒨草也。一名地血。齐人谓之茜，徐州人谓之牛蔓。

《别录》(见《证类》卷7“茜根”) 可以染绛。一名地血，一名茹藘，一名茅蒐，一名蒨。生乔山川谷。二月、三月采根，暴干。

梁《本草经集注》(同上) 陶隐居云：此则今染绛茜草也。东间诸处乃有而少，不如西多。今俗道、经方不甚服用。此当以其为疗少而丰贱故也。《诗》云“茹藘在阪”者是。

后蜀《蜀本草》(同上) 《蜀本》:《图经》云：染绯草，叶似枣叶，头尖下阔，茎叶俱涩，四五叶对生节间，蔓延草木上，根紫赤色。今所在有，八月采根。

宋《本草图经》(同上) 茜根，一作蒨。生乔山山谷，今近处皆有之。染绯草也。许慎《说文解字》以为人血所生，叶似枣叶而头尖下阔，三五对生节间，其苗蔓延草木上，根紫色。陆机《草木疏》云：茹藘、茅蒐，蒨草也。齐人谓之茜，徐州人谓之牛蔓。二月、三月采根，暴干。今圃人或作畦种莳。故《货殖传》云：卮茜千石，亦比千乘之家。言地利之厚也。医家用治蛊毒尤胜。

《别录》(见《证类》卷30“苗根”) 生山阴谷中。蔓草木上，茎有刺，实如椒。

宋《嘉祐本草》(同上) 陈藏器云：茜字从西，与苗字相似，人写误为苗，此即茜也。

《埤雅》卷17“释草·茹藘” 《尔雅》曰：茹芦，茅蒐。盖茹藘一名茅搜，其叶似棘，可以染绛。《说文》曰：人血所生，故搜从艸，从鬼。齐人谓之茜。陶隐居以为东方诸处乃有而少，不如西多。夫文西草为茜，其或又以此乎……

宋《履巉岩本草》卷下“四对天王草” 又名铁塔草，又名四仙草。

明《救荒本草》卷上“土茜苗” 《本草》根名茜根……生乔山川谷。徐州人谓之牛蔓。西土出者佳。今北土处处有之，名土茜根。可以染红，叶似枣叶形，头尖下阔，纹脉竖直，茎方，茎叶俱涩，四五叶对生节间，茎蔓延附草木，一甚至不能瓣淡银褐花，结子小如菉豆粒，生青熟红。根紫赤色。

题·明《滇南本草图说》卷11“茜草” 此草生始陆山，今处处有之。叶似枣叶，三五对生，头尖下阔，近根色紫，可以染绛。气味苦寒，无毒，平。滇中尤佳。

明《本草蒙筌》卷3“茜草” 多产郊原，一名地血。苗牵长蔓延草上，根紫色收采春初。煎汁可染绛红，入药勿犯铜铁。

明《本草纲目》卷18“茜草”【释名】血见愁（《土宿》）、风车草（《土宿》）、过山龙（《补遗》）、牛蔓。【时珍曰】按陆佃云：许氏《说文》言摉乃人血所化，则草鬼为摉，以此也。《陶隐居本草》言东方有而少，不如西方多，则西草为茜，又以此也。陆机云：齐人谓之茜，徐人谓之牛蔓。又草之盛者为蒨，牵引为茹，连覆为藘，则蒨、茹藘之名，又取此义也。人血所化之说，恐亦俗传耳。《土宿真君本草》云：四补草，其根茜草也。一名西天王草，一名四岳近阳草，一名铁塔草、风车儿草。【集解】【时珍曰】茜草十二月生苗，蔓延数尺。方茎中空有筋，外有细刺，数寸一节。每节五叶，叶如乌药叶而糙涩，面青背绿。七八月开花，结实如小椒大，中有细子。

清《草药图经》“过山龙” 本草名茜草。

清《植物名实图考》卷22“茜草” 俗呼为血见愁。亦曰风车草。《说文》以为人血所化……湖南谓之锯子草。又一种叶圆，稍大，谓之金线草，南安谓之红丝线。二种通用。今甘肃用以染象牙，色极鲜，谓之茜牙。陶隐居谓东方有而少，不如西方多。盖谓此。**/卷19“金线草”** 金线草生长沙冈阜间。蔓生方茎，四叶攒生一处；茎叶皆有涩毛，棘人衣。与茜草同，唯叶大而圆为异。考《本事方》蒴草似茜，治血证极效。此草能行血，治腰痛，俚医用之。或即《本事方》之蒴草。湖南呼茜草皆曰锯子草，二草形颇相类，而土人分辨甚晰。

【鉴药】

“茜根”首见于《本经》。《本草纲目》以“茜草”为正名。陶弘景云：“东间诸处乃有而少，不如西多。”《埤雅》遂云：“夫文西草为茜，其或又以此乎？”《本经》载其功为“主寒湿风痹，黄疸，补中”。《别录》增补“止血，内崩，下血，膀胱不足，踒跌，蛊毒。久服益精气，轻身”诸功能。后世多用其凉血行血。

茜草不仅很早就作为药物使用，同时也是先民重要的染料作物。《别录》云其“可以染绛”。《史记·货殖列传》云：“若千亩卮、茜……此其人皆与千户侯等。”可见茜草作为染料很早就被种植。《诗经》有“茹藘在阪”之句，说明先民很早就认识并利用该植物。至于其药用，陶弘景云：“今俗道、经方不甚服用。此当以其为疗少而丰贱故也。”说明本品在药用方面因为主治疾病少、易得价贱而不受人重视。《名医别录》有“苗根”一药，陈藏器认为“苗”字有错：“茜字从西，与苗字相似，人写误为苗，此即茜也。”但在此条，记录了它最初的生境、形态：“生山阴谷中。蔓草木上，茎有刺，实如椒。”此形态虽然简单，但已经接近实物。

《唐本草》没有为茜草加注，但唐本《图经》(《蜀本草》引）云：“染绯草，叶似枣叶，头尖下阔，茎叶俱涩，四五叶对生节间，蔓延草木上，根紫赤色。今所在有，八月采根。”其中染绯及叶、茎、根的描述，已经可以判断其为今茜草科茜草属植物茜草*Rubia cordifolia* L.及其同属近缘植物。此后宋《本草图经》不过是复述上述记载而已。该书附图可以印证其原植物来源。李时珍的描述更进一步说明了茜草的形态：“茜草十二月生苗，蔓延数尺。方茎中空有筋，外有细刺，数寸一节。每节五叶，叶如乌药叶而糙涩，面青背绿。七八月开花，结实如小椒大，中有细子。”

1.《本草图经》：该书“茜根”（图2）为藤本，叶前尖后阔，四叶轮生。此即茜草*R. cordifolia*，但其形仍嫌粗糙。

2.《履巉岩本草》：该书有2图。其一为“蒨藤”（图4）。“蒨”为茜草别名。此图绘一茎枝，四叶轮生，基出弧形脉。此与茜草*R. cordifolia*形态相符。其二为“四对天王草”（图5），其图与“蒨藤”相似，为四叶轮生，叶片稍宽。《本草纲目》引《土宿真君本草》云：“四补草，其根茜草也。一名西天王草……”此“西天王草”疑即“四对天王草”。据图形所示，此亦为茜草*R. cordifolia*。

3.《救荒本草》：该书“土茜”（图7）有地线，掩盖了根部。其茎有棱，缠绕。叶片多绘成8枚轮生（有的4叶较小），此乃绘图有误，但其花序及着生部位等都很准确，故不妨碍将此植物鉴定为茜草*R. cordifolia*。其文字记载为“四五叶对生节间”，此虽是沿袭前人的说法，但绘成8叶轮生，显然太过。

4.《滇南本草图说》：该书“茜草”（图8）该图用写意笔法绘图，其图简略，多为示意，非写生图。但此图示意须根甚多，茎蔓生，4—5叶轮生，叶腋间有花数朵，可体会此图示意为茜草。

5.《太乙仙制本草药性大全》：该书“茜草根”（图12）绘数株小草本，均为小叶对生。此乃误图，与茜草无关。

6.《补遗雷公炮制便览》：该书“炮制茜草”（图14）乃据《雷公炮炙论》所载方法绘图。雷公法为：“凡茜根，用铜刀于槐砧上剉，日干，勿犯铁并铅。”故此图有2人，左下一人坐在木砧上切药，右上一人在拨弄竹匾中的红色茜草，背景为红日，示意须晒干。

7.《本草纲目》（金陵本）：该书“茜草”（图15）图的构图粗拙，与白药子、威灵仙相似。区别在于对叶片或花序的处理。此为示意图，绘出根数条，茎蔓生，4叶轮生，叶腋有花，基本反映了茜草的主要特征，较《图经》图2多描述花序，是此图新创意。

8.**《本草原始》**：该书“茜草”（图19）为写生药材图。用黑色表示，示意色深或红色。此图形态与茜草科植物的根相似。

9.**《草药图经》**：该书“过山龙”（图27）乃写意绘图，示意藤本缠绕。叶片密集杂乱，但肯定不是轮生。据该书此条文字说明，此为茜草。然其图形并未能较好地反映其特点。

10.**《植物名实图考》**：该书有图2幅。其中“茜草”（图28）四叶轮生，花序生于叶腋，很明显是茜草科植物茜草*R. cordifolia*。又“金线草”（图29）茎有密生细小倒刺，4叶轮生，小叶基出5脉。其文字解说云：“金线草生长沙冈阜间。蔓生方茎，四叶攒生一处；茎叶皆有涩毛，棘人衣。与茜草同，唯叶大而圆为异。”吴其濬怀疑此即“《本事方》之蒨草”。此当为茜草属（*Rubia*）的一种。

11.**《草木便方》**：该书2图。其中“透骨草”（图30）茎纤弱，4叶轮生。该书整理者鉴定当地使用的本品为茜草科茜草属植物钩毛茜草*Rubia oncotricha* Hand.-Mazz.。“血见愁”（图31）茎亦纤弱，叶2片对生，再有4小叶轮生。此4小叶类似托叶。该书整理者据当地使用的本品，云其原植物是茜草科植物茜草*Rubia cordifolia* L.、长叶茜草*Rubia dolichophylla* Schrenk。

【小结】

“茜根”为《本经》所载早期药物之一，为先民所熟悉的染料与药物。据《名医别录》、唐本《图经》等书记载，其原植物即茜草科茜草*Rubia cordifolia* L.及其同属近缘植物。《本草图经》《履巉岩本草》《植物名实图考》等书均有较准确的绘图。

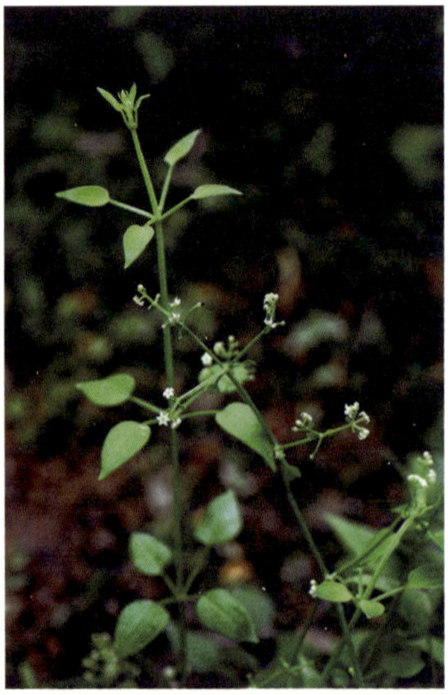

图 33　茜草 *Rubia cordifolia*

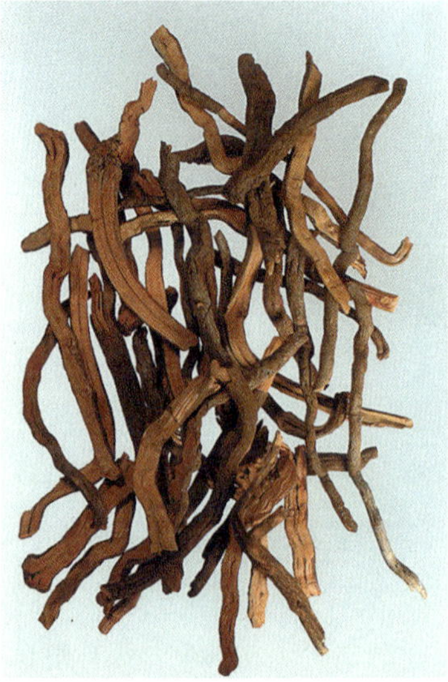

图 34　茜草药材

18-43 血藤

【品图】

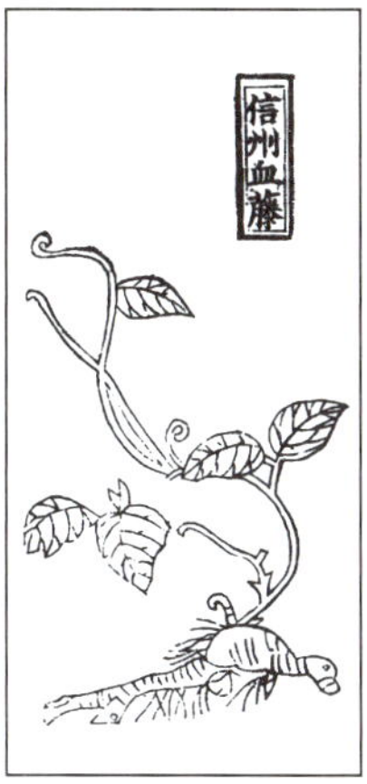

图1 图经（大）· 信州血藤

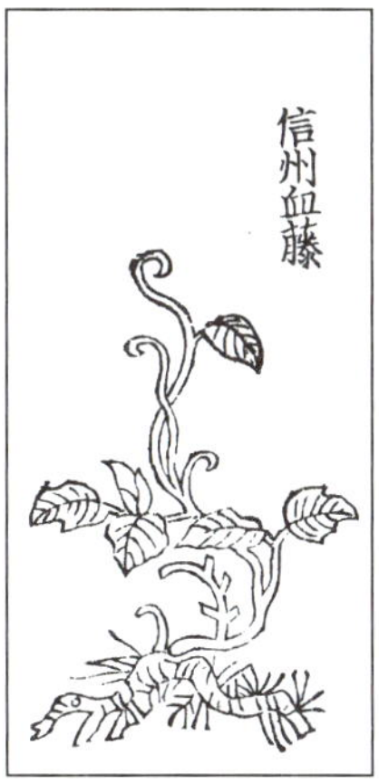

图2 图经（政）· 信州血藤

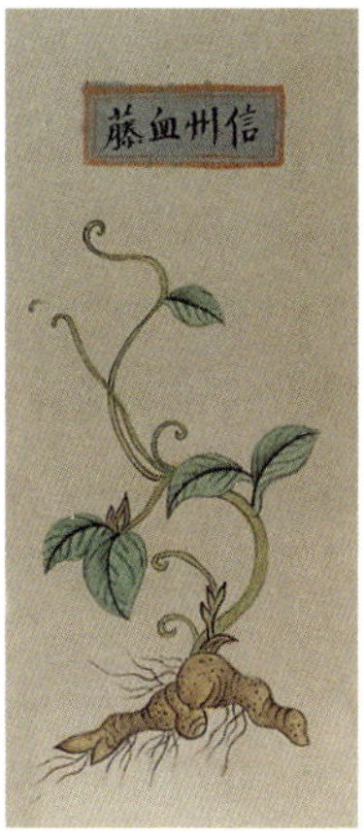

图3 品汇 · 信州血藤

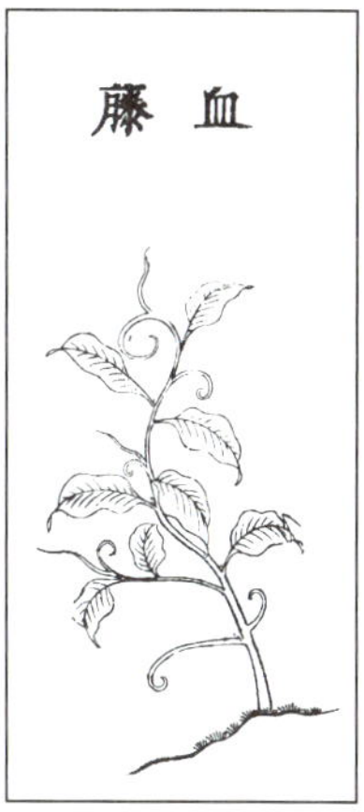

图4 三才 · 血藤

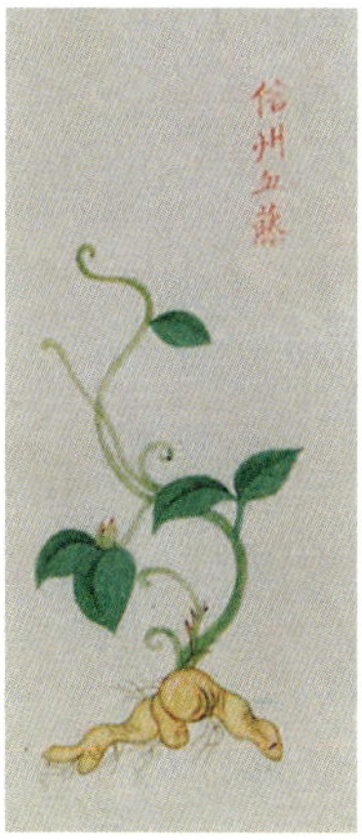

图5 金石 · 信州血藤

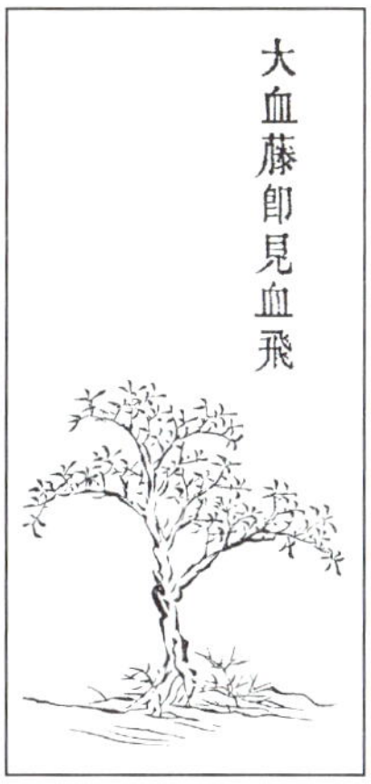

图6 草药 · 大血藤

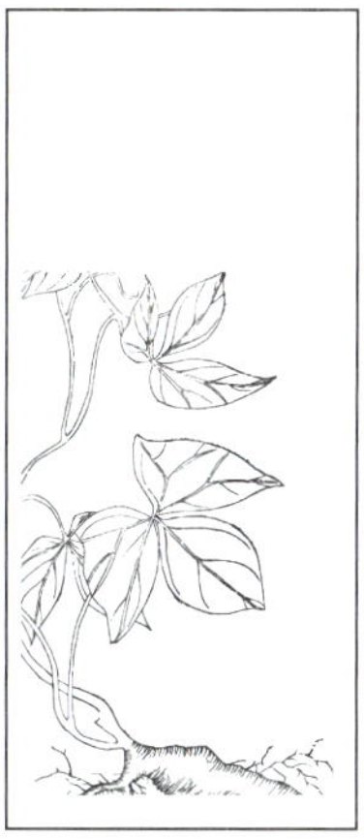
图7 图考 · 大血藤

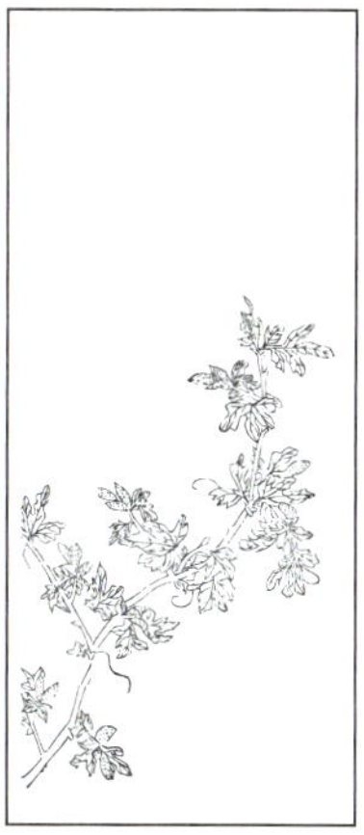
图8 图考 · 血藤

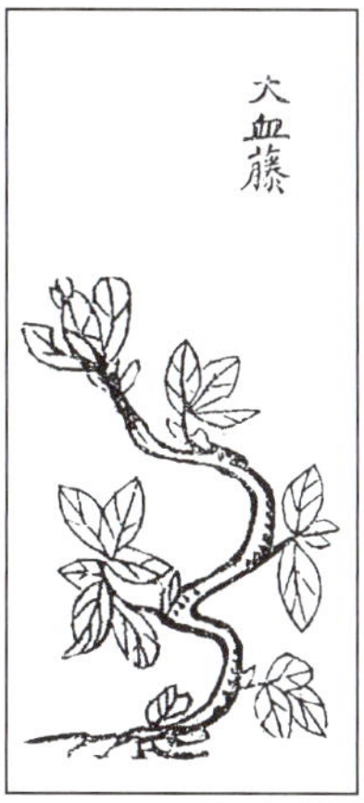

图9 便方 · 大血藤

本品9图，取自8书，其中2幅彩图。有承继关系的图仅1个书类。

《本草图经》：该书“信州血藤”分别存于《大观》（图1）、《政和》（图2）。二传本药图基本一致，今以《政和》图2为《图经》图的代表。

仿绘该图的彩色图有《本草品汇精要》“信州血藤”（图3）。此后《金石昆虫草木状》图5又仿绘《品汇》图3。仿绘该图的墨线图仅一幅，见《三才图会》“血藤”（图4）。该图基本仿绘《图经》图2，唯多加数根卷须，再增添地线而已。

以上9图中，除外4幅仿绘图，原创图尚有5幅（图2、6、7、8、

9），详见下“鉴药”项。

【文录】

宋《本草图经》（见《证类》卷30“血藤”）《图经》曰：生信州。叶如蔢蔄叶，根如大拇指，其色黄。五月采。攻血治气块。彼土人用之。

明《本草纲目》卷18“血藤”【时珍曰】按虞抟云，血藤即过山龙，理亦相近，未知的否。姑附之。

清《植物名实图考》卷19“大血藤” 按过山龙俗名甚多，不图其形，无从审其是否。罗思举《简易草药》：大血藤即千年健，汁浆即见血飞，又名血竭。雌、雄二本。治筋骨疼痛，追风，健腰膝。今江西庐山多有之。土名大活血。蔓生紫茎，一枝三叶，宛如一叶擘分；或半边圆，或有角而方，无定形，光滑厚韧；根长数尺，外紫内白；有菊花心。掘出曝之，紫液津润。浸酒一宿，红艳如血。**/卷21“血藤”** 血藤产九江山坡。蔓生，劲茎，赭色，一枝一须。附枝生叶，如菊花叶柔厚，有花叉，而末不尖，面绿背白。春时枝梢开花如簇金粟，与千年健同名血藤。

【鉴药】

“血藤”首见宋《本草图经》，为北宋新出的民间草药。李时珍不识此药，将其作为附录药，置于“茜草”之末。吴其濬云：“掘出曝之，紫液津润。浸酒一宿，红艳如血。”或许因此而得名。原载可“攻血治气块”，今亦常用于活血祛瘀。

关于其形态，不同书籍或有不同的说法。今以原创图为序逐图予以分析。

1.《本草图经》：该书“信州血藤”正文云：“生信州。叶如蔢蔄叶，根如大拇指，其色黄。”信州即今江西上饶市。其图（图2）有横走、粗大的根状茎。茎缠绕。其叶为三出复叶，亦有单叶。其叶与文字记述“如薄荷叶”完全不同。故此药当舍文从图。按此图形，此血藤当为木通科大血藤属植物大血藤*Sargentodoxa cuneata*（Oliv.）Rehd. Et Wils.。文字记载其根色黄，但附图无法表现其根黄还是根赤。

2.《草药图经》：该书（吴其濬引作《简易草药》）文字记载云：“大血藤即千年健，汁浆即见血飞，又名血竭。雌、雄二本。治筋骨疼痛，追风，健腰膝，壮阳事。”清·吴其濬云：“今江西庐山多有之。土名大活血。蔓生紫茎，一枝三叶，宛如一叶擘分；或半边圆，或有角而方，无定形，光滑厚韧；根长数尺，外紫内白；有菊花心。”但此“大血藤”（图6）采用写意笔法，绘乔木一株。其叶信笔点成，无考证价值。故此药当舍图从文。据吴其濬所述，此植物完全是木通科植物大血藤*S. cuneata*。

3.《植物名实图考》：该书“大血藤”（图7）正如吴其濬所述，“一枝三叶，宛如一叶擘分；或半边圆，或有角而方，无定形”。有粗大的根。按此即大血藤*S. cuneata*。另一图“血藤”（图8）亦为藤蔓，其正文云：“血藤产九江山坡。蔓生，劲茎，赭色，一枝一须。附枝生叶，如菊花叶柔厚，有花叉，而末不尖，面绿背白。春时枝梢开花如簇金粟，与千年健同名血藤。”谢宗万据其图，云似为葡萄科蛇葡萄属（*Ampelopsis*）植物。

4.**《草木便方》**：该书“大血藤”（图9）图形简陋，仅绘一粗大藤茎，上有三出复叶。据此图形，其原植物亦是大血藤*S. cuneata*。

【小结】

“血藤”为北宋新出的民间草药。今存有与此相关的原创图5幅。《本草图经》“信州血藤”图、《草药图经》文字记述、《植物名实图考》、《草木便方》的“大血藤”药图均为木通科植物大血藤*Sargentodoxa cuneata*（Oliv.）Rehd. Et Wils.。《植物名实图考》“血藤”图则可能是葡萄科蛇葡萄属（*Ampelopsis*）植物。

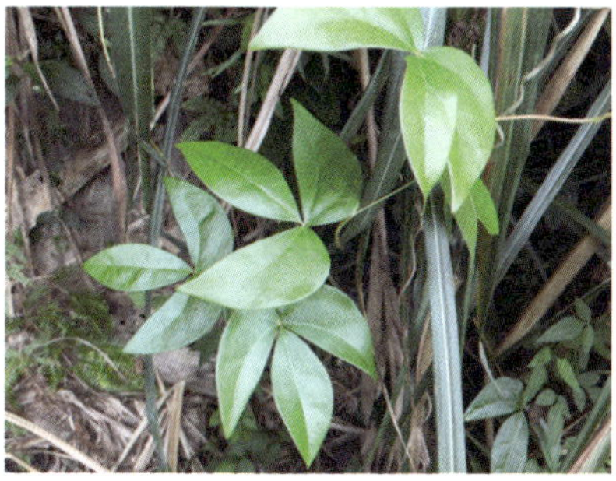
图 10　大血藤 *Sargentodoxa cuneata*

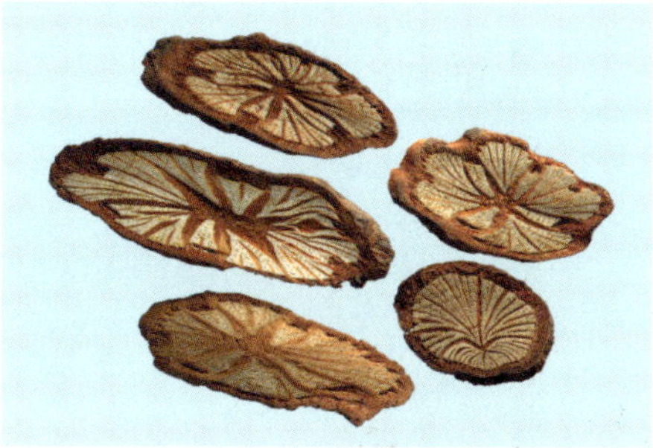
图 11　大血藤药材

18-44　剪草

【品图】

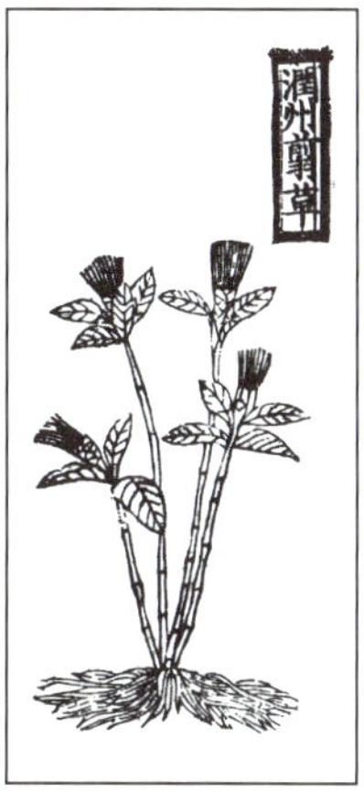

图 1　图经（大）·润州翦草

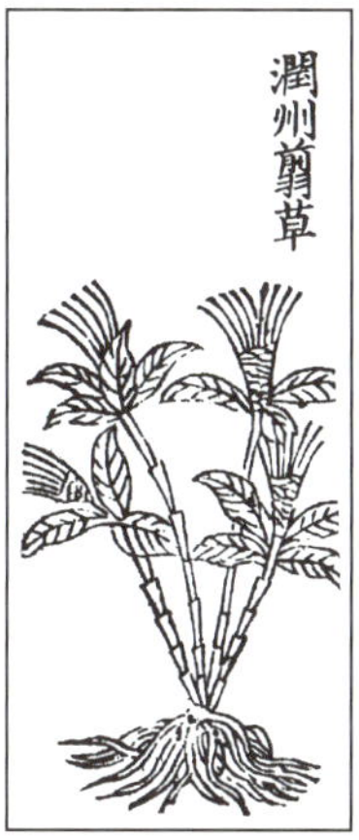

图 2　图经（政）·润州翦草

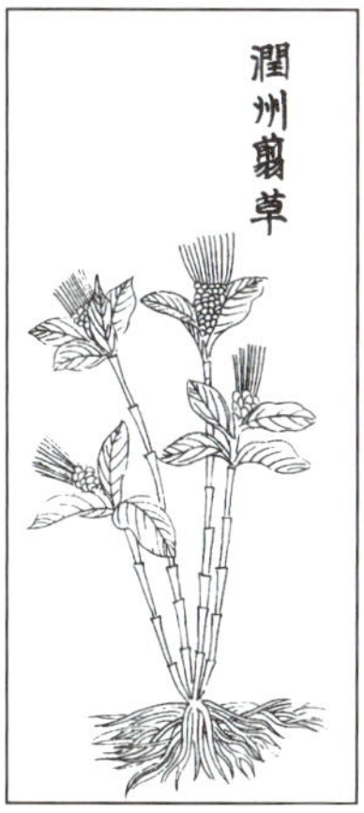

图 3　图经（绍）·润州翦草

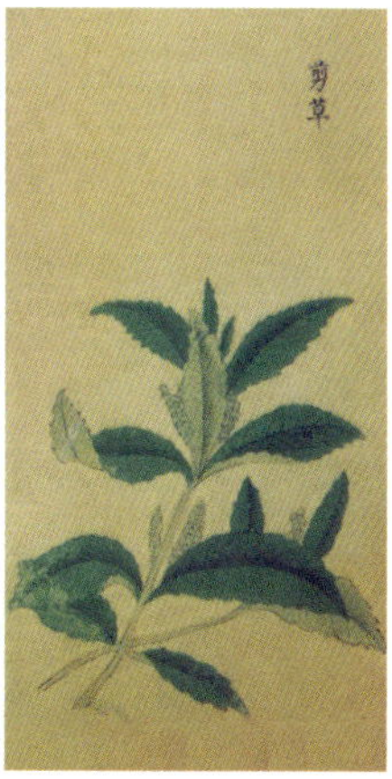

图 4　履巉岩·剪草

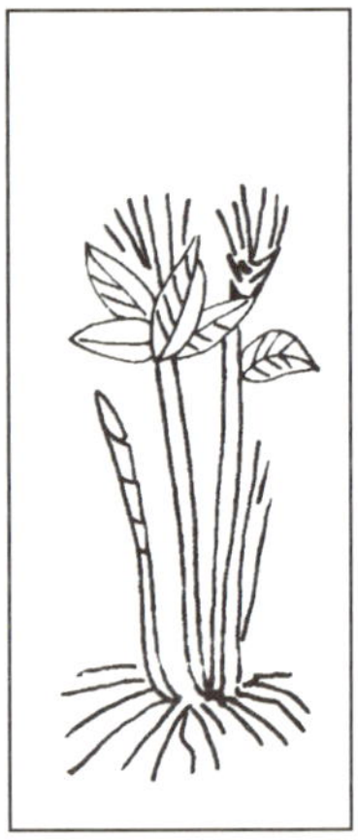

图 5 歌括 · 剪草

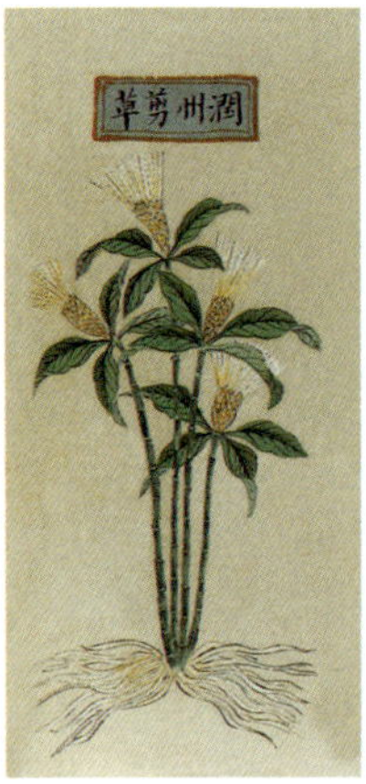

图 6 品汇 · 润州剪草

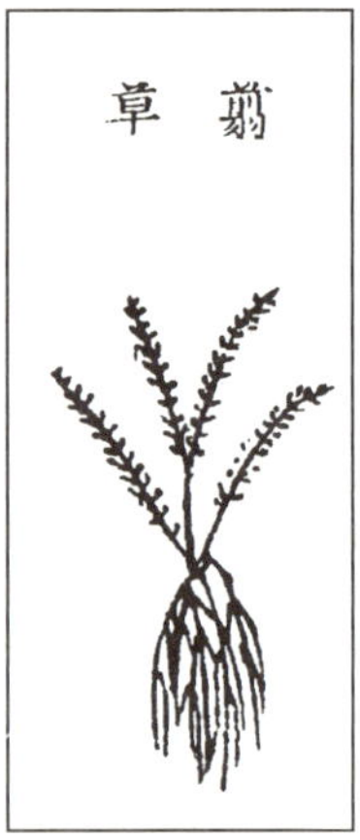

图 7 太乙 · 翦草

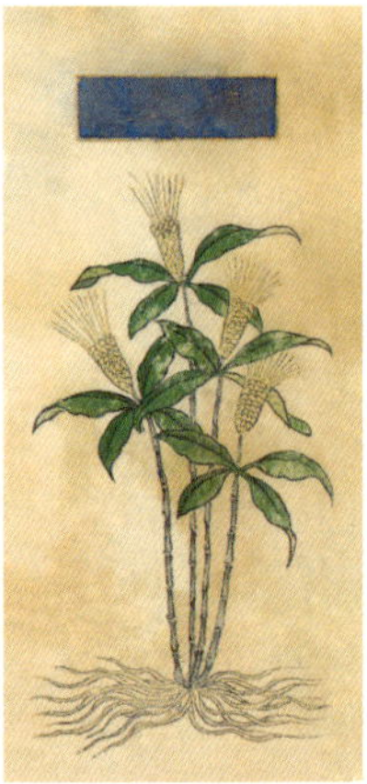

图 8 雷公 · 剪草

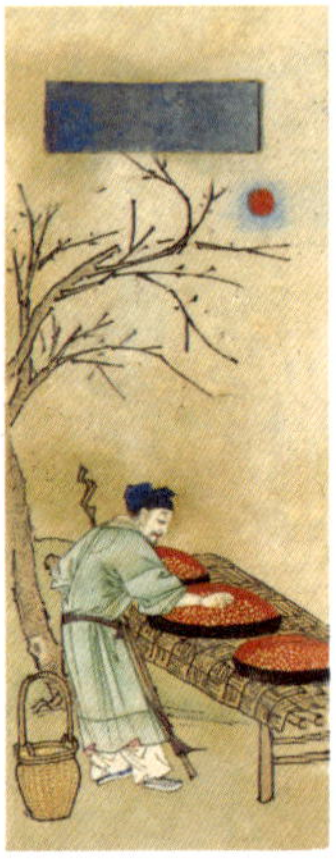

图 9 雷公 · 炮制剪草

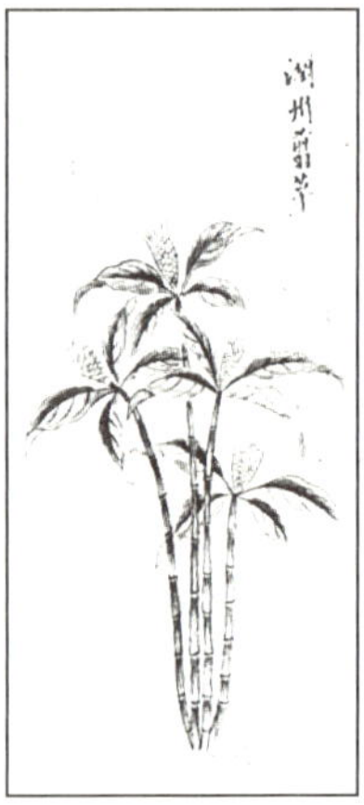

图 10 金石 · 润州翦草

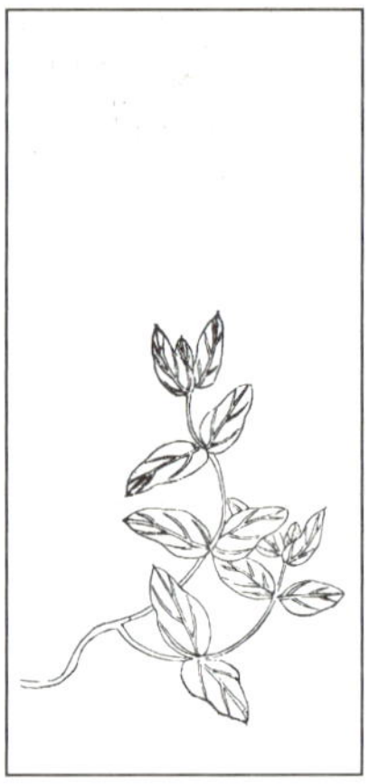

图 11 图考 · 翦草

本品11图，取自10书，其中4幅彩图。有承继关系的图仅1个书类。

《本草图经》：该书“润州翦草”图分别存于《大观》（图1）、《政和》（图2）、《绍兴》（图3）。此三传本药图基本一致。今以《政和》图2为《图经》图的代表。

仿绘该图的彩色图有：《本草品汇精要》“润州剪草”（图6）。此后《补遗雷公炮制便览》图8、《金石昆虫草木状》图10均仿绘《品汇》图6。

仿绘该图的墨线图有：《本草歌括》“剪草”（图5），对原图大加删减，仅粗得其形。《太乙仙制本草药性大全》“翦草”（图7）有众多须根，根头抽4“茎”（叶？），“茎”上密排点状小叶。此图看似与《图经》“剪草”无关，其实按该书绘图的套路，其构图即是仿绘图2，再加简略。

以上11图中，除外7幅仿绘图，原创图尚有4幅（图2、4、9、11），详见下“鉴药”项。

【文录】

唐《本草拾遗》(见《证类》卷9“翦草”) 陈藏器：翦草，味甚苦……生山泽间，叶如茗而细，江东用之。

宋《本草图经》(同上)《图经》曰：翦草，生润州。味苦、平，有毒。主诸疮疥痂瘘蚀，及牛马诸疮。二月、三月采，暴干用。

宋《本事方》卷5“衄血吐血咯血方” 治劳瘵吐血损肺及血妄行，神传膏。剪草一斤，婺、台州皆有，惟婺州者可用。状如茜草，又如细辛。每用一斤，洗净为末，入生蜜一斤，和为膏，以器盛之……如久病肺损咯血，只一服愈。寻常咳嗽，血妄行，每服一匙可也。有一贵人其国封病瘵，其尊人尝以此方畀之，九日而药成。前一夕，病者梦人戒令翌日勿令服药。次日将服之，为屋土坠器中，不可服。再合既成，又将服，为猫覆器，又不可食。又再作未就，而是人卒矣。此药之异如此。若小小血妄行，一啜而愈。或云是陆农师夫人乡人艾孚先尝亲说此事，渠后作《大观本草》亦收入集中，但人未识，不若信尔。

宋《履巉岩本草》卷上“翦草” 根名白药。

明《本草纲目》卷18“剪草”【集解】【时珍曰】按许叔微《本事方》言：剪草状如茜草，又如细辛。婺、台二州皆有之，惟婺州者可用。其说殊详，今遍询访无识者。或云即茜草也，未有的据。

清《植物名实图考》卷13“翦草” 翦草生江西九饶山坡。似相思草而叶对生不连，紫茎拖地。俚呼剪草，亦曰刘寄奴。/按《本事方》：翦草似茜，治血症有殊功。未知即此草否。**/卷19“金线草”** 金线草生长沙冈阜间。蔓生方茎，四叶攒生一处；茎叶皆有涩毛，棘人衣。与茜草同，唯叶大而圆为异。考《本事方》翦草似茜，治血证极效。此草能行血，治腰痛，俚医用之。或即《本事方》之翦草。

【鉴药】

“翦草”首见于唐《本草拾遗》。《嘉祐本草》从“白药”条下将所引《日华子本草》“翦草”分条单立。故李时珍注此药原出《日华》。但嘉祐之后，唐慎微又引“陈藏器”之文，故此药当首见唐·陈藏器《本草拾遗》。“翦草”(《纲目》以“剪草”为正名)名义不详。《拾遗》原载以治虫疮疥癣为主。南宋《本事方》载其为治劳瘵吐血神药。但因其来源古今均有争议，故影响到其疗效的验证与推广。

唐·陈藏器载其形态、生境为：“生山泽间，叶如茗而细，江东用之。”此言过简，无法考求其基原。宋·苏颂《本草图经》只记载本品“生润州”。润州即今江苏镇江。《图经》附图一幅，详见下文讨论。

南宋初著名医家许叔微在其《本事方》中记载了“治劳瘵吐血损肺及血妄行”的“神传膏”，其中主药即“剪草”。方中注曰：“婺、台州皆有，惟婺州者可用。

状如茜草，又如细辛。”婺州即今浙江金华，台州今亦属浙江。此注言剪草如茜草，却未言是哪一个部位相像。若是根部，则既如茜草，又如细辛，怎么可能？茜草明显要粗于细辛！若是地上部分，则茜草与细辛更是没有可比性。但今人考《本事方》剪草为金粟兰科植物丝穗金粟兰*Chloranthus fortune*（A. Gray）Solms-Laub时，为圆其说，将“状如茜草，又如细辛”解释为：“‘状如茜草’指的是剪草叶，‘又如细辛’指的却是剪草根。”[1]汉语里“状如……又如……”的句式能同时用不同性质的事物作比拟吗？能凭臆测认定此句前指叶似，后指根似？《本事方》的“神传膏”，神神秘秘，甚至有梦中之人不让服药，服则屋土坠器、猫覆其器（吴其濬称之为“鬼覆其铛”）的怪异之事（参“文录”所载）。许叔微虽载此方，但他自己在方后说明：“或云是陆农师夫人乡人艾孚先尝亲说此事，渠后作《大观本草》亦收入集中，但人未识，不若信尔。”可见此方本系传闻，其药无人能识。时隔千年，毫无实据指《本事方》之剪草为金粟兰植物，未免过于武断。金元医方中确有用剪草者，但未述形态。下至明代，则无人再用此药。以李时珍之渊博，亦云“今遍询访无识者。或云即茜草也，未有的据”。

谢宗万对《本事方》中的剪草基原有自己的看法。他认为说《本事方》剪草是金粟兰科金粟兰属植物，有其一定的依据，但金粟兰科植物为直立草本，非蔓生，亦有可疑之处。谢氏认为浙江一带有一种萝藦科鹅绒藤属植物蔓剪草*Cynanchum chekiangense* M. Cheng ex Tsiang et P. T. Li，茎缠绕，叶对生或在中部二对甚为靠近，近似四叶轮生，叶片卵状椭圆形，可谓形似茜草；根须状，可谓状似细辛，但却未见主治一切血症的记载。[2]此说对考察《履巉岩本草》之剪草甚有参考价值。若作《本事方》的剪草，无疗效为凭，恐难成立。

1.《本草图经》：该书“润州翦草”（图2）下部有众多须根，茎丛生，不分枝，有较密集的节，单叶椭圆状披针形，全缘，数叶轮生或聚生于枝上部。有花序如穗，顶端为长芒状物。据此图形，《中华本草》考其为金粟兰科植物丝穗金粟兰*Chloranthus fortunei*（A. Gray）Solms-Laub。[3]此前杨力人亦考翦草为金粟兰科植物丝穗金粟兰（水晶花）*C. fortunei*及其多种近缘植物。[4]若专凭此图立论，此考证结果尚可凭信。

2.《履巉岩本草》：该书彩图“剪草”（图4）所示，叶对生或轮生（近茎端），有短柄，花序明显成穗状。将此图与《图经》“润州翦草”图比较，其所示原植物有可能是金粟兰科植物丝穗金粟兰*C. fortunei*的同属近缘植物。[5]谢宗万提到浙江一

1 杨力人：宋《普济本事方》中“剪草”考，中药通报，1987，（7）：7.
2 谢宗万：《本草纲目药物彩色图鉴》，北京：人民卫生出版社，2000：185.
3 国家中医药管理局《中华本草》编委会：《中华本草》（3），上海：上海科学技术出版社，1999：449.
4 杨力人：宋《普济本事方》中“剪草”考，中药通报，1987，（7）：6-8.
5 ［宋］王介撰绘，郑金生校注：《履巉岩本草》，见《南宋珍稀本草三种》，北京：人民卫生出版社，2007：13.

带有萝藦科植物蔓剪草*Cynanchum chekiangense*，此种植物似乎与该图更为相似。

3.《补遗雷公炮制便览》：该书“炮制剪草”（图9）乃据宋《本草图经》记载“暴干用”绘成此图。图中仅绘一人拨弄竹匾中摊晒的药物。背景为红日，示意要在太阳下暴晒令干。

4.《植物名实图考》：该书“翦草”条正文为：“翦草生江西九饶山坡。似相思草而叶对生不连，紫茎拖地。俚呼剪草，亦曰刘寄奴。/按《本事方》：翦草似茜，治血症有殊功。未知即此草否。”其图（图11）茎柔弱，单叶对生，叶卵形。此大概是吴其濬所云“似相思草而叶对生不连，紫茎拖地”。仅凭此图，难考其基原。吴其濬在“金线草”条评述曰：“金线草生长沙冈阜间。蔓生方茎，四叶攒生一处；茎叶皆有涩毛，棘人衣。与茜草同，唯叶大而圆为异。考《本事方》翦草似茜，治血证极效。此草能行血，治腰痛，俚医用之。或即《本事方》之翦草。”金线草为茜草科植物，吴其濬虽凭疗效推测剪草可能是茜草类的植物，但仍不敢肯定。

【小结】

“翦草”由唐代《本草拾遗》首次载入本草。其形态简略，无可考。《本草图经》附图“润州翦草”，或考为金粟兰科植物丝穗金粟兰*Chloranthus fortunei*（A. Gray）Solms-Laub。南宋《本事方》提到一种“状如茜草，又如细辛”的“剪草”，据传为治劳瘵吐血神药。今人或考其为丝穗金粟兰*C. fortune*,或考为萝藦科植物蔓剪草*Cynanchum chekiangense* M. Cheng ex Tsiang et P. T. Li。然此说缺乏形态、疗效支持，亦难凭信。《履巉岩本草》《植物名实图考》所绘剪草，其原植物亦无法确认是能治劳瘵吐血的剪草。

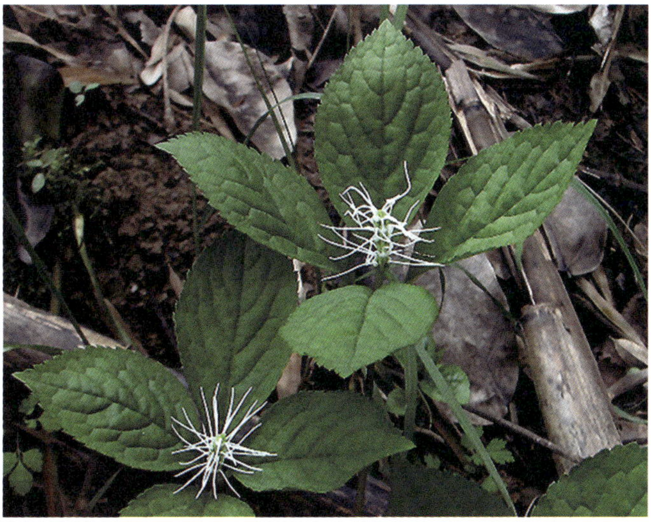

图 12　丝穗金粟兰 *Chloranthus fortunei*

18–45 防己

【品图】

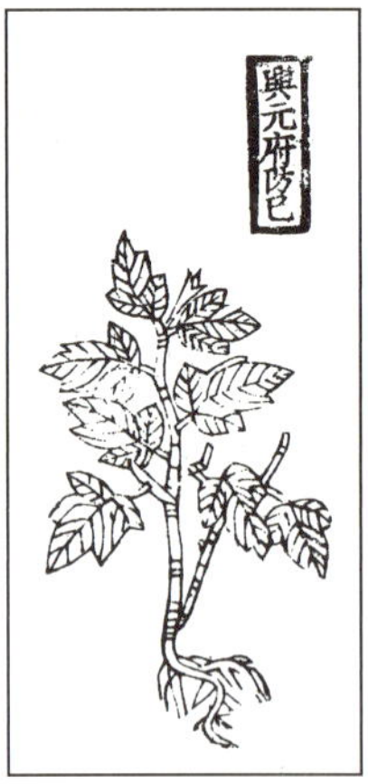

图1 图经(大)·兴元府防己

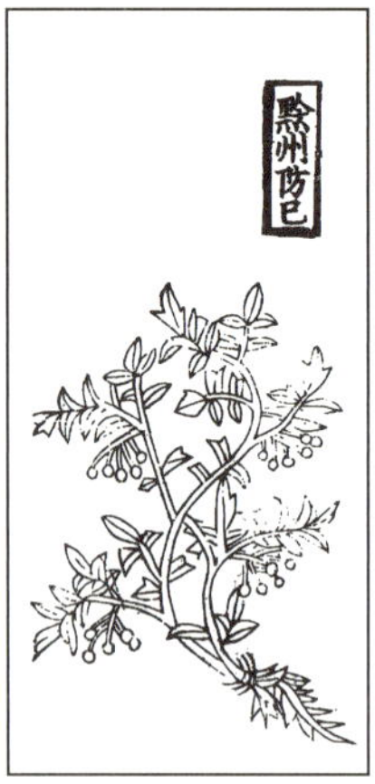

图2 图经(大)·黔州防己

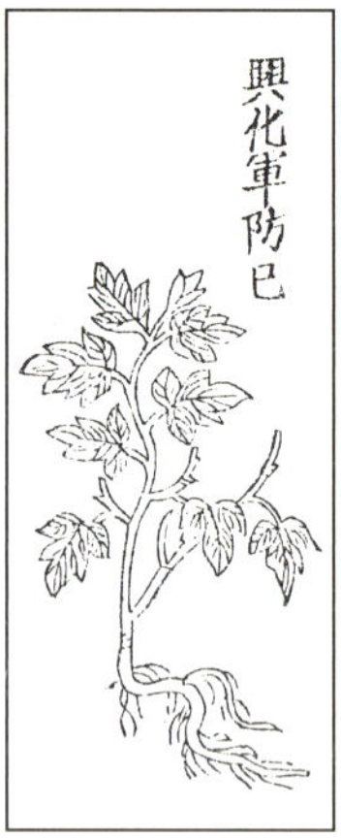

图3 图经(政)·兴化军防己

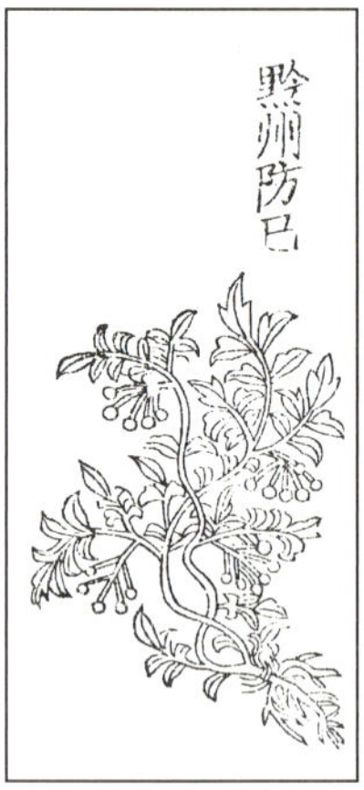

图4 图经(政)·黔州防己

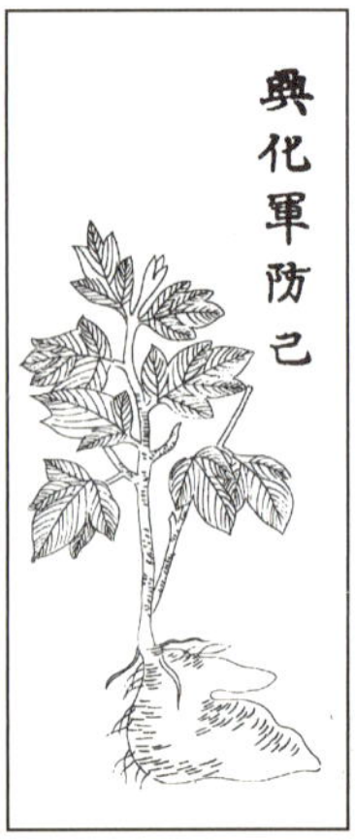

图5 图经（绍）·兴化军防己

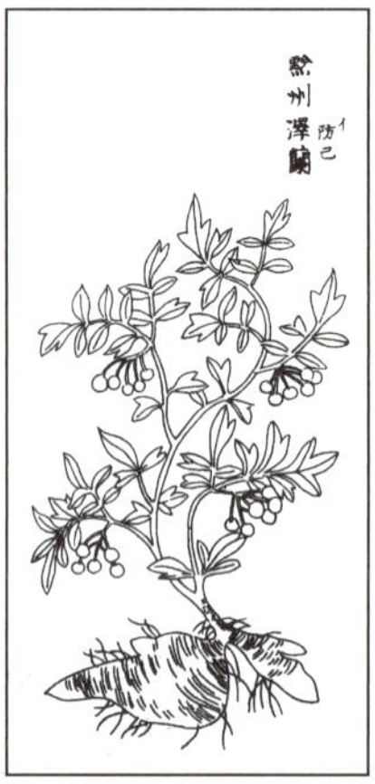

图6 图经（绍）·黔州防己

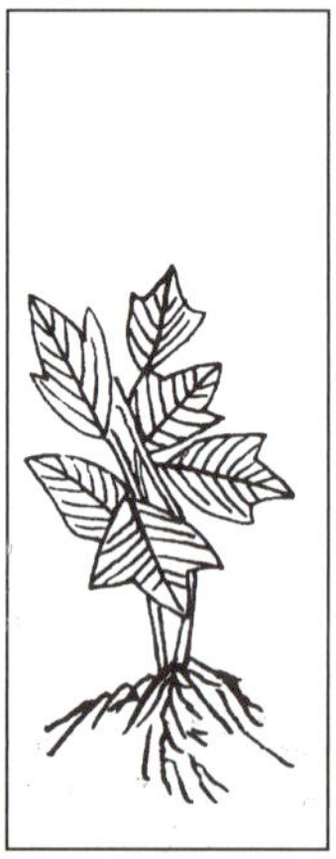

图7 歌括·防己

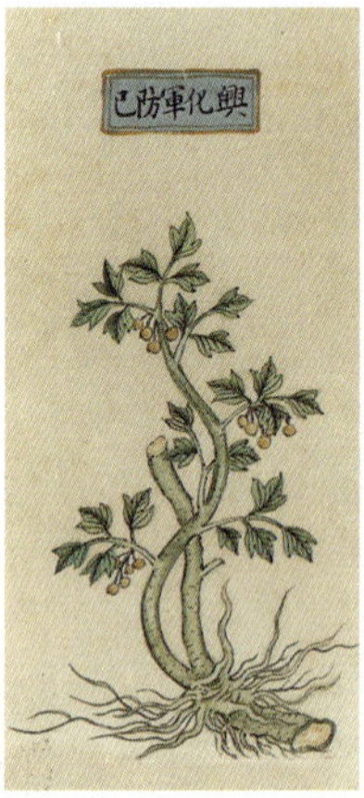

图8 品汇·兴化军防己

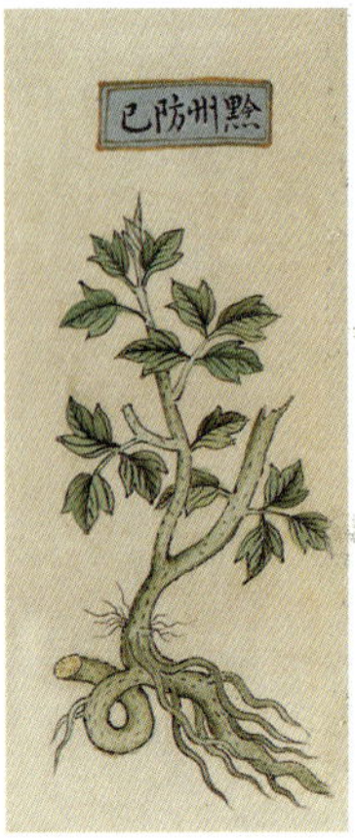

图9 品汇·黔州防己

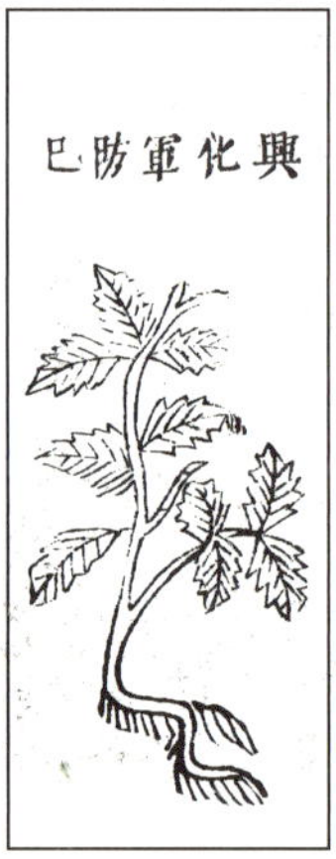

图10 蒙筌·兴化军防己

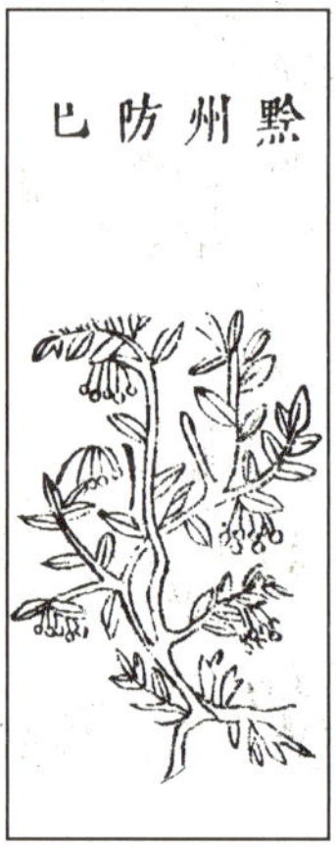

图11 蒙筌·黔州防己

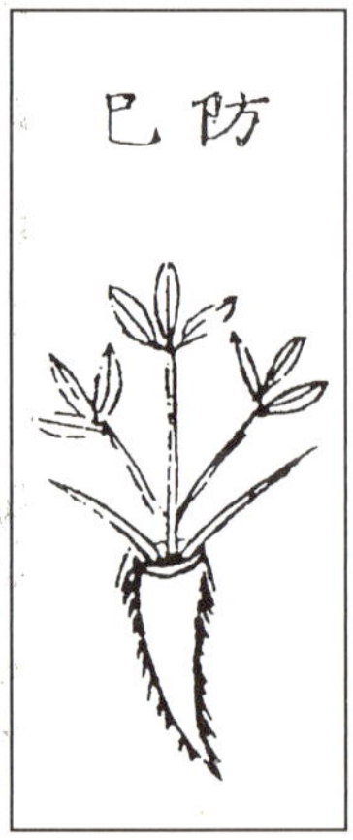

图12 太乙·防己

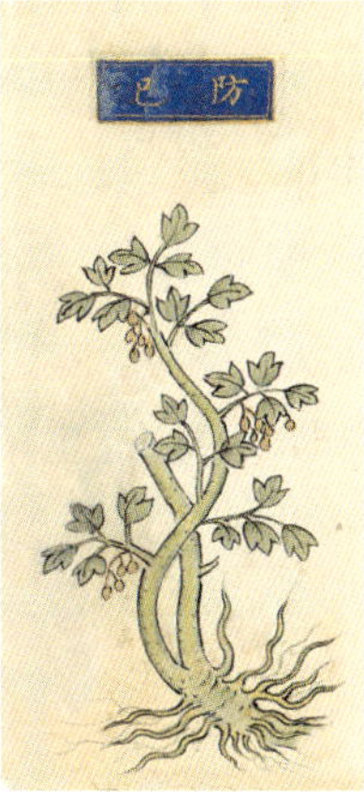

图 13　雷公·防己

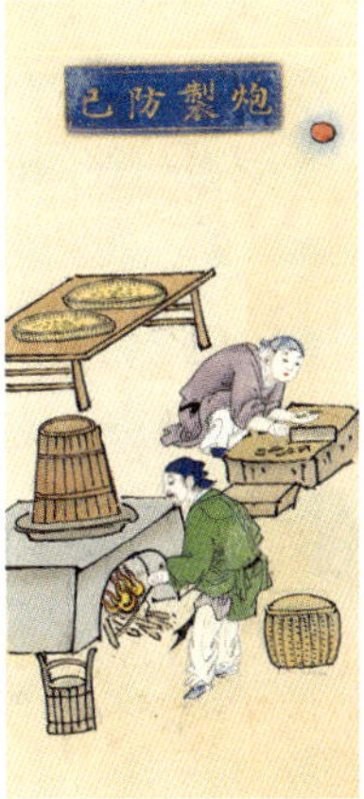

图 14　雷公·炮制防己

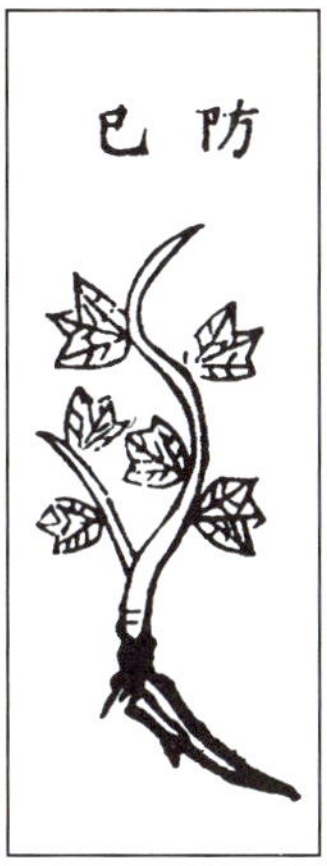

图 15　纲目（金）·防己

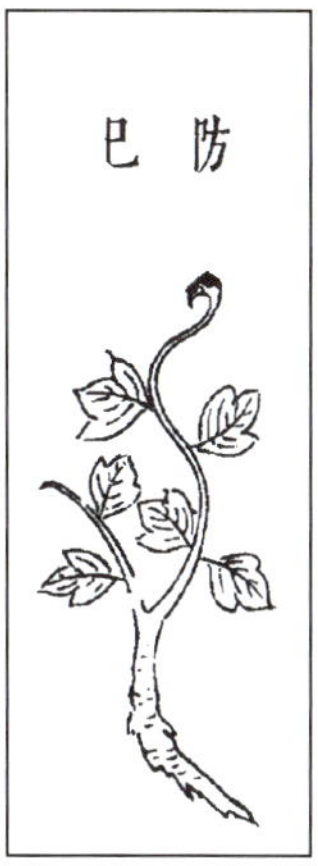

图 16　纲目（钱）·防己

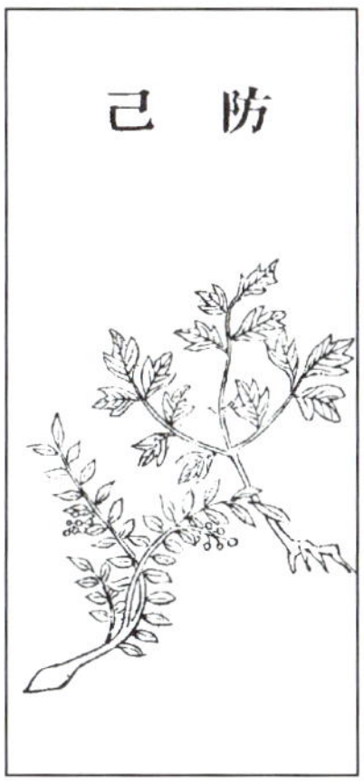

图 17　纲目（张）·防己

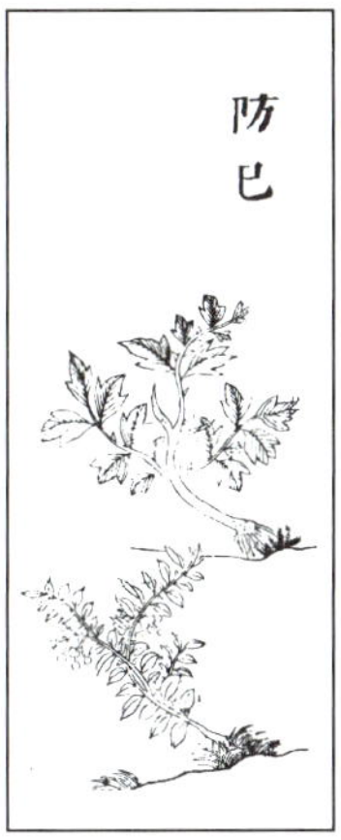

图 18　三才·防己

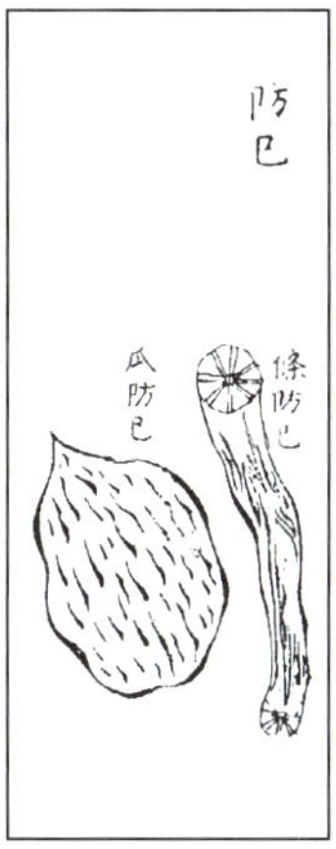

图 19　原始·防己

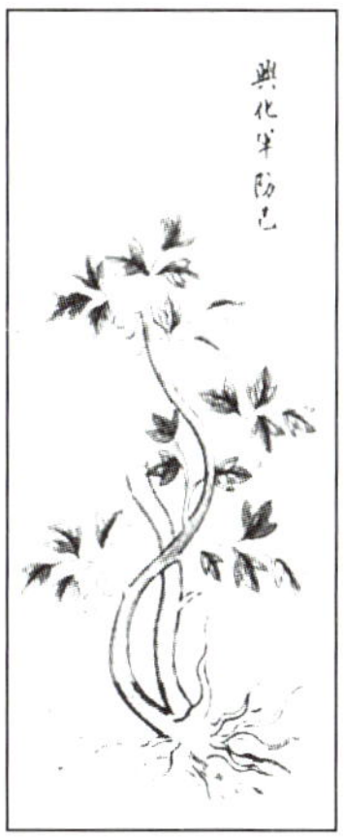

图 20　金石·兴化军防己

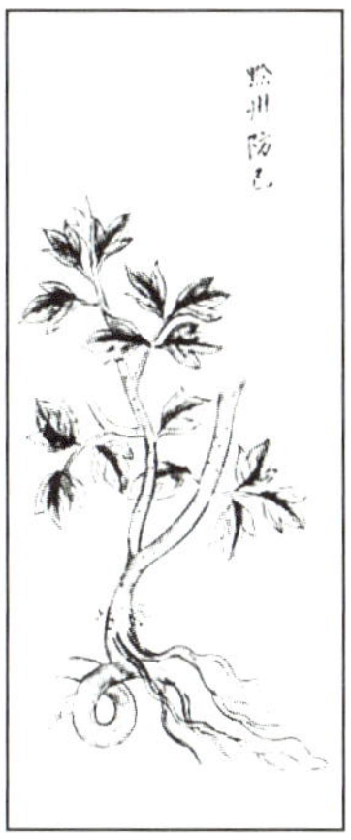

图 21　金石·黔州防己

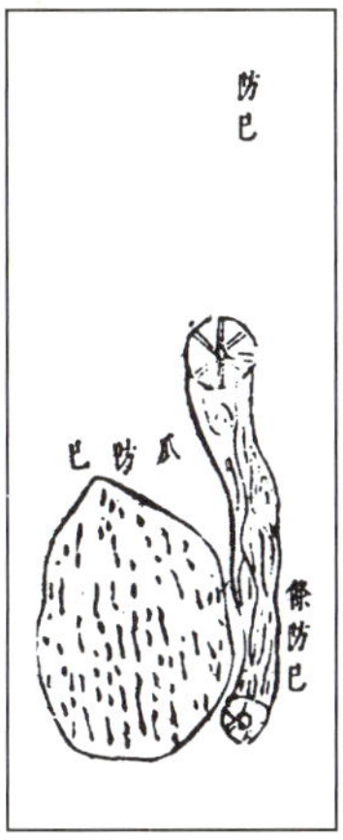

图 22　汇言·防己

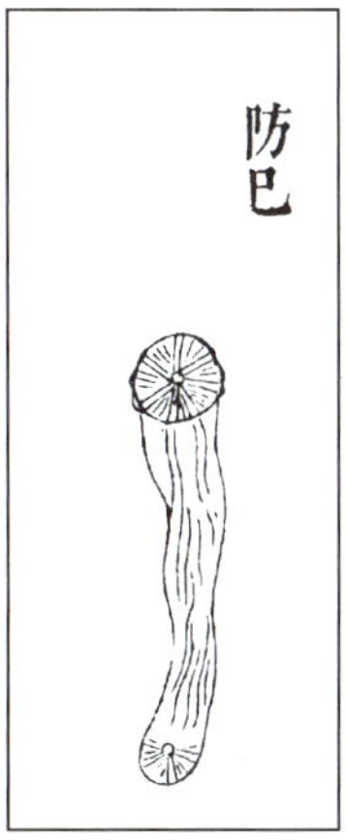

图 23　本草汇·防己

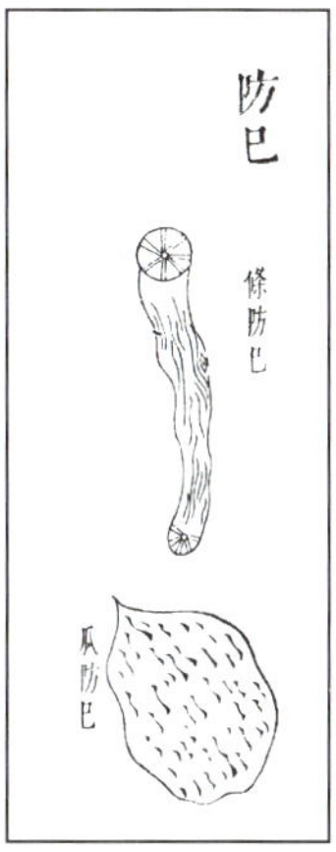

图 24　类纂·防己

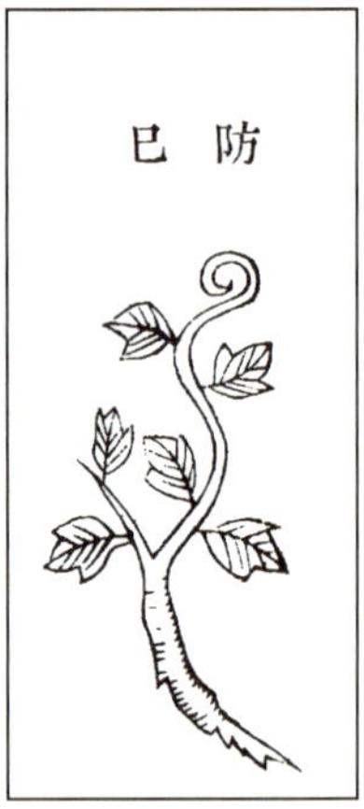

图 25 备要·防己

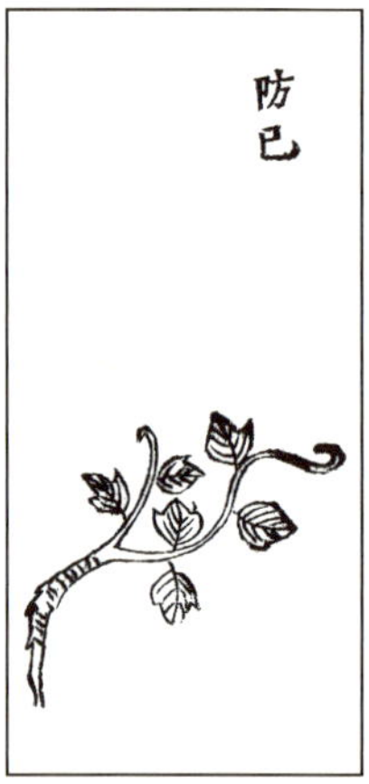

图 26 求真·防己

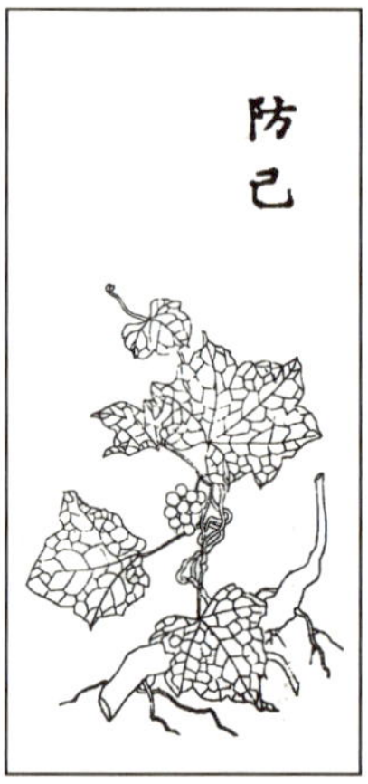

图 27 质问·防己

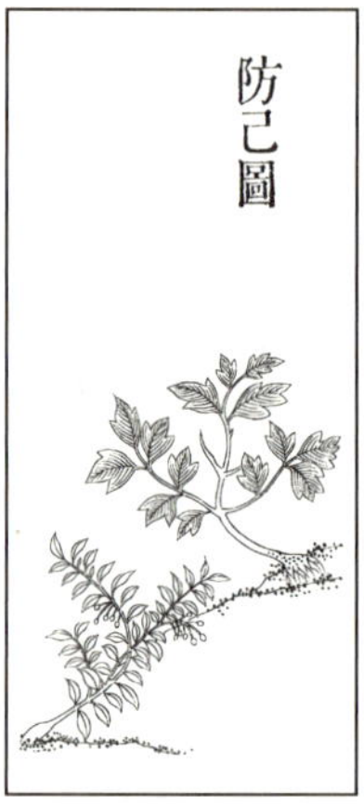

图 28 草木典·防己图

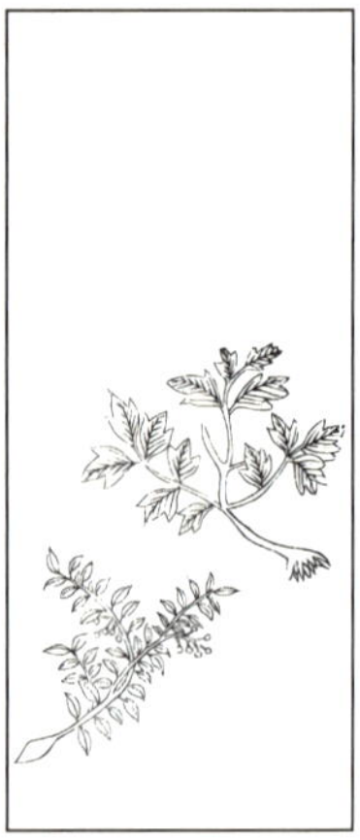

图 29 图考·防己

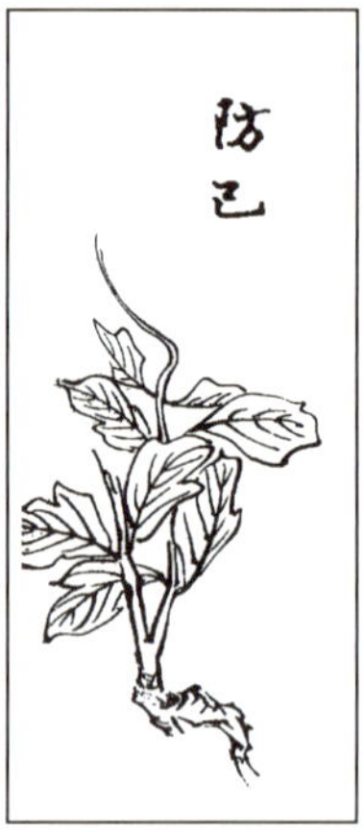

图 30 图说·防己

本品30图，取自23书，其中6幅彩图。有承继关系的图可分2个书类。

《本草图经》：该书2图。“兴化军[1]防己”“黔州防己”图依次分别存于《大观》（图1、2）、《政和》（图3、4）、《绍兴》（图5、6）。此三传本药图同中有异（《绍兴》2图根膨大）。今以《政和》图3、图4为《图经》图的代表。

仿绘《图经》2图的彩色图有：《本草品汇精要》“兴化军防己”（图8）与“黔州防己”（图9）的图名与图形倒置。故本应该出现在“黔州防己”（图9）的果实反而见于“兴化军防己”（图8）。按《图经》“黔州防己”（图4）原图，其叶片有单数羽状复叶，但在该书却是“兴化军防己”（图8）多见复叶。以上两图均另增绘粗根及茎的横截面，显示其车辐状纹理。此后《补遗雷公炮制便览》“防己”（图13）仿绘《品汇》“兴化军防己”（图8）。《金石昆虫草木状》图20、图21又依次分别仿绘《品汇》图8、图9。

仿绘《图经》2图的墨线图有：《本草歌括》“防己”（图7）将叶片夸大。未见果实，当仿绘自《图经》“兴化军防己”（图3）。《本草蒙筌》“兴化军防己”（图10）与“黔州防己”（图11）。基本仿绘《图经》二同名图，但有所简略。《本草纲目》金陵本“防己”（图15）节略仿绘自《图经》“兴化军防己”（图3），线条粗苯。《纲目》钱本图16将图15再加润饰。此后仿绘《纲目》钱本图16者有《本草备要》图25、《本草求真》图26（图形顺时针旋转了90度）。《本草简明图说》图30亦仿绘钱本图18，再予以美

1 兴华军：《政和》《绍兴》同，唯《大观》作“兴元府”。今从《政和》《绍兴》。

化。另《三才图会》“防己”（图18）将《图经》2图合绘于一图，各自添加土地背景。《古今图书集成·草木典》“防己图”（图28）又仿绘《三才》图18，略加修饰。《植物名实图考》“防己”（图29）即仿绘《草木典》图28中的两株防己。《本草纲目》张本图17又从《图考》中予以仿绘。

《本草原始》：该书“防己”（图19）绘两种防己（瓜防己、条防己）。《本草汇言》图22、《本草纲目类纂必读》图24均予仿绘。《本草汇》图23仅仿其中“条防己”。

以上30图中，除外24幅仿绘图，原创图尚有6幅（图3、4、12、14、19、27），详见下“鉴药”项。

【文录】

北宋《太平御览》卷991“防己” 《吴氏本草经》……李氏：大寒。如葛茎，蔓延如芃，白根，外黄似桔梗，内黑文如车辐解。

《本经》《别录》（见《证类》卷9“防己”） **一名解离**。文如车辐理解者良。生汉中川谷。二月、八月采根，阴干。

梁《本草经集注》（同上） 陶隐居云：今出宜都、建平，大而青白色，虚软者好，黯黑冰强者不佳。服食亦须之。

题·刘宋《雷公炮炙论》（同上） 雷公云：凡使，勿使木条，以其木条已黄，腥，皮皱，上有丁足子，不堪用。夫使防己，要心花文黄色者。然细剉，又剉车前草根，相对同蒸，半日后出，晒去车前草根，细剉用之。

唐《唐本草》（同上）《唐本》注云：防己，本出汉中者，作车辐解，黄实而香，其青白虚软者，名木防己，都不任用。陶谓之佳者，盖未见汉中者尔。

唐《本草拾遗》（同上） 陈藏器云：如陶所注，即是木防己，用体小同。按木、汉二防己，即是根、苗为名。汉主水气，木主风气，宣通。作藤着木生，吹气通一头如通草。

宋《嘉祐本草》（同上） 萧炳云：木防己出华州。

宋《本草图经》（同上）《图经》曰：今黔中亦有之。但汉中出者，破之文作车辐解，黄实而香，茎梗甚嫩，苗叶小类牵牛。折其茎，一头吹之，气从中贯，如木通类。它处者青白虚软，又有腥气，皮皱，上有丁足子，名木防己。二月、八月采，阴干用。木防己，虽今不入药，而古方亦通用之。

明《本草纲目》卷18“防己” 【释名】石解。【时珍曰】按东垣李杲云：防己如险健之人，幸灾乐祸，能首为乱阶，若善用之，亦可御敌。其名或取此义。

琉球《质问本草》内篇卷4“防己” 春生苗，作蔓，三四月开花结实。防己生汉中川谷，如葛蔓延，二八月采根，阴干。折茎段，吹气贯中如木通……此一种，系中国之防己……此是各方土产。

清《植物名实图考》卷22“防己” 防己，《本经》中品。李当之云：茎如葛根，外白内黄，如桔梗。今药肆所用殊不类。

【鉴药】

“防己”首见于《本经》。李时珍释其名：“防己如险健之人，幸灾乐祸，能首为乱阶，若善用之，亦可御敌。其名或取此义。”此释名颇为牵强，但反映防己之性凶险难用。《说文》释“巳”为蛇，象形，后世或以为“防己”当为“防巳”。然古籍“己已巳”常不分，今传承为“防己”，自有渊源。《本经》载防己“主风寒，温疟，热气，诸痫，除邪，利大小便”。《别录》补充疗水肿风肿，去膀胱热，散痈肿恶结，诸蜗疥癣，虫疮等效。张仲景方常用此为主药（名“防己”或“木防己”）。汉唐医方常用其祛风利水。

关于防己的生境、形态，最早的记载约在两汉三国间。《本经》载防己别名“解离”。时珍释曰：“解离，因其纹解也。”《别录》云“文如车辐理解者良。生汉中川谷”。《吴普本草》云：“如葛茎，蔓延如芃，白根，外黄似桔梗，内黑文如车辐解。”“车辐理解”指其根或茎断面纹理如大车轮放射状辐条一样。具此特征的防己，今考为马兜铃科马兜铃属植物异叶马兜铃*Aristolochia kaempferi* Willd. f. *heterophylla*（Hemsl.）S. M. Hwang。最早记载本品产于汉中，故或称“汉中防己”。此种汉魏乃至隋唐医方多用，仲景医方“木防己”即此种。其利水作用甚强，但毒副作用亦大，现代研究其毒性乃因所含马兜铃酸。故后世出现其他来源的防己。

梁·陶弘景云：“今出宜都、建平，大而青白色，虚软者好，黯黑冰强者不佳。”宜都在今湖北枝城市，建平在今重庆巫山县。其根及茎的特点是“青白虚软”。《唐本草》认为：“防己本出汉中者，作车辐解，黄实而香。其青白虚软者，名木防己，都不任用。陶谓之佳者，盖未见汉中者尔。”《唐本草》所称青白虚软的“木防己”与仲景医方所用“木防己”并不相同。唐《药性论》将“汉防己”“木防己”分别立条。萧炳注“木防己出华州”。“华州”即今陕西华县，与汉中皆属今陕西。唐·陈藏器解释此二种防己：“如陶所注，即是木防己，用体小同。按木、汉二防己，即是根、苗为名。汉主水气，木主风气，宣通。作藤着木生，吹气通一头如通草。”藤茎能通气者即是马兜铃科的防己。看来此种防己在唐代仍占主流。陈氏将两种防己视为同一物，此说未必正确。但说明“汉防己”“木防己”在唐代已是两种功效有别的独立药物。

宋·苏颂《本草图经》曰：“今黔中亦有之。但汉中出者，破之文作车辐解，黄实而香，茎梗甚嫩，苗叶小类牵牛。折其茎，一头吹之，气从中贯，如木通类。它处者青白虚软，又有腥气，皮皱，上有丁足子，名木防己……虽今不入药，而古方通用之。”苏颂所说“汉中”与“它处”两种防己，多综述前人文。他提到“木防己”

有“腥气”,“古方通用”,实际亦指马兜铃科植物。此种有腥气的木防己宋代已不入药。苏氏所云“黔中”防己，据所附“黔州防己”（图4），属防己科植物。

1.《本草图经》：该书2图。“兴化军防己”（图3）为藤本植物，主根不膨大（图1同）。单叶互生，叶阔卵形，基部或作心形，全缘，有3—5裂。现代考此图为防己科风龙属植物青藤*Sinomenium acutum*（Thunb.）Rehd. Et Wils.。[1]《绍兴》图5改绘块根粗壮膨大，更贴合此种。兴化军即今福建莆田市。

“黔州防己”（图4）亦为藤本植物，其叶互生，单数羽状复叶，叶腋间有伞形花（或果）序。黔州即今重庆彭水县。谢宗万认为从果序来看，此图肯定是防己科植物，但叶为复叶则肯定有误。《本草纲目》金陵本“防己”（图15）改绘图4后，与防己科木防己属植物木防己*Cocculus orbiculatus*（L.）DC.相似。[2]《绍兴》图6改图4之根为粗大块根，更贴近防己属的木防己。《绍兴》2图的粗大块根，提示南宋所用防己很类似明《本草原始》的“瓜防己”，而不同于宋以前多用的马兜铃科防己（茎、根条状圆柱形）。

2.《太乙仙制本草药性大全》：该书“防己”（图12）地上茎叶为基生3小叶。地下根粗大倒圆锥形如胡萝卜，提示药用防己非圆柱形。来源不明。

3.《补遗雷公炮制便览》：该书“炮制防己”（图14）乃据《雷公炮炙论》所示炮制法绘图。雷公法为：“夫使防己，要心花文黄色者。然细剉，又剉车前草根，相对同蒸，半日后出，晒去车前草根，细剉用之。”此法有两道切药的工序，但此图只有右上紫衣人在木砧上用刀切药，另一绿衣人在灶前烧火，灶上有木甑，示意蒸药。左上大桌案上的竹匾里有切好的药物，背景为红日，示意晒干。

4.《本草原始》：该书“防己”（图19）为防己药材写生图，内有“条防己”“瓜防己”两种。李正立云：“市卖防己，一种如上条，形类木通，文如车辐理解。诸本草曰汉防己，或者是此也；一种如土瓜形，俗呼瓜防己，今用甚多。诸本草并无载瓜防己者……予玩条防己像苗，瓜防己像根，或者是根苗为名乎？予未见其鲜形，难辨是否，以俟后之君子再正之。”李中立坦率承认他没有见过防己原植物，只是凭药材实物感觉“条防己像苗,瓜防己像根”。古本草不载的“瓜防己”,“今用甚多”,说明最晚在明末，瓜防己已是防己的主流来源。

李中立的写生图，今或考其“条防己”断面“文如车辐理解”，此为马兜铃科植物的茎。“瓜防己”根形如土瓜，据考原植物似为防己科植物青藤*Sinomenium acutum*（Thunb.）Rehd. Et Wils.、石蟾蜍（粉防己）*Stephania tetrandra* S. Moor，或白药子（头花千金藤）*Stephania cepharantha* Hayata。[3]这三种植物在现代防己商品中，

1 谢宗万：《中药材品种论述》上册，上海：上海科学技术出版社，1980：244.
2 谢宗万：《中药材品种论述》上册，上海：上海科学技术出版社，1980：243.
3 谢宗万：《中药材品种论述》上册，上海：上海科学技术出版社，1980：244.

均作为“汉防己”（非古之“汉中防己”，乃“粉防己”类型）。联想《绍兴》所绘防己块根粗大，以及《本草品汇精要》“防己”云“根大而有粉者为好”，则李中立所绘“瓜防己”的历史可能更早。古代马兜铃科的“木防己”，让位于防己科的“汉防己”，《原始》的图文是最直观重要的依据。李中立说“条防己像苗”，亦说明马兜铃科的防己也由用根转变成用藤茎。

5.《质问本草》：该书“防己”（图27）具粗大圆柱状的根，茎蔓生，叶三角状近圆形，基部微凹，掌状叶脉，网脉明显。腋生果实球形。其正文云：“此一种系中国之防己……此是各方土产。”今或考此图所示为防己科植物石蟾蜍（粉防己）*S. tetrandra*。

以上文、图考证表明，汉代仲景所用防己（木防己）从形态、产地来看，其来源为马兜铃科马兜铃属植物（或为异叶马兜铃*A. kaempferi* f. *heterophylla*），亦即“汉中防己”。仲景《金匮要略》用防己或木防己7方，有6方用防己作主药，利水除湿，主治皮水、支饮、肠间水气、四肢肿等。梁·陶弘景始载的“青白虚软者”非马兜铃科植物。唐代《药性论》“汉防己”“木防己”分别立条。“汉防己”“有小毒。能治湿风，口面㖞斜，手足疼，散留痰，主肺气嗽喘”。“木防己”“能治男子肢节中风，毒风不语，主散结气，痈肿，温疟，风水肿，治膀胱。”前者偏于治湿风留痰，后者偏于治风水肿，利膀胱。此木防己即仲景所用利水除湿者，亦即李中立所绘“条防己”，为马兜铃科植物。后世“汉防己”与古代“汉中防己”并非同源。据宋《本草图经》、明《本草原始》的图文，“汉防己”当为防己科多种植物。明代《普济方》出“防己”相关药名1000余次，其中“木防己”仅30余次，“汉防己”则有350多次。结合明·李中立云“今用甚多”的是防己科的“瓜防己”，则亦即明代方书多用的“汉防己”，来源于防己科多种植物的根。

在运用防己的实践中，元·李杲《医学发明》发现古方防己严重的副作用：“大抵闻其臭则可恶，下咽则令人身心烦乱，饮食为之减少”，且将此药比喻成“险健之小人”，称其为“瞑眩之药，圣人有所存而不废耳”。李杲提出防己有三不可用：阴虚内热、元气已亏不可用，大渴引饮、上焦肺热不可用，久病虚渴、津液不行不可用。防己具有可恶气味，能引起“身心烦乱”，从现代研究来看，只能是含马兜铃酸的马兜铃科植物。历史上马兜铃科的防己逐渐让位于防己科的防己，根本原因当是临床发现的毒副作用。

近现代以来的调查研究证明，目前防己的来源相当混乱。[1]古本草中的文字记载（尤其是名称的混乱）远远不能梳理清楚这些来源的演变，必须结合药图与临床应用综合考察。毫无疑问的是，防己早期多用马兜铃科植物防己，到明代已转为防

1 谢宗万：《中药材品种论述》上册，上海：上海科学技术出版社，1980：236-246.

己科的防己成为主流。这种转折的深层原因是临床使用经验。由此应该警惕在经方、早期古方的开发利用上，不能追求原始“正统”的来源，必须兼顾后世的用药经验。

【小结】

“防己”是《本经》记载的早期药物之一。汉唐医方常用作祛风利水要药。其早期来源“汉中防己”具有“文如车辐理解”的特点，此为马兜铃科植物异叶马兜铃*Aristolochia kaempferi* Willd. f. *heterophylla*（Hemsl.）S. M. Hwang的根。梁·陶弘景记载的防己产地、特征均已改变，非马兜铃科植物。唐代已经形成“汉防己”“木防己”两类药物。宋《图经》“兴化军防己”“黔州防己”药图据考为防己科植物青藤*Sinomenium acutum*（Thunb.）Rehd. Et Wils.、木防己*Cocculus orbiculatus*（L.）DC.及其同属近缘植物。元·李杲指出古方防己具有恶臭及对人身心造成的危害，表明医家实践中已发现早期正品马兜铃防己的严重副作用。明·李中立提到“今用甚多”的瓜防己，据考其来源于防己科植物，其中有青藤*S. acutum*、石蟾蜍（粉防己）*Stephania tetrandra* S. Moor，或白药子（头花千金藤）*Stephania cepharantha* Hayata。这种防己品种变迁的深层原因，是基于临床用药的经验。

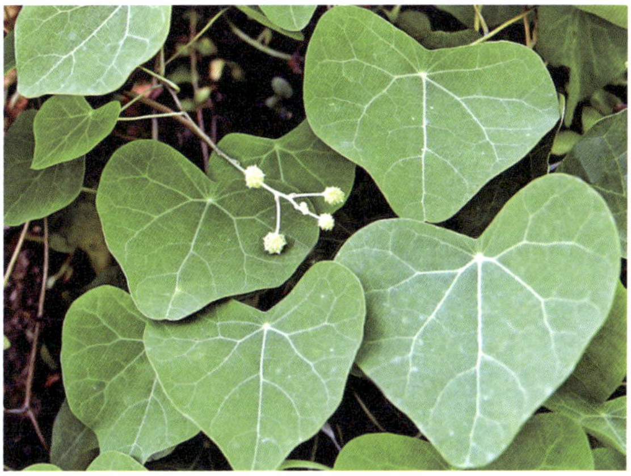

图 31　石蟾蜍（粉防己）*Stephania tetrandra*

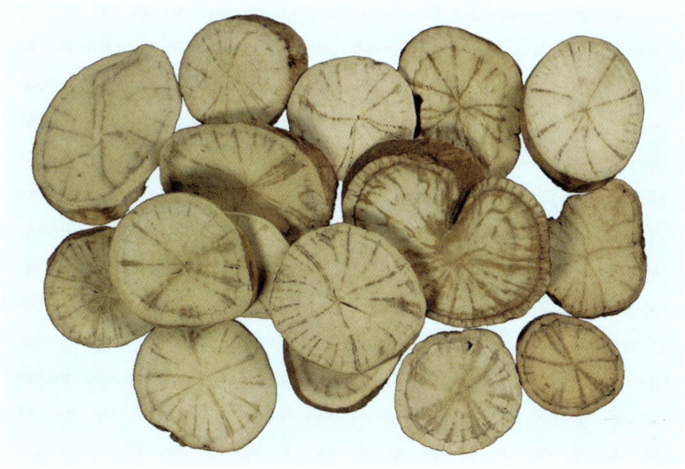

图 32　粉防己药材

18-46 通草

【品图】

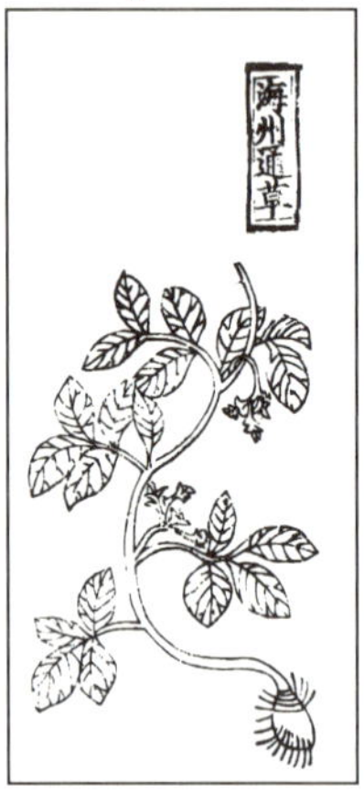

图1 图经(大)·海州通草

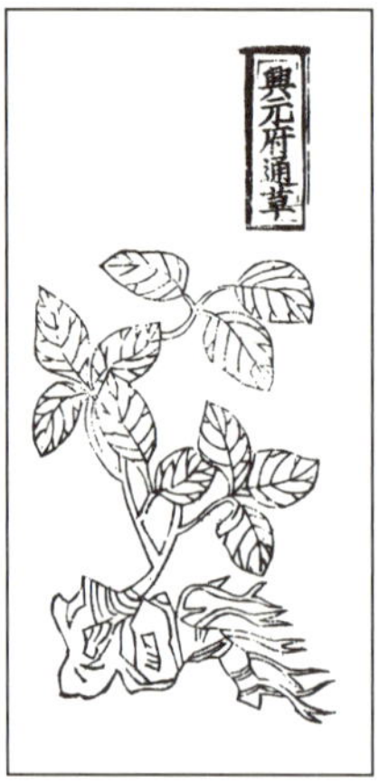

图2 图经(大)·兴元府通草

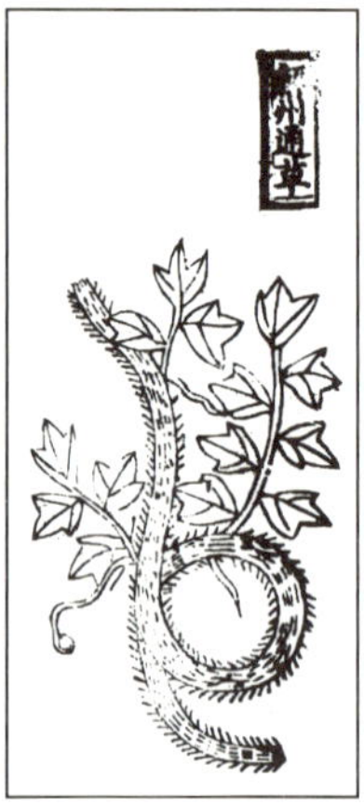

图3 图经(大)·解州通草

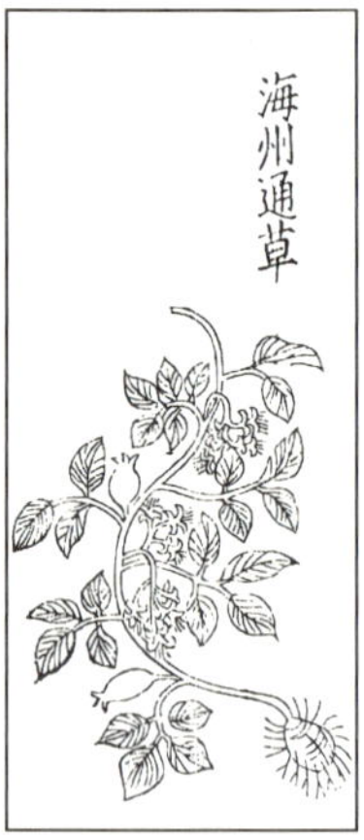

图4 图经(政)·海州通草

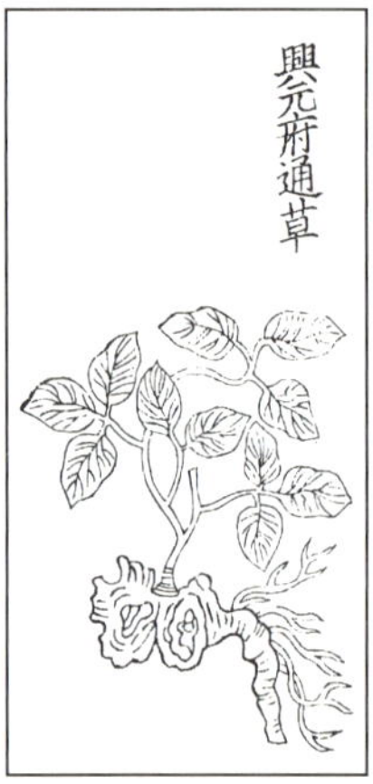

图5 图经(政)·兴元府通草

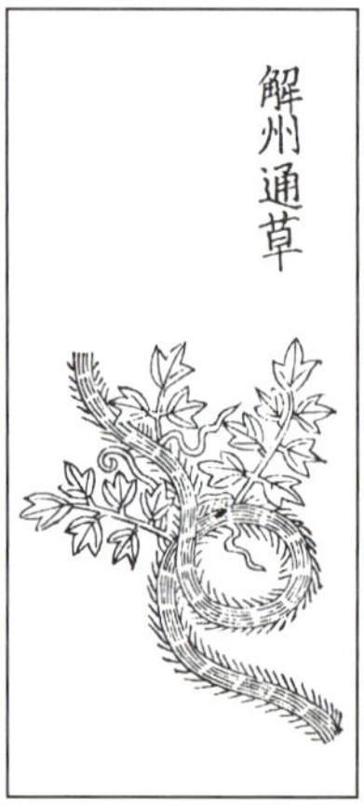

图6 图经(政)·解州通草

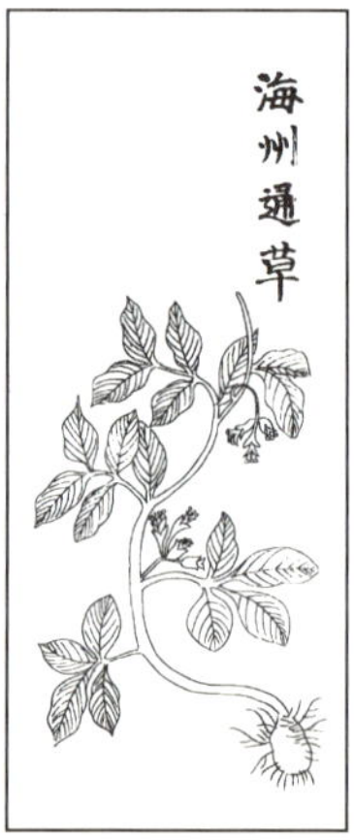

图7 图经(绍)·海州通草

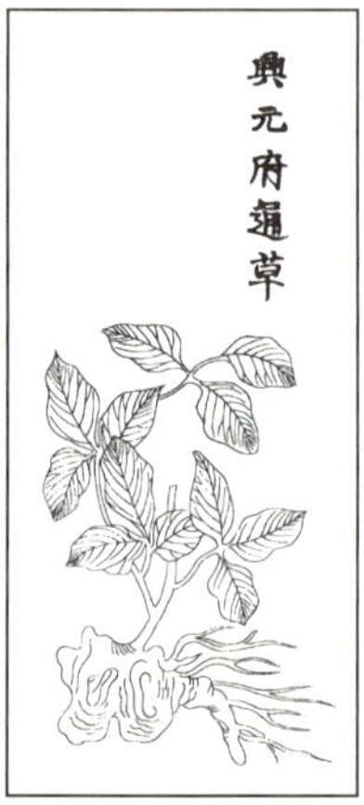

图8 图经(绍)·兴元府通草

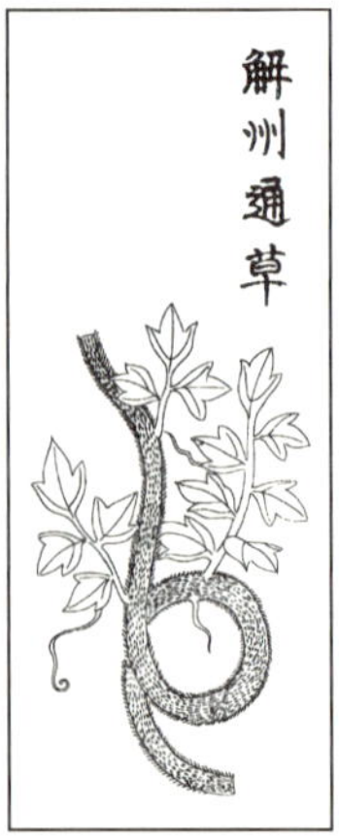

图9 图经(绍)·解州通草

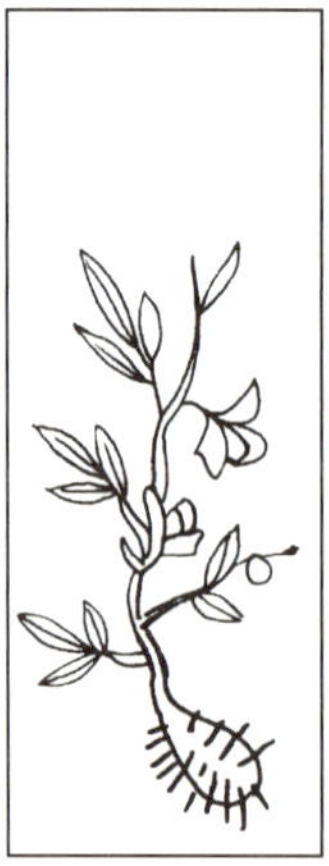

图10 歌括·通草

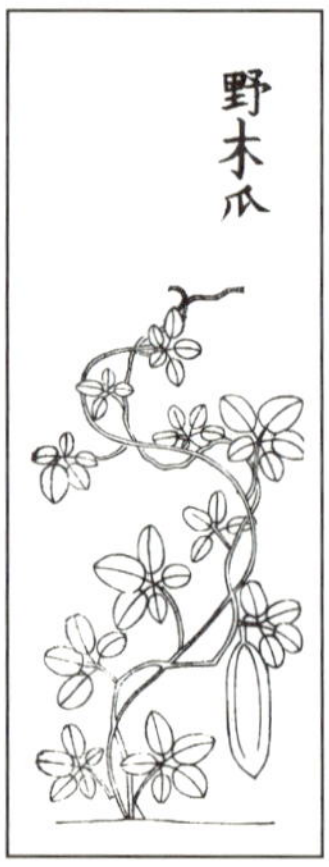

图11 救荒·野木瓜

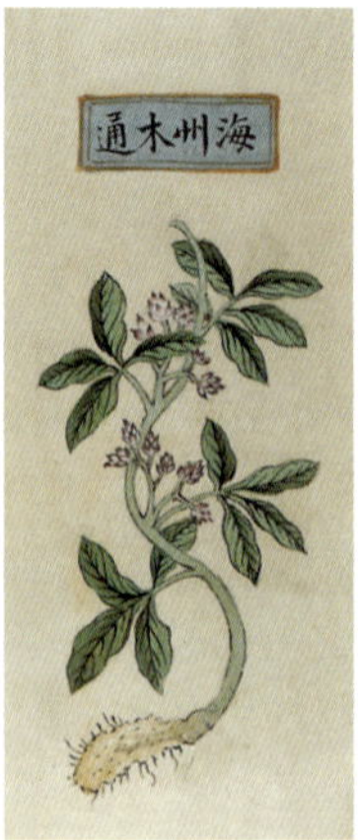

图12 品汇·海州木通

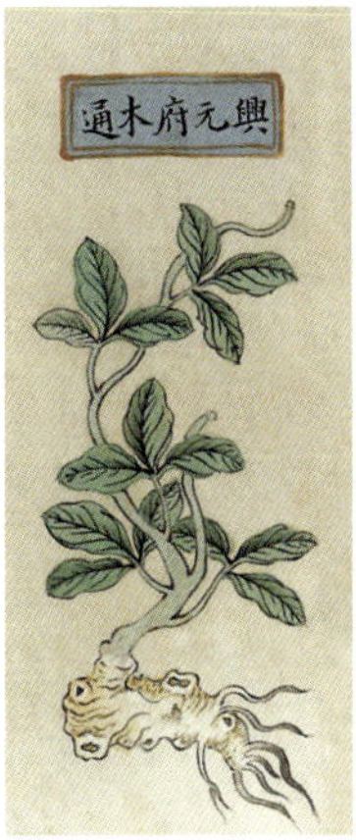

图 13　品汇・兴元府木通

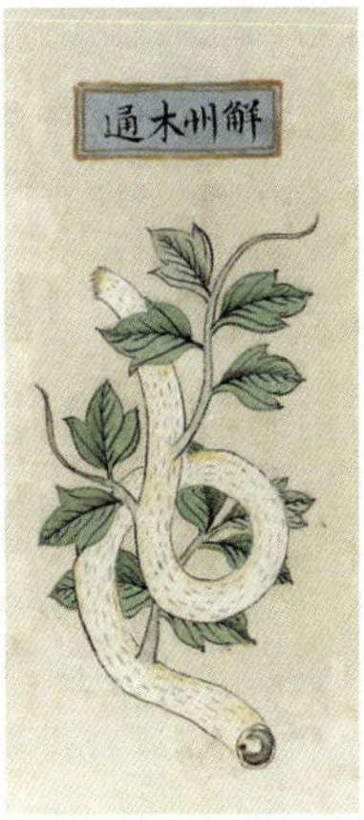

图 14　品汇・解州木通

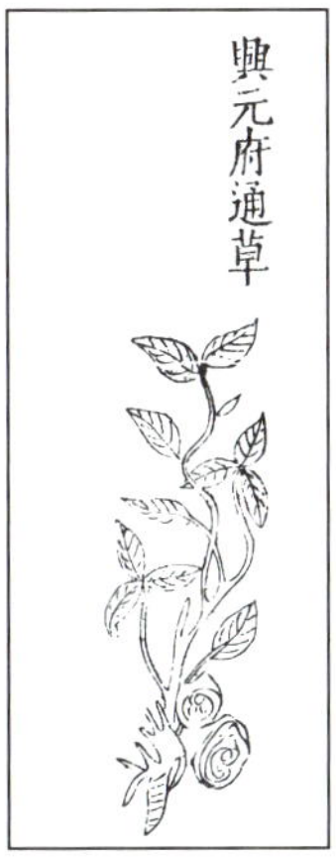

图 15　蒙筌・兴元府通草

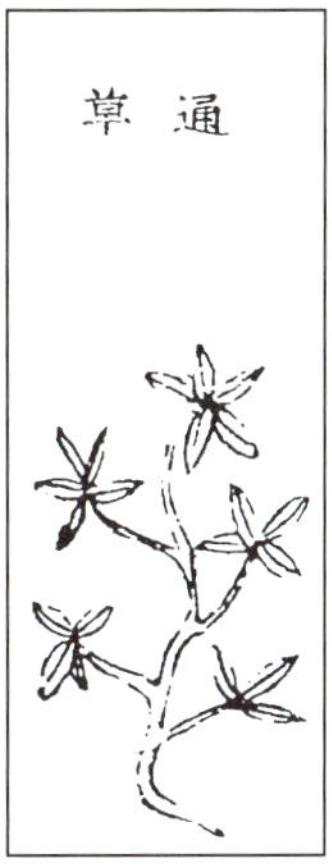

图 16　太乙・通草

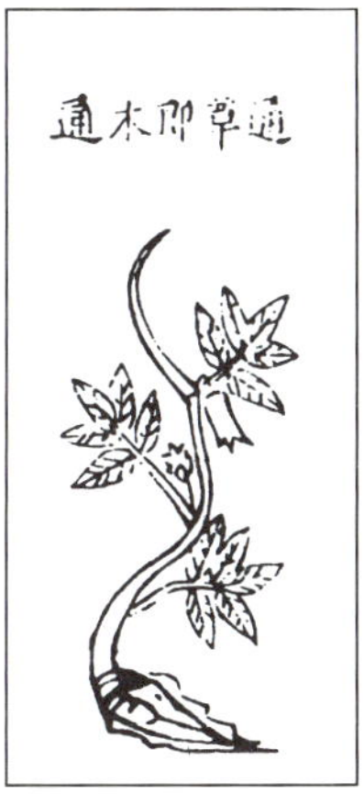

图 17　纲目（金）・通草

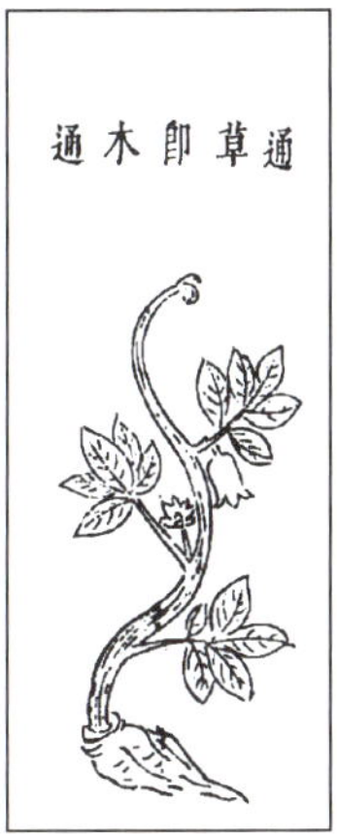

图 18　纲目（钱）・通草

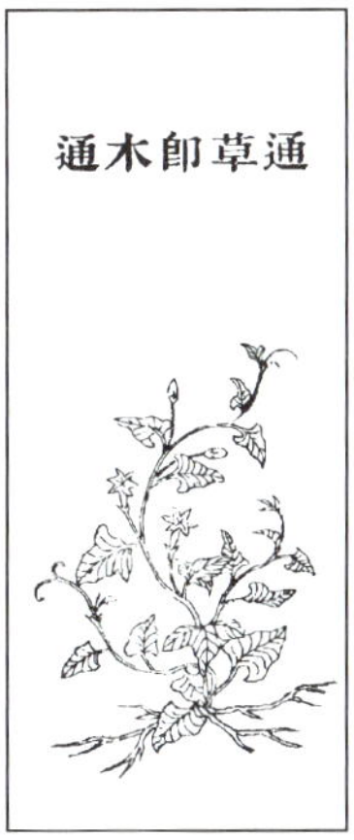

图 19　纲目（张）・通草

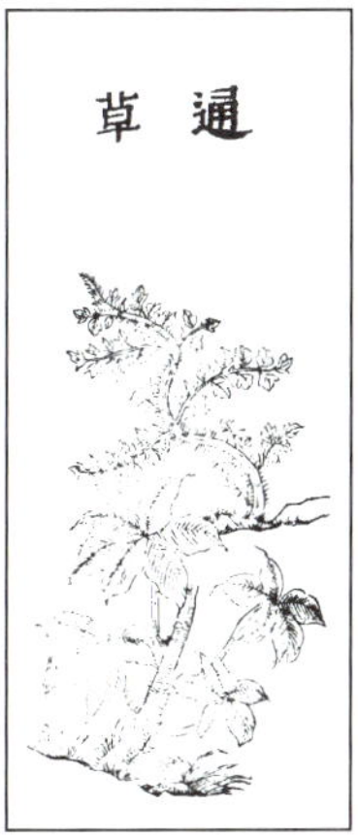

图 20　三才・通草

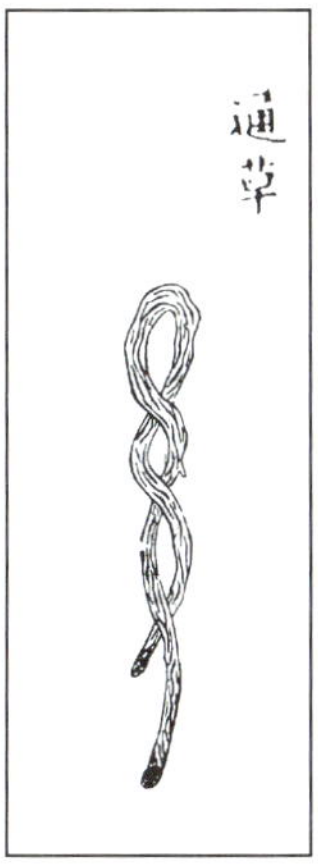

图 21　原始・通草

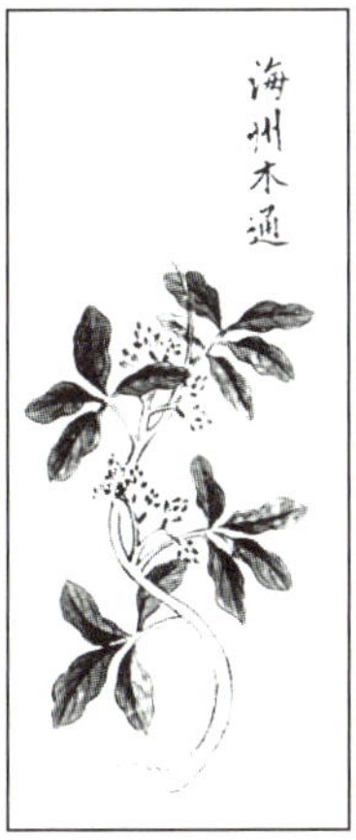

图 22　金石・海州木通

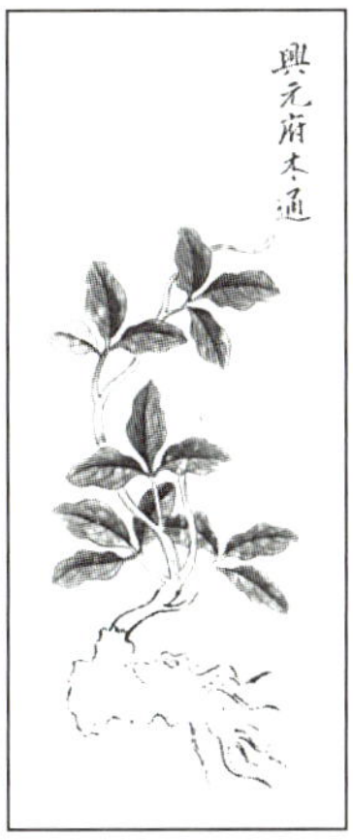

图 23　金石・兴元府木通

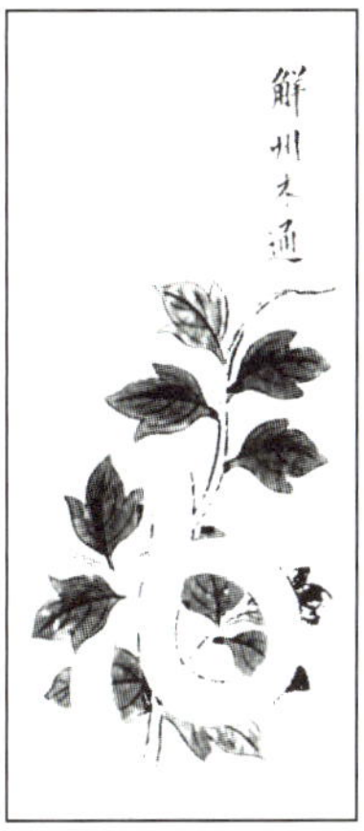

图 24　金石・解州木通

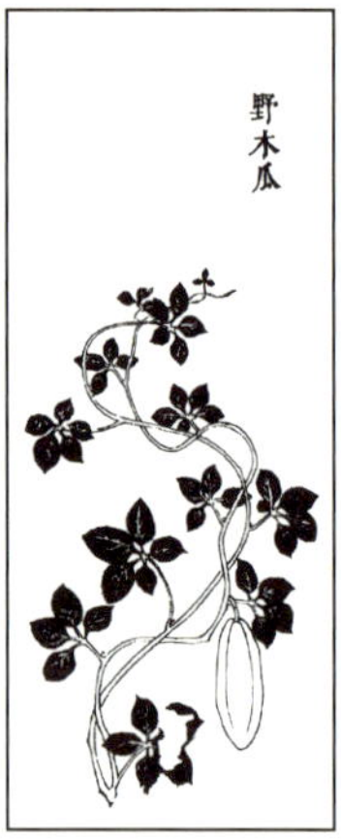

图 25 博录·野木瓜

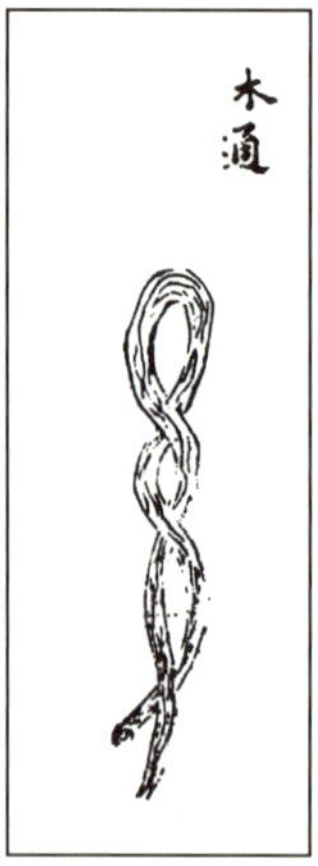

图 26 汇言·木通

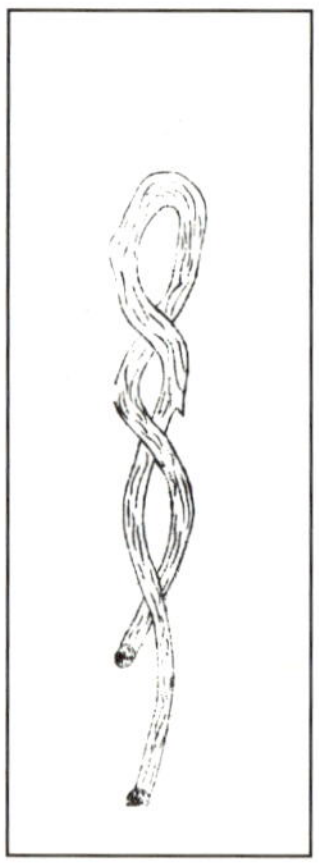

图 27 类纂·通草

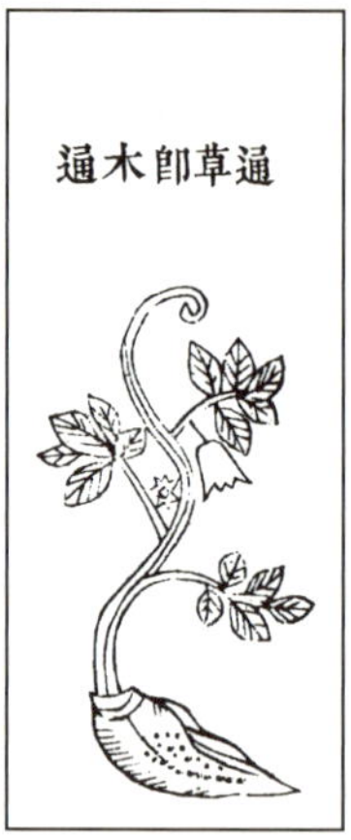

图 28 备要·通草

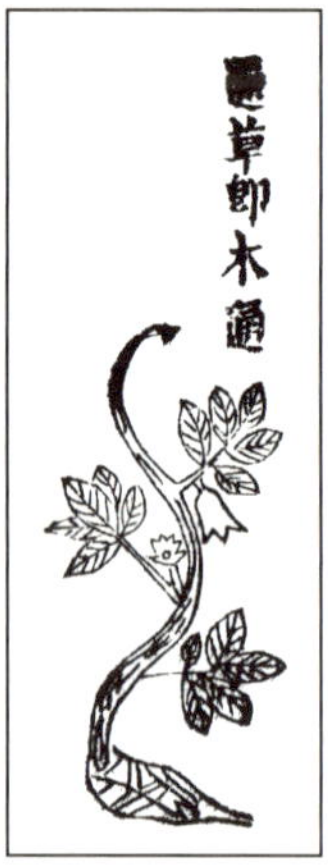

图 29 求真·通草

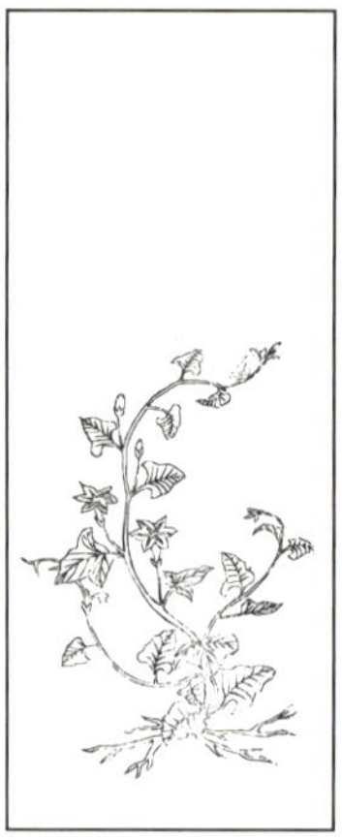

图 30 图考·通草

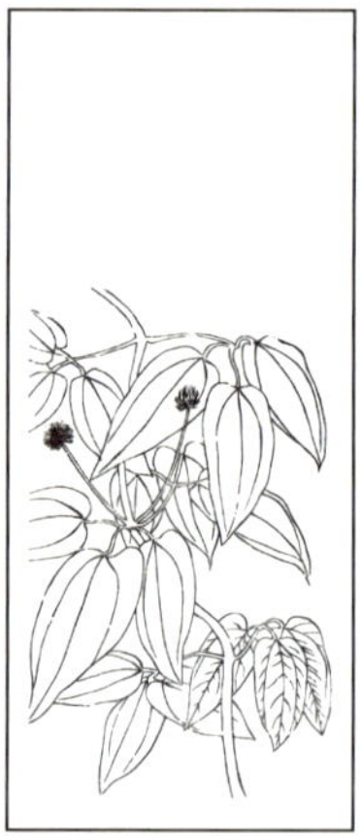

图 31 图考·山木通

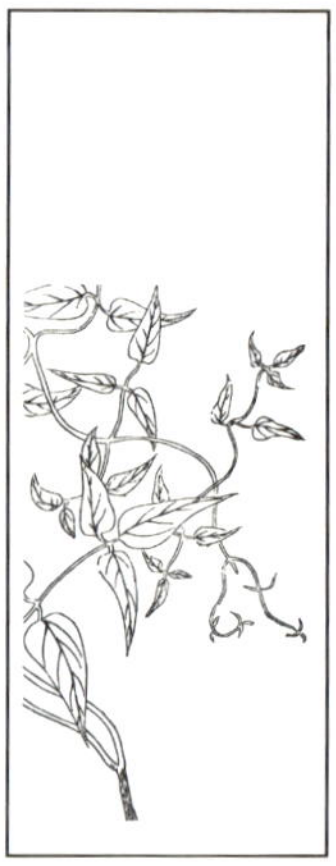

图 32 图考·小木通

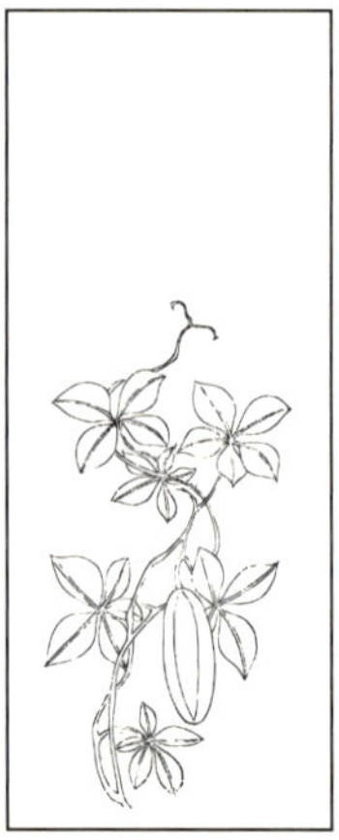

图 33 图考·野木瓜

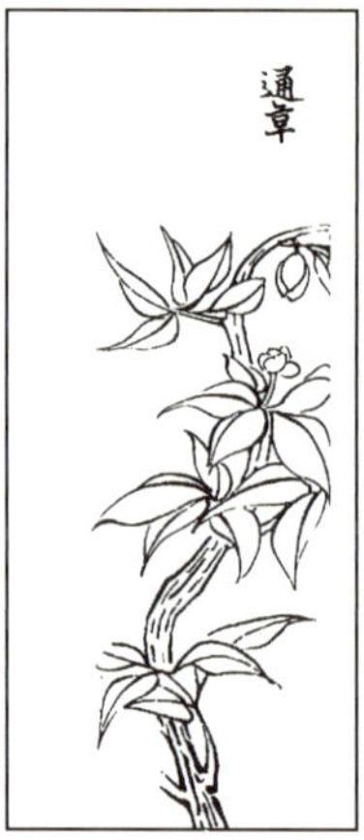

图 34 图说·通草

本品34图，取自21书，其中6幅彩图。有承继关系的图可分4个书类。

《本草图经》：该书3图。“海州通草”“兴元府通草”“解州通草”依次分别存于《大观》（图1、2、3）、《政和》（图4、5、6）、《绍兴》（图7、8、9）。此三传本药图大同小异。今以《政和》图4、图5、图6为《图经》图的代表。

仿绘《图经》3图的彩色图有：《本草品汇精要》3图，药名均改为“木通”。依次为“海州木通”（图12，仿《大观》图1，花紫色，无果实）、“兴元府木通”（图13）、“解州木通”

（图14，将原图毛刺密布的茎改绘为白色的空管，中露一白色髓心）。此后《金石昆虫草木状》图22、图23、图24又依次分别仿绘《品汇》图12、图13、图14。

仿绘《图经》3图的墨线图有 :《本草歌括》“通草”（图10）仿绘《图经》“海州通草”（图3），再加删减，大失其真。《本草蒙筌》“兴元府通草”（图15）仿绘《图经》同名图（图5），图形狭窄。《太乙仙制本草药性大全》“通草”（图16）亦仿《图经》“海州通草”（图3），且将原羽状复叶改成掌叶。《本草纲目》金陵本“通草”（图17）仿“海州通草”（图4），再加简略，根形、果形均非原图之旧。《纲目》钱本图18又仿金陵本图17，略加修饰。此后《本草备要》图28、《本草求真》图29均仿《纲目》钱本图18。《本草简明图说》图34亦在图18基础上删去根部，再加发挥。《三才图会》“通草”（图20）有两株植物，上株仿“解州通草”（图6），下株仿“18-47通脱木”条图2。

《救荒本草》：该书“野木瓜”（图11）的仿绘者有《野菜博录》图25，后者叶片均为阴刻。《植物名实图考》“野木瓜”（图33）虽有所简略修饰，消除地线，但整体仍属仿绘《救荒》图11。

《本草原始》：该书“通草”（图21）的仿绘者有《本草汇言》图26、《本草纲目类纂必读》图27。

《植物名实图考》：该书“通草”（图30）的仿绘者为《本草纲目》张本图19。

以上34图中，除外26幅仿绘图，原创图尚有8幅（图4、5、6、11、21、30、31、32），详见下“鉴药”项。

【文录】

三国魏《吴普本草》（见《御览》卷992“蓪草”）《吴氏本草》曰：通草，一名丁翁，一名附支……生石城山谷。叶青，蔓延。

《本经》《别录》（见《证类》卷8“通草”） **一名附支**，一名丁翁。生石城山谷及山阳。正月采枝，阴干。

梁《本草经集注》（同上） 陶隐居云：今出近道。绕树藤生，汁白。茎有细孔，两头皆通。含一头吹之，则气出彼头者良。或云即葍藤茎。

唐《唐本草》（同上）《唐本》注云：此物大者径三寸，每节有二三枝，枝头有五叶。其子长三四寸，核黑穰白，食之甘美。南人谓为燕覆（芳服切），或名乌覆，今言葍藤。葍、覆声相近尔。

唐《药性论》（同上） 木通……一名王翁万年。

唐《本草拾遗》（同上） 陈藏器云：江东人呼为畜葍子，江西人呼为拏子，如算袋，穰黄子黑，食之当去其皮。苏云色白，乃猴葍也。

唐《食性本草》（同上） 陈士良云：此是木通，实名桴棪子，茎名木通。

宋《本草图经》(同上)《图经》曰：今泽、潞、汉中、江淮、湖南州郡亦有之。生作藤蔓，大如指，其茎秆大者径三寸。每节有二三枝，枝头出五叶，颇类石韦，又似芍药，三叶相对。夏秋开紫花，亦有白花者。结实如小木瓜，核黑瓤白，食之甘美，南人谓之燕覆，亦云乌覆，正月、二月采枝，阴干用。或以为葡萄苗，非也。今人谓之木通，而俗间所谓通草，乃通脱木也……又按：张氏《燕吴行役记》：扬州大仪甘泉东院两廊前有通草，其形如椿，少叶，子垂梢际，如苦楝。与今所说殊别，不知是木通邪？通脱邪？或别是一种也。古方所用通草，皆今之木通，通脱稀有使者。近世医家多用利小便，南人或以蜜煎作果食之甚美，兼解诸药毒。

明《救荒本草》卷下“野木瓜” 一名八月楂，又名杵瓜。出新郑县山野中。蔓延而生，妥附草木上，叶似黑豆叶微小，光泽，四五叶攒生一处，结瓜如肥皂大，味甜。

明《本草蒙筌》卷2“通草” 产江淮山谷，如指大藤茎。正月采收，荫干入药。因孔节相贯，吹口气即通，故此得名。

明《本草纲目》卷18“通草”【释名】万年藤(甄权)。【时珍曰】有细细孔，两头皆通。故名通草，即今所谓木通也。今之通草，乃古之通脱木也。《宋本草》混注为一，名实相乱，今分出之。【集解】【时珍曰】今之木通，有紫、白二色，紫者皮厚味辛，白者皮薄味淡。《本经》言味辛，《别录》言味甘，是二者皆能通利也。

清《植物名实图考》卷19“山木通” 山木通，长沙山中有之。粗茎长蔓，三叶攒生一枝，光滑厚韧；叶际开花，花罢残蕊茸茸，尚在茎上。俚医用以通窍利水。按《图经》木通一枝五叶，叶如石韦。此藤老茎亦中空，叶亦似石韦，而只三叶，无实。又别一种。/**“小木通”** 小木通产湖口县山中。茎叶深绿，长蔓袅娜；每枝三叶，叶似马兜铃而细。俚医用以利小便。/按俗间木通多种，以木通本功通利九窍，故藤本能利水者，多以木通名之。**/卷22“通草”**(今木通)旧说皆云燕覆子。藤中空，一枝五叶，子如小木瓜，食之甘美。今江湘所用，皆非结实者。《滇本草》以为野葡萄藤。此药惯用，而异物非一种。盖以藤蔓中空，皆主通利开窍，故有效也。

【鉴药】

“通草”首见于《本经》。李时珍释其名曰：“有细细孔，两头皆通。故名通草，即今所谓木通也。”《本经》载其“主去恶虫，除脾胃寒热，通利九窍血脉关节，令人不忘”。《别录》又增加诸多主治，然均未涉及利水通淋，至唐《药性论》始载其治五淋，利小便，主水肿浮大，除烦热。为后世常用利尿药。

“通草”以形得名。清·吴其濬云：“按俗间木通多种。以木通本功通利九窍，故藤本能利水者，多以木通名之。”也因此出现了诸多同名异物之通草或木通。李时珍云：“今之通草，乃古之通脱木也。《宋本草》混注为一，名实相乱，今分出之。”《纲目》将通脱木从通草条分离单立。

《别录》载本品用茎枝。《吴普本草》云“叶青，蔓延”。此为藤本植物。梁·陶弘景云：“今出近道。绕树藤生，汁白。茎有细孔，两头皆通。含一头吹之，则气出彼头者良。或云即葍藤茎。”此明该藤中空，有导管可连通。陶氏提到“汁白……或云即葍藤茎”，这可能是指旋花科植物打碗花*Calystegia hederacea* Wall.。[1]

《唐本草》所载，才是当时以及此前最多用的通草：“此物大者径三寸，每节有二三枝，枝头有五叶。其子长三四寸，核黑穰白，食之甘美。南人谓为燕覆，或名乌覆，今言葍藤。葍、覆声相近尔。”此种枝头五叶、果实长三四寸、食之甘美的通草，即木通科植物木通*Akebia quinata*（Thunb.）Decne。《唐本草》属官修本草，所载通草来源应属当时的主流正品。

唐·陈藏器对此类植物有更深的研究：“江东人呼为畜葍子。江西人呼为拏子，如算袋，穰黄子黑。食之当去其皮。苏云色白，乃猴葍也。”至今江西赣南等地仍呼木通果实为“拿子”，呼木通曰“拿藤”。木通果实的果肉就是白色的，陈藏器说是色白是“猴葍”，其实“猴葍”也就是木通。“木通”这一名称是唐·陈士良《食性本草》首先使用，云“实名桴棪子，茎名木通”。唐代孟诜《食疗本草》也对本品的果实入药有很丰富的经验体会。

宋代《本草图经》所载本品的信息更加丰富，但也由此混入了“通脱木”。苏颂云：“今泽、潞、汉中、江淮、湖南州郡亦有之。生作藤蔓，大如指，其茎秆大者径三寸。每节有二三枝，枝头出五叶，颇类石韦。又似芍药，三叶相对。夏秋开紫花，亦有白花者。结实如小木瓜，核黑瓤白，食之甘美，南人谓之燕覆，亦云乌覆，正月、二月采枝，阴干用。”这里提到的“三叶相对”，是木通科木通属植物三叶木通*Akebia rifoliata*（Thunb.）Koidz.。其云“枝头出五叶，颇类石韦”，大概是指叶厚近革质。

此外，苏颂提到“俗间所谓通草，乃通脱木也”。“通脱木”一名唐代已用。至宋代出现将“通脱木”俗称“通草”的现象。苏颂云：“古方所用通草，皆今之木通，通脱稀有使者。近世医家多用利小便，南人或以蜜煎作果食之甚美，兼解诸药毒。”可见在宋以前的医方中，若用“通草”，皆指木通，其果可作果品，是其特点。苏颂还提到一种《燕吴行役记》的通草，“其形如椿，少叶，子垂梢际，如苦楝。与今所说殊别”。但此种通草未引起用药混乱，宋时尚不知其来源，今可忽而不论。

1　谢宗万：《中药材品种论述》上册，上海：上海科学技术出版社，1980：453.

宋代本草图出现，以下结合图形，分析各书中的通草来源。

1.《本草图经》：该书“通草”条有4图，其中3图为“通草”，1图为“通脱木”（此图见下一药条）。通草三图中，“海州通草”（图4）为藤本，有卵状块根，为3—5小叶。叶腋间生花，或有如“金樱子”般的果实。然除果实与木通不合外，其茎、叶、花均与木通科木通属（*Akebia*）植物相近。

“兴元府通草”（图5）根粗大，茎蔓生，叶皆为三小叶。兴元府即陕西汉中市。结合其产地与形态，此与木通科植物三叶木通*A. rifoliata*或其变种白木通*A. rifoliata* var. *australis*（Diels）Rehd相似。[1]

“解州通草”（图6）的主体是一根可缠绕的、长满毛刺的圆柱形物。由于叶片并没绘成长在此物之上，故此是否属于藤茎都难以肯定。其叶似为单数羽状复叶，小叶7枚，先端3裂。此与木通科植物不大相同。解州即今山西运城市，尚未见现代有产于此地区的类似植物。《本草品汇精要》将此圆柱形条状物绘成白色无毛、叶生其上的空心藤茎，即便如此，也无法解读此图的原植物。

2.《救荒本草》：该书“野木瓜”（图11）所示植物蔓生，掌状5小叶，有小黄瓜似的果实。该书正文云：“一名八月樝，又名杵瓜。出新郑县山野中。蔓延而生，妥附草木上，叶似黑豆叶微小，光泽，四五叶攒生一处，结瓜如肥皂大，味甜。”现代研究者一致认为此为木通科植物木通*A. quinata*。

3.《本草原始》：该书“通草”（图21）仅绘一可扭曲的藤茎。其正文云：“木通，《本经》载名通草，今人咸呼为木通，反呼作花通脱木为通草。不知木通即通草，而作花者乃通脱木也。”其中“作花通脱木”，是指通脱木的粗大髓心可以剪作各种花朵用。故此藤茎当属木通科木通属（*Akebia*）植物的藤茎。

4.《植物名实图考》：该书以“通草”为名的植物及图甚多，今取与药用木通相关的几幅图予以分析。“通草”（图30）见于该书22卷。其正文曰：“旧说皆云燕覆子。藤中空，一枝五叶，子如小木瓜，食之甘美。今江湘所用，皆非结实者。《滇本草》以为野葡萄藤。此药惯用而异，物非一种。”可知此图源于“江湘”（今江西、湖南一带），属于不会结出可食用“拿子”类的非木通科植物。陈重明等考为此图所示为旋花科植物打碗花*Calystegia hederacea* Wall.ex.Roxb.。其花冠钟状，宛如牵牛花。[2]

“山木通”见于《图考》卷19，其文云：“山木通，长沙山中有之。粗茎长蔓，三叶攒生一枝，光滑厚韧；叶际开花，花罢残蕊茸茸，尚在茎上。俚医用以通窍利水。按《图经》木通一枝五叶，叶如石韦。此藤老茎亦中空，叶亦似石韦，而只三叶，无实。

1 谢宗万：《中药材品种论述》上册，上海：上海科学技术出版社，1980：454.

2 陈重明、黄胜白等：《本草学》，南京：东南大学出版社，2005：99.

又别一种。”其图（图31）所示皆三叶，小叶有长柄。《中国植物志》订此种为毛茛科铁线莲属植物山木通*Clematis finetiana* Levl. et Vaniot。“小木通”（图32）图形与山木通近似,唯叶形不一。其正文云：“小木通产湖口县山中。茎叶深绿,长蔓袅娜；每枝三叶，叶似马兜铃而细。俚医用以利小便。”《中国植物志》订此种为同属植物小木通*Clematis armandii* Franch.。

近年来因误服过量导致肾衰的关木通，在古本草中尚无明显的史料。关木通出现的时代也未见探究。但从医药书中对木通之味的辨析，可以窥见味极苦的木通最晚在清代已经开始使用，并曾引起严重的医疗事故。

清·徐延祚《医粹精言》（1896年）卷3有专篇“木通慎用”：“《重庆堂随笔》谓‘木通味苦，故泻心火由小肠出。诸本草皆云甘淡，或言微辛，岂诸君不但未经口尝，且蒭荛亦未询乎？’按木通古名通草,今之通草古名通脱木。云木通味甘淡，或通草之传误未可知。其实今之木通，味极苦且劣。世谓黄连是苦口药，殊不知黄连之味苦而清，木通之味苦而浊。《叶氏医案》以芦荟入汤剂，徐氏批曰：‘请自尝之，方知其苦。’愿以斯语移之木通。且木通性极迅利，不宜多用。余友沈杏田言，曾见一小儿误服重剂木通汤药，小便遂不禁，继之以白膏如精状，叫号惨痛而死。死后溺窍端犹有精珠数粒。用木通者审慎之。”

此例因服用木通致死，非马兜铃科马兜铃属的关木通（木通马兜铃*Aristolochia manshuriensis* Kom.）莫属。其他木通科、毛茛科的木通绝对没有如此强烈的苦味与毒性。味苦是关木通的一个特性。在清代以前,从无人提到木通味极苦。但在清代，此等记载不断出现。清·许豫和《许氏幼科七种·小儿诸热辨》（1785年）云：“木通味苦气寒明矣。讱庵称其甘淡，是仍以通草之性误为木通。医者倘不予信，请自尝而辨之。”许氏还提到：“吾歙幼科习用木通，不知始自何人，竟成故套……三十年前，黄席有先生见予有心活幼，谓予曰：活幼一科，惟木通一味能引邪过界，不可轻用……若世俗幼科之习用木通，引邪入里，能使阳邪陷入阴分，热久不退，损人气血，其害实甚……寒邪暴中，误用木通，下咽即毙。”但许氏不会想到，味极苦不是以往木通科木通的特性，其来源已经改变。许多临床家已经发现了这个问题。例如清·黄凯钧《药笼小品》（1812年）云：“木通旧称轻清平淡。尝其味实大苦。”清·陈其瑞《本草撮要》（1886年）“木通”条云：“木通味甘淡……今市所售，味苦，不知何故，俟考。”直到现代，关木通的毒性问题才引起人们的警惕。本草考证不能仅着眼于形态、生境,应当重视医家的用药经验,此其例也。

【小结】

“通草”为《本经》所载早期药物之一。《本经》《别录》所载功效甚多，但直到唐《药性论》才出现用本品利水通淋的记载。唐代及其以前，医方所用“通草”皆为木通科植物木通*Akebia quinata*（Thunb.）Decne或其同属近缘植物。唐代陈士良最早使用木通一名。宋代俗间或将“通草”称“通脱木”，导致“通草”一名下的来源开始混乱。正品木通为藤本、其果实可作果品。《本草图经》《救荒本草》均有木通科木通的药图。清代出现味极苦的木通，并有致死病例，此提示味苦的马兜铃科植物木通马兜铃*Aristolochia manshuriensis* Kom.可能在清代出现。

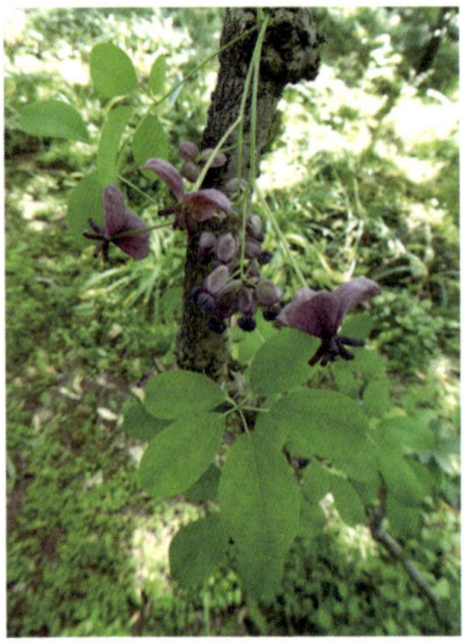

图 35　木通 *Akebia quinata*

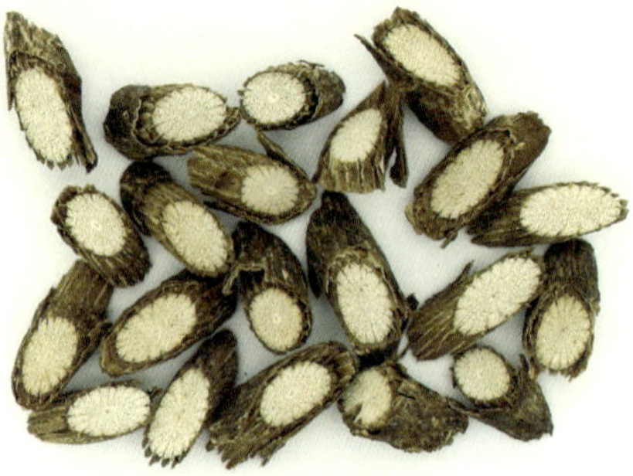

图 36　木通药材

18-47　通脱木

【品图】

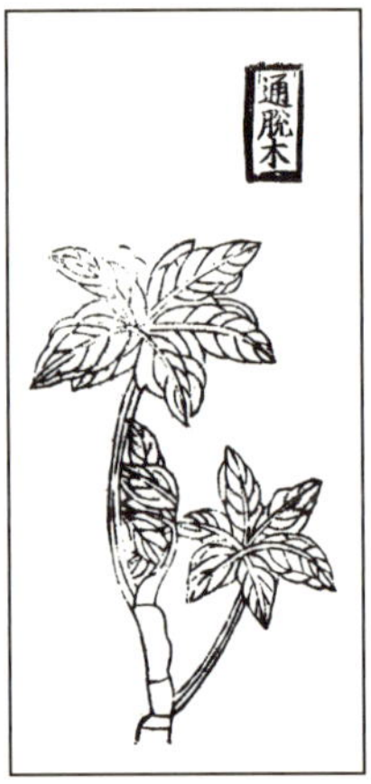

图 1　图经（大）·通脱木

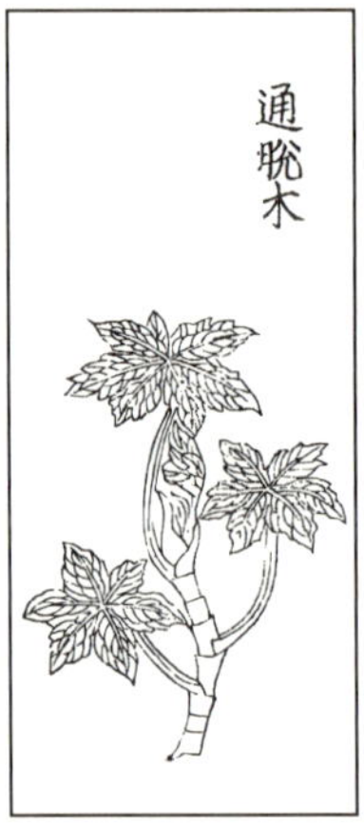

图 2　图经（政）·通脱木

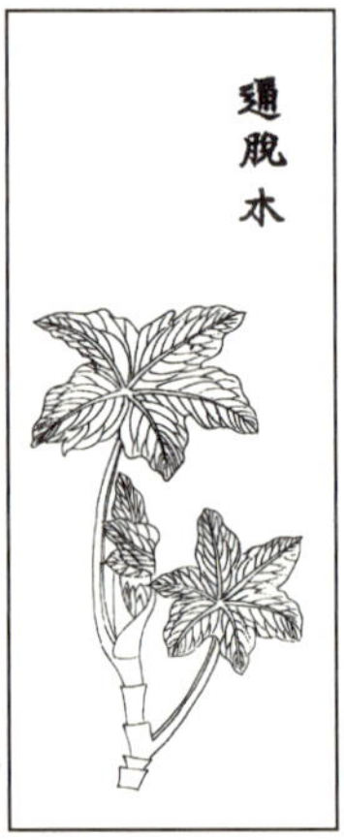

图 3　图经（绍）·通脱木

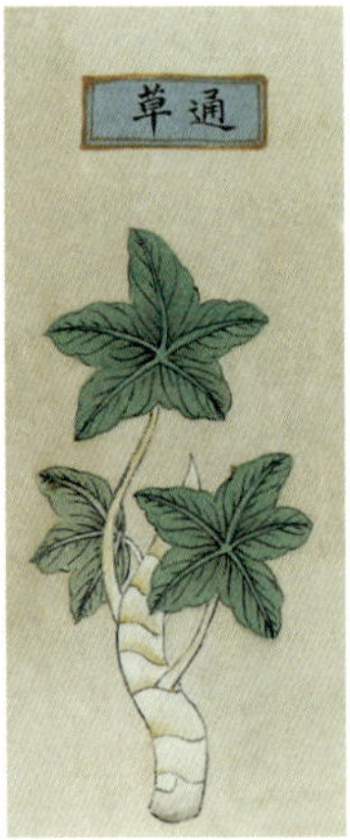

图 4　品汇·通草

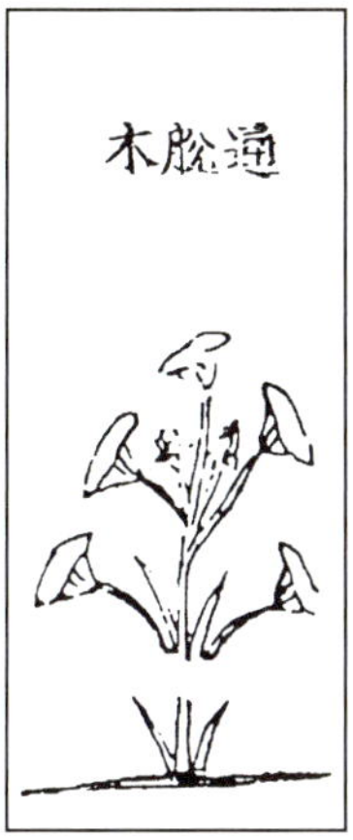

图 5　太乙 · 通脱木

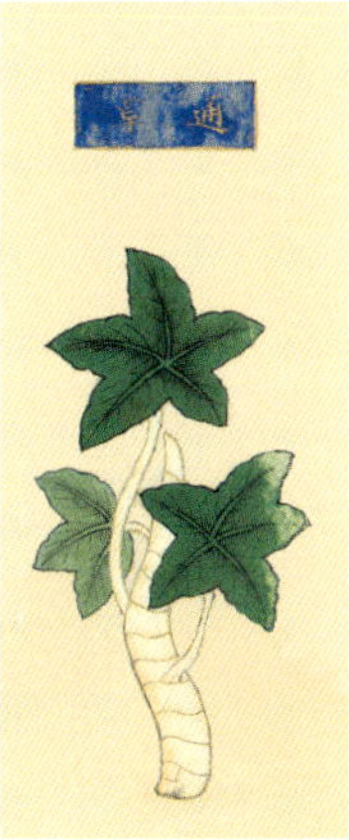
图 6　雷公 · 通草

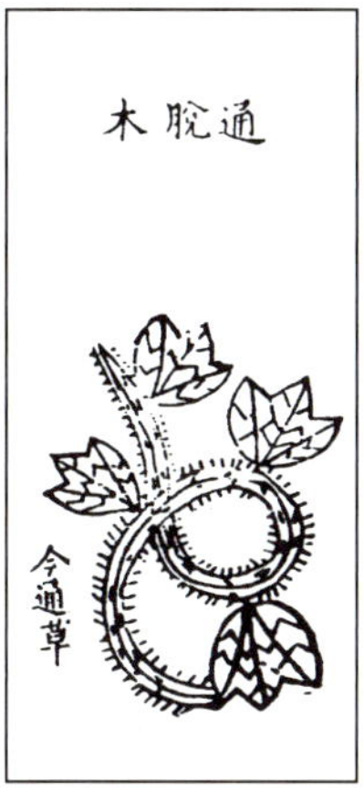

图 7　纲目（金）· 通脱木

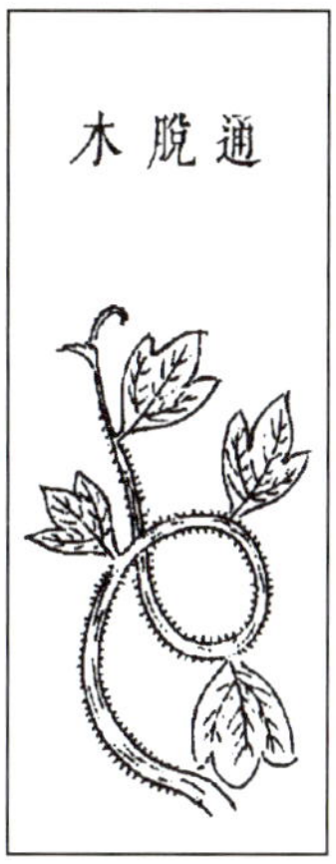

图 8　纲目（钱）· 通脱木

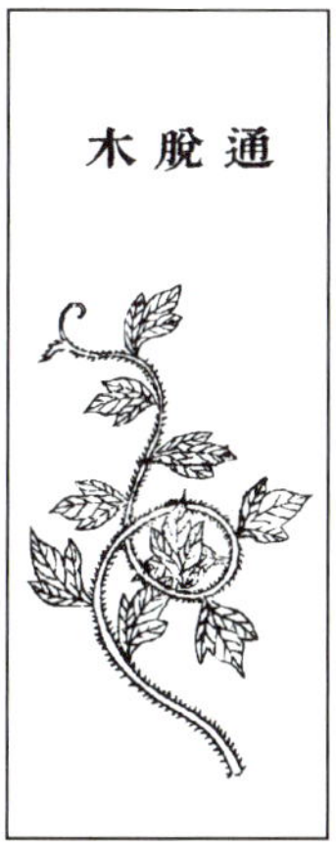

图 9　纲目（张）· 通脱木

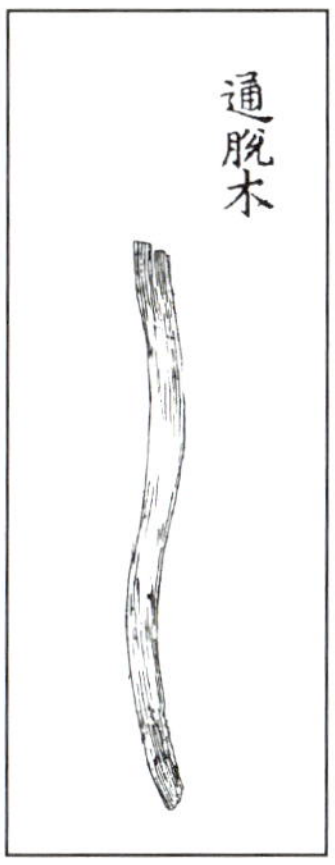

图 10　原始 · 通脱木

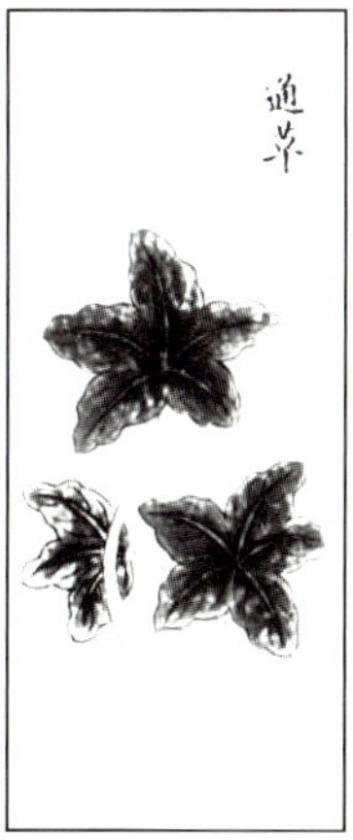

图 11　金石 · 通草

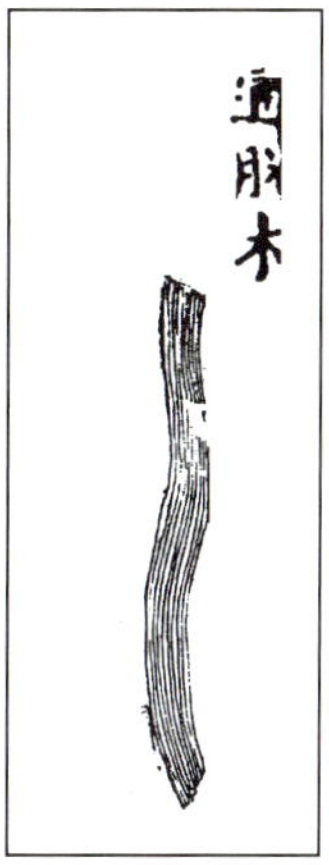

图 12　汇言 · 通脱木

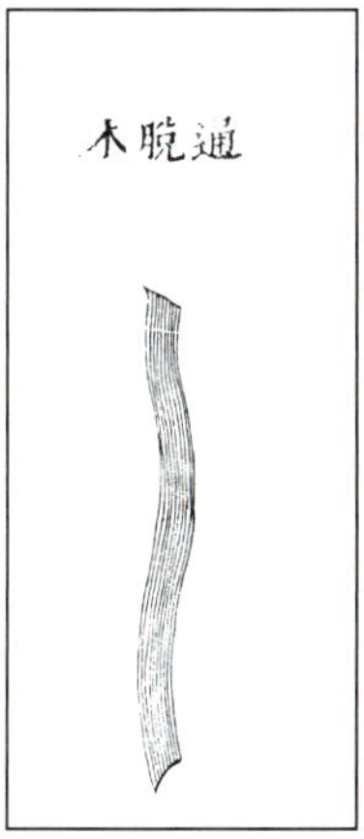

图 13　类纂 · 通脱木

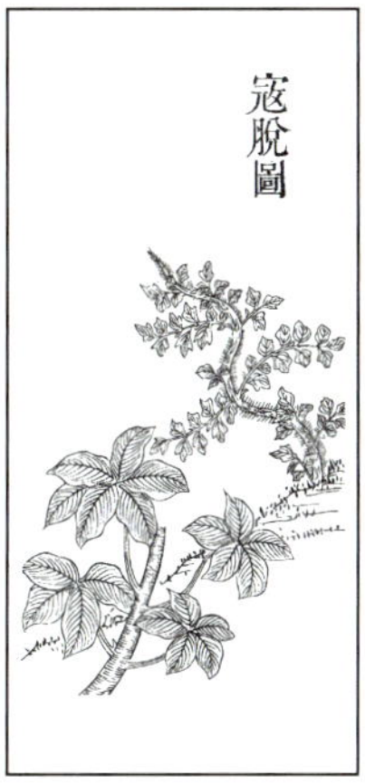

图 14　草木典 · 寇脱图

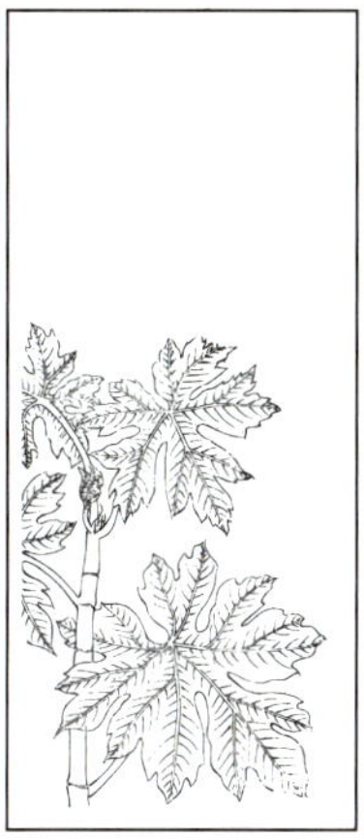
图 15　图考 · 通草 -1

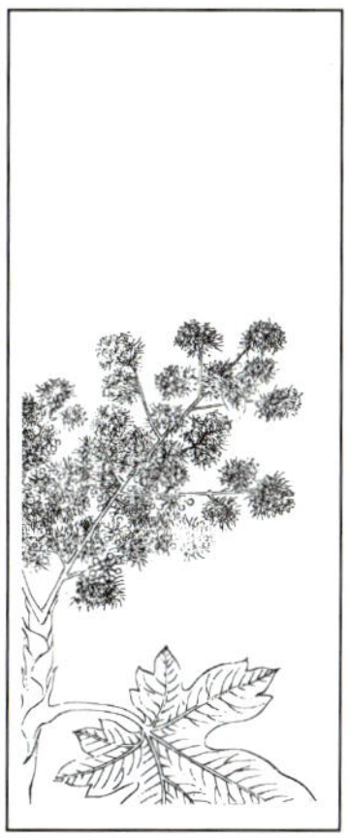
图 16　图考 · 通草 -2

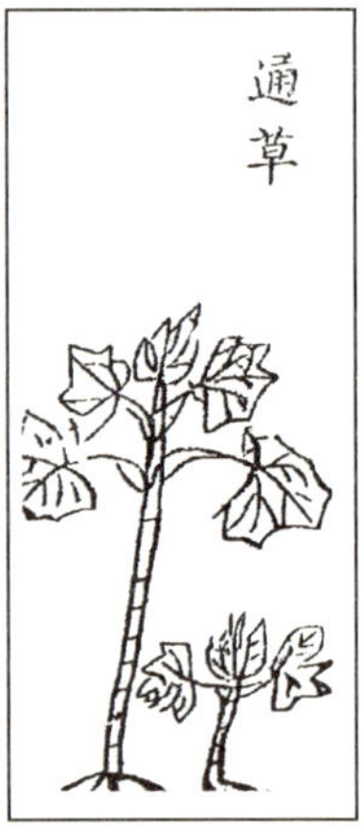

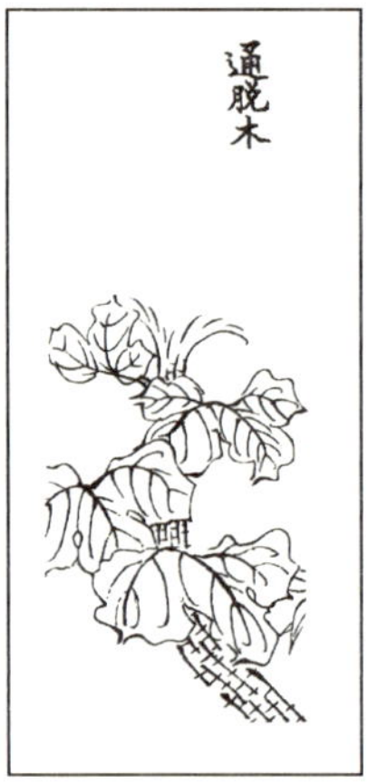

图 17　便方 · 通草　图 18　图说 · 通脱木

本品18图，取自17书，其中3幅彩图。有承继关系的图可分2个书类。

《本草图经》：该书的“通脱木”图分别存于《大观》（图1）、《政和》（图2）、《绍兴》（图3）。此三传本药图基本一致。今以《政和》图2为《图经》图的代表。

仿绘该图的彩色图有：《本草品汇精要》图4，该图将茎干绘成白色，是将髓心的白色移植到树皮。此后《补遗雷公炮制便览》图6、《金石昆虫草木状》图11又仿绘《品汇》图4。

仿绘该图的墨线图有：《古今图书集成 · 草木典》“寇脱图”（图14）仿上条“通草”《三才图会》图20。“寇脱”是本品在《山海经》中的名字。此图上面一株乃将《图经》“解州通草”图（“18-46通草”图6）予以改绘而成。下图是参考本条图2而成。图中有山坡背景。

《本草纲目》金陵本“通脱木”（图7）在本条似乎没有因袭前人图，但实际上在《图经》“解州通草”图（见上“通草”条图6）的基础上再加简化改绘，并非原创。《纲目》钱本图8依据金陵本图6重绘修润。《纲目》张本图9又在钱本图8基础上再加修饰。《本草简明图说》图18也是在钱本图8基础上重绘美化。

《本草原始》：该书“通脱木”（图10）的仿绘者有《本草汇言》图12、《本草纲目类纂必读》图13。

以上18图中，除外12幅仿绘图，原创图尚有6幅（图2、5、10、15、16、17），详见下“鉴药”项。

【文录】

唐《本草拾遗》（见《证类》卷8“通草”） 陈藏器云：通脱木……生山侧，叶似萆麻，心中有瓤，轻白可爱，女工取以饰物。《尔雅》云：离南，活脱也。一本云：药草，生江南，主虫病，今俗亦名通草。

宋《本草图经》（同上）《图经》曰……俗间所谓通草，乃通脱木也。此木生山侧，叶如萆麻，心空中有瓤，轻白可爱，女工取以饰物。《尔雅》云：离南，活克（音脱）。释云：离南，草也。一名活克。《山海经》又名寇脱，生江南，高丈许，大叶似荷而肥，茎中有瓤正白者是也。又名倚商，主蛊毒。其花上粉，主诸虫瘘恶疮痔疾，取粉内疮中……今京师园圃间亦有种莳者。又按：张氏《燕吴行役记》：扬州大仪甘泉东院两廊前有通草，其形如椿，少叶，子垂梢际，如苦楝。

与今所说殊别，不知是木通邪？通脱邪？或别是一种也。古方所用通草，皆今之木通，通脱稀有使者。

明《本草蒙筌》卷2“通草” 通脱木因瓠中藏脱木得之，名竟直述。

明《本草纲目》卷18“通脱木”【释名】通草（《纲目》)。【集解】【时珍曰】蔓生山中，茎大者围数寸。

清《植物名实图考》卷8“通草” 通草即《尔雅》离南，活脱。《山海经》：寇脱。《法象》、《本草》收之。《拾遗》曰：通脱木，形状功用具《图经》，其叶茎中空，梢间作苞，开白花如枇杷。此草植生如木，颇似水桐，冬时茎亦不枯。《本草纲目》云蔓生，殊误，今入于山草类。

【鉴药】

“通脱木”首见于《本草拾遗》。《本草纲目》注出《法象》，查张元素、李东垣之书，无通脱木一名。明·陈嘉谟释其名曰：“因瓠中藏脱木得之，名竟直述。”《拾遗》原载“主诸虫疮野鸡病，取粉内疮中”。元《医学启源》将通草与灯草并为一条，木通另立一条。通草与灯草同功，泻肺、通阴窍，利小便，除水肿、五淋。后世用此药多从元代之说。

通脱木虽然晚至唐代才进入本草，但其名很早就见于文史书中。《山海经》名“寇脱”。《尔雅》：“离南，活莌。”晋·郭璞注：“草生江南，高丈许，大叶，茎中有瓤，正白。”陈藏器云：“生山侧，叶似萆麻，心中有瓤，轻白可爱，女工取以饰物。”即将其茎中瓤（白色髓心）可以剪裁雕刻为装饰物。宋·苏颂所言其形态，基本与郭璞所言相同：“生江南，高丈许，大叶似荷而肥，茎中有瓤正白者是也。”据此，本品即五加科通脱木属植物通脱木*Tetrapanax papyrifer*（Hook.）K. Koch。唐宋间又俗称“通草”，与原以木通科木通为基原的“通草”同名。

宋《本草图经》中，苏颂在“通草”条解说中提到“通脱木”，云“俗间所谓通草，乃通脱木也……古方所用通草，皆今之木通，通脱稀有使者”。元代《医学启源》《汤液本草》等书将“通草”“木通”分立，“通草”遂逐渐成为“通脱木”的简称。但在《本草纲目》中，“通草”仍是木通为主，“通脱木”依然按《本草拾遗》原名立条。

1.《本草图经》：该书的“通脱木”（图2）是“通草”条下4图之一。图示其茎粗壮，有节；叶大，集于枝顶，掌状5—7裂，叶柄粗长。此图所示即五加科植物通脱木*T. papyrifer*。

2.《太乙仙制本草药性大全》：该书“通脱木”（图5）绘一左右对称的图案，茎直立，左右各有如荷叶般的大叶，也不分裂。叶柄长。叶腋间有花。此图大概是依据苏颂所云“大叶似荷”绘成，与实物相差甚大。

3.《本草原始》：该书“通脱木”（图10）绘一粗长、圆柱形、稍弯曲的通脱木髓心。虽无法据此图推测其原植物，但可以展示此类“通草”的外形。

4.《植物名实图考》：该书正文云：“其叶茎中空，梢间作苞，开白花如枇杷。此草植生如木，颇似水桐，冬时茎亦不枯。《本草纲目》云蔓生，殊误。”该书的“通草-1”（图15）展示的是通脱木的叶片，“通草-2”（图16）展示的是其花序，均为通脱木*T. papyrifer*的写生图。

5.《草木便方》：该书“通草”（图17）图形粗拙，但表现了其叶聚生茎顶，大而有分裂。略得通脱木*T. papyrifer*的大概之形。

【小结】

“通脱木”晚到唐《本草拾遗》才进入本草，但其形早见于郭璞注《尔雅》。唐·陈藏器、宋·苏颂亦言其形，此即五加科植物通脱木*Tetrapanax papyrifer*（Hook.）K. Koch。唐宋间亦俗称“通草”但未单独立条。元以后本草书中，若有“通草”条，又有“木通”条，则此“通草”实指“通脱木”。《本草图经》“通脱木”图、《植物名实图考》“通草”图均为五加科通脱木*T. papyrifer*图。

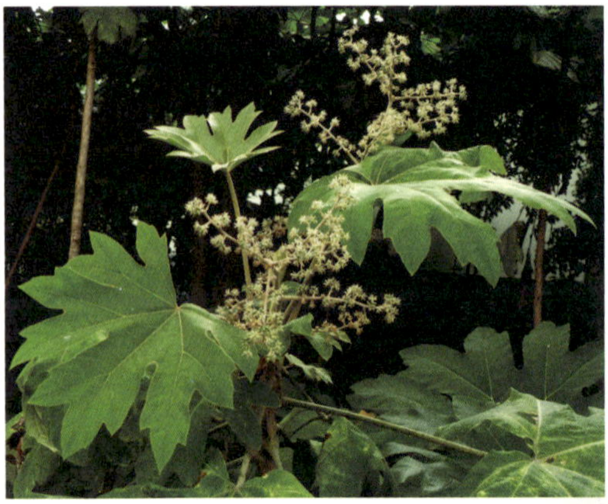

图 19　通脱木 *Tetrapanax papyrifer*

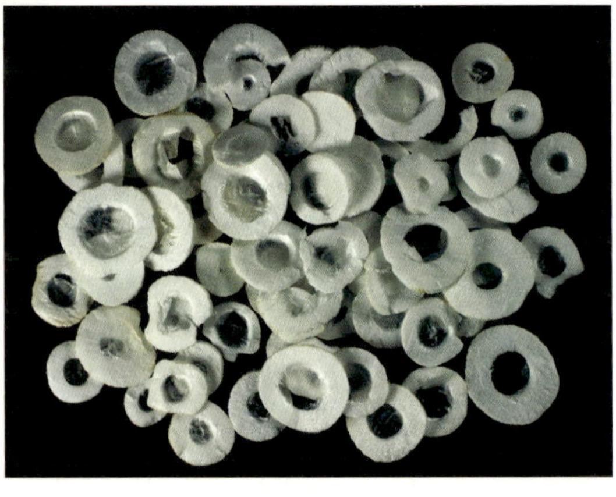

图 20　通脱木药材

18-48　天寿根

【品图】

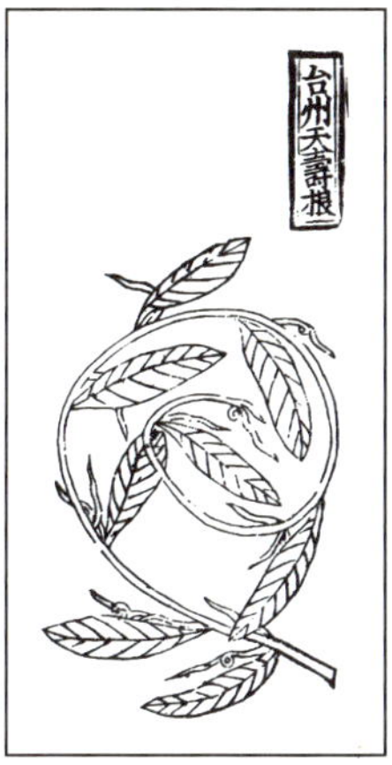

图1　图经（大）·台州天寿根

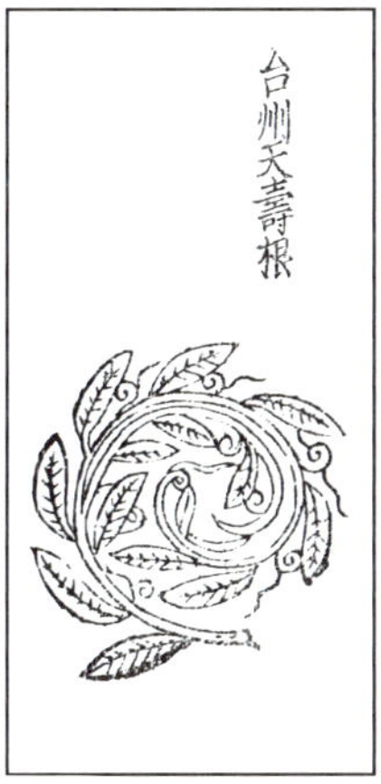

图2　图经（政）·台州天寿根

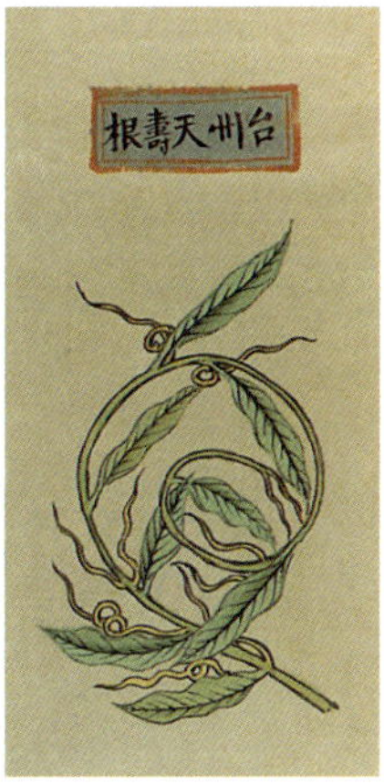

图3　品汇·台州天寿根

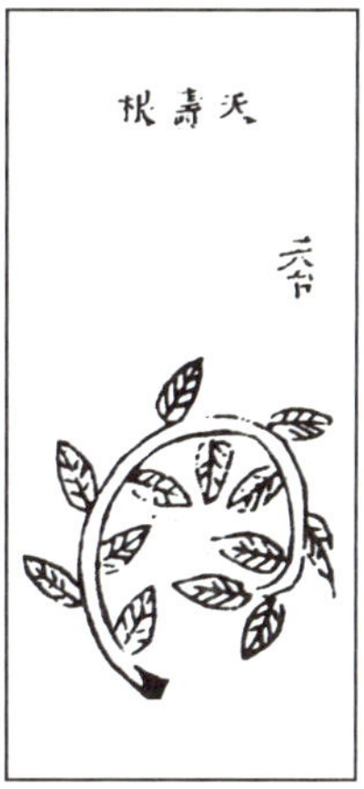

图4　纲目（金）·天寿根

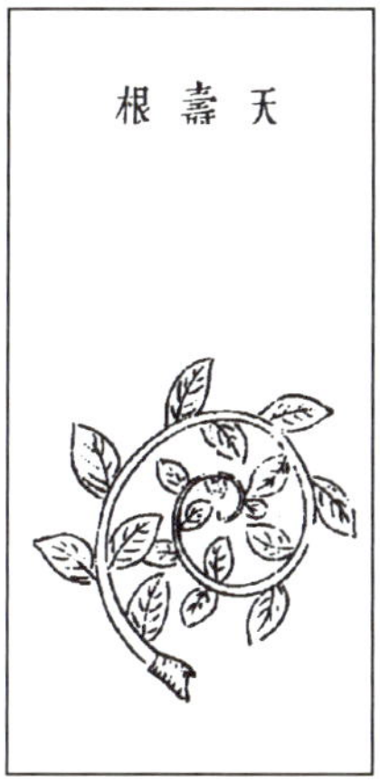

图5　纲目（钱）·天寿根

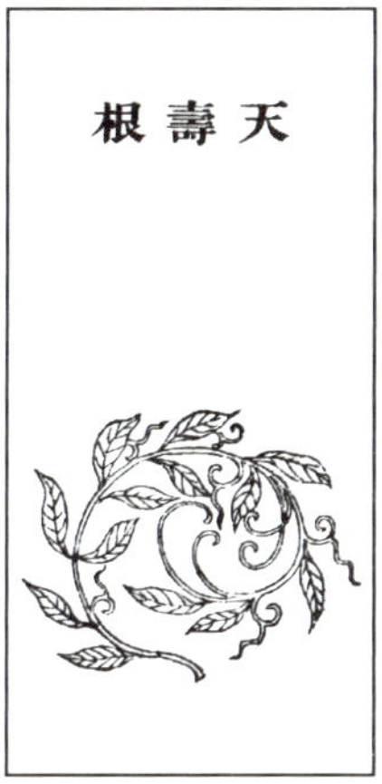

图6　纲目（张）·天寿根

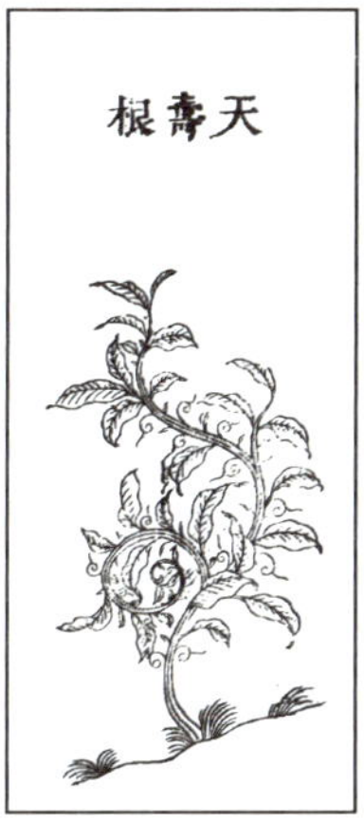

图7　三才·天寿根

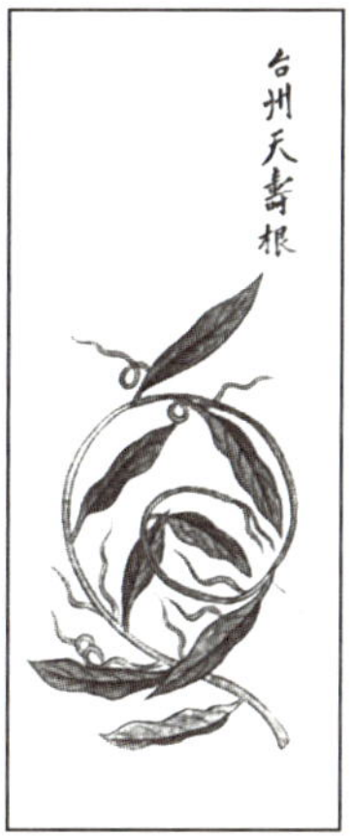

图8　金石·台州天寿根

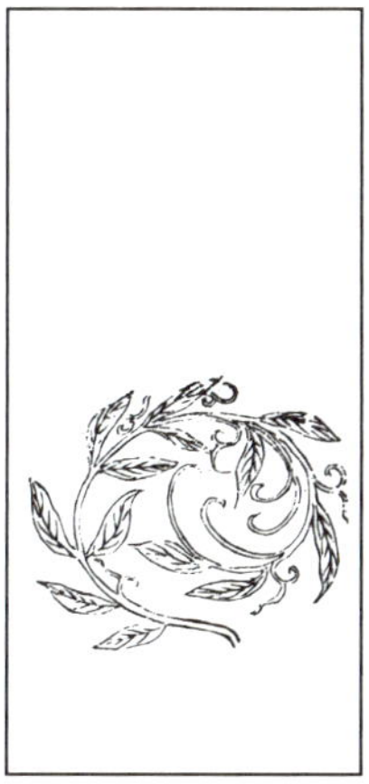

图9　图考·台州天寿根

本品9图，取自9书，其中2幅彩图。有承继关系的图仅1个书类。

《本草图经》：该书“台州天寿根”图分别存于《大观》（图1）、《政和》（图2）。此二传本药图基本一致。今以《政和》图2为《图经》图的代表。

仿绘该图的彩色图有：《本草品汇精要》“台州天寿根”（图3）。此后《金石昆虫草木状》图8又仿绘《品汇》图3。

仿绘该图的墨线图有：《本草纲目》金陵本“天寿根”（图4）仿绘时有所简化，且图注为“天台”。《纲目》钱本图5仿绘金陵本图4，有所修饰。《纲目》张本图7又仿绘钱本图6，再加修润，多加卷须。《三才图会》“天寿根”（图7）将《图经》图2之植株增绘1株，展开枝叶，然不变其茎、叶特点。《植物名实图考》“台州天寿根”（图9）亦仿绘《图经》图2。

以上9图中，除外8幅仿绘图，原创图1幅（图2），详见下“鉴药”项。

【文录】

宋《本草图经》（见《证类》卷30“天寿根”）《图经》曰：出台州，每岁土贡。

【鉴药】

“天寿根”首见于宋《本草图经》，属北宋新出现的民间草药，故归于“外草类”。名义不详。据载其主治胸膈烦热。台州（今属浙江）土人常用有效。因来源不明，后世未见使用。故李时珍将其作为附录药，附在“通草”一药之后。

《本草图经》：该书“台州天寿根”仅简载其“台州，每岁土贡”。且附“台州天寿根”（图2）1幅。图示一蔓生植物，叶披针形，对生或互生，茎上有卷须数根。或考此图所示为为蓼科蚕茧草*Polygonum japonicum* Meisn.,[1]然未示详细理由，仅比较《图经》图与现代蚕茧草科学绘图，似嫌不足。

【小结】

“天寿根”为《本草图经》“外草类”药。今存图文简单，或云此物为蓼科植物蚕茧草*Polygonum japonicum* Meisn.，尚有待进一步研究。

18-49　钓藤

【品图】

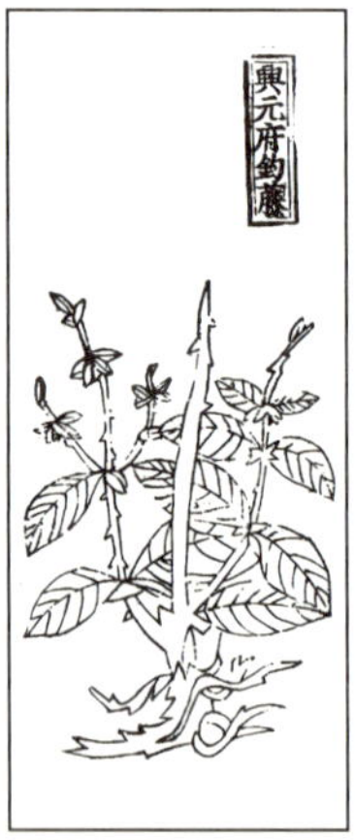

图1　图经（大）·兴元府钓藤

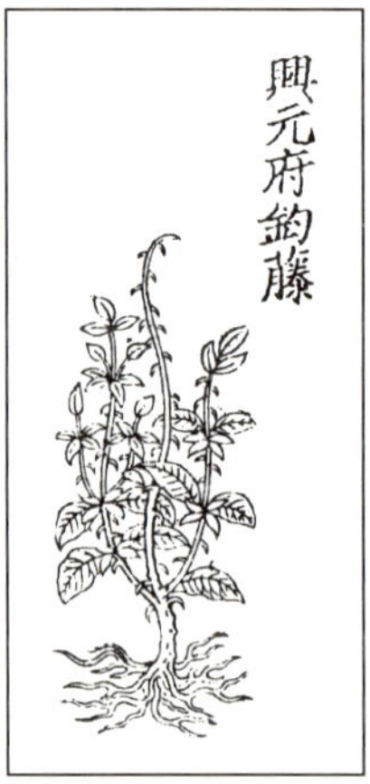

图2　图经（政）·兴元府钓藤

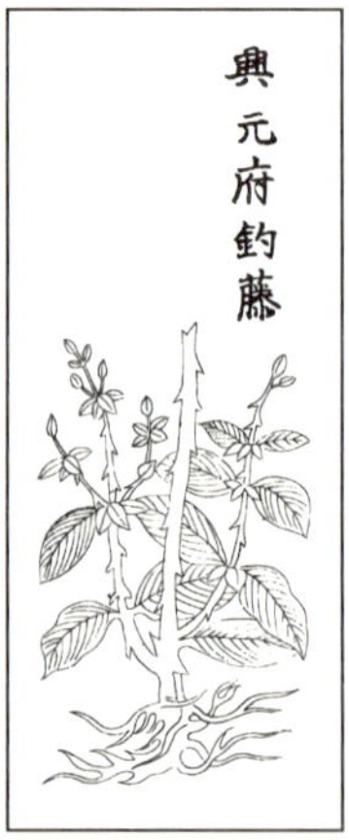

图3　图经（绍）·兴元府钓藤

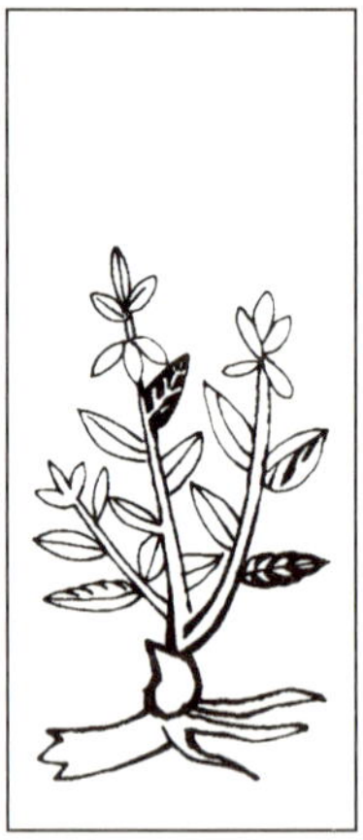

图4　歌括·钓藤

1　孙启明：苏颂外类药图辨认简释，中药材，2003（3）：205（孙氏此观点亦见于孙启明：《苏图研究》，见：张志斌，郑金生主编：《本草纲目研究札记》，北京：科学出版社，2019：680.）

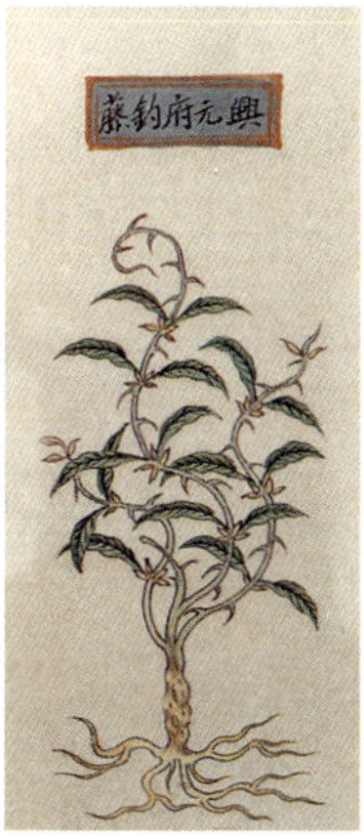

图 5　品汇・兴元府钓藤

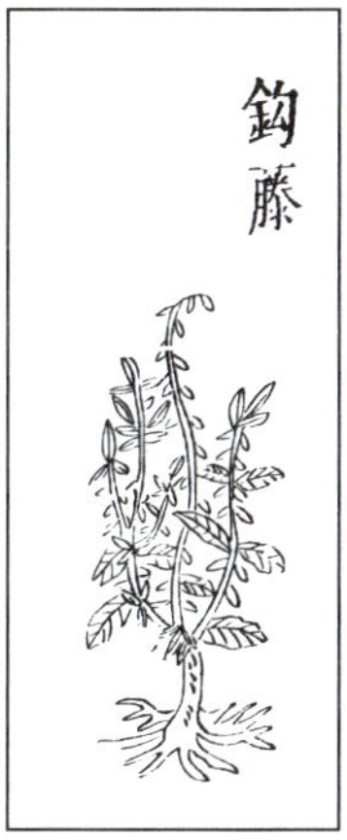

图 6　蒙筌・钓藤

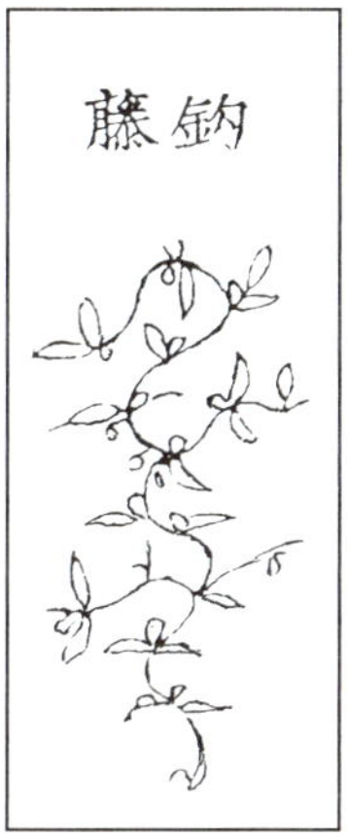

图 7　太乙・钓藤

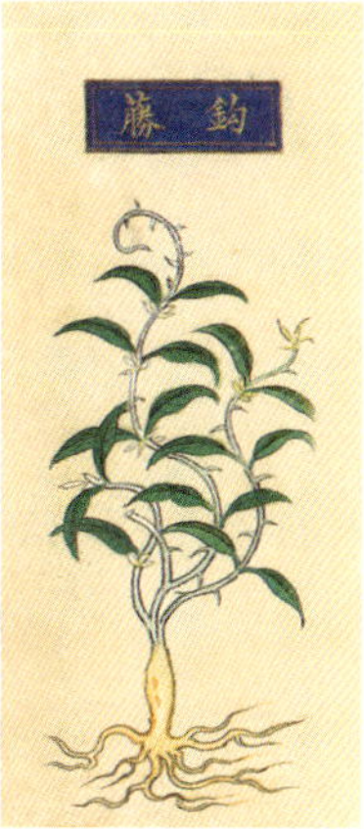

图 8　雷公・钓藤

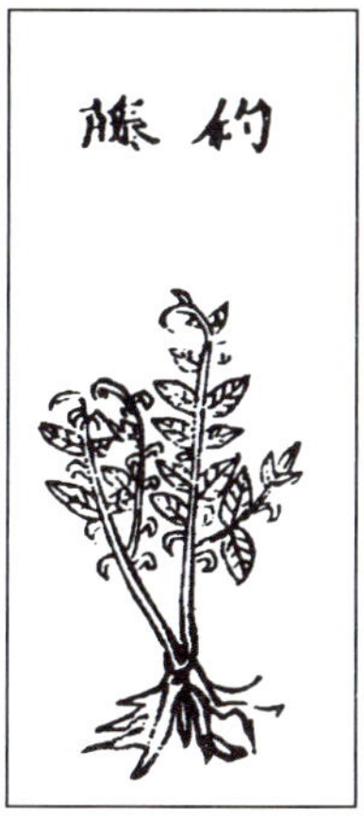

图 9　纲目（金）・钓藤

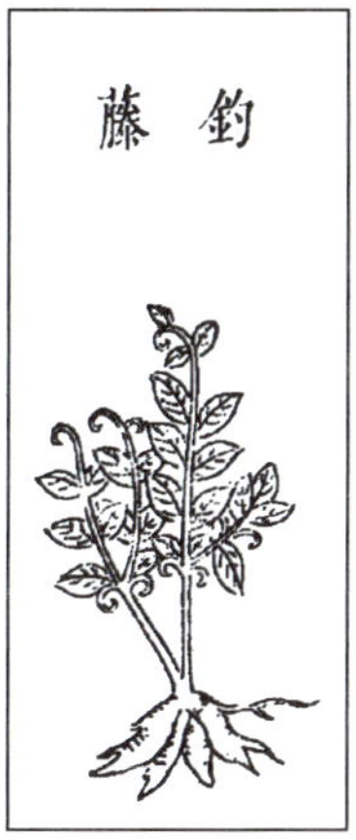

图 10　纲目（钱）・钓藤

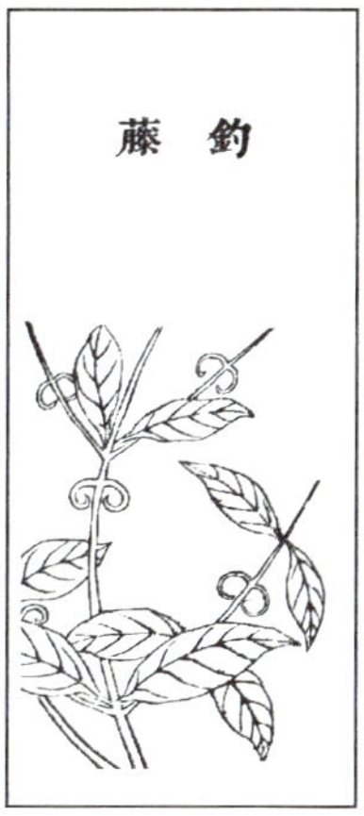

图 11　纲目（张）・钓藤

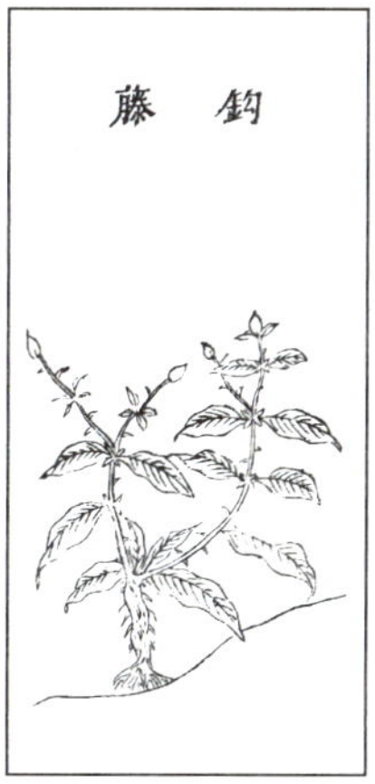

图 12　三才・钓藤

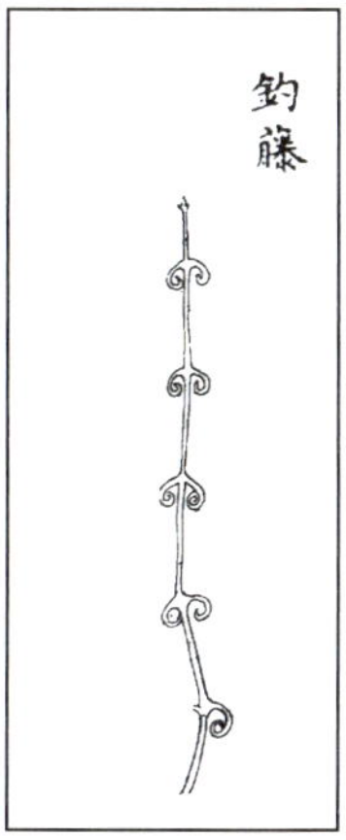

图 13　原始・钓藤

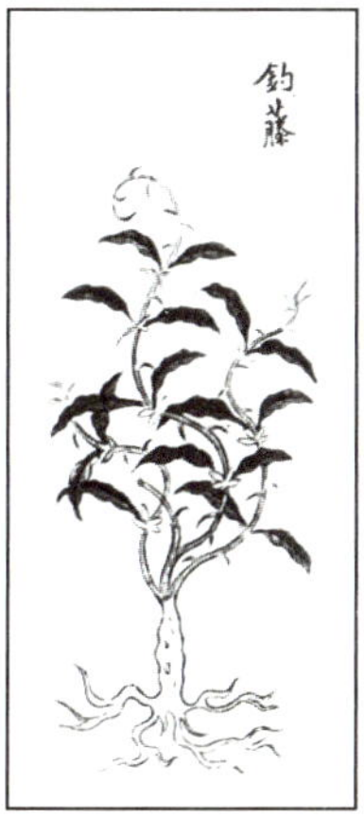

图 14　金石・钓藤

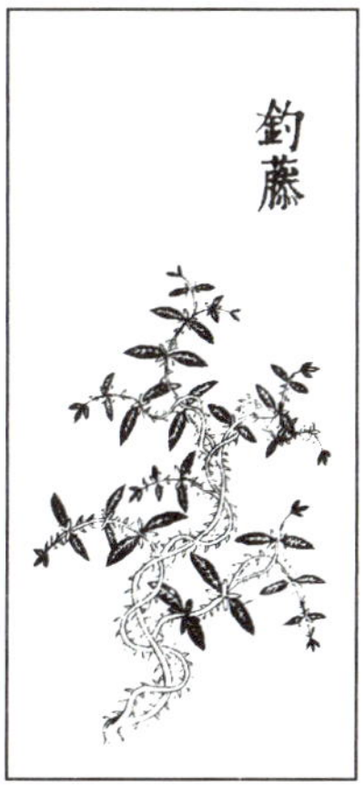

图 15　博录・钓藤

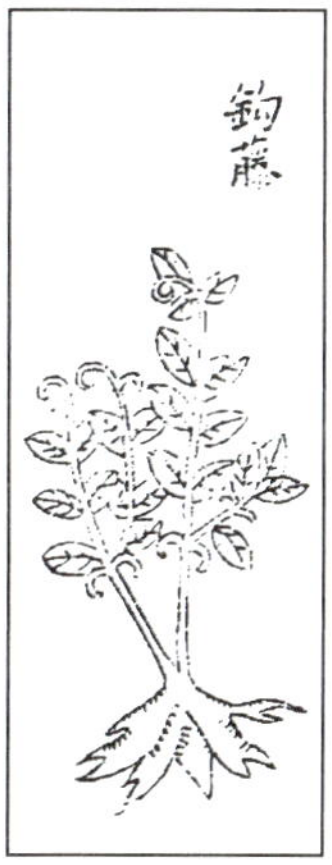

图 16　汇言・钓藤

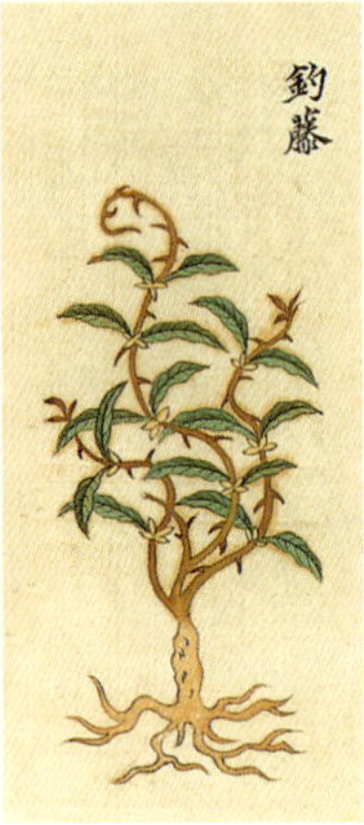

图 17　图谱 · 钓藤

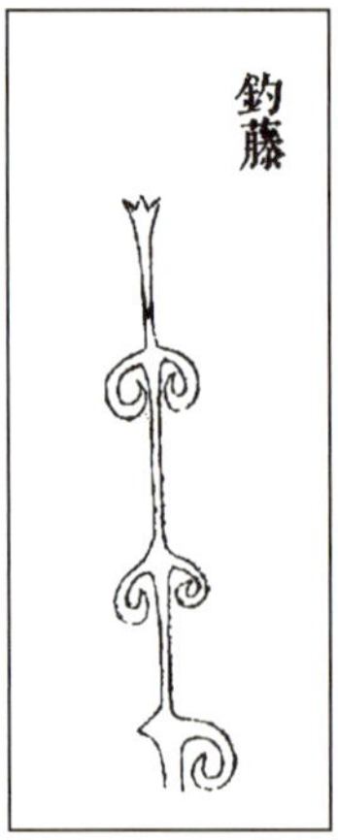

图 18　本草汇 · 钓藤

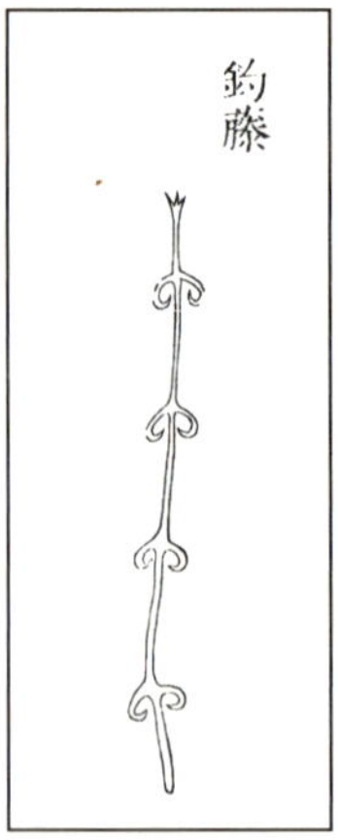

图 19　类纂 · 钓藤

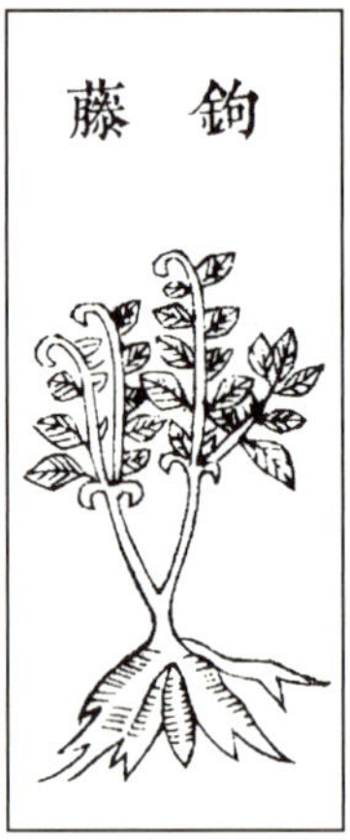

图 20　备要 · 钩藤

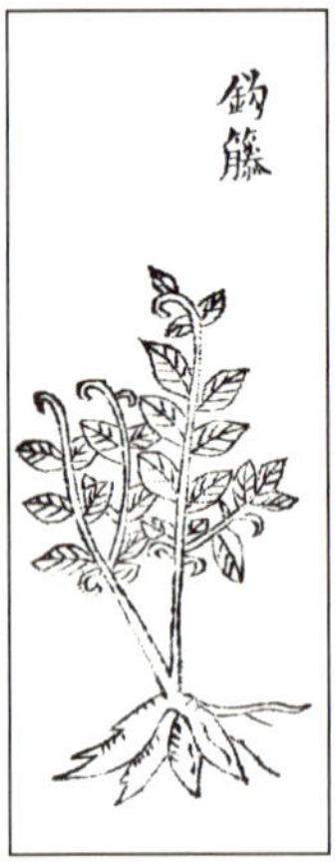

图 21　求真 · 钓藤

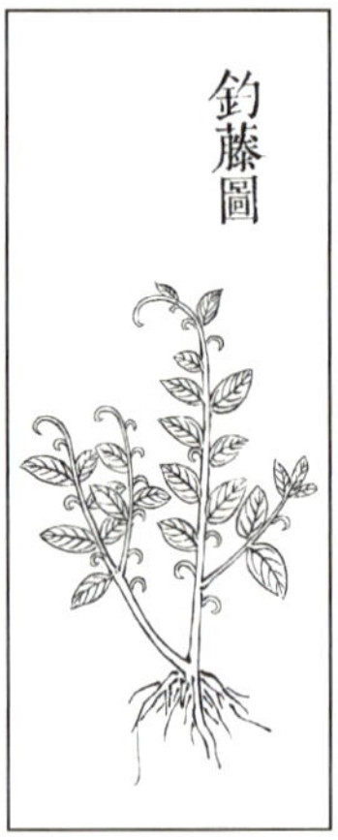

图 22　草木典 · 钓藤图

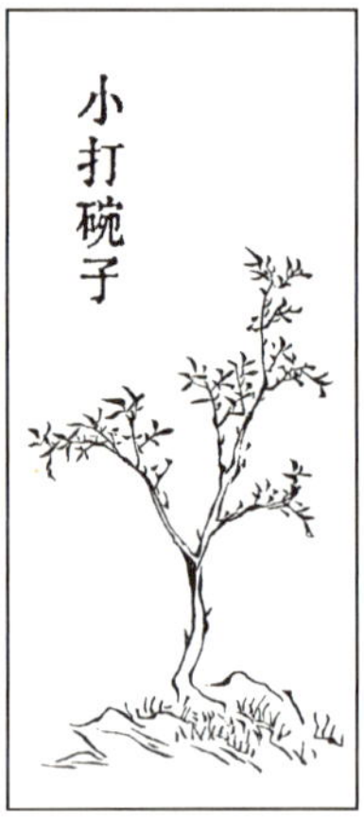

图 23　草药 · 小打碗子

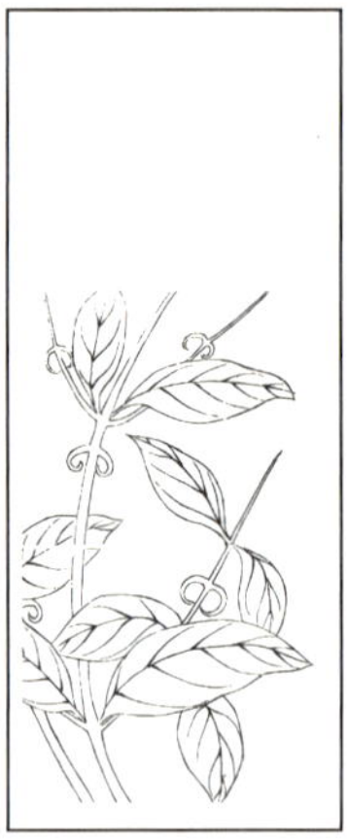

图 24　图考 · 钩藤

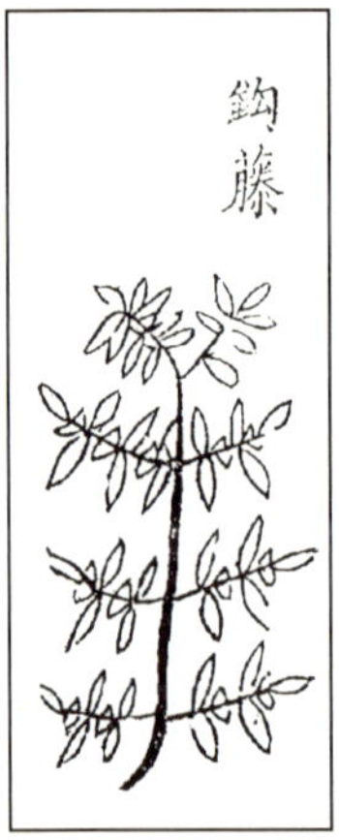

图 25　便方 · 钩藤

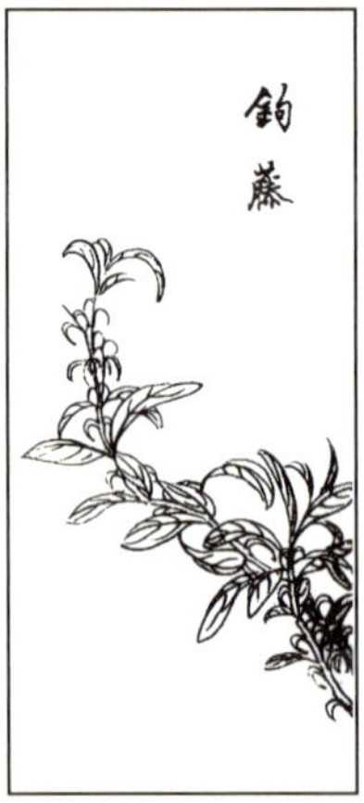

图 26　图说 · 钩藤

本品26图，取自26书，其中4幅彩图。有承继关系的图可分3个书类。

《本草图经》：该书“兴元府钓藤”图分别存于《大观》（图1）、《政和》（图2）、《绍兴》（图3）。此三传本药图中，《大观》《绍兴》的细节比较接近，但整体构图及特点基本一致。今以《政和》图2为《图经》图的代表。

仿绘该图的彩色图有：《本草品汇精要》“兴元府钓藤”（图5）的构图有所改变，叶片改绘成披针形。此后《补遗雷公炮制便览》图8、《金石昆虫草木状》图14又仿绘《品汇》图5。《本草图谱》图17再仿绘《草木状》图14。

仿绘该图的墨线图有:《本草歌括》"钓藤"(图4)对原图予以删减,抹去了"钩"的特点,大失其真。《本草蒙筌》"钩藤"(图6)仿绘《图经》图2,图形更狭窄。《本草纲目》金陵本"钓藤"(图9)仿绘时注意到表现"钩钩"。《纲目》钱本图10又仿绘金陵本图9。此后《三才图会》图12仿绘图2,加山坡背景。《古今图书集成·草木典》"钓藤图"(图22)仿绘《纲目》金陵本图9。《本草汇言》图16、《本草备要》图20、《本草求真》图21均仿绘《纲目》钱本图10。《本草简明图说》图26亦在《纲目》钱本图10的基础上再加发挥、美化。

《本草原始》:该书"钓藤"(图13)的仿绘者有《本草汇》图18、《本草纲目类纂必读》图19。

《植物名实图考》:该书"钩藤"(图24)的仿绘者为《本草纲目》张本图11。

以上26图中,除外19幅仿绘图,原创图尚有7幅(图2、7、13、15、23、24、25),详见下"鉴药"项。

【文录】

梁《本草经集注》(见《证类》卷14"钓藤") 陶隐居云:出建平。亦作吊藤字。惟疗小儿,不入余方。

唐《唐本草》(同上)《唐本》注云:出梁州。叶细长,茎间有刺,若钓钩者是。

宋《本草图经》(同上)《图经》曰:今亦兴元府有之。叶细茎长,节间有刺若钓钩。三月采。字或作吊……又《广济》及《崔氏方》疗小儿惊痫诸汤饮,皆用吊藤皮。

宋《本草衍义》卷15"钓藤" 钓藤,中空,二经不言之。长八九尺,或一二丈者。湖南、北,江南、江西山中皆有。小人有以穴隙间致酒瓮中盗取酒,以气吸之,酒既出,涓涓不断。

明《本草蒙筌》卷4"钩藤" 湖南北俱有,山上下尽生。叶细茎长,节间有刺。因类钩钓,故名钩藤。

明《本草纲目》卷18"钓藤"【释名】【时珍曰】其刺曲如钓钩,故名。或作吊,从简耳。【集解】【时珍曰】状如葡萄藤而有钩,紫色。古方多用皮,后世多用钩,取其力锐尔。

清《草药图经》"小打碗子" 小打碗子,即鹰爪风,本草名勾藤。

清《植物名实图考》卷22"钩藤" 钩藤,《别录》下品。江西、湖南山中多有之。插茎即生,茎叶俱绿。《本草纲目》云:"藤有钩,紫色",乃枯藤也。

【鉴药】

"钓藤"首见于《名医别录》。陶弘景云"亦作吊藤字"。陈嘉谟释名曰:"节间有刺,因类钩钓，故名钩藤。”李时珍释名曰：“其刺曲如钓钩，故名。或作吊，从简耳。”本品早期专于治小儿寒热，十二惊痫。后世扩大运用于治头旋，平肝风、除心热。现代治高血压常用此药。

本品在形态上非常有特点，其名钓藤，已经反映了它最主要的鉴别特征。《唐本草》云：“出梁州。叶细长，茎间有刺，若钓钩者是。”宋《本草图经》曰：“今亦兴元府有之。叶细茎长，节间有刺若钓钩。三月采。”苏颂还注意到葛洪的药方中使用的是“吊藤”（藤茎），但唐代的《广济方》《崔氏方》所用为吊藤的皮（茎皮）。宋·寇宗奭补充该植物还有茎“中空”的特点。综上所述，本品藤本，叶细茎长，茎有刺曲如钓钩，此即茜草科植物钩藤*Uncaria rhynchophylla*（Miq.）Miq. ex Havil.［*Nauclea rhynchophylla* Miq.］、华钩藤*Uncaria sinensis*（Oliv.）Havil［*Nauclea sinensis* Oliv.］及其同属近缘植物。[1]

明代李时珍云：“状如葡萄藤而有钩，紫色。古方多用皮，后世多用钩，取其力锐尔。”此反映在象形药理说的影响下，钩藤入药部位从茎枝、茎皮转变到使用带钩的短节藤（上与钩齐，下与底平），云“其力锐”。但现代实验研究证实，带钩与不带钩的茎枝含量测定基本一致。至于“紫色”，与稍加蒸过及不同种植物有关。[2]清·吴其濬认为紫色的钩藤“乃枯藤”。据现代实验研究证明：干枯枝条的含量较采收来自然干燥的钩藤总碱含量低3—4倍。[3]故枯藤不宜入药。

1.《本草图经》：该书“兴元府钓藤”（图2）示一木质藤本，单叶对生，有托叶，叶腋有成对或单侧的钩刺。此即茜草科钩藤属植物钩藤*U. rhynchophylla*或其同属近缘植物。

2.《太乙仙制本草药性大全》：该书“钩藤”（图7）绘成柔弱纤细的蔓生植物，单叶对生，叶披针形，或有小托叶。但全株未表现茎有钩刺，故难以认定此为钩藤。

3.《本草原始》：该书“钓藤”（图13）仅绘一无叶有钩的茎枝。据此可认为其原植物是钩藤属（*Uncaria*）植物。

4.《野菜博录》：该书仿绘之图多仿绘自《救荒本草》，但“钩藤”（图15）例外。该植株为缠绕藤本，茎枝满布短直的倒刺，叶对生（采用阴刻），有小叶。综观此图的主要特征，都没有超出《图经》图2的范围，但却未绘出叶腋有钩刺的最重要的特点，反而误绘成茎枝有密刺。故此图也属于仿绘失真之图。

5.《草药图经》：该书“小打碗子”条记曰：“即鹰爪风，本草名勾藤。”其图（图23）乃写意笔法，随意勾点茎叶，其形与钩藤无关。

6.《植物名实图考》：该书“钩藤”（图24）仅绘茎枝局部，突出其单叶对生，茎枝上有钩刺，但其钩刺的位置距离叶腋稍远。总的看来，此图反映的就是钩藤属

1 国家中医药管理局《中华本草》编委会：《中华本草》（6），上海：上海科学技术出版社，1999：483.

2 谢宗万：《中药材品种论述》中册，上海：上海科学技术出版社，1994：176-177.

3 夏光成、徐实枚、刘雪明：国产钩藤属植物资源的利用研究，中草药通讯，1977，（2）：46.

植物钩藤*U. rhynchophylla*。

7.《草木便方》：该书“钩藤”（图25）显示茎直立，既似枝条对生，又似单数羽状复叶，小叶对生。两小叶之间还有更小的叶片。但全体未显示曲钩，因此很难认为此是钩藤图。

【小结】

“钓藤”为《名医别录》所载早期药物之一。一名“吊藤”，明清以后多用“钩藤”。据《唐本草》、宋《本草图经》的记述，此即茜草科植物钩藤*Uncaria rhynchophylla*（Miq.）Miq. ex Havil.、华钩藤*Uncaria sinensis*（Oliv.）Havil及其同属近缘植物。李时珍云“古方多用皮，后世多用钩”。《本草图经》《本草原始》《植物名实图考》等书有较好的钩藤原植物及药材图。

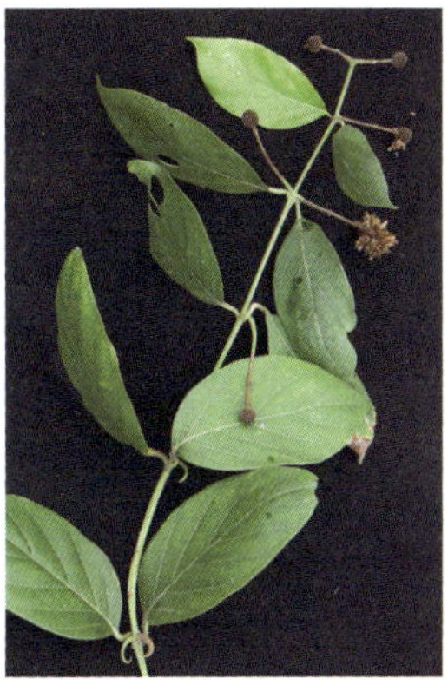

图 27　钩藤 *Uncaria rhynchophylla*

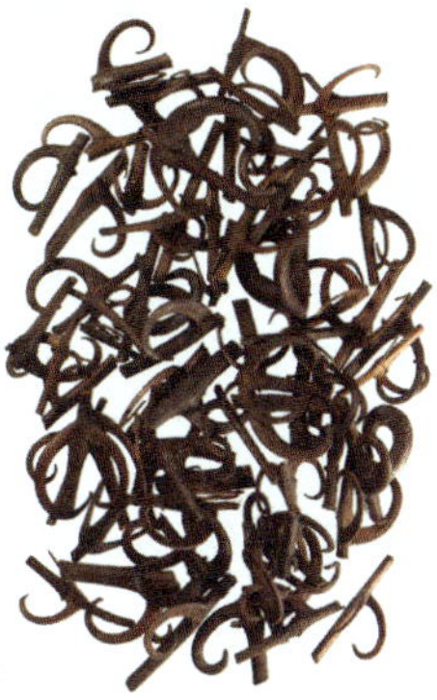

图 28　钩藤药材

18–50　倒挂藤

【品图】

本品2图，取自2书，皆为原创图。详见下“鉴药”项。

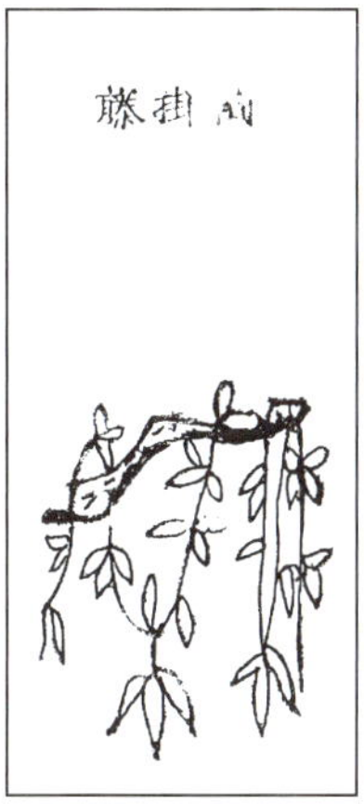

图 1　太乙 · 倒挂藤

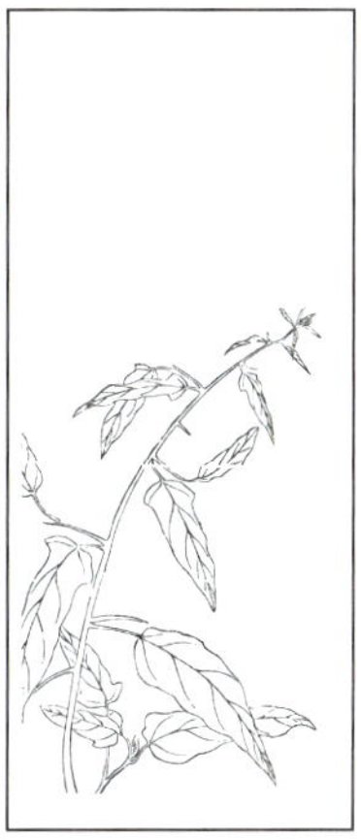

图 2　图考 · 倒挂藤

【文录】

唐《本草拾遗》（见《证类》卷13“倒挂藤”）　陈藏器云：生深山。如悬钩有逆刺，倒挂于树叶尖而长也。

清《植物名实图考》卷21“倒挂藤”　按湖南岳麓山有藤，土名倒挂金钩，形状正与此合。

【鉴药】

"倒挂藤"首见于《本草拾遗》。因其形而得名。《拾遗》载其"主一切老血及产后诸疾,结痛血上欲死"。但因基原不明,后世本草无跟进研究,故唐以后未见使用。《本草纲目》将其作为"附录"药置于"钓藤"之末。

关于本品生境、形态，陈藏器云："生深山。如悬钩有逆刺，倒挂于树叶尖而长也。"此形态过简，无法推求其原植物。

1.《太乙仙制本草药性大全》：该书"倒挂藤"（图1）绘一藤本植物悬挂在一树枝上，其叶多为3小叶。此好事之作，无法用作考据之用。

2.《植物名实图考》：该书"倒挂藤"正文云："按湖南岳麓山有藤，土名倒挂金钩，形状正与此合。"其图（图2）绘一蔓生植物的上部枝叶，茎有稀疏的横生尖刺。单叶，互生或对生。叶有柄，长三角状披针形，基部钝，略带戟形。基原不明。

【小结】

"倒挂藤"为唐代药物,但因描述简单,无法考求其基原。明清虽有两幅"倒挂藤"药图，都难以认定为本品的原植物。

18-51　白兔藿

【品图】

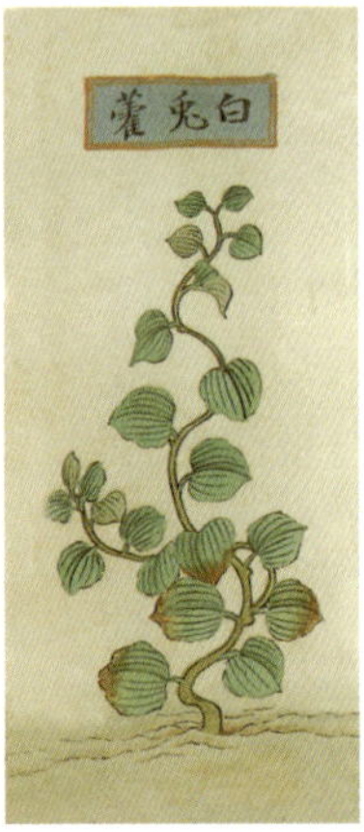

图1　品汇·白兔藿

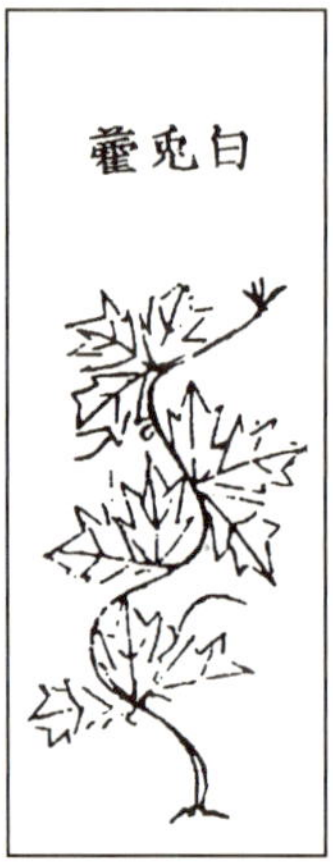

图2　太乙·白兔藿

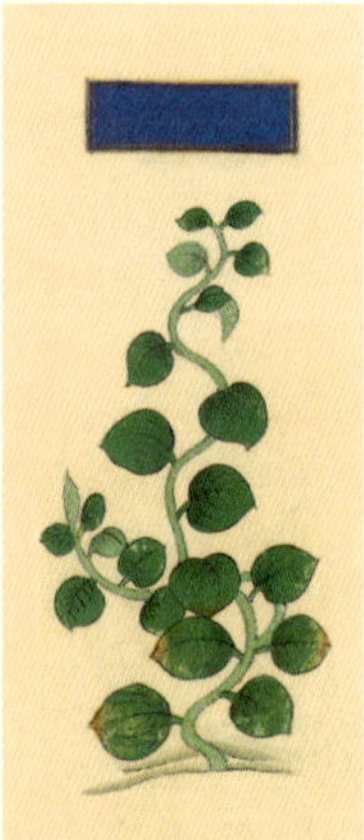

图3　雷公·白兔藿

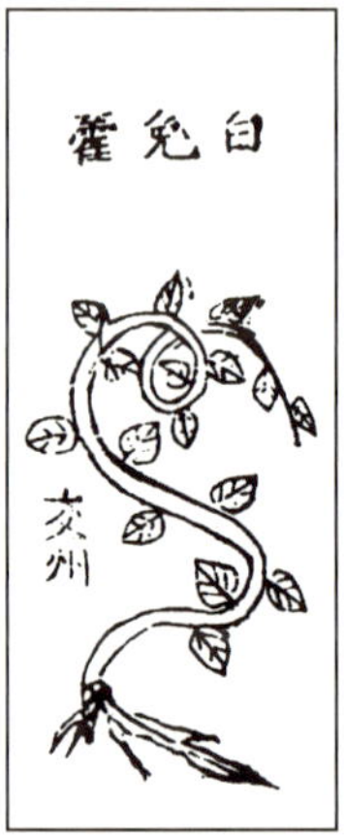

图4　纲目（金）·白兔藿

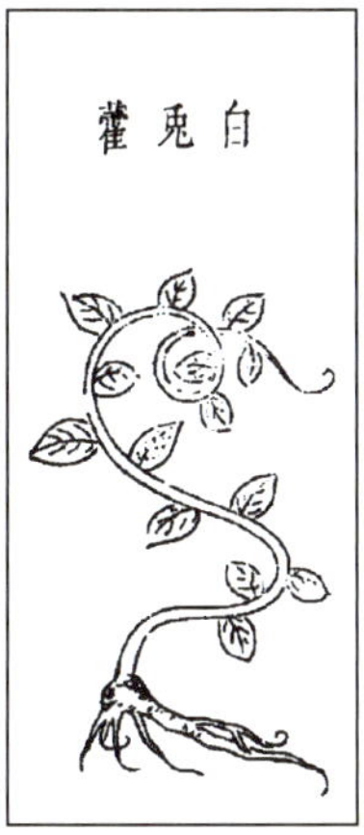

图5 纲目（钱）·白兔藿

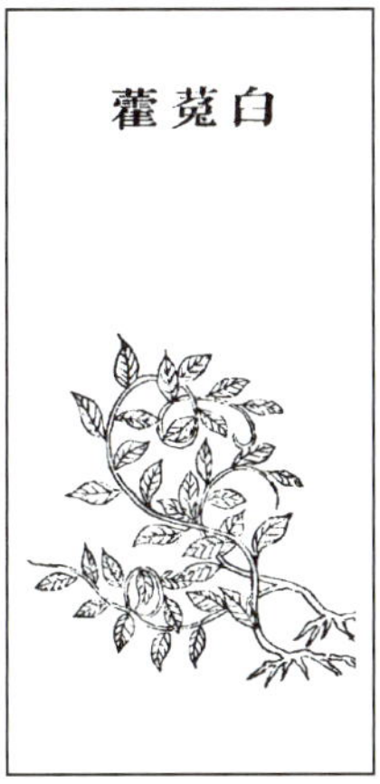

图6 纲目（张）·白兔藿

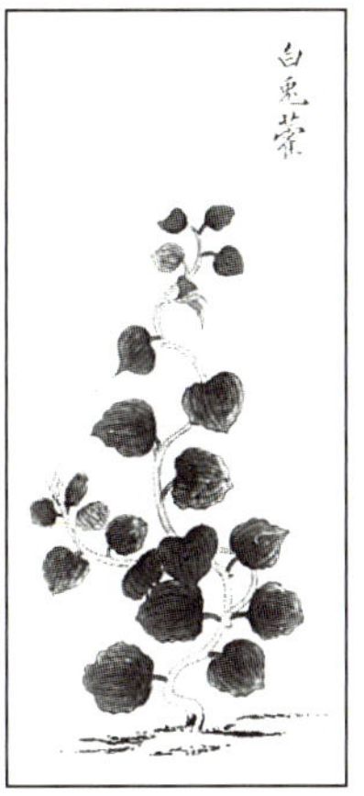

图7 金石·白兔藿

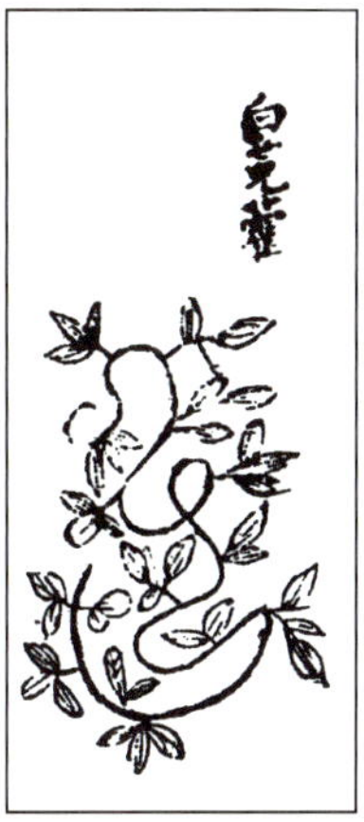

图8 汇言·白兔藿

本品10图，取自10书，其中3幅彩图。有承继关系的图可分2个书类。

《本草品汇精要》：该书“白兔藿”（图1）的仿绘者有《补遗雷公炮制便览》图3、《金石昆虫草木状》图7。

《本草纲目》（金陵本）：该书的“白兔藿”（图4）的仿绘图为《纲目》钱本图5。此后《古今图书集成·草木典》“白兔藿图”（图9）也仿绘《纲目》金陵本图4，大加修饰，又仿其形，另增1株同形植物，并添加土石背景。《植物名实图考》图10又仿绘《草木典》图9，但消除土石背景。《纲目》张本图6又仿绘《图考》图10。

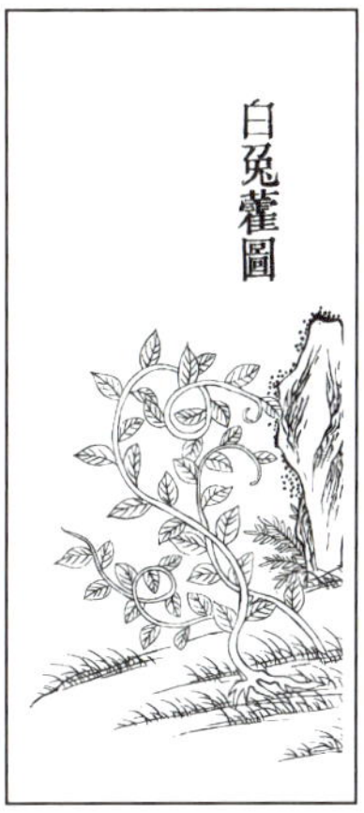

图9 草木典·白兔藿图

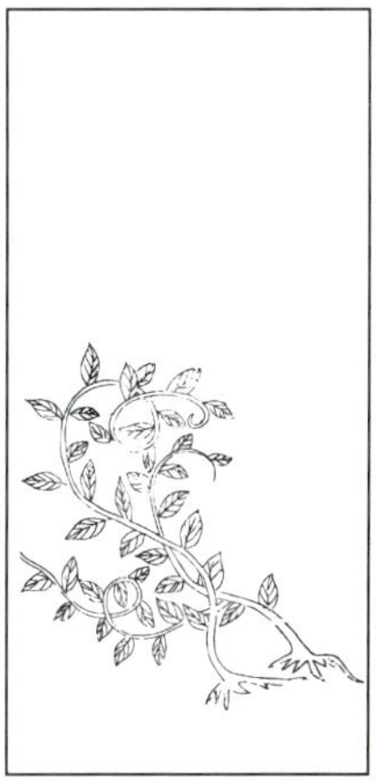

图10 图考·白兔藿

以上10图中，除外6幅仿绘图，原创图尚有4幅（图1、2、4、8），详见下“鉴药”项。

【文录】

《本经》《别录》（见《证类》卷7“白兔藿”） **一名白葛**。生交州山谷。

梁《本草经集注》（同上） 陶隐居云：此药疗毒，莫之与敌，而人不复用，殊不可解，都不闻有识之者，想当似葛尔，须别广访交州人，未得委悉。

唐《唐本草》（同上）《唐本》注云：此草荆、襄间山谷大有。苗似萝摩，叶圆厚，茎俱有白毛，与众草异，蔓生，山南俗谓之白葛。用疗毒有效。而交、广又有白花藤，生叶似女贞，茎叶俱无毛，花白，根似野葛，云大疗毒，而交州用根不用苗，则非藿也。用叶苗者，真矣。

后蜀《蜀本草》（同上）《蜀本》:《图经》云：蔓生，叶圆若莼，今襄州北、汝州南岗上有。五月、六月采苗，日干。

【鉴药】

“白兔藿”首见于《本经》。名义未详。《本经》原载其“主蛇虺、蜂虿、猘狗、菜肉、蛊毒，鬼疰”。《别录》又载其治“风疰，诸大毒不可入口者，皆消除之。又去血”。

从早期本草记载来看，此为良药。但令梁·陶弘景疑惑的是：“此药疗毒，莫之与敌，而人不复用，殊不可解。”可见在南北朝时本品已濒临消亡。据《别录》载其“生交州山谷”，当为岭南植物。陶弘景云“都不闻有识之者，想当似葛尔。须别广访交州人，未得委悉”。以陶氏个人之力，并未解决该药的来源问题。

《唐本草》记载：“此草荆、襄间山谷大有。苗似萝摩，叶圆厚，茎俱有白毛，与众草异，蔓生，山南俗谓之白葛。用疗毒有效。而交、广又有白花藤，生叶似女贞，茎叶俱无毛，花白，根似野葛，云大疗毒，而交州用根不用苗，则非藿也。用叶苗者，真矣。”唐本《图经》(《蜀本草》引)则云：“蔓生，叶圆若莼，今襄州北、汝州南岗上有。五月、六月采苗，日干。”这是唐代官修本草的记载。下此以往，再无新资料出现。据以上描述，今或考可能是萝摩科鹅绒藤属植物牛皮消*Cynanchum auriculatum* Royle ex Wight。[1]

像这样一味上千年无新发现的失传之药，竟然也有好几幅相关药图，试析之。

1.《本草品汇精要》：该书“白兔藿”(图1)绘一株蔓生植物，单叶互生，叶阔卵形，基部心形，基生弧形脉5—9条。看来画士取用的是“叶圆若莼”记载，未采“苗似萝摩”说，故其叶不是对生。此想象之图，于考证无益。

2.《太乙仙制本草药性大全》：该书“白兔藿”(图2)亦绘一蔓生植物。其茎细长，叶似为掌状三叶，小叶有3—5个裂片。此图与古本草文字记载并不相合，也没有提供绘图依据。不明此图示意为何种植物。

3.《本草纲目》(金陵本)：李时珍在“白兔藿”条并未增加任何个人考证新见。但金陵本《附图》却绘制了“白兔藿”(图4)，图注“交州”。此图绘一蔓草，单叶互生，叶卵形全缘。此等简单示意图，无足为凭。

4.《本草汇言》：该书“白兔藿”(图8)绘一缠绕植物，叶或为掌状三叶，或为两叶、单叶，或有柄，或无柄。此图杜撰痕迹明显，无须多议。

1　谢宗万：《本草纲目药物彩色图鉴》，北京：人民卫生出版社，2000：187.

【小结】

“白兔藿”为《本经》记载的早期药物之一。南梁时本品已无人使用、无人能识。今唯存《唐本草》、唐本《图经》的文字记载。据此或疑为萝藦科植物牛皮消 *Cynanchum auriculatum* Royle ex Wight。古代本草相关药图均凭臆测绘成，故本品来源尚不能说完全解决。

18-52　白花藤

【品图】

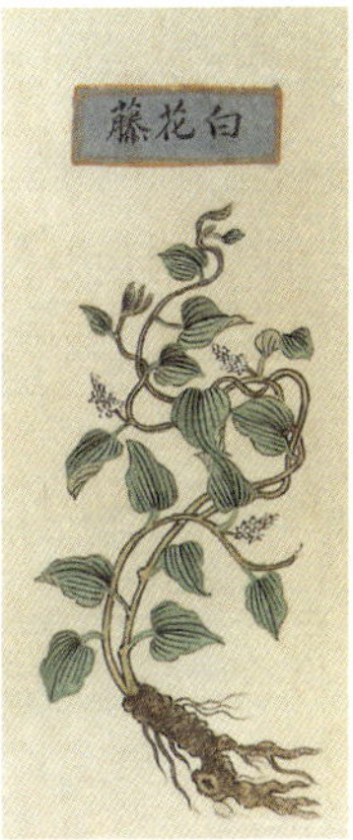

图 1　品汇 · 白花藤

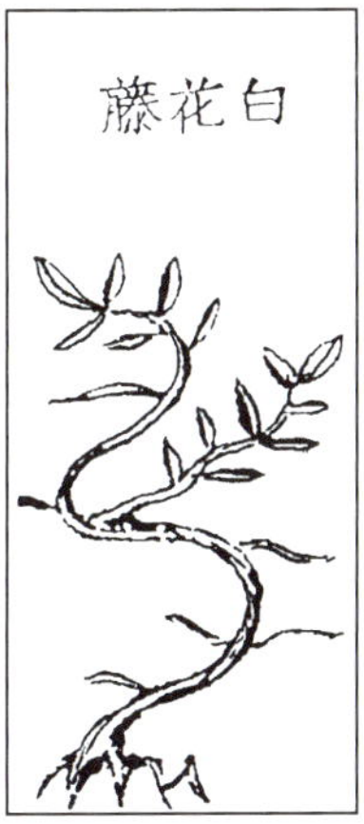

图 2　太乙 · 白花藤

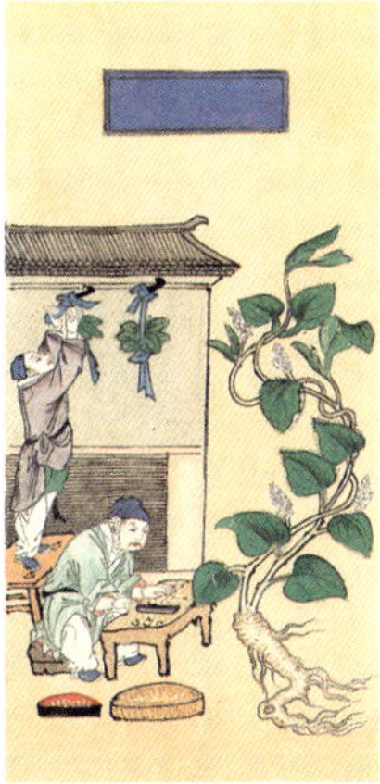

图 3　雷公 · 炮制白花藤

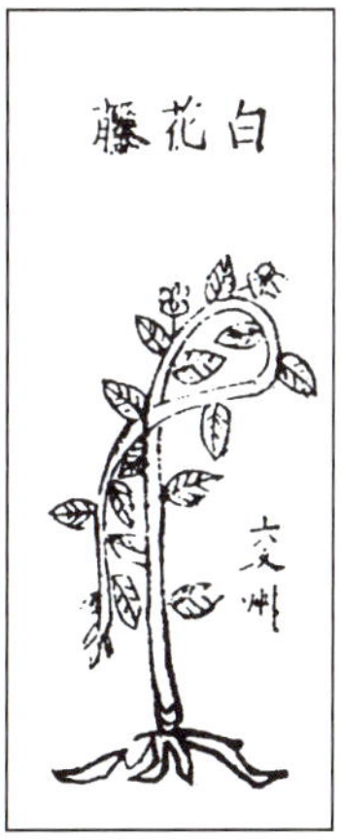

图 4　纲目（金）· 白花藤

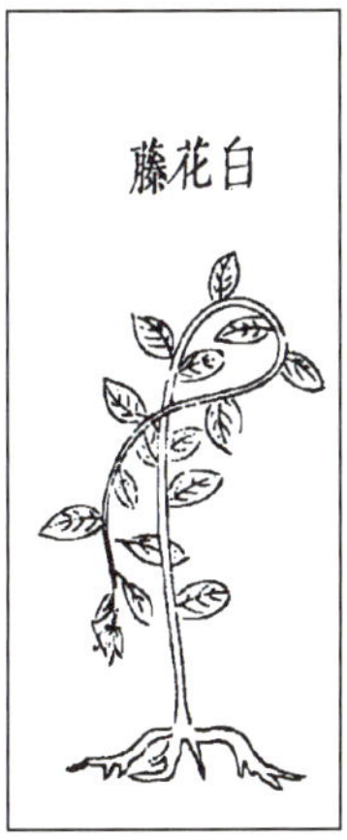

图 5　纲目（钱）· 白花藤

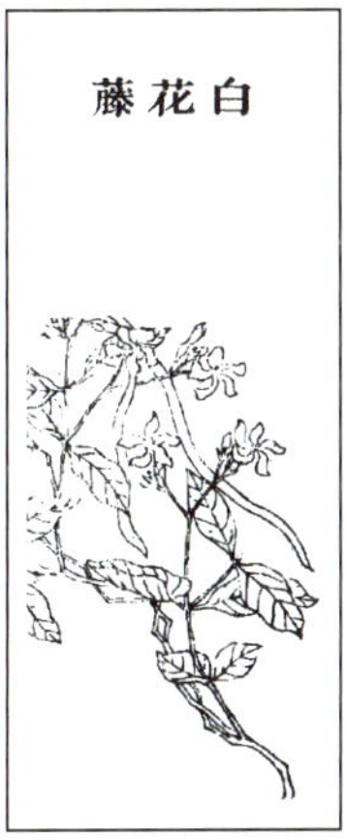

图 6　纲目（张）· 白花藤

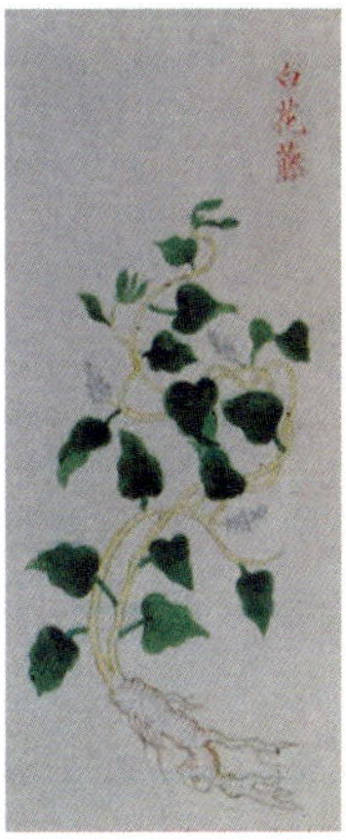

图 7　金石 · 白花藤

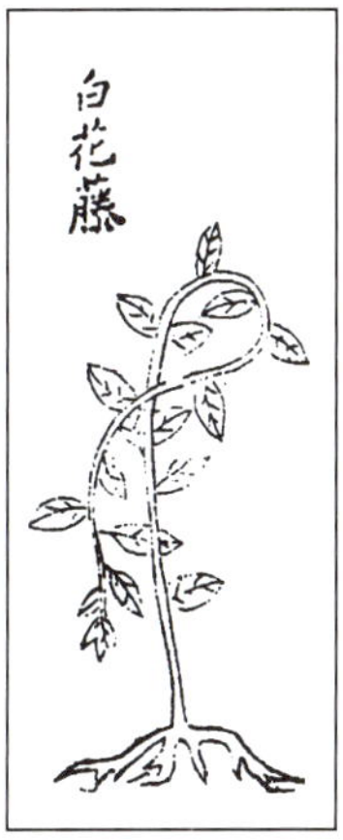

图 8　汇言 · 白花藤

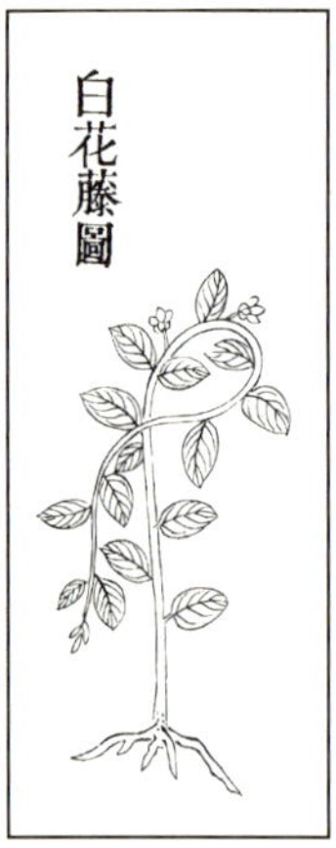

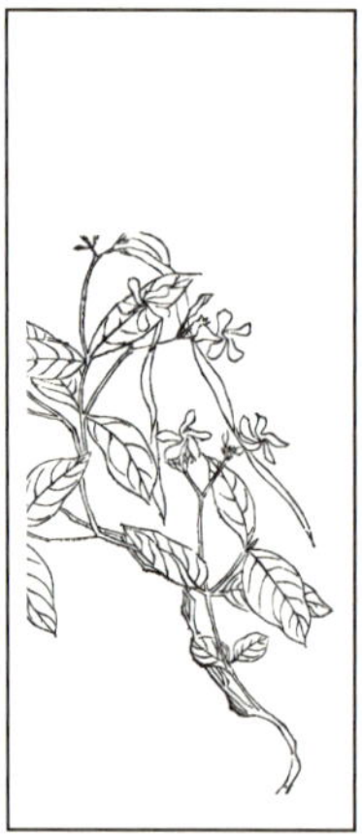

图9 草木典·白花藤图 图10 图考·白花藤

本品10图，取自10书，其中3幅彩图。有承继关系的图可分3个书类。

《本草品汇精要》：该书“白花藤”（图1）的仿绘者有《补遗雷公炮制便览》图3（此1图之中含两部分内容。右为仿绘《品汇》的白花藤植物图，左为炮制白花藤图，为新绘）、《金石昆虫草木状》图7。

《本草纲目》（金陵本）：该书的“白花藤”（图4）的仿绘图为《纲目》钱本图5。此后《本草汇言》图8仿绘钱本图5，《古今图书集成·草木典》“白花藤图”（图9）仿绘《纲目》（金陵本）图4。

《植物名实图考》：该书的“白花藤”（图10）的仿绘者为《本草纲目》张本图6。

以上10图中，除外5幅半仿绘图，原创图尚有4幅半（图1、2、3、4、10），详见下“鉴药”项。

【文录】

唐《唐本草》（见《证类》卷7“白兔藿”）《唐本》注云……而交、广又有白花藤，生叶似女贞，茎叶俱无毛，花白，根似野葛，云大疗毒，而交州用根不用苗，则非藿也。

题·刘宋《雷公炮炙论》（见《证类》卷7“白花藤”） 雷公云：凡使，勿用菜花藤，缘真似白花藤，只是味不同。菜花藤酸涩，不堪用。其白花藤，味甘香，采得后去根细剉，阴干用之。

唐《唐本草》（同上） 生岭南、交州、广州平泽。《唐本》注云：苗似野葛而白花。根皮厚，肉白，其骨柔于野葛。

后蜀《蜀本草》（同上）《蜀本》:《图经》云：叶有细毛，蔓生，花白。根似牡丹，骨柔，皮白而厚。味苦，用根不用苗，凌冬不凋。

明《本草纲目》卷18“白花藤”【发明】【时珍曰】苏言用根，雷言用苗，都可用尔……但取白花藤四两，出雟州者为上，不得取近野葛生者……

清《植物名实图考》卷21“白花藤” 白花藤，江西广饶极多。蔓延墙垣，与薜荔杂厕；叶光滑如橘，凌冬不凋；开五瓣白花，形如卍字。土人无识之者。按《唐本草》有白花藤，叶似女贞，茎叶无毛，颇相似。但白花并无形状，而《蜀本》又云叶有细毛，亦自不同，未敢合并。滇南谓之山豇豆，结角长几尺，色紫红，正如豇豆，炒食甚香，儿童嗜之。

【鉴药】

“白花藤”首见于《唐本草》。以蔓生、花白得名。原载“主解诸药、菜、肉中毒……主虚劳风热”。后世未见使用。

关于其生境、形态，《唐本草》在两处提及。“白花藤”本条云：“生岭南、交州、广州平泽……苗似野葛而白花。根皮厚，肉白，其骨柔于野葛。”“白兔藿”条云：“交、广又有白花藤，生叶似女贞，茎叶俱无毛，花白，根似野葛，云大疗毒，而交州用根不用苗，则非藿也。”唐本《图经》(《蜀本草》引）云：“叶有细毛，蔓生，花白。根似牡丹，骨柔，皮白而厚。味苦，用根不用苗，凌冬不凋。”其间细节或有出入，但蔓生，花白、根皮厚，骨柔、肉白是一致的。至于《雷公炮炙论》所云，只新增了“味甘香”3字。

后世本草对本品的发挥，唯见清·吴其濬《植物名实图考》：“白花藤，江西广饶极多。蔓延墙垣，与薜荔杂厕；叶光滑如橘，凌冬不凋；开五瓣白花，形如卍字。土人无识之者。按《唐本草》有白花藤，叶似女贞，茎叶无毛，颇相似。但白花并无形状，而《蜀本》又云叶有细毛，亦自不同，未敢合并。滇南谓之山豇豆，结角长几尺，色紫红，正如豇豆，炒食甚香，儿童嗜之。”现代学者考其所云为夹竹桃科络石属植物络石*Trachelospermum jasminoides*（Lindl.）Lem.。[1]

1.《本草品汇精要》：该书“白花藤”（图1）的造型与前“白兔藿”图的茎叶有相似之处，唯叶片稍尖，叶腋间有白色穗状花序，根粗大。此恐是依据文字叙述绘成，无法作考证用。

2.《太乙仙制本草药性大全》：该书“白花藤”（图2）绘一蔓生植物，叶披针形，对生或互生。无花无实。此图过于简略，既不合文字所述，又非写生之图，毋庸多议。

3.《补遗雷公炮制便览》：该书“炮制白花藤”（图3）分两部分，右植物图乃仿《品汇》图1，左边炮制图乃据《雷公炮炙论》所示法绘成。雷公法为：“采得后去根细剉，阴干用之。”故图中下方一人正坐在蒲团上用刀切药，其后面一人以凳垫脚正往屋檐下悬挂包扎好的药名，示意风干。

4.《本草纲目》（金陵本）：该书的“白花藤”（图4）示意为藤本，单叶互生，叶椭圆，叶腋有花。李时珍尚不识得此药，其儿孙所绘之图恐难得其实。

5.《植物名实图考》：该书的“白花藤”（图10）所绘与其正文所述基本一致。其中“五瓣白花，形如卍字”“结角长几尺……正如豇豆”（此即其双生蓇葖果）尤其真切。故《中国植物志》鉴定为夹竹桃科植物络石*T. jasminoides*。

1　谢宗万：《本草纲目药物彩色图鉴》，北京：人民卫生出版社，2000：188.（另中国科学院《中国植物志》编辑委员会：《中国植物志》，北京：科学出版社，1977，第63卷，216. 亦鉴定《植物名实图考》白花藤图为此种。）

【小结】

“白花藤”为《唐本草》所载解诸食品中毒药。据《唐本草》、唐本《图经》及《植物名实图考》所载，现代学者考本品为竹桃科植物络石*Trachelospermum jasminoides*（Lindl.）Lem.。本草诸图中，唯《植物名实图考》之图为此络石*T. jasminoides*图。

18–53 白英

【品图】

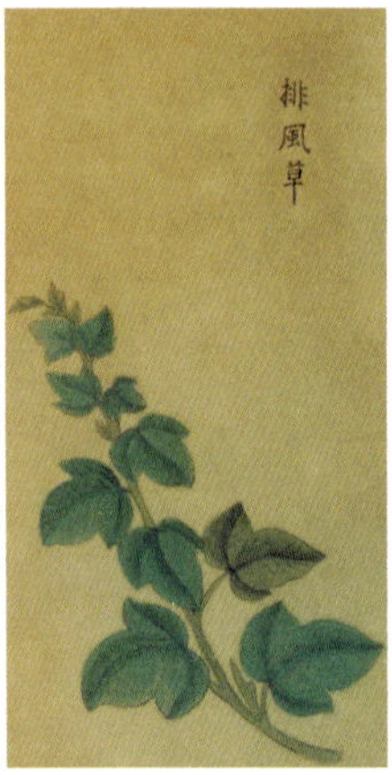

图1 履巉岩·排风草

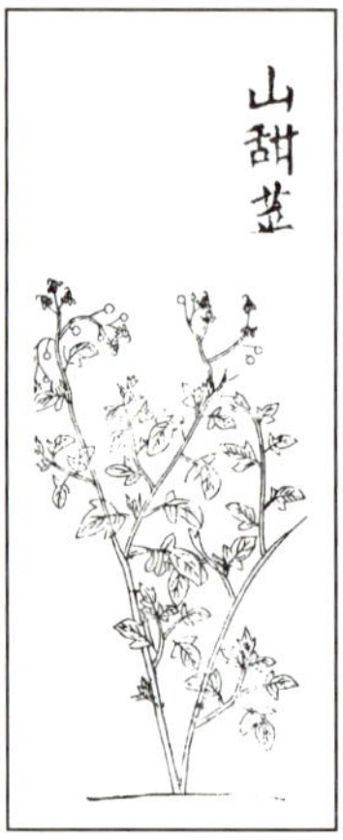

图2 救荒·山甜菜

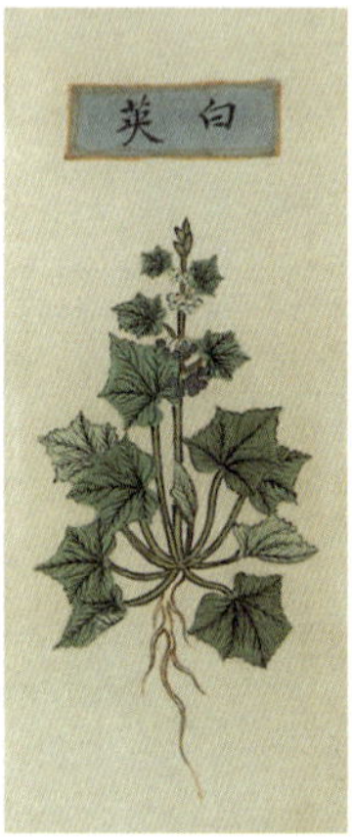

图3 品汇·白英

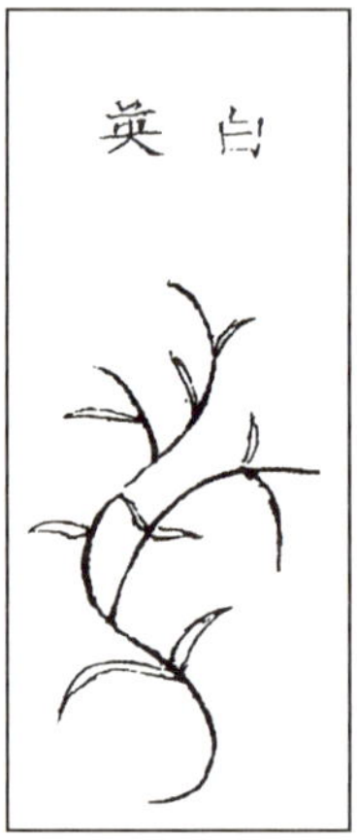

图4 太乙·白英

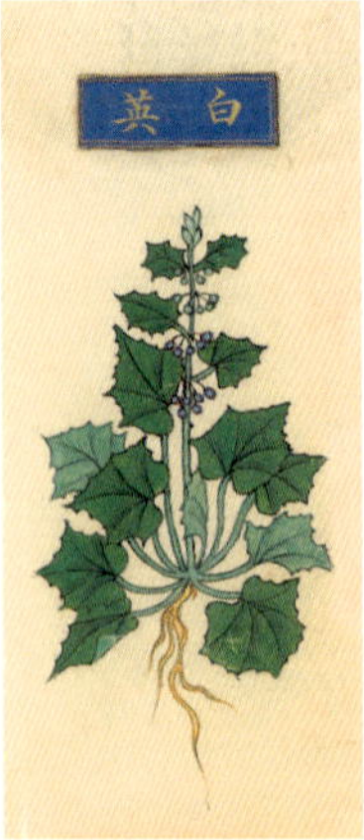

图5 雷公·白英

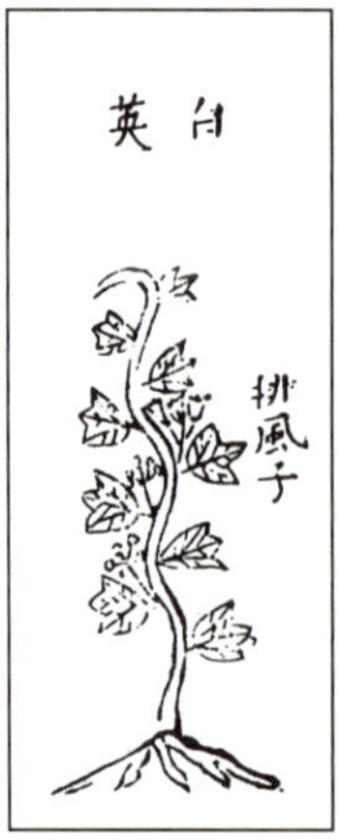

图6 纲目（金）·白英

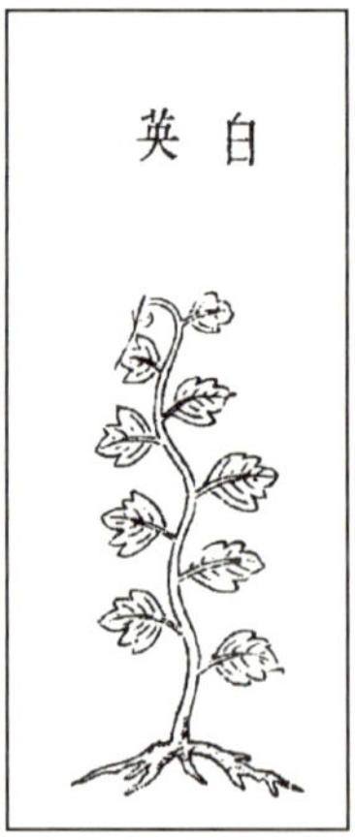

图7 纲目（钱）·白英

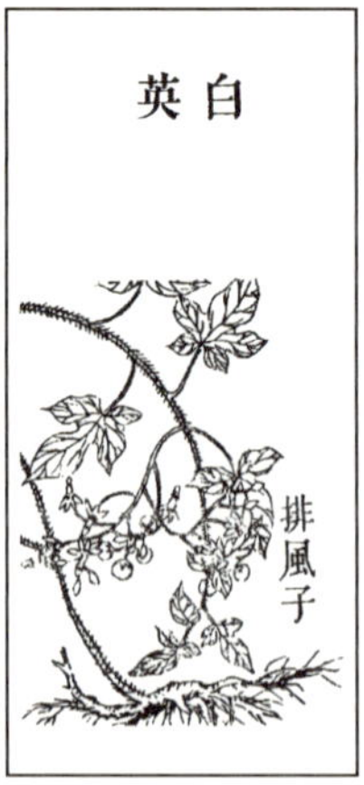

图8 纲目（张）·白英

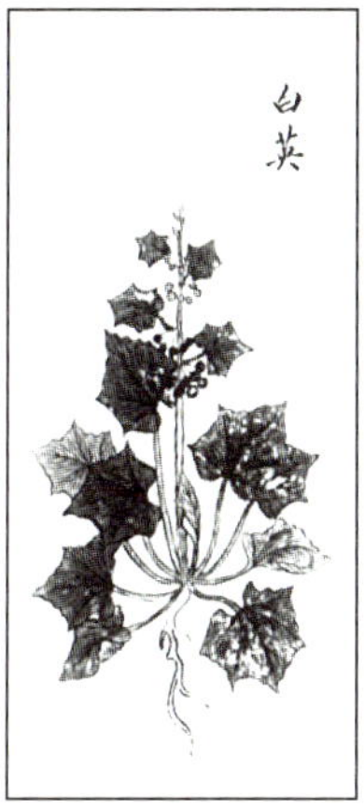

图 9　金石 · 白英

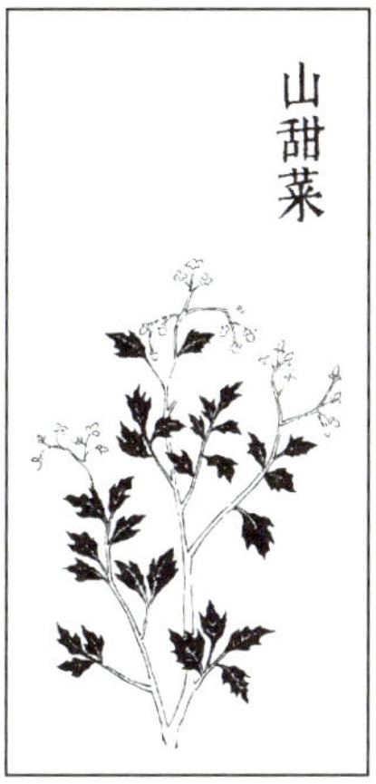

图 10　博录 · 山甜菜

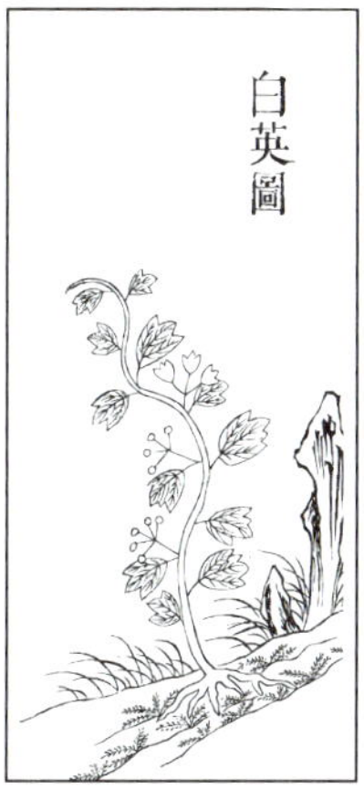

图 11　草木典 · 白英图

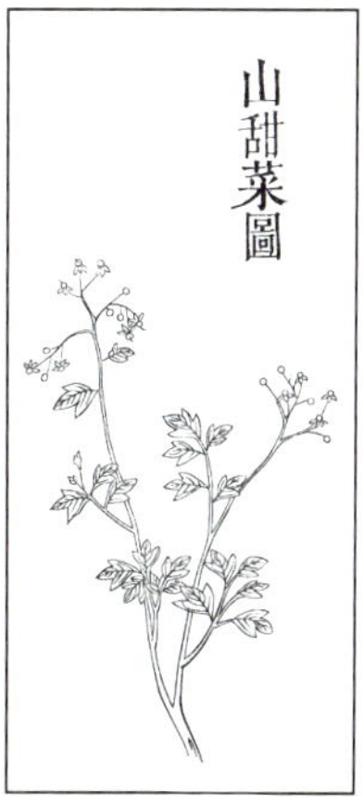

图 12　草木典 · 山甜菜图

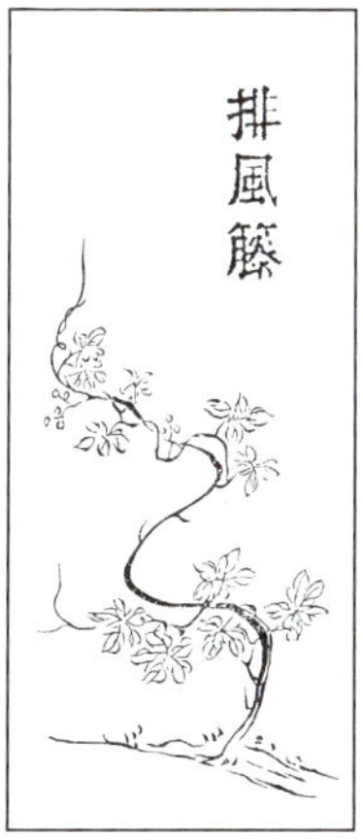

图 13　草药 · 排风藤

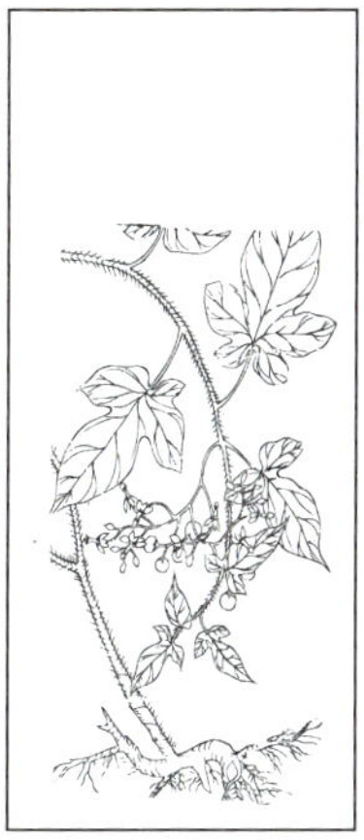

图 14　图考 · 白英

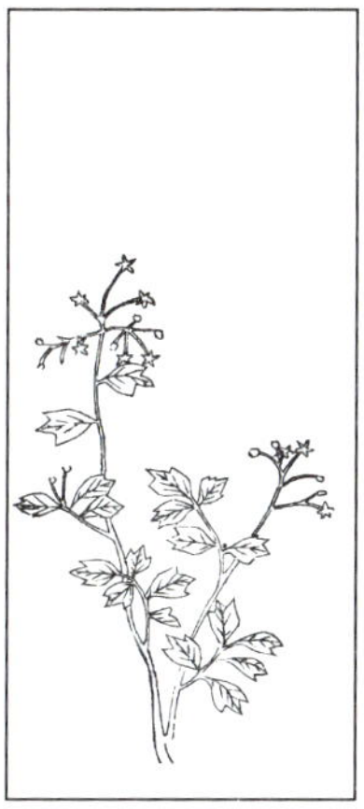

图 15　图考 · 山甜菜

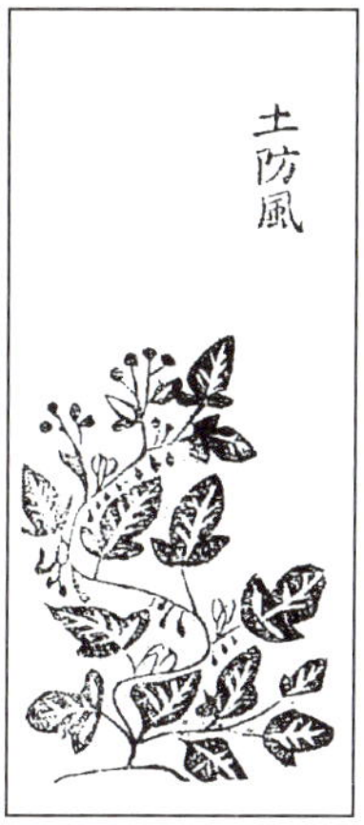

图 16　便方 · 土防风

本品16图，取自14书，其中4幅彩图。有承继关系的图可分4个书类。

《救荒本草》：该书“山甜菜”（图2）的仿绘图有《野菜博录》图10（叶片阴刻）、《古今图书集成·草木典》图12（枝叶有所简省）。《植物名实图考》图15又仿绘《草木典》图12。

《本草品汇精要》：该书“白英”（图3）的仿绘图有《补遗雷公炮制便览》图5、《金石昆虫草木状》图9。

《本草纲目》（金陵本）：该书“白英”（图6）的仿绘图有《纲目》钱本图7（略加修饰）、《古今图书集成·草木典》图11（线条细致，增添土石背景）。

《植物名实图考》：该书“白英”（图14）的仿绘者为《本草纲目》张本图8。

以上16图中，除外8幅仿绘图，原创图尚有8幅（图1、2、3、4、6、13、14、16），详见下“鉴药”项。

【文录】

《本经》《别录》（见《证类》卷6“白英”） 一名谷菜，一名白草。生益州山谷。春采叶，夏采茎，秋采花，冬采根。

梁《本草经集注》（同上） 陶隐居云：诸方药不用。此乃有蔛（音斛）菜，生水中，人蒸食之。此乃生山谷，当非是。又有白草，叶作羹饮，甚疗劳，而不用根、华。益州乃有苦菜，土人专食之，皆充健无病，疑或是此。

唐《唐本草》（同上）《唐本》注云：此鬼目草也。蔓生，叶似王瓜，小长而五椏。实圆，若龙葵子，生青，熟紫黑，煮汁饮，解劳。东人谓之白草。陶云白草，似识之而不的辨。

唐《本草拾遗》（同上） 陈藏器云：白英……一名鬼目。《尔雅》云：苻，鬼目。注：似葛，叶有毛，子赤如耳珰珠，若云子熟黑，误矣。

《别录》（见《证类》卷30“鬼目”） 一名来甘。实赤如五味，十月采。

梁《本草经集注》（同上） 陶隐居云：俗人今呼白草子亦为鬼目，此乃相似也。

唐《本草拾遗》（同上） 陈藏器云：一名排风，一名白幕。《尔雅》云：符，鬼目。注云：叶似葛，子如耳铛，赤色。

明《救荒本草》卷上“山甜菜” 生密县韶华山山谷中。苗高二三尺，茎青白色，叶似初生绵花叶而窄，花叉颇浅，其茎叶间开五瓣淡紫花，结子如枸杞子，生则青，熟则红。叶味苦。

明《本草纲目》卷18“白英” 【释名】白幕（《拾遗》）、排风（同上），子名鬼目。【时珍曰】白英谓其花色，縠菜象其叶文，排风言其功用，鬼目象其子形。《别录·有名未用》复出鬼目，虽苗子不同，实一物也。故并之。【集解】【时珍曰】此俗名排风子是也。正月生苗，白色，可食。秋开小白花。子如龙葵子，熟时紫赤色。《吴志》云：孙皓时有鬼目菜，缘枣树，长丈余，叶广四寸，厚三分，人皆异之。即此物也。又羊蹄草一名鬼目。岭南有木果亦名鬼目，叶似楮，子大如鸭子，七八月熟，黄色，味酸可食。皆与此同名异物也。

清《植物名实图考》卷22“白英” 白英，《本经》上品。《尔雅》：符，鬼目。即此。一名排风子。《吴志》曰鬼目菜，《齐民要术》误以为岭南鬼目果。湖南谓之望冬红。俚医以为治腰痛要药。其嫩叶味酸，可作茹。老根生者，叶大有五椏，凌冬不枯，春时就根生叶。《吴志》所云绿树长丈余，叶广四寸，厚三分，不足异也。雩娄农曰：白英有毛而酸，贫者食之。滇人呼为酸尖菜。

【鉴药】

“白英”首见于《本经》。李时珍云：“白英谓其花色。”另《证类本草》“有名未用”类有《别录》药“鬼目”，时珍谓“鬼目象其子形。《别录·有名未用》复出鬼目，虽苗子不同，实一物也。”故《纲目》本条合并了《别录》“鬼目”。《本经》载本品“主寒热，八疸，消渴，补中益气。久服轻身延年”。然后世医方虽亦用此药，但用者稀，多为民间用作草药。

关于本品的生境、形态，陶弘景虽有讨论，却无新见。《唐本草》的记述比较切实："此鬼目草也。蔓生，叶似王瓜，小长而五椏。实圆，若龙葵子，生青，熟紫黑……东人谓之白草。"陈藏器随后的记载又纠正了《唐本草》一处重要的错误："白英……一名鬼目。《尔雅》云：苻，鬼目。注：似葛，叶有毛，子赤如耳珰珠，若云子熟黑，误矣。"浆果红色才是白英的特征。李时珍云："此俗名排风子是也。正月生苗，白色，可食。秋开小白花。子如龙葵子，熟时紫赤色。"根据以上数家记载，现代学者考白英为茄科茄属植物白英*Solanum lyratum* Thunb.［*S. dulcamara* L. var. *lyratum*（Thunb.）Sieb. et Zucc.］。[1]

1.《履巉岩本草》：该书“排风草”的主治是“善医诸头风及面上游走风气等疾”。其图（图1）仅绘一枝条，单叶互生，叶，3裂似葛。“排风子”在《本草纲目》中系白英的异名。正文功效与其名相合。故此图所示基原当为白英*S. lyratum*。

2.《救荒本草》：该书“山甜菜”正文云："生密县韶华山山谷中。苗高二三尺，茎青白色，叶似初生绵花叶而窄，花叉颇浅，其茎叶间开五瓣淡紫花，结子如枸杞子，生则青，熟则红。"其文与“山甜菜”（图2）相符。现代学者对此图的原植物为茄科植物并无异议，但在植物种的判定则有不同意见。王作宾认为此乃欧白英*Solanum dulcamara* L.，张翠君则认为就是草质藤本植物白英*S. lyratum*。[2]二者为同属近缘植物。

3.《本草品汇精要》：该书“白英”（图3）彩图所绘乃草本植物，茎直立，基生叶众多，叶柄长，叶掌状浅分裂。茎生叶互生，叶腋有花序，花小、白色。果紫蓝色。此与白英形态不合，原植物不明。

4.《太乙仙制本草药性大全》：该书“白英”（图4）绘一蔓生草本植物，茎纤细，叶线形，对生或互生。此图与白英完全不符，不明其示意为何种植物。

5.《本草纲目》（金陵本）：该书“白英”（图6）绘一蔓生植物，单叶互生，叶先端3裂，而非基部分裂，叶似枫而非琴形。其叶腋生花，与白英相符。此图仅粗似白英*S. lyratum*，距写生图尚相差甚远。

6.《草药图经》：该书“排风藤”正文云："即白英子，名鬼目。"其图（图13）采用写意笔法，绘一藤本植物，叶掌状5小叶，茎上有花序。其叶与白英实物亦不相符。

7.《植物名实图考》：该书“白英”（图14）绘一藤本植物，茎上密生细毛。叶互生，

1 国家中医药管理局《中华本草》编委会：《中华本草》（7），上海：上海科学技术出版社，1999：302.

2 ［明］朱橚著，倪根金校注、张翠君参注：《救荒本草校注》，北京：中国农业出版社，2008：74-75.

为明显的琴形，基部3—5深裂，裂片全缘。腋外生聚伞花序，花冠5深裂，果球形。《中国植物志》定此图所示为茄科植物白英*S. lyratum*。

8.《草木便方》：该书药物正名为“排风藤”，别名为土防风、毛秀才、野猫耳朵。“土防风”（图16）为蔓生，叶为阴刻，多数为琴形叶，基部3深裂，叶腋生花，近伞形花序。该书整理者据药名功用、药图及当地使用习惯，确定本植物为茄科植物白英*S. lyratum*。[1]

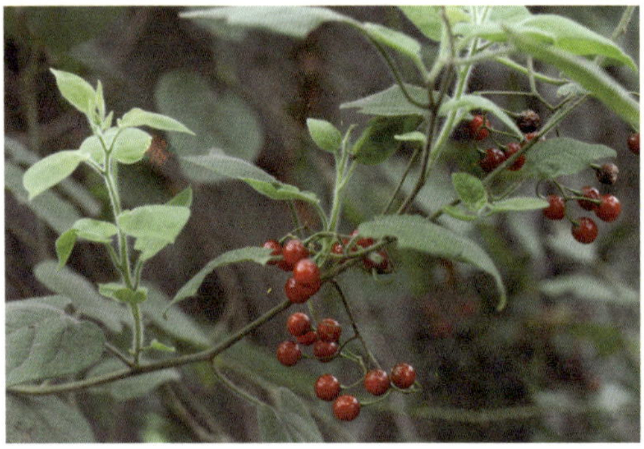

图17　白英 *Solanum lyratum*

【小结】

“白英”为《本经》所载早期药物之一。据《唐本草》、陈藏器《本草拾遗》及李时珍的记载，本品当为茄科植物白英*Solanum lyratum* Thunb.。《履巉岩本草》《救荒本草》《植物名实图考》《草木便方》等书所绘图形当为白英及其同属近缘植物。

18–54　萝摩

【品图】

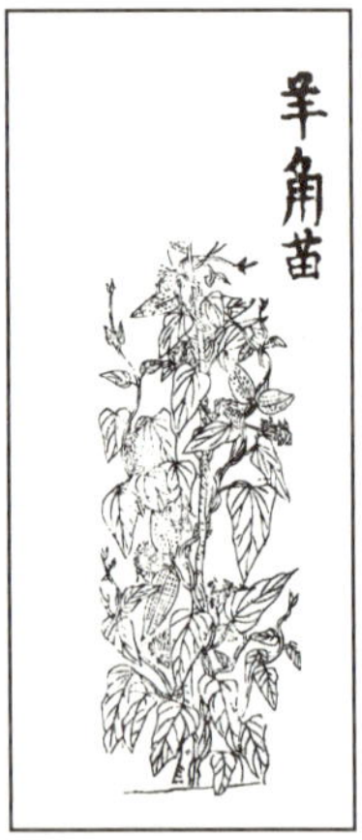

图1　救荒·羊角苗

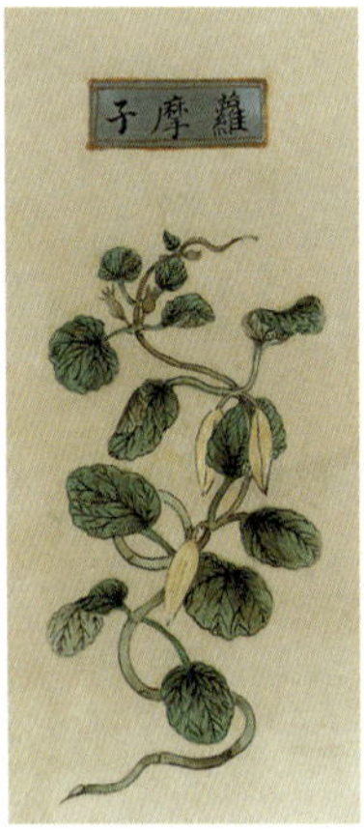

图2　品汇·萝摩子

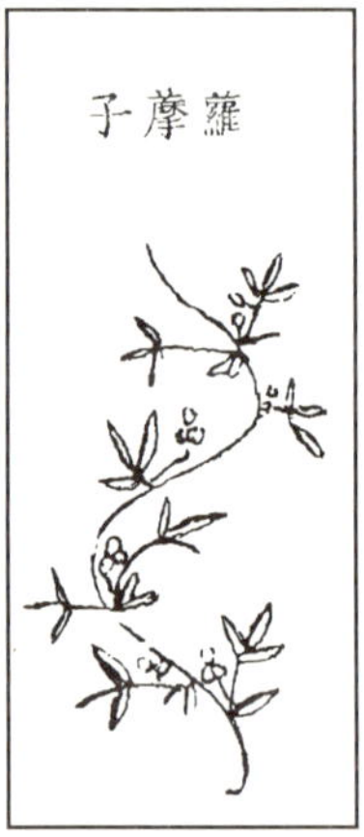

图3　太乙·萝摩子

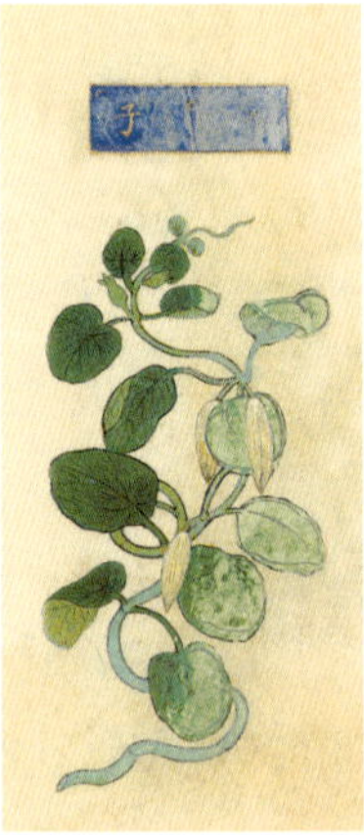

图4　雷公·萝摩子

1 ［清］刘善述原著，赵素云、李文虎、孙西整理：《草木便方》，重庆：重庆出版社，1988：47.

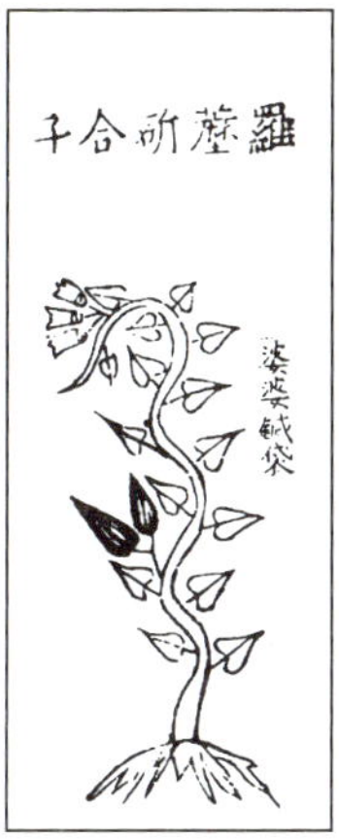

图 5　纲目（金）· 萝摩斫合子

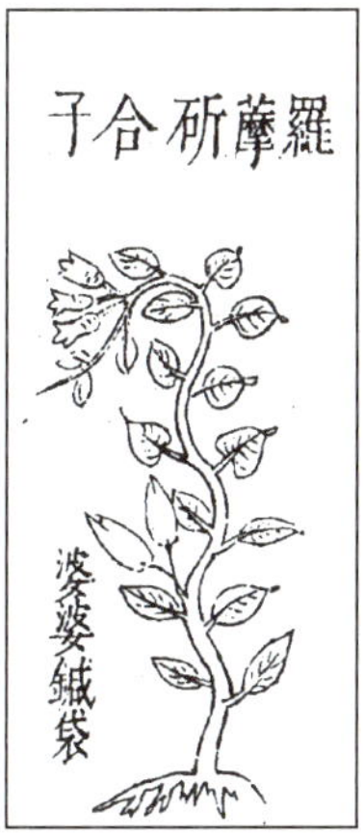

图 6　纲目（钱）· 萝摩斫合子

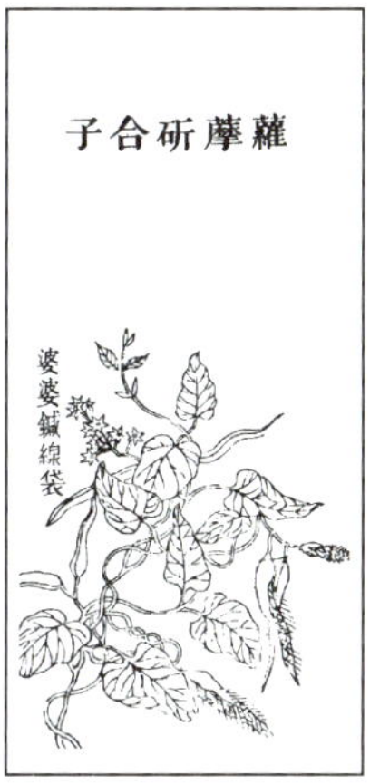

图 7　纲目（张）· 萝摩斫合子

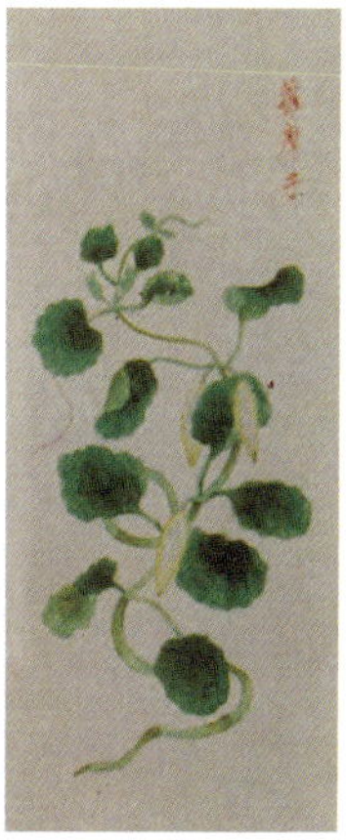

图 8　金石 · 萝摩子

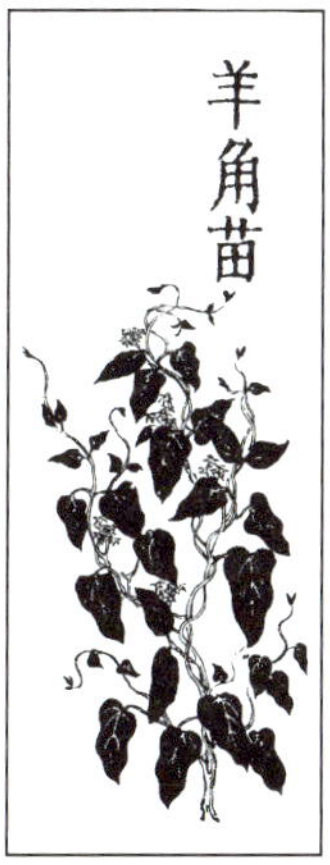

图 9　博录 · 羊角苗

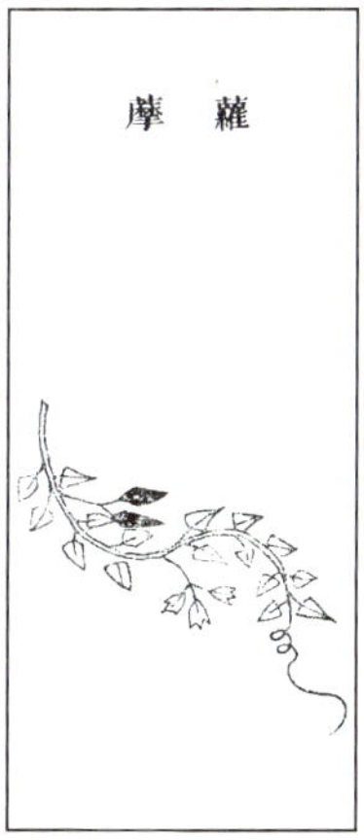

图 10　野谱补 · 萝摩

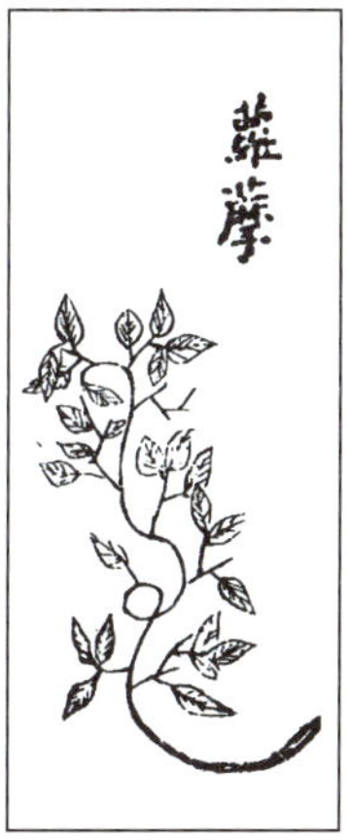

图 11　汇言 · 萝摩

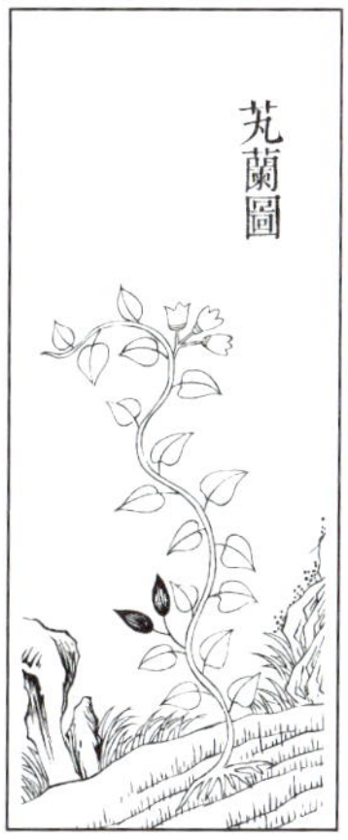

图 12　草木典 · 芄兰图

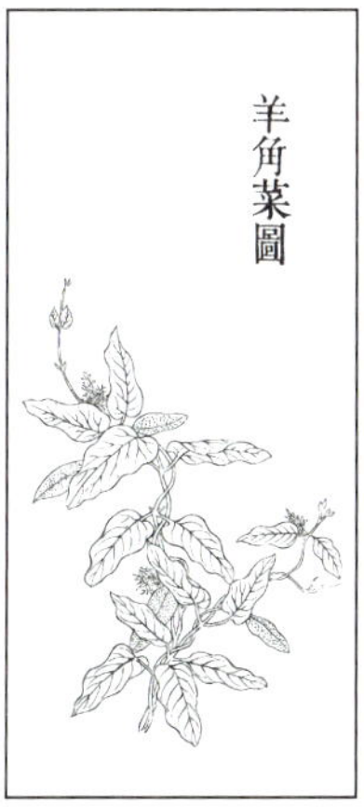

图 13　草木典 · 羊角菜图

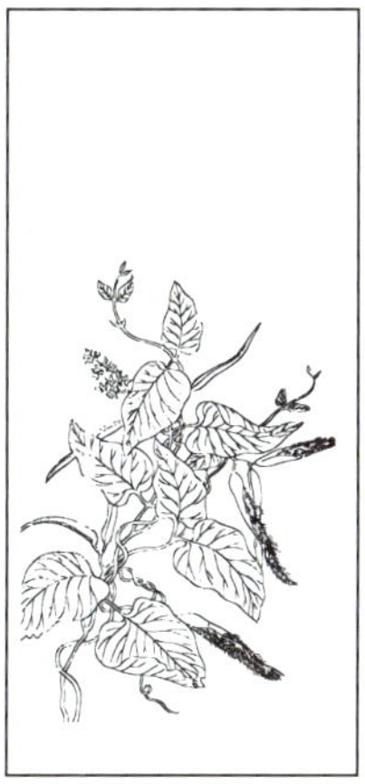

图 14　图考 · 萝摩

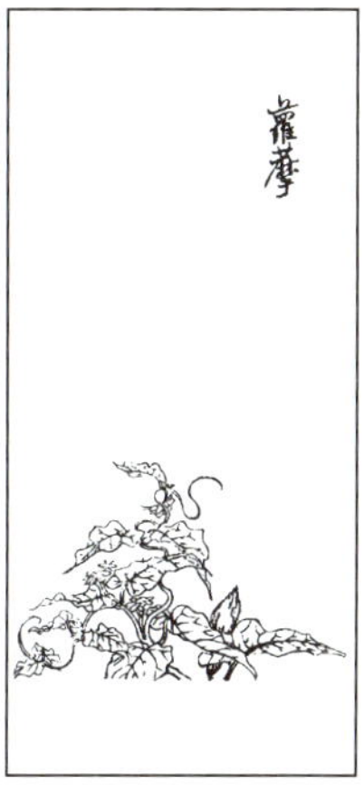

图 15　图说 · 萝摩

本品15图，取自14书，其中3幅彩图。有承继关系的图可分4个书类。

《救荒本草》：该书“羊角苗”（图1）的仿绘图有《野菜博录》图9，叶片均为阴刻。《古今图书集成·草木典》“羊角菜图”（图13）则取《救荒》图1的茎叶花实特点，重新绘一简洁的植物图。

《本草品汇精要》：该书“萝摩子”（图2）的仿绘者有《补遗雷公炮制便览》图4、《金石昆虫草木状》图8。

《本草纲目》（金陵本）：该书“萝藦斫合子”（图5）的仿绘者有《纲目》钱本图6。《古今图书集成·草木典》“芄兰图”（图12）仿绘金陵本图5，另加山石背景。《救荒野谱补遗》“萝藦”（图10）亦仿金陵本图5之图，其图倒置。《本草汇言》“萝摩”（图11）仿《纲目》钱本图6之意，但增添叶片，大失原图之真。

《植物名实图考》：该书“萝藦”（图14）的仿绘者有《本草纲目》张本“萝藦斫合子”（图7）。

以上15图中，除外9幅仿绘图，原创图尚有6幅（图1、2、3、5、14、15），详见下“鉴药”项。

【文录】

梁《本草经集注》（见《证类》卷12“枸杞”） 陶隐居云……萝摩一名苦丸，叶厚大，作藤生，摘之有白乳汁，人家多种之。

唐《唐本草》（见《证类》卷11“女青”）《唐本》注云：此草即雀瓢也。叶似萝摩，两叶相对。子似瓢形，大如枣许，故名雀瓢。根似白薇。生平泽。茎、叶并臭。其蛇衔根，都非其类。又《别录》云：叶嫩时似萝摩，圆端大茎，实黑，茎、叶汁黄白。亦与前说相似。

唐《唐本草》（见《证类》卷9“萝摩子”）《唐本》注云：陆机云：一名芄兰，幽州谓之雀瓢。《唐本》注：按雀瓢是女青别名。叶盖相似，以叶似女青，故兼名雀瓢。

唐《本草拾遗》（同上）《陈藏器本草》云：东人呼为白环，藤生篱落间，折有白汁，一名雀瓢。此注又云：雀瓢是女青，然女青终非白环，二物相似，不能分别。

宋《嘉祐本草》（同上）《尔雅》云：雚，芄兰。释曰：雚，一名芄兰。郭璞云：雚芄蔓生，断之有白汁，可啖。如此注，则似雚芄一名兰，或传写误。“芄”衍字。

唐《本草拾遗》（见《证类》卷8“斫合子”） 云昔汉高帝战时，用此傅军士金疮，故云斫合子。篱落间藤蔓生，至秋霜，子如柳絮。一名熏桑，一名鸡肠。

明《救荒本草》卷上“羊角苗” 又名羊奶科，亦名合钵儿，俗名婆婆针扎儿，又名纽丝藤，一名过路黄。生田野下湿地中。拖藤蔓而生，茎色青白，叶似马兜零叶而长大；又似山药叶，亦长大，面青背颇白，皆两叶相对生，茎叶折之，俱有白汁出，叶间出穗，开五瓣小白花，结角似羊角，秋中有白穰。其叶味甘、微苦。

明《本草纲目》卷18“萝摩”【释名】雚（音贯）、白环藤（《拾遗》）、羊婆奶（《纲目》）、婆婆针线包。【时珍曰】白环，即芄字之讹也。其实嫩时有浆，裂时如瓢。故有雀瓢、羊婆奶之称。其中一子有一条白绒，长二寸许，故俗呼婆婆针线包，又名婆婆针袋儿也。【集解】【时珍曰】斫合子即萝藦子也。三月生苗，蔓延篱垣，极易繁衍。其根白软。其叶长而后大前尖。根与茎叶断之皆有白乳如构汁。六七月开小长花，如铃状，紫白色。结实长二三寸，大如马兜铃，一头尖。其壳青软，中有白绒及浆。霜后枯裂则子飞，其子轻薄，亦如兜铃子。商人取其绒作坐褥代绵，云甚轻暖。《诗》云：“芄兰之支，童子佩觿。芄兰之叶，童子佩韘。”觿，音畦，解结角锥也。此物实尖，垂于支间似之。韘，音涉，张弓指彄也。此叶后弯似之，故以比兴也。一种茎叶及花皆似萝藦，但气臭根紫，结子圆大如豆，生青熟赤为异，此则苏恭所谓女青似萝藦，陈藏器所谓二物相似者也。苏恭言其根似白微，子似瓢形，则误矣。当从陈说。此乃藤生女青，与蛇衔根之女青，名同物异，宜互考之。

清《植物名实图考》卷22“萝藦” 萝藦即雚兰，见《诗疏》。《唐本草》始著录，《拾遗》曰斫合子，《救荒本草》曰羊角科。今自河以北皆曰羊角；江淮之间曰婆婆针线包，或曰羊婆奶；湖南曰斑风藤。/雩娄农曰：《芄兰》，卫诗也。故中原极多，江湘间偶逢之。淳于髡曰：求柴胡、桔梗于沮泽，累世不得一焉。地利有宜，信矣。沈存中谓芄兰生荚，支出于叶间，垂之如觿，其叶如佩韘之状。按芄兰之角如觿，尚得形似？其叶如王瓜、牵牛等，安得有佩韘状？诗人触物起兴，矢口成音，岂与夫训诂之学，拘文牵义、强为组织哉？

【鉴药】

“萝摩子”首见于《唐本草》。《纲目》以“萝藦”为正名。其名义不详。李时珍认为“斫合子即萝藦子”，故将《本草拾遗》首出的“斫合子”并入本条。本品虽晚至《唐本草》才进入本草，但其早期名称已出现在《诗经》《尔雅》《说文》等书中（参“文录”）。《唐本草》载其“主虚劳。叶食之功同于子”。陶弘景“枸杞”条云：“俗谚云：去家千里，勿食萝摩、枸杞。此言其补益精气，强盛阴道也。”但后世很少用萝摩作“强盛阴道”之药。

关于本品的形态，早于《唐本草》就有记载。《尔雅·释草》：“雚，芄兰。”郭璞云：“雚芄，蔓生，断之有白汁，可啖。”茎叶断之有白汁是其特点之一。陆机注《诗经》“芄兰”云：“幽州谓之雀瓢。”此“雀瓢”是形容其蓇葖果开裂时如瓢，雀喜食之。梁·陶弘景“枸杞”条云：“萝摩一名苦丸，叶厚大，作藤生，摘之有白乳汁，人家多种之。”《唐本草》“女青”条提到女青“叶似萝摩，两叶相对。子似瓢形，大如枣许，故名雀瓢。”此处萝摩被作为比拟之物，可见萝摩也具有“两叶相对。子似瓢形”的特点。女青与萝摩为同科属植物，故形态相像。唐·陈藏器《本草拾遗》对萝摩也很熟悉，云“东人呼为白环，藤生篱落间，折有白汁，一名雀瓢”。萝摩一名“斫合子”，陈藏器形容“斫合子”云：“篱落间藤蔓生，至秋霜，子如柳絮。一名熏桑，一名鸡肠。”“子如柳絮”，即李时珍云：“其中一子有一条白绒，长二寸许，故俗呼婆婆针线包，又名婆婆针袋儿也。”这种“如柳絮”的“一条白绒”，即其种子顶端的白色绢质种毛。故最晚在唐代，人们对萝摩的形态特征已经掌握，其原植物即萝藦科萝藦属植物萝藦*Metaplexis japonica*（Thunb.）Makino。但不明什么原因，如此有名的一味药物，宋《本草图经》竟然无一语一图。其图之始，见于明代。李时珍对萝摩之形亦有详细解说。

时珍曰：萝藦子“三月生苗，蔓延篱垣，极易繁衍。其根白软。其叶长而后大前尖。根与茎叶断之皆有白乳如构汁。六七月开小长花，如铃状，紫白色。结实长二三寸，大如马兜铃，一头尖。其壳青软，中有白绒及浆。霜后枯裂则子飞，其子轻薄，亦如兜铃子”。此可作为萝摩原植物考证的又一证据。

1.**《救荒本草》**：该书“羊角苗”载曰：“又名羊奶科，亦名合钵儿，俗名婆婆针扎儿，又名纽丝藤，一名过路黄。生田野下湿地中。拖藤蔓而生，茎色青白，叶似马兜零叶而长大；又似山药叶，亦长大，面青背颇白，皆两叶相对生，茎叶折之，俱有白汁出，叶间出穗，开五瓣小白花，结角似羊角，秋中有白穰。其叶味甘、微苦。”其图（图1）悉如其文所说。其中“结角似羊角”即蓇葖果，叉生，纺锤形，表面有细点，可能是示意粗糙或有细毛。据此，本图所示可能是萝藦*M. japonica*或华萝藦*M. hemsleyana* Oliv.。现代学者或考此图为萝藦科鹅绒藤属植物鹅绒藤*Cynanchum chinense* R. Br.，但鹅绒藤的蓇葖细圆柱状，双生或仅1个发育，与本图纺锤形果实差别甚大。

2.**《本草品汇精要》**：该书“萝摩子”（图2）所绘为藤本，单叶对生，有长柄。叶腋有蓇葖果如牛角，此皆与萝藦*M. japonica*相合。但此图最大的问题是叶片的形状，其叶圆形，先端不尖，甚至几近盾状着生，基部不作心形，此非萝摩科植物的叶片。据此，故疑此图其他部分乃参照文字绘成，未必依据实物写生。

3.**《太乙仙制本草药性大全》**：该书“萝藦子”（图3）绘一蔓生植物，叶为掌状三小叶，小叶线形。叶腋有花。此非萝摩，不明其所据。

4.**《本草纲目》（金陵本）**：该书“萝藦斫合子”（图5）绘一蔓生植物，单叶，互生为主，叶三角状，基部心形。有角状果实一对（黑色表示）。花生叶腋，花冠钟状。此图粗得萝摩之形，但细部不合处较多，恐主要依据李时珍文字解说绘图，未必是写生之图。图注“婆婆针袋”乃其别名，以其果形似得名。

5.**《植物名实图考》**：该书论“萝藦”，谓“今自河以北皆曰羊角；江淮之间曰婆婆针线包，或曰羊婆奶；湖南曰斑风藤”。其所绘图（图14）乃写生所得。故叶、花、果无不细致入微。其蓇葖果表面有毛。此即萝藦科萝藦属植物华萝藦*Metaplex-*

is hemsleyana Oliv.。

6.《本草简明图说》：该书绝大多数药图都是在前人之图基础上加以修饰发挥而成。但此“萝藦”（图15）的叶片、花朵，蓇葖果的形状均不是仿绘而成的，当为写生之作。其原植物为萝藦*M. japonica*。

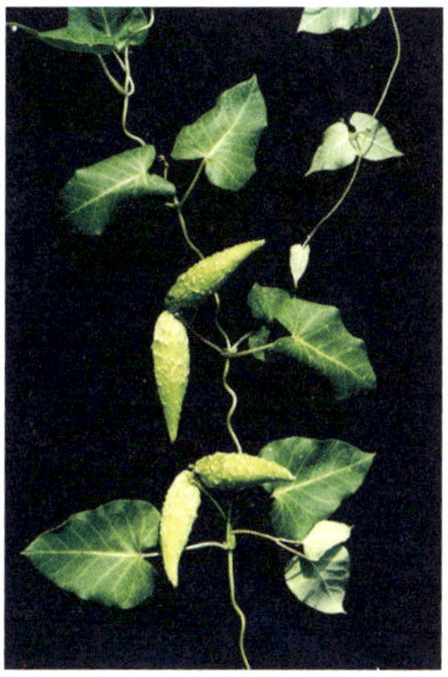

图16　萝藦 *Metaplexis japonica*

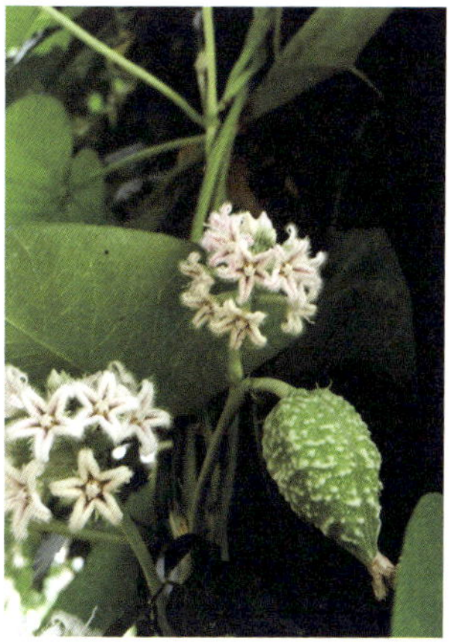

图17　华萝藦 *M. hemsleyana*

【小结】

“萝藦”晚到《唐本草》才进入本草。但在唐以前，其名称、功效及形态已经见诸早期文史书与本草书。据《尔雅》郭璞注、陶弘景注“枸杞”、《唐本草》《本草拾遗》等书的记载，“萝藦”即萝藦科植物萝藦*Metaplexis japonica*（Thunb.）Makino，或华萝藦*Metaplexis hemsleyana* Oliv. 及其同属近缘植物。《救荒本草》《植物名实图考》等书所绘写生图，其植物来源均为萝藦属（*Metaplexis*）植物。

18–55　赤地利

【品图】

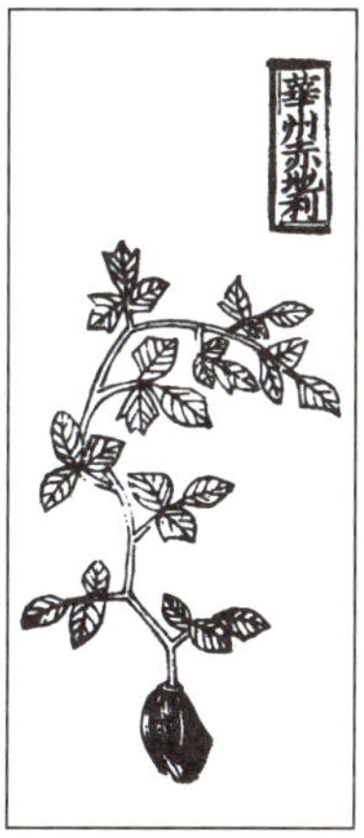

图1　图经（大）·华州赤地利

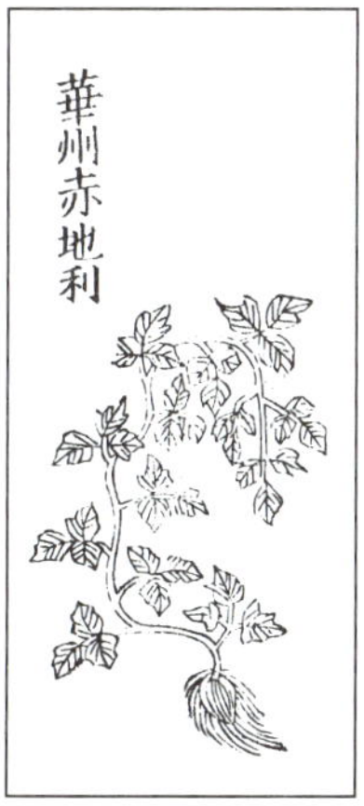

图2　图经（政）·华州赤地利

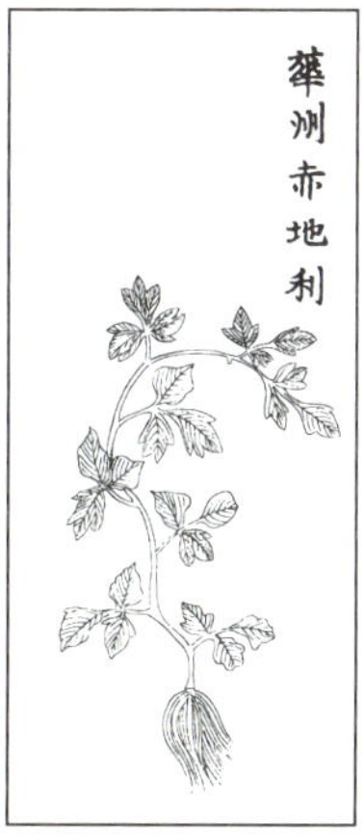

图3　图经（绍）·华州赤地利

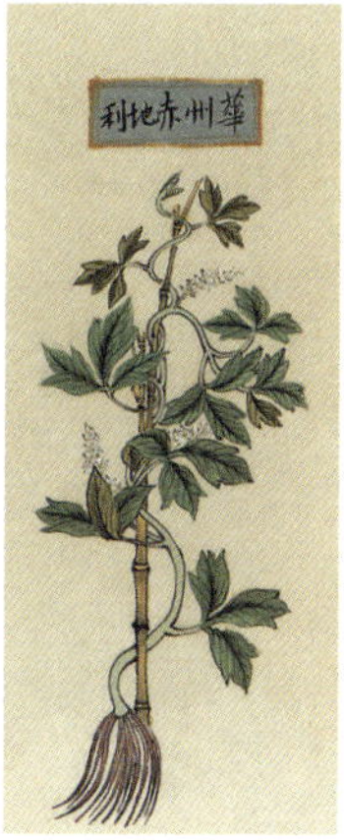

图4　品汇·华州赤地利

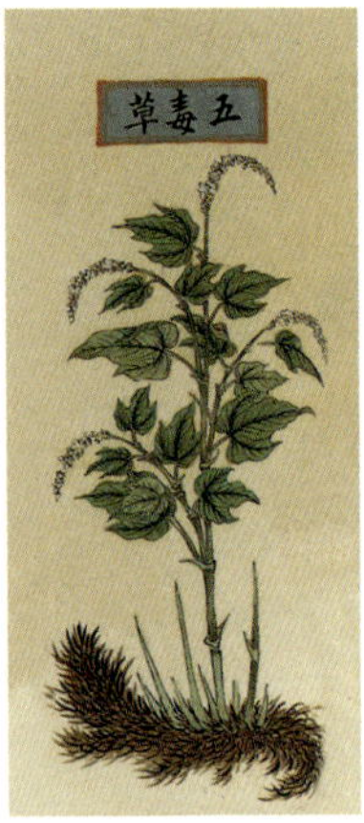

图 5　品汇 · 五毒草

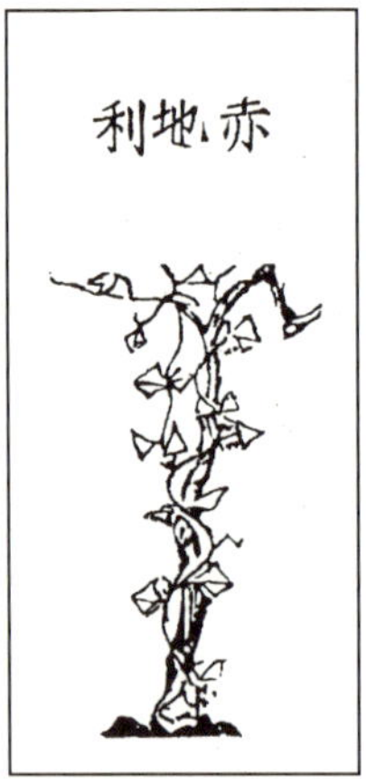

图 6　太乙 · 赤地利

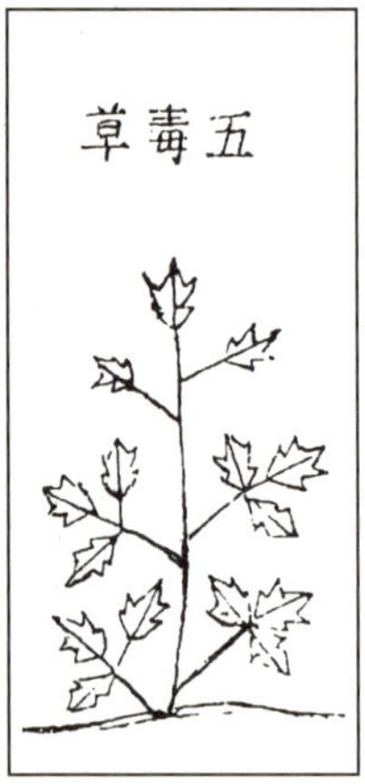

图 7　太乙 · 五毒草

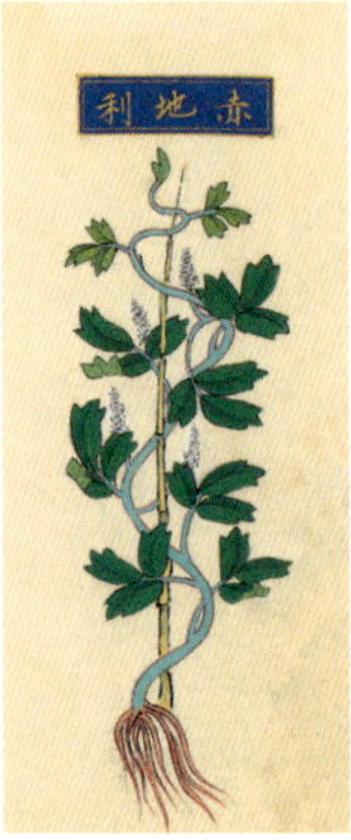

图 8　雷公 · 赤地利

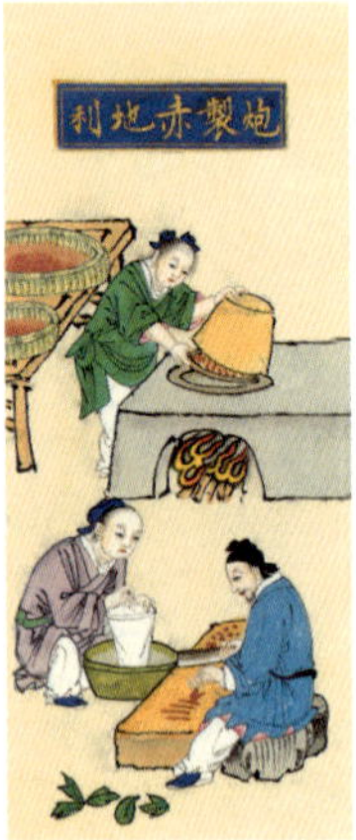

图 9　雷公 · 炮制赤地利

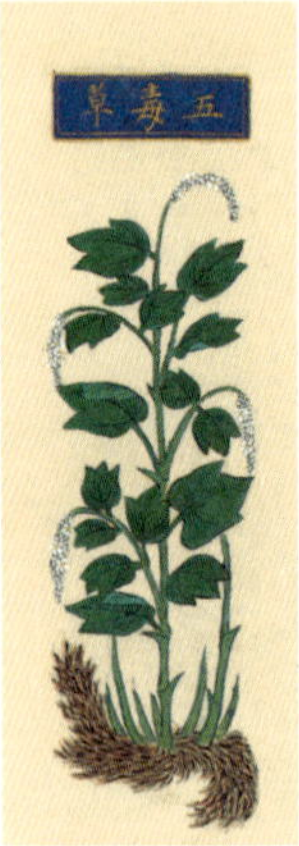

图 10　雷公 · 五毒草

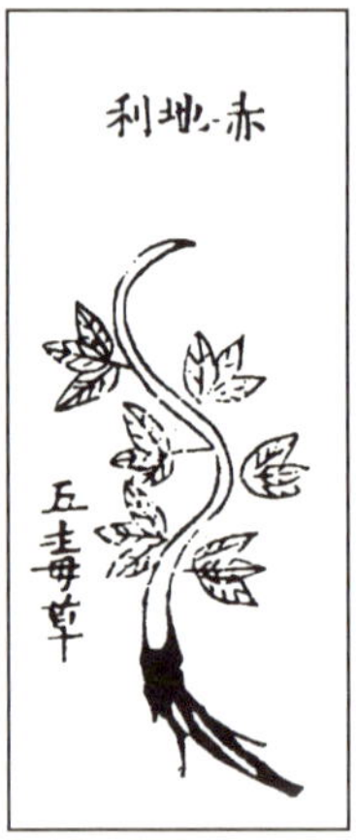

图 11　纲目(金)· 赤地利

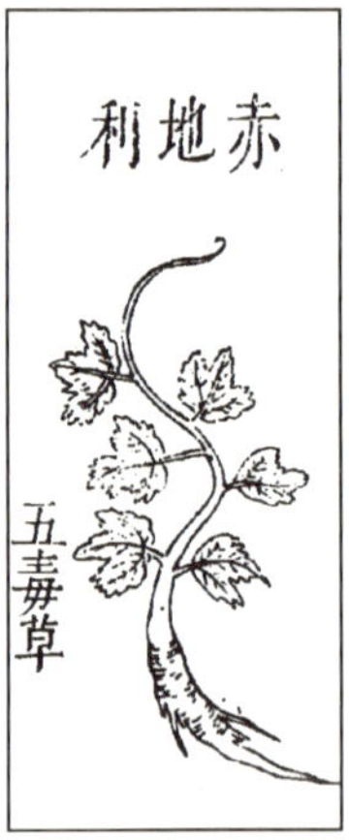

图 12　纲目(钱)· 赤地利

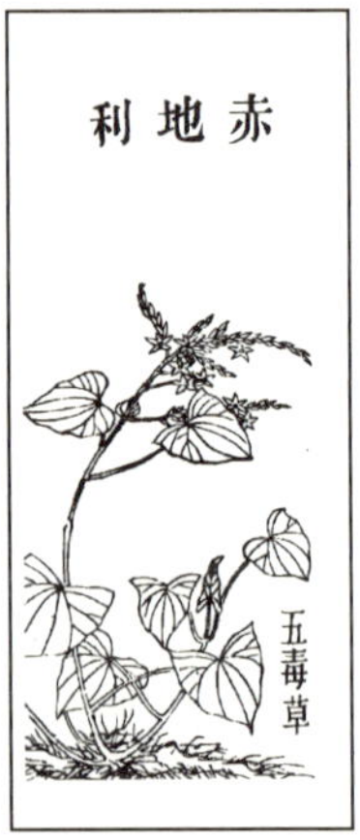

图 13　纲目(张)· 赤地利

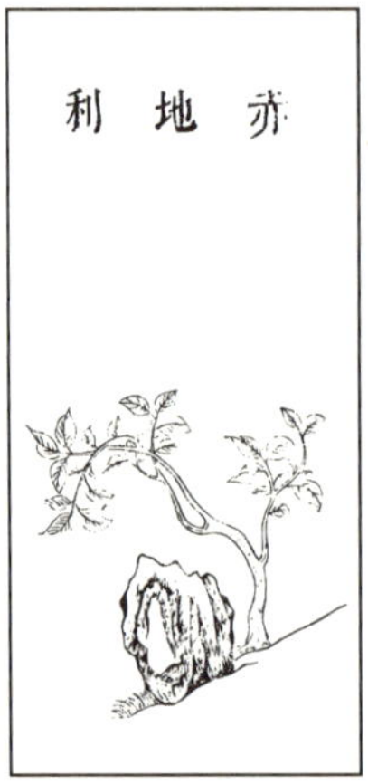

图 14　三才 · 赤地利

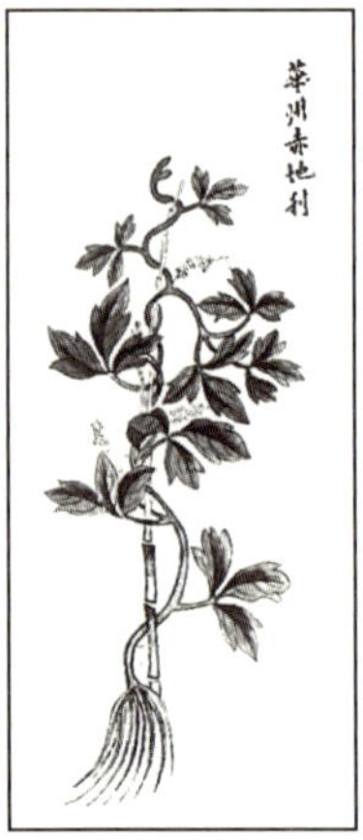

图 15　金石 · 华州赤地利

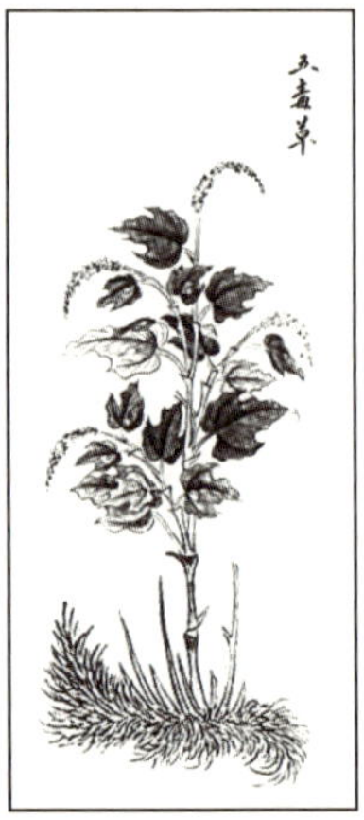

图 16　金石 · 五毒草

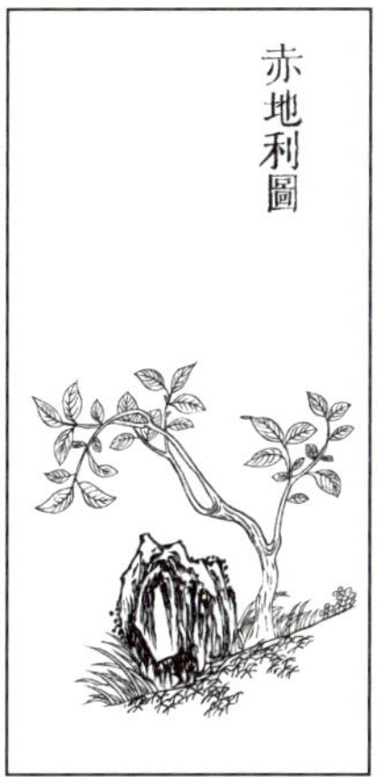

图 17　草木典 · 赤地利图

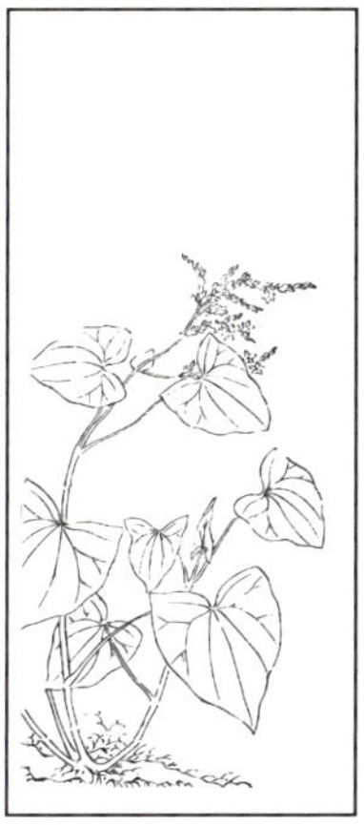

图 18　图考 · 赤地利

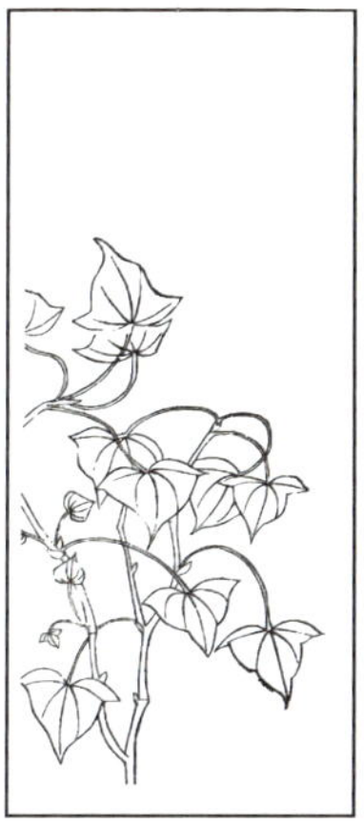

图 19　图考 · 透骨消

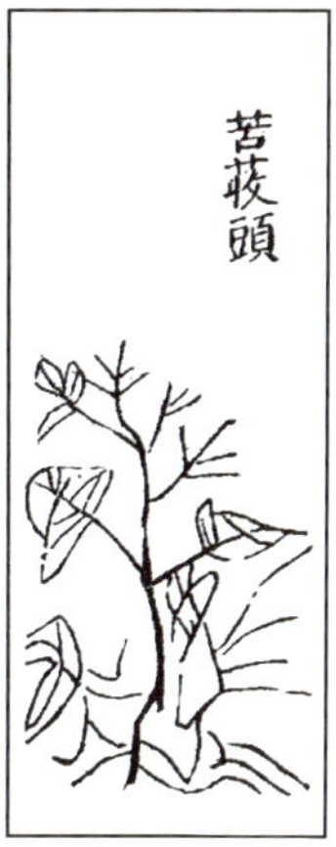

图 20　便方 · 苦荞头

本品20图，取自14书，其中7幅彩图。有承继关系的图可分3个书类。

《本草图经》：该书的“华州赤地利”图分别存于《大观》（图1）、《政和》（图2）、《绍兴》（图3）。此三传本中，《大观》《绍兴》药图枝叶数一致，《政和》枝叶数较多，但特征基本一致。今一般以《政和》图2为《图经》图的代表。

仿绘该图的彩色图有：《本草品汇精要》“华州赤地利”（图4）另在叶腋间增加了穗状花序，花白色。此后《补遗雷公炮制便览》“赤地利”（图8）、《金石昆虫草木状》“华州赤地利”（图15）又仿绘《品汇》图4。

仿绘该图的墨线图有：《本草纲目》金陵本“赤地利”（图11），有图注“五毒草”，将原图加以简化、抽象。《纲目》钱本图12又在金陵本图11的基础上予以修饰。另《三才图会》“赤地利”（图14）参《图经》图2，变草本为木本，变复叶为单叶，且增加土石背景。故图虽同名，内容大变。《古今图书集成 · 草木典》“赤地利图”（图17）又仿绘《三才》图14，略加修饰。

《本草品汇精要》：该书“五毒草”（图5）的仿绘者有《补遗雷公炮制便览》图10、《金石昆虫草木状》图16。

《植物名实图考》：该书“赤地利”（图18）的仿绘图仅《本草纲目》张本图13。其图注仍按《纲目》金陵本。

以上20图中，除外12幅仿绘图，原创图尚有8幅（图2、5、6、7、9、18、19、20），详见下“鉴药”项。

【文录】

唐《唐本草》（见《证类》卷11“赤地利”） 所在山谷有之。/《唐本》注云：叶似萝摩，蔓生。根皮赤黑，肉黄赤。二月、八月采根。日干。

后蜀《蜀本草》（同上）《蜀本》:《图经》云：蔓生，绕草木上，花、子皆青色。

根若菝葜，皮紫赤色也。

宋《本草图经》(同上)《图经》曰：旧不载所出州土，云所在山谷有之。今惟出华山。春夏生苗，作蔓绕草木上，茎赤。叶青，似荞麦叶。七月开白花，亦如荞麦。根若菝葜，皮黑肉黄赤，八月内采根，晒干用。亦名山荞麦。

唐《本草拾遗》(见《证类》卷11“五毒草”) 陈藏器云：生江东平地。花、叶如荞麦，根紧硬似狗脊。一名五蕺，一名蛇罔。

明《本草纲目》卷18“赤地利”【释名】赤薜荔(《纲目》)。【时珍曰】并未详。【集解】【时珍曰】五毒草即赤地利，今并为一。

清《植物名实图考》卷21“透骨消” 透骨消产南安。形状俱同赤地利，唯赤茎为异。俚医以治损伤，活血止痛，通关节。盖一种也。按李时珍以五毒草、赤地利并为一条。但蔓草似荞麦者亦非一类。色味既别。称名互异。**/卷22“赤地利”** 赤地利，《唐本草》始著录。李时珍以为即《本草拾遗》之五毒草。江西、湖南通呼为天荞麦，亦曰金乔麦。茎柔披靡，不缠绕，茎赤叶青，花叶俱如荞麦，长根赭硬。与《唐本草》说符。

【鉴药】

“赤地利”首见于《唐本草》。名义未详。李时珍谓《本草拾遗》“五毒草”[1]即“赤地利”，故将二者合并为一条。《唐本草》载赤地利“主赤白冷热诸痢，断血破血，带下赤白，生肌肉”。《拾遗》载五毒草“主痈疽，恶疮毒肿，赤白游疹，虫蚕蛇犬咬”。此二药名在古代医方书中均见运用，但用者不多，重在治诸痢、火疮、虫蚕咬。现代民间多用金荞麦清热解毒。

关于本品的生境形态，《唐本草》“赤地利”条云：“所在山谷有之……叶似萝摩，蔓生。根皮赤黑，肉黄赤。”又唐本《图经》(《蜀本草》引)云：“蔓生，绕草木上，花、子皆青色。根若菝葜，皮紫赤色也。”两者所述仅根皮颜色小有不同。唐·陈藏器在“五毒草”条云：“生江东平地。花、叶如荞麦，根紧硬似狗脊。一名五蕺，一名蛇罔。”其中补充了花、叶如荞麦这一重要信息，即可能是蓼科植物。“五蕺”之名，也提示其叶与“蕺”(鱼腥草)相近。宋《本草图经》的介绍更详：“旧不载所出州土，云所在山谷有之。今惟出华山。春夏生苗，作蔓绕草木上，茎赤。叶青，似荞麦叶。七月开白花，亦如荞麦。根若菝葜，皮黑肉黄赤，八月内采根，晒干用。亦名山荞麦。”以上所述，确定了本品最重要的几个特点，可以认定此即蓼科荞麦属植物金荞麦*Fagopyrum dibotrys* (D. Don) Hara。另《质问本草》“樜弟”(见本书“16-52火炭母”图9)亦名“赤地利”，其原植物为蓼科植物火炭母草*Polygonum chinense* L.,

1 五毒草：《证类本草》中此为《嘉祐本草》新补药，但其后仅注“见陈藏器”。可见此条乃据陈藏器《本草拾遗》补作正条。故五毒草仍属首见《本草拾遗》。

乃同科不同属植物。

宋《本草图经》始有“赤地利”图。明《本草品汇精要》始有“五毒草”图，今并述之。

1.《本草图经》：该书的“华州赤地利”（图2）为蔓生植物，羽状三小叶，互生。小叶又有数个浅分裂。未绘花序。《本草品汇精要》仿绘时增加了腋生白色穗状花序，但叶片依旧。或谓此图乃蓼科植物毛脉蓼*Fallopia multiflora*（Thunb.）Harald. var. *ciliinerve*（Nakai）A. J. Li，[1]此种茎虽缠绕，但非羽状叶，乃单叶，与之不符。故此图原植物不明。

2.《本草品汇精要》：该书“五毒草”（图5）有如蕨类狗脊一般的根茎，茎直立，有节，单叶互生，叶阔卵形，上部三裂，叶基部心形。枝顶有长穗状花序。观此图形，似依据《本草拾遗》“五毒草”条“花、叶如荞麦，根紧硬似狗脊”绘成，并非写生之作。

3.《太乙仙制本草药性大全》：该书“赤地利”（图6）绘一缠绕植物，沿树攀爬，叶三角或菱形。此据唐本《图经》载“蔓生，绕草木上”想象绘图，无足为凭。另“五毒草”（图7）则一对称图案似的植物图，茎直立，下部为羽状三小叶，上部为单叶。不明其绘图依据及示意为何。

4.《补遗雷公炮制便览》：该书“炮制赤地利”（图9）乃依据《雷公炮炙论》所示炮制法绘图。雷公法为：“凡采得后细剉，用蓝叶并根并剉，唯赤地利细剉了，用生绢袋盛，同蒸一伏时，去蓝暴干用。”故其图注重“剉”“盛”“蒸”三工序。右下蓝衣人在切药（剉），其对面一人在用绢袋盛药，图上方绿衣人在忙乎将药入甄蒸过。

5.《植物名实图考》：该书“赤地利”条解说云：“江西、湖南通呼为天荞麦，亦曰金乔麦。茎柔披靡，不缠绕，茎赤叶青，花叶俱如荞麦，长根赭硬。与《唐本草》说符。”其图（图18）为草本植物，根粗大，茎直立，单叶具长柄，叶三角形，先端尖，叶基部心形。伞房状花序顶生或腋生。该图乃蓼科植物金荞麦*F. dibotrys*的精细写生图。

另一“透骨消”（图19）茎枝、叶形与上赤地利（金荞麦）图相似。其文曰：“透骨消产南安。形状俱同赤地利，唯赤茎为异。俚医以治损伤，活血止痛，通关节。盖一种也。”此当为金荞麦同属甚或同种植物。

6.《草木便方》：该书“苦荞头”（图20）极为潦草粗放。仅可猜度其茎直立，叶三角状，余皆难明。该书的整理者结合四川当地用药情况，确定本图的植物为蓼科荞麦属植物天荞麦*Fagopyrum cymosum*（Trev.）Meisn.，亦即金荞麦*Fagopyrum*

1　孙启明：《苏图研究》，见：张志斌，郑金生主编：《本草纲目研究札记》，北京：科学出版社，2019：608.

dibotrys（D.Don）Hara。

【小结】

“赤地利”首见于《唐本草》。“五毒草”首见于《本草拾遗》。李时珍考此二药为一物，故合并为一条。据《唐本草》、唐本《图经》、唐·陈藏器、宋《本草图经》的记载，可确定此即蓼科植物金荞麦*Fagopyrum dibotrys*（D. Don）Hara。今存诸原创图中，唯《植物名实图考》所绘与文字记载的基原相同。

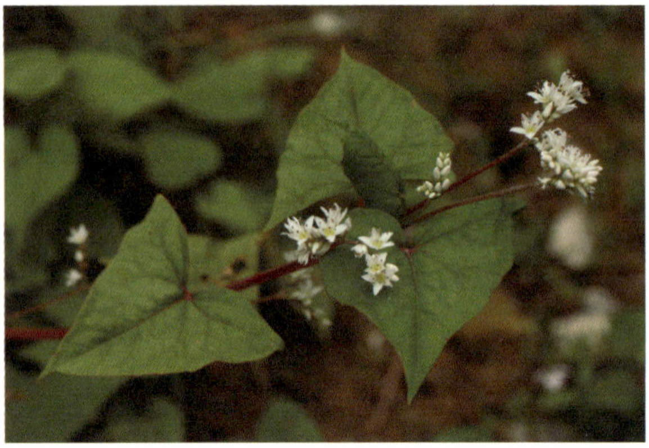

图21　金荞麦 *Fagopyrum dibotrys*（D.Don）Hara

18–56　紫葛

【品图】

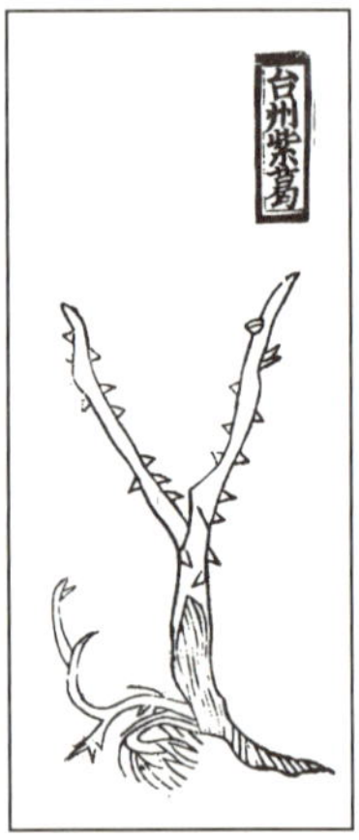

图1　图经（大）·台州紫葛

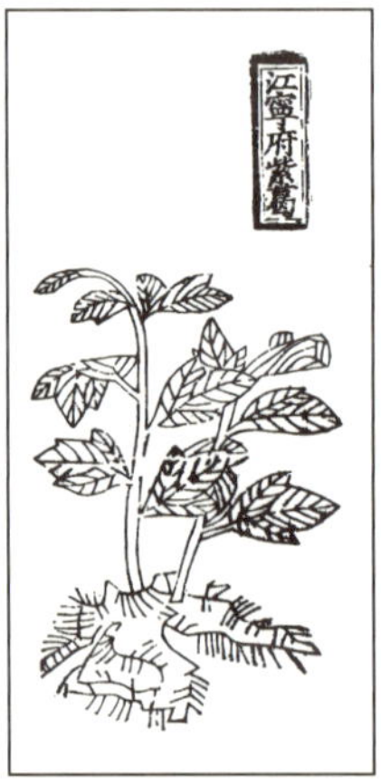

图2　图经（大）·江宁府紫葛

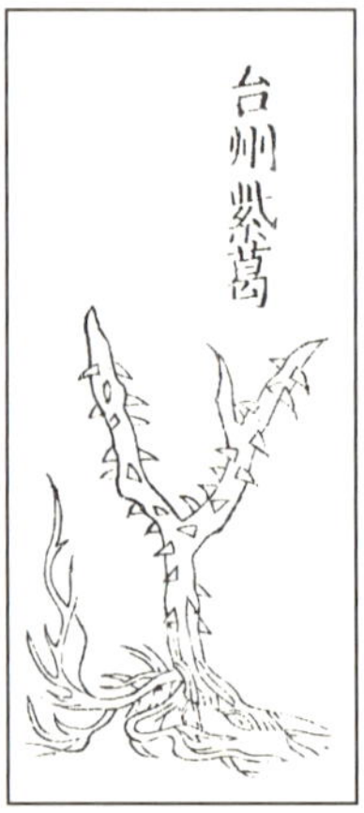

图3　图经（政）·台州紫葛

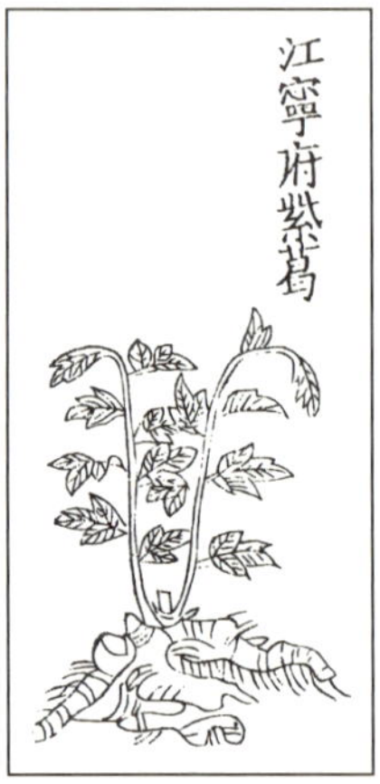

图4　图经（政）·江宁府紫葛

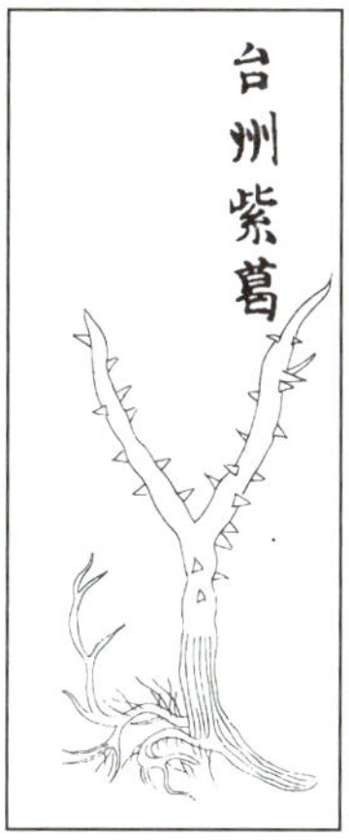

图5　图经（绍）·台州紫葛

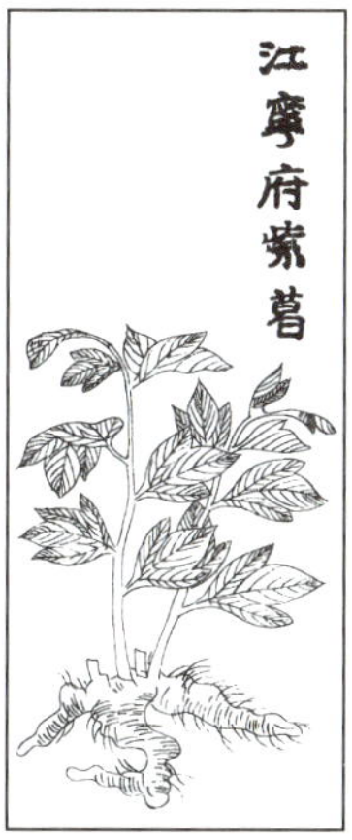

图6　图经（绍）·江宁府紫葛

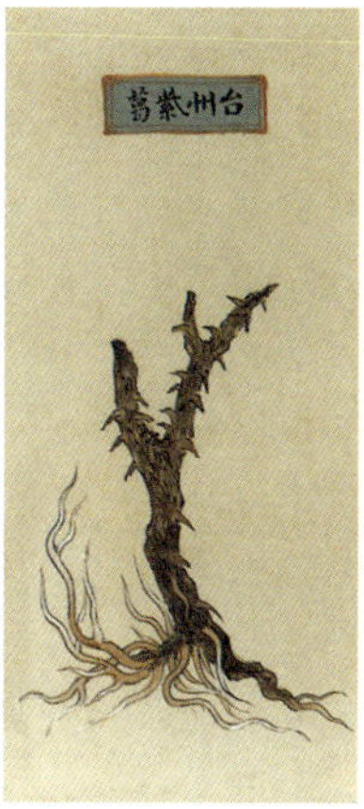

图7　品汇·台州紫葛

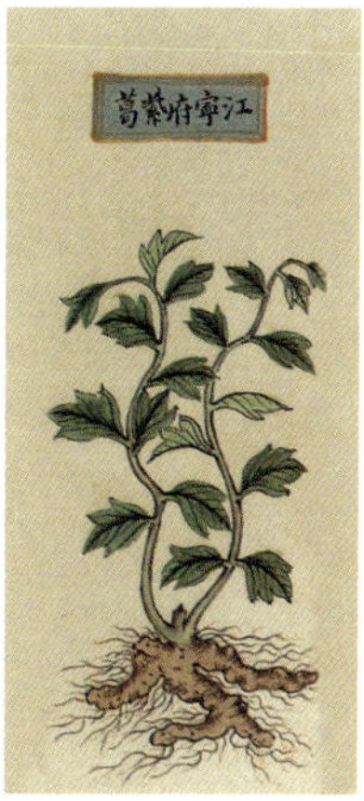

图8　品汇·江宁府紫葛

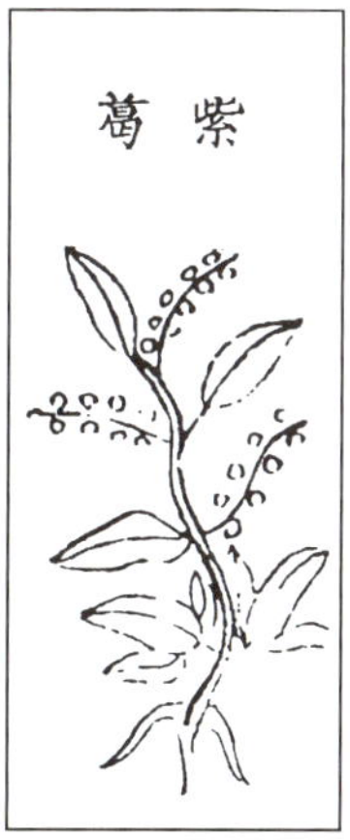

图9　太乙·紫葛

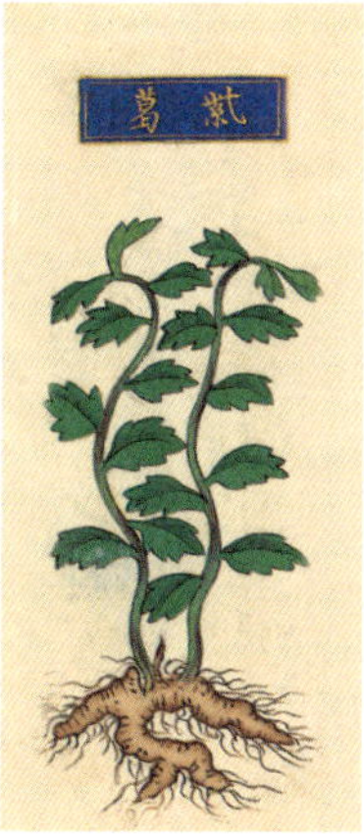

图10　雷公·紫葛

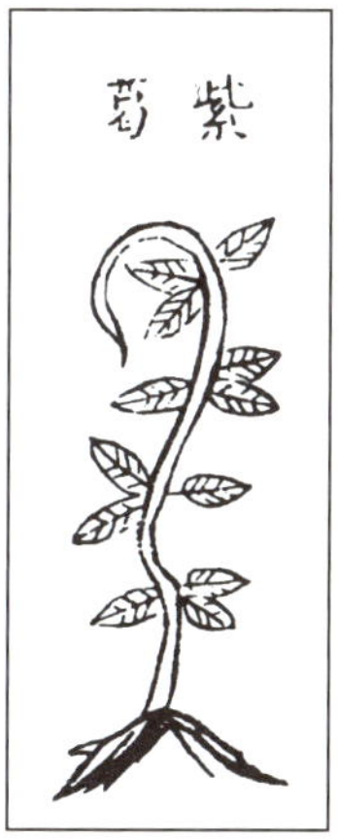

图11　纲目（金）·紫葛

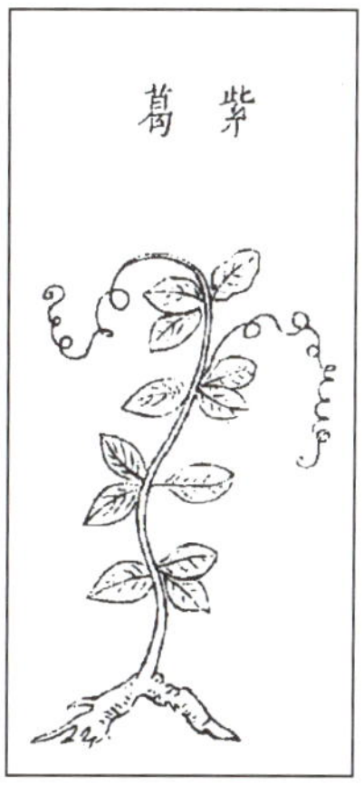

图12　纲目（钱）·紫葛

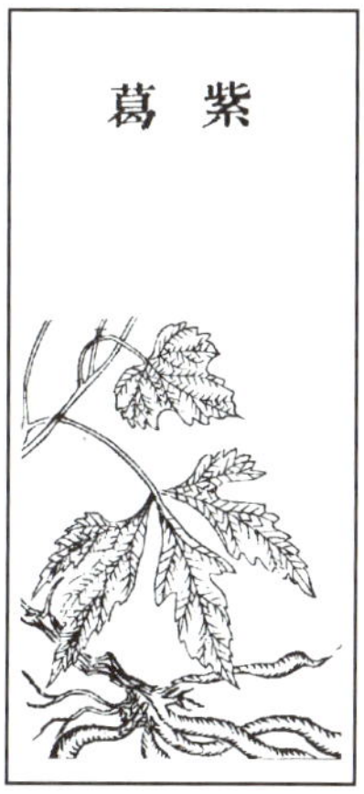

图13　纲目（张）·紫葛

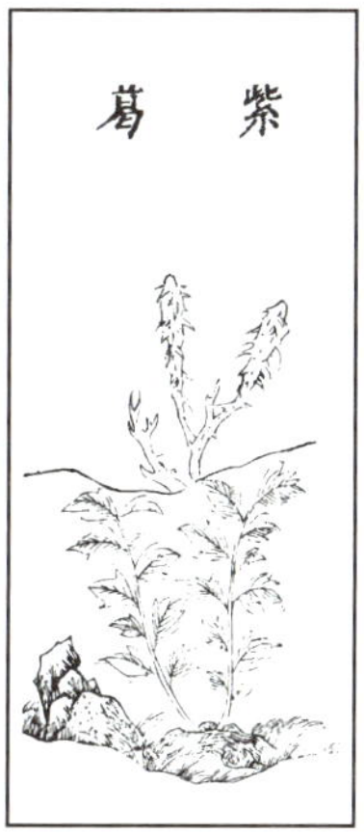

图14　三才·紫葛

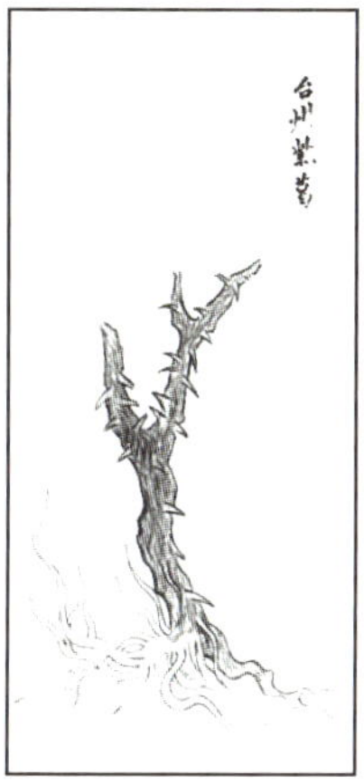

图15　金石·台州紫葛

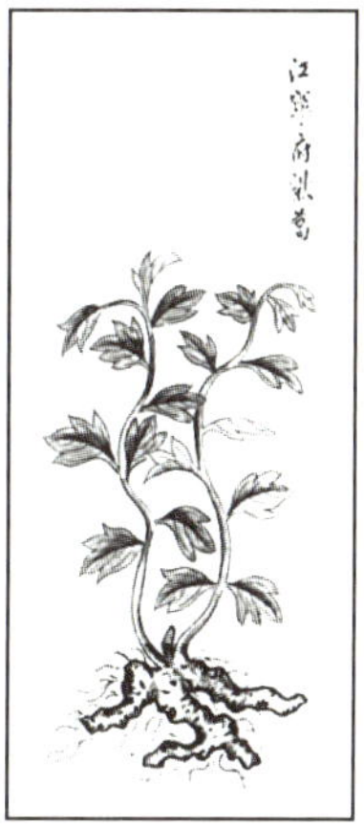

图16　金石·江宁府紫葛

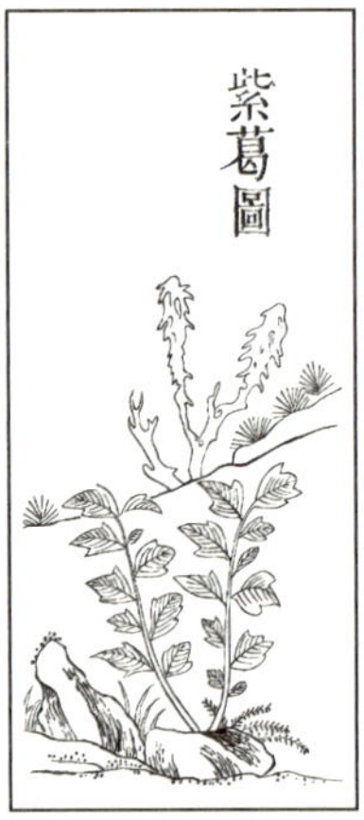

图 17 草木典 · 紫葛图

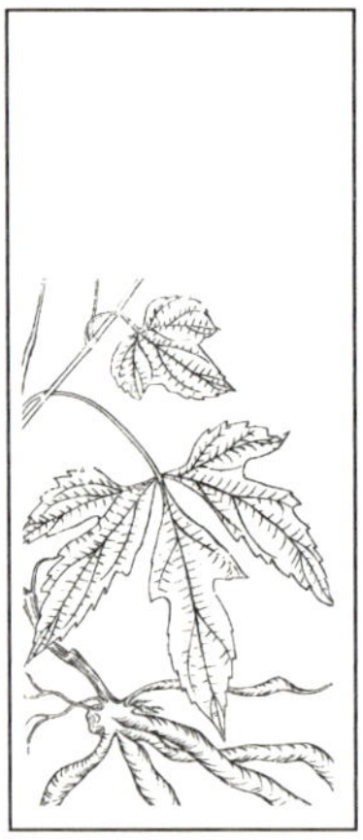

图 18 图考 · 紫葛

本品18图，取自13书，其中5幅彩图。有承继关系的图可分2个书类。

《本草图经》：该书2图。“台州紫葛”“江宁府紫葛”图依次分别存于《大观》（图1、2）、《政和》（图3、4）、《绍兴》（图5、6）。此三传本药图基本一致。今以《政和》图3、图4为《图经》图的代表。

仿绘《图经》2图的彩色图有：《本草品汇精要》“台州紫葛”（图7）“江宁府紫葛”（图8），上二图除敷色、略简化之外，无重大改动。此后《补遗雷公炮制便览》“紫葛”（图10）又仿绘《品汇》图8。《金石昆虫草木状》图15、图16又依次分别仿绘《品汇》图3、图4。

仿绘《图经》2图的墨线图有：《本草纲目》金陵本“紫葛”（图11）该书蔓生类植物示意图惯例，将原图予以简化。《纲目》钱本图12又在金陵本图11基础上再加卷须。另《三才图会》“紫葛”（图14）将《图经》2图分上下合绘于一图，再加修润，增添土石背景。《古今图书集成·草木典》“紫葛图”（图17）又仿绘《三才》图14，略加修润。

《植物名实图考》：该书“紫葛”（图18）的仿绘者唯有《本草纲目》张本图13。

以上18图中，除外14幅仿绘图，原创图尚有4幅（图3、4、9、18），详见下“鉴药”项。

【文录】

唐《唐本草》（见《证类》卷11“紫葛”） 生山谷中，不入方用。/《唐本》注云：苗似葡萄，根紫色，大者径二三寸，苗长丈许。

后蜀《蜀本草》（同上）《蜀本》：《图经》云：蔓生，叶似蘡薁。根皮肉俱紫色，所在山谷有之，今出雍州。三月、八月采根皮。日干。

吴越《日华子本草》（同上）《日华子》云：紫葛有二种，此即是藤生者。

宋《本草图经》（同上）《图经》曰：旧不载所出州土，云生山谷，今惟江宁府、台州有之。春生冬枯，似葡萄而紫色，长丈许。大者径二三寸，叶似蘡薁。根皮俱紫色。三月、八月采根皮，日干。

清《植物名实图考》卷22“紫葛” 紫葛，《唐本草》始著录。湖南谓之赤葛藤。叶似野葡萄，而根长如葛，色紫，盖即葛之别种。

【鉴药】

“紫葛”首见于《唐本草》。根长如葛、皮肉皆紫，或因此得名。原载“主痈肿恶疮”，古今医方罕见运用。

关于其生境、形态，《唐本草》云：“生山谷中，不入方用……苗似葡萄，根紫色，大者径二三寸，苗长丈许。”唐本《图经》(《蜀本草》引）云：“蔓生，叶似蘡薁。根皮肉俱紫色……今出雍州。”此提示本品为藤本，可能是葡萄科的植物。《日华子本草》云：“紫葛有二种，此即是藤生者。”但此处未言另一种紫葛的形态。宋《本草图经》在《唐本草》及唐本《图经》的基础上，又补充说：“今惟江宁府、台州有之。春生冬枯。”

明·李时珍在本条未加解说，但在“乌蔹莓”条引明·傅滋《医学集成》（卷11“疮疡附方”）云：“紫葛汤：紫葛（即五叶藤）”，指出此说错误。清·吴其濬《植物名实图考》云：“湖南谓之赤葛藤。叶似野葡萄，而根长如葛，色紫，盖即葛之别种。”吴氏据根之形色云是“葛之别种”，而不言是葡萄类的别种，颇难理解。

现代学者一致认为以上记载的紫葛即葡萄科的植物，但为何种则见仁见智。《中华本草》结合《图经》所附“江宁府紫葛”图、《植物名实图考》“紫葛”图，谓紫葛是异叶蛇葡萄*Ampelopsis humulifolia* Bunge var. *heterophylla*（Thunb.）k. Koch.［*A. heterophylla*（Thunb.）Sieb. &Zucc；*A. brevipedunculata*（Maxim.）Trautv. var. *maximowizii*（Regle）Rehd］的根皮。[1]《本草纲目图鉴》则认为是榕叶葡萄（桑叶葡萄）*Vitis heyneana* Roem. et Schult. subsp. *Ficifolia*（Bge.）C. L. Li［*Vitis ficifolia* Bunge.］。[2]古本草插图亦有不同的形态。

1.《本草图经》：该书2图。“台州紫葛”（图3）绘一木本植物，根粗而多。其树干无叶，满布粗大三角刺。孙启明云“似今豆科植物海桐皮”。[3]然海桐皮何以有紫葛之名？不得其解。

“江宁府紫葛”（图4）所示植物具姜状粗大根茎。上抽2茎枝，单叶互生，叶掌状3—5裂。《中华本草》谓是异叶蛇葡萄*A. humulifolia*。

2.《太乙仙制本草药性大全》：该书“紫葛”（图9）绘一草本植物，单叶互生，叶长椭圆状披针形，叶腋有总状花序。此既不类葛，亦不类葡萄，不明所指。

3.《植物名实图考》：该书“紫葛”（图18）为藤本植物，根粗大，圆柱形。叶心形，3深裂，小叶再有浅分裂。亦有浅裂叶者。据此图，似当为三裂叶蛇葡萄A. *delavayana*。

1 国家中医药管理局《中华本草》编委会：《中华本草》(5)，上海：上海科学技术出版社，1999：275.

2 谢宗万：《本草纲目药物彩色图鉴》，北京：人民卫生出版社，2000：190.

3 孙启明：《苏图研究》，见：张志斌，郑金生主编：《本草纲目研究札记》，北京：科学出版社，2019：645.

【小结】

“紫葛”为《唐本草》所载。古今医方均罕见运用。据《唐本草》、唐本《图经》所载，或考为葡萄科葡萄属植物异叶蛇葡萄*Ampelopsis humulifolia* Bunge var. *heterophylla*（Thunb.）k. Koch.，或考为榕叶葡萄（桑叶葡萄）*Vitis ficifolia* Bunge.。古本草中《本草图经》“江宁府紫葛”、《植物名实图考》紫葛图均为葡萄科植物。

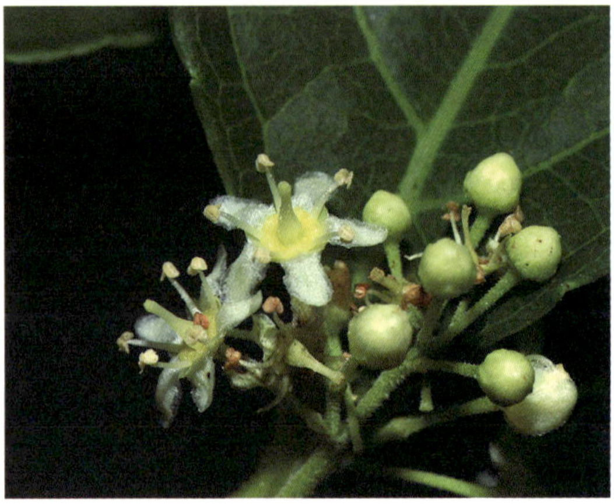

图 19　异叶蛇葡萄 *Ampelopsis humulifolia* var. *heterophylla*

18–57　乌蔹莓

【品图】

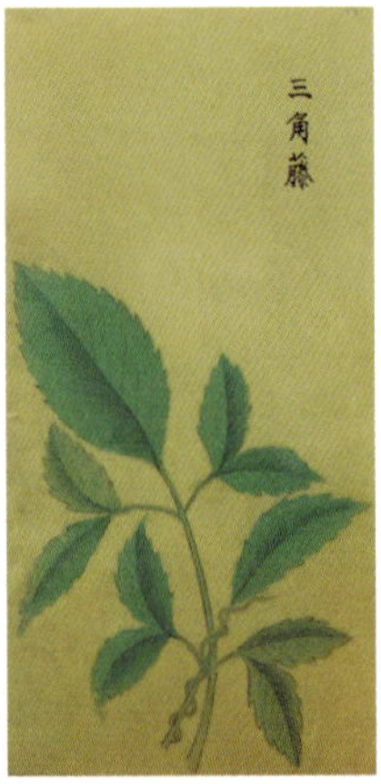

图 1　履巉岩 · 三角藤

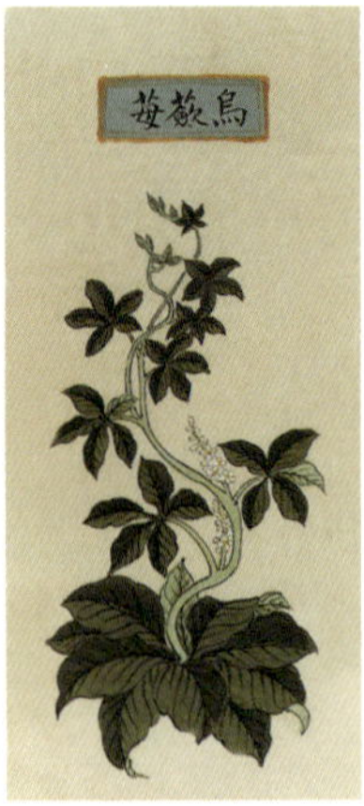

图 2　品汇 · 乌蔹莓

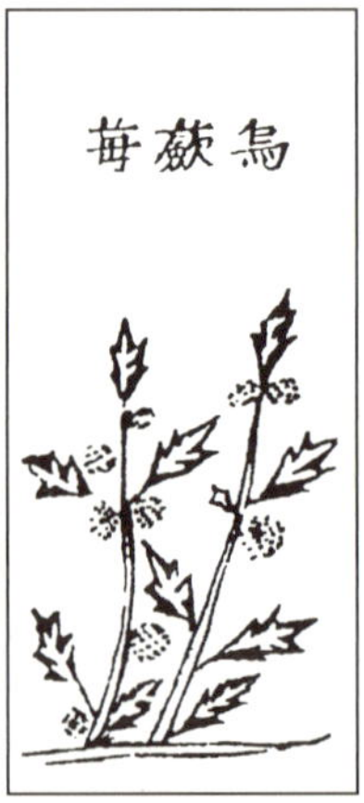

图 3　太乙 · 乌蔹莓

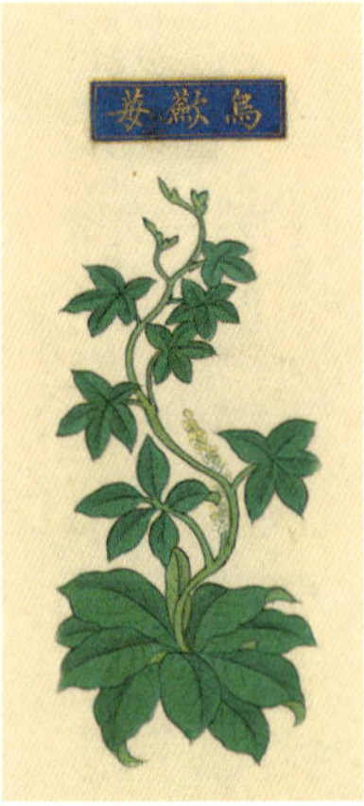

图 4　雷公 · 乌蔹莓

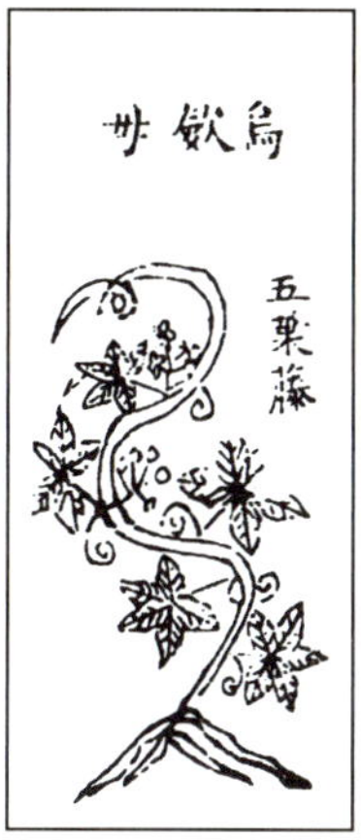

图5　纲目（金）·乌蔹莓[1]

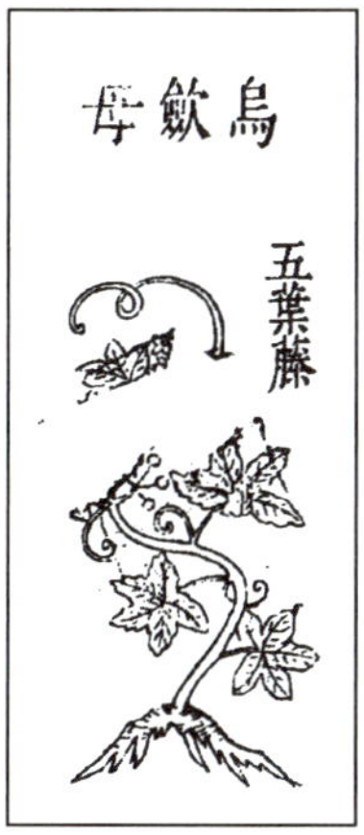

图6　纲目（钱）·乌蔹莓

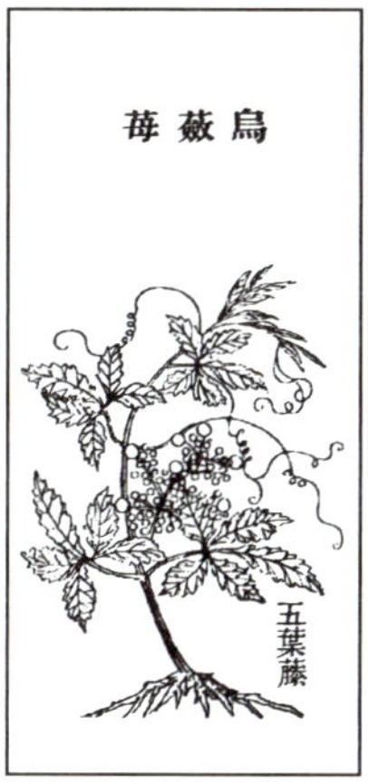

图7　纲目（张）·乌蔹莓

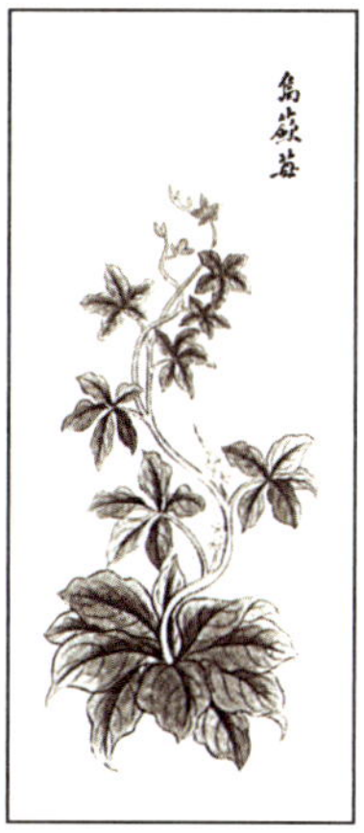

图8　金石·乌蔹莓

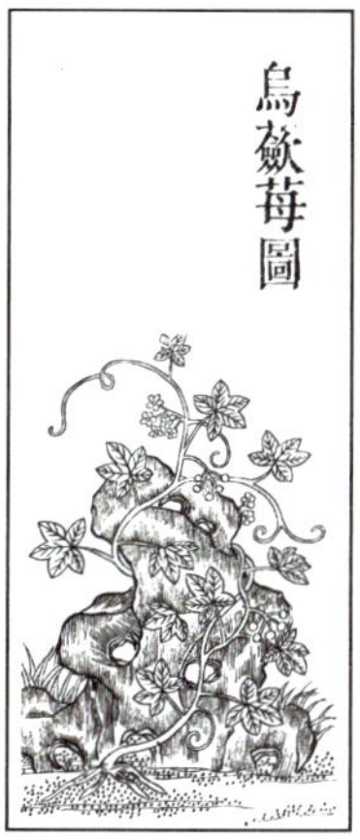

图9　草木典·乌蔹莓图

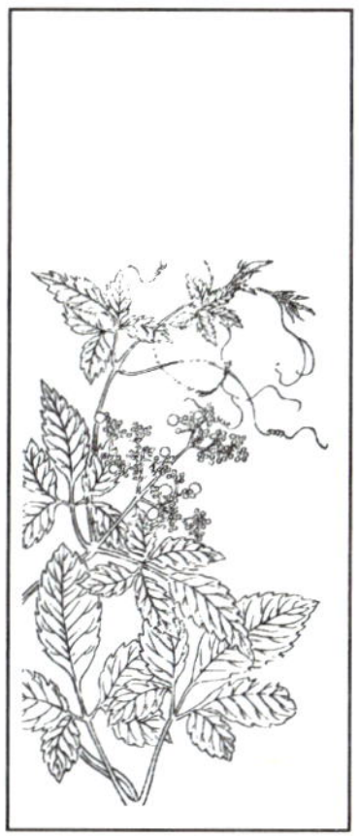

图10　图考·乌蔹莓

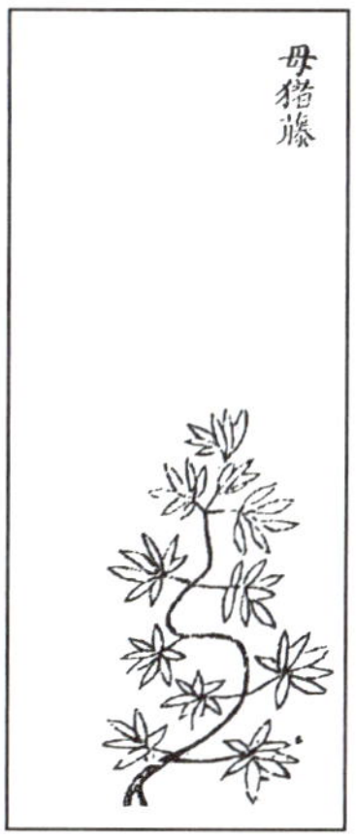

图11　便方·母猪藤

本品11图，取自11书，其中4幅彩图。有承继关系的图可分3个书类。

《本草品汇精要》：该书“乌蔹莓”（图2）的仿绘者有《补遗雷公炮制便览》图4、《金石昆虫草木状》图8。

《本草纲目》（金陵本）：该书“五蔹莓”（图5）的仿绘图有 :《纲目》钱本“五蔹莓”（图6）略加修饰。《古今图书集成·草木典》“乌蔹莓图”（图9）以金陵本图5为基础，再加发挥，增添山石。

《植物名实图考》：该书“乌蔹莓”（图10）的仿绘者为《本草纲目》张本图7。

以上11图中，除外5幅仿绘图，原创图尚有6幅（图1、2、3、5、10、11），详见下“鉴药”项。

1　乌蔹莓：原图作“乌蔹母”，据《纲目》正文药名改。以下凡出《纲目》之此药名均予统改。

【文录】

唐《唐本草》(见《证类》卷11“乌蔹莓”)《唐本》注云：蔓生，叶似白敛，生平泽。

后蜀《蜀本草》(同上)《蜀本》……又《图经》云：蔓生，茎端五叶，花青白色，俗呼为五叶莓，叶有五桠，子黑。一名乌蔹草，即乌蔹莓是也。

宋《证类本草》卷11“乌蔹莓” 陶云：五叶莓，生人家篱墙间。捣傅疮肿，蛇虫咬处。

明《本草纲目》卷18“乌蔹莓”【释名】五叶莓(弘景)、茏草(同)、拔(《尔雅》)、茏葛(同)、赤葛(《纲目》)、五爪龙(同)、赤泼藤。【时珍曰】五叶如白蔹，故曰乌蔹，俗名五爪龙。江东呼龙尾，亦曰虎葛。曰龙、曰葛，并取蔓形。赤泼与赤葛及拔音相近。【集解】【时珍曰】塖堑间甚多。其藤柔而有棱，一枝一须，凡五叶。叶长而光，有疏齿，面青背淡。七八月结苞成簇，青白色。花大如粟，黄色四出。结实大如龙葵子，生青熟紫，内有细子。其根白色，大者如指，长一二尺，捣之多涎滑。傅滋《医学集成》谓即紫葛，杨起《简便方》谓即老鸦眼睛草，《斗门方》谓即何首乌，并误矣。

清《植物名实图考》卷22“乌蔹莓” 乌蔹莓，即五叶莓。《唐本草》始著录。按《诗经》：蔹蔓于野。《陆疏》形状正同乌蔹，毛晋《广要》亦云蔹有赤、白、黑，疑此即黑蔹云。今俗通呼曰五爪龙。

【鉴药】

“乌蔹莓”首见《唐本草》。唐慎微引“陶云”，然未见《本草经集注》有此药及陶氏之论。李时珍释其名曰：“五叶如白蔹，故曰乌蔹”。《唐本草》载本品“主风毒，热肿，游丹，蛇伤”。后世医方用者不多，现代亦仅限于民间作草药用。

关于本品生境、形态，《唐本草》云：“蔓生，叶似白敛，生平泽。”唐本《图经》(《蜀本草》引)又云：“蔓生，茎端五叶，花青白色，俗呼为五叶莓，叶有五桠，子黑。一名乌蔹草，即乌蔹莓是也。”李时珍述之最详：“塖堑间甚多。其藤柔而有棱，一枝一须，凡五叶。叶长而光，有疏齿，面青背淡。七八月结苞成簇，青白色。花大如粟，黄色四出。结实大如龙葵子，生青熟紫，内有细子。其根白色，大者如指，长一二尺，捣之多涎滑。”综合考察上说，此当为葡萄科乌蔹莓属植物乌蔹莓 *Cayratia japonica* (Thunb.) Gagnep.。

本品宋《本草图经》无图。最早的图当数南宋·王介《履巉岩本草》。

1.**《履巉岩本草》**：该书“三角藤”(图1)绘一茎枝，有卷须。叶为复叶，但该图将两个鸟足状的5小叶误绘在一个叶柄上。细观其叶形，其中央小叶与侧生小叶的形状、叶缘有锯齿、叶柄甚长等特征，此当为葡萄科植物乌蔹莓*Cayratia japoni-*

ca。《中华本草》即定为此种。[1]或误考为五加科植物常春藤*Hedera nepalensis* K.Koch var. *sinesis*（TobL.）Rehd.。[2]

2.《本草品汇精要》：该书“乌蔹莓”（图2）为藤本植物，未见根部，却有众多基生叶丛生。上部叶为掌状复叶，叶腋间有白色总状花序。此图虽粗得乌蔹莓之形，但未能准确反映乌蔹莓叶片及花序的特征，凭文字记述亦可绘出此图，故初步认为非写生之图，无足为凭。

3.《太乙仙制本草药性大全》：该书“乌蔹莓”（图3）绘两株植物，茎直立，单叶互生，叶有5缺刻。叶腋下有球形绒状物，大概是指花序。此图与葡萄科植物相差较远，基原不明。

4.《本草纲目》（金陵本）：该书“五蔹莓”（图5）为藤本植物，有较粗的根。叶为掌状分裂，有卷须，叶腋间有聚伞花序。虽然该图未能表现乌蔹莓特殊的鸟足状复叶，但对于古代的药图，不能苛求。故此图仍可算是写生图，其原植物为葡萄科植物乌蔹莓*C. japonica*。

5.《植物名实图考》：该书“乌蔹莓”（图10）为精细的写生图。虽仅绘一茎枝，但其特殊的鸟足状复叶的形状，花序腋生，复二歧聚伞花序，以及卷须2叉分枝等特点均予以表现。所示植物即葡萄科的乌蔹莓*C. japonica*。

6.《草木便方》：该书“母猪藤”（图11）绘一藤本，复叶对生，叶为掌状5—6分裂。此与乌蔹莓实物形状相差甚大。该书整理者据此名药物功效、图形及在四川当地使用情况，云是葡萄科植物*C. japonica*。[3]

【小结】

“乌蔹莓”为《唐本草》新出药。据《唐本草》、唐本《图经》、《本草纲目》记载，可知其为葡萄科植物乌蔹莓*Cayratia japonica*（Thunb.）Gagnep.。《履巉岩本草》《本草纲目》金陵本、《植物名实图考》所绘图形皆为此种。

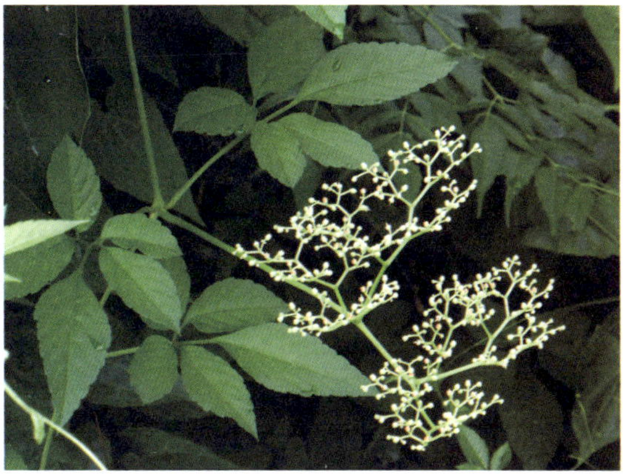

图 12　乌蔹莓 *Cayratia japonica*

1　国家中医药管理局《中华本草》编委会：《中华本草》（5），上海：上海科学技术出版社，1999：282.

2　［宋］王介撰绘，郑金生校注：《履巉岩本草》，见《南宋珍稀本草三种》，北京：人民卫生出版社，2007：19.

3　［清］刘善述原著，赵素云、李文虎、孙西整理：《草木便方》，重庆：重庆出版社，1988：137.

18–58 葎草

【品图】

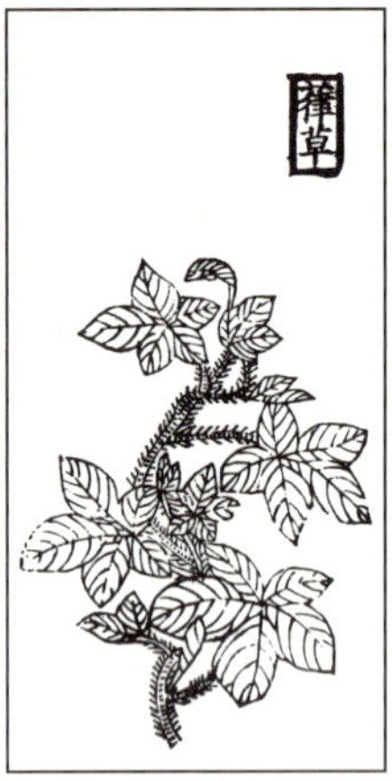

图 1 图经（大）· 葎草

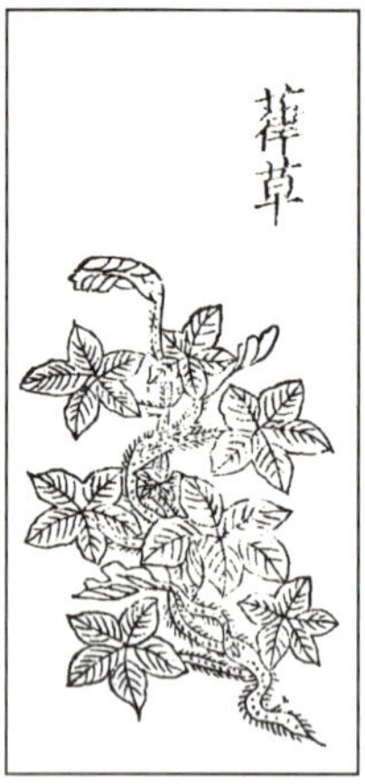

图 2 图经（政）· 葎草

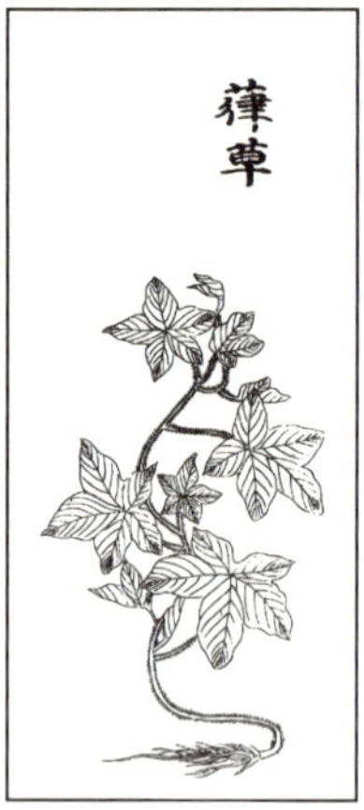

图 3 图经（绍）· 葎草

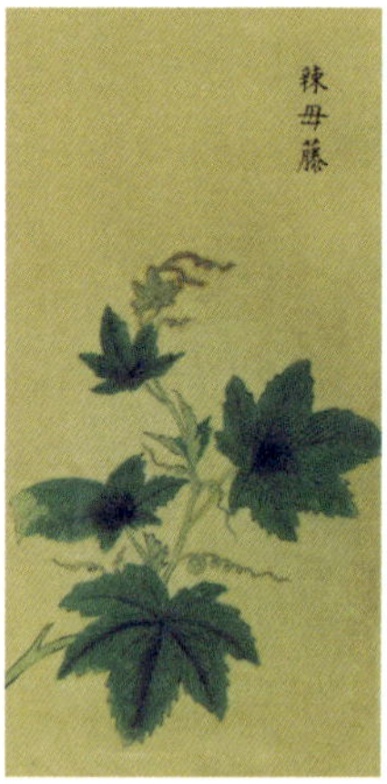

图 4 履巉岩 · 辣母藤

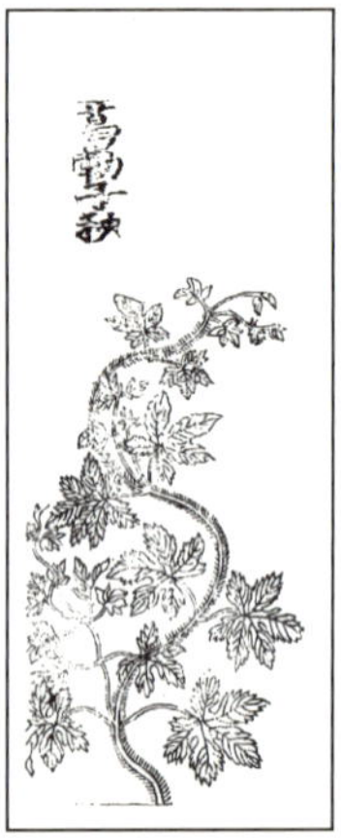

图 5 救荒 · 葛勒子秧

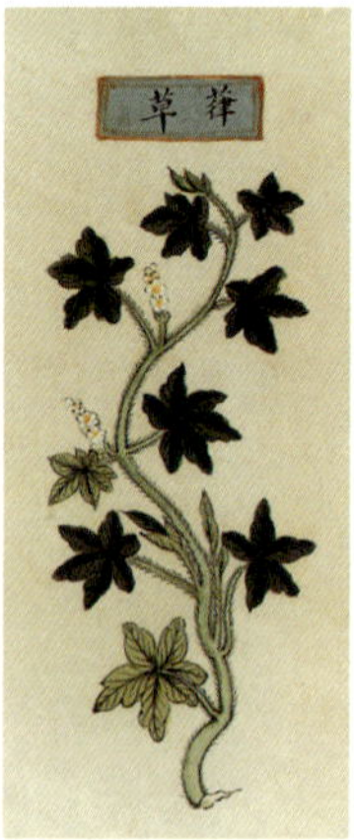

图 6 品汇 · 葎草

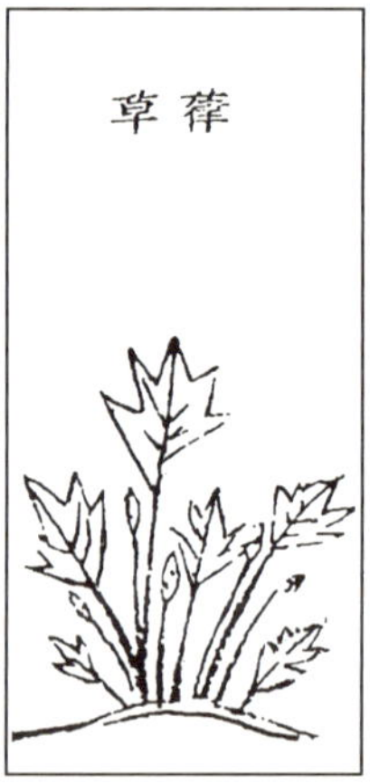

图 7 太乙 · 葎草

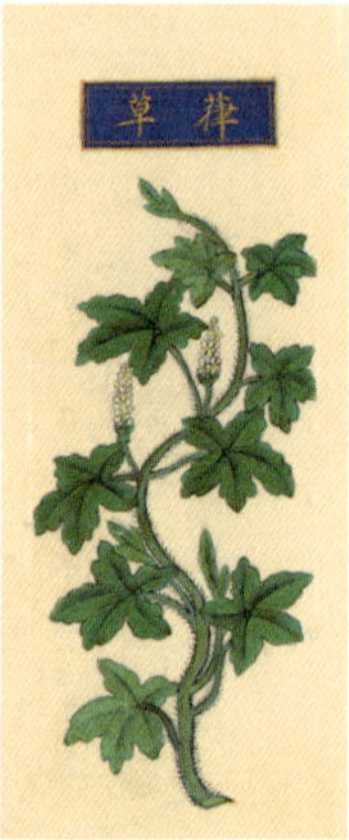

图 8 雷公 · 葎草

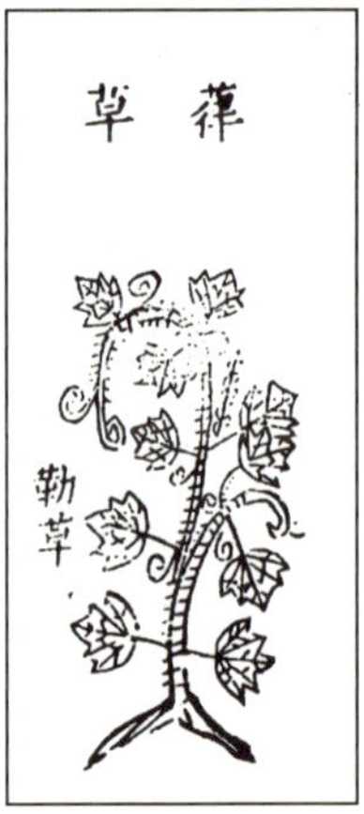

图 9 纲目（金）· 葎草

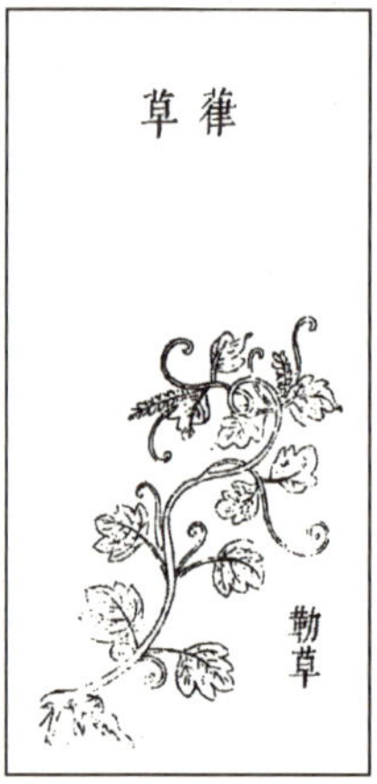

图 10 纲目（钱）· 葎草

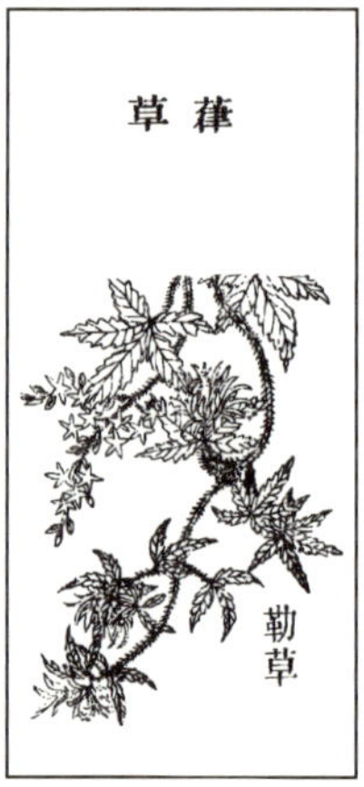

图 11 纲目（张）· 葎草

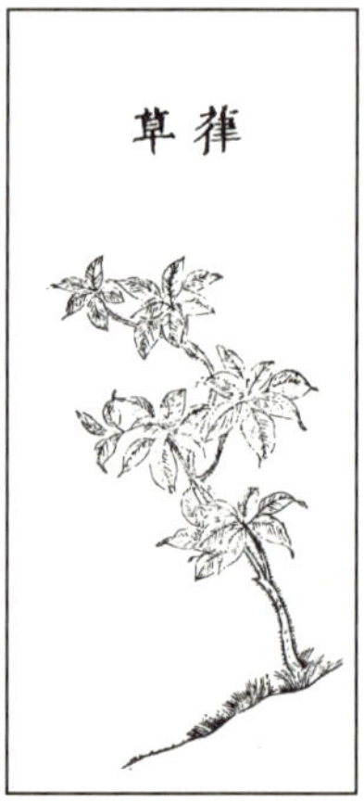

图 12 三才 · 葎草

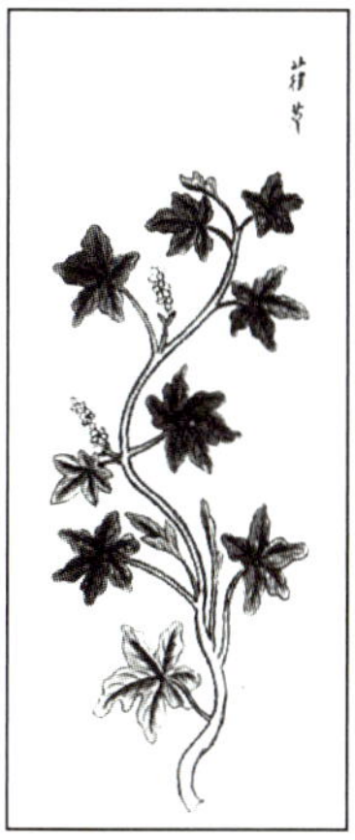

图 13　金石・葎草

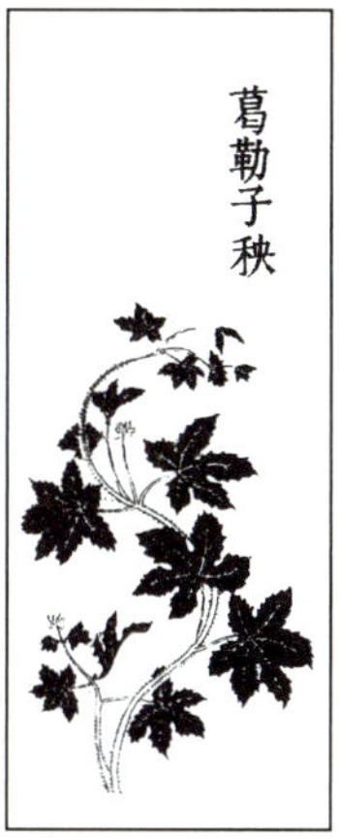

图 14　博录・葛勒子秧

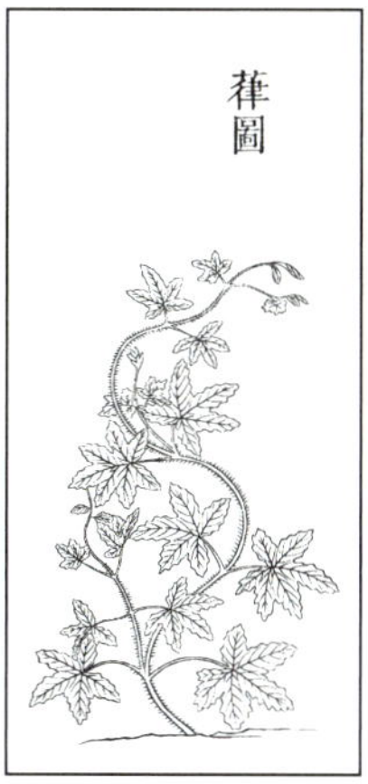

图 15　草木典・葎图

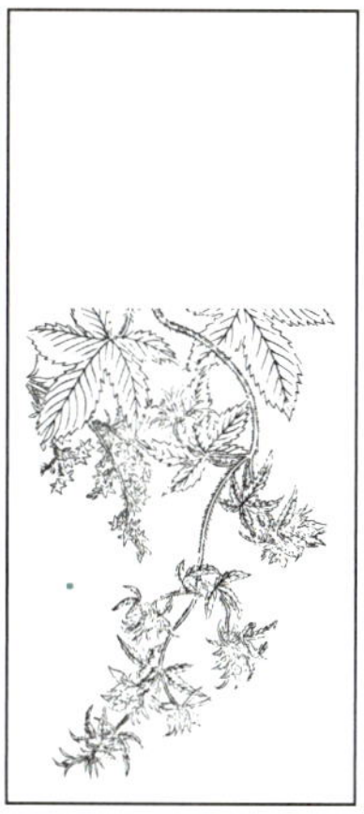

图 16　图考・葎草

本品16图，取自16书，其中4幅彩图。有承继关系的图可分3个书类。

《本草图经》：该书“葎草”图分别存于《大观》(图1)、《政和》(图2)、《绍兴》(图3)。此三传本中,《大观》《绍兴》二传本的药图基本相同,《政和》药图叶片稍多，但基本特点一致。今以《政和》图2为《图经》图的代表。

仿绘该图的彩色图有：《本草品汇精要》“葎草”(图6)将原图有所精简，并在叶腋间增添白色花序。此后《补遗雷公炮制便览》图8、《金石昆虫草木状》图13又仿绘《品汇》图6。

仿绘该图的墨线图有：《本草纲目》金陵本“葎草”(图9)虽然借鉴了《图经》图2的茎刺表现法，但构图依然采用其表现藤本植物的套路，并增添了实物所无卷须。叶片的表现说明绘图者并未掌握葎草叶的基本特点。增加了图注“勒草”。《纲目》钱本图10又在金陵本基础上略加修饰。另《三才图会》“葎草”(图12)将《图经》原图改绘成小乔木状，并加土地背景。《古今图书集成・草木典》“葎图”(图15)仿绘《图经》原图，该本构图方法，使茎叶疏朗清晰，更接近实物。

《救荒本草》：该书“葛勒子秧”(图5)的仿绘者有《野菜博录》同名图(图14)。

《植物名实图考》：该书“葎草”(图16)的仿绘者为《本草纲目》张本图11。

以上16图中，除外11幅仿绘图，原创图尚有5幅(图2、4、5、7、16)，详见下“鉴药”项。

【文录】

《别录》(见《证类》卷30“勒草”)　一名黑草。生山谷，如栝楼。

唐《唐本草》(见《证类》卷11“葎草”)　生故墟道傍。/《唐本》注云：叶似䓲麻而小薄，蔓生，有细刺。俗名葛葎蔓。古方亦时用之。

后蜀《蜀本草》(同上)　《蜀本》:《图经》云：蔓生。叶似大麻，花黄白，子若大麻子，俗名葛勒蔓。夏采叶用。所在墟野处多有之。

宋《开宝本草》(同上) 别本注云：又云来莓草，四月、五月采茎叶，暴干。

宋《本草图经》(同上)《图经》曰：葎草，旧不著所出州土，云生故墟道傍，今处处有之。叶如蓖麻而小薄，蔓生，有细刺。花黄白，子亦类麻子。四月、五月采茎叶，暴干用。俗名葛葎蔓，又名葛勒蔓。

宋《履巉岩本草》卷上“辣母藤” 一名茺蔚子。

明《救荒本草》卷上“葛勒子秧” 本草名葎草，亦名葛勒蔓，一名葛葎蔓，又名涩罗蔓，南人呼为揽藤。旧不著所出州土，今田野道傍处处有之，其苗叶曼而生藤，长丈余，茎多细涩刺，叶似萆麻叶而小，亦薄，茎叶极涩，能抓挽人，茎叶间开黄白花，结子类山丝子。

明《本草纲目》卷18“葎草”【释名】【时珍曰】此草茎有细刺，善勒人肤，故名勒草。讹为葎草，又讹为来莓，皆方音也。《别录·勒草》即此。今并为一。【集解】【时珍曰】二月生苗，茎有细刺勒人。叶对节生，一叶五尖。微似蓖麻而有细齿。八九月开细紫花成簇。结子状如黄麻子。

清《植物名实图考》卷22“葎草” 南方呼刺皆曰勒，未可以葎、勒音转，定为一物。

【鉴药】

“葎草”一名首见于《唐本草》。李时珍将原归入“有名未用”的《名医别录》“勒草”并入“葎草”，且云：“此草茎有细刺，善勒人肤，故名勒草。讹为葎草，又讹为来莓，皆方音也。”如此则此药最早出典当为《别录》。吴其濬云：“南方呼刺皆曰勒。”因《别录》“勒草”还记有“如栝楼”，此当指叶如栝楼，故时珍订勒草为葎草无误。《唐本草》载葎草“主五淋，利小便，止水痢，除疟，虚热渴”。古代医方书时用其治疮、通淋、除热。后世多为民间自采自用。

关于本品的生境、形态，《唐本草》云：“生故墟道傍……叶似萆麻而小薄，蔓生，有细刺。俗名葛葎蔓。”唐本《图经》云：“蔓生。叶似大麻，花黄白，子若大麻子，俗名葛勒蔓。”葎草之叶成肾状五角形，掌状5—7深裂，叶基心形，故古人以栝楼、蓖麻、大麻之叶作比拟物。宋《本草图经》所载基本上沿袭上两书之文。李时珍云：“二月生苗，茎有细刺勒人。叶对节生，一叶五尖。微似蓖麻而有细齿。八九月开细紫花成簇。结子状如黄麻子。”据以上诸家所述，本品即桑科葎草属植物葎草*Humulus scandens* (Lour.) Merr.。葎草分布甚广，寻常易得，古本草插图多能正确反映其形态特点。

1.《本草图经》：该书“葎草”(图2)未绘其根，仅描绘地上茎叶。其茎蔓生，多刺。单叶互生，掌状5深裂，叶基心形。此图虽比较粗糙，但仍为写生得来。其原植物为葎草*H. scandens*。

2.《履巉岩本草》：该书“辣母藤”（图4）有卷须，是该书绘制藤蔓类植物的一种标记，未必实有卷须。其叶掌状5—7深裂。该药正文云“一名茺蔚子”，内容亦多取自《证类本草》“茺蔚子”条，仅增茎汁治小便赤浊一方。其药名“辣母藤”，亦可见宋·朱翼中《酒经》：“蛇麻，一名辣母藤。”又“玉友曲”下有“勒母藤”。鉴于葎草与桑科植物啤酒花*Humulus lupulus* L.为同属植物，其果穗可代啤酒花用于制酒。结合其形态，故此“辣母藤”亦即桑科植物葎草*H. scandens*。可能是因为药名“辣母”（又名“莱莓”）而误为“益母”，从而错引“茺蔚”之文。[1]

3.《救荒本草》：该书“葛勒子秧”正文云：“《本草》名葎草，亦名葛勒蔓，一名葛葎蔓，又名涩罗蔓，南人呼为揽藤。”“其苗叶曼而生藤，长丈余，茎多细涩刺，叶似萆麻叶而小，亦薄，茎叶极涩，能抓挽人，茎叶间开黄白花，结子类山丝子。”“山丝子”即桑科植物大麻的种子，此与唐本《图经》云“子若大麻子”相符。其图（图5）之形与其文所述吻合，此即葎草*H. scandens*。

4.《太乙仙制本草药性大全》：该书“葎草”（图7）所绘植物并非蔓草。其图似乎全是基生叶，叶先端有3—5个深裂。花葶亦似从土中抽出。此等奇怪之图，无法解释。

5.《植物名实图考》：该书“葎草”（图16）为精细写生图。其茎枝细刺、叶缘细锯齿、圆锥花序等均清晰描绘。其原植物即葎草*H. scandens*。

【小结】

“葎草”初名“勒草”，首见于《名医别录》，后被退入“有名未用”类。至《唐本草》再以“葎草”为名设立单条。《本草纲目》将此二条合为一条。据《唐本草》、唐本《图经》及李时珍所记，可考本品即桑科植物葎草*Humulus scandens*（Lour.）Merr.。古代《本草图经》《履巉岩本草》《救荒本草》《植物名实图考》等均有较好的写实葎草图。

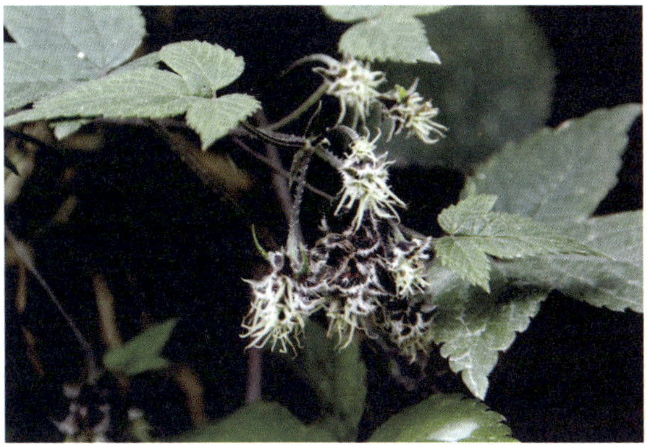

图17　葎草 *Humulus scandens*

1 ［宋］王介撰绘，郑金生校注：《履巉岩本草》，见《南宋珍稀本草三种》，北京：人民卫生出版社，2007：12.

18-59 羊桃

【品图】

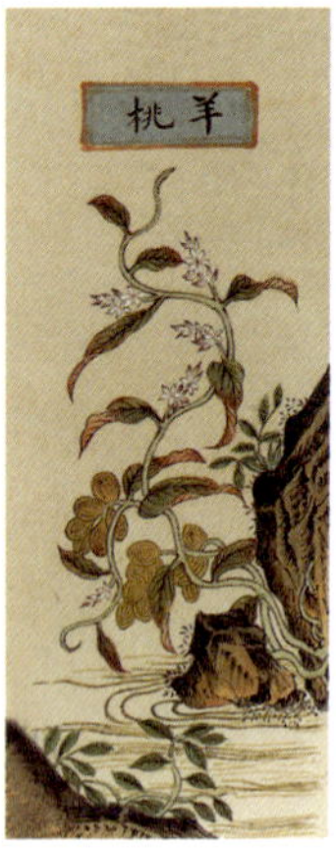

图 1 品汇・羊桃

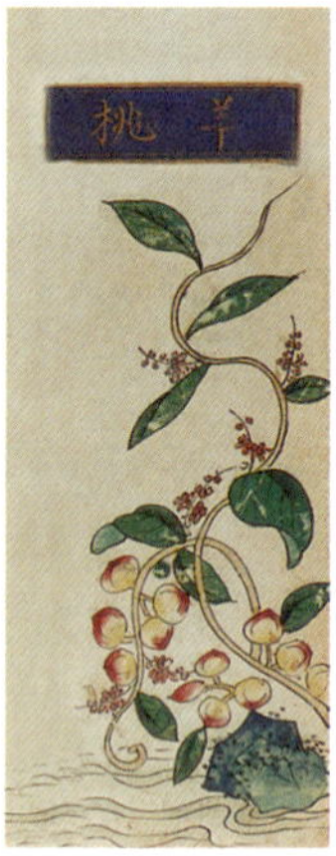

图 2 食物・羊桃

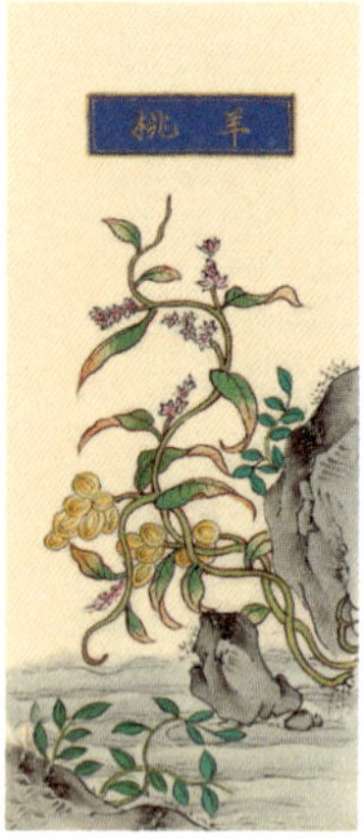

图 3 雷公・羊桃

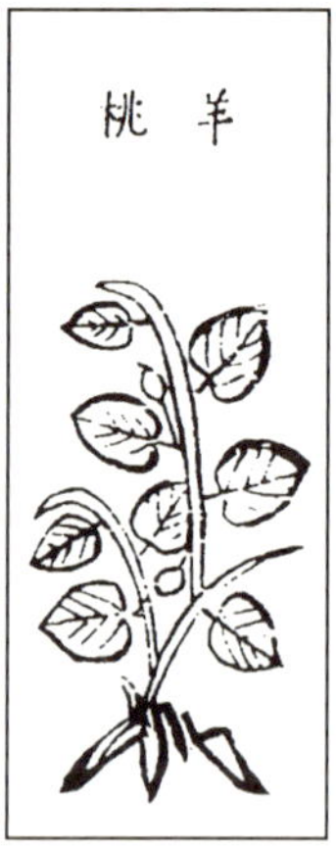

图 4 纲目（金）・羊桃

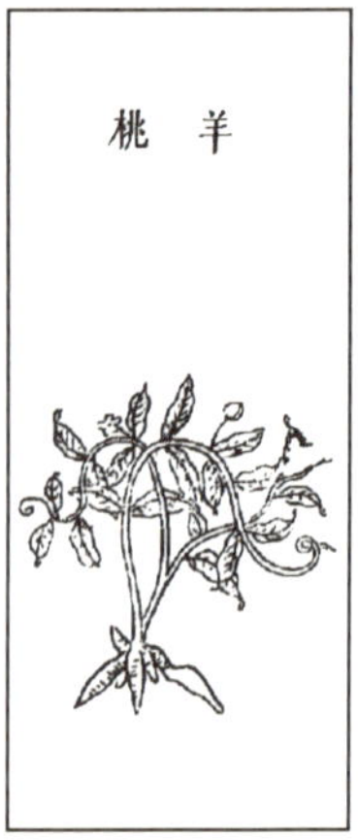

图 5 纲目（钱）・羊桃

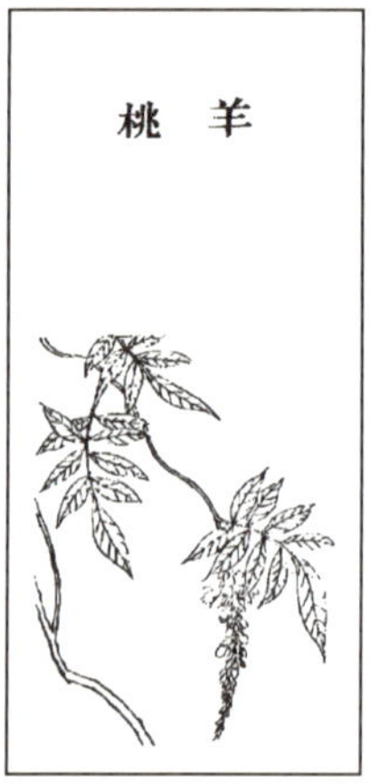

图 6 纲目（张）・羊桃

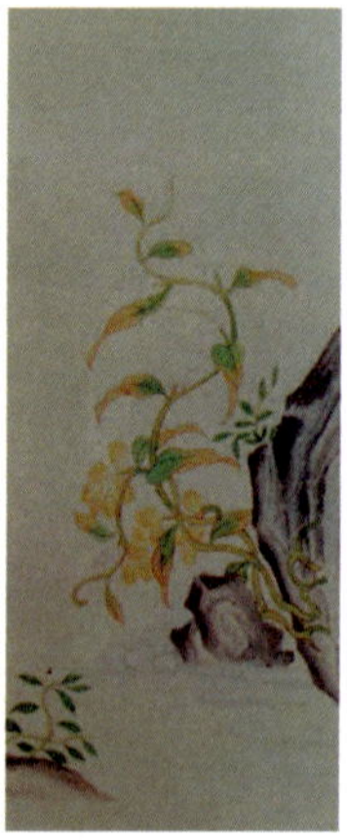

图 7 金石・羊桃

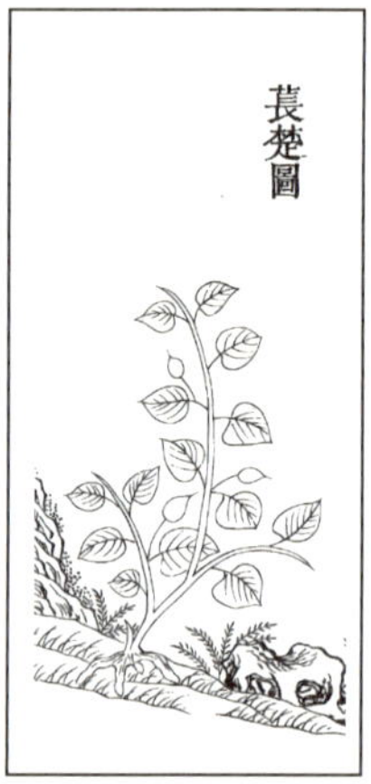

图 8 草木典・苌楚图

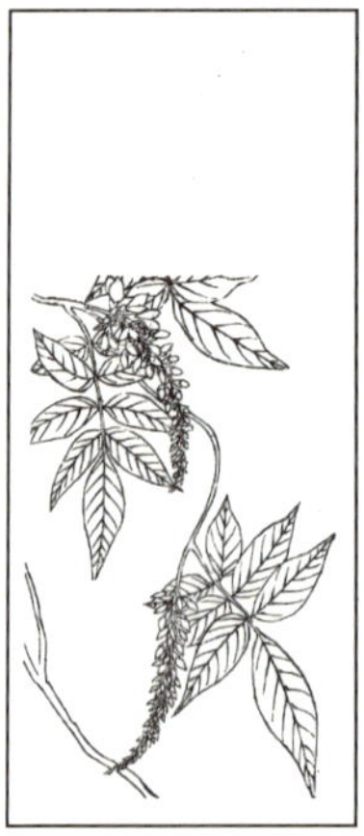

图 9 图考・羊桃 -1

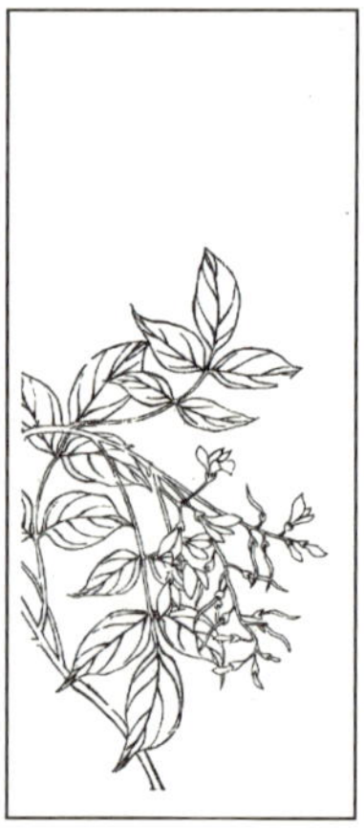

图 10 图考・羊桃 -2

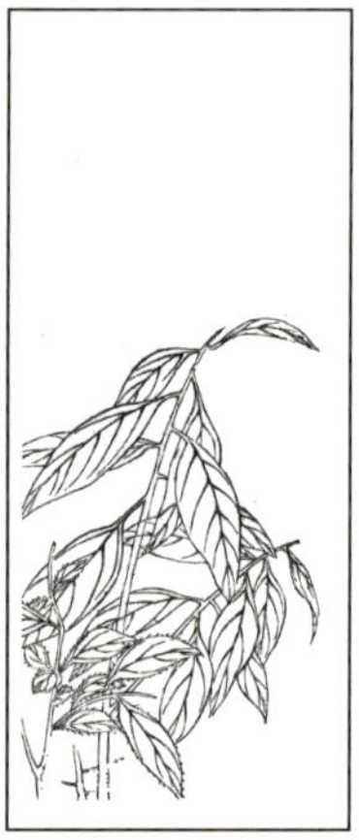

图 11 图考・羊桃 -3

本品11图，取自9书，其中4幅彩图。有承继关系的图可分3个书类。

《本草品汇精要》：该书“羊桃（图1）的仿绘者有《补遗雷公炮制便览》图3、《金石昆虫草木状》图7。

《本草纲目》（金陵本）：该书“羊桃”（图4）的仿绘者有《古今图书集成·草木典》“苌楚图”（图8），除修饰原图之外，还增绘叶、果，添加土石背景。

《植物名实图考》：该书“羊桃-1”（图9）的仿绘者有《本草纲目》张本图6。

以上11图中，除外4幅仿绘图，原创图尚有7幅（图1、2、4、5、9、10、11），详见下“鉴药”项。

【文录】

《本经》《别录》（见《证类》卷11“羊桃”） **一名鬼桃，一名羊肠，**一名苌楚，一名御弋，一名铫（音姚）弋。生山林川谷及生田野。二月采，阴干。

梁《本草经集注》（同上） 陶隐居云：山野多有。甚似家桃，又非山桃子。小细，苦不堪啖，花甚赤。《诗》云“隰有苌楚”者即此也。方药亦不复用。

唐《唐本草》（同上） 《唐本》注云：此物多生沟渠隍堑之间。人取煮以洗风痒及诸疮肿，极效。剑南人名细子根也。

后蜀《蜀本草》（同上） 《蜀本》:《图经》云：生平泽中。叶、花似桃，子细如枣核，苗长弱即蔓生，不能为树。今处处有，多生溪涧。今人呼为细子，根似牡丹。疗肿。

宋《嘉祐本草》（同上） 《尔雅》云：苌楚，铫弋。郭云：今羊桃也。释云：叶似桃，花白，子如小麦，亦似桃。陆机云：味长而狭，华紫赤色，其枝茎弱，过一尺引蔓于草上。今人以为汲灌，重而善没，不如杨柳也。近下根，刀切其皮，着热灰中脱之，可韬笔管也。

明《本草纲目》卷18“羊桃” 【释名】细子（并未详）。【集解】【时珍曰】羊桃茎大如指，似树而弱如蔓，春长嫩条柔软。叶大如掌，上绿下白，有毛，状似苎麻而团。其条浸水有涎滑。

清《植物名实图考》卷22“羊桃” 今江西建昌造纸处种之，取其涎滑以揭纸。叶似桃叶，而光泽如冬青。湖南新化亦植之。黔中以其汁黏石不断，《黔书》《滇黔纪游》皆载之。光州造冢，以其条浸水，和土捶之，干则坚如石，不受斧凿，以火温之则解。**/卷“木羊角科”** 《救荒本草》……按《本草》所述羊桃皆猕猴桃，黔中以胶石者，亦是其类，造纸者所用又一种树。此羊桃形状正与《陆疏》符合。**/卷31“猕猴桃”** 猕猴桃……今江西、湖、广、河南山中皆有之。乡人或持入城市以售。《安徽志》：猕猴桃，黟县出。一名阳桃。九十月间熟。李时珍解羊桃云：“叶大如掌，上绿下白，有毛似苎麻而团。”此正是猕猴桃，非羊桃也。枝条有液，亦极黏。

【鉴药】

“羊桃”首见于《本经》。其别名有“鬼桃”，则其果似应与“桃”相关。《名医别录》又增补别名“苌楚”，则将其与一种很古老的植物联系起来。《诗经·桧风》“隰有苌楚”。晋·陆机《毛诗草木鸟兽虫鱼疏》云：“苌楚，今羊桃是也。叶长而狭，华紫赤色，其枝茎弱，过一尺，引蔓于草上。”清·吴其濬认为陆机所云羊桃与《救荒本草》“木羊角科”（别名羊桃科）吻合。然“木羊角科”今考为萝藦科植物杠柳 *Periploca sepium* Bge.，有毒，仅叶形狭长，岂能指为同物？

又《尔雅·释草》：“长楚，铫芅。”晋·郭璞注：“今羊桃也，或曰鬼桃。叶似桃，华白，子如小麦，亦似桃。”以上是最初的形态描述。其中“子如小麦”，如何又能“亦似桃”？郭璞云“华白”，陆机说“华紫赤色”，完全不同。因此，早期的羊桃究竟是什么？至少在晋代还无共识。

《本经》载“羊桃”可“主熛热，身暴赤色，风水积聚，恶疡，除小儿热”。《别录》又云“去五藏五水大腹，利小便，益气”。但二书都没有说入药是该植物哪一个部位。梁·陶弘景云：“山野多有。甚似家桃，又非山桃子。小细，苦不堪啖。花甚赤。《诗》云‘隰有苌楚’者即此也。方药亦不复用。”从这番描述，似乎所用为果实。但此种果实“小细，苦不堪啖”“方药亦不复用”，可见无论为果、为药，此羊桃都不招人待见。

但是作为《本经》的药物，后世本草至少对其形态来源有个交代。因此《唐本草》注说云：“此物多生沟渠隍堑之间。人取煮以洗风痒及诸疮肿，极效。剑南人名细子根也。”据此，似乎羊桃入药当是其根。所谓“细子”，是指细小的果实？抑或是种子？唐本《图经》(《蜀本草》引）有解说：“生平泽中。叶、花似桃，子细如枣核，苗长弱即蔓生，不能为树。今处处有，多生溪涧。今人呼为细子，根似牡丹。疗肿。”据此记载，“羊桃”当为蔓生。“叶、花似桃，子细如枣核”，似乎可以对郭璞的矛盾记载（“子如小麦，亦似桃”）作出新的解释：“子细如枣核”是指果实细小。《唐本草》所称“细子”也许是指果实。花、叶如桃的植物，最大可能性是蔷薇科植物。陈重明等认为，此羊桃似为蔷薇科的郁李*Cerasus japonica*（Thunb.）Lois 或麦李*C. glandulosa*（Thunb.）Lois。这两种植物属于小灌木，枝条皆较柔弱，不能成树，叶、花皆如桃。[1]

北宋时进行的药物大普查，其中没有关于“羊桃”的资料。宋《本草图经》无一语及此。宋初《开宝本草》新设“猕猴桃”一条。在此之前，唐·陈藏器《本草拾遗》已先载“猕猴桃”。两书均无一字言及“羊桃”以及“苌楚”等名。唯有南宋·郑樵在《尔雅注》中言：“苌楚、铫弋（羊桃也。藤生。子赤，状如鼠粪，故亦名鼠矢。

1　陈重明、黄胜白等：《本草学》，南京：东南大学出版社，2005：331.

儿童食之。)”这也是第一次关于“羊桃”果实能食的记载，与陶弘景云“苦不堪啖”不同。

至明代，李时珍才再次谈到“羊桃”的形态：“羊桃茎大如指，似树而弱如蔓，春长嫩条柔软。叶大如掌，上绿下白，有毛，状似苎麻而团。其条浸水有涎滑。”对此记载，现代研究者无一例外都同意其原植物是猕猴桃科猕猴桃属植物中华猕猴桃*Actinidia chinensis* Planch.。但是李时珍自己却丝毫没有意识到他所说的“羊桃”正是果部的“猕猴桃”。所以无论在“羊桃”条还是“猕猴桃”条，时珍都没有把二者联系起来。如果时珍意识到在“羊桃”条介绍的是猕猴桃，他应该出示与前人意见不同的依据，也应该说明为什么不将此条与“猕猴桃”并为一条的理由。

清·吴其濬首先发现这个问题：“李时珍解羊桃云：‘叶大如掌，上绿下白，有毛似苎麻而团’。此正是猕猴桃，非羊桃也。”现代学者罗桂环评曰：李时珍“在‘果部’叙述猕猴桃时，就只好复述前人的记载，说不出新的东西来”。[1]然而也因此现代有关“羊桃”解说的书籍，大多认为《本草纲目》的“羊桃”就是猕猴桃。持此说者完全没有注意到在李时珍之前所有关于“羊桃”的文献中，没有一条涉及猕猴桃。也没有注意到《证类本草》《本草纲目》中的“猕猴桃”，无一字与“苌楚”“羊桃”有关。现代学者陈重明等提出：我国明代以前本草中所说的羊桃应是蔷薇科植物郁李或麦李。苌楚、铫弋在古代是羊桃的别名。[2]李时珍解说“羊桃”使用了猕猴桃的形态而不自知，可能是误置，也可能是没有意识到。故时珍之说不能作为古代“羊桃”就是猕猴桃的依据。猕猴桃科猕猴桃属的植物在我国有52种，不排除其中有与中华猕猴桃同属近缘植物被作为“羊桃”或其他药物使用。但在没有可靠史料为证之前，就将较晚出现的猕猴桃与《本经》羊桃、《诗经》苌楚等视为一物是欠妥当的。

分析古代本草插图也许会为考证“羊桃”提供新的线索。

1.《本草品汇精要》：该书“羊桃（图1）所绘植物为藤本，生长在水边。单叶互生，叶如柳叶狭长。叶腋有紫红色穗状花序，并有成串如大葡萄般的果实。果实表面褐黄色，有棱线。该书正文并没有新增的解说，此图也与今猕猴桃科植物无相似之处。故此图乃是据前人文字记载想象绘图，无法作为考证植物之用。

2.《食物本草》：该书“羊桃”（图2）绘成年代约在晚于《本草品汇精要》，而且曾参考过《品汇》。其图中植物生水边、藤本、狭叶等均似取自《品汇》图2，但果实却改绘成红桃形，显然是据文字记载作出的修正，而非真有此类植物。故此图

1　罗桂环：《中国栽培植物源流考》，广州：广东人民出版社，2018：366-367.

2　陈重明、黄胜白等：《本草学》，南京：东南大学出版社，2005：334.

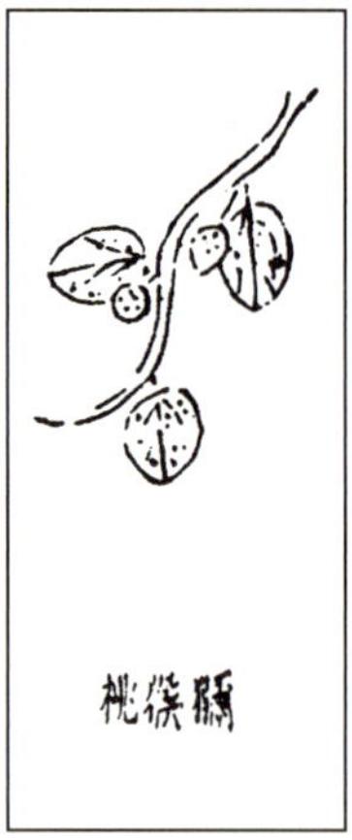

图12 纲目（金）·猕猴桃

也不能供考证之用。

3.《本草纲目》（金陵本）：该书“羊桃”（图4）图形粗拙，仅示其茎叶及果实。其叶阔卵形，叶基浅心形，叶腋有果实，椭圆形。此图与《纲目》卷33“猕猴桃”图表现法基本相同，可以视为是同种植物（图12）。因此，《纲目·附图》的绘图者当是将“羊桃”视为“猕猴桃”。李时珍在“羊桃”条介绍的植物为中华猕猴桃（“叶大如掌，上绿下白，有毛似苎麻而团”），该图叶形与之相合。

4.《本草纲目》（钱本）：该书“羊桃”（图5）的根部虽然与金陵本图4相似，但变更了图形结构，将原阔卵形的叶片改绘为桃叶状，以迎合《唐本草》所云“叶似桃”，完全没有顾及李时珍所云“叶大如掌”。故此图是愈改愈错。

5.《植物名实图考》：该书有3幅“羊桃”图。吴其濬在“羊桃”条介绍的植物是能造纸、胶石的猕猴桃属（*Actinidia*）植物。但据考证，该书的3幅“羊桃”图全是豆科植物。其中“羊桃-1”（图9）为鱼藤*Derris fordii* Oliv.，“羊桃-2”（图10）是网络崖豆藤*Millettia reticulate* Benth.。但“羊桃-3”（图11）目前尚难考证为何科属的植物。[1]吴其濬的文字与图形是脱节的，文中没有提到图的来源与形态。

【小结】

“羊桃”为《本经》所载早期药物。《诗经》“苌楚”，《尔雅》“长楚，铫芅”均被注为羊桃，但不同注家所述形态不一。梁·陶弘景云“甚似家桃……小细，苦不堪啖”。唐本《图经》云其“叶、花似桃，子细如枣核”。据此或考此羊桃为蔷薇科郁李*Cerasus japonica*（Thunb.）Lois或麦李*C. glandulosa*（Thunb.）Lois。南宋·郑樵《尔雅注》云“藤生。子赤，状如鼠粪，故亦名鼠矢。儿童食之”。是为“羊桃”果实能食的记载。明·李时珍所述“羊桃”的原植物是猕猴桃科植物中华猕猴桃*Actinidia chinensis* Planch.，但时珍未言此“羊桃”与“猕猴桃”有关联。故“羊桃”在明以前是中华猕猴桃之外的另一种植物，不能将猕猴桃作为《本经》羊桃、《诗经》苌楚的基原。

1 陈重明、黄胜白等：《本草学》，南京：东南大学出版社，2005：333.

18-60 络石

【品图】

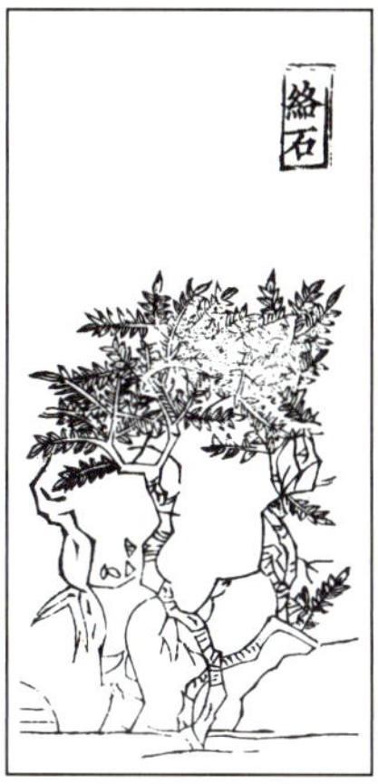

图 1 图经（大）· 络石

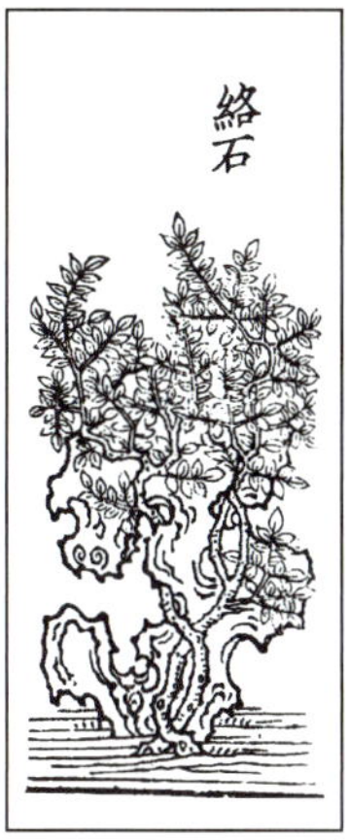

图 2 图经（政）· 络石

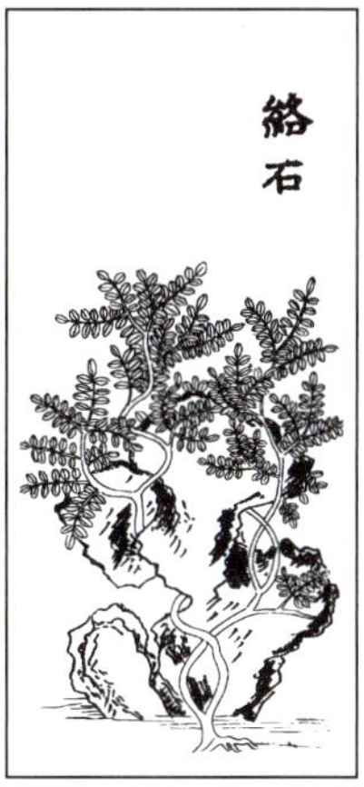

图 3 图经（绍）· 络石

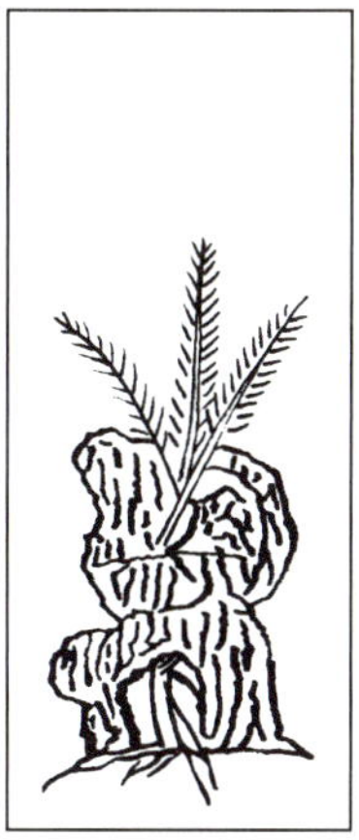

图 4 歌括 · 络石

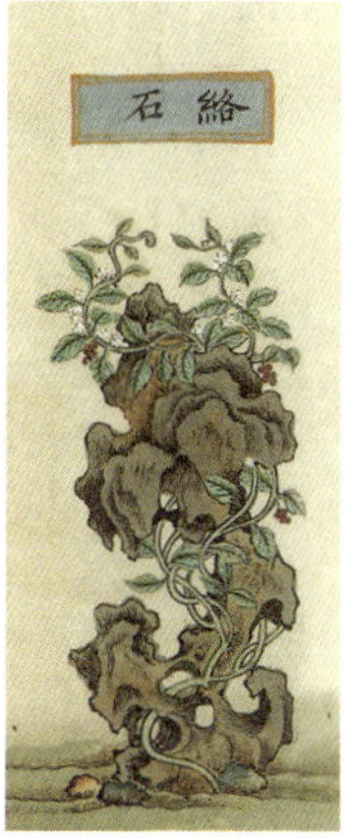

图 5 品汇 · 络石

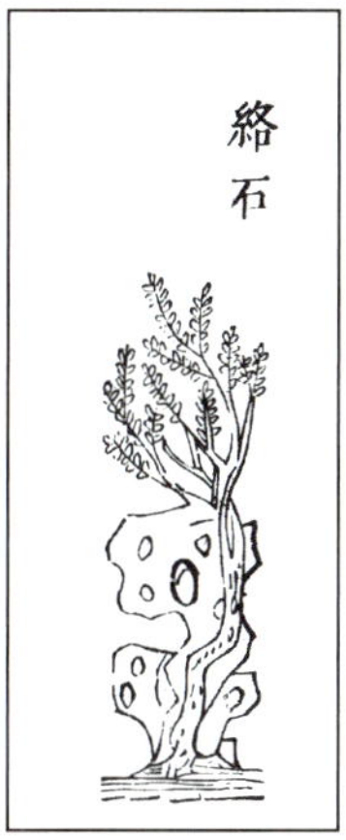

图 6 蒙筌 · 络石

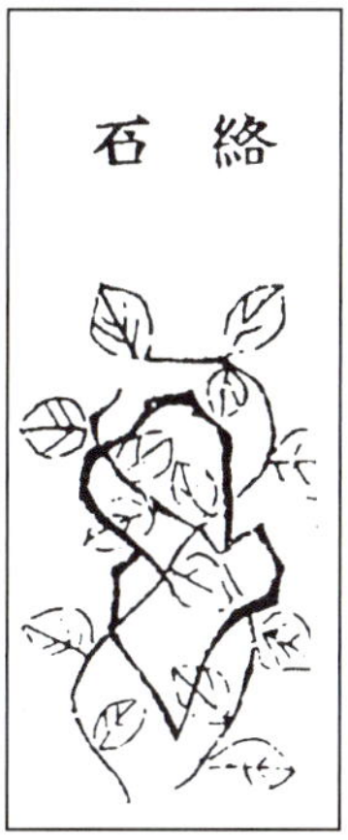

图 7 太乙 · 络石

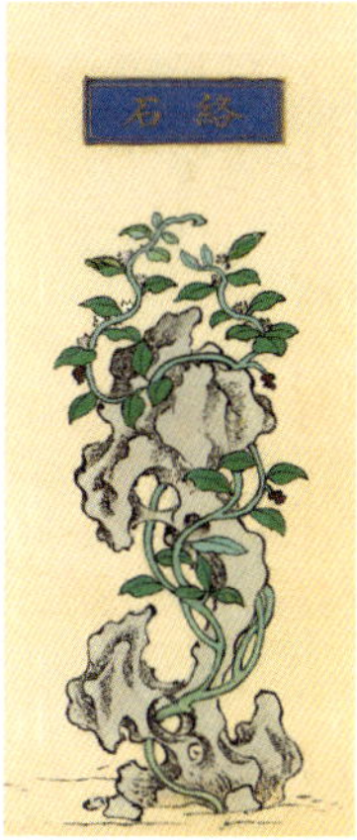

图 8 雷公 · 络石

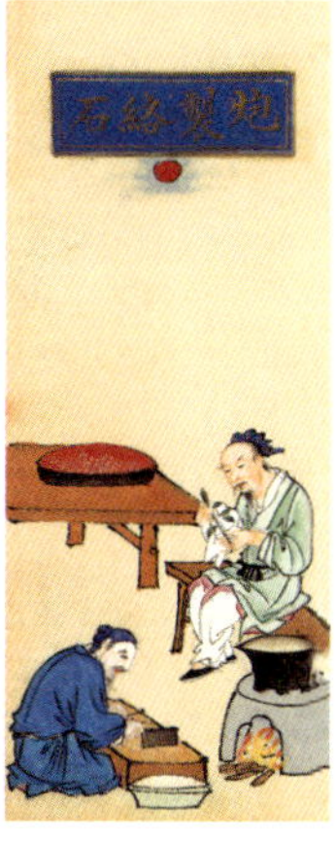

图 9 雷公 · 炮制络石

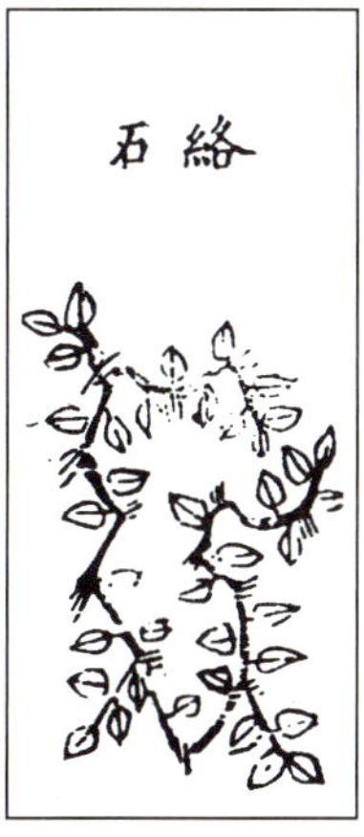

图 10 纲目（金）· 络石

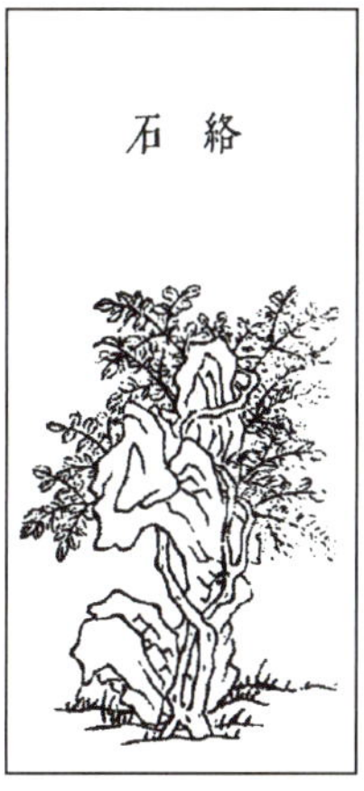

图 11 纲目（钱）· 络石

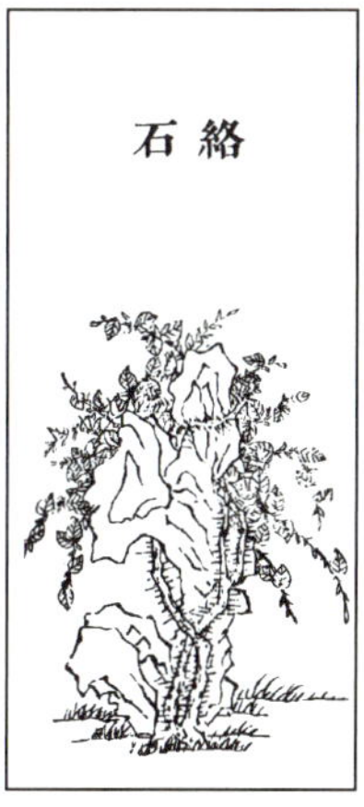

图 12 纲目（张）· 络石

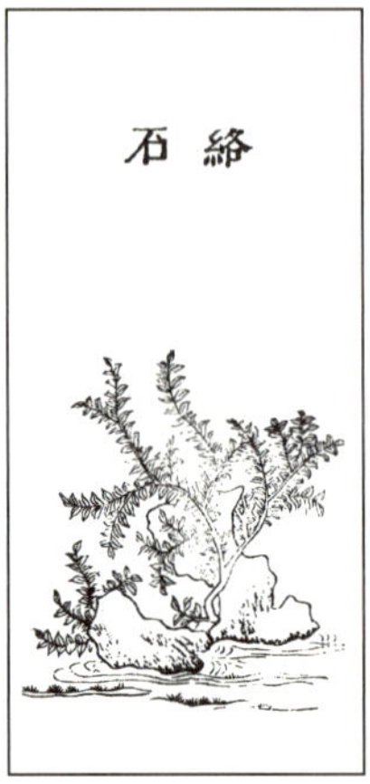

图 13 三才·络石

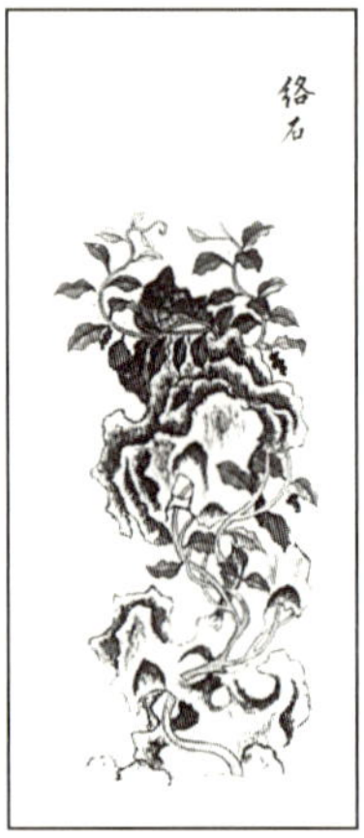

图 14 金石·络石

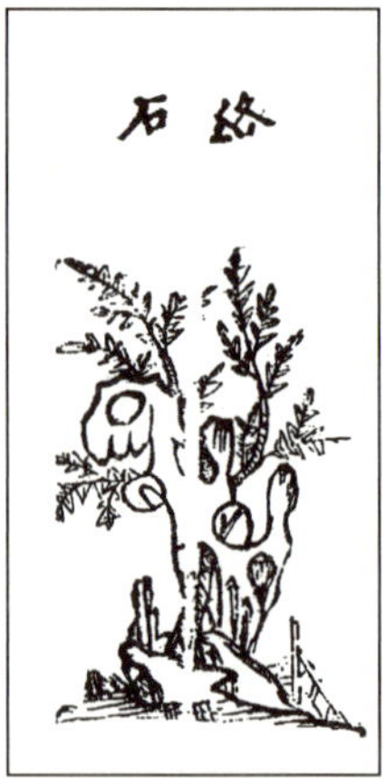

图 15 汇言·络石

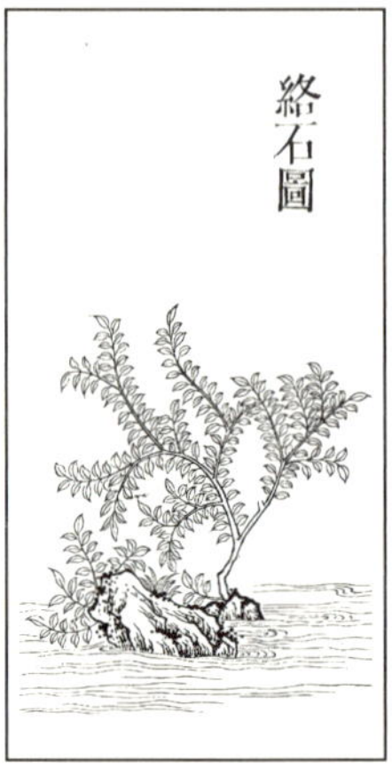

图 16 草木典·络石图

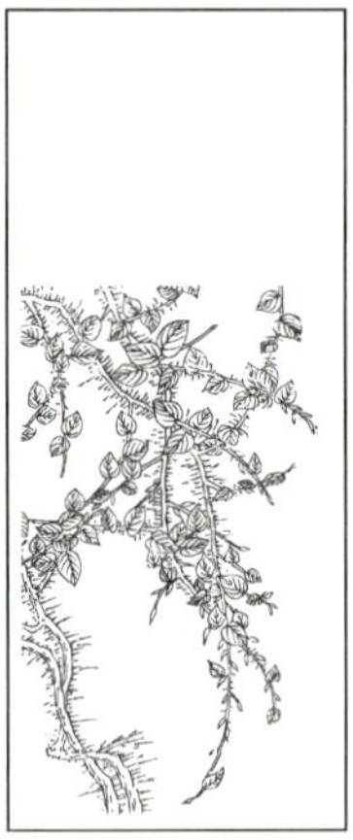

图 17 图考·络石

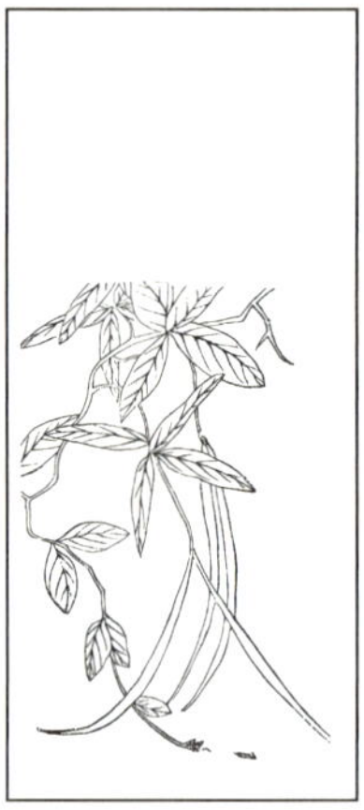

图 18 图考·石血

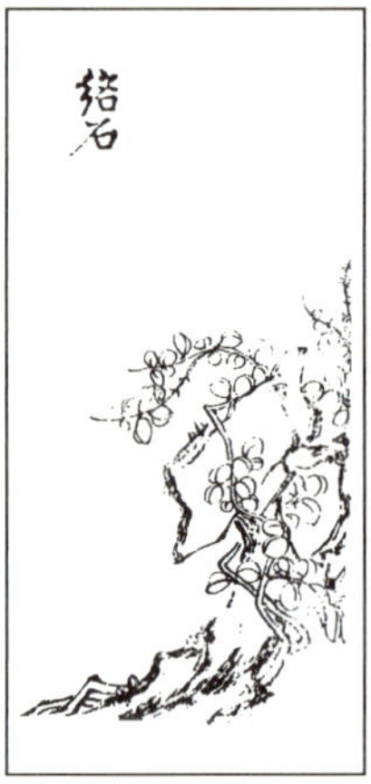

图 19 图说·络石

本品19图，取自17书，其中4幅彩图。有承继关系的图仅1个书类。

《本草图经》：该书“络石”图分别存于《大观》(图1)、《政和》(图2)、《绍兴》(图3)。此三传本药图大同小异。今以《政和》图2为《图经》图的代表。

仿绘该图的彩色图有：《本草品汇精要》“络石”(图5)，仿绘时精简枝叶，增绘白花与紫红果实，但花、果形状都不对。此后《补遗雷公炮制便览》图8、《金石昆虫草木状》图14又仿绘《品汇》图5。

仿绘该图的墨线图有：《本草歌括》图4，高度删减枝叶，只留下3条羽毛状的枝条与粗糙的假山。《本草蒙筌》图6亦砍削众多枝叶。《太乙仙制本草药性大全》图7连假山都懒得画，随手画几片小叶，蔓生茎缠绕。《本草纲目》金陵本图10亦是在粗略的山石上绘几根藤茎或小叶片。《纲目》钱本图11大概看不惯金陵本的图过于简陋，又重新仿绘《图经》图2。《纲目》张本图12也仿钱本之法，较完整地仿绘了《图经》图2。另《三才图会》图13改变《图经》图2的假山，使之成为普通山石，但因此没有表现出缠络山石的特点。《古今图书集成·草木典》图16又仿绘《三才》图13，但却莫名其妙将山石画在水中，更无“络石”的特征。《本草汇言》图15基本仿绘《图经》图2。《本草简明图说》图19师《纲目》钱本图11之意，另行构思画面，但仍表现的是藤茎络石的特点。

以上19图中，除外15幅仿绘图，原创图尚有4幅（图2、9、17、18），详见下“鉴药”项。

【文录】

三国《吴普本草》（见《御览》卷993“落石”）《吴氏本草经》曰：落石，一名鳞石，一名明石，一名县石，一名云华，一名云珠，一名云英，一名云丹……

《本经》《别录》（见《证类》卷7“络石”） **一名石鲮**（音陵），一名石蹉，一名略石，一名明石，一名领石，一名悬石。生太山川谷，或石山之阴，或高山岩石上，或生人间。正月采。

梁《本草经集注》（同上） 陶隐居云：不识此药，仙、俗方法都无用者，或云是石类。既云或生人间，则非石，犹如石斛等，系石以为名尔。

唐《唐本草》（同上）《唐本》注云：此物生阴湿处，冬夏常青，实黑而圆，其茎蔓延绕树石侧。若在石间者，叶细厚而圆短；绕树生者，叶大而薄。人家亦种之，俗名耐冬，山南人谓之石血，疗产后血结，大良。以其苞络石、木而生，故名络石。《别录》谓之石龙藤。

唐《本草拾遗》（同上） 陈藏器云：络石……在石者良，在木者随木有功。生山之阴，与薜荔相似。更有木莲、石血、地锦等十余种藤，并是其类，大略皆主风血，暖腰脚，变白不衰。若呼石血为络石，殊误尔。石血叶尖，一头赤，络石叶圆，正青。

后蜀《蜀本草》（同上）《蜀本》:《图经》云：生木石间，凌冬不凋，叶似细橘，蔓延木石之阴，茎节着处，即生根须，包络石傍，花白，子黑。今所在有，六月、七月采茎、叶，日干。

宋《本草图经》（同上）《图经》曰：络石，生泰山川谷，或石山之阴，或高山岩上，或生人间，今在处有之。宫寺及人家亭圃山石间，种以为饰。叶圆如细橘，正青，冬夏不凋。其茎蔓延，茎节着处，即生根须，包络石上，以此得名。花白子黑，正月采，或云六月、七月采茎、叶，日干。以石上生者良。其在木上者，随木性而移。薜荔、木莲、地锦、石血，皆其类也。薜荔与此极相类，但茎叶粗大，如藤状，近人用其叶治背痈，干末服之，下利即愈。木莲更大如络石，其实若莲房，能壮阳道，尤胜。地锦叶如鸭掌，蔓着地上，随节有根，亦如缘木石上。石血极与络石相类，但叶头尖而赤耳。

明《本草纲目》卷18“络石”【释名】【集解】【时珍曰】络石贴石而生。其蔓折之有白汁。其叶小于指头，厚实木强，面青背淡，涩而不光。有尖叶、圆叶二种，功用相同，盖一物也。苏恭所说不误，但欠详耳。

清《植物名实图考》卷19“石血” 宋《图经》石血与络石极相类，但叶头尖而赤耳。按江西山坡及墙壁木石上极多。叶红如霜叶，掩映绿卉，尤增鲜明。但细审其叶，一茎之上，或尖或团，团如人手指，尖如竹叶；秋时结长角如豇豆，长六七寸，初青后赤；破之有子如萝藦子，半如针半如绒，绒亦白软，大约与络石同种，而结角则异，或以为雌雄耳。**/卷22“络石”** 雩娄农曰：络石生石壁坏墙上，蔓而有直干。《本经》以为上药，盖藤属。象人筋络，其耐霜雪者性必温，风之不摇则却风淫；而色如血者即入血。

【鉴药】

“络石”首见于《本经》。《唐本草》释其名曰：“苞络石、木而生，故名络石。”《本经》载其“主风热，死肌，痈伤，口干舌焦，痈肿不消，喉舌肿，水浆不下，久服轻身，明目，润泽，好颜色，不老延年。”《别录》增补其功为除邪气，养肾，主腰髋痛，坚筋骨，利关节等。后世多遵《别录》所载，用其祛风通络，凉血消痈。

本品贴石而生，系石为名，功效近似，来源各异。陈藏器云：“更有木莲、石血、地锦等十余种藤，并是其类”，仅《证类》“络石”条下，就涉及薜荔、木莲、石血、地锦、扶芳藤、土鼓藤、常春藤、石龙藤等名目，或同名异物，或同物异名。以下大致按时代为序，究其络石主要品种的来源。

《本经》《别录》无形态描述。梁·陶弘景居然也说“不识此药，仙、俗方法都无用者，或云是石类。既云或生人间，则非石，犹如石斛等，系石以为名尔”。他只能肯定此药是植物类，不是石类。

真正开始讨论具体植物来源的是《唐本草》：“此物生阴湿处，冬夏常青，实黑而圆，其茎蔓延绕树石侧。若在石间者，叶细厚而圆短；绕树生者，叶大而薄。人家亦种之，俗名耐冬，山南人谓之石血，疗产后血结，大良。以其苞络石、木而生，故名络石。《别录》谓之石龙藤。”但仔细分辨，其中实际包括了好几种不同的植物。有“实黑而圆”“叶细厚而圆短”“叶大而薄”者，各地名称不一。

唐本《图经》(《蜀本草》引）所述则不然：“生木石间，凌冬不凋，叶似细橘，蔓延木石之阴，茎节着处，即生根须，包络石傍，花白，子黑。今所在有。”这种常绿藤本“花白”的络石，属于夹竹桃科络石属植物络石（白花藤）*Trachelospermum jasminoides*（Lindl.）Lem.，而“茎节着处，即生根须”，则可能是络石的变种石血*T. jasminoides*（Lindl.）Lem. var. *heterophyllum* Tsiang。此外，络石属（*Trachelospermum*）植物还具有全株有白色乳汁、叶对生、蓇葖果双生（古称“角”）等特点。

唐·陈藏器《本草拾遗》对《唐本草》所说“山南人谓之石血”提出异议：“若呼石血为络石，殊误尔。石血叶尖，一头赤，络石叶圆，正青。”这种“叶尖，一头赤”的石血，实为夹竹桃科络石的变种石血*T. jasminoides*（Lindl.）Lem. var. *heterophyllum* Tsiang。这种石血的叶为异形叶，不育枝上的叶为披针形（叶尖）、有时带有紫红色斑纹（一头赤）。此外石血生有气根。其余皆同“叶圆，正青”的络石。以上当为唐代及其以前络石的正品。

宋·苏颂《本草图经》调查了全国的络石来源。其中包括上述《唐本草》所云“络石”之外，还提到“薜荔”，云与络石“极相类，但茎叶粗大，如藤状，近人用其叶治背痈，干末服之，下利即愈。木莲更大如络石，其实若莲房，能壮阳道，尤胜”。这种“其实若莲房”（或称“木馒头”）的薜荔或木莲乃是桑科榕属植物薜荔*Ficus pumila* Linn.。其藤茎亦具乳汁，但叶互生。其果实形如无花果，与夹竹桃科的蓇葖果（如豇豆状）截然不同。《本草纲目》另有药条。苏颂还提到一种“地锦，叶如鸭掌，蔓着地上，随节有根，亦如缘木石上”。此即葡萄科地锦属植物地锦*Parthenocissus tricuspidata*（S. et Z.）Planch.。《本草纲目》亦有专条，兹不赘述。

1.《本草图经》：该书“络石”（图2）绘一假山石，有木质藤本植物攀缘缠绕。其叶甚小，无披针形叶夹杂其中，且均对生，故此络石当属夹竹桃科植物络石*T. jasminoides*。古本草络石药图多以此图为源，再加修改。其中《本草品汇精要》为此种添加白花、红果，看似锦上添花，实际其花、果均系想象添补，与实物不符。或将对生叶改互生叶，均属于错误。

2.《补遗雷公炮制便览》：该书“炮制络石”（图9）乃据《雷公炮炙论》所示制法绘图。雷公法为：“凡采得后，用粗布揩叶上茎蔓上毛了，用熟甘草水浸一伏时，出，切，日干任用。”故此图所示的主要工序为拭毛（右白衣人在用布揩拭茎蔓上毛）、煮甘草水（右下炉灶及锅示意煮药）、切药（左下蓝衣人在木砧上切药）、晒干（大木桌上竹匾盛药，放在太阳下暴晒）。

3.《植物名实图考》：该书“络石”条正文仅云“络石生石壁坏墙上，蔓而有直干”，未多描述其形。但“石血”条介绍甚详：“宋《图经》石血与络石极相类，但叶头尖而赤耳。按江西山坡及墙壁木石上极多。叶红如霜叶，掩映绿卉，尤增鲜明。但细审其叶，一茎之上，或尖或团，团如人手指，尖如竹叶；秋时结长角如豇豆，长六七寸，初青后赤；破之有子如萝藦子，半如针半如绒，绒亦白软，大约与络石同种，而结角则异，或以为雌雄耳。”其中所云“一茎之上，或尖或团，团如人手指，尖如竹叶”，指的就是石血有二型叶，不育枝上多为披针形（所谓竹叶）。其他均为夹竹桃科络石属的果实种子等特点均极细致。其“络石”（图17）所绘叶片皆小，但茎枝气根甚多，疑仍是石血*T. jasminoides* var. *hetero-*

phyllum，无不育枝而已。其“石血”（图18）二型叶区别分明，一为披针形，一为卵状椭圆形。另绘了背葵双生。表明此即石血*T. jasminoides* var. *heterophyllum*。

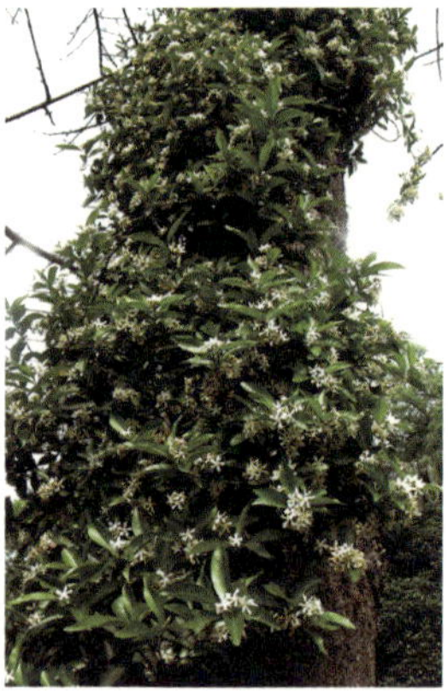

图 20　络石 *Trachelospermum jasminoides*

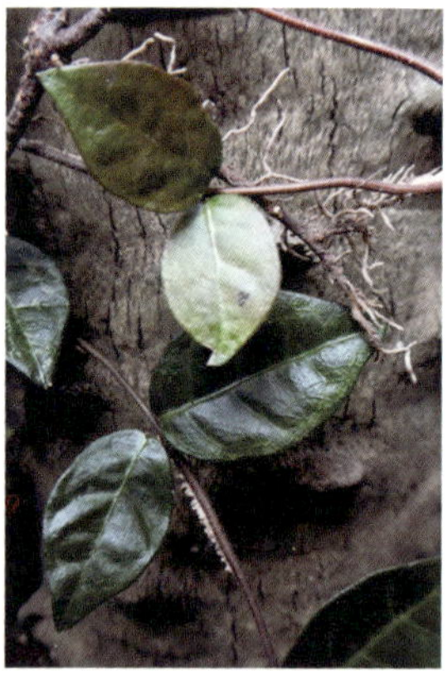

图 21　络石的匍匐枝

【小结】

“络石”为《本经》所载早期药物之一。包络石、树而生，故名“络石”。具有这一特点的植物甚多。唐本《图经》所述络石为夹竹桃科植物络石（白花藤）*Trachelospermum jasminoides*（Lindl.）Lem.，或其变种石血*T. jasminoides*（Lindl.）Lem. var. *heterophyllum* Tsiang。唐·陈藏器进一步提出络石与石血的区别。宋·苏颂《本草图经》提到相类之品有“薜荔”（或称木莲），即今桑科植物薜荔*Ficus pumila* Linn.。另有“地锦”，即葡萄科植物地锦*Parthenocissus tricuspidata*（S. et Z.）Planch.。《本草图经》所绘“络石”为夹竹桃科植物络石，《植物名实图考》则绘出了石血的准确图形。

18-61　木莲

【品图】

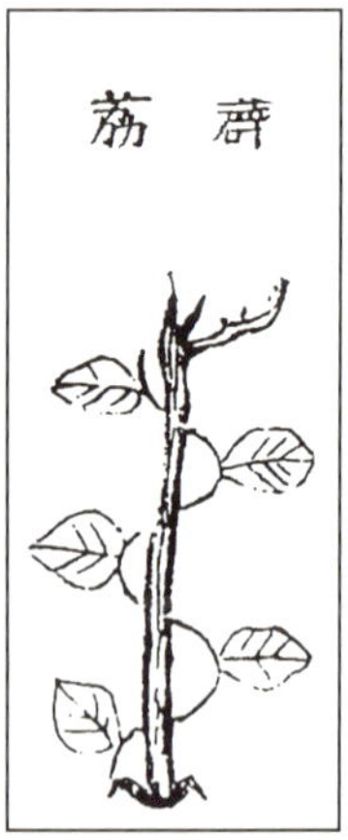

图 1　太乙·薜荔

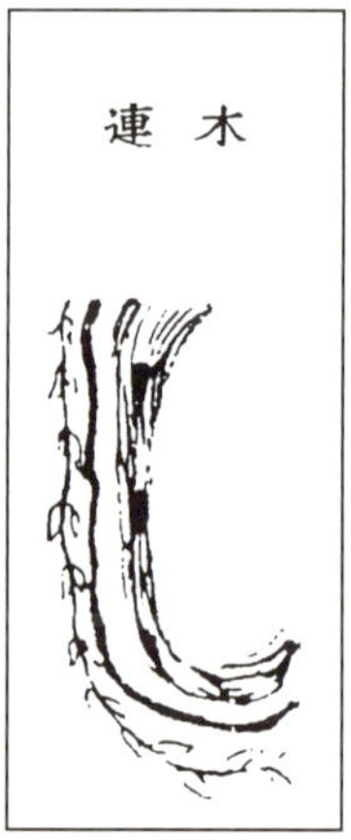

图 2　太乙·木连

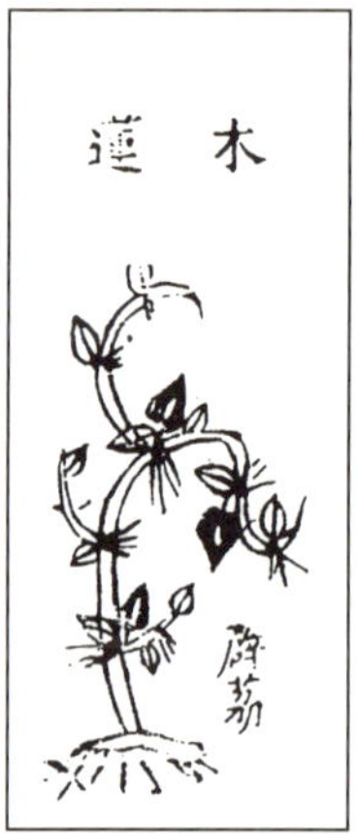

图 3　纲目（金）·木莲

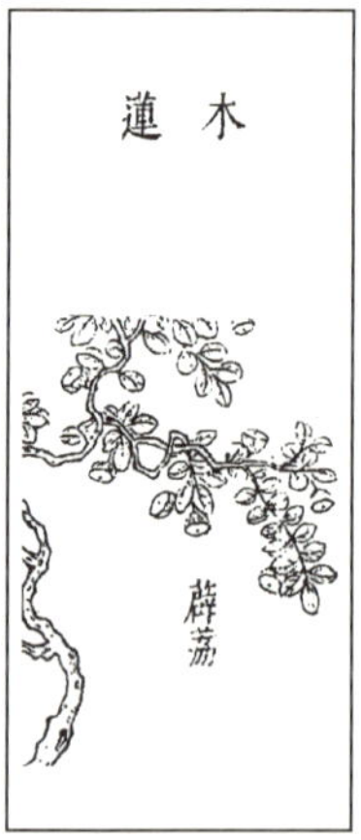

图 4　纲目（钱）·木莲

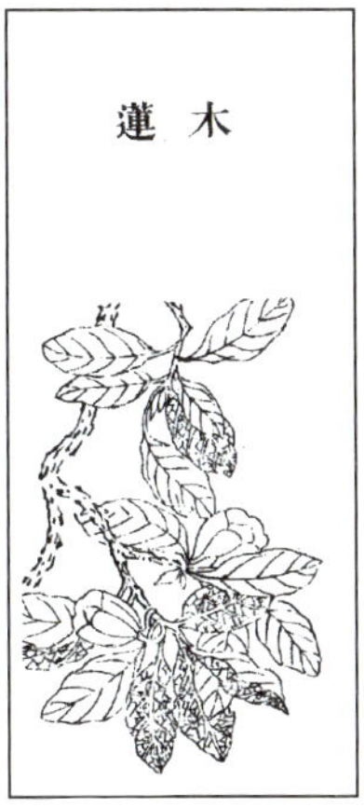

图5　纲目（张）·木莲

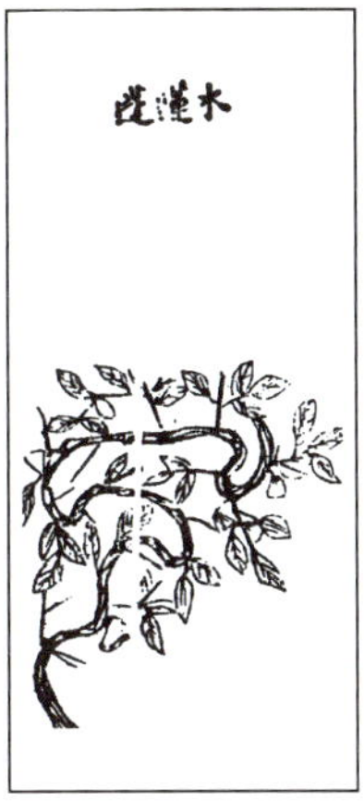

图6　汇言·木莲蓬

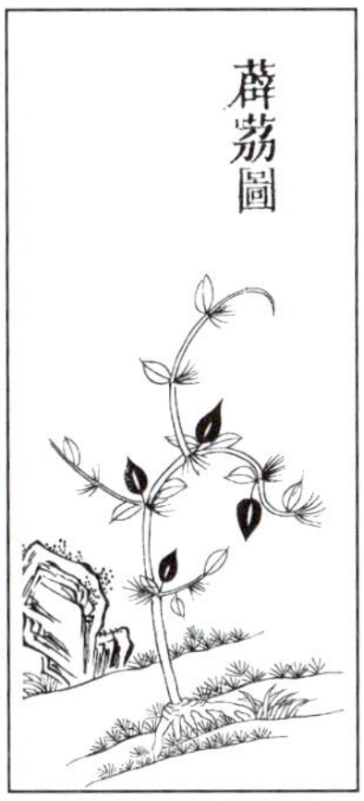

图7　草木典·薜荔图

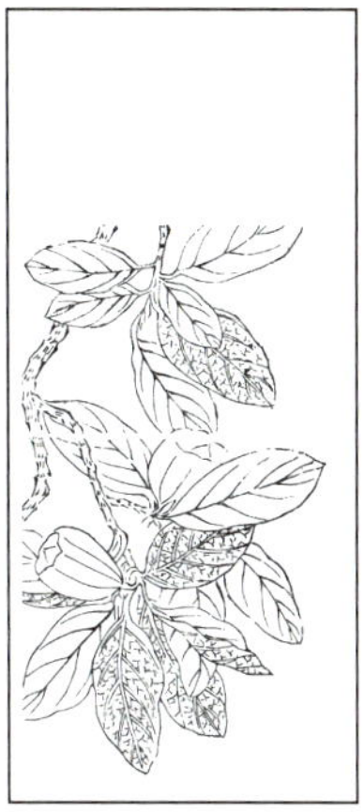

图8　图考·木莲

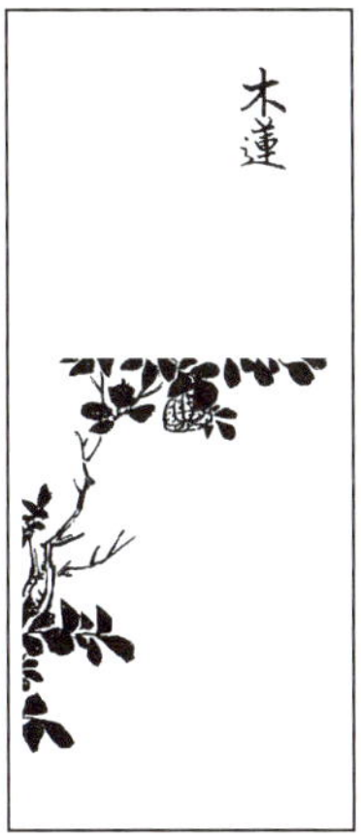

图9　图说·木莲

本品9图，取自8书。有承继关系的图可分2个书类。

《本草纲目》（金陵本）：该书“木莲”（图3）的仿绘图为《古今图书集成·草木典》“薜荔图”（图7）。除修饰原枝叶外，另增土地背景。

《植物名实图考》：该书“木莲”（图8）的仿绘图为《本草纲目》张本“木莲”（图5）。

以上9图中，除外2幅仿绘图，原创图尚有7幅（图1、2、3、4、6、8、9），详见下“鉴药”项。

【文录】

唐《本草拾遗》（见《证类》卷7“络石”） 陈藏器云：薜荔夤缘树木，三五十年渐大，枝叶繁茂，叶圆长二三寸，厚若石韦。生子似莲房，中有细子，一年一熟。子亦入用，房破血。一名木莲，打破有白汁，停久如漆，采取无时也。

宋《本草图经》（同上）《图经》曰……薜荔与此极相类，但茎叶粗大如藤状，近人用其叶治背痈，干末服之，下利即愈。木莲更大如络石，其实若莲房，能壮阳道尤胜。

明《本草纲目》卷18“木莲” 【释名】木馒头（《纲目》）、鬼馒头。【时珍曰】木莲、馒头，象其实形也。薜荔（音壁利），未详。《山海经》作草荔。【集解】【时珍曰】木莲延树木垣墙而生，四时不凋，厚叶坚强，大于络石。不花而实，实大如杯，微似莲蓬而稍长，正如无花果之生者。六七月实内空而红。八月后则满腹细子，大如稗子，一子一须。其味微涩，其壳虚轻，乌鸟童儿皆食之。

清《植物名实图考》卷20“木莲” 木莲即薜荔。《本草拾遗》始著录。自江而南，皆曰木馒头，俗以其实中子浸汁为凉粉，以解暑。

【鉴药】

“薜荔”首见于《本草拾遗》。名义不详。“薜荔”条原由《嘉祐本草》收录在“络石”条“陈藏器云”之下。李时珍将其单独立条，以其别名“木莲”为本条正名。陈藏器云：络石“与薜荔相似。更有木莲、石血、地锦等十余种藤，并是其类，大略皆主风血，暖腰脚，变白不衰”。苏颂谓其果能壮阳道。后世医方书少见此名，民间医多用。

关于本品的生境、形态，唐·陈藏器云：“薜荔夤缘树木，三五十年渐大，枝叶繁茂，叶圆长二三寸，厚若石韦。生子似莲房，中有细子，一年一熟。子亦入用，房破血。一名木莲，打破有白汁，停久如漆。”“生子似莲房”，是指其雌花果状如莲房，头大蒂小，又似馒头，故有“土馒头”之名。此植物与无花果*Ficus carica* Linn.同属，故其果实形状相似。李时珍曰：“木莲延树木垣墙而生，四时不凋，厚叶坚强，大于络石。不花而实，实大如杯，微似莲蓬而稍长，正如无花果之生者。六七月实内空而红。八月后则满腹细子，大如稗子，一子一须。其味微涩，其壳虚轻，乌鸟童儿皆食之。”据此，薜荔为桑科榕属植物薜荔*Ficus pumila* Linn.。明清本草中有本品的药图。

1.**《太乙仙制本草药性大全》**：该书的“薜荔”“木连”分作两药，“薜荔”条的内容取自《唐本草》“络石”条，云“叶大而薄，人家亦种之，俗名耐冬”。“木连”条则杂取宋《本草图经》的内容，以木莲为主。因此各配一图。其文字尚且混乱，故其图形更是草率难凭。“薜荔”（图1）仅绘一茎缠绕一树，单叶互生。“木连”（图2）则绘从山崖上下垂的一藤，小叶对生。如此简陋之图，无法作考证之用。

2.**《本草纲目》（金陵本）**：该书“木莲”（图3）有图注“薜荔”。该书图形简陋，但绘出了茎蔓生，茎节间有不定根，叶互生，卵形，叶腋有桃形果实。此图虽不能与其他写生图相比，但毕竟能发挥一定的示意作用，提示此图在表现薜荔*F. pumila*。

3.**《本草纲目》（钱本）**：该书“木莲”（图4）虽与本药其他图不相似，但细看其图形，乃仿绘《图经》“络石”图（见“18-60络石”），去其假山石，取其藤茎，其叶小而对生。此夹竹桃科络石之形，非桑科薜荔互生叶。图中再绘出几个莲蓬状的果实作为“木莲”点缀。故此图属于化裁“嫁接”的图形，无法作考证用。

4.**《本草汇言》**：该书“木莲蓬”（图6）绘一藤本植物，图形凌乱。其叶着生或为对生，或互生，或三小叶，亦有似莲蓬状的小果实。此等图形，乃为绣像而设，于辨药无益。

5.**《植物名实图考》**：该书“木莲”（图8）为写生图。其叶卵状椭圆形，叶背网脉明显。果实单生于叶腋，类似无花果。此即桑科植物薜荔*F. pumila*。

6.**《本草简明图说》**：该书“木莲”（图9）采用写意笔法，用阴刻示意茎叶。其中绘了一个带棱的如倒置莲蓬的果实。此图能令人知其示意为木莲，但作为鉴定物种还很不合适。

【小结】

“薜荔”又名木莲，首见于《本草拾遗》。据陈藏器、李时珍的描述，本品即桑科植物薜荔*Ficus pumila* Linn.。此虽为常见之物，但准确描绘其形的药图只有《植物名实图考》。

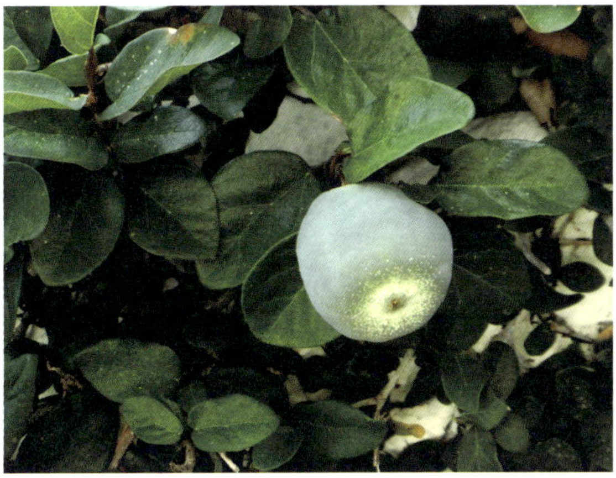

图 10　薜荔 *Ficus pumila*

18-62　地锦

【品图】

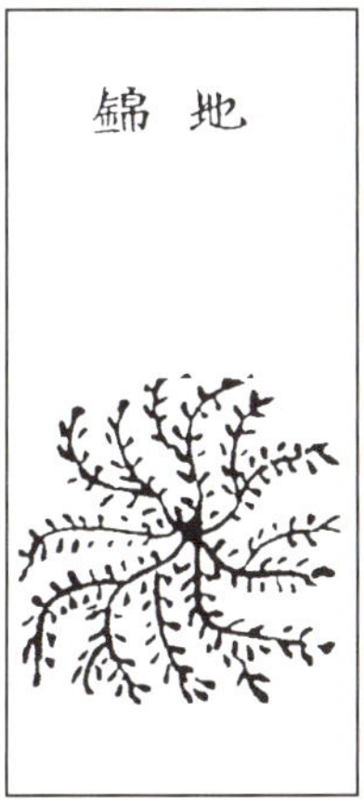

图 1　太乙 · 地锦

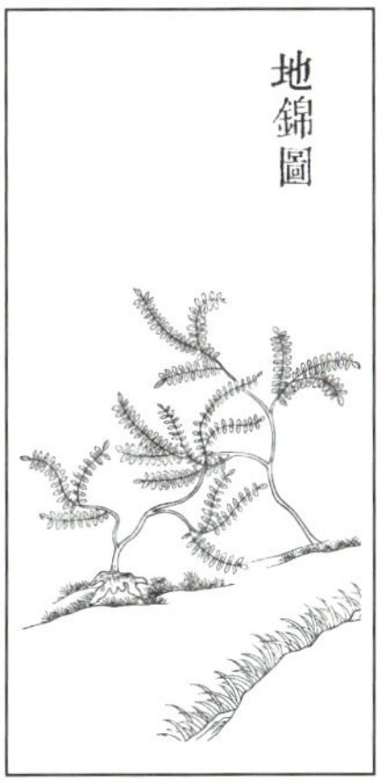

图 2　草木典 · 地锦图

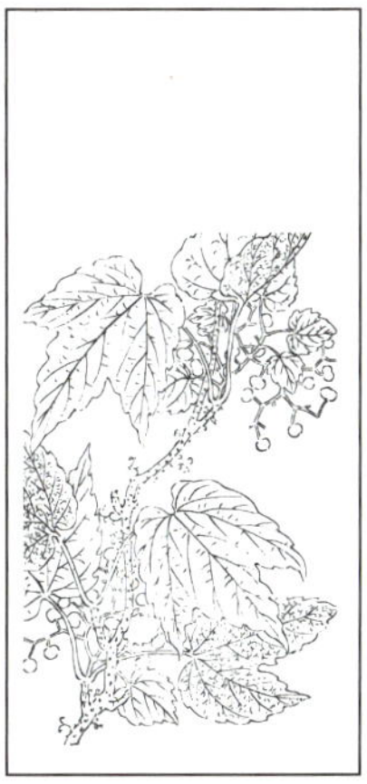

图 3　图考 · 常春藤

本品3图，取自3书。此3图均为原创图，详见下“鉴药”项。

【文录】

唐《本草拾遗》(见《证类》卷7“络石”) 陈藏器云：地锦……生淮南林下，叶如鸭掌，藤蔓着地，节处有根，亦缘树石，冬月不死，山人产后用之。一名地噤。

明《本草纲目》卷18“地锦”【时珍曰】别有地锦草，与此不同。见草之六。

清《植物名实图考》卷20“常春藤” 常春藤即土鼓藤。《本草拾遗》始著录。《日华子》以为龙鳞薜荔。《谈荟》以为即巴山虎。今南北皆有之。结子圆碧如珠，与《拾遗》说符。

【鉴药】

“地锦”见于《本草拾遗》。《嘉祐本草》引“陈藏器”此药于“络石”条下。名义不详。《本草纲目》将此药置于“络石”之下作为附录。《拾遗》原载其“主破老血，产后血结，妇人瘦损，不能饮食，腹中有块，淋沥不尽，赤白带下，天行心闷”。后世医方书用此藤本“地锦”者甚稀，民间或用此为草药。

关于本品的生境、形态，陈藏器在“络石”条云：“络石……与薜荔相似。更有木莲、石血、地锦等十余种藤，并是其类。”又“地锦”条云：“生淮南林下，叶如鸭掌，藤蔓着地，节处有根，亦缘树石，冬月不死。”可见这是一种常绿藤本。此即葡萄科地锦属植物地锦*Parthenocissus tricuspidata*（S. et Z.）Planch.。据调查，现代江苏徐州、连云港一带收购的络石藤亦确有地锦混入者。[1]宋·苏颂《本草图经》调查了全国的络石来源。其中包括地锦。因此该种为古之地锦是完全有可能的。

1.《太乙仙制本草药性大全》：该书“地锦”（图1）不成藤蔓状，而是铺地而生。其形更似大戟科大戟属植物地锦*Euphorbia humifusa* Willd. ex Schlecht.。此即李时珍在此条后所云：“别有地锦草，与此不同。见草之六[2]。”

2.《古今图书集成·草木典》：该书“地锦图”（图2）的造型类似同书的“络石图”（见“18-60络石”图16），枝条均为单数羽状复叶状，小叶对生，唯本图背景为土石而非水滨。

3.《植物名实图考》：该书“常春藤”正文云：“常春藤即土鼓藤。《本草拾遗》始著录。《日华子》以为龙鳞薜荔。《谈荟》以为即巴山虎。今南北皆有之。结子圆碧如珠，与《拾遗》说符。”此处所云“巴山虎”与“常春藤”“土鼓藤”并非一物。该图（图3）所示植物为木质藤本。单叶，3浅裂，顶端裂片急尖，叶基心形，叶缘为粗锯齿。果实球形。此即葡萄科地锦属植物地锦（爬山虎）*Parthenocissus tricus-*

1 谢宗万：《中药材品种论述》中册，上海：上海科学技术出版社，1994：159.

2 草之六：即《本草纲目》卷20石草类“地锦（血见愁）”。

pidata (S. et Z.) Planch. 。此图证明吴其濬在正文中错把“地锦”当成常春藤。

【小结】

“地锦”为《本草拾遗》收载,《嘉祐本草》附见于“络石”条。《本草纲目》将此药作附录药收于“络石”之末。据《拾遗》所载，此“地锦”属于“络石”的藤本植物，即葡萄科植物地锦（爬山虎）*Parthenocissus tricuspidata*（S. et Z.）Planch.。《植物名实图考》所附“常春藤”图所绘即本品。

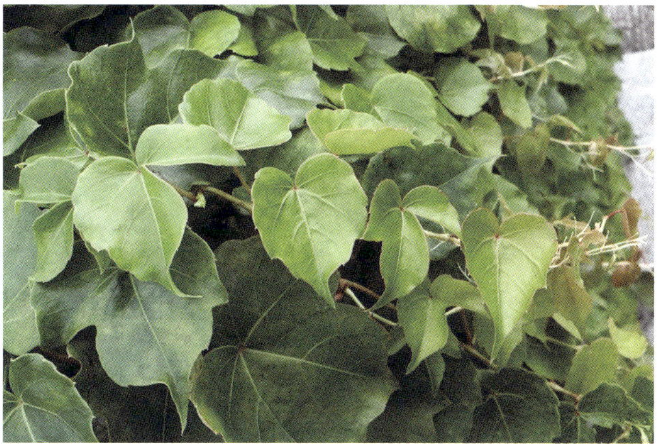

图4　地锦（爬山虎）*Parthenocissus tricuspidata*

18-63　常春藤

【品图】

本品2图，取自2书。此2图均为原创图，详见下“鉴药”项。

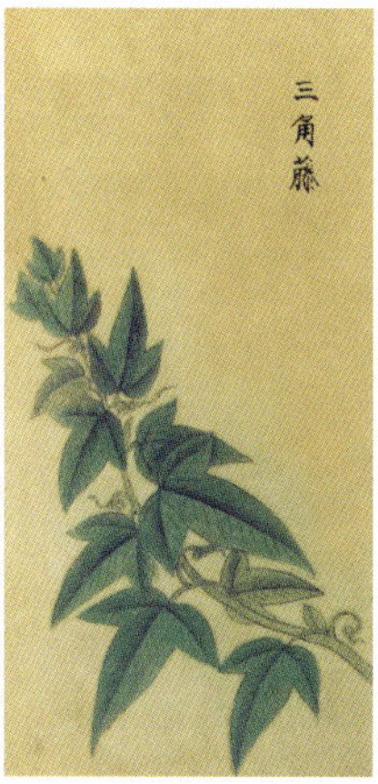

图1　履巉岩 · 三角藤

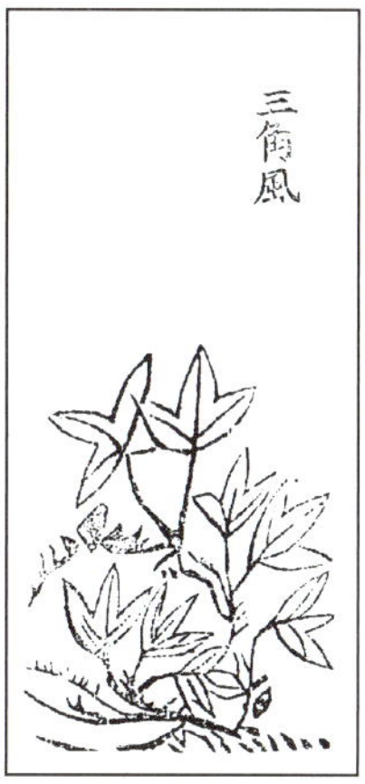

图2　便方 · 三角风

【文录】

唐《本草拾遗》（见《证类》卷7“络石”） 陈藏器云……又云：土鼓藤……生林薄间，作蔓绕草木，叶头尖，子熟如珠，碧色正圆。小儿取藤于地，打作鼓声，李邕名为常春藤。

吴越《日华子本草》（同上）《日华子》云……又云：常春藤，一名龙鳞薜荔。

【鉴药】

“常春藤”为“土鼓藤”别名。“土鼓藤”首见于《本草拾遗》。其文被宋《嘉祐本草》

引录于“络石”条下。《本草纲目》将其单独立条，以“常春藤”为正名。“土鼓藤”因“小儿取藤于地，打作鼓声”而得名。“常春藤”或因四季常青得名。《拾遗》原载“主风血，羸老腹内诸冷，血闭，强腰脚，变白”。医方书或载其用，但多用其别名“龙鳞薜荔”。

唐 · 陈藏器载其生境、形态为：“生林薄间，作蔓绕草木，叶头尖，子熟如珠，碧色正圆。”《中华本草》考本品为五加科常春藤属植物中华常春藤（常春藤）*Hedera nepalensis* K. Koch var. *sinensis*(Tobl.)Rehd.。[1]此种果实如珠，唯果为黄色或红色与原记载不同。

清·吴其濬《植物名实图考》“常春藤”的正文谓“常春藤即土鼓藤。《本草拾遗》始著录。《日华子》以为龙鳞薜荔……结子圆碧如珠，与《拾遗》说符。”但其所绘图却与《本草拾遗》的“地锦”相符。其图见上条“地锦”。

1.《履巉岩本草》：该书“三角藤”（图1）所绘为一支藤茎，单叶互生、叶三角状。其图所用标本为宋代杭州慈云岭一带的植物。《浙江民间常用草药》常春藤有多种异名，如犁头南枫藤、三角箭，土枫藤等，均以叶形似三角犁头、似枫叶而得名。又常春藤在宋代《圣惠方》《外科精要》等书中均用治恶疮疔肿，与本书所载功用相似。故本品当为五加科植物常春藤*H. nepalensis* var. *sinensis*。[2]

2.《草木便方》：该书“三角风”（图2）绘一蔓生植物，叶三角状卵形，具长柄，先端短渐尖，3裂。此图形简单，该书整理者结合此药在四川当地使用情况，确定其为五加科植物常春藤*H. nepalensis* var. *sinensis*。[3]

【小结】

“常春藤”即《本草拾遗》“土鼓藤”。据《拾遗》所述形态，当为五加科植物常春藤*Hedera nepalensis* K. Koch var. *sinensis*（Tobl.）Rehd.。《履巉岩本草》“三角藤”、《草木便方》“三角风”图皆为此常春藤。

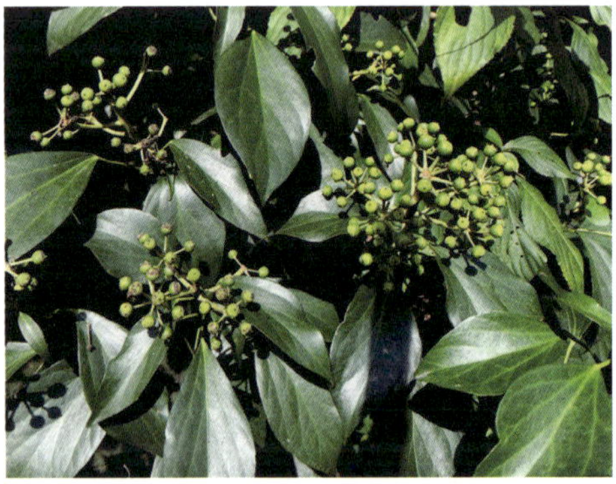

图 3　常春藤 *Hedera sinensis* 的能育枝

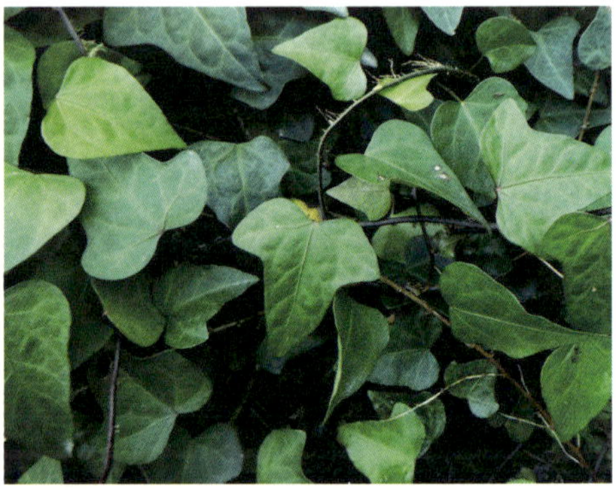

图 4　常春藤的不育枝

1　国家中医药管理局《中华本草》编委会：《中华本草》(5)，上海：上海科学技术出版社，1999：796.

2　[宋] 王介撰绘，郑金生校注：《履巉岩本草》，见《南宋珍稀本草三种》，北京：人民卫生出版社，2007：19.（另《中华本草》亦考本图为常春藤。见上注。）

3　[清] 刘善述原著，赵素云、李文虎、孙西整理：《草木便方》，重庆：重庆出版社，1988：219.

18-64 千岁虆

【品图】

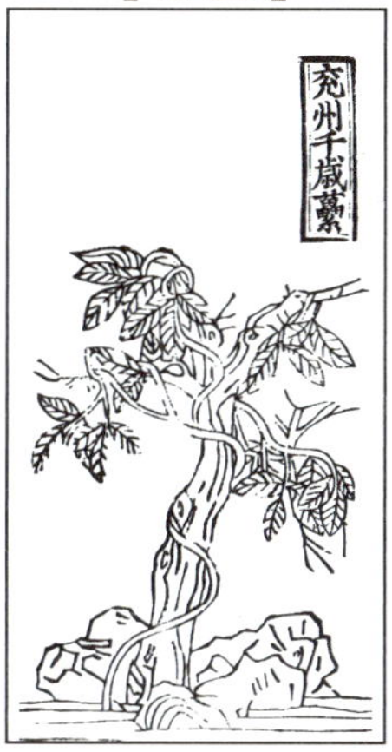

图 1 图经（大）· 兖州千岁虆

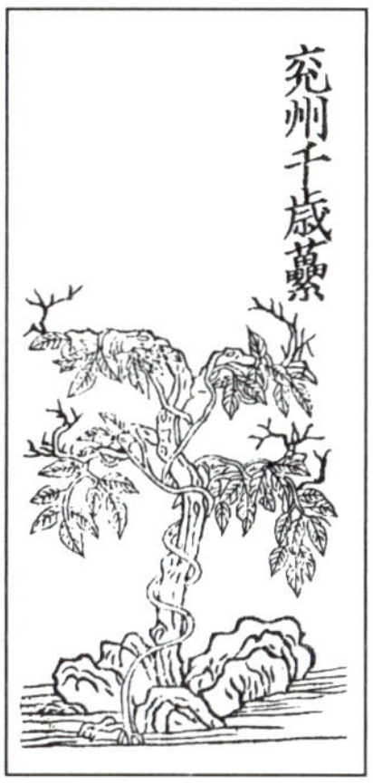

图 2 图经（政）· 兖州千岁虆

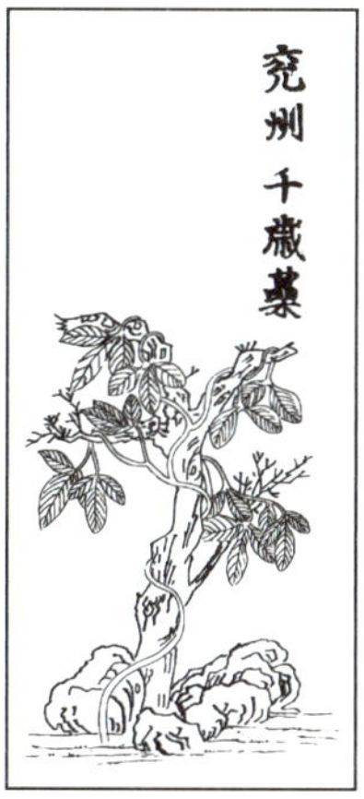

图 3 图经（绍）· 兖州千岁虆

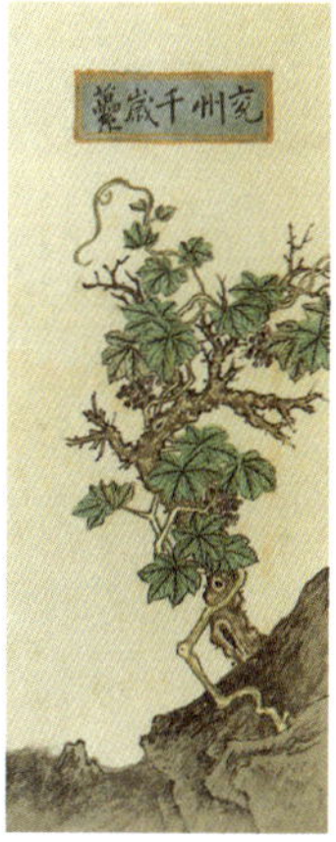

图 4 品汇 · 兖州千岁虆

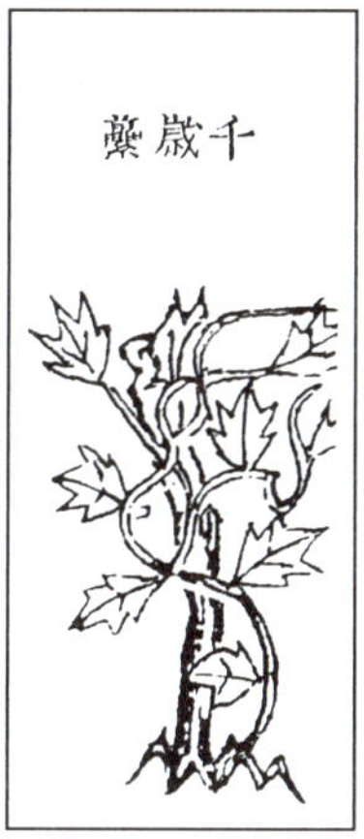

图 5 太乙 · 千岁虆

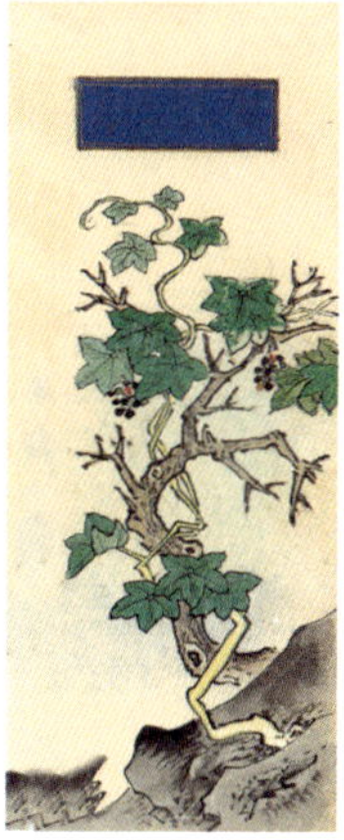

图 6 雷公 · 千岁虆

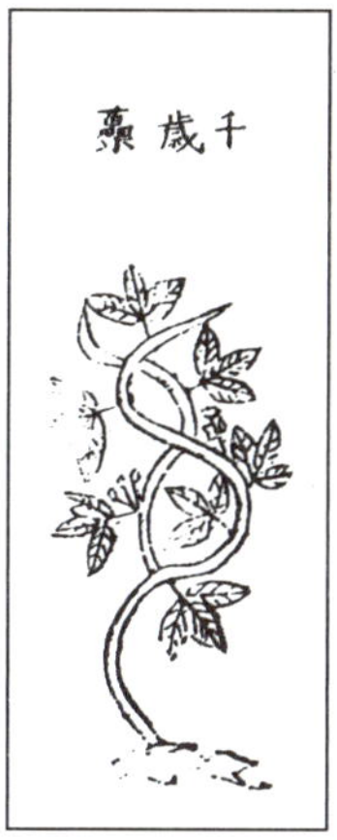

图 7 纲目（金）· 千岁虆

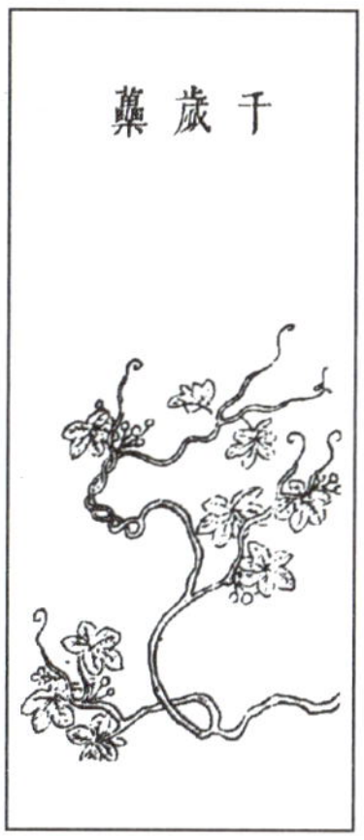

图 8 纲目（钱）· 千岁虆

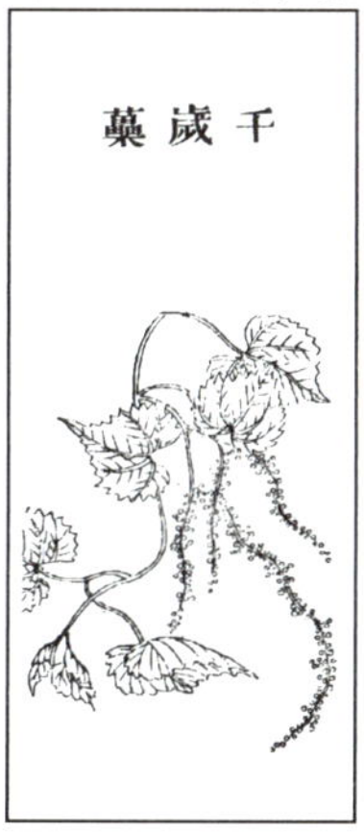

图 9 纲目（张）· 千岁虆

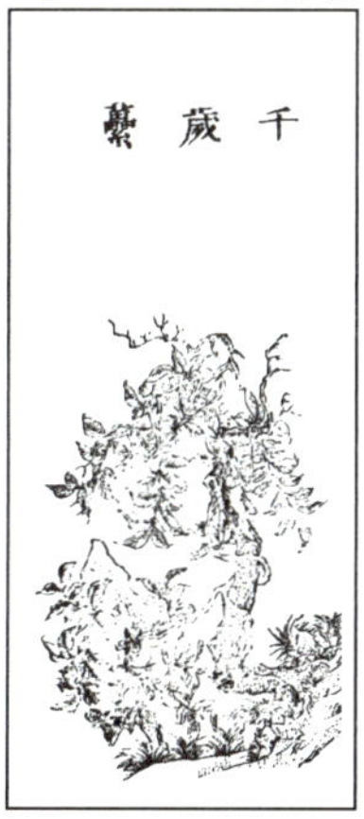

图 10 三才 · 千岁虆

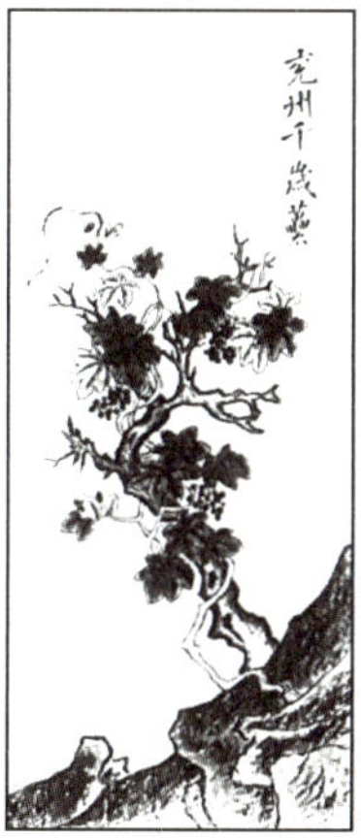

图 11 金石 · 兖州千岁虆

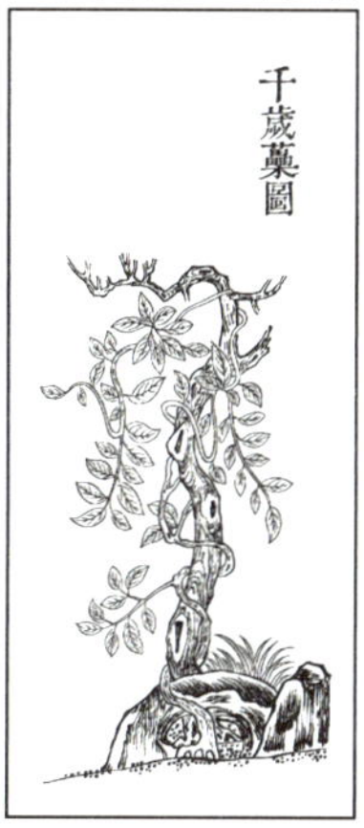

图 12 草木典 · 千岁虆图

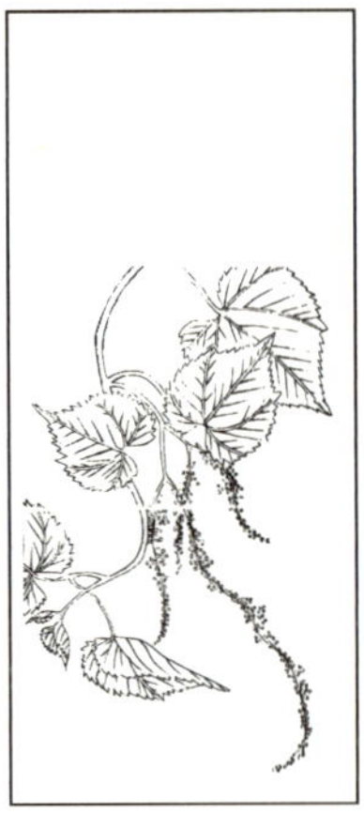

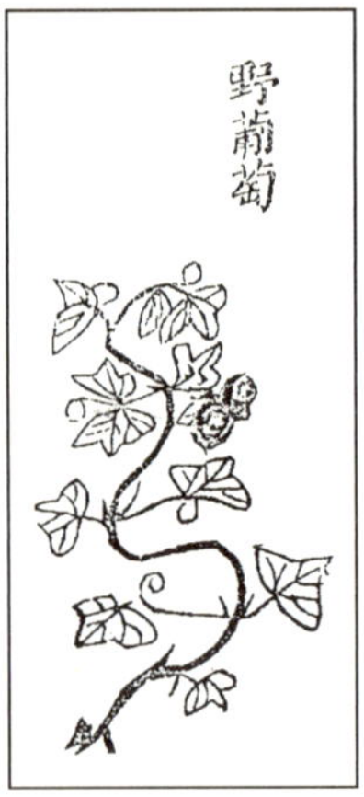
图 13　图考 · 千岁蘽　图 14　便方 · 野葡萄

本品14图，取自14书，其中3幅彩图。有承继关系的图可分3个书类。

《本草图经》：该书“兖州千岁蘽”图分别存于《大观》（图1）、《政和》（图2）、《绍兴》（图3）。此三传本中，《大观》《绍兴》构图相似，《政和》图形较复杂，然大同小异。今以《政和》图2为《图经》图的代表。

仿绘该图的墨线图有：《本草纲目》金陵本“千岁蘽”（图7）。该图采用其绘藤本植物的惯例，绘一弯曲藤茎。其叶片则似从《图经》图2羽状三小叶化裁而成掌状3裂叶，但不取其背景。另《三才图会》“千岁蘽”（图10）将《图经》图2更加复杂化，其叶片几乎成了羽状复叶。《古今图书集成·草木典》“千岁蘽图”（图12）反其道而行之，将《三才》图12大加简化，使之藤蔓清晰。

《本草品汇精要》：该书“兖州千岁蘽”（图4）在仿绘《图经》图2时，有意识地将全部叶片改为掌状分裂叶。此完全不同于《图经》图，有新的创意。仿绘其图者有《补遗雷公炮制便览》图6、《金石昆虫草木状》图11。

《植物名实图考》：该书“千岁蘽”（图13）的仿绘者有《本草纲目》张本图9。

以上14图中，除外8幅仿绘图，原创图尚有6幅（图2、4、5、8、13、14），详见下“鉴药”项。

【文录】

《别录》（见《证类》卷7“千岁蘽汁”） 一名蘽芜。生太山川谷。

梁《本草经集注》（同上） 陶隐居云：作藤生，树如葡萄，叶如鬼桃，蔓延木上，汁白。今俗人方药都不复识用此，仙经数处须之。而远近道俗咸不识此，非甚是异物，正是未研访寻识之尔。

唐《唐本草》（同上）《唐本》注云：即蘡（音缨）薁（音隩）藤汁也。此藤有得千岁者，茎大如碗，冬惟叶凋，茎终不死。藤汁味甘，子味甘、酸，苗似葡萄。其茎主哕逆大善，伤寒后呕哕更良。

唐《本草拾遗》（同上）《陈藏器本草》云：千岁蘽，陶云藤生，树如葡萄，叶如鬼桃，蔓延木上，汁白。人不复识，仙方或须。《唐本》注即云：蘡薁藤得千岁者，汁甘，子酸。按蘡薁是山蒲桃，斫断藤，吹气出一头如通草。以水浸，吹取气，滴目中，去热翳赤障，更无甘汁，本经云汁甘，明非蘡薁也。千岁蘽似葛蔓，叶下白，子赤，条中有白汁。《草木疏》云：一名苣荒，连蔓而生，子赤可食。《毛诗》云：葛藟。注云：似葛之草也。此藤大者盘薄，故云千岁藟，谓蘡薁者，深是妄言。

吴越《日华子本草》（同上）《日华子》云：味甘、酸。止渴，悦色。年多大者佳，茎叶同用，又名蘡薁藤。

宋《本草图经》（同上）《图经》曰：千岁藟，生泰山川谷。作藤生，蔓延木上，叶如葡萄而小。四月摘其茎，汁白而甘。五月开花，七月结实，八月采子，青黑微赤。冬惟凋叶。此即《诗》云葛藟者也。苏恭谓是蘡薁藤，深为谬妄。陶隐居、陈藏器说最得之。

宋《本草衍义》卷8“千岁藟” ……右骁骑将军甘守诚曰：常春者千岁藟也。

明《本草纲目》卷18“千岁藟”【释名】【集解】【时珍曰】按千岁藟，原无常春之名。惟《陈藏器本草·土鼓藤》下言李邕名为常春藤，浸酒服，羸老变白。则抚所用乃土鼓藤也。其叶与千岁藟不同，或名同耳。

清《植物名实图考》卷22“千岁藟” 千岁藟，《别录》上品。陈藏器以为即葛藟。《本草衍义》引甘守诚，以为即姜抚所进长春藤，饮其酒多暴死。今俚医以为治跌损要药。其力极猛，不得过剂……雩娄农曰……《诗》之咏葛藟者多矣，无言采采者。《传》曰：葛藟能庇其本根。今山林中，贯木络石，条蔓蔚密，材不可薪，不任缚，实不中啖，而为鸟雀啅啄者，虽妇稚皆识之。乃姜抚一妄男子，诧为仙药，举朝信之，或以致毙。惟一卫士甘守诚，破其狂诞……

【鉴药】

“千岁藟”首见于《名医别录》，原作“千岁藟汁”，《纲目》收录时以“千岁藟”为正名。同时李时珍还将“有名未用”类的《别录》药“虆根”合并到本条。《唐本草》云：“此藤有得千岁者”，或因此得名。《别录》“千岁藟汁”条载其可“主补五藏，益气，续筋骨，长肌肉，去诸痹。久服轻身不饥，耐老，通神明”；“虆根”载“主缓筋，令不痛”。唐代曾一度被个别方士谎称为仙药，后世医方稀见此名。其根民间或作为草药用。

“藟”为蔓草（《广韵》），故“千岁藟”从名称上并无特别形态意义。《别录》无形态描述，后世本草家对此有两种不同的意见。一种是葛藟说，一种是蘡薁说。

梁·陶弘景最早谈到本品的习性形态：“作藤生，树如葡萄，叶如鬼桃，蔓延木上，汁白。今俗人方药都不复识用此，仙经数处须之。而远近道俗咸不识此，非甚是异物，正是未研访寻识之尔。”陶氏的意见，此物是养生家们有时用到，“俗人方药”（一般医家）都不关注使用它。此物不是什么奇异之物，但没人去访求辨认它。

《唐本草》认为“即蘡薁藤汁也。此藤有得千岁者，茎大如碗，冬惟叶凋，茎终不死。藤汁味甘，子味甘、酸，苗似葡萄”。赞同此说的有五代吴越时的《日华子本草》，云“年多大者佳，茎叶同用，又名蘡薁藤”。

但唐·陈藏器不同意蘡薁说：“按蘡薁是山蒲桃，斫断藤，吹气出一头如通草。以水浸，吹取气，滴目中，去热翳赤障，更无甘汁，本经云汁甘，明非蘡薁也。千岁虆似葛蔓，叶下白，子赤，条中有白汁。《草木疏》云：一名苣荒，连蔓而生，子赤可食。《毛诗》云：葛虆。注云：似葛之草也。此藤大者盘薄，故云千岁虆，谓蘡薁者，深是妄言。”陈氏反对蘡薁说的理由就是蘡薁汁没有甘味，但《别录》载千岁虆汁甘，那就不是蘡薁。陈氏引经据典，认为就是《毛诗》的“葛虆”，是一种似葛的草本，“叶下白，子赤，条中有白汁”“连蔓而生”，这与陶弘景所说基本一样。

宋·苏颂《本草图经》支持陈藏器“葛虆”说：“千岁虆，生泰山川谷。作藤生，蔓延木上，叶如葡萄而小。四月摘其茎，汁白而甘。五月开花，七月结实，八月采子，青黑微赤。冬惟凋叶。此即《诗》云葛虆者也。苏恭谓是蘡薁藤，深为谬妄。陶隐居、陈藏器说最得之。”寇宗奭讲述了一个唐开元（713—741）末的故事，说有个隐士姜抚，自称几百岁了，就是服用“常春藤”，并骗取了皇帝的信任。后来有位姜守诚揭露其所用的“常春藤”就是千岁虆，有较强的毒性。姜抚骗局被揭穿之后，再无人去继续研究千岁虆。故宋代以后，没有增添新的资料。李时珍认为姜抚用的“常春藤”是“土鼓藤”，即今五加科植物常春藤*Hedera nepalensis* K. Koch var. *sinensis*（Tobl.）Rehd.。然这也是据名推测，未必真是五加科常春藤。

清代吴其濬认为清代民间医常用“葛虆”作跌损要药，“其力极猛，不得过剂”。此物“今山林中，贯木络石，条蔓蔚密。材不可薪，不任缚；实不中啖，而为鸟雀啅啄者，虽妇稚皆识之”。吴氏绘了一幅写生图。现代学者据此图及以往资料，订其为葡萄科葡萄属植物葛藟葡萄*Vitis flexuosa* Thunb.。[1]

1.《本草图经》：该书“兖州千岁虆”（图2）绘一藤本植物生于土石，缠绕树木，其叶大，羽状3小叶，小叶椭圆形，全缘。此植物既不像蘡薁，也不是葛藟，倒接近豆科植物葛藤。植物科属不明。

2.《本草品汇精要》：该书“兖州千岁虆”（图4）的图名与图2一致，构图方式也很接近。但是其创意在于所有的叶片改绘成了叶掌状分裂。这一改变无疑使该图更接近葡萄科的植物。这一改变有可能是受文字记载的影响。

3.《太乙仙制本草药性大全》：该书“千岁虆”（图5）也是绘一株藤本植物缠绕

1　国家中医药管理局《中华本草》编委会：《中华本草》（5），上海：上海科学技术出版社，1999：307.（谢宗万：《本草纲目药物彩色图鉴》，北京：人民卫生出版社，2000：183.此书提到“北村四郎疑为此种”）。

在树上。其叶片5个分裂，此与《图经》同名图的羽状3小叶有很大的不同。

4.《本草纲目》（钱本）：该书“千岁虆”（图8）与金陵本的同名图完全不同。其叶片为掌状5分裂，而非从《图经》到《纲目》一脉相承的羽状三小叶或掌状三裂。其图形更接近葡萄科植物，但不明是依据实物还是文字作出的修正。

5.《植物名实图考》：该书“千岁虆”的文字只是宏观地介绍了“葛虆”的形状，此图（图13）则是细致地反映了吴其濬所认为的“葛虆”形象。该图为此藤本植物的花枝。其叶三角状卵形，顶端急尖，基部心形，叶缘有锯齿，基出脉5条。圆锥花序疏散，与叶对生。《中国植物志》鉴定此图为葡萄科葡萄属植物葛藟*Vitis flexuosa* Thunb.。

6.《草木便方》：该书“千岁虆”（图14）图形比较简单，一藤数叶。卷须与叶对生。单叶互生，叶三角状，先端有3浅裂。该书产生于四川合阳赤水一带。该书整理者据此条图文及当地用药实际，确定此药有两个可能的基原，皆为葡萄属植物。一为葛藟*V. flexuosa*，另一为毛葡萄*V. quinquangularis* Rehd.。[1]

【小结】

“千岁虆”为《名医别录》所载早期药物之一，但医方少用。古代本品来源有“葛虆”说与“蘡薁”说。宋·苏颂支持“葛虆”说。清·吴其濬亦支持“葛虆”说，并写生绘制一图。现代学者多据古本文字及吴其濬此图，将“千岁虆”订为葡萄科植物葛藟*Vitis flexuosa* Thunb.。

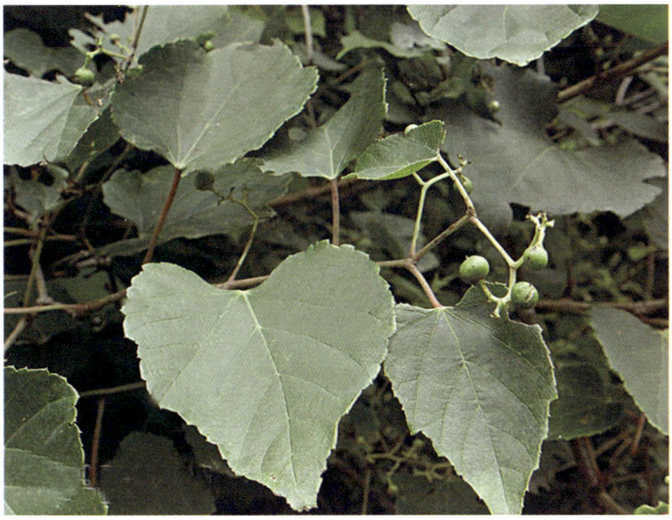

图 15　葛藟 *Vitis flexuosa*

1 ［清］刘善述原著，赵素云、李文虎、孙西整理：《草木便方》，重庆：重庆出版社，1988：132.

18–65 忍冬

【品图】

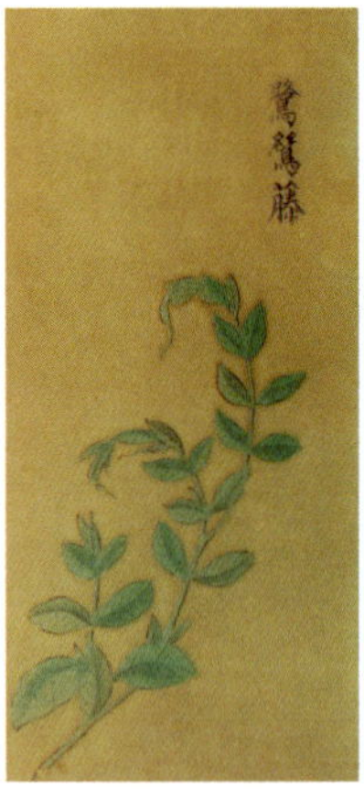

图 1 履巉岩 · 鹭鸶藤

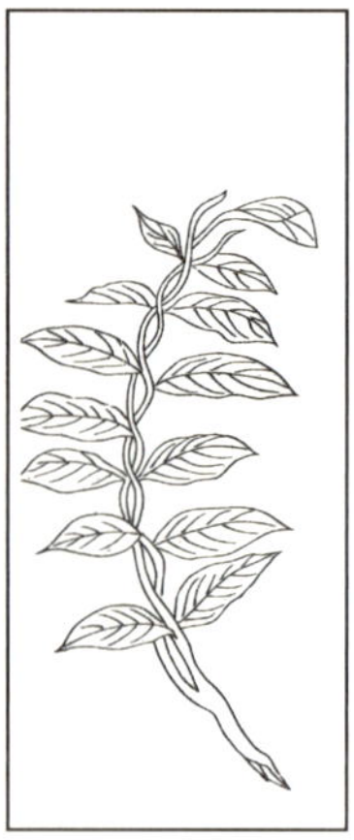
图 2 灸法 · 鹭鸶藤

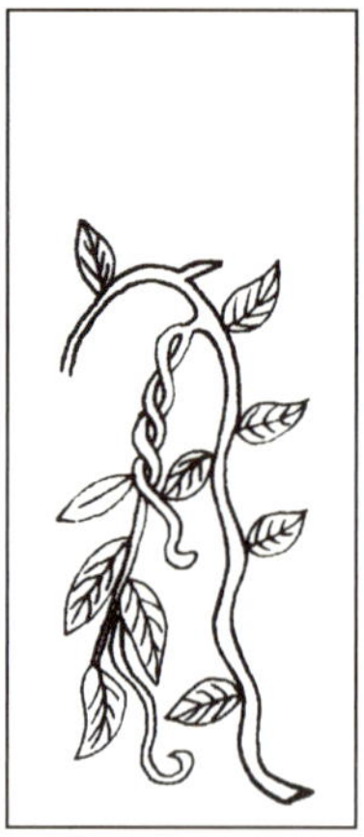
图 3 歌括 · 忍冬

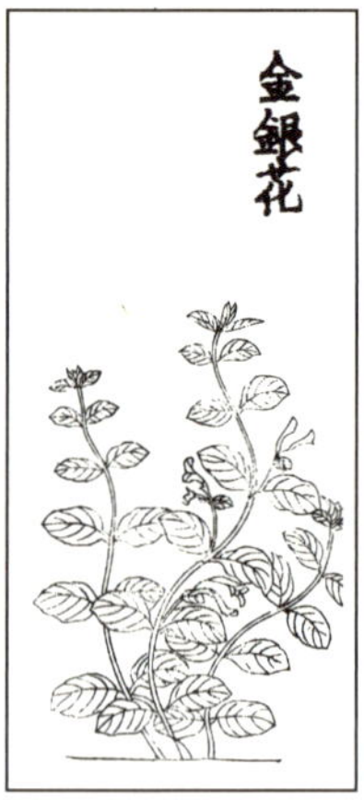

图 4 救荒 · 金银花

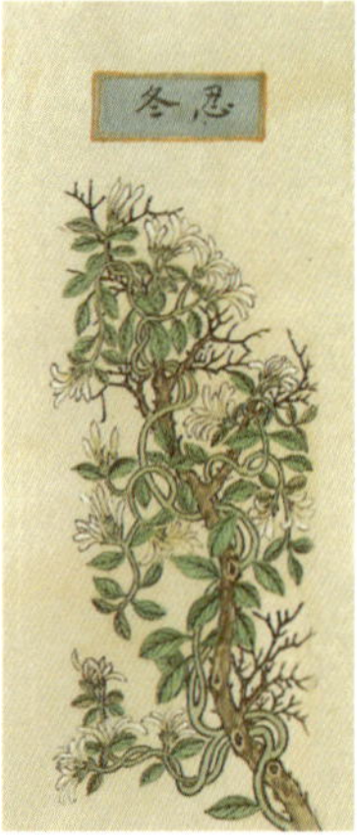

图 5 品汇 · 忍冬

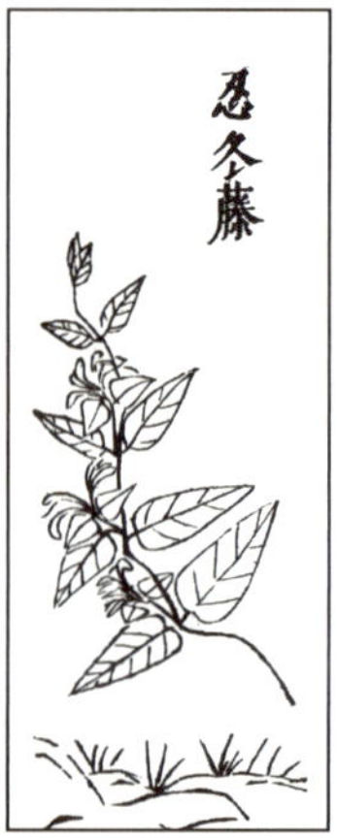

图 6 蒙筌 · 忍冬藤

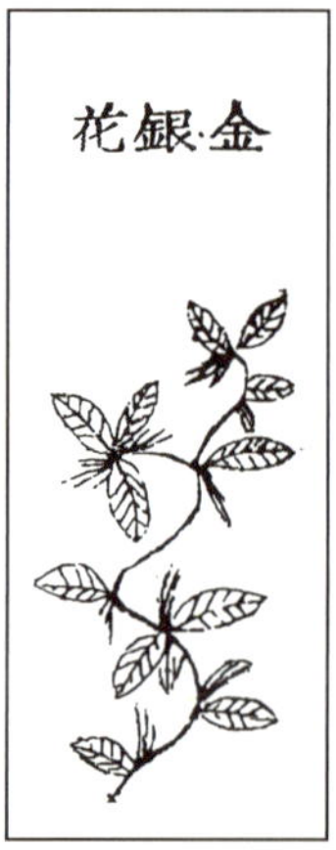

图 7 太乙 · 金银花

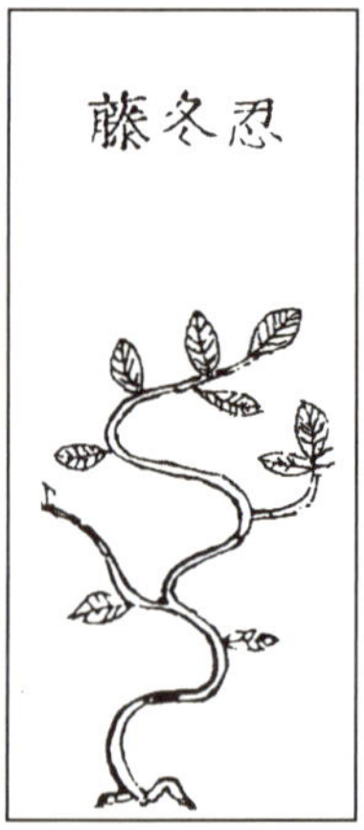

图 8 太乙 · 忍冬藤

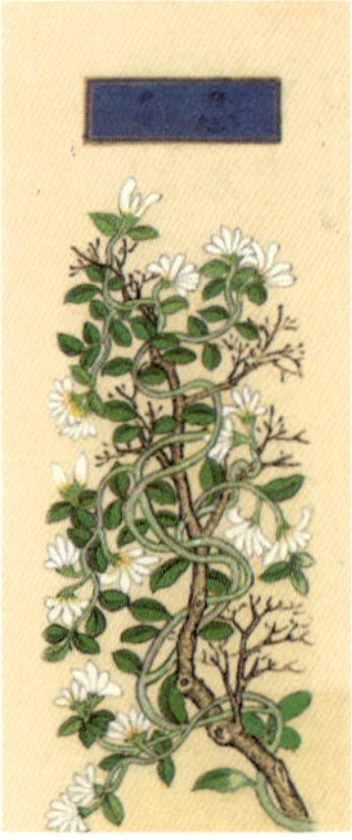
图 9 雷公 · 忍冬

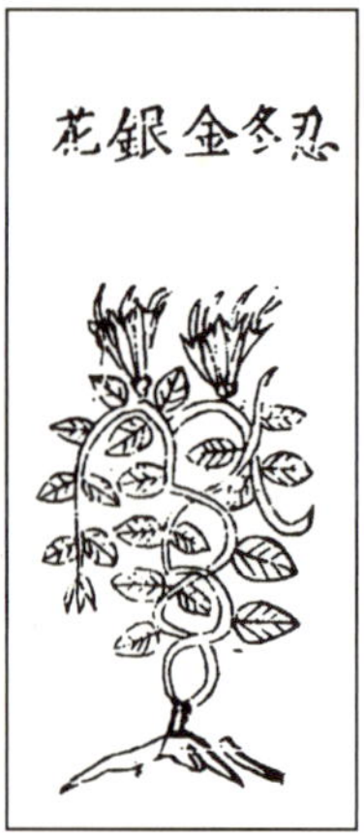

图 10 纲目（金）· 忍冬金银花

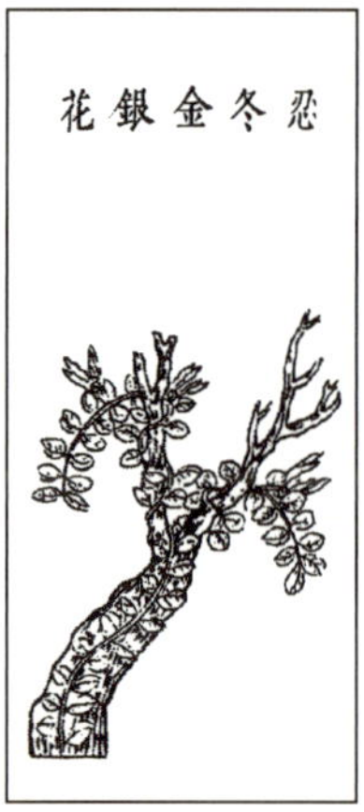

图 11 纲目（钱）· 忍冬金银花

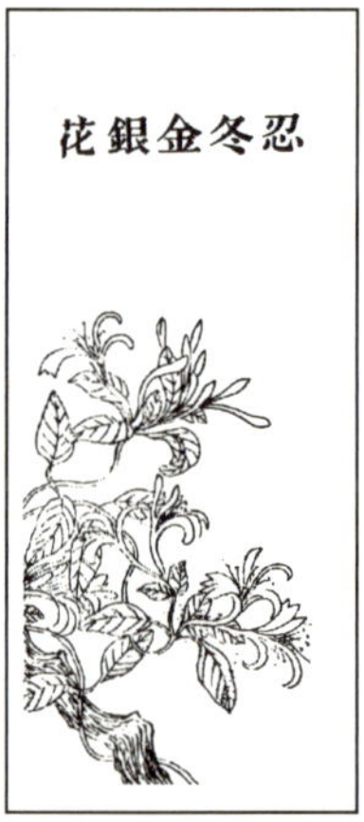

图 12 纲目（张）· 忍冬金银花

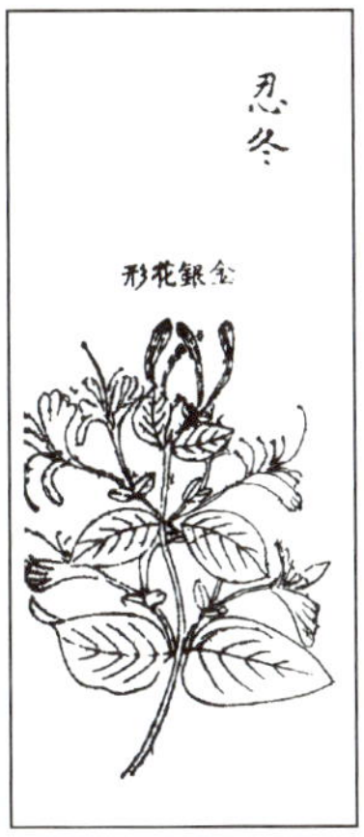

图 13　原始·忍冬

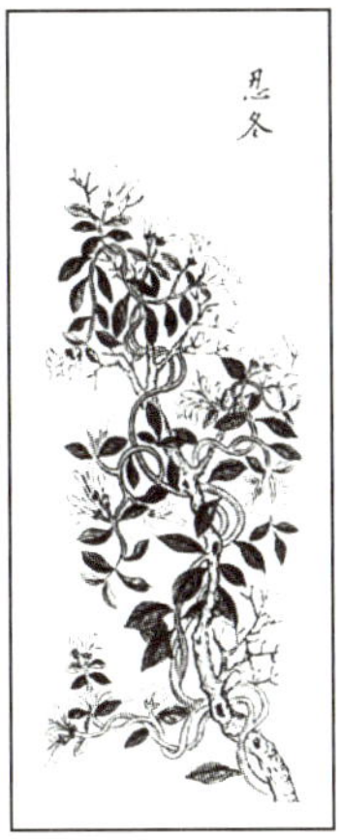

图 14　金石·忍冬

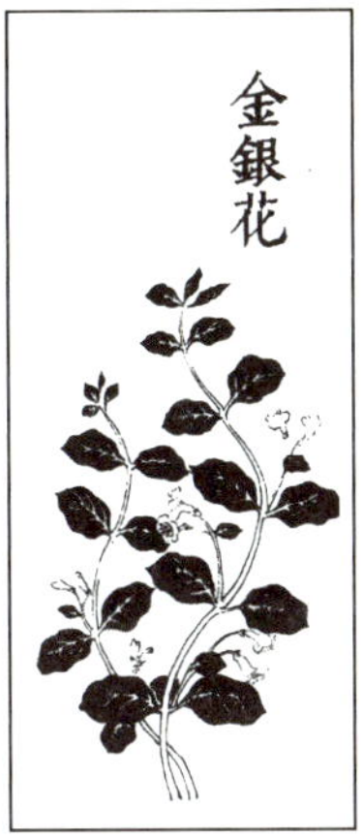

图 15　博录·金银花

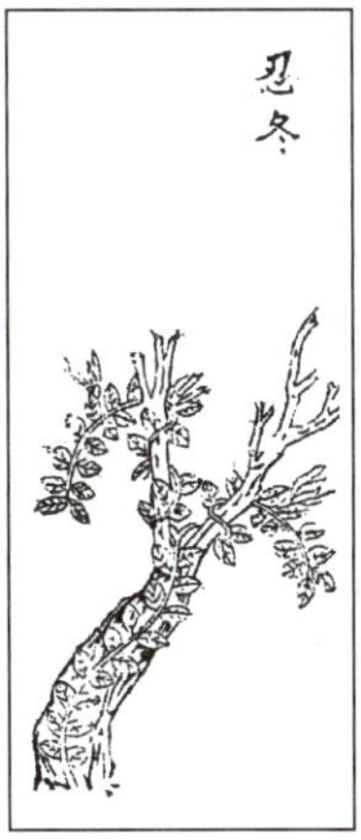

图 16　汇言·忍冬

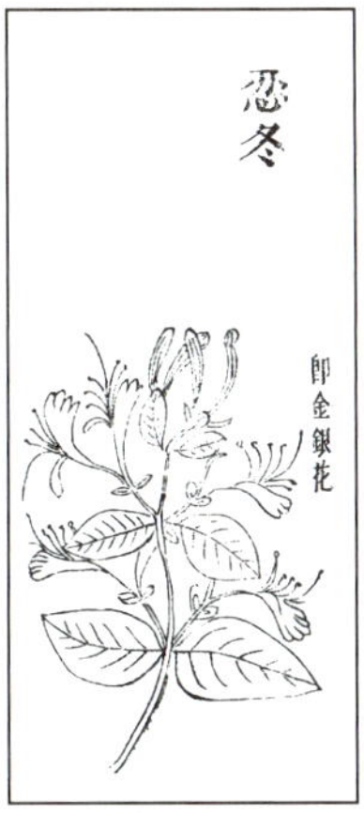

图 17　类纂·忍冬

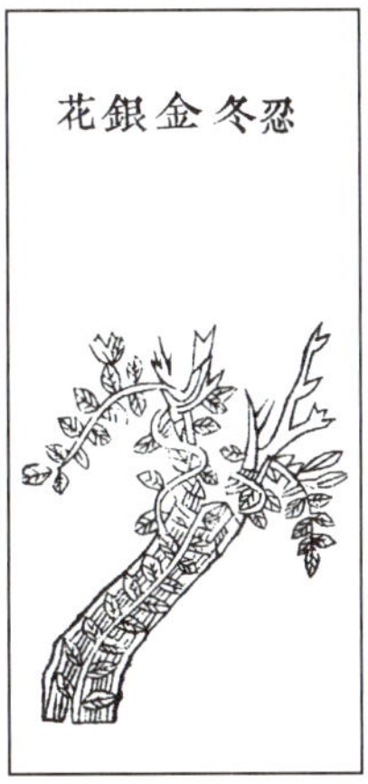

图 18　备要·忍冬金银花

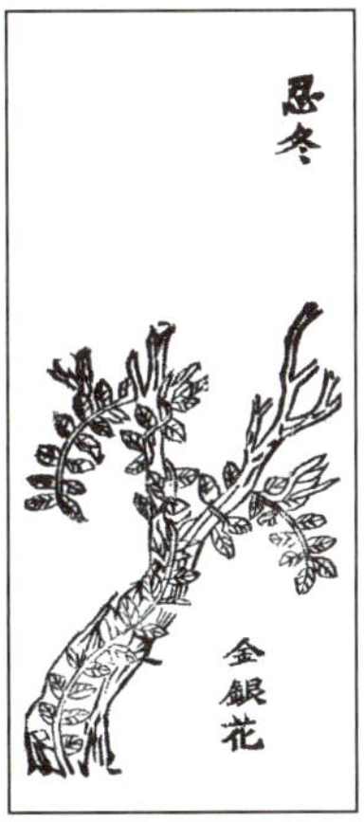

图 19　求真·忍冬

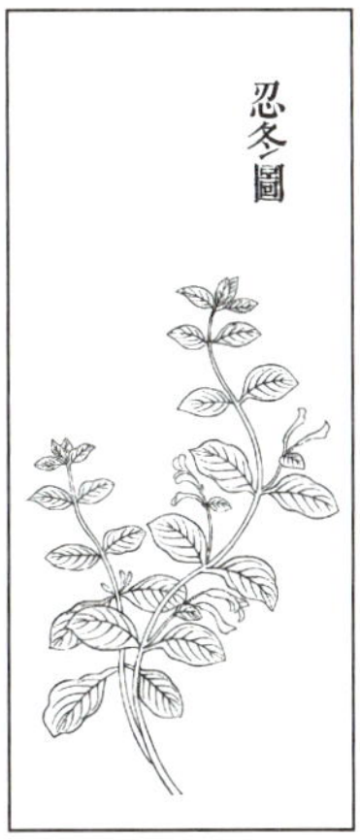

图 20　草木典·忍冬图

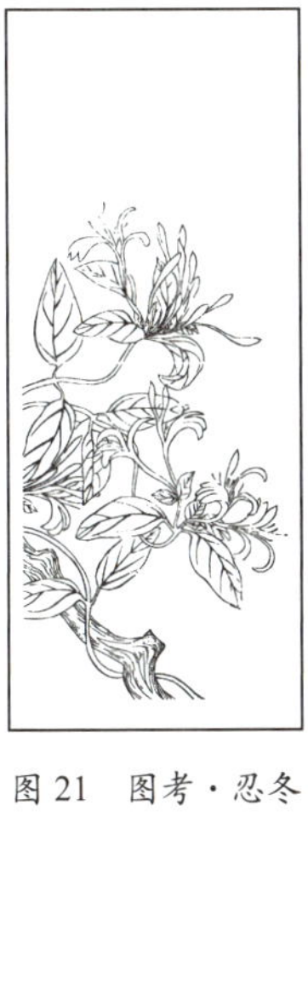

图 21　图考·忍冬

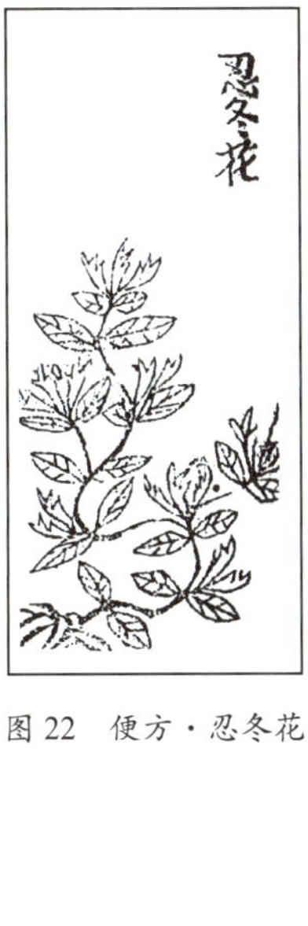

图 22　便方·忍冬花

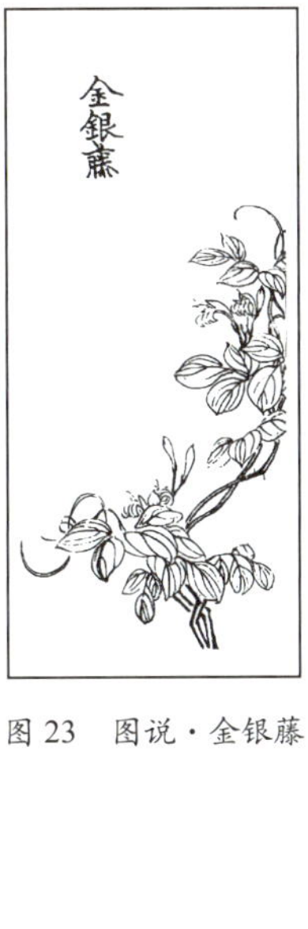

图 23　图说·金银藤

本品23图，取自22书，其中4幅彩图。有承继关系的图可分5个书类。

《救荒本草》：该书“金银花”（图4）的仿绘图有《野菜博录》“金银花”（图15，叶片改为阴刻）、《古今图书集成·草木典》“忍冬图”（图20）。

《本草品汇精要》：该书“忍冬”（图5）的仿绘者有《补遗雷公炮制便览》图9、《金石昆虫草木状》图14。

《本草纲目》（钱本）：该书“忍冬金银花”（图11）的仿绘者有《本草汇言》“忍冬”（图16）、《本草备要》“忍冬金银花”（图18）、《本草求真》“忍冬”（图19，有图注“金银花”）。

《本草原始》：该书“忍冬”（图13）的仿绘者有《本草纲目类纂必读》图17。

《植物名实图考》：该书“忍冬”（图21）的方绘图有《本草纲目》张本“忍冬金银花”（图12）。

以上23图中，除外9幅仿绘图，原创图尚有14幅（图1、2、3、4、5、6、7、8、10、11、13、21、22、23），详见下“鉴药”项。

【文录】

《别录》（见《证类》卷7“忍冬”） 十二月采，阴干。

梁《本草经集注》（同上） 陶隐居云：今处处皆有，似藤生，凌冬不凋，故名忍冬。人惟取煮汁以酿酒，补虚疗风。仙经少用。此既长年益寿，甚可常采服。凡易得之草，而人多不肯为之，更求难得者，是贵远贱近，庸人之情乎？

唐《唐本草》（同上）《唐本》注云：此草藤生，绕覆草木上。苗茎赤紫色，宿者有薄白皮膜（音莫）之。其嫩茎有毛，叶似胡豆，亦上下有毛。花白蕊紫。今人或以络石当之，非也。

宋《履巉岩本草》卷下“鹭鸶藤” 一名金银花。

宋《苏沈良方》卷9“治痈疮疡久不合” 治痈疽，忍冬嫩苗一握。叶尖、圆茎。生茎、叶皆有毛。生田野篱落，处处有之。两叶对生。春夏新叶梢尖而色嫩绿，柔薄。秋冬即坚厚，色深而圆。得霜则叶卷而色紫，经冬不凋。四月开花，极芬，香闻数步。初开色白，数日则变黄。每黄白相间，故一名金银花。花开曳蕊数茎如丝，故一名老翁须，一名金钗股。冬间叶圆厚，似薜荔枝，一名大薜荔。可移根庭槛间以备急。花气可爱，似茉莉、瑞香……予在江西，有医僧鉴清，善治发背疽，得其方，用老翁须，予颇神秘之。后十年过金陵，闻医王琪亦善治疡，其方用水杨藤。求得观之，乃老翁须也。又数年，友人王子渊曰，言得神方，尝活数人。方用大薜荔。又过历阳，杜医者治疡，常以二万钱活一人，用千金藤。过宣州，宁国尉王子驳传一方，用金银花。海州士人刘纯臣传一方，用金钗股，此数君皆自神其术。求其草视之，盖一物也。予以《本草》考之，乃忍冬也。古人但为补药，未尝治疽。

宋《备急灸法》“诸发等证·奁散痈疽法” 鹭鸶藤圆形，又名甜藤。

明《救荒本草》卷上“金银花”《本草》名忍冬。一名鹭鸶藤，一名左缠藤，一名金钗股，又名老翁须，亦名忍冬藤。旧不载所出州土。今辉县山野中亦有之。其藤凌冬不凋，故名忍冬草。附树延蔓而生，茎微紫色，对节生叶，叶似薜荔叶而青；又似水茶臼叶，头微团而软，背颇涩；又似黑豆叶而大。开花五出，微香，蒂带红色，花初开白色，经一二日则色黄，故名金银花。

明《本草蒙筌》卷1“忍冬” 多生田阪畦圳，或产园圃墙垣。凌冬不凋，名由此得。蔓延树上，藤多左缠。故又名左缠藤。茎梗方小微紫，叶如薜荔而青。四月开花，香甚扑鼻。初开色白，经久变黄。因又名金银花，又名鹭鸶藤，又名金钗股，又名老翁须。凡数名者，前乃美其藤之异常，此则美其花之出类也。根茎花叶，随时采收。春夏采花叶，秋冬采根茎。

明《本草纲目》卷18“忍冬”【释名】金银藤（《纲目》）、鸳鸯藤（《纲目》）、鹭鸶藤（《纲目》）、老翁须（《纲目》）、左缠藤（《纲目》）、金钗股（《纲目》）、通灵草（《土宿》）、蜜桶藤。【时珍曰】其花长瓣垂须，黄白相半，而藤左缠，故有金银、鸳鸯以下诸名。金钗股，贵其功也。土宿真君云：蜜桶藤，阴草也。取汁能伏硫制汞，故有通灵之称。【集解】【时珍曰】忍冬在处有之。附树延蔓，茎微紫色，对节生叶。叶似薜荔而青，有涩毛。三四月开花，长寸许，一蒂两花二瓣，一大一小，如半边状，长蕊。花初开者，蕊瓣俱色白，经二三日，则色变黄。新旧相参，黄白相映，故呼金银花，气甚芬芳。四月采花，阴干。藤叶不拘时采，阴干。

清《植物名实图考》卷22“忍冬” 忍冬……俗呼金银花，亦曰鹭鸶花，又名左缠藤……近时为解毒治痢要药……吴中暑月，以花入茶饮之，茶肆以新贩到金银花为贵，皆中州产也。/雩娄农曰：忍冬，古方罕用，至宋而大显……近时吴中盛以为饮，沁萼吸露，岁縻万余缗也。

【鉴药】

“忍冬”首见于《名医别录》。陶弘景释其名曰：“凌冬不凋，故名忍冬。”《别录》载其茎“主寒热身肿。久服轻身，长年益寿”。南北朝时常煮茎汁以酿酒，“补虚疗风”。清·吴其濬云：“古方罕用，至宋而大显。”宋代其茎叶及花（金银花）被作为治痈疽泻痢神药。此后一直为清热解毒要药，广泛使用。

吴其濬言本品“古方罕用”是有依据的。梁·陶弘景在介绍此药时云：“处处皆有，似藤生，凌冬不凋，故名忍冬。人惟取煮汁以酿酒，补虚疗风。仙经少用。此既长年益寿，甚可常采服。凡易得之草，而人多不肯为之，更求难得者，是贵远贱近，庸人之情乎？”可知当时的人“贵远贱近”，不重视这多见易得之草。

下至于李唐，《唐本草》有简单的介绍：“此草藤生，绕覆草木上。苗茎赤紫色，宿者有薄白皮膜（音莫）之。其嫩茎有毛，叶似胡豆，亦上下有毛。花白蕊紫。今人或以络石当之，非也。”其中没有提到它的使用方法。陈藏器首次指出：“忍冬，主热毒血痢，水痢”，并认为《别录》云“温”是不对的，其性“小寒”，后世多作性凉。

北宋全国药物大普查，奇怪的是《本草图经》居然对忍冬无一语一图。但也就在苏颂编《图经》的同时，忍冬及金银花在民间作为治痈疽的神药而被医家秘藏。对此，《苏沈良方》中用较长的篇幅记载了各地用本品治痈疽的神效，以及所用的隐名（详见“文录”）。其中对忍冬藤、金银花的描述尤其细致：“叶尖、圆茎。生茎、叶皆有毛。生田野篱落，处处有之。两叶对生。春夏新叶梢尖而色嫩绿，柔薄。秋冬即坚厚，色深而圆。得霜则叶卷而色紫，经冬不凋。四月开花，极芬，香闻数步。初开色白，数日则变黄。每黄白相间，故一名金银花。花开曳蕊数茎如丝，故一名老翁须，一名金钗股。冬间叶圆厚，似薜荔枝，一名大薜荔。可移根庭槛间以备急。花气可爱，似茉莉、瑞香。”仅据此文，就可以鉴定此忍冬即忍冬科忍冬属植物忍冬*Lonicera japonica* Thunb.。其各地异名有老翁须、水杨藤、大薜荔、千金藤、金银花、金钗股、蜜啜花等。此药在宋金元迅速推广使用，多见的名称还有鹭鸶藤、甜藤、左缠藤等等。

南宋开始出现本品的药图，下此以往，诸书往往将其作为新奇之药而写生绘图。

1.《履巉岩本草》：该书“鹭鸶藤”（图1）仅绘一茎枝，叶对生，矩圆状卵形，全缘，花间伸出雌蕊。此“鹭鸶藤”正文载其一名金银花。据《苏沈良方》所载，此即忍冬科植物忍冬*L. japonica*。

2.《备急灸法》：该书在“禽散痈疽法”之下出示了“鹭鸶藤”（图2）。该法之前引用了《苏沈良方》所载“忍冬”用法及形态，以及李迅《集验背疽方论》中的鹭鸶藤酒，且云“鹭鸶藤圆形，又名甜藤”。其图绘茎互相缠绕的植物一株，叶对生，卵状披针形。据其名、其用、其图，可知图示之植物为忍冬*L. japonica*。

3.《本草歌括》：该书“忍冬”（图3）绘一茎缠绕的植株，叶卵状披针形，互生。此图叶形虽似，但为互生，是该图一重大疏忽。作为该药的早期图形，作为鉴定依据还不够准确，但亦粗得忍冬之形。

4.《救荒本草》：该书“金银花”（图4）为写生图。其正文云：“今辉县山野中亦有之。其藤凌冬不凋，故名忍冬草。附树延蔓而生，茎微紫色，对节生叶，叶似薜荔叶而青；又似水茶臼叶，头微团而软，背颇涩；又似黑豆叶而大。开花五出，微香，蒂带红色，花初开白色，经一二日则色黄，故名金银花。”对照其图，与文吻合。所绘即忍冬*L. japonica*。

5.《本草品汇精要》：该书“忍冬”（图5）彩绘，准确地表现了金银花的形态与颜色。此图当亦为写生之作，故能栩栩如生地表现忍冬*L. japonica*。

6.《本草蒙筌》：该书插图多数是仿绘前人之作。但此“忍冬藤”（图6）似为写生之作。其对生之叶、叶腋间生出的管状花，均表明其所绘为忍冬*L. japonica*。

7.《太乙仙制本草药性大全》：该书有图2幅。“金银花”（图7）绘一蔓生植物，单叶互生，叶腋间的细线条，或许是示意其花，但也容易被当成不定根。作为示意图，该图也未能表现出忍冬的特征。“忍冬藤”（图8）依然。其叶多单叶，稀疏，且均为互生。无法认定为忍冬的示意图。

8.《本草纲目》（金陵本）：《本草纲目》李时珍描述的忍冬之形为：“忍冬在处有之。附树延蔓，茎微紫色，对节生叶。叶似薜荔而青，有涩毛。三四月开花，长寸许，一蒂两花二瓣，一大一小，如半边状，长蕊。花初开者，蕊瓣俱色白，经二三日，则色变黄。新旧相参，黄白相映，故呼金银花，气甚芬芳。”其为忍冬*L. japonica*无疑。该本所绘“忍冬金银花”（图10），茎互相缠绕，叶卵形，均为对生。茎上部突出且夸大了两组金银花。其图虽然表现了几个忍冬的特征，但从花朵的位置和形状，亦多有破绽，甚至不能准确表达李时珍文字叙述的特点，很难认为是写生之作。

9.《本草纲目》（钱本）：该书“忍冬金银花”（图11）重新绘图。图示一藤本沿老树的树干攀爬缠绕。其叶卵形、密集、对生，但其全体之形颇类薜荔藤。茎上之花亦属点缀。该图能示意为忍冬*L. japonica*，但却不是精确的写生图。

10.《本草原始》：该书“忍冬”（图13）为写生图，其叶对生，尤其是一蒂两花、雄蕊和花柱均高出花冠的花形与着生位置均十分准确，几乎可与现代科学绘图媲美。此图可考其原植物为忍冬*L. japonica*。

11.《植物名实图考》：该书“忍冬”（图21）亦为精确写生图。其藤茎缠绕，叶对生，卵状披针形。其花形与位置亦甚精细。其原植物亦当为忍冬*L. japonica*。

12.《草木便方》：该书“忍冬花”（图22）虽不如《原始》《图考》精细，但却能准确表现忍冬*L. japonica*的主要鉴别特征。

13.《本草简明图说》：该书“金银藤”（图23）的构图与细节没有沿袭前人之图。其叶片着生位置因叶片过多，交代得不是很清楚，但其花若非写生，定然难以绘出其开放之形。故此图所示植物仍当为忍冬*L. japonica*。

【小结】

“忍冬”为《名医别录》所载早期药物之一，但直到唐代，其应用依然不广。宋代民间用其茎叶及花治疗痈疽获得奇效，自此逐渐广为运用。据《苏沈良方》等书所载形态，可知其基原为忍冬科植物忍冬*Lonicera japonica* Thunb.。今存其原创图14幅，多数能表现其特征。其中《本草品汇精要》《救荒本草》《本草原始》《植物名实图考》等书所绘尤其真切。

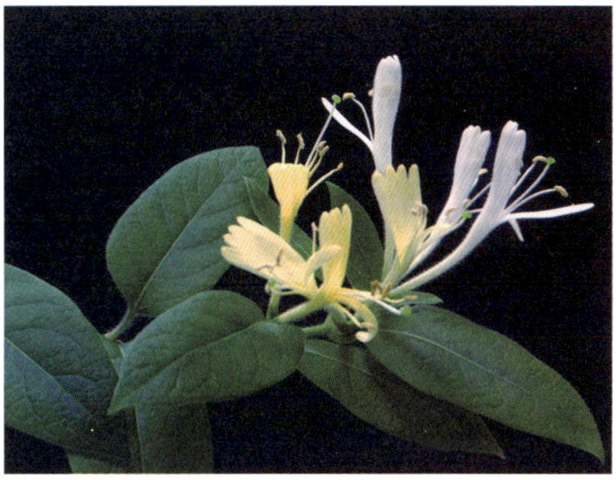

图 24　忍冬 *Lonicera japonica*

18-66 甘藤

【品图】

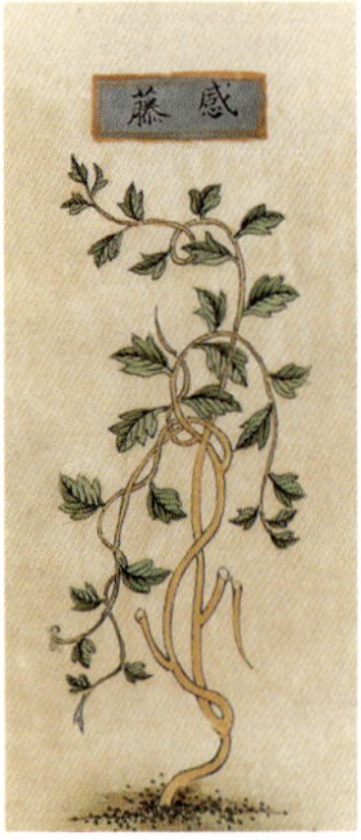

图1 品汇·感藤

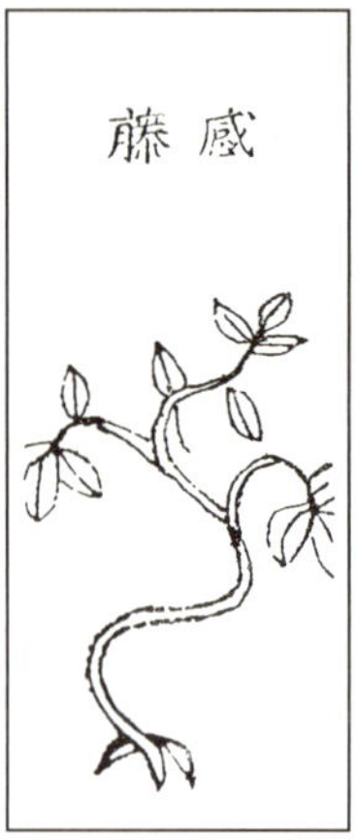

图2 太乙·感藤

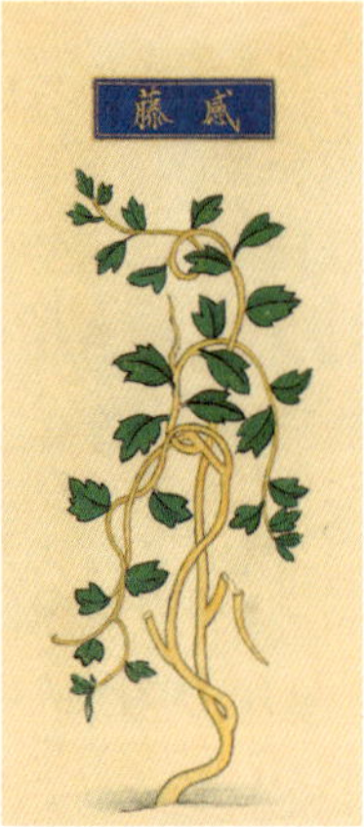

图3 雷公·感藤

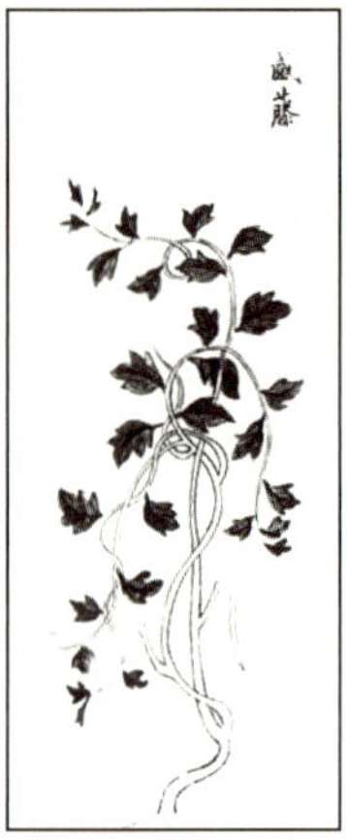

图4 金石·感藤

本品4图，取自4书，其中3幅彩图。有承继关系的图可分1个书类。

《本草品汇精要》：该书“感藤”（图1）的仿绘者有《补遗雷公炮制便览》图3、《金石昆虫草木状》图4。

以上4图中，除外2幅仿绘图，原创图尚有2幅（图1、2），详见下“鉴药”项。

【文录】

宋《嘉祐本草》(见《证类》卷14“感藤”) 如木防己。生江南山谷。如鸡卵大，斫藤断，吹气出一头，其汁甘美如蜜。叶生研，傅蛇虫咬疮。一名甘藤。甘、感声近，又名甜藤也。

明《本草纲目》卷18“甘藤” 【释名】【时珍曰】甘、感音相近也。又有甜藤、甘露藤，皆此类，并附之。忍冬一名甜藤，与此不同。

【鉴药】

“甘藤”原为“感藤”的别名。“感藤”为《嘉祐本草》新补药，注云“见陈藏器、《日华子》”。据此本品应该首出唐·陈藏器《本草拾遗》。该药末载：“一名甘藤。甘、感声近，又名甜藤也。”李时珍以“甘藤”为本条正名。

关于该药的生境、形态，原文仅云“如木防己。生江南山谷。如鸡卵大，斫藤断，吹气出一头，其汁甘美如蜜”。后世无人识得此藤，基原不明。

1.**《本草品汇精要》**：该书“感藤”（图1）为一藤本植物，单叶互生。其叶卵形，先端尖，有三裂。画士特意绘一枝条被折断，露出空腔，示意中空相通。此据文字、凭想象绘出之图，无足为凭。

2.《太乙仙制本草药性大全》：该书“感藤”（图2）亦绘一蔓生植物，叶或为掌状三小叶，或单叶。如此简单的图形，无法作为考证之用。

【小结】

“甘藤”原作“感藤”，为唐《本草拾遗》收入之药。因形态描述过简，基原不明。明代两幅相关原创图，均非写实之作。

18–67　甘露藤

【品图】

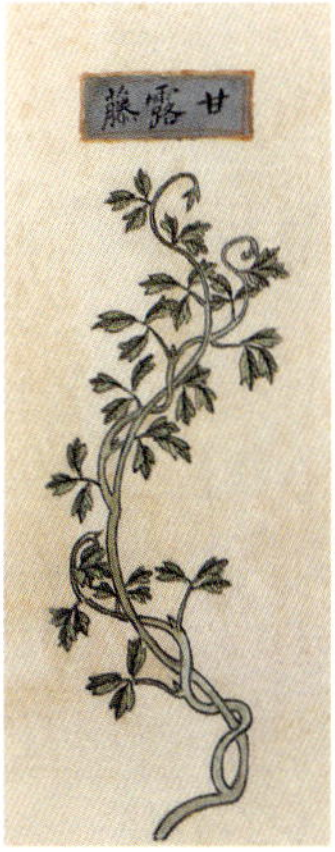

图 1　品汇·甘露藤

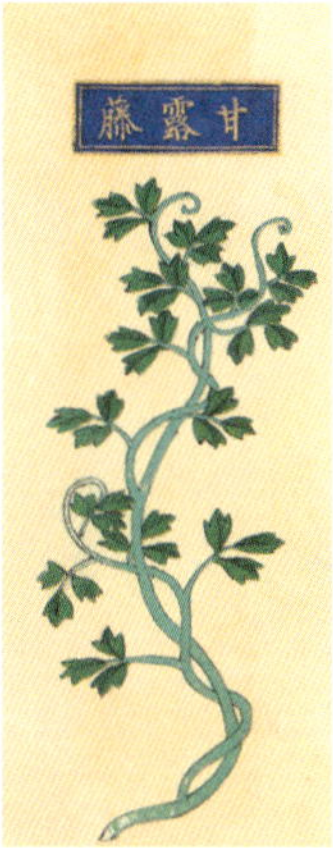

图 2　雷公·甘露藤

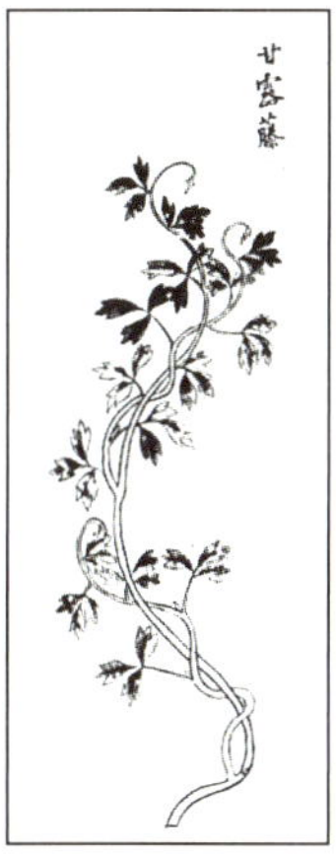

图 3　金石·甘露藤

本品3图，取自3书，均为彩图。其图除图1为原创图外，后两图均系仿绘图1。详见下“鉴药”项。

【文录】

宋《嘉祐本草》（见《证类》卷14“甘露藤”） 生岭南。藤蔓如箸，一名肥藤，人服之得肥也。

【鉴药】

“甘露藤”为《嘉祐本草》新补药，注云“见陈藏器、《日华子》”。故本药当为唐·陈藏器《本草拾遗》首出。李时珍将此药作为“附录”，置于“甘藤”之末。

本品的功效看起来是一味非常好的药：“味甘，温，无毒。主风、血气诸病。

久服调中温补，令人肥健，好颜色，止消渴，润五藏，除腹内诸冷。”但《拾遗》中的形态记载却非常简单：“生岭南。藤蔓如箸，一名肥藤。人服之得肥也。”藤蔓如筷子粗的植物太多了，可是“人服之得肥”的效果却无法验证。因此后世本草学家没有继续跟进的研究与观察。此药终因来源不明渐次消亡。

《本草品汇精要》：该书“甘露藤”（图1）所绘为藤本，叶为羽状三小叶，小叶顶端又有三裂。原植物不明。

【小结】

“甘露藤”为唐《本草拾遗》收入之药。因形态描述过简，基原不明。明代《本草品汇精要》所绘之图难以考其原植物，故本品基原不明。

18–68 含水藤

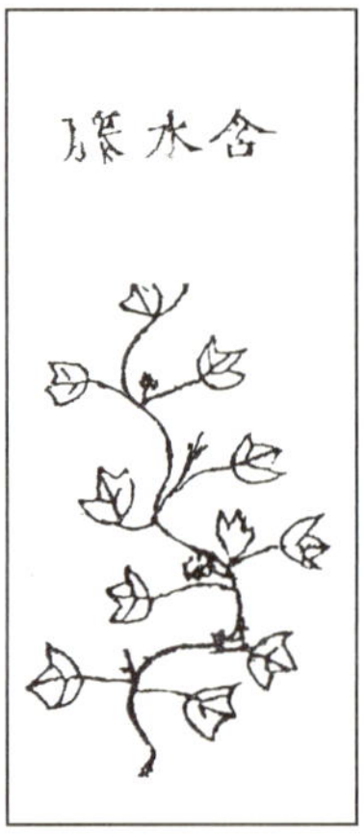

图1 太乙·含水藤

【品图】

本品仅1图，为原创图，详见下“鉴药”项。

【文录】

晋·顾微《广州记》（见《齐民要术》卷10“藤”） 续断，草藤也，一曰诺藤，一曰水藤，山行渴则断取汁饮之，治人体有损绝，沐则长发。去地一丈断之，辄便生根至地，永不死。

梁《本草经集注》（同上） 陶隐居云……广州又有一藤名续断，一名诺藤，断其茎，器承其汁饮之，疗虚损绝伤；用沐头，又长发。折枝插地即生，恐此又相类。

唐末《海药本草》（见《证类》卷12“含水藤中水”）《海药》云：谨按《交州记》云：生岭南及诸海山谷。状若葛，叶似枸杞。多在路行人乏水处，便吃此藤，故以为名。

唐《本草拾遗》（见《证类》卷8“大瓠藤水”） 陈藏器云：藤如瓠，断之水出。生安南。《太康地记》曰：朱崖，儋耳无水处，种用此藤，取汁用之。

明《本草纲目》卷18“含水藤”【释名】【集解】【时珍曰】顾微《广州记》云：水藤去地一丈，断之更生，根至地水不绝。山行口渴，断取汁饮之。陈氏所谓大瓠藤，盖即此物也。

【鉴药】

“含水藤”首见《海药本草》，原名“含水藤中水”。其来源出自《交州记》，东晋·刘欣期撰。该书记载“含水藤”：“生岭南及诸海山谷。状若葛，叶似枸杞。多在路行人乏水处，便吃此藤，故以为名。”

该书记载的内容此后又见于多种书籍。例如梁·陶弘景《本草经集注》“续断”条云：“广州又有一藤名续断，一名诺藤，断其茎，器承其汁饮之，疗虚损绝伤；用沐头，又长发。折枝插地即生。”此藤的产地、断茎出汁的特点与含水藤同。

唐代陈藏器《本草拾遗》:“大瓠藤水”亦记载：“藤如瓠，断之水出。生安南。《太康地记》曰：朱崖，儋耳无水处，种用此藤，取汁用之。”《太康地记》是东晋时的地理书，作者佚名。此大瓠藤也是生长在中国海南岛、越南等南方地区，同样具有断茎出汁的特点。

明·李时珍在“含水藤”条引顾微《广州记》云：“水藤去地一丈，断之更生，根至地水不绝。山行口渴，断取汁饮之。陈氏所谓大瓠藤，盖即此物也。”顾微乃晋代人。综上所述，东晋多种地理书中，记载了岭南地区所产该藤，藤茎中水液充足，断之水出，可供饮用。此种特点的植物可考为买麻藤科植物买麻藤*Gnetum montanum* Markgr.。[1]

《太乙仙制本草药性大全》：该书“含水藤”（图1）所绘类似蔓生小草本，茎纤细，单叶互生，叶为三角状阔卵形，先端3裂。花序生于叶腋。但花细部极简，无法供鉴定之用。

【小结】

“含水藤”为《海药本草》首载药，具有生岭南，“藤茎中水液充足，断之水出，可供饮用”的特点。据考《广州记》的“水藤”、《本草经集注》“续断”下的“诺藤”、《本草拾遗》“大瓠藤”亦具有同样的特点。故此数藤均为买麻藤科植物买麻藤*Gnetum montanum* Markgr.。《太乙仙制本草药性大全》之图为示意图，基原不明。

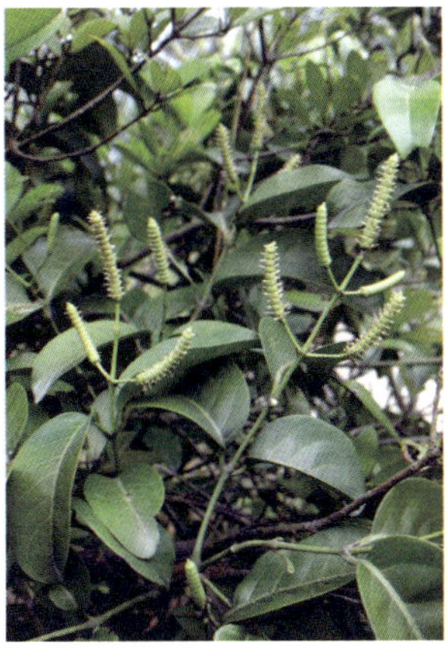

图 2　买麻藤 *Gnetum montanum* 花枝

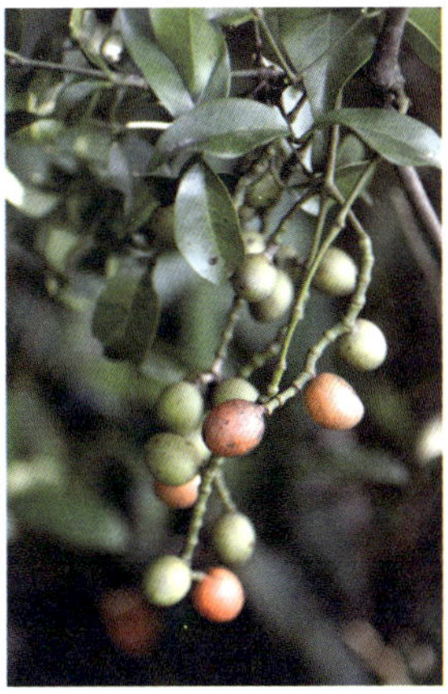

图 3　买麻藤果枝

1　郑金生：诺藤、含水藤与大瓠藤原植物的考订，中国中药杂志，1989，14（3）：6-7.

18-69 鼠藤

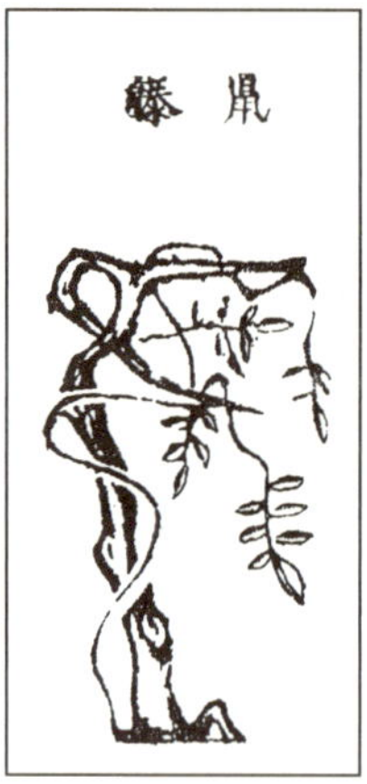

图 1 太乙·鼠藤

【品图】

本品仅1图，为原创图，详见下“鉴药”项。

【文录】

唐《本草拾遗》（见《证类》卷12“鼠藤”） 陈藏器云：生南海海畔山谷。作藤绕树茎、叶滑净似枸杞。花白，有节心虚，苗头有毛，南人皆识。其藤有鼠咬痕者良。但须嚼咽其汁验也。

唐末《海药本草》（同上）《海药》云：谨按《广州记》云：生南海山谷。藤蔓而生，鼠爱食此，故曰鼠藤。咬处即人用入药，彼人食之，如吃甘蔗美味甘美。

【鉴药】

“鼠藤”原置于《本草纲目》“含水藤”条之后，作为附录药。其原始文献出《本草拾遗》。《广州记》云：“鼠爱食此，故曰鼠藤”。后世未见使用此藤者。

关于其生境、形态，陈藏器云：“生南海海畔山谷。作藤绕树茎、叶滑净似枸杞。花白，有节心虚，苗头有毛，南人皆识。”看起来在当时是南方尽人皆知的一种织物。它还有一个特点是“藤有鼠咬痕者良”。至于何为“良”？陈氏未明说。

《海药本草》引《广州记》补充说明了“鼠藤”的这一特点：“生南海山谷。藤蔓而生，鼠爱食此，故曰鼠藤。咬处即人用入药，彼人食之，如吃甘蔗美味甘美。”也就是说老鼠咬过的藤，用来做药，会像吃甘蔗那样觉得甜美。如此传奇的植物，至今未见有人报道此为何种藤本植物。

《太乙仙制本草药性大全》：该书“鼠藤”（图1）绘一枯树被藤茎缠绕，藤上之叶似为单数羽状复叶。图形过简，恐系杜撰。

【小结】

“鼠藤”原出《本草拾遗》。因形态描述过简，基原不明，被李时珍将其作为“附录”药，置于“含水藤”之末。《太乙仙制本草药性大全》所绘“鼠藤”图无鉴定意义。

18-70 天仙藤

【品图】

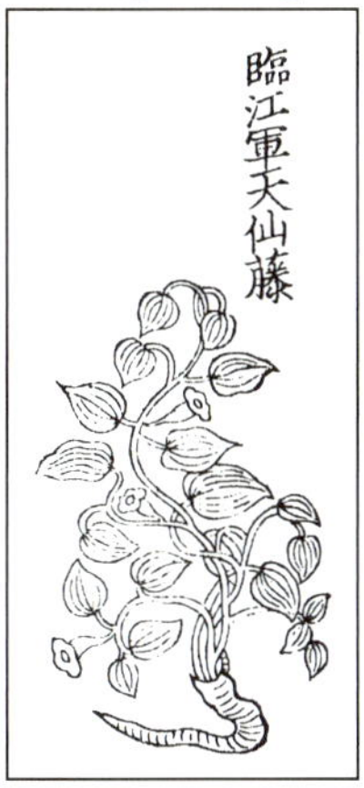

图 1 图经（政）·临江军天仙藤

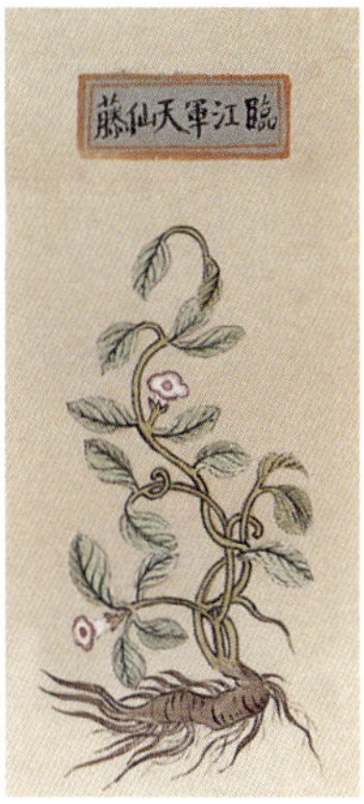

图 2 品汇·临江军天仙藤

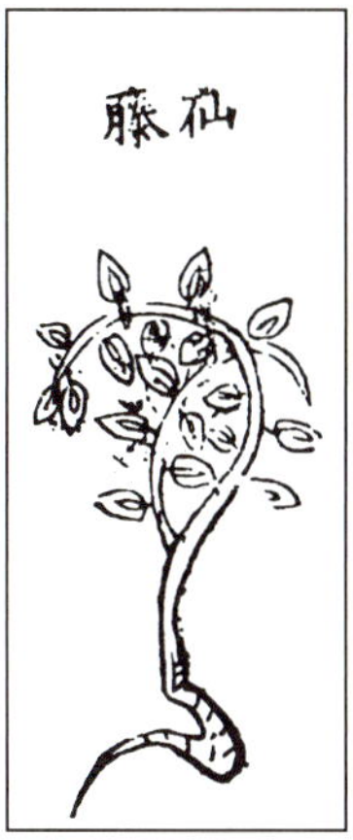

图 3 纲目（金）·仙藤

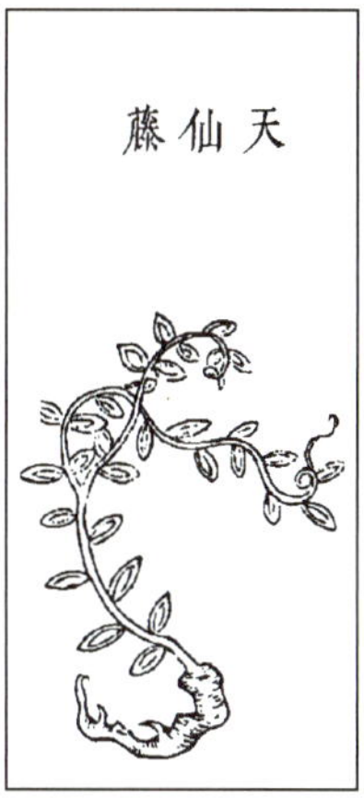

图 4 纲目（钱）·天仙藤

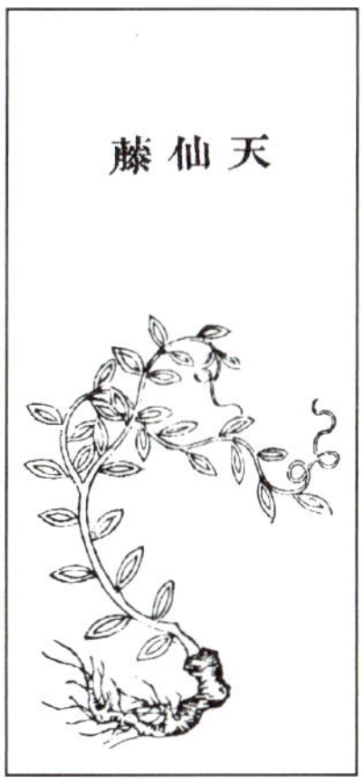

图 5 纲目（张）·天仙藤

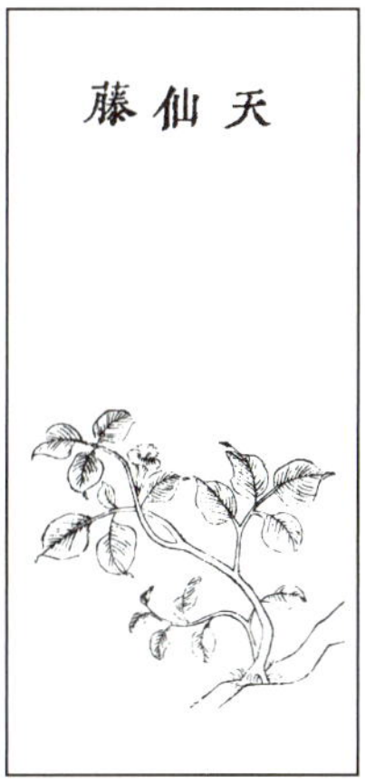

图 6 三才·天仙藤

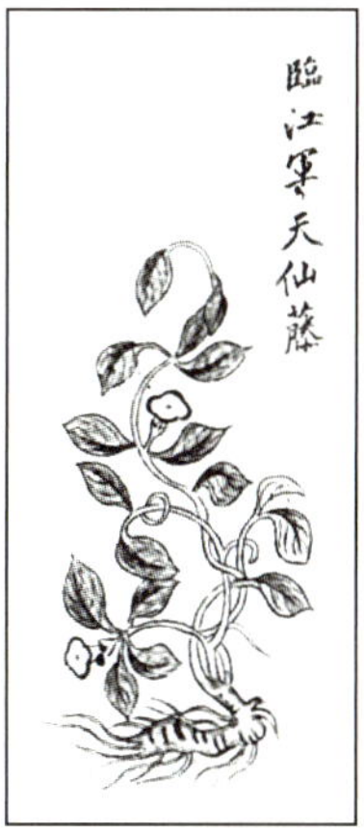

图 7 金石·临江军天仙藤

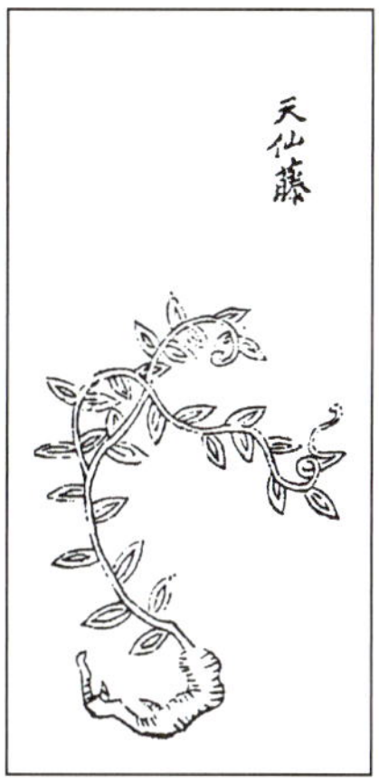

图 8 汇言·天仙藤

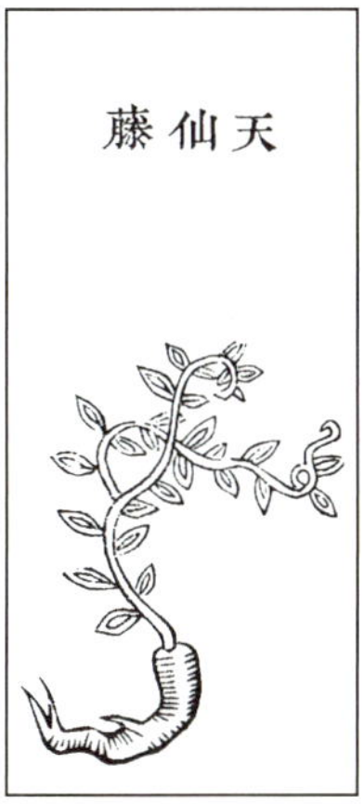

图 9 备要·天仙藤

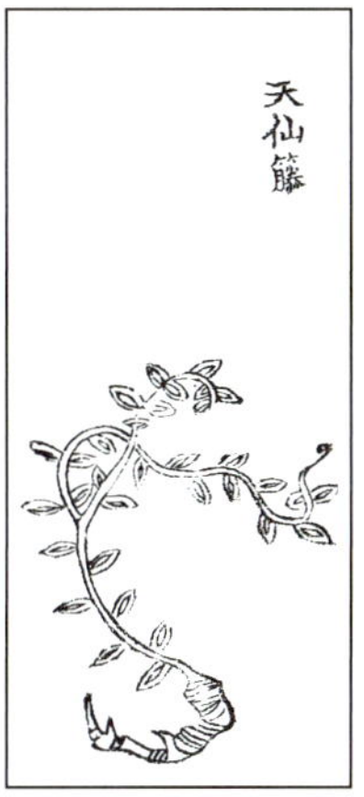

图 10 求真·天仙藤

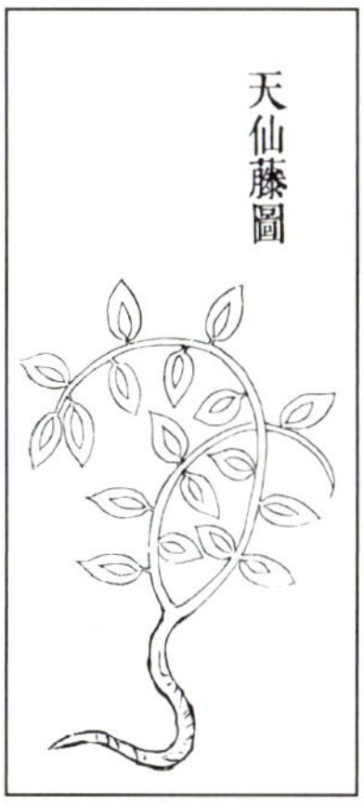

图 11 草木典·天仙藤图

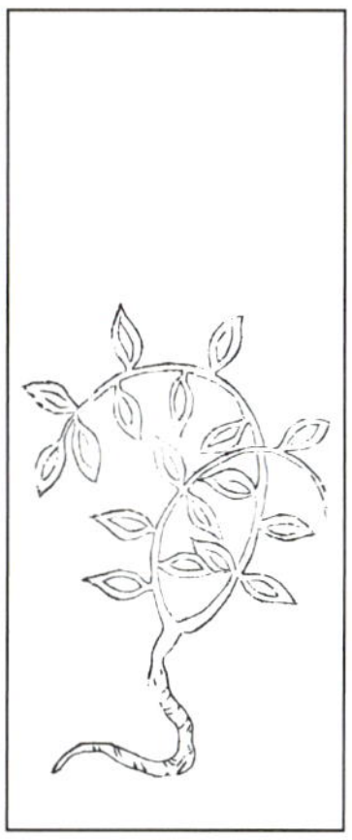

图 12 图考·天仙藤

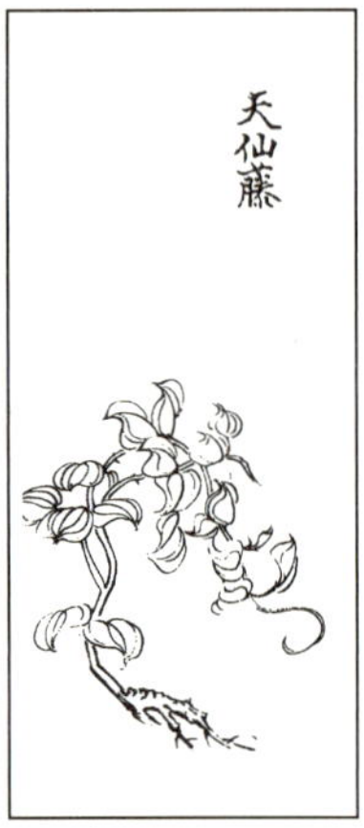

图 13　图说·天仙藤

本品13图，取自13书，其中2幅彩图。有承继关系的图仅1个书类。

《本草图经》：该书“临江军天仙藤”（图1）仅存于《政和》。《大观》原缺此图。《绍兴》所有《图经·外草木类》的图都无。据《宝庆本草折衷》记载，《大观》原缺此条，但《本草图经》单行本有，故《政和本草》参《图经》原本补入此条。

仿绘该图的彩色图有：《本草品汇精要》图2，该图将原图弧形叶脉改为羽脉，叶形变为卵形。此后《金石昆虫草木状》图7又仿绘《品汇》图2。

仿绘该图的墨线图有：《本草纲目》金陵本图3基本仿绘原图，但有所简略，叶脉尤甚。仿绘金陵本者有《纲目》钱本图4，该图变更蔓生茎的形状，但其他元素仍依金陵本。《古今图书集成·草木典》“天仙藤图”（图11）将原图线条予以修润。《植物名实图考》图12又仿绘《草木典》图11。仿绘《纲目》钱本图4的有《纲目》张本图5、《本草汇言》图8、《本草备要》图9、《本草求真》图10、《本草简明图说》图13。

另《三才图会》图6仿绘《图经》图1，但增加土地，掩盖根部。另将藤本改绘成小乔木样，叶形、着生位置也基本面目全非。

以上13图中，除外12幅仿绘图，原创图仅一幅（图1），详见下“鉴药”项。

【文录】

宋《本草图经》（见《证类》卷30“天仙藤”）《图经》曰：生江淮及浙东山中……春生苗，蔓延作藤，叶似葛叶，圆而小，有毛白色，四时不凋。根有须，夏月采取根、苗，南人用之最多。

宋《宝庆本草折衷》卷20“天仙藤”　唐谨微适遗此条，今引《本草图经》说以增之。《新安志》云：“此即马篼零苗”也。

【鉴药】

“天仙藤”首见于《本草图经》。名义不详。原载可“解风劳，得麻黄则治伤寒发汗，与大黄同服，堕胎气”。后世医方或用此药疏风行气，活血止痛。

本品生境形态仅见《图经》谈及：“生江淮及浙东山中……春生苗，蔓延作藤，叶似葛叶，圆而小，有毛白色，四时不凋。根有须。”并附一“临江军天仙藤”图。后世本草虽有“天仙藤”图十余幅，但都是从《图经》图衍生而成，不具原创性。

《本草图经》：该书“临江军天仙藤”（图1）有粗大的根，根有横纹。茎蔓生，单叶，或对生，或互生。叶有长柄，全缘，基出弧形脉。先端尖，叶基圆或微心形。花生叶腋，花冠管状。现代学者据此图文，多考其原植物为马兜铃科植物马兜铃*Aristolochia* *debilis* Sieb. et Zucc.或北马兜铃*A. contorta* Bunge。[1]此说影响很大。许多中药工具书皆遵此考证意见。

陈重明等对此考证提出不同意见。此意见认为：苏颂所言“叶圆而小,有毛白色”不符合马兜铃*A. debilis*的三角状卵形叶、光滑无毛的特征。根据其花基部似管状，中部膨大，顶端成平面状，此图所示植物与寻骨风（绵毛马兜铃）*Aristolochia mollilsima* Hance的特征十分相似。此外，在《纲目》中，马兜铃与天仙藤是独立的两个药，马兜铃条提到了都淋藤，但没有天仙藤一名。因此不能将天仙藤视为马兜铃藤。[2]

考本草中将天仙藤作为马兜铃藤、青木香藤并非始于现代学者考证。早在南宋陈衍《宝庆本草折衷》中就已经提到“《新安志》云：此即马篼零苗也。”明·虞抟《医学正传》卷4“痛风·九藤酒”、卷7“胎前·天仙藤散”两处用到天仙藤，先后注云“即青木香也”“即青木香藤也”。虞抟之书，李时珍也引用过，但未顾及此说。后世本草中,《本草备要》“天仙藤”条末云：“一云即青木香藤。”后世诸家本草，或有相同意见者，恐皆从《本草备要》而来。

然而现代学者考证天仙藤的结果虽然植物种不同，但皆为马兜铃科马兜铃属植物，其形态有相似之处。古人对同属植物种的区别不很精通倒是可以理解的。因此宋《新安志》云天仙藤即马兜铃苗是可以理解的。现代药物考证理应比古人更进一步。故陈重明等依据《图经》的原始文字与图形作出天仙藤是寻骨风（绵毛马兜铃）*A. mollilsima*的结论，经比较核实植物形态，当以寻骨风说更贴合天仙藤的实际。马兜铃并非稀见植物，在宋代进上的药物调查资料中，若天仙藤就是马兜铃*A. debilis*，也不至于会另立名目。故本书倾向于天仙藤为独立药物，其来源为马兜铃科植物寻骨风（绵毛马兜铃）*A. mollilsima*。

【小结】

“天仙藤”首见于宋《本草图经》，属北宋新出现的民间草药,被归于“外草类”。宋《新安志》认为是马兜铃的苗茎。《本草纲目》将其独立成条，未提及与马兜铃有关。《中华本草》考本品基原为马兜铃科植物马兜铃*Aristolochia debilis* Sieb. et Zucc.，或北马兜铃*A. Contorta* Bunge。陈重明考为同科属植物寻骨风（绵毛马兜铃）*Aristolochia mollilsima* Hance。将此二结论与《图经》图文比对，似以后者更为准确。

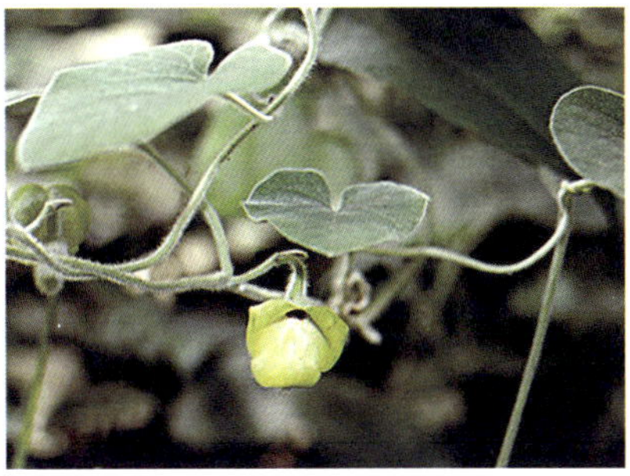

图 14　寻骨风 *Aristolochia mollissima*

1　国家中医药管理局《中华本草》编委会：《中华本草》(3)，上海：上海科学技术出版社，1999：469.

2　陈重明、黄胜白等：《本草学》，南京：东南大学出版社，2005：272.

18–71 紫金藤

【品图】

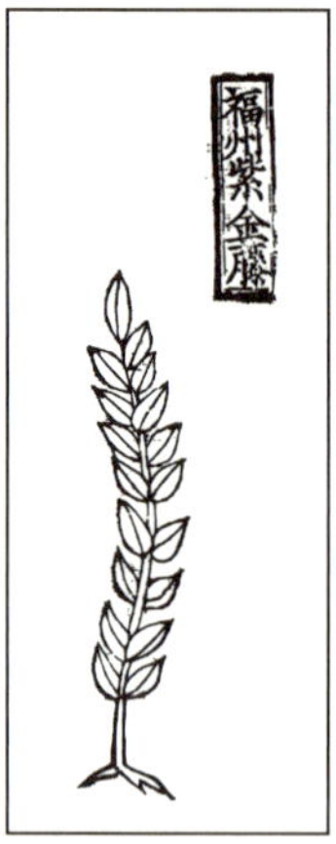

图1 图经（大）·福州紫金藤

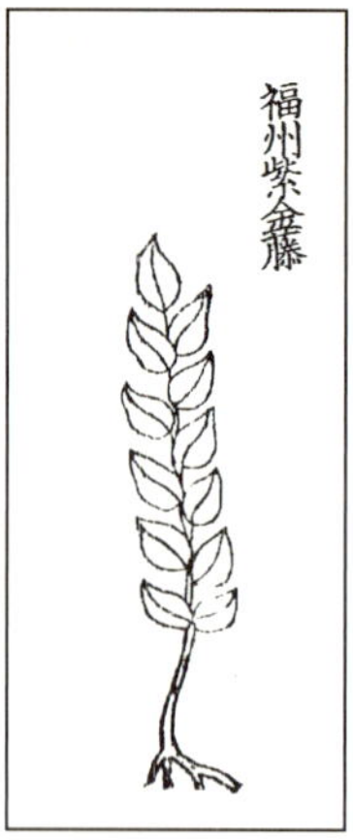

图2 图经（政）·福州紫金藤

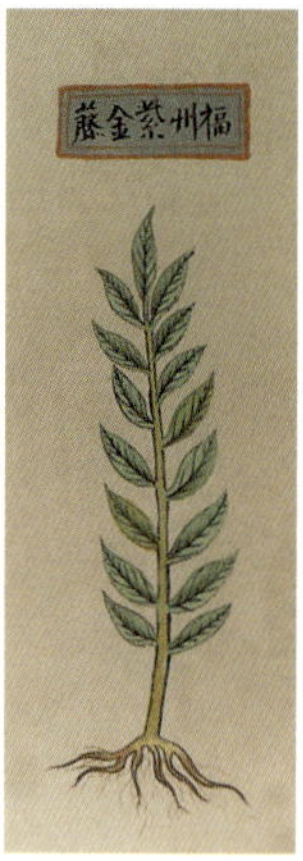

图3 品汇·福州紫金藤

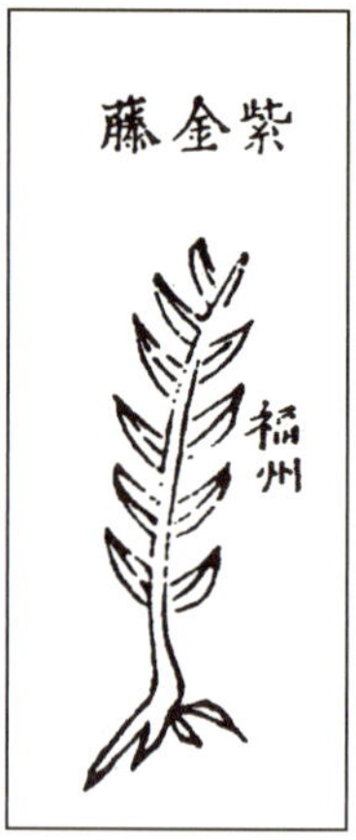

图4 纲目（金）·紫金藤

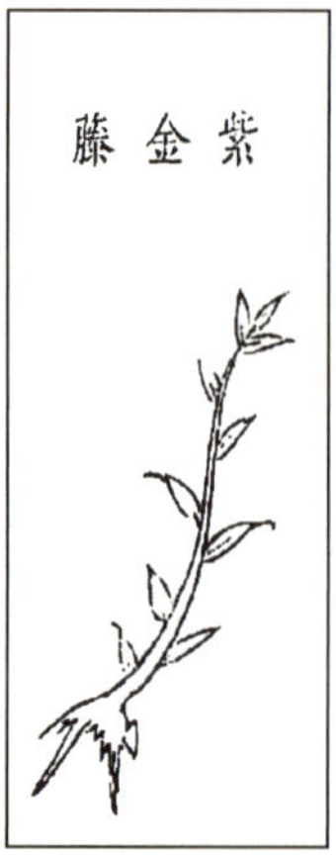

图5 纲目（钱）·紫金藤

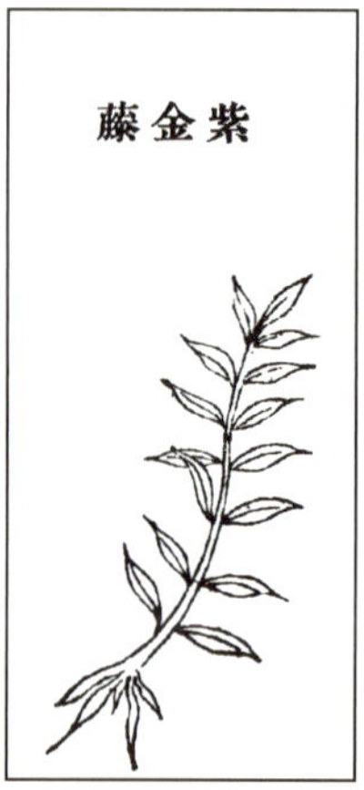

图6 纲目（张）·紫金藤

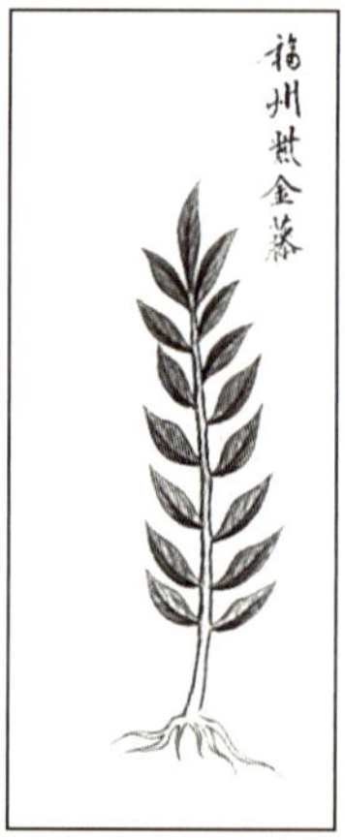

图7 金石·福州紫金藤

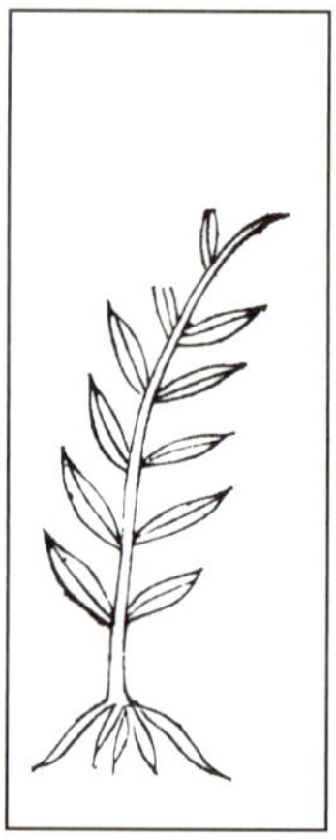

图8 图考·紫金藤

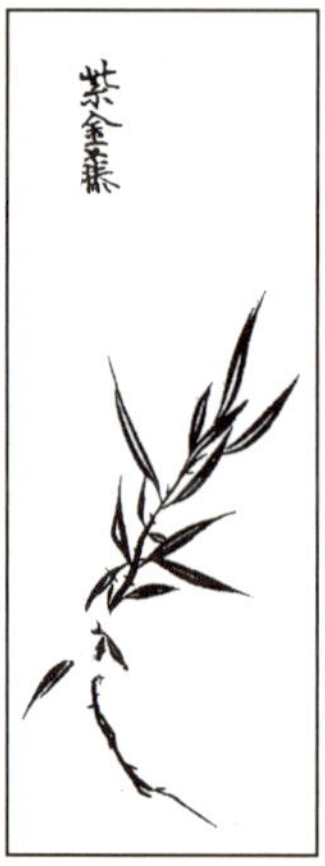

图9 图说·紫金藤

本品9图，取自9书，其中2幅彩图。有承继关系的图仅1个书类。

《本草图经》：该书“福州紫金藤”分别存于《大观》（图1）、《政和》图2。此二传本的药图基本一致。今以《政和》图2为《图经》图的代表。

仿绘该图的彩色图有：《本草品汇精要》图3。此后《金石昆虫草木状》图7又仿绘《品汇》图2。

仿绘该图的墨线图有：《本草纲目》金陵本图4基本仿绘原图，仅线条笨拙。仿绘金陵本者有《纲目》钱本图5，其叶片改绘为互生，且更细而尖。《纲目》张本图6仿绘钱本图

5，《植物名实图考》图8均仿金陵本图4。《本草简明图说》图9似仿绘《纲目》钱本图5，叶片改为阴刻。

以上9图中，除外8幅仿绘图，原创图仅一幅（图1），详见下“鉴药”项。

【文录】

宋《本草图经》（见《证类》卷30“紫金藤”）《图经》曰：生福州山中。春初单生叶，青色。至冬凋落。其藤似枯条，采其皮晒干为末。

明《本草纲目》卷18“紫金藤”【释名】山甘草。

【鉴药】

“紫金藤”首见于宋《本草图经》，属北宋新出现的民间草药，被归于“外草类”。名义不详。据载“采其皮晒干为末。治丈夫肾气”。后世医方罕见其名。

苏颂载其生境形态为：“生福州山中。春初单生叶，青色。至冬凋落。其藤似枯条。”此记载过于简单。另有一图，可以互参。

《本草图经》：该书“福州紫金藤”（图2）绘一植株，茎似直立，单叶，卵形，全缘，互生。现代学者或据以上图文，考其基原为木兰科南五味子属植物长梗南五味子*Kadsura longipedunculata* Finet et Gagnep.[1]然而如此简单的文字记述，简单的图形，何以能确定为木兰科植物长梗南五味子？不知所据。《中华本草》[2]“红木香”条的基原亦为此种植物，其别名有出自汪连仕《采药书》的“紫金皮”、《安徽中草药》的“紫金藤”。但其中没有使用来自《图经》的“紫金藤”。又《中华本草》“五香血藤”为五味子科（木兰科）五味子属植物华中五味子*Schisandra sphenanthera* Rehd. et Wils.。该条下引《贵州草药》亦有紫金藤之名。或许民间常将木兰科的某些植物称作“紫金藤”。

【小结】

“紫金藤”北宋民间草药。据苏颂所载的本品生境、形态及药图，或考其基原为木兰科植物长梗南五味子*Kadsura longipedunculata* Finet et Gagnep.。然紫金藤原始图文似不足以鉴定为该种植物。

1 谢宗万：《本草纲目药物彩色图鉴》，北京：人民卫生出版社，2000：899.

2 国家中医药管理局《中华本草》编委会：《中华本草》（2），上海：上海科学技术出版社，1999：293-294.

18–72 南藤

【品图】

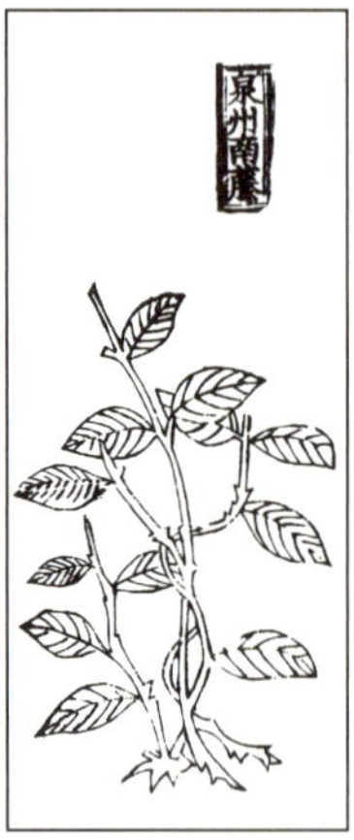

图 1 图经(大)·泉州南藤

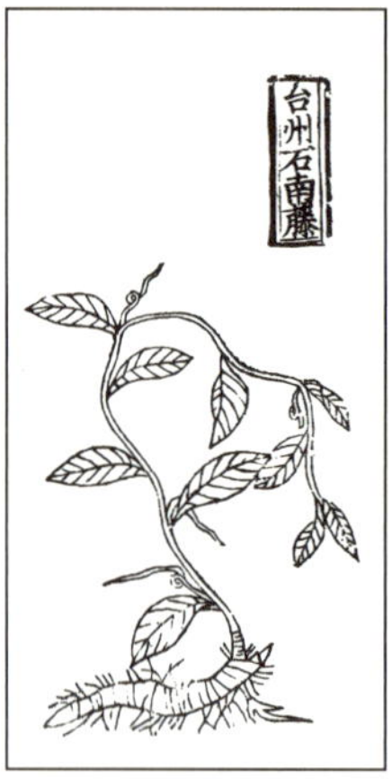

图 2 图经(大)·台州石南藤

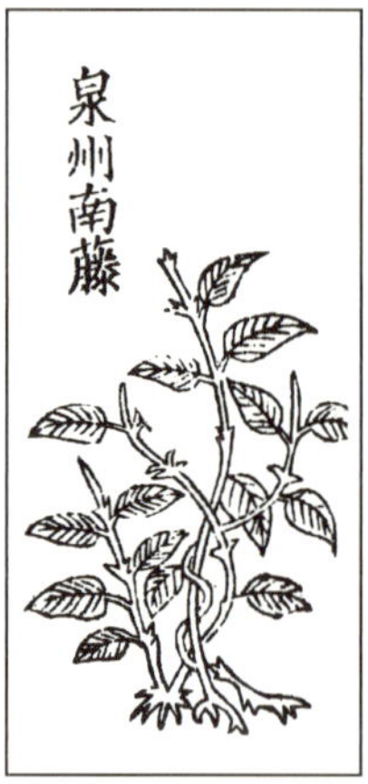

图 3 图经(政)·泉州南藤

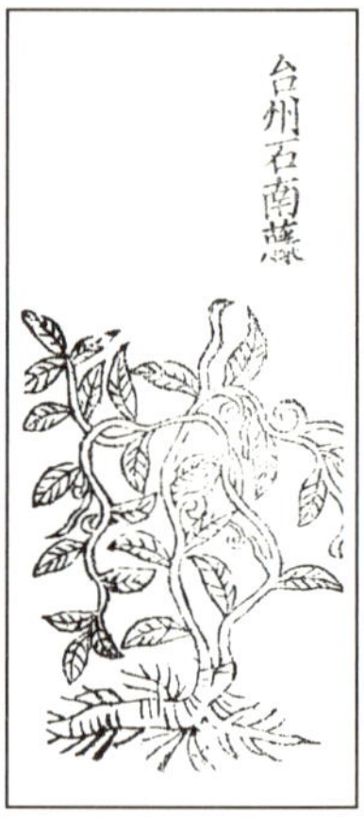

图 4 图经(政)·台州石南藤

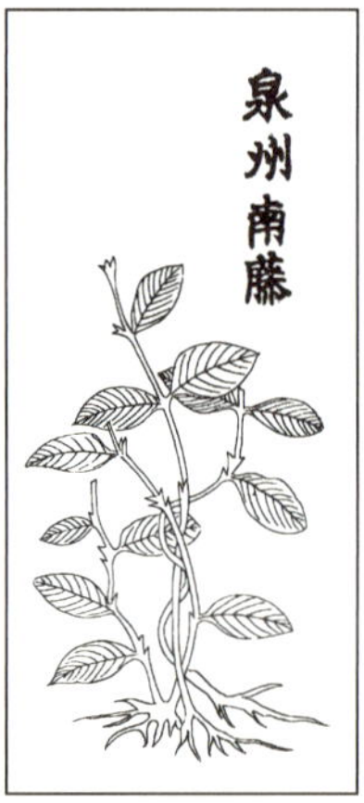

图 5 图经(绍)·泉州南藤

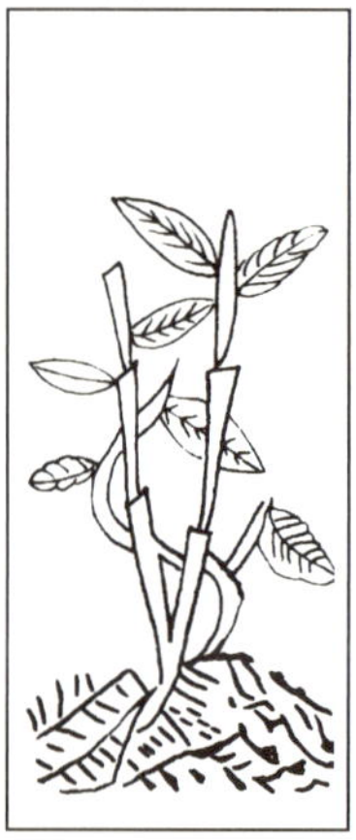

图 6 歌括·石南

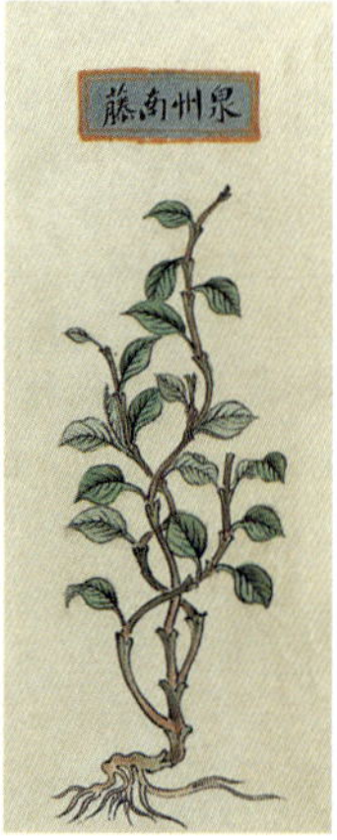

图 7 品汇·泉州南藤

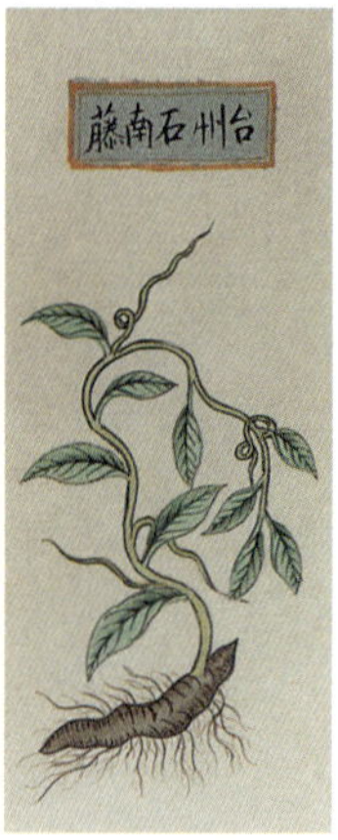

图 8 品汇·台州石南藤

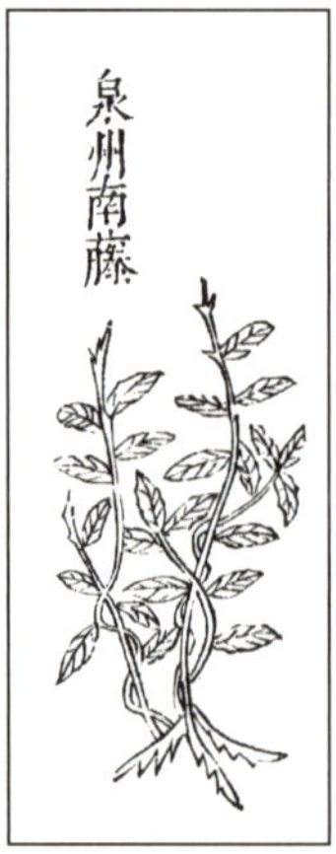

图 9 蒙筌·泉州南藤

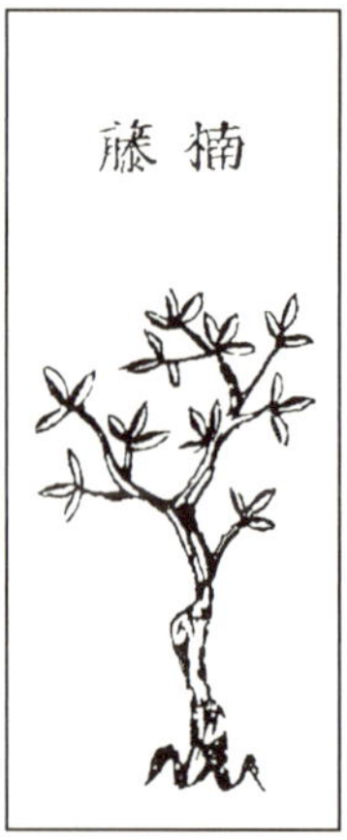

图 10 太乙·楠藤

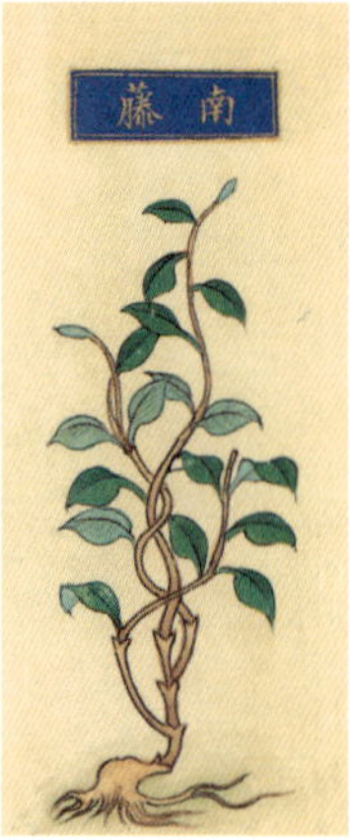

图 11 雷公·南藤

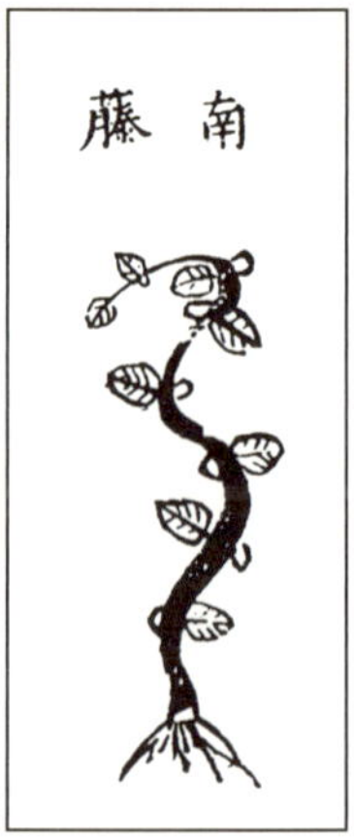

图 12 纲目(金)·南藤

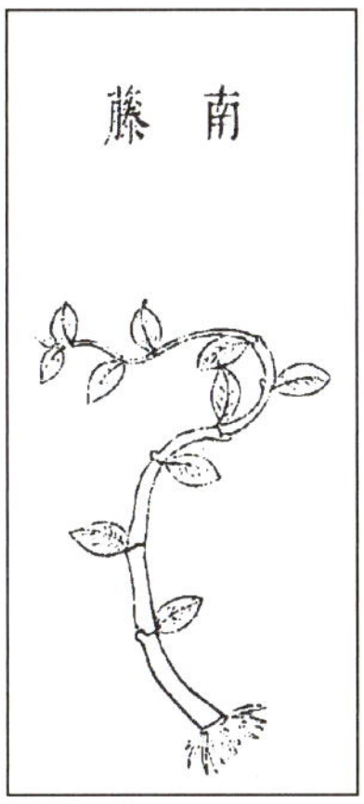

图 13 纲目（钱）· 南藤

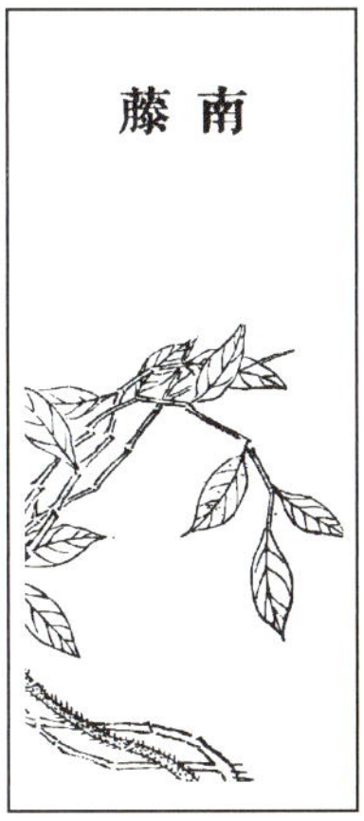

图 14 纲目（张）· 南藤

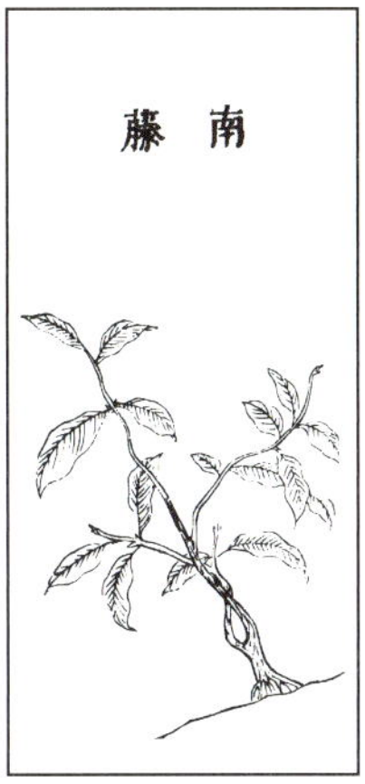

图 15 三才 · 南藤

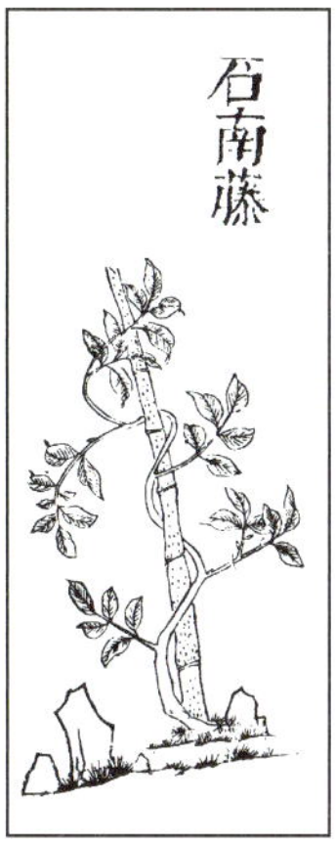

图 16 三才 • 石南藤

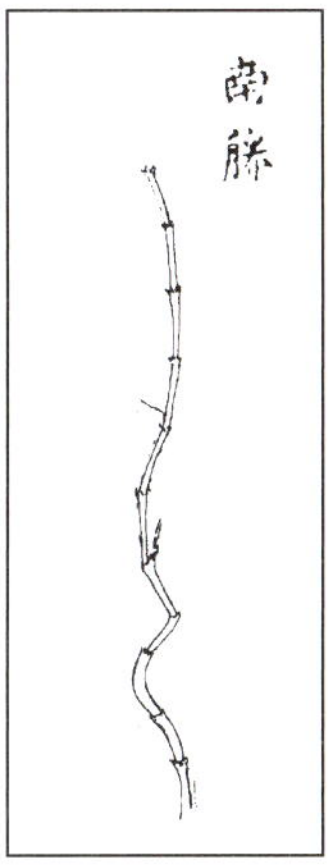

图 17 原始 · 南藤

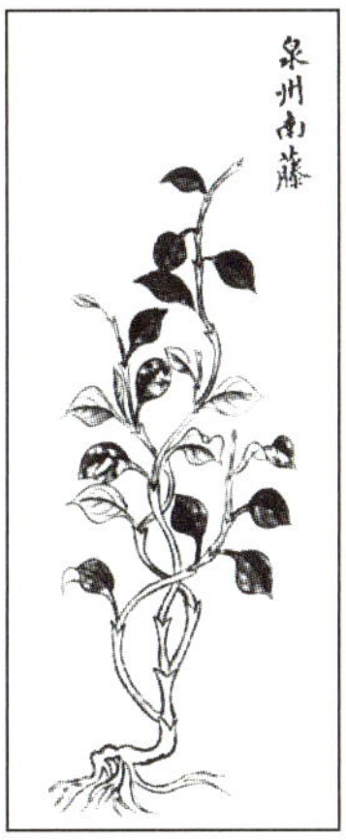

图 18 金石 · 泉州南藤

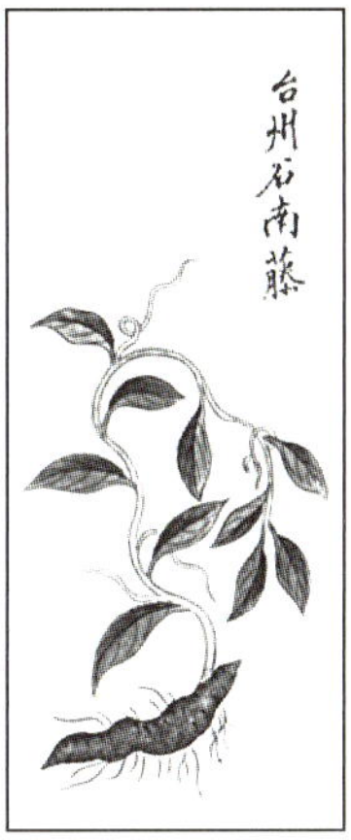

图 19 金石 • 台州石南藤

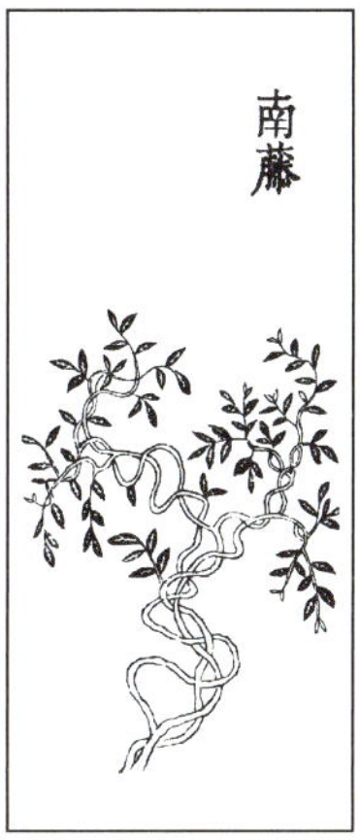

图 20 博录 · 南藤

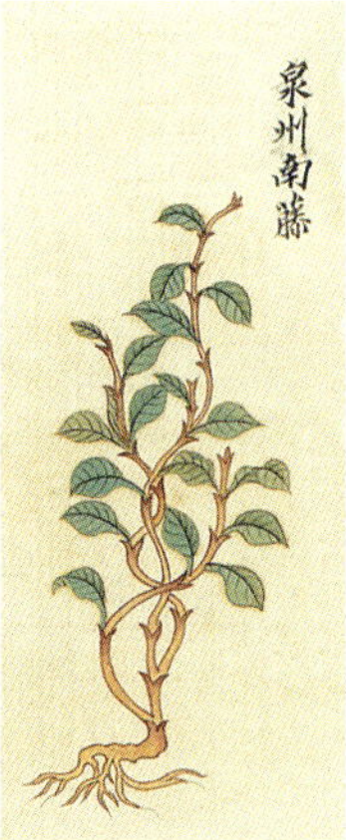

图 21 图谱 · 泉州南藤

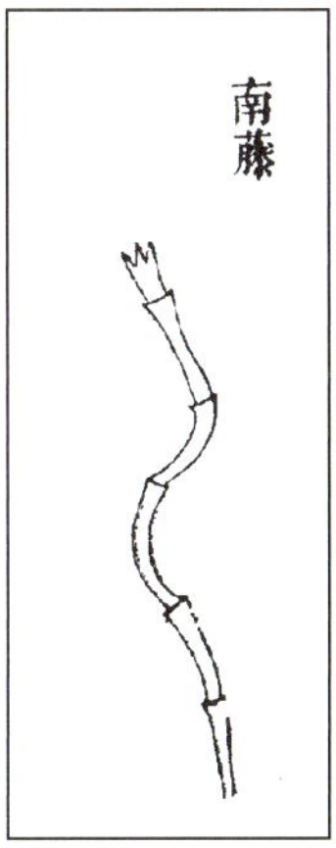

图 22 本草汇 · 南藤

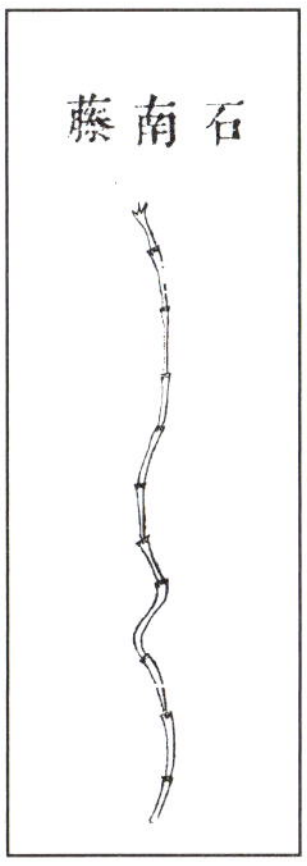

图 23 类纂 • 石南藤

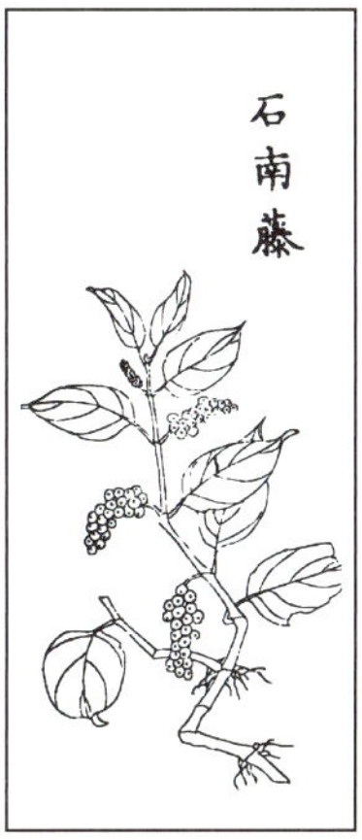

图 24 质问 · 石南藤

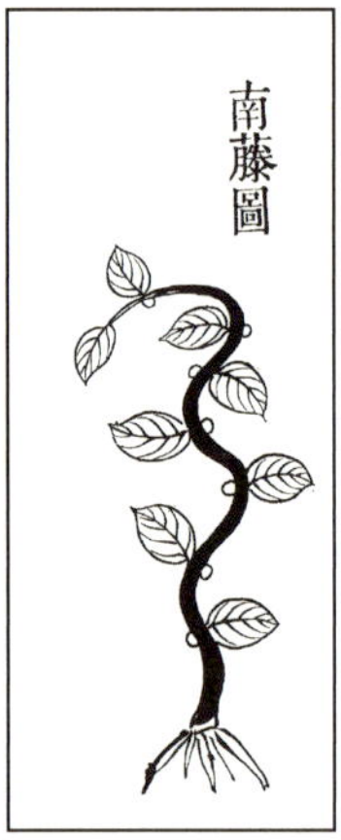

图 25　草木典·南藤图

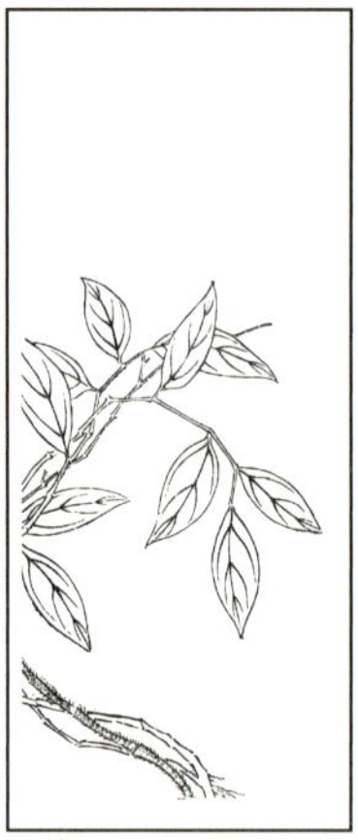
图 26　图考·南藤

本品26图，取自21书，其中6幅彩图。有承继关系的图可分4个书类。

《本草图经》：该书2图。“泉州南藤”图见于《证类》卷14，“台州石南藤”见于《证类》卷30[1]。此2图分别存于《大观》（图1、2）、《政和》（图3、4）、《绍兴》（图5）。此三传本药图基本一致。今以《政和》图3、图4为《图经》图的代表。

仿绘《图经》2图的彩色图有：《本草品汇精要》“泉州南藤”（图7）、“台州石南藤”（图8）。此后《补遗雷公炮制便览》“南藤”（图11）仿绘《品汇》图7，《金石昆虫草木状》“泉州南藤”（图18）、“台州石南藤”（图19）又仿绘《品汇》图7、图8。《本草图谱》“泉州南藤”（图21）又临摹《金石昆虫草木状》图18。

仿绘《图经》2图的墨线图有：《本草歌括》“石南”（图6），该图仿绘《图经》“泉州南藤”（图3），但却误置于《歌括》“石南”条前。《本草蒙筌》“泉州南藤”（图9）亦仿绘《图经》“泉州南藤”（图3）。另《三才图会》“南藤”（图15）仿绘《图经》“泉州南藤”（图3），但原藤本被改绘成小乔木；对生叶被改为互生，大失其真。又该书“石南藤”（图16）仿绘《图经》“台州石南藤”（图4），另增绘攀缘用的大竹及土石背景。

《本草纲目》（金陵本）：该书“南藤”（图12）的仿绘者有《纲目》钱本图13（有所修饰，原用阴刻的藤茎被改用阳刻）、《古今图书集成·草木典》图25。

《本草原始》：该书“石南藤”（图17）的仿绘者有《本草汇》“南藤”（图22）、《本草纲目类纂必读》“石南藤”（图23）。

《植物名实图考》：该书“南藤”（图26）的仿绘者有《本草纲目》张本“南藤”（图14）。

以上26图中，除外18幅仿绘图，原创图尚有8幅（图3、4、10、12、17、20、24、26），详见下“鉴药”项。

【文录】

宋《开宝本草》（见《证类》卷14“南藤”）　冬月用之。生依南树，故号南藤。茎如马鞭有节，紫褐色。一名丁公藤。生南山山谷。（《南史》：解叔谦……至宜都山中，

1　卷30：此为《政和证类》。《大观证类》为卷31。

见一翁伐木，云是丁公藤，疗风……）

宋《本草图经》（同上）《图经》曰：南藤即丁公藤也。生南山山谷，今出泉州、荣州。生依南木，故名南藤。苗如马鞭有节，紫褐色，叶如杏叶而尖。采无时。

《别录》（见《证类》卷30“丁公寄”） 一名丁父。生石间蔓延木上。叶细，大枝，赤茎，母大如碛黄，有汁。七月七日采。

宋《嘉祐本草》（同上） 陈藏器云：丁公寄，即丁公藤也。

宋《本草图经》（见《证类》卷30“外木蔓类·石南藤”）《图经》曰：生天台山中。其苗蔓延木上，四时不凋。彼土人采其叶入药，治腰疼。

明《本草蒙筌》卷4“南藤” 出泉州、荣州（并属福建），生南山山谷。常依楠木，故名南藤。叶如杏叶略尖，苗似马鞭无节。皮色紫褐，收采无时……石南藤生于石山，株高大凌冬不凋。如枇杷叶，但背无毛。似椿树花，细碎成簇。秋结红实，收采随时。湖浙甚多，一名鬼目。

明《本草纲目》卷18“南藤”【释名】风藤。【集解】【时珍曰】今江南、湖南诸大山有之，细藤圆腻，紫绿色，一节一叶。叶深绿色，似杏叶而微短厚。其茎贴树处，有小紫瘤疣，中有小孔。四时不凋，茎叶皆臭而极辣。白花蛇食其叶。

琉球《质问本草》内篇卷4“石南藤” 生山中，傍树木而生，其茎蔓延四周，一节一叶，其节着树处即生根须，夏开花结子，四时有叶，茎叶俱臭。

清《植物名实图考》卷20“南藤” 南藤即丁公藤。事具《南史》，解叔谦得丁公藤，渍酒，治母疾，有神效。《开宝本草》始著录。今江西、湖南市医，皆用以治风，亦呼石南藤，或作蓝藤，音近而讹。

【鉴药】

“南藤”首见于《开宝本草》，云“生依南树，故号南藤”。李时珍又将《名医别录》“丁公寄”（早已归入“有名未用”类）、《本草图经》“外木蔓类”的“石南藤”两味药与“南藤”合并，认为这两药都属于“南藤”。故本条下的药图，包括了“南藤”与“石南藤”两药的图。“南藤”的功效，《开宝》载为“味辛温，无毒。主风血，补衰老，起阳，强腰脚，除痹，变白，逐冷气，排风邪”。宋以后医方书多用“石南藤”“海风藤”之名，亦即本品。

关于本品的生境、形态，《开宝本草》载曰：“茎如马鞭有节，紫褐色。一名丁公藤。生南山山谷。”《本草图经》则云：“南藤即丁公藤也。生南山山谷，今出泉州、荣州。生依南木，故名南藤。苗如马鞭有节，紫褐色，叶如杏叶而尖。”其中最重要的特点是“苗如马鞭有节，紫褐色，叶如杏叶而尖”。至于“丁公藤”（一名丁父、丁公寄），其形态描述更简单：“生石间蔓延木上。叶细，大枝，赤茎，母大如碛黄，有汁。”其形态记载虽不如南藤详细，但也没有矛盾。《中国植物志》将《南史》丁公藤定名为旋花科丁公藤属植物丁公藤*Erycibe obtusifolia* Benth.。[1]其产地相符，但其藤有棱无节，与南藤别名丁公藤仍有差距。

《本草图经》在全国药物普查时得到了一种“石南藤”，据载“生天台山中。其苗蔓延木上，四时不凋。彼土人采其叶入药，治腰疼”。其功效与辛温的南藤相同，但名字却容易与另一个属于乔木的“石南”相混淆。“南藤”与“石南藤”皆有图，可资比较。

1.《本草图经》：该书“泉州南藤”（图3）与其相关文字记载相符，藤本，茎有节，叶椭圆形。将此图与“台州石南藤”（图4）比较，后者亦为藤本，节不明显，但叶椭圆形，其形基本相同。这两图的形状虽然无法与今胡椒科胡椒属（*Piper*）处处贴合，但在本名下的后世记载及药图均表明此药乃胡椒属（*Piper*）植物。当今多数地区所用石南藤系胡椒科植物石南藤*Piper wallichii*（Miq.）Hand.-Mazz.，此与古本草的记载是相符合的。[2]泉州今属福建。台州今属浙江。

2.《太乙仙制本草药性大全》：该书“楠藤”条的文字云：“生依楠木，故名楠藤。苗如马鞭，有节……”，可知此书将《开宝本草》的“生依南树，故号南藤”的“南”字篡改为“楠”，故其药名也随之错误。其“楠藤”（图10）与该书的“石楠藤”图完全一样，是乔木而不是藤本，实际上表现的都是“石南”的形态（见本书36-25“石南”条下），而非胡椒科的藤本植物。对于“南藤”一药来说，此图就是一幅错图。

3.《本草纲目》（金陵本）：该书“南藤”（图12）极为粗糙简陋。其藤茎用黑色绘出，极为憨大。单叶卵形，无叶柄，互生。李时珍介绍“南藤”曰：“今江南、湖南诸大山有之，细藤圆腻，紫绿色，一节一叶。叶深绿色，似杏叶而微短厚。其茎贴树处，有小紫瘤疣，中有小孔。四时不凋，茎叶皆臭而极辣。”其中补充了茎叶有刺激性气味及辣味，茎中有小孔，这都是胡椒科植物所具有的特点。此说明李时珍熟知南藤的习性。绘图者基本按其“一节一叶”绘图。

4.《本草原始》：该书“南藤”（图17）绘的是“南藤”的药材图，只有一根光杆茎枝，中间有膨大的节。此亦表明其基原或为胡椒科植物石南藤*P. wallichii*。

5.《野菜博录》：该书“南藤”（图20）乃该书新绘的图。其形态为缠绕植物，小叶羽状3小叶或单数羽状复叶，或为单叶，无一定规律。此图虽置于“南藤”之下，但无法认定为胡椒科植物。待考。

6.《质问本草》：该书“石南藤”的文字记载云：“生山中，傍树木而生，其茎蔓延四周，一节一叶，其节着树处即生根须，夏开花结子，四时有叶，茎叶俱臭。”

1 中国科学院《中国植物志》编辑委员会：《中国植物志》，北京：科学出版社，1979，第64（1）卷，20.

2 陈重明、黄胜白等：《本草学》，南京：东南大学出版社，2005：368-369.

此表明其原植物即胡椒科植物石南藤*P. wallichii*。其图（图24）茎有膨大的节，或生有不定根。单叶互生，叶卵形或狭卵形。穗状花序与叶对生。此图与文字记载均表明此即石南藤*P. wallichii*。或考为风藤*Piper kadsura* Ohwi sym. *P. futokadsura* Sieb. et Zucc.。[1]

7.《植物名实图考》：该书“南藤”条吴其濬云：“南藤即丁公藤……今江西、湖南市医皆用以治风，亦呼石南藤，或作蓝藤，音近而讹。”其图（图26）茎枝有毛及略膨大的茎节。叶狭卵形，全缘，有短叶柄。此图即石南藤*P. wallichii*。

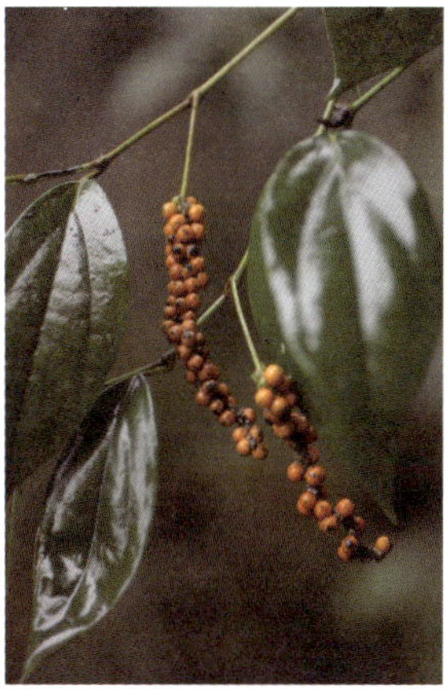

图 27　石南藤 *Piper wallichii*（Miq.）Hand.-Mazz.

【小结】

“南藤”为宋初《开宝本草》新增药。李时珍又并入“丁公寄”（《别录》）、“石南藤”（《图经》）二药。据《开宝本草》《本草图经》《本草纲目》等书记载，结合古本草图形，可考本品为胡椒科植物石南藤*Piper wallichii*（Miq.）Hand.-Mazz.及其同属近缘植物。《本草原始》《质问本草》《植物名实图考》等书绘有较好的本品植物或药材图。

18–73　烈节

【品图】

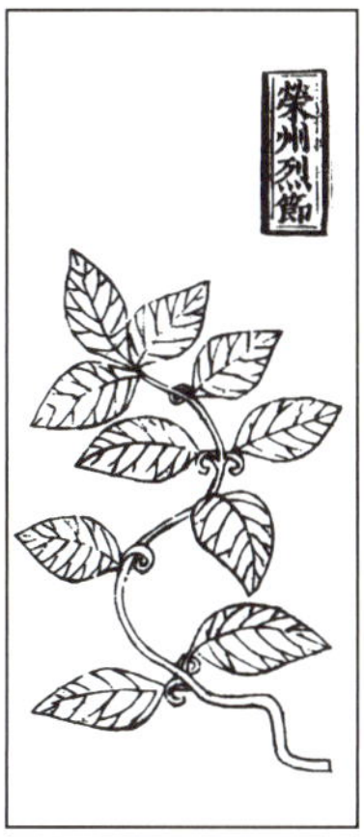

图 1　图经（大）· 荣州烈节

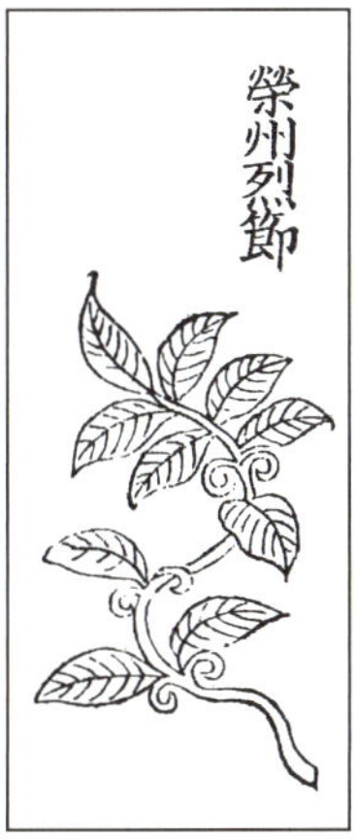

图 2　图经（政）· 荣州烈节

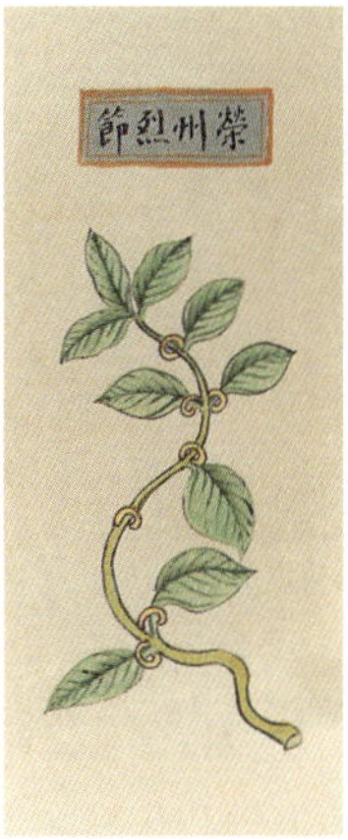

图 3　品汇 · 荣州烈节

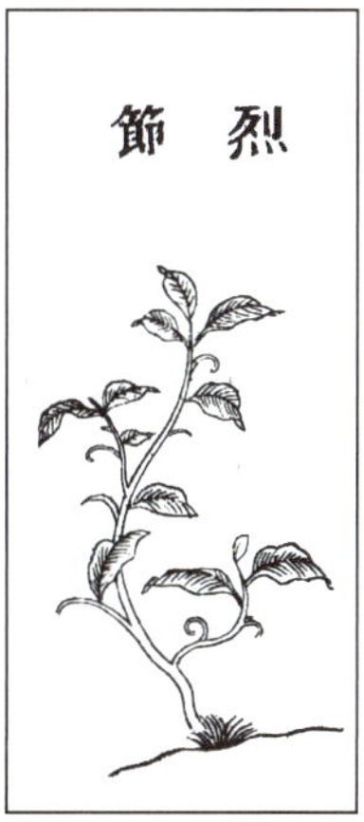

图 4　三才 · 烈节

1 ［琉球］吴继子著，原田禹雄译注，高津孝解说：《译注质问本草》，琉球国冲绳：榕树书林，2002：230.

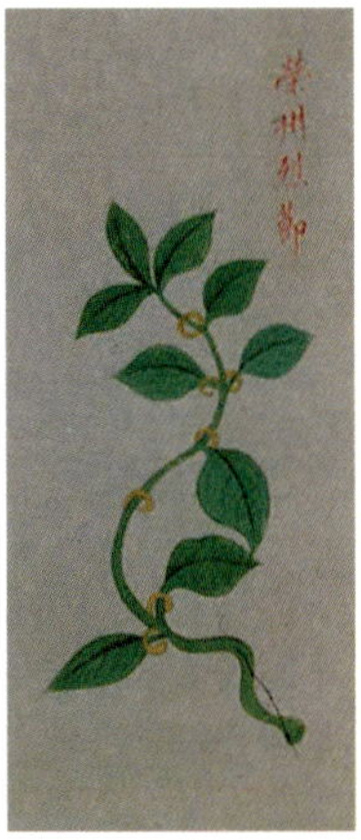

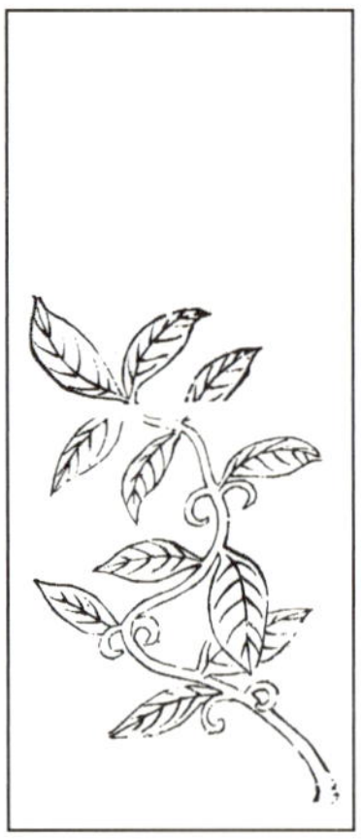

图5　金石·荣州烈节　图6　图考·烈节

本品6图，取自6书，其中2幅彩图。有承继关系的图仅1个书类。

《本草图经》：该书“荣州烈节”图分别存于《大观》(图1)、《政和》(图2)。此二传本药图基本一致。今以《政和》图2为《图经》图的代表。仿绘该图的彩图有《本草品汇精要》“荣州烈节”(图3)。此后《金石昆虫草木状》图5又仿绘《品汇》图3。仿绘该图的墨线图有《三才图会》“烈节”(图4)，该图将原枝条修整为一株小树，增添土地背景，叶片、钩刺也有所修饰。《植物名实图考》“烈节”(图6)仿绘自《图经》图2。

以上6图中，除外5幅仿绘图，原创图仅1幅(图1)，详见下“鉴药”项。

【文录】

宋《本草图经》(见《证类》卷30“烈节”)《图经》曰：生荣州。多在林箐中生……春生蔓苗，茎叶俱似丁公藤而纤细，无花实。九月采茎。暴干。以作浴汤，佳。

明《本草纲目》卷18“烈节”【时珍曰】杨倓《家藏经验方》有烈节酒，治历节风痛。用烈节、松节、牛膝、熟地黄、当归各一两，为粗末，绢袋盛之，以无灰酒二百盏，浸三日。每用一盏，入生酒一盏，温服。表弟武东叔，年二十余，患此痛不可忍。涪城马东之，以此治之而安。

清《植物名实图考》卷20“烈节”　生荣州。似丁公藤而细。

【鉴药】

“烈节”首见于宋《本草图经》，为北宋新出现的民间草药。名义不详。本品“主肢节风冷，筋脉急痛”。宋代杨倓《家藏经验方》还记有“烈节酒”，此后未见用本品入药者。

苏颂记载了其生境与形状：“生荣州。多在林箐中生……春生蔓苗，茎叶俱似丁公藤而纤细，无花实。九月采茎。”丁公藤即胡椒科植物石南藤*Piper wallichii*(Miq.) Hand.-Mazz.，亦名南藤。

《本草图经》：该书“荣州烈节”(图2)的图形与《图经》“南藤”“石南藤”图的叶形相似，但“烈节”叶对生，茎无节，有倒钩，是其差别。荣州即今四川荣县。本品有倒钩，其形态与清·吴其濬《植物名实图考》“钩藤”相似，故孙启明认为是茜草科植物钩藤*Uncaria rhynchophylla*（Miq.）Miq. ex Havil.。[1]可备一说。

【小结】

“烈节”北宋新出现的民间草药。苏颂云其“茎叶俱似丁公藤而纤细，无花实”。丁公藤即胡椒科植物石南藤*Piper wallichii*（Miq.）Hand.-Mazz.。或据其图，认为是茜草科植物钩藤*Uncaria rhynchophylla*（Miq.）Miq. ex Havil.。

18–74　清风藤

【品图】

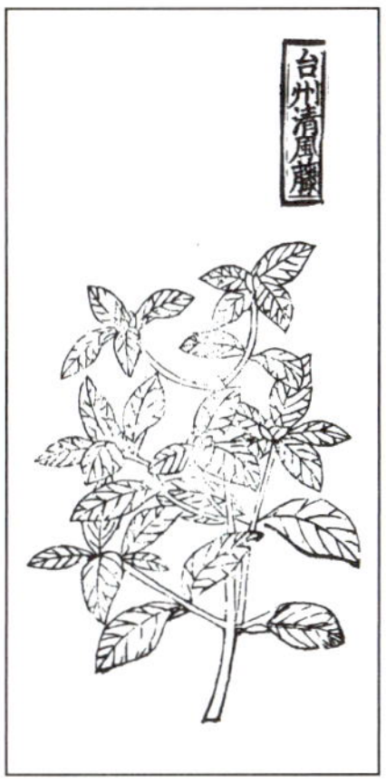

图1　图经（大）·台州清风藤

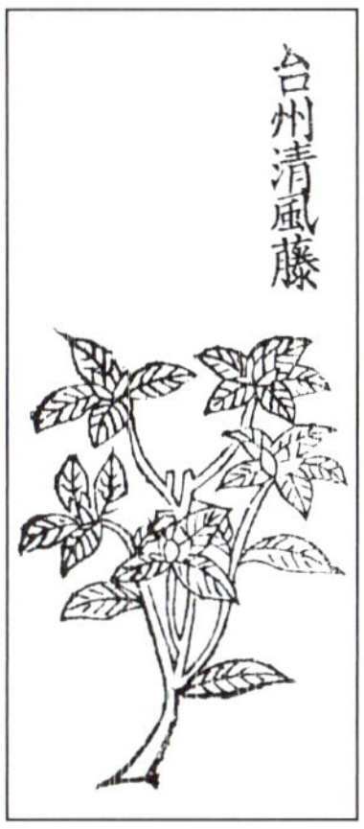

图2　图经（政）·台州清风藤

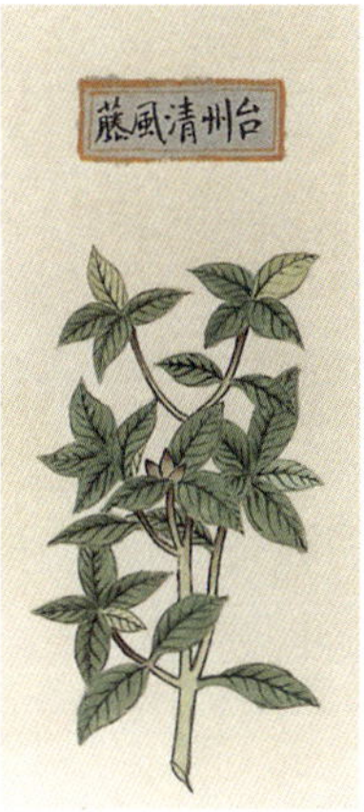

图3　品汇·台州清风藤

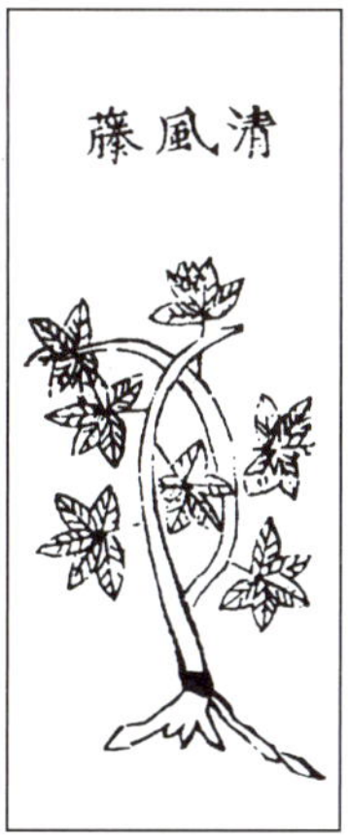

图4　纲目（金）·清风藤

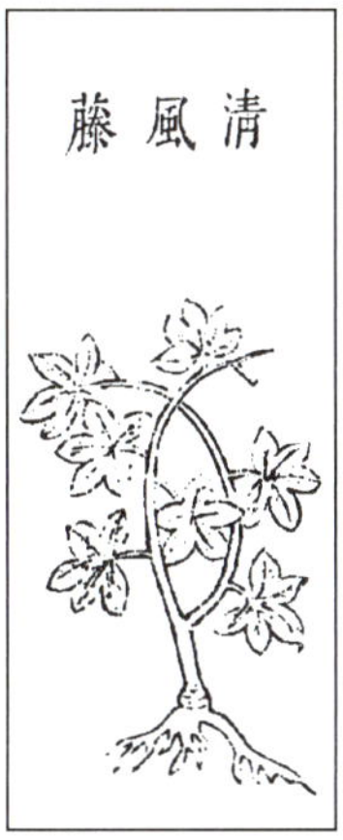

图5　纲目（钱）·清风藤

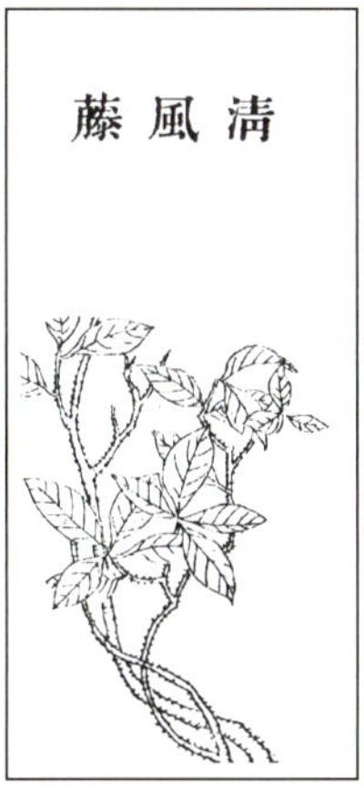

图6　纲目（张）·清风藤

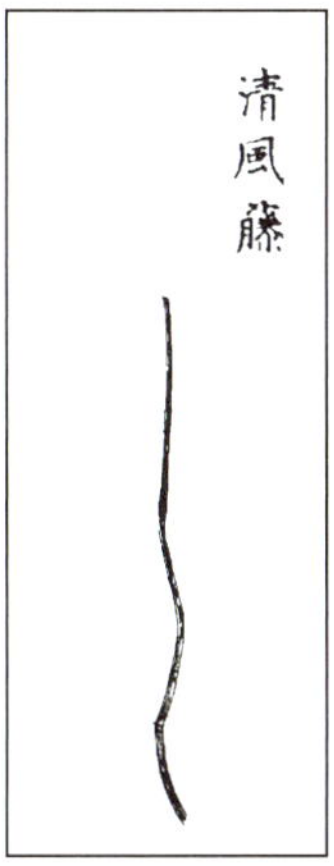

图7　原始·青风藤

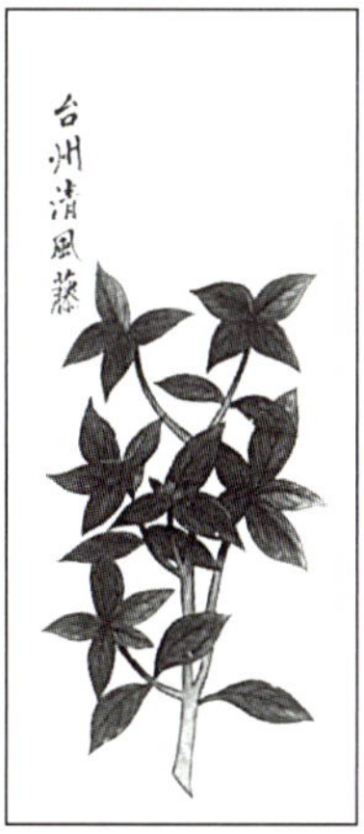

图8　金石·台州清风藤

1　孙启明：《苏图研究》，见：张志斌，郑金生主编：《本草纲目研究札记》，北京：科学出版社，2019：681.

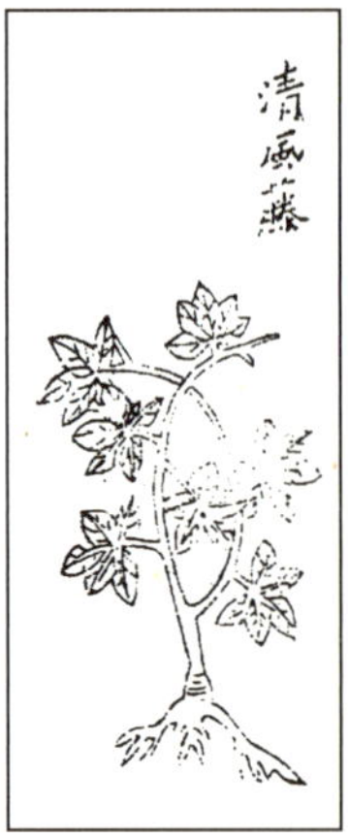

图9 汇言·清风藤

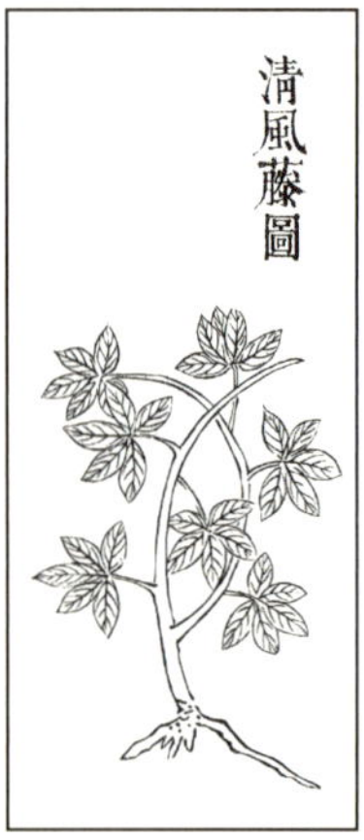

图10 草木典·清风藤图

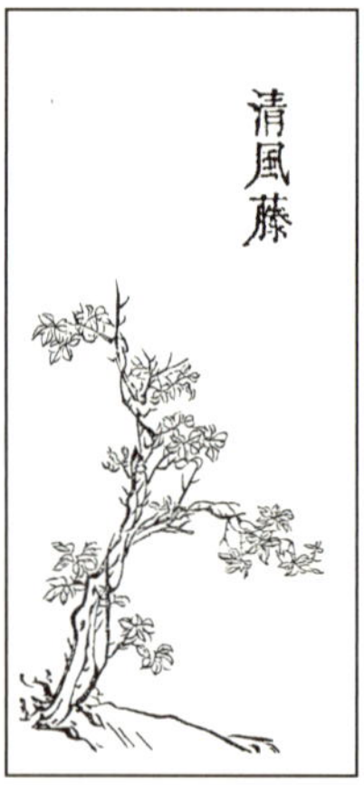

图11 草药·清风藤

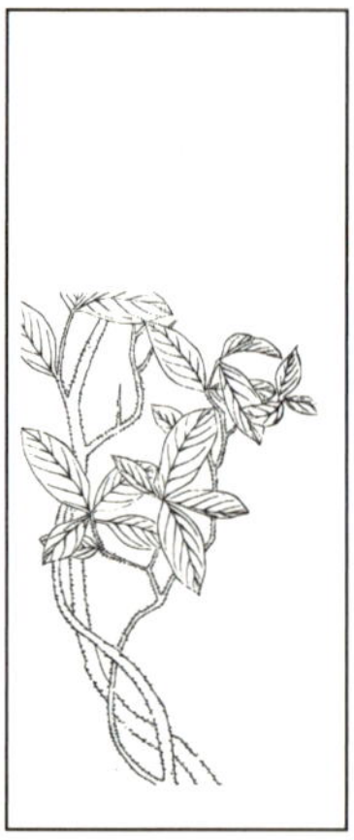

图12 图考·清风藤

本品12图，取自12书，其中2幅彩图。有承继关系的图可分2个书类。

《本草图经》：该书“台州清风藤”分别存于《大观》（图1）、《政和》（图2）。此二传本药图基本一致。今以《政和》图2为《图经》图的代表。

仿绘该图的彩色图有：《本草品汇精要》“台州清风藤”（图3）。此后《金石昆虫草木状》“台州清风藤”（图8）又仿绘《品汇》图3。

仿绘该图的墨线图有：《本草纲目》金陵本“清风藤”（图4）。该图在原图基础上精简枝条。仿绘金陵本图4的有《纲目》钱本图5（略加修饰）、《古今图书集成·草木典》“清风藤图”（图10，线条更流畅美观）。仿绘钱本图5的有《本草汇言》图9。

《植物名实图考》：该书“清风藤”（图12）的仿绘者有《本草纲目》张本图6。

以上12图中，除外8幅仿绘图，原创图尚有4幅（图2、7、11、12），详见下“鉴药”项。

【文录】

宋《本草图经》（见《证类》卷30“清风藤”）《图经》曰：生天台山中。其苗蔓延木上，四时常有。彼土人采其叶入药。治风有效。

明《本草纲目》卷18“清风藤”【释名】青藤（《纲目》）、寻风藤（《纲目》）。

清《植物名实图考》卷19“清风藤” 按：清风藤近山处皆有之。罗师举《草药图》云：清风藤又名青藤，其木蔓延木上，四时常青……南城县寻风藤即清风藤，蔓延屋上，土人取茎治风湿。余询之南城人，云藤以𦸗缘枫树而出树梢者为真，夺枫树之精液，年深藤老，故治风有殊效。余皆无力。遣人求得，大抵与木莲相类，厚叶木强，藤硬如木，粗可一握，黑子隆起，盖即络石一种而所缘有异。又《本草拾遗》，扶芳藤以枫树上者为佳，恐即一物，清风、扶芳，一音之转，土音大率如此。

【鉴药】

“清风藤”首见于《本草图经》,为北宋新出现的民间草药。名义不详。原载“治风有效”。后世亦多用其祛风除湿，通利关节。

关于本品的生境、形态,《图经》仅载 :“生天台山中。其苗蔓延木上,四时常有。彼土人采其叶入药。”天台山在今浙江天台县北。此形态过于简单，无法推测其原植物。该书有附图1幅，可辅助鉴药。

1.《本草图经》:该书“台州清风藤”(图2)所示植物单叶互生，部分叶片类似聚生枝顶。中有大花。《中国植物志》订其基原为清风藤科植物清风藤*Sabia japonica* Maxim.。[1]或据《本草纲目》(江西版)附图，谓其为藤本，叶五浅裂，与现时药用青风藤的主要品种青藤(风龙)*Sinomenium acutum*(Thunb.)Rehd. et Wils.颇有近似之处。[2]但后一说是未比较《纲目》(江西版，实同金陵本)附图乃仿绘《图经》“台州清风藤”(图2),其叶片仿绘欠准确，将聚生单叶绘成五裂叶状，再删除其他单叶而成。其右上一叶仍可残留原图形状,单叶,枝顶有花序。故从图形源流分析,《纲目》“清风藤”(图4)是无法作为考证来源使用的。据《图经》图2其原植物不可能是防己科风龙属(*Sinomenium*)植物，更接近清风藤科植物清风藤。

2.《本草原始》:该书“青风藤”(图7)为药材写生，仅绘一细藤茎。据此简单藤茎是无法推究其原植物的。

3.《草药图经》:该书“清风藤”原文云“清风藤，又名青藤。其苗蔓延木上，四时常青。采茎用。治风疾，风湿流注，疬节鹤膝，麻痹瘙痒，损伤疮肿”。可知从文字上来看，此药即同《本草图经》所载。其图(图11)用写意笔法绘制，示意一藤本植物缠树而上。其叶片着生方式近似《图经》图2。但单凭此图难以考证其原植物。

4.《植物名实图考》:该书“清风藤”正文云 :“清风藤近山处皆有之。罗师举《草药图》云 :清风藤又名青藤，其木蔓延木上，四时常青。”此罗师举《草药图》即上《草药图经》。吴其濬云 :“南城县寻风藤即清风藤，蔓延屋上，土人取茎治风湿。余询之南城人，云藤以夤缘枫树而出树梢者为真，夺枫树之精液，年深藤老，故治风有殊效，馀皆无力。遣人求得，大抵与木莲相类，厚叶木强，藤硬如木，粗可一握，黑子隆起，盖即络石一种而所缘有异。又《本草拾遗》,扶芳藤以枫树上者为佳,恐即一物，清风、扶芳，一音之转，土音大率如此。”据其上说，江西南城县之“寻风藤”似与“木莲”同类。木莲乃桑科植物薜荔*Ficus pumila* Linn.。此“清风藤”(图12)茎有微毛，叶椭圆形或长方椭圆形，互生。或谓此图类似卫矛科卫矛属植物扶芳藤(爬行卫矛)*Euonymus fortune*(Turcz.)Hand.-Mazz.。[2]此与吴其濬的猜测相符。

1 中国科学院《中国植物志》编辑委员会 :《中国植物志》,北京 :科学出版社，1985，第47(1)卷，84.

2 谢宗万 :《中药材品种论述》中册，上海 :上海科学技术出版社，1994 :141.

【小结】

“清风藤”为北宋民间新药。据《本草图经》附图，或考为清风藤科植物清风藤*Sabia japonica* Maxim.。亦有考作防已科植物青藤*Sinomenium acutum*（Thunb.）Rehd. et Wils.及其近缘植物者，其所据《本草纲目》之图不能作为考据之用。《植物名实图考》所附“清风藤”图，据考为卫矛科植物扶芳藤*Euonymus fortune*（Turcz.）Hand.-Mazz.。

18–75　百棱藤

【品图】

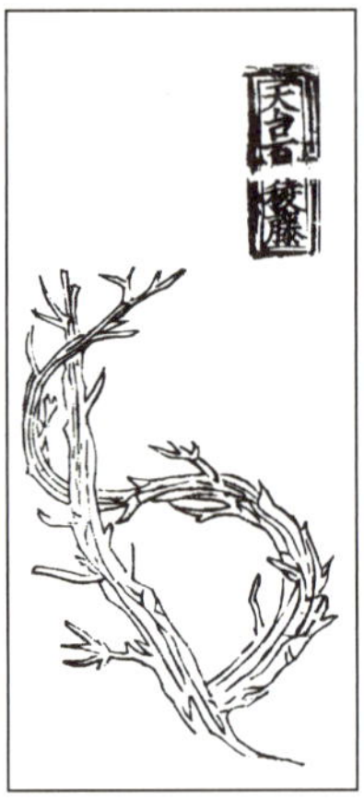

图1　图经（大）·天台百棱藤

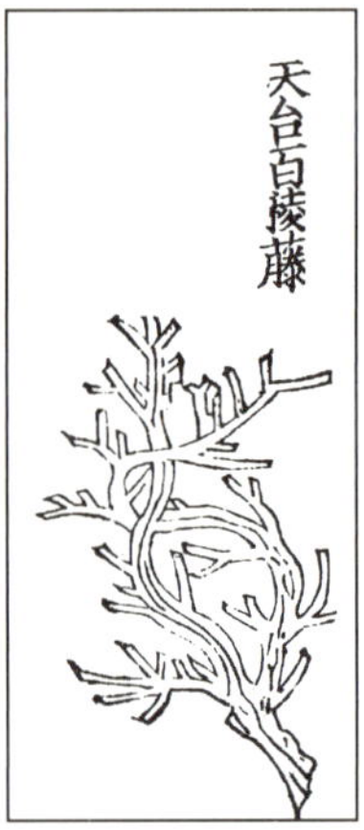

图2　图经（政）·天台百棱藤

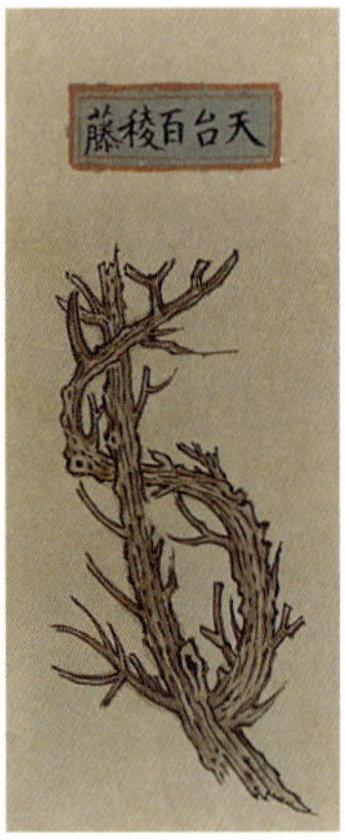

图3　品汇·天台百棱藤

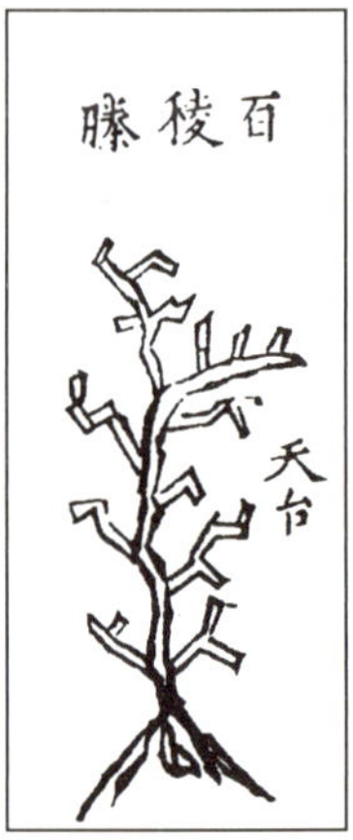

图4　纲目（金）·百棱藤

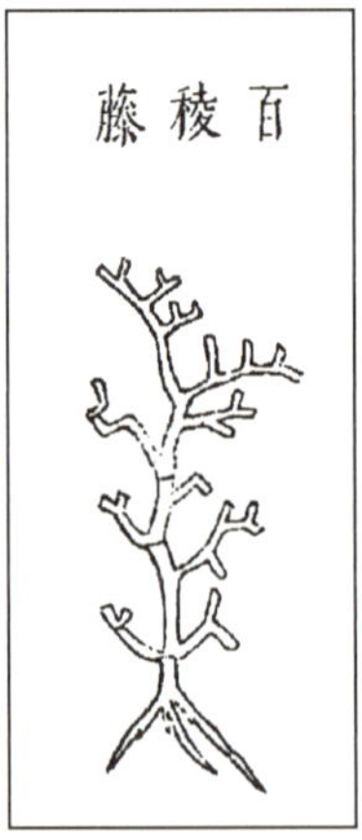

图5　纲目（钱）·百棱藤

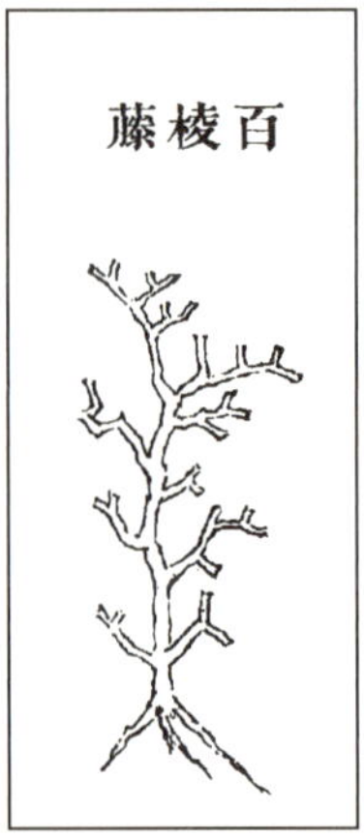

图6　纲目（张）·百棱藤

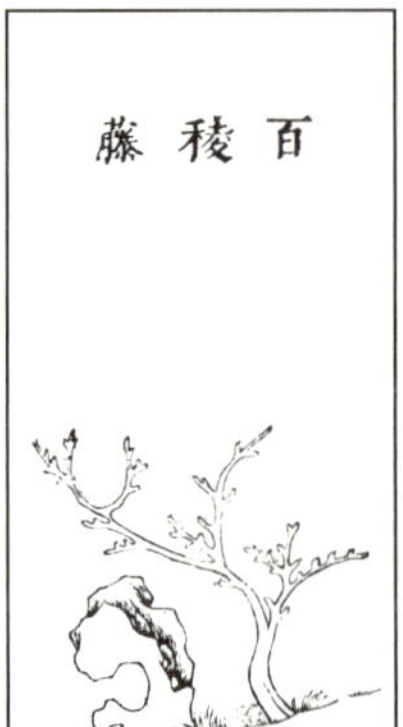

图7　三才·百棱藤

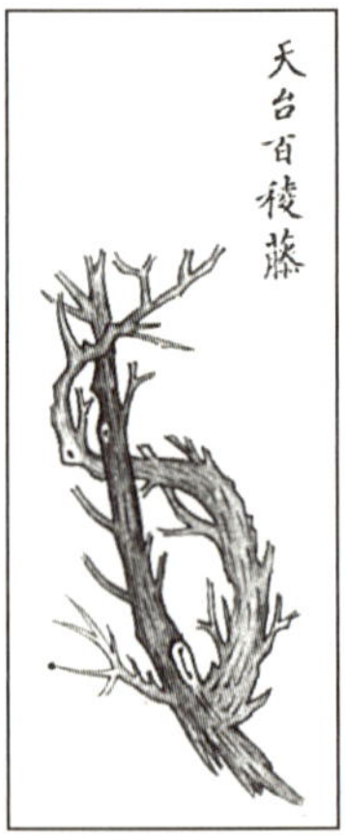

图8　金石·天台百棱藤

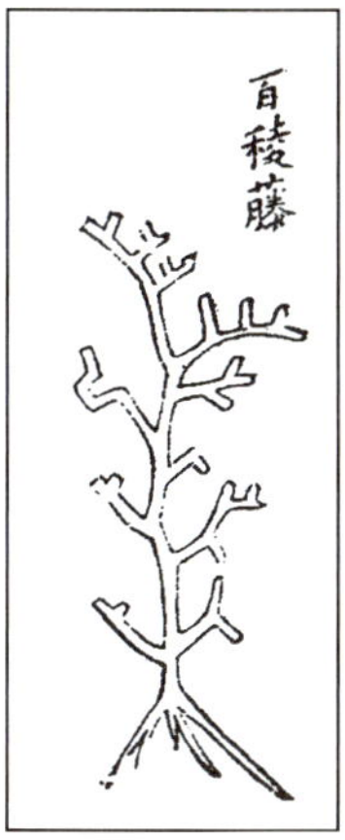

图9　汇言·百棱藤

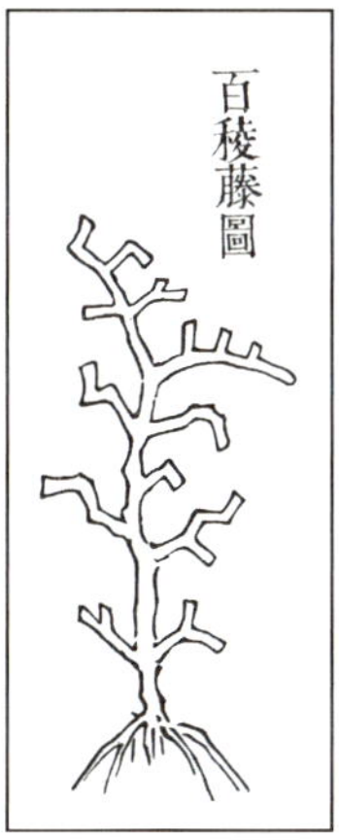

图10　草木典·百棱藤图

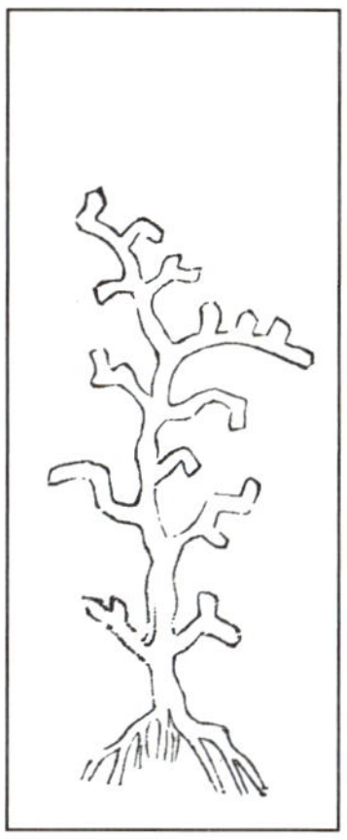

图11　图考·百棱藤

本品11图，取自11书，其中2幅彩图。有承继关系的图仅1个书类。

《本草图经》：该书“天台百棱藤”分别存于《大观》（图1）、《政和》（图2）。此二传本药图基本一致。今以《政和》图2为《图经》图的代表。

仿绘该图的彩色图有：《本草品汇精要》“天台百棱藤”（图3）。此后《金石昆虫草木状》“天台百棱藤”（图8）又仿绘《品汇》图3。

仿绘该图的墨线图有：《本草纲目》金陵本“百棱藤”（图4）。仿绘金陵本图4的有《纲目》钱本图5、《古今图书集成·草木典》“百棱藤图”（图10）。《植物名实图考》“百棱藤”（图11）又仿绘自《草木典》图11。仿绘钱本图5的有《纲目》张本图6、《本草汇言》图9。《三才图会》“百棱藤”仿绘自《图经》图2，再加土地背景。

以上11图中，除外10幅仿绘图，原创图仅有1幅（图2），详见下“鉴药”项。

【文录】

宋《本草图经》（见《证类》卷30“百棱藤”）《图经》曰：生台州。春生苗，蔓延木上，无花叶，冬采皮入药。治盗汗。彼土人用之，有效。

明《本草纲目》卷18“百棱藤”【释名】百灵藤（《纲目》）。

【鉴药】

“百棱藤”首见于《本草图经》，为北宋时发现的民间新药。名义不详。《图经》云其“治盗汗，彼土人用之有效”。后世未见用者。

关于本品的生境、形态，《图经》曰：“百棱藤，生台州。春生苗，蔓延木上，无花叶，冬采皮入药。”另附一图。

《本草图经》：该书“天台百棱藤”（图2）图示一茎枝，木质，有棱，无叶无花。历代本草无跟进研究。现代无考证意见。原植物不明。

【小结】

“百棱藤”为北宋新发现的民间草药。因图文简单，无法考证其原植物。

18–76 紫藤

【品图】

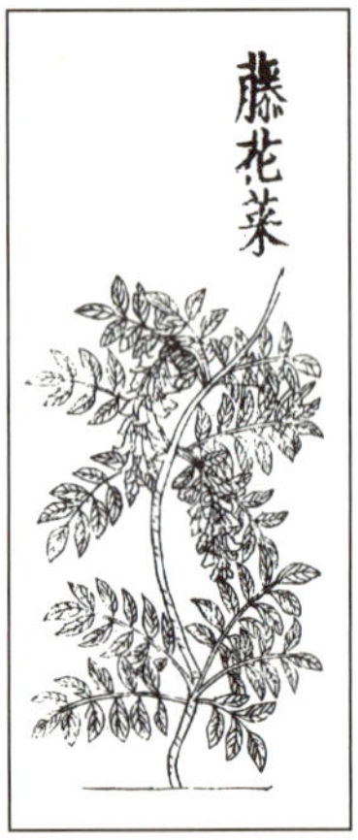

图 1 救荒·藤花菜

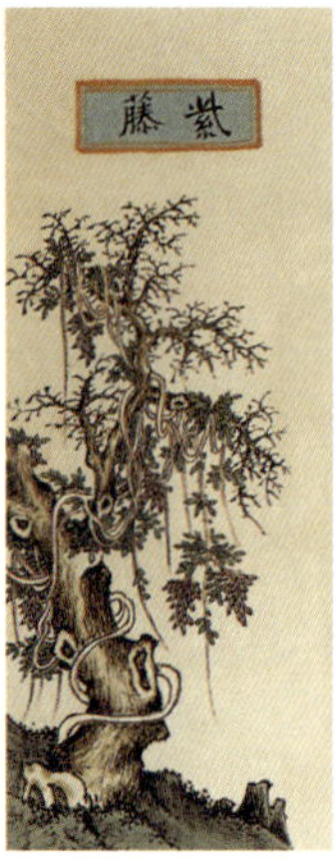

图 2 品汇·紫藤

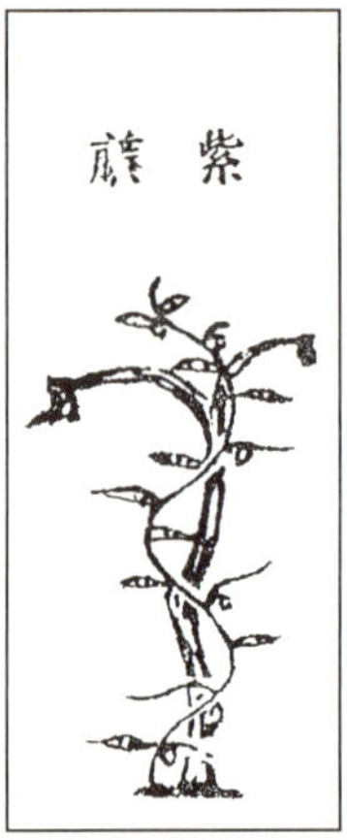

图 3 太乙·紫藤

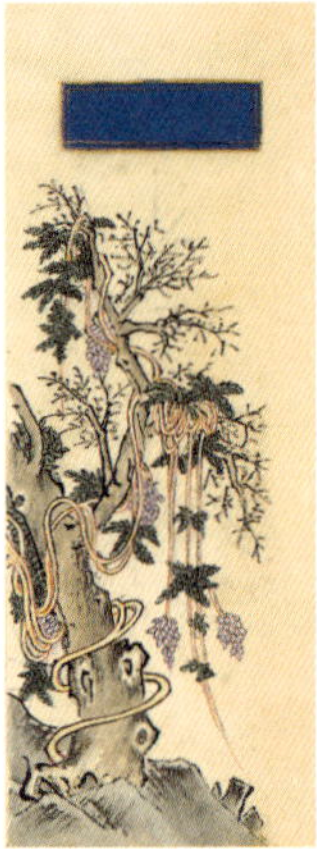

图 4 雷公·紫藤

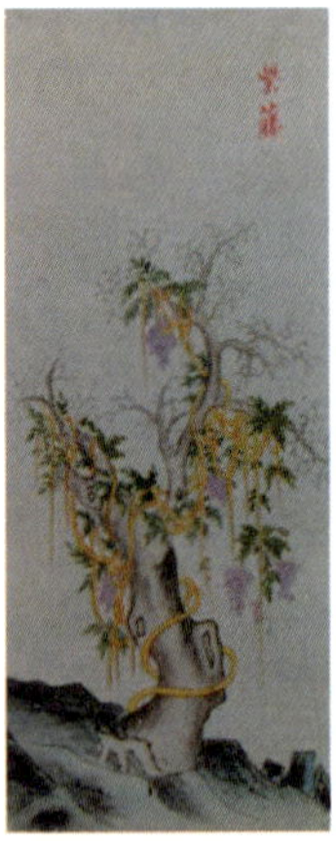

图 5 金石·紫藤

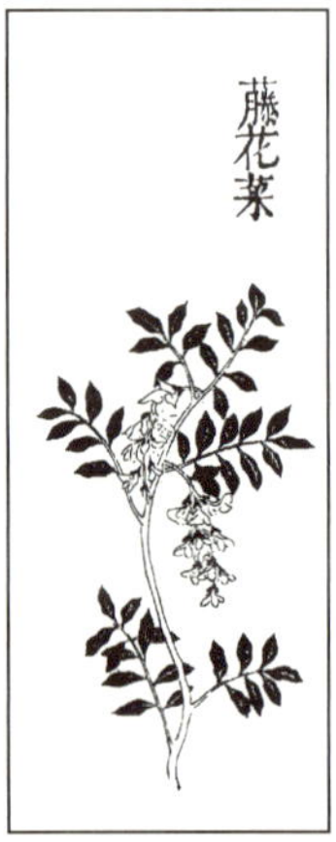

图 6 博录·藤花菜

本品6图，取自6书，其中2幅彩图。有承继关系的图可分2个书类。

《救荒本草》：该书“藤花菜”（图1）的仿绘图有《野菜博录》同名图（图6，叶改阴刻）。

《本草品汇精要》：该书“紫藤”（图2）的仿绘图有《补遗雷公炮制便览》图4、《金石昆虫草木状》图5。

以上6图中，除外3幅仿绘图，原创图尚有3幅（图1、2、3），详见下“鉴药”项。

【文录】

唐《本草拾遗》（见《证类》卷13“紫藤”） 陈藏器云：京都人亦种之，以饰庭池。

宋《开宝本草》（同上） 子作角。其中人熬令香，着酒中，令不败，酒败者用之亦正。四月生紫花，可爱，人亦种之。江东呼为招豆藤，皮着树，从心重重有皮。

明《救荒本草》卷下"藤花菜" 生荒野中沙岗间。科条丛生，叶似皂角叶而大，又似嫩椿叶而小，浅黄绿色，枝间开淡紫花。

【鉴药】

"紫藤"首见于《开宝本草》。然宋·唐慎微于此条下引陈藏器《本草拾遗》内容，故在《开宝》之前，该药已先载于《本草拾遗》。以形得名。陈藏器云"主水癫病"，且言"京都人亦种之以饰庭池"。可见在唐代本品除药用外，还多作观赏植物。《开宝》载其可"下水"（利小便），又载其"花挼碎，拭酒醋白腐坏"，亦可令酒不败。后世罕见用于医药。

关于本品生境、形态，《开宝》云："四月生紫花，可爱，人亦种之。江东呼为招豆藤，皮着树，从心重重有皮。"《中国植物志》及现代其他中药相关书籍均考本品为豆科紫藤属植物紫藤*Wisteria sinensis*（Sims）Sweet。

1.《救荒本草》：该书"藤花菜"（图1）藤茎有斜向左上的纹理（左旋）。单数羽状复叶，小叶2—5对。卵状披针形，总状花序，蝶形花。该条正文还提到其"叶似皂角叶而大，又似嫩椿叶而小，浅黄绿色，枝间开淡紫花。"综合图文所载，此图原植物当为豆科植物紫藤*W. sinensis*。

2.《本草品汇精要》：该书"紫藤"（图2）绘一棵大树，其上挂满了紫色的藤茎，茎上之叶多为单数羽状复叶，但也有其他类型的叶。茎上有下垂的圆锥花序，花小，均为紫色。该图示意此为紫藤，但细节描绘并不完全与今豆科植物紫藤*W. sinensis*相符。

3.《太乙仙制本草药性大全》：该书"紫藤"（图3）亦绘一藤茎缠绕枯树。其茎上所生或为卷须（？），或为荚果（？），唯不见有叶形。其示意不明。

【小结】

"紫藤"在唐代即已用作药物与观赏植物。据《开宝本草》所述形态，本品当为豆科植物紫藤*Wisteria sinensis*（Sims）Sweet。《救荒本草》"藤花菜"所绘即为紫藤*W. sinensis*。

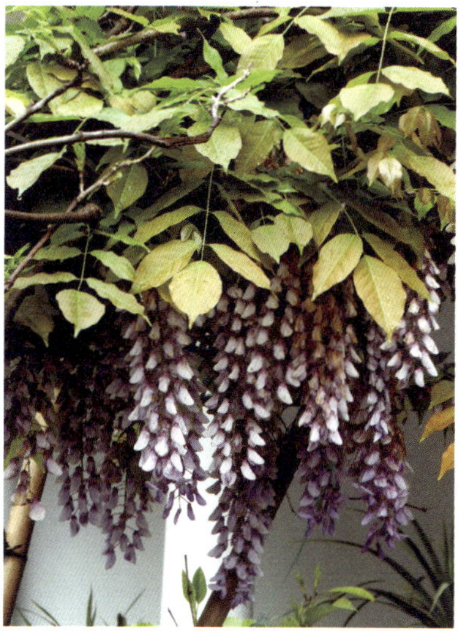

图7 紫藤 *Wisteria sinensis*

18–77　落雁木

【品图】

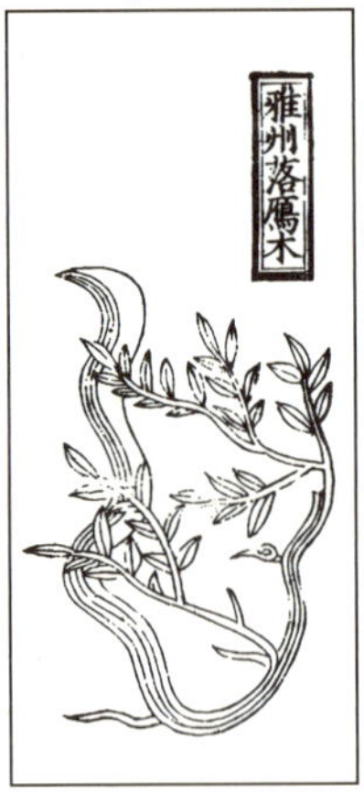

图 1　图经（大）· 雅州落雁木

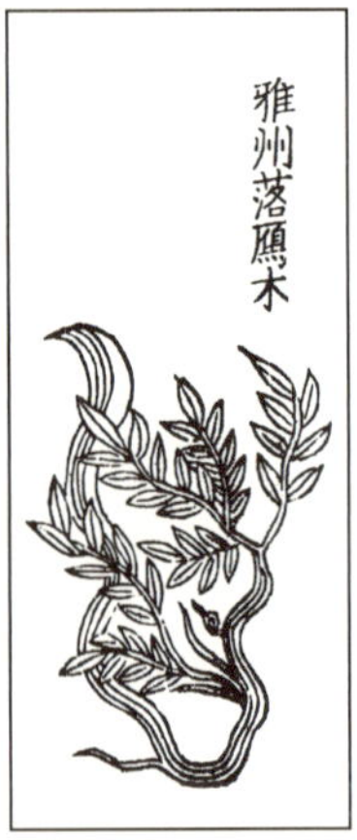

图 2　图经（政）· 雅州落雁木

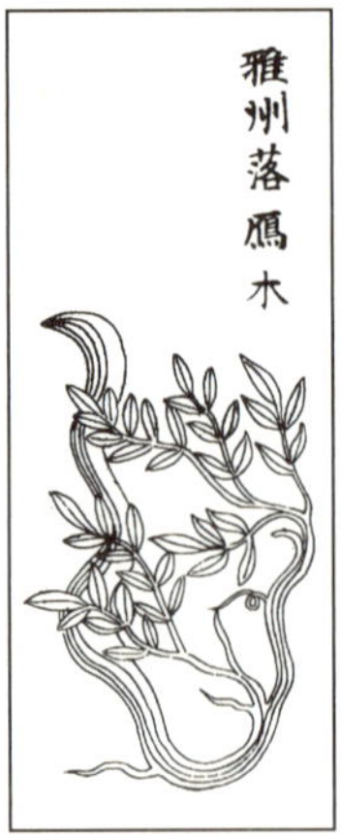

图 3　图经（绍）· 雅州落雁木

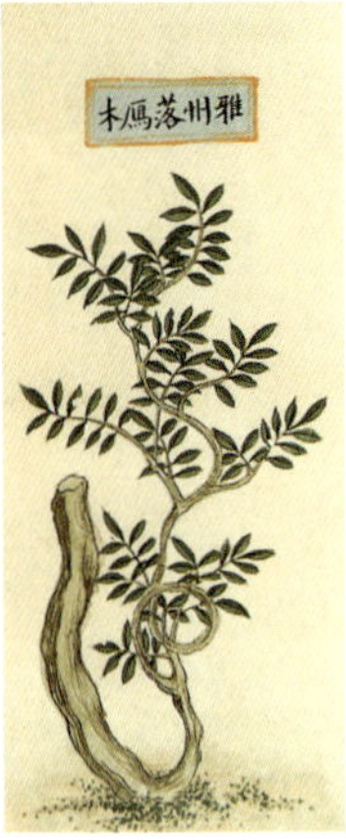

图 4　品汇 · 雅州落雁木

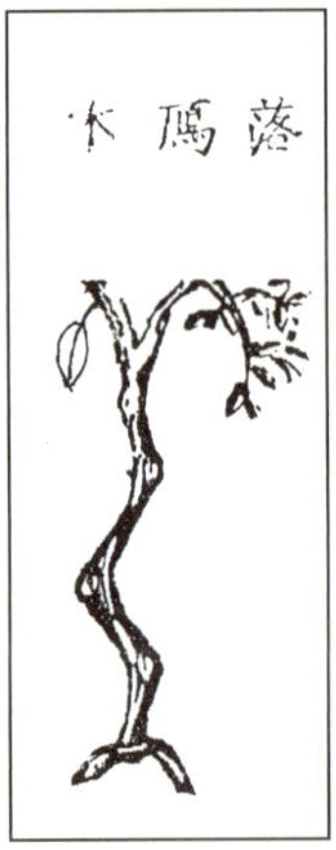

图 5　太乙 · 落雁木

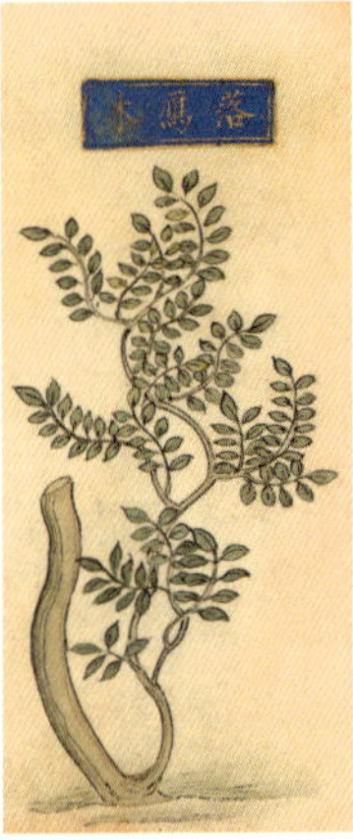

图 6　雷公 · 落雁木

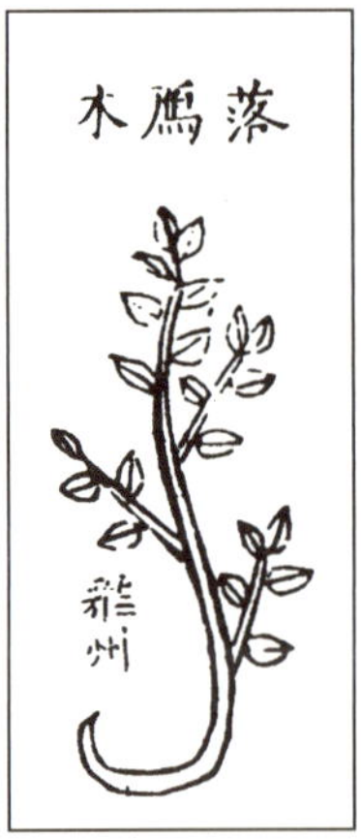

图 7　纲目（金）· 落雁木

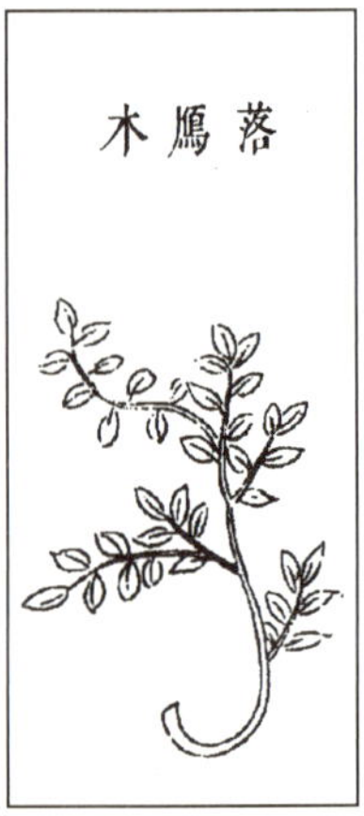

图 8　纲目（钱）· 落雁木

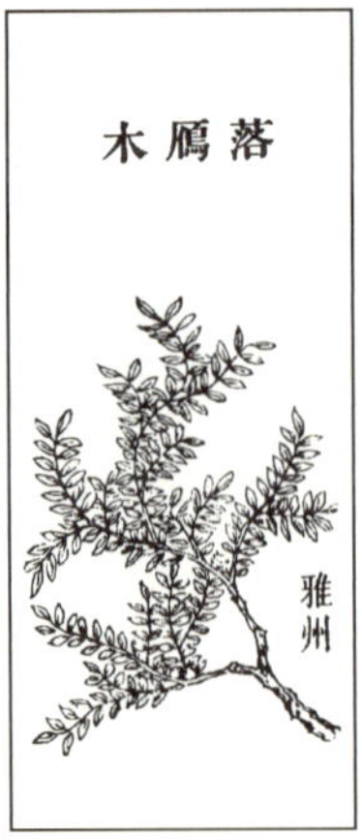

图 9　纲目（张）· 落雁木

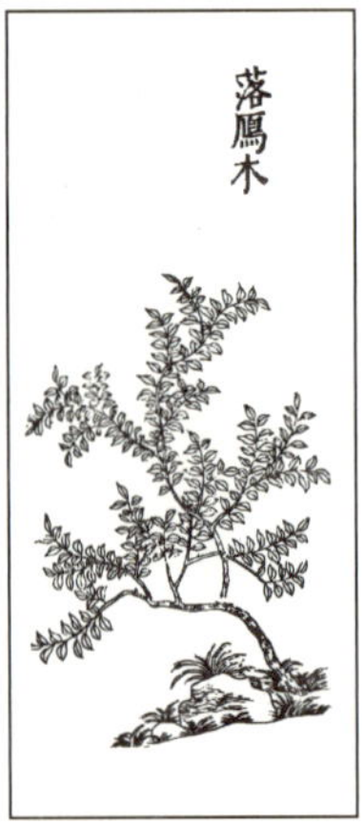

图 10　三才 · 落雁木

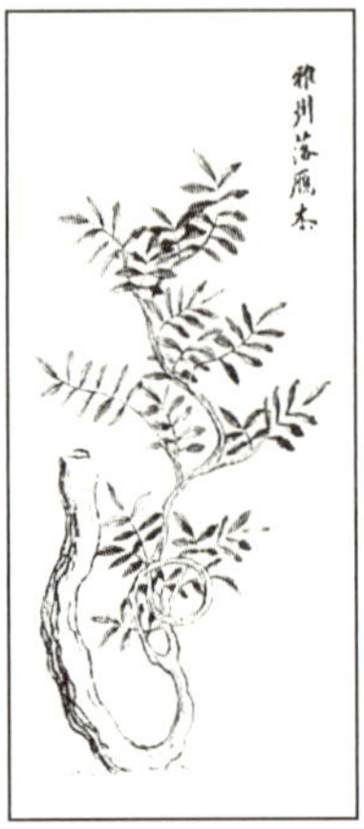

图 11　金石 · 雅州落雁木

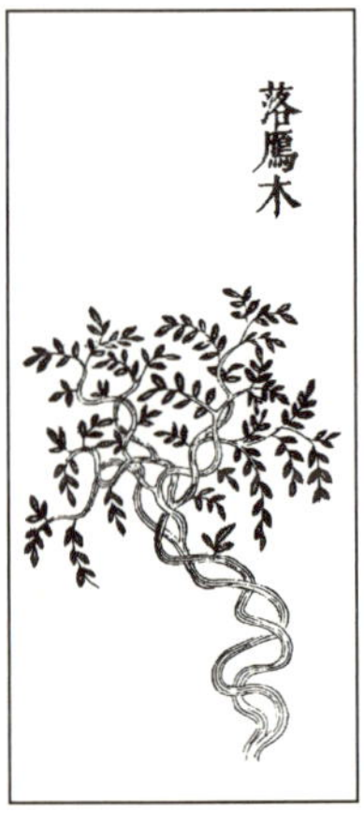

图 12　博录 · 落雁木

本品14图，取自14书，其中3幅彩图。有承继关系的图为2个书类。

《本草图经》：该书“雅州落雁木”分别存于《大观》（图1）、《政和》（图2）、《绍兴》（图3）。此三传本药图基本一致。今以《政和》图2为《图经》图的代表。

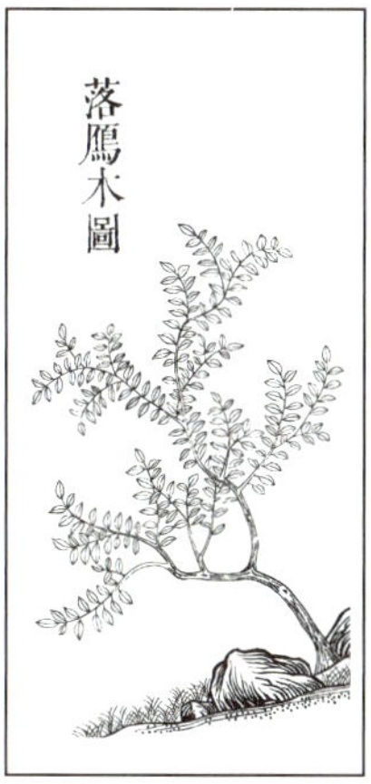

图 13　草木典 · 落雁木图

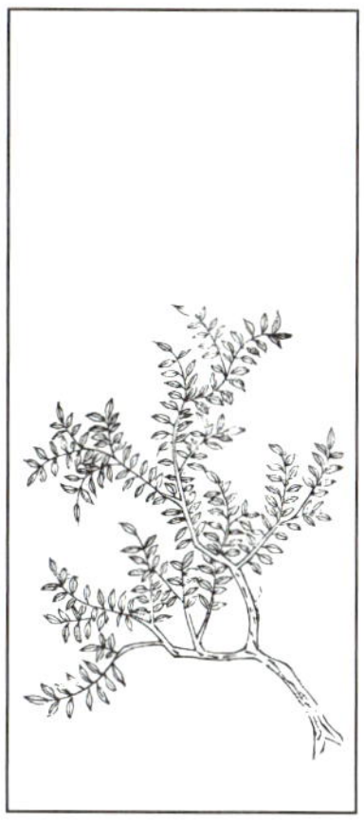

图 14　图考 · 落雁木

仿绘该图的彩色图有：《本草品汇精要》“雅州落雁木”（图4），该图将弯曲的原老藤茎改为被截断的一截粗茎基部。另一头为萌生的嫩枝条。单数羽状复叶的小叶稍加多。此后《补遗雷公炮制便览》“落雁木”（图6）、《金石昆虫草木状》“雅州落雁木”（图11）又仿绘《品汇》图4。

仿绘该图的墨线图有：《本草纲目》金陵本“落雁木”（图7）。仿绘金陵本图7的有《纲目》钱本图8。《野菜博录》“落雁木”（图12）将原图简单的藤茎复杂化，单数羽状复叶加多，且采用阴刻。《三才图会》“落雁木”（图10）在《图经》原图基础上再艺术化处理，将原截断的一支老藤改绘为一株完整的木质藤本，枝叶繁茂，但保持原单数羽状复叶，加多小叶对数。再另加土地背景。《三才》图10的仿绘者有《古今图书集成 · 草木典》“落雁木图”（图13）。此后《植物名实图考》图14又仿绘《草木典》图13。《本草纲目》张本图9又仿绘自《图考》图14。

以上14图中，除外12幅仿绘图，原创图仅有2幅（图2、5），详见下“鉴药”项。

【文录】

唐末《海药本草》（见《证类》卷12“落雁木”）《海药》云：谨按徐表《南州记》云：生南海山野中。藤萝而生，四面如刀削，代州雁门亦有。蜀中雅州亦出。

宋《本草图经》（同上）《图经》曰：落雁木，生雅州……其苗作蔓缠绕大木，苗叶形色大都似茶，无花、实。彼土人四月采，苗入药用。

【鉴药】

“落雁木”首见于《海药本草》。《南州记》云：“藤蔓高丈余，雁过皆缀其中，故曰落雁木。又云：雁衔至代州雁门，皆放落而生，以此为名。”据载“主风痛伤折，脚气肿，腹满虚胀……妇人阴疮浮疱”。因来源不明，后世未见使用。

关于本品的生境、形态，《海药本草》云：“生南海山野中。藤萝而生，四面如刀削，代州雁门亦有。蜀中雅州亦出。”“雁门”即今山西代县西北雁门关。“雅州”即今四川雅安。宋《本草图经》云：“其苗作蔓缠绕大木，苗叶形色大都似茶，无花、实”。此植物似茶，但整个山茶科的植物皆非藤本。其名神秘色彩浓烈，后世本草无后续研究，故基原不明。古本草与本品有关的药图十余幅，究其最早原创之图为《本草图经》。

1.《本草图经》：该书“雅州落雁木”（图2）为一藤茎局部。其所截藤茎的尾部成四方形，有层次，此大概是《海药》所云“四面如刀削”。茎前段有单数羽状复叶数片，小叶3—4对，披针形，有卷须。原植物不明。后世转绘者或将其绘成乔木状，乃随心所欲，并无实据。

2.《太乙仙制本草药性大全》：该书“落雁木”（图5）绘一小乔木，顶端有稀疏单叶或复叶。此书甚多好事之作，毋庸多议。

【小结】

“落雁木”为唐代所出药物。其名乃出传闻，其形奇特而难考。虽有宋代《本草图经》药图，亦无法考证出其基原。

18-78　折伤木

【品图】

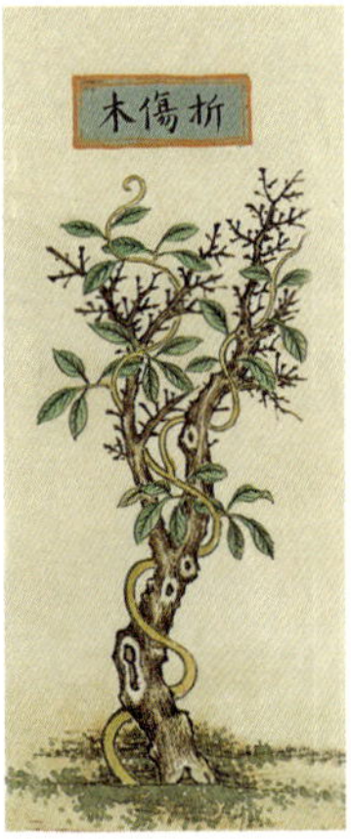

图1　品汇·折伤木

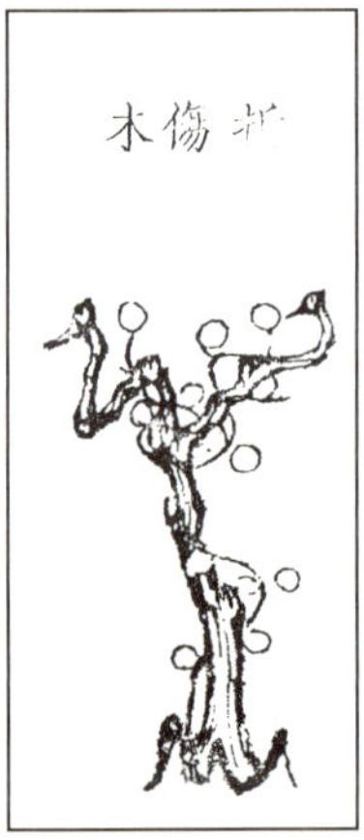

图2　太乙·折伤木

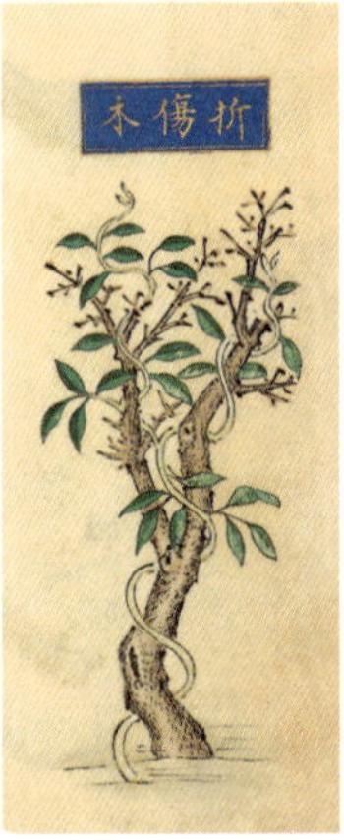

图3　雷公·折伤木

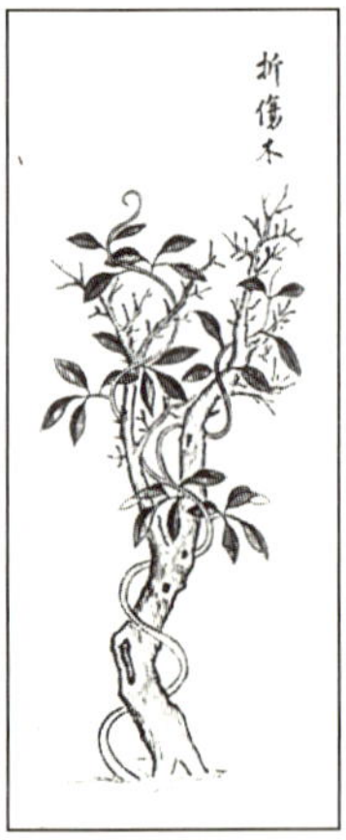

图4　金石·折伤木

本品4图，取自4书，其中3幅彩图。除《本草品汇精要》图1、《太乙仙制本草药性大全》图2之外，图3、图4皆属仿绘图1之图。详见下“鉴药”2项。

【文录】

唐《唐本草》（见《证类》卷13“折伤木”）《唐本》注云：生资州山谷……藤生绕树上，叶似茵草叶而光厚。八月、九月采茎，日干。

【鉴药】

“折伤木”首见于《唐本草》。以功效得名。原载能主伤折止痛，散血补血。后世因不明其来源，罕见使用。

关于其生境、形态，《唐本草》云“生资州山谷……藤生绕树上，叶似茵草叶而光厚。”“资州”即今四川资中市。其形简单，另《本草品汇精要》有图一幅，可资考察。

1.《本草品汇精要》：该书“折伤木”（图1）的构图法，与“紫藤”等相似，均绘一大树，其上缠绕着藤本植物。该植物之叶为卵状披针形，但或为羽状三小叶，或为单叶互生，无一定之规。大抵这样的图画多数是凭想象绘成，非写生之作。故据此图形很难考证其基原。或有考本品为忍冬科荚蒾属植物欧洲荚蒾*Viburnum opulus* L.或其变种者，[1]然该种为落叶灌木，与《唐本草》所云“藤生绕树上”不符。待考。

2.《太乙仙制本草药性大全》：该书“折伤木”（图2）绘一枯树上缠绕细藤茎，茎有小圆叶，原植物不明。

【小结】

“折伤木”为唐代药物。《唐本草》所言形态过简，《本草品汇精要》“折伤木”图乃据文字想象绘成，均无法考出其原植物。

18-79　每始王木

【品图】

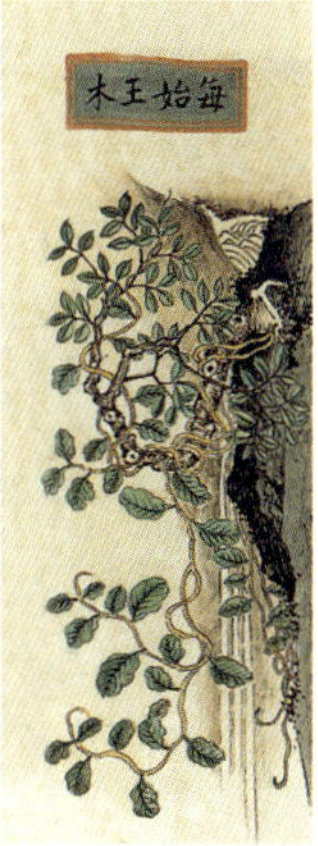

图1　品汇·每始王木

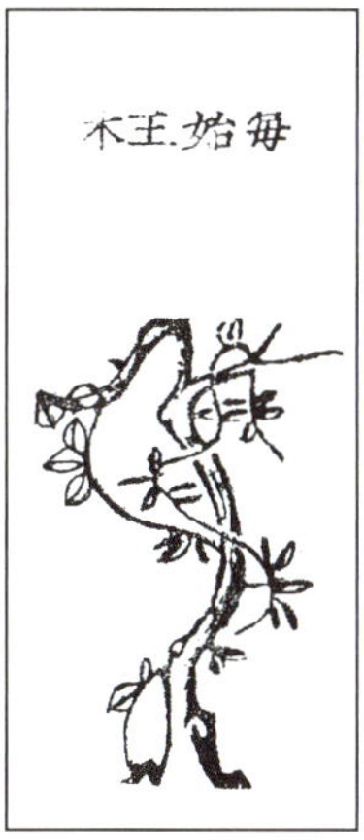

图2　太乙·每始王木

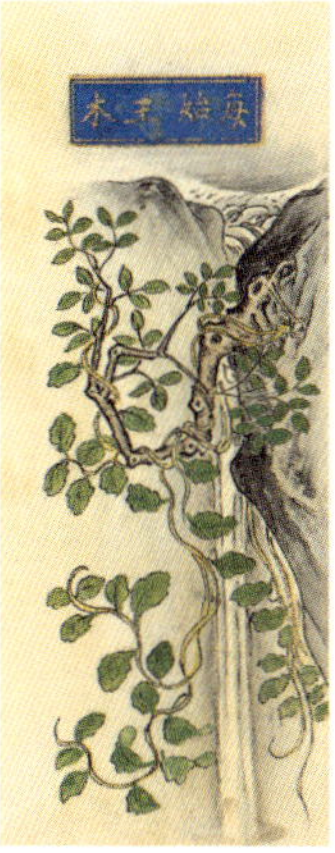

图3　雷公·每始王木

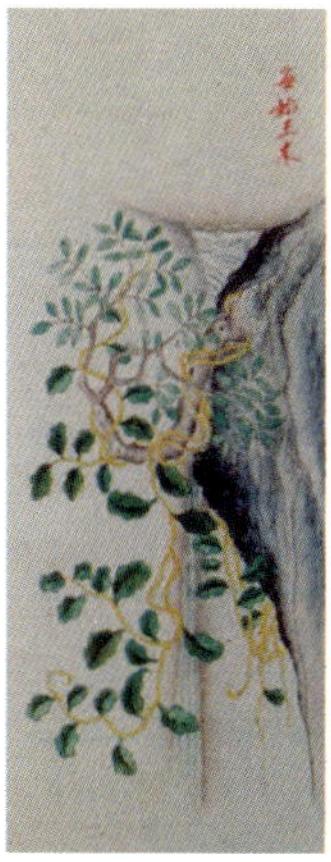

图4　金石·每始王木

本品4图，取自4书，其中3幅彩图。有承继关系的图仅1个书类。

《本草品汇精要》：该书“每始王木”（图1）的仿绘者有《补遗雷公炮制便览》

1　Bernard E. Read, Chinese Medicinal Plants from the Pen Ts’ao Kang Mu, 3rd edition. Peking Natural History Bulletin 1936, repr. Taipei 1977.

图3、《金石昆虫草木状》图4。

以上4图中，除外2幅仿绘图，原创图仅2幅（图1、2），详见下“鉴药”项。

【文录】

唐《唐本草》(见《证类》卷13“每始王木”)《唐本》注云：生资州山谷……藤生，绕树木上生，叶似萝摩叶，二月、八月采。

【鉴药】

“每始王木”首见于《唐本草》。名义不详。据载能主伤折止痛，可生肌破血。后世因不明其来源，罕见使用。

《唐本草》注其生境形态：“生资州山谷”“藤生，绕树木上生，叶似萝摩叶”。资州即今四川简阳。但绕树而生、叶似萝摩的藤本太多，无法确指。“资州”即今四川资中市。其形简单，另《本草品汇精要》有图一幅，可资考察。

1.《本草品汇精要》：该书“每始王木”（图1）绘有颇为壮观美丽的高山夹瀑布之背景。悬崖之上生长一藤本植物，单叶互生。此等图乃画家炫技之作，于考证无益。

2.《太乙仙制本草药性大全》：该书“每始王木”（图2）图形甚简，乃老套路，绘有树，有藤缠绕。其叶则随意点缀，毫无考证意义。

【小结】

“每始王木”为唐代药物。《唐本草》所言形态过简，《本草品汇精要》《太乙仙制本草药性大全》虽有图形，但均非写生得来，无法考证其原植物。

18-80　千里及

【品图】

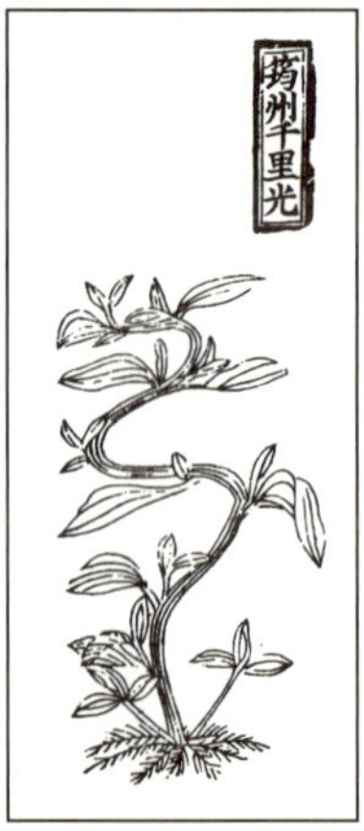

图1　图经（大）·筠州千里光

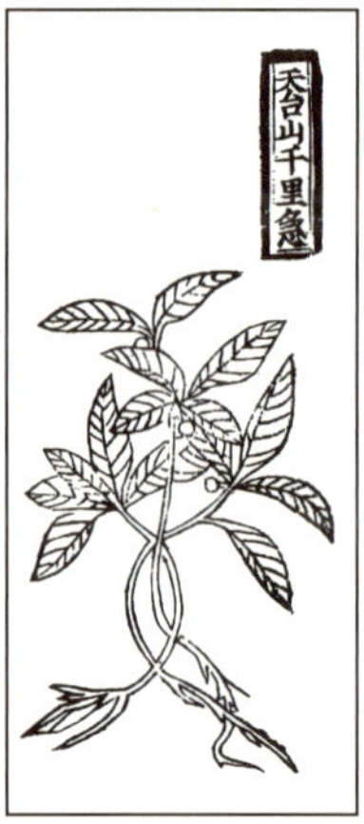

图2　图经（大）·天台山千里急

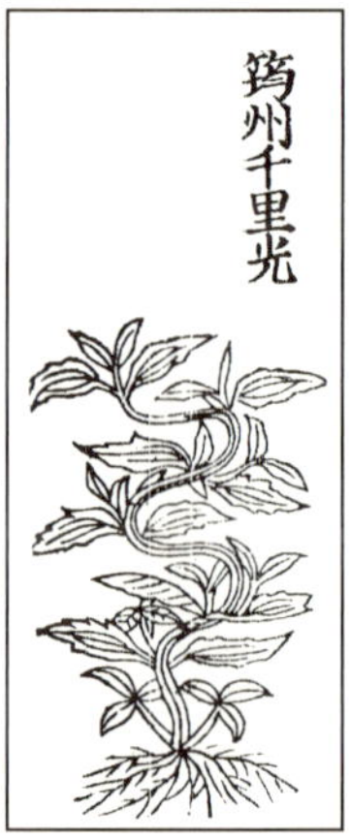

图3　图经（政）·筠州千里光

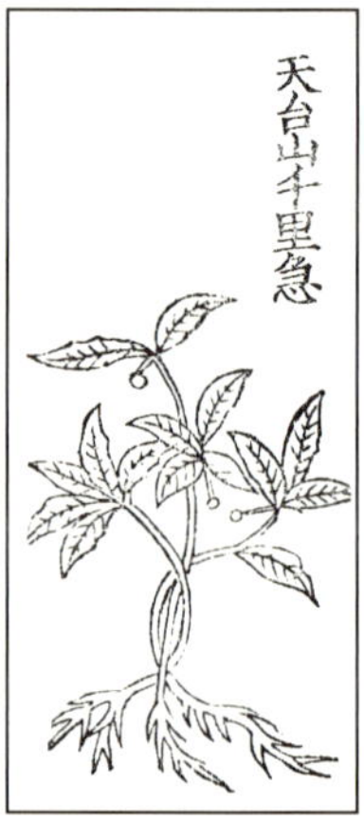

图4　图经（政）·天台山千里急

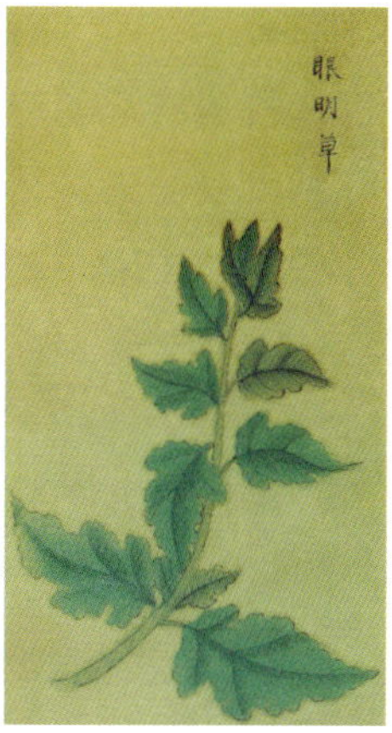

图 5　履巉岩·眼明草

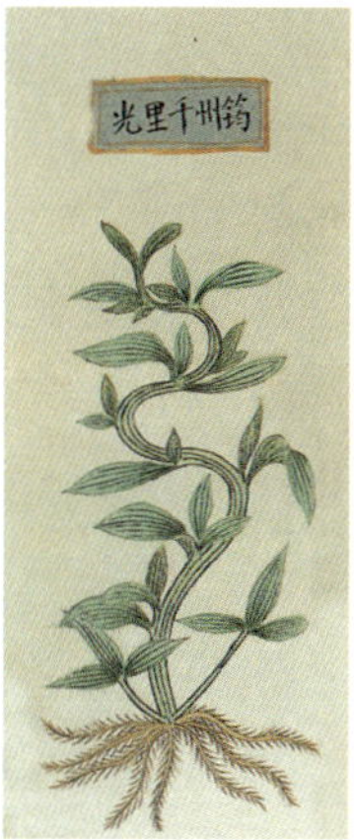

图 6　品汇·筠州千里光

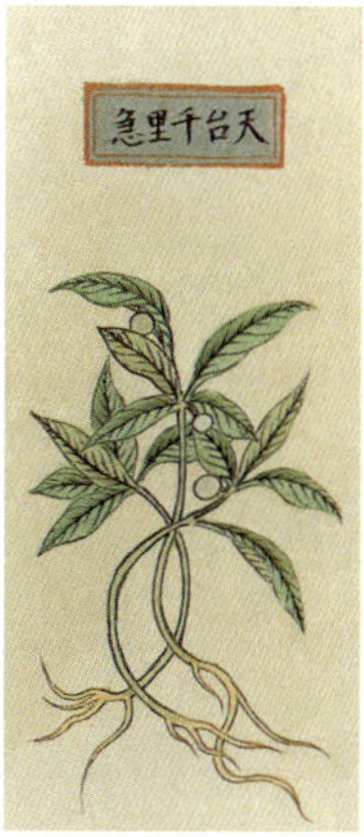

图 7　品汇·天台千里急

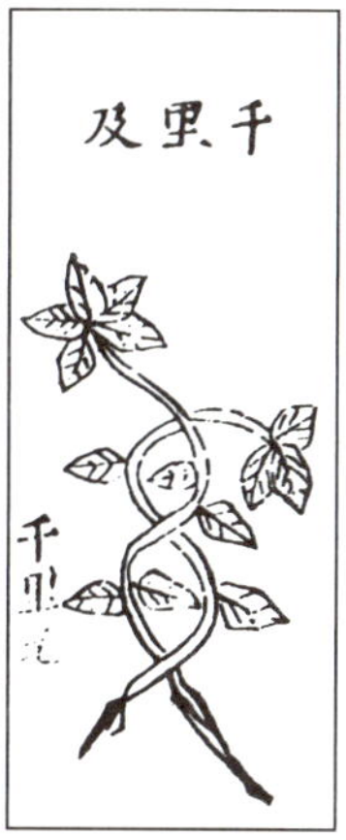

图 8　纲目(金)·千里及

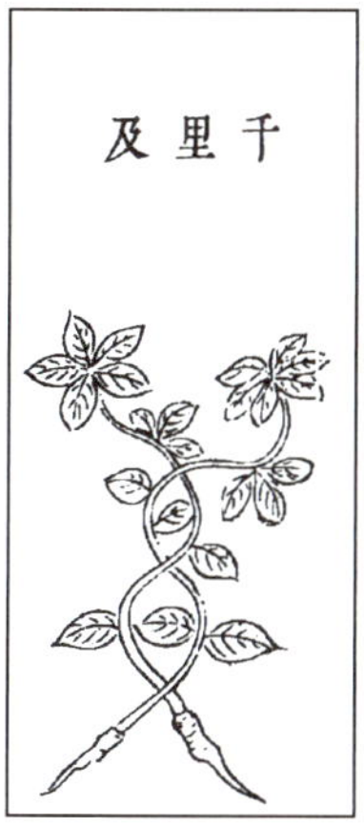

图 9　纲目(钱)·千里及

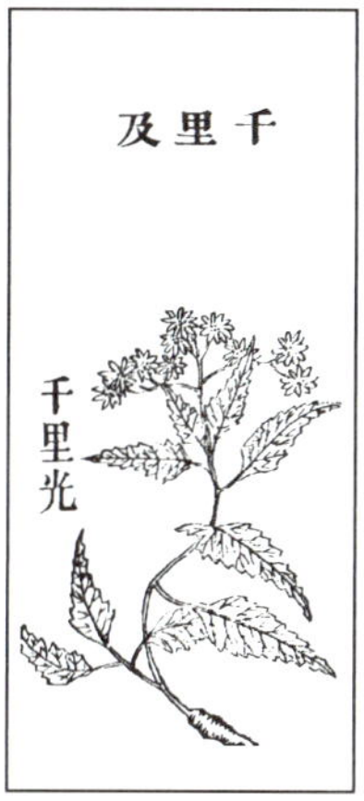

图 10　纲目(张)·千里及

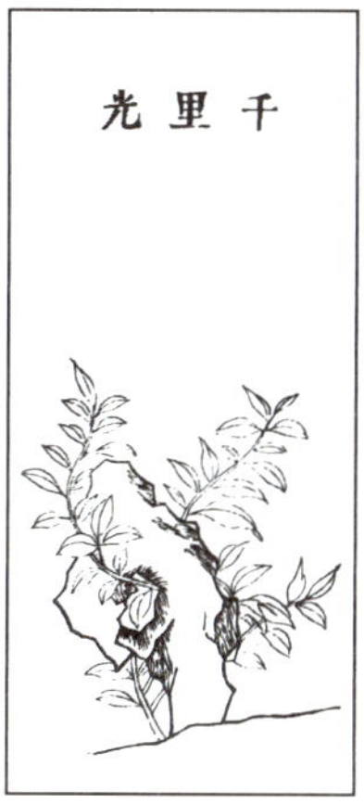

图 11　三才·千里光

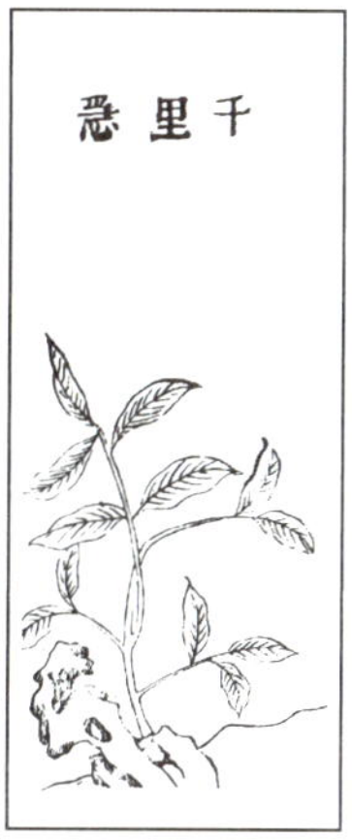

图 12　三才·千里急

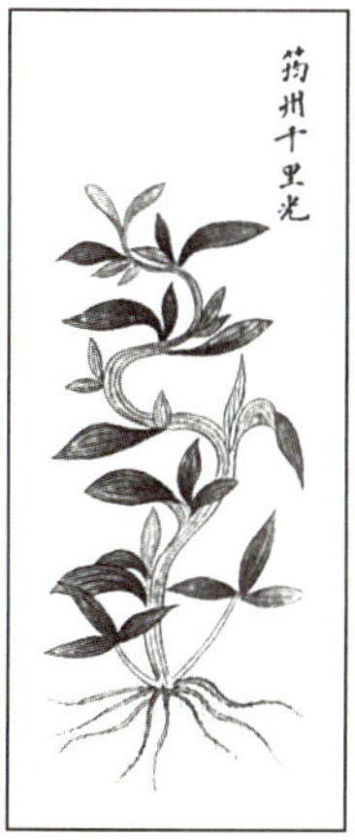

图 13　金石·筠州千里光

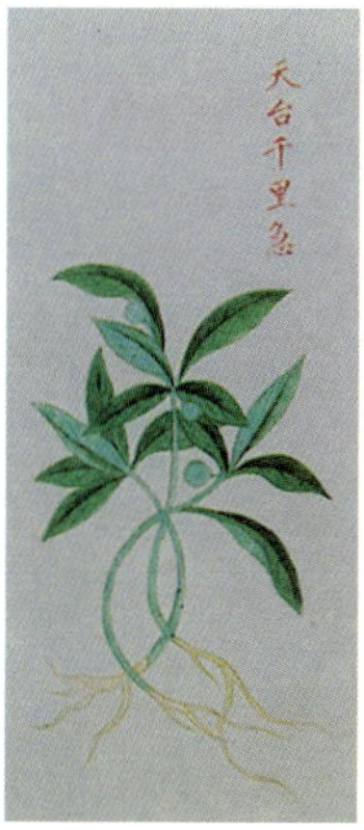

图 14　金石·天台千里急

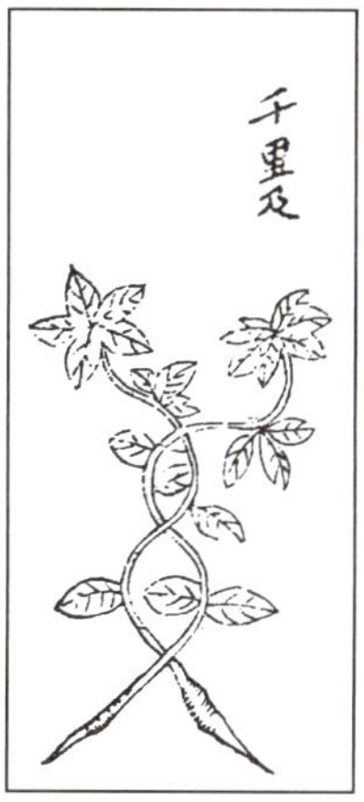

图 15　汇言·千里及

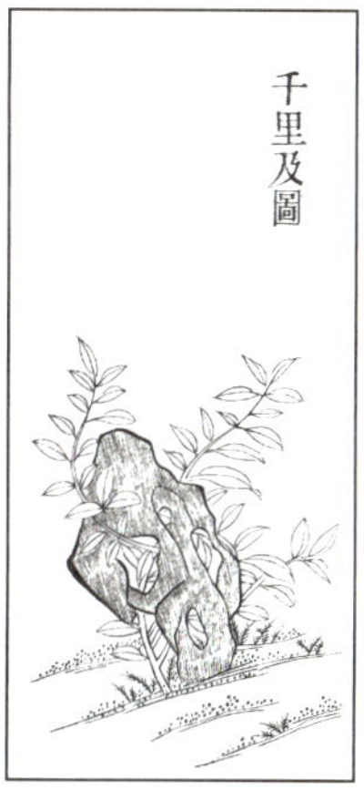

图 16　草木典·千里及图

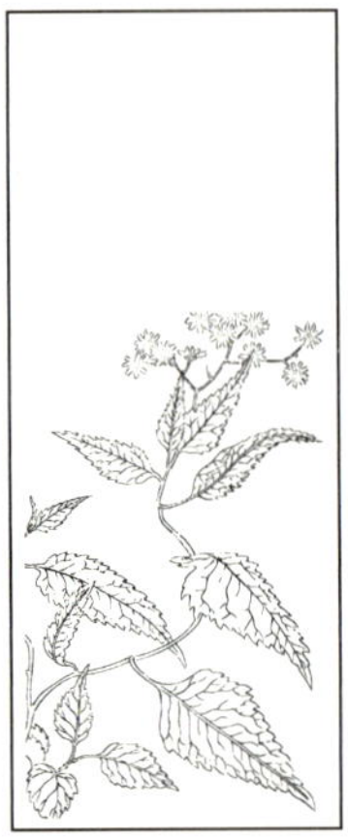

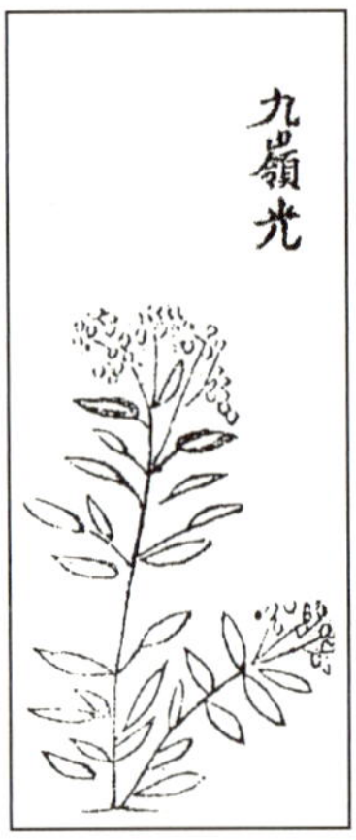

图 17 图考·千里及 图 18 便方·九岭光

本品18图，取自13书，其中5幅彩图。有承继关系的图可分2个书类。

《本草图经》：该书2图。“筠州千里光”“天台山千里急”图依次分别存于《大观》（图1、2）、《政和》（图3、4）。此二传本药图基本一致。今以《政和》图3、图4为《图经》图的代表。

仿绘该图的彩色图有：《本草品汇精要》“筠州千里光”（图6）、“天台山千里急”（图7）。此后《金石昆虫草木状》图13、图14又依次分别仿绘《品汇》图6、图7。

仿绘该图的墨线图有：《本草纲目》金陵本“千里及”（图8，图注“千里光”，其图实仿绘自《图经》“天台山千里急”）。仿绘金陵本图8的有《纲目》钱本图9，略加修润。《本草汇言》“千里急”（图15）又仿绘钱本图9。另《三才图会》“千里光”（图11）仿绘《图经》图3，但将原弯曲的茎拉直，并加背景。“千里光”（图12）仿绘《图经》图4，其叶片改变甚大。《古今图书集成·草木典》“千里及图”（图16）又仿绘《三才》“千里光”（图11）。

《植物名实图考》：该书“千里及”（图17）的仿绘者有《本草纲目》张本图10。

以上18图中，除外13幅仿绘图，原创图尚有5幅（图3、4、5、17、18），详见下“鉴药”项。

【文录】

唐《本草拾遗》（见《证类》卷6“千里及”） 陈藏器云：藤生，道旁篱落间有之，叶细厚，宣、湖间有之。

宋《本草图经》（见《证类》卷30“千里急”） 《图经》曰：生天台山中。春生苗，秋有花。彼土人并其花、叶采入药用。治眼有效。

宋《本草图经》（见《证类》卷30“千里光”） 《图经》曰：生筠州浅山及路傍。味苦、甘，寒，无毒。叶似菊叶而长，枝杆圆而青，背有毛，春生苗，秋生茎叶，有花黄色，不结实。花无用。彼土人多与甘草煮作饮服，退热明目，不入众药用。

宋《履巉岩本草》卷上“眼明草” 一名千里光。

清《本草纲目拾遗》卷3“千里光” 《百草镜》云：此草生山土，立夏后生苗，一茎直上，高数尺，叶类菊，不对生。

清《植物名实图考》卷20“千里及” 千里及，《本草拾遗》始著录。《图经》

千里光、千里及，形状如一。李时珍并之，良是。其黄花演，花同叶异，则非一种。今俚医用以治目，呼为九里明。/雩娄农曰：药物异地则异名，而千里光之名起岭峤，下豫章，逾彭蠡、洞庭，达于夜郎牂牁，无弗同者。闻名而知其必有功于目已。其花黄如菊，盛于秋，得金气，殆菊之别子耶？花老为絮，则与蒲公英又类族也。滇医以洗疮毒，盖以此。

【鉴药】

“千里及”首见于《本草拾遗》。以治眼为主，故名千里及（“及”或误作“急”）、千里光、九里明、眼明草等。李时珍将《图经》“千里光”（实际还包括“千里急”）亦合并到本条。除治眼外，本品还治疫气疟瘴，蛊毒虫蛇伤，洗疮毒，为民间常用草药。

关于本品的生境、形态，陈藏器云：“藤生，道旁篱落间有之，叶细厚，宣、湖间有之。”宋《本草图经》“千里光”云：“生筠州浅山及路傍……叶似菊叶而长，枝杆圆而青，背有毛，春生苗，秋生茎叶，有花黄色，不结实。”又“千里急”云：“生天台山中。春生苗，秋有花。”《百草镜》云：“立夏后生苗，一茎直上，高数尺，叶类菊，不对生。”清·吴其濬云：“其花黄如菊，盛于秋，得金气，殆菊之别子耶？花老为絮，则与蒲公英又类族也。”综合诸说，则其叶似菊而长，不对生，花黄亦似菊，结合图形，当为今菊科千里光属植物千里光*Senecio scandens* Buch-Ham. ex D. Don［*S. chinensis* DC.］

1.《本草图经》：该书2图。“筠州千里光”（图3）茎弯曲而长，单叶，卵状披针形，边缘有浅锯齿。此与菊科千里光属植物千里光*S. Scandens*相似。或考为菊科金纽扣属植物美形金纽扣*Spilanthes callimorpha* A. H. Moore。[1]然该种植物产云南南部及东南部，[2]与该图的“筠州”（今江西高安县）不符。千里光是分布很广的植物，美形金纽扣分布非常局限，故虽有形似之处，却未必得宋代千里光之真。

“天台山千里急”（图4）所示：其茎不分枝，叶对生或近轮生，长椭圆形，顶端急尖，基部楔形，边缘有细齿，花序，腋生或生于近茎顶端的叶腋，果球形。孙启明考为紫金牛科紫金牛属植物紫金牛*Ardisia japonica*（Thunb）Blume，[3]无论分布地区及形态均相符合，诚是。

2.《履巉岩本草》：该书“眼明草”原注“一名千里光”。其图（图5）茎圆而青，叶似菊叶，叶片卵状披针形至长三角形，具或浅或深的浅裂。此与菊科植物千里光*S. scandens*相符。该植物的主治、别名、分布（今杭州慈云岭一带）与形态均支持

1 孙启明：《苏图研究》，见：张志斌，郑金生主编：《本草纲目研究札记》，北京：科学出版社，2019：680、691.

2 中国科学院《中国植物志》编辑委员会：《中国植物志》，北京：科学出版社，1979，第75卷，361.

3 孙启明：《苏图研究》，见：张志斌，郑金生主编：《本草纲目研究札记》，北京：科学出版社，2019：680.

这一考证结果。

3.《植物名实图考》：该书“千里及”（图17）茎弯曲，有分枝，单叶，长三角形，先端渐尖，基部宽楔形，叶缘有不很规则的锯齿。头状花序，舌状花明显、多数，生于枝顶。此为千里光*S. scandens*非常准确的写生图。

4.《草木便方》：该书“九岭光”（图18）图形简单，但其叶狭长，头状花序在枝顶形成顶生聚伞花序。此与菊科植物千里光有相似之处。该书整理者根据四川川东地区用药实际，考本品为菊科植物千里光*S. scandens*。

【小结】

“千里及”在唐代进入本草，以治眼著称。据陈藏器《本草拾遗》、宋·苏颂《本草图经》，以及清代《百草镜》《植物名实图考》等书记载，考本品为菊科植物千里光*Senecio scandens* Buch-Ham. ex D. Don《植物名实图考》绘有本品的写生药图。

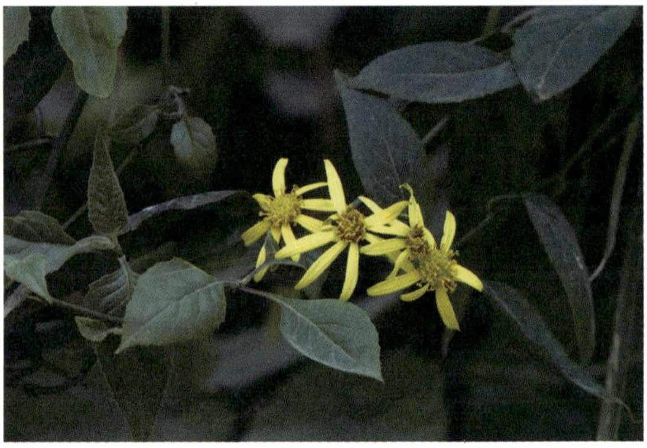

图19 千里光 *Senecio scandens* Buch-Ham. ex D. Don

18–81 藤黄

【品图】

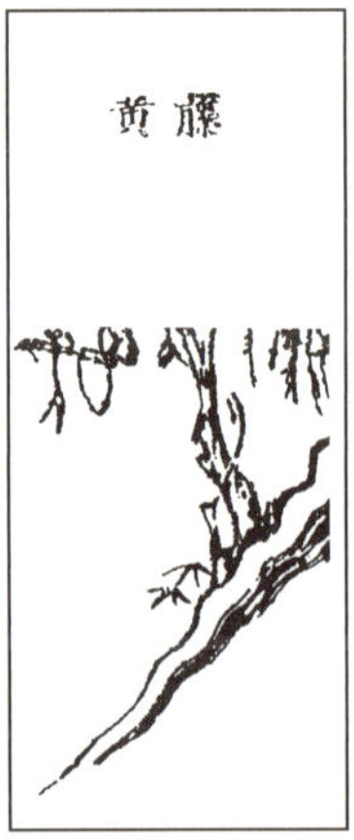

图1 太乙·藤黄

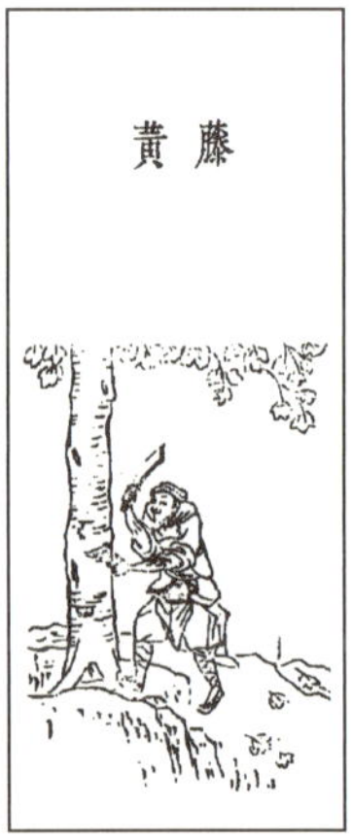

图2 纲目（钱）·藤黄

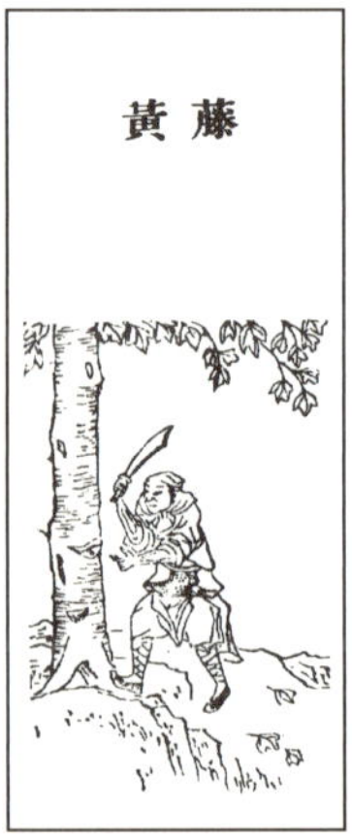

图3 纲目（张）·藤黄

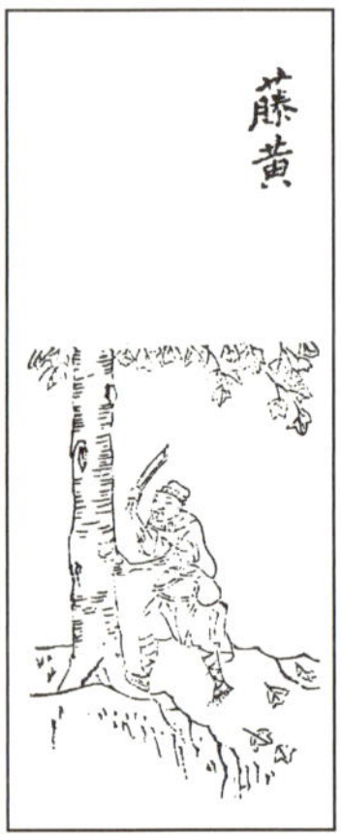

图4 汇言·藤黄

本品5图，取自5书。有承继关系的图仅1个书类。

《本草纲目》(钱本)：该书“藤黄”(图2)的仿绘者有：《纲目》张本图3、《本草汇言》图4。《本草简明图说》图5仅取《纲目》钱本图2左边的大树，绘成图形。

以上5图中，除外3幅仿绘图，原创图有2幅(图1、2)，详见下“鉴药”项。

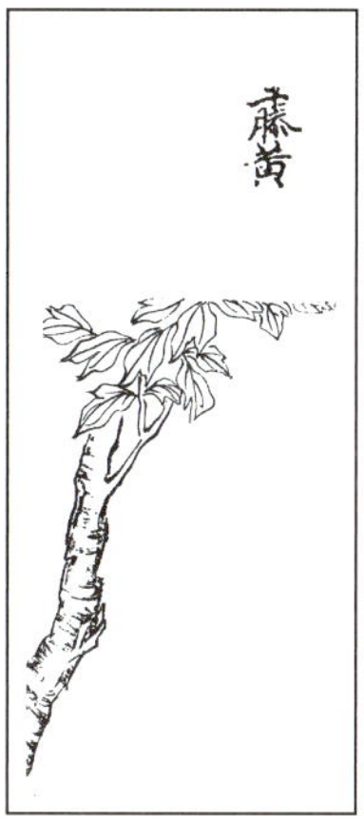

图5　图说·藤黄

【文录】

唐末《海药本草》(见《证类》卷12“藤黄”)　谨按《广志》云：出鄂、岳等州诸山崖。其树名海藤。花有蕊散落石上，彼人收之谓沙黄。就树采者轻妙，谓之腊草。酸涩，有毒。主蚛牙蛀齿，点之便落。据今所呼铜黄，谬矣。盖以铜、藤语讹也。按此与石泪采无异也。画家及丹灶家并时用之。

宋《宝庆本草折衷》卷12“藤黄”　续说云：古方用藤黄合指揩散以揩痈上。夫齿联龈而生，点之且去，故痈之内攻，可以揩傅而溃破，泄散其毒矣。

明《本草纲目》卷18“藤黄”　【释名】【时珍曰】今画家所用藤黄皆经煎炼成者，舐之麻人。按周达观《真腊记》云：国有画黄，乃树脂，番人以刀斫树枝滴下，次年收之。似与郭氏说微不同，不知即一物否也。

清《本草纲目拾遗》卷7“藤黄”《百草镜》：藤黄出外洋及粤中，乃藤脂也，以形似笔管者良，大块者名牛屎藤黄，不佳。入药取色嫩纯明者，用水蒸化，滤去渣，盛瓷器内，隔水煮之，水少时再添煮干，以三炷香为度，以帛扎瓷器口埋土中，七日取出，如此七次，晒干用。《粤志》：广中产黄藤熬汁，即藤黄也。性酸涩，有毒，治痈疽，止血化毒，敛金疮，亦能杀虫，治刀斧木石伤及汤火伤，竹木刺入肉，一切诸伤。

【鉴药】

“藤黄”首见于《海药本草》。其树名海藤，色黄为颜料，故名。《广志》载本品“有毒。主蚛牙蛀齿，点之便落”。后世多用此治痈疽，止血化毒，敛金疮，杀虫，治一切诸伤。然其毒甚剧，现代用者甚少。

关于本品来源，《海药本草》引晋·郭义恭《广志》，云“出鄂、岳等州诸山崖。其树名海藤。花有蕊散落石上，彼人收之谓沙黄。就树采者轻妙，谓之腊草。”这一记载颇多矛盾之处。既是《广志》所载，何以云“鄂、岳等州诸山崖”？“鄂州”为今湖北武汉市武昌区。“岳州”即今湖南岳阳。其来源为树，却以“藤”名。其花蕊就树采者又名“腊草”。藤黄为画家常用颜料，此点确实无疑。其用作颜料的时代必然更早于入药。设确为花蕊作藤黄，其制法如何？故《海药本草》转引的《广州》文字，似据传闻，难以凭信。

明·李时珍记曰："今画家所用藤黄皆经煎炼成者，舐之麻人。按周达观《真腊记》云：国有画黄，乃树脂，番人以刀斫树枝滴下，次年收之。似与郭氏说微不同，不知即一物否也。""郭"指郭义恭，《广志》作者，晋时人。李时珍所据乃元·周达观《真腊记》。真腊即今柬埔寨。英语cambogia就是藤黄，而柬埔寨在英语作Cambodia。其拉丁文名称gambogium即源于柬埔寨（Gambogia）一词。[1]柬埔寨产藤黄，早已名气在外了。

《真腊记》又名《真腊风土记》，有关藤黄的原文见该书"出产"一节："画黄乃一等树间之脂，番人预先一年，以刀斫树，滴沥其脂。至次年而始收。"[2]此法至今仍在袭用。《本草纲目拾遗》引《百草镜》："藤黄出外洋及粤中，乃藤脂也，以形似笔管者良，大块者名牛屎藤黄，不佳。入药取色嫩纯明者，用水蒸化，滤去渣，盛瓷器内，隔水煮之，水少时再添煮干，以三炷香为度，以帛扎瓷器口埋土中，七日取出，如此七次，晒干用。"此是清代记载的制取法。其原植物即藤黄科藤黄属植物藤黄*Garcinia morella* Desv.（M.J.）[*G.hanburgy* Hook. f.]。乔木。原产柬埔寨及马来西亚，印度、泰国、越南亦产。现我国广东、广西有引种栽培。[3]

1.《太乙仙制本草药性大全》：该书"藤黄"（图1）乃示意图，绘山坡上一树，上有藤茎缠绕，示意藤黄来自此藤。此臆测之图，无足为凭。

2.《本草纲目》（钱本）：《本草纲目》金陵本附图有"藤黄"之名，但其图为一大墨丁，实际无图。此钱本"藤黄"（图2）乃据李时珍所述，绘一人用刀斫树取脂。此乃产地采收法的示意图。

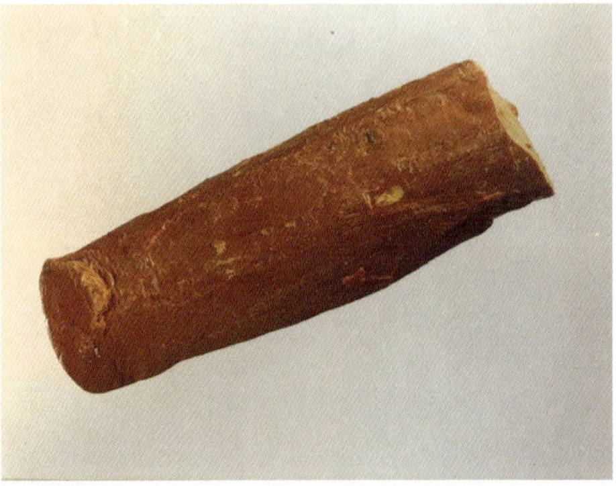

图6　藤黄药材

【小结】

"藤黄"为黄色颜料，唐末进入《海药本草》。本品有毒，可用于痈疽金疮，止血化毒。据元·周达观《真腊风土记》，此为树脂，可斫树取脂，再经煎炼而成。其原植物即藤黄科植物藤黄*Garcinia morella* Desv.（M.J.）。《本草纲目》钱本药图乃采收藤黄示意图。

1　此据赵中振教授提供信息。

2　[元] 周达观撰：《真腊风土记》，《丛书集成新编》第91册影《古今逸史》本，台北：新文丰出版公司，1986：201.

3　国家中医药管理局《中华本草》编委会：《中华本草》（3），上海：上海科学技术出版社，1999：590.

18-82　地龙藤

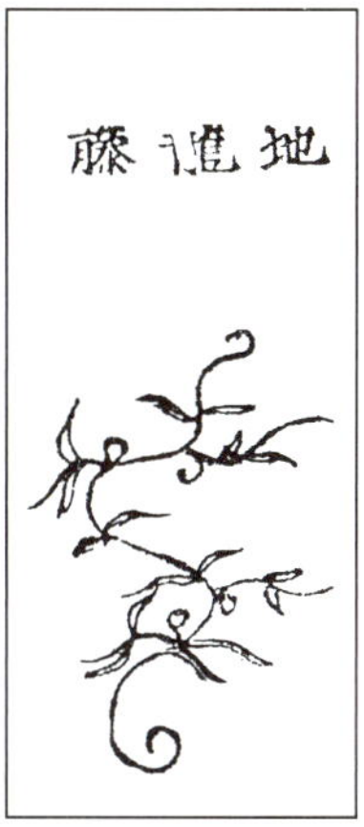

图 1　太乙 · 地龙藤

【品图】

本品仅此1图，当为原创图。详见下“鉴药”项。

【文录】

唐《本草拾遗》（见《证类》卷13“地龙藤”） 陈藏器云：生天目山，蟠屈如龙，故号地龙藤。绕树木生，似龙所生，与此颇同，小有异耳，吴中亦有也。

【鉴药】

“地龙藤”首见于《本草拾遗》。陈藏器云：“蟠屈如龙，故号地龙藤。”陈氏谓本品“主风血羸老，腹内及腰脚诸冷，食不作肌肤”。可见是一味好药。李时珍将此药置于“附录诸藤”中，未补新说。

关于本品生境、形态，陈藏器曰：“生天目山，蟠屈如龙……绕树木生，似龙所生，与此颇同，小有异耳，吴中亦有也。”此记载无特色，“似龙所生”尤其荒诞。无法考证其植物来源。

《太乙仙制本草药性大全》：该书“地龙藤”（图1）绘一不知头尾的藤茎，叶细如线。此等随意涂抹之图，不议也罢。

【小结】

“地龙藤”乃《本草拾遗》拾掇前代用药之遗余，其形态描述过简，无法考证原植物。

18-83　龙手藤

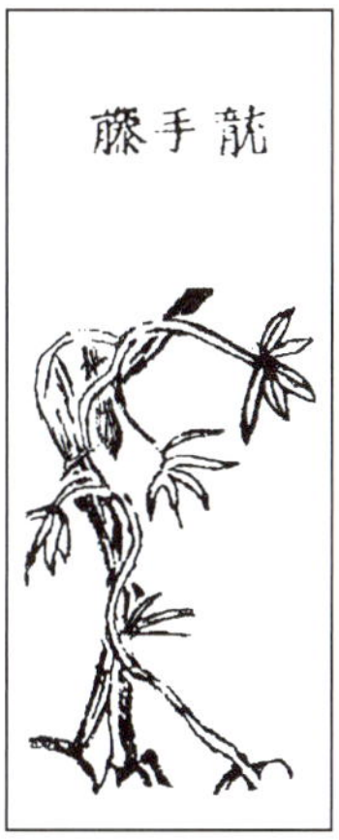

图 1　太乙 · 龙手藤

【品图】

本品仅此1图，当为原创图。详见下“鉴药”项。

【文录】

唐《本草拾遗》（见《证类》卷12“龙手藤”） 陈藏器云：出安荔浦山石上向阳者，叶如龙手，因以为名，采之无时也。

【鉴药】

“地龙藤”首见于《本草拾遗》。陈藏器云：“叶如龙手，因以为名。”陈氏载本品“主偏风口喎，手足瘫缓，补虚益阳，去冷气风痹”。后世无用此药者。

关于本品生境形态，陈藏器云：“出安荔浦山石上向阳者，叶如龙手。”“安荔浦”或当作“始安荔浦”，地名，唐代其治所在今广西荔浦县。“叶如龙手”，或即如龙爪一样分裂。原植物不明。

《太乙仙制本草药性大全》：该书“龙手藤”（图1）绘一藤茎，缠绕于树上，其叶如掌状复叶，疑即示意叶如“龙手”。示意之作，当不得真。

【小结】

“龙手藤”乃《本草拾遗》拾掇前代用药之遗余，其形态描述过简，无法考证原植物。

18–84 瓜藤

【品图】

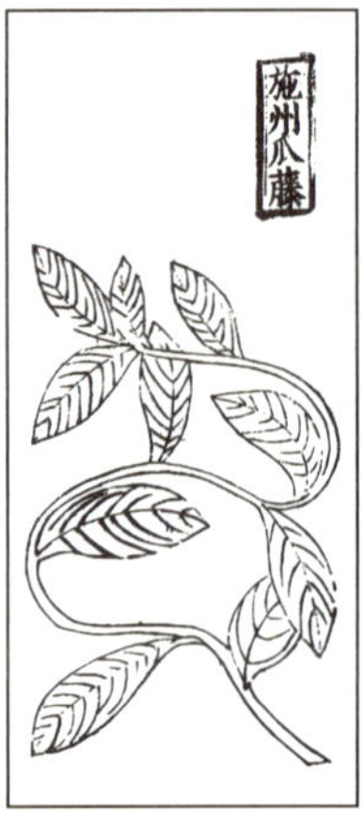

图1 图经（大）· 施州瓜藤

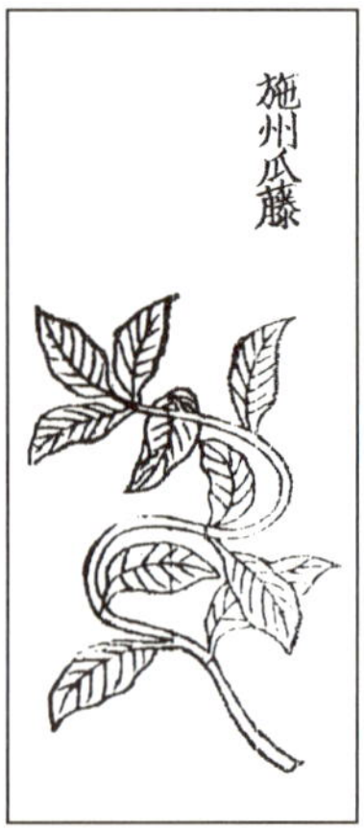

图2 图经（政）· 施州瓜藤

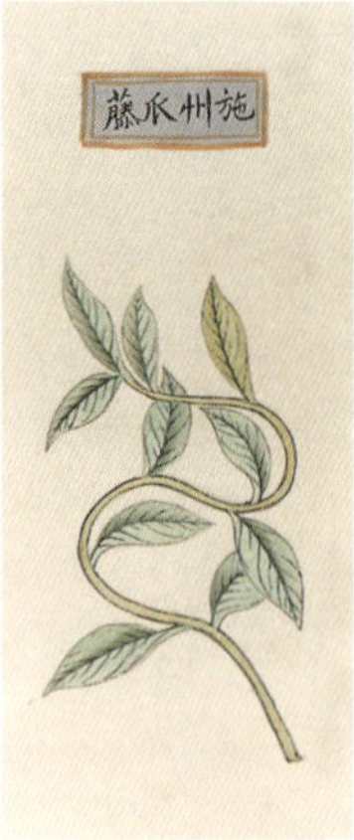

图3 品汇 · 施州瓜藤

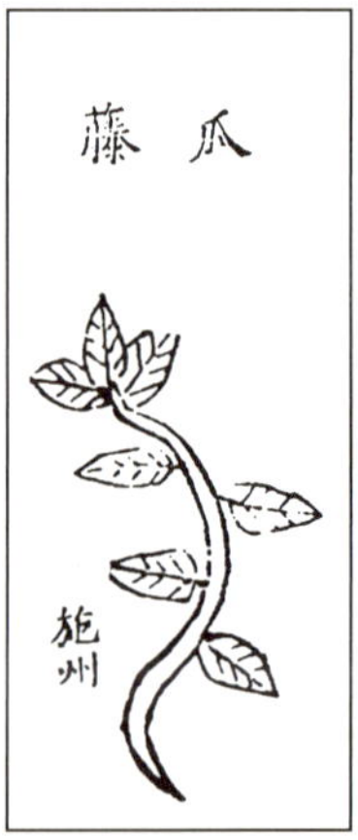

图4 纲目（金）· 瓜藤

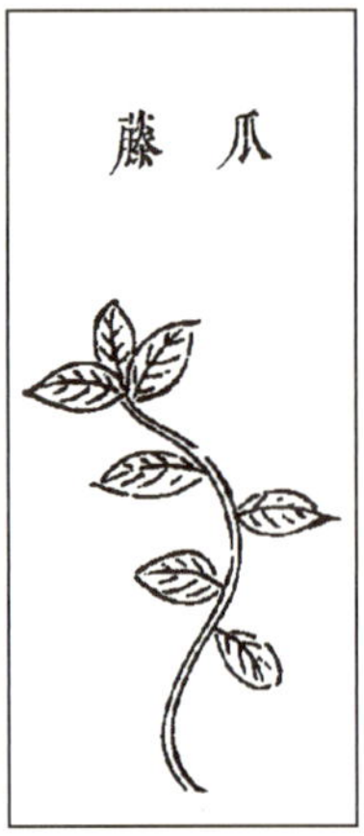

图5 纲目（钱）· 瓜藤

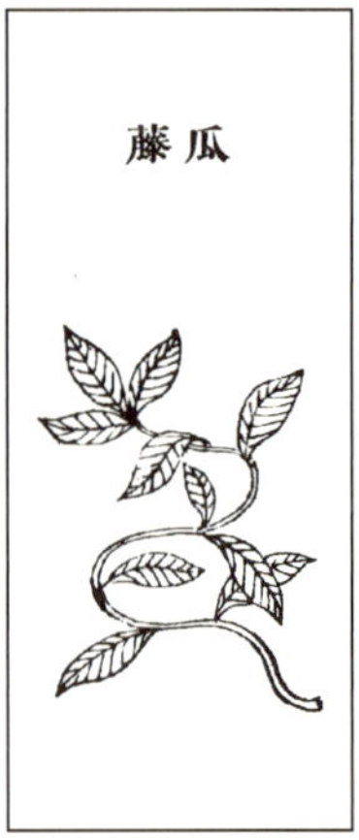

图6 纲目（张）· 瓜藤

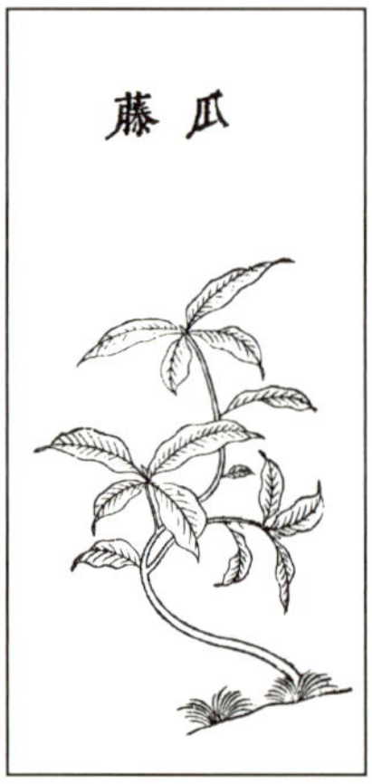

图7 三才 · 瓜藤

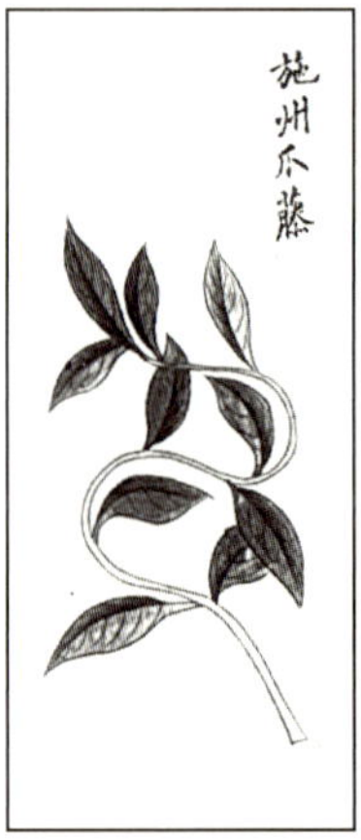

图8 金石 · 施州瓜藤

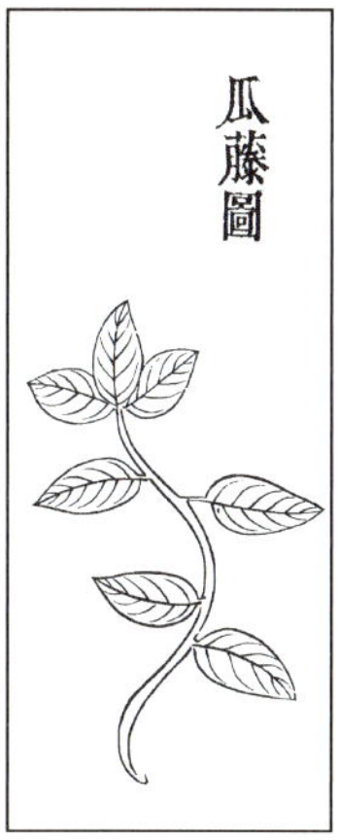

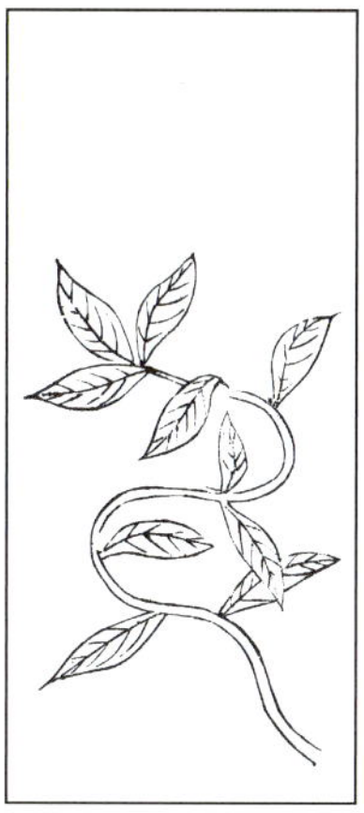

图 9　草木典·瓜藤图　图 10　图考·瓜藤

本品10图，取自10书，其中2幅彩图。有承继关系的图仅1个书类。

《本草图经》：该书的“施州瓜藤”图分别存于《大观》（图1）、《政和》（图2）。此二传本药图基本一致。今以《政和》图2为《图经》图的代表。

仿绘该图的彩色图有：《本草品汇精要》“施州瓜藤”（图3）。此后《金石昆虫草木状》图8又仿绘《品汇》图3。

仿绘该图的墨线图有：《本草纲目》金陵本“瓜藤”（图4）仿绘时大加简略，有图注“施州”。《纲目》钱本图5又在金陵本图基础上予以修饰。《三才图会》“瓜藤”（图7）仿绘《图经》图2时增添土地背景，叶片绘成披针形。《古今图书集成·草木典》图9仿绘的是《纲目》金陵本图4。《植物名实图考》图10仍仿绘《图经》图2。《纲目》张本图6又仿绘《图考》图10。

以上10图中，除外9幅仿绘图，原创图仅1幅（图2），详见下“鉴药”项。

【文录】

宋《本草图经》（见《证类》卷30“瓜藤”）《图经》曰：生施州。四时有叶无花。其皮味甘，性凉，无毒。采无时。

【鉴药】

“瓜藤”首见于宋《本草图经》，为北宋新出现的民间草药，被归于“外草类”。名义不详。其功能治诸热毒恶疮。因来源不明，后世未见使用。故李时珍将其列入“蔓草类”之末的“附录诸藤”。

关于本品的生境、形态，《图经》云：“生施州。四时有叶无花。”施州即今湖北恩施市。此形态描述过简，无法考其原植物。

《本草图经》：该书的“施州瓜藤”（图2）仅绘一蔓草枝条。叶卵状披针形，互生。孙启明考本图的原植物为百合科植物短梗菝葜*Smilax scobinicaulis* C. H. Wright。[1]然其叶脉为羽脉，非3—7主脉，亦无相关疗效等支持此说，故录以备考。

【小结】

“瓜藤”见于《本草图经》“外木蔓类”，为北宋民间草药。其形态描述及附图均过简略，无法考证原植物。

1　孙启明：《苏图研究》，见：张志斌，郑金生主编：《本草纲目研究札记》，北京：科学出版社，2019：681.

18-85 金棱藤

【品图】

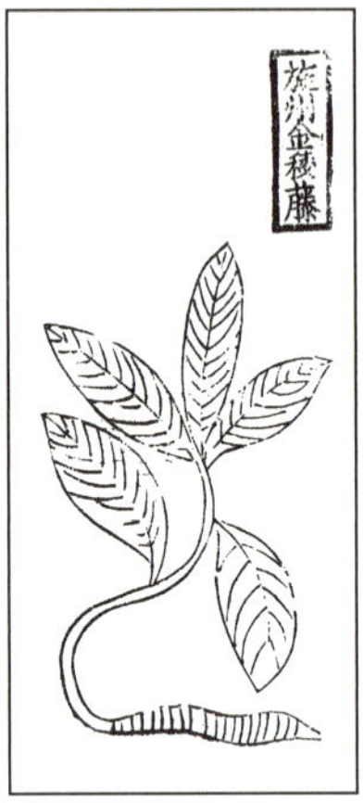

图1 图经(大)·施州金棱藤

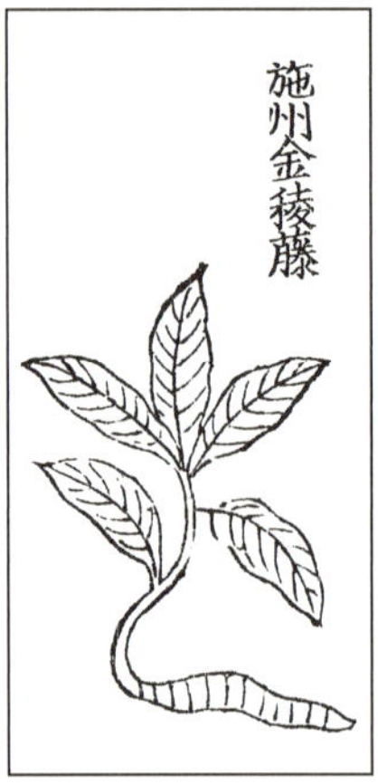

图2 图经(政)·施州金棱藤

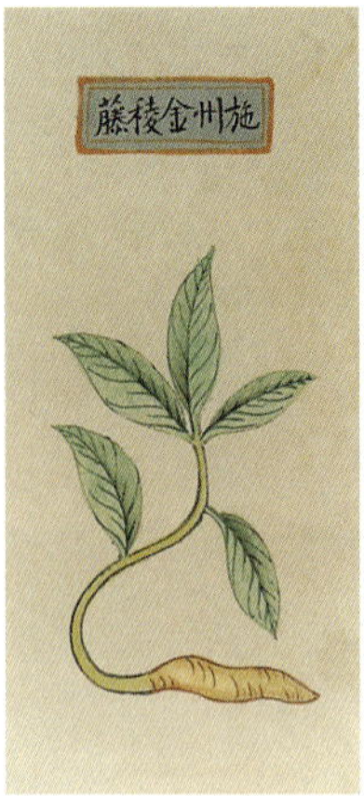

图3 品汇·施州金棱藤

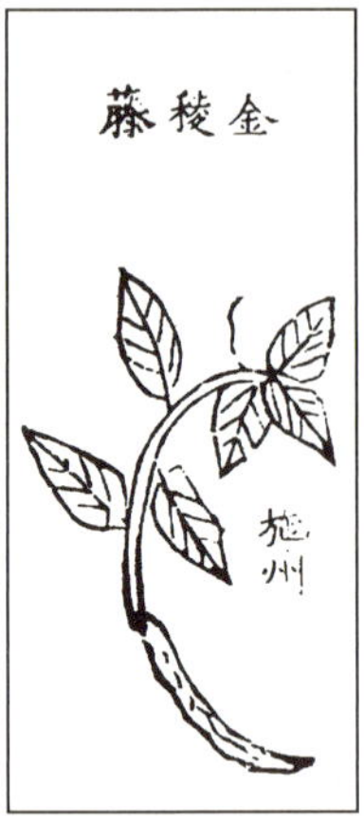

图4 纲目(金)·金棱藤

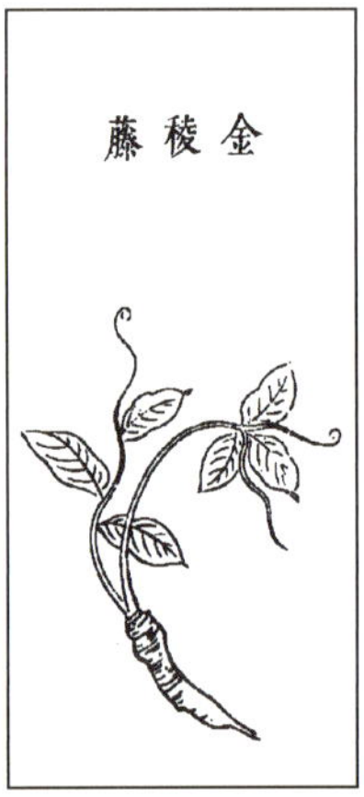

图5 纲目(钱)·金棱藤

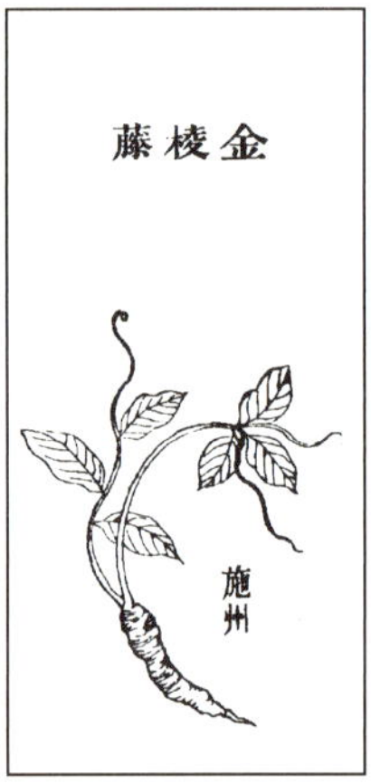

图6 纲目(张)·金棱藤

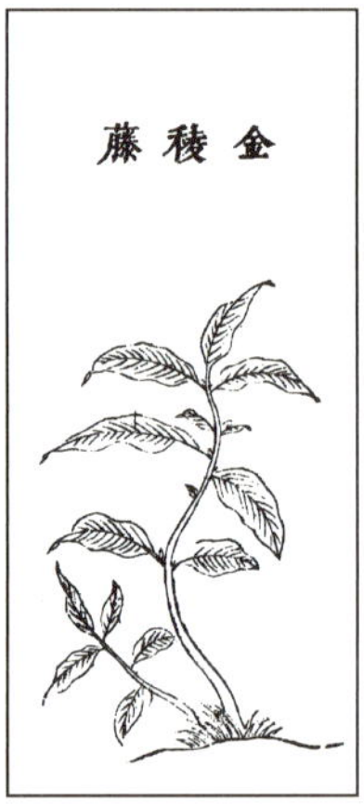

图7 三才·金棱藤

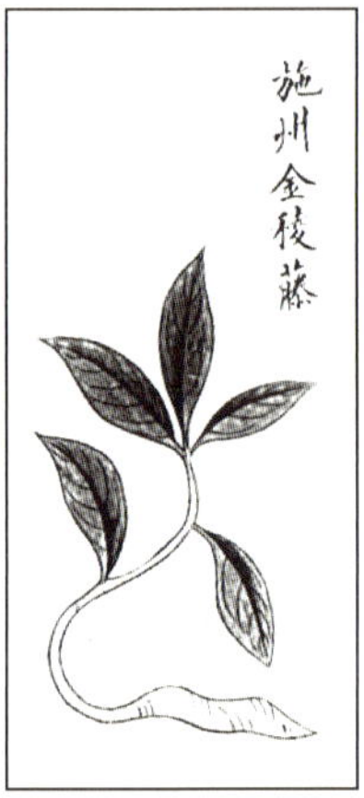

图8 金石·施州金棱藤

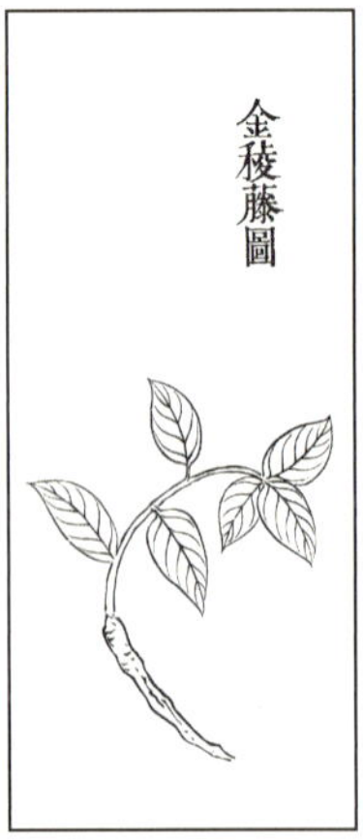

图9 草木典·金棱藤图

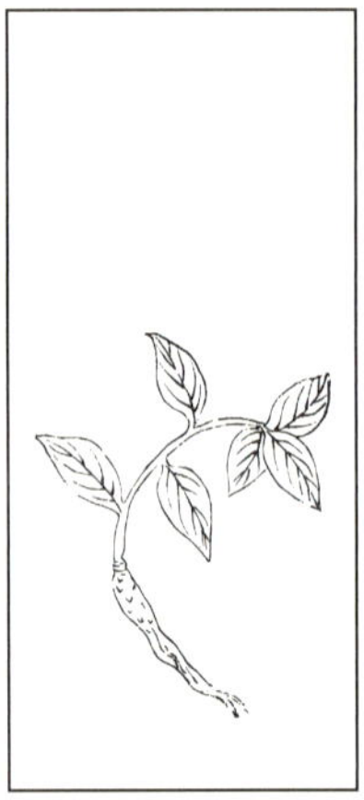

图10 图考·金棱藤

本品10图，取自10书，其中2幅彩图。有承继关系的图仅1个书类。

《本草图经》：该书的“施州金棱藤”图分别存于《大观》(图1)、《政和》(图2)。此二传本药图基本一致。今以《政和》图2为《图经》图的代表。

仿绘该图的彩色图有：《本草品汇精要》“施州金棱藤”(图3)。此后《金石昆虫草木状》图8又仿绘《品汇》图3。

仿绘该图的墨线图有：《本草纲目》金

陵本“金棱藤”（图4）仿绘时增加一卷须，构图略有变化，有图注“施州”。《纲目》钱本图5又在金陵本图基础上分出两茎，再添卷须。《纲目》张本图6又再仿绘钱本图5。《三才图会》“金棱藤”（图7）仿绘图经》图2时将枝条增添土地背景，使之成为植株，且增加大小叶片数枚。《古今图书集成·草木典》图9仿绘的是《纲目》金陵本图4。《植物名实图考》图10又仿绘《草木典》图9。

以上10图中，除外9幅仿绘图，原创图仅1幅（图2），详见下“鉴药”项。

【文录】

宋《本草图经》（见《证类》卷30“金棱藤”）《图经》曰：生施州。四时有叶无花。其皮味辛，性温，无毒。采无时。

【鉴药】

“金棱藤”首见于宋《本草图经》，为北宋新出现的民间草药，被归于“外木蔓类”。名义不详。据载可治筋骨疼痛。因来源不明，后世未见使用。故李时珍将其列入《纲目》“蔓草类”之末的“附录诸藤”。

关于本品的生境、形态，《图经》云：“生施州。四时有叶无花。其皮味辛，性温，无毒。”施州即今湖北恩施市。此形态描述过简，无法考其原植物。

《本草图经》：该书的“施州金棱藤”（图2）绘一植物，根部圆柱形，较粗大。叶长椭圆形，互生。孙启明考其为旋花科丁公藤属植物丁公藤*Erycibe obtusifolia* Benth.。[1]然此种产广东中部及沿海岛屿，[2]与施州（今湖北恩施）的金棱藤分布地点不一。存疑。

【小结】

“金棱藤”见于《本草图经》“外木蔓类”，为北宋民间草药。其形态描述及附图均甚简略，或据此考为旋花科植物丁公藤*Erycibe obtusifolia* Benth.，然本种分布地点与古“施州”不合。存疑。

1　孙启明：《苏图研究》，见：张志斌，郑金生主编：《本草纲目研究札记》，北京：科学出版社，2019：681.

2　中国科学院《中国植物志》编辑委员会：《中国植物志》，北京：科学出版社，1979，第64（1）卷，20.

18-86 含春藤

【品图】

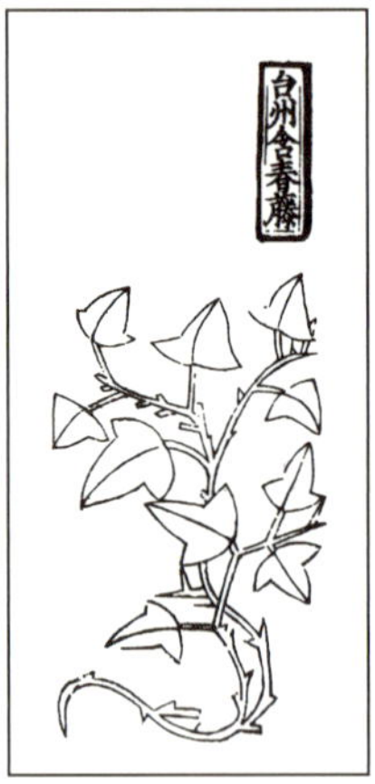

图1 图经（大）·台州含春藤

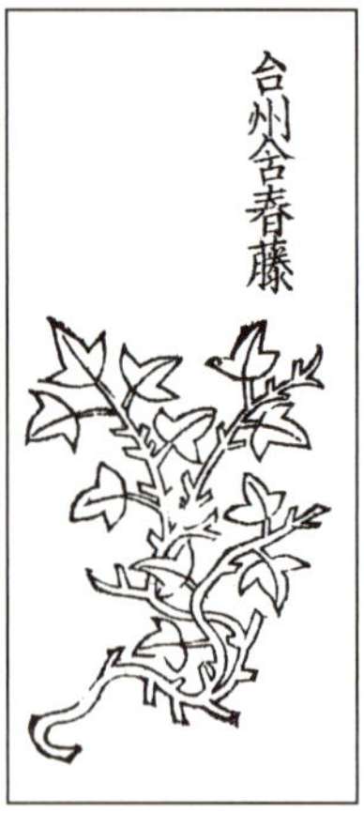

图2 图经（政）·台州含春藤

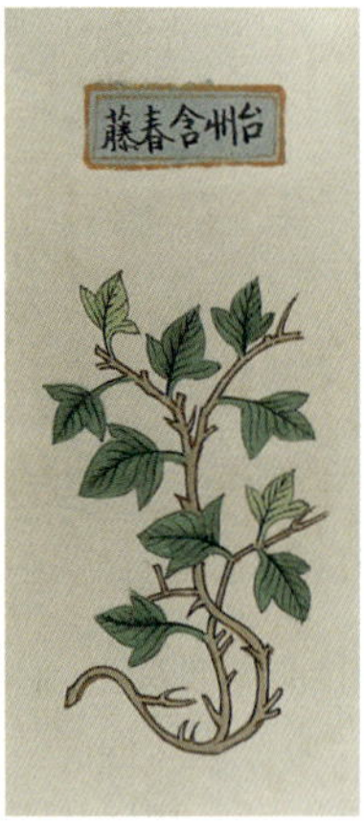

图3 品汇·台州含春藤

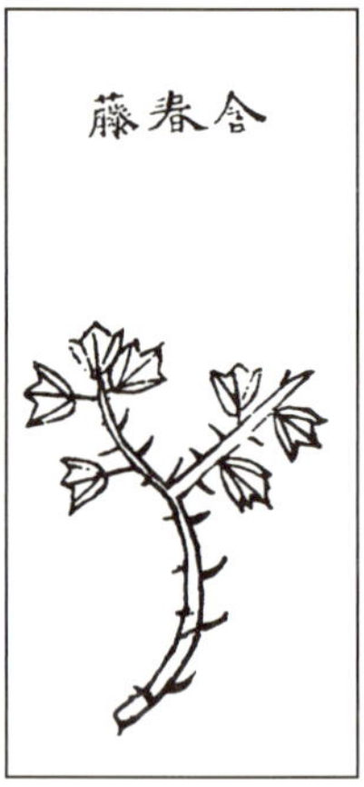

图4 纲目（金）·含春藤

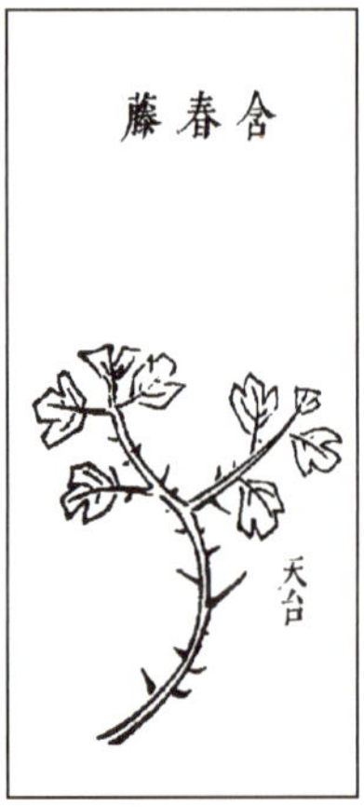

图5 纲目（钱）·含春藤

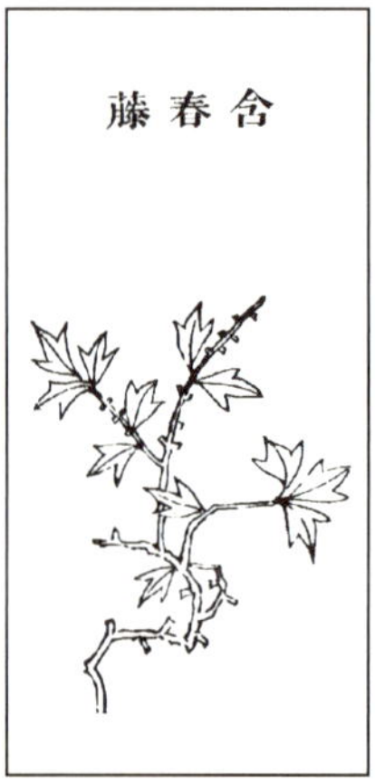

图6 纲目（张）·含春藤

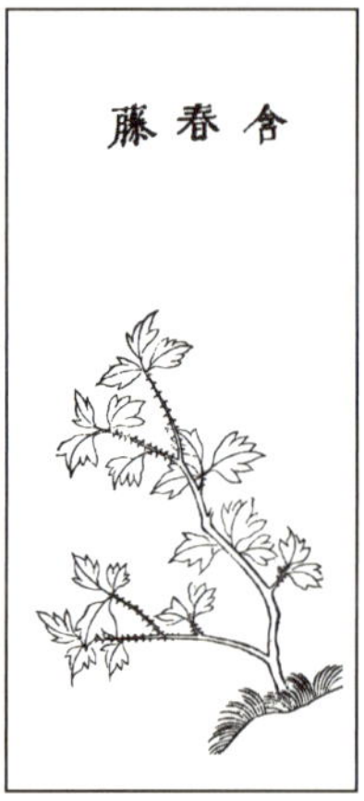

图7 三才·含春藤

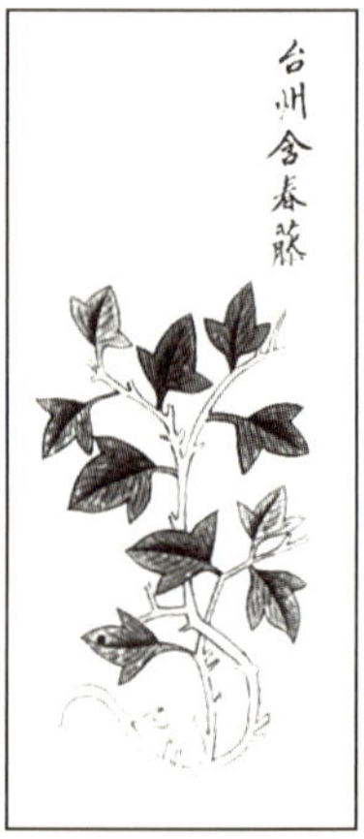

图8 金石·台州含春藤

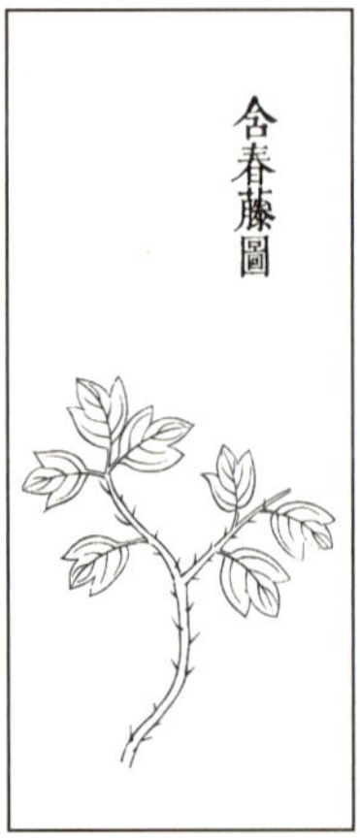

图9 草木典·含春藤图

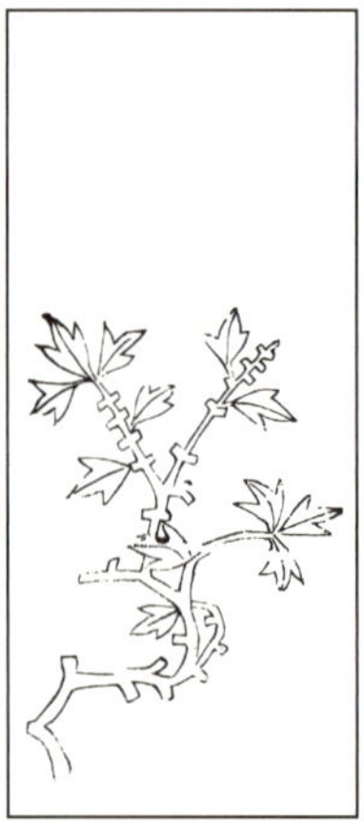

图10 图考·含春藤

本品10图，取自10书，其中2幅彩图。有承继关系的图仅1个书类。

《本草图经》：该书的“台州含春藤”图分别存于《大观》（图1）、《政和》（图2）。此二传本药图基本一致。今以《政和》图2为《图经》图的代表。

仿绘该图的彩色图有：《本草品汇精要》“台州含春藤”（图3）。此后《金石昆虫草木状》图8又仿绘《品汇》图3。

仿绘该图的墨线图有：《本草纲目》金陵本“含春藤”（图4）仿绘时将原三角形叶改绘成先端三裂叶，将原茎枝上的短棒状突起改为尖刺。《纲目》钱本图5又在金陵本图4基础上将叶先端尖改为平截。《三才图会》“含春藤”（图7）仿绘《图经》图2时将枝条增添土地背景，使之成为植株，且茎上部有小刺，叶先端裂片为3—5，与原图有较大区别。《古今图书集成·草木典》“含春藤图”（图9）仿绘的是《纲目》金陵本图4。《植物名实图考》图10仿绘的是《图经》图2。《纲目》张本图6又仿绘《图考》图10。

以上10图中，除外9幅仿绘图，原创图仅1幅（图2），详见下“鉴药”项。

【文录】

宋《本草图经》（见《证类》卷30“含春藤”）《图经》曰：生台州。其苗蔓延木上，冬夏常青。

【鉴药】

“含春藤”首见于宋《本草图经》，为北宋新出现的民间草药，被归于“外木蔓类”。名义不详。据载治风有效。因来源不明，后世未见使用。故李时珍将其列入《纲目》“蔓草类”之末的“附录诸藤”。

关于本品的生境、形态，《图经》云：“生台州。其苗蔓延木上，冬夏常青。”台州今属浙江。此形态描述过简，可参其附图。

《本草图经》：该书的“台州含春藤”（图2）为藤本，叶三角形，3裂。孙启明考本品为防己科植物青藤（风龙）*Sinomenium acutum*（Thunb.）Rehd. et Wils.。[1]从其叶形、名称、功效来看，此图与五加科常春藤属植物常春藤*Hedera nepalensis* K. Koch var. *sinensis*（Tobl.）Rehd. 似乎更加接近，其不育枝上的叶常为三角形。

【小结】

“含春藤”见于《本草图经》“外木蔓类”，为北宋民间草药。其形态描述甚简，但附图有其特点。今或考为防己科植物青藤（风龙）*Sinomenium acutum*（Thunb.）Rehd. et Wils.，或谓此物与五加科植物常春藤*Hedera nepalensis* K. Koch var. *sinensis*（Tobl.）Rehd. 更加相似。

1 孙启明：《苏图研究》，见：张志斌，郑金生主编：《本草纲目研究札记》，北京：科学出版社，2019：681.

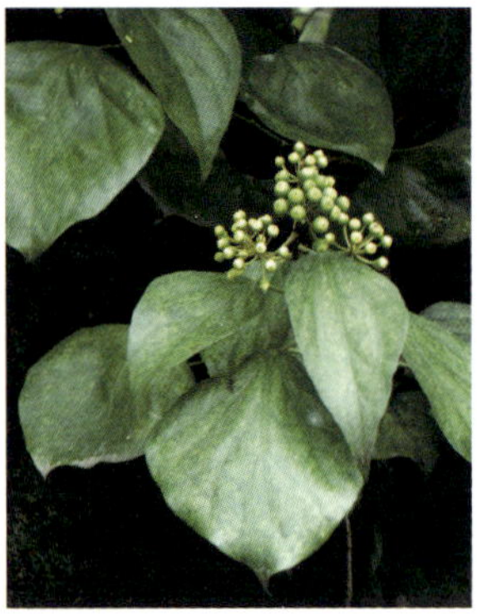

图 11　常春藤 *Hedera nepalensis* var.*sinensis* 的花枝

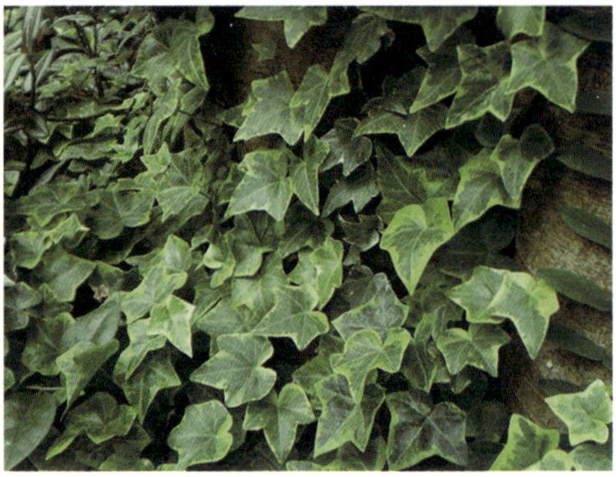

图 12　常春藤的不育枝

18–87　独用藤

【品图】

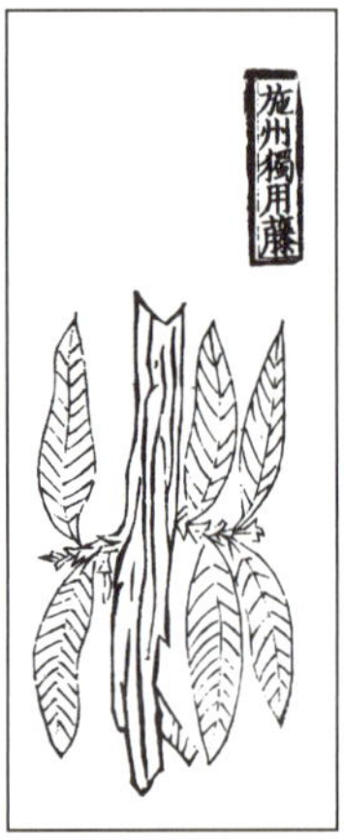

图 1　图经（大）·施州独用藤

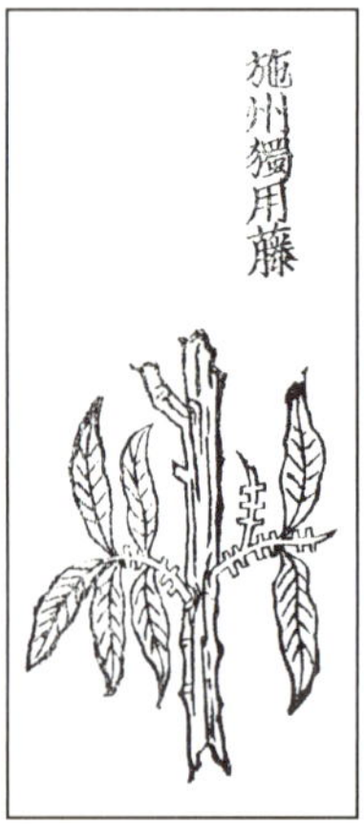

图 2　图经（政）·施州独用藤

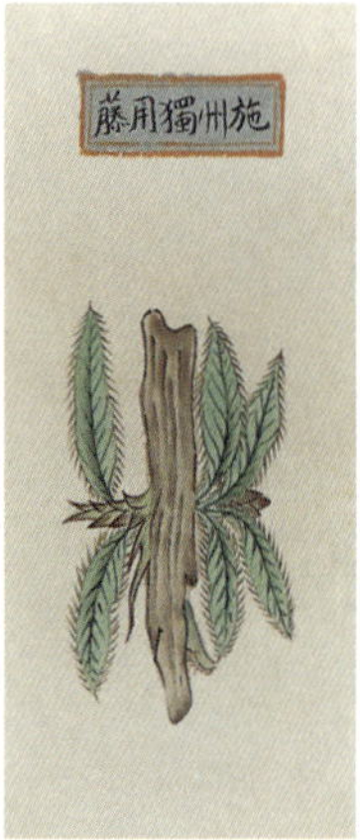

图 3　品汇·施州独用藤

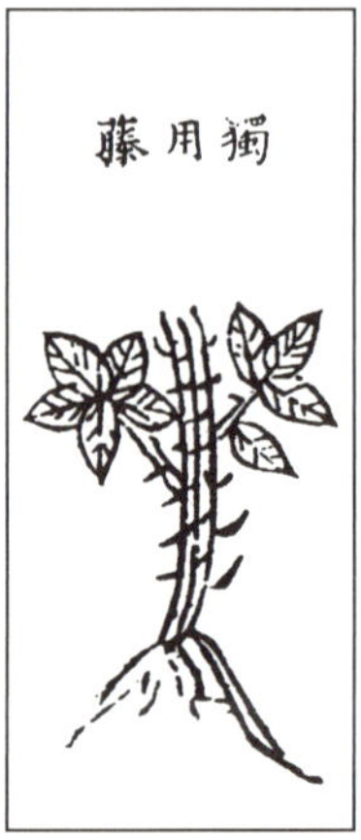

图 4　纲目（金）·独用藤

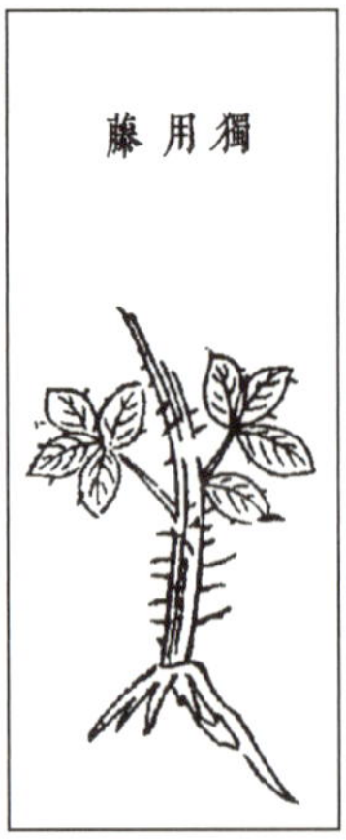

图 5　纲目（钱）·独用藤

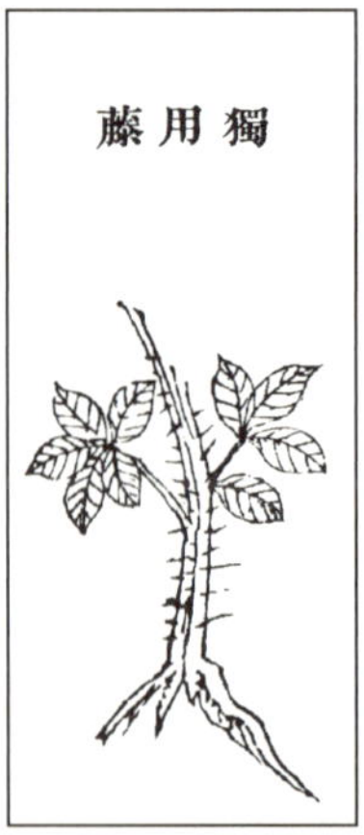

图 6　纲目（张）·独用藤

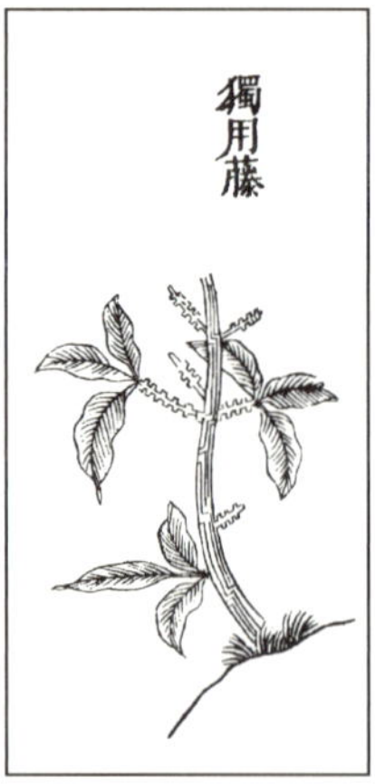

图 7　三才·独用藤

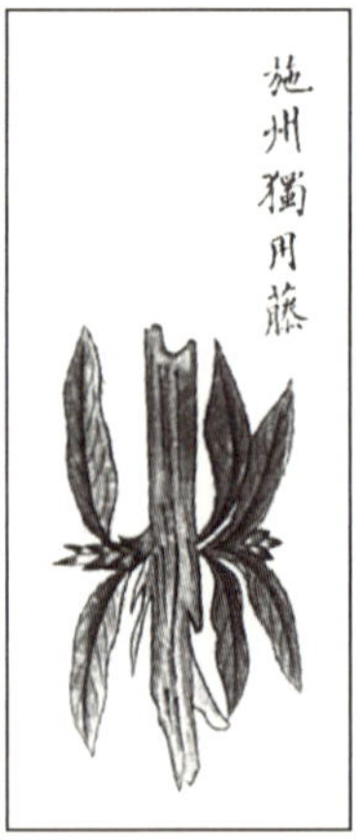

图 8　金石·施州独用藤

本品10图，取自10书，其中2幅彩图。有承继关系的图仅1个书类。

《本草图经》：该书的“施州独用藤”图分别存于《大观》（图1）、《政和》（图2）。此二传本药图基本一致。今以《政和》图2为《图经》图的代表。

仿绘该图的彩色图有：《本草品汇精要》“施州独用藤”（图3），该图将叶缘绘成密布倒刺，又在叶片着生处绘出紫色的芽苞，与原图不同。此后《金石昆虫草木状》图8又仿绘《品汇》图3。

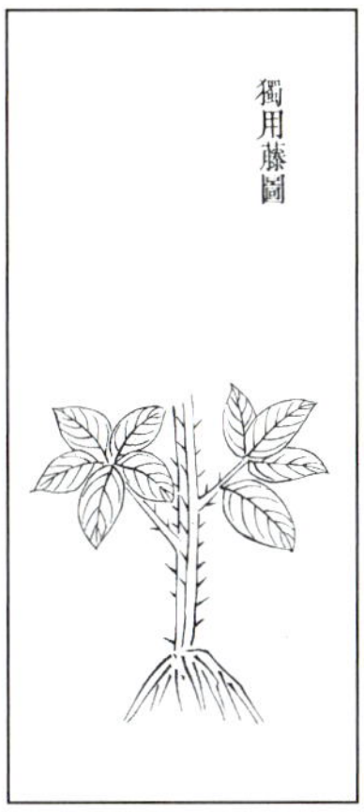

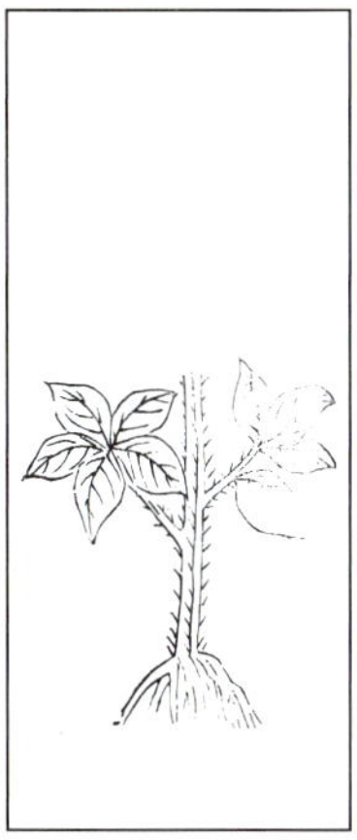

图 9　草木典·独用藤图　图 10　图考·独用藤

仿绘该图的墨线图有：《本草纲目》金陵本“独用藤”（图4）仿绘时将原对生叶改绘为左为掌状分裂叶，右为羽状复叶。藤茎与叶柄均有尖刺，且增加了根部。《纲目》钱本图5又在金陵本图4基础上再加润饰。《纲目》张本图6又仿绘钱本图5。《三才图会》“独用藤”（图7）仿绘《图经》图2，增加土地背景，绘成植株样，叶片改为掌状3小叶。《古今图书集成·草木典》“独用藤图”（图9）仿绘的是《纲目》金陵本图4。《植物名实图考》图10又仿绘《草木典》图9。

以上10图中，除外9幅仿绘图，原创图仅1幅（图2），详见下“鉴药”项。

【文录】

宋《本草图经》（见《证类》卷30“独用藤”）《图经》曰：生施州。四时有叶无花，叶上有倒刺。其皮味苦、辛，性热，无毒。采无时。

【鉴药】

“独用藤”首见于宋《本草图经》，为北宋新出现的民间草药，被归于“外木蔓类”。名义不详。据载用皮，辛热无毒，疗心气痛。因来源不明，后世未见使用。故李时珍将其列入《纲目》“蔓草类”之末的“附录诸藤”。

关于本品的生境、形态，《图经》云：“生施州。四时有叶无花，叶上有倒刺。”施州即今湖北恩施。其中叶上有倒刺，与今芸香科花椒属植物两面针*Zanthoxylum nitidum*（Roxb.）DC.的形态与功效均相似。

《本草图经》：该书的“施州独用藤”（图2）为藤本植物。图中只截取一段老藤，再绘老藤上长出的两枝条。其叶椭圆状披针形，对生，叶柄茎枝似有刺。此图形与芸香科植物两面针*Z. nitidum*相似。本种据载现代产台湾、福建、广东、海南、广西、贵州及云南，但在江西及其邻近地区也有分布。本种辛热，治心气痛，与《图经》

所载功效亦吻合。

【小结】

“独用藤”见于《本草图经》“外木蔓类”，为北宋民间草药。其形态描述云“叶上有倒刺”。今或考为芸香科植物两面针*Zanthoxylum nitidum*（Roxb.）DC.。

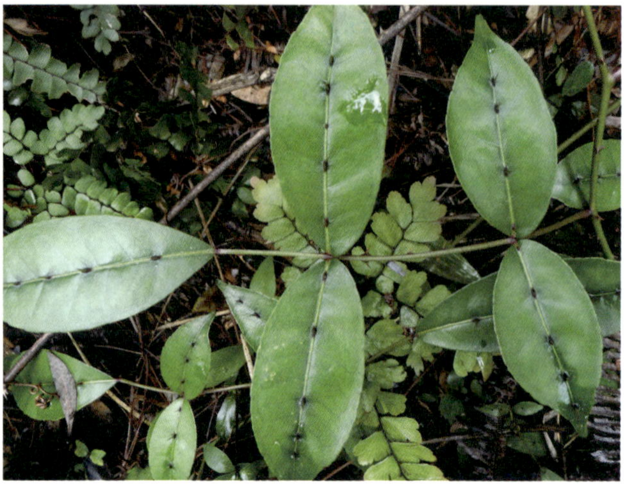

图 11　两面针 Zanthoxylum nitidum

18–88　祁婆藤

【品图】

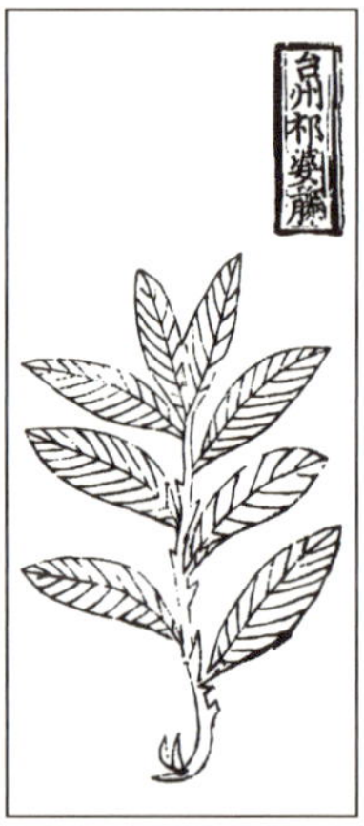

图 1　图经（大）· 台州祁婆藤

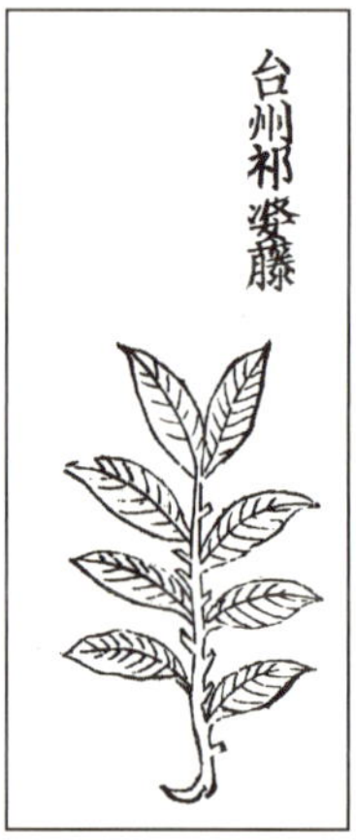

图 2　图经（政）· 台州祁婆藤

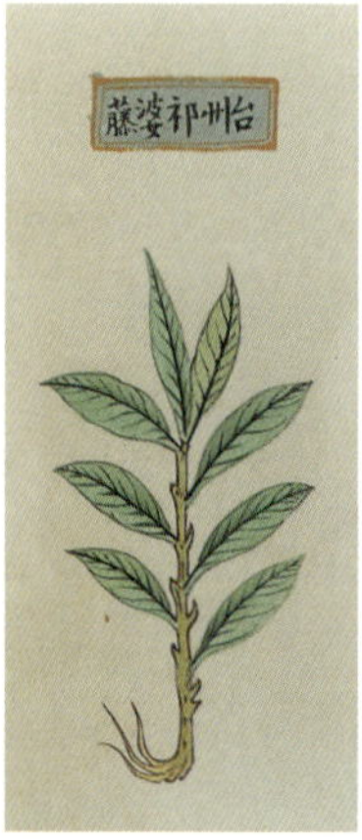

图 3　品汇 · 台州祁婆藤

图 4　纲目（金）· 耆婆藤

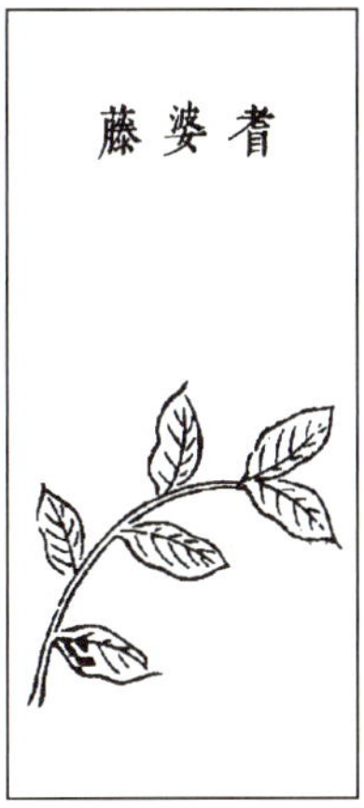

图5　纲目（钱）·耆婆藤

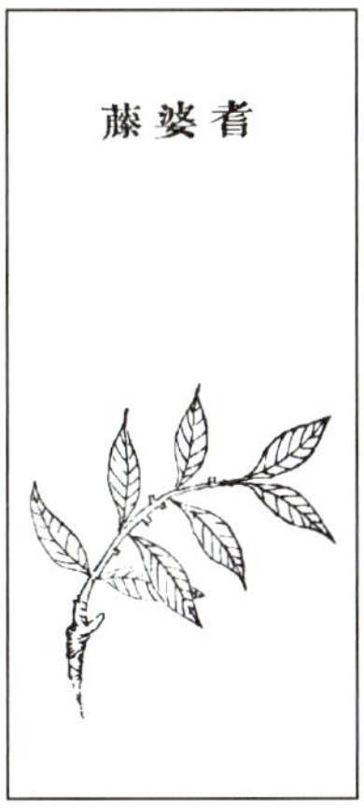

图6　纲目（张）·耆婆藤

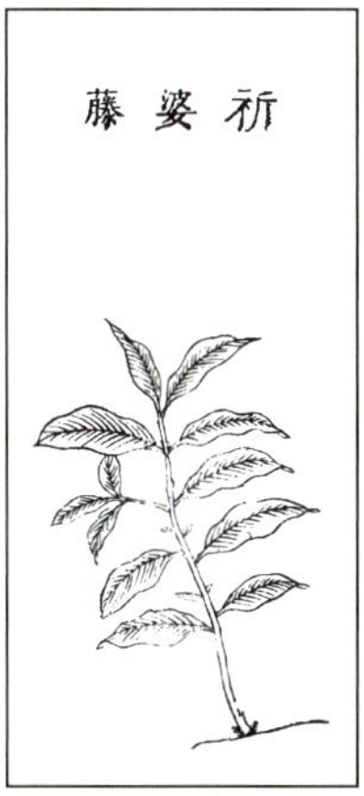

图7　三才·祈婆藤

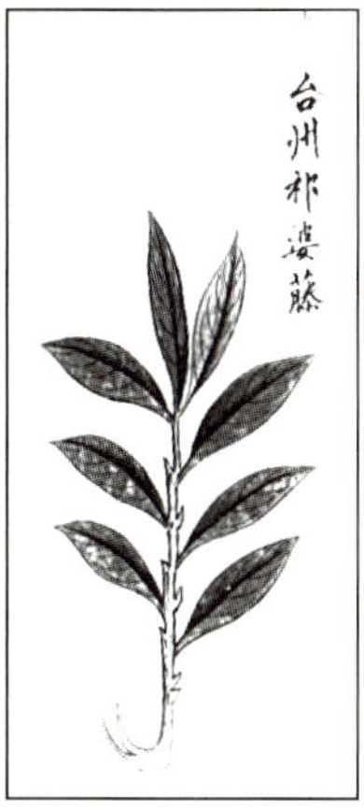

图8　金石·台州祁婆藤

本品10图，取自10书，其中2幅彩图。有承继关系的图仅1个书类。

《本草图经》：该书的“台州祁婆藤”图分别存于《大观》（图1）、《政和》（图2）。此二传本药图基本一致。今以《政和》图2为《图经》图的代表。

仿绘该图的彩色图有：《本草品汇精要》“台州祁婆藤”（图3）。此后《金石昆虫草木状》图8又仿绘《品汇》图3。

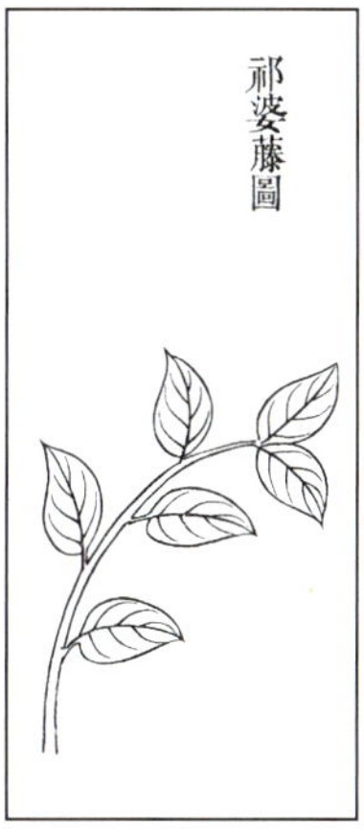

图9　草木典·祁婆藤图

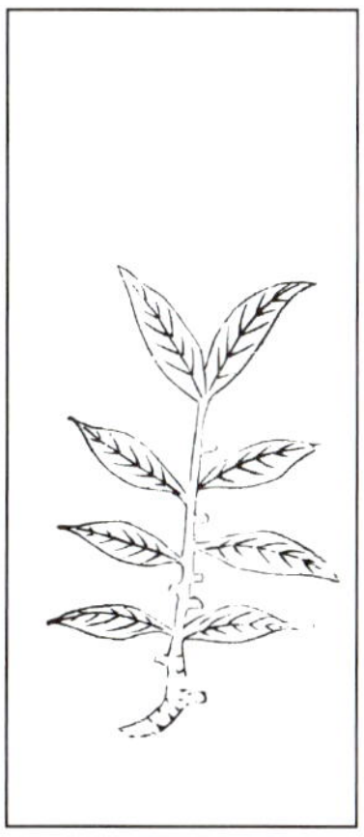

图10　图考·祁婆藤

仿绘该图的墨线图有：《本草纲目》金陵本“耆婆藤”（图4）仿绘时将原直立茎绘成向右弯曲，并消除了叶间的粗刺状物。《纲目》钱本“耆婆藤”（图5）仿绘金陵本图4。《纲目》张本“耆婆藤”（图6）又仿绘钱本图5，并增加了根部。《三才图会》“祈婆藤”（图7）仿绘《图经》图2，并增加土地背景，将原枝条绘成全株。《古今图书集成·草木典》“祁婆藤图”（图9）仿绘的是《纲目》金陵本图4。《植物名实图考》图10仿绘的是《图经》图2。

以上10图中，除外9幅仿绘图，原创图仅1幅（图2），详见下“鉴药”项。

【文录】

宋《本草图经》（见《证类》卷30“祁婆藤”）《图经》曰：生天台山中。其苗蔓延木上，四时常有。

【鉴药】

“祁婆藤”首见于宋《本草图经》，为北宋新出现的民间草药，被归于“外木蔓类”。

名义不详。据载用叶，治风有效。因来源不明，后世未见使用。故李时珍将其列入《纲目》“蔓草类”之末的“附录诸藤”，更名曰“耆婆藤”。

关于本品的生境、形态，《图经》云：“生天台山中。其苗蔓延木上，四时常有。”此形态描述太简，符合此条件的植物太多，当参其图。

《本草图经》：该书的“台州祁婆藤”（图2）绘一茎枝，单叶互生，叶长椭圆状披针形。此图特征不明显，无法考证其基原。

【小结】

“耆婆藤”即“祁婆藤”，原见于《本草图经》“外木蔓类”，为北宋民间草药。其形态描述过简，图形亦无特征，原植物不明。

18-89 野猪尾

【品图】

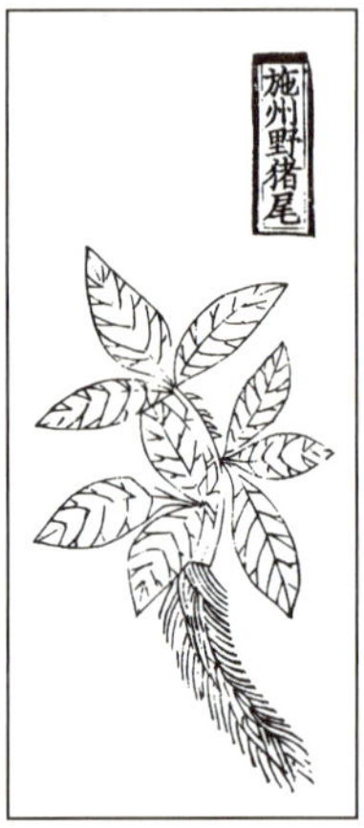

图1 图经（大）·施州野猪尾

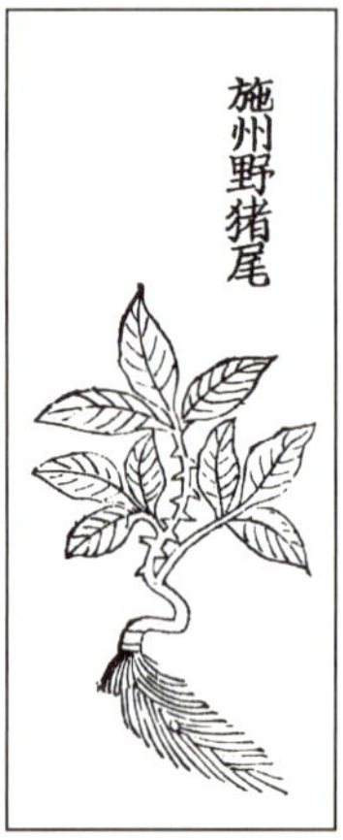

图2 图经（政）·施州野猪尾

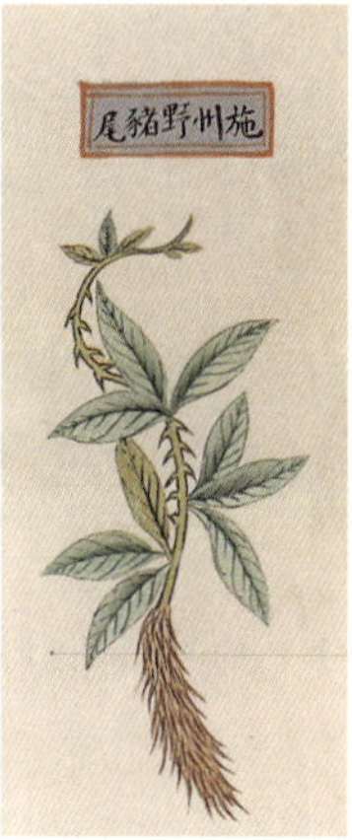

图3 品汇·施州野猪尾

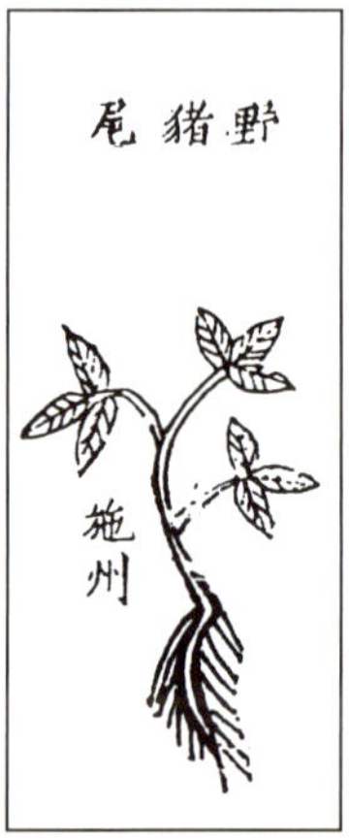

图4 纲目（金）·野猪尾

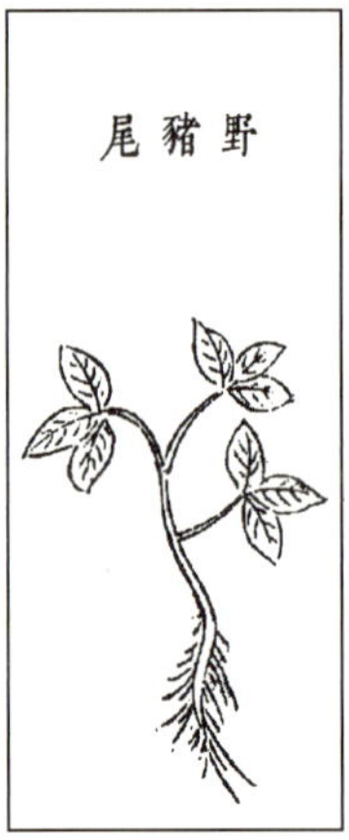

图5 纲目（钱）·野猪尾

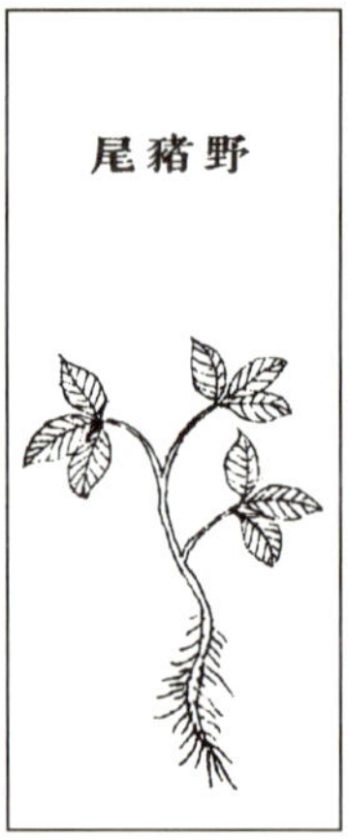

图6 纲目（张）·野猪尾

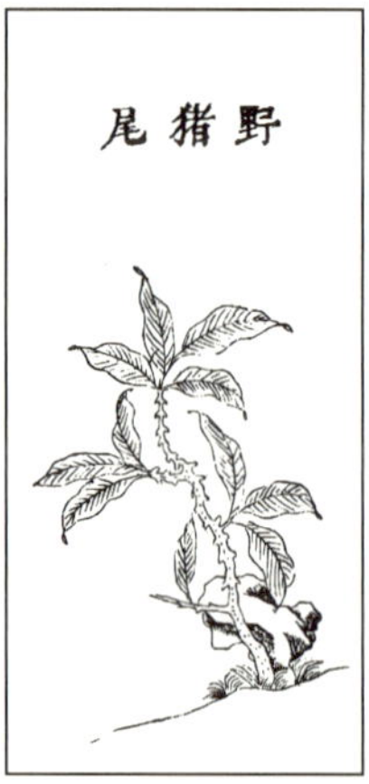

图7 三才·野猪尾

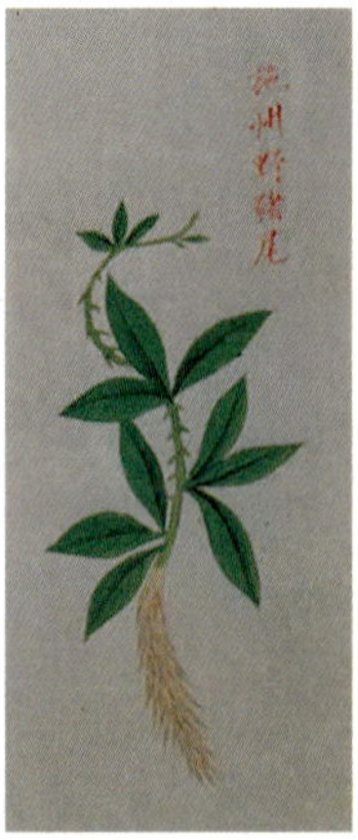

图8 金石·施州野猪尾

本品10图，取自10书，其中2幅彩图。有承继关系的图仅1个书类。

《本草图经》：该书的“施州野猪尾”图分别存于《大观》（图1）、《政和》（图2）。此二传本药图基本一致。今以《政和》图2为《图经》图的代表。

仿绘该图的彩色图有：《本草品汇精要》“施州野猪尾”（图3）。该图在构图方面有小修改。此后《金石昆虫草木状》图8又仿绘《品汇》图3。

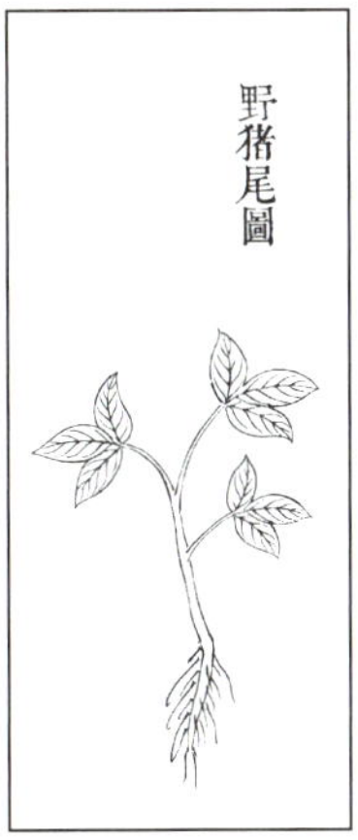

图9　草木典·野猪尾图

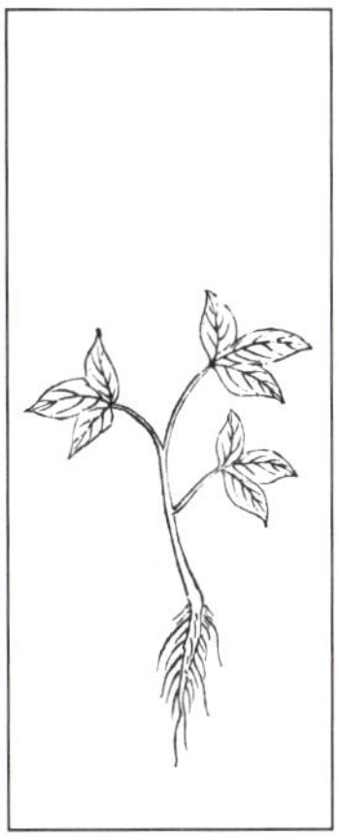

图10　图考·野猪尾

仿绘该图的墨线图有：《本草纲目》金陵本“野猪尾”（图4）仿绘时消除了茎上的刺，加图注“施州”。《纲目》钱本“野猪尾”（图5）仿绘金陵本图4。《纲目》张本“野猪尾”（图6）又仿绘钱本图5。《三才图会》“野猪尾”（图7）仿绘《图经》图2，并增加土地背景，掩盖了根部。《古今图书集成·草木典》“野猪尾图”（图9）仿绘的是《纲目》金陵本图4。《植物名实图考》图10仿绘的是《草木典》图9。

以上10图中，除外9幅仿绘图，原创图仅1幅（图2），详见下“鉴药”项。

【文录】

宋《本草图经》（见《证类》卷30“野猪尾”）《图经》曰：生施州。其苗缠木作藤生，四时有叶无花。味苦、涩，性凉，无毒。采无时。

【鉴药】

“野猪尾”首见于宋《本草图经》，为北宋新出现的民间草药，被归于“外木蔓类”。名义不详。据载取藤皮，疗心气痛，解热毒。因来源不明，后世未见使用。故李时珍将其列入《纲目》“蔓草类”之末的“附录诸藤”。

关于本品的生境、形态，《图经》云：“生施州。其苗缠木作藤生，四时有叶无花。”此形态描述毫无特点，当参其图。

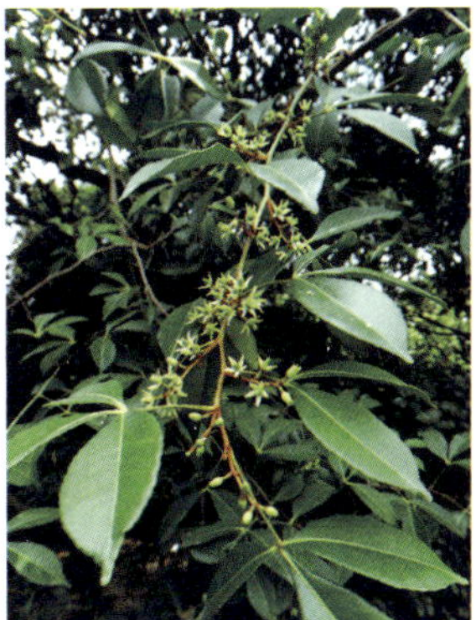

图11　飞龙掌血 *Toddalia asiatica*

《本草图经》：该书的“施州野猪尾”（图2）绘一植物，有较粗大多毛须的根，茎弯曲，有尖刺，叶掌状三小叶，小叶卵形，先端渐尖。与此植物茎、叶形态相似的有芸香科的飞龙掌血*Toddalia asiatica* Lam.，[1]

1　此承邬家林先生予以鉴定。

可理气止痛。

【小结】

“野猪尾”原见于《本草图经》“外木蔓类”，为北宋民间草药。其形态描述及图形特征不明显，似为芸香科的飞龙掌血*Toddalia asiatica* Lam.。

18-90　石合草

【品图】

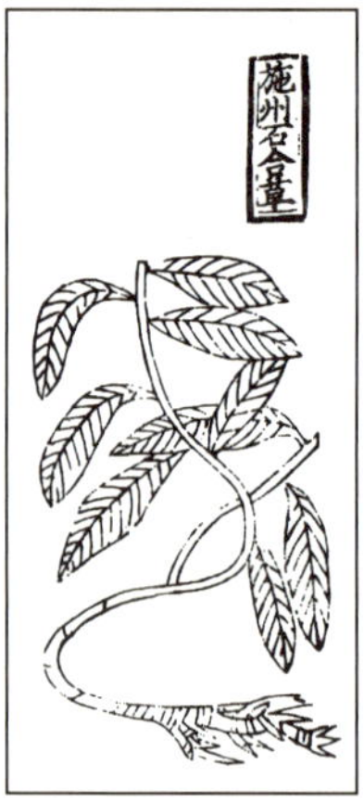

图1　图经（大）·施州石合草

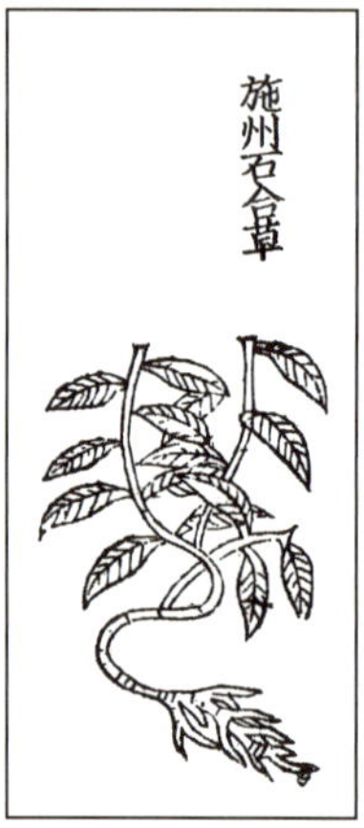

图2　图经（政）·施州石合草

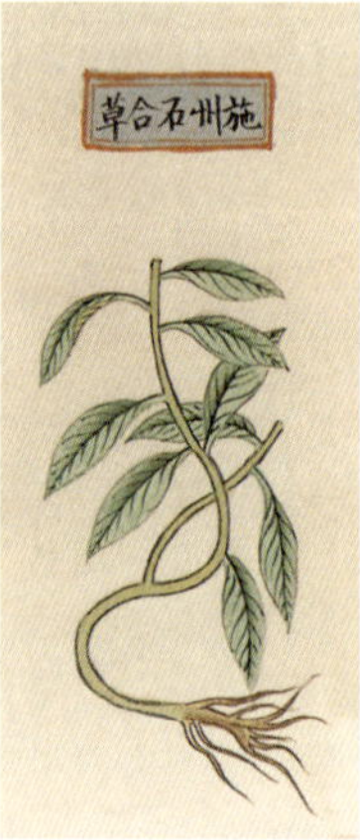

图3　品汇·施州石合草

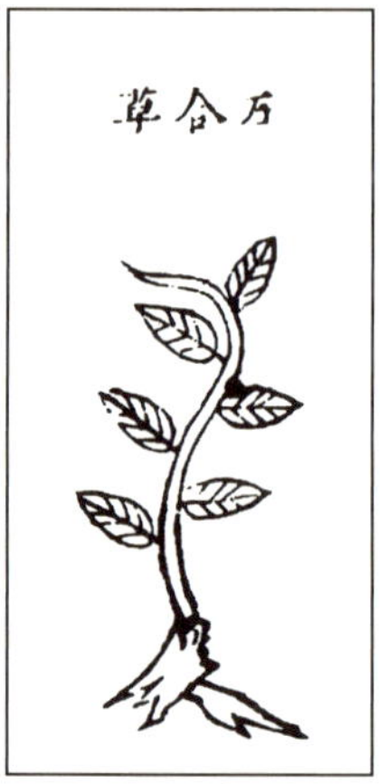

图4　纲目（金）·石合草

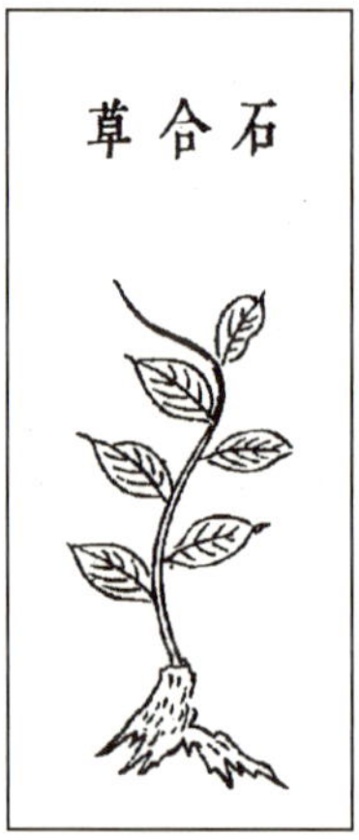

图5　纲目（钱）·石合草

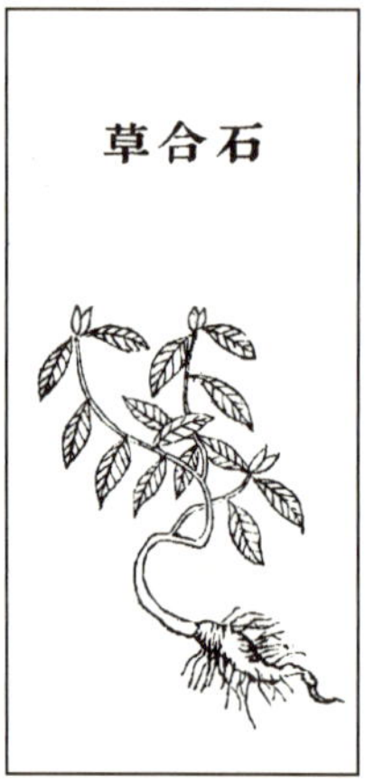

图6　纲目（张）·石合草

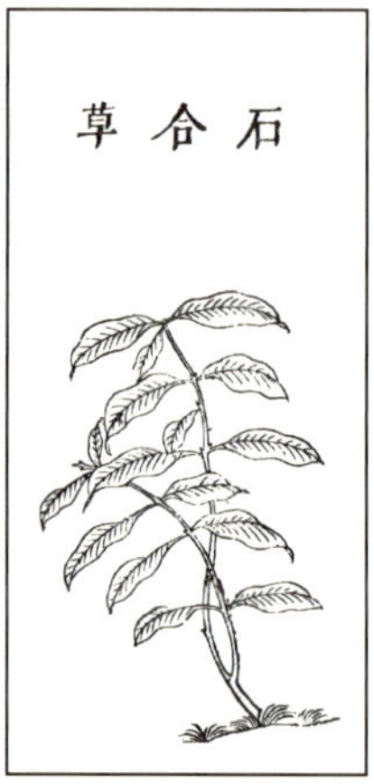

图7　三才·石合草

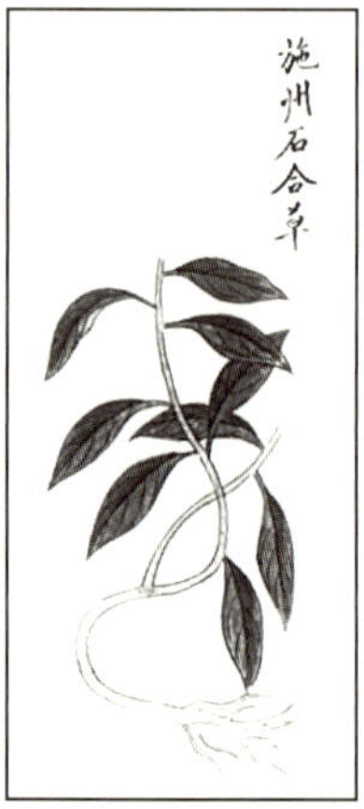

图8　金石·施州石合草

本品10图，取自10书，其中2幅彩图。有承继关系的图仅1个书类。

《本草图经》：该书的“施州石合草”图分别存于《大观》（图1）、《政和》（图2）。此二传本药图基本一致。今以《政和》图2为《图经》图的代表。

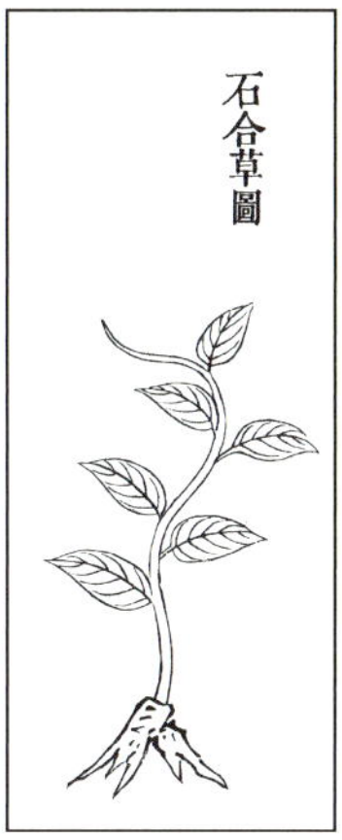

图9 草木典·石合草图

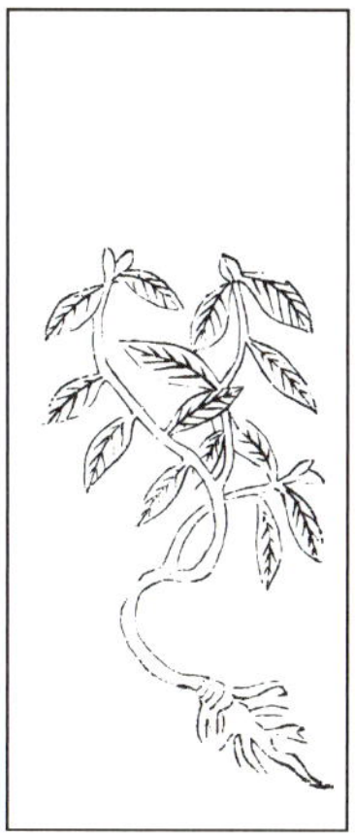

图10 图考·石合草

仿绘该图的彩色图有：《本草品汇精要》“施州石合草”（图3）枝叶有所简化。此后《金石昆虫草木状》图8又仿绘《品汇》图3。

仿绘该图的墨线图有：《本草纲目》金陵本“石合草”（图4）仿绘时消除茎节，简化枝叶。《纲目》钱本“石合草”（图5）仿绘金陵本图4。《三才图会》“石合草”图7仿绘《图经》图2，叶片绘成对生，并增加土地背景，掩盖了根部。《古今图书集成·草木典》“石合草图”（图9）仿绘的是《纲目》金陵本图4。《植物名实图考》图10仿绘的是《图经》图2，但在茎枝顶端增加了芽苞。《纲目》张本“石合草”（图6）又仿绘《图考》图10。

以上10图中，除外9幅仿绘图，原创图仅1幅（图2），详见下“鉴药”项。

【文录】

宋《本草图经》（见《证类》卷30“石合草”）《图经》曰：生施州。其苗缠木作藤，四时有叶无花，其叶味甘，性凉，无毒。采无时。

【鉴药】

“石合草”首见于宋《本草图经》，为北宋新出现的民间草药，被归于“外木蔓类”。名义不详。据载采药外用治一切恶疮肿及敛疮口。因来源不明，后世未见使用。故李时珍将其列入《纲目》“蔓草类”之末的“附录诸藤”。

关于本品的生境、形态，《图经》云：“生施州。其苗缠木作藤，四时有叶无花。”此形态描述与前野猪尾完全一样，并无特点，当参其图。

《本草图经》：该书的“施州石合草”（图2）绘一植物，主根有较粗的分支根，茎弯曲，有节，单叶，互生，叶长椭圆披针形，先端渐尖。原植物不明。

【小结】

“石合草”原见于《本草图经》“外木蔓类”，为北宋民间草药。其形态描述及图形特征不明显，原植物不明。

第十九章　草部

草之八　水草类

19-1　泽泻

【品图】

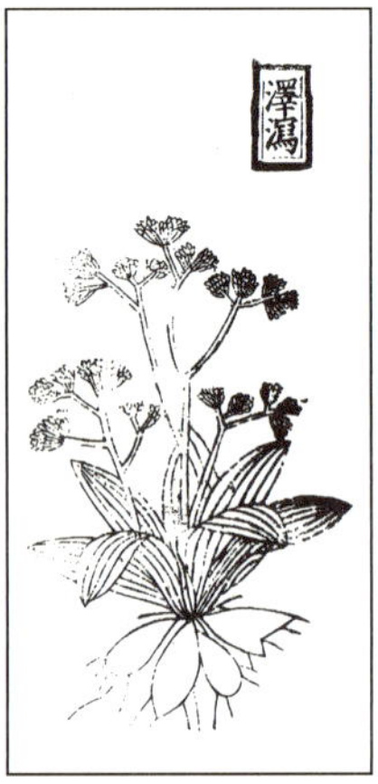

图 1　图经（大）·泽泻

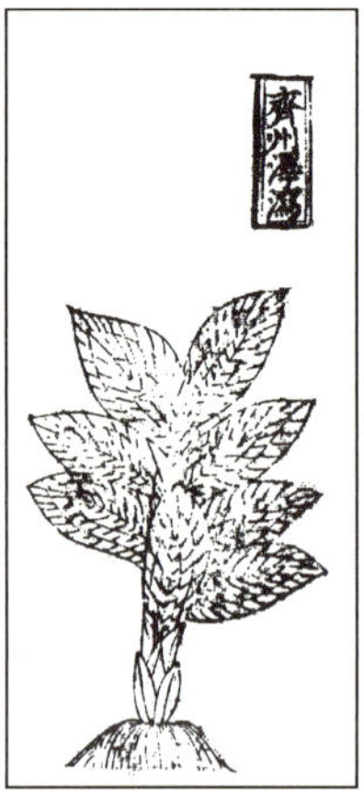

图 2　图经（大）·齐州泽泻

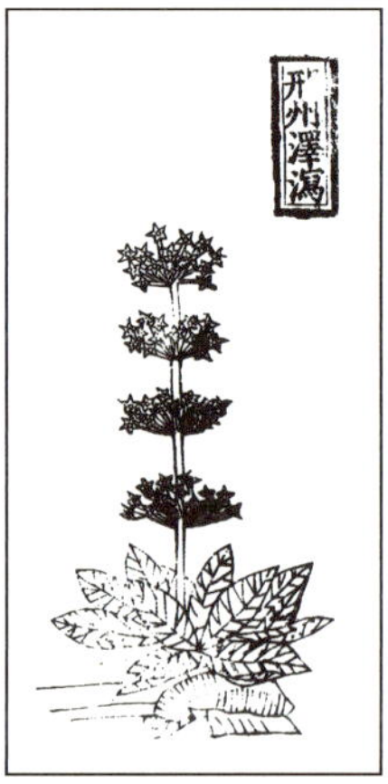

图 3　图经（大）·邢州泽泻

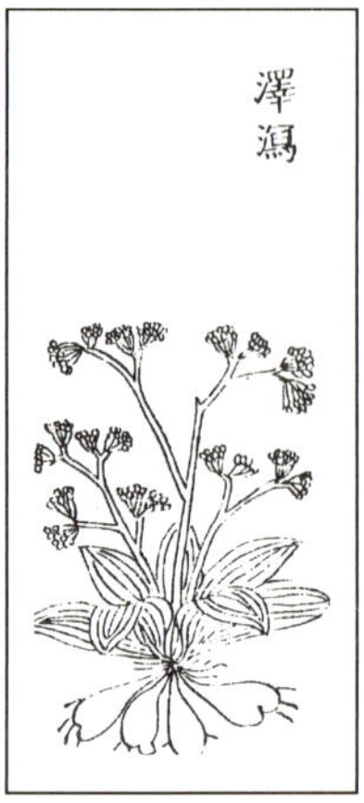

图 4　图经（政）·泽泻

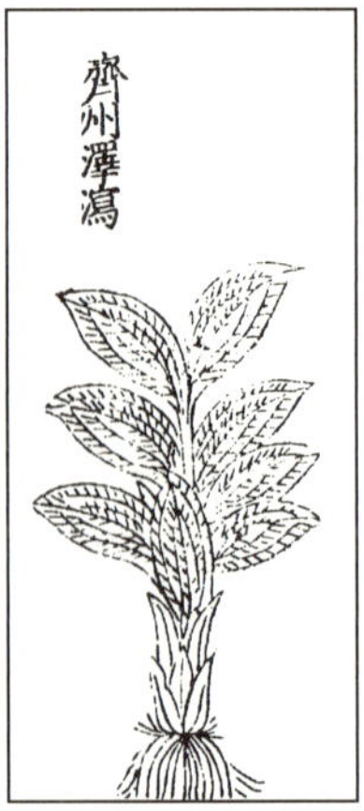

图 5　图经（政）·齐州泽泻

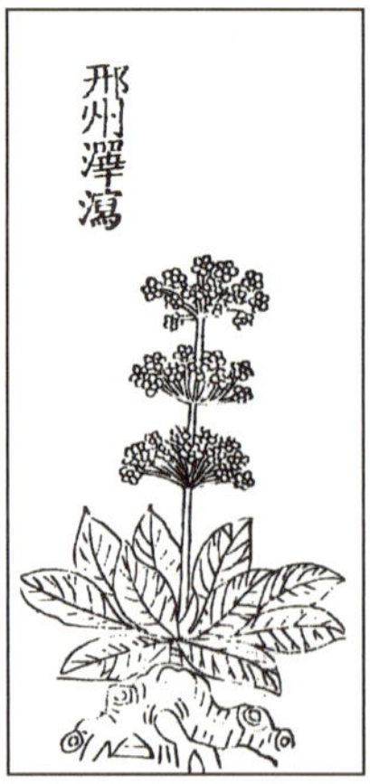

图 6　图经（政）·邢州泽泻

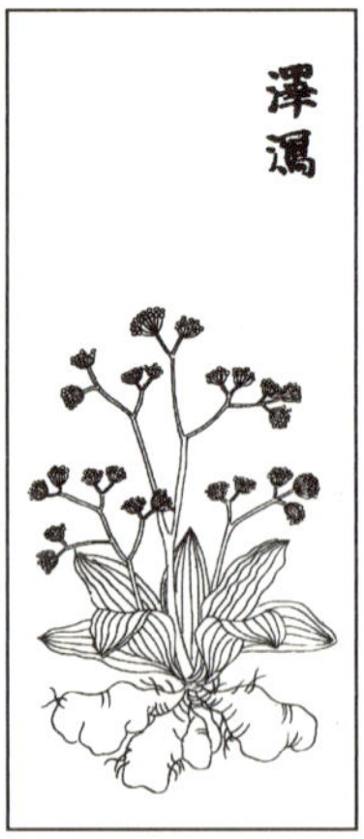

图 7　图经（绍）·泽泻

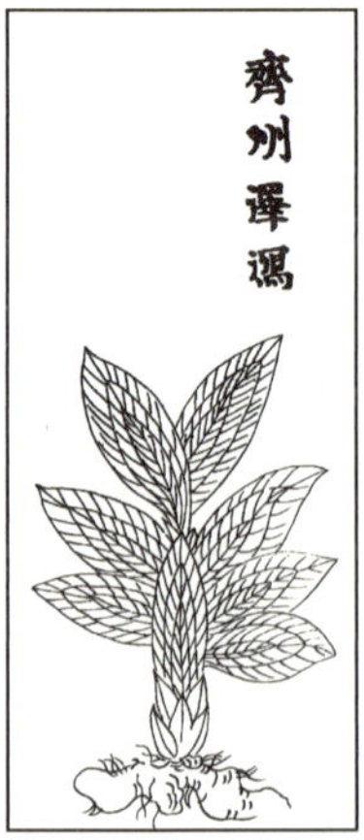

图 8　图经（绍）·齐州泽泻

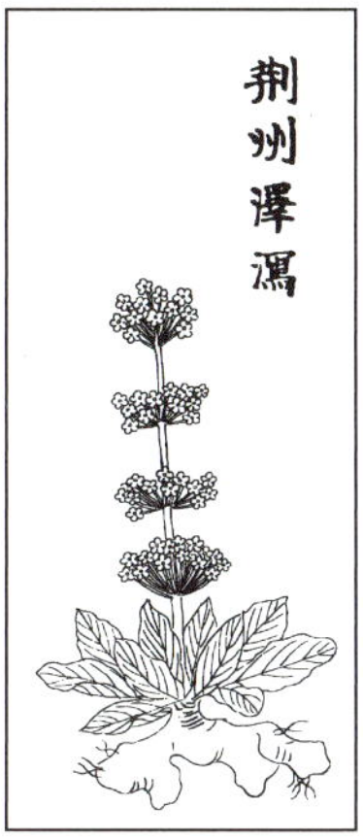

图 9　图经（绍）· 荆州泽泻

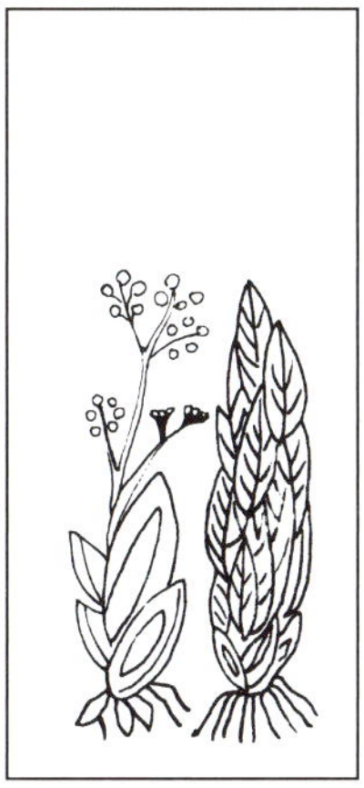

图 10　歌括 · 泽泻

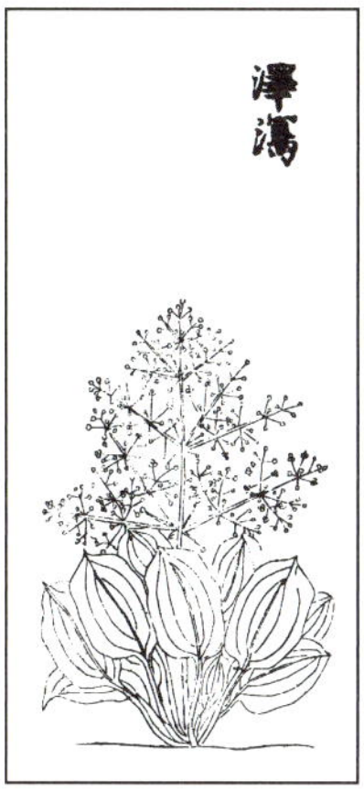

图 11　救荒 · 泽泻

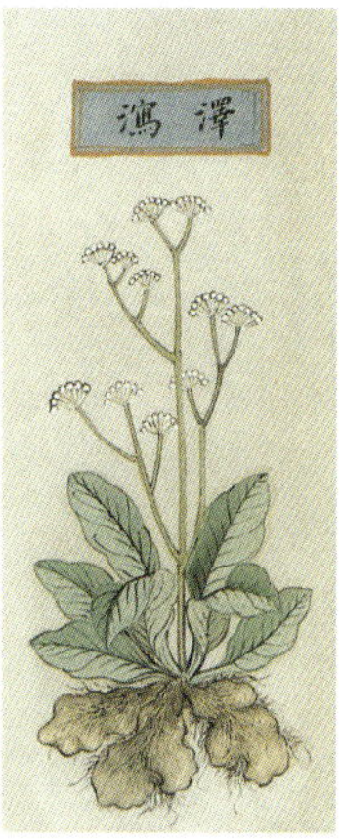

图 12　品汇 · 泽泻

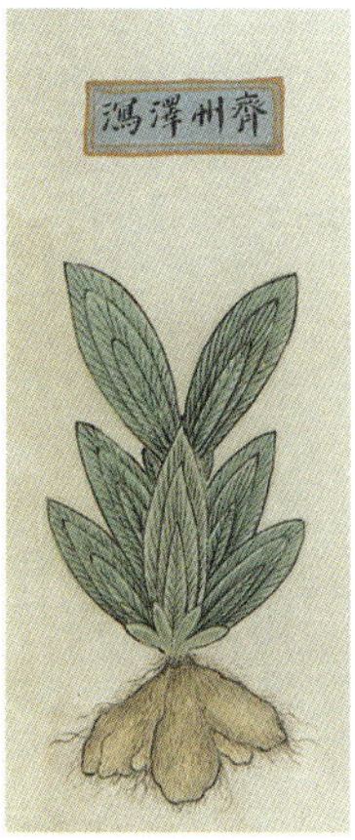

图 13　品汇 · 齐州泽泻

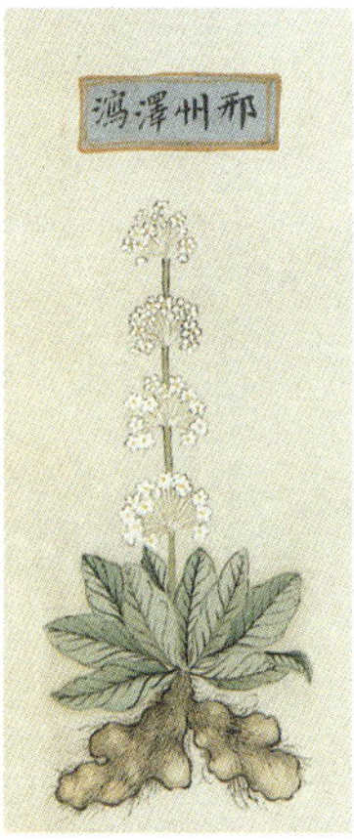

图 14　品汇 · 邢州泽泻

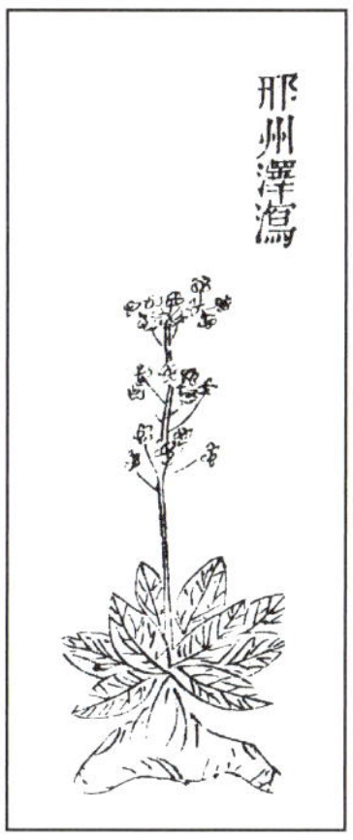

图 15　蒙筌 · 邢州泽泻

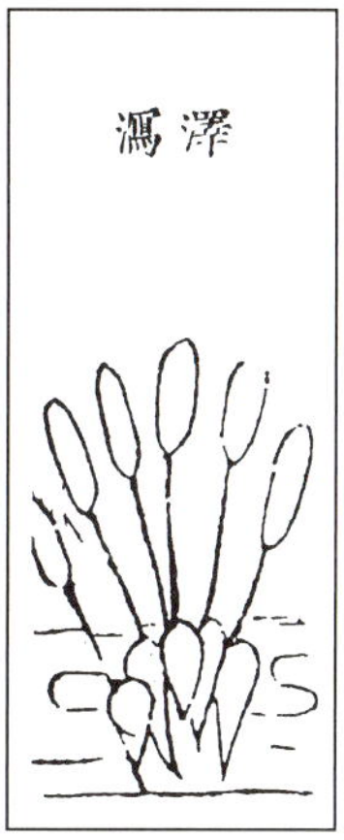

图 16　太乙 · 泽泻

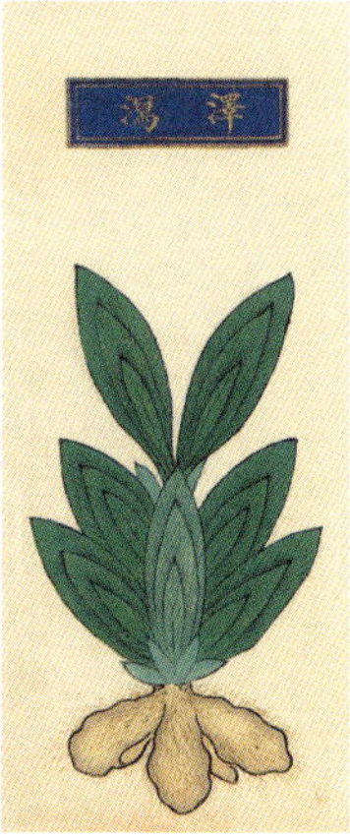

图 17　雷公 · 泽泻

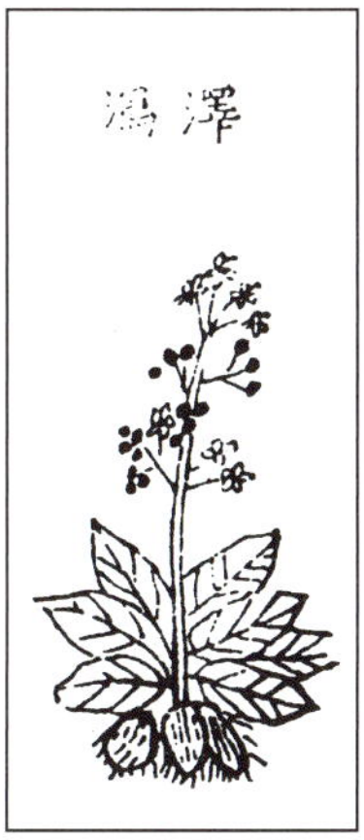

图 18　纲目（金）· 泽泻

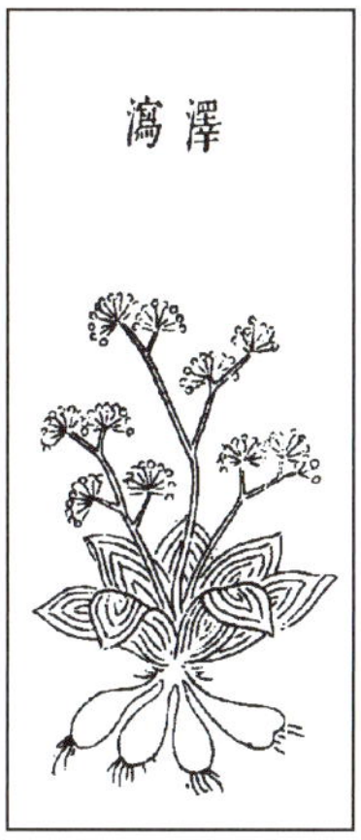

图 19　纲目（钱）· 泽泻

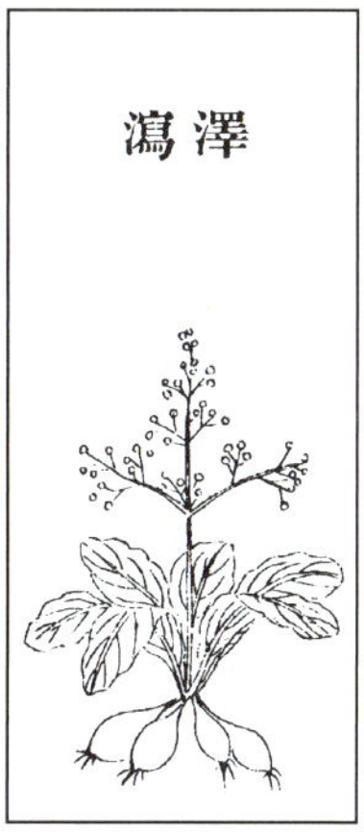

图 20　纲目（张）· 泽泻

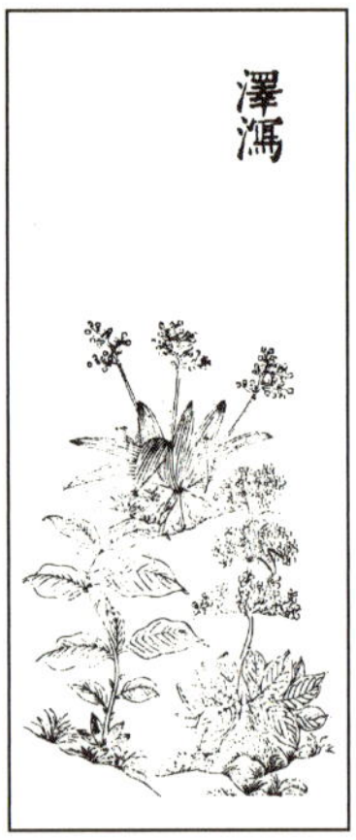

图 21　三才 · 泽泻

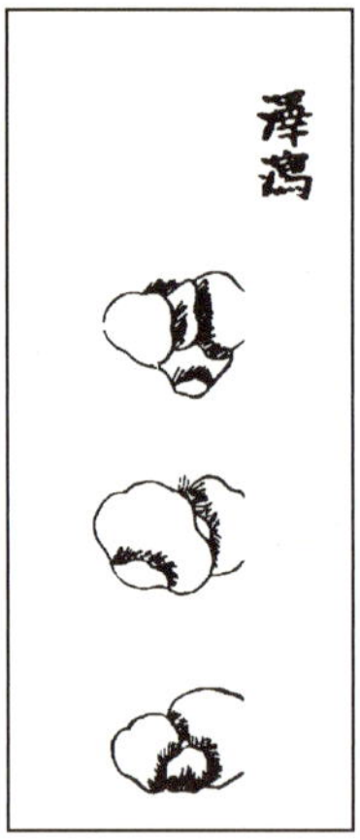

图 22　原始 · 泽泻

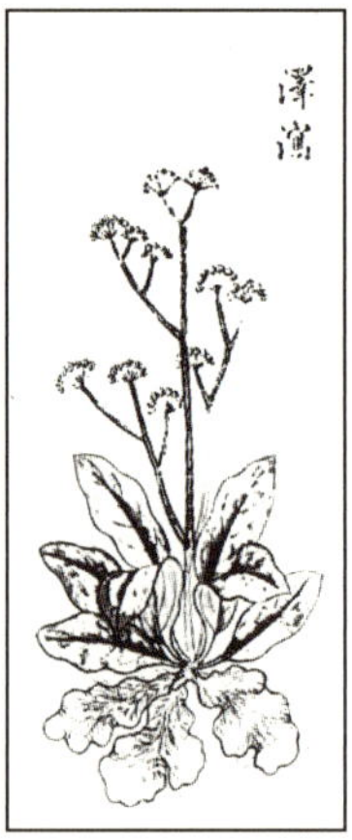

图 23　金石 · 泽泻

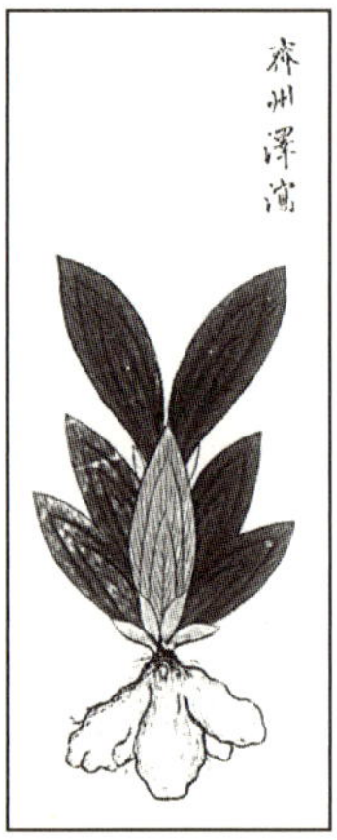

图 24　金石 · 齐州泽泻

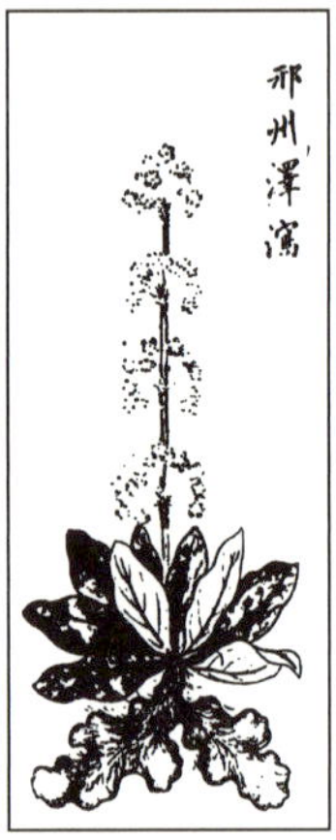

图 25　金石 · 邢州泽泻

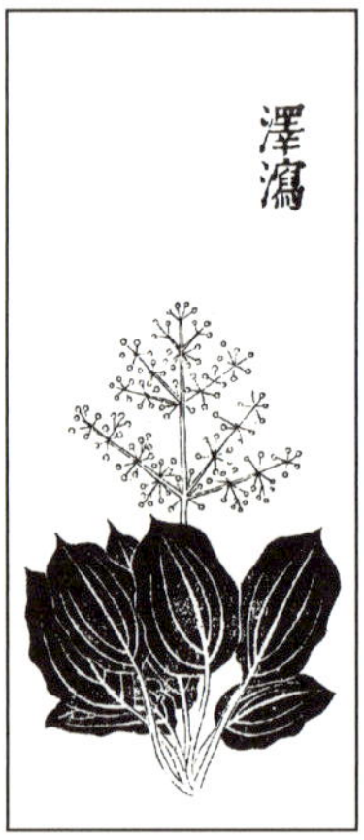

图 26　博录 · 泽泻

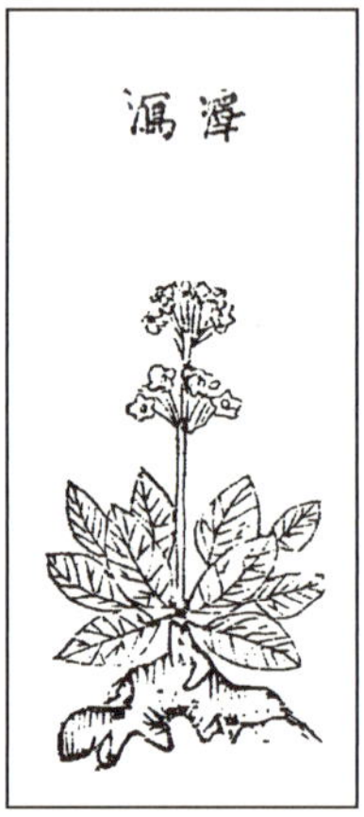

图 27　汇言 · 泽泻

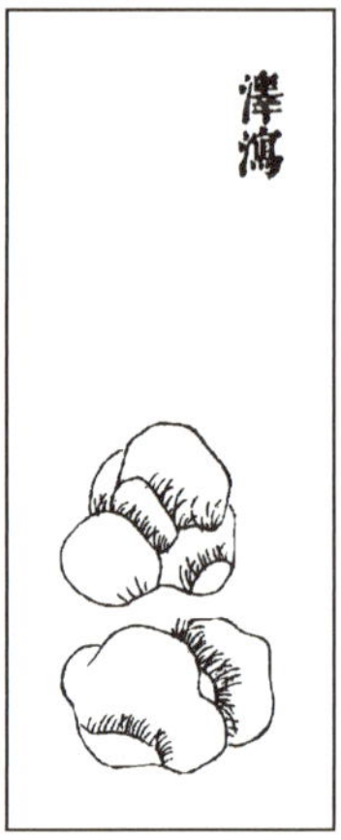

图 28　本草汇 · 泽泻

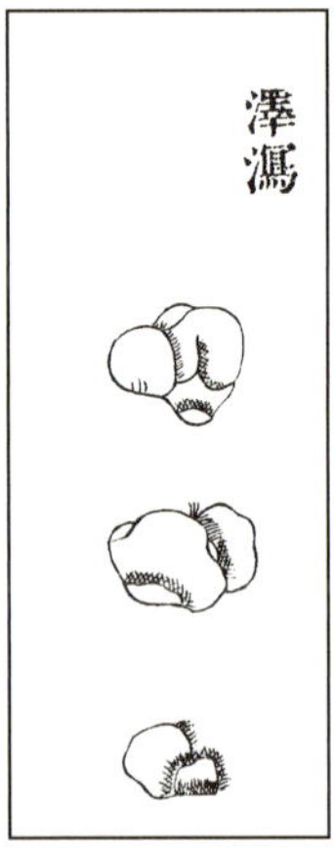

图 29　类纂 · 泽泻

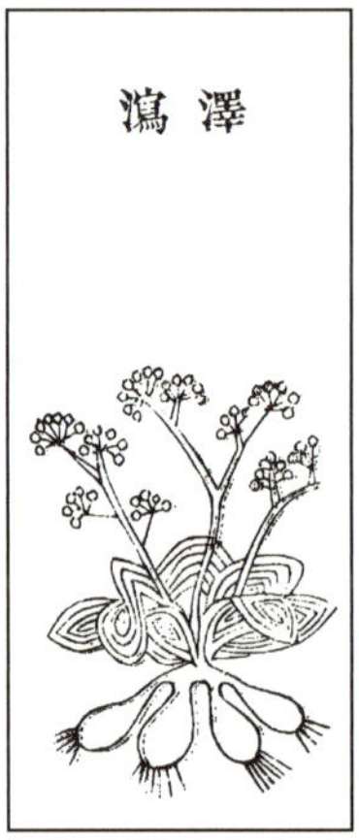

图 30　备要 · 泽泻

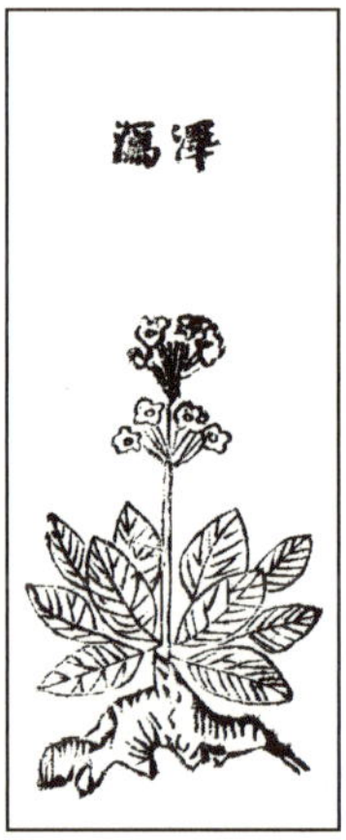

图 31　求真 · 泽泻

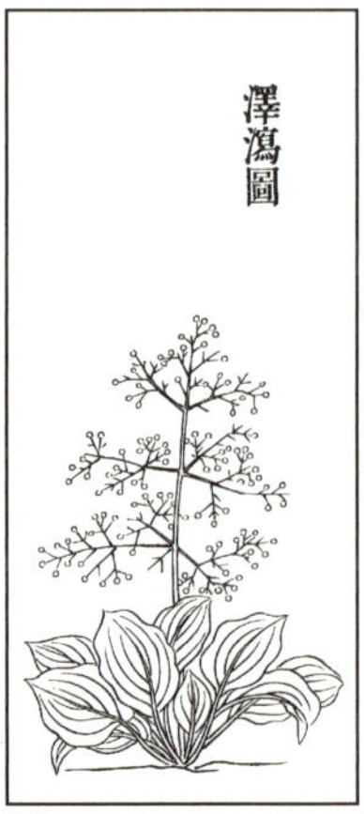

图 32　草木典 · 泽泻图

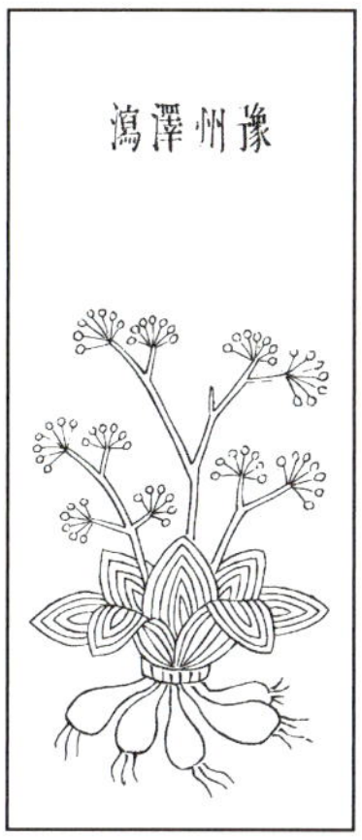

图 33　草木典 · 豫州泽泻

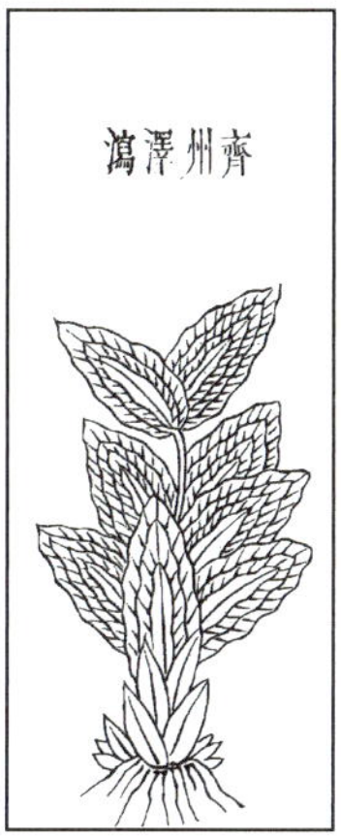

图 34　草木典 · 齐州泽泻

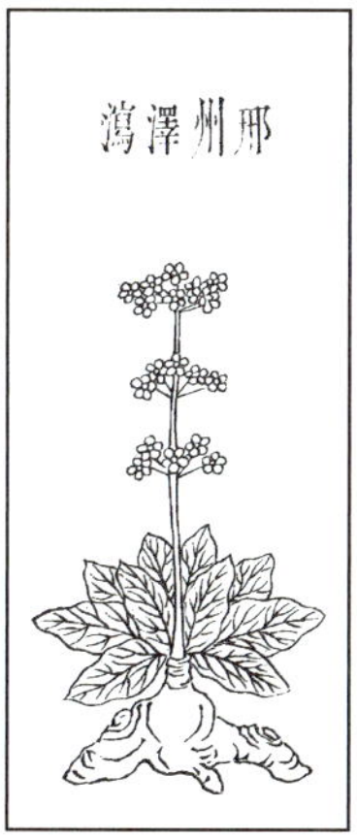

图 35　草木典 · 邢州泽泻

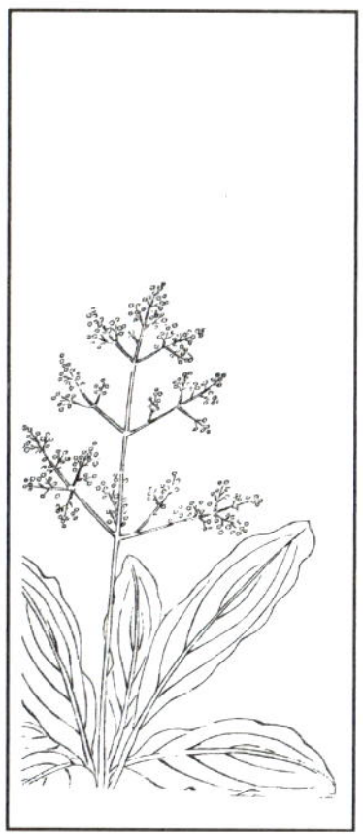

图 36　图考 · 泽泻

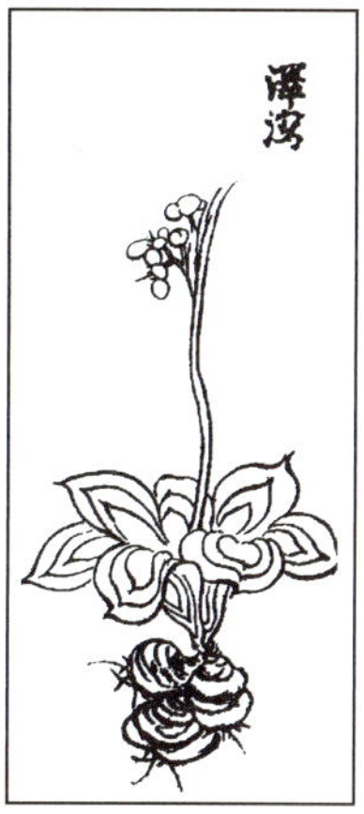

图 37　图说 · 泽泻

本品37图，取自24书，其中7幅彩图。有承继关系的图可分3个书类。

《本草图经》：该书3图。“泽泻”“齐州泽泻”“邢州泽泻”图依次分别存于《大观》（图1、2、3）、《政和》（图4、5、6）、《绍兴》（图7、8、9）。此三传本药图基本一致，唯《绍兴》图9的图名误“邢州”为“荆州”。今以《政和》图4、图5、图6为《图经》图的代表。

仿绘《图经》3图的彩色图有：《本草品汇精要》“泽泻”（图12）、“齐州泽泻”（图13）、“邢州泽泻”（图14）。此三图根的形色皆如山药。此后《补遗雷公炮制便览》“泽泻”（图17，仿绘《品汇》“齐州泽泻”图13）。《金石昆虫草木状》的图23、图24、图25又依次分别仿绘《品汇》同名图（图12、图13、图14）。

仿绘《图经》3图的墨线图有：《本草歌括》“泽泻”（图10），该书仿绘《图经》图4、图5两图，合为一图，图形大加简省。《本草蒙筌》“邢州泽泻”（图15）仿绘的是《图经》同名图。《本草纲目》金陵本“泽泻”（图18）仿绘《图经》“邢州泽泻”（图6），根部有所改进，块茎簇生。《纲目》钱本图19仿绘《图经》“泽泻”（图4）。《纲目》张本图20、《本草备要》图30均仿绘自钱本图19。《本草汇言》图27仿绘《图经》“邢州泽泻”（图6），花序少绘一层。《本草求真》图31又仿绘《汇言》图27。另《三才图会》“泽泻”（图21）将《图经》3图合绘于一图，再加修饰或删改，其中“齐州泽泻”变形甚大。3株植物各添土地背景。《古今图书集成·草木典》有4图，其中3图仿绘《图经》同名图。其中“豫州泽泻”（图33）仿绘图4“泽泻”。“齐州泽泻”（图34）、“邢州泽泻”（图35）依次分别仿绘《图经》同名图（图5、6）。

《救荒本草》：该书"泽泻"（图11）的仿绘者有《野菜博录》图26（叶片改作阴刻），《古今图书集成·草木典》"泽泻"（图32）。

《本草原始》：该书"泽泻"（图22）的仿绘者有《本草汇》图28、《本草纲目类纂必读》图29。

以上37图中，除外29幅仿绘图，原创图尚有8幅（图4、5、6、11、16、22、36、37），详见下"鉴药"项。

【文录】

《本经》《别录》（见《证类》卷6"泽泻"） **一名水泻**，一名及泻，**一名芒芋**，**一名鹄泻**。生汝南池泽。五月、六月、八月采根，阴干……叶：五月采……实：九月采。

梁《本草经集注》（同上） 陶隐居云：汝南郡属豫州。今近道亦有，不堪用，惟用汉中、南郑、青弋，形大而长，尾间必有两歧为好。此物易朽蠹，常须密藏之。叶狭长，丛生诸浅水中。

唐《唐本草》（同上） 《唐本》注云：今汝南不复采用，惟以泾州、华州者为善也。

宋《本草图经》（同上） 《图经》曰：泽泻，生汝南池泽，今山东、河、陕、江、淮亦有之，以汉中者为佳。春生苗，多在浅水中，叶似牛舌草，独茎而长。秋时开白花，作丛似谷精草。五月、六月、八月采根，阴干。今人秋末采，暴干用。此物极易朽蠹，常须密藏之。汉中出者，形大而长，尾间有两歧最佳。

明《救荒本草》卷上"泽泻" 俗名水荅菜。一名水泻，一名及泻，一名芒芋，一名鹄泻。生汝南池泽及齐州、山东、河陕、江淮亦有，汉中者为佳。今水边处处有之。丛生苗叶，其叶似牛舌草叶，纹脉竖直，叶丛中间撺葶对分，茎叉，茎有线楞，稍间开三瓣小白花，结实小青细。子味甘，叶微咸，俱无毒。

明《本草蒙筌》卷2"泽泻" 淮北虽生，不可入药。汉中所出，方可拯疴。盖因形大而长，尾有两歧为异耳。但易蛀朽，须密收藏。

明《本草纲目》卷19"泽泻" 【释名】蕍（音俞）、禹孙【时珍曰】去水曰泻，如泽水之泻也。禹能治水，故曰禹孙。余未详。

清《植物名实图考》卷18"泽泻" 泽泻，《本经》上品。《救荒本草》谓之水荠菜，叶可爗食。《抚州志》：临川产泽泻，其根圆白如小蒜。

【鉴药】

"泽泻"首见于《本经》。李时珍释其名曰："去水曰泻，如泽水之泻也。"《本经》载其功除"消水"外，还有"养五藏，益气力，肥健……久服耳目聪明，不饥，延年，轻身，面生光，能行水上”等功效。这可能是因为本品多为早期养生家所用的缘故。但医药学所用泽泻，主治不同。《素问》用本品治“酒风”。汉·张仲景治心下有支饮，取其行水。后世多用其利水渗湿泄热之功。

关于本品的生境、形态等，《本经》无明确记载。但从其有别名“芒芋”，可以窥见其形可能与“芋”有相似之处。《别录》云“生汝南池泽”，药用根（块茎）及叶。此物在《尔雅》亦有记载：“蕍，蕮。”郭璞注：“今泽蕮。”梁·陶弘景云：“今近道亦有，不堪用，惟用汉中、南郑、青弋，形大而长，尾间必有两歧为好……叶狭长，丛生诸浅水中。”可见此为水生植物，丛生，叶狭长。此言过简，无法确定其原植物。“汉中”今属陕西汉中市。“南郑”今属汉中市，在市东二里。“青弋”在今安徽南陵县东长江镇。

宋·苏颂《本草图经》云：“今山东、河、陕、江、淮亦有之，以汉中者为佳。春生苗，多在浅水中，叶似牛舌草，独茎而长。秋时开白花，作丛似谷精草。五月、六月、八月采根，阴干。今人秋末采，暴干用……汉中出者，形大而长，尾间有两歧最佳。”结合《图经》所附诸图，今考本品为泽泻科泽泻属植物泽泻*Alisma orientale*（Sam.）Juz.［*A. plantago-aquatica* L. var. *orientale* Sam.］[1]及其同属近缘植物。至于陶弘景所云汉中等地“形长而大”者，或谓可能指同属植物窄叶泽泻*A. canaliculatum* A. Braun et Bouche.。[2]

1.《本草图经》：该书3图。“泽泻”（图4）有数个肥大光滑的块根，叶基生多数，椭圆形，弧形脉5条。花葶3支，其上有各有分枝，但不如今泽泻有2层轮生分枝。此图的根部与花序分枝并不很准确，但其整体仍似泽泻科泽泻属（*Alisma*）植物。

“邢州泽泻”（图6）有姜状的根茎，叶基生，椭圆形。花葶直立，有三层轮生状伞形花序。“邢州”即今河北邢台。此植物形态大致与“泽泻”（图5）同，其根茎、花序之形与今泽泻相比，仍有差距，但泽泻花序非常复杂，块茎又在水中，古图难以描绘，或有误差。故此图尚可认为是泽泻科泽泻属（*Alisma*）植物。以上两幅图的后续仿绘者亦或加以修饰改进，使之更贴合泽泻实物。

“齐州泽泻”（图5）根部为须根，有主茎，叶卵圆形，似抱茎而生。孙启明谓此泽泻非泽泻科植物。[3]此见有理。“齐州”即今山东济南市。

2.《救荒本草》：该书“泽泻”正文里沿袭了部分前人本草关于本品的别名、产地乃至形态的描述，但也补充了若干细节：“叶纹脉竖直，叶丛中间撺葶对分，茎叉，茎有线楞，稍间开三瓣小白花，结实小青细。”其中的的花葶对分、茎叉，就是描述本品花序具3—9轮分枝，每轮分枝3—9枚的规律状态。其写生图（图11）中的叶

1 国家中医药管理局《中华本草》编委会：《中华本草》（8），上海：上海科学技术出版社，1999：8.

2 谢宗万：《本草纲目药物彩色图鉴》，北京：人民卫生出版社，2000：198.

3 孙启明：《苏图研究》，见：张志斌，郑金生主编：《本草纲目研究札记》，北京：科学出版社，2019：633.

椭圆，弧形脉，长叶柄，以及规律的花序分枝，均较准确地表达了泽泻科植物泽泻*Alisma orientale*（Sam.）Juz.的形态。

3.《太乙仙制本草药性大全》：该书“泽泻”（图16）为简单的示意图，示意泽泻水生，水下有圆锥状的根部。其地上部分过简，无法作鉴定植物使用。

4.《本草原始》：该书“泽泻”（图22）为药材图，为不规则的团块状，其连接处或茎基有根须或棕毛状物。此与今泽泻的较规则的形状（如类球形、卵圆形等）不相符合。不明此为何种植物的根茎。

5.《植物名实图考》：该书“泽泻”（图36）为写生图。图示其叶片为宽披针形，叶柄甚长，叶脉5—7条。叶中抽出花葶，花序具数轮分枝，每轮分枝有再分枝。其原植物当为泽泻科植物泽泻*A. orientale*（Sam.）Juz.。

6.《本草简明图说》：该书“泽泻”（图37）的基生叶形态与《图经》图4、图6相似，但其根茎的表现在诸图中最接近泽泻实物。花序简略。

【小结】

“泽泻”为《本经》所载早期药物之一。据陶弘景、苏颂《图经》《救荒本草》等书的文字记载，结合《本草图经》《救荒本草》《植物名实图考》的图形，可知本品为泽泻科植物泽泻*Alisma orientale*（Sam.）Juz. 及其同属近缘植物。

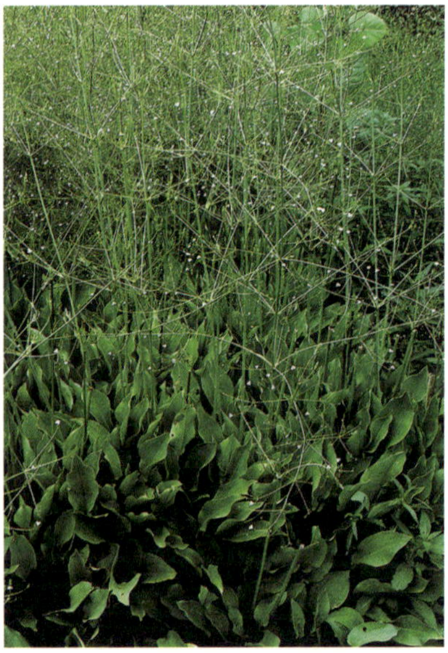

图 38　泽泻 *Alisma orientale*

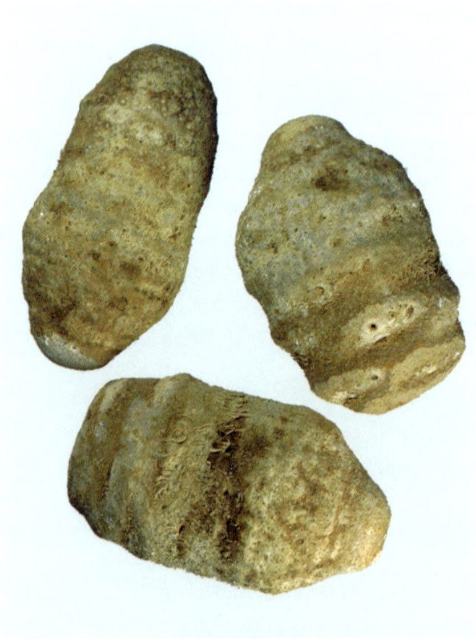

图 39　泽泻药材

19-2　蔛草

【品图】

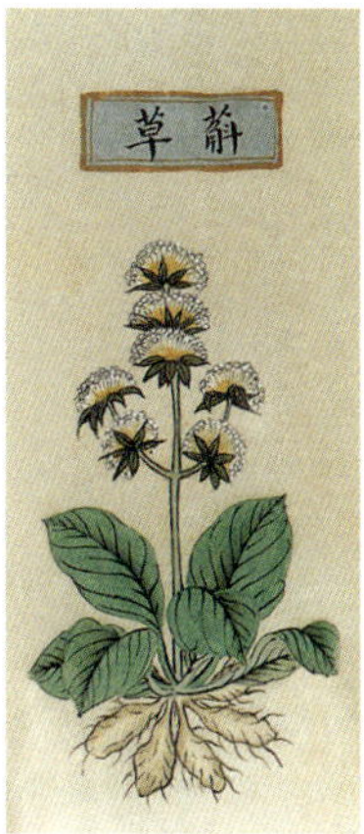

图 1　品汇 · 蔛草

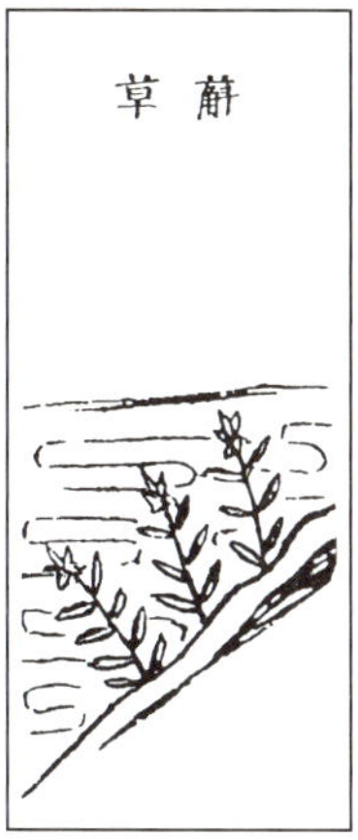

图 2　太乙 · 蔛草

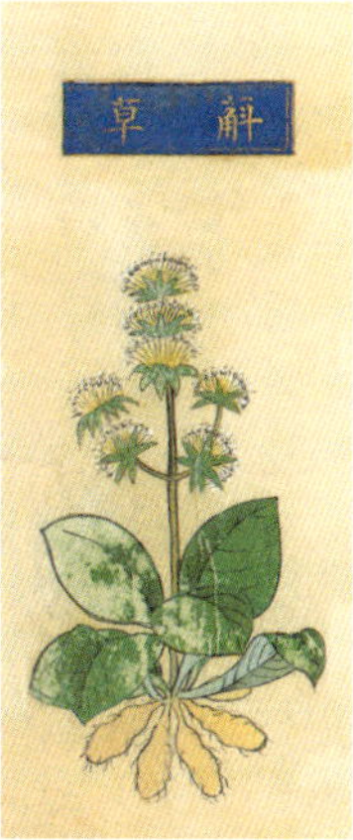

图 3　雷公 · 蔛草

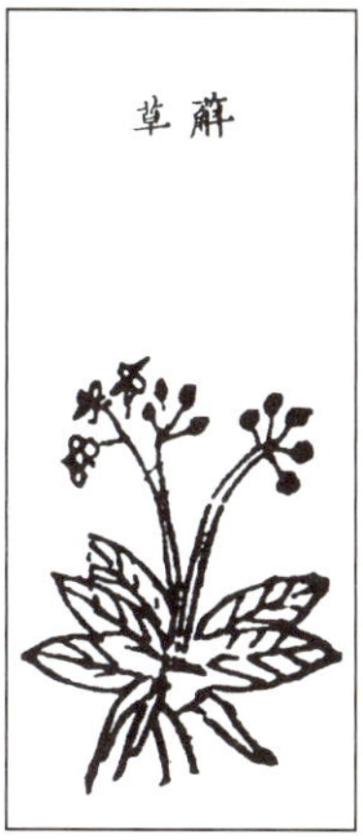

图 4　纲目（金）· 蔛草

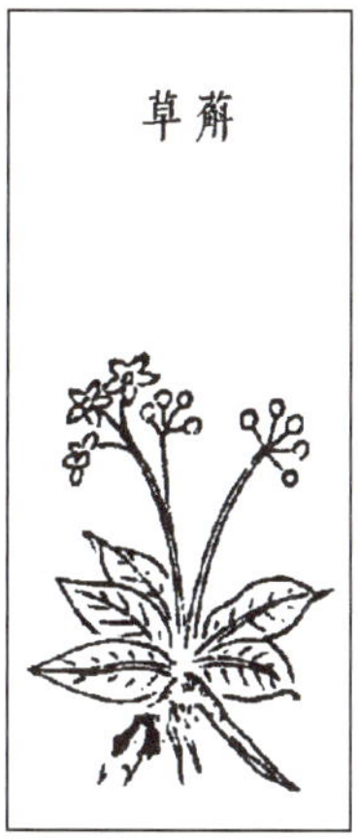

图 5　纲目（钱）· 蔛草

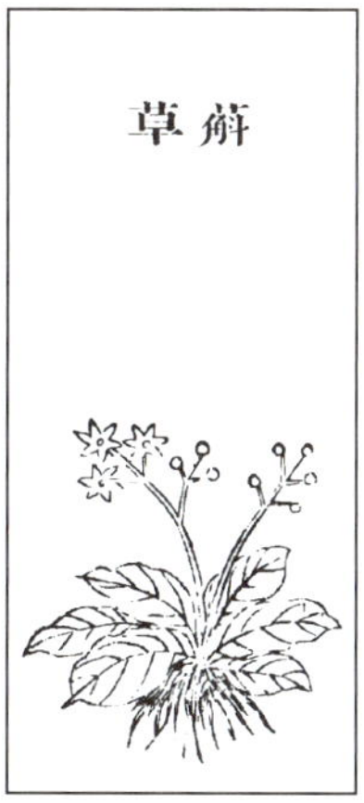

图 6　纲目（张）· 蔛草

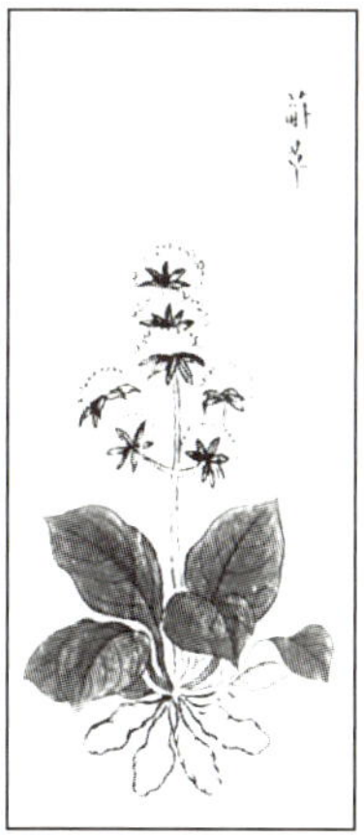

图 7　金石 · 蔛草

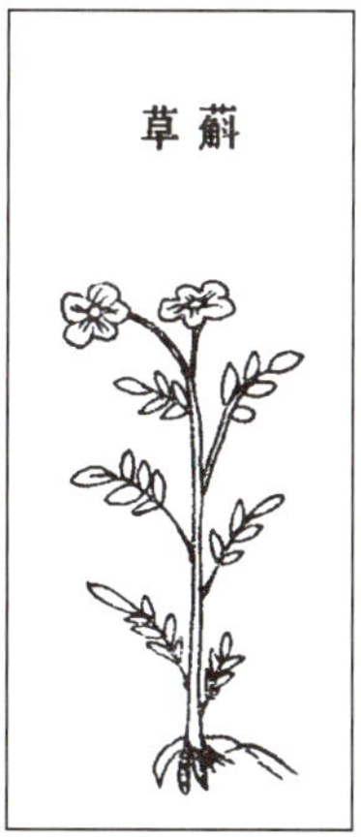

图 8　野谱补 · 蔛草

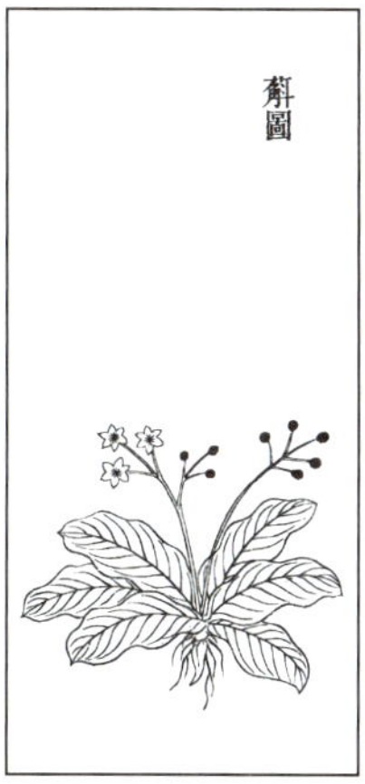

图 9　草木典 · 蔛图

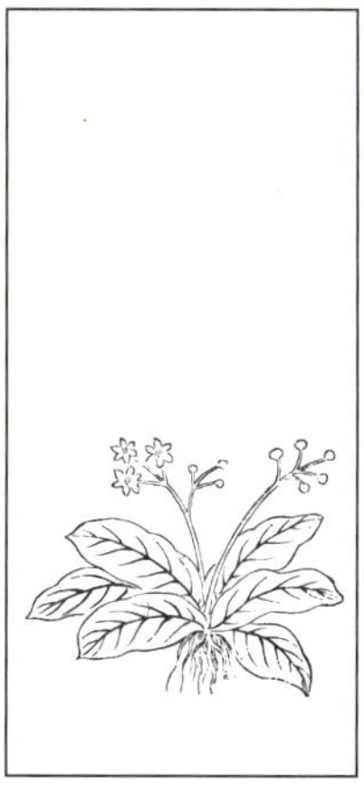

图 10　图考 · 蔛草

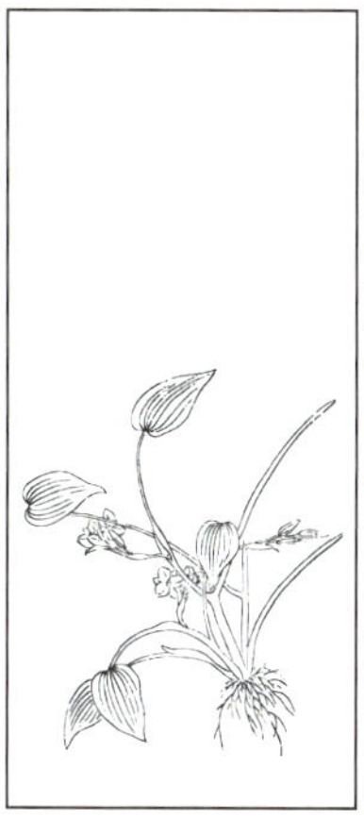

图 11　图考 · 鸭舌草

本品11图，取自10书，其中3幅彩图。有承继关系的图可分2个书类。

《本草品汇精要》：该书“蔛草”（图1）的仿绘者有《补遗雷公炮制便览》图3、《金石昆虫草木状》图7。

《本草纲目》（金陵本）：该书“蔛草”（图4）的仿绘者有《纲目》钱本图5、《古今图书集成·草木典》“蔛图”（图9）。《植物名实图考》“蔛草”（图10）仿绘自《草木典》图9。此图10后又被《本草纲目》张本图6仿绘。

以上11图中，除外6幅仿绘图，原创图尚有5幅（图1、2、4、8、11），详见下“鉴药”项。

【文录】

唐《唐本草》（见《证类》卷9“蔛草”）《唐本》注云：一名蔛荣。生水傍。/叶圆似泽泻而小。花青白，亦堪啖。所在有之。

宋《开宝本草》（同上） 别本注云：江南人用蒸鱼，食之甚美。五月、六月采茎，叶，暴干。

清《植物名实图考》卷13“鸭舌草” 鸭舌草，处处有之。固始呼为鸭儿嘴。生稻田中。高五六寸，微似茨菇叶，末尖后圆，无歧。一叶一茎，中空，从茎中抽葶，破茎而出，开小蓝紫花六瓣，小大相错。黄蕊数点，袅袅下垂，质极柔脆。芸田者恶之。《湘阴县志》云：可煮食。

【鉴药】

“蔛草”首见于《唐本草》。名义不详。一名“蔛菜”“蔛荣”。《唐本草》载其“主暴热喘息，小儿丹肿。”古代医方未见用此入药。陶弘景在“白英”条附带提及“有蔛（音斛）菜，生水中，人蒸食之。”《开宝本草》引“别本注”，云“江南人用蒸鱼，食之甚美”。可知本品水生，茎叶亦可食用。

关于本品的生境、形态，《唐本草》云：“生水傍。叶圆似泽泻而小。花青白，亦堪啖。所在有之。”其文甚简，难以确定基原。清《植物名实图考》“鸭舌草”云：“处处有之。固始呼为鸭儿嘴。生稻田中。高五六寸，微似茨菇叶，末尖后圆，无歧。一叶一茎，中空，从茎中抽葶，破茎而出，开小蓝紫花六瓣，小大相错。黄蕊数点，袅袅下垂，质极柔脆……《湘阴县志》云：可煮食。”“固始”为吴其濬的故乡。吴氏此文虽未言此即蔛草，然其水生，似泽泻、可煮食均与蔛草合。唯花蓝紫色与《唐本草》所言相异。现代学者均将雨久花科雨久花属植物鸭舌草 *Monochoria vaginalis*（Burm. f.）Presl［M. pauciflora（Bl.）Kunth；*Ponterderia vaginalis* Burm.f.］作为蔛草。[1]

1 国家中医药管理局《中华本草》编委会：《中华本草》（8），上海：上海科学技术出版社，1999：255.

1.《**本草品汇精要**》：该书“薢草”（图1）与该书的“邢州泽泻”造型相似，花序分枝层次更接近泽泻，但无法定种。此图乃据文字记述绘而成，难以确定植物种。

2.《**太乙仙制本草药性大全**》：该书“薢草”（图2）该书乃示意图，绘3株植物生长在水滨的斜山坡上。茎直立，无分枝，披针形叶对生，茎顶大花一朵。此植物不像泽泻，故不是薢草。不明其意。

3.《**本草纲目**》(**金陵本**)：该书“薢草”（图4）与同书“泽泻”构图基本相同，其形更似仿绘自《图经》“泽泻”（“19-1泽泻”图4）。李时珍对“薢草”没有增加任何新资料，故此图也是据前人文字想象绘图，无足为凭。

4.《**救荒野谱补遗**》：该书“薢草”（图8）所绘有稍粗的根，茎直立，叶互生，单数羽状复叶，茎端有大花2朵，5瓣。原植物不明，亦不知其所据为何。

5.《**植物名实图考**》：该书“鸭舌草”（图11）绘一草本植物，须根较多，叶基生或茎生，宽卵形，弧形叶脉，叶柄甚长。此与泽泻叶有相似之处。花序从叶柄中部抽出。此种即雨久花科植物鸭舌草*Monochoria vaginalis*（Burm. f.）Presl。

【小结】

“薢草”入药见于《唐本草》,但其可作菜蒸食,生水中的特性早在《本草经集注》中就有记载。《唐本草》云其“叶圆似泽泻而小，花青白”。现代学者定其基原为雨久花科植物鸭舌草*Monochoria vaginalis*（Burm. f.）Presl。《植物名实图考》有该植物的图，与古薢草多有相似处。唯其花紫蓝色，与《唐本草》所记不符。

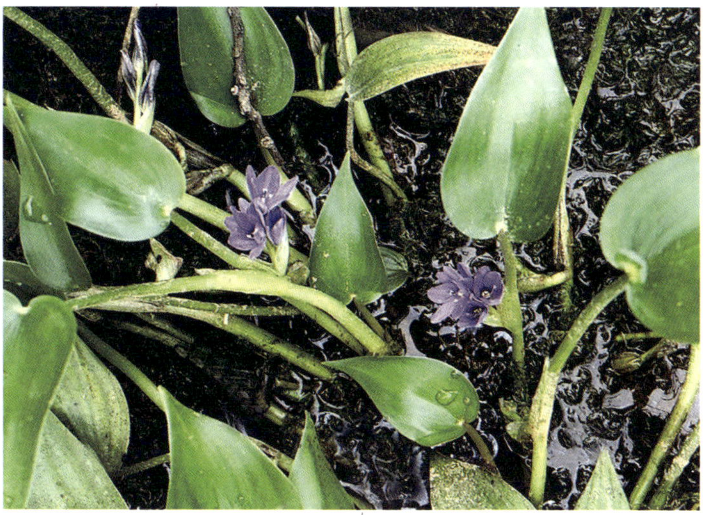

图12　鸭舌草 *Monochoria vaginalis*

19-3　羊蹄

【品图】

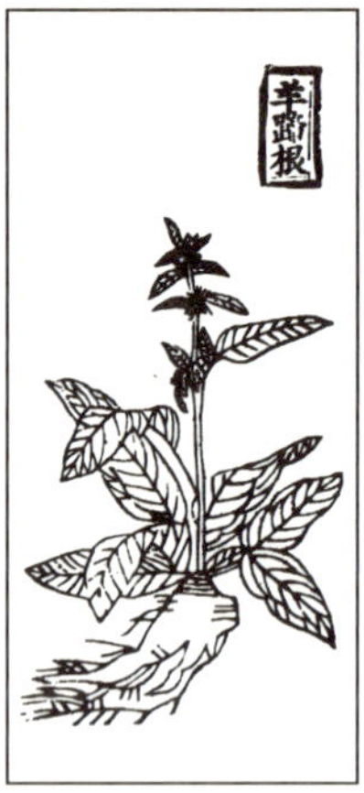

图 1　图经（大）· 羊蹄根

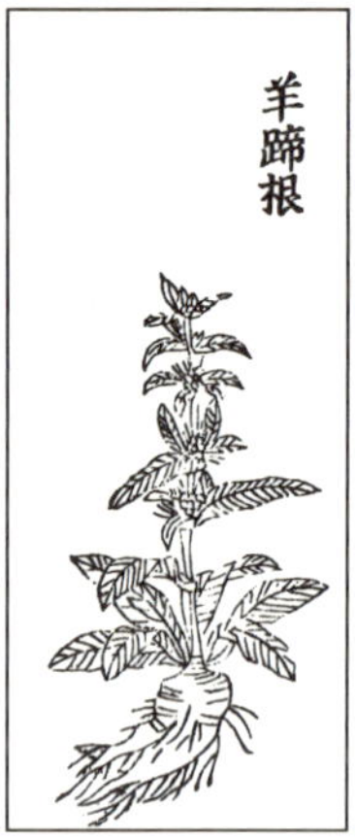

图 2　图经（政）· 羊蹄根

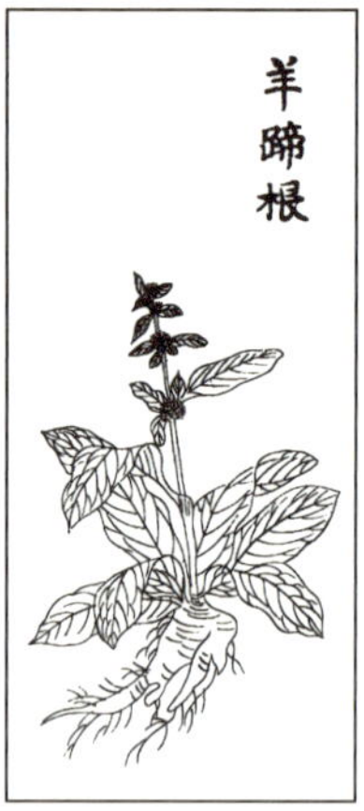

图 3　图经（绍）· 羊蹄根

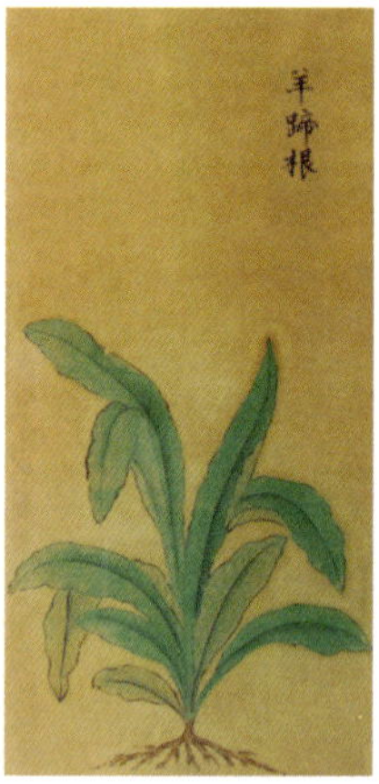

图 4　履巉岩 · 羊蹄根

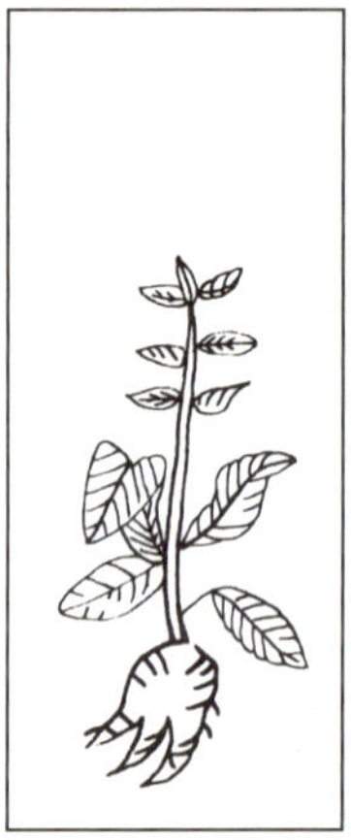

图 5　歌括 · 羊蹄

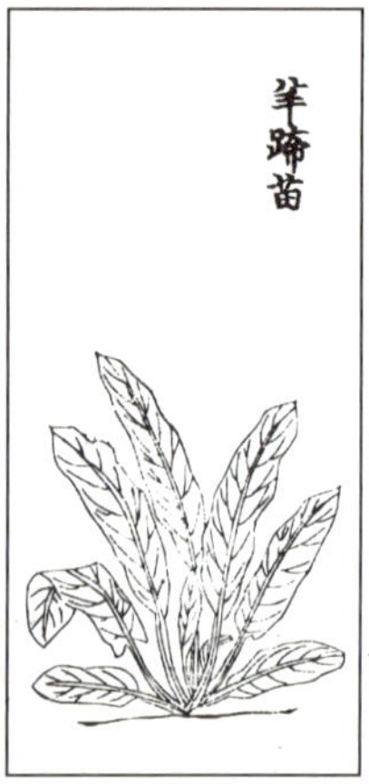

图 6　救荒 · 羊蹄苗

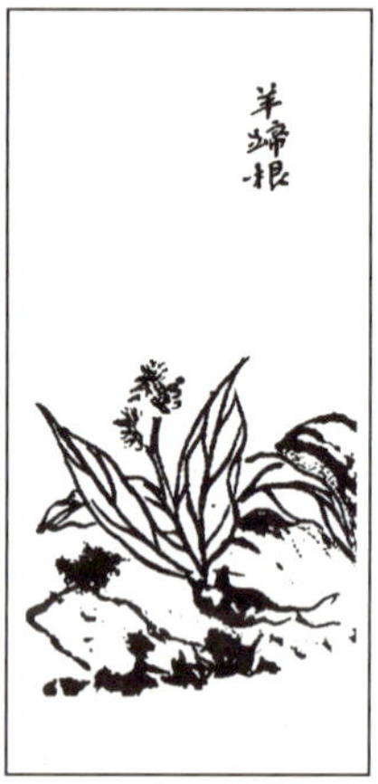

图 7　滇南图 · 羊蹄根

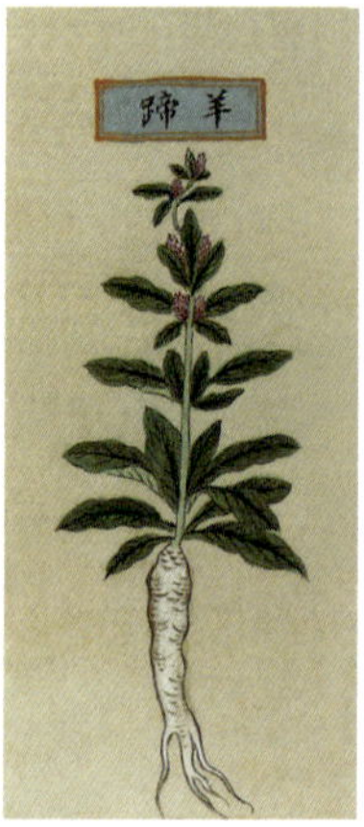

图 8　品汇 · 羊蹄

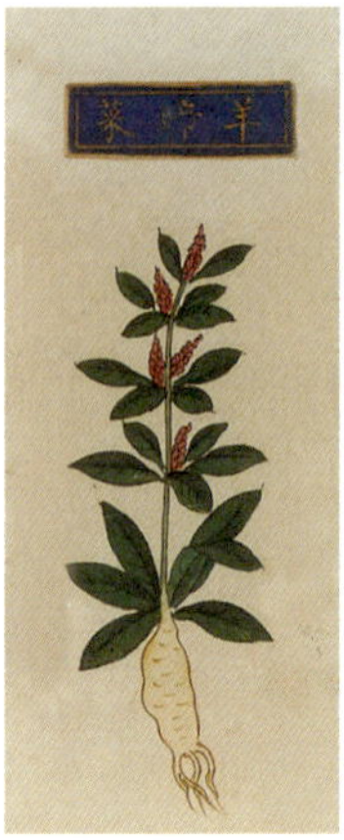

图 9　食物 · 羊蹄菜

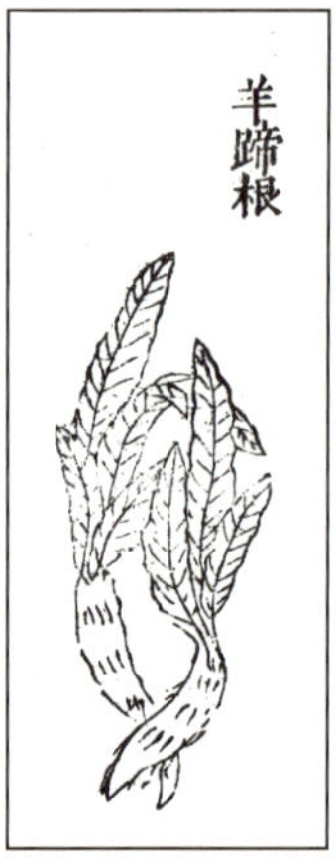

图 10　蒙筌 · 羊蹄根

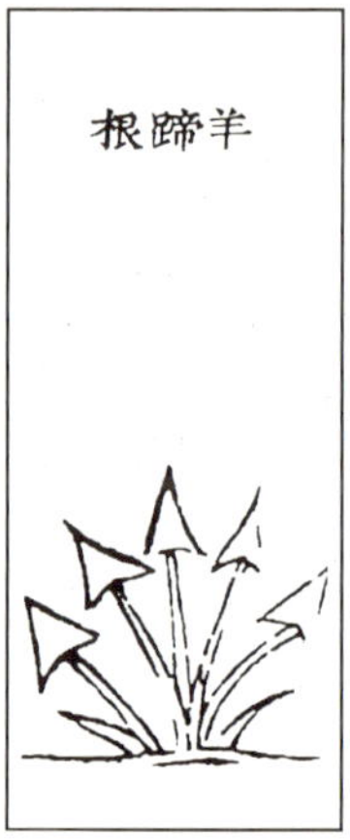

图 11　太乙 · 羊蹄根

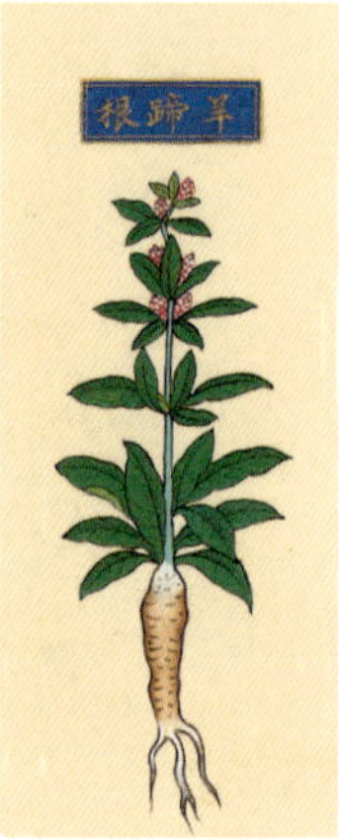

图 12　雷公 · 羊蹄根

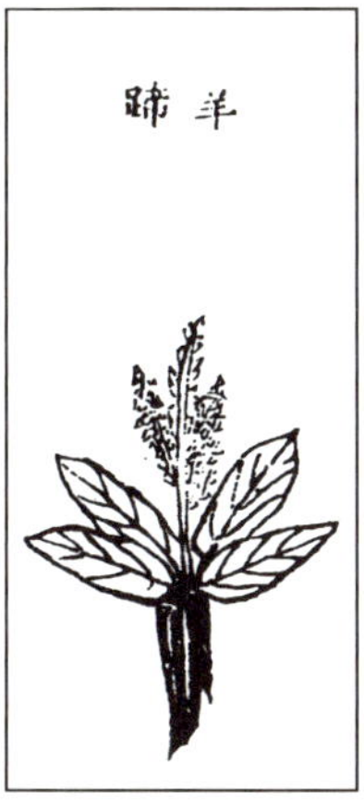

图 13　纲目（金）·羊蹄

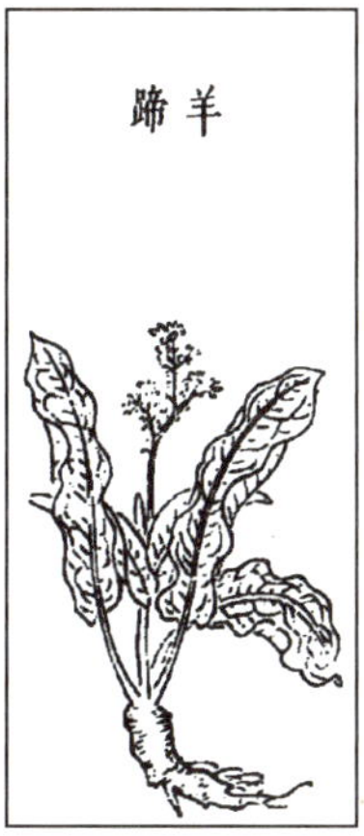

图 14　纲目（钱）·羊蹄

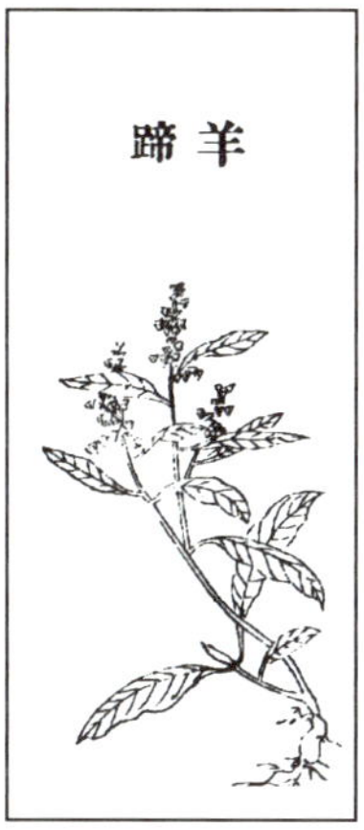

图 15　纲目（张）·羊蹄

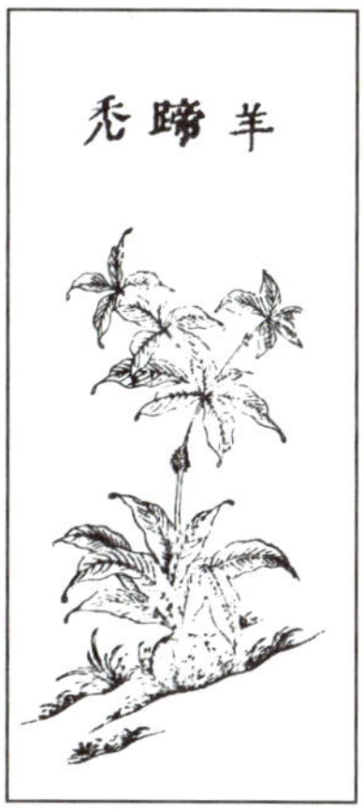

图 16　三才·羊蹄秃

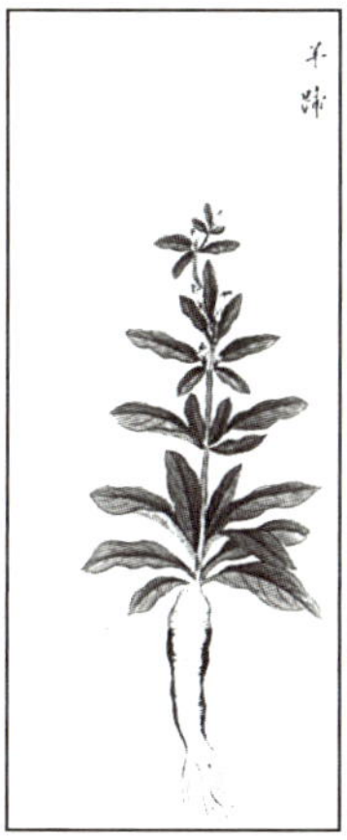

图 17　金石·羊蹄

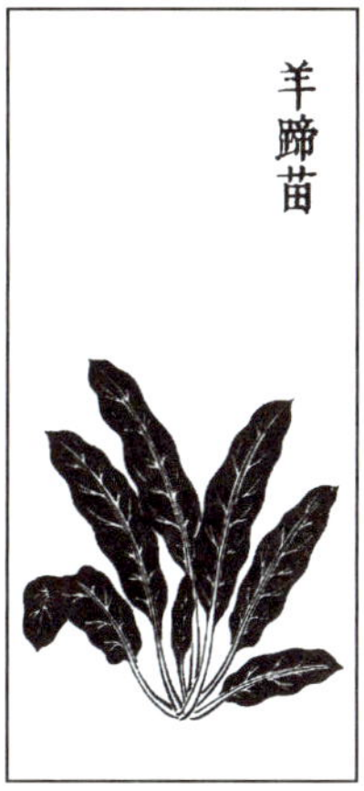

图 18　博录·羊蹄苗

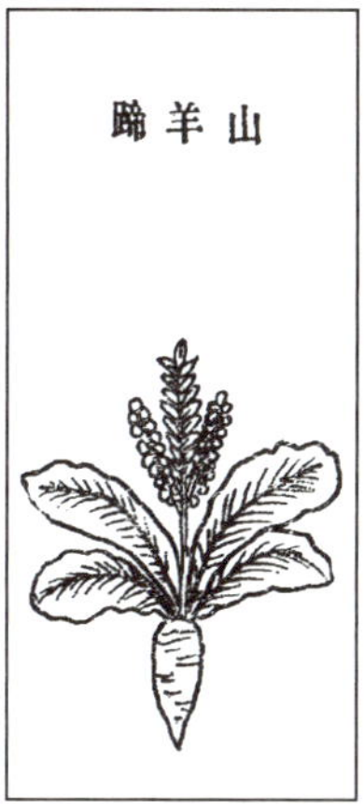

图 19　野谱补·山羊蹄

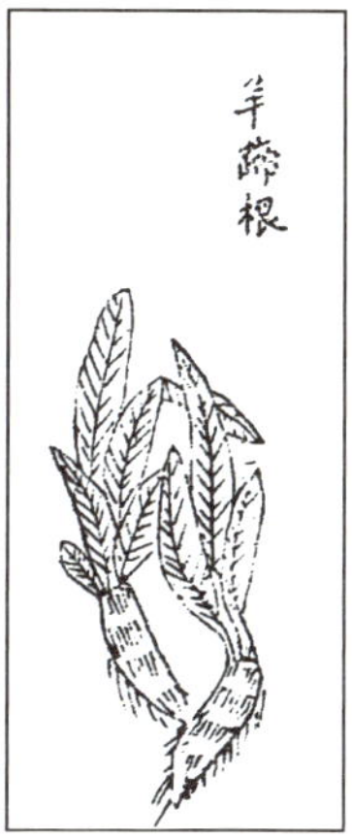

图 20　汇言·羊蹄根

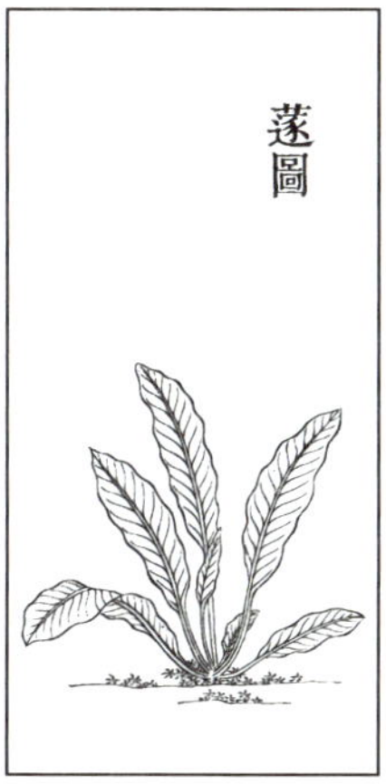

图 21　草木典·蓫图

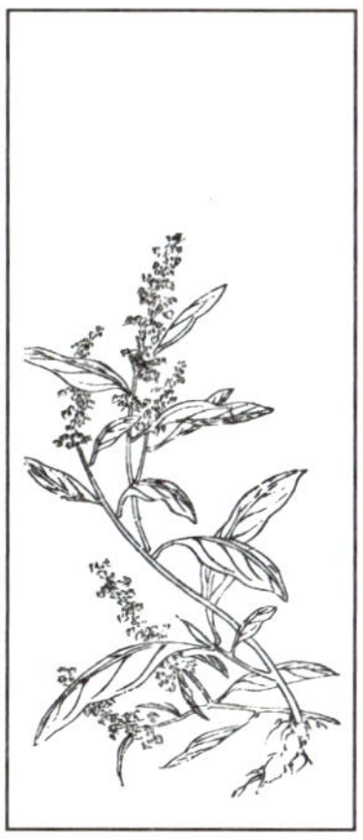

图 22　图考·羊蹄

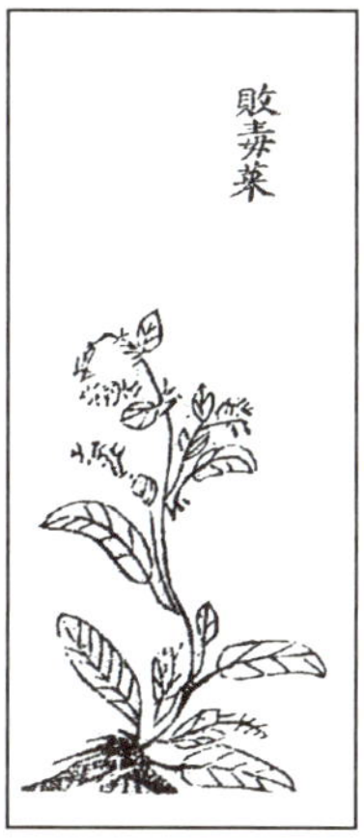

图 23　便方·败毒菜

本品23图，取自23书，其中5幅彩图。有承继关系的图可分4个书类。

《本草图经》：该书的“羊蹄根”图分别存于《大观》（图1）、《政和》（图2）、《绍兴》（图3）。此三传本药图基本一致。今以《政和》图2为《图经》图的代表。

仿绘该图的彩色图有：《本草品汇精要》“羊蹄”（图8），花为紫红色。此后《食物本草》图9（花为红色）、《补遗雷公炮制便览》图12、《金石昆虫草木状》图17均仿绘《品汇》图8。

仿绘该图的墨线图有：《本草歌括》图5，该图仅绘根茎叶，为仿绘花序。《本草纲目》金陵本图13仿绘了根（黑色表示）、基生叶，花序及茎生叶没有转绘到位。《纲目》钱本图14则金陵本图13基础上再加改进，故其叶、花根贴近原植物。《救荒野谱补遗》图19仿绘的是《纲目》金陵本图13。另《三才图会》“羊蹄秃”（图16）将《图经》图2改绘，未绘花序，但却增绘了好几层轮生叶，大失其真。

《救荒本草》：该书“羊蹄苗”（图6）的仿绘者有《野菜博录》图18，采用阴刻。《古今图书集成·草木典》“蓫图”（图21），增加土地背景。

《本草蒙筌》：该书“羊蹄根”（图10）的仿绘者有《本草汇言》图20。

《植物名实图考》：该书“羊蹄”（图22）的仿绘者有《本草纲目》张本图15。

以上23图中，除外15幅仿绘图，原创图尚有8幅（图2、4、6、7、10、11、22、23），详见下“鉴药”项。

【文录】

《本经》《别录》（见《证类》卷11“羊蹄”） 一名东方宿，一名连虫陆，一名鬼目，一名蓄。生陈留川泽。

梁《本草经集注》（同上） 陶隐居云：今人呼名秃菜，即是蓄音之讹。《诗》云“言采其蓄”。

唐《唐本草》（同上） 《唐本》注云：今山野平泽，处处有之。

后蜀《蜀本草》（同上） 《蜀本》：《图经》云：生下湿地，高者三四尺。叶狭长，茎节间紫赤。花青白色，子三棱，夏中即枯。又有一种，茎、叶俱细，节间生子若茺蔚子，疗痢乃佳。今所在有之。

宋《本草图经》（同上） 《图经》曰：羊蹄，秃菜也。生陈留川泽，今所在有之。生下湿地。春生苗，高三四尺。叶狭长，颇似莴苣而色深。茎节间紫赤。花青白成穗，子三棱，有若茺蔚，夏中即枯。根似牛蒡而坚实。今人生采根。

宋《本草衍义》卷12“羊蹄” 《经》不言根，《图经》加根字。处处有。叶如菜中菠薐，但无歧，而色差青白。叶厚，花与子亦相似。叶可洁擦碖石器，根取汁涂疥癣。子谓之金荞麦，烧炼家用以制铅汞。

题·明《滇南本草图说》卷12“羊蹄根” 一名土大黄，即秃叶，一名天王叶。

明《本草蒙筌》卷上"羊蹄苗" 今所在有之。苗初搨地生，后擢生茎叉，高二尺余，其叶狭长，颇似莴苣而色深青，又似大蓝叶微阔，茎节间紫赤色，其花青白成穗，其子三棱，根似牛旁而坚实。

明《食物本草》卷1"羊蹄菜"《诗》曰"言采其蓫"即此。注曰：恶菜也。

明《本草蒙筌》卷3"羊蹄根" 叶如莴苣，多产道傍。

明《本草纲目》卷19"羊蹄"【释名】败毒菜（《纲目》）、牛舌菜（同）、羊蹄大黄（《庚辛玉册》）、水黄芹（俗），子名金荞麦。【时珍曰】羊蹄以根名，牛舌以叶形，名秃菜以治秃疮名也。《诗·小雅》云：言采其蓫。陆机注云：蓫即蓄字，今之羊蹄也。幽州人谓之蓫。根似长芦菔而茎赤。亦可汋为茹，滑美。郑樵《通志》指蓫为《尔雅》之菲及蕢者，误矣。金荞麦以相似名。【集解】【时珍曰】近水及湿地极多。叶长尺余，似牛舌之形，不似波棱。入夏起薹，开花结子，花叶一色。夏至即枯，秋深即生，凌冬不死。根长近尺，赤黄色，如大黄、胡萝卜形。

清《植物名实图考》卷18"羊蹄" 羊蹄，《本经》下品。《诗经》：言采其蓫。《陆疏》：蓫，牛蘈。扬州人谓之牛蹄。《毛传》：蓫，恶菜。《尔雅》：藬，牛蘈。郭注未指为蓫，所述状亦与羊蹄稍异。今通呼牛舌科，亦曰牛舌大黄，子名金荞麦，以治癣疥。

【鉴药】

"羊蹄"首见于《本经》。李时珍释其名曰："羊蹄以根名。"《本经》载其"主头秃疥瘙，除热，女子阴蚀"。《别录》补充主治"浸淫疽痔，杀虫"。后世均沿用其清热解毒、杀虫治癣之功。古医方用者不多，民间多用作"羊蹄大黄"。

本品是先民早期生活中常见常用的一种植物。《诗经·小雅》"言采其蓫。""蓫"（zhú），《齐民要术》引陆玑《诗义疏》："蓫，牛蘈。扬州人谓之牛蹄。似芦菔而茎赤，可瀹为茹，滑而美也。多啖令人下气，幽州人谓之蓫。"可见晋代此物已经非常普遍，且可充作蔬食。陶弘景云："今人呼名秃菜。"《唐本草》云："今山野平泽，处处有之。"唐本《图经》（《蜀本草》引）："生下湿地，高者三四尺。叶狭长，茎节间紫赤。花青白色，子三棱，夏中即枯。又有一种，茎、叶俱细，节间生子若茺蔚子，疗痢乃佳。今所在有之。"宋《本草图经》在引述以上诸家之说以外，还总结说："春生苗，高三四尺。叶狭长，颇似莴苣而色深。茎节间紫赤。花青白成穗，子三棱，有若茺蔚，夏中即枯。根似牛蒡而坚实。今人生采根。"以上诸家描述，都表明本品即蓼科酸模属植物羊蹄*Rumex japonicas* Houtt.或尼泊尔酸模*R. nepalensis* Spreng.。

时珍云："近水及湿地极多。叶长尺余，似牛舌之形，不似波棱。入夏起薹，开花结子，花叶一色。夏至即枯，秋深即生，凌冬不死。根长近尺，赤黄色，如大黄、胡萝卜形。"其所言亦为羊蹄*R. japonicas*。

1.《本草图经》：该书的"羊蹄根"（图2）主根肥大如萝卜，茎直立。基生叶长椭圆状披针形，茎生叶更狭长。花序圆锥状，多花轮生。此即蓼科植物羊蹄*R. japonicas*。

2.《履巉岩本草》：该书“羊蹄根”正文节自《证类本草》羊蹄条。但“羊蹄根”（图4）所绘植物无粗大主根，叶片甚长，渐狭成柄，而不是叶基部圆形或心形。此图来源不明，待考。

3.《救荒本草》：该书“羊蹄苗”正文云：“苗初搨地生，后撺生茎叉，高二尺余，其叶狭长，颇似莴苣而色深青，又似大蓝叶微阔，茎节间紫赤色，其花青白成穗，其子三棱，根似牛旁而坚实。”但因该书属“救荒类”的书，故其“羊蹄苗”（图6）只绘出了基生叶。叶披针状长圆形，基部圆形或微心形，边缘微波状。此即蓼科植物羊蹄*R. japonicas*。

4.《滇南本草图说》：该书“羊蹄根”（图7）采用写意笔法，绘制一株小草本植物，根如胡萝卜，基生叶长大，中抽一花葶。土石为背景。其花葶上无叶。其根、叶类似羊蹄*R. japonicas*，花葶则不似羊蹄。

5.《本草蒙筌》：该书本药仅云；“叶如莴苣，多产道傍。”其绘图者一般多仿绘前人图，此图属例外之一。“羊蹄根”（图10）绘两植物，根粗大，无主茎。基生叶披针状长圆形，无叶柄，叶基部渐狭。此似非蓼科酸模属（*Rumex*），存疑待考。

6.《太乙仙制本草药性大全》：该书“羊蹄根”（图11）绘有地线，掩盖了根部。其叶丛出基生，叶有长柄，但叶片甚短，三角状。其示意植物不明。

7.《植物名实图考》：该书“羊蹄”（图22）为写生图，植株有较粗的主根。无基生叶，茎生叶狭长圆形；有叶柄。圆锥状花序，多花轮生；花梗细长。此即蓼科植物羊蹄*R. japonicas*。

8.《草木便方》：该书“败毒菜”（图23）图形简单，但蓼科植物羊蹄*R. japonicas*的主要特点基本都得到表现。主根粗大。有基生叶及茎生叶，互生。上部茎生圆锥花序。

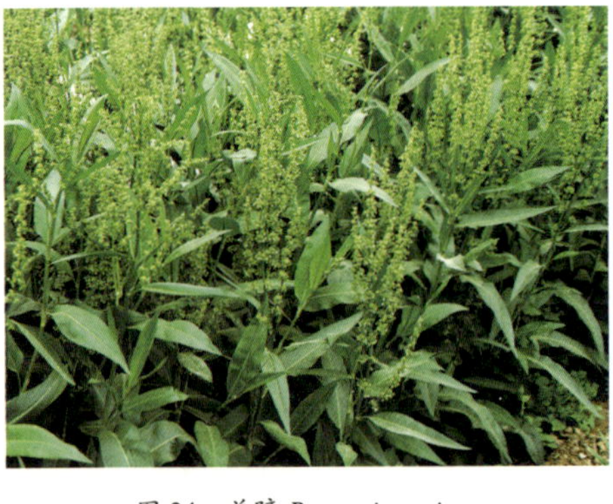

图 24　羊蹄 *Rumex japonicus*

【小结】

“羊蹄”为《本经》所载早期药物之一。据唐本《图经》、宋《本草图经》、《本草纲目》所记形态，本品即蓼科植物羊蹄*Rumex japonicas* Houtt.或尼泊尔酸模*R. nepalensis* Spreng.。《本草图经》《救荒本草》《植物名实图考》等均有较好的羊蹄原植物图。

19-4 酸模

【品图】

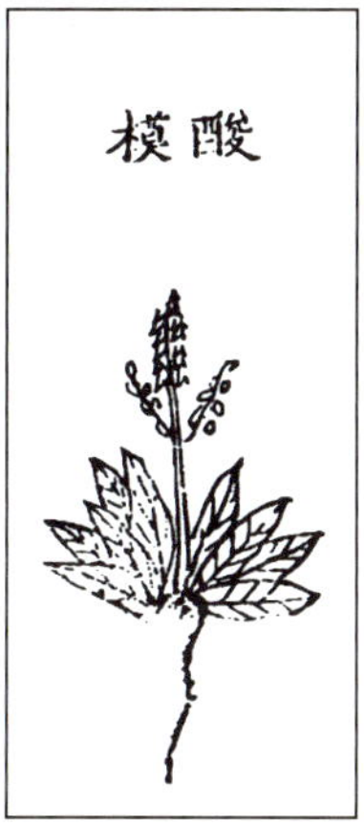

图1 纲目（金）·酸模

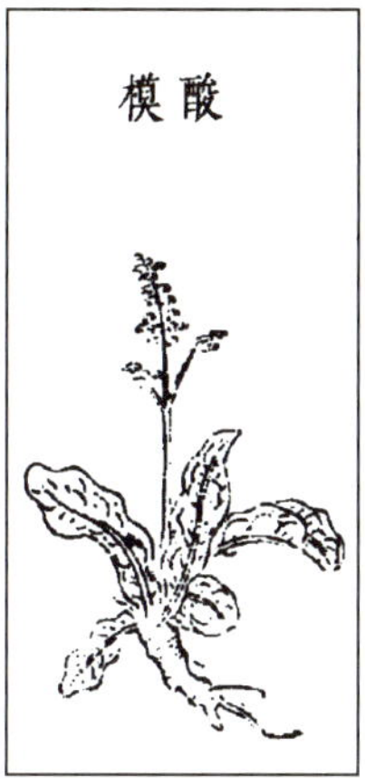

图2 纲目（钱）·酸模

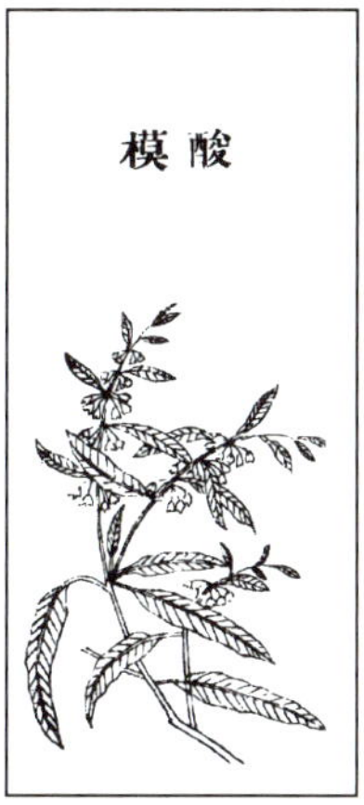

图3 纲目（张）·酸模

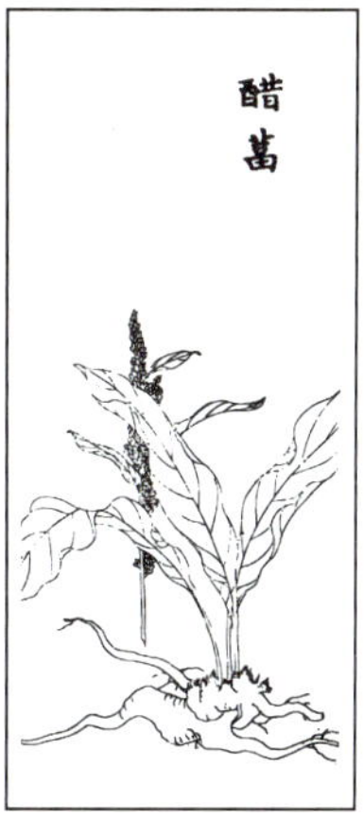

图4 质问·醋葍

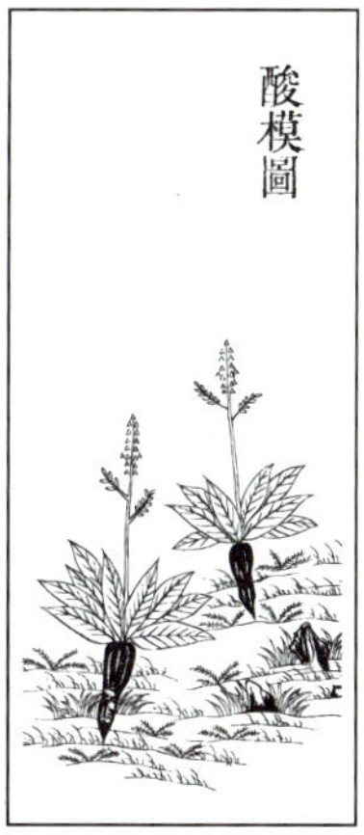

图5 草木典·酸模图

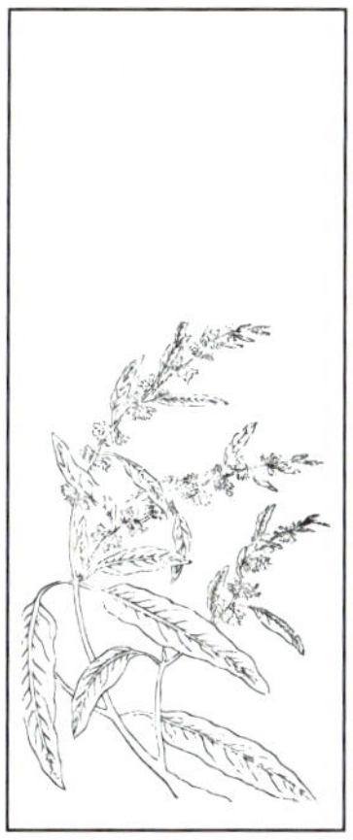

图6 图考·酸模

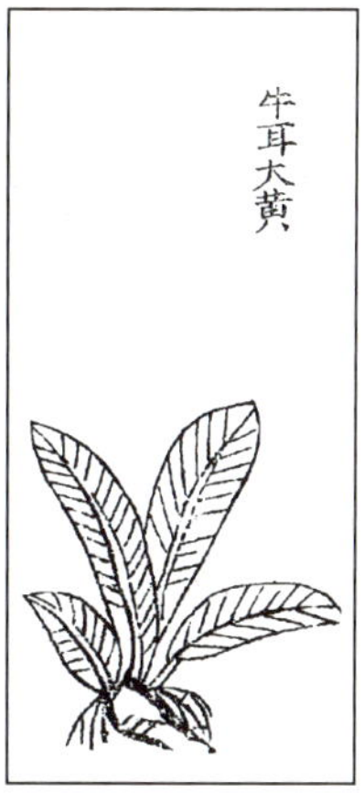

图7 便方·牛耳大黄

本品7图，取自7书。有承继关系的图可分2个书类。

《本草图经》（金陵本）：该书“酸模”（图1）的仿绘者为《纲目》钱本图2（略有修饰）、《古今图书集成·草木典》“酸模图”（图5，根为阴刻）。

《植物名实图考》：该书“酸模”（图6）的仿绘者有《本草纲目》张本图3。

以上7图中，除外3幅仿绘图，原创图尚有4幅（图1、4、6、7），详见下“鉴药”项。

【文录】

梁《本草经集注》(见《证类》卷11“羊蹄”) 陶隐居云:又一种极相似而味酸,呼为酸模,根亦疗疥也。

唐《本草拾遗》(同上) 陈藏器云:酸模,叶酸美……叶似羊蹄,是山大黄。一名当药。

后蜀《蜀本草》(同上)《蜀本》:《图经》云:又有一种,茎、叶俱细,节间生子若茺蔚子,疗痢乃佳。今所在有之。

吴越《日华子本草》(同上)《日华子》云:酸模 ……生山岗。状似羊蹄叶,而小黄。

宋《本草图经》(同上)《图经》曰:又有一种极相类,而叶黄味酢,名酸模。《尔雅》所谓须,蕵(音孙)芜。郭璞云:蕵芜似羊蹄,叶细味酢,可食。一名蓚(音修)是也。

明《本草纲目》卷19“酸模”【释名】山羊蹄(《纲目》)、酸母(《纲目》)、蓚(同)。【时珍曰】蕵芜乃酸模之音转,酸模又酸母之转,皆以味而名,与三叶酸母草同名。掌禹锡以蕵芜为蔓菁菜,误矣。【集解】【时珍曰】平地亦有。根叶花形并同羊蹄,但叶小味酸为异。其根赤黄色。连根叶取汁炼霜,可制雄、汞。

琉球《质问本草》外篇卷3“醋菖(酸模)” 辛丑之冬清舶漂到,采此种问之。

清《植物名实图考》卷18“酸模” 酸模,陶隐居云,一种极似羊蹄而味醋,呼为酸模,亦疗疥。《日华子》始著录……但《诗经》采葑,《毛传》:葑,须也。《郑注》:坊记以葑为蔓菁,掌禹锡之说本此。李时珍驳之,过矣。

【鉴药】

“酸模”单独立条首见于《本草拾遗》。李时珍误注出《日华子本草》。《证类》或作“酸摸”。《尔雅》名“蕵芜”。《纲目》名“酸母”。李时珍释其名曰:“蕵芜乃酸模之音转,酸模又酸母之转,皆以味而名。”《拾遗》载其治“暴热,腹胀……杀皮肤小虫”。《日华子》云“治小儿壮热”。古代医方少用此药,民间多用凉血止血,泄热通便。

本品与羊蹄极相似。其入药晚到唐《本草拾遗》,但在此前的本草与其他文史书中,本品早见记载。《尔雅·释草》:“须,蕵芜。”郭璞注云:“蕵芜似羊蹄,叶细味酢,可食。”梁·陶弘景在“羊蹄”条云:“又一种极相似而味酸,呼为酸模,根亦疗疥也。”唐本《图经》(《蜀本草》引)“羊蹄”云:“又有一种,茎、叶俱细,节间生子若茺蔚子,疗痢乃佳。今所在有之。”唐·陈藏器《拾遗》则云:“酸模,叶酸美……叶似羊蹄,是山大黄。”以上诸家所述“酸模”的特点,都是以“羊蹄”为比拟物,可见此二植物是同属(酸模属*Rumex*)的近缘植物。古本草众口一词,认定酸模比羊蹄要味酸、叶细。至于“节间生子若茺蔚子”，这是酸模属植物的共同特点。

唐代以后的本草书，对酸模的特点续有介绍。《日华子本草》云：“酸模……生山岗。状似羊蹄叶，而小黄。”宋·苏颂云：“又有一种极相类，而叶黄味酢，名酸模。”李时珍云：“平地亦有。根叶花形并同羊蹄，但叶小味酸为异。其根赤黄色。”然李时珍也说“羊蹄”根“赤黄色”。综观明代及其以前关于“酸模”的记述，除了比羊蹄叶细、味酸之外，还没有一个具有特异性的鉴别点。现代植物学区分羊蹄与酸模，都不提酸味。而“叶细”又没有量化的标准。鉴于古代本草学与现代植物学鉴别酸模物种，各有各的标准。因此，无法体现味觉的绘画可以说几乎无法表现羊蹄与酸模的区别。

现代植物学中的酸模*Rumex acetosa* L.，除同属的共同点之外，其与羊蹄相比，在于其基生叶或茎下部叶箭形或近戟形；根为须根（肉质须根）。羊蹄基生叶基部圆形或心形，主根粗大。如果按此标准去检测古本草图的“酸模”图，勉为其难！

1.《本草图经》(金陵本)：该书“酸模”（图1）与同书“羊蹄”图相比，两者都具有粗大的主根（均采用阴刻），都是基生叶（“酸模”图叶多而稍细瘦），中抽花葶（二者相似）。故从图形来看，只能说绘画者认为酸模的叶更细瘦。

2.《质问本草》：该书“醋菖”条有别名“酸模”。别无描述。其图（图4）为写生图，因此不能与一般非专业绘画者所绘相提并论。此植物有肥大的横走根茎，基生叶长椭圆状披针形，叶柄较长，叶基既不是圆形或心形，也不是箭形或戟形，而是渐狭的楔形。也就是说，此植物既非酸模，也非羊蹄。其花序顶生，狭圆锥形，这倒是酸模属（*Rumex*）植物的特点。虽然该书现代注释本认为其原植物是酸模*Rumex acetosa* L.，[1]但只要按植物分类学标准切实核对图中的形态，此结论并不成立。充其量只能鉴定为酸模属（*Rumex*）植物。

3.《植物名实图考》：该书“酸模”（图6）只表现植株的近花序的部分。因此其基生叶或茎下部叶都没有表现。该图细致地表现了圆锥状花序，多花簇生成轮生状。《中华本草》特意提到，《植物名实图考》附图与今之药用酸模*Rumex acetosa* L.相似。[2]

4.《草木便方》：该书“牛耳大黄”（图7）绘主根粗大，基生叶呈矩圆形，宽大，叶柄较短。该书整理者据其图文及川东地区用药实际，云牛耳大黄为蓼科酸模属植物尼泊尔酸模*Rumex nepalensis Spreng.*、皱叶酸模*R. crispus* L.。[3]

---

1 ［琉球］吴继子著，原田禹雄译注，高津孝解说：《译注质问本草》，琉球国冲绳：榕树书林，2002：404.

2 国家中医药管理局《中华本草》编委会：《中华本草》（2），上海：上海科学技术出版社，1999：272.

3 ［清］刘善述原著，赵素云、李文虎、孙西整理：《草木便方》，重庆：重庆出版社，1988：204.

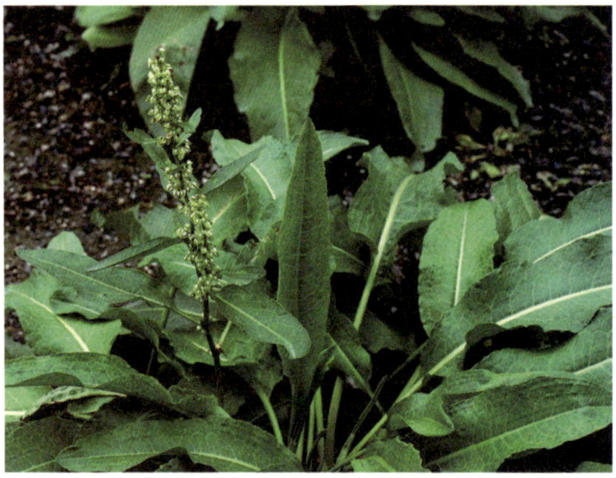

图 8　酸模 *Rumex acetosa* L.

【小结】

“酸模”是一种与蓼科植物羊蹄极为相似的植物。其名（须、薞芜）虽早见于《尔雅》，但其在本草独立成条则晚到唐《本草拾遗》。诸家本草云本品与羊蹄相比，味酸、叶细。其为酸模属（*Rumex*）植物无疑，但要通过本草图来表达酸模的特点非常困难。现代植物学上的酸模*Rumex acetosa* L.与羊蹄的区别，与古本草不同。因此现代植物学上的酸模并不能完全等同于古代的酸模。

19-5　龙舌草

【品图】

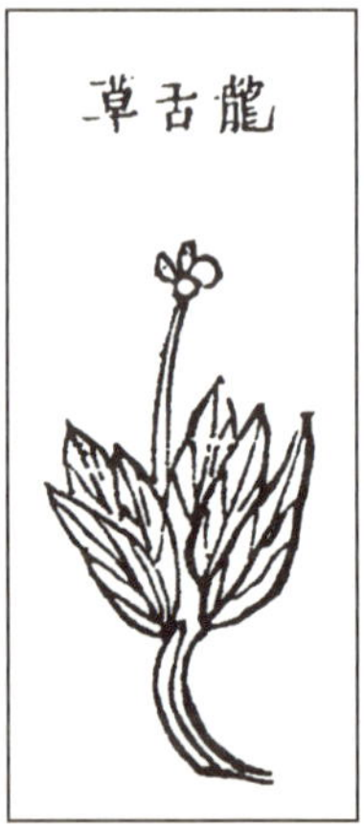

图1　纲目（金）·龙舌草

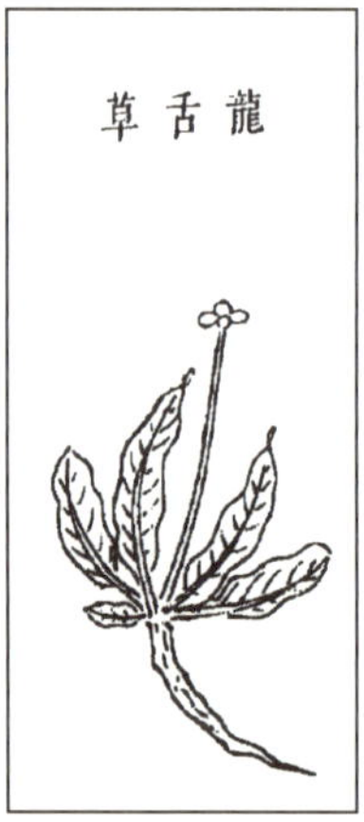

图2　纲目（钱）·龙舌草

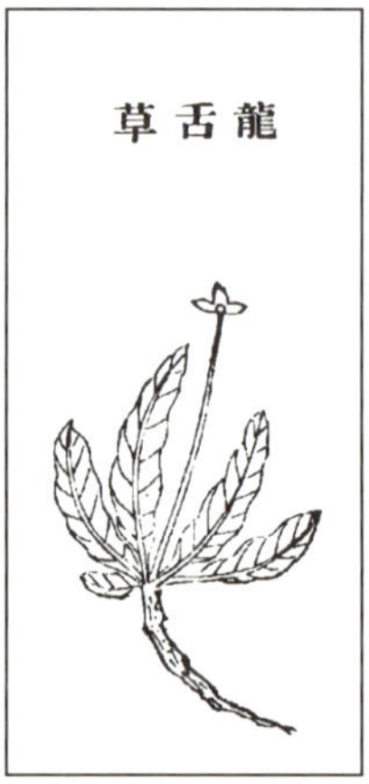

图3　纲目（张）·龙舌草

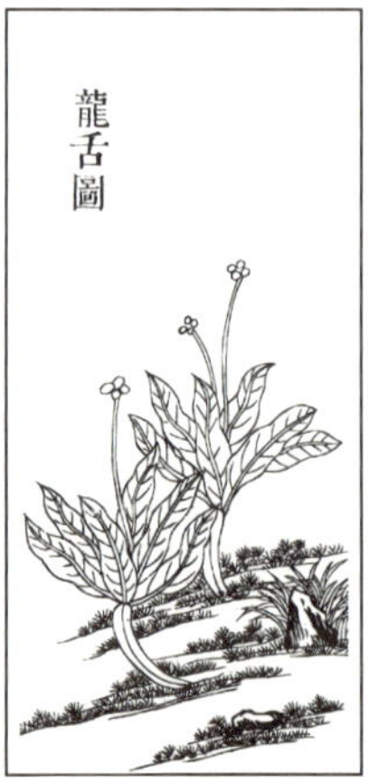

图4　草木典·龙舌图

本品4图，取自4书，其中《本草纲目》金陵本“龙舌草”（图1）乃原创图，其余3图（图2、3、4）均系仿绘图。其中《古今图书集成·草木典》“龙舌图”（图4）乃仿绘图1，但多绘了一株同形植物，予以修饰，增加土地背景。原创图（图1）的解说参“鉴药”项下。

【文录】

明《本草纲目》卷19“龙舌草”【集解】【时珍曰】龙舌生南方池泽湖泊中。叶如大叶菘菜及芣苢状。根生水底，抽茎出水，开白花。根似胡萝卜根而香，杵汁能软鹅鸭卵，方家用煮丹砂，煅白矾，制三黄。

【鉴药】

“龙舌草”首见于《本草纲目》。李时珍未释其名，或以叶形形似得名。时珍载其捣涂“痈疽，汤火灼伤”。明以后医方书未见用此。

关于其生境、形态，李时珍云：“龙舌生南方池泽湖泊中。叶如大叶菘菜及芣苢状。根生水底，抽茎出水，开白花。根似胡萝卜根而香。”据此描述，今考为水鳖科水车前属植物龙舌草*Ottelia alismoides*（Linn.）Pers.。[1]或谓“惟‘根似胡萝卜根而香’一句与本品不符……其实单子叶植物均为须根，不会有形似胡萝卜的主根。是否李时珍对此根本未仔细观察，姑且存疑”。[2]

《本草纲目》(金陵本)：该书“龙舌草”（图1）绘一草本植物，根粗大如方形。叶基生，多数，椭圆状披针形，全缘。花葶从叶中抽出，单花顶生，4瓣。对照实物，其根应为须根，非粗大主根；未表现佛焰苞；宿存花瓣3，非4瓣。整体来说，依然可以作为龙舌草*O. alismoides*的写实图。

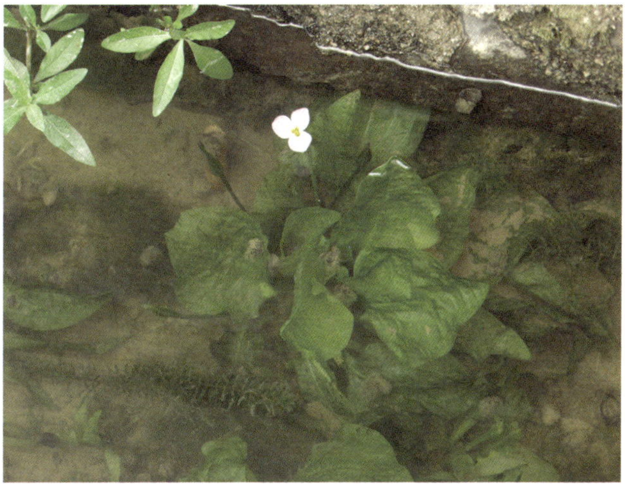

图5　龙舌草 *Ottelia alismoides*

【小结】

“龙舌草”为《本草纲目》新增药。据其所述形态及附图，似为水鳖科植物龙舌草*Ottelia alismoides*（L.）Pers.。

1　国家中医药管理局《中华本草》编委会：《中华本草》(8)，上海：上海科学技术出版社，1999：14.
2　谢宗万：《本草纲目药物彩色图鉴》，北京：人民卫生出版社，2000：200.

19-6 菖蒲

【品图】

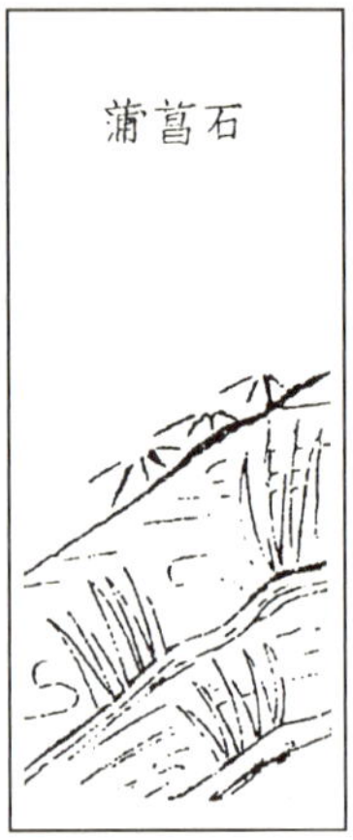
图 1 太乙 · 石菖蒲

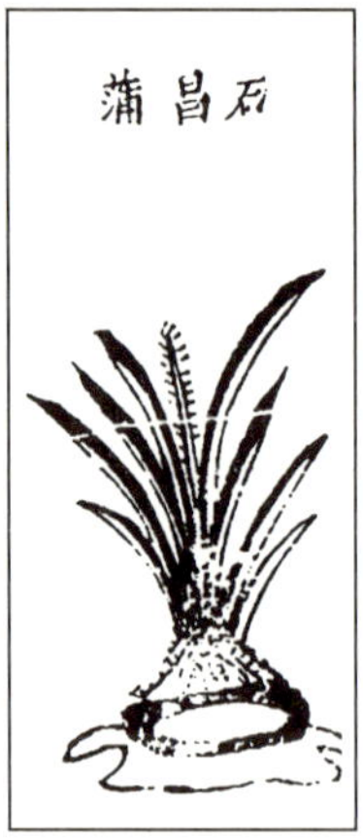
图 2 纲目（金）· 石菖蒲

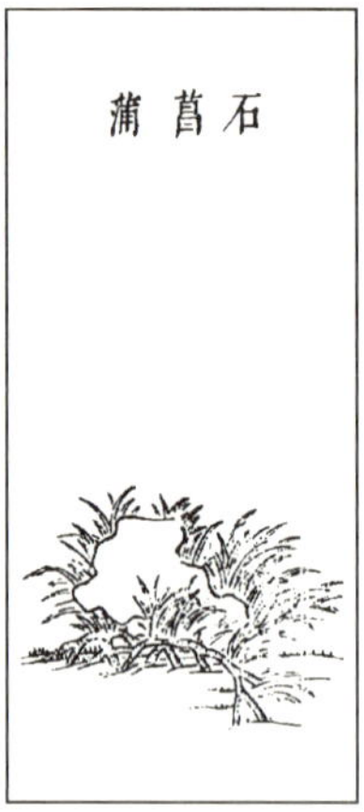
图 3 纲目（钱）· 石菖蒲

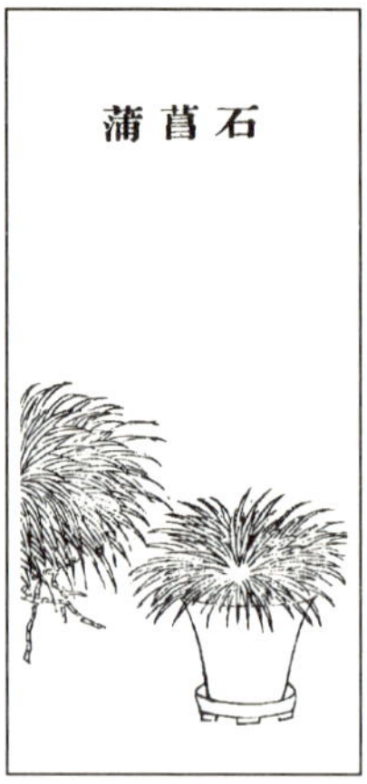
图 4 纲目（张）· 石菖蒲

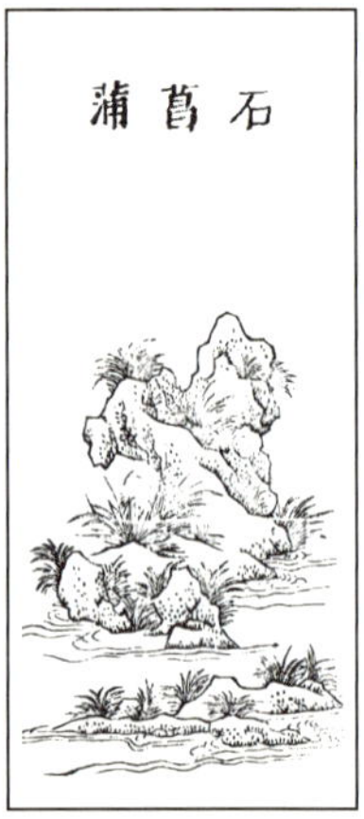
图 5 三才 · 石菖蒲

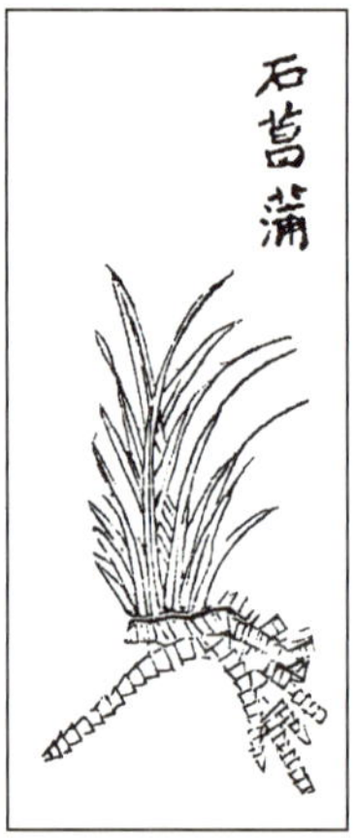
图 6 汇言 · 石菖蒲

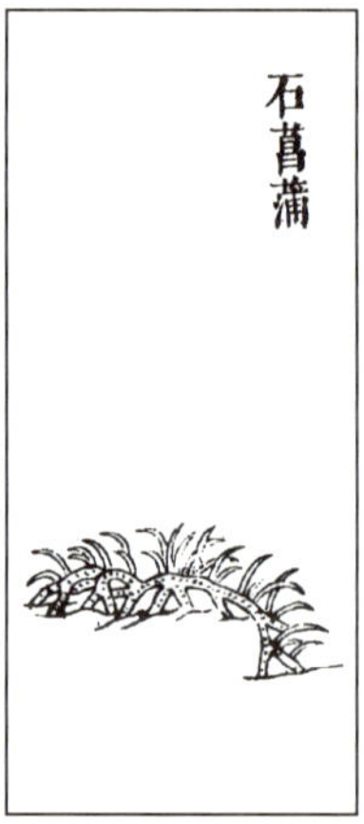
图 7 本草汇 · 石菖蒲

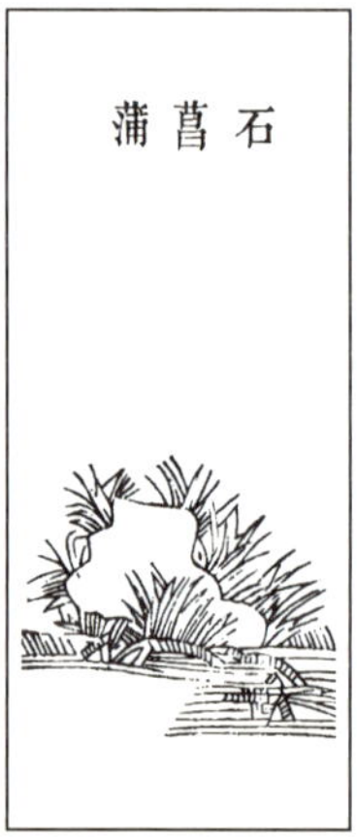
图 8 备要 · 石菖蒲

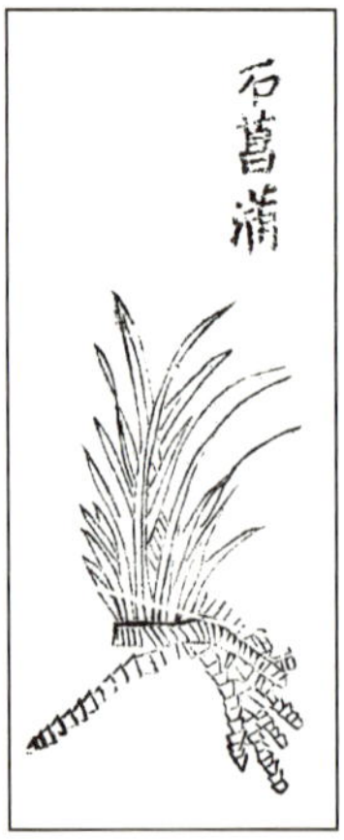
图 9 求真 · 石菖蒲

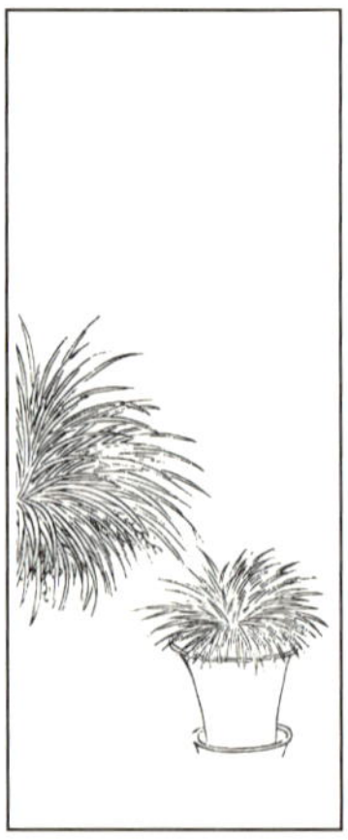
图 10 图考 · 菖蒲

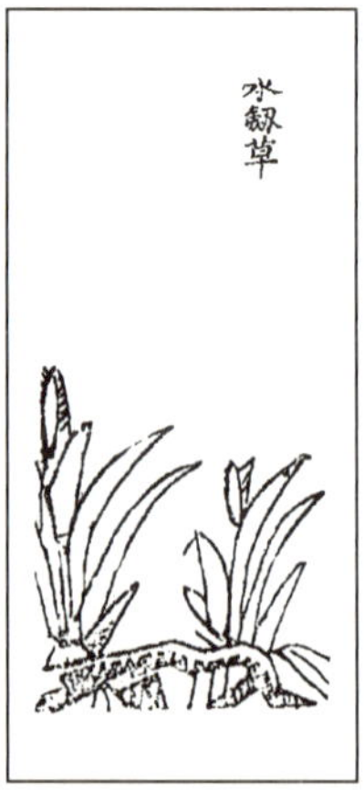
图 11 便方 · 水剑草

本品11图，取自11书。有承继关系的图可分3个书类。

《本草纲目》（钱本）：该书“石菖蒲”（图3）的仿绘者为《本草汇》图7、《本草备要》图8。

《本草汇言》：该书“石菖蒲”（图6）的仿绘者为《本草求真》图9。但《本草汇言》图6不算原创图，因为该图仿绘自《本草图经》“戎州菖蒲”图（见“17-7白昌”条图4）。

《植物名实图考》：该书“菖蒲”（图10）的仿绘图有《本草纲目》张本“石菖蒲”（图4）。

以上11图中，除外5幅仿绘图，原创图尚有6幅（图1、2、3、5、10、11），详见下“鉴药”项。

【文录】

《本经》《别录》（见《证类》卷6“昌蒲”） **一名昌阳。**生上洛池泽及蜀郡严道。一寸九节者良，露根不可用。五月、十二月采根，阴干。

梁《本草经集注》（同上） 陶隐居云：上洛郡属梁州，严道县在蜀郡。今乃处处有，生石碛上，概（音既）节为好。在下湿地大根者，名昌阳，止主风湿，不堪服食。此药甚去虫并蚤虱，而今都不言之。真昌蒲叶有脊，一如剑刃，四月、五月亦作小厘华也。东间溪侧又有名溪荪者，根形气色极似石上昌蒲而叶正如蒲，无脊，俗人多呼此为石上菖蒲者，谬矣。此止主咳逆，亦断蚤虱尔，不入服御用。诗咏多云“兰荪”，正谓此也。

题·刘宋《雷公炮炙论》（同上） 雷公云：凡使，勿用泥昌、夏昌，其二件相似，如竹根鞭，形黑、气秽、味腥，不堪用。凡使，采石上生者，根条嫩黄紧硬节稠，长一寸有九节者是真也。采得后，用铜刀刮上黄黑硬节皮一重了，用嫩桑枝条相拌蒸，出暴干，去桑条，剉用。

唐《药性论》（同上）《药性论》云：石涧所生坚小，一寸九节者上，此昌蒲亦名昌阳。

吴越《日华子本草》（同上）《日华子》云：石昌蒲出宣州，二月、八月采取。

宋《本草图经》（同上）《图经》曰：昌蒲，生上洛池泽及蜀郡严道，今处处有之，而池州、戎州者佳。春生青叶，长一二尺许，其叶中心有脊，状如剑，无花实。五月、十二月采根，阴干。今以五月五日收之。其根盘屈有节，状如马鞭大，一根傍引三四根，傍根节尤密，一寸九节者佳，亦有一寸十二节者。采之初虚软，暴干方坚实，折之中心色微赤，嚼之辛香少滓。人多植于干燥沙石土中，腊月移之尤易活……其生蛮谷中者尤佳，人家移种者亦堪用，但干后辛香坚实不及蛮人持来者，此即医方所用石昌蒲也。又有水昌蒲，生溪涧水泽中甚多，叶亦相似，但中心无脊，采之干后轻虚多滓，殊不及石昌蒲，不堪入药用，但可捣末，油调涂疥瘙。今药肆所货，多以两种相杂，尤难辨也。

宋《重广补注神农本草并图经》（同上） 别说云：今阳羡山中生水石间者，其叶逆水而生，根须略无，少泥土，根、叶极紧细，一寸不啻九节，入药极佳。今二浙人家，以瓦石器种之，旦暮易水则茂，水浊及有泥滓则萎，近方多称用石昌蒲，必此类也。其池泽所生，肥大节疏粗慢，恐不可入药，唯可作果盘，盖气味不烈而和淡尔。

明《救荒本草》卷上“菖蒲” 生上洛池泽及蜀郡、严道、戎、卫、衡州，并嵩岳石碛上。今池泽处处有之。叶似蒲而匾，有脊一如剑刃；其根盘屈有节，状如马鞭竿，大根傍引三四小根，一寸九节者良，节尤密者佳；亦有十二节者；露根者不可用。又一种名兰荪，又谓溪荪，根形气色极似石上菖蒲，叶正如蒲，无脊，俗谓之菖蒲，生于水次，失水则枯。

明《本草纲目》卷19“菖蒲”【释名】尧韭（普）、水剑草。【时珍曰】菖蒲，乃蒲类之昌盛者，故曰菖蒲。又《吕氏春秋》云：冬至后五十七日，菖始生。菖者，百草之先生者，于是始耕。则菖蒲、昌阳又取此义也。《典术》云：尧时天降精于庭为韭，感百阴之气为菖蒲，故曰尧韭。方士隐为水剑，因叶形也。【集解】【时珍曰】菖蒲凡五种。生于池泽，蒲叶肥，根高二三尺者，泥菖蒲，白菖也。生于溪涧，蒲叶瘦，根高二三尺者，水菖蒲，溪荪也。生于水石之间，叶有剑脊，瘦根密节，高尺余者，石菖蒲也。人家以砂栽之一年，至春剪洗，愈剪愈细，高四五寸，叶如韭，根如匙柄粗者，亦石菖蒲也。甚则根长二三分，叶长寸许，谓之钱蒲是矣。服食入药须用二种石菖蒲，余皆不堪。此草新旧相代，四时常青。《罗浮山记》言：山中菖蒲一寸二十节。《抱朴子》言：服食以一寸九节紫花者尤善。苏颂言：无花实。然今菖蒲，二三月间抽茎开细黄花成穗，而昔人言菖蒲难得见花，非无花也。应劭《风俗通》云：菖蒲放花，人得食之长年是矣。/ **“白昌”**【释名】其生溪涧者，名溪荪。【集解】【时珍曰】此有二种。一种根大而肥白节疏者，白昌也，俗谓之泥昌蒲。一种根瘦而赤节稍密者，溪荪也，俗谓之水昌蒲。叶俱无剑脊。溪荪气味胜似白昌，并可杀虫，不堪服食。

清《植物名实图考》卷18“菖蒲” 菖蒲，《本经》上品。石菖蒲也。凡生名山深僻处者，一寸皆不止九节。今人以小盆莳之，愈剪愈矮，故有钱蒲诸名。雩娄农曰：沈存中谓荪即今菖蒲，而《抱朴子》谓菖蒲须得石上，一寸九节，紫花尤善。菖蒲无花，忽逢异萼，其可遇不可必得者耶？然《平泉草木记》又谓茅山溪中有溪荪，其花紫色，则似非灵芝天花，神仙奇药矣。若如陶隐居所云，溪荪根形气色，极似石上菖蒲，而叶如蒲无脊，俗人误呼此为石上菖蒲。按其形状，乃似今之吉祥草，不入药饵。沈说正是。隐居所谓俗误，而《抱朴子》乃并二物为一汇耶？

清《草木便方》卷1“水剑草” 石菖蒲辛苦温香……花名蒲黄。

【鉴药】

“昌蒲”首见于《本经》。《本草纲目》以“菖蒲”为正名。李时珍释名曰：“菖蒲，乃蒲类之昌盛者，故曰菖蒲。”《本经》载本品“主风寒湿痹，咳逆上气，开心孔，补五藏，通九窍，明耳目。出音声，久服轻身，不忘，不迷惑，延年”。《别录》又补充诸多主治。这些功治为石菖蒲与水菖蒲两类药物所共有。古今入药以石菖蒲为多，其气芳香，可开窍和中，祛湿辟浊。

《证类本草》收录《本经》以下诸家所论“昌蒲”，含石菖蒲、水菖蒲及其他相关植物，名称众多，甚或混杂。《别录》另有“白昌”条，则以水菖蒲为主。本条惟求明了古代所用菖蒲主要来源，不泥于解析诸家所论得失，故归纳菖蒲相关来源3类。

石菖蒲：又名石上菖蒲、真菖蒲、尧韭等。此为古今菖蒲入药主要来源。本品用根茎，多生溪石上，其茎节密集。《别录》谓“一寸九节者良”指此种。梁·陶弘景云：“生石碛上穊（音既）节为好……真昌蒲叶有脊，一如剑刃，四月、五月亦作小厘华也。”据研究，这种“叶有脊，一如剑刃”，非指叶中肋，乃叶面具有弧形或近弧形的隆起之脊。[1]

后世本草多以此石菖蒲入药。例如《雷公炮炙论》云：“凡使，采石上生者，根条嫩黄紧硬节稠，长一寸有九节者是真也。”《药性论》云：“石涧所生坚小，一寸九节者上，此昌蒲亦名昌阳。”五代吴越《日华子本草》第一次用“石昌蒲”来称呼此种菖蒲，并谓其“出宣州”。此种石菖蒲主要是天南星科菖蒲属植物石菖蒲 *Acorus tatarinowii* Schott。

宋·苏颂对石菖蒲的论述更为详细，但混杂了其他的菖蒲：“春生青叶，长一二尺许，其叶中心有脊，状如剑，无花实。五月、十二月采根，阴干。今以五月五日收之。其根盘屈有节，状如马鞭大，一根傍引三四根，傍根节尤密，一寸九节者佳，亦有一寸十二节者。采之初虚软，暴干方坚实，折之中心色微赤，嚼之辛香少滓。人多植于干燥沙石土中，腊月移之尤易活……其生蛮谷中者尤佳，人家移种者亦堪用，但干后辛香坚实不及蛮人持来者，此即医方所用石昌蒲也。”其中5月5日才收的是端午节才多用的池塘里生长的水菖蒲，即天南星科菖蒲属植物菖蒲 *Acorus calamus* L.）。其“叶中心有脊，状如剑”，指的是叶中脉。苏颂在本条后半部中提到的节密、坚实、辛香，可栽培的菖蒲才是石菖蒲之类。

宋·陈承云：“今阳羡山中生水石间者，其叶逆水而生，根须略无，少泥土，根、

1 陈重明、黄胜白等：《本草学》，南京：东南大学出版社，2005：147-148.

叶极紧细，一寸不啻九节，入药极佳。今二浙人家，以瓦石器种之，旦暮易水则茂，水浊及有泥滓则萎，近方多称用石昌蒲，必此类也。”前者多野生，后者多栽培。李时珍归纳前人所认：“生于水石之间，叶有剑脊，瘦根密节，高尺余者，石菖蒲也。人家以砂栽之一年，至春剪洗，愈剪愈细，高四五寸，叶如韭，根如匙柄粗者，亦石菖蒲也。甚则根长二三分，叶长寸许，谓之钱蒲是矣。”此处提到的叶有剑脊，与陶弘景所云相同，是叶面弧形隆起之脊。《中国植物志》将以上两类石菖蒲定种为石菖蒲*A. tatarinowii*与金钱蒲（钱蒲）*Acorus gramineus* Soland.。后者常被栽培，个体很小。两者区别是：“石菖蒲叶片质地薄，较宽长，揉之气味辛辣，多生长于沼泽或浅水域；金钱蒲叶片厚，较窄小，芳香，手触摸之后香气长时不散，因谓‘随手香’，多生长于湿地或石上，医药上多用后者。”[1]

菖蒲：或名泥昌、白昌、昌阳、水菖蒲。此种多生于池泽。《别录》云“生上洛池泽”者只能是这种泥菖蒲。陶弘景云：“在下湿地大根者，名昌阳，止主风湿，不堪服食。”此菖蒲根茎肥大，可以去虫、辟蚤虱。《雷公炮炙论》云：“勿用泥昌、夏昌，其二件相似，如竹根鞭，形黑、气秽、味腥，不堪用。”此种泥昌即天南星科菖蒲属植物菖蒲*Acorus calamus* L.。其植株高大，分布甚广，池沼湖滨均有生长。根茎横走，剑状线形叶，叶中肋两面均明显隆起。端午节常采其茎叶悬挂门户者即此种。

宋·苏颂《图经》提到另一种“水菖蒲”：“又有水昌蒲，生溪涧水泽中甚多，叶亦相似，但中心无脊，采之干后轻虚多滓，殊不及石昌蒲，不堪入药用，但可捣末，油调涂疥瘙。今药肆所货，多以两种相杂，尤难辨也。”此种“水菖蒲”的特点是“中心无脊”。“脊”在本条有两种含义，一指叶中脉（中肋），一指叶面弧形隆起之脊。菖蒲*A. calamus*叶有中脉，完全无脉的是叶形与菖蒲相似的溪荪。故苏颂此处的“水菖蒲”可能指溪荪。李时珍则将溪荪作为5种菖蒲之一。

溪荪：这是一种混淆品，非菖蒲类植物。梁·陶弘景云：“东间溪侧又有名溪荪者，根形气色极似石上昌蒲而叶正如蒲，无脊，俗人多呼此为石上菖蒲者，谬矣。此止主咳逆，亦断蚤虱尔，不入服御用。诗咏多云‘兰荪’，正谓此也。”《本草纲目》“白昌”条时珍曰：“此有二种。一种根大而肥白节疏者，白昌也，俗谓之泥昌蒲。一种根瘦而赤节稍密者，溪荪也，俗谓之水昌蒲。叶俱无剑脊。溪荪气味胜似白昌，并可杀虫，不堪服食。”陶弘景认为溪荪根本就不是石菖蒲，不能内服。李时珍也认为“并可杀虫，不堪服食”，但却从俗称其为“水菖蒲”。此物“根瘦而赤节稍密……叶俱无剑脊”，今考乃鸢尾科鸢尾属植物溪荪*Iris sanguinea* Donn ex Horn.［*I. sibirica* L. var. *orientalis* Maxim］，与菖蒲不同科属。此植物开紫花，叶条形，中脉不明显。根状茎包有老叶残留的棕褐色纤维，其生境与叶形与菖蒲相似，但根茎无石菖蒲特

1　中国科学院《中国植物志》编辑委员会：《中国植物志》，北京：科学出版社，1979，第13（2）卷，8.

有的清香味。《抱朴子内篇》云："又菖蒲须得石上，一寸九节已上，紫花者，尤善也。"亦恐将紫花的溪荪误作石菖蒲。

李时珍云"菖蒲凡五种"，其中包括了非蒲类植物。

其一"泥菖蒲，白菖"，特点是"生于池泽，蒲叶肥根，高二三尺"。此即菖蒲*A. calamus*。

其二"水菖蒲，溪荪"，特点是"生于溪涧，蒲叶瘦根，高二三尺"。开紫花，叶中脉不明显。溪荪非蒲类，不能混名"水菖蒲"。此即鸢尾科植物溪荪*I. sanguinea*。

其三"生于水石之间，叶有剑脊，瘦根密节，高尺余者，石菖蒲也。"此即九节菖蒲，今石菖蒲*A. tatarinowii*。

其四"人家以砂栽之一年，至春剪洗，愈剪愈细，高四五寸，叶如韭，根如匙柄粗者，亦石菖蒲也。"此亦为今石菖蒲*A. tatarinowii*。

其五"甚则根长二三分，叶长寸许，谓之钱蒲是矣。"此即金钱蒲（钱蒲）*A. gramineus*。

以上5种，为古今医方常用者唯有石菖蒲*A. tatarinowii*、金钱蒲（钱蒲）*A. gramineus*两种而已。

古本草关于石菖蒲、菖蒲的药图较多，为免堆积于一药，反致头绪纷繁，本条主要辨析图名为"石菖蒲"者。下条"白昌"条则以图名为"菖蒲"者为主，二药之图可以互参。

1.《太乙仙制本草药性大全》：该书"石菖蒲"（图1）为示意图，绘水溪旁山石上所生植物，叶为剑形。此图过简，无鉴定意义。

2.《本草纲目》（金陵本）：该书"石菖蒲"（图2）上部叶线形，中抽一花葶。根部为密集的根茎茎节。其下面的黑圈与不规则的白色物颇难理解。李时珍提到人家有"砂栽"石菖蒲之举，疑此图乃示意人工种植之"钱蒲"。

3.《本草纲目》（钱本）：该书绘图者大概也不懂金陵本的示意图，故另绘"石菖蒲"（图3）图。此图示意水石之间丛生石菖蒲，其根茎横走有节，对植物鉴定同样无益。

4.《三才图会》：该书"石菖蒲"（图5）属于全景式示意图，示意石菖蒲在水石之间的生长状态，较《纲目》钱本图的示意效果更佳，但亦无益于考订植物。

5.《植物名实图考》：该书"菖蒲"（图10）也属于半示意图。右下一盆示意栽培石菖蒲。左上可能是描绘石菖蒲的野外生长状态。但此图未表现石菖蒲的"一寸九节"之类的特征，与《植物名实图考》一书写生图的整体风格不相符。

6.《草木便方》：该书"水剑草"（图11）图形简陋，但可以看得出其根茎横走，根茎上有两束基生叶，叶无柄，线形。叶丛中抽出花序，似为粗糙的叶状佛焰苞。

此图虽简，其形态与天南星科菖蒲属植物石菖蒲*Acorus tatarinowii* Schott接近。该书整理者考订的意见亦是此种。

以上原创图6幅，竟然有5幅是示意图。但下条“白昌”还有33幅图，其中亦有属于“石菖蒲”的图形，可资参考。

【小结】

“昌蒲”为《本经》记载的早期药物之一。其来源很早就有石菖蒲、菖蒲（水菖蒲）之分。古今皆以石菖蒲为药用菖蒲的主要来源，其原植物为生于水石间的天南星科植物石菖蒲*Acorus tatarinowii* Schott及以栽培为主的同属植物金钱蒲（钱蒲）*A. gramineus* Soland.。生于池泽的同属植物菖蒲*A. calamus* L.，植株高大，可去虫、辟蚤虱，不作内服药用，但或被混充石菖蒲。另有溪荪，生境、叶形似菖蒲，开紫花，乃鸢尾科植物溪荪*Iris sanguinea* Donn ex Horn.，此属菖蒲混淆品。

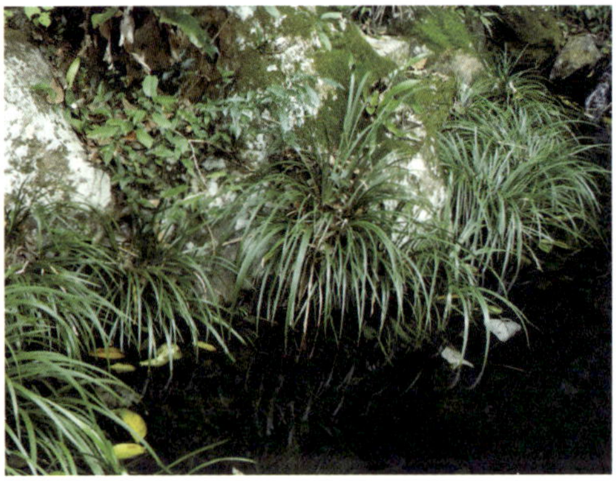

图 12　石菖蒲 *Acorus tatarinowii*

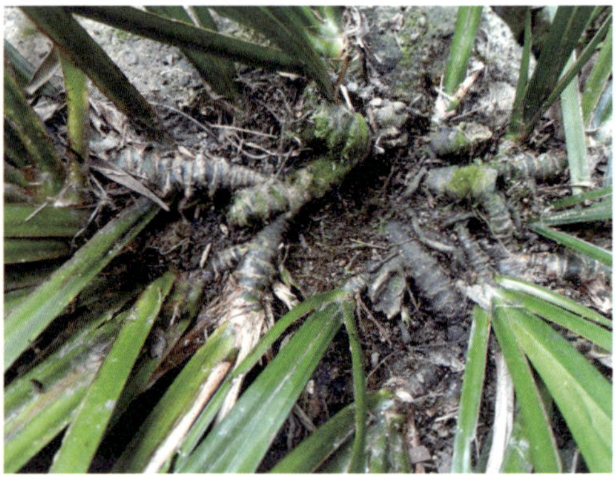

图 13　石菖蒲的根茎

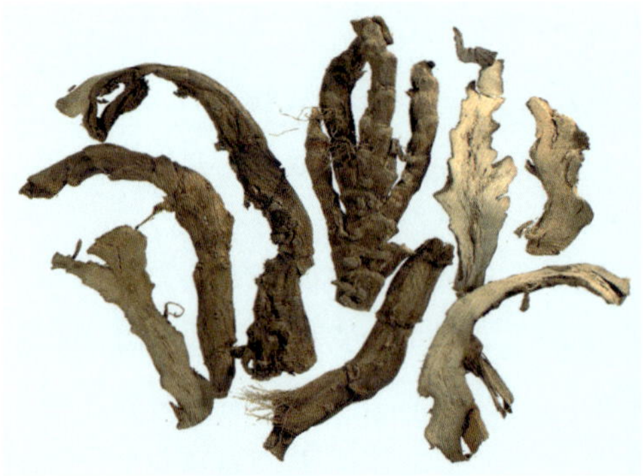

图 14　石菖蒲药材

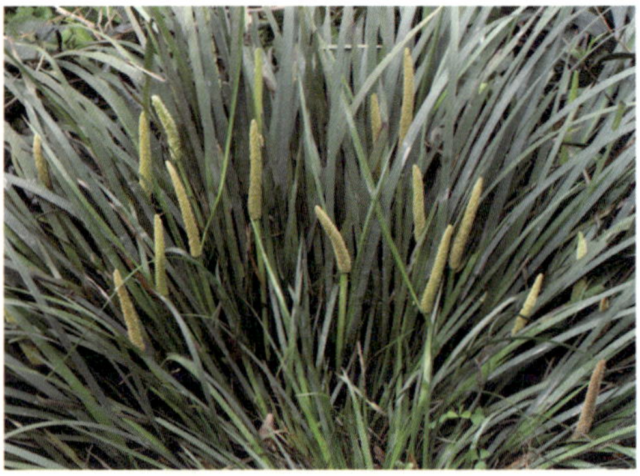

图 15　钱蒲 *A. gramineus*

19-7　白昌

【品图】

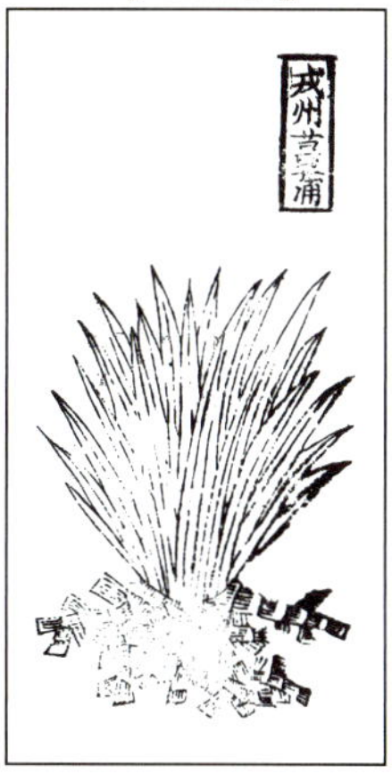

图1　图经（大）·戎州菖蒲

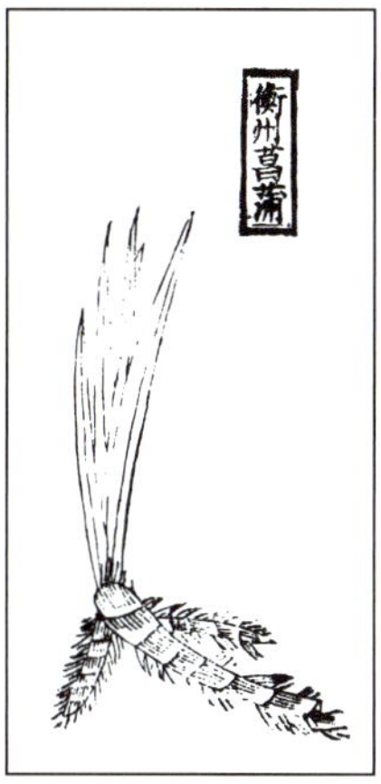

图2　图经（大）·衡州菖蒲

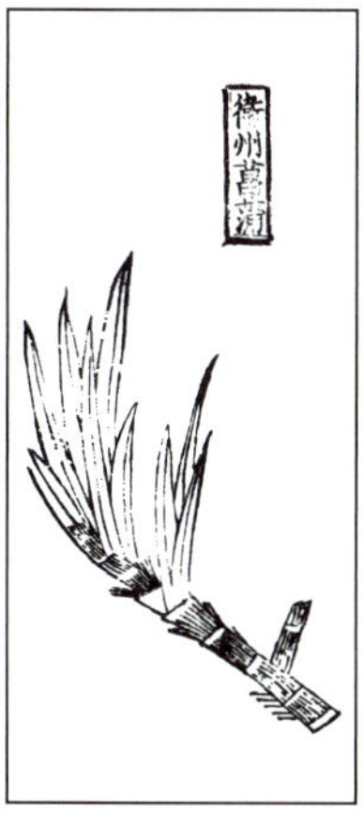

图3　图经（大）·卫州菖蒲

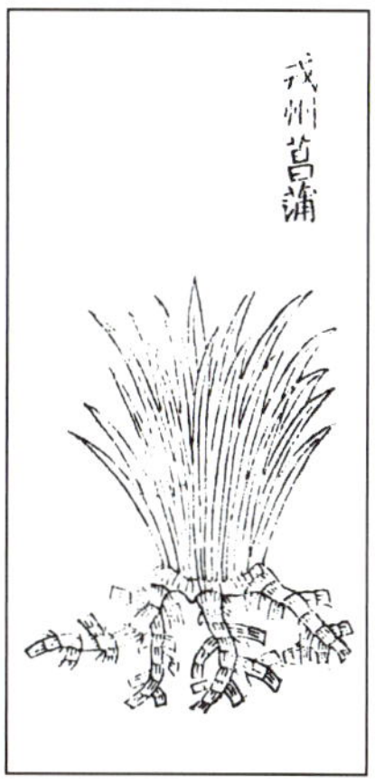

图4　图经（政）·戎州菖蒲

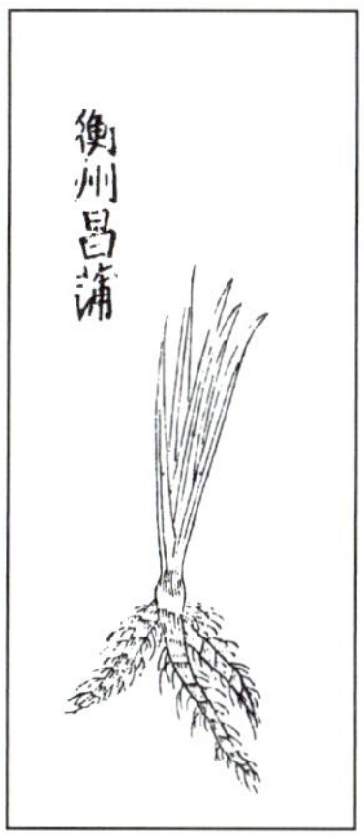

图5　图经(政)·衡州菖蒲

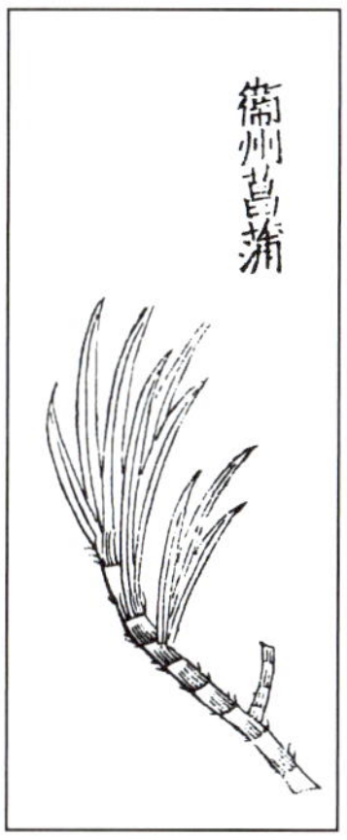

图6　图经(政)·卫州菖蒲

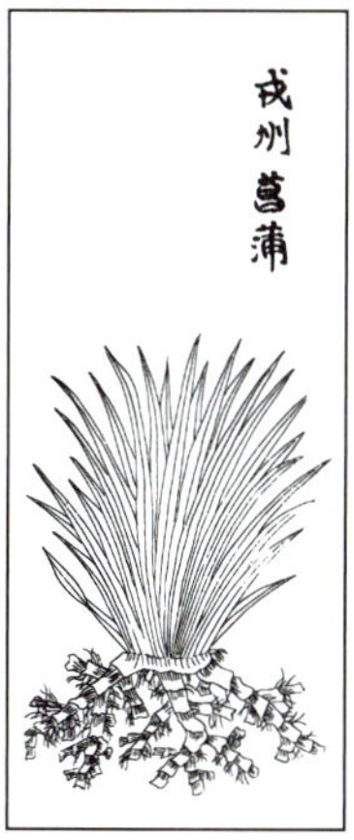

图7　图经(绍)·戎州菖蒲

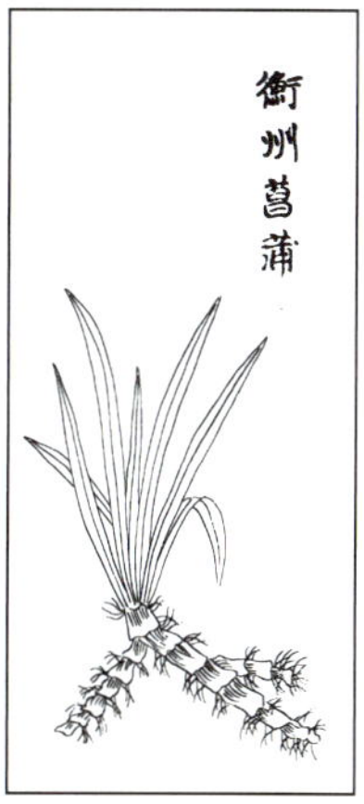

图8　图经(绍)·衡州菖蒲

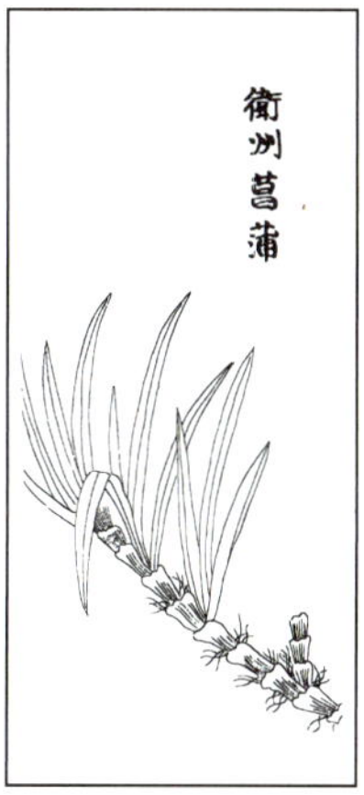

图9　图经（绍）·卫州菖蒲

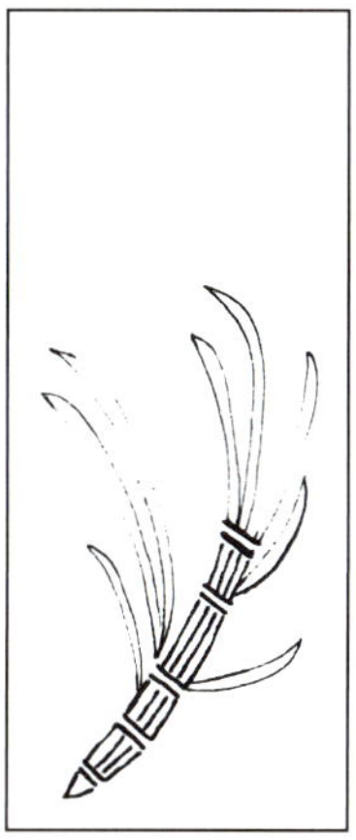

图10　歌括·菖蒲

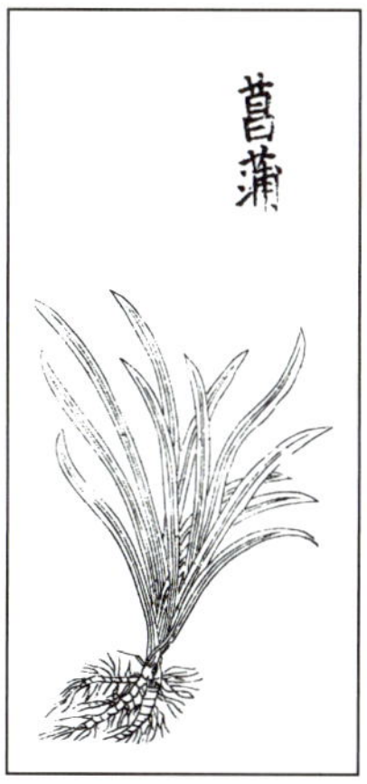

图11　救荒·菖蒲

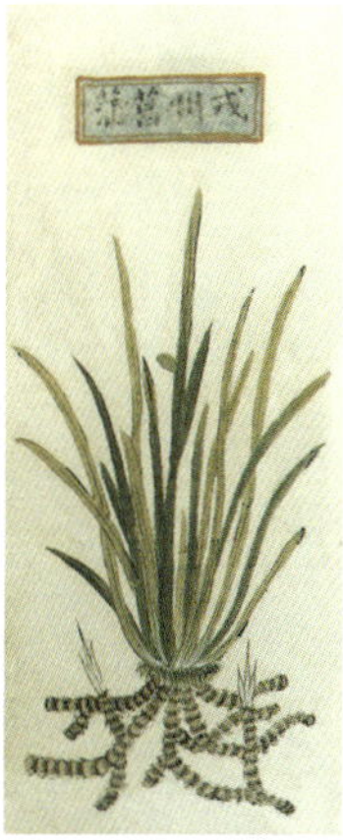

图12　品汇·戎州菖蒲

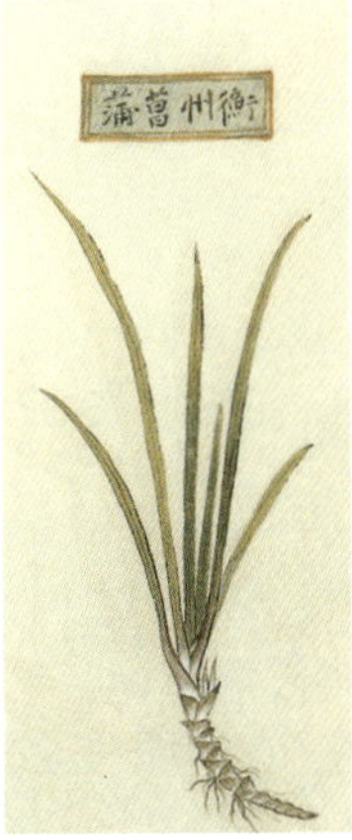

图 13 品汇·衡州菖蒲

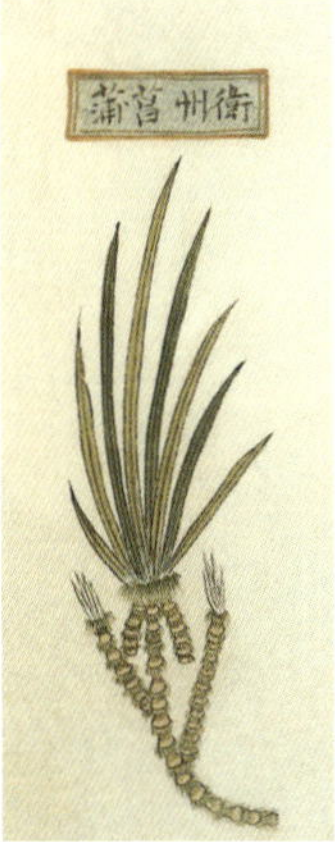

图 14 品汇·卫州菖蒲

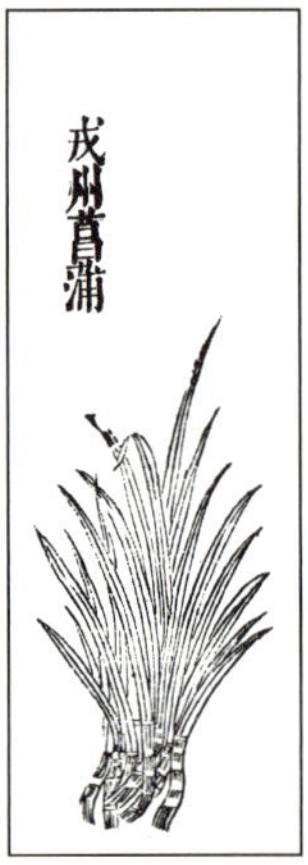

图 15 蒙筌·戎州菖蒲

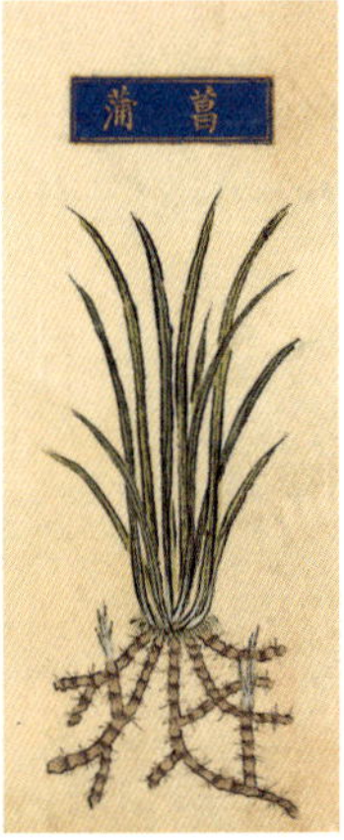

图 16 雷公·菖蒲

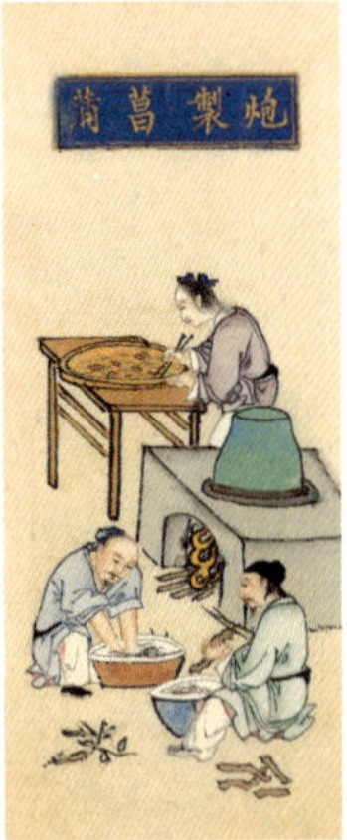

图 17 雷公·炮制菖蒲

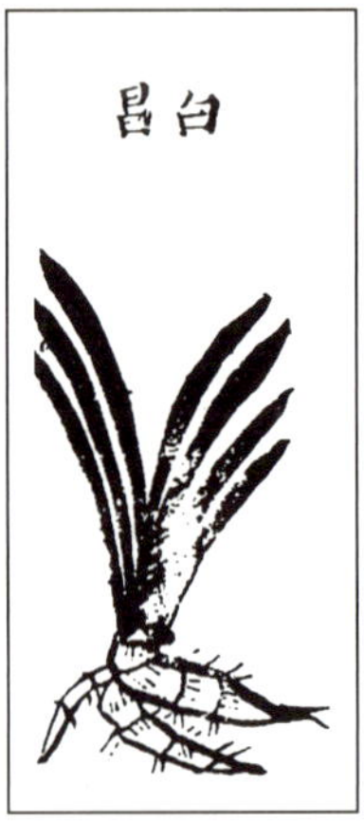

图 18 纲目（金）·白昌

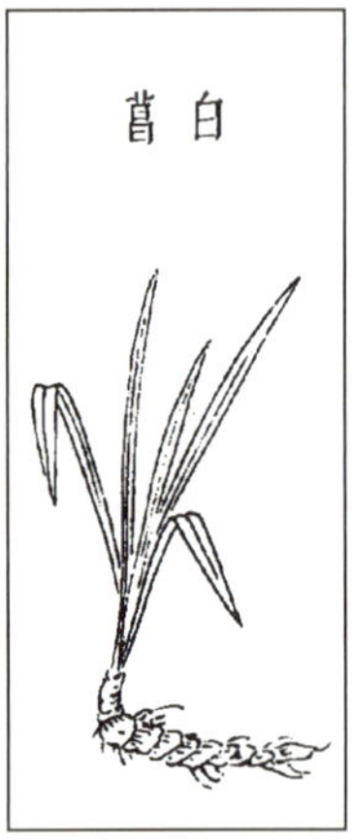

图 19 纲目（钱）·白菖

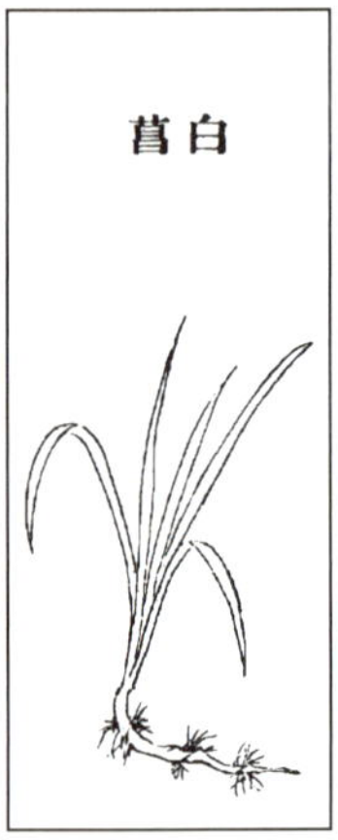

图 20 纲目（张）·白菖

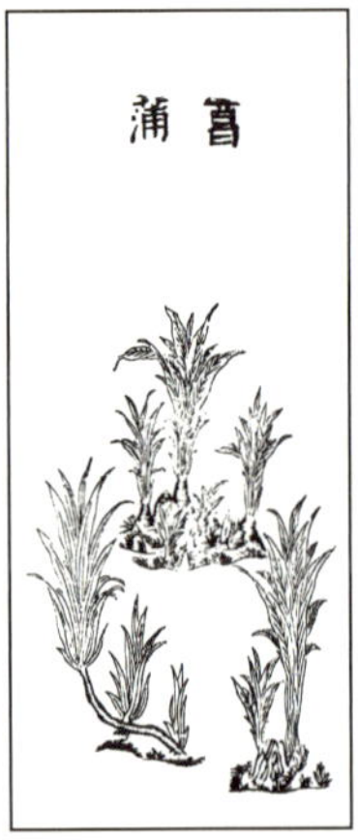

图 21 三才·菖蒲

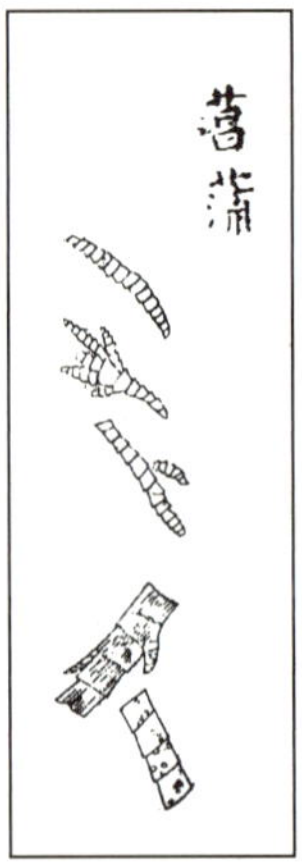

图 22 原始·菖蒲

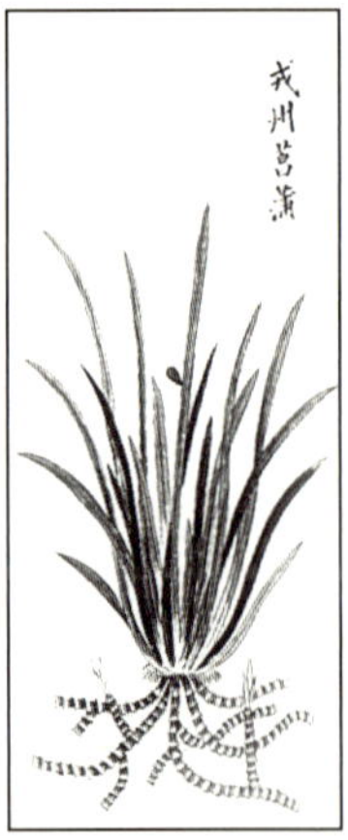

图 23 金石·戎州菖蒲

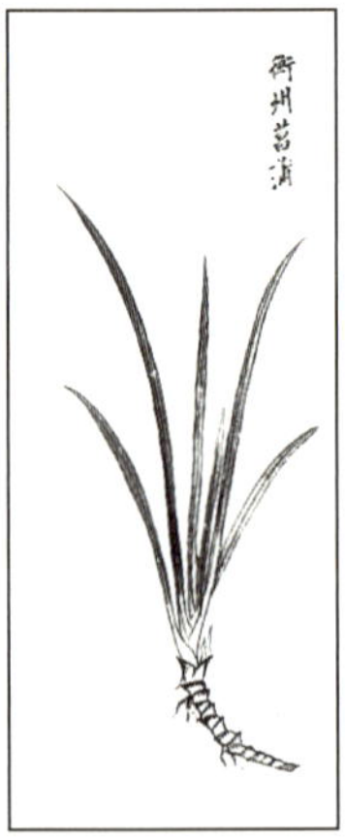

图 24 金石·衡州菖蒲

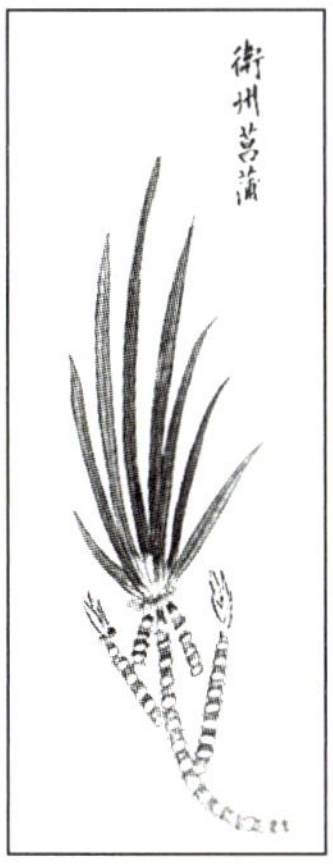

图 25　金石・卫州菖蒲

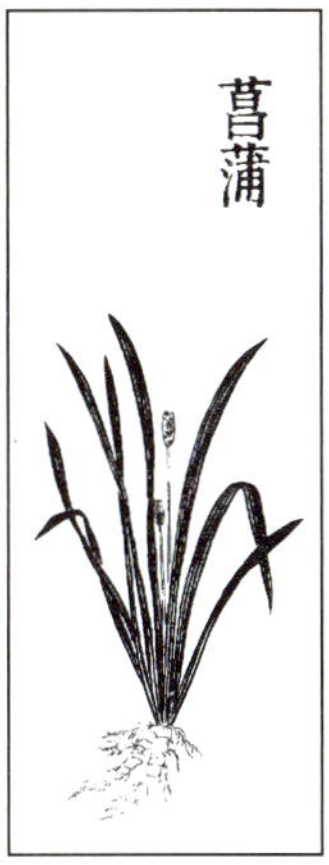

图 26　博录・菖蒲

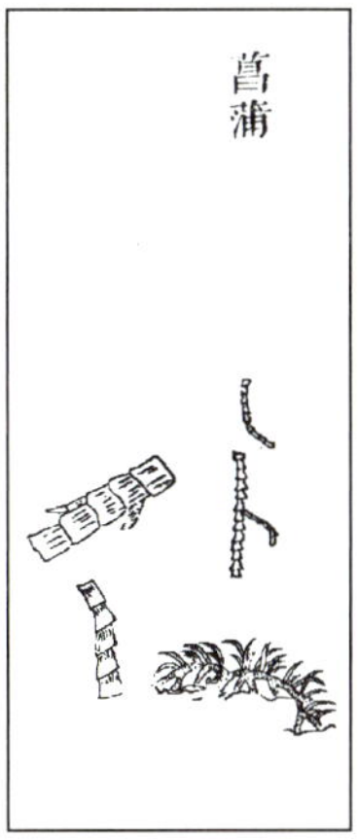

图 27　类纂・菖蒲

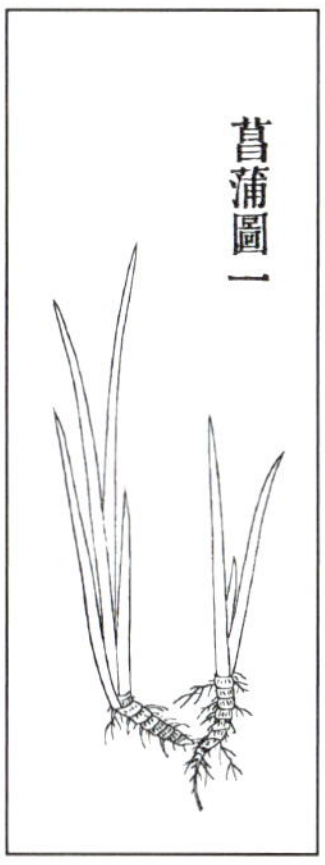

图 28　草木典・菖蒲图一

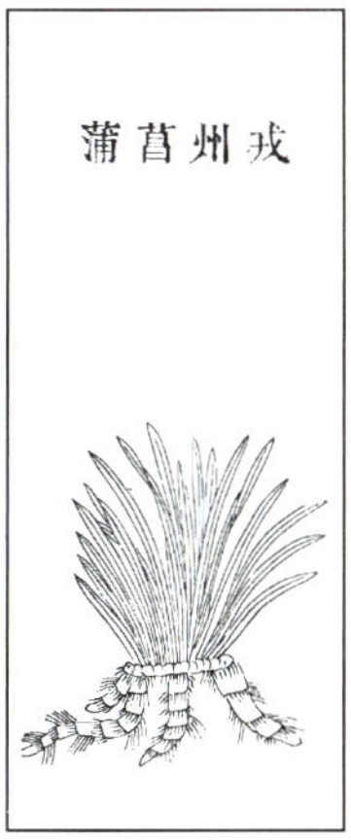

图 29　草木典・戎州菖蒲

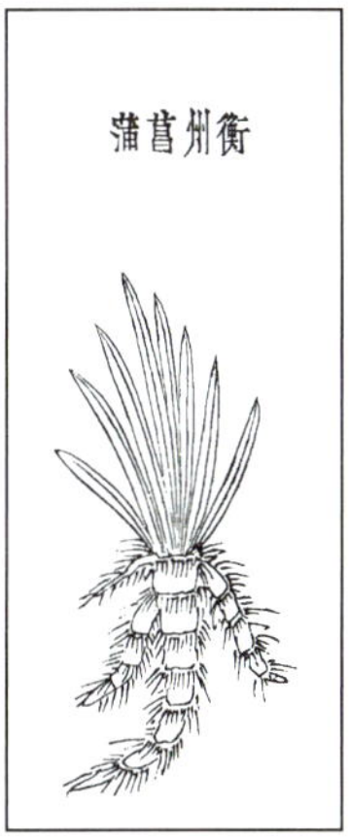

图 30　草木典・衡州菖蒲

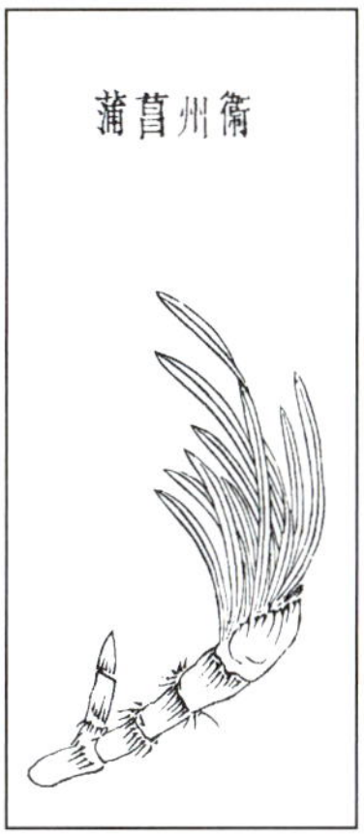

图 31　草木典・卫州菖蒲

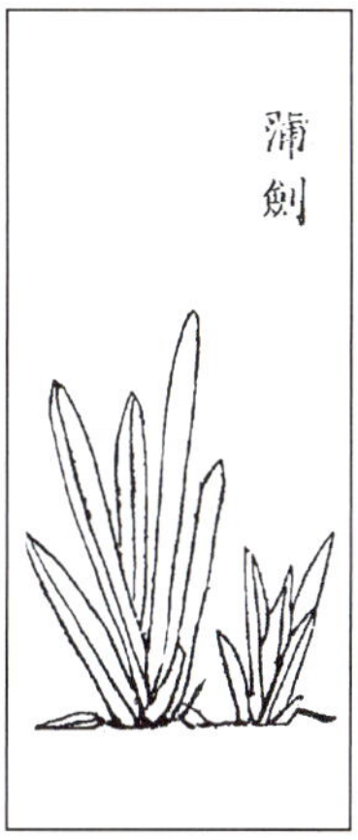

图 32　便方・蒲剑

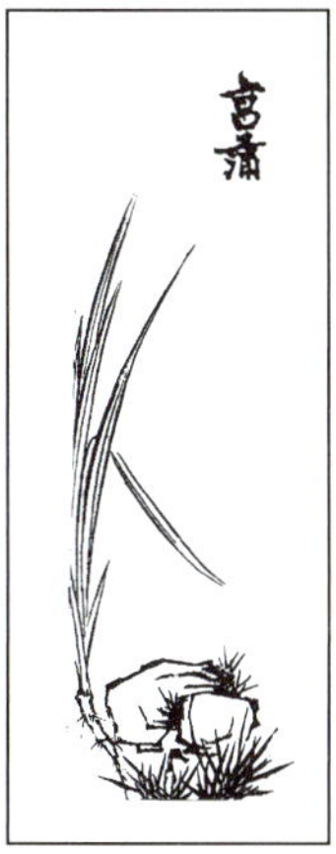

图 33　图说・菖蒲

本品33图，取自19书，其中8幅彩图。有承继关系的图可分4个书类。

《本草图经》：该书3图。“戎州菖蒲”“衡州菖蒲”“卫州菖蒲”图依次分别存于《大观》（图1、2、3）、《政和》（图4、5、6）、《绍兴》（图7、8、9）。此三传本药图基本一致。今以《政和》图4、图5、图6为《图经》图的代表。

仿绘《图经》3图的彩色图有：《本草品汇精要》“戎州菖蒲”（图12）仿绘《图经》同名图（图4）。但“衡州菖蒲”（图13）、“卫州菖蒲”（图14）的图名互相颠倒，即“衡州菖蒲”的图形实际上是《图经》“卫州菖蒲”图。“卫州菖蒲”的图形为《图经》“衡州菖蒲”图。[1]此三图均有修饰，但无重大变更。此后《补遗雷公炮制便览》“菖蒲”（图16）仿绘《图经》“戎州菖蒲”（图4）。《金石昆虫草木状》图23、图24、图25又依次分别仿绘《品汇》图12、图13、图14。

仿绘《图经》3图的墨线图有：《本草歌括》“菖蒲”（图10）仿绘《图经》“卫州菖蒲”（图6）。《本草蒙筌》“戎州菖蒲”（图15）仿绘《图经》同名图（图4）。《三才图会》“菖蒲”（图21）将《图经》3图合绘于1图中，再予修饰，各加土地背景。其中的茎叶均已有较大失真。《古今图书集成·草木典》4图，其中“戎州菖蒲”（图29）、“衡州菖蒲”（图30）、“卫州菖蒲”（图31）分别仿绘《图经》同名三图。

《救荒本草》：该书“菖蒲”（图11）的仿绘者有《野菜博录》图26（该书叶片采用阴刻，且增添了肉穗花序。《古今图书集成·草木典》“菖蒲图一”（图28）在图11的基础上，改变构图方式，但根茎及叶形未改变原特征。

《本草纲目》（金陵本）：该书“白昌”（图18）的仿绘改进者有《纲目》钱本图19（叶片为阳刻，细瘦，根茎仅一支）、《纲目》张本图20（节间更稀疏）。《本草简明图说》图33仿绘钱本图19，再予以修饰改绘。

《本草原始》：该书“菖蒲”（图22）的仿绘者有《本草纲目类纂必读》图27，该书除仿绘《原始》图外，还另加转绘了上一药“石菖蒲”条《本草汇》图7中的石菖蒲根茎。

以上33图中，除外25幅仿绘图，原创图尚有8幅（图4、5、6、11、17、18、22、32），详见下“鉴药”项。

【文录】（兼参上条“菖蒲·文录”）

《别录》（见《证类》卷30“白昌”） 一名水昌，一名水宿，一名茎蒲。十月采。

唐《本草拾遗》（同上） 陈藏器云：白菖，即今之溪荪也。一名昌阳，生水畔，人亦呼为昌蒲，与石上菖蒲都别。大而臭者是，亦名水昌蒲，根色正白，去蚤虱。

宋《本草图经》（见《证类》卷6“昌蒲”） 《图经》曰：又有水昌蒲，生溪涧水泽中甚多，叶亦相似，但中心无脊，采之干后轻虚多滓，殊不及石昌蒲，不堪入药用。

明《本草蒙筌》卷1“石菖蒲” 谟按：生石涧而叶细嫩者，名菖蒲，根小节稠，味甚辛烈，堪收入药，通窍开心；种池塘而叶粗长者，名菖阳，根大节疏，味兼和淡，惟取作饯，餍酒点茶。故古方中但用此味，特加石字于上，示其所优，使人之不误取也。

明《本草纲目》卷19“白昌” 【释名】兰孙（弘景）。【时珍曰】此即今池泽所生昌蒲，叶无剑脊，根肥白而节疏慢，故谓之白昌。古人以根菹食，谓之昌本，亦曰昌歜，文王好食之。其生溪涧者，名溪荪。【集解】【时珍曰】此有二种。一种根

1　此图名互相倒置不仅存在于清代安乐堂《本草品汇精要》，也见于《品汇》弘治原本。

大而肥白节疏者，白昌也，俗谓之泥昌蒲。一种根瘦而赤节稍密者，溪荪也，俗谓之水昌蒲。叶俱无剑脊。溪荪气味胜似白昌，并可杀虫，不堪服食。

【鉴药】

“白昌”首见于《名医别录》。李时珍释名云 :“根肥白而节疏慢，故谓之白昌。”《别录》载本品“主食诸虫”。后世医方书罕见用此内服。

关于本品的生境、形态，上条“菖蒲”条诸家论述每多述及。其原植物考订在上一药的“鉴药”中已有论述，可兼参之。

李时珍将“白昌”另立条，并增加按语 :“此即今池泽所生昌蒲，叶无剑脊，根肥白而节疏慢，故谓之白昌。古人以根菹食，谓之昌本，亦曰昌歜，文王好食之。其生溪涧者，名溪荪……此有二种。一种根大而肥白节疏者，白昌也，俗谓之泥昌蒲。一种根瘦而赤节稍密者，溪荪也，俗谓之水昌蒲。叶俱无剑脊。溪荪气味胜似白昌，并可杀虫，不堪服食。”时珍此说乃参考《证类本草》原“白昌”条下陈藏器旧说 :“白菖，即今之溪荪也。一名昌阳，生水畔，人亦呼为昌蒲，与石上菖蒲都别。大而臭者是，亦名水昌蒲，根色正白，去蚤虱。”陈藏器将“溪荪”与白昌混为一谈。李时珍则将白昌称之为“泥昌蒲”，将溪荪称之为“水昌蒲”，而不解溪荪并非蒲类。“泥昌蒲”叶中脉明显，并非“无脊”，乃天南星科植物菖蒲*Acorus calamus* L.。只有鸢尾科植物溪荪*Iris sanguinea* Donn ex Horn.的叶片才属“无脊”（中脉不明显）。

白昌（泥昌蒲）分布极广，即端午节供悬挂门户之品，人所共知。其根芳香，嫩芽（蒲蒻）可食。溪荪分布地区有限（产黑龙江、吉林、辽宁、内蒙古，其变种“宜兴溪荪”产宜兴)，根茎外部有棕褐色纤维包裹，一般不会混作白昌。明·陈嘉谟云 :“种池塘而叶粗长者，名菖阳，根大节疏，味兼和淡，惟取作饯，餍酒点茶。”此即白昌，今多称为水菖蒲，与古之水菖蒲意义不同。

《证类本草》中“白昌”条下无图，唯“菖蒲”条有图3幅。《本草纲目》“菖蒲”条以药用石菖蒲为主，故本书将“石菖蒲”相关药图置于“菖蒲”，而将图题为“菖蒲”之图集中在本条，以免相混。

1.《本草图经》: 该书3图。“戎州菖蒲”（图4）根茎横走，有茎节及须根。叶基生，剑状线形。观其形，则为天南星科植物菖蒲*A. calamus*。戎州，今四川宜宾市。

“衡州菖蒲”（图5）、“卫州菖蒲”（图6）所绘植物均只显示数片线形叶与根茎，其茎节虽密，但因无参照物，无法得知其密集的比例（诸如“一寸九节”之类）。或考此二图均为天南星科植物石菖蒲*Acorus tatarinowii Schott*。图名“衡州”即今湖南衡阳市。“卫州”即今河南卫辉市。

2.《救荒本草》: 该书“菖蒲”（图11）根部为根茎，有节及须根，叶剑状线形，中脉明显。其正文称“今池泽处处有之”。又“救饥”法云 :“采根，肥大节稀，水浸去邪味，制造作果食之。”此明该图所示当为菖蒲*A. calamus*。

3.《补遗雷公炮制便览》：该书“炮制菖蒲”（图17）乃按《雷公炮炙论》所示炮制法绘图。雷公法为：“采得后，用铜刀刮上黄黑硬节皮一重了，用嫩桑枝条相拌蒸，出曝干，去桑条，剉用。”主要工序为刮皮、拌蒸、曝干。故其图中右下一人正在用刀刮去菖蒲粗皮。其面对着的一人在水中浸洗药材，供上笼甑蒸药用。右上紫衣人在案桌上拨弄切好的药物，以利曝干。

4.《本草纲目》（金陵本）：该书“白昌”（图18）叶片（阴刻）宽大如剑状，下为粗大、节稀的根茎。此当为菖蒲*A. calamus*。其后仿绘图中，张本最能得此图意旨，其茎节亦稀疏。

5.《本草原始》：该书“菖蒲”（图22）绘两组药材。上面一组细瘦节密，图注云：“石菖蒲，紫色肉坚实”，其原植物当为石菖蒲*A. tatarinowii*。下面一组粗壮而扁，节稀。图注云：“水菖蒲气辛烈，一名昌阳，肉虚”。其原植物当为菖蒲*A. calamus*。

6.《草木便方》：该书“蒲剑”（图32）未显示地下部分，仅有基生叶数片，剑形叶，长大，中脉明显。其原植物此当为菖蒲*A. calamus*。

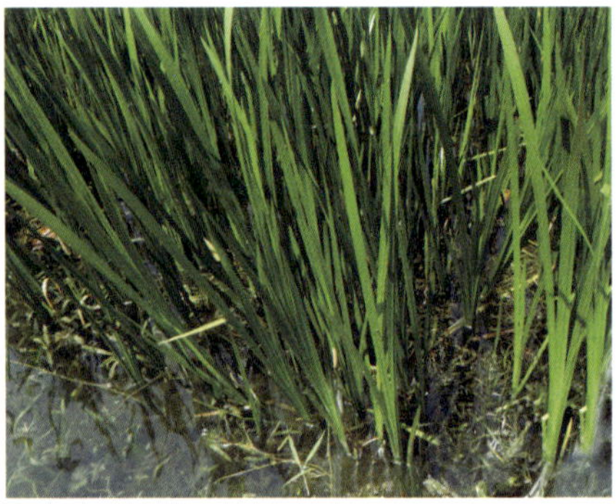

图 34　菖蒲 *Acorus calamus*

【小结】

“白昌”为《名医别录》早期药物之一，后被退入有名未用。李时珍将其归于水草类。白昌据考即根肥节疏、可为菹食的天南星科植物菖蒲*Acorus calamus* L.的根茎，但李时珍误将叶无脊的鸢尾科植物溪荪*Iris sanguinea* Donn ex Horn.也作为白昌的一种。救荒类的本草书所绘均为菖蒲*A. calamus*。《本草原始》所绘药材图也能明确区分石菖蒲与水菖蒲。

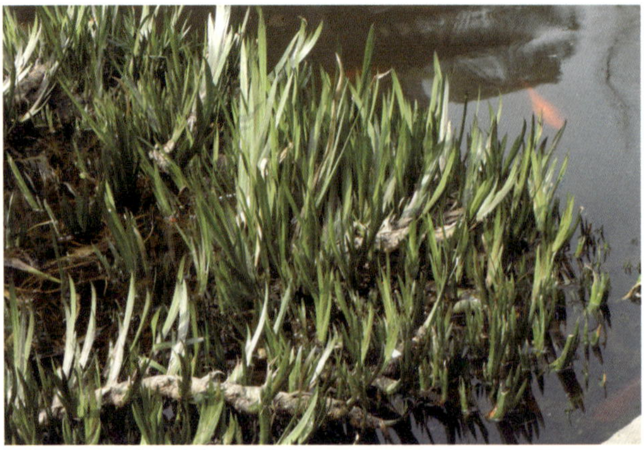

图 35　菖蒲嫩芽（蒲蒻）

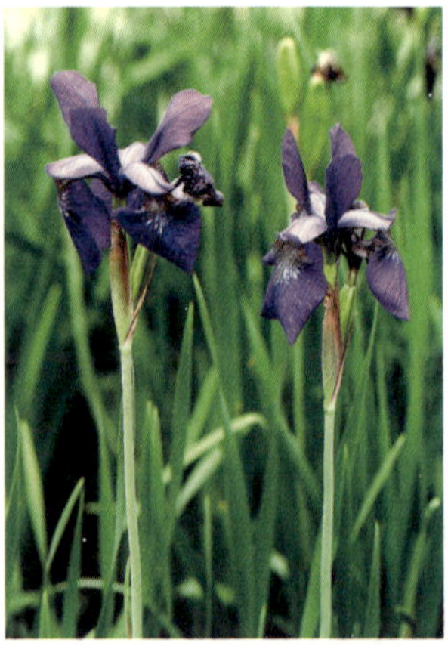

图 36　溪荪 *Iris sanguinea*

19-8 香蒲 蒲黄

【品图】

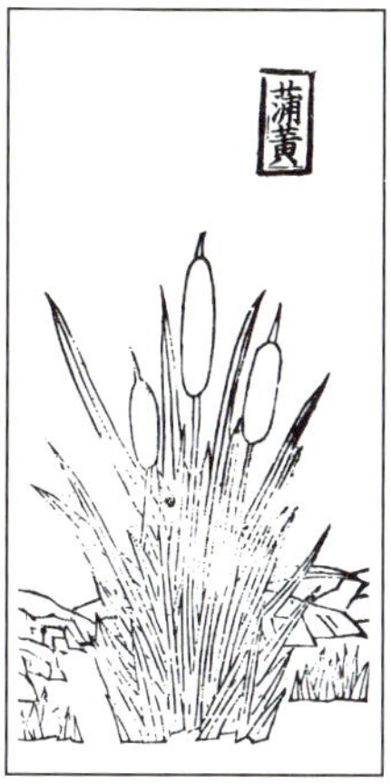

图 1 图经（大）· 蒲黄

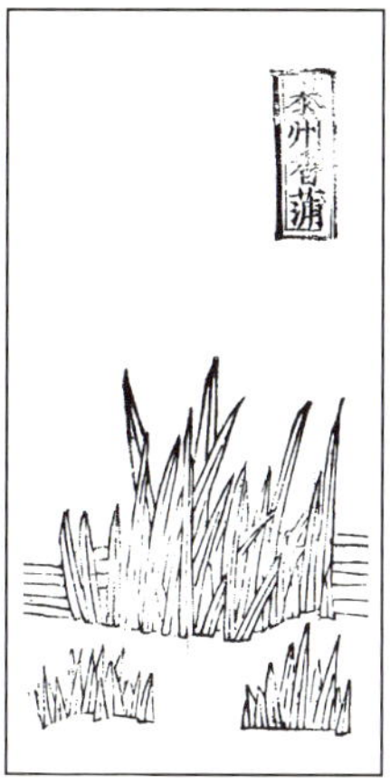

图 2 图经（大）· 泰州香蒲

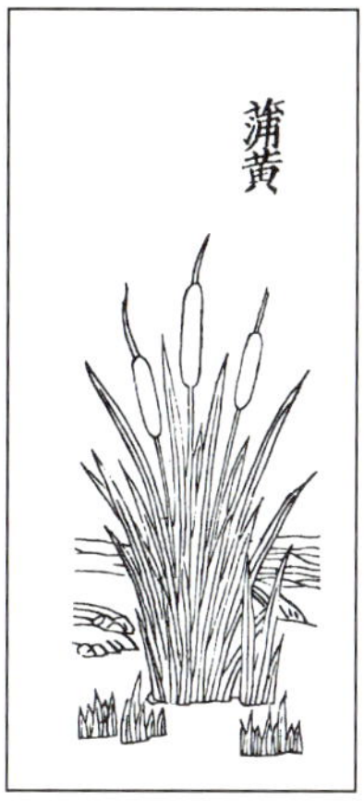

图 3 图经（政）· 蒲黄

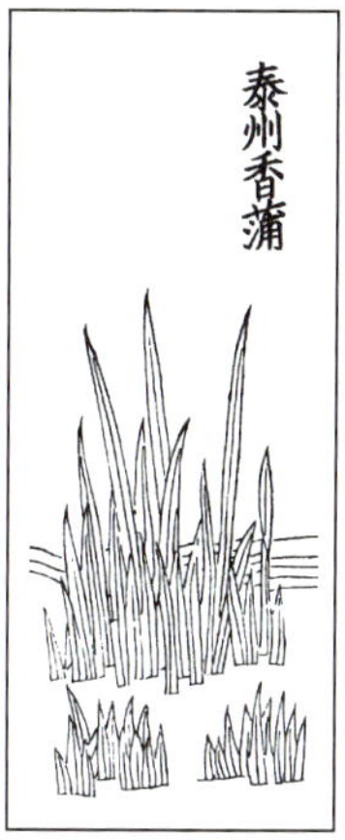

图 4 图经（政）· 泰州香蒲

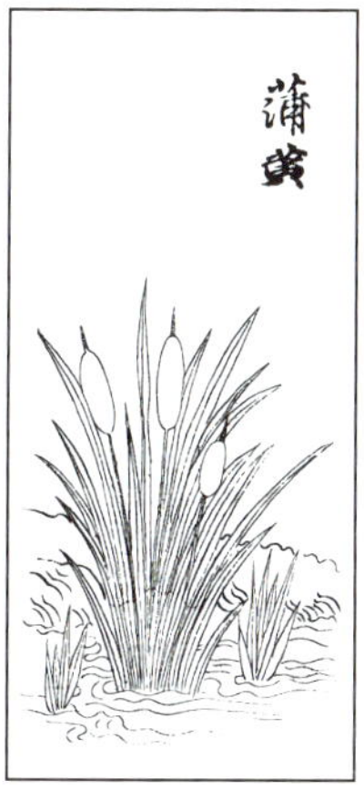

图 5 图经（绍）· 蒲黄

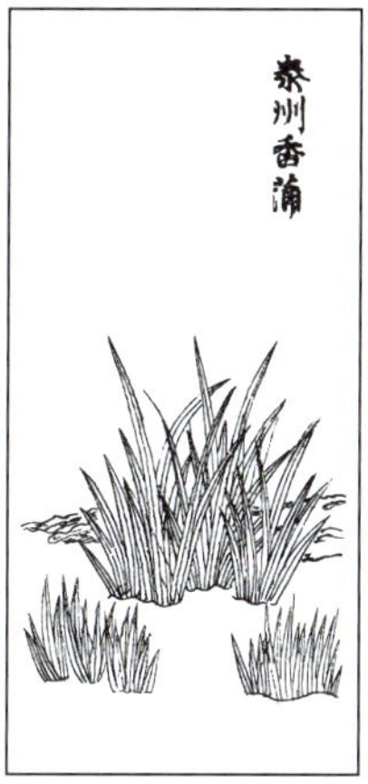

图 6 图经（绍）· 泰州香蒲

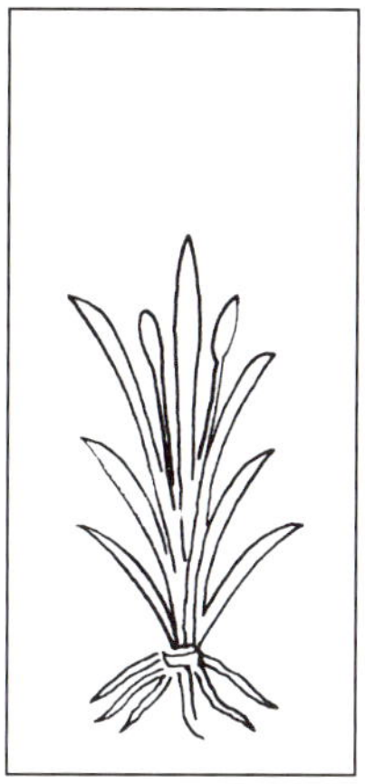

图 7 歌括 · 蒲黄

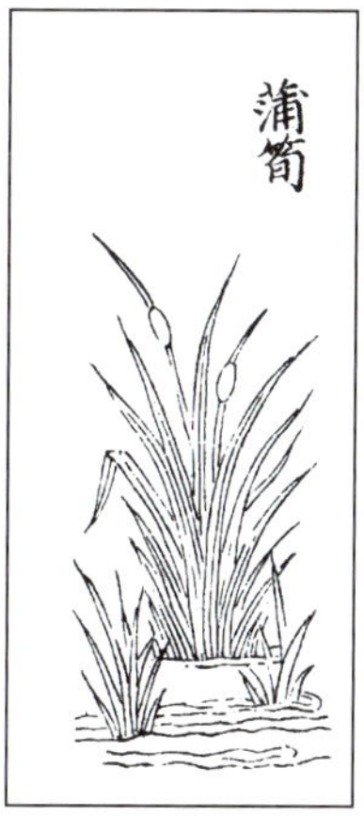

图 8 饮膳 · 蒲笋

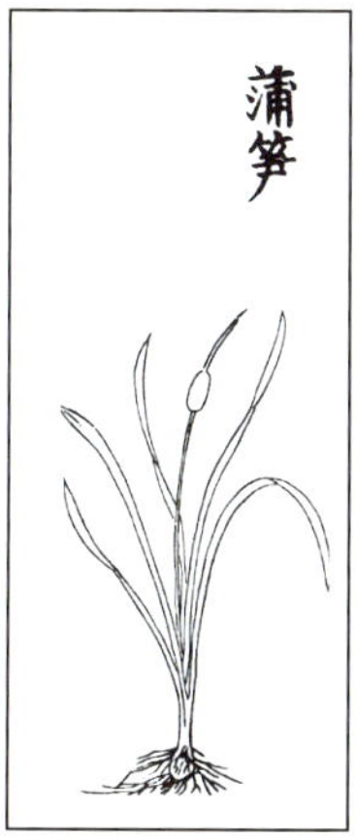

图 9 救荒 · 蒲笋

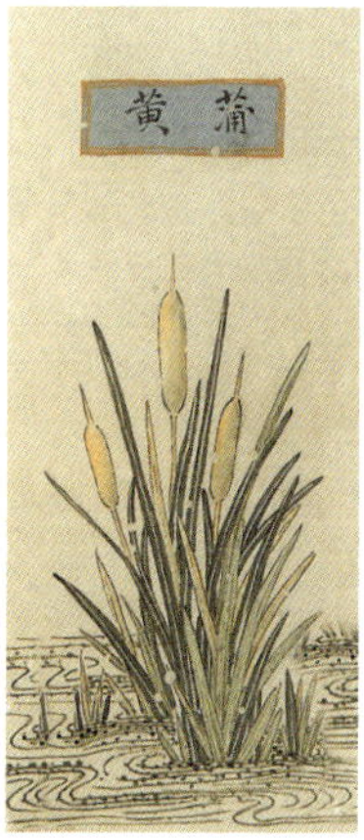

图 10 品汇 · 蒲黄

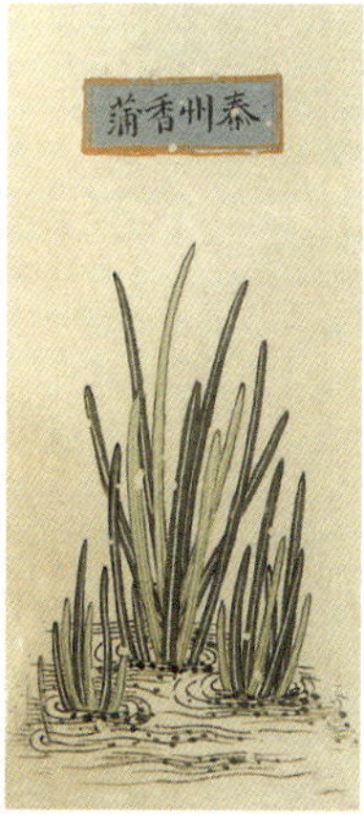

图 11 品汇 · 泰州香蒲

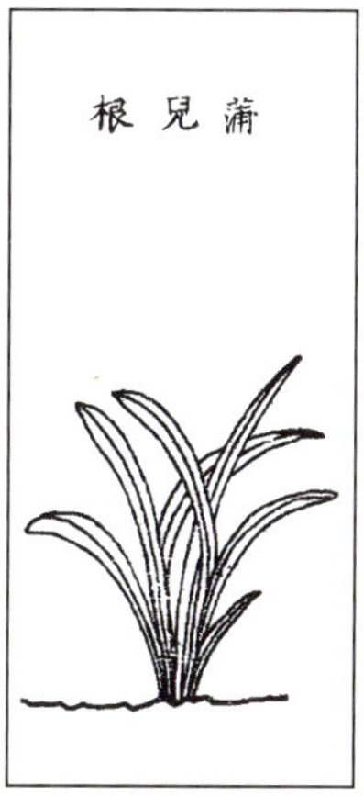

图 12 野菜谱 · 蒲儿根

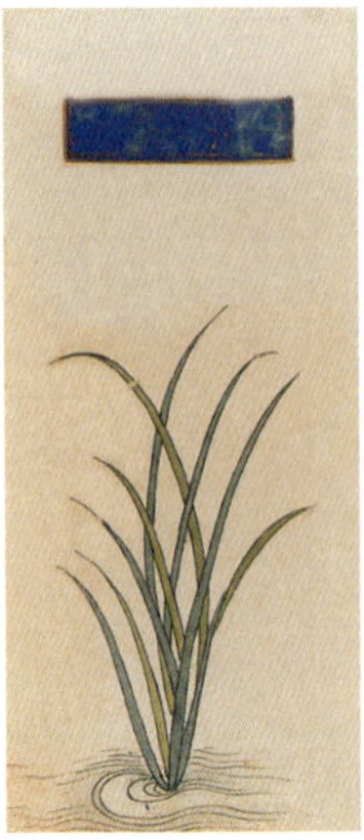

图 13 食物·蒲蒻

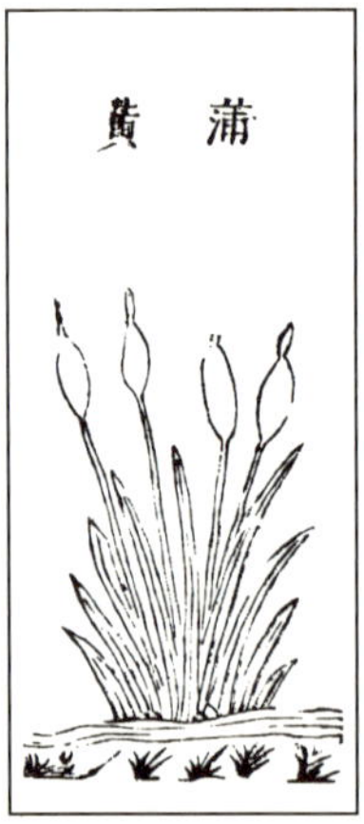

图 14 蒙筌·蒲黄

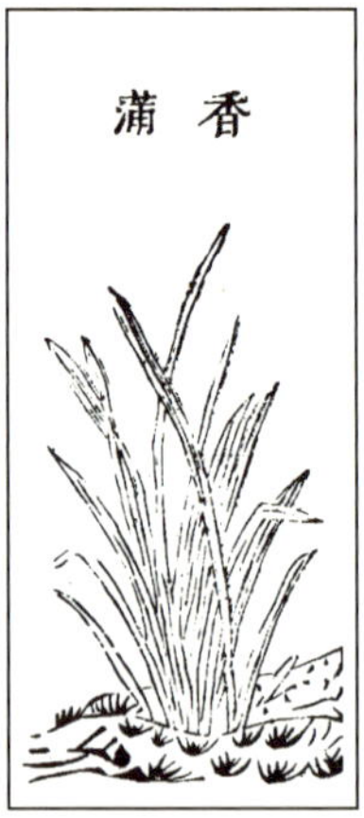

图 15 蒙筌·香蒲

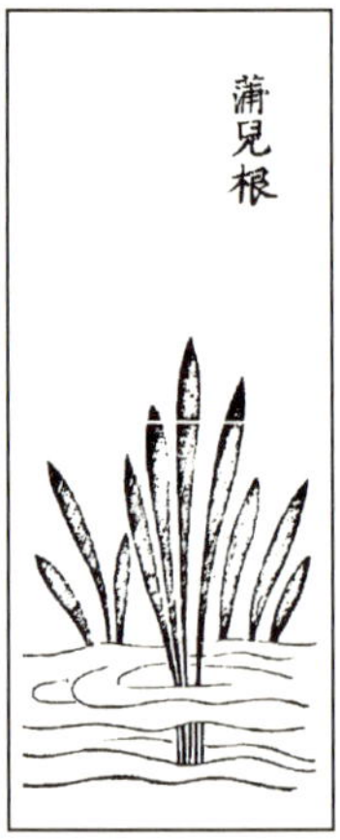

图 16 茹草·蒲儿根

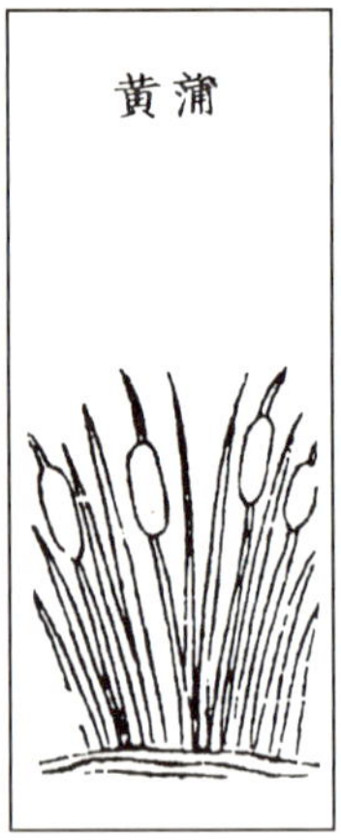

图 17 太乙·蒲黄

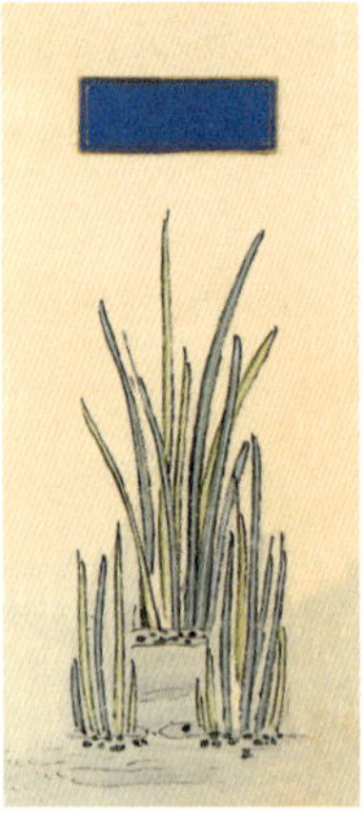

图 18 雷公·香蒲

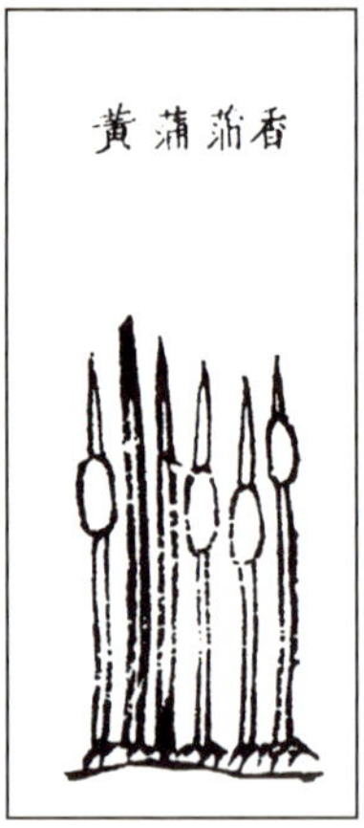

图 19 纲目（金）·香蒲蒲黄

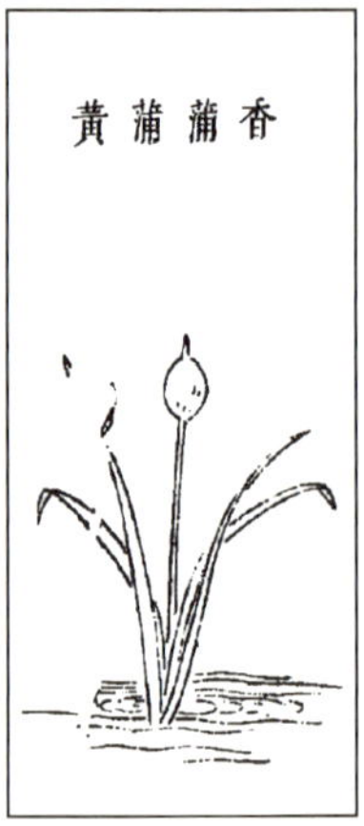

图 20 纲目（钱）·香蒲蒲黄

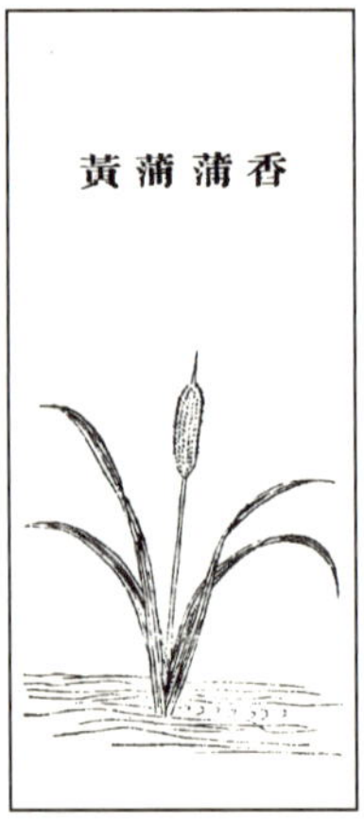

图 21 纲目（张）·香蒲蒲黄

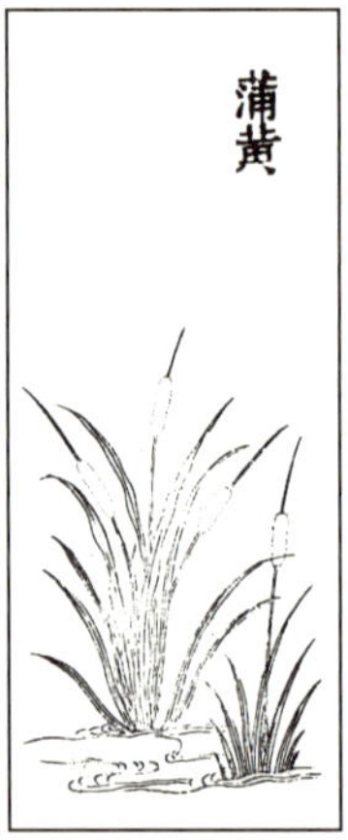

图 22 三才·蒲黄

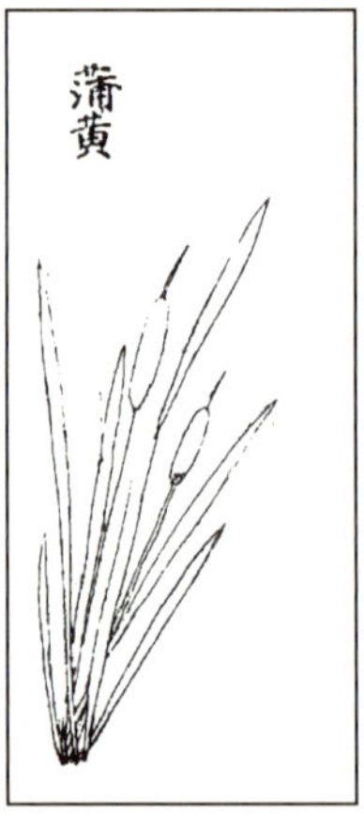

图 23 原始·蒲黄

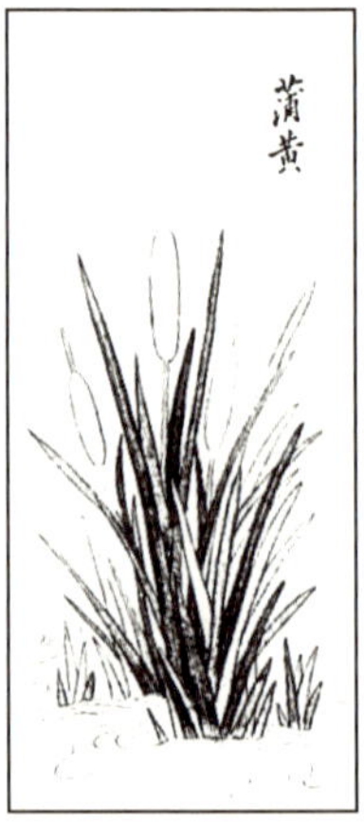

图 24 金石·蒲黄

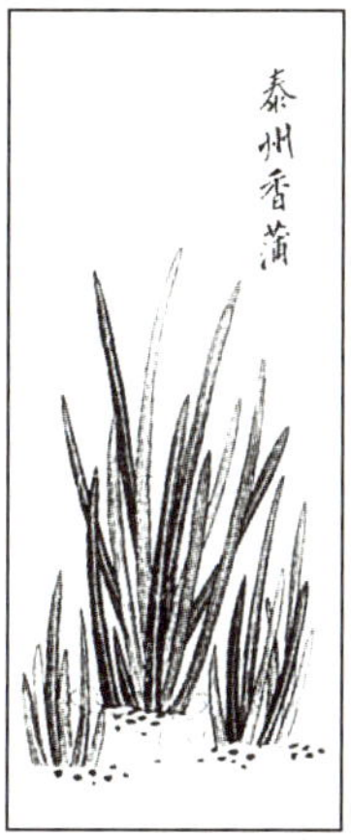

图 25 金石·泰州香蒲

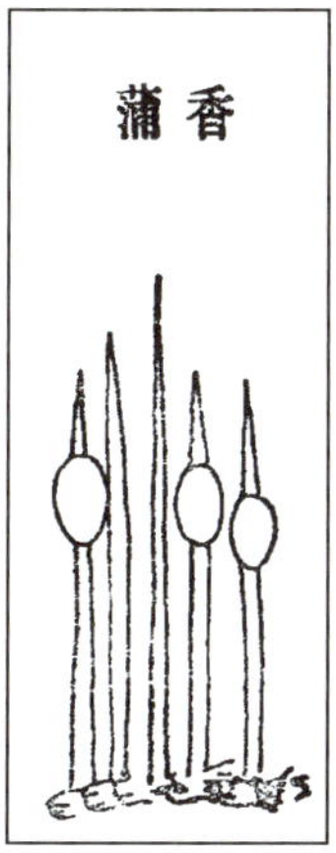

图 26 野谱补·香蒲

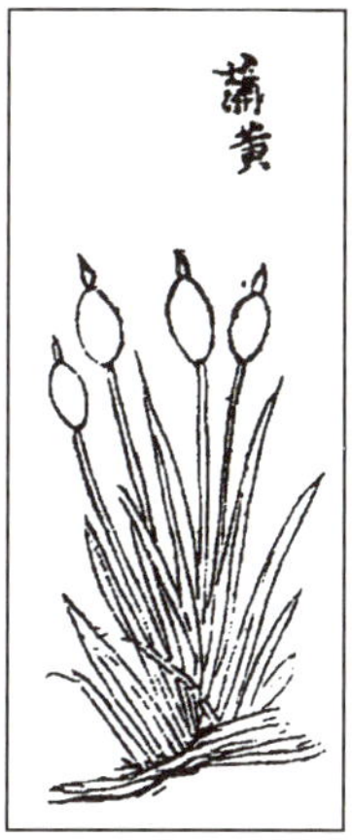

图 27 汇言·蒲黄

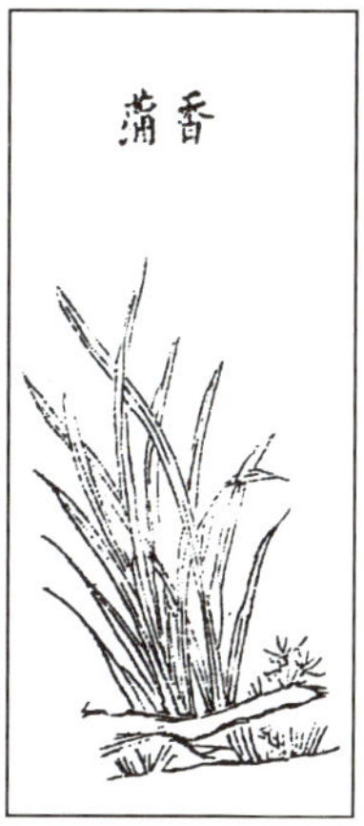

图 28 汇言·香蒲

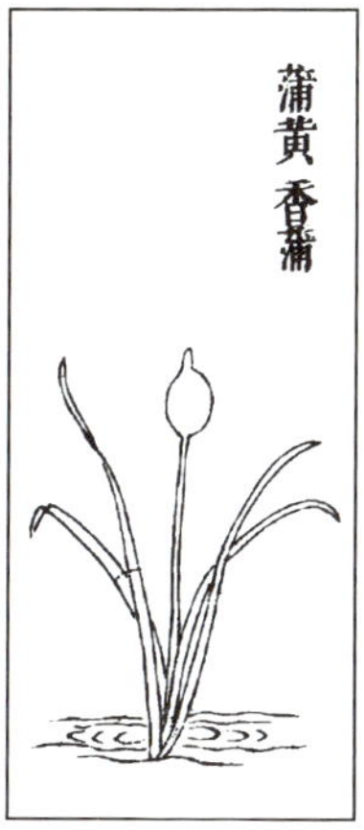

图 29 本草汇·蒲黄香蒲

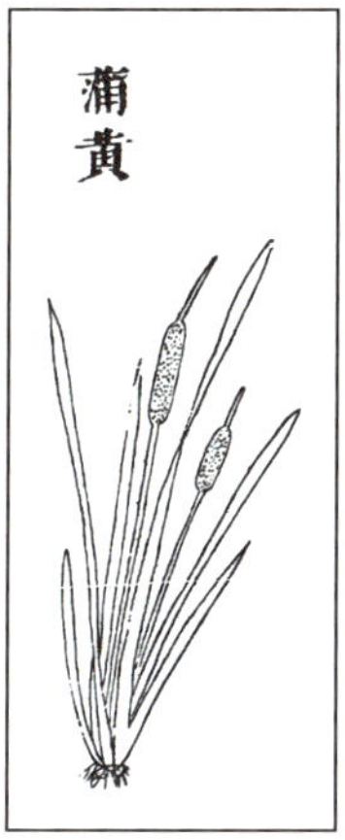

图 30 类纂·蒲黄

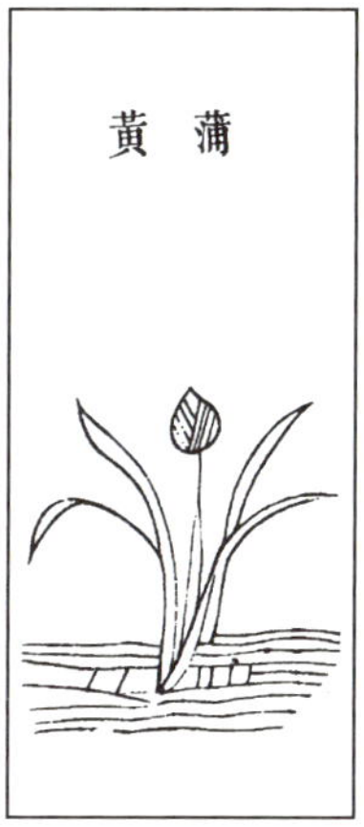

图 31 备要·蒲黄

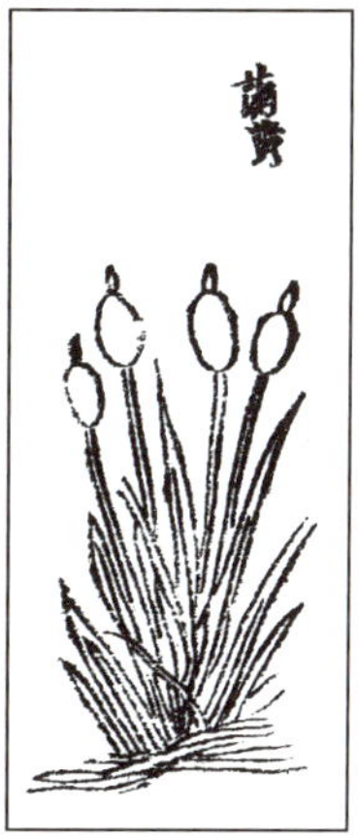

图 32 求真·蒲黄

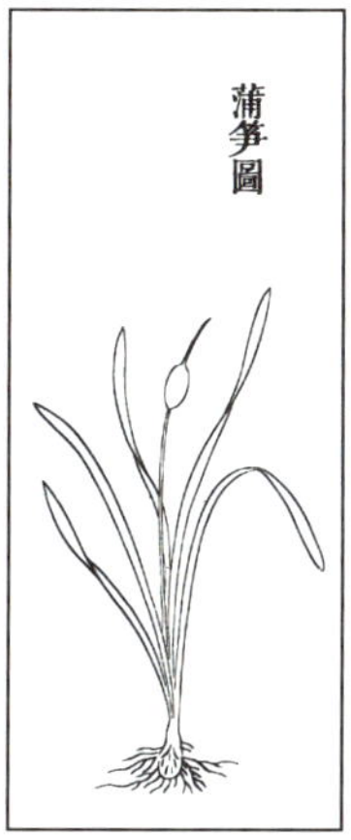

图 33 草木典·蒲笋图

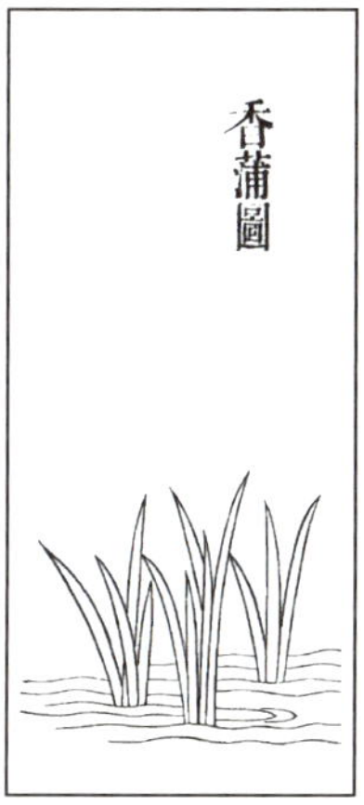

图 34 草木典·香蒲图

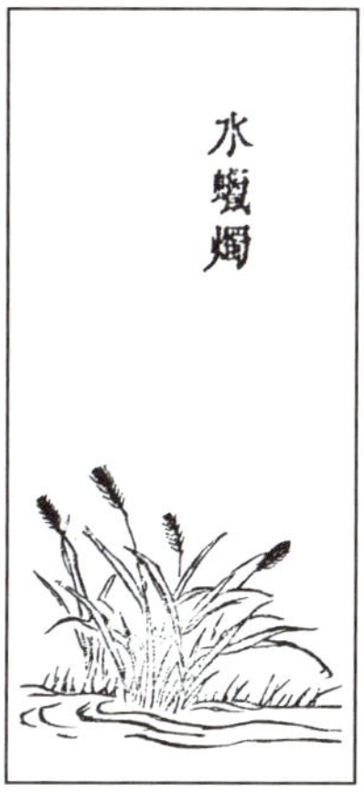

图 35 草药·水蜡烛

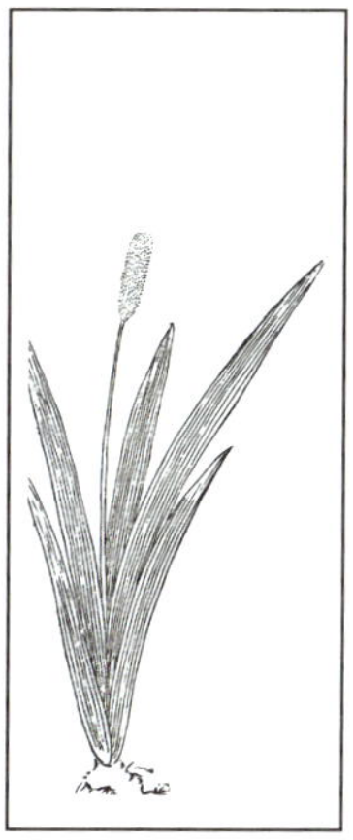

图 36 图考·香蒲

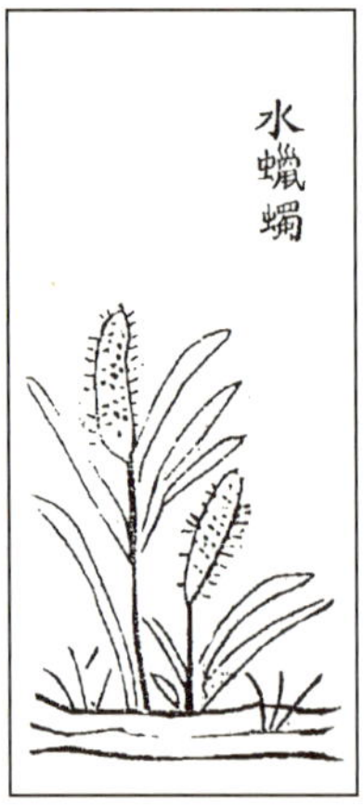

图 37　便方 · 水蜡烛

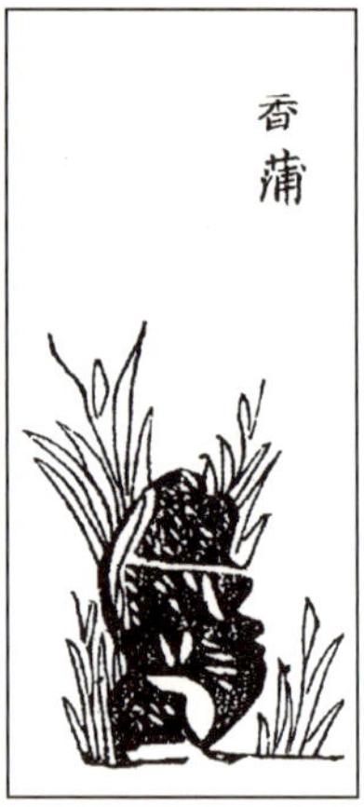

图 38　便方 · 香蒲

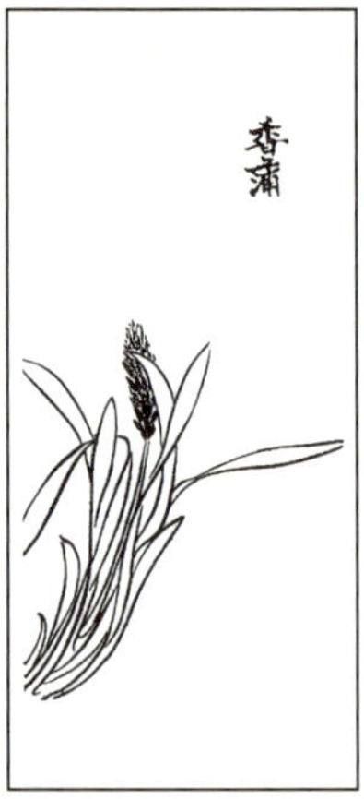

图 39　图说 · 香蒲

本品39图，取自30书，其中6幅彩图。有承继关系的图可分5个书类。

《本草图经》：该书的“蒲黄”“泰州香蒲”图依次分别存于《大观》（图1、2）、《政和》（图3、4）、《绍兴》（图5、6）。此三传本药图基本一致。今以《政和》图3、图4为《图经》图的代表。

仿绘《图经》2图的彩色图有：《本草品汇精要》“蒲黄”（图10）、“泰州香蒲”（图11）。此二图图名与植物特点均参照《图经》同名图，但构图更美，增加水泽背景，其花序、叶中脉均远胜墨线图。此后《补遗雷公炮制便览》“香蒲”（图18）仿绘的是《品汇》“泰州香蒲”（图11）。《金石昆虫草木状》图24、图25又依次分别仿绘《品汇》图10、图11。

仿绘《图经》2图的墨线图有：《本草歌括》“蒲黄”（图7），糅合《图经》2图特点，再加抽象简化，等于重绘。《饮膳正要》“蒲笋”（图8）似乎将《图经》2图分上下组合成一图，且加水线。《本草蒙筌》“蒲黄”（图14）、“香蒲”（图15）在《图经》图基础上再加修饰，略修改背景。《三才图会》“蒲黄”（图22）亦将《图经》2图融会于一图，两丛植物均有花序。此后《本草汇言》“蒲黄”（图27）、“香蒲”（图28）又分别仿绘《本草蒙筌》图14、图15。《本草求真》“蒲黄”（图32）又仿绘《汇言》图27。《古今图书集成 · 草木典》“香蒲图”（图34）仿绘《蒙筌》图15。

《救荒本草》：该书“蒲笋”（图9）的仿绘图为《古今图书集成·草木典》“蒲笋图”（图33）。

《本草纲目》（金陵本）：该书“香蒲蒲黄”（图19）的仿绘图为《救荒野谱补遗》“香蒲”（图26）。

《本草纲目》（钱本）：该书“香蒲蒲黄”（图20）的仿绘图有《纲目》张本图21、《本草汇》图29、《本草备要》图31。

《本草原始》：该书“蒲黄”（图23）的仿绘图有《本草纲目类纂必读》图30。

以上39图中，除外24幅仿绘图，原创图尚有15幅（图3、4、9、12、13、16、17、19、20、23、35、36、37、38、39），详见下“鉴药”项。

【文录】

《本经》《别录》（见《证类》卷7“香蒲”） **一名睢，**一名醮。生南海池泽。

梁《本草经集注》（同上） 陶隐居云：方药不复用，俗人无采，彼土人亦不复识者。江南贡菁茅，一名香茅，以供宗庙缩酒。或云是熏草，又云是燕麦，此蒲亦相类尔。

唐《唐本草》（同上）《唐本》注云：此即甘蒲，作荐者，春初生，用白为菹，亦堪蒸食。山南名此蒲为香蒲，谓昌蒲为臭蒲。陶隐居所引菁茅，乃三脊茅也。其燕麦、熏草、香茅，野俗皆识，都不为类此，并非例也。蒲黄，即此香蒲花是也。

三国《吴普本草》（见《御览》卷993“香蒲”）《吴氏本草经》曰：醮,一名醮石，一名香蒲……

《别录》（见《证类》卷7“蒲黄”） 生河东池泽，四月采。

梁《本草经集注》（同上） 陶隐居云：此即蒲蓋花上黄粉也,伺其有,便拂取之，甚疗血,《仙经》亦用此。

题·刘宋《雷公炮炙论》（同上）《雷公》云：凡使，勿用松黄并黄蒿。其二件全似，只是味跙及吐人。凡欲使蒲黄，须隔三重纸焙令色黄，蒸半日，却焙令干，用之妙。

宋《本草图经》（同上）《图经》曰：蒲黄，生河东池泽，香蒲，蒲黄苗也。生南海池泽，今处处有之，而泰州者为良。春初生嫩叶，未出水时，红白色茸茸然。《周礼》以为菹，谓其始生。取其中心入地，大如匕柄，白色，生啖之，甘脆。以苦酒浸，如食笋，大美，亦可以为鲊，今人罕复有食者。至夏，抽梗于丛叶中，花抱梗端，如武士捧杵，故俚俗谓蒲搥，亦谓之蒲厘。花黄，即花中蕊屑也。细若金粉，当其欲开时，有便取之。市廛间亦采，以蜜搜作果食货卖，甚益小儿。医家又取其粉，下筛后有赤滓，谓之蒲萼。入药以涩肠已泄殊胜。

宋《本草衍义》卷8“蒲黄” 处处有，即蒲槌中黄粉也。今京师谓槌为蒲棒。初得黄，细罗，取萼别贮，以备他用。将蒲黄水调膏，擘为块，人多食之，以解心藏虚热。

明《救荒本草》卷上“蒲笋”《本草》名其苗为香蒲，即甘蒲也。一名睢，一名醮。俚俗名此蒲为香蒲，谓菖蒲为臭蒲。其香蒲水边处处有之，根比菖蒲根极肥大而少节，其叶初未出水时，叶茎红白色，采以为笋，后撺梗于丛叶中，花抱梗端，如武士捧杵，故俚俗谓蒲捧。蒲黄，即花中蕊屑也。细若金粉，当欲开时，有便取之。

市廛间亦采之，以蜜搜作果食货卖，甚益小儿。

明《野菜谱》"蒲儿根" 即蒲草嫩根也。生熟皆可食。

明《本草蒙筌》卷1"蒲黄" 种盛泰州（属南直隶），根满池泽。经秋尽瘁，逢春复生。初萌孽红白茸茸，为蒲厘，曾载《周礼》。渐成柄甘脆可啖，号蒲笋亦着志书。春深发叶成丛，夏半抽梗中起。花抱梗梢名蒲厘，类武林棒槌；屑缀花中即蒲黄，似画者金粉。市廛收为粿卖，用蜜和作，甚益小儿。医家采入药煎。

明《本草纲目》卷19"香蒲蒲黄"【释名】醮石（《吴普》），花上黄粉名蒲黄。【集解】【时珍曰】蒲丛生水际，似莞而褊。有脊而柔，二三月苗。采其嫩根，瀹过作鲊，一宿可食。亦可煠食、蒸食及晒干磨粉作饼食。《诗》云"其蔌伊何，惟笋及蒲"是矣。八九月收叶以为席，亦可作扇，软滑而温。蒲蒻：一名蒲笋（《食物》）、蒲儿根（《野菜谱》）。

清《植物名实图考》卷18"香蒲" 香蒲，《本经》上品。其花为蒲黄，俗名蒲棒。《唐本草》注：根可葅者为香蒲，菖蒲为臭蒲。李时珍谓香蒲有脊而柔，泥菖蒲根大，节白而疏，水菖蒲根瘦，节赤稍密，即溪荪云。

【鉴药】

"香蒲"首见于《本经》。其花粉即蒲黄。《本经》另有"蒲黄"条，故《本草纲目》将两条合并，总名"香蒲蒲黄"。《中华本草》释名曰："蒲，《说文》云：'从艹，浦声。'浦，水滨也。蒲为水草，故取浦声。"《本经》载蒲黄（花粉）"主心腹膀胱寒热，利小便，止血，消瘀血。久服轻身，益气力，延年神仙。"古今皆为行血消瘀、止血常用药。又《本经》载香蒲（根茎）"主五藏，心下邪气，口中烂臭，坚齿，明目，聪耳。久服轻身，耐老"。然后世少用入医方，其嫩者可为蔬食之。

本品不惟最早入药，亦为先民早期日常生活的常食之品。《诗·大雅·韩奕》："其蔌维何，维笋及蒲。"可见蒲笋与竹笋同为菜蔬。《周礼》亦用此作"葅"。由此可知本品当为常见易识之物。其生于池泽，可见《本经》《别录》。但至南北朝时，蒲草的作用已经大大减弱。梁·陶弘景甚至说"方药不复用，俗人无采，彼土人亦不复识者"。陶弘景当然还是知道此物的，故其云蒲黄"即蒲釐花上黄粉也，伺其有，便拂取之，甚疗血。仙经亦用此"。大概因为养生家们的"仙经"同样注重蒲黄，故本品还不至于在本草学中被忽视。

《唐本草》谈及本品来源时云："此即甘蒲作荐者。春初生，用白为葅，亦堪蒸食。山南名此蒲为香蒲，谓昌蒲为臭蒲。"其言尚简，不如宋《本草图经》言之甚详："今处处有之，而泰州者为良。春初生嫩叶，未出水时，红白色茸茸然。《周礼》以为葅，谓其始生。取其中心入地，大如匕柄，白色，生啖之，甘脆。以苦酒浸，如食笋，大美，亦可以为鲊，今人罕复有食者。至夏，抽梗于丛叶中，花抱梗端，如武士捧杵，故俚俗谓蒲搥，亦谓之蒲厘。花黄，即花中蕊屑也。细若金粉，当其欲开时，有便取之。市廛间亦采，以蜜搜作果食货卖，甚益小儿。医家又取其粉，下筛后有赤滓，谓之蒲萼。”泰州即今江苏泰州市。观此记载，则知本品乃香蒲科香蒲属植物香蒲*Typha orientalis* Presl.、水烛*Typha angustifolia* Linn.或其他同属近缘植物。此二者明显的区别是：香蒲雌雄花序间无间隔，水烛则有。

类似香蒲类的寻常易见、形态简单之物，为之绘图者多。为免反复述说形态特点，今将表现法相似的原创图归为两类予以解说。

1.示意类图：**《本草图经》**“蒲黄”（图3）是首幅蒲黄墨线图，后世多幅蒲黄图都汲取该图表现蒲黄的几个基本要素：水滨背景（示意水生）、叶条形（中肋清晰）、雌花序棒槌形。**《草药图经》**“水蜡烛”（图35）、**《草木便方》**“水蜡烛”（图37）亦属此类，但后者的水线似乎成了地线。

将以上要素尽量简洁予以表示的图有**《本草纲目》钱本**“香蒲蒲黄”（图20），只绘水中带花序的蒲一株。此类图中等而下之的是**《太乙仙制本草药性大全》**“蒲黄”（图17）、**《本草纲目》金陵本**“香蒲蒲黄”（图19），此二图为简单的示意图，仅示意叶片直立、有棒槌状的雌花序而已。**《草木便方》**“香蒲”（图38）中心黑色部分似为山石，亦可看作水池。此图太乱，无法猜度。

《图经》的“泰州香蒲”（图4）因为是表现植株，所以可以不突出蒲棒的位置，仅仅示意水滨、叶条形（中肋清晰）足矣。以救荒、食疗为主旨的书籍中，多取此类表现法。如**《野菜谱》**“蒲儿根”（图12）、**《食物本草》**“蒲蒻”（图13）**《茹草编》**“蒲儿根”（图16），皆此类也。

2.写生图类：此类药图关注的是植物特征，不考虑绘制生境背景。**《救荒本草》**“蒲笋”（图9）该图显示了条形叶，棒槌状的雌花序以及根部。据其文字描述（多抄自《本草图经》），本品当为香蒲科香蒲属（*Typha*）植物。但此图并未显示“蒲笋”的可食用根茎及嫩芽的部分，其根茎如葱，没有继续表现根茎状况，体现不了“蒲笋”的特点。花序也不是上雄花序、下雌花序。**《本草原始》**“蒲黄”（图23）也是写生之图，仅绘其叶与蒲棒，未表现根茎。**《植物名实图考》**“香蒲”（图36）亦未详绘其根茎，仅在根部随手涂抹几笔了事。但此图忠实地表现了其条形叶二列，互生的状态。其雌花序以上被截去，因此不知道吴其濬是否注意到其蒲棒之上还有雄花序。**《本草简明图说》**“香蒲”（图39）看似素描，但无论叶片、花序都有失真之处。

以上药图虽多，但要凭借药图鉴定香蒲的植物种却很困难，只能说这些药图表现的是香蒲科香蒲属的多种植物（*Typha* spp.）而已。

【小结】

“香蒲”为《本经》记载的早期药物之一，其花粉即蒲黄，为古今常用药。其根茎及嫩芽是先民在春秋战国时期常食的蔬菜。据《唐本草》、宋《本草图经》所述本品的生境、形态，可知其原植物即香蒲科植物香蒲*Typha orientalis* Presl.、水烛*Typha angustifolia* Linn.或其他同属近缘植物。本品的古代药图虽多，但写生图仅《救荒本草》《本草原始》《植物名实图考》数幅，且无法表现此类植物之间种的区别。

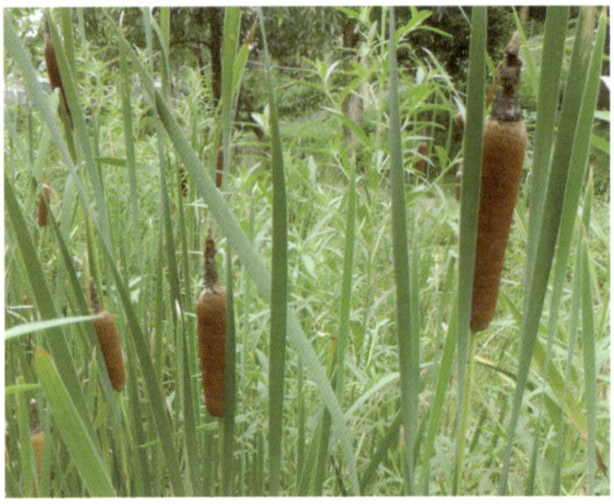

图 40　香蒲 *Typha orientalis*

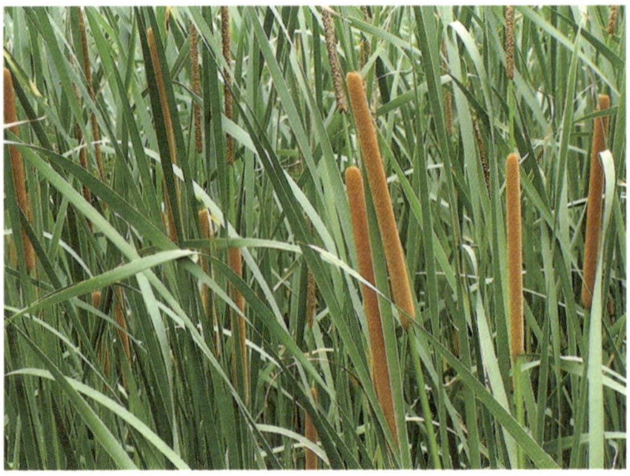

图 41　水烛 *Typha angustifolia*

19-9　菰

【品图】

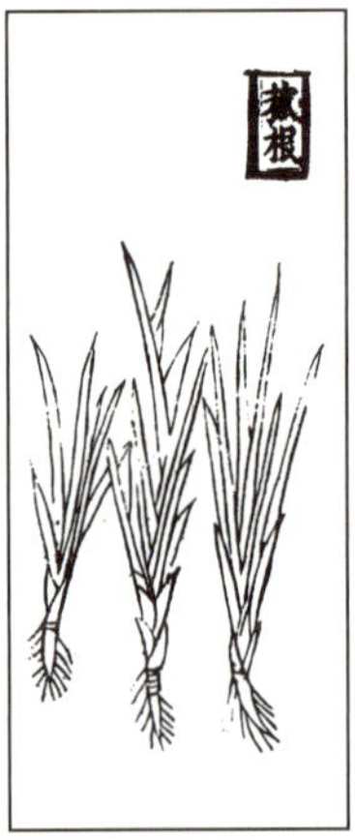

图 1　图经(大)·菰根 -1

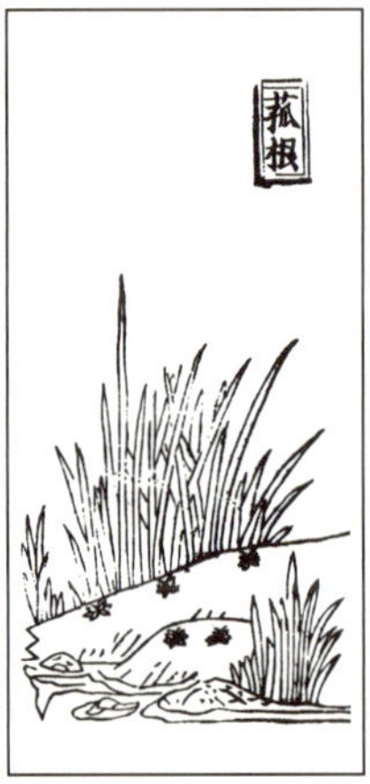

图 2　图经(大)·菰根 -2

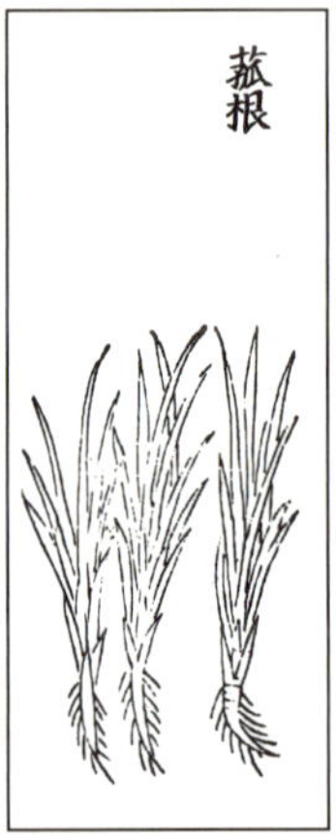

图 3　图经(政)·菰根

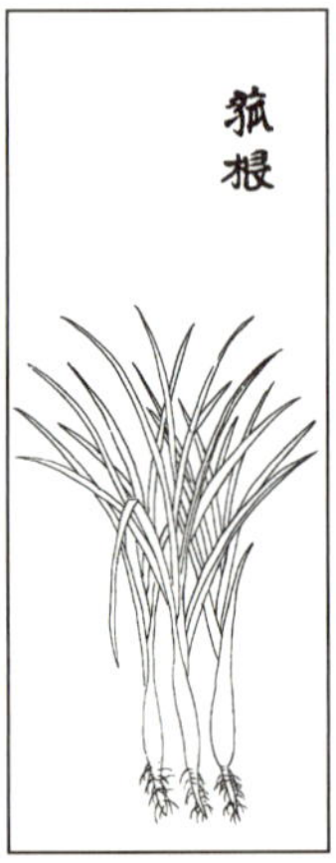

图 4　图经(绍)·菰根 -1

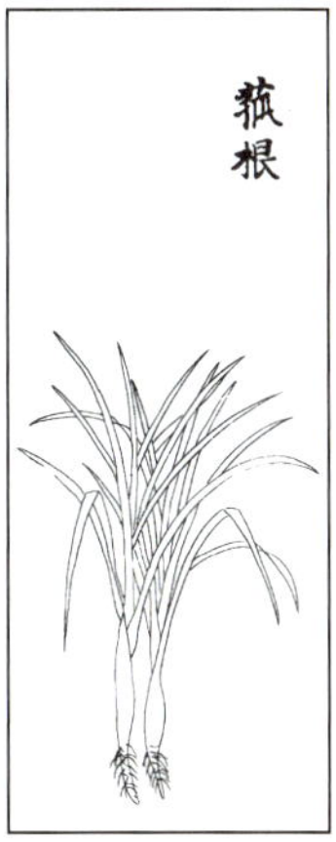

图 5　图经（绍）· 菰根 -2

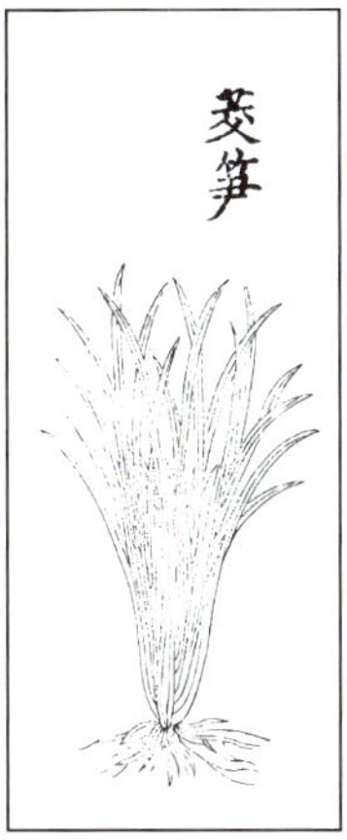

图 6　救荒 · 茭笋

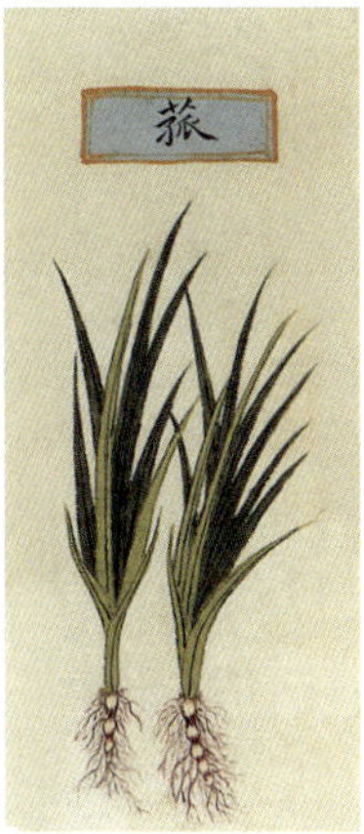

图 7　品汇 · 菰

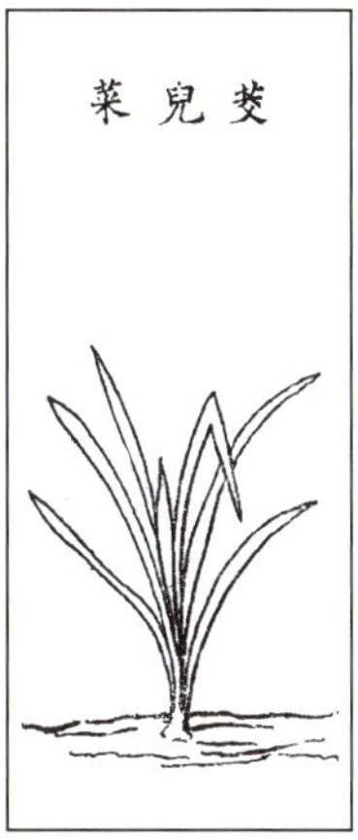

图 8　野菜谱 · 茭儿菜

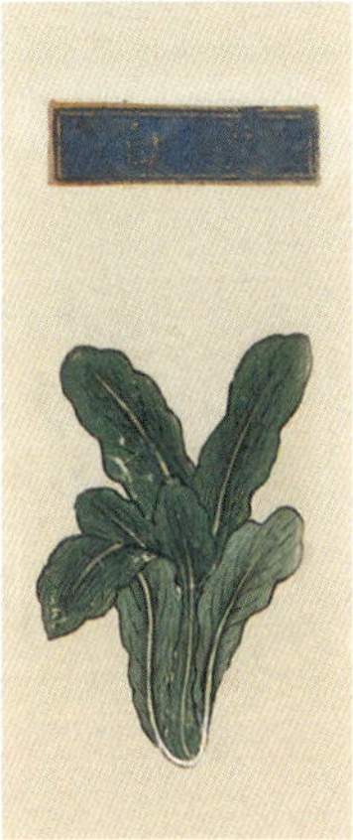

图 9　食物 · 茭白

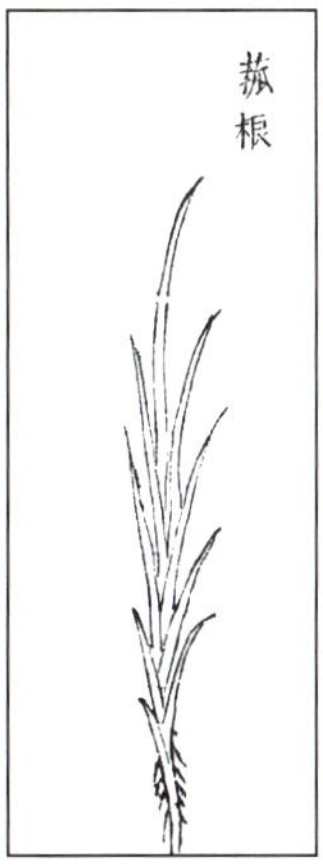

图 10　蒙筌 · 菰根

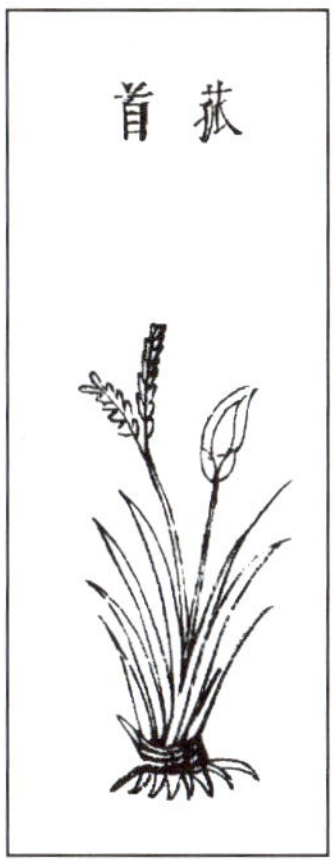

图 11　蒙筌 · 菰首

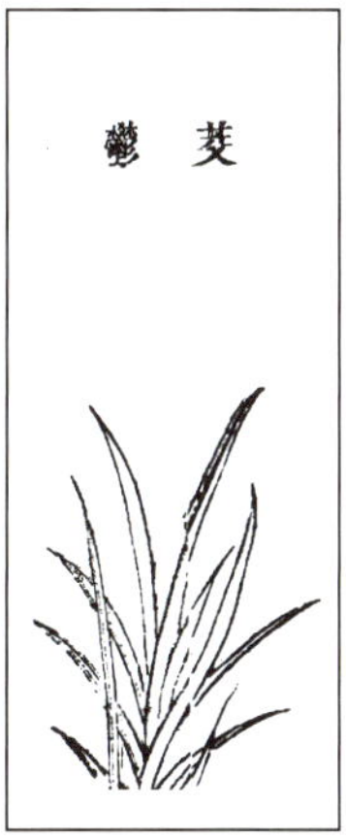

图 12　蒙筌 · 茭郁

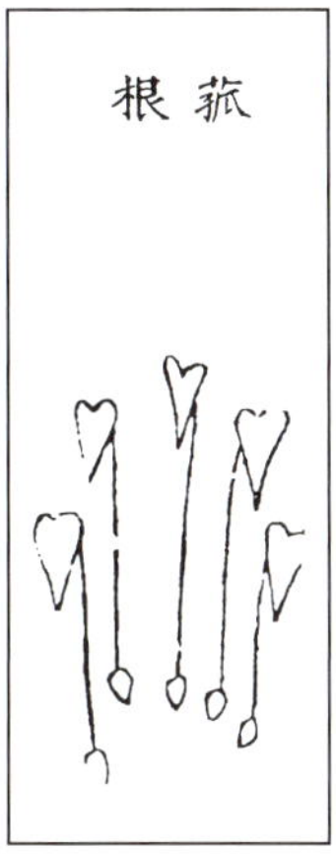

图 13　太乙 · 菰根

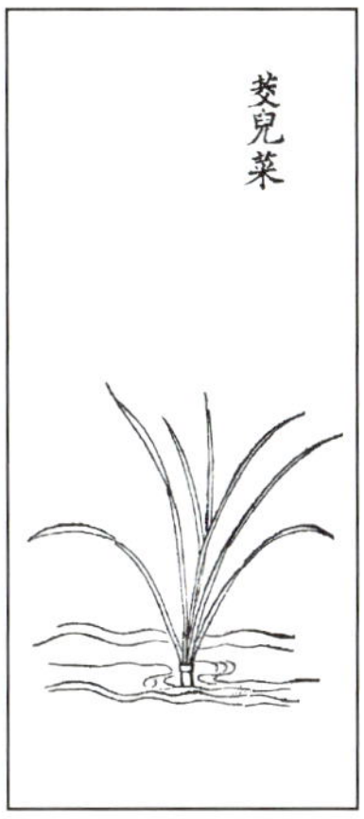

图 14　茹草 · 茭儿菜

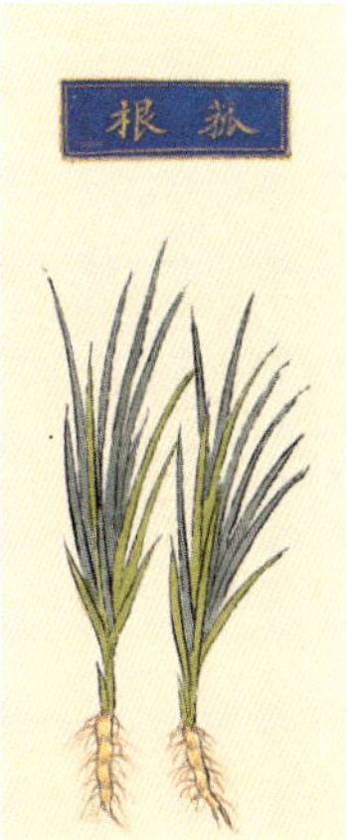

图 15　雷公 · 菰根

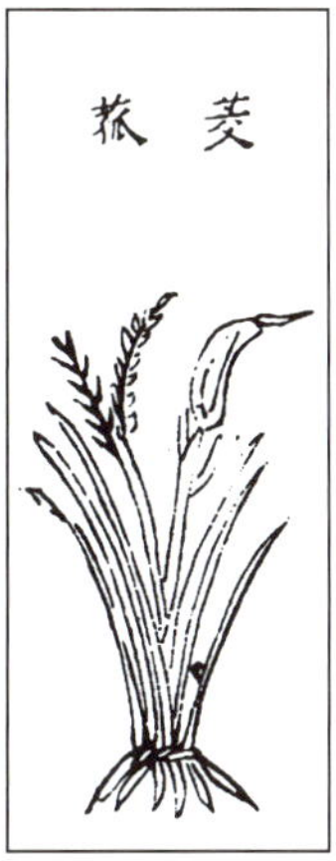

图 16　纲目（金）· 茭菰

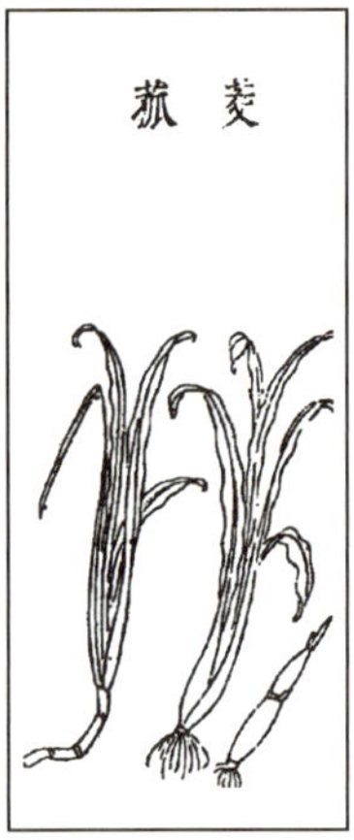

图 17　纲目（钱）· 茭菰

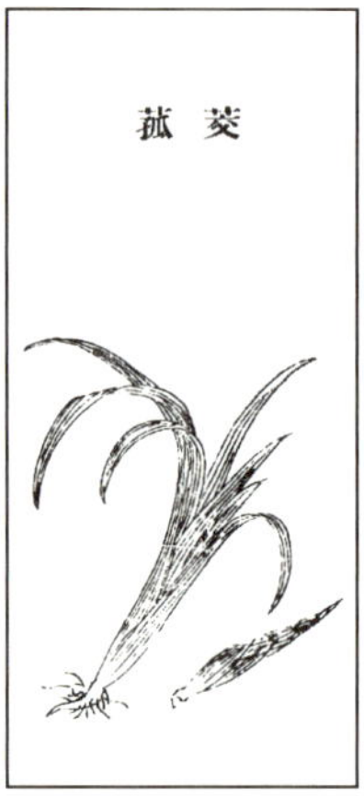

图 18　纲目（张）· 茭菰

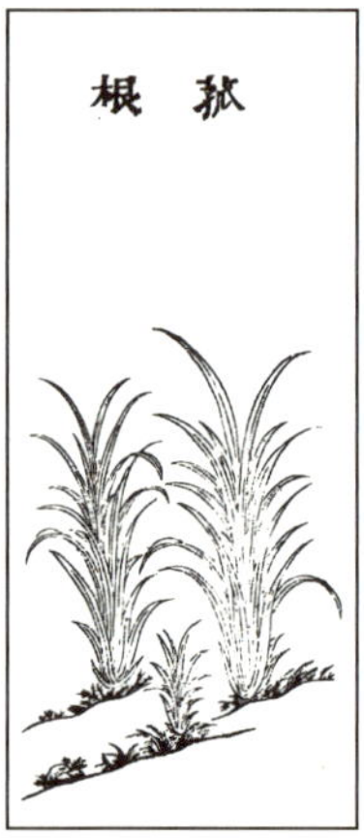

图 19　三才 · 菰根

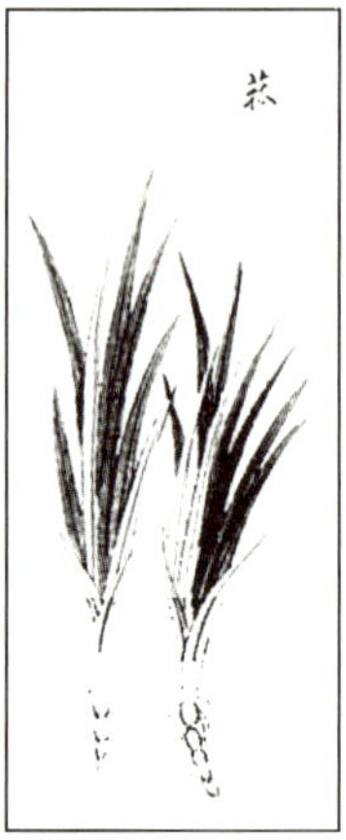

图 20　金石 · 菰

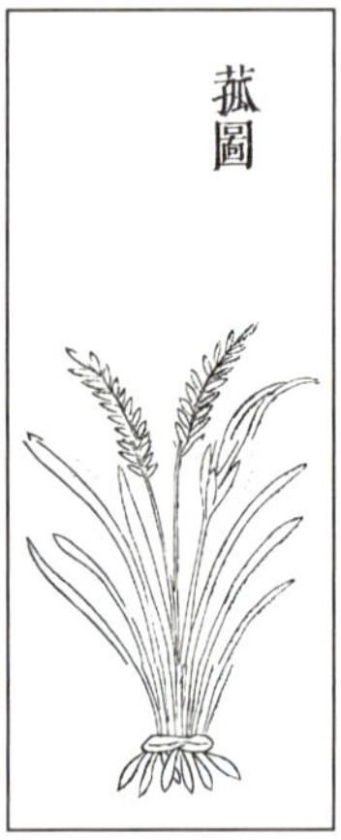

图 21　草木典 · 菰图

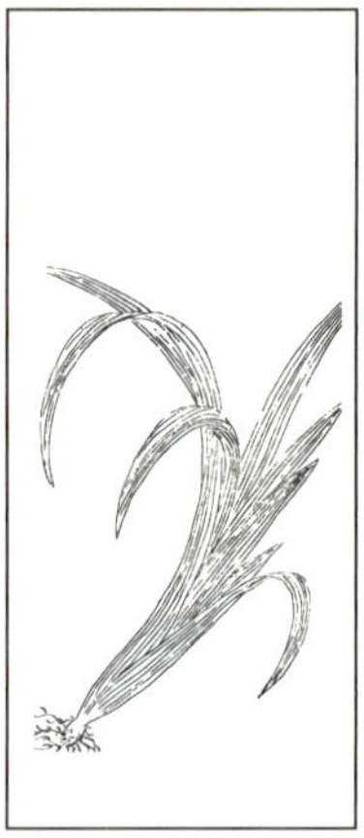

图 22　图考 · 菰

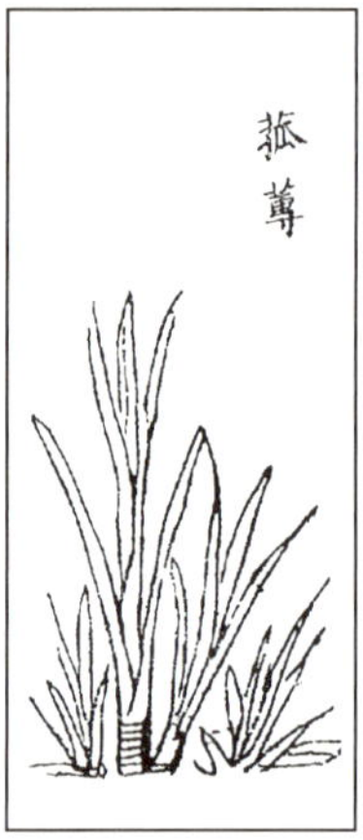

图 23　便方 · 菰莼

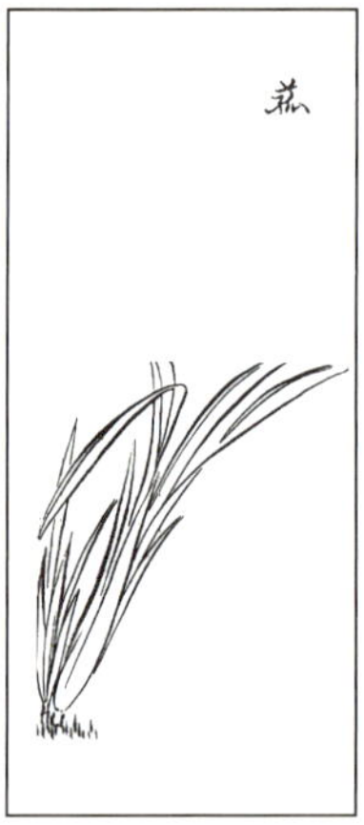

图 24　图说 · 菰

本品24图，取自20书，其中4幅彩图。有承继关系的图可分4个书类。

《本草图经》：该书的“菰根-1”（图1）、“菰根-2”（图2）图存于《大观》本。存于《政和》者仅“菰根”（图3）一图，其图与图1相同。存于《绍兴》者两图（图5、6），其中图5与图1、图3基本相同，但图6中的两株植物与图5形态相同，仅比图5少1株。今以《大观》图2、《政和》图3为《图经》图的代表。

仿绘《图经》图3的彩色图有 :《本草品汇精要》“菰根”（图7）仿绘《图经》图3，仅绘植株2株，根茎呈连珠状。此后《补遗雷公炮制便览》图15、《金石昆虫草木状》图20均仿绘《品汇》图7。

仿绘《图经》图3的墨线图有 :《本草蒙筌》“菰根”（图10），但仅绘其中1株。该书另有2图，说见下。《三才图会》“菰根”（图19）将《图经》图3改变构图，地上部分形态同图3，但每株植物皆增加土地背景，掩盖了根茎。

《野菜谱》：该书“茭儿菜”（图8）的仿绘者为《茹草编》图14，后者水线更生动。

《本草纲目》（金陵本）：该书“茭菰”（图16）的仿绘者有《本草蒙筌》“菰首”（图11）、《古今图书集成·草木典》“菰图”（图21）。

《植物名实图考》：该书“菰”（图22）的仿绘图有《本草纲目》张本“图18”，但此图另外增加了一根写生的“茭白”图。《本草简明图说》“菰”（图24）亦仿绘图22。

以上24图中，除外13幅仿绘图，原创图尚有11幅（图2、3、6、8、9、12、13、16、17、22、23），详见下“鉴药”项。

【文录】

梁《本草经集注》（见《证类》卷11“菰根”） 陶隐居云：菰根，亦如芦根，冷利复甚也。

唐《本草拾遗》（见《证类》卷11“菰根”） 陈藏器云：菰菜……生江东池泽，菰葑上如菌，葑是菰根，岁久浮在水上者……《吕氏春秋》曰：菜之美者，越路之菌是也。晋·张翰见秋风起思之。又云：菰首，生菰蒋草心，至秋如小儿臂，故云菰首……更有一种小者，擘肉如墨，名乌郁。人亦食之。

后蜀《蜀本草》（同上） 《蜀本》：《图经》云：生水中，叶似蔗、荻，久根盘厚，夏月生菌细，堪啖，名菰菜。三年已上，心中生台如藕，白软中有黑脉，堪啖，名菰首也。

宋《开宝本草》（同上） 今按：别本注云：菰蒋草也。江南人呼为茭草，秣马甚肥。味甘，无毒。

宋《本草图经》（同上） 《图经》曰：菰根，旧不著所出州土，今江湖陂泽中皆有之，即江南人呼为茭草者。生水中，叶如蒲、苇辈，刈以秣马甚肥。春亦生笋，甜美堪啖，即菰菜也。又谓之茭白，其岁久者，中心生白台如小儿臂，谓之菰手。今人作菰首，非是。《尔雅》所谓蘧蔬，注云：似土菌，生菰草中，正谓此也。故南方人至今谓菌为菰，亦缘此义也。其台中有墨者，谓之茭郁。其根亦如芦根，冷利更甚。二浙下泽处，菰草最多，其根相结而生，久则并土浮于水上，彼人谓之菰葑。刈去其叶，便可耕莳。其苗有茎梗者，谓之菰蒋草。至秋结实，乃雕胡米也。古人以为美馔，今饥岁人犹采以当粮。

宋《本草衍义》卷12“菰根” 蒲类。四时取根捣，绞汁用。河朔边人止以此苗饲马，曰菰蒋，及作荐。花如苇，结青子，细若青麻黄，长几寸。彼人收之，合粟为粥，食之甚济饥，此杜甫所谓“愿作冷秋菰”者是也。

明《救荒本草》卷上“茭笋” 《本草》有菰根，又名菰蒋草，江南人呼为茭草，俗又呼为茭白。生江东池泽水中及岸际，今在处水泽边皆有之。苗高二三尺，叶似蔗荻；又似茅叶而长大阔厚，叶间擗葶，开花如苇，结实青，子根肥，剥取嫩白笋可噉。久根盘厚生菌（音窘）细软，亦可噉，名菰菜。三年已上心中生葶如藕白软，中有黑脉，甚堪噉，名菰首。味甘，性大寒，无毒。

明《本草蒙筌》卷3“菰根” 多生江湖陂泽，叶如蒲苇尖长。秣马甚肥，作荐诚软。江南呼为茭草，即此是焉……又菰首当作菰手，系风久中生白台。与小儿臂同，故取为名唤。

明《本草纲目》卷19“菰”【释名】【时珍曰】按许氏《说文》菰本作苽，从瓜谐声也。有米谓之雕菰，已见谷部“菰米”下。江南人呼菰为茭，以其根交结也。“蒋”义未详。

清《植物名实图考》卷18“菰” 菰，《别录》下品。或谓之茭，亦谓之蒋。中心苔谓之菰首，俗呼茭白，亦曰茭瓜。宋《图经》谓：《尔雅》：出隧，蘧疏。即此。秋时结实，谓之雕胡米。《救荒本草》：菰根谓之茭笋，今京师所谓茭耳菜也。《湘阴志》：茭草吐穗，开小黄花，实结茎端，细子相胶，大如指，色黑。小儿剥出，煨熟食之。味亦香美，谓之茭杷，即菰米也。

【鉴药】

“菰根”首见于《名医别录》。李时珍曰：“按许氏《说文》菰本作苽，从瓜谐声也。”《本草纲目》以“菰”为总名立条。其根（根茎）、米（颖果）、茭瓜（嫩茎为黑穗菌*Ustilago edulis*寄生后茎体膨大）[1]均可入药或食用。《别录》载菰根“主肠胃痼热、消渴。止小便利”。后世罕用本品入医方使用。

“菰”进入本草虽晚到《别录》之时，但在此之前，本品已见于文史书记载。陈藏器云“《吕氏春秋》曰‘菜之美者，越路之菌’是也”。《尔雅·释草》：“出隧，蘧疏。”晋·郭璞注云：“蘧疏似土菌，生于菰草中。今江东啖之，甜滑。”此说明古人很早就知道茭瓜（菰首、菰手）本质是菌类植物引起的菰茎增大。陈藏器云：“菰首，生菰蒋草心，至秋如小儿臂，故云菰首……更有一种小者，擘肉如墨，名乌郁。人亦食之。”“乌郁”指茭瓜中有黑色点状或粉状的菌，此亦可食。古代的茭瓜、菰首，现代也或混称茭白、茭笋，其实后者是菰的嫩芽，如同芦笋。

关于“菰”的生境、形态，唐本《图经》云：“生水中，叶似蔗、荻，久根盘厚，夏月生菌细，堪啖，名菰菜。三年已上，心中生台（薹）如藕，白软中有黑脉，堪啖，名菰首也。”宋《本草图经》云：“今江湖陂泽中皆有之，即江南人呼为茭草者。生水中，叶如蒲、苇辈，刈以秣马甚肥。春亦生笋，甜美堪啖，即菰菜也。又谓之茭白，其岁久者，中心生白台（薹）如小儿臂，谓之菰手。今人作菰首，非是……其

1 中国科学院《中国植物志》编辑委员会：《中国植物志》，北京：科学出版社，2002，第9（2）卷，17.

台（薹）中有墨者，谓之茭郁。其根亦如芦根，冷利更甚。二浙下泽处，菰草最多，其根相结而生，久则并土浮于水上，彼人谓之菰葑。刈去其叶，便可耕莳。其苗有茎梗者，谓之菰蒋草。至秋结实，乃雕胡米也。古人以为美馔，今饥岁人犹采以当粮。”以上详细地介绍了这种“叶似蔗、荻”，能生成“菰手”、其实为“雕胡米”的植物。此即禾本科菰属植物菰*Zizania latifolia*（Griseb.）Stapf。

菰虽常见，但在墨线图中要体现其与芦荻、菖蒲等植物的区别并不容易。

1.《本草图经》：该书的“菰根-2”（图2）仅《大观本草》有存。图中绘水边生长着数丛叶扁平条状的植物。此示意图，难以确定植物种。

“菰根”（图3）绘整株的“菰”，主根直立，有须根，叶条状扁平，密集贴茎而生，但却未绘茎秆。以上两图只能说示意为菰*Z. latifolia*。此等图反而不如文字记述更能体现植物的特征。

2.《救荒本草》：该书“茭笋”（图6）的文字解说中，“茭笋”是指“子根肥，剥取嫩白笋可啖”。乃是指嫩白的根茎。“年已上心中生葶如藕白软，中有黑脉，甚堪啖，名菰首”，这才是现代所称“茭白”。苏颂所云“菰手”。其图未显示粗大根茎及膨大的“菰手”，仅是一般的须根与条形叶。若不结合文字叙述，无法确定该图所示为菰*Z. latifolia*。

3.《野菜谱》：该书“茭儿菜”（图8）亦属简单示意图，示意水生植物，有条状扁平叶。其中心有稍低于叶的细纺锤状物，也许示意为“菰手”。按《图经》所云：“久根盘厚，夏月生菌细，堪啖，名菰菜。”《救荒本草》引作“久根盘厚生菌，细嫩，亦可啖”。这种菜乃是菌类植物，今未见有此菜。“菰”的嫩根茎、根茎上的嫩芽（笋）皆为可作菜食之物。

4.《食物本草》：该书“茭白”（图9）是一幅错误图，其形甚类似该书的白苣等菜，不明何以被充作“茭白”。

5.《本草蒙筌》：该书“茭郁”（图12）为新绘。该书另外两幅图皆属仿绘。此图未示根茎，仅示叶片的上部。据其图名，此物当系“菰首”中一种稍小者，“擘肉如墨，名乌郁”。此物也是属于“菰首”（今茭白），但断面黑色菌甚多如黑煤。此图无膨大的嫩茎，今中间一叶先端似有一层黑物，但此也许是原图的误绘，“乌郁”不是长在叶片先端。故此图示意不明。

6.《太乙仙制本草药性大全》：该书“菰根”（图13）构图奇特。绘5株小草本，有小球茎，单生一叶，长柄，叶三角状，基部心形。此非“菰根”，不明绘图者欲表现何种植物。

7.《本草纲目》（金陵本）：该书“茭菰”（图16）是最接近“菰”形、但又很不准确的一幅图。其根部有粗大的须根，却未表现匍匐根茎；有类似谷穗的花序，却距离实物的圆锥花序太远；茎秆有膨大之物，却很类似生于茎顶的佛焰苞，非“菰首”所应着生的部位。“菰首”为常食蔬菜，何以不能绘出准确之图？不得其解。

8.《本草纲目》（钱本）：该书“茭菰”（图17）的绘图者大概也不满意金陵本所绘，另绘此图。图示左支有粗大、节疏的根茎，叶片为扁平条形。中间一支为须根，右边有短小如藕之物，类似“菰首”。终于有人给“菰首”绘制了写实图。此可证其原植物为菰*Z. latifolia*。《纲目》张本觉得钱本图17的原植物画得不好，换上《植物名实图考》的图，冠名“茭菰”（图18）。此图右下亦写生绘出了“菰首”，是未剥去外皮的“菰首”，非常准确。

9.《植物名实图考》：该书“菰”（图22）只着眼于绘制扁平宽大的叶片，下不表现匍匐茎，上不表现花序，中间不绘“菰首”。仅凭此图，谁敢肯定它是菰*Z. latifolia*？所以《纲目》（张本）“茭菰”（图18）虽然仿绘了此图，还是在植物旁边加一个“菰首”写生图。

10.《草木便方》：该书正文名“羔笋”，即“茭笋”的俗名。其图“菰莼”（图23）下有水线，示意水生。另有几丛扁平叶，直立。其中有一茎枝，下可见有横纹，上部粗大，有叶片相裹。此即示意为长有“茭笋”的嫩茎。诸多本草图中，唯此图能反映“茭笋”着生的情况。其原植物为菰*Z. latifolia*。

【小结】

“菰根”为《名医别录》所载早期药物之一。后世医方罕用其根，但其嫩茎为黑穗菌Ustilago edulis寄生后膨大而成“菰首”（或云“茭瓜”，即今茭白）为常食蔬菜。据陈藏器、苏颂等记述的本品形态，其原植物为禾本科植物菰*Zizania latifolia*（Griseb.）Stapf。古代药图多未能较好地表现其植物特征。《本草纲目》钱本、张本写生绘制出“菰首”，才用图画表现了本品的重要特征之一。

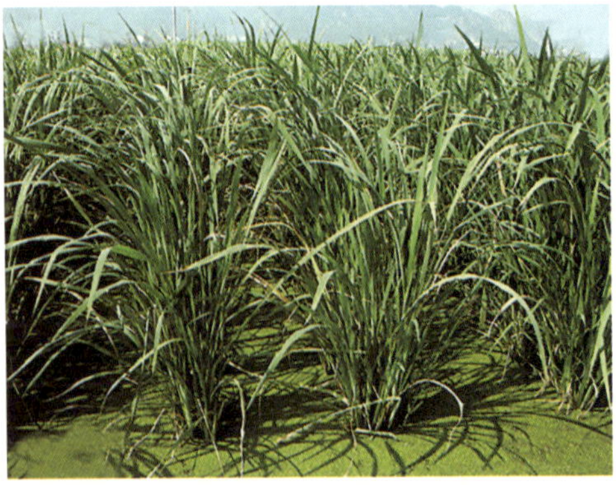

图 25　菰 *Zizania caduciflora*

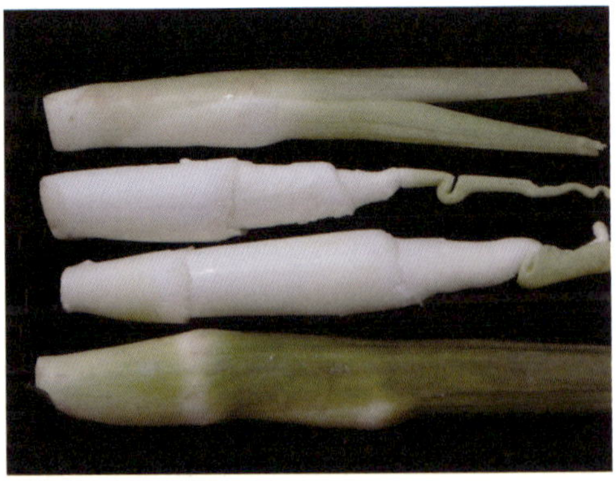

图 26　“菰首”（茭白）

19-10 水萍

【品图】

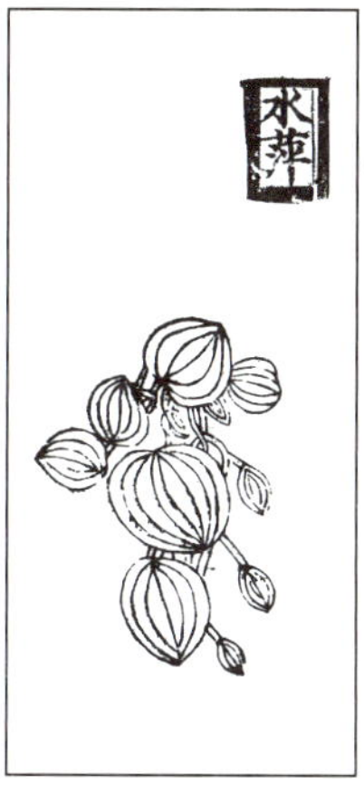

图1 图经（大）·水萍

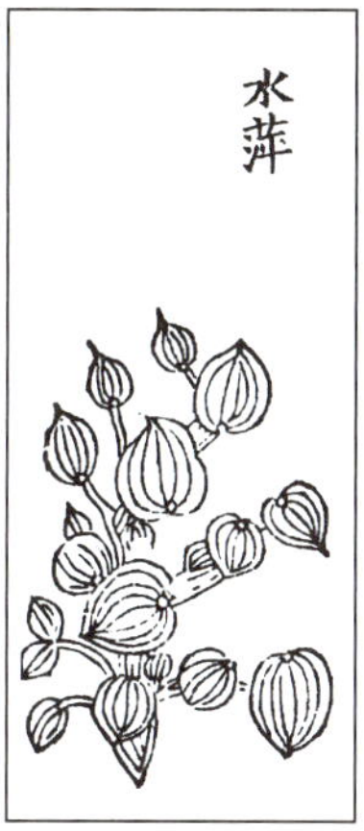

图2 图经（政）·水萍

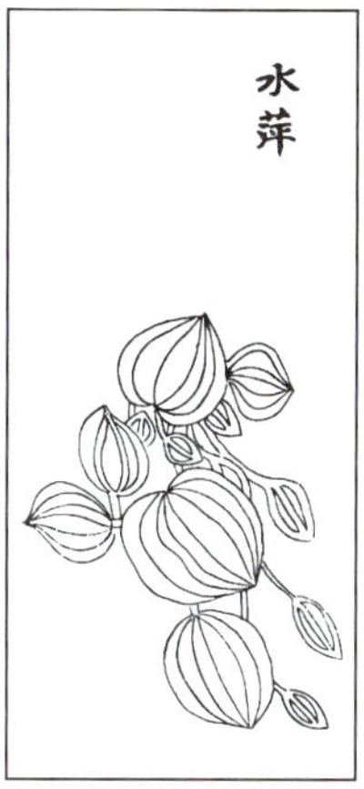

图3 图经（绍）·水萍

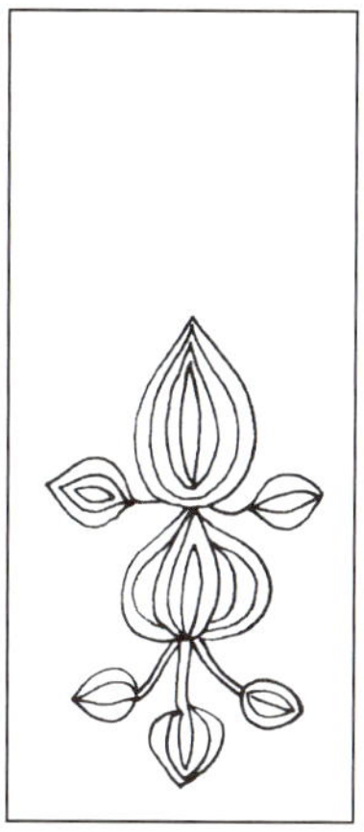

图4 歌括·水萍

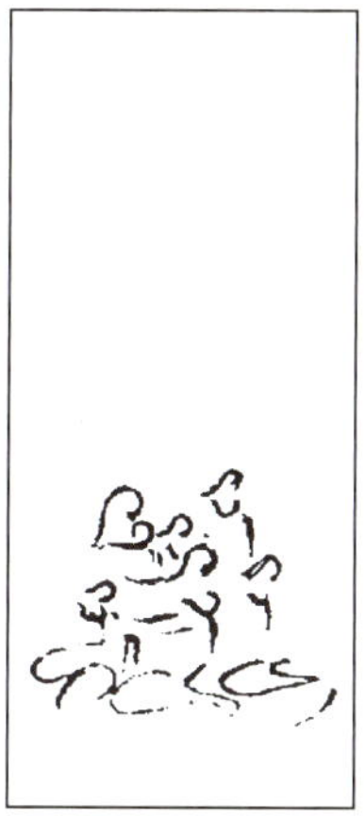

图5 滇南图·水萍

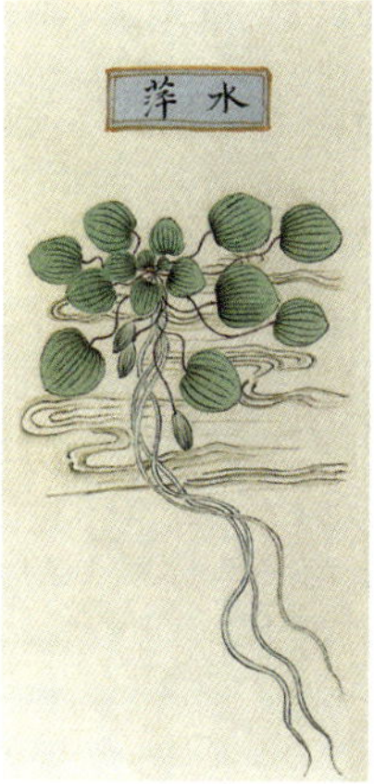

图6 品汇·水萍

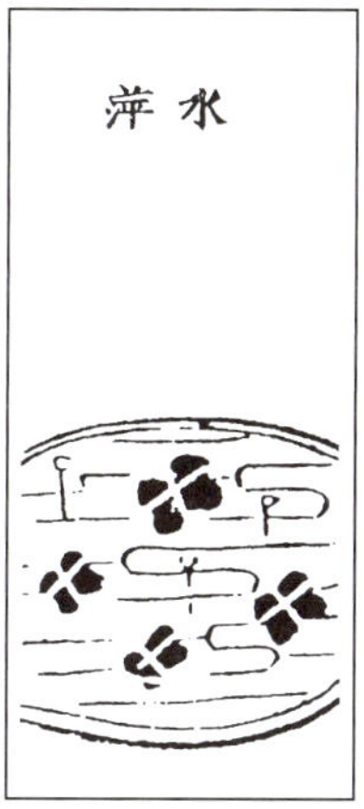

图7 太乙·水萍

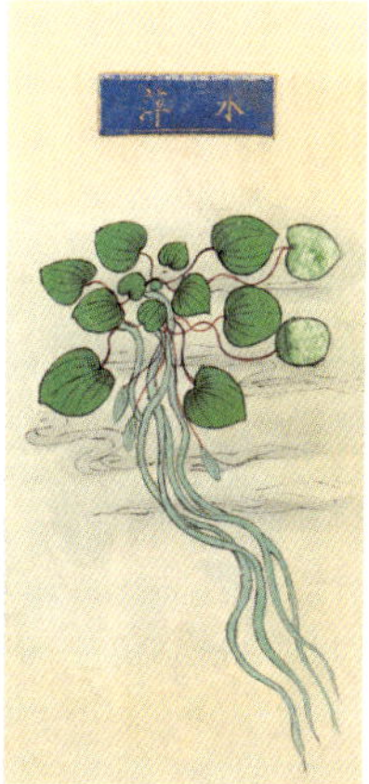

图8 雷公·水萍

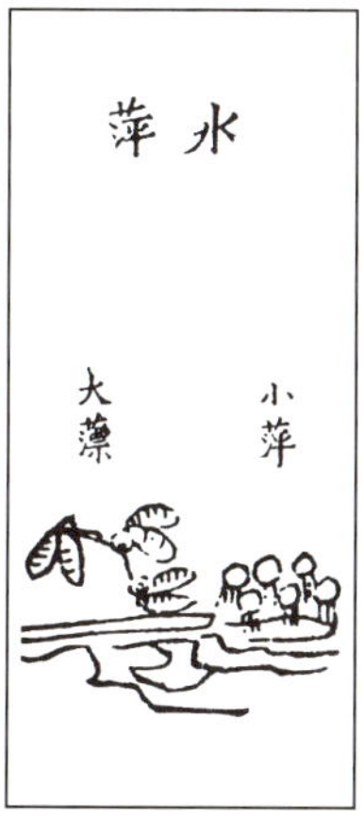

图9 纲目（金）·水萍

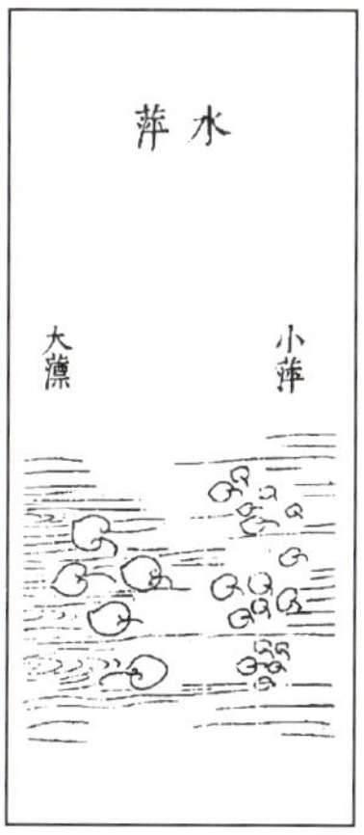

图10 纲目（钱）·水萍

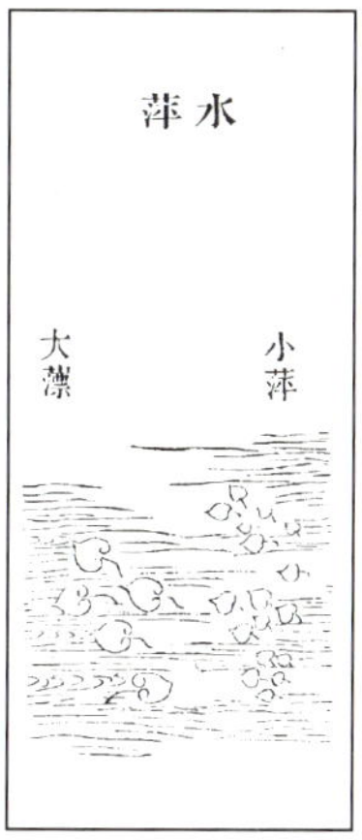

图11 纲目（张）·水萍

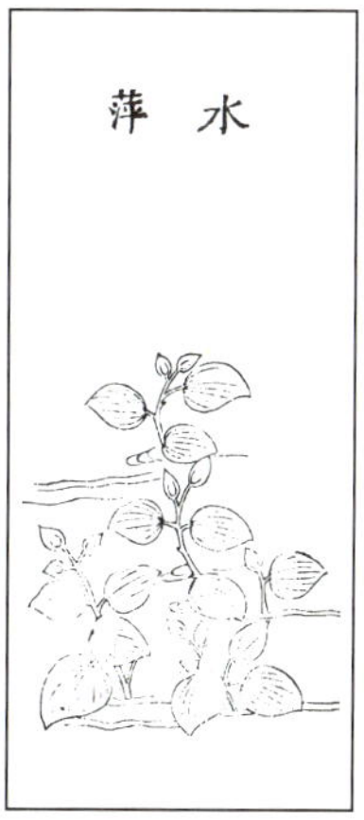

图12 三才·水萍

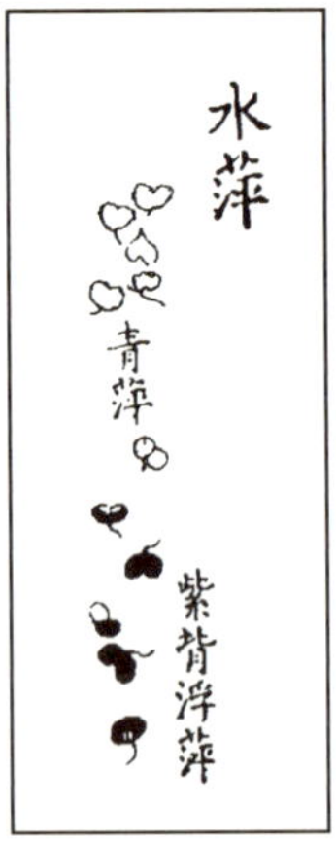

图 13　原始 · 水萍

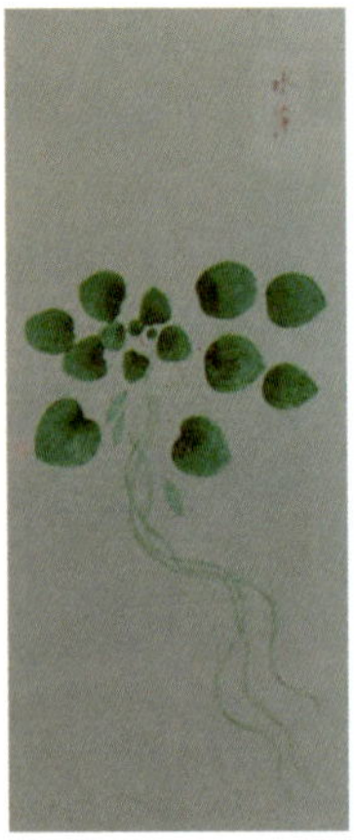

图 14　金石 · 水萍

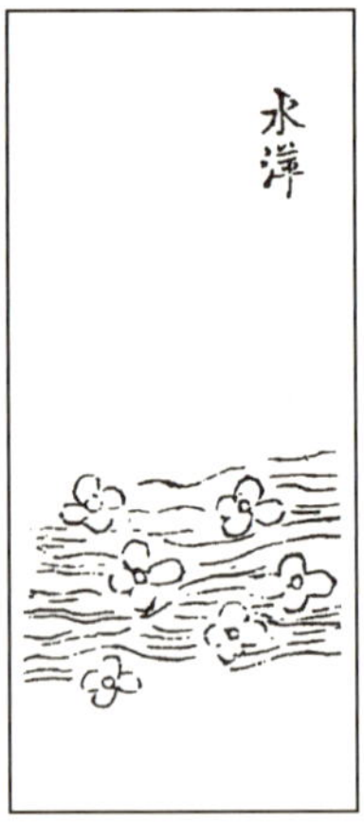

图 15　汇言 · 水萍

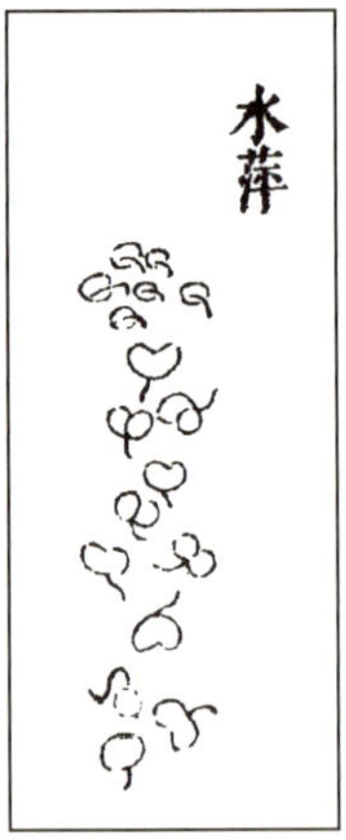

图 16　本草汇 · 水萍

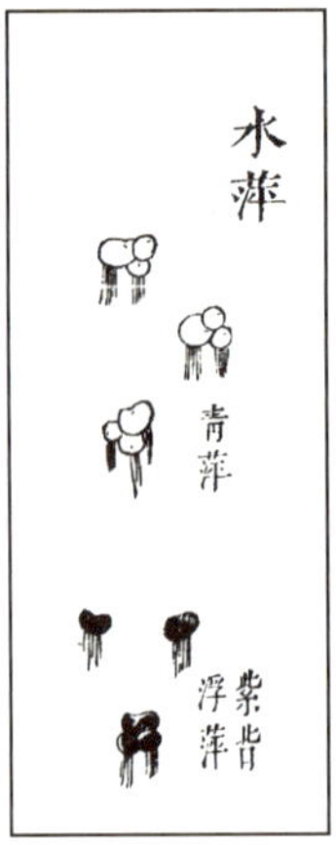

图 17　类纂 · 水萍

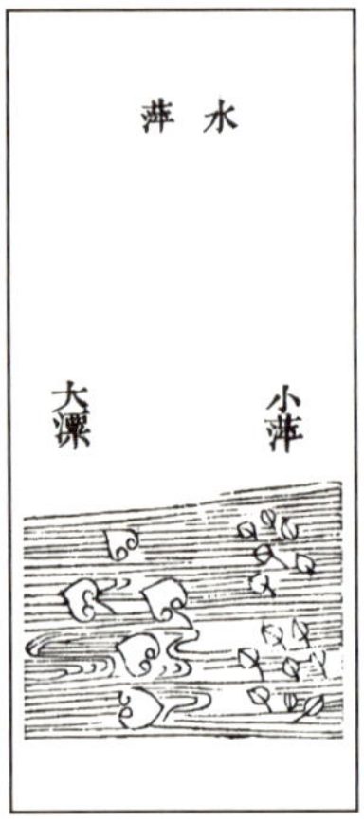

图 18　备要 · 水萍

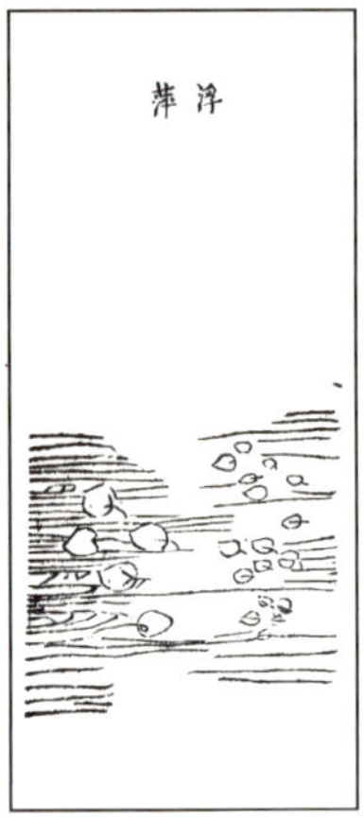

图 19　求真 · 浮萍

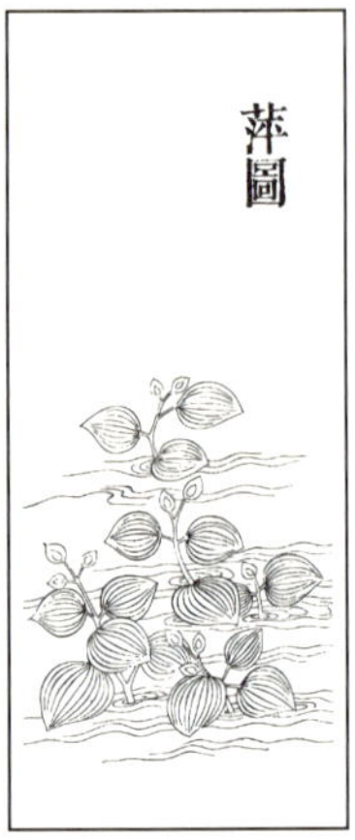

图 20　草木典 · 萍图

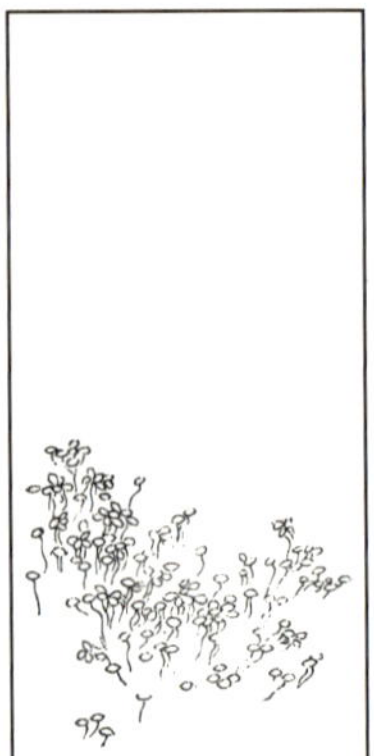

图 21　图考 · 水萍

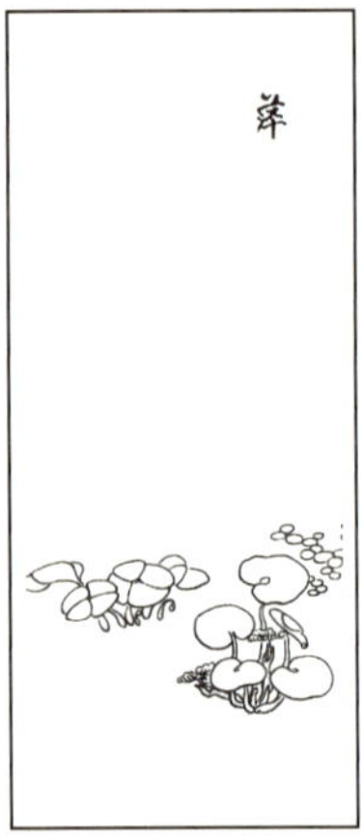

图 22　图说 · 萍

本品22图，取自22书，其中3幅彩图。有承继关系的图可分4个书类。

《本草图经》：该书“水萍”图分别存于《大观》(图1)、《政和》(图2)、《绍兴》(图3)。此三传本《大观》《绍兴》所存药图的叶状体仅6枚，《政和》数量稍多。今以《政和》图2为《图经》图的代表。

仿绘该图的墨线图有：《本草歌括》图4将叶状体减少到2枚。《三才图会》图12将植物绘成直立而非漂浮状，另加水线。《古今图书集成·草木典》“萍图”(图20)又仿绘《三才》

图12，流水线更加生动。

《本草品汇精要》：该书“水萍”（图6）虽参考了《图经》之图，但构图之外，还增加根须，叶状体与圆形新芽的区别与位置都更到位，有新的创意。其仿绘者有《补遗雷公炮制便览》图8、《金石昆虫草木状》图14。

《本草纲目》（金陵本）：该书“水萍”（图9）的仿绘者有《纲目》钱本图10，其构图与植物形态都有些许改变，但其中“大薸”“小萍”的位置不变。《纲目》张本图11、《本草备要》图18、《本草求真》图19均仿绘钱本图10。

《本草原始》：该书“水萍”（图13）的仿绘者有《本草汇》图16、《本草纲目类纂必读》图17（该图“青萍”形态改变，其下根须亦均增多）。

以上22图中，除外13幅仿绘图，原创图尚有9幅（图2、5、6、7、9、13、15、21、22），详见下“鉴药”项。

【文录】

《吴普本草》（见《初学记》[1]卷27“草部”） 华白。（《吴氏本草》曰：水萍，一名水廉。生池泽水上，叶圆小，一茎一叶，根入水，五月华白。三月采，日干之。）

《本经》《别录》（见《证类》卷9“水萍”） **一名水花，**一名水白，一名水苏。生雷泽池泽。三月采，暴干。

梁《本草经集注》（同上） 陶隐居云：此是水中大萍尔，非今浮萍子。《药录》云：五月有花，白色。即非今沟渠所生者。楚王渡江所得，非斯实也。

唐《唐本草》（同上）《唐本》注云：水萍者，有三种，大者名蘋。水中又有荇菜，亦相似，而叶圆。水上小浮萍，主火疮。

唐《本草拾遗》（同上） 陈藏器云：水萍有三种，大者曰蘋，叶圆阔寸许，叶下有一点如水沫，一名芣菜……小萍子是沟渠间者……《本经》云水萍,应是小者。

宋《嘉祐本草》（同上）《尔雅》云：苹，蓱。其大者蘋。注：水中浮蓱，江东谓之薸，陆机《毛诗义疏》云：其粗大者谓之蘋，小者曰蓱。季春始生。可糁蒸为茹，又可苦酒淹以就酒。

宋《本草图经》（同上）《图经》曰：今处处溪涧水中皆有之。此是水中大萍，叶圆阔寸许，叶下有一点，如水沫，一名芣菜。《尔雅》谓之苹。其大者曰蘋是也。《周南诗》云：于以采蘋。陆机云：海中浮萍粗大者谓之萍。季春始生，可糁蒸，以为茹。又可用苦酒淹，以按酒。三月采，暴干。苏恭云：此有三种：大者曰蘋；中者荇菜，即下凫葵是也；小者水上浮萍，即沟渠间生者是也。大蘋，今医方鲜用。浮萍，俗医用治时行热病，亦堪发汗，甚有功。

1 初学记：此下文亦见《太平御览》卷1000“萍”。

明《本草纲目》卷19“水萍” 【释名】水廉（《吴普》）。【集解】【时珍曰】本草所用水萍，乃小浮萍，非大蘋也。陶、苏俱以大苹注之，误矣。萍之与蘋，音虽相近，字脚不同，形亦迥别，今厘正之，互见“蘋”下。浮萍处处池泽止水中甚多，季春始生。或云杨花所化。一叶经宿即生数叶，叶下有微须，即其根也。一种背面皆绿者。一种面青背紫赤若血者，谓之紫萍，入药为良，七月采之。《淮南万毕术》云：老血化为紫萍。恐自有此种，不尽然也。《小雅》“呦呦鹿鸣，食野之苹”者，乃蒿属。陆佃指为此萍，误矣。

清《植物名实图考》卷18“水萍” 水萍，《本经》中品。《尔雅》：萍，蓱其大者蘋。《吴普本草》始别出。蘋即俗呼田字草。

【鉴药】

“水萍”首见于《本经》。名义不详。《本经》载其“主暴热，身痒，下水气，胜酒，长须发，止消渴，下气。久服轻身。”后世多用其发汗、利水。

古代与“萍”音同（“苹”“蘋”）或名同的植物较多，容易混淆。如三国魏《吴普本草》有“五月华白”的“水萍”，此肯定与本条“水萍”不是同一植物。关于本品来源，古本草颇有争议。

梁·陶弘景认为：“此是水中大萍尔，非今浮萍子。《药录》云：五月有花，白色。即非今沟渠所生者。楚王渡江所得，非斯实也。”可见陶氏持“大萍”说。

《唐本草》云水萍有三种：“大者名苹。水中又有荇菜，亦相似，而叶圆。水上小浮萍，主火疮。”但没有确认哪种水萍是本条的基原。唐《本草拾遗》认为“小萍子是沟渠间者……《本经》云水萍，应是小者”。宋代苏颂《本草图经》综述前人言，且云“此是水中大萍，叶圆阔寸许，叶下有一点，如水沫，一名芣菜。《尔雅》谓之苹。其大者曰蘋是也。《周南诗》云：于以采蘋。陆机云：海中浮萍粗大者谓之萍。季春始生，可糁蒸，以为茹。又可用苦酒淹，以按酒。”但苏氏又接着说：“大蘋，今医方鲜用。浮萍，俗医用治时行热病，亦堪发汗，甚有功。”可见苏颂虽然将《本经》“水萍”原植物认定是“水中大萍”，但却承认当时用药实际是“大蘋，今医方鲜用”。而属于水中的浮萍却是发汗良药。

李时珍对古代的争议予以裁断：“本草所用水萍，乃小浮萍，非大蘋也。陶、苏俱以大苹注之，误矣。萍之与蘋，音虽相近，字脚不同，形亦迥别……浮萍处处池泽止水中甚多，季春始生。或云杨花所化。一叶经宿即生数叶，叶下有微须，即其根也。一种背面皆绿者。一种面青背紫赤若血者，谓之紫萍，入药为良，七月采之。”并指出“《小雅》‘呦呦鹿鸣，食野之苹’者，乃蒿属。陆佃指为此萍，误矣。”

比较以上诸家之说，陈藏器与李时珍的意见是一致的，即《本经》的水萍，是“沟渠间”间的“小浮萍”。此种浮萍“处处池泽止水中甚多，季春始生”，生长很快，叶下有根，有叶背绿色，也有叶背紫色的（紫萍）。现代学者一致认为此水萍包括浮萍科紫萍属植物紫萍*Spirodela polyrrhiza*（L.）Schleid.，以及同科浮萍属植物浮萍（青萍）*Lemna minor* L.。此两种浮萍均为浮生植物，叶状体小，其下有细根，根成束多数的是紫萍，叶稍大，具掌状脉；仅一根者是浮萍，叶小，叶脉3，且不明显。在古代本草图中，能表现这两种水萍的区别比较困难。

1.《本草图经》：该书《政和》“水萍”（图2）的叶多于《大观》“水萍”（图1）。但其叶均为圆形或阔卵形。此图很像俯视图，故无法看到其叶下的根。其大叶的叶脉呈弧形，5—7条，且大叶均无叶柄，小叶才有叶柄状物。与此相类似的植物可能有两种。一种是浮萍科植物紫萍*S. polyrrhiza*。其叶状体有掌状叶脉5—7条。其大叶旁或为幼小的叶状体，由一细弱的柄与母体相连。另一种是水鳖科植物水鳖*Hydrocharis dubia*（Bl.）Backer，亦为浮水草本，其叶片心形或圆形，叶脉亦为5条，稀7条，叶基心形，故亦与该图相似。两相比较，水鳖之叶均有长叶柄，其周边没有众多大小明显不同的叶。其匍匐茎发达，若绘水鳖图，不绘其根是很难说得过去的。水鳖叶基心形非常明显，对比“水萍”（图2），并不吻合。《植物名实图考》“马尿花”即水鳖，其图（图23）的形状显然与“水萍”（图2）不同。因此本书更倾向于图2是一幅俯视的紫萍*S. polyrrhiza*图。

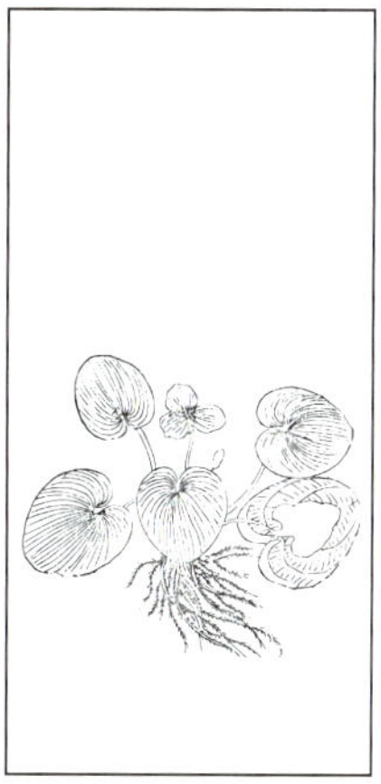

图23　图考·马尿花

2.《滇南本草图说》：该书“水萍”（图5）用写意法，绘水池中生长的漂浮物，其中或有三角叶者，或与心形叶者。粗拙难以为据。

3.《本草品汇精要》：该书“水萍”（图6）虽然因袭了《图经》同名图的某些表现法，叶形也基本相似，但该图的重大改动是所有叶片均是一株植物，有明显的细长根须。所有的叶片都具有纤细的长柄，发自同一根基。因此该图近似于水鳖科植物水鳖*Hydrocharis dubia*，而与浮萍科植物完全不同。

4.《太乙仙制本草药性大全》：该书“水萍”（图7）绘一圆池塘，里面有两种萍：四叶成田字形的是苹科苹属植物苹（田字草）*Marsilea quadrifolia* L.。另一种即浮萍，显示一小圆叶，下有一根须。此即浮萍科植物浮萍（青萍）*L. minor*。

5.《本草纲目》（金陵本）：该书“水萍”（图9）在一图中绘了两种植物，一为“大薸”，一为“小萍”。其小萍叶小，下有数支根，此明显是浮萍科植物紫萍*S. polyrrhiza*。按“大薸”一词未见于《本草纲目》，是《纲目·附图》创造出来的。该词与今天南星科植物大薸*Pistia stratiotes* L.完全不同。“薸”，《尔雅》：“萍，蓱。其大者蘋。”晋·郭璞注：“水中浮蓱。江东谓之薸。音瓢。”若按此说，“大薸”即大水萍。在紫萍与浮萍之间比较，自然紫萍更大，浮萍更小。但此图小萍每叶之下数根，此与实物不合。“大薸”

之形更是奇特：3组两两相并的蚕茧样物，不明是叶或其他部位。或云此为水鳖科植物水鳖*Hydrocharis dubia*（Bl.）Backer。[1]然水鳖叶片心形或圆形，与此图之大藻毫无相似之处。存疑。此后钱本将大藻改绘为浮萍状，只有一根，当属浮萍（青萍）*L. minor*。此萍如何能称之为大藻？《纲目·附图》多有此等令人疑惑之处。

6.《本草原始》：该书“水萍”（图13）为药材写生图。其青萍的叶形及单一的根，可知即今浮萍（青萍）*L. minor*。“紫背浮萍”用黑色表示，但其下之根仍为一根，叶大小一样，这就有疑问了。植物学的紫萍叶片大于青萍，且根有数支，非单一。今浮萍（青萍）之叶背也常为紫色，疑李中立将青萍中的叶背紫者亦称紫背浮萍。

7.《本草汇言》：该书“水萍”（图15）绘水中漂浮着6枚叶呈4瓣的植物，此当为苹科植物苹*Marsilea quadrifolia* L.。

8.《植物名实图考》：该书“水萍”（图21）所绘为远景式的浮萍图。每株一小叶，下为一根，此即浮萍（青萍）*L. minor*。

9.《本草简明图说》：该书“萍”（图22）有数种植物。其右上小圆圈似为浮萍（青萍）*L. minor*。左上为苹*Marsilea quadrifolia* L.。右下似为萍蓬草*Nuphar pumilum*（Hoffm.）DC.。

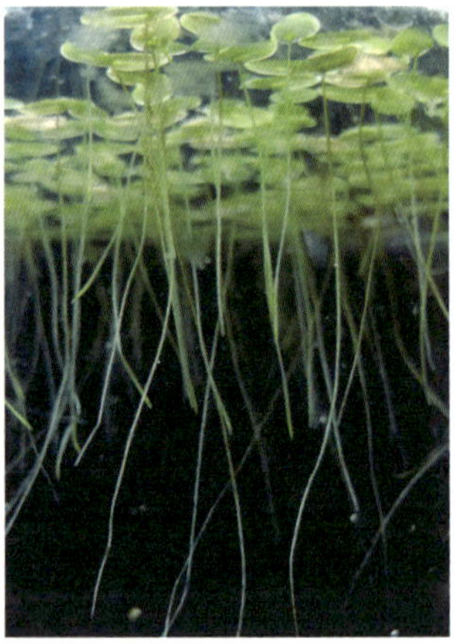

图 26　浮萍（青萍）及其根

【小结】

“水萍”为《本经》记载的早期药物之一。其名称、形状近似的植物较多，故其来源向有争议。但医方所用水萍，多为水中的小浮萍。今考为浮萍科植物紫萍*Spirodela polyrrhiza*（L.）Schleid.，及其同科不同属的植物浮萍(青萍)*Lemna minor* L.。古本草图中的《本草原始》《植物名实图考》等书所绘均系浮萍科植物。但也有的本草图所绘为其他科属的植物。

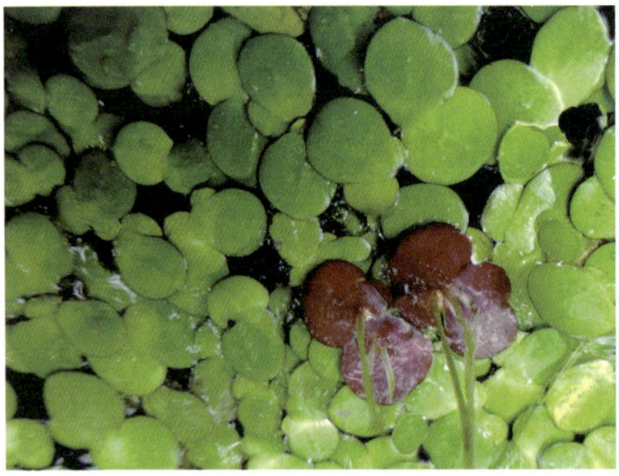

图 24　紫萍 *Spirodela polyrrhiza*

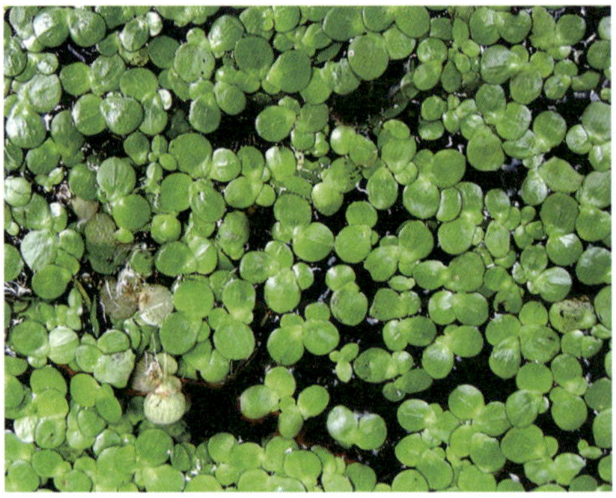

图 25　浮萍（青萍）*Lemna minor*

1　王家葵、蒋淼、胡颖翀：《本草纲目图考》，北京：科学出版社，2018：921.

19–11 蘋[1]

【品图】

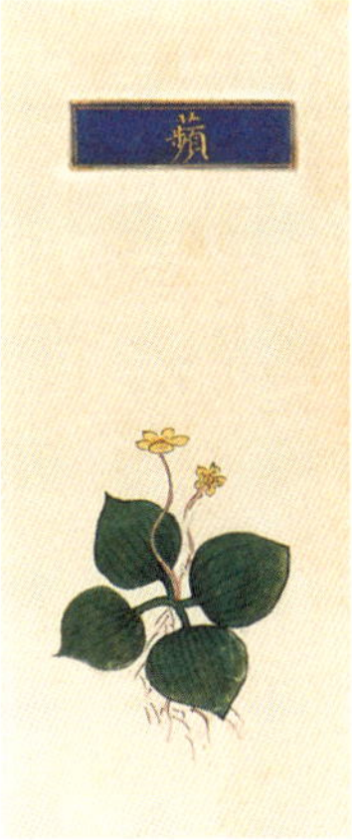

图 1 食物·蘋

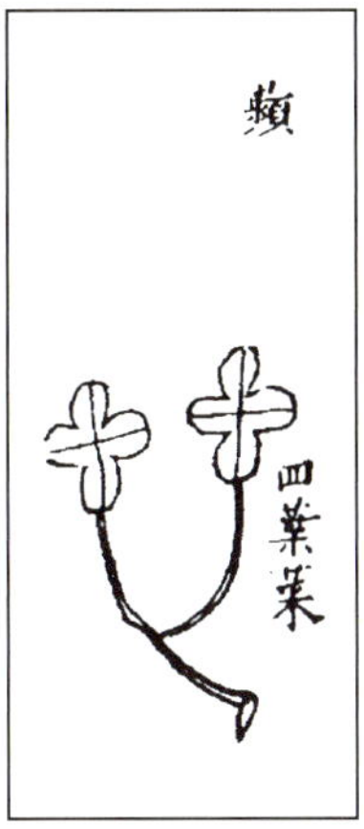

图 2 纲目（金）·蘋

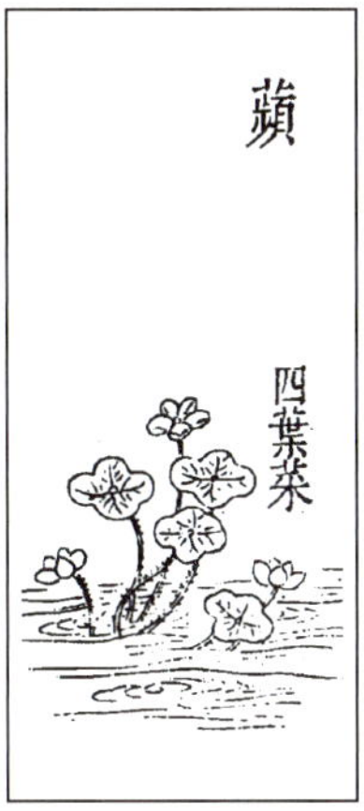

图 3 纲目（钱）·蘋

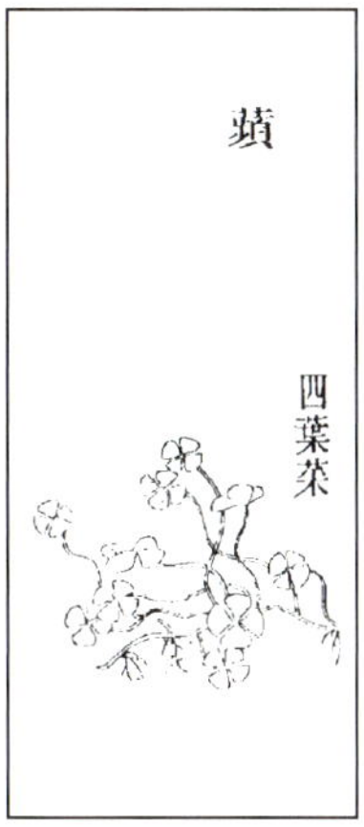

图 4 纲目（张）·蘋

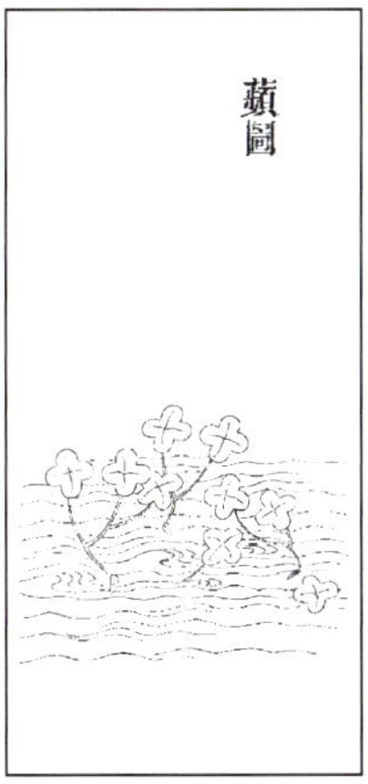

图 5 草木典·蘋图

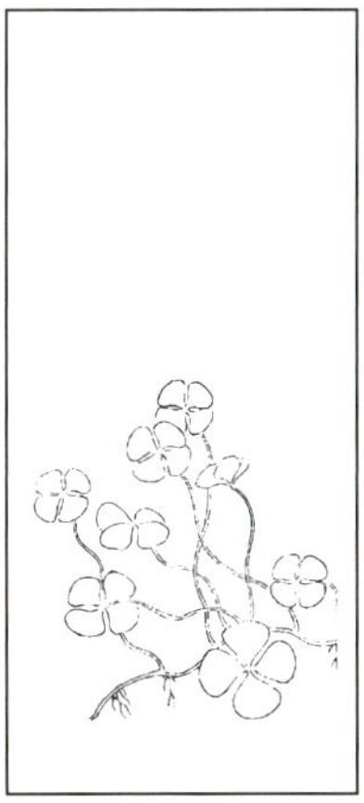

图 6 图考·蘋

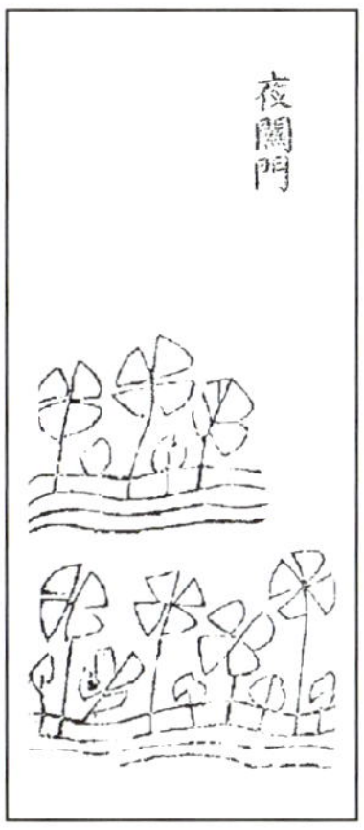

图 7 便方·夜关门

本品7图，取自7书，其中1幅彩图。有承继关系的图可分2个书类。

《本草纲目》(金陵本)：该书“蘋”（图2）的仿绘者有《古今图书集成·草木典》“蘋图”（图5）。该图将原图线条予以美化，增添水波背景。

《植物名实图考》：该书“蘋”（图6）的仿绘者有《纲目》张本图4。

以上7图中，除外2幅仿绘图，原创图尚有5幅（图1、2、3、6、7），详见下“鉴

1 蘋：今多简化为“苹”。考虑到《诗经》中的“食野之苹”的“苹”，并非简化，其意义为蒿类植物。故本书遇此易造成混乱之字，仍用繁体。现代植物学已简化者不再改为繁体。

药”项。

【文录】

三国《吴普本草》(见《初学记》卷27“草部·萍”) ……华白。(《吴氏本草》曰：水萍，一名水廉。生池泽水上，叶圆小，一茎一叶，根入水，五月华白。三月采，日干之。)

梁《本草经集注》(见《证类》卷9“水萍”) 陶隐居云：此是水中大萍尔，非今浮萍子。《药录》云：五月有花，白色。即非今沟渠所生者。楚王渡江所得，非斯实也。

唐《唐本草》(同上) 《唐本》注云：水萍者，有三种，大者名蘋。水中又有荇菜，亦相似，而叶圆，水上小浮萍，主火疮。

唐《本草拾遗》(同上) 陈藏器云：水萍有三种，大者曰蘋，叶圆阔寸许，叶下有一点如水沫，一名芣菜……《本经》云水萍，应是小者。

宋《嘉祐本草》(同上) 《尔雅》云：蘋，苹。其大者蘋。注：水中浮苹，江东谓之薸，陆机《毛诗义疏》云：其粗大者谓之蘋，小者曰苹。季春始生。可糁蒸为茹，又可苦酒淹以就酒。

明《食物本草》卷2“蘋” 季春始生，可糁蒸为茹。《诗》所谓“来蘋米藻，以供祭者”是也。昔楚昭王渡江，获蘋实如斗，剖而食之，甜如蜜，即此。

明《本草纲目》卷19“蘋” 【释名】四叶菜(《卮言》)、田字草。【时珍曰】蘋本作薲。《左传》蘋蘩蕴藻之菜，可荐于鬼神，可羞于王公。则薲有“宾之”之义，故字从宾。其草四叶相合，中折十字，故俗呼为四叶菜、田字草、破铜钱，皆象形也。诸家本草皆以蘋注水萍，盖由蘋、萍二字音相近也。按韵书，蘋在真韵，蒲真切；萍在庚韵，薄经切。切脚不同，为物亦异。今依《吴普本草》别出于此。【集解】【时珍曰】蘋乃四叶菜也。叶浮水面，根连水底。其茎细于莼、莕。其叶大如指顶，面青背紫，有细纹，颇似马蹄决明之叶，四叶合成，中折十字。夏秋开小白花，故称白蘋。其叶攒簇如萍，故《尔雅》谓大者为蘋也。《吕氏春秋》云：菜之美者，有昆仑之蘋，即此。《韩诗外传》谓：浮者为薸，沉者为蘋。臞仙谓：白花者为蘋，黄花者为莕，即金莲也。苏恭谓：大者为蘋，小者为莕。杨慎《卮言》谓：四叶菜为莕。陶弘景谓楚王所得者为蘋。皆无一定之言。盖未深加体审，惟据纸上猜度而已。时珍一一采视，颇得其真云。其叶径一二寸，有一缺而形圆如马蹄者，莼也。似莼而稍尖长者，莕也。其花并有黄白二色。叶径四五寸如小荷叶而黄花，结实如小角黍者，萍蓬草也。楚王所得萍实，乃此萍之实也。四叶合成一叶，如田字形者，蘋也。如此分别，自然明白。又项氏言：白蘋生水中，青蘋生陆地。按今之田字草，有水陆二种。陆生者多在稻田沮洳之处，其叶四片合一，与白蘋一样。但茎生地上，高三四寸，不可食。方士取以煅硫结砂煮汞，谓之水田翁。项氏所谓青蘋，盖即此也。或以青蘋为水草，误矣。

清《植物名实图考》卷18“蘋” 蘋，四叶合成一叶，如田字形。或以其开小白花，因呼白蘋。或谓生水中者为白蘋，生陆地者为青蘋，水生者可茹云。

【鉴药】

李时珍注“蘋”首见于《吴普本草》。然今《初学记》《太平御览》所存《吴普本草》佚文均无“蘋”字，乃称“水萍”。若论以“蘋”单独立条，则以明·卢和、汪颖《食物本草》为先。然《食物》“蘋”条，乃指萍蓬草，非时珍所云“四叶菜”“四字草”。后世医方罕见以此名入药。

“蘋”为何物？古代争议纷纭，莫衷一是。以李时珍认定的本品最早出处《吴普本草》而言，其所云“水萍”的生境、形态为：“生池泽水上。叶圆小，一茎一叶，根入水。五月华白。”其中“五月华白”与李时珍认定的四叶菜（蕨类植物）明显非一类，而似为睡莲科的植物。

又《本草纲目》提到的“蘋”的别名有：“芣菜（拾遗）、四叶菜（《卮言》）”今溯其源，陈藏器云：“叶圆阔寸许，叶下有一点如水沫，一名芣菜”。《中国植物志》在水鳖科植物水鳖*Hydrocharis dubia*（Bl.）Backer下提到其名“芣菜”。[1]对照其形，此说诚是。又明·杨慎《升庵集》卷80“葵”条下云：“凫葵，荇也。一名四叶菜。”凫葵乃龙胆科植物荇菜*Nymphoides peltatum*（Gmel.）O. Kutze。不明为何有“四叶菜”的别名。李时珍在“凫葵”条认为杨慎指“四叶菜”为“凫葵”有误。以上李时珍认定的“蘋”别名中，也并不是全是植物，其他诸家有关“蘋”的论说更加纷纭。相关争议，请见本条“文录”，或参上一条“水萍”的“文录”，兹不赘述。

李时珍认定的“蘋”，“其草四叶相合，中折十字，故俗呼为四叶菜、田字草、破铜钱，皆象形也。诸家本草皆以蘋注水萍，盖由蘋、萍二字音相近也。按韵书，蘋在真韵，蒲真切；萍在庚韵，薄经切。切脚不同，为物亦异。今依《吴普本草》别出于此。”也就是说，《本草纲目》专设“蘋”条，是因为李时珍认为它的形态独特，引起争议的原因是“蘋”“萍”发音相近。

时珍对“蘋”的解释，未见于前人书：“蘋乃四叶菜也。叶浮水面，根连水底。其茎细于莼、莕。其叶大如指顶，面青背紫，有细纹，颇似马蹄决明之叶，四叶合成，中折十字。夏秋开小白花，故称白蘋。其叶攒簇如萍，故《尔雅》谓大者为蘋也……四叶合成一叶，如田字形者，蘋也。”以上所言，除“夏秋开小白花，故称白蘋”之外，均与今苹科苹属植物苹*Marsilea quadrifolia* L.相吻合。苹科属于蕨类植物，有孢子囊，

1 中国科学院《中国植物志》编辑委员会：《中国植物志》，北京：科学出版社，1992，第8卷，164.

无花，因此所谓“夏秋开小白花”的植物，绝对与此四叶菜、田字草无关。但时珍将“蘋”的基原定为四叶菜，也有人持有异议。明末方以智在《通雅》中说：“恭言萍三种，中荇、大蘋，此据《尔雅》本文，东璧何得非之，而以破铜钱为蘋也？殆据《吴普本草》水廉乎？”[1]故“蘋”为苹*M. quadrifolia*只能作为李时珍的诠释，是否符合古代“蘋”的真实来源还有再探讨的空间。

1.《食物本草》：该书“蘋”的文字解说是：“昔楚昭王渡江，获蘋实如斗，剖而食之，甜如蜜，即此。”但是其图（图1）显示的却不是能结实如斗大的萍蓬草，而是一株叶片如《图经》“水萍”，叶片排列却有几分像四叶菜，然而又开着5瓣的黄花。此图也许是画士据想象拼凑而成，待考。

2.《本草纲目》（金陵本）：该书“蘋”（图2）是一幅图案化的示意图，示意原植物有纤细的叶柄，叶成四分状。严格地说，此图并不能作为鉴定之用，因为其叶实际上还是一片而不是四叶。

3.《本草纲目》（钱本）：该书“蘋”（图3）将原图予以修饰，完全绘成了一片大叶，且增加了花。叶柄添加了毛刺。整个植株类似睡莲科莲属（*Nelumbo*）植物。毫无苹科植物四叶菜的踪影。

4.《植物名实图考》：该书“蘋”（图6）才是真正的苹科植物苹*M. quadrifolia*的写生图。其根状茎细长，横走，分枝，有须根，茎节处生叶，叶柄细长，叶片有4片倒三角形的小叶组成，类田字。此即吴其濬所云：“蘋，四叶合成一叶，如田字形。”但吴其濬随后说：“或以其开小白花，因呼白蘋。或谓生水中者为白蘋，生陆地者为青蘋，水生者可茹云。”问题是：蕨类的苹*M. quadrifolia*能开花吗？

5.《草木便方》：该书“蘋”（图7）图虽然运笔简单，但却绘出了水中之苹*M. quadrifolia*的写实图。

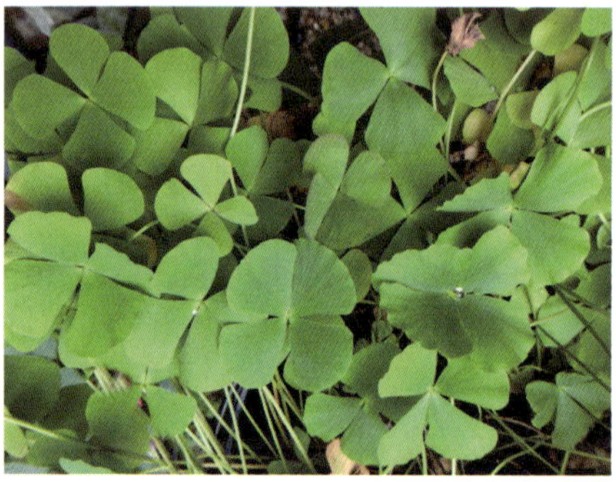

图 8　蘋 *Marsilea quadrifolia*

【小结】

“蘋”用于医药的史料甚少，关于其来源一直存在争议。《食物本草》首次以“蘋”为名设立条目。李时珍认定“蘋”为“四叶相合，中折十字”的四叶菜、田字草、破铜钱。此即苹科植物苹*Marsilea quadrifolia* L.。《植物名实图考》《草木便方》有本品较准确的绘图。

1 ［明］方以智：《通雅》卷42，《四库全书》本。

19-12　萍蓬草

【品图】

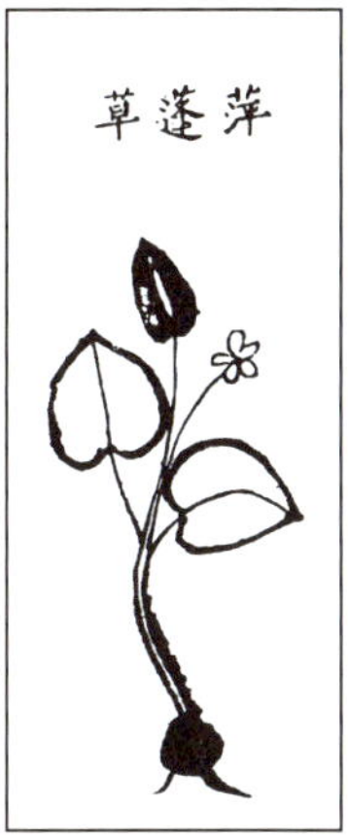

图 1　纲目（金）· 萍蓬草

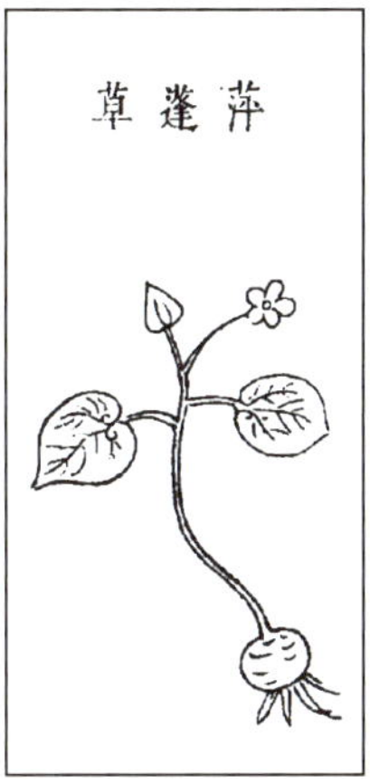

图 2　纲目（钱）· 萍蓬草

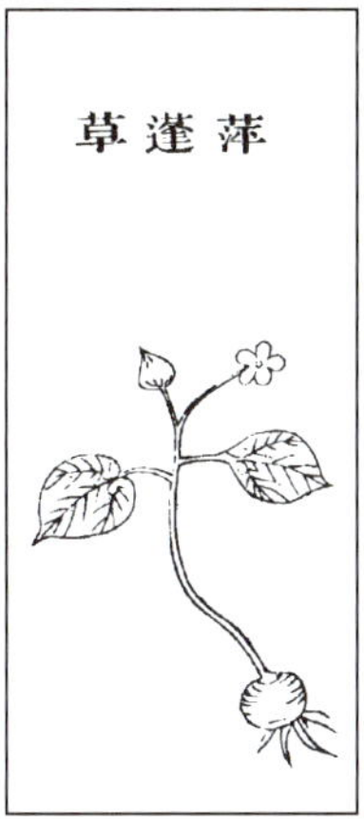

图 3　纲目（张）· 萍蓬草

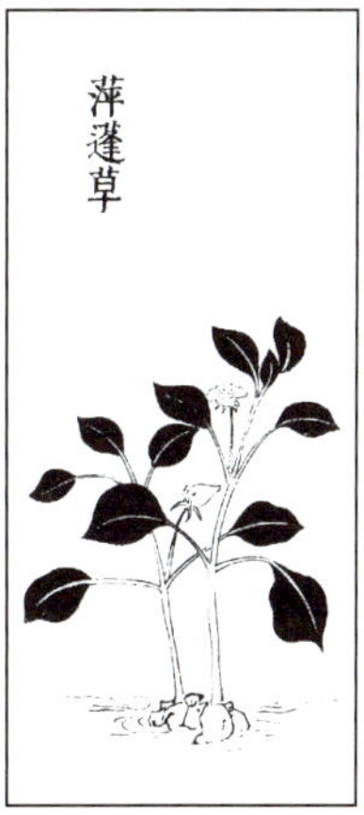

图 4　博录 · 萍蓬草

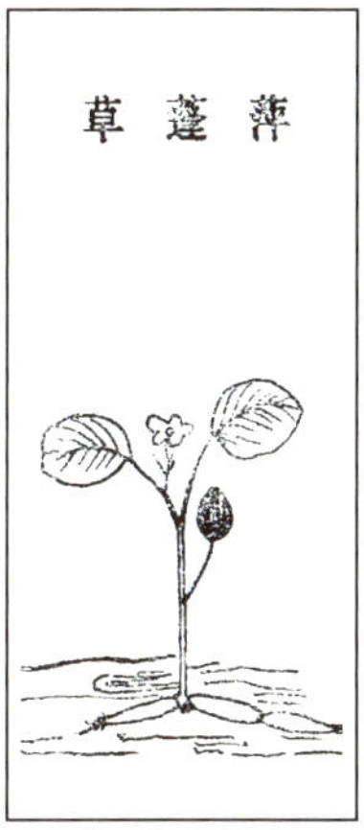

图 5　野谱补 · 萍蓬草

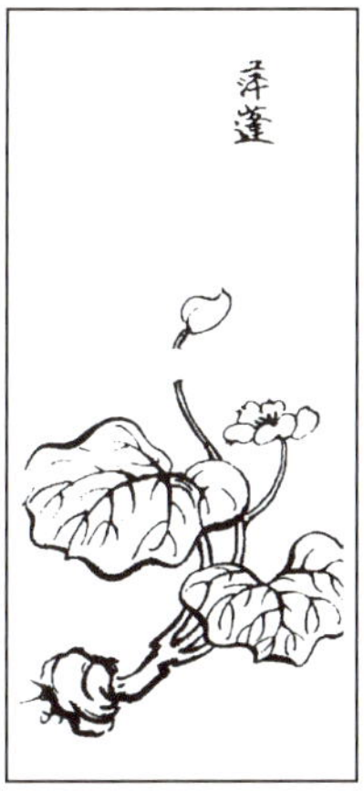

图 6　图说 · 萍蓬

本品6图，取自6书。有承继关系的图仅1个书类。

《本草纲目》（金陵本）：该书“萍蓬草”（图1）的仿绘图有《纲目》钱本图2，该书将原图阴刻“果实”与“球茎”改为阳刻，叶片基部心形不如原图明显。此后《救荒野谱补遗》图5仿绘金陵本图1，但将根部改为莲藕状的根茎。《纲目》张本图3、《本草简明图说》图6又仿绘钱本图2。

以上6图中，除外4幅仿绘图，原创图尚有2幅（图1、4），详见下“鉴药”项。

【文录】

唐《本草拾遗》（见《证类》卷6“萍蓬草根”） 陈藏器云：生南方池泽。大如荇，花黄，未开前如算袋，根如藕，饥年当谷也。

明《本草纲目》卷19“萍蓬草” 【释名】水粟（《纲目》）、水栗子。【时珍曰】陈藏器《拾遗》萍蓬草，即今水粟也。其子如粟，如蓬子也，俗呼水粟包。又云水栗子，言其根味也。或作水笠。【集解】【时珍曰】水粟三月出水。茎大如指，叶似荇叶而大，径四五寸，初生如荷叶。六七月开黄花，结实状如角黍，长二寸许，内有细子一包，如罂粟。泽农采之，洗擦去皮，蒸曝，舂取米，作粥饭食之。其根大如栗，亦如鸡头子根，俭年人亦食之，作藕香，味如栗子。昔楚王渡江得萍实，大如斗，赤如日，食之甜如蜜者，盖此类也。若水萍，安得有实耶？三四月采茎叶取汁，煮硫黄能拒火。又段公路《北户录》有睡莲，亦此类也。其叶如荇而大。其花布叶数重，当夏昼开花，夜缩入水，昼复出也。

【鉴药】

“萍蓬草根”首见于《本草拾遗》。名义不详。《本草纲目》以“萍蓬草”为名立条。《拾遗》原载其根“主补虚，益气力，久食不饥，厚肠胃”。后世药方罕见用此入药。

关于本品的生境、形态，陈藏器云：“生南方池泽。大如荇，花黄，未开前如算袋，根如藕。”此叙述仍嫌过简。李时珍补充云：“即今水粟也。其子如粟，如蓬子也，俗呼水粟包。又云水栗子，言其根味也。或作水笠……水粟三月出水。茎大如指，叶似荇叶而大，径四五寸，初生如荷叶。六七月开黄花，结实状如角黍，长二寸许，内有细子一包，如罂粟。泽农采之，洗擦去皮，蒸曝，舂取米，作粥饭食之。其根大如栗，亦如鸡头子根，俭年人亦食之，作藕香，味如栗子。昔楚王渡江得萍实，大如斗，赤如日，食之甜如蜜者，盖此类也。”以上提到的叶似荇叶而大，黄花，结实状如角黍，根如鸡头子根等，足证此物乃睡莲科萍蓬草属植物萍蓬草*Nuphar pumilum*（Hoffm.）DC.。

1.《本草纲目》（金陵本）：该书“萍蓬草”（图1）有类圆形的球茎，叶为宽卵形，叶基心形，先端圆钝，其花5瓣，果实阴刻，状如角粟（粽子）。此图大体是依据文字叙述绘成的，且没有注意到李时珍所云“初生如荷叶”，“其根大如栗，亦如鸡头子根”，将根画成栗子大，而不是如“鸡头子根”那样的长圆柱形。其果实亦夸大。总之此图非写生得来，但能发挥一定的示意作用。

2.《野菜博录》：该书“萍蓬草”（图4）有块状的根，水生（根部周围有水线）。茎直立，单叶对生，叶卵形（阴刻），叶腋间生花果，其花或为4—5瓣，果如梨状。此图虽有几处与萍蓬草的文字描述相似，但整体与实物相差甚远。凭此图无法鉴定为睡莲科植物萍蓬草。

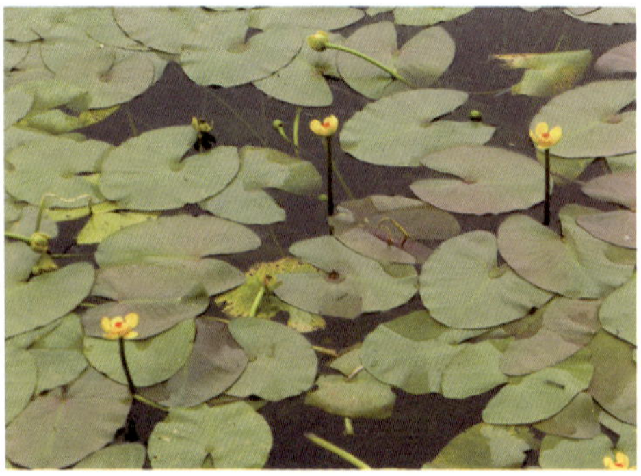

图7　萍蓬草 *Nuphar pumilum*

古本草中尚无较准确的萍蓬草写生图，但下一条“19-13莕菜”中的《本草品汇精要》“凫葵”（图3）更接近莕蓬草，可互参。

【小结】

“莕蓬草”晚到唐中期《本草拾遗》才进入本草。后世罕见用此入药。据陈藏器、李时珍的描述，本品当为今睡莲科植物莕蓬草*Nuphar pumilum*（Hoffm.）DC.（图7）。

19-13　莕菜

【品图】

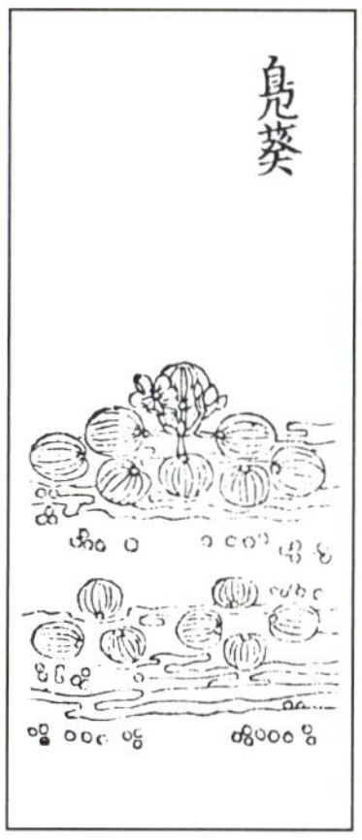

图1　图经（政）·凫葵

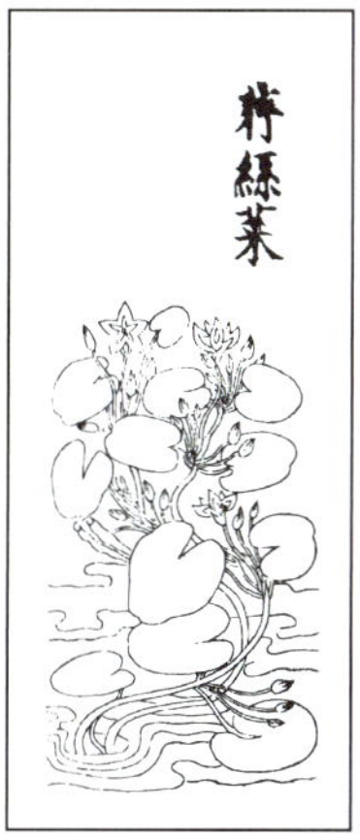

图2　救荒·荇丝菜

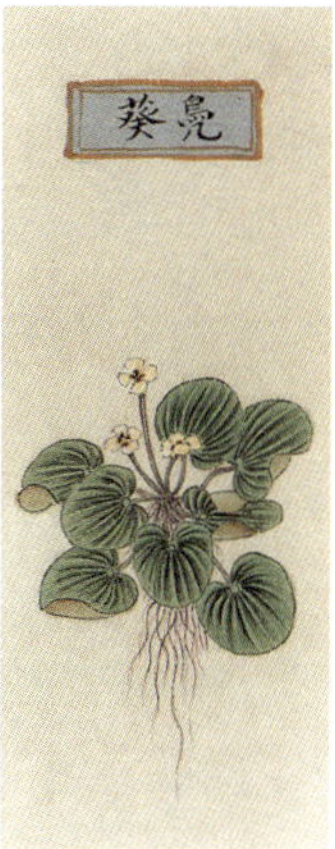

图3　品汇·凫葵

图4　食物·荇菜

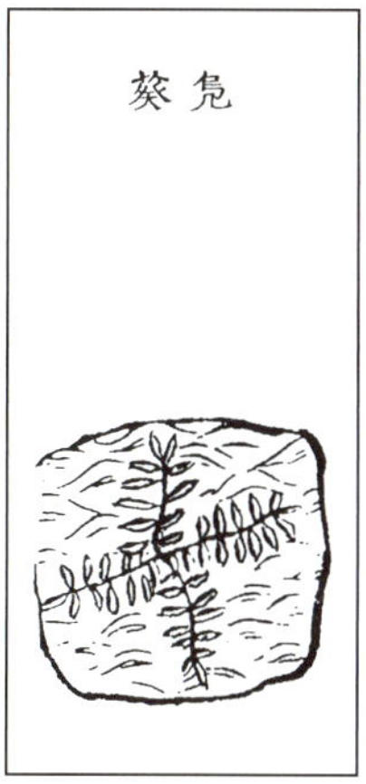

图5　太乙·凫葵

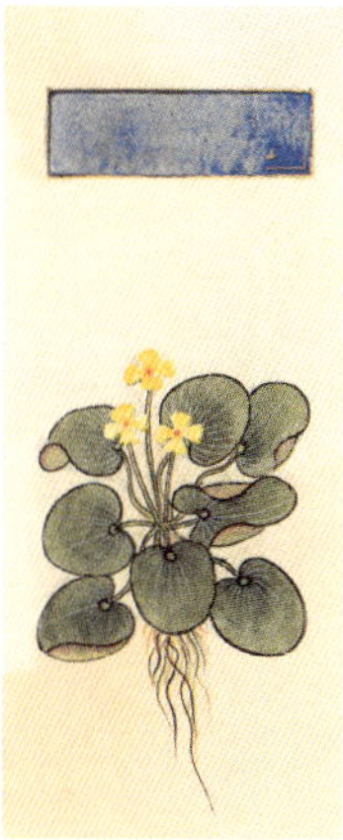

图6　雷公·凫葵

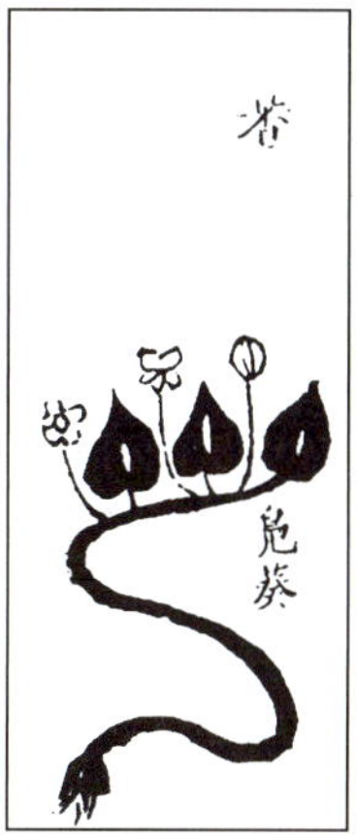

图7　纲目（金）·莕

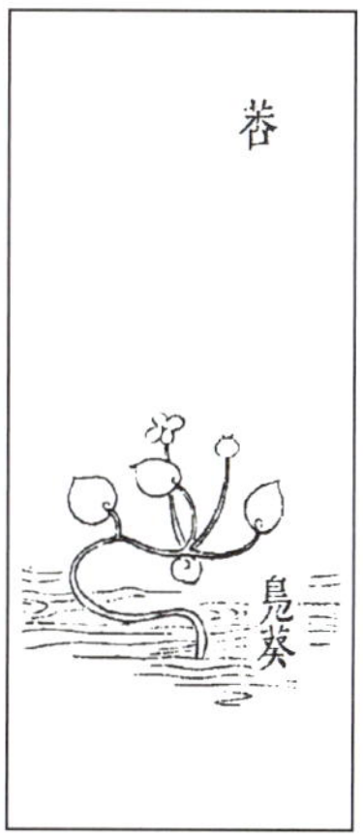

图8　纲目（钱）·莕

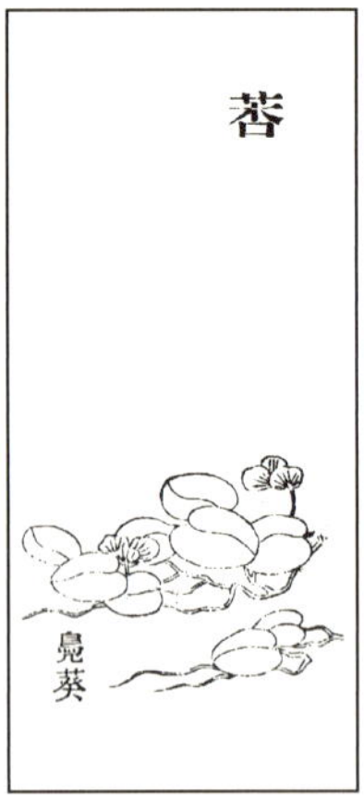

图9　纲目（张）·莕

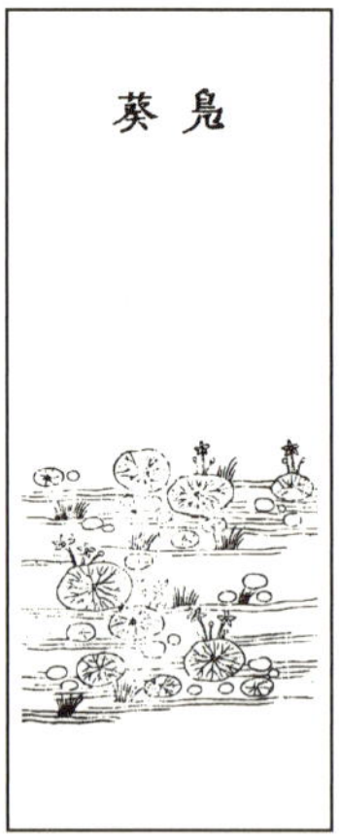

图10　三才·凫葵

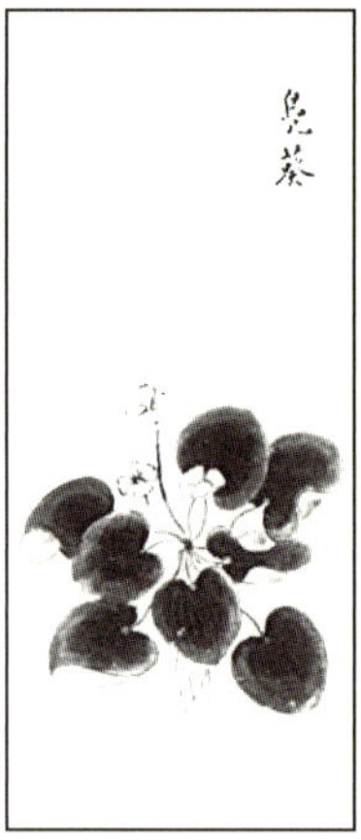

图11　金石·凫葵

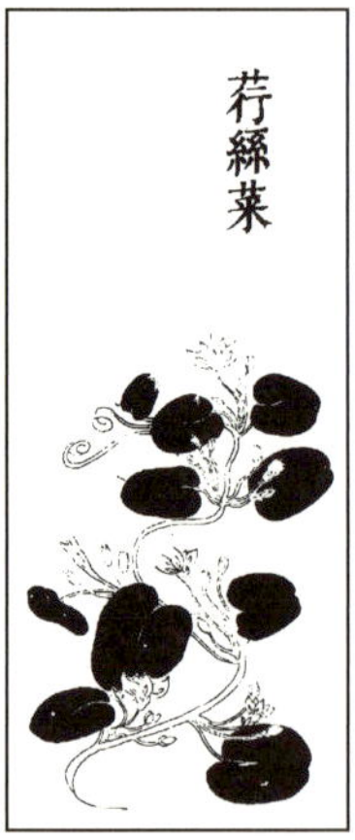

图12　博录·荇丝菜

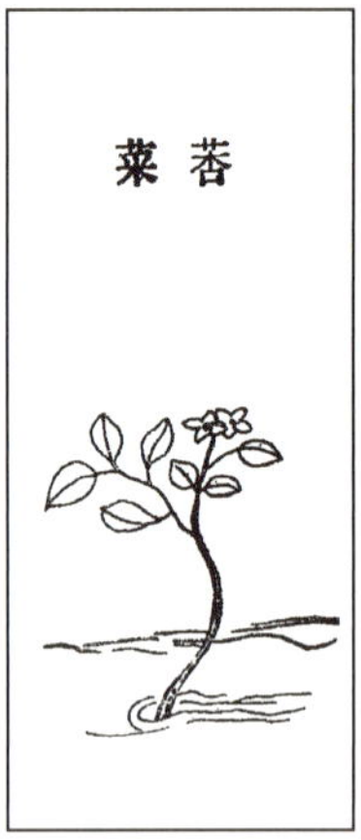

图13　野谱补·莕菜

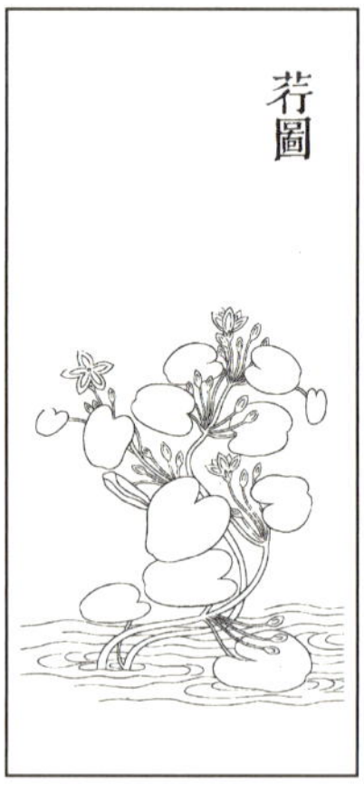

图14　草木典·荇图

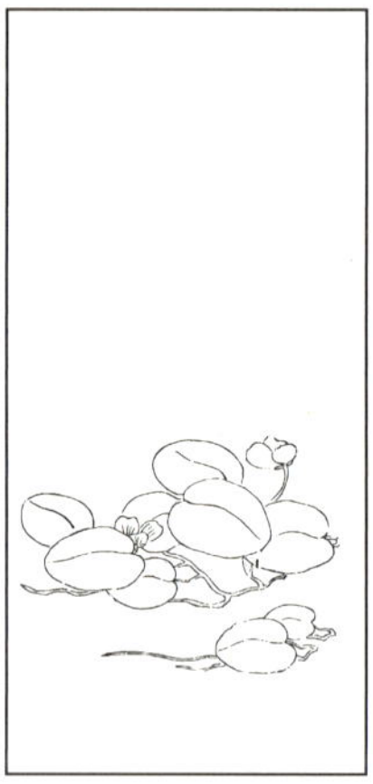
图15　图考·莕菜

本品15图，取自15书，其中4幅彩图。有承继关系的图可分5个书类。

《本草图经》：该书“凫葵”图仅存于《政和》（图1），《大观》《绍兴》均无。仿绘该图的墨线图有《三才图会》图10。

《救荒本草》：该书“荇丝菜”（图2）的仿绘者有《野菜博录》图12（叶片改为阴刻，消除水线背景）、《古今图书集成·草木典》“荇图”（图14）。

《本草品汇精要》：该书“凫葵”（图3）的仿绘者有《补遗雷公炮制便览》图6、《金石昆虫草木状》图11。

《本草纲目》（金陵本）：该书“莕”（图7）的仿绘者只有《纲目》钱本图8，该图将原阴刻的茎、叶改为阳刻，叶花着生部位有所调整，且增加水线背景。

《植物名实图考》：该书“莕菜”（图15）的仿绘者仅《纲目》张本“莕”（图9），该图另加图注“凫葵”。

以上15图中，除外7幅仿绘图，原创图尚有8幅（图1、2、3、4、5、7、13、15），详见下“鉴药”项。

【文录】

唐《唐本草》（见《证类》卷9“凫葵”） 生水中，即荇菜也。一名接余。/《唐本》注云：南人名猪莼，堪食。有名未用条中载也。

宋《开宝本草》（同上） 今按《别本》注云：即荇菜也，生水中。菜似莼，茎涩，根极长。江南人多食。云是猪莼，全为误也。猪莼与丝莼并一种，以春夏细长肥滑为丝莼，至冬短为猪莼，亦呼为龟莼。此与凫葵殊不相似也。南人捣汁服之，疗寒热也。

宋《嘉祐本草》（同上） 谨按：《日华子》云：猪莼，解蛊毒，毒药。丝莼已见莼条解之。今据《唐本》注云“有名未用条中载也”，而寻“有名未用”条中，即无凫葵、猪莼，盖经《开宝详定》已删去也。

宋《本草图经》（同上）《图经》曰：旧不著所出州土，云生水中，今处处池泽皆有之。叶似莼，茎涩，根甚长，花黄色，水中极繁盛。谨按《尔雅》：莕，谓之接余，其叶谓之荇。郭璞以为丛生水中，叶圆在茎端，长短随水深浅。江东人食之。《诗·周南》所谓“参差荇菜”是也。陆机云：白茎，叶紫赤色，正圆，径寸余，浮在水上、根在水底，大如钗股，上青下白，鬻其白茎以苦酒浸，脆美，可以按酒。今人不食，医方亦鲜用。

明《救荒本草》卷上“荇丝菜” 又名金莲儿，一名藕蔬菜。水中拖蔓而生，叶似初生小花叶，近茎有桠劐（音鸦藿），叶浮水中，叶中撺茎，上开金黄花。茎味甜。

明《食物本草》卷1“荇菜” 生湖陂中，叶紫赤圆，径寸余，浮水面，茎如钗股，上青下白。《诗》所谓“参差荇菜”是也。

明《本草纲目》卷19“莕菜”【释名】凫葵（《唐本》）、水葵（《马融传》）、水镜草（《土宿本草》）、靥子菜（《野菜谱》）、金莲子。【时珍曰】按《尔雅》云：莕，接余也。其叶荇。则凫葵当作荇葵，古文通用耳。或云，凫喜食之，故称凫葵，亦通。其性滑如葵，其叶颇似杏，故曰葵，曰莕。《诗经》作荇，俗呼荇丝菜。池人谓之莕公须，淮人谓之靥子菜，江东谓之金莲子。许氏《说文》谓之𦻏，音恋。《楚辞》谓之屏风，云“紫茎屏风文绿波”，是矣。【集解】【时珍曰】莕与莼，一类二种也。并根连水底，叶浮水上。其叶似马蹄而圆者，莼也；叶似莼而微尖长者，莕也。夏月俱开黄花，亦有白花者。结实大如棠梨，中有细子。按宁献王《庚辛玉册》云：凫葵，黄花者是莕菜，白花者是白苹，即水镜草。一种泡子名水鳖。虽有数种，其用一也。其茎、叶、根、花，并可伏硫，煮砂，制矾。此以花色分别苹、莕，似亦未稳。详见“蘋”下。【正误】【时珍曰】杨慎《卮言》以四叶菜为莕者，亦非也。

四叶菜乃蘋也。

清《植物名实图考》卷18“莕菜” 《湘阴志》：水荷[1]茎叶柔滑，茎如钗股，根如藕，人多以为糁食，亦即此类。

【鉴药】

“凫葵”首见于《唐本草》，云即莕菜。《本草纲目》据《尔雅》“莕，接余也。其叶苻”。谓“凫葵当作苻葵，古文通用耳。或云，凫喜食之，故称凫葵，亦通。”《尔雅》所载“莕”名更早，时珍遂以“莕菜”为正名。《唐本草》原载本品“主消渴，去热淋，利小便”。后世医方罕见以此入药，民间或作蔬食。

关于本品的生境、形态，早期文献多有记载。《尔雅·释草》：“莕，接余，其叶苻。”晋·郭璞注：“丛生水中。叶圆在茎端，长短随水深浅。江东食之，亦呼为‘莕’，《诗》作‘荇’。”晋·陆机《毛诗草木鸟兽虫鱼疏》“参差荇菜”疏云：“茎白，叶紫赤色，正圆，径寸余，浮在水上。根在水底，与水深浅等。大如钗股，上青下白……”[2]又《后汉书·马融列传》李贤注“凫葵”：“《尔雅》曰：茆，凫葵。叶团似莼，生水中，今俗名水葵。”可见在本品进入本草之前，关于莕菜的生境、形态已经有较多的记载。《诗经》采集荇菜，自然是为了食用。本品别名甚多，或取其性（滑如葵），或取其叶（似杏），或取其形（莕公须），或取其花（金莲子）等。

本草中的记载如：《开宝本草》引“别本”云：“即荇菜也，生水中。菜似莼，茎涩，根极长。”宋《本草图经》云：“今处处池泽皆有之。叶似莼，茎涩，根甚长，花黄色，水中极繁盛。”李时珍云：“莕与莼，一类二种也。并根连水底，叶浮水上。其叶似马蹄而圆者，莼也；叶似莼而微尖长者，莕也。夏月俱开黄花，亦有白花者。结实大如棠梨，中有细子。按宁献王《庚辛玉册》云：凫葵，黄花者是莕菜……”。综上所述，本品的特点是生水中，根极长，叶似莼（圆形或卵圆形，基部心形，花黄），此即龙胆科莕菜属植物莕菜*Nymphoides peltatum*（Gmel.）O. Kuntze。

1.《本草图经》：该书“凫葵”图仅存于《政和》（图1）绘在水中生长状态的莕菜，无法见到根或根茎。其叶近圆形，基部钝圆，不成心形。花5瓣。此图除叶基不成心形外，其余皆与龙胆科植物莕菜*N. peltatum*接近。

2.《救荒本草》：该书“荇丝菜”正文云：“水中拖蔓而生，叶似初生小花叶，近茎有桠劐，叶浮水中，叶中撺茎，上开金黄花。茎味甜。”“荇丝菜”（图2）为写生图，水生草本，茎多分枝，叶卵圆形，叶基心形。花簇生于茎节，花瓣5。此即

1 承王锦秀博士告知，“水荷”，吴征镒批注：此不可能是莼菜（*Brasenia schreleri* J. F. Gmel.），因其根状茎细，叶全缘，即使两侧内卷，亦不像茎如钗股。也不可能是睡莲（*Nymphaea tetragona* Cesrgi），吴其濬在《图考》卷32：748另立莲藕条，谅其稔知。

2 吴征镒先生认为此荇菜应为眼子菜属*Potamogeton*植物。见［明］朱橚著，王锦秀、汤彦承译注：《救荒本草译注》，上海：上海古籍出版社，2015：258.

准确的莕菜*N. peltatum*图。

3.《本草品汇精要》：该书“凫葵”（图3）须根甚多而长，无根茎及分枝茎，叶均从根头抽出，有长柄，叶圆形，基部心形。花茎亦从根部抽出，单花生于茎顶，花冠黄色，花瓣4。此图叶形、花黄均似莕菜，然该植物无茎枝，全为基生叶，此非莕菜*N. peltatum*所应有，似更接近睡莲科萍蓬草属植物萍蓬草*Nuphar pumilum*（Hoffm.）DC.（图16、图17）。[1]

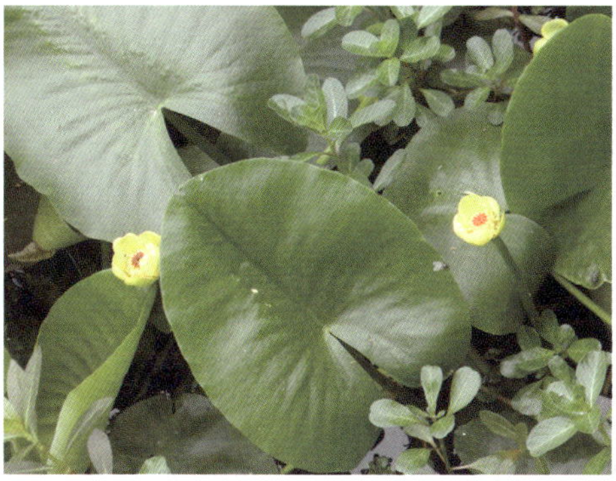

图 16 萍蓬草全草

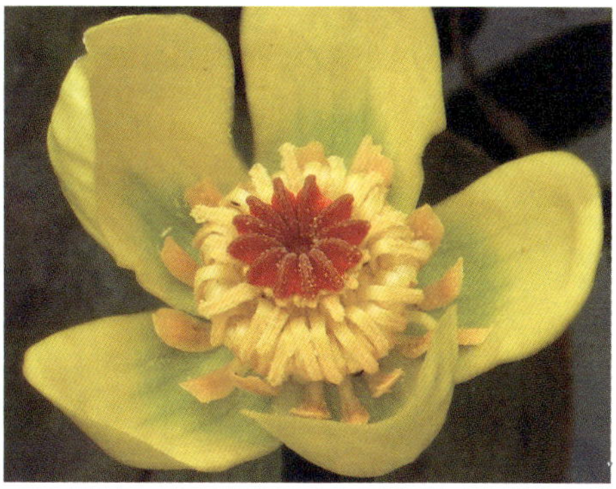

图 17 萍蓬草花

4.《食物本草》：该书“荇菜”正文曰：“生湖陂中，叶紫赤圆，径寸余，浮水面，茎如钗股，上青下白。《诗》所谓‘参差荇菜’是也。”然其图（图4）所绘植物有3种细长的白色根，为紫赤色的阔卵形叶，基部微心形。此肯定不是莕菜，原植物待考。

5.《太乙仙制本草药性大全》：该书“凫葵”（图5）绘一池面生长一种四面有偶数羽状复叶的植物。小叶披针形。不明此图示意，也为见有文字描述类似该植物者。

6.《本草纲目》（金陵本）：该书“莕”（图7）绘一长茎，茎有叶（以上均为阴刻），叶为三角状，基本微心形。茎上亦有花与果。其花5瓣。其整体形态与莕菜*N. peltatum*接近，但图形粗拙，很不准确。其仿绘图《纲目》钱本图8在该图基础上予以修正，增添水线，示意水生。又将花、叶生长集于茎节，叶形亦变圆形，更接近实物。然其花瓣却变为4瓣，此不如金陵本图7准确。

7.《救荒野谱补遗》：该书“莕菜”（图13）绘水中一株茎直立植物，花叶之形与莕菜相差甚远，乃一错误图，可以不议。

8.《植物名实图考》：该书“莕菜”（图15）所绘为水中生长状态的植物，其叶圆形，基部微心形，可见有花生出，其花只能见到3个花瓣，非5基数。严格来说此非该植物的特点。但考虑其裂片宽倒卵形，顶部凹陷，暂订其为莕菜*N. peltatum*的写生图。[2]

1　林余霖先生依照《品汇》“凫葵”（图3）显示的特征，认为与萍蓬草更接近。图3显示叶片直立，且2耳叶非重叠，花近基部簇生，此皆似萍蓬草。

2　此承中国科学院植物研究所副研究员王锦秀博士告知其研究《植物名实图考》所得。

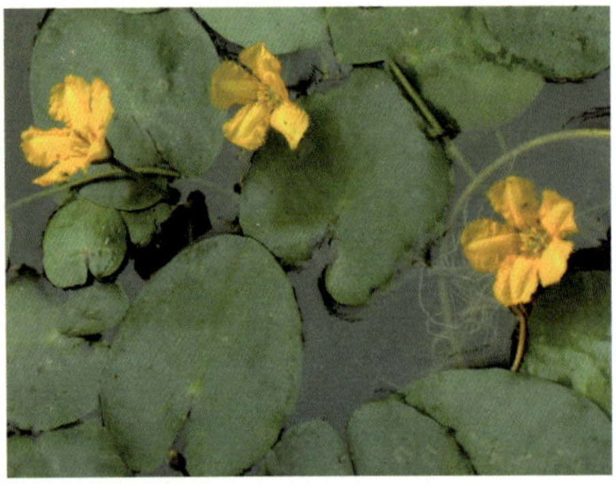

图 18　荇菜 *Nymphoides peltatum*

【小结】

“凫葵”或考为《诗经》中植物之一，晚至《唐本草》始进入本草。早期文献及诸家本草所载本品形状，以《本草纲目》最为详备。据此可考荇菜即龙胆科植物荇菜*Nymphoides peltatum*(Gmel.)O. Kuntze。《救荒本草》“荇丝菜”图所绘本品最为准确。

19-14　莼

【品图】

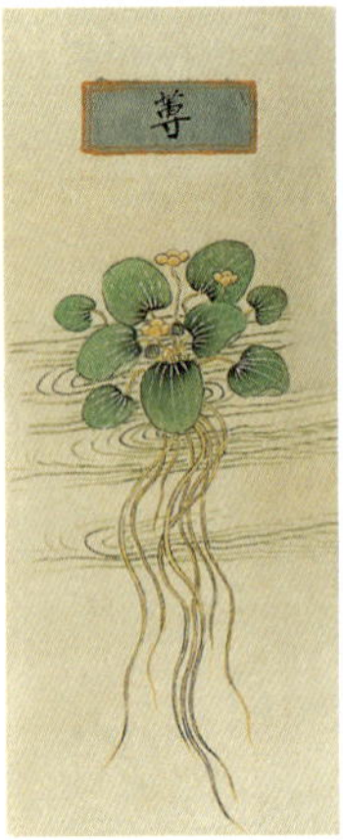

图 1　品汇 · 莼

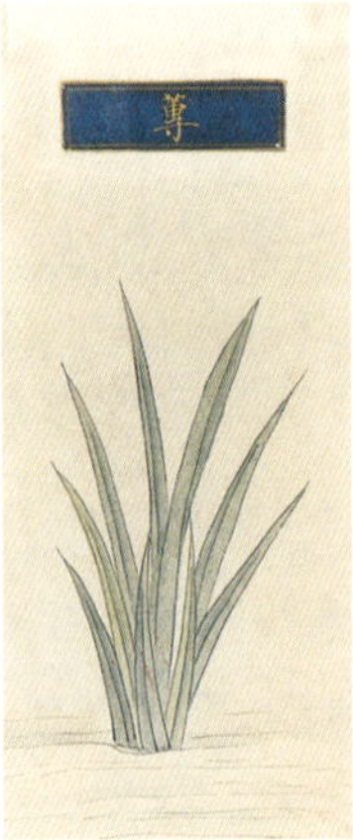

图 2　食物 · 莼

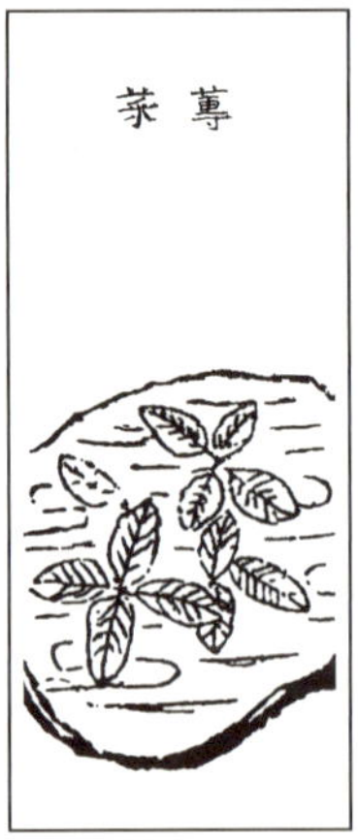

图 3　太乙 · 莼菜

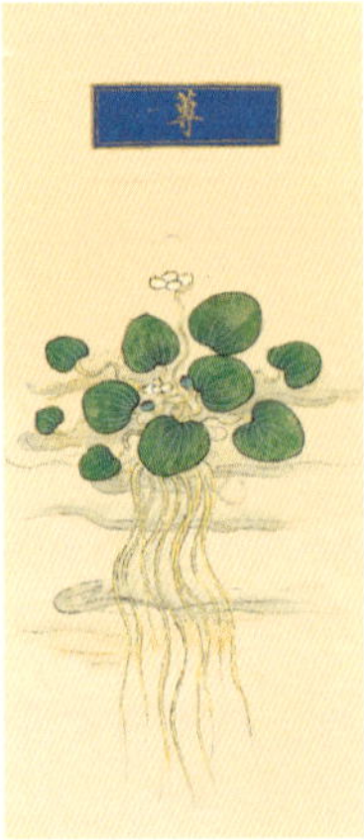

图 4　雷公 · 莼

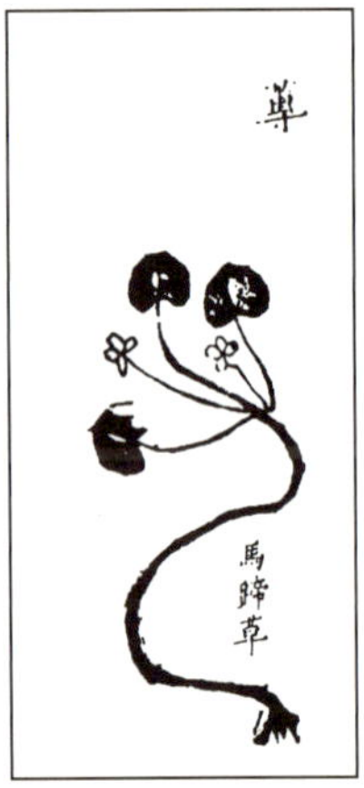

图 5　纲目（金）· 莼

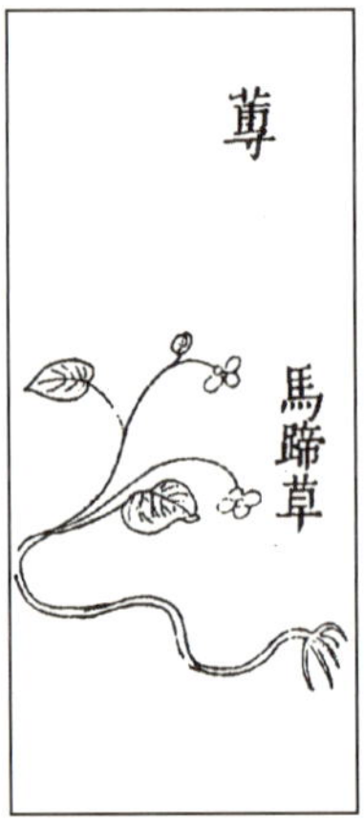

图 6　纲目（钱）· 莼

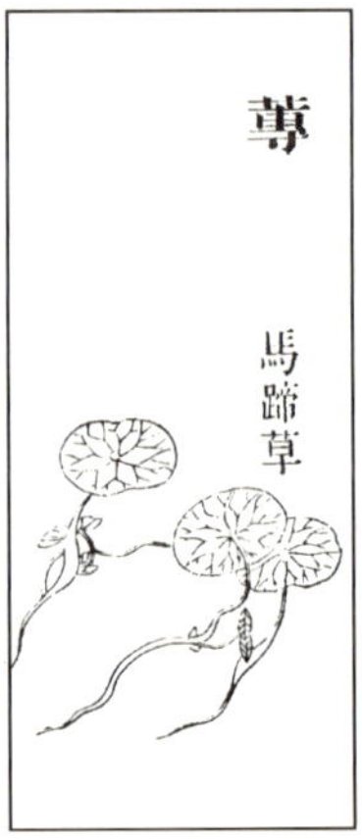

图 7　纲目（张）· 莼

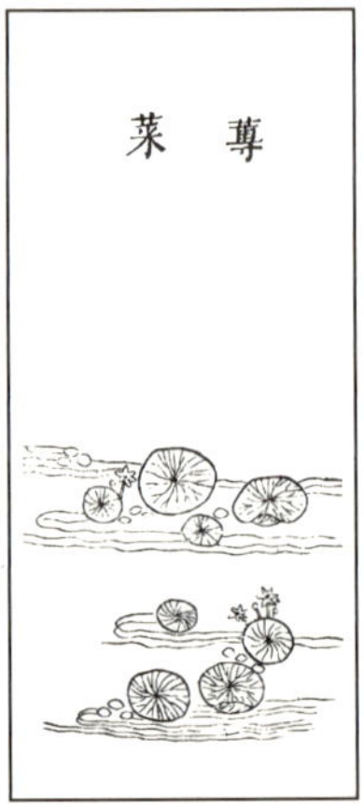

图 8　三才 · 莼菜

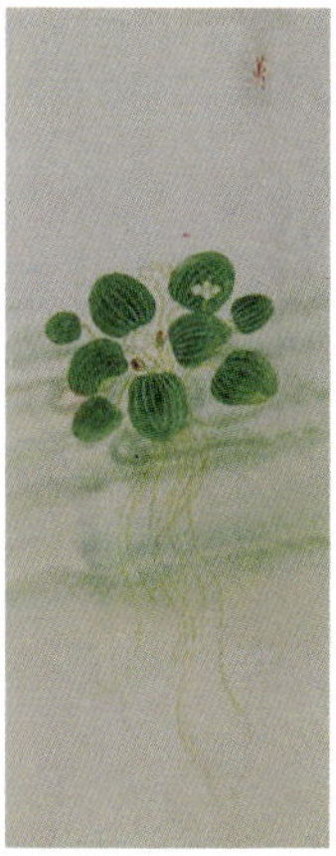

图 9　金石·莼

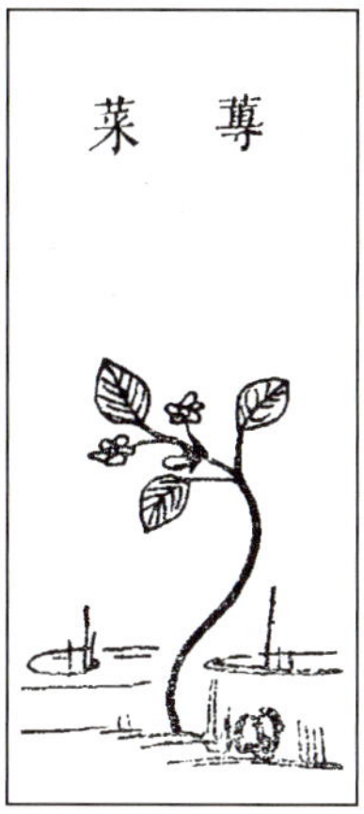

图 10　野谱补·莼菜

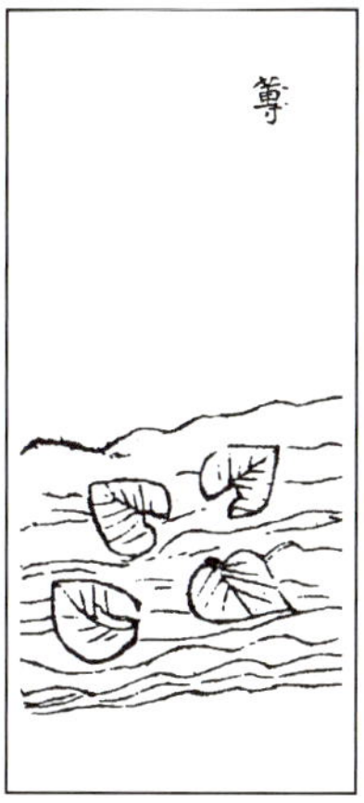

图 11　汇言·莼

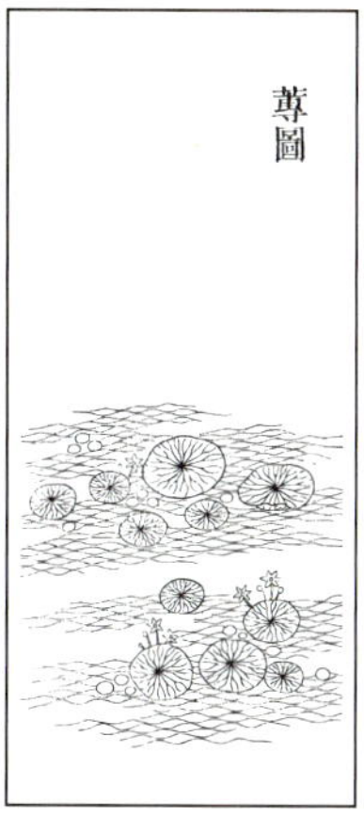

图 12　草木典·莼图

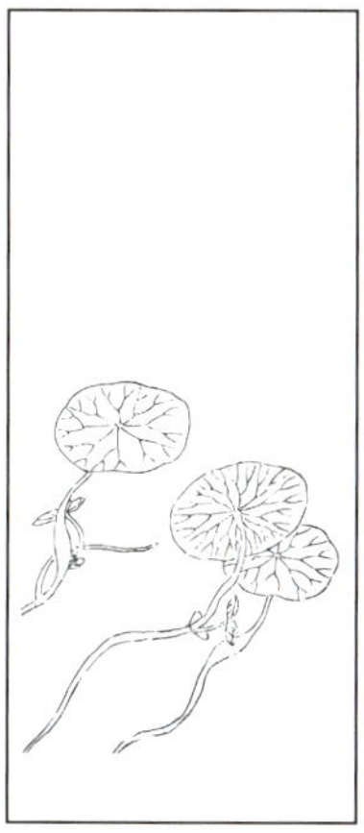

图 13　图考·莼菜

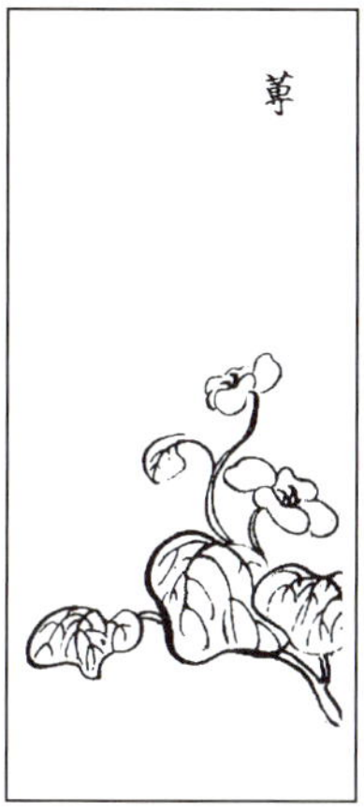

图 14　图说·莼

本品14图，取自14书，其中4幅彩图。有承继关系的图可分4个书类。

《本草品汇精要》：该书“莼”（图1）的仿绘者有《补遗雷公炮制便览》图4、《金石昆虫草木状》图9。

《本草纲目》（金陵本）：该书“莼”（图5）的仿绘图《纲目》钱本图6，该图将原阴刻改为阳刻，略加修饰。《本草简明图说》图14又在钱本的基础上再加发挥。

《三才图会》：该书“莼菜”（图8）的仿绘图为《古今图书集成·草木典》图12，后者略加修饰，更为清晰雅致。

《植物名实图考》：该书“莼菜”（图13）的仿绘者为《纲目》张本图7。

以上14图中，除外6幅仿绘图，原创图尚有8幅（图1、2、3、5、8、10、11、13），详见下“鉴药”项。

【文录】

唐《唐本草》（见《证类》卷29“莼”）《唐本》注云：莼……此应在上品中。三四月至七八月，通名丝莼，味甜，体软；霜降以后至十二月，名瑰莼，味苦，体涩。取以为羹，犹胜杂菜。

唐《本草拾遗》（同上）《陈藏器本草》：常所居近湖，湖中有莼及藕，年中大疫，既饥，人取莼食之，疫病差者亦死。至秋大旱，人多血痢，湖中水竭，掘藕食之，阖境无他。莼、藕之功，于斯见矣。

后蜀《蜀本草》（同上）《蜀本》:《图经》云：生水中，叶似凫葵，浮水上，采茎堪啖，花黄白，子紫色。三月至八月，茎细如钗股，黄赤色，短长随水深浅，而名为丝莼。九月、十月渐粗硬，十一月萌在泥中，粗短，名瑰莼，体苦涩，惟取汁味尔。

明《本草纲目》卷19“莼”【释名】茆（卯、柳二音）、水葵（《诗疏》）、露葵（《纲目》）、马蹄草。【时珍曰】蓴字本作莼，从纯。纯乃丝名，其茎似之故也。《齐民要术》云：莼性纯而易生。种以浅深为候，水深则茎肥而叶少，水浅则茎瘦而叶多。其性逐水而滑，故谓之莼菜，并得葵名。颜之推《家训》云：蔡朗父讳纯，改莼为露葵。北人不知，以绿葵为之。《诗》云“薄采其茆”，即莼也。或讳其名，谓之锦带。【集解】【时珍曰】莼生南方湖泽中，惟吴、越人善食之。叶如荇菜而差圆，形似马蹄。其茎紫色，大如箸，柔滑可羹。夏月开黄花。结实青紫色，大如棠梨，中有细子。春夏嫩茎未叶者名稚莼，稚者小也。叶稍舒长者名丝莼，其茎如丝也。至秋老则名葵莼，或作猪莼，言可饲猪也。又讹为瑰莼、龟莼焉。余见“凫葵”下。

清《植物名实图考》卷18“莼” 莼,《别录》下品。《诗经》: 言采其茆。《陆疏》: 茆与荇菜相类。江东谓之莼菜，或谓之水葵。今吴中自春及秋皆可食，湖南春夏间有之，夏末已不中啖。昔人有谓张季鹰秋风莼鲈及杜子美《祭房太尉诗》，为非莼菜时者，盖因湘中之莼而致疑也。

【鉴药】

“莼”首见于《名医别录》,其繁体为“蓴”。李时珍释其名曰：“蓴字本作莼,从纯。纯乃丝名，其茎似之故也。”《别录》载其“主消渴，热痹”。然医方少用，古今皆多作蔬菜，性冷滑。

关于本品的生境、形态，唐本《图经》(《蜀本草》引）云：“生水中，叶似凫葵，浮水上，采茎堪啖，花黄白，子紫色。三月至八月，茎细如钗股，黄赤色，短长随水深浅，而名为丝莼。九月、十月渐粗硬，十一月萌在泥中，粗短，名瑰莼。”这一介绍已粗得其形。

李时珍补充曰：“莼生南方湖泽中，惟吴、越人善食之。叶如荇菜而差圆，形似马蹄。其茎紫色，大如箸，柔滑可羹。夏月开黄花。结实青紫色，大如棠梨，中有细子。春夏嫩茎未叶者名稚莼，稚者小也。叶稍舒长者名丝莼，其茎如丝也。至秋老则名葵莼，或作猪莼，言可饲猪也。又讹为瑰莼、龟莼焉。”时珍在“莕菜”条也比较了“莕”与“莼”：“莕与莼，一类二种也。并根连水底，叶浮水上。其叶似马蹄而圆者，莼也；叶似莼而微尖长者，莕也。夏月俱开黄花，亦有白花者。”其说虽详，亦有误者。

时珍将“莕”与“莼”视为“一类二种”，此一误也。将花紫红说成花黄，此二误也。这两者相似的是“并根连水底，叶浮水上”，其茎则“短长随水深浅”，均有花。但不同的是，莼叶“似马蹄而圆”（椭圆状矩圆形），叶柄盾状着生，如同荷叶柄；“荇”叶圆形或卵圆形，近革质，基部心形，叶柄着生叶基心形底部。莼花紫红，“荇”花金黄。莼为睡莲科莼属植物莼*Brasenia schreberi* J. F. Gmel.。“荇”为龙胆科荇菜属植物荇菜*Nymphoides peltatum*（Gmel.）O. Kuntze，岂能是“一类二种”？

1.**《本草品汇精要》**：该书“莼”（图1）与上一条《品汇》的“凫葵”图基本一致。均为圆形叶，黄花，须根细长。此与莼的根状茎具叶及匍匐枝节部生根差别太大。像图1中的植物只能整株漂浮水上，其叶无法贴水而生。其叶形及叶柄着生部位、花色均与实物（参“小结”后的图15）不同。故此图乃根据文字，再杂拌想象绘成。

2.**《食物本草》**：该书“莼”（图2）是一幅错误图。图中绘水中一丛剑形叶片，此绝非莼菜，亦不知为何物。

3.**《太乙仙制本草药性大全》**：该书“莼菜”（图3）也很离谱，绘一水池漂浮着几片叶，左侧似乎类似四叶菜（叶脉又不对），其叶长圆形，不明其示意为何物。

4.**《本草纲目》（金陵本）**：该书“莼”（图5）有图注“马蹄草”，乃因叶形得名。该图似有细长的茎，其下部尽头分岔，似为根。蔓状茎上有叶片，阔卵形，基部微心形，具长柄。叶腋间有花，花瓣4。其仿绘者《纲目》钱本图6进一步将下部根落实为须根，叶柄着生于叶基。此图初看有几分像莼菜，但从鉴定植物来看，仍有多处与莼*B. schreberi*不合。莼为睡莲科植物，其在池塘生根落脚靠的是根状茎，叶片既生在根状茎上，亦生在匍匐枝上。而不是像此图所绘根生藤、藤生叶。莼叶马蹄状，而不是如图的心状。叶柄盾状着生如荷叶，非如此图生在叶基。故此图绘图者很难说真观察过莼的原植物。

5.**《三才图会》**：该书“莼菜”（图8）是俯瞰水面的莼菜叶，其叶近圆形，如小荷叶，中心为叶柄着生处。花6瓣。此图虽未表现水下部分，但从叶漂浮水面，花、叶形状，可知其为睡莲科植物莼*B. schreberi*。

6.**《救荒野谱补遗》**：该书“莼菜”（图10）绘的是突出水面很多的一株植物，其造型很类似该书的“荇菜”图。其叶（相差更大）不贴水而生，故非莼菜。

7.**《本草汇言》**：该书“莼”（图11）大概意图绘水面漂浮的莼菜叶，但可惜这几片叶无一似莼叶，其中两片叶基呈较深的心形，另两片截形，叶脉羽状，此非莼叶，亦不似荇叶。

8.**《植物名实图考》**：该书“莼菜”（图13）为写生莼叶图。未示根状茎及花，但其叶片的形状及叶柄盾状着生的方式，均可证此为莼叶之形，以及其初生卷曲的嫩叶。据此可肯定其原植物为睡莲科植物莼*B. schreberi*。

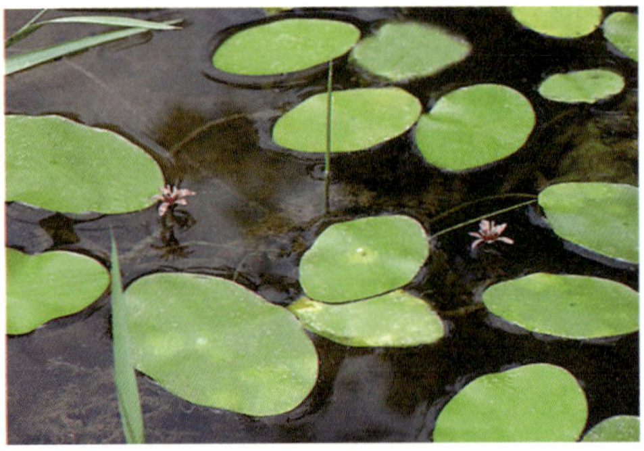

图 15 莼菜 *Brasenia schreberi* J. F. Gmel.

【小结】

“莼”为《名医别录》记载的早期药物之一。此物医方罕用，却是古今常用的蔬食。据唐本《图经》及李时珍所云形态，可知莼为睡莲科莼属植物莼 *Brasenia schreberi* J. F. Gmel.。《三才图会》《植物名实图考》绘有比较准确的“莼”图形。

19-15 水藻

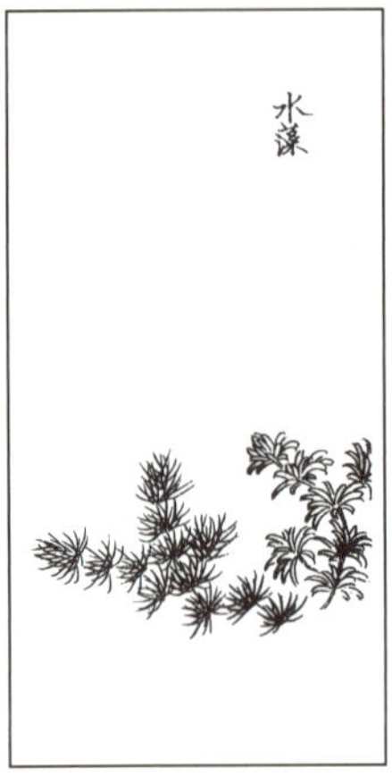

图 1 图说 · 水藻

【品图】

本品仅1图。该图虽名为“水藻”，但非原创图，而是仿绘《本草纲目》(钱本)“水藻海藻”图(见下一药“海藻”图12)。详见下“鉴药”项。

【文录】

三国吴 · 陆玑《毛诗草木鸟兽虫鱼疏》卷上“于以采藻” 藻，水草也，生水底。有二种：一种叶如鸡苏，茎大如箸，长四五尺；其一种茎如钗股，叶如蓬蒿，谓之聚藻。扶风人谓之藻聚，为发声也。此二藻皆可食，煮，挼去腥气，米面糁蒸为茹，佳美。扬州饥荒，可以当谷食。

唐《本草拾遗》(见《证类》卷9“海藻”) 陈藏器云：马藻……生水上，如马齿相连。

宋《本草图经》(同上) 《图经》曰：凡水中皆有藻。周南诗云：于以采藻，于沼于沚是也。陆机云：藻，水草，生水底。有二种：一种叶如鸡苏，茎如箸，长四五尺；一种茎如钗股，叶如蓬蒿，谓之聚藻，扶风人谓之藻聚，为发声也。二藻皆可食，熟挼其腥气，米面糁蒸为茹，甚佳美。荆、扬人饥荒，以当谷食。

明《本草品汇精要》卷11“海藻” 陆机云：藻，水草也……二藻但能作茹而已，非海中所生者，其味未必咸，其功未必同也。

明《本草纲目》卷19“水藻” 【释名】【时珍曰】藻乃水草之有文者，洁净如澡浴，故谓之藻。【集解】【时珍曰】藻有二种，水中甚多。水藻，叶长二三寸，两两对生，即马藻也。聚藻，叶细如丝及鱼鳃状，节节连生，即水蕴也，俗名鳃草，又名牛尾蕴是矣。《尔雅》云：莙，牛藻也。郭璞注云：细叶蓬茸，如丝可爱，一节长数寸，长者二三十节，即蕴也。二藻皆可食，入药以马藻为胜。《左传》云“苹蘩蕴藻”之菜，即此。

【鉴药】

“水藻”是《本草纲目》设立的、包括了前人的“马藻”“聚藻”等药条。时珍释“藻”曰：“藻乃水草之有文者，洁净如澡浴，故谓之藻。”此说颇牵强，未必是原义。此条因为融合了多条藻类植物，故无法逐一细说其功效。

关于“藻”，《诗经》多处记载。《诗经·周南·采蘋》：“于以采藻，于彼行潦。”晋·陆玑注疏云：“藻，水草也，生水底。有二种：一种叶如鸡苏，茎大如箸，长四五尺；其一种茎如钗股，叶如蓬蒿，谓之聚藻。扶风人谓之藻聚，为发声也。此二藻皆可食，煮，挼去腥气，米面糁蒸为茹，佳美。扬州饥荒，可以当谷食。”此当为淡水藻类。

苏颂释曰：“凡水中皆有藻。”亦全文引录了陆玑的注疏。李时珍的总结更为细致：“藻有二种，水中甚多。水藻，叶长二三寸，两两对生，即马藻也。聚藻，叶细如丝及鱼鳃状，节节连生，即水蕴也，俗名鳃草，又名牛尾蕴是矣。《尔雅》云：莙，牛藻也。郭璞注云：细叶蓬茸，如丝可爱，一节长数寸，长者二三十节，即蕴也。二藻皆可食，入药以马藻为胜。《左传》云“苹蘩蕴藻”之菜，即此。”因此，本条的来源，决非一种藻类植物，而是多种来源。

《中华本草》据上述古本草的描述，并参照《本草纲目》附图“鳃草图”[1]，认为聚藻即为小二仙草科植物穗状狐尾藻*Myriophyllum spicatum* L.的全草。[2]谢宗万则云：“所谓聚藻，即现时之金鱼藻。”此即金鱼藻科金鱼藻属植物金鱼藻*Ceratophyllum demersum* Linn.。[3]

古本草中有多幅水藻图，但其图形存在“水藻海藻”“水蕴海蕴”图中，可参本药之后的“海藻”“海蕴”二药。本药条仅出示专以“水藻”为名的图一幅。

《本草简明图说》：该书“水藻”（图1）属于仿绘图。其原创图为《本草纲目》钱本“水藻海藻”图（19-16“海藻”图12）。该图绘有两种不同的水藻，其左边一支似为金鱼藻*C. demersum*。右边一支似为穗状狐尾藻*M. spicatum*。

1 鳃草图：《纲目·附图》无此图名，但在“水蕴海蕴”图有图注“鳃草”。《中华本草》所考如穗状狐尾藻的“鳃草图”，或为《纲目》（钱本）“水蕴海蕴”图。金陵本此图之形极简，与穗状狐尾藻不似。

2 国家中医药管理局《中华本草》编委会：《中华本草》（5），上海：上海科学技术出版社，1999：721.

3 谢宗万：《本草纲目药物彩色图鉴》，北京：人民卫生出版社，2000：204.

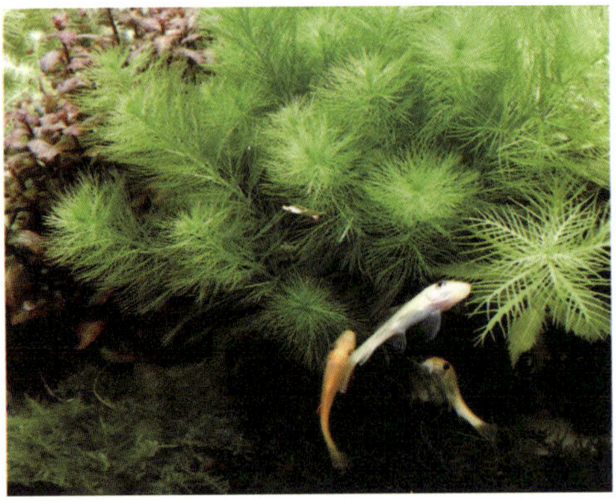

图 2　金鱼藻 *Ceratophyllum demersum* Linn.

【小结】

“水藻”是《本草纲目》新增药。该药条下汇集了前人有关淡水澡的有关资料。李时珍归纳为“马藻”“聚藻”两类。现代学者或考其中的聚藻即小二仙草科植物穗状狐尾藻*Myriophyllum spicatum* L.或金鱼藻科植物金鱼藻*Ceratophyllum demersum* Linn.。《本草简明图说》“水藻”图所绘似为以上两种。

19-16　海藻

【品图】

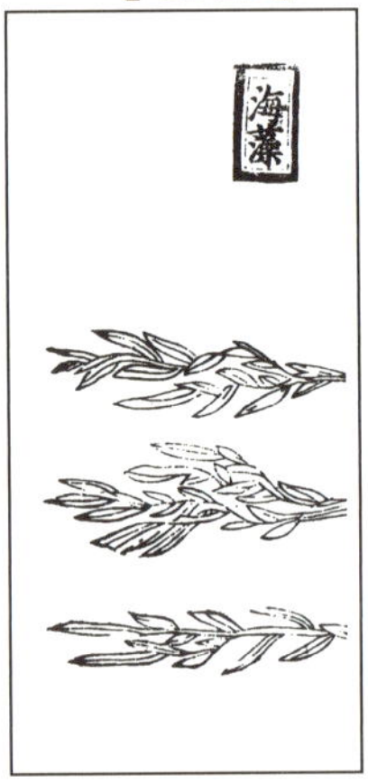

图 1　图经（大）·海藻

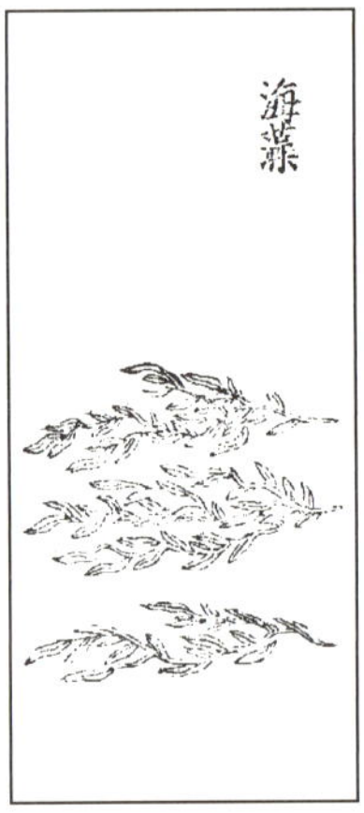

图 2　图经（政）·海藻

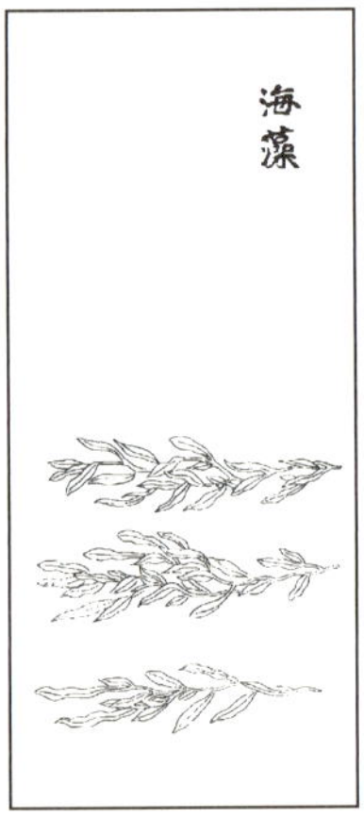

图 3　图经（绍）·海藻

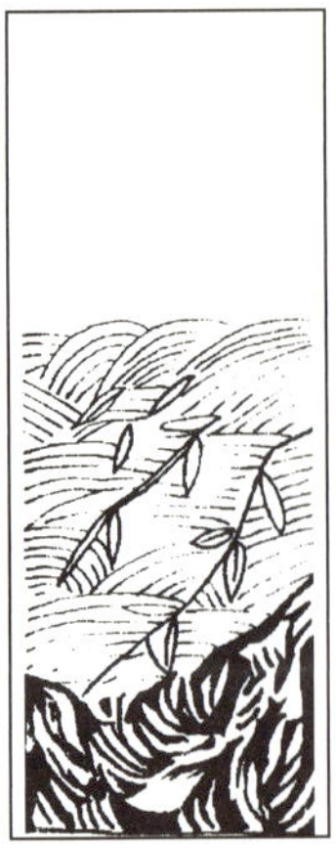

图 4　歌括·海藻

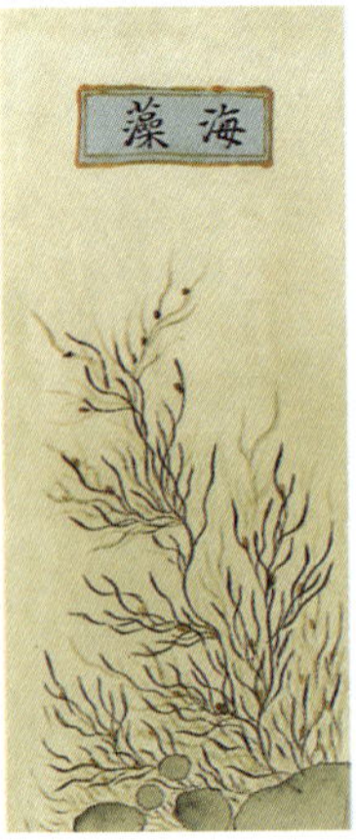

图 5　品汇·海藻

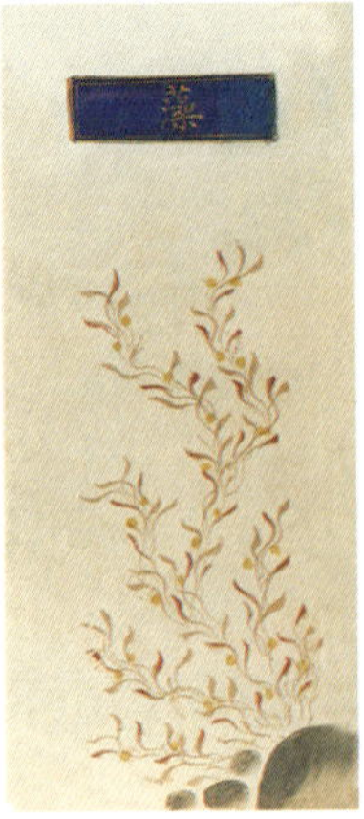

图 6　食物·藻

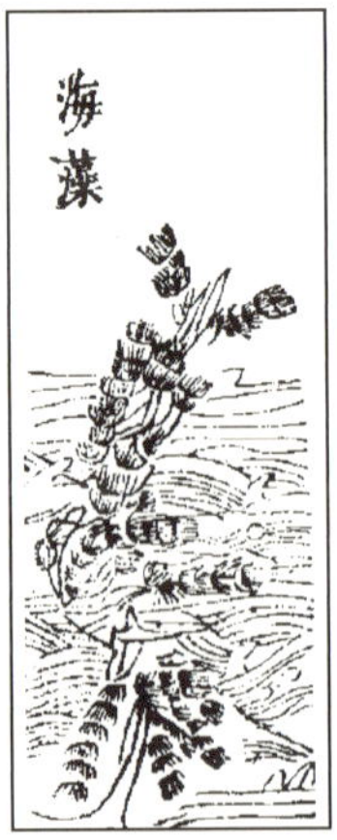

图 7　蒙筌·海藻

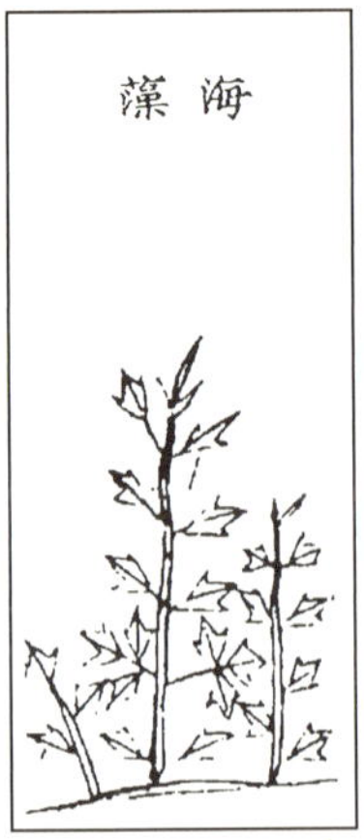

图 8　太乙·海藻

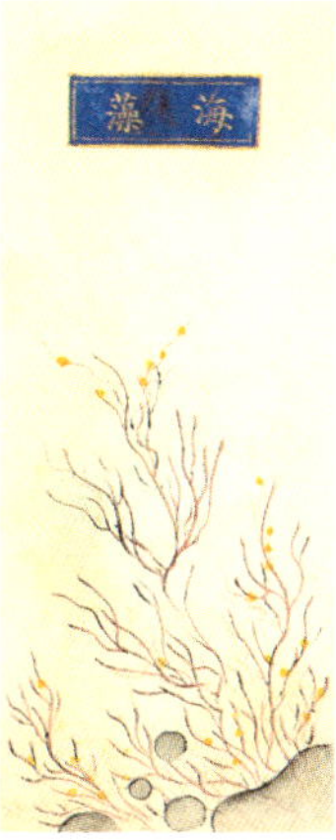

图 9　雷公·海藻

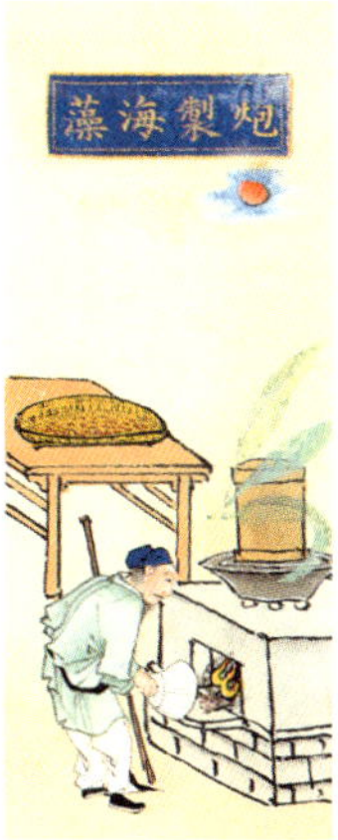

图 10　雷公·炮制海藻

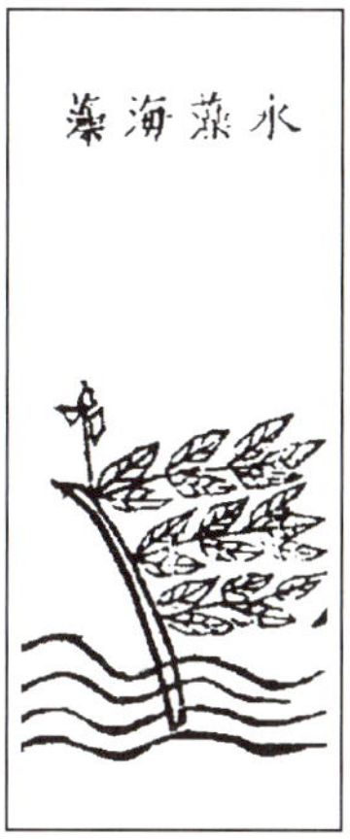

图 11　纲目(金)·水藻海藻

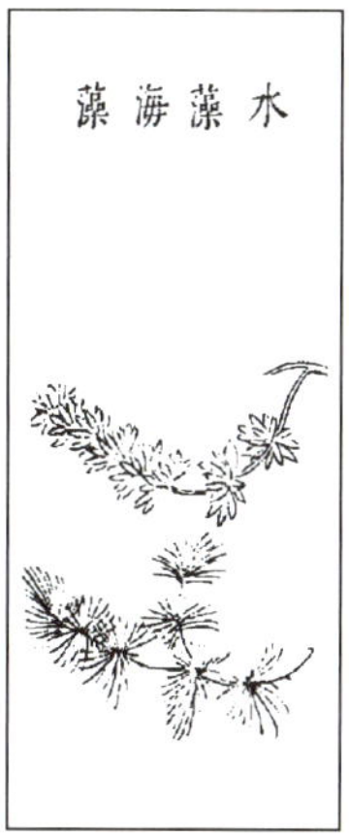

图 12　纲目(钱)·水藻海藻

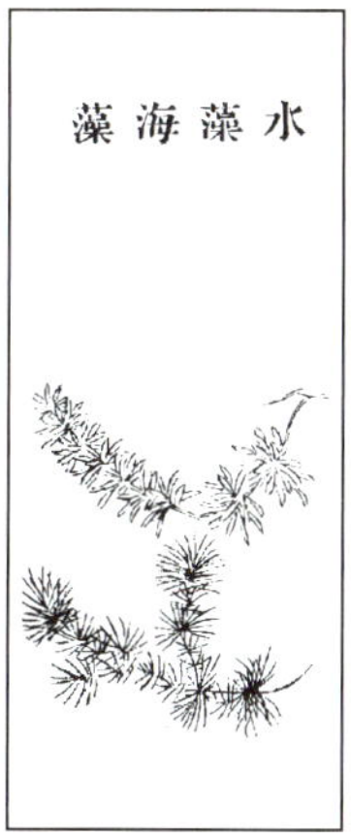

图 13　纲目（张）·水藻海藻

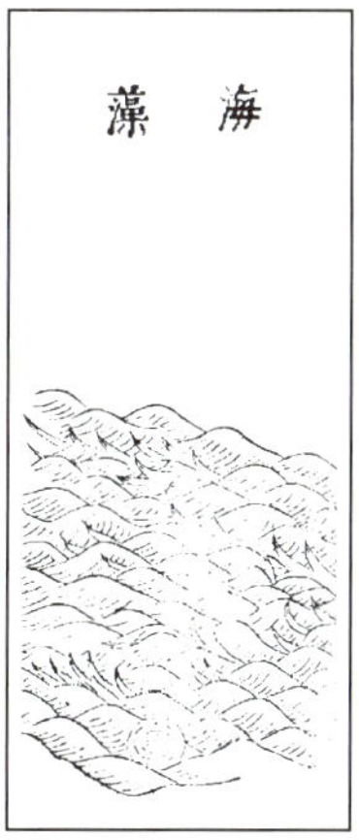

图 14　三才·海藻

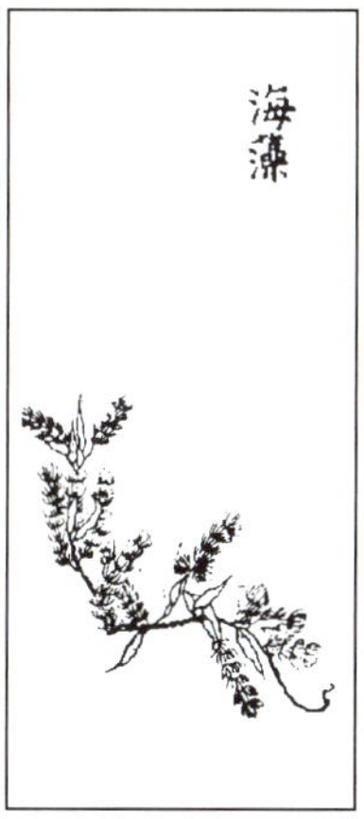

图 15　原始·海藻

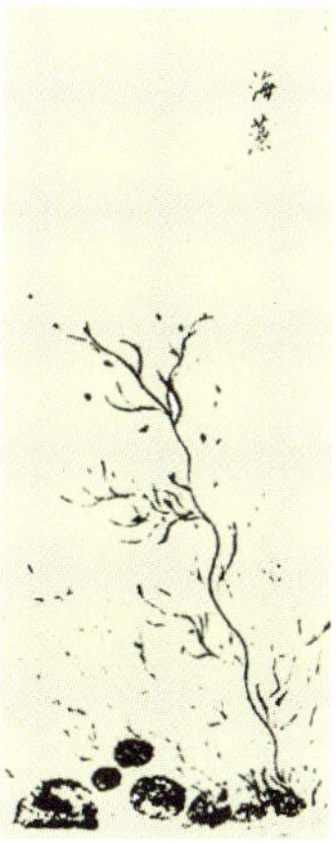

图 16　金石·海藻

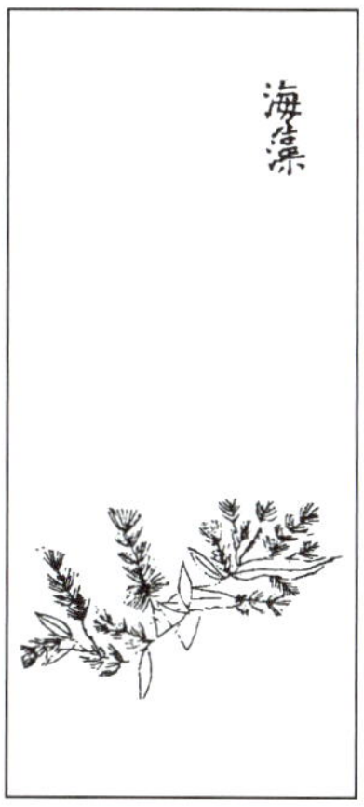

图 17　汇言·海藻

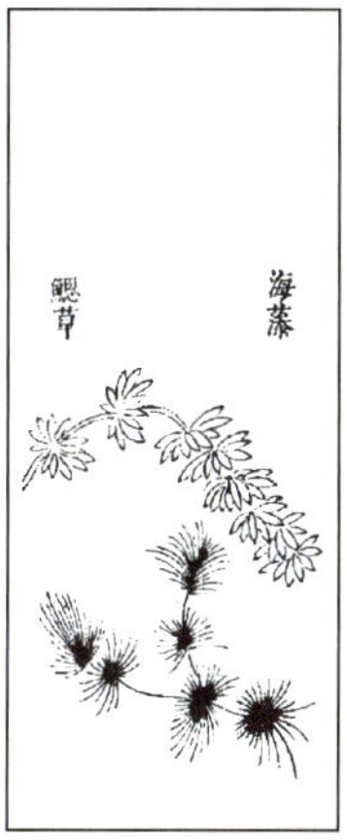

图 18　本草汇·海藻鳃草

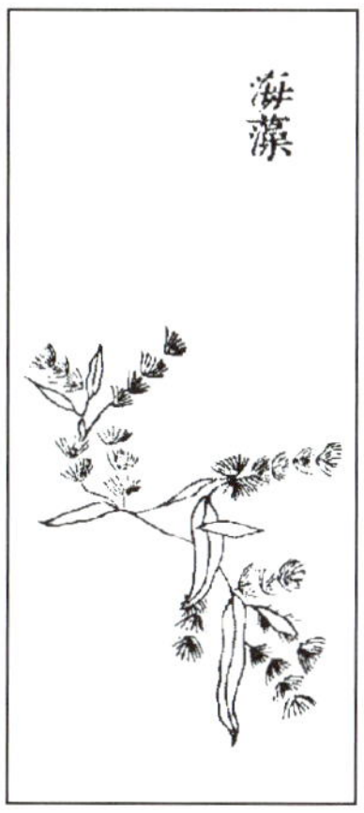

图 19　类纂·海藻

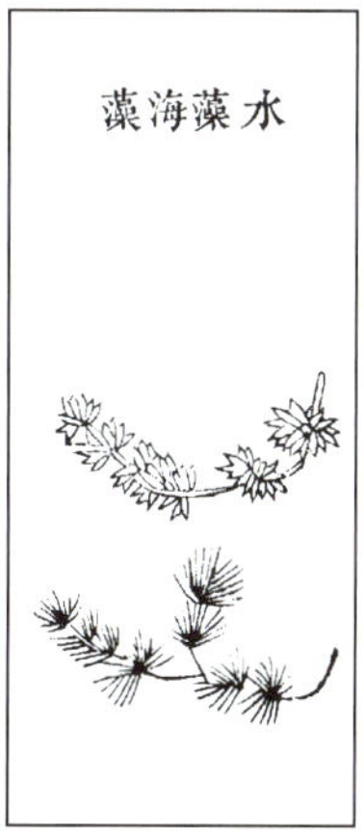

图 20　备要·水藻海藻

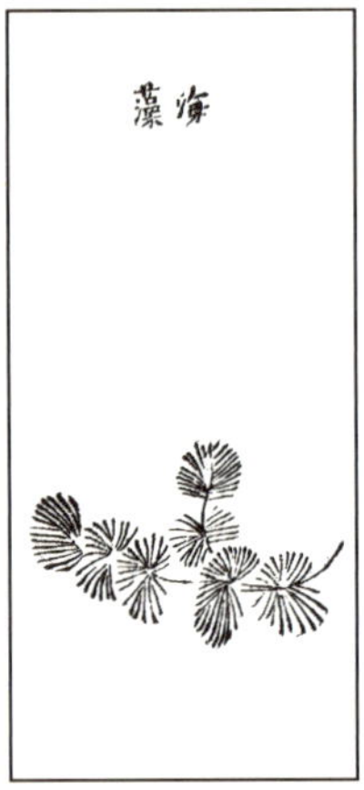

图 21　求真 · 海藻

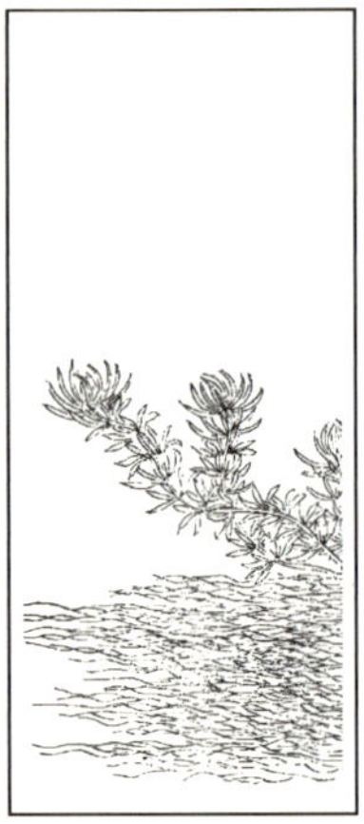

图 22　图考 · 海藻

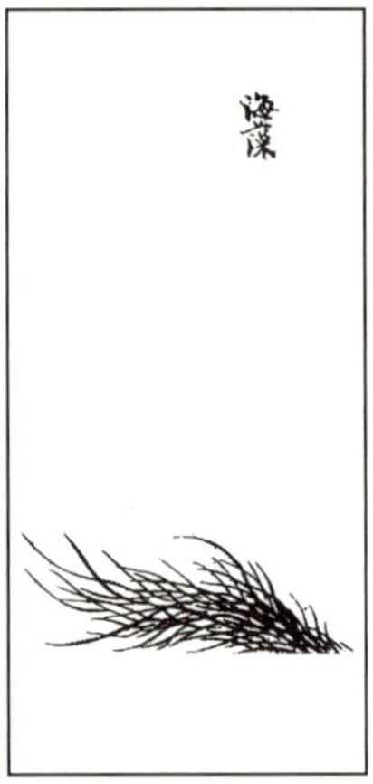

图 23　图说 · 海藻

本品23图，取自23书，其中5幅彩图。有承继关系的图可分4个书类。

《本草图经》：该书“海藻”图分别存于《大观》（图1）、《政和》（图2）、《绍兴》（图3）。此三传本药图基本一致。今以《政和》图2为《图经》图的代表。

仿绘该图的墨线图有：《本草歌括》图4（该图在原图基础上，增添了海洋与山崖的背景）。《本草纲目》金陵本“水藻海藻”（图11）将原图略加简化，然后水平镜像，再加水线。

《本草品汇精要》：该书“海藻”（图5）的仿绘图为《食物本草》“藻”（图6），该图将藻体的颜色用褐红色表示。此后《补遗雷公炮制便览》图9、《金石昆虫草木状》图16亦仿绘《品汇》图5。

《本草纲目》（钱本）：该书“水藻海藻”（图12）的仿绘图有《纲目》张本“水藻海藻”（图13）。《本草汇》“海藻鳃草”（图18）的名称虽不相同，但图形却是取自图12。《本草备要》“水藻海藻”（图20）亦仿图12。《本草求真》“海藻”（图21）仅仿绘图12下方的一枝植物。

《本草原始》：该书“海藻”（图15）的仿绘者有《本草汇言》图17，但图形向左旋转了90度。《本草纲目类纂必读》图19全仿图15。

以上23图中，除外13幅仿绘图，原创图尚有10幅（图2、5、7、8、10、12、14、15、22、23），详见下“鉴药”项。

【文录】

《本经》《别录》（见《证类》卷9“海藻”）　一名落首，一名藫。生东海池泽。七月七日采，暴干。

梁《本草经集注》（同上）　陶隐居云：生海岛上，黑色如乱发而大少许，叶大都似藻叶。又有石帆，状如柏，疗石淋。又有水松，状如松，疗溪毒。

唐《本草拾遗》（同上） 陈藏器云：此物有马尾者，大而有叶者。《本经》及注，海藻功状不分。马尾藻，生浅水，如短马尾，细黑色，用之当浸去咸；大叶藻，生深海中及新罗，叶如水藻而大。《本经》云：主结气瘿瘤是也。《尔雅》云：纶，似纶；组，似组。正为二藻也。海人取大叶藻，正在深海底，以绳系腰，没水下，刈得，旋系绳上。五月已后，当有大鱼伤人，不可取也。/陈藏器云：马藻……生水上，如马齿相连。又云：石帆，高尺余，根如漆，上渐软，作交罗文，生海底……又云：水松，叶如松，丰茸……亦生海底。《吴都赋》云：石帆，水松是也。

吴越《日华子本草》（同上） 《日华子》云：石帆，平，无毒。紫色，梗大者如箸，见风渐硬，色如漆。多人饰作珊瑚装。

宋《本草图经》（同上） 海藻，生东海池泽，今出登、莱诸州海中……今谓海藻者，乃是海中所生，根着水底石上，黑色如乱发，而粗大少许，叶类水藻而大，谓之大叶藻。《本经》云：主瘿瘤是也。海人以绳系腰，没水下，刈得之，旋系绳上。又有一种马尾藻，生浅水中，状如短马尾，细黑色。此主水癃，下水用之。陶隐居云：《尔雅》所谓纶，似纶，组，似组，东海有之。而今青苔、紫菜皆似纶，昆布亦似组，恐即是此也。而陈藏器乃谓纶、组，正谓此二藻也。谨按《本经》海藻，一名藫。而《尔雅》谓藫为石衣，又谓薚（徒南切）名海藻（与藻同），是海藻自有此二名，而注释皆以为药草，谓纶、组乃别草。若然，隐居所云，似近之藏器之说，亦未可的据。又注释以石衣为水苔，一名石发，石发即陟厘也，色类似苔而粗涩为异。又云藫，叶似䪥（音薤）而大，生海底。且陟厘下自有条，味性功用与海藻全别。又生江南池泽，乃是水中青苔，古人用以为纸，亦青黄色，今注以为石发是也。然则藫与䪥皆是海藻之名。石发别是一类，无疑也。昆布，今亦出登、莱诸州，功用乃与海藻相近也。陶又云：凡海中菜，皆疗瘿瘤，结气。青苔、紫菜辈亦然。又有石帆如柏，主石淋；水松如松，主溪毒。《吴都赋》所谓草则石帆、水松。刘渊林注云：石帆生海屿石上，草类也。无叶，高尺许，其华离楼相贯连，死则浮水中，人于海边得之，稀有见其生者。水松，药草，生水中，出南海交趾是也。紫菜，附石生海上，正青，取干之则紫色，南海有之。东海又有一种海带，似海藻而粗且长，登州人取干之，柔韧可以系束物。医家用下水，速于海藻、昆布之类。石发，今人亦干之作菜，以虀臛啖之尤美。

明《本草蒙筌》卷3“海藻” 东海所生，叶类萍藻。根着水底石上，茎如乱发而乌。

明《本草纲目》卷19“海藻” 【释名】薚（音单，出《尔雅》，《别录》作藫）、海萝（《尔雅注》）。【集解】【时珍曰】海藻近海诸地采取，亦作海菜，乃立名目，货之四方云。

清《植物名实图考》卷18“海藻” 盖即俗呼头发菜之类。

【鉴药】

“海藻”首见于《本经》。《本草原始》释名曰：“横陈于海，若自澡濯然，故名海藻。”《中华本草》释名曰：“《诗·召南》‘于以采藻’，藻同藻。《笺》：‘藻之言澡也。’盖言其生于水中如澡洗也。海中所生，故谓‘海藻’。”《本经》载其功为“主瘿瘤气，颈下核，破散结气，痈肿，癥瘕坚气，腹中上下鸣，下十二水肿”。梁·陶弘景在“昆布”条云：“凡海中菜，皆疗瘿瘤，结气。”后世运用各种海洋植物，软坚散结疗瘿瘤是最常用的功效。

《本经》“海藻”之下，涉及的海洋植物甚多，故此药名原非单一基原。就《证类本草》《本草纲目》两书中，涉及的广义“海藻”包括诸多名目的海中植物。但处方所用“海藻”，又相对集中在几种海洋植物，是为狭义“海藻”。

在《证类本草》“海藻”条下涉及的各种海中植物名目计有石帆、水松、马尾藻、大叶藻、马藻、青苔、紫菜、昆布、藫、䪢、海带、石发等。后世本草还续有补充。其中海带、昆布、紫菜等，《本草纲目》另有专条，故此下结合后世本草及现代实际使用情况，略述狭义海藻的常见种类。

梁·陶弘景提到当时所用的海藻，“黑色如乱发而大少许，叶大都似藻叶”，但未给名目。

唐·陈藏器《本草拾遗》则云：“此物有马尾者，大而有叶者……马尾藻，生浅水，如短马尾，细黑色……大叶藻，生深海中及新罗，叶如水藻而大……《尔雅》云：纶，似纶；组，似组。正为二藻也。”这里突出提到“马尾藻”“大叶藻”两类。其中“大叶藻”或考为眼子菜科大叶藻属植物大叶藻*Zostera marina* Linn.。[1]

宋·苏颂《本草图经》云：海藻，“今出登、莱诸州海中……今谓海藻者，乃是海中所生，根著水底石上，黑色如乱发，而粗大少许，叶类水藻而大，谓之大叶藻。《本经》云：主瘿瘤是也……又有一种马尾藻，生浅水中，状如短马尾，细黑色。”其说多沿袭陈藏器之说，然也可能自唐及宋，所用海藻大致相同。

《中华本草》引1933年曾呈奎考证结果，谓古代海藻为马尾藻科植物羊栖菜*Sargassum fusiforme*（Harv.）Setch.。此为历史习用的品种。另据《本草原始》所载的海藻图考证，当为同属植物海蒿子*Sargassum pallidum*（Turn.）C. Ag.。[1]

今存的古本草与“海藻”相关的药图虽多，但原创图并不多，写生绘图者更少。

1. **《本草图经》**：该书“海藻”（图2）绘数条正在海水中飘动的海草。大概属于马尾藻一类的植物，无法确指其具体种。

2. **《本草品汇精要》**：该书“海藻”（图5）所绘植物的叶呈细线形，时或有小

1　国家中医药管理局《中华本草》编委会：《中华本草》(1)，上海：上海科学技术出版社，1999：463.

圆形的囊状突起。《品汇》此图为灰黄色，《食疗》仿绘时改为黄褐色。如此则与今羊栖菜*S. fusiforme*非常接近。

3.《本草蒙筌》：该书“海藻”（图7）比较凌乱，看不清头绪，其藻体甚大，有节或分层。不明其来源，待考。

4.《太乙仙制本草药性大全》：该书“海藻”（图8）完全是一幅错误图，此乃陆地所生的双子叶植物，不知何以被作为“海藻”图。

5.《补遗雷公炮制便览》：该书“炮制海藻”（图10）乃据《雷公炮炙论》所示炮制法绘图。雷公法为："凡使，先须用乌豆并紫背天葵和海藻，三件同蒸一伏时，候日干用。”故图中一人正在照看炉子上蒸着的药物。上面有大案桌一张，上有摊晒药物的竹匾。背景是一轮红日，示意须经太阳晒干。

6.《本草纲目》（钱本）：该书“水藻海藻”（图12）为新绘写生图，非常形象地表现了2种“水藻”。其图名“水藻海藻”，故绘水藻（淡水藻）亦不算错误。其原植物参上一条“水藻”。

7.《三才图会》：该书“海藻”（图14）所绘主景为海水波涛，波涛中有大片如滑雪板似的植物，疑为表现海带之类的植物。不敢遽定，以俟高明。

8.《本草原始》：该书“海藻”（图15）为药材写生图，据此其原植物当为马尾藻科植物海蒿子*S. pallidum*。

9.《植物名实图考》：该书“海藻”（图22）所绘植物似更接近淡水藻类的小二仙草科植物穗状狐尾藻*Myriophyllum spicatum* L.。

10.《本草简明图说》：该书“海藻”（图23）绘一如乱发状的植物，无法测知其原植物。

【小结】

“海藻”为《本经》记载的早期药物之一。本草中的海藻有广义、狭义之分。广义海藻是海中多种植物的总称，软坚散结疗瘿瘤是此类植物的共同功效。狭义海藻指古今医方中所用的某种海生植物。古代常见的种类为马尾藻科植物羊栖菜*Sargassum fusiforme*（Harv.）Setch.、同属植物海蒿子S. pallidum（Turn.）C. Ag. 均为历史习用之品。《本草拾遗》“大叶藻”或考为眼子菜科（大叶藻科）植物大叶藻*Zostera marina* Linn.。《本草品汇精要》《本草原始》均为写生药图。

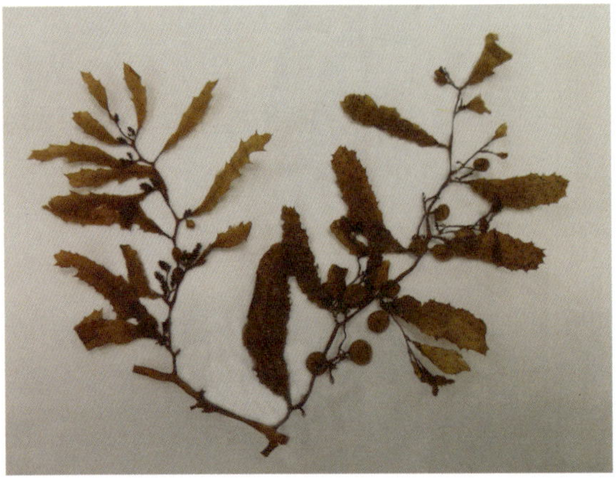

图 24　海蒿子 *Sargassum pallidum*

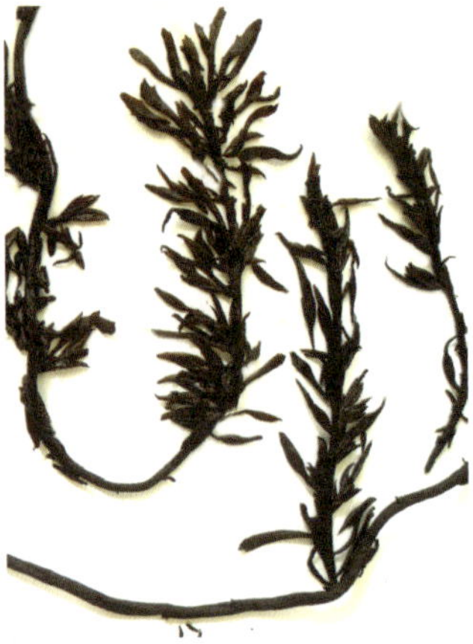

图 25　羊栖菜 *S. fusiforme*

19–17　海蕴

【品图】

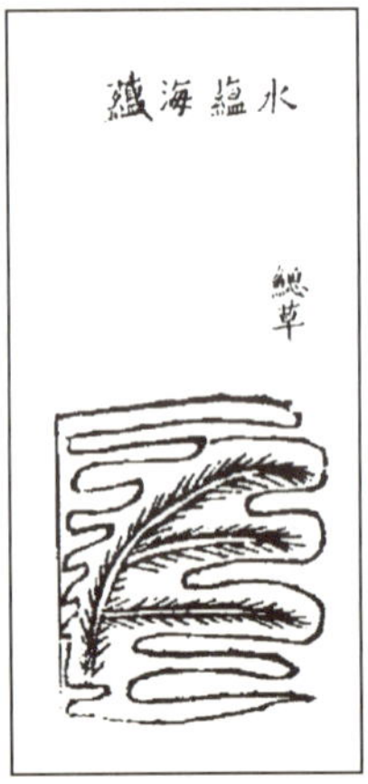

图 1　纲目（金）· 水蕴海蕴

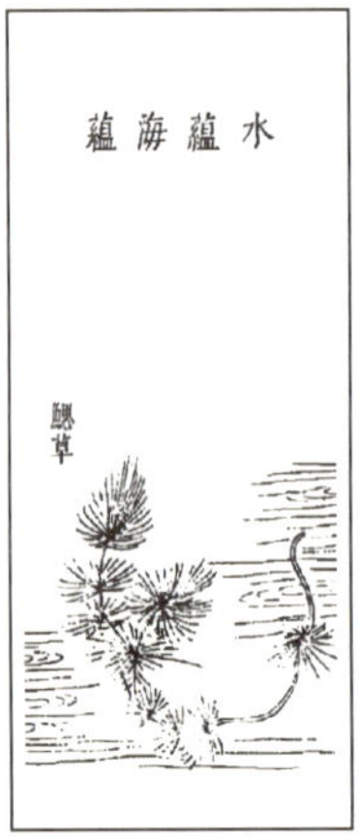

图 2　纲目（钱）· 水蕴海蕴

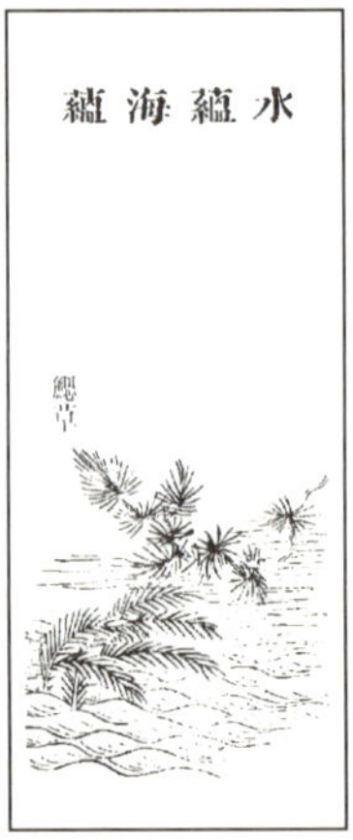

图 3　纲目（张）· 水蕴海蕴

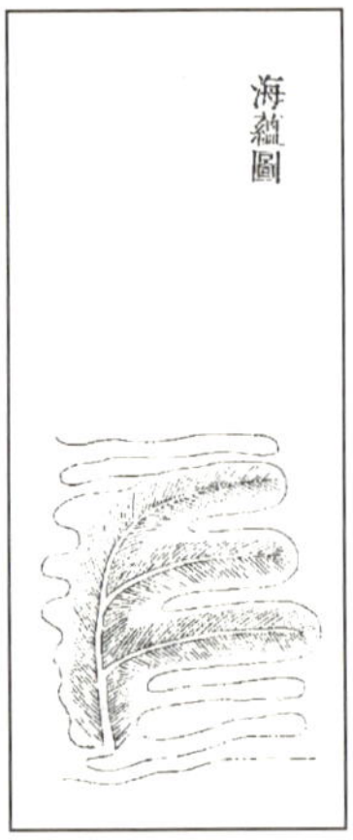

图 4　草木典 · 海蕴图

本品5图，取自5书。有承继关系的图有2个书类。

《本草纲目》（金陵本）：该书“水蕴海蕴”（图1）的仿绘者有《古今图书集成·草木典》“海蕴图”（图4），略有修饰。《植物名实图考》“海蕴”（图5）又仿绘《草木典》图4，更换了海洋背景。

《本草纲目》（钱本）：该书“水蕴海蕴”（图2）的仿绘者有《纲目》张本图3。

以上5图中，除外3幅仿绘图，原创图尚有2幅（图1、2），详见下“鉴药”项。

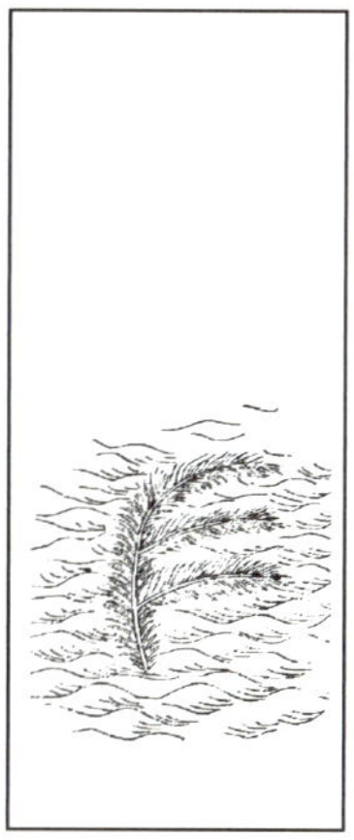

图5　图考·海蕴

【文录】

唐《本草拾遗》（见《证类》卷8“海蕴”　生大海中，细叶如马尾，似海藻而短也。

明《本草纲目》卷19“海蕴”【释名】【时珍曰】缊，乱丝也。其叶似之，故名。

清《植物名实图考》卷18“海蕴”　盖海藻之细如乱丝者。

【鉴药】

“海蕴”首见于《本草拾遗》。李时珍释其名曰：“缊，乱丝也。其叶似之，故名。”《拾遗》载其“主瘿瘤结气在喉间，下水”。后世医方罕见此药名。

《拾遗》述其形曰：“生大海中，细叶如马尾，似海藻而短也。”清·吴其濬曰：“盖海藻之细如乱丝者。”《中华本草》考订为海蕴科植物海蕴*Nemacystus decipiens*（Sur.）Kuck.。[1]

1.《本草纲目》（金陵本）：该书“水蕴海蕴”（图1）采用一种罕见的方式（沿着藻体以一笔勾成水线）。此乃示意图，却并不像乱丝。其图注为“鳃草”。《纲目》“水藻”条时珍曰：“聚藻，叶细如丝及鱼鳃状，节节连生，即水蕴也，俗名鳃草，又名牛尾蕴是矣。”此图将淡水的聚藻（水蕴、鳃草）与海蕴合为一图，与《纲目》正文药物并不匹配。且此图（图1）之形既不像水藻，又不似海蕴，不知其示意为何种植物。

2.《本草纲目》（钱本）：该书“水蕴海蕴”（图2）也似乎不满意金陵本所绘。此图有图注“鳃草”。图形所示，与金陵本图完全不是一种植物。据其形状，《中华本草》考为小二仙草科植物穗状狐尾藻*M. spicatum*。[2]

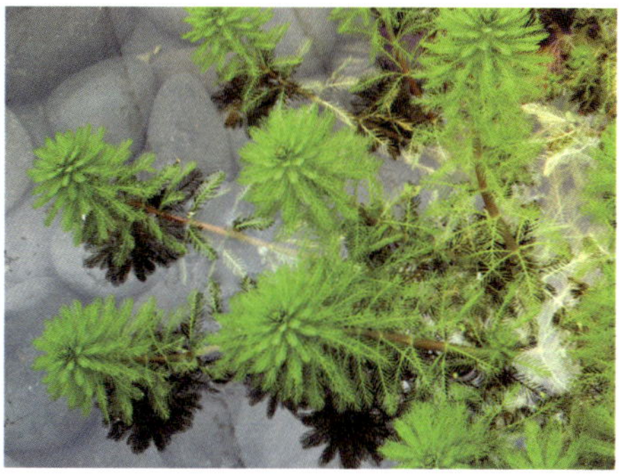

图6　穗状狐尾藻 *Myriophyllum spicatum*

【小结】

“海蕴”首出于唐代。据《本草拾遗》所载形态，此为海蕴科植物海蕴*Nemacystus decipiens*（Sur.）Kuck.。但《纲目·附图》

1　国家中医药管理局《中华本草》编委会：《中华本草》（1），上海：上海科学技术出版社，1999：450.
2　国家中医药管理局《中华本草》编委会：《中华本草》（5），上海：上海科学技术出版社，1999：721.

将“水蕴”（淡水藻类）与“海蕴”（海水藻类）作为同一图名，不同传本的《纲目·附图》图形亦或不一样。《纲目》金陵本“水蕴海蕴”并非海蕴，基原不明。《纲目》钱本“水蕴海蕴”似为鳃草，即小二仙草科穗状狐尾藻*Myriophyllum spicatum*。

19–18 海带

【品图】

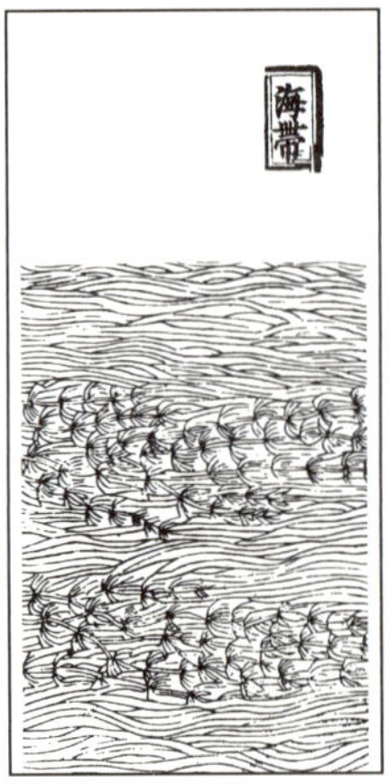

图 1 图经（大）· 海带

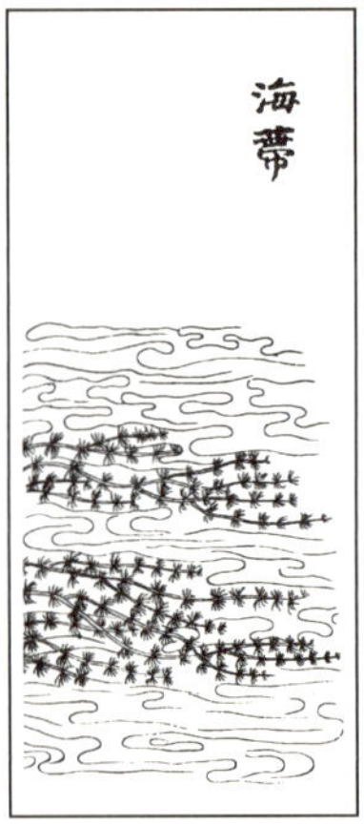

图 2 图经（绍）· 海带

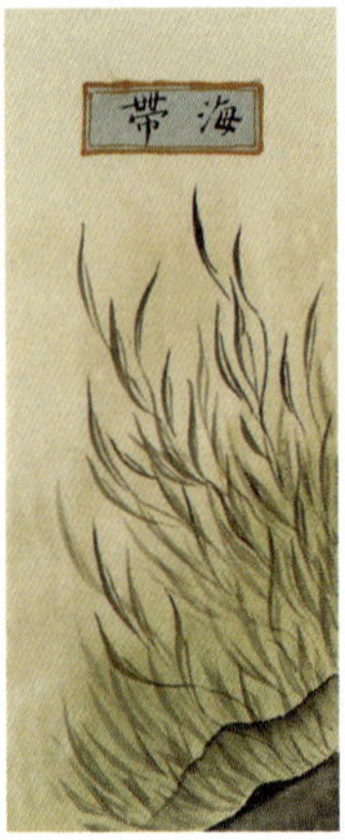
图 3 品汇 · 海带

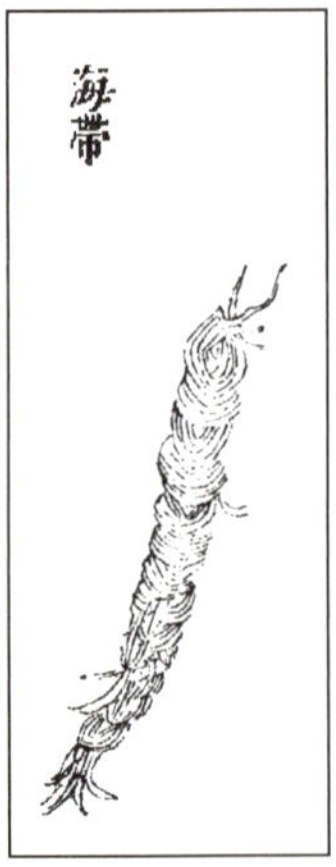

图 4 蒙筌 · 海带

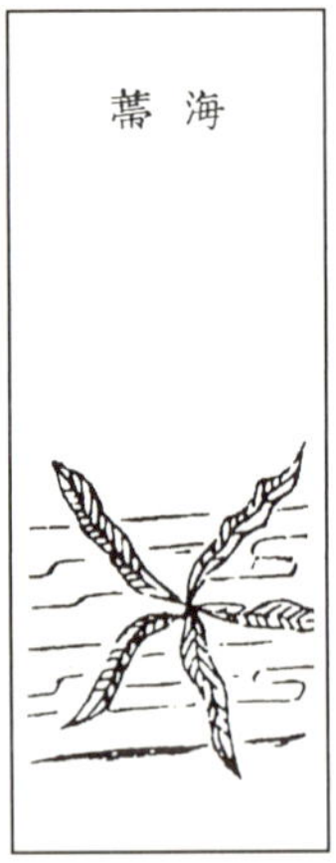
图 5 太乙 · 海带

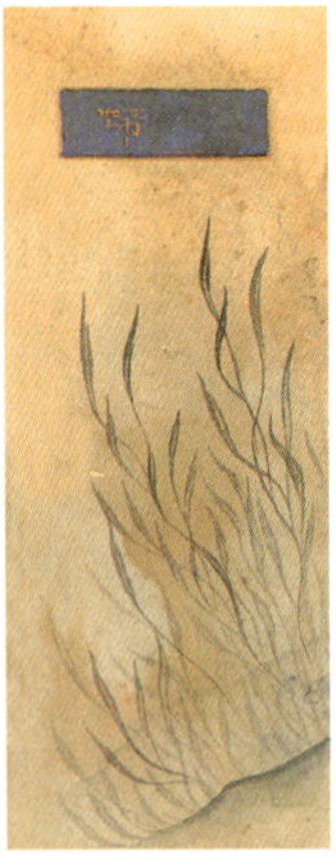
图 6 雷公 · 海带

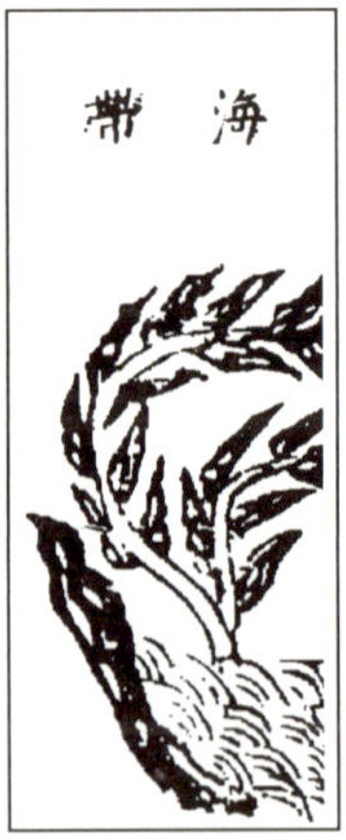
图 7 纲目（金）· 海带

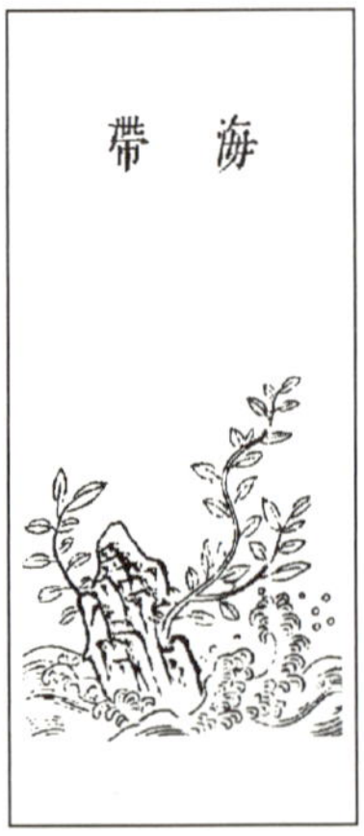
图 8 纲目（钱）· 海带

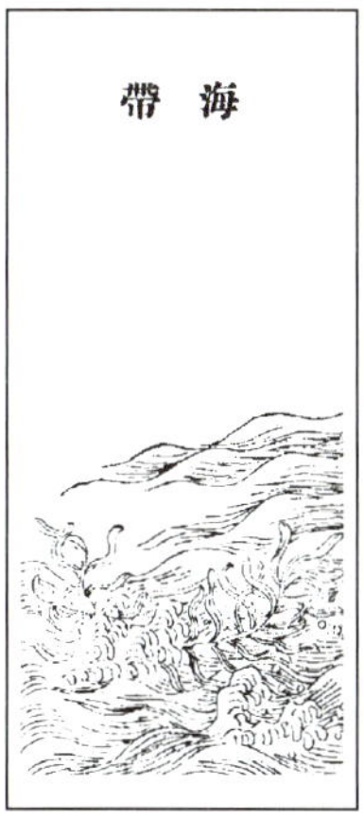

图9　纲目（张）·海带

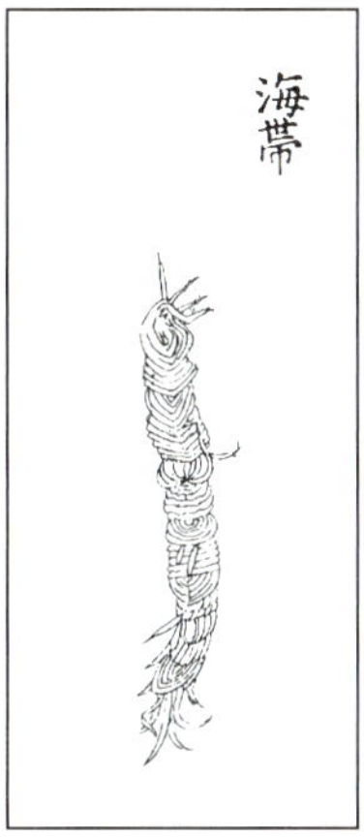

图10　原始·海带

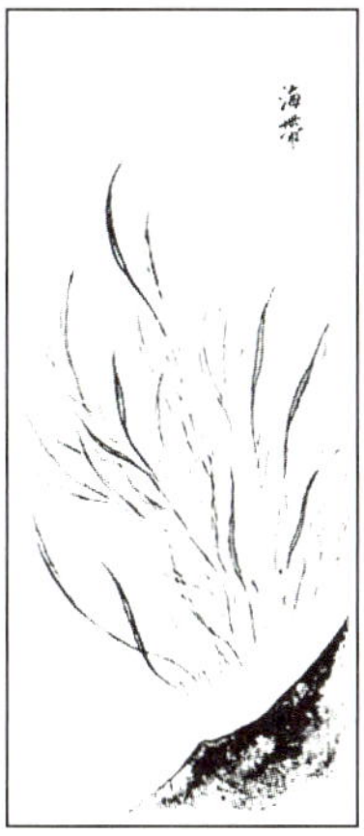

图11　金石·海带

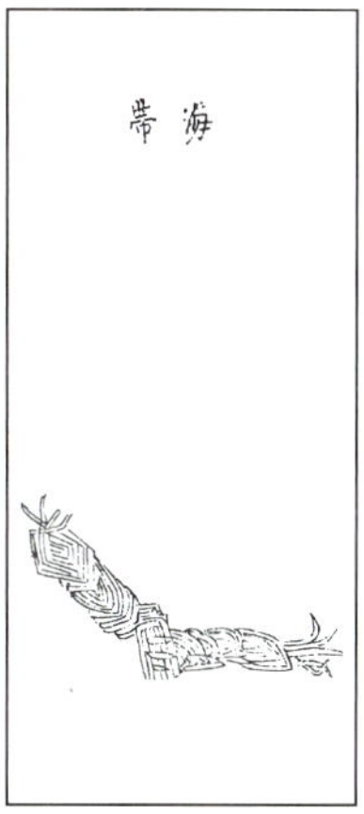

图12　汇言·海带

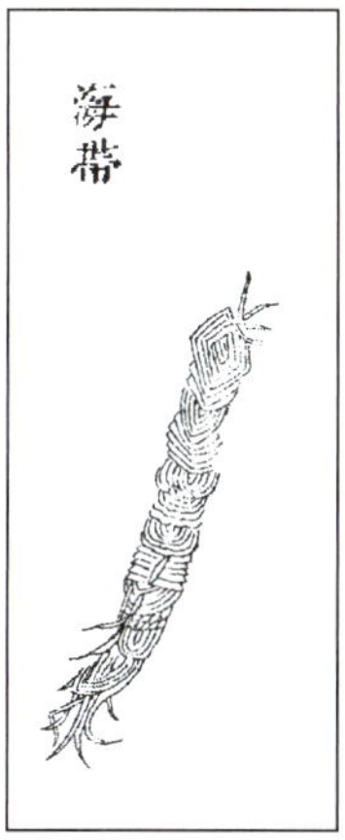

图13　类纂·海带

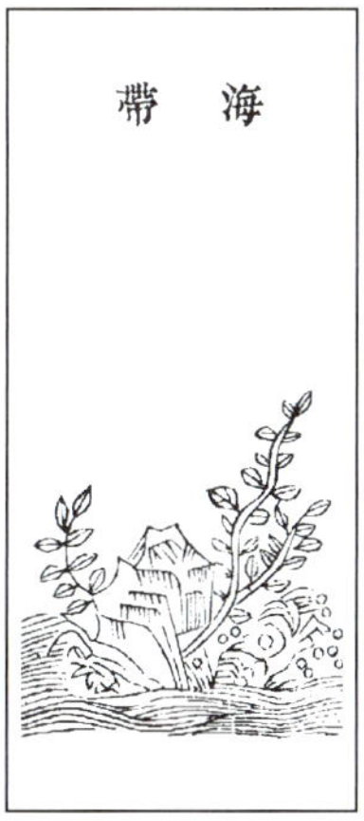

图14　备要·海带

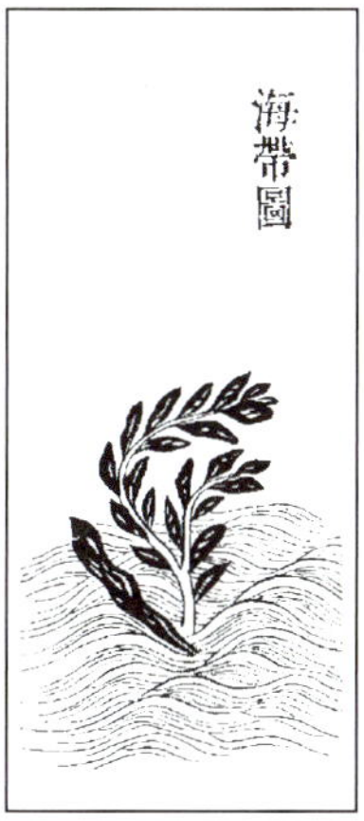

图15　草木典·海带图

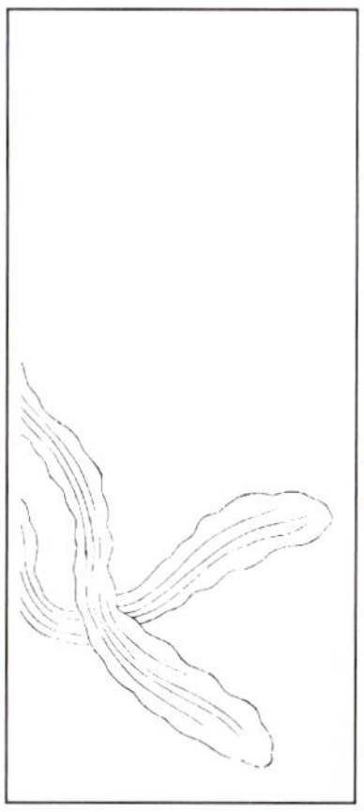

图16　图考·海带

本品16图，取自16书，其中3幅彩图。有承继关系的图可分6个书类。

《本草图经》：该书的“海带”图分别存于《大观》（图1）、《绍兴》（图2）。《政和》无此图。此二传本药图基本一致。今以《大观》（图1）为代表。后世无仿绘此图者。

《本草品汇精要》：该书“海带”（图3）的仿绘者有《补遗雷公炮制便览》图6、《金石昆虫草木状》图11。

《本草纲目》（金陵本）：该书“海带”（图7）的仿绘者有《古今图书集成·草木典》“海带图”（图15）。该图保留原图阴刻的藻体，但增添了描绘精细的海水背景。

《本草纲目》（钱本）：该书“海带”（图8）的仿绘者有《本草备要》图14。

《本草原始》：该书“海带”（图10）的仿绘图有《本草蒙筌》图4、《本草汇言》

图12、《本草纲目类纂必读》图13。

《植物名实图考》：该书“海带”（图16）的仿绘图有《本草纲目》张本图9，该本取图16的叶形，再加扩展，绘出一整株植物，再为之添加海洋背景。

以上16图中，除外9幅仿绘图，原创图尚有7幅（图1、3、5、7、8、10、16），详见下“鉴药”项。

【文录】

宋《嘉祐本草》（见《证类》卷9“海带”） 亦可作下水药。出东海水中石上，比海藻更粗，柔韧而长，今登州人干之以苴束器物。

宋《本草图经》（同上） 东海又有一种海带，似海藻而粗且长，登州人取干之，柔韧可以系束物。医家用下水，速于海藻、昆布之类。

明《本草蒙筌》卷3“海藻” 又种粗长，乃名海带。柔软堪以系物，入药多用催生。

明《本草原始》卷2“海带” 出东海水中石上。形似纸条，薄而且长，黄白色，柔软，堪以系束物，故名海带……此系散条作成编者，亦有结成绳者。

【鉴药】

“海带”首见于《嘉祐本草》，属于该书新定之药。该书序言云：“凡药有今世已尝用，而诸书未见，无所辨证者，如葫芦巴、海带之类，则请从太医众论参议，别立为条，曰‘新定’。”这说明此药在宋·嘉祐年间以前，属于“诸书未见”的新药。《本草原始》云：“柔软，堪以系束物，故名海带。”《嘉祐》载其可“催生，治妇人及疗风。亦可作下水药”。后世医方少用此名，多为民间食品用名。

关于生境、形态，《嘉祐》云：“出东海水中石上，比海藻更粗，柔韧而长，今登州人干之以苴束器物。”明《本草原始》所载产地同《嘉祐》，且云“形似纸条，薄而且长，黄白色，柔软，堪以系束物”。“登州”即今山东蓬莱。据《中国经济海藻志》云：“登州并不产此藻……登州一带产有大叶藻科的大叶藻*Zostera marina* L.和海韭菜*Phyllospadix scouleri* Hook.，这些海产的种子植物，在山东一带均称为‘海带草’。”[1]

1.《本草图经》：该书的“海带”（图1）仅存在《大观》《绍兴》二书。其图显示的是细小的类似金鱼藻科植物金鱼藻*Ceratophyllum demersum* L.，其茎具分枝，叶轮生。此为淡水生长的藻类，并不柔韧，不知为何被作为海带。

2.《本草品汇精要》：该书“海带”（图3）表现的是海底生长的植物，叶片线形，

1　中国科学院海洋研究所：《中国经济海藻志》，北京：科学出版社，1962：6-9,14.

甚长。此与大叶藻科的大叶藻*Z. marina*和海韭菜*P. scouleri*的形态符合。

3.《太乙仙制本草药性大全》：该书“海带”（图5）绘水中生出的5条带状叶，似出同根，有羽状叶脉。其生长方式与叶脉与海带不相符合，不明其示意。

4.《本草纲目》(金陵本)：该书“海带”（图7）为示意图，示意依山临海的水中生长着“海带”。又依据文字记载本品较一般海藻更粗，故绘粗大的主茎及分枝，叶披针形（采用阴刻），颇为夸张。此等示意图，无鉴定意义。

5.《本草纲目》(钱本)：该书“海带”（图8）的绘图者也许不满于《纲目》金陵本粗拙的图形，于是另起炉灶绘了一幅新图。该图绘海中之石上生长着露出水面的植物，其茎叶虽看似精细，其实形态仍然与金陵本图7相同，其实质依然是想象示意图。

6.《本草原始》：该书“海带”（图10）绘一捆扎好的海带。其正文云“此系散条作成编者，亦有结成绳者。”也就是说，原植物“形似纸条，薄而且长，黄白色，柔软，堪以系束物”，但此图将这些散条编织起来。据其形态描述及捆扎后所显现的细条状物，推测其原植物仍当为大叶藻科的大叶藻*Z. marina*和海韭菜*P. scouleri*。

7.《植物名实图考》：该书“海带”条的正文非常简单，无形态介绍。但其图（图16）所示，即今常食用的海带（昆布）*Laminaria japonica* Aresch.。此种藻体成熟时为带状，与古本草中所云柔韧、能捆绑东西的海带不是同一物。吴其濬的宦迹半天下，其写生绘图一般会介绍标本的地点。此图仅示半条海带，完全有可能是将干燥后的藻体经湿润展开再绘制的，不能知道其原产地，只能知道将此植物作为海带，是清代民间的俗称。因此，将*Laminaria japonica* Aresch.作为海带，有文献可考者是始于清代。[1]

【小结】

“海带”为《嘉祐本草》新定之药。据载其“比海藻更粗，柔韧而长，今登州人干之以苴束器物”。现代学者据其产地及形态，判断其原植物为大叶藻科的大叶藻*Zostera marina* L.和海韭菜*Phyllospadix scouleri* Hook.。明代及其以前的本草图（如《本草品汇精要》《本草原始》等）也支持这一考证结果。清《植物名实图考》所附“海带”图的原植物是昆布（海带）*Laminaria japonica* Aresch.，说明清代后期民间或将此物称作海带。

1 谢宗万：《中药材品种论述》中册，上海：上海科学技术出版社，1994：406.

19-19 昆布

【品图】

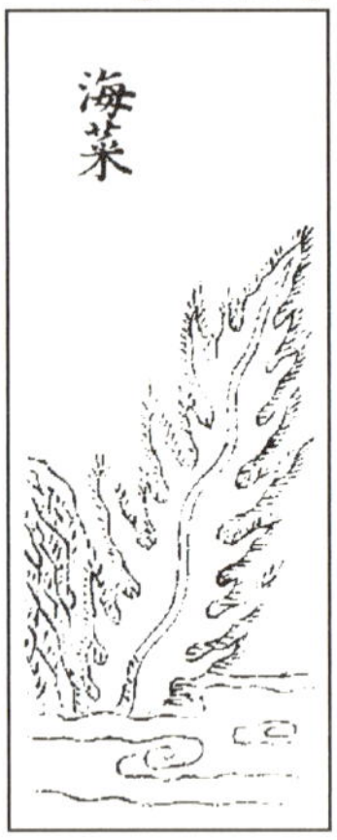

图 1 饮膳·海菜

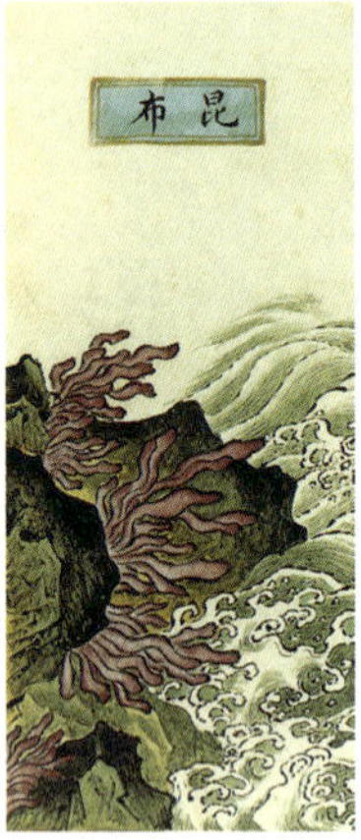

图 2 品汇·昆布

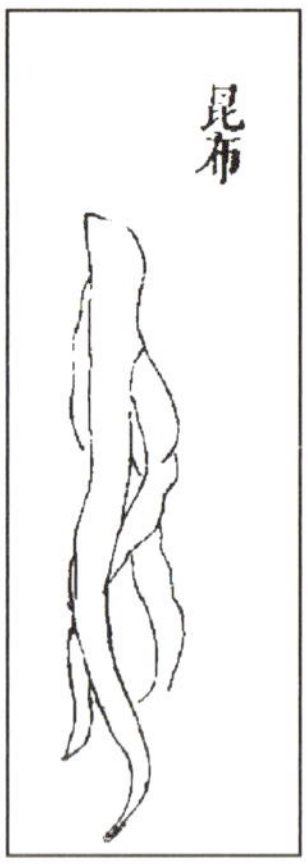

图 3 蒙筌·昆布

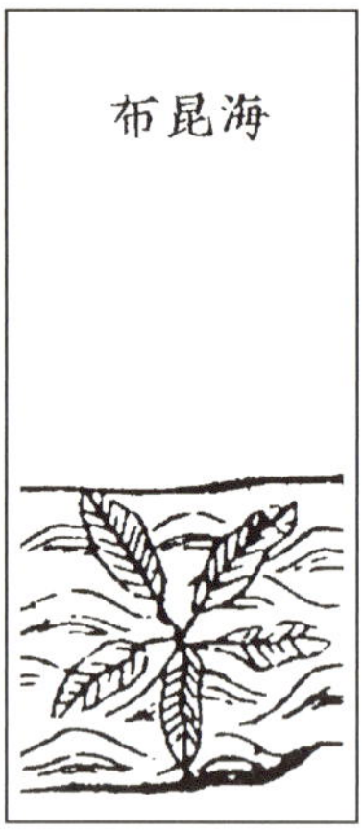

图 4 太乙·海昆布

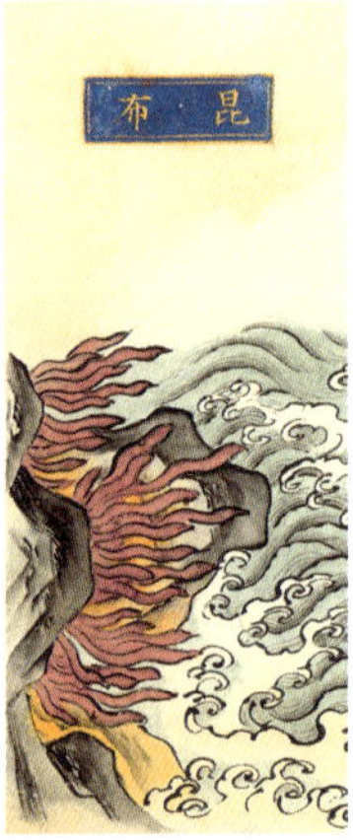

图 5 雷公·昆布

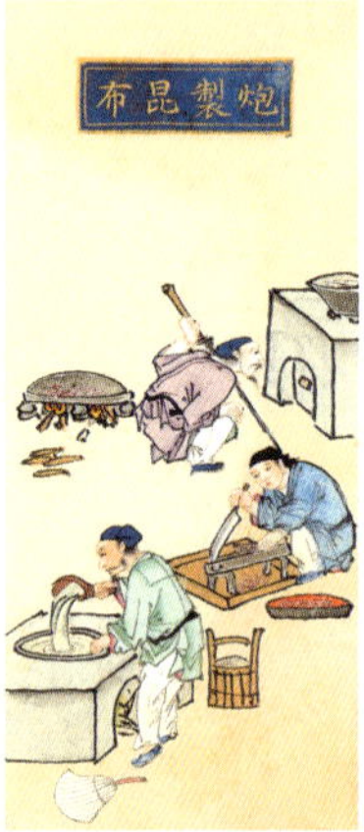

图 6 雷公·炮制昆布

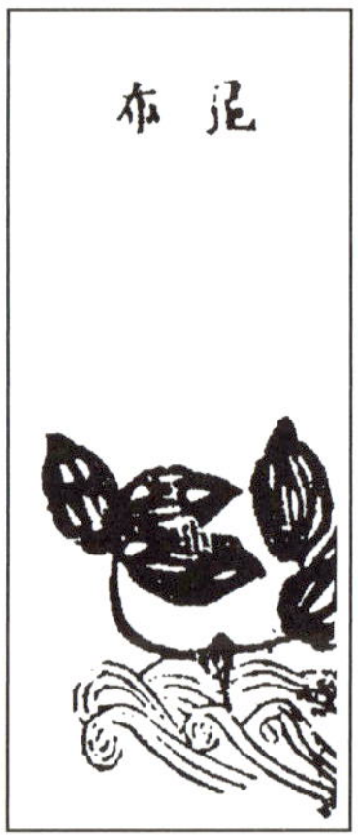

图 7 纲目（金）·昆布

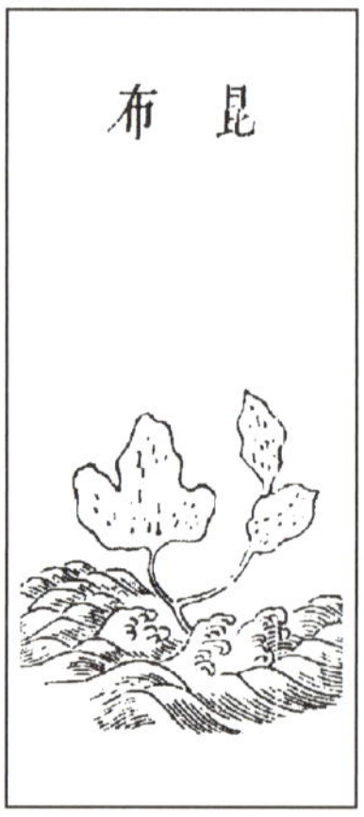

图 8 纲目（钱）·昆布

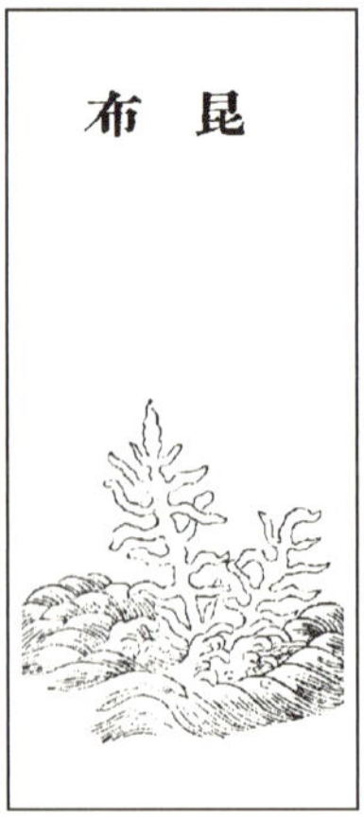

图 9 纲目（张）·昆布

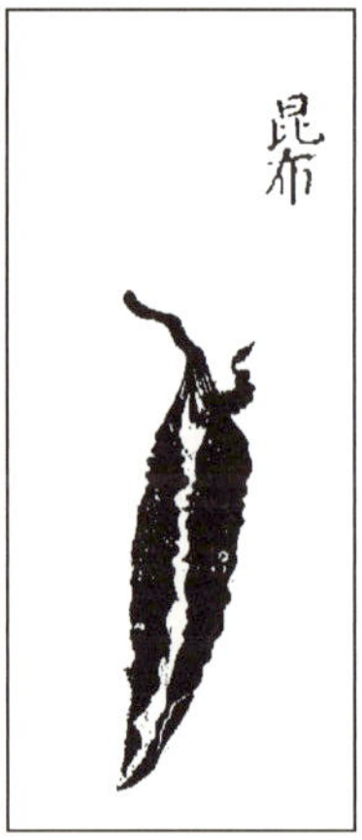

图 10 原始·昆布

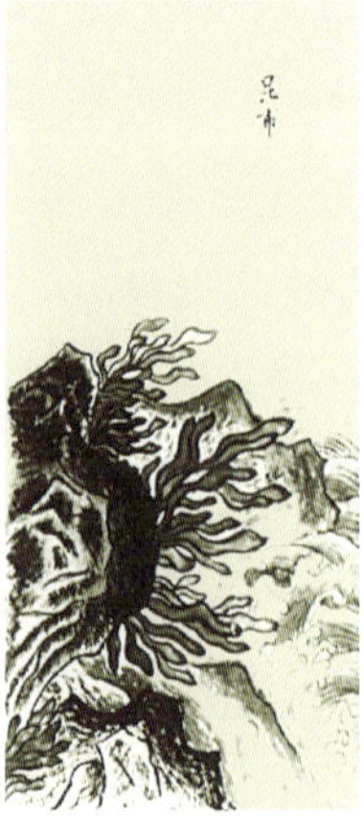

图 11 金石·昆布

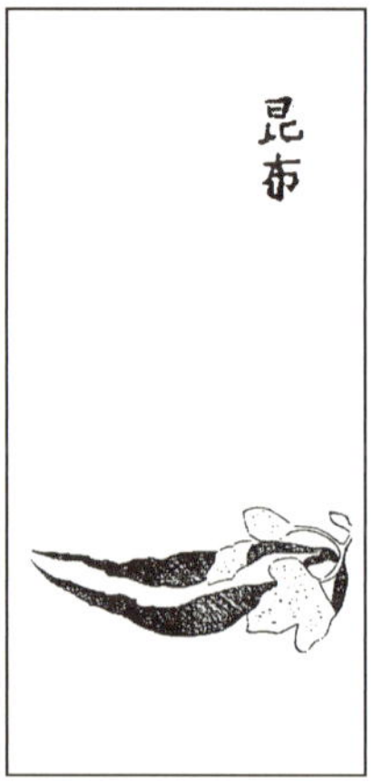

图 12 汇言·昆布

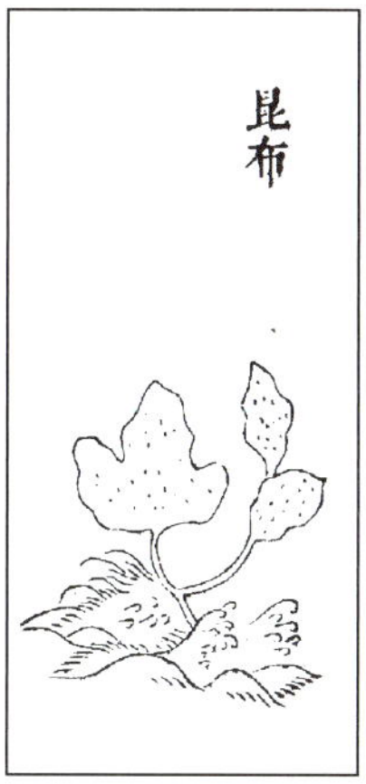

图 13　本草汇·昆布

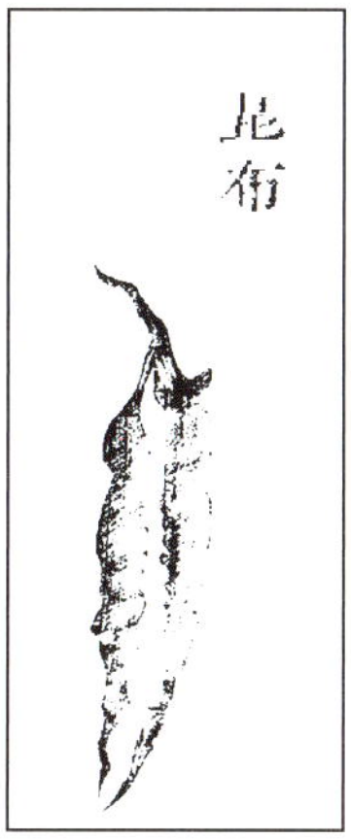

图 14　类纂·昆布

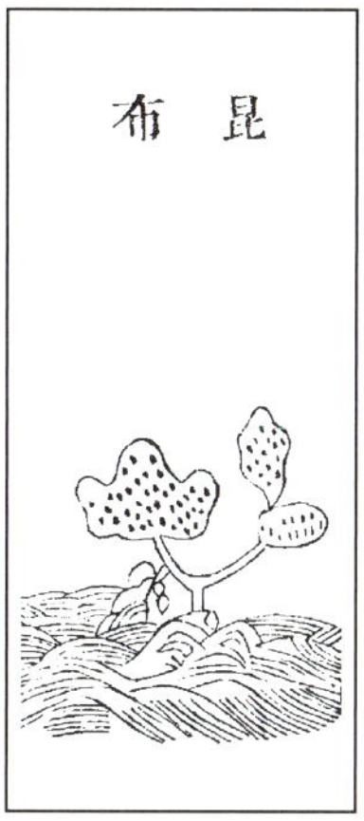

图 15　备要·昆布

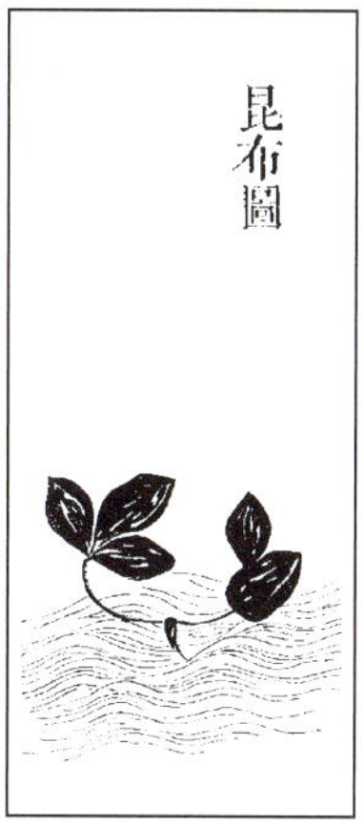

图 16　草木典·昆布图

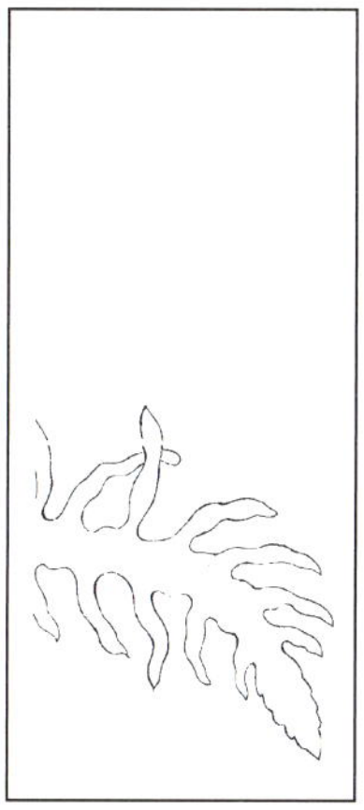

图 17　图考·昆布

本品17图，取自16书，其中4幅彩图。有承继关系的图可分4个书类。

《本草品汇精要》：该书“昆布”（图2）的仿绘者有《补遗雷公炮制便览》图5、《金石昆虫草木状》图11。

《本草纲目》（金陵本）：该书“昆布”（图7）的仿绘者有《古今图书集成·草木典》“昆布图”（图16）。该图将原图阴刻的藻体缩小，再将原粗放的波浪线描绘得更加精细。《纲目》钱本图8在金陵本图7的基础上，将藻体的叶片采用阳刻，且显现叶粗糙的表面。原图示意般绘了几个海浪，该图亦予以改进。此后仿绘《纲目》钱本的图有《本草汇》图13、《本草备要》图15。

《本草原始》：该书“昆布”（图10）的仿绘图有《本草汇言》图12（其中还增绘了从《纲目》钱本仿绘来的不同形昆布藻体）、《本草纲目类纂必读》图14。

《植物名实图考》：该书“昆布”（图17）的仿绘图有《本草纲目》张本图9，该本取图17的叶形，再加扩展，绘出一整株植物，再为之添加海洋背景。

以上17图中，除外9幅仿绘图，原创图尚有8幅（图1、2、3、4、6、7、10、17），详见下“鉴药”项。

【文录】

《别录》（见《证类》卷9“昆布”） 生东海。

梁《本草经集注》（同上） 陶隐居云：今惟出高丽，绳把索之如卷麻，作黄黑色，柔韧可食。《尔雅》云：纶（音关）似纶，组似组，东海有之。今青苔、紫菜皆似纶，此昆布亦似组，恐即是也。

唐《本草拾遗》（同上） 陈藏器云：昆布……生南海。叶如手大，如薄苇，紫色。/生南海。叶如手，干，紫赤色，大似薄苇。陶云：出新罗，黄黑色，叶柔细。陶解昆布，乃是马尾海藻也。

唐末《海药本草》（同上）《海药》云：谨按《异志》：生东海水中，其草顺流而生。新罗者黄黑色，叶细，胡人采得，搓之为索，阴干，舶上来中国。

明《本草纲目》卷19“昆布”【释名】【时珍曰】按《吴普本草》，纶布一名昆布，则《尔雅》所谓“纶似纶”，东海有之者，即昆布也。纶，音关，青丝绶也，讹而为昆耳。陶弘景以“纶”为青苔、紫菜辈，谓“组”为昆布。陈藏器又谓“纶”“组”是二种藻。不同如此。【集解】【时珍曰】昆布生登、莱者，搓如绳索之状。出闽、浙者，大叶似菜。盖海中诸菜性味相近，主疗一致。虽稍有不同，亦无大异也。

明《本草原始》卷2“昆布” 叶如手大，如薄苇，紫赤色……《医学入门》曰：昆，大也，形长大如布，故名昆布。

【鉴药】

“昆布”首见于《名医别录》。李中立释名云：“《医学入门》曰：昆，大也，形长大如布，故名昆布。”《别录》载本品“主十二种水肿，瘿瘤聚结气，瘘疮”。后世多用于消痰结、散瘿瘤。

关于本品生境、形态，《别录》云“生东海”。梁·陶弘景云：“今惟出高丽，绳把索之如卷麻，作黄黑色，柔韧可食。”高丽（朝鲜半岛古国名）近海，此海生植物。干燥的昆布被捆卷起来，颜色也变成黄黑色，但一经湿润，即柔韧可食。关于其形状，陶氏云：“《尔雅》云：‘纶（音关），似纶；组，似组。东海有之。’今青苔、紫菜皆似纶，此昆布亦似组，恐即是也。”“纶”（guān）“组”都是植物名，其名又与各自的另一个意义对应。“纶”，是一种丝织品。《广雅·释器》：“纶，印绶也。”王念孙疏证：“法言孝至篇云：五两之纶，半通之铜。盖即印绶之至微者也。”[1]也就是一种细小的条状丝织品。“组”也是一种绶带，但“薄阔为组”，“盖凡织丝为薄阔之组以为系者”，也就是一种比较大的、既薄且阔、用来系物的绶带。所以陶弘景用“青苔、紫菜”等细小的植物来比拟“纶”，说昆布像薄而阔的“组”。这一比拟等于间接描述了昆布如薄而宽的长带子。这样的昆布，与昆布科植物昆布（海带）*Laminaria japonica* Aresch.完全相符。

唐·陈藏器的介绍就不那么拐弯抹角了：“昆布……生南海。叶如手大，如薄苇，紫色。”又云：“生南海。叶如手，干，紫赤色，大似薄苇。”这样的昆布，则与翅

1 转引自宗福邦、陈世铣、萧海波：《故训汇纂》，北京：商务印书馆，2003：1750.

藻科植物的黑昆布（掌叶昆布）*Ecklonia kurome* Okam.相似。但陈藏器评价陶弘景的说法则未必妥当："陶云'出新罗，黄黑色，叶柔细'。陶解昆布，乃是马尾海藻也。"陈氏把陶弘景的"柔韧"看成"柔细"（也可能是抄本不同），因此误认陶说的"似组"乃是"马尾海藻"。

宋代开始，本草插图进入印本本草书，为解决昆布来源又提供了新的途径。

1.《饮膳正要》：该书"海菜"（图1）绘依山临海为背景，海中的"海菜"像一片羽状分裂的大叶片，裂片边缘有毛刺状物。结合现实品种使用情况的调查，此海菜似为翅藻科植物裙带菜*Undaria pinnatifada*（Harv.）Sur.。此种藻的叶形与之类似，且裂片边缘有大小不齐的缺刻，主产辽宁、浙江。此两地周边地区有以此为昆布者。[1]李时珍云："出闽、浙者，大叶似菜。"此当包括了这种"海菜"。

2.《本草品汇精要》：该书"昆布"（图2）同样以依山傍海为背景，岩石上长满了长条而宽、色紫的昆布。这种昆布，就是陶弘景所云"似组"的昆布*L. japonica*。

3.《本草蒙筌》：该书"昆布"（图3）似为药材写生。其形如带，宽而长。此亦为昆布*L. japonica*。

4.《太乙仙制本草药性大全》：该书"海昆布"（图4）与同书的海带图（见上条"海带"图5）的图基本一致。都是绘水中有一同根而生的5片细长之叶，叶脉为羽状。此非藻类植物，不明其示意。

5.《补遗雷公炮制便览》：该书"炮制昆布"（图6）乃据《雷公炮炙论》所示炮制法绘图。雷公法为："凡使，先弊甑箅同煮，去咸味，焙，细剉用。每修事一斤，用甑箅大小十个，同昆布细剉，二味各一处，下东流水，从巳煮至亥，水旋添，勿令少。"针对其中的煮、焙、剉等工序，图中右上一人蹲在灶前，示意煮药去咸味。左上一简易灶，上有一锅，示意煮好的药要焙干。然后交给右边蓝衣人用切药刀切细。左下一人舀水入锅，是示意煮药的时候要频频添水。

6.《本草纲目》（金陵本）：该书"昆布"（图7）为示意图，示意海水中的"昆布"有一掌状三深裂的大叶片。此叶片在《纲目》钱本图8被改造得更像海中植物了。虽然此图粗拙，但确实能提示所用的昆布是一种"叶如手大，如薄苇"的植物，此即翅藻科植物黑昆布*Ecklonia kurome*。又名掌叶昆布、鹅掌菜等。现代此种昆布主产福建、浙江，行销全国。[2]

7.《本草原始》：该书"昆布"（图10）绘的是完整的一株昆布，用黑色表示其色深，此昆布条带形，边缘波状，即当今常食用的海带，也是古代最多用的昆布来源。其原植物为昆布*L. japonica*。

1　谢宗万：《中药材品种论述》中册，上海：上海科学技术出版社，1994：404.
2　谢宗万：《中药材品种论述》中册，上海：上海科学技术出版社，1994：403.

8.《植物名实图考》：该书“昆布”（图17）绘一昆布的半截叶片，大概是将市售的昆布水浸湿润打开之后绘制的。此即翅藻科植物裙带菜*U. pinnatifada*。

【小结】

“昆布”为《名医别录》记载的早期药物之一。据陶弘景的介绍，其时的昆布即昆布科植物昆布（海带）*Laminaria japonica* Aresch.。后世《本草品汇精要》《本草原始》《本草蒙筌》所绘即此种。唐·陈藏器介绍的“叶如手大，如薄苇，紫色”的昆布属于翅藻科植物黑昆布（掌叶昆布）*Ecklonia kurome* Okam.。《本草纲目》金陵本所绘与此种同。另《饮膳正要》《植物名实图考》所绘为翅藻科植物裙带菜*Undaria pinnatifada*（Harv.）Sur.。以上三种植物也是现代昆布的主要来源。

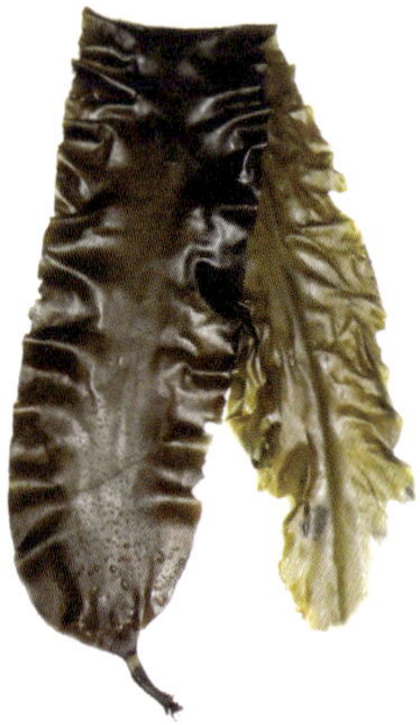

图 18　昆布（海带）*Laminaria japonica*

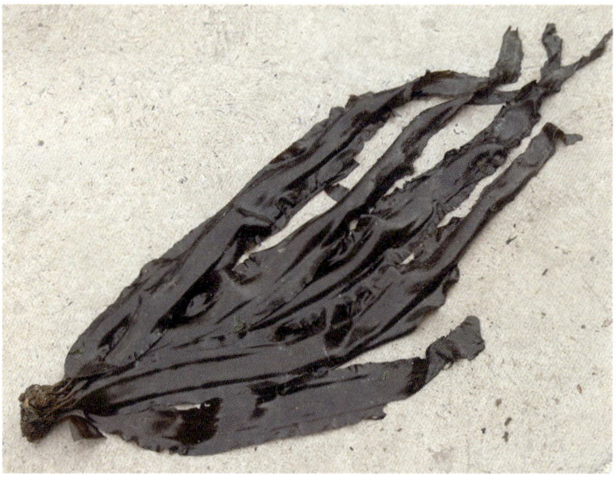

图 19　黑昆布 *Ecklonia kurome*

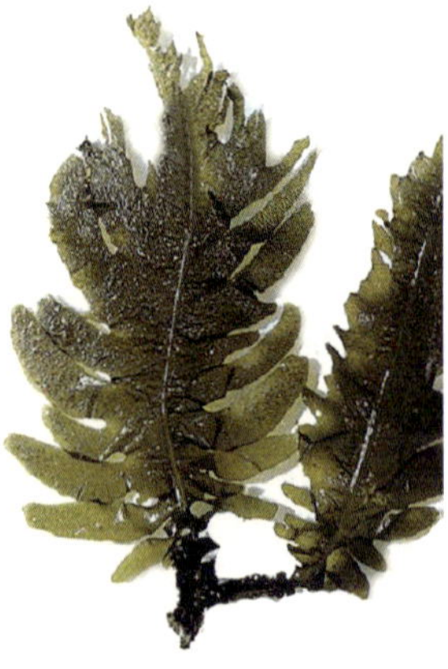

图 20　裙带菜 *Undaria pinnatifada*

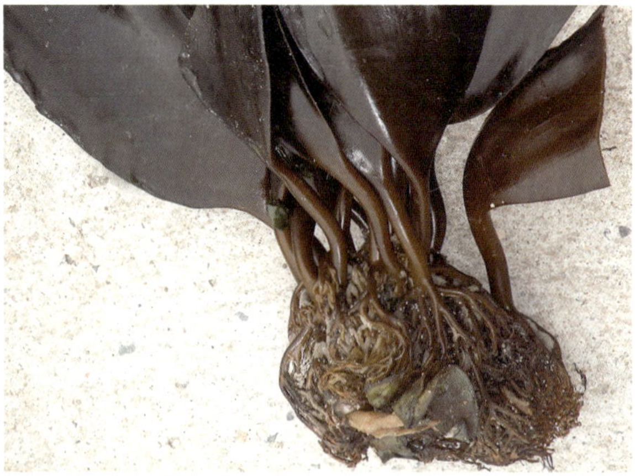

图 21　海带基部

19-20　越王馀算

【品图】

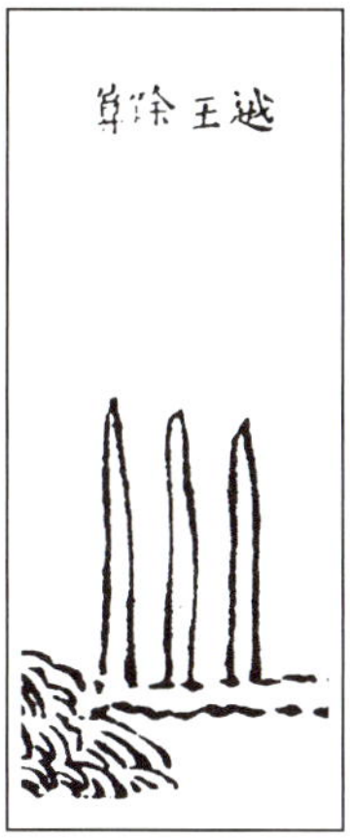

图1　纲目（金）·越王馀算

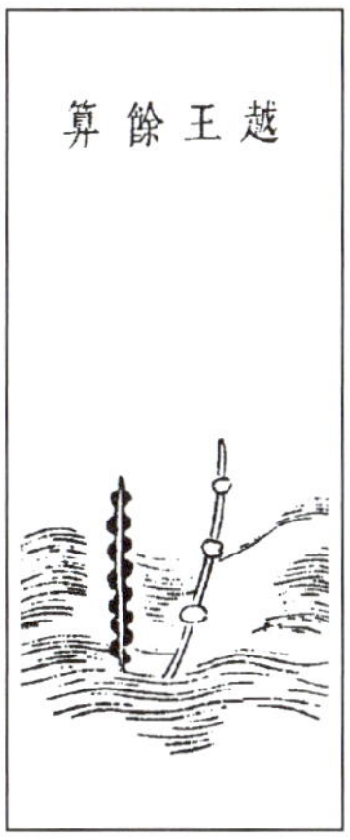

图2　纲目（钱）·越王馀算

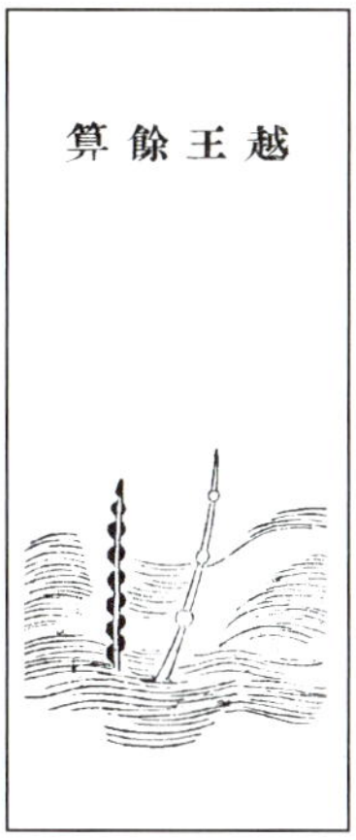

图3　纲目（张）·越王馀算

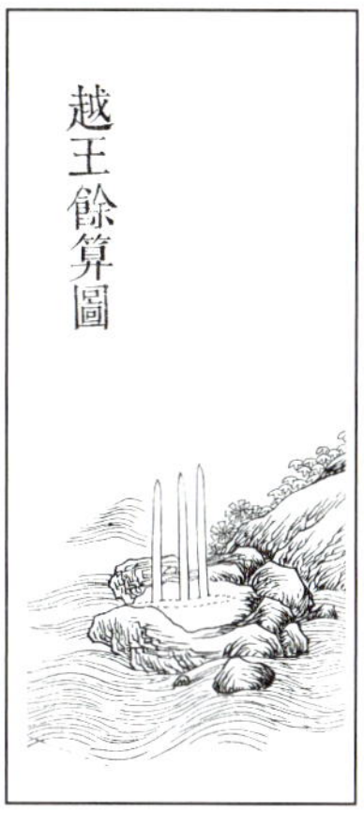

图4　草木典·越王馀算图

本品4图，取自4书。有承继关系的图可分2个书类。

《本草纲目》（金陵本）：该书“越王馀算”（图1）的仿绘图有《古今图书集成·草木典》图4，除三根竖立的白色条状物外，其余背景全部改绘。

《本草纲目》（钱本）：该书“越王馀算”（图2）的仿绘图有《纲目》张本图3。

以上4图中，除外2幅仿绘图，尚有原创图或有新意的图2幅（图1、2），详见下“鉴药”项。

【文录】

三国吴《临海水土异物志》（见《御览》卷943）“越王筭”　《临海水土物志》曰：越王筭如笄大，正白，长尺余。生海边沙中，见仍取之即可。心中存来，取则入土中。

晋《南方草木状》卷下“越王竹”　根生石上，若细荻，高尺余。南海有之。南人爱其青色，用为酒筹。云越王弃馀算而生竹。

南朝宋《异苑》卷2　晋安平有越王馀筭策（宜作菜），长尺许，白者似骨，黑者如角。古云越王行海，曾于舟中作筹算，有余者弃之于水，生焉。[1]

唐《本草拾遗》（见《证类》卷7“越王馀算”）　陈藏器云：生南海水中，如竹筭子，长尺许。

1 ［南朝宋］刘敬叔撰：《异苑》卷2，《丛书集成新编》影《学津讨原》本，台北：新文丰出版公司，1986：523.

唐《北户录》卷3“越王竹” 严州产越王竹，根于石上，状若荻枝，高赤（尺）余。土人加其色，用代酒筹。次有沙箸，产于海岛间，状如莼菜，春吐黄花，其心若骨，可为筹箸。凡欲采者，须轻步拔之，不尔闻人行声则缩入沙中，了不可取。陈藏器云；“越王馀筭，味咸，生南海。筭子长赤（尺）许。”《异苑》云：“晋安有越王馀菜，白者似骨，黑者似角。古云越王行海中，作筹有余，弃之于水，遂生焉。”沈怀远[1]云：东海中箸洲，洲上故箸无极，连船取之不尽。世中好失箸，言天下箸悉归于此。乃惊耳之说也。[2]

唐《岭表录异》卷下“沙箸” 生于海岸沙中。春吐苗，其心若骨，白而且劲，可为酒筹。凡欲采者，轻步向前，及手急捼之。不然，闻行声遽缩入沙中，掘寻之，终不可得也。

唐末《海药本草》（见《证类》卷7“越王馀算”）《海药》云：谨按《异苑记》云：昔晋安越王，因渡南海，将黑角白骨筭筹所余弃水中，故生此，遂名筭。

明《本草纲目》卷10“越王馀算”【附录】沙箸。【时珍曰】按刘恂《岭表录异》[3]有沙箸，似是余算之类，今附于此……

【鉴药】

李时珍注“越王馀算”首出《海药》，实为首出《本草拾遗》[4]。《拾遗》引《异苑》，云此物乃“越王行海作筹有余，弃水中而生”，故名。又载其“主下水，破结气”。后世未见用此入药者。

关于本品的生境、形态，现存最早的相关文献可追溯到三国吴·沈莹的《临海水土异物志》：“越王筭如笄大，正白，长尺余。生海边沙中，见仍取之即可。心中存来，取则入土中。”此“越王筭”大如笄（一种簪子），白色，长尺余。生于海边沙中。其他文义尚含糊。

晋·嵇含《南方草木状》记载了一种“越王竹”：“根生石上，若细荻，高尺余。南海有之。南人爱其青色，用为酒筹。云越王弃馀算而生竹。”此为植物，生石上（未云海中石上）。“南海有”，不等于说“南海水中有”，南海可指地区。这种竹可以“用为酒筹”。“筹”一般用竹制成，长条形，用作计数之物。“酒筹”则用于酒席上计算饮酒巡数，或作席间娱乐时计数用。“越王弃馀算而生竹”，将多余的算筹扔了，又长出竹子来。此涉传闻，但还可理解。

1 沈怀远：南朝宋人。吴兴（今属浙江）人。曾任武康（今浙江德清）令。著有《南越志》。书佚。段公路所引“箸洲”之事，可能出自《南越志》。

2 ［唐］段公路撰，［唐］崔龟图注：《北户录》，《丛书集成初编》据《十万卷楼丛书》本排印，上海：商务印书馆，1936：47-48。

3 岭表录异：文见本“文录”所载“唐《岭表录异》”，此处略载。

4 或考本品即《南方草木状》的“越王竹”。

南朝宋·刘敬叔《异苑》则把上述“越王筭”“越王竹”的记载联系在一起：“晋安平有越王馀筭策（宜作菜），长尺许，白者似骨，黑者如角。古云越王行海，曾于舟中作筹算，有余者弃之于水，生焉。”此云“越王馀算”是一种菜。据说越王行海时把用于计算的筹算（竹制）扔到海里，长出了这种菜。刘敬叔生活于东晋末至刘宋时，泰始（465—471）间卒。其书多记神怪变异之事。观此文则知所谓越王弃馀算于海，而馀算变为生物的事，乃奇异传闻。

唐·陈藏器拾掇《唐本草》之遗余而成《本草拾遗》（739年），其文云：“味咸，平，无毒。主下水，破结气。生南海水中，如竹筭子，长尺许。”其后还引用了《异苑》的文字。可见此药的来源也与《异苑》的传闻有关。此后《海药本草》的记载同样与《异苑》相关：“谨按《异苑》记云：昔晋安越王，因渡南海，将黑角白骨筭筹所余弃水中，故生此，遂名筭。味咸，温……”这种传闻的由“馀算”生成的东西是植物？还是动物？《证类本草》将其放在草部卷七，则说明宋代及其以前的本草学家还是把它作为植物，大概本草家的思路是：“馀算”毕竟也是竹子做的，扔到海里也只能长出竹子啊。

但据唐·段公路《北户录》的记载，则完全不是这么回事：“严州产越王竹，根于石上，状若荻枝，高赤（尺）余。土人加其色，用代酒筹。次有沙箸，产于海岛间，状如莼菜，春吐黄花，其心若骨，可为筹、箸。凡欲采者，须轻步拔之，不尔闻人行声则缩入沙中，了不可取。”也就是说“越王竹”“沙箸”（沙箸，类似前述“越王筭”）分别是植物与动物。“越王竹”是真有其竹，可以做筹。沙箸是生于海边沙中的动物，“其心若骨，可为筹、箸”。其心像骨头一样，可以做筹与筷子。“越王竹”、“沙箸”是两种互相没有联系的东西。严州在今浙江建德市，或考为广西来宾县。从年代来看，广西来宾县似更正确。[1]段公路约生活于唐懿宗（859—873）时。曾游岭南，记其见闻。因此他考察的记载应该是可信的。接着段公路引述了陈藏器、《异苑》、沈怀远三家之说（参上“文录”），最后评曰：“乃惊耳之说也。”“惊耳”就是骇人听闻。按段公路的考证，陈藏器《本草拾遗》“越王馀算”自然属于“惊耳”之药。

此后唐《岭表录异》又记载了“沙箸”：“生于海岸沙中。春吐苗，其心若骨，白而且劲，可为酒筹。凡欲采者，轻步向前，及手急捼之。不然，闻行声遽缩入沙中，掘寻之，终不可得也。”此书为刘恂所著。刘恂于唐昭宗朝（888—904）为广州司马，后居南海。他所记载的沙箸应该是非常可靠的。此沙箸属于珊瑚类动物。其群体的骨骼制成酒筹是可以的，但与越王馀算没有任何联系。

下此以往，无人再有新的论说。李时珍肯定不认识这虚无缥缈的“越王馀算”。

1　中国科学院昆明植物研究所编：《南方草木状考补》，昆明：云南民族出版社，1991：375.

从他把该药放在草部水草类，又把真有其物的“沙箸”作为“附录”药置于“越王馀算”之后，就知道时珍对此实在是不了解，连沙箸是实际存在的动物也不知道。

综合上述史料，可以得知古代确有越王竹、沙箸二物，但却没有陈藏器所说“生南海水中，如竹筹子，长尺许”的植物或动物。此等被唐代段公路视为“惊耳”的药物，当不得真。若要考证，只能是考证越王竹或沙箸。

“越王竹”据考很可能是凤尾竹*Bambusa* nana Roxb.［*Bambusa multiplex*（Lour.）Raeusch. var. nana（Roxb.）Keng f.］。[1]“沙箸”的研究很明确是海鳃类腔肠动物海箸科（沙箸科）动物白沙箸*Virgularia arba*（Nutting）。[2]谢宗万认为越王馀算为海柳*Virgularia gustaviana*（Herklots），可作为为沙箸的来源之一。[3]《中华本草》根据《岭表录异》的记载，认为沙箸大概是海鳃类，体软而能缩入沙中。但该书据《南方草木状》《本草拾遗》描述，认为其基原是鞭柳珊瑚科动物灯芯柳珊瑚*Junceella juncea*（Pallas），以及鳞灯芯柳珊瑚*Junceella squamata* Toeplitz的群体。[4]问题是《南方草木状》说的是“越王竹”，植物也。说“南海有之”，并非说“南海水中有之”。“南海”的意义很多，可以是郡名，也可以是不同区域的名称。故《南方草木状》是不能作为考证“越王馀算”依据的。《本草拾遗》说夹有传闻，段公路已经明辨，同样无法引为证据。“越王馀算”未见古今医方书使用，后世本草又无跟进研究，这样具有传奇性的药物，无怪乎宋代以后实际已经消亡。

1.《本草纲目》（金陵本）：该书“越王馀算”（图1）绘3根竹签似的物件，此乃据想象绘成的示意图，考之无益。

2.《本草纲目》（钱本）：该书“越王馀算”（图2）与上图的区别，是绘了两根棍子，既不像植物，也不像动物。其右边一根有3个白小球，左边一根中心似空髓，边上是波状鼓凸的附属物。此与古代相关记载也没有能搭上边的联系，不知绘图者的原意。

【小结】

“越王馀算”首出《本草拾遗》。考求该药的来历，源于《异苑》中的传闻。唐·段公路《北户录》辨析了“越王竹”“沙箸”二物的来源。指出《异苑》糅合二物，遂有“越王馀算”之说。“越王竹”今考可能是凤尾竹*Bambusa nana* Roxb.。“沙箸”为海鳃类腔肠动物海箸科（沙箸科）动物白沙箸*Virgularia arba*（Nutting）。现代

1 中国科学院昆明植物研究所编：《南方草木状考补》，昆明：云南民族出版社，1991：375.
2 高士贤：《历代本草药用动物名实图考》，北京：人民卫生出版社，2013：139.
3 谢宗万：《本草纲目药物彩色图鉴》，北京：人民卫生出版社，2000：207.
4 国家中医药管理局《中华本草》编委会：《中华本草》（9），上海：上海科学技术出版社，1999：15.

学者考越王馀算为海柳*Virgularia gustaviana*（Herklots），实则为沙箸的一种。或考“越王馀算”为鞭柳珊瑚科动物灯芯柳珊瑚*Junceella juncea*（Pallas），以及鳞灯芯柳珊瑚*Junceella squamata* Toeplitz的群体，此结论并没有细究《南方草木状》“越王竹”的真实含义。

第二十章　草部

草之九　石草类

20-1　石斛

【品图】

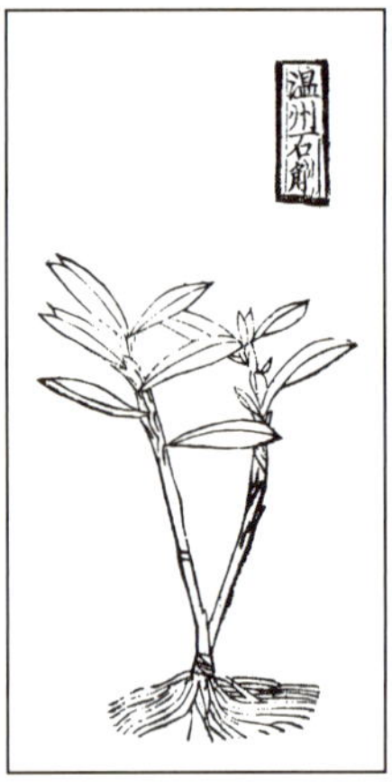

图1　图经（大）·温州石斛

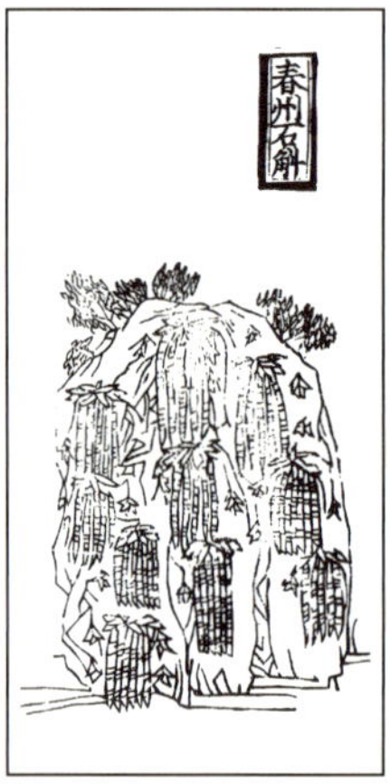

图2　图经（大）·春州石斛

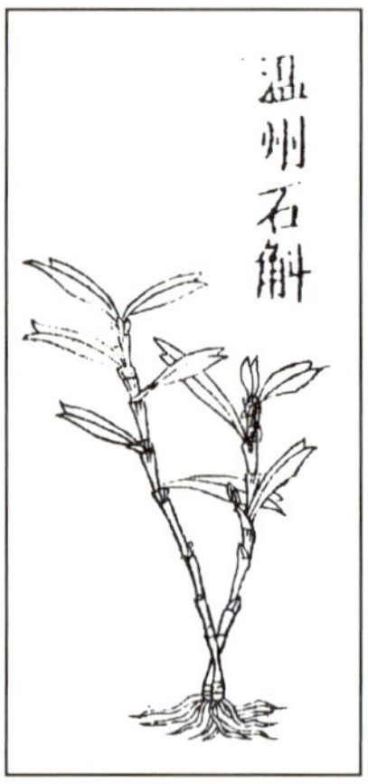

图3　图经（政）·温州石斛

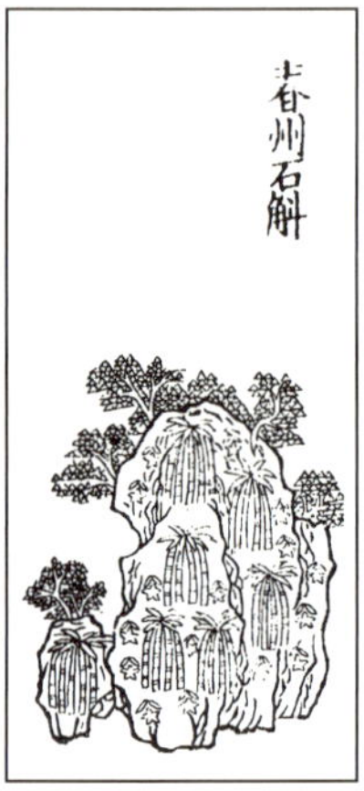

图4　图经（政）·春州石斛

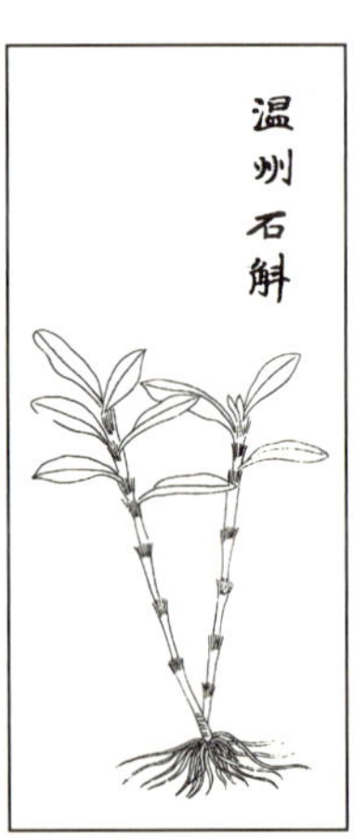

图5　图经（绍）·温州石斛

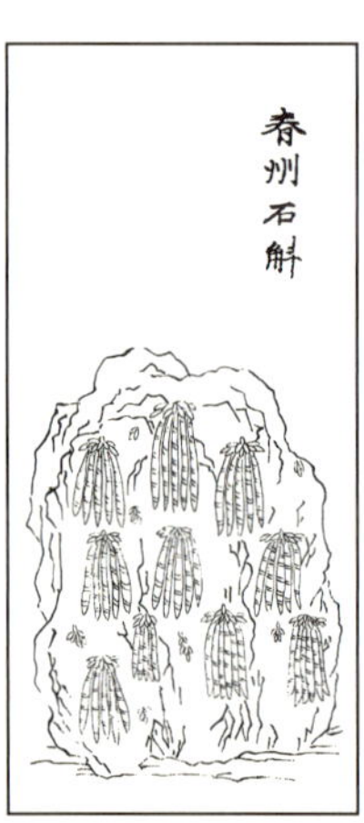

图6　图经（绍）·春州石斛

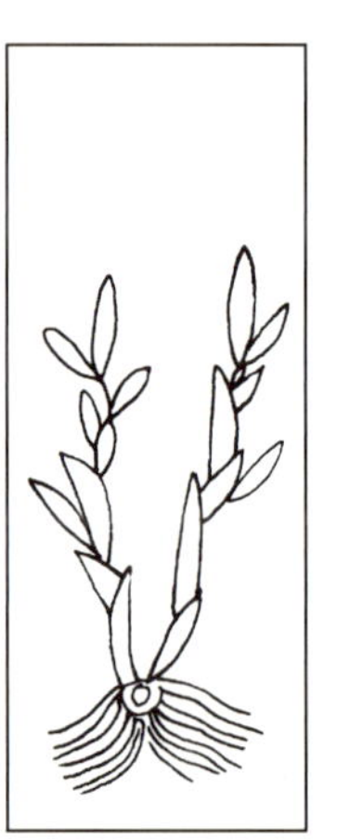

图7　歌括·石斛

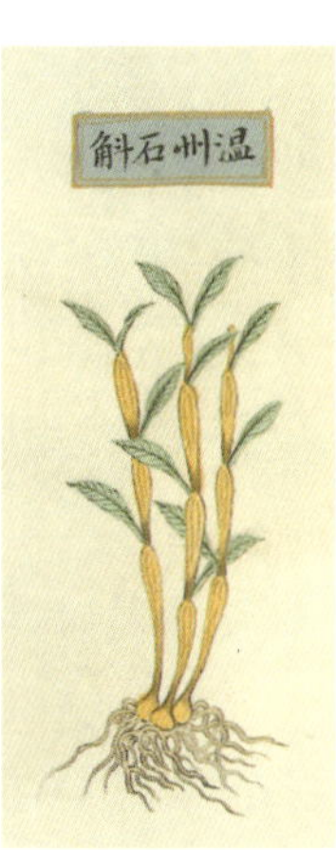

图8　品汇·温州石斛

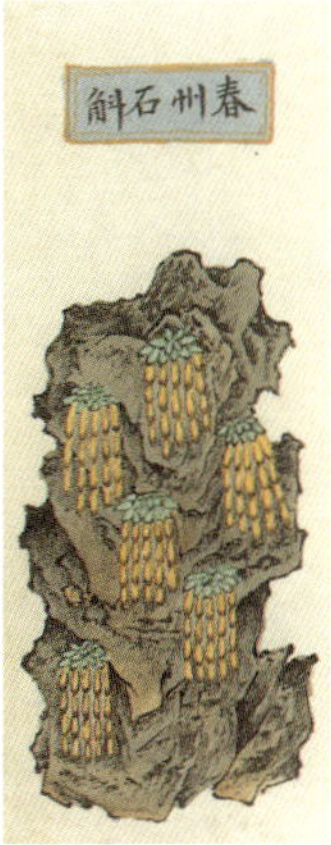

图 9　品汇·春州石斛

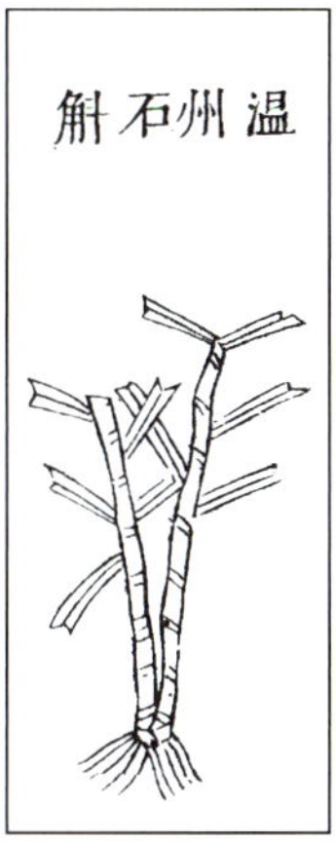

图 10　蒙筌·温州石斛

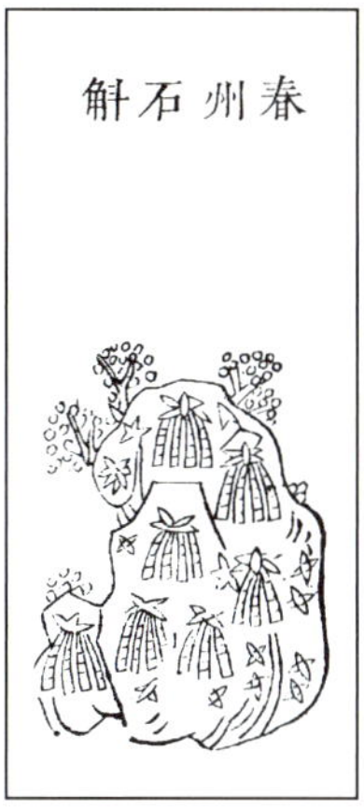

图 11　蒙筌·春州石斛

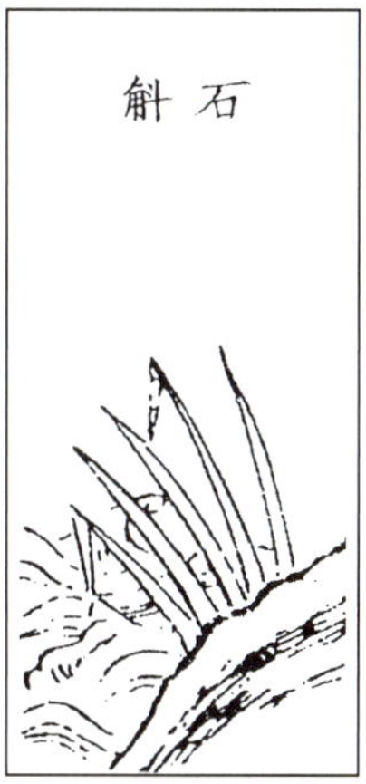

图 12　太乙·石斛

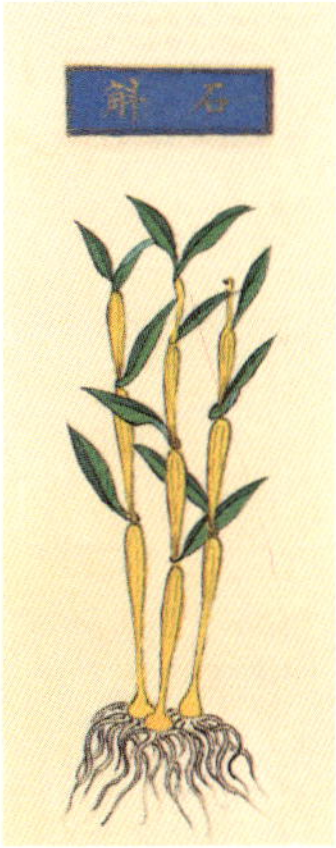

图 13　雷公·石斛

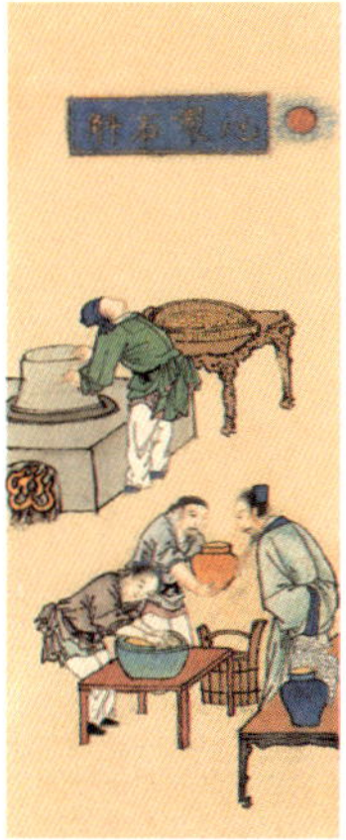

图 14　雷公·炮制石斛

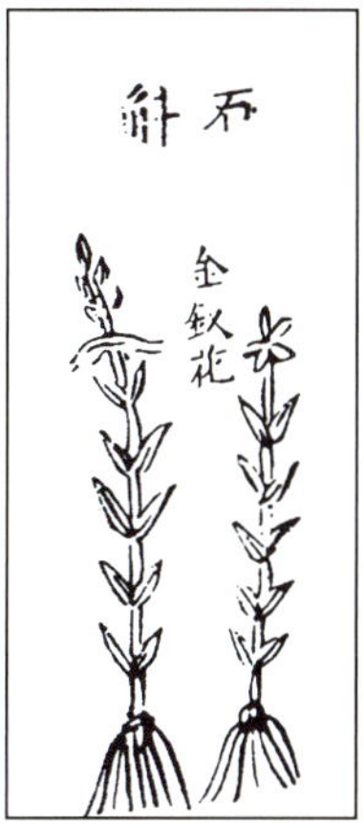

图 15　纲目（金）·石斛

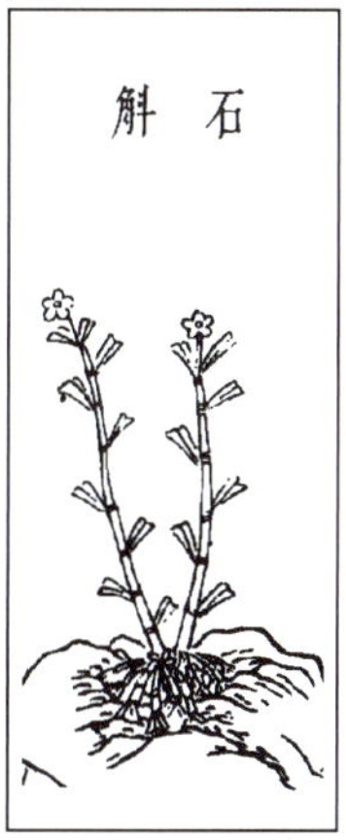

图 16　纲目（钱）·石斛

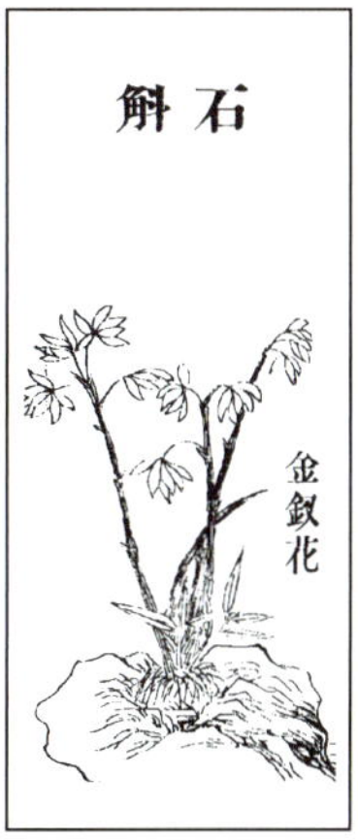

图 17　纲目（张）·石斛

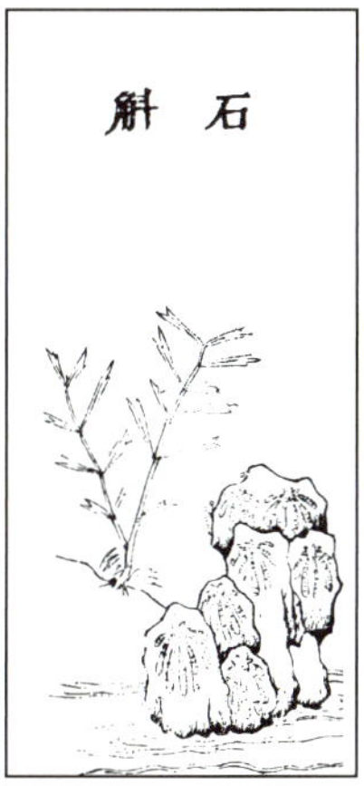

图 18　三才·石斛

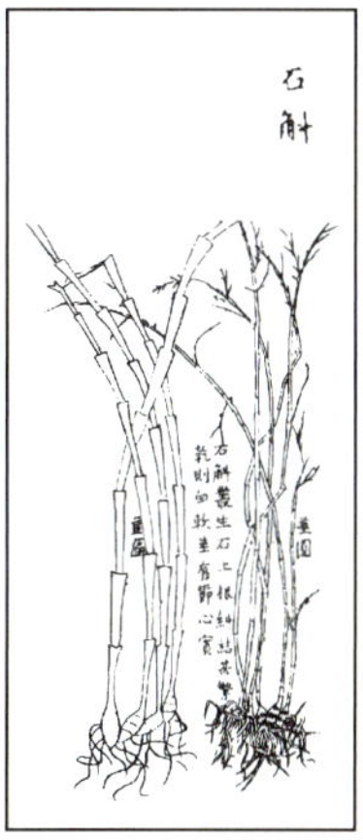

图 19　原始·石斛

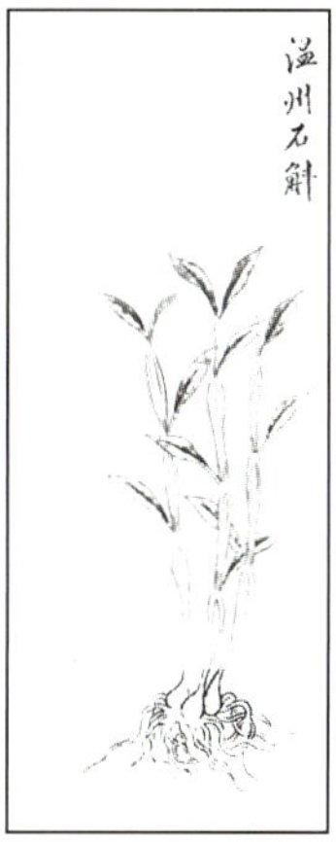

图 20　金石·温州石斛

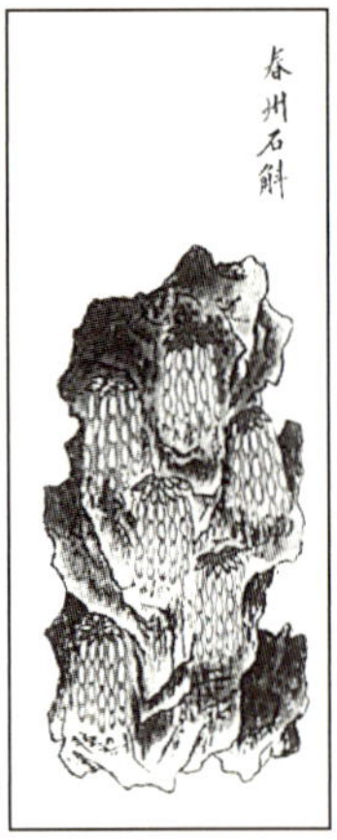

图 21　金石・春州石斛

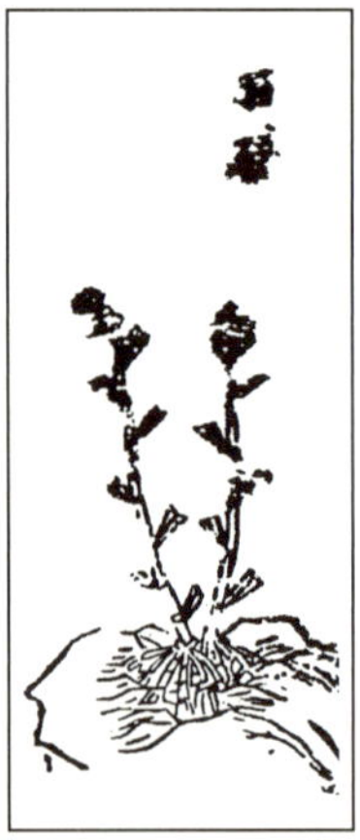

图 22　汇言・石斛

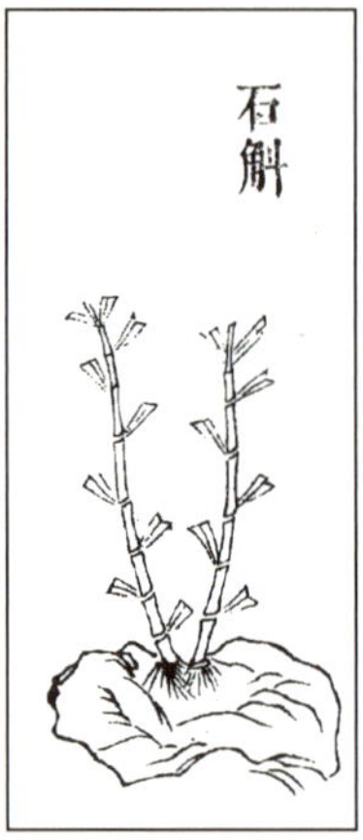

图 23　本草汇・石斛

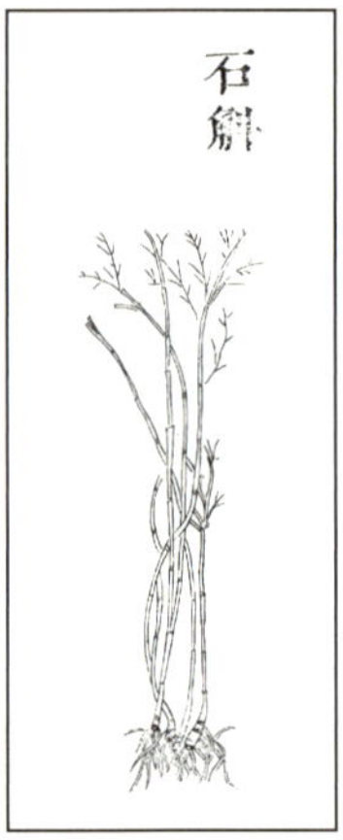

图 24　类纂・石斛

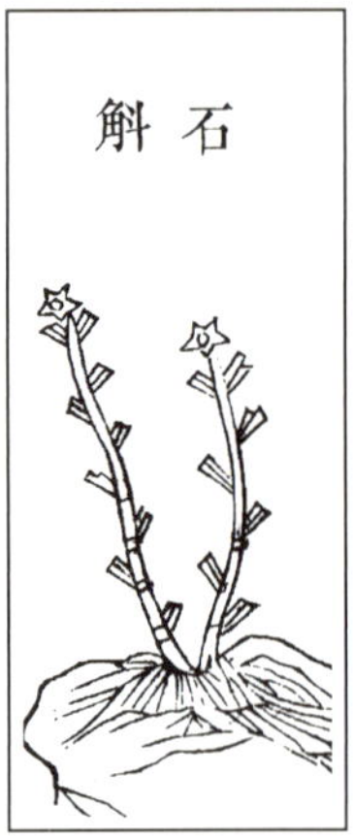

图 25　备要・石斛

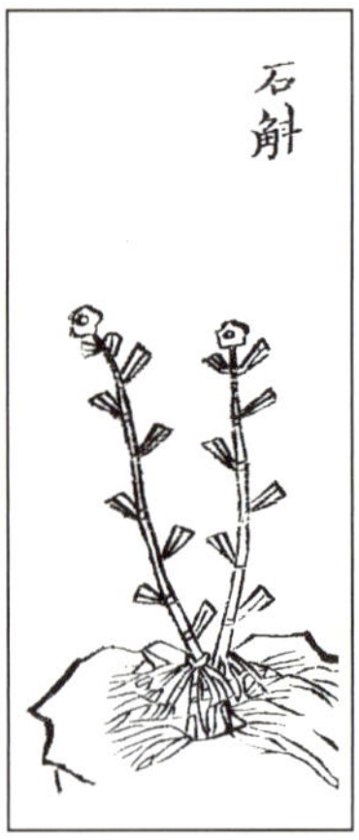

图 26　求真・石斛

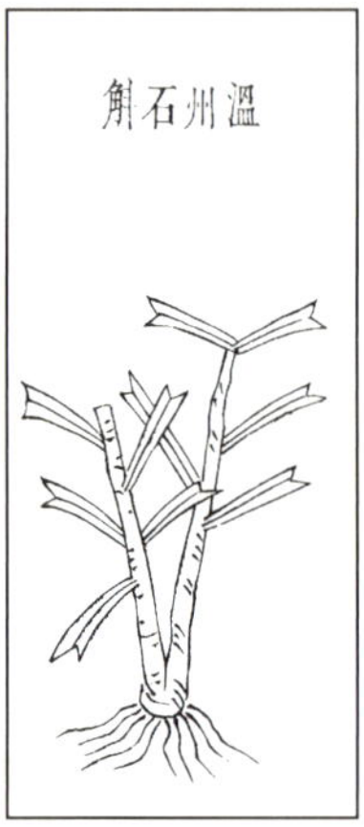

图 27　草木典・温州石斛

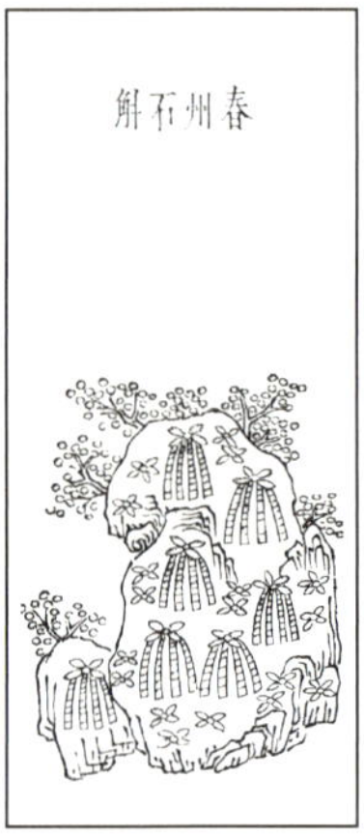

图 28　草木典・春州石斛

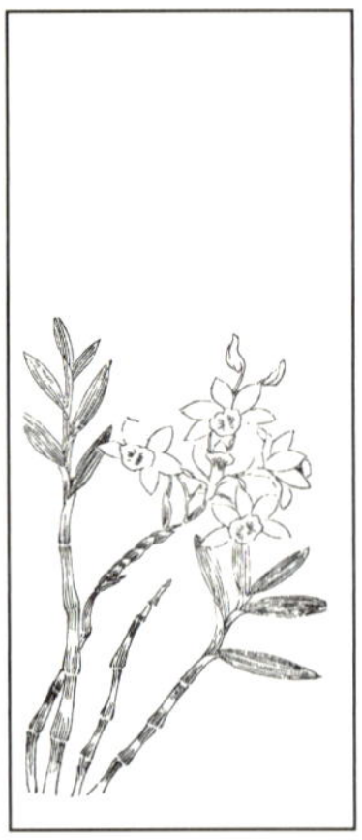

图 29　图考・金兰

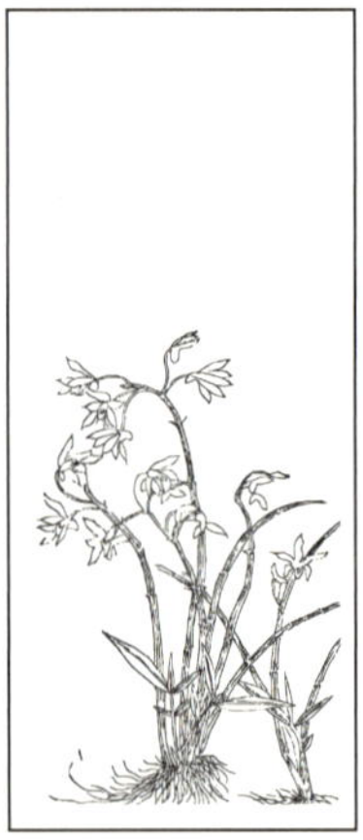

图 30　图考・石斛 -1

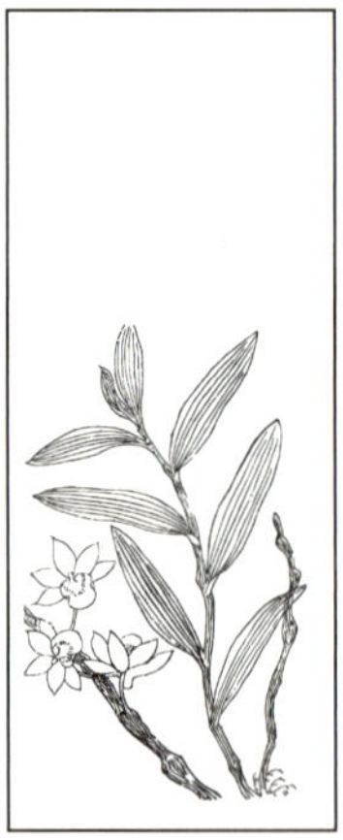

图 31　图考・石斛 -2

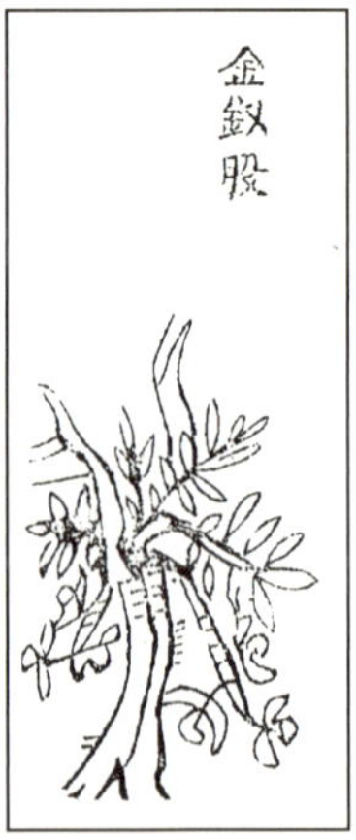

图 32　便方・金钗股

本品33图，取自23书，其中6幅彩图。有承继关系的图可分4个书类。

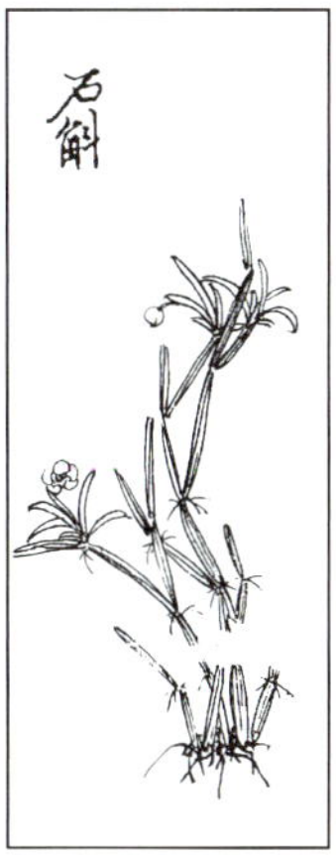

图 33　图说・石斛

《本草图经》：该书的“温州石斛”“春州石斛”图依次分别存于《大观》（图1、2）、《政和》（图3、4）、《绍兴》（图5、6）。此三传本药图基本一致。今以《政和》图3、图4为《图经》图的代表。

仿绘该图的彩色图有：《本草品汇精要》“温州石斛”（图8，该图可能参照了实物，故其敷色准确，茎节也绘得逼真，唯叶为羽状，可能是干燥药材无叶片可看，画士凭想象绘成的，与实物不合）、“春州石斛”（图9，此图基本仿绘，唯茎秆敷以黄色）。此后《补遗雷公炮制便览》“石斛”（图13）仿绘《品汇》“温州石斛”（图8）。《金石昆虫草木状》图20、图21又依次仿绘《品汇》图8、图9。

仿绘《图经》2图的墨线图有：《本草歌括》“石斛”（图7）仿绘《图经》图3。《本草蒙筌》“温州石斛”（图10）、“春州石斛”（图11）基本仿绘《图经》2图。《三才》“石斛”（图18）仿绘《图经》图3，且增添山水背景。《古今图书集成・草木典》“温州石斛”（图27）、“春州石斛”（图28）基本仿绘《图经》2图。

《本草纲目》（金陵本）：该书“石斛”（图15）的仿绘图有《纲目》钱本图16，该图的茎叶仿绘自《图经》图3，但又仿金陵本图15在两株石斛顶上各增绘花一朵。另在根部增绘了带根茎（茎节非常明显），其背景是一个石山的浅窝。此后仿绘钱本图16的有：《本草汇言》图22、《本草汇》图23、《本草备要》图25、《本草求真》图26。

《本草原始》：该书“石斛”（图19）的仿绘者是《本草纲目类纂必读》图24。

《植物名实图考》：该书“石斛-1”（图30）的仿绘者有《纲目》张本图17。后者取《图考》图30左边一枝予以简化，其根茎之下又仿《纲目》钱本图16的底座背景。

以上33图中，除外22幅仿绘图，原创图尚有11幅（图3、4、12、14、15、19、29、30、31、32、33），详见下“鉴药”项。

【文录】

《本经》《别录》（见《证类》卷6“石斛”）　一名林兰，一名禁生，一名杜兰，一名石蓫（音逐）。生六安山谷水傍石上。七月、八月采茎，阴干。

梁《本草经集注》（同上）　陶隐居云：今用石斛，出始兴。生石上，细实，桑灰汤沃之，色如金，形似蚱（音窄）蜢（音猛）髀者为佳。近道亦有，次宣城间生栎树上者，名木斛。其茎形长大而色浅。六安属庐江，今始安亦出木斛，至虚长，不及丸散，惟可为酒渍、煮汤用尔。

唐《唐本草》（同上）　《唐本》注云：作干石斛，先以酒洗，捋蒸炙成，不用灰汤。今荆襄及汉中、江左又有二种：一者似大麦，累累相连，头生一叶而性冷；一种大如雀髀，名雀髀斛，生酒渍服，乃言胜干者。亦如麦斛，叶在茎端，其余斛如竹，节间生叶也。

宋《本草图经》（同上）《图经》曰：今荆、湖、川、广州郡及温、台州亦有之，以广南者为佳。多在山谷中。五月生苗，茎似竹节，节节间出碎叶。七月开花，十月结实，其根细长，黄色。七月、八月采茎。以桑灰汤沃之，色如金，阴干用。或云以酒洗，捋蒸炙成，不用灰汤。其江南生者有二种：一种似大麦，累累相连，头生一叶，名麦斛；一种大如雀髀，名雀髀斛，惟生石上者胜。亦有生栎木上者，名木斛，不堪用。

宋《本草衍义》卷7“石斛” 细若小草，长三四寸，柔韧，折之如肉而实。今人多以木斛浑行，医工亦不能明辨。世又谓之金钗石斛，盖后人取象而言之。然甚不经。将木斛折之，中虚如禾草，长尺余，但色深黄光泽而已。

明《本草蒙筌》卷1“石斛” 多产六安（州名，属南直隶），亦生两广。茎小有节，色黄类金。世人每以金钗石斛为云，盖亦取其象也。其种有二，细认略殊。生溪石上者名石斛，折之似有肉中实；生栎木上者名木斛，折之如麦秆中虚。石斛有效难寻，木斛无功易得。卖家多采易者代充，不可不预防尔。

明《本草纲目》卷20“石斛”【释名】金钗（《纲目》）。【时珍曰】石斛名义未详。其茎状如金钗之股，故古有金钗石斛之称。今蜀人栽之，呼为金钗花。盛弘之《荆州记》云，耒阳龙石山多石斛，精好如金钗，是矣。林兰、杜兰，与木部木兰同名，恐误。【集解】【时珍曰】石斛丛生石上。其根纠结甚繁，干则白软。其茎叶生皆青色，干则黄色。开红花。节上自生根须。人亦折下，以砂石栽之，或以物盛挂屋下，频浇以水，经年不死，俗称为千年润。石斛短而中实，木斛长而中虚，甚易分别。处处有之，以蜀中者为胜。

清《本草纲目拾遗》卷3“霍石斛” 出江南霍山，形较钗斛细小，色黄，而形曲不直，有成球者，彼土人以代茶茗，云极解暑醒脾，止渴利水，益人气力。或取熬膏饷客，初未有行之者，近年江南北盛行之，有不给。市贾率以风兰根伪充，但风兰形直不缩，色青黯，嚼之不粘齿，味微辛，霍石斛嚼之微有浆，粘齿，味甘微咸，形缩者真。/《百草镜》：石斛近时有一种形短只寸许，细如灯心，色青黄，咀之味甘，微有滑涎，系出六安州及颍州府霍山县，名霍山石斛。最佳。咀之无涎者，系生木上，不可用，其功长于清胃热，惟胃肾有虚热者宜之，虚而无火者忌用。/范瑶初云：霍山属六安州，其地所产石斛，名米心石斛。以其形如累米，多节，类竹鞭，干之成团，他产者不能米心，亦不成团也。/甘平微咸。陈廷庆云：本草多言石斛甘淡入脾，咸平入胃。今市中金钗及诸斛俱苦而不甘，性亦寒，且形不似金钗，当以霍斛为真金钗斛。

清《植物名实图考》卷16“石斛” 石斛，《本经》上品。今山石上多有之。开花如瓯兰而小，其长者为木斛；又有一种，扁茎有节如竹，叶亦宽大，高尺余，即《竹谱》所谓悬竹。衡山人呼为千年竹，置之笥中，经时不干，得水即活。**/卷17“金兰”** 金兰即石斛之一种。花如兰而瓣肥短，色金黄，有光灼灼；开足则扁阔，口哆中露红纹尤艳；凡斛花皆就茎生柄，此花从梢端发杈生枝，一枝多至六七朵，与他斛异。滇南植之屋瓦上，极繁，且卖其花以插鬓。滇有五色石斛，此其一也。

【鉴药】

“石斛”首见于《本经》。时珍云“石斛名义未详”。今或考“斛”为“斛”之误。斛，喻病羊之角，纠而不直，小而又曲之状。[1]《本经》载其“主伤中，除痹，下气，补五藏，虚劳羸瘦，强阴。久服厚肠胃，轻身延年”《别录》又补充平胃气，长肌肉，逐皮肤邪热痱（音弗）气等功效。为古今常用药，今多用其滋养胃阴，清热生津。

关于本品的生境、形态，《别录》载其“生六安山谷水傍石上”，药用茎。“六安”。陶弘景云“六安属庐江”，亦即今安徽六安市。清《百草镜》云：“《百草镜》：石斛近时有一种形短只寸许，细如灯心，色青黄，咀之味甘，微有滑涎，系出六安州及颍州府霍山县，名霍山石斛。最佳。”范瑶初亦云：“霍山属六安州，其地所产石斛，名米心石斛。以其形如累米，多节，类竹鞭，干之成团，他产者不能米心，亦不成团也。”（以上均转引自《本草纲目拾遗》）此包括兰科植物霍山石斛*Dendrobium huoshanense* G. Z. Tang et S.J.Cheng、黄花霍石斛*D. tosaense* Makino等。霍石斛虽然晚到清代才走红，但其分布于六安却早在《别录》就已记载。

梁·陶弘景云：“今用石斛出始兴。生石上，细实，桑灰汤沃之，色如金，形似蚱（音窄）蜢（音猛）髀者为佳。近道亦有，次宣城间生栎树上者，名木斛。其茎形长大而色浅……今始安亦出木斛，至虚长。”“始兴”郡在南北朝时的治所在今广东韶关市东南莲花岭下。这种“细实，色如金，形似蚱蜢髀者”的石斛与后世环草石斛（包括美花石斛、细茎石斛、广东石斛、铁皮石斛、重唇石斛等多种）及小黄草（罗河石斛等）相当。[2]至于陶弘景提到的木斛，是一种生栎树上、茎虚色浅节长的相似植物，被认为是石斛的劣品，不能与优质的始兴石斛同等使用。现代学者认为木斛很可能指生于树上的大黄草和马鞭石斛之类，如束花石斛*D. chrysanthum* Wall.e Lindl.等，贵州称为大黄草，广西或称马鞭草。[3]从陶氏所说也可知石斛到南北朝时，已经出现了许多新的品种。

1 王德群：《神农本草经图考》，北京：北京科学技术出版社，2017：183.

2 谢宗万：《中药材品种论述》中册，上海：上海科学技术出版社，1994：376-387.（鉴于此后涉及石斛种类甚多，故此下除重要植物种之外，仅提其中文名，不出拉丁学名，各参其原出处。）

3 谢宗万：《中药材品种论述》中册，上海：上海科学技术出版社，1994：376-380.

唐代石斛的种类还在不断增加。《唐本草》提到："今荆襄及汉中、江左又有二种：一者似大麦，累累相连，头生一叶而性冷；一种大如雀髀，名雀髀斛，生酒渍服，乃言胜干者。亦如麦斛，叶在茎端，其余斛如竹，节间生叶也。"这说明石斛的种类繁多，视其节间的疏密、茎节之间形状及大小（如前述"蚱蜢髀"，此处所云"雀髀斛"等）。石斛总的特点是"如竹，节间生叶"。"叶在茎端"的是麦斛，为今石豆兰属（*Bulbophyllum*）的植物。"雀髀斛"则可能是之石豆兰属、石仙桃属（*Pholidata*）或毛兰属（*Eria*）植物种的某些种。这些以"斛"为名的植物虽然也各有作用，但都不是石斛的正品。[1]

宋·苏颂《图经》经过全国药物普查，得知石斛"今荆、湖、川、广州郡及温、台州亦有之，以广南者为佳。多在山谷中。"这些石斛的特点是"茎似竹节，节节间出碎叶。七月开花，十月结实，其根细长，黄色。七月、八月采茎。以桑灰汤沃之，色如金，阴干用。"此类石斛，都是兰科石斛属（*Dendrobium*）的植物。

宋·寇宗奭的经验是：好石斛"细若小草，长三四寸，柔韧，折之如肉而实。"但当时有人用质差的"木斛"混充。这种木斛，色黄而直，当时又美称为"金钗石斛"，质量不佳。折断就可见到其"中虚如禾草，长尺余，但色深黄光泽而已"。此属劣品。然而到明代，"金钗石斛"的名声似乎又好起来了。《本草蒙筌》说"茎小有节，色黄类金。世人每以金钗石斛为云"。李时珍亦云："其茎状如金钗之股，故古有金钗石斛之称。今蜀人栽之，呼为金钗花。盛弘之《荆州记》云'耒阳龙石山多石斛，精好如金钗'是矣。"此与寇宗奭所云"金钗石斛"含义不一样。金钗之股应该是直而长、无节。石斛若茎长而无节则非佳品。但明代人似乎只看重"色黄类金"，不计其"股"了。故明代以后的"金钗石斛"（或简称"金石斛"）也成为好石斛的美称。但时代虽不断更替，对石斛质量以"折之似有肉中实"者为佳的标准一直没变。

李时珍对石斛种类很少辨析，只注重一般石斛的形态。时珍云：石斛"丛生石上。其根纠结甚繁，干则白软。其茎叶生皆青色，干则黄色。开红花。节上自生根须。人亦折下，以砂石栽之，或以物盛挂屋下，频浇以水，经年不死，俗称为千年润。石斛短而中实，木斛长而中虚，甚易分别。处处有之，以蜀中者为胜。"此说明石斛到明代又转以川石斛为佳品了。但到清代，石斛又回到《别录》时代，以产于安徽的霍石斛声名鹊起。

1.《本草图经》：该书有图2幅。"温州石斛"（图3）所绘石斛，如竹有节，其特点是叶先端两裂，或考此图所示或为重唇石斛*Dendrobium hercoglossum* Rchb. f.。[2]

1　谢宗万：《中药材品种论述》中册，上海：上海科学技术出版社，1994：376-387.

2　谢宗万：《中药材品种论述》中册，上海：上海科学技术出版社，1994：387.

“春州石斛”（图4）绘山石之上，有石斛茎枝有节、下垂。此为一幅宏观示意图，无法辨认细节。“春州”即今广东阳春市。梁陶弘景提到“始兴”所产佳品也属于广东地区。故此地区的石斛一直很有名气。现代的环草石斛与黄草石斛类型多出广东地区。

2.《太乙仙制本草药性大全》：该书“石斛”（图12）是一幅莫名其妙的图形。其图植物傍山临水，生出几条剑形的叶片，与石斛何干？难明其意，不议。

3.《补遗雷公炮制便览》：该书“炮制石斛”（图14）据《雷公炮炙论》所示炮制法绘成。雷公法为：“凡使，先去头土了，用酒浸一宿，漉出于日中曝干，却用酥蒸，从巳至酉，却徐徐焙干用。”主要工序是酒浸、曝干、酥蒸、焙干。图中只表现了前3个工序。图下方有两人在负责酒浸，搬酒坛，浸在大盆里。红日背景，加上竹匾摊晒的药物，示意曝干。炉灶上的蒸笼，示意酥蒸。唯焙干尚未顾及。

4.《本草纲目》（金陵本）：该书“石斛”（图15）有图注“金钗花”。图绘两株石斛，叶对生，叶小披针形，顶端有花。此与石斛属植物的叶互生不合，茎节也不明显。整株植物不似石斛。但钱本改绘后的“石斛”（图16）已经仿绘了《图经》的“温州石斛”（图3），故其形则为石斛。

5.《本草原始》：该书“石斛”（图19）为石斛药材写生图，故皆无叶。其中涉及两种石斛。右边一株“茎圆”，左边一株“茎扁”。“茎圆”者根部根状茎较大，直径较细，节间稍长，此类似当今的黄草石斛类，习称“黄草”。常见的有罗河石斛*Dendrobium lobohense* Tang et Wang等多个同属近缘种。“茎扁”的类似当今所称的“金钗石斛”（扁草），主要为石斛*D. nobile* Lindl.。该图注云：“石斛丛生石上，根纠结甚繁，干则白软，茎有节心实。”此为各种石斛的共同特征。

6.《植物名实图考》：该书3图。其中“金兰”（图29）的正文云：“金兰即石斛之一种。花如兰而瓣肥短，色金黄，有光灼灼；开足则扁阔，口哆中露红纹尤艳；凡斛花皆就茎生柄，此花从梢端发杈生枝，一枝多至六七朵，与他斛异。滇南植之屋瓦上，极繁，且卖其花以插鬓。滇有五色石斛，此其一也。”从其形态来看，类似束花石斛（金兰）*D. chrysanthum* Wall.e Lindl.。

“石斛-1”（图30）是精美的写生图。谢宗万认为该图无论从丛生的情况，茎的细瘦，叶的窄长以及花序着生状况来看，都与现时细茎石斛*D. moniliforme*（L.）Sw.相符。[1]

“石斛-2”（图31）茎叶花序与金钗石斛（石斛）*D. nobile* Lindl.相似。

7.《草木便方》：该书“金钗股”（图32）绘一株大树上生长着诸多石斛。其图

1 谢宗万：《中药材品种论述》中册，上海：上海科学技术出版社，1994：387.（下“石斛-2”的鉴定文献出处亦同此。）

形粗糙，具有示意性质，无法鉴别其植物种。该书整理者据此书产生的地区，云其基原是石斛*D. nobile* Lindl.相似。

8.《本草简明图说》：该书“石斛”（图33）所绘石斛茎细瘦，茎顶有叶数片，花顶生，仅一朵。据此图形，似为黄花霍石斛*D. tosaense* Makino［D. Per-fauiei Hayata］。

【小结】

“石斛”为《本经》记载的早期药物之一，古今皆为常用药。本品为兰科石斛属（*Dendrobium*）多种植物，并无固定的一个甚至少数几个植物种。时代不同，崇奉的石斛佳品也不同。《别录》载六安产石斛。梁代以始兴所出为佳，此相当于后世的环草石斛、小黄草等类型。宋代石斛“以广南者为佳”，还是沿袭了梁代的习惯。明代又转以川石斛为佳品。清代产于安徽的霍石斛成为佳品，此与《别录》产六安者属于同一地区。本草图中所反映的石斛种类，有石斛*Dendrobium nobile* Lindl.、重唇石斛*D. hercoglossum* Rchb. f.、细茎石斛*D. moniliforme*（L.）Sw.、黄花霍石斛*D. tosaense* Makino、罗河石斛*D. lobohense* Tang et Wang、束花石斛（金兰）*D. chrysanthum* Wall.e Lindl.等。

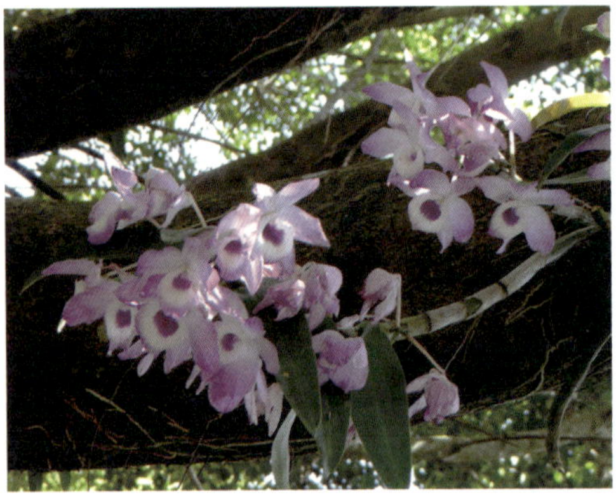

图 34　石斛 *Dendrobium nobile* Lindl.

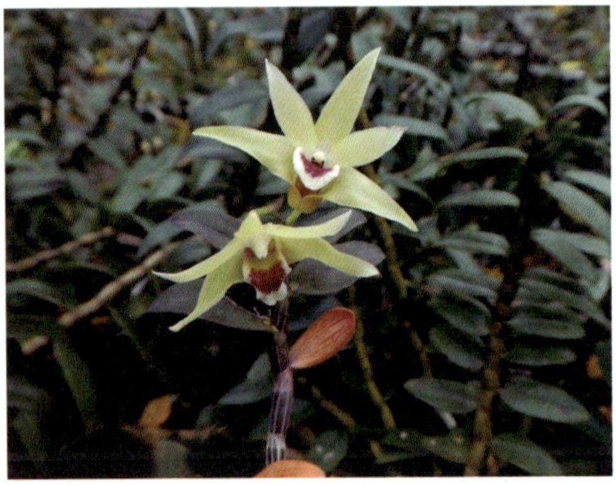

图 35　铁皮石斛 *D. officinale*

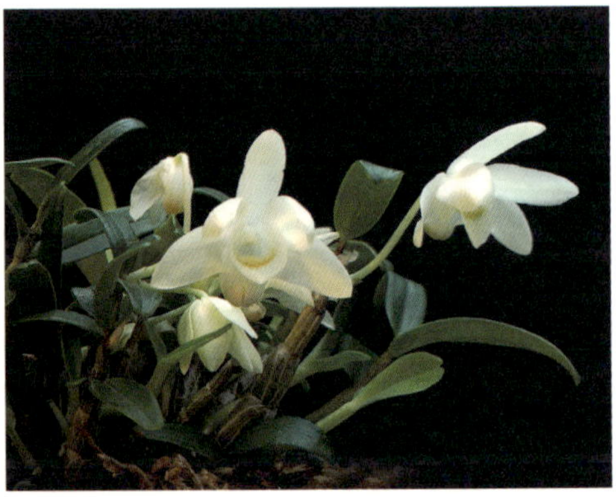

图 36　霍山石斛 *D. huoshanense*

20-2　骨碎补

【品图】

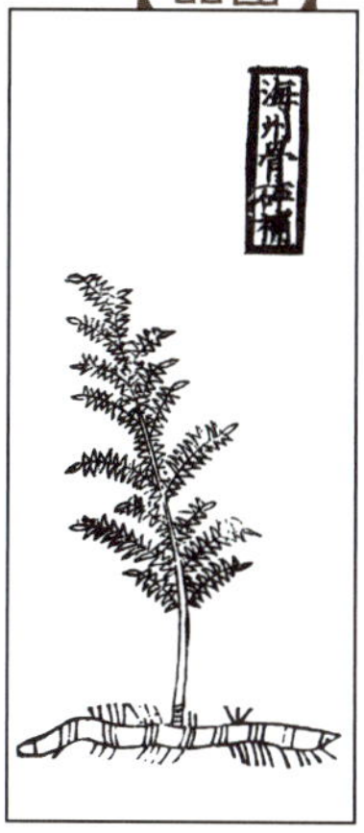

图 1　图经（大）· 海州骨碎补

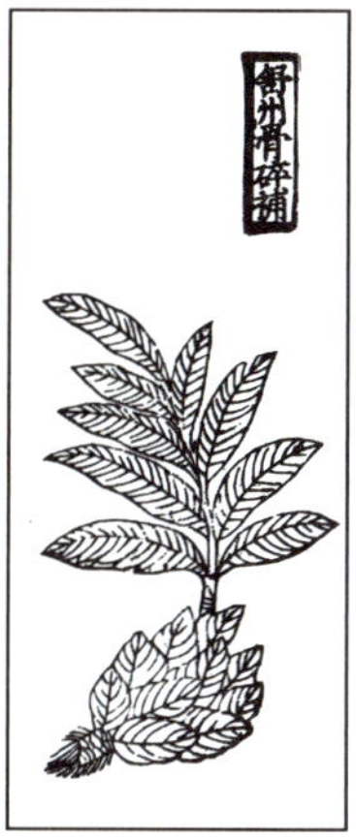

图 2　图经（大）· 舒州骨碎补

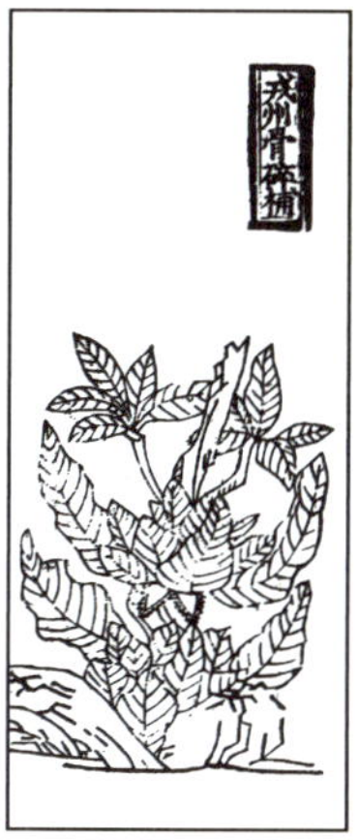

图 3　图经（大）· 戎州骨碎补

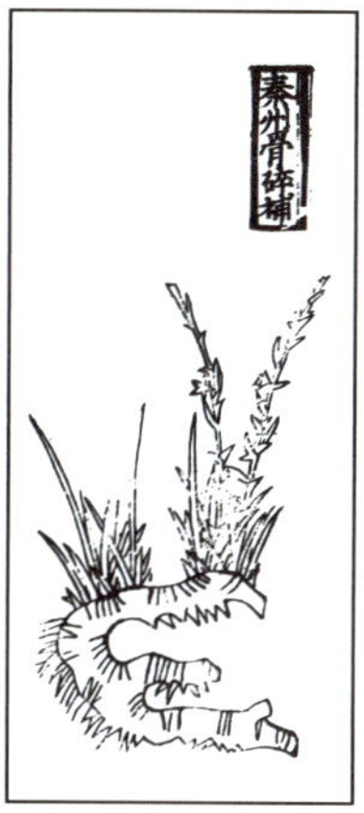

图 4　图经（大）· 秦州骨碎补

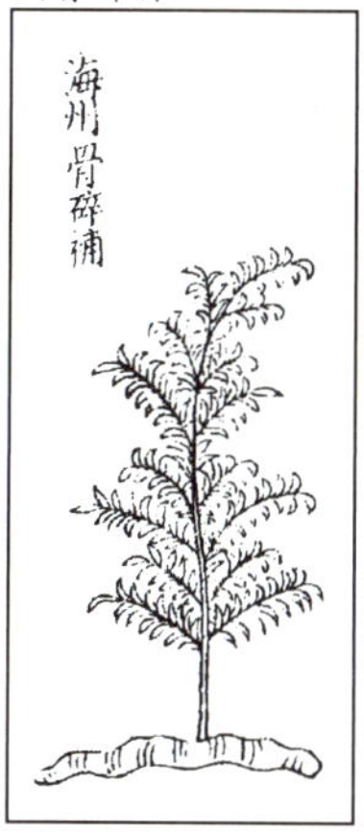

图 5　图经（政）· 海州骨碎补

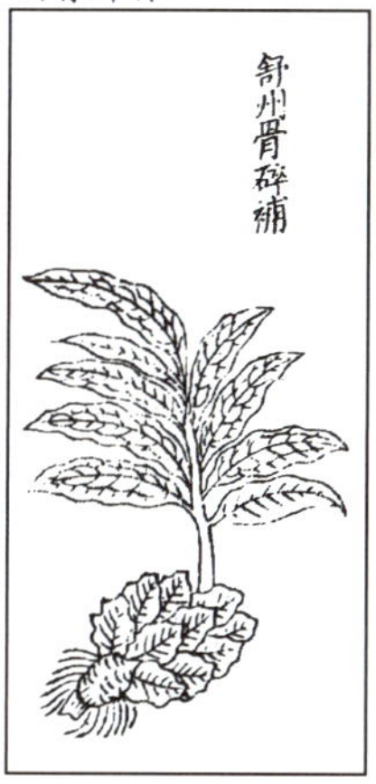

图 6　图经（政）· 舒州骨碎补

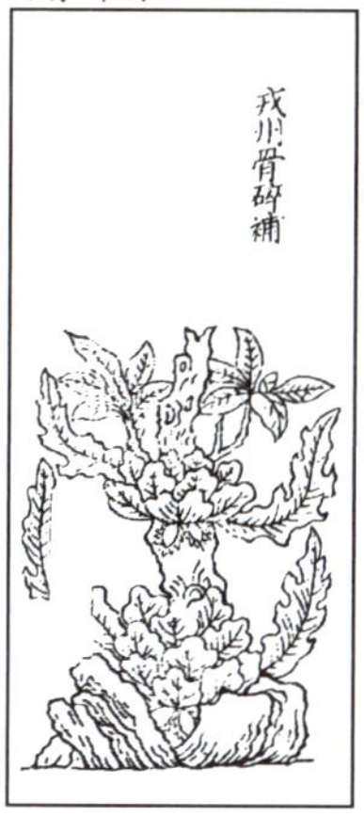

图 7　图经（政）· 戎州骨碎补

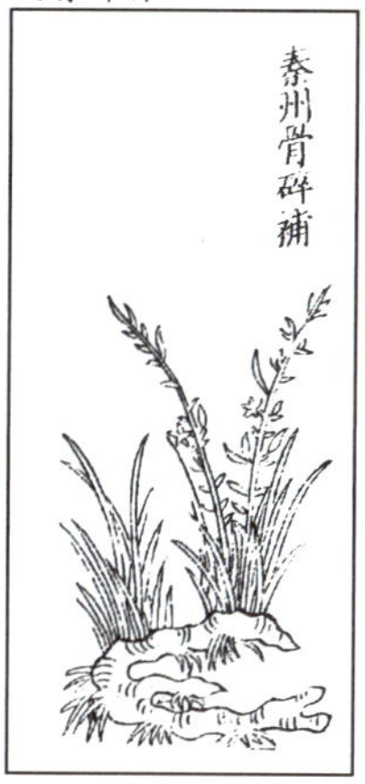

图 8　图经（政）· 秦州骨碎补

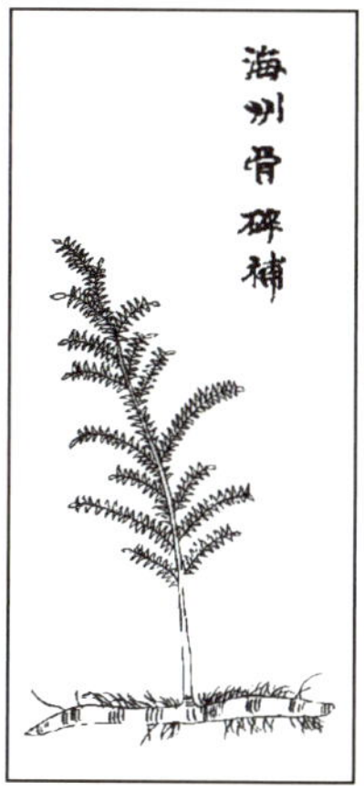

图 9　图经（绍）· 海州骨碎补

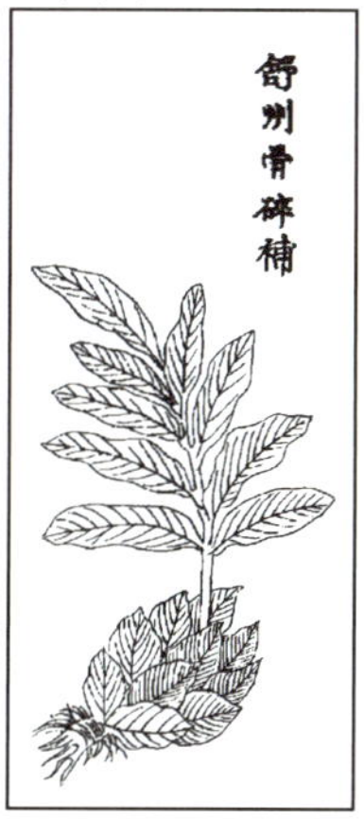

图 10　图经（绍）· 舒州骨碎补

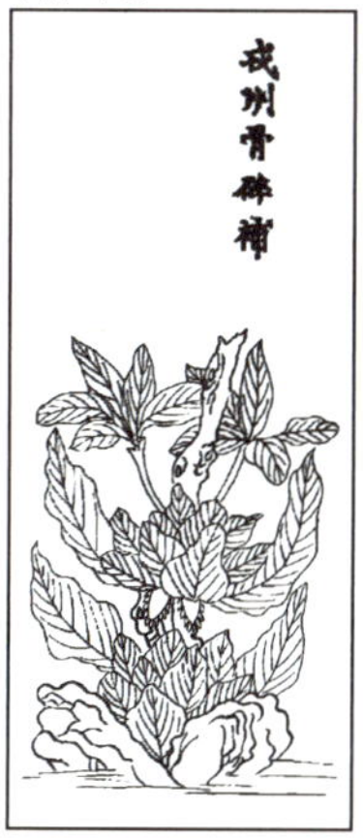

图 11　图经（绍）· 戎州骨碎补

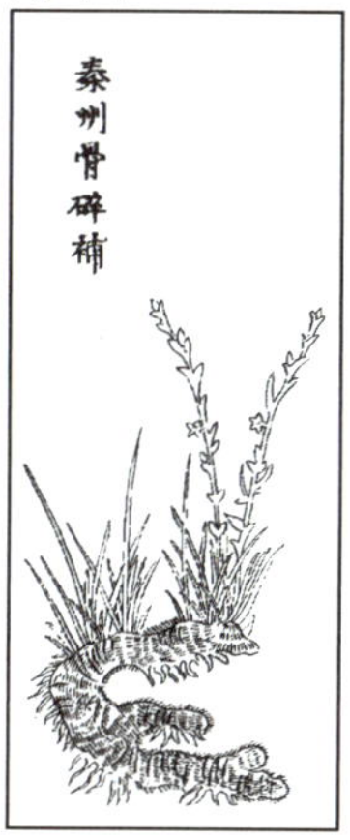

图 12　图经（绍）· 秦州骨碎补

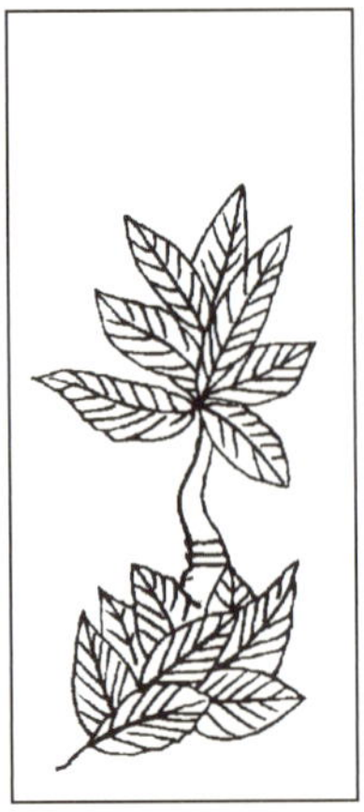

图 13　歌括・骨碎补

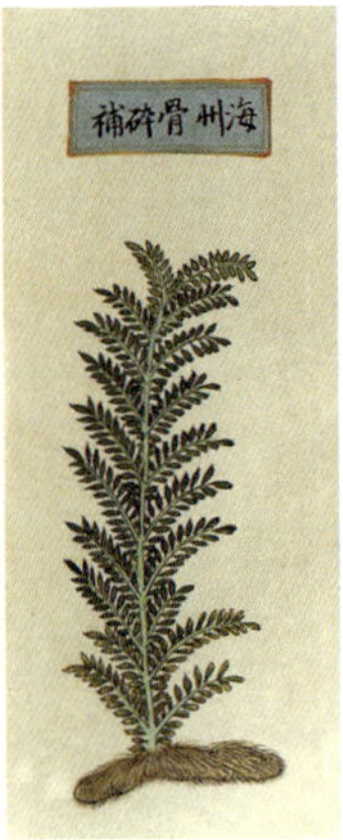

图 14　品汇・海州骨碎补

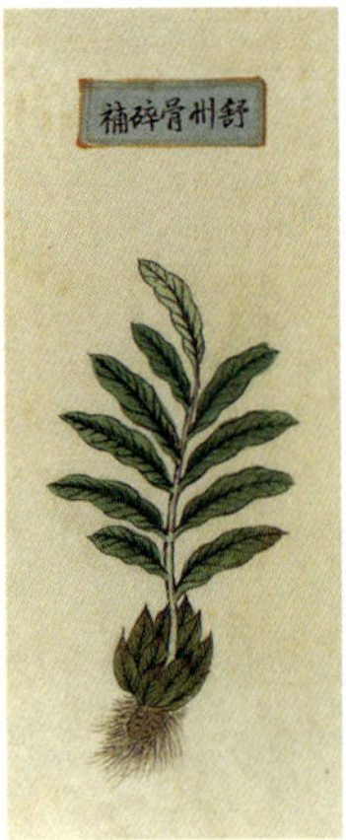

图 15　品汇・舒州骨碎补

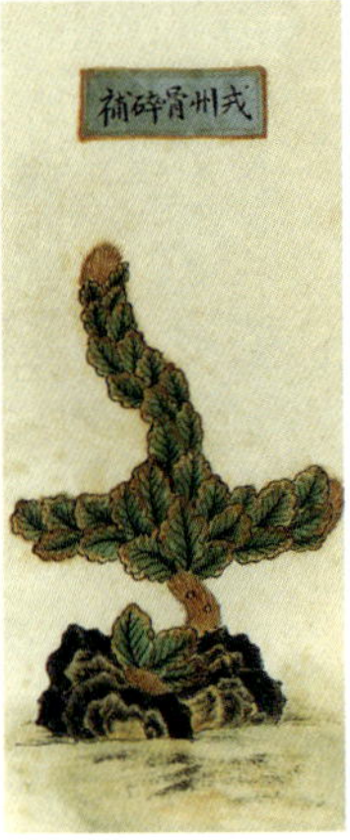

图 16　品汇・戎州骨碎补

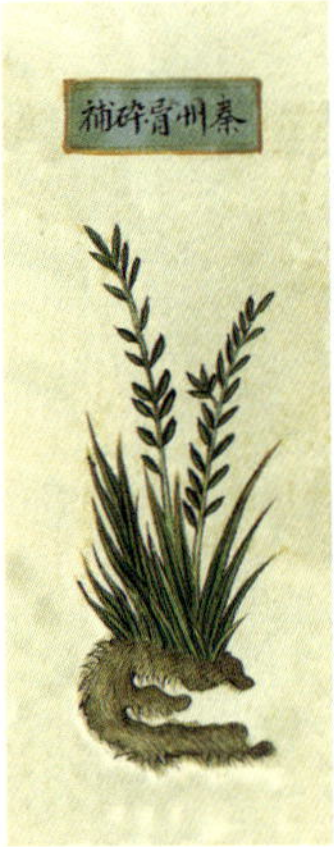

图 17　品汇・秦州骨碎补

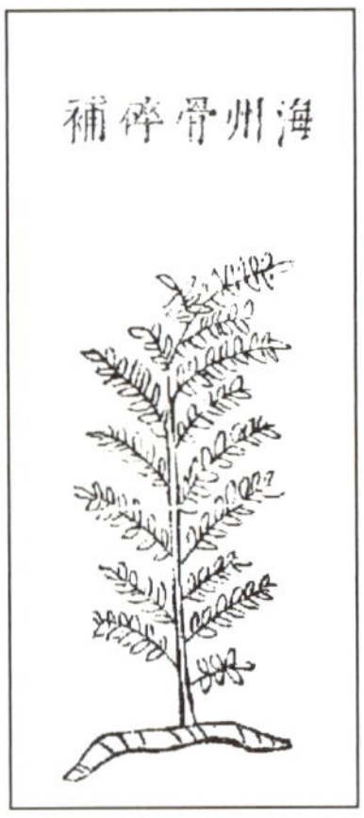

图 18　蒙筌・海州骨碎补

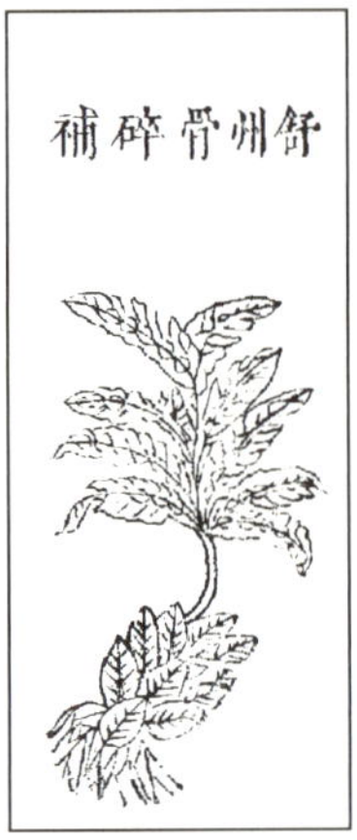

图 19　蒙筌・舒州骨碎补

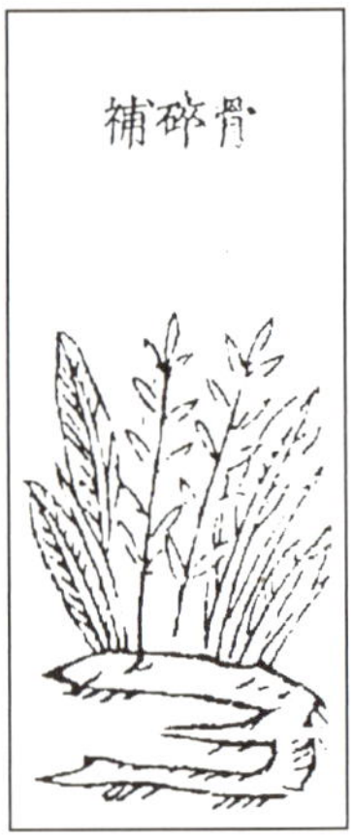

图 20　太乙・骨碎补

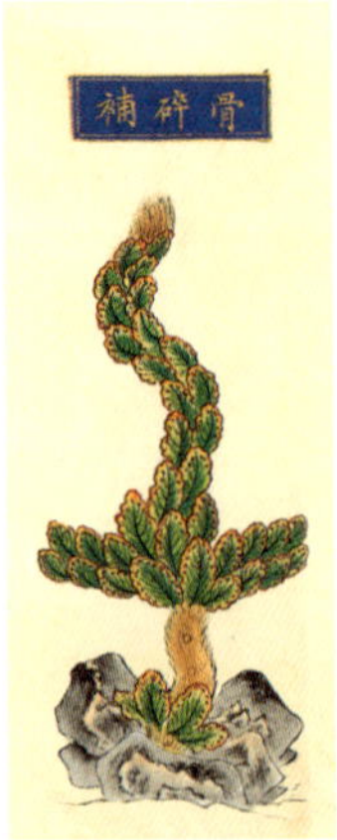

图 21　雷公・骨碎补

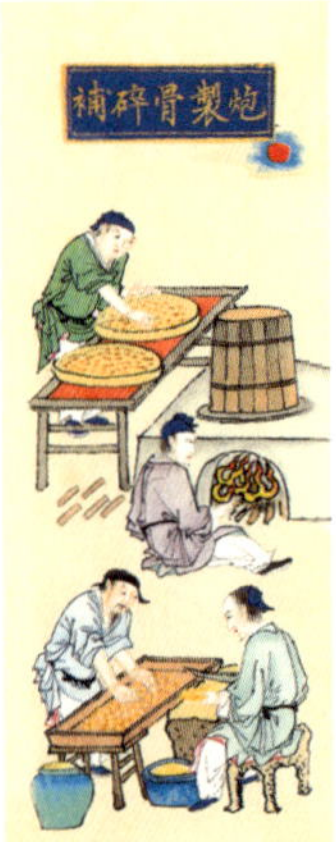

图 22　雷公・炮制骨碎补

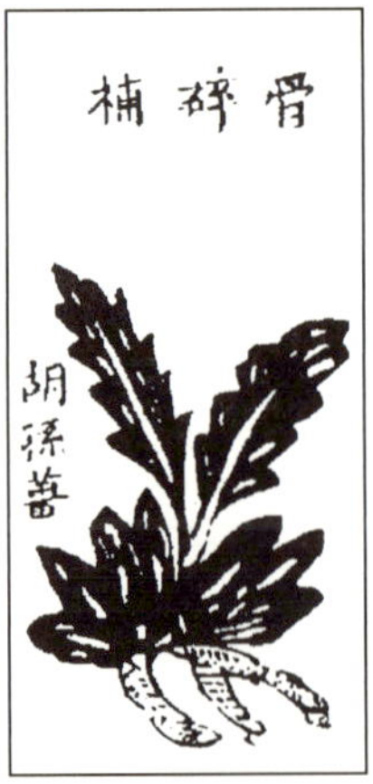

图 23　纲目（金）・骨碎补

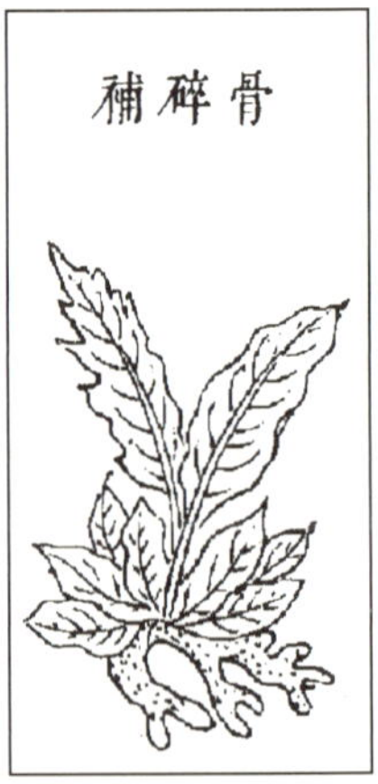

图 24　纲目（钱）・骨碎补

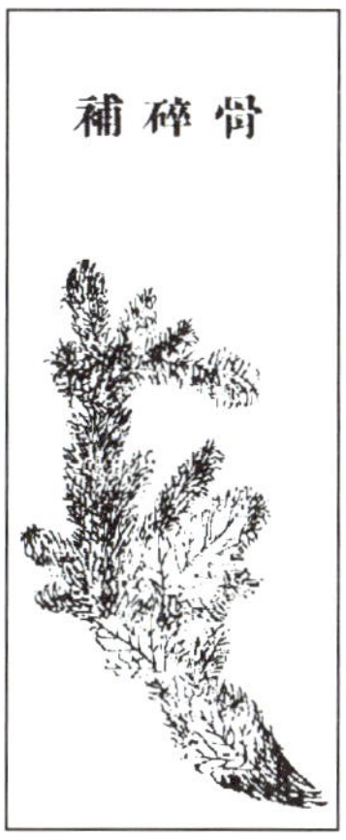

图 25　纲目（张）·骨碎补

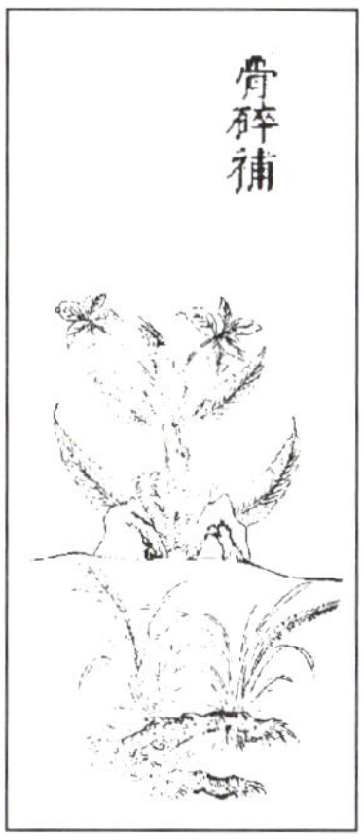

图 26　三才·骨碎补

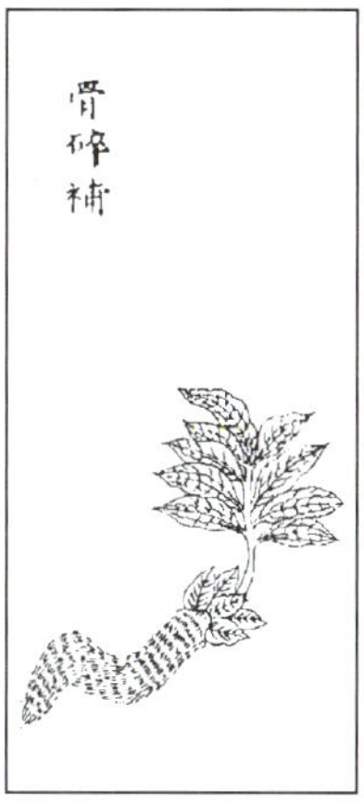

图 27　原始·骨碎补

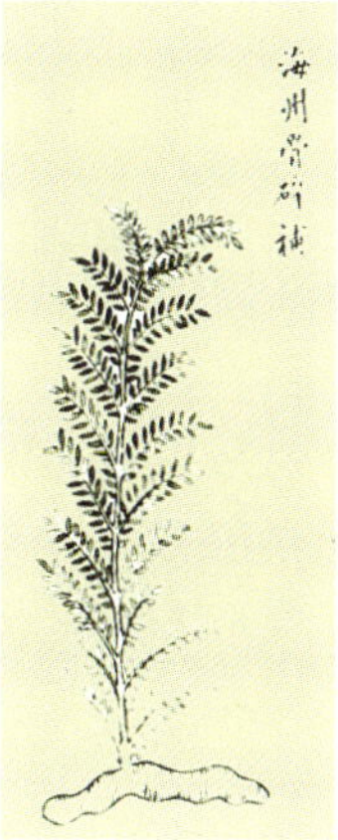

图 28　金石·海州骨碎补

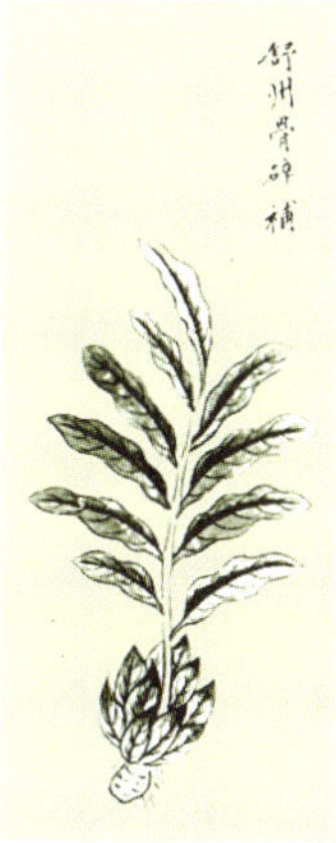

图 29　金石·舒州骨碎补

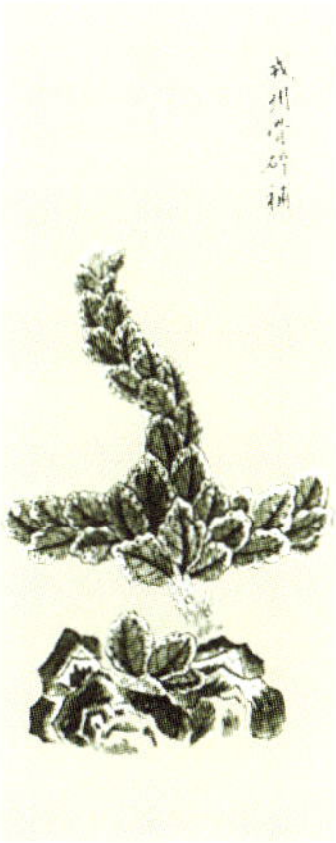

图 30　金石·戎州骨碎补

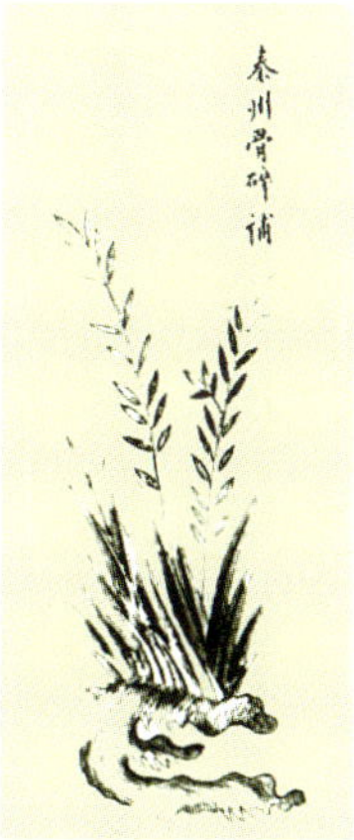

图 31　金石·秦州骨碎补

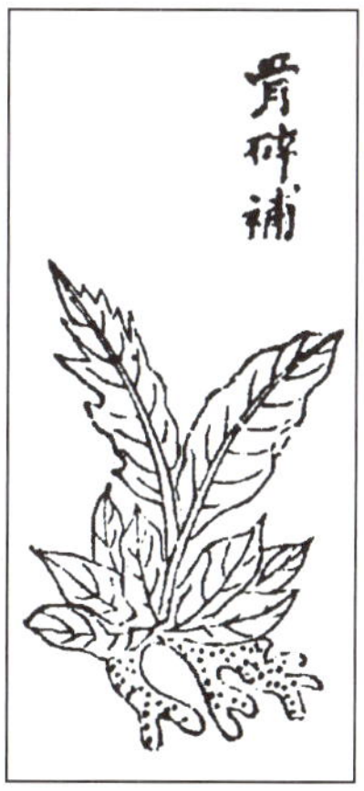

图 32　汇言·骨碎补

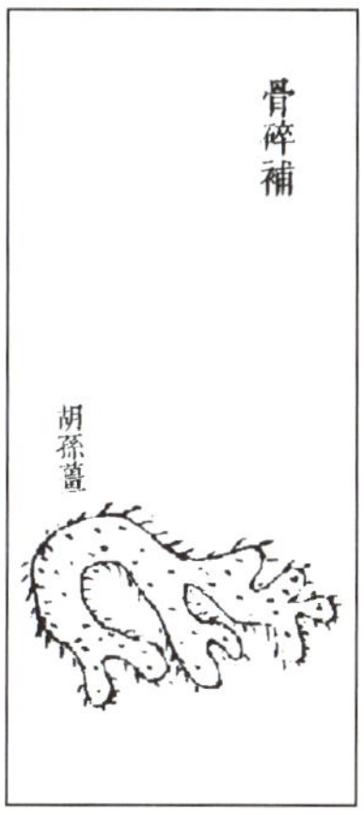

图 33　本草汇·骨碎补

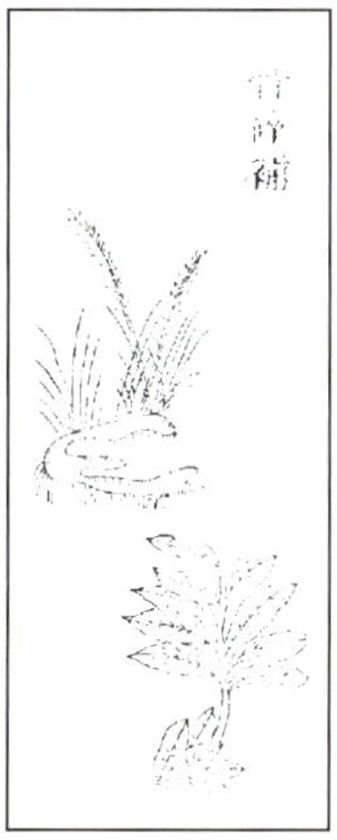

图 34　类纂·骨碎补

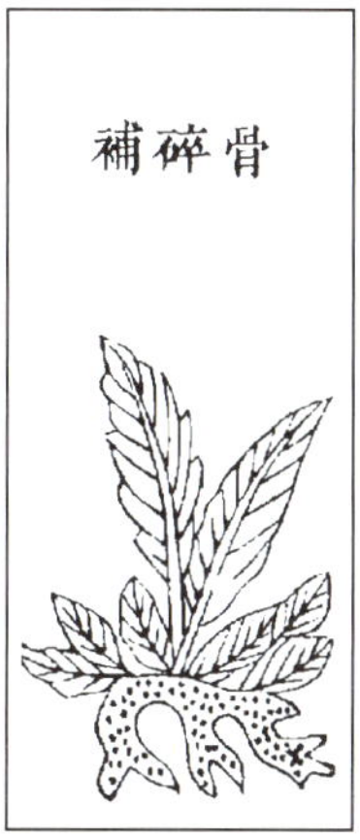

图 35　备要·骨碎补

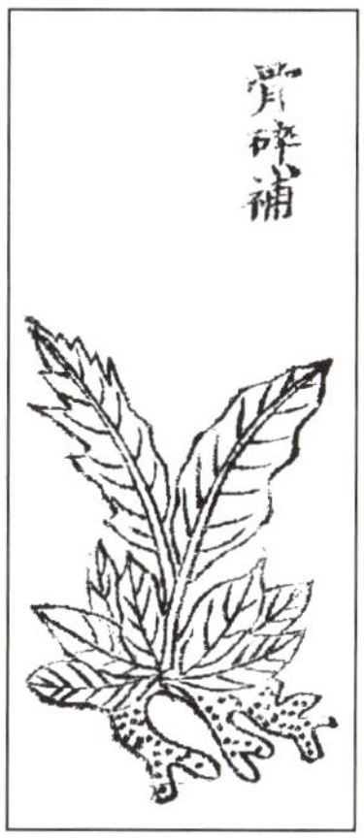

图 36　求真·骨碎补

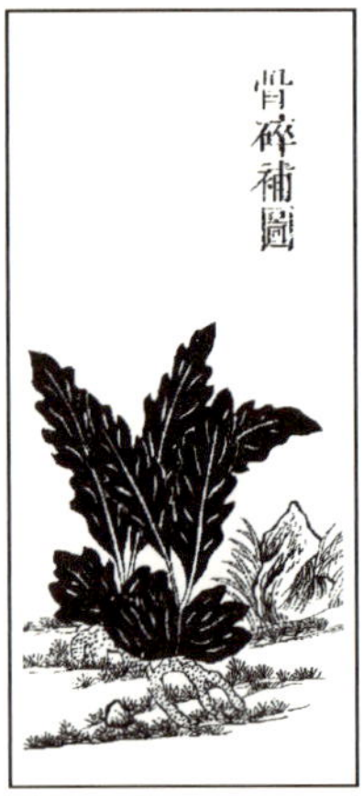

图 37 草木典・骨碎补图

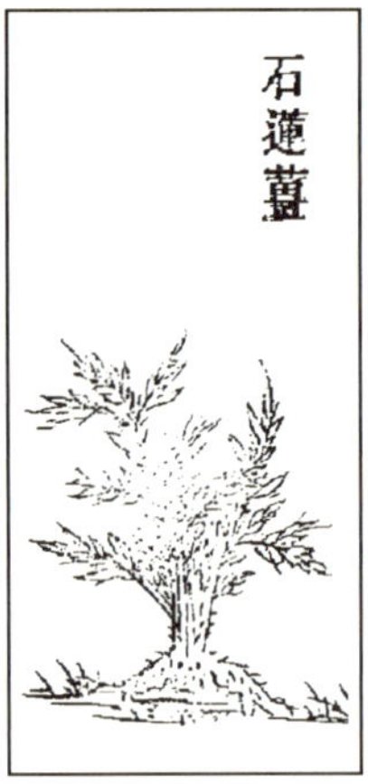

图 38 草药・石莲姜

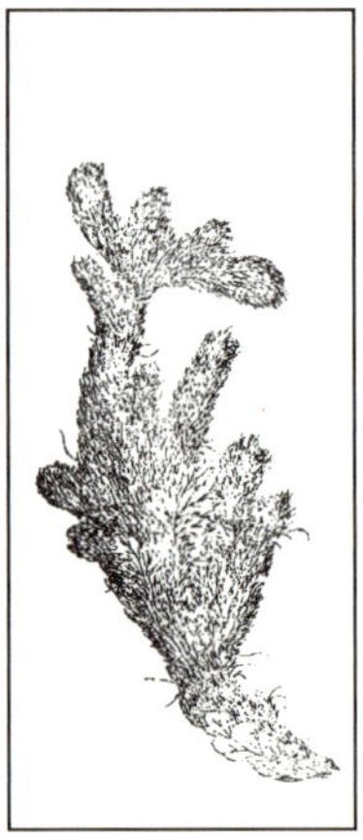

图 39 图考・骨碎补 -1

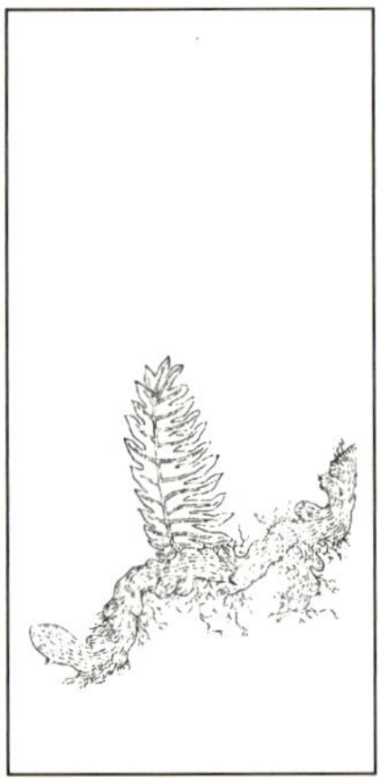

图 40 图考・骨碎补 -2

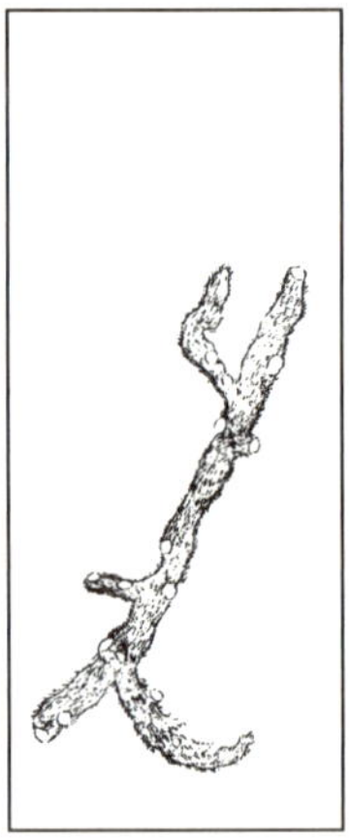

图 41 图考・过山龙

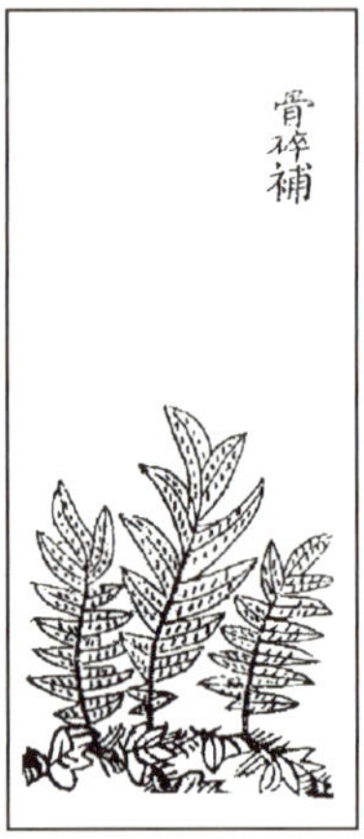

图 42 便方・骨碎补

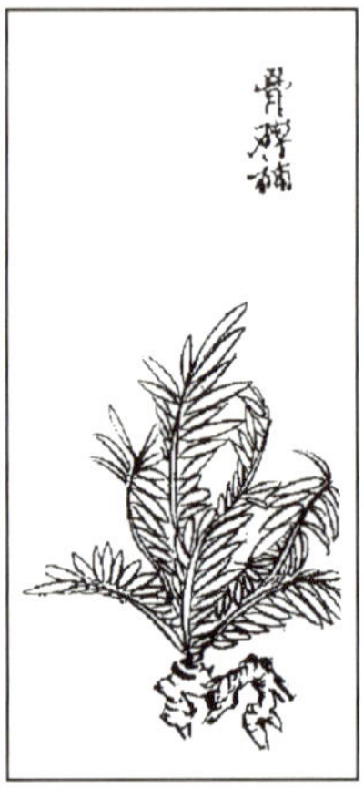

图 43 图说・骨碎补

本品43图，取自25书，其中10幅彩图。有承继关系的图可分3个书类。

《本草图经》：该书4图。依次为“海州骨碎补”“舒州骨碎补”“戎州骨碎补”“秦州骨碎补”图，分别存于《大观》（图1、2、3、4）、《政和》（图5、6、7、8）、《绍兴》（图9、10、11、12）。此三传本药图基本一致。今以《政和》图5、图6、图7、图8为《图经》图的代表。

仿绘《图经》4图的彩色图有：《本草品汇精要》“海州骨碎补”（图14）、“舒州骨碎补”（图15）、“戎州骨碎补”（图16）、“秦州骨碎补”（图17）。此4图的根茎部均增加了毛须，叶片或多或少予以润饰或发挥。此后《补遗雷公炮制便览》“骨碎补”（图21）仿绘的是《品汇》“戎州骨碎补”（图16）。《金石昆虫草木状》图28、图29、图30、图31又依次仿绘《品汇》图14、图15、图16、图17。

仿绘《图经》4图的墨线图有：《本草歌括》“骨碎补”（图13）仿绘的是《图经》“舒州骨碎补”（图6）。《本草蒙筌》“海州骨碎补”（图18）、“舒州骨碎补”

（图19）仿绘的是《图经》同名图（图5、图6）。《太乙仙制本草药性大全》“骨碎补”（图20）仿绘《图经》“秦州骨碎补”（图8）为主，同时还插上“舒州骨碎补”图的两个大叶片。另《三才图会》“骨碎补”（图26）将《图经》“戎州骨碎补”（图7）与“秦州骨碎补”（图8），合绘为一图，再增添土地背景。《本草原始》“骨碎补”（图27）仿绘了《图经》“舒州骨碎补”（图6），但改进了根状茎的描绘，使之接近实物。《本草纲目类纂必读》“骨碎补”（图34）又将“秦州骨碎补”（图8）与“舒州骨碎补”（图6）合绘为一图。《本草简明图说》“骨碎补”（图43）的图形虽然看似原创，但仔细琢磨，此图乃据《图经》“秦州骨碎补”（图8）化裁而来，根茎缩短，枝叶增多，但形态依旧。

《本草纲目》（金陵本）：该书“骨碎补”（图23）的仿绘图有《古今图书集成·草木典》“骨碎补图”（图37）则直接仿绘金陵本图23，甚至保留了其阴刻的形式，只是增添了土石背景而已。直接仿绘金陵本图23的还有《纲目》钱本图24，该图改为阳刻，并略加修饰。此后仿绘钱本图24的本草书有《本草汇言》图32、《本草汇》图33（仅截取根状茎）、《本草备要》图35、《本草求真》图36。

《植物名实图考》：该书“骨碎补-1”（图39）的仿绘者有《纲目》张本图25。

以上43图中，除外32幅仿绘图，原创图尚有11幅（图5、6、7、8、22、23、38、39、40、41、42、），详见下“鉴药”项。

【文录】

唐《本草拾遗》（见《证类》卷11“骨碎补”） 陈藏器云：骨碎补，似石韦而一根，余叶生于木。岭南虔吉亦有。本名猴姜。开元皇帝以其主伤折，补骨碎，故作此名耳。

题·刘宋《雷公炮炙论》（同上） 雷公云：凡使，采得后，先用铜刀刮去上黄赤毛尽，便细切，用蜜拌令润，架柳甑蒸一日后出，暴干用。又《乾宁记》云：去毛细切后……

吴越《日华子本草》（同上）《日华子》云：是树上寄生草苗，似姜细长。

宋《开宝本草》（同上） 生江南。根着树石上，有毛。叶如庵蕳。江西人呼为胡孙姜。一名石庵蕳，一名骨碎布。

宋《本草图经》（同上）《图经》曰：今淮、浙、陕西、夔路州郡亦有之。根生大木或石上，多在背阴处，引根成条，上有黄毛及短叶附之。又有大叶成枝，面青绿色，有黄点，背青白色，有赤紫点。春生叶，至冬干黄，无花实，惟根入药。采无时，削去毛用之。

宋《本草衍义》卷12“骨碎补” 苗不似姜，姜苗如苇梢。此物苗，每一大叶两边，小叶槎牙，两相对，叶长有尖瓣。余如经。

明《本草蒙筌》卷3“骨碎补” 阴湿山谷，生长最多。根着树石上有毛，叶附两小叶相对。（每一大叶边附小叶，槎牙两两相对。）不结花实，至冬干黄。入药采根，刮去毛用……本名曰胡孙姜，唐明皇以其主折伤甚验，故易名骨碎补也。

明《本草纲目》卷20“骨碎补”【释名】石毛姜（《苏颂》）。【时珍曰】庵蔺主折伤破血。此物功同，故有庵蔺之名。【集解】【时珍曰】其根扁长，略似姜形。其叶有桠缺，颇似贯众叶。谓叶如庵蔺者殊谬，如石韦者亦差。

清《草药图经》“石莲姜” 石莲姜，即石毛姜，本草名骨碎补。

清《植物名实图考》卷16“骨碎补” 骨碎补，《本草拾遗》谓之猴姜，开元时以其主伤折、补骨碎命名。凡古木阴地皆有之。**/卷17“骨碎补”** 骨碎补与猴姜一类。惟猴姜扁阔，骨碎补圆长，滇之采药者别之。**/“过山龙”** 过山龙一名骨碎补。似猴姜而色紫有毛。云南极多。

【鉴药】

“骨碎补”为《开宝本草》首次载入主流本草。但在此之前，唐·陈藏器《本草拾遗》已载此药。另《雷公炮炙论》亦记载了本品的炮制法，但不明其原用药名，也没有性味功治记载，还不能算完整地将“骨碎补”引入本草。陈藏器释名曰：“本名猴姜。开元皇帝以其主伤折，补骨碎，故作此名耳。”《开宝》归纳其功效为“破血止血，补伤折”，此功效沿用至今，为骨伤常用之药。

关于本品的生境、形态，陈藏器云：“骨碎补，似石韦而一根，余叶生于木。岭南、虔、吉亦有。本名猴姜。”岭南指五岭以南地区，主要包括今广东、广西、海南三省。虔州即今江西赣州，吉州即今江西吉水县。其原名“猴姜”，提示其根茎类似姜形。“似石韦而一根，余叶生于木”，提示其有似蕨类植物的条状叶，附生于树。“余叶”大概是指除似石韦的叶之外，还有其他形状的叶。《雷公炮炙论》提到“刮去上黄赤毛尽”，提示其根状茎表面有黄毛。五代吴越《日华子本草》云：“是树上寄生草苗，似姜细长。”准确指出本品属于附生于树的植物，其根状茎似姜而细长。

宋代诸本草有更新的描述。《开宝本草》云：“生江南。根着树石上，有毛。叶如庵蔺。”“庵蔺”为菊科蒿属植物庵闾*Artemisia keiskeana* Miq.，其叶似菊多细丫。宋·苏颂《图经》曰：“今淮、浙、陕西、夔路州郡亦有之。根生大木或石上，多在背阴处，引根成条，上有黄毛及短叶附之。又有大叶成枝，面青绿色，有黄点，背青白色，有赤紫点。春生叶，至冬干黄，无花实，惟根入药。采无时，削去毛用之。”可见其分布地区被发现越来越广，已扩大到陕西及夔路（今重庆直辖市奉节县），非止江南才有。寇宗奭云：“苗不似姜，姜苗如苇梢。此物苗，每一大叶两边小叶槎牙，两相对，叶长有尖瓣。”寇宗奭的观察是细致的，他指出像姜的不是苗（茎叶）。其苗的特点是一片大叶的两边类似小叶的分裂，参差不齐，且两边小叶相对。此大叶比较长而有尖。这是形容本品的孢子叶。李时珍指出：“其根扁长，略似姜形。其叶有桠缺，颇似贯众叶。

谓叶如庵蔄者殊谬,如石韦者亦差。”即本品根茎似姜,叶有分裂,似蕨类植物贯众叶。指出说“叶如庵蔄”“如石韦”都不准确。李时珍是对的。

综上所述,本品为蕨类植物槲蕨科槲蕨属(*Drynaria*)植物。此属植物附生,根状茎粗壮肉质、横走,故曰“似姜”。密被鳞片,故曰有“黄赤毛”。其叶有两个类型,一为不育叶或营养叶,覆盖在根状茎上,宛如基生叶。此叶一般无柄,广卵形,有分裂。此即陈藏器所云生于木的“余叶”。另一种叶为能育叶或曰孢子叶,有叶柄,甚长,这就是寇宗奭所云的“大叶”。此类叶片羽状或深羽裂(故寇氏云“每一大叶两边小叶槎牙”),此叶有孢子囊群着生。此属作骨碎补用的正品是一般都认为是槲蕨科植物槲蕨*Drynaria fortunei*(Kunze)J.Smith [*Polypodium fortune* Kunze],其同属近缘植物中华槲蕨*Drynaria sinica* Diels [*Drynaria baronii*(Christ)Diels]、近邻槲蕨D. propinqua(Wall.)J. Smith等亦同供药用。[1]

1.《本草图经》:该书4图。“海州骨碎补”(图5)下有横走的根茎,无毛,其叶呈单数二回羽状复叶,小叶披针形。今或考本图所示为骨碎补科骨碎补属植物海州骨碎补*Davallia mariesii* Moore ex Bak.。[2]

“舒州骨碎补”(图6)较短而粗的根状茎,多毛须。有基生的营养叶与直立的孢子叶。其营养叶描绘较好,但孢子叶描绘过于粗糙,故小叶片似乎全缘。“海州”即今江苏连云港市。又“戎州骨碎补”(图7)绘粗大的树干上附生着骨碎补,未显示根状茎,但基部的营养叶描绘较好,长而大的孢子叶具羽状分裂。以上二图,今均考为槲蕨科植物槲蕨*D. fortunei*。[1]

“秦州骨碎补”(图8)绘有横走粗壮的根状茎,其基生叶为细条状,中抽茎枝,叶小互生或对生,有五瓣小花。谢宗万认为此图所绘即中华槲蕨*D. baronii*。[3]然此图与实物似乎相差甚远。存疑。

2.《补遗雷公炮制便览》:该书“炮制骨碎补”(图22)乃据《雷公炮炙论》所载炮制法绘制。雷公法为:“凡使,采得后,先用铜刀刮去上黄赤毛尽,便细切,用蜜拌令润,架柳甑蒸一日后出,暴干用。”主要工序为刮毛、细切、拌蜜、甑蒸、暴干。图中右下一人持刀,或即刮毛、细切,其对面一人似在拌蜜。右上有炉灶及甑,一人在灶前烧火,似在完成“甑蒸”。左上一人在摊晒药品,空中有红日,示意暴干。

3.《本草纲目》(金陵本):该书“骨碎补”(图23)是一幅仿中有创意的图。从整个构图来看,是以《图经》“舒州骨碎补”为底本。全株分3部分,根状茎、营养叶、孢子叶。但原图根状茎小如小芋,于是此图参照“秦州骨碎补”增添了长而弯曲的

1 谢宗万:《中药材品种论述》上册,上海:上海科学技术出版社,1980:446.

2 中国科学院《中国植物志》编辑委员会:《中国植物志》,北京:科学出版社,1999,第6(1)卷,300.(《中国蕨类植物图谱》同)

3 谢宗万:《中药材品种论述》上册,上海:上海科学技术出版社,1980:443.

根状茎。原图叶片近乎全缘，仅有微波，此图参照“戎州骨碎补”，将叶片改绘为浅裂，并加绘一长条孢子叶。故此图虽然粗拙，难以作为鉴定骨碎补之用，但其大体形状与骨碎补原植物相似。

4.《草药图经》：该书“石莲姜”条正文云：“石莲姜，即石毛姜，本草名骨碎补。”其（图38）所示植物乃生于土地之上，根状茎粗大横走。茎叶完全不像蕨类植物，似为羽状复叶，小叶细碎。原植物不明。

5.《植物名实图考》：该书“骨碎补-1”（图39）仅绘一根状茎，形如姜，密被细毛。此确实是骨碎补的根茎。其形为不规则的背腹扁平的块状，多有分枝。此类似槲蕨 *D. fortunei*的根状茎。

“骨碎补-2”（图40）绘一粗长横走的根状茎，未绘基生叶，唯有孢子叶。据其形状，似为中华槲蕨*D. baronii* 。

“过山龙”（图41）仅绘一圆柱形的根状茎，有细小的毛绒，类似骨碎补。其正文云：“过山龙一名骨碎补。似猴姜而色紫有毛。云南极多。”然无叶片，无法确定其来源。

6.《草木便方》：该书“骨碎补”（图42）图形粗拙，但却能表现骨碎补的特点。其根状茎横走，有基生叶与孢子叶两种叶片。孢子叶片布满了点状的孢子囊，这也古代插图中唯一表现了本品的孢子囊的植物图。据其形状，原植物似为槲蕨*D. fortunei*。

【小结】

“骨碎补”虽被《开宝本草》作为新增药，但唐《本草拾遗》早已收载。据唐、宋、明代诸本草学家的描述，古代骨碎补的正品当为槲蕨科植物槲蕨*Drynaria fortunei*（Kunze）J. Smith 及其同属近缘植物中华槲蕨（秦岭槲蕨）*D. baronii*（Christ）Diels、近邻槲蕨*D. propinqua*（Wall.）J. Smith等亦同供药用。古本草药图中，《本草图经》“舒州骨碎补”“戎州骨碎补”图、《植物名实图考》《草木便方》之图均较好地绘出了其原植物真貌。

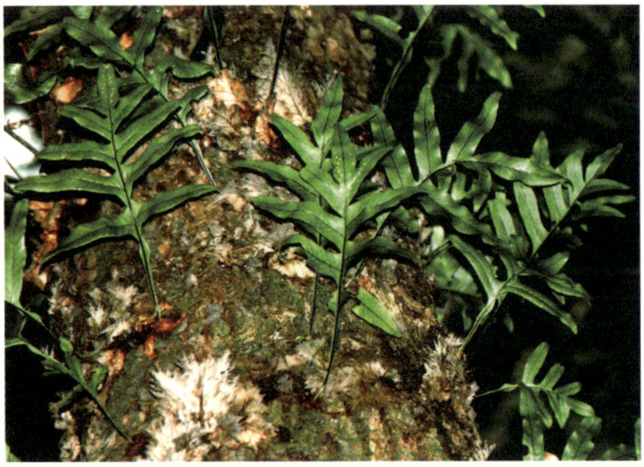

图 44　槲蕨 *Drynaria fortunei*

20-3 石韦

【品图】

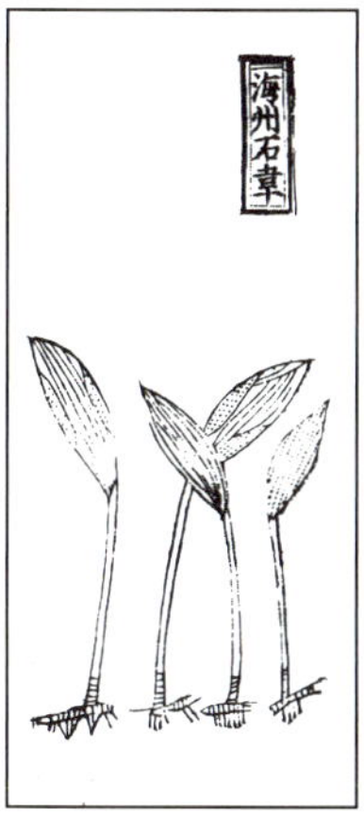

图 1 图经（大）·海州石韦

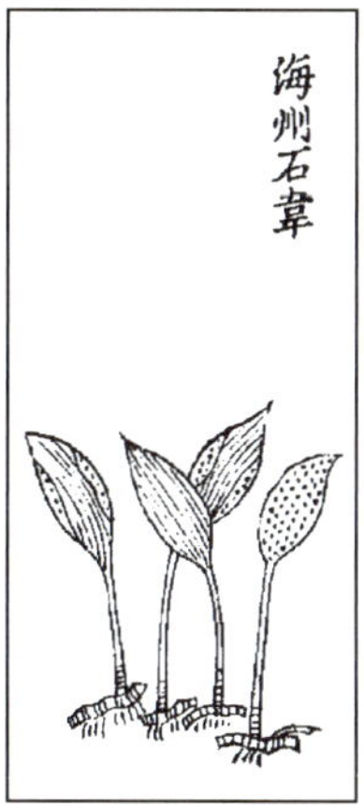

图 2 图经（政）·海州石韦

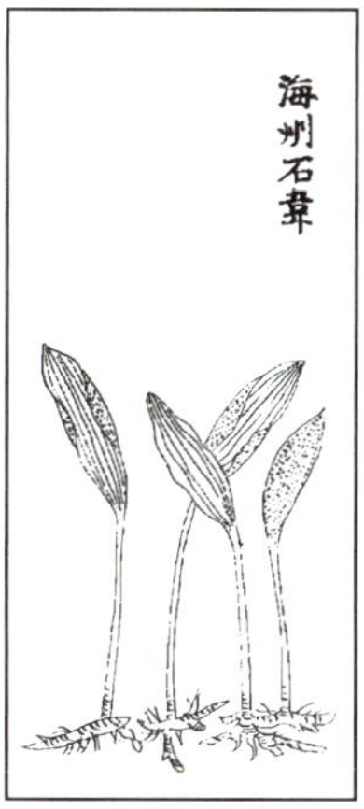

图 3 图经（绍）·海州石韦

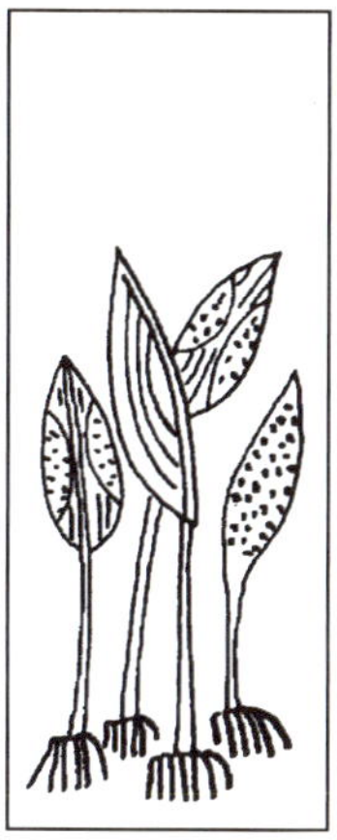

图 4 歌括·石韦

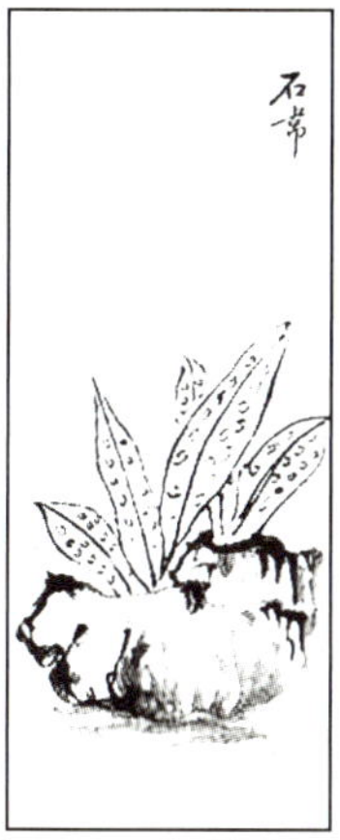

图 5 滇南图·石韦

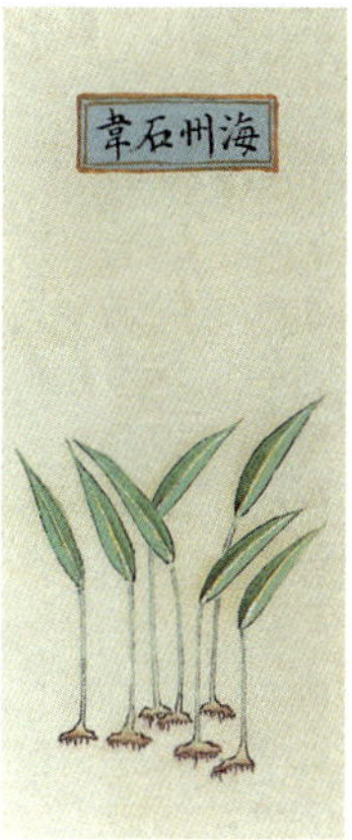

图 6 品汇·海州石韦

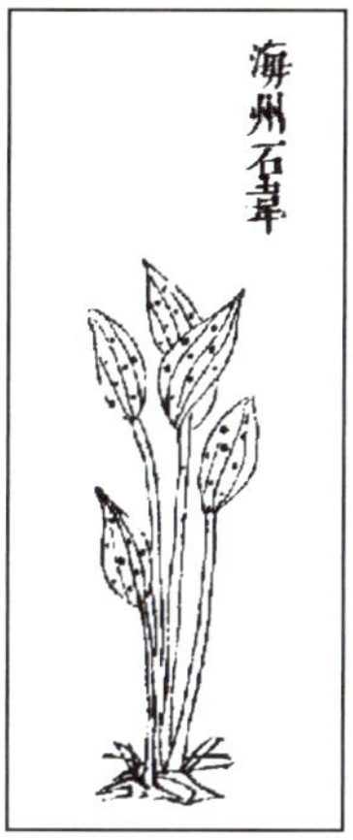

图 7 蒙筌·海州石韦

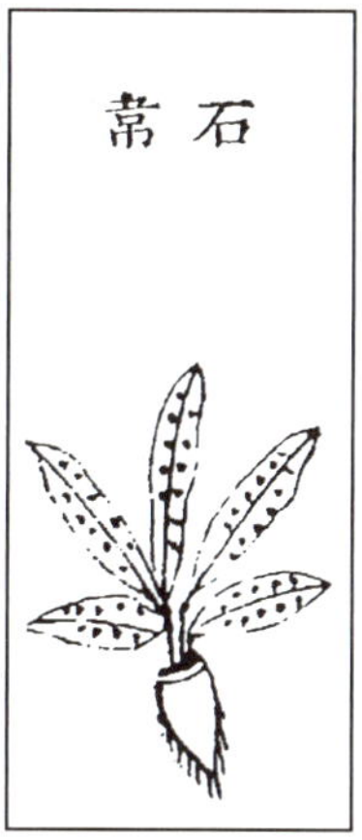

图 8 太乙·石苇

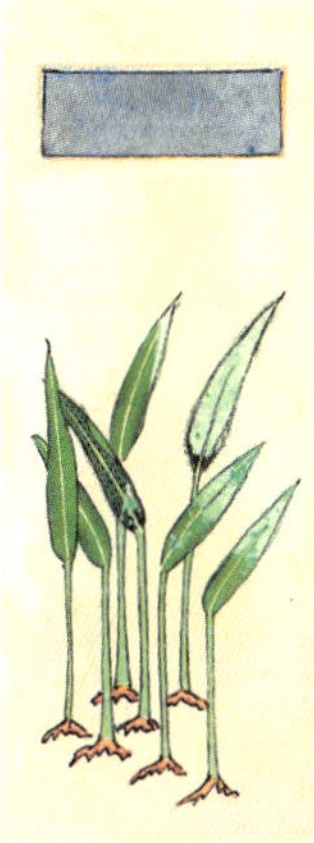

图 9 雷公·石韦

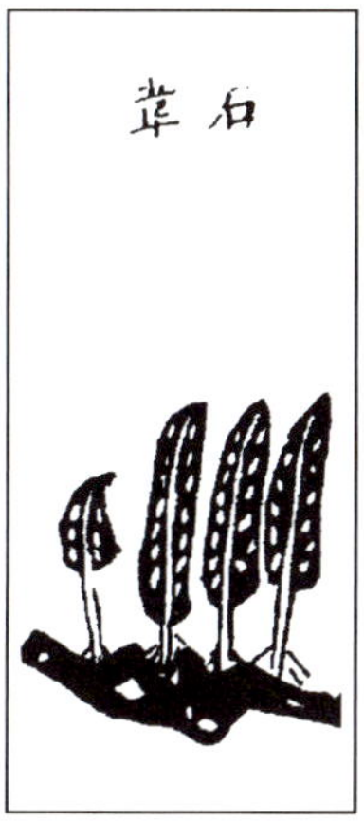

图 10 纲目（金）·石韦

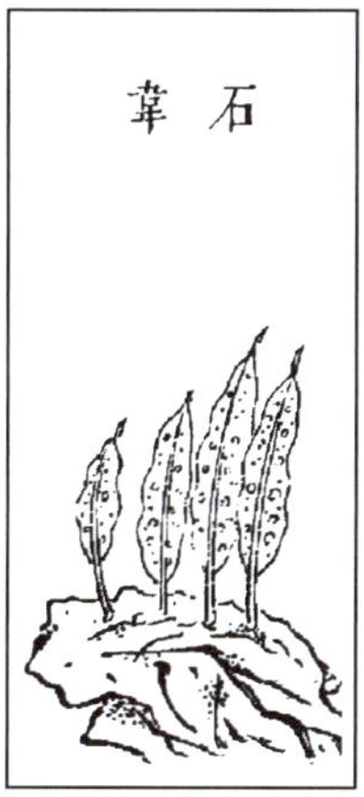

图 11 纲目（钱）·石韦

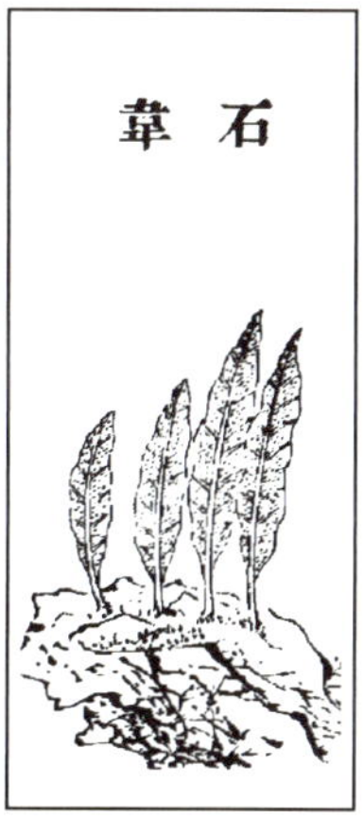

图 12 纲目（张）·石韦

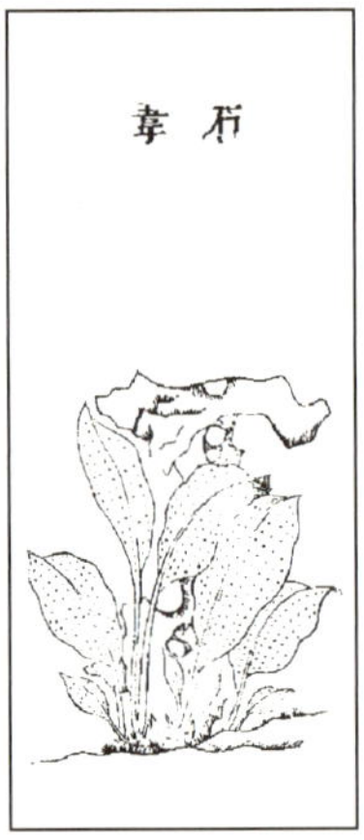

图 13　三才 · 石韦

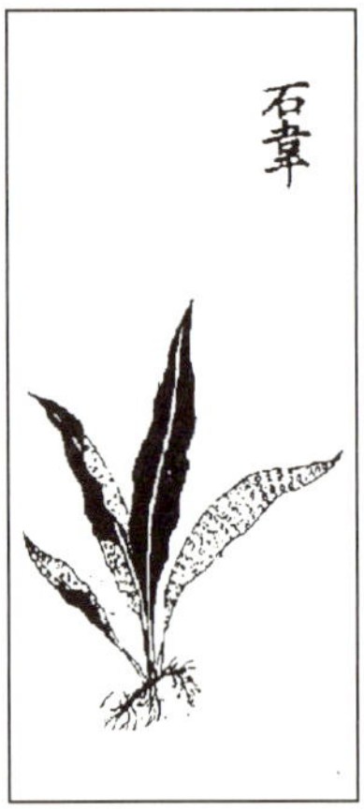

图 14　原始 · 石韦

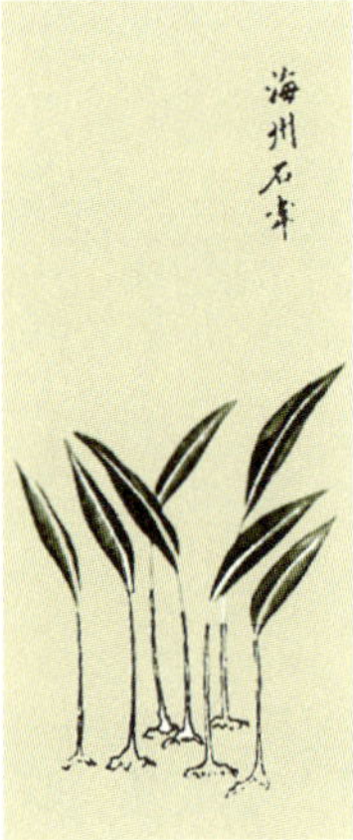

图 15　金石 · 海州石韦

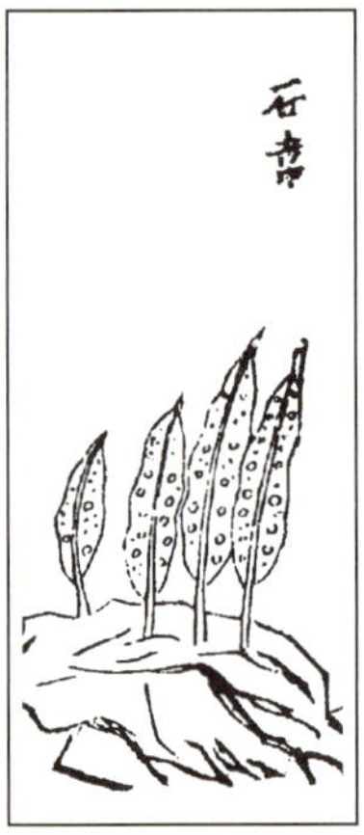

图 16　汇言 · 石韦

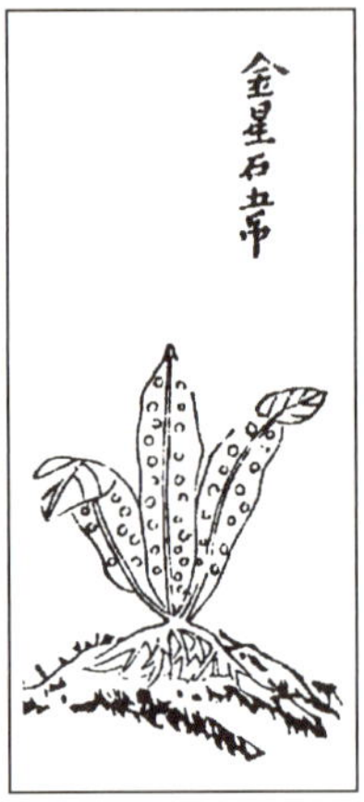

图 17　汇言 · 金星石韦

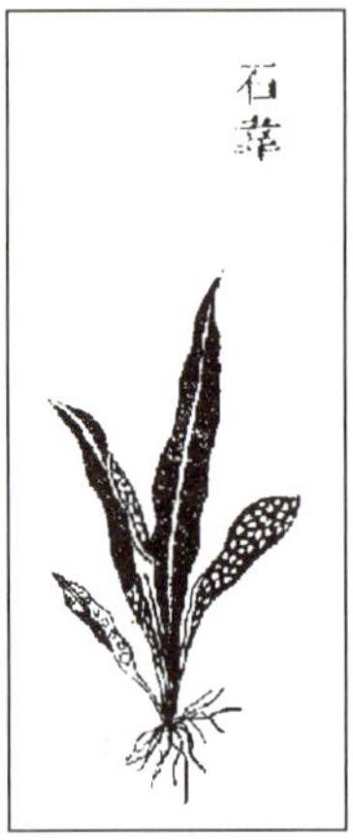

图 18　类纂 · 石韦

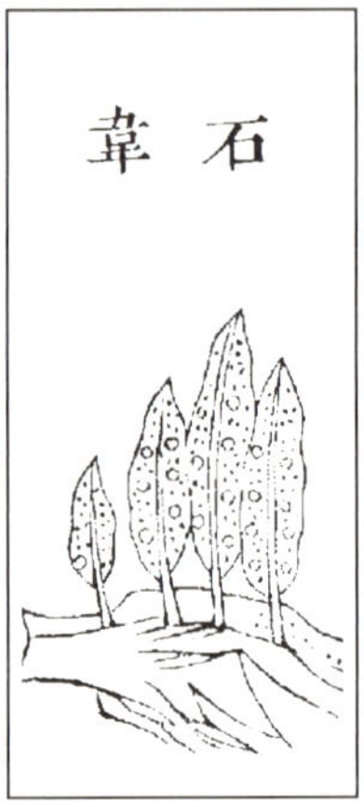

图 19　备要 · 石韦

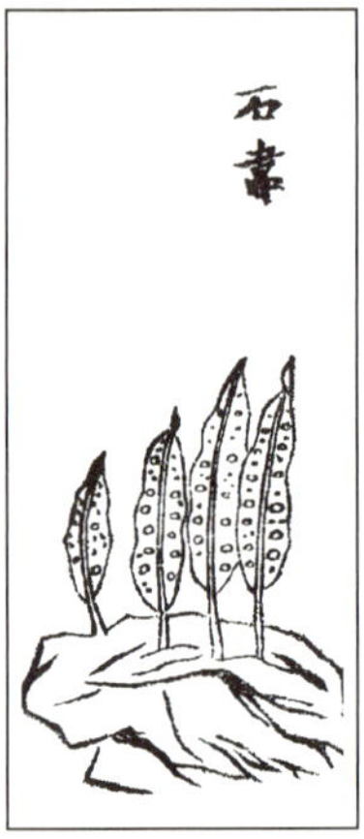

图 20　求真 · 石韦

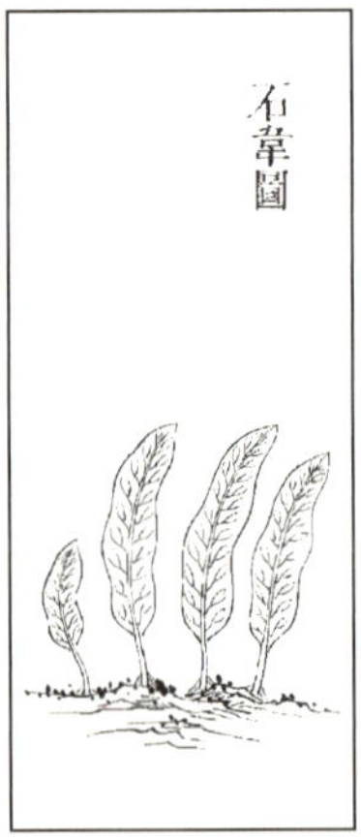

图 21　草木典 · 石韦图

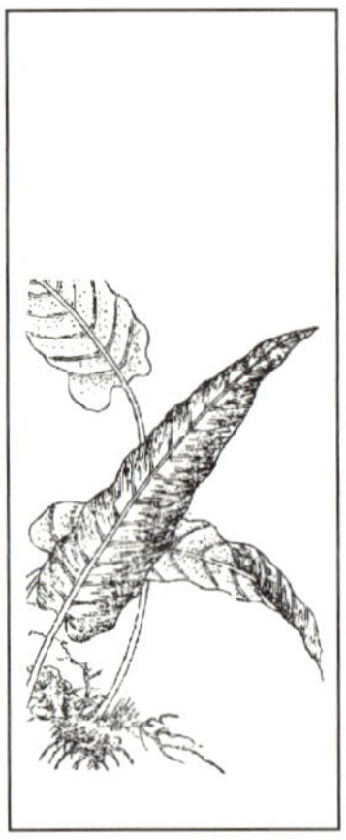

图 22　图考 · 石韦

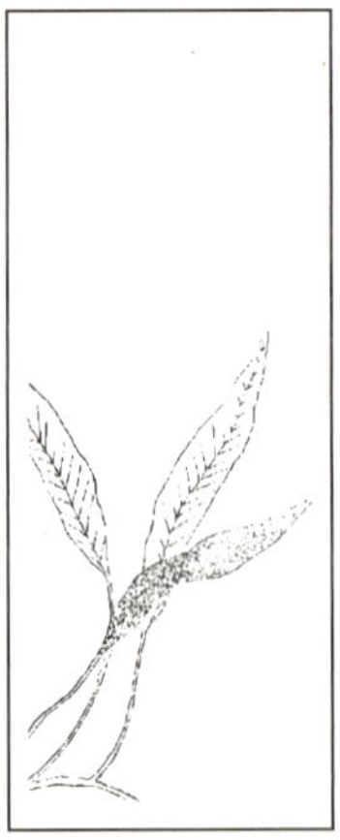

图 23　图考 · 飞刀剑

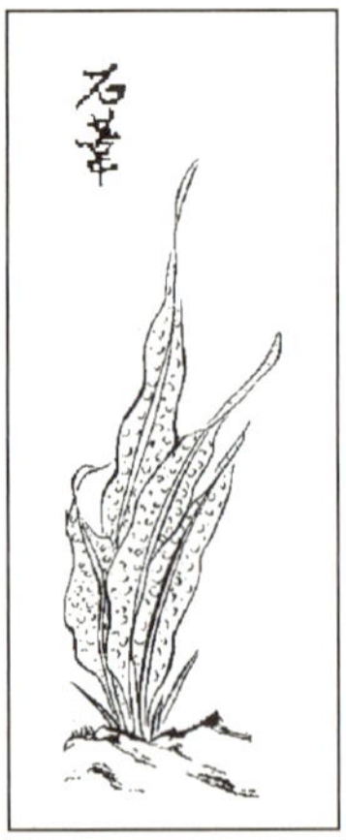

图 24　图说 · 石韦

本品24图，取自22书，其中3幅彩图。有承继关系的图可分3个书类。

《本草图经》：该书“海州石韦”图分别存于《大观》（图1）、《政和》（图2）、《绍兴》（图3）。此三传本药图基本一致。今以《政和》图2为《图经》图的代表。

仿绘该图的彩色图有：《本草品汇精要》“海州石韦”（图6），其图将叶片绘成竹叶状，可见画士从未见过石韦。此后《补遗雷公炮制便览》图9、《金石昆虫草木状》图15又仿绘《品汇》图6。

仿绘该图的墨线图有：《本草歌括》“石韦”（图4）线形粗拙。《本草蒙筌》“海州石韦”（图7）将图拉长，其孢子囊的表现很随意，未能体现其规律排列，且全部加上弧形脉，倒使此图类似百合科植物。《三才图会》“石韦”（图13）将《图经》图2的植物全部“栽”到土里，再添加假山石为背景。

《本草纲目》（金陵本）：该书“石韦”（图10，叶片为阴刻）的仿绘者有《古今图书集成·草木典》“石韦图”（图21），该图采用阳刻，将原图中叶片上整齐的点状物（孢子囊）全部改成羽状叶脉。《纲目》钱本图11将原图阴刻的叶片与土地都改为阳刻，叶片后的孢子囊表现得较逼真。《纲目》张本图12仿绘钱本图11的结构和大体形状，但其孢子囊的表现又参考了《植物名实图考》石韦图的表现法，更加逼真。此外，仿绘钱本图11的还有《本草汇言》图16、《本草备要》图19、《本草求真》图20、《本草简明图说》图24（更加艺术化处理）。

《本草原始》：该书“石韦”（图14）的仿绘者有《本草纲目类纂必读》图18。

附述：《本草汇言》“金星石韦”（图17）在“石韦”为名的图中似属新绘。但此图实为仿绘“20-4金星草”条《本草纲目》钱本“金星草”（图17）。故此图也是仿绘图。

以上24图中，除外17幅仿绘图，原创图尚有7幅（图2、5、8、10、14、22、23），详见下“鉴药”项。

【文录】

《本经》《别录》（见《证类》卷8“石韦”） **一名石韀，**一名石皮……生华阴山谷石上，不闻水及人声者良。二月采叶，阴干。

梁《本草经集注》（同上） 陶隐居云：蔓延石上，生叶如皮，故名石韦。今处处有。以不闻水声、人声者为佳。出建平者，叶长大而厚。

唐《唐本草》（同上）《唐本》注云：此物丛生石傍阴处，不蔓延生。生古瓦屋上，名瓦韦，用疗淋亦好也。

宋《本草图经》（同上）《图经》曰：今晋、绛、滁、海、福州、江宁府皆有之。丛生石上，叶如柳，背有毛而斑点如皮，故以名……石韦一名石皮，而福州自有一种石皮，三月有花，其月采叶，煎浴汤，主风。又有生古瓦屋上者，名瓦韦，用治淋亦佳。

明《本草蒙筌》卷3“石韦” 丛生山谷石上者真，不闻人声水声者效。叶长似柳，背有黄毛。

明《本草纲目》卷20“石韦”【释名】石兰。【时珍曰】柔皮曰韦，韗亦皮也。【集解】【时珍曰】多生阴厓险罅处。其叶长者近尺，阔寸余，柔韧如皮，背有黄毛。亦有金星者，名金星草，并凌冬不凋。又一种如杏叶者，亦生石上，其性相同。

清《植物名实图考》卷16“石韦” 石韦，《本经》中品。种类殊多，今以面绿背有黄毛、柔韧如韦者为石韦。余皆仍俗名以别之。/ **“飞刀剑”** 生南安。即石韦之瘦细者。亦有金星。

【鉴药】

“石韦”首见于《本经》。陶弘景释其名曰："蔓延石上，生叶如皮，故名石韦。"后世或写作“石苇”，乃误名也。《本经》载其“主劳热邪气，五癃闭不通，利小便水道”。《别录》又增加补益等功效。古今常用其利水通淋。

关于其生境、形态，由其命名已知其粗形。陶弘景云："蔓延石上，生叶如皮……今处处有……出建平者，叶长大而厚。”“建平”即今重庆市巫山县。《唐本草》评曰："此物丛生石傍阴处，不蔓延生。生古瓦屋上，名瓦韦。”石韦确实不是蔓生植物。瓦韦*Lepisorus thunbergianus*（Kaulf.）Ching与石韦是同科不同属的植物，形体较小。

宋《本草图经》在药物普查后对本品的总结是："今晋、绛、滁、海、福州、江宁府皆有之。丛生石上，叶如柳，背有毛而斑点如皮，故以名。”其言“叶如柳”，并不恰当。李时珍补充说："多生阴厓险罅处。其叶长者近尺，阔寸余，柔韧如皮，背有黄毛。亦有金星者，名金星草，并凌冬不凋。又一种如杏叶者，亦生石上，其性相同。”时珍之说贴近实物。据此可知石韦即水龙骨科石韦属（*Pyrrosia*）植物。此属植物种类甚多，常用的有石韦*Pyrrosia lingua*（Thunb.）Farwell、庐山石韦*Pyrrosia sheareri*（Baker）Ching等。

1.《本草图经》：该书“海州石韦”（图2）所绘植物4株，下为根状茎横走。叶柄比叶更长。叶长圆形，基部楔形。绘图者通过卷叶边的方式，显示叶正面无斑点，背面有整齐排列的斑点（孢子囊）。此似为水龙骨科植物有柄石韦*Pyrrosia petiolosa*（Christ）Ching。

2.《滇南本草图说》：该书“石韦”（图5）采用写意方式，绘石间长出的石韦叶片。其叶无法看到是否有柄，但叶似乎两面都有孢子囊形成的点状。叶为长圆状披针形，基部楔形，此或为石韦*P. lingua*。

3.《太乙仙制本草药性大全》：该书“石韦”（图8）绘一胡萝卜状的块根。其上抽出数叶片，叶上有排列规律的点状物（孢子囊）。此图示意其植物为石韦，但此图难以作为考订的凭据。

4.《本草纲目》（金陵本）：该书“石韦”（图10）所绘石韦有短叶柄，叶片较大，其叶基近圆形，或两边不对称。此大概示意原植物为庐山石韦*P. sheareri* 。其后钱本、张本将叶片基部改为楔形，则类似石韦*P. lingua*。

5.《本草原始》：该书“石韦”（图14）为写生图，下有细根茎横走，叶片披针形，一面有孢子囊分布，叶基部为楔形，此似石韦*P. lingua*。

6.《植物名实图考》：该书2图，皆系写生。其中“石韦”（图22）叶披针形，叶基部呈圆耳状，此为庐山石韦*P. sheareri* 。又“飞刀剑”（图23）则为石韦*P. lingua*。

【小结】

“石韦”为《本经》记载的早期药物之一。据诸家本草所述，本品叶革质而长，背有毛及斑点（孢子囊）。此即水龙骨科石韦属（*Pyrrosia*）植物。其中石韦*Pyrrosia lingua*（Thunb.）Farwell、庐山石韦*P. sheareri*（Baker）Ching等较为常用。《本草图经》《本草原始》《植物名实图考》均有较好的写生图。

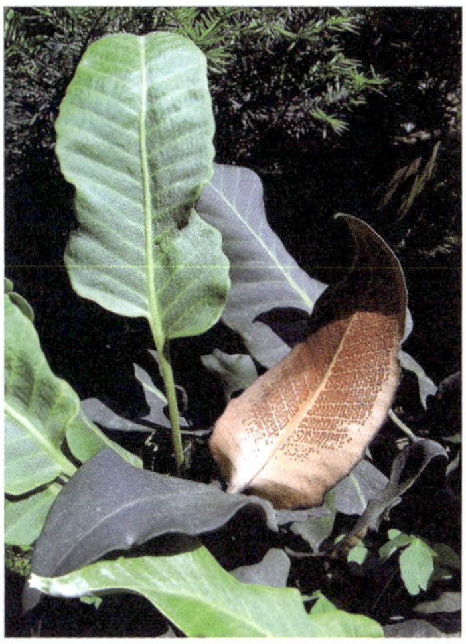

图 25　庐山石韦 *P. sheareri*

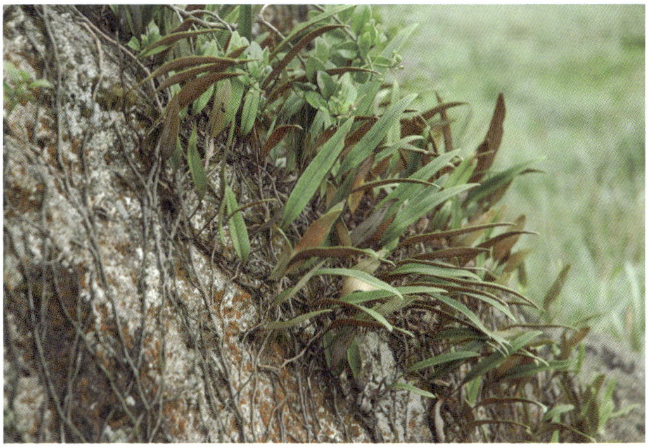

图 26　石韦 *Pyrrosia lingua*

20-4 金星草

【品图】

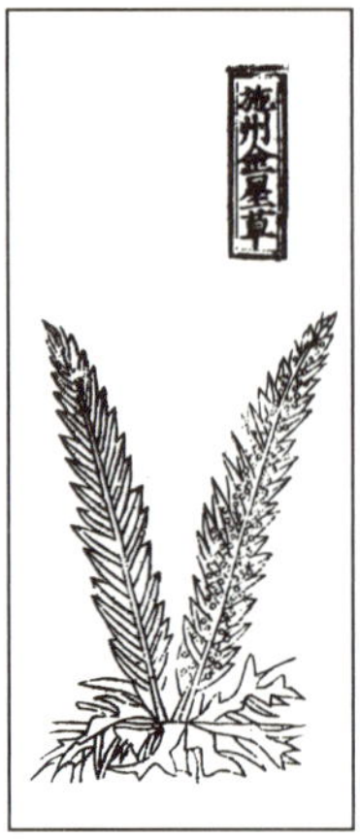

图1 图经（大）·施州金星草

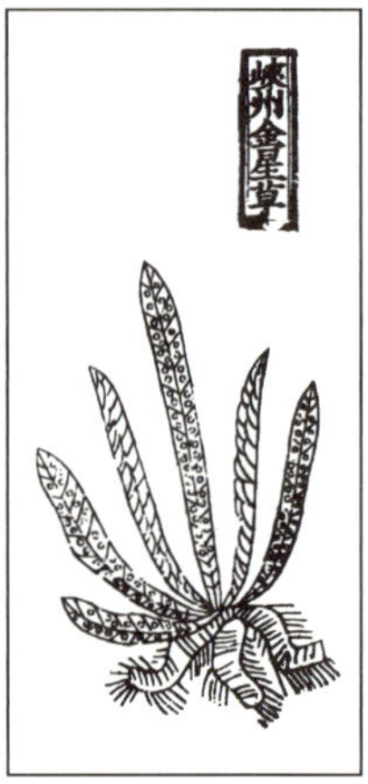

图2 图经（大）·峡州金星草

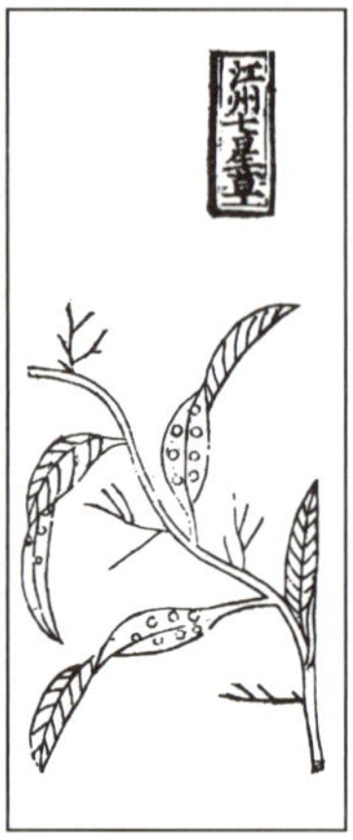

图3 图经（大）·江州七星草

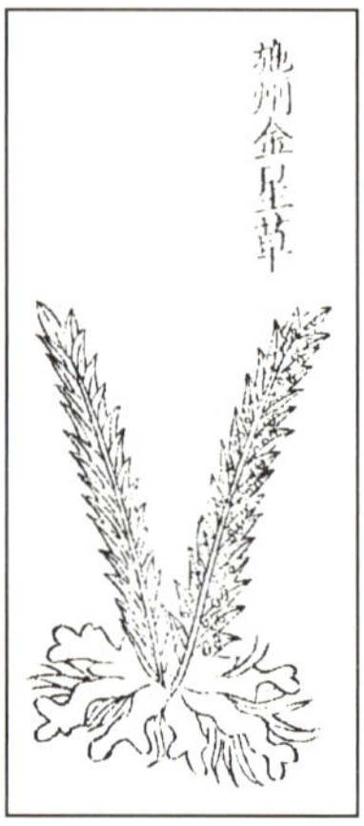

图4 图经（政）·施州金星草

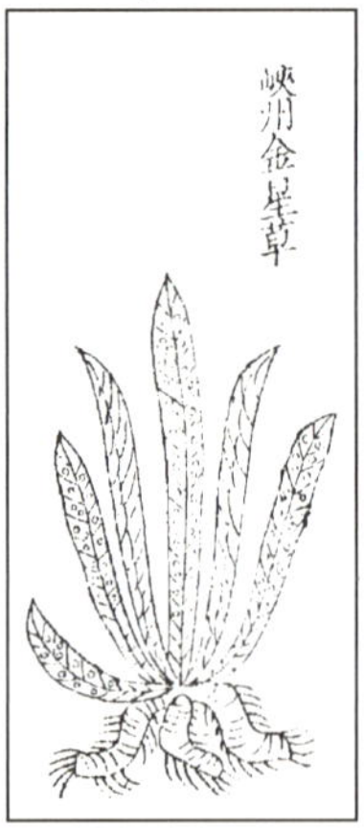

图5 图经（政）·峡州金星草

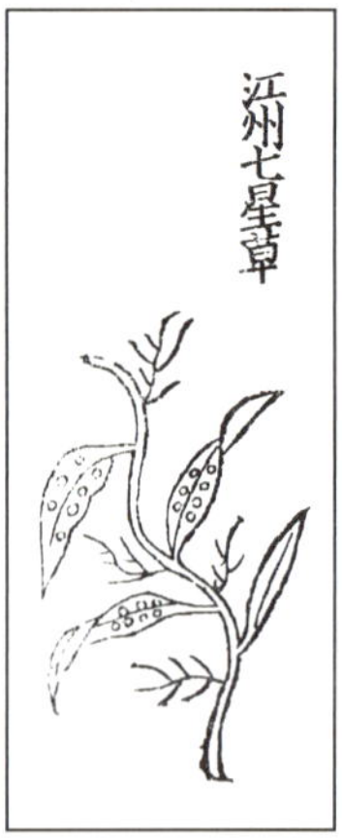

图6 图经（政）·江州七星草

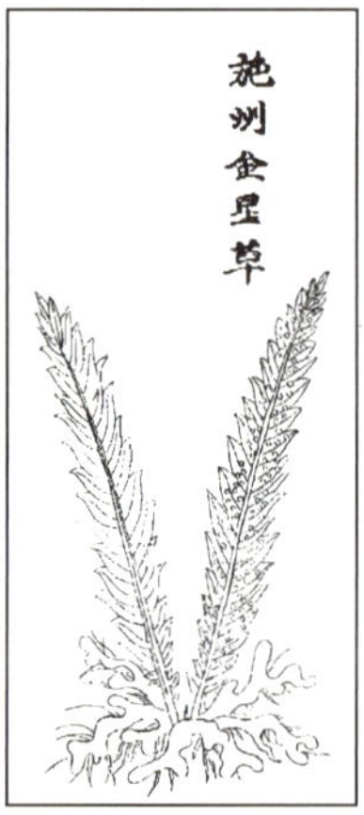

图7 图经（绍）·施州金星草

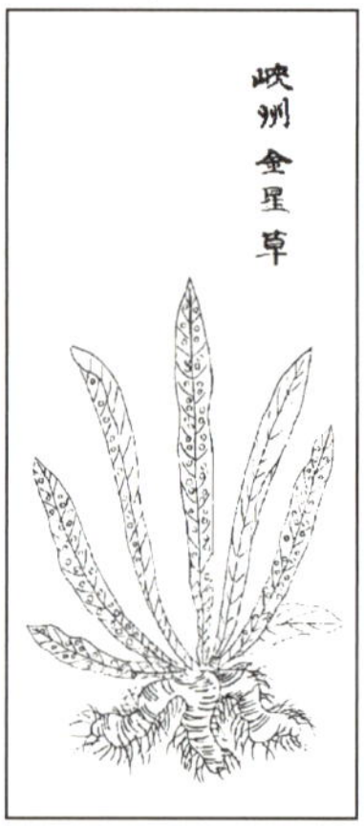

图8 图经（绍）·峡州金星草

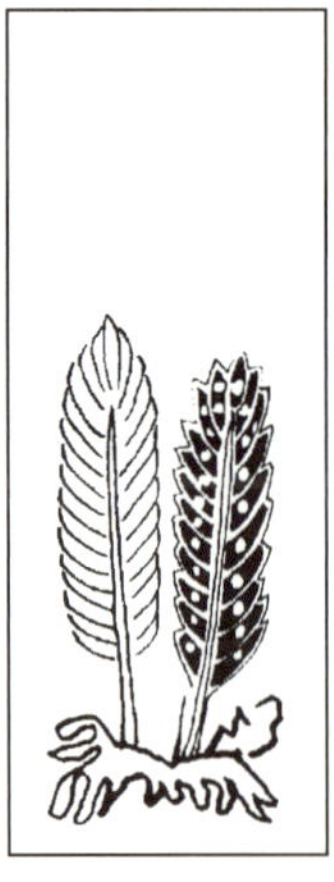

图9 歌括·金星草

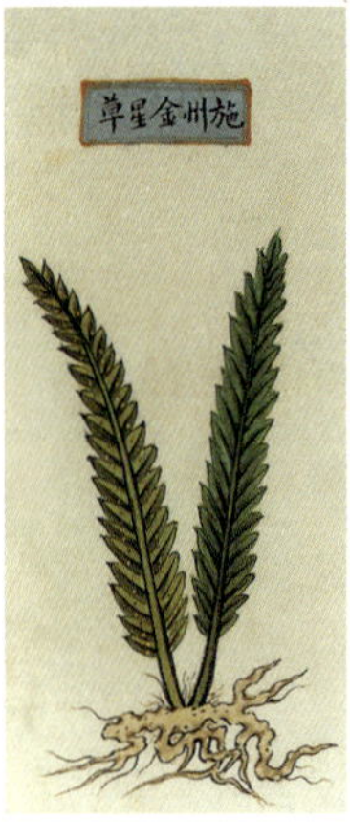

图10 品汇·施州金星草

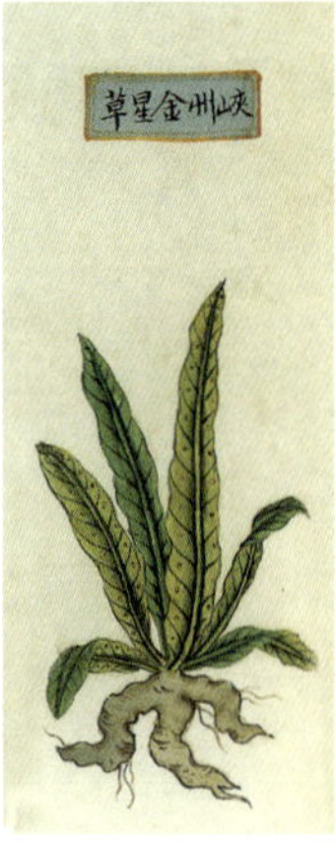

图11 品汇·峡州金星草

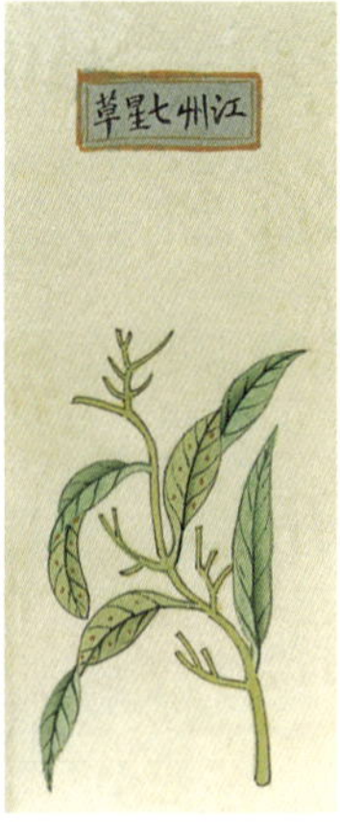

图12 品汇·江州七星草

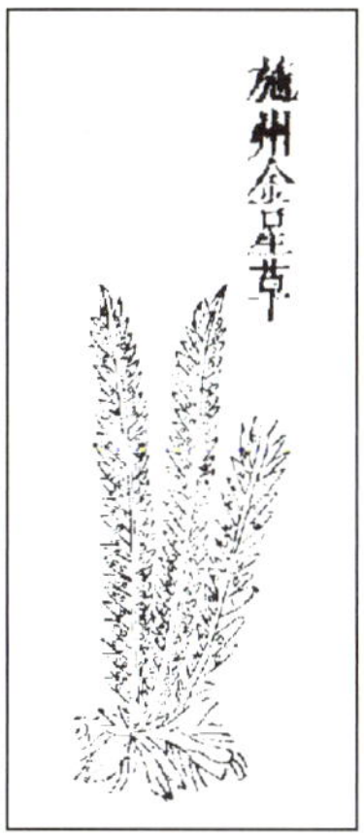

图 13　蒙筌・施州金星草

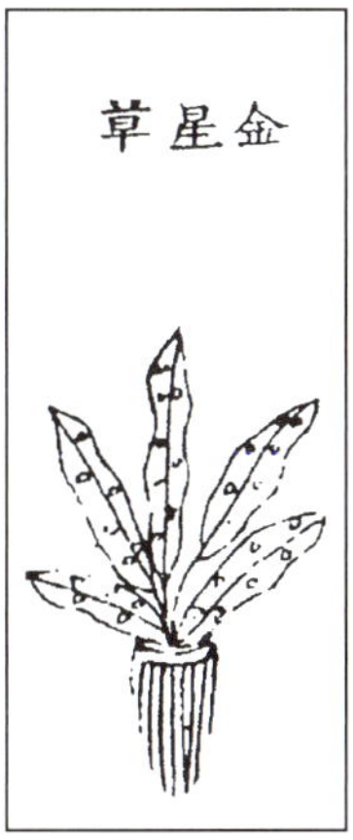

图 14　太乙・金星草

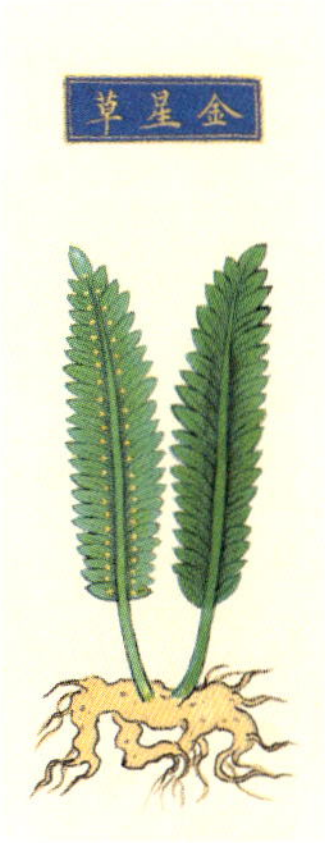

图 15　雷公・金星草

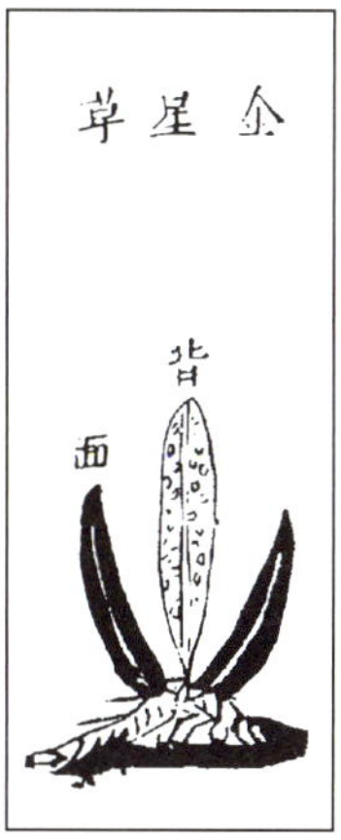

图 16　纲目（金）・金星草

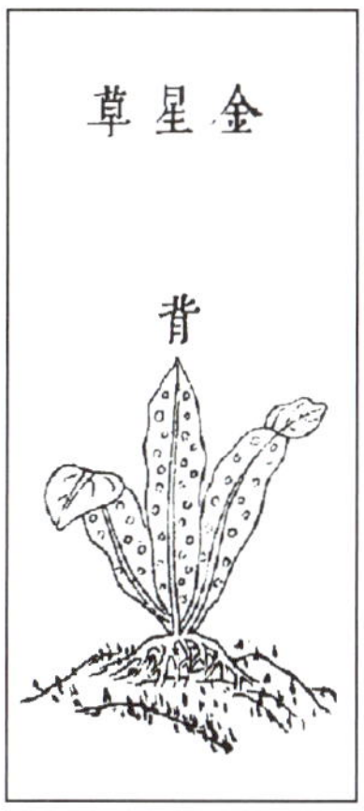

图 17　纲目（钱）・金星草

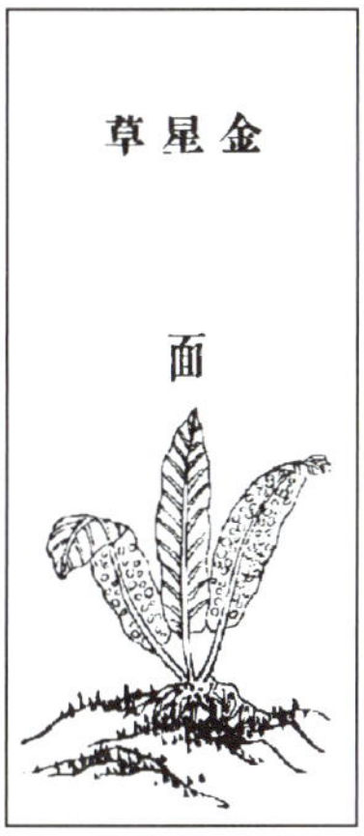

图 18　纲目（张）・金星草

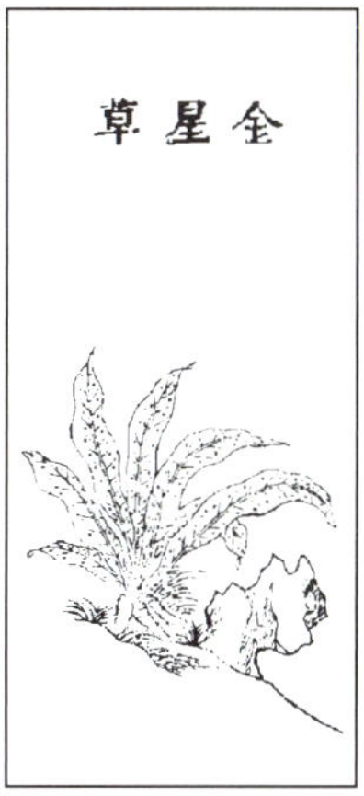

图 19　三才・金星草

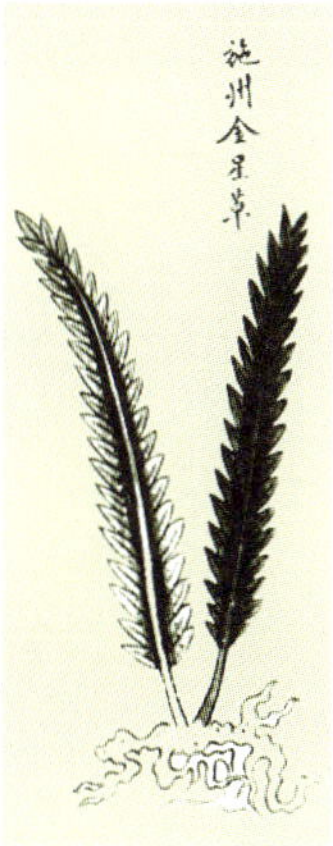

图 20　金石・施州金星草

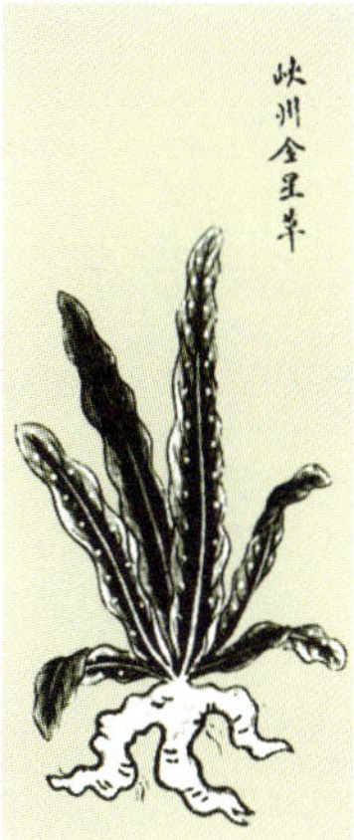

图 21　金石・峡州金星草

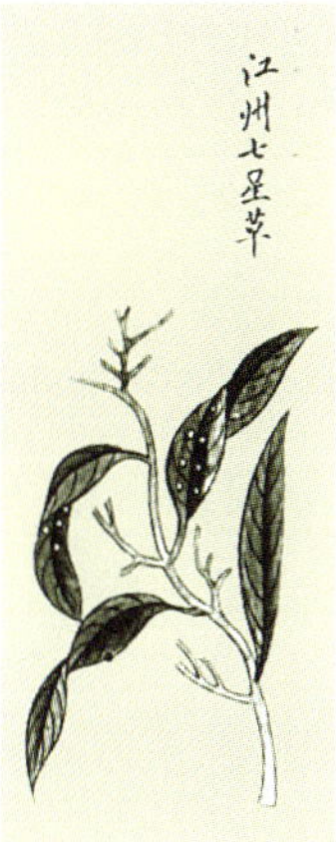

图 22　金石・江州七星草

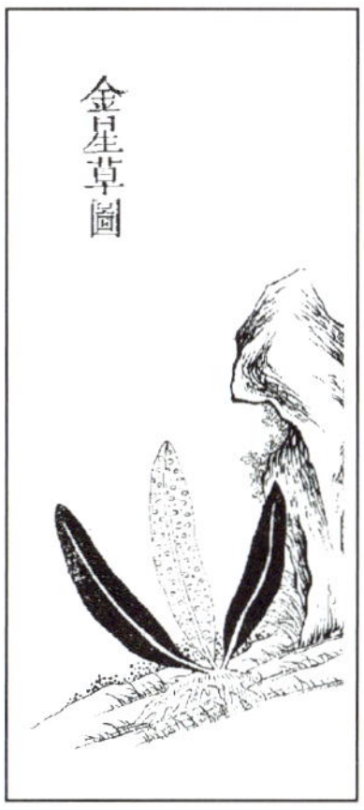

图 23　草木典・金星草图

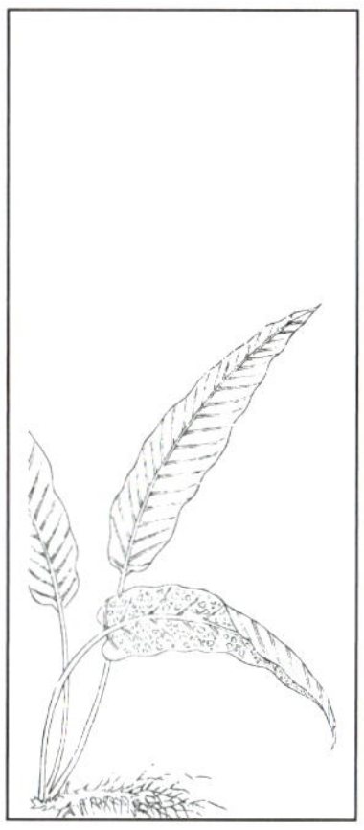
图 24　图考・金星草 -1

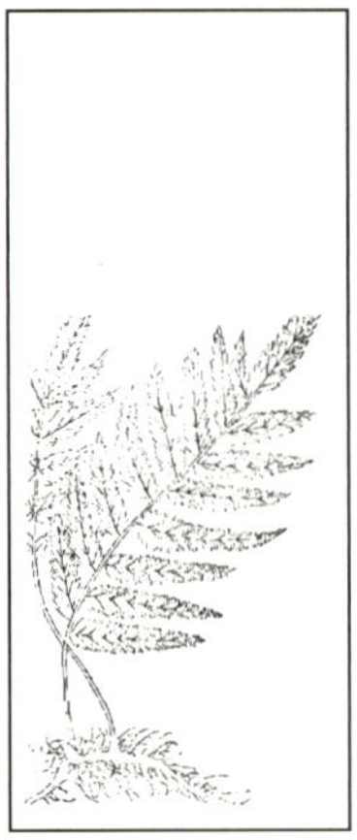

图 25 图考·金星草 -2

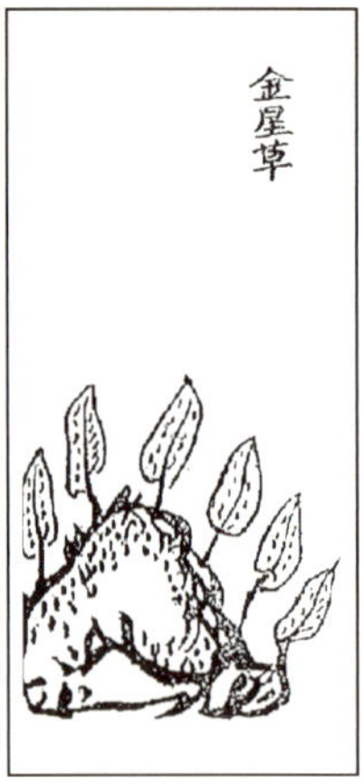

图 26 便方·金星草

本品26图，取自16书，其中7幅彩图。有承继关系的图可分2个书类。

《本草图经》：该书“金星草”条2图，“七星草”条1图。依次为“施州金星草”“峡州金星草”“江州七星草”，分别存于《大观》（图1、2、3）、《政和》（图4、5、6）、《绍兴》（图7、8）。此三传本药图基本一致。今以《政和》图4、图5、图6为《图经》图的代表。

仿绘《图经》3图的彩色图有：《本草品汇精要》“施州金星草”（图10）、“峡州金星草”（图11）、“江州七星草”（图12）。此后《补遗雷公炮制便览》“金星草”（图15）仿绘《品汇》“峡州金星草”（图11）。《金石昆虫草木状》图20、图21、图22又依次分别仿绘《品汇》图10、图11、图12。

仿绘《图经》3图的墨线图有：《本草歌括》“金星草”（图9），该图仅取原图植物的2片叶，一用阳刻表示叶正面，一用阴刻表示叶背。《本草蒙筌》“施州金星草”（图13）图形拉长。《三才图会》“金星草”（图19）仿绘《图经》“峡州金星草”（图5），再加背景。

《本草纲目》（金陵本）：该书“金星草”（图16）用阴刻表示叶背，阳刻表现叶背。该图的仿绘图有《古今图书集成·草木典》“金星草图”（图23）仿绘金陵本图16，保留阴刻表示叶面的示意法，并增添土地背景。《纲目》钱本图17亦仿绘图16，但叶面均改为阳刻，并绘上“金星”，更换土地背景。《纲目》张本图18仿绘钱本图17，但将原叶背改为叶面，并仿石韦叶背的表现法重绘叶背，增加星点。

以上26图中，除外18幅仿绘图，原创图尚有8幅（图4、5、6、14、16、24、25、26），详见下“鉴药”项。

【文录】

宋《嘉祐本草》（见《证类》卷11“金星草”） 西南州郡多有之，而以戎州者为上。喜生阴中石上净处及竹箐中不见日处，或大木下，或古屋上。此草惟单生一叶，色青，长一二尺。至冬大寒，叶背生黄星点子，两行相对如金色，因得金星之名。其根盘屈如竹根而细，折之有筋，如猪马鬃。陵冬不凋，无花、实。五月和根采之，风干用。

宋《本草图经》（同上）《图经》曰：金星草，生关陕、川蜀及潭、婺诸州皆有之。又名金钏草。味苦，性寒，无毒。叶青，多生背阴石上净处，或竹箐中少日色处，或生大木下及背阴多年瓦屋上。初出深绿色，叶长一二尺，至深冬背上生黄星点子，两两相对，色如金，因以为名。无花、实，陵冬叶不凋。其根盘屈如竹根而细，折之有筋，如猪鬃。五月和根采之，风干。

宋《本草图经》（见《证类》卷30“七星草”）《图经》曰：生江州山谷石上。味微酸，叶如柳而长，作藤蔓，延长二三尺。其叶坚硬，背上有黄点如七星。采无时，入乌须发药用之。

明《本草蒙筌》卷3“金星草” 多生阴湿石上，叶长凌冬不凋。背有黄点两行，状若金星相对，故因得此名也。

明《本草纲目》卷20“金星草”【释名】凤尾草（《纲目》)。【时珍曰】即石韦之有金星者。《图经》重出七星草，并入。

清《植物名实图考》卷16“金星草” 金星草，《嘉祐本草》：即石韦之有金星者。石草结子，大率相类，即贯众等亦然，凡俗名金星者，皆以此。/ **“金星草（又一种）”** 金星草生山石间。横根多须，抽茎生叶，如贯众而多齿，似狗脊而齿尖，叶背金星极多。盖狗脊之别种。/**“鹅掌金星草”** 鹅掌金星草生建昌山石间。横根，一茎一叶，叶如鹅掌，有金星。《滇本草》谓之七星草。云此草形如鸡脚，上有黄点，贴石生。

【鉴药】

“金星草”首见于《嘉祐本草》，因“叶背生黄星点子，两行相对如金色，因得金星之名”。原载本品主痈疽疮毒，解药石毒。今医方罕见使用，然民间多用此类药品。李时珍认为宋《本草图经》“七星草”系重出，故将七星草并入此条。

关于本品的生境、形态，《嘉祐本草》云：“西南州郡多有之，而以戎州者为上。喜生阴中石上净处及竹箐中不见日处，或大木下，或古屋上。此草惟单生一叶，色青，长一二尺。至冬大寒，叶背生黄星点子，两行相对如金色，因得金星之名。其根盘屈如竹根而细，折之有筋，如猪马鬃。陵冬不凋，无花、实。”李时珍云：“即石韦之有金星者。”现代学者或考此种植物为水龙骨科植物大果假瘤蕨（大果假密网蕨）*Phymatopsis griffithiana*（Hook.）J. Smith［*Polypodium griffithianum* Hook.］。[1]

《本草图经》更具体地介绍了产地：“生关陕、川蜀及潭、婺诸州皆有之。”但在形态上没有新的补充。该书外草类“七星草”的作用是“入乌须发药”，与金星草解毒疗疮不同。其“生江州山谷石上。味微酸，叶如柳而长，作藤蔓，延长二三尺。其叶坚硬，背上有黄点如七星”，除叶背有黄点如七星之外，其余“叶如柳而长，作藤蔓”等与金星草亦不相同。当然也不排除其资料因地区不同而造成的差异。蕨类植物横走的根状茎也有可能被看成沿石而生的藤蔓。李时珍对金星草并没有进一步的描述。

1.《本草图经》：该书3图。列于草部的“金星草”名下有两图。其一“施州金星草”

1 国家中医药管理局《中华本草》编委会：《中华本草》（2），上海：上海科学技术出版社，1999：245.

（图4）有粗大、盘结的根状茎。其叶呈羽状分裂，中脉两侧有排列不甚整齐的圆点（所谓“星”，即孢子囊群）。“施州”即今湖北恩施。此图原植物不明。

“峡州金星草”（图5）有粗大的根状茎，叶丛生，无柄，叶条状直立，叶背有星点。或考此图原植物亦为水龙骨科植物大果假密网蕨，[1]但此图叶无柄，与大果假密网蕨不合。待考。“峡州”即今湖北宜昌。

“江州七星草”（图6）茎如藤蔓状，似有气根。叶披针形，如柳叶，叶背沿中脉有两排圆点（所谓“星”，孢子囊群）。“江州”即今江西九江市。今或考此为水龙骨科植物科抱石莲*Lepidogrammitis drymoglossoides*（Bak.）Ching。[2]此种属小型附生植物，根状茎细长横走，很容易被误作藤蔓。另同科瓦韦属植物瓦韦*Lepisorus thunbergianus*（Kaulf.）Ching，根状茎细长，叶狭披针形，叶背亦两排星点十分明显。浙江温州名其为“七星草”。[3]因此瓦韦也有可能是此种植物。

2.《太乙仙制本草药性大全》：该书“金星草”（图14）绘1株植物，根头甚大，下为须根，非根状茎。根头抽出5叶片，有短柄，椭圆状披针形，中脉两侧有星点。从叶片看，似为蕨类植物。其根部则非蕨类所应有。原植物不明。

3.《本草纲目》（金陵本）：该书“金星草”（图16）根茎粗大，此图茎叶类似《图经》“峡州金星草”（图2）。绘图者为了显示“金星”在叶背，特意将叶面采用阴刻，叶背阳刻，再注明“面”“背”，有一定的创意。但此乃示意图，又属仿绘，无法作考证用。

4.《植物名实图考》：该书2图。“金星草”正文云：“金星草，《嘉祐本草》：即石韦之有金星者。石草结子，大率相类，即贯众等亦然，凡俗名金星者，皆以此。”故其“金星草-1”（图24）所绘，与同卷“石韦”条的“石韦”图造型基本相同，唯本图叶背密布大小不一的圆点，此与《嘉祐本草》所云“叶背生黄星点子，两行相对如金色”并不符合，只能说其原植物是石韦。

“金星草又一种”的正文云：“金星草生山石间。横根多须，抽茎生叶，如贯众而多齿，似狗脊而齿尖，叶背金星极多。盖狗脊之别种。”其图“金星草-2”（图25）所绘有横走的根状茎，叶片二回羽状分裂。《中华本草》考作金星蕨科毛蕨属植物渐尖毛蕨*Cyclosorus acuminatus*（Houtt.）Nakai。[4]

5.《草木便方》：该书“金星草”（图26）绘小山上长着石韦，其叶片的基部多数不对称，成截形或微心形。叶上有点成排。其形状仍似庐山石韦*Pyrrosia sheareri*（Baker）Ching。

1　孙启明：《苏图研究》，见：张志斌，郑金生主编：《本草纲目研究札记》，北京：科学出版社，2019：645.

2　孙启明：《苏图研究》，见：张志斌，郑金生主编：《本草纲目研究札记》，北京：科学出版社，2019：682.

3　赵维良：《法定药用植物志·华东篇》（第一册），北京：科学出版社，2018：101.

4　国家中医药管理局《中华本草》编委会：《中华本草》（2），上海：上海科学技术出版社，1999：159.

【小结】

“金星草”是宋嘉祐年间进入本草的民间草药。医方罕用。李时珍将《本草图经》“七星草”并入此条。据《嘉祐本草》所述形态，其原植物或为水龙骨科植物大果假瘤蕨（大果假密网蕨）*Phymatopsis griffithiana*（Hook.）J. Smith。李时珍谓本品“即石韦之有金星者”。《植物名实图考》“金星草”图即有金星之石韦。但“金星草又一种”图却是金星蕨科植物渐尖毛蕨*Cyclosorus acuminatus*（Houtt.）Nakai。

20-5　石长生

【品图】

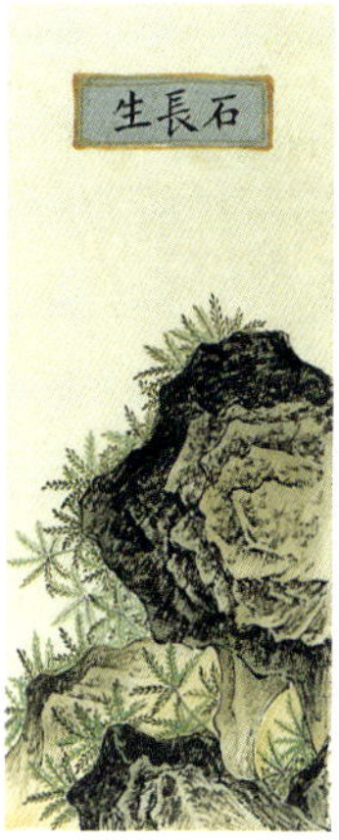

图 1　品汇·石长生

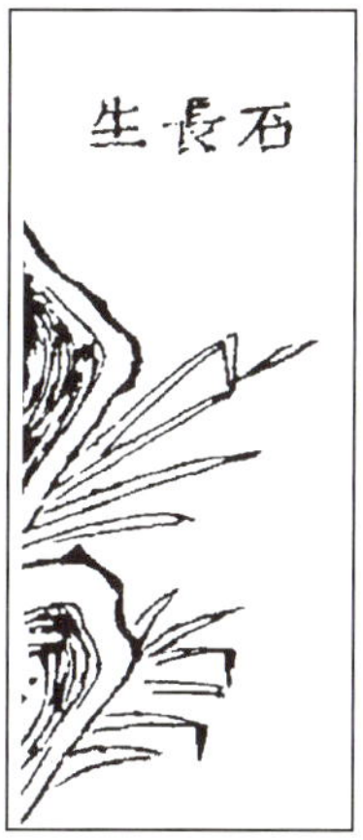

图 2　太乙·石长生

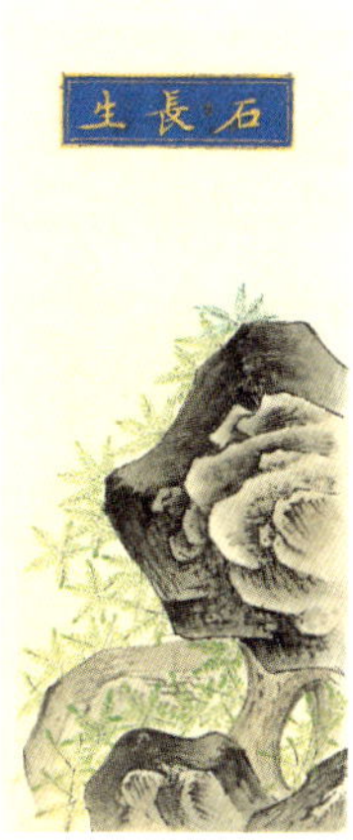

图 3　雷公·石长生

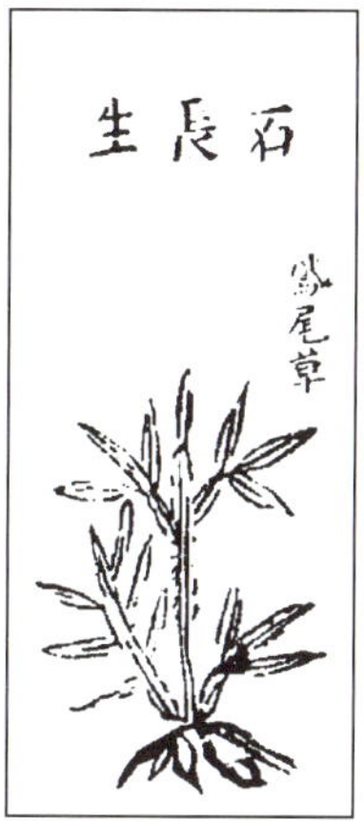

图 4　纲目（金）·石长生

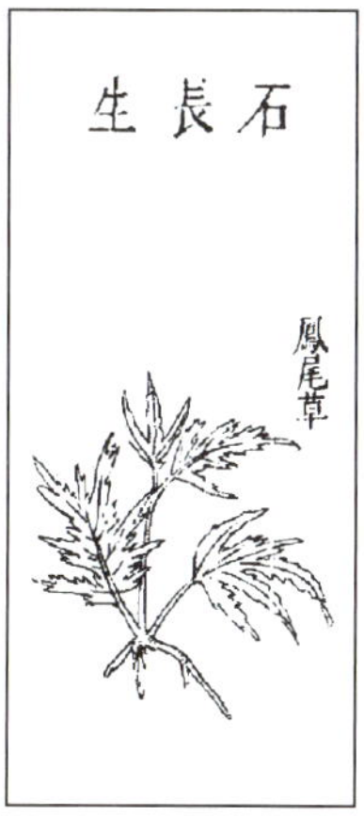

图 5　纲目（钱）·石长生

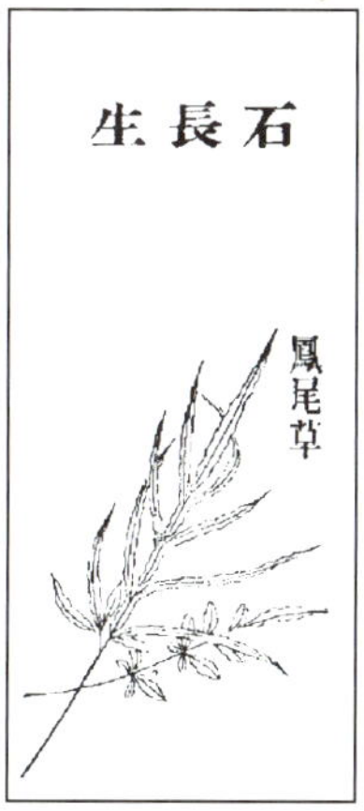

图 6　纲目（张）·石长生

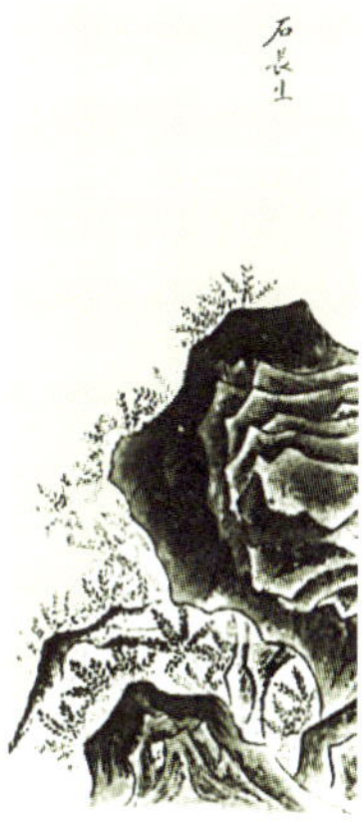

图 7　金石·石长生

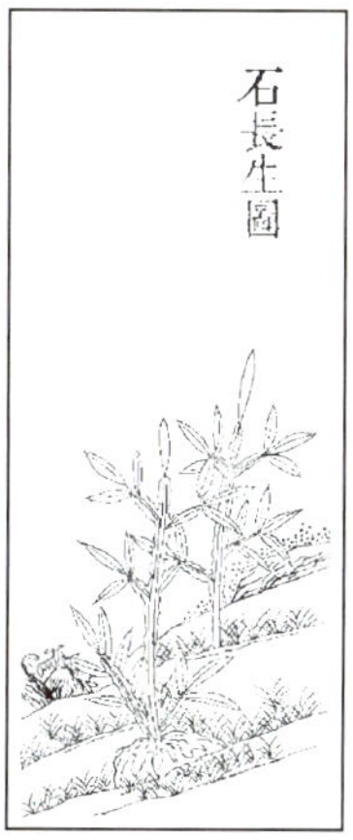

图 8　草木典·石长生图

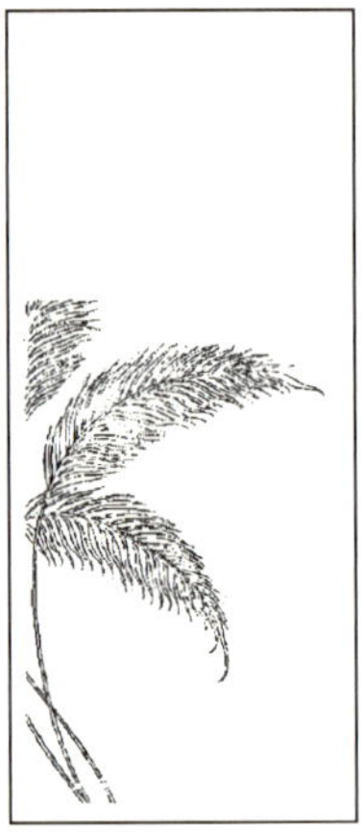

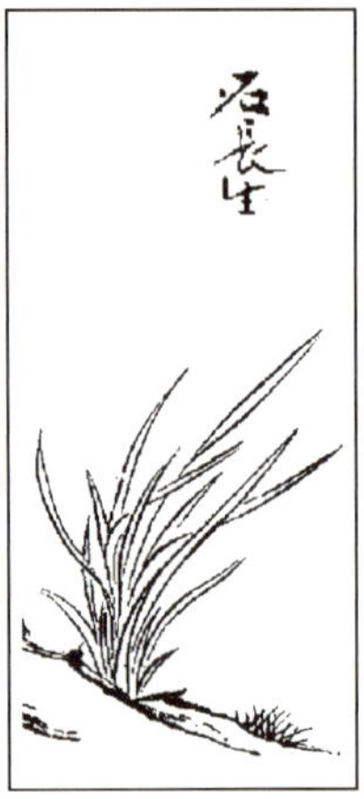

图 9　图考 · 石长生　图 10　图说 · 石长生

本品10图，取自10书，其中3幅彩图。有承继关系的图可分2个书类。

《本草品汇精要》：该书“石长生”（图1）的仿绘图有《补遗雷公炮制便览》图3、《金石昆虫草木状》图7。

《本草纲目》（金陵本）：该书“石长生”（图4）的仿绘图有《纲目》钱本图5。该书的图名、图注、构图均同金陵本图4，但叶片大加修饰，面目全非。《古今图书集成 · 草木典》“石长生图”（图8）仿绘金陵本图4，并增添土地背景。

以上10图中，除外4幅仿绘图，原创图尚有6幅（图1、2、4、6、9、10），详见下“鉴药”项。

【文录】

《本经》《别录》（见《证类》卷11“石长生”） **一名丹草。**生咸阳山谷。

梁《本草经集注》（同上） 陶隐居云：俗中虽时有采者，方药亦不复用。近道亦有，是细细草叶，花紫色尔。南中多生石岩下，叶似蕨，而细如龙须草大，黑如光漆，高尺余，不与余草杂也。

唐《唐本草》（同上）《唐本》注云：今市人用軨（音零）筋草为之，叶似青葙，茎细劲紫色，今太常用者是也。

明《本草纲目》卷20“石长生” 【释名】丹沙草。【时珍曰】四时不凋，故曰长生。【集解】【时珍曰】宋祁《益部方物记》：长生草生山阴蕨地，修茎茸叶，色似桧而泽，经冬不凋。

清《植物名实图考》卷16“石长生” 石长生，《本经》下品。陶隐居云：似蕨而细，如龙须草，黑如光漆。今蕨地多有之。

【鉴药】

“石长生”首见于《本经》。李时珍释其名曰：“四时不凋，故曰长生。”《本经》载其“主寒热，恶疮，大热，辟鬼气不祥。”《别录》补曰“下三虫”。唐代犹有用此药者，宋代及其以后已湮没。

关于其生境、形态，《别录》云“生咸阳山谷”。梁·陶弘景云：“俗中虽时有采者，方药亦不复用。近道亦有，是细细草叶，花紫色尔。南中多生石岩下，叶似蕨，而细如龙须草大，黑如光漆，高尺余，不与余草杂也。”可见这是一种细小的草本。“叶似蕨”，提示为蕨类植物。但又云“花紫色”，或谓“可能是新叶呈红色，而误为花所致”。[1]此草到南北朝时，已经没什么人使用了，但还是有人认识。

《唐本草》云 ：“今市人用蘦（音零）筋草为之，叶似青葙，茎细劲紫色，今太常用者是也。”是知唐代的朝廷的医药管理部门还使用此药。市面流通的是“蘦筋草”。此草叶似青葙（苋科植物），“茎细劲紫色”。从形态上看，唐代所用与陶弘景所见的本品来源已然不同。

李时珍似乎不认识此物，没有新的形态描述，但引用了《益部方物记》。此书即《益部方物略记》，原文为 ：“色与柏类，苒苒其茎。冬不甚黄，故谓长生。右长生草（山阴蕨地多有之。修茎茸叶，色似桧柏而泽，经冬不凋损，故号长生。）”此书所载“长生草”看不出与陶弘景所说植物有何相似之处。清・吴其濬引录陶弘景所言“似蕨而细，如龙须草，黑如光漆。”且云“今蕨地多有之”。可见吴其濬也不在意陶氏所云“花紫色”，而将本品看成是蕨类植物。

《中华本草》据《别录》《本草经集注》及时珍所引《益部方物记》，谓此数书所记特征与铁线蕨科植物单盖铁线蕨*Adiantum monochlamys* Eaton［*A. venustum* Don. var. *monochlamys* Keys］相似。[2]且云《本经》有其别名“丹草”，乃因叶背生有红褐色孢子囊。

1.《本草品汇精要》：该书“石长生”（图1）是一幅宏观的示意图。主景为山石，石缝石上生长着一些似蕨类的小草本，其叶多为羽状复叶或掌状复叶。此图粗放，无法作鉴定用。

2.《太乙仙制本草药性大全》：该书“石长生”（图2）亦为示意图。示意山石缝里生长着条形叶的植物。此图离古本草所述形态相差更远，不议。

3.《本草纲目》（金陵本）：该书“石长生”（图4）有图注“凤尾草”。然“石长生”正文并无此别名，此乃绘图者自加，并非李时珍之意。此植物根部数个支根，不似根状茎，茎直立，叶为复叶，小叶均似竹叶，叶柄也类似叶形。此图非常粗糙，原植物不明。其后钱本图5保留其构图方式，但叶片全部重绘成以掌状分裂为主，但也不明为何种植物。

4.《本草纲目》（张本）：该书“石长生”（图6）因袭金陵本图4的图名与图注，图形重绘，有2片不同类型的叶片。《中华本草》认为《纲目》所绘之图似为凤尾蕨。将凤尾蕨科凤尾蕨属（*Pteris*）植物的形状与《纲目》三种传本的附图相比，其中井栏边草*Pteris multifida* Poir.的形态与《纲目》张本图6中较大的一片叶形似。其上部羽片基部明显下延，在叶轴两侧形成狭翅。可见张本的凤尾草是写生得来。但此凤尾草却与古本草石长生并不相似，不知为何附图的撰绘者要选择凤尾草绘图。图

1　谢宗万 ：《本草纲目药物彩色图鉴》，北京 ：人民卫生出版社，2000 ：210.

2　国家中医药管理局《中华本草》编委会 ：《中华本草》（2），上海 ：上海科学技术出版社，1999 ：140.

中较小的叶片不明为何种植物。

5.《植物名实图考》：该书“石长生”（图9）仅绘二三叶片，其叶为羽状复叶，小叶软而细，不明为何植物。

6.《本草简明图说》：该书“石长生”（图10）绘一斜山坡上长着一丛线形叶片的植物。此与蕨类植物无关，不明绘图者何以绘出这样的图形。

【小结】

“石长生”为《本经》所载早期药物之一。梁代已很少人使用，唐代虽有用者，原植物已有改变。宋代及其以后此药已湮没。今或依据《别录》《本草经集注》及时珍所引《益部方物记》，考本品可能是铁线蕨科植物单盖铁线蕨*Adiantum monochlamys* Eaton。后世本草图所绘均与上述植物不同。《纲目》张本附图中的大叶者乃凤尾蕨科植物井栏边草*Pteris multifida* Poir.。古之石长生湮没已久，现代考证似与古本草所载仍有差距。

20-6 红茂草

【品图】

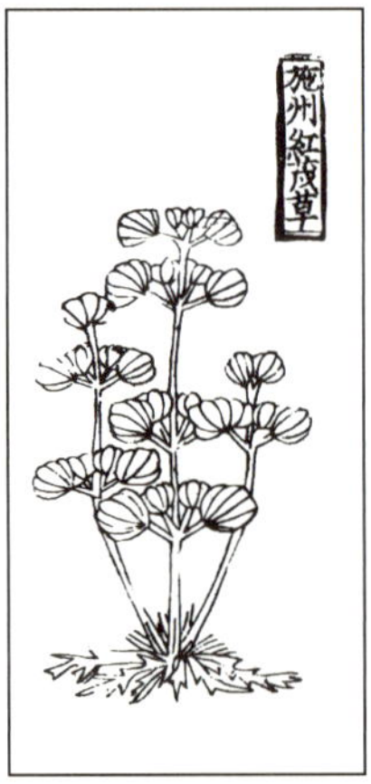

图1 图经（大）·施州红茂草

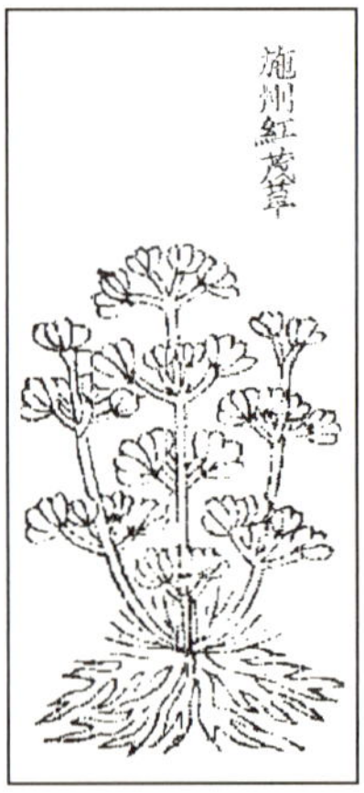

图2 图经（政）·施州红茂草

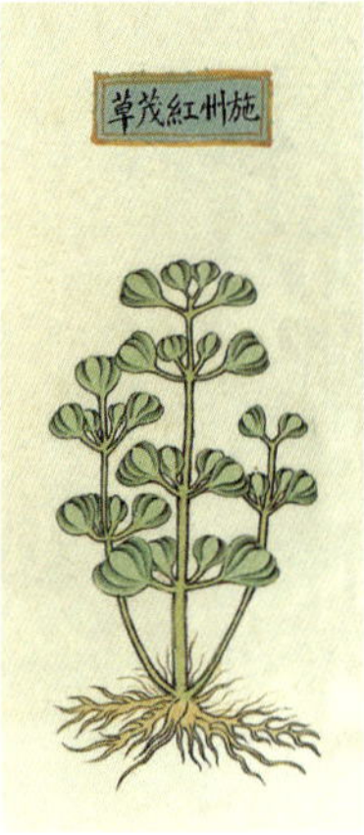

图3 品汇·施州红茂草

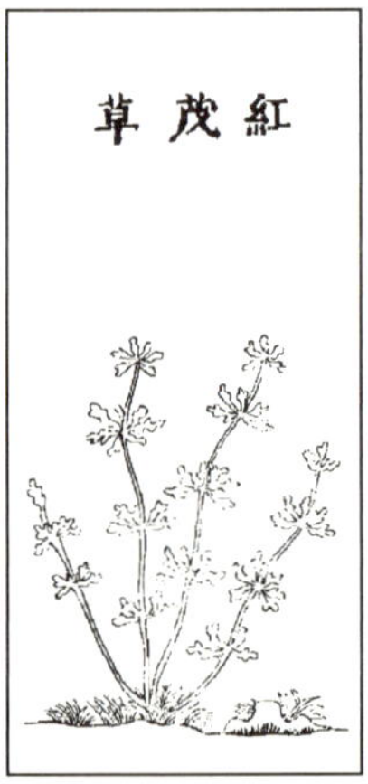

图4 三才·红茂草

本品6图，取自6书，其中2幅彩图。有承继关系的图仅1个书类。

《本草图经》：该书的“施州红茂草”图分别存于《大观》（图1）、《政和》（图2）。此二传本药图基本一致。今以《政和》图2为《图经》图的代表。

仿绘该图的彩色图有：《本草品汇精要》“施州红茂草”（图3）。此后《金石昆虫草木状》图5又仿绘《品汇》图3。

仿绘该图的墨线图有：《三才图会》“红茂草”（图4）仿绘时叶片更疏朗，但却更含糊而不精细。另增添了土地背景。《植物名实图考》图6亦仿绘《图经》图2。

以上6图中，除外5幅仿绘图，原创图仅1幅（图2），详见下“鉴药”项。

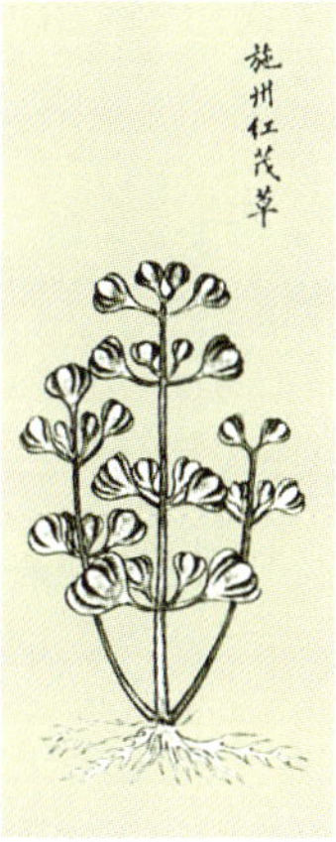

图5 金石·施州红茂草

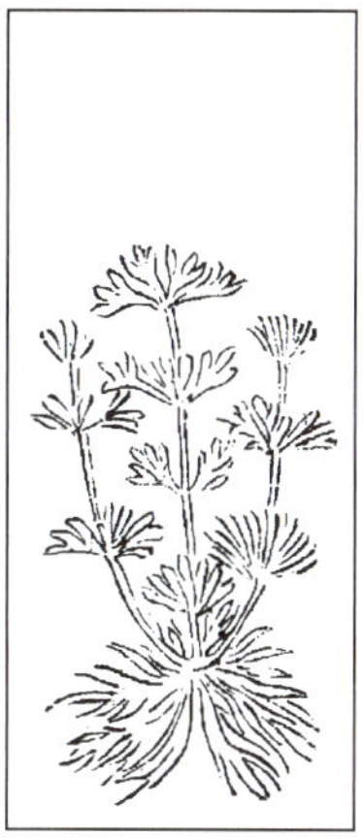
图6 图考·施州红茂草

【文录】

宋《本草图经》（见《证类》卷30“红茂草”）《图经》曰：生施州。又名地没药，又名长生草，四季枝叶繁盛，故有长生之名。

明《本草纲目》卷20“红茂草”【时珍曰】案《庚辛玉册》云：通泉草，一名长生草，多生古道丘垄荒芜之地。叶似地丁，中心抽一茎，开黄白花如雪，又似麦饭，摘下经年不藁。根入地至泉，故名通泉。俗呼秃疮花。此草有长生之名，不知与石长生及红茂草亦一类否？故并附之。

【鉴药】

“红茂草”首见于宋《本草图经》，属北宋新出现的民间草药，故归于“外草类”。名义不详。其功能外治贴痈疽疮肿。因来源不明，后世未见使用。故李时珍将其作为附录药，附在“石长生”一药之后。

关于本品的生境、形态，苏颂云：“生施州。又名地没药，又名长生草，四季枝叶繁盛，故有长生之名。”施州即今湖北恩施。从中可见本品属常绿植物，其余特征皆无，无法考其基原。

《本草图经》：该书“施州红茂草”（图2）绘一草本，叶对生，似有数小叶攒聚，肉质。枝叶图案对称。无花、果。原植物不明。或有考本品为石竹科石竹属植物香石竹*Dianthus caryophyllus* L.者，[1]似与其“四季枝叶繁盛”不符。又或考本品为石蕊科石蕊*Cladonia rangiferina* Web.者，[2]此为地衣类，与原文“枝叶繁盛”相差太远。

【小结】

“红茂草”见于《本草图经》“外草类”，为北宋民间草药。其形态描述及附图均过简略，无法考证原植物。

---

1 Bernard E. Read,Chinese Medicinal Plants from the Pen Ts’ao Kang Mu, 3rd edition. Peking Natural History Bulletin 1936, repr. Taipei 1977.

2 孙启明：《苏图研究》，见：张志斌，郑金生主编：《本草纲目研究札记》，北京：科学出版社，2019：679.

20–7　石苋

【品图】

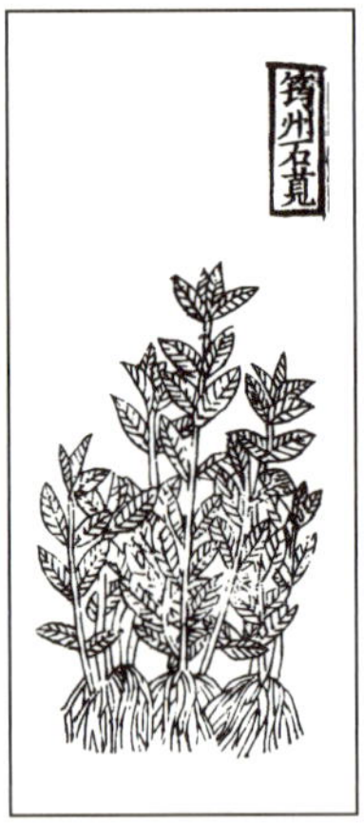

图1　图经（大）·筠州石苋

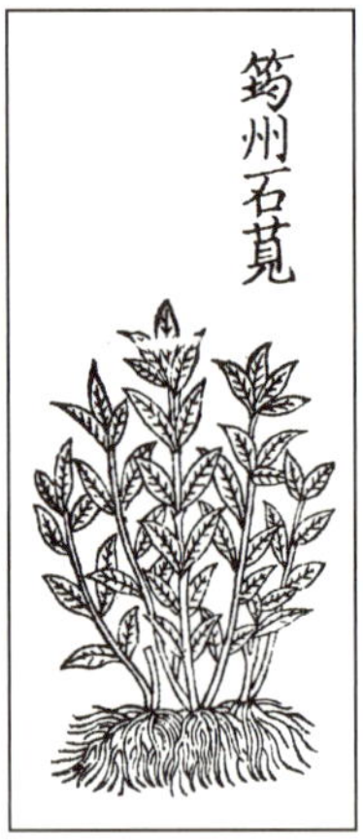

图2　图经（政）·筠州石苋

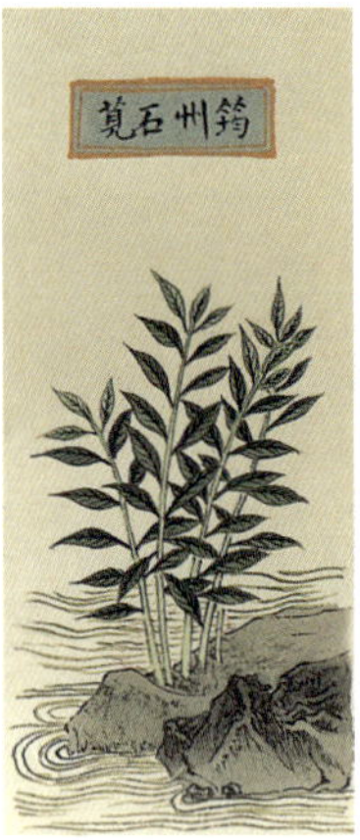

图3　品汇·筠州石苋

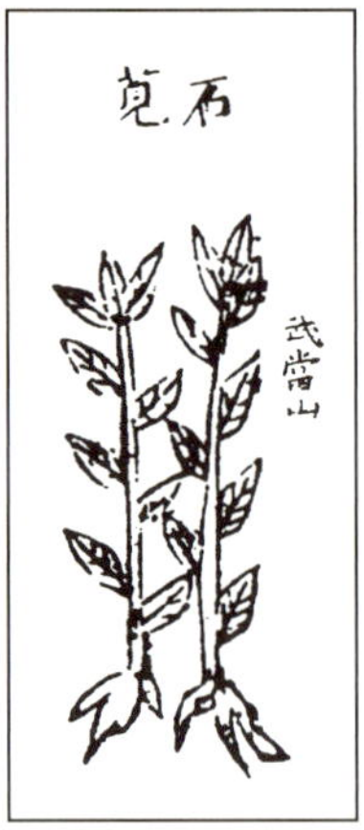

图4　纲目（金）·石苋

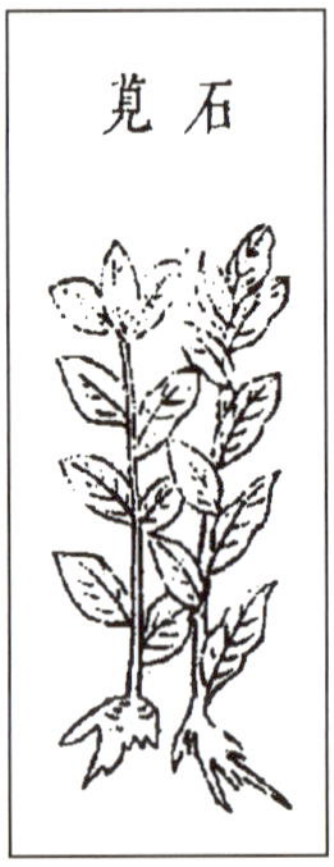

图5　纲目（钱）·石苋

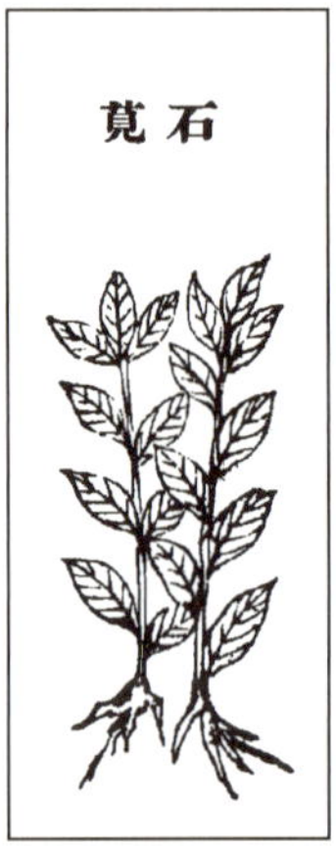

图6　纲目（张）·石苋

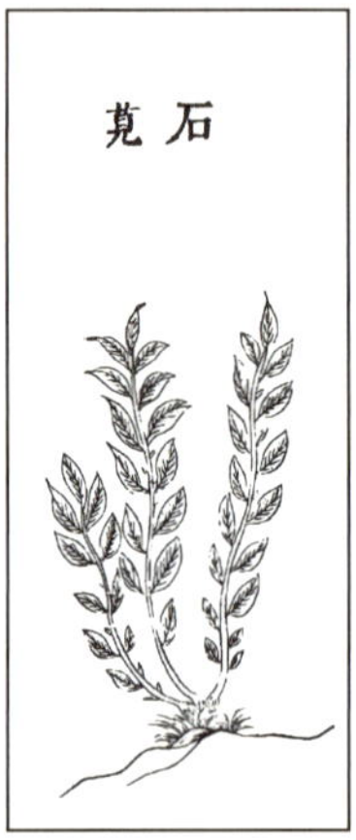

图7　三才·石苋

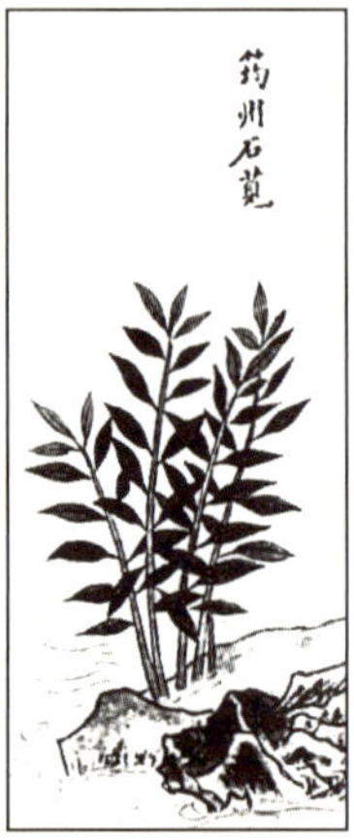

图8　金石·筠州石苋

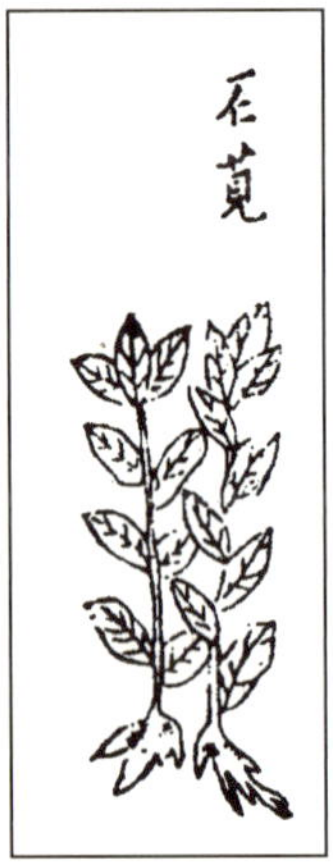

图9　汇言·石苋

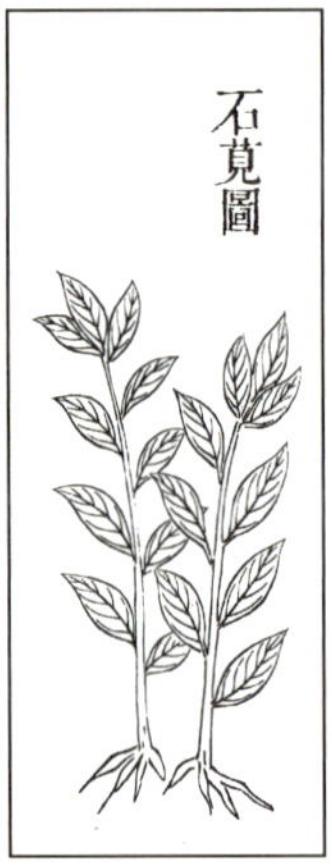

图10　草木典·石苋图

本品10图，取自10书，其中2幅彩图。有承继关系的图仅1个书类。

《本草图经》：该书的“筠州石苋”图分别存于《大观》（图1）、《政和》（图2）。此二传本药图基本一致。今以《政和》图2为《图经》图的代表。

仿绘该图的彩色图有：《本草品汇精要》“筠州石苋”（图3），该图将植物“移栽”到傍水的岸上，增添了水滨背景，掩盖了根部。此后《金石昆虫草木状》图8又仿绘《品汇》图3。

仿绘该图的墨线图有：《本草纲目》金陵本“石苋”（图4）有图注“武当山”，此不见于《纲目》该条下李时珍之言。图中从《图经》图2抽出两株植物予以绘图。《纲目》钱本图5又在金陵本图基础上予以修饰。《纲目》张本图6又在钱本图5的基础上予以修润。《三才图会》“石苋”（图7）仿绘《图经》图2时增添地线，减少2株植物。《本草汇言》图9仿绘钱本图5。《古今图书集成·草木典》图10仿绘的是《纲目》金陵本图4，予以美化。

以上10图中，除外9幅仿绘图，原创图仅1幅（图2），详见下“鉴药”项。

【文录】

宋《本草图经》（见《证类》卷30“石苋”）《图经》曰：生筠州，多附河岸沙石上生。味辛、苦，有小毒。春生苗叶，茎青，高一尺已来。叶如水柳而短。八月、九月采。

【鉴药】

“石苋”首见于宋《本草图经》，为北宋新出现的民间草药，被归于“外草类”。名义不详。其功能治齁船及吐风涎。因来源不明，后世未见使用。

关于本品的生境、形态，《图经》云：“生筠州，多附河岸沙石上生。……春生苗叶，茎青，高一尺已来。叶如水柳而短。”筠州即今江西高安县。

《本草图经》：该书的“筠州石苋”（图2）绘3株直立草本植物。根多须根。叶披针形，对生。此图形态描述过简，本书无法定其原植物。或考本品为马鞭草科过江藤属植物*Lippia nodifera* Rich.［*Phyla chinensis* Lour.］，[1]或考为萝摩科植物白前*Cynanchun glaucescens*（Decne.）Hand.-Mazz.，[2]均无特异性证据，录之备参。

【小结】

“石苋”见于《本草图经》“外草类”，为北宋民间草药。其形态描述及附图均过简略。现代虽有其原植物的推测，但不明所据，存疑。

1 Bernard E. Read, Chinese Medicinal Plants from the Pen Ts'ao Kang Mu, 3rd edition. Peking Natural History Bulletin 1936, repr. Taipei 1977.

2 孙启明：《苏图研究》，见：张志斌，郑金生主编：《本草纲目研究札记》，北京：科学出版社，2019：679.

20-8　石垂

【品图】

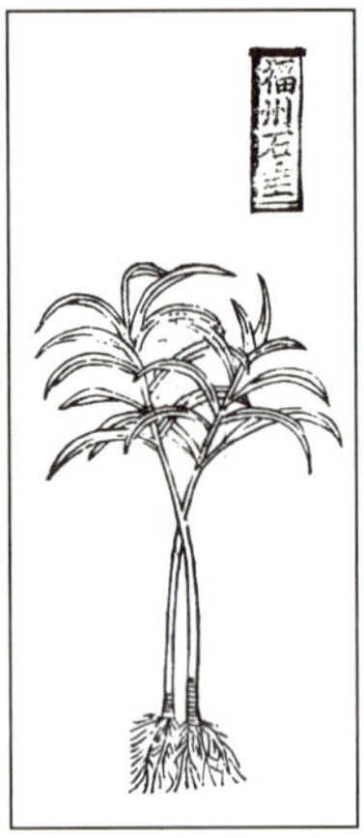

图1　图经（大）·福州石垂

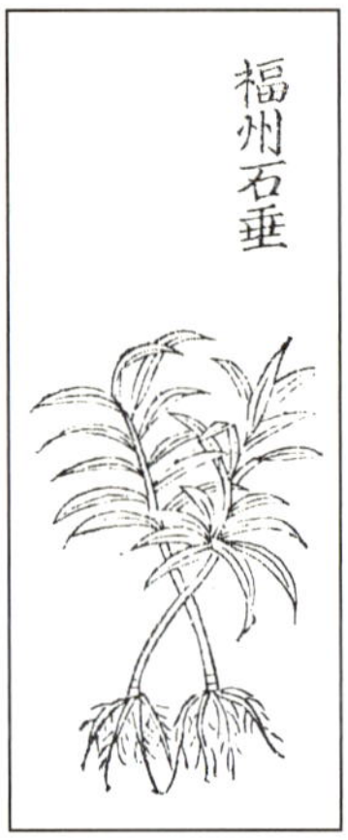

图2　图经（政）·福州石垂

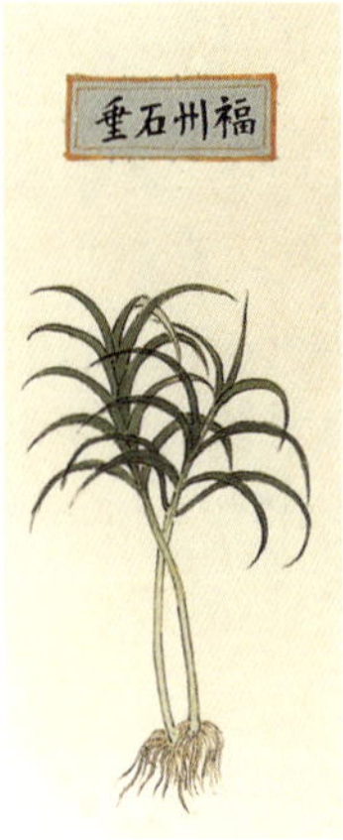

图3　品汇·福州石垂

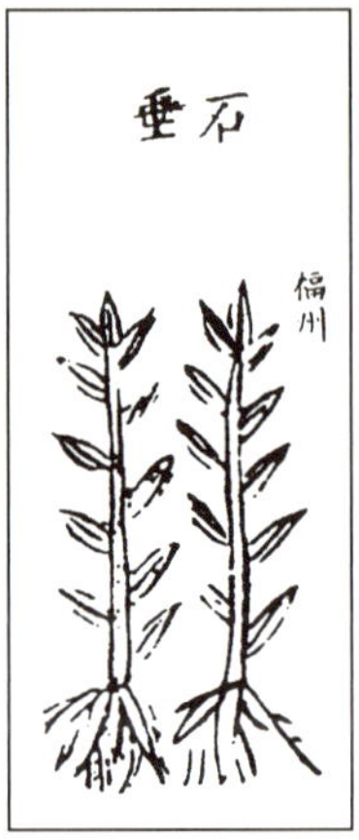

图4　纲目（金）·石垂

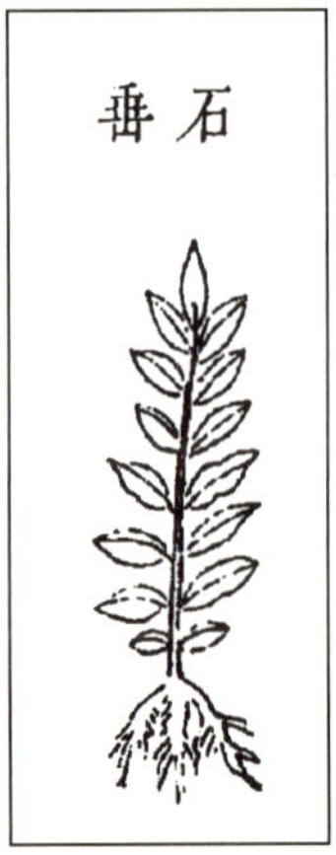

图5　纲目（钱）·石垂

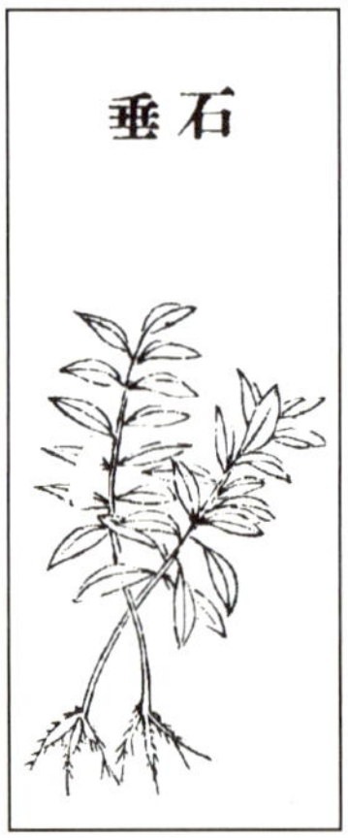

图6　纲目（张）·石垂

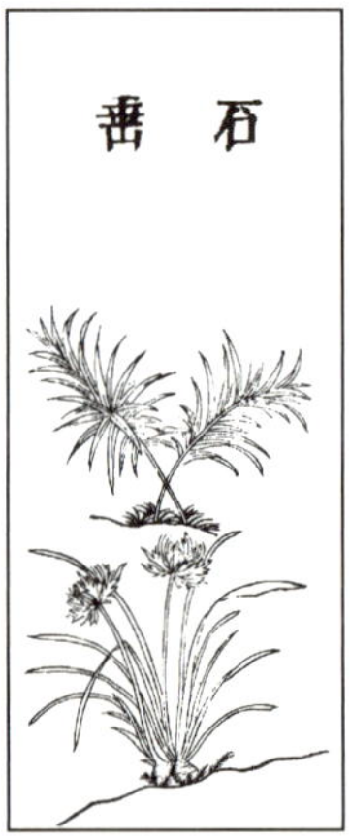

图7　三才·石垂

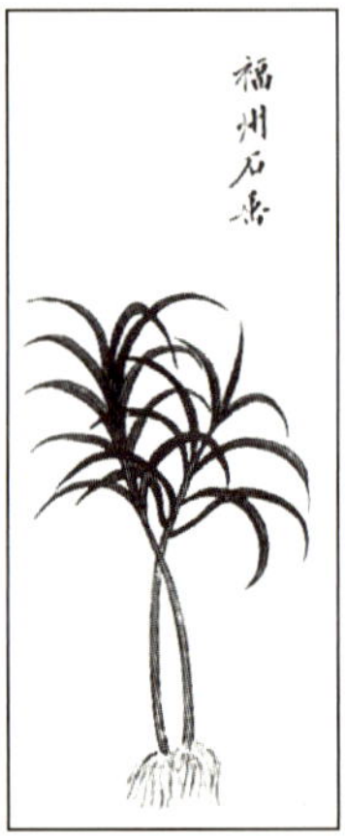

图8　金石·福州石垂

本品9图，取自9书，其中2幅彩图。有承继关系的图仅1个书类。

《本草图经》：该书的“福州石垂”图分别存于《大观》（图1）、《政和》（图2）。此二传本药图基本一致。今以《政和》图2为《图经》图的代表。

仿绘该图的彩色图有：《本草品汇精要》“福州石垂”（图3）。此后《金石昆虫草木状》图8又仿绘《品汇》图3。

仿绘该图的墨线图有：《本草纲目》金陵本“石垂”（图4）有图注“福州”。仿绘时将原两株柔弱草本、叶对生、披针形植物绘成茎挺直、叶短小、互生的小草。《纲目》钱本图5仅取金陵本图4中的一株予以仿绘，并加修饰。《纲目》张本图6仍仿《图经》图2绘成。《三才图会》“石垂”（图7）中有两株植物,上面一株乃仿绘《图经》图2，再增添土地背景。下面一株植物有粗大纺锤形的根，线形叶基生。花葶从叶中心抽出，花大，瓣多，原植物不明。《植物名实图考》图9仍仿绘《图经》图2。

以上9图中，除外8幅仿绘图，原创图仅1幅（图2），详见下“鉴药”项。

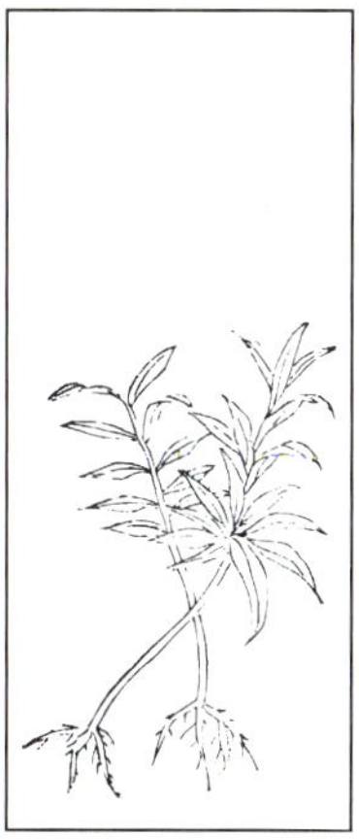

图9　图考·福州石垂

【文录】

宋《本草图经》（见《证类》卷30“石垂”）《图经》曰：生福州山中。三月有花，四月采子，焙干。

【鉴药】

“石垂”首见于宋《本草图经》，为北宋新出现的民间草药，被归于“外草类”。名义不详。据载可用治蛊毒。因来源不明，后世未见使用。故李时珍将其作为附录药，附在“石苋”药条之末。

关于本品的生境、形态，《图经》云：“生福州山中。三月有花，四月采子”。福州即今福建福州市。

《本草图经》：该书的“福州石垂”（图2）绘两株草本植物，有分支根及须根。茎秆细长，叶线状披针形，对生。此植物的外形很像未开花的萝摩科鹅绒藤属植物徐长卿*Cynanchum paniculatum*（Bunge）Kitagawa。徐长卿在《本经》中主治是“主鬼物百精，蛊毒疫疾，邪恶气”，故名“鬼督邮”。此石垂唯一的主治也是治蛊毒，与之相合。故初步认为此石垂即是萝摩科植物徐长卿*C. paniculatum*。

【小结】

“石垂”见于《本草图经》“外草类”，为北宋民间草药。据其附图，本品的原植物似为萝摩科植物徐长卿*Cynanchum paniculatum*（Bunge）Kitagawa。

20-9 景天

【品图】

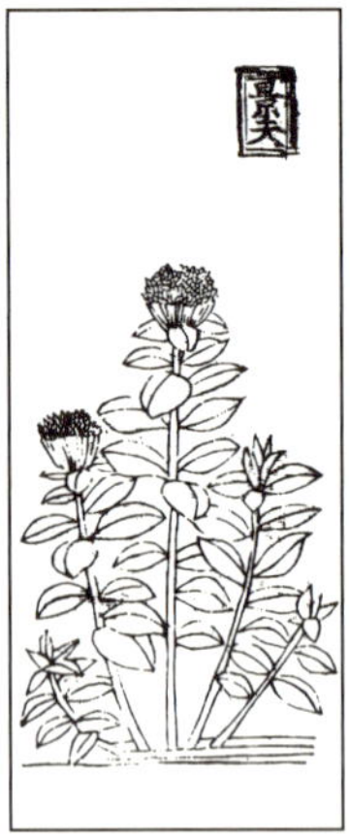

图1 图经（大）·景天

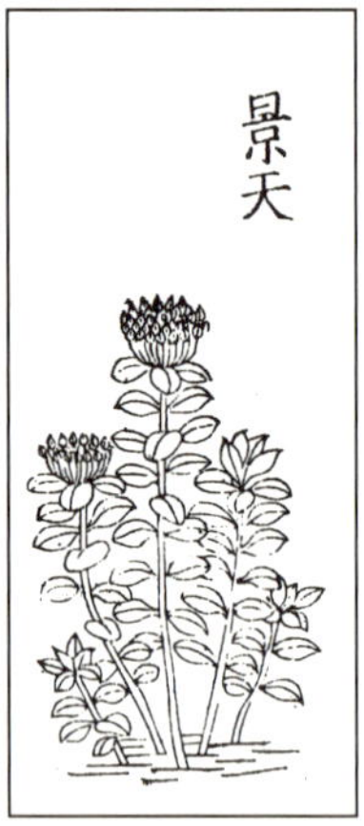

图2 图经（政）·景天

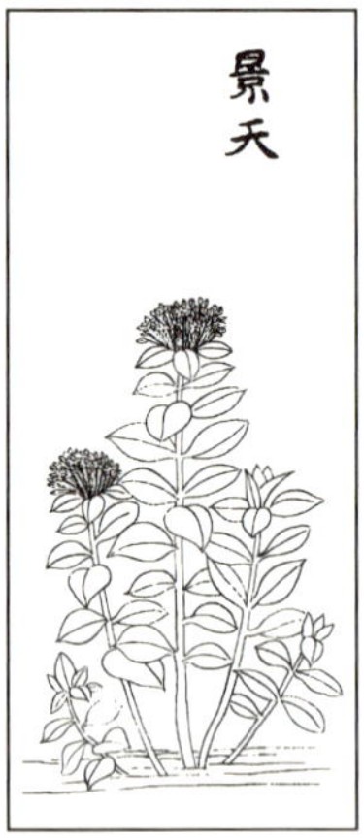

图3 图经（绍）·景天

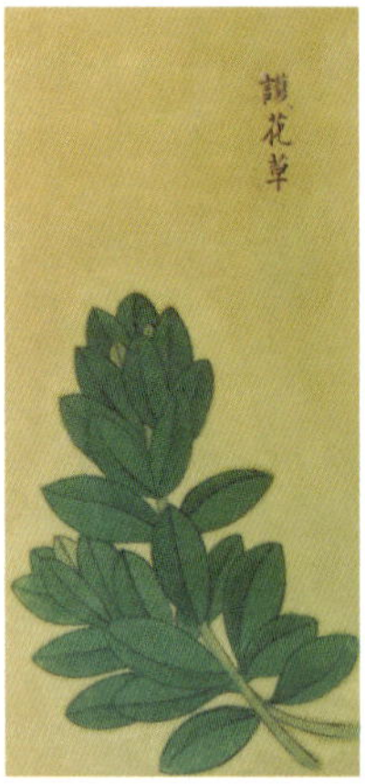

图4 履巉岩·护花草

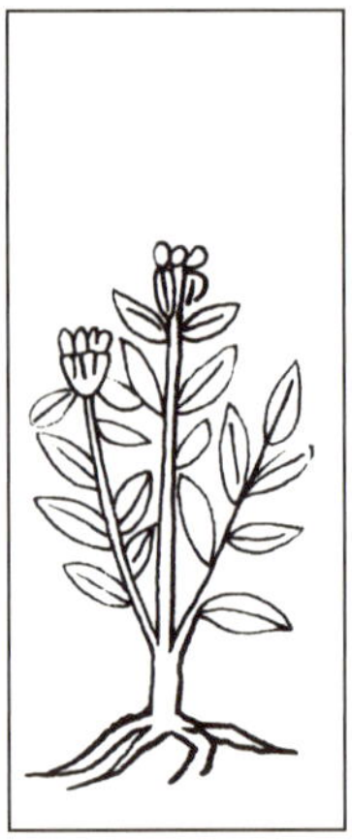

图5 歌括·景天

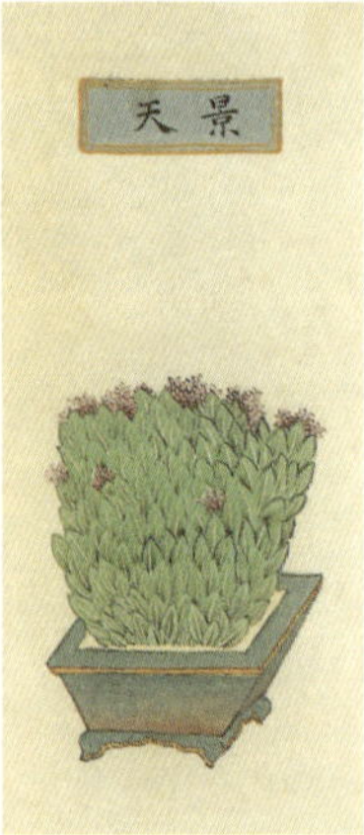

图6 品汇·景天

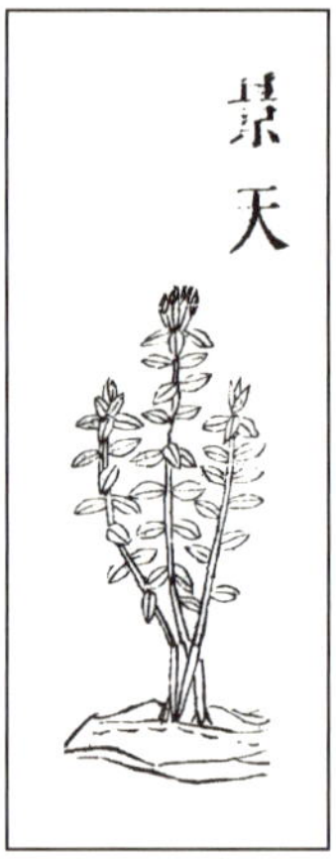

图7 蒙筌·景天

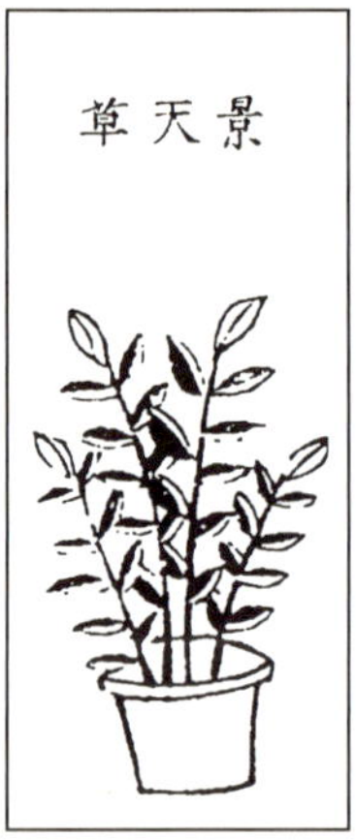

图8 太乙·景天草

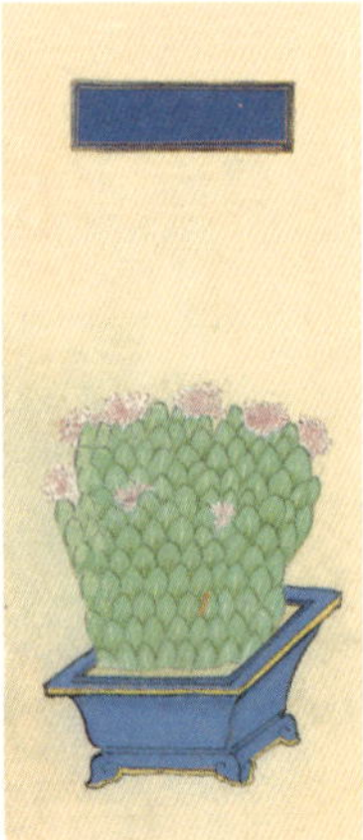

图9 雷公·景天

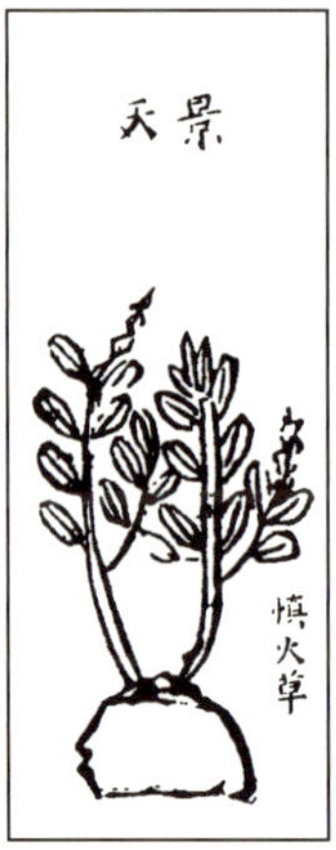

图10 纲目（金）·景天

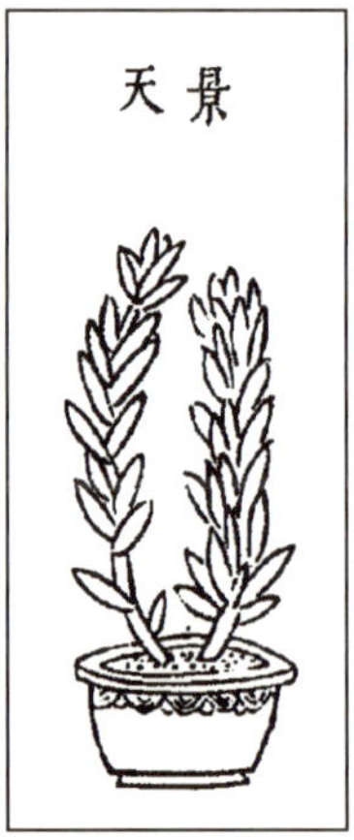

图11 纲目（钱）·景天

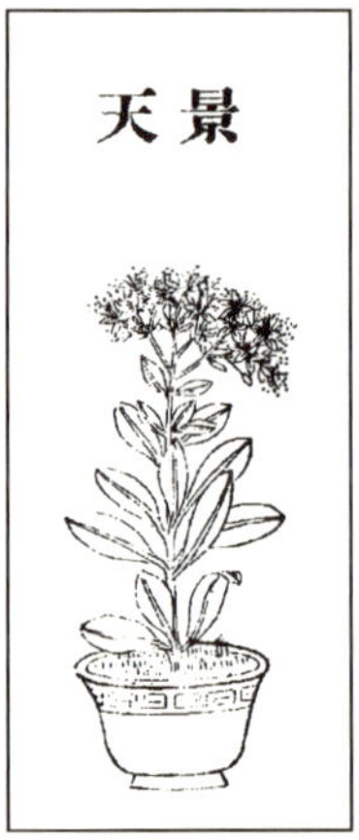

图12 纲目（张）·景天

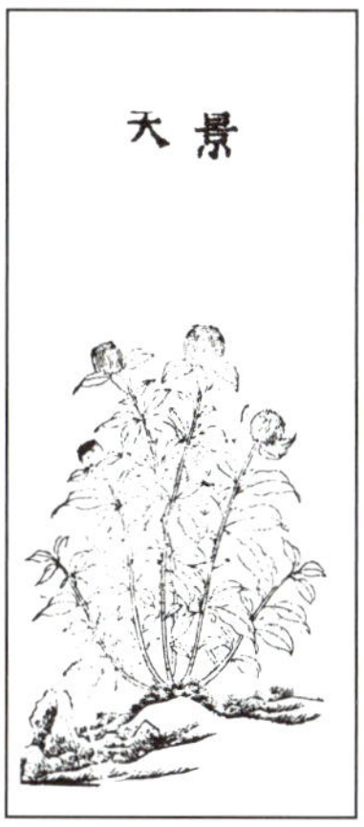

图 13　三才·景天

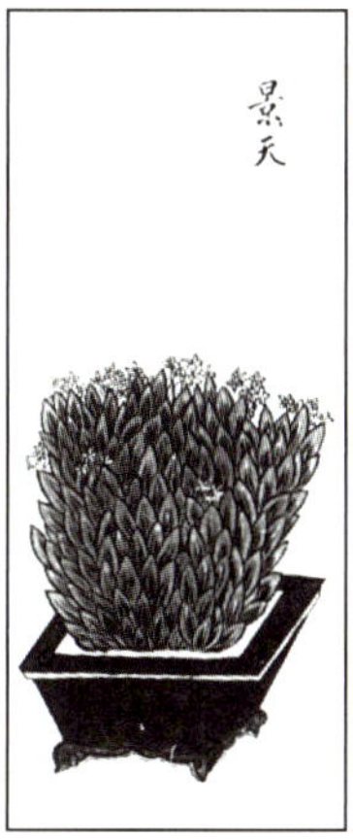

图 14　金石·景天

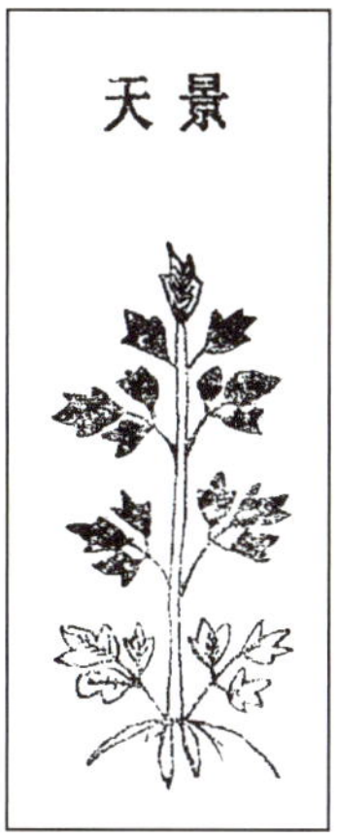

图 15　野谱补·景天

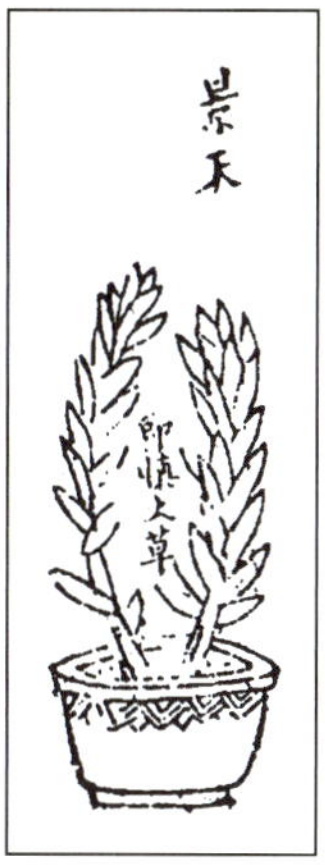

图 16　汇言·景天

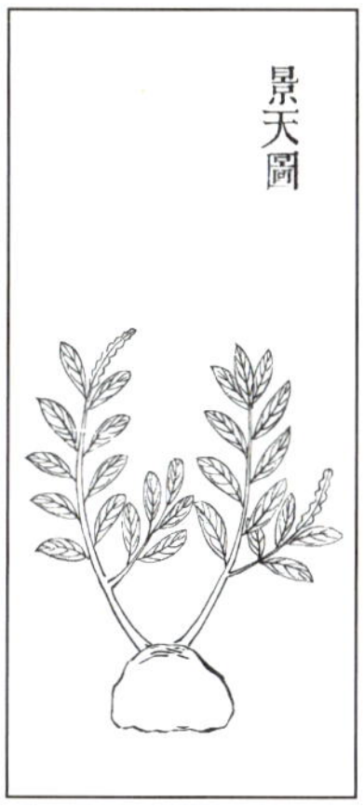

图 17　草木典·景天图

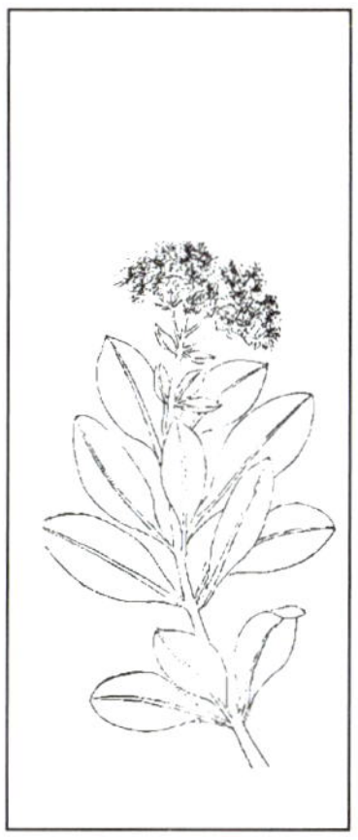

图 18　图考·景天

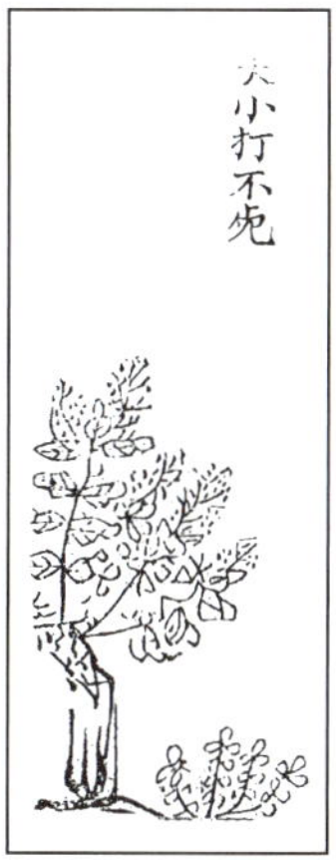

图 19　便方·大小打不死

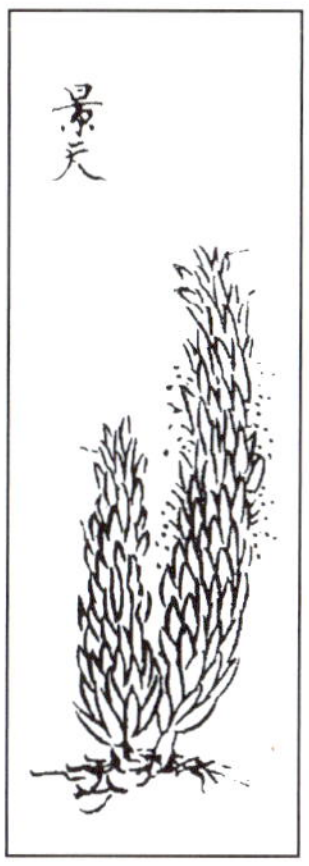

图 20　图说·景天

本品20图，取自20书，其中4幅彩图。有承继关系的图可分3个书类。

《本草图经》：该书的“景天”图分别存于《大观》（图1）、《政和》（图2）、《绍兴》（图3）。此三传本药图基本一致。今以《政和》图2为《图经》图的代表。

仿绘该图的墨线图有：《本草歌括》图5，仿绘时简省枝叶、花序。《本草蒙筌》图7将原图拉长，并补绘土地背景。《太乙仙制本草药性大全》“景天草”（图8）枝叶仿绘《图经》图2，但底部用一花盆种植起来。《本草纲目》金陵本图10仿绘《图经》图的2枝茎叶，底部增绘了一个小土台。《纲目》钱本图11茎叶似乎写生得来，另增花盆一个。《三才图会》图13仿绘《图经》图2，并增添土地背景。另《古今图书集成·草木典》“景天图”（图17）又仿绘《纲目》金陵本图10，略加修饰。《本草汇言》图16则仿绘《纲目》钱本图11。

《本草品汇精要》：该书“景天”（图6）的仿绘者有《补遗雷公炮制便览》图9、《金石昆虫草木状》图14。

《植物名实图考》：该书“景天”（图18）的仿绘者有《纲目》张本图12。该书的植物茎叶全仿《图考》图18，但底本仿《纲目》钱本图11增添了花盆。

以上20图中，除外13幅仿绘图，原创图尚有7幅（图2、4、6、15、18、19、20），详见下“鉴药”项。

【文录】

《本经》《别录》（见《证类》卷7“景天”） 一名戒火，一名火母，一名救火，一名据火，一名慎火。生太山川谷。四月四日、七月七日采，阴干。

梁《本草经集注》（同上） 陶隐居云：今人皆盆盛养之于屋上，云以辟火。叶，可疗金疮止血，以洗浴小儿，去烦热，惊气。广州城外有一树，云大三四围，呼为慎火树。江东者甚细小。方用亦稀。其花入服食。众药之名，此最为丽。

后蜀《蜀本草》（同上）《蜀本》：《图经》云：慎火草，叶似马齿苋而大。

宋《开宝本草》（同上） 皇朝收复岭表，得广州医官问其事，曾无慎火成树者，盖陶之误尔。

宋《本草图经》（同上）《图经》曰：今南北皆有之，人家多种于中庭，或以盆盎植于屋上，云以辟火，谓之慎火草。春生苗，叶惟马齿而大，作层而上，茎极脆弱。夏中开红紫碎花，秋后枯死。亦有宿根者。四月四日、七月七日采其花并苗、叶，阴干。

宋《本草衍义》卷8“景天” 然极易种，但折生枝置土中，频频浇溉，旬日便下根。

宋《履巉岩本草》卷中“护花草” 一名景天，一名戒火，一名火母，一名救火，一名拔火，一名谨火。

明《本草蒙筌》卷2“景天” 人家园亭，多以盆植。茎叶坚厚，随插随生。俗名挂壁青，谓无土养不瘁。又名慎火草。

明《本草纲目》卷20“景天” 【释名】护火（《纲目》）、辟火（同）。【集解】【时珍曰】景天，人多栽于石山上。二月生苗，脆茎，微带赤黄色，高一二尺，折之有汁。叶淡绿色，光泽柔厚，状似长匙头及胡豆叶而不尖。夏开小白花，结实如连翘而小，中有黑子如粟粒。其叶味微甘苦，煠熟水淘可食。

清《植物名实图考》卷11“景天” 景天，《本经》上品。宋《图经》叙述极详。今俗呼火焰草，京师谓之八宝，亦名佛指甲，盆盛养于屋上。南方秋深始开花。李时珍以《救荒本草》佛指甲为景天，今景天花淡红繁碎，亦无白汁，非一种也。

清《草木便方》卷1“大小打不死” 打不死草红白茎，大小二种入血分。

【鉴药】

“景天”首见于《本经》。“景天”名义未详。其别名戒火、慎火，陶弘景释名云：“今人皆盆盛养之于屋上，云以辟火。”药用全草。《本经》载其“主大热火疮，身热烦，邪恶气”。后世医方少用此物，民间多用作清热解毒止血的草药。

关于其生境、形态，梁·陶弘景云：“广州城外有一树，云大三四围，呼为慎火树。江东者甚细小。方用亦稀。”此非言景天某一物种可以有如此悬殊的形态变化。景天科的植物则可以从小草本到灌木皆有。但云“大三四围”者，乃系传闻。宋《开宝本草》经调查认为“曾无慎火成树者”。

唐本《图经》(《蜀本草》引)云：“慎火草，叶似马齿苋而大。”此提示景天有肥厚肉质的茎叶。宋本《图经》记述最详：“今南北皆有之，人家多种于中庭，或以盆盎植于屋上，云以辟火，谓之慎火草。春生苗，叶惟马齿而大，作层而上，茎极脆弱。夏中开红紫碎花，秋后枯死。亦有宿根者。”宋·寇宗奭补充曰：“极易种，但折生枝置土中，频频浇溉，旬日便下根。”据此可知，景天即景天科八宝属植物八宝（景天）*Hylotelephium erythrostictum*（Miq.）H. Ohba［*Sedum erythrostictum* Miq.; Sedum alboroseum Bak.］及其同属近缘植物。

1.**《本草图经》**：该书的“景天”（图2）有地线，遮蔽根部。其茎直立，不分枝。叶对生，亦有3叶轮生。伞房状花序顶生。据图可知，其原植物为景天科植物八宝（景天）*H. erythrostictum*。

2.**《履巉岩本草》**：该书“护花草（慎火）”（图4）显示肥厚的茎叶，其叶长圆形。该药正文全取自《证类本草》所存《本经》《别录》等诸家的“景天”条文字。其别名有景天、戒火、火母、救火、拔火、谨火。“护花”实为“护火”，方言两名音近。此即八宝（景天）*H. erythrostictum*。

3.**《本草品汇精要》**：该书“景天”（图6）为写生图，绘一盆栽的景天。其叶密集簇拥，无法看到茎。但其茎顶伞房状花序粉红色，足证此为八宝（景天）*H. erythrostictum*。

4.**《救荒野谱补遗》**：该书“景天”（图15）为错误图。其植株下有肉质根，茎直立，叶对生。但其叶均为羽状三小叶，小叶又再分裂，此非景天，原植物不明。

5.**《植物名实图考》**：该书“景天”（图18）取一枝绘成图。其茎叶肥厚，三叶轮生，伞房花序集于茎顶。此即八宝（景天）*H. erythrostictum*。

6.**《草木便方》**：该书“大小打不死”（图19）图中，左为大打不死，右下为小打不死。“打不死”为景天随折随种随活而得的别名。左面的大打不死茎直立，叶对生，茎顶有伞房花序。右下小打不死今示对生的小茎叶。该书整理者结合此书在川东地区使用的实际，确定大打不死的植物来源为景天*Sedum erythrostictum* Miq.,

小打不死的植物来源为费菜*Phedimus aizoon*（L.）'t Hart［*Sedum aizoon* L.］。[1]

7.《本草简明图说》：该书“景天”（图20）所绘植物根粗大，叶密集缠裹其茎。此似为景天科植物，具体属种不详。

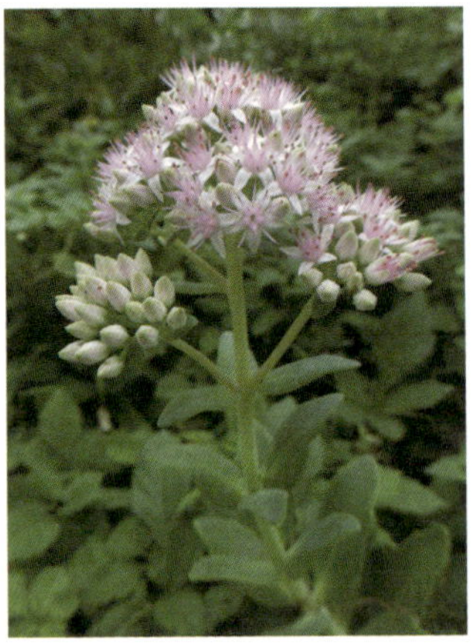

图 21　八宝（景天）*Hylotelephium erythrostictum*

【小结】

“景天”为《本经》记载的早期药物之一。民间多用作清热解毒止血的草药。据唐本《图经》、宋《图经》的记载，本品即景天科植物八宝（景天）*Hylotelephium erythrostictum*（Miq.）H. Ohba及其同属近缘植物。《本草图经》《履巉岩本草》《本草品汇精要》《植物名实图考》等书均有较好的景天图。

20-10　佛甲草

【品图】

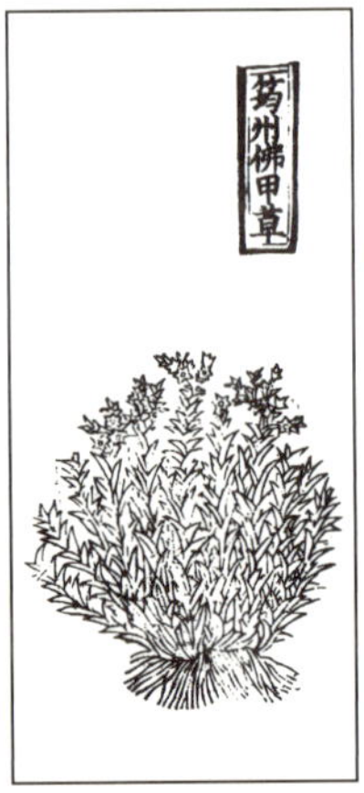

图 1　图经（大）· 筠州佛甲草

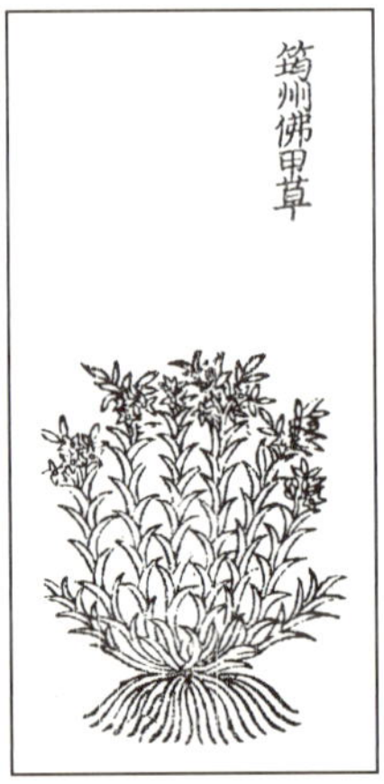

图 2　图经（政）· 筠州佛甲草

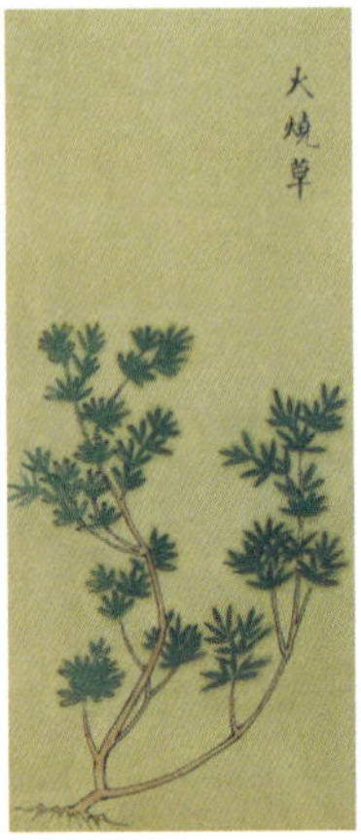

图 3　履巉岩 · 火烧草

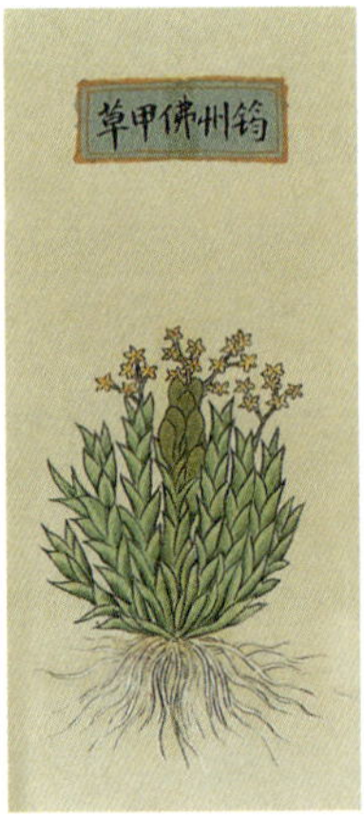

图 4　品汇 · 筠州佛甲草

1 ［清］刘善述原著，赵素云、李文虎、孙西整理 :《草木便方》，重庆 : 重庆出版社，1988 : 110-111.

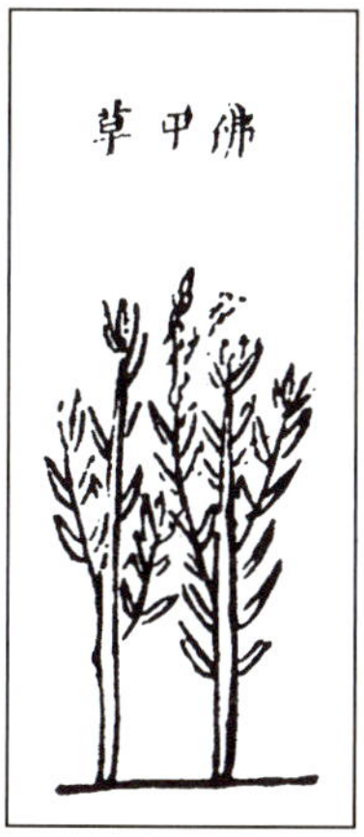

图 5　纲目（金）· 佛甲草

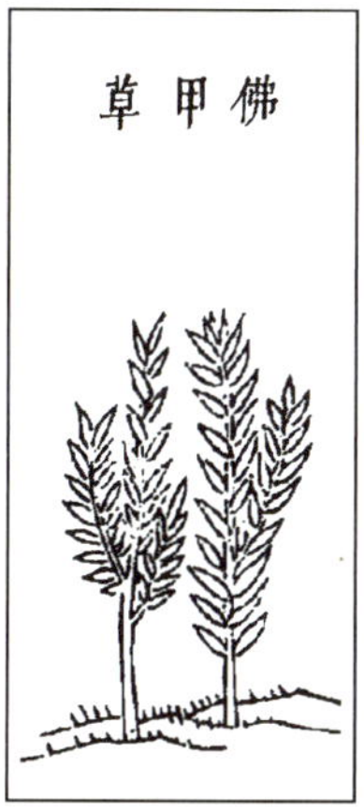

图 6　纲目（钱）· 佛甲草

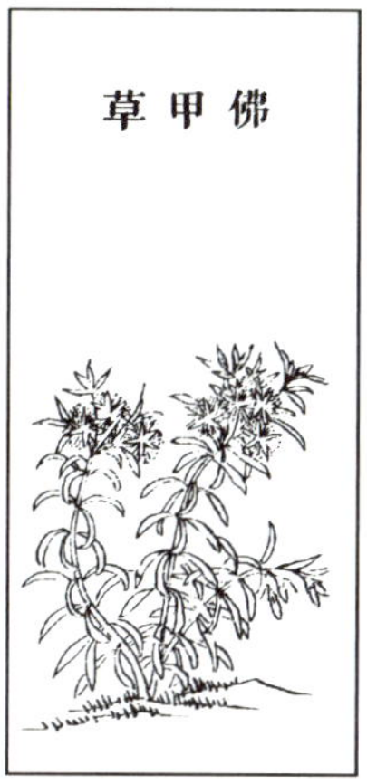

图 7　纲目（张）· 佛甲草

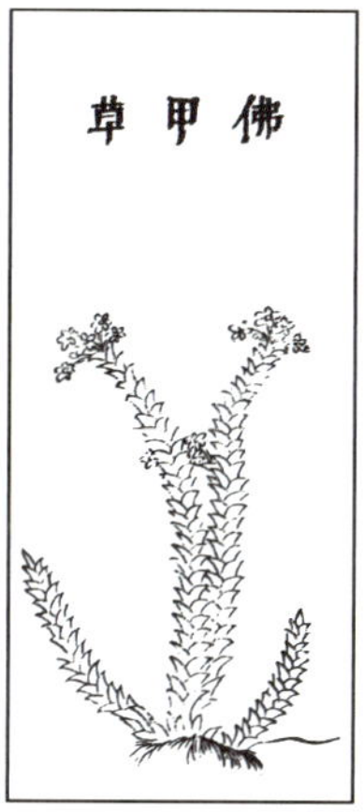

图 8　三才 · 佛甲草

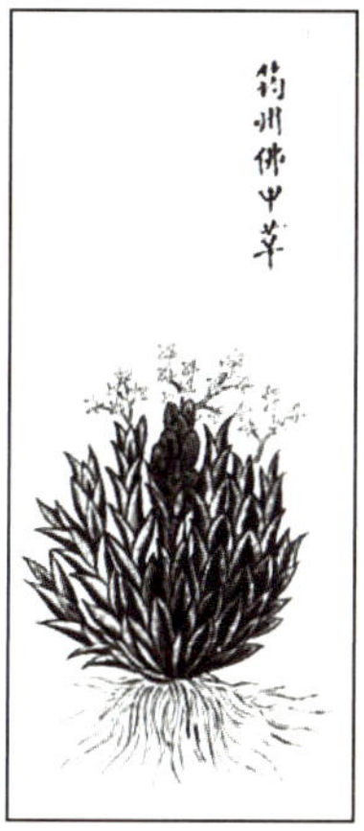

图 9　金石 · 筠州佛甲草

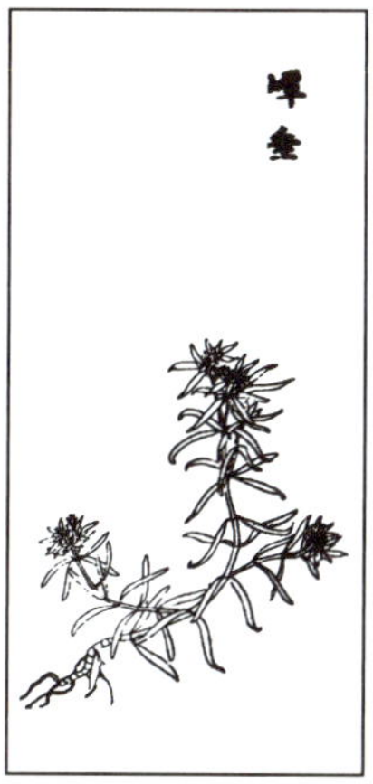

图 10　质问 · 嵲垂

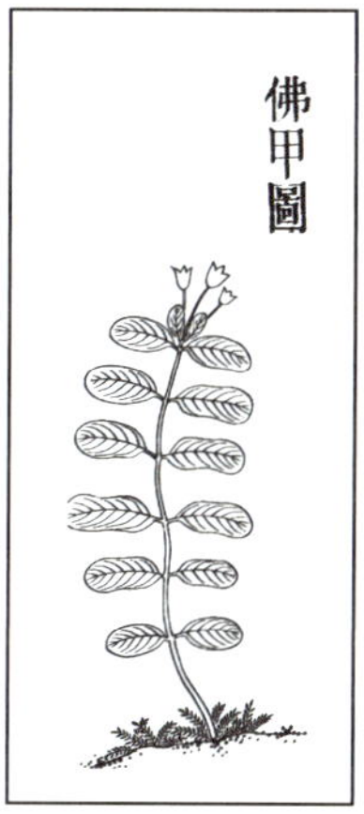

图 11　草木典 · 佛甲图

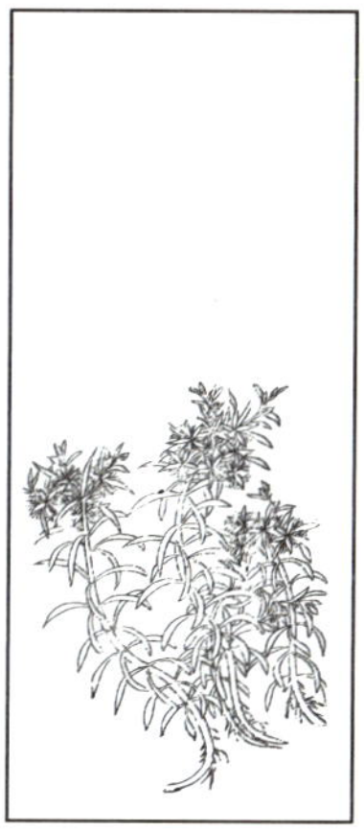

图 12　图考 · 佛甲草 -1

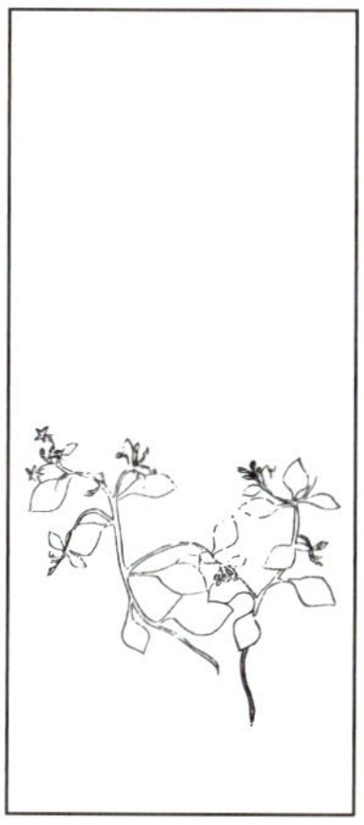

图 13　图考 · 佛甲草 -2

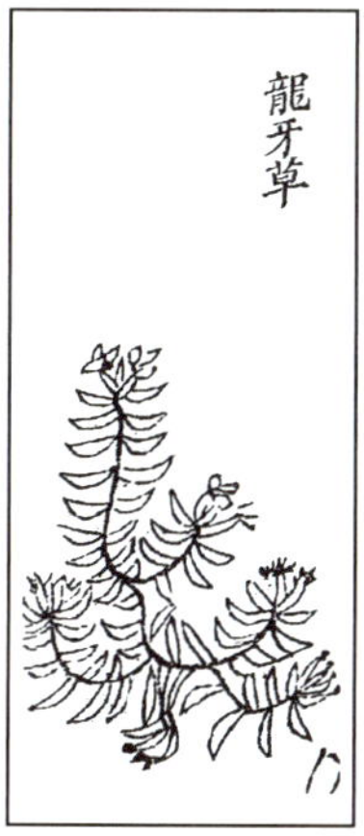

图 14　便方 · 龙牙草

本品14图，取自13书，其中2幅彩图。有承继关系的图可分2个书类。

《本草图经》：该书的“筠州佛甲草”图依次分别存于《大观》（图1）、《政和》（图2）。此二传本药图基本一致。今以《政和》图2为《图经》图的代表。

仿绘该图的彩色图有：《本草品汇精要》“筠州佛甲草”（图4），该图将《图经》原图的茎叶有所删减，将花敷以黄色。但植物中心灰色柱状物的处理，以及叶片的排列等，透露出画士似乎并未见过佛甲草实物。此后《金石昆虫草木状》“筠州佛甲草”（图9）又仿绘《品汇》图4。

仿绘该图的墨线图有：《本草纲目》金陵本“佛甲草”（图5）。该图将《图经》图2的8支茎叶简化为2支，却各有分枝，又增加地线，遮蔽根部。图中的植物宛如直立的小树，大失其真。《纲目》钱本图6将金陵本图5予以润饰。《三才图会》“佛甲草”（图8）改变了《图经》图2的构图，但叶片排列及花序依然保留原图面貌。

《植物名实图考》：该书“佛甲草”（图12）的仿绘图有《纲目》张本图7。此图又仿《纲目》钱本图6，增添了土地背景。

以上14图中，除外7幅仿绘图，原创图尚有7幅（图2、3、10、11、12、13、14），详见下“鉴药”项。

【文录】

宋《本草图经》（见《证类》卷30“佛甲草”）《图经》曰：生筠州……多附石向阳而生，有似马齿苋，细小而长，有花，黄色。不结实，四季皆有，采无时，彼土人多用。

宋《履巉岩本草》卷中“火烧草” 一名火焰草。

明《本草纲目》卷20“佛甲草”【集解】【时珍曰】二月生苗成丛，高四五寸，脆茎细叶，柔泽如马齿苋，尖长而小。夏开黄花，经霜则枯。人多栽于石山瓦墙上，呼为佛指甲。《救荒本草》言高一二尺，叶甚大者，乃景天，非此也。

琉球《质问本草》外篇卷3“嶂垂（佛甲草一种）” 辛丑清舶漂到，采此种问之。

清《植物名实图考》卷16“佛甲草” 佛甲草，宋《图经》始收之。南方屋上、墙头至多，北方罕见……/**佛甲草（又一种）**：佛甲草生山石上及瓦上。茎叶淡绿，高三四寸，叶如小匙，大若指顶，微有白粉，厚脆；夏开黄花，五瓣微尖。与前一种以茎不紫、叶不尖为别，根亦微香。

【鉴药】

“佛甲草”首见于《本草图经》，为北宋新出现的民间草药，被归于“外草类”。名义不详。《图经》载本品茎叶可研膏贴汤火疮毒。宋以后医方罕见使用，民间多作草药。

关于本品的生境、形态，宋《图经》曰：“生筠州……多附石向阳而生，有似马齿苋，细小而长，有花，黄色。不结实，四季皆有。”李时珍云：“二月生苗成丛，高四五寸，脆茎细叶，柔泽如马齿苋，尖长而小。夏开黄花，经霜则枯。人多栽于石山瓦墙上，呼为佛指甲。”据此，则本品当为景天科景天属植物佛甲草*Sedum lineare* Thunb.［*S. obtuso-lineare* Hayata; *S. japonicum* Sieb.］。[1]

1　国家中医药管理局《中华本草》编委会：《中华本草》（2），上海：上海科学技术出版社，1999：140.

1.《本草图经》：该书的"筠州佛甲草"（图2）根部为须根，叶为二列式互生，花序聚伞状。此图的叶排列与今佛甲草*S. lineare*不同。原植物不明。

2.《履巉岩本草》：该书"火烧草"（图3）所绘植物茎淡红色，上部多分枝，叶轮生，线形，与佛甲草*S. lineare*相符。其主治"汤烫火烧"，故名"火烧草""火焰草"，与"佛甲草"主治亦同。

3.《质问本草》：该书"嶂垂"（图10）茎枝纤弱，叶线形，对生或4叶轮生，顶生聚伞状花序。据此写生图，此即佛甲草*S. lineare*。该书整理的基原考订意见亦同。[1]

4.《古今图书集成·草木典》：该书的药图绝大多数是仿绘图，但此"佛甲图"（图11）属于少数例外之一。此图绘一草木，茎细而肉，叶对生，矩圆形。顶生三花。原植物不明。

5.《植物名实图考》：该书景天科植物甚多，以佛甲草为名者2幅。"佛甲草-1"（图12）茎圆，叶线形，对生或三叶轮生。顶生聚伞状花序。此即佛甲草*S. lineare*。该条正文云："南方屋上、墙头至多，北方罕见。"

"佛甲草又一种"的正文云："佛甲草生山石上及瓦上。茎叶淡绿，高三四寸，叶如小匙，大若指顶，微有白粉，厚脆；夏开黄花，五瓣微尖。与前一种以茎不紫、叶不尖为别，根亦微香。"其图"佛甲草-2"（图13）茎细弱，斜上，有分枝。上部叶互生，卵形，叶基部宽楔形并下延成柄。枝顶有小花，花瓣5。此即景天科植物大叶火焰草*Sedum drymarioides* Hance。

6.《草木便方》：该书"龙牙草"（图14）绘一草本，茎柔弱，叶近线形，对生。顶生聚伞花序。该书整理者结合川东所用草药，订其来源为景天科植物佛甲草*S. lineare*。[2]

【小结】

"佛甲草"为北宋新出之草药。据宋《本草图经》及李时珍所述，本品为景天科植物佛甲草*Sedum lineare* Thunb。《履巉岩本草》《质问本草》《植物名实图考》均有本品的写生绘图。

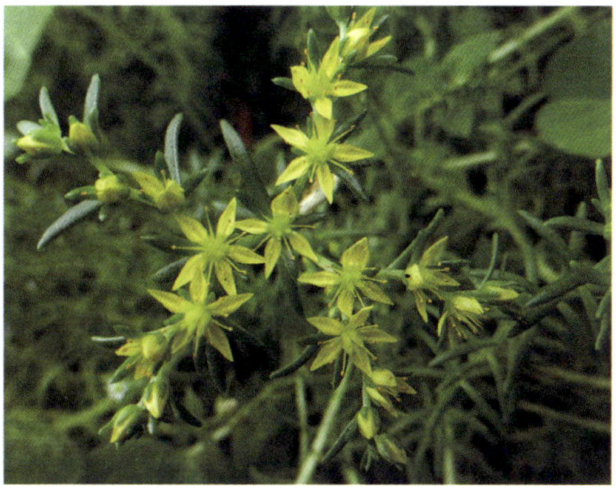

图 15　佛甲草 *Sedum lineare*

1 ［琉球］吴继志著，原田禹雄译注，高津孝解说：《译注质问本草》，琉球国冲绳：榕树书林，2002：402.

2 ［清］刘善述原著，赵素云、李文虎、孙西整理：《草木便方》，重庆：重庆出版社，1988：90.

20-11　虎耳草

【品图】

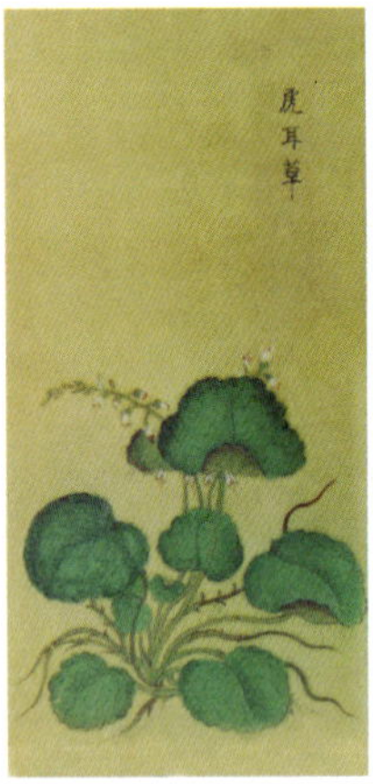

图1　履巉岩·虎耳草

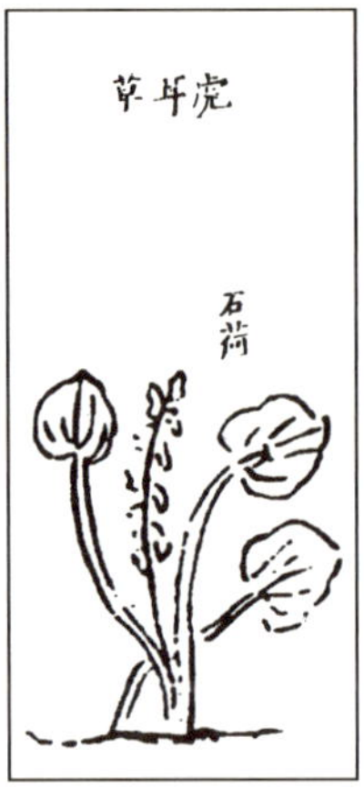

图2　纲目（金）·虎耳草

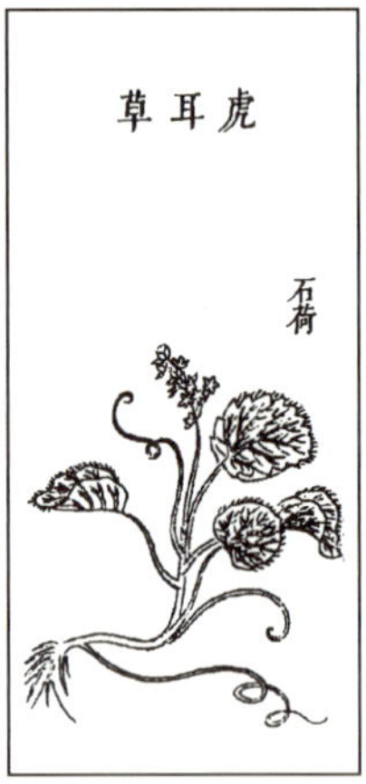

图3　纲目（钱）·虎耳草

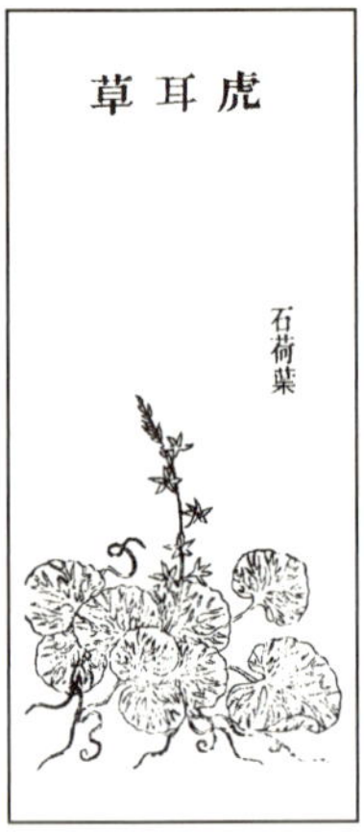

图4　纲目（张）·虎耳草

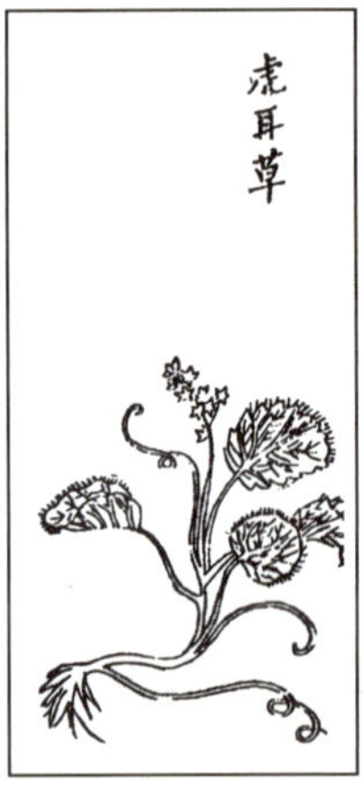

图5　汇言·虎耳草

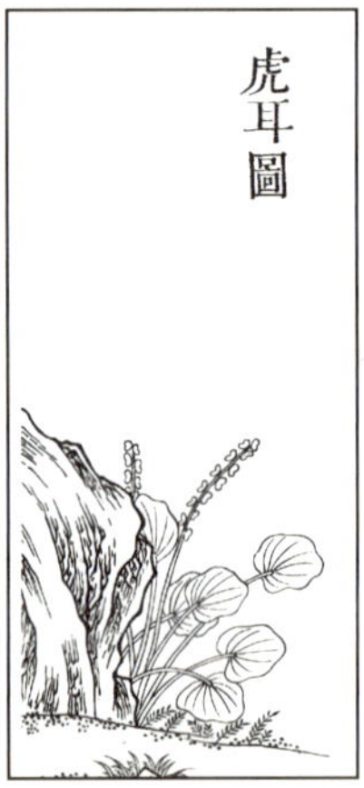

图6　草木典·虎耳图

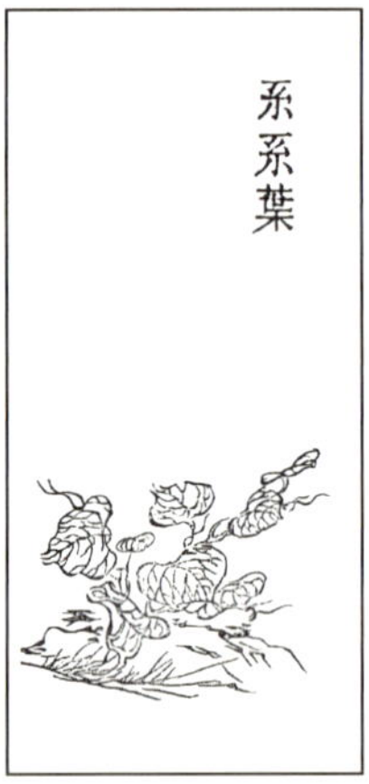

图7　草药·系系叶

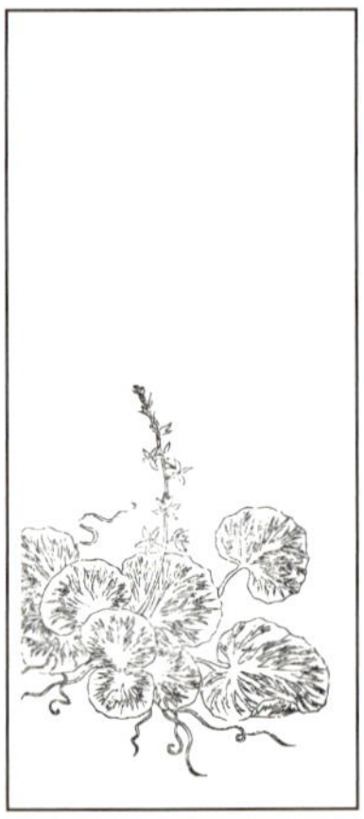

图8　图考·虎耳草

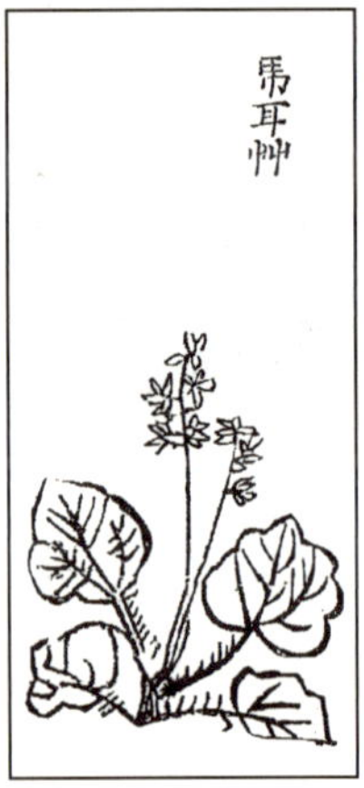

图9　便方·虎耳草

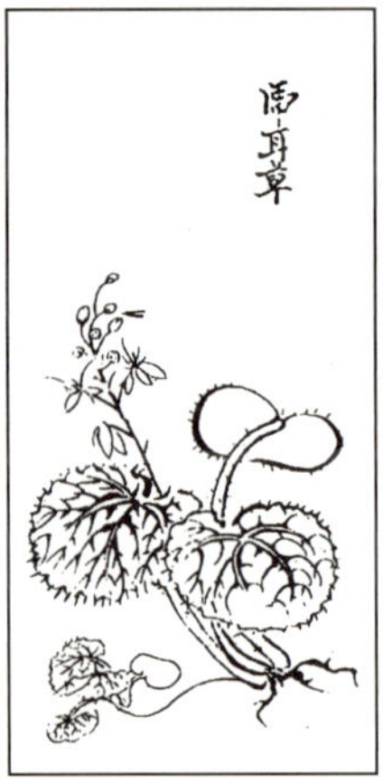

图10　图说·虎耳草

本品10图，取自10书，其中1幅彩图。有承继关系的图可分3个书类。

《本草纲目》（金陵本）：该书“虎耳草”（图2）的仿绘图为《古今图书集成·草木典》“虎耳图”（图6）仿绘时将原图美化，且增添山石背景。

《本草纲目》（钱本）：该书“虎耳草”（图3）的仿绘者为《本草汇言》图5、《本草简明图说》图10（改变图形结构，但花、叶形状保留了原书的面貌）。

《植物名实图考》：该书“虎耳草”（图8）的仿绘者为《本草纲目》张本图4。

以上10图中，除外4幅仿绘图，原创图尚有6幅（图1、2、3、7、8、9），详见下“鉴药”项。

【文录】

明《本草纲目》卷20“虎耳草”【释名】石荷叶（见下）。【集解】【时珍曰】虎耳生阴湿处，人亦栽于石山上。茎高五六寸，有细毛，一茎一叶，如荷盖状。人呼为石荷叶，叶大如钱，状似初生小葵叶，及虎之耳形。夏开小花，淡红色。

清《生草药性备要》卷上“金线吊芙蓉” ……其形叶皆有毛，梗青红。一名老虎耳。

清《医林纂要探源》卷2“虎耳草” ……以形名。生水石上。叶圆如钱，后缺，背色赤，旁引长须，亦赤。

清《草药图经》 即金系荷叶，土名虎耳草。四季长有。

清《植物名实图考》卷16“虎耳草” 栽种者多白纹；自生山石间者，淡绿色，有白毛却少细纹。

【鉴药】

李时珍注“虎耳草”首出《本草纲目》。然南宋《履巉岩本草》早已将此药收入，并附有彩图。故本品首出当为《履巉岩本草》。该书原载本品“善治痔疾肿毒”。此后的医方书少用本品，多在民间用作草药。

关于其生境、形态，《履巉岩本草》并无文字介绍，但有一幅写生绘制的精美彩图。

1.《履巉岩本草》：该书“虎耳草”（图1）描绘其匍匐枝，丛生于茎部的圆形或肾圆形的叶，花茎从叶丛中抽出，圆锥花序，花白或粉红色等。仅凭此图可鉴定其植物来源于虎耳草科植物虎耳草*Saxifraga stolonifera* Curt.。[1]

2.《本草纲目》（金陵本）：李时珍不知道、也没有见过《履巉岩本草》。但明·胡濙《卫生易简方》却引载了数十首《履巉岩本草》的单验方（未注出处）。其中“治痔疾肿毒，用虎耳草晒干，入马子内烧熏，五、七次差”一方，即出《履巉岩本草》。《纲目》载虎耳草治“痔疮肿痛者，阴干，烧烟桶中熏之”，即从《卫生易简方》转引。但第一次详细描述“虎耳草”的形态当属李时珍：“生阴湿处……茎高五六寸，有细毛，一茎一叶，如荷盖状。人呼为石荷叶，叶大如钱，状似初生小葵叶及虎之耳形。夏开小花，淡红色。”据此描述也能鉴定其基原即虎耳草*S. stolonifera*。《纲目》

1 ［宋］王介撰绘，郑金生校注：《履巉岩本草》，见《南宋珍稀本草三种》，北京：人民卫生出版社，2007：20.

金陵本附图的“虎耳草”（图2）却十分简陋，有图注“石荷”，即其别名“石荷叶”的简称。图中的地线之上，有基生3叶，叶近圆形，花葶从叶丛抽出。其大体形状与虎耳草*S. stolonifera*相似，但欠精确。图中还有别名“石荷”。

3.《本草纲目》（钱本）：该书“虎耳草”（图3）的图名与图注均同金陵本图2。但其图完全属于写生重绘。该图描绘精细生动，甚至显示了圆形叶面有细微的毛，根基部有卷须状物（实为不定根）。若非写生，断然是绘不出这样真实的虎耳草图。该图足以鉴定出其原植物即虎耳草*S. stolonifera*。

4.《草药图经》：该书“系系叶”（图7）仅绘了数片有长柄、肾圆形、叶基心形的叶片，有卷须。仅凭此图尚不能鉴定物种。在该书“系系叶”条下有文字记载：“即金系（丝）荷叶，土名虎耳草。四季长有，系耳科要药。”故知绘图者欲表现虎耳草。

5.《植物名实图考》：该书“虎耳草”（图8）从俯视的角度绘制了虎耳草的全草。基生叶多数，其叶形、花序及花的形状无一不表明其原植物即虎耳草*S. stolonifera*。该药正文记曰：“栽种者多白纹；自生山石间者，淡绿色，有白毛却少细纹。”

6.《草木便方》：该书“虎耳草”（图9）图形简单，但特征突出。基生叶近圆形，叶柄有细毛，花葶从叶丛抽出。可知其欲表现的就是虎耳草*S. stolonifera*。

【小结】

“虎耳草”首出南宋《履巉岩本草》，并附有精美彩图。此后李时珍详细准确地描述了本品的形态。上述图、文均可考订本品来源于虎耳草科植物虎耳草*Saxifraga stolonifera* Curt.。今存该书的6幅原创药图，有5幅均可较好地表现虎耳草的鉴别特征。

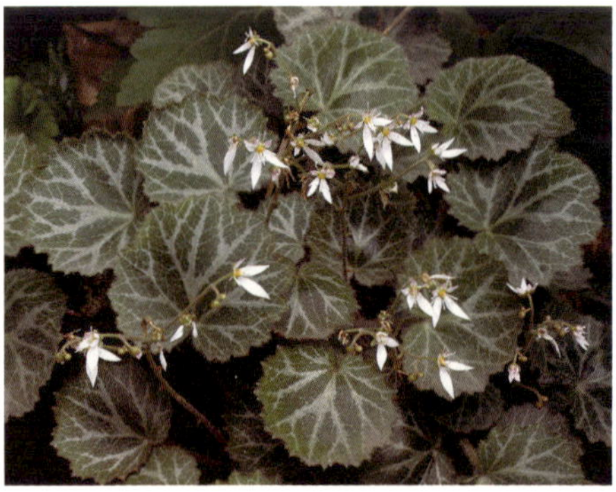

图 11　虎耳草 *Saxifraga stolonifera*

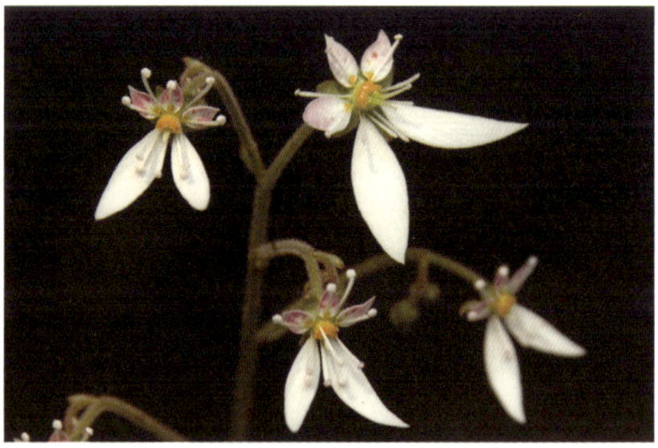

图 12　虎耳草花序

20-12 石胡荽

【品图】

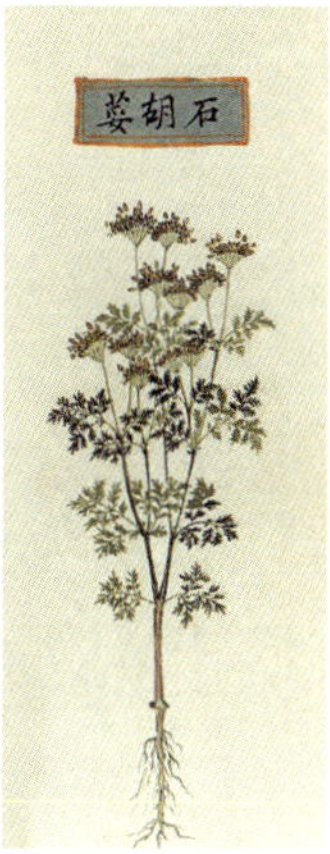

图1 品汇·石胡荽

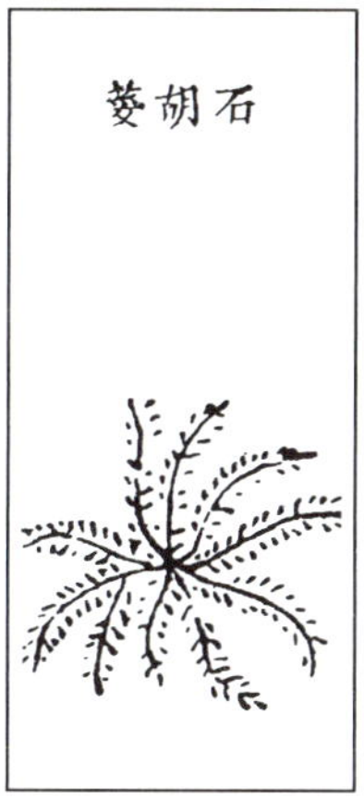

图2 太乙·石胡荽

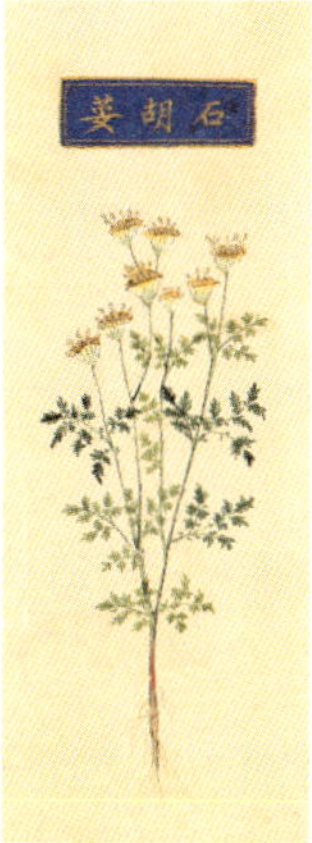

图3 雷公·石胡荽-1

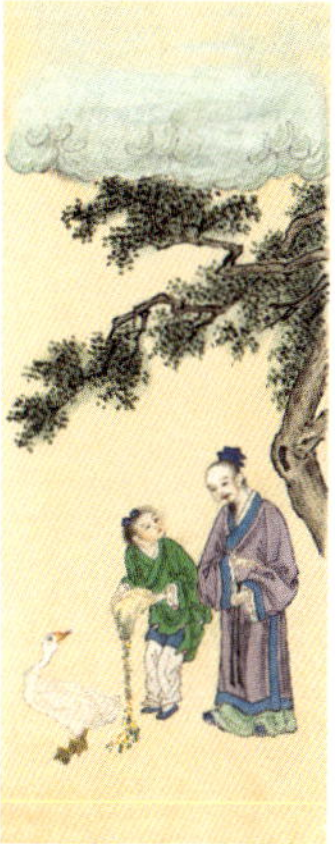

图4 雷公·石胡荽-2

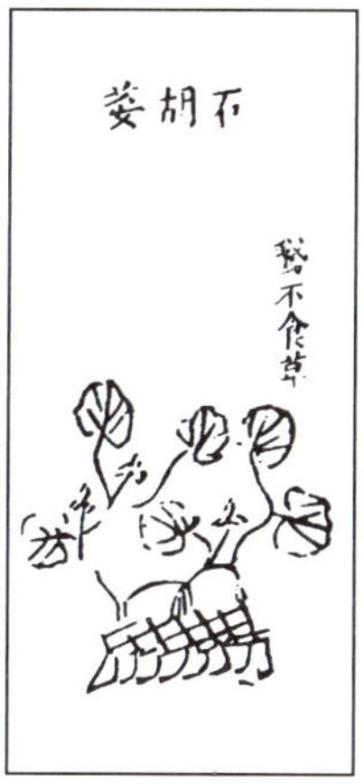

图5 纲目（金）·石胡荽

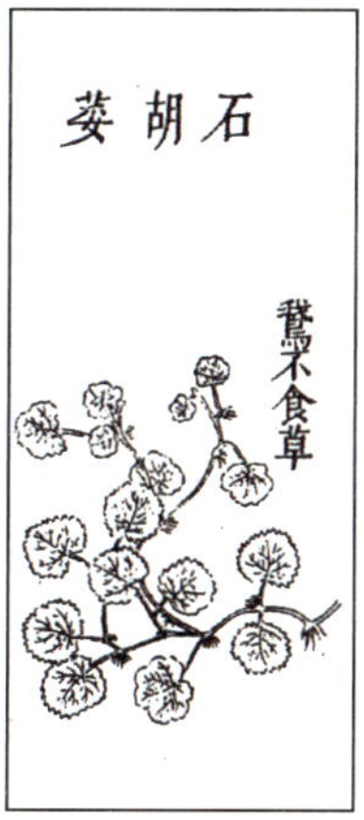

图6 纲目（钱）·石胡荽

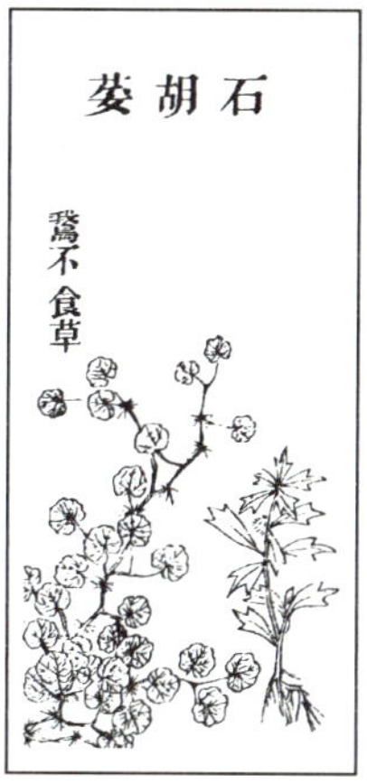

图7 纲目（张）·石胡荽

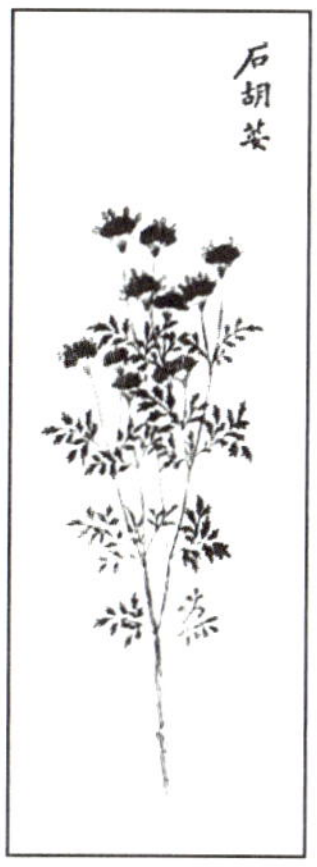

图8 金石·石胡荽

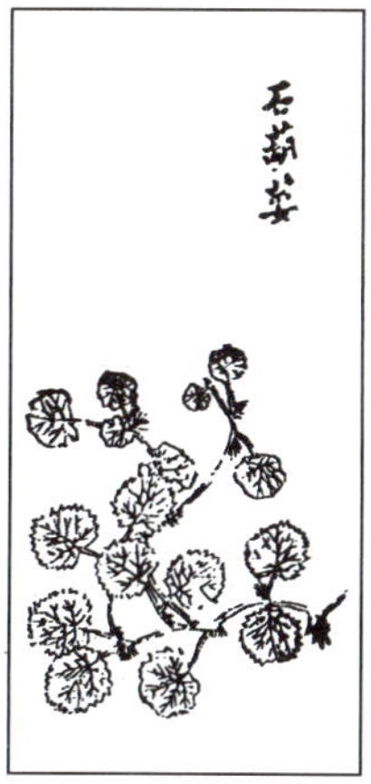

图9 汇言·石葫荽

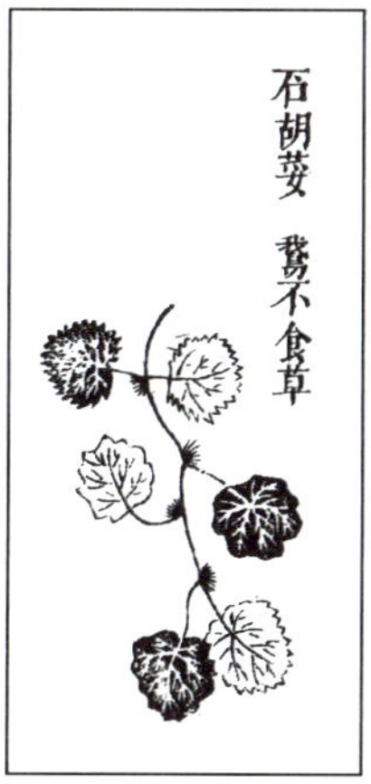

图10 本草汇·石胡荽

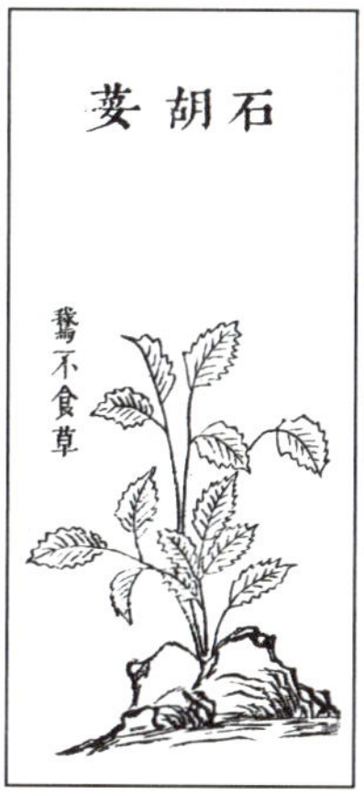

图11 类纂·石胡荽

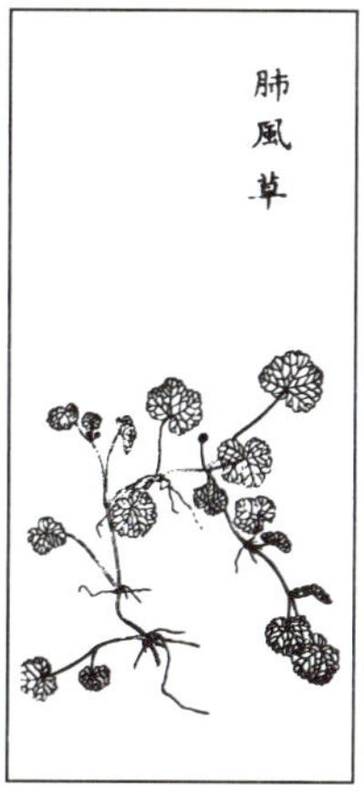

图12 质问·肺风草

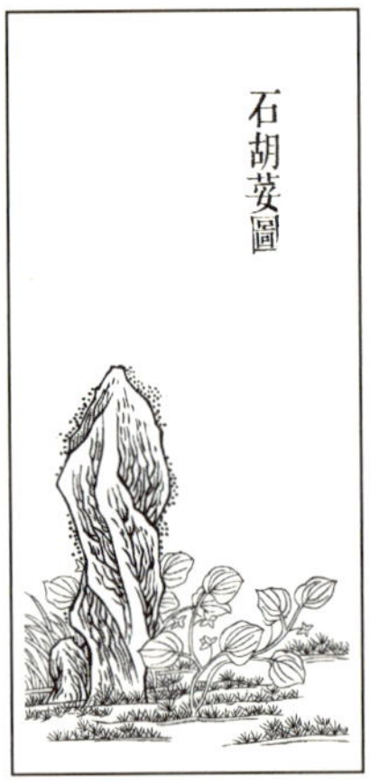

图 13 草木典·石胡荽图

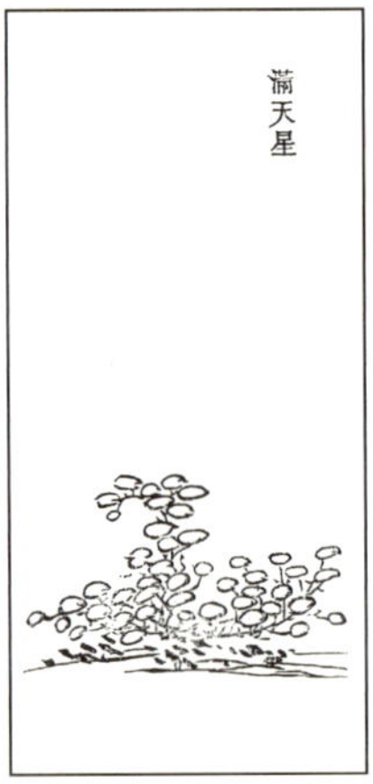

图 14 草药·满天星

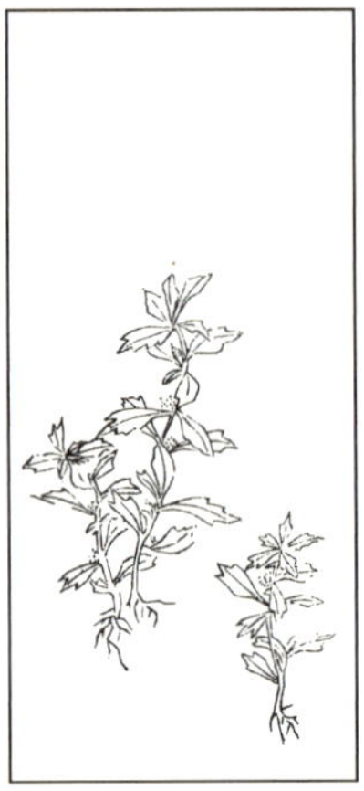
图 15 图考·石胡荽

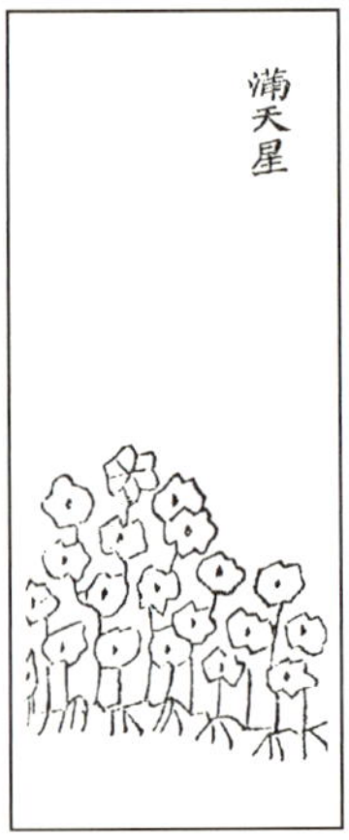

图 16 便方·满天星

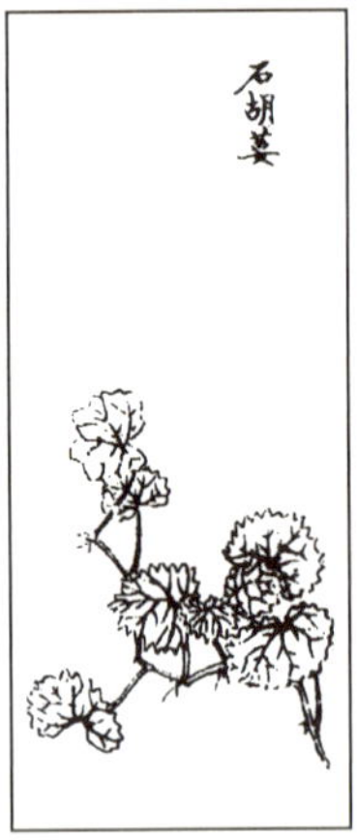

图 17 图说·石胡荽

本品17图，取自16书，其中4幅彩图。有承继关系的图可分4个书类。

《本草品汇精要》：该书“石胡荽”（图1）的仿绘者有《补遗雷公炮制便览》图3、《金石昆虫草木状》图8。

《本草纲目》（金陵本）：该书“石胡荽”（图5）的仿绘图为《古今图书集成·草木典》“石胡荽图”（图13）。该图添加山石，将原图美化，但其叶形叶脉、单花等均表明仿绘自金陵本图5。

《本草纲目》（钱本）：该书“石胡荽”（图6）为新绘图，其仿绘者有《纲目》张本图7，该本一图之中有两株植物，左边一株仿绘自钱本图6，右边一株仿绘自《植物名实图考》图15，故其图亦注“鹅不食草”。另仿绘图还有：《本草汇言》“石葫荽”（图9）、《本草汇》“石胡荽”（图10，该图仅仿绘其中的一枝，其中叶片或采用阴刻法）、《本草简明图说》“石胡荽”（图17，亦仿绘钱本图6之意，再加发挥）。

《植物名实图考》：该书“石胡荽”（图15）的仿绘图有《纲目》张本图7，该图右边一株即仿绘自图15。

以上17图中，除外7幅仿绘图，原创图尚有10幅（图1、2、4、5、6、11、12、14、15、16、），详见下“鉴药”项。

【文录】

宋《嘉祐本草》（见《证类》卷27“石胡荽”） 石胡荽……俗名鹅不食草。（以上五种新补。见孟诜、陈藏器、萧炳、陈士良、《日华子》。）

明《本草品汇精要》卷38“石胡荽” 【苗】谨按：石胡荽，春生苗叶，茎圆而中空，折之有白汁，节间生叶，青绿色，其花细白，至夏作丛而开，子叶与胡荽无异，此草鹅皆不食，故名鹅不食草。人采入药，欲辨之，必以饲鹅，鹅不食者为真，鹅误食之则死也。【地】生田野及水岸间皆有之。【时】生：春生苗；采：秋取。

明《本草纲目》卷20“石胡荽”【释名】天胡荽（《纲目》）、野园荽（同）、鹅不食草（《食性》）、鸡肠草（详见下名）。【集解】【时珍曰】石胡荽生石缝及阴湿处小草也。高二三寸，冬月生苗，细茎小叶，形状宛如嫩胡荽。其气辛熏不堪食，鹅亦不食之。夏开细花，黄色，结细子。极易繁衍，僻地则铺满也。案孙思邈《千金方》云：一种小草，生近水渠中湿处，状类胡荽，名天胡荽，亦名鸡肠草。即此草也。与繁缕之鸡肠名同物异。

琉球《质问本草》外篇卷3“肺风草（石胡荽）” 生阴湿地，春生苗，夏开花结实。俗名肺风草，性能去风。

清《植物名实图考》卷16“石胡荽” 石胡荽，《四声本草》收之，即鹅不食草……《简易草药》有满天星、沙飞草、地胡椒、大救驾诸名。

【鉴药】

李时珍误注“石胡荽”出萧炳《四声本草》。此药由《嘉祐本草》新补进主流本草，注明资料原出“孟诜、陈藏器、萧炳、陈士良、《日华子》”。其中以唐·孟诜《食疗本草》为最早。《本草品汇精要》言其“子叶与胡荽无异”，李时珍云其“生石缝”，或因此而得名。原载本品可“通鼻气，利九窍，吐风痰。不任食，亦去翳”。后世医方罕用此名，民间多用为草药。

关于本品的生境、形态，《嘉祐本草》并无记载，仅云“俗名鹅不食草”。此意味着本品有着熏烈之气味。《品汇》记载：“石胡荽，春生苗叶，茎圆而中空，折之有白汁，节间生叶，青绿色，其花细白，至夏作丛而开，子叶与胡荽无异，此草鹅皆不食，故名鹅不食草。人采入药，欲辨之，必以饲鹅，鹅不食者为真，鹅误食之则死也。生田野及水岸间皆有之。”其中说到的“其花细白”“子叶与胡荽无异”，以及“鹅皆不食”（气味重），表明此为伞形科天胡荽属植物天胡荽*Hydrocotyle sibthorpioides* Lam.。

李时珍未见《品汇》，他的记载也很详细：“石胡荽生石缝及阴湿处小草也。高二三寸，冬月生苗，细茎小叶，形状宛如嫩胡荽。其气辛熏不堪食，鹅亦不食之。夏开细花，黄色，结细子。极易繁衍，僻地则铺满也。案孙思邈《千金方》云：一种小草，生近水渠中湿处，状类胡荽，名天胡荽，亦名鸡肠草。即此草也。”其形近似《品汇》所言，但“夏开细花，黄色”可能有误，应该是绿白色。

1.**《本草品汇精要》**：该书“石胡荽”（图1）所绘植物根瘦长，支根纤细。一茎直立，多分枝，2回羽状复叶，伞形花序，花淡紫色。据此图，此即伞形科植物芫荽*Coriandrum sativum* L.。看来画士们并不认识石胡荽，于是写生绘制此芫荽（即胡荽）的图形。

2.《太乙仙制本草药性大全》：该书“石胡荽”（图2）极为简略，甚至无法知道叶形，只绘了一植物四散分布的枝叶。从俯视图形来看，此近似菊科石胡荽属（*Centipeda*）植物。

3.《补遗雷公炮制便览》：该书“石胡荽-2”（图4）为“石胡荽-1”的另一幅示意图。该图绘一童子将切碎的石胡荽茎叶撒在地上，鹅望之而走，示意气味浓烈，鹅亦不吃。

4.《本草纲目》（金陵本）：该书“石胡荽”（图5）有图注“鹅不食草”，图形简略，但可见其茎细长匍匐，节上有须根，叶圆形，基部心形，边缘有钝齿。花与叶对生于茎节。此属于伞形科植物天胡荽*Hydrocotyle sibthorpioides* Lam.。

5.《本草纲目》（钱本）：该书“石胡荽”（图6）属新绘写生图。茎细长，匍匐，有节，节上有须根。小叶圆形，基部心形，边缘有钝锯齿。此亦为天胡荽*H. sibthorpioides*。

6.《本草纲目类纂必读》：该书“石胡荽”（图11）有图注“一名鹅不食草”。图中绘一植物生于石缝，茎直立，叶长圆形，边缘有锯齿。不明此图为何种植物。

7.《质问本草》：该书“肺风草”（图12）为写生绘图，其茎叶形状与《纲目》钱本所绘相似，此即天胡荽*H. sibthorpioides*。

8.《草药图经》：该书“满天星”（图14）采用的是写意笔法，未绘制植物详细局部。从其小叶圆形，铺地而生的宏观图形来看，此图所绘亦当为天胡荽*H. sibthorpioides*，俗称连钱草，反映的就是圆叶相连而生的情景。

9.《植物名实图考》：该书“石胡荽”（图15）绘两株小草本，叶互生，倒披针形，叶先端钝，有少数大锯齿。花序单生于叶腋。此图显示本品为菊科石胡荽属植物石胡荽*Centipeda minima*（L.）A. Br. et Aschers.。此物气味也非常浓烈，揉之出汁，可引起人喷嚏，俗多称“鹅不食草”。《本草纲目》张本图7将此图也绘入了“石胡荽”，以至后世植物学家将菊科此属的植物也称之为石胡荽属（*Centipeda*）。

10.《草木便方》：该书“满天星”（图16）绘众多不规则圆形叶片，叶均着生于细小连贯的匍匐茎。此图绘叶柄为盾状着生，不是很准确。但整体图形以及在当地使用的实际情况表明此植物仍属伞形科植物天胡荽*H. sibthorpioides*，或肾叶天胡荽*H. wilfordi Maxim.*。[1]

1 ［清］刘善述原著，赵素云、李文虎、孙西整理：《草木便方》，重庆：重庆出版社，1988：140.

【小结】

“石胡荽”首出唐·孟诜《食疗本草》。据《本草品汇精要》《本草纲目》所言形态，可考为伞形科植物天胡荽*Hydrocotyle sibthorpioides* Lam.。诸家本草所绘药图多数亦为此种或其同属近缘植物。但《植物名实图考》所绘“石胡荽”为菊科植物石胡荽*Centipeda minima*（L.）A. Br. et Aschers.。此非正品，但气味刺激，亦被民间作为“鹅不食草”使用。

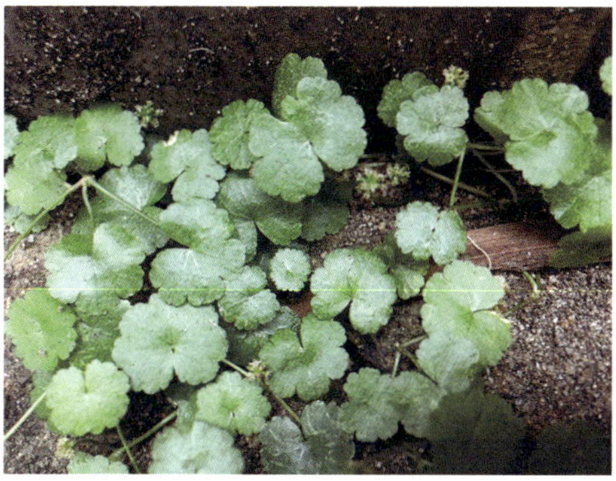

图 18　天胡荽 *Hydrocotyle sibthorpioides*

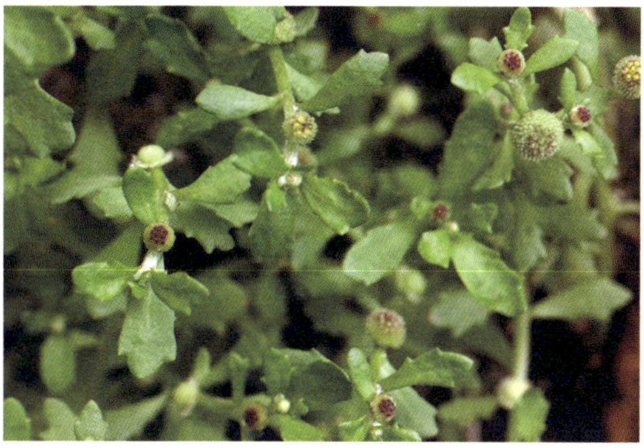

图 19　石胡荽 *Centipeda minima*

20-13　螺厣草

【品图】

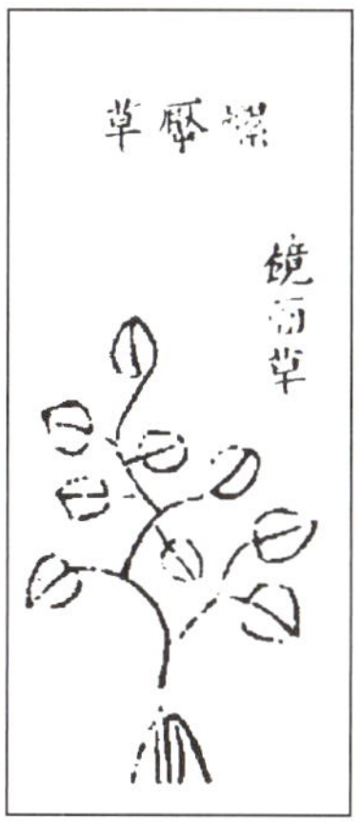

图 1　纲目（金）·螺厣草

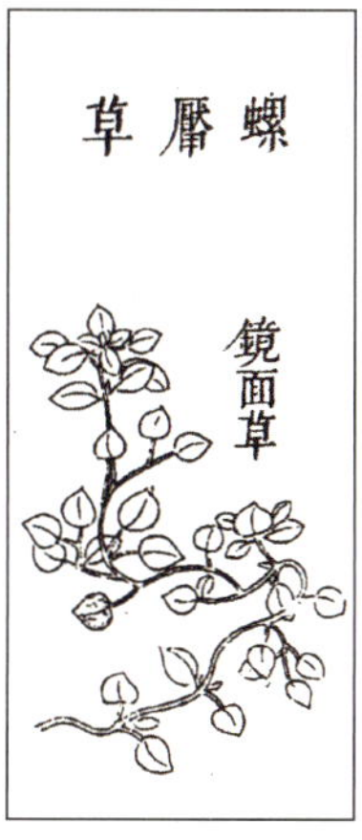

图 2　纲目（钱）·螺厣草

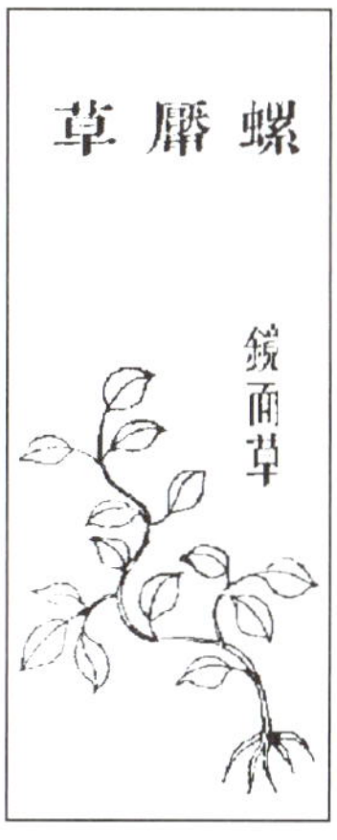

图 3　纲目（张）·螺厣草

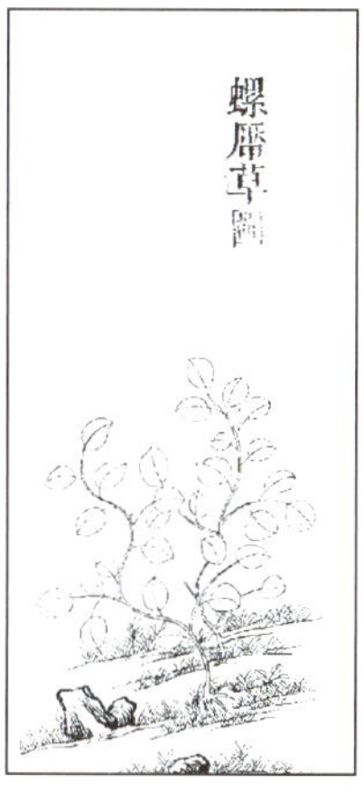

图 4　草木典·螺厣草图

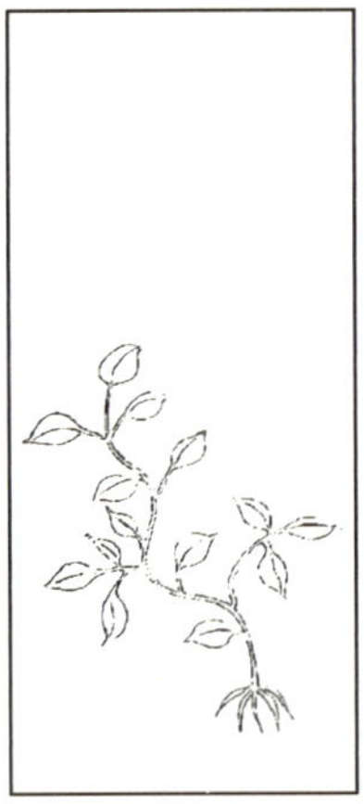

图5　图考·螺厣草

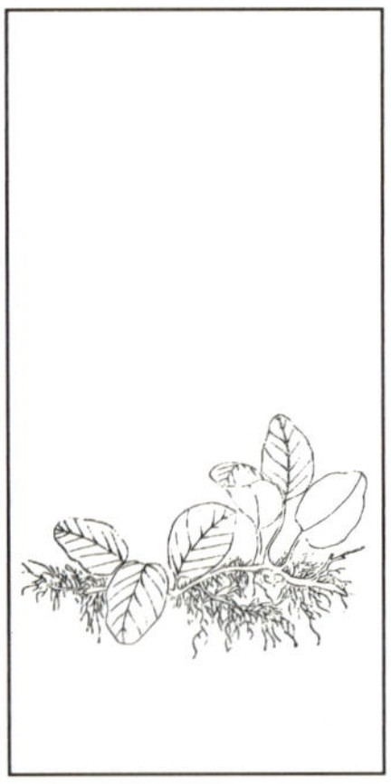

图6　图考·石龙

本品6图，取自5书。有承继关系的图仅1个书类。

《本草纲目》(金陵本)：该书"螺厣草"(图1)的仿绘者有《纲目》钱本图2，该图予以改绘，多增枝叶。《古今图书集成·草木典》"螺厣草图"(图4)仿绘金陵本图1，增绘一株，且添加土地背景。《植物名实图考》"螺厣草"(图5)从《草木典》图4中仿绘其左边的一枝。《纲目》张本图3又仿绘《图考》图5。

以上6图中，除外4幅仿绘图，原创图仅2幅(图1、6)，详见下"鉴药"项。

【文录】

唐《本草拾遗》(见《证类》卷10"螺黡草") 陈藏器云：藤生石上，似螺厣，微有赤色，背有少毛。

明《本草纲目》卷20"螺厣草"【释名】镜面草。【时珍曰】皆象形也。

清《植物名实图考》卷16"螺厣草"《本草拾遗》：螺厣草，蔓生石上。叶状似螺厣，微带赤色，而光如镜，背有少毛，小草也……按《救荒本草》有螺厣儿，形状不相类，恐非一种。/**石龙**　石龙一名石茶。横根丛生，一茎一叶，高三四寸，叶如茶而厚，如石韦重迭堆砌。李时珍谓石韦有如杏叶者，殆即此。

【鉴药】

"螺靥草"首见于《本草拾遗》。陈藏器云"似螺厣"，故名。又名"镜面草"。时珍云原载"主痈肿风疹，脚气肿"。后世医方书或用"镜面草"一名，然当今唯民间作草药用。

关于本品的生境、形态，陈藏器云："藤生石上，似螺厣，微有赤色，背有少毛。"宋代《本草图经》未载此药。明·李时珍除收集若干有关镜面草的医方外，别无发挥。《中华本草》认为此种即水龙骨科伏石蕨属植物伏石蕨*Lemmaphyllum microphyllum* C. Presl［*Drymoglossum microphyllum*（Presl.）C. Chr.］，且谓《植物名实图考》"石龙"与伏石蕨相符。[1]

清·吴其濬认为："《救荒本草》有螺厣儿，形状不相类，恐非一种。"近现代《救荒本草》研究者王作宾认为其"螺厣儿"是大戟科铁苋属植物铁苋菜*Acalypha*

1　国家中医药管理局《中华本草》编委会：《中华本草》(8)，上海：上海科学技术出版社，1999：228.

australis L.,[1]后之研究者皆从之。

1.《本草纲目》(金陵本)：该书“螺厣草”（图1）图形比较简单，此草有分支根，茎蔓生，叶小近圆形，互生。此后的仿绘者大致仿此。该图乃据文字叙述绘成，故将根状茎绘成茎枝。此等图无法作鉴定用。

2.《植物名实图考》：该书“石龙”（图6）绘一蕨类植物，根状茎横走多须根。叶卵圆形，全缘。其正文云：“石龙一名石茶。横根丛生，一茎一叶，高三四寸，叶如茶而厚，如石韦重迭堆砌。”此即今水龙骨科植物伏石蕨*L. microphyllum*。然吴其濬本人并未意识到石龙即古代的“螺靥草”。

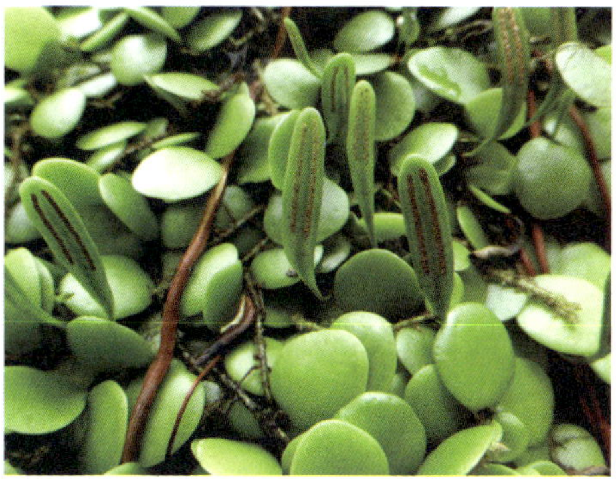

图 7　伏石蕨 *Lemmaphyllum microphyllum* C. Presl

【小结】

“螺靥草”为唐代《本草拾遗》所载，后世多用其别名“镜面草”入方。据陈藏器所述，今考此种即水龙骨科植物伏石蕨 *Lemmaphyllum microphyllum* C. Presl。《植物名实图考》“石龙”附图亦即此种。

20-14　酢浆草

【品图】

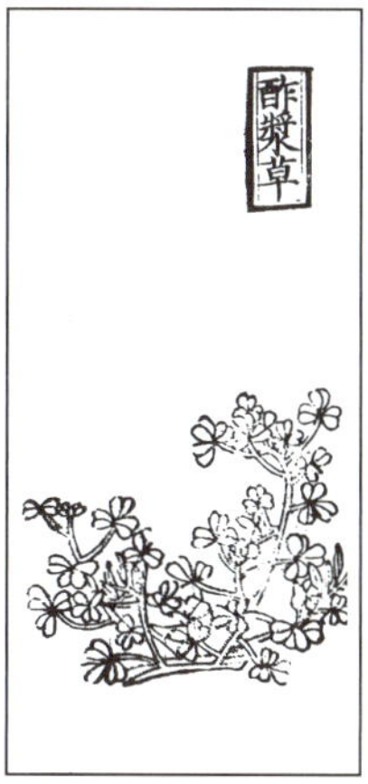

图 1　图经（大）·酢浆草

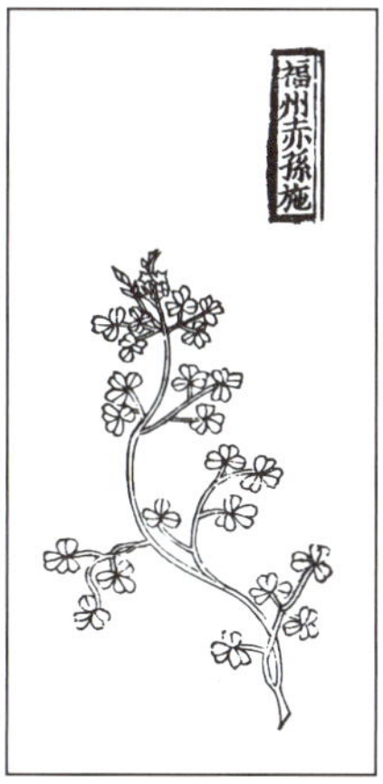

图 2　图经（大）·福州赤孙施

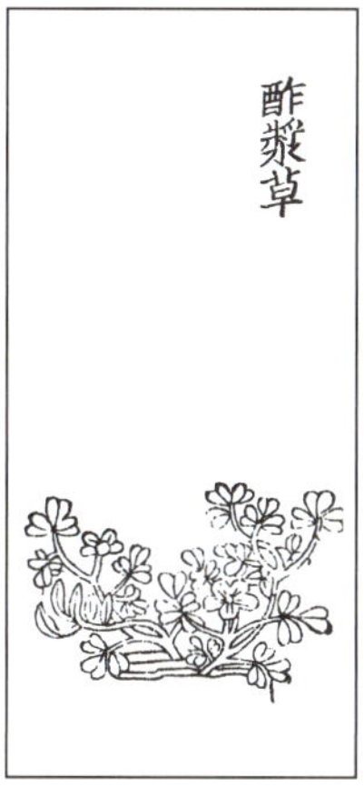

图 3　图经（政）·酢浆草

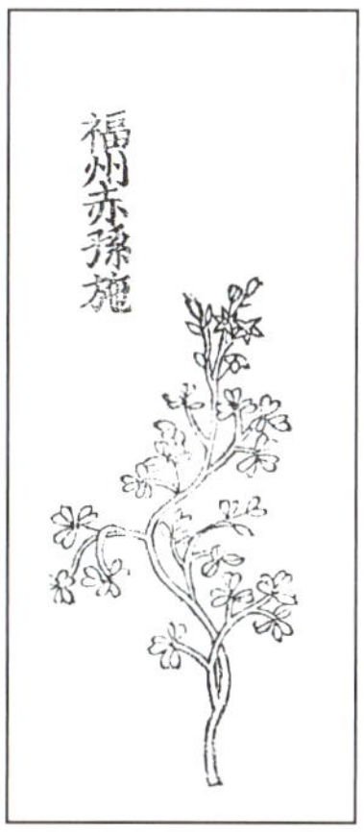

图 4　图经（政）·福州赤孙施

1　转引自［明］朱橚著，倪根金校注、张翠君参注：《救荒本草校注》，北京：中国农业出版社，2008：99.

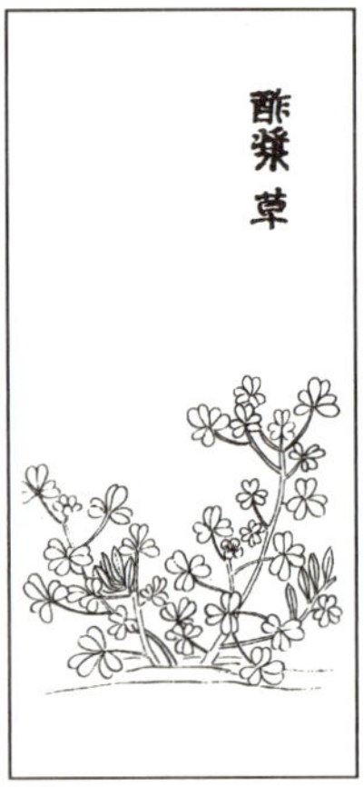

图 5 图经（绍）· 酢浆草

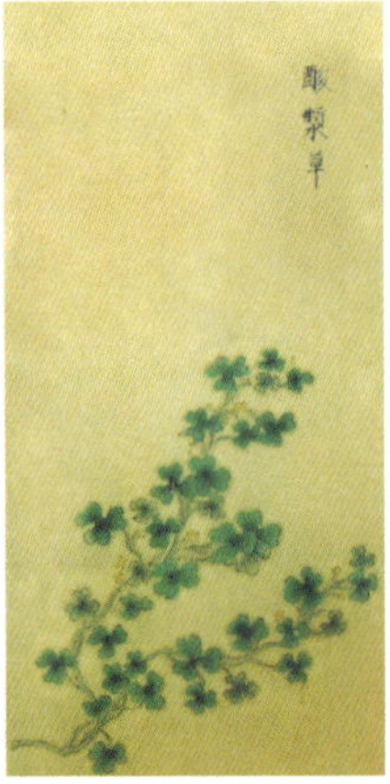

图 6 履巉岩 · 酸浆草

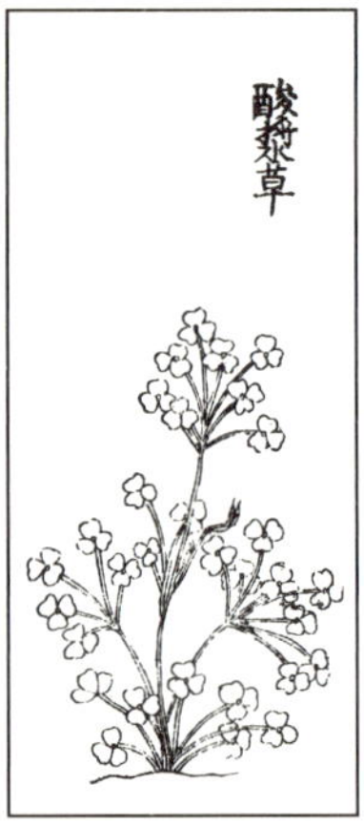

图 7 救荒 · 酸浆草

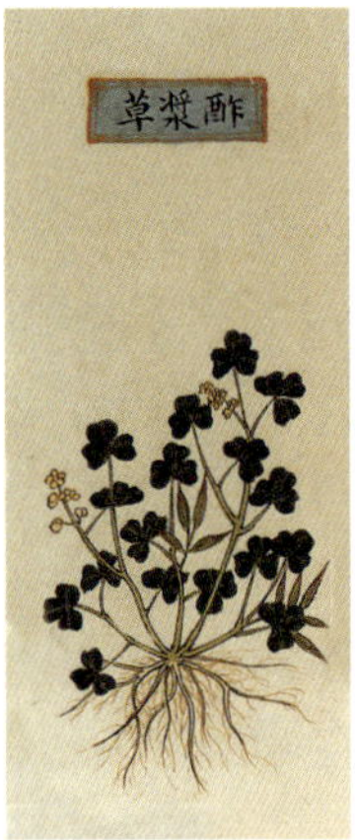

图 8 品汇 · 酢浆草

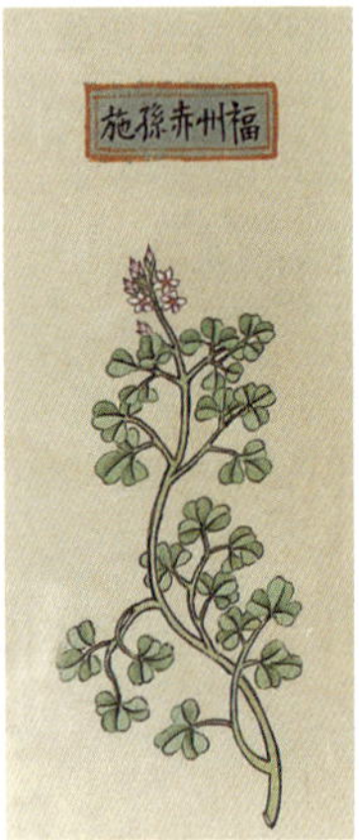

图 9 品汇 · 福州赤孙施

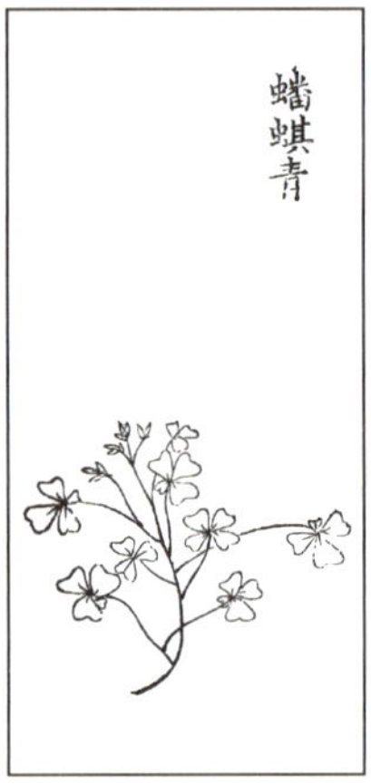

图 10 茹草 · 蟠蜞青

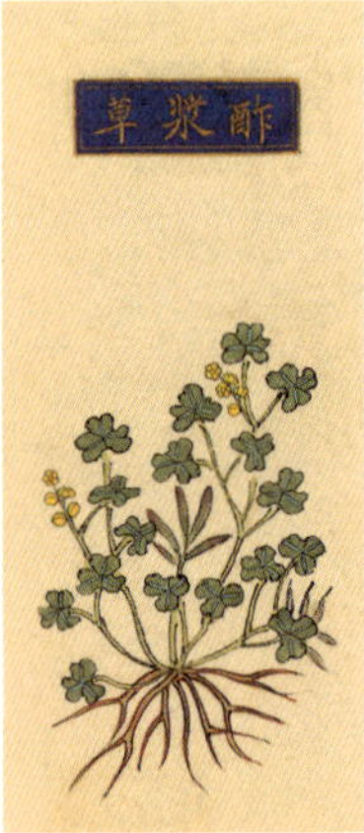

图 11 雷公 · 酢浆草

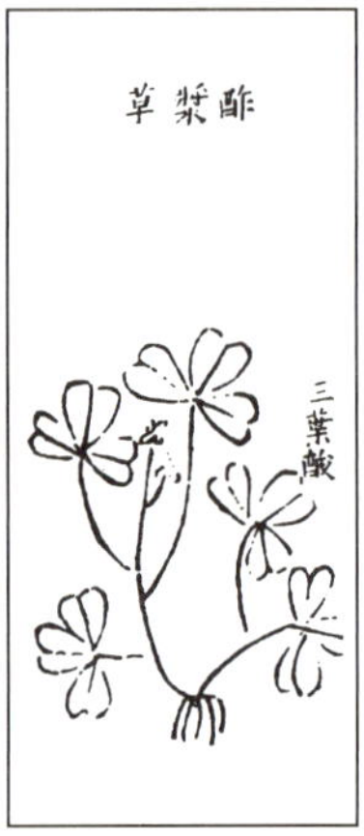

图 12 纲目（金）· 酢浆草

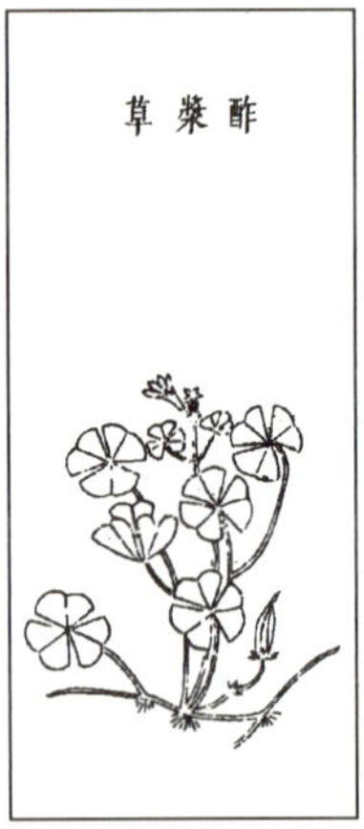

图 13 纲目（钱）· 酢浆草

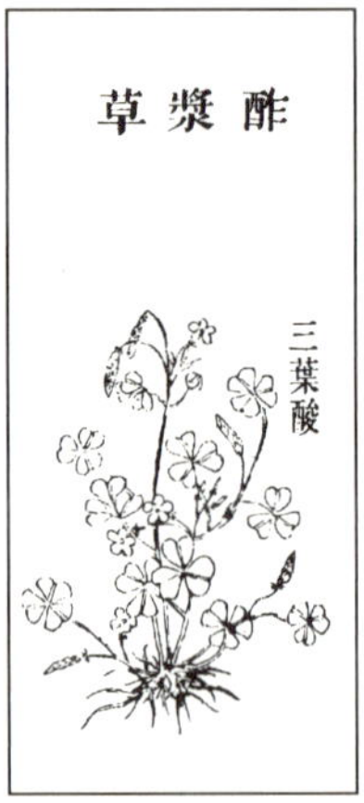

图 14 纲目（张）· 酢浆草

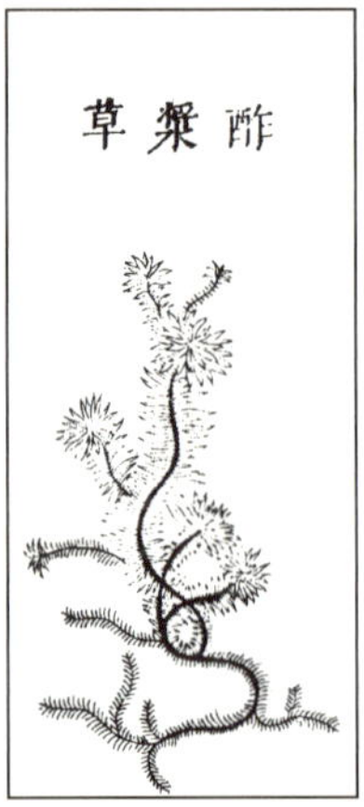

图 15 三才 · 酢浆草

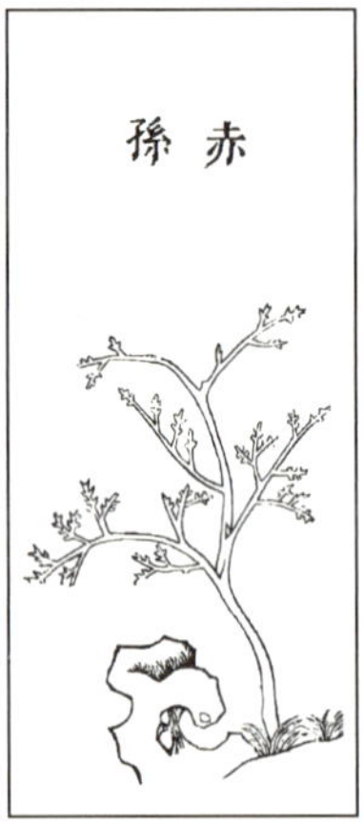

图 16 三才 · 赤孙

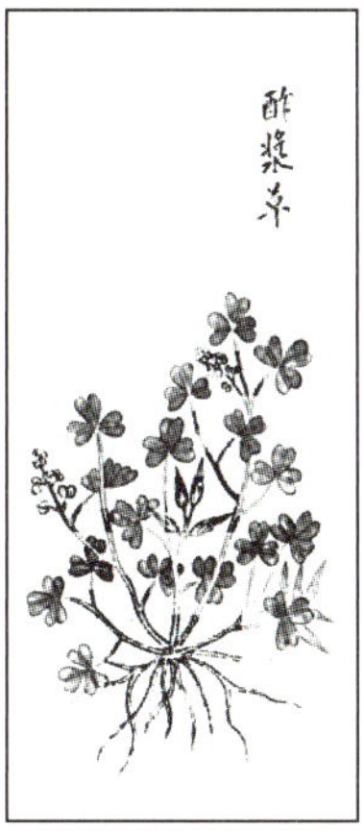

图 17　金石·酢浆草

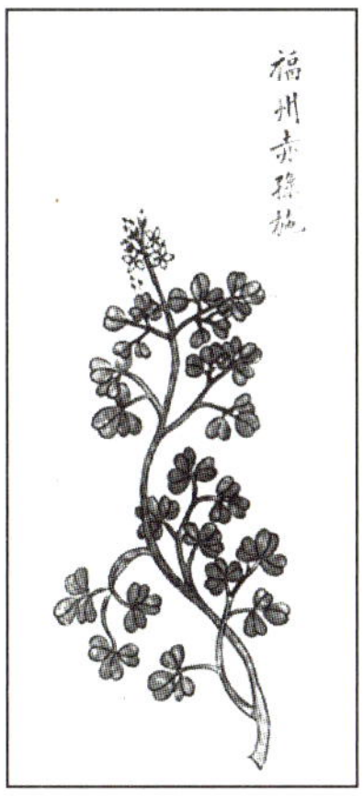

图 18　金石·福州赤孙施

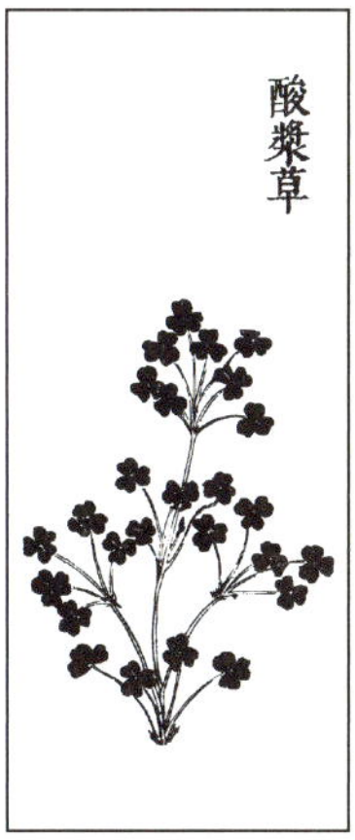

图 19　博录·酸浆草

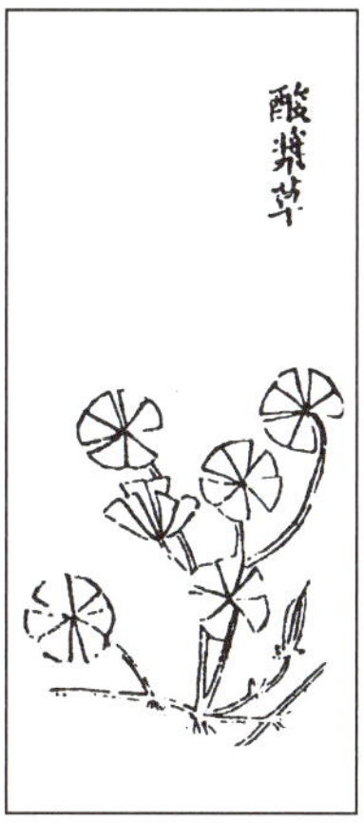

图 20　汇言·酸浆草

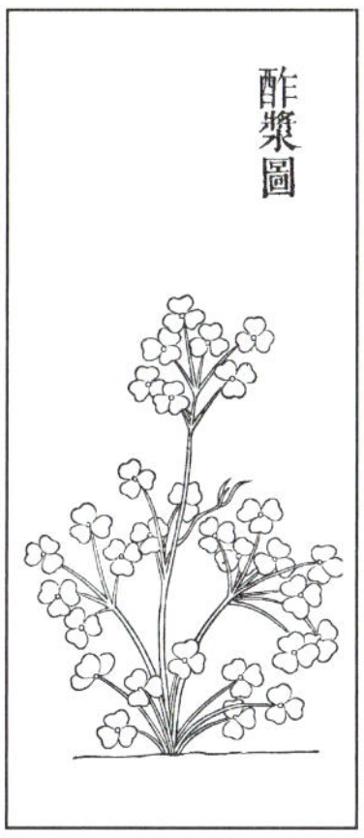

图 21　草木典·酢浆图

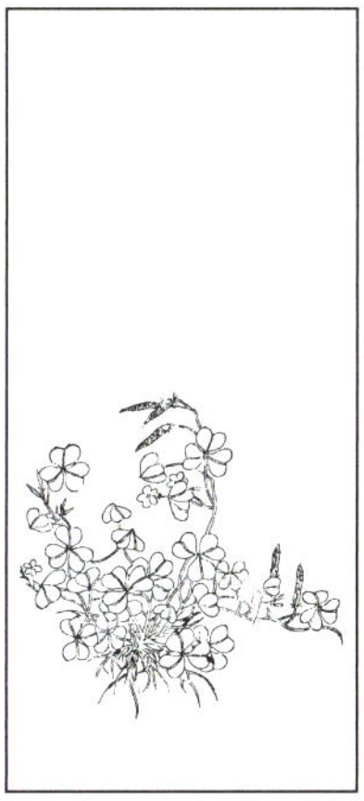

图 22　图考·酢浆草

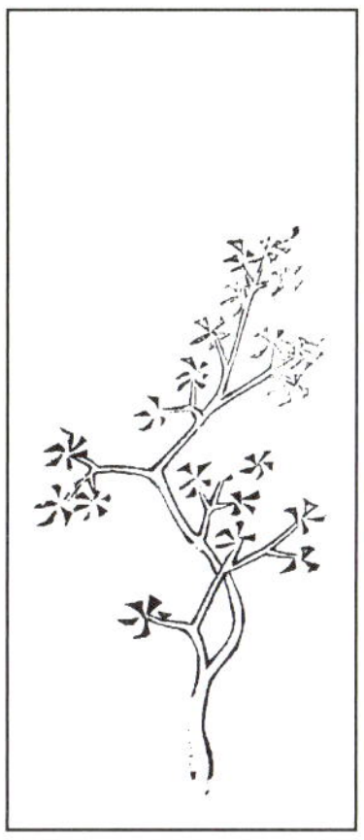

图 23　图考·福州赤孙施

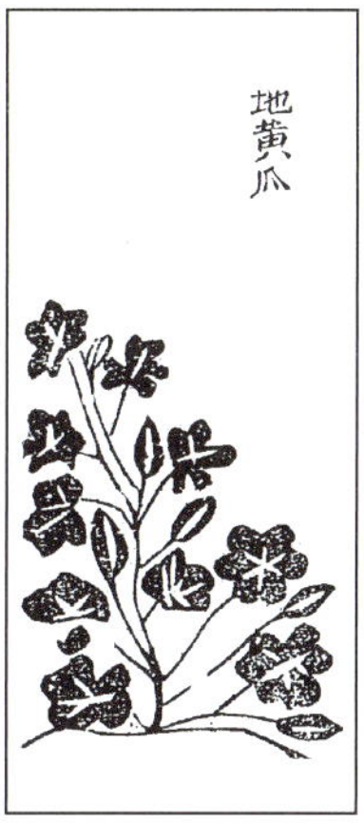

图 24　便方·地黄瓜

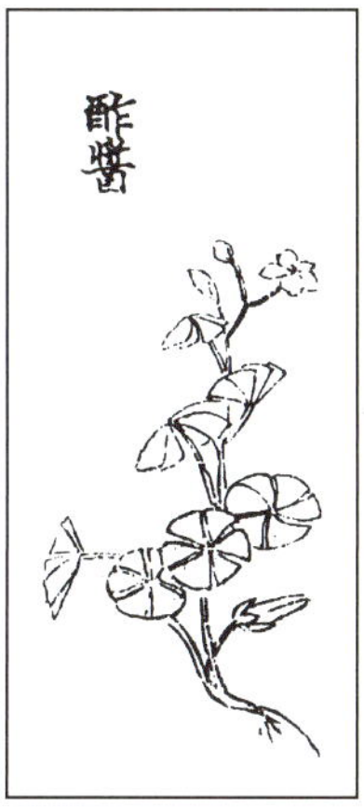

图 25　图说·酢酱

本品25图，取自19书，其中6幅彩图。有承继关系的图可分3个书类。

《本草图经》：该书“酢浆草”“福州赤孙施”图依次分别存于《大观》（图1、2）、《政和》（图3、4）、《绍兴》（图5）。此三传本药图基本一致。今以《政和》图3、图4为《图经》图的代表。

仿绘《图经》2图的彩色图有：《本草品汇精要》“酢浆草”（图8）、“福州赤孙施”（图9）。此后《补遗雷公炮制便览》“酢浆草”（图11）仿绘《品汇》图5。《金石昆虫草木状》图17、图18又分别仿绘《品汇》图5、图6。

仿绘《图经》2图的墨线图有：《本草纲目》金陵本“酢浆草”（图12）有图注“三叶酸”，该图在《图经》图3基础上加以简化，突出其枝叶特点。《三才图会》“赤孙”（图16）仿绘《图经》图4时，图名脱落“施”字，图中的叶片变形为短棒状的突起。《植物名实图考》图23在仿绘时又将《图经》图4的叶片改为倒三角，叶片数量并非都是3片，也有4—5片。后两图变形甚大。

《救荒本草》：该书“酸浆草”（图7）的仿绘图有《野菜博录》图19（其叶片采用阴刻）、《古今图书集成·草木典》“酢浆图”（图21）。

《本草纲目》（钱本）：该书“酢浆草”（图13）的仿绘图为《本草汇言》图20。另《本草简明图说》图25也是在图13的基础上再加修饰。

《植物名实图考》：该书“酢浆草”（图22）的仿绘图有《本草纲目》张本图14。

以上25图中，除外16幅仿绘图，原创图尚有9幅（图3、4、6、7、10、13、15、22、24），详见下“鉴药”项。

【文录】

唐《唐本草》（见《证类》卷11“酢浆草”） 生道傍。/《唐本》注云：叶如细萍，丛生，茎头有三叶。一名醋母草，一名鸠酸草。

后蜀《蜀本草》（同上） 《蜀本》：《图经》云：叶似水萍，两叶并大叶同枝端，黄色实黑。生下湿地，夏采叶用之。

宋《开宝本草》（同上） 今按《别本》注云：生阴湿处，俗为小酸茅。食之解热渴。四月、五月采，阴干。

宋《本草图经》（同上） 《图经》曰：酢浆草，俗呼为酸浆，旧不载所出州土，云生道傍，今南中下湿地及人家园圃中多有之，北地亦或有生者。叶如水萍，丛生，茎端有三叶，叶间生细黄花，实黑。夏月采叶用。初生嫩时，小儿多食之。南人用揩鍮石器。令白如银。

宋《履巉岩本草》卷上“酸浆草” 一名酢浆草。

明《救荒本草》卷上“酸浆草” 本草名酢浆草……旧不著所出州土，今处处有之，生道傍下湿地。叶如初生小水萍，每茎端皆丛生三叶，开黄花，结黑子。南人用苗揩鍮石器，令白如银色光艳。

明《本草纲目》卷20“酢浆草” 【释名】三叶酸（《纲目》）、三角酸（《纲目》）、酸母（《纲目》）、酸箕（李当之[1]）、雀儿酸（《纲目》）、雀林草（《纲目》）。【时珍曰】此小草三叶酸也，其味如醋。与灯笼草之酸浆，名同物异。《唐慎微本草》以此草

1　李当之：此见于《政和证类》卷30“酸草”条陶隐居云：“李云是今酸箕，布地生者，今处处有，然恐非也。”李时珍谓“孙施亦酸箕之讹”，故将“酸箕”作为“酢浆草”别名。

之方收入彼下，误矣。闽人郑樵《通志》言“福人谓之孙施”，则苏颂《图经》赤孙施生福州，叶如浮萍者，即此也。孙施亦酸箕之讹耳，今并为一。【集解】【时珍曰】苗高一二寸，丛生布地，极易繁衍。一枝三叶，一叶两片，至晚自合帖，整整如一。四月开小黄花，结小角，长一二分，内有细子。冬亦不凋。方士采制砂、汞、硇、矾、砒石。

清《植物名实图》卷16“酢浆草” 酢浆草，《唐本草》始著录。即三叶酸浆，生山石间，叶大如钱。

【鉴药】

“酢浆草”首见于《唐本草》。李时珍云："其味如醋。"故名。《唐本草》载其“主恶疮瘑瘘……杀诸小虫。”今医方罕用，民间多用为草药。李时珍又云："闽人郑樵《通志》言，福人谓之‘孙施’，则苏颂《图经》‘赤孙施’生福州，叶如浮萍者，即此也。‘孙施’亦‘酸箕’之讹耳。今并为一。"《图经》的“福州赤孙施”也就是酢浆草，故将二药合并。

关于本品的生境、形态，《唐本草》云："生道傍。叶如细萍，丛生，茎头有三叶。"唐本《图经》云："叶似水萍，两叶并大叶同枝端，黄色实黑。生下湿地。"宋《本草图经》所述形态基本沿袭自《唐本草》，仅稍有补充："初生嫩时，小儿多食之。南人用揩鍮石器。令白如银。"据此可知，本品即酢浆草科酢浆草属植物酢浆草*Oxalis corniculata* L.［*O. repens* Thunb.］[1]及其同属近缘植物。

1.《本草图经》：该书2图。“酢浆草”（图3）有地线，遮蔽根部。小草本，茎纤弱，多分枝，近匍匐。叶互生，小叶3，倒心形，先端凹入。花单生，花瓣5。此即酢浆草科植物酢浆草*O. corniculata*。“福州赤孙施”（图4）绘植株上半部，亦为长柄、三小叶。花瓣5。此图与图3所示均为同一来源的植物。

2.《履巉岩本草》：该书“酸浆草”（图6）为彩色，其植株近匍匐，叶、花均同上一图，花黄色。此亦是酢浆草*O. corniculata*。

3.《救荒本草》：该书“酸浆草”（图7）亦有地线，故根部被遮蔽。其茎绘成直立状，多分枝，叶有基生及茎生，叶柄长，上端有小叶3，倒心形。此即酢浆草*O. corniculata*。

4.《茹草编》：该书“蟠蜞青”（图10）图形简洁，特征突出。所绘即酢浆草*O. corniculata*。

5.《本草纲目》（钱本）：该书“酢浆草”（图13）为写生之作，其茎匍匐，茎

1 国家中医药管理局《中华本草》编委会：《中华本草》（4），上海：上海科学技术出版社，1999：717.

节上有须根。叶生于茎节上，叶柄长，顶生3小叶，倒心形，先端凹。右下有果实，为蒴果。李时珍云："苗高一二寸，丛生布地，极易繁衍。一枝三叶，一叶两片，至晚自合帖，整整如一。四月开小黄花，结小角，长一二分，内有细子。冬亦不凋。"结合其图文考察，其图所示植物即酢浆草*O. corniculata*。

6.《三才图会》：该书"酢浆草"（图15）绘茎蔓生，茎上密生披针形小叶，茎端尤密，宛如重瓣花。原植物不明，亦不明何以绘出这样形状的酢浆草。

7.《植物名实图考》：该书"酢浆草"（图22）为写生绘图。其茎、叶皆同上数图，但重点显示了长圆柱形的蒴果。此亦为酢浆草*O. corniculata*。

8.《草木便方》：该书"地黄瓜"（图24）采用阴刻法表现3—6裂的叶片，不规则。似有蒴果。全体形态近似酢浆草，但未能较好地表现细节。该书整理者据川东当地流传至今的用药来源，确定此图所示为酢浆草*O. corniculata*。[1]

【小结】

"酢浆草"为《唐本草》首出药。李时珍据郑樵《通志》，谓《图经》"赤孙施"亦即本品，故将两药合并。据《唐本草》、唐本《图经》所述，此即酢浆草科植物酢浆草*Oxalis corniculata* L.。《本草图经》《履巉岩本草》《救荒本草》《茹草编》《本草纲目》钱本、《植物名实图考》均有较好的酢浆草图。

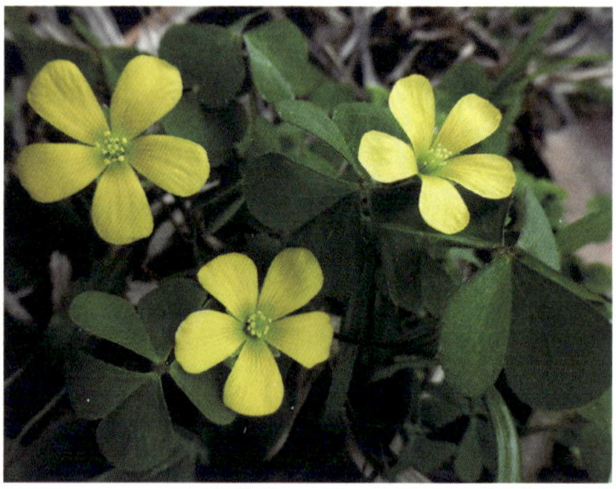

图26　酢浆草 *Oxalis corniculata* 花枝

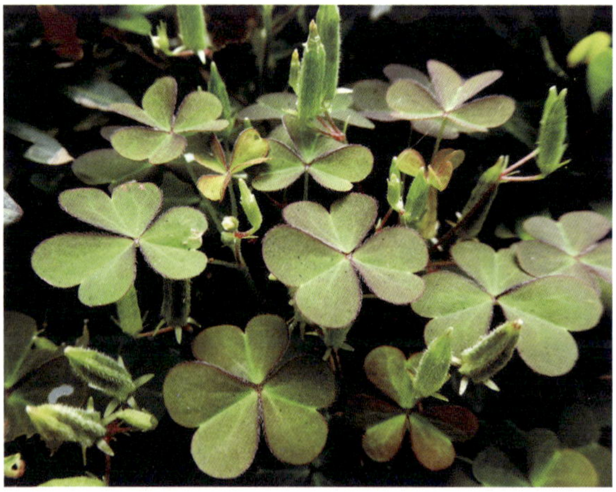

图27　酢浆草果枝

1 ［清］刘善述原著，赵素云、李文虎、孙西整理：《草木便方》，重庆：重庆出版社，1988：46.

20-15 地锦

【品图】

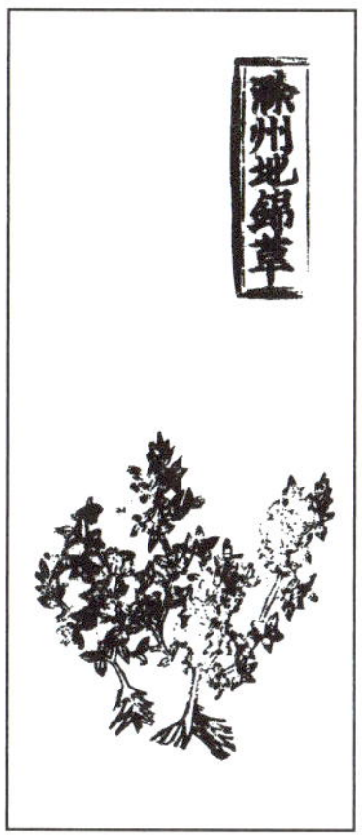

图 1 图经（大）·滁州地锦草

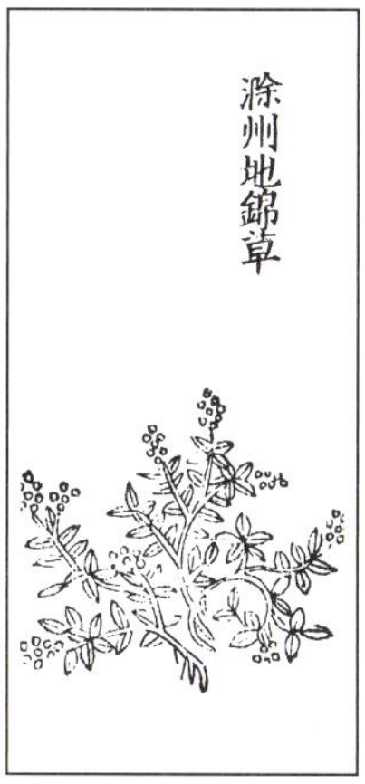

图 2 图经（政）·滁州地锦草

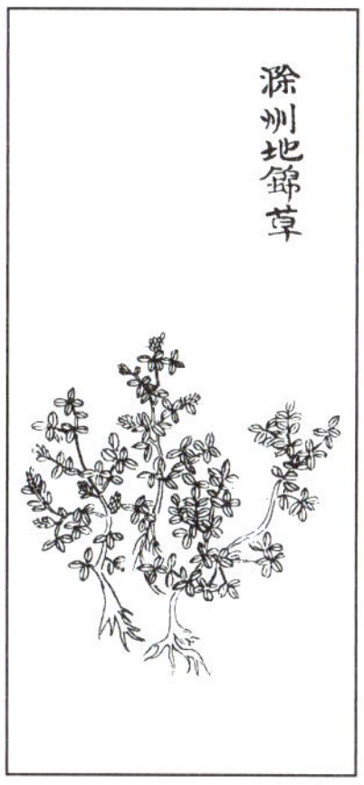

图 3 图经（绍）·滁州地锦草

图 4 履巉岩·地锦草

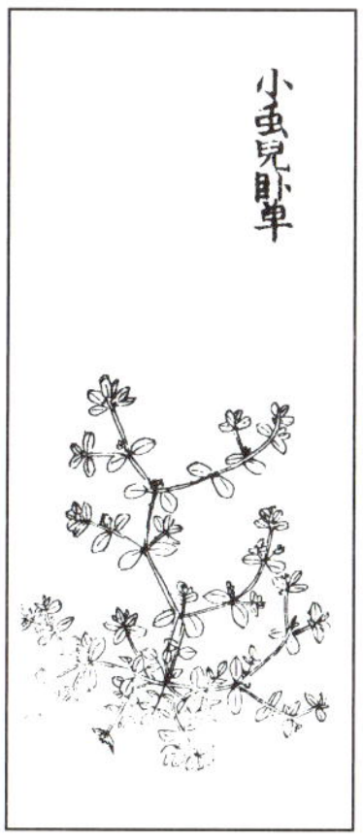

图 5 救荒·小虫儿卧单

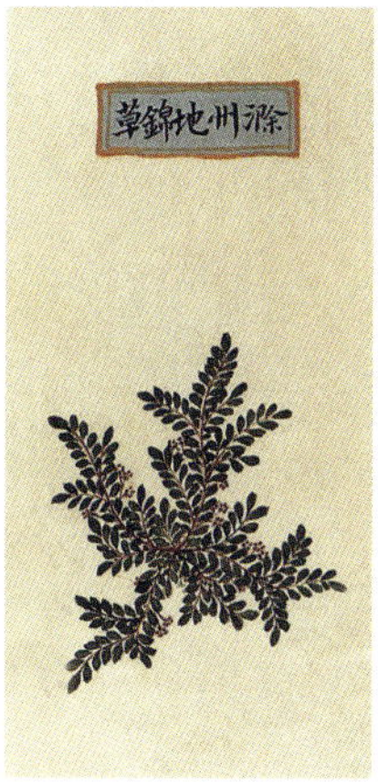

图 6 品汇·滁州地锦草

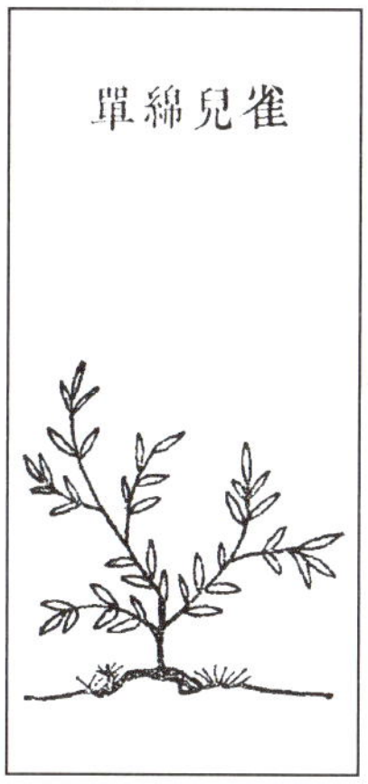

图 7 野菜谱·雀儿绵单

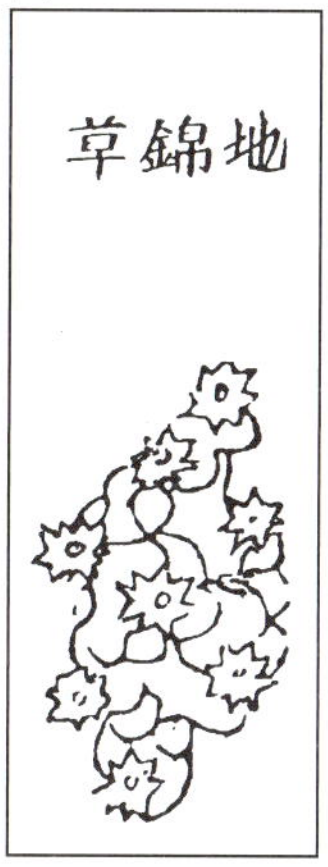

图 8 太乙·地锦草

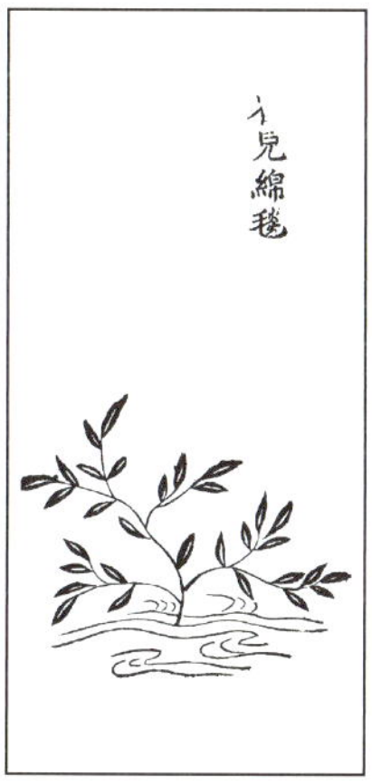

图 9 茹草·雀儿绵毯

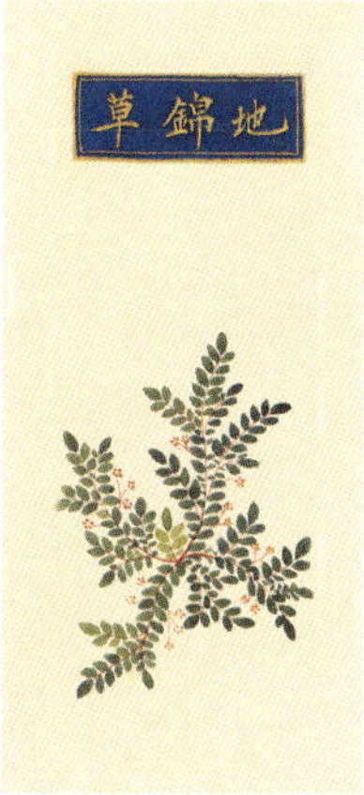

图 10 雷公·地锦草

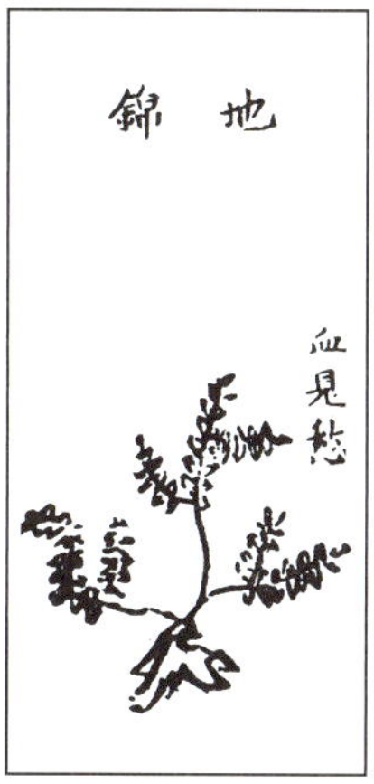

图 11 纲目（金）·地锦

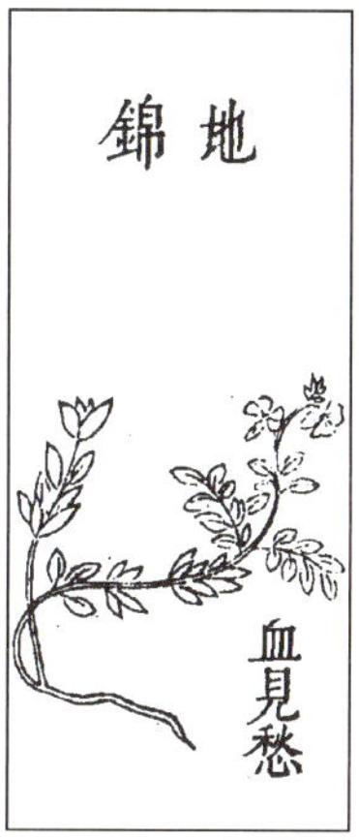

图 12 纲目（钱）·地锦

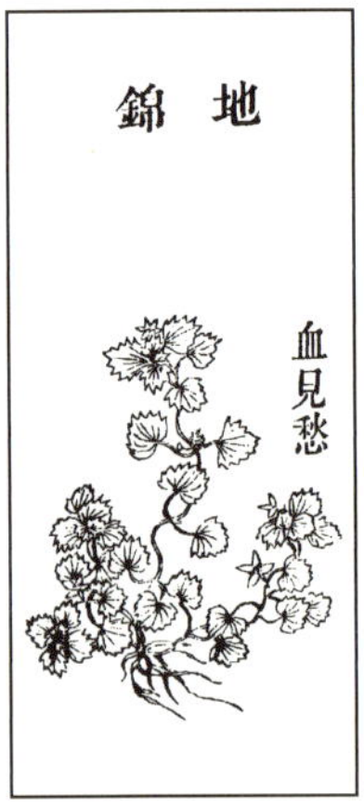

图 13 纲目（张）· 地锦

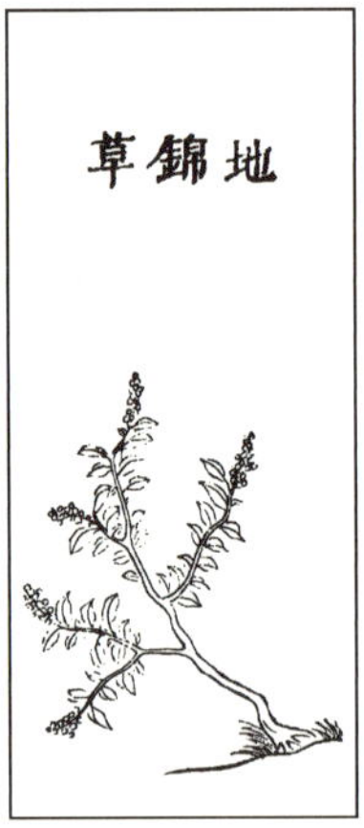

图 14 三才 · 地锦草

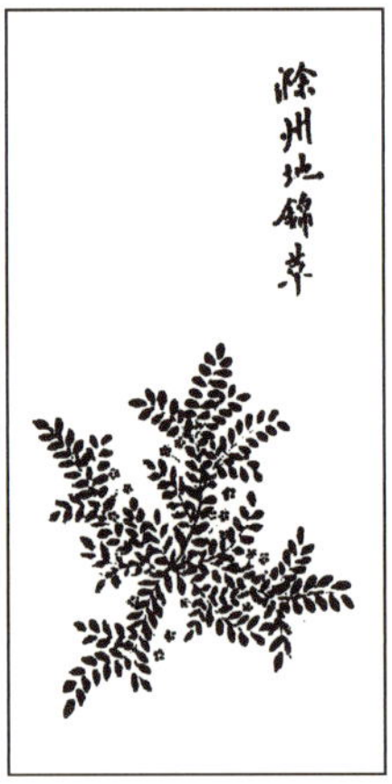

图 15 金石 · 滁州地锦草

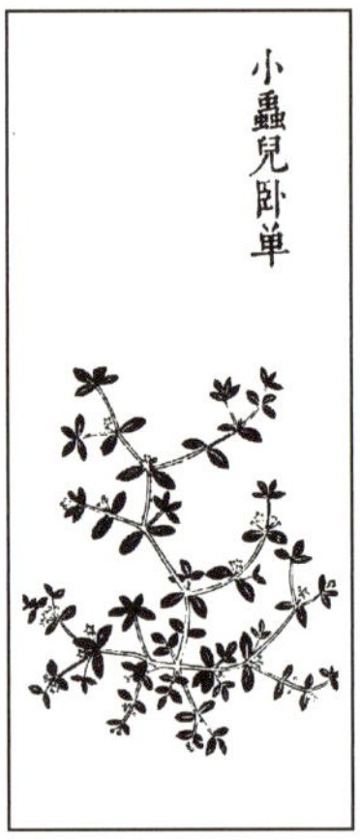

图 16 博录 · 小虫儿卧单

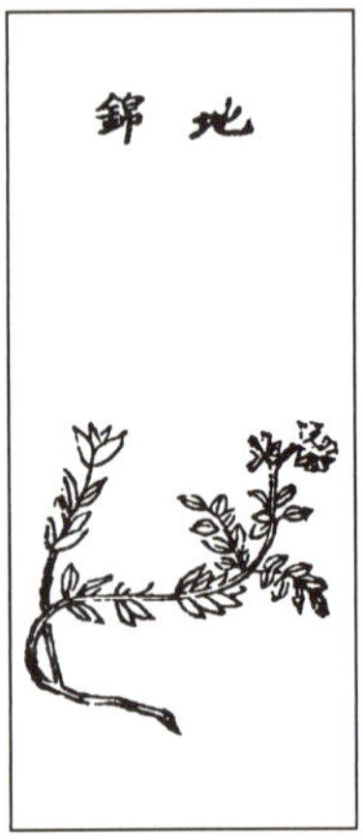

图 17 汇言 · 地锦

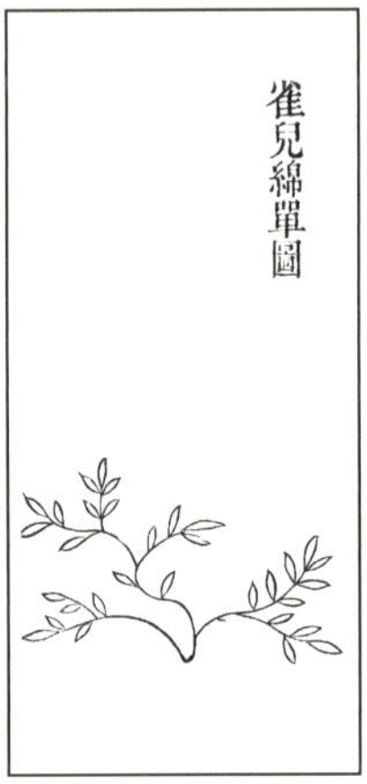

图 18 草木典 · 雀儿绵单图

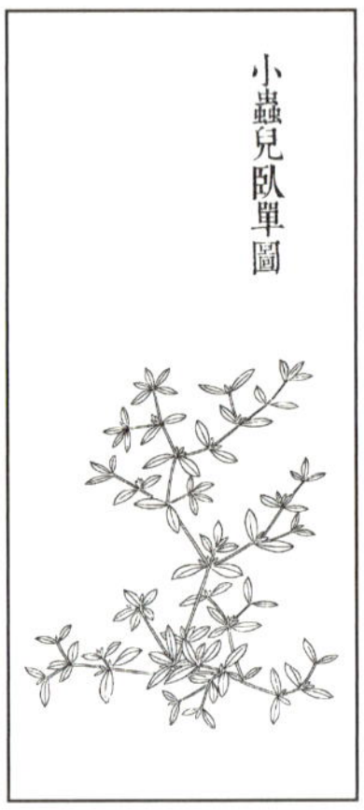

图 19 草木典 · 小虫儿卧单图

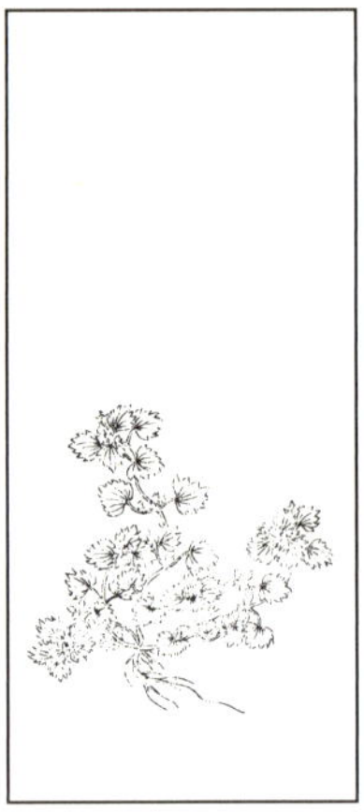

图 20 图考 · 地锦

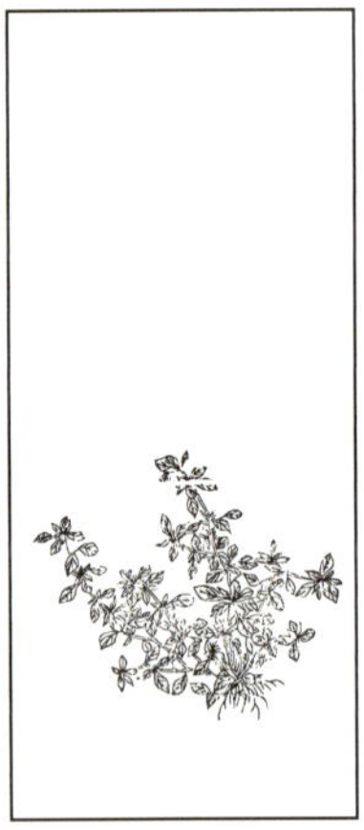

图 21 图考 · 小虫儿卧单

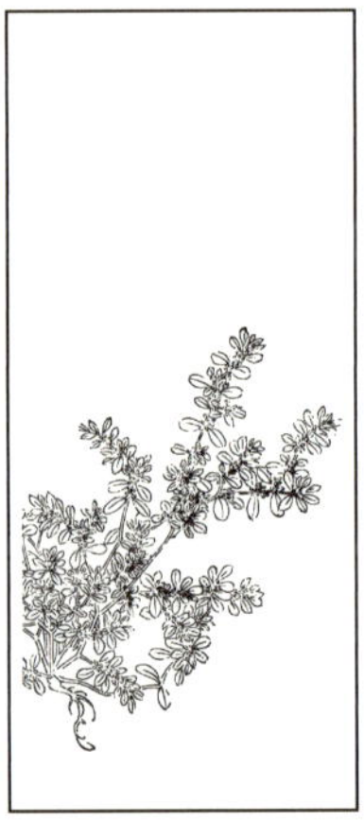

图 22 图考 · 奶花草

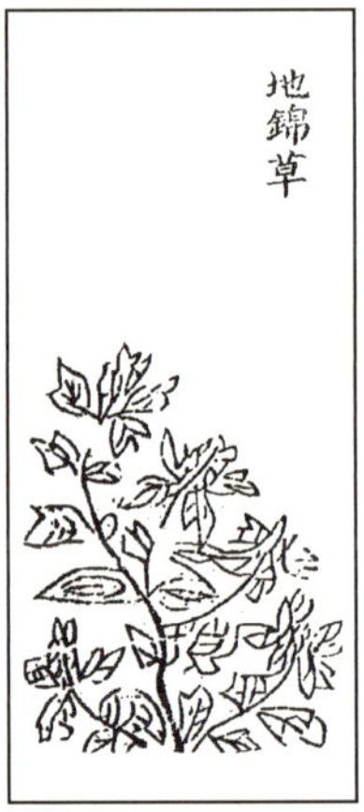

图 23 便方 · 地锦草

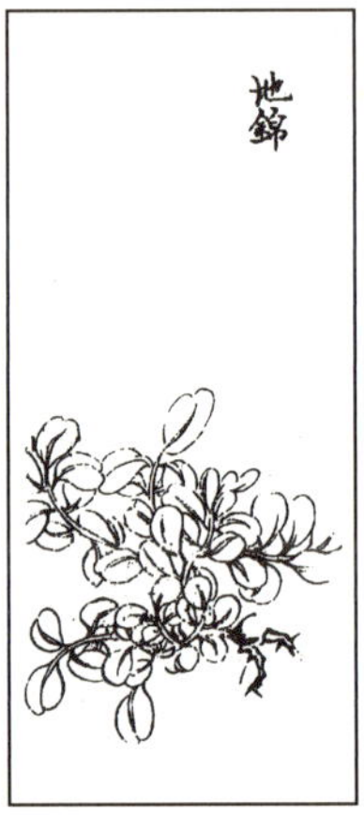

图 24 图说 · 地锦

本品24图，取自21书，其中4幅彩图。有承继关系的图可分5个书类。

《本草图经》：该书的“滁州地锦草”图分别存于《大观》（图1）、《政和》（图2）、《绍兴》（图3）。此三传本药图大同小异（详见“鉴药”项下）。今以《政和》图2为《图经》图的代表。

仿绘该图的墨线图有：《本草纲目》金陵本“地锦”（图11）。该图仿《图经》图2，删减枝叶而成。《纲目》钱本图12较金陵本图11删减枝叶更厉害，仅示一枝条。然其表现法仍属仿绘《图经》图2。《本草汇言》图17仿绘钱本图12。《三才图会》“地锦草”（图14）将《图经》图2纤弱草本改绘成小乔木，再加土地背景。

《救荒本草》：该书“小虫儿卧单”（图5）的仿绘者有《野菜博录》图16，将叶片改作阴刻。《古今图书集成·草木典》“小虫儿卧单图”（图19）亦仿绘《救荒》图5。

《本草品汇精要》：该书“滁州地锦草”（图6）虽袭用《图经》图的图名，但却是另绘写生图。其仿绘者有《补遗雷公炮制便览》“地锦草”（图10）、《金石昆虫草木状》“滁州地锦草”（图15）。

《野菜谱》：该书“雀儿绵单”（图7）的仿绘者有：《茹草编》图9仿绘时将原土地背景改为水线，完全错误。叶片采用阴刻，形态同图7。《古今图书集成·草木典》“雀儿绵单图”（图18）亦仿绘《野菜谱》图7，不取其土地背景。

《植物名实图考》：该书“地锦”（图20）的仿绘图有《本草纲目》张本图13。

以上24图中，除外13幅仿绘图，原创图尚有11幅（图2、4、5、6、7、8、20、21、22、23、24），详见下“鉴药”项。

【文录】

《别录》（见《证类》卷30“地朕”） 一名承夜，一名夜光。三月采。

唐《本草拾遗》（同上） 陈藏器云：地朕，一名地锦，一名地噤。叶光净，露下有光，蔓生，节节着地。

宋《嘉祐本草》（见《证类》卷11“地锦草”） 生近道田野，出滁州者尤良。茎叶细弱，蔓延于地。茎赤，叶青紫色，夏中茂盛。六月开红花，结细实。取苗、子用之。络石注有地锦，是藤蔓之类，虽与此名同，而其类全别。

明《救荒本草》卷上“小虫儿卧单” 一名铁线草。生田野中。苗搨地生，叶似苜蓿叶而极小；又似鸡眼草叶，亦小，其茎色红，开小红花。苗味甜。

明《本草纲目》卷20“地锦”【释名】草血竭（《纲目》）、血见愁（《纲目》）、血风草（《纲目》）、马蚁草（《纲目》）、雀儿卧单（《纲目》）、酱瓣草（《玉册》）、猢狲头草。【时珍曰】赤茎布地，故曰地锦。专治血病，故俗称为血竭、血见愁。马蚁、雀儿喜聚之，故有马蚁、雀单之名。酱瓣、猢狲头，象花叶形也。【集解】【时珍曰】田野寺院及阶砌间皆有之小草也。就地而生，赤茎黄花黑实，状如蒺藜之朵，断茎有汁。方士秋月采，煮雌雄、丹砂、硫黄。

清《植物名实图考》卷12“小虫儿卧单” 按小虫儿卧单，固始呼为小虫儿盖，直隶呼为雀儿头。李时珍《本草纲目》入《嘉祐本草》地锦下……又引掌禹锡曰：地锦草生近道田野，出滁州者尤佳。叶细弱，蔓延于地，茎赤，叶青紫色，夏中茂盛，开红花，结细实。取苗子用之。状极相类。而李时珍所说则是奶花草。二种皆布地生，小虫儿卧单茎细叶稀，无白汁，花不黄，非一草也。形状未符，主治俱不载，以俟考。《山西通志》：地锦一名草血竭，一名雀儿单，潞人称为小虫儿卧单。此草既有草血竭之名，则治血症应效。**/卷13“地锦”** 地锦，阴湿处有之。紫茎搨地生，叶如初生菊叶而短，深齿有光，开小粉紫花大如粟，结实作球。味微辛。湖南亦呼为半边莲，可治跌损。疑陈藏器所谓露下有光者是此草。**/卷15“奶花草”** 奶花草，田塍阴湿处皆有之。形状似小虫儿卧单，而茎赤、叶稍大，断之有白汁。同鲢鱼煮服，通乳有效。按《嘉祐本草》：地锦茎赤，叶青紫，红花，细实，当即此草。李时珍误以小虫儿卧单，并为一条。乃云黄花黑实，与《图经》相戾。今俗方治血病不甚采用，而通乳则里妪皆识，故标奶花之名，以著其功用云。

【鉴药】

“地锦草”为《嘉祐本草》新定药。李时珍释其名曰：“赤茎布地，故曰地锦。”《纲目》以“地锦”为正名。时珍因唐·陈藏器有“地朕，一名地锦，一名地噤”之说，将《别录》“有名未用·地朕”条并入“地锦”。《别录》“地朕”，早已无人能识。陈藏器注云：“叶光净，露下有光，蔓生，节节着地。”此与《嘉祐》新定的“地锦”形态仍有差异，故并入“地朕”未必合理。《嘉祐》载地锦“主心气，女子阴疝，血结”。时珍谓其“能散血止血、利小便”。后世医方较少用此药名，民间草药多用此清热解毒、退黄活血等。

关于本品的生境、形态，《嘉祐》云：“生近道田野，出滁州者尤良。茎叶细弱，蔓延于地。茎赤，叶青紫色，夏中茂盛。六月开红花，结细实。取苗、子用之。络石注有地锦，是藤蔓之类，虽与此名同，而其类全别。”可见此为小草本，匍匐蔓延，茎赤，红花，与藤蔓类的“地锦藤”不同来源。李时珍云：“田野寺院及阶砌间皆有之小草也。就地而生，赤茎黄花黑实，状如蒺藜之朵，断茎有汁。”时珍补充了“断茎有汁”及花果的特点。其言“黄花”有误。据上述文字描述，可见本品为大戟科大戟属植物地锦*Euphorbia humifusa* Willd. ex Schlecht.及其同属近缘植物。以下诸多古药图可补充文字叙述的不足。

1.《本草图经》：该书的“滁州地锦草”（图2）属于《政和》本，图形比较清晰，花序皆在茎枝的顶端、叶对生。《大观》本图1比较模糊，但可肯定其花序不在枝顶。《绍兴》本图3的花序多数在叶腋，但叶对生常被绘成3小叶或4叶轮生。故考察地锦草，当三图合观。从整体形状来看，该图茎枝柔弱，单叶对生，叶小，均与大戟科植物地锦*E. humifusa*相合。

2.《履巉岩本草》：该书“地锦草”（图4）为彩色写生图。其茎赤色，匍匐蔓延，分枝多，小叶对生，准确表现了地锦*E. humifusa*的生长状态。

3.《救荒本草》：该书“小虫儿卧单”正文云：“一名铁线草。生田野中。苗搨地生，叶似苜蓿叶而极小；又似鸡眼草叶，亦小，其茎色红，开小红花。”此文虽寥寥数语，将地锦*E. humifusa*的主要特征均予以突出。其图（图5）虽无颜色，但其茎枝“搨地生，叶似苜蓿叶而极小”，花序单生于叶腋等，均很准确地表明此植物是大戟科植物地锦。

4.《本草品汇精要》：该书“滁州地锦草”（图6）属于工笔重彩写生图。其茎枝纤细、色赤，铺地而生。叶小对生，叶腋生红花，表明此植物乃地锦*E. humifusa*。

5.《野菜谱》：该书“雀儿绵单”（图7）为一简单的示意图，茎枝柔弱，分枝多，叶小，对生少，互生多。该书正文云：“此菜甚延蔓，铺地而生，故名。”综合图文，可知此图也是示意为地锦。但此书非正规本草著作，乃文人寄情寓性之书，其图只能大概形似，无法苛求。

6.《太乙仙制本草药性大全》：该书“地锦草”（图8）无法解读，找不到根在哪里，只有线条串起的如花之物。不明其示意。

7.《植物名实图考》：该书以“地锦”为名、且内容与《纲目》“地锦”相关的图3幅。其中“地锦”（图20）与前面几幅药图相比，完全不一样。单叶对生，叶心形或肾形，基部心形，边缘有粗锯齿，叶柄长，花生叶腋。其正文云：“地锦，阴湿处有之。紫茎搨地生，叶如初生菊叶而短，深齿有光，开小粉紫花大如粟，结实作球。味微辛。湖南亦呼为半边莲，可治跌损。疑陈藏器所谓‘露下有光’者是此草。”据此文字，其非大戟科植物可知。考察此图，与同书的“活血丹”（图25）完全一致。结合文字叙述，可知图20之地锦乃唇形科活血丹属植物活血丹*Glechoma longituba*（Nakai）Kupr。

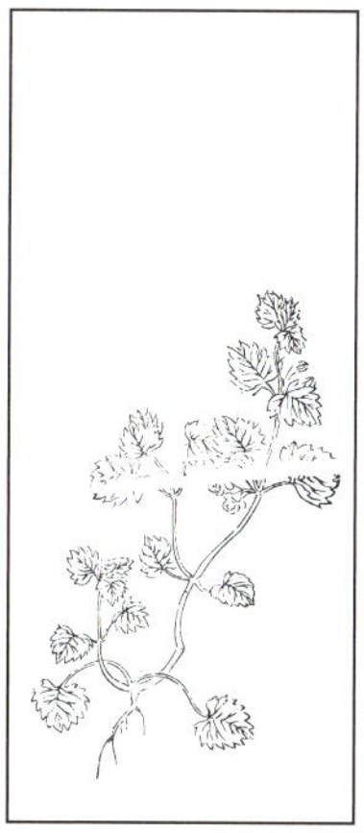

图25 图考·活血丹

“小虫儿卧单”（图21）绘一小草本，叶多而凌乱，不似大戟科的地锦的生长状态那么规整清晰。其叶对生不明显，叶卵形，先端尖，亦与地锦有异。其正文云：“按小虫儿卧单，固始呼为小虫儿盖，直隶呼为雀儿头。李时珍《本草纲目》入《嘉祐本草》地锦下，并入有名未用……状极相类。而李时珍所说则是奶花草。二种皆布地生，小虫儿卧单茎细叶稀，无白汁，花不黄，非一草也。形状未符，主治俱不载，以俟考。”可见此图虽然名称与《救荒本草》所载同，但其形状不同，吴其濬本人也不认为与地锦是同一种草。据王锦秀等《植物名实图考译注》初稿研究，此图与《救荒》同名图描绘的是完全不同的两个种。《图考》此图所示植物的茎平卧。基部分枝。叶似簇生或轮生，狭椭圆形，初步释作蓼科蓼属植物习见蓼*Polygonum plebeium* R. Br.，该种广为分布。[1]

"奶花草"（图22）所示的植物茎纤细，叶对生，花生叶腋。其正文云："田塍阴湿处皆有之。形状似小虫儿卧单，而茎赤、叶稍大，断之有白汁……按《嘉祐本草》：地锦茎赤，叶青紫，红花，细实，当即此草。李时珍误以小虫儿卧单，并为一条。乃云黄花黑实，与《图经》相戾。"茎赤、有白汁是大戟科地锦的特点之一，并非花黄。《中华本草》考此种为大戟科植物地锦*E. humifusa*。[2]

8.《草木便方》：该书"地锦草"（图23）图形粗糙，叶片都找不到几片近似的，无法描述形状。凭此图无法鉴定植物。该书此条的药物名"红斑鸠窝""迟血草"，以治血症为主要功效。整理者认为其来源为大戟科植物地锦*E. humifusa*。[3]

9.《本草简明图说》：该书"地锦"（图24）显示叶肥厚，瓜子形，叶密集而生，其茎伏地。该药文字云"地锦名血见愁，即酱瓣草也。生阶砌。辛平无毒，疮肿恶疮，金刃扑损，散血止血，崩中下利。""酱瓣草"一名见李时珍所引《庚辛玉册》，即地锦的别名。但此图与大戟科地锦并不相似。考"酱瓣草"亦为马齿苋的别名(见《食鉴本草》)、马牙半支的别名（见汪连仕《采药书》)。比较其图形，似更接近马齿苋科植物马齿苋*Portulaca oleracea* L.。

【小结】

"地锦草"首见《嘉祐本草》。据该书及李时珍所述形态，本品为大戟科植物地锦*Euphorbia humifusa* Willd. ex Schlecht.及其同属近缘植物。《本草图经》《履巉岩本草》《救荒本草》《本草品汇精要》《植物名实图考》"奶花草"所绘药图均为此种。

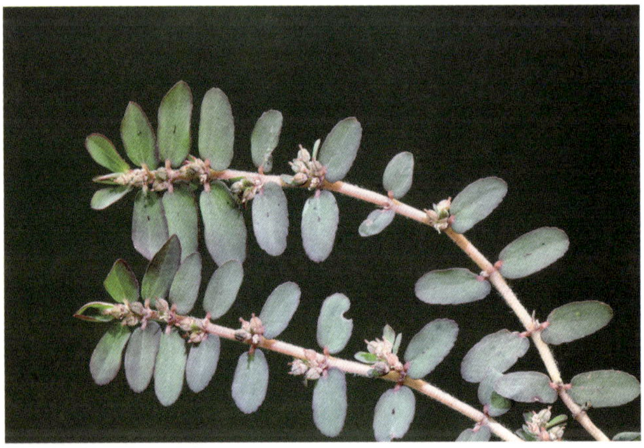

图 26　地锦 *Euphorbia humifusa*

1　此"小虫儿卧单"承中国科学院植物研究所副研究员王锦秀博士告知其《植物名实图考译注》初稿的考释意见。

2　国家中医药管理局《中华本草》编委会：《中华本草》(4)，上海：上海科学技术出版社，1999：789.

3　[清]刘善述原著，赵素云、李文虎、孙西整理：《草木便方》，重庆：重庆出版社，1988：84.

20-16　金疮小草

【品图】

本品2图，取自2书，其中1幅彩图。2图均为原创图。详见下“鉴药”项。

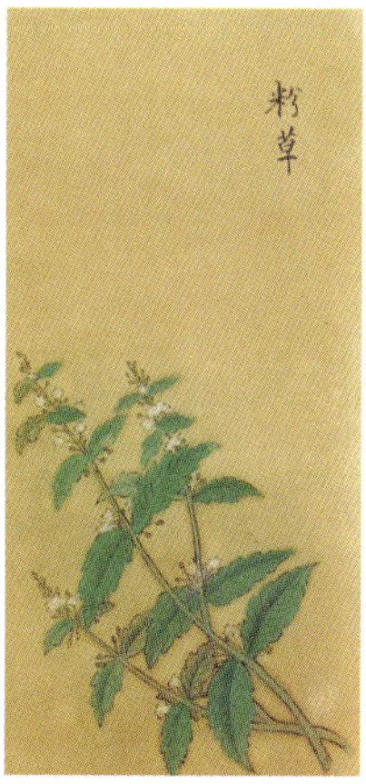

图1　履巉岩·粉草

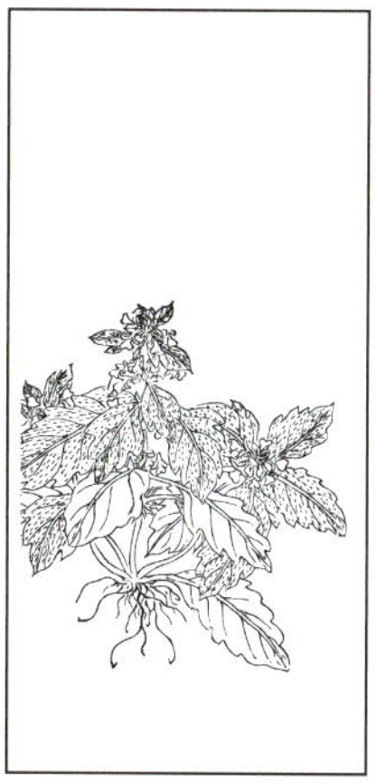

图2　图考·见血青

【文录】

唐《本草拾遗》(见《证类》卷10“金疮小草”) 陈藏器云：生江南落田野间下湿地，高一二寸许，如荠叶短，春夏间有浅紫花，长一粳米也。

宋《履巉岩本草》卷下“粉草” 一名白头翁草……一名野丈人，一名胡王使者，一名粉乳草……一名白头花。

清《植物名实图考》卷15“见血青” 见血青生江西建昌平野。亦名白头翁，初生铺地，叶如白菜，长三四寸；深齿柔嫩，光润无皱；中抽数葶，逐节开白花，颇似益母草，花蒂有毛茸茸；又顶梢花白，故有白头翁之名。俚医捣敷疮毒。殆亦蘩菜之类。

【鉴药】

“金疮小草”首见于《本草拾遗》。以功效得名。李时珍将其作为“附录”药，附在“地锦”之后。原载本品“主金疮，止血长肌，断鼻中衄血……断血瘀及卒下血”。此药罕见于后世医方，然以其他名称一直在民间流传使用。

关于本品的生境、形态，《拾遗》云：“生江南落田野间下湿地，高一二寸许，如荠叶短，春夏间有浅紫花，长一粳米也。”《中华本草》考此即唇形科筋骨草属植物金疮小草（白毛夏枯草）*Ajuga decumbens* Thunb.。[1]据此考证，基原同为金疮小草、且有药图的植物药还有下面两种。

1.《履巉岩本草》：该书“粉草”（图1）绘数枝条，单叶对生，花腋生，白色，或带淡紫，在枝顶端集成多轮。该药的正文节自《证类本草》“白头翁”条。古今白头翁来源甚多。据《植物名实图考》“见血青”一名白头翁，其形与本品相似。《中华本草》考“见血青”为金疮小草*A. decumbens*，则本品亦当为此种，或其同属近缘植物。

1　国家中医药管理局《中华本草》编委会：《中华本草》(7)，上海：上海科学技术出版社，1999：7.

2.《植物名实图考》：该书“见血青”正文云：“见血青生江西建昌平野。亦名白头翁，初生铺地，叶如白菜，长三四寸；深齿柔嫩，光润无皱；中抽数葶，逐节开白花，颇似益母草，花蒂有毛茸茸；又顶梢花白，故有白头翁之名。”其图（图2）中植物基生叶多，叶长而大，卵状披针形，有叶柄，叶面被长柔毛；轮伞花序，上部尤其密集。《中华本草》鉴定此图为金疮小草*A. decumbens*。

【小结】

“金疮小草”为唐代《本草拾遗》记载。据陈藏器所述生境、形态，本品当为唇形科植物金疮小草*Ajuga decumbens* Thunb.。据现代考证，药物基原与其相同的还有《履巉岩本草》“粉草”、《植物名实图考》“见血青”。

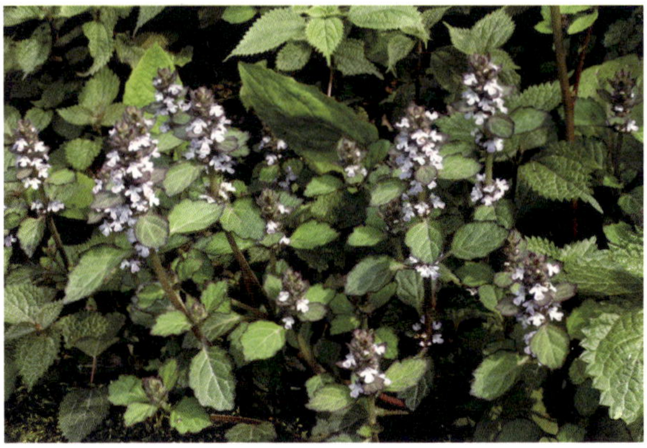

图3　金疮小草 *Ajuga decumbens*

20-17　离鬲草

【品图】

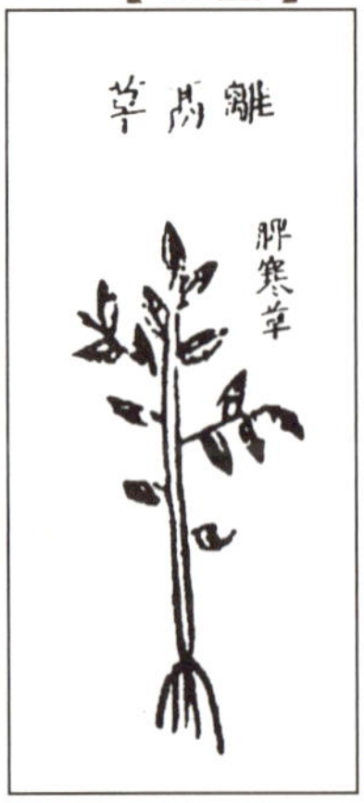

图1　纲目（金）·离鬲草

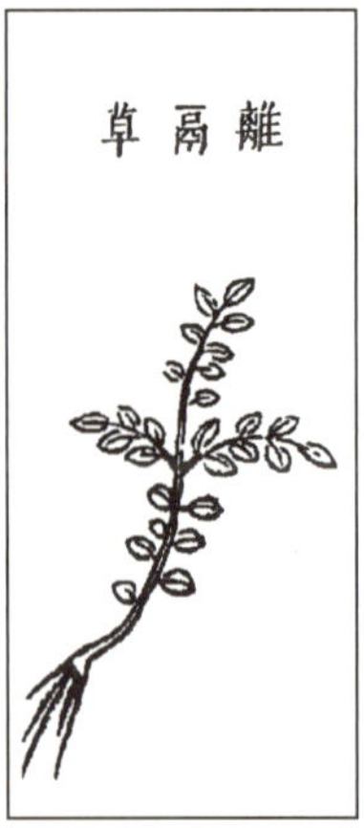

图2　纲目（钱）·离鬲草

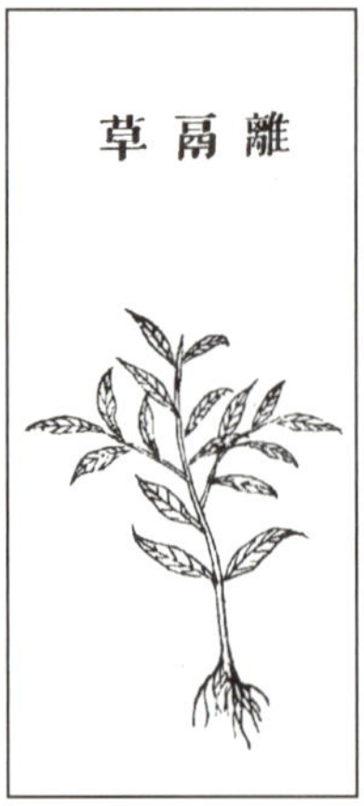

图3　纲目（张）·离鬲草

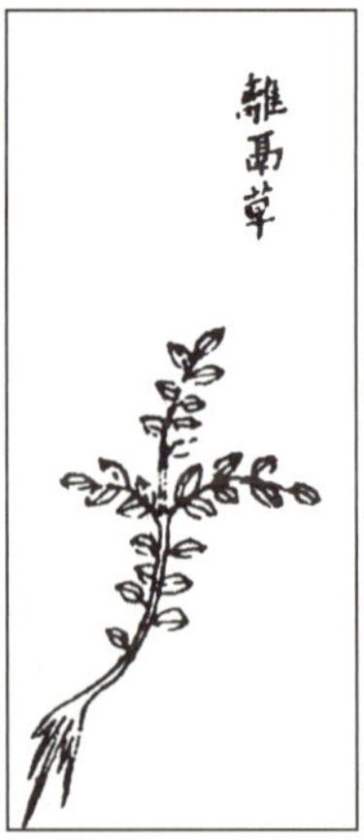

图4　汇言·离鬲草

本品6图，取自6书。有承继关系的图仅1个书类。

《本草纲目》（金陵本）：该书“离鬲草”（图1）的仿绘者有《纲目》钱本图2与《古今图书集成·草木典》“离鬲图”（图5），二图均将金陵本图1再加修饰。此后《本草汇言》图4仿绘钱本图2。《植物名实图考》图6仿绘《草木典》图5。《纲目》张本图3又仿绘《图考》图6。

以上6图中，除外5幅仿绘图，原创图仅1幅（图1），详见下“鉴药”项。

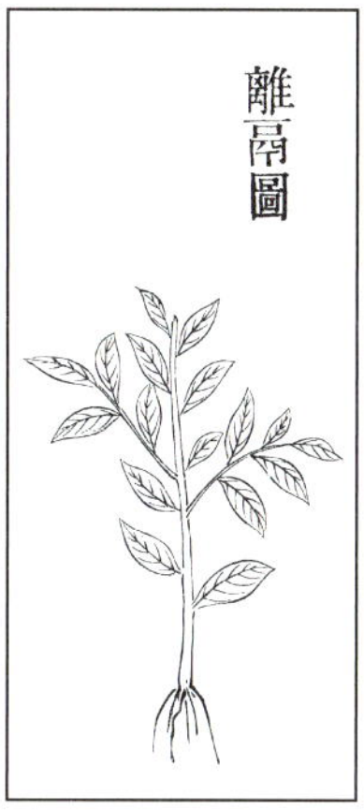

图5　草木典·离鬲图

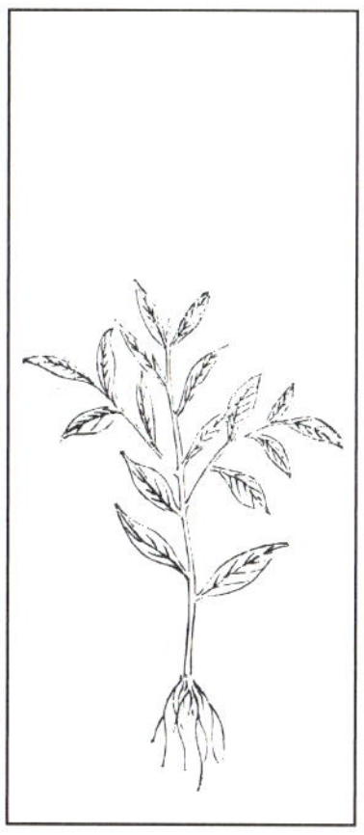

图6　图考·离鬲草

【文录】

唐《本草拾遗》（见《证类》卷8“离鬲草”） 陈藏器云：生人家阶庭湿处，高三二寸，苗叶似羃㒿，去疟为上，江东有之，北土无。

【鉴药】

“离鬲草”首见于《本草拾遗》。名义不详。原载“主瘰疬丹毒，小儿无辜寒热，大腹痞满，痰饮膈上热。”后世医方未见用此药者。

关于本品的生境、形态，陈藏器云：“生人家阶庭湿处，高三二寸，苗叶似羃㒿，去疟为上，江东有之，北土无。”据此描述，此为小草本。“羃㒿”两个单字都有“盖食巾”的意思，但合称则未见有解释。另同音的“羃䍦”则为唐代妇女外出遮蔽头身的一种方巾。无论哪一个意思，都无法解释“苗叶似羃㒿”。另在《拾遗》“仙人草”条记云：“生阶庭间。高二三寸，叶细有雁齿，似离鬲草，北地不生也。”可见离鬲草的叶片也是“细有雁齿”。然上述记载毕竟粗略，无法考证其原植物。

《本草纲目》（金陵本）：对这样一种来源不明的植物，《本草纲目》金陵本附图却绘出了“离鬲草”（图1），且图注云“脾寒草”，此名不见于《纲目》记载。“脾寒”即民间“疟疾”的俗称。遍查以“疟疾草”“疟子草”“脾寒草”为名的植物药，均未发现有类似“离鬲草”这样的小草本。此图绘一直立草本植物，一茎直立，单叶互生，叶长圆形。此图过简，无法作考证用。

或疑本品为石竹科无心菜属植物无心菜*Arenaria serpyllifolia* L.者。[1]无心菜与陈藏器所载形态不合。

1　Bernard E. Read, Chinese Medicinal Plants from the Pen Ts’ao Kang Mu, 3rd edition. Peking Natural History Bulletin 1936, repr. Taipei 1977, 545.

【小结】

“离鬲草”为唐《本草拾遗》所载药物。其形态描述过简。《本草纲目》附图亦无鉴定价值，故其原植物不明。

20-18 仙人草

【品图】

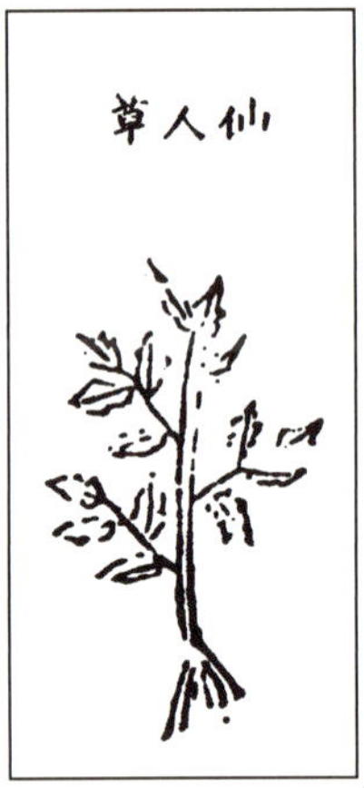

图1 纲目（金）·仙人草

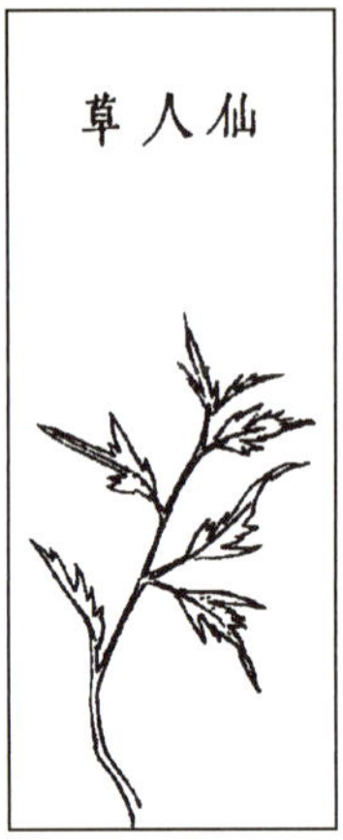

图2 纲目（钱）·仙人草

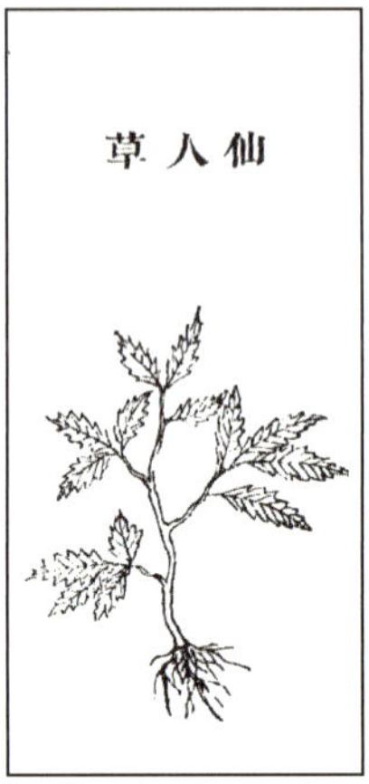

图3 纲目（张）·仙人草

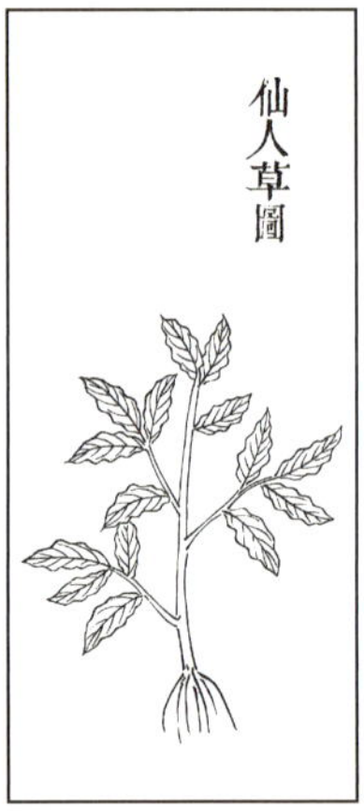

图4 草木典·仙人草图

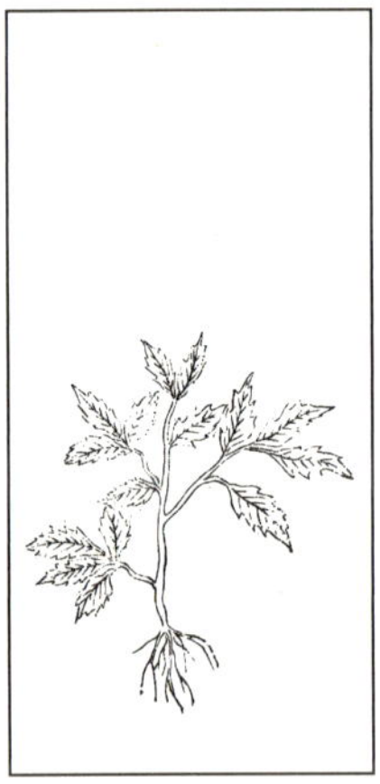

图5 图考·仙人草

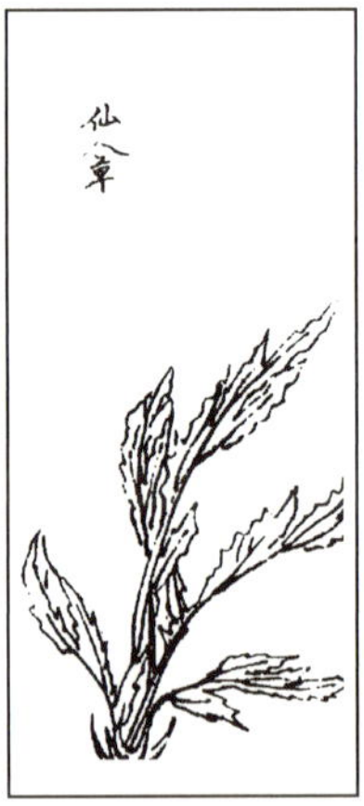

图6 图说·仙人草

本品6图，取自6书。有承继关系的图仅1个书类。

《本草纲目》(金陵本)：该书“仙人草”（图1）的仿绘者有《纲目》钱本图2与《古今图书集成·草木典》“仙人草图”（图4），二图均将金陵本图1再加修饰。此后《植物名实图考》图5仿绘《草木典》图5。《纲目》张本图3又仿绘《图考》图5。《本草简明图说》图6仿绘钱本图2，并再加发挥。

以上6图中，除外5幅仿绘图，原创图仅1幅（图1），详见下“鉴药”项。

【文录】

唐《本草拾遗》(见《证类》卷6“仙人草”) 陈藏器云：生阶庭间。高二三寸，叶细有雁齿，似离鬲草，北地不生也。

【鉴药】

“仙人草”首见于《本草拾遗》。名义不详。原载主小儿酢疮，丹毒入腹，明目，去肤翳。后世医方未见用此药者。

关于本品的生境、形态，陈藏器云：“生阶庭间。高二三寸，叶细有雁齿，似离鬲草，北地不生也。”看来本品与离鬲草可能是有亲缘关系的植物，其生境、形态都相仿佛。但离鬲草不明来源，仙人草也无参考资料。《中华本草》收录的“凉粉草”，别名亦作“仙人草”，为唇形科凉粉草属*Mesona chinensis Benth.*植物，[1]与本品无关。或有推测为毛茛科铁线莲属植物*Clematis paniculata*Th.者，[2]尚待深考，目前尚未能作定论。

《本草纲目》(金陵本)：该书“仙人草”（图1）的构图与“离鬲草”相同，都是一茎独立，有分枝。此植物为单数羽状复叶，小叶有波状缺刻，大概是表现“叶细有雁齿”。此亦凭想象绘成者，无法作考证用。

【小结】

“离鬲草”为唐《本草拾遗》所载药物。其形态描述过简。《本草纲目》附图亦无鉴定价值，故其原植物不明。

20-19　仙人掌草

【品图】

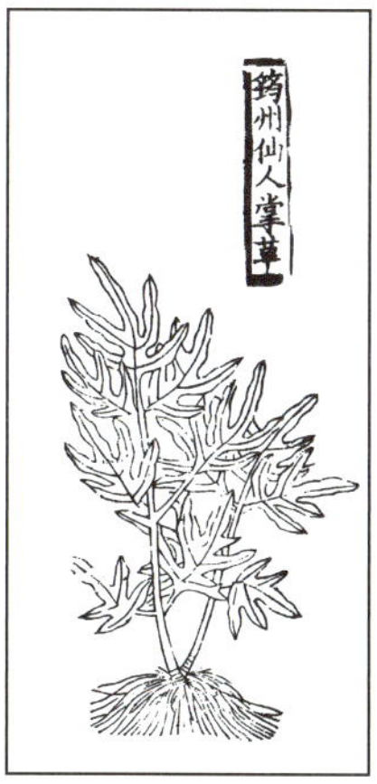

图1　图经（大）·筠州仙人掌草

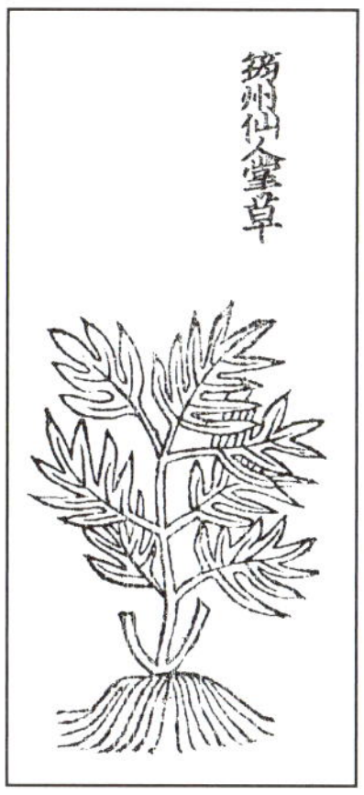

图2　图经（政）·筠州仙人掌草

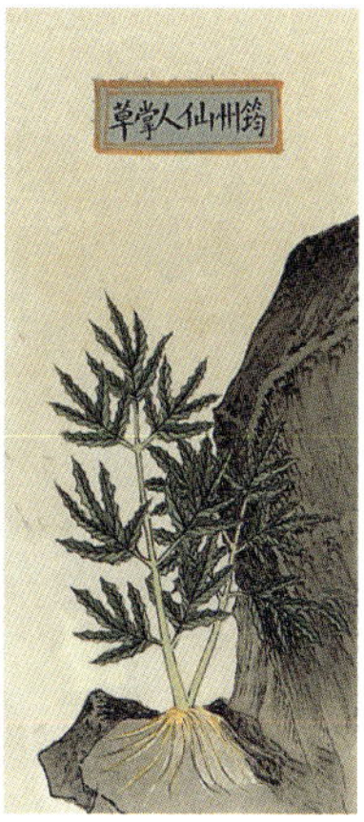

图3　品汇·筠州仙人掌草

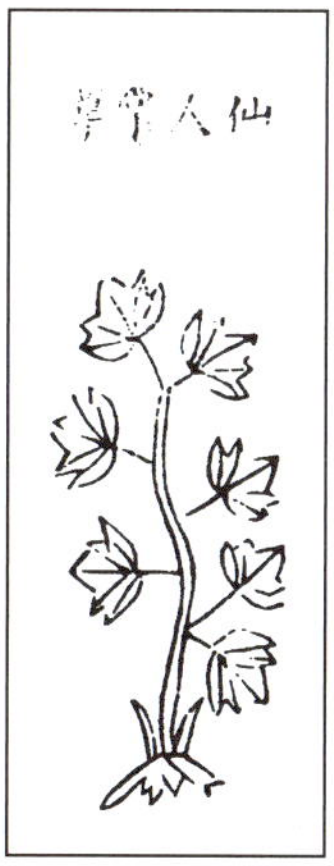

图4　纲目(金)·仙人掌草

1　国家中医药管理局《中华本草》编委会：《中华本草》(7)，上海：上海科学技术出版社，1999：87.

2　Bernard E. Read, Chinese Medicinal Plants from the Pen Ts’ao Kang Mu, 3rd edition. Peking Natural History Bulletin 1936, repr. Taipei 1977,532.

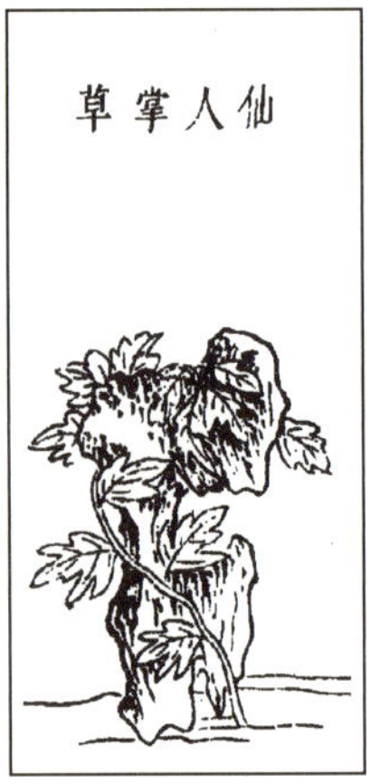

图5　纲目（钱）·仙人掌草

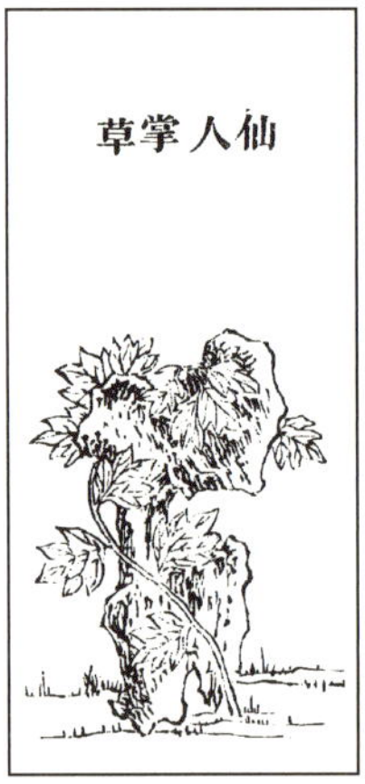

图6　纲目（张）·仙人掌草

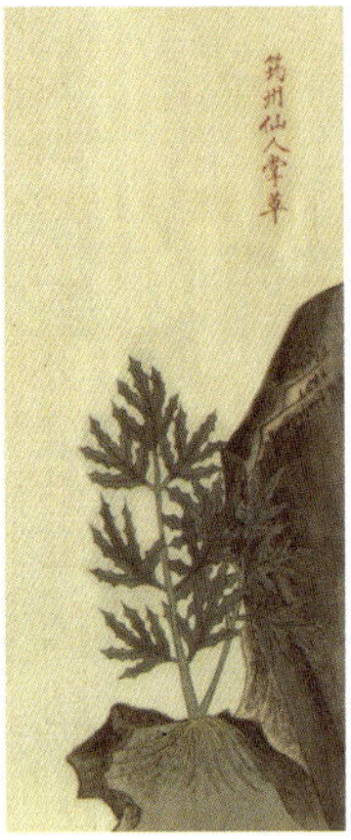

图7　金石·筠州仙人掌草

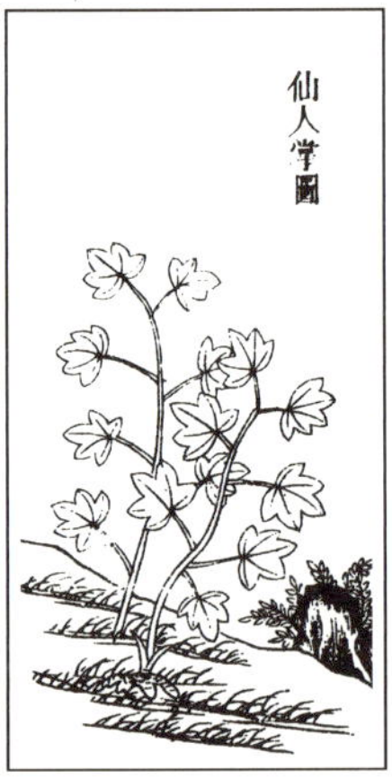

图8　草木典·仙人掌图

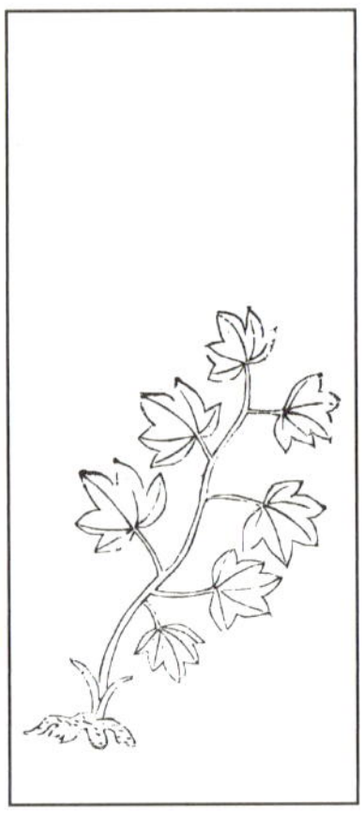

图9　图考·仙人掌草

本品9图，取自9书，其中2幅彩图。有承继关系的图仅1个书类。

《本草图经》：该书“筠州仙人掌草”（图1）分别存于《大观》（图1）、《政和》（图2）。此二传本药图基本一致。今以《政和》图2为《图经》图的代表。

仿绘该图的彩色图有：《本草品汇精要》“筠州仙人掌草”（图3，增加了山石背景）。此后《金石昆虫草木状》“筠州仙人掌草”（图7）又仿绘《品汇》图3。

仿绘该图的墨线图有：《本草纲目》金陵本“仙人掌草”（图4）。该图将原图简化为一茎，羽状深裂叶被改绘成掌状分裂。《纲目》钱本图5增加了土地及假山石背景，将原直立茎变为缠绕茎。《纲目》张本图6仿绘自钱本图5。《古今图书集成·草木典》“仙人掌图”（图8）仿绘《纲目》金陵本图4，并增绘一株同样的植物，以及山石背景。《植物名实图考》“仙人掌草”（图9）又仿绘《草木典》图8。

以上9图中，除外8幅仿绘图，原创图仅1幅（图2），详见下“鉴药”项。

【文录】

宋《本草图经》（见《证类》卷30“仙人掌草”）《图经》曰：生台州、筠州。味微苦而涩，无毒。多于石壁上贴壁而生，如人掌，故以名之。叶细而长，春生，至冬犹青，无时采。

清《本草纲目拾遗》卷8“仙掌子”　乃仙人掌上所生子也。《粤语》：仙人掌多依石壁而生，叶劲而长，若龃龉状，开花俨如凤形，子生花下，名曰凤栗。叶曰凤尾。笋发苞外，类芋渠。内攒瓣如珠，各擎子珠于掌。一枝一掌，自下而上，子自青赤而黄，有重壳，外厚内薄。熟其仁食之，味甜兼芡栗，可以延年。又名千岁子。此草可辟火，广人多植之堂侧。性宜沙土，恶肥腻。/明·黄佐《仙人掌赋》序：仙人掌，奇草也。多贴石壁而生，惟罗浮黄龙金沙洞有之。叶劲而长，若龃龉状。发苞时，外类芋魁，内攒瓣如翠球，各擎子珠如掌然，青赤转黄，而有重壳，剖之，厚者在外如小椰，可为匕勺；薄者在里如银杏衣，而裹园肉煨食之，叶兼芡栗，可补诸虚，久服轻身延年，俗呼为千岁子，此与蔓生者名同物异也。

清《植物名实图考》卷20“仙人掌草” 明黄佐《仙人掌赋·序》：仙人掌者，奇草也，多贴石壁而生，惟罗浮黄龙金沙洞有之。叶劲而长，若龃龉状。发苞时外类芋魁，内攒瓣如翠球，各擎子珠如掌。然青赤转黄，而有重壳。剖之，厚者在外如小椰，可为匕勺；薄者在里如银杏衣而裹圆肉，煨食之。味兼芡栗，可补诸虚，久服轻身延年。俗呼为千岁子，云移植惟宜沙土，粤州书院精舍中庭、后圃皆有之。

【鉴药】

“仙人掌草”首见于宋《本草图经》，为北宋新出现的民间草药，被归于“外草类”。以叶如人掌得名。原载与甘草浸酒服，治肠痔泻血。后世医方罕见用此药者。

关于本品的生境、形态，《图经》曰：“生台州、筠州……多于石壁上贴壁而生，如人掌，故以名之。叶细而长，春生，至冬犹青。”这段记述有一个令人疑惑之处，“如人掌”者是叶吗？如果是叶，“叶细而长”能像人掌吗？

《本草图经》：该书“筠州仙人掌草”（图2）绘一植物，多须根，根头抽数茎，茎上生叶甚大，羽状深裂（3—4裂）。“筠州”即今江西高安县。此图勉强说类掌的只有叶片。如此则与《图经》云“叶细而长”不符。此图的真实性不敢猜测，但与《图经》文字记载不相符合是可以肯定的。后世诸多同名图皆属仿绘、改绘，不值一提。

现代学者或认为本品的来源是仙人掌科植物梨果仙人掌*Opuntia ficus-indica* Mill.及仙人掌*O. dillenii*（Ker-Gawl.）Haw. 的全草，[1]不过是将古代的仙人掌草与现今的仙人掌不加考察地视为一物。当今仙人掌科植物仙人掌在清·赵学敏《本草纲目拾遗》中有明确的记载，但与宋代“仙人掌草”并非一物。汪乐原撰文指出，仙人掌原产墨西哥，于明末引入中国。汪文推测“仙人掌草应为凤尾蕨科植物剑叶凤尾蕨*Pteris ensiformis* Burm.，[2]但其所列证据多凭推测，无特异性，且未能广泛考证相关的古代资料。另孙启明考本品为景天科伽蓝菜*Kalanchoe laciniata*（L.）DC.，[3]未见出示依据。

关于宋代“仙人掌草”的考证，今所见唯杨竞生依据的材料最为丰富。其中包

1　邱德文等：《本草纲目彩色药图》。贵阳：贵州科学技术出版社1998：459.

2　汪乐原：仙人掌草的原植物考证，中药材，2013，36（8）：1364.

3　孙启明：《苏图研究》，见：张志斌，郑金生主编：《本草纲目研究札记》，北京：科学出版社，2019：679.

括《本草纲目拾遗》中的《粤语》《仙人掌赋序》等（见本条“文录”），以上材料提到此仙人掌草又名“千岁子”。杨竞生引用吴征镒的考证意见为：此仙人掌草来源于苏铁科植物苏铁（凤尾蕉）*Cycas revoluta* Thunb.。苏铁的大孢子叶球呈半圆形，着生于茎端的总叶柄的基部。大孢子叶上端有锐齿状裂片，不整齐，下端柄状，两侧着生数个胚珠，成熟后即成类圆形的种子。故明·黄佐说它“各擎子珠如掌然”。两广地区又有称苏铁属植物为仙掌或仙人掌，是说大孢子叶“擎子珠如掌”之故，不是指仙人掌科的仙人掌。[1]此考证意见符合《粤语》所载：“仙人掌多依石壁而生，叶劲而长，若龃龉状，开花俨如凤形，子生花下，名曰凤栗。叶曰凤尾。笋发苞外，类芋渠。内攒瓣如珠，各擎子珠于掌。一枝一掌，自下而上……”宋《图经》所载“多于石壁上贴壁而生，如人掌，故以名之。叶细而长”与之相符，但简略太甚。

【小结】

“仙人掌草”为宋《本草图经》所载民间草药，且有附图“筠州仙人掌草”。现代学者对本品来源有多种说法。或将本品与仙人掌科植物梨果仙人掌*Opuntia ficus-indica* Mill.及仙人掌*O. dillenii*（Ker-Gawl.）Haw.混为一谈。或推测为凤尾蕨科植物剑叶凤尾蕨*Pteris ensiformis* Burm.及景天科植物伽蓝菜Kalanchoe laciniata（L.）DC.。吴征镒、杨竞生考本品来源为苏铁科植物苏铁（凤尾蕉）*Cycas revoluta* Thunb.。

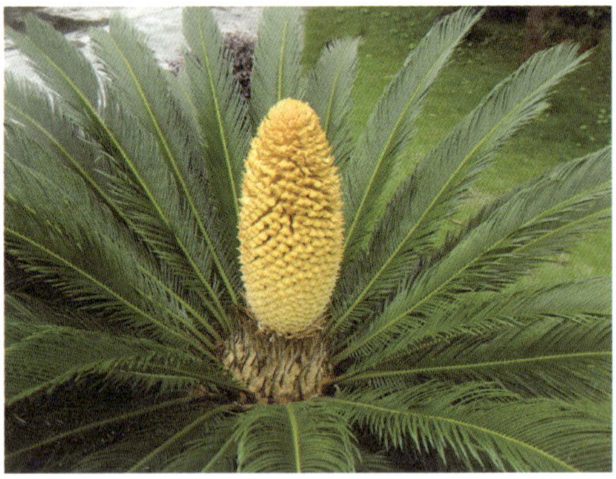

图10　苏铁 *Cycas revoluta* 雄株

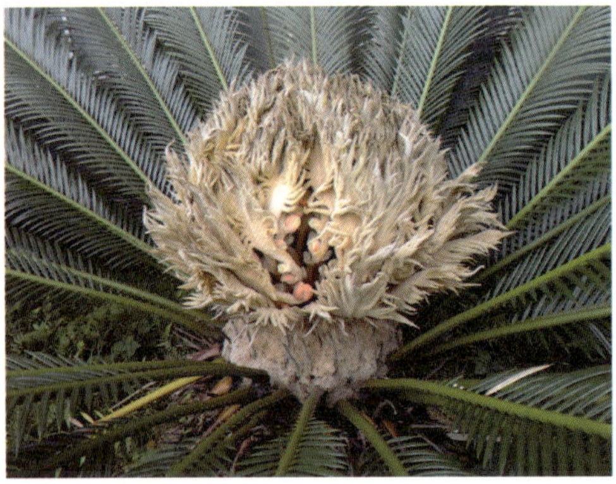

图11　苏铁 *C. revoluta* 雌株

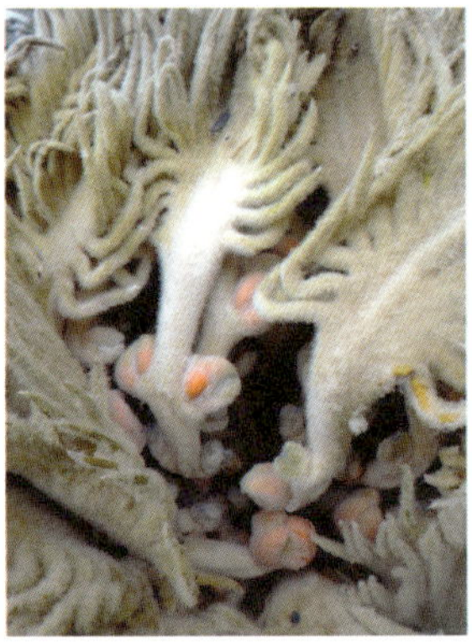

图12　苏铁大孢子叶“擎子珠如掌”

1　中国科学院昆明植物研究所编：《南方草木状考补》，昆明：云南民族出版社，1991：332-333.

20–20　崖棕

【品图】

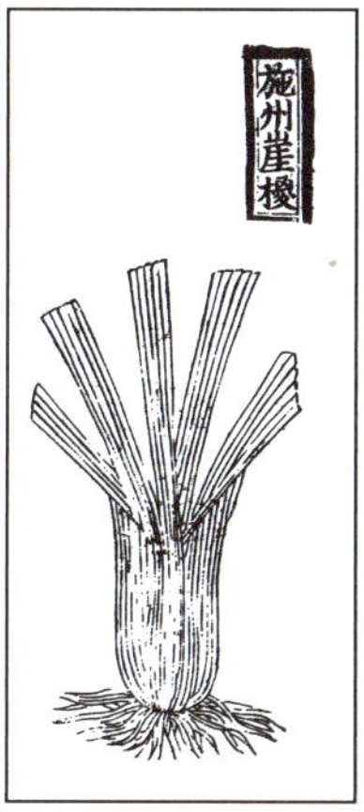

图 1　图经（大）· 施州崖棕

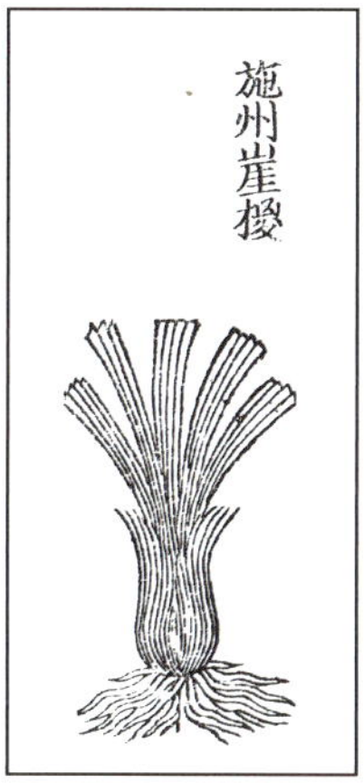

图 2　图经（政）· 施州崖棕

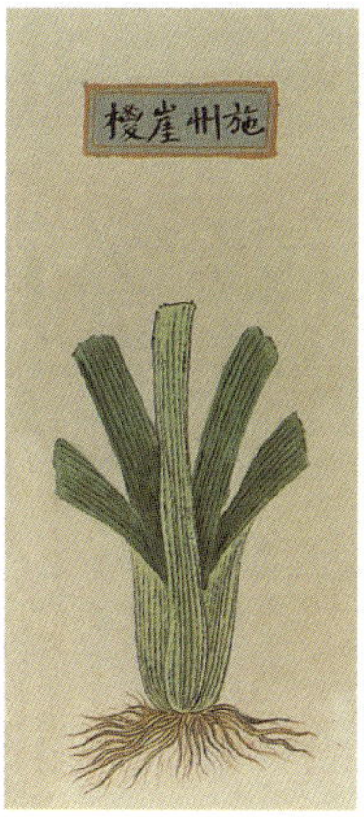

图 3　品汇 · 施州崖棕

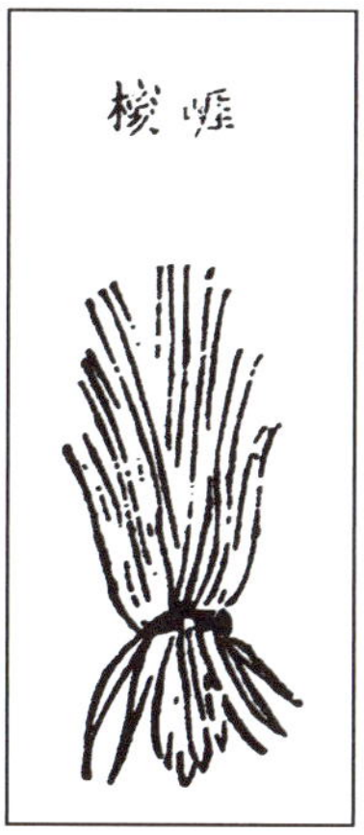

图 4　纲目（金）· 崖棕

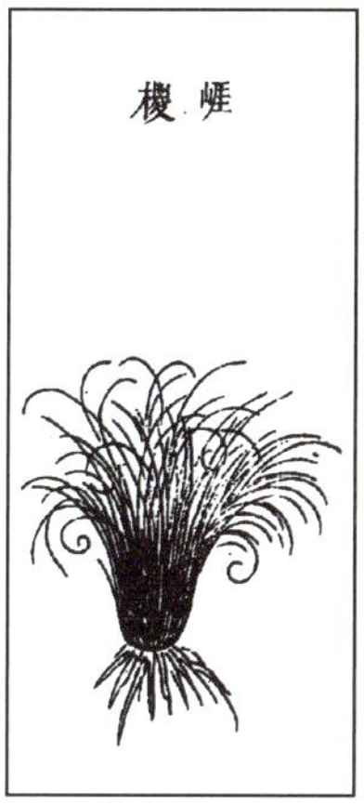

图 5　纲目（钱）· 崖棕

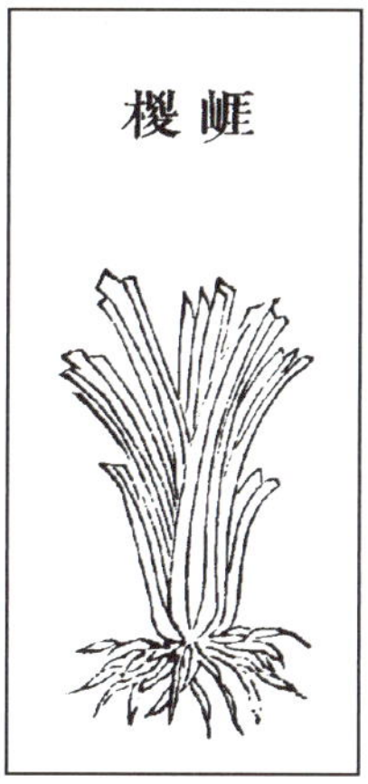

图 6　纲目（张）· 崖棕

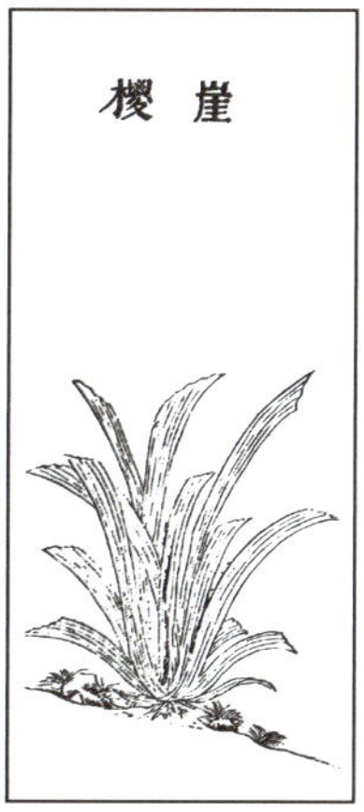

图 7　三才 · 崖棕

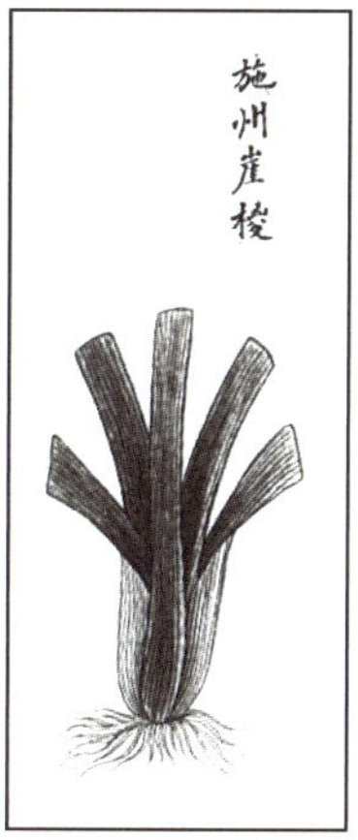

图 8　金石 · 施州崖棕

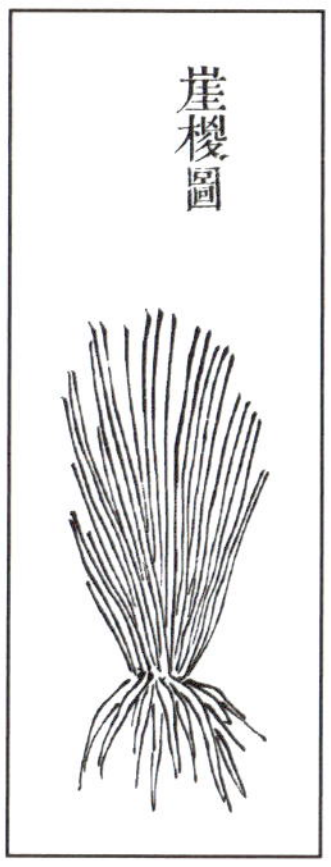

图 9　草木典 · 崖棕图

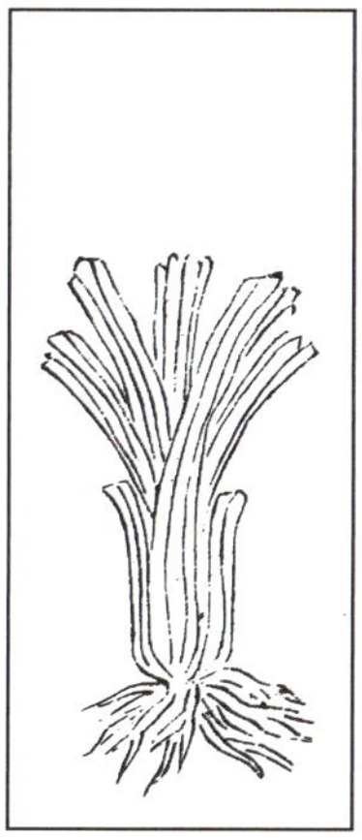

图 10　图考 · 施州崖棕

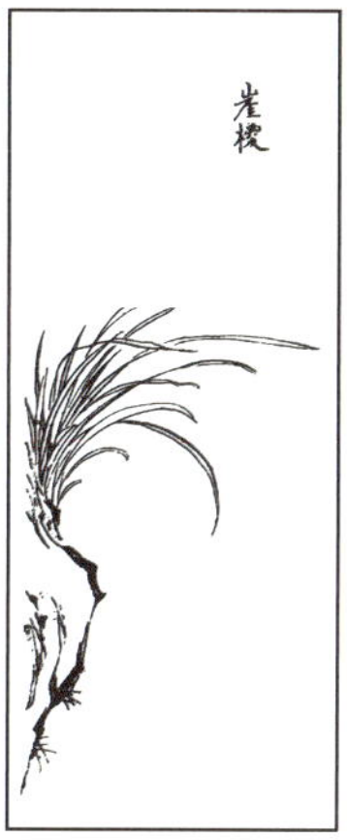

图 11　图说 · 崖棕

本品11图，取自11书，其中2幅彩图。有承继关系的图仅1个书类。

《本草图经》：该书“施州崖棕”分别存于《大观》（图1）、《政和》（图2）。此二传本药图基本一致。今以《政和》图2为《图经》图的代表。

仿绘该图的彩色图有：《本草品汇精要》“施州崖棕”（图3）。此后《金石昆虫草木状》“施州崖棕”（图8）又仿绘《品汇》图3。

仿绘该图的墨线图有：《本草纲目》金陵本“崖棕”（图4）图形粗拙。《纲目》钱本图5将金陵本图4的扁平叶改绘为线形叶，大失其真。后世仿绘钱本图5的有《本草简明图说》图11，再添加山石背景。此外，《三才图会》“崖棕”（图7）仿绘《图经》图2，并添加土地背景。《古今图书集成·草木典》“崖棕图”（图9）仿绘《纲目》金陵本图4，但误将扁平叶绘成直立的线形叶。《植物名实图考》“施州崖棕”（图10）仿绘《图经》图2，《纲目》张本图6又仿绘自《图考》图10。

以上11图中，除外10幅仿绘图，原创图仅1幅（图2），详见下“鉴药”项。

【文录】

宋《本草图经》（见《证类》卷30“崖椶”）《图经》曰：生施州石崖上。味甘、辛，性温，无毒。苗高一尺已来，四季有叶，无花。

【鉴药】

“崖棕”首见于宋《本草图经》，为北宋新出现的民间草药，被归于“外木蔓类”。名义不详。其功能疗妇人血气并五劳七伤。后世医方罕见使用本品。

关于本品的生境、形态，《图经》仅云：“生施州石崖上……苗高一尺已来，四季有叶，无花。”《图经》有附图，可资参考。

《本草图经》：该书“施州崖棕”（图2）所绘为单子叶植物，下为须根。基部有叶鞘上部叶截去，示意叶片甚长，平行脉。《中华本草》考此图似为莎草科薹草属植物宽叶薹草*Carex siderosticta* Hance。药用根。[1]

【小结】

“崖棕”为北宋新出现的民间草药。《图经》所附药图为后世诸本草药图仿绘之源。《中华本草》据《本草图经》的图、文，认为本品似为莎草科宽叶薹草*Carex siderosticta* Hance。

1 国家中医药管理局《中华本草》编委会：《中华本草》（8），上海：上海科学技术出版社，1999：556.

20-21　鸡翁藤

【品图】

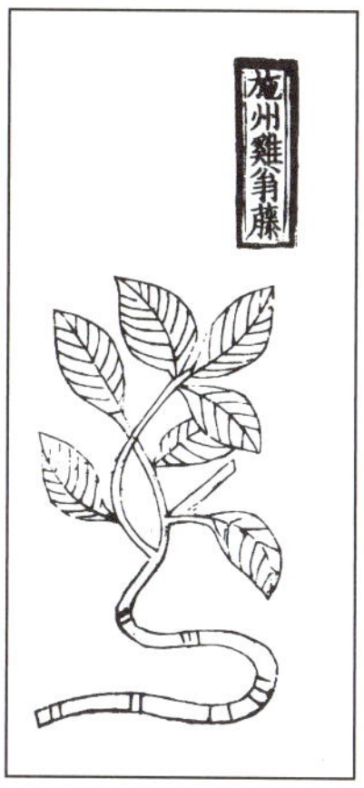

图1　图经（大）·施州鸡翁藤

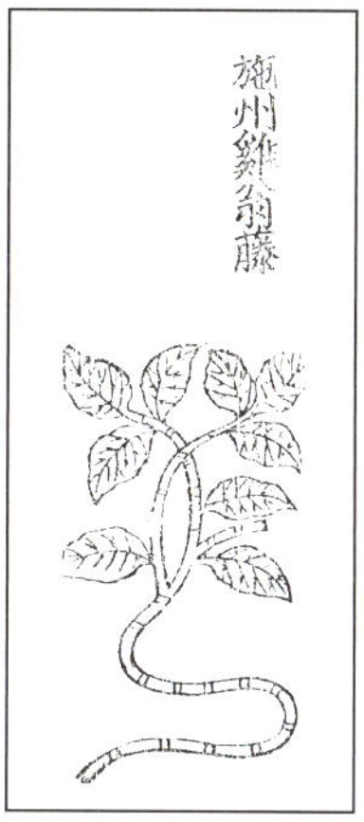

图2　图经（政）·施州鸡翁藤

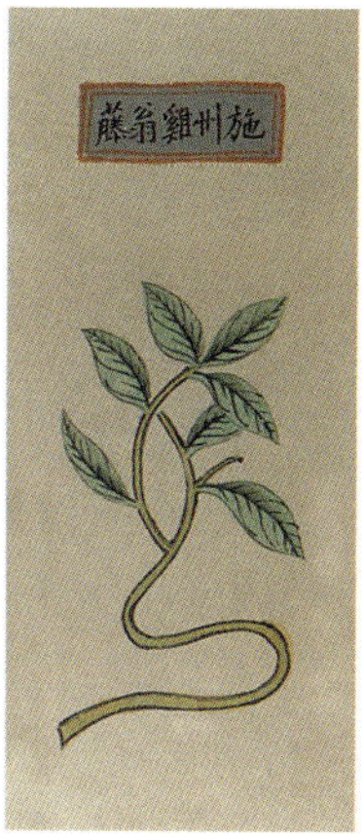

图3　品汇·施州鸡翁藤

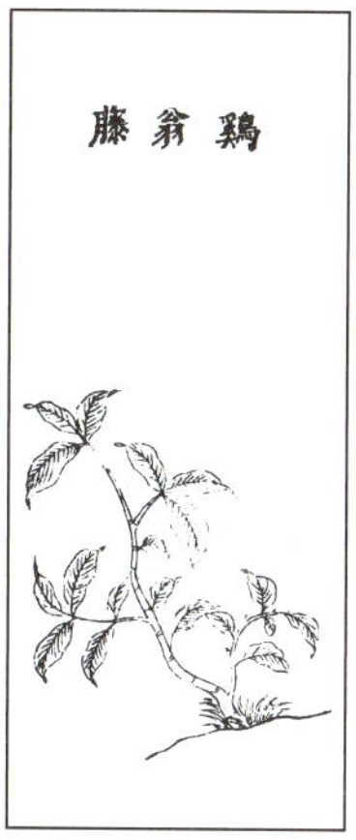

图4　三才·鸡翁藤

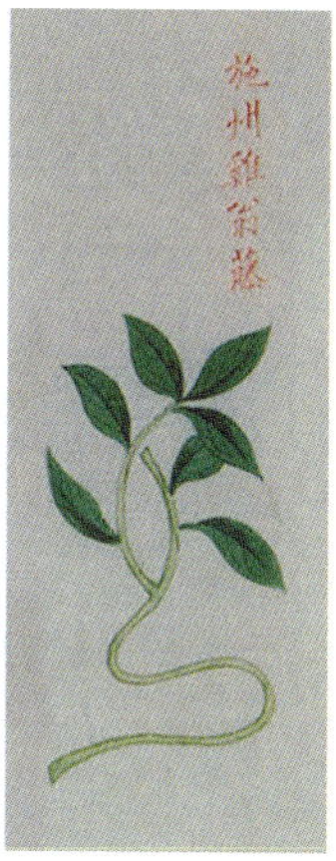

图5　金石·施州鸡翁藤

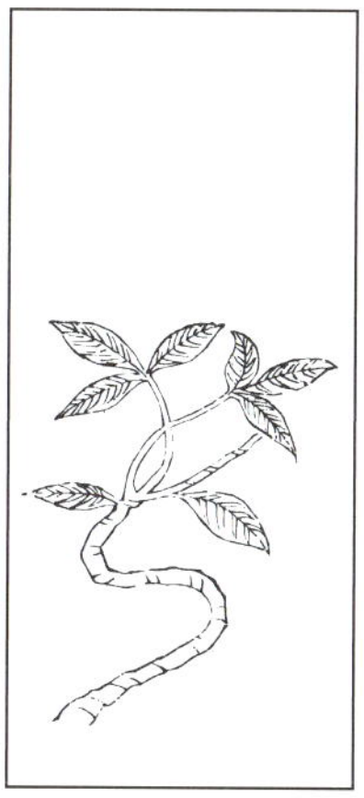

图6　图考·鸡翁藤

本品6图，取自6书，其中2幅彩图。有承继关系的图仅1个书类。

《本草图经》：该书“施州鸡翁藤”图分别存于《大观》（图1）、《政和》（图2）。此二传本药图基本一致。今以《政和》图2为《图经》图的代表。

仿绘该图的彩色图有：《本草品汇精要》“施州鸡翁藤”（图3）。此后《金石昆虫草木状》“施州鸡翁藤”（图5）又仿绘《品汇》图3。

仿绘该图的墨线图有：《三才图会》“鸡翁藤”（图4），并增添了土地背景。《植物名实图考》“鸡翁藤”（图6）又仿绘《图经》图2。以上6图中，除外5幅仿绘图，原创图仅有1幅（图2），详见下“鉴药”项。

【文录】

宋《本草图经》（见《证类》卷30“鸡翁藤”）《图经》曰：出施州。其苗蔓延大木，有叶无花。味辛，性温，无毒。采无时。

【鉴药】

“鸡翁藤”首见于宋《本草图经》，属北宋新出现的民间草药，故归于“外草类”。名义不详。其功能疗妇人血气并五劳七伤。因来源不明，后世医方未见使用。故李时珍将其作为“附录”药，附在“崖棕”一药之后。

关于本品的生境、形态，苏颂云：“出施州。其苗蔓延大木，有叶无花。”施州即今湖北恩施。此为藤本植物，“有叶无花”之说不可信。其余特征皆无。

《本草图经》：该书“施州鸡翁藤”（图2）茎弯曲，有节，示意可攀缘。羽状复叶具3小叶，小叶卵形。今或考本品为豆科植物密花豆（鸡血藤）*Spatholobus suberectus* Dunn.，[1]然未出示详细考证依据。故其原植物还有待考证，

【小结】

“鸡翁藤”为北宋新出现的民间草药。今或考为豆科植物密花豆（鸡血藤）*Spatholobus suberectus* Dunn.。因未出示考证依据，其基原还有待进一步考证。

20-22　半天回

【品图】

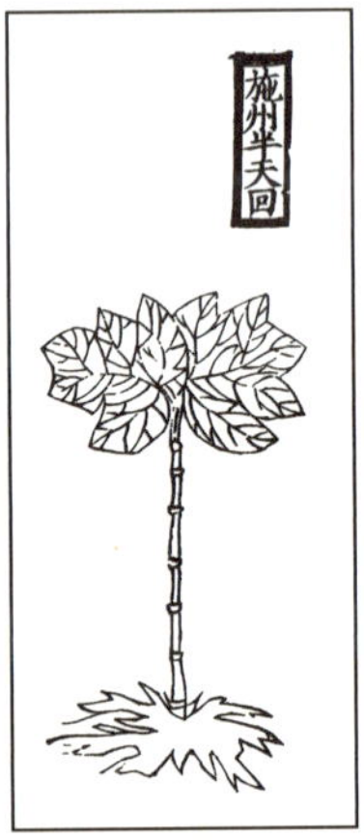

图1　图经（大）·施州半天回

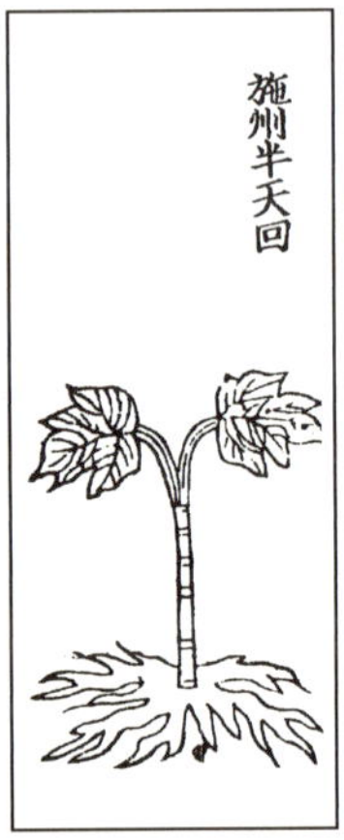

图2　图经（政）·施州半天回

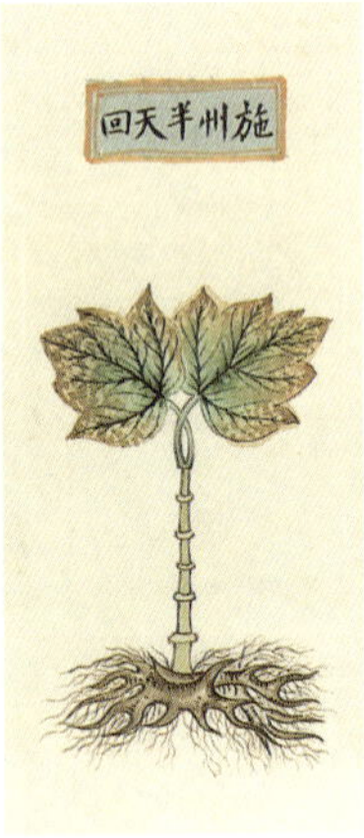

图3　品汇·施州半天回

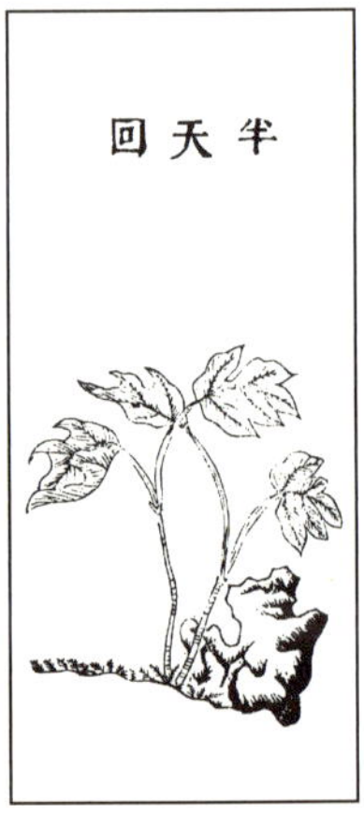

图4　三才·半天回

1　孙启明：《苏图研究》，见：张志斌，郑金生主编：《本草纲目研究札记》，北京：科学出版社，2019：681.

本品6图，取自6书，其中2幅彩图。有承继关系的图仅1个书类。

《本草图经》：该书的“施州半天回”图分别存于《大观》（图1）、《政和》（图2）。此二传本药图基本一致。今以《政和》图2为《图经》图的代表。

仿绘该图的彩色图有：《本草品汇精要》“施州半天回”（图3）。此后《金石昆虫草木状》“施州半天回”（图5）又仿绘《品汇》图3。

仿绘该图的墨线图有：《三才图会》“半天回”（图4）仿绘《图经》图2，增加同形植株以及土石背景。《植物名实图考》“半天回”（图6）亦仿绘《图经》图2。

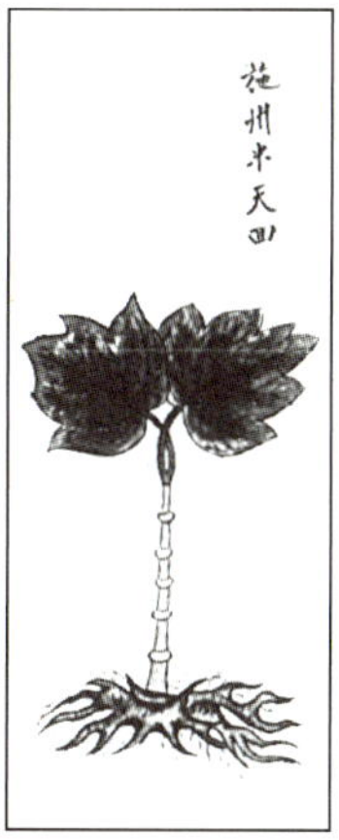

图5　金石·施州半天回

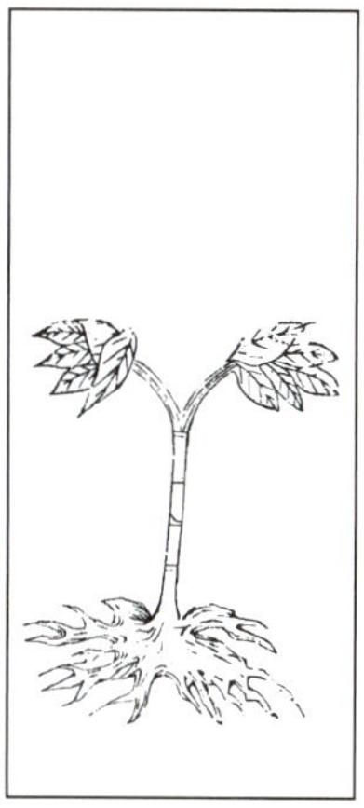

图6　图考·施州半天回

以上6图中，除外5幅仿绘图，原创图尚仅1幅（图2），详见下“鉴药”项。

【文录】

宋《本草图经》（见《证类》卷30“半天回”）《图经》曰：生施州。春生苗，高二尺已来，赤斑色，至冬苗叶皆枯。其根味苦、涩，性温，无毒。土人夏月采之。

【鉴药】

“半天回”首见于宋《本草图经》，属北宋新出现的民间草药，故归于“外草类”。名义不详。其功能疗妇人血气并五劳七伤。因来源不明，后世未见使用。李时珍将其作为附录药，附在“崖棕”一药之后。

关于本品的生境、形态，苏颂云：“生施州。春生苗，高二尺已来，赤斑色，至冬苗叶皆枯。其根味苦、涩。”施州即今湖北恩施。其形态过简，当利用药图辅助考察。

《本草图经》：该书的“施州半天回”（图2）所绘植物根四布，一茎直立，有节。顶端分叉生二叶，叶掌状分裂。孙启明将图中四布的根分析为“根茎横卧，具粗壮的须状根”。又云茎生叶2片，在近顶处相接而生。柄长。叶片盾状亚圆形，裂片广三角形，叶缘有细齿，故考此物与今小檗科植物八角莲*Dysosma pleiantha*（Hance.）Woods.符合。[1]

1　孙启明：《苏图研究》，见：张志斌，郑金生主编：《本草纲目研究札记》，北京：科学出版社，2019：690.

【小结】

“半天回”为北宋新出现的民间草药。今或考《图经》所绘“半天回”与今小檗科植物八角莲*Dysosma pleiantha*（Hance.）Woods.相符。

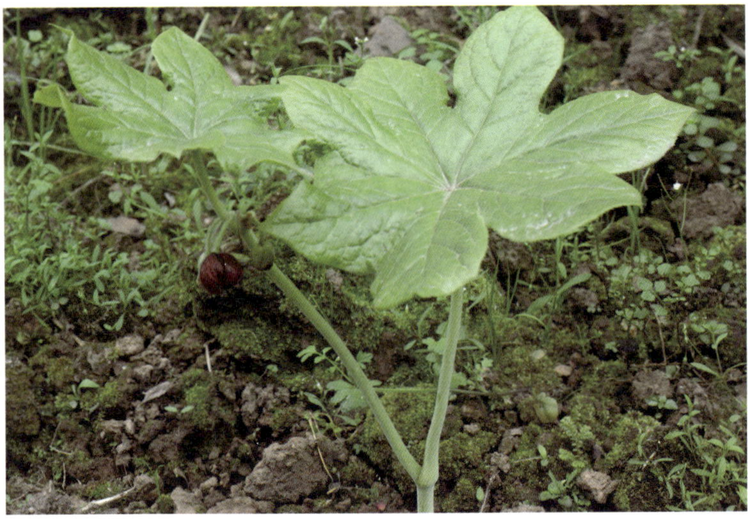

图7 八角莲 *Dysosma pleiantha*

20-23 野兰根

【品图】

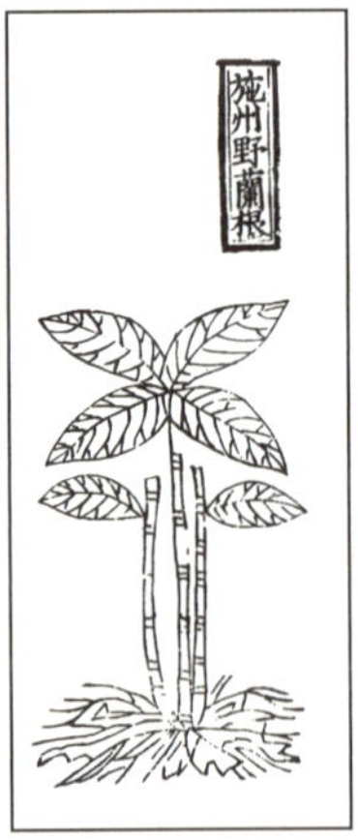

图1 图经（大）·施州野兰根

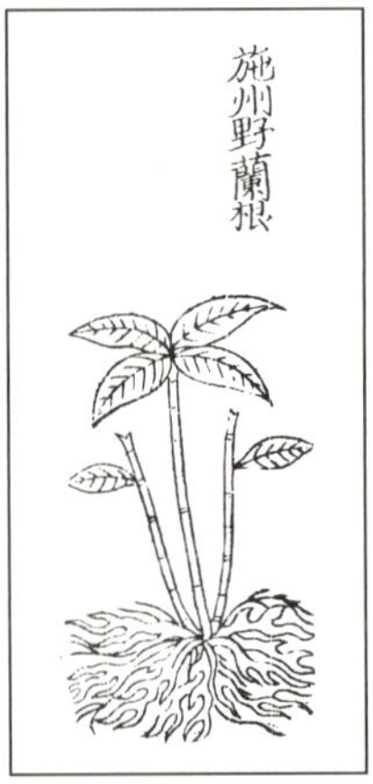

图2 图经（政）·施州野兰根

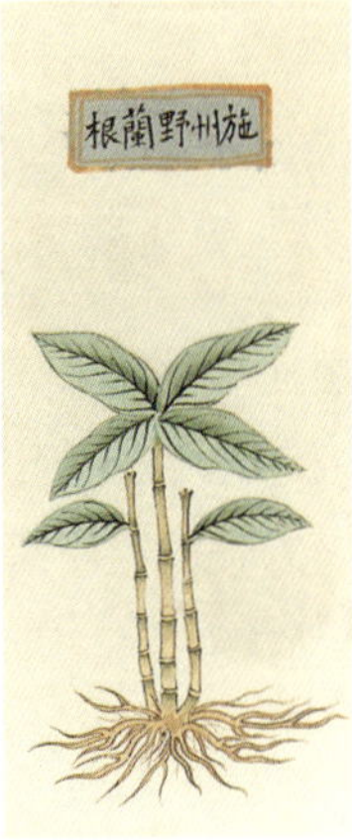

图3 品汇·施州野兰根

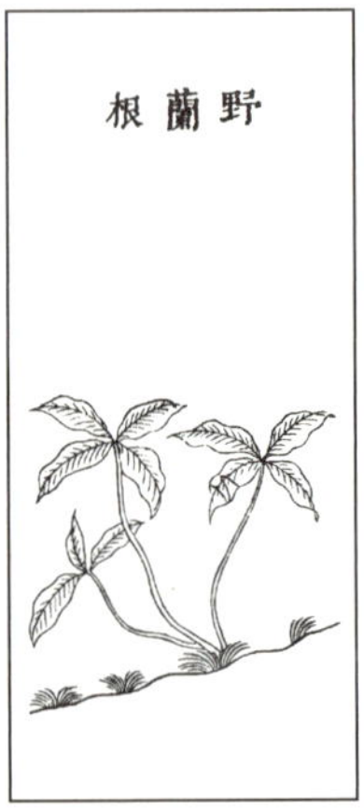

图4 三才·野兰根

本品6图，取自6书，其中2幅彩图。有承继关系的图仅1个书类。

《本草图经》：该书的“施州野兰根”图分别存于《大观》（图1）、《政和》（图2）。此二传本药图基本一致。今以《政和》图2为《图经》图的代表。

仿绘该图的彩色图有：《本草品汇精要》“施州野兰根”（图3）。此后《金石昆虫草木状》“施州野兰根”（图5）又仿绘《品汇》图3。

仿绘该图的墨线图有：《三才图会》“野兰根”（图4）仿绘《图经》图2，增加同形植株以及土地背景。《植物名实图考》“施州野兰根”（图6）亦仿绘《图经》图2。

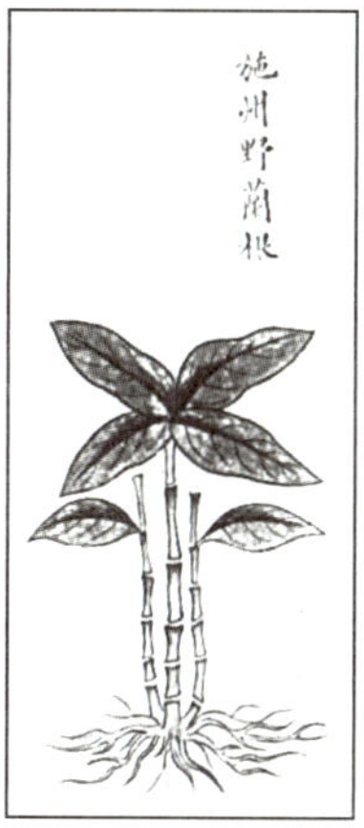

图5　金石·施州野兰根

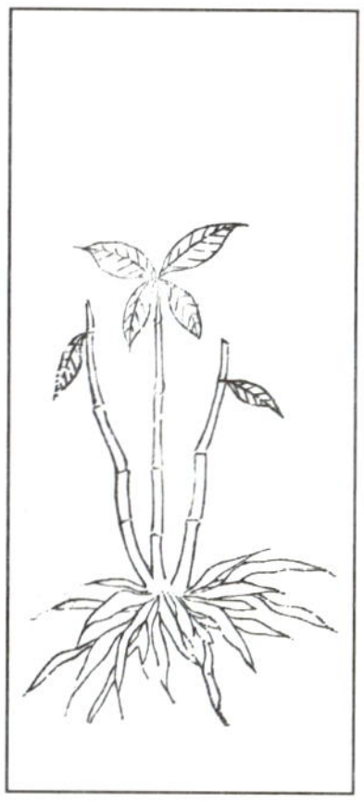

图6　图考·施州野兰根

以上6图中，除外5幅仿绘图，原创图尚仅1幅（图2），详见下“鉴药”项。

【文录】

宋《本草图经》（见《证类》卷30“野兰根”）《图经》曰：出施州。丛生，高二尺已来，四时有叶，无花。其根味微苦，性温，无毒。采无时。

【鉴药】

“野兰根”首见于宋《本草图经》，属北宋新出现的民间草药，故归于“外草类”。名义不详。据载可疗妇人血气并五劳七伤。因来源不明，后世未见使用。故李时珍将其作为附录药，附在“崖棕”一药之后。

关于本品的生境、形态，苏颂云：“出施州。丛生，高二尺已来，四时有叶，无花。其根味微苦。”施州即今湖北恩施。其描述太简，当与附图合观之。

《本草图经》：该书“施州野兰根”（图2）所绘植物多须根，根头抽出数茎，茎直立，有节。茎顶四叶近轮生。孙启明描述为：地下根茎须根发达，多而粗，茎直立，具4—5个节。单叶轮生于茎端，叶片4枚，长卵圆形，先端渐尖。此图即今之“四块瓦”者，涉及金粟兰科植物宽叶金粟兰*Chloranthus henryi* Hemsl.或报春花科植物重楼排草（落地梅）*Lysimachia aridiformis* Franch.。[1]两相比较，本图野兰根的叶更接近落地梅，但明显膨大的茎节却更接近宽叶金粟兰及其同属近缘植物。

1　孙启明：《苏图研究》，见：张志斌，郑金生主编：《本草纲目研究札记》，北京：科学出版社，2019：690.

【小结】

“野兰根”为北宋新出现的民间草药。今据《本草图经》附图，或考涉及金粟兰科植物宽叶金粟兰*Chloranthus henryi* Hemsl.或报春花科植物重楼排草（落地梅）*Lysimachia aridiformis* Franch.。

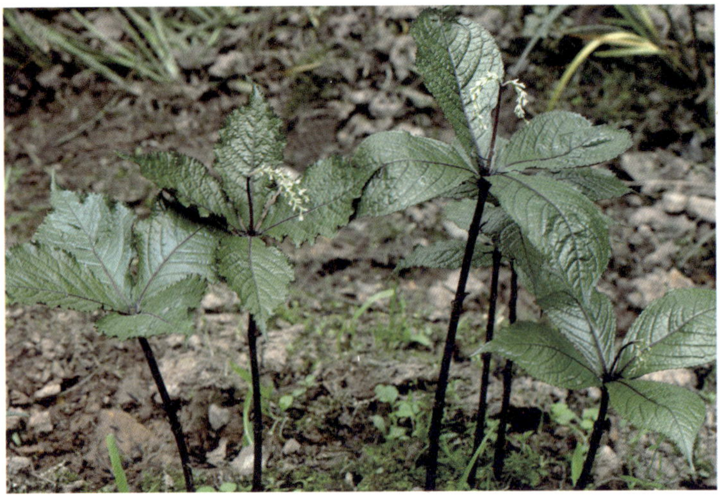

图 7　宽叶金粟兰 *Chloranthus henryi*

20-24　紫背金盘草

【品图】

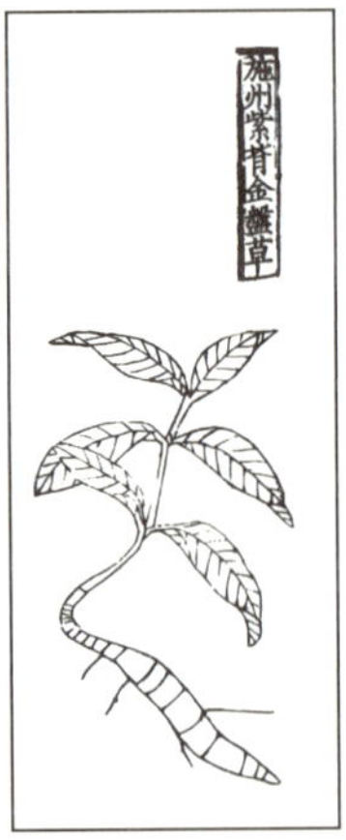

图 1　图经（大）· 施州紫背金盘草

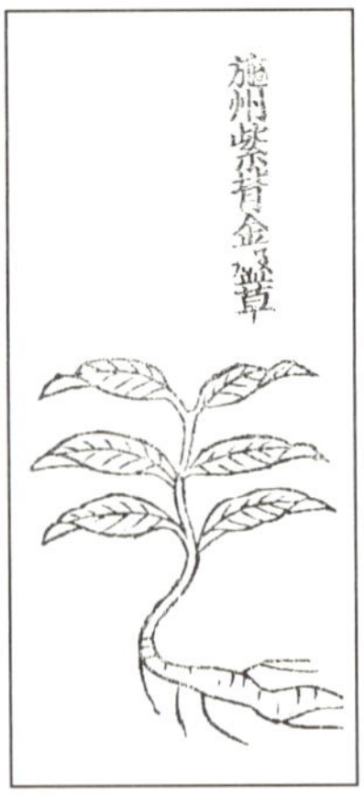

图 2　图经（政）· 施州紫背金盘草

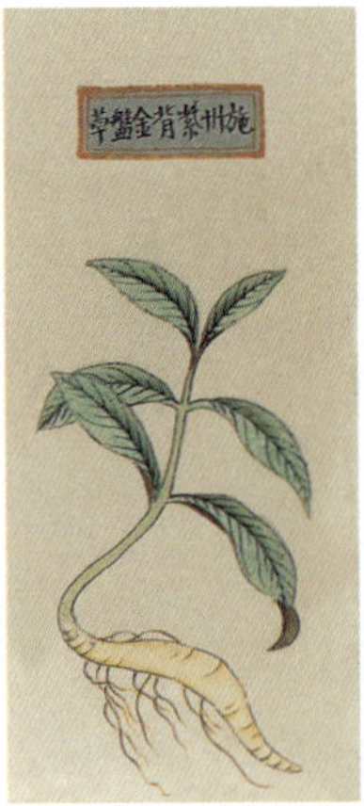

图 3　品汇 · 施州紫背金盘草

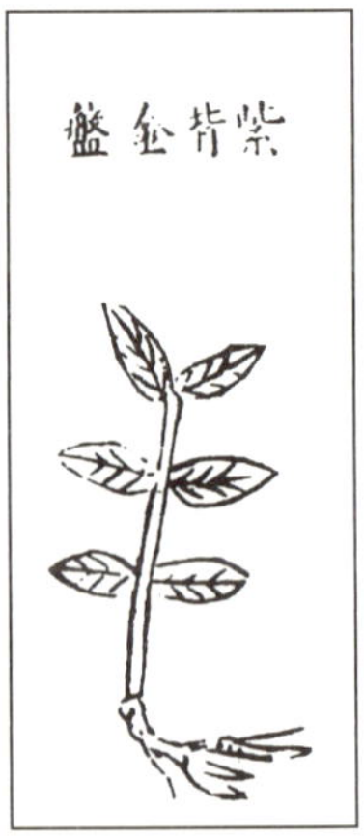

图 4　纲目（金）· 紫背金盘

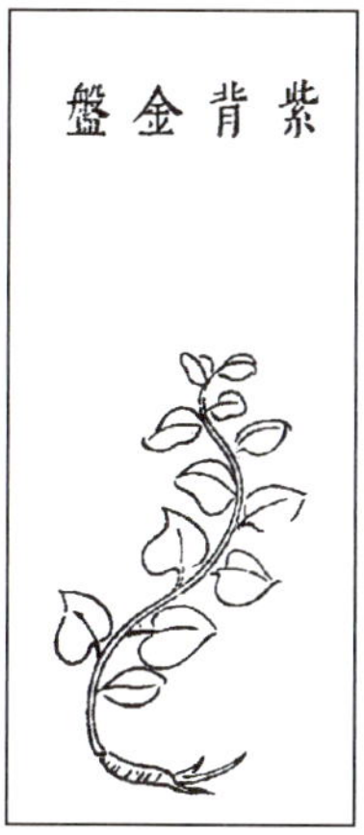

图5 纲目（钱）·紫背金盘

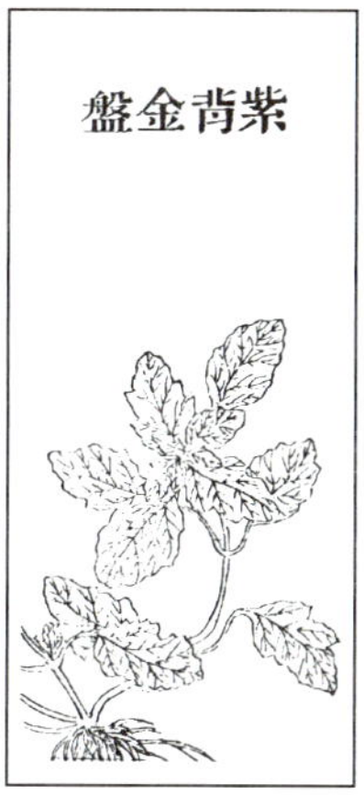

图6 纲目（张）·紫背金盘

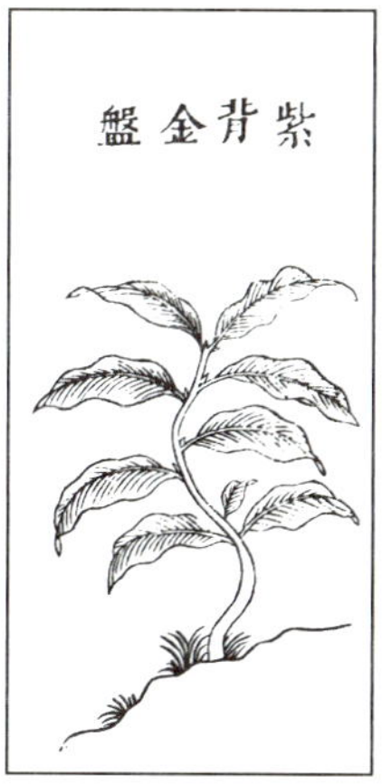

图7 三才·紫背金盘

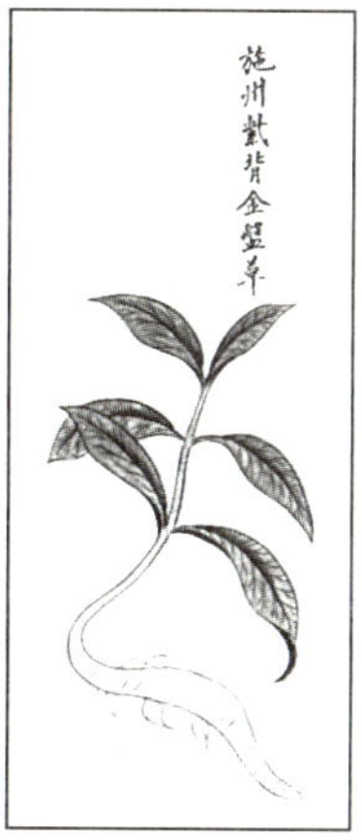

图8 金石·施州紫背金盘草

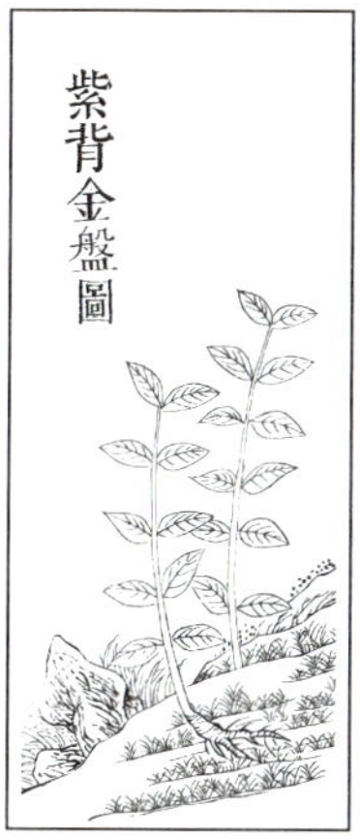

图9 草木典·紫背金盘图

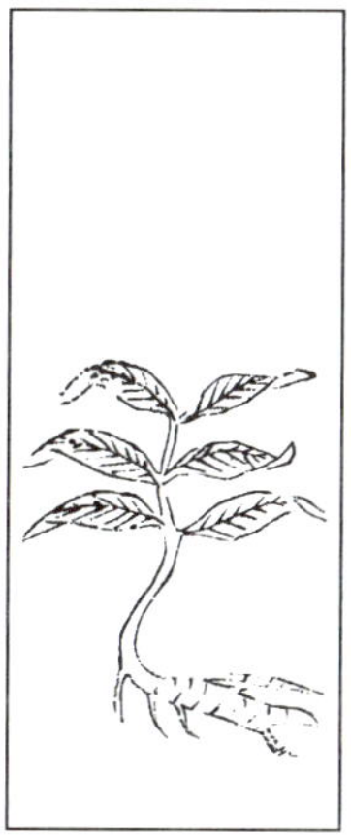
图10 图考·施州紫背金盘草

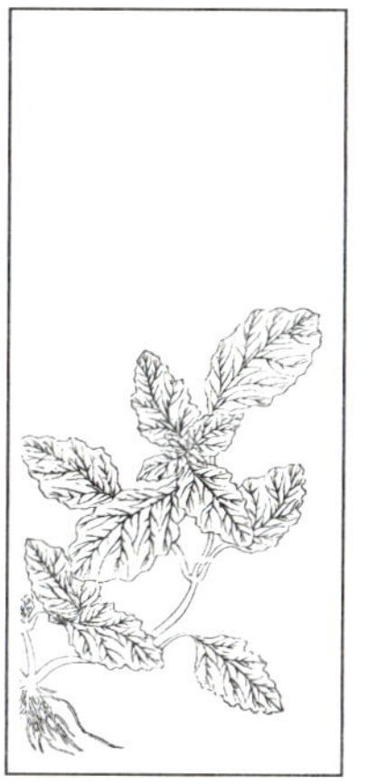
图11 图考·紫背金盘

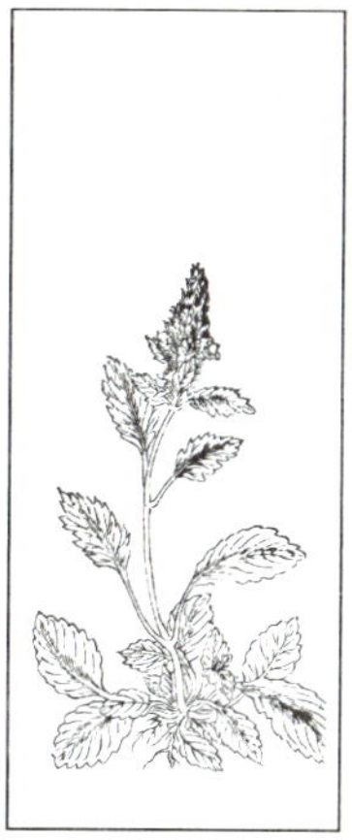
图12 图考·筋骨草

本品12图，取自10书，其中2幅彩图。有承继关系的图可分2个书类。

《本草图经》：该书“施州紫背金盘草”图分别存于《大观》（图1）、《政和》（图2）。此二传本药图基本一致。今以《政和》图2为《图经》图的代表。

仿绘该图的彩色图有：《本草品汇精要》“施州紫背金盘草”（图3）。此后《金石昆虫草木状》“施州紫背金盘草”（图8）又仿绘《品汇》图3。

仿绘该图的墨线图有：《本草纲目》金陵本“紫背金盘”（图4）。该图没有按李时珍所述植物绘图，而是仿绘《图经》图，但仿绘技术甚差，茎、叶线条僵硬，叶片更短。《纲目》钱本图5又将金陵本图4的叶改绘成心形或三角形，失真。《三才图会》“紫背金盘”（图7）仿绘《图经》图2时，叶片或改为互生，并增添土地背景。《古今图书集成·草木典》“紫背金盘图”（图9）在《纲目》金陵本图4的基础上予以修饰，添加山石背景。《植物名实图考》“施州紫背金盘草”（图10）仍仿绘《图经》图2。

《植物名实图考》：该书“紫背金盘”（图11）的仿绘者有《本草纲目》张本图6。

以上12图中，除外6幅仿绘图，原创图尚有3幅（图2、11、12），详见下“鉴药”项。

【文录】

宋《本草图经》（见《证类》卷30“紫背金盘草”）《图经》曰：生施州。苗高一尺已来，叶背紫，无花。根味辛、涩，性热，无毒。采无时。

明《本草纲目》卷20“紫背金盘” 时珍曰：湖湘水石处皆有之，名金盘藤。似醋筒草而叶小，背微紫。软茎引蔓似黄丝，搓之即断，无汁可见。方士用以制汞。他处少有。〇醋筒草：叶似木芙蓉而偏，茎空而脆，味酸，开白花。广人以盐醋淹食之。

清《植物名实图考》卷16“紫背金盘” 李时珍谓湖湘水石处有之。今湖南所产引紫蔓长尺余，叶背紫，面绿有圆齿。土名破血丹。与《图经》主治妇人血气痛、能消胎气相符。李时珍所云蔓似黄丝，恐非此种。/**卷15“筋骨草”** 筋骨草产南康平野。春时铺地生叶如芥菜叶，面绿背紫，面上有白毛一缕，茸茸如刺；抽葶发小叶；花生叶际，相间开放；叶紫花白，花如益母，遥望蓬蓬，白如积灰，亦呼为石灰菜。俚医用之，养筋和血散寒，酒煎服，乡人亦掘以饲豕。

【鉴药】

“紫背金盘草”首见于《本草图经》，为北宋首出的民间草药。名义不详。《图经》载其治妇人血气。能消胎气。后世医方用此药名者少，但其原植物或以其他名称在民间使用。

关于本品的生境、形态，《图经》曰：“生施州。苗高一尺已来，叶背紫，无花。根味辛、涩。”施州即即湖北恩施。此描述过简，难以确定哪种植物更接近原物。

李时珍云：“湖湘水石处皆有之，名金盘藤。似醋筒草而叶小，背微紫。软茎引蔓似黄丝，搓之即断，无汁可见。方士用以制汞。他处少有。”《图经》说“苗高一尺已来”，其名亦有“草”字，可见是直立草本，非藤蔓类。时珍云“软茎引蔓似黄丝”，似乎与原物搭不上边。此种“金盘藤”原植物不明。时珍云其似“醋筒草”。此草“叶似木芙蓉而偏，茎空而脆，味酸，开白花。广人以盐醋淹食之”。按蓼科植物虎杖*Polygonum cuspidatum* Sieb. et Zucc.,《救荒野谱补遗》亦载“醋筒草”，江西名酸桐杆、酸筒管。[1]其茎中空，嫩时脆，味酸，开白花，嫩苗（所谓酸筒笋）可食用。然其叶不似“芙蓉”，不知时珍所云是否有误。

清·吴其濬云：“今湖南所产引紫蔓长尺余，叶背紫，面绿有圆齿。土名破血丹。与《图经》主治妇人血气痛、能消胎气相符。李时珍所云蔓似黄丝，恐非此种。”《中

1 江西药科学校革委会编：《中草药学》，南昌：江西药科学校印，1971：183.

华本草》据吴氏此文及其附图“紫背金盘”（图11），考其基原为唇形科植物紫背金盘*Ajuga nipponensis* Makino，并进而指出《植物名实图考》另有筋骨草一条，其图文亦属此种。[1]

1.《本草图经》：该书“施州紫背金盘草”（图2）有较粗的主根，茎柔软弯曲，叶对生，长椭圆形。此图甚简，其正文云“苗高一尺已来，叶背紫”。此与《中华本草》考其为唇形科植物紫背金盘*A. nipponensis*不悖。

2.《植物名实图考》：该书“紫背金盘”（图11）有须根，茎柔软，基部分4枝，单叶对生，叶卵状椭圆形，有叶柄。《中华本草》鉴定为紫背金盘*A. nipponensis*，已见上文。

该书“筋骨草”（图12）与上图植物茎叶形状相似，且有基生叶若干。茎上部有轮伞花序，至茎端集合成穗状。此植物亦为紫背金盘*A. nipponensis*。

【小结】

“紫背金盘草”为《本草图经》所载民间草药。或据其图、文考本品为唇形科植物紫背金盘*Ajuga nipponensis* Makino。古本草药图中属于本种的药物还有《植物名实图考》的“紫背金盘”“筋骨草”2图。李时珍所言“金盘藤”，与《图经》“紫背金盘草”为不同植物，来源不明。

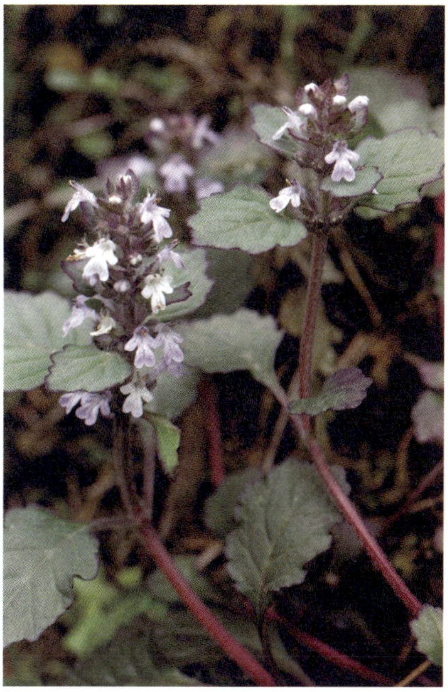

图 13　紫背金盘 *Ajuga nipponensis*

1　国家中医药管理局《中华本草》编委会：《中华本草》（7），上海：上海科学技术出版社，1999：13.

第二十一章　草部

草之十　苔类

21-1　陟厘

【品图】

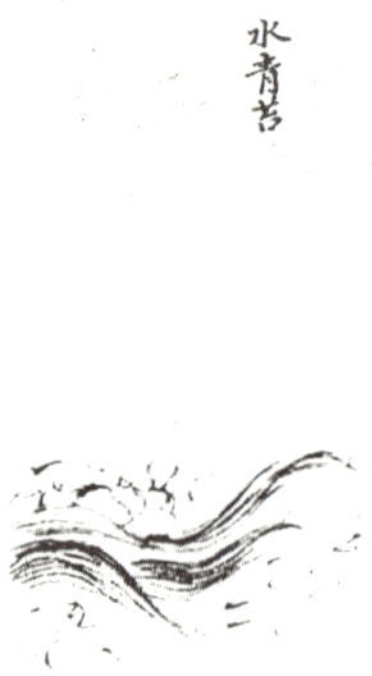

图 1　滇南图 · 水青苔

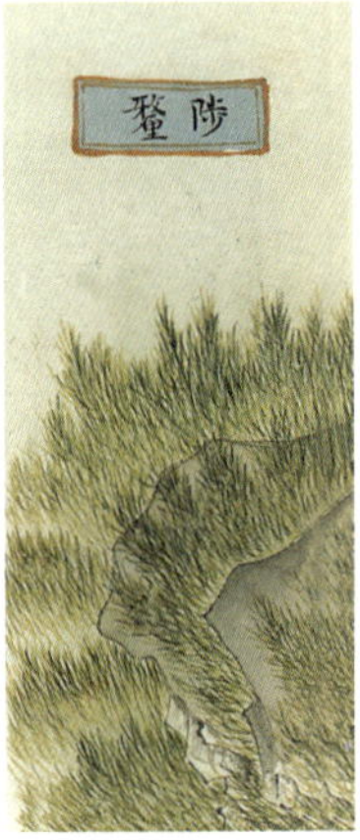

图 2　品汇 · 陟厘

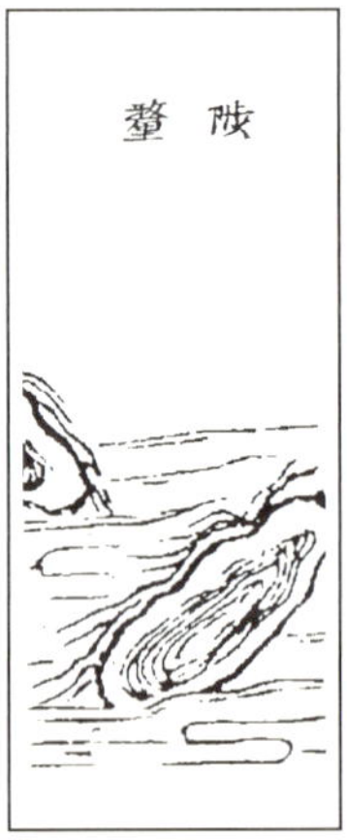

图 3　太乙 · 陟厘

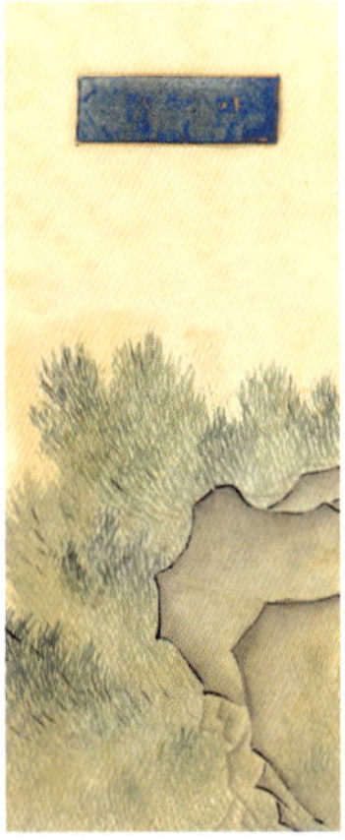

图 4　雷公 · 陟厘

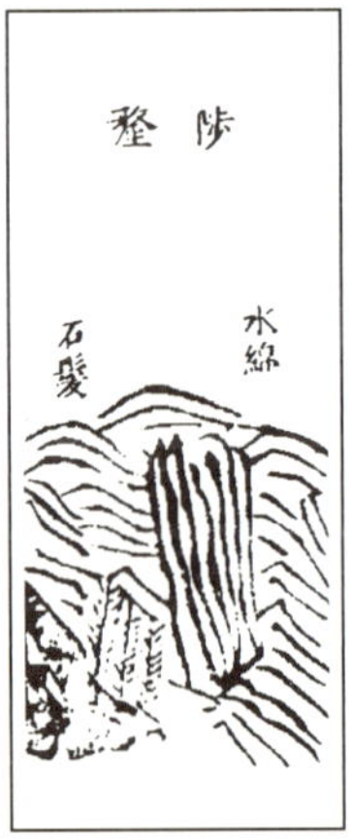

图 5　纲目（金）· 陟厘

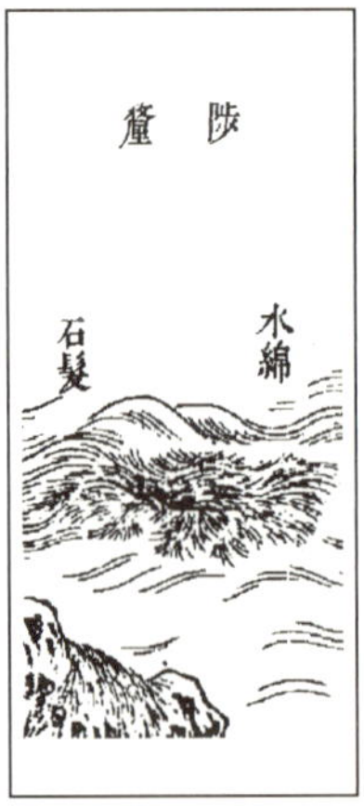

图 6　纲目（钱）· 陟厘

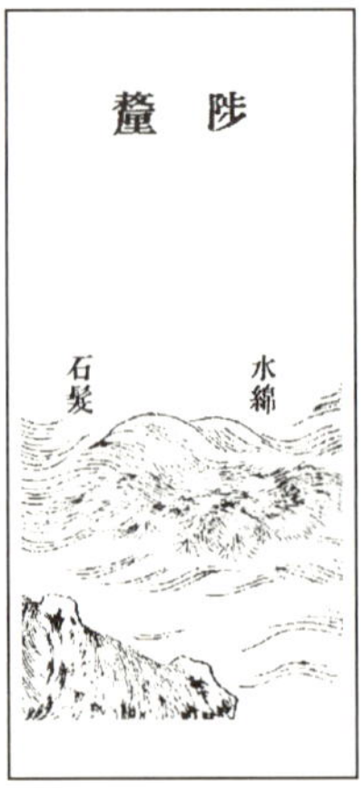

图 7　纲目（张）· 陟厘

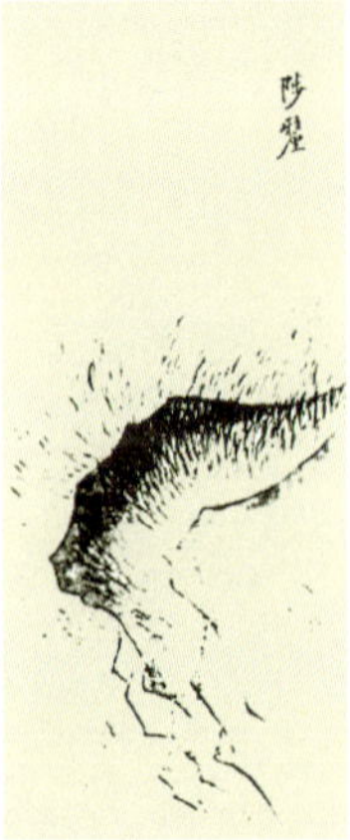

图 8　金石 · 陟厘

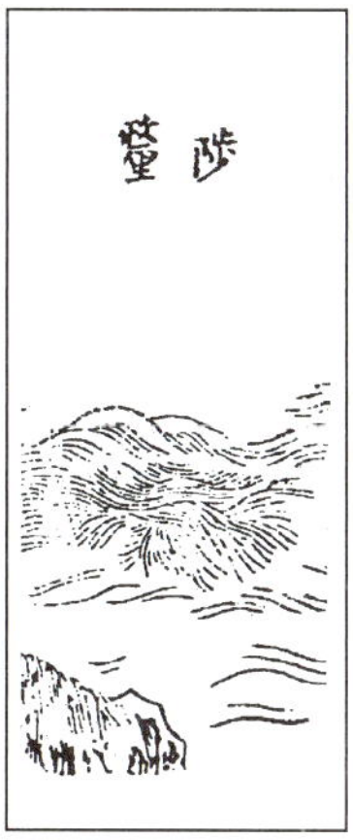

图 9　汇言·陟厘

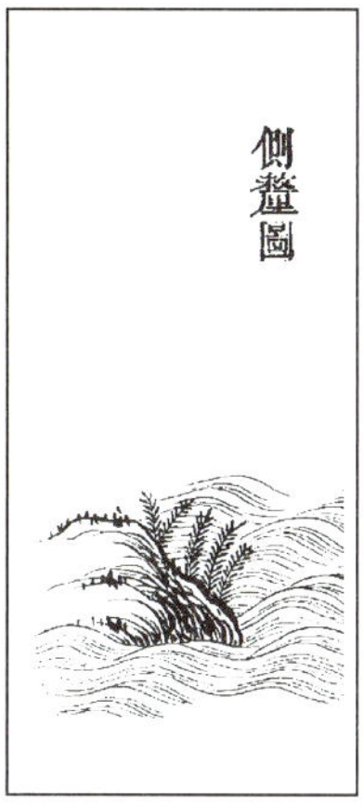

图 10　草木典·侧厘图

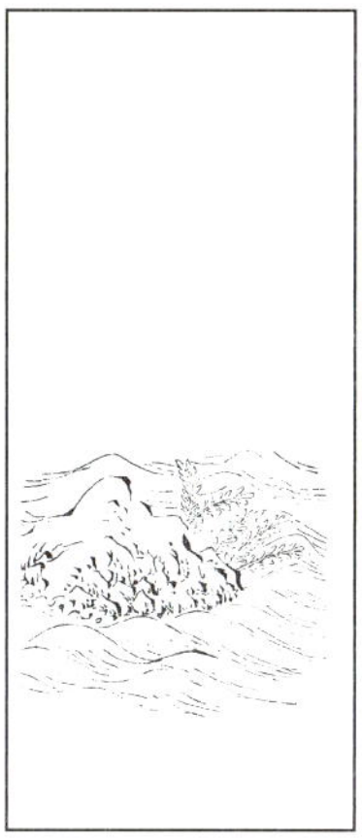

图 11　图考·陟厘

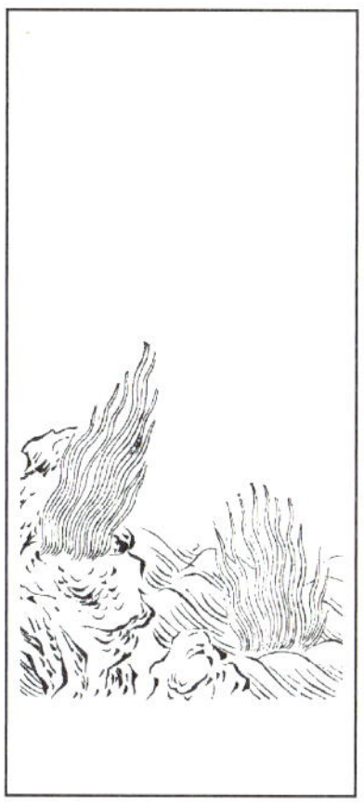

图 12　图考·石发

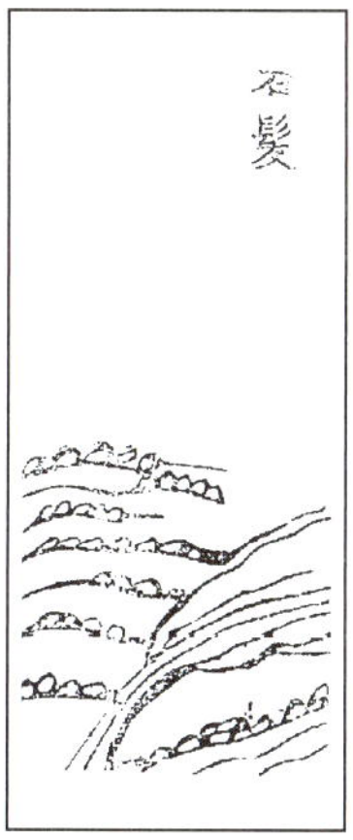

图 13　便方·石发

本品13图，取自12书，其中3幅彩图。有承继关系的图可分2个书类。

《本草品汇精要》：该书“陟厘”（图2）的仿绘者有《补遗雷公炮制便览》图4、《金石昆虫草木状》图8。

《本草纲目》（金陵本）：该书“陟厘”（图5）的仿绘图有3。其一是《纲目》钱本图6，背景大致相同，但水绵、石发的表现法完全不同。其二是《古今图书集成·草木典》“侧厘图”（图10）背景亦大致相同，但未表现水绵，只在原图石发的地方新绘了直立小草若干，小叶线形。其三是《植物名实图考》图12，构图同图5，但左侧的石发与右边的水绵基本同形，此与原图不同。此后仿绘《纲目》钱本图6有《本草汇言》图9、《纲目》张本图7。仿绘《草木典》“侧厘图”图10的有《植物名实图考》“陟厘”图11，构图相似，但石上小草的小叶片改为长矩圆形。

以上13图中，除外8幅仿绘图，原创图尚有5幅（图1、2、3、5、13），详见下“鉴药”项。

【文录】

《别录》（见《证类》卷9“陟厘”）　生江南池泽。

梁《本草经集注》（同上）　陶隐居云：此即南人用作纸者，方家惟合断下药用之。

唐《唐本草》（同上）　此物乃水中苔，今取以为纸，名苔纸，青黄色，体涩。《小品方》云：水中粗苔也。《范东阳》方云：水中石上生，如毛，绿色者。《药对》云：

河中侧梨。侧梨、陟厘，声相近也。王子年《拾遗》云：张华撰《博物志》上晋武帝嫌繁，命削之，赐华侧理纸万张。子年云：陟厘，纸也，此纸以水苔为之，溪人语讹，谓之侧理也。

宋《开宝本草》（同上） 别本注云：此即石发也。色类似苔，而粗涩为异。且水苔性冷，陟厘甘温，明其陟厘与苔全异，池泽中石上名陟厘，浮水中者名苔尔。

宋《本草衍义》卷10“陟厘” 今人事治为苔脯，堪啖，京城市中甚多。

宋《本草图经》（见《证类》卷9“海藻”）《图经》曰……注释以石衣为水苔，一名石发，石发即陟厘也，色类似苔而粗涩为异。又云藫，叶似䪥（音薤）而大，生海底。且陟厘下自有条，味性功用与海藻全别。又生江南池泽，乃是水中青苔，古人用以为纸，亦青黄色，今注以为石发是也。然则藫与䪥皆是海藻之名。石发别是一类，无疑也……石发，今人亦干之作菜，以齑臛啖之尤美。……陆龟蒙《苔赋》云：高有瓦松，卑有泽葵，散岩窦者曰石发，补空田者曰垣衣，在屋曰昔邪，在药曰陟厘是也……

明《本草纲目》卷21“陟厘”【释名】石衣（《广雅》）、水衣（《说文》）、水绵（《纲目》）、藫（音覃）。【时珍曰】郭璞曰：藫，水草也。一名石发。江东食之。案石发有二：生水中者为陟厘，生陆地者为乌韭。【集解】【时珍曰】陟厘有水中石上生者，蒙茸如发。有水污无石而自生者，缠牵如丝绵之状，俗名水绵。其性味皆同。《述异记》言：苔钱谓之泽葵，与凫葵同名异物。苏氏指为凫葵者，误矣。《苔赋》所述，犹未详尽。盖苔衣之类有五：在水曰陟厘，在石曰石濡，在瓦曰屋游，在墙曰垣衣，在地曰地衣。其蒙翠而长数寸者亦有五：在石曰乌韭，在屋曰瓦松，在墙曰土马鬃，在山曰卷柏，在水曰藫也。

清《植物名实图考》卷18“陟厘” 陟厘，《别录》下品。即侧理。海中苔，缠牵如丝绵之状。以为纸，亦可干为脯。/**石发** 石发，原附海藻下，《本草纲目》始分条。生海中曰龙须菜，与石衣同名。司马温公诗：万古风涛浸石岩，老苔垂足细鬑鬖，传闻海底珠无数，何事从来散不簪。盖生海涯石上，今通呼头发菜。

【鉴药】

“陟厘”（陟釐）首见于《名医别录》。陟，音zhì。“陟厘”名义不详。《别录》载其“主心腹大寒，温中消谷，强胃气，止泄痢。”唐代仅用于“合断下药用之”（止泻利），宋代用作辅助食品，可用与“渴疾”，其他则罕用。此后少见医方用此。

关于本品的生境、形态，《别录》仅云“生江南池泽”，亦即淡水中。梁·陶弘景、《唐本草》均热衷于讨论陟厘与作纸的关系，其中兼及形性与生境。《唐本草》引《小品方》云：“水中粗苔也。”《范东阳》方云：“水中石上生，如毛，绿色者。”《药对》云：“河中侧梨。侧梨、陟厘，声相近也。”归纳诸家所云，陟厘应该是：苔类，淡水中（或生石上，或生河中），如毛，绿色。

宋代关于陟厘的讨论多了起来，但却非常混乱。《开宝本草》引“别本注”：“此即石发也。色类似苔，而粗涩为异。且水苔性冷，陟厘甘温，明其陟厘与苔全异。池泽中石上名陟厘，浮水中者名苔尔。”“别本”属于唐或唐末五代的著作。按其说法，陟厘即“石发”，以冷温、“粗涩为异”，粗涩是手上感觉，冷温则要服用后才知道，都涉及人的主观感觉，不好把握。至于“石上名陟厘”“浮水中者名苔”，这倒是比较容易区分。

宋《本草图经》排除了海生的藻类，专注于淡水中的青苔，“古人用以为纸，亦青黄色，今注以为石发是也”。苏颂引用了唐代陆龟蒙的《苔赋》，云“高有瓦松，卑有泽葵，散岩窦者曰石发，补空田者曰垣衣，在屋曰昔邪，在药曰陟厘”。这是非常粗放的分类法。尤其是“在药曰陟厘”，那“瓦松”“石发”等都可以作药，都能叫“陟釐”么？苏颂云：“石发今人亦干之作菜，以虀臛啖之尤美”。寇宗奭亦云：“今人事治为苔脯，堪啖。”说明此种能干燥后作菜，与酸菜、肉羹合起来吃很美。对于微小难辨的苔类，看来还是从它们的作用入手加以考察为好。

关于“侧理纸”，这是晋代至唐的一种名纸。据《唐本草》引王子年《拾遗记》，就是“以水苔为之”。现代研究证明，按《拾遗记》所述作模拟实验，结果无法造出适用的纸。以麻料、皮料和竹料为基本原料制成纸浆，再向其中掺入少量藓水苔，捞成纸后，表面确实有不规则交织的青绿色纹理，与《拾遗记》所述相符。其中实验用的水苔，取于水中石上，或曰“石发”，呈青绿色。[1]此实验未出示“石发”的拉丁学名，但云取自水中石上。

食用的苔类或藻类，民间有传承，现代有研究，尚可知一二。李时珍云“案石发有二：生水中者为陟厘，生陆地者为乌韭。”造侧理纸的水苔也是生水中的。时珍又云：“陟厘有水中石上生者，蒙茸如发。有水污无石而自生者，缠牵如丝绵之状，俗名水绵。其性味皆同。”其随后列举的“苔衣之类有五”“其蒙翠而长数寸者亦有五”（见上“文录”），足以把人搞糊涂了。其实水绵就已包括了时珍所述的陟厘特点。《中华本草》确定陟厘的来源为双星藻科水绵属（*Spirogyra*）多种水绵，其中包括光洁水绵（光亮水绵）*Spirogyra nitida*（Dillw.）Link;、扭曲水绵（脆水绵）*Sp. intorta* Jao；和异形水绵*Sp. varians*（Hassal）Kütz.。[2]

1.《滇南本草图说》：该书“水青苔”（图1）用的是写意笔法，图名“水青苔”，画的却是水中漂浮的头发状、丝线状的植物。《中华本草》认为亦属水绵属（*Spirogyra*）植物。

1 潘吉星著：《中国造纸史》，上海：上海人民出版社，2009：151-152.
2 国家中医药管理局《中华本草》编委会：《中华本草》（1），上海：上海科学技术出版社，1999：448.

2.《本草品汇精要》：该书“陟厘”（图2）此图绘的是水中生长的植物，叶细如发。这图大概是依凭想象绘制的，不似水绵漂浮水中。原植物不明。

3.《太乙仙制本草药性大全》：该书“陟厘”（图3）为示意图，绘水中石上披下的线形植物。图形粗糙，示意为石上生，也与陟厘不合。

4.《本草纲目》（金陵本）：该书“陟厘”（图5）分两侧各有一图注。右为“水绵”，左为“石发”。右绘水上漂泊的条形状物，可能示意“水绵”。左为傍石板块状物，似有短小线状物。可能是指“石发”。然按《集注》旧说，则“石上名陟厘”“浮水中者名苔”；按李时珍说，则陟厘即是石发的一种。此图未能体会李时珍文本愿意。

5.《草木便方》：该书“石发”（图13）绘两山坡，中间有一排排的连珠状近圆形物。此不成丝状，亦非在水面。不明其意。该书正文有七言诗，第一句是“青苔甘温泻痢良”，第三句是“井苔大寒擦漆疮”。该书整理者订其来源，云是葫芦藓科葫芦藓属植物葫芦藓*Funaria hygrometrica* Hedw、接合藻纲水绵属植物水绵*Spirogyra nitida*（Dillw.）Link.。但其图名“石发”，图中所绘与青苔、井苔都没大关系。

【小结】

“陟厘”（陟釐）是《名医别录》所载早期药物。生淡水中。据《唐本草》所引诸家医方实用之陟釐，具有苔类，淡水中生，如毛，绿色的特点，此种陟釐能辅助制造侧理纸，亦能食用。据考此即双星藻科水绵属（*Spirogyra*）多种水绵，包括光洁水绵（光亮水绵）*Spirogyra nitida*（Dillw.）Link；扭曲水绵（脆水绵）*Sp. intorta* Jao和异形水绵*Sp. varians*(Hassal)Kütz.等。后世本草药图多凭文字记述或想象绘图。

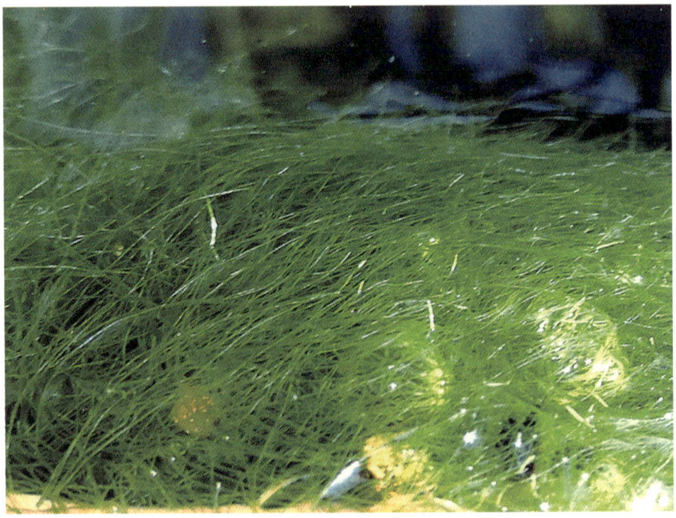

图 14　水绵 *Spirogyra nitida*

21–2　干苔

【品图】

本品2图，来自2书，其中1幅彩图。此2图均为原创图。详见下“鉴药”项。

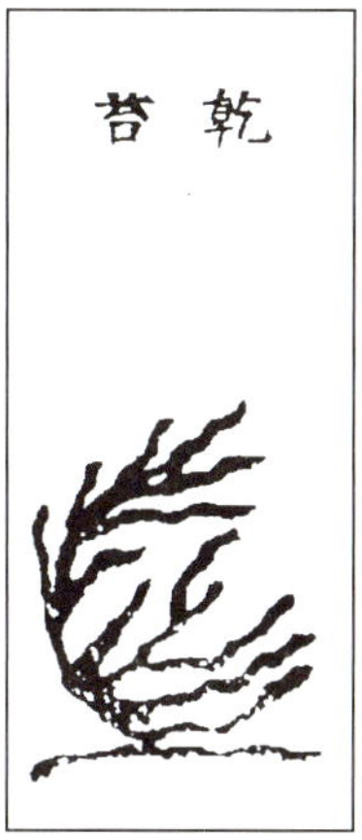

图1　太乙·干苔

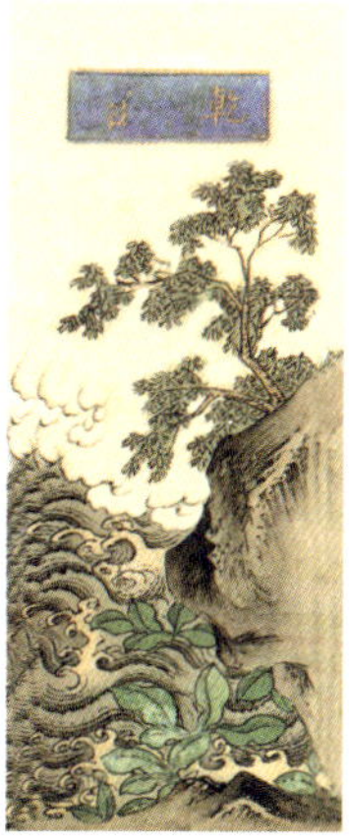

图2　雷公·干苔

【文录】

宋《嘉祐本草》（见《证类》卷9“干苔”）

但是海族之流，皆下丹石。

明《本草纲目》卷21“干苔”【集解】【时珍曰】此海苔也。彼人干之为脯。海水咸，故与陟厘不同。张华《博物志》云：石发生海中者，长尺余，大小如韭叶，以肉杂蒸食极美。张勃《吴录》云：江蓠生海水中，正青似乱发，乃海苔之类也。苏恭以此为水苔者不同。水苔不甚咸。【发明】【时珍曰】洪氏《夷坚志》云：河南一寺僧尽患瘿疾。有洛阳僧共寮，每食取苔脯同飧。经数月，僧项赘皆消。乃知海物皆能除是疾也。

【鉴药】

“干苔”为《嘉祐本草》新补药，注“见孟诜、陈藏器、《日华子》”，故《纲目》将本药最早出典注为《食疗》（唐·孟诜撰）。原载其功为“主痔，杀虫及霍乱呕吐不止……心腹烦闷……又发诸疮疥，下一切丹石，杀诸药毒……但是海族之流，皆下丹石。”后世将此入医方者少，多用作食疗品。时珍引《夷坚志》用海物苔脯治瘿疾，并得出“海物皆能除是疾”的推断。现代研究证明，此利用海物治疗缺碘引起的甲状腺肿大。

关于本品的来源，《嘉祐本草》综合数家之说，仅云“但是海族之流，皆下丹石”。可见此苔主要是指海水中生活的诸种苔。时珍云：“此海苔也。彼人干之为脯。海水咸，故与陟厘不同。张华《博物志》云：石发生海中者，长尺余，大小如韭叶，以肉杂蒸食极美。张勃《吴录》云：江蓠生海水中，正青似乱发，乃海苔之类也。苏恭以此为水苔者不同。水苔不甚咸。”可见本品包括多种海里生长的藻类或苔类植物。

《中华本草》经分析研究，认为本品为石莼科植物浒苔*Enteromorpha prolifera*（Muell.）J.Ag.、条浒苔*E. clathrata*（Roth.）Grev.、扁浒苔*Enteromorpha compressa*（L.）

Grev.、缘管浒苔*E linza*（L.）J.Ag.［Ulva linza L.］。[1]

1.《太乙仙制本草药性大全》：该书"干苔"（图1）近乎写生图。其基部分枝较密，上部较稀。与今扁浒苔*Enteromorpha compressa*（L.）Grev.叶形相符。

2.《补遗雷公炮制便览》：该书"干苔"（图2）为示意图，右绘山，左绘水，山下有绿色植物数棵，形似白菜。此非干苔，原植物不明。

【小结】

"干苔"为唐代《食疗本草》收载的食疗品。据李时珍所引诸家论述，《中华本草》认为本品为石莼科植物浒苔*Enteromorpha prolifera*（Muell.）J.Ag.、条浒苔*E. clathrata*（Roth.）Grev.、扁浒苔*Enteromorpha compressa*（L.）Grev.、缘管浒苔*E linza*（L.）J.Ag. 等。明《太乙仙制本草药性大全》"干苔"图所表现的正是扁浒苔*E. compressa*。

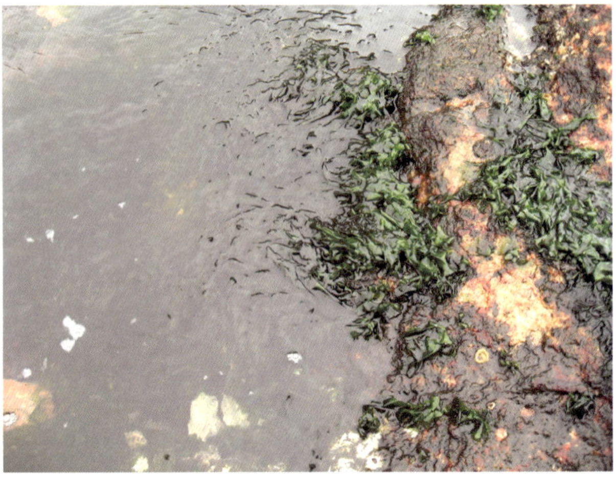

图3　浒苔 *Enteromorpha prolifera* 群体

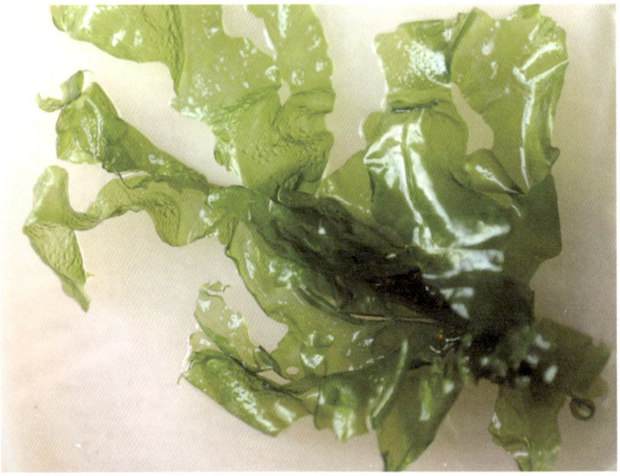

图4　浒苔单体

1　国家中医药管理局《中华本草》编委会 :《中华本草》(1)，上海 : 上海科学技术出版社，1999 : 443.

21-3　井中苔及萍蓝

【品图】

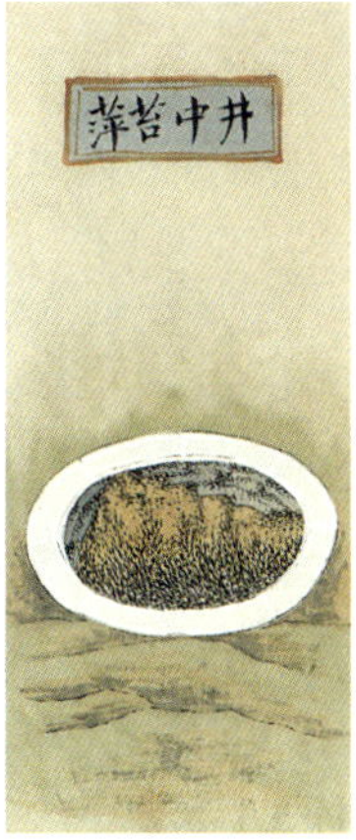

图 1　品汇 · 井中苔萍

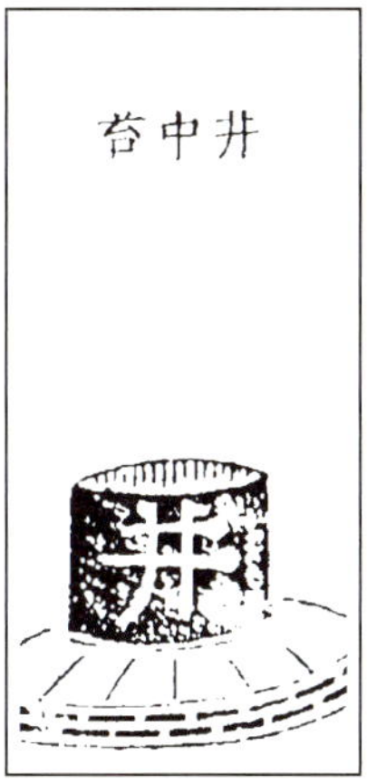

图 2　太乙 · 井中苔

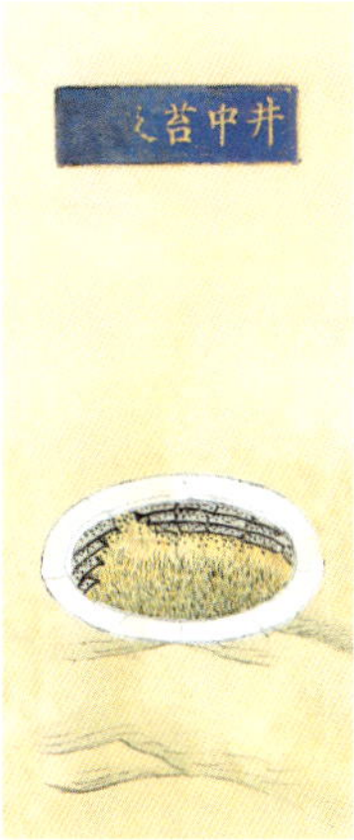

图 3　雷公 · 井中苔及萍

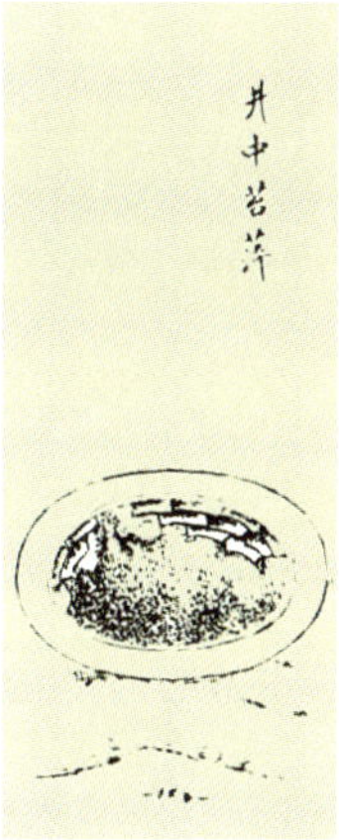

图 4　金石 · 井中苔萍

本品4图，取自4书，其中3幅彩图。有承继关系的图仅1个书类。

《本草品汇精要》：该书“井中苔萍”（图）的仿绘者有《补遗雷公炮制便览》图3、《金石昆虫草木状》图4。

以上4图中，除外2幅仿绘图，原创图尚有2幅（图1、2），详见下“鉴药”项。

【文录】

梁《本草经集注》（见《证类》卷9“井中苔及萍”）　陶隐居云：废井中多生苔、萍，及砖土间生杂草、菜蓝，既解毒，在井中者弥佳，不应复别是一种名井中蓝。

【鉴药】

“井中苔及萍”是《本草经集注》的药名，其中正文提到“井中蓝，杀野葛、巴豆诸毒”，故李时珍将药名改为“井中苔及萍蓝”。古今医方罕用此药名。

对该药的内容，陶弘景有解释：“废井中多生苔、萍，及砖土间生杂草、菜蓝，既解毒，在井中者弥佳。不应复别是一种名井中蓝。井底泥至冷，亦疗汤火灼疮。井华水，又服炼法用之。”可见此条的具体植物属种不是最重要的，关键是生长在阴凉的水井之中，无论是苔、萍、杂草、菜蓝，甚至是井底泥、井华水，都同样具有清凉解毒的作用。故本条无法去追究有哪些具体植物。

1.《本草品汇精要》：该书“井中苔萍”（图1）绘的不是日常汲水用的井，而是野外一口常年不用的土井。其中无水，但长满了各种杂草苔藓。示意废井中的一些小植物。

2.《太乙仙制本草药性大全》：该书“井中苔”（图2）绘的一个正规的日常用井。高高的井甃，略微向外倾斜的砖砌井围，是古代饮用水井的写生图。唯中间那“井”字不应是实物所应有。

【小结】

本品包括了生长在水井中的各种植物，尤其是在废弃水井中的许多低等植物。古人认为阴寒的水井可增加这些植物的清热解毒作用。

21-4 船底苔

【品图】

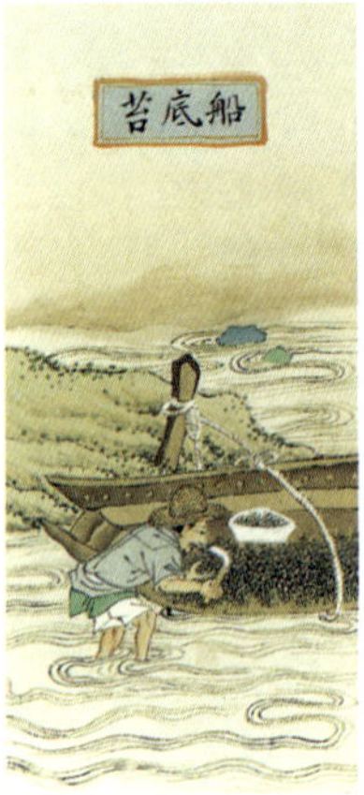

图1 品汇·船底苔

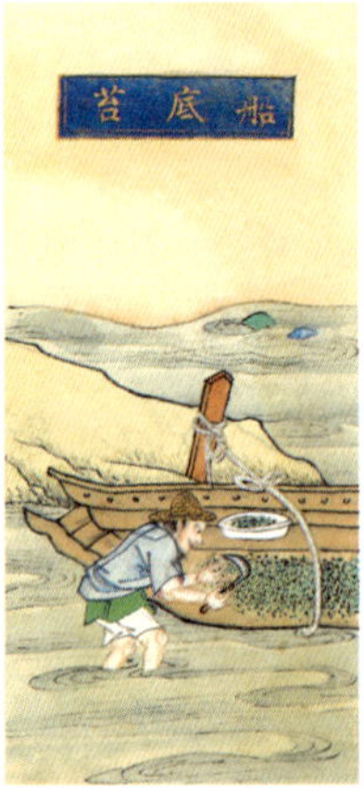

图2 雷公·船底苔

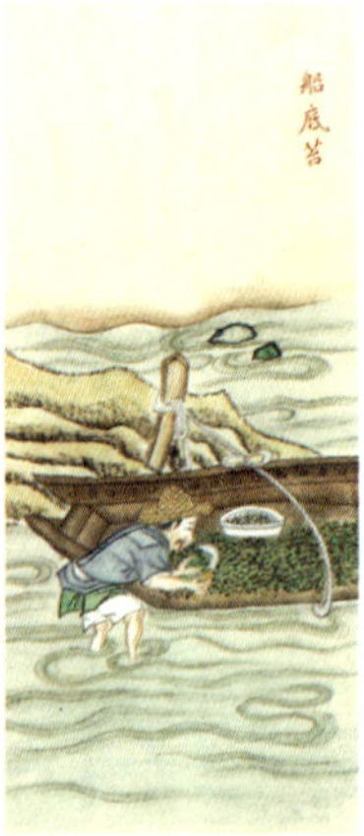

图3 金石·船底苔

本品3图，取自3书，其中图1乃原创图，图2、图3均系仿绘图1而成。详见下“鉴药”项。

【文录】

宋《嘉祐本草》（见《证类》卷9“船底苔”） 冷，无毒。治鼻洪吐血，淋疾……又主五淋……又水中细苔，主天行病，心闷，捣绞汁服。（新补见孟诜、陈藏器、《日华子》。）

明《本草纲目》卷21“船底苔” 【发明】【时珍曰】案方贤《奇效方》云：水之精气渍船板木中，累见风日，久则变为青色。盖因太阳晒之，中感阴阳之气。故服之能分阴阳，去邪热，调脏腑。物之气味所宜也。

【鉴药】

“船底苔”是《嘉祐本草》新补药,注出“新补见孟诜、陈藏器《日华子》”,故《纲目》标明的最早出处为《食疗》。原载可治“鼻洪吐血，淋疾”“主天行病，心闷”。后世医方很少配合使用此药，多为民间救急用药。

“船底苔”不是一个植物种，是生长在船底的一类苔藓等低等植物总称。之所以取船底，明代方贤《奇效良方》“海仙丸”释曰 :“以取水之精，渍于船板木中，累见风日，久则日炙，变为青色，以取太阳之气，而晒曝中有阴阳之气，结而不散，聚而成青。服之分阴阳,去邪热,调脏腑。……此圣人取其物类相感故也。此船板青，与上同意。”古人以为“阴阳之气，结而不散，聚而成青”，实际上是因为有一层低等植物在水与阳光的作用附着在船板上生长起来。这种“青”（低等植物）具有清热解毒的作用。所以使用的不是船板，而是刮下船板上的“青”（青苔）。

《本草品汇精要》：该书“船底苔”（图1）为彩色示意图。图中一戴斗笠的男子在用镰刀割取半倾覆于浅水中的船底上生长着的各种青苔。

【小结】

本品为船板经水渍与日晒，生长出来的一层低等苔藓之类的植物。《本草品汇精要》绘制的是采收此类苔藓植物的示意图。

21–5　石蕊

【品图】

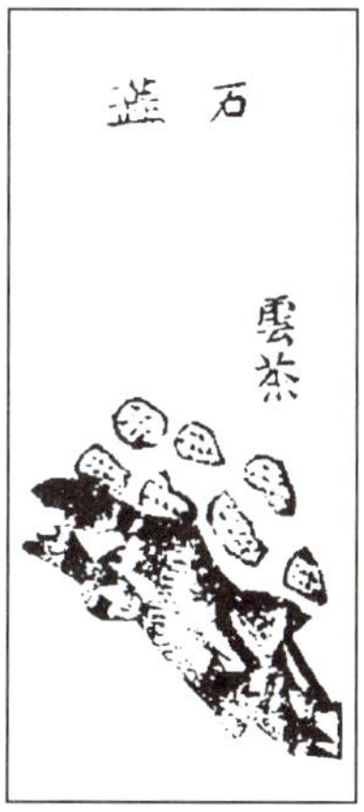

图 1　纲目（金）· 石蕊

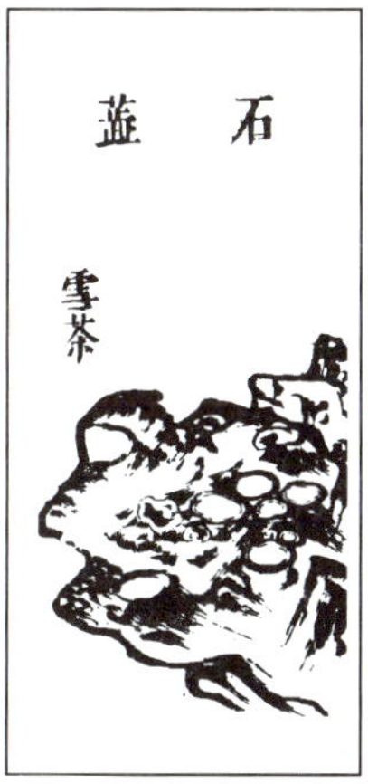

图 2　纲目（钱）· 石蕊

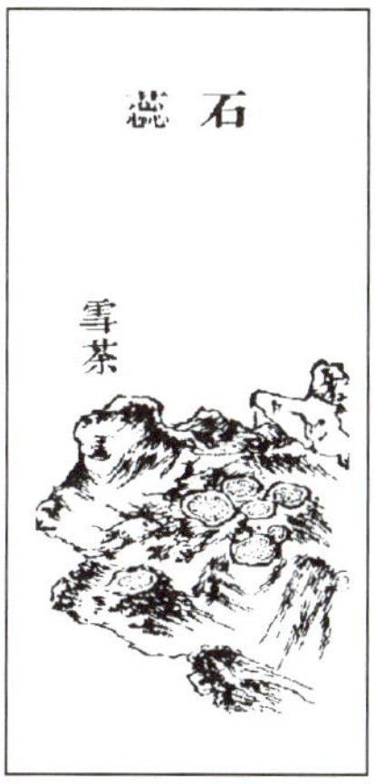

图 3　纲目（张）· 石蕊

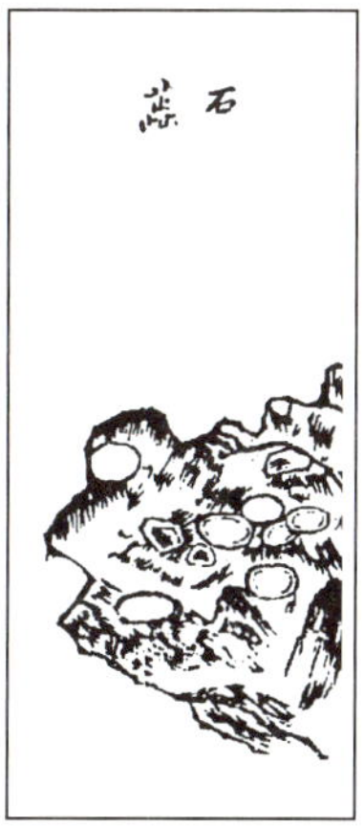

图 4　汇言 · 石蕊

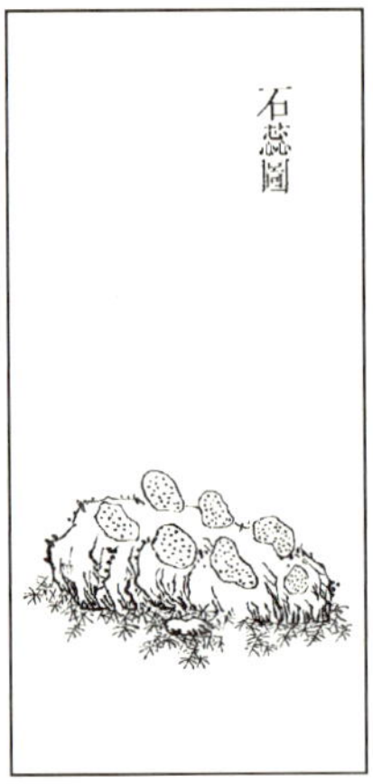

图5　草木典·石蕊图

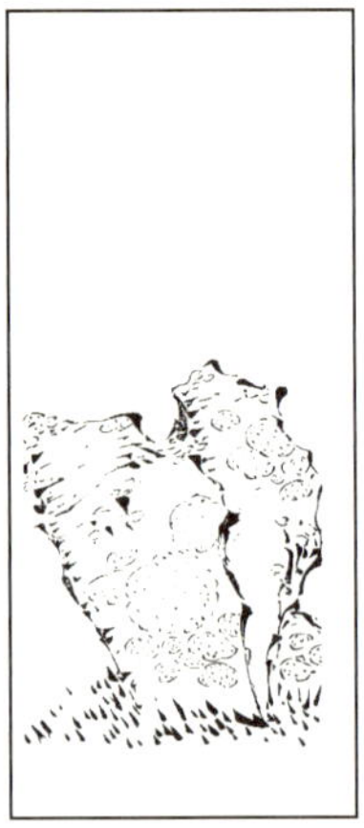

图6　图考·石蕊

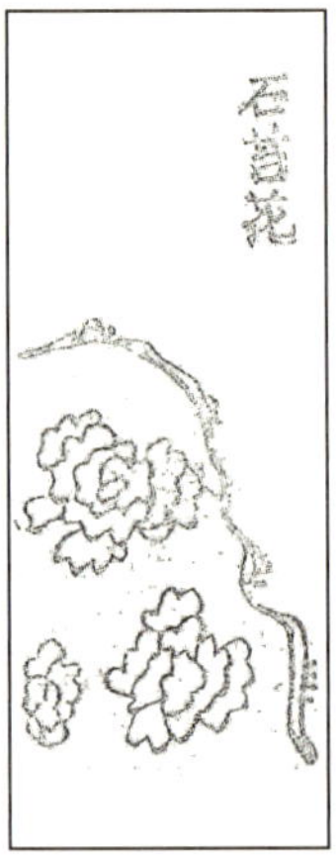

图7　便方·石苔花

本品7图，取自7书。有承继关系的图仅1个书类。

《本草纲目》（金陵本）：该书“石蕊”（图1）的仿绘本有二：其一为《纲目》钱本图2（图注误作“雪茶”），该图变换了图的结构，但仍然是金陵本1的创意，绘山石上有圆形斑状的“石蕊”。其二是《古今图书集成·草木典》“石蕊图”（图5），该图将图1粗糙的山石予以润饰。此后《本草汇言》图4、《纲目》张本图3均系仿绘《纲目》钱本图2（图注亦误作“雪茶”）。

以上7图中，除外4幅仿绘图，原创图尚有3幅（图1、6、7），详见下“鉴药”项。

【文录】

《别录》（见《证类》卷30“石濡”）　一名石芥。

唐《本草拾遗》（同上）　陈藏器云：生石之阴，如屋游、垣衣之类，得雨即展，故名石濡。早春青翠，端开四叶，山人名石芥，性冷，明目，不饥渴。

唐《本草拾遗》（见《证类》卷6“石蕊”）　陈藏器云：主长年不饥。生太山石上，如花蕊，为丸散服之。今时无复有。王隐《晋书》曰：庾褒入林虑山，食木实，饵石蕊，得长年也。

题·明《滇南本草图说》卷9“石布”　生于大石面上，隐隐似布形，扯起一块，内有筋，又似大叶。人多不觉，此物生于石上也。

明《本草纲目》卷21“石蕊”【释名】云茶（《纲目》）、蒙顶茶。【时珍曰】其状如花蕊，其味如茶，故名。石芥乃茶字之误。【集解】【时珍曰】《别录》石濡具其功用，不言形状。陈藏器言是屋游之类，复出石蕊一条，功同石濡。盖不知其即一物也。此物惟诸高山石上者为良。今人谓之蒙顶茶，生兖州蒙山石上，乃烟雾熏染，日久结成，盖苔衣类也。彼人春初刮取曝干馈人，谓之云茶。其状白色轻薄如花蕊，其气香如蕈，其味甘涩如茗。不可煎饮，止宜咀嚼及浸汤啜，清凉有味。庾褒入山饵此，以代茗而已。长年之道，未必尽缘此物也。

【鉴药】

“石蕊”首见于《本草拾遗》。一名云茶。李时珍释其名曰：“其状如花蕊，其味如茶。故名。”另《名医别录》首载“石濡”，时珍谓此即“石蕊”，故予以合并，总以“石蕊”为名。然现代研究者或谓“石蕊”“石濡”乃两种不同的植物。据载石蕊“主长年不饥”。石濡“主明目，益精气，令人不饥渴，轻身长年”。此二物罕见入医方使用。但“石蕊”至今被用来泡作代茶饮料。

关于“石蕊”，陈藏器云：“生太山石上，如花蕊。”李时珍云：“此物惟诸高山石上者为良。今人谓之蒙顶茶，生兖州蒙山石上，乃烟雾熏染，日久结成，盖苔衣类也。彼人春初刮取曝干馈人，谓之云茶。其状白色轻薄如花蕊，其气香如蕈，其味甘涩如茗。不可煎饮，止宜咀嚼及浸汤啜，清凉有味。”《中华本草》考此即地衣类石蕊科植物鹿蕊*Cladonia rangiferina*（L.）Web.［Lichen *rangiferinus* L.；*Cladina rangiferinus* Nyl.］或其相近植物，药用其枝状体。[1]但该书将《别录》的“石濡”“石芥”均作为“石蕊”的别名，等于承认李时珍将二物合并是正确的。

谢宗万考“石濡”条有唐·陈藏器的解释：“生石之阴，如屋游、垣衣之类，得雨即展，故名石濡。早春青翠，端开四叶，山人名石芥。”其中提到“得雨即展，故名石濡”。此与“石蕊”不同，当为地衣类梅衣科植物梅衣*Parmelia tinctorum* Despr.。[2]此地衣体呈大型叶状，由中央向四周扩散呈放射状分瓣，灰绿色。今或称之为白石花。

1.《本草纲目》（金陵本）：该书“石蕊”（图1）有图注“云茶”。图中绘一山石表面有数个不规则形、贴石而生的平面体，上有两排小点。此据《纲目》文字描述绘成，其形极简，无法作为鉴定之用。

2.《植物名实图考》：该书“石蕊”（图6）构图不同于《纲目》金陵本图1。图中绘直立山石，“石蕊”贴石而生圆形或类圆形，或大或小，似未分瓣。此示意为石蕊。

3.《草木便方》：该书“石苔花”（图7）绘一小山体，其上有或有重叠的不规则木耳状物，边缘或有分裂。其正文云“石花甘温能明目”云云。《中华本草》以此药作为白石花的异名，基原为梅衣科植物梅衣*P. tinctorum*。[3]该图所绘“石苔花”的形状与《中华本草》“白石花”条所附现代科学绘图颇为相似。

1 国家中医药管理局《中华本草》编委会：《中华本草》（1），上海：上海科学技术出版社，1999：621.
2 谢宗万：《本草纲目药物彩色图鉴》，北京：人民卫生出版社，2000：215.
3 国家中医药管理局《中华本草》编委会：《中华本草》（1），上海：上海科学技术出版社，1999：628.

【小结】

《纲目》"石蕊"条将《本草拾遗》"石蕊"、《名医别录》"石濡"并为一条。据陈藏器、李时珍描述其形态，"石蕊"当为地衣类石蕊科植物鹿蕊*Cladonia rangiferina*(L.)Web.或其相近植物。谢宗万考《别录》"石濡"条下有唐·陈藏器指出的"得雨即展"的特点，考"石濡"为地衣类梅衣科植物梅衣*Parmelia tinctorum* Despr.。《草木便方》所绘"石岩花"亦即梅衣。

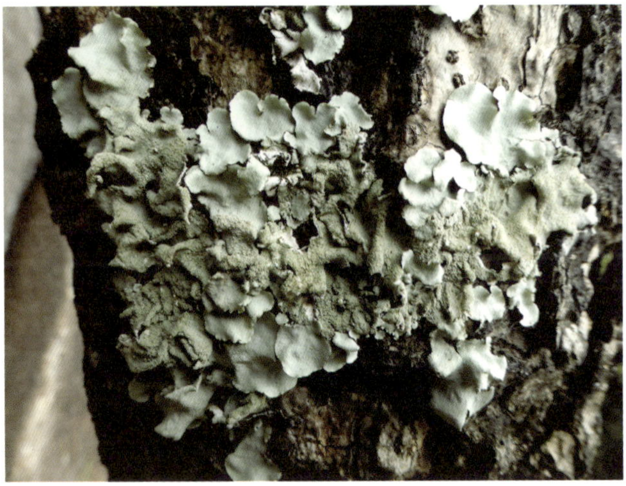

图8 梅衣 *Parmelia tinctorum*

21-6 地衣草

【品图】

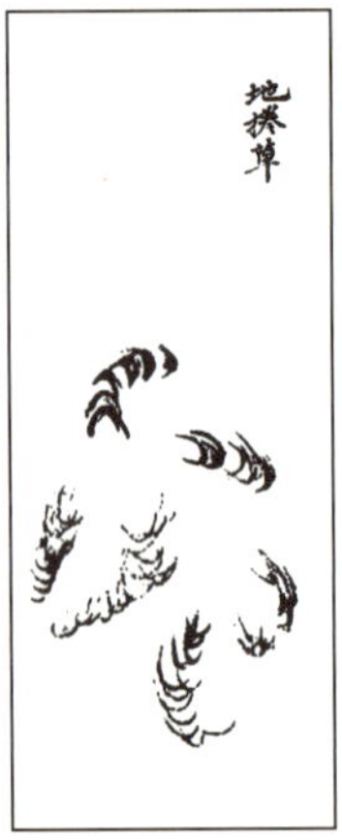

图1 滇南图·地卷草

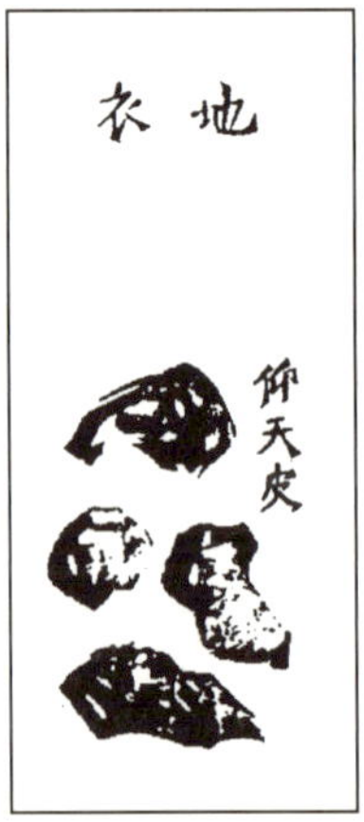

图2 纲目（金）·地衣

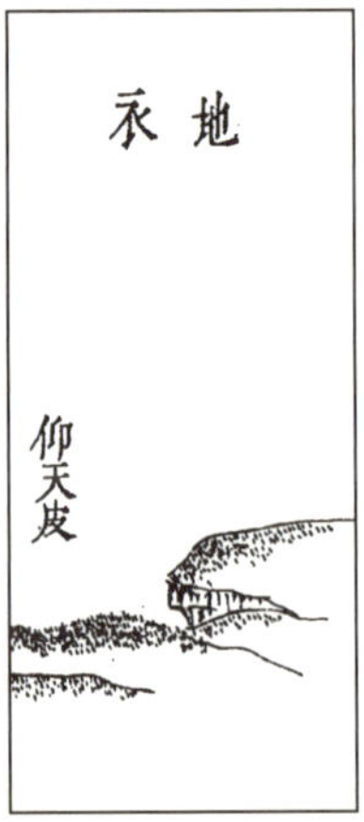

图3 纲目（钱）·地衣

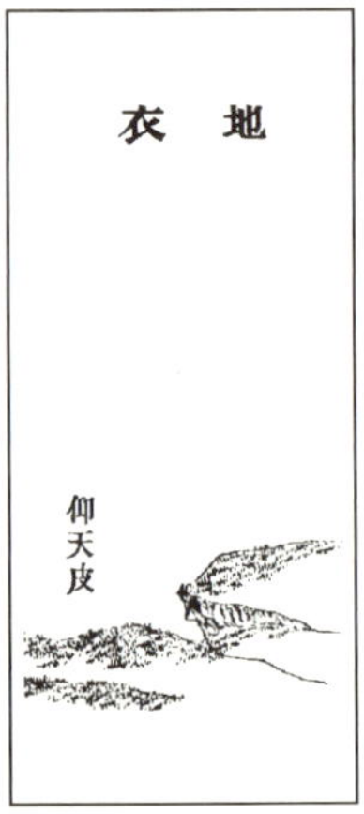

图4 纲目（张）·地衣

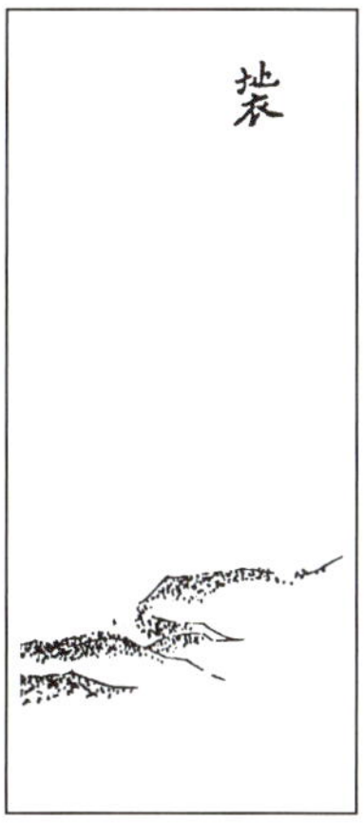

图 5　汇言 · 地衣

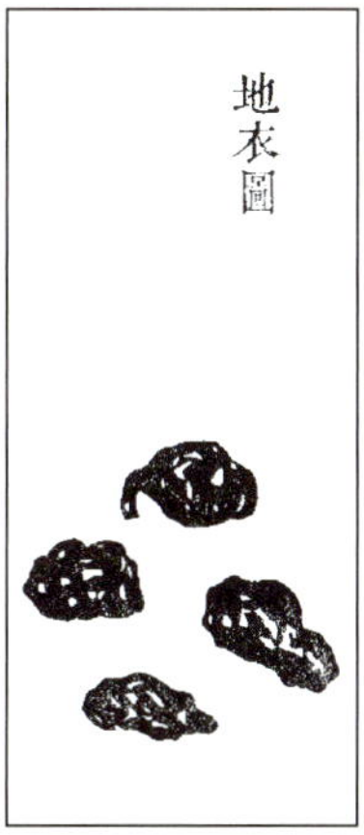

图 6　草木典 · 地衣图

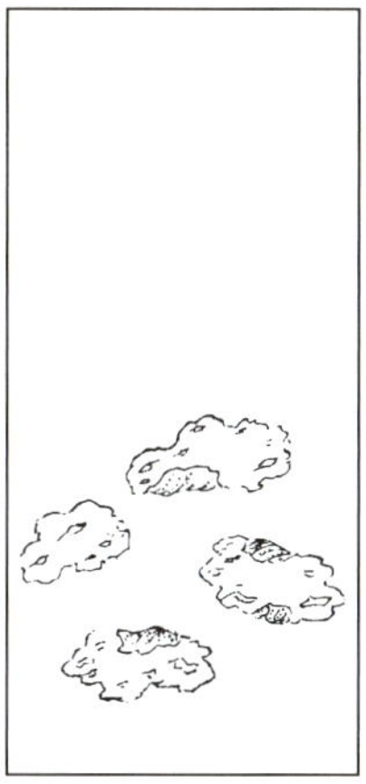

图 7　图考 · 地衣

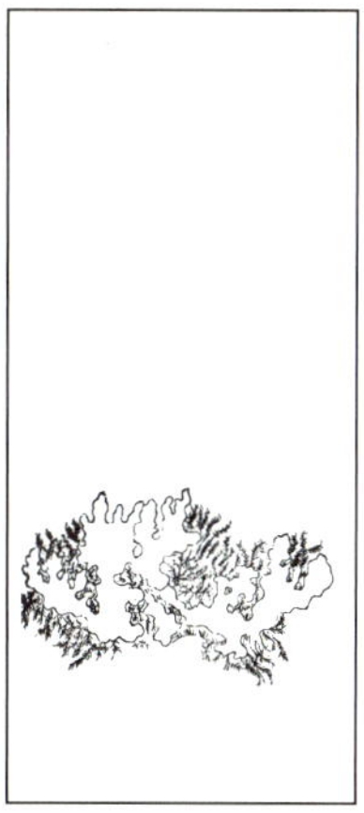

图 8　图考 · 地卷草

本品8图，取自7书。有承继关系的图可分2个书类。

《本草纲目》（金陵本）：该书“地衣”（图2）的仿绘者为《古今图书集成·草木典》“地衣图”（图6）。

《本草纲目》（钱本）：该书“地衣”（图3）的仿绘者为《本草汇言》图5、《纲目》张本图4。

以上8图中，除外3幅仿绘图，原创图尚有5幅（图1、2、3、7、8），详见下“鉴药”项。

【文录】

唐《本草拾遗》（见《证类》卷4“仰天皮”） 陈藏器云：仰天皮者，是中庭内停污水后，干地皮也，取卷起者。一名掬天皮。**/卷6“地衣草”）** 地上衣如草，生湿处是。

吴越《日华子本草》（见《证类》卷9“垣衣”）《日华子》又云：地衣……此是阴湿地被日晒起苔藓是也。

题·明《滇南本草图说》卷五“地卷草” 形似重绿，叶卷于地，生采用。

明《本草纲目》卷21“地衣草”【释名】掬天皮（《纲目》）。

清《植物名实图考》卷16“地衣” 地衣，《本草拾遗》始著录。阴湿地苔藓，经日晒起皮者，故名仰天皮。**/卷17“地卷草”** 地卷草即石上青苔。湿气凝结成片，与仰天皮相似。面青黑，背白，盖即石耳之类。《滇本草》：味甘，性温，无毒。生石上或贴地上。绿色细叶自卷成虫形。一名虫草，一名抓地松。

【鉴药】

李时珍注“地衣”首见于《日华子本草》。《日华子》“地衣”原附见于“垣衣”条，由《嘉祐》引录进入主流本草。《纲目》又并入《本草拾遗》“仰天皮”。《嘉祐本草·补注总叙》云：“但涉相类，更不立条，并附本注之末曰“续注”，如地衣附于垣衣……”即《嘉祐》认为“地衣”与“垣衣”属于同类。其实更早专门使用“地衣草”为名者见于唐·陈藏器《本草拾遗》，云“地上衣如草，生湿处是”。“地衣”不是单一的植物，故不同书籍所载功效不同。《日华子》云地衣“治卒心痛，中恶。”。陈藏器云“地衣草……主明目”。其性冷则一。地衣在古代医方中作为配方用药甚少，但民间行医者多用。

关于本品生境、形态，陈藏器云“地上衣如草，生湿处”。《日华子》云“此即是阴湿处山石上苔，长者可四五寸，又名乌韭”。“乌韭”在《纲目》中另有专条。李时珍在“地衣”条并入《拾遗》“仰天皮”。“仰天皮”即“地耳”，《纲目》卷28有“地耳”专条。可见本条的“地衣”，属于古代所言地衣，指覆盖在物体表面的一类细小植物，如衣附体。随着所附物体不同，此类植物有不同的名称，常见的有地衣、垣衣、石衣、瓦衣等。本条“地衣”并不特指某一种、某一科属的植物，包括现代的菌类、藻类、地衣类、苔藓类，甚至某些细小的蕨类植物。其中提到的“仰天皮”“掬天皮”则属具体物种“地耳”。时珍未下定义，却收录了《日华子》、陈藏器两家不同含义的地衣，均偏于苔藓类植物。

现代专业术语的“地衣”，指植物学地衣植物门。此门植物是藻类和真菌共生的复合体，属种甚多。此门某些生活在地面的属种均为古代“地衣”之类，如地耳（仰天皮）等。现代许多苔藓类植物在古代被归入地衣类。如《嘉祐》“土马鬃”条云：“大抵苔之类也。以其所附不同，故立名与主疗亦异。在屋则谓之屋游、瓦苔；在墙垣则谓之垣衣、土马鬃；在地则谓之地衣……”《纲目》收录《日华子》所谓地衣，即“阴湿地被日晒起苔藓是也”。古本草插图一般多指具体的植物。

1.《滇南本草图说》：该书“地卷草”（图1）采用写意笔法，绘数个如国画之虾去脚须后的虾体，原植物不明。其正文云“形似重绿，叶卷于地，生采用”。可能是叶状地衣地卷属（*peltigera*）植物的一种。

2.《本草纲目》（金陵本）：该书“地衣”（图2）有图注“仰天皮”。绘数块黑色不规则形状的皮壳类物。此似乎干燥后的地耳，即藻类念珠藻科念珠藻属植物地皮菜*Nostoc commune* Vauch.，即《纲目》卷28“地耳”。该药条亦有数幅古本草图，可以互参。

3.《本草纲目》（钱本）：该书“地衣”（图3）构图与创意有别于金陵本图2。其图表现的是覆盖在地面的一层黑色的植物，即古代所谓“地衣”。

4.《植物名实图考》：该书相关图2幅。其一“地衣”（图7）将原先在《纲目》金陵本属于黑乎乎一团的植物采用阳刻，仔细描绘了表面与背面的形态。此即前述地皮菜*Nostoc commune*。

其二“地卷草”（图8）与《滇南本草图说》“地卷草”（图1）还不相同。此图似乎是地耳（仰天皮，`念珠藻属植物地皮菜*Nostoc commune*）与某些细小苔藓植物共生。并非单纯是叶状地衣地卷属（*peltigera*）植物。

【小结】

古本草“地衣”并不限于现代地衣门的植物。根据陈藏器、《日华子》所言，古代地衣即“地上衣如草，生湿处是”，包括了生长在阴湿地面的现代菌类、藻类、地衣类、苔藓类，甚至某些细小的蕨类植物。其中多见的是“仰天皮”（掬天皮），即念珠藻属植物地皮菜*Nostoc commune* Vauch.。此类植物细小，不容易绘图表现。与“地衣”相关的不同书籍的不同图形可能为不同的植物。

21–7 垣衣

【品图】

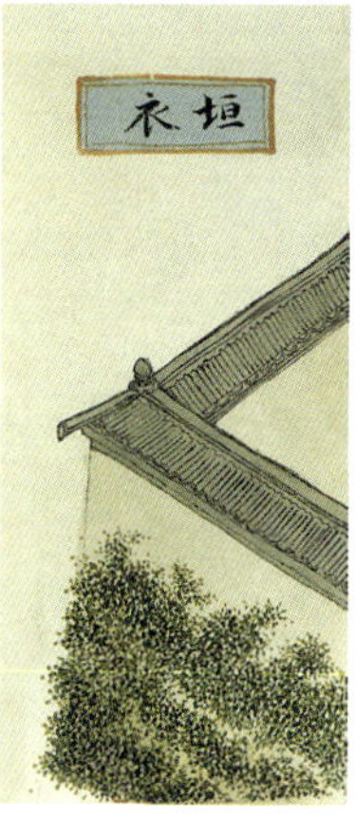

图1 品汇·垣衣

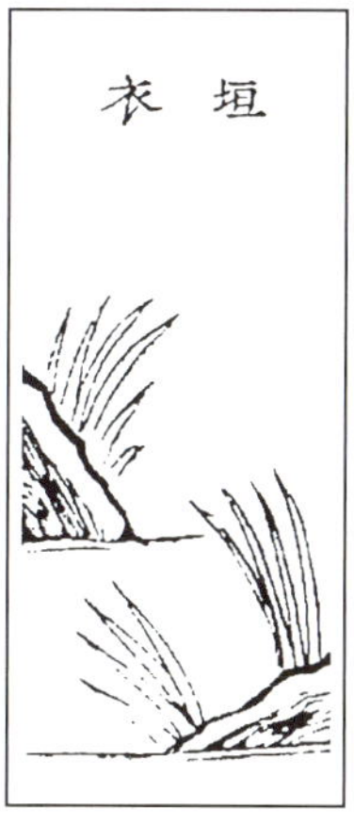

图2 太乙·垣衣

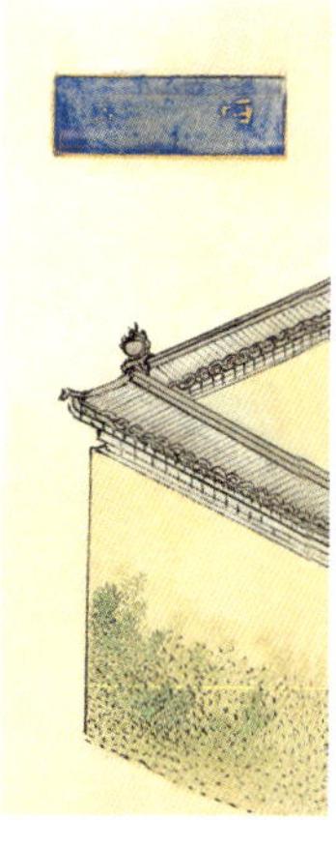
图3 雷公·垣衣

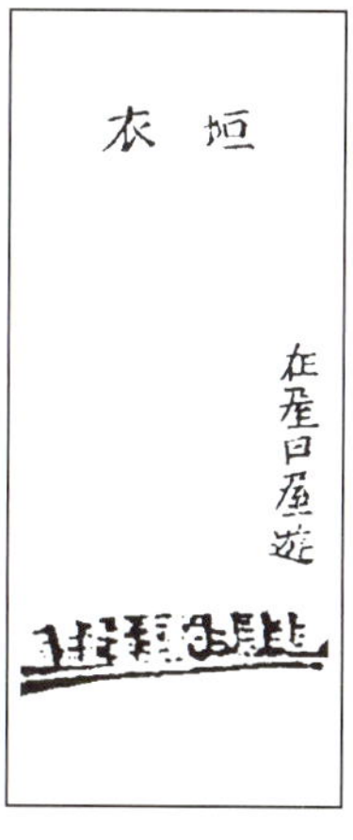

图4 纲目（金）·垣衣

本品11图，取自11书，其中3幅彩图。有承继关系的图可分3个书类。

《本草品汇精要》：该书“垣衣”（图1）的仿绘者有《补遗雷公炮制便览》图3、《金石昆虫草木状》图7。

《本草纲目》（金陵本）：该书“垣衣”（图4）的仿绘图有《古今图书集成·草木典》“垣衣图”（图9）。此后《植物名实图考》图10又仿绘《草木典》图9。

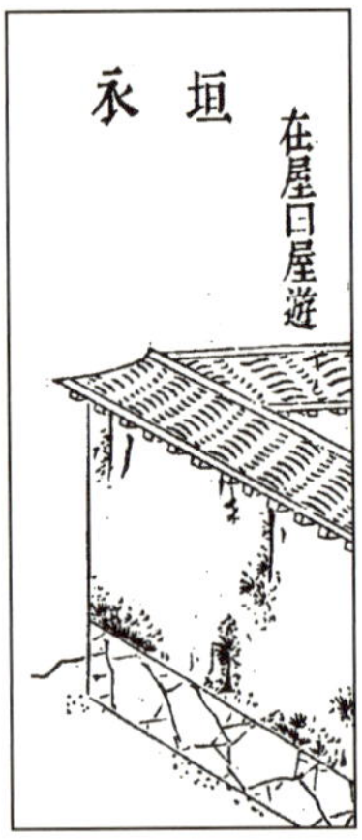

图5 纲目（钱）·垣衣

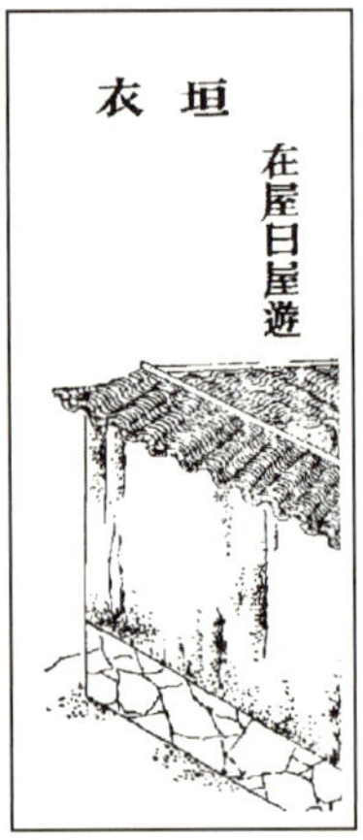

图6 纲目（张）·垣衣

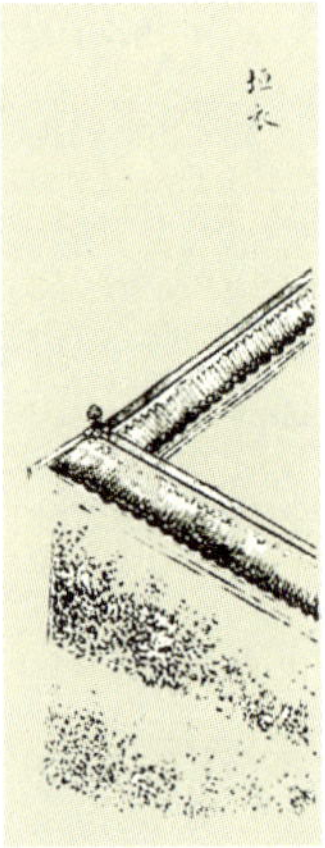

图7 金石·垣衣

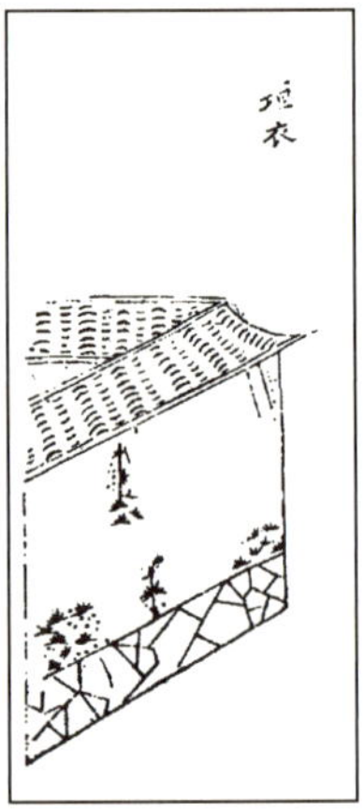

图8 汇言·垣衣

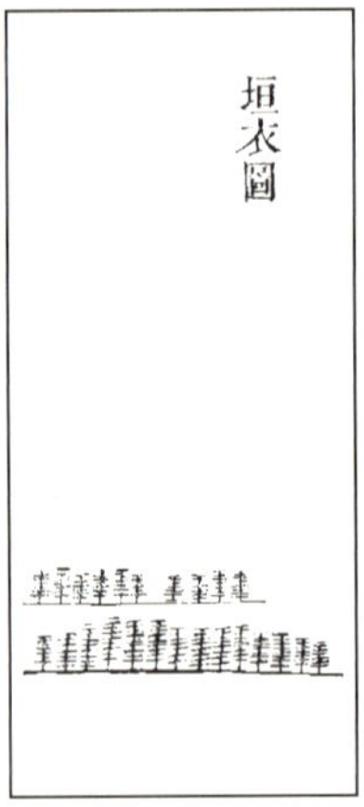

图9 草木典·垣衣图

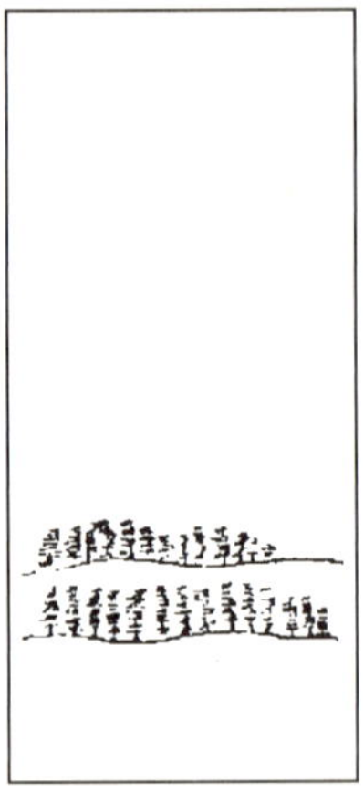

图10 图考·垣衣

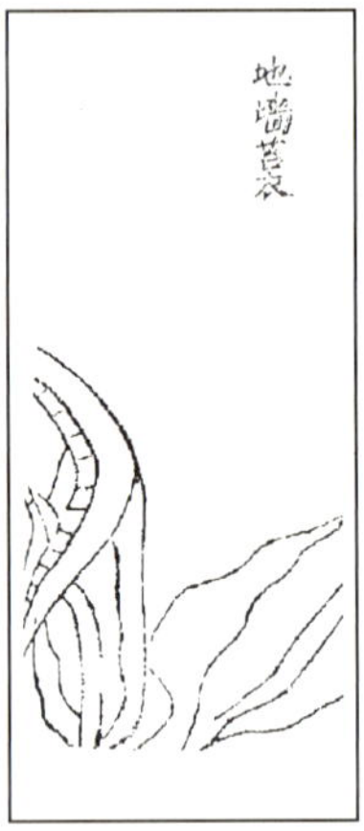

图11 便方·地墙苔衣

《本草纲目》（钱本）：该书“垣衣”（图5）的仿绘图有《本草汇言》图8、《纲目》张本图6。

以上11图中，除外6幅仿绘图，原创图尚有5幅（图1、2、4、5、11），详见下“鉴药”项。

【文录】

《别录》（见《证类》卷9“垣衣”） 一名昔邪，一名乌韭，一名垣嬴，一名天韭，一名鼠韭。生古垣墙阴或屋上。三月三日采，阴干。

梁《本草经集注》（同上） 陶隐居云：方药不甚用，俗中少见有者。

唐《唐本草》（同上）《唐本》注云：此即古墙北阴青苔衣也。其生石上者名昔邪，一名乌韭。江南少墙，陶故云少见。《本经》载之，屋上者名屋游。在下品，形并相似，为疗略同。

明《本草纲目》卷21“垣衣”【集解】【时珍曰】此乃砖墙城垣上苔衣也。生屋瓦上者即为屋游。

【鉴药】

“垣衣”首见于《名医别录》。李时珍释其名曰：“此乃砖墙城垣上苔衣也。”故名。《别录》原载其“主黄疸心烦，咳逆血气，暴热在肠胃，金疮内塞。久服补中益气，长肌好颜色”。后世医方少用本品入医方，然民间或用作草药。

关于本品的生境、形态，《别录》仅载“生古垣墙阴或屋上”，未言形态。其有别名乌韭、天韭、鼠韭，或言其叶形似。本品细小，贴墙或瓦而生，不易分辨其形。陶弘景云：“方药不甚用，俗中少见有者。”《唐本草》则云：“此即古墙北阴青苔衣也。其生石上者名昔邪，一名乌韭。江南少墙，陶故云少见。本经载之。屋上者名屋游，在下品，形并相似，为疗略同。”其中说“江南少墙”，实属猜度。

垣衣一名，古本草有多种说法。陆龟蒙《苔赋》云：“补空田者曰垣衣，在屋曰昔邪”（见《图经》“海藻”）。《嘉祐》“土马鬃”条：“所在背阴古墙垣上有之，岁多雨则茂盛。世人或便以为垣衣，非也。垣衣生垣墙之侧，此物生垣墙之上，比垣衣更长，大抵苔之类也。以其所附不同，故立名与主疗亦异。在屋则谓之屋游、瓦苔；在墙垣则谓之垣衣、土马鬃。”李时珍云：“此乃砖墙城垣上苔衣也。生屋瓦上者即为屋游。”南方亦有墙垣、城垣，其上苔衣甚多，每多各种苔藓共生。至于生墙上为土马鬃、生墙侧为垣衣，则是受古代无法辨识细小苔藓的局限，人为杜撰的一种说法。

现代学者常用某单一的苔藓植物种作为古代苔藓类植物的基原，其实过于局限。《中华本草》以真藓科植物真藓（银叶真藓）*Bryum argenteum* Hedw.作为垣衣的基原，只能说此种植物多见而已。古“垣衣”也可能包括其近缘植物。

1.《本草品汇精要》：该书“垣衣”（图1）为彩色示意图。图中绘一堵墙，墙侧面密生绿色的苔藓。此即古“垣衣”的含义。至于这一墙究竟有多少种低等植物，无法臆测。

2.《太乙仙制本草药性大全》：该书“垣衣”（图2）是一幅错误图。其图绘山石边生长着具有剑形叶的植物，既无“垣”，也无“衣”，塞责之作也。

3.《本草纲目》（金陵本）：该书“垣衣”（图4）有图注“在屋曰屋游”。细观其图，似为瓦屋之顶，示意苔衣生于瓦上，当为“屋游”的示意图。但其屋脊之线未连接好，看起来像一排整齐的小草。仿绘其图的《草木典》即将瓦楞线作为植物茎，瓦线作为叶，绘出整齐划一的两排小草，叶皆横生，其实大误。

4.《本草纲目》（钱本）：该书“垣衣”（图5）可能是意识到金陵本将“屋游”

图列在“垣衣”图名之下，故另绘一图。此即古代民间多见带檐土墙，既可示意墙面生苔，亦可指示瓦上生苔。

5.《草木便方》：该书“地墙苔衣”（图11）左侧似为墙垣，但其粗放的几根不规则线条，无法猜度其示意。该书整理者认为此苔衣的原植物是片叶苔科片叶苔属植物绿片苔*Aneura pinguis*（L.）Drmorfier及一些苔类植物的全草。据其图完全看不出是什么东西。

【小结】

“垣衣”为《名医别录》所载早期药物之一。据李时珍等解释，此即生砖墙城垣上苔衣，亦即生于墙垣阴面的苔藓类植物，如真藓科植物真藓（银叶真藓）*Bryum argenteum* Hedw.及其他近缘植物。

21-8 屋游

【品图】

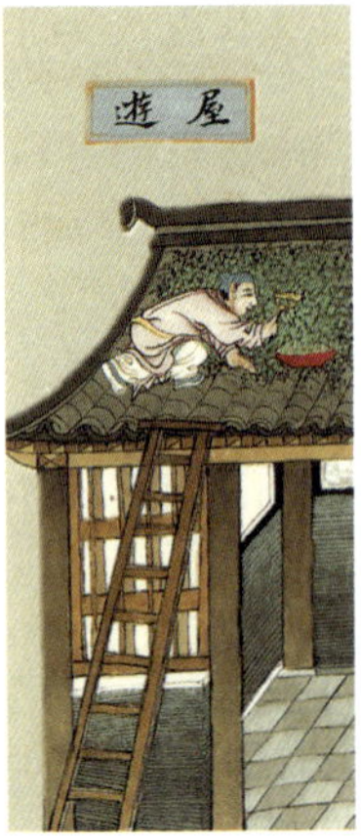

图1 品汇·屋游

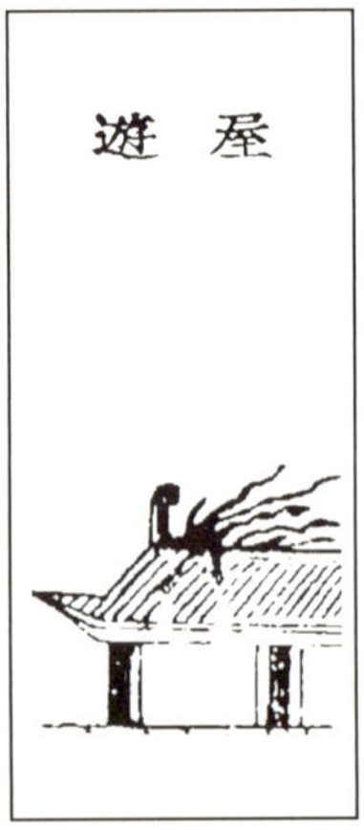

图2 太乙·屋游

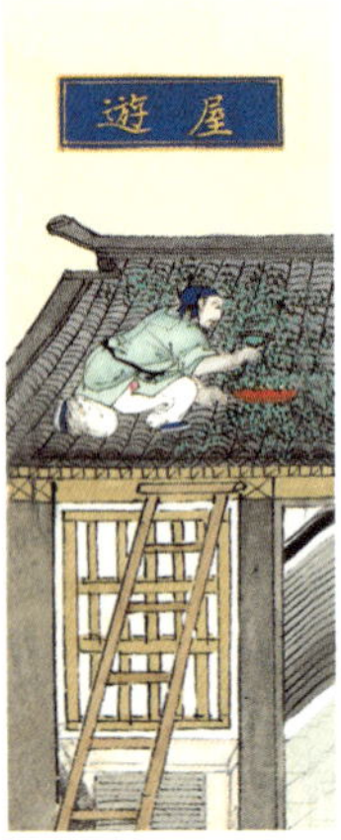

图3 雷公·屋游

本品3图，取自3书，其中图1、图2乃原创图，《补遗雷公炮制便览》图3乃仿绘《本草品汇精要》图1而成。详见下“鉴药”项。

【文录】

《别录》（见《证类》卷11“屋游”） 生屋上阴处。八月、九月采。

梁《本草经集注》（同上） 陶隐居云：此瓦屋上青苔衣，剥取煮服之。

后蜀《蜀本草》（同上） 《蜀本》：《图经》云：古瓦屋北阴青苔衣也。

明《本草纲目》卷21“屋游” 【释名】瓦衣（《纲目》）、瓦苔（《嘉祐》）、瓦藓（《纲目》)、博邪。【集解】【时珍曰】其长数寸者，即为瓦松也。【发明】【时珍曰】《别录》主治之证，与《本经·乌韭》文相同。盖一类，性气不甚辽远也。

【鉴药】

“屋游”首见于《名医别录》。“屋”为其生长地点，但“游”字名义不详。《别录》载其“主浮热在皮肤，往来寒热，利小肠膀胱气”。后世医方少用此名，但与其相关的别名时可见到。

关于本品的生境、形态，《名医别录》仅云：“生屋上阴处。”梁·陶弘景解释：“此瓦屋上青苔衣。”唐本《图经》云：“古瓦屋北阴青苔衣也。”《本草纲目》“屋游”提到了“瓦衣”“瓦苔”“瓦藓”，说明是瓦上的地衣、苔藓类植物。或考本品与垣衣一样，是生于屋上的银叶真藓*Bryum argenteum* Hedw.。但屋上能生长的低等植物种类太多，无法尽举。李时珍又曰：“其长数寸者，即为瓦松也。”这是在背阴的瓦、墙上生长的地衣、苔藓之外的一类小型双子叶植物，即景天科瓦松属（*Orostachys*）植物。

1. **《本草品汇精要》**：“屋游”（图1）示意一人在瓦屋顶采集细小绿色植物。

2. **《太乙仙制本草药性大全》**：“屋游”（图2）绘屋顶有长飘带状物，示意不明。

【小结】

“屋游”为《名医别录》所载早期药物之一，为古老的清热利气药。本品为一类在特殊生境（屋上、瓦缝等）的地衣、苔藓（如银叶真藓*Bryum argenteum* Hedw.等），以及小型景天科瓦松属（*Orostachys*）等植物。

21-9 昨叶何草

【品图】

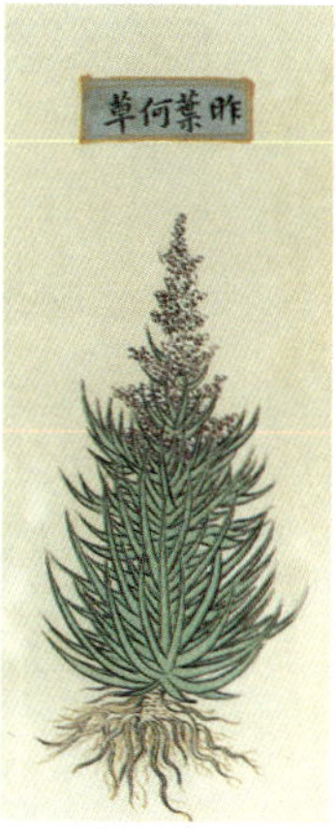

图1 品汇·昨叶何草

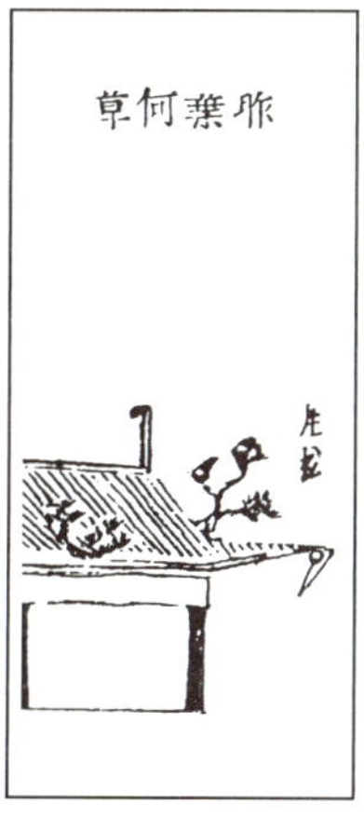

图2 太乙·昨叶何草

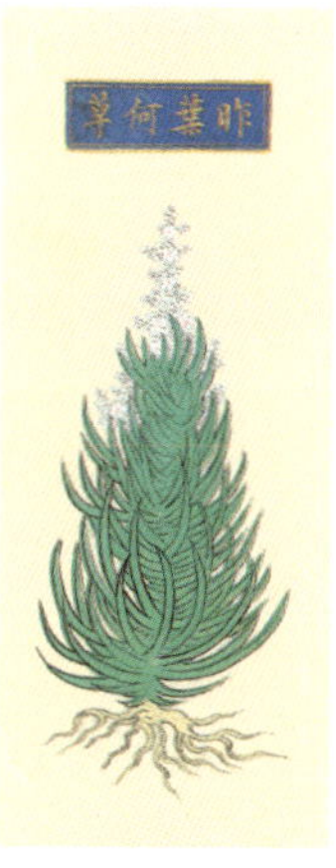

图3 雷公·昨叶何草

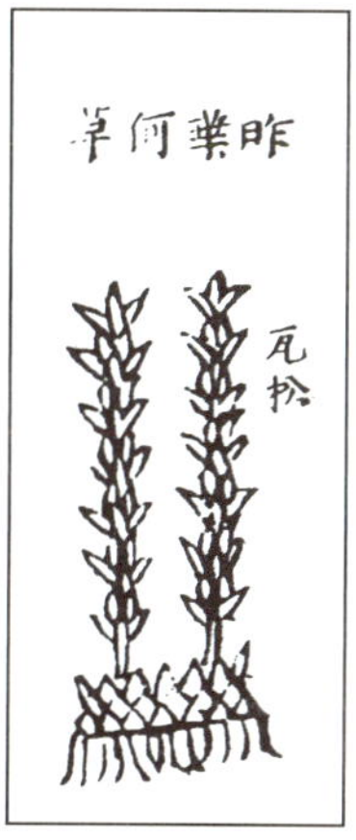

图4 纲目（金）·昨叶何草

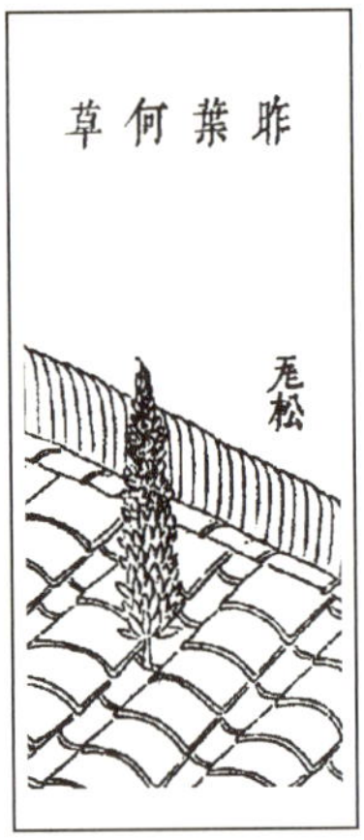

图5　纲目（钱）·昨叶何草

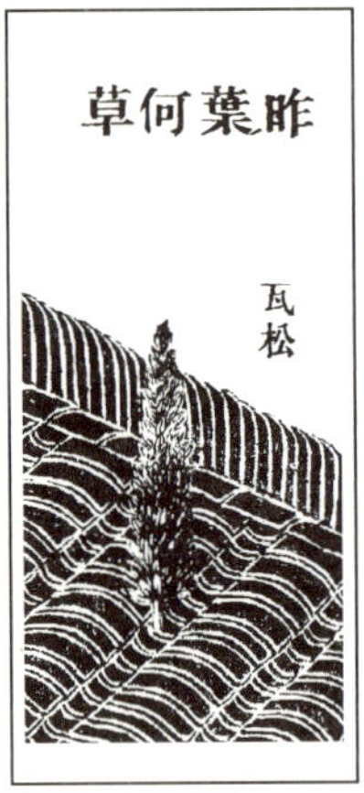

图6　纲目（张）·昨叶何草

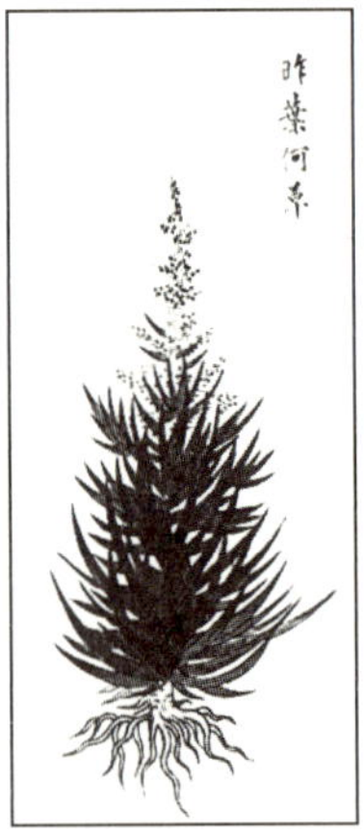

图7　金石·昨叶何草

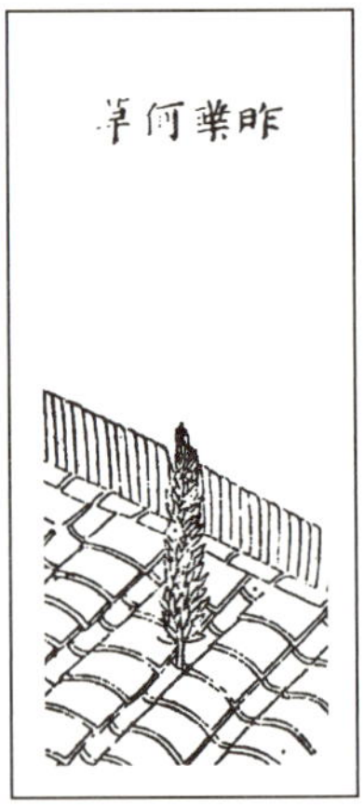

图8　汇言·昨叶何草

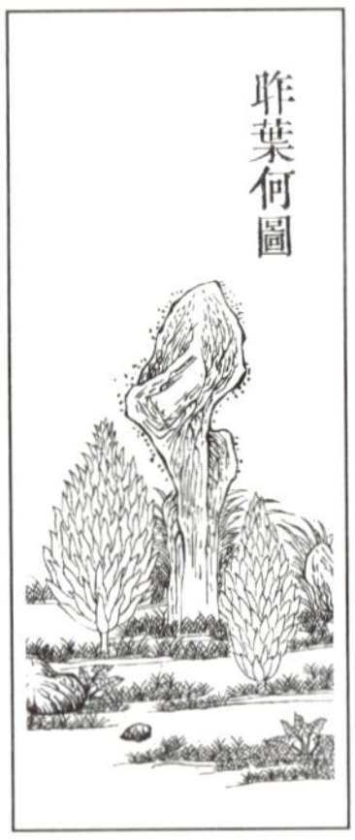

图9　草木典·昨叶何图

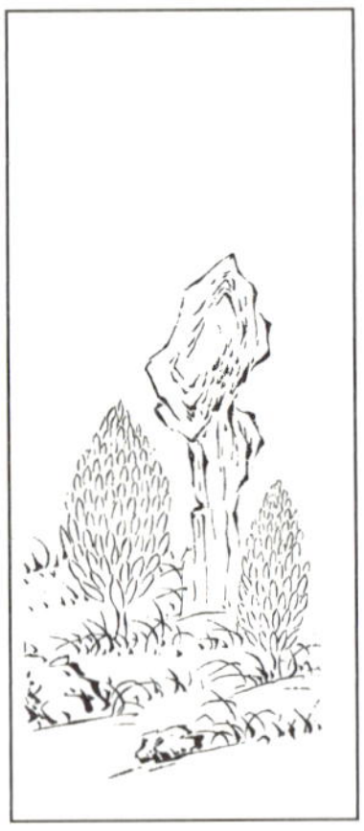

图10　图考·昨叶何草

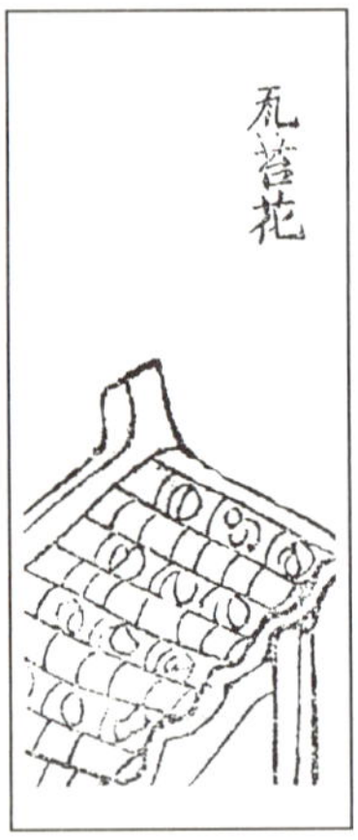

图11　便方·瓦苔花

本品11图，取自11书，其中3幅彩图。有承继关系的图可分3个书类。

《本草品汇精要》：该书“昨叶何草”（图1）的仿绘者有《补遗雷公炮制便览》图3、《金石昆虫草木状》图7。

《本草纲目》（钱本）：该书“昨叶何草”（图5）的仿绘者有《纲目》张本图6，但将植物与屋顶背景均用阴刻。另《本草汇言》图8亦仿绘钱本图5。

《古今图书集成·草木典》：该书“昨叶何图”（图9）的仿绘者为《植物名实图考》“昨叶何图”（图10）

以上11图中，除外5幅仿绘图，原创图尚有6幅（图1、2、4、5、9、11），详见下“鉴药”项。

【文录】

唐《唐本草》（见《证类》卷11“昨叶何草”）《唐本》注云：生上党屋上。如蓬初生，一名瓦松。夏采日干。/叶似蓬，高尺余。远望如松栽，生年久瓦屋上。

后蜀《蜀本草》（同上）《蜀本》:《图经》云：六月、七月采苗，日干之。

宋《开宝本草》（同上） 今按《别本》注云：今处处有，皆入药用。

宋《本草图经》（见《证类》卷9“海藻”）《图经》曰：瓦松，生古瓦屋上，若松子作层。

明《本草纲目》卷21“昨叶何草”【释名】瓦松（《唐本》）、瓦花（《纲目》）、向天草（《纲目》），赤者名铁脚婆罗门草（《纲目》）、天王铁塔草。【时珍曰】其名殊不可解。【气味】【时珍曰】按《庚辛玉册》云：向天草即瓦松，阴草也。生屋瓦上及深山石缝中。茎如漆，圆锐，叶背有白毛。有大毒。

清《植物名实图考》卷16“昨叶何草” 昨叶何草即瓦松。《唐本草》始著录……且南北老屋皆生，而《唐本草》独云生上党屋上，初生如蓬，高尺余，远望如松栽，酸平无毒。余至晋，见此草，果与他处有异；秋时作粉红花极繁，五瓣白须，黑蕊数点；阳骄瓦灼，益复郁茂。盖山西风烈，屋上皆落土尺许，草生其上，无异冈脊；气饱霜露，味兼土木，较之鳞次雨飘，仅藉湿润而生，其性状固不得同耳。

【鉴药】

“昨叶何草”首见于《唐本草》。名义不详。原载“主口中干痛，水谷血痢，止血”。后世医方书或可见用此名，或其别名瓦松，然用者不多。

关于本品生境、形态，《唐本草》云：“生上党屋上。如蓬初生，一名瓦松。”《唐本》注云：“叶似蓬，高尺余。远望如松栽，生年久瓦屋上。”所谓“如蓬初生”，可能是形容其基部叶呈莲座状排列。宋《图经》云：“瓦松，生古瓦屋上，若松子作层。”也是形容其花序成松果形或塔形，故名瓦松、天王铁塔草。《普济方》中收录的医方中，也有记录瓦松形状的，如谓“瓦松即屋上无根种草是也”“瓦松，古屋瓦上青毛”等，此皆粗略的说法，无助于鉴定植物来源。

清·吴其濬记载了他在山西亲见本品的情景：“余至晋，见此草，果与他处有异；秋时作粉红花极繁，五瓣白须，黑蕊数点；阳骄瓦灼，益复郁茂。盖山西风烈，屋上皆落土尺许，草生其上，无异冈脊；气饱霜露，味兼土木，较之鳞次雨飘，仅藉湿润而生，其性状固不得同耳。”今据考瓦松包括今景天科瓦松属植物瓦松*Orostachys fimbriatus*（Turcz.）Berger、晚红瓦松*O. spinosa*（L.）Sweet［*O. erubescens*（Maxim.）Ohwi.］、钝叶瓦松*O. malacophylla*（Pall.）Fisch.、黄花瓦松*O. spinosus*（L.）C. A. Mey.。[1]或云还包括瓦花*O. japonicas*（Maxim.）Berg.。[2]

1 国家中医药管理局《中华本草》编委会：《中华本草》（3），上海：上海科学技术出版社，1999：758-759.

2 谢宗万：《本草纲目药物彩色图鉴》，北京：人民卫生出版社，2000：216.

至于李时珍引《庚辛玉册》所云“茎如漆圆锐，叶背有白毛”之“向天草”，似与昨叶何草（瓦松）不同。原植物不明。

1.《本草品汇精要》: 该书“昨叶何草”（图1）莲座叶线形至披针形，花序总状，呈金字塔形。花红色。此似为景天科植物瓦松*O. fimbriatus*。

2.《太乙仙制本草药性大全》: 该书“昨叶何草”（图2）乃想象示意图。图中在屋顶上绘两株小松树，距实物差之远矣。

3.《本草纲目》（金陵本）: 该书“昨叶何草”（图4）有图注“瓦松”。绘两株同形植物，茎（似为花茎）直立。其植株下部甚宽，有鳞片状叶，不呈莲座状。即便将其基部视为莲座状叶，也不应该从中抽出两枝花茎。故此图虽与瓦松大体不相悖逆，却达不到供辨别基原的程度。

4.《本草纲目》（钱本）: 该书“昨叶何草”（图5）也有图注“瓦松”，但不取金陵本图4，新绘瓦屋顶上长着一株“瓦松”。此植物图虽不能细致地体现莲座叶与花茎之分，但远观似为瓦花*O. japonicas*之形。

5.《古今图书集成·草木典》: 该书“昨叶何图”（图9）绘野外生长着两株高大的植物。其植株形状如长卵形，四周全是条状叶片包裹。无论生境还是形状，皆非瓦松。吴其濬曾在山西见过瓦松，且有详细记载，但奇怪的是其书竟然仿绘《草木典》这荒谬的植物图。

6.《草木便方》: 该书“瓦苔花”（图11）绘一瓦屋顶，若干片瓦上有不规则形状的片状物。此恐示意有地衣类植物，在瓦上长成“花”形，绝非瓦松。

【小结】

“昨叶何草”为《唐本草》首载。据《唐本草》、清·吴其濬所载，本品为景天科瓦松属（*Orostachys*）植物，包括瓦松*Orostachys fimbriatus*（Turcz.）Berger、晚红瓦松*O. spinosa*（L.）Sweet、钝叶瓦松*O. malacophylla*（Pall.）Fisch.、黄花瓦松*O. spinosus*（L.）C. A. Mey.、瓦花*O. japonicas*（Maxim.）Berg.。诸本草图中，唯《本草品汇精要》所绘彩图最接近瓦松*O. fimbriatus*实物。

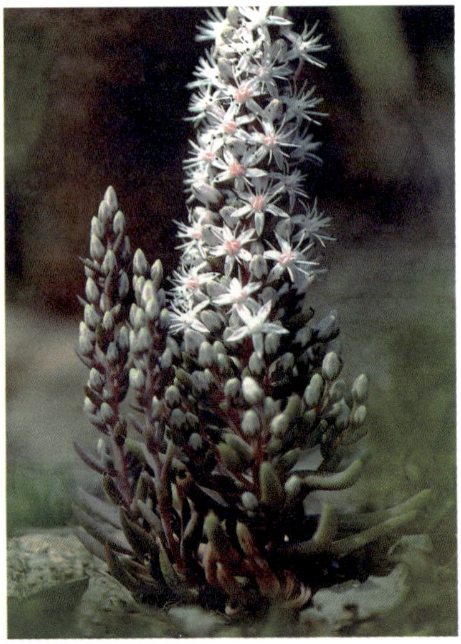

图 12　瓦松 *Orostachys fimbriatus*

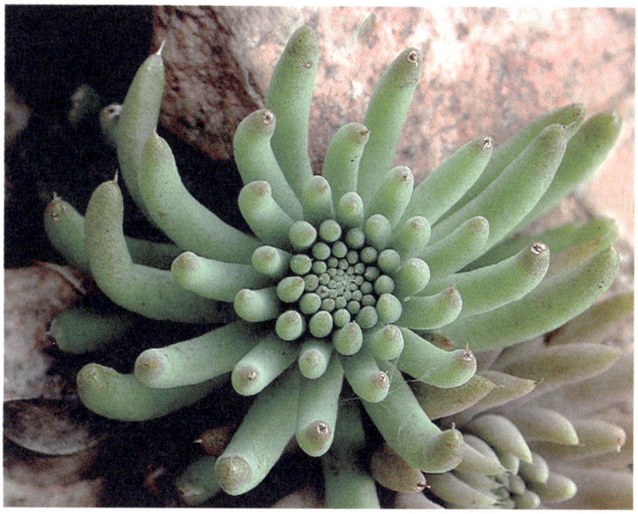

图 13　瓦松幼体

21-10　乌韭

【品图】

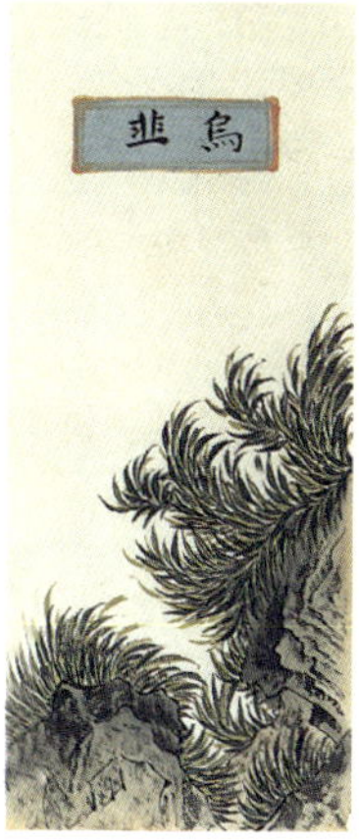

图 1　品汇·乌韭

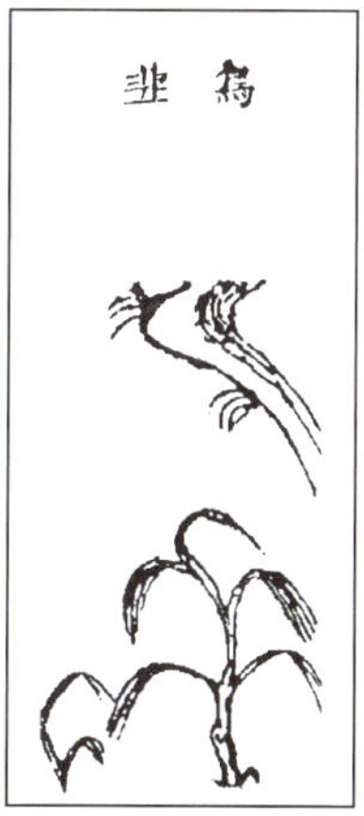

图 2　太乙·乌韭

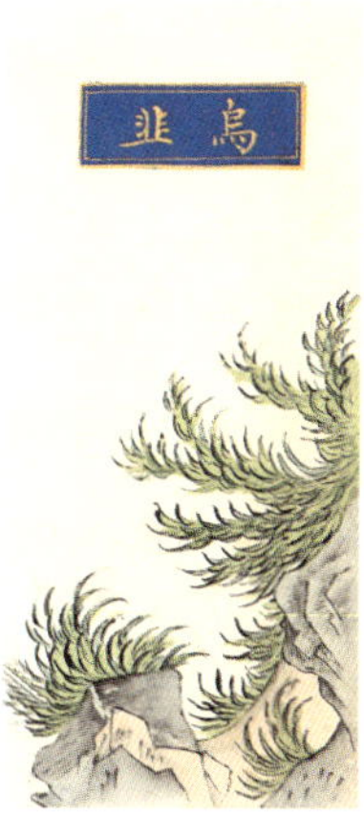

图 3　雷公·乌韭

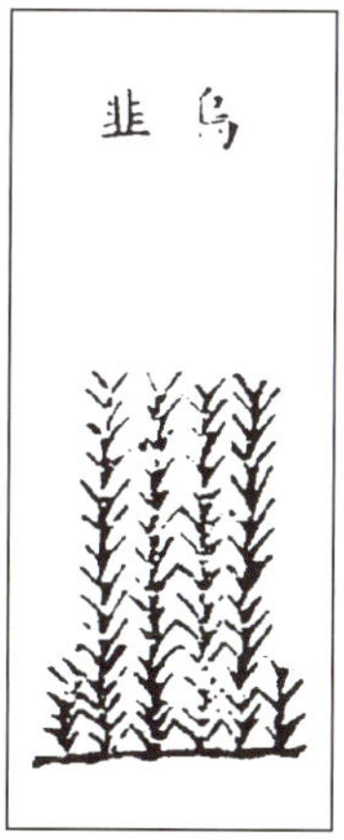

图 4　纲目（金）·乌韭

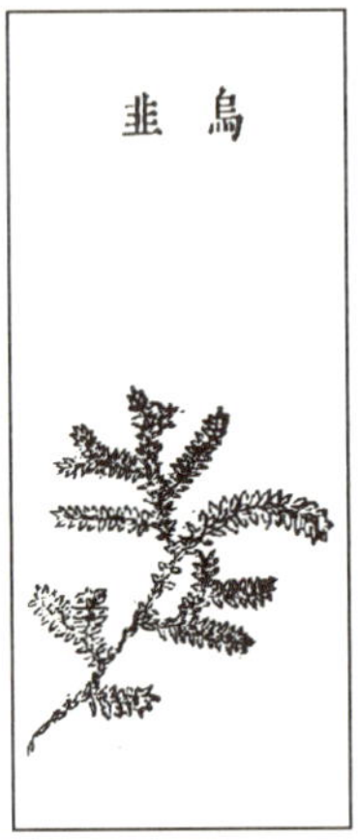

图5 纲目（钱）·乌韭

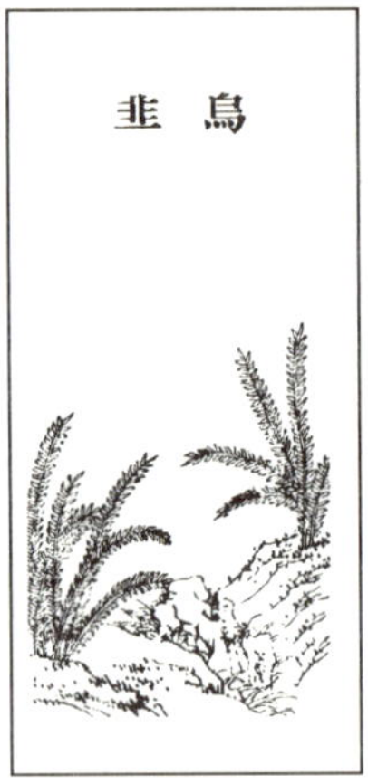

图6 纲目（张）·乌韭

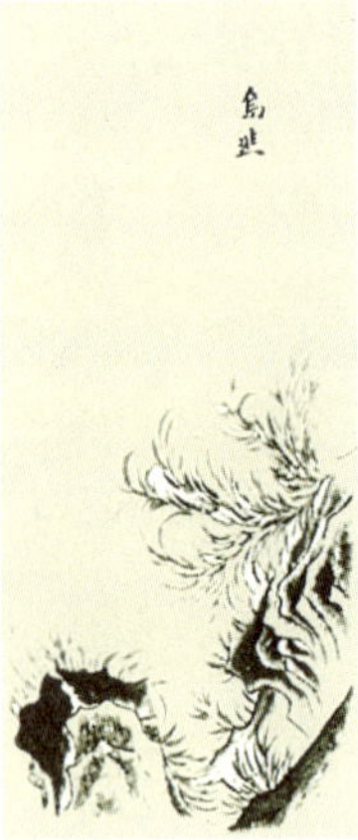

图7 金石·乌韭

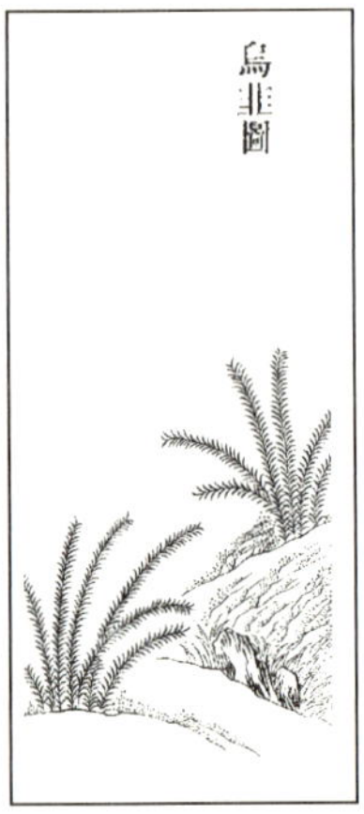

图8 草木典·乌韭图

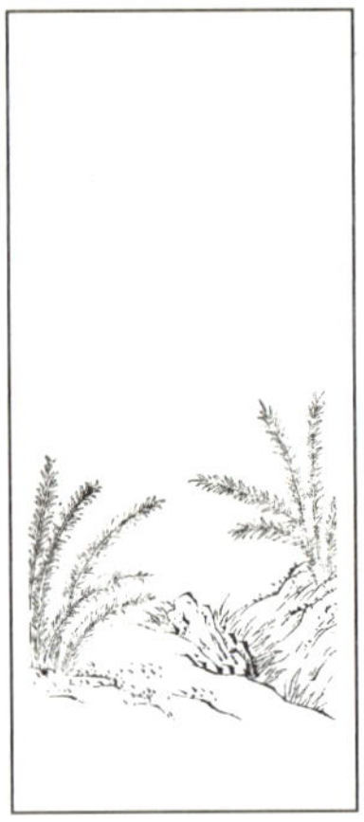

图9 图考·乌韭

本品9图，取自9书，其中3幅彩图。有承继关系的图可分2个书类。

《本草品汇精要》：该书“乌韭”（图1）的仿绘者有《补遗雷公炮制便览》图3、《金石昆虫草木状》图7。

《本草纲目》（金陵本）：该书“乌韭”（图4）的仿绘者有《古今图书集成·草木典》“乌韭图”（图8），该图将原图死板图案状的植物改绘成野外生长状态，枝条稍弯曲，且增添山石背景。《植物名实图考》“乌韭”（图9）转绘《草木典》图8。《纲目》张本图6又转绘《图考》图9。

以上9图中，除外5幅仿绘图，原创图尚有4幅（图1、2、4、5），详见下“鉴药”项。

【文录】

《别录》（见《证类》卷11“乌韭”） 生山谷石上。

梁《本草经集注》（同上） 陶隐居云：垣衣亦名乌韭，而为疗异，非是此种类也。

唐《唐本草》（同上）《唐本》注云：此物即石衣也，亦曰石苔，又名石发。生岩石阴不见日处，与卷柏相类也。

唐《本草拾遗》（同上） 陈藏器云：生大石及木间阴处，青翠茸茸者，似苔而非苔也。

吴越《日华子本草》（同上）《日华子》云：石衣……此即是阴湿处山石上苔，长者可四五寸，又名乌韭。

《别录》（见《证类》卷30“鬼䕢”） 生石上。挼之日柔，为沐。

明《本草纲目》卷21“乌韭” 【释名】石花（《纲目》）、石马鬃（《纲目》）、鬼䕢（与丽同)。【时珍曰】《别录》主疗之证与垣衣相同，则其为一类，通名乌韭，亦无害也。但石发与陟厘同名，则有水陆之性，稍有不同耳。

清《植物名实图考》卷16“乌韭” 乌韭，《本经》下品。又名石发。生石上及木间阴处。青翠茸茸，似苔而非苔也。**/卷10“海风丝”** 海风丝生广信。一名草莲。丛生，横根绿茎，细如小竹；初生叶如青蒿，渐长细如茴香叶。

【鉴药】

“乌韭”首见于《本经》。名义不详。《本经》载其“主皮肤往来寒热，利小肠膀胱气”。《别录》补充曰“疗黄疸，金疮内塞，补中益气，好颜色”。后世医方偶见应用，民间多用作清热解毒药。

关于本品的生境、形态，《名医别录》仅云“生山谷石上”。梁·陶弘景大概不认识此药，仅云“垣衣亦名乌韭，而为疗异，非是此种类也”。此属同名异物，虽非一种，但同有此名，或形态相近。《唐本草》云：“此物即石衣也，亦曰石苔，又名石发。生岩石阴不见日处，与卷柏相类也。”以“衣”为名之植物，多数细小，贴物而生。其别名“石苔”“石发”，提示与苔藓有关，可能叶细如头发。其生境为“岩石阴不见日”，但随后的“与卷柏相类”，是指生境相类？还是指形态习性类似蕨类的卷柏？不可得知。

唐·陈藏器云：“生大石及木间阴处，青翠茸茸者，似苔而非苔也。”这“似苔而非苔”的形容法，着实令人迷惑。《日华子本草》云：“石衣……此即是阴湿处山石上苔，长者可四五寸，又名乌韭。”高达4—5寸，犹称“石衣”，可见非现代“地衣”植物类。李时珍大概对乌韭也无定见，故不言此药形态，仅云“《别录》主疗之证与垣衣相同，则其为一类，通名乌韭，亦无害也”。从主疗推导植物类别，将乌韭与垣衣归于一类，未免牵强。

综观古代本草所述，几乎无一得同。是苔是蕨，犹然难辨。《普济方》卷50“乌韭方”，云“用乌韭石衣，烧为灰，沐头长发。此是阴岩湿处山石上苔，长者可四五寸”。此采用《日华子本草》之说。现代学者中，唯见谢宗万对此有评述：“按《纲目》乌韭又有石马鬃之别名，则其形似土马鬃而生于石上无疑。参考吴其濬《植物名实图考》卷16之乌韭图，则可认为古之乌韭实即卷叶凤尾藓，而非蕨类之乌韭”。[1] 卷叶凤尾藓即苔藓植物门凤尾藓科植物*Fissidens cristatus* Mitt.。谢氏所云《植物名实图考》卷16“乌韭”图(图9)，并非原创图。追根寻源，此图乃《本草纲目》金陵本“乌韭”图辗转仿绘而来，并非实有其物。然卷叶凤尾藓植物体密集丛生，其形色确实符合陈藏器所云“青翠茸茸”“似苔而非苔”的特征。且本品干燥后稍卷缩，湿润后则展开，此亦类似卷柏。故以卷叶凤尾藓作为乌韭之基原，仍可备一说。

1 谢宗万：《本草纲目药物彩色图鉴》，北京：人民卫生出版社，2000：216.

至于《中华本草》的“乌韭”，乃蕨类植物小野鸡尾（野雉尾金粉蕨*Onychium japonicum*（Thunb.）Kze.）的异名。此异名出《江西草药》，乃现代名称，非古之乌韭，故此种植物可忽而勿论。

1.《本草品汇精要》：该书“乌韭”（图1）绘山石之上，有草蓬勃，如人之发。疑此乃据其别名“石发”想象绘成。

2.《太乙仙制本草药性大全》：该书“乌韭”（图2）右上为山崖，有发状物数根。图下方为两植株，其茎、叶宛如单子叶禾本科植物。观此图如读天书鬼符，不知所云。

3.《本草纲目》（金陵本）：该书“乌韭”（图4）绘6株小草本，一茎直上，无分枝，叶线形对生，密排而上。《本草纲目》中并无此类植物的描述，但有“石马鬃”的别名。此图中的植物造型与本章“土马鬃”相似，恐系比照土马鬃图绘成。此图后经《古今图书集成·草木典》修饰，死板的图案式植物遂变为野外鲜活植物，但其茎叶之形依旧，唯茎稍柔和而已，并非实有此物。

4.《本草纲目》（钱本）：该书“乌韭”（图5）乃新绘，其植物与金陵本全然不同。观其茎叶，类似蕨类石杉科马尾杉属（*Phlegmariurus*）的植物，不敢遽定。

【小结】

“乌韭”为《本经》所载早期药物之一。本品为山石阴生植物，但诸家所述形态则几乎无本得同。或考本品为凤尾藓科植物卷叶凤尾藓*Fissidens cristatus* Mitt.，可备一说。古代本草药图，似无一写生之图可供考证。

21-11　百蕊草

【品图】

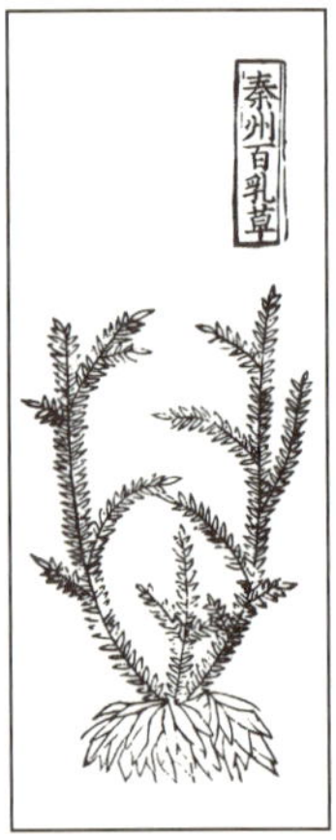

图1　图经（大）·秦州百乳草

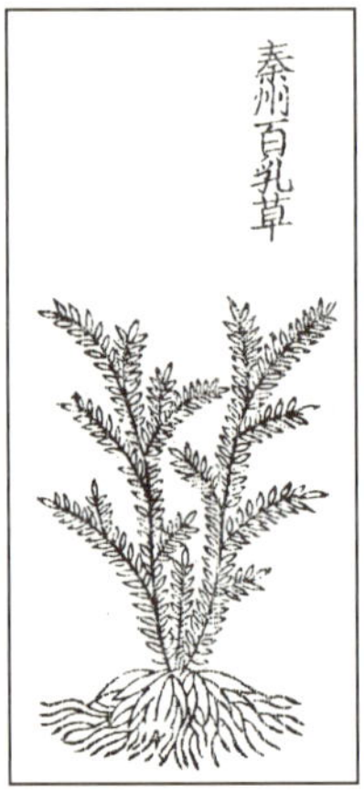

图2　图经（政）·秦州百乳草

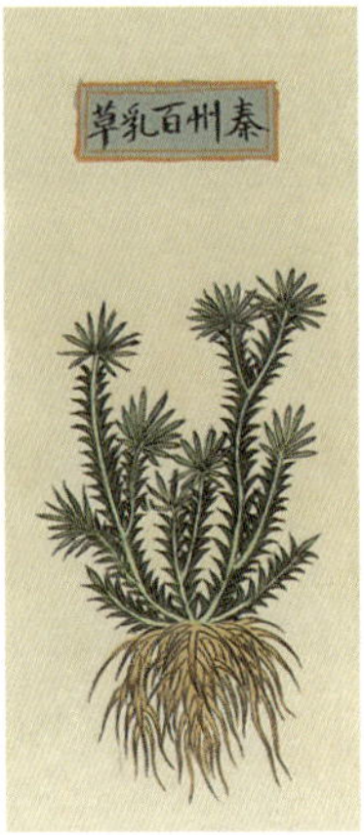

图3　品汇·秦州百乳草

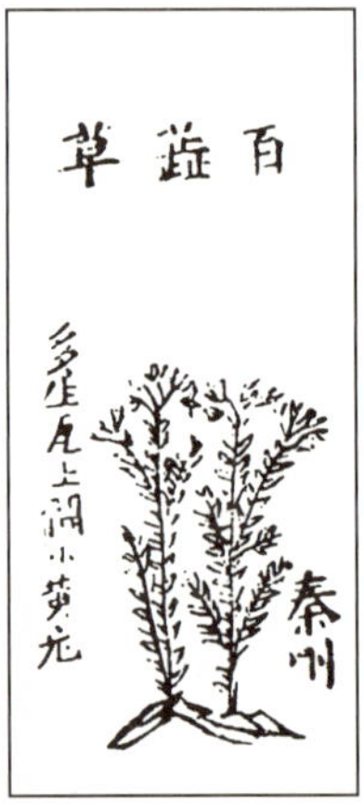

图4　纲目（金）·百蕊草

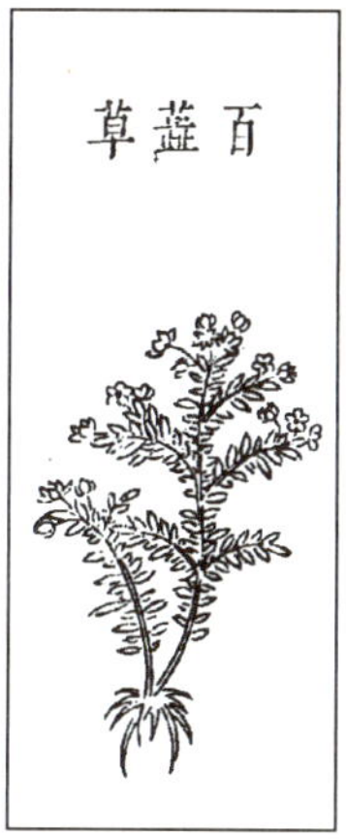

图5　纲目（钱）·百蕊草

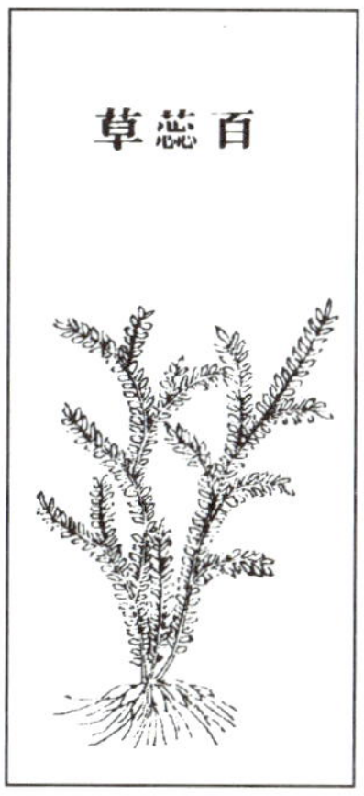

图6　纲目（张）·百蕊草

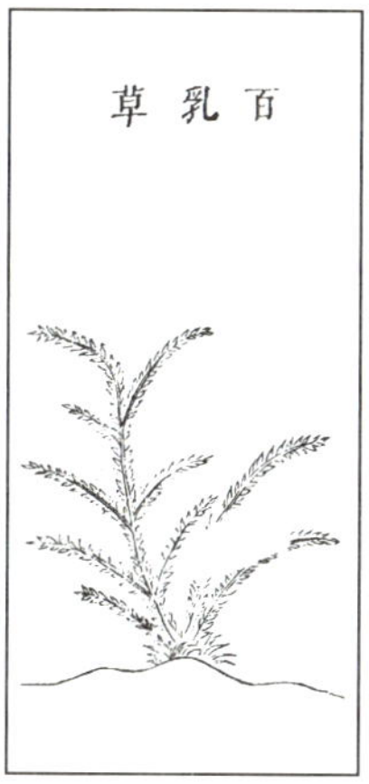

图7　三才·百乳草

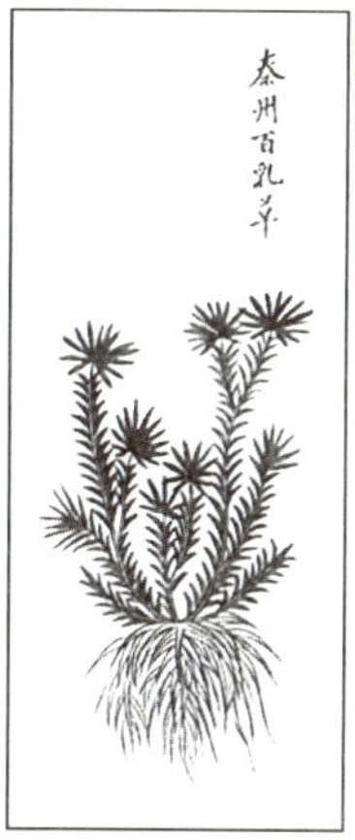

图8　金石·秦州百乳草

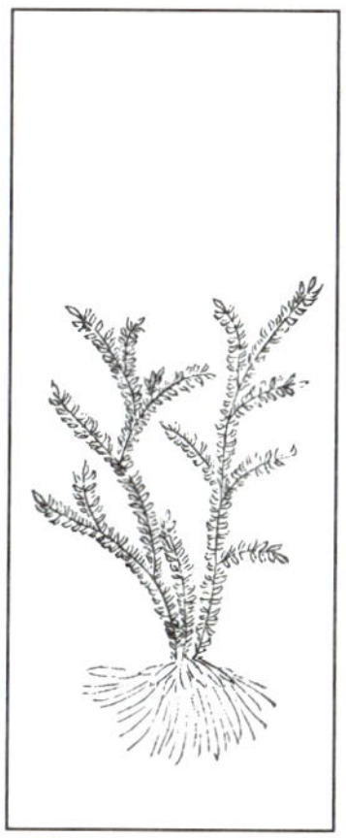

图9　图考·秦州百乳草

本品9图，取自9书，其中2幅彩图。有承继关系的图仅1个书类。

《本草图经》：该书“秦州百乳草”图分别存于《大观》（图1）、《政和》（图2）。此二传本药图基本一致。今以《政和》图2为《图经》图的代表。

仿绘该图的彩色图有：《本草品汇精要》“秦州百乳草”（图3）。此后《金石昆虫草木状》“秦州百乳草”（图8）又仿绘《品汇》图3。

仿绘该图的墨线图有：《本草纲目》金陵本“百蕊草”（图4），该图增加图注与茎顶的花。图注为“秦州”“多生瓦上开小黄花”。《纲目》钱本图5仿绘自金陵本图4，略加修饰。《三才图会》“百乳草”（图7）仿绘《图经》图2，简化了茎枝，却增加了地线。《植物名实图考》“秦州百乳草”（图9）亦仿绘《图经》图2。《纲目》张本“百蕊草”（图6）又仿绘《图考》图9。

以上9图中，除外8幅仿绘图，原创图仅1幅（图2），详见下“鉴药”项。

【文录】

宋《本草图经》（见《证类》卷30“百乳草”）《图经》曰：生河中府、秦州、剑州。根黄白色。形如瓦松，茎、叶俱青，有如松叶，无花。三月生苗，四月长及五六寸许。四时采其根，晒干用。下乳，亦通顺血脉，调气甚佳。亦谓之百蕊草。

明《本草纲目》卷21“百蕊草”【时珍曰】乌韭是瓦松之生于石上者。百蕊草是瓦松之生于地下者也。

【鉴药】

“百乳草”首见于宋《本草图经》，为北宋新出现的民间草药，被归于“外草类”。

名义不详。其功能“下乳，亦通顺血脉，调气”。因来源不明，后世未见使用。李时珍将其作为“附录”药，附在“乌韭”一药之后，用本品别名“百蕊草”为正名。

关于本品的生境、形态，《图经》云：“生河中府、秦州、剑州。根黄白色。形如瓦松，茎、叶俱青，有如松叶，无花。三月生苗，四月长及五六寸许。四时采其根……亦谓之百蕊草。”河中府即今山西永济市。秦州即今甘肃甘谷县。剑州即今四川剑阁县。

《本草图经》：该书“秦州百乳草”（图2）所绘植物有纺锤形块根及众多须根，根头抽数茎，有分枝，叶细小对生，密生于整个茎枝。此图不似瓦松，与《图经》文所述形态并不相同。《纲目》金陵本“附图”仿绘时添加花序。图注云“秦州。多生瓦上开小黄花”，乃据李时珍所云“百蕊草是瓦松之生于地下者”添加。

《中华本草》依据以上图文记载，谓所指百蕊草与今檀香科植物百蕊草*Thesium chinense* Turcz.或其变种长梗百蕊草*Thesium chinense* Turcz. var. *longipedunculatum* Y. C. Chu的全草。[1]

【小结】

“百乳草”首见《本草图经》“外草类”，为北宋民间草药。《中华本草》据其图、文，谓即今檀香科植物百蕊草*Thesium chinense* Turcz.或其变种长梗百蕊草*Thesium chinense* Turcz. var. *longipedunculatum* Y. C. Chu的全草。

21-12 土马騣

【品图】

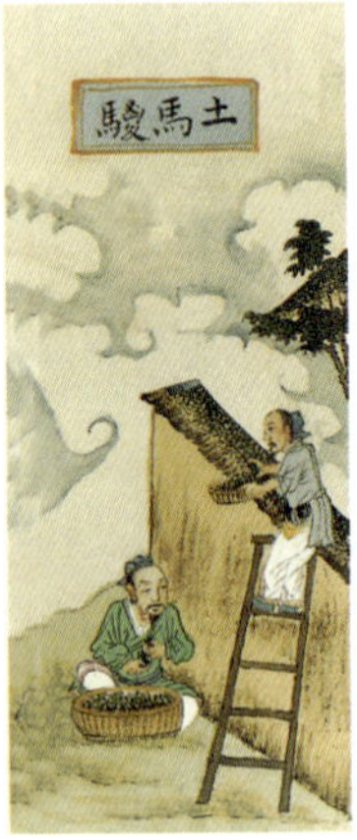

图1 品汇·土马鬃

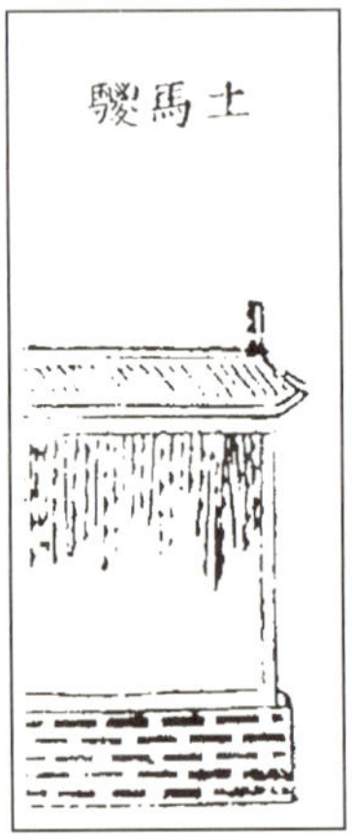

图2 太乙·土马鬃

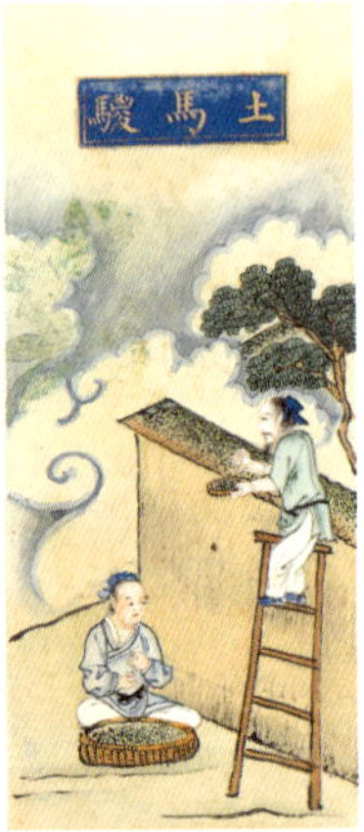

图3 雷公·土马鬃

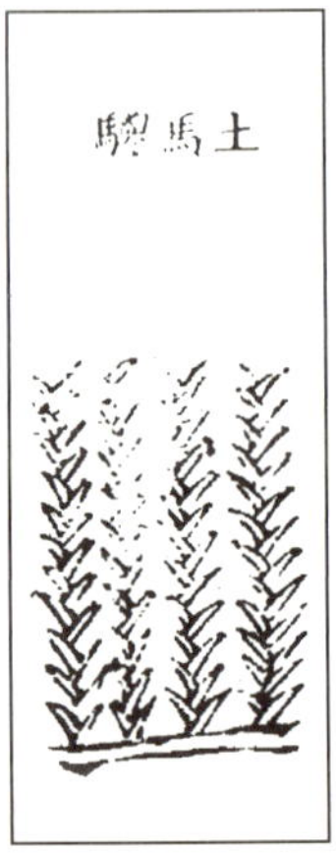

图4 纲目（金）·土马鬃

1 国家中医药管理局《中华本草》编委会：《中华本草》（2），上海：上海科学技术出版社，1999：595.

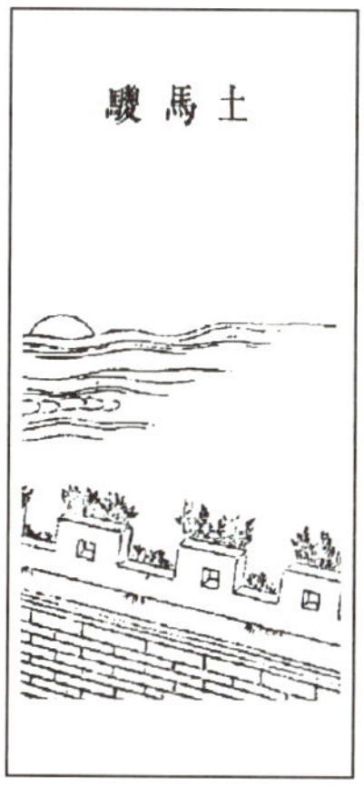

图5　纲目（钱）·土马鬃

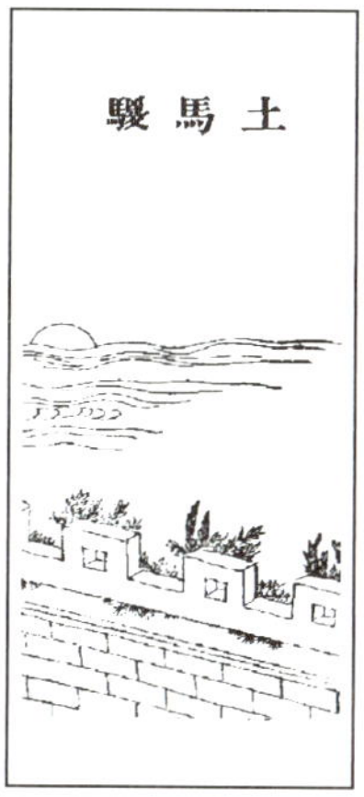

图6　纲目（张）·土马鬃

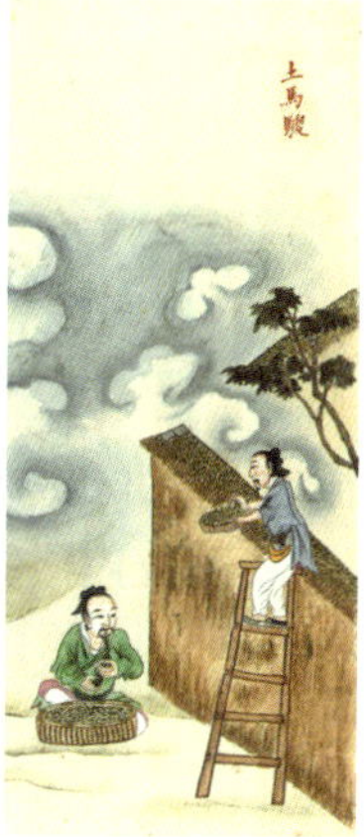

图7　金石·土马鬃

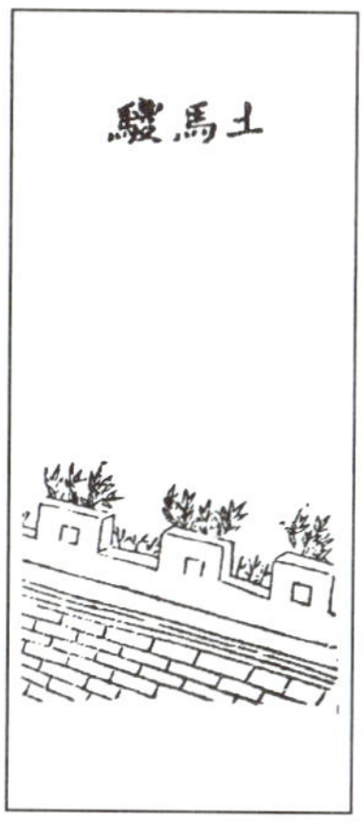

图8　汇言·土马鬃

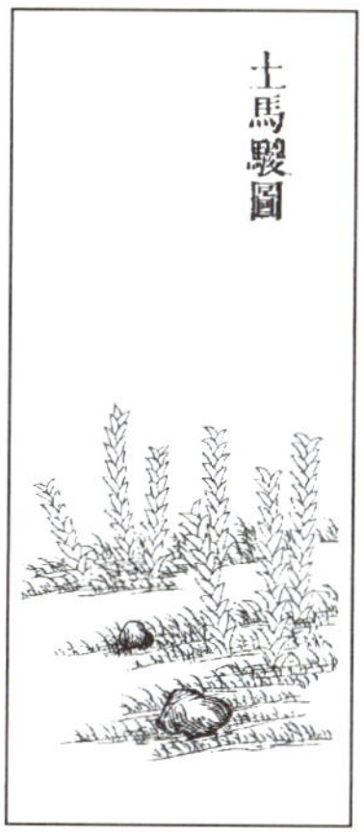

图9　草木典·土马鬃图

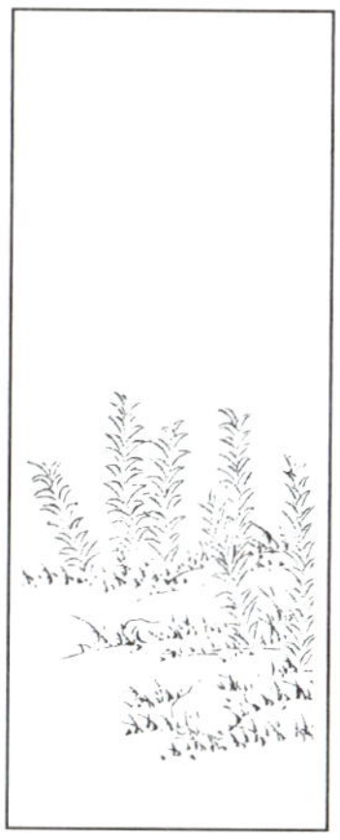

图10　图考·土马鬃

本品10图，取自10书，其中3幅彩图。有承继关系的图可分3个书类。

《本草品汇精要》：该书“土马鬃”（图1）的仿绘者有《补遗雷公炮制便览》图3、《金石昆虫草木状》图7。

《本草纲目》（金陵本）：该书“土马鬃”（图4）的仿绘者有《古今图书集成·草木典》“土马鬃图”（图9，增绘土地背景）。此后《植物名实图考》“土马鬃”（图10）又仿绘《草木典》图9。

《本草纲目》（钱本）：该书“土马鬃”（图5）的仿绘者有《本草汇言》图8、《纲目》张本图6。

以上10图中，除外6幅仿绘图，原创图尚有4幅（图1、2、4、5），详见下“鉴药”项。

【文录】

宋《嘉祐本草》（见《证类》卷9“土马鬃”） 所在背阴古墙垣上有之，岁多雨则茂盛。世人或便以为垣衣，非也。垣衣生垣墙之侧，此物生垣墙之上，比垣衣更长，大抵苔之类也。以其所附不同，故立名与主疗亦异。在屋则谓之屋游、瓦苔；在墙垣则谓之垣衣、土马鬃；在地则谓之地衣；在井则谓之井苔；在水中石上则谓之陟厘。土马鬃，近世常用，而诸书未着，故附新定条焉。

明《本草纲目》卷21“土马鬃” 【集解】【时珍曰】垣衣乃砖墙上苔衣也，此乃土墙上乌韭也。

清《植物名实图考》卷16“土马鬃” 土马鬃，《嘉祐本草》始著录。垣衣生于土墙头上者，性能败热毒。

【鉴药】

“土马鬃”（“鬃”原作“騣”）首见于《嘉祐本草》。名义未详。原载“治骨热败烦，热毒壅，衄鼻”。宋明医方亦见使用，但用者稀。今民间或用作草药。

关于本品的生境、形态，《嘉祐本草》云：“所在背阴古墙垣上有之，岁多雨则茂盛。世人或便以为垣衣，非也。垣衣生垣墙之侧，此物生垣墙之上，比垣衣更长，大抵苔之类也。以其所附不同，故立名与主疗亦异。”若据此说，则本草中之土马鬃、垣衣、屋遊、瓦苔、地衣、井苔、陟厘皆为同一植物，生境不同而已。《中华本草》据《嘉祐》之说，谓本品为金发藓科植物金发藓*Polytrichum commune* L. ex Hedw. Musci.。[1]《本草纲目药物彩色图鉴》亦采此说，且云参考《植物名实图考》土马鬃之图，即指本种，或泛指此种藓类。殊不知《图考》之图，乃辗转仿绘《纲目》金陵本之图，并无特异之处。

李时珍云：“垣衣乃砖墙上苔衣也，此乃土墙上乌韭也。”然无论地衣、苔藓、蕨类，皆可在砖墙、土墙生长。故以“所附”作为区分植物种的标准，并不可行。《纲目》文、图对土马鬃形态并未提供新资料。

1.**《本草品汇精要》**：该书“土马鬃”（图1）乃采集现场的示意图。图中绘一人登梯而至于土墙之上，采集其上绿色植物。其形体不可辨。

2.**《太乙仙制本草药性大全》**：该书“土马鬃”（图2）所绘亦示意图，但仅一砖墙而已，甚至看不到有植物生长在墙上。

3.**《本草纲目》（金陵本）**：该书“土马鬃”（图4）绘4株小草本，均一茎直上。叶短小，剑形，相互套叠，呈二列式排列。此图与前“乌韭”图构图相同，仅叶片为线形，与此不同。如此简单图形，难以供鉴定之用。

4.**《本草纲目》（钱本）**：该书“土马鬃”（图5）绘一城墙，城墙上长着诸多植物。此远景示意图，欲表达土马鬃生长在城垣之上，对鉴定物种无益。

【小结】

“土马鬃”为《嘉祐本草》所载宋代所用新药。然其正文对本品形态仅言“比垣衣更长，大抵苔之类”。后世本草药图所绘或为生境、采集示意图，或为粗略的植物图。今或考本品为金发藓科植物金发藓*Polytrichum commune* L. ex Hedw. Musci.。今录之备参。

1 国家中医药管理局《中华本草》编委会：《中华本草》（2），上海：上海科学技术出版社，1999：22.

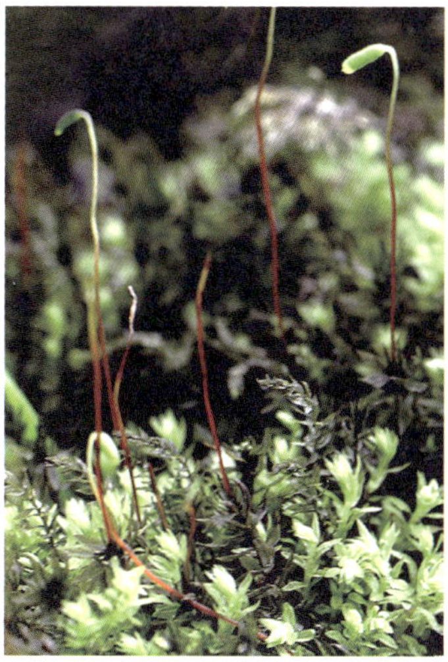

图 11　金发藓 *Polytrichum commune*

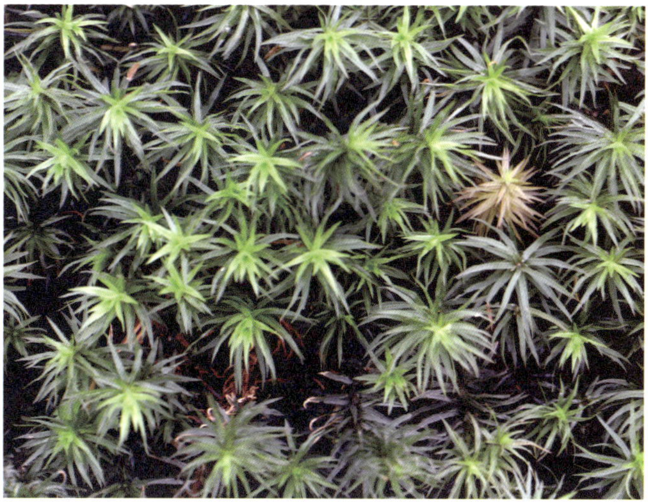

图 12　金发藓幼体

21–13　卷柏

【品图】

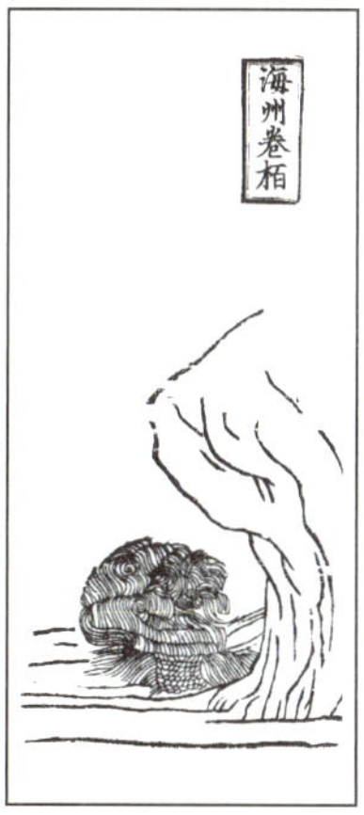

图 1　图经（大）·海州卷柏

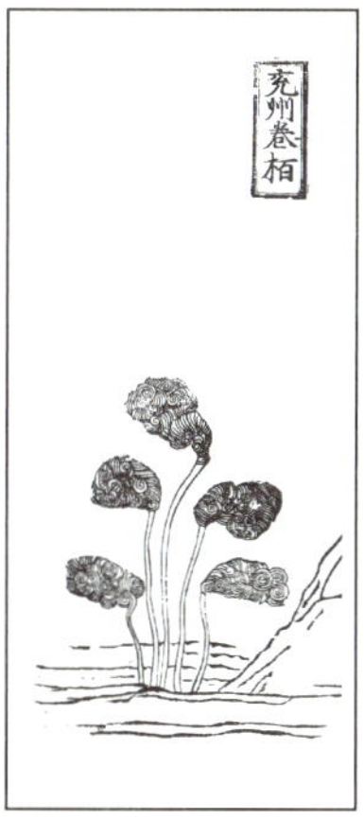

图 2　图经（大）·兖州卷柏

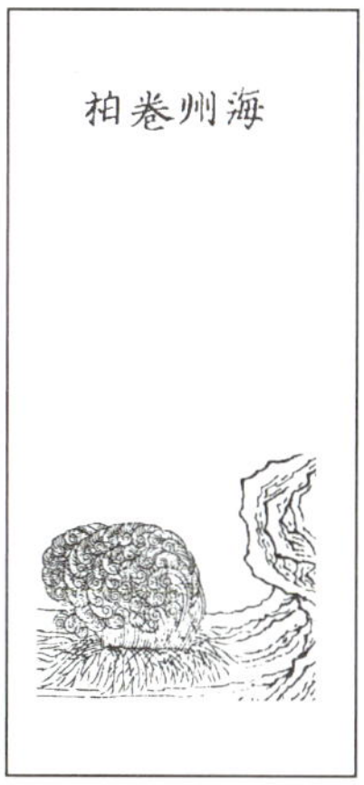

图 3　图经（政）·海州卷柏

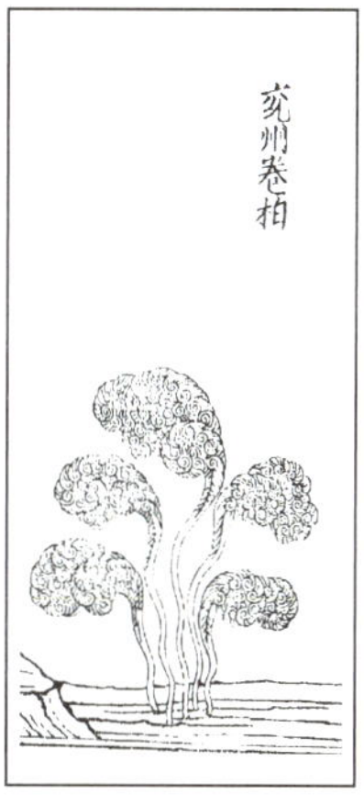

图 4　图经（政）·兖州卷柏

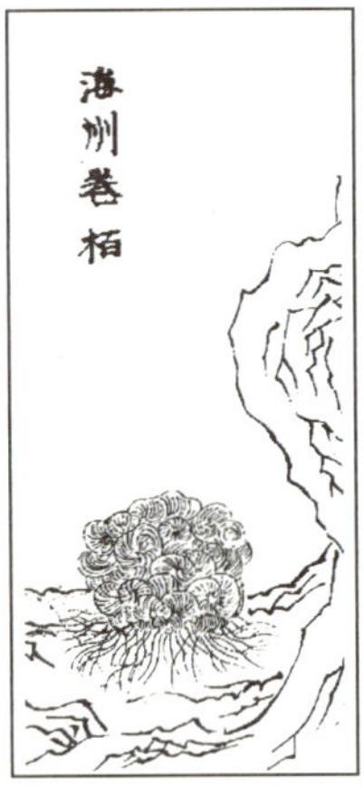

图 5 图经（绍）·海州卷柏

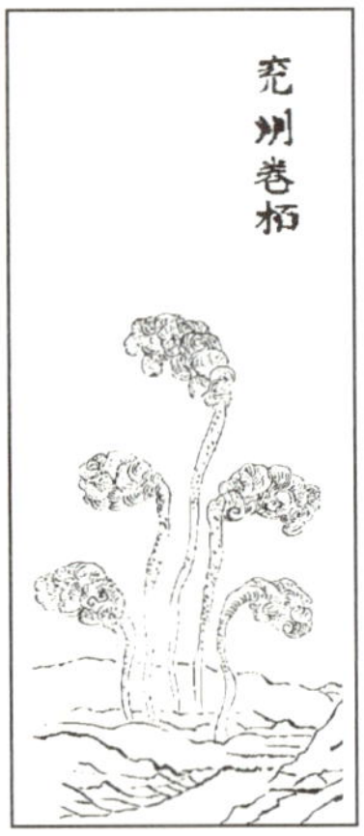

图 6 图经（绍）·兖州卷柏

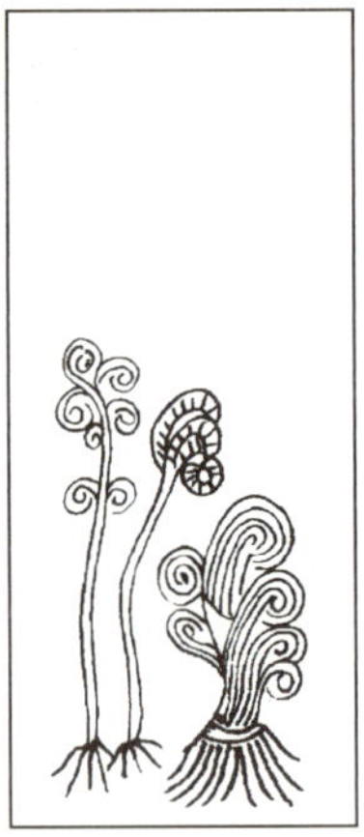
图 7 歌括·卷柏

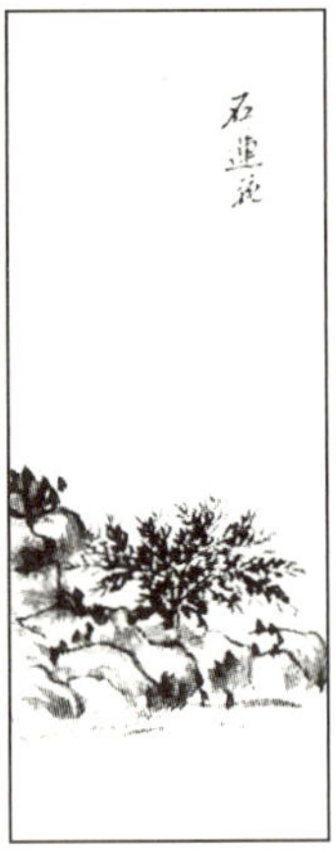

图 8 滇南图·石莲花

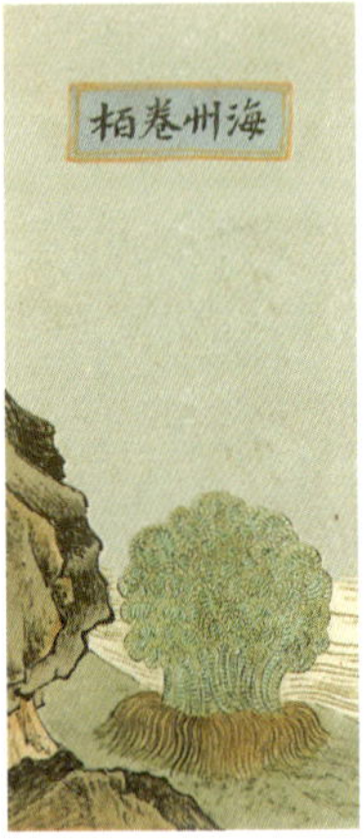

图 9 品汇·海州卷柏

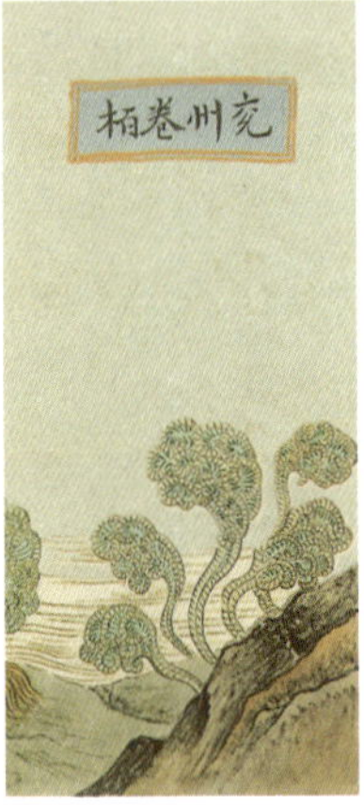

图 10 品汇·兖州卷柏

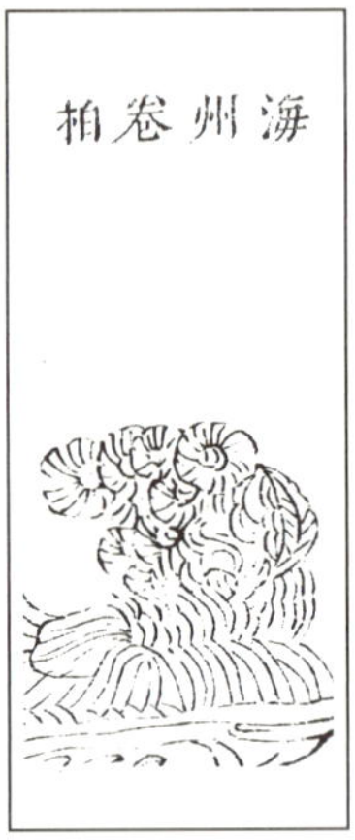

图 11 蒙筌·海州卷柏

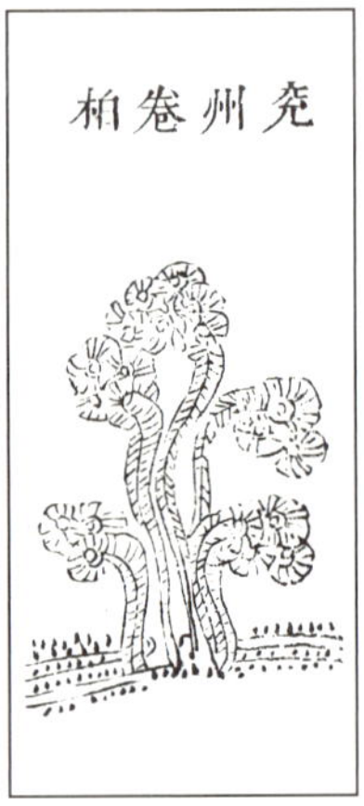

图 12 蒙筌·兖州卷柏

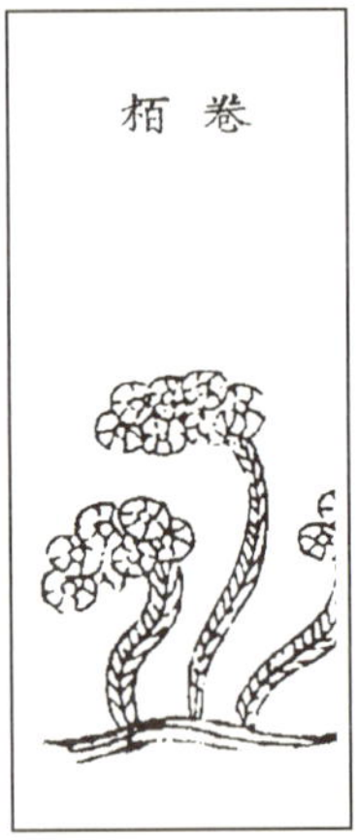

图 13 太乙·卷柏

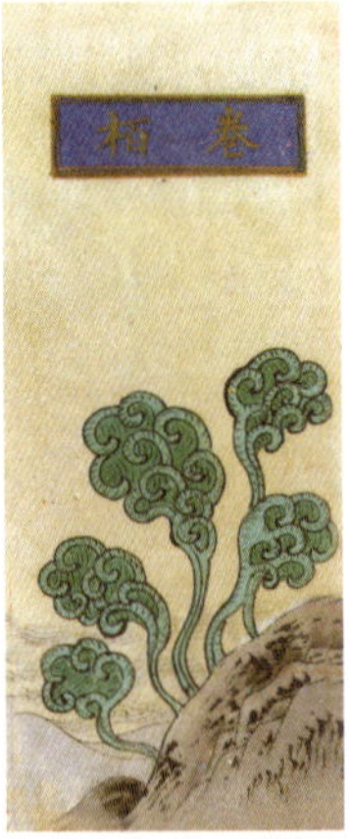

图 14 雷公·卷柏

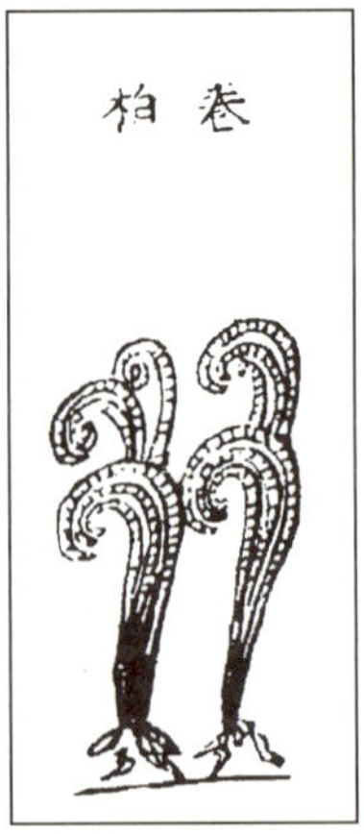

图 15 纲目（金）·卷柏

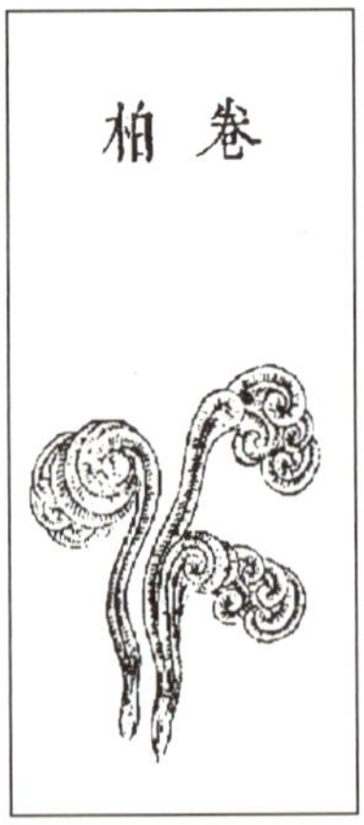

图 16 纲目（钱）·卷柏

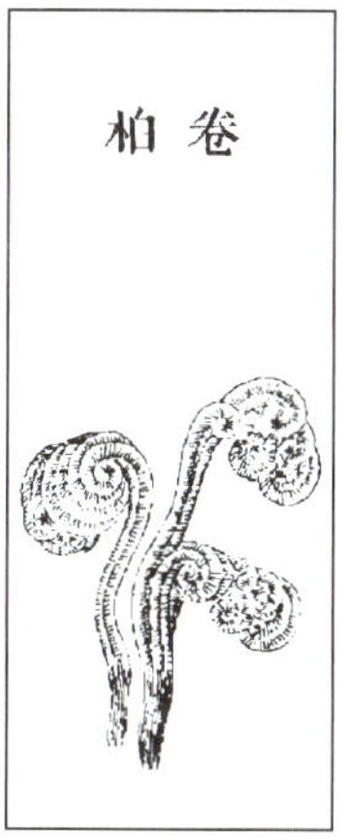

图 17　纲目（张）·卷柏

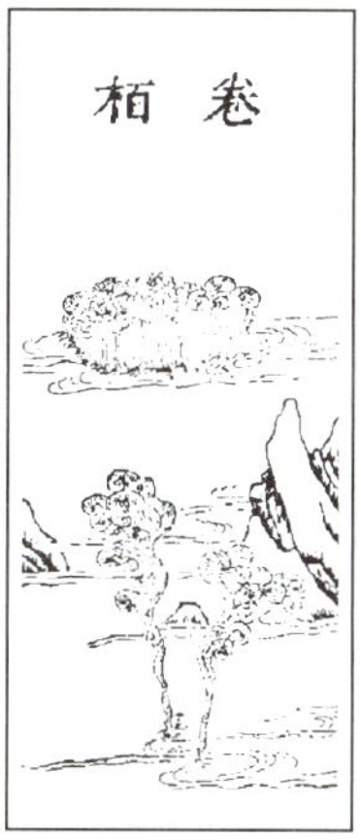

图 18　三才·卷柏

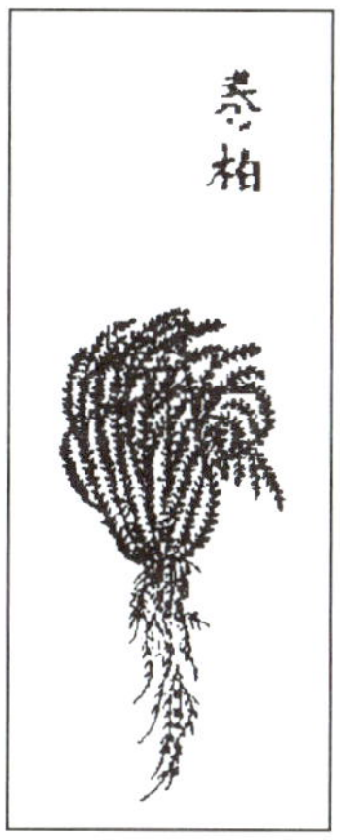

图 19　原始·卷柏

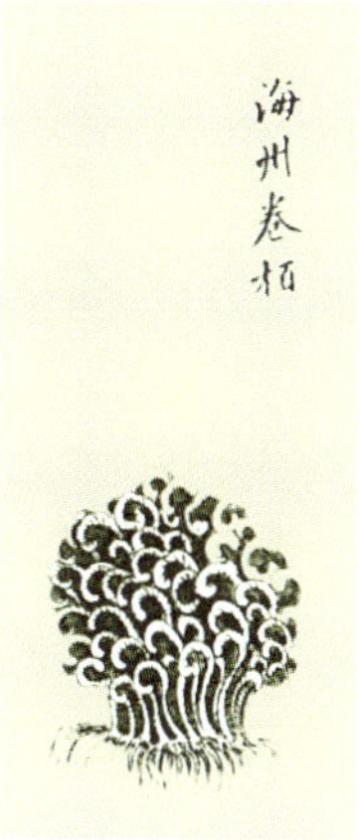

图 20　金石·海州卷柏

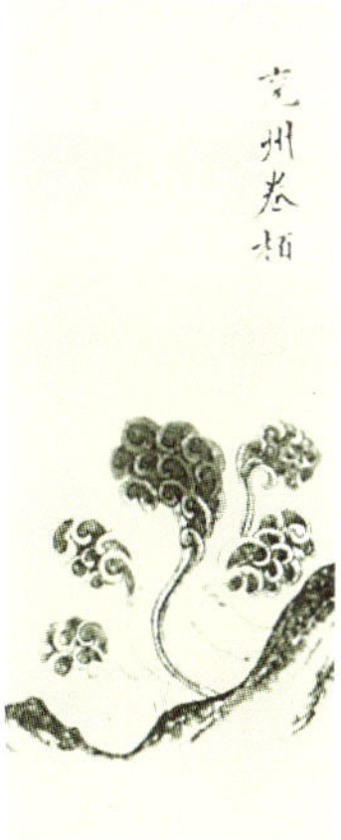

图 21　金石·兖州卷柏

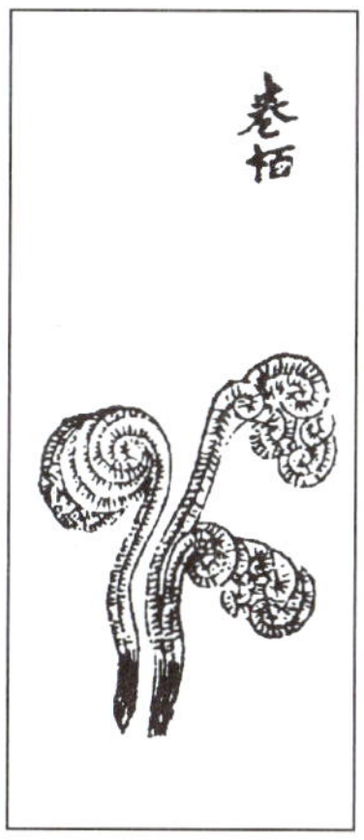

图 22　汇言·卷柏

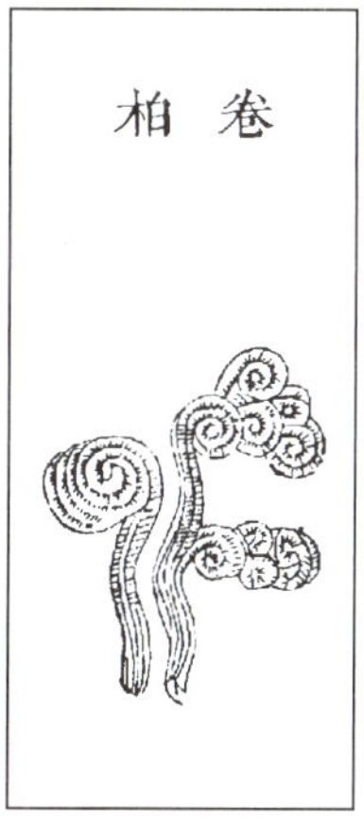

图 23　备要·卷柏

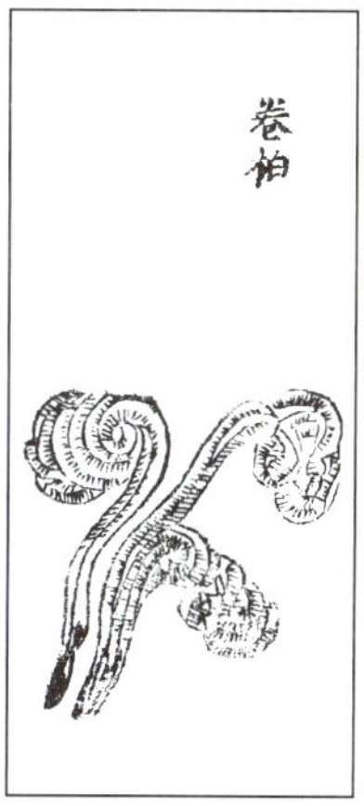

图 24　求真·卷柏

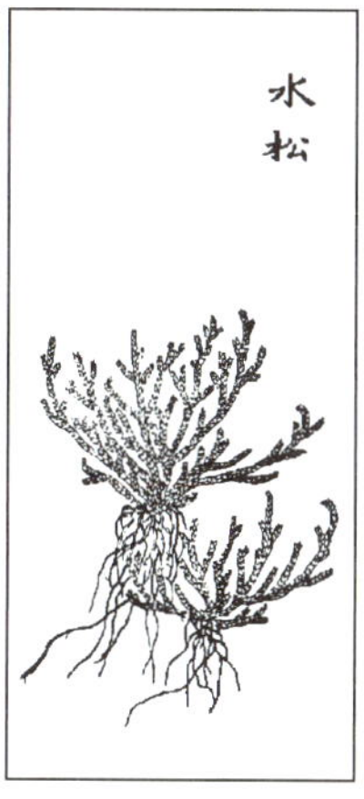

图 25　质问·水松

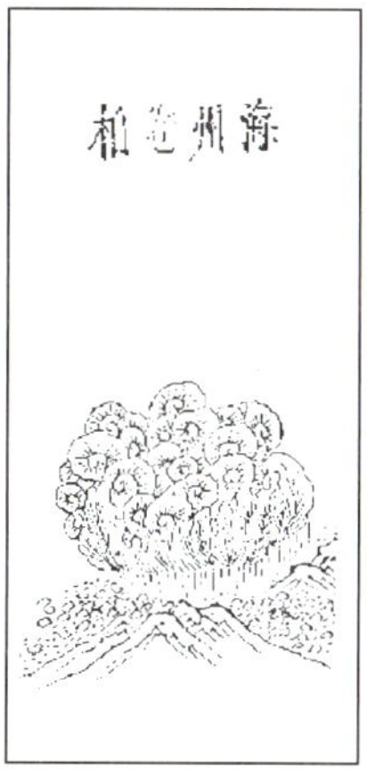

图 26　草木典·海州卷柏

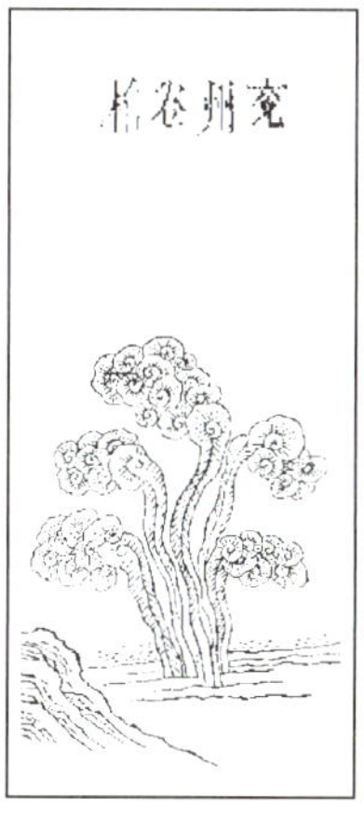

图 27　草木典·兖州卷柏

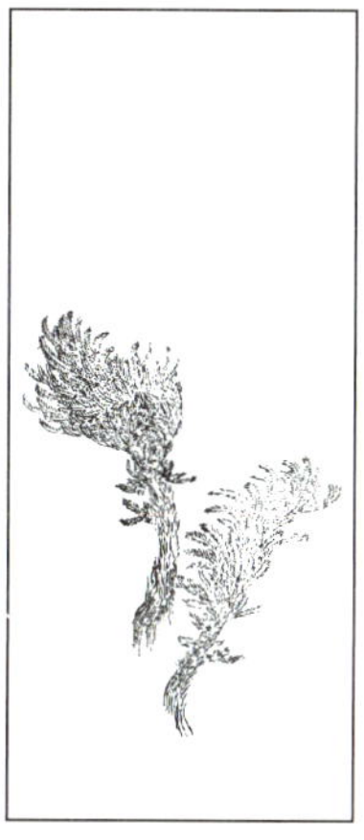

图 28　图考·卷柏

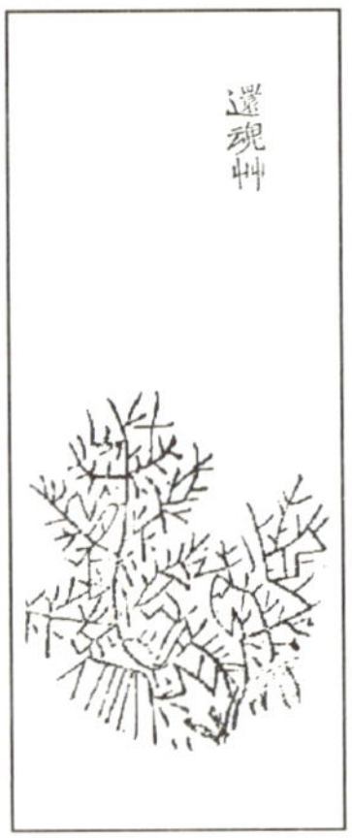

图 29　便方·还魂草

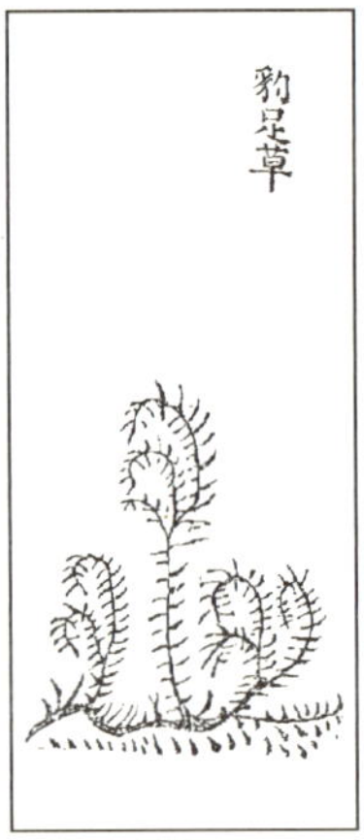

图 30　便方·豹足草

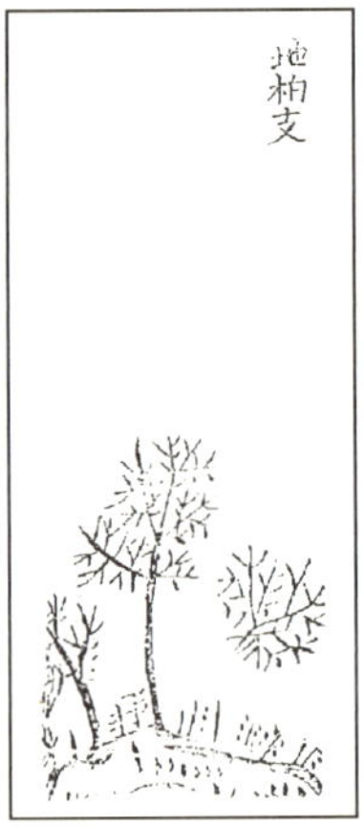

图 31　便方·地柏枝

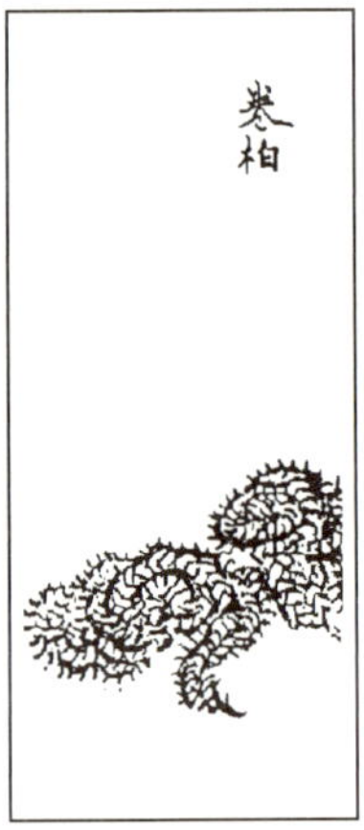

图 32　图说·卷柏

本品32图，取自23书，其中5幅彩图。有承继关系的图仅1个书类。

《本草图经》：该书2图。“海州卷柏”“兖州卷柏”图依次分别存于《大观》（图1、2）、《政和》（图3、4）、《绍兴》（图5、6）。此三传本药图大同小异。今以《政和》图3、图4为《图经》图的代表。

仿绘《图经》2图的彩色图有：《本草品汇精要》“海州卷柏”（图9），“兖州卷柏”（图10），二图分别改绘山水背景。此后《补遗雷公炮制便览》“卷柏”（图14）仿绘《品汇》图10。《金石昆虫草木状》“海州卷柏”（图20），“兖州卷柏”（图21）又分别仿绘《品汇》图9、图10。

仿绘《图经》2图的墨线图有：《本草歌括》“卷柏”（图7）将《图经》2图大加简化，合绘于一图之中。《本草蒙筌》“海州卷柏”（图11）、“兖州卷柏”（图12）分别仿绘《图经》图3、图4。《太乙仙制本草药性大全》“卷柏”（图13）仿绘《图经》图4。《本草纲目》（金陵本）“卷柏”（图15）仿绘《图经》图2，仿绘金陵本图15的图有《纲目》钱本图16，其右边的拳挛茎叶方向与左枝成背向。仿绘《纲目》钱本图16的图有《纲目》张本图17、《本草汇言》图22、《本草备要》图23、《本草求真》图24。另《三才图会》“卷柏”（图18）将《图经》2图合绘于一图中，植物图形变动较大。山石背景改变尤大。《古今图书集成·草木典》“海州卷柏”（图26）、“兖州卷柏”（图27）分别仿绘《图经》图3、图4，并分别增绘背景。

以上32图中，除外22幅仿绘图，原创图尚有10幅（图3、4、8、19、25、28、29、30、31、32），详见下“鉴药”项。

【文录】

《本经》《别录》（见《证类》卷6“**卷柏**”）**一名万岁，**一名豹足，一名求股，一名交时。生常山山谷石间。五月、七月采，阴干。

梁《本草经集注》（同上） 陶隐居云：今出近道。丛生石土上，细叶似柏，卷屈状如鸡足，青黄色。用之，去下近石有沙土处。

宋《嘉祐本草》（同上） 《范子》云：卷柏出三辅……《建康记》云：建康出卷柏。出建康。

宋《本草图经》（同上） 《图经》曰：今关、陕、沂、兖诸州亦有之。宿根紫色多须。春生苗，似柏叶而细碎，拳挛如鸡足，青黄色，高三五寸。无花、子，多生石上。五月、七月采，阴干。去下近石有沙土处，用之。

题·明《滇南本草图说》卷4“石莲花” 一名不死草。生石岩上，似侧柏叶形。

明《本草蒙筌》卷1“卷蘗” 多生石崖湿处，形仅寸半而长。茎叶紫青，仿佛扁蘗。遇雨舒开如掌，经晴卷束如拳。凡欲用之，随时收采。

明《本草纲目》卷21“卷柏” 【释名】长生不死草（《纲目》）。【时珍曰】卷柏、豹足，象形也。万岁、长生，言其耐久也。

清《植物名实图考》卷16“卷柏” 卷柏……今山石间多有之。

【鉴药】

“卷柏”首见于《本经》。其叶如柏，经晴卷束，故名。《本经》载其“主五藏邪气，女子阴中寒热痛，癥瘕，血闭，绝子”等，《别录》又增其功“止咳逆，治脱肛，散淋结，头中风眩，痿蹶，强阴益精”。后世医方或用治便血，然用者稀。

关于本品的形态，《本经》之名“卷柏”已括其要。梁·陶弘景云：“今出近道，丛生石土上。细叶似柏，卷屈状如鸡足，青黄色。”宋《本草图经》云：“宿根紫色多须。春生苗，似柏叶而细碎，拳挛如鸡足，青黄色，高三五寸。无花、子，多生石上。”，明《本草蒙筌》云：“多生石崖湿处，形仅寸半而长。茎叶紫青，仿佛扁蘗。遇雨舒开如掌，经晴卷束如拳。”此数家已经解释了“卷柏”的含义。其叶似柏，遇雨则舒张，日晒过久就蜷缩成一团，如拳、如鸡足。其产地甚广，南北皆有等。有此特点的植物为卷柏科卷柏属植物卷柏*Selaginella tamariscina*（P. Beauv.）Spring。《中华本草》认为还包括垫状卷柏*Selaginella pulvinata*（Hook. Et Grev,）Maxim.。[1]

1.《本草图经》：该书2图。“海州卷柏”（图3）绘山野背景中生长的一丛植物，垫状。其茎叶拳曲。此即卷柏科植物卷柏*S. tamariscina*，或垫状卷柏*S. pulvinata*。

“兖州卷柏”（图4）亦有山野背景，但其植物未绘成垫状，而是直立状。由于有地线遮蔽根部，使其地下根状茎无法表现。主茎中部以下不分枝，从中部开始分枝，但因其图要表现“卷”柏的特征，故其分枝与叶未绘出展开的状态，至于蜷缩如拳

1 国家中医药管理局《中华本草》编委会：《中华本草》（2），上海：上海科学技术出版社，1999：52.

的外形。《中国植物志》里有专门的兖州卷柏*Selaginella involvens*（Sw.）Spring，与此图所绘相符。[1]

2.《滇南本草图说》：该书“石莲花”（图8）采用写意笔法绘制一图，图示山野之中一丛植物，地上茎从近根部即多分枝，叶形如柳。该书正文云：“一名不死草。生石岩上，似侧柏叶形。”据其文当为卷柏，图绘非卷柏。

3.《本草原始》：该书“卷柏”（图19）写生绘制卷柏图，其主茎粗短，须根甚多。侧枝从生在根头顶端，各枝再二叉式扇状分枝，叶细小，在枝侧呈2行斜展。此即卷柏科植物卷柏*S. tamariscina*。

4.《质问本草》：该书“水松”有别名“卷柏”。其图（图25）所示的枝叶形状及排列提示此即卷柏科植物。其根散生，不聚生成干，分枝多。此似为垫状卷柏*S. pulvinata*。该书整理本所注卷柏*S. tamariscina*，[2]似非鉴定植物图所得。

5.《植物名实图考》：该书“卷柏”（图28）所绘卷柏枝叶密集，其根密被毛，和茎及分枝密集形成树状主干。据其图形，当为卷柏科植物卷柏*S. tamariscina*。

6.《草木便方》：该书有图3幅。“还魂草”（图29）图形简单抽象，大概是因为无法表现卷柏科植物复杂的枝叶，故此图只有简单短线显示其平铺的分枝，叶、主茎及根均难区别。此书整理者结合川东所用实际植物及功效，云其基原为卷柏科植物垫状卷柏*S. pulvinata*。[3]

“豹足草”（图30）的药物正名“卷柏”，别名为“豹足草、还魂草、高足还魂草”。该书整理者订其基原为卷柏科植物卷柏*S. tamariscina*。[4]但其图形虽简，却突出了主茎长、横生根状茎明显的特征。其别名有“高足还魂草”，都显示其不同于一般卷柏之处。据其图形，似当为旱生卷柏*Seluginella stauntoniana* Spring。

“地柏枝”（图31）的药物正名为“地柏支”“地柏芝”。该图有横走的根状茎。其主茎中部以下不分枝，从中部开始分枝。其余叶形等均未显示。该书整理者云本品原植物包括卷柏科植物江南卷柏*S. moellendorffii* Hieron.、兖州卷柏*S. involvens*（Sw.）Spring。[5]但根据其图来看，似更接近兖州卷柏*S. involvens*。

7.《本草简明图说》：该书“卷柏”（图32）虽系原创图，但其图形难以看出卷柏科的特征，所绘宛如粗草绳堆积，难以鉴定物种。

【小结】

“卷柏”为《本经》所载早期药物之一。据陶弘景、宋《本草图经》所载，卷

1 中国科学院《中国植物志》编辑委员会：《中国植物志》，北京：科学出版社，2004，第6（3）卷，119.
2 ［琉球］吴继志著，原田禹雄译注，高津孝解说：《译注质问本草》，琉球国冲绳：榕树书林，2002：411.
3 ［清］刘善述原著，赵素云、李文虎、孙西整理：《草木便方》，重庆：重庆出版社，1988：117.
4 ［清］刘善述原著，赵素云、李文虎、孙西整理：《草木便方》，重庆：重庆出版社，1988：170.
5 ［清］刘善述原著，赵素云、李文虎、孙西整理：《草木便方》，重庆：重庆出版社，1988：168.

柏当为卷柏科物卷柏*Selaginella. tamariscina*（P. Beauv.）Spring、垫状卷柏*S. pulvinata*（Hook. Et Grev.）Maxim.。《本草图经》《本草原始》《质问本草》《植物名实图考》，以及《草木便方》等书均能显示卷柏科植物的特征。其中包括文字叙述所未能涉及的兖州卷柏*S. involvens*（Sw.）Spring、旱生卷柏*S. stauntoniana* Spring。

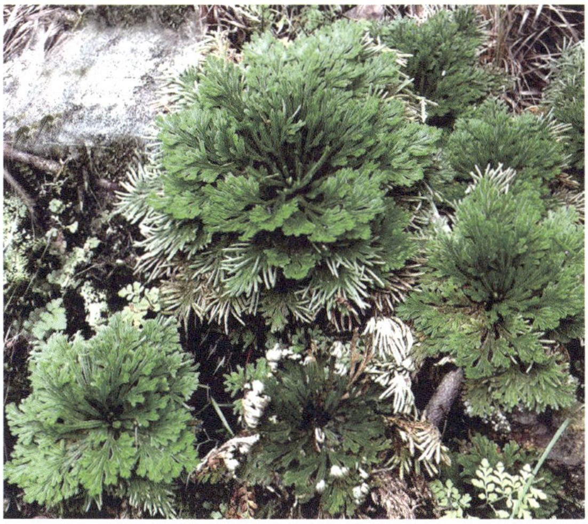

图 33　卷柏 *Selaginella tamariscina*

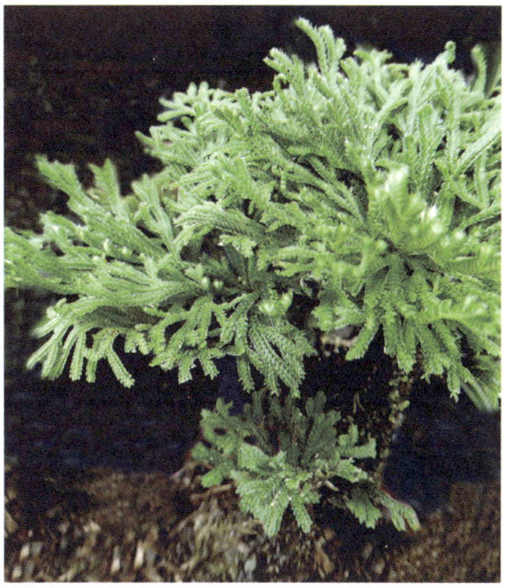

图 34　垫状卷柏 *S. pulvinata*

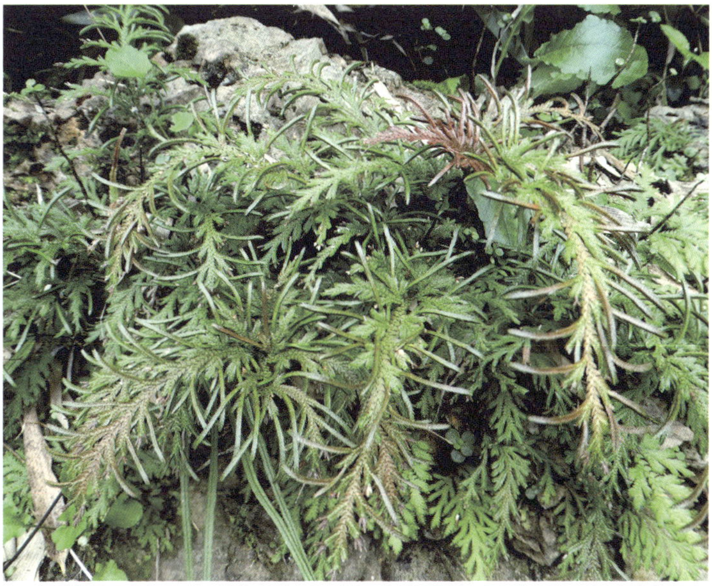

图 35　兖州卷柏 *S. involvens*

21–14 地柏

【品图】

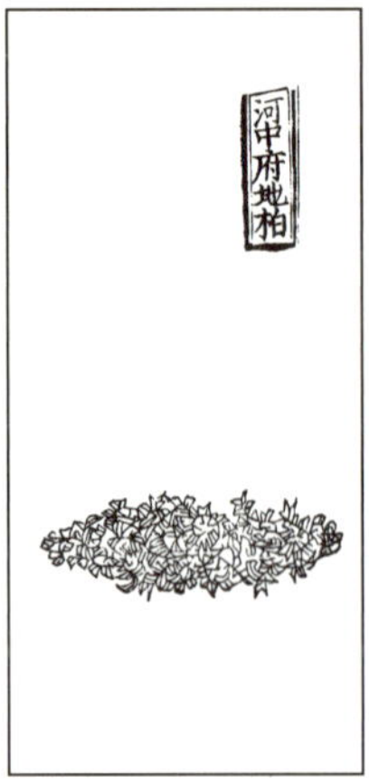

图1 图经（大）· 河中府地柏

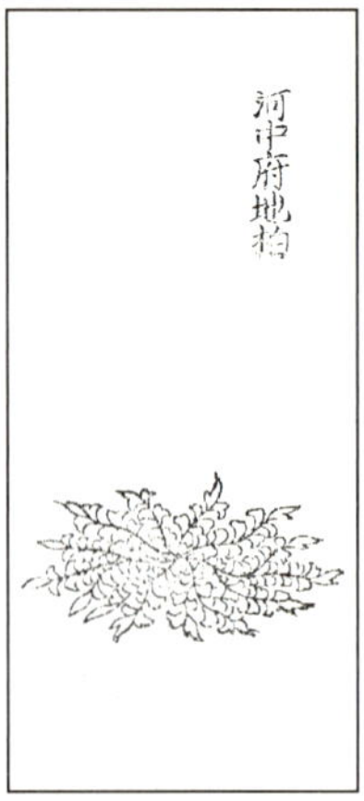

图2 图经（政）· 河中府地柏

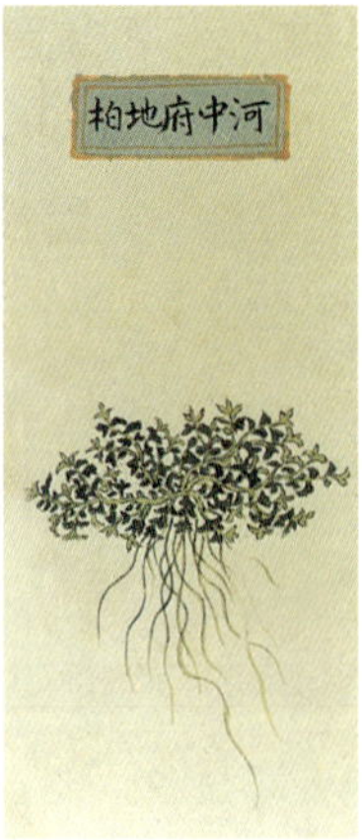

图3 品汇 · 河中府地柏

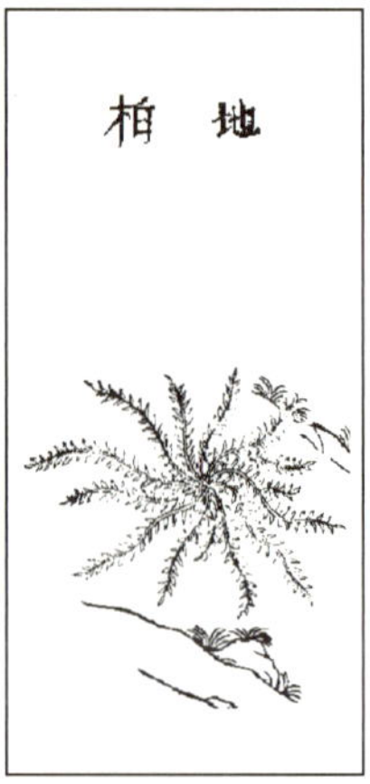

图4 三才 · 地柏

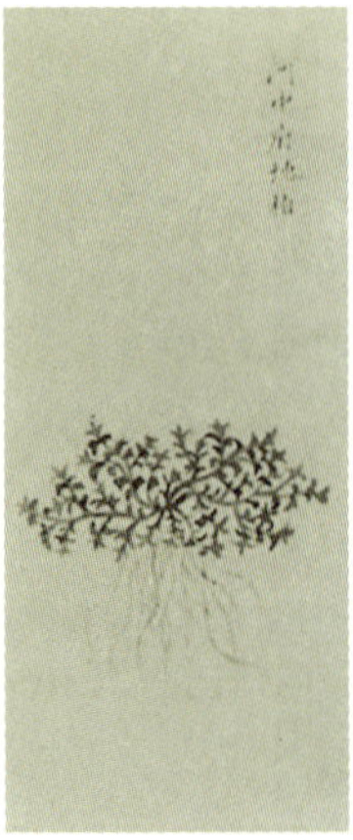

图5 金石 · 河中府地柏

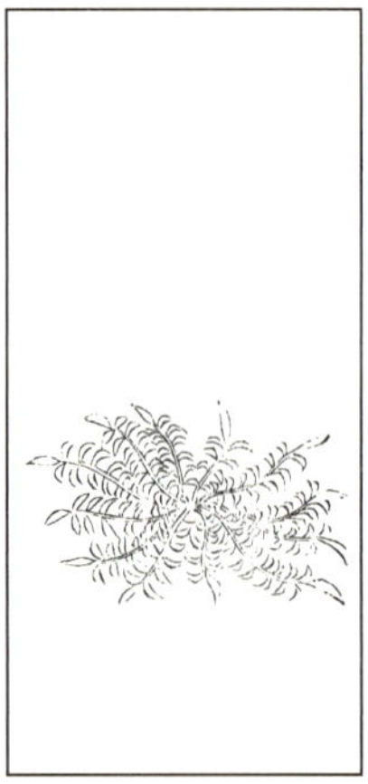

图6 图考 · 河中府地柏

本品6图，取自6书，其中2幅彩图。有承继关系的图仅1个书类。

《本草图经》：该书“河中府地柏”图分别存于《大观》（图1）、《政和》（图2）。此二传本药图大同小异。今以《政和》图2为《图经》图的代表。

仿绘该图的彩色图有：《本草品汇精要》图3，此后《金石昆虫草木状》图5又仿绘《品汇》图3。

仿绘该图的墨线图有：《三才图会》“地柏”（图4）、《植物名实图考》图6。

以上6图中，除外5幅仿绘图，原创图仅1幅（图2），详见下“鉴药”项。

【文录】

宋《本草图经》（见《证类》卷30“地柏”）《图经》曰：生蜀中山谷，河中府亦有之。根黄，状如丝，茎细，上有黄点子。无花。叶三月生，长四五寸许。四月采，暴干用。蜀中九月药市，多有货之。

明《本草纲目》卷21“地柏”【时珍曰】此亦卷柏之生于地上者耳。

清《植物名实图考》卷16“地柏叶” 地柏叶，湖南山坡多有之。高四五寸，细茎，花叶似侧柏而光，色亦淡绿，四五茎作小丛。盖与卷柏、千年松同类，而生于土不生于石。

【鉴药】

“地柏”首见于宋《本草图经》，属北宋新出现的民间草药，故归于“外草类”。或以形似命名。据载治藏毒下血。李时珍将其置于“卷柏”条下，作为“附录”药。

关于本品的生境、形态，苏颂云：“生蜀中山谷，河中府亦有之。根黄，状如丝，茎细，上有黄点子。无花。叶三月生，长四五寸许。”据此主要分布在蜀中（泛指今四川一带）及河中府（今山西永济）。从“上有黄点子，无花”，大致可推测属于今蕨类植物。《中华本草》据《图经》文字记载，考为卷柏科卷柏属植物江南卷柏*Selaginella moellendorffii* Hieron.。[1]

李时珍云：“此亦卷柏之生于地上者耳。”清·吴其濬则云：“地柏叶，湖南山坡多有之。高四五寸，细茎，花叶似侧柏而光，色亦淡绿，四五茎作小丛。盖与卷柏、千年松同类，而生于土不生于石。”

《本草图经》：该书“河中府地柏”（图2）采用俯视角度，绘出本品四散而生的茎、叶。其茎有羽状分枝。由于其叶小，难于表达，故沿着茎排列的“大叶”有可能是一个羽状分枝中小枝的粗放绘制法。清·吴其濬指出其“细茎，花叶似侧柏而光”“与卷柏、千年松同类”，故其原植物或如《中华本草》所考，为卷柏科植物江南卷柏*S. moellendorffii*。

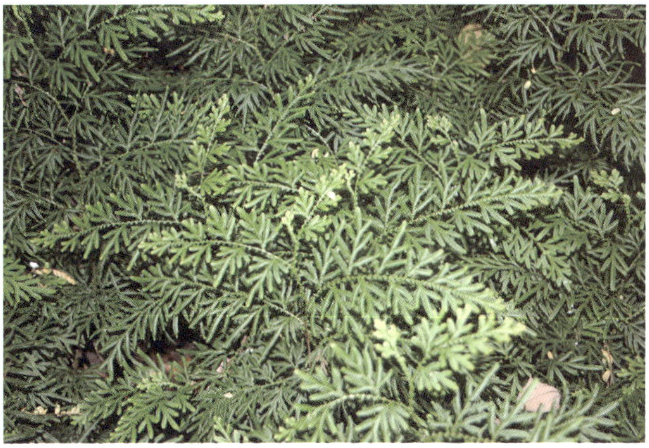

图7 江南卷柏 *Selaginella moellendorffii*

【小结】

“地柏”为北宋新出现的民间草药。据《图经》对本品的描述，《中华本草》考本品为卷柏科植物江南卷柏*Selaginella moellendorffii* Hieron.。

1 国家中医药管理局《中华本草》编委会：《中华本草》（2），上海：上海科学技术出版社，1999：48.

21–15 玉柏

【品图】

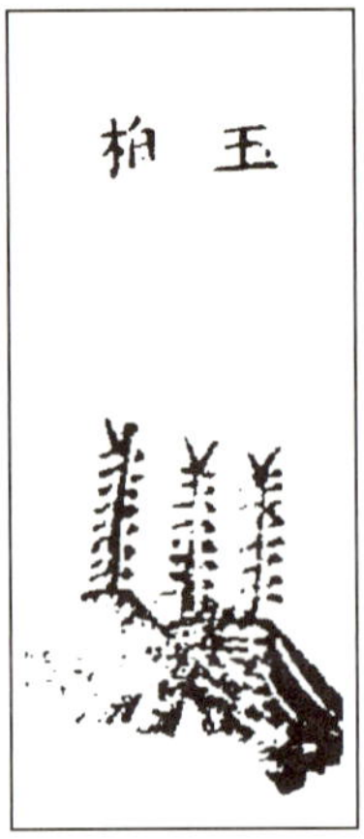

图 1 纲目（金）· 玉柏

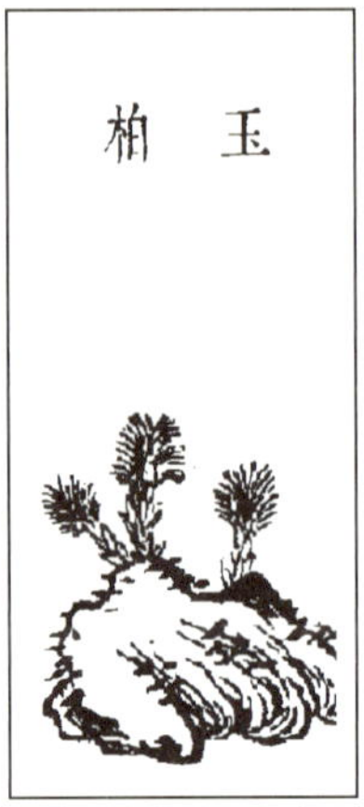

图 2 纲目（钱）· 玉柏

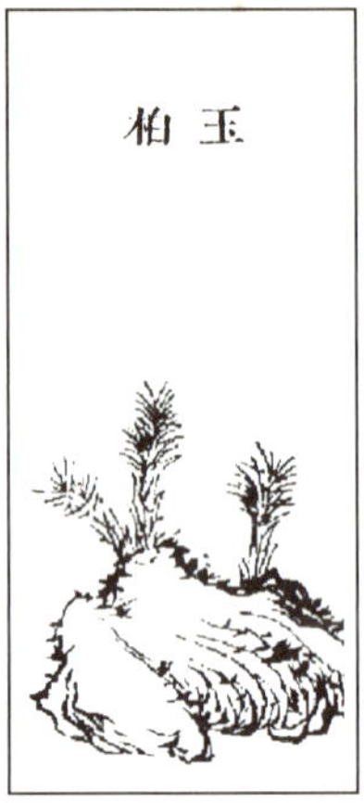

图 3 纲目（张）· 玉柏

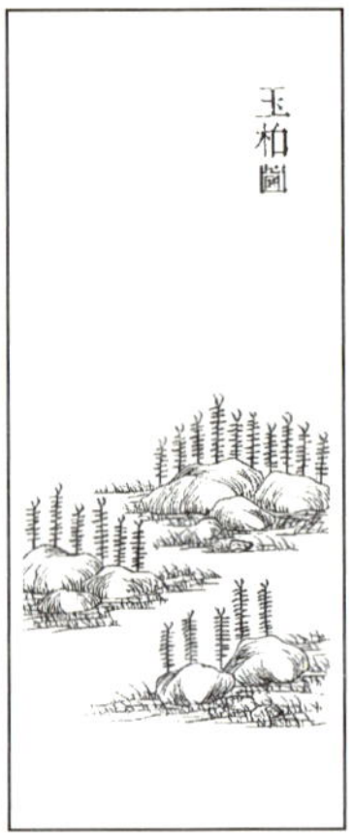

图 4 草木典 · 玉柏图

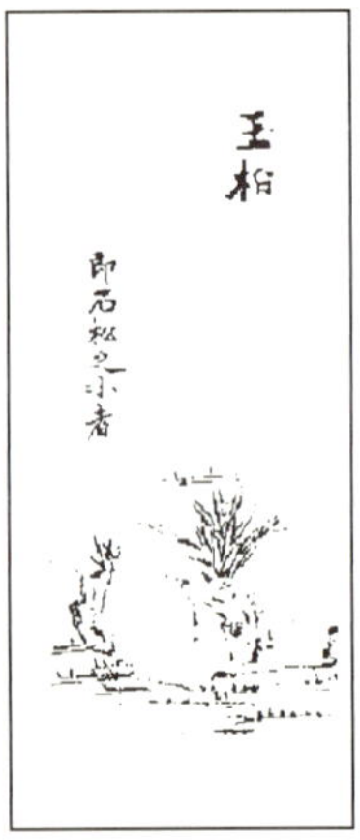

图 5 图说 · 玉柏

本品5图，取自5书。有承继关系的图仅1个书类。

《本草纲目》（金陵本）：该书“玉柏”（图1）的仿绘者有《纲目》钱本图2，该图仿图1而略加改动。其中美化山石背景，将原来示意性质的植物图予以改绘，使之宛如长有松针的小草本。此后《纲目》张本图3又仿绘钱本图2，再将植株予以美化。《古今图书集成 · 草木典》图4直接仿绘金陵本图1，唯将小草本绘成小树林模样。《本草简明图说》图5基本仿绘张本图3，再加两块石头及图注“即石松之小者”。

以上5图中，除外4幅仿绘图，原创图仅1幅（图1），详见下“鉴药”项。

【文录】

《别录》（见《证类》卷30“玉伯”） 一名玉遂。生石上，如松，高五六寸，紫花，用茎叶。

唐《本草拾遗》（同上） 陈藏器云：伯应是柏字，传写有误。

明《本草纲目》卷21“玉柏” 【集解】【时珍曰】此即石松之小者也。人皆采置盆中养，数年不死，呼为千年柏、万年松。

【鉴药】

“玉伯”首见于《名医别录》。唐·陈藏器云“伯应是柏字，传写有误”，李时珍遂以“玉柏”为正名。《别录》载其可“主轻身，益气，止渴”。后世因不识此物，未见使用。

关于本品的生境、形态，《别录》仅云“生石上，如松，高五六寸，紫花，用茎叶”。唐·陈藏器则云：“今之石松，生石上，高一二尺。山人取根、茎浸酒。”其中未提“紫花”。明·李时珍云：“此即石松之小者也。人皆采置盆中养，数年不死，呼为千年柏、万年松。”谢宗万认为，李时珍将玉柏与石松相比，可谓观察细致。[1]现代植物学家将本品订为石松科石松属植物玉柏*Lycopodium obscurum* L.。

《本草纲目》(金陵本)：该书“玉柏”(图1)绘山石上，有3株形态相似的植物。此植物一茎直上，无分枝。叶大小相同，从叶基到茎顶均为对生。顶端有2分叉。此图未出示匍匐茎，但茎顶部有二叉分枝，小叶沿茎枝对生。此图系示意图，其整体形状与植物分类学的玉柏*L. obscurum*仍有较大差距。

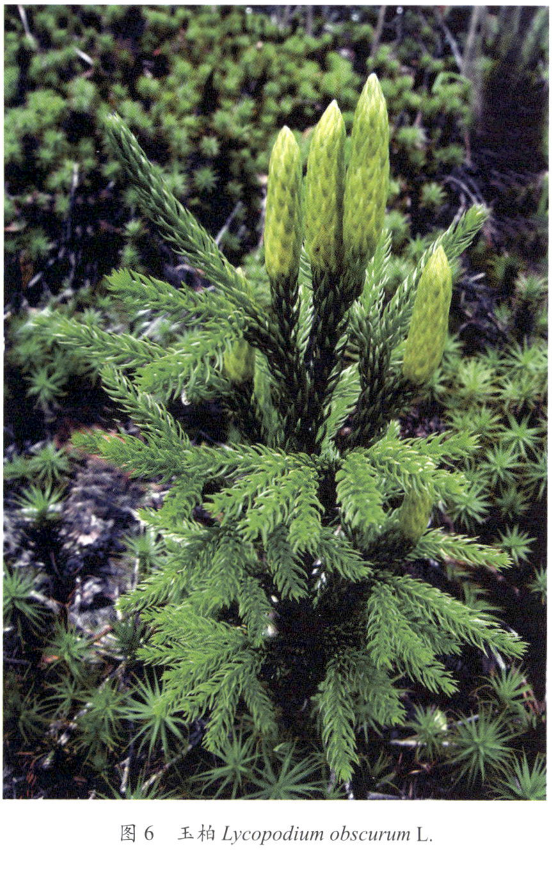

图6　玉柏 *Lycopodium obscurum* L.

【小结】

“玉伯”(玉柏)为《名医别录》所载早期用药之一。据《别录》《本草拾遗》及李时珍所载，或考本品为石松科植物玉柏*Lycopodium obscurum* L.。《本草纲目》金陵本虽有其图，然非写生图。

1　谢宗万：《本草纲目药物彩色图鉴》，北京：人民卫生出版社，2000：217.

21-16 石松

【品图】

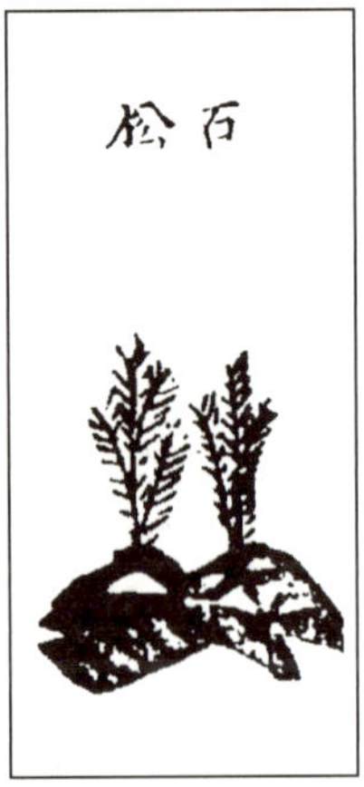

图 1　纲目（金）· 石松

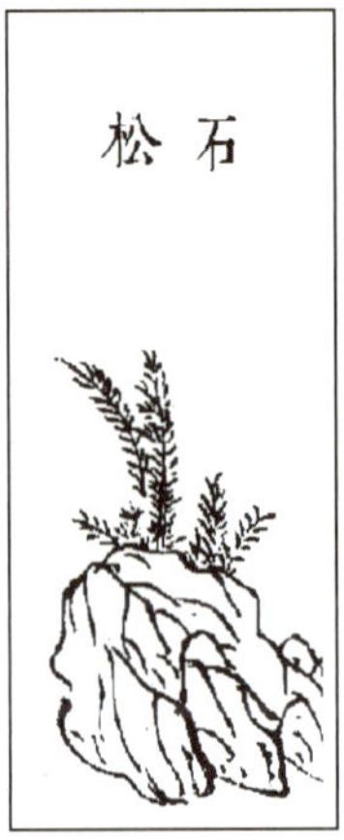

图 2　纲目（钱）· 石松

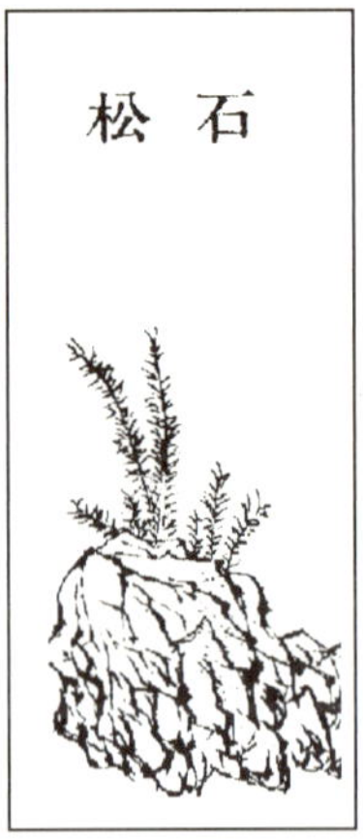

图 3　纲目（张）· 石松

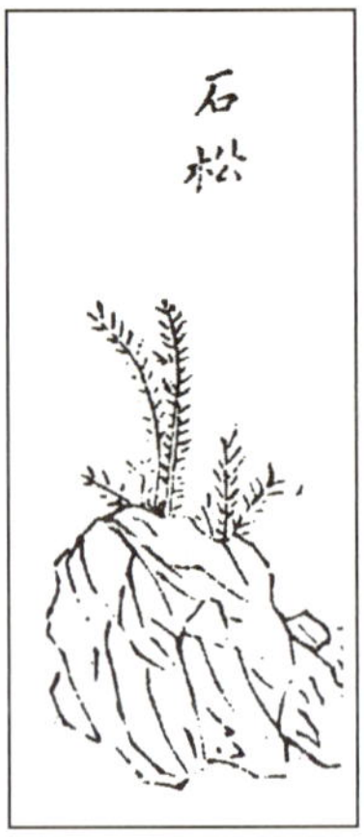

图 4　汇言 · 石松

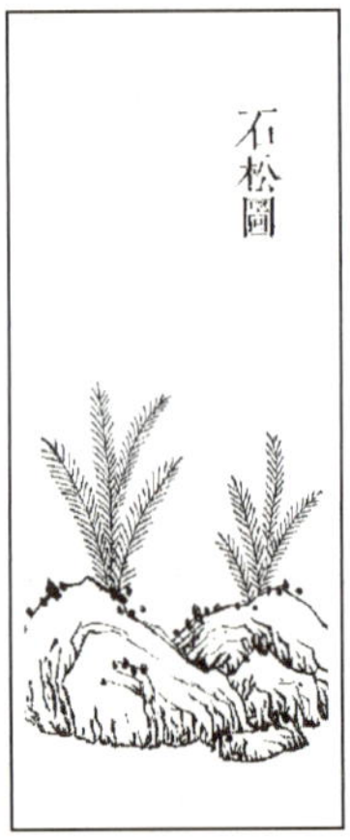

图 5　草木典 · 石松图

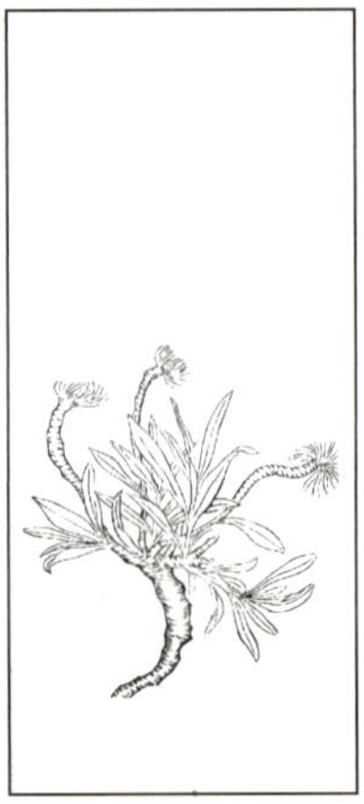

图 6　图考 · 石松

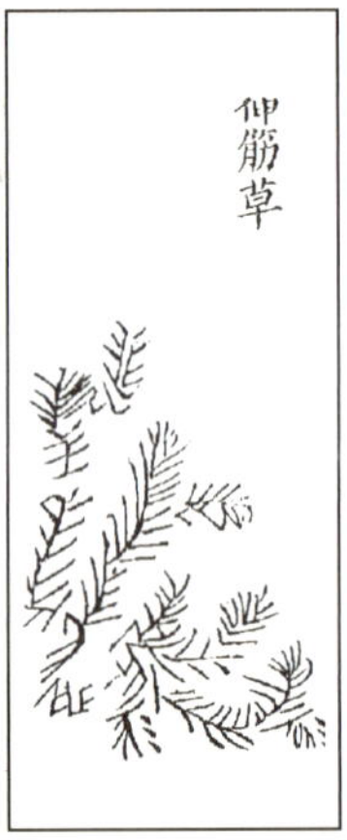

图 7　便方 · 伸筋草

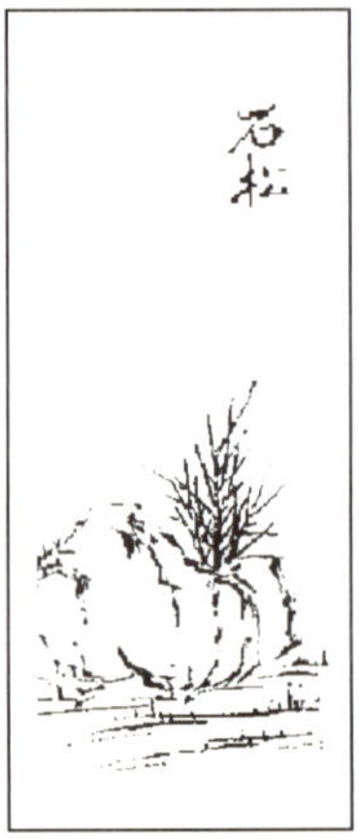

图 8　图说 · 石松

本品8图，取自8书。有承继关系的图仅1个书类。

《本草纲目》（金陵本）：该书“石松”（图1）的仿绘者有《纲目》钱本图2、《古今图书集成 · 草木典》“石松图”（图5），此2图均将原背景山石予以美化。此后《本草汇言》图4、《纲目》张本图3、《本草简明图说》图8均仿绘《纲目》钱本图2。

以上8图中，除外5幅仿绘图，原创图尚有3幅（图1、6、7），详见下“鉴药”项。

【文录】

唐《本草拾遗》（见《证类》卷12石松”） 陈藏器云：生天台山石上。如松，高一二尺也。

明《本草纲目》卷21“石松” 【集解】【时珍曰】此即玉柏之长者也。名山皆有之。

【鉴药】

“石松”首见于《本草拾遗》。据唐·陈藏器云：生石上，如松，故名。原载“主人久患风痹，脚膝疼冷，皮肤不仁，气力衰弱。久服好颜色，变白不老。”后世医方罕见用此，然民间或用作草药。

关于本品的生境、形态，陈藏器云：“生天台山石上。如松，高一二尺。”李时珍补充曰：“此即玉柏之长者也。名山皆有之。”《中华本草》考其基原为石松科植物石松*Lycopodium japonicum* Thunb.、华中石松*L. centrochinense* Ching。[1]

1.《本草纲目》（金陵本）：该书“石松”（图1）用粗笔草率绘山石背景，再于石顶上绘两植株，茎有分枝，叶细小如松。此图未表现根茎及孢子囊，其茎叶形状大致与石松科植物石松*L. japonicum*相符。

2.《植物名实图考》：该书“石松”（图6）有粗大主根，根头分出数根横生茎。叶线状披针形，在茎上紧密排列。其正文云：“石松生云南山石间。矮草大根，长叶攒簇似罗汉松叶，叶脱剩茎，粗痕如错。”据吴征镒先生考证，此即紫草科紫草属植物石生紫草*Lithospermum hancockianum* Oliv.，亦即《图考》“石松”图之基原。该植物产云南及贵州的西部，为我国特有种。[2]

3.《草木便方》：该书“伸筋草”（图7）粗糙简单，除能了解茎叶如松外，其他根茎、孢子囊等信息均无。该书整理者注出本品来源有2：石松科植物石松*L. japonicum*、垂穗石松*Palhinhaea cernua*（L.）Vasc. et Franco［*Lycopodium cernuum* L.］。[3]

【小结】

“石松”为唐《本草拾遗》首载。据唐·陈藏器、明·李时珍所载生境及形态，《中华本草》谓本品为石松科植物石松*Lycopodium japonicum* Thunb.、华中石松*L. centrochinense* Ching。《植物名实图考》“石松”图据考为紫草科植物石生紫草*Lithospermum hancockianum* Oliv.。《草木便方》所绘之图或考还包括垂穗石松*Palhinhaea cernua*（L.）Franco et Vasc.。

1　国家中医药管理局《中华本草》编委会：《中华本草》（2），上海：上海科学技术出版社，1999：38.

2　中国科学院《中国植物志》编辑委员会：《中国植物志》，北京：科学出版社，1989，第64（2）卷，38.（承中国科学院植物研究所副研究员王锦秀博士告知此植物乃吴征镒先生考证所得，汤彦承先生亦支持这一考证结果。）

3　［清］刘善述原著，赵素云、李文虎、孙西整理：《草木便方》，重庆：重庆出版社，1988：98.

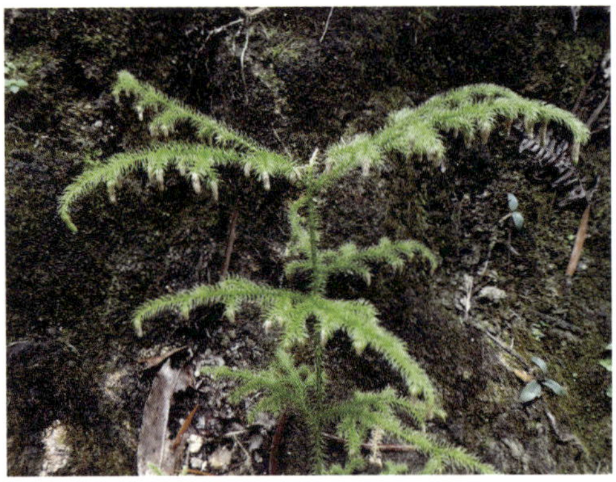

图 9　垂穗石松 *Palhinhaea cernua*

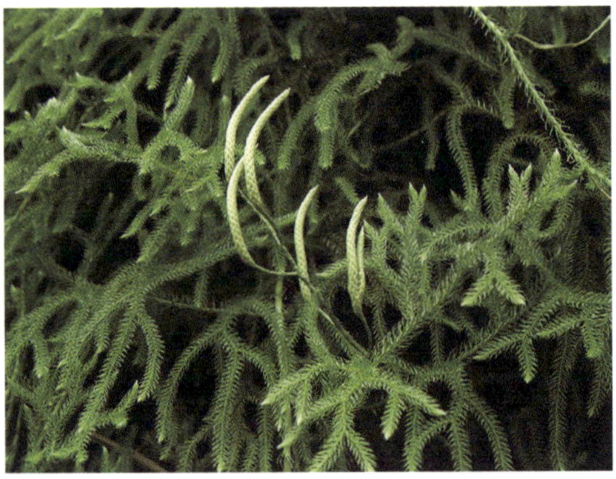

图 10　石松 *Lycopodium japonicum*

21–17　桑花

【品图】

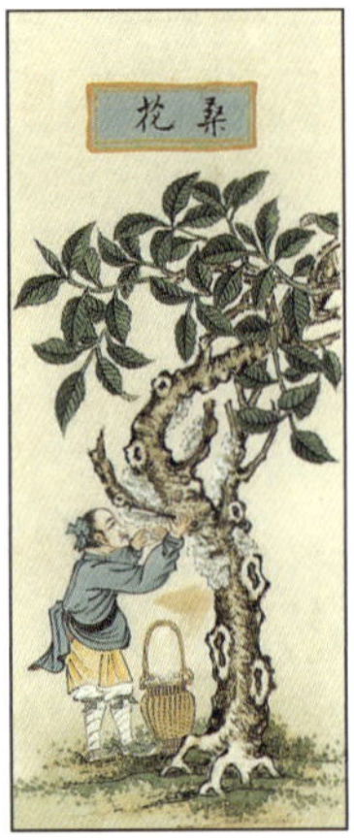

图 1　品汇 · 桑花

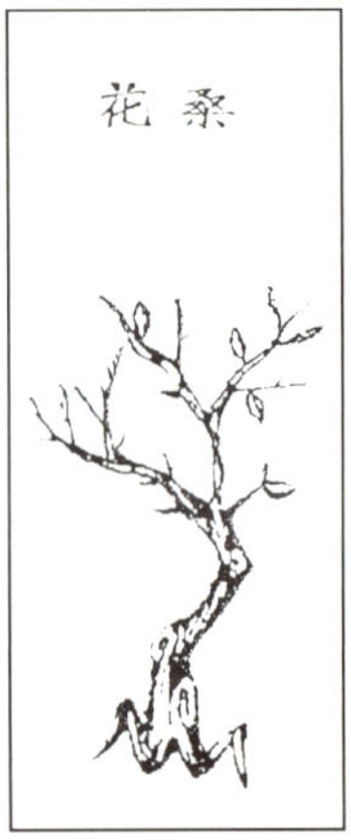

图 2　太乙 · 桑花

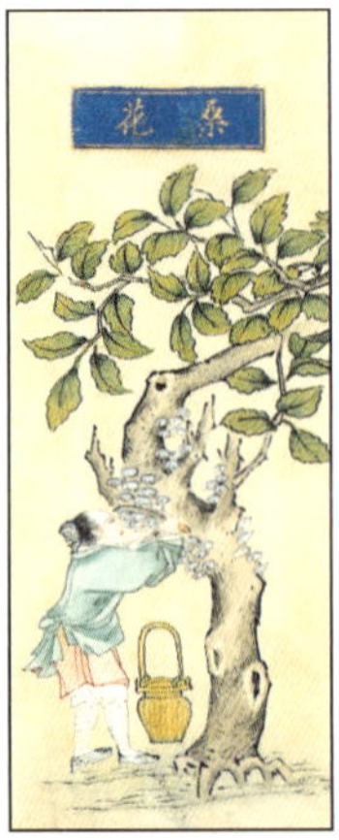

图 3　雷公 · 桑花

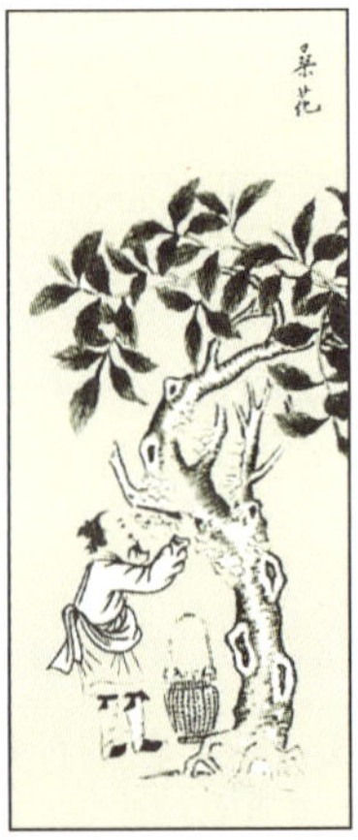

图 4　金石 · 桑花

本品4图，取自4书，其中3幅彩图。有承继关系的图仅1个书类。

《本草品汇精要》：该书“桑花”（图1）的仿绘者有《补遗雷公炮制便览》图3、《金石昆虫草木状》图4。

以上4图中，除外2幅仿绘图，原创图尚有2幅（图1、2），详见下“鉴药”项。

【文录】

宋《嘉祐本草》（见《证类》卷13“桑花”）　此不是桑椹花，即是桑树上白癣，如地钱花样，刀削取，入药微炒使。（新补，见《日华子》）

明《本草纲目》卷21“桑花”【释名】桑藓（《纲目》）、桑钱。

【鉴药】

“桑花”为《嘉祐本草》新补药，注“新补，见《日华子》”，故其最早出典当为《日华子本草》。本品据载可健脾涩肠，止诸出血。故古代医方书或用之，今用者稀。

关于其生境、形态，《日华子》云：“此不是桑椹花，即是桑树上白癣，如地钱花样。”又宋·苏颂《本草图经》“桑根白皮”下解说云：“皮上白藓，花亦名桑花，状似地钱。刀削取炒干，以止衄、吐血等。”据此，本品则当为附着在桑树皮上的地衣类低等植物。

1.《本草品汇精要》：该书“桑花”（图1）绘的是桑花采集图，同时也展示了桑花的形态与着生方式。桑花为桑树上生长的地衣类植物，其色白，附树而生，远看如花，近看如木耳。图中一人在用刀刮取。

2.《太乙仙制本草药性大全》：该书“桑花”（图2）绘一棵书，树干上有较多的白色树皮，可能是该图示意为“桑花”的部位。除此以外未能找到“桑树上白癣，如地钱花样”的东西。作为示意图，此图也是不合格的，未能如《品汇》图1那样准确示意。

【小结】

“桑花”为五代末《日华子本草》所载药。据《日华子》、宋代《本草图经》记载，本品当为附着在桑树皮上的地衣类低等植物。

21-18　艾纳

【品图】

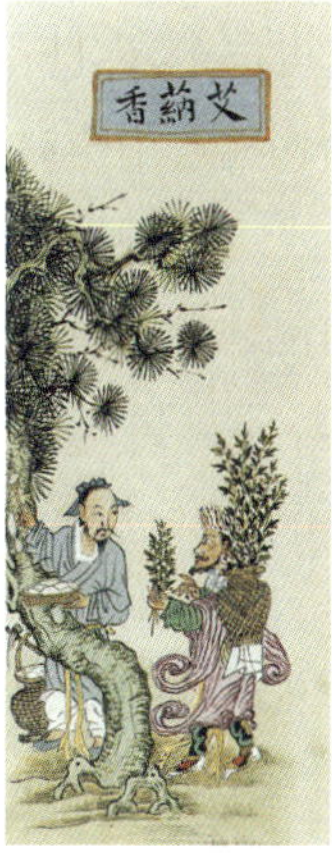

图1　品汇·艾纳香

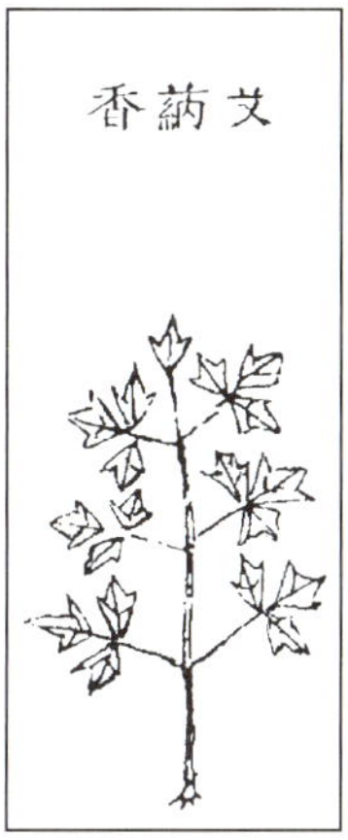

图2　太乙·艾纳香

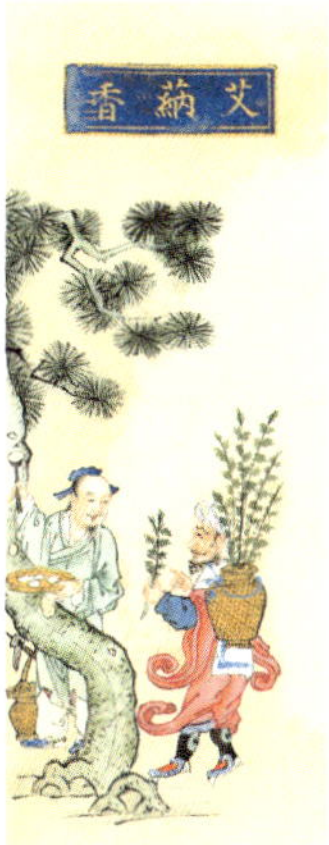

图3　雷公·艾纳香

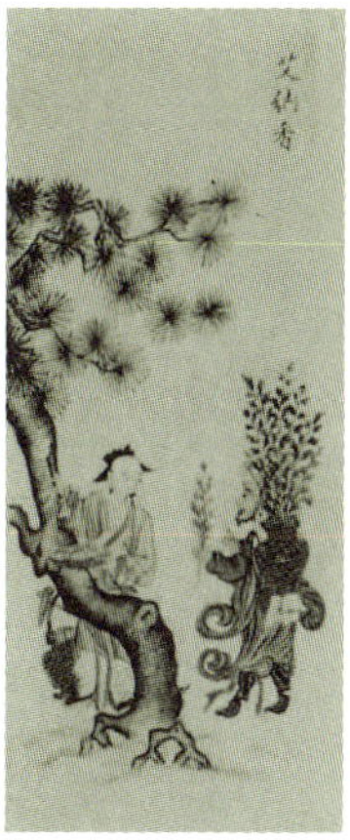

图4　金石·艾纳香

本品4图，取自4书，其中3幅彩图。有承继关系的图仅1个书类。

《本草品汇精要》：该书“艾纳香”（图1）的仿绘者有《补遗雷公炮制便览》图3、《金石昆虫草木状》图4。

以上4图中，除外2幅仿绘图，原创图尚有2幅（图1、2），详见下“鉴药”项。

【文录】

宋《开宝本草》（见《证类》卷9“艾纳香”）《广志》曰：出西国，似细艾。又有松树皮绿衣，亦名艾纳。可以和合诸香，烧之能聚其烟，青白不散，而与此不同也。

明《本草纲目》卷21“艾纳”【时珍曰】艾纳生老松树上绿苔衣也。一名松衣。和合诸香烧之，烟清而聚不散。别有艾纳香，与此不同。又岭南海岛中，槟榔木上有苔，如松之艾纳。单爇极臭，用合泥香，则能发香，如甲香也。《霏雪录》云：金华山中多树衣，僧家以为蔬，味极美。

【鉴药】

“艾纳”在古本草中无独立药条。宋《开宝本草》“艾纳香”条下最早提及此药名。李时珍将“艾纳”相关内容摘录，作为“附录药”置于“桑花”条后。其药名意义不详。原未载药用，仅云“可以和合诸香，烧之能聚其烟，青白不散”。

关于本品生境、形态，《开宝本草》称“艾纳”乃“松树皮绿衣”。李时珍云：“艾纳生老松树上绿苔衣也。一名松衣。”凡树木之上的地衣、苔藓，如衣附身，多称之为“衣”。故本条李时珍顺便提及“槟榔木上苔”“树衣”等名，且引云《霏雪录》云：“金华山中多树衣，僧家以为蔬，味极美。”可见这是古代记载的松树干上的地衣、苔藓类植物，具体到植物种类则无可考。

1.《本草品汇精要》：该书“艾纳香”（图1）实为“艾纳香”与“艾纳”2药的合图。图左一人右手持刀正在削取松树上的灰白色“树衣”，亦即“艾纳”，左手持盘盛装采集所得的“艾纳”。此时一洋人身背竹蒌，蒌中有采集到的草药。此洋人手持一束草药，向左边采艾纳者说着什么。此图示意洋人所背的“如细艾”的植物为“艾纳香”，国人正在采集的是“艾纳”，来源不同。

2.《太乙仙制本草药性大全》：该书“艾纳香”（图2）只有一棵植物，其形类艾。此图乃据《开宝本草》“艾纳香”引《广志》曰“出西国，似细艾”想象绘图，并非真实药物来源。

【小结】

“艾纳”附见于宋《开宝本草》“艾纳香”条下。《纲目》将“艾纳”作为“附录”药置于“桑花”条后。据《开宝本草》记载，“艾纳”乃“松树皮绿衣”。李时珍称为“老松树上绿苔衣也。一名松衣”，属附生松树上的地衣、苔藓类植物，具体种类不明。古本草相关图均为示意图。

21-19 马勃

【品图】

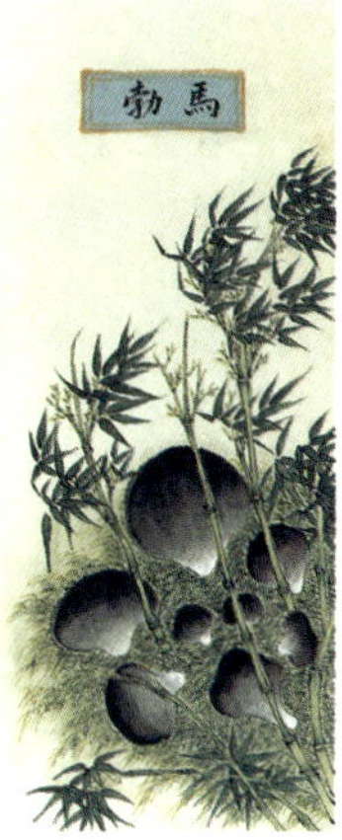

图 1　品汇 · 马勃

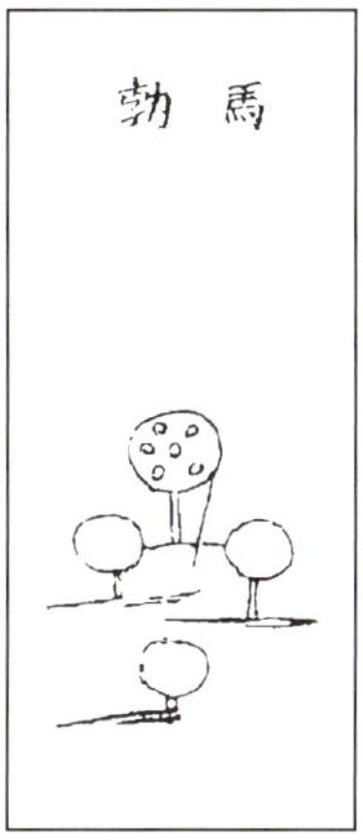

图 2　太乙 · 马勃

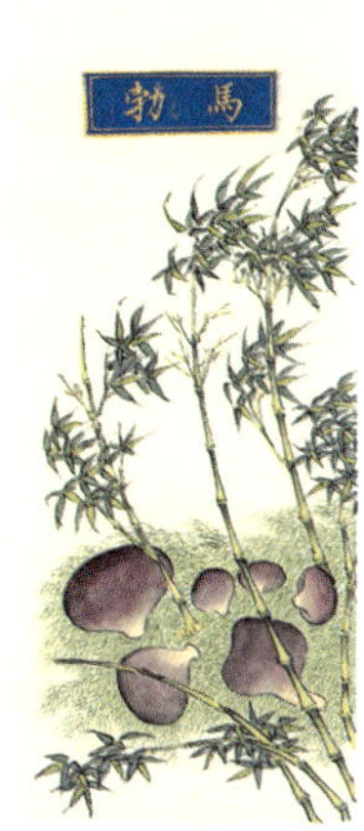

图 3　雷公 · 马勃

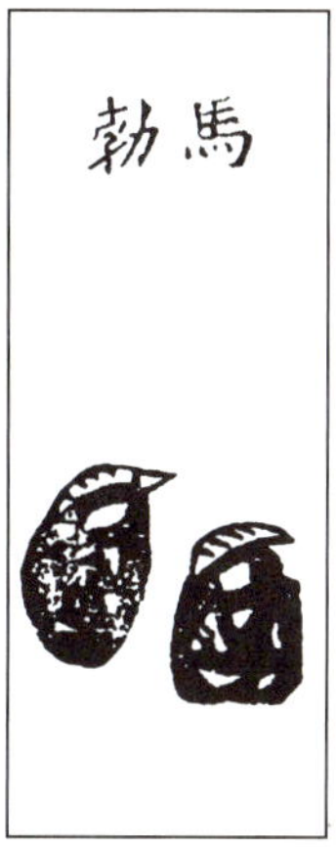

图 4　纲目（金）· 马勃

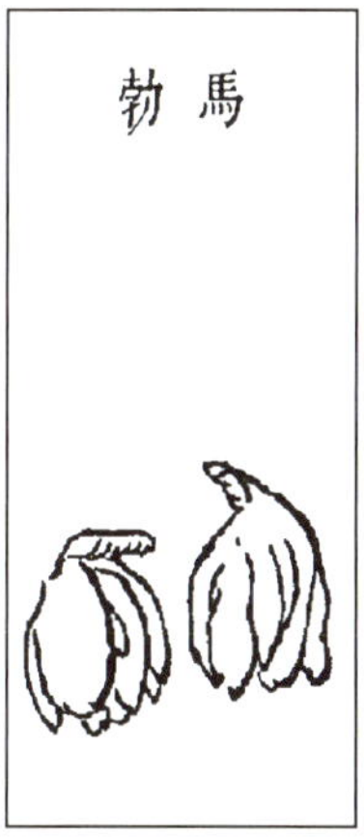

图 5　纲目（钱）· 马勃

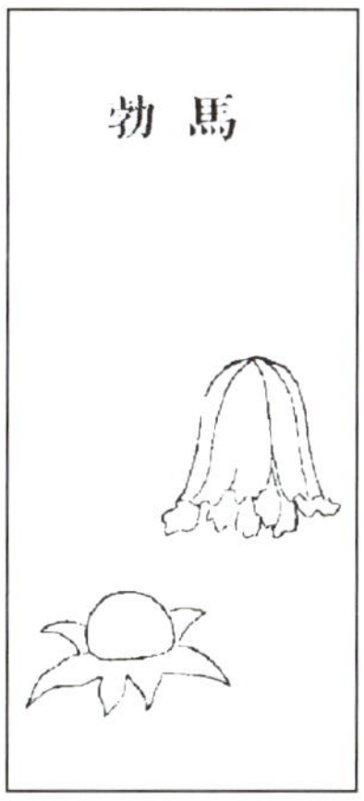

图 6　纲目（张）· 马勃

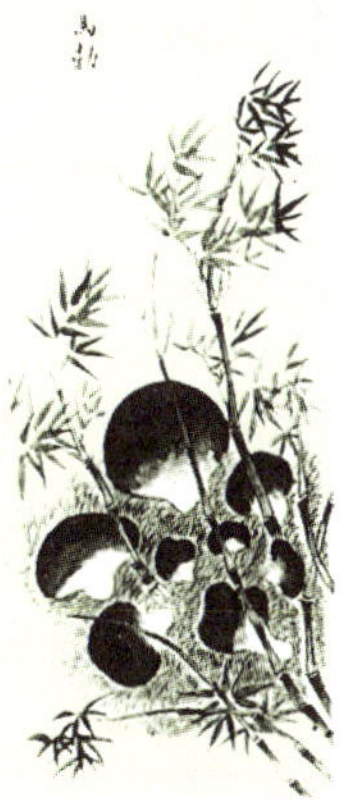

图 7　金石 · 马勃

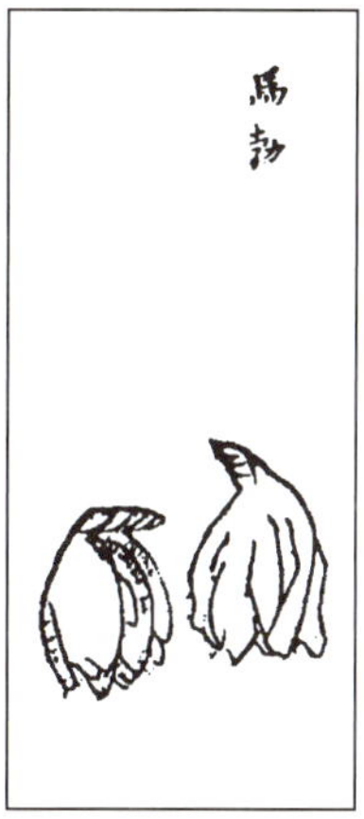

图 8　汇言 · 马勃

本品14图，取自14书，其中3幅彩图。有承继关系的图可分2个书类。

《本草品汇精要》：该书“马勃”（图1）的仿绘者有《补遗雷公炮制便览》图3、《金石昆虫草木状》图7。

《本草纲目》（金陵本）：该书“马勃”（图4）的仿绘图有《纲目》钱本图5，改

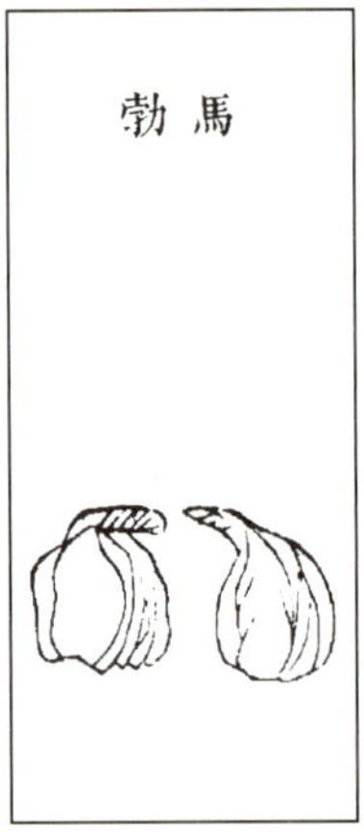

图 9　备要 · 马勃

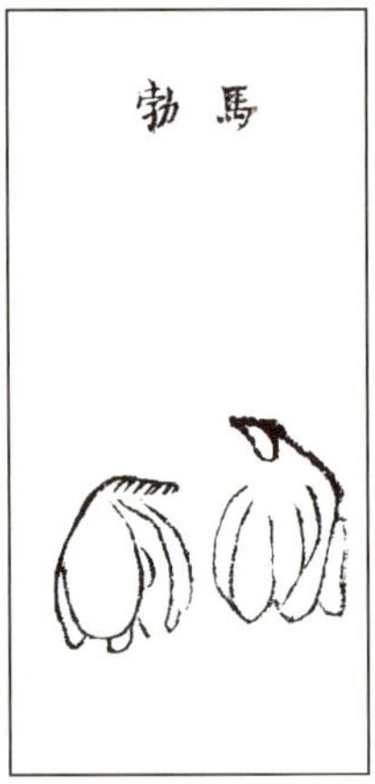

图 10　求真 · 马勃

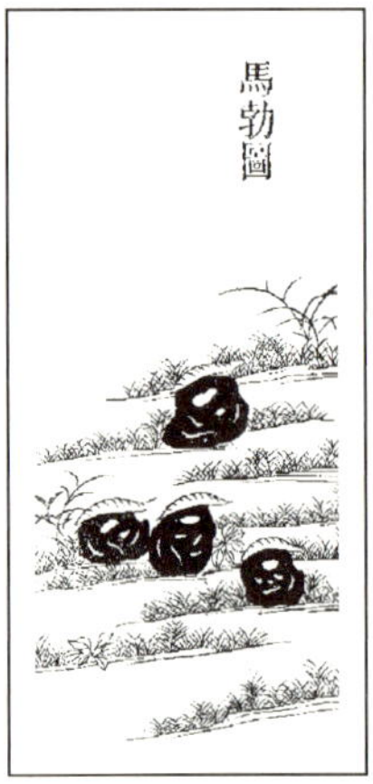

图 11　草木典 · 马勃图

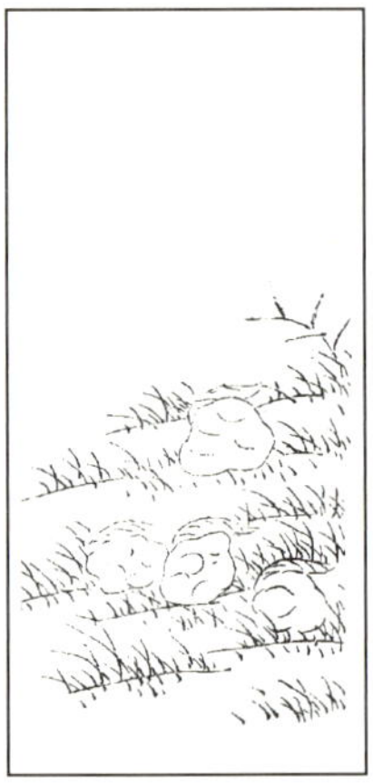
图 12　图考 · 马勃

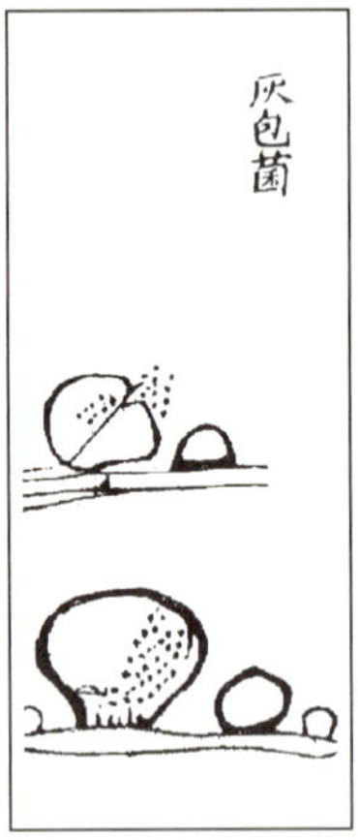

图 13　便方 · 灰包菌

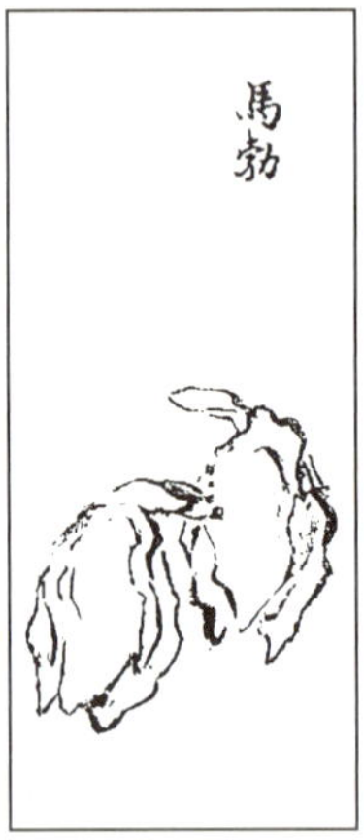

图 14　图说 · 马勃

原图黑色阴刻为白色阳刻，形态亦稍有改变。《古今图书集成 · 草木典》“马勃图”（图11）亦仿绘金陵本图4，且保留其阴刻形式，增添土地背景。此后仿绘《纲目》钱本图5的图有《本草汇言》图8、《本草备要》图9、《本草求真》图10、《本草简明图说》图14。仿绘《草木典》图11者有《植物名实图考》图12（将黑色阴刻马勃改为阳刻），土地背景稍加简化。

以上14图中，除外9幅仿绘图，原创图尚有5幅（图1、2、4、6、13），详见下“鉴药”项。

【文录】

《别录》(见《证类》卷11“马勃”) 一名马庀。生园中久腐处。

梁《本草经集注》(同上) 陶隐居云：俗人呼为马屁勃。紫色虚软，状如狗肺，弹之粉出。

后蜀《蜀本草》(同上) 《蜀本》:《图经》云：此马庀菌也。虚软如紫絮，弹之紫尘出。生湿地及腐木上，夏秋采之。

宋《本草衍义》卷12“马勃” 此唐·韩退之所谓“牛溲、马勃，俱收并蓄”者也。有大如斗者，小亦如升杓。

明《本草纲目》卷21“马勃” 【释名】灰菰（《纲目》）、牛屎菰。

清《植物名实图考》卷16“马勃” 马勃，《别录》下品。生湿地及腐木上，紫色虚软，状如狗肝，大如升斗。

【鉴药】

“马勃”首见于《名医别录》。《中华本草》释其名曰：“勃，《说文》：‘勃，排也。’而缪启愉《齐民要术·种麻》校释：‘粉末叫做勃。’本品体轻虚，弹之见粉尘如烟，故称‘勃’。‘马’，言其大也。本品为真菌子实体，体型较大，故称马勃。”《别录》载本品“主恶疮、马疥”。宋代及其以后多用于治喉痹咽痛，且或用于止血敛疮。

关于本品的生境、形态，从马勃命名已可知其形性的主要特点。《别录》云“生园中久腐处”，可推测其大概属于菌类。梁·陶弘景云：“紫色虚软，状如狗肺，弹之粉出。”唐本《图经》(《蜀本草》引)云：“此马庀菌也。虚软如紫絮，弹之紫尘出。生湿地及腐木上。”宋·寇宗奭指出“有大如斗者，小亦如升杓”。李时珍补充了“灰菰”“牛屎菰”的别名。结合其生阴湿地,可知本书属于地生真菌类。其中“紫色虚软，状如狗肺，弹之粉出”“虚软如紫絮，弹之紫尘出”，似与今灰包科真菌紫色秃马勃*Calvatia lilacina*（Mont. et Berk.）Lloyd相符。而“大如斗者，小亦如升杓”则当为同科真菌大马勃*Calvatiagigantea*（Batsch ex Pers.）Lloyd.。《中华人民共和国药典》(一部)、《中华本草》除收录上述两种外，还收录脱皮马勃*Lasiosphaera fenzlii* Reichb.。[1]

1.《本草品汇精要》：该书“马勃”（图1）绘竹林草地上生长着扁圆形的马勃子实体，基部缢缩。表面淡紫色（此据弘治原本，《补遗雷公炮制便览》亦为色紫。安乐堂本灰黑色，非正色）。据此，本图所绘当为灰包科真菌紫色秃马勃*C. lilacina*的子实体。

2.《太乙仙制本草药性大全》：该书“马勃”（图2）图形简单，平地上长出4个带柄的圆球，其中一个表面有数个圆孔。其示意马勃种类不明。

3.《本草纲目》(金陵本)：该书“马勃”（图4）绘两块不规则形的黑色团块，上端有一柳叶状物，表面不整齐，有横竖大裂纹。此恐是依据干燥后的脱皮马勃*Lasiosphaera fenzlii*或紫色秃马勃*C. lilacina*子实体描绘，故色深而形体不规则，且表面似乎皮开肉绽。此后钱本图5采用阳刻，其上端绘成气管状，下面绘成古代解剖图的肺脏形。此或是囿于陶弘景有“状如狗肺”之说绘成。

4.《本草纲目》(张本)：该书“马勃”（图6）有两形，右上一形，或仿绘《纲目》钱本图5，其图亦似肺叶张开。但左下之图，子实体外包被裂开成6瓣以上，内包被扁球形。此乃地星科真菌硬皮地星的*Geastrum hygrometricum* Pers.［*Astraeus hygrometricus*（Pers.）Morg.；*Geaster hygrometricus* Mass.］子实体。

5.《草木便方》：该书“灰包菌”（图13）绘两组灰包菌，上面一组示意裂开后

1 国家中医药管理局《中华本草》编委会：《中华本草》(1)，上海：上海科学技术出版社，1999：609.

有粉尘飞出。下面一组示意成扁球形，基部缢缩。表面有网纹。该书整理者订“灰包菌”为灰包科脱皮马勃属真菌脱皮马勃*Lasiosphaera fenzlii* Reichb.。[1]但从图13的形状来看，更接近紫色秃马勃*Calvatia lilacina*（Mont. et Berk.）Lloyd。

【小结】

“马勃”为《名医别录》所载早期药物之一。据陶弘景、唐本《图经》等所载生境、形态，本品为灰包科真菌紫色秃马勃*Calvatia lilacina*（Mont. et Berk.）Lloyd、大马勃*C. gigantea*（Batsch ex Pers.）Lloyd.以及脱皮马勃*Lasiosphaera fenzlii* Reichb.等同科真菌。《本草品汇精要》《草木便方》均有较好的写生药图。另《本草纲目》张本“马勃”还包括地星科真菌硬皮地星*Geastrum hygrometricum* Pers.。

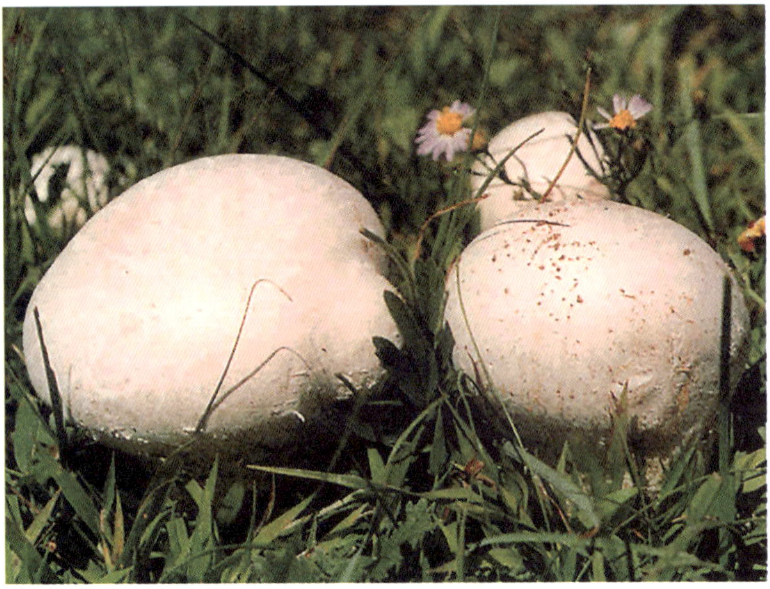

图15　紫色秃马勃 *Calvatia lilacina*

1 ［清］刘善述原著，赵素云、李文虎、孙西整理：《草木便方》，重庆：重庆出版社，1988：338.

草之十一　杂草　有名未用[1]

21-20　燕蓐草

【品图】

本品2图，取自2书，均为彩绘。其中图1为原创图，图2乃仿绘图1而成。详见下“鉴药”项。

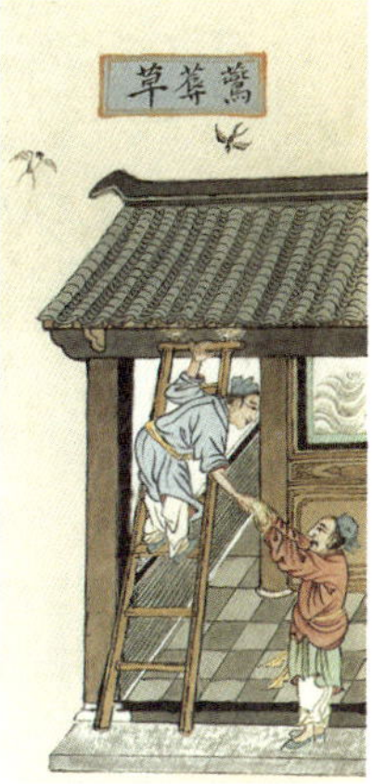

图1　品汇·燕蓐草

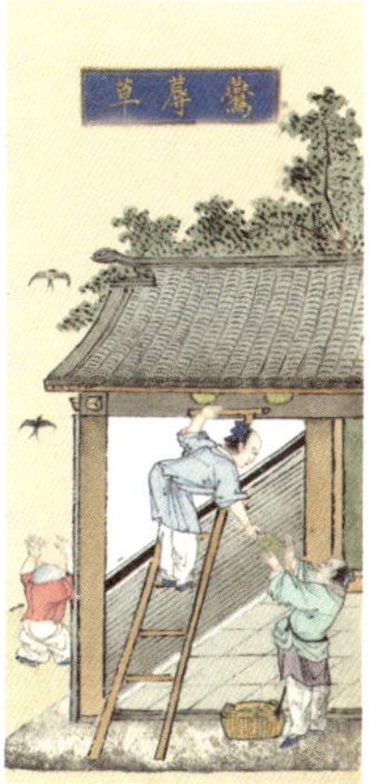

图2　雷公·燕蓐草

【文录】

宋《嘉祐本草》(见《证类》卷11“燕蓐草”)　此燕窠中草也。(新补，见陈藏器、《日华子》。)

【鉴药】

“燕蓐草”为《嘉祐本草》新补药，注云“见陈藏器、《日华子》”。故本药当为唐·陈藏器《本草拾遗》首出。该条自释：“此燕窠中草也。”原载用治遗尿、哕气。《千金方》中亦有用治妇人无故尿血、卒患腰恶疮者。医药书未见燕蓐草入药的理论解释，可能属于古巫医用药残余。唐以后医方书中罕见此药。

燕蓐草是用来建筑燕窠的各种细小植物茎叶，并无特定之植物，故无可考。

《本草品汇精要》：该书“燕蓐草”(图1)乃示意图，绘一人登梯取燕窠中草，屋上一燕，指示其窠乃属燕窠。

【小结】

“燕蓐草”似为古代巫药残余，即燕子用来做窠的细小植物茎叶。《本草品汇精要》所绘系采集示意图。

1　杂草、有名未用：此为整个“草部”最后的一类。前面有李时珍按语：“诸草尾琐或无从考证，不可附属，并《本经》及《别录·有名未用》诸草难遗者，通汇于此以备考。”故以下诸药，是李时珍因为“尾琐或无从考证”，无法归入前面诸类的药物。其中包括《证类本草》已有的《本经》《别录》“有名未用”类药，也包括《本草图经》“外草类”、《本草纲目》“有名未用”类的药物。

21-21 鸡窠草

【品图】

本品2图，取自1书，为彩绘原创图。详见下“鉴药”项。

【文录】

宋《嘉祐本草》（见《证类》卷11“鸡窠中草”） 主小儿白秃疮。和白头翁花烧灰，腊月猪脂傅之。疮先以酸泔洗，然后涂之。又主小儿夜啼，安席下，勿令母知。（新补，见陈藏器、《日华子》。）

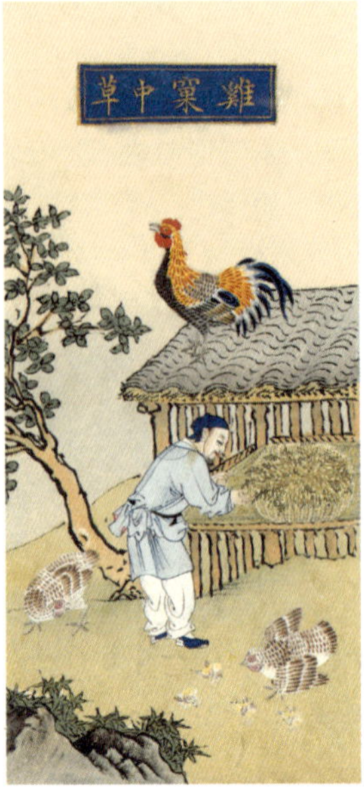

图1 雷公·鸡窠中草

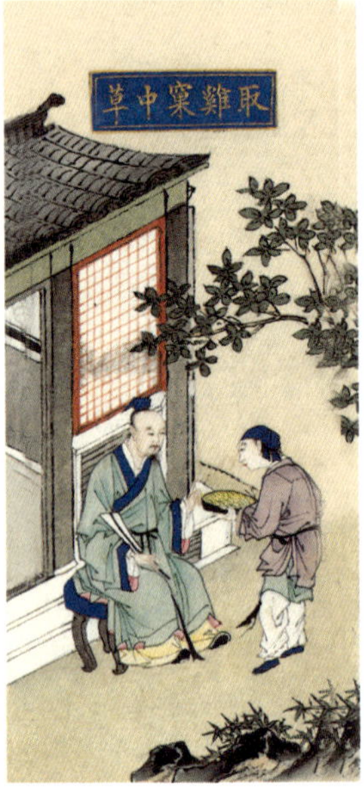

图2 雷公·取鸡窠中草

【鉴药】

“鸡窠中草”为《嘉祐本草》新补药，注云“见陈藏器、《日华子》”。故本药当为唐·陈藏器《本草拾遗》首出。原载主小儿白秃疮、小儿夜啼。后世医方罕见用此。

该药治小儿夜啼时，要求“安席下，勿令母知”。此属于古巫医用药残余。鸡窠草多用稻草类为之。

《补遗雷公炮制便览》：该书有彩图示意图2幅。其“鸡窠中草”（图1）绘古代两层的鸡棚，窠在离地棚架上，铺有稻草，一人在取草。周围绘几只鸡，示意乃鸡窠。又“取鸡窠中草”（图2）绘一童子，手捧一盘，其中有取来的鸡窠中草，送给一老者看。此画士好事之作，无益医药。

【小结】

“鸡窠中草”即铺垫在鸡窠里的稻草，为古代巫药残余。《补遗雷公炮制便览》所绘系采集示意图。

21-22　鸩乌浆

【品图】

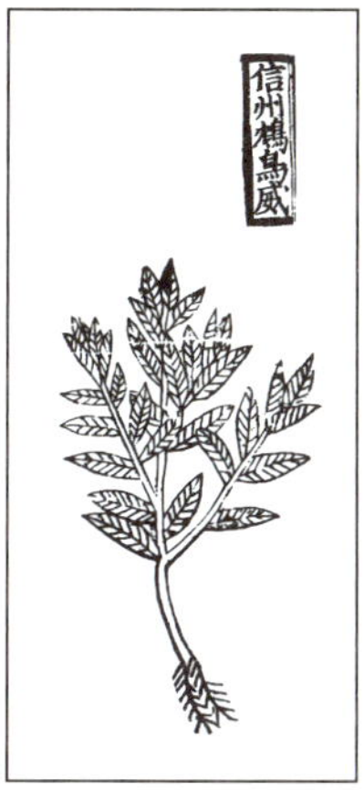

图1　图经（大）·信州鸩乌威

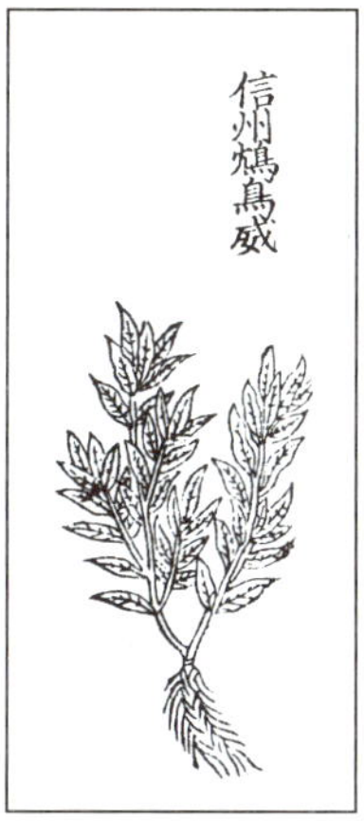

图2　图经（政）·信州鸩乌威

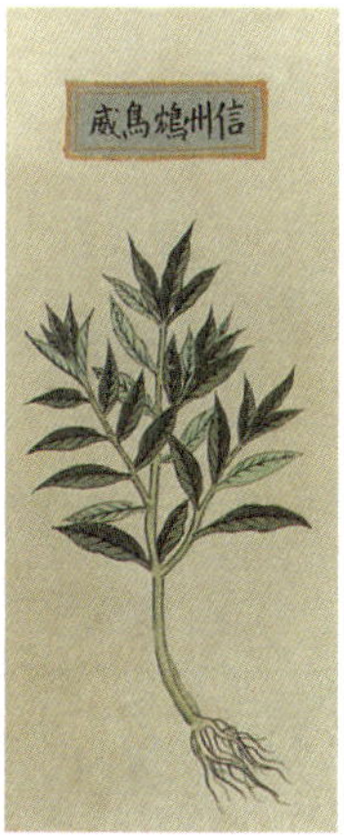

图3　品汇·信州鸩乌威

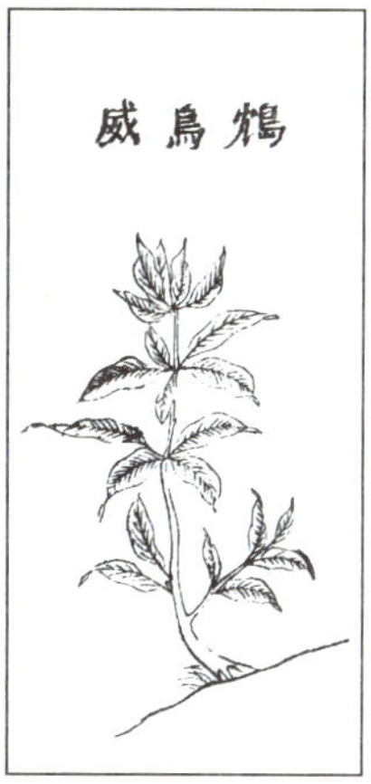

图4　三才·鸩乌威

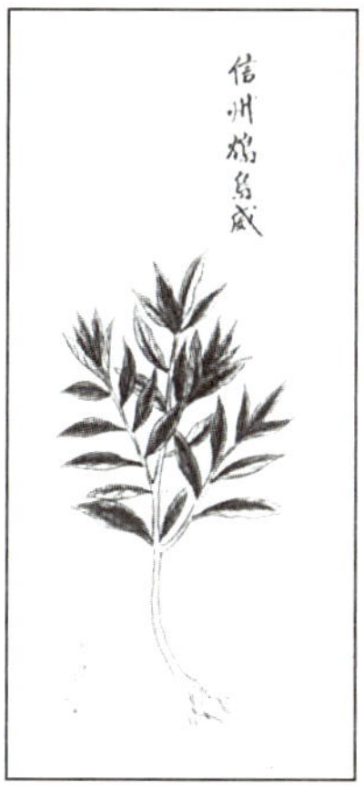

图5　金石·信州鸩乌威

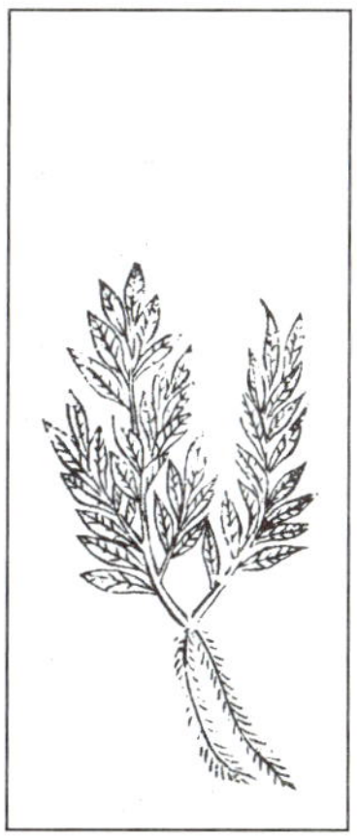

图6　图考·信州鸩乌威

本品6图，取自6书，其中2幅彩图。有承继关系的图仅1个书类。

《本草图经》：该书的“信州鸩乌威”图分别存于《大观本草》（图1）、《政和本草》（图2）。此二传本药图基本一致。今以《政和》图2为《图经》图的代表。

仿绘该图的彩色图有《本草品汇精要》“信州鸩乌威”（图3）。此后《金石昆虫草木状》图5又仿绘《品汇》图3。

仿绘该图的墨线图有：《三才图会》“鸩乌威”（图4），该图添加土地背景，掩盖根部，删除一分枝，茎上部叶片改绘为轮生。《植物名实图考》“信州鸩乌威”（图6）仿绘自《图经》图2。

以上6图中，除外5幅仿绘图，原创图仅1幅（图2），详见下“鉴药”项。

【文录】

唐《本草拾遗》(见《证类》卷13“鸩鸟浆”) 陈藏器云：山人浸酒,用解诸毒,故曰鸩鸟浆。生江南林木下。高一二尺，叶阴紫色，冬不凋，有赤子如珠。

宋《本草图经》(见《证类》卷30“鸩鸟威”) 《图经》曰：生信州山野中。春生青叶，至九月而有花，如蓬蒿菜花，淡黄色，不结实。

【鉴药】

“鸩鸟浆”首见于《本草拾遗》。陈藏器云：“山人浸酒,用解诸毒,故曰鸩鸟浆。”据载可“主风血羸老”。李时珍在此药下又合并了《图经》“鸩鸟威”。后者据载“疗痈疖肿毒”。

此二药虽然被李时珍并为一条，但其产地及植物形态似乎并不相同。

陈藏器载“鸩鸟浆”:“生江南林木下。高一二尺,叶阴紫色,冬不凋,有赤子如珠。”据此，其形态与紫金牛科紫金牛属（*Ardisia*）的某些植物相似。如红凉伞*Ardisia crenata* Sims var. *bicolor*（Walker）C. Y. Wu et C. Chen及其同属近缘植物。此类植物多用于行气、活血、通络，未见有解毒记载。存疑。

《本草图经》：该书的“信州鸩鸟威”文字解说为：“生信州山野中。春生青叶，至九月而有花，如蓬蒿菜花，淡黄色，不结实。”其图所绘为草本植物，主根成辫状，单叶，对生或互生，阔披针形。图中所绘茎叶亦似紫金牛科紫金牛属（*Ardisia*）的某些植物，但与文字解说“如蓬蒿菜花，淡黄色，不结实”不符。待考。

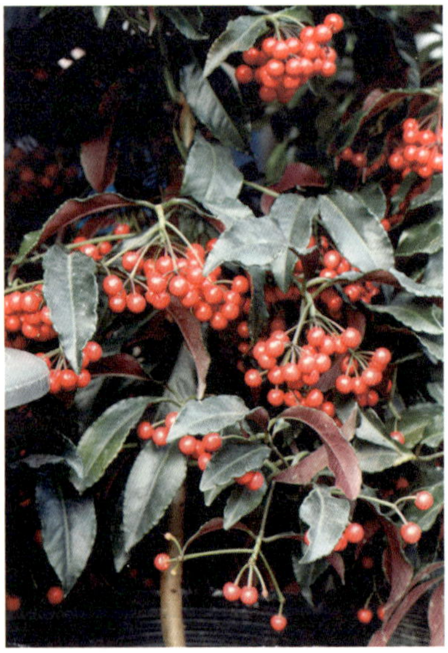

图 7　红凉伞 *Ardisia crenata* var. *bicolor*

【小结】

“鸩鸟浆”为唐《本草拾遗》所载解毒药。李时珍将《图经》“鸩鸟威”并入该药，但后者的形态功效并不与“鸩鸟浆”同。据陈藏器记载，“鸩鸟浆”的形态与紫金牛科紫金牛属（*Ardisia*）的某些植物相似,如红凉伞*Ardisia crenata* Sims var. *bicolor*（Walker）C. Y. Wu et C. Chen等。《本草图经》“信州鸩鸟威”图形亦似紫金牛属（*Ardisia*）某些植物，但图绘与其文字解说不符。

21-23　吉祥草

【品图】

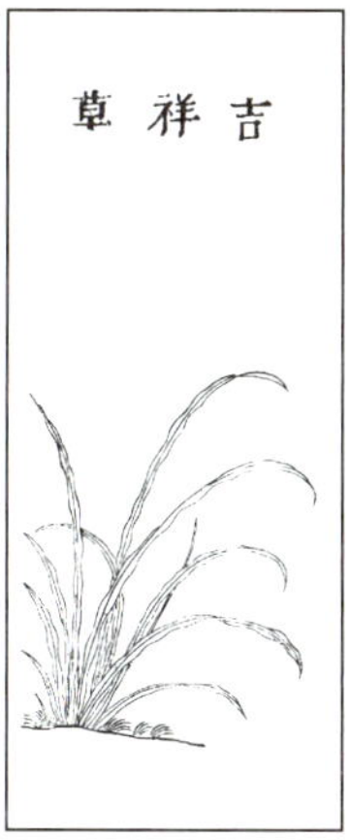

图1　三才·吉祥草

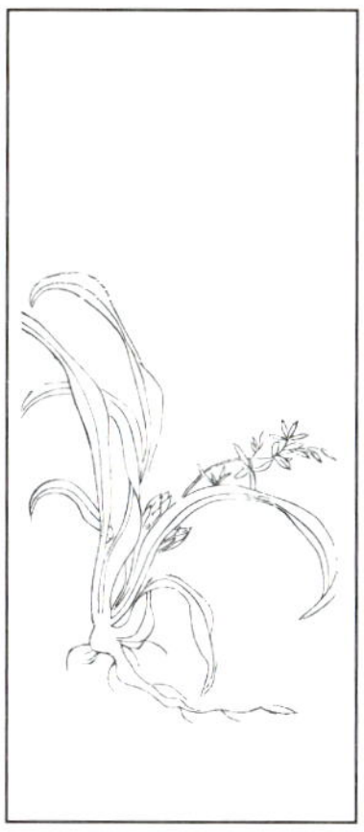

图2　图考·吉祥草

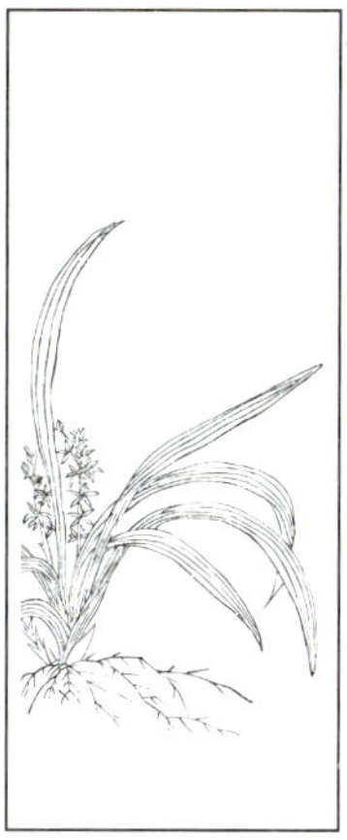

图3　图考·松寿兰

本品3图，取自2书。此3图均为原创图。详见下“鉴药”项。

【文录】

唐《本草拾遗》（见《证类》卷6“吉祥草”） 陈藏器云：生西国，胡人将来也。

明《本草纲目》卷21“吉祥草” 【时珍曰】今人种一种草，叶如漳兰，四时青翠，夏开紫花成穗，易繁，亦名吉祥草，非此吉祥也。

清《植物名实图考》卷27“吉祥草” 《谈荟》：吉祥草苍翠如建兰而无花，不藉土而能活，涉冬不枯，遇大吉事则花开。/ **“松寿兰”** 松寿兰产赣州。形状极类吉祥草，叶微宽，花六出稍大，冬开，盆盎中植之。秋结实如天门冬实，色红紫有尖。滇南谓之结实兰。

【鉴药】

“吉祥草”首见《本草拾遗》。清·吴其濬云：“遇大吉事则花开”，或因此得名。据载“主明目，强记，补心力。”后世医方书罕见用此。

关于本品的生境、形态，唐·陈藏器云：“生西国，胡人将来也。”此为外来植物，无更多相关图文资料，不可考。

明·李时珍注云：“今人种一种草，叶如漳兰，四时青翠，夏开紫花成穗，易繁，亦名吉祥草，非此吉祥也。”可见这是一种国产的吉祥草。

《三才图会》：该书“吉祥草”（图1）所绘确如兰草，叶线形，但未绘花序。

《植物名实图考》：该书2图。“吉祥草”（图2）绘一草本植物，叶簇生，条形，向下渐成叶柄。中抽花葶，穗状花序。其正文云：“《谈荟》：吉祥草苍翠如建兰而无花，不藉土而能活，涉冬不枯。”综合图文，此即百合科吉祥草属植物吉祥草*Reineckia carnea*（Andr.）Kunth。

又，“松寿兰”（图3）所绘形态与“吉祥草”全同。其正文云：“松寿兰产赣州。形状极类吉祥草，叶微宽，花六出稍大，冬开，盆盎中植之。秋结实如天门冬实，色红紫有尖。滇南谓之结实兰。”《中华本草》谓本图所示亦为吉祥草*R. carnea*。

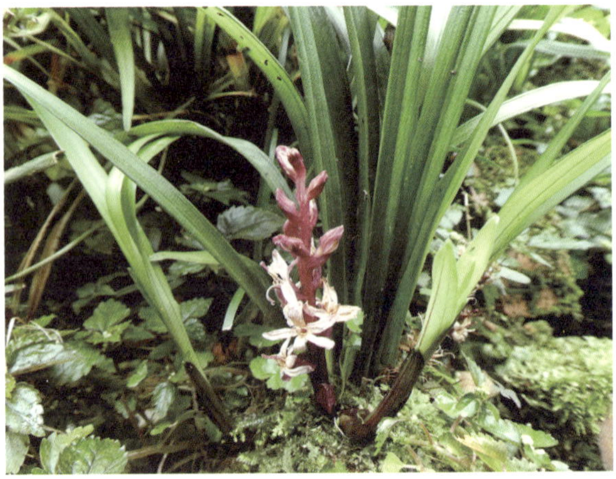

图4　吉祥草 *Reineckia carnea*

【小结】

《本草拾遗》所载“吉祥草”为国外产，来源不明。李时珍所云叶如漳兰的吉祥草，以及《三才图会》《植物名实图考》所载的吉祥草、松寿兰等则均为百合科植物吉祥草*Reineckia carnea*（Andr.）Kunth。

21-24　筋子根

【品图】

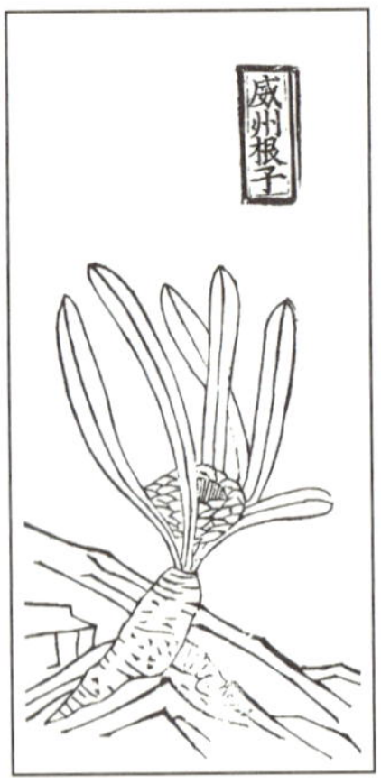

图1　图经（大）·威州根子

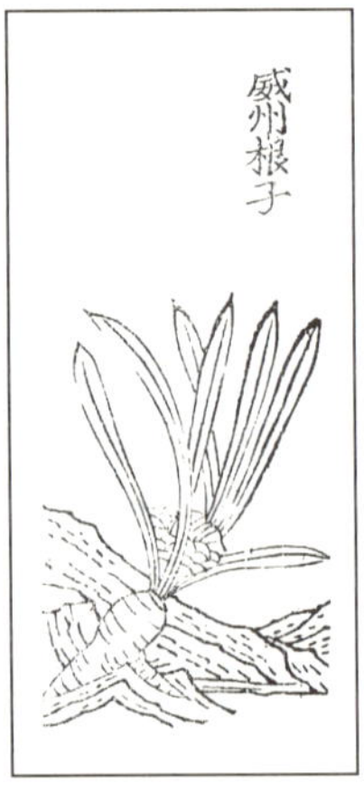

图2　图经（政）·威州根子

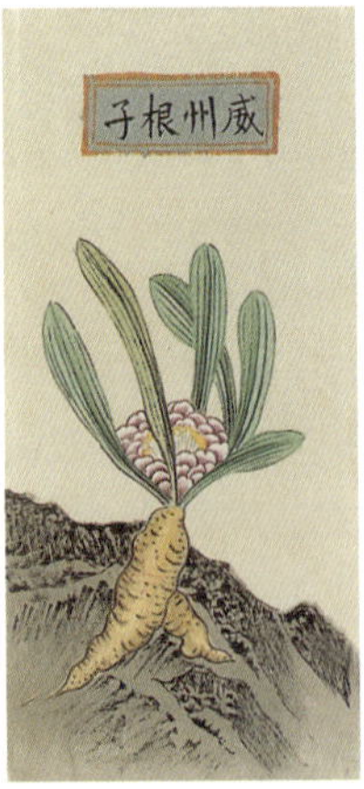

图3　品汇·威州根子

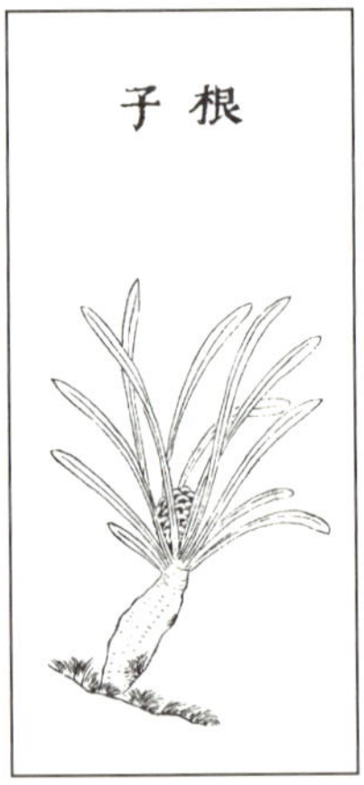

图4　三才·根子

本品6图，取自6书，其中2幅彩图。有承继关系的图仅1个书类。

《本草图经》：该书的“威州根子”图分别存于《大观本草》(图1)、《政和本草》(图2)。此二传本药图基本一致。今以《政和》图2为《图经》图的代表。

仿绘该图的彩色图有：《本草品汇精要》“威州根子”(图3)。此后《金石昆虫草木状》图5又仿绘《品汇》图3。

仿绘该图的墨线图有：《三才图会》“根子”(图4)仿绘时增添土地背景。《植物名实图考》“威州根子”(图6)仿绘《图经》图2。

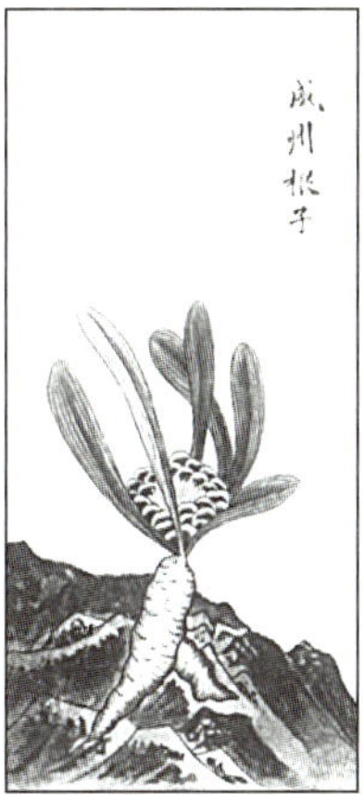

图5　金石·威州根子

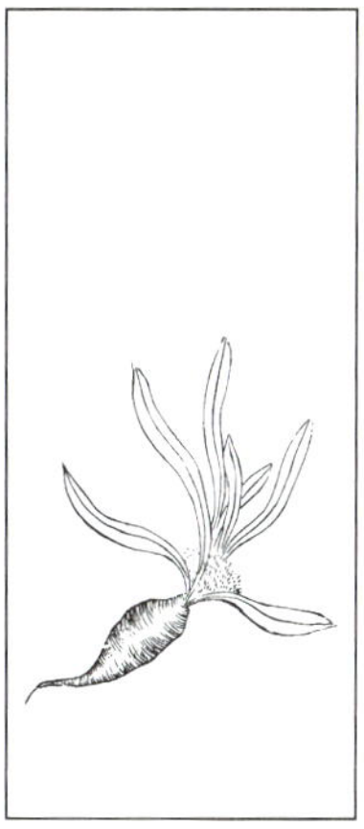

图6　图考·威州根子

以上6图中，除外5幅仿绘图，原创图仅1幅(图2)，详见下“鉴药”项。

【文录】

唐《本草拾遗》(见《证类》卷8“筋子根”) 陈藏器云：生四明山。苗高尺余，叶圆厚光润，冬不凋，根大如指，亦名根子。

宋《本草图经》(见《证类》卷30“根子”) 《图经》曰：生威州山中……根入药用。采无时。其苗、叶、花实并不入药。

【鉴药】

“筋子根”首见于《本草拾遗》。陈藏器云：“根大如指，亦名根子”。原载主心腹痛，暴下血。因来源不明，后世罕见运用。李时珍因其别名“根子”，遂将《图经》的“根子”与之合并。

关于“筋子根”的生境、形态，陈藏器云：“生四明山。苗高尺余，叶圆厚光润，冬不凋，根大如指，亦名根子。”“四明山”在浙江宁波。《图经》“根子”生威州(今四川理县)。苏颂未介绍根子形态，只出附图一幅。

《本草图经》：该书“威州根子”(图2)，孙启明据该图叶聚集于顶部，线状披针形，聚合果球状椭圆形，顶生。推测与今露兜树科植物露兜树(又名露兜勒)*Pandanus tectorius* Soland.相符。[1]但此图的根甚粗大，与陈藏器所云“根大如指”的“筋子根”并不相符。待考。

1　孙启明：《苏图研究》，见：张志斌，郑金生主编：《本草纲目研究札记》，北京：科学出版社，2019：691.

【小结】

“筋子根”为唐《本草拾遗》所载，别名“根子”。李时珍并入《图经》的“威州根子”。后者或考为露兜树科植物露兜树*Pandanus tectorius* Soland.，然其形状并不同于“威州根子”。待考。

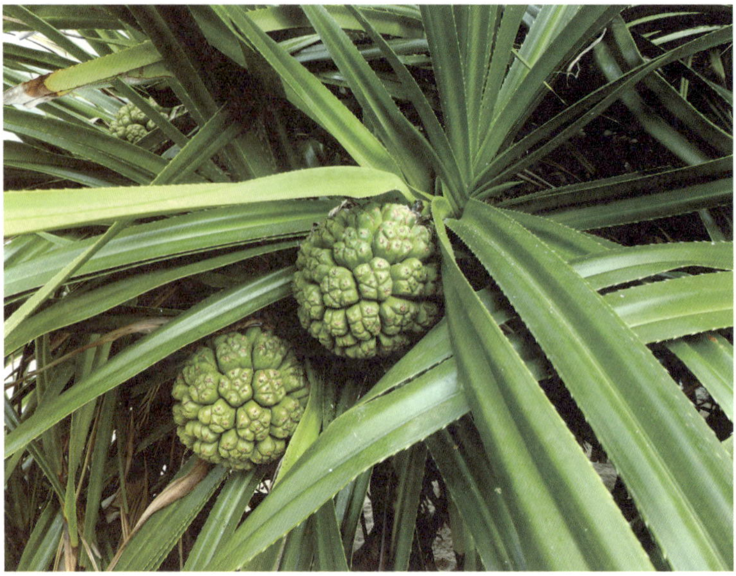

图 7 露兜树 *Pandanus tectorius*

21-25 宜南草

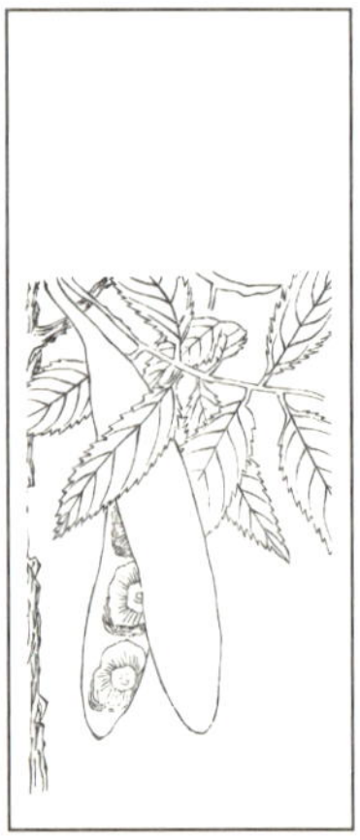

图 1 图考·千张纸

【品图】

此图仅1幅，为原创图。详见下“鉴药”项。

【文录】

唐末《海药本草》（见《证类》卷10“宜南草”） 谨按《广州记》云：生广南山谷。有荚长二尺寸许，内有薄片似纸，大小如蝉翼，主邪。小男女以绯绢袋盛一片，佩之臂上，辟恶止惊。此草生南方，故作南北字。今人多以男女字，非也。宜男草者，即萱草是。

清《本草纲目拾遗》卷6“千张纸、木蝴蝶” 木实也，出云南广南府，形似稨豆，其中片片如蝉翼，焚灰用。治心气痛。按……《本草纲目》杂草内有宜南草即此，形状亦同，云主邪，小儿女以绯绢袋盛佩臂上，辟恶止惊，而不知其可服食也。/ **“木蝴蝶”** 出广中，乃树实也，片片轻如芦中衣膜，色白似蝴蝶形，故名。四边薄而明，中心微厚，不甚明透，似有子壁钱白膜状。治肝气痛……项秋子云：木蝴蝶出广西，俨如蝴蝶，中心如竹节，色更白，凡痈毒不收口，以此贴之，即敛。治下部湿热。

清《植物名实图考》卷36“千张纸” 生广西，云南景东、广南皆有之。大树，对叶如枇杷叶，亦有毛，面绿背微紫；结角长二尺许，挺直有脊如剑，色紫黑，老则迸裂；子薄如榆荚而大，色白，形如猪腰，层迭甚厚，与风飘荡，无虑万千。《云南志》云：形如扁豆，其中片片如蝉翼，焚为灰，可治心气痛。《滇本草》：此木实似扁豆而大；中实如积纸，薄似蝉翼，片片满中，故有兜铃、千张纸之名。入肺经，定喘消痰；入脾胃经，破蛊积；通行十二经气血，除血蛊、气蛊之毒。又能补虚、宽中、进食，夷人呼为三百两银药者，盖其治蛊得效也。按此木实与蔓生之土青木香，同有马兜铃之名。医家以三百两银药属之土青木香下，皆缘未见此品而误并也。

清《药性蒙求·木部·木蝴蝶》 色白体轻。痛因肝气，焙用尤灵。出广中。乃树实也。片片轻如芦中衣膜，四边薄而中间微厚，不甚明透，色白，如蝴蝶形，故名……凡痈毒不收口，以此贴之，无不效。

【鉴药】

“宜南草”首载于《海药本草》。该书云：“此草生南方，故作南北字。”与宜男草（萱草）不同。据载其荚有薄片，佩之臂上，辟恶止惊。后世多用本品理气润喉，治痈毒、肝气痛等，功效甚多。

本品产地形态很有特点。《海药本草》引《广州记》：“生广南山谷。有荚长二尺寸许，内有薄片似纸，大小如蝉翼。”此与清代《本草纲目拾遗》“千张纸”相符。赵学敏云：“木实也，出云南广南府，形似稨豆，其中片片如蝉翼……《本草纲目》杂草内有宜南草即此，形状亦同。”赵氏指出：“小儿女以绯绢袋盛佩臂上，辟恶止惊，而不知其可服食也。”同书“木蝴蝶”记载：“出广中，乃树实也，片片轻如芦中衣膜，色白似蝴蝶形，故名。四边薄而明，中心微厚，不甚明透，似有子壁钱白膜状。”此皆为一物。

清·吴其濬《植物名实图考》“千张纸”对本品的记载尤详：“生广西，云南景东、广南皆有之。大树，对叶如枇杷叶，亦有毛，面绿背微紫；结角长二尺许，挺直有脊如剑，色紫黑，老则迸裂；子薄如榆荚而大，色白，形如猪腰，层迭甚厚，与风飘荡，无虑万千……《滇本草》：此木实似扁豆而大；中实如积纸，薄似蝉翼，片片满中，故有兜铃、千张纸之名。”据以上描述，此千张纸、木蝴蝶即紫葳科植物木蝴蝶*Oroxylum indicum*（L.）Vent.［*Bignonia indica*L.］。

《植物名实图考》：该书的“千张纸”（图1）绘一树，羽状复叶，荚果甚大，其

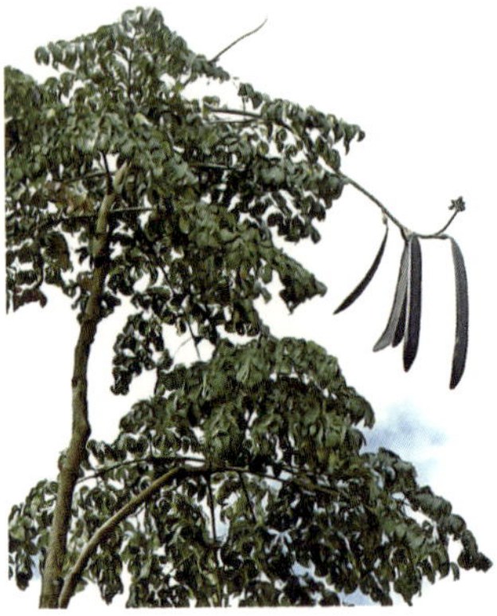
图 2　木蝴蝶 *Oroxylum indicum*

中果实有薄翅如纸片。此即紫葳科植物木蝴蝶 *Oroxylum indicum*（L.）Vent.

【小结】

"宜南草"非"宜男草"（萱草），《海药本草》，以生南方得名。《本草纲目拾遗》指出此"宜南草"即"木蝴蝶"。《植物名实图考》"千张纸"的图文所示亦为"木蝴蝶"，即紫葳科植物木蝴蝶*Oroxylum indicum*（L.）Vent.。

21-26　陀得花

【品图】

该药仅1图，为原创图。详见下"鉴药"项。

【文录】

宋《开宝本草》（见《证类》卷9"陀得花"） 生西国，胡人将来。胡人采此花以酿酒，呼为三勒浆。

【鉴药】

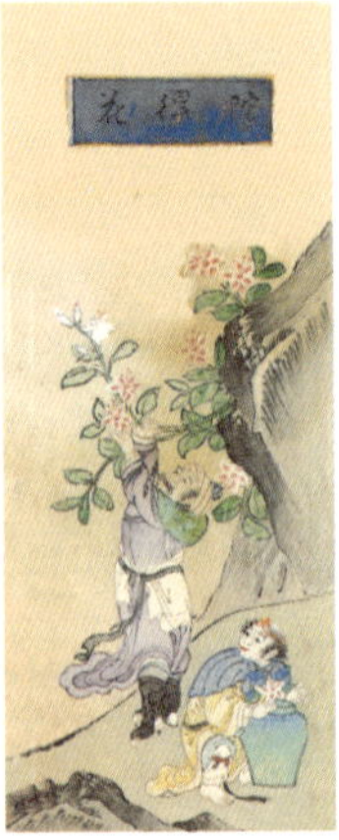

图 1　雷公 · 陀得花

"陀得花"首载于《开宝本草》。名义不详。原书载其"主一切风血。浸酒服"。未见后世医方用此药名。

关于本品的产地、形态，《开宝本草》仅云："生西国，胡人将来。胡人采此花以酿酒，呼为三勒浆。"此外无任何植物形态描述。据其作用与名称，疑此为桑科葎草属植物啤酒花*Humulus lupulus* Linn.。啤酒花与葎草为同属植物，茎、枝和叶柄密生倒钩刺，故古代葎草称之为勒草。此花所得之酒为"三勒酒"，与其形可能有关系。

《补遗雷公炮制便览》：该书"陀得花"（图1）据《开宝》文字记载想象绘图。其中绘一外国人采集花朵，其下一童子放入酒坛内，示意酿酒。其植物乃虚构，并非实物。

【小结】

"陀得花"为外来植物。《开宝本草》云其"生西国，胡人将来。胡人采此花以酿酒"。据其作用与"三勒浆"的名称，疑此为桑科植物啤酒花*Humulus lupulus* Linn.。《补遗雷公炮制便览》所绘乃采集示意图。

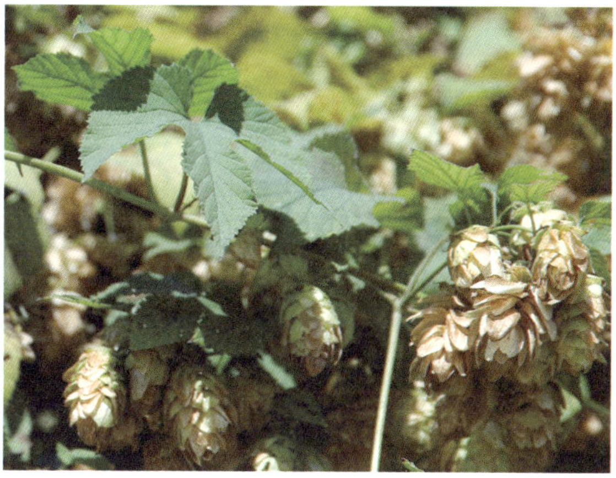

图2 啤酒花 *Humulus lupulus*

21-27 建水草

【品图】

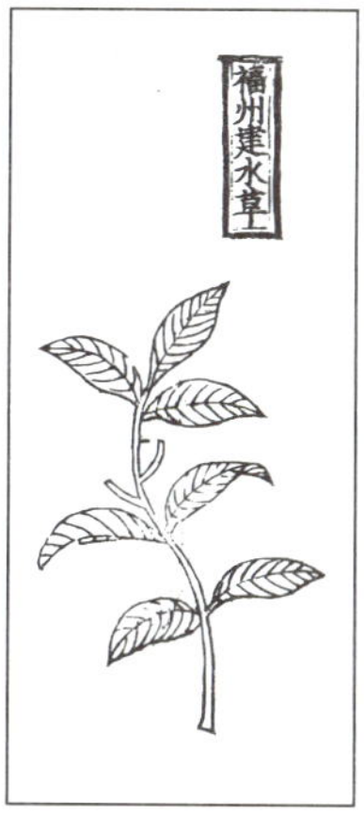

图1 图经（大）·福州建水草

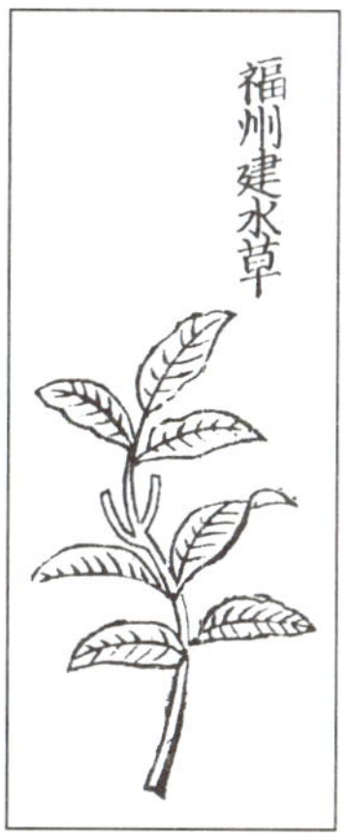

图2 图经（政）·福州建水草

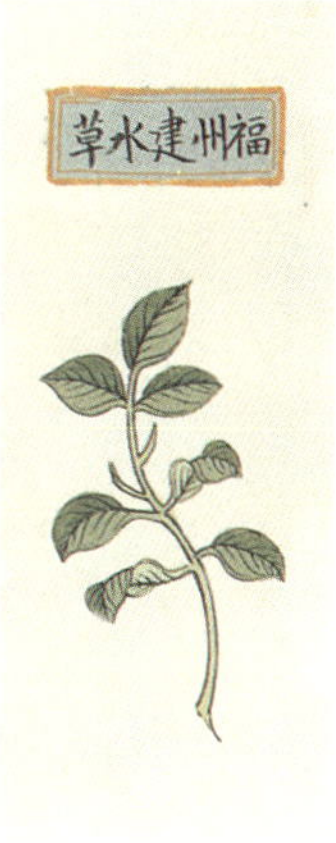

图3 品汇·福州建水草

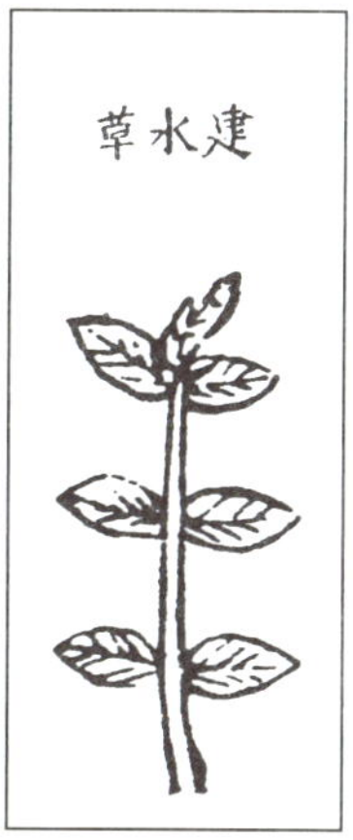

图4 纲目（金）·建水草

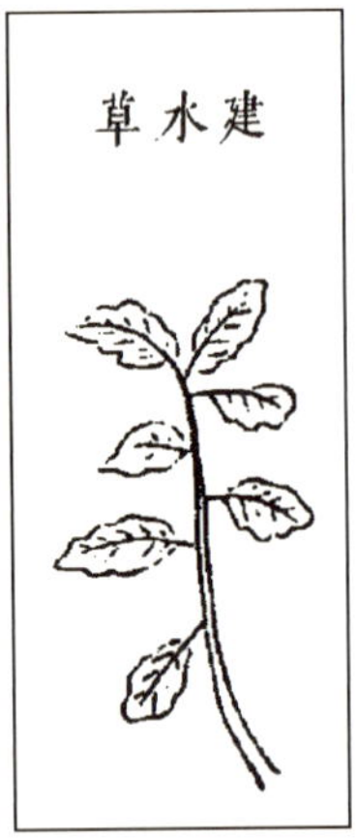

图 5　纲目（钱）· 建水草

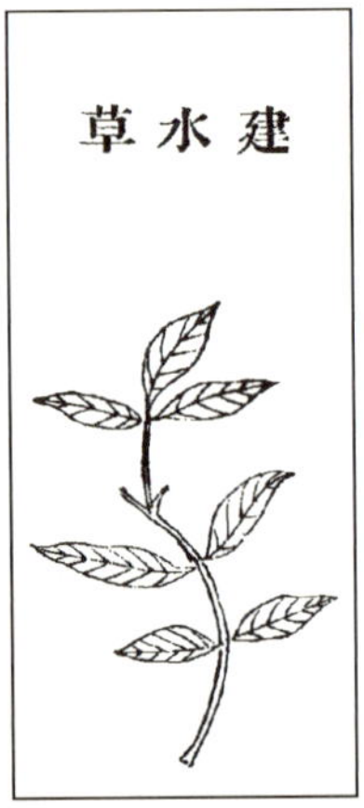

图 6　纲目（张）· 建水草

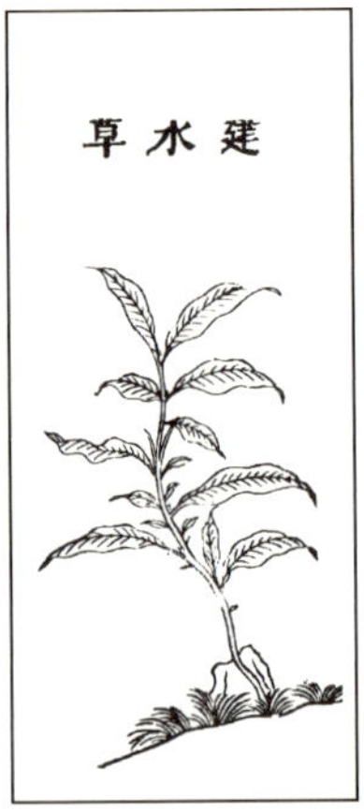

图 7　三才 · 建水草

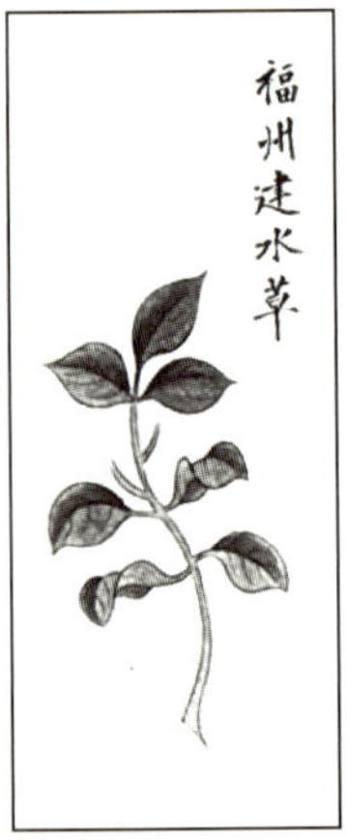

图 8　金石 · 福州建水草

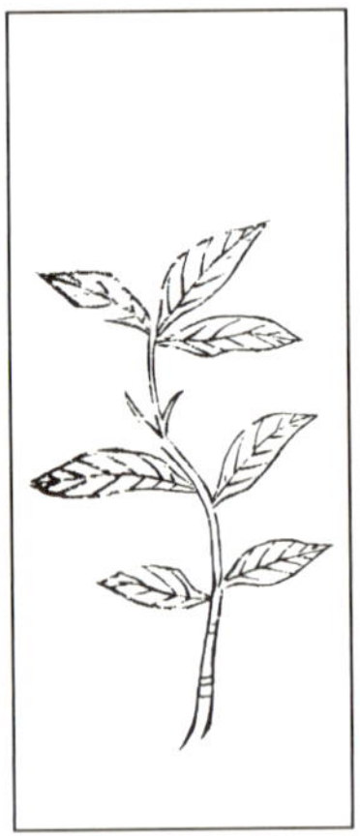

图 9　图考 · 福州建水草

本品9图，取自9书，其中2幅彩图。有承继关系的图仅1个书类。

《本草图经》：该书的“福州建水草”图分别存于《大观本草》（图1）、《政和本草》（图2）。此二传本药图基本一致。今以《政和》图2为《图经》图的代表。

仿绘该图的彩色图有：《本草品汇精要》“福州建水草”（图3）。此后《金石昆虫草木状》图8又仿绘《品汇》图3。

仿绘该图的墨线图有：《本草纲目》金陵本“建水草”（图4）。此后《纲目》钱本图5又在金陵本图4的基础上予以润饰，但改对生叶为互生，已失真。《三才图会》“建水草”（图7）仿绘《图经》图2时增添土地背景，且略微修改了原图。《植物名实图考》“福州建水草”（图9）直接仿绘《图经》图2。《纲目》张本图6又仿绘《图考》图9。

以上9图中，除外8幅仿绘图，原创图仅1幅（图2）。详见下“鉴药”项。

【文录】

宋《本草图经》（见《证类》卷30“建水草”）《图经》曰：生福州。其枝叶似桑，四时常有。

【鉴药】

“建水草”首见于宋《本草图经》，为北宋新出现的民间草药，被归于“外草类”。名义不详。据载可治走疰风。因来源不明，后世未见使用。故李时珍将其列入“草部 · 有名未用”类。

关于本品的生境、形态，苏颂云：“建水草，生福州。其枝叶似桑，四时常有。”此外附图1幅。

《本草图经》：该书“建水草”（图2）绘一植物的茎枝，单叶，对生，椭圆状披针形。此种植物图特征太少，且其文云“枝叶似桑”，与图亦不对应。故此原植物不明。

【小结】

“建水草”为《本草图经》所载北宋民间新出草药。其文字解说简单，附图缺乏特点，且图文不对应，故无法考证基原。

21-28 百药祖

【品图】

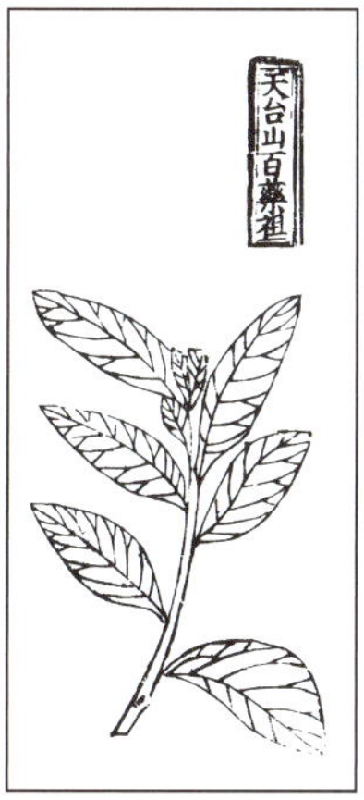

图1 图经（大）·天台山百药祖

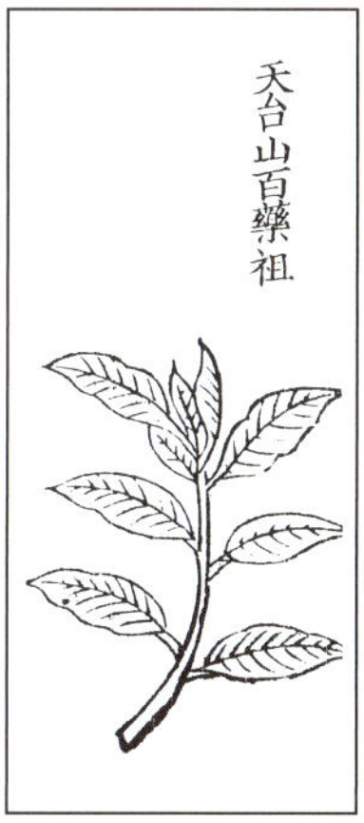

图2 图经（政）·天台山百药祖

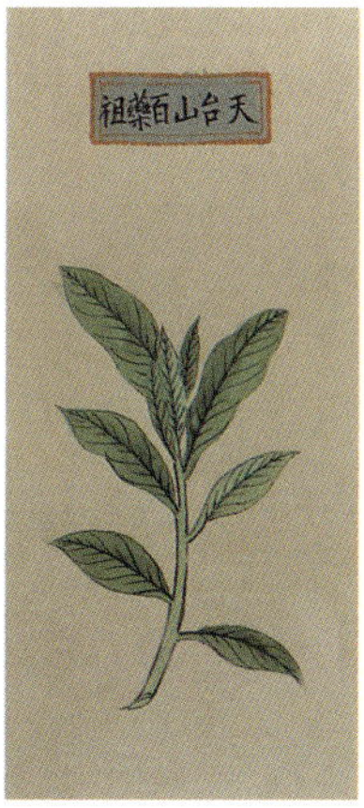

图3 品汇·天台山百药祖

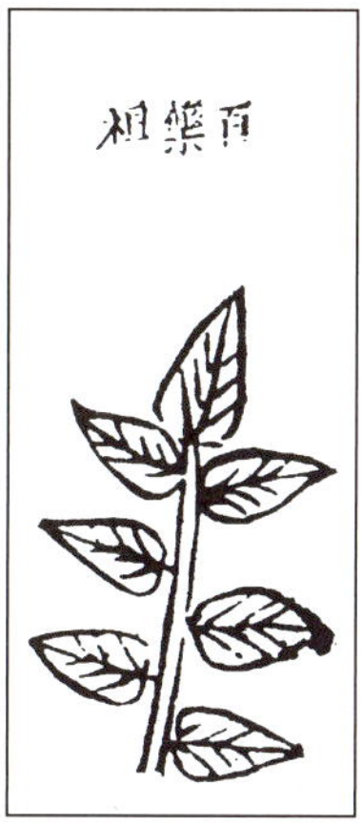

图4 纲目（金）·百药祖

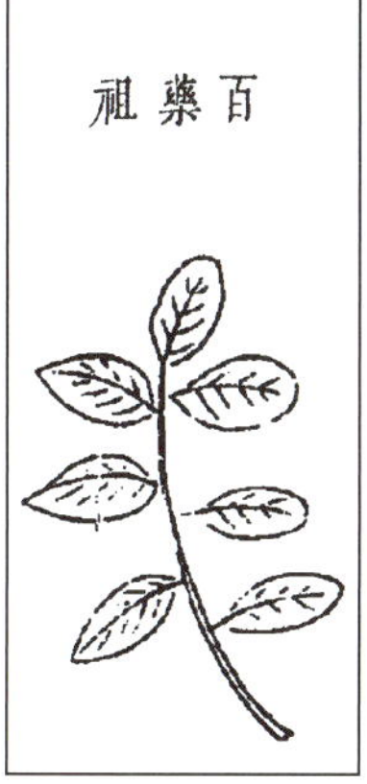

图5 纲目（钱）·百药祖

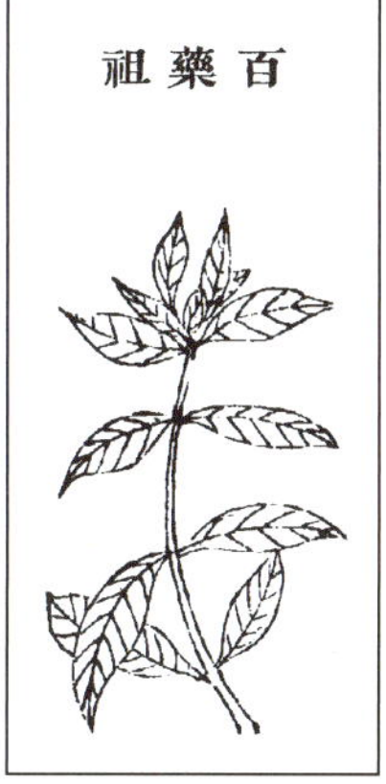

图6 纲目（张）·百药祖

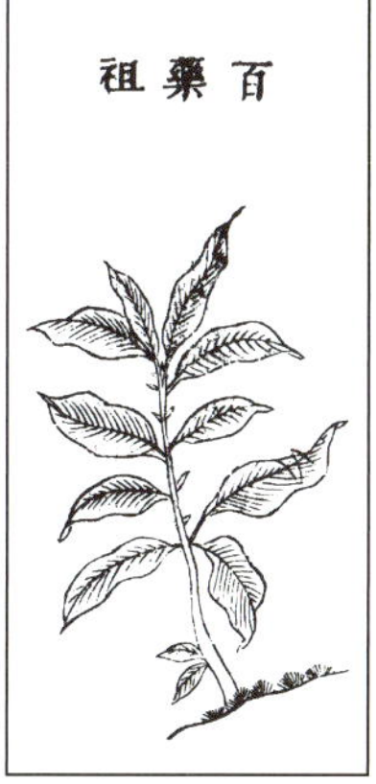

图7 三才·百药祖

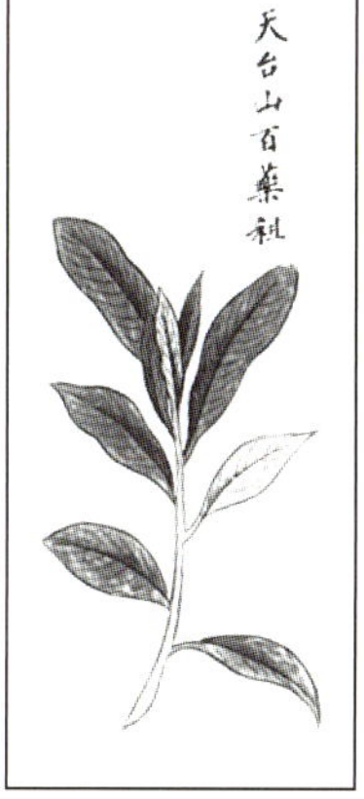

图8 金石·天台山百药祖

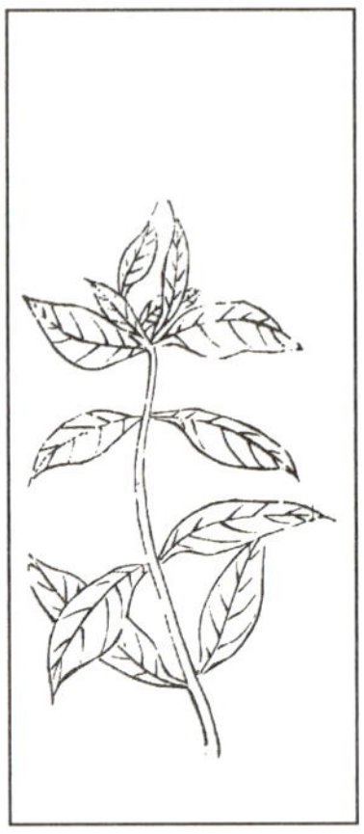

图9 图考·天台山百药祖

本品9图，取自9书，其中2幅彩图。有承继关系的图仅一个书类。

《本草图经》：该书的“天台山百药祖”图分别存于《大观本草》（图1）、《政和本草》（图2）。此二传本药图基本一致。今以《政和》图2为《图经》图的代表。

仿绘该图的彩色图有：《本草品汇精要》“天台山百药祖”（图3）。此后《金石昆虫草木状》图8又仿绘《品汇》图3。

仿绘该图的墨线图有：《本草纲目》金陵本“百药祖”（图4）。此后《纲目》钱本图5又在金陵本图4的基础上予以润饰，叶先端尖改为钝圆。《三才图会》“百药祖”（图7）仿绘《图经》图2时增添土地背景，且略微修改了原图。《植物名实图考》“天台山百药祖”（图9）直接仿绘《图经》图2。《纲目》张本图6又仿绘《图考》图9。

以上9图中，除外8幅仿绘图，原创图仅1幅（图2）。详见下“鉴药”项。

【文录】

宋《本草图经》（见《证类》卷30“百药祖”）《图经》曰：生天台山中。苗叶冬夏常青。

【鉴药】

“百药祖”首见于宋《本草图经》，为北宋新出现的民间草药，被归于“外草类”。名义不详。据载治风有效。因来源不明，后世未见使用。故李时珍将其列入“草部·有名未用”类。

关于本品的生境、形态，苏颂仅云：“生天台山中。苗叶冬夏常青。彼土人冬采其叶入药”。描述极为简单。此外附图1幅。

《本草图经》：该书“百药祖”（图2）绘一植物的茎枝，单叶，有柄，近对生，椭圆状披针形。此植物图特征太少，原植物不明。

【小结】

“百药祖”为《本草图经》所载北宋民间新出草药。其文字解说简单，附图缺乏特点，无法考证其基原。

21-29 催风使

【品图】

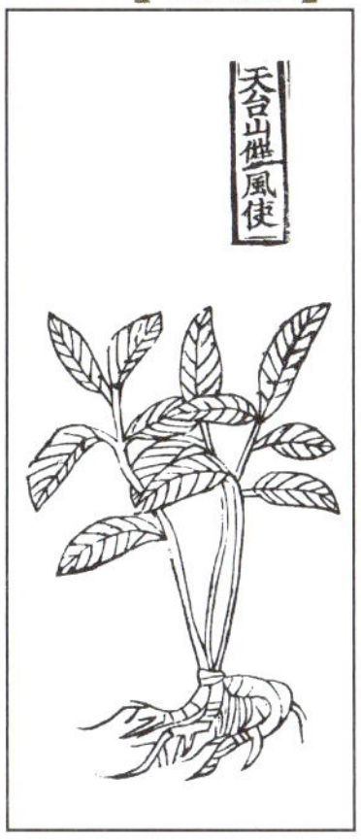

图1 图经（大）· 天台山催风使

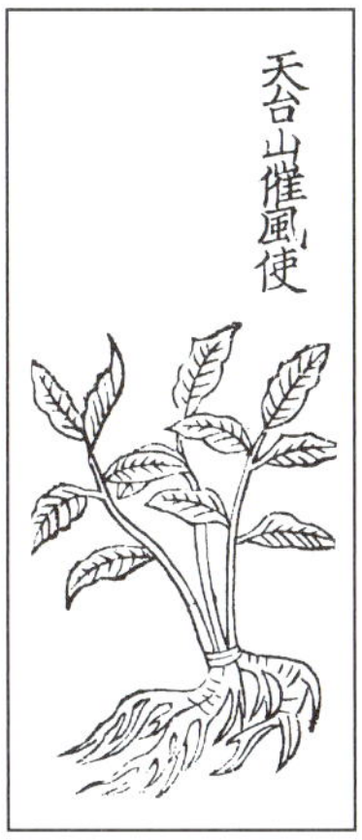

图2 图经（政）· 天台山催风使

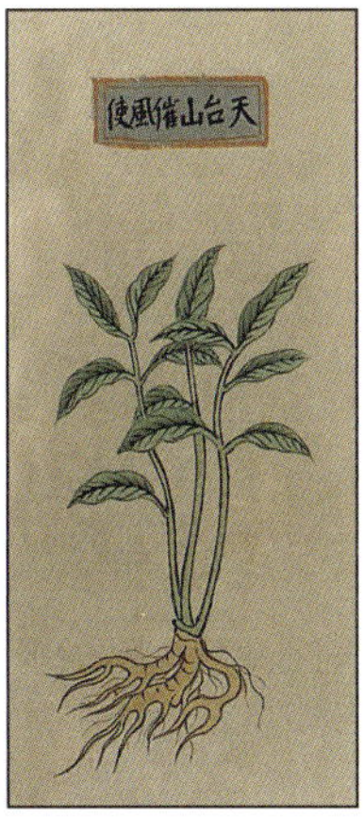

图3 品汇 · 天台山催风使

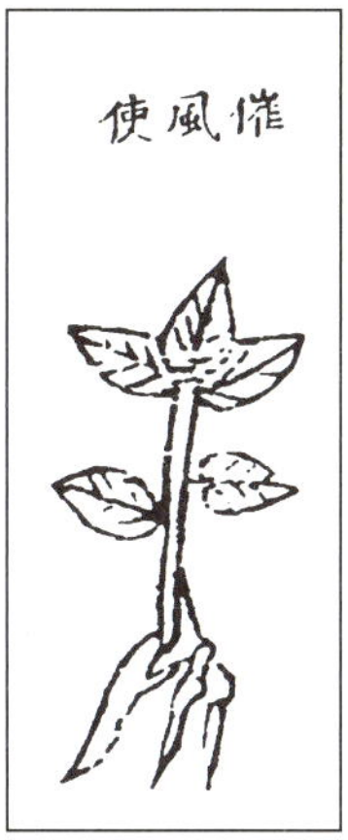

图4 纲目（金）· 催风使

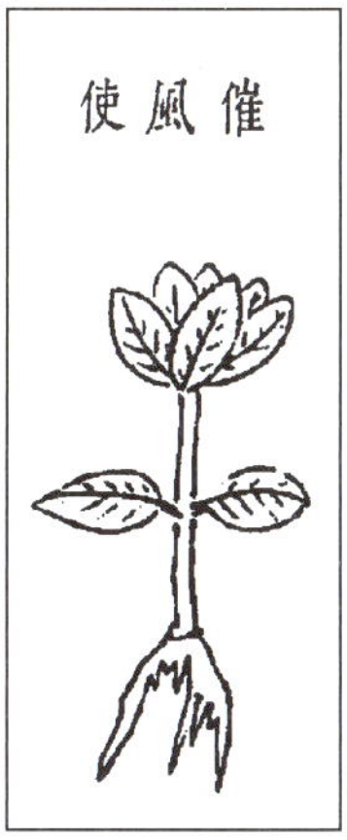

图5 纲目（钱）· 催风使

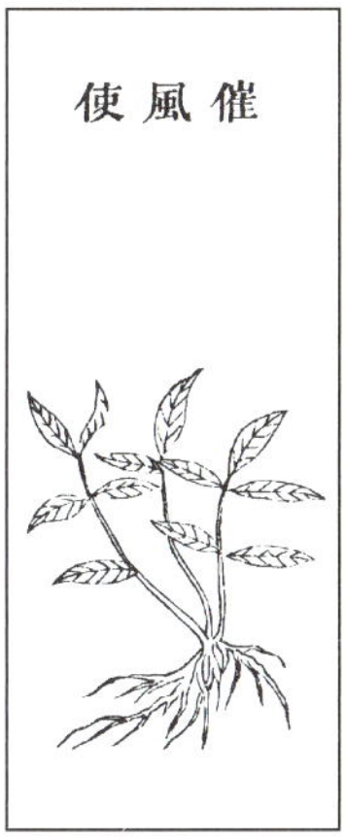

图6 纲目（张）· 催风使

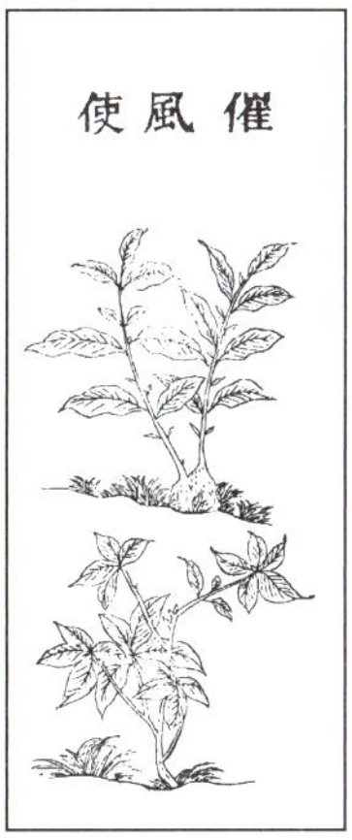

图7 三才 · 催风使

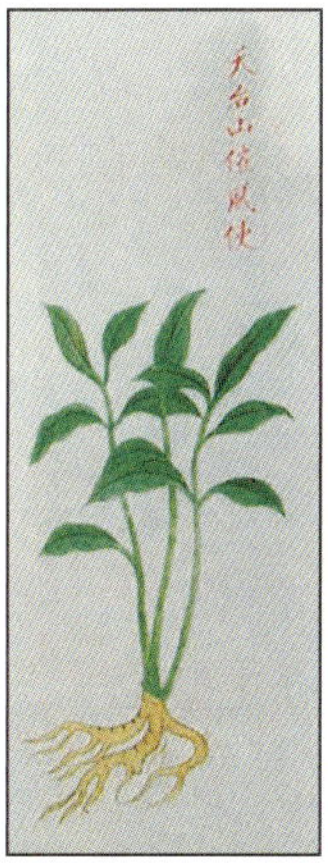

图8 金石 · 天台山催风使

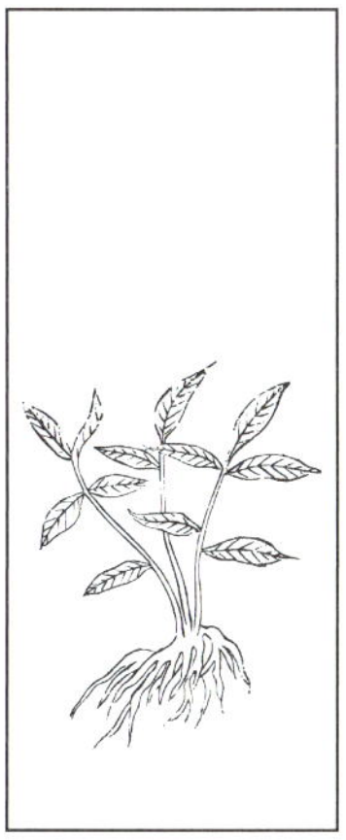

图9 图考 · 天台山催风使

本品9图，取自9书，其中2幅彩图。有承继关系的图仅1个书类。

《本草图经》：该书的“天台山催风使”图分别存于《大观本草》（图1）、《政和本草》（图2）。此二传本药图基本一致。今以《政和》图2为《图经》图的代表。

仿绘该图的彩色图有：《本草品汇精要》“天台山催风使”（图3）。此后《金石昆虫草木状》图8又仿绘《品汇》图3。

仿绘该图的墨线图有：《本草纲目》金陵本“催风使”（图4）。原图3茎12叶，图4仅取1茎5叶，3叶聚生茎顶。此后《纲目》钱本图5又在金陵本图4的基础上予以修饰，茎端再增绘3叶。《三才图会》“百药祖”（图7）仿绘时将《图经》图2的一根三茎改绘两株植物，一株2茎，另一株多分枝，叶轮生，且分别增添土地背景。《植物名实图考》“天台山催风使”（图9）直接仿绘《图经》图2。《纲目》张本图6又仿绘《图考》图9。

以上9图中，除外8幅仿绘图，原创图仅1幅（图2）。详见下“鉴药”项。

【文录】

宋《本草图经》（见《证类》卷30“催风使”）《图经》曰：生天台山中。苗叶冬夏常青。

明《本草纲目》卷21“催风使”【时珍曰】五加皮亦名催风使。

【鉴药】

“催风使”首见于宋《本草图经》，为北宋新出现的民间草药，被归于“外草类”。名义不详。据载治风有效。因来源不明，后世未见使用。故李时珍将其列入“草部·有名未用”类。

关于本品的生境、形态，苏颂仅云：“生天台山中。苗叶冬夏常青。彼土人秋采其叶入药”。描述极为简单。此外附图1幅。

《本草图经》：该书“催风使”（图2）绘一植物有粗大根及分枝，同一跟头抽出3茎枝，单叶，近对生，椭圆状披针形。此植物图特征太少，原植物不明。

【小结】

“催风使”为《本草图经》所载北宋民间新出草药。其文字解说简单，附图缺乏特点，无法考证其基原。

21-30　刺虎

【品图】

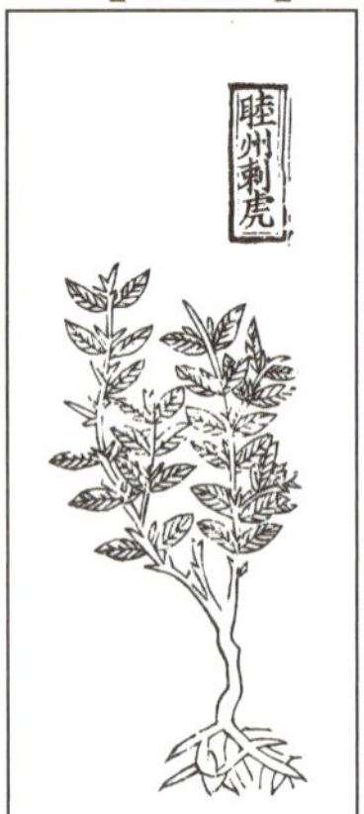

图1　图经（大）·睦州刺虎

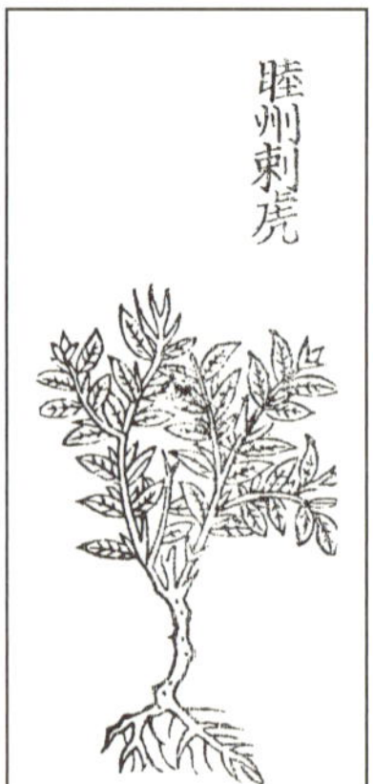

图2　图经（政）·睦州刺虎

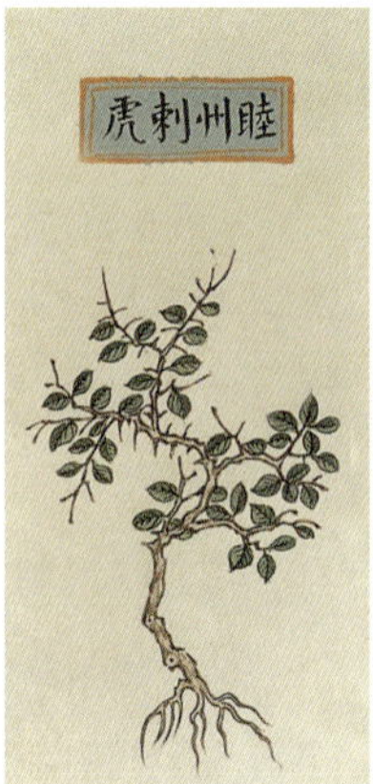

图3　品汇·睦州刺虎

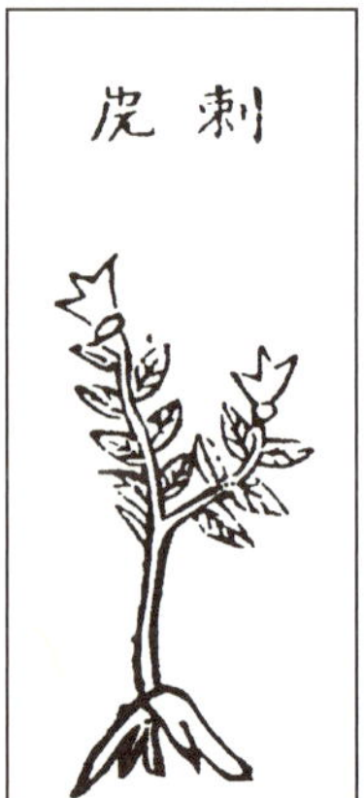

图4　纲目（金）·刺虎

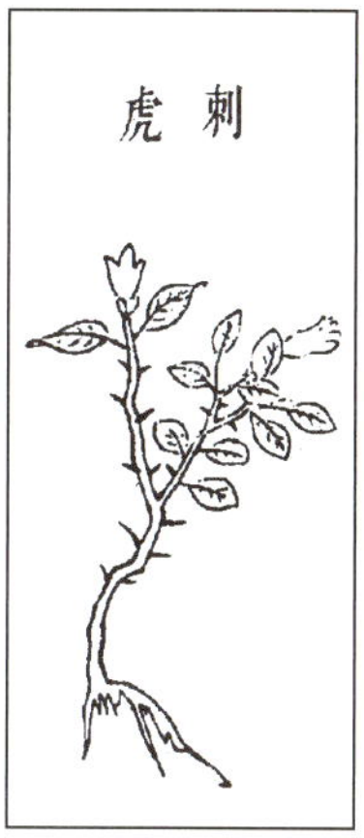

图5　纲目（钱）·刺虎

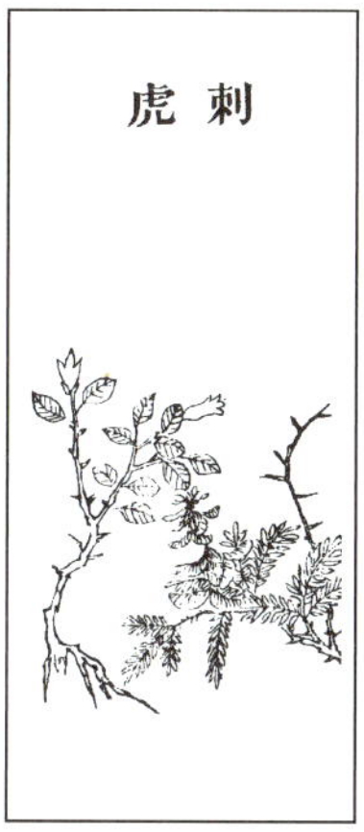

图6　纲目（张）·刺虎

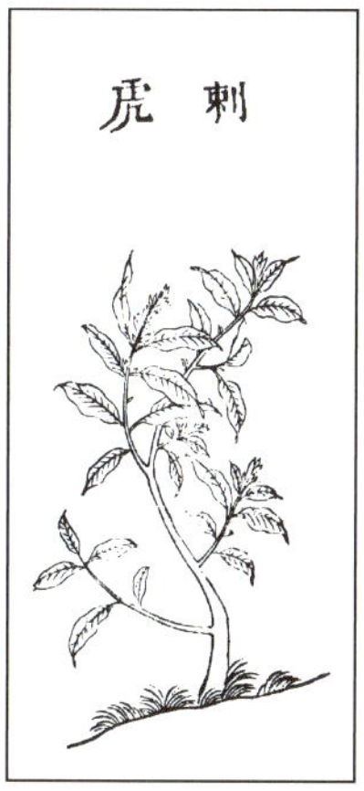

图7　三才·刺虎

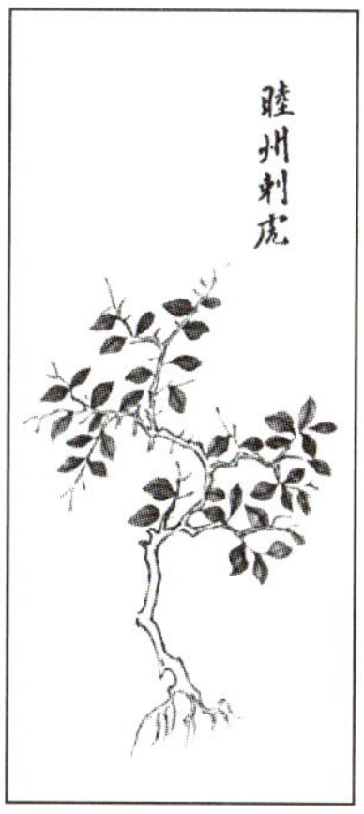

图8　金石·睦州刺虎

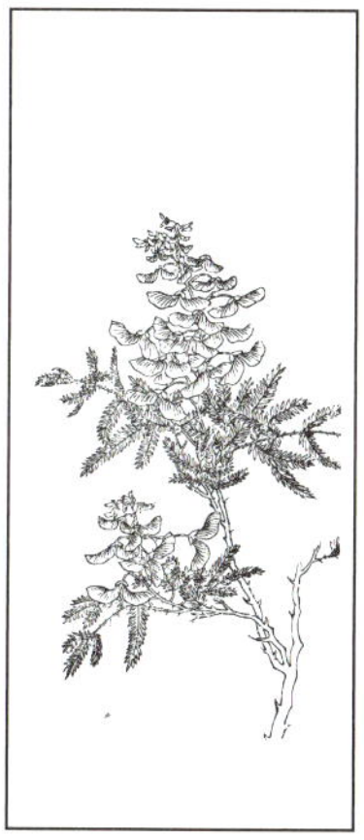

图9　图考·老虎刺

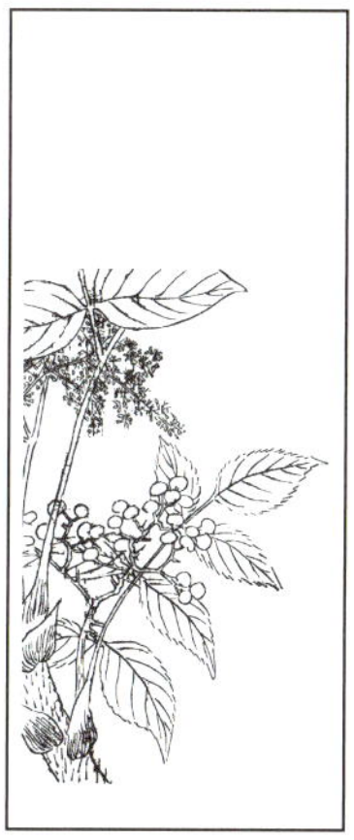

图10　图考·虎刺树

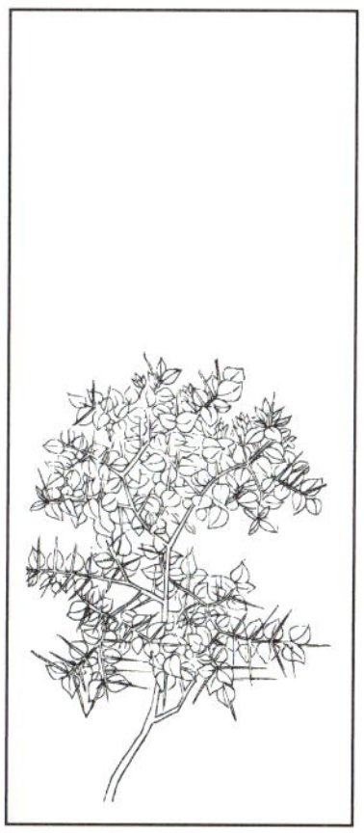

图11　图考·伏牛花

本品11图，取自9书，其中2幅彩图。有承继关系的图仅1个书类。

《本草图经》：该书的“睦州刺虎”图分别存于《大观本草》（图1）、《政和本草》（图2）。此二传本药图基本一致。今以《政和》图2为《图经》图的代表。

仿绘该图的彩色图有：《本草品汇精要》“睦州刺虎”（图3），该图仿绘时枝干上增加了横生的刺。此后《金石昆虫草木状》图8又仿绘《品汇》图3。

仿绘该图的墨线图有：《本草纲目》金陵本“刺虎”（图4）除简化枝叶外，并未另在枝干上添加横刺，但却将枝端的花放大。此后《纲目》钱本图5又在金陵本图4的基础上予以修饰，枝干上添加横生之刺。《三才图会》“刺虎”（图7）仿绘时将植株绘成小树状，加大了叶间距，且增添土地背景。《纲目》张本图6中有两植物，左边一株乃仿绘钱本图5，右边一株乃仿绘《植物名实图考》“老虎刺”（图9）的左下枝。

以上11图中，除外7幅仿绘图，原创图有4幅（图2、9、10、11）。详见下“鉴药”项。

【文录】

宋《本草图经》（见《证类》卷30“刺虎”）《图经》曰：生睦州。味甘。其叶凌冬不凋。采无时。彼土人以其根、叶、枝杆细剉，焙干，捣罗为末。暖酒调服一钱匕，理一切肿痛风疾。

明《本草纲目》卷21“有名未用·刺虎”【时珍曰】又伏牛花，一名隔虎刺。

清《植物名实图考》卷35“伏牛花” 伏牛花，《开宝本草》始著录。李时珍并入虎刺。今虎刺生山中林木下，叶似黄杨，层层如盘；开小白花，结红实，凌冬不凋。俚医亦用治风肿，未知即此木否？图以备考。**/卷38“虎刺树”** 虎刺树，江西南昌西山有之。丛生黑干，就茎生枝，作苞如椿树马蹄而大，有疏刺；开碎白花，结紫实，圆扁如豆，树叶如桑叶微小。凡俗呼老虎刺、虎不挨，皆以横枝得名。

【鉴药】

“刺虎”首见于宋《本草图经》，为北宋新出现的民间草药，被归于“外草类”。名义不详。据载其根、叶、枝杆“理一切肿痛风疾”。李时珍在《纲目》卷13“伏牛花”条下，并入了“《图经》虎刺”。但在卷21之末的“宋《图经·外类》二十种”中又保留了《图经》“刺虎”。此条或属重出。《纲目·附图》似乎没有注意到“伏牛花”条已经并入了“《图经》虎刺”，依旧仿绘《图经》“睦州刺虎”图。然《图经》“睦州刺虎”图与“益州伏牛花”图并不相同，不能合并为一。故本条专谈“刺虎”，所有相关图文均归于本条。

关于本品的生境、形态，苏颂《图经》云：“生睦州。味甘。其叶凌冬不凋。采无时。”其中并无形态描述，也没有关于“刺虎”名称的解释。李时珍在此条引用了《寿域方》，此条实出《延寿神方》卷4“丹瘤部”，云：“治丹瘤，一方：用寿星草，亦名虎刺，连根叶捣汁，倒扫于患处，极妙。”故此后“又伏牛花，一名隔虎刺”当是李时珍所补。“隔虎刺”与“刺虎”的名字并不能认为它们本是一种。

1.《本草图经》：该书的“睦州刺虎”（图2）为木质茎，可能是灌木或小乔木。单叶，近对生，长椭圆形。茎端有单花。全株无刺。“睦州”即今浙江建德。后世仿绘图中，《本草品汇精要》《纲目》（钱本）都添加了横刺。此未必是原图所应有。据此图文，难以考求“刺虎”原植物。《中华本草》亦认为：“今根据《本草图经》所附‘睦州刺虎’图及‘益州伏牛花’图很难考证为何种植物。再将两图形态作一对比，差别较大，也可能两者并非同一植物”。[1]

2.《植物名实图考》：该书与“刺虎”有牵连的图3幅。

其一为“老虎刺”（图9）茎枝有刺，二回羽状复叶，羽片甚密。顶生圆锥花序，蝶形花。其文字解说为：“老虎刺，黔中植以为藩。细叶夜合，柔枝盖偃。秋时结实若豆而扁，下垂片角，薄于蝉翼，淡红明透，光映丛薄。”《中华本草》据其图文，鉴定为豆科植物老虎刺*Pterolobium punctatum* Hemsl.。该图所示植物与《图经》“刺虎”亦非一物。但《纲目》张本“刺虎”（图6）的右边植株即截取该图左下一枝，可见绘图者将“老虎刺”亦作为“刺虎”来源之一。实误。

其二为“虎刺树”（图10），茎粗大，密布尖刺。叶为一回单数羽状复叶，托叶和叶柄基部合生，先端离生，聚伞花序，果实球形。此为五加科楤木属（*Aralia*）植物。原书该条文字解说云：“江西南昌西山有之。丛生黑干，就茎生枝，作苞如椿树马蹄而大，有疏刺；开碎白花，结紫实，圆扁如豆，树叶如桑叶微小。凡俗呼老虎刺、虎不挨，皆以横枝得名。”此“虎刺树”与《图经》“刺虎”相差甚大，并非一物。

其三为“伏牛花”（图11），该图文字解说云：“伏牛花……李时珍并入虎刺。今虎刺生山中林木下，叶似黄杨，层层如盘；开小白花，结红实，凌冬不凋。俚医亦用治风肿，未知即此木否？图以备考。”据此可知，此图实名“虎刺”，既非“刺虎”，亦与《图经》“伏牛花”图不符。此即今茜草科植物虎刺*Damnacanthus indicus*（L.）Gaertn.。

“伏牛花”详考见本书“36-35伏牛花”条。

【小结】

“刺虎”为《本草图经》所载北宋民间草药。其文字解说甚简，图中植物无刺，原植物不明。李时珍将此药并入“伏牛花”，但二者图文均不相符。《植物名实图考》“虎刺树”或为五加科楤木属（*Aralia*）植物。又《图考》“老虎刺”乃豆科植物老虎刺*Pterolobium punctatum* Hemsl.，均与“刺虎”不同。《本草纲目》张本曾误截“老虎刺”图一枝，并入“刺虎”图。又《图考》“伏牛花”条下有“虎刺”图，为茜草科植物虎刺*Damnacanthus indicus*（L.）Gaertn.，非《图经》“刺虎”。

1　国家中医药管理局《中华本草》编委会：《中华本草》（6），上海：上海科学技术出版社，1999：413.

21-31 石逍遥草

【品图】

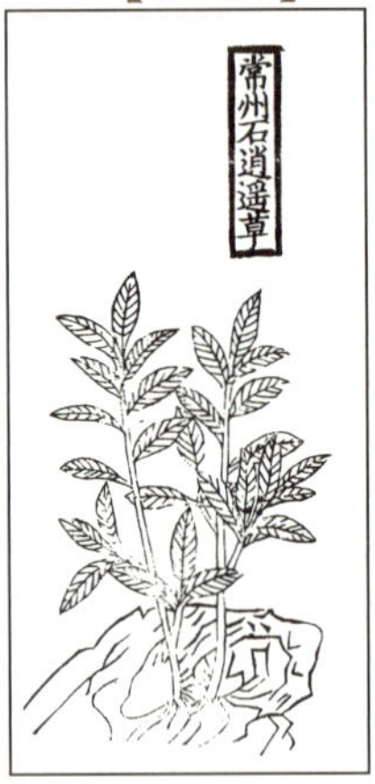

图1 图经（大）·常州石逍遥草

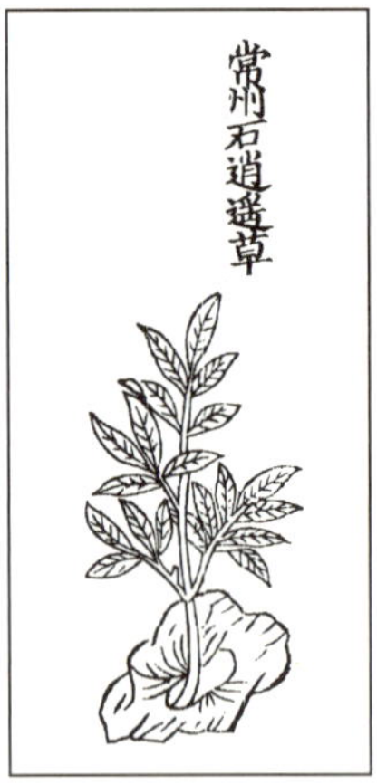

图2 图经（政）·常州石逍遥草

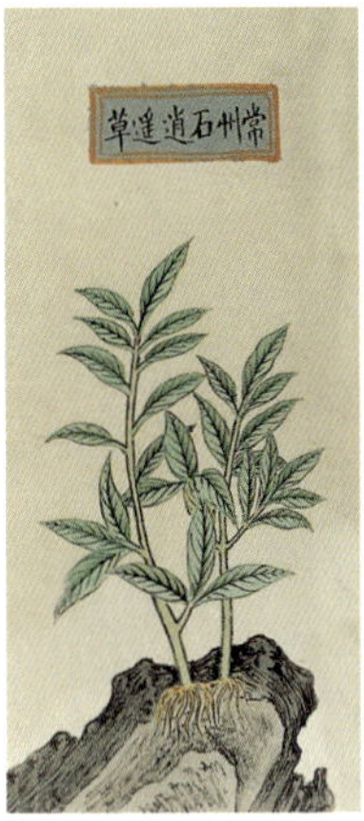

图3 品汇·常州石逍遥草

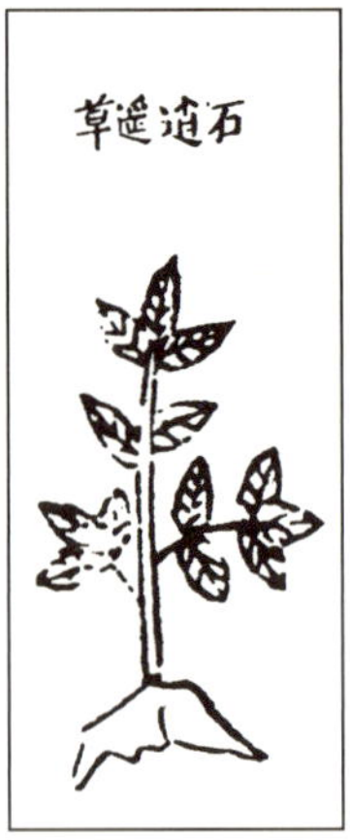

图4 纲目（金）·石逍遥草

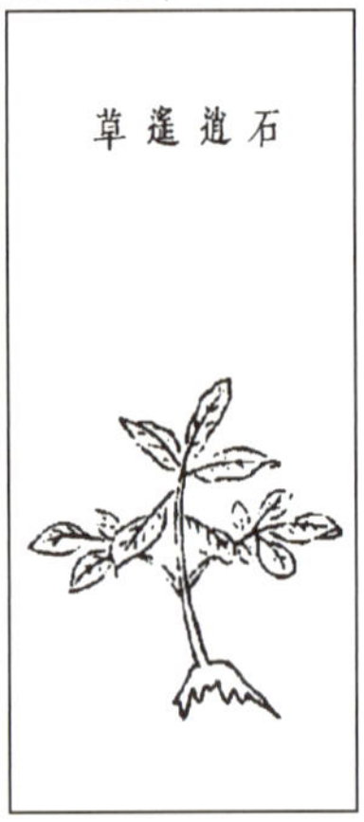

图5 纲目（钱）·石逍遥草

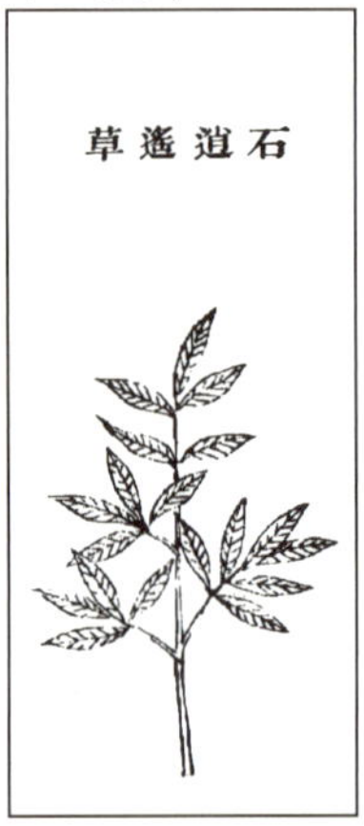

图6 纲目（张）·石逍遥草

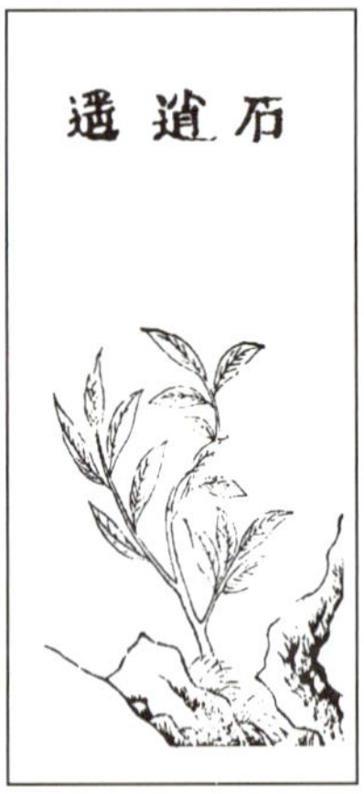

图7 三才·石逍遥

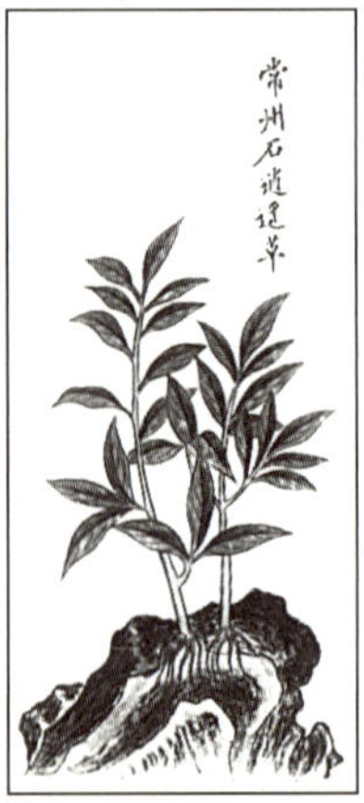

图8 金石·常州石逍遥草

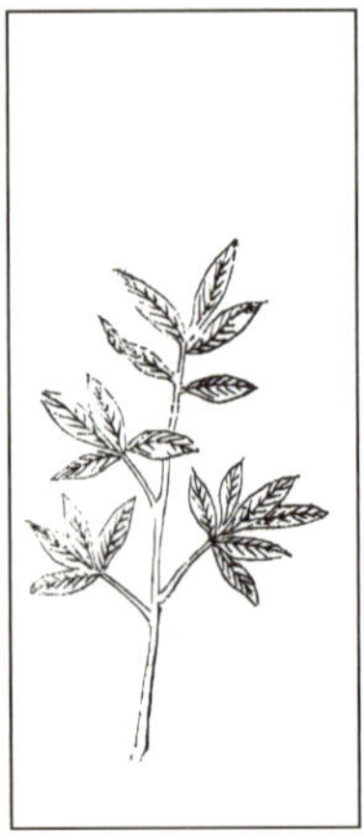

图9 图考·常州石逍遥草

本品9图，取自9书，其中2幅彩图。有承继关系的图仅1个书类。

《本草图经》：该书的“常州石逍遥草”图分别存于《大观本草》（图1）、《政和本草》（图2）。此二传本药图基本一致。今以《政和》图2为《图经》图的代表。

仿绘该图的彩色图有：《本草品汇精要》“常州石逍遥草”（图3）。此后《金石昆虫草木状》图8又仿绘《品汇》图3。

仿绘该图的墨线图有：《本草纲目》金陵本“石逍遥草”（图4）。原图根部生在山石之上，图4改绘成粗大的块根。另简化枝叶，仅粗得其形而已。此后《纲目》钱本图5又在金陵本图4的基础上予以修饰，使之不显粗糙。《三才图会》“石逍遥草”（图7）仿绘时改绘了山石背景，其余基本保留原图模样。《植物名实图考》“常州石逍遥草”（图9）直接仿绘《图经》图2，但未取其根部的山石背景。《纲目》张本图6又仿绘《图考》图9。

以上9图中，除外8幅仿绘图，原创图仅1幅（图2）。详见下“鉴药”项。

【文录】

宋《本草图经》（见《证类》卷30“石逍遥草”）《图经》曰：生常州……其草冬夏常有，无花实。生亦不多，采无时。

【鉴药】

“石逍遥草”首见于宋《本草图经》，为北宋新出现的民间草药，被归于“外草类”。名义不详。据载疗摊缓诸风，手足不遂。久服益血，轻身。初服微有头疼。因其来源不明，后世未见使用。故李时珍将其列入“草部·有名未用”类。

关于本品的生境、形态，苏颂仅云：“其草冬夏常有，无花实。生亦不多。”

《本草图经》：该书的“常州石逍遥草”（图2）绘山石[1]上生长的草本植物，茎直立。单叶，长椭圆状披针形。其着生泽或对生、或互生，或为羽状复叶，无一定之规。此特图形，很难考证其原植物。亦未见有人发表此药的研究文章。

【小结】

“石逍遥草”为《本草图经》所载北宋民间新出草药。其文字解说简单，附图缺乏特点，无法考证其基原。

21-32　黄寮郎

【品图】

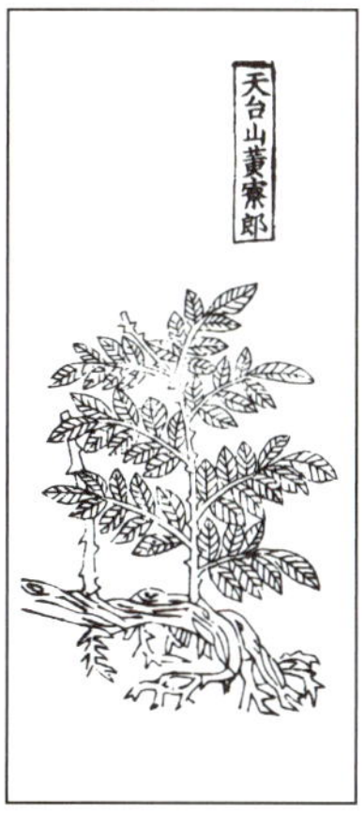

图1　图经（大）·天台山黄寮郎

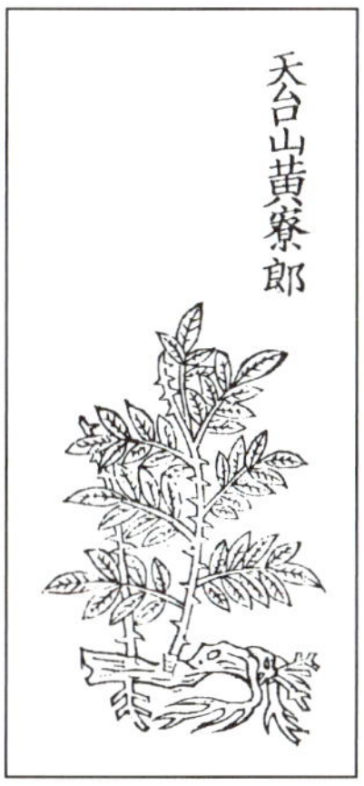

图2　图经（政）·天台山黄寮郎

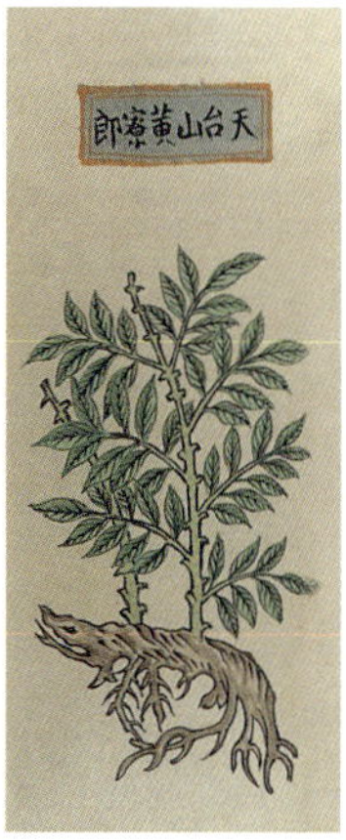

图3　品汇·天台山黄寮郎

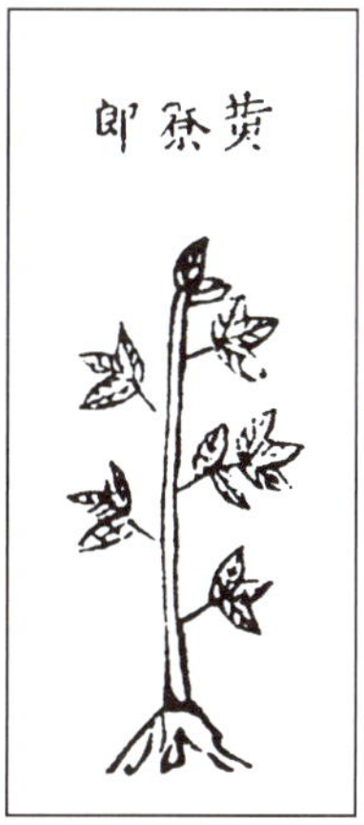

图4　纲目（金）·黄寮郎

1　山石：此据《大观》图1。《政和》图2将山石改为带孔的石圈套状。《品汇》则似绘成“石逍遥草”生于山石的剖面图。

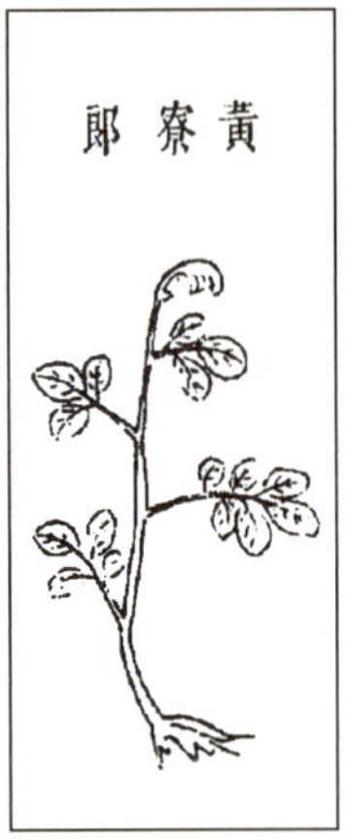

图5　纲目（钱）·黄寮郎

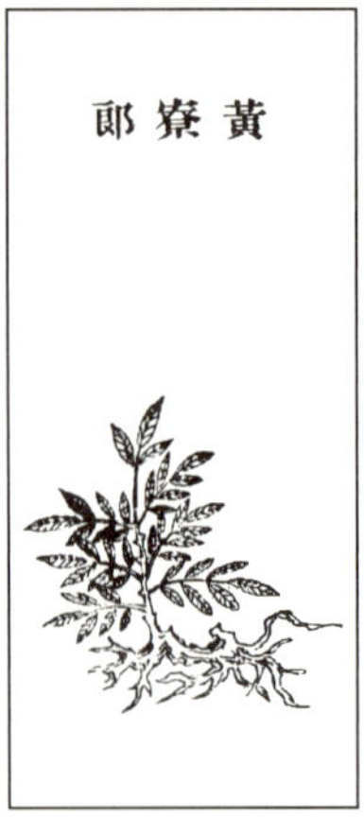

图6　纲目（张）·黄寮郎

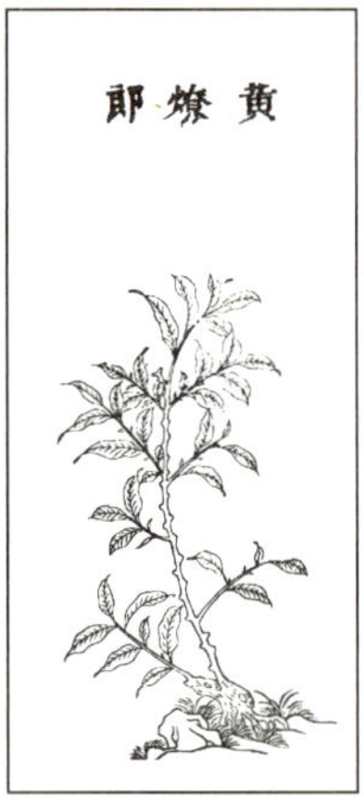

图7　三才·黄燎（寮）郎

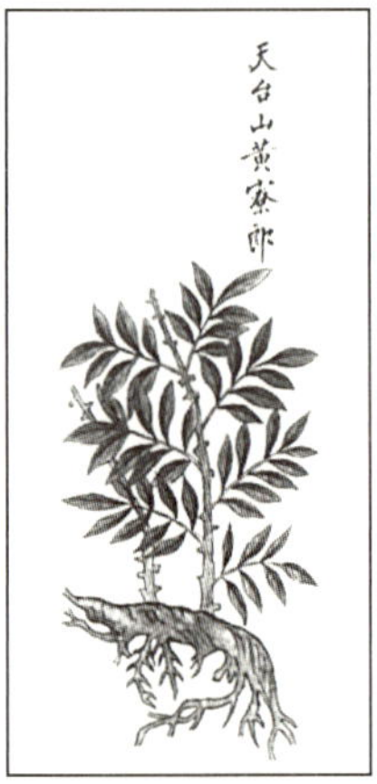

图8　金石·天台山黄寮郎

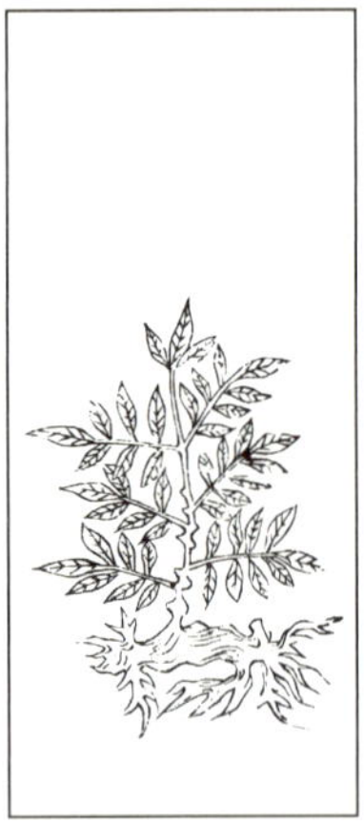

图9　图考·天台山黄寮郎

本品9图，取自9书，其中2幅彩图。有承继关系的图仅1个书类。

《本草图经》：该书的“天台山黄寮郎”图分别存于《大观本草》（图1）、《政和本草》（图2）。此二传本药图基本一致。今以《政和》图2为《图经》图的代表。

仿绘该图的彩色图有：《本草品汇精要》“天台山黄寮郎”（图3）。此后《金石昆虫草木状》图8又仿绘《品汇》图3。

仿绘该图的墨线图有：《本草纲目》金陵本“黄寮郎”（图4）枝叶大大简化，茎枝无刺，已多失真。此后《纲目》钱本图5又在金陵本图4的基础上予以修饰，将叶片绘成先端钝圆。《三才图会》“黄寮郎”（图7）仿绘时增加枝叶与土石背景。《植物名实图考》“天台山黄寮郎”（图9）直接仿绘《图经》图2。《纲目》张本图6又仿绘《图考》图9。

以上9图中，除外8幅仿绘图，原创图仅1幅（图2）。详见下“鉴药”项。

【文录】

宋《本草图经》（见《证类》卷30“黄寮郎”）《图经》曰：生天台山中。苗叶冬夏常青。彼土人采其根入药。

明《本草纲目》卷21“黄寮郎”【时珍曰】按《医学正传》云：黄寮郎俗名倒摘刺，治喉痛。

【鉴药】

“黄寮郎”首见于宋《本草图经》，为北宋新出现的民间草药，被归于“外草类”。名义不详。据载治风有效。明代医方书中犹有用者，或用其别名“倒摘刺”。李时珍将其列入“草部·有名未用”类。

关于本品的生境、形态，苏颂仅云：“生天台山中。苗叶冬夏常青。彼土人采其根入药。”明·虞抟《医学正传》卷5“喉痹”方提到：“黄撩郎根（俗名倒摘刺）。”可见本品茎枝有向下弯曲的钩刺。

《本草图经》：该书的“天台山黄寮郎”（图2）绘一植物根状茎粗大横走，茎枝有刺（《大观》图1倒钩刺更明显）。叶单数羽状复叶，小叶3—4对。天台山在今浙江省天台县城北。今或考本图所示为豆科云实属植物云实 *Caesalpinia decapetala*（Roth）Alston。其理由是清·赵廷海《救伤秘旨》“损伤筋骨方”用了“黄榔刺根”。赵氏为浙江天台人。另从民间药名中发现浙江地区对豆科云实或称作“黄寮刺”（黄岩）、“倒扎黄狼刺”（余姚、普陀）、“倒搭刺”（金华地区）等俗名。推测“黄寮郎”是宋时天台方言，“黄”指黄花。“寮郎”有“撩郎”的谐音之意。功效亦相近。[1]另一种考证意见是本品为芸香科植物两面针（入地金牛）*Zanthoxylum nitidum*（Roxb.）DC.。[2]这一意见仅出示了“天台山黄寮郎”图与现代植物图对比，未详细展示其他依据。另“两面针”的叶片两面均有短钩刺，此与“黄寮郎”图不相吻合。两相比较，以前一种考证意见更为可信。

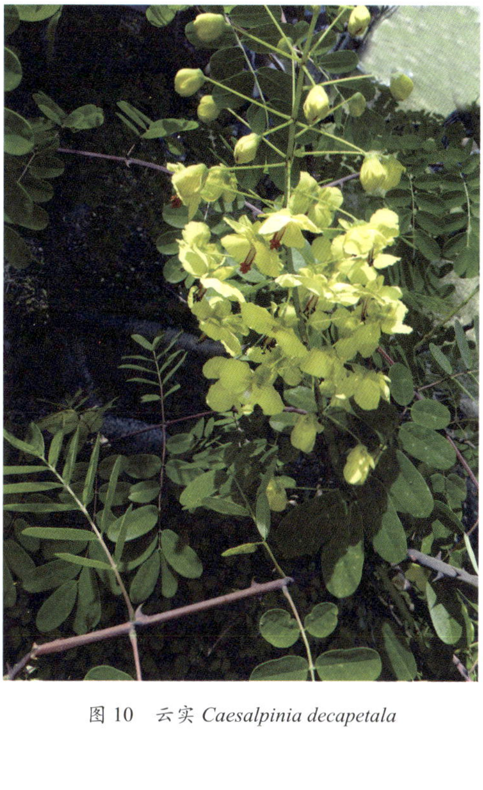

图10　云实 *Caesalpinia decapetala*

【小结】

“黄寮郎”为《本草图经》所载北宋民间新出草药。其文字解说简单，附图缺乏足够的特点。今或考其原植物为豆科云实属植物云实 *Caesalpinia decapetala*（Roth）Alston。亦有考为芸香科植物两面针（入地金牛）*Zanthoxylum nitidum*（Roxb.）DC.者。

1　杨力人：《图经本草》“黄寮郎”的考证，现代应用药学，1989（1）：13-14.

2　孙启明：苏颂外类药图辨认简释，中药材，2003，26（3）：207.

21–33 黄花了

【品图】

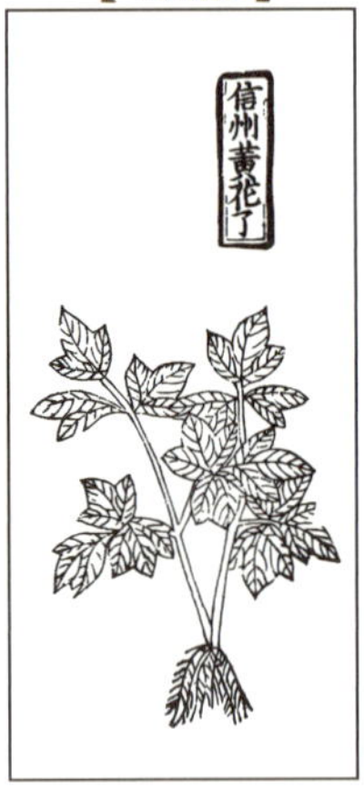

图1 图经（大）·信州黄花了

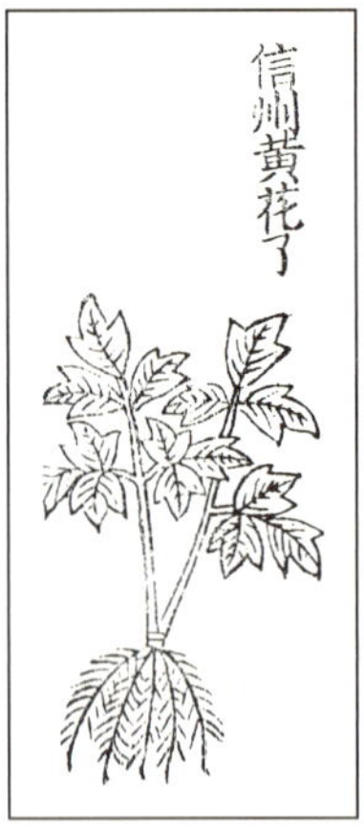

图2 图经（政）·信州黄花了

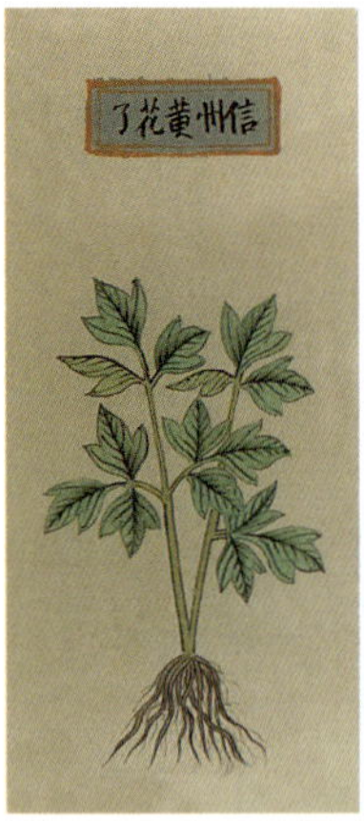

图3 品汇·信州黄花了

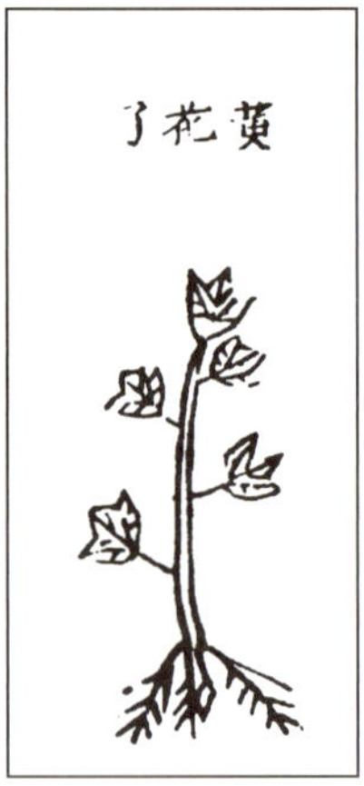

图4 纲目（金）·黄花了

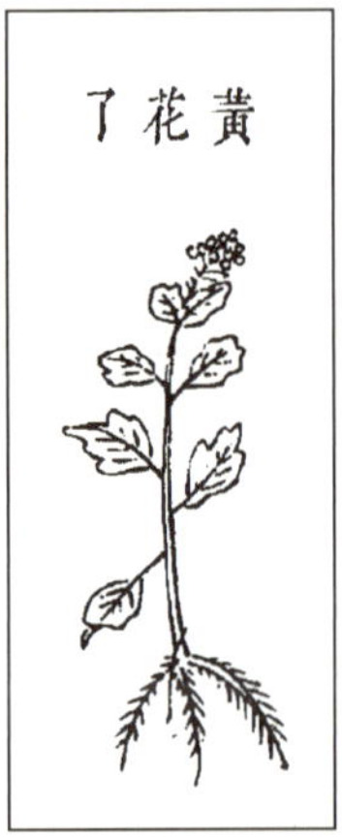

图5 纲目（钱）·黄花了

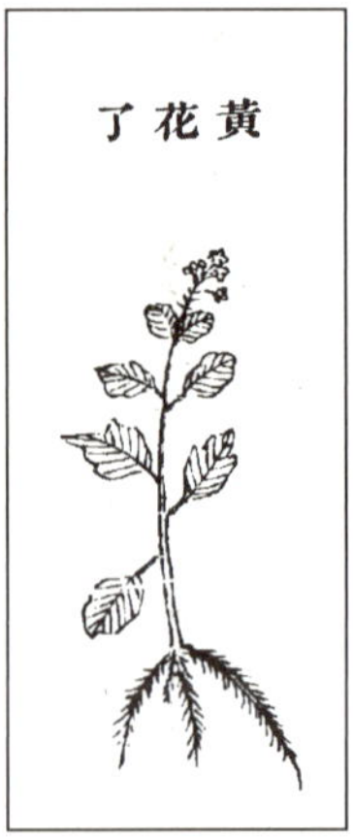

图6 纲目（张）·黄花了

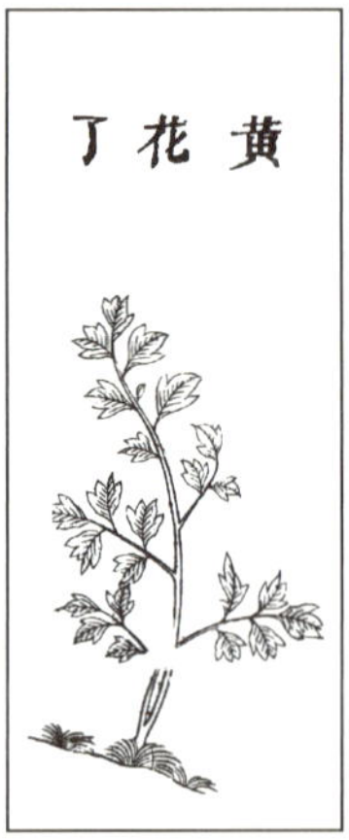

图7 三才·黄花了

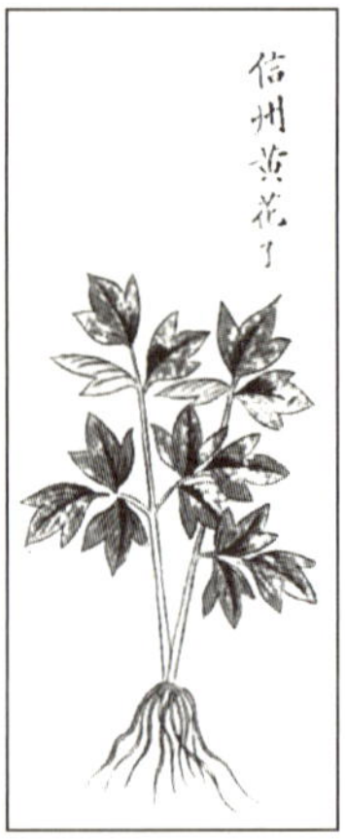

图8 金石·信州黄花了

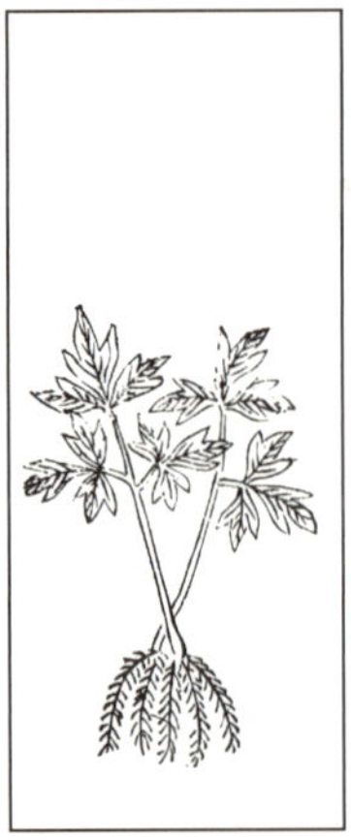

图9 图考·信州黄花了

本品9图，取自9书，其中2幅彩图。有承继关系的图仅1个书类。

《本草图经》：该书的“信州黄花了”图分别存于《大观本草》（图1）、《政和本草》（图2）。此二传本药图基本一致。今以《政和》图2为《图经》图的代表。

仿绘该图的彩色图有：《本草品汇精要》“信州黄花了”（图3）。此后《金石昆虫草木状》图8又仿绘《品汇》图3。

仿绘该图的墨线图有：《本草纲目》金陵本“黄花了”（图4）除简化枝叶外，将原羽状三小叶绘成了单叶先端三裂。此后《纲目》钱本图5又在金陵本图4的基础上将线条柔化，茎顶增绘花序，大概是根据《图经》云本品“似辣菜花”而补。《纲目》张本图6又仿绘钱本图5。《三才图会》“黄花了”（图7）仿绘时增加枝叶与土石背景。《植物名实图考》“信州黄花了”（图9）直接仿绘《图经》图2。

以上9图中，除外8幅仿绘图，原创图仅1幅（图2）。详见下“鉴药”项。

【文录】

宋《本草图经》（见《证类》卷30“黄花了”）《图经》曰：生信州。春生青叶，至三月而有花，似辣菜花，黄色。至秋中结实。采无时。

【鉴药】

“黄花了”首见于宋《本草图经》，为北宋新出现的民间草药，被归于“外草类”。名义不详。据载疗咽喉口齿。后世用者稀。李时珍将其列入“草部·有名未用”类。

关于本品的生境、形态，苏颂仅云：“生信州。春生青叶，至三月而有花，似辣菜花，黄色。至秋中结实。”“信州”即今江西上饶。

《本草图经》：该书的“天台山黄花了”（图2）所绘植物的根分支多，为细须根。根头部抽出两茎，有掌状三小叶，小叶先端3裂。仅据此图考订基原十分困难。今或考本品即毛茛科植物毛茛*Ranunculus japonicus* Thunb.。[1]邬家林认为更似同属植物隅毛茛*Ranunculus cantoniensis* DC.。但除了将古本草图与现代植物图对比外，别无依据。从其叶形、花期、黄花等来看，此说有一定的道理。

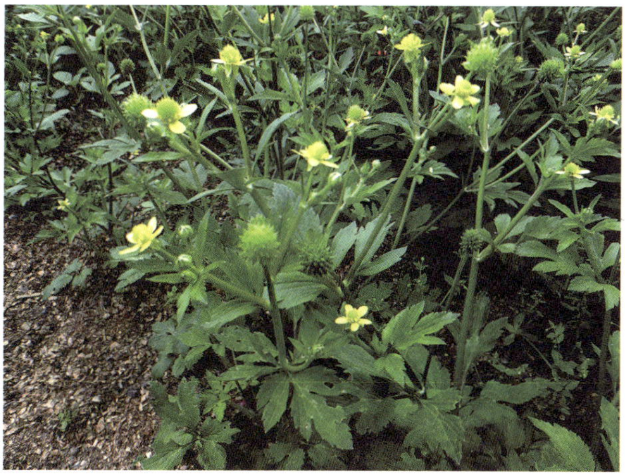

图 10　隅毛茛 *Ranunculus cantoniensis*

【小结】

“黄花了”为《本草图经》所载北宋民间新出草药。其文字解说及附图都比较简单。今或考其原植物为毛茛科植物毛茛*Ranunculus japonicus* Thunb.，或为同属植物隅毛茛*R. cantoniensis* DC.。

1　孙启明：苏颂外类药图辨认简释，中药材，2003，26（3）：208.

21-34　百两金

【品图】

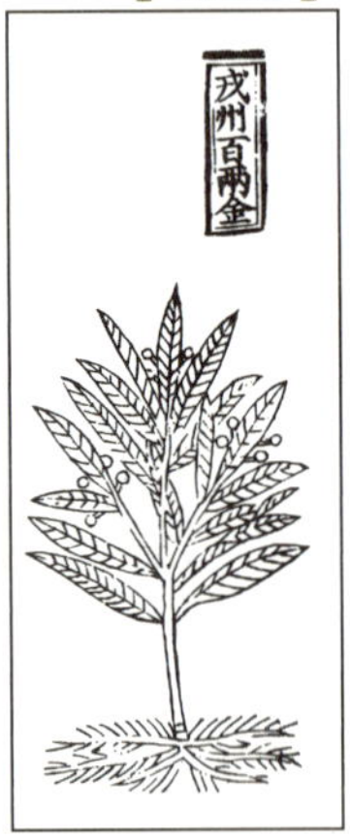

图1　图经（大）·戎州百两金

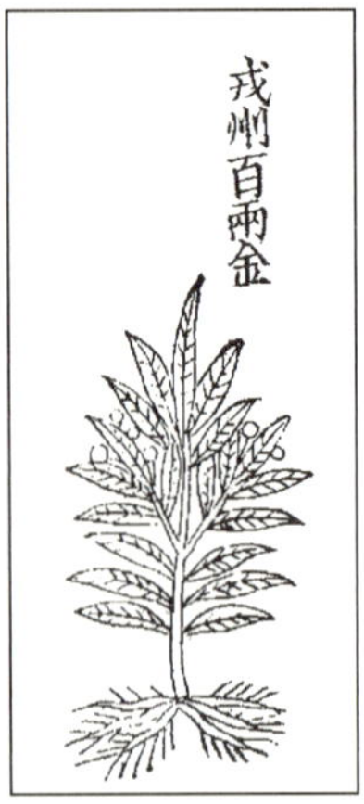

图2　图经（政）·戎州百两金

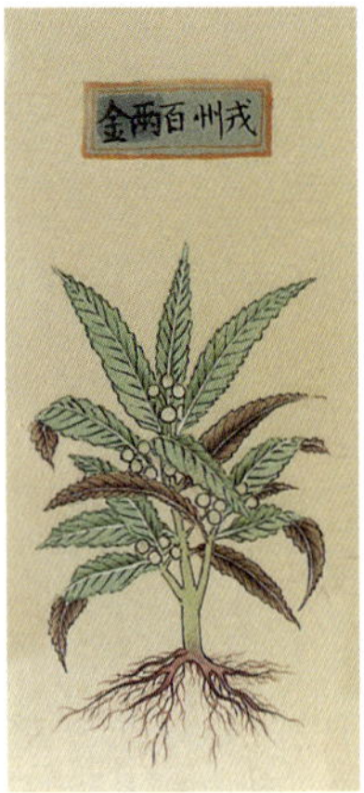

图3　品汇·戎州百两金

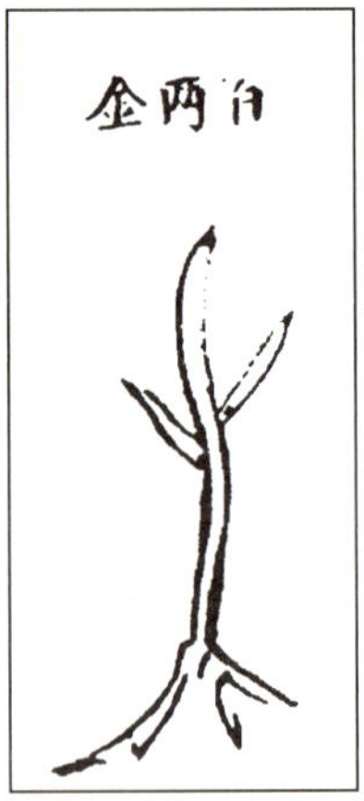

图4　纲目（金）·百两金

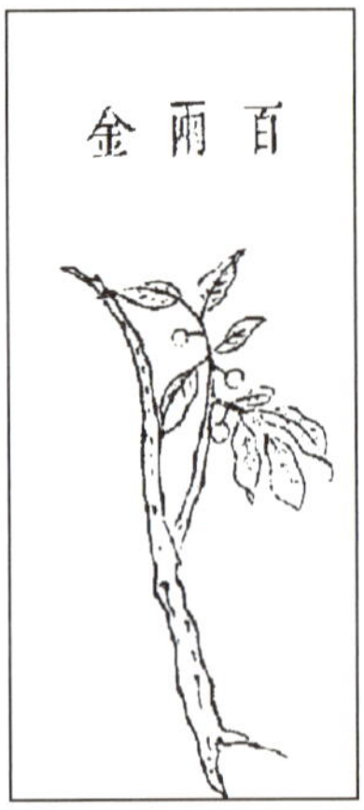

图5　纲目（钱）·百两金

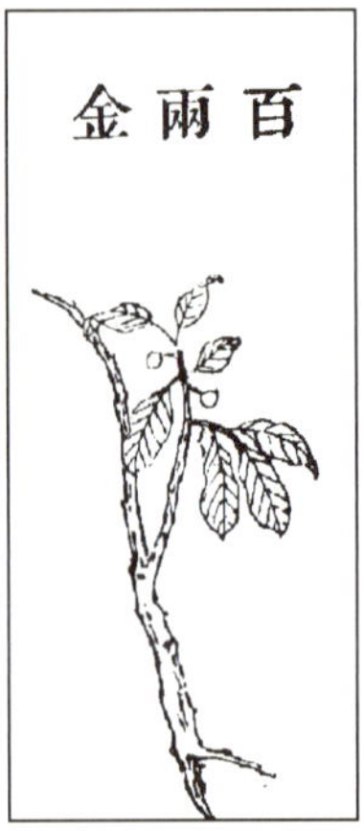

图6　纲目（张）·百两金

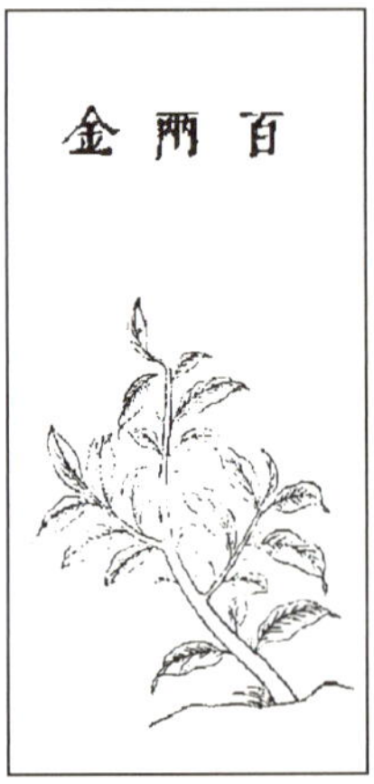

图7　三才·百两金

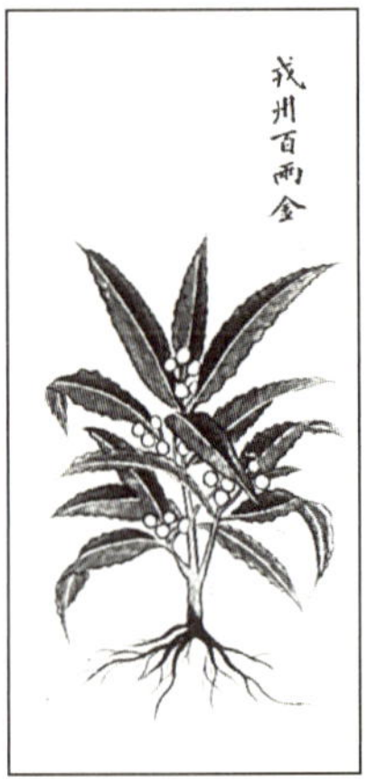

图8　金石·戎州百两金

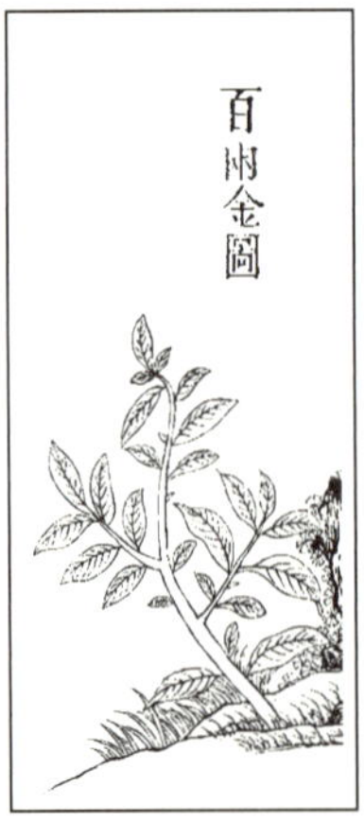

图9　草木典·百两金图

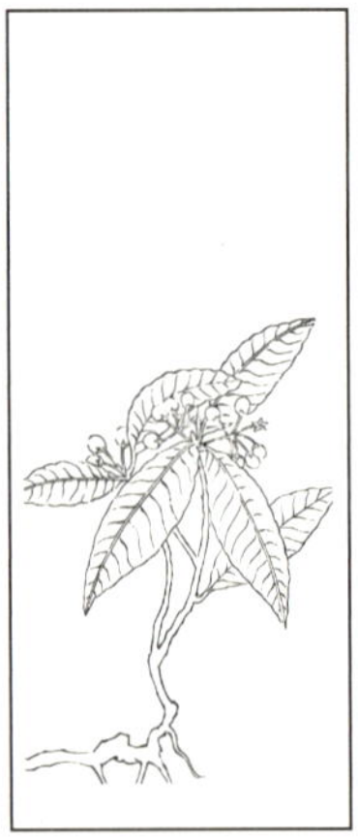

图10　图考·山豆根

本品10图，取自10书，其中2幅彩图。有承继关系的图仅1个书类。

《本草图经》：该书的“戎州百两金”图分别存于《大观本草》(图1)、《政和本草》(图2)。此二传本药图基本一致。今以《政和》图2为《图经》图的代表。

仿绘该图的彩色图有：《本草品汇精要》“戎州百两金”(图3)，将叶背绘成紫色。此后《金石昆虫草木状》图8又仿绘《品汇》图3。

仿绘该图的墨线图有：《本草纲目》金陵本“百两金”（图4）似乎是一幅仿绘未画完的图，仅绘出一粗壮的主茎，再加上两似叶非叶，似分枝非分枝的条形物。此后《纲目》钱本图5又在金陵本图4的基础上将主茎木质化，仿《图经》图2绘一枝叶、小果实。《纲目》张本图6又在钱本图5的基础上予以润饰。《三才图会》“百两金”（图7）仿绘时将植株斜放，且增加土地背景。《古今图书集成·草木典》“百两金图”（图9）又仿绘《三才图会》图7，再予润饰。

以上10图中，除外8幅仿绘图，原创图仅2幅（图2、10）。详见下“鉴药”项。

【文录】

宋《本草图经》(见《证类》卷30“百两金”)《图经》曰：生戎州、云安军、河中府。味苦，性平。无毒。叶似荔枝，初生背面俱青，结花实后，背紫面青，苗高二三尺，有杆如木，凌冬不凋。初秋开花，青碧色，结实如豆大，生青熟赤。根入药，采无时。用之搥去心，治壅热，咽喉肿痛，含一寸许，咽津。河中出者，根赤色如蔓青，茎细，青色。四月开碎黄花，似星宿花，五月采根，长及一寸，晒干用，治风涎。

清《植物名实图考》卷10“山豆根”　山豆根生长沙山中。矮科硬茎，茎根黑褐，根梢微白，长叶光润如木犀而韧柔，微齿圆长，有齿处边厚如卷；梢端结青实数粒，如碧珠。俚医以治喉痛。按：形似与《图经》不类，根味亦淡，含之有气一缕入喉，微苦。又一种也。秋深实红如丹，与小青无异。又名地杨梅。

【鉴药】

“百两金”首见于宋《本草图经》，为北宋新出现的民间草药，被归于“外草类”。名义不详。据载可治咽喉肿痛及风涎。李时珍将其列入“草部·有名未用”类。

关于本品的生境、形态，苏颂云：“生戎州、云安军、河中府……叶似荔枝，初生背面俱青，结花实后，背紫面青，苗高二三尺，有杆如木，凌冬不凋。初秋开花，青碧色，结实如豆大，生青熟赤。根入药……河中出者，根赤色如蔓青，茎细，青色。四月开碎黄花，似星宿花。”“戎州”即今四川宜宾市。“云安军”即今四川云阳县。“河中府”即今山西永济。《中华本草》查犍为（与今宜宾相邻）等地所用紫金牛科植物百两金*Ardisia crispa*（Thunb.）A. DC.［*Bladhia crispa* Thunb.］相同。但云“所述河中府产之百两金为何物，待考”。该书且考《植物名实图考》“山豆根”图文，谓其形性与主治特点亦与百两金相同。

1.《本草图经》：该书的“戎州百两金”（图2）有数条稍粗壮的分支根，一茎直立，叶椭圆状披针形，全缘。有花序生于侧枝顶端。此即紫金牛科植物百两金*A. crispa*。

2.《植物名实图考》：该书的“山豆根”（图10）为百两金的同物异名。其文字解说云：“生长沙山中。矮科硬茎，茎根黑褐，根梢微白，长叶光润如木犀而韧柔，微齿圆长，有齿处边厚如卷；梢端结青实数粒，如碧珠。俚医以治喉痛……秋深实红如丹。”《中华本草》考证此图所示亦为紫金牛科植物百两金*A. crispa*。

【小结】

“百两金”为《本草图经》所载北宋民间新出草药。据苏颂《图经》所载形态及附图，今考与紫金牛科植物百两金*Ardisia crispa*（Thunb.）A. DC.相同。又《植物名实图考》“山豆根”亦即此种，乃同物异名。

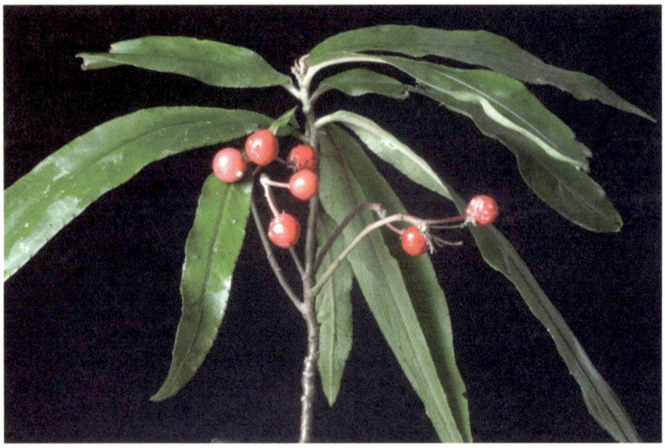

图 11　百两金 *Ardisia crispa*

21-35　地茄子

【品图】

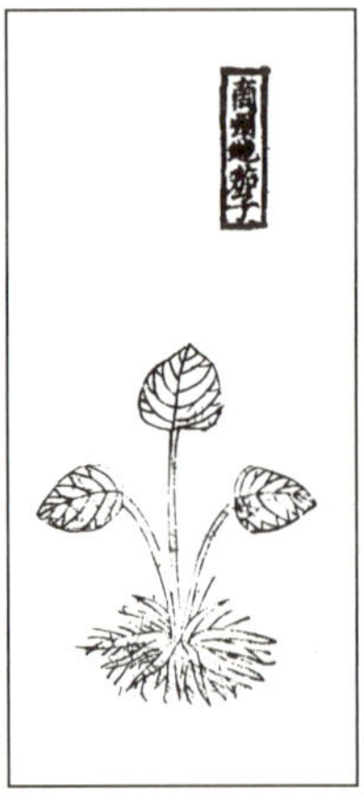

图 1　图经（大）· 商州地茄子

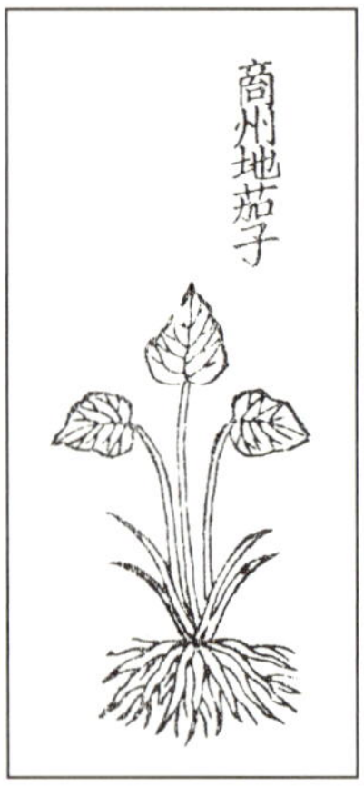

图 2　图经（政）· 商州地茄子

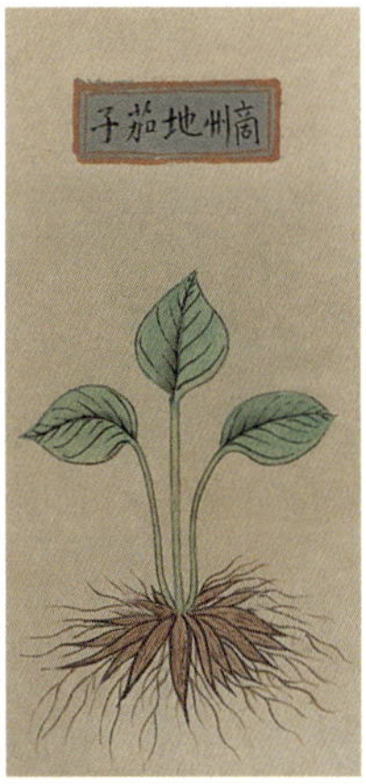

图 3　品汇 · 商州地茄子

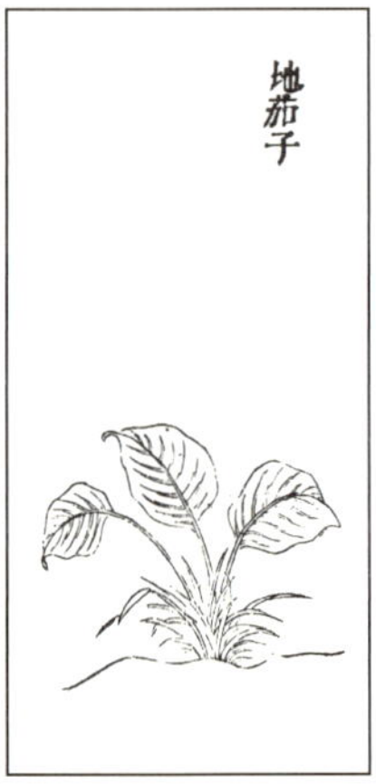

图 4　三才 · 地茄子

本品5图，取自5书，其中1幅彩图。有承继关系的图仅1个书类。

《本草图经》：该书的“商州地茄子”图分别存于《大观本草》(图1)、《政和本草》(图2)。此二传本药图基本一致。今以《政和》图2为《图经》图的代表。

仿绘该图的彩色图有：《本草品汇精要》“商州地茄子”(图3)，该图将根部绘成褐红色。此后《金石昆虫草木状》图5又仿绘《品汇》图3。

仿绘该图的墨线图有《三才图会》“地茄子”(图4)，该图增添基生线形叶及地线。

以上5图中，除外4幅仿绘图，原创图仅1幅(图2)，详见下“鉴药”项。

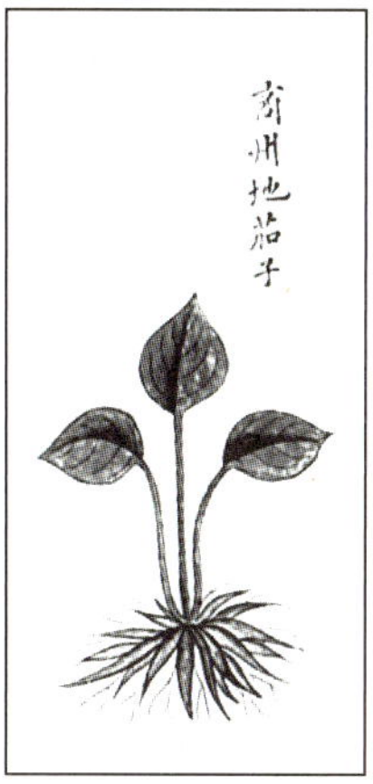

图5 金石·商州地茄子

【文录】

宋《本草图经》(见《证类》卷30“地茄子”)《图经》曰：生商州……三月开花结实，五月、六月采，阴干用。

【鉴药】

“地茄子”首见于宋《本草图经》，属北宋新出现的民间草药，故归于“外草类”。名义不详。据载“主中风痰涎麻痹，下热毒气，破坚积，利膈，消痈肿疮疖，散血堕胎。”因来源不明，后世未见使用。李时珍将其列入“草部·有名未用”类。

关于本草的产地、形态，苏颂仅云“生商州……三月开花结实，五月、六月采”，完全没有形态描述。商州今陕西商洛市。

《本草图经》：该书“商州地茄子”(图2)所绘植物须根甚多，其中是否遮蔽块茎不可得知。叶基生，叶柄长而粗，叶片大而厚，呈卵状广椭圆形。全缘。带波状。孙启明推测此与天南星科芋属植物野芋*Colocasia antiquorum* Schott相符[1]。《图经》云其“有小毒”，与野芋相符。然本品名为“地茄子”，且“三月开花结实”，似乎使用的是其花、实，与野芋用块茎不大相符。存疑待考。

【小结】

“地茄子”为《本草图经》所载北宋民间新出草药。或据图形认为本品与天南星科植物野芋*Colocasia antiquorum* Schott相符。但其名称及药用部位与野芋不符，存疑待考。

1 孙启明：《苏图研究》，见：张志斌，郑金生主编：《本草纲目研究札记》，北京：科学出版社，2019：681.

21-36 田母草

【品图】

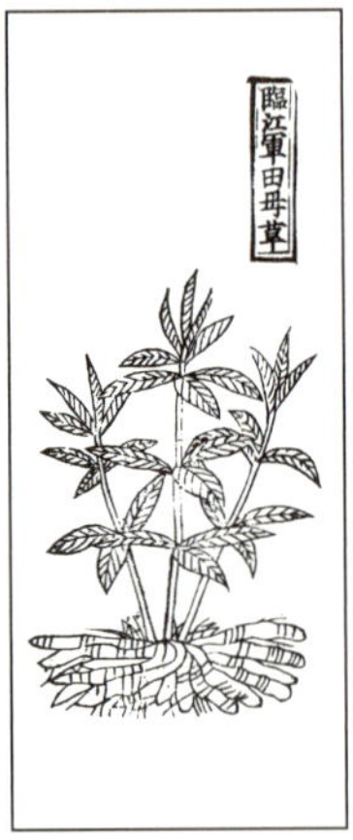

图1 图经（大）·临江军田母草

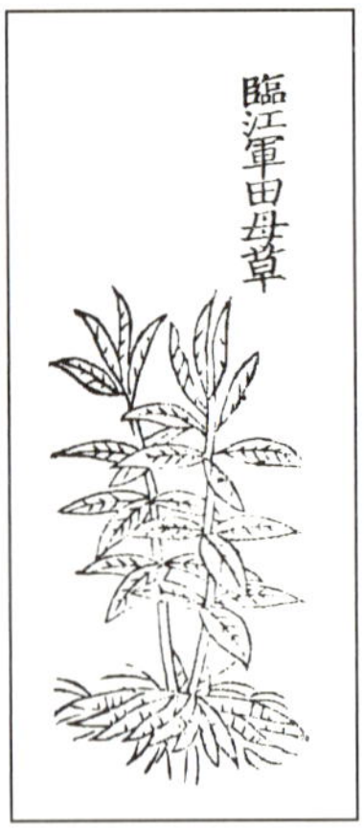

图2 图经（政）·临江军田母草

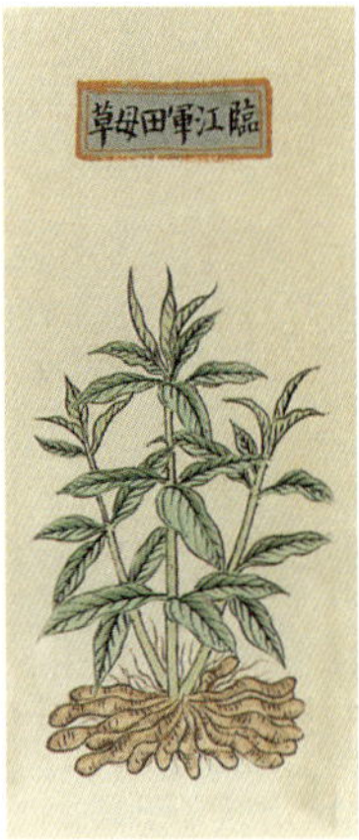

图3 品汇·临江军田母草

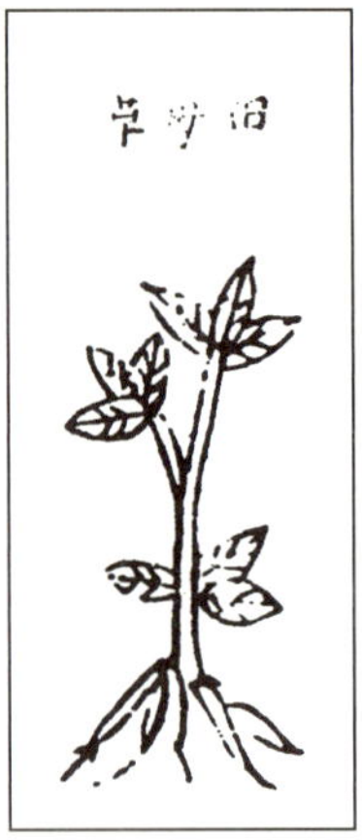

图4 纲目（金）·田母草

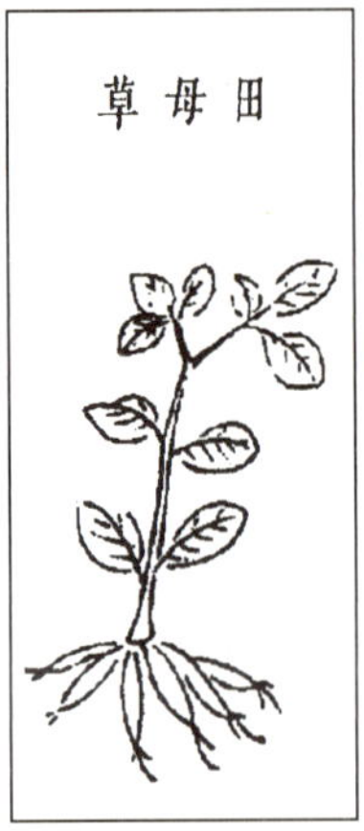

图5 纲目（钱）·田母草

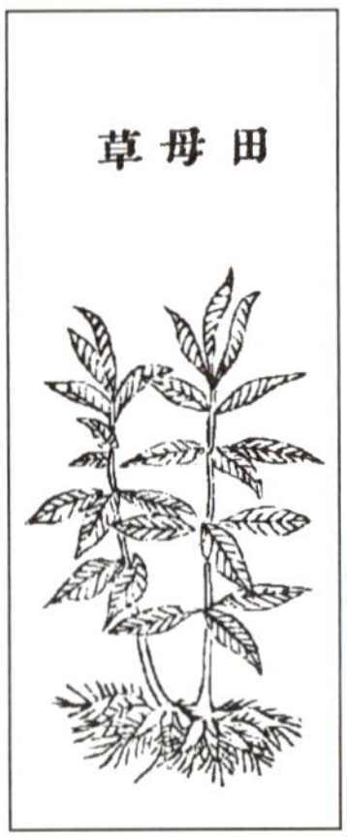

图6 纲目（张）·田母草

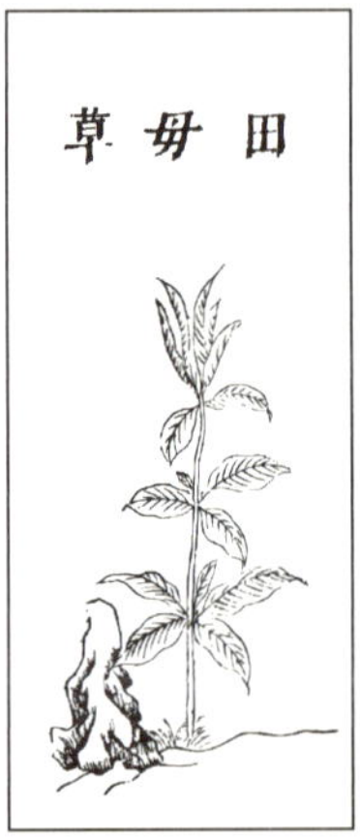

图7 三才·田母草

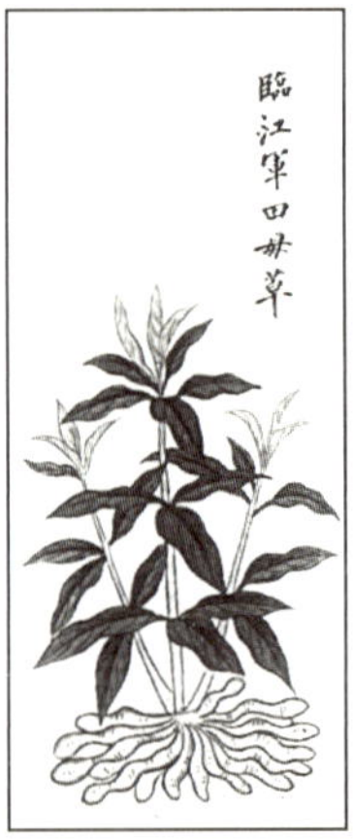

图8 金石·临江军田母草

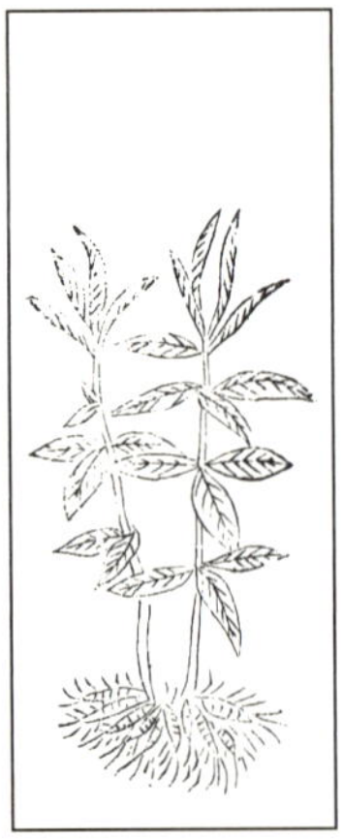

图9 图考·临江军田母草

本品9图，取自9书，其中2幅彩图。有承继关系的图仅1个书类。

《本草图经》：该书的“临江军田母草”图分别存于《大观本草》（图1）、《政和本草》（图2）。此二传本药图基本一致。今以《政和》图2为《图经》图的代表。

仿绘该图的彩色图有：《本草品汇精要》“临江军田母草”（图3）。此后《金石昆虫草木状》图8又仿绘《品汇》图3。

仿绘该图的墨线图有：《本草纲目》金陵本“田母草”（图4）除简化枝叶外，将其中的三叶轮生或改绘为掌状三深裂。此后《纲目》钱本图5又在金陵本图4的基础上将线条柔顺化，叶前端改为钝圆。《三才图会》"田母草"（图7）仿绘时将轮生叶增至4片，又增土石背景。《植物名实图考》"临江军田母草"（图9）仿绘《图经》图2。《纲目》张本图6又仿绘《图考》图9。

以上9图中，除外8幅仿绘图，原创图仅1幅（图2）。详见下"鉴药"项。

【文录】

宋《本草图经》（见《证类》卷30"田母草"）《图经》曰：生临江军。性凉，无花实。二月采根用。

【鉴药】

"田母草"首见于宋《本草图经》，为北宋新出现的民间草药，被归于"外草类"。名义不详。据载主烦热及小儿风热有效。后世用者稀。李时珍将其列入"草部·有名未用"类。

关于本品的生境、形态，苏颂仅云："生临江军。性凉，无花实。""临江军"即今江西樟树市。

《本草图经》：该书的"临江军田母草"（图2）所绘植物均有众多粗大肉质、成长纺锤体状的块根。地上茎直立，不分枝。三叶轮生，叶椭圆状披针形。此图形至今无人报道其研究结果，原植物不明。

【小结】

"田母草"为《本草图经》所载北宋民间新出草药。其文字解说及附图都比较简单，无法考证其原植物。

21-37　田麻

【品图】

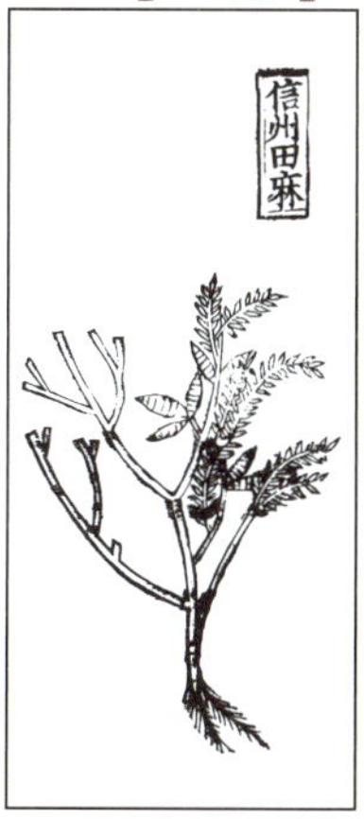

图1　图经（大）·信州田麻

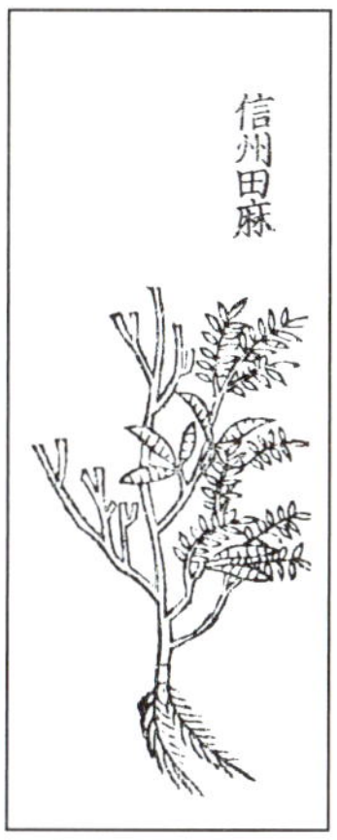

图2　图经（政）·信州田麻

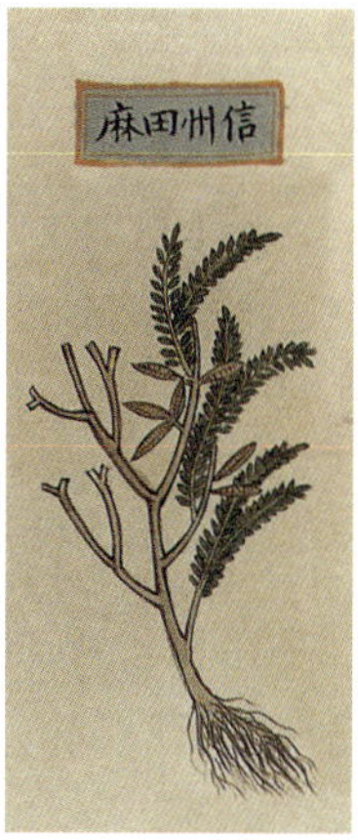

图3　品汇·信州田麻

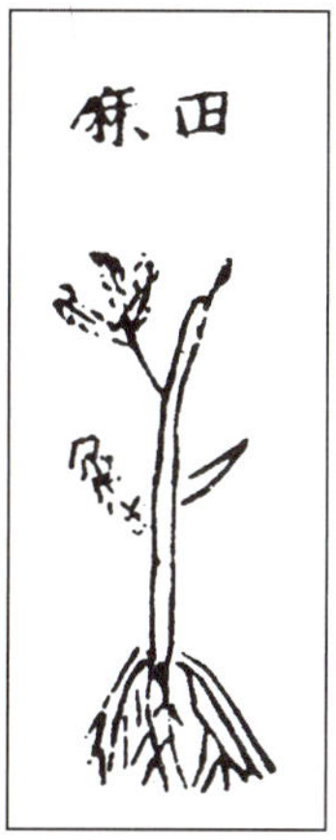

图4　纲目（金）·田麻

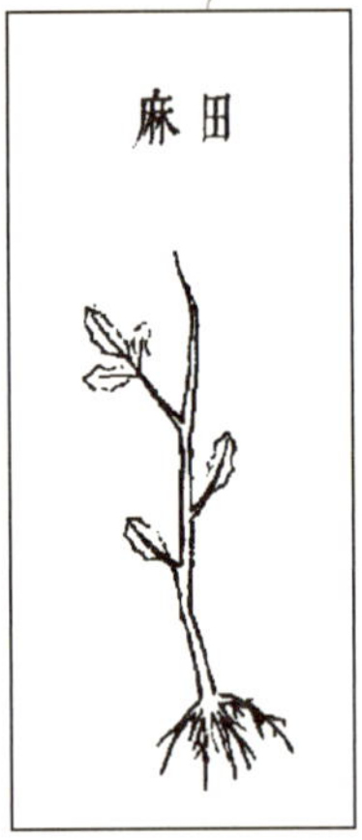

图5 纲目（钱）·田麻

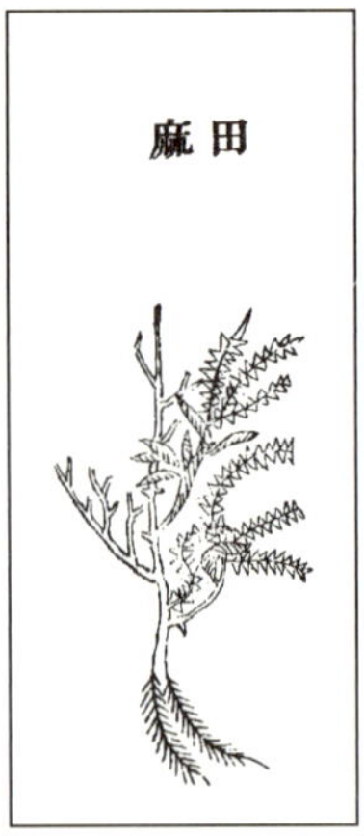

图6 纲目（张）·田麻

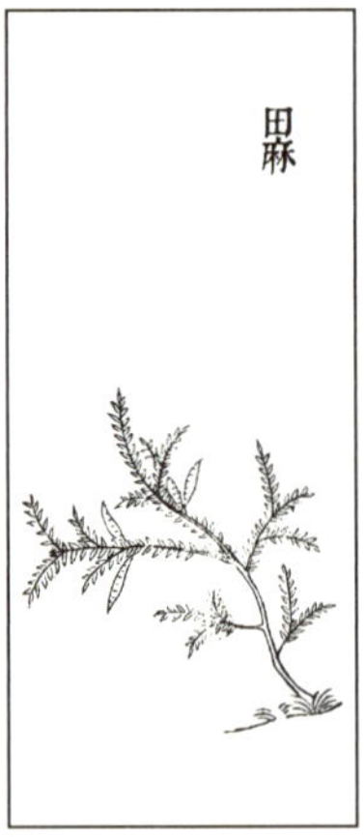

图7 三才·田麻

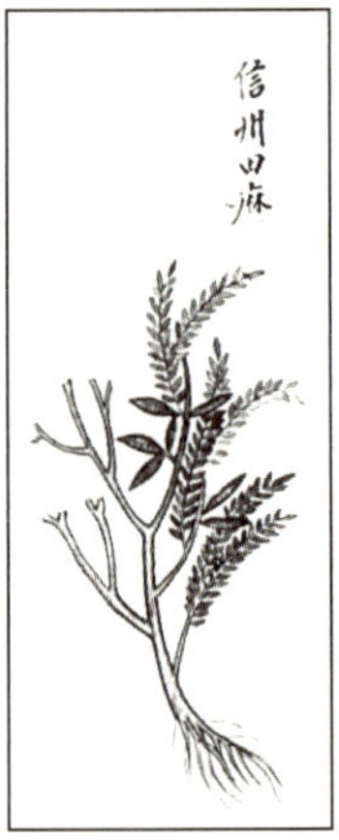

图8 金石·信州田麻

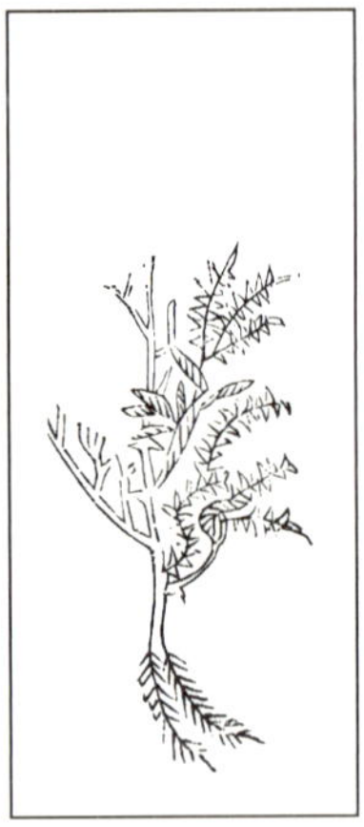

图9 图考·信州田麻

本品9图，取自9书，其中2幅彩图。有承继关系的图仅1个书类。

《本草图经》：该书的“信州田麻”图分别存于《大观本草》（图1）、《政和本草》（图2）。此二传本药图基本一致。今以《政和》图2为《图经》图的代表。

仿绘该图的彩色图有：《本草品汇精要》“信州田麻”（图3）。此后《金石昆虫草木状》图8又仿绘《品汇》图3。

仿绘该图的墨线图有：《本草纲目》金陵本“田麻”（图4）草率简化原图。此后《纲目》钱本图5又在金陵本图4的基础上将线条柔化，茎顶增绘花序，大概是根据《图经》云本品“似辣菜花”而补。《纲目》张本图6又仿绘钱本图5。《三才图会》“田麻”（图7）仿绘时增加枝叶与土石背景。《植物名实图考》“田麻”（图9）直接仿绘《图经》图2。

以上9图中，除外8幅仿绘图，原创图仅1幅（图2）。详见下“鉴药”项。

【文录】

宋《本草图经》（见《证类》卷30“田麻”）《图经》曰：生信州田野及沟涧傍。春夏生青叶，七月、八月中生小荚子。冬三月采叶，疗痈疖肿毒。

【鉴药】

“田麻”首见于宋《本草图经》，为北宋新出现的民间草药，被归于“外草类”。名义不详。据载疗痈疖肿毒。后世用者稀。李时珍将其列入“草部·有名未用”类。

关于本品的生境、形态，苏颂仅云：“生信州田野及沟涧傍。春夏生青叶，七月、八月中生小荚子。”“信州”即今江西上饶。

《本草图经》：该书的“信州田麻”（图2）所绘植物具须根，茎直立，多分枝。叶为单数羽状复叶，结果如豆荚，当为豆科植物。今或考本品原植物为豆科木蓝*Indigofera tinctoria* Linn。[1]然此考证仅将古本草图与现代植物图对照，未详细出示考证依据，今录之备参。

【小结】

“田麻”为《本草图经》所载北宋民间新出草药。其文字解说简单，附图似为豆科植物，或认为此即豆科木蓝*Indigofera tinctoria* Linn之类，尚有待进一步考证。

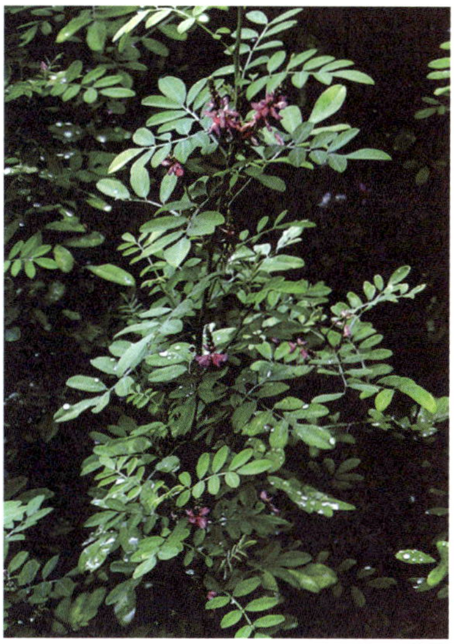

图10　木蓝 *Indigofera tinctoria*

21-38　芥心草

【品图】

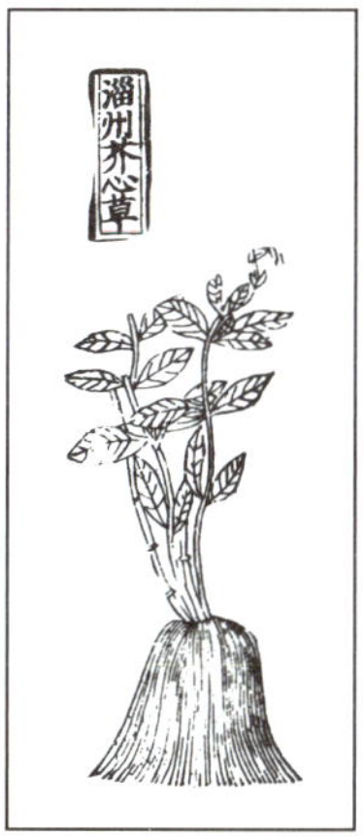

图1　图经（大）·淄州芥心草

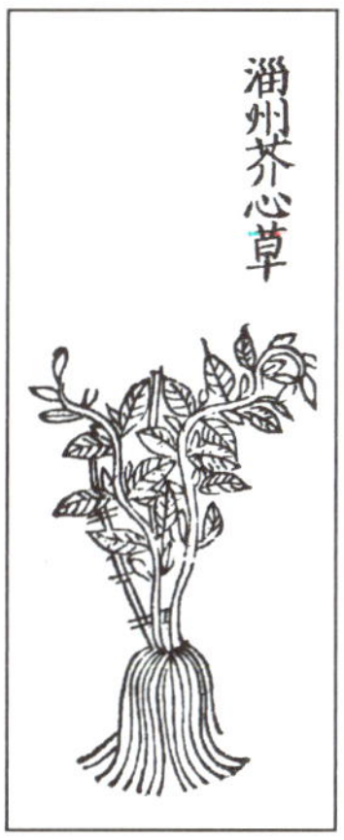

图2　图经（政）·淄州芥心草

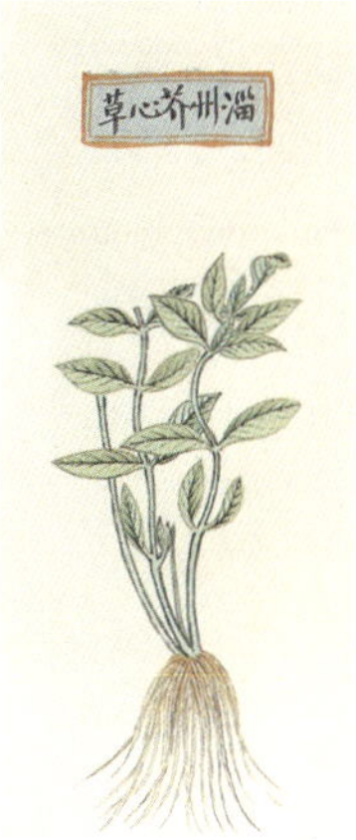

图3　品汇·淄州芥心草

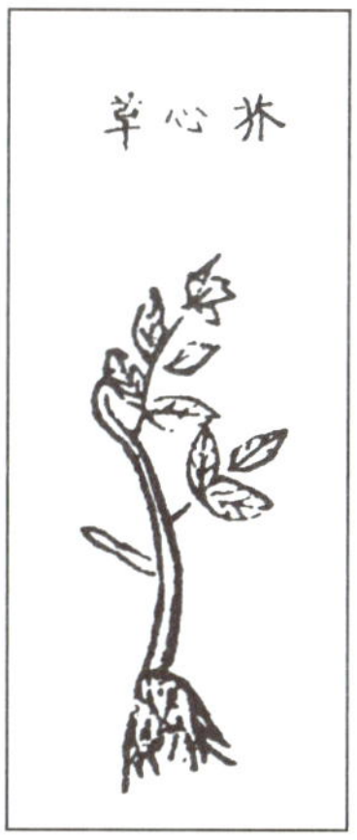

图4　纲目（金）·芥心草

1　孙启明：苏颂外类药图辨认简释，中药材，2003，26（3）：206-207.

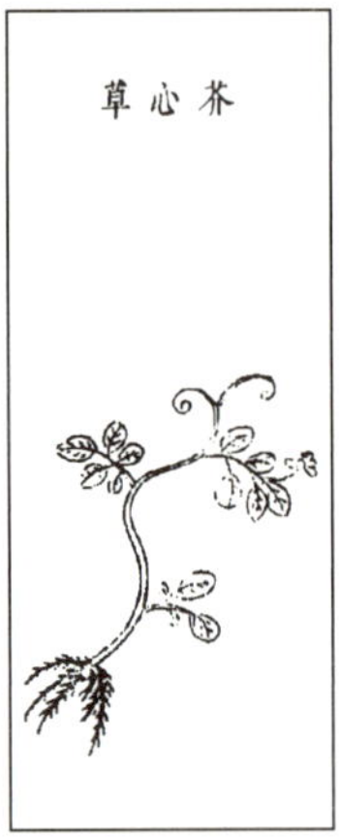

图5　纲目（钱）·芥心草

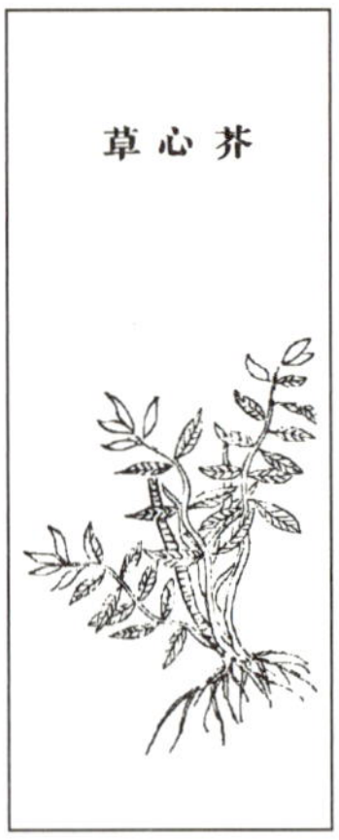

图6　纲目（张）·芥心草

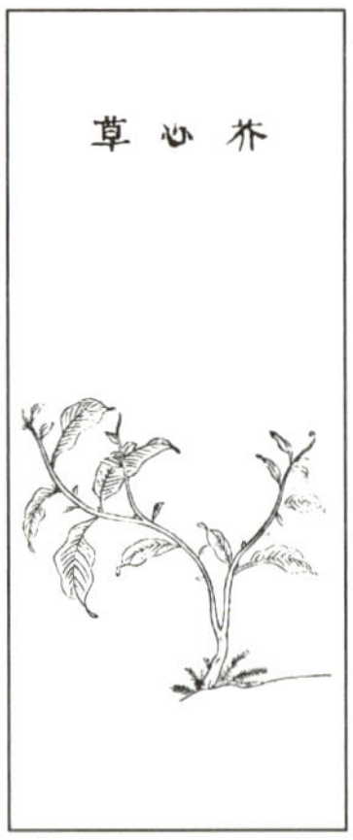

图7　三才·芥心草

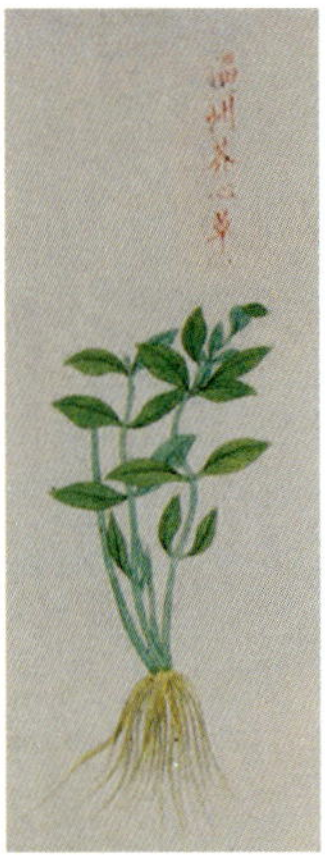

图8　金石·淄州芥心草

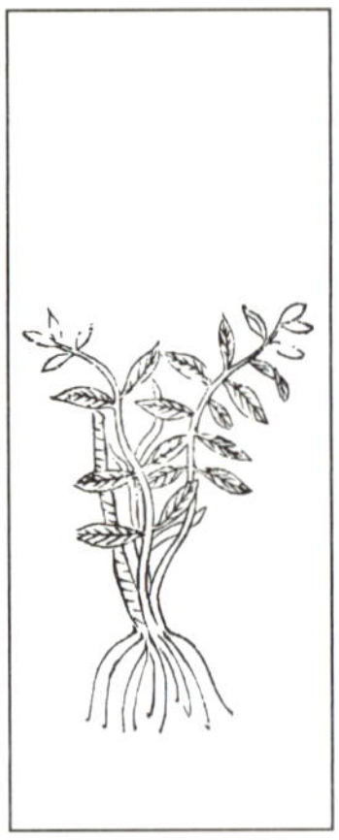

图9　图考·芥心草

本品9图，取自9书，其中2幅彩图。有承继关系的图仅1个书类。

《本草图经》：该书的“淄州芥心草”图分别存于《大观本草》（图1）、《政和本草》（图2）。此二传本药图基本一致。今以《政和》图2为《图经》图的代表。

仿绘该图的彩色图有：《本草品汇精要》“淄州芥心草”（图3），删减原图枝叶。此后《金石昆虫草木状》图8又仿绘《品汇》图3。

仿绘该图的墨线图有：《本草纲目》金陵本“芥心草”（图4）草率仿绘，删减枝叶，将原对生叶处理为掌状3小叶或单数羽状复叶。此后《纲目》钱本图5又在金陵本图4的基础上作无意义的柔媚化，如将叶的尖头改为钝圆，擅添卷须等。《三才图会》“芥心草”（图7）仿绘时将原植物绘成小乔木状，叶片延长，增添土地背景等，大为失真。《植物名实图考》“芥心草”（图9）直接仿绘《图经》图2。《纲目》张本图6又仿绘《图考》图9。

以上9图中，除外8幅仿绘图，原创图仅1幅（图2）。详见下“鉴药”项。

【文录】

宋《本草图经》（见《证类》卷30“芥心草”）《图经》曰：生淄州。初生似腊谟草，引蔓白色，根黄色。四月采苗叶。

【鉴药】

“芥心草”首见于宋《本草图经》，为北宋新出现的民间草药，被归于“外草类”。名义不详。据载疗疮疥有效。后世用此名者稀。李时珍将其列入“草部·有名未用”类。

关于本品的生境、形态，苏颂仅云：“生淄州。初生似腊谟草，引蔓白色，根黄色。”“淄州”即今山东淄博市。

《本草图经》：该书的“淄州芥心草”（图2）所绘植物具众多须根，茎蔓生。单叶对生，叶椭圆形。其解说文字云“初生似腊谟草”，然此名在《证类本草》中仅出现一次，不明为何植物。今或考本品即忍冬科植物金银花*Lonicera japonica* Thunb.。[1]然此考证仅将古本草图与现代植物图对照，未详细出示考证依据，今录之备参。

【小结】

“芥心草”为《本草图经》所载北宋民间新出草药。其文字解说及附图都比较简单。今或考其原植物为忍冬科植物金银花*Lonicera japonica* Thunb.。

21-39　苦芥子

【品图】

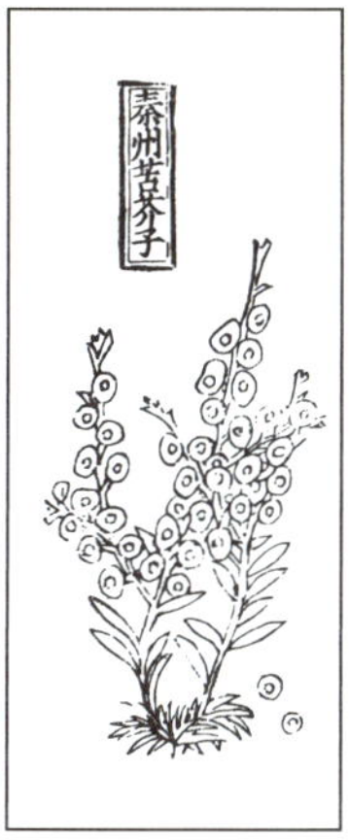

图1　图经（大）·秦州苦芥子

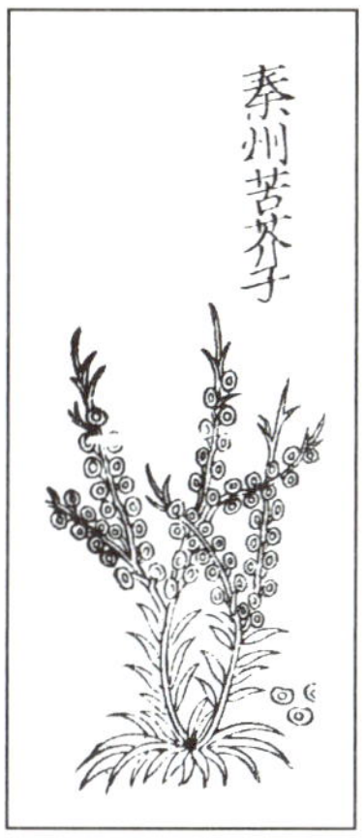

图2　图经（政）·秦州苦芥子

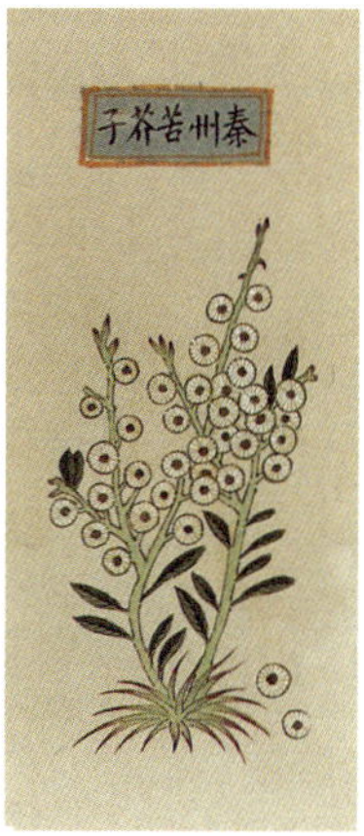

图3　品汇·秦州苦芥子

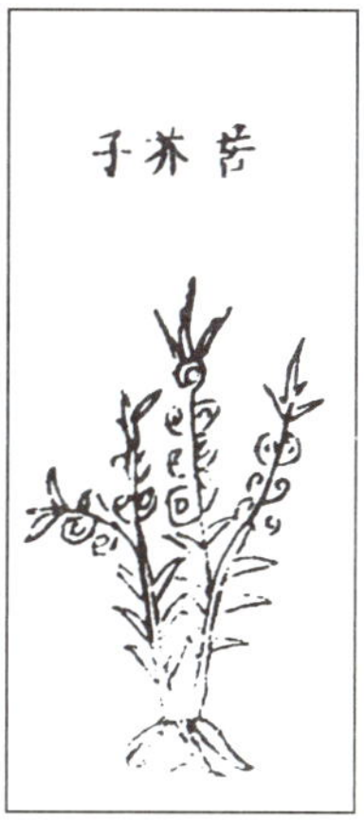

图4　纲目（金）·苦芥子

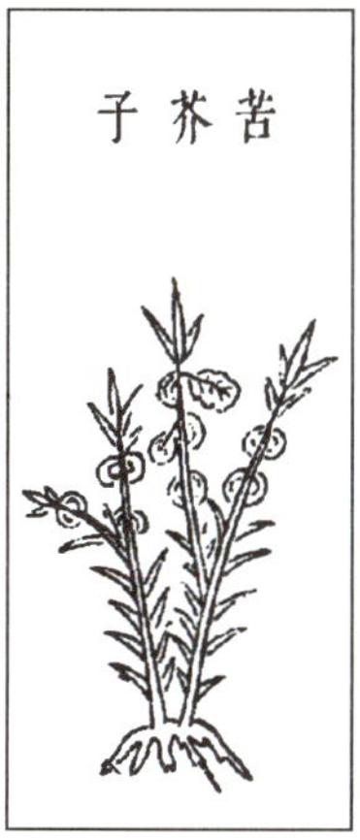

图5　纲目（钱）·苦芥子

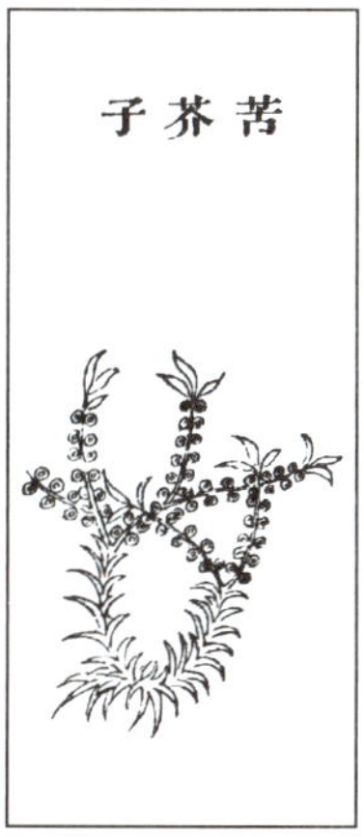

图6　纲目（张）·苦芥子

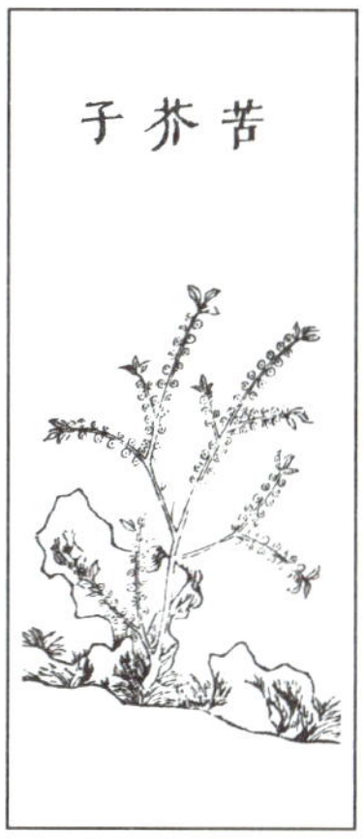

图7　三才·苦芥子

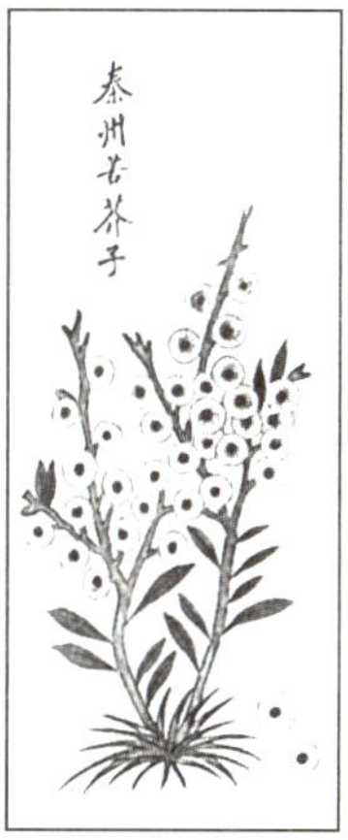

图8　金石·秦州苦芥子

1　孙启明：苏颂外类药图辨认简释，中药材，2003，26（3）：208.

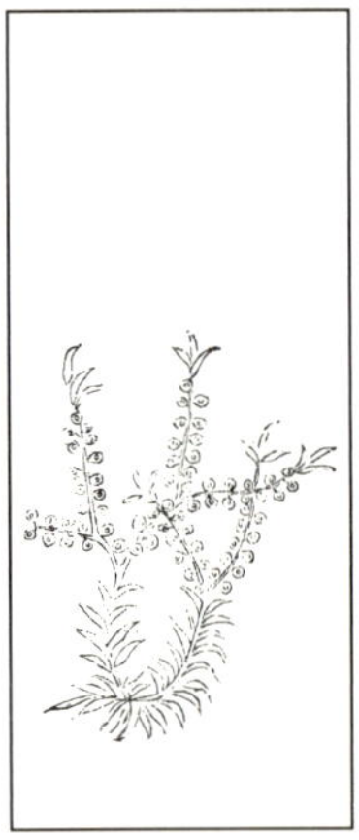

图9 图考·秦州苦芥子

本品9图，取自9书，其中2幅彩图。有承继关系的图仅一个书类。

《本草图经》：该书的“秦州苦芥子”图分别存于《大观本草》（图1）、《政和本草》（图2）。此二传本药图基本一致。今以《政和》图2为《图经》图的代表。

仿绘该图的彩色图有：《本草品汇精要》“秦州苦芥子”（图3）。此后《金石昆虫草木状》图8又仿绘《品汇》图3。

仿绘该图的墨线图有：《本草纲目》金陵本“苦芥子”（图4）简省原图枝叶花序，未绘基生叶。此后《纲目》钱本图5基本与金陵本图4相同。《三才图会》“苦芥子”（图7）仿绘时将花枝稀疏化，不绘基生叶及茎下部的叶片，另增土石背景。《植物名实图考》“苦芥子”（图9）直接仿绘《图经》图2。《纲目》张本图6又仿绘《图考》图9。

以上9图中，除外8幅仿绘图，原创图仅1幅（图2）。详见下“鉴药”项。

【文录】

宋《本草图经》（见《证类》卷30“苦芥子”）《图经》曰：生秦州。苗长一尺已来，枝茎青色，叶如柳，开白花，似榆荚。其子黑色。

【鉴药】

“苦芥子”首见于宋《本草图经》，为北宋新出现的民间草药，被归于“外草类”。名义不详。据载可“明眼目，治血风烦躁”。后世用此名者稀。李时珍将其列入“草部·有名未用”类。

关于本品的生境、形态，苏颂仅云：“生秦州。苗长一尺已来，枝茎青色，叶如柳，开白花，似榆荚。其子黑色。”“秦州”即今甘肃天水市。

《本草图经》：“秦州苦芥子”（图2）最明显的特征，是其果实近圆形，周围有宽翅，颇类榆钱。对此，吴正中考为十字花科植物菥蓂*Thlaspi arvense* L.。吴氏逐字考究了苏颂所述的20余字，指出本品“开白花，似榆荚”即指其“结果似榆荚”。且提到甘肃天水当地老乡仍将本品叫作“苦芥（读gài“盖”）子”。[1]此后孙启明考证此植物的结果亦为菥蓂。[2]菥蓂在《本草纲目》卷27有独立药条（见本书“27-6 菥蓂”）。

1 吴正中：对《图经本草》“苦芥子”的考证，上海中医药杂志，1982，（8）：45.

2 孙启明：苏颂外类药图辨认简释，中药材，2003，26（3）：206；孙启明：《苏图研究》，见：张志斌，郑金生主编：《本草纲目研究札记》，北京：科学出版社，2019：693.（后者有较详细的形态考证）。

【小结】

“苦芥子”为《本草图经》所载北宋民间草药。据其图文，现代学者考其原植物为十字花科植物菥蓂子*Thlaspi arvense* L.。

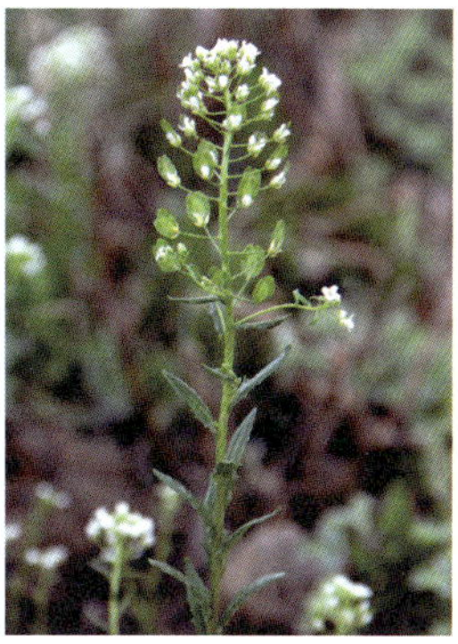

图 10　菥蓂子 *Thlaspi arvense*

21-40　布里草

【品图】

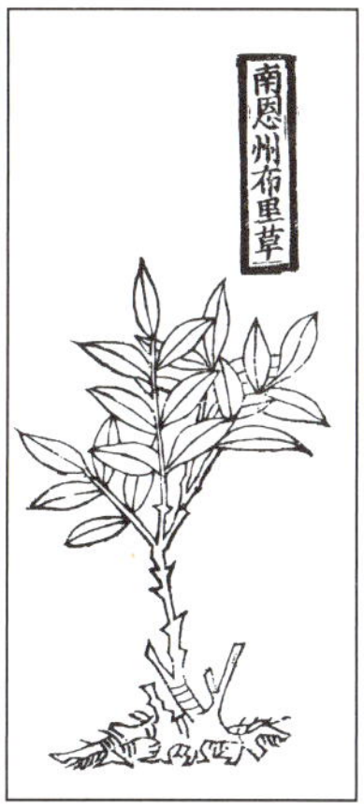

图 1　图经（大）· 南恩州布里草

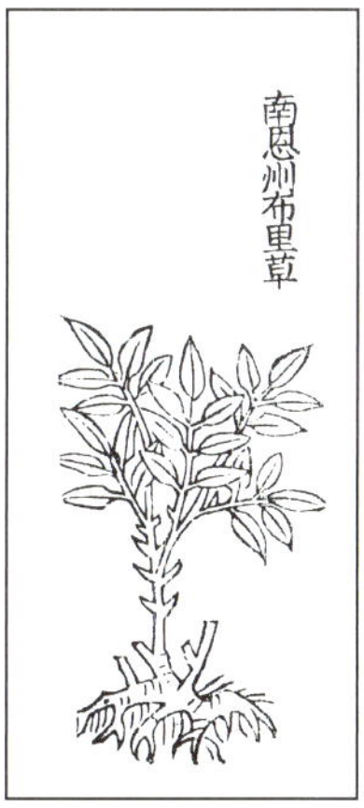

图 2　图经（政）· 南恩州布里草

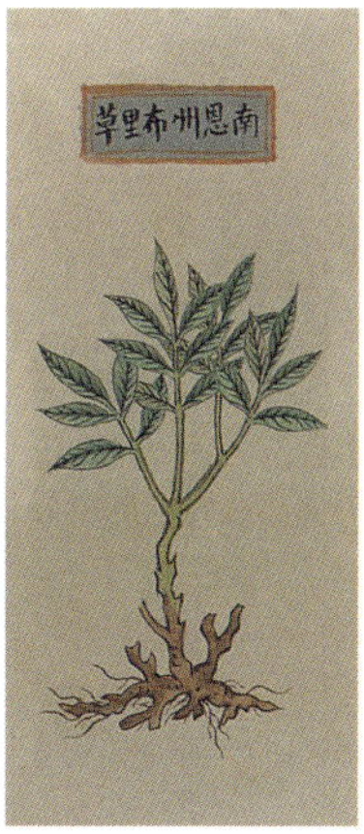

图 3　品汇 · 南恩州布里草

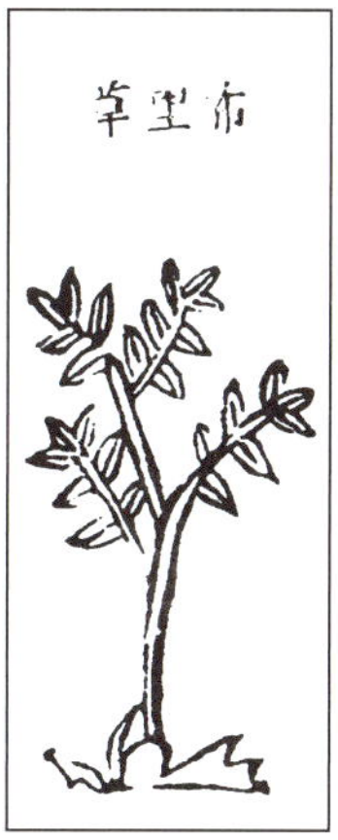

图 4　纲目（金）· 布里草

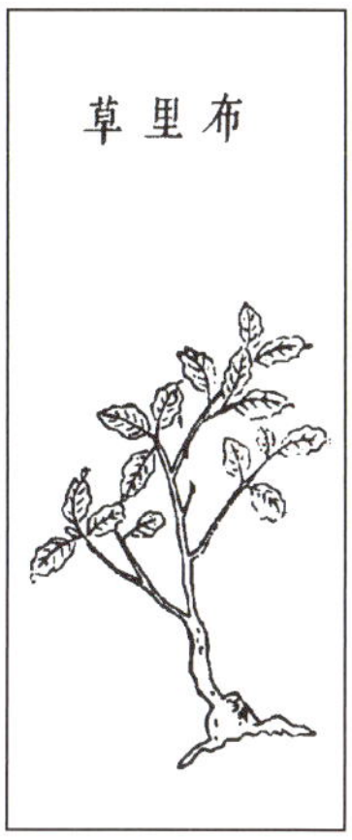

图 5　纲目（钱）· 布里草

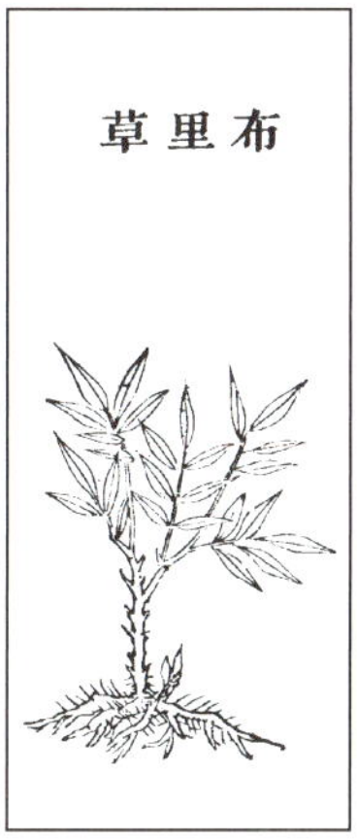

图 6　纲目（张）· 布里草

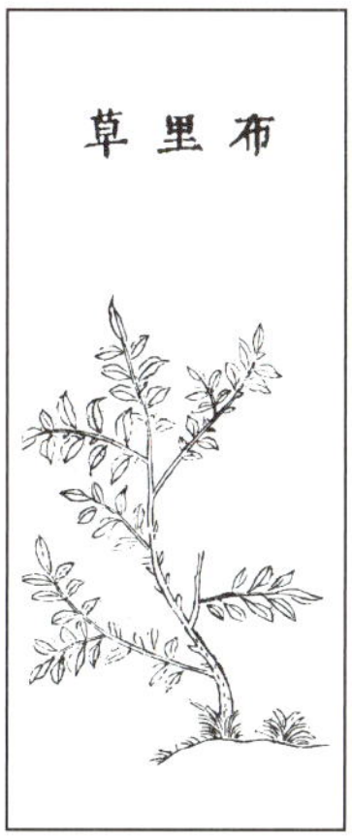

图 7　三才 · 布里草

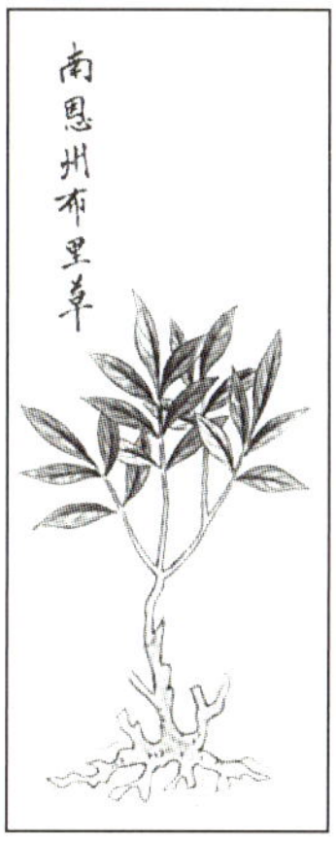

图 8　金石 · 南恩州布里草

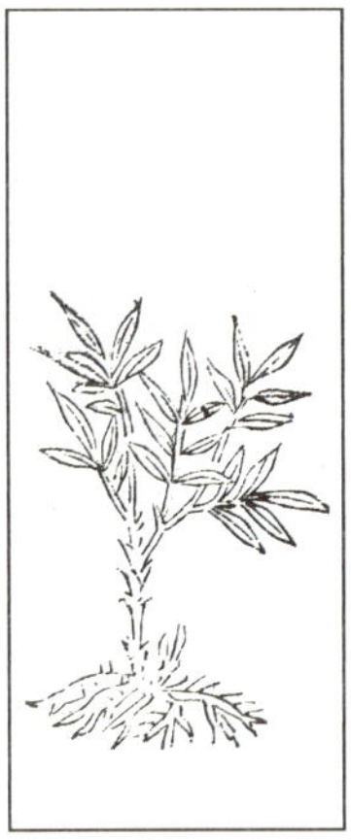

图9 图考·南恩州布里草

本品9图，取自9书，其中2幅彩图。有承继关系的图仅一个书类。

《本草图经》：该书的“南恩州布里草”图分别存于《大观本草》(图1)、《政和本草》(图2)。此二传本药图基本一致。今以《政和》图2为《图经》图的代表。

仿绘该图的彩色图有：《本草品汇精要》“南恩州布里草”(图3)。此后《金石昆虫草木状》图8又仿绘《品汇》图3。

仿绘该图的墨线图有：《本草纲目》金陵本“布里草”(图4)简化原图枝叶及截断的分枝。此后《纲目》钱本图5又在金陵本图4的基础上予以例行的柔媚化，将叶缘绘成波状。《三才图会》“布里草”(图7)仿绘后枝条瘦长，另增叶片数量与土石背景。《植物名实图考》“南恩州布里草”(图9)直接仿绘《图经》图2，叶片绘成竹叶状。《纲目》张本图6又仿绘《图考》图9。

以上9图中，除外8幅仿绘图，原创图仅1幅(图2)。详见下“鉴药”项。

【文录】

宋《本草图经》(见《证类》卷30“布里草”)《图经》曰：生南恩州原野中。味苦，寒，有小毒。治皮肤疮疥。茎高三四尺，叶似李而大，至夏不花而实，食之令人泻。不拘时采根，劀取皮，焙干为末，油和涂疮疥，杀虫。

【鉴药】

“布里草”首见于宋《本草图经》，为北宋新出现的民间草药，被归于“外草类”。名义不详。据载治皮肤疮疥。后世用者稀。李时珍将其列入“草部·有名未用”类。

关于本品的生境、形态，苏颂云：“生南恩州原野中……茎高三四尺，叶似李而大，至夏不花而实，食之令人泻。”“南恩州”即今广东阳江市。“不花而实”的植物有桑科无花果等数种，但其叶形不似李。

《本草图经》：该书的“南恩州布里草”(图2)有粗壮横走的根茎。茎上抽出数条茎枝，多分枝(均以截断状示意原有分枝甚多)。也单数羽状复叶，小叶2—3对，卵状披针形。据以上图及文，均无法考知其原植物。

【小结】

“布里草”为《本草图经》所载北宋民间新出草药。其文字解说及附图都比较简单，难以考察其基原。

21-41　茆质汗

【品图】

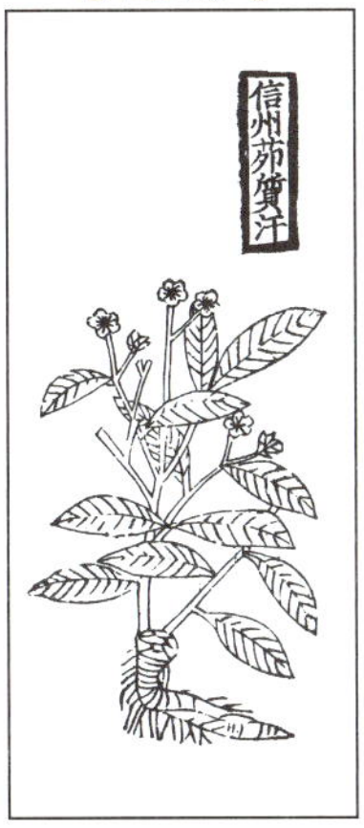

图1　图经（大）·信州茆质汗

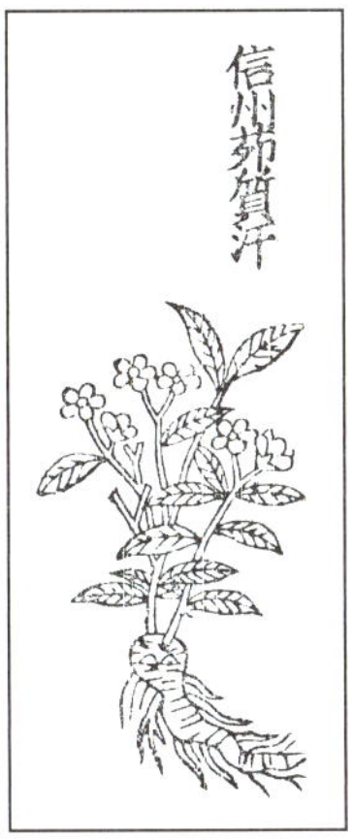

图2　图经（政）·信州茆质汗

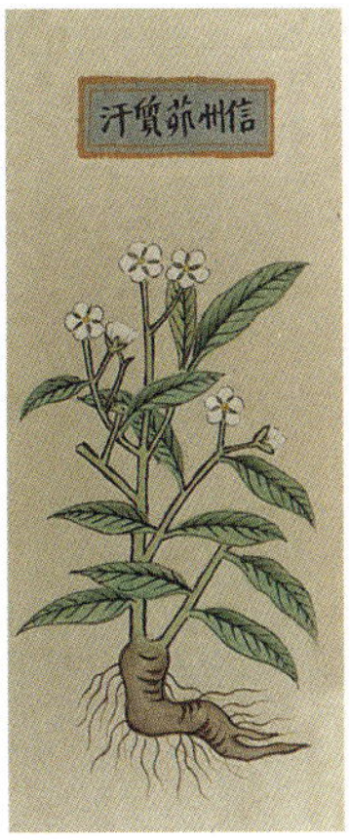

图3　品汇·信州茆质汗

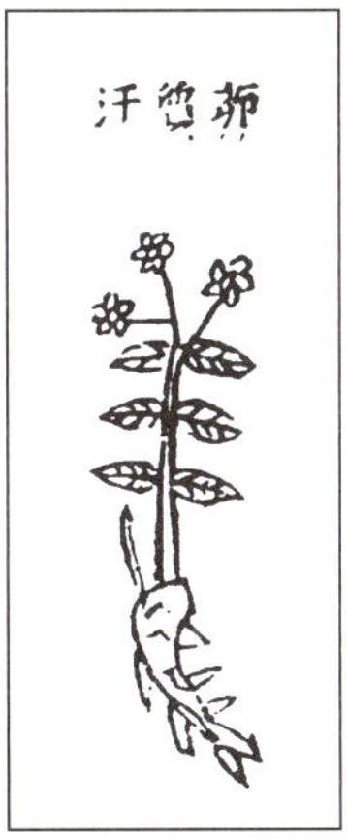

图4　纲目（金）·茆质汗

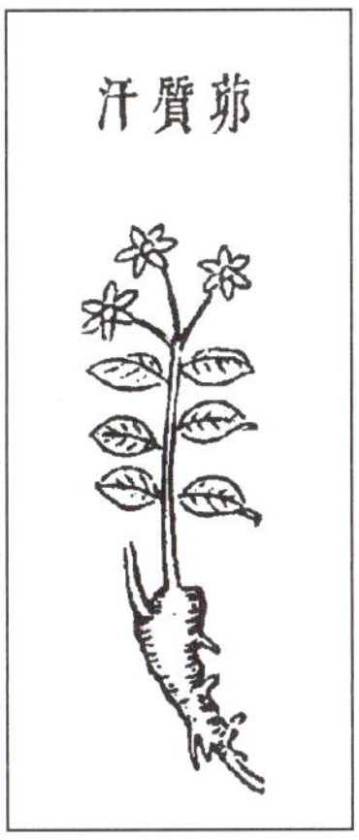

图5　纲目（钱）·茆质汗

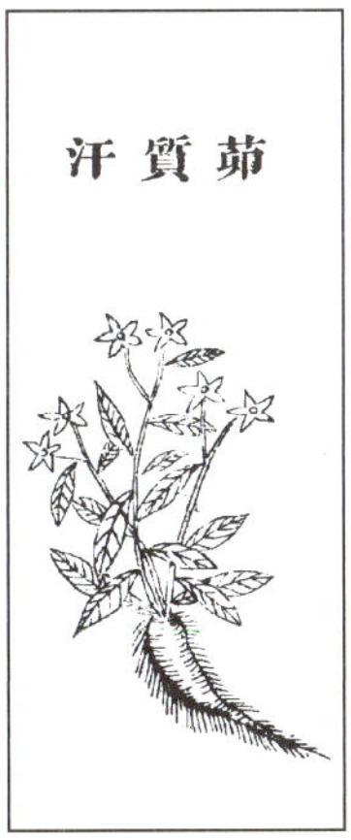

图6　纲目（张）·茆质汗

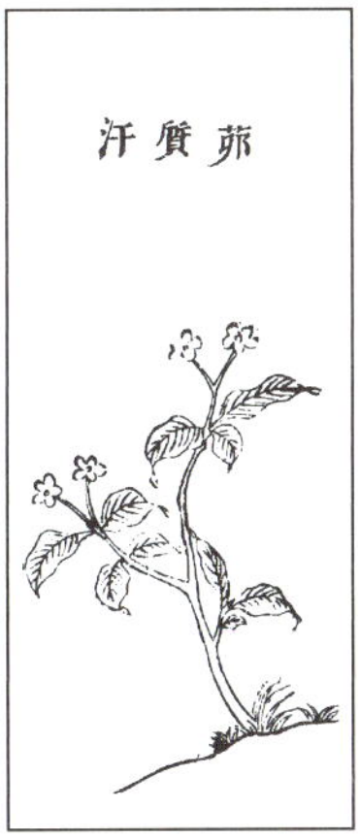

图7　三才·茆质汗

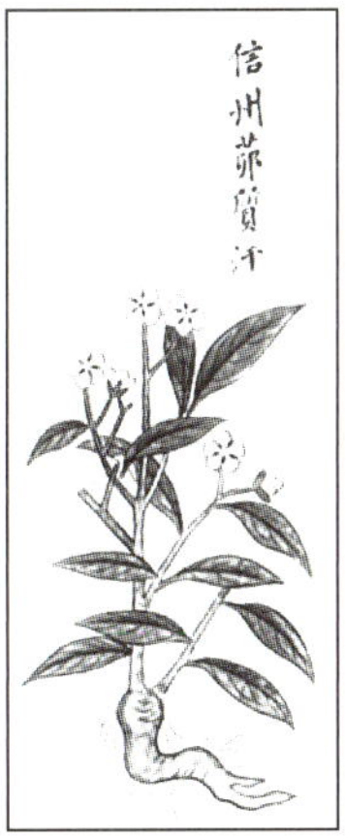

图8　金石·信州茆质汗

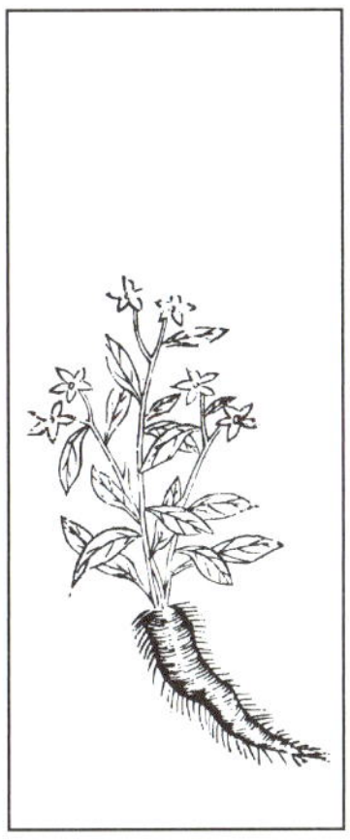

图9　图考·信州茆质汗

本品9图，取自9书，其中2幅彩图。有承继关系的图仅一个书类。

《本草图经》：该书的“信州茆质汗”图分别存于《大观本草》（图1）、《政和本草》（图2）。此二传本药图基本一致。今以《政和》图2为《图经》图的代表。

仿绘该图的彩色图有：《本草品汇精要》“信州茆质汗”（图3）。此后《金石昆虫草木状》图8又仿绘《品汇》图3。

仿绘该图的墨线图有：《本草纲目》金陵本“茆质汗”（图4）简省原图一枝，大体形状仍似原图。此后《纲目》钱本图5又在金陵本图4的基础上予以美化。《三才图会》“茆质汗”（图7）仿绘时将原植物绘出一株小树状，另增绘土地背景。《植物名实图考》“茆质汗”（图9）直接仿绘《图经》图2。《纲目》张本图6又仿绘《图考》图9。

以上9图中，除外8幅仿绘图，原创图仅1幅（图2）。详见下“鉴药”项。

【文录】

宋《本草图经》（见《证类》卷30“茆质汗”）《图经》曰：生信州。叶青，花白，七月采。

【鉴药】

“茆质汗”首见于宋《本草图经》，为北宋新出现的民间草药，被归于“外草类”。名义不详。据载“治风肿，行血有效”。后世用者稀。李时珍将其列入“草部·有名未用”类。

关于本品的生境、形态，苏颂仅云：“生信州。叶青，花白”“信州”即今江西上饶市。此形态描写过简，无法考究原植物。

《本草图经》：该书的“信州茆质汗”（图2）所绘植物具有粗大的主根。根头抽出数茎。单叶，椭圆状披针形，互生。茎枝顶端有单花，花5瓣。以上图及文均无法考知其原植物。

【小结】

“茆质汗”为《本草图经》所载北宋民间新出草药。其文字解说简单，附图虽有花，亦难以考察其基原。

21-42　胡堇草

【品图】

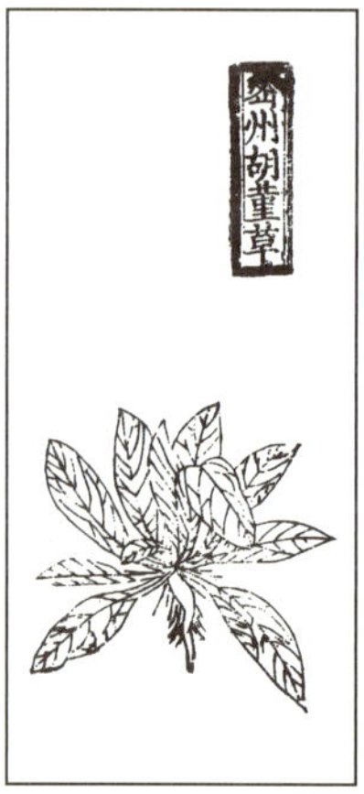

图1　图经（大）·密州胡堇草

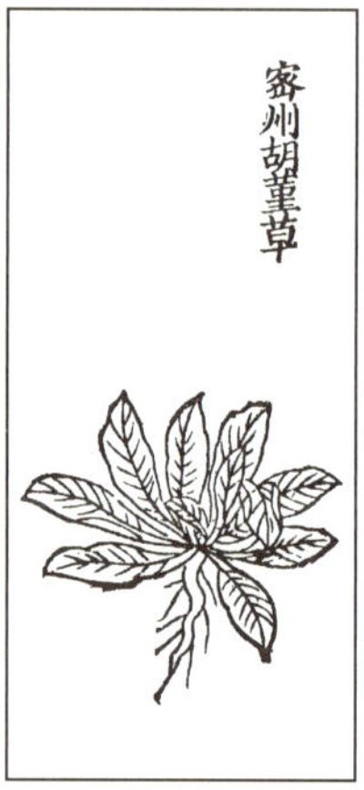

图2　图经（政）·密州胡堇草

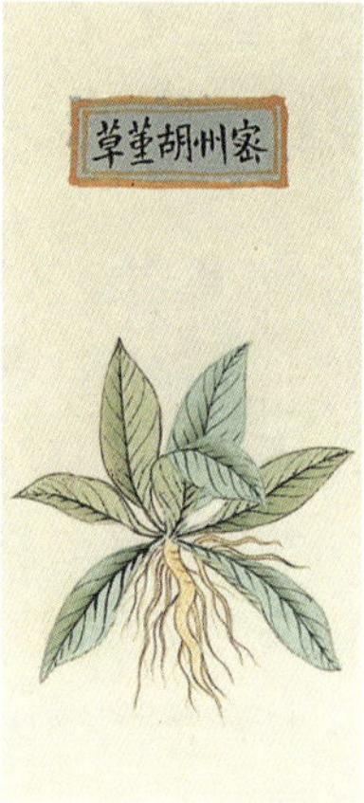

图3　品汇·密州胡堇草

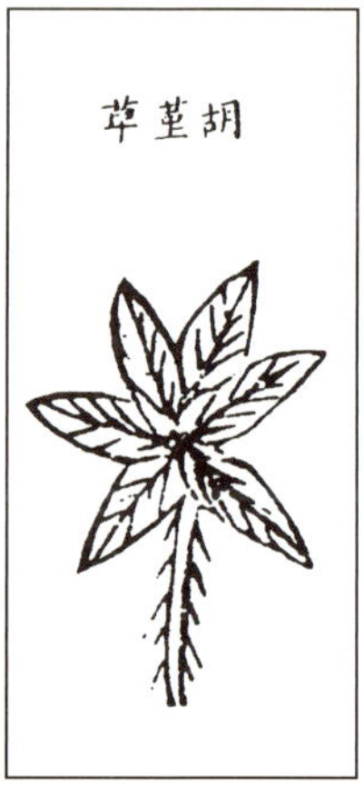

图4　纲目（金）·胡堇草

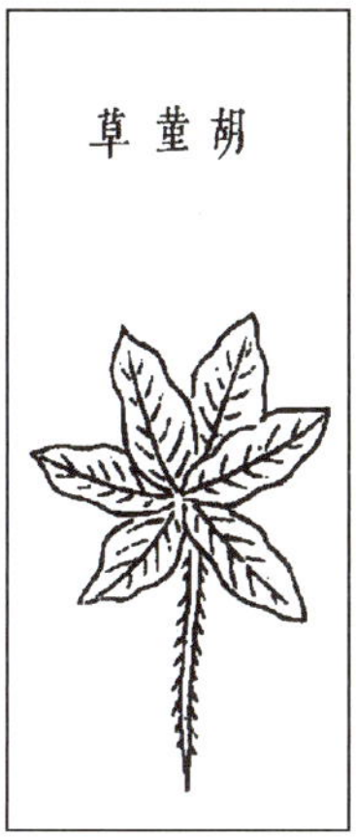

图5　纲目（钱）·胡堇草

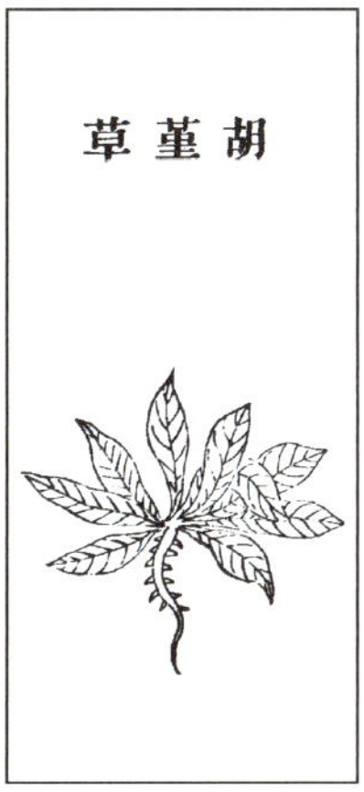

图6　纲目（张）·胡堇草

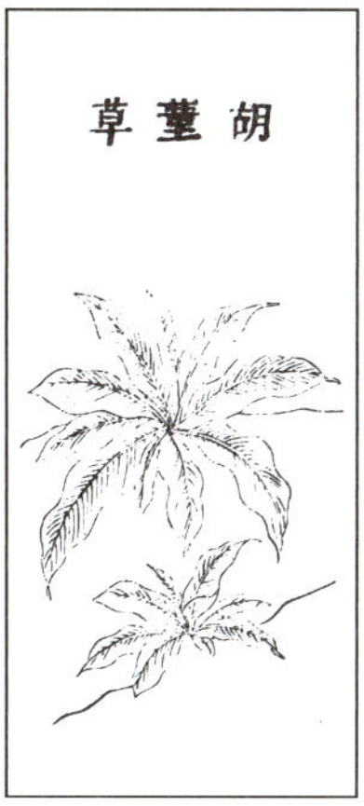

图7　三才·胡堇草

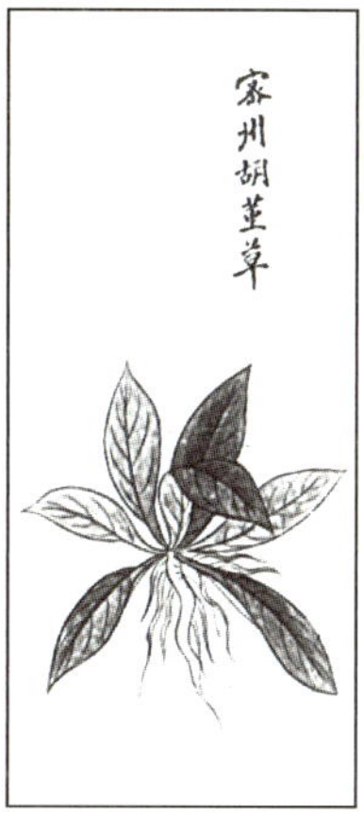

图8　金石·密州胡堇草

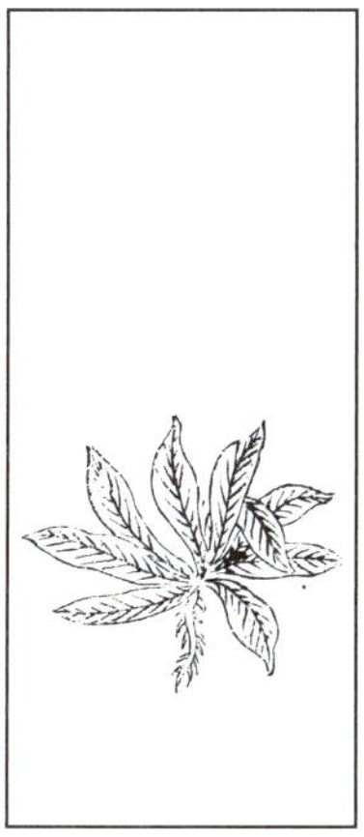

图9　图考·密州胡堇草

本品9图，取自9书，其中2幅彩图。有承继关系的图仅一个书类。

《本草图经》：该书的“密州胡堇草”图分别存于《大观本草》（图1）、《政和本草》（图2）。此二传本药图基本一致。今以《政和》图2为《图经》图的代表。

仿绘该图的彩色图有：《本草品汇精要》“密州胡堇草”（图3）。此后《金石昆虫草木状》图8又仿绘《品汇》图3。

仿绘该图的墨线图有：《本草纲目》金陵本“胡堇草”（图4）大致保留了原图形象。此后《纲目》钱本图5又在金陵本图4的予以仿绘。《三才图会》“胡堇草”（图7）仿绘时增绘同形植物一株，另添土地背景。《植物名实图考》“胡堇草”（图9）直接仿绘《图经》图2。《纲目》张本图6又仿绘《图考》图9。

以上9图中，除外8幅仿绘图，原创图仅1幅（图2）。详见下“鉴药”项。

【文录】

宋《本草图经》（见《证类》卷30“胡堇草”）《图经》曰：生密州东武山田中……科叶似小堇菜。花紫色，似翘轺花。一科七叶，花出三两茎。春采苗。

【鉴药】

“胡堇草”首见于宋《本草图经》，为北宋新出现的民间草药，被归于“外草类”。名义不详。据载“主五藏荣卫，肌肉皮肤中瘀血，止疼痛，散血……打扑损筋骨折伤，及恶痈疖肿破”。后世用此名者稀。李时珍将其列入“草部·有名未用”类。

关于本品的生境、形态，苏颂云：“生密州东武山田中……科叶似小堇菜。花紫色，

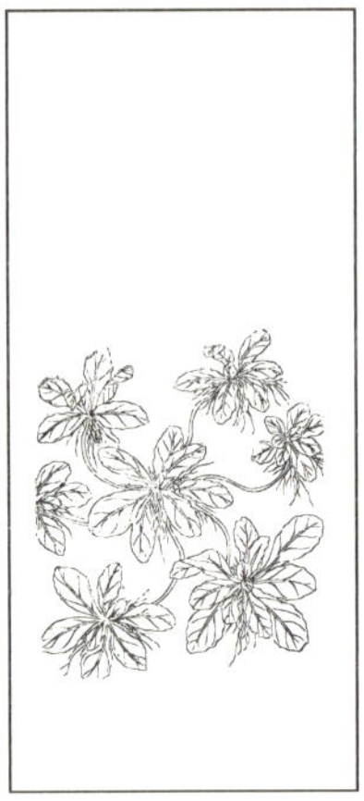

图 10　图考・七星莲

似翘轺花。一科七叶，花出三两茎。春采苗。”“密州”即今山东诸城市。据此介绍，似当为堇菜科堇菜属（*Viola*）植物。

《本草图经》：该书的“密州胡堇草”（图2）所绘为小草本植物，有主根一条，叶全为基生，单叶，长倒卵形，基部渐狭成叶柄。孙启明考为堇菜科蔓茎堇菜（七星莲）*Viola diffusa* Ging.。[1]此植物在《植物名实图考》中名为“七星莲”，确与“胡堇草”形似。

【小结】

“胡堇草”为《本草图经》所载北宋民间草药。现代研究者认为，其文字解说及附图表明，此即堇菜科植物七星莲 *Viola diffusa* Ging.。

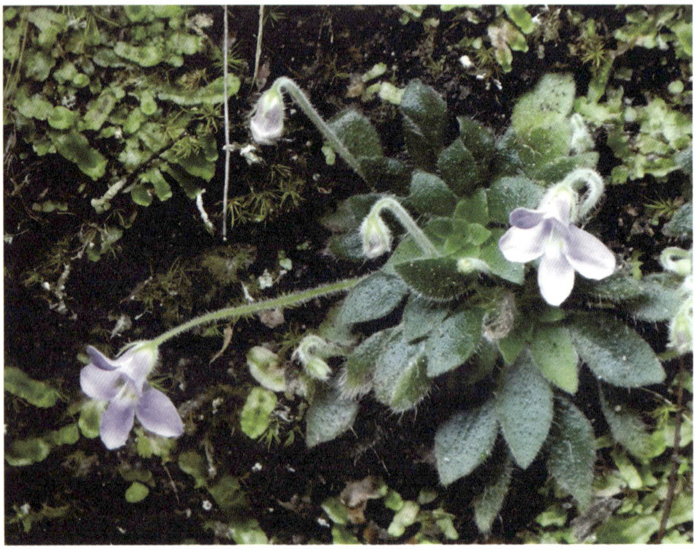

图 11　七星莲 *Viola diffusa*

1　孙启明：《苏图研究》，见：张志斌，郑金生主编：《本草纲目研究札记》，北京：科学出版社，2019：679、690.

21-43 小儿群

【品图】

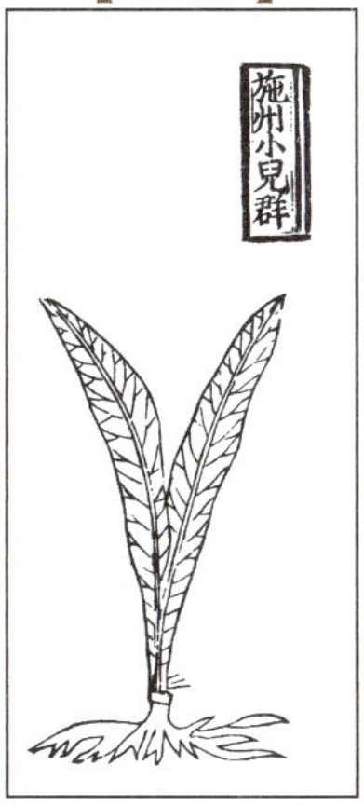

图1 图经（大）·施州小儿群

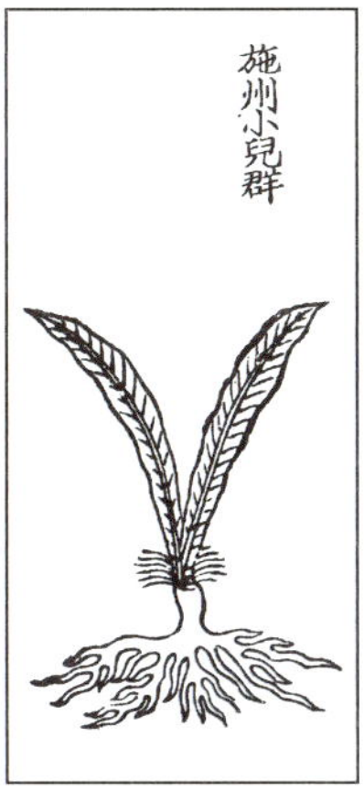

图2 图经（政）·施州小儿群

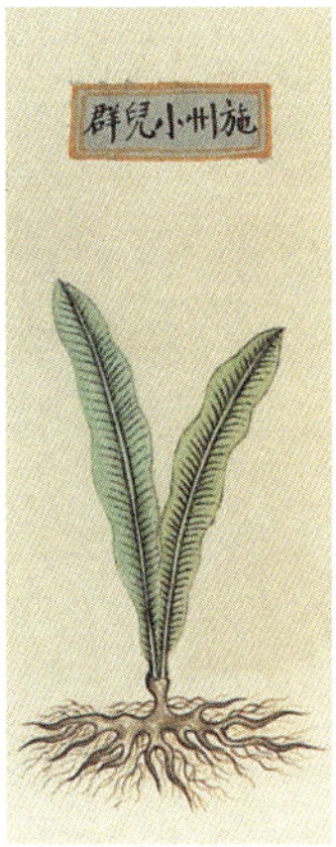

图3 品汇·施州小儿群

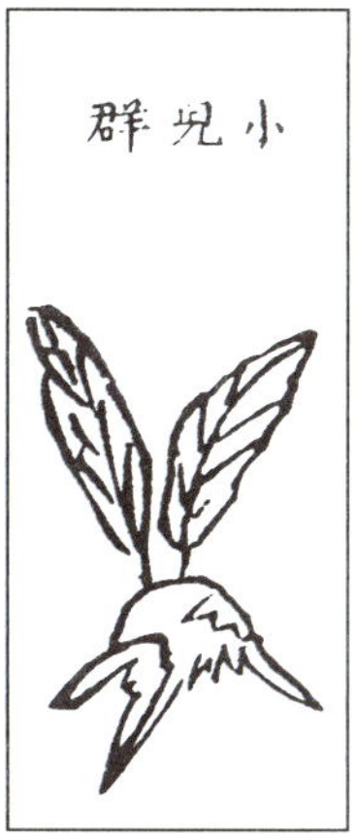

图4 纲目（金）·小儿群

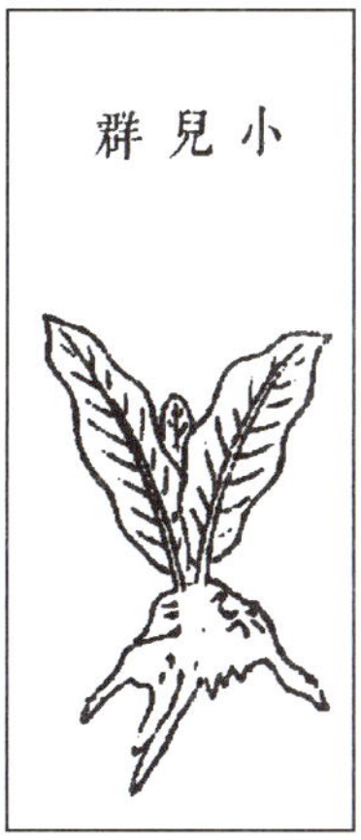

图5 纲目（钱）·小儿群

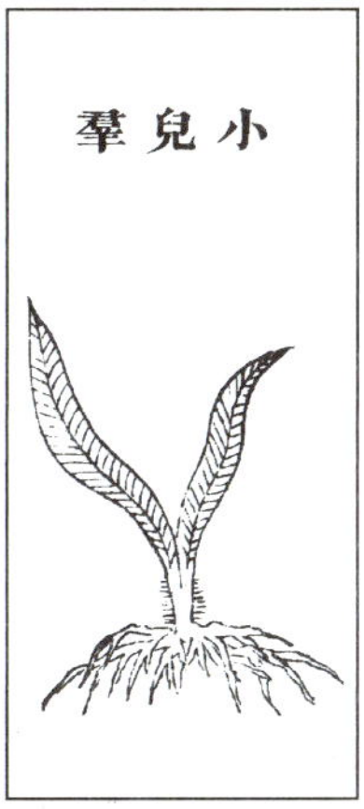

图6 纲目（张）·小儿群

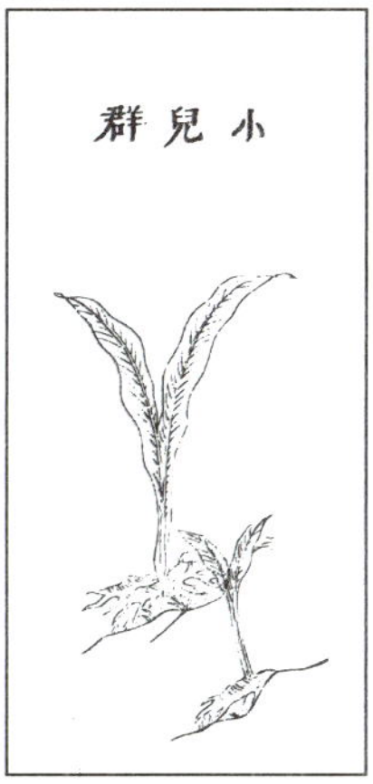

图7 三才·小儿群

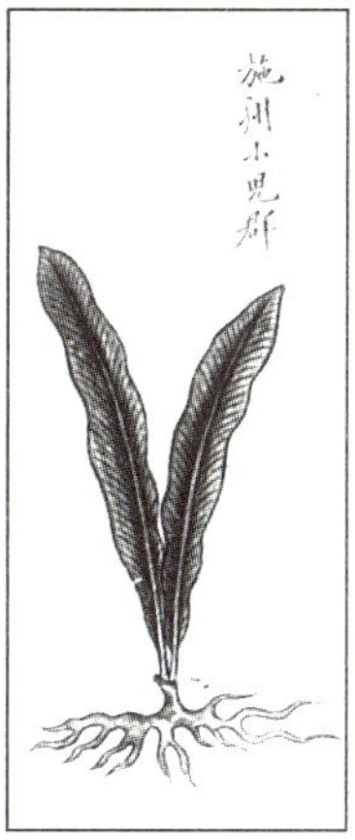

图8 金石·施州小儿群

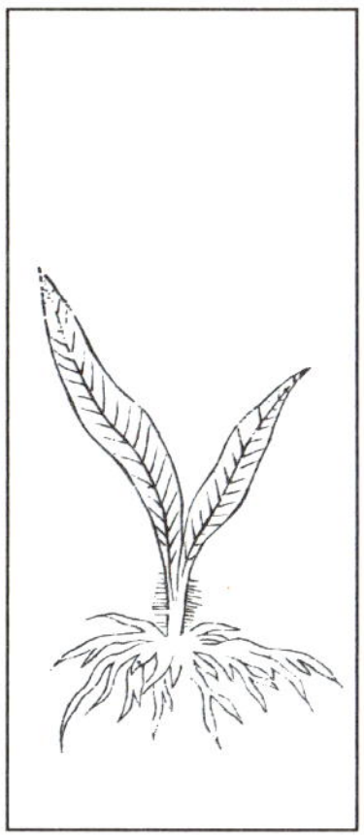

图9 图考·施州小儿群

本品9图，取自9书，其中2幅彩图。有承继关系的图仅一个书类。

《本草图经》：该书的“施州小儿群”图分别存于《大观本草》（图1）、《政和本草》（图2）。此二传本药图基本一致。今以《政和》图2为《图经》图的代表。

仿绘该图的彩色图有：《本草品汇精要》“施州小儿群”（图3）。此后《金石昆虫草木状》图8又仿绘《品汇》图3。

仿绘该图的墨线图有：《本草纲目》金陵本“小儿群”（图4）叶片缩短变形，根头及根草率涂抹。此后《纲目》钱本图5又在金陵本图4的基础上略加润饰。《三才图会》“小儿群”

（图7）增绘一同形植株与土地背景。《植物名实图考》“小儿群”（图9）仿绘《图经》图2。《纲目》张本图6又仿绘《图考》图9。

以上9图中，除外8幅仿绘图，原创图仅1幅（图2）。详见下“鉴药”项。

【文录】

宋《本草图经》（见《证类》卷30“小儿群”）《图经》曰：生施州。丛高一尺已来，春夏生苗叶，无花，至冬而枯。其根味辛，性凉，无毒。采无时……左缠草乃旋草根也。

【鉴药】

“小儿群”首见于宋《本草图经》，为北宋新出现的民间草药，被归于“外草类”。名义不详。据载疗咽喉口齿。后世用者稀。李时珍将其列入“草部·有名未用”类。

关于本品的生境、形态，苏颂云：“生施州。丛高一尺已来，春夏生苗叶，无花，至冬而枯。其根味辛。”“施州”即今湖北恩施市。据其形态及“无花”，此似为蕨类植物。

《本草图经》：该书的“施州小儿群”（图2）有粗大的根头与根状茎。根头有棕毛，叶长条形，中脉清晰。《中华本草》转载《新华本草纲要》考订意见，将其订为舌蕨科植物华南舌蕨*Elaphoglossum yoshinagae*（Yatabe）Makino。[1]

【小结】

“小儿群”为《本草图经》所载北宋民间新出草药。据其文字解说及附图，现代学者或考其为舌蕨科植物华南舌蕨*Elaphoglossum yoshinagae*（Yatabe）Makino。

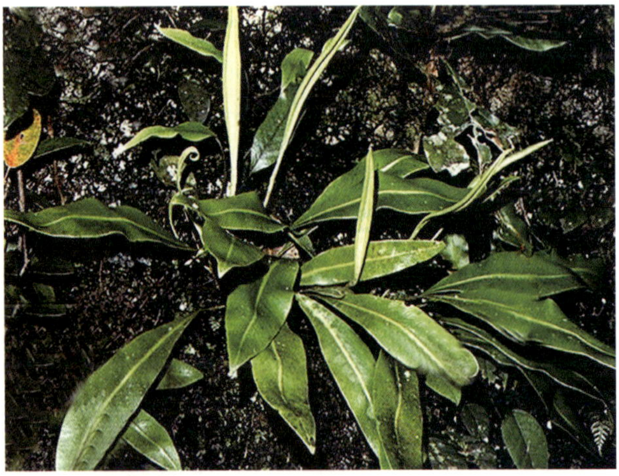

图10 华南舌蕨 *Elaphoglossum yoshinagae*

1 国家中医药管理局《中华本草》编委会：《中华本草》（2），上海：上海科学技术出版社，1999：214.

21-44 独脚仙

【品图】

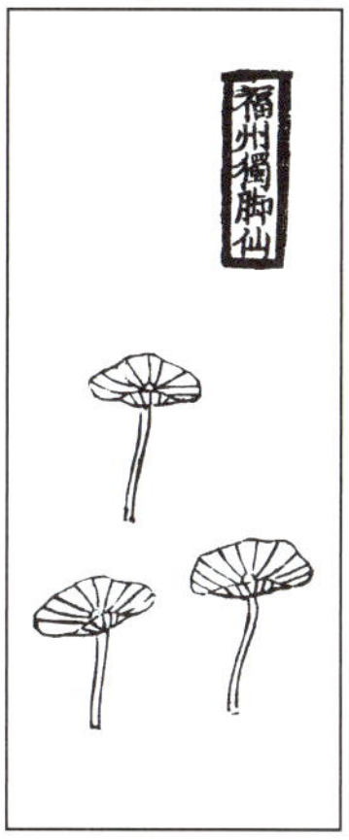

图1 图经（大）· 福州独脚仙

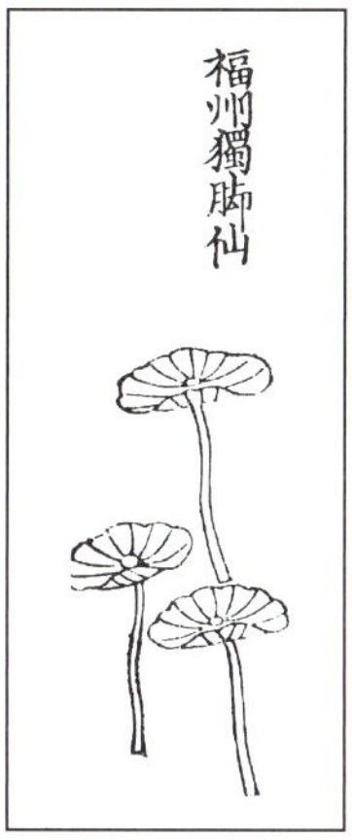

图2 图经（政）· 福州独脚仙

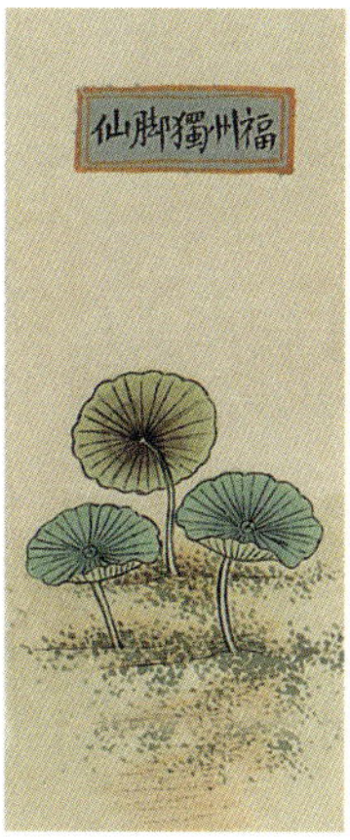

图3 品汇 · 福州独脚仙

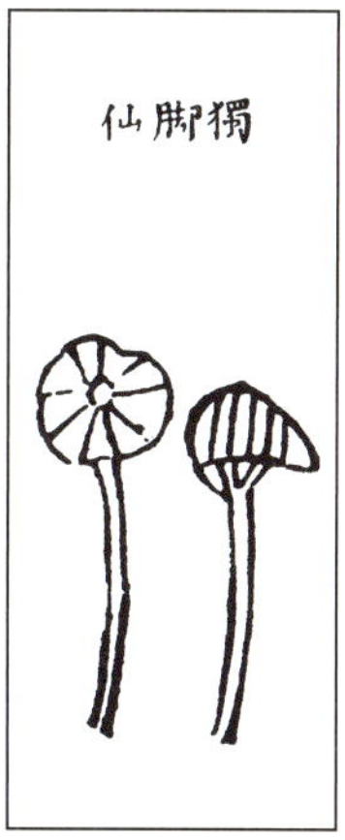

图4 纲目（金）· 独脚仙

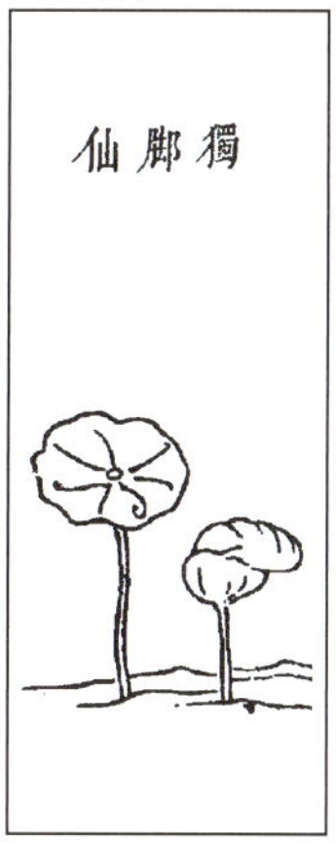

图5 纲目（钱）· 独脚仙

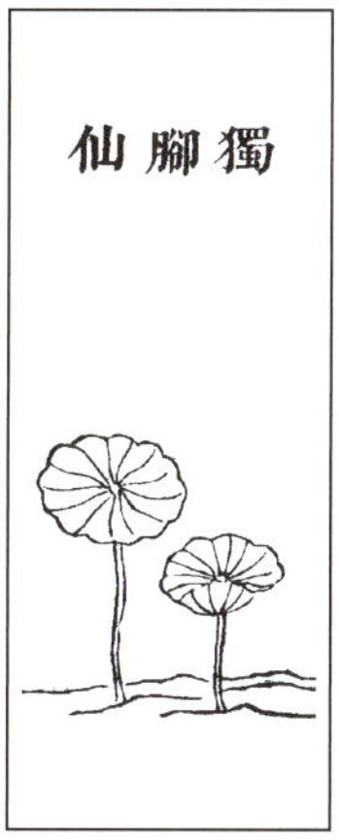

图6 三才 · 独脚仙

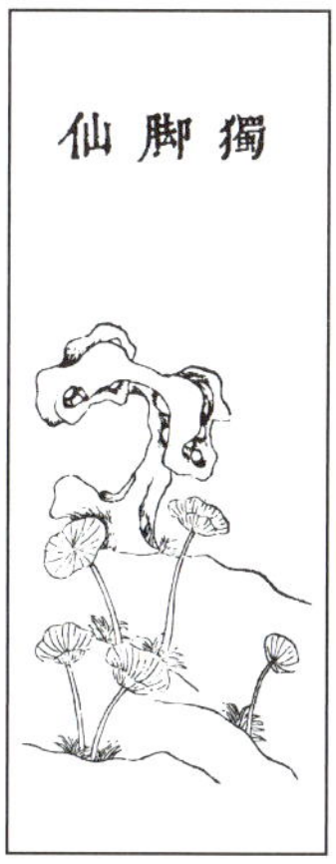

图7 三才 · 独脚仙

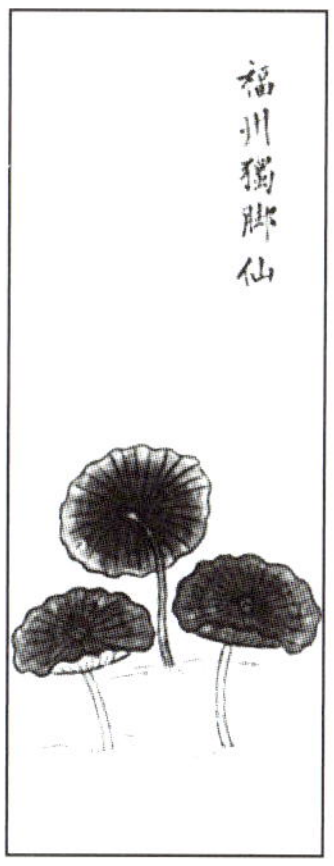

图8 金石 · 福州独脚仙

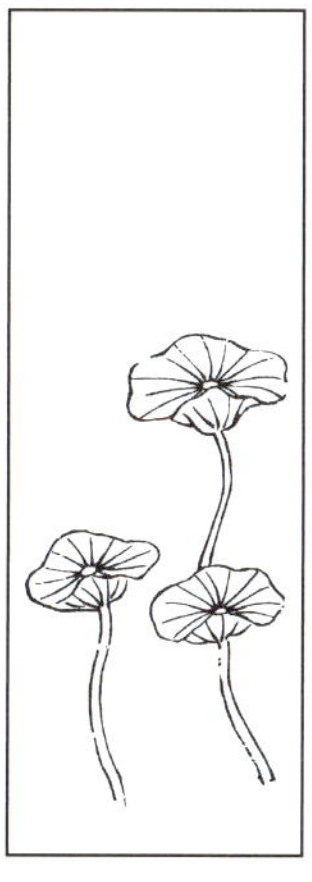

图9 图考 · 福州独脚仙

本品9图，取自9书，其中2幅彩图。有承继关系的图仅一个书类。

《本草图经》：该书的“福州独脚仙”图分别存于《大观本草》（图1）、《政和本草》（图2）。此二传本药图基本一致。今以《政和》图2为《图经》图的代表。

仿绘该图的彩色图有：《本草品汇精要》“福州独脚仙”（图3），展示了叶面与叶背不同的颜色，且增加土地背景。此后《金石昆虫草木状》图8又仿绘《品汇》图3。

仿绘该图的墨线图有：《本草纲目》金陵本“独脚仙”（图

4）仅绘2株，粗得其形。此后《纲目》钱本图5又在金陵本图4的基础上略加修润，增添土地背景。《纲目》张本图6又仿绘钱本图5。《三才图会》“独脚仙”（图7）仿绘时增加同形植物2株，再添土石背景。《植物名实图考》“福州独脚仙”（图9）仿绘《图经》图2。

以上9图中，除外8幅仿绘图，原创图仅1幅（图2）。详见下“鉴药”项。

【文录】

宋《本草图经》（见《证类》卷30“独脚仙”）《图经》曰：生福州。山林傍阴泉处多有之。春生苗，至秋冬而叶落。其叶圆，上青下紫，其脚长三四寸，夏采根、叶，连梗焙干为末……

【鉴药】

“独脚仙”首见于宋《本草图经》，为北宋新出现的民间草药，被归于“外草类”。名义不详。据载治妇人血块。后世用者稀。李时珍将其列入“草部·有名未用”类。

关于本品的生境、形态，苏颂云：“生福州。山林傍阴泉处多有之。春生苗，至秋冬而叶落。其叶圆，上青下紫，其脚长三四寸”“福州”今属于福建。

《本草图经》：该书的“福州独脚仙”（图2）仅绘了3株被截去根的小草本植物。叶圆类荷，盾状着生，叶柄长。今或考为菊科橐吾属植物一碗水（莲叶橐吾）*Ligularia nelumbifolia*（Bur. et. Franch.）Hand-Mazz.。[1]录之备参。

【小结】

“独脚仙”为《本草图经》所载北宋民间新出草药。其文字解说及附图都比较简单。今或考其原植物为菊科植物莲叶橐吾*Ligularia nelumbifolia*（Bur. et Franch.）Hand-Mazz.。

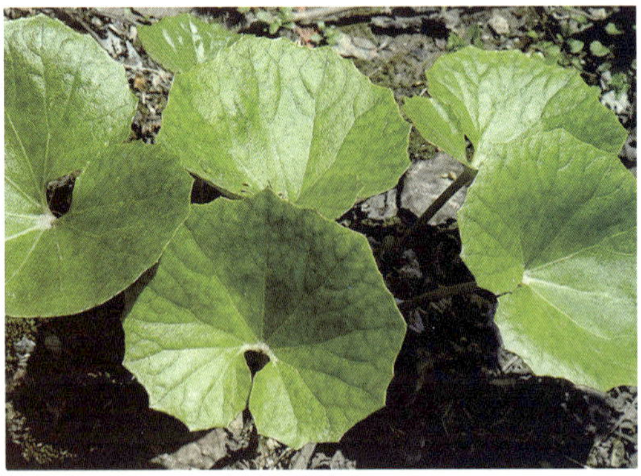

图 10　莲叶橐吾 *Ligularia nelumbifolia*

1　孙启明：《苏图研究》，见：张志斌，郑金生主编：《本草纲目研究札记》，北京：科学出版社，2019：679、690.

21-45　撮石合草

【品图】

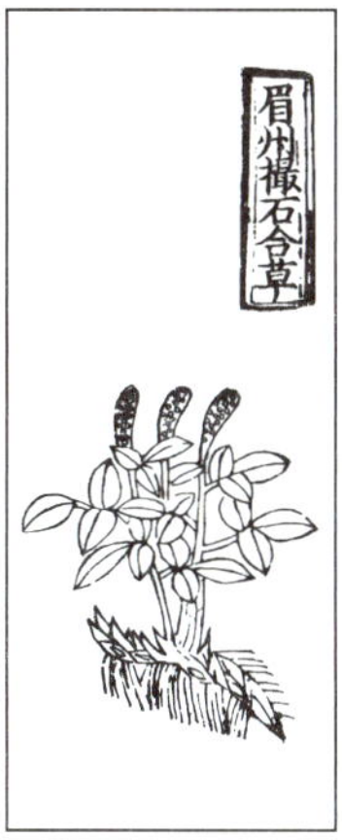

图1　图经（大）·眉州撮石合草

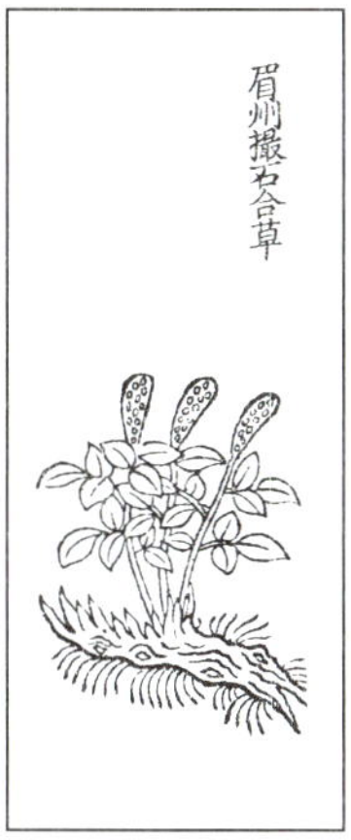

图2　图经（政）·眉州撮石合草

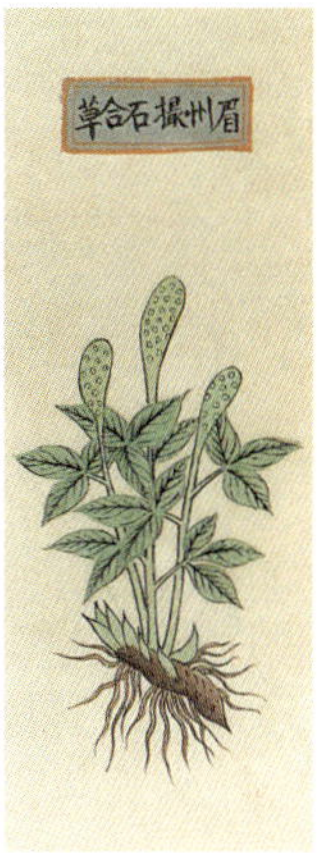

图3　品汇·眉州撮石合草

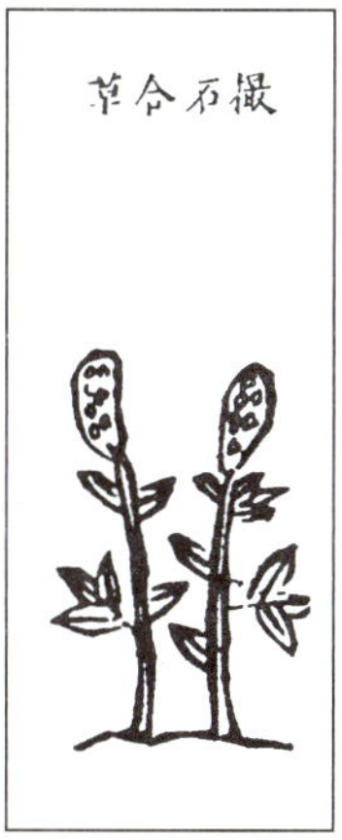

图4　纲目（金）·撮石合草

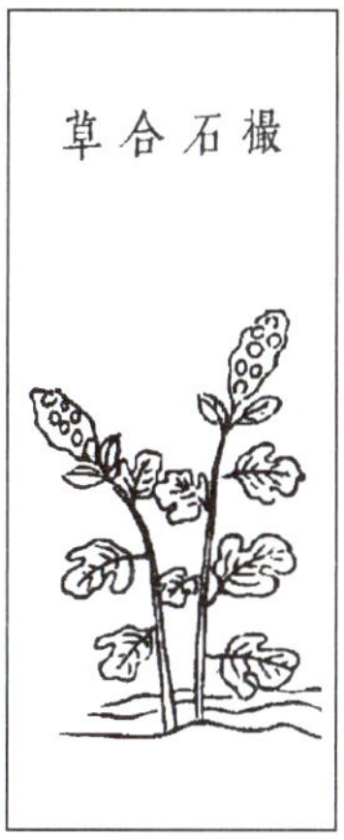

图5　纲目（钱）·撮石合草

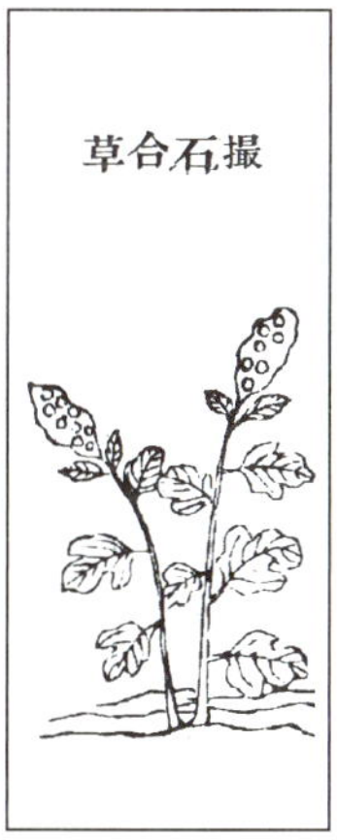

图6　纲目（张）·撮石合草

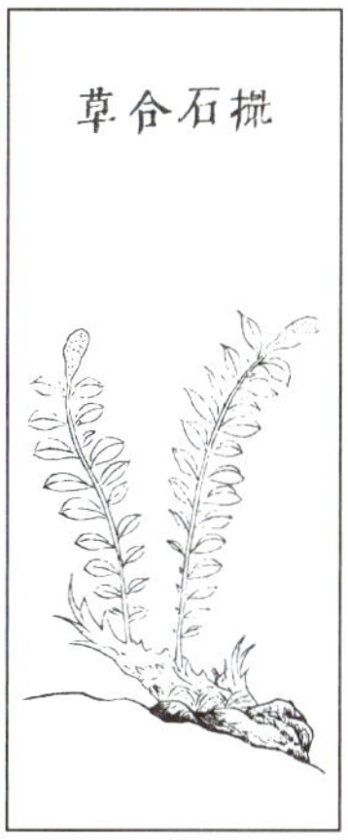

图7　三才·撮石合草

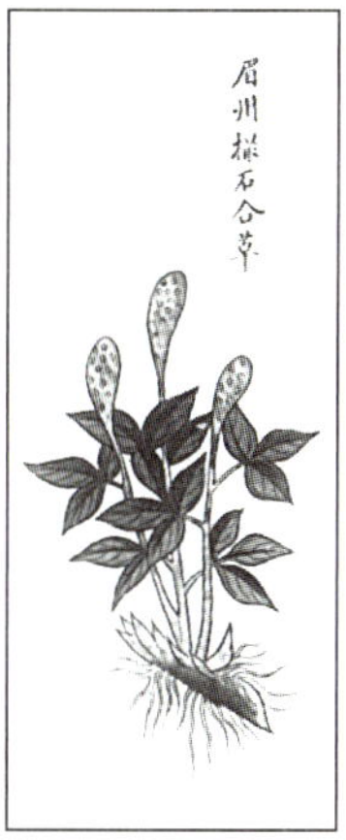

图8　金石·眉州撮石合草

本品8图，取自8书，其中2幅彩图。有承继关系的图仅一个书类。

《本草图经》：该书的“眉州撮石合草”图分别存于《大观本草》（图1）、《政和本草》（图2）。此二传本药图基本一致。今以《政和》图2为《图经》图的代表。

仿绘该图的彩色图有：《本草品汇精要》“眉州撮石合草”（图3）。此后《金石昆虫草木状》图8又仿绘《品汇》图3。

仿绘该图的墨线图有：《本草纲目》金陵本“撮石合草”（图4）简化枝叶，加地线，不绘根状茎。此后《纲目》钱本图5又在金陵本图4的基础上改叶片为琴形，再添两根地线，反而宛如水生。《纲目》张本图6又仿绘钱本图5。《三才图会》“撮石合草”（图7）将原掌状三小叶改为单叶对生，枝条拉长，叶片增多，花序缩短。另增土石背景。

以上8图中，除外7幅仿绘图，原创图仅1幅（图2）。详见下“鉴药”项。

【文录】

宋《本草图经》（见《证类》卷30“撮石合草”）《图经》曰：生眉州平田中。苗茎高二尺以来，叶似谷叶。十二月萌芽生苗，二月有花，不结实。其苗味甘，无毒。二月采之。

【鉴药】

“撮石合草”首见于宋《本草图经》，为北宋新出现的民间草药，被归于“外草类”。名义不详。据载疗金疮甚佳。后世用者稀。李时珍将其列入“草部·有名未用”类。

关于本品的生境、形态，苏颂仅云：“生眉州平田中。苗茎高二尺以来，叶似谷叶。十二月萌芽生苗，二月有花，不结实。”“眉州”即今四川眉山市。此植物12月萌芽、2月有花，叶似谷叶，似为禾本科植物。具体种属不明。

《本草图经》：该书的“眉州撮石合草”（图2）有粗大横生的根状茎。其茎直立，无分枝，叶为掌状三小叶。茎顶有肉穗状花序。其形态与文字解说不同，也不似谷叶。原植物不明。

【小结】

“撮石合草”为《本草图经》所载北宋民间新出草药。其文字解说及附图不相符合，难以考察其基原。

21-46 露筋草

【品图】

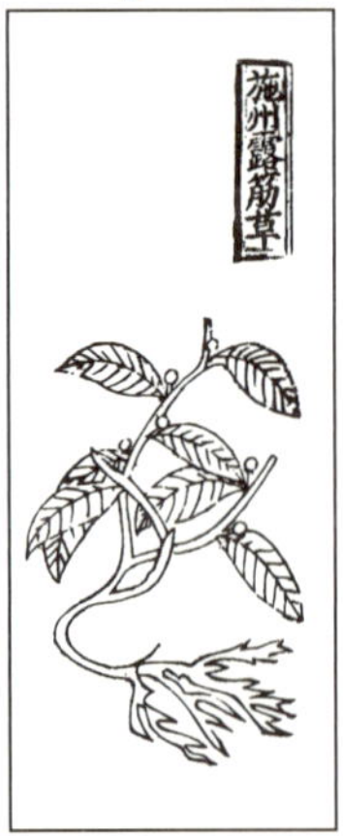

图1 图经（大）·施州露筋草

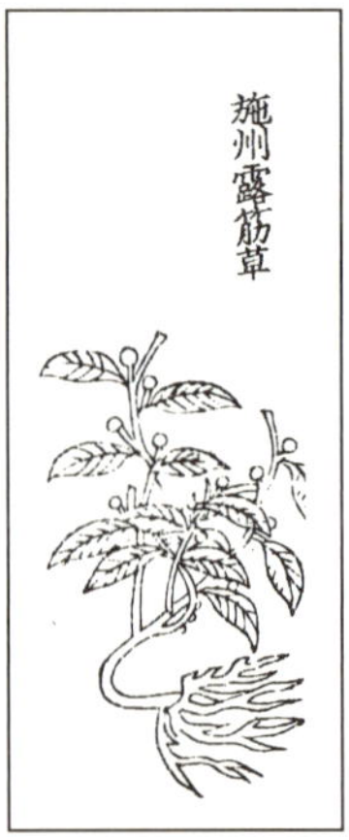

图2 图经（政）·施州露筋草

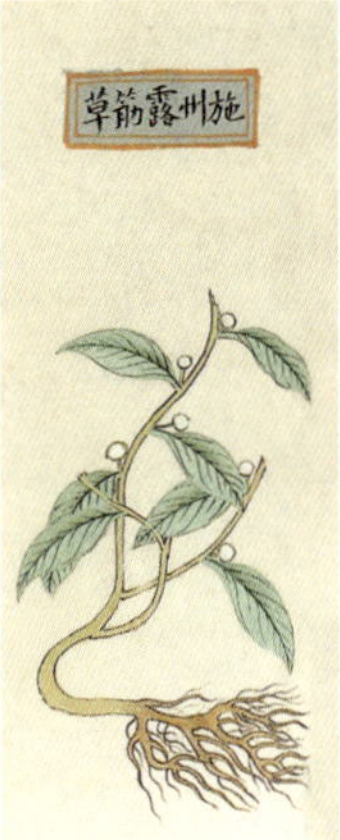

图3 品汇·施州露筋草

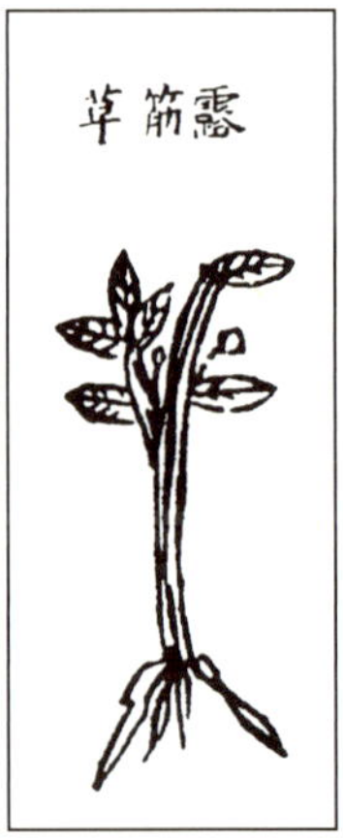

图4 纲目（金）·露筋草

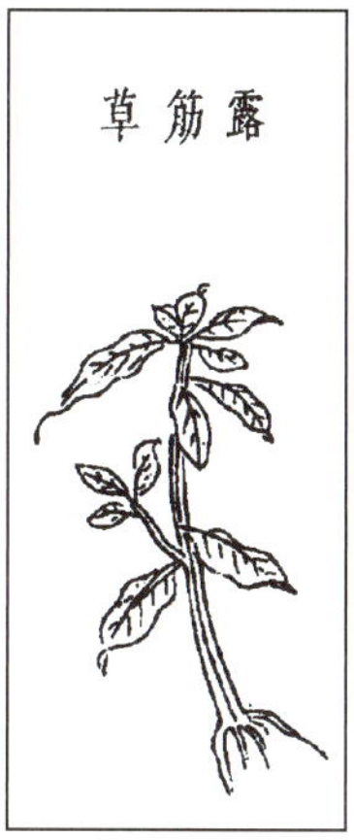

图5 纲目（钱）·露筋草

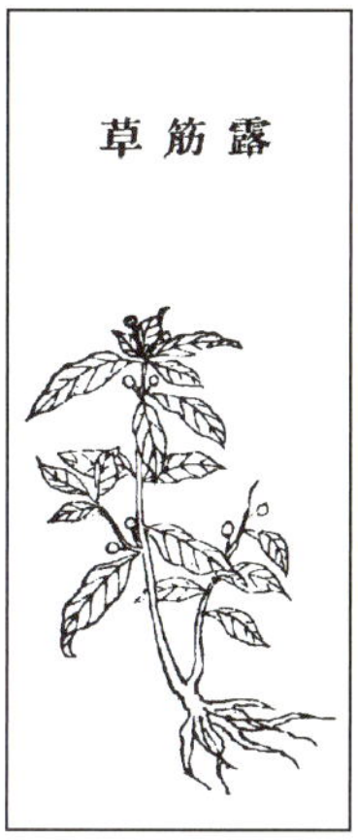

图6 纲目（张）·露筋草

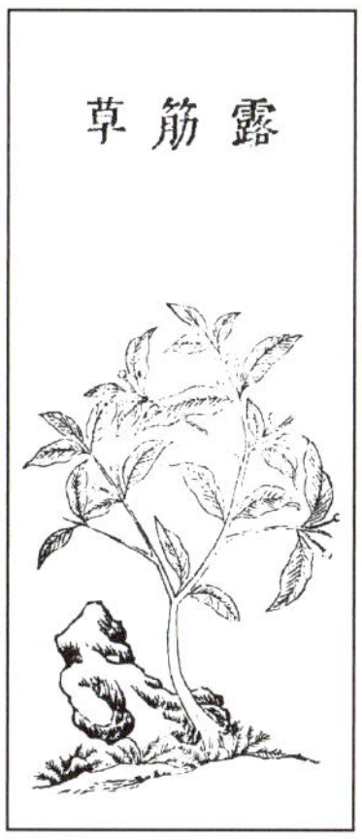

图7 三才·露筋草

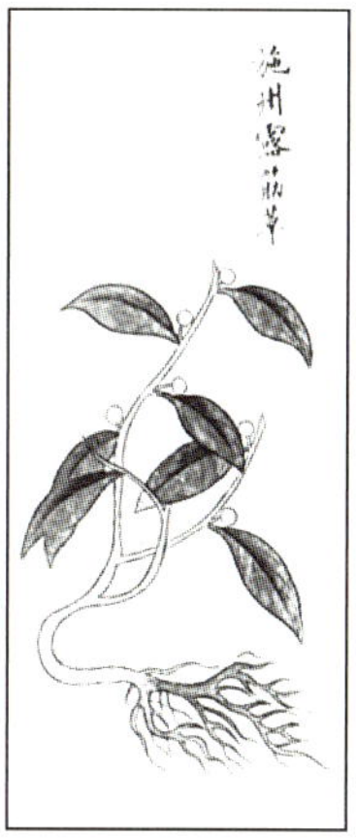

图8 金石·施州露筋草

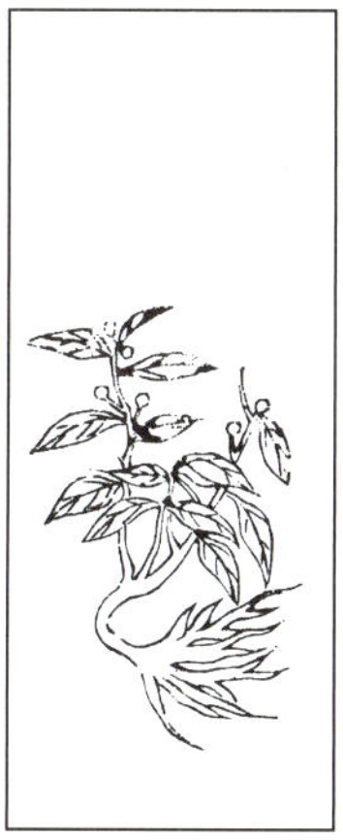

图9 图考·施州露筋草

本品9图，取自9书，其中2幅彩图。有承继关系的图仅1个书类。

《本草图经》：该书的“施州露筋草”图分别存于《大观本草》（图1）、《政和本草》（图2）。此二传本药图基本一致。今以《政和》图2为《图经》图的代表。

仿绘该图的彩色图有：《本草品汇精要》“施州露筋草”（图3）。此后《金石昆虫草木状》图8又仿绘《品汇》图3。

仿绘该图的墨线图有：《本草纲目》金陵本“露筋草”（图4）仿绘极为草率，弯曲茎改为直立、有棱，叶片仅剩数片，大大失真。此后《纲目》钱本图5又在金陵本图4的基础上再增数叶，依然是茎有棱，与原图不符。《三才图会》“露筋草”（图7）仿绘时将其茎枝改为直立小乔木，再加土石背景。《植物名实图考》“施州露筋草”（图9）忠实仿绘《图经》图2。《纲目》张本图6又仿绘《图考》图9。

以上9图中，除外8幅仿绘图，原创图仅1幅（图2）。详见下“鉴药”项。

【文录】

宋《本草图经》（见《证类》卷30“露筋草”）《图经》曰：生施州。株高三尺已来，春生苗，随即开花结子，四时不凋。其子碧绿色。

【鉴药】

“露筋草”首见于宋《本草图经》，为北宋新出现的民间草药，被归于“外草类”。名义不详。据载其根末可贴蜘蛛并蜈蚣咬伤疮。后世用者稀。李时珍将其列入“草部·有名未用”类。

关于本品的生境、形态，苏颂仅云："生施州。株高三尺已来，春生苗，随即开花结子，四时不凋。其子碧绿色。""施州"即今湖北恩施市。

《本草图经》：该书的"施州露筋草"（图2）有众多分支根，茎蔓生。单叶互生，叶长椭圆状披针形。叶腋间有小圆果，有短小果柄。孙启明考本品为紫金牛科酸藤子属植物长圆叶酸藤子（即今密齿酸藤子*Embelia vestita* Roxb.）。[1]然此研究并未出示详细依据，还有待进一步的研究。

【小结】

"露筋草"为《本草图经》所载北宋民间新出草药。现代学者或考其原植物为紫金牛科植物长圆叶酸藤子（即今密齿酸藤子*Embelia vestita* Roxb.）。

21–47 蛇眼草

【品图】

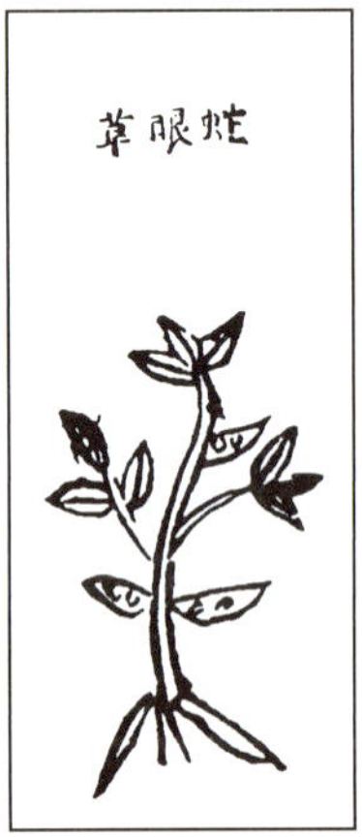

图1 纲目（金）·蛇眼草

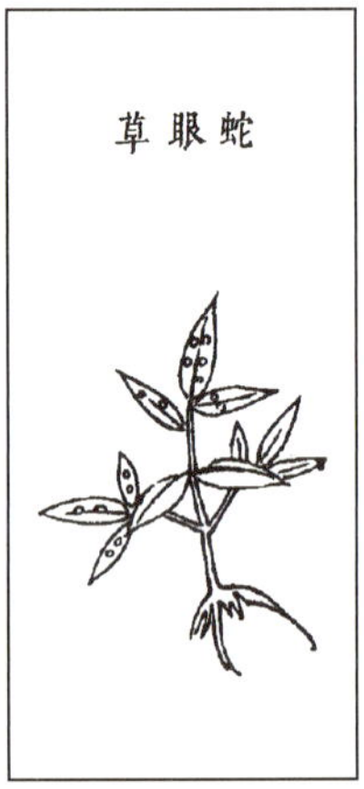

图2 纲目（钱）·蛇眼草

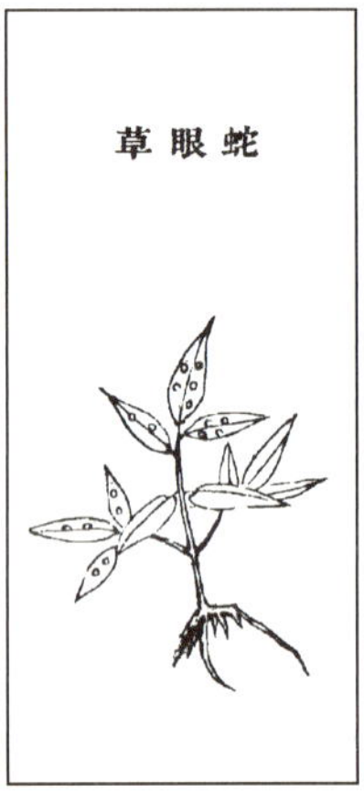

图3 纲目（张）·蛇眼草

本品3图，取自3书，有承继关系的图仅1个书类。

《本草纲目》：该书"蛇眼草"（图1）的仿绘同名图有《纲目》钱本图2，其图将原图长椭圆形叶改绘为竹叶状，沿叶中脉分别有小圆圈2—3个。《纲目》张本图3又在图2基础上再略加修饰。

本品原创图仅1图（图1）。详见下"鉴药"项。

1 孙启明：《苏图研究》，见：张志斌，郑金生主编：《本草纲目研究札记》，北京：科学出版社，2019：690.

【文录】

明《本草纲目》卷21“蛇眼草”【时珍曰】生古井及年久阴下处。形如淡竹叶，背后皆是红圈，如蛇眼状。

【鉴药】

“蛇眼草”首见于《本草纲目》“草部·有名未用”。李时珍取材于唐瑶《经验方》。以叶背有红圈如蛇眼状得名。据载可治蛇咬。后世医方此名者稀。

关于本品生境、形态，李时珍云：“生古井及年久阴下处。形如淡竹叶，背后皆是红圈，如蛇眼状。”

《本草纲目》（金陵本）：该书的“蛇眼草”（图2）为小草本，茎柔，单叶，对生或互生，长椭圆形。其中有3叶中间各有2圆圈，此即时珍所云“形如淡竹叶，背后皆是红圈”。综合上形态描述及此图形，未能考求得其原植物。

【小结】

“蛇眼草”属《本草纲目》“草部·有名未用”药。时珍谓其无从考证。现代亦难考其基原。

21-48　天仙莲

【品图】

本品仅此一图，为写生原创图。

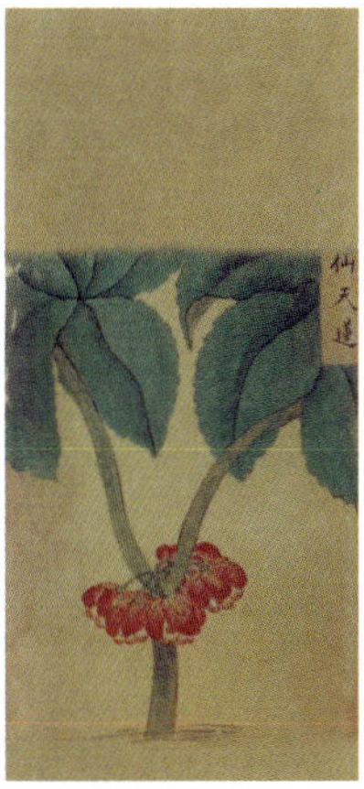

图1　履巉岩·仙天莲

【文录】

宋《履巉岩本草》卷下“仙天莲”　一名天荷叶。性大热，大毒。不可闻紫花，恐生鼻肉。多入炉火药用。叶治恶毒疮癣。

【鉴药】

“天仙莲”首见于《本草纲目》“草部·有名未用”。李时珍取材于明·胡濙《卫生易简方》。其主治原出宋《履巉岩本草》卷下，药名原作“仙天莲”。此药条有彩图及性味主治。

《履巉岩本草》：该书“仙天莲”（图1）为写生彩图。图示茎生叶2片，长柄，叶片盾状着生，有数个浅裂。伞形花序，生于茎顶两叶交叉处，6朵，下垂，花瓣6，紫红色。这些特征足以确定本品为小檗科鬼臼属植物六角莲

Dysosma pleiantha (Hance) Woods。[1]时珍未见《履巉岩本草》，唯从《卫生易简方》卷9“疮疖”转引有天仙莲之单方，故将此药误作《纲目》首出。

【小结】

“天仙莲”即宋《履巉岩本草》之“仙天莲”。据该书所附写生彩图，本品为小檗科植物六角莲*Dysosma pleiantha*（Hance）Woods。

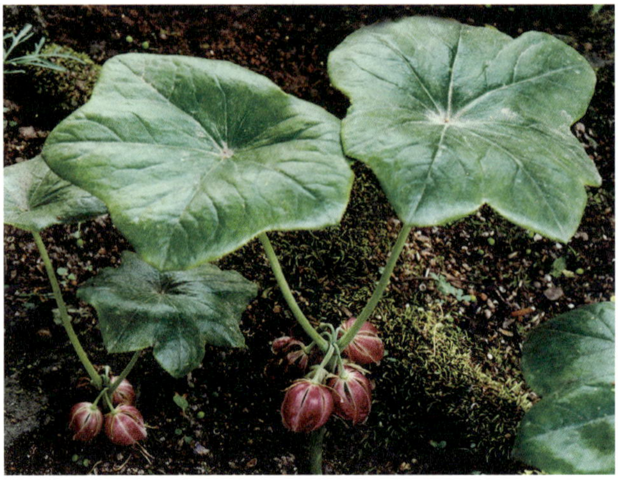

图2　六角莲 *Dysosma pleiantha*

21-49　双头莲

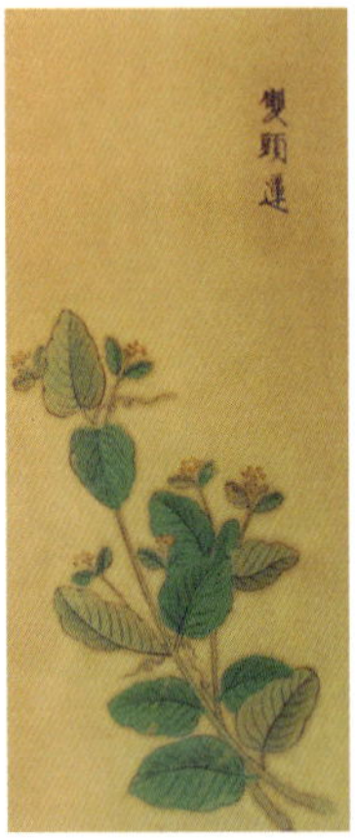

图1　履巉岩・双头莲

【品图】

本品仅此一图，为写生彩色原创图。详见下“鉴药”项。

【文录】

宋《履巉岩本草》卷中“双头莲”　一名催生草。性温，有毒。治妇人难产。临产时取药，左手把之，随即生下。治小儿牙痈。烂捣，贴患处。

明《卫生易简方》卷7“牙齿”　治大小人牙痈……又方，用双头莲即催生草烂捣，贴之。**/卷11“妇人”**又方，用双头莲

1 ［宋］王介撰绘，郑金生校注：《履巉岩本草》，见《南宋珍稀本草三种》，北京：人民卫生出版社，2007：59.（汪华锋、韩召会、张水利“《履巉岩本草》山荷叶和仙天莲的本草考证”，浙江中医药大学学报，2012，36（10）：1063.考本品植物中文名为“六角莲”，今据改。）

即催生草，临产时左手把之，随即生下。

明《本草纲目》卷21“双头莲”【时珍曰】一名催生草。主妇人产难。左手把之，即生。又主肿胀，利小便。《卫生易简方》；治大人小儿牙疳。捣烂，贴之。

【鉴药】

“双头莲”首见于《本草纲目》“草部·有名未用”。李时珍取材于明·胡濙《卫生易简方》。其单方原出宋《履巉岩本草》卷中“双头莲”。此药条有本品彩图及单方。

《履巉岩本草》：该药写生彩绘图“双头莲”1幅，图示两枝草本植物的茎枝，叶腋间有卷须，单叶对生，叶柄短，叶片椭圆形，叶缘呈波浪形，叶表面绿色，背面灰白色。茎顶或叶腋间生小花一朵，花瓣5，粉红色。张水利等学者实地考察，[1]认为此图所示与萝藦科植物七层楼*Tylophora floribunda* Miq.相吻合。图中卷须，并非实指，只为说明其为藤本。且双头莲一名“催生草”，当为草本，而七层楼为多年生草质藤本，故从植物习性上看，双头莲和七层楼的描述是一致的。其名双头莲，据推测与“七层楼”双生的蓇葖果近水平展开。将“双头莲”比较实物七层楼，处处贴合。故此结论可信。

【小结】

“双头莲”为南宋间杭州民间草药，《履巉岩本草》首载其图文。现代研究该药图所示即萝藦科植物七层楼*Tylophora floribunda* Miq.。

21-50　天芥菜

【品图】

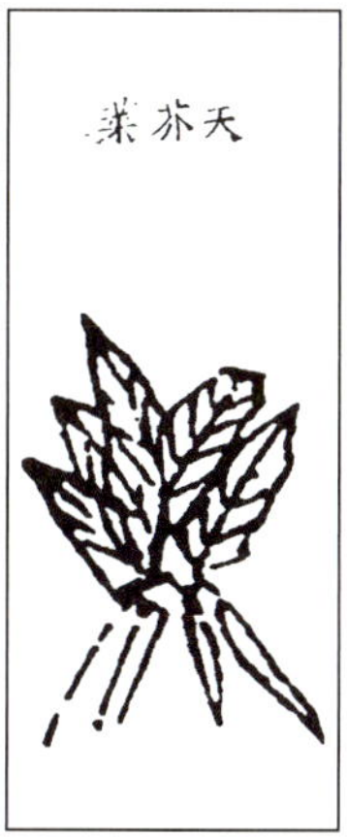

图 1　纲目（金）·天芥菜

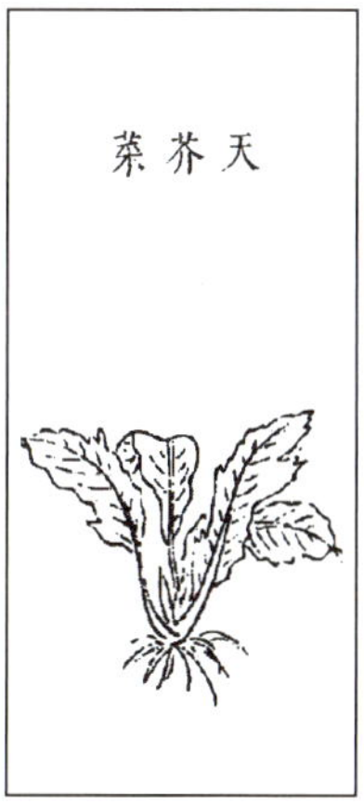

图 2　纲目（钱）·天芥菜

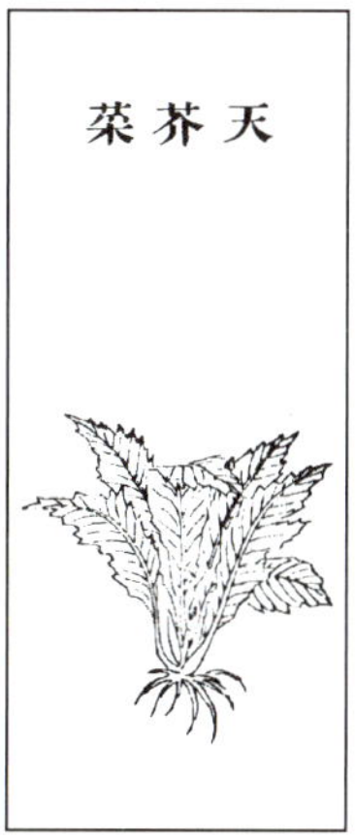

图 3　纲目（张）·天芥菜

1　林王敏、何婕瑜、俞冰、黄璐琦、张水利：《履巉岩本草》双头莲的本草考证，中药材，2020，43（3）：741-744.

本品3图，取自3书，有承继关系的图仅1个书类。

《本草纲目》：该书“天芥菜”（图1）仿绘同名图有：《纲目》钱本图2将原图线条粗劣的根叶予以修饰。《纲目》张本图3又在图2的基础上进一步将叶缘改成锯齿密集。

以上3图，除2图为仿绘者外，原创图仅1图（图1）。详见下“鉴药”项。

【文录】

明《本草纲目》卷21“天芥菜”【时珍曰】生平野，小叶如芥状，味苦。一名鸡痾粘。

【鉴药】

“天芥菜”属《本草纲目》“草部·有名未用”药。李时珍取材于《医林集要》。[1]本品可治腋生夹肭，散肿止痛。后世医方罕用此名。

关于其生境、形态，《医林集要》云：“天芥菜，名鸡屙粘。”时珍补充：“生平野，小叶如芥状，味苦。”

《本草纲目》（金陵本）：该书“天芥菜”（图1）绘一草本植物，分枝根粗大，基生叶长大，长椭圆形，先端尖。其后钱本、张本仿绘中有修饰，亦均为十字花科芸苔属（*Brassica*）植物，具体物种不明。

【小结】

“天芥菜”属《本草纲目》“草部·有名未用”药。据其图、文，为十字花科芸苔属（*Brassica*）植物，具体物种不明。

21-51　羊屎柴

【品图】

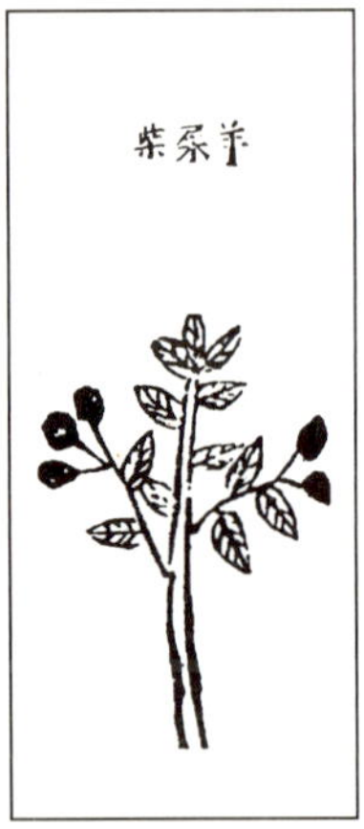

图1　纲目（金）·羊屎柴

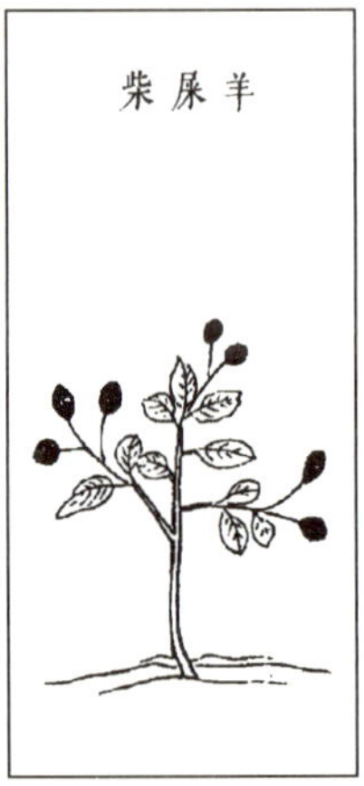

图2　纲目（钱）·羊屎柴

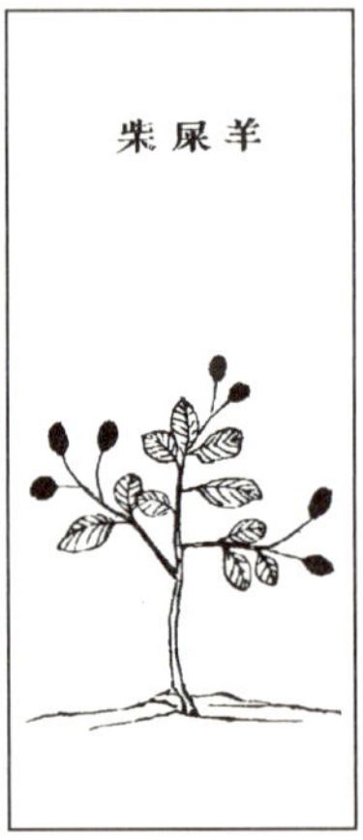

图3　纲目（张）·羊屎柴

1　明·王玺：《医林类证集要》卷13“通治”：“腋生夹肭：用天芥菜，名鸡屙粘，同盐醋捣烂，敷上，散肿止痛。若脓成，敷之即安。”

本品3图，取自3书，有承继关系的图仅一个书类。

《本草纲目》：该书“羊屎柴”（图1）仿绘同名图有：《纲目》钱本图2基本仿绘图1，仅增绘地线。《纲目》张本图3又仿绘图2。

以上3图，除2图为仿绘者外，原创图仅1图（图1）。详见下“鉴药”项。

【文录】

明《本草纲目》卷15“豨莶·附录：羊屎柴”【时珍曰】按《乾坤生意》云：一名牛屎柴。生山野中。叶类鹤虱，四月开白花。其叶主痈疽发背，捣傅之。冬月用根。可以毒鱼。

明《本草纲目》卷21“羊屎柴”【时珍曰】一名牛屎柴。生山野，叶类鹤虱，四月开白花，亦有红花者。结子如羊屎状，名铁草子。根可毒鱼。夏用苗叶，冬用根。

【鉴药】

“羊屎柴”属《本草纲目》“草部·有名未用”药。该药条下未出示文献出处。其中李时珍论药亦见于《纲目》卷15“豨莶”条后附录药“羊屎柴”，云出《乾坤生意》。[1]时珍曰“结子如羊屎状”，故有此名。据载本品主痈疽发背，合疮口，散脓血。又治下血。后世医方稀用用此名。

关于本品的生境、形态，李时珍云：“一名牛屎柴，生山野。叶类鹤虱，四月开白花，亦有红花者，结子如羊屎状，名铁草子。根可毒鱼。”《中华本草》“羊屎条根”引《纲目》之文，考本品即忍冬科植物烟管荚蒾*Viburnum utile* Hemsl.。[2]

《本草纲目》（金陵本）：该书“羊屎柴”（图1）为示意图。绘一小乔木，单叶互生，无叶柄，叶卵形。枝端有黑色圆形果实。此图与烟管荚蒾*V. utile*不相符合，乃据文字记述想象绘成。

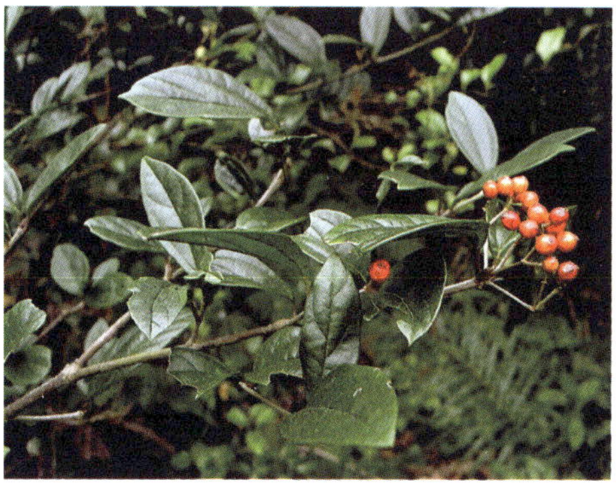

图4　烟管荚蒾 *Viburnum utile*

【小结】

“羊屎柴”为《本草纲目》“草部·有名未用”药。据其文字记载，《中华本草》考本品为忍冬科植物烟管荚蒾*Viburnum utile* Hemsl.。《纲目》金陵本附图所绘植物基原不明。

1　经核查，《乾坤生意》未见李时珍所引之文。

2　国家中医药管理局《中华本草》编委会：《中华本草》（7），上海：上海科学技术出版社，1999：562.

21–52　满江红

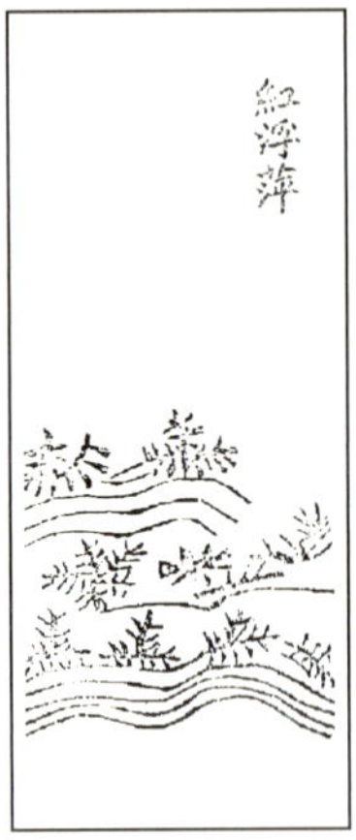

图1　便方·红浮萍

【品图】

“红浮萍”仅此1图，当为原创。详见下“鉴药”项。

【文录】

明《本草纲目》卷21“满江红”【时珍曰】主痈疽。入膏用。

清《草木便方》卷1“红浮萍” 浮萍辛散发汗良，风湿瘫痪痒洗强。通利小便下水气，采用紫色胜麻黄。

【鉴药】

“满江红”属《本草纲目》“草部·有名未用”药。李时珍未注明取材何书，仅云“主痈疽，入膏用”。后世医方罕用此名。

《中华本草》在“满江红”一名下注出《纲目》，但无“本草考证”一项。仅“释名”项下云：“当其大面积覆盖水面时，可成大片红色，美其名为满江红。”该书考订其基原为满江红科满江红属植物满江红*Azolla imbricata*（Roxb.）Nakai［*Salvinia imbricata* Roxb.］。[1]

清代《草木便方》《分类草药性》等书或名之为“红浮萍”，《中华本草》亦归于一条，故取《草木便方》之图于此。

《草木便方》：该书“红浮萍”（图1）非常简单，但突出了水生特点，绘有波浪线。红浮萍浮在水上，其细部虽不精确，但其根茎有分枝，叶小，无柄，双行排列等大体形状，仍与一般水萍有明显区别。初步认为与满江红科植物满江红*Azolla imbricata*（Roxb.）Nakai相符。

【小结】

“满江红”首见于《本草纲目》。后世多种草药书亦用此名，《中华本草》定其为满江红科植物满江红*Azolla imbricata*（Roxb.）Nakai。《草木便方》“红浮萍”图的形态亦支持此考订意见。

1　国家中医药管理局《中华本草》编委会：《中华本草》（2），上海：上海科学技术出版社，1999：269.

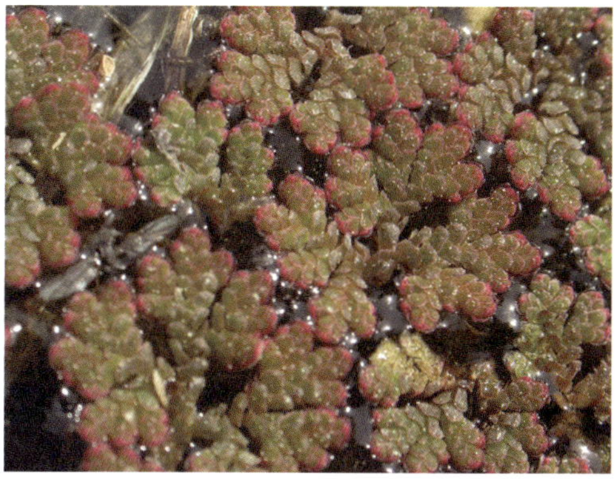

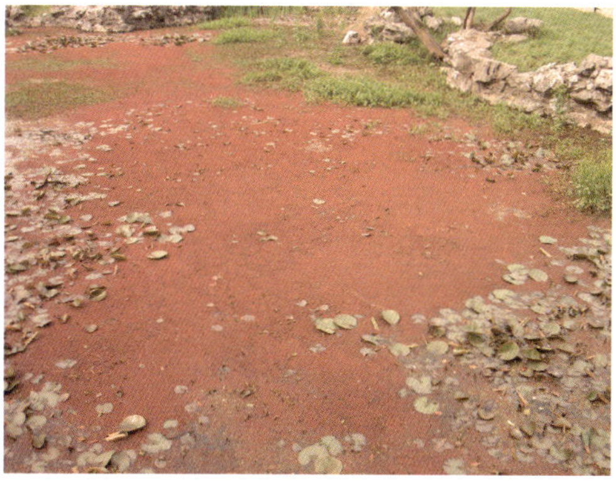

图 2　满江红 *Azolla imbricata*　　　图 3　满江红的群体

21–53　隔山消

【品图】

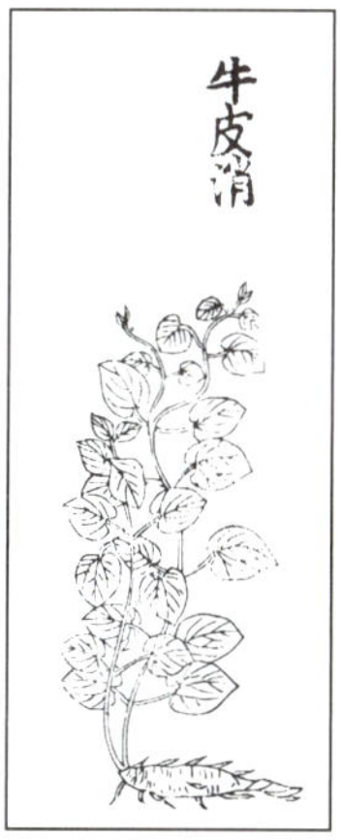

图 1　救荒 · 牛皮消

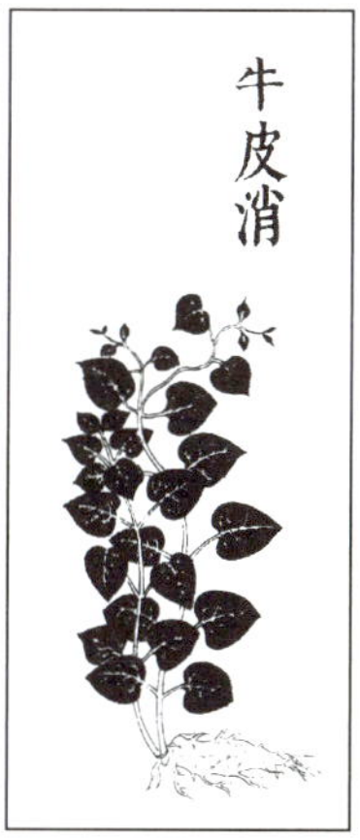

图 2　博录 · 牛皮消

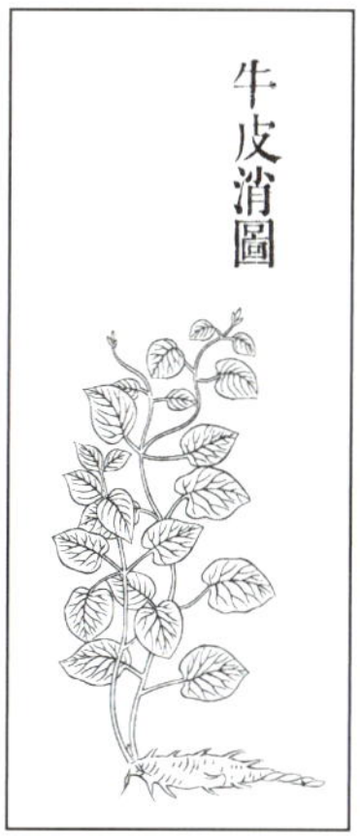

图 3　草木典 · 牛皮消图

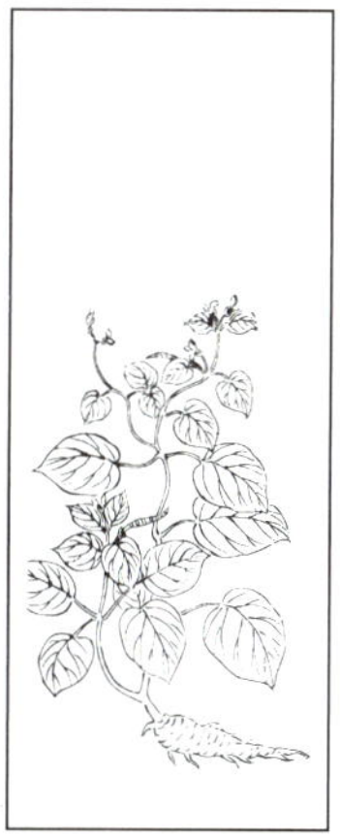

图 4　图考 · 牛皮消

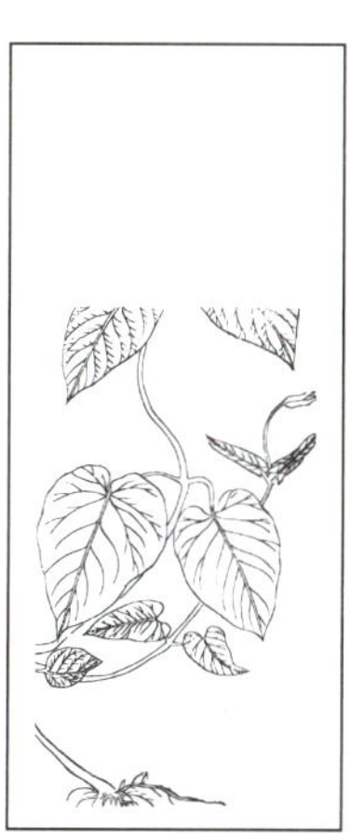

图 5　图考 · 飞来鹤

本品5图，取自4书。有承继关系的图仅1个书类。

《救荒本草》：该书“牛皮消”（图1）的仿绘者有：《野菜博录》图2（将叶片改为阴刻）、《古今图书集成 · 草木典》“牛皮消图”（图3）、《植物名实图考》图4。

以上5图中，除外3幅仿绘图，原创图尚有2幅（图1、5），详见下“鉴药”项。

【文录】

明《救荒本草》卷上“牛皮消”　生密县山野中。拖蔓而生，藤蔓长四五尺，叶似马兜零叶，宽大而薄；又似何首乌叶，亦宽大；开白花，结小角儿，根类葛根而细小，皮黑肉白。味苦。

明《本草纲目》卷21“隔山消”【时珍曰】出太和山。白色。

清《植物名实图考》卷19“飞来鹤” 飞来鹤生江西庐山，茎叶似旋花，惟叶纹深紫，嫩根红润，小如箸头，与他种异。

【鉴药】

“隔山消”属《本草纲目》“草部·有名未用”药。《纲目》仅载其“出太和山。白色。”再引明·孙天仁《集效方》一方，别无形态描述。《本草纲目·附图》亦无图形。考“隔山消”一名，见《太岳太和山志》[1]。该书仅载“隔山消（治膨胀积滞）”。可见《纲目》中“白色”2字是李时珍补充的，未明言何处白色。

《中华本草》在“白首乌”一名下有别名“隔山消”，注出《纲目》。[2]“本草考证”一项则引《救荒本草》“牛皮消”，并取《中国植物志》第63卷的鉴定意见，谓此植物为萝藦科植物牛皮消*Cynanchum auriculatum* Royle ex Wight.。另谓《植物名实图考》之飞来鹤亦为此种。且云“江苏滨海县对其栽培已有100余年，江苏部分地区以其根作何首乌用，并以根磨粉制成‘何首乌粉’出售，现已改称‘白首乌粉’作为营养品销售”。[3]按此考证，则隔山消当为萝藦科植物牛皮消*C. auriculatum*。但《纲目》所载“隔山消”与“白首乌”毫无关系，此属误注别名。《中华本草》还有“隔山消”专条，但其名称来源乃出现代《全国中草药汇编》，与《纲目》之“隔山消”无关。

1.《救荒本草》：该书“牛皮消”（图1）茎蔓生，单叶对生，宽卵形，基部心形。其正文云：“生密县山野中。拖蔓而生，藤蔓长四五尺，叶似马兜零叶，宽大而薄；又似何首乌叶，亦宽大；开白花，结小角儿，根类葛根而细小，皮黑肉白。”据此图文，该“牛皮消”即萝藦科鹅绒藤属植物牛皮消*Cynanchum auriculatum* Royle ex Wight。[4]

2.《植物名实图考》：该书“飞来鹤”（图5）茎缠绕，单叶对生，叶卵状长圆形，顶端短渐尖，基部心形。此形态与《救荒本草》“牛皮消”（图1）多同。其正文云：“生江西庐山，茎叶似旋花，惟叶纹深紫，嫩根红润，小如箸头，与他种异。”《中国植物志》《中华本草》均认为此即牛皮消*C. auriculatum*。

【小结】

“隔山消”属《本草纲目》“草部·有名未用”药，该条现存文字极简。《中华本草》考隔山消为白首乌（萝藦科植物牛皮消*Cynanchum auriculatum* Royle ex Wight.）的

1 ［明］任自垣撰：《太嶽太和山志》“灵植检第八篇卷之第十”，明宣德六年（1431）刻本。

2 今遍查《本草纲目》，未见有白首乌专条，亦无“白首乌”别名“隔山消”的记载。

3 国家中医药管理局《中华本草》编委会：《中华本草》（6），上海：上海科学技术出版社，1999：333.

4 中国科学院《中国植物志》编辑委员会：《中国植物志》，北京：科学出版社，1977，第63卷，318.

别名，出自《纲目》。今查《纲目》“隔山消”与白首乌毫无关系，乃误注也。

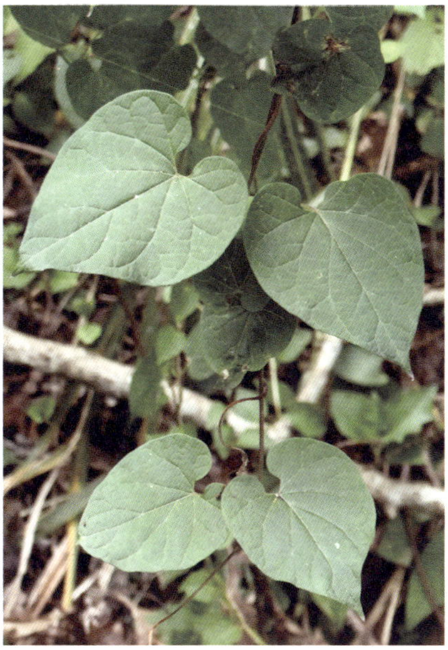

图 6　牛皮消 *Cynanchum auriculatum*

21-54　石见穿

【品图】

本品仅此一图，属写生原创图。详见下“鉴药”项。

【文录】

明《本草纲目》卷21“石见穿”【时珍曰】主骨痛，大风痈肿。

清《植物名实图考》卷10“小丹参”　小丹参，江、湘、滇皆有之。叶似丹参而小，花亦如丹参，色淡红，一层五葩，攒茎并翘；唐钱起《紫参歌》序：紫参五葩连萼，状飞鸟羽举，俗名五凤花。按形即此。而《本草》注但谓青穗葱花，亦有红紫似水荭者，无五葩之说，殆诗人误以丹为紫耶？

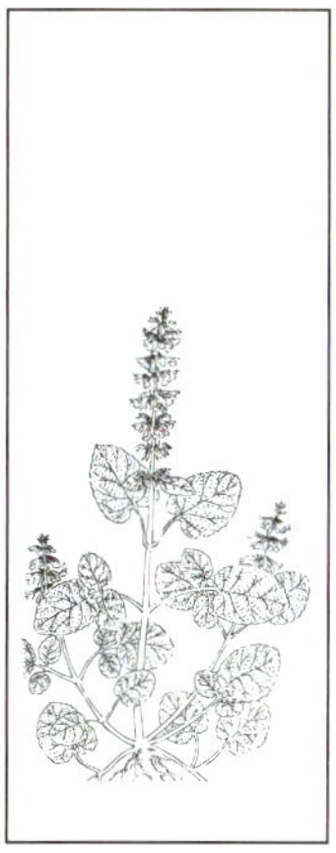

图 1　图考·小丹参

【鉴药】

“石见穿”属《本草纲目》“草部·有名未用”药。《纲目》仅载其“主骨痛，大风痈肿”，别无产地、形态描述。《本草纲目·附图》亦无图形。

《中华本草》"石见穿"条"本草考证"项下引《植物名实图考》"小丹参"条："叶似丹参而小，花亦如丹参，色淡红，一层五葩，攒茎并翘；唐·钱起《紫参歌》序：紫参五葩连萼，状飞鸟羽举，俗名五凤花。按形即此。"该书根据以上清·吴其濬的引证即描述，以及其书所附"小丹参"图，谓与唇形科植物华鼠尾草*Salvia chinensis* Benth.相符。此种植物今上海称为石见穿。《全国中草药汇编》《中国高等植物图鉴》皆把"石见穿"作为华鼠尾的别名。[1]或许因此《中华本草》将《纲目》"有名未用"的"石见穿"与《植物名实图考》"小丹参"并为一条。但其实《纲目》"石见穿"与清代《图考》"小丹参"无任何承继关系，不能将现代局部地区所称"石见穿"与《纲目》"石见穿"直接挂钩并等同一物。

《植物名实图考》：该书"小丹参"（图1）主根较粗，多分枝。茎直立。下部叶多为具3小叶的复叶，上部为单叶，均对生。叶柄长，叶片卵圆形，基部心形，边缘有钝锯齿。复叶时顶生小叶片较大。茎上部花密集，成总状花序。此即唇形科植物华鼠尾草*Salvia chinensis* Benth.相符。

【小结】

"石见穿"为《本草纲目》"有名未用"类药，记载极简。《中华本草》"石见穿"（注出《纲目》）谓其基原为唇形科植物华鼠尾草*Salvia chinensis* Benth.，实属误注。《纲目》"石见穿"来源不明。

21-55　墓头回

【品图】

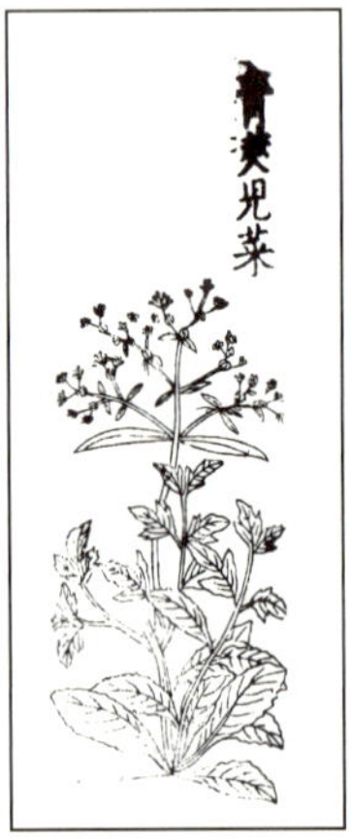

图1　救荒·青荚儿菜

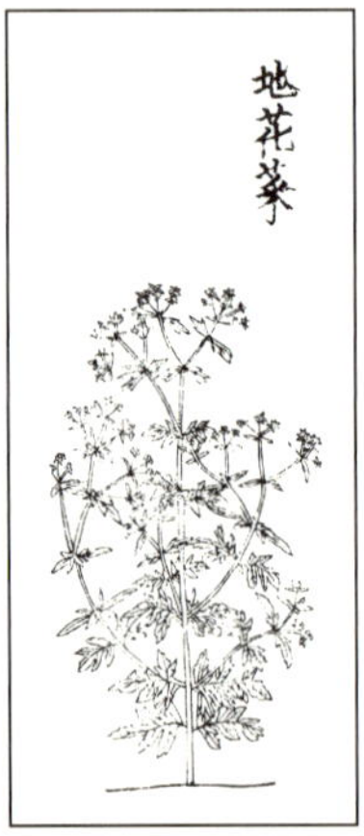

图2　救荒·地花菜

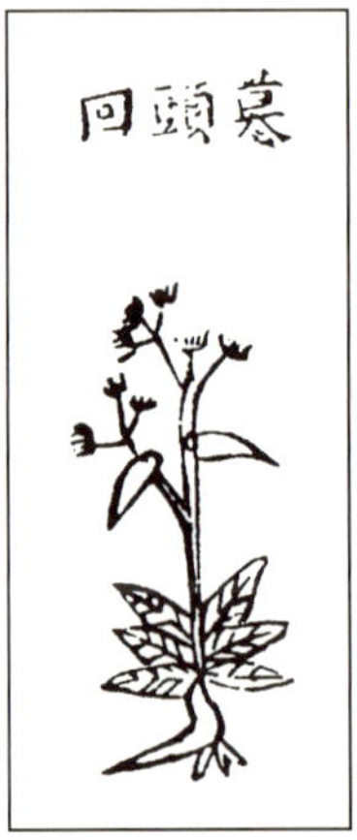

图3　纲目（金）·墓头回

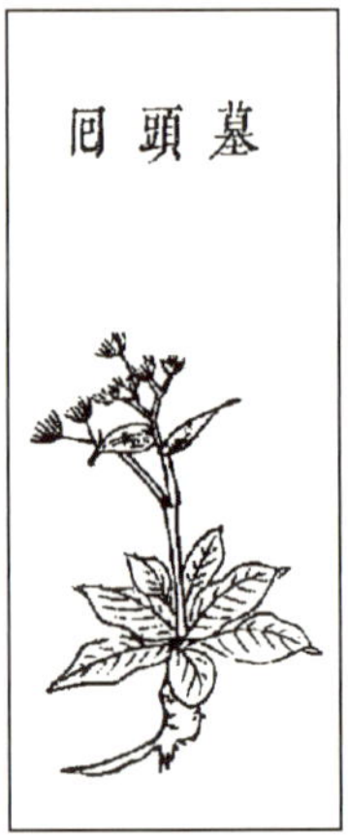

图4　纲目（钱）·墓头回

1　谢宗万：《中药材品种论述》上册，上海：上海科学技术出版社，1990：123.

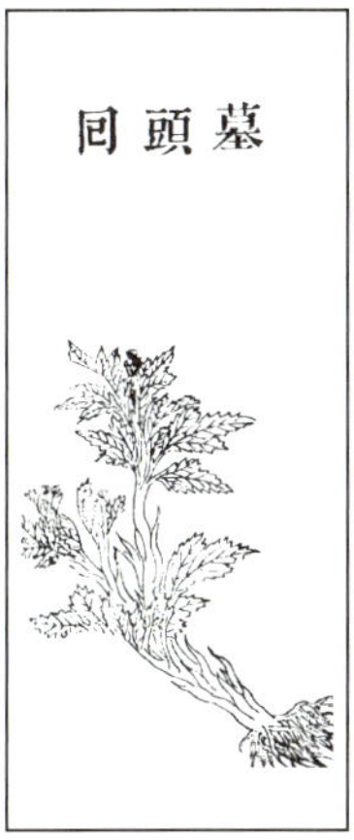

图5　纲目（张）· 墓头回

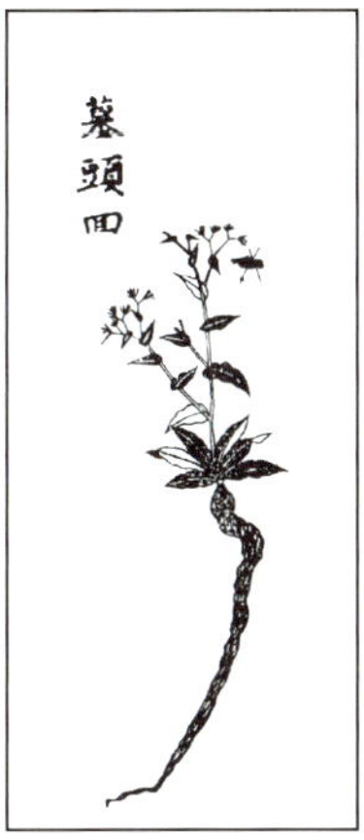

图6　原始 · 墓头回

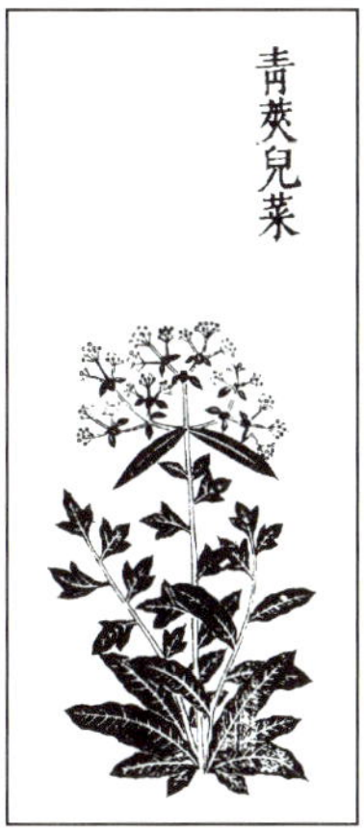

图7　博录 · 青荚儿菜

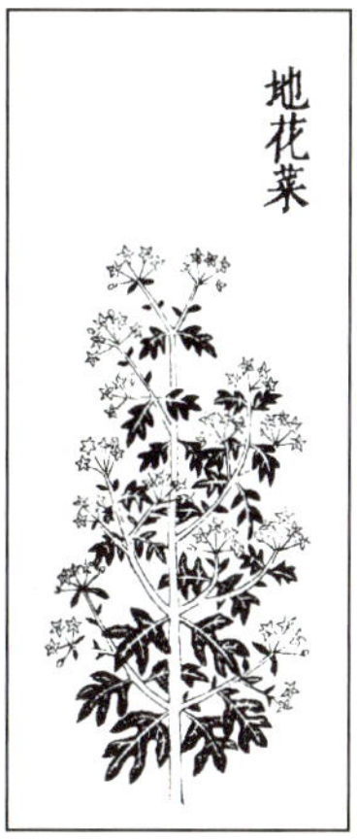

图8　博录 · 地花菜

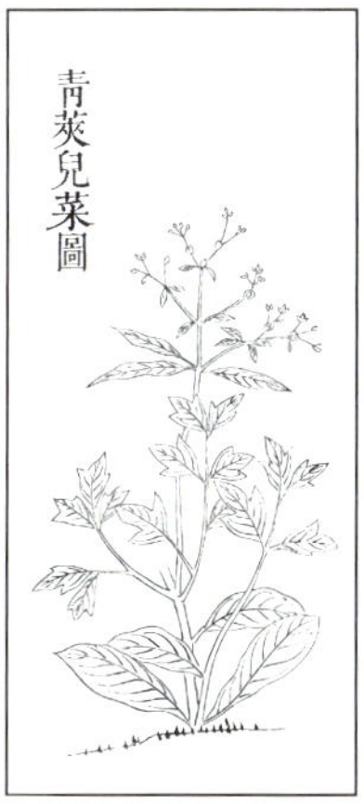

图9　草木典 · 青荚儿菜图

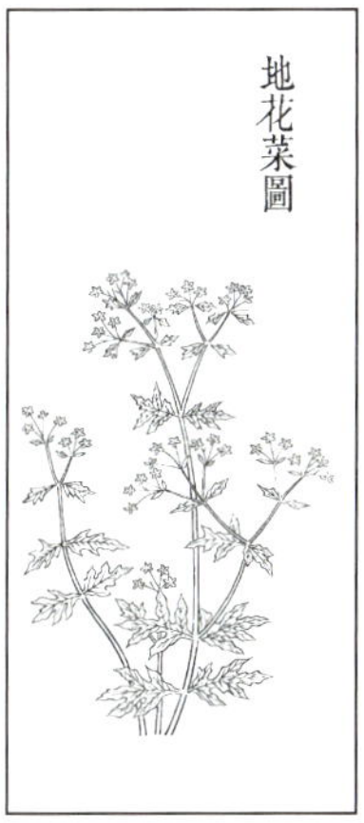

图10　草木典 · 地花菜图

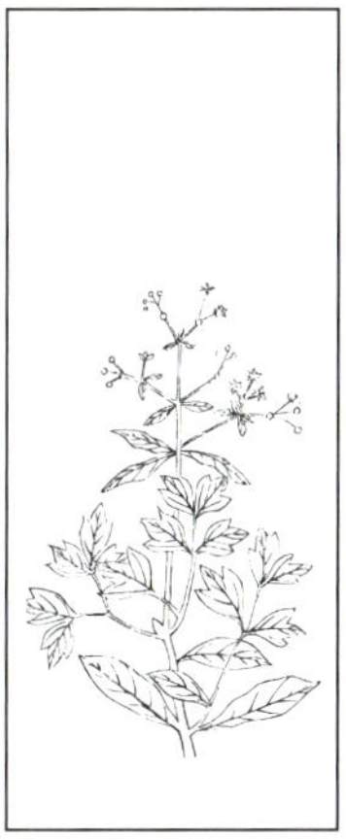

图11　图考 · 青荚儿菜

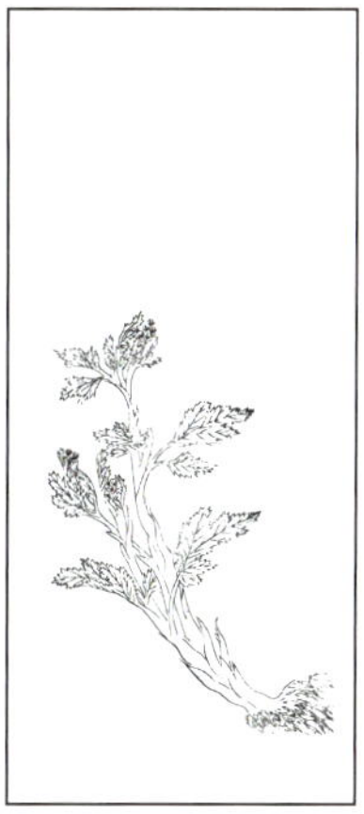

图12　图考 · 墓头回

本品12图，取自8书。有承继关系的图可分3个书类。

《救荒本草》：该书据考为同一基原的图2幅。其一“青荚儿菜”（图1），其二“地花菜”（图2）。仿绘此2图者有：《野菜博录》“青荚儿菜”（图7）、“地花菜”（图8）。此2图均将叶片改为阴刻。《古今图书集成 · 草木典》“青荚儿菜图”（图9）、“地花菜图”（图10，消除地线）亦仿绘《救荒》2图。《植物名实图考》“青荚儿菜”（图11）又仿绘《草木典》图9。

《本草纲目》（金陵本）：该书“墓头回”（图3）的仿绘者有《纲目》钱本图4，略有润饰。

《植物名实图考》：该书“墓头回”（图12）的仿绘图有《纲目》张本图5。

以上12图中，除外7幅仿绘图，原创图尚有5幅（图1、2、3、6、12），详见下“鉴药”项。

【文录】

明《救荒本草》卷上“青荚儿菜” 生辉县太行山山野中。苗高二尺许，对生茎叉，叶亦对生，其叶面青背白，锯齿三叉叶脚，叶花叉颇大，状似荏子，叶面狭长尖艄，茎叶稍间开五瓣小黄花，众花攒开形如穗状。其叶味微苦。/ **“地花菜”** 又名墓头灰。生密县山野中。苗高尺余，叶似野菊花叶而窄细；又似鼠尾草叶，亦瘦细，稍间开五瓣小黄花。其叶味微苦。

明《本草原始》卷3“墓头回” 山谷处处有之。根如地榆，长条，黑色。闻之极臭，俗呼鸡粪草。（墓头回，干久益善……）墓头回，新增。叶形见之《避水集验方》，根形见市卖者。

清《植物名实图考》卷8“墓头回” 墓头回，生山西五台山。绿茎肥嫩，微似水芹，叶歧细齿，梢际结实，攒簇如椒，有毛。《五台志》载入药类，盖俚方惯用者。《本草纲目》载《集验方》治崩中赤白带下……当即此草。

【鉴药】

“墓头回”属《本草纲目》“草部·有名未用”药。李时珍取材于明·董炳《集验方》治崩中，赤白带下方，无生境、形态描述。然《本草纲目·附图》出此药图形。董炳《集验方》（即《避水集验方》，今佚）以此治崩中带下。后世还多用治伤寒瘟疟。《中华本草》释其名曰：“墓头回者，誉其有起死回生之功。”

关于本品的生境、形态，据《本草原始》记载：“叶形见之《避水集验方》。”可见明代刊行的《避水集验方》是插有墓头回地上部分图形的。此图形可从《纲目》金陵本附图（图3）、《本草原始》附图（图6）窥见一斑。以下结合诸书图形探讨其来源。

1.《救荒本草》：该书“地花菜”（图2）又名墓头灰。其文载曰：“生密县山野中。苗高尺余，叶似野菊花叶而窄细；又似鼠尾草叶，亦瘦细，稍间开五瓣小黄花。其叶味微苦。”其图茎生叶对生，二回单数羽状分裂。小叶边缘有粗锯齿。二歧聚伞花序组成的伞房花序。此可知该图所示为败酱科败酱属（*Patrinia*）植物。谢宗万指出日本学者将本图视为掌叶败酱*Patrinia palmata* Maxim.系误用。[1]或考为糙叶败酱*P.* scabra Bge.。[2]

该书的“青荚儿菜”（图1）亦为败酱属植物。其图有基生叶丛生，茎生叶为一回单数羽状分裂。二歧聚伞花序组成的伞房花序。其文记曰：“生辉县太行山山野中。苗高二尺许，对生茎叉，叶亦对生，其叶面青背白，锯齿三叉叶脚，叶花叉颇大，

1　谢宗万：《中药材品种论述》中册，上海：上海科学技术出版社，1994：541.

2　［明］朱橚著，倪根金校注、张翠君参注：《救荒本草校注》，北京：中国农业出版社，2008：125.

状似荏子，叶面狭长尖艄，茎叶稍间开五瓣小黄花，众花攒开形如穗状。其叶味微苦。”现代学者据此图文，鉴定此图为异叶败酱（墓头回）*P. heterophylla* Bunge。[1]

2.《本草纲目》（金陵本）：该书“墓头回”（图3）绘有粗根，基生叶丛生，茎直立，花序为伞房花序。该图的形态与败酱属植物（*Patrinia*）非常接近。据前引《本草原始》记载，李时珍所引的《避水集验方》是附有图形的。将此图与《本草原始》“墓头回”（图6）比较，其地上部分形状非常接近，可证金陵本图乃是仿绘《避水集验方》原有图形。

3.《本草原始》：该书“墓头回”（图6）所绘图是有两部分构成的。其书注曰：“叶形见之《避水集验方》。根形见市卖者。”这说明墓头回的根是根据药材实物写生，但地上茎叶是依据《避水集验方》原图仿绘的。其书文字描述为：“山谷处处有之。根如地榆，长条，黑色。闻之极臭，俗呼鸡粪草（干久益善）”。其中首次提到“闻之极臭”，此即败酱属植物特有的腐臭味。《中华本草》谓此与现时药用的糙叶败酱 *P.* scabra Bunge相似。

4.《植物名实图考》：该书“墓头回”（图12）与其文字所述完全一致：“绿茎肥嫩，微似水芹，叶歧细齿。”另“梢际结实，攒簇如椒，有毛”。《中国植物志》鉴定此图的基原为墓头回（异叶败酱）*P. heterophylla* Bunge。[2]

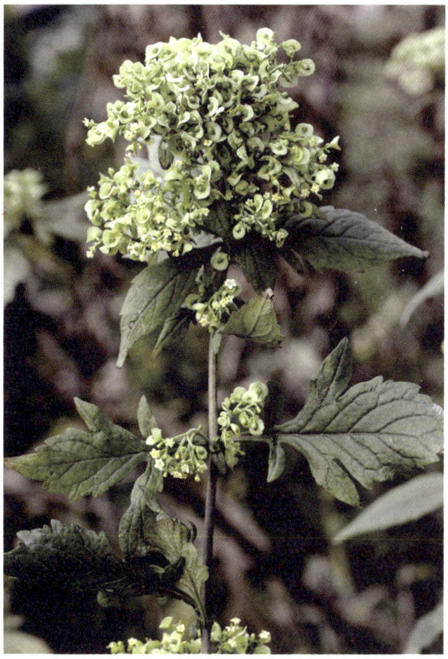

图 13　异叶败酱 *Patrinia heterophylla*

【小结】

“墓头回”为《本草纲目》“有名未用”药。李时珍未载其形态。据明代《救荒本草》“墓头灰”（地花菜）、《本草原始》“墓头回”，以及《植物名实图考》“墓头回”的图文，可知古代墓头回乃败酱科败酱属（*Patrinia*）植物。入药者有糙叶败酱 *Patrinia* scabra Bge.、墓头回（异叶败酱）*P. heterophylla* Bunge等。

1　现代王家葵等、倪根金等、王锦秀等所考均为此种，不繁详注。

2　中国科学院《中国植物志》编辑委员会：《中国植物志》，北京：科学出版社，1986，第73（1）卷，15.

科学出版社 中医药出版分社
联系电话：010－64019031 010－64037449

（R-0026.01）
ISBN 978-7-5088-5562-2
9 787508 855622 >

定 价：1350.00 元（全 2 册）